五十音索引

数・英
ア
カ
サ
タ
ナ
ハ
マ
ヤ
ラ
ワ

付録

添付文書記載病名集
Ver.3.2（2015年6月版）

編集・著作・発行

一般財団法人　日本医薬情報センター（JAPIC）

JAPIC

「添付文書記載病名集」Ver.3.2(2015年6月版)の発刊にあたって

医薬品は医療の中にあって不可欠であることに論を待ちません。本書は長い間，医薬品の添付文書を収集し整理してきた一般財団法人日本医薬情報センター（JAPIC）が，医薬品の適正な選択，有効性，安全性の確保，および診療録（カルテ）の医薬品と関わる事項の適切な記載に資するための一助として発行するものです。本書の利用者は医療や医薬品について十分な知識を有する方々を対象としたものです。

医療において，カルテはそのプロセスの進行と記録のために欠くことができません。そこでは，診察の結果，確定あるいは疑われる病名が記録され，以後の全ての検査処置や医薬品の処方もこの病名に基づいてなされるのですから，病名は非常に重要な記載事項です。また，病名は保険請求事務においても厚生労働省や社会保険診療報酬支払基金等が推奨している標準病名である必要があります。

一方，医薬品の効能効果は必ずしも標準病名で記載されているわけではなく，また病名ではなく症状や症状の改善内容の記載であったりします。さらにかなり長い文章のこともあります。この効能効果を解析し，約1,700の標準病名に対応させ，それをICD10コードとともに示したのが初版の「添付文書記載病名集2006」でありました。ICD10は疾病分類のひとつであり，WHOの基本分類であり，同一のあるいは同一に近い病名表というべきものです。現実にいろいろな場においてICD10が使われ，一般財団法人医療情報システム開発センター提供のICD10対応標準病名マスターもこれに準じています。しかし，医薬品あるいはその効能効果との対応を考える時には，そこで記述された病名のICD10コードが同じであるからといっても，必ずしも適切なものが含まれているとは限りません。

「添付文書記載病名集」Ver.2.0（2008年2月版）においては，このICD10コードで同一分類とされる病名を各医薬品について点検し妥当性を評価し，その標準病名を記載しました。また，JAPICが集積した医学文献に記載された病名のデータ「JAPIC病名辞書」から関連する標準病名も評価の上追加しました。

「添付文書記載病名集」Ver.3.0（2010年8月版）は，Ver.2.0収載の病名に加えて，ICD10コードの上2桁が一致している病名，病名の一部が一致する病名を候補病名として抽出し，Ver.2.0と同様に複数の専門医師および薬剤師によって評価を行い収載いたしました。また，Ver.2.0以降に承認された新薬や後発品の追加，およびICD10対応標準病名マスターの更新にも対応いたしました。さらに，適応外使用※及び公知申請通知※において認められている病名についても記載しております。
（※厚生労働省保険局医療課長通知による保険において認められる医薬品）

これらの結果は，「医薬品と対応病名データベース」として，分解した効能効果毎に対応した標準病名（および，同義の病名や慣用語），標準病名コード，医薬品コードとともに整備してあります。本書は，このデータベースから効能効果に対応する標準病名を抜き出したもので，効能効果は添付文書の記載どおりとなっており，さらに用法用量，禁忌などの重要事項を加えたものです。これらの検討の結果，今回発刊するVer.3.2において採択された標準病名は約15,500となりました。この数は，標準病名の総数が約25,000であることを考えると，妥当なものと考えています。

このように，この病名集はできるだけ客観的に，中立で厳密な方法をもって作成したもので，恣意性はありません。しかし，現実に沿わない点は多々あると思います。さらに，添付文書の記載の考え方が時代とともに変化し，また表現の複雑なものもあり，類薬でありながら記載の異なるものや解釈の難しいものもあります。今後ともこの病名集をより実用的で妥当なものとすべく努力してまいりますが，それにはご利用の皆様方からのご意見ご批判が重要であり，是非ともご協力をお願いいたします。

医師，歯科医師，薬剤師，看護師等の医療関係者をはじめ医療情報システムの関係者，健康保険業務等の方々に幅広くご利用していただきますことを切にお願い申し上げます。

平成27年5月

一般財団法人 日本医薬情報センター（JAPIC）
理事長　村　上　貴　久

目　次

Ⅰ　本書の利用方法

1．本書は，医療用医薬品を内用薬，注射薬，外用薬（歯科用薬含む）の順に大きく３つに分け，それぞれ先発品等銘柄を採用し，五十音順に並べました。

2．医師および歯科医師の診断の結果，病名が決定され，処方された医薬品を医薬品または有効成分の索引から選ぶことで，その医薬品がどのような効能効果を持ち，かつ，用法用量，使用上の注意，禁忌等の主な内容の確認ができます。

3．次に，医師および歯科医師が診断された病名が，厚生労働省や社会保険診療報酬支払基金等が推奨している標準病名（レセプト記載病名）かどうかの確認ができます。また，その標準病名と処方医薬品の効能効果との関連性について，妥当かどうかの目安となります。

4．また，先発品と同じ効能効果を持つ後発品等のリストが確認でき，それぞれ製造販売会社名，規格単位，薬価を掲載していますので，その選択に便利です。

5．さらに，医事担当者等によるレセプトチェック時に，投与された医薬品に対する該当病名の記載漏れが確認できます。

Ⅱ　ご利用に当たっての注意事項

○ここに採択した病名は，添付文書に記載されている効能効果を忠実に分析し，ICD10 コードに従った標準病名を記載したものです。専門の医師・薬剤師に評価を受けて一般財団法人日本医薬情報センター（JAPIC）が独自に制作したものです。厚生労働省，医療保険の審査機関や健康保険者などの了解を得たものではありません。

○ここに採択した病名は，添付文書の効能効果の全部または一部に対応する標準病名であって，必ずしも各疾病に有効なものを示しているとは限りません。

○効能効果に限定条件があるものが多数あります。本書では病名に限定条件は付してありませんので，詳しくは添付文書で確認してください。

○採択した標準病名において，

◎　添付文書「効能効果」と一致する標準病名
○　添付文書「効能効果」から妥当と判断した標準病名
△　添付文書「効能効果」から妥当性に判断を要する標準病名

と整理したものであり，あくまでも判断の目安としてください。

○類薬でも専門家の評価により，結果が異なっているものもあります。

○承認の古い品目については，効能効果が広義となっておりますので，ご注意ください。

○本書は，保険請求において支払いを保証するものではありません。

○「該当病名なし」についてはⅣ凡例 x ページをご参照ください。

○標準病名でない同義語や慣用語は記載してありません。必要な場合は，別売の JAPIC 制作「医薬品と対応病名データベース」でご覧になれますので，ご利用ください。

採択あるいは削除すべき標準病名がございましたら，お手数でも JAPIC までご連絡いただきますようお願い申し上げます。
随時，改訂版を発行する予定です。

Ⅲ　本書の掲載品目数，標準病名数の概要

区分	成　分　数	品目数	成分に対して関連付けを行った標準病名延数			1成分当たり標準病名数
			◎	○	△	
内用薬	1,148	9,461	8,667	111,537	58,370	156
注射薬	794	4,145	6,885	79,224	59,228	183
外用薬	442	2,809	2,514	50,420	12,228	148
合計	2,384	16,415	18,066	241,181	129,826	平均：162

標準病名マスター(注)（Ver.3.16）の標準病名数は24,665件であり，そのうち初版（2006年版）で採択した標準病名は1,712件でしたが，Ver.2.1（2009年2月版）では6,683件，Ver.3.0（2010年8月版）では13,007件，Ver.3.1（2013年1月版）では13,479件，本書Ver.3.2（2015年6月版）では15,435件となりました。採択をしなかった標準病名は，整形外科疾患領域に多く見られるなど，薬物療法の対象外のものが多くなっています。

（注）

「標準病名マスター」は，一般財団法人医療情報システム開発センター（MEDIS-DC）が維持管理するICD10対応標準病名マスターと社会保険診療報酬支払基金が維持管理する傷病名マスターを基本とし，「標準病名マスター作業班・傷病名マスター作業班（大江和彦 東大教授他）」において，それぞれの機関との連携のもとで更新されています。

Ⅳ　凡　例

1．掲載内容

医療用医薬品添付文書の「効能効果」に対応する標準病名を商品名ごとに一覧としてまとめました。

また，本書は医薬品と対応病名データのほか，適正使用の観点から用法用量，警告，禁忌など添付文書記載情報の重要事項の一部を掲載しました。なお，漢方製剤については，該当する標準病名がないものや，同一処方で異なる効能効果のものもあり，掲載しておりません。

【掲載医薬品】

・内用薬，注射薬，外用薬（歯科用薬含む）を対象としています。

・それぞれの商品が持つ効能効果と標準病名を記載し，該当する添付文書の用法用量の他，重要事項（警告，禁忌，原則禁忌，併用禁忌，原則併用禁忌）の一部を掲載しました。掲載した商品名は原則として当センター編集・発行のJAPIC「医療用医薬品集」記載の基本添付文書に採用した代表医薬品などとしました。

・その他の商品は，効能効果や規格単位が同等な商品を後段に列挙しました。

【掲載対象外の製品】

・漢方薬，生薬

・皮内反応注射薬，アレルゲン製剤

・体外診断用医薬品，直接の薬理作用を発現しない溶剤，基材および賦形剤等の成分

2．資料

本書は以下の資料等に基づいて作成いたしました。

医療用医薬品添付文書情報：2015年3月までにJAPICで入手した添付文書*1

薬価：2014年4月1日施行の薬価および2015年3月25日（緊急収載）までの薬価

付録：2015年4月以降にJAPICで入手した新薬等，薬効分類番号表

ICD10対応標準病名マスター*2：Ver.3.16

公知申請通知：厚生労働省保険局医療課長通知「公知申請に係る事前評価が終了した医薬品の保険上の取扱いについて」（保医発0831第4号，保医発0906第5号）

適応外使用可：厚生労働省保険局医療課長通知「医薬品の適応外使用に係る保険診療上の取扱いについて」（保医発第0921001号）

*1 2015年4月以降にJAPICで入手した添付文書の内容につきましては本書に反映されておりません。最新の情報につきましては，必ず添付文書でご確認下さい。

*2 一般財団法人医療情報システム開発センター（MEDIS-DC）が維持管理するICD10対応標準病名マスターと社会保険診療報酬支払基金が維持管理する傷病名マスターを基本とし，「標準病名マスター作業班・傷病名マスター作業班（大江和彦 東大教授他）」において，それぞれの機関との連携のもとで更新されています。

3．記載事項

⑴ 商品名

① 原則として当センター編集・発行のJAPIC「医療用医薬品集」記載の基本添付文書に採用した代表医薬品などとしました。

② 商品名，規格単位，薬価，一般名，製造販売会社名，薬効分類番号（日本標準商品分類の87以降の3桁）を掲載しました。

③ 会社名の表記は「医療用医薬品集」に準じて記載しました。

④ 薬価基準未収載の商品については薬価を『薬価未収載』と表記しました。

⑤ 先発品として2社以上で一緒に発売された商品に関しては，全く同じ規格がある場合，商品名を五十音順に並べ，先に並ぶ商品に効能効果以下の全内容を掲載し，後に並ぶ商品には，先に並ぶ商品のページを参照ページとして記載しました。

⑵ 効能効果

① 商品名の添付文書「効能効果」を原則としてそのまま掲載しました。

② 抗生物質製剤など，添付文書「効能効果」に適応菌種の記載のあるものは，そのまま記載しました。

⑶ 対応標準病名

① 添付文書「効能効果」に対応する標準病名および関連する標準病名を掲載しました。添付文書「効能効果」と標準病名の関連付けの妥当性については臨床医師・臨床薬剤師等複数の専門家の評価を受け，評価結果に従い三段階（◎，○，△）にランク付けして表示しました。

なお，この評価については，2015年3月までにJAPICで入手した添付文書の成分となっています。

◎　**添付文書「効能効果」と一致する標準病名**
○　**添付文書「効能効果」から妥当と判断した標準病名**
△　**添付文書「効能効果」から妥当性に判断を要する標準病名**

対応標準病名の表示順は原則として病名の五十音順に表示されており，病名のカテゴリごとに分かれてはおりません。

また，ICD10コードで同一に分類される疾病でも，添付文書の効能効果から不適切と考えられるものは掲載しておりません。

② 平成24年8月31日及び平成24年9月6日の厚生労働省保険局医療課長通知「公知申請に係る事前評価が終了した医薬品の保険上の取扱いについて」(保医発0831第4号，保医発0906第5号）を基に，該当すると思われる商品名に，追加される予定の効能・効果を「※ **公知申請通知**」として掲載しました。

③ 平成19年9月21日の厚生労働省保険局医療課長通知「医薬品の適応外使用に係る保険診療上の取扱いについて」(保医発第0921001号）を基に，該当すると思われる商品名に，社会保険診療報酬支払基金・審査情報提供検討委員会の適応外使用事例（薬剤）を「※ **適応外使用可**」として掲載しました。

④ 本書で掲載した**標準病名の同義語**については「ICD10対応標準病名マスター」(MEDIS-DC提供，索引用語の病名）をご参照下さい。

⑤ 標準病名と関連付けができなかった効能効果は「**該当病名なし**」としました。

〈効能効果に関連付ける病名がない例〉

a．病名ではなく症状や効能であったり，病名の概念が大きすぎるため標準病名を特定できず，標準病名と関連付けができなかった場合

　胃腸症状，脳障害，皮膚疾患，消炎，鎮痛など

b．殺菌または消毒，予防，手術，診療行為・療法・処置・麻酔に関連した用語である場合

　医療機器の消毒，感染予防，手術に伴う～，全身麻酔，消化管造影など

この対応標準病名は，保険請求業務を保証するものではありません。

⑷　**効能効果に関連する使用上の注意**
⑸　**用法用量**
⑹　**用法用量に関連する使用上の注意**
⑺　**警告**
⑻　**禁忌（接種不適当者）**
⑼　**原則禁忌**
⑽　**併用禁忌**
⑾　**原則併用禁忌**

（⑷〜⑾）⑴の商品の添付文書に記載されている項目，内容を掲載

同成分･同規格商品として掲載した商品では効能効果を含め，内容が異なる場合がありますので，これらにつきましては必ずそれぞれの添付文書でご確認下さい。

⑿　**商品名**：⑴の商品名以外の先発品については全体をゴシック体で記載し，グリーンの網かけを行いました。続いて先発品等の商品と効能効果や規格単位が同等な後発品等を列挙しました。記載は商品名，規格単位，薬価，製造販売会社の順になっています。なお，先発品等が1規格のみで，後発品等も同一規格の場合，規格の掲載は省略しました（薬価未収載品の場合は薬価も省略）。なお，必ずしも⑴の商品と効能効果が同じではない場合がありますので，これらにつきましては必ずそれぞれの添付文書をご確認いただくようお願い致します。

本書は添付文書をもとに編集・作成しておりますが，添付文書そのものではありません。また本書記載の標準病名や薬価等，添付文書に記載されていない内容につきましても，正確かつ最善に努めて編集・作成いたしましたが，実際の処方，請求業務を保証するものではありません。本書ご利用の場合はこれらの点に十分ご留意下さい。

本書掲載項目一覧

商品名
原則としてJAPIC「医療用医薬品集」記載の基本添付文書となっている先発品等の商品

規格単位
薬価(2014年4月1日施行)
※薬価・規格がない場合は，—を記載

ガスターD錠10mg	規格：10mg1錠[27円/錠]
ガスターD錠20mg	規格：20mg1錠[46.4円/錠]
ガスター散2%	規格：2%1g[54.7円/g]
ガスター散10%	規格：10%1g[233.7円/g]
ガスター錠10mg	規格：10mg1錠[27円/錠]
ガスター錠20mg	規格：20mg1錠[46.4円/錠]
ファモチジン	アステラス　232

一般名

製造販売会社
薬効分類番号

効能効果

【効 能 効 果】

(1)胃潰瘍，十二指腸潰瘍，吻合部潰瘍，上部消化管出血(消化性潰瘍，急性ストレス潰瘍，出血性胃炎による)，逆流性食道炎，Zollinger-Ellison症候群
(2)下記疾患の胃粘膜病変(びらん，出血，発赤，浮腫)の改善
急性胃炎，慢性胃炎の急性増悪期

対応標準病名
◎添付文書「効能効果」と一致する標準病名
○添付文書「効能効果」から妥当と判断した標準病名
△添付文書「効能効果」から妥当性に判断を要する標準病名
※公知申請通知(「公知申請に係る事前評価が終了した医薬品の保険上の取扱いについて」保医発0831第4号，保医発0906第5号)
適応外使用可(「医薬品の適応外使用に係る保険診療上の取扱いについて」保医発第0921001号)

【対応標準病名】

◎	胃潰瘍	胃十二指腸潰瘍	胃出血
	胃びらん	逆流性食道炎	急性胃炎
	急性びらん性胃炎	十二指腸潰瘍	出血性胃炎
	上部消化管出血	ストレス潰瘍	ゾリンジャー・エリソン症候群
	吻合部潰瘍	慢性胃炎	
○	NSAID胃潰瘍	NSAID十二指腸潰瘍	アルコール性胃炎
	アレルギー性胃炎	胃炎	胃潰瘍瘢痕
	…二指腸炎	胃十二指…	…
	びらん…	…十二指腸炎	ヘリコバ…リ胃炎
	放射線胃炎	慢性胃潰瘍	慢性胃潰瘍活動期
	慢性十二指腸潰瘍	慢性十二指腸潰瘍活動期	メネトリエ病
	薬剤性胃潰瘍		
△	NSAID胃潰瘍	胃空腸周囲炎	胃周囲炎
	胃食道逆流症	胃腸疾患	胃粘膜過形成
	胃蜂窩織炎	十二指腸周囲炎	十二指腸乳頭炎
	消化管狭窄	消化管障害	中毒性胃炎
	腸出血	肉芽腫性胃炎	反応性リンパ組織増生症
	非びらん性胃食道逆流症	慢性十二指腸炎	疣状胃炎
※	適応外使用可 原則として，「ファモチジン」を「胃食道逆流現象」に対し処方した場合，当該使用事例を審査上認める。		

効能効果に関連する使用上の注意
用法用量
用法用量に関連する使用上の注意

用法用量

効能効果(1)の場合：通常，成人にはファモチジンとして1回20mgを1日2回(朝食後，夕食後または就寝前)経口投与する。また，1回40mgを1日1回(就寝前)経口投与することもできる。なお，年齢・症状により適宜増減する。ただし，上部消化管出血の場合には通常注射剤で治療を開始し，内服可能になった後は経口投与に切りかえる。
効能効果(2)の場合：通常，成人にはファモチジンとして1回10mgを1日2回(朝食後，夕食後または就寝前)経口投与する。また，1回20mgを1日1回(就寝前)経口投与することもできる。なお，年齢・症状により適宜増減する。

用法用量に関連する使用上の注意

腎機能低下患者への投与法
ファモチジンは主として腎臓から未変化体で排泄される。腎機能低下患者にファモチジンを投与すると，腎機能の低下とともに血中未変化体濃度が上昇し，尿中排泄が減少するので，次のような投与法を目安とする。
<1回20mg1日2回投与を基準とする場合>

クレアチニンクリアランス(mL/min)	投与法
Ccr ≧ 60	1回20mg　1日2回
60 > Ccr > 30	1回20mg　1日1回 1回10mg　1日2回
30 ≧ Ccr	1回20mg　2〜3日に1回 1回10mg　1日1回
透析患者	1回20mg　透析後1回 1回10mg　1日1回

警告
禁忌(接種不適当者)
原則禁忌
併用禁忌
原則併用禁忌

禁忌　本剤の成分に対し過敏症の既往歴のある患者

商品名
原則として先発品等と効能効果や規格単位が同等な商品

ガスセプト散2%：メディサ　2%1g[21.9円/g]，ガスセプト散10%：メディサ　10%1g[140.7円/g]，ガスセプト錠10：メディ…mg1錠[14.5円/錠]，ガス…サ　20mg1…
「サワイ」…12.7円/錠]，ブロスターM…
サンノーバ　10mg1錠[10.6円/錠]，ブロスターM錠20：サンノーバ　20mg1錠[19.6円/錠]

Ⅴ　本書作成のための作業手順

本書は添付文書情報に基づき ICD10 対応標準病名マスター（MEDIS-DC 提供）と 40 年来使用実績のある JAPIC 医薬文献データベース病名辞書を活用して以下のように作成しました。

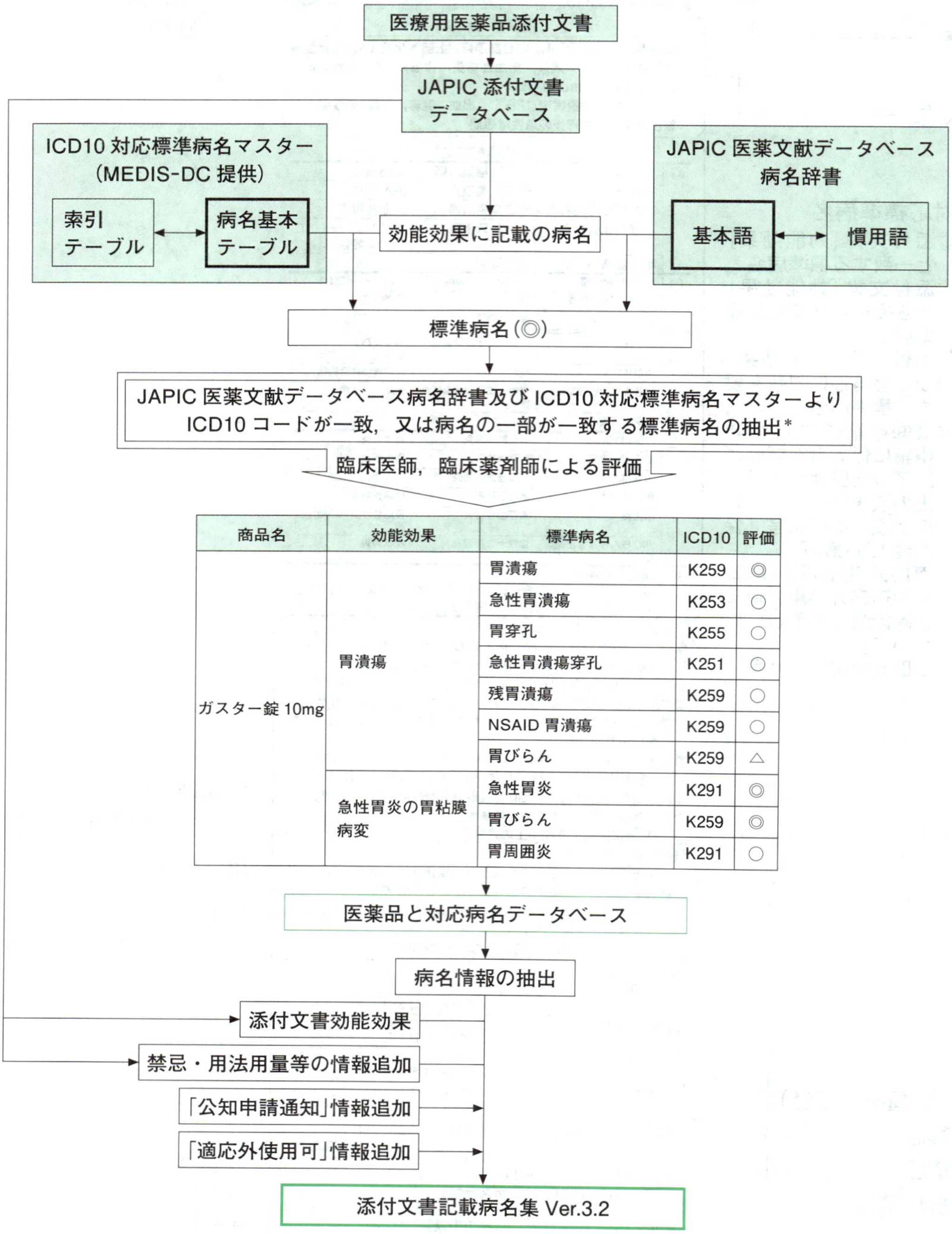

商品名	効能効果	標準病名	ICD10	評価
ガスター錠 10mg	胃潰瘍	胃潰瘍	K259	◎
		急性胃潰瘍	K253	○
		胃穿孔	K255	○
		急性胃潰瘍穿孔	K251	○
		残胃潰瘍	K259	○
		NSAID 胃潰瘍	K259	○
		胃びらん	K259	△
	急性胃炎の胃粘膜病変	急性胃炎	K291	◎
		胃びらん	K259	◎
		胃周囲炎	K291	○

*Ver.3.2 では，ICD10 コードの上 2 桁が一致している標準病名，病名の一部が一致する標準病名を候補病名として抽出しました。

五十音索引

索引の見方
黒太字：見出し商品名【商品名Ⓐ】
細　字：その他の商品名【商品名Ⓑ】，(　)内は見出し商品名
緑太字：一般名(配合剤成分は㊫)

【数・英】

【ア】

五十音索引

五十音索引

【イ】

【ウ】

【エ】

五十音索引

【オ】

【カ】

五十音索引

五十音索引

【キ】

【ク】

【ケ】

【コ】

【サ】

【シ】

五十音索引

【ス】

【セ】

五十音索引

【ソ】

五十音索引

【タ】

【チ】

【ト】

五十音索引

【ナ】

【ニ】

【ネ】

【ノ】

【ハ】

五十音索引

【ヒ】

五十音索引

【フ】

五十音索引

五十音索引

【へ】

五十音索引

【ホ】

五十音索引

【マ】

【ミ】

【ム】

【メ】

【モ】

【ヤ】

【ユ】

【ヨ】

【ラ】

【リ】

五十音索引

【ル】

【レ】

五十音索引

五十音索引

【ロ】

【ワ】

内用薬

5－FU錠50協和　規格：50mg1錠[177.4円/錠]
5－FU錠100協和　規格：100mg1錠[317.9円/錠]
フルオロウラシル　協和発酵キリン　422

【効能効果】

下記諸疾患の自覚的および他覚的症状の緩解：消化器癌(胃癌，結腸・直腸癌)，乳癌，子宮頸癌

【対応標準病名】

◎	胃癌	結腸癌	子宮頸癌
	直腸癌	乳癌	
○	KIT(CD117)陽性胃消化管間質腫瘍	KIT(CD117)陽性結腸消化管間質腫瘍	KIT(CD117)陽性直腸消化管間質腫瘍
	KRAS遺伝子野生型結腸癌	KRAS遺伝子野生型直腸癌	S状結腸癌
	胃癌・HER2過剰発現	胃管癌	胃癌末期
	胃重複癌	胃消化管間質腫瘍	胃小弯部癌
	胃進行癌	胃前庭部癌	胃体部癌
	胃大弯部癌	胃底部癌	遺伝性非ポリポーシス大腸癌
	胃幽門部癌	炎症性乳癌	横行結腸癌
	回盲部癌	下行結腸癌	結腸消化管間質腫瘍
	残胃癌	子宮断端癌	十二指腸神経内分泌腫瘍
	術後乳癌	上行結腸癌	進行乳癌
	スキルス胃癌	早期胃癌	大腸癌
	大腸粘液癌	虫垂癌	直腸S状部結腸癌
	直腸癌術後再発	直腸消化管間質腫瘍	乳癌骨転移
	乳癌再発	乳癌皮膚転移	噴門癌
	盲腸癌	幽門癌	幽門前庭部癌
△	悪性虫垂粘液瘤	胃悪性間葉系腫瘍	胃脂肪肉腫
	遺伝性大腸癌	胃平滑筋肉腫	回腸カルチノイド
	肝弯曲部癌	空腸カルチノイド	結腸脂肪肉腫
	子宮頚部腺癌	子宮腟部癌	十二指腸悪性ガストリノーマ
	十二指腸悪性ソマトスタチノーマ	十二指腸神経内分泌癌	上行結腸カルチノイド
	上行結腸平滑筋肉腫	小腸カルチノイド	小腸平滑筋肉腫
	虫垂杯細胞カルチノイド	直腸癌穿孔	直腸脂肪肉腫
	直腸平滑筋肉腫	乳癌・HER2過剰発現	乳腺腋窩尾部乳癌
	乳頭部乳癌	乳房下外側部乳癌	乳房下内側部乳癌
	乳房境界部乳癌	乳房脂肪肉腫	乳房上外側部乳癌
	乳房上内側部乳癌	乳房中央部乳癌	乳房パジェット病
	乳輪部乳癌	披裂喉頭蓋ひだ喉頭面癌	脾弯曲部癌
	副咽頭間隙悪性腫瘍	盲腸カルチノイド	

用法用量　通常，1日量フルオロウラシルとして200～300mgを1～3回に分けて連日経口投与する。
なお，年令，症状により適宜増減する。

警告　テガフール・ギメラシル・オテラシルカリウム配合剤との併用により，重篤な血液障害等の副作用が発現するおそれがあるので，併用を行わないこと。

禁忌

(1)本剤の成分に対し重篤な過敏症の既往歴のある患者
(2)テガフール・ギメラシル・オテラシルカリウム配合剤投与中の患者及び投与中止後7日以内の患者

併用禁忌

薬剤名等	臨床症状・措置方法	機序・危険因子
テガフール・ギメラシル・オテラシルカリウム配合剤(ティーエスワン)	早期に重篤な血液障害や下痢，口内炎等の消化管障害等が発現するおそれがあるので，テガフール・ギメラシル・オテラシルカリウム配合剤投与中及び投与中止後少なくとも7日以内は本剤を投与しないこと。	ギメラシルがフルオロウラシルの異化代謝を阻害し，血中フルオロウラシル濃度が著しく上昇する。

ATP腸溶錠20mg「第一三共」　規格：20mg1錠[5.6円/錠]
アデノシン三リン酸二ナトリウム水和物　第一三共　399

【効能効果】

(1)下記疾患に伴う諸症状の改善
　頭部外傷後遺症
(2)心不全
(3)調節性眼精疲労における調節機能の安定化
(4)消化管機能低下のみられる慢性胃炎

【対応標準病名】

◎	消化管障害	心不全	調節性眼精疲労
	頭部外傷後遺症	慢性胃炎	
○	アレルギー性胃炎	胃運動機能障害	胃炎
	胃腸疾患	右室不全	右心不全
	うっ血性心不全	外傷性頚部症候群	急性心不全
	左室不全	左心不全	術後残胃胃炎
	消化不良症	心筋不全	心原性肺水腫
	心臓性呼吸困難	心臓性浮腫	心臓喘息
	中毒性胃炎	頭部挫傷後遺症	頭部打撲後遺症
	肉芽腫性胃炎	反応性リンパ組織増生症	びらん性胃炎
	ヘリコバクター・ピロリ胃炎	放射線胃炎	慢性うっ血性心不全
	慢性心不全	むちうち損傷	メネトリエ病
	疣状胃炎	両心不全	
△	一過性近視	仮性近視	高血圧性心不全
	遅発性てんかん	調節緊張症	調節不全
	調節不全麻痺	調節麻痺	内眼筋麻痺
	毛様体筋麻痺		
※	適応外使用可 原則として，「アデノシン三リン酸二ナトリウム【内服薬】」を「内耳障害に基づく耳鳴症」，「感音難聴」に対して処方した場合，当該使用事例を審査上認める。		

用法用量　アデノシン三リン酸二ナトリウム(無水物)として，1回40～60mg(2～3錠)を1日3回経口投与する。なお，症状により適宜増減する。

ATP腸溶錠20mg「NP」：ニプロ[5.4円/錠]，ATP腸溶錠20mg「日医工」：日医工[5.4円/錠]

D－ソルビトール経口液75%「コーワ」
規格：75%10mL[1.16円/mL]
D－ソルビトール　興和　799

【効能効果】

消化管のX線造影の迅速化，消化管のX線造影時の便秘の防止，経口的栄養補給

【対応標準病名】

該当病名なし

用法用量

消化管のX線造影の迅速化及び消化管のX線造影時の便秘の防止に使用する場合：X線造影剤に添加して経口投与する。添加量はX線造影剤中の硫酸バリウム100gに対してD-ソルビトールとして10～20g(13～27mL)とする。
経口的栄養補給に使用する場合：必要量を経口投与する。

D－ソルビトール原末「マルイシ」：丸石　10g[1.46円/g]，D－ソルビトール内用液65%「マルイシ」：丸石　65%10mL[1.06円/mL]

EPLカプセル250mg

規格：250mg1カプセル[8.5円/カプセル]

ポリエンホスファチジルコリン　アルフレッサファーマ　218,391

【効能効果】

慢性肝疾患における肝機能の改善，脂肪肝，高脂質血症

【対応標準病名】

◎	肝疾患	肝障害	高脂血症
	高リポ蛋白血症	脂肪肝	慢性肝炎
○	1型糖尿病性高コレステロール血症	2型糖尿病性高コレステロール血症	家族性高コレステロール血症
	家族性高コレステロール血症・ヘテロ接合体	家族性高コレステロール血症・ホモ接合体	家族性高トリグリセライド血症
	家族性高リポ蛋白血症1型	家族性高リポ蛋白血症2a型	家族性高リポ蛋白血症2b型
	家族性高リポ蛋白血症3型	家族性高リポ蛋白血症4型	家族性高リポ蛋白血症5型
	家族性複合型高脂血症	活動性慢性肝炎	結節性黄色腫
	高LDL血症	高カイロミクロン血症	高コレステロール血症性黄色腫
	高トリグリセライド血症	混合型高脂質血症	脂質異常症
	脂質代謝異常	食事性高脂血症	遷延性肝炎
	先天性脂質代謝異常	糖尿病性高コレステロール血症	二次性高脂血症
	妊娠性急性脂肪肝	非アルコール性脂肪性肝炎	本態性高コレステロール血症
	本態性高脂血症	慢性肝炎増悪	慢性持続性肝炎
	慢性非活動性肝炎		
△	アルファリポ蛋白欠乏症	アレルギー性肝臓症	うっ血肝
	うっ血性肝硬変	家族性LCAT欠損症	肝下垂症
	肝機能障害	肝限局性結節性過形成	肝梗塞
	肝疾患に伴う貧血	肝出血	肝腫瘤
	肝静脈閉塞症	肝腎症候群	肝臓紫斑病
	肝中心静脈閉塞症	肝のう胞	肝肺症候群
	肝浮腫	クリュヴリエ・バウムガルテン症候群	高HDL血症
	高コレステロール血症	高比重リポ蛋白欠乏症	ショック肝
	多中心性細網組織球症	中心性出血性肝壊死	低アルファリポ蛋白血症
	低脂血症	低ベータリポ蛋白血症	特発性門脈圧亢進症
	無ベータリポ蛋白血症	門脈圧亢進症	門脈圧亢進症性胃症
	門脈圧亢進症性胃腸症	門脈圧亢進症性腸症	門脈拡張症
	有棘赤血球舞踏病	リポ蛋白欠乏症	

用法用量　ポリエンホスファチジルコリンとして，通常成人1回500mgを1日3回経口投与する。
なお，年齢，症状により適宜増減する。

禁忌　本剤の成分に対し過敏症の既往歴のある患者

ESポリタミン配合顆粒

規格：1g[20.4円/g]

アミノ酸製剤　味の素　325

【効能効果】

下記状態時のアミノ酸補給
　低蛋白血症，低栄養状態，手術前後

【対応標準病名】

◎	栄養失調	低蛋白血症	
○	術後低蛋白血症		
△	I細胞病	アスパルチルグルコサミン尿症	栄養失調性白内障
	栄養障害	シアリドーシス	蛋白質欠乏性障害
	フコース症	β−マンノシドーシス	マンノシドーシス
	ムコリピドーシス	ムコリピドーシス3型	

用法用量　通常成人1日2〜8gを1〜3回に分割経口投与する。なお，年齢，症状，体重により適宜増減する。

禁忌

(1)肝性昏睡又は肝性昏睡のおそれのある患者
(2)重篤な腎障害又は高窒素血症のある患者

K.C.L.エリキシル(10W/V%)

規格：10%10mL[2.13円/mL]

塩化カリウム　丸石　322

【効能効果】

(1)下記疾患又は状態におけるカリウム補給
　降圧利尿剤，副腎皮質ホルモン，強心配糖体，インスリン，ある種の抗生物質などの連用時
　低カリウム血症型周期性四肢麻痺
　重症嘔吐，下痢，カリウム摂取不足及び手術後
(2)低クロール性アルカローシス

【対応標準病名】

◎	嘔吐症	下痢症	低カリウム血性周期性四肢麻痺
	低クロール性アルカローシス		
○	アルカリ血症	アルカリ尿症	アルカローシス
	呼吸性アルカローシス	代謝性アルカローシス	代償性呼吸性アルカローシス
	代償性代謝性アルカローシス	低カリウム性アルカローシス	低カリウム性家族性周期性麻痺
	非呼吸性アルカローシス		
△	S状結腸炎	アセトン血性嘔吐症	胃腸炎
	炎症性腸疾患	嘔気	悪心
	回腸炎	化学療法に伴う嘔吐症	家族性周期性四肢麻痺
	カタル性胃腸炎	感染性胃腸炎	感染性下痢症
	感染性大腸炎	感染性腸炎	感冒性胃腸炎
	感冒性大腸炎	感冒性腸炎	機能性下痢
	急性胃腸炎	急性大腸炎	急性腸炎
	抗生物質起因性大腸炎	抗生物質起因性腸炎	混合型酸塩基平衡障害
	酸塩基平衡異常	習慣性嘔吐	周期性四肢麻痺
	出血性大腸炎	出血性腸炎	食後悪心
	正カリウム血性周期性四肢麻痺	正常カリウム血症性四肢麻痺	大腸炎
	胆汁性嘔吐	中枢性嘔吐症	腸炎
	腸カタル	低塩基血症	低クロール血症
	電解質異常	電解質平衡異常	特発性嘔吐症
	難治性乳児下痢症	乳児下痢	脳性嘔吐
	反芻	反復性嘔吐	糞便性嘔吐

用法用量　通常，成人1日20〜100mL(塩化カリウムとして2〜10g)を数回に分割し，多量の水とともに経口投与する。
なお，年齢，症状により適宜増減する。

禁忌

(1)重篤な腎機能障害(前日の尿量が500mL以下あるいは投与直前の排尿が1時間当たり20mL以下)のある患者
(2)副腎機能障害(アジソン病)のある患者
(3)高カリウム血症の患者
(4)消化管の通過障害のある患者
　①食道狭窄のある患者(心肥大，食道癌，胸部大動脈瘤，逆流性食道炎，心臓手術等による食道圧迫)
　②消化管狭窄又は消化管運動機能不全のある患者
(5)高カリウム血性周期性四肢麻痺の患者
(6)エプレレノンを投与中の患者
(7)本剤の成分に対し過敏症の既往歴のある患者
(8)ジスルフィラム，シアナミド，カルモフール，プロカルバジン塩酸塩を投与中の患者

併用禁忌

薬剤名等	臨床症状・措置方法	機序・危険因子
エプレレノン(セララ)	高カリウム血症があらわれることがある。	エプレレノンは血中のカリウムを上昇させる可能性があり，併用により高カリウム血症があらわれやすくなると考えられる。危険因子：腎障害患者
ジスルフィラム(ノックビン)，シアナミド(シアナマイド)，カル	こちらの薬剤とのアルコール反応(顔面潮紅，血圧降下，悪心，	本剤はエタノールを含有しているため。

モフール(ミフロール)，プロカルバジン塩酸塩	頻脈，めまい，呼吸困難，視力低下等)を起こすおそれがある。	

L－グルタミン顆粒99%「NP」　規格：99%1g[6.4円/g]
L－グルタミン　ニプロ　232

【効能効果】

下記疾患における自覚症状及び他覚所見の改善
(1)胃潰瘍
(2)十二指腸潰瘍

【対応標準病名】

◎	胃潰瘍	胃十二指腸潰瘍	十二指腸潰瘍
○	NSAID 胃潰瘍	NSAID 十二指腸潰瘍	胃潰瘍瘢痕
	胃十二指腸潰瘍瘢痕	胃穿孔	急性胃潰瘍
	急性胃潰瘍穿孔	急性胃粘膜病変	急性十二指腸潰瘍
	急性出血性胃潰瘍	急性出血性十二指腸潰瘍	クッシング潰瘍
	再発性胃潰瘍	再発性十二指腸潰瘍	残胃潰瘍
	十二指腸潰瘍瘢痕	十二指腸球後部潰瘍	十二指腸穿孔
	出血性胃潰瘍	出血性十二指腸潰瘍	術後胃潰瘍
	術後胃十二指腸潰瘍	術後十二指腸潰瘍	心因性胃潰瘍
	ステロイド潰瘍	ステロイド潰瘍穿孔	ストレス潰瘍
	ストレス性胃潰瘍	ストレス性十二指腸潰瘍	穿孔性胃潰瘍
	穿孔性十二指腸潰瘍	穿通性胃潰瘍	穿通性十二指腸潰瘍
	多発胃潰瘍	多発性十二指腸潰瘍	多発性出血性胃潰瘍
	デュラフォイ潰瘍	難治性胃潰瘍	難治性十二指腸潰瘍
	慢性胃潰瘍	慢性胃潰瘍活動期	慢性十二指腸潰瘍
	慢性十二指腸潰瘍活動期	薬剤性胃潰瘍	
△	胃びらん	急性十二指腸潰瘍穿孔	急性出血性胃潰瘍穿孔
	急性出血性十二指腸潰瘍穿孔	十二指腸びらん	出血性胃潰瘍穿孔
	出血性十二指腸潰瘍穿孔	神経性胃炎	

用法用量　L-グルタミンとして，通常成人1日1～2gを3～4回に分割経口投与する。
なお，年齢，症状により適宜増減する。

L－ケフラール顆粒　規格：375mg1包[103.5円/包]
セファクロル　塩野義　613

【効能効果】

〈適応菌種〉本剤に感性のブドウ球菌属，レンサ球菌属(肺炎球菌を除く)，大腸菌，クレブシエラ属，インフルエンザ菌
〈適応症〉
(1)深在性皮膚感染症，リンパ管・リンパ節炎，慢性膿皮症
(2)咽頭・喉頭炎，扁桃炎，急性気管支炎，慢性呼吸器病変の二次感染
(3)中耳炎

【対応標準病名】

◎	咽頭炎	咽頭喉頭炎	急性気管支炎
	喉頭炎	中耳炎	皮膚感染症
	扁桃炎	慢性膿皮症	リンパ管炎
	リンパ節炎		
○	亜急性気管支炎	亜急性リンパ管炎	アンギナ
	咽頭気管炎	咽頭扁桃炎	インフルエンザ菌気管支炎
	インフルエンザ菌性咽頭炎	インフルエンザ菌性喉頭気管炎	壊疽性咽頭炎
	外傷性穿孔性中耳炎	外傷性中耳炎	潰瘍性咽頭炎
	下咽頭炎	カタル性咽頭炎	化膿性中耳炎
	化膿性リンパ節炎	感染性咽頭炎	感染性喉頭気管炎
	偽膜性咽頭炎	偽膜性気管支炎	偽膜性喉頭炎
	偽膜性扁桃炎	急性アデノイド咽頭炎	急性アデノイド扁桃炎
	急性咽頭炎	急性咽頭喉頭炎	急性咽頭扁桃炎
	急性壊疽性喉頭炎	急性壊疽性扁桃炎	急性潰瘍性喉頭炎
	急性潰瘍性扁桃炎	急性化膿性咽頭炎	急性化膿性中耳炎
	急性化膿性扁桃炎	急性気管気管支炎	急性喉頭炎
	急性喉頭気管炎	急性喉頭気管気管支炎	急性声帯炎
	急性声門下喉頭炎	急性腺窩性扁桃炎	急性中耳炎
	急性反復性気管支炎	急性浮腫性喉頭炎	急性扁桃炎
	グラデニーゴ症候群	クループ性気管支炎	頚部膿瘍
	頚部リンパ節炎	喉頭周囲炎	鼓室内水腫
	臍周囲炎	習慣性アンギナ	習慣性扁桃炎
	出血性中耳炎	術後性中耳炎	上咽頭炎
	上鼓室化膿症	小膿疱性皮膚炎	滲出性気管支炎
	新生児中耳炎	水疱性中耳炎	舌扁桃炎
	腺窩性アンギナ	穿孔性中耳炎	増殖性化膿性口内炎
	多発性膿疱症	単純性中耳炎	中耳炎性顔面神経麻痺
	腸間膜リンパ節炎	膿皮症	膿疱
	肺炎球菌性咽頭炎	肺炎球菌性気管支炎	敗血症性咽頭炎
	敗血症性皮膚炎	非特異性腸間膜リンパ節炎	非特異性リンパ節炎
	ぶどう球菌性咽頭炎	ぶどう球菌性扁桃炎	扁桃性アンギナ
	膜性咽頭炎	慢性咽喉頭炎	慢性化膿性穿孔性中耳炎
	慢性化膿性中耳炎	慢性耳管鼓室化膿性中耳炎	慢性上鼓室乳突洞化膿性中耳炎
	慢性中耳炎急性増悪	慢性扁桃炎	慢性リンパ管炎
	慢性リンパ節炎	耳後部リンパ節炎	耳後部リンパ腺炎
	良性慢性化膿性中耳炎	連鎖球菌気管支炎	連鎖球菌性アンギナ
	連鎖球菌性咽頭炎	連鎖球菌性喉頭炎	連鎖球菌性喉頭気管炎
	連鎖球菌性扁桃炎		
△	RS ウイルス気管支炎	咽頭チフス	咽頭痛
	インフルエンザ菌喉頭炎	ウイルス性咽頭炎	ウイルス性気管支炎
	ウイルス性扁桃炎	エコーウイルス気管支炎	化膿性喉頭炎
	結核性中耳炎	紅色陰癬	コクサッキーウイルス気管支炎
	再発性中耳炎	術後性慢性中耳炎	上下肢リンパ浮腫
	腸管リンパ管拡張症	陳旧性中耳炎	敗血症性気管支炎
	パラインフルエンザウイルス気管支炎	扁桃チフス	マイコプラズマ気管支炎
	慢性穿孔性中耳炎	慢性中耳炎	慢性中耳炎後遺症
	慢性中耳炎術後再燃	ライノウイルス気管支炎	淋菌性咽頭炎
	リンパ管拡張症	リンパ浮腫	

用法用量
通常，成人及び体重20kg以上の小児には，セファクロルとして1日750mg(力価)(本剤2包)を2回に分割して，朝，夕食後に経口投与する。
重症の場合や分離菌の感受性が比較的低い症例には，セファクロルとして1日1500mg(力価)(本剤4包)を2回に分割して，朝，夕食後に経口投与する。
なお，年齢，体重，症状等に応じ適宜増減する。

用法用量に関連する使用上の注意　本剤の使用にあたっては，耐性菌の発現等を防ぐため，原則として感受性を確認し，疾病の治療上必要な最小限の期間の投与にとどめること。

禁忌　本剤の成分によるショックの既往歴のある患者

原則禁忌　本剤の成分又はセフェム系抗生物質に対し過敏症の既往歴のある患者

L－ケフレックス顆粒　規格：500mg1g[79.4円/g]
セファレキシン　塩野義　613

【効能効果】

〈適応菌種〉本剤に感性のブドウ球菌属，レンサ球菌属，肺炎球菌，大腸菌，クレブシエラ属，プロテウス・ミラビリス
〈適応症〉
(1)表在性皮膚感染症，深在性皮膚感染症，リンパ管・リンパ節

炎，慢性膿皮症
(2)外傷・熱傷及び手術創等の二次感染，乳腺炎
(3)咽頭・喉頭炎，扁桃炎(扁桃周囲炎を含む)，急性気管支炎，肺炎，慢性呼吸器病変の二次感染
(4)膀胱炎，腎盂腎炎，前立腺炎(急性症，慢性症)
(5)バルトリン腺炎
(6)涙嚢炎，麦粒腫
(7)外耳炎，中耳炎，副鼻腔炎
(8)歯周組織炎，歯冠周囲炎，顎炎，抜歯創・口腔手術創の二次感染

【対応標準病名】

◎	咽頭炎	咽頭喉頭炎	外耳炎
	外傷	急性気管支炎	急性細菌性前立腺炎
	喉頭炎	挫創	歯冠周囲炎
	歯根のう胞	歯周炎	歯髄炎
	歯性顎炎	術後創部感染	腎盂腎炎
	前立腺炎	創傷	創傷感染症
	中耳炎	乳腺炎	熱傷
	肺炎	麦粒腫	抜歯後感染
	バルトリン腺炎	皮膚感染症	副鼻腔炎
	扁桃炎	扁桃周囲炎	膀胱炎
	慢性前立腺炎	慢性膿皮症	リンパ管炎
	リンパ節炎	涙のう炎	裂傷
	裂創		
○あ	MRSA 膀胱炎	亜急性気管支炎	亜急性リンパ管炎
	亜急性涙のう炎	悪性外耳炎	足開放創
	足第1度熱傷	足第2度熱傷	足第3度熱傷
	足熱傷	アルカリ腐蝕	アレルギー性外耳道炎
	アレルギー性膀胱炎	アンギナ	胃腸管熱傷
	犬咬創	胃熱傷	陰茎開放創
	陰茎第1度熱傷	陰茎第2度熱傷	陰茎第3度熱傷
	陰茎熱傷	咽頭開放創	咽頭気管炎
	咽頭創傷	咽頭チフス	咽頭熱傷
	咽頭扁桃炎	陰のう開放創	陰のう第1度熱傷
	陰のう第2度熱傷	陰のう第3度熱傷	陰のう熱傷
	インフルエンザ菌気管支炎	インフルエンザ菌喉頭炎	インフルエンザ菌性咽頭炎
	インフルエンザ菌性喉頭気管炎	う蝕第3度急性化膿性根尖性歯周炎	う蝕第3度急性単純性根尖性歯周炎
	う蝕第3度慢性化膿性根尖性歯周炎	会陰第1度熱傷	会陰第2度熱傷
	会陰第3度熱傷	会陰熱傷	会陰部化膿創
	腋窩第1度熱傷	腋窩第2度熱傷	腋窩第3度熱傷
	腋窩熱傷	壊死性潰瘍性歯周炎	壊死性潰瘍性歯肉炎
	壊疽性咽頭炎	壊疽性歯肉炎	壊疽性扁桃周囲炎
	横隔膜損傷	汚染擦過創	汚染創
か	外陰開放創	外陰第1度熱傷	外陰第2度熱傷
	外陰第3度熱傷	外陰熱傷	外耳開放創
	外耳湿疹	外耳道真珠腫	外耳道創傷
	外耳道痛	外耳道肉芽腫	外耳道膿瘍
	外耳道閉塞性角化症	外耳道蜂巣炎	外耳部外傷性異物
	外耳部外傷性皮下異物	外耳部割創	外耳部貫通創
	外耳部咬創	外耳部挫創	外耳部刺創
	外耳部創傷	外傷性異物	外傷性眼球ろう
	外傷性虹彩離断	外傷性食道破裂	外傷性穿孔性中耳炎
	外傷性中耳炎	外傷性脳圧迫・頭蓋内に達する開放創合併あり	外傷性破裂
	外耳裂創	外麦粒腫	開放骨折
	開放性外傷性脳圧迫	開放性陥没骨折	開放性胸膜損傷
	開放性脱臼骨折	開放性脳挫創	開放性脳損傷髄膜炎
	開放性脳底部挫傷	開放性びまん性脳損傷	開放性粉砕骨折
	開放創	潰瘍性咽頭炎	潰瘍性歯肉炎
	潰瘍性膀胱炎	下咽頭炎	下咽頭創傷

下咽頭熱傷	化学外傷	下顎外傷性異物
下顎開放創	下顎割創	下顎貫通創
下顎口唇挫創	下顎咬創	下顎骨炎
下顎骨骨髄炎	下顎骨骨膜炎	下顎骨骨膜下膿瘍
下顎骨周囲炎	下顎骨周囲膿瘍	下顎挫創
下顎刺創	下顎歯槽骨炎	化学性急性外耳炎
下顎創傷	下顎熱傷	下顎膿瘍
下顎部第1度熱傷	下顎部第2度熱傷	下顎部第3度熱傷
下顎裂創	下眼瞼蜂巣炎	顎関節部開放創
顎関節部割創	顎関節部貫通創	顎関節部咬創
顎関節部挫創	顎関節部刺創	顎関節部創傷
顎関節部裂創	角結膜腐蝕	顎骨炎
顎骨骨髄炎	顎骨骨膜炎	角膜アルカリ化学熱傷
角膜挫創	角膜酸化学熱傷	角膜酸性熱傷
角膜切傷	角膜切創	角膜創傷
角膜熱傷	角膜破裂	角膜裂傷
下肢第1度熱傷	下肢第2度熱傷	下肢第3度熱傷
下肢熱傷	下尖性霰粒腫	下腿開放創
下腿足部熱傷	下腿熱傷	下腿部第1度熱傷
下腿部第2度熱傷	下腿部第3度熱傷	カタル性咽頭炎
割創	化膿性喉頭炎	化膿性霰粒腫
化膿性歯周炎	化膿性歯槽骨炎	化膿性歯肉炎
化膿性中耳炎	化膿性乳腺炎	化膿性副鼻腔炎
化膿性扁桃周囲炎	下半身第1度熱傷	下半身第2度熱傷
下半身第3度熱傷	下半身熱傷	下腹部第1度熱傷
下腹部第2度熱傷	下腹部第3度熱傷	眼化学熱傷
眼窩創傷	眼窩膿瘍	眼球結膜裂傷
眼球損傷	眼球熱傷	眼球破裂
眼球裂傷	眼瞼外傷性異物	眼瞼外傷性皮下異物
眼瞼開放創	眼瞼化学熱傷	眼瞼割創
眼瞼貫通創	眼瞼咬創	眼瞼挫創
眼瞼刺創	眼瞼創傷	眼瞼第1度熱傷
眼瞼第2度熱傷	眼瞼第3度熱傷	眼瞼熱傷
眼瞼蜂巣炎	眼瞼裂創	眼周囲化学熱傷
眼周囲第1度熱傷	眼周囲第2度熱傷	眼周囲第3度熱傷
眼周囲部外傷性異物	眼周囲部開放創	眼周囲部割創
眼周囲部貫通創	眼周囲部咬創	眼周囲部挫創
眼周囲部刺創	眼周囲部創傷	眼周囲部裂創
感染性咽頭炎	感染性外耳炎	感染性喉頭気管炎
貫通刺創	貫通銃創	貫通性挫滅創
貫通創	眼熱傷	眼部外傷性異物
眼部開放創	眼部割創	眼部貫通創
眼部咬創	眼部挫創	眼部刺創
眼部創傷	眼部裂創	顔面外傷性異物
顔面開放創	顔面割創	顔面貫通創
顔面咬創	顔面挫創	顔面刺創
顔面創傷	顔面搔創	顔面損傷
顔面第1度熱傷	顔面第2度熱傷	顔面第3度熱傷
顔面多発開放創	顔面多発割創	顔面多発貫通創
顔面多発咬創	顔面多発挫創	顔面多発刺創
顔面多発創傷	顔面多発裂創	顔面熱傷
顔面裂創	気管支肺炎	気管熱傷
気腫性腎盂腎炎	気道熱傷	偽膜性アンギナ
偽膜性咽頭炎	偽膜性気管支炎	偽膜性喉頭炎
偽膜性扁桃炎	急性アデノイド咽頭炎	急性アデノイド扁桃炎
急性咽頭炎	急性咽頭喉頭炎	急性咽頭扁桃炎
急性壊疽性喉頭炎	急性壊疽性扁桃炎	急性外耳炎
急性潰瘍性喉頭炎	急性潰瘍性扁桃炎	急性顎骨骨髄炎
急性顎骨骨膜炎	急性カタル性気管炎	急性化膿性咽頭炎
急性化膿性外耳炎	急性化膿性下顎骨炎	急性化膿性根尖性歯周炎
急性化膿性歯根膜炎	急性化膿性上顎骨炎	急性化膿性中耳炎
急性化膿性辺縁性歯根膜炎	急性化膿性扁桃炎	急性気管炎
急性気管気管支炎	急性口蓋扁桃炎	急性喉頭炎

急性喉頭気管炎	急性喉頭気管気管支炎	急性根尖性歯周炎
急性霰粒腫	急性歯冠周囲炎	急性歯周炎
急性歯槽骨炎	急性歯槽膿瘍	急性湿疹性外耳炎
急性歯肉炎	急性出血性膀胱炎	急性上気道炎
急性声帯炎	急性声門下喉頭炎	急性接触性外耳炎
急性腺窩性扁桃炎	急性単純性根尖性歯周炎	急性単純性膀胱炎
急性中耳炎	急性乳腺炎	急性肺炎
急性反応性外耳炎	急性反復性気管支炎	急性浮腫性喉頭炎
急性扁桃炎	急性膀胱炎	急性涙腺炎
急性涙のう炎	急速進行性歯周炎	胸管損傷
胸腔熱傷	胸腺損傷	胸部外傷
頬部外傷性異物	頬部開放創	頬部割創
頬部貫通創	頬部咬創	頬部挫創
頬部刺創	胸部上腕熱傷	胸部食道損傷
頬部創傷	胸部損傷	胸部第１度熱傷
頬部第１度熱傷	胸部第２度熱傷	頬部第２度熱傷
胸部第３度熱傷	頬部第３度熱傷	胸部熱傷
頬部裂創	胸壁開放創	胸壁刺創
強膜切創	強膜創傷	胸膜損傷・胸腔に達する開放創合併あり
胸膜肺炎	強膜裂傷	棘刺創
魚咬創	躯幹薬傷	グラデニーゴ症候群
クラミジア肺炎	クループ性気管支炎	頚管破裂
頚部開放創	頚部食道開放創	頚部第１度熱傷
頚部第２度熱傷	頚部第３度熱傷	頚部熱傷
頚部膿疱	結膜創傷	結膜熱傷
結膜のうアルカリ化学熱傷	結膜のう酸化学熱傷	結膜腐蝕
結膜裂傷	限局型若年性歯周炎	限局性外耳道炎
肩甲間部第１度熱傷	肩甲間部第２度熱傷	肩甲間部第３度熱傷
肩甲間部熱傷	肩甲部第１度熱傷	肩甲部第２度熱傷
肩甲部第３度熱傷	肩甲部熱傷	肩部第１度熱傷
肩部第２度熱傷	肩部第３度熱傷	高エネルギー外傷
口蓋切創	口蓋裂創	口角部挫創
口角部裂創	口腔外傷性異物	口腔開放創
口腔割創	口腔挫創	口腔刺創
口腔上顎洞瘻	口腔創傷	口腔第１度熱傷
口腔第２度熱傷	口腔第３度熱傷	口腔熱傷
口腔粘膜咬創	口腔裂創	口唇外傷性異物
口唇外傷性皮下異物	口唇開放創	口唇割創
口唇貫通創	口唇咬創	口唇挫創
口唇刺創	口唇創傷	口唇第１度熱傷
口唇第２度熱傷	口唇第３度熱傷	口唇熱傷
口唇裂創	溝創	咬創
喉頭外傷	喉頭周囲炎	喉頭損傷
喉頭熱傷	広汎型若年性歯周炎	肛門第１度熱傷
肛門第２度熱傷	肛門第３度熱傷	肛門熱傷
鼓室内水腫	根尖周囲膿瘍	根尖性歯周炎
根尖肉芽腫	根尖膿瘍	根側歯周膿瘍
さ　細菌性膀胱炎	臍周囲炎	酸腐蝕
霰粒腫	耳介外傷性異物	耳介外傷性皮下異物
耳介開放創	耳介割創	耳介貫通創
耳介咬創	耳介挫創	耳介刺創
耳介周囲湿疹	耳介創傷	耳介部第１度熱傷
耳介部第２度熱傷	耳介部第３度熱傷	耳介部皮膚炎
趾開放創	耳介蜂巣炎	耳介裂創
趾化膿創	歯冠周囲膿瘍	指間切創
子宮熱傷	刺咬症	篩骨洞炎
歯根膜下膿瘍	示指化膿創	四肢挫傷
四肢第１度熱傷	四肢第２度熱傷	四肢第３度熱傷
四肢熱傷	歯周症	歯周膿瘍
思春期性歯肉炎	歯性上顎洞炎	歯性副鼻腔炎
歯性扁桃周囲膿瘍	耳前部挫創	刺創
歯槽骨炎	歯槽骨膜炎	歯槽膿瘍
趾第１度熱傷	趾第２度熱傷	趾第３度熱傷

膝窩部銃創	膝部開放創	膝部咬創
膝部第１度熱傷	膝部第２度熱傷	膝部第３度熱傷
歯肉炎	歯肉切創	歯肉膿瘍
歯肉裂創	趾熱傷	若年性歯周炎
射創	習慣性アンギナ	習慣性扁桃炎
銃自殺未遂	銃創	手関節掌側部挫創
手関節部挫創	手関節部創傷	手関節部第１度熱傷
手関節部第２度熱傷	手関節部第３度熱傷	手指開放創
手指咬創	種子骨開放骨折	手指第１度熱傷
手指第２度熱傷	手指第３度熱傷	手指端熱傷
手指熱傷	手術創部膿瘍	手掌挫創
手掌刺創	手掌切創	手掌第１度熱傷
手掌第２度熱傷	手掌第３度熱傷	手掌熱傷
手掌剥皮創	出血性外耳炎	出血性気管炎
出血性膀胱炎	術後腎盂腎炎	術後性中耳炎
術後膿瘍	手背第１度熱傷	手背第２度熱傷
手背第３度熱傷	手背熱傷	手背部挫創
手背部切創	上咽頭炎	上顎骨炎
上顎骨骨髄炎	上顎骨骨膜炎	上顎骨骨膜下膿瘍
上顎歯槽骨炎	上顎洞炎	上顎部裂創
上眼瞼蜂巣炎	上行性腎盂腎炎	上鼓室化膿症
小指咬創	上肢第１度熱傷	上肢第２度熱傷
上肢第３度熱傷	上肢熱傷	焼身自殺未遂
上尖性霰粒腫	小児肺炎	小児副鼻腔炎
小膿疱性皮膚炎	上半身第１度熱傷	上半身第２度熱傷
上半身第３度熱傷	上半身熱傷	踵部第１度熱傷
踵部第２度熱傷	踵部第３度熱傷	上腕貫通銃創
上腕第１度熱傷	上腕第２度熱傷	上腕第３度熱傷
上腕熱傷	上腕部開放創	食道損傷
食道熱傷	針刺創	滲出性気管支炎
新生児上顎骨骨髄炎	新生児中耳炎	水疱性中耳炎
精巣開放創	精巣熱傷	声門外傷
舌開放創	舌下顎挫創	舌咬創
舌挫創	舌刺創	舌切創
舌創傷	切断	舌熱傷
舌扁桃炎	舌裂創	前額部外傷性異物
前額部開放創	前額部割創	前額部貫通創
前額部咬創	前額部挫創	前額部刺創
前額部創傷	前額部第１度熱傷	前額部第２度熱傷
前額部第３度熱傷	前額部裂創	腺窩性アンギナ
前胸部第１度熱傷	前胸部第２度熱傷	前胸部第３度熱傷
前胸部熱傷	前頚頭頂部挫創	穿孔性中耳炎
前思春期性歯周炎	全身挫傷	全身第１度熱傷
全身第２度熱傷	全身第３度熱傷	全身熱傷
穿通創	前頭洞炎	前立腺膿瘍
前腕開放創	前腕咬創	前腕手部熱傷
前腕第１度熱傷	前腕第２度熱傷	前腕第３度熱傷
前腕熱傷	早期発症型歯周炎	増殖性化膿性口内炎
増殖性歯肉炎	創部膿瘍	足関節第１度熱傷
足関節第２度熱傷	足関節第３度熱傷	足関節熱傷
側胸部第１度熱傷	側胸部第２度熱傷	側胸部第３度熱傷
足底熱傷	足底部第１度熱傷	足底部第２度熱傷
足底部第３度熱傷	足背部第１度熱傷	足背部第２度熱傷
足背部第３度熱傷	側腹部咬創	側腹部第１度熱傷
側腹部第２度熱傷	側腹部第３度熱傷	側腹壁開放創
鼡径部開放創	鼡径部第１度熱傷	鼡径部第２度熱傷
た　鼡径部第３度熱傷	鼡径部熱傷	第１度熱傷
第１度腐蝕	第２度熱傷	第２度腐蝕
第３度熱傷	第３度腐蝕	第４度熱傷
体幹第１度熱傷	体幹第２度熱傷	体幹第３度熱傷
体幹熱傷	大腿咬創	大腿挫創
大腿熱傷	大腿部開放創	大腿部刺創
大腿部切創	大腿部第１度熱傷	大腿部第２度熱傷
大腿部第３度熱傷	大腿裂創	大転子部挫創

体表面積 10%未満の熱傷	体表面積 10 － 19%の熱傷	体表面積 20 － 29%の熱傷
体表面積 30 － 39%の熱傷	体表面積 40 － 49%の熱傷	体表面積 50 － 59%の熱傷
体表面積 60 － 69%の熱傷	体表面積 70 － 79%の熱傷	体表面積 80 － 89%の熱傷
体表面積 90%以上の熱傷	大葉性肺炎	多発性外傷
多発性開放創	多発性咬創	多発性昆虫咬創
多発性挫傷	多発性擦過創	多発性穿刺創
多発性第 1 度熱傷	多発性第 2 度熱傷	多発性第 3 度熱傷
多発性熱傷	多発性膿疱症	多発性表在損傷
打撲割創	打撲挫創	単純性歯周炎
単純性歯肉炎	単純性中耳炎	智歯周囲炎
腟開放創	腟熱傷	緻密性歯槽骨炎
肘関節部開放創	中耳炎性顔面神経麻痺	中指咬創
中手骨関節部挫創	虫垂炎術後残膿瘍	肘部第 1 度熱傷
肘部第 2 度熱傷	肘部第 3 度熱傷	腸間膜リンパ節炎
蝶形骨洞炎	沈下性肺炎	陳旧性中耳炎
手開放創	手咬創	手第 1 度熱傷
手第 2 度熱傷	手第 3 度熱傷	手熱傷
殿部開放創	殿部咬創	殿部第 1 度熱傷
殿部第 2 度熱傷	殿部第 3 度熱傷	殿部熱傷
頭皮開放創	頭部開放創	頭部第 1 度熱傷
頭部第 2 度熱傷	頭部第 3 度熱傷	頭部多発開放創
頭部多発割創	頭部多発咬創	頭部多発挫創
頭部多発刺創	頭部多発創傷	頭部多発裂創
動物咬創	頭部熱傷	特殊性歯周炎

な

内麦粒腫	内部尿路性器の熱傷	軟口蓋挫創
軟口蓋創傷	軟口蓋熱傷	軟口蓋破裂
難治性歯周炎	乳児肺炎	乳腺膿瘍
乳腺瘻孔	乳頭周囲炎	乳頭びらん
乳頭部第 1 度熱傷	乳頭部第 2 度熱傷	乳頭部第 3 度熱傷
乳房炎症性疾患	乳房潰瘍	乳房第 1 度熱傷
乳房第 2 度熱傷	乳房第 3 度熱傷	乳房熱傷
乳房膿瘍	乳房よう	乳輪下膿瘍
乳輪部第 1 度熱傷	乳輪部第 2 度熱傷	乳輪部第 3 度熱傷
尿膜管膿瘍	猫咬創	脳挫傷・頭蓋内に達する開放創合併あり
脳挫創・頭蓋内に達する開放創合併あり	脳底部挫傷・頭蓋内に達する開放創合併あり	膿皮症

は

膿疱	肺炎球菌性咽頭炎	肺炎球菌性気管支炎
敗血症性咽頭炎	敗血症性肺炎	敗血症性皮膚炎
肺熱傷	背部第 1 度熱傷	背部第 2 度熱傷
背部第 3 度熱傷	背部熱傷	爆死自殺未遂
剥離性歯肉炎	抜歯窩治癒不全	抜歯後歯槽骨炎
バルトリン腺膿瘍	半身第 1 度熱傷	半身第 2 度熱傷
半身第 3 度熱傷	汎副鼻腔炎	非感染性急性外耳炎
鼻根部打撲挫創	鼻根部裂創	鼻前庭部挫創
鼻尖部挫創	肥大性歯肉炎	非特異性腸間膜リンパ節炎
非特異性リンパ節炎	鼻部外傷性異物	鼻部外傷性皮下異物
鼻部開放創	眉部割創	鼻部割創
鼻部貫通創	皮膚欠損創	鼻部咬創
鼻部挫創	鼻部刺創	鼻部創傷
鼻部第 1 度熱傷	鼻部第 2 度熱傷	鼻部第 3 度熱傷
皮膚剥脱創	鼻部裂創	びまん性外耳炎
びまん性脳損傷・頭蓋内に達する開放創合併あり	びまん性肺炎	眉毛部割創
眉毛部裂創	鼻翼部切創	鼻翼部裂創
びらん性歯肉炎	びらん性膀胱炎	複雑性歯周炎
複雑性歯肉炎	伏針	副鼻腔開放創
腹部第 1 度熱傷	腹部第 2 度熱傷	腹部第 3 度熱傷
腹部熱傷	腹壁開放創	腹壁縫合糸膿瘍
腐蝕	ぶどう球菌性咽頭炎	ぶどう球菌性扁桃炎
閉塞性肺炎	辺縁性化膿性歯根膜炎	辺縁性歯周組織炎
扁桃周囲膿瘍	扁桃性アンギナ	扁桃膿瘍
蜂窩織炎性アンギナ	膀胱三角部炎	縫合糸膿瘍
膀胱周囲炎	縫合部膿瘍	放射線性熱傷
萌出性歯肉炎	母指球部第 1 度熱傷	母指球部第 2 度熱傷
母指球部第 3 度熱傷	母指咬創	母指示指間切創
母指第 1 度熱傷	母指第 2 度熱傷	母指第 3 度熱傷

ま

母指熱傷	マイボーム腺炎	膜性咽頭炎
慢性萎縮性老人性歯肉炎	慢性咽喉頭炎	慢性外耳炎
慢性化膿性根尖性歯周炎	慢性化膿性穿孔性中耳炎	慢性化膿性中耳炎
慢性根尖性歯周炎	慢性細菌性前立腺炎	慢性再発性膀胱炎
慢性耳管鼓室化膿性中耳炎	慢性歯槽膿瘍	慢性歯肉炎
慢性上鼓室乳突洞化膿性中耳炎	慢性前立腺炎急性増悪	慢性中耳炎急性増悪
慢性複雑性膀胱炎	慢性辺縁性歯周炎急性発作	慢性辺縁性歯周炎軽度
慢性辺縁性歯周炎重度	慢性辺縁性歯周炎中等度	慢性扁桃炎
慢性膀胱炎	慢性リンパ管炎	慢性リンパ節炎
慢性涙小管炎	慢性涙腺炎	慢性涙のう炎
眉間部挫創	眉間部裂創	耳後部挫創
耳後部リンパ節炎	耳後部リンパ腺炎	脈絡網膜熱傷
無熱性肺炎	盲管銃創	網脈絡膜裂傷

や

薬傷	腰部第 1 度熱傷	腰部第 2 度熱傷

ら

腰部第 3 度熱傷	腰部熱傷	良性慢性化膿性中耳炎
涙小管炎	涙腺炎	連鎖球菌気管炎
連鎖球菌気管支炎	連鎖球菌性アンギナ	連鎖球菌性咽頭炎
連鎖球菌性喉頭炎	連鎖球菌性喉頭気管炎	連鎖球菌性上気道感染

わ

連鎖球菌性扁桃炎	老人性肺炎	ワンサンアンギナ
ワンサン気管支炎	ワンサン扁桃炎	

△

あ

RS ウイルス気管支炎	アキレス腱筋腱移行部断裂	アキレス腱挫傷
アキレス腱挫創	アキレス腱切創	アキレス腱断裂
アキレス腱部分断裂	足異物	足挫創
足切創	亜脱臼	圧挫傷
圧挫創	圧迫骨折	圧迫神経炎
アレルギー性副鼻腔炎	医原性気胸	一部性歯髄炎
陰茎挫創	陰茎折症	陰茎裂創
咽頭痛	陰のう裂創	陰部切創
ウイルス性咽頭炎	ウイルス性気管炎	ウイルス性気管支炎
ウイルス性扁桃炎	う蝕第 2 度単純性歯髄炎	う蝕第 3 度急性化膿性歯髄炎
う蝕第 3 度歯髄壊死	う蝕第 3 度歯髄壊疽	う蝕第 3 度慢性壊疽性歯髄炎
う蝕第 3 度慢性潰瘍性歯髄炎	う蝕第 3 度慢性増殖性歯髄炎	会陰裂傷
エコーウイルス気管支炎	壊死性外耳炎	壊疽性歯髄炎

か

横骨折	外陰部挫創	外陰部切創
外陰部裂傷	外耳部外傷性腫脹	外耳部挫傷
外耳部擦過創	外耳部切創	外耳部打撲傷
外耳部虫刺傷	外耳部皮下血腫	外耳部皮下出血
外傷後早期合併症	外傷性一過性麻痺	外傷性横隔膜ヘルニア
外傷性空気塞栓症	外傷性咬合	外傷性硬膜動静脈瘻
外傷性歯根膜炎	外傷性耳出血	外傷性歯髄炎
外傷性脂肪塞栓症	外傷性縦隔気腫	外傷性脊髄出血
外傷性切断	外傷性動静脈瘻	外傷性動脈血腫
外傷性動脈瘤	外傷性乳び胸	外傷性脳圧迫
外傷性脳圧迫・頭蓋内に達する開放創合併なし	外傷性脳症	外傷性皮下気腫
外傷性皮下血腫	外歯瘻	開放性脱臼
下顎骨壊死	下顎挫傷	下顎擦過創
下顎切創	下顎打撲傷	下顎皮下血腫
下顎部挫傷	下顎部打撲傷	下顎部皮膚欠損創
踵裂創	顎関節部挫傷	顎関節部擦過創
顎関節部切創	顎関節部打撲傷	顎関節部皮下血腫
顎堤増大	顎腐骨	顎部挫傷
顎部打撲傷	下腿汚染創	下腿挫創

下腿切創	下腿皮膚欠損創	下腿裂創
カテーテル感染症	カテーテル敗血症	化膿性リンパ節炎
カリエスのない歯髄炎	眼黄斑部裂孔	眼窩部挫創
眼窩裂傷	眼瞼外傷性腫脹	眼瞼擦過創
眼瞼切創	眼瞼虫刺傷	環指圧挫傷
環指挫傷	環指挫創	環指切創
間質性膀胱炎	環指剥皮創	環指皮膚欠損創
眼周囲部外傷性腫脹	眼周囲部外傷性皮下異物	眼周囲部擦過創
眼周囲部切創	眼周囲部虫刺傷	関節血腫
関節骨折	関節挫傷	関節打撲
完全骨折	完全脱臼	眼部外傷性腫脹
眼部外傷性皮下異物	眼部擦過創	眼部切創
眼部虫刺傷	陥没骨折	顔面汚染創
顔面挫傷	顔面擦過創	顔面切創
顔面多発挫傷	顔面多発擦過創	顔面多発切創
顔面多発打撲傷	顔面多発虫刺傷	顔面多発皮下血腫
顔面多発皮下出血	顔面打撲傷	顔面皮下血腫
顔面皮膚欠損創	乾酪性副鼻腔炎	急性一部性化膿性歯髄炎
急性一部性単純性歯髄炎	急性壊疽性歯髄炎	急性化膿性歯髄炎
急性光線性外耳炎	急性歯髄炎	急性全部性化膿性歯髄炎
急性全部性単純性歯髄炎	急性単純性歯髄炎	頬粘膜咬傷
頬粘膜咬創	胸部汚染創	頬部挫傷
胸部挫創	頬部擦過創	胸部切創
頬部切創	頬部打撲傷	胸部皮下気腫
頬部皮下血腫	胸部皮膚欠損創	頬部皮膚欠損創
胸膜裂創	亀裂骨折	筋損傷
筋断裂	筋肉内血腫	空気塞栓症
屈曲骨折	脛骨顆部割創	頚部挫創
頚部切創	頚部皮膚欠損創	頚部リンパ節炎
結核性中耳炎	血管切断	血管損傷
血行性歯髄炎	血腫	腱切創
腱損傷	腱断裂	腱部分断裂
腱裂傷	口蓋挫傷	口腔外傷性腫脹
口腔挫傷	口腔擦過創	口腔切創
口腔打撲傷	口腔内血腫	口腔粘膜咬傷
後出血	紅色陰癬	口唇外傷性腫脹
口唇咬傷	口唇挫傷	口唇擦過創
口唇切創	口唇打撲傷	口唇虫刺傷
口唇皮下血腫	口唇皮下出血	後頭部外傷
後頭部割創	後頭部挫傷	後頭部挫創
後頭部切創	後頭部打撲傷	後頭部裂創
広範性軸索損傷	広汎性神経損傷	後方脱臼
硬膜損傷	硬膜裂傷	肛門裂創
コクサッキーウイルス気管支炎	骨折	骨盤部裂創
根尖周囲のう胞	昆虫咬創	昆虫刺傷

さ

コントル・クー損傷	根分岐部病変	再発性中耳炎
採皮創	挫傷	擦過創
擦過皮下血腫	挫滅傷	挫滅創
残髄炎	残存性歯根のう胞	耳介外傷性腫脹
耳介挫傷	耳介擦過創	耳介切創
耳介打撲傷	耳介虫刺傷	耳介皮下血腫
耳介皮下出血	耳下腺部打撲	趾間切創
子宮頚管裂傷	子宮頚部環状剥離	趾挫創
示指 MP 関節挫傷	示指 PIP 開放創	示指割創
示指挫傷	示指挫創	示指刺創
四肢静脈損傷	示指切創	四肢動脈損傷
示指皮膚欠損創	歯周のう胞	歯髄壊死
歯髄壊疽	歯痛	膝蓋部挫創
膝下部挫創	膝関節部異物	膝関節部挫創
膝部異物	膝部割創	膝部挫創
膝部切創	膝部裂創	歯肉挫傷

脂肪塞栓症	斜骨折	尺骨近位端骨折
尺骨鉤状突起骨折	手圧挫傷	縦隔血腫
縦骨折	重複骨折	手関節挫滅傷
手関節挫滅創	手関節部切創	手関節部裂創
手指圧挫傷	手指汚染創	種子骨骨折
手指挫傷	手指挫創	手指挫滅傷
手指挫滅創	手指刺創	手指切創
手指打撲傷	手指剥皮創	手指皮下血腫
手指皮膚欠損創	手術創離開	手掌皮膚欠損創
出血性中耳炎	術後横隔膜下膿瘍	術後合併症
術後感染症	術後血腫	術後消化管出血性ショック
術後ショック	術後髄膜炎	術後性慢性中耳炎
術後敗血症	術後皮下気腫	術後腹腔内膿瘍
術後腹壁膿瘍	手背皮膚欠損創	手部汚染創
上顎挫傷	上顎擦過創	上顎切創
上顎打撲傷	上顎皮下血腫	上下肢リンパ浮腫
上口唇挫傷	上行性歯髄炎	症候性流涙症
踵骨部挫滅創	小指挫傷	小指挫創
小指切創	硝子体切断	小指皮膚欠損創
上唇小帯裂創	上腕汚染創	上腕挫創
上腕皮膚欠損創	処女膜裂傷	神経根ひきぬき損傷
神経切断	神経叢損傷	神経叢不全損傷
神経損傷	神経断裂	靱帯ストレイン
靱帯損傷	靱帯断裂	靱帯捻挫
靱帯裂傷	心内異物	ストレイン
精巣破裂	舌咬傷	切創
前額部外傷性腫脹	前額部外傷性皮下異物	前額部擦過創
前額部切創	前額部虫刺傷	前額部虫刺症
前額部皮膚欠損創	前胸部挫創	仙骨部挫創
仙骨部皮膚欠損創	線状骨折	全身擦過創
前頭部割創	前頭部挫傷	前頭部挫創
前頭部切創	前頭部打撲傷	前頭部皮膚欠損創
全部性歯髄炎	前方脱臼	前立腺痛
前腕汚染創	前腕挫創	前腕刺創
前腕切創	前腕皮膚欠損創	前腕裂創
爪下異物	爪下挫滅傷	爪下挫滅創
掻創	足関節内果部挫創	足関節部挫創
足底異物	足底部咬創	足底部刺創
足底部皮膚欠損創	側頭部割創	側頭部挫創
側頭部切創	側頭部打撲傷	側頭部皮下血腫
足背部挫創	足背部切創	足部汚染創
側腹部挫創	足部皮膚欠損創	足部裂創
鼡径部切創	咀嚼障害	損傷

た

第 5 趾皮膚欠損創	大腿汚染創	大腿皮膚欠損創
脱臼	脱臼骨折	多発性切創
多発性裂創	打撲血腫	打撲擦過創
打撲傷	打撲皮下血腫	単純脱臼
腟断端炎	腟断端出血	腟壁縫合不全
腟裂傷	中隔部肉芽形成	肘関節骨折
肘関節挫創	肘関節脱臼骨折	中指挫傷
中指挫創	中指刺創	中指切創
中指皮膚欠損創	中枢神経系損傷	肘頭骨折
肘部挫創	肘部切創	肘部皮膚欠損創
手挫創	手刺創	手切創
転位性骨折	殿部異物	殿部刺創
殿部切創	殿部皮膚欠損創	殿部裂創
頭頂部挫傷	頭頂部挫創	頭頂部擦過創
頭頂部切創	頭頂部打撲傷	頭頂部裂創
頭皮外傷性腫脹	頭皮下血腫	頭皮剥離
頭皮表在損傷	頭部異物	頭部外傷性皮下異物
頭部外傷性皮下気腫	頭部割創	頭部頚部挫傷
頭部頚部挫創	頭部頚部打撲傷	頭部血腫
頭部挫傷	頭部挫創	頭部擦過創
頭部刺創	頭部切創	頭部多発挫傷

数・英

	頭部多発擦過創	頭部多発切創	頭部多発打撲傷
	頭部多発皮下血腫	頭部打撲	頭部打撲血腫
	頭部打撲傷	頭部虫刺傷	頭部皮下異物
	頭部皮下血腫	頭部皮下出血	頭部皮膚欠損創
	頭部裂創	動脈損傷	特発性関節脱臼
	飛び降り自殺未遂	飛び込み自殺未遂	ドライアイ
な	ドライソケット	内視鏡検査中腸穿孔	内歯瘻
	軟口蓋血腫	肉離れ	乳腺内異物
	乳頭潰瘍	乳房異物	尿管切石術後感染症
	尿細管間質性腎炎	捻挫	脳挫傷
	脳挫傷・頭蓋内に達する開放創合併なし	脳挫創	脳挫創・頭蓋内に達する開放創合併なし
	脳損傷	脳対側損傷	脳直撃損傷
	脳底部挫傷	脳底部挫傷・頭蓋内に達する開放創合併なし	脳裂傷
は	敗血症性気管支炎	剥離骨折	抜歯後出血
	抜歯後疼痛	抜歯創瘻孔形成	パラインフルエンザウイルス気管支炎
	バルトリン腺のう胞	破裂骨折	反復性膀胱炎
	皮下異物	皮下気腫	皮下血腫
	鼻下擦過創	皮下静脈損傷	皮下損傷
	膝汚染創	膝皮膚欠損創	皮神経挫傷
	非定型肺炎	非熱傷性水疱	鼻部外傷性腫脹
	腓腹筋挫創	眉部血腫	鼻部挫傷
	鼻部擦過創	鼻部切創	皮膚損傷
	鼻部打撲傷	鼻部虫刺傷	鼻部皮下血腫
	鼻部皮下出血	鼻部皮膚欠損創	鼻部皮膚剥離創
	びまん性脳損傷	びまん性脳損傷・頭蓋内に達する開放創合併なし	表皮剥離
	フェニトイン歯肉増殖症	不規則歯槽突起	複雑脱臼
	副鼻腔真菌症	腹部汚染創	腹部刺創
	腹部皮膚欠損創	腹壁異物	腹壁創し開
	腹壁縫合不全	不全骨折	ブラックアイ
	粉砕骨折	分娩時会陰裂傷	分娩時軟産道損傷
	閉鎖性外傷性脳圧迫	閉鎖性骨折	閉鎖性脱臼
	閉鎖性脳挫創	閉鎖性脳底部挫傷	閉鎖性びまん性脳損傷
	扁桃チフス	膀胱後部膿瘍	膀胱周囲膿瘍
	縫合不全	縫合不全出血	放射線出血性膀胱炎
	放射線性下顎骨骨髄炎	放射線性顎骨壊死	放射線性化膿性顎骨壊死
	放射線性膀胱炎	帽状腱膜下出血	包皮挫創
	包皮切創	包皮裂創	母指挫傷
	母指挫創	母趾挫創	母指刺創
	母指切創	母指打撲挫創	母指打撲傷
	母指皮膚欠損創	母趾皮膚欠損創	母指末節部挫創
ま	マイコプラズマ気管支炎	末梢血管外傷	末梢神経損傷
	慢性壊疽性歯髄炎	慢性開放性歯髄炎	慢性潰瘍性歯髄炎
	慢性顎骨炎	慢性顎骨骨髄炎	慢性歯冠周囲炎
	慢性歯周炎	慢性歯周膿瘍	慢性歯髄炎
	慢性穿孔性中耳炎	慢性増殖性歯髄炎	慢性単純性歯髄炎
	慢性中耳炎	慢性中耳炎後遺症	慢性中耳炎術後再燃
	慢性非細菌性前立腺炎	慢性副鼻腔炎	慢性副鼻腔炎急性増悪
	慢性副鼻腔膿瘍	慢性閉鎖性歯髄炎	慢性放射線性顎骨壊死
	耳後部打撲傷	網膜振盪	モンテジア骨折
ら	腰部切創	腰部打撲挫創	ライノウイルス気管支炎
	らせん骨折	離開骨折	緑膿菌性外耳炎
	淋菌性咽頭炎	淋菌性バルトリン腺膿瘍	リンパ浮腫
	涙液分泌不全	涙管損傷	涙管断裂
	涙小管のう胞	涙腺萎縮	涙腺粘液のう胞
	涙腺のう腫	涙腺肥大	涙道損傷
	涙のう周囲炎	涙のう周囲膿瘍	轢過創
わ	裂離	裂離骨折	若木骨折

用法用量　通常，成人及び体重20kg以上の小児にはセファレキシンとして１日1g(力価)を２回に分割して，朝，夕食後に経口投与する。
重症の場合や分離菌の感受性が比較的低い症例にはセファレキシンとして１日2g(力価)を２回に分割して，朝，夕食後に経口投与する。
なお，年齢，体重，症状により適宜増減する。

用法用量に関連する使用上の注意　本剤の使用にあたっては，耐性菌の発現等を防ぐため，原則として感受性を確認し，疾病の治療上必要な最小限の期間の投与にとどめること。

禁忌　本剤の成分によるショックの既往歴のある患者

原則禁忌　本剤の成分又はセフェム系抗生物質に対し過敏症の既往歴のある患者

Lーキサール顆粒500：東和[35.2円/g]，セファレキシン顆粒500mg「JG」：長生堂[22.9円/g]

Lーケフレックス小児用顆粒　規格：200mg1g[70.1円/g]
セファレキシン　塩野義　613

【効 能 効 果】

〈適応菌種〉本剤に感性のブドウ球菌属，レンサ球菌属，肺炎球菌，大腸菌，クレブシエラ属
〈適応症〉
(1)表在性皮膚感染症，深在性皮膚感染症，リンパ管・リンパ節炎，慢性膿皮症
(2)外傷・熱傷及び手術創等の二次感染
(3)咽頭・喉頭炎，扁桃炎，急性気管支炎，肺炎，慢性呼吸器病変の二次感染
(4)膀胱炎，腎盂腎炎
(5)涙嚢炎，麦粒腫
(6)外耳炎
(7)歯周組織炎，顎炎，抜歯創・口腔手術創の二次感染
(8)猩紅熱

【対応標準病名】

◎	咽頭炎	咽頭喉頭炎	外耳炎
	外傷	急性気管支炎	喉頭炎
	挫創	歯根のう胞	歯周炎
	歯髄炎	歯性顎炎	術後創部感染
	猩紅熱	腎盂腎炎	創傷
	創傷感染症	熱傷	肺炎
	麦粒腫	抜歯後感染	皮膚感染症
	扁桃炎	膀胱炎	慢性膿皮症
	リンパ管炎	リンパ節炎	涙のう炎
	裂傷	裂創	
○あ	MRSA 膀胱炎	亜急性気管支炎	亜急性リンパ管炎
	亜急性涙のう炎	悪性外耳炎	足開放創
	足第１度熱傷	足第２度熱傷	足第３度熱傷
	足熱傷	アルカリ腐蝕	アレルギー性外耳道炎
	アレルギー性膀胱炎	アンギナ	異型猩紅熱
	胃腸管熱傷	犬咬創	胃熱傷
	陰茎開放創	陰茎第１度熱傷	陰茎第２度熱傷
	陰茎第３度熱傷	陰茎熱傷	咽頭開放創
	咽頭気管炎	咽頭創傷	咽頭チフス
	咽頭熱傷	咽頭扁桃炎	陰のう開放創
	陰のう第１度熱傷	陰のう第２度熱傷	陰のう第３度熱傷
	陰のう熱傷	インフルエンザ菌気管支炎	インフルエンザ菌喉頭炎
	インフルエンザ菌性咽頭炎	インフルエンザ菌性喉頭気管炎	う蝕第３度急性化膿性根尖性歯周炎
	う蝕第３度急性単純性根尖性歯周炎	う蝕第３度慢性化膿性根尖性歯周炎	会陰第１度熱傷
	会陰第２度熱傷	会陰第３度熱傷	会陰熱傷
	会陰部化膿創	腋窩第１度熱傷	腋窩第２度熱傷
	腋窩第３度熱傷	腋窩熱傷	壊死性潰瘍性歯周炎

か

壊死性潰瘍性歯肉炎	壊疽性咽頭炎	壊疽性歯肉炎
横隔膜損傷	汚染擦過創	汚染創
外陰開放創	外陰第１度熱傷	外陰第２度熱傷
外陰第３度熱傷	外陰熱傷	外耳開放創
外耳湿疹	外耳道真珠腫	外耳道創傷
外耳道痛	外耳道肉芽腫	外耳道膿瘍
外耳道閉塞性角化症	外耳道蜂巣炎	外耳部外傷性異物
外耳部外傷性皮下異物	外耳部割創	外耳部貫通創
外耳部咬創	外耳部挫創	外耳部刺創
外耳部創傷	外傷性異物	外傷性眼球ろう
外傷性虹彩離断	外傷性食道破裂	外傷性脳圧迫・頭蓋内に達する開放創合併あり
外傷性破裂	外耳裂創	外麦粒腫
開放骨折	開放性外傷性脳圧迫	開放性陥没骨折
開放性胸膜損傷	開放性脱臼骨折	開放性脳挫創
開放性脳損傷髄膜炎	開放性脳底部挫傷	開放性びまん性脳損傷
開放性粉砕骨折	開放創	潰瘍性咽頭炎
潰瘍性歯肉炎	潰瘍性膀胱炎	下咽頭炎
下咽頭創傷	下咽頭熱傷	化学外傷
下顎外傷性異物	下顎開放創	下顎割創
下顎貫通創	下顎口唇挫創	下顎咬創
下顎骨炎	下顎骨骨髄炎	下顎骨骨膜炎
下顎骨骨膜下膿瘍	下顎骨周囲炎	下顎骨周囲膿瘍
下顎挫創	下顎刺創	下顎歯槽骨炎
化学性急性外耳炎	下顎創傷	下顎熱傷
下顎膿瘍	下顎部第１度熱傷	下顎部第２度熱傷
下顎部第３度熱傷	下顎裂創	下眼瞼蜂巣炎
顎関節部開放創	顎関節部割創	顎関節部貫通創
顎関節部咬創	顎関節部挫創	顎関節部刺創
顎関節部創傷	顎関節部裂創	角結膜腐蝕
顎骨炎	顎骨骨髄炎	顎骨骨膜炎
角膜アルカリ化学熱傷	角膜挫創	角膜酸化学熱傷
角膜酸性熱傷	角膜切傷	角膜切創
角膜創傷	角膜熱傷	角膜破裂
角膜裂傷	下肢第１度熱傷	下肢第２度熱傷
下肢第３度熱傷	下肢熱傷	下尖性霰粒腫
下腿開放創	下腿足部熱傷	下腿熱傷
下腿部第１度熱傷	下腿部第２度熱傷	下腿部第３度熱傷
カタル性咽頭炎	割創	化膿性喉頭炎
化膿性霰粒腫	化膿性歯周炎	化膿性歯槽骨炎
化膿性歯肉炎	下半身第１度熱傷	下半身第２度熱傷
下半身第３度熱傷	下半身熱傷	下腹部第１度熱傷
下腹部第２度熱傷	下腹部第３度熱傷	眼化学熱傷
眼窩創傷	眼窩膿瘍	眼球結膜裂傷
眼球損傷	眼球熱傷	眼球破裂
眼球裂傷	眼瞼外傷性異物	眼瞼外傷性皮下異物
眼瞼開放創	眼瞼化学熱傷	眼瞼割創
眼瞼貫通創	眼瞼咬創	眼瞼挫創
眼瞼刺創	眼瞼創傷	眼瞼第１度熱傷
眼瞼第２度熱傷	眼瞼第３度熱傷	眼瞼熱傷
眼瞼蜂巣炎	眼瞼裂創	眼周囲化学熱傷
眼周囲第１度熱傷	眼周囲第２度熱傷	眼周囲第３度熱傷
眼周囲部外傷性異物	眼周囲部開放創	眼周囲部割創
眼周囲部貫通創	眼周囲部咬創	眼周囲部挫創
眼周囲部刺創	眼周囲部創傷	眼周囲部裂創
感染性咽頭炎	感染性外耳炎	感染性喉頭気管炎
貫通刺創	貫通銃創	貫通性挫滅創
貫通創	眼熱傷	眼部外傷性異物
眼部開放創	眼部割創	眼部貫通創
眼部咬創	眼部挫創	眼部刺創
眼部創傷	眼部裂創	顔面外傷性異物
顔面開放創	顔面割創	顔面貫通創
顔面咬創	顔面挫創	顔面刺創
顔面創傷	顔面掻創	顔面損傷

顔面第１度熱傷	顔面第２度熱傷	顔面第３度熱傷
顔面多発開放創	顔面多発割創	顔面多発貫通創
顔面多発咬創	顔面多発挫創	顔面多発刺創
顔面多発創傷	顔面多発裂創	顔面熱傷
顔面裂創	気管支肺炎	気管熱傷
気腫性腎盂腎炎	偽猩紅熱	気道熱傷
偽膜性アンギナ	偽膜性咽頭炎	偽膜性気管支炎
偽膜性喉頭炎	偽膜性扁桃炎	急性アデノイド咽頭炎
急性アデノイド扁桃炎	急性咽頭炎	急性咽頭喉頭炎
急性咽頭扁桃炎	急性壊疽性喉頭炎	急性壊疽性扁桃炎
急性外耳炎	急性潰瘍性喉頭炎	急性潰瘍性扁桃炎
急性顎骨骨髄炎	急性顎骨骨膜炎	急性カタル性気管炎
急性化膿性咽頭炎	急性化膿性外耳炎	急性化膿性下顎骨炎
急性化膿性根尖性歯周炎	急性化膿性歯根膜炎	急性化膿性上顎骨炎
急性化膿性辺縁性歯根膜炎	急性化膿性扁桃炎	急性気管炎
急性気管気管支炎	急性口蓋扁桃炎	急性喉頭炎
急性喉頭気管炎	急性喉頭気管気管支炎	急性根尖性歯周炎
急性霰粒腫	急性歯冠周囲炎	急性歯周炎
急性歯槽骨炎	急性歯槽膿瘍	急性湿疹性外耳炎
急性歯肉炎	急性出血性膀胱炎	急性上気道炎
急性声帯炎	急性声門下喉頭炎	急性接触性外耳炎
急性腺窩性扁桃炎	急性単純性根尖性歯周炎	急性単純性膀胱炎
急性肺炎	急性反応性外耳炎	急性反復性気管支炎
急性浮腫性喉頭炎	急性扁桃炎	急性膀胱炎
急性涙腺炎	急性涙のう炎	急速進行性歯周炎
胸管損傷	胸腔熱傷	胸腺損傷
胸部外傷	頬部外傷性異物	頬部開放創
頬部割創	頬部貫通創	頬部咬創
頬部挫創	頬部刺創	胸部上腕熱傷
胸部食道損傷	頬部創傷	胸部損傷
胸部第１度熱傷	頬部第１度熱傷	胸部第２度熱傷
頬部第２度熱傷	胸部第３度熱傷	頬部第３度熱傷
胸部熱傷	頬部裂創	胸壁開放創
胸壁刺創	強膜切創	強膜創傷
胸膜損傷・胸腔に達する開放創合併あり	胸膜肺炎	強膜裂傷
棘刺創	魚咬創	躯幹薬傷
クラミジア肺炎	クループ性気管支炎	頚管破裂
頚部開放創	頚部食道開放創	頚部第１度熱傷
頚部第２度熱傷	頚部第３度熱傷	頚部熱傷
頚部膿疱	結膜創傷	結膜熱傷
結膜のうアルカリ化学熱傷	結膜のう酸化学熱傷	結膜腐蝕
結膜裂傷	限局型若年性歯周炎	限局性外耳道炎
肩甲間部第１度熱傷	肩甲間部第２度熱傷	肩甲間部第３度熱傷
肩甲間部熱傷	肩甲部第１度熱傷	肩甲部第２度熱傷
肩甲部第３度熱傷	肩甲部熱傷	肩部第１度熱傷
肩部第２度熱傷	肩部第３度熱傷	高エネルギー外傷
口蓋切創	口蓋裂創	口角部挫創
口角部裂創	口腔外傷性異物	口腔開放創
口腔割創	口腔挫創	口腔刺創
口腔創傷	口腔第１度熱傷	口腔第２度熱傷
口腔第３度熱傷	口腔熱傷	口腔粘膜咬創
口腔裂創	口唇外傷性異物	口唇外傷性皮下異物
口唇開放創	口唇割創	口唇貫通創
口唇咬創	口唇挫創	口唇刺創
口唇創傷	口唇第１度熱傷	口唇第２度熱傷
口唇第３度熱傷	口唇熱傷	口唇裂創
溝創	咬創	喉頭外傷
喉頭周囲炎	喉頭損傷	喉頭熱傷
広汎型若年性歯周炎	肛門第１度熱傷	肛門第２度熱傷
肛門第３度熱傷	肛門熱傷	根尖周囲膿瘍
根尖性歯周炎	根尖肉芽腫	根尖膿瘍

さ

根側歯周膿瘍	細菌性膀胱炎	臍周囲炎
酸腐蝕	霰粒腫	耳介外傷性異物
耳介外傷性皮下異物	耳介開放創	耳介割創
耳介貫通創	耳介咬創	耳介挫創
耳介刺創	耳介周囲湿疹	耳介創傷
耳介部第1度熱傷	耳介部第2度熱傷	耳介部第3度熱傷
耳介部皮膚炎	趾開放創	耳介蜂巣炎
耳介裂創	趾化膿創	歯冠周囲炎
歯冠周囲膿瘍	指間切創	子宮熱傷
刺咬症	歯根膜下膿瘍	示指化膿創
四肢挫傷	四肢第1度熱傷	四肢第2度熱傷
四肢第3度熱傷	四肢熱傷	歯周症
歯周膿瘍	思春期性歯肉炎	耳前部挫創
刺創	歯槽骨炎	歯槽骨膜炎
歯槽膿瘍	趾第1度熱傷	趾第2度熱傷
趾第3度熱傷	膝窩部銃創	膝部開放創
膝部咬創	膝部第1度熱傷	膝部第2度熱傷
膝部第3度熱傷	歯肉炎	歯肉切創
歯肉膿瘍	歯肉裂創	趾熱傷
若年性歯周炎	射創	習慣性アンギナ
習慣性扁桃炎	銃自殺未遂	銃創
手関節掌側部挫創	手関節部挫創	手関節部創傷
手関節部第1度熱傷	手関節部第2度熱傷	手関節部第3度熱傷
手指開放創	手指咬創	種子骨開放骨折
手指第1度熱傷	手指第2度熱傷	手指第3度熱傷
手指端熱傷	手指熱傷	手術創部膿瘍
手掌挫創	手掌刺創	手掌切創
手掌第1度熱傷	手掌第2度熱傷	手掌第3度熱傷
手掌熱傷	手掌剥皮創	出血性外耳炎
出血性気管炎	出血性膀胱炎	術後腎盂腎炎
術後膿瘍	手背第1度熱傷	手背第2度熱傷
手背第3度熱傷	手背熱傷	手背部挫創
手背部切創	上咽頭炎	上顎骨炎
上顎骨骨髄炎	上顎骨骨膜炎	上顎骨骨膜下膿瘍
上顎歯槽骨炎	上顎部裂創	上眼瞼蜂巣炎
上行性腎盂腎炎	猩紅熱性心筋炎	猩紅熱性中耳炎
小指咬創	上肢第1度熱傷	上肢第2度熱傷
上肢第3度熱傷	上肢熱傷	焼身自殺未遂
上尖性霰粒腫	小児肺炎	小膿疱性皮膚炎
上半身第1度熱傷	上半身第2度熱傷	上半身第3度熱傷
上半身熱傷	踵部第1度熱傷	踵部第2度熱傷
踵部第3度熱傷	上腕貫通銃創	上腕第1度熱傷
上腕第2度熱傷	上腕第3度熱傷	上腕熱傷
上腕部開放創	食道損傷	食道熱傷
針刺創	滲出性気管支炎	新生児上顎骨骨髄炎
精巣開放創	精巣熱傷	声門外傷
舌開放創	舌下顎挫創	舌咬創
舌挫創	舌刺創	舌切創
舌創傷	切断	舌熱傷
舌扁桃炎	舌裂創	前額部外傷性異物
前額部開放創	前額部割創	前額部貫通創
前額部咬創	前額部挫創	前額部刺創
前額部創傷	前額部第1度熱傷	前額部第2度熱傷
前額部第3度熱傷	前額部裂創	腺窩性アンギナ
前胸部第1度熱傷	前胸部第2度熱傷	前胸部第3度熱傷
前胸部熱傷	前頚頭頂部挫創	前思春期性歯周炎
全身挫傷	全身第1度熱傷	全身第2度熱傷
全身第3度熱傷	全身熱傷	穿通創
前腕開放創	前腕咬創	前腕手部熱傷
前腕第1度熱傷	前腕第2度熱傷	前腕第3度熱傷
前腕熱傷	早期発症型歯周炎	増殖性化膿性口内炎
増殖性歯肉炎	創部膿瘍	足関節第1度熱傷
足関節第2度熱傷	足関節第3度熱傷	足関節熱傷
側胸部第1度熱傷	側胸部第2度熱傷	側胸部第3度熱傷
足底熱傷	足底部第1度熱傷	足底部第2度熱傷
足底部第3度熱傷	足背部第1度熱傷	足背部第2度熱傷
足背部第3度熱傷	側腹部咬創	側腹部第1度熱傷
側腹部第2度熱傷	側腹部第3度熱傷	側腹壁開放創
鼡径部開放創	鼡径部第1度熱傷	鼡径部第2度熱傷

た

鼡径部第3度熱傷	鼡径部熱傷	第1度熱傷
第1度腐蝕	第2度熱傷	第2度腐蝕
第3度熱傷	第3度腐蝕	第4度熱傷
体幹第1度熱傷	体幹第2度熱傷	体幹第3度熱傷
体幹熱傷	大腿咬創	大腿挫創
大腿熱傷	大腿部開放創	大腿部刺創
大腿部切創	大腿部第1度熱傷	大腿部第2度熱傷
大腿部第3度熱傷	大腿裂創	大転子部挫創
体表面積10%未満の熱傷	体表面積10－19%の熱傷	体表面積20－29%の熱傷
体表面積30－39%の熱傷	体表面積40－49%の熱傷	体表面積50－59%の熱傷
体表面積60－69%の熱傷	体表面積70－79%の熱傷	体表面積80－89%の熱傷
体表面積90%以上の熱傷	大葉性肺炎	多発性外傷
多発性開放創	多発性咬創	多発性昆虫咬創
多発性挫傷	多発性擦過創	多発性穿刺創
多発性第1度熱傷	多発性第2度熱傷	多発性第3度熱傷
多発性熱傷	多発性膿疱症	多発性表在損傷
打撲割創	打撲挫創	単純性歯周炎
単純性歯肉炎	智歯周囲炎	腟開放創
腟熱傷	緻密性歯槽骨炎	肘関節部開放創
中指咬創	中手骨関節部挫創	虫垂炎術後残膿瘍
肘部第1度熱傷	肘部第2度熱傷	肘部第3度熱傷
腸間膜リンパ節炎	沈下性肺炎	手開放創
手咬創	手第1度熱傷	手第2度熱傷
手第3度熱傷	手熱傷	殿部開放創
殿部咬創	殿部第1度熱傷	殿部第2度熱傷
殿部第3度熱傷	殿部熱傷	頭皮開放創
頭部開放創	頭部第1度熱傷	頭部第2度熱傷
頭部第3度熱傷	頭部多発開放創	頭部多発割創
頭部多発咬創	頭部多発挫創	頭部多発刺創
頭部多発創傷	頭部多発裂創	動物咬創
頭部熱傷	特殊性歯周炎	

な

		内麦粒腫
内部尿路性器の熱傷	軟口蓋挫創	軟口蓋創傷
軟口蓋熱傷	軟口蓋破裂	難治性歯周炎
乳児肺炎	乳頭部第1度熱傷	乳頭部第2度熱傷
乳頭部第3度熱傷	乳房第1度熱傷	乳房第2度熱傷
乳房第3度熱傷	乳房熱傷	乳輪部第1度熱傷
乳輪部第2度熱傷	乳輪部第3度熱傷	尿膜管膿瘍
猫咬創	脳挫傷・頭蓋内に達する開放創合併あり	脳挫創・頭蓋内に達する開放創合併あり
脳底部挫傷・頭蓋内に達する開放創合併あり	膿皮症	膿疱

は

肺炎球菌性咽頭炎	肺炎球菌性気管支炎	敗血症性咽頭炎
敗血症性肺炎	敗血症性皮膚炎	肺熱傷
背部第1度熱傷	背部第2度熱傷	背部第3度熱傷
背部熱傷	爆死自殺未遂	剥離性歯肉炎
抜歯窩治癒不全	抜歯後歯槽骨炎	半身第1度熱傷
半身第2度熱傷	半身第3度熱傷	非感染性急性外耳炎
鼻根部打撲挫創	鼻根部裂創	鼻前庭部挫創
鼻尖部挫創	肥大性歯肉炎	非特異性腸間膜リンパ節炎
非特異性リンパ節炎	鼻部外傷性異物	鼻部外傷性皮下異物
鼻部開放創	眉部割創	鼻部割創
鼻部貫通創	皮膚欠損創	鼻部咬創
鼻部挫創	鼻部刺創	鼻部創傷
鼻部第1度熱傷	鼻部第2度熱傷	鼻部第3度熱傷
皮膚剥脱創	鼻部裂創	びまん性外耳炎
びまん性脳損傷・頭蓋内に達する開放創合併あり	びまん性肺炎	眉毛部割創

	眉毛部裂創	鼻翼部切創	鼻翼部裂創
	びらん性歯肉炎	びらん性膀胱炎	複雑性歯肉炎
	伏針	副鼻腔開放創	腹部第1度熱傷
	腹部第2度熱傷	腹部第3度熱傷	腹部熱傷
	腹壁開放創	腹壁縫合糸膿瘍	腐蝕
	ぶどう球菌性咽頭炎	ぶどう球菌性扁桃炎	閉塞性肺炎
	辺縁性歯周組織炎	扁桃性アンギナ	膀胱三角部炎
	縫合糸膿瘍	膀胱周囲炎	縫合部膿瘍
	放射線性熱傷	萌出性歯肉炎	母指球部第1度熱傷
	母指球部第2度熱傷	母指球部第3度熱傷	母指咬創
	母指示指間切創	母指第1度熱傷	母指第2度熱傷
ま	母指第3度熱傷	母指熱傷	マイボーム腺炎
	膜性咽頭炎	慢性萎縮性老人性歯肉炎	慢性咽喉頭炎
	慢性外耳炎	慢性化膿性根尖性歯周炎	慢性根尖性歯周炎
	慢性再発性膀胱炎	慢性歯槽膿瘍	慢性歯肉炎
	慢性複雑性膀胱炎	慢性辺縁性歯周炎急性発作	慢性辺縁性歯周炎軽度
	慢性辺縁性歯周炎重度	慢性辺縁性歯周炎中等度	慢性扁桃炎
	慢性膀胱炎	慢性リンパ管炎	慢性リンパ節炎
	慢性涙小管炎	慢性涙腺炎	慢性涙のう炎
	眉間部挫創	眉間部裂創	耳後部挫創
	耳後部リンパ節炎	耳後部リンパ腺炎	脈絡網膜熱傷
	無熱性肺炎	盲管銃創	網脈絡膜裂傷
や	薬傷	腰部第1度熱傷	腰部第2度熱傷
ら	腰部第3度熱傷	腰部熱傷	涙小管炎
	涙腺炎	連鎖球菌気管炎	連鎖球菌気管支炎
	連鎖球菌性アンギナ	連鎖球菌性咽頭炎	連鎖球菌性喉頭炎
	連鎖球菌性喉頭気管炎	連鎖球菌性上気道感染	連鎖球菌性扁桃炎
わ	老人性肺炎	ワンサンアンギナ	ワンサン気管支炎
	ワンサン扁桃炎		

△あ	RS ウイルス気管支炎	アキレス腱筋腱移行部断裂	アキレス腱挫傷
	アキレス腱挫創	アキレス腱切創	アキレス腱断裂
	アキレス腱部分断裂	足異物	足挫創
	足切創	亜脱臼	圧挫傷
	圧挫創	圧迫骨折	圧迫神経炎
	医原性気胸	一部性歯髄炎	陰茎挫創
	陰茎折症	陰茎裂創	咽頭痛
	陰のう裂創	陰部切創	ウイルス性咽頭炎
	ウイルス性気管炎	ウイルス性気管支炎	ウイルス性扁桃炎
	う蝕第2度単純性歯髄炎	う蝕第3度急性化膿性歯髄炎	う蝕第3度歯髄壊死
	う蝕第3度歯髄壊疽	う蝕第3度慢性壊疽性歯髄炎	う蝕第3度慢性潰瘍性歯髄炎
	う蝕第3度慢性増殖性歯髄炎	会陰裂傷	エコーウイルス気管支炎
	壊死性外耳炎	壊疽性歯髄炎	横骨折
か	外陰部挫創	外陰部切創	外陰部裂傷
	外耳部外傷性腫脹	外耳部挫傷	外耳部擦過創
	外耳部切創	外耳部打撲傷	外耳部虫刺傷
	外耳部皮下血腫	外耳部皮下出血	外傷後早期合併症
	外傷性一過性麻痺	外傷性横隔膜ヘルニア	外傷性空気塞栓症
	外傷性咬合	外傷性硬膜動静脈瘻	外傷性歯根膜炎
	外傷性耳出血	外傷性歯髄炎	外傷性脂肪塞栓症
	外傷性縦隔気腫	外傷性脊髄出血	外傷性切断
	外傷性動静脈瘻	外傷性動脈血腫	外傷性動脈瘤
	外傷性乳び胸	外傷性脳圧迫	外傷性脳圧迫・頭蓋内に達する開放創合併なし
	外傷性脳症	外傷性皮下気腫	外傷性皮下血腫
	外歯瘻	開放性脱臼	下顎骨壊死
	下顎挫傷	下顎擦過創	下顎切創
	下顎打撲傷	下顎皮下血腫	下顎部挫傷
	下顎部打撲傷	下顎部皮膚欠損創	踵裂創
	顎関節部挫傷	顎関節部擦過創	顎関節部切創

	顎関節部打撲傷	顎関節部皮下血腫	顎堤増大
	顎腐骨	顎部挫傷	顎部打撲傷
	下腿汚染創	下腿挫創	下腿切創
	下腿皮膚欠損創	下腿裂創	カテーテル感染症
	カテーテル敗血症	化膿性リンパ節炎	カリエスのない歯髄炎
	眼黄斑部裂孔	眼窩部挫創	眼窩裂傷
	眼瞼外傷性腫脹	眼瞼擦過創	眼瞼切創
	眼瞼虫刺傷	環指圧挫傷	環指挫傷
	環指挫創	環指切創	間質性膀胱炎
	環指剥皮創	環指皮膚欠損創	眼周囲部外傷性腫脹
	眼周囲部外傷性皮下異物	眼周囲部擦過創	眼周囲部切創
	眼周囲部虫刺傷	関節血腫	関節骨折
	関節挫傷	関節打撲	完全骨折
	完全脱臼	眼部外傷性腫脹	眼部外傷性皮下異物
	眼部擦過創	眼部切創	眼部虫刺傷
	陥没骨折	顔面汚染創	顔面挫傷
	顔面擦過創	顔面切創	顔面多発挫傷
	顔面多発擦過創	顔面多発切創	顔面多発打撲傷
	顔面多発虫刺傷	顔面多発皮下血腫	顔面多発皮下出血
	顔面打撲傷	顔面皮下血腫	顔面皮膚欠損創
	急性一部性化膿性歯髄炎	急性一部性単純性歯髄炎	急性壊疽性歯髄炎
	急性化膿性歯髄炎	急性光線性外耳炎	急性歯髄炎
	急性全部性化膿性歯髄炎	急性全部性単純性歯髄炎	急性単純性歯髄炎
	頬粘膜咬傷	頬粘膜咬創	胸部汚染創
	頬部挫傷	胸部挫創	頬部擦過創
	胸部切創	頬部切創	頬部打撲傷
	胸部皮下気腫	頬部皮下血腫	胸部皮膚欠損創
	頬部皮膚欠損創	胸膜裂創	亀裂骨折
	筋損傷	筋断裂	筋肉内血腫
	空気塞栓症	屈曲骨折	脛骨顆部割創
	頚部挫創	頚部切創	頚部皮膚欠損創
	頚部リンパ節炎	血管切断	血管損傷
	血行性歯髄炎	血腫	腱切創
	腱損傷	腱断裂	腱部分断裂
	腱裂傷	口蓋挫傷	口腔外傷性腫脹
	口腔挫傷	口腔擦過創	口腔切創
	口腔打撲傷	口腔内血腫	口腔粘膜咬傷
	後出血	紅色陰癬	口唇外傷性腫脹
	口唇咬傷	口唇挫傷	口唇擦過創
	口唇切創	口唇打撲傷	口唇虫刺傷
	口唇皮下血腫	口唇皮下出血	後頭部外傷
	後頭部割創	後頭部挫傷	後頭部挫創
	後頭部切創	後頭部打撲傷	後頭部裂創
	広範性軸索損傷	広汎性神経損傷	後方脱臼
	硬膜損傷	硬膜裂傷	肛門裂創
	コクサッキーウイルス気管支炎	骨折	骨盤部裂創
	根尖周囲のう胞	昆虫咬創	昆虫刺傷
さ	コントル・クー損傷	根分岐部病変	採皮創
	挫傷	擦過創	擦過皮下血腫
	挫滅傷	挫滅創	残髄炎
	残存性歯根のう胞	耳介外傷性腫脹	耳介挫傷
	耳介擦過創	耳介切創	耳介打撲傷
	耳介虫刺傷	耳介皮下血腫	耳介皮下出血
	耳下腺部打撲	趾間切創	子宮頚管裂傷
	子宮頚部環状剥離	趾挫創	示指 MP 関節挫傷
	示指 PIP 開放創	示指割創	示指挫傷
	示指挫創	示指刺創	四肢静脈損傷
	示指切創	四肢動脈損傷	示指皮膚欠損創
	歯周のう胞	歯髄壊死	歯髄壊疽
	歯痛	膝蓋部挫創	膝下部挫創
	膝関節部異物	膝関節部挫創	膝部異物
	膝部割創	膝部挫創	膝部切創

	膝部裂創	歯肉挫傷	脂肪塞栓症
	斜骨折	尺骨近位端骨折	尺骨鉤状突起骨折
	手圧挫傷	縦隔血腫	縦骨折
	重複骨折	手関節挫滅傷	手関節挫滅創
	手関節部切創	手関節部裂創	手指圧挫傷
	手指汚染創	種子骨骨折	手指挫傷
	手指挫創	手指挫滅傷	手指挫滅創
	手指刺創	手指切創	手指打撲傷
	手指剥皮創	手指皮下血腫	手指皮膚欠損創
	手術創離開	手掌皮膚欠損創	術後横隔膜下膿瘍
	術後合併症	術後感染症	術後血腫
	術後消化管出血性ショック	術後ショック	術後髄膜炎
	術後敗血症	術後皮下気腫	術後腹腔内膿瘍
	術後腹壁膿瘍	手背皮膚欠損創	手部汚染創
	上顎挫傷	上顎擦過創	上顎切創
	上顎打撲傷	上顎皮下血腫	上下肢リンパ浮腫
	上口唇挫傷	上行性歯髄炎	症候性流涙症
	踵骨部挫滅創	小指挫傷	小指挫創
	小指切創	硝子体切断	小指皮膚欠損創
	上唇小帯裂創	上腕汚染創	上腕挫創
	上腕皮膚欠損創	処女膜裂傷	神経根ひきぬき損傷
	神経切断	神経叢損傷	神経叢不全損傷
	神経損傷	神経断裂	靱帯ストレイン
	靱帯損傷	靱帯断裂	靱帯捻挫
	靱帯裂傷	心内異物	ストレイン
	精巣破裂	舌咬傷	切創
	前額部外傷性腫脹	前額部外傷性皮下異物	前額部擦過創
	前額部切創	前額部虫刺傷	前額部虫刺症
	前額部皮膚欠損創	前胸部挫創	仙骨部挫創
	仙骨部皮膚欠損創	線状骨折	全身擦過創
	前頭部割創	前頭部挫傷	前頭部挫創
	前頭部切創	前頭部打撲傷	前頭部皮膚欠損創
	全部性歯髄炎	前方脱臼	前腕汚染創
	前腕挫創	前腕刺創	前腕切創
	前腕皮膚欠損創	前腕裂創	爪下異物
	爪下挫滅傷	爪下挫滅創	掻創
	足関節内果部挫創	足関節部挫創	足底異物
	足底部咬創	足底部刺創	足底部皮膚欠損創
	側頭部割創	側頭部挫創	側頭部切創
	側頭部打撲傷	側頭部皮下血腫	足背部挫創
	足背部切創	足部汚染創	側腹部挫創
	足部皮膚欠損創	足部裂創	鼡径部切創
た	咀嚼障害	損傷	第５趾皮膚欠損創
	大腿汚染創	大腿皮膚欠損創	脱臼
	脱臼骨折	多発性切創	多発性裂創
	打撲血腫	打撲擦過創	打撲傷
	打撲皮下血腫	単純脱臼	腟断端炎
	腟断端出血	腟壁縫合不全	腟裂傷
	中隔部肉芽形成	肘関節骨折	肘関節挫創
	肘関節脱臼骨折	中指挫傷	中指挫創
	中指刺創	中指切創	中指皮膚欠損創
	中枢神経系損傷	肘頭骨折	肘部挫創
	肘部切創	肘部皮膚欠損創	手挫創
	手刺創	手切創	転位性骨折
	殿部異物	殿部刺創	殿部切創
	殿部皮膚欠損創	殿部裂創	頭頂部挫傷
	頭頂部挫創	頭頂部擦過創	頭頂部切創
	頭頂部打撲傷	頭頂部裂創	頭皮外傷性腫脹
	頭皮下血腫	頭皮剥離	頭皮表在損傷
	頭部異物	頭部外傷性皮下異物	頭部外傷性皮下気腫
	頭部割創	頭部頚部挫傷	頭部頚部挫創
	頭部頚部打撲傷	頭部血腫	頭部挫傷
	頭部挫創	頭部擦過創	頭部刺創
	頭部切創	頭部多発挫傷	頭部多発擦過創
	頭部多発切創	頭部多発打撲傷	頭部多発皮下血腫
	頭部打撲	頭部打撲血腫	頭部打撲傷
	頭部虫刺傷	頭部皮下異物	頭部皮下血腫
	頭部皮下出血	頭部皮膚欠損創	頭部裂創
	動脈損傷	特発性関節脱臼	飛び降り自殺未遂
	飛び込み自殺未遂	ドライアイ	ドライソケット
な	内視鏡検査中腸穿孔	内歯瘻	軟口蓋血腫
	肉離れ	乳腺内異物	乳房異物
	尿管切石術後感染症	尿細管間質性腎炎	捻挫
	脳挫傷	脳挫傷・頭蓋内に達する開放創合併なし	脳挫創
	脳挫創・頭蓋内に達する開放創合併なし	脳損傷	脳対側損傷
	脳直撃損傷	脳底部挫傷	脳底部挫傷・頭蓋内に達する開放創合併なし
は	脳裂傷	敗血症性気管支炎	剥離骨折
	抜歯後出血	抜歯後疼痛	抜歯創瘻孔形成
	パラインフルエンザウイルス気管支炎	破裂骨折	反復性膀胱炎
	皮下異物	皮下気腫	皮下血腫
	鼻下擦過創	皮下静脈損傷	皮下損傷
	膝汚染創	膝皮膚欠損創	皮神経挫傷
	非定型肺炎	非熱傷性水疱	鼻部外傷性腫脹
	腓腹筋挫創	眉部血腫	鼻部挫傷
	鼻部擦過創	鼻部切創	皮膚損傷
	鼻部打撲傷	鼻部虫刺傷	鼻部皮下血腫
	鼻部皮下出血	鼻部皮膚欠損創	鼻部皮膚剥離創
	びまん性脳損傷	びまん性脳損傷・頭蓋内に達する開放創合併なし	表皮剥離
	フェニトイン歯肉増殖症	不規則歯槽突起	複雑性歯周炎
	複雑脱臼	腹部汚染創	腹部刺創
	腹部皮膚欠損創	腹壁異物	腹壁創し開
	腹壁縫合不全	不全骨折	ブラックアイ
	粉砕骨折	分娩時会陰裂傷	分娩時軟産道損傷
	閉鎖性外傷性脳圧迫	閉鎖性骨折	閉鎖性脱臼
	閉鎖性脳挫創	閉鎖性脳底部挫傷	閉鎖性びまん性脳損傷
	辺縁性化膿性歯根膜炎	扁桃チフス	膀胱後部膿瘍
	膀胱周囲膿瘍	縫合不全	縫合不全出血
	放射線出血性膀胱炎	放射線性下顎骨骨髄炎	放射線性顎骨壊死
	放射線性化膿性顎骨壊死	放射線性膀胱炎	帽状腱膜下出血
	包皮挫創	包皮切創	包皮裂創
	母指挫傷	母指挫創	母趾挫創
	母指刺創	母指切創	母指打撲挫創
	母指打撲傷	母指皮膚欠損創	母趾皮膚欠損創
ま	母指末節部挫創	マイコプラズマ気管支炎	末梢血管外傷
	末梢神経損傷	慢性壊疽性歯髄炎	慢性開放性歯髄炎
	慢性潰瘍性歯髄炎	慢性顎骨炎	慢性顎骨骨髄炎
	慢性歯冠周囲炎	慢性歯周炎	慢性歯周膿瘍
	慢性歯髄炎	慢性増殖性歯髄炎	慢性単純性歯髄炎
	慢性閉鎖性歯髄炎	慢性放射線性顎骨壊死	耳後部打撲傷
や	網膜振盪	モンテジア骨折	腰部切創
ら	腰部打撲挫創	ライノウイルス気管支炎	らせん骨折
	離開骨折	緑膿菌性外耳炎	淋菌性咽頭炎
	リンパ浮腫	涙液分泌不全	涙管損傷
	涙管断裂	涙小管のう胞	涙腺萎縮
	涙腺粘液のう胞	涙腺のう腫	涙腺肥大
	涙道損傷	涙のう周囲炎	涙のう周囲膿瘍
	轢過創	裂離	裂離骨折
	若木骨折		

用法用量　通常，幼小児にはセファレキシンとして体重kgあたり1日25～50mg(力価)を2回に分割して，朝，夕食後に経口投与する。

重症の場合や分離菌の感受性が比較的低い症例にはセファレキシ

ンとして体重kgあたり1日50～100mg（力価）を2回に分割して，朝，夕食後に経口投与する。
なお，年齢，体重，症状により適宜増減する。

用法用量に関連する使用上の注意　本剤の使用にあたっては，耐性菌の発現等を防ぐため，原則として感受性を確認し，疾病の治療上必要な最小限の期間の投与にとどめること。

禁忌　本剤の成分によるショックの既往歴のある患者

原則禁忌　本剤の成分又はセフェム系抗生物質に対し過敏症の既往歴のある患者

MDSコーワ錠150　規格：150mg1錠［6円/錠］
MDSコーワ錠300　規格：300mg1錠［9.3円/錠］
デキストラン硫酸エステルナトリウムイオウ18　興和　218

【効能効果】

高トリグリセリド血症

【対応標準病名】

◎	高トリグリセライド血症		
○	家族性高トリグリセライド血症	家族性高リポ蛋白血症4型	家族性高リポ蛋白血症5型
	家族性複合型高脂血症	高脂血症	高リポ蛋白血症
	脂質異常症	脂質代謝異常	食事性高脂血症
	先天性脂質代謝異常	二次性高脂血症	本態性高脂血症
△	1型糖尿病性高コレステロール血症	2型糖尿病性高コレステロール血症	家族性高コレステロール血症
	家族性高コレステロール血症・ヘテロ接合体	家族性高コレステロール血症・ホモ接合体	家族性高リポ蛋白血症1型
	家族性高リポ蛋白血症2a型	家族性高リポ蛋白血症2b型	家族性高リポ蛋白血症3型
	結節性黄色腫	高HDL血症	高LDL血症
	高カイロミクロン血症	高コレステロール血症	高コレステロール血症性黄色腫
	混合型高脂質血症	多中心性細網組織球症	糖尿病性高コレステロール血症
	本態性高コレステロール血症		

用法用量
(1)［MDSコーワ錠150］：通常，成人には1日3～6錠（デキストラン硫酸エステルナトリウムとして450～900mg）を3～4回に分割経口投与する。なお，年齢，症状により適宜増減する。
(2)［MDSコーワ錠300］：通常，成人には1日3錠（デキストラン硫酸エステルナトリウムとして900mg）を3回に分割経口投与する。なお，年齢，症状により適宜増減する。

禁忌　本剤の成分に対し過敏症の既往歴のある患者

MMD配合散　規格：1g［6.2円/g］
ゲンチアナ　ビオヂアスターゼ1000　炭酸水素ナトリウム　吉田　233

【効能効果】

下記消化器症状の改善
食欲不振，胃部不快感，胃もたれ，嘔気・嘔吐

【対応標準病名】

◎	嘔気	嘔吐症	食欲不振
○	悪心		
△	アセトン血性嘔吐症	異常体重減少	化学療法に伴う嘔吐症
	経口摂取困難	習慣性嘔吐	食後悪心
	体重減少	胆汁性嘔吐	中枢性嘔吐症
	特発性嘔吐症	脳性嘔吐	反芻
	反復性嘔吐	糞便性嘔吐	やせ

用法用量　通常成人1回1.3gを1日3回経口投与する。
なお，年齢，症状により適宜増減する。

禁忌
(1)ナトリウム摂取制限を必要とする患者（高ナトリウム血症，浮腫，妊娠高血圧症候群等）
(2)本剤に対し過敏症の既往歴のある患者

併用禁忌

薬剤名等	臨床症状・措置方法	機序・危険因子
マンデル酸ヘキサミン ウロナミン腸溶錠	本剤はヘキサミンの効果を減弱させることがある。	ヘキサミンは酸性尿中でホルムアルデヒドとなり抗菌作用を発現するが，本剤は尿のpHを上昇させヘキサミンの効果を減弱させる。

MSコンチン錠10mg　規格：10mg1錠［241.1円/錠］
MSコンチン錠30mg　規格：30mg1錠［700.5円/錠］
MSコンチン錠60mg　規格：60mg1錠［1264.7円/錠］
モルヒネ硫酸塩水和物　塩野義　811

【効能効果】

激しい疼痛を伴う各種癌における鎮痛

【対応標準病名】

◎	悪性腫瘍	癌	癌性疼痛
○	ALK融合遺伝子陽性非小細胞肺癌	EGFR遺伝子変異陽性非小細胞肺癌	KIT（CD117）陽性胃消化管間質腫瘍
	KIT（CD117）陽性結腸消化管間質腫瘍	KIT（CD117）陽性小腸消化管間質腫瘍	KIT（CD117）陽性食道消化管間質腫瘍
	KIT（CD117）陽性直腸消化管間質腫瘍	KRAS遺伝子野生型結腸癌	KRAS遺伝子野生型直腸癌
あ	S状結腸癌	悪性エナメル上皮腫	悪性下垂体腫瘍
	悪性褐色細胞腫	悪性顆粒細胞腫	悪性間葉腫
	悪性奇形腫	悪性胸腺腫	悪性グロームス腫瘍
	悪性血管外皮腫	悪性甲状腺腫	悪性骨腫瘍
	悪性縦隔腫瘍	悪性神経膠腫	悪性髄膜腫
	悪性脊髄髄膜腫	悪性線維性組織球腫	悪性虫垂粘液瘤
	悪性停留精巣	悪性頭蓋咽頭腫	悪性脳腫瘍
	悪性末梢神経鞘腫	悪性葉状腫瘍	悪性リンパ腫骨髄浸潤
	鞍上部胚細胞腫瘍	胃悪性間葉系腫瘍	胃悪性黒色腫
	胃カルチノイド	胃癌	胃癌・HER2過剰発現
	胃管癌	胃癌骨転移	胃癌末期
	胃原発絨毛癌	胃脂肪肉腫	胃重複癌
	胃消化管間質腫瘍	胃進行癌	胃前庭部癌
	胃体部癌	胃底部癌	遺伝性大腸癌
	遺伝性非ポリポーシス大腸癌	胃肉腫	胃胚細胞腫瘍
	胃平滑筋肉腫	胃幽門部癌	陰核癌
	陰茎悪性黒色腫	陰茎癌	陰茎亀頭部癌
	陰茎体部癌	陰茎肉腫	陰茎パジェット病
	陰茎包皮部癌	陰茎有棘細胞癌	咽頭癌
	咽頭肉腫	陰のう悪性黒色腫	陰のう癌
	陰のう内脂肪肉腫	陰のうパジェット病	陰のう有棘細胞癌
	ウイルムス腫瘍	エクリン汗孔癌	炎症性乳癌
	延髄神経膠腫	延髄星細胞腫	横行結腸癌
か	横紋筋肉腫	外陰悪性黒色腫	外陰悪性腫瘍
	外陰癌	外陰部パジェット病	外陰部有棘細胞癌
	外耳道癌	回腸カルチノイド	回腸癌
	回腸消化管間質腫瘍	海綿芽細胞腫	回盲部癌
	下咽頭癌	下咽頭後部癌	下咽頭肉腫
	下顎悪性エナメル上皮腫	下顎骨悪性腫瘍	下顎骨骨肉腫
	下顎歯肉癌	下顎歯肉頬移行部癌	下顎部横紋筋肉腫
	下眼瞼基底細胞癌	下眼瞼皮膚癌	下眼瞼有棘細胞癌
	顎下腺癌	顎下部悪性腫瘍	角膜の悪性腫瘍
	下行結腸癌	下口唇基底細胞癌	下口唇皮膚癌
	下口唇有棘細胞癌	下肢悪性腫瘍	下唇癌
	下唇赤唇部癌	仮声帯癌	滑膜腫
	滑膜肉腫	下部食道癌	下部胆管癌
	下葉小細胞肺癌	下葉肺癌	下葉肺腺癌
	下葉肺大細胞癌	下葉肺扁平上皮癌	下葉非小細胞肺癌
	肝悪性腫瘍	眼窩悪性腫瘍	肝外胆管癌

眼窩横紋筋肉腫	眼角基底細胞癌	眼角皮膚癌
眼角有棘細胞癌	眼窩神経芽腫	肝カルチノイド
肝癌	肝癌骨転移	眼瞼脂腺癌
眼瞼皮膚の悪性腫瘍	眼瞼メルケル細胞癌	肝細胞癌
肝細胞癌破裂	癌性胸水	癌性胸膜炎
癌性持続痛	癌性突出痛	汗腺癌
顔面悪性腫瘍	顔面横紋筋肉腫	肝門部癌
肝門部胆管癌	気管癌	気管支カルチノイド
気管支癌	気管支リンパ節転移	基底細胞癌
臼後部癌	嗅神経芽腫	嗅神経上皮腫
胸腔内リンパ節の悪性腫瘍	橋神経膠腫	胸腺カルチノイド
胸腺癌	胸腺腫	胸椎転移
頬粘膜癌	頬部横紋筋肉腫	胸部下部食道癌
頬部血管肉腫	胸部上部食道癌	胸部食道癌
胸部中部食道癌	胸膜悪性腫瘍	胸膜脂肪肉腫
胸膜播種	去勢抵抗性前立腺癌	巨大後腹膜脂肪肉腫
空腸カルチノイド	空腸癌	空腸消化管間質腫瘍
クルッケンベルグ腫瘍	クロム親和性芽細胞腫	頚動脈小体悪性腫瘍
頚部悪性腫瘍	頚部悪性線維性組織球腫	頚部悪性軟部腫瘍
頚部横紋筋肉腫	頚部滑膜肉腫	頚部癌
頚部基底細胞癌	頚部血管肉腫	頚部原発腫瘍
頚部脂腺癌	頚部脂肪肉腫	頚部食道癌
頚部神経芽腫	頚部肉腫	頚部皮膚悪性腫瘍
頚部皮膚癌	頚部メルケル細胞癌	頚部有棘細胞癌
頚部隆起性皮膚線維肉腫	血管肉腫	結腸癌
結腸脂肪肉腫	結腸消化管間質腫瘍	結膜の悪性腫瘍
限局性前立腺癌	肩甲部脂肪肉腫	原始神経外胚葉腫瘍
原線維性星細胞腫	原発性悪性脳腫瘍	原発性肝癌
原発性骨腫瘍	原発性脳腫瘍	原発性肺癌
原発不明癌	肩部悪性線維性組織球腫	肩部横紋筋肉腫
肩部滑膜肉腫	肩部線維肉腫	肩部淡明細胞肉腫
肩部胞巣状軟部肉腫	口蓋癌	口蓋垂癌
膠芽腫	口腔悪性黒色腫	口腔癌
口腔前庭癌	口腔底癌	硬口蓋癌
後縦隔悪性腫瘍	甲状腺悪性腫瘍	甲状腺癌
甲状腺癌骨転移	甲状腺髄様癌	甲状腺乳頭癌
甲状腺未分化癌	甲状腺濾胞癌	甲状軟骨の悪性腫瘍
口唇癌	口唇境界部癌	口唇赤唇部癌
口唇皮膚悪性腫瘍	口唇メルケル細胞癌	口底癌
喉頭蓋癌	喉頭蓋前面癌	喉頭蓋谷癌
喉頭癌	後頭部転移性腫瘍	後頭葉悪性腫瘍
後頭葉膠芽腫	後頭葉神経膠腫	膠肉腫
項部基底細胞癌	後腹膜悪性腫瘍	後腹膜悪性線維性組織球腫
後腹膜横紋筋肉腫	後腹膜血管肉腫	後腹膜脂肪肉腫
後腹膜神経芽腫	後腹膜線維肉腫	後腹膜胚細胞腫瘍
後腹膜平滑筋肉腫	後腹膜リンパ節転移	項部皮膚癌
項部メルケル細胞癌	項部有棘細胞癌	肛門悪性黒色腫
肛門癌	肛門管癌	肛門部癌
肛門扁平上皮癌	骨悪性線維性組織球腫	骨原性肉腫
骨髄性白血病骨髄浸潤	骨髄転移	骨線維肉腫
骨転移癌	骨軟骨肉腫	骨肉腫
骨盤転移	骨盤内リンパ節転移	骨盤内リンパ節の悪性腫瘍
骨膜性骨肉腫	鰓原性癌	残胃癌
耳介癌	耳介メルケル細胞癌	耳下腺癌
耳下部肉腫	耳管癌	色素性基底細胞癌
子宮癌	子宮癌骨転移	子宮癌再発
子宮癌肉腫	子宮体癌	子宮体癌再発
子宮内膜癌	子宮内膜間質肉腫	子宮肉腫
子宮平滑筋肉腫	篩骨洞癌	視床下部星細胞腫
視床星細胞腫	視神経膠腫	脂腺癌
歯肉癌	脂肪肉腫	斜台部脊索腫

縦隔癌	縦隔脂肪肉腫	縦隔神経芽腫
縦隔胚細胞腫瘍	縦隔卵黄のう腫瘍	縦隔リンパ節転移
十二指腸悪性ガストリノーマ	十二指腸悪性ソマトスタチノーマ	十二指腸カルチノイド
十二指腸癌	十二指腸消化管間質腫瘍	十二指腸神経内分泌癌
十二指腸神経内分泌腫瘍	十二指腸乳頭癌	十二指腸乳頭部癌
十二指腸平滑筋肉腫	絨毛癌	手関節部滑膜肉腫
主気管支の悪性腫瘍	術後乳癌	手部悪性線維性組織球腫
手部横紋筋肉腫	手部滑膜肉腫	手部淡明細胞肉腫
手部類上皮肉腫	上衣芽細胞腫	上衣腫
小陰唇癌	上咽頭癌	上咽頭脂肪肉腫
上顎悪性エナメル上皮腫	上顎癌	上顎結節部癌
上顎骨悪性腫瘍	上顎骨肉腫	上顎歯肉癌
上顎歯肉頬移行部癌	上顎洞癌	松果体悪性腫瘍
松果体芽腫	松果体胚細胞腫瘍	松果体部膠芽腫
松果体未分化胚細胞腫	上眼瞼基底細胞癌	上眼瞼皮膚癌
上眼瞼有棘細胞癌	上行結腸カルチノイド	上行結腸癌
上行結腸平滑筋肉腫	上口唇基底細胞癌	上口唇皮膚癌
上口唇有棘細胞癌	小細胞肺癌	上肢悪性腫瘍
上唇癌	上唇赤唇部癌	小唾液腺癌
小腸カルチノイド	小腸癌	小腸脂肪肉腫
小腸消化管間質腫瘍	小腸平滑筋肉腫	上皮腫
上部食道癌	上部胆管癌	上葉小細胞肺癌
上葉肺癌	上葉肺腺癌	上葉肺大細胞癌
上葉肺扁平上皮癌	上葉非小細胞肺癌	上腕悪性線維性組織球腫
上腕悪性軟部腫瘍	上腕横紋筋肉腫	上腕滑膜肉腫
上腕脂肪肉腫	上腕線維肉腫	上腕淡明細胞肉腫
上腕胞巣状軟部肉腫	上腕類上皮肉腫	食道悪性間葉系腫瘍
食道悪性黒色腫	食道横紋筋肉腫	食道カルチノイド
食道癌	食道癌骨転移	食道癌肉腫
食道基底細胞癌	食道偽肉腫	食道脂肪肉腫
食道消化管間質腫瘍	食道小細胞癌	食道腺癌
食道腺様のう胞癌	食道粘表皮癌	食道表在癌
食道平滑筋肉腫	食道未分化癌	痔瘻癌
腎悪性腫瘍	腎盂癌	腎盂腺癌
腎盂乳頭状癌	腎盂尿路上皮癌	腎盂扁平上皮癌
腎カルチノイド	腎癌	腎癌骨転移
神経芽腫	神経膠腫	神経線維肉腫
進行性前立腺癌	進行乳癌	唇交連癌
腎細胞癌	腎周囲脂肪肉腫	心臓悪性腫瘍
心臓横紋筋肉腫	心臓血管肉腫	心臓脂肪肉腫
心臓線維肉腫	心臓粘液肉腫	腎肉腫
膵芽腫	膵癌	膵管癌
膵管内管状腺癌	膵管内乳頭粘液性腺癌	膵脂肪肉腫
膵漿液性のう胞腺癌	膵腺房細胞癌	膵臓癌骨転移
膵体部癌	膵頭部カルチノイド	膵頭部癌
膵内胆管癌	膵粘液性のう胞腺癌	膵尾部癌
髄膜癌腫症	髄膜白血病	スキルス胃癌
星細胞腫	精索脂肪肉腫	精索肉腫
星状芽細胞腫	精上皮腫	成人T細胞白血病骨髄浸潤
精巣横紋筋肉腫	精巣癌	精巣奇形癌
精巣奇形腫	精巣絨毛癌	精巣上体癌
精巣胎児性癌	精巣肉腫	精巣胚細胞腫瘍
精巣卵黄のう腫瘍	精巣卵のう腫瘍	精母細胞腫
声門下癌	声門癌	声門上癌
脊索腫	脊髄播種	脊椎転移
舌縁癌	舌下腺癌	舌下面癌
舌癌	舌根部癌	舌脂肪肉腫
舌尖癌	舌背癌	線維脂肪肉腫
線維肉腫	前縦隔悪性腫瘍	全身性転移性癌
前頭洞癌	前頭部転移性腫瘍	前頭葉悪性腫瘍

	前頭葉膠芽腫	前頭葉神経膠腫	前頭葉星細胞腫
	前頭葉退形成性星細胞腫	前立腺横紋筋肉腫	前立腺癌
	前立腺癌骨転移	前立腺癌再発	前立腺小細胞癌
	前立腺神経内分泌癌	前立腺肉腫	前腕悪性線維性組織球腫
	前腕悪性軟部腫瘍	前腕横紋筋肉腫	前腕滑膜肉腫
	前腕線維肉腫	前腕胞巣状軟部肉腫	前腕類上皮肉腫
	早期胃癌	早期食道癌	総胆管癌
	側頭部転移性腫瘍	側頭葉悪性腫瘍	側頭葉膠芽腫
	側頭葉神経膠腫	側頭葉星細胞腫	側頭葉退形成性星細胞腫
た	側頭葉毛様細胞性星細胞腫	第4脳室上衣腫	大陰唇癌
	退形成性上衣腫	退形成性星細胞腫	胎児性癌
	胎児性精巣腫瘍	大腿骨転移性骨腫瘍	大唾液腺癌
	大腸カルチノイド	大腸癌	大腸癌骨転移
	大腸肉腫	大腸粘液癌	大動脈周囲リンパ節転移
	大脳悪性腫瘍	大脳深部神経膠腫	大脳深部転移性腫瘍
	大網脂肪肉腫	大網消化管間質腫瘍	唾液腺癌
	多発性癌転移	多発性骨髄腫骨髄浸潤	多発性神経膠腫
	胆管癌	男性性器癌	胆のうカルチノイド
	胆のう癌	胆のう管癌	胆のう肉腫
	淡明細胞肉腫	腟悪性黒色腫	腟癌
	中咽頭癌	中咽頭側壁癌	中咽頭肉腫
	中耳悪性腫瘍	中縦隔悪性腫瘍	虫垂癌
	虫垂杯細胞カルチノイド	中脳神経膠腫	肘部滑膜肉腫
	中部食道癌	肘部線維肉腫	中部胆管癌
	肘部類上皮肉腫	中葉小細胞肺癌	中葉肺癌
	中葉肺腺癌	中葉肺大細胞癌	中葉肺扁平上皮癌
	中葉非小細胞肺癌	腸間膜悪性腫瘍	腸間膜脂肪肉腫
	腸間膜消化管間質腫瘍	腸間膜肉腫	腸間膜平滑筋肉腫
	蝶形骨洞癌	腸骨リンパ節転移	聴神経膠腫
	直腸S状部結腸癌	直腸悪性黒色腫	直腸カルチノイド
	直腸癌	直腸癌骨転移	直腸癌術後再発
	直腸癌穿孔	直腸脂肪肉腫	直腸消化管間質腫瘍
	直腸平滑筋肉腫	手軟部悪性腫瘍	転移性下顎癌
	転移性肝癌	転移性肝腫瘍	転移性胸膜腫瘍
	転移性口腔癌	転移性黒色腫	転移性骨腫瘍
	転移性骨腫瘍による大腿骨骨折	転移性縦隔腫瘍	転移性十二指腸癌
	転移性腫瘍	転移性消化器腫瘍	転移性上顎癌
	転移性小腸腫瘍	転移性腎腫瘍	転移性膵腫瘍
	転移性舌癌	転移性頭蓋骨腫瘍	転移性脳腫瘍
	転移性肺癌	転移性肺腫瘍	転移性脾腫瘍
	転移性皮膚腫瘍	転移性副腎腫瘍	転移性腹壁腫瘍
	転移性扁平上皮癌	転移性卵巣癌	テント上下転移性腫瘍
	頭蓋骨悪性腫瘍	頭蓋骨骨肉腫	頭蓋底骨肉腫
	頭蓋底脊索腫	頭蓋内胚細胞腫瘍	頭蓋部脊索腫
	頭頚部癌	透析腎癌	頭頂葉悪性腫瘍
	頭頂葉膠芽腫	頭頂葉神経膠腫	頭頂葉星細胞腫
	疼痛	頭部悪性線維性組織球腫	頭部横紋筋肉腫
	頭部滑膜肉腫	頭部基底細胞癌	頭部血管肉腫
	頭部脂腺癌	頭部脂肪肉腫	頭部軟部組織悪性腫瘍
	頭部皮膚癌	頭部メルケル細胞癌	頭部有棘細胞癌
な	頭部隆起性皮膚線維肉腫	突出痛	内耳癌
	内胚葉洞腫瘍	軟口蓋癌	軟骨肉腫
	難治性疼痛	軟部悪性巨細胞腫	軟部組織悪性腫瘍
	肉腫	乳癌	乳癌・HER2過剰発現
	乳癌骨転移	乳癌再発	乳癌皮膚転移
	乳房外パジェット病	乳房下外側部乳癌	乳房下内側部乳癌
	乳房脂肪肉腫	乳房上外側部乳癌	乳房上内側部乳癌
	乳房中央部乳癌	乳房肉腫	尿管癌
	尿管口部膀胱癌	尿管尿路上皮癌	尿道傍腺の悪性腫瘍
	尿膜管癌	粘液性のう胞腺癌	脳幹悪性腫瘍
	脳幹膠芽腫	脳幹神経膠腫	脳幹部星細胞腫
	脳室悪性腫瘍	脳室上衣腫	脳神経悪性腫瘍
は	脳胚細胞腫瘍	肺芽腫	肺カルチノイド
	肺癌	肺癌骨転移	肺癌肉腫
	胚細胞腫	肺腺癌	肺腺扁平上皮癌
	肺腺様のう胞癌	肺大細胞癌	肺大細胞神経内分泌癌
	肺肉腫	肺粘表皮癌	肺扁平上皮癌
	肺胞上皮癌	肺未分化癌	肺門部小細胞癌
	肺門部腺癌	肺門部大細胞癌	肺門部肺癌
	肺門部非小細胞癌	肺門部扁平上皮癌	肺門リンパ節転移
	馬尾上衣腫	バレット食道癌	パンコースト症候群
	鼻咽腔癌	鼻腔癌	脾脂肪肉腫
	非小細胞肺癌	鼻前庭癌	鼻中隔癌
	脾の悪性腫瘍	皮膚悪性腫瘍	皮膚悪性線維性組織球腫
	皮膚癌	皮膚脂肪肉腫	皮膚線維肉腫
	皮膚白血病	皮膚付属器癌	びまん性星細胞腫
	脾門部リンパ節転移	披裂喉頭蓋ひだ喉頭面癌	副咽頭間隙悪性腫瘍
	腹腔内リンパ節の悪性腫瘍	腹腔リンパ節転移	副甲状腺悪性腫瘍
	副甲状腺癌	副腎悪性腫瘍	副腎癌
	副腎神経芽腫	副腎髄質の悪性腫瘍	副腎皮質癌
	副腎皮質の悪性腫瘍	副鼻腔癌	腹部悪性腫瘍
	腹部食道癌	腹部神経芽腫	腹膜悪性腫瘍
	腹膜癌	ぶどう膜悪性黒色腫	噴門癌
	平滑筋肉腫	扁桃窩癌	扁桃癌
	扁桃肉腫	膀胱円蓋部膀胱癌	膀胱癌
	膀胱頚部膀胱癌	膀胱後壁部膀胱癌	膀胱三角部膀胱癌
	膀胱前壁部膀胱癌	膀胱側壁部膀胱癌	膀胱肉腫
	膀胱尿路上皮癌	膀胱扁平上皮癌	傍骨性骨肉腫
	紡錘形細胞肉腫	胞巣状軟部肉腫	乏突起神経膠腫
ま	末期癌	末梢神経悪性腫瘍	慢性疼痛
	脈絡膜悪性黒色腫	メルケル細胞癌	盲腸カルチノイド
	盲腸癌	毛包癌	網膜芽細胞腫
	網膜膠腫	毛様細胞性星細胞腫	毛様体悪性腫瘍
や	ユーイング肉腫	有棘細胞癌	幽門癌
ら	幽門前庭部癌	腰椎転移	卵黄のう腫瘍
	卵管癌	卵巣カルチノイド	卵巣癌
	卵巣癌全身転移	卵巣癌肉腫	卵巣絨毛癌
	卵巣胎児性癌	卵巣肉腫	卵巣胚細胞腫瘍
	卵巣未分化胚細胞腫	卵巣卵黄のう腫瘍	卵巣類皮のう胞癌
	隆起性皮膚線維肉腫	輪状後部癌	リンパ管肉腫
	リンパ性白血病骨髄浸潤	類上皮肉腫	肋骨転移
△	悪性腫瘍合併性皮膚筋炎	悪性腫瘍に伴う貧血	圧痛
	イートン・ランバート症候群	カルチノイド	癌関連網膜症
	癌性悪液質	癌性ニューロパチー	癌性ニューロミオパチー
	癌性貧血	癌性ミエロパチー	持続痛
	腫瘍随伴症候群	神経障害性疼痛	身体痛
	全身痛	中枢神経障害性疼痛	鈍痛
	肺癌による閉塞性肺炎	皮膚疼痛症	放散痛
	末梢神経障害性疼痛		

※ **適応外使用可**

原則として，「モルヒネ硫酸塩【内服薬】」を「筋萎縮性側索硬化症(ALS)」，「筋ジストロフィーの呼吸困難時の除痛」に対して処方した場合，当該使用事例を審査上認める。

用法用量 通常，成人にはモルヒネ硫酸塩水和物として1日20～120mgを2回に分割経口投与する。
なお，初回量は10mgとすることが望ましい。
症状に応じて適宜増減する。

禁忌

(1)重篤な呼吸抑制のある患者
(2)気管支喘息発作中の患者

(3)重篤な肝障害のある患者
(4)慢性肺疾患に続発する心不全の患者
(5)痙攣状態(てんかん重積症，破傷風，ストリキニーネ中毒)にある患者
(6)急性アルコール中毒の患者
(7)アヘンアルカロイドに対し過敏症の患者
(8)出血性大腸炎の患者
原則禁忌　細菌性下痢のある患者

MSツワイスロンカプセル10mg：帝國　10mg1カプセル[205.9円/カプセル]，MSツワイスロンカプセル30mg：帝國　30mg1カプセル[564.3円/カプセル]，MSツワイスロンカプセル60mg：帝國　60mg1カプセル[1055.6円/カプセル]，モルペス細粒2%：藤本　2%1g[411.4円/g]，モルペス細粒6%：藤本　6%1g[1096円/g]

PL配合顆粒　規格：1g[6.4円/g]
幼児用PL配合顆粒　規格：1g[6.5円/g]

アセトアミノフェン　サリチルアミド　プロメタジンメチレンジサリチル酸塩　無水カフェイン　塩野義　118

【効能効果】

感冒若しくは上気道炎に伴う下記症状の改善及び緩和：鼻汁，鼻閉，咽・喉頭痛，頭痛，関節痛，筋肉痛，発熱

【対応標準病名】

◎	咽頭痛	かぜ	関節痛
	感冒	急性上気道炎	筋肉痛
	喉頭痛	頭痛	発熱
	鼻汁	鼻閉	鼻閉感
	鼻漏		
○あ	MP 関節痛	アデノウイルス咽頭炎	アンギナ
	萎縮性咽頭炎	萎縮性鼻炎	咽喉痛
	咽頭炎	咽頭気管炎	咽頭喉頭炎
	咽頭チフス	咽頭扁桃炎	インフルエンザ菌性咽頭炎
	ウイルス性咽頭炎	うっ血性鼻炎	腋窩部痛
	壊疽性咽頭炎	炎症性頭痛	エンテロウイルス性リンパ結節性咽頭炎
か	悪寒発熱	潰瘍性咽頭炎	潰瘍性鼻炎
	下咽頭炎	夏期熱	下肢関節痛
	下肢筋肉痛	下腿関節痛	下腿三頭筋痛
	肩関節痛症	カタル性咽頭炎	カタル性鼻炎
	化膿性鼻炎	顆粒性咽頭炎	感染性咽頭炎
	感染性鼻炎	乾燥性咽頭炎	乾燥性鼻炎
	顔面痛	偽膜性咽頭炎	急性咽頭炎
	急性咽頭喉頭炎	急性咽頭扁桃炎	急性化膿性咽頭炎
	急性口蓋扁桃炎	急性鼻咽頭炎	急性鼻炎
	胸骨周囲炎	胸鎖関節痛	胸鎖乳突筋痛
	胸背部筋肉痛	胸部筋肉痛	胸腹部筋痛
	頬部痛	頚肩部筋肉痛	頚部筋肉痛
	頚部痛	稽留熱	結合織炎
	肩甲部筋肉痛	肩鎖関節痛	肩部筋痛
	好酸球増多性鼻炎	後頭部痛	高熱
	項背部筋痛	項部筋肉痛	項部痛
さ	股関節痛	コクサッキーウイルス咽頭炎	趾関節痛
	歯性顔面痛	持続熱	弛張熱
	膝窩部痛	膝関節痛	習慣性頭痛
	臭鼻症	手関節痛	手指関節痛
	上咽頭炎	上肢筋肉痛	上腕筋肉痛
	上腕三頭筋痛	上腕二頭筋痛	水疱性咽頭炎
	脊椎関節痛	舌扁桃炎	線維筋痛症
	仙腸関節痛	前頭部痛	前腕筋肉痛
	僧帽筋痛	足関節痛	側頭部痛
た	大腿筋痛	多発性関節痛	多発性筋肉痛
	肘関節痛	中指関節痛	殿部筋肉痛
	頭頚部痛	頭頂部痛	頭部筋肉痛
な	突発性発熱	肉芽腫性鼻炎	妊娠中感冒
は	膿性鼻閉	肺炎球菌性咽頭炎	敗血症性咽頭炎
	背部筋肉痛	鼻入口部膿瘍	鼻壊死
	鼻壊疽	鼻潰瘍	鼻蜂巣炎
	鼻炎	鼻腔内膿瘍	肥厚性鼻炎
	鼻せつ	鼻前庭せつ	肥大性咽頭炎
	鼻中隔壊死	鼻中隔潰瘍	鼻中隔膿瘍
	鼻中隔びらん	微熱	腓腹筋痛
	鼻翼膿瘍	腹壁筋痛	ぶどう球菌性咽頭炎
	閉塞性鼻炎	ヘルペスウイルス性咽頭炎	母指 MP 関節痛
ま	母趾関節痛	発作性頭痛	膜性咽頭炎
	慢性咽頭炎	慢性咽頭カタル	慢性咽頭痛
	慢性潰瘍性鼻咽頭炎	慢性化膿性鼻咽頭炎	慢性鼻咽頭炎
や	慢性鼻炎	腰筋痛症	腰背筋痛症
ら	淋菌性咽頭炎	連鎖球菌性アンギナ	連鎖球菌性咽頭炎
	連鎖球菌性上気道感染	肋間筋肉痛	濾胞性咽頭炎
△	悪性高熱症	咽頭絞扼感	咽頭灼熱感
	往来寒熱	外耳道異物感	乾燥性前鼻炎
	飢餓熱	頚性頭痛	頚部異物感
	血性鼻漏	牽引性頭痛	耳閉感
	術後発熱	水様性鼻漏	頭重感
	知覚麻痺	超高熱	粘液性鼻漏
	鼻腔内びらん	鼻前庭炎	鼻前庭びらん
	鼻中隔軟骨膜炎	鼻痛	鼻軟骨膜炎
	不明熱	本態性高体温症	慢性微熱

用法用量

〔PL 配合顆粒〕：通常，成人には1回1gを1日4回経口投与する。なお，年齢，症状により適宜増減する。
〔幼児用 PL 配合顆粒〕
通常，次の区分による。
2〜4歳1回1g(1包)1日4回
5〜8歳1回2g(2包)1日4回
9〜11歳1回3g(3包)1日4回
その他，症状により適宜増減する。

警告

(1)本剤中のアセトアミノフェンにより重篤な肝障害が発現するおそれがあるので注意すること。
(2)本剤とアセトアミノフェンを含む他の薬剤(一般用医薬品を含む)との併用により，アセトアミノフェンの過量投与による重篤な肝障害が発現するおそれがあることから，これらの薬剤との併用を避けること。

禁忌

(1)本剤の成分，サリチル酸製剤(アスピリン等)，フェノチアジン系化合物又はその類似化合物に対し過敏症の既往歴のある患者
(2)消化性潰瘍のある患者
(3)アスピリン喘息又はその既往歴のある患者
(4)昏睡状態の患者又はバルビツール酸誘導体・麻酔剤等の中枢神経抑制剤の強い影響下にある患者
(5)緑内障の患者
(6)〔PL 配合顆粒のみ〕前立腺肥大等下部尿路に閉塞性疾患のある患者
(7)〔幼児用 PL 配合顆粒のみ〕下部尿路に閉塞性疾患のある患者
(8)2歳未満の乳幼児
(9)重篤な肝障害のある患者

サラザック配合顆粒：テバ製薬　1g[6.2円/g]，セラピナ配合顆粒：シオノ　1g[6.2円/g]，トーワチーム配合顆粒：東和　1g[6.2円/g]，ピーエイ配合錠：全星薬品　1錠[4.6円/錠]，マリキナ配合顆粒：鶴原　1g[6.2円/g]

SG配合顆粒　規格：1g[11.1円/g]

アセトアミノフェン　アリルイソプロピルアセチル尿素　イソプロピルアンチピリン　無水カフェイン　塩野義　114

【効能効果】

感冒の解熱，耳痛，咽喉痛，月経痛，頭痛，歯痛，症候性神経痛，外傷痛

【対応標準病名】

◎	咽喉痛	外傷	かぜ
	感冒	月経痛	挫傷
	歯根のう胞	歯周炎	歯髄炎
	歯痛	耳痛症	神経痛
	頭痛	創傷	疼痛
○ あ	足異物	足炎	亜脱臼
	圧挫傷	圧挫創	圧迫骨折
	圧迫神経炎	一部性歯髄炎	犬咬創
	咽頭開放創	咽頭創傷	う蝕第２度単純性歯髄炎
	う蝕第３度急性化膿性根尖性歯周炎	う蝕第３度急性化膿性歯髄炎	う蝕第３度急性単純性根尖性歯周炎
	う蝕第３度歯髄壊死	う蝕第３度歯髄壊疽	う蝕第３度慢性壊疽性歯髄炎
	う蝕第３度慢性潰瘍性歯髄炎	う蝕第３度慢性化膿性根尖性歯周炎	う蝕第３度慢性増殖性歯髄炎
	会陰部化膿創	壊死性潰瘍性歯周炎	壊死性潰瘍性歯肉炎
	壊疽性歯髄炎	壊疽性歯肉炎	炎症性頭痛
	横隔膜損傷	横骨折	汚染擦過創
か	汚染創	開胸術後疼痛症候群	外耳開放創
	外耳道創傷	外耳部外傷性異物	外耳部割創
	外耳部貫通創	外耳部咬創	外耳部挫創
	外耳部刺創	外耳部創傷	外傷性一過性麻痺
	外傷性異物	外傷性横隔膜ヘルニア	外傷性眼球ろう
	外傷性咬合	外傷性虹彩離断	外傷性硬膜動静脈瘻
	外傷性歯根膜炎	外傷性耳出血	外傷性歯髄炎
	外傷性食道破裂	外傷性脊髄出血	外傷性切断
	外傷性動静脈瘻	外傷性動脈血腫	外傷性動脈瘤
	外傷性乳び胸	外傷性破裂	外耳裂創
	外歯瘻	開放骨折	開放性陥没骨折
	開放性脱臼	開放性脱臼骨折	開放性粉砕骨折
	開放創	潰瘍性歯肉炎	下咽頭創傷
	下顎外傷性異物	下顎開放創	下顎割創
	下顎貫通創	下顎口唇挫創	下顎咬創
	下顎挫創	下顎刺創	下顎創傷
	下顎部皮膚欠損創	下顎裂創	踵痛
	顎関節部開放創	顎関節部割創	顎関節部貫通創
	顎関節部咬創	顎関節部挫創	顎関節部刺創
	顎関節部創傷	顎関節部裂創	角膜挫創
	角膜切傷	角膜切創	角膜創傷
	角膜破裂	角膜裂傷	下肢神経痛
	下肢痛	下腿筋肉内異物残留	下腿神経炎
	下腿痛	割創	化膿性歯周炎
	化膿性歯肉炎	カリエスのない歯髄炎	眼窩創傷
	眼球結膜裂傷	眼球損傷	眼球破裂
	眼球裂傷	眼瞼外傷性異物	眼瞼開放創
	眼瞼割創	眼瞼貫通創	眼瞼咬創
	眼瞼挫創	眼瞼刺創	眼瞼創傷
	眼瞼裂創	環指痛	眼周囲部外傷性異物
	眼周囲部開放創	眼周囲部割創	眼周囲部貫通創
	眼周囲部咬創	眼周囲部挫創	眼周囲部刺創
	眼周囲部創傷	眼周囲部裂創	関節骨折
	関節挫傷	関節打撲	関節内骨折
	完全骨折	感染性鼻炎	完全脱臼
	貫通刺創	貫通銃創	貫通性挫滅創
	貫通創	眼部外傷性異物	眼部開放創
	眼部割創	眼部貫通創	眼部咬創
	眼部挫創	眼部刺創	眼部創傷
	眼部裂創	陥没骨折	顔面汚染創
	顔面外傷性異物	顔面開放創	顔面割創
	顔面貫通創	顔面咬創	顔面挫創
	顔面刺創	顔面創傷	顔面搔創
	顔面損傷	顔面多発開放創	顔面多発割創
	顔面多発貫通創	顔面多発咬創	顔面多発挫創
	顔面多発刺創	顔面多発創傷	顔面多発裂創
	顔面痛	顔面皮膚欠損創	顔面裂創
	器質性月経困難症	機能性月経困難症	急性一部性化膿性歯髄炎
	急性一部性単純性歯髄炎	急性壊疽性歯髄炎	急性化膿性根尖性歯周炎
	急性化膿性歯根膜炎	急性化膿性歯髄炎	急性化膿性辺縁性歯根膜炎
	急性根尖性歯周炎	急性歯冠周囲炎	急性歯周炎
	急性歯髄炎	急性歯槽膿瘍	急性耳痛
	急性歯肉炎	急性全部性化膿性歯髄炎	急性全部性単純性歯髄炎
	急性単純性根尖性歯周炎	急性単純性歯髄炎	急性鼻咽頭炎
	急性鼻炎	急速進行性歯周炎	胸管損傷
	頬粘膜咬創	胸部外傷	頬部外傷性異物
	頬部開放創	頬部割創	頬部貫通創
	胸部筋肉内異物残留	頬部咬創	頬部挫創
	頬部刺創	胸部食道損傷	頬部創傷
	胸部損傷	頬部痛	頬部皮膚欠損創
	頬部裂創	胸壁神経痛	強膜切創
	強膜創傷	強膜裂傷	棘刺創
	魚咬創	亀裂骨折	筋損傷
	筋断裂	屈曲骨折	頚性頭痛
	頚部食道開放創	頚部神経痛	血管切断
	血管損傷	月経困難症	月経モリミナ
	血行性歯髄炎	結膜創傷	結膜裂傷
	限局型若年性歯周炎	肩甲上神経痛	腱切創
	腱損傷	腱断裂	原発性月経困難症
	肩部筋肉内異物残留	腱部分断裂	腱裂傷
	高エネルギー外傷	口蓋切創	口蓋裂創
	口角部挫創	口角部裂創	口腔開放創
	口腔割創	口腔挫創	口腔刺創
	口腔創傷	口腔粘膜咬創	口腔裂創
	口唇外傷性異物	口唇開放創	口唇割創
	口唇貫通創	口唇咬創	口唇挫創
	口唇刺創	口唇創傷	口唇裂創
	溝創	咬創	後足部痛
	喉頭外傷	後頭下神経痛	後頭神経痛
	喉頭損傷	喉頭痛	後頭部神経痛
	後頭部痛	広汎型若年性歯周炎	広範性軸索損傷
	広汎性神経損傷	項部神経痛	後方脱臼
	股痛	骨折	混合性頭痛
	根尖周囲のう胞	根尖周囲膿瘍	根尖性歯周炎
	根尖肉芽腫	根尖膿瘍	根側歯周膿瘍
	昆虫咬創	昆虫刺傷	根分岐部病変
さ	採皮創	挫創	擦過創
	挫滅傷	挫滅創	残髄炎
	残存性歯根のう胞	耳介外傷性異物	耳介開放創
	耳介割創	耳介貫通創	耳介咬創
	耳介挫創	耳介刺創	耳介創傷
	耳介裂創	趾化膿創	耳下部痛
	歯冠周囲炎	歯冠周囲膿瘍	指間切創
	刺咬症	歯根膜下膿瘍	示指化膿創
	四肢静脈損傷	四肢神経痛	四肢痛
	示指痛	四肢動脈損傷	四肢末端痛
	歯周症	歯周のう胞	歯周膿瘍
	思春期性歯肉炎	耳神経痛	歯髄壊死
	歯髄壊疽	歯性顔面痛	歯性耳痛

	耳前部挫創	刺創	歯槽膿瘍
	趾痛	膝関節部異物	膝部異物
	膝部筋肉内異物残留	歯肉炎	歯肉切創
	歯肉膿瘍	歯肉裂創	若年性歯周炎
	斜骨折	射創	縦隔血腫
	習慣性頭痛	縦骨折	銃創
	重複骨折	手関節掌側部挫創	手関節部挫創
	手関節部創傷	種子骨開放骨折	種子骨骨折
	手指神経炎	手指痛	手掌筋肉内異物残留
	手掌挫創	手掌刺創	手掌切創
	手掌剥皮創	手掌皮膚欠損創	術後疼痛
	術創部痛	手背皮膚欠損創	手背部挫創
	手背部切創	手背部痛	手部痛
	上顎部裂創	上行性歯髄炎	上肢神経痛
	小指痛	上肢痛	上唇小帯裂創
	上腕筋肉内異物残留	上腕神経痛	上腕痛
	食道損傷	神経炎	神経根ひきぬき損傷
	神経切断	神経叢損傷	神経叢不全損傷
	神経損傷	神経断裂	神経痛性歯痛
	針刺創	靱帯ストレイン	靱帯損傷
	靱帯断裂	靱帯捻挫	靱帯裂傷
	頭重感	ストレイン	声門外傷
	舌開放創	舌下顎挫創	舌咬創
	舌挫創	舌刺創	舌切創
	切創	舌創傷	切断
	舌裂創	前額部外傷性異物	前額部開放創
	前額部割創	前額部貫通創	前額部咬創
	前額部挫創	前額部刺創	前額部創傷
	前額部皮膚欠損創	前額部裂創	前頚頭頂部挫創
	前思春期性歯周炎	線状骨折	全身擦過創
	前足部痛	穿通創	前頭部痛
	全部性歯髄炎	前方脱臼	前腕筋肉内異物残留
	前腕神経痛	前腕痛	爪下異物
	早期発症型歯周炎	象牙粒	創傷感染症
	増殖性歯肉炎	掻創	創部膿瘍
	足痛	足底異物	足底筋肉内異物残留
	足底部痛	側頭部神経痛	側頭部痛
	足背痛	続発性月経困難症	足部筋肉内異物残留
た	第2象牙質	大腿汚染創	大腿筋肉内異物残留
	大腿咬創	大腿挫創	大腿神経痛
	大腿痛	大腿内側部痛	大腿皮膚欠損創
	大腿部開放創	大腿部刺創	大腿部切創
	大腿裂創	大転子部挫創	脱臼
	脱臼骨折	多発性外傷	多発性神経痛
	打撲割創	打撲血腫	打撲挫創
	打撲擦過創	打撲傷	打撲皮下血腫
	単純性歯周炎	単純性歯肉炎	単純脱臼
	智歯周囲炎	中隔部肉芽形成	中指痛
	中手骨関節部挫創	中枢神経系損傷	中足部痛
	転位性骨折	殿部異物	殿部筋肉内異物残留
	頭頚部痛	頭頂部痛	頭部異物
	頭部神経痛	頭部多発開放創	頭部多発割創
	頭部多発咬創	頭部多発挫創	頭部多発刺創
	頭部多発創傷	頭部多発裂創	動物咬創
	動脈損傷	特殊性歯周炎	特発性関節脱臼
な	特発性神経痛	内歯瘻	軟口蓋挫創
	軟口蓋創傷	軟口蓋破裂	難治性歯周炎
	肉離れ	妊娠中感冒	猫咬創
は	捻挫	背部筋肉内異物残留	背部神経痛
	剥離骨折	剥離性歯肉炎	抜歯後感染
	抜歯後疼痛	抜歯創瘻孔形成	破裂骨折
	反射性耳痛	皮下静脈損傷	皮下損傷
	鼻根部打撲挫創	鼻根部裂創	皮神経挫傷
	鼻前庭部挫創	鼻尖部挫創	肥大性歯肉炎
	非定型歯痛	鼻部外傷性異物	鼻部開放創
	眉部割創	鼻部割創	鼻部貫通創
	腓腹部痛	皮膚欠損創	鼻部咬創
	鼻部挫創	鼻部刺創	鼻部創傷
	皮膚損傷	皮膚剥脱創	鼻部皮膚欠損創
	鼻部裂創	眉毛部割創	眉毛部裂創
	病的骨折	表皮剥離	鼻翼部切創
	鼻翼部裂創	びらん性歯肉炎	不規則象牙質
	複雑性歯周炎	複雑性歯肉炎	複雑脱臼
	伏針	副鼻腔開放創	腹壁異物
	腹壁神経痛	不全骨折	プラーク性歯肉炎
	粉砕骨折	閉鎖性骨折	閉鎖性脱臼
	ヘルペスウイルス性歯肉口内炎	辺縁性化膿性歯根膜炎	辺縁性歯周組織炎
	放散性歯痛	萌出性歯肉炎	母指球部痛
	母指示指間切創	母指痛	母趾痛
ま	発作性頭痛	膜様月経困難症	末梢血管外傷
	末梢神経炎	末梢神経損傷	慢性萎縮性老人性歯肉炎
	慢性壊疽性歯髄炎	慢性開放性歯髄炎	慢性潰瘍性歯髄炎
	慢性化膿性根尖性歯周炎	慢性根尖性歯周炎	慢性歯冠周囲炎
	慢性歯周炎	慢性歯周膿瘍	慢性歯髄炎
	慢性歯槽膿瘍	慢性歯肉炎	慢性神経痛
	慢性増殖性歯髄炎	慢性単純性歯髄炎	慢性閉鎖性歯髄炎
	慢性辺縁性歯周炎急性発作	慢性辺縁性歯周炎軽度	慢性辺縁性歯周炎重度
	慢性辺縁性歯周炎中等度	眉間部挫創	眉間部裂創
	耳後部挫創	盲管銃創	網脈絡膜裂傷
や	薬物誘発性頭痛	腰皮神経痛	腰部筋肉内異物残留
ら	らせん骨折	離開骨折	轢過創
	裂傷	裂創	裂離
わ	裂離骨折	肋間神経痛	若木骨折
△	MRSA 術後創部感染	圧痛	外傷後遺症
	外傷性視神経症	外傷性皮下血腫	カテーテル感染症
	カテーテル敗血症	癌性疼痛	関節血腫
	偽膜性アンギナ	急性疼痛	胸腺損傷
	筋肉内血腫	月経前症候群	月経前浮腫
	月経前片頭痛	血腫	牽引性頭痛
	根管異常	根管狭窄	根管穿孔
	根管側壁穿孔	根管内異物	擦過皮下血腫
	産科的創傷の血腫	歯根膜ポリープ	歯髄充血
	歯髄出血	歯髄露出	歯槽骨吸収不全
	持続痛	失活歯	手術創部膿瘍
	術後横隔膜下膿瘍	術後感染症	術後髄膜炎
	術後創部感染	術後膿瘍	術後敗血症
	術後腹腔内膿瘍	術後腹壁膿瘍	神経障害性疼痛
	身体痛	髄室側壁穿孔	髄床底穿孔
	スルーダー神経痛	全身痛	全身的原因による歯の脱落
	創傷はえ幼虫症	損傷	腟断端炎
	虫垂炎術後残膿瘍	中枢神経障害性疼痛	鈍痛
	難治性疼痛	尿管切石術後感染症	抜歯後出血
	歯の動揺	皮下異物	皮下血腫
	非熱傷性水疱	皮膚疼痛症	腹壁縫合糸膿瘍
	ブラックアイ	縫合糸膿瘍	縫合部膿瘍
	放散痛	末梢神経障害性疼痛	無髄歯
	ワンサンアンギナ	ワンサン気管支炎	ワンサン扁桃炎

用法用量　通常，成人1回1g(分包品1包)を1日3～4回経口投与する。

頓用の場合には，1～2g(分包品1～2包)を服用させるが，追加するときは少なくとも4時間以上経過後とする。

なお，年齢，症状により適宜増減する。

ただし，1日最高4g(分包品4包)までとする。

警告

(1)本剤中のアセトアミノフェンにより重篤な肝障害が発現するお

それがあるので注意すること。
(2)本剤とアセトアミノフェンを含む他の薬剤(一般用医薬品を含む)との併用により，アセトアミノフェンの過量投与による重篤な肝障害が発現するおそれがあることから，これらの薬剤との併用を避けること。

禁忌
(1)本剤，ピラゾロン系薬剤(スルピリン等)又はアミノフェノール系薬剤(アセトアミノフェン等)に対し過敏症の既往歴のある患者
(2)アスピリン喘息(非ステロイド性消炎鎮痛剤等による喘息発作の誘発)又はその既往歴のある患者
(3)重篤な肝障害のある患者

S・M配合散

規格：1g[6.2円/g]

タカヂアスターゼ　メタケイ酸アルミン酸マグネシウム　炭酸水素ナトリウム　沈降炭酸カルシウム　生薬配合剤　第一三共エスファ　233

【効 能 効 果】

下記消化器症状の改善
食欲不振，胃部不快感，胃もたれ，嘔気・嘔吐

【対応標準病名】

◎	嘔気	嘔吐症	食欲不振
△	アセトン血性嘔吐症	異常体重減少	悪心
	化学療法に伴う嘔吐症	経口摂取困難	習慣性嘔吐
	食後悪心	体重減少	胆汁性嘔吐
	中枢性嘔吐症	特発性嘔吐症	脳性嘔吐
	反芻	反復性嘔吐	糞便性嘔吐
	やせ		

用法用量
通常1回量として，下表の用量を1日3回，毎食後に水又は温湯で経口投与する。

年齢	1回量
成人	約1.3g
7～14歳	成人の1/2量
4～6歳	成人の1/3量
2～3歳	成人の1/6量

なお，疾患，症状により適宜増減する。

禁忌
(1)本剤の成分に対し過敏症の既往歴のある患者
(2)透析療法を受けている患者
(3)ナトリウム摂取制限を必要とする患者(高ナトリウム血症，浮腫，妊娠中毒症等)
(4)高カルシウム血症の患者
(5)甲状腺機能低下症又は副甲状腺機能亢進症の患者

つくしA・M配合散：富山化学[6.2円/g]，FK配合散：扶桑薬品[6.2円/g]，HM散：小西[5.6円/g]，KM散：東和[6.2円/g]，M・M配合散：日新－山形[6.2円/g]，NIM配合散：日医工[5.6円/g]，OM配合散：日医工ファーマ[5.6円/g]，エヌ・エス配合散：日新－山形[6.2円/g]，マナミンTM散：鶴原[6.2円/g]

S・アドクノン錠30

規格：30mg1錠[11円/錠]

アドレノクロムモノアミノグアニジンメシル酸塩水和物
アルフレッサファーマ　332

【効 能 効 果】

(1)毛細血管抵抗性の減弱及び透過性の亢進によると考えられる出血傾向(例えば紫斑病など)
(2)毛細血管抵抗性の減弱による皮膚あるいは粘膜及び内膜からの出血，眼底出血・腎出血・子宮出血
(3)毛細血管抵抗性の減弱による手術中・術後の異常出血

【対応標準病名】

◎	眼底出血	子宮出血	紫斑病
	出血	出血傾向	腎出血
	皮下出血	毛細血管出血	毛細血管脆弱症
○	アナフィラクトイド紫斑	遺伝性出血性末梢血管拡張症	うっ血性紫斑病
	黄斑下出血	黄斑部出血	下肢出血斑
	急性大量出血	局所出血	後出血
	広汎性皮下出血	シェーンライン・ヘノッホ紫斑病	シェーンライン・ヘノッホ紫斑病性関節炎
	自己赤血球感作症候群	四肢出血斑	実質性臓器出血
	硝子体下出血	小動脈出血	静脈出血
	大腿部皮下出血	多量出血	点状出血
	動脈性出血	特発性血小板減少性紫斑病合併妊娠	特発性斑状出血
	内出血	斑状出血	不正性器出血
	毛細管脆弱症	毛細血管拡張症	網膜下出血
	網膜色素上皮下出血	網膜出血	網膜深層出血
	網膜前出血	網膜表在出血	網脈絡膜出血
	腰部皮下出血	老人性血管腫	
△	萎縮型加齢黄斑変性	塩類喪失性腎炎	器質性性器出血
	機能性性器出血	機能低下性子宮出血	近視性脈絡膜新生血管
	くも状血管腫	血管拡張性環状紫斑症	色素性紫斑
	紫斑性苔癬状皮膚炎	若年性子宮機能出血	出血性網膜色素上皮剥離
	漿液性網膜色素上皮剥離	腎周囲出血	腎腫大
	腎腫瘤	腎石灰化症	性器出血
	全身性紫斑病	単純性紫斑病	デビス紫斑
	特発性色素性紫斑	特発性腎出血	特発性脈絡膜新生血管
	尿管炎	尿管周囲膿瘍	非新生物性母斑
	ポリープ状脈絡膜血管症	慢性色素性紫斑	毛細血管疾患
	網膜血管腫状増殖	老人性紫斑	老年性出血

用法用量　アドレノクロムモノアミノグアニジンメシル酸塩水和物として，通常，成人1日30～90mgを3回に分割経口投与する。
なお，年齢，症状により適宜増減する。

S－アドカル錠30mg：日新－山形[5.6円/錠]

TM配合散

規格：1g[6.2円/g]

ウルソデオキシコール酸　ケイ酸マグネシウム　ジアスターゼ　リパーゼ　炭酸水素ナトリウム　生薬配合剤　マイラン製薬　233

【効 能 効 果】

下記消化器症状の改善：食欲不振，胃部不快感，胃もたれ，嘔気・嘔吐

【対応標準病名】

◎	嘔気	嘔吐症	食欲不振
△	アセトン血性嘔吐症	異常体重減少	悪心
	化学療法に伴う嘔吐症	経口摂取困難	習慣性嘔吐
	食後悪心	体重減少	胆汁性嘔吐
	中枢性嘔吐症	特発性嘔吐症	脳性嘔吐
	反芻	反復性嘔吐	糞便性嘔吐
	やせ		

用法用量　通常，成人毎食後1回1.3gを水又は温湯で服用する。
なお，症状・年齢により適宜増減する。

禁忌
(1)本剤の成分に対し過敏症の既往歴のある患者
(2)ナトリウム摂取制限を必要とする患者(高ナトリウム血症，浮腫，妊娠高血圧症候群等)
(3)高カルシウム血症の患者
(4)甲状腺機能低下症又は副甲状腺機能亢進症の患者

YM散「イセイ」：イセイ[6.2円/g]，ピーマーゲン配合散：昭和

薬化工[6.2円/g]

アイセントレス錠400mg　規格：400mg1錠[1553.6円/錠]
ラルテグラビルカリウム　MSD　625

【効能効果】

HIV 感染症

【対応標準病名】

◎	HIV 感染症		
○	AIDS	AIDS 関連症候群	HIV－1感染症
	HIV－2感染症	HIV 感染	後天性免疫不全症候群
	新生児 HIV 感染症		

効能効果に関連する使用上の注意　本剤による治療にあたっては，患者の治療歴及び薬剤耐性検査結果を参考にすること。

用法用量　通常，成人にはラルテグラビルとして 400mg を 1 日 2 回経口投与する。本剤は，食事の有無にかかわらず投与できる。なお，投与に際しては，必ず他の抗 HIV 薬と併用すること。

禁忌　本剤の成分に対し過敏症の既往歴のある患者

アイトロール錠10mg　規格：10mg1錠[10円/錠]
アイトロール錠20mg　規格：20mg1錠[15.7円/錠]
一硝酸イソソルビド　トーアエイヨー　217

【効能効果】

狭心症

【対応標準病名】

◎	狭心症		
○	安静時狭心症	安定狭心症	異型狭心症
	冠攣縮性狭心症	狭心症 3 枝病変	初発労作型狭心症
	増悪労作型狭心症	不安定狭心症	夜間狭心症
	労作時兼安静時狭心症	労作性狭心症	
△	微小血管性狭心症		

効能効果に関連する使用上の注意　本剤は狭心症の発作寛解を目的とした治療には不適であるので，この目的のためには速効性の硝酸・亜硝酸エステル系薬剤を使用すること。

用法用量　通常，成人には一硝酸イソソルビドとして 1 回 20mg1 日 2 回を経口投与する。なお，年齢，症状により適宜増減するが，効果不十分な場合には 1 回 40mg1 日 2 回まで増量できる。
ただし，労作狭心症又は労作兼安静狭心症で発作回数及び運動耐容能の面で重症と判断された場合には 1 回 40mg1 日 2 回を経口投与できる。

禁忌
(1)重篤な低血圧又は心原性ショックのある患者
(2)閉塞隅角緑内障の患者
(3)頭部外傷又は脳出血のある患者
(4)高度な貧血のある患者
(5)硝酸・亜硝酸エステル系薬剤に対し過敏症の既往歴のある患者
(6)ホスホジエステラーゼ 5 阻害作用を有する薬剤(シルデナフィルクエン酸塩，バルデナフィル塩酸塩水和物，タダラフィル)又はグアニル酸シクラーゼ刺激作用を有する薬剤(リオシグアト)を投与中の患者

併用禁忌

薬剤名等	臨床症状・措置方法	機序・危険因子
ホスホジエステラーゼ 5 阻害作用を有する薬剤 シルデナフィルクエン酸塩 (バイアグラ，レバチオ) バルデナフィル塩酸塩水和物 (レビトラ) タダラフィル (シアリス，アドシルカ，ザルティア)	併用により，降圧作用を増強することがある。	本剤は cGMP の産生を促進し，一方，ホスホジエステラーゼ 5 阻害作用を有する薬剤は cGMP の分解を抑制することから，両剤の併用により cGMP の増大を介する本剤の降圧作用が増強する。
グアニル酸シクラーゼ刺激作用を有する薬剤 リオシグアト (アデムパス)		本剤とグアニル酸シクラーゼ刺激作用を有する薬剤は，ともに cGMP の産生を促進することから，両剤の併用により cGMP の増大を介する本剤の降圧作用が増強する。

一硝酸イソソルビド錠10mg「サワイ」：沢井　10mg1錠[5.6円/錠]，一硝酸イソソルビド錠10mg「タイヨー」：テバ製薬　10mg1錠[5.6円/錠]，一硝酸イソソルビド錠10mg「トーワ」：東和　10mg1錠[5.6円/錠]，一硝酸イソソルビド錠20mg「サワイ」：沢井　20mg1錠[7.6円/錠]，一硝酸イソソルビド錠20mg「タイヨー」：テバ製薬　20mg1錠[7.6円/錠]，一硝酸イソソルビド錠20mg「トーワ」：東和　20mg1錠[7.6円/錠]，ソプレロール錠10mg：日新－山形　10mg1錠[5.6円/錠]，ソプレロール錠20mg：日新－山形　20mg1錠[7.6円/錠]，タイシロール錠10mg：大正薬品　10mg1錠[5.6円/錠]，タイシロール錠20mg：大正薬品　20mg1錠[7.6円/錠]

アイピーディカプセル50　規格：50mg1カプセル[42.1円/カプセル]
アイピーディカプセル100　規格：100mg1カプセル[50.8円/カプセル]
スプラタストトシル酸塩　大鵬薬品　449

【効能効果】

気管支喘息，アトピー性皮膚炎，アレルギー性鼻炎

【対応標準病名】

◎	アトピー性皮膚炎	アレルギー性鼻炎	気管支喘息
○	アスピリン喘息	アトピー性紅皮症	アトピー性湿疹
	アトピー性喘息	アトピー皮膚	アレルギー性気管支炎
	アレルギー性鼻咽頭炎	アレルギー性鼻結膜炎	アレルギー性副鼻腔炎
	イネ科花粉症	運動誘発性喘息	外因性喘息
	カモガヤ花粉症	感染型気管支喘息	気管支喘息合併妊娠
	季節性アレルギー性鼻炎	混合型喘息	小児喘息
	小児喘息性気管支炎	職業喘息	スギ花粉症
	ステロイド依存性喘息	咳喘息	喘息性気管支炎
	通年性アレルギー性鼻炎	難治性喘息	乳児喘息
	非アトピー性喘息	ヒノキ花粉症	ブタクサ花粉症
	夜間性喘息		
△	アトピー性角結膜炎	アトピー性神経皮膚炎	花粉症
	急性乳児湿疹	屈曲部湿疹	血管運動性鼻炎
	四肢小児湿疹	小児アトピー性湿疹	小児乾燥型湿疹
	小児湿疹	成人アトピー性皮膚炎	内因性湿疹
	乳児皮膚炎	びまん性神経皮膚炎	ベニエ痒疹
	慢性乳児湿疹		

用法用量　通常，成人にはスプラタストトシル酸塩として 1 回 100mg を 1 日 3 回毎食後に経口投与する。
ただし，年齢，症状により適宜増減する。

禁忌　本剤の成分に対し過敏症の既往歴のある患者

スプラタストトシル酸塩カプセル50mg「JG」：長生堂　50mg1カプセル[33.4円/カプセル]，スプラタストトシル酸塩カプセル50mg「サワイ」：沢井　50mg1カプセル[33.4円/カプセル]，スプラタストトシル酸塩カプセル50mg「タイヨー」：テバ製薬　50mg1カプセル[33.4円/カプセル]，スプラタストトシル酸塩カプセル100mg「JG」：長生堂　100mg1カプセル[33.7円/カプセル]，スプラタストトシル酸塩カプセル100mg「サワイ」：沢井　100mg1カプセル[33.7円/カプセル]，スプラタストトシル酸塩カプセル100mg「タイヨー」：テバ製薬　100mg1カプセル[33.7円/カプセル]，トシラートカプセル50mg：東和　50mg1カプセル[33.4円/カプセル]，トシラートカプセル100mg：東和

100mg1カプセル[33.7円/カプセル]

アイピーディドライシロップ5%　規格：5%1g[57.9円/g]
スプラタストトシル酸塩　大鵬薬品　449

【効能効果】

気管支喘息

【対応標準病名】

◎	気管支喘息		
○	アスピリン喘息	アトピー性喘息	アレルギー性気管支炎
	運動誘発性喘息	外因性喘息	感染型気管支喘息
	気管支喘息合併妊娠	混合型喘息	小児喘息
	小児喘息性気管支炎	職業喘息	ステロイド依存性喘息
	咳喘息	喘息性気管支炎	難治性喘息
	乳児喘息	非アトピー性喘息	夜間性喘息

用法用量

通常，小児にはスプラタストトシル酸塩として1回3mg/kgを1日2回朝食後及び夕食後に，用時溶解して経口投与する。

なお，年齢，症状により適宜増減する。

ただし，1日投与量はドライシロップとして6.0g(スプラタストトシル酸塩として成人の通常の1日用量300mg)を超えないこと。

年齢別の標準投与量は，通常，下記の用量を1回量とし，1日2回朝食後及び夕食後に，用時溶解して経口投与する。

年齢	1回投与量
3歳以上5歳未満	0.75g(スプラタストトシル酸塩として37.5mg)
5歳以上11歳未満	1.5g(スプラタストトシル酸塩として75mg)
11歳以上	2.0g(スプラタストトシル酸塩として100mg)

禁忌　本剤の成分に対し過敏症の既往歴のある患者

アイミクス配合錠HD　規格：1錠[164円/錠]
アイミクス配合錠LD　規格：1錠[141.4円/錠]
アムロジピンベシル酸塩　イルベサルタン　大日本住友　214

【効能効果】

高血圧症

【対応標準病名】

◎	高血圧症	本態性高血圧症	
○	悪性高血圧症	境界型高血圧症	高血圧性緊急症
	高血圧性腎疾患	高血圧性脳内出血	高血圧切迫症
	高レニン性高血圧症	若年高血圧症	若年性境界型高血圧症
	収縮期高血圧症	腎血管性高血圧症	腎実質性高血圧症
	腎性高血圧症	低レニン性高血圧症	内分泌性高血圧症
	二次性高血圧症	副腎性高血圧症	
△	妊娠・分娩・産褥の既存の二次性高血圧症	妊娠・分娩・産褥の既存の本態性高血圧症	慢性血栓塞栓性肺高血圧症

効能効果に関連する使用上の注意　過度な血圧低下のおそれ等があり，本剤を高血圧治療の第一選択薬としないこと。

用法用量　通常，成人には1日1回1錠(イルベサルタン/アムロジピンとして100mg/5mg又は100mg/10mg)を経口投与する。本剤は高血圧治療の第一選択薬として用いない。

用法用量に関連する使用上の注意

(1)以下のイルベサルタンとアムロジピンの用法用量を踏まえ，患者毎に用量を決めること。

イルベサルタン：通常，成人にはイルベサルタンとして50～100mgを1日1回経口投与する。なお，年齢，症状により適宜増減するが，1日最大投与量は200mgまでとする。

アムロジピン

高血圧症：通常，成人にはアムロジピンとして2.5～5mgを1日1回経口投与する。なお，症状に応じ適宜増減するが，効果不十分な場合には1日1回10mgまで増量することができる。

(2)原則として，イルベサルタン100mg及びアムロジピンとして5mgを併用している場合，あるいはいずれか一方を使用し血圧コントロールが不十分な場合に，100mg/5mgへの切り替えを検討すること。

(3)原則として，イルベサルタン100mg及びアムロジピンとして5mgを併用若しくは100mg/5mgで血圧コントロールが不十分な場合に，100mg/10mgへの切り替えを検討すること。

禁忌

(1)本剤の成分又はジヒドロピリジン系化合物に対し過敏症の既往歴のある患者

(2)妊婦又は妊娠している可能性のある婦人

(3)アリスキレンを投与中の糖尿病患者(ただし，他の降圧治療を行ってもなお血圧のコントロールが著しく不良の患者を除く)

アカルディカプセル1.25　規格：1.25mg1カプセル[92.9円/カプセル]
アカルディカプセル2.5　規格：2.5mg1カプセル[164.7円/カプセル]
ピモベンダン　日本ベーリンガー　211

【効能効果】

(1)下記の状態で，利尿剤等を投与しても十分な心機能改善が得られない場合：急性心不全

(2)下記の状態で，ジギタリス製剤，利尿剤等の基礎治療剤を投与しても十分な効果が得られない場合：慢性心不全(軽症～中等症)

【対応標準病名】

◎	急性心不全	慢性心不全	
○	右室不全	右心不全	うっ血性心不全
	左室不全	左心不全	心筋不全
	心原性肺水腫	心臓性呼吸困難	心臓性浮腫
	心臓喘息	心不全	慢性うっ血性心不全
	両心不全		

用法用量

急性心不全：成人にはピモベンダンとして1回2.5mgを経口投与する。なお，患者の病態に応じ，1日2回経口投与することができる。また，必要に応じて，ジギタリス製剤等と併用する。

慢性心不全(軽症～中等症)：通常，成人にはピモベンダンとして1回2.5mgを1日2回食後に経口投与する。なお，年齢，症状により適宜増減する。ただし，ジギタリス製剤，利尿剤等と併用する。

ピモベンダン錠0.625mg「TE」：トーアエイヨー　0.625mg1錠[38.7円/錠]，ピモベンダン錠1.25mg「TE」：トーアエイヨー　1.25mg1錠[68.1円/錠]，ピモベンダン錠2.5mg「TE」：トーアエイヨー　2.5mg1錠[121.2円/錠]

アキネトン細粒1%　規格：1%1g[30.2円/g]
アキネトン錠1mg　規格：1mg1錠[5.6円/錠]
ビペリデン塩酸塩　大日本住友　116

【効能効果】

特発性パーキンソニズム

その他のパーキンソニズム(脳炎後，動脈硬化性，中毒性)

向精神薬投与によるパーキンソニズム・ジスキネジア(遅発性を除く)・アカシジア

【対応標準病名】

◎	ジスキネジア	動脈硬化性パーキンソン症候群	脳炎後パーキンソン症候群
	パーキンソン症候群	パーキンソン病	薬剤性パーキンソン症候群
○	一側性パーキンソン症候群	家族性パーキンソン病	家族性パーキンソン病Yahr1
	家族性パーキンソン病Yahr2	家族性パーキンソン病Yahr3	家族性パーキンソン病Yahr4

	家族性パーキンソン病Yahr5	口顔面ジストニア	口唇ジスキネジア
	口舌ジスキネジア	口部ジスキネジア	若年性パーキンソン症候群
	若年性パーキンソン病	若年性パーキンソン病Yahr3	若年性パーキンソン病Yahr4
	若年性パーキンソン病Yahr5	続発性パーキンソン症候群	ドーパ反応性ジストニア
	脳血管障害性パーキンソン症候群	パーキンソン病Yahr1	パーキンソン病Yahr2
	パーキンソン病Yahr3	パーキンソン病Yahr4	パーキンソン病Yahr5
	梅毒性パーキンソン症候群	薬物誘発性ジストニア	
△	LGL 症候群	WPW 症候群	アーガイル・ロバートソン瞳孔
	悪性症候群	眼瞼痙攣	痙性斜頸
	痙性梅毒性運動失調症	顕性神経梅毒	ジストニア
	シャルコー関節	症候性捻転ジストニア	神経原性関節症
	神経障害性脊椎障害	神経梅毒髄膜炎	進行性運動性運動失調症
	進行麻痺	瀬川病	脊髄ろう
	脊髄ろう性関節炎	早期興奮症候群	特発性捻転ジストニア
	特発性非家族性ジストニア	ニューロパチー性関節炎	捻転ジストニア
	脳脊髄梅毒	脳梅毒	パーキンソン病の認知症
	梅毒性痙性脊髄麻痺	梅毒性視神経萎縮	梅毒性髄膜炎
	梅毒性聴神経炎	晩期梅毒性球後視神経炎	晩期梅毒性視神経萎縮
	晩期梅毒性髄膜炎	晩期梅毒性多発ニューロパチー	晩期梅毒性聴神経炎
	晩期梅毒脊髄炎	晩期梅毒脳炎	晩期梅毒脳脊髄炎
	メージュ症候群		

効能効果に関連する使用上の注意　抗パーキンソン剤はフェノチアジン系薬剤，ブチロフェノン系薬剤，レセルピン誘導体等による口周部等の不随意運動(遅発性ジスキネジア)を通常軽減しない。場合によっては，このような症状を増悪顕性化させることがある。

用法用量　ビペリデン塩酸塩として，通常成人1回1mg1日2回より始め，その後漸増し，1日3～6mgを分割経口投与する。
なお，年齢，症状により適宜増減する。

禁忌
(1)緑内障の患者
(2)本剤の成分に対し過敏症の患者
(3)重症筋無力症の患者

アキリデン細粒1%：共和薬品　1%1g[19.1円/g]，アキリデン錠1mg：共和薬品　1mg1錠[5.6円/錠]，タスモリン散1%：田辺三菱　1%1g[19.1円/g]，タスモリン錠1mg：田辺三菱　1mg1錠[5.6円/錠]，ビペリデン塩酸塩錠2mg「サワイ」：沢井　2mg1錠[5.6円/錠]

アクセノン末
エトトイン

規格：1g[38.5円/g]
大日本住友　113

【効能効果】

てんかんのけいれん発作：強直間代発作(全般けいれん発作，大発作)

【対応標準病名】

◎	強直間代発作	痙攣発作	てんかん
	てんかん大発作		
○	一過性痙攣発作	間代性痙攣	強直性痙攣
	痙攣	痙攣重積発作	後天性てんかん
	ジャクソンてんかん	術後てんかん	全身痙攣発作
	てんかん合併妊娠	てんかん単純部分発作	てんかん様発作
	脳炎後てんかん		
△	アトニー性非特異性てんかん発作	アブサンス	アルコールてんかん
	ウンベルリヒトてんかん	家族性痙攣	局所性痙攣
	局所性てんかん	光原性てんかん	持続性部分てんかん
	若年性アブサンスてんかん	若年性ミオクローヌスてんかん	症候性痙攣発作
	症候性早期ミオクローヌス性脳症	症候性てんかん	焦点性知覚性発作
	焦点性てんかん	小児期アブサンスてんかん	小児痙攣性疾患
	自律神経てんかん	進行性ミオクローヌスてんかん	睡眠喪失てんかん
	ストレスてんかん	精神運動発作	全身痙攣
	前頭葉てんかん	側頭葉てんかん	体知覚性発作
	遅発性てんかん	聴覚性発作	聴覚反射てんかん
	定型欠神発作	テタニー様発作	てんかん小発作
	てんかん性自動症	てんかん複雑部分発作	点頭てんかん
	泣き入りひきつけ	難治性てんかん	乳児痙攣
	乳児重症ミオクロニーてんかん	乳児点頭痙攣	熱性痙攣
	ノロウイルス性胃腸炎に伴う痙攣	拝礼発作	反応性てんかん
	ひきつけ	ヒプサルスミア	腹部てんかん
	部分てんかん	片側痙攣片麻痺てんかん症候群	ミオクローヌスてんかん
	無熱性痙攣	モーア症候群	薬物てんかん
	幼児痙攣	ラフォラ疾患	良性新生児痙攣
	良性乳児ミオクローヌスてんかん	レノックス・ガストー症候群	ロタウイルス性胃腸炎に伴う痙攣

用法用量　エトトインとして，通常成人1日1～3gを毎食後及び就寝前の4回に分割経口投与する。
小児には1日0.5～1gを4回に分割経口投与する。
一般に，初回より大量投与することは避け，少量より始め，十分な効果が得られるまで漸増する。
なお，年齢，症状により適宜増減する。

禁忌　本剤の成分又はヒダントイン系化合物に対し過敏症の患者

アクタミン散0.1%
チアミン塩化物塩酸塩

規格：0.1%1g[6.4円/g]
日新一山形　312

【効能効果】

(1)ビタミンB_1欠乏症の予防及び治療
(2)ビタミンB_1の需要が増大し，食事からの摂取が不十分な際の補給(消耗性疾患，甲状腺機能亢進症，妊産婦，授乳婦，はげしい肉体労働時など)
(3)ウェルニッケ脳炎
(4)脚気衝心
(5)下記疾患のうち，ビタミンB_1の欠乏又は代謝障害が関与すると推定される場合
神経痛，筋肉痛・関節痛，末梢神経炎・末梢神経麻痺，心筋代謝障害
(5)の適応に対して，効果がないのに月余にわたって漫然と使用すべきでない。

【対応標準病名】

◎	ウェルニッケ脳症	脚気心	関節痛
	筋肉痛	甲状腺機能亢進症	心筋疾患
	神経痛	ビタミンB1欠乏症	末梢神経炎
	末梢神経障害		
○	異所性中毒性甲状腺腫	脚気	脚気症候群
	脚気神経炎	乾性脚気	グレーブス病
	甲状腺眼症	甲状腺機能正常型グレーブス病	甲状腺クリーゼ
	甲状腺中毒性昏睡	産後脚気	湿性脚気
	人為的甲状腺中毒症	心筋変性症	中毒性甲状腺腫
	中毒性多結節性甲状腺腫	中毒性単結節性甲状腺腫	バセドウ病
	バセドウ病眼症	バセドウ病術後再発	びまん性中毒性甲状腺腫

	プランマー病	肋間神経痛	
△	MP関節痛	アルコール性多発ニューロパチー	一過性甲状腺機能亢進症
	腋窩部痛	外傷性肩不安定症	顎関節痛
	下肢関節痛	下肢筋肉痛	下肢神経痛
	下垂体性TSH分泌亢進症	下垂体性甲状腺機能亢進症	下腿関節痛
	下腿三頭筋痛	下腿神経炎	肩関節痛症
	間質性心筋炎	偽性甲状腺機能亢進症	偽性股関節痛
	胸鎖関節痛	胸鎖乳突筋痛	胸背部筋肉痛
	胸部筋肉痛	胸腹部筋痛	胸壁神経痛
	頚肩部筋肉痛	頚部筋肉痛	頚部神経痛
	肩甲上神経痛	肩甲部筋肉痛	肩鎖関節痛
	原発性甲状腺機能亢進症	肩部筋痛	甲状腺中毒症
	甲状腺中毒症性関節障害	甲状腺中毒症性筋無力症候群	甲状腺中毒症性心筋症
	甲状腺中毒性眼球突出症	甲状腺中毒性四肢麻痺	甲状腺中毒性周期性四肢麻痺
	甲状腺中毒性心不全	甲状腺中毒性ミオパチー	後頭下神経痛
	後頭神経痛	後頭部神経痛	項背部筋痛
	項部筋肉痛	項部神経痛	股関節痛
	趾関節痛	四肢神経痛	膝窩部痛
	膝関節痛	手関節痛	手指関節痛
	手指神経炎	上肢筋肉痛	上肢神経痛
	上腕筋肉痛	上腕三頭筋痛	上腕神経痛
	上腕二頭筋痛	心筋炎	心筋線維症
	神経炎	心疾患	スルーダー神経痛
	脊椎関節痛	線維筋痛症	仙腸関節痛
	前腕筋肉痛	前腕神経痛	僧帽筋痛
	足関節痛	側頭部神経痛	大腿筋痛
	大腿神経痛	多発性関節痛	多発性筋肉痛
	多発性神経炎	多発性神経障害	多発性神経痛
	多発ニューロパチー	肘関節痛	中指関節痛
	殿部筋肉痛	頭部筋肉痛	頭部神経痛
	特発性神経痛	二次性甲状腺機能亢進症	背部筋肉痛
	背部神経痛	反復性多発性神経炎	腓腹筋痛
	腹壁筋痛	腹壁神経痛	ペラグラ性脳症
	母指MP関節痛	母趾関節痛	慢性心筋炎
	慢性神経痛	腰筋痛症	腰背筋痛症
	腰皮神経痛	肋間筋肉痛	

※ **適応外使用可**
原則として，「チアミン塩化物塩酸塩，チアミン硝化物」を「ビタミンB_1依存性楓糖尿症，ピルビン酸脱水素酵素異常症」に対し処方した場合，当該使用事例を審査上認める。

用法用量　チアミン塩化物塩酸塩として，通常，成人1回1～10mg，1日1～3回経口投与する。なお，年齢，症状により適宜増減する。

アクトスOD錠15　規格：15mg1錠［73.8円/錠］
アクトスOD錠30　規格：30mg1錠［137.5円/錠］
アクトス錠15　規格：15mg1錠［73.8円/錠］
アクトス錠30　規格：30mg1錠［137.5円/錠］
ピオグリタゾン塩酸塩　武田薬品　396

【効能効果】

2型糖尿病
ただし，下記のいずれかの治療で十分な効果が得られずインスリン抵抗性が推定される場合に限る。
(1)
①食事療法，運動療法のみ
②食事療法，運動療法に加えてスルホニルウレア剤を使用
③食事療法，運動療法に加えてα-グルコシダーゼ阻害剤を使用
④食事療法，運動療法に加えてビグアナイド系薬剤を使用
(2)食事療法，運動療法に加えてインスリン製剤を使用

【対応標準病名】

◎	2型糖尿病	インスリン抵抗性糖尿病	
○	2型糖尿病・眼合併症あり	2型糖尿病・関節合併症あり	2型糖尿病・腎合併症あり
	2型糖尿病・神経学的合併症あり	2型糖尿病・多発糖尿病性合併症あり	2型糖尿病・糖尿病性合併症あり
	2型糖尿病・糖尿病性合併症なし	2型糖尿病・末梢循環合併症あり	安定型糖尿病
	若年2型糖尿病	増殖性糖尿病性網膜症・2型糖尿病	妊娠中の耐糖能低下
△	2型糖尿病・ケトアシドーシス合併あり	2型糖尿病・昏睡合併あり	2型糖尿病黄斑症
	2型糖尿病性アシドーシス	2型糖尿病性アセトン血症	2型糖尿病性壊疽
	2型糖尿病性黄斑浮腫	2型糖尿病性潰瘍	2型糖尿病性眼筋麻痺
	2型糖尿病性肝障害	2型糖尿病性関節症	2型糖尿病性筋萎縮症
	2型糖尿病性血管障害	2型糖尿病性ケトアシドーシス	2型糖尿病性高コレステロール血症
	2型糖尿病性虹彩炎	2型糖尿病性骨症	2型糖尿病性自律神経ニューロパチー
	2型糖尿病性神経因性膀胱	2型糖尿病性神経痛	2型糖尿病性腎硬化症
	2型糖尿病性腎症	2型糖尿病性腎症第1期	2型糖尿病性腎症第2期
	2型糖尿病性腎症第3期	2型糖尿病性腎症第3期A	2型糖尿病性腎症第3期B
	2型糖尿病性腎症第4期	2型糖尿病性腎症第5期	2型糖尿病性腎不全
	2型糖尿病性水疱	2型糖尿病性精神障害	2型糖尿病性そう痒症
	2型糖尿病性多発ニューロパチー	2型糖尿病性単ニューロパチー	2型糖尿病性中心性網膜症
	2型糖尿病性動脈硬化症	2型糖尿病性動脈閉塞症	2型糖尿病性ニューロパチー
	2型糖尿病性白内障	2型糖尿病性皮膚障害	2型糖尿病性浮腫性硬化症
	2型糖尿病性末梢血管症	2型糖尿病性末梢血管障害	2型糖尿病性末梢神経障害
	2型糖尿病性ミオパチー	2型糖尿病性網膜症	インスリンレセプター異常症
	ウイルス性糖尿病	ウイルス性糖尿病・眼合併症あり	ウイルス性糖尿病・腎合併症あり
	ウイルス性糖尿病・神経学的合併症あり	ウイルス性糖尿病・多発糖尿病性合併症あり	ウイルス性糖尿病・糖尿病性合併症あり
	ウイルス性糖尿病・糖尿病性合併症なし	ウイルス性糖尿病・末梢循環合併症あり	栄養不良関連糖尿病
	化学的糖尿病	キンメルスチール・ウイルソン症候群	高血糖高浸透圧症候群
	膵性糖尿病	膵性糖尿病・眼合併症あり	膵性糖尿病・腎合併症あり
	膵性糖尿病・神経学的合併症あり	膵性糖尿病・多発糖尿病性合併症あり	膵性糖尿病・糖尿病性合併症あり
	膵性糖尿病・糖尿病性合併症なし	膵性糖尿病・末梢循環合併症あり	ステロイド糖尿病
	ステロイド糖尿病・眼合併症あり	ステロイド糖尿病・腎合併症あり	ステロイド糖尿病・神経学的合併症あり
	ステロイド糖尿病・多発糖尿病性合併症あり	ステロイド糖尿病・糖尿病性合併症あり	ステロイド糖尿病・糖尿病性合併症なし
	ステロイド糖尿病・末梢循環合併症あり	青銅性糖尿病	増殖性糖尿病性網膜症
	糖尿病	糖尿病・糖尿病性合併症なし	糖尿病黄斑症
	糖尿病黄斑浮腫	糖尿病合併症	糖尿病性壊疽
	糖尿病性潰瘍	糖尿病性眼筋麻痺	糖尿病性肝障害
	糖尿病性関節症	糖尿病性筋萎縮症	糖尿病性血管障害
	糖尿病性高コレステロール血症	糖尿病性虹彩炎	糖尿病性骨症
	糖尿病性自律神経ニューロパチー	糖尿病性神経因性膀胱	糖尿病性神経痛
	糖尿病性腎硬化症	糖尿病性腎症	糖尿病性腎不全
	糖尿病性水疱	糖尿病性精神障害	糖尿病性そう痒症
	糖尿病性多発ニューロパチー	糖尿病性単ニューロパチー	糖尿病性中心性網膜症
	糖尿病性動脈硬化症	糖尿病性動脈閉塞症	糖尿病性ニューロパチー
	糖尿病性白内障	糖尿病性皮膚障害	糖尿病性浮腫性硬化症
	糖尿病性末梢血管症	糖尿病性末梢血管障害	糖尿病性末梢神経障害

糖尿病網膜症	二次性糖尿病	二次性糖尿病・眼合併症あり
二次性糖尿病・ケトアシドーシス合併あり	二次性糖尿病・腎合併症あり	二次性糖尿病・神経学的合併症あり
二次性糖尿病・多発糖尿病性合併症あり	二次性糖尿病・糖尿病性合併症あり	二次性糖尿病・糖尿病性合併症なし
二次性糖尿病・末梢循環合併症あり	薬剤性糖尿病	薬剤性糖尿病・眼合併症あり
薬剤性糖尿病・腎合併症あり	薬剤性糖尿病・神経学的合併症あり	薬剤性糖尿病・多発糖尿病性合併症あり
薬剤性糖尿病・糖尿病性合併症あり	薬剤性糖尿病・糖尿病性合併症なし	薬剤性糖尿病・末梢循環合併症あり

効能効果に関連する使用上の注意 糖尿病の診断が確立した患者に対してのみ適用を考慮すること。糖尿病以外にも耐糖能異常・尿糖陽性等，糖尿病類似の症状(腎性糖尿，老人性糖代謝異常，甲状腺機能異常等)を有する疾患があることに留意すること。

用法用量

(1)食事療法，運動療法のみの場合及び食事療法，運動療法に加えてスルホニルウレア剤又はα-グルコシダーゼ阻害剤若しくはビグアナイド系薬剤を使用する場合：通常，成人にはピオグリタゾンとして15～30mgを1日1回朝食前又は朝食後に経口投与する。なお，性別，年齢，症状により適宜増減するが，45mgを上限とする。

(2)食事療法，運動療法に加えてインスリン製剤を使用する場合：通常，成人にはピオグリタゾンとして15mgを1日1回朝食前又は朝食後に経口投与する。なお，性別，年齢，症状により適宜増減するが，30mgを上限とする。

用法用量に関連する使用上の注意

(1)浮腫が比較的女性に多く報告されているので，女性に投与する場合は，浮腫の発現に留意し，1日1回15mgから投与を開始することが望ましい。

(2)1日1回30mgから45mgに増量した後に浮腫が発現した例が多くみられているので，45mgに増量する場合には，浮腫の発現に留意すること。

(3)インスリンとの併用時においては，浮腫が多く報告されていることから，1日1回15mgから投与を開始すること。本剤を増量する場合は浮腫及び心不全の症状・徴候を十分に観察しながら慎重に行うこと。ただし，1日量として30mgを超えないこと。

(4)一般に高齢者では生理機能が低下しているので，1日1回15mgから投与を開始することが望ましい。

(5)〔OD錠のみ〕本剤は口腔内で崩壊するが，口腔粘膜からの吸収により効果発現を期待する製剤ではないため，唾液又は水で飲み込むこと。

禁忌

(1)心不全の患者及び心不全の既往歴のある患者
(2)重症ケトーシス，糖尿病性昏睡又は前昏睡，1型糖尿病の患者
(3)重篤な肝機能障害のある患者
(4)重篤な腎機能障害のある患者
(5)重症感染症，手術前後，重篤な外傷のある患者
(6)本剤の成分に対し過敏症の既往歴のある患者
(7)妊婦又は妊娠している可能性のある婦人

ピオグリタゾンOD錠15mg「DSEP」：第一三共エスファ 15mg1錠[41.2円/錠]，ピオグリタゾンOD錠15mg「FFP」：富士フイルム 15mg1錠[41.2円/錠]，ピオグリタゾンOD錠15mg「MEEK」：小林化工 15mg1錠[41.2円/錠]，ピオグリタゾンOD錠15mg「NPI」：日本薬品工業 15mg1錠[32.4円/錠]，ピオグリタゾンOD錠15mg「NS」：日新－山形 15mg1錠[41.2円/錠]，ピオグリタゾンOD錠15mg「TCK」：辰巳化学 15mg1錠[41.2円/錠]，ピオグリタゾンOD錠15mg「アメル」：共和薬品 15mg1錠[32.4円/錠]，ピオグリタゾンOD錠15mg「杏林」：キョーリンリメディオ 15mg1錠[32.4円/錠]，ピオグリタゾンOD錠15mg「ケミファ」：日本ケミファ 15mg1錠[32.4円/錠]，ピオグリタゾンOD錠15mg「タカタ」：高田 15mg1錠[41.2円/錠]，ピオグリタゾンOD錠15mg「テバ」：大正薬品 15mg1錠[32.4円/錠]，ピオグリタゾンOD錠15mg「トーワ」：東和 15mg1錠[41.2円/錠]，ピオグリタゾンOD錠15mg「日医工」：日医工 15mg1錠[32.4円/錠]，ピオグリタゾンOD錠15mg「ファイザー」：ファイザー 15mg1錠[32.4円/錠]，ピオグリタゾンOD錠30mg「DSEP」：第一三共エスファ 30mg1錠[78.9円/錠]，ピオグリタゾンOD錠30mg「FFP」：富士フイルム 30mg1錠[78.9円/錠]，ピオグリタゾンOD錠30mg「MEEK」：小林化工 30mg1錠[78.9円/錠]，ピオグリタゾンOD錠30mg「NPI」：日本薬品工業 30mg1錠[61円/錠]，ピオグリタゾンOD錠30mg「NS」：日新－山形 30mg1錠[78.9円/錠]，ピオグリタゾンOD錠30mg「TCK」：辰巳化学 30mg1錠[78.9円/錠]，ピオグリタゾンOD錠30mg「アメル」：共和薬品 30mg1錠[61円/錠]，ピオグリタゾンOD錠30mg「杏林」：キョーリンリメディオ 30mg1錠[61円/錠]，ピオグリタゾンOD錠30mg「ケミファ」：日本ケミファ 30mg1錠[61円/錠]，ピオグリタゾンOD錠30mg「タカタ」：高田 30mg1錠[78.9円/錠]，ピオグリタゾンOD錠30mg「テバ」：大正薬品 30mg1錠[61円/錠]，ピオグリタゾンOD錠30mg「トーワ」：東和 30mg1錠[78.9円/錠]，ピオグリタゾンOD錠30mg「日医工」：日医工 30mg1錠[61円/錠]，ピオグリタゾンOD錠30mg「ファイザー」：ファイザー 30mg1錠[61円/錠]，ピオグリタゾン錠15mg「DSEP」：第一三共エスファ 15mg1錠[41.2円/錠]，ピオグリタゾン錠15mg「EE」：エルメッドエーザイ 15mg1錠[32.4円/錠]，ピオグリタゾン錠15mg「FFP」：富士フイルム 15mg1錠[41.2円/錠]，ピオグリタゾン錠15mg「JG」：日本ジェネリック 15mg1錠[32.4円/錠]，ピオグリタゾン錠15mg「KO」：寿 15mg1錠[32.4円/錠]，ピオグリタゾン錠15mg「MEEK」：小林化工 15mg1錠[41.2円/錠]，ピオグリタゾン錠15mg「NP」：ニプロ 15mg1錠[32.4円/錠]，ピオグリタゾン錠15mg「NPI」：日本薬品工業 15mg1錠[32.4円/錠]，ピオグリタゾン錠15mg「NS」：日新－山形 15mg1錠[41.2円/錠]，ピオグリタゾン錠15mg「TCK」：辰巳化学 15mg1錠[41.2円/錠]，ピオグリタゾン錠15mg「TSU」：鶴原 15mg1錠[32.4円/錠]，ピオグリタゾン錠15mg「TYK」：大正薬品 15mg1錠[32.4円/錠]，ピオグリタゾン錠15mg「ZE」：全星薬品 15mg1錠[41.2円/錠]，ピオグリタゾン錠15mg「アメル」：共和薬品 15mg1錠[32.4円/錠]，ピオグリタゾン錠15mg「オーハラ」：大原薬品 15mg1錠[41.2円/錠]，ピオグリタゾン錠15mg「杏林」：キョーリンリメディオ 15mg1錠[32.4円/錠]，ピオグリタゾン錠15mg「ケミファ」：日本ケミファ 15mg1錠[32.4円/錠]，ピオグリタゾン錠15mg「サワイ」：沢井 15mg1錠[41.2円/錠]，ピオグリタゾン錠15mg「サンド」：サンド 15mg1錠[32.4円/錠]，ピオグリタゾン錠15mg「タイヨー」：テバ製薬 15mg1錠[32.4円/錠]，ピオグリタゾン錠15mg「タカタ」：高田 15mg1錠[41.2円/錠]，ピオグリタゾン錠15mg「タナベ」：田辺三菱 15mg1錠[32.4円/錠]，ピオグリタゾン錠15mg「トーワ」：東和 15mg1錠[41.2円/錠]，ピオグリタゾン錠15mg「日医工」：日医工 15mg1錠[32.4円/錠]，ピオグリタゾン錠15mg「ファイザー」：ファイザー 15mg1錠[32.4円/錠]，ピオグリタゾン錠15mg「モチダ」：持田 15mg1錠[32.4円/錠]，ピオグリタゾン錠30mg「DSEP」：第一三共エスファ 30mg1錠[78.9円/錠]，ピオグリタゾン錠30mg「EE」：エルメッドエーザイ 30mg1錠[61円/錠]，ピオグリタゾン錠30mg「FFP」：富士フイルム 30mg1錠[78.9円/錠]，ピオグリタゾン錠30mg「JG」：日本ジェネリック 30mg1錠[61円/錠]，ピオグリタゾン錠30mg「KO」：寿 30mg1錠[61円/錠]，ピオグリタゾン錠30mg「MEEK」：小林化工 30mg1錠[78.9円/錠]，ピオグリタゾン錠30mg「NP」：ニプロ 30mg1錠[61円/錠]，ピオグリタゾン錠30mg「NPI」：日本薬品工業 30mg1錠[61円/錠]，ピオグリタゾン錠30mg「NS」：日新－山形 30mg1錠[78.9円/錠]，ピオグリタゾン錠30mg「TCK」：辰巳化学 30mg1錠[78.9円/錠]，ピオグリタゾン錠30mg「TSU」：鶴原 30mg1錠[61円/錠]，ピオグリタゾン錠30mg「TYK」：大正薬品 30mg1錠[61円/錠]，ピオグリタゾン錠30mg「ZE」：全星薬品 30mg1錠[78.9円/錠]，ピオグリタゾン錠30mg「アメル」：共和薬品 30mg1錠[61円/錠]，ピオグリタゾン錠30mg「オーハラ」：大原薬品 30mg1錠[78.9円/錠]，ピオグリタゾン錠30mg

「杏林」：キョーリンリメディオ　30mg1錠[61円/錠]，ピオグリタゾン錠30mg「ケミファ」：日本ケミファ　30mg1錠[61円/錠]，ピオグリタゾン錠30mg「サワイ」：沢井　30mg1錠[78.9円/錠]，ピオグリタゾン錠30mg「サンド」：サンド　30mg1錠[78.9円/錠]，ピオグリタゾン錠30mg「タイヨー」：テバ製薬　30mg1錠[61円/錠]，ピオグリタゾン錠30mg「タカタ」：高田　30mg1錠[78.9円/錠]，ピオグリタゾン錠30mg「タナベ」：田辺三菱　30mg1錠[61円/錠]，ピオグリタゾン錠30mg「トーワ」：東和　30mg1錠[78.9円/錠]，ピオグリタゾン錠30mg「日医工」：日医工　30mg1錠[61円/錠]，ピオグリタゾン錠30mg「ファイザー」：ファイザー　30mg1錠[61円/錠]，ピオグリタゾン錠30mg「モチダ」：持田　30mg1錠[61円/錠]

アクトネル錠2.5mg　規格：2.5mg1錠[109円/錠]
アクトネル錠75mg　規格：75mg1錠[2987.3円/錠]

リセドロン酸ナトリウム水和物　味の素　399

【効 能 効 果】

骨粗鬆症

【対応標準病名】

◎	骨粗鬆症		
○	頚椎骨粗鬆症	頚椎骨粗鬆症・病的骨折あり	骨粗鬆症・骨盤部病的骨折あり
	骨粗鬆症・脊椎病的骨折あり	骨粗鬆症・前腕病的骨折あり	骨粗鬆症・大腿部病的骨折あり
	骨粗鬆症・多発病的骨折あり	骨粗鬆症・病的骨折あり	若年性骨粗鬆症
	若年性骨粗鬆症・病的骨折あり	術後吸収不良性骨粗鬆症	術後吸収不良性骨粗鬆症・病的骨折あり
	ステロイド性骨粗鬆症	ステロイド性骨粗鬆症・病的骨折あり	ステロイド性脊椎圧迫骨折
	脊椎骨粗鬆症・病的骨折あり	特発性骨粗鬆症	特発性骨粗鬆症・病的骨折あり
	特発性若年性骨粗鬆症	二次性骨粗鬆症	二次性骨粗鬆症・病的骨折あり
	廃用性骨粗鬆症	廃用性骨粗鬆症・病的骨折あり	閉経後骨粗鬆症・骨盤部病的骨折あり
	閉経後骨粗鬆症・脊椎病的骨折あり	閉経後骨粗鬆症・前腕病的骨折あり	閉経後骨粗鬆症・大腿部病的骨折あり
	閉経後骨粗鬆症・多発病的骨折あり	閉経後骨粗鬆症・病的骨折あり	薬物誘発性骨粗鬆症
	薬物誘発性骨粗鬆症・病的骨折あり	卵巣摘出術後骨粗鬆症	卵巣摘出術後骨粗鬆症・病的骨折あり
	老年性骨粗鬆症	老年性骨粗鬆症・病的骨折あり	
△	環椎椎弓骨折	軸椎横突起骨折	軸椎椎弓骨折
	軸椎椎体骨折	歯突起開放骨折	歯突起骨折
	上腕骨滑車骨折	上腕骨近位端病的骨折	上腕骨骨幹部病的骨折
	上腕骨小結節骨折	上腕骨らせん骨折	人工股関節周囲骨折
	人工膝関節周囲骨折	脊椎骨粗鬆症	前頭骨線状骨折
	頭蓋円蓋部線状骨折	剥離骨折	閉経後骨粗鬆症
	らせん骨折	裂離骨折	

効能効果に関連する使用上の注意　本剤の適用にあたっては，日本骨代謝学会の原発性骨粗鬆症の診断基準等を参考に骨粗鬆症と確定診断された患者を対象とすること。

用法用量

〔2.5mg錠〕：通常，成人にはリセドロン酸ナトリウムとして2.5mgを1日1回，起床時に十分量（約180mL）の水とともに経口投与する。なお，服用後少なくとも30分は横にならず，水以外の飲食並びに他の薬剤の経口摂取も避けること。

〔75mg錠〕：通常，成人にはリセドロン酸ナトリウムとして75mgを月1回，起床時に十分量（約180mL）の水とともに経口投与する。なお，服用後少なくとも30分は横にならず，水以外の飲食並びに他の薬剤の経口摂取も避けること。

用法用量に関連する使用上の注意

投与にあたっては次の点を患者に指導すること。

(1)水以外の飲料（Ca，Mg等の含量の特に高いミネラルウォーターを含む）や食物あるいは他の薬剤と同時に服用すると，本剤の吸収を妨げることがあるので，起床後，最初の飲食前に服用し，かつ服用後少なくとも30分は水以外の飲食を避ける。
(2)食道炎や食道潰瘍が報告されているので，立位あるいは坐位で，十分量（約180mL）の水とともに服用し，服用後30分は横たわらない。
(3)就寝時又は起床前に服用しない。
(4)口腔咽頭刺激の可能性があるので噛まずに，なめずに服用する。
(5)食道疾患の症状（嚥下困難又は嚥下痛，胸骨後部の痛み，高度の持続する胸やけ等）があらわれた場合には主治医に連絡する。
(6)〔75mg錠のみ〕：本剤は月1回服用する薬剤であり，原則として毎月同じ日に服用すること。また，本剤の服用を忘れた場合は，翌日に1錠服用し，その後はあらかじめ定めた日に服用すること。

禁忌

(1)食道狭窄又はアカラシア（食道弛緩不能症）等の食道通過を遅延させる障害のある患者
(2)本剤の成分あるいは他のビスフォスフォネート系薬剤に対し過敏症の既往歴のある患者
(3)低カルシウム血症の患者
(4)服用時に立位あるいは坐位を30分以上保てない患者
(5)妊婦又は妊娠している可能性のある婦人
(6)高度な腎障害のある患者

ベネット錠2.5mg：武田薬品　2.5mg1錠[109円/錠]
ベネット錠75mg：武田薬品　75mg1錠[2987.3円/錠]

リセドロン酸Na錠2.5mg「F」：富士製薬　2.5mg1錠[49.9円/錠]，リセドロン酸Na錠2.5mg「FFP」：富士フイルム　2.5mg1錠[62.4円/錠]，リセドロン酸Na錠2.5mg「JG」：日本ジェネリック　2.5mg1錠[62.4円/錠]，リセドロン酸Na錠2.5mg「NP」：ニプロ　2.5mg1錠[49.9円/錠]，リセドロン酸Na錠2.5mg「SN」：シオノ　2.5mg1錠[62.4円/錠]，リセドロン酸Na錠2.5mg「YD」：陽進堂　2.5mg1錠[62.4円/錠]，リセドロン酸Na錠2.5mg「ZE」：全星薬品　2.5mg1錠[62.4円/錠]，リセドロン酸Na錠2.5mg「杏林」：キョーリンリメディオ　2.5mg1錠[49.9円/錠]，リセドロン酸Na錠2.5mg「サワイ」：沢井　2.5mg1錠[49.9円/錠]，リセドロン酸Na錠2.5mg「サンド」：サンド　2.5mg1錠[49.9円/錠]，リセドロン酸Na錠2.5mg「タカタ」：高田　2.5mg1錠[62.4円/錠]，リセドロン酸Na錠2.5mg「テバ」：大正薬品　2.5mg1錠[62.4円/錠]，リセドロン酸Na錠2.5mg「トーワ」：東和　2.5mg1錠[62.4円/錠]，リセドロン酸Na錠2.5mg「日医工」：日医工　2.5mg1錠[62.4円/錠]，リセドロン酸Na錠2.5mg「日新」：日新－山形　2.5mg1錠[62.4円/錠]，リセドロン酸Na錠2.5mg「ファイザー」：ファイザー　2.5mg1錠[62.4円/錠]，リセドロン酸Na錠2.5mg「明治」：Meiji Seika　2.5mg1錠[62.4円/錠]，リセドロン酸Na錠2.5mg「ユートク」：大興　2.5mg1錠[62.4円/錠]，リセドロン酸Na塩錠2.5mg「タナベ」：田辺三菱　2.5mg1錠[49.9円/錠]，リセドロン酸ナトリウム錠2.5mg「アメル」：共和薬品　2.5mg1錠[49.9円/錠]，リセドロン酸ナトリウム錠2.5mg「ケミファ」：日本薬品工業　2.5mg1錠[62.4円/錠]

アクトネル錠17.5mg　規格：17.5mg1錠[679.8円/錠]

リセドロン酸ナトリウム水和物　味の素　399

【効 能 効 果】

骨粗鬆症，骨ページェット病

【対応標準病名】

◎	骨粗鬆症	骨パジェット病	
○	頚椎骨粗鬆症	頚椎骨粗鬆症・病的骨折あり	骨粗鬆症・骨盤部病的骨折あり
	骨粗鬆症・脊椎病的骨折あり	骨粗鬆症・前腕病的骨折あり	骨粗鬆症・大腿部病的骨折あり

	骨粗鬆症・多発病的骨折あり	骨粗鬆症・病的骨折あり	若年性骨粗鬆症
	若年性骨粗鬆症・病的骨折あり	若年性骨パジェット病	術後吸収不良性骨粗鬆症
	術後吸収不良性骨粗鬆症・病的骨折あり	ステロイド性骨粗鬆症	ステロイド性骨粗鬆症・病的骨折あり
	ステロイド性脊椎圧迫骨折	脊椎骨粗鬆症・病的骨折あり	頭蓋骨パジェット病
	特発性骨粗鬆症	特発性骨粗鬆症・病的骨折あり	特発性若年性骨粗鬆症
	二次性骨粗鬆症	二次性骨粗鬆症・病的骨折あり	廃用性骨粗鬆症
	廃用性骨粗鬆症・病的骨折あり	閉経後骨粗鬆症・骨盤部病的骨折あり	閉経後骨粗鬆症・脊椎病的骨折あり
	閉経後骨粗鬆症・前腕病的骨折あり	閉経後骨粗鬆症・大腿部病的骨折あり	閉経後骨粗鬆症・多発病的骨折あり
	閉経後骨粗鬆症・病的骨折あり	薬物誘発性骨粗鬆症	薬物誘発性骨粗鬆症・病的骨折あり
	卵巣摘出術後骨粗鬆症	卵巣摘出術後骨粗鬆症・病的骨折あり	老年性骨粗鬆症
	老年性骨粗鬆症・病的骨折あり		
△	環椎椎弓骨折	軸椎横突起骨折	軸椎椎弓骨折
	軸椎椎体骨折	歯突起開放骨折	歯突起骨折
	上腕骨滑車骨折	上腕骨近位端病的骨折	上腕骨骨幹部病的骨折
	上腕骨小結節骨折	上腕骨らせん骨折	人工関節周囲骨折
	人工膝関節周囲骨折	脊椎骨粗鬆症	前頭骨線状骨折
	頭蓋円蓋部線状骨折	剥離骨折	閉経後骨粗鬆症
	らせん骨折	裂離骨折	

効能効果に関連する使用上の注意

骨粗鬆症の場合：本剤の適用にあたっては，日本骨代謝学会の原発性骨粗鬆症の診断基準等を参考に骨粗鬆症と確定診断された患者を対象とすること。

骨ページェット病の場合：本剤の適用にあたっては，日本骨粗鬆症学会の「骨 Paget 病の診断と治療ガイドライン」等を参考に骨ページェット病と確定診断された患者を対象とすること。

用法用量

(1)骨粗鬆症の場合

通常，成人にはリセドロン酸ナトリウムとして17.5mgを1週間に1回，起床時に十分量（約180mL）の水とともに経口投与する。

なお，服用後少なくとも30分は横にならず，水以外の飲食並びに他の薬剤の経口摂取も避けること。

(2)骨ページェット病の場合

通常，成人にはリセドロン酸ナトリウムとして17.5mgを1日1回，起床時に十分量（約180mL）の水とともに8週間連日経口投与する。

なお，服用後少なくとも30分は横にならず，水以外の飲食並びに他の薬剤の経口摂取も避けること。

用法用量に関連する使用上の注意

投与にあたっては次の点を患者に指導すること。

(1)水以外の飲料（Ca，Mg等の含量の特に高いミネラルウォーターを含む）や食物あるいは他の薬剤と同時に服用すると，本剤の吸収を妨げることがあるので，起床後，最初の飲食前に服用し，かつ服用後少なくとも30分は水以外の飲食を避ける。

(2)食道炎や食道潰瘍が報告されているので，立位あるいは坐位で，十分量（約180mL）の水とともに服用し，服用後30分は横たわらない。

(3)就寝時又は起床前に服用しない。

(4)口腔咽頭刺激の可能性があるので噛まずに，なめずに服用する。

(5)食道疾患の症状（嚥下困難又は嚥下痛，胸骨後部の痛み，高度の持続する胸やけ等）があらわれた場合には主治医に連絡する。

骨粗鬆症の場合（次の点を患者に指導すること）：本剤は週1回服用する薬剤であり，同一曜日に服用すること。また，本剤の服用を忘れた場合は，翌日に1錠服用し，その後はあらかじめ定めた曜日に服用すること。なお，1日に2錠服用しないこと。

骨ページェット病の場合：再治療は少なくとも2カ月間の休薬期間をおき，生化学所見が正常化しない場合及び症状の進行が明らかな場合にのみ行うこと。

禁忌

(1)食道狭窄又はアカラシア（食道弛緩不能症）等の食道通過を遅延させる障害のある患者

(2)本剤の成分あるいは他のビスフォスフォネート系薬剤に対し過敏症の既往歴のある患者

(3)低カルシウム血症の患者

(4)服用時に立位あるいは坐位を30分以上保てない患者

(5)妊婦又は妊娠している可能性のある婦人

(6)高度な腎障害のある患者

ベネット錠17.5mg：武田薬品　17.5mg1錠［679.8円/錠］

リセドロン酸Na錠17.5mg「F」：富士製薬［315.9円/錠］，リセドロン酸Na錠17.5mg「FFP」：富士フイルム［378円/錠］，リセドロン酸Na錠17.5mg「JG」：日本ジェネリック［378円/錠］，リセドロン酸Na錠17.5mg「NP」：ニプロ［315.9円/錠］，リセドロン酸Na錠17.5mg「SN」：シオノ［378円/錠］，リセドロン酸Na錠17.5mg「YD」：陽進堂［378円/錠］，リセドロン酸Na錠17.5mg「ZE」：全星薬品［378円/錠］，リセドロン酸Na錠17.5mg「杏林」：キョーリンリメディオ［315.9円/錠］，リセドロン酸Na錠17.5mg「サワイ」：沢井［315.9円/錠］，リセドロン酸Na錠17.5mg「サンド」：サンド［315.9円/錠］，リセドロン酸Na錠17.5mg「タカタ」：高田［378円/錠］，リセドロン酸Na錠17.5mg「テバ」：大正薬品［378円/錠］，リセドロン酸Na錠17.5mg「トーワ」：東和［378円/錠］，リセドロン酸Na錠17.5mg「日医工」：日医工［378円/錠］，リセドロン酸Na錠17.5mg「日新」：日新－山形［378円/錠］，リセドロン酸Na錠17.5mg「ファイザー」：ファイザー［378円/錠］，リセドロン酸Na錠17.5mg「明治」：Meiji Seika［378円/錠］，リセドロン酸Na錠17.5mg「ユートク」：大興［378円/錠］，リセドロン酸Na塩錠17.5mg「タナベ」：田辺三菱［315.9円/錠］，リセドロン酸ナトリウム錠17.5mg「アメル」：共和薬品［315.9円/錠］，リセドロン酸ナトリウム錠17.5mg「ケミファ」：日本薬品工業［378円/錠］

アグリリンカプセル0.5mg

規格：0.5mg1カプセル［774.4円/カプセル］

アナグレリド塩酸塩水和物　シャイアー　429

【効 能 効 果】

本態性血小板血症

【対応標準病名】

◎	本態性血小板血症

効能効果に関連する使用上の注意　臨床試験に組み入れられた患者の前治療歴等について，「臨床成績」の項の内容を熟知し，本剤の有効性及び安全性を十分理解した上で適応患者の選択を行うこと。

用法用量　通常，成人にはアナグレリドとして1回0.5mgを1日2回経口投与より開始する。なお，患者の状態により適宜増減するが，増量は1週間以上の間隔をあけて1日用量として0.5mgずつ行い，1日4回を超えない範囲で分割して経口投与すること。ただし，1回用量として2.5mgかつ1日用量として10mgを超えないこと。

用法用量に関連する使用上の注意

(1)本剤は目標血小板数未満に維持される必要最小限の用量で使用すること。

(2)本剤による治療中は血小板数を定期的に観察すること。

(3)1日用量として7mgを超えて検討された本邦での試験成績はない。

(4)本剤の血中濃度が上昇するため，中等度の肝機能障害のある患者では，減量を考慮するとともに，患者の状態をより慎重に観察し，有害事象の発現に十分注意すること。

警告　本剤は，緊急時に十分対応できる医療施設において，造血器悪性腫瘍の治療に対して十分な知識・経験を持つ医師のもとで，本剤の使用が適切と判断される症例についてのみ投与すること。また，治療開始に先立ち，患者又はその家族に有効性及び危険性を十分に説明し，同意を得てから投与を開始すること。

禁忌

⑴本剤の成分に対し過敏症の既往歴のある患者。
⑵重度の肝機能障害のある患者

アクロマイシンVカプセル50mg

規格：50mg1カプセル[8.3円/カプセル]

アクロマイシンVカプセル250mg

規格：250mg1カプセル[13.7円/カプセル]

テトラサイクリン塩酸塩　　ポーラ　615

【効 能 効 果】

〈適応菌種〉テトラサイクリンに感性のブドウ球菌属，レンサ球菌属，肺炎球菌，腸球菌属，淋菌，炭疽菌，大腸菌，クレブシエラ属，プロテウス属，モルガネラ・モルガニー，プロビデンシア属，インフルエンザ菌，軟性下疳菌，百日咳菌，ブルセラ属，野兎病菌，ガス壊疽菌群，回帰熱ボレリア，ワイル病レプトスピラ，リケッチア属，クラミジア属，肺炎マイコプラズマ(マイコプラズマ・ニューモニエ)

〈適応症〉表在性皮膚感染症，深在性皮膚感染症，リンパ管・リンパ節炎，慢性膿皮症，乳腺炎，骨髄炎，咽頭・喉頭炎，扁桃炎，急性気管支炎，肺炎，肺膿瘍，慢性呼吸器病変の二次感染，膀胱炎，腎盂腎炎，尿道炎，淋菌感染症，軟性下疳，性病性(鼠径)リンパ肉芽腫，子宮内感染，脳膿瘍，涙嚢炎，外耳炎，中耳炎，副鼻腔炎，歯周組織炎，猩紅熱，炭疽，ブルセラ症，百日咳，野兎病，ガス壊疽，回帰熱，ワイル病，発疹チフス，発疹熱，つつが虫病

【対応標準病名】

◎	咽頭炎	咽頭喉頭炎	黄疸出血性レプトスピラ症
	回帰熱	外耳炎	ガス壊疽
	急性気管支炎	喉頭炎	骨髄炎
	子宮内感染症	歯根のう胞	歯周炎
	歯髄炎	猩紅熱	腎盂腎炎
	性病性リンパ肉芽腫	鼡径リンパ肉芽腫症	炭疽
	中耳炎	つつが虫病	軟性下疳
	乳腺炎	尿道炎	脳膿瘍
	肺炎	肺膿瘍	皮膚感染症
	百日咳	副鼻腔炎	ブルセラ症
	扁桃炎	膀胱炎	発疹チフス
	発疹熱	慢性膿皮症	野兎病
	リンパ管炎	リンパ節炎	淋病
	涙のう炎		
○あ	亜急性気管支炎	亜急性骨髄炎	亜急性リンパ管炎
	亜急性涙のう炎	悪性外耳炎	アレルギー性外耳道炎
	アレルギー性膀胱炎	アンギナ	異型猩紅熱
	胃腸炭疽	咽頭気管炎	咽頭痛
	咽頭扁桃炎	インフルエンザ菌気管支炎	インフルエンザ菌喉頭炎
	インフルエンザ菌性喉頭気管炎	う蝕第３度急性化膿性根尖性歯周炎	う蝕第３度急性単純性根尖性歯周炎
	う蝕第３度慢性化膿性根尖性歯周炎	壊死性外耳炎	壊死性潰瘍性歯周炎
	壊死性潰瘍性歯肉炎	壊疽性咽頭炎	壊疽性歯肉炎
か	外耳湿疹	外耳道真珠腫	外耳道痛
	外耳道肉芽腫	外耳道膿瘍	外耳道閉塞性角化症
	外耳道蜂巣炎	外傷性穿孔性中耳炎	外傷性中耳炎
	開放性大腿骨骨髄炎	潰瘍性咽頭炎	潰瘍性歯肉炎
	潰瘍性膀胱炎	下咽頭炎	カウパー腺膿瘍
	下顎骨骨髄炎	化学性急性外耳炎	顎骨骨髄炎
	下腿骨骨髄炎	下腿骨慢性骨髄炎	下腿複雑骨折後骨髄炎
	カタル性咽頭炎	化膿性喉頭炎	化膿性骨髄炎
	化膿性歯周炎	化膿性歯肉炎	化膿性中耳炎
	化膿性乳腺炎	化膿性副鼻腔炎	化膿性リンパ節炎
	眼窩骨髄炎	環指骨髄炎	間質性膀胱炎
	感染性咽頭炎	感染性外耳炎	感染性喉頭気管炎
	眼野兎病	眼レプトスピラ症	気管支肺炎
	偽猩紅熱	偽膜性アンギナ	偽膜性咽頭炎
	偽膜性気管支炎	偽膜性喉頭炎	偽膜性扁桃炎
	急性アデノイド咽頭炎	急性アデノイド扁桃炎	急性咽頭炎
	急性咽頭喉頭炎	急性咽頭扁桃炎	急性壊疽性喉頭炎
	急性壊疽性扁桃炎	急性外耳炎	急性潰瘍性喉頭炎
	急性潰瘍性扁桃炎	急性顎骨骨髄炎	急性化膿性咽頭炎
	急性化膿性外耳炎	急性化膿性脛骨骨髄炎	急性化膿性骨髄炎
	急性化膿性根尖性歯周炎	急性化膿性歯根膜炎	急性化膿性中耳炎
	急性化膿性辺縁性歯根膜炎	急性化膿性扁桃炎	急性気管気管支炎
	急性脛骨骨髄炎	急性血行性骨髄炎	急性光線性外耳炎
	急性喉頭炎	急性喉頭気管炎	急性喉頭気管気管支炎
	急性骨髄炎	急性根尖性歯周炎	急性歯冠周囲炎
	急性歯周炎	急性湿疹性外耳炎	急性歯肉炎
	急性出血性膀胱炎	急性声帯炎	急性声門下喉頭炎
	急性接触性外耳炎	急性腺窩性扁桃炎	急性単純性根尖性歯周炎
	急性単純性膀胱炎	急性中耳炎	急性乳腺炎
	急性尿道炎	急性肺炎	急性反応性外耳炎
	急性反復性気管支炎	急性浮腫性喉頭炎	急性扁桃炎
	急性膀胱炎	急性淋菌性尿道炎	急性涙のう炎
	急速進行性歯周炎	胸骨骨髄炎	胸椎骨髄炎
	胸膜肺炎	距骨骨髄炎	くも膜下膿瘍
	クラミジア性リンパ肉芽腫	クラミジア肺炎	クループ性気管支炎
	脛骨骨髄炎	脛骨骨膜炎	脛骨乳児骨髄炎
	脛骨慢性化膿性骨髄炎	脛骨慢性骨髄炎	頚椎骨髄炎
	頚部膿疱	頚部リンパ節炎	結核性中耳炎
	血行性脛骨骨髄炎	血行性骨髄炎	血行性大腿骨骨髄炎
	嫌気性骨髄炎	限局型若年性歯周炎	限局性外耳道炎
	硬化性骨髄炎	口腔上顎洞瘻	紅色陰癬
	喉頭周囲炎	後頭部脳膿瘍	広汎型若年性歯周炎
	硬膜外肉芽腫	硬膜外膿瘍	硬膜下肉芽腫
	硬膜下膿瘍	硬膜内膿瘍	肛門淋菌感染
	鼓室内水腫	骨炎	骨顆炎
	骨幹炎	骨周囲炎	骨髄炎後遺症
	骨髄肉芽腫	骨盤化膿性骨髄炎	骨膜炎
	骨膜下膿瘍	骨膜骨髄炎	骨膜のう炎
	根尖性歯周炎	根尖肉芽腫	根側歯周膿瘍
さ	細菌性骨髄炎	細菌性膀胱炎	臍周囲炎
	再発性中耳炎	再発性尿道炎	坐骨骨炎
	サルモネラ骨髄炎	耳介周囲湿疹	耳介部皮膚炎
	耳介蜂巣炎	歯冠周囲炎	歯冠周囲膿瘍
	指骨炎	趾骨炎	指骨髄炎
	趾骨髄炎	篩骨洞炎	歯根膜下膿瘍
	歯周症	歯周膿瘍	思春期性歯肉炎
	歯性上顎洞炎	歯性副鼻腔炎	膝蓋骨化膿性骨髄炎
	膝蓋骨骨髄炎	歯肉炎	歯肉膿瘍
	若年性歯周炎	尺骨遠位部骨髄炎	縦隔膿瘍
	習慣性アンギナ	種子骨炎	出血性外耳炎
	出血性中耳炎	出血性膀胱炎	術後骨髄炎
	術後腎盂腎炎	術後性中耳炎	術後性慢性中耳炎
	上咽頭炎	上顎骨骨髄炎	上顎洞炎
	上行性腎盂腎炎	猩紅熱性心筋炎	猩紅熱性中耳炎
	上鼓室化膿症	踵骨炎	踵骨骨髄炎
	小児肺炎	小児副鼻腔炎	小脳脳膿瘍
	小膿疱性皮膚炎	上腕骨骨髄炎	しらみ媒介性回帰熱
	滲出性気管支炎	新生児上顎骨骨髄炎	新生児中耳炎

	新生児膿漏眼	水疱性中耳炎	スキーン腺膿瘍
	脊椎骨髄炎	腺窩性アンギナ	穿孔性中耳炎
	前思春期性歯周炎	全身性野兎病	前頭洞炎
	前頭部脳膿瘍	前腕骨髄炎	早期発症型歯周炎
	増殖性化膿性口内炎	増殖性骨膜炎	増殖性歯肉炎
た	側頭部脳膿瘍	足部骨髄炎	大腿骨骨髄炎
	大腿骨膿瘍	大腿骨膜炎	大腿骨慢性化膿性骨髄炎
	大腿骨慢性骨髄炎	大葉性肺炎	だに媒介性回帰熱
	多発性膿疱症	単純性歯周炎	単純性歯肉炎
	単純性中耳炎	炭疽髄膜炎	炭疽敗血症
	恥骨骨炎	恥骨骨膜炎	智歯周囲炎
	地中海熱	チフス	チフス性心筋炎
	中隔部肉芽形成	肘関節慢性骨髄炎	中耳炎性顔面神経麻痺
	中手骨膿瘍	腸間膜リンパ節炎	蝶形骨洞炎
	腸骨骨髄炎	直腸淋菌感染	沈下性肺炎
	陳旧性中耳炎	ツラレミアリンパ節炎	デュランド・ニコラ・ファブル病
	頭蓋骨骨髄炎	頭蓋内膿瘍	橈骨骨髄炎
な	頭頂部脳膿瘍	特殊性歯周炎	七日熱
	難治性歯周炎	乳児肺炎	乳腺膿瘍
	乳腺瘻孔	乳頭潰瘍	乳頭周囲炎
	乳頭びらん	乳房炎症性疾患	乳房潰瘍
	乳房膿瘍	乳房よう	乳輪下膿瘍
	尿細管間質性腎炎	尿道口炎	尿道口膿瘍
	尿道周囲炎	尿道周囲膿瘍	尿道膿瘍
	尿膜管膿瘍	妊娠中の子宮頚管炎	妊娠中の子宮内感染
	妊娠中の性器感染症	膿皮症	膿疱
は	肺炎合併肺膿瘍	肺炎球菌性咽頭炎	肺炎球菌性気管支炎
	肺化膿症	敗血症性咽頭炎	敗血症性気管支炎
	敗血症性骨髄炎	敗血症性肺炎	敗血症性皮膚炎
	肺炭疽	肺野兎病	剥離性歯肉炎
	バング熱	反復性膀胱炎	汎副鼻腔炎
	非感染性急性外耳炎	非結核性抗酸菌性骨髄炎	腓骨骨髄炎
	尾骨骨髄炎	非性病性尿道炎	肥大性歯肉炎
	非定型肺炎	非特異骨髄炎	非特異性腸間膜リンパ節炎
	非特異性尿道炎	非特異性リンパ節炎	ヒトメタニューモウイルス気管支炎
	皮膚炭疽	びまん性外耳炎	びまん性肺炎
	びらん性歯肉炎	びらん性膀胱炎	非淋菌性尿道炎
	フェニトイン歯肉増殖症	フォートブラッグ熱	複雑性歯周炎
	複雑性歯肉炎	腹部野兎病	ブタ流産菌病
	ぶどう球菌性咽頭炎	ぶどう球菌性肺膿瘍	ぶどう球菌性扁桃炎
	ブリル病	ブルセラ症性脊椎炎	ブロディー骨膿瘍
	閉塞性肺炎	辺縁性化膿性歯根膜炎	辺縁性歯周組織炎
	扁桃性アンギナ	扁桃チフス	膀胱後部膿瘍
	膀胱三角部炎	膀胱周囲炎	膀胱周囲膿瘍
	膀胱尿道炎	放射線性下顎骨骨髄炎	放射線性膀胱炎
	萌出性歯肉炎	母指骨髄炎	母趾骨髄炎
ま	マイコプラズマ気管支炎	膜性咽頭炎	マルタ熱
	慢性萎縮性老人性歯肉炎	慢性咽喉頭炎	慢性外耳炎
	慢性顎骨骨髄炎	慢性化膿性骨髄炎	慢性化膿性根尖性歯周炎
	慢性化膿性穿孔性中耳炎	慢性化膿性中耳炎	慢性血行性骨髄炎
	慢性骨髄炎	慢性根尖性歯周炎	慢性再発性膀胱炎
	慢性耳管鼓室化膿性中耳炎	慢性歯冠周囲炎	慢性歯周炎
	慢性歯周膿瘍	慢性歯肉炎	慢性上鼓室乳突洞化膿性中耳炎
	慢性穿孔性中耳炎	慢性多発性骨髄炎	慢性中耳炎
	慢性中耳炎後遺症	慢性中耳炎術後再燃	慢性尿道炎
	慢性肺化膿症	慢性複雑性膀胱炎	慢性副鼻腔炎
	慢性副鼻腔炎急性増悪	慢性副鼻腔膿瘍	慢性辺縁性歯周炎急性発作
	慢性辺縁性歯周炎軽度	慢性辺縁性歯周炎重度	慢性辺縁性歯周炎中等度
	慢性扁桃炎	慢性膀胱炎	慢性淋菌性尿道炎
	慢性リンパ管炎	慢性リンパ節炎	慢性涙小管炎
	慢性涙のう炎	耳後部リンパ節炎	耳後部リンパ腺炎
ら	無熱性肺炎	腰椎骨髄炎	リトレー腺膿瘍
	流行性発疹チフス	流産熱	良性慢性化膿性中耳炎
	緑膿菌性外耳炎	淋菌性咽頭炎	淋菌性外陰炎
	淋菌性外陰腟炎	淋菌性滑膜炎	淋菌性関節炎
	淋菌性亀頭炎	淋菌性結膜炎	淋菌性腱滑膜炎
	淋菌性虹彩毛様体炎	淋菌性口内炎	淋菌性骨髄炎
	淋菌性子宮頚管炎	淋菌性女性骨盤炎	淋菌性心筋炎
	淋菌性心内膜炎	淋菌性心膜炎	淋菌性髄膜炎
	淋菌性精巣炎	淋菌性精巣上体炎	淋菌性前立腺炎
	淋菌性腟炎	淋菌性尿道炎	淋菌性尿道狭窄
	淋菌性脳膿瘍	淋菌性肺炎	淋菌性敗血症
	淋菌性バルトリン腺膿瘍	淋菌性腹膜炎	淋菌性膀胱炎
	淋菌性卵管炎	涙小管炎	涙小管のう胞
	涙のう周囲炎	涙のう周囲膿瘍	レプトスピラ症
	レプトスピラ性髄膜炎	連鎖球菌気管支炎	連鎖球菌性アンギナ
	連鎖球菌性咽頭炎	連鎖球菌性喉頭炎	連鎖球菌性喉頭気管炎
	連鎖球菌性扁桃炎	老人性肺炎	肋骨骨髄炎
わ	肋骨周囲炎	ワンサンアンギナ	ワンサン気管支炎
	ワンサン扁桃炎		

△	BK ウイルス腎症	MRSA 骨髄炎	MRSA 肺化膿症
あ	MRSA 膀胱炎	RS ウイルス気管支炎	足蜂巣炎
	アレルギー性副鼻腔炎	一部性歯髄炎	陰茎炎
	陰茎膿瘍	咽頭喉頭逆流症	咽頭チフス
	咽頭膿瘍	インフルエンザ菌性咽頭炎	ウイルス性咽頭炎
	ウイルス性気管支炎	ウイルス性扁桃炎	ウォーケス篩骨洞炎
	う蝕第 2 度単純性歯髄炎	う蝕第 3 度急性化膿性歯髄炎	う蝕第 3 度歯髄壊死
	う蝕第 3 度歯髄壊疽	う蝕第 3 度慢性壊疽性歯髄炎	う蝕第 3 度慢性潰瘍性歯髄炎
	う蝕第 3 度慢性増殖性歯髄炎	会陰部蜂巣炎	腋窩蜂巣炎
	エコーウイルス気管支炎	壊疽性歯髄炎	オトガイ下膿瘍
か	外傷性歯根膜炎	外傷性歯髄炎	外歯瘻
	外麦粒腫	海綿体炎	海綿体膿瘍
	下顎部蜂巣炎	下眼瞼蜂巣炎	顎下部膿瘍
	下肢蜂巣炎	下肢リンパ浮腫	下腿蜂巣炎
	肩蜂巣炎	化膿性口内炎	化膿性爪囲炎
	カリエスのない歯髄炎	眼窩下膿瘍	眼窩骨膜炎
	眼窩膿瘍	眼窩蜂巣炎	眼瞼蜂巣炎
	顔面蜂巣炎	乾酪性副鼻腔炎	気腫性腎盂腎炎
	急性一部性化膿性歯髄炎	急性一部性単純性歯髄炎	急性壊疽性歯髄炎
	急性化膿性歯髄炎	急性眼窩うっ血	急性眼窩炎
	急性喉頭蓋膿瘍	急性子宮傍結合織炎	急性歯髄炎
	急性歯槽膿瘍	急性全部性化膿性歯髄炎	急性全部性単純性歯髄炎
	急性単純性歯髄炎	急性リンパ管炎	頬部蜂巣炎
	胸壁蜂巣炎	グラデニーゴ症候群	頚部蜂巣炎
	血行性歯髄炎	肩甲骨周囲炎	口蓋垂炎
	口蓋膿瘍	口腔底膿瘍	口腔底蜂巣炎
	口腔膿瘍	好酸球性蜂巣炎	口底膿瘍
	口底蜂巣炎	喉頭アレルギー	喉頭萎縮
	喉頭壊死	喉頭蓋軟骨膜炎	喉頭蓋のう胞
	喉頭蓋膿瘍	喉頭潰瘍	喉頭下垂症
	喉頭機能低下	喉頭上皮過形成	喉頭軟骨膜炎
	喉頭肉芽腫	喉頭白斑症	喉頭びらん
	喉頭蜂巣炎	広汎性フレグモーネ	股関節部蜂巣炎
	コクサッキーウイルス気管支炎	根尖周囲のう胞	根尖周囲膿瘍
さ	根尖膿瘍	臍部蜂巣炎	残髄炎
	残存性歯根のう胞	歯髄壊死	歯髄壊疽

	歯髄充血	歯髄露出	歯槽膿瘍
	膝部蜂巣炎	趾ひょう疽	習慣性扁桃炎
	手関節部蜂巣炎	手指ひょう疽	上眼瞼蜂巣炎
	上行性歯髄炎	上肢リンパ浮腫	上腕蜂巣炎
	女性急性骨盤蜂巣炎	女性慢性骨盤蜂巣炎	深在性フレグモーネ
	精巣上体膿瘍	精巣膿瘍	精巣蜂巣炎
	舌下隙膿瘍	舌扁桃炎	先天性乳び胸
	全部性歯髄炎	前腕蜂巣炎	爪囲炎
	爪下膿瘍	象牙粒	爪床炎
	足関節部蜂巣炎	足背蜂巣炎	鼡径部蜂巣炎
た	第２象牙質	体幹蜂巣炎	大腿部蜂巣炎
	肘部蜂巣炎	テノンのう炎	手蜂巣炎
	殿部蜂巣炎	頭皮蜂巣炎	特発性喉頭肉芽腫
な	内歯瘻	内麦粒腫	尿道症候群
は	背部蜂巣炎	麦粒腫	鼻入口部膿瘍
	鼻壊死	鼻壊疽	鼻潰瘍
	鼻蜂巣炎	パラインフルエンザウイルス気管支炎	鼻咽頭膿瘍
	鼻咽頭蜂巣炎	鼻腔内膿瘍	鼻せつ
	鼻前庭せつ	鼻中隔壊死	鼻中隔潰瘍
	鼻中隔膿瘍	鼻中隔びらん	ひょう疽
	鼻翼膿瘍	不規則象牙質	腹壁蜂巣炎
	プラーク性歯肉炎	ヘルペスウイルス性歯肉口内炎	蜂窩織炎
	放射線出血性膀胱炎	蜂巣炎	蜂巣炎性咽頭炎
ま	マイボーム腺炎	慢性壊疽性歯髄炎	慢性開放性歯髄炎
	慢性潰瘍性歯髄炎	慢性子宮傍結合織炎	慢性歯髄炎
	慢性歯槽膿瘍	慢性増殖性歯髄炎	慢性単純性歯髄炎
ら	慢性中耳炎急性増悪	慢性閉鎖性歯髄炎	ライノウイルス気管支炎

効能効果に関連する使用上の注意
(1)胎児に一過性の骨発育不全，歯牙の着色・エナメル質形成不全を起こすことがある。また，動物実験（ラット）で胎児毒性が認められているので，妊婦又は妊娠している可能性のある婦人には治療上の有益性が危険性を上回ると判断される場合にのみ投与すること。
(2)小児（特に歯牙形成期にある８歳未満の小児）に投与した場合，歯牙の着色・エナメル質形成不全，また，一過性の骨発育不全を起こすことがあるので，他の薬剤が使用できないか，無効の場合にのみ適用を考慮すること。

用法用量　テトラサイクリン塩酸塩として，通常成人１日1g（力価）を４回に分割経口投与する。小児には１日体重1kgあたり30mg（力価）を４回に分割経口投与する。
なお，年齢，症状により適宜増減する。

用法用量に関連する使用上の注意　本剤の使用にあたっては，耐性菌の発現等を防ぐため，原則として感受性を確認し，疾病の治療上必要な最少限の期間の投与にとどめること。

禁忌　テトラサイクリン系薬剤に対し過敏症の既往歴のある患者

アコファイド錠100mg
規格：100mg1錠[37.2円/錠]
アコチアミド塩酸塩水和物　ゼリア新薬　239

【効能効果】
機能性ディスペプシアにおける食後膨満感，上腹部膨満感，早期満腹感

【対応標準病名】

◎	機能性ディスペプシア	腹部膨満	
○	胃内ガス貯留	鼓腸	ディスペプシア
△	おくび	ガス痛	急性消化不良症
	消化不良症	消化不良性下痢	乳幼児胃腸障害
	放屁		

効能効果に関連する使用上の注意
(1)機能性ディスペプシアにおける心窩部の疼痛や灼熱感に対する有効性は確認されていない。
(2)上部消化管内視鏡検査等により，胃癌等の悪性疾患を含む器質的疾患を除外すること。

用法用量　通常，成人にはアコチアミド塩酸塩水和物として１回100mgを１日３回，食前に経口投与する。

用法用量に関連する使用上の注意
(1)本剤を１ヵ月間投与しても症状の改善が認められない場合は本剤の投与中止を考慮すること。
(2)症状が持続する場合は器質的疾患の可能性も考慮し，上部消化管内視鏡検査に加え，必要に応じて他の検査の実施を検討すること。
(3)継続的に症状が改善した場合には，本剤の投与中止を検討し，長期にわたって漫然と投与しないように注意すること。

禁忌　本剤の成分に対し，過敏症の既往歴のある患者

アサコール錠400mg
規格：400mg1錠[88.6円/錠]
メサラジン　ゼリア新薬　239

【効能効果】
潰瘍性大腸炎（重症を除く）

【対応標準病名】

◎	軽症潰瘍性大腸炎	中等症潰瘍性大腸炎	
○	潰瘍性大腸炎	潰瘍性大腸炎・左側大腸炎型	潰瘍性大腸炎・全大腸炎型
	潰瘍性大腸炎・直腸Ｓ状結腸炎型	潰瘍性大腸炎・直腸炎型	潰瘍性大腸炎合併妊娠
	潰瘍性大腸炎再燃	潰瘍性大腸炎性若年性関節炎	活動期潰瘍性大腸炎
	緩解期潰瘍性大腸炎	急性潰瘍性大腸炎	再燃緩解型潰瘍性大腸炎
	初回発作型潰瘍性大腸炎	ステロイド依存性潰瘍性大腸炎	ステロイド抵抗性潰瘍性大腸炎
	慢性持続型潰瘍性大腸炎		

用法用量　通常，成人にはメサラジンとして１日2,400mgを３回に分けて食後経口投与するが，活動期には，１日3,600mgを３回に分けて食後経口投与する。なお，患者の状態により適宜減量する。

用法用量に関連する使用上の注意
(1)１日3,600mgを，８週間を超えて投与した際の有効性及び安全性は確立していない。
(2)患者の病態を十分観察し，重症度，病変の広がり等に応じて適宜減量を考慮すること。

禁忌
(1)本剤の成分に対し過敏症の既往歴のある患者
(2)サリチル酸塩類に対し過敏症の既往歴のある患者
(3)重篤な腎障害のある患者
(4)重篤な肝障害のある患者

メサラジン腸溶錠400mg「サワイ」：沢井　－[－]，メサラジン腸溶錠400mg「ファイザー」：マイラン製薬　－[－]

アザルフィジンEN錠250mg
規格：250mg1錠[38.7円/錠]
アザルフィジンEN錠500mg
規格：500mg1錠[65.6円/錠]
サラゾスルファピリジン　ファイザー　621

【効能効果】
関節リウマチ

【対応標準病名】

◎	関節リウマチ		
○	関節リウマチ・顎関節	関節リウマチ・肩関節	関節リウマチ・胸椎
	関節リウマチ・頚椎	関節リウマチ・股関節	関節リウマチ・指関節
	関節リウマチ・趾関節	関節リウマチ・膝関節	関節リウマチ・手関節
	関節リウマチ・脊椎	関節リウマチ・足関節	関節リウマチ・肘関節

ア

	関節リウマチ・腰椎	多発性リウマチ性関節炎	ムチランス変形
	リウマチ様関節炎		
△	尺側偏位		

用法用量 本剤は，消炎鎮痛剤などで十分な効果が得られない場合に使用すること。通常，サラゾスルファピリジンとして成人1日投与量1gを朝食及び夕食後の2回に分割経口投与する。

禁忌

(1)サルファ剤又はサリチル酸製剤に対し過敏症の既往歴のある患者

(2)新生児，低出生体重児

サラゾスルファピリジン腸溶錠250mg「CH」：長生堂 250mg1錠[17円/錠]，サラゾスルファピリジン腸溶錠250mg「SN」：シオノ 250mg1錠[17円/錠]，サラゾスルファピリジン腸溶錠250mg「テバ」：テバ製薬 250mg1錠[17円/錠]，サラゾスルファピリジン腸溶錠250mg「日医工」：日医工 250mg1錠[17円/錠]，サラゾスルファピリジン腸溶錠500mg「CH」：長生堂 500mg1錠[27.4円/錠]，サラゾスルファピリジン腸溶錠500mg「SN」：シオノ 500mg1錠[27.4円/錠]，サラゾスルファピリジン腸溶錠500mg「テバ」：テバ製薬 500mg1錠[27.4円/錠]，サラゾスルファピリジン腸溶錠500mg「日医工」：日医工 500mg1錠[27.4円/錠]

アシノン錠75mg

規格：75mg1錠[23.2円/錠]

ニザチジン　ゼリア新薬　232

【効能効果】

胃潰瘍，十二指腸潰瘍，逆流性食道炎

下記疾患の胃粘膜病変(びらん，出血，発赤，浮腫)の改善

急性胃炎，慢性胃炎の急性増悪期

【対応標準病名】

◎	胃潰瘍	胃十二指腸潰瘍	胃出血
	胃びらん	逆流性食道炎	急性胃炎
	急性びらん性胃炎	十二指腸潰瘍	出血性胃炎
	慢性胃炎		
○	NSAID胃潰瘍	NSAID十二指腸潰瘍	アルコール性胃炎
	アレルギー性胃炎	胃炎	胃潰瘍瘢痕
	胃十二指腸炎	胃十二指腸潰瘍瘢痕	萎縮性胃炎
	萎縮性化生性胃炎	胃食道逆流症	維持療法の必要な術後難治性逆流性食道炎
	維持療法の必要な難治性逆流性食道炎	胃穿孔	急性胃潰瘍
	急性胃潰瘍穿孔	急性胃粘膜病変	急性十二指腸潰瘍
	急性出血性胃潰瘍	急性出血性胃潰瘍穿孔	急性出血性十二指腸潰瘍
	クッシング潰瘍	血便	再発性胃潰瘍
	再発性十二指腸潰瘍	残胃潰瘍	十二指腸炎
	十二指腸潰瘍瘢痕	十二指腸球後部潰瘍	十二指腸穿孔
	出血性胃潰瘍	出血性胃潰瘍穿孔	出血性十二指腸潰瘍
	術後胃潰瘍	術後胃十二指腸潰瘍	術後逆流性食道炎
	術後残胃胃炎	術後十二指腸潰瘍	術後難治性逆流性食道炎
	消化管出血	上部消化管出血	心因性胃潰瘍
	神経性胃炎	ステロイド潰瘍	ステロイド潰瘍穿孔
	ストレス潰瘍	ストレス性胃潰瘍	ストレス性十二指腸潰瘍
	穿孔性胃潰瘍	穿孔性十二指腸潰瘍	穿通性胃潰瘍
	穿通性十二指腸潰瘍	多発胃潰瘍	多発性十二指腸潰瘍
	多発性出血性胃潰瘍	中毒性胃炎	デュラフォイ潰瘍
	吐下血	吐血	難治性胃潰瘍
	難治性逆流性食道炎	難治性十二指腸潰瘍	肉芽腫性胃炎
	粘血便	非びらん性胃食道逆流症	表層性胃炎
	びらん性胃炎	ヘリコバクター・ピロリ胃炎	放射線胃炎
	慢性胃潰瘍	慢性胃潰瘍活動期	慢性十二指腸潰瘍
	慢性十二指腸潰瘍活動期	メネトリエ病	薬剤性胃潰瘍
△	胃空腸周囲炎	胃周囲炎	胃腸疾患
	胃粘膜過形成	胃蜂窩織炎	急性十二指腸潰瘍穿孔
	急性出血性十二指腸潰瘍穿孔	下血	十二指腸周囲炎
	十二指腸乳頭炎	十二指腸びらん	出血性十二指腸潰瘍穿孔
	消化管狭窄	消化管障害	腸出血
	びらん性十二指腸炎	慢性十二指腸炎	症状胃炎

用法用量

胃潰瘍，十二指腸潰瘍：通常，成人にはニザチジンとして1回150mgを1日2回(朝食後，就寝前)経口投与する。また1回300mgを1日1回(就寝前)経口投与することもできる。なお，年齢，症状により適宜増減する。

逆流性食道炎：通常，成人にはニザチジンとして1回150mgを1日2回(朝食後，就寝前)経口投与する。なお，年齢，症状により適宜増減する。

下記疾患の胃粘膜病変(びらん，出血，発赤，浮腫)の改善

急性胃炎，慢性胃炎の急性増悪期：通常，成人にはニザチジンとして1回75mgを1日2回(朝食後，就寝前)経口投与する。なお，年齢，症状により適宜増減する。

用法用量に関連する使用上の注意 本剤は腎排泄が主であるため，腎機能障害患者に150mgを経口投与した場合，腎機能低下にともなう血漿中半減期の遅延と，血漿クリアランスの低下がみられた。

ニザチジンカプセル75mg「TCK」：辰巳化学 75mg1カプセル[10.3円/カプセル]，ニザチジンカプセル75mg「YD」：陽進堂 75mg1カプセル[10.3円/カプセル]，ニザチジンカプセル75mg「オーハラ」：大原薬品 75mg1カプセル[16.5円/カプセル]，ニザチジンカプセル75mg「サワイ」：沢井 75mg1カプセル[16.5円/カプセル]，ニザチジンカプセル75mg「タイヨー」：テバ製薬 75mg1カプセル[10.3円/カプセル]，ニザチジンカプセル75mg「タナベ」：田辺三菱 75mg1カプセル[10.3円/カプセル]，ニザチジンカプセル75mg「ファイザー」：マイラン製薬 75mg1カプセル[16.5円/カプセル]，ニザノンカプセル75：東和 75mg1カプセル[16.5円/カプセル]

アシノン錠150mg

規格：150mg1錠[36.9円/錠]

ニザチジン　ゼリア新薬　232

【効能効果】

胃潰瘍，十二指腸潰瘍，逆流性食道炎

【対応標準病名】

◎	胃潰瘍	胃十二指腸潰瘍	逆流性食道炎
	十二指腸潰瘍		
○	NSAID胃潰瘍	NSAID十二指腸潰瘍	胃潰瘍瘢痕
	胃十二指腸潰瘍瘢痕	胃食道逆流症	維持療法の必要な術後難治性逆流性食道炎
	維持療法の必要な難治性逆流性食道炎	胃穿孔	急性胃潰瘍
	急性胃潰瘍穿孔	急性胃粘膜病変	急性十二指腸潰瘍
	急性出血性胃潰瘍	急性出血性十二指腸潰瘍	クッシング潰瘍
	再発性胃潰瘍	再発性十二指腸潰瘍	残胃潰瘍
	十二指腸潰瘍瘢痕	十二指腸球後部潰瘍	十二指腸穿孔
	出血性胃潰瘍	出血性十二指腸潰瘍	術後胃潰瘍
	術後胃十二指腸潰瘍	術後逆流性食道炎	術後十二指腸潰瘍
	術後難治性逆流性食道炎	心因性胃潰瘍	ステロイド潰瘍
	ステロイド潰瘍穿孔	ストレス潰瘍	ストレス性胃潰瘍
	ストレス性十二指腸潰瘍	穿孔性胃潰瘍	穿孔性十二指腸潰瘍
	穿通性胃潰瘍	穿通性十二指腸潰瘍	多発胃潰瘍
	多発性十二指腸潰瘍	多発性出血性胃潰瘍	デュラフォイ潰瘍
	難治性胃潰瘍	難治性逆流性食道炎	難治性十二指腸潰瘍

	非びらん性胃食道逆流症	慢性胃潰瘍	慢性胃潰瘍活動期
	慢性十二指腸潰瘍	慢性十二指腸潰瘍活動期	薬剤性胃潰瘍
△	胃びらん	急性十二指腸潰瘍穿孔	急性出血性胃潰瘍穿孔
	急性出血性十二指腸潰瘍穿孔	十二指腸びらん	出血性胃潰瘍穿孔
	出血性十二指腸潰瘍穿孔	神経性胃炎	

用法用量

胃潰瘍，十二指腸潰瘍：通常，成人にはニザチジンとして1回150mgを1日2回(朝食後，就寝前)経口投与する。また1回300mgを1日1回(就寝前)経口投与することもできる。なお，年齢，症状により適宜増減する。

逆流性食道炎：通常，成人にはニザチジンとして1回150mgを1日2回(朝食後，就寝前)経口投与する。なお，年齢，症状により適宜増減する。

用法用量に関連する使用上の注意　本剤は腎排泄が主であるため，腎機能障害患者に150mgを経口投与した場合，腎機能低下にともなう血漿中半減期の遅延と，血漿クリアランスの低下がみられた。

ニザチジンカプセル150mg「TCK」：辰巳化学　150mg1カプセル[13.5円/カプセル]，ニザチジンカプセル150mg「オーハラ」：大原薬品　150mg1カプセル[25.3円/カプセル]，ニザチジンカプセル150mg「サワイ」：沢井　150mg1カプセル[25.3円/カプセル]，ニザチジンカプセル150mg「タイヨー」：テバ製薬　150mg1カプセル[13.5円/カプセル]，ニザチジンカプセル150mg「タナベ」：田辺三菱　150mg1カプセル[13.5円/カプセル]，ニザチジンカプセル150mg「ファイザー」：マイラン製薬　150mg1カプセル[25.3円/カプセル]，ニザチジン錠150mg「YD」：陽進堂　150mg1錠[13.5円/錠]，ニザノンカプセル150：東和　150mg1カプセル[25.3円/カプセル]

アシビル内服ゼリー800mg　規格：800mg1包[549.2円/包]

アシクロビル　日医工　625

【効 能 効 果】

帯状疱疹

【対応標準病名】

◎	帯状疱疹		
○	壊疽性帯状疱疹	外陰部帯状疱疹	角膜帯状疱疹
	眼瞼帯状疱疹	眼部帯状疱疹	顔面帯状疱疹
	胸部帯状疱疹	躯幹帯状疱疹	劇症帯状疱疹
	口腔帯状疱疹	後頭部帯状疱疹	水痘・帯状疱疹ウイルス感染母体より出生した児
	帯状疱疹後三叉神経痛	帯状疱疹後膝神経節炎	帯状疱疹後神経痛
	帯状疱疹後多発性ニューロパチー	帯状疱疹神経炎	帯状疱疹性外耳炎
	帯状疱疹性角結膜炎	帯状疱疹性強膜炎	帯状疱疹性結膜炎
	帯状疱疹性虹彩炎	帯状疱疹性虹彩毛様体炎	帯状疱疹性髄膜炎
	帯状疱疹性髄膜脳炎	帯状疱疹性脊髄炎	帯状疱疹性脳炎
	帯状疱疹性脳脊髄炎	汎発性帯状疱疹	不全型ハント症候群
	耳帯状疱疹	腰殿部帯状疱疹	腰腹帯状疱疹
△	三叉神経帯状疱疹	ハント症候群	

※　適応外使用可

・原則として，「アシクロビル【内服薬】」を「ボルテゾミブ使用時の管理」，「造血幹細胞移植時の管理」に対して処方した場合，当該使用事例を審査上認める。
・原則として，内服用「アシクロビル」を「水痘」に対し処方した場合，当該使用事例を審査上認める。
・原則として，内服用「アシクロビル」を単純ヘルペスウイルス感染症である「ヘルペス性歯肉口内炎」に対し処方した場合，当該使用事例を審査上認める。
・原則として，内服用又は注射用の「アシクロビル」を単純ヘルペスウイルス又は水痘・帯状疱疹ウイルス感染症である「角膜ヘルペス，角膜内皮炎，桐沢型ぶどう膜炎」に対し処方した場合，当該使用事例を審査上認める。

用法用量

[成人]

通常，成人には1回アシクロビルとして800mgを1日5回経口投与する。

なお，年齢，症状により適宜増減する。

[小児]

通常，小児には体重1kg当たり1回アシクロビルとして20mgを1日4回経口投与する。ただし，1回最高用量は800mgとする。

なお，年齢，症状により適宜増減する。

用法用量に関連する使用上の注意

腎障害のある患者又は腎機能の低下している患者，高齢者では，精神神経系の副作用があらわれやすいので，投与間隔を延長するなど注意すること。なお，本剤の投与間隔の目安は下表のとおりである(参考)[注)]。なお，腎障害を有する小児患者における本剤の投与量，投与間隔調節の目安は確立していない。

クレアチニンクリアランス ($mL/min/1.73m^2$)	帯状疱疹の治療
＞25	1回800mgを1日5回
10～25	1回800mgを1日3回
＜10	1回800mgを1日2回

注)外国人における成績である。

禁忌　本剤の成分あるいはバラシクロビル塩酸塩に対し過敏症の既往歴のある患者

アジャストAコーワ錠40mg　規格：40mg1錠[5.9円/錠]

センナエキス　興和　235

【効 能 効 果】

便秘症

【対応標準病名】

◎	便秘症		
○	機能性便秘症	弛緩性便秘症	習慣性便秘
	重症便秘症	術後便秘	食事性便秘
	単純性便秘	腸管麻痺性便秘	直腸性便秘
	乳幼児便秘	妊産婦便秘	
△	痙攣性便秘	結腸アトニー	大腸機能障害
	大腸ジスキネジア	腸アトニー	腸管運動障害
	腸機能障害	腸ジスキネジア	便通異常

用法用量　センナエキスとして，通常成人1回80mg(2錠)を就寝前に経口投与する。

高度の便秘には，1回160～240mg(4～6錠)までを頓用として経口投与する。

連用する場合は，1回40～80mg(1～2錠)を毎食後経口投与する。

小児(6～12歳)は，1回40mg(1錠)を就寝前経口投与する。

禁忌

(1)本剤の成分又はセンノシド製剤に過敏症の既往歴のある患者
(2)急性腹症が疑われる患者，痙攣性便秘の患者
(3)重症の硬結便のある患者
(4)電解質失調(特に低カリウム血症)のある患者には大量投与を避けること

原則禁忌　妊婦又は妊娠している可能性のある婦人

ヨーデルS糖衣錠－80：藤本　80mg1錠[7.1円/錠]

アジルバ錠10mg　規格：10mg1錠[93.6円/錠]
アジルバ錠20mg　規格：20mg1錠[140.6円/錠]
アジルバ錠40mg　規格：40mg1錠[211.3円/錠]
アジルサルタン　武田薬品　214

【効能効果】

高血圧症

【対応標準病名】

◎	高血圧症	本態性高血圧症	
○	悪性高血圧症	境界型高血圧症	高血圧性緊急症
	高血圧性腎疾患	高血圧性脳内出血	高血圧切迫症
	高レニン性高血圧症	若年高血圧症	若年性境界型高血圧症
	収縮期高血圧症	腎血管性高血圧症	腎実質性高血圧症
	腎性高血圧症	低レニン性高血圧症	内分泌性高血圧症
	二次性高血圧症	副腎性高血圧症	

用法用量　通常，成人にはアジルサルタンとして20mgを1日1回経口投与する。なお，年齢，症状により適宜増減するが，1日最大投与量は40mgとする。

用法用量に関連する使用上の注意　本剤の降圧効果を考慮し，本剤適用の可否を慎重に判断するとともに，20mgより低用量からの開始も考慮すること。

禁忌

(1)本剤の成分に対し過敏症の既往歴のある患者
(2)妊婦又は妊娠している可能性のある婦人
(3)アリスキレンフマル酸塩を投与中の糖尿病患者(ただし，他の降圧治療を行ってもなお血圧のコントロールが著しく不良の患者を除く)

アストフィリン配合錠　規格：1錠[5.9円/錠]
エフェドリン塩酸塩　ジフェンヒドラミン塩酸塩　ジプロフィリン　ノスカピン　パパベリン塩酸塩　サンノーバ　222

【効能効果】

下記疾患に伴う咳嗽及び気道閉塞症状：気管支喘息，喘息性気管支炎，急性気管支炎，慢性気管支炎

【対応標準病名】

◎	気管支喘息	気道閉塞	急性気管支炎
	咳	喘息性気管支炎	慢性気管支炎
○	RSウイルス気管支炎	亜急性気管支炎	アスピリン喘息
	アトピー性喘息	アレルギー性気管支炎	インフルエンザ菌気管支炎
	ウイルス性気管支炎	運動誘発性喘息	エコーウイルス気管支炎
	外因性喘息	カタル性咳	乾性咳
	感染型気管支喘息	気管支喘息合併妊娠	気道狭窄
	偽膜性気管支炎	急性気管気管支炎	急性喉頭気管気管支炎
	急性呼吸器感染症	急性反復性気管支炎	クループ性気管支炎
	コクサッキーウイルス気管支炎	混合型喘息	湿性咳
	小児喘息	小児喘息性気管支炎	職業喘息
	滲出性気管支炎	ステロイド依存性喘息	咳失神
	咳喘息	難治性喘息	乳児喘息
	肺炎球菌性気管支炎	敗血症性気管支炎	パラインフルエンザウイルス気管支炎
	非アトピー性喘息	ヒトメタニューモウイルス気管支炎	マイコプラズマ気管支炎
	慢性咳嗽	慢性気管炎	慢性気管気管支炎
	慢性気管支漏	夜間性喘息	夜間咳
	ライノウイルス気管支炎	連鎖球菌気管支炎	老人性気管支炎
△	上葉無気肺	心因性喘息	中葉無気肺
	板状無気肺		

用法用量　通常成人1回1〜2錠を1日2〜3回経口投与する。頓服する場合は，1〜2錠を発作の予想されるとき又は就寝前に経口投与する。

なお，年齢，症状により適宜増減する。

禁忌

(1)緑内障の患者
(2)前立腺肥大等下部尿路に閉塞性疾患のある患者
(3)アドレナリン及びイソプレナリン塩酸塩等のカテコールアミンを投与中の患者
(4)キサンチン系薬剤及びパパベリン製剤に対し重篤な副作用の既往歴のある患者

併用禁忌

薬剤名等	臨床症状・措置方法	機序・危険因子
カテコールアミン製剤(アドレナリン，イソプレナリン塩酸塩等)	本剤はエフェドリン塩酸塩を含有しているため併用により不整脈，場合によっては心停止を起こすおそれがある。	相加的に交感神経刺激作用を増強する。

アストーマ配合カプセル　規格：1カプセル[5.4円/カプセル]
クロルフェニラミンマレイン酸塩　ジプロフィリン　ノスカピン　メトキシフェナミン塩酸塩　日医工　222

【効能効果】

下記疾患に伴う咳嗽及び気道閉塞症状
気管支喘息(重症発作時を除く)，喘息性気管支炎，急性気管支炎，慢性気管支炎，感冒・上気道炎

【対応標準病名】

◎	かぜ	感冒	気管支喘息
	気道閉塞	急性気管支炎	急性上気道炎
	咳	喘息性気管支炎	慢性気管支炎
○	RSウイルス気管支炎	亜急性気管支炎	アスピリン喘息
	アトピー性喘息	アレルギー性気管支炎	咽頭気管炎
	咽頭喉頭炎	咽頭扁桃炎	インフルエンザ菌気管支炎
	ウイルス性気管支炎	運動誘発性喘息	エコーウイルス気管支炎
	外因性喘息	カタル性咳	乾性咳
	感染性鼻炎	気管支喘息合併妊娠	気道狭窄
	偽膜性気管支炎	急性咽頭喉頭炎	急性咽頭扁桃炎
	急性気管気管支炎	急性口蓋扁桃炎	急性喉頭気管気管支炎
	急性呼吸器感染症	急性反復性気管支炎	急性鼻咽頭炎
	急性鼻炎	クループ性気管支炎	コクサッキーウイルス気管支炎
	混合型喘息	湿性咳	小児喘息
	小児喘息性気管支炎	職業喘息	滲出性気管支炎
	ステロイド依存性喘息	咳失神	咳喘息
	舌扁桃炎	難治性喘息	乳児喘息
	妊娠中感冒	肺炎球菌性気管支炎	敗血症性気管支炎
	パラインフルエンザウイルス気管支炎	非アトピー性喘息	ヒトメタニューモウイルス気管支炎
	マイコプラズマ気管支炎	慢性咳嗽	慢性気管炎
	慢性気管気管支炎	慢性気管支漏	夜間性喘息
	夜間咳	ライノウイルス気管支炎	連鎖球菌気管支炎
	連鎖球菌性上気道感染	老人性気管支炎	
△	横隔神経麻痺	感染型気管支喘息	術後無気肺
	上葉無気肺	心因性喘息	中葉無気肺
	板状無気肺		

用法用量　通常成人1回2〜3カプセルを1日3回経口投与する。
なお，年令・症状により適宜増減する。

禁忌

(1)緑内障の患者
(2)前立腺肥大等下部尿路に閉塞性疾患のある患者
(3)本剤及び本剤の配合成分に対し重篤な副作用の既往歴のある患者

アストミン散10%　規格：10%1g[43.9円/g]
アストミン錠10mg　規格：10mg1錠[5.6円/錠]
ジメモルファンリン酸塩　アステラス　222

【効能効果】

下記疾患に伴う鎮咳
上気道炎，肺炎，急性気管支炎，肺結核，珪肺及び珪肺結核，肺癌，慢性気管支炎

【対応標準病名】

◎	急性気管支炎	急性上気道炎	珪肺結核
	珪肺症	肺炎	肺癌
	肺結核	慢性気管支炎	
○	ALK融合遺伝子陽性非小細胞肺癌	EGFR遺伝子変異陽性非小細胞肺癌	RSウイルス気管支炎
	亜急性気管支炎	咽頭気管炎	咽頭喉頭炎
	咽頭扁桃炎	インフルエンザ菌気管支炎	ウイルス性気管支炎
	エコーウイルス気管支炎	潰瘍性粟粒結核	活動性肺結核
	下葉小細胞肺癌	下葉肺癌	下葉肺腺癌
	下葉肺大細胞癌	下葉肺扁平上皮癌	下葉非小細胞肺癌
	乾酪性肺炎	気管結核	気管支カルチノイド
	気管支癌	気管支結核	気管支肺炎
	偽膜性気管支炎	急性咽頭喉頭炎	急性咽頭扁桃炎
	急性気管気管支炎	急性口蓋扁桃炎	急性喉頭気管気管支炎
	急性粟粒結核	急性肺炎	急性反復性気管支炎
	胸腔内リンパ節結核・菌確認あり	胸腔内リンパ節結核・組織学的確認あり	胸膜肺炎
	クラミジア肺炎	クループ性気管支炎	結核後遺症
	結核性喀血	結核性気管支拡張症	結核性気胸
	結核性胸膜炎・菌確認あり	結核性胸膜炎・組織学的確認あり	結核性空洞
	結核性肺線維症	結核性肺膿瘍	結節性肺結核
	原発性肺癌	硬化性肺結核	喉頭結核
	コクサッキーウイルス気管支炎	細気管支肺胞上皮癌	小細胞肺癌
	小児肺炎	上葉小細胞肺癌	上葉肺癌
	上葉肺腺癌	上葉肺大細胞癌	上葉肺扁平上皮癌
	上葉非小細胞肺癌	滲出性気管支炎	塵肺結核
	石粉症	舌扁桃炎	先天性結核
	粟粒結核	大葉性肺炎	多剤耐性結核
	中葉小細胞肺癌	中葉肺癌	中葉肺腺癌
	中葉肺大細胞癌	中葉肺扁平上皮癌	中葉非小細胞肺癌
	沈下性肺炎	陳旧性肺結核	転移性肺癌
	転移性肺腫瘍	乳児肺炎	肺炎球菌性気管支炎
	肺炎結核	肺芽腫	肺カルチノイド
	肺癌肉腫	肺癌による閉塞性肺炎	肺結核・鏡検確認あり
	肺結核・組織学的確認あり	肺結核・培養のみ確認あり	肺結核後遺症
	肺結核腫	肺結核術後	敗血症性気管支炎
	敗血症性肺炎	肺腺癌	肺腺扁平上皮癌
	肺腺様のう胞癌	肺大細胞癌	肺大細胞神経内分泌癌
	肺肉腫	肺粘表皮癌	肺扁平上皮癌
	肺胞上皮癌	肺未分化癌	肺門結核
	肺門部肺癌	肺門リンパ節結核	播種性結核
	パラインフルエンザウイルス気管支炎	非小細胞肺癌	非定型肺炎
	ヒトメタニューモウイルス気管支炎	びまん性肺炎	閉塞性肺炎
	マイコプラズマ気管支炎	慢性気管炎	慢性気管気管支炎
	慢性気管支漏	無熱性肺炎	ライノウイルス気管支炎
	連鎖球菌気管支炎	連鎖球菌性上気道感染	老人性気管支炎
	老人性肺炎		
△	かぜ	感冒	縦隔胚細胞腫瘍
	縦隔卵黄のう腫瘍	潜在性結核感染症	肺門部小細胞癌
	肺門部腺癌	肺門部大細胞癌	肺門部非小細胞癌
	肺門部扁平上皮癌	披裂喉頭蓋ひだ喉頭面癌	副咽頭間隙悪性腫瘍

用法用量

〔散〕
通常，成人(15才以上)には1回0.1〜0.2g(ジメモルファンリン酸塩として10〜20mg)を1日3回経口投与する。
小児(8〜14才)には1回0.1g(ジメモルファンリン酸塩として10mg)を1日3回経口投与する。
但し，年齢・症状により適宜増減する。
〔錠〕：成人(15才以上)には1回1〜2錠(ジメモルファンリン酸塩として10〜20mg)を1日3回経口投与する。但し，年齢，症状により適宜増減する。

ホフバン散10%：辰巳化学　10%1g[37.1円/g]，ホフバン錠10mg：辰巳化学　10mg1錠[5.6円/錠]

アストミンシロップ0.25%　規格：0.25%1mL[3.8円/mL]
ジメモルファンリン酸塩　アステラス　222

【効能効果】

下記疾患に伴う鎮咳
上気道炎，急性気管支炎，肺炎

【対応標準病名】

◎	急性気管支炎	急性上気道炎	肺炎
○	RSウイルス気管支炎	亜急性気管支炎	咽頭気管炎
	咽頭喉頭炎	咽頭扁桃炎	インフルエンザ菌気管支炎
	ウイルス性気管支炎	エコーウイルス気管支炎	気管支肺炎
	偽膜性気管支炎	急性咽頭喉頭炎	急性咽頭扁桃炎
	急性気管気管支炎	急性口蓋扁桃炎	急性喉頭気管気管支炎
	急性肺炎	急性反復性気管支炎	胸膜肺炎
	クラミジア肺炎	クループ性気管支炎	コクサッキーウイルス気管支炎
	小児肺炎	滲出性気管支炎	舌扁桃炎
	大葉性肺炎	沈下性肺炎	乳児肺炎
	肺炎球菌性気管支炎	敗血症性気管支炎	敗血症性肺炎
	パラインフルエンザウイルス気管支炎	非定型肺炎	ヒトメタニューモウイルス気管支炎
	びまん性肺炎	閉塞性肺炎	マイコプラズマ気管支炎
	無熱性肺炎	ライノウイルス気管支炎	連鎖球菌気管支炎
	連鎖球菌性上気道感染	老人性肺炎	
△	かぜ	感冒	

用法用量

通常下記1日量を3回に分けて経口投与する。

2才未満	3.0〜4.5mL (ジメモルファンリン酸塩として7.5〜11.25mg)
2〜3才	5.0〜8.0mL (ジメモルファンリン酸塩として12.5〜20.0mg)
4〜6才	8.0〜11.0mL (ジメモルファンリン酸塩として20.0〜27.5mg)
7〜14才	12.0〜14.0mL (ジメモルファンリン酸塩として30.0〜35.0mg)

但し年齢症状により適宜増減する。

ジメモルミンドライシロップ2.5%：高田　2.5%1g[12.2円/g]，ホフバンシロップ0.25%：辰巳化学　0.25%1mL[2.8円/mL]

ア

アストモリジン配合胃溶錠　規格：1錠[19.8円/錠]
アストモリジン配合腸溶錠　規格：1錠[19.8円/錠]
エフェドリン塩酸塩　フェノバルビタール　プロキシフィリン　マルホ　222

【効能効果】

下記疾患に伴う咳嗽及び気道閉塞症状
気管支喘息，急性気管支炎，慢性気管支炎

【対応標準病名】

◎	気管支喘息	気道閉塞	急性気管支炎
	咳	慢性気管支炎	
○	RSウイルス気管支炎	亜急性気管支炎	アスピリン喘息
	アトピー性喘息	アレルギー性気管支炎	インフルエンザ菌気管支炎
	ウイルス性気管支炎	運動誘発性喘息	エコーウイルス気管支炎
	外因性喘息	カタル性咳	乾性咳
	気管支喘息合併妊娠	偽膜性気管支炎	急性気管気管支炎
	急性喉頭気管気管支炎	急性反復性気管支炎	クループ性気管支炎
	コクサッキーウイルス気管支炎	混合型喘息	湿性咳
	小児喘息	小児喘息性気管支炎	職業喘息
	滲出性気管支炎	ステロイド依存性喘息	咳失神
	咳喘息	喘息性気管支炎	難治性喘息
	乳児喘息	肺炎球菌性気管支炎	敗血症性気管支炎
	パラインフルエンザウイルス気管支炎	非アトピー性喘息	ヒトメタニューモウイルス気管支炎
	マイコプラズマ気管支炎	慢性咳嗽	慢性気管炎
	慢性気管気管支炎	夜間性喘息	夜間咳
	ライノウイルス気管支炎	連鎖球菌気管支炎	老人性気管支炎
△	感染型気管支喘息	気道狭窄	急性呼吸器感染症
	上葉無気肺	中葉無気肺	板状無気肺
	慢性気管支漏		

用法用量

〔アストモリジン配合胃溶錠〕：通常成人1回1錠を1日1～2回経口投与する。なお，年齢，症状により適宜増減する。
〔アストモリジン配合腸溶錠〕：通常成人1回1錠を1日1～2回就寝前又は必要時に経口投与する。なお，年齢，症状により適宜増減する。

禁忌

(1)キサンチン系薬剤の投与により，重篤な副作用がみられた患者
(2)バルビツール酸系化合物に対して過敏症の既往歴のある患者
(3)アドレナリン及びイソプロテレノール等のカテコールアミンを投与中の患者
(4)急性間欠性ポルフィリン症の患者
(5)ボリコナゾール，タダラフィル(アドシルカ)，リルピビリンを投与中の患者

併用禁忌

薬剤名等	臨床症状・措置方法	機序・危険因子
カテコールアミン アドレナリン (ボスミン) イソプロテレノール (プロタノール)等	エフェドリン塩酸塩はカテコールアミンとの併用により不整脈，場合によっては心停止を起こすおそれがあるので併用しないこと。	アドレナリン作動性神経活性を亢進させ，不整脈を起こす。
ボリコナゾール (ブイフェンド) タダラフィル (アドシルカ) リルピビリン (エジュラント)	フェノバルビタールにより，これらの薬剤の代謝が促進され，血中濃度が低下するおそれがある。	フェノバルビタールの肝薬物代謝酵素(CYP3A4)誘導作用による。

アズノール細粒(0.4%)　規格：0.4%1g[10.9円/g]
アズノール細粒(1%)　規格：1%1g[17.8円/g]
アズレンスルホン酸ナトリウム水和物　日本新薬　232

【効能効果】

下記疾患における自覚症状及び他覚所見の改善：胃炎，胃潰瘍

【対応標準病名】

◎	胃炎	胃潰瘍	
○	NSAID胃潰瘍	アルコール性胃炎	アレルギー性胃炎
	胃潰瘍瘢痕	胃十二指腸炎	萎縮性胃炎
	萎縮性化生性胃炎	胃穿孔	胃蜂窩織炎
	急性胃炎	急性胃潰瘍	急性胃潰瘍穿孔
	急性胃粘膜病変	急性出血性胃潰瘍	急性出血性胃潰瘍穿孔
	急性びらん性胃炎	再発性胃潰瘍	残胃潰瘍
	出血性胃炎	出血性胃潰瘍	出血性胃潰瘍穿孔
	術後胃潰瘍	術後残胃胃炎	心因性胃潰瘍
	神経性胃炎	ステロイド潰瘍	ステロイド潰瘍穿孔
	ストレス性胃潰瘍	穿孔性胃潰瘍	穿通性胃潰瘍
	多発胃潰瘍	多発性出血性胃潰瘍	中毒性胃炎
	デュラフォイ潰瘍	難治性胃潰瘍	肉芽腫性胃炎
	反応性リンパ組織増生症	表層性胃炎	びらん性胃炎
	ヘリコバクター・ピロリ胃炎	放射線胃炎	慢性胃炎
	慢性胃潰瘍	慢性胃潰瘍活動期	メネトリエ病
	薬剤性胃潰瘍	疣状胃炎	
△	胃空腸周囲炎	胃周囲炎	胃粘膜過形成
	胃びらん		

用法用量　アズレンスルホン酸ナトリウム水和物として，通常成人1回2mgを1日3回食前に経口投与する。この際，1回量を約100mLの水又は微温湯に溶解して経口投与することが望ましい。なお，年齢，症状により適宜増減する。

アズレン顆粒1%「ツルハラ」：鶴原　1%1g[6.2円/g]

アズノール錠2mg　規格：2mg1錠[6.9円/錠]
アズレンスルホン酸ナトリウム水和物　日本新薬　226,232

【効能効果】

内服：下記疾患における自覚症状及び他覚所見の改善
胃潰瘍，胃炎
含嗽：咽頭炎，扁桃炎，口内炎，急性歯肉炎，舌炎，口腔創傷

【対応標準病名】

◎	胃炎	胃潰瘍	咽頭炎
	急性歯肉炎	口腔創傷	口内炎
	舌炎	扁桃炎	
○ あ	NSAID胃潰瘍	悪液質アフタ	アデノウイルス咽頭炎
	アデノウイルス扁桃炎	アフタ性口内炎	アルコール性胃炎
	アレルギー性胃炎	アレルギー性口内炎	アンギナ
	胃潰瘍瘢痕	胃十二指腸炎	萎縮性胃炎
	萎縮性化生性胃炎	胃穿孔	胃蜂窩織炎
	咽頭チフス	咽頭痛	インフルエンザ菌性咽頭炎
	ウイルス性咽頭炎	ウイルス性口内炎	ウイルス性扁桃炎
	壊死性潰瘍性歯周炎	壊死性潰瘍性歯肉炎	壊疽性咽頭炎
か	壊疽性歯肉炎	エンテロウイルス性リンパ結節性咽頭炎	潰瘍性咽頭炎
	潰瘍性口内炎	潰瘍性歯肉炎	下咽頭炎
	カタル性咽頭炎	カタル性口内炎	カタル性舌炎
	化膿性口内炎	化膿性歯肉炎	カンジダ性口角びらん
	カンジダ性口内炎	感染性咽頭炎	感染性口内炎
	乾燥性口内炎	義歯性潰瘍	義歯性口内炎
	偽膜性咽頭炎	偽膜性口内炎	偽膜性扁桃炎
	急性アデノイド咽頭炎	急性アデノイド扁桃炎	急性胃炎

	急性胃潰瘍	急性胃潰瘍穿孔	急性胃粘膜病変
	急性咽頭炎	急性壊疽性扁桃炎	急性潰瘍性扁桃炎
	急性化膿性咽頭炎	急性化膿性扁桃炎	急性偽膜性カンジダ症
	急性出血性胃潰瘍	急性出血性胃潰瘍穿孔	急性腺窩性扁桃炎
	急性びらん性胃炎	急性扁桃炎	頬粘膜咬創
	ゲオトリクム性口内炎	原発性ヘルペスウイルス性口内炎	口蓋切創
	口蓋裂創	口角部挫創	口角部裂創
	硬化性舌炎	口腔開放創	口腔割創
	口腔カンジダ症	口腔挫創	口腔刺創
	口腔褥瘡性潰瘍	口腔底蜂巣炎	口腔粘膜咬創
	口腔ヘルペス	口腔裂創	口唇アフタ
	口唇外傷性異物	口唇開放創	口唇割創
	口唇カンジダ症	口唇貫通創	口唇咬創
	口唇挫創	口唇刺創	口唇創傷
	口唇裂創	口底蜂巣炎	コクサッキーウイルス咽頭炎
さ	黒毛舌	孤立性アフタ	再発性アフタ
	再発性胃潰瘍	再発性ヘルペスウイルス性口内炎	残胃潰瘍
	思春期性歯肉炎	歯肉炎	歯肉カンジダ症
	歯肉切創	歯肉裂創	習慣性アンギナ
	習慣性扁桃炎	出血性胃炎	出血性胃潰瘍
	出血性胃潰瘍穿孔	出血性口内炎	術後胃潰瘍
	術後残胃胃炎	上咽頭炎	上唇小帯裂創
	心因性胃潰瘍	神経性胃炎	水痘後急性扁桃炎
	水疱性咽頭炎	水疱性口内炎	水疱性口内炎ウイルス病
	ステロイド潰瘍	ステロイド潰瘍穿孔	ストレス性胃潰瘍
	正中菱形舌炎	舌開放創	舌潰瘍
	舌カンジダ症	舌咬創	舌挫創
	舌刺創	接触性口内炎	舌切創
	舌創傷	舌乳頭炎	舌膿瘍
	舌びらん	舌扁桃炎	舌裂創
	腺窩性アンギナ	穿孔性胃潰瘍	穿通性胃潰瘍
た	増殖性化膿性口内炎	増殖性歯肉炎	多発胃潰瘍
	多発性口内炎	多発性出血性胃潰瘍	単純性歯肉炎
	地図状口内炎	中毒性胃炎	デュラフォイ潰瘍
な	軟口蓋挫創	軟口蓋創傷	軟口蓋破裂
	難治性胃潰瘍	難治性口内炎	肉芽腫性胃炎
は	ニコチン性口内炎	妊娠性歯肉炎	肺炎球菌性咽頭炎
	敗血症性咽頭炎	剥離性限局性舌炎	剥離性歯肉炎
	剥離性舌炎	反応性リンパ組織増生症	肥大性歯肉炎
	ビタミンＣ欠乏症性歯肉炎	表在性舌炎	表層性胃炎
	びらん性胃炎	びらん性歯肉炎	フェニトイン歯肉増殖症
	複雑性歯肉炎	ぶどう球菌性咽頭炎	ぶどう球菌性扁桃炎
	プラーク性歯肉炎	ベドナーアフタ	ヘリコバクター・ピロリ胃炎
	ヘルペスウイルス性咽頭炎	ヘルペスウイルス性歯肉口内炎	ヘルペス口内炎
	扁桃性アンギナ	扁桃チフス	放射線胃炎
ま	放射線性口内炎	萌出性歯肉炎	膜性咽頭炎
	慢性胃炎	慢性胃潰瘍	慢性胃潰瘍活動期
	慢性舌炎	慢性表在性舌炎	慢性扁桃炎
や	メネトリエ病	メラー舌炎	薬剤性胃潰瘍
ら	疣状胃炎	リガ・フェーデ病	良性移動性舌炎
	淋菌性咽頭炎	淋菌性口内炎	連鎖球菌性アンギナ
	連鎖球菌性咽頭炎	連鎖球菌性扁桃炎	
△	胃空腸周囲炎	胃周囲炎	胃粘膜過形成
	胃びらん	壊疽性口内炎	オトガイ下膿瘍
	顎下部膿瘍	偽膜性アンギナ	頬粘膜白板症
	鋸歯状舌	亀裂舌	ゲオトリクム症
	口蓋垂炎	口蓋膿瘍	口腔感染症
	口腔紅板症	口腔底膿瘍	口腔膿瘍
	口腔白板症	硬口蓋白板症	溝状舌
	口底膿瘍	口底白板症	紅板症
	歯肉白板症	重症熱性血小板減少症候群	舌萎縮
	舌下隙膿瘍	舌根膿瘍	舌根部粘膜下出血
	舌腫瘤	舌切除後遺症	舌苔
	舌痛症	舌乳頭萎縮	舌乳頭肥大
	舌白板症	舌肥大	地図状舌
	軟口蓋白板症	ニコチン性口蓋白色角化症	白色水腫
	ワンサンアンギナ	ワンサン気管支炎	ワンサン扁桃炎

用法用量

内服

アズレンスルホン酸ナトリウム水和物として，通常成人１回2mg≪アズノール錠2mg：1錠≫を１日３回食前に経口投与する。この際，１回量を約100mLの水又は微温湯に溶解して経口投与することが望ましい。

なお，年齢，症状により適宜増減する。

含嗽

アズレンスルホン酸ナトリウム水和物として，１回4～6mg≪アズノール錠2mg：2～3錠≫を，適量(約100mL)の水又は微温湯に溶解し，１日数回含嗽する。

なお，年齢，症状により適宜増減する。

アズレン錠2mg「ツルハラ」：鶴原[5円/錠]

アスパラ－CA錠200　規格：1錠[5.6円/錠]

L－アスパラギン酸カルシウム水和物　田辺三菱　321

【効 能 効 果】

(1)低カルシウム血症に起因する下記症候の改善
　テタニー，テタニー関連症状
(2)下記代謝性骨疾患におけるカルシウム補給
　骨粗鬆症，骨軟化症
(3)発育期におけるカルシウム補給
(4)妊娠・授乳時におけるカルシウム補給

【対応標準病名】

◎	骨粗鬆症	骨軟化症	低カルシウム血症
	テタニー		
○	頚椎骨粗鬆症	頚椎骨粗鬆症・病的骨折あり	抗てんかん薬骨軟化症
	骨粗鬆症・骨盤部病的骨折あり	骨粗鬆症・脊椎病的骨折あり	骨粗鬆症・前腕病的骨折あり
	骨粗鬆症・大腿部病的骨折あり	骨粗鬆症・多発病的骨折あり	骨粗鬆症・病的骨折あり
	産褥性骨軟化症	若年性骨粗鬆症	若年性骨粗鬆症・病的骨折あり
	術後吸収不良性骨粗鬆症	術後吸収不良性骨粗鬆症・病的骨折あり	術後吸収不良性骨軟化症
	腫瘍性低リン血症性骨軟化症	人工透析性骨軟化症	ステロイド性骨粗鬆症
	ステロイド性骨粗鬆症・病的骨折あり	ステロイド性脊椎圧迫骨折	脊椎骨粗鬆症・病的骨折あり
	脊椎骨軟化症	テタニー性白内障	特発性骨粗鬆症
	特発性骨粗鬆症・病的骨折あり	特発性若年性骨粗鬆症	二次性骨粗鬆症
	二次性骨粗鬆症・病的骨折あり	廃用性骨粗鬆症	廃用性骨粗鬆症・病的骨折あり
	ビタミンＤ欠乏性骨軟化症	閉経後骨粗鬆症・骨盤部病的骨折あり	閉経後骨粗鬆症・脊椎病的骨折あり
	閉経後骨粗鬆症・前腕病的骨折あり	閉経後骨粗鬆症・大腿部病的骨折あり	閉経後骨粗鬆症・多発病的骨折あり
	閉経後骨粗鬆症・病的骨折あり	ミルクマン症候群	薬剤性骨軟化症
	薬物誘発性骨粗鬆症	薬物誘発性骨粗鬆症・病的骨折あり	卵巣摘出術後骨粗鬆症
	卵巣摘出術後骨粗鬆症・病的骨折あり	老人性骨軟化症	老年性骨粗鬆症
	老年性骨粗鬆症・病的骨折あり		
△	アルミニウム骨症	仮性テタニー	家族性低カルシウム尿性高カルシウム血症

	カルシウム代謝障害	高カルシウム尿症	上腕骨近位端病的骨折
	上腕骨骨幹部病的骨折	脊椎骨粗鬆症	石灰沈着症
	低カルシウム性白内障	特発性高カルシウム尿症	閉経後骨粗鬆症
	無機質欠乏症	無機質代謝障害	

用法用量　アスパラギン酸カルシウムとして，通常成人1日1.2g(6錠)を2〜3回に分割経口投与する。
なお，年齢，症状により適宜増減する。

禁忌
(1)高カルシウム血症の患者
(2)腎結石のある患者
(3)重篤な腎不全のある患者

Lーアスパラギン酸Ca錠200mg「サワイ」：沢井[5.6円/錠]，Lーアスパラギン酸Ca錠200mg「トーワ」：東和[5.6円/錠]

アスパラカリウム散50%　規格：50%1g[6.7円/g]
アスパラカリウム錠300mg　規格：300mg1錠[5.8円/錠]
Lーアスパラギン酸カリウム　田辺三菱　322

【効能効果】

下記疾患又は状態におけるカリウム補給
(1)降圧利尿剤，副腎皮質ホルモン，強心配糖体，インスリン，ある種の抗生物質などの連用時
(2)低カリウム血症型周期性四肢麻痺
(3)心疾患時の低カリウム状態
(4)重症嘔吐，下痢，カリウム摂取不足及び手術後

【対応標準病名】

◎	嘔吐症	下痢症	心疾患
	低カリウム血症	低カリウム血性周期性四肢麻痺	
○	低カリウム血症性症候群	低カリウム血性ミオパチー	低カリウム性家族性周期性麻痺
	分娩時心臓合併症		
△	S状結腸炎	アセトン血性嘔吐症	アルカリ血症
	アルカリ尿症	アルカローシス	胃腸炎
	右室肥大	炎症性腸疾患	嘔気
	横筋麻痺	悪心	回腸炎
	化学療法に伴う嘔吐症	家族性周期性四肢麻痺	カタル性胃腸炎
	カリウム代謝異常	間質性心筋炎	感染性胃腸炎
	感染性下痢症	感染性大腸炎	感染性腸炎
	感冒性胃腸炎	感冒性大腸炎	感冒性腸炎
	偽性バーター症候群	機能性下痢	急性胃腸炎
	急性大腸炎	急性腸炎	急性汎心炎
	巨大左心房	血液量過多	高塩素尿症
	高クロール血症	抗生物質起因性大腸炎	抗生物質起因性腸炎
	呼吸性アルカローシス	混合型酸塩基平衡障害	左室肥大
	酸塩基平衡異常	習慣性嘔吐	周期性四肢麻痺
	出血性大腸炎	出血性腸炎	上下肢筋不全麻痺
	食後悪心	心炎	心拡大
	心筋炎	心筋疾患	心筋線維症
	心筋変性症	心室内血栓症	心室瘤内血栓症
	心臓合併症	心内血栓症	心肥大
	心房内血栓症	心房負荷	正カリウム血症周期性四肢麻痺
	正常カリウム血症性四肢麻痺	続発性心室中隔欠損	続発性心房中隔欠損
	体液調節不全症	体液貯留	代謝性アルカローシス
	代償性呼吸性アルカローシス	代償性代謝性アルカローシス	大腸炎
	胆汁性嘔吐	中枢性嘔吐症	腸炎
	腸カタル	低塩基血症	低カリウム性アルカローシス
	低クロール血症	低クロール性アルカローシス	低心拍出量症候群
	電解質異常	電解質平衡異常	特発性嘔吐症
	難治性乳児下痢症	乳児下痢	脳性嘔吐
	反芻	反復性嘔吐	非呼吸性アルカローシス
	糞便性嘔吐	慢性心筋炎	ミオパチー
	水中毒	両室肥大	

用法用量　L-アスパラギン酸カリウムとして，通常成人1日0.9〜2.7gを3回に分割経口投与する。なお，症状により1回3gまで増量できる。

禁忌
(1)重篤な腎機能障害(前日の尿量が500mL以下あるいは投与直前の排尿が1時間当たり20mL以下)のある患者
(2)副腎機能障害(アジソン病)のある患者
(3)高カリウム血症の患者
(4)消化管通過障害のある患者
　①食道狭窄のある患者(心肥大，食道癌，胸部大動脈瘤，逆流性食道炎，心臓手術等による食道圧迫)
　②消化管狭窄又は消化管運動機能不全のある患者
(5)高カリウム血性周期性四肢麻痺の患者
(6)本剤の成分に対し過敏症の既往歴のある患者
(7)エプレレノンを投与中の患者

併用禁忌

薬剤名等	臨床症状・措置方法	機序・危険因子
エプレレノン(セララ)	血清カリウム値が上昇するおそれがある。	併用によりカリウム貯留作用が増強するおそれがある。

アスケート錠300mg：共和薬品　300mg1錠[5.8円/錠]

アスパラ配合錠　規格：(150mg)1錠[6.1円/錠]
Lーアスパラギン酸カリウム　Lーアスパラギン酸マグネシウム　田辺三菱　322

【効能効果】

下記疾患又は状態におけるカリウム補給(マグネシウム欠乏を合併している疑いのある場合)
(1)降圧利尿剤，副腎皮質ホルモン，強心配糖体，インスリン，ある種の抗生物質などの連用時
(2)低カリウム血症型周期性四肢麻痺
(3)心疾患時の低カリウム状態
(4)肝疾患時の低カリウム状態
(5)重症嘔吐，下痢，カリウム摂取不足及び手術後

【対応標準病名】

◎	嘔吐症	肝疾患	下痢症
	心疾患	低カリウム血症	低カリウム血性周期性四肢麻痺
	マグネシウム欠乏症		
○	肝性胸水	低カリウム血症性症候群	低カリウム血性ミオパチー
	低カリウム性家族性周期性麻痺	低マグネシウム血症	妊娠性急性脂肪肝
	分娩時心臓合併症		
△	S状結腸炎	アセトン血性嘔吐症	アルカリ血症
	アルカリ尿症	アルカローシス	アレルギー性肝臓症
	胃腸炎	右室肥大	うっ血肝
	うっ血性肝硬変	炎症性腸疾患	嘔気
	横筋麻痺	悪心	回腸炎
	化学療法に伴う嘔吐症	家族性周期性四肢麻痺	カタル性胃腸炎
	カリウム代謝異常	肝下垂症	肝機能障害
	肝限局性結節性過形成	肝梗塞	肝疾患に伴う貧血
	肝出血	肝腫瘤	肝障害
	肝静脈閉塞症	肝腎症候群	感染性胃腸炎
	感染性下痢症	感染性大腸炎	感染性腸炎
	肝臓紫斑病	肝中心静脈閉塞症	肝のう胞
	肝肺症候群	肝浮腫	感冒性胃腸炎
	感冒性大腸炎	感冒性腸炎	偽性バーター症候群

機能性下痢	急性胃腸炎	急性大腸炎
急性腸炎	急性汎心炎	巨大左心房
クリュヴリエ・バウムガルテン症候群	抗生物質起因性大腸炎	抗生物質起因性腸炎
呼吸性アルカローシス	混合型酸塩基平衡障害	左室肥大
酸塩基平衡異常	脂肪肝	習慣性嘔吐
周期性四肢麻痺	出血性大腸炎	出血性腸炎
上下肢筋不全麻痺	食後悪心	ショック肝
心炎	心拡大	心筋変性症
心臓合併症	心肥大	心房負荷
正カリウム血性周期性四肢麻痺	正常カリウム血症性四肢麻痺	体液調節不全症
代謝性アルカローシス	代償性呼吸性アルカローシス	代償性代謝性アルカローシス
大腸炎	胆汁性嘔吐	中心性出血性肝壊死
中枢性嘔吐症	腸炎	腸カタル
低塩基血症	低カリウム性アルカローシス	低クロール血症
低クロール性アルカローシス	低心拍出量症候群	電解質異常
電解質平衡異常	特発性嘔吐症	特発性門脈圧亢進症
難治性乳児下痢症	乳児下痢	脳性嘔吐
反芻	反復性嘔吐	非アルコール性脂肪性肝炎
非呼吸性アルカローシス	糞便性嘔吐	ミオパチー
門脈圧亢進症	門脈圧亢進症性胃症	門脈拡張症
両室肥大		

用法用量　原則として，L-アスパラギン酸カリウムとして1日225～750mg(3～10錠)を2～3回に分割経口投与する。
なお，年齢，症状により適宜増減する。

禁忌

(1)重篤な腎機能障害(前日の尿量が500mL以下あるいは投与直前の排尿が1時間当たり20mL以下)のある患者
(2)副腎機能障害(アジソン病)のある患者
(3)高カリウム血症又は高マグネシウム血症の患者
(4)消化管通過障害のある患者
①食道狭窄のある患者(心肥大，食道癌，胸部大動脈瘤，逆流性食道炎，心臓手術等による食道圧迫)
②消化管狭窄又は消化管運動機能不全のある患者
(5)高カリウム血性周期性四肢麻痺の患者
(6)本剤の成分に対し過敏症の既往歴のある患者
(7)エプレレノンを投与中の患者

併用禁忌

薬剤名等	臨床症状・措置方法	機序・危険因子
エプレレノン(セララ)	血清カリウム値が上昇するおそれがある。	併用によりカリウム貯留作用が増強するおそれがある。

アスピリン「ケンエー」　規格：10g[2.35円/g]
アスピリン　健栄　114

【効能効果】

〔経口剤〕
(1)関節リウマチ，リウマチ熱，変形性関節症，強直性脊椎炎，関節周囲炎，結合織炎，術後疼痛，歯痛，症候性神経痛，関節痛，腰痛症，筋肉痛，捻挫痛，打撲痛，痛風による痛み，頭痛，月経痛
(2)下記疾患の解熱・鎮痛：急性上気道炎(急性気管支炎を伴う急性上気道炎を含む)

【対応標準病名】

◎	関節周囲炎	関節痛	関節リウマチ
	急性気管支炎	急性上気道炎	強直性脊椎炎
	筋肉痛	月経痛	結合織炎
	歯根のう胞	歯周炎	歯髄炎
	歯痛	手指変形性関節症	術後疼痛
	神経痛	頭痛	全身性変形性関節症
	打撲傷	痛風	痛風発作
	捻挫	変形性肩関節症	変形性関節症
	変形性胸鎖関節症	変形性肩鎖関節症	変形性股関節症
	変形性膝関節症	変形性手関節症	変形性足関節症
	変形性肘関節症	変形性中手関節症	母指CM関節変形性関節症
	腰痛症	リウマチ熱	
○	CM関節変形性関節症	DIP関節尺側側副靱帯損傷	DIP関節側副靱帯損傷
	DIP関節橈側側副靱帯損傷	DIP関節捻挫	DIP関節変形性関節症
	IP関節捻挫	MP関節尺側側副靱帯損傷	MP関節側副靱帯損傷
	MP関節痛	MP関節橈側側副靱帯損傷	MP関節捻挫
	PIP関節尺側側副靱帯損傷	PIP関節側副靱帯損傷	PIP関節橈側側副靱帯損傷
	PIP関節捻挫	PIP関節変形性関節症	RS3PE症候群
あ	RSウイルス気管支炎	亜急性気管支炎	足炎
	足滑液のう炎	足ストレイン	亜脱臼
	一部性歯髄炎	一過性関節症	一側性外傷後股関節症
	一側性外傷後膝関節症	一側性形成不全性股関節症	一側性原発性股関節症
	一側性原発性膝関節症	一側性続発性股関節症	一側性続発性膝関節症
	陰茎挫傷	陰茎打撲傷	陰唇挫傷
	咽頭気管炎	咽頭喉頭炎	咽頭部挫傷
	咽頭扁桃炎	陰のう挫傷	陰部挫傷
	陰部打撲傷	インフルエンザ菌気管支炎	ウイルス性気管支炎
	烏口肩峰靱帯捻挫	烏口鎖骨捻挫	烏口上腕靱帯捻挫
	う蝕第2度単純性歯髄炎	う蝕第3度急性化膿性根尖性歯周炎	う蝕第3度急性化膿性歯髄炎
	う蝕第3度急性単純性根尖性歯周炎	う蝕第3度歯髄壊死	う蝕第3度歯髄壊疽
	う蝕第3度慢性壊疽性歯髄炎	う蝕第3度慢性潰瘍性歯髄炎	う蝕第3度慢性化膿性根尖性歯周炎
	う蝕第3度慢性増殖性歯髄炎	会陰挫傷	腋窩部痛
	エコーウイルス気管支炎	壊死性潰瘍性歯周炎	壊死性潰瘍性歯肉炎
	壊疽性歯髄炎	壊疽性歯肉炎	遠位脛腓靱帯捻挫
	遠位橈尺関節変形性関節症	炎症性開口障害	炎症性頭痛
か	炎症性多発性関節障害	外陰部挫傷	開口不全
	外耳部外傷性腫脹	外耳部挫傷	外耳部打撲傷
	外傷後股関節症	外傷後膝関節症	外傷性顎関節炎
	外傷性肩関節症	外傷性関節症	外傷性関節障害
	外傷性頚部症候群	外傷性頚部捻挫	外傷性頚部腰部症候群
	外傷性股関節症	外傷性歯根膜炎	外傷性歯髄炎
	外傷性膝関節症	外傷性手関節症	外傷性足関節症
	外傷性肘関節症	外傷性皮下血腫	外傷性母指CM関節症
	外歯瘻	外側上顆炎	外側側副靱帯捻挫
	開腹術後愁訴	開放性脱臼	潰瘍性歯肉炎
	下顎挫傷	下顎打撲傷	下顎部挫傷
	下顎部打撲傷	踵関節症	顎関節炎
	顎関節強直症	顎関節雑音	顎関節症
	顎関節ストレイン	顎関節痛	顎関節痛障害
	顎関節疼痛機能障害症候群	顎関節捻挫	顎関節部挫傷
	顎関節部打撲傷	顎部挫傷	顎部打撲傷
	下肢関節痛	下肢筋肉痛	下肢挫傷
	下肢神経痛	下肢打撲	下腿関節痛
	下腿挫傷	下腿三頭筋痛	下腿神経炎
	下腿打撲傷	肩関節腱板捻挫	肩関節挫傷
	肩関節症	肩関節打撲傷	肩関節痛症
	肩関節痛風	肩関節捻挫	肩頚部打撲
	肩挫傷	肩擦過創	肩打撲傷

ア

化膿性顎関節炎	化膿性歯周炎	化膿性歯肉炎
下背部ストレイン	カリエスのない歯髄炎	眼窩縁打撲傷
眼窩部打撲傷	眼球打撲傷	眼瞼挫傷
眼瞼打撲傷	環指 DIP 関節尺側側副靱帯損傷	環指 DIP 関節側副靱帯損傷
環指 DIP 関節橈側側副靱帯損傷	環指 MP 関節尺側側副靱帯損傷	環指 MP 関節側副靱帯損傷
環指 MP 関節橈側側副靱帯損傷	環指 PIP 関節尺側側副靱帯損傷	環指 PIP 関節側副靱帯損傷
環指 PIP 関節橈側側副靱帯損傷	環軸関節捻挫	環指挫傷
環指側副靱帯損傷	環指捻挫	眼周囲部挫傷
眼周囲部打撲傷	関節血腫	関節挫傷
関節症	関節打撲	関節包炎
関節リウマチ・顎関節	関節リウマチ・肩関節	関節リウマチ・胸椎
関節リウマチ・頚椎	関節リウマチ・股関節	関節リウマチ・指関節
関節リウマチ・趾関節	関節リウマチ・膝関節	関節リウマチ・手関節
関節リウマチ・脊椎	関節リウマチ・足関節	関節リウマチ・肘関節
関節リウマチ・腰椎	完全脱臼	環椎後頭関節捻挫
肝脾打撲傷	眼部挫傷	眼部打撲傷
顔面挫傷	顔面多発挫傷	顔面多発打撲傷
顔面打撲傷	気管挫傷	偽性股関節痛
偽膜性気管支炎	急性一部性化膿性歯髄炎	急性一部性単純性歯髄炎
急性咽頭喉頭炎	急性咽頭扁桃炎	急性壊疽性歯髄炎
急性顎関節炎	急性化膿性根尖性歯周炎	急性化膿性歯根膜炎
急性化膿性歯髄炎	急性化膿性辺縁性歯根膜炎	急性気管気管支炎
急性口蓋扁桃炎	急性喉頭気管気管支炎	急性根尖性歯周炎
急性歯冠周囲炎	急性歯周炎	急性歯髄炎
急性歯槽膿瘍	急性歯肉炎	急性全部性化膿性歯髄炎
急性全部性単純性歯髄炎	急性単純性根尖性歯周炎	急性単純性歯髄炎
急性疼痛	急性反復性気管支炎	急性腰痛症
急性リウマチ熱	急性リウマチ熱性輪状紅斑	急速進行性歯周炎
急速破壊型股関節症	胸骨ストレイン	胸骨捻挫
胸骨部挫傷	胸骨部打撲	胸骨部打撲挫傷
胸鎖関節挫傷	胸鎖関節痛	胸鎖関節部打撲
胸鎖関節部打撲挫傷	胸鎖乳突筋痛	強直性脊椎炎性呼吸器障害
胸椎ストレイン	胸椎捻挫	胸椎部打撲
胸椎部打撲挫傷	胸背部筋肉痛	胸背部挫傷
胸部筋肉痛	胸腹部筋痛	胸腹部挫傷
胸腹部打撲傷	胸部挫傷	頬部挫傷
胸部打撲傷	頬部打撲傷	頬部痛
胸壁挫傷	胸壁神経痛	胸腰椎脱臼
胸腰部挫傷	胸肋関節部打撲	胸肋関節部打撲挫傷
距腓靱帯捻挫	筋筋膜性腰痛症	筋性開口障害
クループ性気管支炎	頚肩部筋肉痛	頚性頭痛
形成不全性股関節症	頚椎胸椎捻挫	頚椎ストレイン
頚椎捻挫	頚椎部打撲	頚椎部打撲挫傷
脛腓関節捻挫	頚部顔面胸部挫傷	頚部筋肉痛
頚部挫傷	頚部食道挫傷	頚部神経痛
頚部前縦靱帯捻挫	頚部打撲傷	頚部痛
頚腰椎挫傷	痙攣性開口障害	頚腕捻挫
月経困難症	月経前片頭痛	月経モリミナ
血行性歯髄炎	血腫	血清反応陰性関節リウマチ
腱炎	限局型若年性歯周炎	肩甲下筋捻挫
肩甲上神経痛	肩甲部筋肉痛	肩甲部挫傷
肩鎖関節挫傷	肩鎖関節痛	肩鎖関節捻挫
原発性関節症	原発性股関節症	原発性膝関節症
原発性全身性関節症	原発性痛風	原発性変形性関節症
原発性母指 CM 関節症	腱板挫傷	肩部筋痛
腱付着部炎	腱付着部症	口蓋挫傷
口腔外傷性腫脹	口腔挫傷	口腔打撲傷

甲状腺部ストレイン	甲状腺部捻挫	口唇外傷性腫脹
口唇挫傷	口唇打撲傷	後頭下神経痛
後頭神経痛	後頭部挫傷	喉頭部挫傷
後頭部神経痛	後頭部打撲傷	喉頭部打撲傷
後頭部痛	項背部筋痛	広汎型若年性歯周炎
項部筋肉痛	項部挫傷	項部神経痛
項部打撲傷	項部痛	後方脱臼
股関節インピンジメント症候群	股関節症	股関節打撲傷
股関節痛	股関節捻挫	股関節部挫傷
コクサッキーウイルス気管支炎	コステン症候群	骨盤ストレイン
骨盤捻挫	骨盤部挫傷	骨盤部打撲傷
混合性頭痛	根性腰痛症	根尖周囲のう胞
根尖周囲膿瘍	根尖性歯周炎	根尖肉芽腫
根尖膿瘍	根側歯周膿瘍	根分岐部病変

さ

坐骨結節部打撲傷	坐骨神経痛	鎖骨部打撲傷
坐骨部打撲傷	坐骨包靱帯ストレイン	坐骨包靱帯捻挫
挫傷	擦過創	擦過皮下血腫
三角靱帯捻挫	残髄炎	残存性歯根のう胞
耳介外傷性腫脹	耳介挫傷	耳介打撲傷
耳下腺部打撲	趾間挫傷	歯冠周囲炎
歯冠周囲膿瘍	趾関節症	趾関節痛
子宮癌術後後遺症	歯根膜下膿瘍	趾挫傷
示指 DIP 関節尺側側副靱帯損傷	示指 DIP 関節側副靱帯損傷	示指 DIP 関節橈側側副靱帯損傷
示指 MP 関節挫傷	示指 MP 関節尺側側副靱帯損傷	示指 MP 関節側副靱帯損傷
示指 MP 関節橈側側副靱帯損傷	示指 PIP 関節尺側側副靱帯損傷	示指 PIP 関節側副靱帯損傷
示指 PIP 関節橈側側副靱帯損傷	四肢挫傷	示指挫傷
四肢神経痛	示指側副靱帯損傷	示指捻挫
歯周症	歯周のう胞	歯周膿瘍
思春期性歯肉炎	歯髄壊死	歯髄壊疽
歯髄充血	歯髄露出	歯性顔面痛
趾節間関節捻挫	歯槽膿瘍	持続痛
趾打撲傷	膝蓋骨打撲傷	膝蓋靱帯断裂
膝蓋靱帯部分断裂	膝外側側副靱帯損傷	膝外側側副靱帯断裂
膝外側側副靱帯捻挫	膝蓋部挫傷	膝窩部痛
膝関節挫傷	膝関節症	膝関節打撲傷
膝関節痛	膝関節捻挫	膝内側側副靱帯損傷
膝内側側副靱帯断裂	膝内側側副靱帯捻挫	膝部挫傷
膝部打撲傷	歯肉炎	歯肉挫傷
歯肉膿瘍	趾捻挫	尺側偏位
若年性歯周炎	尺骨手根関節捻挫	習慣性顎関節亜脱臼
習慣性顎関節脱臼	習慣性頭痛	手関節周囲炎
手関節症	手関節痛	手関節捻挫
手関節部挫傷	手関節部打撲傷	手根関節症
手指関節痛	手指挫傷	手指神経炎
手指打撲傷	手指捻挫	術後合併症
術後腰痛	術創部痛	手背部打撲傷
手部挫傷	手部打撲傷	上顎挫傷
上顎打撲傷	上口唇挫傷	上行性歯髄炎
踵骨滑液包炎	小指 DIP 関節尺側側副靱帯損傷	小指 DIP 関節側副靱帯損傷
小指 DIP 関節橈側側副靱帯損傷	小指 DIP 関節捻挫	小指 MP 関節尺側側副靱帯損傷
小指 MP 関節側副靱帯損傷	小指 MP 関節橈側側副靱帯損傷	小指 PIP 関節尺側側副靱帯損傷
小指 PIP 関節側副靱帯損傷	小指 PIP 関節橈側側副靱帯損傷	小指 PIP 関節捻挫
小指関節捻挫	上肢筋肉痛	小指挫傷
上肢挫傷	上肢神経痛	小指側副靱帯損傷
上肢打撲傷	踵腓靱帯損傷	踵腓靱帯捻挫
上腕筋肉痛	上腕擦過創	上腕三頭筋痛
上腕神経痛	上腕打撲傷	上腕二頭筋痛
上腕部挫傷	ショパール関節捻挫	神経炎
神経原性関節症	神経痛性歯痛	滲出性気管支炎

靭帯炎	靭帯ストレイン	靭帯損傷
身体痛	靭帯捻挫	靭帯裂傷
腎打撲傷	頭重感	ストレイン
成人スチル病	精巣挫傷	精巣打撲傷
脊椎関節痛	脊椎脱臼	脊椎打撲傷
脊椎痛	脊椎捻挫	切創
舌扁桃炎	前額部挫傷	前額部打撲傷
前胸部挫傷	前胸部打撲傷	前脛腓靭帯損傷
前頚部挫傷	仙骨部挫傷	仙骨部打撲傷
前思春期性歯周炎	全身挫傷	全身擦過創
全身打撲	全身痛	仙腸関節ストレイン
仙腸関節痛	仙腸関節捻挫	先天性股関節脱臼治療後亜脱臼
前頭部挫傷	前頭部打撲傷	前頭部痛
全部性歯髄炎	前方脱臼	前腕筋肉痛
前腕挫傷	前腕神経痛	前腕部打撲傷
早期発症型歯周炎	増殖性歯肉炎	僧帽筋痛
足関節インピンジメント症候群	足関節外側側副靭帯損傷	足関節後方インピンジメント症候群
足関節挫傷	足関節周囲炎	足関節症
足関節ストレイン	足関節前方インピンジメント症候群	足関節打撲傷
足関節痛	足関節内側側副靭帯損傷	足関節内側側副靭帯捻挫
足関節捻挫	足根部捻挫	足底筋腱付着部炎
足底部打撲傷	側頭部神経痛	側頭部打撲傷
側頭部痛	足背捻挫	足背部挫傷
足背部打撲傷	続発性関節症	続発性股関節症
続発性膝関節症	続発性多発性関節症	続発性痛風
続発性母指CM関節症	側腹壁部挫傷	足部挫傷
足部打撲傷	足部捻挫	鼡径部挫傷

た

咀嚼筋痛障害	大腿外側広筋不全断裂	大腿筋痛
大腿挫傷	大腿四頭筋挫傷	大腿四頭筋断裂
大腿四頭筋肉離れ	大腿四頭筋捻挫	大腿四頭筋部分断裂
大腿神経痛	大腿大転子部挫傷	大腿打撲傷
脱臼	多発性関節症	多発性関節痛
多発性筋肉痛	多発性挫傷	多発性神経痛
多発性リウマチ性関節炎	打撲血腫	打撲擦過創
打撲皮下血腫	単純性歯周炎	単純性歯肉炎
単純脱臼	恥骨部打撲	智歯周囲炎
腟挫傷	中隔部肉芽形成	肘関節症
肘関節痛	肘関節捻挫	肘関節部挫傷
肘関節部打撲傷	中指DIP関節尺側側副靭帯損傷	中指DIP関節側副靭帯損傷
中指DIP関節橈側側副靭帯損傷	中指MP関節尺側側副靭帯損傷	中指MP関節側副靭帯損傷
中指MP関節橈側側副靭帯損傷	中指PIP関節尺側側副靭帯損傷	中指PIP関節側副靭帯損傷
中指PIP関節橈側側副靭帯損傷	中指PIP関節捻挫	中指関節痛
中指挫傷	中指側副靭帯損傷	中指捻挫
中足骨痛症	中足趾節関節捻挫	肘頭骨棘
肘頭部挫傷	腸骨部挫傷	腸骨部打撲傷
陳旧性顎関節脱臼	痛風性関節炎	痛風性関節症
定型痛風	テニス肘	殿部筋肉痛
殿部挫傷	殿部打撲傷	殿部痛
頭頚部痛	橈骨手根関節捻挫	頭頂部挫傷
頭頂部打撲傷	頭頂部痛	頭頂部背部打撲
疼痛	頭皮外傷性腫脹	頭部肩関節胸部挫傷
頭部胸部挫傷	頭部胸部打撲傷	頭部筋肉痛
頭部頚部挫傷	頭部頚部打撲傷	頭部肩部打撲
頭部挫傷	頭部神経痛	頭部多発挫傷
頭部多発打撲傷	頭部打撲血腫	頭部打撲傷
頭部腹部打撲	頭部両大腿下腿打撲	特殊性歯周炎

な

特発性関節脱臼	特発性神経痛	内歯瘻
内側上顆炎	内側側副靭帯捻挫	難治性歯周炎
難治性疼痛	二次性変形性関節症	乳癌術後後遺症

は

脳手術後遺症	脳腫瘍摘出術後遺症	肺炎球菌性気管支炎
背筋挫傷	敗血症性気管支炎	背部圧迫感
背部筋肉痛	背部挫傷	背部神経痛
背部打撲傷	背部痛	背部捻挫
排卵痛	剥離性歯肉炎	抜歯後感染
抜歯後疼痛	抜歯創瘻孔形成	パラインフルエンザウイルス気管支炎
半身打撲	皮下血腫	皮下損傷
尾骨ストレイン	尾骨捻挫	尾骨部挫傷
尾骨部打撲傷	鼻根部打撲挫創	膝靭帯損傷
肘周囲炎	肥大性歯肉炎	鼻中隔軟骨捻挫
非定型歯痛	ヒトメタニューモウイルス気管支炎	鼻部外傷性腫脹
非復位性顎関節円板障害	腓腹筋痛	鼻部挫傷
皮膚損傷	鼻部打撲傷	びらん性関節症
びらん性歯肉炎	披裂軟骨脱臼	復位性顎関節円板障害
複雑性歯周炎	複雑性歯肉炎	複雑脱臼
副鼻腔炎術後症	腹部挫傷	腹部打撲傷
腹壁筋痛	腹壁挫傷	腹壁神経痛
ブシャール結節	プラーク性歯肉炎	閉鎖性脱臼
ヘーガース結節	ヘバーデン結節	ヘルペスウイルス性歯肉口内炎
辺縁性化膿性歯根膜炎	辺縁性歯周組織炎	変形性顎関節症
放散性歯痛	萌出性歯肉炎	母指CM関節症
母指IP関節尺側側副靭帯損傷	母指IP関節側副靭帯損傷	母趾IP関節側副靭帯損傷
母指IP関節橈側側副靭帯損傷	母指MP関節尺側側副靭帯損傷	母指MP関節側副靭帯損傷
母趾MP関節側副靭帯損傷	母指MP関節痛	母指MP関節橈側側副靭帯損傷
母指関節症	母趾関節痛	母指関節捻挫
母指挫傷	母指側副靭帯損傷	母指打撲挫創
母指打撲傷	母趾打撲傷	母趾捻挫

ま

発作性頭痛	マイコプラズマ気管支炎	膜様月経困難症
末梢神経炎	慢性萎縮性老人性歯肉炎	慢性壊疽性歯髄炎
慢性開放性歯髄炎	慢性潰瘍性歯髄炎	慢性顎関節炎
慢性化膿性根尖性歯周炎	慢性根尖性歯周炎	慢性歯冠周囲炎
慢性歯周炎	慢性歯周膿瘍	慢性歯髄炎
慢性歯槽膿瘍	慢性歯肉炎	慢性神経痛
慢性増殖性歯髄炎	慢性単純性歯髄炎	慢性閉鎖性歯髄炎
慢性辺縁性歯周炎急性発作	慢性辺縁性歯周炎軽度	慢性辺縁性歯周炎重度
慢性辺縁性歯周炎中等度	耳後部打撲傷	むちうち損傷

や

ムチランス変形	野球肘	野球指
薬剤性痛風	薬物誘発性頭痛	腰筋痛症
腰仙関節ストレイン	腰仙関節捻挫	腰仙部挫傷
腰仙部打撲傷	腰椎ストレイン	腰椎捻挫
腰椎部挫傷	腰痛坐骨神経痛症候群	腰殿部挫傷
腰殿部打撲傷	腰殿部痛	腰背筋痛症
腰背部挫傷	腰背部打撲傷	腰皮神経痛
腰部胸部打撲	腰部頚部挫傷	腰部骨盤部挫傷
腰部挫傷	腰部打撲挫創	腰部打撲傷

ら

ライノウイルス気管支炎	リウマチ性滑液包炎	リウマチ性皮下結節
リウマチ様関節炎	リウマトイド脊椎炎	リスフラン関節捻挫
菱形靭帯捻挫	両側性外傷後股関節症	両側性外傷後膝関節症
両側性外傷性母指CM関節症	両側性形成不全性股関節症	両側性原発性股関節症
両側性原発性膝関節症	両側性原発性母指CM関節症	両側性続発性股関節症
両側性続発性膝関節症	両側性続発性母指CM関節症	両側側副靭帯損傷
輪状甲状関節捻挫	輪状披裂関節捻挫	連鎖球菌気管支炎
連鎖球菌性上気道感染	老人性関節炎	老年性股関節症
肋軟骨部挫傷	肋軟骨部打撲	肋軟骨部打撲挫傷
肋間筋肉痛	肋間神経痛	肋骨弓部挫傷

	肋骨弓部打撲	肋骨弓部打撲挫傷	肋骨ストレイン
	肋骨捻挫	肋骨部挫傷	肋骨部打撲
	肋骨部打撲挫傷	腕部打撲傷	
△	足異物	圧痛	咽頭部血腫
	陰のう血腫	会陰血腫	汚染擦過創
	外耳部皮下血腫	外耳部皮下出血	外傷性外陰血腫
	下顎皮下血腫	踵痛	顎関節部皮下血腫
	下肢痛	かぜ	下腿筋肉内異物残留
	下腿痛	眼鏡様皮下出血	眼瞼皮下血腫
	眼瞼皮下出血	環指痛	眼周囲部皮下血腫
	眼周囲部皮下出血	関節リウマチ性間質性肺炎	眼部皮下血腫
	眼部皮下出血	感冒	顔面多発皮下血腫
	顔面多発皮下出血	顔面痛	顔面皮下血腫
	偽膜性アンギナ	強直脊椎炎性虹彩毛様体炎	胸部筋肉内異物残留
	頬部皮下血腫	月経前症候群	月経前浮腫
	牽引性頭痛	肩部筋肉内異物残留	口腔内血腫
	口唇皮下血腫	口唇皮下出血	後足部痛
	喉頭部血腫	股痛	根管異常
	根管狭窄	根管穿孔	根管側壁穿孔
	根管内異物	昆虫咬創	昆虫刺傷
	採皮創	鎖骨部打撲血腫	耳介皮下血腫
	耳介皮下出血	歯根膜ポリープ	四肢痛
	示指痛	四肢末端痛	歯髄出血
	趾爪下血腫	趾痛	膝蓋部血腫
	失活歯	膝関節血腫	膝関節血症
	膝関節部異物	膝部異物	膝部筋肉内異物残留
	膝部血腫	手指痛	手指皮下血腫
	手掌筋肉内異物残留	手背部痛	手部痛
	上顎皮下血腫	踵骨棘	小指痛
	上肢痛	上腕筋肉内異物残留	上腕痛
	髄室側壁穿孔	髄床底穿孔	線維筋痛症
	前額部皮下血腫	前額部皮下出血	全身的原因による歯の脱落
	前足部痛	前腕筋肉内異物残留	前腕痛
	爪下異物	象牙粒	掻創
	足痛	足底異物	足底筋肉内異物残留
	足底部痛	側頭部皮下血腫	足背痛
	足部筋肉内異物残留	第２象牙質	大腿筋肉内異物残留
	大腿痛	大腿内側部痛	大腿部皮下血腫
	肘関節部血腫	中指痛	中足部痛
	痛風結節	痛風腎	殿部異物
	殿部筋肉内異物残留	頭皮下血腫	頭部異物
	頭部血腫	頭部多発皮下血腫	頭部打撲
	頭部皮下血腫	頭部皮下出血	鈍痛
	鉛痛風	軟口蓋血腫	背部筋肉内異物残留
	剥離骨折	抜歯後出血	歯の動揺
	非熱傷性水疱	腓腹部痛	皮膚疼痛症
	鼻部皮下血腫	鼻部皮下出血	表皮剥離
	不規則象牙質	伏針	腹壁異物
	腹壁下血腫	放散痛	帽状腱膜下出血
	母指球部痛	母指痛	母趾痛
	無髄歯	腰部筋肉内異物残留	腰腹痛
	らせん骨折	裂離骨折	ワンサンアンギナ
	ワンサン気管支炎	ワンサン扁桃炎	

用法用量

〔経口剤〕

(1)通常，成人にはアスピリンとして，１回 0.5～1.5g，１日 1.0～4.5g を経口投与する。

なお，年齢，疾患，症状により適宜増減する。

ただし，上記の最高量までとする。

(2)通常，成人にはアスピリンとして，１回 0.5～1.5g を頓用する。

なお，年齢，症状により適宜増減する。

ただし，原則として１日２回までとし，１日最大 4.5g を限度とする。また，空腹時の投与は避けさせることが望ましい。

禁忌

(1)本剤又はサリチル酸系製剤に対し過敏症の既往歴のある患者
(2)消化性潰瘍のある患者
(3)重篤な血液の異常のある患者
(4)重篤な肝障害のある患者
(5)重篤な腎障害のある患者
(6)重篤な心機能不全のある患者
(7)アスピリン喘息(非ステロイド性消炎鎮痛剤等による喘息発作の誘発)又はその既往歴のある患者
(8)出産予定日 12 週以内の妊婦

「純生」アスピリン：小堺[2.52円/g]

アスピリン「バイエル」　規格：10g[2.94円/g]

アスピリン　バイエル薬品　114,339

【効 能 効 果】

(1)関節リウマチ，リウマチ熱，変形性関節症，強直性脊椎炎，関節周囲炎，結合織炎，術後疼痛，歯痛，症候性神経痛，関節痛，腰痛症，筋肉痛，捻挫痛，打撲痛，痛風による痛み，頭痛，月経痛
(2)下記疾患の解熱・鎮痛：急性上気道炎(急性気管支炎を伴う急性上気道炎を含む)
(3)川崎病(川崎病による心血管後遺症を含む)

【対応標準病名】

◎	川崎病	関節周囲炎	関節痛
	関節リウマチ	急性気管支炎	急性上気道炎
	急性熱性皮膚リンパ節症候群	強直性脊椎炎	筋肉痛
	月経痛	結合織炎	歯根のう胞
	歯周炎	歯髄炎	歯痛
	手指変形性関節症	術後疼痛	神経痛
	頭痛	全身性変形性関節症	打撲傷
	痛風	痛風発作	捻挫
	変形性肩関節症	変形性関節症	変形性胸鎖関節症
	変形性肩鎖関節症	変形性股関節症	変形性膝関節症
	変形性手関節症	変形性足関節症	変形性肘関節症
	変形性中手関節症	母指 CM 関節変形性関節症	腰痛症
	リウマチ熱		
○	CM 関節変形性関節症	DIP 関節尺側側副靱帯損傷	DIP 関節側副靱帯損傷
	DIP 関節橈側側副靱帯損傷	DIP 関節捻挫	DIP 関節変形性関節症
	IP 関節捻挫	MP 関節尺側側副靱帯損傷	MP 関節側副靱帯損傷
	MP 関節痛	MP 関節橈側側副靱帯損傷	MP 関節捻挫
	PIP 関節尺側側副靱帯損傷	PIP 関節側副靱帯損傷	PIP 関節橈側側副靱帯損傷
	PIP 関節捻挫	PIP 関節変形性関節症	RS3PE 症候群
あ	RS ウイルス気管支炎	亜急性気管支炎	足炎
	足滑液のう炎	足ストレイン	亜脱臼
	一部性歯髄炎	一過性関節症	一側性外傷後股関節症
	一側性外傷後膝関節症	一側性形成不全性股関節症	一側性原発性股関節症
	一側性原発性膝関節症	一側性続発性股関節症	一側性続発性膝関節症
	陰茎挫傷	陰茎打撲傷	陰唇挫傷
	咽頭気管炎	咽頭喉頭炎	咽頭部挫傷
	咽頭扁桃炎	陰のう挫傷	陰部挫傷
	陰部打撲傷	インフルエンザ菌気管支炎	ウイルス性気管支炎
	烏口肩峰靱帯捻挫	烏口鎖骨捻挫	烏口上腕靱帯捻挫
	う蝕第２度単純性歯髄炎	う蝕第３度急性化膿性根尖性歯周炎	う蝕第３度急性化膿性歯髄炎

	う蝕第3度急性単純性根尖性歯周炎	う蝕第3度歯髄壊死	う蝕第3度歯髄壊疽
	う蝕第3度慢性壊疽性歯髄炎	う蝕第3度慢性潰瘍性歯髄炎	う蝕第3度慢性化膿性根尖性歯周炎
	う蝕第3度慢性増殖性歯髄炎	会陰挫傷	腋窩部痛
	エコーウイルス気管支炎	壊死性潰瘍性歯周炎	壊死性潰瘍性歯肉炎
	壊疽性歯髄炎	壊疽性歯肉炎	遠位脛腓靱帯捻挫
	遠位橈尺関節変形性関節症	炎症性開口障害	炎症性頭痛
か	炎症性多発性関節障害	外陰部挫傷	開口不全
	外耳部外傷性腫脹	外耳部挫傷	外耳部打撲傷
	外傷後股関節症	外傷後膝関節症	外傷性顎関節炎
	外傷性肩関節症	外傷性関節症	外傷性関節障害
	外傷性頚部症候群	外傷性頚部捻挫	外傷性頚部腰部症候群
	外傷性股関節症	外傷性歯根膜炎	外傷性歯髄炎
	外傷性膝関節症	外傷性手関節症	外傷性足関節症
	外傷性肘関節症	外傷性皮下血腫	外傷性母指CM関節症
	外歯瘻	外側上顆炎	外側側副靱帯捻挫
	開腹術後愁訴	開放性脱臼	潰瘍性歯肉炎
	下顎挫傷	下顎打撲傷	下顎部挫傷
	下顎部打撲傷	踵関節症	顎関節炎
	顎関節強直症	顎関節雑音	顎関節症
	顎関節ストレイン	顎関節痛	顎関節痛障害
	顎関節疼痛機能障害症候群	顎関節捻挫	顎関節部挫傷
	顎関節部打撲傷	顎部挫傷	顎部打撲傷
	下肢関節痛	下肢筋肉痛	下肢挫傷
	下肢神経痛	下肢打撲	下腿関節痛
	下腿挫傷	下腿三頭筋痛	下腿神経炎
	下腿打撲傷	肩関節腱板捻挫	肩関節挫傷
	肩関節症	肩関節打撲傷	肩関節痛症
	肩関節痛風	肩関節捻挫	肩頚部打撲
	肩挫傷	肩擦過創	肩打撲傷
	化膿性顎関節炎	化膿性歯周炎	化膿性歯肉炎
	下背部ストレイン	カリエスのない歯髄炎	川崎病性冠動脈瘤
	川崎病による虚血性心疾患	眼窩縁打撲傷	眼窩部打撲傷
	眼球打撲傷	眼瞼挫傷	眼瞼打撲傷
	環指DIP関節尺側側副靱帯損傷	環指DIP関節側副靱帯損傷	環指DIP関節橈側側副靱帯損傷
	環指MP関節尺側側副靱帯損傷	環指MP関節側副靱帯損傷	環指MP関節橈側側副靱帯損傷
	環指PIP関節尺側側副靱帯損傷	環指PIP関節側副靱帯損傷	環指PIP関節橈側側副靱帯損傷
	環軸関節捻挫	環指挫傷	環指側副靱帯損傷
	環指捻挫	眼周囲部挫傷	眼周囲部打撲傷
	関節血腫	関節挫傷	関節症
	関節打撲	関節包炎	関節リウマチ・顎関節
	関節リウマチ・肩関節	関節リウマチ・胸椎	関節リウマチ・頚椎
	関節リウマチ・股関節	関節リウマチ・指関節	関節リウマチ・趾関節
	関節リウマチ・膝関節	関節リウマチ・手関節	関節リウマチ・脊椎
	関節リウマチ・足関節	関節リウマチ・肘関節	関節リウマチ・腰椎
	完全脱臼	環椎後頭関節捻挫	肝脾打撲傷
	眼部挫傷	眼部打撲傷	顔面挫傷
	顔面多発挫傷	顔面多発打撲傷	顔面打撲傷
	気管挫傷	偽性股関節痛	偽膜性気管支炎
	急性一部性化膿性歯髄炎	急性一部性単純性歯髄炎	急性咽頭喉頭炎
	急性咽頭扁桃炎	急性壊疽性歯髄炎	急性顎関節炎
	急性化膿性根尖性歯周炎	急性化膿性歯根膜炎	急性化膿性歯髄炎
	急性化膿性辺縁性歯根膜炎	急性気管気管支炎	急性口蓋扁桃炎
	急性喉頭気管気管支炎	急性根尖性歯周炎	急性歯冠周囲炎
	急性歯周炎	急性歯髄炎	急性歯槽膿瘍
	急性歯肉炎	急性全部性化膿性歯髄炎	急性全部性単純性歯髄炎

	急性単純性根尖性歯周炎	急性単純性歯髄炎	急性疼痛
	急性反復性気管支炎	急性腰痛症	急性リウマチ熱
	急性リウマチ熱性輪状紅斑	急速進行性歯周炎	急速破壊型股関節症
	胸骨ストレイン	胸骨捻挫	胸骨部挫傷
	胸骨部打撲	胸骨部打撲挫傷	胸鎖関節挫傷
	胸鎖関節痛	胸鎖関節部打撲	胸鎖関節部打撲挫傷
	胸鎖乳突筋痛	強直性脊椎炎性呼吸器障害	胸椎ストレイン
	胸椎捻挫	胸椎部打撲	胸椎部打撲挫傷
	胸背部筋肉痛	胸背部挫傷	胸部筋肉痛
	胸腹部筋痛	胸腹部挫傷	胸腹部打撲傷
	胸部挫傷	頬部挫傷	胸部打撲傷
	頬部打撲傷	頬部痛	胸壁挫傷
	胸壁神経痛	胸腰椎脱臼	胸腰部挫傷
	胸肋関節部打撲	胸肋関節部打撲挫傷	距腓靱帯捻挫
	筋筋膜性腰痛症	筋性開口障害	クループ性気管支炎
	頚肩部筋肉痛	頚性頭痛	形成不全性股関節症
	頚椎胸椎捻挫	頚椎ストレイン	頚椎捻挫
	頚椎部打撲	頚椎部打撲挫傷	脛腓関節捻挫
	頚部顔面胸部挫傷	頚部筋肉痛	頚部挫傷
	頚部食道挫傷	頚部神経痛	頚部前縦靱帯捻挫
	頚部打撲傷	頚部痛	頚腰椎挫傷
	痙攣性開口障害	頚腕捻挫	月経困難症
	月経前片頭痛	月経モリミナ	血行性歯髄炎
	血腫	血清反応陰性関節リウマチ	腱炎
	限局型若年性歯周炎	肩甲下筋捻挫	肩甲上神経痛
	肩甲部筋肉痛	肩甲部挫傷	肩鎖関節挫傷
	肩鎖関節痛	肩鎖関節捻挫	原発性関節症
	原発性股関節症	原発性膝関節症	原発性全身性関節症
	原発性痛風	原発性変形性関節症	原発性母指CM関節症
	腱板挫傷	肩部筋痛	腱付着部炎
	腱付着部症	口蓋挫傷	口腔外傷性腫脹
	口腔挫傷	口腔打撲傷	甲状腺部ストレイン
	甲状腺部捻挫	口唇外傷性腫脹	口唇挫傷
	口唇打撲傷	後頭下神経痛	後頭神経痛
	後頭部挫傷	喉頭部挫傷	後頭部神経痛
	後頭部打撲傷	喉頭部打撲傷	後頭部痛
	項背部筋痛	広汎型若年性歯周炎	項部筋肉痛
	項部挫傷	項部神経痛	項部打撲傷
	項部痛	後方脱臼	股関節インピンジメント症候群
	股関節症	股関節打撲傷	股関節痛
	股関節捻挫	股関節部挫傷	コクサッキーウイルス気管支炎
	コステン症候群	骨盤ストレイン	骨盤捻挫
	骨盤部挫傷	骨盤部打撲傷	混合性頭痛
	根性腰痛症	根尖周囲のう胞	根尖周囲膿瘍
	根尖性歯周炎	根尖肉芽腫	根尖膿瘍
さ	根側歯周膿瘍	根分岐部病変	坐骨結節部打撲傷
	坐骨神経痛	鎖骨部打撲傷	坐骨部打撲傷
	坐骨包靱帯ストレイン	坐骨包靱帯捻挫	挫傷
	擦過創	擦過皮下血腫	三角靱帯捻挫
	残髄炎	残存性歯根のう胞	耳介外傷性腫脹
	耳介挫傷	耳介打撲傷	耳下腺部打撲
	趾間挫傷	歯冠周囲炎	歯冠周囲膿瘍
	趾関節症	趾関節痛	子宮癌術後後遺症
	歯根膜下膿瘍	趾挫傷	示指DIP関節尺側側副靱帯損傷
	示指DIP関節側副靱帯損傷	示指DIP関節橈側側副靱帯損傷	示指MP関節挫傷
	示指MP関節尺側側副靱帯損傷	示指MP関節側副靱帯損傷	示指MP関節橈側側副靱帯損傷
	示指PIP関節尺側側副靱帯損傷	示指PIP関節側副靱帯損傷	示指PIP関節橈側側副靱帯損傷
	四肢挫傷	示指挫傷	四肢神経痛

示指側副靱帯損傷	示指捻挫	歯周症
歯周のう胞	歯周膿瘍	思春期性歯肉炎
歯髄壊死	歯髄壊疽	歯髄充血
歯髄露出	歯性顔面痛	趾節間関節捻挫
歯槽膿瘍	持続痛	趾打撲傷
膝蓋骨打撲傷	膝蓋靱帯断裂	膝蓋靱帯部分断裂
膝外側側副靱帯損傷	膝外側側副靱帯断裂	膝外側側副靱帯捻挫
膝蓋部挫傷	膝窩部痛	膝関節挫傷
膝関節症	膝関節打撲傷	膝関節痛
膝関節捻挫	膝内側側副靱帯損傷	膝内側側副靱帯断裂
膝内側側副靱帯捻挫	膝部挫傷	膝部打撲傷
歯肉炎	歯肉挫傷	歯肉膿瘍
趾捻挫	尺側偏位	若年性歯周炎
尺骨手根関節捻挫	習慣性顎関節亜脱臼	習慣性顎関節脱臼
習慣性頭痛	手関節周囲炎	手関節症
手関節痛	手関節捻挫	手関節部挫傷
手関節部打撲傷	手根関節症	手指関節痛
手指挫傷	手指神経炎	手指打撲傷
手指捻挫	術後合併症	術後腰痛
術創部痛	手背部打撲傷	手部挫傷
手部打撲傷	上顎挫傷	上顎打撲傷
上口唇挫傷	上行性歯髄炎	踵骨滑液包炎
小指 DIP 関節尺側側副靱帯損傷	小指 DIP 関節側副靱帯損傷	小指 DIP 関節橈側側副靱帯損傷
小指 DIP 関節捻挫	小指 MP 関節尺側側副靱帯損傷	小指 MP 関節側副靱帯損傷
小指 MP 関節橈側側副靱帯損傷	小指 PIP 関節尺側側副靱帯損傷	小指 PIP 関節側副靱帯損傷
小指 PIP 関節橈側側副靱帯損傷	小指 PIP 関節捻挫	小指関節捻挫
上肢筋肉痛	小指挫傷	上肢挫傷
上肢神経痛	小指側副靱帯損傷	上肢打撲傷
踵腓靱帯損傷	踵腓靱帯捻挫	上腕筋肉痛
上腕擦過創	上腕三頭筋痛	上腕神経痛
上腕打撲傷	上腕二頭筋痛	上腕部挫傷
ショパール関節捻挫	神経炎	神経原性関節症
神経痛性歯痛	滲出性気管支炎	靱帯炎
靱帯ストレイン	靱帯損傷	身体痛
靱帯捻挫	靱帯裂傷	腎打撲傷
頭重感	ストレイン	成人スチル病
精巣挫傷	精巣打撲傷	脊椎関節痛
脊椎脱臼	脊椎打撲傷	脊椎痛
脊椎捻挫	切創	舌扁桃炎
前額部挫傷	前額部打撲傷	前胸部挫傷
前胸部打撲傷	前脛腓靱帯損傷	前頚部挫傷
仙骨部挫傷	仙骨部打撲傷	前思春期性歯周炎
全身挫傷	全身擦過創	全身打撲
全身痛	仙腸関節ストレイン	仙腸関節痛
仙腸関節捻挫	先天性股関節脱臼治療後亜脱臼	前頭部挫傷
前頭部打撲傷	前頭部痛	全部性歯髄炎
前方脱臼	前腕筋肉痛	前腕挫傷
前腕神経痛	前腕部打撲傷	早期発症型歯周炎
増殖性歯肉炎	僧帽筋痛	足関節インピンジメント症候群
足関節外側側副靱帯損傷	足関節後方インピンジメント症候群	足関節挫傷
足関節周囲炎	足関節症	足関節ストレイン
足関節前方インピンジメント症候群	足関節打撲傷	足関節痛
足関節内側側副靱帯損傷	足関節内側側副靱帯捻挫	足関節捻挫
足根部捻挫	足底筋腱付着部炎	足底部打撲傷
側頭部神経痛	側頭部打撲傷	側頭部痛
足背捻挫	足背部挫傷	足背部打撲傷
続発性関節症	続発性股関節症	続発性膝関節症
続発性多発性関節症	続発性痛風	続発性母指 CM 関節症
側腹壁部挫傷	足部挫傷	足部打撲傷

	足部捻挫	鼡径部挫傷	咀嚼筋痛障害
た	大腿外側広筋不全断裂	大腿筋痛	大腿挫傷
	大腿四頭筋挫傷	大腿四頭筋断裂	大腿四頭筋肉離れ
	大腿四頭筋捻挫	大腿四頭筋部分断裂	大腿神経痛
	大腿大転子部挫傷	大腿打撲傷	脱臼
	多発性関節症	多発性関節痛	多発性筋肉痛
	多発性挫傷	多発性神経痛	多発性リウマチ性関節炎
	打撲血腫	打撲擦過創	打撲皮下血腫
	単純性歯周炎	単純性歯肉炎	単純脱臼
	恥骨部打撲	智歯周囲炎	腟挫傷
	中隔部肉芽形成	肘関節症	肘関節痛
	肘関節捻挫	肘関節部挫傷	肘関節部打撲傷
	中指 DIP 関節尺側側副靱帯損傷	中指 DIP 関節側副靱帯損傷	中指 DIP 関節橈側側副靱帯損傷
	中指 MP 関節尺側側副靱帯損傷	中指 MP 関節側副靱帯損傷	中指 MP 関節橈側側副靱帯損傷
	中指 PIP 関節尺側側副靱帯損傷	中指 PIP 関節側副靱帯損傷	中指 PIP 関節橈側側副靱帯損傷
	中指 PIP 関節捻挫	中指関節痛	中指挫傷
	中指側副靱帯損傷	中指捻挫	中足骨痛症
	中足趾節関節捻挫	肘頭骨棘	肘頭部挫傷
	腸骨部挫傷	腸骨部打撲傷	陳旧性顎関節脱臼
	痛風性関節炎	痛風性関節症	定型痛風
	テニス肘	殿部筋肉痛	殿部挫傷
	殿部打撲傷	殿部痛	頭頚部痛
	橈骨手根関節捻挫	頭頂部挫傷	頭頂部打撲傷
	頭頂部痛	頭頂部背部打撲	疼痛
	頭皮外傷性腫脹	頭部肩関節胸部挫傷	頭部胸部挫傷
	頭部胸部打撲傷	頭部筋肉痛	頭部頚部挫傷
	頭部頚部打撲傷	頭部肩部打撲	頭部挫傷
	頭部神経痛	頭部多発挫傷	頭部多発打撲傷
	頭部打撲血腫	頭部打撲傷	頭部腹部打撲
	頭部両大腿下腿打撲	特殊性歯周炎	特発性関節脱臼
な	特発性神経痛	内歯瘻	内側上顆炎
	内側側副靱帯捻挫	難治性歯周炎	難治性疼痛
	二次性変形性関節症	乳癌術後後遺症	脳手術後遺症
は	脳腫瘍摘出術後遺症	肺炎球菌性気管支炎	背筋挫傷
	敗血症性気管支炎	背部圧迫感	背部筋肉痛
	背部挫傷	背部神経痛	背部打撲傷
	背部痛	背部捻挫	排卵痛
	剥離性歯肉炎	抜歯後感染	抜歯後疼痛
	抜歯創瘻孔形成	パラインフルエンザウイルス気管支炎	半身打撲
	皮下血腫	皮下損傷	尾骨ストレイン
	尾骨捻挫	尾骨部挫傷	尾骨部打撲傷
	鼻根部打撲挫創	膝靱帯損傷	肘周囲炎
	肥大性歯肉炎	鼻中隔軟骨捻挫	非定型歯痛
	ヒトメタニューモウイルス気管支炎	鼻部外傷性腫脹	非復位性顎関節円板障害
	腓腹筋痛	鼻部挫傷	皮膚損傷
	鼻部打撲傷	びらん性関節症	びらん性歯肉炎
	披裂軟骨脱臼	復位性顎関節円板障害	複雑性歯周炎
	複雑性歯肉炎	複雑脱臼	副鼻腔炎術後症
	腹部挫傷	腹部打撲傷	腹壁筋痛
	腹壁挫傷	腹壁神経痛	ブシャール結節
	不全型川崎病	プラーク性歯肉炎	閉鎖性脱臼
	ヘーガース結節	ヘバーデン結節	ヘルペスウイルス性歯肉口内炎
	辺縁性化膿性歯根膜炎	辺縁性歯周組織炎	変形性顎関節症
	放散性歯痛	萌出性歯肉炎	母指 CM 関節症
	母指 IP 関節尺側側副靱帯損傷	母指 IP 関節側副靱帯損傷	母趾 IP 関節側副靱帯損傷
	母指 IP 関節橈側側副靱帯損傷	母指 MP 関節尺側側副靱帯損傷	母指 MP 関節側副靱帯損傷
	母趾 MP 関節側副靱帯損傷	母指 MP 関節痛	母指 MP 関節橈側側副靱帯損傷
	母指関節症	母趾関節痛	母指関節捻挫
	母指挫傷	母指側副靱帯損傷	母指打撲挫創

	母指打撲傷	母趾打撲傷	母趾捻挫
ま	発作性頭痛	マイコプラズマ気管支炎	膜様月経困難症
	末梢神経炎	慢性萎縮性老人性歯肉炎	慢性壊疽性歯髄炎
	慢性開放性歯髄炎	慢性潰瘍性歯髄炎	慢性顎関節炎
	慢性化膿性根尖性歯周炎	慢性根尖性歯周炎	慢性歯冠周囲炎
	慢性歯周炎	慢性歯周膿瘍	慢性歯髄炎
	慢性歯槽膿瘍	慢性歯肉炎	慢性神経痛
	慢性増殖性歯髄炎	慢性単純性歯髄炎	慢性閉鎖性歯髄炎
	慢性辺縁性歯周炎急性発作	慢性辺縁性歯周炎軽度	慢性辺縁性歯周炎重度
	慢性辺縁性歯周炎中等度	耳後部打撲傷	むちうち損傷
や	ムチランス変形	野球肘	野球指
	薬剤性痛風	薬物誘発性頭痛	腰筋痛症
	腰仙関節ストレイン	腰仙関節捻挫	腰仙部挫傷
	腰仙部打撲傷	腰椎ストレイン	腰椎捻挫
	腰椎部挫傷	腰痛坐骨神経痛症候群	腰殿部挫傷
	腰殿部打撲傷	腰殿部痛	腰背筋痛症
	腰背部挫傷	腰背部打撲傷	腰皮神経痛
	腰部胸部打撲	腰部頚部挫傷	腰部骨盤部挫傷
	腰部挫傷	腰部打撲挫創	腰部打撲傷
ら	ライノウイルス気管支炎	リウマチ性滑液包炎	リウマチ性皮下結節
	リウマチ様関節炎	リウマトイド脊椎炎	リスフラン関節捻挫
	菱形靭帯捻挫	両側性外傷後股関節症	両側性外傷後膝関節症
	両側性外傷性母指CM関節症	両側性形成不全性股関節症	両側性原発性股関節症
	両側性原発性膝関節症	両側性原発性母指CM関節症	両側性続発性股関節症
	両側性続発性膝関節症	両側性続発性母指CM関節症	両側側副靱帯損傷
	輪状甲状関節捻挫	輪状披裂関節捻挫	連鎖球菌気管支炎
	連鎖球菌性上気道感染	老人性関節炎	老年性股関節症
	肋軟骨部挫傷	肋軟骨部打撲	肋軟骨部打撲挫傷
	肋間筋肉痛	肋間神経痛	肋骨弓部挫傷
	肋骨弓部打撲	肋骨弓部打撲挫傷	肋骨ストレイン
	肋骨捻挫	肋骨部挫傷	肋骨部打撲
	肋骨部打撲挫傷	腕部打撲傷	
△あ	足異物	圧痛	アレルギー性肉芽腫性血管炎
	咽頭部血腫	陰のう血腫	会陰血腫
か	汚染擦過創	外耳部皮下血腫	外耳部皮下出血
	外傷性外陰血腫	下顎皮下血腫	踵痛
	顎関節部皮下血腫	下肢痛	かぜ
	下腿筋肉内異物残留	下腿痛	眼鏡様皮下出血
	眼瞼皮下血腫	眼瞼皮下出血	環指痛
	眼周囲部皮下血腫	眼周囲部皮下出血	関節リウマチ性間質性肺炎
	眼部皮下血腫	眼部皮下出血	感冒
	顔面多発皮下血腫	顔面多発皮下出血	顔面痛
	顔面皮下血腫	偽膜性アンギナ	強直脊椎炎性虹彩毛様体炎
	胸部筋肉内異物残留	頬部皮下血腫	月経前症候群
	月経前浮腫	結節性多発動脈炎	牽引性頭痛
	顕微鏡的多発血管炎	肩部筋肉内異物残留	口腔内血腫
	口唇皮下血腫	口唇皮下出血	後足部痛
	喉頭部血腫	股痛	根管異常
	根管狭窄	根管穿孔	根管側壁穿孔
	根管内異物	昆虫咬創	昆虫刺傷
さ	採皮創	鎖骨部打撲血腫	耳介皮下血腫
	耳介皮下出血	歯根膜ポリープ	四肢痛
	示指痛	四肢末端痛	歯髄出血
	趾爪下血腫	趾痛	膝蓋部血腫
	失活歯	膝関節部血腫	膝関節血症
	膝関節部異物	膝部異物	膝部筋肉内異物残留
	膝部血腫	若年性多発性動脈炎	手指痛
	手指皮下血腫	手掌筋肉内異物残留	手背部痛
	手部痛	上顎皮下血腫	踵骨棘
	小指痛	上肢痛	上腕筋肉内異物残留
	上腕痛	髄室側壁穿孔	髄床底穿孔
	線維筋痛症	前額部皮下血腫	前額部皮下出血
	全身的原因による歯の脱落	前足部痛	前腕筋肉内異物残留
	前腕痛	爪下異物	象牙粒
	掻創	足痛	足底異物
	足底筋肉内異物残留	足底部痛	側頭部皮下血腫
た	足背痛	足部筋肉内異物残留	第2象牙質
	大腿筋肉内異物残留	大腿痛	大腿内側部痛
	大腿部皮下血腫	多発性血管炎重複症候群	肘関節部血腫
	中指痛	中足部痛	痛風結節
	痛風腎	殿部異物	殿部筋肉内異物残留
	頭皮下血腫	頭部異物	頭部血腫
	頭部多発皮下血腫	頭部打撲	頭部皮下血腫
な	頭部皮下出血	鈍痛	鉛痛風
は	軟口蓋血腫	背部筋肉内異物残留	剥離骨折
	抜歯後出血	歯の動揺	非熱傷性水疱
	腓腹部痛	皮膚結節性多発動脈炎	皮膚疼痛症
	鼻部皮下血腫	鼻部皮下出血	表皮剥離
	不規則象牙質	伏針	腹壁異物
	腹壁下血腫	放散痛	帽状腱膜下出血
	母指球部痛	母指痛	母趾痛
や	無髄歯	腰部筋肉内異物残留	腰腹痛
わ	らせん骨折	裂離骨折	ワンサンアンギナ
	ワンサン気管支炎	ワンサン扁桃炎	

用法用量

効能効果(1)の場合

通常，成人にはアスピリンとして，1回0.5～1.5g，1日1.0～4.5gを経口投与する。

なお，年齢，疾患，症状により適宜増減する。ただし，上記の最高量までとする。

効能効果(2)の場合

通常，成人にはアスピリンとして，1回0.5～1.5gを頓用する。なお，年齢，症状により適宜増減する。ただし，原則として1日2回までとし，1日最大4.5gを限度とする。また，空腹時の投与は避けさせることが望ましい。

効能効果(3)の場合

急性期有熱期間は，アスピリンとして1日体重1kgあたり30～50mgを3回に分けて経口投与する。解熱後の回復期から慢性期は，アスピリンとして1日体重1kgあたり3～5mgを1回経口投与する。

なお，症状に応じて適宜増減する。

用法用量に関連する使用上の注意

(1)原則として川崎病の診断がつき次第，投与を開始することが望ましい。

(2)川崎病では発症後数ヵ月間，血小板凝集能が亢進しているので，川崎病の回復期において，本剤を発症後2～3ヵ月間投与し，その後断層心エコー図等の冠動脈検査で冠動脈障害が認められない場合には，本剤の投与を中止すること。冠動脈瘤を形成した症例では，冠動脈瘤の退縮が確認される時期まで投与を継続することが望ましい。

(3)川崎病の治療において，低用量では十分な血小板機能の抑制が認められない場合もあるため，適宜，血小板凝集能の測定等を考慮すること。

禁忌

(1)川崎病を除く効能効果に使用する場合

①本剤又はサリチル酸系製剤に対し過敏症の既往歴のある患者

②消化性潰瘍のある患者

③重篤な血液の異常のある患者

④重篤な肝障害のある患者

⑤重篤な腎障害のある患者

⑥重篤な心機能不全のある患者
⑦アスピリン喘息(非ステロイド性消炎鎮痛剤等による喘息発作の誘発)又はその既往歴のある患者
⑧出産予定日12週以内の妊婦
(2)川崎病(川崎病による心血管後遺症を含む)に使用する場合
①本剤又はサリチル酸系製剤に対し過敏症の既往歴のある患者
②消化性潰瘍のある患者
③出血傾向のある患者
④アスピリン喘息(非ステロイド性消炎鎮痛剤等による喘息発作の誘発)又はその既往歴のある患者
⑤出産予定日12週以内の妊婦

アスピリン原末「マルイシ」：丸石[2.72円/g]，アスピリンシオエ：シオエ[2.72円/g]，アスピリン「日医工」：日医工[2.35円/g]，アスピリン「ホエイ」：マイラン製薬[2.72円/g]，アスピリン「メタル」：中北薬品[2.72円/g]，アスピリン「ヤマゼン」：山善[2.94円/g]，アスピリン「ヨシダ」：吉田[2.94円/g]

アスペノンカプセル10　規格：10mg1カプセル[49.5円/カプセル]
アスペノンカプセル20　規格：20mg1カプセル[81.4円/カプセル]
アプリンジン塩酸塩　バイエル薬品　212

【効 能 効 果】

下記の状態で他の抗不整脈薬が使用できないか，又は無効の場合
頻脈性不整脈

【対応標準病名】

◎	頻脈症	頻脈性不整脈	不整脈
○	異所性拍動	期外収縮	期外収縮性不整脈
	上室期外収縮	上室頻拍	心室期外収縮
	心室性二段脈	心室頻拍	心房頻拍
	多源性心室期外収縮	多発性期外収縮	洞頻脈
	トルサードドポアント	非持続性心室頻拍	頻拍症
	ブブレ症候群	発作性上室頻拍	発作性心房頻拍
	発作性頻拍	リエントリー性心室性不整脈	
△	QT延長症候群	QT短縮症候群	異所性心室調律
	異所性心房調律	異所性調律	一過性心室細動
	遺伝性QT延長症候群	呼吸性不整脈	三段脈
	徐脈頻脈症候群	心室細動	心室粗動
	心拍異常	心房期外収縮	心房静止
	接合部調律	洞不整脈	特発性QT延長症候群
	二次性QT延長症候群	副収縮	ブルガダ症候群
	房室接合部期外収縮	発作性接合部頻拍	薬物性QT延長症候群

用法用量　通常，成人にはアプリンジン塩酸塩として，1日40mgより投与をはじめ，効果が不十分な場合は60mgまで増量し，1日2～3回に分けて経口投与する。
なお，年齢，症状により適宜増減する。

禁忌
(1)重篤な刺激伝導障害(完全房室ブロック等)のある患者
(2)重篤なうっ血性心不全の患者
(3)妊婦又は妊娠している可能性のある女性

アプリンジン塩酸塩カプセル10mg「NP」：ニプロ　10mg1カプセル[20.8円/カプセル]，アプリンジン塩酸塩カプセル20mg「NP」：ニプロ　20mg1カプセル[32.9円/カプセル]

アスベリン散10%　規格：10%1g[10.8円/g]
アスベリン錠10　規格：10mg1錠[9.6円/錠]
アスベリン錠20　規格：20mg1錠[9.6円/錠]
アスベリンシロップ0.5%　規格：0.5%10mL[1.91円/mL]
アスベリンシロップ「調剤用」2%　規格：2%1mL[6.4円/mL]
アスベリンドライシロップ2%　規格：2%1g[6.4円/g]
チペピジンヒベンズ酸塩　田辺三菱　224

【効 能 効 果】

下記疾患に伴う咳嗽及び喀痰喀出困難
感冒，上気道炎(咽喉頭炎，鼻カタル)，急性気管支炎，慢性気管支炎，肺炎，肺結核，気管支拡張症

【対応標準病名】

◎	咽頭喉頭炎	喀痰喀出困難	かぜ
	カタル性鼻炎	感冒	気管支拡張症
	急性気管支炎	急性上気道炎	結核性咳嗽
	咳	肺炎	肺結核
	慢性気管支炎		
○	RSウイルス気管支炎	亜急性気管支炎	萎縮性咽頭炎
	萎縮性鼻炎	異常喀痰	咽頭気管炎
	咽頭扁桃炎	インフルエンザ菌気管支炎	ウイルス性気管支炎
	うっ血性鼻炎	エコーウイルス気管支炎	円柱状気管支拡張症
	潰瘍性粟粒結核	潰瘍性鼻炎	喀痰
	過剰喀痰	カタル性咳	活動性肺結核
	化膿性鼻炎	下葉気管支拡張症	顆粒性咽頭炎
	乾性咳	感染性鼻炎	乾燥性咽頭炎
	乾燥性鼻炎	乾酪性肺炎	気管結核
	気管支結核	気管支肺炎	偽膜性気管支炎
	急性咽頭喉頭炎	急性咽頭扁桃炎	急性気管気管支炎
	急性口蓋扁桃炎	急性喉頭気管気管支炎	急性粟粒結核
	急性肺炎	急性反復性気管支炎	急性鼻咽頭炎
	急性鼻炎	胸膜肺炎	クループ性気管支炎
	珪肺結核	結核	結核後遺症
	結核腫	結核性喀血	結核性気管支拡張症
	結核性気胸	結核性空洞	結核性硬化症
	結核性線維症	結核性膿瘍	結核性肺線維症
	結核性肺膿瘍	結核性発熱	結節性肺結核
	限局性気管支拡張症	硬化性肺結核	喉頭結核
	コクサッキーウイルス気管支炎	細気管支拡張症	湿性咳
	臭鼻症	小児肺炎	滲出性気管支炎
	塵肺結核	咳失神	舌扁桃炎
	先天性結核	粟粒結核	大葉性肺炎
	多剤耐性結核	沈下性肺炎	難治結核
	肉芽腫性鼻炎	乳児肺炎	妊娠中感冒
	のう状気管支拡張症	膿性痰	肺炎球菌性気管支炎
	肺炎結核	肺結核・鏡検確認あり	肺結核・組織学的確認あり
	肺結核・培養のみ確認あり	肺結核後遺症	肺結核腫
	肺結核術後	敗血症性気管支炎	敗血症性肺炎
	肺門結核	播種性結核	パラインフルエンザウイルス気管支炎
	鼻咽頭萎縮	鼻炎	肥厚性鼻炎
	肥大性咽頭炎	非定型肺炎	ヒトメタニューモウイルス気管支炎
	びまん性気管支拡張症	びまん性肺炎	閉塞性肺炎
	閉塞性鼻炎	マイコプラズマ気管支炎	慢性咽頭炎
	慢性咽頭カタル	慢性咽頭痛	慢性咳嗽
	慢性潰瘍性鼻咽頭炎	慢性化膿性鼻咽頭炎	慢性気管炎
	慢性気管気管支炎	慢性気管支拡張症	慢性気管支漏
	慢性鼻咽頭炎	慢性鼻炎	無熱性肺炎

	夜間咳	ライノウイルス気管支炎	連鎖球菌気管支炎
	連鎖球菌性上気道感染	老人性気管支炎	老人性肺炎
	濾胞性咽頭炎		
△	クラミジア肺炎	好酸球増多性鼻炎	潜在性結核感染症
	陳旧性胸膜炎	陳旧性肺結核	肺門リンパ節結核
	慢性咽喉頭炎		

用法用量
〔散10%，シロップ0.5%，シロップ「調剤用」2%，ドライシロップ2%〕
(1)通常成人には，チペピジンヒベンズ酸塩として1日66.5～132.9mg(チペピジンクエン酸塩60～120mg相当量)を3回に分割経口投与する。
(2)小児には，チペピジンヒベンズ酸塩として1日1歳未満5.54～22.1mg(同5～20mg相当量)，1歳以上3歳未満11.1～27.7mg(同10～25mg相当量)，3歳以上6歳未満16.6～44.3mg(同15～40mg相当量)を3回に分割経口投与する。なお，年齢・症状により適宜増減する。
〔錠10，錠20〕：通常成人には，チペピジンヒベンズ酸塩として1日66.5～132.9mg(チペピジンクエン酸塩60～120mg相当量)を3回に分割経口投与する。なお，年齢・症状により適宜増減する。

禁忌　本剤の成分に対し過敏症の既往歴のある患者

アズロキサ顆粒2.5%　規格：2.5%1g[78.3円/g]
アズロキサ錠15mg　規格：15mg1錠[64.5円/錠]
エグアレンナトリウム水和物　寿　232

【効能効果】

胃潰瘍におけるH_2受容体拮抗薬との併用療法

【対応標準病名】

◎	胃潰瘍		
○	NSAID胃潰瘍	NSAID十二指腸潰瘍	胃潰瘍瘢痕
	胃穿孔	急性胃潰瘍	急性胃潰瘍穿孔
	急性胃粘膜病変	急性出血性胃潰瘍	再発性胃潰瘍
	残胃潰瘍	出血性胃潰瘍	術後胃潰瘍
	心因性胃潰瘍	ステロイド潰瘍	ステロイド潰瘍穿孔
	ストレス性胃潰瘍	穿孔性胃潰瘍	穿通性胃潰瘍
	多発胃潰瘍	多発性出血性胃潰瘍	デュラフォイ潰瘍
	難治性胃潰瘍	慢性胃潰瘍	慢性胃潰瘍活動期
	薬剤性胃潰瘍		
△	胃びらん	急性出血性胃潰瘍穿孔	出血性胃潰瘍穿孔

用法用量　通常，成人にはH_2受容体拮抗薬に併用して，1回エグアレンナトリウム水和物として15mgを1日2回(朝食後および就寝前)経口投与する。

アセタノールカプセル100
規格：100mg1カプセル[16.3円/カプセル]
アセタノールカプセル200
規格：200mg1カプセル[29.1円/カプセル]
アセブトロール塩酸塩　サノフィ　212

【効能効果】

(1)本態性高血圧症(軽症～中等症)
(2)狭心症
(3)頻脈性不整脈(洞性頻脈，期外収縮，発作性上室性頻拍，新鮮心房細動，除細動後の洞調律の維持)

【対応標準病名】

◎	期外収縮	狭心症	高血圧症
	心房細動	洞頻脈	頻脈症
	頻脈性不整脈	不整脈	発作性上室頻拍
	本態性高血圧症		
○	QT延長症候群	悪性高血圧症	安静時狭心症
	安定狭心症	異型狭心症	異所性拍動
	一過性心室細動	一過性心房粗動	遺伝性QT延長症候群
	永続性心房細動	家族性心房細動	冠攣縮性狭心症
	期外収縮性不整脈	境界型高血圧症	狭心症3枝病変
	高血圧性緊急症	高血圧性腎疾患	高血圧切迫症
	高レニン性高血圧症	孤立性心房細動	持続性心室頻拍
	持続性心房細動	若年高血圧症	若年性境界型高血圧症
	収縮期高血圧症	術後心房細動	上室期外収縮
	上室頻拍	初発労作型狭心症	心室期外収縮
	心室細動	心室性二段脈	心室粗動
	心房期外収縮	心房粗動	心房頻拍
	接合部調律	絶対性不整脈	増悪労作型狭心症
	多源性心室期外収縮	多発性期外収縮	低レニン性高血圧症
	特発性QT延長症候群	トルサードドポアント	二次性QT延長症候群
	二段脈	非弁膜症性心房細動	非弁膜症性発作性心房細動
	頻拍型心房細動	頻拍症	頻脈性心房細動
	不安定狭心症	副収縮	ブルガダ症候群
	弁膜症性心房細動	房室接合部期外収縮	発作性心房細動
	発作性心房頻拍	発作性接合部頻拍	発作性頻脈性心房細動
	無脈性心室頻拍	夜間狭心症	薬物性QT延長症候群
	ランゲニールセン症候群	労作時兼安静時狭心症	労作性狭心症
	ロマノワード症候群		
△	QT短縮症候群	異所性心室調律	異所性心房調律
	異所性調律	起立性調律障害	高血圧性脳内出血
	呼吸性不整脈	三段脈	徐脈頻脈症候群
	心室頻拍	心拍異常	心房静止
	洞結節機能低下	洞不整脈	非持続性心室頻拍
	微小血管性狭心症	ブブレ症候群	発作性頻拍
	慢性心房細動	リエントリー性心室性不整脈	

用法用量
(1)本態性高血圧症に使用する場合：通常，成人にはアセブトロールとして，1日200～400mgを1回ないし2回に分けて経口投与する。なお，年齢・症状により適宜増減する。
(2)狭心症・頻脈性不整脈に使用する場合：通常，成人にはアセブトロールとして，1日300～600mgを3回に分けて食後に経口投与する。なお，年齢・症状により適宜増減する。

用法用量に関連する使用上の注意　褐色細胞腫の患者では，本剤の単独投与により急激に血圧が上昇することがあるので，α-遮断剤で初期治療を行った後に本剤を投与し，常にα-遮断剤を併用すること。

禁忌
(1)本剤の成分に対し過敏症の既往歴のある患者
(2)糖尿病性ケトアシドーシス，代謝性アシドーシスのある患者
(3)高度の徐脈(著しい洞性徐脈)，房室ブロック(II，III度)，洞房ブロックのある患者
(4)心原性ショックの患者
(5)肺高血圧による右心不全の患者
(6)うっ血性心不全の患者
(7)未治療の褐色細胞腫の患者
(8)妊婦又は妊娠している可能性のある婦人，授乳中の婦人

アセチルシステイン内用液17.6%「ショーワ」
規格：17.6%1mL[99.4円/mL]
アセチルシステイン　昭和薬化工　392

【効能効果】

アセトアミノフェン過量摂取時の解毒

【対応標準病名】

◎	アセトアミノフェン中毒		
△	鎮痛解熱剤副作用	鎮痛薬中毒	フェナセチン中毒

用法用量　通常，本剤又は本剤を希釈した液を，初回にアセチルシステインとして140mg/kg，次いでその4時間後から70mg/kgを4時間毎に17回，計18回経口投与する。経口投与が困難な場合は，胃管又は十二指腸管により投与する。投与後1時間以内に嘔吐した場合は，再度同量を投与する。

用法用量に関連する使用上の注意

(1)アセトアミノフェン摂取後なるべく早期に投与を開始すること。8時間以内が望ましいが，24時間以内であれば効果が認められることが報告されている。

(2)本剤投与の要否は，以下の全てを参考に決定すること。

①アセトアミノフェンの血漿中濃度：本添付文書末尾に記載したノモグラムにおいて，アセトアミノフェンの血漿中濃度がアセチルシステイン投与推奨ラインより上である場合に投与する。摂取後4時間までは血漿中濃度がピークとなっていないため，参考にならない。

②アセトアミノフェンの摂取量：血漿中濃度が迅速に測定できない場合でも，アセトアミノフェンとして7.5g又は150mg/kg以上の摂取が疑われる場合には投与する。

③配合剤による中毒，薬剤の常用者，あるいは基礎疾患のある患者の場合

以下の(a)～(c)に示す患者には，摂取量が上記①，②の目安以下であっても本剤の投与を考慮すべきである。

(a)配合剤による中毒の場合[次に示す薬物とは相互作用によってアセトアミノフェンの毒性が強く発現するとの報告がある。]

1)エテンザミド

2)無水カフェイン

3)ブロムワレリル尿素

(b)併用薬を服用中である場合[次に示す薬物とは肝薬物代謝酵素の誘導によってアセトアミノフェンの毒性が強く発現するとの報告がある。]

1)カルバマゼピン

2)イソニアジド

3)フェノバルビタール

4)フェニトイン

5)リファンピシン

(c)アセトアミノフェンやアルコールの常用者，肝疾患のある患者，絶食状態や低栄養状態が続いている患者[低用量でもグルタチオンの枯渇が生じるおそれがある。]

(3)「患者の体重と本剤投与量の対比表」(本添付文書末尾に記載)を参考に投与すること。

アセチルスピラマイシン錠100　規格：100mg1錠[19.2円/錠]
アセチルスピラマイシン錠200　規格：200mg1錠[32.8円/錠]
スピラマイシン酢酸エステル　協和発酵キリン　614

【効能効果】

〈適応菌種〉スピラマイシンに感性のブドウ球菌属，レンサ球菌属，肺炎球菌，梅毒トレポネーマ

〈適応症〉表在性皮膚感染症，深在性皮膚感染症，リンパ管・リンパ節炎，慢性膿皮症，外傷・熱傷及び手術創等の二次感染，乳腺炎，骨髄炎，咽頭・喉頭炎，扁桃炎，急性気管支炎，肺炎，肺膿瘍，慢性呼吸器病変の二次感染，梅毒，子宮付属器炎，涙嚢炎，麦粒腫，中耳炎，猩紅熱

【対応標準病名】

◎	咽頭炎	咽頭喉頭炎	外傷
	急性気管支炎	喉頭炎	骨髄炎
	挫創	子宮付属器炎	術後創部感染
	猩紅熱	創傷	創傷感染症
	中耳炎	乳腺炎	熱傷
	肺炎	梅毒	肺膿瘍
	麦粒腫	皮膚感染症	扁桃炎
	慢性膿皮症	リンパ管炎	リンパ節炎
	涙のう炎	裂傷	裂創
○あ	アーガイル・ロバートソン瞳孔	亜急性気管支炎	亜急性骨髄炎
	亜急性リンパ管炎	亜急性涙のう炎	足開放創
	足挫創	足切創	足第1度熱傷
	足第2度熱傷	足第3度熱傷	足熱傷
	圧挫傷	圧挫創	アルカリ腐蝕
	アンギナ	異型猩紅熱	胃腸管熱傷
	胃熱傷	陰茎開放創	陰茎挫創
	陰茎折症	陰茎第1度熱傷	陰茎第2度熱傷
	陰茎第3度熱傷	陰茎熱傷	陰茎裂創
	咽頭気管炎	咽頭チフス	咽頭熱傷
	咽頭扁桃炎	陰のう開放創	陰のう第1度熱傷
	陰のう第2度熱傷	陰のう第3度熱傷	陰のう熱傷
	陰のう裂創	陰部切創	インフルエンザ菌性咽頭炎
	会陰第1度熱傷	会陰第2度熱傷	会陰第3度熱傷
	会陰熱傷	会陰部化膿創	会陰裂傷
	腋窩第1度熱傷	腋窩第2度熱傷	腋窩第3度熱傷
	腋窩熱傷	壊死性肺炎	壊疽性咽頭炎
か	外陰開放創	外陰第1度熱傷	外陰第2度熱傷
	外陰第3度熱傷	外陰熱傷	外陰部挫創
	外陰部切創	外陰部裂傷	外耳部外傷性皮下異物
	外耳部挫傷	外耳部擦過創	外耳部切創
	外耳部虫刺傷	外傷性切断	外傷性穿孔性中耳炎
	外傷性中耳炎	外傷性乳び胸	外傷性脳圧迫・頭蓋内に達する開放創合併あり
	外麦粒腫	開放骨折	開放性外傷性脳圧迫
	開放性陥没骨折	開放性胸膜損傷	開放性大腿骨骨髄炎
	開放性脱臼骨折	開放性脳挫創	開放性脳損傷髄膜炎
	開放性脳底部挫傷	開放性びまん性脳損傷	開放性粉砕骨折
	潰瘍性咽頭炎	下咽頭炎	下咽頭熱傷
	化学外傷	下顎骨骨髄炎	下顎挫傷
	下顎擦過創	下顎切創	下顎熱傷
	下顎部挫傷	下顎部第1度熱傷	下顎部第2度熱傷
	下顎部第3度熱傷	下顎部皮膚欠損創	踵裂創
	下眼瞼蜂巣炎	顎関節部挫傷	顎関節部擦過創
	顎関節部切創	角結膜腐蝕	顎骨骨髄炎
	顎部挫傷	角膜アルカリ化学熱傷	角膜酸化学熱傷
	角膜酸性熱傷	角膜熱傷	下肢第1度熱傷
	下肢第2度熱傷	下肢第3度熱傷	下肢熱傷
	下腿汚染創	下腿開放創	下腿骨骨髄炎
	下腿骨慢性骨髄炎	下腿挫創	下腿切創
	下腿足部熱傷	下腿熱傷	下腿皮膚欠損創
	下腿複雑骨折後骨髄炎	下腿部第1度熱傷	下腿部第2度熱傷
	下腿部第3度熱傷	下腿裂創	カタル性咽頭炎
	滑膜梅毒	化膿性喉頭炎	化膿性骨髄炎
	化膿性中耳炎	化膿性乳腺炎	化膿性リンパ節炎
	下半身第1度熱傷	下半身第2度熱傷	下半身第3度熱傷
	下半身熱傷	下腹部第1度熱傷	下腹部第2度熱傷
	下腹部第3度熱傷	眼化学熱傷	眼窩骨髄炎
	眼球熱傷	眼瞼外傷性皮下異物	眼瞼化学熱傷
	眼瞼擦過創	眼瞼切創	眼瞼第1度熱傷
	眼瞼第2度熱傷	眼瞼第3度熱傷	眼瞼虫刺傷
	眼瞼熱傷	眼瞼梅毒	眼瞼蜂巣炎
	環指圧挫傷	環指骨髄炎	環指挫傷
	環指挫創	環指切創	環指剥皮創
	環指皮膚欠損創	眼周囲化学熱傷	眼周囲第1度熱傷
	眼周囲第2度熱傷	眼周囲第3度熱傷	眼周囲部外傷性皮下異物
	眼周囲部擦過創	眼周囲部切創	眼周囲部虫刺傷
	関節挫傷	感染性咽頭炎	感染性喉頭気管炎
	貫通性挫滅創	眼熱傷	肝梅毒
	眼梅毒	眼部外傷性皮下異物	眼部擦過創
	眼部切創	眼部虫刺傷	顔面汚染創

顔面挫傷	顔面擦過創	顔面切創
顔面損傷	顔面第 1 度熱傷	顔面第 2 度熱傷
顔面第 3 度熱傷	顔面多発挫傷	顔面多発擦過創
顔面多発切創	顔面多発虫刺傷	顔面熱傷
顔面皮膚欠損創	気管支肺炎	気管熱傷
偽猩紅熱	気道熱傷	偽膜性咽頭炎
偽膜性気管支炎	偽膜性喉頭炎	偽膜性扁桃炎
急性アデノイド咽頭炎	急性アデノイド扁桃炎	急性咽頭炎
急性咽頭喉頭炎	急性咽頭扁桃炎	急性壊疽性喉頭炎
急性壊疽性扁桃炎	急性潰瘍性喉頭炎	急性潰瘍性扁桃炎
急性顎骨骨髄炎	急性化膿性咽頭炎	急性化膿性脛骨骨髄炎
急性化膿性骨髄炎	急性化膿性中耳炎	急性化膿性扁桃炎
急性気管気管支炎	急性脛骨骨髄炎	急性血行性骨髄炎
急性喉頭炎	急性喉頭気管炎	急性喉頭気管気管支炎
急性骨髄炎	急性声帯炎	急性声門下喉頭炎
急性腺窩性扁桃炎	急性中耳炎	急性乳腺炎
急性肺炎	急性反復性気管支炎	急性浮腫性喉頭炎
急性付属器炎	急性扁桃炎	急性卵管炎
急性卵巣炎	急性涙のう炎	胸腔熱傷
胸骨骨髄炎	胸椎骨髄炎	頬粘膜咬創
胸部汚染創	胸部外傷	頬部挫傷
胸部挫創	頬部擦過創	胸部上腕熱傷
胸部切創	頬部切創	胸部損傷
胸部第 1 度熱傷	頬部第 1 度熱傷	胸部第 2 度熱傷
頬部第 2 度熱傷	胸部第 3 度熱傷	頬部第 3 度熱傷
胸部熱傷	胸部皮膚欠損創	頬部皮膚欠損創
胸壁開放創	胸壁刺創	胸膜損傷・胸腔に達する開放創合併あり
胸膜肺炎	胸膜裂創	距骨骨髄炎
筋梅毒	躯幹薬傷	クラットン関節
グラデニーゴ症候群	クループ性気管支炎	脛骨顆部割創
脛骨骨髄炎	脛骨骨膜炎	脛骨乳児骨髄炎
脛骨慢性化膿性骨髄炎	脛骨慢性骨髄炎	頚椎骨髄炎
頚部開放創	頚部挫創	頚部切創
頚部第 1 度熱傷	頚部第 2 度熱傷	頚部第 3 度熱傷
頚部熱傷	頚部膿疱	頚部皮膚欠損創
頚部リンパ節炎	血行性脛骨骨髄炎	血行性骨髄炎
血行性大腿骨骨髄炎	結膜熱傷	結膜のうアルカリ化学熱傷
結膜のう酸化学熱傷	結膜腐蝕	嫌気性骨髄炎
肩甲間部第 1 度熱傷	肩甲間部第 2 度熱傷	肩甲間部第 3 度熱傷
肩甲間部熱傷	肩甲骨周囲炎	肩甲部第 1 度熱傷
肩甲部第 2 度熱傷	肩甲部第 3 度熱傷	肩甲部熱傷
顕性神経梅毒	肩部第 1 度熱傷	肩部第 2 度熱傷
肩部第 3 度熱傷	高エネルギー外傷	口蓋挫傷
硬化性骨髄炎	後期潜伏性梅毒	口腔外傷性異物
口腔挫傷	口腔擦過創	口腔切創
口腔第 1 度熱傷	口腔第 2 度熱傷	口腔第 3 度熱傷
口腔熱傷	口腔粘膜咬傷	口腔梅毒
口唇外傷性皮下異物	口唇咬傷	口唇挫傷
口唇擦過創	口唇切創	口唇第 1 度熱傷
口唇第 2 度熱傷	口唇第 3 度熱傷	口唇虫刺傷
口唇熱傷	口唇梅毒	口唇皮下血腫
口唇皮下出血	硬性下疳	後天梅毒
喉頭外傷	喉頭周囲炎	喉頭損傷
喉頭熱傷	喉頭梅毒	後頭部割創
後頭部挫傷	後頭部挫創	後頭部切創
後頭部裂創	肛門第 1 度熱傷	肛門第 2 度熱傷
肛門第 3 度熱傷	肛門熱傷	肛門裂創
骨炎	骨顆炎	骨幹炎
骨周囲炎	骨髄炎後遺症	骨梅毒
骨盤化膿性骨髄炎	骨盤部裂創	骨膜炎
骨膜下膿瘍	骨膜骨髄炎	骨膜のう炎
ゴム腫	昆虫咬創	昆虫刺傷
細菌性骨髄炎	臍周囲炎	再発性中耳炎

さ

再発第 2 期梅毒	採皮創	坐骨骨炎
挫傷	擦過創	擦過皮下血腫
挫滅傷	挫滅創	酸腐蝕
耳介外傷性皮下異物	耳介挫傷	耳介擦過創
耳介切創	耳介虫刺傷	耳介部第 1 度熱傷
耳介部第 2 度熱傷	耳介部第 3 度熱傷	趾開放創
趾化膿創	趾間切創	子宮熱傷
指骨炎	趾骨炎	指骨髄炎
趾骨髄炎	趾挫創	示指 MP 関節挫傷
示指 PIP 開放創	示指割創	示指化膿創
四肢挫傷	示指挫傷	示指挫創
示指刺創	示指切創	四肢第 1 度熱傷
四肢第 2 度熱傷	四肢第 3 度熱傷	四肢熱傷
示指皮膚欠損創	趾第 1 度熱傷	趾第 2 度熱傷
趾第 3 度熱傷	膝蓋骨化膿性骨髄炎	膝蓋骨骨髄炎
膝蓋部挫創	膝下部挫創	膝窩部銃創
膝関節部挫創	膝部開放創	膝部割創
膝部咬創	膝部挫創	膝部切創
膝部第 1 度熱傷	膝部第 2 度熱傷	膝部第 3 度熱傷
膝部裂創	歯肉挫傷	趾熱傷
若年性進行麻痺	若年性脊髄ろう	尺骨遠位部骨髄炎
手圧挫傷	縦隔膿瘍	習慣性アンギナ
習慣性扁桃炎	銃自殺未遂	手関節挫滅傷
手関節挫滅創	手関節部切創	手関節部第 1 度熱傷
手関節部第 2 度熱傷	手関節部第 3 度熱傷	手関節部裂創
手指圧挫傷	手指汚染創	手指開放創
手指咬創	種子骨炎	種子骨開放骨折
手指挫傷	手指挫創	手指挫滅傷
手指挫滅創	手指刺創	手指切創
手指第 1 度熱傷	手指第 2 度熱傷	手指第 3 度熱傷
手指打撲傷	手指端熱傷	手指熱傷
手指剥皮創	手指皮膚欠損創	手術創部膿瘍
手術創離開	手掌第 1 度熱傷	手掌第 2 度熱傷
手掌第 3 度熱傷	手掌熱傷	手掌皮膚欠損創
出血性中耳炎	術後横隔膜下膿瘍	術後感染症
術後骨髄炎	術後性中耳炎	術後性慢性中耳炎
術後膿瘍	術後腹腔内膿瘍	術後腹壁膿瘍
手背第 1 度熱傷	手背第 2 度熱傷	手背第 3 度熱傷
手背熱傷	手背皮膚欠損創	手部汚染創
上咽頭炎	上顎骨骨髄炎	上顎挫傷
上顎擦過創	上顎切創	上眼瞼蜂巣炎
上口唇挫傷	猩紅熱性心筋炎	猩紅熱性中耳炎
上鼓室化膿症	踵骨炎	踵骨骨髄炎
踵骨部挫滅創	小指咬創	小指挫傷
小指挫創	小指切創	上肢第 1 度熱傷
上肢第 2 度熱傷	上肢第 3 度熱傷	上肢熱傷
小指皮膚欠損創	焼身自殺未遂	上唇小帯裂創
小児肺炎	小膿疱性皮膚炎	上半身第 1 度熱傷
上半身第 2 度熱傷	上半身第 3 度熱傷	上半身熱傷
踵部第 1 度熱傷	踵部第 2 度熱傷	踵部第 3 度熱傷
上腕汚染創	上腕貫通銃創	上腕骨骨髄炎
上腕挫創	上腕第 1 度熱傷	上腕第 2 度熱傷
上腕第 3 度熱傷	上腕熱傷	上腕皮膚欠損創
上腕部開放創	初期硬結	食道熱傷
処女膜裂傷	神経梅毒	神経梅毒髄膜炎
心血管梅毒	進行麻痺	滲出性気管支炎
新生児上顎骨骨髄炎	新生児中耳炎	新生児梅毒
腎梅毒	水疱性中耳炎	性器下疳
精巣開放創	精巣熱傷	精巣破裂
脊髄ろう	脊髄ろう性関節炎	脊椎骨髄炎
舌咬傷	切創	舌熱傷
舌扁桃炎	遷延梅毒	前額部外傷性皮下異物
前額部擦過創	前額部切創	前額部第 1 度熱傷
前額部第 2 度熱傷	前額部第 3 度熱傷	前額部虫刺傷

ア

前額部虫刺症	前額部皮膚欠損創	腺窩性アンギナ
前胸部挫創	前胸部第1度熱傷	前胸部第2度熱傷
前胸部第3度熱傷	前胸部熱傷	穿孔性中耳炎
仙骨部挫創	仙骨部皮膚欠損創	全身挫傷
全身擦過創	全身第1度熱傷	全身第2度熱傷
全身第3度熱傷	全身熱傷	先天梅毒
先天梅毒髄膜炎	先天梅毒性多発ニューロパチー	先天梅毒脊髄炎
先天梅毒脳炎	先天梅毒脳脊髄炎	前頭部割創
前頭部挫傷	前頭部挫創	前頭部切創
前頭部皮膚欠損創	潜伏性早期先天梅毒	潜伏性早期梅毒
潜伏性晩期先天梅毒	潜伏梅毒	前腕汚染創
前腕開放創	前腕咬創	前腕骨髄炎
前腕挫創	前腕刺創	前腕手部熱傷
前腕切創	前腕第1度熱傷	前腕第2度熱傷
前腕第3度熱傷	前腕熱傷	前腕皮膚欠損創
前腕裂創	爪下挫滅傷	爪下挫滅創
早期顕性先天梅毒	早期先天内臓梅毒	早期先天梅毒性咽頭炎
早期先天梅毒性眼障害	早期先天梅毒性喉頭炎	早期先天梅毒性骨軟骨障害
早期先天梅毒性肺炎	早期先天梅毒性鼻炎	早期先天梅毒性網脈絡膜炎
早期先天皮膚粘膜梅毒	早期先天皮膚梅毒	早期梅毒
早期梅毒性眼症	桑実状臼歯	増殖性化膿性口内炎
増殖性骨膜炎	掻創	創部膿瘍
足関節第1度熱傷	足関節第2度熱傷	足関節第3度熱傷
足関節内果部挫創	足関節熱傷	足関節部挫創
側胸部第1度熱傷	側胸部第2度熱傷	側胸部第3度熱傷
足底熱傷	足底部咬創	足底部刺創
足底部第1度熱傷	足底部第2度熱傷	足底部第3度熱傷
足底部皮膚欠損創	側頭部割創	側頭部挫創
側頭部切創	足背部挫創	足背部切創
足背部第1度熱傷	足背部第2度熱傷	足背部第3度熱傷
足部汚染創	側腹部咬創	側腹部挫創
側腹部第1度熱傷	側腹部第2度熱傷	側腹部第3度熱傷
側腹壁開放創	足部骨髄炎	足部皮膚欠損創
足部裂創	鼡径部開放創	鼡径部切創
鼡径部第1度熱傷	鼡径部第2度熱傷	鼡径部第3度熱傷

た

鼡径部熱傷	損傷	第1期肛門梅毒
第1期性器梅毒	第1度熱傷	第1度腐蝕
第2期梅毒髄膜炎	第2期梅毒性眼障害	第2期梅毒性筋炎
第2期梅毒性虹彩毛様体炎	第2期梅毒性骨膜炎	第2期梅毒性女性骨盤炎症性疾患
第2期梅毒性リンパ節症	第2度熱傷	第2度腐蝕
第3度熱傷	第3度腐蝕	第4度熱傷
第5趾皮膚欠損創	体幹第1度熱傷	体幹第2度熱傷
体幹第3度熱傷	体幹熱傷	大腿汚染創
大腿骨骨髄炎	大腿骨膿瘍	大腿骨膜炎
大腿骨慢性化膿性骨髄炎	大腿骨慢性骨髄炎	大腿熱傷
大腿皮膚欠損創	大腿部第1度熱傷	大腿部第2度熱傷
大腿部第3度熱傷	体表面積10%未満の熱傷	体表面積10－19%の熱傷
体表面積20－29%の熱傷	体表面積30－39%の熱傷	体表面積40－49%の熱傷
体表面積50－59%の熱傷	体表面積60－69%の熱傷	体表面積70－79%の熱傷
体表面積80－89%の熱傷	体表面積90%以上の熱傷	大葉性肺炎
多発性外傷	多発性開放創	多発性咬創
多発性昆虫咬創	多発性挫傷	多発性擦過創
多発性切創	多発性穿刺創	多発性第1度熱傷
多発性第2度熱傷	多発性第3度熱傷	多発性熱傷
多発性膿疱症	多発性表在損傷	多発性裂創
打撲擦過創	単純性中耳炎	恥骨骨炎
恥骨骨膜炎	腟開放創	腟熱傷
腟壁縫合不全	腟裂傷	遅発性梅毒
肘関節挫創	肘関節部開放創	肘関節慢性骨髄炎
中耳炎性顔面神経麻痺	中指咬創	中指挫傷
中指挫創	中指刺創	中指切創
中指皮膚欠損創	中手骨膿瘍	虫垂炎術後残膿瘍
肘部挫創	肘部切創	肘部第1度熱傷
肘部第2度熱傷	肘部第3度熱傷	肘部皮膚欠損創
腸間膜リンパ節炎	腸骨骨髄炎	沈下性肺炎
陳旧性中耳炎	手開放創	手咬創
手挫創	手刺創	手切創
手第1度熱傷	手第2度熱傷	手第3度熱傷
手熱傷	点状角膜炎	殿部異物
殿部開放創	殿部咬創	殿部刺創
殿部切創	殿部第1度熱傷	殿部第2度熱傷
殿部第3度熱傷	殿部熱傷	殿部皮膚欠損創
殿部裂創	頭蓋骨骨髄炎	橈骨骨髄炎
頭頂部挫傷	頭頂部挫創	頭頂部擦過創
頭頂部切創	頭頂部裂創	頭皮開放創
頭皮剥離	頭皮表在損傷	頭部外傷性皮下異物
頭部外傷性皮下気腫	頭部開放創	頭部割創
頭部頚部挫傷	頭部頚部挫創	頭部血腫
頭部挫傷	頭部挫創	頭部擦過創
頭部刺創	頭部切創	頭部第1度熱傷
頭部第2度熱傷	頭部第3度熱傷	頭部多発挫傷
頭部多発擦過創	頭部多発切創	頭部虫刺傷
頭部熱傷	頭部皮膚欠損創	頭部裂創

な

飛び降り自殺未遂	飛び込み自殺未遂	内耳梅毒
内麦粒腫	内部尿路性器の熱傷	軟口蓋血腫
軟口蓋熱傷	乳児肺炎	乳腺膿瘍
乳腺瘻孔	乳頭潰瘍	乳頭周囲炎
乳頭びらん	乳頭部第1度熱傷	乳頭部第2度熱傷
乳頭部第3度熱傷	乳房炎症性疾患	乳房第1度熱傷
乳房第2度熱傷	乳房第3度熱傷	乳房熱傷
乳房膿瘍	乳房よう	乳輪下膿瘍
乳輪部第1度熱傷	乳輪部第2度熱傷	乳輪部第3度熱傷
ニューロパチー性関節炎	尿管切石術後感染症	妊婦梅毒
脳挫傷・頭蓋内に達する開放創合併あり	脳挫創・頭蓋内に達する開放創合併あり	脳脊髄梅毒
脳底部挫傷・頭蓋内に達する開放創合併あり	脳梅毒	膿皮症

は

膿疱	肺壊疽	肺炎合併肺膿瘍
肺炎球菌性咽頭炎	肺炎球菌性気管支炎	肺化膿症
敗血症性咽頭炎	敗血症性気管支炎	敗血症性骨髄炎
敗血症性肺炎	敗血症性皮膚炎	梅毒感染母体より出生した児
梅毒腫	梅毒性鞍鼻	梅毒性角結膜炎
梅毒性角膜炎	梅毒性滑液包炎	梅毒性乾癬
梅毒性気管炎	梅毒性筋炎	梅毒性喉頭気管炎
梅毒性ゴム腫	梅毒性心筋炎	梅毒性心内膜炎
梅毒性心弁膜炎	梅毒性心膜炎	梅毒性髄膜炎
梅毒性脊髄性動脈炎	梅毒性脊椎炎	梅毒性舌潰瘍
梅毒性大動脈炎	梅毒性脱毛症	梅毒性聴神経炎
梅毒性動脈炎	梅毒性動脈内膜炎	梅毒性粘膜疹
梅毒性脳動脈炎	梅毒性パーキンソン症候群	梅毒性ばら疹
梅毒性腹膜炎	梅毒性網脈絡膜炎	肺熱傷
肺梅毒	背部第1度熱傷	背部第2度熱傷
背部第3度熱傷	背部熱傷	爆死自殺未遂
抜歯後感染	ハッチンソン三主徴	ハッチンソン歯
晩期先天神経梅毒	晩期先天性心血管梅毒	晩期先天梅毒
晩期先天梅毒性間質性角膜炎	晩期先天梅毒性眼障害	晩期先天梅毒性関節障害
晩期先天梅毒性骨軟骨障害	晩期先天梅毒性髄膜炎	晩期先天梅毒性多発ニューロパチー
晩期先天梅毒性脳炎	晩期梅毒	晩期梅毒性滑液包炎
晩期梅毒性球後視神経炎	晩期梅毒性上強膜炎	晩期梅毒性女性骨盤炎症性疾患
晩期梅毒性髄膜炎	晩期梅毒性聴神経炎	晩期梅毒脊髄炎
晩期梅毒脳炎	晩期梅毒脳脊髄炎	半身第1度熱傷

	半身第２度熱傷	半身第３度熱傷	鼻下擦過創
	腓骨骨髄炎	尾骨骨髄炎	膝汚染創
	膝皮膚欠損創	非定型肺炎	非特異骨髄炎
	非特異性腸間膜リンパ節炎	非特異性リンパ節炎	鼻部外傷性皮下異物
	腓腹筋挫創	鼻部挫傷	鼻部擦過創
	鼻部切創	皮膚損傷	鼻部第１度熱傷
	鼻部第２度熱傷	鼻部第３度熱傷	鼻部虫刺傷
	鼻部皮膚欠損創	鼻部皮膚剥離創	びまん性脳損傷・頭蓋内に達する開放創合併あり
	表皮剥離	腹部汚染創	腹部刺創
	腹部第１度熱傷	腹部第２度熱傷	腹部第３度熱傷
	腹部熱傷	腹部皮膚欠損創	腹壁開放創
	腹壁創し開	腹壁縫合糸膿瘍	腹壁縫合不全
	腐蝕	ぶどう球菌性咽頭炎	ぶどう球菌性肺膿瘍
	ぶどう球菌性扁桃炎	ブロディー骨膿瘍	分娩時軟産道損傷
	閉塞性肺炎	扁桃性アンギナ	縫合糸膿瘍
	縫合不全	縫合部膿瘍	放射線性下顎骨骨髄炎
	放射線性熱傷	包皮挫創	包皮切創
	包皮裂創	母指球部第１度熱傷	母指球部第２度熱傷
	母指球部第３度熱傷	母指咬創	母指骨髄炎
	母趾骨髄炎	母指挫傷	母指挫創
	母趾挫創	母指刺創	母指切創
	母指第１度熱傷	母指第２度熱傷	母指第３度熱傷
	母指打撲挫創	母指熱傷	母指皮膚欠損創
ま	母趾皮膚欠損創	母指末節部挫創	マイボーム腺炎
	膜性咽頭炎	慢性咽喉頭炎	慢性顎骨炎
	慢性顎骨骨髄炎	慢性化膿性骨髄炎	慢性化膿性穿孔性中耳炎
	慢性化膿性中耳炎	慢性血行性骨髄炎	慢性骨髄炎
	慢性耳管鼓室化膿性中耳炎	慢性上鼓室乳突洞化膿性中耳炎	慢性穿孔性中耳炎
	慢性多発性骨髄炎	慢性中耳炎	慢性中耳炎急性増悪
	慢性中耳炎後遺症	慢性中耳炎術後再燃	慢性肺化膿症
	慢性付属器炎	慢性扁桃炎	慢性卵管炎
	慢性卵巣炎	慢性リンパ管炎	慢性リンパ節炎
	慢性涙小管炎	慢性涙のう炎	耳後部リンパ節炎
	耳後部リンパ腺炎	脈絡網膜熱傷	無症候性神経梅毒
や	迷路梅毒	薬傷	腰椎骨髄炎
	腰部切創	腰部第１度熱傷	腰部第２度熱傷
	腰部第３度熱傷	腰部打撲挫創	腰部熱傷
ら	卵管炎	卵管周囲炎	卵管卵巣膿瘍
	卵管留膿症	卵巣炎	卵巣周囲炎
	卵巣膿瘍	卵巣卵管周囲炎	良性慢性化膿性中耳炎
	涙小管炎	涙のう周囲炎	涙のう周囲膿瘍
	轢過創	裂離	連鎖球菌気管支炎
	連鎖球菌性アンギナ	連鎖球菌性咽頭炎	連鎖球菌性喉頭炎
	連鎖球菌性喉頭気管炎	連鎖球菌性扁桃炎	老人性肺炎
	肋骨骨髄炎	肋骨周囲炎	

△	MRSA 骨髄炎	MRSA 術後創部感染	MRSA 肺化膿症
あ	RS ウイルス気管支炎	アキレス腱筋腱移行部断裂	アキレス腱挫傷
	アキレス腱挫創	アキレス腱切創	アキレス腱断裂
	アキレス腱部分断裂	足異物	亜脱臼
	圧迫骨折	圧迫神経炎	医原性気胸
	犬咬創	咽頭開放創	咽頭創傷
	咽頭痛	インフルエンザ菌気管支炎	インフルエンザ菌喉頭炎
	インフルエンザ菌性喉頭気管炎	ウイルス性気管支炎	ウイルス性扁桃炎
	エキノコックス性骨髄炎	エコーウイルス気管支炎	横隔膜損傷
	横骨折	汚染擦過創	汚染創
か	外耳開放創	外耳道創傷	外耳部外傷性異物
	外耳部外傷性腫脹	外耳部割創	外耳部貫通創
	外耳部咬創	外耳部挫創	外耳部刺創
	外耳部創傷	外耳部打撲傷	外耳部皮下血腫

外耳部皮下出血	外傷後早期合併症	外傷性一過性麻痺
外傷性異物	外傷性横隔膜ヘルニア	外傷性眼球ろう
外傷性空気塞栓症	外傷性咬合	外傷性虹彩離断
外傷性硬膜動静脈瘻	外傷性耳出血	外傷性脂肪塞栓症
外傷性縦隔気腫	外傷性食道破裂	外傷性脊髄出血
外傷性動静脈瘻	外傷性動脈血腫	外傷性動脈瘤
外傷性脳圧迫	外傷性脳圧迫・頭蓋内に達する開放創合併なし	外傷性脳症
外傷性破裂	外傷性皮下気腫	外傷性皮下血腫
外耳裂創	開放性脱臼	開放創
下咽頭創傷	下顎外傷性異物	下顎開放創
下顎割創	下顎貫通創	下顎口唇挫創
下顎咬創	下顎挫創	下顎刺創
下顎創傷	下顎打撲傷	下顎皮下血腫
下顎部打撲傷	下顎裂創	顎関節部開放創
顎関節部割創	顎関節部貫通創	顎関節部咬創
顎関節部挫創	顎関節部刺創	顎関節部創傷
顎関節部打撲傷	顎関節部皮下血腫	顎関節部裂創
顎部打撲傷	角膜挫創	角膜切傷
角膜切創	角膜創傷	角膜破裂
角膜裂傷	下肢リンパ浮腫	割創
カテーテル感染症	カテーテル敗血症	眼黄斑部裂孔
眼窩創傷	眼窩部挫創	眼窩裂傷
眼球結膜裂傷	眼球損傷	眼球破裂
眼球裂傷	眼瞼外傷性異物	眼瞼外傷性腫脹
眼瞼開放創	眼瞼割創	眼瞼貫通創
眼瞼咬創	眼瞼挫創	眼瞼刺創
眼瞼創傷	眼瞼裂創	眼周囲部外傷性異物
眼周囲部外傷性腫脹	眼周囲部開放創	眼周囲部割創
眼周囲部貫通創	眼周囲部咬創	眼周囲部挫創
眼周囲部刺創	眼周囲部創傷	眼周囲部裂創
関節血腫	関節骨折	関節打撲
完全骨折	完全脱臼	貫通刺創
貫通銃創	貫通創	眼部外傷性異物
眼部外傷性腫脹	眼部開放創	眼部割創
眼部貫通創	眼部咬創	眼部挫創
眼部刺創	眼部創傷	眼部裂創
陥没骨折	顔面外傷性異物	顔面開放創
顔面割創	顔面貫通創	顔面咬創
顔面挫創	顔面刺創	顔面創傷
顔面掻創	顔面多発開放創	顔面多発割創
顔面多発貫通創	顔面多発咬創	顔面多発挫創
顔面多発刺創	顔面多発創傷	顔面多発打撲傷
顔面多発皮下血腫	顔面多発皮下出血	顔面多発裂創
顔面打撲傷	顔面皮下血腫	顔面裂創
胸管損傷	胸腺損傷	頬粘膜咬傷
頬部外傷性異物	頬部開放創	頬部割創
頬部貫通創	頬部咬創	頬部挫創
頬部刺創	胸部食道損傷	頬部創傷
頬部打撲傷	胸部皮下気腫	頬部皮下血腫
頬部裂創	強膜切創	強膜創傷
強膜裂傷	棘刺創	魚咬創
亀裂骨折	筋損傷	筋断裂
筋肉内血腫	屈曲骨折	クラミジア肺炎
頚管破裂	痙性梅毒性運動失調症	頚部食道開放創
結核性骨髄炎	結核性中耳炎	血管切断
血管損傷	血腫	結膜創傷
結膜裂傷	腱切創	腱損傷
腱断裂	腱部分断裂	腱裂傷
口蓋切創	口蓋裂創	口角部挫創
口角部裂創	口腔外傷性腫脹	口腔開放創
口腔割創	口腔挫創	口腔刺創
口腔創傷	口腔打撲傷	口腔内血腫
口腔粘膜咬創	口腔裂創	後出血

ア

	紅色陰癬	口唇外傷性異物	口唇外傷性腫脹
	口唇開放創	口唇割創	口唇貫通創
	口唇咬創	口唇挫創	口唇刺創
	口唇創傷	口唇打撲傷	口唇裂創
	溝創	咬創	後頭部外傷
	後頭部打撲傷	広範性軸索損傷	広汎性神経損傷
	後方脱臼	硬膜損傷	硬膜裂傷
	肛門扁平コンジローマ	コクサッキーウイルス気管支炎	鼓室内水腫
	骨髄肉芽腫	骨折	コントル・クー損傷
さ	サルモネラ骨髄炎	耳介外傷性異物	耳介外傷性腫脹
	耳介開放創	耳介割創	耳介貫通創
	耳介咬創	耳介挫創	耳介刺創
	耳介創傷	耳介打撲傷	耳介皮下血腫
	耳介皮下出血	耳介裂創	耳下腺部打撲
	指間切創	子宮頚管裂傷	子宮頚部環状剥離
	刺咬症	四肢静脈損傷	四肢動脈損傷
	耳前部挫創	刺創	膝関節部異物
	膝部異物	歯肉切創	歯肉裂創
	斜骨折	射創	尺骨近位端骨折
	尺骨鉤状突起骨折	シャルコー関節	縦隔血腫
	縦骨折	銃創	重複骨折
	手関節掌側部挫創	手関節部挫創	手関節部創傷
	種子骨骨折	手指皮下血腫	手掌挫創
	手掌刺創	手掌切創	手掌剥皮創
	術後血腫	術後消化管出血性ショック	術後ショック
	術後髄膜炎	術後乳び胸	術後敗血症
	術後皮下気腫	手背部挫創	手背部切創
	上顎打撲傷	上顎皮下血腫	上顎部裂創
	硝子体切断	上肢リンパ浮腫	食道損傷
	神経原性関節症	神経根ひきぬき損傷	神経障害性脊椎障害
	神経切断	神経叢損傷	神経叢不全損傷
	神経損傷	神経断裂	進行性運動性運動失調症
	針刺創	靱帯ストレイン	靱帯損傷
	靱帯断裂	靱帯捻挫	靱帯裂傷
	心内異物	ストレイン	声門外傷
	舌開放創	舌下顎挫創	舌咬創
	舌挫創	舌刺創	舌切創
	舌創傷	切断	舌裂創
	前額部外傷性異物	前額部外傷性腫脹	前額部開放創
	前額部割創	前額部貫通創	前額部咬創
	前額部挫創	前額部刺創	前額部創傷
	前額部裂創	前頚頭頂部挫創	線状骨折
	穿通創	先天性乳び胸	前頭部打撲傷
	前方脱臼	爪下異物	足底異物
た	側頭部打撲傷	側頭部皮下血腫	大腿咬創
	大腿挫創	大腿部開放創	大腿部刺創
	大腿部切創	大腿裂創	大転子部挫創
	脱臼	脱臼骨折	打撲割創
	打撲血腫	打撲挫創	打撲傷
	打撲皮下血腫	単純脱臼	腟断端炎
	腟断端出血	肘関節骨折	肘関節脱臼骨折
	中手骨関節部挫創	中枢神経系損傷	肘頭骨折
	転位性骨折	頭頂部打撲傷	頭皮外傷性腫脹
	頭皮下血腫	頭部異物	頭部頚部打撲傷
	頭部多発開放創	頭部多発割創	頭部多発咬創
	頭部多発挫創	頭部多発刺創	頭部多発創傷
	頭部多発打撲傷	頭部多発皮下血腫	頭部多発裂創
	頭部打撲	頭部打撲血腫	頭部打撲傷
	動物咬創	頭部皮下異物	頭部皮下血腫
	頭部皮下出血	動脈損傷	特発性関節脱臼
な	内視鏡検査中腸穿孔	軟口蓋挫創	軟口蓋創傷
	軟口蓋破裂	肉離れ	二次性網膜変性症
	乳腺内異物	乳房異物	乳房潰瘍
	猫咬創	捻挫	脳挫傷
	脳挫傷・頭蓋内に達する開放創合併なし	脳挫創	脳挫創・頭蓋内に達する開放創合併なし
	脳損傷	脳対側損傷	脳直撃損傷
	脳底部挫傷	脳底部挫傷・頭蓋内に達する開放創合併なし	脳裂傷
は	梅毒血清反応陽性	梅毒性痙性脊髄麻痺	梅毒性呼吸器障害
	梅毒性視神経萎縮	梅毒性大動脈弁閉鎖不全症	梅毒性大動脈瘤
	梅毒性肺動脈弁逆流症	梅毒性白斑	肺ノカルジア症
	剥離骨折	パラインフルエンザウイルス気管支炎	破裂骨折
	晩期梅毒性視神経萎縮	晩期梅毒性多発ニューロパチー	晩期梅毒性白斑
	皮下異物	皮下気腫	皮下血腫
	皮下静脈損傷	皮下損傷	非結核性抗酸菌性骨髄炎
	鼻根部打撲挫創	鼻根部裂創	皮神経挫傷
	鼻前庭部挫創	鼻尖部挫創	非熱傷性水疱
	鼻部外傷性異物	鼻部外傷性腫脹	鼻部開放創
	眉部割創	鼻部割創	鼻部貫通創
	眉部血腫	皮膚欠損創	鼻部咬創
	鼻部挫創	鼻部刺創	鼻部創傷
	鼻部打撲傷	皮膚剥脱創	鼻部皮下血腫
	鼻部皮下出血	鼻部裂創	びまん性脳損傷
	びまん性脳損傷・頭蓋内に達する開放創合併なし	びまん性肺炎	眉毛部割創
	眉毛部裂創	鼻翼部切創	鼻翼部裂創
	複雑脱臼	伏針	副鼻腔開放創
	腹壁異物	不全骨折	ブラックアイ
	粉砕骨折	分娩時会陰裂傷	閉鎖性外傷性脳圧迫
	閉鎖性骨折	閉鎖性脱臼	閉鎖性脳挫創
	閉鎖性脳底部挫傷	閉鎖性びまん性脳損傷	ベジェル
	扁桃チフス	扁平コンジローマ	縫合不全出血
	帽状腱膜下出血	母指示指間切創	母指打撲傷
ま	マイコプラズマ気管支炎	末梢血管外傷	末梢神経損傷
	眉間部挫創	眉間部裂創	耳後部挫創
	耳後部打撲傷	無熱性肺炎	盲管銃創
	網膜振盪	網脈絡膜裂傷	モンテジア骨折
ら	ライノウイルス気管支炎	らせん骨折	卵管留水症
	離開骨折	淋菌性咽頭炎	淋菌性骨髄炎
	リンパ瘤	涙管損傷	涙管断裂
	涙小管のう胞	涙道損傷	裂離骨折
	若木骨折		

用法用量　通常，成人にはスピラマイシン酢酸エステルとして1回200mg(力価)を1日4～6回経口投与する。
なお，年齢，症状により適宜増減する。

用法用量に関連する使用上の注意　本剤の使用にあたっては，耐性菌の発現等を防ぐため，原則として感受性を確認し，疾病の治療上必要な最小限の期間の投与にとどめること。

禁忌　本剤の成分に対し過敏症の既往歴のある患者

アゼプチン顆粒0.2%　規格：0.2%1g[104.8円/g]
アゼプチン錠0.5mg　規格：0.5mg1錠[32.4円/錠]
アゼプチン錠1mg　規格：1mg1錠[41.8円/錠]

アゼラスチン塩酸塩　エーザイ　449

【効 能 効 果】

気管支喘息
アレルギー性鼻炎
蕁麻疹，湿疹・皮膚炎，アトピー性皮膚炎，皮膚瘙痒症，痒疹

【対応標準病名】

◎	アトピー性皮膚炎	アレルギー性鼻炎	気管支喘息
	湿疹	じんま疹	皮膚炎

	皮膚そう痒症	痒疹	
○	亜急性痒疹	足湿疹	アスピリンじんま疹
	アスピリン喘息	アトピー性紅皮症	アトピー性湿疹
	アトピー性神経皮膚炎	アトピー性喘息	アトピー皮膚
	アレルギー性気管支炎	アレルギー性じんま疹	アレルギー性鼻咽頭炎
	アレルギー性鼻結膜炎	アレルギー性副鼻腔炎	異汗症
	異汗性湿疹	イネ科花粉症	陰のう湿疹
	陰のうそう痒症	陰部間擦疹	運動誘発性喘息
	会陰部肛囲湿疹	腋窩湿疹	温熱じんま疹
	外因性喘息	外陰部そう痒症	外陰部皮膚炎
	家族性寒冷自己炎症症候群	化膿性皮膚疾患	貨幣状湿疹
	カモガヤ花粉症	間擦疹	感染性皮膚炎
	汗疱	汗疱性湿疹	顔面急性皮膚炎
	寒冷じんま疹	機械性じんま疹	気管支喘息合併妊娠
	季節性アレルギー性鼻炎	丘疹状湿疹	丘疹状じんま疹
	急性湿疹	急性痒疹	亀裂性湿疹
	頚部皮膚炎	血管運動性鼻炎	結節性痒疹
	限局性そう痒症	肛囲間擦疹	紅斑性間擦疹
	紅斑性湿疹	肛門湿疹	肛門そう痒症
	コリン性じんま疹	混合型喘息	自家感作性皮膚炎
	色素性痒疹	自己免疫性じんま疹	湿疹様発疹
	周期性再発性じんま疹	手指湿疹	出血性じんま疹
	症候性そう痒症	小児アトピー性湿疹	小児喘息
	小児喘息性気管支炎	職業喘息	人工肛門部皮膚炎
	人工じんま疹	新生児皮膚炎	振動性じんま疹
	スギ花粉症	ステロイド依存性喘息	成人アトピー性皮膚炎
	赤色湿疹	咳喘息	接触じんま疹
	全身湿疹	喘息性気管支炎	そう痒
	多形慢性痒疹	通年性アレルギー性鼻炎	手湿疹
	冬期湿疹	透析皮膚そう痒症	頭部湿疹
	特発性じんま疹	難治性喘息	乳児喘息
	乳房皮膚炎	妊娠湿疹	妊娠性痒疹
	妊婦性皮膚炎	白色粃糠疹	鼻背部湿疹
	汎発性皮膚そう痒症	非アトピー性喘息	鼻前庭部湿疹
	非特異性そう痒症	ヒノキ花粉症	皮膚描記性じんま疹
	ブタクサ花粉症	ヘブラ痒疹	扁平湿疹
	慢性湿疹	慢性じんま疹	慢性痒疹
	夜間性喘息	薬物性じんま疹	落屑性湿疹
	鱗状湿疹	老年性そう痒症	
△	アトピー性角結膜炎	花粉症	感染型気管支喘息
	急性乳児湿疹	屈曲部湿疹	四肢小児湿疹
	小児乾燥型湿疹	小児湿疹	心因性喘息
	内因性湿疹	乳児皮膚炎	びまん性神経皮膚炎
	ベニエ痒疹	慢性乳児湿疹	

用法用量
(1)気管支喘息
通常，アゼラスチン塩酸塩として1回2mgを，朝食後及び就寝前の1日2回経口投与する。
なお，年齢，症状により適宜増減する。
(2)アレルギー性鼻炎及び蕁麻疹，湿疹・皮膚炎，アトピー性皮膚炎，皮膚瘙痒症，痒疹
通常，アゼラスチン塩酸塩として1回1mgを，朝食後及び就寝前の1日2回経口投与する。
なお，年齢，症状により適宜増減する。

アゼラスチン塩酸塩錠0.5mg「TCK」：辰巳化学　0.5mg1錠[5.6円/錠]，アゼラスチン塩酸塩錠0.5mg「タイヨー」：テバ製薬　0.5mg1錠[5.6円/錠]，アゼラスチン塩酸塩錠0.5mg「ツルハラ」：鶴原　0.5mg1錠[5.6円/錠]，アゼラスチン塩酸塩錠0.5mg「日医工」：日医工　0.5mg1錠[5.6円/錠]，アゼラスチン塩酸塩錠1mg「TCK」：辰巳化学　1mg1錠[5.8円/錠]，アゼラスチン塩酸塩錠1mg「タイヨー」：テバ製薬　1mg1錠[5.8円/錠]，アゼラスチン塩酸塩錠1mg「ツルハラ」：鶴原　1mg1錠[5.8円/錠]，アゼラスチン塩酸塩錠1mg「日医工」：日医工　1mg1錠[5.8円/錠]，ラスプジン錠0.5mg：東和　0.5mg1錠[5.6円/錠]，ラスプジン錠1mg：東和　1mg1錠[5.8円/錠]

アダプチノール錠5mg
規格：5mg1錠[45.9円/錠]
ヘレニエン　バイエル薬品　131

【効能効果】
網膜色素変性症における一時的な視野・暗順応の改善

【対応標準病名】

◎	網膜色素変性		
△	遺伝性網膜ジストロフィー	黄色斑眼底	黄斑ジストロフィー
	家族性黄斑変性症	家族性滲出性硝子体網膜症	急性後部多発性斑状色素上皮症
	急性網膜色素上皮炎	色素上皮網膜性ジストロフィー	色素性網膜ジストロフィー
	硝子体網膜性ジストロフィー	錐体杆体ジストロフィー	錐体ジストロフィー
	多発性後部色素上皮症	蝶形網膜ジストロフィー	ドルーゼン
	脳網膜変性症	白点状眼底	白点状網膜炎
	斑状網膜	網膜色素異常	網膜色素上皮症
	網膜色素上皮変性	網膜色素斑	網膜障害
	網膜性ジストロフィー	卵黄状黄斑ジストロフィー	

用法用量　ヘレニエンとして，通常成人1回5mgを1日2〜4回経口投与する。
なお，年齢・症状により適宜増減する。

アタラックス-Pカプセル25mg
規格：25mg1カプセル[6.6円/カプセル]
アタラックス-Pカプセル50mg
規格：50mg1カプセル[12.6円/カプセル]
アタラックス-P散10%
規格：10%1g[27.3円/g]
アタラックス-Pシロップ0.5%
規格：0.5%1mL[2.9円/mL]
アタラックス-Pドライシロップ2.5%
規格：2.5%1g[12.7円/g]
ヒドロキシジンパモ酸塩　ファイザー　117

【効能効果】
蕁麻疹，皮膚疾患に伴う瘙痒(湿疹・皮膚炎，皮膚瘙痒症)
神経症における不安・緊張・抑うつ

【対応標準病名】

◎	うつ状態	湿疹	神経症
	神経症性抑うつ状態	じんま疹	そう痒
	皮膚炎	皮膚そう痒症	不安うつ病
	不安緊張状態	不安神経症	抑うつ神経症
○	足湿疹	アスピリンじんま疹	アレルギー性じんま疹
	異汗性湿疹	陰のう湿疹	陰のうそう痒症
	陰部間擦疹	うつ病	うつ病型統合失調感情障害
	会陰部肛囲湿疹	腋窩湿疹	延髄性うつ病
	温熱じんま疹	外陰部そう痒症	外陰部皮膚炎
	外傷後遺症性うつ病	家族性寒冷自己炎症症候群	化膿性皮膚疾患
	貨幣状湿疹	仮面うつ病	寛解中の反復性うつ病性障害
	間擦疹	感染症後うつ病	感染性皮膚炎
	汗疱	汗疱性湿疹	顔面急性皮膚炎
	寒冷じんま疹	機械性じんま疹	丘疹状湿疹
	急性湿疹	亀裂性湿疹	軽症うつ病エピソード
	軽症反復性うつ病性障害	頚部皮膚炎	限局性そう痒症
	肛囲間擦疹	拘禁性抑うつ状態	紅斑性間擦疹

	紅斑性湿疹	肛門湿疹	肛門そう痒症
	コリン性じんま疹	混合性不安抑うつ障害	災害神経症
	産褥期うつ状態	自家感作性皮膚炎	自己免疫性じんま疹
	思春期うつ病	湿疹様発疹	社交不安障害
	周期性再発性じんま疹	手指湿疹	出血性じんま疹
	術後神経症	循環型躁うつ病	症候性そう痒症
	小児神経症	職業神経症	心気性うつ病
	神経衰弱	人工肛門部皮膚炎	人工じんま疹
	新生児皮膚炎	振動性じんま疹	青春期内閉神経症
	精神神経症	精神病症状を伴う重症うつ病エピソード	精神病症状を伴わない重症うつ病エピソード
	赤色湿疹	接触じんま疹	全身湿疹
	全般性不安障害	躁うつ病	挿間性発作性不安
	双極性感情障害・軽症のうつ病エピソード	双極性感情障害・精神病症状を伴う重症うつ病エピソード	双極性感情障害・精神病症状を伴わない重症うつ病エピソード
	双極性感情障害・中等症のうつ病エピソード	退行期うつ病	多発性神経症
	単極性うつ病	単発反応性うつ病	中等症うつ病エピソード
	中等症反復性うつ病性障害	手湿疹	冬期湿疹
	透析皮膚そう痒症	頭部湿疹	動脈硬化性うつ病
	特発性じんま疹	内因性うつ病	乳房皮膚炎
	妊娠湿疹	妊婦性皮膚炎	破局発作状態
	白色粃糠疹	鼻背部湿疹	パニック障害
	パニック発作	反応性うつ病	汎発性皮膚そう痒症
	反復心因性うつ病	反復性うつ病	反復性心因性抑うつ精神病
	反復性精神病性うつ病	反復性短期うつ病エピソード	鼻前庭部湿疹
	非定型うつ病	非特異性そう痒症	皮膚描記性じんま疹
	ベーアド病	扁平湿疹	発作性神経症
	膜症神経症	慢性湿疹	慢性じんま疹
	妄想性神経症	薬物性じんま疹	幼児神経症
	落屑性湿疹	鱗状湿疹	老人性神経症
	老年期うつ病	老年性そう痒症	
△	2型双極性障害	異汗症	器質性うつ病性障害
	器質性気分障害	器質性混合性感情障害	器質性双極性障害
	気分循環症	気分変調症	恐怖症性不安障害
	原発性認知症	高所恐怖症	持続性気分障害
	社会不安障害	周期性精神病	職業性痙攣
	食道神経症	書痙	初老期精神病
	初老期認知症	初老期妄想状態	心因性失神
	精神衰弱	双極性感情障害	単極性躁病
	二次性認知症	認知症	反復性気分障害
	反復性躁病エピソード	不安障害	不安ヒステリー
	慢性心因反応	抑うつ性パーソナリティ障害	老年期認知症
	老年期認知症妄想型	老年期認知症抑うつ型	老年期妄想状態
	老年精神病		

用法用量

皮膚科領域には，ヒドロキシジンパモ酸塩として，通常成人1日85～128mg(ヒドロキシジン塩酸塩として50～75mg)を2～3回に分割経口投与する。

神経症における不安・緊張・抑うつには，ヒドロキシジンパモ酸塩として，通常成人1日128～255mg(ヒドロキシジン塩酸塩として75～150mg)を3～4回に分割経口投与する。

なお，年齢，症状により適宜増減する。

禁忌

(1)本剤の成分，セチリジン，ピペラジン誘導体，アミノフィリン，エチレンジアミンに対し過敏症の既往歴のある患者

(2)ポルフィリン症の患者

(3)妊婦又は妊娠している可能性のある婦人

ヒドロキシジンパモ酸塩錠25mg「日新」：日新－山形　25mg1錠[5.6円/錠]

アタラックス錠10mg　規格：10mg1錠[5.8円/錠]
アタラックス錠25mg　規格：25mg1錠[9.1円/錠]
ヒドロキシジン塩酸塩　ファイザー　117

【効能効果】

蕁麻疹，皮膚疾患に伴う瘙痒(湿疹・皮膚炎，皮膚瘙痒症)
神経症における不安・緊張・抑うつ

【対応標準病名】

◎	うつ状態	湿疹	神経症
	神経症性抑うつ状態	じんま疹	そう痒
	皮膚炎	皮膚そう痒症	不安うつ病
	不安緊張状態	不安神経症	抑うつ神経症
○	足湿疹	アスピリンじんま疹	アレルギー性じんま疹
	異汗性湿疹	陰のう湿疹	陰のうそう痒症
	陰部間擦疹	うつ病	会陰部肛囲湿疹
	腋窩湿疹	延髄性うつ病	温熱じんま疹
	外陰部そう痒症	外陰部皮膚炎	外傷後遺症性うつ病
	家族性寒冷自己炎症症候群	化膿性皮膚疾患	貨幣状湿疹
	仮面うつ病	寛解中の反復性うつ病性障害	間擦疹
	感染症後うつ病	感染性皮膚炎	汗疱
	汗疱性湿疹	顔面急性皮膚炎	寒冷じんま疹
	機械性じんま疹	器質性うつ病性障害	気分変調症
	丘疹状湿疹	急性湿疹	亀裂性湿疹
	軽症うつ病エピソード	軽症反復性うつ病性障害	頚部皮膚炎
	限局性そう痒症	肛囲間擦疹	拘禁性抑うつ状態
	紅斑性間擦疹	紅斑性湿疹	肛門湿疹
	肛門そう痒症	コリン性じんま疹	混合性不安抑うつ障害
	災害神経症	産褥期うつ状態	自家感作性皮膚炎
	自己免疫性じんま疹	思春期うつ病	湿疹様発疹
	社交不安障害	周期性再発性じんま疹	手指湿疹
	出血性じんま疹	術後神経症	循環型躁うつ病
	症候性そう痒症	小児神経症	職業神経症
	心気性うつ病	人工肛門部皮膚炎	人工じんま疹
	新生児皮膚炎	振動性じんま疹	青春期内閉神経症
	精神神経症	精神病症状を伴う重症うつ病エピソード	精神病症状を伴わない重症うつ病エピソード
	赤色湿疹	接触じんま疹	全身湿疹
	全般性不安障害	躁うつ病	挿間性発作性不安
	双極性感情障害・軽症のうつ病エピソード	双極性感情障害・精神病症状を伴う重症うつ病エピソード	双極性感情障害・精神病症状を伴わない重症うつ病エピソード
	双極性感情障害・中等症のうつ病エピソード	退行期うつ病	多発性神経症
	単極性うつ病	単発反応性うつ病	中等症うつ病エピソード
	中等症反復性うつ病性障害	手湿疹	冬期湿疹
	透析皮膚そう痒症	頭部湿疹	動脈硬化性うつ病
	特発性じんま疹	内因性うつ病	乳房皮膚炎
	妊娠湿疹	妊婦性皮膚炎	破局発作状態
	白色粃糠疹	鼻背部湿疹	パニック障害
	パニック発作	反応性うつ病	汎発性皮膚そう痒症
	反復心因性うつ病	反復性うつ病	反復性気分障害
	反復性心因性抑うつ精神病	反復性精神病性うつ病	反復性短期うつ病エピソード
	鼻前庭部湿疹	非定型うつ病	非特異性そう痒症
	皮膚描記性じんま疹	不安障害	ベーアド病
	扁平湿疹	発作性神経症	膜症神経症
	慢性湿疹	慢性じんま疹	妄想性神経症
	薬物性じんま疹	幼児神経症	抑うつ性パーソナリティ障害
	落屑性湿疹	鱗状湿疹	老人性神経症
	老年期うつ病	老年期認知症抑うつ型	老年性そう痒症
△	2型双極性障害	異汗症	うつ病型統合失調感情障害

器質性気分障害	器質性混合性感情障害	器質性双極性障害
器質性躁病性障害	気分循環症	恐怖症性不安障害
原発性認知症	高所恐怖症	持続性気分障害
社会不安障害	周期性精神病	職業性痙攣
食道神経症	書痙	初老期精神病
初老期認知症	初老期妄想状態	心因性失神
神経衰弱	精神衰弱	双極性感情障害
単極性躁病	二次性認知症	認知症
反復性躁病エピソード	不安ヒステリー	慢性心因反応
慢性疲労症候群	老年期認知症	老年期認知症妄想型
老年期妄想状態	老年精神病	

用法用量　皮膚科領域には，ヒドロキシジン塩酸塩として，通常成人1日30～60mgを2～3回に分割経口投与する。
神経症における不安・緊張・抑うつには，ヒドロキシジン塩酸塩として，通常成人1日75～150mgを3～4回に分割経口投与する。なお，年齢，症状により適宜増減する。

禁忌
(1)本剤の成分，セチリジン，ピペラジン誘導体，アミノフィリン，エチレンジアミンに対し過敏症の既往歴のある患者
(2)ポルフィリン症の患者
(3)妊婦又は妊娠している可能性のある婦人

アダラートCR錠10mg　規格：10mg1錠[19.1円/錠]
アダラートCR錠20mg　規格：20mg1錠[32.8円/錠]
アダラートCR錠40mg　規格：40mg1錠[61.5円/錠]
ニフェジピン　バイエル薬品　217

【効能効果】
(1)高血圧症，腎実質性高血圧症，腎血管性高血圧症
(2)狭心症，異型狭心症

【対応標準病名】

◎	異型狭心症	狭心症	高血圧症
	腎血管性高血圧症	腎実質性高血圧症	本態性高血圧症
○	悪性高血圧症	安静時狭心症	安定狭心症
	褐色細胞腫性高血圧症	冠攣縮性狭心症	境界型高血圧症
	狭心症3枝病変	高血圧性緊急症	高血圧性腎疾患
	高血圧性脳内出血	高血圧切迫症	高レニン性高血圧症
	若年高血圧症	若年性境界型高血圧症	収縮期高血圧症
	初発労作型狭心症	腎性高血圧症	増悪労作型狭心症
	低レニン性高血圧症	内分泌性高血圧症	二次性高血圧症
	微小血管性狭心症	不安定狭心症	副腎性高血圧症
	夜間狭心症	労作時兼安静時狭心症	労作性狭心症
※	適応外使用可 原則として，「ニフェジピン【内服薬】」を「小児の高血圧」に対して処方した場合，当該使用事例を審査上認める。		

用法用量
(1)高血圧症：通常，成人にはニフェジピンとして20～40mgを1日1回経口投与する。ただし，1日10～20mgより投与を開始し，必要に応じ漸次増量する。なお，1日40mgで効果不十分な場合には，1回40mg1日2回まで増量できる。
(2)腎実質性高血圧症，腎血管性高血圧症：通常，成人にはニフェジピンとして20～40mgを1日1回経口投与する。ただし，1日10～20mgより投与を開始し，必要に応じ漸次増量する。
(3)狭心症，異型狭心症：通常，成人にはニフェジピンとして40mgを1日1回経口投与する。なお，症状に応じ適宜増減するが，最高用量は1日1回60mgとする。

禁忌
(1)本剤の成分に対し過敏症の既往歴のある患者
(2)妊婦(妊娠20週未満)又は妊娠している可能性のある婦人
(3)心原性ショックの患者

ニフェジピンCR錠10mg「NP」：ニプロ　10mg1錠[8.7円/錠]，ニフェジピンCR錠10mg「サワイ」：沢井　10mg1錠[8.7円/錠]，ニフェジピンCR錠10mg「トーワ」：東和　10mg1錠[10.2円/錠]，ニフェジピンCR錠10mg「日医工」：日医工　10mg1錠[8.7円/錠]，ニフェジピンCR錠20mg「NP」：ニプロ　20mg1錠[15.3円/錠]，ニフェジピンCR錠20mg「サワイ」：沢井　20mg1錠[15.3円/錠]，ニフェジピンCR錠20mg「トーワ」：東和　20mg1錠[17.1円/錠]，ニフェジピンCR錠20mg「日医工」：日医工　20mg1錠[15.3円/錠]，ニフェジピンCR錠40mg「NP」：ニプロ　40mg1錠[28.5円/錠]，ニフェジピンCR錠40mg「サワイ」：沢井　40mg1錠[28.5円/錠]，ニフェジピンCR錠40mg「トーワ」：東和　40mg1錠[33.1円/錠]，ニフェジピンCR錠40mg「日医工」：日医工　40mg1錠[28.5円/錠]，ニフェランタンCR錠10：全星薬品　10mg1錠[8.7円/錠]，ニフェランタンCR錠20：全星薬品　20mg1錠[15.3円/錠]，ニフェランタンCR錠40：全星薬品　40mg1錠[28.5円/錠]

アダラートL錠10mg　規格：10mg1錠[17.3円/錠]
アダラートL錠20mg　規格：20mg1錠[29.6円/錠]
アダラートカプセル5mg　規格：5mg1カプセル[14.2円/カプセル]
アダラートカプセル10mg　規格：10mg1カプセル[23.3円/カプセル]
ニフェジピン　バイエル薬品　217

【効能効果】
(1)本態性高血圧症，腎性高血圧症
(2)狭心症

【対応標準病名】

◎	狭心症	高血圧症	腎性高血圧症
	本態性高血圧症		
○	悪性高血圧症	安静時狭心症	安定狭心症
	異型狭心症	冠攣縮性狭心症	境界型高血圧症
	狭心症3枝病変	高血圧性緊急症	高血圧性脳内出血
	高血圧切迫症	高レニン性高血圧症	若年高血圧症
	若年性境界型高血圧症	収縮期高血圧症	初発労作型狭心症
	腎血管性高血圧症	腎実質性高血圧症	増悪労作型狭心症
	低レニン性高血圧症	二次性高血圧症	不安定狭心症
	夜間狭心症	労作時兼安静時狭心症	労作性狭心症
△	微小血管性狭心症		
※	適応外使用可 原則として，「ニフェジピン【内服薬】」を「小児の高血圧」に対して処方した場合，当該使用事例を審査上認める。		

用法用量
〔L錠〕
効能効果(1)の場合：ニフェジピンとして，通常成人1回10～20mgを1日2回経口投与する。症状に応じ適宜増減する。
効能効果(2)の場合：ニフェジピンとして，通常成人1回20mgを1日2回経口投与する。症状に応じ適宜増減する。
〔カプセル〕：ニフェジピンとして，通常成人1回10mgを1日3回経口投与する。症状に応じ適宜増減する。

禁忌
(1)本剤の成分に対し過敏症の既往歴のある患者
(2)妊婦(妊娠20週未満)又は妊娠している可能性のある婦人
(3)心原性ショックの患者
(4)〔カプセルのみ〕：急性心筋梗塞の患者

カサンミルカプセル5mg：全星薬品　5mg1カプセル[5.6円/カプセル]，カサンミル錠10mg：全星薬品　10mg1錠[5.6円/錠]，ニフェジピンL錠10mg「ZE」：全星薬品　10mg1錠[5.6円/錠]，ニフェジピンL錠10mg「サワイ」：沢井　10mg1錠[5.6円/錠]，ニフェジピンL錠10mg「三和」：三和化学　10mg1錠[5.6円/錠]，ニフェジピンL錠10mg「ツルハラ」：鶴原　10mg1錠[5.6円/錠]，ニフェジピンL錠10mg「トーワ」：東和　10mg1錠[5.6円/錠]，ニフェジピンL錠10mg「日医工」：日医工　10mg1錠[5.6円/錠]，ニフェジピンL錠20mg「ZE」：全星薬品　20mg1錠[5.8円/錠]，ニフェジピンL錠20mg「サワイ」：沢井　20mg1錠[5.8円/錠]，

ニフェジピンL錠20mg「三和」：三和化学　20mg1錠[10.7円/錠]，ニフェジピンL錠20mg「ツルハラ」：鶴原　20mg1錠[5.8円/錠]，ニフェジピンL錠20mg「トーワ」：東和　20mg1錠[5.8円/錠]，ニフェジピンL錠20mg「日医工」：日医工　20mg1錠[5.8円/錠]，ニフェジピンカプセル5mg「TC」：東洋カプセル　5mg1カプセル[5.6円/カプセル]，ニフェジピンカプセル5mg「サワイ」：沢井　5mg1カプセル[5.6円/カプセル]，ニフェジピンカプセル5mg「ツルハラ」：鶴原　5mg1カプセル[5.6円/カプセル]，ニフェジピンカプセル5mg「テバ」：大正薬品　5mg1カプセル[5.6円/カプセル]，ニフェジピンカプセル10mg「TC」：東洋カプセル　10mg1カプセル[5.6円/カプセル]，ニフェジピンカプセル10mg「サワイ」：沢井　10mg1カプセル[5.6円/カプセル]，ニフェジピンカプセル10mg「テバ」：大正薬品　10mg1カプセル[5.6円/カプセル]，ニフェジピン錠10mg「ツルハラ」：鶴原　10mg1錠[5.6円/錠]，ニフェスロー錠10mg：共和薬品　10mg1錠[5.6円/錠]，ニフェスロー錠20mg：共和薬品　20mg1錠[5.8円/錠]，ヘルラートL錠10：京都薬品　10mg1錠[5.6円/錠]，ヘルラートL錠20：京都薬品　20mg1錠[5.8円/錠]

アーチスト錠1.25mg　規格：1.25mg1錠[17.3円/錠]
アーチスト錠2.5mg　規格：2.5mg1錠[28.6円/錠]
カルベジロール　第一三共　214

【効 能 効 果】

次の状態で，アンジオテンシン変換酵素阻害薬，利尿薬，ジギタリス製剤等の基礎治療を受けている患者
虚血性心疾患又は拡張型心筋症に基づく慢性心不全

【対応標準病名】

◎	虚血性心疾患	特発性拡張型心筋症	慢性心不全
○	右室不全	右心不全	うっ血性心不全
	拡張相肥大型心筋症	家族性心筋症	冠状動脈アテローム性硬化症
	冠状動脈炎	冠状動脈狭窄症	冠状動脈硬化症
	冠状動脈性心疾患	冠状動脈閉塞症	冠状動脈瘤
	冠動静脈瘻	冠動脈硬化性心疾患	冠動脈疾患
	冠動脈石灰化	虚血性心筋症	左室不全
	左心不全	心筋虚血	心筋症
	心筋不全	心原性肺水腫	心室中隔瘤
	心室瘤	心臓性呼吸困難	心臓性浮腫
	心臓喘息	心不全	心房瘤
	続発性心筋症	陳旧性下壁心筋梗塞	陳旧性後壁心筋梗塞
	陳旧性心筋梗塞	陳旧性前壁心筋梗塞	陳旧性前壁中隔心筋梗塞
	陳旧性側壁心筋梗塞	動脈硬化性冠不全	特発性心筋症
	慢性うっ血性心不全	慢性冠状動脈不全	無症候性心筋虚血
	両心不全		
△	アドリアマイシン心筋症	アルコール性心筋症	カテコラミン心筋症
	冠動脈拡張	急性心不全	拘束型心筋症
	心室中部閉塞性心筋症	心尖部肥大型心筋症	心内膜心筋線維症
	心内膜線維弾性症	たこつぼ型心筋症	特発性拘束型心筋症
	肥大型心筋症	非閉塞性肥大型心筋症	不整脈原性右室心筋症
	閉塞性肥大型心筋症	薬物性心筋症	レフレル心筋炎
	レフレル心内膜炎		
※	適応外使用可 原則として，「カルベジロール【内服薬】」を「アンジオテンシン変換酵素阻害薬，利尿薬，ジギタリス製剤等の基礎治療を受けている小児の虚血性心疾患又は拡張型心筋症に基づく慢性心不全」に対して「0.05mg/kg/日（最大6.25mg/日）を1日2回に分けて処方開始し，2週間ごとに徐々に増量し，0.35〜0.4mg/kg/日を1日2回に分けて維持。本剤に対する反応性により維持量を増減。」し処方した場合，当該使用事例を審査上認める。		

用法用量　カルベジロールとして，通常，成人1回1.25mg，1日2回食後経口投与から開始する。1回1.25mg，1日2回の用量に忍容性がある場合には，1週間以上の間隔で忍容性をみながら段階的に増量し，忍容性がない場合は減量する。用量の増減は必ず段階的に行い，1回投与量は1.25mg，2.5mg，5mg又は10mgのいずれかとし，いずれの用量においても，1日2回食後経口投与とする。通常，維持量として1回2.5〜10mgを1日2回食後経口投与する。
なお，年齢，症状により，開始用量はさらに低用量としてもよい。また，患者の本剤に対する反応性により，維持量は適宜増減する。

用法用量に関連する使用上の注意
(1)褐色細胞腫の患者では，単独投与により急激に血圧が上昇するおそれがあるので，α遮断薬で初期治療を行った後に本剤を投与し，常にα遮断薬を併用すること。
(2)慢性心不全を合併する本態性高血圧症，腎実質性高血圧症又は狭心症の患者では，慢性心不全の用法用量に従うこと。
(3)慢性心不全の場合
①慢性心不全患者に投与する場合には，必ず1回1.25mg又はさらに低用量の，1日2回投与から開始し，忍容性及び治療上の有効性を基に個々の患者に応じて維持量を設定すること。
②本剤の投与初期及び増量時は，心不全の悪化，浮腫，体重増加，めまい，低血圧，徐脈，血糖値の変動，及び腎機能の悪化が起こりやすいので，観察を十分に行い，忍容性を確認すること。
③本剤の投与初期又は増量時における心不全や体液貯留の悪化（浮腫，体重増加等）を防ぐため，本剤の投与前に体液貯留の治療を十分に行うこと。心不全や体液貯留の悪化（浮腫，体重増加等）がみられ，利尿薬増量で改善がみられない場合には本剤を減量又は中止すること。低血圧，めまいなどの症状がみられ，アンジオテンシン変換酵素阻害薬や利尿薬の減量により改善しない場合には本剤を減量すること。高度な徐脈を来たした場合には，本剤を減量すること。また，これら症状が安定化するまで本剤を増量しないこと。
④本剤を中止する場合には，急に投与を中止せず，原則として段階的に半量ずつ，2.5mg又は1.25mg，1日2回まで1〜2週間かけて減量し中止すること。
⑤2週間以上休薬した後，投与を再開する場合には，「用法用量」の項に従って，低用量から開始し，段階的に増量すること。

警告　慢性心不全患者に使用する場合には，慢性心不全治療の経験が十分にある医師のもとで使用すること。

禁忌
(1)気管支喘息，気管支痙攣のおそれのある患者
(2)糖尿病性ケトアシドーシス，代謝性アシドーシスのある患者
(3)高度の徐脈（著しい洞性徐脈），房室ブロック（II，III度），洞房ブロックのある患者
(4)心原性ショックの患者
(5)強心薬又は血管拡張薬を静脈内投与する必要のある心不全患者
(6)非代償性の心不全患者
(7)肺高血圧による右心不全のある患者
(8)未治療の褐色細胞腫の患者
(9)妊婦又は妊娠している可能性のある婦人
(10)本剤の成分に対し過敏症の既往歴のある患者

カルベジロール錠1.25mg「サワイ」：沢井　1.25mg1錠[9.9円/錠]，カルベジロール錠2.5mg「サワイ」：沢井　2.5mg1錠[9.9円/錠]

アーチスト錠10mg　規格：10mg1錠[62.4円/錠]
カルベジロール　第一三共　214

【効 能 効 果】

(1)本態性高血圧症（軽症〜中等症）
(2)腎実質性高血圧症
(3)狭心症
(4)次の状態で，アンジオテンシン変換酵素阻害薬，利尿薬，ジギ

タリス製剤等の基礎治療を受けている患者
虚血性心疾患又は拡張型心筋症に基づく慢性心不全

【対応標準病名】

◎	狭心症	虚血性心疾患	高血圧症
	腎実質性高血圧症	特発性拡張型心筋症	本態性高血圧症
	慢性心不全		
○	悪性高血圧症	安静時狭心症	安定狭心症
	異型狭心症	右室不全	右心不全
	うっ血性心不全	拡張相肥大型心筋症	家族性心筋症
	冠状動脈アテローム性硬化症	冠状動脈炎	冠状動脈狭窄症
	冠状動脈硬化症	冠状動脈性心疾患	冠状動脈閉塞症
	冠状動脈瘤	冠動静脈瘻	冠動脈硬化性心疾患
	冠動脈疾患	冠動脈石灰化	冠攣縮性狭心症
	境界型高血圧症	狭心症3枝病変	虚血性心筋症
	高血圧性緊急症	高血圧性脳内出血	高血圧切迫症
	高レニン性高血圧症	左室不全	左心不全
	若年高血圧症	若年性境界型高血圧症	収縮期高血圧症
	初発労作型狭心症	心因性高血圧症	心筋虚血
	心筋症	心筋不全	心原性肺水腫
	心室中隔瘤	心室瘤	腎性高血圧症
	心臓性呼吸困難	心臓性浮腫	心臓喘息
	心不全	心房瘤	増悪労作型狭心症
	続発性心筋症	陳旧性下壁心筋梗塞	陳旧性後壁心筋梗塞
	陳旧性心筋梗塞	陳旧性前壁心筋梗塞	陳旧性前壁中隔心筋梗塞
	陳旧性側壁心筋梗塞	低レニン性高血圧症	動脈硬化性冠不全
	特発性心筋症	不安定狭心症	慢性うっ血性心不全
	慢性冠状動脈不全	無症候性心筋虚血	夜間狭心症
	両心不全	労作時兼安静時狭心症	労作性狭心症
△	HELLP症候群	アドリアマイシン心筋症	アルコール性心筋症
	褐色細胞腫	褐色細胞腫性高血圧症	カテコラミン心筋症
	冠動脈拡張	急性心不全	クロム親和性細胞腫
	軽症妊娠高血圧症候群	拘束型心筋症	混合型妊娠高血圧症候群
	産後高血圧症	重症妊娠高血圧症候群	術中異常高血圧症
	純粋型妊娠高血圧症候群	腎血管性高血圧症	心室中部閉塞性心筋症
	新生児高血圧症	心尖部肥大型心筋症	心内膜心筋線維症
	心内膜線維弾性症	早発型妊娠高血圧症候群	たこつぼ型心筋症
	遅発型妊娠高血圧症候群	特発性拘束型心筋症	内分泌性高血圧症
	二次性高血圧症	妊娠高血圧症	妊娠高血圧症候群
	妊娠高血圧腎症	妊娠中一過性高血圧症	微小血管性狭心症
	肥大型心筋症	非閉塞性肥大型心筋症	副腎性高血圧症
	副腎腺腫	副腎のう腫	副腎皮質のう腫
	不整脈原性右室心筋症	閉塞性肥大型心筋症	薬物性心筋症
	良性副腎皮質腫瘍	レフレル心筋炎	レフレル心内膜炎
※	適応外使用可 原則として，「カルベジロール【内服薬】」を「アンジオテンシン変換酵素阻害薬，利尿薬，ジギタリス製剤等の基礎治療を受けている小児の虚血性心疾患又は拡張型心筋症に基づく慢性心不全」に対して「0.05mg/kg/日（最大6.25mg/日）を1日2回に分けて処方開始し，2週間ごとに徐々に増量し，0.35～0.4mg/kg/日を1日2回に分けて維持。本剤に対する反応性により維持量を増減。」し処方した場合，当該使用事例を審査上認める。		

用法用量

(1)本態性高血圧症（軽症～中等症），腎実質性高血圧症：カルベジロールとして，通常，成人1回10～20mgを1日1回経口投与する。なお，年齢，症状により適宜増減する。
(2)狭心症：カルベジロールとして，通常，成人1回20mgを1日1回経口投与する。なお，年齢，症状により適宜増減する。
(3)虚血性心疾患又は拡張型心筋症に基づく慢性心不全：カルベジロールとして，通常，成人1回1.25mg，1日2回食後経口投与から開始する。1回1.25mg，1日2回の用量に忍容性がある場合には，1週間以上の間隔で忍容性をみながら段階的に増量し，忍容性がない場合は減量する。用量の増減は必ず段階的に行い，1回投与量は1.25mg，2.5mg，5mg又は10mgのいずれかとし，いずれの用量においても，1日2回食後経口投与とする。通常，維持量として1回2.5～10mgを1日2回食後経口投与する。なお，年齢，症状により，開始用量はさらに低用量としてもよい。また，患者の本剤に対する反応性により，維持量は適宜増減する。

用法用量に関連する使用上の注意

(1)褐色細胞腫の患者では，単独投与により急激に血圧が上昇するおそれがあるので，α遮断薬で初期治療を行った後に本剤を投与し，常にα遮断薬を併用すること。
(2)慢性心不全を合併する本態性高血圧症，腎実質性高血圧症又は狭心症の患者では，慢性心不全の用法用量に従うこと。
(3)慢性心不全の場合
①慢性心不全患者に投与する場合には，必ず1回1.25mg又はさらに低用量の，1日2回投与から開始し，忍容性及び治療上の有効性を基に個々の患者に応じて維持量を設定すること。
②本剤の投与初期及び増量時は，心不全の悪化，浮腫，体重増加，めまい，低血圧，徐脈，血糖値の変動，及び腎機能の悪化が起こりやすいので，観察を十分に行い，忍容性を確認すること。
③本剤の投与初期又は増量時における心不全や体液貯留の悪化（浮腫，体重増加等）を防ぐため，本剤の投与前に体液貯留の治療を十分に行うこと。心不全や体液貯留の悪化（浮腫，体重増加等）がみられ，利尿薬増量で改善がみられない場合には本剤を減量又は中止すること。低血圧，めまいなどの症状がみられ，アンジオテンシン変換酵素阻害薬や利尿薬の減量により改善しない場合には本剤を減量すること。高度な徐脈を来たした場合には，本剤を減量すること。また，これら症状が安定化するまで本剤を増量しないこと。
④本剤を中止する場合には，急に投与を中止せず，原則として段階的に半量ずつ，2.5mg又は1.25mg，1日2回まで1～2週間かけて減量し中止すること。
⑤2週間以上休薬した後，投与を再開する場合には，「用法用量」の項に従って，低用量から開始し，段階的に増量すること。

警告　慢性心不全患者に使用する場合には，慢性心不全治療の経験が十分にある医師のもとで使用すること。

禁忌

(1)気管支喘息，気管支痙攣のおそれのある患者
(2)糖尿病性ケトアシドーシス，代謝性アシドーシスのある患者
(3)高度の徐脈（著しい洞性徐脈），房室ブロック（II，III度），洞房ブロックのある患者
(4)心原性ショックの患者
(5)強心薬又は血管拡張薬を静脈内投与する必要のある心不全患者
(6)非代償性の心不全患者
(7)肺高血圧による右心不全のある患者
(8)未治療の褐色細胞腫の患者
(9)妊婦又は妊娠している可能性のある婦人
(10)本剤の成分に対し過敏症の既往歴のある患者

アテノート錠10：テバ製薬[26.8円/錠]，カルベジロール錠10mg「JG」：日本ジェネリック[26.8円/錠]，カルベジロール錠10mg「アメル」：共和薬品[26.8円/錠]，カルベジロール錠10mg「サワイ」：沢井[26.8円/錠]，カルベジロール錠10mg「タナベ」：田辺三菱[26.8円/錠]，カルベジロール錠10mg「トーワ」：東和[26.8円/錠]，カルベジロール錠10mg「ファイザー」：ファイザー[26.8円/錠]，カルベジロール錠10「タツミ」：辰巳化学[26.8円/錠]

アーチスト錠20mg
規格：20mg1錠[121.5円/錠]
カルベジロール
第一三共　214

【効能効果】

(1)本態性高血圧症（軽症～中等症）
(2)腎実質性高血圧症
(3)狭心症

【対応標準病名】

◎	狭心症	高血圧症	腎実質性高血圧症
	本態性高血圧症		
○	悪性高血圧症	安静時狭心症	安定狭心症
	異型狭心症	冠攣縮性狭心症	境界型高血圧症
	狭心症３枝病変	高血圧性緊急症	高血圧性脳内出血
	高血圧切迫症	高レニン性高血圧症	若年高血圧症
	若年性境界型高血圧症	収縮期高血圧症	初発労作型狭心症
	心因性高血圧症	腎性高血圧症	増悪労作型狭心症
	低レニン性高血圧症	不安定狭心症	夜間狭心症
	労作時兼安静時狭心症	労作性狭心症	
△	HELLP症候群	褐色細胞腫	褐色細胞腫性高血圧症
	クロム親和性細胞腫	軽症妊娠高血圧症候群	混合型妊娠高血圧症候群
	産後高血圧症	重症妊娠高血圧症候群	術中異常高血圧症
	純粋型妊娠高血圧症候群	腎血管性高血圧症	新生児高血圧症
	早発型妊娠高血圧症候群	遅発型妊娠高血圧症候群	内分泌性高血圧症
	二次性高血圧症	妊娠高血圧症	妊娠高血圧症候群
	妊娠高血圧腎症	妊娠中一過性高血圧症	微小血管性狭心症
	副腎性高血圧症	副腎腺腫	副腎のう腫
	副腎皮質のう腫	良性副腎皮質腫瘍	

用法用量
(1)本態性高血圧症（軽症～中等症），腎実質性高血圧症：カルベジロールとして，通常，成人1回10～20mgを1日1回経口投与する。なお，年齢，症状により適宜増減する。
(2)狭心症：カルベジロールとして，通常，成人1回20mgを1日1回経口投与する。なお，年齢，症状により適宜増減する。

用法用量に関連する使用上の注意
(1)褐色細胞腫の患者では，単独投与により急激に血圧が上昇するおそれがあるので，α遮断薬で初期治療を行った後に本剤を投与し，常にα遮断薬を併用すること。
(2)慢性心不全を合併する本態性高血圧症，腎実質性高血圧症又は狭心症の患者では，慢性心不全の用法用量に従うこと。
(3)慢性心不全の場合
①慢性心不全患者に投与する場合には，必ず1回1.25mg又はさらに低用量の，1日2回投与から開始し，忍容性及び治療上の有効性を基に個々の患者に応じて維持量を設定すること。
②本剤の投与初期及び増量時は，心不全の悪化，浮腫，体重増加，めまい，低血圧，徐脈，血糖値の変動，及び腎機能の悪化が起こりやすいので，観察を十分に行い，忍容性を確認すること。
③本剤の投与初期又は増量時における心不全や体液貯留の悪化（浮腫，体重増加等）を防ぐため，本剤の投与前に体液貯留の治療を十分に行うこと。心不全や体液貯留の悪化（浮腫，体重増加等）がみられ，利尿薬増量で改善がみられない場合には本剤を減量又は中止すること。低血圧，めまいなどの症状がみられ，アンジオテンシン変換酵素阻害薬や利尿薬の減量により改善しない場合には本剤を減量すること。高度な徐脈を来たした場合には，本剤を減量すること。また，これら症状が安定化するまで本剤を増量しないこと。
④本剤を中止する場合には，急に投与を中止せず，原則として段階的に半量ずつ，2.5mg又は1.25mg，1日2回まで1～2週間かけて減量し中止すること。
⑤2週間以上休薬した後，投与を再開する場合には，「用法用量」の項に従って，低用量から開始し，段階的に増量すること。

警告　慢性心不全患者に使用する場合には，慢性心不全治療の経験が十分にある医師のもとで使用すること。

禁忌
(1)気管支喘息，気管支痙攣のおそれのある患者
(2)糖尿病性ケトアシドーシス，代謝性アシドーシスのある患者
(3)高度の徐脈（著しい洞性徐脈），房室ブロック（II，III度），洞房ブロックのある患者
(4)心原性ショックの患者
(5)強心薬又は血管拡張薬を静脈内投与する必要のある心不全患者
(6)非代償性の心不全患者
(7)肺高血圧による右心不全のある患者
(8)未治療の褐色細胞腫の患者
(9)妊婦又は妊娠している可能性のある婦人
(10)本剤の成分に対し過敏症の既往歴のある患者

アテノート錠20：テバ製薬[36.8円/錠]，カルベジロール錠20mg「JG」：日本ジェネリック[36.8円/錠]，カルベジロール錠20mg「アメル」：共和薬品[36.8円/錠]，カルベジロール錠20mg「サワイ」：沢井[51.7円/錠]，カルベジロール錠20mg「タナベ」：田辺三菱[51.7円/錠]，カルベジロール錠20mg「トーワ」：東和[51.7円/錠]，カルベジロール錠20mg「ファイザー」：ファイザー[51.7円/錠]，カルベジロール錠20「タツミ」：辰巳化学[51.7円/錠]

アデカット7.5mg錠
規格：7.5mg1錠[21.3円/錠]
アデカット15mg錠
規格：15mg1錠[35.5円/錠]
アデカット30mg錠
規格：30mg1錠[60.4円/錠]
デラプリル塩酸塩
武田薬品　214

【効能効果】

本態性高血圧症，腎性高血圧症，腎血管性高血圧症

【対応標準病名】

◎	高血圧症	腎血管性高血圧症	腎性高血圧症
	本態性高血圧症		
○	悪性高血圧症	境界型高血圧症	高血圧性緊急症
	高血圧性脳内出血	高血圧切迫症	高レニン性高血圧症
	若年高血圧症	若年性境界型高血圧症	収縮期高血圧症
	腎実質性高血圧症	低レニン性高血圧症	
△	HELLP症候群	褐色細胞腫	褐色細胞腫性高血圧症
	クロム親和性細胞腫	軽症妊娠高血圧症候群	混合型妊娠高血圧症候群
	産後高血圧症	重症妊娠高血圧症候群	術中異常高血圧症
	純粋型妊娠高血圧症候群	新生児高血圧症	早発型妊娠高血圧症候群
	遅発型妊娠高血圧症候群	内分泌性高血圧症	二次性高血圧症
	妊娠高血圧症	妊娠高血圧症候群	妊娠高血圧腎症
	妊娠中一過性高血圧症	副腎性高血圧症	副腎腺腫
	副腎のう腫	副腎皮質のう腫	良性副腎皮質腫瘍

用法用量　成人には，デラプリル塩酸塩として通常1日30～60mgを朝夕の2回に分割経口投与する。ただし，1日15mg（分2）から投与を開始し，最大投与量は1日120mg（分2）とする。なお，安定した降圧効果が得られた場合には，1日量またはその半量の朝1回のみの投与とすることができる。

用法用量に関連する使用上の注意　重篤な腎機能障害のある患者では，腎機能の悪化，血中半減期の延長及び尿中排泄率の低下が起こるおそれがあるので，血清クレアチニン値が3mg/dL以上の患者に投与する場合には，投与量を減らすか又は投与間隔をのばすなど慎重に投与すること。

禁忌
(1)本剤の成分に対し過敏症の既往歴のある患者
(2)血管浮腫の既往歴のある患者（アンジオテンシン変換酵素阻害剤等の薬剤による血管浮腫，遺伝性血管浮腫，後天性血管浮腫，特発性血管浮腫等）
(3)デキストラン硫酸固定化セルロース，トリプトファン固定化ポ

リビニルアルコール又はポリエチレンテレフタレートを用いた吸着器によるアフェレーシスを施行中の患者
(4)アクリロニトリルメタリルスルホン酸ナトリウム膜(AN69)を用いた血液透析施行中の患者
(5)妊婦又は妊娠している可能性のある婦人
(6)アリスキレンフマル酸塩を投与中の糖尿病患者(ただし，他の降圧治療を行ってもなお血圧のコントロールが著しく不良の患者を除く)

併用禁忌

薬剤名等	臨床症状・措置方法	機序・危険因子
デキストラン硫酸固定化セルロース，トリプトファン固定化ポリビニルアルコール又はポリエチレンテレフタレートを用いた吸着器によるアフェレーシスの施行 リポソーバー イムソーバ TR セルソーバ	アンジオテンシン変換酵素阻害剤服用中の患者は，左記のアフェレーシス中にショックを起こすことがある。	陰性に荷電したデキストラン硫酸固定化セルロース，トリプトファン固定化ポリビニルアルコール又はポリエチレンテレフタレートにより血中キニン系の代謝が亢進し，本剤によりブラジキニンの代謝が妨げられ蓄積することが考えられている。
アクリロニトリルメタリルスルホン酸ナトリウム膜(AN69)を用いた透析	アンジオテンシン変換酵素阻害剤服用中の患者は，左記の透析中にアナフィラキシーを起こすことがある。	多価イオン体であるAN69により血中キニン系の代謝が亢進し，本剤によりブラジキニンの代謝が妨げられ蓄積することが考えられている。

アテディオ配合錠　規格：1錠[134.2円/錠]
シルニジピン　バルサルタン　味の素　214

【効 能 効 果】

高血圧症

【対応標準病名】

◎	高血圧症	本態性高血圧症	
○	悪性高血圧症	褐色細胞腫	褐色細胞腫性高血圧症
	境界型高血圧症	クロム親和性細胞腫	高血圧性緊急症
	高血圧性腎疾患	高血圧性脳内出血	高血圧切迫症
	高レニン性高血圧症	若年高血圧症	若年性境界型高血圧症
	収縮期高血圧症	術中異常高血圧症	心因性高血圧症
	腎血管性高血圧症	腎実質性高血圧症	腎性高血圧症
	低レニン性高血圧症	内分泌性高血圧症	二次性高血圧症
	副腎性高血圧症		
△	HELLP 症候群	軽症妊娠高血圧症候群	混合型妊娠高血圧症候群
	産後高血圧症	重症妊娠高血圧症候群	純粋型妊娠高血圧症候群
	新生児高血圧症	早発型妊娠高血圧症候群	遅発型妊娠高血圧症候群
	透析シャント静脈高血圧症	妊娠高血圧症	妊娠高血圧症候群
	妊娠高血圧腎症	妊娠中一過性高血圧症	副腎腺腫
	副腎のう腫	副腎皮質のう腫	良性副腎皮質腫瘍

効能効果に関連する使用上の注意　過度な血圧低下のおそれ等があり，本剤を高血圧治療の第一選択薬としないこと。

用法用量　成人には1日1回1錠(バルサルタンとして80mg及びシルニジピンとして10mg)を朝食後に経口投与する。本剤は高血圧治療の第一選択薬として用いない。

用法用量に関連する使用上の注意

(1)以下のバルサルタンとシルニジピンの用法用量を踏まえ，患者毎に本剤の適応を考慮すること。
バルサルタン：通常，成人にはバルサルタンとして40～80mgを1日1回経口投与する。なお，年齢，症状に応じて適宜増減するが，1日160mgまで増量できる。
シルニジピン
通常，成人にはシルニジピンとして1日1回5～10mgを朝食後経口投与する。なお，年齢，症状により適宜増減する。
効果不十分の場合には，1日1回20mgまで増量することができる。
ただし，重症高血圧患者には1日1回10～20mgを朝食後経口投与する。
(2)原則として，バルサルタン80mg及びシルニジピン10mgを併用している場合，あるいはいずれか一方を使用し血圧コントロールが不十分な場合に本剤への切り替えを検討すること。

禁忌

(1)本剤の成分に対し過敏症の既往歴のある患者
(2)妊婦又は妊娠している可能性のある婦人
(3)アリスキレンを投与中の糖尿病患者(ただし，他の降圧治療を行ってもなお血圧のコントロールが著しく不良の患者を除く)

アデホスコーワ顆粒10%　規格：10%1g[26.3円/g]
アデノシン三リン酸二ナトリウム水和物　興和　399

【効 能 効 果】

(1)下記疾患に伴う諸症状の改善：頭部外傷後遺症
(2)心不全
(3)調節性眼精疲労における調節機能の安定化
(4)消化管機能低下のみられる慢性胃炎
(5)メニエール病及び内耳障害に基づくめまい

【対応標準病名】

◎	消化管障害	心不全	調節性眼精疲労
	頭部外傷後遺症	慢性胃炎	迷路障害
	メニエール病	めまい	
○	アレルギー性胃炎	胃運動機能障害	胃炎
	胃腸疾患	右室不全	右心不全
	うっ血性心不全	外傷性頚部症候群	急性心不全
	痙性めまい	左室不全	左心不全
	耳性めまい	術後残胃胃炎	消化不良症
	心筋不全	心原性肺水腫	心臓性呼吸困難
	心臓性浮腫	心臓喘息	前庭炎
	前庭障害	前庭神経炎	前庭性運動失調症
	中毒性胃炎	頭部挫傷後遺症	頭部打撲後遺症
	突発性めまい	内リンパ水腫	肉芽腫性胃炎
	反応性リンパ組織増生症	びらん性胃炎	平衡障害
	ヘリコバクター・ピロリ胃炎	放射線胃炎	末梢性めまい症
	慢性うっ血性心不全	慢性心不全	むちうち損傷
	迷路性めまい	メニエール症候群	メネトリエ病
	めまい感	めまい症	めまい発作
	疣状胃炎	両心不全	レルモワイエ症候群
△	一過性近視	ウイルス性内耳炎	音響外傷
	外傷性外リンパ瘻	回転性めまい	外リンパ瘻
	蝸牛型メニエール病	仮性近視	急性迷路炎
	頚性めまい	高血圧性心不全	細菌性内耳炎
	前庭型メニエール病	騒音性難聴	体位性めまい
	遅発性てんかん	中耳炎性内耳炎	調節緊張症
	調節不全	調節不全麻痺	調節麻痺
	頭位眼振	内眼筋麻痺	内耳炎
	平衡異常	末梢前庭障害	末梢迷路障害
	迷路うっ血	迷路過敏症	迷路機能異常
	迷路機能損失	迷路機能低下症	迷路瘻
	めまい症候群	毛様体筋麻痺	夜間めまい
	よろめき感	良性発作性頭位めまい症	良性発作性めまい
※	適応外使用可 原則として，「アデノシン三リン酸二ナトリウム【内服薬】」を「内耳障害に基づく耳鳴症」，「感音難聴」に対して処方した場合，当該使用事例を審査上認める。		

用法用量

アデノシン三リン酸二ナトリウム水和物として，1回40～60mgを1日3回経口投与する。
メニエール病及び内耳障害に基づくめまいに用いる場合には，アデノシン三リン酸二ナトリウム水和物として，1回100mgを1日3回経口投与する。
なお，症状により適宜増減する。

トリノシン顆粒10%：トーアエイヨー　10%1g[19.2円/g]

ア

アデホスコーワ腸溶錠20　規格：20mg1錠[5.6円/錠]
アデホスコーワ腸溶錠60　規格：60mg1錠[11円/錠]
アデノシン三リン酸二ナトリウム水和物　興和　399

【効 能 効 果】

(1)下記疾患に伴う諸症状の改善：頭部外傷後遺症
(2)心不全
(3)調節性眼精疲労における調節機能の安定化
(4)消化管機能低下のみられる慢性胃炎

【対応標準病名】

◎	消化管障害	心不全	調節性眼精疲労
	頭部外傷後遺症	慢性胃炎	
○	アレルギー性胃炎	胃運動機能障害	胃炎
	胃腸疾患	右室不全	右心不全
	うっ血性心不全	外傷性頚部症候群	急性心不全
	左室不全	左心不全	術後残胃胃炎
	消化不良症	心筋不全	心原性肺水腫
	心臓性呼吸困難	心臓性浮腫	心臓喘息
	中毒性胃炎	頭部挫傷後遺症	頭部打撲後遺症
	肉芽腫性胃炎	反応性リンパ組織増生症	びらん性胃炎
	ヘリコバクター・ピロリ胃炎	放射線胃炎	慢性うっ血性心不全
	慢性心不全	むちうち損傷	メネトリエ病
	疣状胃炎	両心不全	
△	一過性近視	仮性近視	高血圧性心不全
	遅発性てんかん	調節緊張症	調節不全
	調節不全麻痺	調節麻痺	内眼筋麻痺
	毛様体筋麻痺		
※	適応外使用可 原則として，「アデノシン三リン酸二ナトリウム【内服薬】」を「内耳障害に基づく耳鳴症」，「感音難聴」に対して処方した場合，当該使用事例を審査上認める。		

用法用量　アデノシン三リン酸二ナトリウム水和物として，1回40～60mgを1日3回経口投与する。
なお，症状により適宜増減する。

トリノシン腸溶錠20mg：トーアエイヨー　20mg1錠[5.6円/錠]
トリノシン腸溶錠60mg：トーアエイヨー　60mg1錠[9.4円/錠]
ATP腸溶錠20mg「NP」：ニプロ　20mg1錠[5.4円/錠]，ATP腸溶錠20mg「日医工」：日医工　20mg1錠[5.4円/錠]

アデムパス錠0.5mg　規格：0.5mg1錠[673.4円/錠]
アデムパス錠1.0mg　規格：1mg1錠[1346.8円/錠]
アデムパス錠2.5mg　規格：2.5mg1錠[3366.9円/錠]
リオシグアト　バイエル薬品　219

【効 能 効 果】

(1)外科的治療不適応又は外科的治療後に残存・再発した慢性血栓塞栓性肺高血圧症
(2)肺動脈性肺高血圧症

【対応標準病名】

◎	肺動脈性肺高血圧症	慢性血栓塞栓性肺高血圧症	
○	特発性肺動脈性肺高血圧症	二次性肺高血圧症	肺高血圧症
	肺静脈閉塞症	肺毛細血管腫症	

効能効果に関連する使用上の注意
(1)本剤の使用にあたっては，最新の慢性血栓塞栓性肺高血圧症又は肺動脈性肺高血圧症に対する治療ガイドラインを参考に投与の要否を検討すること。
(2)肺動脈性肺高血圧症のWHO機能分類クラスⅣにおける有効性及び安全性は確立していない。

用法用量
用量調節期：通常，成人にはリオシグアトとして1回1.0mg1日3回経口投与から開始する。2週間継続して収縮期血圧が95mmHg以上で低血圧症状を示さない場合には，2週間間隔で1回用量を0.5mgずつ増量するが，最高用量は1回2.5mg1日3回までとする。収縮期血圧が95mmHg未満でも低血圧症状を示さない場合は，現行の用量を維持するが，低血圧症状を示す場合には，1回用量を0.5mgずつ減量する。
用量維持期：用量調節期に決定した用量を維持する。用量維持期においても，最高用量は1回2.5mg1日3回までとし，低血圧症状を示すなど，忍容性がない場合には，1回用量を0.5mgずつ減量する。

用法用量に関連する使用上の注意
(1)患者の状態に応じて1回1.0mg1日3回より低用量からの開始も考慮すること。
(2)投与間隔は約6～8時間間隔とすることが望ましい。ただし，1回の服用を忘れた場合には，次回の服用時刻に1回用量を服用させる。
(3)3日間以上投与が中断した場合，再開時には，開始時の用量を考慮し，「用法用量」に従い用量調節を行う。

禁忌
(1)本剤の成分に対し過敏症の既往歴のある患者
(2)妊婦又は妊娠している可能性のある女性
(3)重度の肝機能障害(Child-Pugh分類C)のある患者
(4)重度の腎機能障害(クレアチニン・クリアランス15mL/min未満)のある又は透析中の患者
(5)硝酸剤又は一酸化窒素(NO)供与剤(ニトログリセリン，亜硝酸アミル，硝酸イソソルビド，ニコランジル等)を投与中の患者
(6)ホスホジエステラーゼ(PDE)5阻害剤を投与中の患者
(7)アゾール系抗真菌剤(イトラコナゾール，ボリコナゾール)，HIVプロテアーゼ阻害剤(リトナビル，ロピナビル・リトナビル，インジナビル，アタザナビル，サキナビル)を投与中の患者

併用禁忌

薬剤名等	臨床症状・措置方法	機序・危険因子
硝酸剤及びNO供与剤 ニトログリセリン，亜硝酸アミル，硝酸イソソルビド，ニコランジル等	本剤単回投与後にニトログリセリンを舌下投与したときに，プラセボ投与に比べて有意な収縮期血圧の低下が認められているので，併用しないこと。	細胞内cGMP濃度が増加し，降圧作用を増強する。
PDE5阻害剤 シルデナフィルクエン酸塩 バイアグラ レバチオ タダラフィル シアリス アドシルカ ザルティア バルデナフィル塩酸塩水和物 レビトラ	症候性低血圧を起こすことがあるので，これら薬剤と併用しないこと。	細胞内cGMP濃度が増加し，全身血圧に相加的な影響を及ぼすおそれがある。
アゾール系抗真菌剤 イトラコナゾール イトリゾール ボリコナゾール ブイフェンド HIVプロテアーゼ阻害剤 リトナビル ノービア ロピナビル・リトナビル カレトラ インジナビル	ケトコナゾール(経口剤：国内未発売)との併用により本剤のAUCが150%増加し，Cmaxは46%上昇した。また，消失半減期が延長し，クリアランスも低下した。 これら薬剤と併用しないこと。	複数のCYP分子種(CYP1A1，CYP3A等)及びP-gp/BCRP阻害により本剤のクリアランスが低下する。

クリキシバン アタザナビル レイアタッツ サキナビル インビラーゼ		

アテレック錠5　規格：5mg1錠[32.8円/錠]
アテレック錠10　規格：10mg1錠[58.7円/錠]
アテレック錠20　規格：20mg1錠[106.1円/錠]
シルニジピン　味の素　214

【効 能 効 果】

高血圧症

【対応標準病名】

◎	高血圧症	本態性高血圧症	
○	悪性高血圧症	褐色細胞腫	褐色細胞腫性高血圧症
	境界型高血圧症	クロム親和性細胞腫	高血圧性緊急症
	高血圧性腎疾患	高血圧性脳内出血	高血圧切迫症
	高レニン性高血圧症	若年高血圧症	若年性境界型高血圧症
	収縮期高血圧症	術中異常高血圧症	心因性高血圧症
	腎血管性高血圧症	腎実質性高血圧症	腎性高血圧症
	低レニン性高血圧症	内分泌性高血圧症	二次性高血圧症
	副腎性高血圧症		
△	HELLP 症候群	軽症妊娠高血圧症候群	混合型妊娠高血圧症候群
	産後高血圧症	重症妊娠高血圧症候群	純粋型妊娠高血圧症候群
	新生児高血圧症	早発型妊娠高血圧症候群	遅発型妊娠高血圧症候群
	妊娠高血圧症	妊娠高血圧症候群	妊娠高血圧腎症
	妊娠中一過性高血圧症	副腎腺腫	副腎のう腫
	副腎皮質のう腫	良性副腎皮質腫瘍	

用法用量　通常，成人にはシルニジピンとして1日1回5～10mgを朝食後経口投与する。なお，年齢，症状により適宜増減する。効果不十分の場合には，1日1回20mgまで増量することができる。
ただし，重症高血圧症には1日1回10～20mgを朝食後経口投与する。

禁忌　妊婦又は妊娠している可能性のある婦人

シルニジピン錠5mg「AFP」：大興　5mg1錠[20円/錠]，シルニジピン錠5mg「FFP」：シオノ　5mg1錠[20円/錠]，シルニジピン錠5mg「JG」：日本ジェネリック　5mg1錠[20円/錠]，シルニジピン錠5mg「サワイ」：沢井　5mg1錠[20円/錠]，シルニジピン錠5mg「タイヨー」：テバ製薬　5mg1錠[20円/錠]，シルニジピン錠10mg「AFP」：大興　10mg1錠[37.7円/錠]，シルニジピン錠10mg「FFP」：シオノ　10mg1錠[37.7円/錠]，シルニジピン錠10mg「JG」：日本ジェネリック　10mg1錠[37.7円/錠]，シルニジピン錠10mg「サワイ」：沢井　10mg1錠[37.7円/錠]，シルニジピン錠10mg「タイヨー」：テバ製薬　10mg1錠[37.7円/錠]

アデロキザール散7.8%　規格：7.8%1g[57.7円/g]
リン酸ピリドキサールカルシウム　ゾンネボード　313

【効 能 効 果】

(1)ビタミンB_6欠乏症の予防及び治療(薬物投与によるものを含む。例えばイソニアジド)
(2)ビタミンB_6の需要が増大し，食事からの摂取が不十分な際の補給(消耗性疾患，妊産婦，授乳婦等)
(3)ビタミンB_6依存症(ビタミンB_6反応性貧血等)
(4)下記疾患のうちビタミンB_6の欠乏又は代謝障害が関与すると推定される場合
①口角炎，口唇炎，舌炎，口内炎
②急・慢性湿疹，脂漏性湿疹，接触皮膚炎，アトピー皮膚炎
③尋常性痤瘡
④末梢神経炎
⑤放射線障害(宿酔)
(4)の適応(効能効果)に対して，効果がないのに月余にわたって漫然と使用すべきでない。

【対応標準病名】

◎	アトピー性皮膚炎	急性湿疹	口角炎
	口唇炎	口内炎	脂漏性皮膚炎
	尋常性ざ瘡	舌炎	接触皮膚炎
	ビタミンB6欠乏症	ピリドキシン欠乏症	ピリドキシン反応性貧血
	放射線宿酔	末梢神経炎	慢性湿疹
○	アフタ性口内炎	異汗性湿疹	貨幣状湿疹
	汗疱性湿疹	口唇アフタ	口唇色素沈着症
	ゴパラン症候群	孤立性アフタ	再発性アフタ
	脂漏性乳児皮膚炎	新生児皮脂漏	大アフタ
	冬期湿疹	頭部脂漏	妊娠湿疹
	妊婦性皮膚炎	ビタミンB群欠乏症	ベドナーアフタ
	末梢神経障害		
△あ	悪液質アフタ	足湿疹	アトピー性紅皮症
	アトピー性湿疹	アトピー性神経皮膚炎	アルコール性多発ニューロパチー
	アレルギー性口内炎	アレルギー性接触皮膚炎	胃結核
	陰のう湿疹	ウイルス性口内炎	会陰部肛囲湿疹
	腋窩湿疹	壊疽性口内炎	壊疽性歯肉炎
か	外陰部皮膚炎	潰瘍性口内炎	芽球増加を伴う不応性貧血
	芽球増加を伴う不応性貧血－1	芽球増加を伴う不応性貧血－2	顎下部結核
	カタル性口内炎	カタル性舌炎	環状鉄芽球を伴う不応性貧血
	感染性口内炎	乾燥性口内炎	顔面急性皮膚炎
	顔面ざ瘡	顔面尋常性ざ瘡	義歯性潰瘍
	義歯性口内炎	偽膜性口内炎	丘疹状湿疹
	急性乳児湿疹	頬粘膜白板症	亀裂性湿疹
	屈曲部湿疹	形質細胞性口唇炎	頚部皮膚炎
	口囲ざ瘡	口蓋垂結核	口角口唇炎
	口角びらん	硬化性舌炎	口腔感染症
	口腔結核	口腔紅板症	口腔粘膜結核
	口腔白板症	硬口蓋白板症	溝状舌
	甲状腺結核	口唇潰瘍	口唇結核
	口唇粘液のう胞	口唇びらん	口唇部膿瘍
	口唇麻痺	口唇瘻	口底白板症
	紅板症	紅斑性湿疹	肛門湿疹
さ	ざ瘡	ざ瘡様発疹	産褥期鉄欠乏性貧血
	自家感作性皮膚炎	四肢小児湿疹	湿疹
	湿疹様発疹	歯肉白板症	若年性女子表皮剥離性ざ瘡
	集簇性ざ瘡	手指湿疹	出血性口内炎
	主婦湿疹	小児アトピー性湿疹	小児乾燥型湿疹
	小児ざ瘡	小児湿疹	小児食事性貧血
	職業性皮膚炎	食事性貧血	神経炎
	人工肛門部皮膚炎	新生児ざ瘡	新生児皮膚炎
	唇裂術後	水疱性口唇炎	水疱性口内炎
	水疱性口内炎ウイルス病	ステロイドざ瘡	正球性正色素性貧血
	成人アトピー性皮膚炎	赤色湿疹	舌潰瘍
	赤血球造血刺激因子製剤低反応性貧血	接触性口唇炎	接触性口内炎
	舌乳頭炎	舌膿瘍	舌白板症
	舌びらん	全身湿疹	腺性口唇炎
た	粟粒性壊死性ざ瘡	唾液腺結核	多発性口内炎
	多発性神経炎	多発性神経障害	多発ニューロパチー
	地図状口内炎	中毒性ニューロパチー	手湿疹
	鉄芽球性貧血	痘瘡性ざ瘡	頭部湿疹
な	内因性湿疹	軟口蓋白板症	難治性口内炎

	肉芽腫性口唇炎	ニコチン性口蓋白色角化症	ニコチン性口内炎
	乳児皮膚炎	乳房皮膚炎	熱帯性ざ瘡
は	膿痂疹性ざ瘡	膿疱性ざ瘡	白色水腫
	剥離性口唇炎	鼻背部湿疹	反復性多発性神経炎
	鼻前庭部湿疹	ビタミン欠乏性貧血	皮膚炎
	びまん性神経皮膚炎	表在性舌炎	貧血
	フォアダイス病	ベニエ痒疹	扁平湿疹
ま	放射線性口内炎	慢性舌炎	慢性乳児湿疹
	慢性表在性舌炎	慢性貧血	メラー舌炎
や	面皰	薬物性接触性皮膚炎	薬物誘発性多発ニューロパチー
ら	落屑性湿疹	リガ・フェーデ病	鱗状湿疹

用法用量　ピリドキサールリン酸エステル水和物として，通常成人1日10～60mgを1～3回に分割経口投与する。なお，年齢，症状により適宜増減する。きわめてまれであるが，依存症の場合には，より大量を用いる必要のある場合もある。

用法用量に関連する使用上の注意

(1)依存症における大量投与：依存症に大量を用いる必要のある場合は観察を十分に行いながら投与すること。特に新生児，乳幼児への投与は少量から徐々に増量し，症状に適合した投与量に到達させること。

(2)B_6量換算表

本品はリン酸ピリドキサールカルシウムの10%散です。

従ってピリドキサールリン酸エステル水和物10～60mgは，アデロキザール散7.8%　128～768mgに該当します。

	ピリドキサールリン酸エステル水和物	リン酸ピリドキサールカルシウム	
分子式	$C_8H_{10}NO_6P \cdot H_2O$	$C_8H_8CaNO_6P \cdot 3H_2O$	
分子量	265.16	339.25	アデロキザール散7.8%
分子量比	1	1.28	
	10mg	12.8mg	128mg(0.128g)
	20mg	25.6mg	256mg(0.256g)
	30mg	38.4mg	384mg(0.384g)
	40mg	51.2mg	512mg(0.512g)
	50mg	64.0mg	640mg(0.640g)
	60mg	76.8mg	768mg(0.768g)

アデロキシン散10%　規格：10%1g[46.6円/g]
ピリドキシン塩酸塩　ゾンネボード　313

【効能効果】

(1)ビタミンB_6欠乏症の予防及び治療(薬物投与によるものを含む。例えばイソニアジド)
(2)ビタミンB_6の需要が増大し，食事からの摂取が不十分な際の補給(消耗性疾患，妊産婦，授乳婦など)
(3)ビタミンB_6依存症(ビタミンB_6反応性貧血など)
(4)下記疾患のうちビタミンB_6の欠乏又は代謝障害が関与すると推定される場合
①口角炎，口唇炎，舌炎
②急・慢性湿疹，脂漏性湿疹，接触皮膚炎
③末梢神経炎
④放射線障害(宿酔)
(4)の適応に対して，効果がないのに月余にわたって漫然と使用すべきでない。

【対応標準病名】

◎	急性湿疹	口角炎	口唇炎
	脂漏性皮膚炎	舌炎	接触皮膚炎
	ビタミンB6欠乏症	ピリドキシン欠乏症	ピリドキシン反応性貧血
	放射線宿酔	末梢神経炎	慢性湿疹
○	異汗性湿疹	貨幣状湿疹	汗疱性湿疹
	口唇色素沈着症	ゴバラン症候群	主婦湿疹
	職業性皮膚炎	脂漏性乳児皮膚炎	新生児皮脂漏
	多発性神経炎	多発ニューロパチー	冬期湿疹
	頭部脂漏	妊娠湿疹	妊婦性皮膚炎
	反復性多発性神経炎	ビタミンB群欠乏症	末梢神経障害
△	悪液質アフタ	足湿疹	アルコール性多発ニューロパチー
	アレルギー性接触皮膚炎	陰のう湿疹	会陰部肛囲湿疹
	腋窩湿疹	外陰部皮膚炎	カタル性舌炎
	環状鉄芽球を伴う不応性貧血	顔面急性皮膚炎	丘疹状湿疹
	亀裂性湿疹	形質細胞性口唇炎	頚部皮膚炎
	口角口唇炎	口角びらん	硬化性舌炎
	溝状舌	口唇潰瘍	口唇粘液のう胞
	口唇びらん	口唇部膿瘍	口唇麻痺
	口唇瘻	紅斑性湿疹	肛門湿疹
	自家感作性皮膚炎	湿疹	湿疹様発疹
	手指湿疹	小児食事性貧血	食事性貧血
	神経炎	人工肛門部皮膚炎	新生児皮膚炎
	唇裂術後	水疱性口唇炎	正球性正色素性貧血
	赤色湿疹	舌潰瘍	赤血球造血刺激因子製剤低反応性貧血
	接触性口唇炎	舌切除後遺症	舌乳頭炎
	舌膿瘍	舌びらん	全身湿疹
	腺性口唇炎	多発性神経障害	中毒性ニューロパチー
	手湿疹	鉄芽球性貧血	頭部湿疹
	肉芽腫性口唇炎	乳房皮膚炎	剥離性口唇炎
	鼻背部湿疹	鼻前庭部湿疹	ビタミン欠乏性貧血
	皮膚炎	表在性舌炎	貧血
	フォアダイス病	扁平湿疹	慢性舌炎
	慢性表在性舌炎	慢性貧血	メラー舌炎
	薬物性接触性皮膚炎	薬物誘発性多発ニューロパチー	落屑性湿疹
	リガ・フェーデ病	鱗状湿疹	

用法用量　ピリドキシン塩酸塩として，通常成人1日10～100mgを経口投与する。なお，年齢，症状により適宜増減する。きわめてまれであるが，依存症の場合には，より大量を用いる必要のある場合もある。

用法用量に関連する使用上の注意　依存症に大量を用いる必要のある場合は観察を十分に行いながら投与すること。特に新生児，乳幼児への投与は少量から徐々に増量し，症状に適合した投与量に到達させること。

ビタミンB_6散10%「マルイシ」：丸石　10%1g[22.9円/g]
ピリドキシン塩酸塩原末「マルイシ」：丸石　1g[31.5円/g]

アーテン散1%　規格：1%1g[19.6円/g]
アーテン錠(2mg)　規格：2mg1錠[8.6円/錠]
トリヘキシフェニジル塩酸塩　ファイザー　116

【効能効果】

(1)向精神薬投与によるパーキンソニズム・ジスキネジア(遅発性を除く)・アカシジア
(2)特発性パーキンソニズム及びその他のパーキンソニズム(脳炎後，動脈硬化性)

【対応標準病名】

◎	ジスキネジア	動脈硬化性パーキンソン症候群	脳炎後パーキンソン症候群
	パーキンソン症候群	パーキンソン病	薬剤性パーキンソン症候群
○	アーガイル・ロバートソン瞳孔	一側性パーキンソン症候群	家族性パーキンソン病
	家族性パーキンソン病Yahr1	家族性パーキンソン病Yahr2	家族性パーキンソン病Yahr3
	家族性パーキンソン病Yahr4	家族性パーキンソン病Yahr5	痙性梅毒性運動失調症

	顕性神経梅毒	口部ジスキネジア	若年性パーキンソン症候群
	若年性パーキンソン病	若年性パーキンソン病Yahr3	若年性パーキンソン病Yahr4
	若年性パーキンソン病Yahr5	シャルコー関節	神経原性関節症
	神経障害性脊椎障害	神経梅毒髄膜炎	進行性運動性運動失調症
	進行麻痺	脊髄ろう	脊髄ろう性関節炎
	続発性パーキンソン症候群	ニューロパチー性関節炎	脳血管障害性パーキンソン症候群
	脳脊髄梅毒	脳梅毒	パーキンソン病Yahr1
	パーキンソン病Yahr2	パーキンソン病Yahr3	パーキンソン病Yahr4
	パーキンソン病Yahr5	梅毒性痙性脊髄麻痺	梅毒性視神経萎縮
	梅毒性髄膜炎	梅毒性聴神経炎	梅毒性パーキンソン症候群
	晩期梅毒性球後視神経炎	晩期梅毒性視神経萎縮	晩期梅毒性髄膜炎
	晩期梅毒性多発ニューロパチー	晩期梅毒性聴神経炎	晩期梅毒脊髄炎
	晩期梅毒脳炎	晩期梅毒脳脊髄炎	薬物誘発性ジストニア
△	悪性症候群	ジストニア	パーキンソン病の認知症

効能効果に関連する使用上の注意　抗パーキンソン病薬はフェノチアジン系薬剤，レセルピン誘導体等による口周部等の不随意運動(遅発性ジスキネジア)を通常軽減しない。場合によってはこのような症状を増悪顕性化させることがある。

用法用量
効能効果(1)の場合：通常成人にはトリヘキシフェニジル塩酸塩として，1日量2〜10mgを3〜4回に分割経口投与する。
効能効果(2)の場合：通常成人にはトリヘキシフェニジル塩酸塩として，第1日目1mg，第2日目2mg，以後1日につき2mgずつ増量し，1日量6〜10mgを維持量として3〜4回に分割経口投与する。
なお，いずれの場合にも，年齢，症状により適宜増減する。

禁忌
(1)緑内障の患者
(2)本剤の成分に対し過敏症の既往歴のある患者
(3)重症筋無力症の患者

塩酸トリヘキシフェニジル錠2mg「NP」：ニプロ　2mg1錠[8.5円/錠]，セドリーナ錠2mg：第一三共　2mg1錠[8.6円/錠]，トリフェジノン錠2mg：共和薬品　2mg1錠[8.5円/錠]，トリヘキシフェニジル塩酸塩散1%「CH」：長生堂　1%1g[19.3円/g]，トリヘキシフェニジル塩酸塩錠2mg「CH」：長生堂　2mg1錠[8.6円/錠]，トリヘキシフェニジル塩酸塩錠2mg「タイヨー」：テバ製薬　2mg1錠[8.5円/錠]，トリヘキシン錠2mg：キョーリンリメディオ　2mg1錠[8.6円/錠]，パーキネス錠2：東和　2mg1錠[8.5円/錠]，パキソナール散1%：高田　1%1g[6.2円/g]，パキソナール錠2mg：高田　2mg1錠[8.5円/錠]

アドシルカ錠20mg
タダラフィル
規格：20mg1錠[1770円/錠]
日本イーライリリー　219

【効能効果】

肺動脈性肺高血圧症

【対応標準病名】

◎	肺動脈性肺高血圧症	
○	特発性肺動脈性肺高血圧症	肺高血圧症
△	肺静脈閉塞症	肺毛細血管腫症

効能効果に関連する使用上の注意　肺高血圧症に関するWHO機能分類クラスⅠにおける有効性・安全性は確立されていない。

用法用量　通常，成人には1日1回タダラフィルとして40mgを経口投与する。

用法用量に関連する使用上の注意
(1)軽度又は中等度の腎障害のある患者では，本剤の血漿中濃度が上昇する可能性があることから，1日1回20mgを投与する。
(2)軽度又は中等度の肝障害のある患者では，本剤の投与経験は限られていることから，リスク・ベネフィットを考慮し，本剤を投与する際には1日1回20mgを投与する。

警告　本剤と硝酸剤又は一酸化窒素(NO)供与剤(ニトログリセリン，亜硝酸アミル，硝酸イソソルビド等)との併用により降圧作用が増強し，過度に血圧を下降させることがあるので，本剤投与の前に，硝酸剤又は一酸化窒素(NO)供与剤が投与されていないことを十分確認し，本剤投与中及び投与後においても硝酸剤又は一酸化窒素(NO)供与剤が投与されないよう十分注意すること。
ただし，肺動脈性肺高血圧症の治療において一酸化窒素吸入療法と本剤の併用が治療上必要と判断される場合は，緊急時に十分対応できる医療施設において，肺動脈性肺高血圧症の治療に十分な知識と経験を持つ医師のもとで，慎重に投与すること。

禁忌
(1)本剤の成分に対し過敏症の既往歴のある患者
(2)硝酸剤又は一酸化窒素(NO)供与剤(ニトログリセリン，亜硝酸アミル，硝酸イソソルビド等)を投与中の患者
(3)可溶性グアニル酸シクラーゼ(sGC)刺激剤(リオシグアト)を投与中の患者
(4)重度の腎障害のある患者
(5)重度の肝障害のある患者
(6)チトクロームP450 3A4(CYP3A4)を強く阻害する薬剤(イトラコナゾール，リトナビル，アタザナビル，インジナビル，ネルフィナビル，サキナビル，ダルナビル，クラリスロマイシン，テラプレビル)を投与中の患者
(7)CYP3A4を強く誘導する薬剤(リファンピシン，フェニトイン，カルバマゼピン，フェノバルビタール)を長期的に投与中の患者

併用禁忌

薬剤名等	臨床症状・措置方法	機序・危険因子
硝酸剤及びNO供与剤 ニトログリセリン 亜硝酸アミル 硝酸イソソルビド等	併用により，降圧作用を増強するとの報告がある。	NOはcGMPの産生を刺激し，一方，本剤はcGMPの分解を抑制することから，両剤の併用によりcGMPの増大を介するNOの降圧作用が増強する。
sGC刺激剤 リオシグアト(アデムパス)	併用により，血圧低下を起こすおそれがある。	併用により，細胞内cGMP濃度が増加し，全身血圧に相加的な影響を及ぼすおそれがある。
CYP3A4を強く阻害する薬剤 イトラコナゾール(イトリゾール) リトナビル(ノービア) アタザナビル(レイアタッツ) インジナビル(クリキシバン) ネルフィナビル(ビラセプト) サキナビル(インビラーゼ) ダルナビル(プリジスタ) クラリスロマイシン(クラリス，クラリシッド) テラプレビル(テラビック)	強いCYP3A4阻害作用を有するケトコナゾール(400mg/日：経口剤，国内未発売)との併用により，本剤(20mg)のAUC及びCmaxが312%及び22%増加するとの報告がある。また，リトナビル(200mg/1日2回投与)との併用により，本剤(20mg)のAUCが124%増加するとの報告がある。	CYP3A4を強く阻害することによりクリアランスが高度に減少し，本剤の血漿中濃度が上昇するおそれがある。また，肺動脈性肺高血圧症患者における併用の経験が少ない。
CYP3A4を強く誘導する薬剤 リファンピシン(リファジン) フェニトイン(アレビアチン，ヒダントール) カルバマゼピン(テグ	リファンピシン(600mg/日)との併用により，本剤(10mg)のAUC及びCmaxがそれぞれ88%及び46%低下するとの報告がある。	CYP3A4誘導によるクリアランスの増加により本剤の血漿中濃度が低下し，本剤の効果が減弱するおそれがある。

ア

レトール) フェノバルビタール (フェノバール)		

アドソルビン原末　規格：10g[1.09円/g]
天然ケイ酸アルミニウム　第一三共　234

【効 能 効 果】

下痢症

【対応標準病名】

◎	下痢症		
○	S状結腸炎	胃腸炎	炎症性腸疾患
	回腸炎	カタル性胃腸炎	感染性胃腸炎
	感染性下痢症	感染性大腸炎	感染性腸炎
	感冒性胃腸炎	感冒性大腸炎	感冒性腸炎
	急性胃腸炎	急性大腸炎	急性腸炎
	出血性腸炎	大腸炎	腸炎
	腸カタル	難治性乳児下痢症	乳児下痢
△	機能性下痢	抗生物質起因性大腸炎	抗生物質起因性腸炎
	出血性大腸炎		

用法用量　天然ケイ酸アルミニウムとして，通常，成人1日3～10gを3～4回に分割経口投与する。
なお，年齢，症状により適宜増減する。

禁忌

(1)腸閉塞のある患者
(2)透析療法を受けている患者
(3)出血性大腸炎の患者

原則禁忌　細菌性下痢のある患者

アドナ散10%　規格：10%1g[44.9円/g]
アドナ錠10mg　規格：10mg1錠[6.1円/錠]
アドナ錠30mg　規格：30mg1錠[11.4円/錠]
カルバゾクロムスルホン酸ナトリウム水和物　田辺三菱　332

【効 能 効 果】

(1)毛細血管抵抗性の減弱及び透過性の亢進によると考えられる出血傾向(例えば紫斑病等)
(2)毛細血管抵抗性の減弱による皮膚あるいは粘膜及び内膜からの出血，眼底出血・腎出血・子宮出血
(3)毛細血管抵抗性の減弱による手術中・術後の異常出血

【対応標準病名】

◎	眼底出血	子宮出血	紫斑病
	出血	出血傾向	腎出血
	皮下出血	毛細血管出血	毛細血管脆弱症
○	遺伝性出血性末梢血管拡張症	うっ血性紫斑病	急性大量出血
	凝固因子欠乏症	局所出血	血液凝固異常
	後出血	シェーンライン・ヘノッホ紫斑病	シェーンライン・ヘノッホ紫斑病性関節炎
	実質性臓器出血	紫斑病腎炎	症候性紫斑病
	小動脈出血	静脈出血	先天性血液凝固因子異常
	多量出血	動脈性出血	特発性血小板減少性紫斑病合併妊娠
	内出血	毛細管脆弱症	毛細血管拡張症
	老人性血管腫		
△	アナフィラクトイド紫斑	萎縮型加齢黄斑変性	塩類喪失性腎炎
	黄斑下出血	黄斑部出血	下肢出血斑
	器質性性器出血	機能性性器出血	機能低下性子宮出血
	近視性脈絡膜新生血管	くも状血管腫	血管拡張性環状紫斑症
	広汎性皮下出血	色素性紫斑	自己赤血球感作症候群
	四肢出血斑	若年性子宮機能出血	出血性網膜色素上皮剥離
	硝子体下出血	腎周囲出血	腎腫大
	腎腫瘤	腎石灰化症	性器出血
	全身性紫斑病	大腿部皮下出血	単純性紫斑病
	デビス紫斑	点状出血	特発性色素性紫斑
	特発性腎出血	特発性斑状出血	特発性脈絡膜新生血管
	尿管炎	尿管周囲膿瘍	斑状出血
	非新生物性母斑	不正性器出血	ポリープ状脈絡膜血管症
	慢性色素性紫斑	毛細血管疾患	網膜下出血
	網膜血管腫状増殖	網膜色素上皮下出血	網膜出血
	網膜深層出血	網膜前出血	網膜表在出血
	網脈絡膜出血	腰部皮下出血	老人性紫斑
	老年性出血		

用法用量　カルバゾクロムスルホン酸ナトリウム水和物として，通常成人1日30～90mgを3回に分割経口投与する。なお，年齢，症状により適宜増減する。

オダノン錠30mg：東和　30mg1錠[5.6円/錠]，カルタゾン細粒10%：鶴原　10%1g[9.9円/g]，カルタゾン錠30：鶴原　30mg1錠[5.6円/錠]，カルバゾクロムスルホン酸Na錠30mg「TCK」：辰巳化学　30mg1錠[5.6円/錠]，カルバゾクロムスルホン酸Na錠30mg「YD」：陽進堂　30mg1錠[5.6円/錠]，カルバゾクロムスルホン酸ナトリウム散10%「日医工」：日医工　10%1g[9.9円/g]，カルバゾクロムスルホン酸ナトリウム錠10mg「日医工」：日医工　10mg1錠[5円/錠]，カルバゾクロムスルホン酸ナトリウム錠30mg「日医工」：日医工　30mg1錠[5.6円/錠]，タジン錠30：あすか　30mg1錠[10.2円/錠]，ラノビ細粒10%：イセイ　10%1g[9.9円/g]，ラノビ錠30：イセイ　30mg1錠[5.6円/錠]

アドビオール錠5mg　規格：5mg1錠[16.1円/錠]
ブフェトロール塩酸塩　田辺三菱　212

【効 能 効 果】

狭心症，洞性頻脈

【対応標準病名】

◎	狭心症	洞頻脈	
○	安静時狭心症	安定狭心症	異型狭心症
	冠攣縮性狭心症	狭心症3枝病変	初発労作型狭心症
	増悪労作型狭心症	頻拍症	頻脈症
	頻脈性不整脈	不安定狭心症	夜間狭心症
	労作時兼安静時狭心症	労作性狭心症	
△	呼吸性不整脈	三段脈	心拍異常
	微小血管性狭心症		

用法用量　1日ブフェトロール塩酸塩として15mg(3錠)を3回に分けて経口投与する。
なお，年齢・症状に応じて適宜増減する。

用法用量に関連する使用上の注意　褐色細胞腫の患者では，本剤の単独投与により急激に血圧が上昇することがあるので，α遮断剤で初期治療を行った後に本剤を投与し，常にα遮断剤を併用すること。

禁忌

(1)気管支喘息，気管支痙攣のおそれのある患者
(2)糖尿病性ケトアシドーシス，代謝性アシドーシスのある患者
(3)高度の徐脈(著しい洞性徐脈)，房室ブロック(II，III度)，洞房ブロックのある患者
(4)心原性ショックの患者
(5)肺高血圧による右心不全のある患者
(6)うっ血性心不全の患者
(7)未治療の褐色細胞腫の患者
(8)妊婦又は妊娠している可能性のある婦人

アナフラニール錠10mg　規格：10mg1錠[9.8円/錠]
アナフラニール錠25mg　規格：25mg1錠[20円/錠]
クロミプラミン塩酸塩　アルフレッサファーマ　117

【効能効果】

精神科領域におけるうつ病・うつ状態
遺尿症
ナルコレプシーに伴う情動脱力発作

【対応標準病名】

◎	遺尿症	うつ状態	うつ病
	脱力発作	ナルコレプシー	
○	うつ病型統合失調感情障害	延髄性うつ病	外傷後遺症性うつ病
	カタプレキシー	仮面うつ病	寛解中の反復性うつ病性障害
	感染症後うつ病	器質性うつ病性障害	軽症うつ病エピソード
	軽症反復性うつ病性障害	混合性不安抑うつ障害	産褥期うつ状態
	思春期うつ病	循環型躁うつ病	小児夜尿症
	心気性うつ病	神経症性抑うつ状態	精神病症状を伴う重症うつ病エピソード
	精神病症状を伴わない重症うつ病エピソード	躁うつ病	双極性感情障害・軽症のうつ病エピソード
	双極性感情障害・精神病症状を伴う重症うつ病エピソード	双極性感情障害・精神病症状を伴わない重症うつ病エピソード	双極性感情障害・中等症のうつ病エピソード
	退行期うつ病	単極性うつ病	単発反応性うつ病
	中等症うつ病エピソード	中等症反復性うつ病性障害	動脈硬化性うつ病
	内因性うつ病	反応性うつ病	反復心因性うつ病
	反復性うつ病	反復性気分障害	反復性心因性抑うつ精神病
	反復性精神病性うつ病	反復性短期うつ病エピソード	非定型うつ病
	不安うつ病	夜間遺尿	抑うつ神経症
	抑うつ性パーソナリティ障害	老年期うつ病	老年期認知症抑うつ型
△	2型双極性障害	器質性気分障害	器質性混合性感情障害
	器質性双極性障害	器質性躁病性障害	気分変調症
	原発性認知症	周期性精神病	初老期精神病
	初老期認知症	初老期妄想状態	双極性感情障害
	単極性躁病	二次性認知症	尿失禁症
	認知症	反復性躁病エピソード	老年期認知症
	老年期認知症妄想型	老年期妄想状態	老年精神病

効能効果に関連する使用上の注意　抗うつ剤の投与により，24歳以下の患者で，自殺念慮，自殺企図のリスクが増加するとの報告があるため，本剤の投与にあたっては，リスクとベネフィットを考慮すること。

用法用量

(1)精神科領域におけるうつ病・うつ状態の場合：通常，成人にはクロミプラミン塩酸塩として1日50～100mgを1～3回に分割経口投与する。ただし，年齢，症状により適宜増減するが，1日最高投与量は225mgまでとする。
(2)遺尿症の場合：通常，6歳未満の幼児にはクロミプラミン塩酸塩として1日10～25mgを，また6歳以上の小児には1日20～50mgを1～2回に分割経口投与する。ただし，年齢，症状により適宜増減する。
(3)ナルコレプシーに伴う情動脱力発作の場合：通常，成人にはクロミプラミン塩酸塩として1日10～75mgを1～3回に分割経口投与する。

禁忌

(1)緑内障のある患者
(2)本剤の成分又は三環系抗うつ剤に対し過敏症の既往歴のある患者
(3)心筋梗塞の回復初期の患者
(4)尿閉(前立腺疾患等)のある患者
(5)MAO阻害剤(セレギリン)を投与中あるいは投与中止後2週間以内の患者
(6)QT延長症候群のある患者

併用禁忌

薬剤名等	臨床症状・措置方法	機序・危険因子
MAO阻害剤 セレギリン (エフピー)	発汗，不穏，全身痙攣，異常高熱，昏睡等があらわれることがある。MAO阻害剤の投与を受けた患者に本剤を投与する場合には，少なくとも2週間の間隔をおき，また本剤からMAO阻害剤に切り替えるときには，2～3日間の間隔をおくことが望ましい。	本剤は活性アミンのシナプス内への取り込みを阻害して，受容体の感受性を増強する。

アネステジン「ホエイ」　規格：1g[8.7円/g]
アミノ安息香酸エチル　マイラン製薬　121

【効能効果】

<経口>
下記疾患に伴う疼痛・嘔吐：胃炎，胃潰瘍

【対応標準病名】

◎	胃炎	胃潰瘍	嘔吐症
	疼痛		
○	NSAID胃潰瘍	圧痛	アルコール性胃炎
	アレルギー性胃炎	胃潰瘍瘢痕	胃十二指腸炎
	萎縮性胃炎	萎縮性化生性胃炎	胃穿孔
	嘔気	悪心	急性胃炎
	急性胃潰瘍	急性胃潰瘍穿孔	急性胃粘膜病変
	急性出血性胃潰瘍	急性疼痛	急性びらん性胃炎
	再発性胃潰瘍	残胃潰瘍	持続痛
	出血性胃炎	出血性胃潰瘍	術後胃潰瘍
	術後残胃胃炎	食後悪心	身体痛
	ステロイド潰瘍	ステロイド潰瘍穿孔	ストレス性胃潰瘍
	穿孔性胃潰瘍	穿通性胃潰瘍	多発胃潰瘍
	多発性出血性胃潰瘍	デュラフォイ潰瘍	鈍痛
	難治性胃潰瘍	難治性疼痛	肉芽腫性胃炎
	表層性胃炎	びらん性胃炎	放散痛
	慢性胃潰瘍	慢性胃潰瘍活動期	メネトリエ病
	薬剤性胃潰瘍		
△	アセトン血性嘔吐症	胃空腸周囲炎	胃周囲炎
	胃びらん	胃蜂窩織炎	化学療法に伴う嘔吐症
	急性出血性胃潰瘍穿孔	習慣性嘔吐	出血性胃潰瘍穿孔
	術創部痛	心因性胃潰瘍	神経障害性疼痛
	全身痛	胆汁性嘔吐	中枢神経障害性疼痛
	中枢性嘔吐症	中毒性胃炎	特発性嘔吐症
	脳性嘔吐	反芻	反応性リンパ組織増生症
	反復性嘔吐	糞便性嘔吐	ヘリコバクター・ピロリ胃炎
	放射線胃炎	末梢神経障害性疼痛	慢性胃炎
	疣状胃炎		

用法用量　<経口>

通常，成人にはアミノ安息香酸エチルとして，1日0.6～1gを3回に分割経口投与する。
なお，年齢，症状により適宜増減する。

禁忌

(1)本剤に対し過敏症の既往歴のある患者
(2)乳幼児

アミノ安息香酸エチル：山善[8.7円/g]

アバプロ錠50mg　規格：50mg1錠[64.7円/錠]
アバプロ錠100mg　規格：100mg1錠[123.4円/錠]
アバプロ錠200mg　規格：200mg1錠[189円/錠]
イルベサルタン　大日本住友　214

【効能効果】

高血圧症

【対応標準病名】

◎	高血圧症	本態性高血圧症	
○	悪性高血圧症	褐色細胞腫	褐色細胞腫性高血圧症
	境界型高血圧症	クロム親和性細胞腫	高血圧性緊急症
	高血圧性腎疾患	高血圧性脳内出血	高血圧切迫症
	高レニン性高血圧症	若年高血圧症	若年性境界型高血圧症
	収縮期高血圧症	心因性高血圧症	低レニン性高血圧症
	内分泌性高血圧症	二次性高血圧症	副腎性高血圧症
△	HELLP症候群	軽症妊娠高血圧症候群	混合型妊娠高血圧症候群
	産後高血圧症	重症妊娠高血圧症候群	純粋型妊娠高血圧症候群
	腎血管性高血圧症	腎実質性高血圧症	腎性高血圧症
	新生児高血圧症	早発型妊娠高血圧症候群	遅発型妊娠高血圧症候群
	妊娠高血圧症	妊娠高血圧症候群	妊娠高血圧腎症
	妊娠中一過性高血圧症	副腎腺腫	副腎のう腫
	副腎皮質のう腫	良性副腎皮質腫瘍	

用法用量　通常，成人にはイルベサルタンとして50〜100mgを1日1回経口投与する。
なお，年齢，症状により適宜増減するが，1日最大投与量は200mgまでとする。

禁忌
(1)本剤の成分に対し過敏症の既往歴のある患者
(2)妊婦又は妊娠している可能性のある婦人
(3)アリスキレンを投与中の糖尿病患者(ただし，他の降圧治療を行ってもなお血圧のコントロールが著しく不良の患者を除く)

イルベタン錠50mg：塩野義　50mg1錠[64.7円/錠]
イルベタン錠100mg：塩野義　100mg1錠[123.4円/錠]
イルベタン錠200mg：塩野義　200mg1錠[189円/錠]

アビリットカプセル50mg　規格：50mg1カプセル[11.5円/カプセル]
アビリット細粒10%　規格：10%1g[20.4円/g]
アビリット細粒50%　規格：50%1g[60.9円/g]
アビリット錠50mg　規格：50mg1錠[11.5円/錠]
スルピリド　大日本住友　117,232

【効能効果】

(1)胃・十二指腸潰瘍
(2)統合失調症
(3)うつ病・うつ状態

【対応標準病名】

◎	胃潰瘍	胃十二指腸潰瘍	うつ状態
	うつ病	十二指腸潰瘍	統合失調症
○	NSAID胃潰瘍	NSAID十二指腸潰瘍	アスペルガー症候群
	胃潰瘍瘢痕	胃十二指腸潰瘍瘢痕	胃穿孔
	うつ病型統合失調感情障害	延髄性うつ病	外傷後遺症性うつ病
	型分類困難な統合失調症	仮面うつ病	寛解中の反復性うつ病性障害
	感染症後うつ病	器質性うつ病性障害	器質性気分障害
	器質性混合性感情障害	器質性双極性障害	器質性躁病性障害
	偽神経症性統合失調症	急性胃潰瘍	急性胃潰瘍穿孔
	急性胃粘膜病変	急性十二指腸潰瘍	急性十二指腸潰瘍穿孔
	急性出血性胃潰瘍	急性出血性胃潰瘍穿孔	急性出血性十二指腸潰瘍
	急性出血性十二指腸潰瘍穿孔	急性統合失調症	急性統合失調症性エピソード
	急性統合失調症様精神病性障害	境界型統合失調症	緊張型統合失調症
	クッシング潰瘍	軽症うつ病エピソード	軽症反復性うつ病性障害
	混合性不安抑うつ障害	再発性胃潰瘍	再発性十二指腸潰瘍
	残胃潰瘍	残遺型統合失調症	産褥期うつ状態
	思春期うつ病	自閉的精神病質	十二指腸潰瘍瘢痕
	出血性胃潰瘍	出血性胃潰瘍穿孔	出血性十二指腸潰瘍
	出血性十二指腸潰瘍穿孔	術後胃潰瘍	術後胃十二指腸潰瘍
	術後十二指腸潰瘍	循環型躁うつ病	小児期型統合失調症
	小児シゾイド障害	心因性胃潰瘍	心気性うつ病
	神経症性抑うつ状態	ステロイド潰瘍	ステロイド潰瘍穿孔
	ストレス潰瘍	ストレス性胃潰瘍	ストレス性十二指腸潰瘍
	精神病症状を伴う重症うつ病エピソード	精神病症状を伴わない重症うつ病エピソード	前駆期統合失調症
	穿孔性十二指腸潰瘍	潜在性統合失調症	穿通性胃潰瘍
	穿通性十二指腸潰瘍	躁うつ病	双極性感情障害・軽症のうつ病エピソード
	双極性感情障害・精神病症状を伴う重症うつ病エピソード	双極性感情障害・精神病症状を伴わない重症うつ病エピソード	双極性感情障害・中等症のうつ病エピソード
	体感症性統合失調症	退行期うつ病	多発胃潰瘍
	多発性十二指腸潰瘍	多発性出血性胃潰瘍	短期統合失調症様障害
	単極性うつ病	単純型統合失調症	単発反応性うつ病
	遅発性統合失調症	中等症うつ病エピソード	中等症反復性うつ病性障害
	デュラフォイ潰瘍	統合失調症型障害	統合失調症型パーソナリティ障害
	統合失調症後抑うつ	統合失調症症状を伴う急性錯乱	統合失調症症状を伴う急性多形性精神病性障害
	統合失調症症状を伴う類循環精神病	統合失調症性パーソナリティ障害	統合失調症性反応
	統合失調症様状態	動脈硬化性うつ病	内因性うつ病
	難治性胃潰瘍	難治性十二指腸潰瘍	破瓜型統合失調症
	反応性うつ病	反復心因性うつ病	反復性うつ病
	反復性気分障害	反復性心因性抑うつ精神病	反復性精神病性うつ病
	反復性短期うつ病エピソード	非定型うつ病	不安うつ病
	慢性胃潰瘍	慢性胃潰瘍活動期	慢性十二指腸潰瘍
	慢性十二指腸潰瘍活動期	妄想型統合失調症	モレル・クレペリン病
	薬剤性胃潰瘍	抑うつ神経症	抑うつ性パーソナリティ障害
	老年期うつ病	老年期認知症抑うつ型	
△	2型双極性障害	胃びらん	気分変調症
	原発性認知症	十二指腸球後部潰瘍	十二指腸穿孔
	十二指腸びらん	初老期精神病	初老期認知症
	初老期妄想状態	穿孔性胃潰瘍	双極性感情障害
	単極性躁病	統合失調症症状を伴わない急性錯乱	統合失調症症状を伴わない急性多形性精神病性障害
	統合失調症症状を伴わない類循環精神病	二次性認知症	認知症
	反復性躁病エピソード	夢幻精神病	老年期認知症
	老年期認知症妄想型	老年期妄想状態	老年精神病

用法用量
(1)胃・十二指腸潰瘍
　スルピリドとして，通常成人1日150mgを3回に分割経口投与する。
　なお，症状により適宜増減する。
(2)統合失調症
　スルピリドとして，通常成人1日300〜600mgを分割経口投与する。
　なお年令，症状により適宜増減するが，1日1200mgまで増量することができる。
(3)うつ病・うつ状態
　スルピリドとして，通常成人1日150〜300mgを分割経口投与する。
なお年令，症状により適宜増減するが，1日600mgまで増量することができる。

禁忌
(1)本剤の成分に対し過敏症の既往歴のある患者
(2)プロラクチン分泌性の下垂体腫瘍(プロラクチノーマ)の患者
(3)褐色細胞腫の疑いのある患者

スルピリドカプセル50mg「TCK」：辰巳化学　50mg1カプセル[6.3円/カプセル]，スルピリドカプセル50mg「イセイ」：イセイ　50mg1カプセル[6.3円/カプセル]，スルピリド細粒10%「アメル」：共和薬品　10%1g[6.2円/g]，スルピリド細粒50%「アメル」：共和薬品　50%1g[17.1円/g]，スルピリド錠50mg「CH」：長生堂　50mg1錠[6.3円/錠]，スルピリド錠50mg「TCK」：辰巳化学　50mg1錠[6.3円/錠]，スルピリド錠50mg(TYK)：大正薬品　50mg1錠[6.3円/錠]，スルピリド錠50mg「アメル」：共和薬品　50mg1錠[6.3円/錠]，スルピリド錠50mg「サワイ」：沢井　50mg1錠[6.3円/錠]，スルピリドカプセル50mg「TCK」：辰巳化学　50mg1カプセル[6.3円/カプセル]

アビリット錠100mg　規格：100mg1錠[18.3円/錠]
アビリット錠200mg　規格：200mg1錠[24.5円/錠]
スルピリド　大日本住友　117

【効 能 効 果】
(1)統合失調症
(2)うつ病・うつ状態

【対応標準病名】

◎	うつ状態	うつ病	統合失調症
○	アスペルガー症候群	うつ病型統合失調感情障害	延髄性うつ病
	外傷後遺症性うつ病	型分類困難な統合失調症	仮面うつ病
	寛解中の反復性うつ病性障害	感染症後うつ病	器質性うつ病性障害
	器質性気分障害	器質性混合性感情障害	器質性双極性障害
	器質性躁病性障害	偽神経症性統合失調症	急性統合失調症
	急性統合失調症性エピソード	急性統合失調症様精神病性障害	境界型統合失調症
	緊張型統合失調症	軽症うつ病エピソード	軽症反復性うつ病性障害
	混合性不安抑うつ障害	残遺型統合失調症	産褥期うつ状態
	思春期うつ病	自閉的精神病質	循環型躁うつ病
	小児期型統合失調症	小児シゾイド障害	心気性うつ病
	神経症性抑うつ状態	精神病症状を伴う重症うつ病エピソード	精神病症状を伴わない重症うつ病エピソード
	前駆期統合失調症	潜在性統合失調症	躁うつ病
	双極性感情障害・軽症のうつ病エピソード	双極性感情障害・精神病症状を伴う重症うつ病エピソード	双極性感情障害・精神病症状を伴わない重症うつ病エピソード
	双極性感情障害・中等症のうつ病エピソード	体感症性統合失調症	退行期うつ病
	短期統合失調症様障害	単極性うつ病	単純型統合失調症
	単発反応性うつ病	遅発性統合失調症	中等症うつ病エピソード
	中等症反復性うつ病性障害	統合失調症型障害	統合失調症型パーソナリティ障害
	統合失調症後抑うつ	統合失調症症状を伴う急性錯乱	統合失調症症状を伴う急性多形性精神病性障害
	統合失調症症状を伴う類循環精神病	統合失調症性パーソナリティ障害	統合失調症性反応
	統合失調症様状態	動脈硬化性うつ病	内因性うつ病
	破瓜型統合失調症	反応性うつ病	反復心因性うつ病
	反復性うつ病	反復性気分障害	反復性心因性抑うつ精神病
	反復性精神病性うつ病	反復性短期うつ病エピソード	非定型うつ病
	不安うつ病	妄想型統合失調症	モレル・クレペリン病
	抑うつ神経症	抑うつ性パーソナリティ障害	老年期うつ病
	老年期認知症抑うつ型		
△	2型双極性障害	気分変調症	原発性認知症
	初老期精神病	初老期認知症	初老期妄想状態
	双極性感情障害	単極性躁病	統合失調症症状を伴わない急性錯乱
	統合失調症症状を伴わない急性多形性精神病性障害	統合失調症症状を伴わない類循環精神病	二次性認知症
	認知症	反復性躁病エピソード	夢幻精神病
	老年期認知症	老年期認知症妄想型	老年期妄想状態
	老年精神病		

用法用量
(1)統合失調症
スルピリドとして，通常成人1日300～600mgを分割経口投与する。
なお年令，症状により適宜増減するが，1日1200mgまで増量することができる。
(2)うつ病・うつ状態
スルピリドとして，通常成人1日150～300mgを分割経口投与する。
なお年令，症状により適宜増減するが，1日600mgまで増量することができる。

禁忌
(1)本剤の成分に対し過敏症の既往歴のある患者
(2)プロラクチン分泌性の下垂体腫瘍(プロラクチノーマ)の患者
(3)褐色細胞腫の疑いのある患者

ドグマチール錠100mg：アステラス　100mg1錠[18.3円/錠]
ドグマチール錠200mg：アステラス　200mg1錠[25.8円/錠]
ミラドール錠100：バイエル薬品　100mg1錠[15.4円/錠]
ミラドール錠200：バイエル薬品　200mg1錠[21.3円/錠]
スルピリド錠100mg(TYK)：大正薬品　100mg1錠[6.3円/錠]，スルピリド錠100mg「アメル」：共和薬品　100mg1錠[6.3円/錠]，スルピリド錠100mg「サワイ」：沢井　100mg1錠[6.3円/錠]，スルピリド錠100mg「トーワ」：東和　100mg1錠[6.3円/錠]，スルピリド錠200mg(TYK)：大正薬品　200mg1錠[7.9円/錠]，スルピリド錠200mg「アメル」：共和薬品　200mg1錠[7.9円/錠]，スルピリド錠200mg「サワイ」：沢井　200mg1錠[7.9円/錠]，スルピリド錠200mg「トーワ」：東和　200mg1錠[7.9円/錠]

アフィニトール錠2.5mg　規格：2.5mg1錠[6992.8円/錠]
アフィニトール錠5mg　規格：5mg1錠[13547.8円/錠]
エベロリムス　ノバルティス　429

【効 能 効 果】
(1)根治切除不能又は転移性の腎細胞癌
(2)膵神経内分泌腫瘍
(3)手術不能又は再発乳癌
(4)結節性硬化症に伴う腎血管筋脂肪腫
(5)結節性硬化症に伴う上衣下巨細胞性星細胞腫

【対応標準病名】

◎	悪性膵内分泌腫瘍	結節性硬化症	上衣下巨細胞性星細胞腫
	腎血管筋脂肪腫	腎細胞癌	膵神経内分泌腫瘍
	星細胞腫	転移性腎腫瘍	乳癌
	乳癌再発	良性膵内分泌腫瘍	
○	炎症性乳癌	術後乳癌	上衣下腫
	進行乳癌	乳癌・HER2過剰発現	乳頭状上衣腫
	乳房脂肪肉腫	粘液乳頭状上衣腫	
△	悪性ガストリノーマ	悪性グルカゴノーマ	エピロイア
	延髄星細胞腫	ガストリノーマ	血管筋脂肪腫
	原線維性星細胞腫	原発性脳腫瘍	後腹膜血管筋脂肪腫
	上衣腫	消化管ホルモン産生腫瘍	消化器腫瘍

小脳星細胞腫	小脳毛様細胞性星細胞腫	神経膠腫
神経母斑症	膵頚部癌	膵腫瘍
膵腫瘤	膵体尾部癌	膵体尾部腫瘍
膵頭部腫瘍	膵頭部腫瘤	星状芽細胞腫
前頭葉腫瘍	前頭葉神経膠腫	前頭葉星細胞腫
側頭葉腫瘍	側頭葉神経膠腫	側頭葉星細胞腫
ソマトスタチノーマ	大脳深部神経膠腫	テント上脳腫瘍
透析腎癌	頭頂葉星細胞腫	乳腺腋窩尾部乳癌
乳頭部乳癌	乳房下外側部乳癌	乳房下内側部乳癌
乳房境界部乳癌	乳房上外側部乳癌	乳房上内側部乳癌
乳房中央部乳癌	乳房パジェット病	乳輪部乳癌
脳室上衣腫	脳室内腫瘍	脳腫瘍
びまん性星細胞腫	フォン・レックリングハウゼン病	プリングル病
ブルヌヴィーユ・プリングル症候群	母斑症	

効能効果に関連する使用上の注意

(1)根治切除不能又は転移性の腎細胞癌の場合
①スニチニブ又はソラフェニブによる治療歴のない患者に対する本剤の有効性及び安全性は確立していない。
②本剤の術後補助化学療法としての有効性及び安全性は確立していない。
(2)膵神経内分泌腫瘍の場合：臨床試験に組み入れられた患者の病理組織型等について，【臨床成績】の項の内容を熟知し，本剤の有効性及び安全性を十分に理解した上で，適応患者の選択を行うこと。
(3)手術不能又は再発乳癌の場合
①非ステロイド性アロマターゼ阻害剤による治療歴のない患者に対する本剤の有効性及び安全性は確立していない。
②臨床試験に組み入れられた患者のホルモン受容体及びHER2の発現状況等について，【臨床成績】の項の内容を熟知し，本剤の有効性及び安全性を十分に理解した上で，適応患者の選択を行うこと。
③本剤の手術の補助化学療法としての有効性及び安全性は確立していない。
(4)結節性硬化症に伴う腎血管筋脂肪腫及び結節性硬化症に伴う上衣下巨細胞性星細胞腫の場合：臨床試験に組み入れられた患者の腫瘍径等について，【臨床成績】の項の内容を熟知し，本剤の有効性及び安全性を十分に理解した上で，本剤以外の治療の実施についても慎重に検討し，適応患者の選択を行うこと。

用法用量

腎細胞癌，膵神経内分泌腫瘍，結節性硬化症に伴う腎血管筋脂肪腫の場合：通常，成人にはエベロリムスとして1日1回10mgを経口投与する。なお，患者の状態により適宜減量する。
手術不能又は再発乳癌の場合：内分泌療法剤との併用において，通常，成人にはエベロリムスとして1日1回10mgを経口投与する。なお，患者の状態により適宜減量する。
結節性硬化症に伴う上衣下巨細胞性星細胞腫の場合：通常，エベロリムスとして3.0mg/m^{2}を1日1回経口投与する。なお，患者の状態やトラフ濃度により適宜増減する。

用法用量に関連する使用上の注意

(1)食後に本剤を投与した場合，Cmax及びAUCが低下するとの報告がある。本剤の投与時期は，臨床試験における設定内容に準じて選択し，食後又は空腹時のいずれか一定の条件で投与すること。
(2)間質性肺疾患が発現した場合は，症状，重症度等に応じて，以下の基準を考慮して，減量，休薬又は中止すること。
間質性肺疾患に対する減量，休薬及び中止基準

グレード注1)(症状)	投与の可否等
グレード1(無症候性の画像所見)	投与継続
グレード2(症候性：日常生活に支障なし)	症状が改善するまで休薬すること。投与を再開する場合は，半量の投与とする。
グレード3(症候性：日常生活に支障あり，酸素療法を要する)	本剤の投与を中止し，原則として再開しないこと。ただし，症状が改善し，かつ治療上の有益性が危険性を上回ると判断された場合のみ，半量の投与で再開可能とする。
グレード4(生命を脅かす：人工呼吸を要する)	投与中止

注1)NCI-CTCAE v.3.0
(3)肝機能障害患者では，本剤の血中濃度が上昇するとの報告があるため，減量を考慮するとともに，患者の状態をより慎重に観察し，有害事象の発現に十分注意すること。また，結節性硬化症に伴う上衣下巨細胞性星細胞腫患者では，本剤のトラフ濃度に基づいて投与量を調節すること。
(4)根治切除不能又は転移性の腎細胞癌及び膵神経内分泌腫瘍の場合：サイトカイン製剤を含む他の抗悪性腫瘍剤との併用について，有効性及び安全性は確立していない。
(5)手術不能又は再発乳癌の場合：エキセメスタン以外の内分泌療法剤との併用について，有効性及び安全性は確立していない。
(6)結節性硬化症に伴う上衣下巨細胞性星細胞腫の場合
①本剤とアフィニトール分散錠の生物学的同等性は示されていない。本剤とアフィニトール分散錠の切り換えに際しては，切り換えから2週間後を目安にトラフ濃度を測定すること。
②本剤の全血中濃度を測定し，トラフ濃度が5～15ng/mLとなるように投与量を調節すること。トラフ濃度は，本剤の投与開始又は用量変更から2週間後を目安に測定するとともに，本剤の血中濃度に影響を及ぼす患者の状態に応じて適宜測定を行うこと。

警告

(1)本剤の投与は，緊急時に十分対応できる医療施設において，がん化学療法又は結節性硬化症治療に十分な知識・経験を持つ医師のもとで，本療法が適切と判断される症例についてのみ投与すること。また，治療開始に先立ち，患者又はその家族に有効性及び危険性(特に，間質性肺疾患の初期症状，服用中の注意事項，死亡に至った例があること等に関する情報)を十分に説明し，同意を得てから投与を開始すること。
(2)本剤の投与により，間質性肺疾患が認められており，死亡に至った例が報告されている。投与に際しては咳嗽，呼吸困難，発熱等の臨床症状に注意するとともに，投与前及び投与中は定期的に胸部CT検査を実施すること。また，異常が認められた場合には適切な処置を行うとともに，投与継続の可否について慎重に検討すること。
(3)肝炎ウイルスキャリアの患者で，本剤の治療期間中に肝炎ウイルスの再活性化により肝不全に至り，死亡した例が報告されている。本剤投与期間中又は治療終了後は，劇症肝炎又は肝炎の増悪，肝不全が発現するおそれがあるので，定期的に肝機能検査を行うなど，肝炎ウイルスの再活性化の徴候や症状の発現に注意すること。
(4)本剤とアフィニトール分散錠の生物学的同等性は示されていないので，切り換えに際しては，血中濃度を測定すること。

禁忌

(1)本剤の成分又はシロリムス誘導体に対し過敏症の既往歴のある患者
(2)妊婦又は妊娠している可能性のある婦人

併用禁忌

薬剤名等	臨床症状・措置方法	機序・危険因子
生ワクチン(乾燥弱毒生麻しんワクチン，乾燥弱毒生風しんワクチン，経口生ポリオワクチン，乾燥BCG等)	免疫抑制下で生ワクチンを接種すると発症するおそれがあるので併用しないこと。	免疫抑制下で生ワクチンを接種すると増殖し，病原性をあらわす可能性がある。

アフィニトール分散錠2mg 規格：2mg1錠[5529.9円/錠]
アフィニトール分散錠3mg 規格：3mg1錠[8092.5円/錠]
エベロリムス ノバルティス 429

【効 能 効 果】

結節性硬化症に伴う上衣下巨細胞性星細胞腫

【対応標準病名】

◎	結節性硬化症	上衣下巨細胞性星細胞腫	星細胞腫
○	上衣下腫	乳頭状上衣腫	粘液乳頭状上衣腫
△	エピロイア	延髄星細胞腫	原線維性星細胞腫
	原発性脳腫瘍	上衣腫	小脳星細胞腫
	小脳毛様細胞性星細胞腫	神経膠腫	神経母斑症
	星状芽細胞腫	前頭葉腫瘍	前頭葉神経膠腫
	前頭葉星細胞腫	側頭葉腫瘍	側頭葉神経膠腫
	側頭葉星細胞腫	大脳深部神経膠腫	テント上脳腫瘍
	頭頂葉星細胞腫	脳室上衣腫	脳室内腫瘍
	脳腫瘍	びまん性星細胞腫	フォン・レックリングハウゼン病
	プリングル病	ブルヌヴィーユ・プリングル症候群	母斑症

効能効果に関連する使用上の注意 臨床試験に組み入れられた患者の腫瘍径等について，【臨床成績】の項の内容を熟知し，本剤の有効性及び安全性を十分に理解した上で，本剤以外の治療の実施についても慎重に検討し，適応患者の選択を行うこと。

用法用量 通常，エベロリムスとして3.0mg/m^{2}を1日1回，用時，水に分散して経口投与する。なお，患者の状態やトラフ濃度により適宜増減する。

用法用量に関連する使用上の注意

(1)本剤の使用は，原則として，アフィニトール錠の服用ができない場合とすること。

(2)食後にアフィニトール錠を投与した場合，Cmax及びAUCが低下するとの報告がある。本剤の投与時期は，臨床試験における設定内容に準じて選択し，食後又は空腹時のいずれか一定の条件で投与すること。

(3)本剤の全血中濃度を測定し，トラフ濃度が5～15ng/mLとなるように投与量を調節すること。トラフ濃度は，本剤の投与開始又は用量変更から2週間後を目安に測定するとともに，本剤の血中濃度に影響を及ぼす患者の状態に応じて適宜測定を行うこと。

(4)本剤とアフィニトール錠の生物学的同等性は示されていない。本剤とアフィニトール錠の切り換えに際しては，切り換えから2週間後を目安にトラフ濃度を測定すること。

(5)間質性肺疾患が発現した場合は，症状，重症度等に応じて，以下の基準を考慮して，減量，休薬又は中止すること。

間質性肺疾患に対する減量，休薬及び中止基準

グレード[注1)](症状)	投与の可否等
グレード1(無症候性の画像所見)	投与継続
グレード2(症候性：日常生活に支障なし)	症状が改善するまで休薬すること。投与を再開する場合は，半量の投与とする。
グレード3(症候性：日常生活に支障あり，酸素療法を要する)	本剤の投与を中止し，原則として再開しないこと。ただし，症状が改善し，かつ治療上の有益性が危険性を上回ると判断された場合のみ，半量の投与で再開可能とする。
グレード4(生命を脅かす：人工呼吸を要する)	投与中止

注1)NCI-CTCAE v.3.0

(6)肝機能障害患者では，本剤の血中濃度が上昇するとの報告があるため，減量を考慮するとともに，患者の状態をより慎重に観察し，有害事象の発現に十分注意すること。また，本剤のトラフ濃度に基づいて投与量を調節すること。

警告

(1)本剤の投与は，緊急時に十分対応できる医療施設において，結節性硬化症治療に十分な知識・経験を持つ医師のもとで，本療法が適切と判断される症例についてのみ投与すること。また，治療開始に先立ち，患者又はその家族に有効性及び危険性(特に，間質性肺疾患の初期症状，服用中の注意事項，死亡に至った例があること等に関する情報)を十分に説明し，同意を得てから投与を開始すること。

(2)アフィニトールの投与により，間質性肺疾患が認められており，死亡に至った例が報告されている。投与に際しては咳嗽，呼吸困難，発熱等の臨床症状に注意するとともに，投与前及び投与中は定期的に胸部CT検査を実施すること。また，異常が認められた場合には適切な処置を行うとともに，投与継続の可否について慎重に検討すること。

(3)肝炎ウイルスキャリアの患者で，アフィニトールの治療期間中に肝炎ウイルスの再活性化により肝不全に至り，死亡した例が報告されている。本剤投与期間中又は治療終了後は，劇症肝炎又は肝炎の増悪，肝不全が発現するおそれがあるので，定期的に肝機能検査を行うなど，肝炎ウイルスの再活性化の徴候や症状の発現に注意すること。

(4)本剤とアフィニトール錠の生物学的同等性は示されていないので，切り換えに際しては，血中濃度を測定すること。

禁忌

(1)本剤の成分又はシロリムス誘導体に対し過敏症の既往歴のある患者

(2)妊婦又は妊娠している可能性のある婦人

併用禁忌

薬剤名等	臨床症状・措置方法	機序・危険因子
生ワクチン(乾燥弱毒生麻しんワクチン，乾燥弱毒生風しんワクチン，経口生ポリオワクチン，乾燥BCG等)	免疫抑制下で生ワクチンを接種すると発症するおそれがあるので併用しないこと。	免疫抑制下で生ワクチンを接種すると増殖し，病原性をあらわす可能性がある。

アプシードシロップ5% 規格：5%10mL[3.55円/mL]
スルファジメトキシン ニプロパッチ 621

【効 能 効 果】

〈適応菌種〉本剤に感性のレンサ球菌属，肺炎球菌，大腸菌，軟性下疳菌

〈適応症〉咽頭・喉頭炎，扁桃炎，膀胱炎，腎盂腎炎，軟性下疳

【対応標準病名】

◎	咽頭炎	咽頭喉頭炎	喉頭炎
	腎盂腎炎	軟性下疳	扁桃炎
	膀胱炎		
○	MRSA膀胱炎	アレルギー性膀胱炎	アンギナ
	咽頭気管炎	咽頭チフス	咽頭痛
	咽頭扁桃炎	インフルエンザ菌喉頭炎	インフルエンザ菌性咽頭炎
	壊疽性咽頭炎	潰瘍性咽頭炎	潰瘍性膀胱炎
	下咽頭炎	カタル性咽頭炎	化膿性喉頭炎
	間質性膀胱炎	感染性咽頭炎	気腫性腎盂腎炎
	偽膜性喉頭炎	偽膜性扁桃炎	急性アデノイド咽頭炎
	急性アデノイド扁桃炎	急性咽頭炎	急性咽頭喉頭炎
	急性壊疽性喉頭炎	急性壊疽性扁桃炎	急性潰瘍性喉頭炎
	急性潰瘍性扁桃炎	急性化膿性咽頭炎	急性化膿性扁桃炎
	急性喉頭炎	急性出血性膀胱炎	急性声帯炎
	急性声門下喉頭炎	急性腺窩性扁桃炎	急性単純性膀胱炎
	急性浮腫性喉頭炎	急性扁桃炎	急性膀胱炎
	喉頭周囲炎	細菌性膀胱炎	習慣性アンギナ
	出血性膀胱炎	術後腎盂腎炎	上咽頭炎
	上行性腎盂腎炎	水疱性咽頭炎	舌扁桃炎
	腺窩性アンギナ	尿細管間質性腎炎	尿膜管膿瘍
	反復性膀胱炎	びらん性膀胱炎	扁桃性アンギナ
	膀胱後部膿瘍	膀胱三角部炎	膀胱周囲炎
	膀胱周囲膿瘍	放射線性膀胱炎	慢性咽喉頭炎
	慢性再発性膀胱炎	慢性複雑性膀胱炎	慢性扁桃炎

ア

	慢性膀胱炎	連鎖球菌性喉頭炎	
△	BK ウイルス腎症	インフルエンザ菌性喉頭気管炎	ウイルス性咽頭炎
	ウイルス性扁桃炎	感染性喉頭気管炎	偽膜性咽頭炎
	急性喉頭気管炎	習慣性扁桃炎	肺炎球菌性咽頭炎
	敗血症性咽頭炎	ぶどう球菌性咽頭炎	ぶどう球菌性扁桃炎
	扁桃チフス	放射線出血性膀胱炎	膜性咽頭炎
	淋菌性咽頭炎	連鎖球菌性アンギナ	連鎖球菌性咽頭炎
	連鎖球菌性喉頭気管炎	連鎖球菌性扁桃炎	

用法用量 通常成人，スルファジメトキシンとして，初日1.0～2.0g(20～40mL)，2日目以降は0.5～1.0g(10～20mL)を1日1回経口投与する。
なお，年齢，症状により適宜増減する。

用法用量に関連する使用上の注意 本剤の使用にあたっては，耐性菌の発現等を防ぐため，原則として感受性を確認し，疾病の治療上必要な最小限の期間の投与にとどめること。

禁忌
(1)サルファ剤に対し過敏症の既往歴のある患者
(2)妊娠末期の婦人
(3)低出生体重児，新生児

アブストラル舌下錠100μg 規格：100μg1錠[581.8円/錠]
アブストラル舌下錠200μg 規格：200μg1錠[811.9円/錠]
アブストラル舌下錠400μg 規格：400μg1錠[1132.8円/錠]
フェンタニルクエン酸塩 協和発酵キリン 821

【効能効果】
強オピオイド鎮痛剤を定時投与中の癌患者における突出痛の鎮痛

【対応標準病名】

◎	悪性腫瘍	癌	癌性突出痛
○	ALK 融合遺伝子陽性非小細胞肺癌	EGFR 遺伝子変異陽性非小細胞肺癌	KIT(CD117)陽性胃消化管間質腫瘍
	KIT(CD117)陽性結腸消化管間質腫瘍	KIT(CD117)陽性小腸消化管間質腫瘍	KIT(CD117)陽性食道消化管間質腫瘍
	KIT(CD117)陽性直腸消化管間質腫瘍	KRAS 遺伝子野生型結腸癌	KRAS 遺伝子野生型直腸癌
あ	S 状結腸癌	悪性エナメル上皮腫	悪性下垂体腫瘍
	悪性褐色細胞腫	悪性顆粒細胞腫	悪性間葉腫
	悪性奇形腫	悪性胸腺腫	悪性グロームス腫瘍
	悪性血管外皮腫	悪性甲状腺腫	悪性骨腫瘍
	悪性縦隔腫瘍	悪性腫瘍合併性皮膚筋炎	悪性腫瘍に伴う貧血
	悪性神経膠腫	悪性髄膜腫	悪性脊髄髄膜腫
	悪性線維性組織球腫	悪性虫垂粘液瘤	悪性停留精巣
	悪性頭蓋咽頭腫	悪性脳腫瘍	悪性末梢神経鞘腫
	悪性葉状腫瘍	悪性リンパ腫骨髄浸潤	圧痛
	鞍上部胚細胞腫瘍	胃悪性間葉系腫瘍	胃悪性黒色腫
	イートン・ランバート症候群	胃カルチノイド	胃癌
	胃癌・HER2 過剰発現	胃管癌	胃癌骨転移
	胃癌末期	胃原発絨毛癌	胃脂肪肉腫
	胃重複癌	胃消化管間質腫瘍	胃進行癌
	胃前庭部癌	胃体部癌	胃底部癌
	遺伝性大腸癌	遺伝性非ポリポーシス大腸癌	胃肉腫
	胃胚細胞腫瘍	胃平滑筋肉腫	胃幽門部癌
	陰核癌	陰茎悪性黒色腫	陰茎癌
	陰茎亀頭部癌	陰茎体部癌	陰茎肉腫
	陰茎パジェット病	陰茎包皮部癌	陰茎有棘細胞癌
	咽頭癌	咽頭肉腫	陰のう悪性黒色腫
	陰のう癌	陰のう内脂肪肉腫	陰のうパジェット病
	陰のう有棘細胞癌	ウイルムス腫瘍	エクリン汗孔癌
	炎症性乳癌	延髄神経膠腫	延髄星細胞腫
か	横行結腸癌	横紋筋肉腫	外陰悪性黒色腫
	外陰悪性腫瘍	外陰癌	外陰部パジェット病
	外陰部有棘細胞癌	外耳道癌	回腸カルチノイド
	回腸癌	回腸消化管間質腫瘍	海綿芽細胞腫
	回盲部癌	下咽頭癌	下咽頭後部癌
	下咽頭肉腫	下顎悪性エナメル上皮腫	下顎骨悪性腫瘍
	下顎骨骨肉腫	下顎歯肉癌	下顎歯肉頬移行部癌
	下顎部横紋筋肉腫	下眼瞼基底細胞癌	下眼瞼皮膚癌
	下眼瞼有棘細胞癌	顎下腺癌	顎下部悪性腫瘍
	角膜の悪性腫瘍	下行結腸癌	下口唇基底細胞癌
	下口唇皮膚癌	下口唇有棘細胞癌	下肢悪性腫瘍
	下唇癌	下唇赤唇部癌	仮声帯癌
	滑膜腫	滑膜肉腫	下部食道癌
	下部胆管癌	下葉小細胞肺癌	下葉肺癌
	下葉肺腺癌	下葉肺大細胞癌	下葉肺扁平上皮癌
	下葉非小細胞肺癌	カルチノイド	肝悪性腫瘍
	眼窩悪性腫瘍	肝外胆管癌	眼窩横紋筋肉腫
	眼角基底細胞癌	眼角皮膚癌	眼角有棘細胞癌
	眼窩神経芽腫	肝カルチノイド	肝癌
	肝癌骨転移	癌関連網膜症	眼瞼脂腺癌
	眼瞼皮膚の悪性腫瘍	眼瞼メルケル細胞癌	肝細胞癌
	肝細胞癌破裂	癌性悪液質	癌性胸水
	癌性胸膜炎	癌性持続痛	癌性疼痛
	癌性ニューロパチー	癌性ニューロミオパチー	癌性貧血
	癌性ミエロパチー	汗腺癌	顔面悪性腫瘍
	顔面横紋筋肉腫	肝門部癌	肝門部胆管癌
	気管癌	気管支カルチノイド	気管支癌
	気管支リンパ節転移	基底細胞癌	臼後部癌
	嗅神経芽腫	嗅神経上皮腫	胸腔内リンパ節の悪性腫瘍
	橋神経膠腫	胸腺カルチノイド	胸腺癌
	胸腺腫	胸椎転移	頬粘膜癌
	頬部横紋筋肉腫	胸部下部食道癌	頬部血管肉腫
	胸部上部食道癌	胸部食道癌	胸部中部食道癌
	胸膜悪性腫瘍	胸膜脂肪肉腫	胸膜播種
	去勢抵抗性前立腺癌	巨大後腹膜脂肪肉腫	空腸カルチノイド
	空腸癌	空腸消化管間質腫瘍	クルッケンベルグ腫瘍
	クロム親和性芽細胞腫	頸動脈小体悪性腫瘍	頸部悪性腫瘍
	頸部悪性線維性組織球腫	頸部悪性軟部腫瘍	頸部横紋筋肉腫
	頸部滑膜肉腫	頸部癌	頸部基底細胞癌
	頸部血管肉腫	頸部原発腫瘍	頸部脂腺癌
	頸部脂肪肉腫	頸部食道癌	頸部神経芽腫
	頸部肉腫	頸部皮膚悪性腫瘍	頸部皮膚癌
	頸部メルケル細胞癌	頸部有棘細胞癌	頸部隆起性皮膚線維肉腫
	血管肉腫	結腸癌	結腸脂肪肉腫
	結腸消化管間質腫瘍	結膜の悪性腫瘍	限局性前立腺癌
	肩甲部脂肪肉腫	原始神経外胚葉腫瘍	原線維性星細胞腫
	原発性悪性脳腫瘍	原発性肝癌	原発性骨腫瘍
	原発性脳腫瘍	原発性肺癌	原発不明癌
	肩部悪性線維性組織球腫	肩部横紋筋肉腫	肩部滑膜肉腫
	肩部線維肉腫	肩部淡明細胞肉腫	肩部胞巣状軟部肉腫
	口蓋癌	口蓋垂癌	膠芽腫
	口腔悪性黒色腫	口腔癌	口腔前庭癌
	口腔底癌	硬口蓋癌	後縦隔悪性腫瘍
	甲状腺悪性腫瘍	甲状腺癌	甲状腺癌骨転移
	甲状腺髄様癌	甲状腺乳頭癌	甲状腺未分化癌
	甲状腺濾胞癌	甲状軟骨の悪性腫瘍	口唇癌
	口唇境界部癌	口唇赤唇部癌	口唇皮膚悪性腫瘍
	口唇メルケル細胞癌	口底癌	喉頭蓋癌
	喉頭蓋前面癌	喉頭蓋谷癌	喉頭癌
	後頭部転移性腫瘍	後頭葉悪性腫瘍	後頭葉膠芽腫
	後頭葉神経膠腫	膠肉腫	項部基底細胞癌
	後腹膜悪性腫瘍	後腹膜悪性線維性組織球腫	後腹膜横紋筋肉腫
	後腹膜血管肉腫	後腹膜脂肪肉腫	後腹膜神経芽腫

後腹膜線維肉腫	後腹膜胚細胞腫瘍	後腹膜平滑筋肉腫
後腹膜リンパ節転移	項部皮膚癌	項部メルケル細胞癌
項部有棘細胞癌	肛門悪性黒色腫	肛門癌
肛門管癌	肛門部癌	肛門扁平上皮癌
骨悪性線維性組織球腫	骨原性肉腫	骨髄性白血病骨髄浸潤
骨髄転移	骨線維肉腫	骨転移癌
骨軟骨肉腫	骨肉腫	骨盤転移
骨盤内リンパ節転移	骨盤内リンパ節の悪性腫瘍	骨膜性骨肉腫

さ

鰓原性癌	残胃癌	耳介癌
耳介メルケル細胞癌	耳下腺癌	耳下部肉腫
耳管癌	色素性基底細胞癌	子宮癌
子宮癌骨転移	子宮癌再発	子宮癌肉腫
子宮体癌	子宮体癌再発	子宮内膜癌
子宮内膜間質肉腫	子宮肉腫	子宮平滑筋肉腫
篩骨洞癌	視床下部星細胞腫	視床星細胞腫
視神経膠腫	脂腺癌	持続痛
歯肉癌	脂肪肉腫	斜台部脊索腫
縦隔癌	縦隔脂肪肉腫	縦隔神経芽腫
縦隔胚細胞腫瘍	縦隔卵黄のう腫瘍	縦隔リンパ節転移
十二指腸悪性ガストリノーマ	十二指腸悪性ソマトスタチノーマ	十二指腸カルチノイド
十二指腸癌	十二指腸消化管間質腫瘍	十二指腸神経内分泌癌
十二指腸乳頭癌	十二指腸乳頭部癌	十二指腸平滑筋肉腫
絨毛癌	手関節部滑膜肉腫	主気管支の悪性腫瘍
術後乳癌	手部悪性線維性組織球腫	手部横紋筋肉腫
手部滑膜肉腫	手部淡明細胞肉腫	手部類上皮肉腫
腫瘍随伴症候群	上衣芽細胞腫	上衣腫
小陰唇癌	上咽頭癌	上咽頭脂肪肉腫
上顎悪性エナメル上皮腫	上顎癌	上顎結節部癌
上顎骨悪性腫瘍	上顎骨肉腫	上顎歯肉癌
上顎歯肉頬移行部癌	上顎洞癌	松果体悪性腫瘍
松果体芽腫	松果体胚細胞腫瘍	松果体部膠芽腫
松果体未分化胚細胞腫	上眼瞼基底細胞癌	上眼瞼皮膚癌
上眼瞼有棘細胞癌	上行結腸カルチノイド	上行結腸癌
上行結腸平滑筋肉腫	上口唇基底細胞癌	上口唇皮膚癌
上口唇有棘細胞癌	小細胞肺癌	上肢悪性腫瘍
上唇癌	上唇赤唇部癌	小唾液腺癌
小腸カルチノイド	小腸癌	小腸脂肪肉腫
小腸消化管間質腫瘍	小腸平滑筋肉腫	上皮腫
上部食道癌	上部胆管癌	上葉小細胞肺癌
上葉肺癌	上葉肺腺癌	上葉肺大細胞癌
上葉肺扁平上皮癌	上葉非小細胞肺癌	上腕悪性線維性組織球腫
上腕悪性軟部腫瘍	上腕横紋筋肉腫	上腕滑膜肉腫
上腕脂肪肉腫	上腕線維肉腫	上腕淡明細胞肉腫
上腕胞巣状軟部肉腫	上腕類上皮肉腫	食道悪性間葉系腫瘍
食道悪性黒色腫	食道横紋筋肉腫	食道カルチノイド
食道癌	食道癌骨転移	食道癌肉腫
食道基底細胞癌	食道偽肉腫	食道脂肪肉腫
食道消化管間質腫瘍	食道小細胞癌	食道腺癌
食道腺様のう胞癌	食道粘表皮癌	食道表在癌
食道平滑筋肉腫	食道未分化癌	痔瘻癌
腎悪性腫瘍	腎盂癌	腎盂腺癌
腎盂乳頭状癌	腎盂尿路上皮癌	腎盂扁平上皮癌
腎カルチノイド	腎癌	腎癌骨転移
神経芽腫	神経膠腫	神経線維肉腫
進行性前立腺癌	進行乳癌	唇交連癌
腎細胞癌	腎周囲脂肪肉腫	心臓悪性腫瘍
心臓横紋筋肉腫	心臓血管肉腫	心臓脂肪肉腫
心臓線維肉腫	心臓粘液肉腫	身体痛
腎肉腫	膵芽腫	膵癌
膵管癌	膵管内管状腺癌	膵管内乳頭粘液性腺癌
膵脂肪肉腫	膵漿液性のう胞腺癌	膵腺房細胞癌

膵臓癌骨転移	膵体部癌	膵頭部カルチノイド
膵頭部癌	膵内胆管癌	膵粘液性のう胞腺癌
膵尾部癌	髄膜癌腫症	髄膜白血病
スキルス胃癌	星細胞腫	精索脂肪肉腫
精索肉腫	星状芽細胞腫	精上皮腫
成人T細胞白血病骨髄浸潤	精巣横紋筋肉腫	精巣癌
精巣奇形癌	精巣奇形腫	精巣絨毛癌
精巣上体癌	精巣胎児性癌	精巣肉腫
精巣胚細胞腫瘍	精巣卵黄のう腫瘍	精巣卵のう腫瘍
精母細胞腫	声門下癌	声門癌
声門上癌	脊索腫	脊髄播種
脊椎転移	舌縁癌	舌下腺癌
舌下面癌	舌癌	舌根部癌
舌脂肪肉腫	舌尖癌	舌背癌
線維脂肪肉腫	線維肉腫	前縦隔悪性腫瘍
全身性転移性癌	全身癌	前頭洞癌
前頭部転移性腫瘍	前頭葉悪性腫瘍	前頭葉膠芽腫
前頭葉神経膠腫	前頭葉星細胞腫	前頭葉退形成性星細胞腫
前立腺横紋筋肉腫	前立腺癌	前立腺癌骨転移
前立腺癌再発	前立腺小細胞癌	前立腺神経内分泌癌
前立腺肉腫	前腕悪性線維性組織球腫	前腕悪性軟部腫瘍
前腕横紋筋肉腫	前腕滑膜肉腫	前腕線維肉腫
前腕胞巣状軟部肉腫	前腕類上皮肉腫	早期胃癌
早期食道癌	総胆管癌	側頭部転移性腫瘍
側頭葉悪性腫瘍	側頭葉膠芽腫	側頭葉神経膠腫
側頭葉星細胞腫	側頭葉退形成性星細胞腫	側頭葉毛様細胞性星細胞腫

た

第4脳室上衣腫	大陰唇癌	退形成性上衣腫
退形成性星細胞腫	胎児性癌	胎児性精巣腫瘍
大腿骨転移性骨腫瘍	大唾液腺癌	大腸カルチノイド
大腸癌	大腸癌骨転移	大腸肉腫
大腸粘液癌	大動脈周囲リンパ節転移	大脳悪性腫瘍
大脳深部神経膠腫	大脳深部転移性腫瘍	大網脂肪肉腫
大網消化管間質腫瘍	唾液腺癌	多発性癌転移
多発性骨髄腫骨髄浸潤	多発性神経膠腫	胆管癌
男性性器癌	胆のうカルチノイド	胆のう癌
胆のう管癌	胆のう肉腫	淡明細胞肉腫
腟悪性黒色腫	腟癌	中咽頭癌
中咽頭側壁癌	中咽頭肉腫	中耳悪性腫瘍
中縦隔悪性腫瘍	虫垂癌	虫垂杯細胞カルチノイド
中脳神経膠腫	肘部滑膜肉腫	中部食道癌
肘部線維肉腫	中部胆管癌	肘部類上皮肉腫
中葉小細胞肺癌	中葉肺癌	中葉肺腺癌
中葉肺大細胞癌	中葉肺扁平上皮癌	中葉非小細胞肺癌
腸間膜悪性腫瘍	腸間膜脂肪肉腫	腸間膜消化管間質腫瘍
腸間膜肉腫	腸間膜平滑筋肉腫	蝶形骨洞癌
腸骨リンパ節転移	聴神経膠腫	直腸S状部結腸癌
直腸悪性黒色腫	直腸カルチノイド	直腸癌
直腸癌骨転移	直腸癌術後再発	直腸癌穿孔
直腸脂肪肉腫	直腸消化管間質腫瘍	直腸平滑筋肉腫
手軟部悪性腫瘍	転移性下顎癌	転移性肝癌
転移性肝腫瘍	転移性胸膜腫瘍	転移性口腔癌
転移性黒色腫	転移性骨腫瘍	転移性骨腫瘍による大腿骨骨折
転移性縦隔腫瘍	転移性十二指腸癌	転移性腫瘍
転移性消化器腫瘍	転移性上顎癌	転移性小腸腫瘍
転移性腎腫瘍	転移性膵腫瘍	転移性舌癌
転移性頭蓋骨腫瘍	転移性脳腫瘍	転移性肺癌
転移性肺腫瘍	転移性脾腫瘍	転移性皮膚腫瘍
転移性副腎腫瘍	転移性腹壁腫瘍	転移性扁平上皮癌
転移性卵巣癌	テント上下転移性腫瘍	頭蓋骨悪性腫瘍
頭蓋骨骨肉腫	頭蓋底骨肉腫	頭蓋底脊索腫

	頭蓋内胚細胞腫瘍	頭蓋部脊索腫	頭頚部癌
	透析腎癌	頭頂葉悪性腫瘍	頭頂葉膠芽腫
	頭頂葉神経膠腫	頭頂葉星細胞腫	疼痛
	頭部悪性線維性組織球腫	頭部横紋筋肉腫	頭部滑膜肉腫
	頭部基底細胞癌	頭部血管肉腫	頭部脂腺癌
	頭部脂肪肉腫	頭部軟部組織悪性腫瘍	頭部皮膚癌
	頭部メルケル細胞癌	頭部有棘細胞癌	頭部隆起性皮膚線維肉腫
な	突出痛	鈍痛	内耳癌
	内胚葉洞腫瘍	軟口蓋癌	軟骨肉腫
	軟部悪性巨細胞腫	軟部組織悪性腫瘍	肉腫
	乳癌	乳癌・HER2過剰発現	乳癌骨転移
	乳癌再発	乳癌皮膚転移	乳房外パジェット病
	乳房下外側部乳癌	乳房下内側部乳癌	乳房脂肪肉腫
	乳房上外側部乳癌	乳房上内側部乳癌	乳房中央部乳癌
	乳房肉腫	尿管癌	尿管口部膀胱癌
	尿管尿路上皮癌	尿道傍腺の悪性腫瘍	尿膜管癌
	粘液性のう胞腺癌	脳幹悪性腫瘍	脳幹膠芽腫
	脳幹神経膠腫	脳幹部星細胞腫	脳室悪性腫瘍
	脳室上衣腫	脳神経悪性腫瘍	脳胚細胞腫瘍
は	肺芽腫	肺カルチノイド	肺癌
	肺癌骨転移	肺癌肉腫	肺癌による閉塞性肺炎
	胚細胞腫	肺腺癌	肺腺扁平上皮癌
	肺腺様のう胞癌	肺大細胞癌	肺大細胞神経内分泌癌
	肺肉腫	肺粘表皮癌	肺扁平上皮癌
	肺胞上皮癌	肺未分化癌	肺門部小細胞癌
	肺門部腺癌	肺門部大細胞癌	肺門部肺癌
	肺門部非小細胞癌	肺門部扁平上皮癌	肺門リンパ節転移
	馬尾上衣腫	バレット食道癌	パンコースト症候群
	鼻咽腔癌	鼻腔癌	脾脂肪肉腫
	非小細胞肺癌	鼻前庭癌	鼻中隔癌
	脾の悪性腫瘍	皮膚悪性腫瘍	皮膚悪性線維性組織球腫
	皮膚癌	皮膚脂肪肉腫	皮膚線維肉腫
	皮膚疼痛症	皮膚白血病	皮膚付属器癌
	びまん性星細胞腫	脾門部リンパ節転移	披裂喉頭蓋ひだ喉頭面癌
	副咽頭間隙悪性腫瘍	腹腔内リンパ節の悪性腫瘍	腹腔リンパ節転移
	副甲状腺悪性腫瘍	副甲状腺癌	副腎悪性腫瘍
	副腎癌	副腎神経芽腫	副腎髄質の悪性腫瘍
	副腎皮質癌	副腎皮質の悪性腫瘍	副鼻腔癌
	腹部悪性腫瘍	腹部食道癌	腹部神経芽腫
	腹膜悪性腫瘍	腹膜癌	ぶどう膜悪性黒色腫
	噴門癌	平滑筋肉腫	辺縁系脳炎
	扁桃窩癌	扁桃癌	扁桃肉腫
	膀胱円蓋部膀胱癌	膀胱癌	膀胱頚部膀胱癌
	膀胱後壁部膀胱癌	膀胱三角部膀胱癌	膀胱前壁部膀胱癌
	膀胱側壁部膀胱癌	膀胱肉腫	膀胱尿路上皮癌
	膀胱扁平上皮癌	傍骨性骨肉腫	放散痛
	紡錘形細胞肉腫	胞巣状軟部肉腫	乏突起神経膠腫
ま	末期癌	末梢神経悪性腫瘍	慢性疼痛
	脈絡膜悪性黒色腫	メルケル細胞癌	盲腸カルチノイド
	盲腸癌	毛包癌	網膜芽細胞腫
	網膜膠腫	毛様細胞性星細胞腫	毛様体悪性腫瘍
や	ユーイング肉腫	有棘細胞癌	幽門癌
ら	幽門前庭部癌	腰椎転移	卵黄のう腫瘍
	卵管癌	卵巣カルチノイド	卵巣癌
	卵巣癌全身転移	卵巣癌肉腫	卵巣絨毛癌
	卵巣胎児性癌	卵巣肉腫	卵巣胚細胞腫瘍
	卵巣未分化胚細胞腫	卵巣卵黄のう腫瘍	卵巣類皮のう胞癌
	隆起性皮膚線維肉腫	輪状後部癌	リンパ管肉腫
	リンパ性白血病骨髄浸潤	類上皮肉腫	肋骨転移

効能効果に関連する使用上の注意

(1)本剤は，他のオピオイド鎮痛剤が一定期間投与され，忍容性が確認された患者で，かつ強オピオイド鎮痛剤の定時投与により持続性疼痛が適切に管理されている癌患者における突出痛(一時的にあらわれる強い痛み)に対してのみ使用すること。

(2)定時投与されている強オピオイド鎮痛剤が低用量の患者(モルヒネ経口剤60mg/日未満，オキシコドン経口剤40mg/日未満，フェンタニル経皮吸収型製剤0.6mg/日[注)]未満，又は同等の鎮痛効果を示す用量の他のオピオイド鎮痛剤を定時投与中の患者)における本剤の使用経験は限られているため，本剤の必要性を慎重に検討した上で，副作用の発現に十分注意すること。

注)定常状態におけるフェンタニルの推定平均吸収量

用法用量　通常，成人には1回の突出痛に対して，フェンタニルとして100μgを開始用量として舌下投与する。

用量調節期に，症状に応じて，フェンタニルとして1回100，200，300，400，600，800μgの順に一段階ずつ適宜調節し，至適用量を決定する。なお，用量調節期に1回の突出痛に対してフェンタニルとして1回100～600μgのいずれかの用量で十分な鎮痛効果が得られない場合には，投与から30分後以降に同一用量までの本剤を1回のみ追加投与できる。

至適用量決定後の維持期には，1回の突出痛に対して至適用量を1回投与することとし，1回用量の上限はフェンタニルとして800μgとする。

ただし，用量調節期の追加投与を除き，前回の投与から2時間以上の投与間隔をあけ，1日あたり4回以下の突出痛に対する投与にとどめること。

用法用量に関連する使用上の注意

(1)処方時

①突出痛の回数や受診可能な頻度等を考慮して，必要最小限の錠数を処方すること。

②誤用防止のため，含量の異なる本剤を同時に処方しないこと。

(2)投与方法：本剤は舌下の口腔粘膜から吸収させる製剤であるため，なめたり，噛み砕いたりせずに使用すること。

(3)開始用量：他のフェンタニル速放性製剤から本剤に変更する場合でも，必ずフェンタニルとして1回100μgから投与を開始すること。

(4)用量調節と維持

①1回の突出痛に対して1回の本剤投与で十分な鎮痛効果が得られるよう，一段階ずつ漸増して，患者毎に用量調節を行うこと。

②1回の突出痛に対して本剤の追加投与を必要とする状態が複数回続く場合には，本剤の1回用量の増量を検討すること。

③1回あたりの投与錠数は4錠までとすること。

④定時投与中のオピオイド鎮痛剤を増量する場合や種類を変更する場合には，副作用に十分注意し，必要に応じて本剤の減量を考慮すること。

⑤1回の突出痛に対してフェンタニルとして800μgで十分な鎮痛効果が得られない場合には，他の治療法への変更を考慮すること。

⑥1日に4回を超える突出痛の発現が続く場合には，癌に伴う持続性疼痛に使用されているオピオイド鎮痛剤の増量を検討すること。

警告　小児が誤って口に入れた場合，過量投与となり死に至るおそれがあることを患者等に説明し，必ず本剤を小児の手の届かないところに保管するよう指導すること。

禁忌　本剤の成分に対し過敏症のある患者

アプネカット経口液10mg

規格：10mg2.5mL1筒[1100.4円/筒]

テオフィリン　　興和　225

【効能効果】

早産・低出生体重児における原発性無呼吸(未熟児無呼吸発作)

【対応標準病名】

◎	早産児	低出生体重児	未熟児無呼吸発作
○	極低出産体重児	極低出生体重児	新生児原発性睡眠時無呼吸

	新生児呼吸不全	新生児チアノーゼ発作	新生児特発呼吸障害
	新生児鼻翼呼吸	新生児無気肺	新生児無呼吸発作
	先天性喘鳴	チアノーゼ発作	超低出産体重児
	超低出生体重児	低出産体重児	妊娠28週以上で37週未満で出生した児
	妊娠28週未満で出生した児	未熟肺	無呼吸発作
△	異常呼吸	続発性無気肺	部分無気肺
	未熟児くる病		

効能効果に関連する使用上の注意　本剤は原発性無呼吸に対する治療薬であるので，本剤投与前に二次性無呼吸の除外診断を行う。二次性無呼吸を呈する患者には，原疾患に応じ適切な処置を行うこと。

用法用量　テオフィリンとして，初回投与量を4〜6mg/kg(本剤 1〜1.5mL/kg)，維持投与量 2〜6mg/kg/日(本剤 0.5〜1.5mL/kg/日)を1日2〜3回に分けて，経口投与する。
なお，臨床症状，血中濃度に応じて適宜増減する。

用法用量に関連する使用上の注意　アミノフィリン水和物の静脈内投与から切り換える場合は，維持投与量から開始する。
適宜増減の際にはテオフィリン有効血中濃度の上限である15μg/mLを超えないよう注意すること。また，血中濃度の上限付近でも治療に反応しない場合は，投与を中止し，他の治療法への切り替えを考慮すること。

禁忌　本剤又は他のキサンチン系薬剤に対し重篤な副作用の既往歴のある患者

アプルウェイ錠20mg　規格：20mg1錠[205.5円/錠]
トホグリフロジン水和物　サノフィ　396

【効能効果】

2型糖尿病

【対応標準病名】

◎	2型糖尿病		
○	2型糖尿病・眼合併症あり	2型糖尿病・関節合併症あり	2型糖尿病・ケトアシドーシス合併あり
	2型糖尿病・昏睡合併あり	2型糖尿病・腎合併症あり	2型糖尿病・神経学的合併症あり
	2型糖尿病・多発糖尿病性合併症あり	2型糖尿病・糖尿病性合併症あり	2型糖尿病・糖尿病性合併症なし
	2型糖尿病・末梢循環合併症あり	2型糖尿病黄斑症	2型糖尿病性アシドーシス
	2型糖尿病性アセトン血症	2型糖尿病性壊疽	2型糖尿病性黄斑浮腫
	2型糖尿病性潰瘍	2型糖尿病性眼筋麻痺	2型糖尿病性肝障害
	2型糖尿病性関節症	2型糖尿病性筋萎縮症	2型糖尿病性血管障害
	2型糖尿病性ケトアシドーシス	2型糖尿病性高コレステロール血症	2型糖尿病性虹彩炎
	2型糖尿病性骨症	2型糖尿病性昏睡	2型糖尿病性自律神経ニューロパチー
	2型糖尿病性神経因性膀胱	2型糖尿病性神経痛	2型糖尿病性腎硬化症
	2型糖尿病性腎症	2型糖尿病性腎症第1期	2型糖尿病性腎症第2期
	2型糖尿病性腎症第3期	2型糖尿病性腎症第3期A	2型糖尿病性腎症第3期B
	2型糖尿病性腎症第4期	2型糖尿病性腎症第5期	2型糖尿病性腎不全
	2型糖尿病性水疱	2型糖尿病性精神障害	2型糖尿病性そう痒症
	2型糖尿病性多発ニューロパチー	2型糖尿病性単ニューロパチー	2型糖尿病性中心性網膜症
	2型糖尿病性低血糖性昏睡	2型糖尿病性動脈硬化症	2型糖尿病性動脈閉塞症
	2型糖尿病性ニューロパチー	2型糖尿病性白内障	2型糖尿病性皮膚障害
	2型糖尿病性浮腫性硬化症	2型糖尿病性末梢血管症	2型糖尿病性末梢血管障害
	2型糖尿病性末梢神経障害	2型糖尿病性ミオパチー	2型糖尿病性網膜症
	安定型糖尿病	インスリン抵抗性糖尿病	若年2型糖尿病
	増殖性糖尿病性網膜症・2型糖尿病		

効能効果に関連する使用上の注意
(1)本剤は2型糖尿病と診断された患者に対してのみ使用し，1型糖尿病の患者には投与をしないこと。
(2)重度の腎機能障害のある患者又は透析中の末期腎不全患者では本剤の効果が期待できないため，投与しないこと。
(3)中等度の腎機能障害のある患者では本剤の効果が十分に得られない可能性があるので投与の必要性を慎重に判断すること。

用法用量　通常，成人にはトホグリフロジンとして20mgを1日1回朝食前又は朝食後に経口投与する。

禁忌
(1)本剤の成分に対し過敏症の既往歴のある患者
(2)重症ケトーシス，糖尿病性昏睡又は前昏睡の患者
(3)重症感染症，手術前後，重篤な外傷のある患者

デベルザ錠20mg：興和　20mg1錠[205.5円/錠]

アプレース細粒20%　規格：20%1g[23.1円/g]
アプレース錠100mg　規格：100mg1錠[13.8円/錠]
トロキシピド　杏林　232

【効能効果】

胃潰瘍
下記疾患の胃粘膜病変(びらん，出血，発赤，浮腫)の改善：急性胃炎，慢性胃炎の急性増悪期

【対応標準病名】

◎	胃潰瘍	胃出血	胃びらん
	急性胃炎	急性びらん性胃炎	出血性胃炎
	慢性胃炎		
○	NSAID胃潰瘍	アルコール性胃炎	アレルギー性胃炎
	胃炎	胃潰瘍瘢痕	胃空腸周囲炎
	胃周囲炎	胃十二指腸炎	萎縮性胃炎
	萎縮性化生性胃炎	胃穿孔	胃蜂窩織炎
	急性胃潰瘍	急性胃潰瘍穿孔	急性胃粘膜病変
	急性出血性胃潰瘍	再発性胃潰瘍	残胃潰瘍
	出血性胃潰瘍	術後胃潰瘍	術後残胃胃炎
	消化管出血	上部消化管出血	心因性胃潰瘍
	ステロイド潰瘍	ステロイド潰瘍穿孔	ストレス性胃潰瘍
	穿孔性胃潰瘍	穿通性胃潰瘍	多発胃潰瘍
	多発性出血性胃潰瘍	中毒性胃炎	デュラフォイ潰瘍
	吐下血	吐血	難治性胃潰瘍
	肉芽腫性胃炎	表層性胃炎	びらん性胃炎
	ヘリコバクター・ピロリ胃炎	放射線胃炎	慢性胃潰瘍
	慢性胃潰瘍活動期	メネトリエ病	薬剤性胃潰瘍
	疣状胃炎		
△	NSAID十二指腸潰瘍	胃腸疾患	胃粘膜過形成
	下部消化管出血	急性出血性胃潰瘍穿孔	下血
	血便	十二指腸炎	十二指腸周囲炎
	十二指腸乳頭炎	出血性胃潰瘍穿孔	消化管狭窄
	消化管障害	神経性胃炎	腸出血
	粘血便	反応性リンパ組織増生症	びらん性十二指腸炎
	慢性十二指腸炎		

用法用量　通常，成人にはトロキシピドとして1回100mgを1日3回食後に経口投与する。なお，年齢，症状により適宜増減する。

トロキシピド錠100mg「トーワ」：東和　100mg1錠[6.1円/錠]，トロキシン細粒20%：大原薬品　20%1g[12.1円/g]，トロキシン錠100mg：大原薬品　100mg1錠[6.1円/錠]

10%アプレゾリン散「チバ」　規格：10%1g[13.1円/g]
アプレゾリン錠10mg　規格：10mg1錠[9.2円/錠]
アプレゾリン錠25mg　規格：25mg1錠[9.6円/錠]
アプレゾリン錠50mg　規格：50mg1錠[9.6円/錠]
ヒドララジン塩酸塩　ノバルティス　214

【効能効果】
本態性高血圧症，妊娠高血圧症候群による高血圧

【対応標準病名】

◎	高血圧症	妊娠高血圧症候群	本態性高血圧症
○	HELLP症候群	悪性高血圧症	境界型高血圧症
	軽症妊娠高血圧症候群	高血圧性緊急症	高血圧切迫症
	高レニン性高血圧症	混合型妊娠高血圧症候群	産後高血圧症
	若年高血圧症	若年性境界型高血圧症	収縮期高血圧症
	重症妊娠高血圧症候群	純粋型妊娠高血圧症候群	腎血管性高血圧症
	腎実質性高血圧症	腎性高血圧症	早発型妊娠高血圧症候群
	遅発型妊娠高血圧症候群	低レニン性高血圧症	内分泌性高血圧症
	二次性高血圧症	妊娠・分娩・産褥の既存の二次性高血圧症	妊娠・分娩・産褥の既存の本態性高血圧症
	妊娠高血圧症	妊娠高血圧腎症	妊娠中一過性高血圧症
	副腎性高血圧症		
△	高血圧性腎疾患	高血圧性脳内出血	特発性肺動脈性肺高血圧症
	肺静脈閉塞症	肺毛細血管腫症	慢性血栓塞栓性肺高血圧症

用法用量　ヒドララジン塩酸塩として，最初は，通常成人1日30～40mgを3～4回に分割経口投与し，血圧値をみながら漸次増量する。維持量は各個人により異なるが通常成人1回20～50mg，1日30～200mgである。
なお，年齢，症状により適宜増減する。

禁忌
(1)虚血性心疾患のある患者
(2)大動脈弁狭窄，僧帽弁狭窄及び拡張不全(肥大型心筋症，収縮性心膜炎，心タンポナーデ等)による心不全のある患者
(3)高度の頻脈及び高心拍出性心不全(甲状腺中毒症等)のある患者
(4)肺高血圧症による右心不全のある患者
(5)解離性大動脈瘤のある患者
(6)頭蓋内出血急性期の患者
(7)本剤の成分に対し過敏症の既往歴のある患者

アベマイド錠250mg　規格：250mg1錠[9.6円/錠]
クロルプロパミド　小林化工　396

【効能効果】
インスリン非依存型糖尿病(ただし，食事療法・運動療法のみで十分な効果が得られない場合に限る。)

【対応標準病名】

◎	2型糖尿病		
○	2型糖尿病・眼合併症あり	2型糖尿病・関節合併症あり	2型糖尿病・腎合併症あり
	2型糖尿病・神経学的合併症あり	2型糖尿病・多発糖尿病性合併症あり	2型糖尿病・糖尿病性合併症あり
	2型糖尿病・糖尿病性合併症なし	2型糖尿病・末梢循環合併症あり	安定型糖尿病
	若年2型糖尿病	増殖性糖尿病性網膜症・2型糖尿病	妊娠中の耐糖能低下
△	2型糖尿病・ケトアシドーシス合併あり	2型糖尿病・昏睡合併あり	2型糖尿病黄斑症
	2型糖尿病性アシドーシス	2型糖尿病性アセトン血症	2型糖尿病性壊疽
	2型糖尿病性黄斑浮腫	2型糖尿病性潰瘍	2型糖尿病性眼筋麻痺
	2型糖尿病性肝障害	2型糖尿病性関節症	2型糖尿病性筋萎縮症
	2型糖尿病性血管障害	2型糖尿病性ケトアシドーシス	2型糖尿病性高コレステロール血症
	2型糖尿病性虹彩炎	2型糖尿病性骨症	2型糖尿病性昏睡
	2型糖尿病性自律神経ニューロパチー	2型糖尿病性神経因性膀胱	2型糖尿病性神経痛
	2型糖尿病性腎硬化症	2型糖尿病性腎症	2型糖尿病性腎症第1期
	2型糖尿病性腎症第2期	2型糖尿病性腎症第3期	2型糖尿病性腎症第3期A
	2型糖尿病性腎症第3期B	2型糖尿病性腎症第4期	2型糖尿病性腎症第5期
	2型糖尿病性腎不全	2型糖尿病性水疱	2型糖尿病性精神障害
	2型糖尿病性そう痒症	2型糖尿病性多発ニューロパチー	2型糖尿病性単ニューロパチー
	2型糖尿病性中心性網膜症	2型糖尿病性低血糖性昏睡	2型糖尿病性動脈硬化症
	2型糖尿病性動脈閉塞症	2型糖尿病性ニューロパチー	2型糖尿病性白内障
	2型糖尿病性皮膚障害	2型糖尿病性浮腫性硬化症	2型糖尿病性末梢血管症
	2型糖尿病性末梢血管障害	2型糖尿病性末梢神経障害	2型糖尿病性ミオパチー
	2型糖尿病性網膜症	インスリン抵抗性糖尿病	糖尿病
	糖尿病合併症		

用法用量　通常，クロルプロパミドとして1日1回100～125mgを朝食前又は後に経口投与し，必要に応じ適宜増量して維持量を決定する。
ただし，1日最高投与量は500mgとする。

警告　重篤かつ遷延性の低血糖症を起こすことがある。用法用量，使用上の注意に特に留意すること。

禁忌
(1)重症ケトーシス，糖尿病性昏睡又は前昏睡，インスリン依存型糖尿病の患者
(2)重篤な肝又は腎機能障害のある患者
(3)重症感染症，手術前後，重篤な外傷のある患者
(4)下痢，嘔吐等の胃腸障害のある患者
(5)妊婦又は妊娠している可能性のある婦人
(6)本剤の成分又はスルホンアミド系薬剤に対し過敏症の既往歴のある患者

アベロックス錠400mg　規格：400mg1錠[502.3円/錠]
モキシフロキサシン塩酸塩　バイエル薬品　624

【効能効果】
〈適応菌種〉モキシフロキサシンに感性のブドウ球菌属，レンサ球菌属，肺炎球菌，モラクセラ(ブランハメラ)・カタラーリス，大腸菌，クレブシエラ属，エンテロバクター属，プロテウス属，インフルエンザ菌，レジオネラ・ニューモフィラ，アクネ菌，肺炎クラミジア(クラミジア・ニューモニエ)，肺炎マイコプラズマ(マイコプラズマ・ニューモニエ)
〈適応症〉表在性皮膚感染症，深在性皮膚感染症，外傷・熱傷及び手術創等の二次感染，咽頭・喉頭炎，扁桃炎，急性気管支炎，肺炎，慢性呼吸器病変の二次感染，副鼻腔炎

【対応標準病名】

◎	咽頭炎	咽頭喉頭炎	外傷
	急性気管支炎	喉頭炎	挫創
	術後創部感染	創傷	創傷感染症
	熱傷	肺炎	皮膚感染症
	副鼻腔炎	扁桃炎	裂傷
	裂創		
○ あ	亜急性気管支炎	足第1度熱傷	足第2度熱傷
	足第3度熱傷	足熱傷	アルカリ腐蝕
	アンギナ	胃腸管熱傷	胃熱傷
	陰茎第1度熱傷	陰茎第2度熱傷	陰茎第3度熱傷
	陰茎熱傷	咽頭気管炎	咽頭チフス
	咽頭痛	咽頭熱傷	咽頭扁桃炎
	陰のう第1度熱傷	陰のう第2度熱傷	陰のう第3度熱傷

	陰のう熱傷	インフルエンザ菌気管支炎	インフルエンザ菌喉頭炎
	インフルエンザ菌性咽頭炎	インフルエンザ菌性喉頭気管炎	会陰第1度熱傷
	会陰第2度熱傷	会陰第3度熱傷	会陰熱傷
	会陰部化膿創	腋窩第1度熱傷	腋窩第2度熱傷
	腋窩第3度熱傷	腋窩熱傷	壊疽性咽頭炎
か	汚染擦過創	外陰第1度熱傷	外陰第2度熱傷
	外陰第3度熱傷	外陰熱傷	外傷性乳び胸
	開放性脳損傷髄膜炎	潰瘍性咽頭炎	下咽頭炎
	下咽頭熱傷	化学外傷	下顎熱傷
	下顎部第1度熱傷	下顎部第2度熱傷	下顎部第3度熱傷
	下顎部皮膚欠損創	角結膜腐蝕	角膜アルカリ化学熱傷
	角膜酸化学熱傷	角膜酸性熱傷	角膜熱傷
	下肢第1度熱傷	下肢第2度熱傷	下肢第3度熱傷
	下肢熱傷	下腿足部熱傷	下腿熱傷
	下腿部第1度熱傷	下腿部第2度熱傷	下腿部第3度熱傷
	カタル性咽頭炎	カテーテル感染症	カテーテル敗血症
	化膿性喉頭炎	化膿性副鼻腔炎	下半身第1度熱傷
	下半身第2度熱傷	下半身第3度熱傷	下半身熱傷
	下腹部第1度熱傷	下腹部第2度熱傷	下腹部第3度熱傷
	眼化学熱傷	眼球熱傷	眼瞼化学熱傷
	眼瞼第1度熱傷	眼瞼第2度熱傷	眼瞼第3度熱傷
	眼瞼熱傷	眼周囲化学熱傷	眼周囲第1度熱傷
	眼周囲第2度熱傷	眼周囲第3度熱傷	感染性咽頭炎
	感染性喉頭気管炎	眼熱傷	顔面汚染創
	顔面損傷	顔面第1度熱傷	顔面第2度熱傷
	顔面第3度熱傷	顔面熱傷	顔面皮膚欠損創
	気管支肺炎	気管熱傷	気道熱傷
	偽膜性気管支炎	偽膜性喉頭炎	偽膜性扁桃炎
	急性アデノイド咽頭炎	急性アデノイド扁桃炎	急性咽頭炎
	急性咽頭喉頭炎	急性壊疽性喉頭炎	急性壊疽性扁桃炎
	急性潰瘍性喉頭炎	急性潰瘍性扁桃炎	急性化膿性咽頭炎
	急性化膿性扁桃炎	急性気管気管支炎	急性喉頭炎
	急性喉頭気管炎	急性喉頭気管気管支炎	急性声帯炎
	急性声門下喉頭炎	急性腺窩性扁桃炎	急性肺炎
	急性汎発性発疹性膿疱症	急性反復性気管支炎	急性浮腫性喉頭炎
	急性扁桃炎	胸腔熱傷	頬粘膜咬創
	胸部外傷	胸部上腕熱傷	胸部損傷
	胸部第1度熱傷	頬部第1度熱傷	胸部第2度熱傷
	頬部第2度熱傷	胸部第3度熱傷	頬部第3度熱傷
	胸部熱傷	頬部皮膚欠損創	躯幹薬傷
	クループ性気管支炎	頚部第1度熱傷	頚部第2度熱傷
	頚部第3度熱傷	頚部熱傷	頚部膿疱
	結膜熱傷	結膜のうアルカリ化学熱傷	結膜のう酸化学熱傷
	結膜腐蝕	肩甲間部第1度熱傷	肩甲間部第2度熱傷
	肩甲間部第3度熱傷	肩甲間部熱傷	肩甲部第1度熱傷
	肩甲部第2度熱傷	肩甲部第3度熱傷	肩甲部熱傷
	肩部第1度熱傷	肩部第2度熱傷	肩部第3度熱傷
	口腔上顎洞瘻	口腔第1度熱傷	口腔第2度熱傷
	口腔第3度熱傷	口腔熱傷	口唇第1度熱傷
	口唇第2度熱傷	口唇第3度熱傷	口唇熱傷
	喉頭外傷	喉頭周囲炎	喉頭損傷
	喉頭熱傷	肛門第1度熱傷	肛門第2度熱傷
さ	肛門第3度熱傷	肛門熱傷	臍周囲炎
	酸腐蝕	耳介部第1度熱傷	耳介部第2度熱傷
	耳介部第3度熱傷	趾化膿創	子宮熱傷
	篩骨洞炎	示指化膿創	四肢挫傷
	四肢第1度熱傷	四肢第2度熱傷	四肢第3度熱傷
	四肢熱傷	歯性上顎洞炎	歯性副鼻腔炎
	趾第1度熱傷	趾第2度熱傷	趾第3度熱傷
	膝部第1度熱傷	膝部第2度熱傷	膝部第3度熱傷
	趾熱傷	習慣性アンギナ	手関節部第1度熱傷
	手関節部第2度熱傷	手関節部第3度熱傷	手指第1度熱傷

	手指第2度熱傷	手指第3度熱傷	手指端熱傷
	手指熱傷	手術創部膿瘍	手掌第1度熱傷
	手掌第2度熱傷	手掌第3度熱傷	手掌熱傷
	手掌皮膚欠損創	術後横隔膜下膿瘍	術後感染症
	術後髄膜炎	術後膿瘍	術後敗血症
	術後腹腔内膿瘍	術後腹壁膿瘍	手背第1度熱傷
	手背第2度熱傷	手背第3度熱傷	手背熱傷
	手背皮膚欠損創	上咽頭炎	上顎洞炎
	上肢第1度熱傷	上肢第2度熱傷	上肢第3度熱傷
	上肢熱傷	焼身自殺未遂	上唇小帯裂創
	小児肺炎	小児副鼻腔炎	小膿疱性皮膚炎
	上半身第1度熱傷	上半身第2度熱傷	上半身第3度熱傷
	上半身熱傷	踵部第1度熱傷	踵部第2度熱傷
	踵部第3度熱傷	上腕第1度熱傷	上腕第2度熱傷
	上腕第3度熱傷	上腕熱傷	食道熱傷
	滲出性気管支炎	水疱性咽頭炎	精巣熱傷
	舌熱傷	舌扁桃炎	前額部第1度熱傷
	前額部第2度熱傷	前額部第3度熱傷	前額部皮膚欠損創
	腺窩性アンギナ	前胸部第1度熱傷	前胸部第2度熱傷
	前胸部第3度熱傷	前胸部熱傷	全身挫傷
	全身第1度熱傷	全身第2度熱傷	全身第3度熱傷
	全身熱傷	前頭洞炎	前腕手部熱傷
	前腕第1度熱傷	前腕第2度熱傷	前腕第3度熱傷
	前腕熱傷	創部膿瘍	足関節第1度熱傷
	足関節第2度熱傷	足関節第3度熱傷	足関節熱傷
	側胸部第1度熱傷	側胸部第2度熱傷	側胸部第3度熱傷
	足底熱傷	足底部第1度熱傷	足底部第2度熱傷
	足底部第3度熱傷	足背部第1度熱傷	足背部第2度熱傷
	足背部第3度熱傷	側腹部第1度熱傷	側腹部第2度熱傷
	側腹部第3度熱傷	鼡径部第1度熱傷	鼡径部第2度熱傷
た	鼡径部第3度熱傷	鼡径部熱傷	第1度熱傷
	第1度腐蝕	第2度熱傷	第2度腐蝕
	第3度熱傷	第3度腐蝕	第4度熱傷
	体幹第1度熱傷	体幹第2度熱傷	体幹第3度熱傷
	体幹熱傷	大腿汚染創	大腿熱傷
	大腿皮膚欠損創	大腿部第1度熱傷	大腿部第2度熱傷
	大腿部第3度熱傷	体表面積10%未満の熱傷	体表面積10－19%の熱傷
	体表面積20－29%の熱傷	体表面積30－39%の熱傷	体表面積40－49%の熱傷
	体表面積50－59%の熱傷	体表面積60－69%の熱傷	体表面積70－79%の熱傷
	体表面積80－89%の熱傷	体表面積90%以上の熱傷	大葉性肺炎
	多発性外傷	多発性昆虫咬創	多発性挫傷
	多発性擦過創	多発性第1度熱傷	多発性第2度熱傷
	多発性第3度熱傷	多発性熱傷	多発性膿疱症
	多発性表在損傷	腟断端炎	腟熱傷
	虫垂炎術後残膿瘍	肘部第1度熱傷	肘部第2度熱傷
	肘部第3度熱傷	蝶形骨洞炎	手第1度熱傷
	手第2度熱傷	手第3度熱傷	手熱傷
	殿部第1度熱傷	殿部第2度熱傷	殿部第3度熱傷
	殿部熱傷	頭部第1度熱傷	頭部第2度熱傷
な	頭部第3度熱傷	頭部熱傷	内部尿路性器の熱傷
	軟口蓋熱傷	乳児肺炎	乳頭部第1度熱傷
	乳頭部第2度熱傷	乳頭部第3度熱傷	乳房第1度熱傷
	乳房第2度熱傷	乳房第3度熱傷	乳房熱傷
	乳輪部第1度熱傷	乳輪部第2度熱傷	乳輪部第3度熱傷
は	尿管切石術後感染症	膿疱	肺炎球菌性咽頭炎
	肺炎球菌性気管支炎	敗血症性気管支炎	敗血症性肺炎
	肺熱傷	背部第1度熱傷	背部第2度熱傷
	背部第3度熱傷	背部熱傷	抜歯後感染
	半身第1度熱傷	半身第2度熱傷	半身第3度熱傷
	汎副鼻腔炎	非定型肺炎	鼻部第1度熱傷
	鼻部第2度熱傷	鼻部第3度熱傷	鼻部皮膚欠損創
	びまん性肺炎	腹部第1度熱傷	腹部第2度熱傷

	腹部第３度熱傷	腹部熱傷	腹壁縫合糸膿瘍
	腐蝕	ぶどう球菌性咽頭炎	ぶどう球菌性扁桃炎
	扁桃性アンギナ	縫合糸膿瘍	縫合部膿瘍
	放射線性熱傷	母指球部第１度熱傷	母指球部第２度熱傷
	母指球部第３度熱傷	母指第１度熱傷	母指第２度熱傷
ま	母指第３度熱傷	母指熱傷	マイコプラズマ気管支炎
	慢性咽喉頭炎	慢性副鼻腔炎	慢性副鼻腔炎急性増悪
	慢性副鼻腔膿瘍	慢性扁桃炎	脈絡網膜熱傷
や	無熱性肺炎	薬傷	腰部第１度熱傷
	腰部第２度熱傷	腰部第３度熱傷	腰部熱傷
ら	連鎖球菌気管支炎	連鎖球菌性アンギナ	連鎖球菌性咽頭炎
	連鎖球菌性喉頭炎	連鎖球菌性喉頭気管炎	連鎖球菌性扁桃炎
	老人性肺炎		
△あ	MRSA 術後創部感染	アキレス腱筋腱移行部断裂	アキレス腱挫傷
	アキレス腱挫創	アキレス腱切創	アキレス腱断裂
	アキレス腱部分断裂	足異物	足開放創
	足挫創	足切創	亜脱臼
	圧挫傷	圧挫創	圧迫骨折
	圧迫神経炎	アレルギー性副鼻腔炎	医原性気胸
	犬咬創	陰茎開放創	陰茎挫創
	陰茎折症	陰茎裂創	咽頭開放創
	咽頭創傷	陰のう開放創	陰のう裂創
	陰部切創	ウイルス性咽頭炎	ウイルス性扁桃炎
	会陰裂傷	横隔膜損傷	横骨折
か	汚染創	外陰開放創	外陰部挫創
	外陰部切創	外陰部裂傷	外耳開放創
	外耳道創傷	外耳部外傷性異物	外耳部外傷性腫脹
	外耳部外傷性皮下異物	外耳部割創	外耳部貫通創
	外耳部咬創	外耳部挫傷	外耳部挫創
	外耳部擦過創	外耳部刺創	外耳部切創
	外耳部創傷	外耳部打撲傷	外耳部虫刺傷
	外耳部皮下血腫	外耳部皮下出血	外傷後早期合併症
	外傷性一過性麻痺	外傷性異物	外傷性横隔膜ヘルニア
	外傷性眼球ろう	外傷性空気塞栓症	外傷性咬合
	外傷性虹彩離断	外傷性硬膜動静脈瘻	外傷性耳出血
	外傷性脂肪塞栓症	外傷性縦隔気腫	外傷性食道破裂
	外傷性脊髄出血	外傷性切断	外傷性動静脈瘻
	外傷性動脈血腫	外傷性動脈瘤	外傷性脳圧迫
	外傷性脳圧迫・頭蓋内に達する開放創合併あり	外傷性脳圧迫・頭蓋内に達する開放創合併なし	外傷性脳症
	外傷性破裂	外傷性皮下気腫	外傷性皮下血腫
	外耳裂創	開放骨折	開放性外傷性脳圧迫
	開放性陥没骨折	開放性胸膜損傷	開放性脱臼
	開放性脱臼骨折	開放性脳挫創	開放性脳底部挫傷
	開放性びまん性脳損傷	開放性粉砕骨折	開放創
	下咽頭創傷	下顎外傷性異物	下顎開放創
	下顎割創	下顎貫通創	下顎口唇挫創
	下顎咬創	下顎挫傷	下顎挫創
	下顎擦過創	下顎刺創	下顎切創
	下顎創傷	下顎打撲傷	下顎皮下血腫
	下顎部挫傷	下顎部打撲傷	下顎裂創
	踵裂創	顎関節部開放創	顎関節部割創
	顎関節部貫通創	顎関節部咬創	顎関節部挫傷
	顎関節部挫創	顎関節部擦過創	顎関節部刺創
	顎関節部切創	顎関節部創傷	顎関節部打撲傷
	顎関節部皮下血腫	顎関節部裂創	顎部挫傷
	顎部打撲傷	角膜挫創	角膜切傷
	角膜切創	角膜創傷	角膜破裂
	角膜裂傷	下腿汚染創	下腿開放創
	下腿挫創	下腿切創	下腿皮膚欠損創
	下腿裂創	割創	眼黄斑部裂孔
	眼窩創傷	眼窩部挫創	眼窩裂傷
	眼球結膜裂傷	眼球損傷	眼球破裂

眼球裂傷	眼瞼外傷性異物	眼瞼外傷性腫脹
眼瞼外傷性皮下異物	眼瞼開放創	眼瞼割創
眼瞼貫通創	眼瞼咬創	眼瞼挫創
眼瞼擦過創	眼瞼刺創	眼瞼切創
眼瞼創傷	眼瞼虫刺傷	眼瞼裂創
環指圧挫傷	環指挫傷	環指挫創
環指切創	環指剥皮創	環指皮膚欠損創
眼周囲部外傷性異物	眼周囲部外傷性腫脹	眼周囲部外傷性皮下異物
眼周囲部開放創	眼周囲部割創	眼周囲部貫通創
眼周囲部咬創	眼周囲部挫創	眼周囲部擦過創
眼周囲部刺創	眼周囲部切創	眼周囲部創傷
眼周囲部虫刺傷	眼周囲部裂創	関節血腫
関節骨折	関節挫傷	関節打撲
完全骨折	完全脱臼	貫通刺創
貫通銃創	貫通性挫滅創	貫通創
眼部外傷性異物	眼部外傷性腫脹	眼部外傷性皮下異物
眼部開放創	眼部割創	眼部貫通創
眼部咬創	眼部挫創	眼部擦過創
眼部刺創	眼部切創	眼部創傷
眼部虫刺傷	眼部裂創	陥没骨折
顔面外傷性異物	顔面開放創	顔面割創
顔面貫通創	顔面咬創	顔面挫傷
顔面挫創	顔面擦過創	顔面刺創
顔面切創	顔面創傷	顔面掻創
顔面多発開放創	顔面多発割創	顔面多発貫通創
顔面多発咬創	顔面多発挫傷	顔面多発挫創
顔面多発擦過創	顔面多発刺創	顔面多発切創
顔面多発創傷	顔面多発打撲傷	顔面多発虫刺傷
顔面多発皮下血腫	顔面多発皮下出血	顔面多発裂創
顔面打撲傷	顔面皮下血腫	顔面裂創
乾酪性副鼻腔炎	偽膜性咽頭炎	胸管損傷
胸腺損傷	頬粘膜咬傷	胸部汚染創
頬部外傷性異物	頬部開放創	頬部割創
頬部貫通創	頬部咬創	頬部挫傷
胸部挫創	頬部挫創	頬部擦過創
頬部刺創	胸部食道損傷	胸部切創
頬部切創	頬部創傷	頬部打撲傷
胸部皮下気腫	頬部皮下血腫	胸部皮膚欠損創
頬部裂創	胸壁開放創	胸壁刺創
強膜切創	強膜創傷	胸膜損傷・胸腔に達する開放創合併あり
胸膜肺炎	強膜裂傷	胸膜裂創
棘刺創	魚咬創	亀裂骨折
筋損傷	筋断裂	筋肉内血腫
空気塞栓症	屈曲骨折	クラミジア肺炎
頚管破裂	脛骨顆部割創	頚部開放創
頚部挫創	頚部食道開放創	頚部切創
頚部皮膚欠損創	血管切断	血管損傷
血腫	結膜創傷	結膜裂傷
腱切創	腱損傷	腱断裂
腱部分断裂	腱裂傷	高エネルギー外傷
口蓋挫傷	口蓋切創	口蓋裂創
口角部挫創	口角部裂創	口腔外傷性異物
口腔外傷性腫脹	口腔開放創	口腔割創
口腔挫傷	口腔挫創	口腔擦過創
口腔刺創	口腔切創	口腔創傷
口腔打撲傷	口腔内血腫	口腔粘膜咬傷
口腔粘膜咬創	口腔裂創	好酸球性副鼻腔炎
後出血	紅色陰癬	口唇外傷性異物
口唇外傷性腫脹	口唇外傷性皮下異物	口唇開放創
口唇割創	口唇貫通創	口唇咬傷
口唇咬創	口唇挫傷	口唇挫創
口唇擦過創	口唇刺創	口唇切創
口唇創傷	口唇打撲傷	口唇虫刺傷

	口唇皮下血腫	口唇皮下出血	口唇裂創
	溝創	咬創	後頭部外傷
	後頭部割創	後頭部挫傷	後頭部挫創
	後頭部切創	後頭部打撲傷	後頭部裂創
	広範性軸索損傷	広汎性神経損傷	後方脱臼
	硬膜損傷	硬膜裂傷	肛門裂創
	骨折	骨盤部裂創	昆虫咬創
さ	昆虫刺傷	コントル・クー損傷	採皮創
	挫傷	擦過創	擦過皮下血腫
	挫滅傷	挫滅創	耳介外傷性異物
	耳介外傷性腫脹	耳介外傷性皮下異物	耳介開放創
	耳介割創	耳介貫通創	耳介咬創
	耳介挫傷	耳介挫創	耳介擦過創
	耳介刺創	耳介切創	耳介創傷
	耳介打撲傷	耳介虫刺傷	耳介皮下血腫
	耳介皮下出血	趾開放創	耳介裂創
	耳下腺部打撲	指間切創	趾間切創
	子宮頚管裂傷	子宮頚部環状剥離	刺咬症
	趾挫創	示指 MP 関節挫傷	示指 PIP 開放創
	示指割創	示指挫傷	示指挫創
	示指刺創	四肢静脈損傷	示指切創
	四肢動脈損傷	示指皮膚欠損創	耳前部挫創
	刺創	膝蓋部挫創	膝下部挫創
	膝窩部銃創	膝関節部異物	膝関節部挫創
	膝部異物	膝部開放創	膝部割創
	膝部咬創	膝部挫創	膝部切創
	膝部裂創	歯肉挫傷	歯肉切創
	歯肉裂創	脂肪塞栓症	斜骨折
	射創	尺骨近位端骨折	尺骨鉤状突起骨折
	手圧挫傷	縦隔血腫	習慣性扁桃炎
	縦骨折	銃自殺未遂	銃創
	重複骨折	手関節挫滅傷	手関節挫滅創
	手関節掌側部挫創	手関節部挫創	手関節部切創
	手関節部創傷	手関節部裂創	手指圧挫傷
	手指汚染創	手指開放創	手指咬創
	種子骨開放骨折	種子骨骨折	手指挫傷
	手指挫創	手指挫滅傷	手指挫滅創
	手指刺創	手指切創	手指打撲傷
	手指剥皮創	手指皮下血腫	手指皮膚欠損創
	手術創離開	手掌挫創	手掌刺創
	手掌切創	手掌剥皮創	術後血腫
	術後出血性ショック	術後消化管出血性ショック	術後ショック
	術後皮下気腫	手背部挫創	手背部切創
	手部汚染創	上顎挫傷	上顎擦過創
	上顎切創	上顎打撲傷	上顎皮下血腫
	上顎部裂創	上口唇挫傷	踵骨部挫滅創
	小指咬創	小指挫傷	小指挫創
	小指切創	硝子体切断	小指皮膚欠損創
	上腕汚染創	上腕貫通銃創	上腕挫創
	上腕皮膚欠損創	上腕部開放創	食道損傷
	処女膜裂傷	神経根ひきぬき損傷	神経切断
	神経叢損傷	神経叢不全損傷	神経損傷
	神経断裂	針刺創	靱帯ストレイン
	靱帯損傷	靱帯断裂	靱帯捻挫
	靱帯裂傷	心内異物	ストレイン
	生検後出血	精巣開放創	精巣破裂
	声門外傷	舌開放創	舌下顎挫創
	舌咬傷	舌咬創	舌挫創
	舌刺創	舌切創	切創
	舌創傷	切断	舌裂創
	前額部外傷性異物	前額部外傷性腫脹	前額部外傷性皮下異物
	前額部開放創	前額部割創	前額部貫通創
	前額部咬創	前額部挫創	前額部擦過創
	前額部刺創	前額部切創	前額部創傷

	前額部虫刺傷	前額部虫刺症	前額部裂創
	前胸部挫創	前頚頭頂部挫創	仙骨部挫創
	仙骨部皮膚欠損創	線状骨折	全身擦過創
	穿通創	前頭部割創	前頭部挫傷
	前頭部挫創	前頭部切創	前頭部打撲傷
	前頭部皮膚欠損創	前方脱臼	前腕汚染創
	前腕開放創	前腕咬創	前腕挫創
	前腕刺創	前腕切創	前腕皮膚欠損創
	前腕裂創	爪下異物	爪下挫滅傷
	爪下挫滅創	掻創	足関節内果部挫創
	足関節部挫創	足底異物	足底部咬創
	足底部刺創	足底部皮膚欠損創	側頭部割創
	側頭部挫創	側頭部切創	側頭部打撲傷
	側頭部皮下血腫	足背部挫創	足背部切創
	足部汚染創	側腹部咬創	側腹部挫創
	側腹壁開放創	足部皮膚欠損創	足部裂創
	鼡径部開放創	鼡径部切創	損傷
た	第 5 趾皮膚欠損創	大腿咬創	大腿挫創
	大腿部開放創	大腿部刺創	大腿部切創
	大腿裂創	大転子部挫創	脱臼
	脱臼骨折	多発性開放創	多発性咬創
	多発性切創	多発性穿刺創	多発性裂創
	打撲割創	打撲血腫	打撲挫創
	打撲擦過創	打撲傷	打撲皮下血腫
	単純脱臼	腟開放創	腟断端出血
	腟壁縫合不全	腟裂傷	肘関節骨折
	肘関節挫創	肘関節脱臼骨折	肘関節部開放創
	中指咬創	中指挫傷	中指挫創
	中指刺創	中指切創	中指皮膚欠損創
	中手骨関節部挫創	中枢神経系損傷	肘頭骨折
	肘部挫創	肘部切創	肘部皮膚欠損創
	沈下性肺炎	手開放創	手咬創
	手挫創	手刺創	手切創
	転位性骨折	殿部異物	殿部開放創
	殿部咬創	殿部刺創	殿部切創
	殿部皮膚欠損創	殿部裂創	頭頂部挫傷
	頭頂部挫創	頭頂部擦過創	頭頂部切創
	頭頂部打撲傷	頭頂部裂創	頭皮外傷性腫脹
	頭皮開放創	頭皮下血腫	頭皮剥離
	頭皮表在損傷	頭部異物	頭部外傷性皮下異物
	頭部外傷性皮下気腫	頭部開放創	頭部割創
	頭部頚部挫傷	頭部頚部挫創	頭部頚部打撲傷
	頭部血腫	頭部挫傷	頭部挫創
	頭部擦過創	頭部刺創	頭部切創
	頭部多発開放創	頭部多発割創	頭部多発咬創
	頭部多発挫傷	頭部多発挫創	頭部多発擦過創
	頭部多発刺創	頭部多発切創	頭部多発創傷
	頭部多発打撲傷	頭部多発皮下血腫	頭部多発裂創
	頭部打撲	頭部打撲血腫	頭部打撲傷
	頭部虫刺傷	動物咬創	頭部皮下異物
	頭部皮下血腫	頭部皮下出血	頭部皮膚欠損創
	頭部裂創	動脈損傷	特発性関節脱臼
な	飛び降り自殺未遂	飛び込み自殺未遂	内視鏡検査中腸穿孔
	軟口蓋血腫	軟口蓋挫創	軟口蓋創傷
	軟口蓋破裂	肉離れ	乳腺内異物
	乳房異物	猫咬創	捻挫
	脳挫傷	脳挫傷・頭蓋内に達する開放創合併あり	脳挫傷・頭蓋内に達する開放創合併なし
	脳挫創	脳挫創・頭蓋内に達する開放創合併あり	脳挫創・頭蓋内に達する開放創合併なし
	脳損傷	脳対側損傷	脳直撃損傷
	脳底部挫傷	脳底部挫傷・頭蓋内に達する開放創合併あり	脳底部挫傷・頭蓋内に達する開放創合併なし
は	脳裂傷	敗血症性咽頭炎	爆死自殺未遂
	剥離骨折	抜歯後出血	破裂骨折
	皮下異物	皮下気腫	皮下血腫

	鼻下擦過創	皮下静脈損傷	皮下損傷
	鼻根部打撲挫創	鼻根部裂創	膝汚染創
	膝皮膚欠損創	皮神経挫傷	鼻前庭部挫創
	鼻尖部挫創	非熱傷性水疱	鼻部外傷性異物
	鼻部外傷性腫脹	鼻部外傷性皮下異物	鼻部開放創
	眉部割創	鼻部割創	鼻部貫通創
	腓腹筋挫創	眉部血腫	皮膚欠損創
	鼻部咬創	鼻部挫傷	鼻部挫創
	鼻部擦過創	鼻部刺創	鼻部切創
	鼻部創傷	皮膚損傷	鼻部打撲傷
	鼻部虫刺傷	皮膚剥脱創	鼻部皮下血腫
	鼻部皮下出血	鼻部皮膚剥離創	鼻部裂創
	びまん性脳損傷	びまん性脳損傷・頭蓋内に達する開放創合併あり	びまん性脳損傷・頭蓋内に達する開放創合併なし
	眉毛部割創	眉毛部裂創	表皮剥離
	鼻翼部切創	鼻翼部裂創	複雑脱臼
	伏針	副鼻腔開放創	副鼻腔真菌症
	腹部汚染創	腹部刺創	腹部皮膚欠損創
	腹壁異物	腹壁開放創	腹壁創し開
	腹壁縫合不全	不全骨折	ブラックアイ
	粉砕骨折	分娩時会陰裂傷	分娩時軟産道損傷
	閉鎖性外傷性脳圧迫	閉鎖性骨折	閉鎖性脱臼
	閉鎖性脳挫創	閉鎖性脳底部挫傷	閉鎖性びまん性脳損傷
	閉塞性肺炎	扁桃チフス	縫合不全
	縫合不全出血	帽状腱膜下出血	包皮挫創
	包皮切創	包皮裂創	母指咬創
	母指挫傷	母指挫創	母趾挫創
	母指示指間切創	母指刺創	母指切創
	母指打撲挫創	母指打撲傷	母指皮膚欠損創
ま	母趾皮膚欠損創	母指末節部挫創	膜性咽頭炎
	末梢血管外傷	末梢神経損傷	眉間部挫創
	眉間部裂創	耳後部挫創	耳後部打撲傷
	盲管銃創	網膜振盪	網脈絡膜裂傷
や	モンテジア骨折	腰部切創	腰部打撲挫創
ら	らせん骨折	離開骨折	淋菌性咽頭炎
	涙管損傷	涙管断裂	涙道損傷
	轢過創	裂離	裂離骨折
	若木骨折		

効能効果に関連する使用上の注意　皮膚科領域感染症に対して本剤を投与する場合には，一次選択薬としての使用は避けること。

用法用量　通常，成人にはモキシフロキサシンとして，1回400mgを1日1回経口投与する。

用法用量に関連する使用上の注意

(1)本剤の使用にあたっては，耐性菌の発現等を防ぐため，原則として感受性を確認し，疾病の治療上必要な最小限の期間の投与にとどめること。更に，本剤の投与期間は，原則として皮膚科領域感染症，咽頭・喉頭炎，扁桃炎，急性気管支炎及び慢性呼吸器病変の二次感染に対しては7日間以内，肺炎及び副鼻腔炎に対しては10日間以内とすること。

(2)体重が40kg未満の患者では，低用量(200mg)を用いるなど慎重に投与すること。特に高齢者においては加齢に伴う生理機能の低下等も考えられることから注意すること。

禁忌

(1)本剤の成分又は他のキノロン系抗菌剤に対し過敏症の既往歴のある患者

(2)重度の肝障害のある患者

(3) QT延長のある患者(先天性QT延長症候群等)

(4)低カリウム血症のある患者

(5)クラスIA(キニジン，プロカインアミド等)又はクラスIII(アミオダロン，ソタロール等)の抗不整脈薬を投与中の患者

(6)妊婦又は妊娠している可能性のある婦人

(7)小児等

併用禁忌

薬剤名等	臨床症状・措置方法	機序・危険因子
クラスIA抗不整脈薬 キニジン，プロカインアミド等 クラスIII抗不整脈薬 アミオダロン，ソタロール等	本剤を併用した場合，相加的なQT延長がみられるおそれがあり，心室性頻拍(Torsades de pointesを含む)，QT延長を起こすことがある。	これらの抗不整脈薬は単独投与でもQT延長作用がみられている。

アヘン散「第一三共」　規格：10%1g[263.9円/g]
アヘンチンキ「第一三共」　規格：10%1mL[194.5円/mL]
アヘン末「第一三共」　規格：1g[1098.5円/g]

アヘン　第一三共プロ　811

【効能効果】

激しい下痢症状の改善及び手術後等の腸管蠕動運動の抑制
激しい疼痛時における鎮痛・鎮静・鎮痙
激しい咳嗽発作における鎮咳

【対応標準病名】

◎	下痢症	咳	疼痛
○	S状結腸炎	アトピー咳嗽	アレルギー性咳嗽
	開胸術後疼痛症候群	カタル性咳	癌性持続痛
	乾性咳	癌性疼痛	癌性突出痛
	感染後咳嗽	持続痛	湿性咳
	神経障害性疼痛	遷延性咳嗽	中枢神経障害性疼痛
	突出痛	難治性疼痛	難治性乳児下痢症
	乳児下痢	末梢神経障害性疼痛	慢性咳嗽
	慢性疼痛	夜間咳	
△	圧痛	胃腸炎	炎症性腸疾患
	回腸炎	カタル性胃腸炎	感染性胃腸炎
	感染性下痢症	感染性大腸炎	感染性腸炎
	感冒性胃腸炎	感冒性大腸炎	感冒性腸炎
	機能性下痢	急性胃腸炎	急性大腸炎
	急性腸炎	抗生物質起因性大腸炎	抗生物質起因性腸炎
	出血性腸炎	術後疼痛	身体痛
	咳失神	全身痛	大腸炎
	腸炎	腸カタル	鈍痛
	皮膚疼痛症	放散痛	

用法用量

〔アヘン散，アヘン末〕：通常，成人には，アヘン散1回0.3g，1日1gを，アヘン末1回30mg，1日100mgを経口投与する。なお，年齢，症状により適宜増減する。

〔アヘンチンキ〕：通常，成人には，1回0.5mL，1日1.5mLを経口投与する。なお，年齢，症状により適宜増減する。

禁忌

(1)重篤な呼吸抑制のある患者

(2)気管支喘息発作中の患者

(3)重篤な肝障害のある患者

(4)慢性肺疾患に続発する心不全の患者

(5)痙攣状態(てんかん重積症，破傷風，ストリキニーネ中毒)にある患者

(6)急性アルコール中毒の患者

(7)アヘンアルカロイドに対し過敏症の患者

(8)出血性大腸炎の患者

原則禁忌　細菌性下痢のある患者

アヘン散：武田薬品　10%1g[263.9円/g]，アヘンチンキ：武田薬品　10%1mL[194.5円/mL]

アボビスカプセル25　規格：25mg1カプセル[5.7円/カプセル]
アボビスカプセル50　規格：50mg1カプセル[9円/カプセル]
アクラトニウムナパジシル酸塩　富山化学　123

【効 能 効 果】

次の場合における消化器機能異常(悪心，嘔吐，食欲不振，腹部膨満感)
　慢性胃炎，胆道ジスキネジー，消化管手術後

【対応標準病名】

◎	嘔吐症	悪心	消化管障害
	食欲不振	胆道ジスキネジア	腹部膨満
	慢性胃炎		
○	アルコール性胃炎	アレルギー性胃炎	胃運動機能障害
	胃炎	胃十二指腸炎	萎縮性胃炎
	萎縮性化生性胃炎	胃蜂窩織炎	化学療法に伴う嘔吐症
	急性びらん性胃炎	出血性胃炎	術後残胃胃炎
	消化不良症	中毒性胃炎	肉芽腫性胃炎
	反応性リンパ組織増生症	表層性胃炎	びらん性胃炎
	ヘリコバクター・ピロリ胃炎	放射線胃炎	メネトリエ病
	疣状胃炎		
△	アセトン血性嘔吐症	胃腸疾患	胃内ガス貯留
	胃粘膜過形成	嘔気	おくび
	ガス痛	肝外閉塞性黄疸	肝内胆管拡張症
	鼓腸	自己免疫性胆管炎	習慣性嘔吐
	術後胆管炎	食後悪心	総胆管拡張症
	胆管萎縮	胆管潰瘍	胆管拡張症
	胆管閉塞症	胆管ポリープ	胆管癒着
	胆汁うっ滞	胆汁性嘔吐	胆道機能異常
	胆道疾患	胆道閉鎖	中枢性嘔吐症
	特発性嘔吐症	脳性嘔吐	反芻
	反復性嘔吐	糞便性嘔吐	閉塞性黄疸
	放屁		

用法用量　通常，成人1回アクラトニウムナパジシル酸塩として25～50mgを1日3回経口投与する。
なお，年齢，症状に応じ適宜増減する。

禁忌
(1)気管支喘息の患者
(2)甲状腺機能亢進症の患者
(3)消化性潰瘍(活動期)の患者
(4)てんかんの患者
(5)パーキンソン病の患者
(6)徐脈等の著明な迷走神経亢進状態にある患者
(7)妊婦又は妊娠している可能性のある婦人

アポプロン散0.1%　規格：0.1%1g[8.8円/g]
アポプロン錠0.25mg　規格：0.25mg1錠[9.6円/錠]
レセルピン　第一三共　117,214

【効 能 効 果】

高血圧症(本態性)，高血圧症(腎性等)
悪性高血圧(他の降圧剤と併用する)
フェノチアジン系薬物の使用困難な統合失調症

【対応標準病名】

◎	悪性高血圧症	高血圧症	腎性高血圧症
	統合失調症	本態性高血圧症	
○	HELLP症候群	アスペルガー症候群	型分類困難な統合失調症
	褐色細胞腫性高血圧症	偽神経症性統合失調症	急性統合失調症
	急性統合失調症性エピソード	急性統合失調症様精神病性障害	境界型高血圧症
	境界型統合失調症	緊張型統合失調症	軽症妊娠高血圧症候群
	高血圧性腎疾患	高血圧性脳内出血	高血圧切迫症
	高レニン性高血圧症	混合型妊娠高血圧症候群	残遺型統合失調症
	産後高血圧症	若年高血圧症	若年性境界型高血圧症
	収縮期高血圧症	重症妊娠高血圧症候群	術中異常高血圧症
	純粋型妊娠高血圧症候群	小児期型統合失調症	小児シゾイド障害
	心因性高血圧症	腎血管性高血圧症	腎実質性高血圧症
	新生児高血圧症	前駆期統合失調症	潜在性統合失調症
	早発型妊娠高血圧症候群	体感症性統合失調症	短期統合失調症様障害
	単純型統合失調症	遅発型妊娠高血圧症候群	遅発性統合失調症
	低レニン性高血圧症	統合失調症型障害	統合失調症型パーソナリティ障害
	統合失調症後抑うつ	統合失調症症状を伴う急性錯乱	統合失調症症状を伴う急性多形性精神病性障害
	統合失調症症状を伴う類循環精神病	統合失調症性パーソナリティ障害	統合失調症性反応
	統合失調症様状態	内分泌性高血圧症	二次性高血圧症
	妊娠高血圧症	妊娠高血圧症候群	妊娠高血圧腎症
	妊娠中一過性高血圧症	破瓜型統合失調症	副腎性高血圧症
	夢幻精神病	妄想型統合失調症	モレル・クレペリン病
△	褐色細胞腫	クロム親和性細胞腫	自閉的精神病質
	統合失調症症状を伴わない急性錯乱	統合失調症症状を伴わない急性多形性精神病性障害	統合失調症症状を伴わない類循環精神病
	副腎腺腫	副腎のう腫	副腎皮質のう腫
	良性副腎皮質腫瘍		

用法用量
(1)降圧の目的には，レセルピンとして，通常成人1日0.2～0.5mgを1～3回に分割経口投与する。血圧が下降し，安定化した場合は維持量として1日0.1～0.25mgを経口投与する。
(2)鎮静の目的には，レセルピンとして，通常成人1日0.2～2mgより始め，患者の反応を観察しつつ増減する。
なお，年齢，症状により適宜増減する。

警告　重篤なうつ状態があらわれることがある。使用上の注意に特に留意すること。

禁忌
(1)うつ病・うつ状態及びその既往歴のある患者(特に自殺傾向のあるもの)
(2)消化性潰瘍，潰瘍性大腸炎のある患者
(3)本剤の成分又はラウオルフィア・アルカロイドに対し過敏症の既往歴のある患者
(4)電気ショック療法を受けている患者
(5)妊婦又は妊娠している可能性のある婦人

原則併用禁忌

薬剤名等	臨床症状・措置方法	機序・危険因子
電気ショック療法	重篤な反応(錯乱，嗜眠，重症の低血圧等)があらわれるおそれがある。電気ショック療法を行う前には適切な休薬期間をおく。	本剤により痙攣閾値を低下させると考えられている。

アボルブカプセル0.5mg
規格：0.5mg1カプセル[210.9円/カプセル]
デュタステリド　グラクソ・スミスクライン　249

【効 能 効 果】

前立腺肥大症

【対応標準病名】

◎	前立腺肥大症
○	前立腺症
△	前立腺線維腫

効能効果に関連する使用上の注意　前立腺が肥大していない患者における有効性及び安全性は確認されていない。

ア

用法用量　通常，成人にはデュタステリドとして１回0.5mgを１日１回経口投与する。

用法用量に関連する使用上の注意

(1)カプセルの内容物が口腔咽頭粘膜を刺激する場合があるので，カプセルは噛んだり開けたりせずに服用させること。

(2)投与開始初期に改善が認められる場合もあるが，治療効果を評価するためには，通常6ヵ月間の治療が必要である。

禁忌

(1)本剤の成分及び他の5 α還元酵素阻害薬に対し過敏症の既往歴のある患者

(2)女性

(3)小児等

(4)重度の肝機能障害のある患者

アマージ錠2.5mg　規格：2.5mg1錠[918.9円/錠]

ナラトリプタン塩酸塩

グラクソ・スミスクライン　216

【効能効果】

片頭痛

【対応標準病名】

◎	片頭痛		
○	月経前片頭痛	持続性片頭痛	典型片頭痛
	普通型片頭痛	網膜性片頭痛	
△	眼筋麻痺性片頭痛	眼性片頭痛	脳底動脈性片頭痛
	片麻痺性片頭痛		

効能効果に関連する使用上の注意

(1)本剤は，国際頭痛学会による片頭痛診断基準により，「前兆のない片頭痛」あるいは「前兆のある片頭痛」と確定診断が行われた場合にのみ投与すること。特に次のような患者は，くも膜下出血等の脳血管障害や他の原因による頭痛の可能性があるので，本剤投与前に問診，診察，検査を十分に行い，頭痛の原因を確認してから投与すること。

①今までに片頭痛と診断が確定したことのない患者

②片頭痛と診断されたことはあるが，片頭痛に通常見られる症状や経過とは異なった頭痛及び随伴症状のある患者

(2)家族性片麻痺性片頭痛，孤発性片麻痺性片頭痛，脳底型片頭痛あるいは眼筋麻痺性片頭痛の患者には投与しないこと。

用法用量　通常，成人にはナラトリプタンとして１回2.5mgを片頭痛の頭痛発現時に経口投与する。

なお，効果が不十分な場合には，追加投与することができるが，前回の投与から４時間以上あけること。ただし，１日の総投与量を5mg以内とする。

用法用量に関連する使用上の注意

(1)本剤は，頭痛発現時のみに使用し，予防的には使用しないこと。

(2)本剤投与により全く効果が認められない場合は，その発作に対して追加投与しないこと。このような場合は，再検査の上，頭痛の原因を確認すること。

(3)肝機能障害患者又は腎機能障害患者では，血中濃度が上昇するおそれがあるので，１日の総投与量を2.5mgとすること。

禁忌

(1)本剤の成分に対し過敏症の既往歴のある患者

(2)心筋梗塞の既往歴のある患者，虚血性心疾患又はその症状・兆候のある患者，異型狭心症(冠動脈攣縮)のある患者

(3)脳血管障害や一過性脳虚血性発作の既往のある患者

(4)末梢血管障害を有する患者

(5)コントロールされていない高血圧症の患者

(6)重度の肝機能障害又は重度の腎機能障害のある患者

(7)エルゴタミン，エルゴタミン誘導体含有製剤，あるいは他の5-$HT_{1B/1D}$受容体作動薬を投与中の患者

併用禁忌

薬剤名等	臨床症状・措置方法	機序・危険因子
エルゴタミン エルゴタミン酒石酸塩・無水カフェイン・イソプロピルアンチピリン(クリアミン) エルゴタミン誘導体含有製剤 ジヒドロエルゴタミンメシル酸塩(ジヒデルゴット) エルゴメトリンマレイン酸塩(エルゴメトリンF) メチルエルゴメトリンマレイン酸塩(メテルギン)	血圧上昇又は血管攣縮が増強されるおそれがある。本剤投与後にエルゴタミンあるいはエルゴタミン誘導体含有製剤を投与する場合，もしくはその逆の場合は，それぞれ24時間以上の間隔をあけて投与すること。	5-$HT_{1B/1D}$受容体作動薬との薬理的相加作用により，相互に作用(血管収縮作用)を増強させる。
5-$HT_{1B/1D}$受容体作動薬 スマトリプタンコハク酸塩(イミグラン) ゾルミトリプタン(ゾーミッグ) エレトリプタン臭化水素酸塩(レルパックス) リザトリプタン安息香酸塩(マクサルト)	血圧上昇又は血管攣縮が増強されるおそれがある。本剤投与後に他の5-$HT_{1B/1D}$受容体作動型の片頭痛薬を投与する場合，もしくはその逆の場合は，それぞれ24時間以内に投与しないこと。	併用により相互に作用を増強させる。

アマリール0.5mg錠　規格：0.5mg1錠[10.9円/錠]
アマリール1mg錠　規格：1mg1錠[18.6円/錠]
アマリール3mg錠　規格：3mg1錠[43.4円/錠]
アマリールOD錠0.5mg　規格：0.5mg1錠[10.9円/錠]
アマリールOD錠1mg　規格：1mg1錠[18.6円/錠]
アマリールOD錠3mg　規格：3mg1錠[43.4円/錠]

グリメピリド　サノフィ　396

【効能効果】

2型糖尿病(ただし，食事療法・運動療法のみで十分な効果が得られない場合に限る。)

【対応標準病名】

◎	2型糖尿病		
○	2型糖尿病・眼合併症あり	2型糖尿病・関節合併症あり	2型糖尿病・腎合併症あり
	2型糖尿病・神経学的合併症あり	2型糖尿病・多発糖尿病性合併症あり	2型糖尿病・糖尿病性合併症あり
	2型糖尿病・糖尿病性合併症なし	2型糖尿病・末梢循環合併症あり	安定型糖尿病
	若年2型糖尿病	増殖性糖尿病性網膜症・2型糖尿病	糖尿病・糖尿病性合併症なし
	妊娠中の耐糖能低下		
△	2型糖尿病・ケトアシドーシス合併あり	2型糖尿病・昏睡合併あり	2型糖尿病黄斑症
	2型糖尿病合併妊娠	2型糖尿病性アシドーシス	2型糖尿病性アセトン血症
	2型糖尿病性壊疽	2型糖尿病性黄斑浮腫	2型糖尿病性潰瘍
	2型糖尿病性眼筋麻痺	2型糖尿病性肝障害	2型糖尿病性関節症
	2型糖尿病性筋萎縮症	2型糖尿病性血管障害	2型糖尿病性ケトアシドーシス
	2型糖尿病性高コレステロール血症	2型糖尿病性虹彩炎	2型糖尿病性骨症
	2型糖尿病性昏睡	2型糖尿病性自律神経ニューロパチー	2型糖尿病性神経因性膀胱
	2型糖尿病性神経痛	2型糖尿病性腎硬化症	2型糖尿病性腎症
	2型糖尿病性腎症第1期	2型糖尿病性腎症第2期	2型糖尿病性腎症第3期
	2型糖尿病性腎症第3期A	2型糖尿病性腎症第3期B	2型糖尿病性腎症第4期
	2型糖尿病性腎症第5期	2型糖尿病性腎不全	2型糖尿病性水疱
	2型糖尿病性精神障害	2型糖尿病性そう痒症	2型糖尿病性多発ニューロパチー
	2型糖尿病性単ニューロパチー	2型糖尿病性中心性網膜症	2型糖尿病性低血糖性昏睡
	2型糖尿病性動脈硬化症	2型糖尿病性動脈閉塞症	2型糖尿病性ニューロパチー
	2型糖尿病性白内障	2型糖尿病性皮膚障害	2型糖尿病性浮腫性硬化症

	2型糖尿病性末梢血管症	2型糖尿病性末梢血管障害	2型糖尿病性末梢神経障害
あ	2型糖尿病性ミオパチー	2型糖尿病性網膜症	インスリン抵抗性糖尿病
	インスリンレセプター異常症	ウイルス性糖尿病	ウイルス性糖尿病・眼合併症あり
	ウイルス性糖尿病・ケトアシドーシス合併あり	ウイルス性糖尿病・昏睡合併あり	ウイルス性糖尿病・腎合併症あり
	ウイルス性糖尿病・神経学的合併症あり	ウイルス性糖尿病・多発糖尿病性合併症あり	ウイルス性糖尿病・糖尿病性合併症あり
	ウイルス性糖尿病・糖尿病性合併症なし	ウイルス性糖尿病・末梢循環合併症あり	栄養不良関連糖尿病
か	キンメルスチール・ウイルソン症候群	高血糖高浸透圧症候群	高浸透圧性非ケトン性昏睡
さ	新生児一過性糖尿病	新生児糖尿病	膵性糖尿病
	膵性糖尿病・眼合併症あり	膵性糖尿病・ケトアシドーシス合併あり	膵性糖尿病・昏睡合併あり
	膵性糖尿病・腎合併症あり	膵性糖尿病・神経学的合併症あり	膵性糖尿病・多発糖尿病性合併症あり
	膵性糖尿病・糖尿病性合併症あり	膵性糖尿病・糖尿病性合併症なし	膵性糖尿病・末梢循環合併症あり
	ステロイド糖尿病	ステロイド糖尿病・眼合併症あり	ステロイド糖尿病・ケトアシドーシス合併あり
	ステロイド糖尿病・昏睡合併あり	ステロイド糖尿病・腎合併症あり	ステロイド糖尿病・神経学的合併症あり
	ステロイド糖尿病・多発糖尿病性合併症あり	ステロイド糖尿病・糖尿病性合併症あり	ステロイド糖尿病・糖尿病性合併症なし
た	ステロイド糖尿病・末梢循環合併症あり	増殖性糖尿病性網膜症	糖尿病
	糖尿病黄斑症	糖尿病黄斑浮腫	糖尿病合併症
	糖尿病性アシドーシス	糖尿病性アセトン血症	糖尿病性壊疽
	糖尿病性潰瘍	糖尿病性眼筋麻痺	糖尿病性肝障害
	糖尿病性関節症	糖尿病性筋萎縮症	糖尿病性血管障害
	糖尿病性ケトアシドーシス	糖尿病性高コレステロール血症	糖尿病性虹彩炎
	糖尿病性骨症	糖尿病性昏睡	糖尿病性自律神経ニューロパチー
	糖尿病性神経因性膀胱	糖尿病性神経痛	糖尿病性腎硬化症
	糖尿病性腎症	糖尿病性腎不全	糖尿病性水疱
	糖尿病性精神障害	糖尿病性そう痒症	糖尿病性多発ニューロパチー
	糖尿病性単ニューロパチー	糖尿病性中心性網膜症	糖尿病性低血糖性昏睡
	糖尿病性動脈硬化症	糖尿病性動脈閉塞症	糖尿病性ニューロパチー
	糖尿病性白内障	糖尿病性皮膚障害	糖尿病性浮腫性硬化症
	糖尿病性末梢血管症	糖尿病性末梢血管障害	糖尿病性末梢神経障害
な	糖尿病母体児	糖尿病網膜症	二次性糖尿病
	二次性糖尿病・眼合併症あり	二次性糖尿病・ケトアシドーシス合併あり	二次性糖尿病・昏睡合併あり
	二次性糖尿病・腎合併症あり	二次性糖尿病・神経学的合併症あり	二次性糖尿病・多発糖尿病性合併症あり
	二次性糖尿病・糖尿病性合併症あり	二次性糖尿病・糖尿病性合併症なし	二次性糖尿病・末梢循環合併症あり
や	妊娠中の糖尿病	妊娠糖尿病母体児症候群	薬剤性糖尿病
	薬剤性糖尿病・眼合併症あり	薬剤性糖尿病・ケトアシドーシス合併あり	薬剤性糖尿病・昏睡合併あり
	薬剤性糖尿病・腎合併症あり	薬剤性糖尿病・神経学的合併症あり	薬剤性糖尿病・多発糖尿病性合併症あり
	薬剤性糖尿病・糖尿病性合併症あり	薬剤性糖尿病・糖尿病性合併症なし	薬剤性糖尿病・末梢循環合併症あり

用法用量　通常，グリメピリドとして1日0.5〜1mgより開始し，1日1〜2回朝または朝夕，食前または食後に経口投与する。維持量は通常1日1〜4mgで，必要に応じて適宜増減する。なお，1日最高投与量は6mgまでとする。

用法用量に関連する使用上の注意　〔OD錠のみ〕：本剤は口腔内で崩壊するが，口腔粘膜からの吸収により効果発現を期待する製剤ではないため，唾液又は水で飲み込むこと。

警告　重篤かつ遷延性の低血糖症を起こすことがある。用法用量，使用上の注意に特に留意すること。

禁忌

(1)重症ケトーシス，糖尿病性昏睡又は前昏睡，インスリン依存型糖尿病(若年型糖尿病，ブリットル型糖尿病等)の患者
(2)重篤な肝又は腎機能障害のある患者
(3)重症感染症，手術前後，重篤な外傷のある患者
(4)下痢，嘔吐等の胃腸障害のある患者
(5)妊婦又は妊娠している可能性のある婦人
(6)本剤の成分又はスルホンアミド系薬剤に対し過敏症の既往歴のある患者

グリメピリドOD錠0.5mg「AFP」：大興　0.5mg1錠[9.6円/錠]，グリメピリドOD錠0.5mg「EMEC」：エルメッドエーザイ　0.5mg1錠[9.6円/錠]，グリメピリドOD錠0.5mg「KN」：小林化工　0.5mg1錠[9.6円/錠]，グリメピリドOD錠0.5mg「ケミファ」：シオノ　0.5mg1錠[9.6円/錠]，グリメピリドOD錠0.5mg「テバ」：テバ製薬　0.5mg1錠[9.6円/錠]，グリメピリドOD錠0.5mg「トーワ」：東和　0.5mg1錠[9.6円/錠]，グリメピリドOD錠0.5mg「日医工」：日医工　0.5mg1錠[9.6円/錠]，グリメピリドOD錠1mg「AFP」：大興　1mg1錠[10.5円/錠]，グリメピリドOD錠1mg「EMEC」：エルメッドエーザイ　1mg1錠[10.5円/錠]，グリメピリドOD錠1mg「KN」：小林化工　1mg1錠[9.9円/錠]，グリメピリドOD錠1mg「ケミファ」：シオノ　1mg1錠[10.5円/錠]，グリメピリドOD錠1mg「テバ」：テバ製薬　1mg1錠[9.9円/錠]，グリメピリドOD錠1mg「トーワ」：東和　1mg1錠[10.5円/錠]，グリメピリドOD錠1mg「日医工」：日医工　1mg1錠[9.9円/錠]，グリメピリドOD錠3mg「AFP」：大興　3mg1錠[20.7円/錠]，グリメピリドOD錠3mg「EMEC」：エルメッドエーザイ　3mg1錠[25.3円/錠]，グリメピリドOD錠3mg「KN」：小林化工　3mg1錠[20.7円/錠]，グリメピリドOD錠3mg「ケミファ」：シオノ　3mg1錠[25.3円/錠]，グリメピリドOD錠3mg「テバ」：テバ製薬　3mg1錠[20.7円/錠]，グリメピリドOD錠3mg「トーワ」：東和　3mg1錠[25.3円/錠]，グリメピリドOD錠3mg「日医工」：日医工　3mg1錠[20.7円/錠]，グリメピリド錠0.5mg「AA」：あすか　0.5mg1錠[9.6円/錠]，グリメピリド錠0.5mg「BMD」：ビオメディクス　0.5mg1錠[9.6円/錠]，グリメピリド錠0.5mg「EMEC」：エルメッドエーザイ　0.5mg1錠[9.6円/錠]，グリメピリド錠0.5mg「FFP」：富士フイルム　0.5mg1錠[9.6円/錠]，グリメピリド錠0.5mg「JG」：日本ジェネリック　0.5mg1錠[9.6円/錠]，グリメピリド錠0.5mg「KN」：小林化工　0.5mg1錠[9.6円/錠]，グリメピリド錠0.5mg「NP」：ニプロ　0.5mg1錠[9.6円/錠]，グリメピリド錠0.5mg「TCK」：辰巳化学　0.5mg1錠[9.6円/錠]，グリメピリド錠0.5mg「TYK」：大正薬品　0.5mg1錠[9.6円/錠]，グリメピリド錠0.5mg「YD」：陽進堂　0.5mg1錠[9.6円/錠]，グリメピリド錠0.5mg「ZE」：全星薬品　0.5mg1錠[9.6円/錠]，グリメピリド錠0.5mg「アメル」：共和薬品　0.5mg1錠[9.6円/錠]，グリメピリド錠0.5mg「イセイ」：イセイ　0.5mg1錠[9.6円/錠]，グリメピリド錠0.5mg「オーハラ」：大原薬品　0.5mg1錠[9.6円/錠]，グリメピリド錠0.5mg「科研」：ダイト　0.5mg1錠[9.6円/錠]，グリメピリド錠0.5mg「杏林」：キョーリンリメディオ　0.5mg1錠[9.6円/錠]，グリメピリド錠0.5mg「ケミファ」：日本薬品工業　0.5mg1錠[9.6円/錠]，グリメピリド錠0.5mg「サワイ」：沢井　0.5mg1錠[9.6円/錠]，グリメピリド錠0.5mg「サンド」：サンド　0.5mg1錠[9.6円/錠]，グリメピリド錠0.5mg「三和」：三和化学　0.5mg1錠[9.6円/錠]，グリメピリド錠0.5mg「タカタ」：高田　0.5mg1錠[9.6円/錠]，グリメピリド錠0.5mg「タナベ」：田辺三菱　0.5mg1錠[9.6円/錠]，グリメピリド錠0.5mg「トーワ」：東和　0.5mg1錠[9.6円/錠]，グリメピリド錠0.5mg「日医工」：日医工　0.5mg1錠[9.6円/錠]，グリメピリド錠0.5mg「日新」：日新－山形　0.5mg1錠[9.6円/錠]，グリメピリド錠0.5mg「ファイザー」：ファイザー　0.5mg1錠[9.6円/錠]，グリメピリド錠0.5mg「モチダ」：トーアエイヨー　0.5mg1錠[9.6円/錠]，グリメピリド錠1mg「AA」：あすか　1mg1錠[10.5円/錠]，グリメピリド錠1mg「AFP」：大興　1mg1錠[10.5円/錠]，グリメピリド錠1mg「BMD」：ビオメディクス　1mg1錠[9.9円/錠]，グリメピリド錠1mg「EMEC」：エルメッドエーザイ　1mg1錠[10.5円/錠]，グリメピリド錠1mg「FFP」：富士フイル

ム　1mg1錠[9.9円/錠]，グリメピリド錠1mg「JG」：日本ジェネリック　1mg1錠[10.5円/錠]，グリメピリド錠1mg「KN」：小林化工　1mg1錠[9.9円/錠]，グリメピリド錠1mg「NP」：ニプロ　1mg1錠[9.9円/錠]，グリメピリド錠1mg「TCK」：辰巳化学　1mg1錠[10.5円/錠]，グリメピリド錠1mg「TYK」：大正薬品　1mg1錠[9.9円/錠]，グリメピリド錠1mg「YD」：陽進堂　1mg1錠[10.5円/錠]，グリメピリド錠1mg「ZE」：全星薬品　1mg1錠[9.9円/錠]，グリメピリド錠1mg「アメル」：共和薬品　1mg1錠[9.9円/錠]，グリメピリド錠1mg「イセイ」：イセイ　1mg1錠[9.9円/錠]，グリメピリド錠1mg「オーハラ」：大原薬品　1mg1錠[10.5円/錠]，グリメピリド錠1mg「科研」：ダイト　1mg1錠[10.5円/錠]，グリメピリド錠1mg「杏林」：キョーリンリメディオ　1mg1錠[10.5円/錠]，グリメピリド錠1mg「ケミファ」：日本薬品工業　1mg1錠[10.5円/錠]，グリメピリド錠1mg「サワイ」：沢井　1mg1錠[10.5円/錠]，グリメピリド錠1mg「サンド」：サンド　1mg1錠[9.9円/錠]，グリメピリド錠1mg「三和」：三和化学　1mg1錠[10.5円/錠]，グリメピリド錠1mg「タイヨー」：テバ製薬　1mg1錠[9.9円/錠]，グリメピリド錠1mg「タカタ」：高田　1mg1錠[10.5円/錠]，グリメピリド錠1mg「タナベ」：田辺三菱　1mg1錠[10.5円/錠]，グリメピリド錠1mg「トーワ」：東和　1mg1錠[10.5円/錠]，グリメピリド錠1mg「日医工」：日医工　1mg1錠[9.9円/錠]，グリメピリド錠1mg「日新」：日新－山形　1mg1錠[10.5円/錠]，グリメピリド錠1mg「ファイザー」：ファイザー　1mg1錠[10.5円/錠]，グリメピリド錠1mg「モチダ」：トーアエイヨー　1mg1錠[10.5円/錠]，グリメピリド錠3mg「AA」：あすか　3mg1錠[25.3円/錠]，グリメピリド錠3mg「AFP」：大興　3mg1錠[20.7円/錠]，グリメピリド錠3mg「BMD」：ビオメディクス　3mg1錠[20.7円/錠]，グリメピリド錠3mg「EMEC」：エルメッドエーザイ　3mg1錠[25.3円/錠]，グリメピリド錠3mg「FFP」：富士フイルム　3mg1錠[20.7円/錠]，グリメピリド錠3mg「JG」：日本ジェネリック　3mg1錠[25.3円/錠]，グリメピリド錠3mg「KN」：小林化工　3mg1錠[20.7円/錠]，グリメピリド錠3mg「NP」：ニプロ　3mg1錠[20.7円/錠]，グリメピリド錠3mg「TCK」：辰巳化学　3mg1錠[25.3円/錠]，グリメピリド錠3mg「TYK」：大正薬品　3mg1錠[20.7円/錠]，グリメピリド錠3mg「YD」：陽進堂　3mg1錠[25.3円/錠]，グリメピリド錠3mg「ZE」：全星薬品　3mg1錠[20.7円/錠]，グリメピリド錠3mg「アメル」：共和薬品　3mg1錠[20.7円/錠]，グリメピリド錠3mg「イセイ」：イセイ　3mg1錠[20.7円/錠]，グリメピリド錠3mg「オーハラ」：大原薬品　3mg1錠[25.3円/錠]，グリメピリド錠3mg「科研」：ダイト　3mg1錠[25.3円/錠]，グリメピリド錠3mg「杏林」：キョーリンリメディオ　3mg1錠[25.3円/錠]，グリメピリド錠3mg「ケミファ」：日本薬品工業　3mg1錠[25.3円/錠]，グリメピリド錠3mg「サワイ」：沢井　3mg1錠[25.3円/錠]，グリメピリド錠3mg「サンド」：サンド　3mg1錠[20.7円/錠]，グリメピリド錠3mg「三和」：三和化学　3mg1錠[20.7円/錠]，グリメピリド錠3mg「タイヨー」：テバ製薬　3mg1錠[20.7円/錠]，グリメピリド錠3mg「タカタ」：高田　3mg1錠[25.3円/錠]，グリメピリド錠3mg「タナベ」：田辺三菱　3mg1錠[25.3円/錠]，グリメピリド錠3mg「トーワ」：東和　3mg1錠[25.3円/錠]，グリメピリド錠3mg「日医工」：日医工　3mg1錠[20.7円/錠]，グリメピリド錠3mg「日新」：日新－山形　3mg1錠[25.3円/錠]，グリメピリド錠3mg「ファイザー」：ファイザー　3mg1錠[25.3円/錠]，グリメピリド錠3mg「モチダ」：トーアエイヨー　3mg1錠[25.3円/錠]

アミサリン錠125mg　規格：125mg1錠[10円/錠]
アミサリン錠250mg　規格：250mg1錠[14.5円/錠]
プロカインアミド塩酸塩　第一三共　212

【効 能 効 果】

(1)期外収縮(上室性，心室性)
(2)急性心筋梗塞における心室性不整脈の予防
(3)新鮮心房細動
(4)発作性頻拍(上室性，心室性)の治療及び予防
(5)発作性心房細動の予防
(6)電気ショック療法との併用及びその後の洞調律の維持
(7)手術及び麻酔に伴う不整脈の予防
(8)陳旧性心房細動

【対応標準病名】

◎	急性心筋梗塞	上室期外収縮	上室頻拍
	心室期外収縮	心室頻拍	心房細動
	不整脈	発作性上室頻拍	発作性心房細動
	発作性頻拍	慢性心房細動	
○	ST上昇型急性心筋梗塞	異所性心室調律	異所性心房調律
	異所性調律	一過性心房粗動	永続性心房細動
	家族性心房細動	期外収縮	期外収縮性不整脈
	急性右室梗塞	急性広範前壁心筋梗塞	腱索断裂・急性心筋梗塞に合併
	孤立性心房細動	持続性心室頻拍	持続性心房細動
	術後心房細動	徐脈性心房細動	心室性二段脈
	心室中隔穿孔・急性心筋梗塞に合併	心室内血栓症・急性心筋梗塞に合併	心尖部血栓症・急性心筋梗塞に合併
	心破裂・急性心筋梗塞に合併	心房期外収縮	心房粗動
	心房中隔穿孔・急性心筋梗塞に合併	心房内血栓症・急性心筋梗塞に合併	心房頻拍
	心膜血腫・急性心筋梗塞に合併	絶対性不整脈	多源性心室期外収縮
	多発性期外収縮	洞頻脈	トルサードドポアント
	二段脈	乳頭筋断裂・急性心筋梗塞に合併	乳頭筋不全症・急性心筋梗塞に合併
	非Q波心筋梗塞	非ST上昇型心筋梗塞	非持続性心室頻拍
	非弁膜症性心房細動	非弁膜症性発作性心房細動	頻拍型心房細動
	頻拍症	頻脈症	頻脈性心房細動
	頻脈性不整脈	ブブレ症候群	弁膜症性心房細動
	房室接合部期外収縮	発作性心房頻拍	発作性接合部頻拍
	発作性頻脈性心房細動	無脈性心室頻拍	リエントリー性心室性不整脈
△	QT延長症候群	QT短縮症候群	異所性拍動
	一過性心室細動	遺伝性QT延長症候群	冠状動脈血栓症
	冠状動脈血栓塞栓症	冠状動脈口閉鎖	急性下後壁心筋梗塞
	急性下側壁心筋梗塞	急性下壁心筋梗塞	急性貫壁性心筋梗塞
	急性基部側壁心筋梗塞	急性高位側壁心筋梗塞	急性後基部心筋梗塞
	急性後側部心筋梗塞	急性後壁心筋梗塞	急性後壁中隔心筋梗塞
	急性心尖部側壁心筋梗塞	急性心内膜下梗塞	急性前側壁心筋梗塞
	急性前壁心筋梗塞	急性前壁心尖部心筋梗塞	急性前壁中隔心筋梗塞
	急性側壁心筋梗塞	急性中隔心筋梗塞	起立性調律障害
	呼吸性不整脈	徐脈頻脈症候群	心筋梗塞
	心室細動	心室粗動	心房静止
	接合部調律	洞結節機能低下	洞不整脈
	洞不全症候群	特発性QT延長症候群	二次性QT延長症候群
	副収縮	ブルガダ症候群	薬物性QT延長症候群

用法用量　プロカインアミド塩酸塩として，通常成人1回0.25～0.5gを，3～6時間ごとに経口投与する。なお，年齢，症状により適宜増減する。

禁忌
(1)刺激伝導障害(房室ブロック，洞房ブロック，脚ブロック等)のある患者
(2)重篤なうっ血性心不全のある患者
(3)モキシフロキサシン塩酸塩，バルデナフィル塩酸塩水和物，アミオダロン塩酸塩(注射剤)，トレミフェンクエン酸塩を投与中の患者
(4)重症筋無力症の患者

(5)本剤の成分に対し過敏症の既往歴のある患者

併用禁忌

薬剤名等	臨床症状・措置方法	機序・危険因子
モキシフロキサシン塩酸塩 アベロックス バルデナフィル塩酸塩水和物 レビトラ アミオダロン塩酸塩注射剤 アンカロン注 トレミフェンクエン酸塩 フェアストン	QT 延長，心室性頻拍(Torsades de pointes を含む)を起こすおそれがある。	併用により QT 延長作用が相加的に増加するおそれがある。

アミティーザカプセル24μg

規格：24μg1カプセル[161.1円/カプセル]

ルビプロストン　スキャンポ　235

【効 能 効 果】

慢性便秘症(器質的疾患による便秘を除く)

【対応標準病名】

◎	習慣性便秘		
○	機能性便秘症	痙攣性便秘	弛緩性便秘症
	重症便秘症	術後便秘	食事性便秘
	単純性便秘	腸管麻痺性便秘	直腸性便秘
	乳幼児便秘	妊産婦便秘	便通異常
	便秘症		
△	巨大S状結腸症	巨大結腸	結腸アトニー
	大腸機能障害	大腸ジスキネジア	中毒性巨大結腸
	腸アトニー	腸管運動障害	腸機能障害
	腸ジスキネジア	特発性巨大結腸症	盲腸アトニー

効能効果に関連する使用上の注意　薬剤性及び症候性の便秘に対する使用経験はなく，有効性及び安全性は確立されていない。

用法用量　通常，成人にはルビプロストンとして1回24μgを1日2回，朝食後及び夕食後に経口投与する。なお，症状により適宜減量する。

用法用量に関連する使用上の注意

(1)本剤による治療により継続的な症状の改善が得られた場合，又は副作用が認められた場合には，症状に応じて減量，休薬又は中止を考慮し，本剤を漫然と継続投与することのないよう注意すること。

(2)中等度又は重度の肝機能障害(Child-Pugh 分類クラス B 又は C)のある患者では，1回24μgを1日1回から開始するなど，慎重に投与すること。

(3)重度の腎機能障害のある患者では，患者の状態や症状により1回24μgを1日1回から開始するなど，慎重に投与すること。

禁忌

(1)腫瘍，ヘルニア等による腸閉塞が確認されている又は疑われる患者

(2)本剤の成分に対し過敏症の既往歴のある患者

(3)妊婦又は妊娠している可能性のある婦人

アミノ安息香酸エチル原末「マルイシ」

規格：1g[9.7円/g]

アミノ安息香酸エチル　丸石　121,264

【効 能 効 果】

(1)内用：下記疾患に伴う疼痛・嘔吐
胃炎，胃潰瘍

(2)外用：下記疾患における鎮痛・鎮痒
外傷，熱傷，日焼け，皮膚潰瘍，そう痒症，痔疾

【対応標準病名】

◎	胃炎	胃潰瘍	嘔吐症
	外傷	挫傷	痔核
	創傷	そう痒	疼痛
	熱傷	皮膚潰瘍	日焼け
○	1型糖尿病性潰瘍	2型糖尿病性潰瘍	NSAID 胃潰瘍
あ	足第1度熱傷	足第2度熱傷	足第3度熱傷
	足熱傷	圧挫傷	圧挫創
	圧痛	アルコール性胃炎	アレルギー性胃炎
	胃潰瘍瘢痕	胃十二指腸炎	萎縮性胃炎
	萎縮性化生性胃炎	胃穿孔	犬咬創
	陰茎第1度熱傷	陰茎第2度熱傷	陰茎第3度熱傷
	陰茎熱傷	咽頭熱傷	陰のうそう痒症
	陰のう第1度熱傷	陰のう第2度熱傷	陰のう第3度熱傷
	陰のう熱傷	会陰第1度熱傷	会陰第2度熱傷
	会陰第3度熱傷	会陰熱傷	会陰部化膿創
	腋窩第1度熱傷	腋窩第2度熱傷	腋窩第3度熱傷
	腋窩難治性皮膚潰瘍	腋窩熱傷	腋窩皮膚潰瘍
	炎症性外痔核	炎症性内痔核	嘔気
か	悪心	外陰第1度熱傷	外陰第2度熱傷
	外陰第3度熱傷	外陰熱傷	外陰部そう痒症
	外耳開放創	外痔核	外耳道創傷
	外痔びらん	外耳部外傷性異物	外耳部割創
	外耳部貫通創	外耳部咬創	外耳部挫創
	外耳部刺創	外耳部創傷	外痔ポリープ
	外傷後遺症	外傷性咬合	外傷性耳出血
	外傷性切断	外傷性破裂	外耳裂創
	潰瘍性外痔核	潰瘍性痔核	潰瘍性内痔核
	下顎外傷性異物	下顎開放創	下顎割創
	下顎貫通創	下顎口唇挫創	下顎咬創
	下顎挫創	下顎刺創	下顎創傷
	下顎熱傷	下顎部第1度熱傷	下顎部第2度熱傷
	下顎部第3度熱傷	下顎部皮膚欠損創	下顎裂創
	顎関節部開放創	顎関節部割創	顎関節部貫通創
	顎関節部咬創	顎関節部挫創	顎関節部刺創
	顎関節部創傷	顎関節部裂創	角膜熱傷
	下肢第1度熱傷	下肢第2度熱傷	下肢第3度熱傷
	下肢熱傷	下腿足部熱傷	下腿熱傷
	下腿部第1度熱傷	下腿部第2度熱傷	下腿部第3度熱傷
	割創	下半身第1度熱傷	下半身第2度熱傷
	下半身第3度熱傷	下半身熱傷	下腹部第1度熱傷
	下腹部第2度熱傷	下腹部第3度熱傷	眼球熱傷
	眼瞼外傷性異物	眼瞼開放創	眼瞼化学熱傷
	眼瞼割創	眼瞼貫通創	眼瞼咬創
	眼瞼挫創	眼瞼刺創	眼瞼創傷
	眼瞼第1度熱傷	眼瞼第2度熱傷	眼瞼第3度熱傷
	眼瞼熱傷	眼瞼裂創	眼周囲化学熱傷
	眼周囲第1度熱傷	眼周囲第2度熱傷	眼周囲第3度熱傷
	眼周囲部開放創	眼周囲部割創	眼周囲部貫通創
	眼周囲部咬創	眼周囲部挫創	眼周囲部刺創
	眼周囲部創傷	眼周囲部裂創	関節挫傷
	関節内骨折	貫通刺創	貫通性挫滅創
	貫通創	嵌頓痔核	眼熱傷
	顔面汚染創	顔面外傷性異物	顔面開放創
	顔面割創	顔面貫通創	顔面咬創
	顔面挫創	顔面刺創	顔面創傷
	顔面搔創	顔面損傷	顔面第1度熱傷
	顔面第2度熱傷	顔面第3度熱傷	顔面多発開放創
	顔面多発割創	顔面多発貫通創	顔面多発咬創
	顔面多発挫創	顔面多発刺創	顔面多発創傷
	顔面多発裂創	顔面熱傷	顔面皮膚欠損創
	顔面裂創	急性胃炎	急性胃潰瘍
	急性胃潰瘍穿孔	急性胃粘膜病変	急性出血性胃潰瘍
	急性疼痛	急性びらん性胃炎	頬粘膜咬創
	胸部外傷	頬部外傷性異物	頬部開放創
	頬部割創	頬部貫通創	頬部咬創
	頬部挫創	頬部刺創	胸部上腕熱傷

	頬部創傷	胸部損傷	胸部第1度熱傷
	頬部第1度熱傷	胸部第2度熱傷	頬部第2度熱傷
	胸部第3度熱傷	頬部第3度熱傷	胸部難治性皮膚潰瘍
	胸部熱傷	胸部皮膚潰瘍	頬部皮膚欠損創
	頬部裂創	棘刺創	魚咬創
	躯幹薬傷	頚部食道開放創	頚部第1度熱傷
	頚部第2度熱傷	頚部第3度熱傷	頚部難治性皮膚潰瘍
	頚部熱傷	頚部皮膚潰瘍	血栓性外痔核
	血栓性痔核	血栓性内痔核	結膜熱傷
	限局性そう痒症	肩甲間部第1度熱傷	肩甲間部第2度熱傷
	肩甲間部第3度熱傷	肩甲間部熱傷	肩甲部第1度熱傷
	肩甲部第2度熱傷	肩甲部第3度熱傷	肩甲部熱傷
	肩部第1度熱傷	肩部第2度熱傷	肩部第3度熱傷
	高エネルギー外傷	口蓋切創	口蓋裂創
	口角部挫創	口角部裂創	口腔開放創
	口腔割創	口腔挫創	口腔刺創
	口腔創傷	口腔熱傷	口腔粘膜咬創
	口腔裂創	口唇外傷性異物	口唇開放創
	口唇割創	口唇貫通創	口唇咬創
	口唇挫創	口唇刺創	口唇創傷
	口唇第1度熱傷	口唇第2度熱傷	口唇第3度熱傷
	口唇熱傷	口唇裂創	溝創
	咬創	喉頭外傷	喉頭損傷
	肛門第1度熱傷	肛門第2度熱傷	肛門第3度熱傷
	肛門熱傷	昆虫咬創	昆虫刺傷
さ	再発性胃潰瘍	採皮創	挫創
	擦過創	擦過皮下血腫	挫滅傷
	挫滅創	残胃潰瘍	残遺痔核皮膚弁
	耳介外傷性異物	耳介開放創	耳介割創
	耳介貫通創	耳介咬創	耳介挫創
	耳介刺創	耳介創傷	耳介部第1度熱傷
	耳介部第2度熱傷	耳介部第3度熱傷	耳介裂創
	趾化膿創	指間切創	刺咬症
	示指化膿創	四肢第1度熱傷	四肢第2度熱傷
	四肢第3度熱傷	四肢熱傷	指尖難治性皮膚潰瘍
	指尖皮膚潰瘍	耳前部挫創	刺創
	持続痛	趾第1度熱傷	趾第2度熱傷
	趾第3度熱傷	膝部第1度熱傷	膝部第2度熱傷
	膝部第3度熱傷	歯肉切創	歯肉裂創
	趾熱傷	射創	手関節掌側部挫創
	手関節部挫創	手関節部創傷	手関節部第1度熱傷
	手関節部第2度熱傷	手関節部第3度熱傷	手指第1度熱傷
	手指第2度熱傷	手指第3度熱傷	手指端熱傷
	手指難治性皮膚潰瘍	手指熱傷	手指皮膚潰瘍
	手掌挫創	手掌刺創	手掌切創
	手掌第1度熱傷	手掌第2度熱傷	手掌第3度熱傷
	手掌熱傷	手掌剥皮創	手掌皮膚欠損創
	出血性胃炎	出血性胃潰瘍	出血性外痔核
	出血性痔核	出血性内痔核	術後胃潰瘍
	術後残胃胃炎	手背第1度熱傷	手背第2度熱傷
	手背第3度熱傷	手背熱傷	手背皮膚欠損創
	手背部挫創	手背部切創	手部難治性皮膚潰瘍
	手部皮膚潰瘍	上顎部裂創	症候性そう痒症
	上肢第1度熱傷	上肢第2度熱傷	上肢第3度熱傷
	上肢熱傷	焼身自殺未遂	上唇小帯裂創
	上半身第1度熱傷	上半身第2度熱傷	上半身第3度熱傷
	上半身熱傷	踵部第1度熱傷	踵部第2度熱傷
	踵部第3度熱傷	上腕第1度熱傷	上腕第2度熱傷
	上腕第3度熱傷	上腕熱傷	食後悪心
	針刺創	靱帯ストレイン	身体痛
	スイート症候群	スイート病	ステロイド潰瘍
	ステロイド潰瘍穿孔	ストレイン	ストレス性胃潰瘍
	精巣熱傷	舌開放創	舌下顎挫創
	舌咬創	舌挫創	舌刺創

	舌切創	切創	舌創傷
	切断	舌熱傷	舌裂創
	前額部外傷性異物	前額部開放創	前額部割創
	前額部貫通創	前額部咬創	前額部挫創
	前額部刺創	前額部創傷	前額部第1度熱傷
	前額部第2度熱傷	前額部第3度熱傷	前額部皮膚欠損創
	前額部裂創	前胸部第1度熱傷	前胸部第2度熱傷
	前胸部第3度熱傷	前胸部熱傷	前頚頂部挫創
	穿孔性胃潰瘍	全身擦過創	全身第1度熱傷
	全身第2度熱傷	全身第3度熱傷	全身熱傷
	穿通性胃潰瘍	穿通創	前腕手部熱傷
	前腕第1度熱傷	前腕第2度熱傷	前腕第3度熱傷
	前腕難治性皮膚潰瘍	前腕熱傷	前腕皮膚潰瘍
	創傷感染症	掻創	創部膿瘍
	足関節第1度熱傷	足関節第2度熱傷	足関節第3度熱傷
	足関節熱傷	側胸部第1度熱傷	側胸部第2度熱傷
	側胸部第3度熱傷	足底熱傷	足底部第1度熱傷
	足底部第2度熱傷	足底部第3度熱傷	足背部第1度熱傷
	足背部第2度熱傷	足背部第3度熱傷	側腹部第1度熱傷
	側腹部第2度熱傷	側腹部第3度熱傷	鼡径部第1度熱傷
	鼡径部第2度熱傷	鼡径部第3度熱傷	鼡径部熱傷
た	第1度熱傷	第1度日焼け	第2度日焼け
	第3度日焼け	体幹第1度熱傷	体幹第2度熱傷
	体幹第3度熱傷	体幹熱傷	大腿熱傷
	大腿部第1度熱傷	大腿部第2度熱傷	大腿部第3度熱傷
	体表面積10%未満の熱傷	脱出性外痔核	脱出性痔核
	脱出性内痔核	多発胃潰瘍	多発性外傷
	多発性出血性胃潰瘍	多発性第1度熱傷	多発性第2度熱傷
	多発性第3度熱傷	多発性熱傷	打撲割創
	打撲挫創	打撲擦過創	打撲傷
	腟熱傷	中手骨関節部挫創	肘部第1度熱傷
	肘部第2度熱傷	肘部第3度熱傷	手第1度熱傷
	手第2度熱傷	手第3度熱傷	手熱傷
	デュラフォイ潰瘍	殿部第1度熱傷	殿部第2度熱傷
	殿部第3度熱傷	殿部難治性皮膚潰瘍	殿部熱傷
	殿部皮膚潰瘍	透析皮膚そう痒症	糖尿病性潰瘍
	頭部第1度熱傷	頭部第2度熱傷	頭部第3度熱傷
	頭部多発開放創	頭部多発割創	頭部多発咬創
	頭部多発挫創	頭部多発刺創	頭部多発創傷
	頭部多発裂創	動物咬創	頭部熱傷
な	鈍痛	内痔核	軟口蓋挫創
	軟口蓋創傷	軟口蓋熱傷	軟口蓋破裂
	難治性胃潰瘍	難治性疼痛	難治性皮膚潰瘍
	肉芽腫性胃炎	日光紅斑	乳頭部第1度熱傷
	乳頭部第2度熱傷	乳頭部第3度熱傷	乳房第1度熱傷
	乳房第2度熱傷	乳房第3度熱傷	乳房熱傷
	乳輪部第1度熱傷	乳輪部第2度熱傷	乳輪部第3度熱傷
は	猫咬創	熱帯性潰瘍	背部第1度熱傷
	背部第2度熱傷	背部第3度熱傷	背部難治性皮膚潰瘍
	背部熱傷	背部皮膚潰瘍	半身第1度熱傷
	半身第2度熱傷	半身第3度熱傷	汎発性皮膚そう痒症
	鼻根部打撲挫創	鼻根部裂創	鼻前庭部挫創
	鼻尖部挫創	非特異性そう痒症	非熱傷性水疱
	鼻部外傷性異物	鼻部開放創	眉部割創
	鼻部割創	鼻部貫通創	皮膚欠損創
	鼻部咬創	鼻部挫創	鼻部刺創
	鼻部創傷	皮膚そう痒症	皮膚損傷
	鼻部第1度熱傷	鼻部第2度熱傷	鼻部第3度熱傷
	皮膚剥脱創	鼻部皮膚欠損創	鼻部裂創
	眉毛部割創	眉毛部裂創	表層性胃炎
	鼻翼部切創	鼻翼部裂創	びらん性胃炎
	副鼻腔開放創	腹部第1度熱傷	腹部第2度熱傷
	腹部第3度熱傷	腹部難治性皮膚潰瘍	腹部熱傷
	腹部皮膚潰瘍	腹壁瘢痕部潰瘍	放散痛

	放射線性熱傷	母指球部第１度熱傷	母指球部第２度熱傷
	母指球部第３度熱傷	母指示指間切創	母指第１度熱傷
	母指第２度熱傷	母指第３度熱傷	母指熱傷
ま	慢性胃潰瘍	慢性胃潰瘍活動期	眉間部挫創
	眉間部裂創	耳後部挫創	脈絡網膜熱傷
や	メネトリエ病	薬剤性胃潰瘍	腰部第１度熱傷
	腰部第２度熱傷	腰部第３度熱傷	腰部熱傷
ら	轢過創	裂傷	裂創
	裂離	老年性そう痒症	
△あ	MRSA術後創部感染	アカツキ病	アセトン血性嘔吐症
	亜脱臼	圧迫骨折	アトピー皮膚
	胃空腸周囲炎	胃周囲炎	胃腸管熱傷
	胃熱傷	胃びらん	胃蜂窩織炎
	咽頭開放創	咽頭創傷	横隔膜損傷
	横骨折	汚染擦過創	汚染創
か	外傷性一過性麻痺	外傷性異物	外傷性横隔膜ヘルニア
	外傷性眼球ろう	外傷性虹彩離断	外傷性硬膜動静脈瘻
	外傷性食道破裂	外傷性脊髄出血	外傷性動静脈瘻
	外傷性動脈血腫	外傷性動脈瘤	外傷性乳び胸
	外傷性皮下血腫	開放骨折	開放性陥没骨折
	開放性脱臼	開放性脱臼骨折	開放性粉砕骨折
	開放創	下咽頭創傷	下咽頭熱傷
	化学療法に伴う嘔吐症	角結膜腐蝕	角膜アルカリ化学熱傷
	角膜挫創	角膜酸化学熱傷	角膜酸性熱傷
	角膜切傷	角膜切創	角膜創傷
	角膜破裂	角膜裂傷	カテーテル感染症
	眼化学熱傷	眼窩創傷	眼球結膜裂傷
	眼球損傷	眼球破裂	眼球裂傷
	眼周囲部外傷性異物	関節血腫	関節骨折
	関節打撲	完全骨折	完全脱臼
	貫通銃創	眼熱傷後遺症	眼部外傷性異物
	眼部開放創	眼部割創	眼部貫通創
	眼部咬創	眼部挫創	眼部刺創
	眼部創傷	眼部裂創	陥没骨折
	顔面熱傷後遺症	気管熱傷	気道熱傷
	急性出血性胃潰瘍穿孔	胸管損傷	胸腔熱傷
	胸腺損傷	胸部食道損傷	強膜切創
	強膜創傷	強膜裂傷	亀裂骨折
	筋損傷	筋断裂	筋肉内血腫
	屈曲骨折	血管切断	血管損傷
	血腫	結膜創傷	結膜のうアルカリ化学熱傷
	結膜のう酸化学熱傷	結膜腐蝕	結膜裂傷
	腱切創	腱損傷	腱断裂
	腱部分断裂	腱裂傷	口腔第１度熱傷
	口腔第２度熱傷	口腔第３度熱傷	好酸球性蜂巣炎
	喉頭熱傷	広範性軸索損傷	広汎性神経損傷
	後方脱臼	肛門そう痒症	骨折
さ	細菌性肉芽腫症	産科的創傷の血腫	子宮熱傷
	四肢静脈損傷	四肢動脈損傷	斜骨折
	縦隔血腫	習慣性嘔吐	縦骨折
	銃創	重複骨折	種子骨開放骨折
	種子骨骨折	手指粘液のう腫	手術創部膿瘍
	出血性胃潰瘍穿孔	術後横隔膜下膿瘍	術後感染症
	術後髄膜炎	術後創部感染	術後膿瘍
	術後腹腔内膿瘍	術後腹壁膿瘍	術創部痛
	食道損傷	食道熱傷	心因性胃潰瘍
	神経根ひきぬき損傷	神経障害性疼痛	神経切断
	神経叢損傷	神経叢不全損傷	神経損傷
	神経断裂	靱帯損傷	靱帯断裂
	靱帯捻挫	靱帯裂傷	ストーマ粘膜皮膚侵入
	声門外傷	線状骨折	全身痛
	前方脱臼	創傷はえ幼虫症	損傷
た	第２度熱傷	第３度熱傷	第４度熱傷
	大腿汚染創	大腿咬創	大腿挫創
	大腿皮膚欠損創	大腿部開放創	大腿部刺創
	大腿部切創	大腿裂創	大転子部挫創
	体表面積10－19％の熱傷	体表面積20－29％の熱傷	体表面積30－39％の熱傷
	体表面積40－49％の熱傷	体表面積50－59％の熱傷	体表面積60－69％の熱傷
	体表面積70－79％の熱傷	体表面積80－89％の熱傷	体表面積90％以上の熱傷
	脱臼	脱臼骨折	打撲血腫
	打撲皮下血腫	胆汁性嘔吐	単純脱臼
	腟断端炎	虫垂炎術後残膿瘍	中枢神経系損傷
	中枢神経障害性疼痛	中枢性嘔吐症	中毒性胃炎
	直腸静脈瘤	手首熱傷後遺症	手熱傷後遺症
	転位性骨折	点状角質融解症	頭熱傷後遺症
	動脈損傷	特発性嘔吐症	特発性関節脱臼
な	内部尿路性器の熱傷	難治性瘻孔	肉離れ
	尿管切石術後感染症	捻挫	脳性嘔吐
は	肺熱傷	剥離骨折	抜歯後感染
	破裂骨折	反芻	反応性リンパ組織増生症
	反復性嘔吐	皮下異物	皮下血腫
	皮下静脈損傷	皮下損傷	皮神経挫傷
	皮膚びらん	皮膚瘻	病的骨折
	表皮剥離	複雑脱臼	腹壁縫合糸膿瘍
	不全骨折	ブラックアイ	粉砕骨折
	糞便性嘔吐	閉鎖性骨折	閉鎖性脱臼
	ヘリコバクター・ピロリ胃炎	縫合糸膿瘍	縫合部膿瘍
ま	放射線胃炎	末梢血管外傷	末梢神経障害性疼痛
	末梢神経損傷	慢性胃炎	盲管銃創
ら	網脈絡膜裂傷	疣状胃炎	らせん骨折
わ	離開骨折	裂離骨折	若木骨折

用法用量

効能効果(1)の場合：通常成人１日0.6～1gを３回に分割経口投与する。なお，年齢，症状により適宜増減する。

効能効果(2)の場合：通常，5～15％の軟膏剤，液剤，散布剤として，または，１個中200～300mgを含有する坐剤として適宜患部に使用する。

禁忌

(1)本剤に対し過敏症の既往歴のある患者

(2)乳幼児[内用及び坐剤の場合]

アミノレバンEN配合散　規格：10g[9.9円/g]

経腸成分栄養剤(消化態)　大塚　325

【効　能　効　果】

肝性脳症を伴う慢性肝不全患者の栄養状態の改善

【対応標準病名】

◎	肝性脳症	慢性肝不全	
○	肝萎縮	肝壊死	肝細胞性黄疸
	肝不全		
△	肝性昏睡		

用法用量　通常，成人に１回量として１包(50g)を約180mLの水又は温湯に溶かし(約200kcal/200mL)１日３回食事と共に経口摂取する。

なお，年齢・症状に応じて適宜増減する。

禁忌　牛乳に対しアレルギーのある患者

アミユー配合顆粒　規格：2.5g1包[50.9円/包]

アミノ酸製剤〔腎不全用〕　味の素　325

【効　能　効　果】

慢性腎不全時のアミノ酸補給

【対応標準病名】

◎	慢性腎不全		
○	1型糖尿病性腎不全	2型糖尿病性腎不全	腎性網膜症
	糖尿病性腎不全	尿毒症性心筋症	尿毒症性心膜炎
	尿毒症性多発性ニューロパチー	尿毒症性ニューロパチー	尿毒症性脳症
	尿毒症肺	末期腎不全	慢性腎臓病ステージG3
	慢性腎臓病ステージG3a	慢性腎臓病ステージG3b	慢性腎臓病ステージG4
	慢性腎臓病ステージG5	慢性腎臓病ステージG5D	
△	赤血球造血刺激因子製剤低反応性貧血		

用法用量　通常成人は，1回1包1日3回食後に経口投与する。年齢，症状，体重により適宜増減する。
禁忌　高度の肝機能障害を伴う患者

アムノレイク錠2mg　規格：2mg1錠[3577.4円/錠]
タミバロテン　東光薬品　429

【効 能 効 果】

再発又は難治性の急性前骨髄球性白血病

【対応標準病名】

◎	急性前骨髄球性白血病		
○	白血病		
△	アグレッシブNK細胞白血病	急性巨核芽球性白血病	急性骨髄性白血病
	急性骨髄単球性白血病	急性単球性白血病	急性白血病
	くすぶり型白血病	好中球性白血病	骨髄性白血病
	骨髄単球性白血病	混合型白血病	赤白血病
	単球性白血病	低形成性白血病	二次性白血病
	白血病性関節症	非定型的白血病	肥満細胞性白血病
	慢性単球性白血病	慢性白血病	

効能効果に関連する使用上の注意
(1)染色体検査[t(15：17)転座]又は遺伝子検査(PML-RAR α遺伝子)によりAPLと診断された患者に使用すること。
(2)初発例のAPL患者での本剤の有効性・安全性は確立していない。
(3)本剤により完全寛解を得た後に再発したAPLに対して，本剤の有効性・安全性は確立していない。
用法用量　寛解導入療法：1日6mg/m^{2}を2回にわけて朝，夕食後経口投与し，骨髄寛解が得られるまで投与する。投与期間は本剤の投与開始日から8週間を越えないこと。
用法用量に関連する使用上の注意
(1)1日6mg/m^{2}を超える用法用量での有効性及び安全性は明らかではない。1日12mg/m^{2}を超えて投与した経験はない。
(2)本剤の寛解後療法の有効性及び安全性は確立していない(投与経験がない)。
警告
(1)本剤による治療は危険性を伴うため，原則として，投与期間中は患者を入院環境で医師の管理下に置くこと。また，緊急時に十分対応できる医療施設において，白血病[特に急性前骨髄球性白血病(APL)]のがん化学療法に十分な知識・経験を持つ医師のもとで，本療法が適切と判断される症例についてのみ実施すること。治療開始に先立ち，患者又はその家族に有効性及び危険性を十分に説明し，同意を得てから投与すること。
(2)本剤はレチノイン酸症候群が発現し，致死的な転帰をたどることがあるので，十分な経過観察を行うこと。このような症状があらわれた場合には休薬し，副腎皮質ホルモン剤のパルス療法等の適切な処置を行うこと。
(3)本剤には催奇形性があるので，妊婦又は妊娠している可能性のある婦人には投与しないこと。また，妊娠する可能性のある婦人には投与しないことを原則とするが，やむを得ず投与する場合には使用上の注意を厳守すること。

禁忌
(1)妊婦又は妊娠している可能性のある婦人
(2)本剤の成分に対し過敏症の既往歴のある患者
(3)ビタミンA製剤を投与中の患者
(4)ビタミンA過剰症の患者
原則禁忌　妊娠する可能性のある婦人
併用禁忌

薬剤名等	臨床症状・措置方法	機序・危険因子
ビタミンA製剤(チョコラA等)	ビタミンA過剰症と類似した副作用症状を起こすおそれがある。	本剤はビタミンAと同じレチノイドである。

アムロジンOD錠2.5mg　規格：2.5mg1錠[29円/錠]
アムロジンOD錠5mg　規格：5mg1錠[53.3円/錠]
アムロジンOD錠10mg　規格：10mg1錠[81.6円/錠]
アムロジン錠2.5mg　規格：2.5mg1錠[29円/錠]
アムロジン錠5mg　規格：5mg1錠[53.3円/錠]
アムロジン錠10mg　規格：10mg1錠[81.6円/錠]
アムロジピンベシル酸塩　大日本住友　217

【効 能 効 果】

高血圧症
狭心症

【対応標準病名】

◎	狭心症	高血圧症	本態性高血圧症
○	悪性高血圧症	安静時狭心症	安定狭心症
	異型狭心症	褐色細胞腫	褐色細胞腫性高血圧症
	冠攣縮性狭心症	境界型高血圧症	狭心症3枝病変
	クロム親和性細胞腫	高血圧性緊急症	高血圧性腎疾患
	高血圧性脳内出血	高血圧切迫症	高レニン性高血圧症
	若年高血圧症	若年性境界型高血圧症	収縮期高血圧症
	術中異常高血圧症	初発労作型狭心症	心因性高血圧症
	腎血管性高血圧症	腎実質性高血圧症	腎性高血圧症
	増悪労作型狭心症	低レニン性高血圧症	内分泌性高血圧症
	二次性高血圧症	不安定狭心症	副腎性高血圧症
	夜間狭心症	労作時兼安静時狭心症	労作性狭心症
△	HELLP症候群	軽症妊娠高血圧症候群	混合型妊娠高血圧症候群
	産後高血圧症	重症妊娠高血圧症候群	純粋型妊娠高血圧症候群
	新生児高血圧症	早発型妊娠高血圧症候群	遅発型妊娠高血圧症候群
	妊娠高血圧症	妊娠高血圧症候群	妊娠高血圧腎症
	妊娠中一過性高血圧症	微小血管性狭心症	副腎腺腫
	副腎のう腫	副腎皮質のう腫	良性副腎皮質腫瘍

効能効果に関連する使用上の注意　本剤は効果発現が緩徐であるため，緊急な治療を要する不安定狭心症には効果が期待できない。
用法用量
〔アムロジンOD錠2.5mg，OD錠5mg，錠2.5mg，錠5mg〕
成人の場合
高血圧症：通常，成人にはアムロジピンとして2.5～5mgを1日1回経口投与する。なお，症状に応じ適宜増減するが，効果不十分な場合には1日1回10mgまで増量することができる。
狭心症：通常，成人にはアムロジピンとして5mgを1日1回経口投与する。なお，症状に応じ適宜増減する。
小児の場合
高血圧症：通常，6歳以上の小児には，アムロジピンとして2.5mgを1日1回経口投与する。なお，年齢，体重，症状により適宜増減する。
〔アムロジンOD錠10mg，錠10mg〕
成人の場合

高血圧症：通常，成人にはアムロジピンとして2.5～5mgを1日1回経口投与する。なお，症状に応じ適宜増減するが，効果不十分な場合には1日1回10mgまで増量することができる。

狭心症：通常，成人にはアムロジピンとして5mgを1日1回経口投与する。なお，症状に応じ適宜増減する。

用法用量に関連する使用上の注意

〔アムロジンOD錠2.5mg，OD錠5mg，錠2.5mg，錠5mg〕：6歳以上の小児への投与に際しては，1日5mgを超えないこと。
〔アムロジンOD錠〕：本剤は口腔内で崩壊するが，口腔粘膜から吸収されることはないため，唾液又は水で飲み込むこと。

禁忌

(1)妊婦又は妊娠している可能性のある婦人
(2)ジヒドロピリジン系化合物に対し過敏症の既往歴のある患者

ノルバスクOD錠2.5mg：ファイザー　2.5mg1錠[29.9円/錠]
ノルバスクOD錠5mg：ファイザー　5mg1錠[54.5円/錠]
ノルバスクOD錠10mg：ファイザー　10mg1錠[82.8円/錠]
ノルバスク錠2.5mg：ファイザー　2.5mg1錠[29.9円/錠]
ノルバスク錠5mg：ファイザー　5mg1錠[54.5円/錠]
ノルバスク錠10mg：ファイザー　10mg1錠[82.8円/錠]

アムロジピンOD錠2.5mg「CH」：長生堂　2.5mg1錠[13円/錠]，アムロジピンOD錠2.5mg「EMEC」：エルメッドエーザイ　2.5mg1錠[17.4円/錠]，アムロジピンOD錠2.5mg「JG」：日本ジェネリック　2.5mg1錠[17.4円/錠]，アムロジピンOD錠2.5mg「KN」：小林化工　2.5mg1錠[17.4円/錠]，アムロジピンOD錠2.5mg「NP」：ニプロ　2.5mg1錠[13円/錠]，アムロジピンOD錠2.5mg「NS」：日新－山形　2.5mg1錠[17.4円/錠]，アムロジピンOD錠2.5mg「TCK」：辰巳化学　2.5mg1錠[13円/錠]，アムロジピンOD錠2.5mg「TYK」：大正薬品　2.5mg1錠[13円/錠]，アムロジピンOD錠2.5mg「YD」：陽進堂　2.5mg1錠[13円/錠]，アムロジピンOD錠2.5mg「ZE」：全星薬品　2.5mg1錠[13円/錠]，アムロジピンOD錠2.5mg「あすか」：あすか　2.5mg1錠[17.4円/錠]，アムロジピンOD錠2.5mg「アメル」：共和薬品　2.5mg1錠[17.4円/錠]，アムロジピンOD錠2.5mg「イセイ」：イセイ　2.5mg1錠[17.4円/錠]，アムロジピンOD錠2.5mg「科研」：大興　2.5mg1錠[17.4円/錠]，アムロジピンOD錠2.5mg「杏林」：キョーリンリメディオ　2.5mg1錠[13円/錠]，アムロジピンOD錠2.5mg「ケミファ」：日本薬品工業　2.5mg1錠[17.4円/錠]，アムロジピンOD錠2.5mg「サワイ」：沢井　2.5mg1錠[17.4円/錠]，アムロジピンOD錠2.5mg「サンド」：サンド　2.5mg1錠[13円/錠]，アムロジピンOD錠2.5mg「タカタ」：高田　2.5mg1錠[13円/錠]，アムロジピンOD錠2.5mg「テバ」：テバ製薬　2.5mg1錠[13円/錠]，アムロジピンOD錠2.5mg「トーワ」：東和　2.5mg1錠[17.4円/錠]，アムロジピンOD錠2.5mg「日医工」：日医工　2.5mg1錠[13円/錠]，アムロジピンOD錠2.5mg「フソー」：シオノ　2.5mg1錠[13円/錠]，アムロジピンOD錠2.5mg「明治」：Meiji Seika　2.5mg1錠[17.4円/錠]，アムロジピンOD錠5mg「CH」：長生堂　5mg1錠[23.2円/錠]，アムロジピンOD錠5mg「EMEC」：エルメッドエーザイ　5mg1錠[32.2円/錠]，アムロジピンOD錠5mg「JG」：日本ジェネリック　5mg1錠[32.2円/錠]，アムロジピンOD錠5mg「KN」：小林化工　5mg1錠[32.2円/錠]，アムロジピンOD錠5mg「NP」：ニプロ　5mg1錠[23.2円/錠]，アムロジピンOD錠5mg「NS」：日新－山形　5mg1錠[32.2円/錠]，アムロジピンOD錠5mg「TCK」：辰巳化学　5mg1錠[23.2円/錠]，アムロジピンOD錠5mg「TYK」：大正薬品　5mg1錠[23.2円/錠]，アムロジピンOD錠5mg「YD」：陽進堂　5mg1錠[23.2円/錠]，アムロジピンOD錠5mg「ZE」：全星薬品　5mg1錠[32.2円/錠]，アムロジピンOD錠5mg「あすか」：あすか　5mg1錠[32.2円/錠]，アムロジピンOD錠5mg「アメル」：共和薬品　5mg1錠[32.2円/錠]，アムロジピンOD錠5mg「イセイ」：イセイ　5mg1錠[32.2円/錠]，アムロジピンOD錠5mg「科研」：大興　5mg1錠[32.2円/錠]，アムロジピンOD錠5mg「杏林」：キョーリンリメディオ　5mg1錠[23.2円/錠]，アムロジピンOD錠5mg「ケミファ」：日本薬品工業　5mg1錠[32.2円/錠]，アムロジピンOD錠5mg「サワイ」：沢井　5mg1錠[32.2円/錠]，アムロジピンOD錠5mg「サンド」：サンド　5mg1錠[23.2円/錠]，アムロジピンOD錠5mg「タカタ」：高田　5mg1錠[23.2円/錠]，アムロジピンOD錠5mg「テバ」：テバ製薬　5mg1錠[23.2円/錠]，アムロジピンOD錠5mg「トーワ」：東和　5mg1錠[32.2円/錠]，アムロジピンOD錠5mg「日医工」：日医工　5mg1錠[32.2円/錠]，アムロジピンOD錠5mg「フソー」：シオノ　5mg1錠[23.2円/錠]，アムロジピンOD錠5mg「明治」：Meiji Seika　5mg1錠[32.2円/錠]，アムロジピンOD錠10mg「CH」：長生堂　10mg1錠[36.2円/錠]，アムロジピンOD錠10mg「EMEC」：エルメッドエーザイ　10mg1錠[49.2円/錠]，アムロジピンOD錠10mg「JG」：日本ジェネリック　10mg1錠[49.2円/錠]，アムロジピンOD錠10mg「KN」：小林化工　10mg1錠[49.2円/錠]，アムロジピンOD錠10mg「NP」：ニプロ　10mg1錠[36.2円/錠]，アムロジピンOD錠10mg「NS」：日新－山形　10mg1錠[49.2円/錠]，アムロジピンOD錠10mg「TCK」：辰巳化学　10mg1錠[36.2円/錠]，アムロジピンOD錠10mg「TYK」：大正薬品　10mg1錠[36.2円/錠]，アムロジピンOD錠10mg「YD」：陽進堂　10mg1錠[36.2円/錠]，アムロジピンOD錠10mg「ZE」：全星薬品　10mg1錠[49.2円/錠]，アムロジピンOD錠10mg「アメル」：共和薬品　10mg1錠[49.2円/錠]，アムロジピンOD錠10mg「イセイ」：イセイ　10mg1錠[49.2円/錠]，アムロジピンOD錠10mg「科研」：大興　10mg1錠[49.2円/錠]，アムロジピンOD錠10mg「杏林」：キョーリンリメディオ　10mg1錠[36.2円/錠]，アムロジピンOD錠10mg「ケミファ」：日本薬品工業　10mg1錠[49.2円/錠]，アムロジピンOD錠10mg「サワイ」：沢井　10mg1錠[49.2円/錠]，アムロジピンOD錠10mg「サンド」：サンド　10mg1錠[36.2円/錠]，アムロジピンOD錠10mg「タカタ」：高田　10mg1錠[49.2円/錠]，アムロジピンOD錠10mg「テバ」：テバ製薬　10mg1錠[36.2円/錠]，アムロジピンOD錠10mg「トーワ」：東和　10mg1錠[49.2円/錠]，アムロジピンOD錠10mg「日医工」：日医工　10mg1錠[49.2円/錠]，アムロジピンOD錠10mg「フソー」：シオノ　10mg1錠[36.2円/錠]，アムロジピンOD錠10mg「明治」：Meiji Seika　10mg1錠[49.2円/錠]，アムロジピンODフィルム2.5mg「QQ」：救急薬品　2.5mg1錠[17.4円/錠]，アムロジピンODフィルム5mg「QQ」：救急薬品　5mg1錠[32.2円/錠]，アムロジピン錠2.5mg「BMD」：ビオメディクス　2.5mg1錠[13円/錠]，アムロジピン錠2.5mg「CH」：長生堂　2.5mg1錠[13円/錠]，アムロジピン錠2.5mg「DSEP」：第一三共エスファ　2.5mg1錠[17.4円/錠]，アムロジピン錠2.5mg「EMEC」：エルメッドエーザイ　2.5mg1錠[17.4円/錠]，アムロジピン錠2.5mg「F」：富士製薬　2.5mg1錠[17.4円/錠]，アムロジピン錠2.5mg「JG」：日本ジェネリック　2.5mg1錠[17.4円/錠]，アムロジピン錠2.5mg「KN」：小林化工　2.5mg1錠[17.4円/錠]，アムロジピン錠2.5mg「MED」：メディサ　2.5mg1錠[17.4円/錠]，アムロジピン錠2.5mg「NikP」：日医工ファーマ　2.5mg1錠[13円/錠]，アムロジピン錠2.5mg「NP」：ニプロ　2.5mg1錠[13円/錠]，アムロジピン錠2.5mg「NS」：日新－山形　2.5mg1錠[17.4円/錠]，アムロジピン錠2.5mg「QQ」：救急薬品　2.5mg1錠[17.4円/錠]，アムロジピン錠2.5mg「TCK」：辰巳化学　2.5mg1錠[13円/錠]，アムロジピン錠2.5mg「TYK」：バイオテックベイ　2.5mg1錠[13円/錠]，アムロジピン錠2.5mg「YD」：陽進堂　2.5mg1錠[13円/錠]，アムロジピン錠2.5mg「ZJ」：ザイダス　2.5mg1錠[9.6円/錠]，アムロジピン錠2.5mg「あすか」：あすか　2.5mg1錠[17.4円/錠]，アムロジピン錠2.5mg「アメル」：共和薬品　2.5mg1錠[17.4円/錠]，アムロジピン錠2.5mg「イセイ」：イセイ　2.5mg1錠[17.4円/錠]，アムロジピン錠2.5mg「オーハラ」：大原薬品　2.5mg1錠[17.4円/錠]，アムロジピン錠2.5mg「科研」：ダイト　2.5mg1錠[13円/錠]，アムロジピン錠2.5mg「杏林」：キョーリンリメディオ　2.5mg1錠[13円/錠]，アムロジピン錠2.5mg「ケミファ」：日本薬品工業　2.5mg1錠[17.4円/錠]，アムロジピン錠2.5mg「サワイ」：沢井　2.5mg1

錠[17.4円/錠]，アムロジピン錠2.5mg「サンド」：サンド　2.5mg1錠[13円/錠]，アムロジピン錠2.5mg「タイヨー」：大興　2.5mg1錠[17.4円/錠]，アムロジピン錠2.5mg「タカタ」：高田　2.5mg1錠[13円/錠]，アムロジピン錠2.5mg「タナベ」：田辺三菱　2.5mg1錠[17.4円/錠]，アムロジピン錠2.5mg「ツルハラ」：鶴原　2.5mg1錠[17.4円/錠]，アムロジピン錠2.5mg「トーワ」：東和　2.5mg1錠[17.4円/錠]，アムロジピン錠2.5mg「日医工」：日医工　2.5mg1錠[13円/錠]，アムロジピン錠2.5mg「フソー」：シオノ　2.5mg1錠[13円/錠]，アムロジピン錠2.5mg「明治」：Meiji Seika　2.5mg1錠[17.4円/錠]，アムロジピン錠5mg「BMD」：ビオメディクス　5mg1錠[12.8円/錠]，アムロジピン錠5mg「CH」：長生堂　5mg1錠[23.2円/錠]，アムロジピン錠5mg「DSEP」：第一三共エスファ　5mg1錠[32.2円/錠]，アムロジピン錠5mg「EMEC」：エルメッドエーザイ　5mg1錠[32.2円/錠]，アムロジピン錠5mg「F」：富士製薬　5mg1錠[32.2円/錠]，アムロジピン錠5mg「JG」：日本ジェネリック　5mg1錠[32.2円/錠]，アムロジピン錠5mg「KN」：小林化工　5mg1錠[32.2円/錠]，アムロジピン錠5mg「MED」：メディサ　5mg1錠[32.2円/錠]，アムロジピン錠5mg「NikP」：日医工ファーマ　5mg1錠[23.2円/錠]，アムロジピン錠5mg「NP」：ニプロ　5mg1錠[23.2円/錠]，アムロジピン錠5mg「NS」：日新－山形　5mg1錠[32.2円/錠]，アムロジピン錠5mg「QQ」：救急薬品　5mg1錠[32.2円/錠]，アムロジピン錠5mg「TCK」：辰巳化学　5mg1錠[23.2円/錠]，アムロジピン錠5mg「TYK」：バイオテックベイ　5mg1錠[23.2円/錠]，アムロジピン錠5mg「YD」：陽進堂　5mg1錠[23.2円/錠]，アムロジピン錠5mg「ZJ」：ザイダス　5mg1錠[12.8円/錠]，アムロジピン錠5mg「あすか」：あすか　5mg1錠[32.2円/錠]，アムロジピン錠5mg「アメル」：共和薬品　5mg1錠[32.2円/錠]，アムロジピン錠5mg「イセイ」：イセイ　5mg1錠[32.2円/錠]，アムロジピン錠5mg「オーハラ」：大原薬品　5mg1錠[32.2円/錠]，アムロジピン錠5mg「科研」：ダイト　5mg1錠[23.2円/錠]，アムロジピン錠5mg「杏林」：キョーリンリメディオ　5mg1錠[23.2円/錠]，アムロジピン錠5mg「ケミファ」：日本薬品工業　5mg1錠[32.2円/錠]，アムロジピン錠5mg「サワイ」：沢井　5mg1錠[32.2円/錠]，アムロジピン錠5mg「サンド」：サンド　5mg1錠[23.2円/錠]，アムロジピン錠5mg「タイヨー」：大興　5mg1錠[32.2円/錠]，アムロジピン錠5mg「タカタ」：高田　5mg1錠[23.2円/錠]，アムロジピン錠5mg「タナベ」：田辺三菱　5mg1錠[32.2円/錠]，アムロジピン錠5mg「ツルハラ」：鶴原　5mg1錠[32.2円/錠]，アムロジピン錠5mg「トーワ」：東和　5mg1錠[32.2円/錠]，アムロジピン錠5mg「日医工」：日医工　5mg1錠[32.2円/錠]，アムロジピン錠5mg「フソー」：シオノ　5mg1錠[23.2円/錠]，アムロジピン錠5mg「明治」：Meiji Seika　5mg1錠[32.2円/錠]，アムロジピン錠10mg「BMD」：ビオメディクス　10mg1錠[18円/錠]，アムロジピン錠10mg「CH」：長生堂　10mg1錠[36.2円/錠]，アムロジピン錠10mg「DSEP」：第一三共エスファ　10mg1錠[49.2円/錠]，アムロジピン錠10mg「EMEC」：エルメッドエーザイ　10mg1錠[49.2円/錠]，アムロジピン錠10mg「F」：富士製薬　10mg1錠[49.2円/錠]，アムロジピン錠10mg「JG」：日本ジェネリック　10mg1錠[49.2円/錠]，アムロジピン錠10mg「KN」：小林化工　10mg1錠[49.2円/錠]，アムロジピン錠10mg「MED」：メディサ　10mg1錠[49.2円/錠]，アムロジピン錠10mg「NikP」：日医工ファーマ　10mg1錠[18円/錠]，アムロジピン錠10mg「NP」：ニプロ　10mg1錠[36.2円/錠]，アムロジピン錠10mg「NS」：日新－山形　10mg1錠[49.2円/錠]，アムロジピン錠10mg「QQ」：救急薬品　10mg1錠[49.2円/錠]，アムロジピン錠10mg「TCK」：辰巳化学　10mg1錠[36.2円/錠]，アムロジピン錠10mg「TYK」：バイオテックベイ　10mg1錠[36.2円/錠]，アムロジピン錠10mg「YD」：陽進堂　10mg1錠[36.2円/錠]，アムロジピン錠10mg「ZJ」：ザイダス　10mg1錠[18円/錠]，アムロジピン錠10mg「あすか」：あすか　10mg1錠[36.2円/錠]，アムロジピン錠10mg「アメル」：共和薬品　10mg1錠[49.2円/錠]，アムロジピン錠10mg「イセイ」：イセイ　10mg1錠[49.2円/錠]，アムロジピン錠10mg「オーハラ」：大原薬品　10mg1錠[49.2円/錠]，アムロジピン錠10mg「科研」：ダイト　10mg1錠[49.2円/錠]，アムロジピン錠10mg「杏林」：キョーリンリメディオ　10mg1錠[36.2円/錠]，アムロジピン錠10mg「ケミファ」：日本薬品工業　10mg1錠[49.2円/錠]，アムロジピン錠10mg「サワイ」：沢井　10mg1錠[49.2円/錠]，アムロジピン錠10mg「タイヨー」：大興　10mg1錠[49.2円/錠]，アムロジピン錠10mg「タカタ」：高田　10mg1錠[49.2円/錠]，アムロジピン錠10mg「タナベ」：田辺三菱　10mg1錠[49.2円/錠]，アムロジピン錠10mg「ツルハラ」：鶴原　10mg1錠[49.2円/錠]，アムロジピン錠10mg「トーワ」：東和　10mg1錠[49.2円/錠]，アムロジピン錠10mg「日医工」：日医工　10mg1錠[49.2円/錠]，アムロジピン錠10mg「フソー」：シオノ　10mg1錠[36.2円/錠]，アムロジピン錠10mg「明治」：Meiji Seika　10mg1錠[49.2円/錠]，アムロジピン内用ゼリー2.5mg「JG」：長生堂　2.5mg1包[18.1円/包]，アムロジピン内用ゼリー2.5mg「TYK」：大正薬品　2.5mg1包[18.1円/包]，アムロジピン内用ゼリー2.5mg「あすか」：あすか　2.5mg1包[18.1円/包]，アムロジピン内用ゼリー2.5mg「トーワ」：東和　2.5mg1包[18.1円/包]，アムロジピン内用ゼリー5mg「JG」：長生堂　5mg1包[35.6円/包]，アムロジピン内用ゼリー5mg「TYK」：大正薬品　5mg1包[35.6円/包]，アムロジピン内用ゼリー5mg「あすか」：あすか　5mg1包[35.6円/包]，アムロジピン内用ゼリー5mg「トーワ」：東和　5mg1包[35.6円/包]

アメパロモカプセル250mg

規格：250mg1カプセル[444.2円/カプセル]

パロモマイシン硫酸塩　　ファイザー　641

【効 能 効 果】

腸管アメーバ症

【対応標準病名】

◎	腸アメーバ症		
○	アメーバ性非赤痢性大腸炎	アメーバ赤痢	急性アメーバ症
	急性アメーバ赤痢	腸管アメーバ肉芽腫	慢性アメーバ症
	慢性アメーバ赤痢	慢性腸アメーバ症	
△	アメーバ症	アメーバ症性呼吸器障害	アメーバ性肝膿瘍
	アメーバ性亀頭炎	アメーバ性虫垂炎	アメーバ性肉芽腫
	アメーバ性脳膿瘍	アメーバ性肺膿瘍	アメーバ性皮膚潰瘍
	肝アメーバ症	皮膚アメーバ症	

効能効果に関連する使用上の注意　本剤は腸内原虫及びシスト(嚢子)に対してのみ活性を有するため，本剤を腸管外アメーバ症の治療に使用しないこと。

用法用量　通常，成人には，パロモマイシン硫酸塩1500mg(力価)を1日3回に分けて10日間，食後に経口投与する。

禁忌

(1)イレウスのある患者

(2)本剤の成分並びに他のアミノグリコシド系抗生物質及びバシトラシンに対し過敏症の既往歴のある患者

アモキサンカプセル10mg　規格：10mg1カプセル[6.9円/カプセル]
アモキサンカプセル25mg　規格：25mg1カプセル[13.8円/カプセル]
アモキサンカプセル50mg　規格：50mg1カプセル[22.9円/カプセル]
アモキサン細粒10%　規格：10%1g[41.4円/g]

アモキサピン　　ファイザー　117

【効 能 効 果】

うつ病・うつ状態

【対応標準病名】

◎	うつ状態	うつ病	
○	うつ病型統合失調感情障害	延髄性うつ病	外傷後遺症性うつ病
	仮面うつ病	寛解中の反復性うつ病性障害	感染症後うつ病
	器質性うつ病性障害	器質性気分障害	器質性混合性感情障害
	器質性双極性障害	器質性躁病性障害	軽症うつ病エピソード
	軽症反復性うつ病性障害	混合性不安抑うつ障害	産褥期うつ状態
	思春期うつ病	循環型躁うつ病	心気性うつ病
	神経症性抑うつ状態	精神病症状を伴う重症うつ病エピソード	精神病症状を伴わない重症うつ病エピソード
	躁うつ病	双極性感情障害・軽症のうつ病エピソード	双極性感情障害・精神病症状を伴う重症うつ病エピソード
	双極性感情障害・精神病症状を伴わない重症うつ病エピソード	双極性感情障害・中等症のうつ病エピソード	退行期うつ病
	単極性うつ病	単発反応性うつ病	中等症うつ病エピソード
	中等症反復性うつ病性障害	動脈硬化性うつ病	内因性うつ病
	反応性うつ病	反復心因性うつ病	反復性うつ病
	反復性気分障害	反復性心因性抑うつ精神病	反復性精神病性うつ病
	反復性短期うつ病エピソード	非定型うつ病	不安うつ病
	抑うつ神経症	抑うつ性パーソナリティ障害	老年期うつ病
△	2型双極性障害	気分変調症	原発性認知症
	周期性精神病	初老期精神病	初老期認知症
	初老期妄想状態	双極性感情障害	単極性躁病
	二次性認知症	認知症	反復性躁病エピソード
	老年期認知症	老年期認知症妄想型	老年期認知症抑うつ型
	老年期妄想状態	老年精神病	

効能効果に関連する使用上の注意　抗うつ剤の投与により，24歳以下の患者で，自殺念慮，自殺企図のリスクが増加するとの報告があるため，本剤の投与にあたっては，リスクとベネフィットを考慮すること。

用法用量　アモキサピンとして，1日25～75mgを1～数回に分割経口投与する。効果不十分と判断される場合には1日量150mg，症状が特に重篤な場合には1日300mgまで増量することもある。

禁忌

(1)緑内障のある患者
(2)三環系抗うつ剤に対し過敏症の患者
(3)心筋梗塞の回復初期の患者
(4)モノアミン酸化酵素阻害剤を投与中又は投与中止後2週間以内の患者

併用禁忌

薬剤名等	臨床症状・措置方法	機序・危険因子
モノアミン酸化酵素(MAO)阻害剤	発汗，不穏，全身痙攣，異常高熱，昏睡等があらわれることがある。なお，MAO阻害剤の投与を受けた患者に本剤を投与する場合には，少なくとも2週間の間隔をおき，また，本剤からMAO阻害剤に切り替えるときには，2～3日間の間隔をおくことが望ましい。	MAO阻害剤は本剤の代謝を阻害する。また，本剤は活性アミンのシナプス内への取り込みを阻害して，受容体の感受性を増強する。

アモバン錠7.5　規格：7.5mg1錠[23.1円/錠]
アモバン錠10　規格：10mg1錠[27.9円/錠]
ゾピクロン　サノフィ　112

【効　能　効　果】

(1)不眠症
(2)麻酔前投薬

【対応標準病名】

◎	不眠症		
○	睡眠障害	睡眠相後退症候群	睡眠リズム障害
	不規則睡眠		
△	特発性過眠症	レム睡眠行動障害	

用法用量

(1)不眠症：通常，成人1回，ゾピクロンとして，7.5～10mgを就寝前に経口投与する。なお，年齢・症状により適宜増減するが，10mgを超えないこと。
(2)麻酔前投薬：通常，成人1回，ゾピクロンとして，7.5～10mgを就寝前または手術前に経口投与する。なお，年齢・症状・疾患により適宜増減するが，10mgを超えないこと。

用法用量に関連する使用上の注意

(1)本剤を投与する場合，反応に個人差があるため少量(高齢者では1回3.75mg)から投与を開始すること。また，肝障害のある患者では3.75mgから投与を開始することが望ましい。やむを得ず増量する場合は観察を十分に行いながら慎重に投与すること。ただし，10mgを超えないこととし，症状の改善に伴って減量に努めること。
(2)不眠症には，就寝の直前に服用させること。また，服用して就寝した後，睡眠途中において一時的に起床して仕事等をする可能性があるときは服用させないこと。

警告　本剤の服用後に，もうろう状態，睡眠随伴症状(夢遊症状等)があらわれることがある。また，入眠までの，あるいは中途覚醒時の出来事を記憶していないことがあるので注意すること。

禁忌

(1)本剤の成分またはエスゾピクロンに対し過敏症の既往歴のある患者
(2)重症筋無力症の患者
(3)急性狭隅角緑内障の患者

原則禁忌　肺性心，肺気腫，気管支喘息及び脳血管障害の急性期等で呼吸機能が高度に低下している場合

アモバンテス錠7.5：小林化工　7.5mg1錠[8.7円/錠]，アモバンテス錠10：小林化工　10mg1錠[10.5円/錠]，ゾピクロン錠7.5mg「TCK」：辰巳化学　7.5mg1錠[8.7円/錠]，ゾピクロン錠7.5mg「アメル」：共和薬品　7.5mg1錠[6.6円/錠]，ゾピクロン錠7.5mg「サワイ」：沢井　7.5mg1錠[8.7円/錠]，ゾピクロン錠7.5mg「トーワ」：東和　7.5mg1錠[8.7円/錠]，ゾピクロン錠10mg「TCK」：辰巳化学　10mg1錠[7.6円/錠]，ゾピクロン錠10mg「アメル」：共和薬品　10mg1錠[7.6円/錠]，ゾピクロン錠10mg「サワイ」：沢井　10mg1錠[10.5円/錠]，ゾピクロン錠10mg「トーワ」：東和　10mg1錠[7.6円/錠]，ドパリール錠7.5：キョーリンリメディオ　7.5mg1錠[8.7円/錠]，ドパリール錠10：キョーリンリメディオ　10mg1錠[7.6円/錠]

アモリンカプセル125　規格：125mg1カプセル[13.3円/カプセル]
アモリンカプセル250　規格：250mg1カプセル[18.1円/カプセル]
アモリン細粒10%　規格：100mg1g[11.9円/g]
アモキシシリン水和物　武田薬品　613

【効　能　効　果】

〈適応菌種〉本剤に感性のブドウ球菌属，レンサ球菌属，肺炎球菌，腸球菌属，淋菌，大腸菌，プロテウス・ミラビリス，インフルエンザ菌，ヘリコバクター・ピロリ，梅毒トレポネーマ
〈適応症〉表在性皮膚感染症，深在性皮膚感染症，リンパ管・リ

ンパ節炎，慢性膿皮症，外傷・熱傷及び手術創等の二次感染，びらん・潰瘍の二次感染，乳腺炎，骨髄炎，咽頭・喉頭炎，扁桃炎，急性気管支炎，肺炎，慢性呼吸器病変の二次感染，膀胱炎，腎盂腎炎，前立腺炎(急性症，慢性症)，精巣上体炎(副睾丸炎)，淋菌感染症，梅毒，子宮内感染，子宮付属器炎，子宮旁結合織炎，涙嚢炎，麦粒腫，中耳炎，歯周組織炎，歯冠周囲炎，顎炎，猩紅熱，胃潰瘍・十二指腸潰瘍・胃 MALT リンパ腫・特発性血小板減少性紫斑病・早期胃癌に対する内視鏡的治療後胃におけるヘリコバクター・ピロリ感染症，ヘリコバクター・ピロリ感染胃炎

【対応標準病名】

◎	胃 MALT リンパ腫	胃潰瘍	胃十二指腸潰瘍
	咽頭炎	咽頭喉頭炎	外傷
	急性気管支炎	急性細菌性前立腺炎	喉頭炎
	骨髄炎	挫創	歯冠周囲炎
	子宮内感染症	子宮付属器炎	子宮傍組織炎
	歯根のう胞	歯周炎	歯髄炎
	歯性顎炎	十二指腸潰瘍	術後創部感染
	猩紅熱	腎盂腎炎	精巣上体炎
	前立腺炎	早期胃癌	早期胃癌 EMR 後
	早期胃癌 ESD 後	創傷	創傷感染症
	中耳炎	特発性血小板減少性紫斑病	乳腺炎
	熱傷	肺炎	梅毒
	麦粒腫	皮膚感染症	ヘリコバクター・ピロリ胃炎
	ヘリコバクター・ピロリ感染症	扁桃炎	膀胱炎
	慢性前立腺炎	慢性膿皮症	リンパ管炎
	リンパ節炎	淋病	涙のう炎
	裂傷	裂創	
○	MRSA 膀胱炎	NSAID 胃潰瘍	NSAID 十二指腸潰瘍
あ	亜急性気管支炎	亜急性骨髄炎	亜急性リンパ管炎
	亜急性涙のう炎	足第 1 度熱傷	足第 2 度熱傷
	足第 3 度熱傷	足熱傷	アルカリ腐蝕
	アレルギー性膀胱炎	アンギナ	胃潰瘍瘢痕
	異型猩紅熱	胃穿孔	胃腸管熱傷
	犬咬創	胃熱傷	胃びらん
	陰茎第 1 度熱傷	陰茎第 2 度熱傷	陰茎第 3 度熱傷
	陰茎熱傷	咽頭開放創	咽頭気管炎
	咽頭創傷	咽頭痛	咽頭熱傷
	咽頭扁桃炎	陰のう第 1 度熱傷	陰のう第 2 度熱傷
	陰のう第 3 度熱傷	陰のう熱傷	インフルエンザ菌気管支炎
	インフルエンザ菌喉頭炎	インフルエンザ菌性喉頭気管炎	う蝕第 3 度急性化膿性根尖性歯周炎
	う蝕第 3 度急性単純性根尖性歯周炎	う蝕第 3 度慢性化膿性根尖性歯周炎	会陰第 1 度熱傷
	会陰第 2 度熱傷	会陰第 3 度熱傷	会陰熱傷
	会陰部化膿創	腋窩第 1 度熱傷	腋窩第 2 度熱傷
	腋窩第 3 度熱傷	腋窩熱傷	壊死性潰瘍性歯周炎
	壊死性潰瘍性歯肉炎	壊疽性咽頭炎	壊疽性歯肉炎
	横隔膜損傷	汚染擦過創	汚染創
か	外陰第 1 度熱傷	外陰第 2 度熱傷	外陰第 3 度熱傷
	外陰熱傷	外耳開放創	外耳道創傷
	外耳部外傷性異物	外耳部割創	外耳部貫通創
	外耳部咬創	外耳部挫創	外耳部刺創
	外耳部創傷	外傷後早期合併症	外傷性異物
	外傷性横隔膜ヘルニア	外傷性眼球ろう	外傷性虹彩離断
	外傷性食道破裂	外傷性穿孔性中耳炎	外傷性中耳炎
	外傷性破裂	外耳裂創	外麦粒腫
	開放性大腿骨骨髄炎	開放性脳損傷髄膜炎	開放創
	潰瘍性咽頭炎	潰瘍性歯肉炎	潰瘍性膀胱炎
	下咽頭炎	下咽頭創傷	下咽頭熱傷
	化学外傷	下顎外傷性異物	下顎開放創
	下顎割創	下顎貫通創	下顎口唇挫創
	下顎咬創	下顎骨壊死	下顎骨炎
	下顎骨骨髄炎	下顎骨骨膜炎	下顎骨骨膜下膿瘍
	下顎骨周囲炎	下顎骨周囲膿瘍	下顎挫創
	下顎刺創	下顎創傷	下顎熱傷
	下顎膿瘍	下顎部第 1 度熱傷	下顎部第 2 度熱傷
	下顎部第 3 度熱傷	下顎裂創	下眼瞼蜂巣炎
	顎関節部開放創	顎関節部割創	顎関節部貫通創
	顎関節部咬創	顎関節部挫創	顎関節部刺創
	顎関節部創傷	顎関節部裂創	角結膜腐蝕
	顎骨炎	顎骨骨髄炎	顎骨骨膜炎
	角膜アルカリ化学熱傷	角膜挫創	角膜酸化学熱傷
	角膜酸性熱傷	角膜切傷	角膜切創
	角膜創傷	角膜熱傷	角膜破裂
	角膜裂傷	下肢第 1 度熱傷	下肢第 2 度熱傷
	下肢第 3 度熱傷	下肢熱傷	下腿骨骨髄炎
	下腿骨慢性骨髄炎	下腿足部熱傷	下腿熱傷
	下腿複雑骨折後骨髄炎	下腿部第 1 度熱傷	下腿部第 2 度熱傷
	下腿部第 3 度熱傷	カタル性咽頭炎	割創
	滑膜梅毒	化膿性喉頭炎	化膿性骨髄炎
	化膿性歯周炎	化膿性歯肉炎	化膿性中耳炎
	化膿性乳腺炎	化膿性リンパ節炎	下半身第 1 度熱傷
	下半身第 2 度熱傷	下半身第 3 度熱傷	下半身熱傷
	下腹部第 1 度熱傷	下腹部第 2 度熱傷	下腹部第 3 度熱傷
	眼化学熱傷	眼窩創傷	眼球結膜裂傷
	眼球損傷	眼球熱傷	眼球破裂
	眼球裂傷	眼瞼外傷性異物	眼瞼開放創
	眼瞼化学熱傷	眼瞼割創	眼瞼貫通創
	眼瞼咬創	眼瞼挫創	眼瞼刺創
	眼瞼創傷	眼瞼第 1 度熱傷	眼瞼第 2 度熱傷
	眼瞼第 3 度熱傷	眼瞼熱傷	眼瞼梅毒
	眼瞼蜂巣炎	眼瞼裂創	環指骨髄炎
	眼周囲化学熱傷	眼周囲第 1 度熱傷	眼周囲第 2 度熱傷
	眼周囲第 3 度熱傷	眼周囲部外傷性異物	眼周囲部開放創
	眼周囲部割創	眼周囲部貫通創	眼周囲部咬創
	眼周囲部挫創	眼周囲部刺創	眼周囲部創傷
	眼周囲部裂創	感染性咽頭炎	感染性喉頭気管炎
	貫通刺創	貫通銃創	貫通創
	眼熱傷	肝梅毒	眼梅毒
	眼部外傷性異物	眼部開放創	眼部割創
	眼部貫通創	眼部咬創	眼部挫創
	眼部刺創	眼部創傷	眼部裂創
	顔面汚染創	顔面外傷性異物	顔面開放創
	顔面割創	顔面貫通創	顔面咬創
	顔面挫創	顔面刺創	顔面創傷
	顔面掻創	顔面損傷	顔面第 1 度熱傷
	顔面第 2 度熱傷	顔面第 3 度熱傷	顔面多発開放創
	顔面多発割創	顔面多発貫通創	顔面多発咬創
	顔面多発挫創	顔面多発刺創	顔面多発創傷
	顔面多発裂創	顔面熱傷	顔面裂創
	気管支肺炎	気管熱傷	気腫性腎盂腎炎
	偽猩紅熱	気道熱傷	偽膜性アンギナ
	偽膜性咽頭炎	偽膜性気管支炎	偽膜性喉頭炎
	偽膜性扁桃炎	急性アデノイド咽頭炎	急性アデノイド扁桃炎
	急性胃潰瘍	急性胃潰瘍穿孔	急性咽頭炎
	急性咽頭喉頭炎	急性咽頭扁桃炎	急性壊疽性喉頭炎
	急性壊疽性扁桃炎	急性潰瘍性喉頭炎	急性潰瘍性扁桃炎
	急性顎骨骨髄炎	急性顎骨骨膜炎	急性化膿性咽頭炎
	急性化膿性下顎骨炎	急性化膿性脛骨骨髄炎	急性化膿性骨髄炎
	急性化膿性根尖性歯周炎	急性化膿性歯根膜炎	急性化膿性上顎骨炎
	急性化膿性中耳炎	急性化膿性辺縁性歯根膜炎	急性化膿性扁桃炎
	急性気管気管支炎	急性脛骨骨髄炎	急性血行性骨髄炎

急性喉頭炎	急性喉頭気管炎	急性喉頭気管気管支炎
急性骨髄炎	急性根尖性歯周炎	急性歯冠周囲炎
急性子宮傍結合織炎	急性歯周炎	急性歯槽膿瘍
急性歯肉炎	急性出血性胃潰瘍	急性出血性膀胱炎
急性精巣上体炎	急性声帯炎	急性声門下喉頭炎
急性腺窩性扁桃炎	急性単純性根尖性歯周炎	急性単純性膀胱炎
急性中耳炎	急性乳腺炎	急性肺炎
急性反復性気管支炎	急性浮腫性喉頭炎	急性付属器炎
急性扁桃炎	急性膀胱炎	急性卵管炎
急性卵巣炎	急性淋菌性尿道炎	急性涙のう炎
急速進行性歯周炎	胸管損傷	胸腔熱傷
胸骨骨髄炎	胸腺損傷	胸椎骨髄炎
頬粘膜咬創	胸部外傷	頬部外傷性異物
頬部開放創	頬部割創	頬部貫通創
頬部咬創	頬部挫創	頬部刺創
胸部上腕熱傷	胸部食道損傷	頬部創傷
胸部損傷	胸部第1度熱傷	頬部第1度熱傷
胸部第2度熱傷	頬部第2度熱傷	胸部第3度熱傷
頬部第3度熱傷	胸部熱傷	頬部裂創
強膜切創	強膜創傷	胸膜肺炎
強膜裂傷	棘刺創	魚咬創
距骨骨髄炎	筋梅毒	躯幹薬傷
クラットン関節	グラデニーゴ症候群	クラミジア肺炎
クループ性気管支炎	脛骨骨髄炎	脛骨骨膜炎
脛骨乳児骨髄炎	脛骨慢性化膿性骨髄炎	脛骨慢性骨髄炎
頚椎骨髄炎	頚部食道開放創	頚部第1度熱傷
頚部第2度熱傷	頚部第3度熱傷	頚部熱傷
頚部膿疱	頚部リンパ節炎	血行性脛骨骨髄炎
血行性骨髄炎	血行性大腿骨骨髄炎	結膜創傷
結膜熱傷	結膜のうアルカリ化学熱傷	結膜のう酸化学熱傷
結膜腐蝕	結膜裂傷	嫌気性骨髄炎
限局型若年性歯周炎	肩甲間部第1度熱傷	肩甲間部第2度熱傷
肩甲間部第3度熱傷	肩甲間部熱傷	肩甲骨周囲炎
肩甲部第1度熱傷	肩甲部第2度熱傷	肩甲部第3度熱傷
肩甲部熱傷	顕性神経梅毒	肩部第1度熱傷
肩部第2度熱傷	肩部第3度熱傷	口蓋切創
口蓋裂創	口角部挫創	口角部裂創
硬化性骨髄炎	後期潜伏性梅毒	口腔開放創
口腔割創	口腔挫創	口腔刺創
口腔創傷	口腔第1度熱傷	口腔第2度熱傷
口腔第3度熱傷	口腔熱傷	口腔粘膜咬創
口腔梅毒	口腔裂創	口唇外傷性異物
口唇開放創	口唇割創	口唇貫通創
口唇咬創	口唇挫創	口唇刺創
口唇創傷	口唇第1度熱傷	口唇第2度熱傷
口唇第3度熱傷	口唇熱傷	口唇梅毒
口唇裂創	硬性下疳	溝創
咬創	後天梅毒	喉頭外傷
喉頭周囲炎	喉頭損傷	喉頭熱傷
喉頭梅毒	広汎型若年性歯周炎	肛門第1度熱傷
肛門第2度熱傷	肛門第3度熱傷	肛門熱傷
肛門淋菌感染	鼓室内水腫	骨炎
骨顆炎	骨幹炎	骨周囲炎
骨髄炎後遺症	骨梅毒	骨盤化膿性骨髄炎
骨盤結合織炎	骨膜炎	骨膜下膿瘍
骨膜骨髄炎	骨膜のう炎	ゴム腫
根尖周囲膿瘍	根尖性歯周炎	根尖膿瘍

さ

根側歯周膿瘍	細菌性骨髄炎	細菌性膀胱炎
臍周囲炎	再発性胃潰瘍	再発性十二指腸潰瘍
再発性中耳炎	再発第2期梅毒	坐骨骨炎
残胃潰瘍	酸腐蝕	耳介外傷性異物
耳介開放創	耳介割創	耳介貫通創
耳介咬創	耳介挫創	耳介刺創

耳介創傷	耳介部第1度熱傷	耳介部第2度熱傷
耳介部第3度熱傷	耳介裂創	趾化膿創
歯冠周囲膿瘍	指間切創	子宮周囲炎
子宮周囲膿瘍	子宮熱傷	刺咬症
指骨炎	趾骨炎	指骨髄炎
趾骨髄炎	歯根膜下膿瘍	示指化膿創
四肢挫傷	四肢第1度熱傷	四肢第2度熱傷
四肢第3度熱傷	四肢熱傷	歯周症
歯周膿瘍	思春期性歯肉炎	耳前部挫創
刺創	歯槽膿瘍	趾第1度熱傷
趾第2度熱傷	趾第3度熱傷	膝蓋骨化膿性骨髄炎
膝蓋骨骨髄炎	膝部第1度熱傷	膝部第2度熱傷
膝部第3度熱傷	歯肉炎	歯肉切創
歯肉膿瘍	歯肉裂創	趾熱傷
若年性歯周炎	若年性進行麻痺	若年性脊髄ろう
射創	尺骨遠位部骨髄炎	習慣性アンギナ
習慣性扁桃炎	銃創	十二指腸潰瘍瘢痕
十二指腸球後部潰瘍	十二指腸穿孔	十二指腸びらん
手関節掌側部挫創	手関節部挫創	手関節部創傷
手関節部第1度熱傷	手関節部第2度熱傷	手関節部第3度熱傷
種子骨炎	手指第1度熱傷	手指第2度熱傷
手指第3度熱傷	手指端熱傷	手指熱傷
手術創部膿瘍	手術創離開	手掌挫創
手掌刺創	手掌切創	手掌第1度熱傷
手掌第2度熱傷	手掌第3度熱傷	手掌熱傷
手掌剥皮創	出血性胃潰瘍	出血性十二指腸潰瘍
出血性中耳炎	出血性膀胱炎	術後横隔膜下膿瘍
術後骨髄炎	術後十二指腸潰瘍	術後腎盂腎炎
術後性中耳炎	術後性慢性中耳炎	術後膿瘍
術後腹腔内膿瘍	術後腹壁膿瘍	手背第1度熱傷
手背第2度熱傷	手背第3度熱傷	手背熱傷
手背部挫創	手背部切創	上咽頭炎
上顎骨炎	上顎骨骨髄炎	上顎骨骨膜炎
上顎骨骨膜下膿瘍	上顎部裂創	上眼瞼蜂巣炎
上行性腎盂腎炎	猩紅熱性心筋炎	猩紅熱性中耳炎
上鼓室化膿症	踵骨炎	踵骨骨髄炎
上肢第1度熱傷	上肢第2度熱傷	上肢第3度熱傷
上肢熱傷	焼身自殺未遂	上唇小帯裂創
小児肺炎	小膿疱性皮膚炎	上半身第1度熱傷
上半身第2度熱傷	上半身第3度熱傷	上半身熱傷
踵部第1度熱傷	踵部第2度熱傷	踵部第3度熱傷
上腕骨骨髄炎	上腕第1度熱傷	上腕第2度熱傷
上腕第3度熱傷	上腕熱傷	初期硬結
食道損傷	食道熱傷	女性急性骨盤蜂巣炎
女性慢性骨盤蜂巣炎	神経梅毒	神経梅毒髄膜炎
心血管梅毒	針刺創	滲出性気管支炎
新生児上顎骨骨髄炎	新生児中耳炎	新生児膿漏眼
新生児梅毒	腎梅毒	水疱性中耳炎
ステロイド潰瘍	ステロイド潰瘍穿孔	ストレス性十二指腸潰瘍
性器下疳	精巣炎	精巣上体膿瘍
精巣精巣上体炎	精巣熱傷	精巣膿瘍
精巣蜂巣炎	声門外傷	脊髄ろう
脊椎骨髄炎	舌開放創	舌下顎挫創
舌咬創	舌挫創	舌刺創
舌切創	舌創傷	切断
舌熱傷	舌扁桃炎	舌裂創
遷延梅毒	前額部外傷性異物	前額部開放創
前額部割創	前額部貫通創	前額部咬創
前額部挫創	前額部刺創	前額部創傷
前額部第1度熱傷	前額部第2度熱傷	前額部第3度熱傷
前額部裂創	腺窩性アンギナ	前胸部第1度熱傷
前胸部第2度熱傷	前胸部第3度熱傷	前胸部熱傷
前頭頂部挫創	穿孔性胃潰瘍	穿孔性十二指腸潰瘍
穿孔性中耳炎	前思春期性歯周炎	全身挫傷

ア

	全身第１度熱傷	全身第２度熱傷	全身第３度熱傷
	全身熱傷	穿通性胃潰瘍	穿通性十二指腸潰瘍
	穿通創	先天梅毒	先天梅毒髄膜炎
	先天梅毒性多発ニューロパチー	先天梅毒脊髄炎	先天梅毒脳炎
	先天梅毒脳脊髄炎	潜伏性早期先天梅毒	潜伏性早期梅毒
	潜伏性晩期先天梅毒	前立腺膿瘍	前腕骨髄炎
	前腕手部熱傷	前腕第１度熱傷	前腕第２度熱傷
	前腕第３度熱傷	前腕熱傷	早期顕性先天梅毒
	早期先天内臓梅毒	早期先天梅毒性咽頭炎	早期先天梅毒性眼障害
	早期先天梅毒性喉頭炎	早期先天梅毒性骨軟骨障害	早期先天梅毒性肺炎
	早期先天梅毒性鼻炎	早期先天梅毒性網脈絡膜炎	早期先天皮膚粘膜梅毒
	早期先天皮膚梅毒	早期梅毒	早期梅毒性眼症
	早期発症型歯周炎	桑実状臼歯	増殖性化膿性口内炎
	増殖性骨膜炎	増殖性歯肉炎	創部膿瘍
	足関節第１度熱傷	足関節第２度熱傷	足関節第３度熱傷
	足関節熱傷	側胸部第１度熱傷	側胸部第２度熱傷
	側胸部第３度熱傷	足底熱傷	足底部第１度熱傷
	足底部第２度熱傷	足底部第３度熱傷	足背部第１度熱傷
	足背部第２度熱傷	足背部第３度熱傷	側腹部第１度熱傷
	側腹部第２度熱傷	側腹部第３度熱傷	足部骨髄炎
	鼡径部第１度熱傷	鼡径部第２度熱傷	鼡径部第３度熱傷
た	鼡径部熱傷	第１期肛門梅毒	第１期性器梅毒
	第１度熱傷	第１度腐蝕	第２期梅毒髄膜炎
	第２期梅毒性眼障害	第２期梅毒性筋炎	第２期梅毒性虹彩毛様体炎
	第２期梅毒性骨膜炎	第２期梅毒性女性骨盤炎症性疾患	第２期梅毒性リンパ節症
	第２度熱傷	第２度腐蝕	第３度熱傷
	第３度腐蝕	第４度熱傷	体幹第１度熱傷
	体幹第２度熱傷	体幹第３度熱傷	体幹熱傷
	大腿汚染創	大腿咬創	大腿骨骨髄炎
	大腿骨膿瘍	大腿骨膜炎	大腿骨慢性化膿性骨髄炎
	大腿骨慢性骨髄炎	大腿挫創	大腿熱傷
	大腿部開放創	大腿部刺創	大腿部切創
	大腿部第１度熱傷	大腿部第２度熱傷	大腿部第３度熱傷
	大腿裂創	大転子部挫創	体表面積10％未満の熱傷
	体表面積10－19％の熱傷	体表面積20－29％の熱傷	体表面積30－39％の熱傷
	体表面積40－49％の熱傷	体表面積50－59％の熱傷	体表面積60－69％の熱傷
	体表面積70－79％の熱傷	体表面積80－89％の熱傷	体表面積90％以上の熱傷
	大葉性肺炎	多発胃潰瘍	多発性外傷
	多発性昆虫咬創	多発性挫傷	多発性擦過創
	多発性十二指腸潰瘍	多発性出血性胃潰瘍	多発性第１度熱傷
	多発性第２度熱傷	多発性第３度熱傷	多発性熱傷
	多発性膿疱症	多発性表在損傷	打撲割創
	打撲挫創	単純性歯周炎	単純性歯肉炎
	単純性中耳炎	恥骨骨炎	恥骨骨膜炎
	智歯周囲炎	腟熱傷	腟壁縫合不全
	遅発性梅毒	肘関節慢性骨髄炎	中耳炎性顔面神経麻痺
	中手骨関節部挫創	中手骨膿瘍	虫垂炎術後残膿瘍
	肘部第１度熱傷	肘部第２度熱傷	肘部第３度熱傷
	腸間膜リンパ節炎	腸骨骨髄炎	直腸淋菌感染
	沈下性肺炎	陳旧性中耳炎	手第１度熱傷
	手第２度熱傷	手第３度熱傷	手熱傷
	点状角膜炎	殿部第１度熱傷	殿部第２度熱傷
	殿部第３度熱傷	殿部熱傷	頭蓋骨骨髄炎
	橈骨骨髄炎	頭部第１度熱傷	頭部第２度熱傷
	頭部第３度熱傷	頭部多発開放創	頭部多発割創
	頭部多発咬創	頭部多発挫創	頭部多発刺創
	頭部多発創傷	頭部多発裂創	動物咬創
	頭部熱傷	特殊性歯周炎	特発性血小板減少性紫斑病合併妊娠

な	内耳梅毒	内麦粒腫	内部尿路性器の熱傷
	軟口蓋挫創	軟口蓋創傷	軟口蓋熱傷
	軟口蓋破裂	難治性胃潰瘍	難治性歯周炎
	難治性十二指腸潰瘍	二次性網膜変性症	乳児肺炎
	乳腺膿瘍	乳腺瘻孔	乳頭周囲炎
	乳頭びらん	乳頭部第１度熱傷	乳頭部第２度熱傷
	乳頭部第３度熱傷	乳房炎症性疾患	乳房潰瘍
	乳房第１度熱傷	乳房第２度熱傷	乳房第３度熱傷
	乳房熱傷	乳房膿瘍	乳房よう
	乳輪下膿瘍	乳輪部第１度熱傷	乳輪部第２度熱傷
	乳輪部第３度熱傷	尿細管間質性腎炎	尿膜管膿瘍
	妊娠中の子宮内感染	妊娠中の性器感染症	猫咬創
	脳脊髄梅毒	脳梅毒	膿皮症
は	膿疱	肺炎球菌性咽頭炎	肺炎球菌性気管支炎
	敗血症性咽頭炎	敗血症性骨髄炎	敗血症性肺炎
	敗血症性皮膚炎	梅毒感染母体より出生した児	梅毒腫
	梅毒性鞍鼻	梅毒性角結膜炎	梅毒性角膜炎
	梅毒性滑液包炎	梅毒性乾癬	梅毒性気管炎
	梅毒性筋炎	梅毒性喉頭気管炎	梅毒性呼吸器障害
	梅毒性ゴム腫	梅毒性心筋炎	梅毒性心内膜炎
	梅毒性心弁膜炎	梅毒性心膜炎	梅毒性脊髄性動脈炎
	梅毒性脊椎炎	梅毒性舌潰瘍	梅毒性大動脈炎
	梅毒性大動脈弁閉鎖不全症	梅毒性大動脈瘤	梅毒性脱毛症
	梅毒性動脈炎	梅毒性動脈内膜炎	梅毒性粘膜疹
	梅毒性脳動脈炎	梅毒性肺動脈弁逆流症	梅毒性白斑
	梅毒性ばら疹	梅毒性腹膜炎	肺熱傷
	肺梅毒	背部第１度熱傷	背部第２度熱傷
	背部第３度熱傷	背部熱傷	剥離性歯肉炎
	抜歯後感染	ハッチンソン三主徴	ハッチンソン歯
	晩期先天神経梅毒	晩期先天性心血管梅毒	晩期先天梅毒
	晩期先天梅毒性間質性角膜炎	晩期先天梅毒性眼障害	晩期先天梅毒性関節障害
	晩期先天梅毒性骨軟骨障害	晩期先天梅毒性髄膜炎	晩期先天梅毒性多発ニューロパチー
	晩期先天梅毒性脳炎	晩期梅毒	晩期梅毒性滑液包炎
	晩期梅毒性上強膜炎	晩期梅毒性女性骨盤炎症性疾患	晩期梅毒性髄膜炎
	晩期梅毒性白斑	半身第１度熱傷	半身第２度熱傷
	半身第３度熱傷	反復性膀胱炎	腓骨骨髄炎
	尾骨骨髄炎	鼻根部打撲挫創	鼻根部裂創
	鼻前庭部挫創	鼻尖部挫創	肥大性歯肉炎
	非特異骨髄炎	非特異性腸間膜リンパ節炎	非特異性リンパ節炎
	鼻部外傷性異物	鼻部開放創	眉部割創
	鼻部割創	鼻部貫通創	皮膚欠損創
	鼻部咬創	鼻部挫創	鼻部刺創
	鼻部創傷	鼻部第１度熱傷	鼻部第２度熱傷
	鼻部第３度熱傷	皮膚剥脱創	鼻部裂創
	びまん性肺炎	眉毛部割創	眉毛部裂創
	鼻翼部切創	鼻翼部裂創	びらん性歯肉炎
	びらん性膀胱炎	複雑性歯周炎	複雑性歯肉炎
	伏針	副鼻腔開放創	腹部第１度熱傷
	腹部第２度熱傷	腹部第３度熱傷	腹部熱傷
	腹壁創し開	腹壁縫合糸膿瘍	腹壁縫合不全
	腐蝕	ぶどう球菌性咽頭炎	ぶどう球菌性扁桃炎
	ブロディー骨膿瘍	閉塞性肺炎	辺縁性化膿性歯根膜炎
	辺縁性歯周組織炎	扁桃性アンギナ	扁平コンジローマ
	膀胱後部膿瘍	膀胱三角部炎	縫合糸膿瘍
	膀胱周囲炎	膀胱周囲膿瘍	縫合不全
	縫合部膿瘍	放射線性熱傷	萌出性歯肉炎
	母指球部第１度熱傷	母指球部第２度熱傷	母指球部第３度熱傷
	母指骨髄炎	母趾骨髄炎	母指示指間切創
	母指第１度熱傷	母指第２度熱傷	母指第３度熱傷
ま	母指熱傷	マイボーム腺炎	膜性咽頭炎

	慢性胃潰瘍	慢性胃潰瘍活動期	慢性萎縮性老人性歯肉炎
	慢性咽喉頭炎	慢性顎骨炎	慢性顎骨骨髄炎
	慢性化膿性骨髄炎	慢性化膿性根尖性歯周炎	慢性化膿性穿孔性中耳炎
	慢性化膿性中耳炎	慢性血行性骨髄炎	慢性骨髄炎
	慢性根尖性歯周炎	慢性細菌性前立腺炎	慢性再発性膀胱炎
	慢性耳管鼓室化膿性中耳炎	慢性歯冠周囲炎	慢性子宮傍結合織炎
	慢性歯周炎	慢性歯周膿瘍	慢性歯槽膿瘍
	慢性歯肉炎	慢性十二指腸潰瘍活動期	慢性上鼓室乳突洞化膿性中耳炎
	慢性精巣上体炎	慢性穿孔性中耳炎	慢性前立腺炎急性増悪
	慢性多発性骨髄炎	慢性中耳炎	慢性中耳炎急性増悪
	慢性中耳炎後遺症	慢性中耳炎術後再燃	慢性複雑性膀胱炎
	慢性付属器炎	慢性辺縁性歯周炎急性発作	慢性辺縁性歯周炎軽度
	慢性辺縁性歯周炎重度	慢性辺縁性歯周炎中等度	慢性扁桃炎
	慢性膀胱炎	慢性卵管炎	慢性卵巣炎
	慢性淋菌性尿道炎	慢性リンパ管炎	慢性リンパ節炎
	慢性涙小管炎	慢性涙のう炎	眉間部挫創
	眉間部裂創	耳後部挫創	耳後部リンパ節炎
	耳後部リンパ腺炎	脈絡網膜熱傷	無症候性神経梅毒
	無熱性肺炎	盲管銃創	網脈絡膜裂傷
や	薬剤性胃潰瘍	薬傷	腰椎骨髄炎
	腰部第 1 度熱傷	腰部第 2 度熱傷	腰部第 3 度熱傷
ら	腰部熱傷	卵管炎	卵管周囲炎
	卵管卵巣膿瘍	卵管留膿症	卵巣炎
	卵巣周囲炎	卵巣膿瘍	卵巣卵管周囲炎
	良性慢性化膿性中耳炎	淋菌性咽頭炎	淋菌性外陰炎
	淋菌性外陰腟炎	淋菌性滑膜炎	淋菌性関節炎
	淋菌性亀頭炎	淋菌性結膜炎	淋菌性腱滑膜炎
	淋菌性虹彩毛様体炎	淋菌性口内炎	淋菌性骨髄炎
	淋菌性子宮頸管炎	淋菌性女性骨盤炎	淋菌性心筋炎
	淋菌性心内膜炎	淋菌性心膜炎	淋菌性髄膜炎
	淋菌性精巣炎	淋菌性精巣上体炎	淋菌性前立腺炎
	淋菌性腟炎	淋菌性尿道炎	淋菌性尿道狭窄
	淋菌性脳膿瘍	淋菌性肺炎	淋菌性敗血症
	淋菌性バルトリン腺膿瘍	淋菌性腹膜炎	淋菌性膀胱炎
	淋菌性卵管炎	涙小管炎	連鎖球菌気管支炎
	連鎖球菌性アンギナ	連鎖球菌性咽頭炎	連鎖球菌性喉頭炎
	連鎖球菌性喉頭気管炎	連鎖球菌性扁桃炎	老人性肺炎
わ	肋骨骨髄炎	肋骨周囲炎	ワンサンアンギナ
	ワンサン気管支炎	ワンサン扁桃炎	

△	BK ウイルス腎症	B 群溶連菌感染症	MRSA 骨髄炎
あ	RS ウイルス気管支炎	アーガイル・ロバートソン瞳孔	アキレス腱筋腱移行部断裂
	アキレス腱挫傷	アキレス腱挫創	アキレス腱切創
	アキレス腱断裂	アキレス腱部分断裂	足異物
	足開放創	足挫創	足切創
	亜脱臼	圧挫傷	圧挫創
	圧迫骨折	圧迫神経炎	胃炎
	医原性気胸	萎縮性胃炎	萎縮性化生性胃炎
	一部性歯髄炎	陰茎開放創	陰茎挫創
	陰茎折症	陰茎裂創	咽頭チフス
	陰のう開放創	陰のう裂創	陰部切創
	インフルエンザ菌性咽頭炎	ウイルス性咽頭炎	ウイルス性気管支炎
	ウイルス性扁桃炎	う蝕第 2 度単純性歯髄炎	う蝕第 3 度急性化膿性歯髄炎
	う蝕第 3 度歯髄壊死	う蝕第 3 度歯髄壊疽	う蝕第 3 度慢性壊疽性歯髄炎
	う蝕第 3 度慢性潰瘍性歯髄炎	う蝕第 3 度慢性増殖性歯髄炎	会陰裂傷
	エキノコックス性骨髄炎	エコーウイルス気管支炎	壊疽性歯髄炎
	エバンス症候群	エンテロバクター属感染	横骨折

か	外陰開放創	外陰部挫創	外陰部切創
	外陰部裂傷	外耳部外傷性腫脹	外耳部外傷性皮下異物
	外耳部挫傷	外耳部擦過創	外耳部切創
	外耳部打撲傷	外耳部虫刺傷	外耳部皮下血腫
	外耳部皮下出血	外傷性一過性麻痺	外傷性空気塞栓症
	外傷性咬合	外傷性硬膜動静脈瘻	外傷性歯根膜炎
	外傷性耳出血	外傷性歯髄炎	外傷性脂肪塞栓症
	外傷性縦隔気腫	外傷性脊髄出血	外傷性切断
	外傷性動静脈瘻	外傷性動脈血腫	外傷性動脈瘤
	外傷性乳び胸	外傷性脳圧迫	外傷性脳圧迫・頭蓋内に達する開放創合併あり
	外傷性脳圧迫・頭蓋内に達する開放創合併なし	外傷性脳症	外傷性皮下気腫
	外傷性皮下血腫	外歯瘻	開放骨折
	開放性外傷性脳圧迫	開放性陥没骨折	開放性胸膜損傷
	開放性脱臼	開放性脱臼骨折	開放性脳挫創
	開放性脳底部挫傷	開放性びまん性脳損傷	開放性粉砕骨折
	下顎挫傷	下顎擦過創	下顎切創
	下顎打撲傷	下顎皮下血腫	下顎部挫傷
	下顎部打撲傷	下顎部皮膚欠損創	踵裂創
	顎関節部挫傷	顎関節部擦過創	顎関節部切創
	顎関節部打撲傷	顎関節部皮下血腫	顎腐骨
	顎部挫傷	顎部打撲傷	下腿汚染創
	下腿開放創	下腿挫創	下腿切創
	下腿皮膚欠損創	下腿裂創	カテーテル感染症
	カテーテル敗血症	カリエスのない歯髄炎	眼黄斑部裂孔
	眼窩骨髄炎	眼窩部挫創	眼窩裂傷
	眼瞼外傷性腫脹	眼瞼外傷性皮下異物	眼瞼擦過創
	眼瞼切創	眼瞼虫刺傷	環指圧挫傷
	環指挫傷	環指挫創	環指切創
	間質性膀胱炎	環指剥皮創	環指皮膚欠損創
	眼周囲部外傷性腫脹	眼周囲部外傷性皮下異物	眼周囲部擦過創
	眼周囲部切創	眼周囲部虫刺傷	関節血腫
	関節骨折	関節挫傷	関節打撲
	完全骨折	完全脱臼	貫通性挫滅創
	眼部外傷性腫脹	眼部外傷性皮下異物	眼部擦過創
	眼部切創	眼部虫刺傷	陥没骨折
	顔面挫傷	顔面擦過創	顔面切創
	顔面多発挫傷	顔面多発擦過創	顔面多発切創
	顔面多発打撲傷	顔面多発虫刺傷	顔面多発皮下血腫
	顔面多発皮下出血	顔面打撲傷	顔面皮下血腫
	顔面皮膚欠損創	急性一部性化膿性歯髄炎	急性一部性単純性歯髄炎
	急性壊疽性歯髄炎	急性化膿性歯髄炎	急性歯髄炎
	急性十二指腸潰瘍	急性出血性十二指腸潰瘍	急性全部性化膿性歯髄炎
	急性全部性単純性歯髄炎	急性単純性歯髄炎	急性特発性血小板減少性紫斑病
	頬粘膜咬傷	胸部汚染創	頬部挫傷
	胸部挫創	頬部擦過創	胸部切創
	頬部切創	頬部打撲傷	胸部皮下気腫
	頬部皮下血腫	胸部皮膚欠損創	頬部皮膚欠損創
	胸壁開放創	胸壁刺創	胸膜損傷・胸腔に達する開放創合併あり
	胸膜裂創	亀裂骨折	筋損傷
	筋断裂	筋肉内血腫	屈曲骨折
	クレブシエラ属感染	頚管破裂	脛骨顆部割創
	痙性梅毒性運動失調症	頚部開放創	頚部挫創
	頚部切創	頚部皮膚欠損創	血管切断
	血管損傷	血行性歯髄炎	血腫
	嫌気性菌感染	腱切創	腱損傷
	腱断裂	腱部分断裂	腱裂傷
	高エネルギー外傷	口蓋挫傷	口腔外傷性異物
	口腔外傷性腫脹	口腔挫傷	口腔擦過創
	口腔切創	口腔打撲傷	口腔内血腫

	口腔粘膜咬傷	紅色陰癬	口唇外傷性腫脹
	口唇外傷性皮下異物	口唇咬傷	口唇挫傷
	口唇擦過創	口唇切創	口唇打撲傷
	口唇虫刺傷	口唇皮下血腫	口唇皮下出血
	後頭部外傷	後頭部割創	後頭部挫傷
	後頭部挫創	後頭部切創	後頭部打撲傷
	後頭部裂創	広範性軸索損傷	広汎性神経損傷
	後方脱臼	硬膜損傷	硬膜裂傷
	肛門扁平コンジローマ	肛門裂創	コクサッキーウイルス気管支炎
	骨髄肉芽腫	骨折	骨盤死腔炎
	骨盤部感染性リンパのう胞	骨盤部裂創	コリネバクテリウム肺炎
	根管異常	根管狭窄	根管穿孔
	根管側壁穿孔	根管内異物	根尖周囲のう胞
	根尖肉芽腫	昆虫咬創	昆虫刺傷
さ	コントル・クー損傷	採皮創	挫傷
	擦過創	擦過皮下血腫	挫滅傷
	挫滅創	サルモネラ骨髄炎	残髄炎
	残存性歯根のう胞	耳介外傷性腫脹	耳介外傷性皮下異物
	耳介挫傷	耳介擦過創	耳介切創
	耳介打撲傷	耳介虫刺傷	耳介皮下血腫
	耳介皮下出血	趾開放創	耳下腺部打撲
	趾間切創	子宮頚管裂傷	子宮頚部環状剥離
	歯根膜ポリープ	趾挫創	示指 MP 関節挫傷
	示指 PIP 開放創	示指割創	示指挫傷
	示指挫創	示指刺創	四肢静脈損傷
	示指切創	四肢動脈損傷	示指皮膚欠損創
	歯周のう胞	歯髄壊死	歯髄壊疽
	歯髄充血	歯髄出血	歯髄露出
	膝蓋部挫創	失活歯	膝下部挫創
	膝窩部銃創	膝関節部異物	膝関節部挫創
	膝部異物	膝部開放創	膝部割創
	膝部咬創	膝部挫創	膝部切創
	膝部裂創	歯肉挫傷	斜骨折
	尺骨近位端骨折	尺骨鉤状突起骨折	シャルコー関節
	手圧挫傷	縦隔血腫	縦骨折
	銃自殺未遂	重複骨折	手関節挫滅傷
	手関節挫滅創	手関節部切創	手関節部裂創
	手指圧挫傷	手指汚染創	手指開放創
	手指咬創	種子骨開放骨折	種子骨骨折
	手指挫傷	手指挫創	手指挫滅傷
	手指挫滅創	手指刺創	手指切創
	手指打撲傷	手指剥皮創	手指皮下血腫
	手指皮膚欠損創	手掌皮膚欠損創	術後感染症
	術後ショック	術後髄膜炎	術後敗血症
	術後皮下気腫	手背皮膚欠損創	手部汚染創
	上顎挫傷	上顎擦過創	上顎切創
	上顎打撲傷	上顎皮下血腫	上口唇挫傷
	上行性歯髄炎	踵骨部挫滅創	小指咬創
	小指挫傷	小指挫創	小指切創
	硝子体切断	小指皮膚欠損創	上腕汚染創
	上腕貫通銃創	上腕挫創	上腕皮膚欠損創
	上腕部開放創	処女膜裂傷	神経原性関節症
	神経根ひきぬき損傷	神経障害性脊椎障害	神経切断
	神経叢損傷	神経叢不全損傷	神経損傷
	神経断裂	神経痛性歯痛	進行性運動性運動失調症
	進行麻痺	靭帯ストレイン	靭帯損傷
	靭帯断裂	靭帯捻挫	靭帯裂傷
	心内異物	髄室側壁穿孔	髄床底穿孔
	ストレイン	精巣開放創	精巣破裂
	脊髄ろう性関節炎	舌咬傷	切創
	セラチア属感染	前額部外傷性腫脹	前額部外傷性皮下異物
	前額部擦過創	前額部切創	前額部虫刺傷
	前額部虫刺症	前額部皮膚欠損創	前胸部挫創

	仙骨部挫創	仙骨部皮膚欠損創	線状骨折
	全身擦過創	前頭部割創	前頭部挫傷
	前頭部挫創	前頭部切創	前頭部打撲傷
	前頭部皮膚欠損創	潜伏梅毒	全部性歯髄炎
	前方脱臼	前立腺痛	前腕汚染創
	前腕開放創	前腕咬創	前腕挫創
	前腕刺創	前腕切創	前腕皮膚欠損創
	前腕裂創	爪下異物	爪下挫滅傷
	爪下挫滅創	掻創	足関節内果部挫創
	足関節部挫創	足底異物	足底部咬創
	足底部刺創	足底部皮膚欠損創	側頭部割創
	側頭部挫創	側頭部切創	側頭部打撲傷
	側頭部皮下血腫	足背部挫創	足背部切創
	足部汚染創	側腹部咬創	側腹部挫創
	側腹壁開放創	足部皮膚欠損創	足部裂創
	鼡径部開放創	鼡径部切創	損傷
た	第 5 趾皮膚欠損創	大腿皮膚欠損創	大腸菌感染症
	脱臼	脱臼骨折	多発性開放創
	多発性咬創	多発性切創	多発性穿刺創
	多発性裂創	打撲血腫	打撲擦過創
	打撲傷	打撲皮下血腫	単純脱臼
	腟開放創	腟断端炎	腟裂傷
	中隔部肉芽形成	肘関節骨折	肘関節挫創
	肘関節脱臼骨折	肘関節部開放創	中指咬創
	中指挫傷	中指挫創	中指刺創
	中指切創	中指皮膚欠損創	中枢神経系損傷
	肘頭骨折	肘部挫創	肘部切創
	肘部皮膚欠損創	手開放創	手咬創
	手挫創	手刺創	手切創
	転位性骨折	殿部異物	殿部開放創
	殿部咬創	殿部刺創	殿部切創
	殿部皮膚欠損創	殿部裂創	頭頂部挫傷
	頭頂部挫創	頭頂部擦過創	頭頂部切創
	頭頂部打撲傷	頭頂部裂創	頭皮外傷性腫脹
	頭皮開放創	頭皮下血腫	頭皮剥離
	頭皮表在損傷	頭部異物	頭部外傷性皮下異物
	頭部外傷性皮下気腫	頭部開放創	頭部割創
	頭部頚部挫傷	頭部頚部挫創	頭部頚部打撲傷
	頭部血腫	頭部挫傷	頭部挫創
	頭部擦過創	頭部刺創	頭部切創
	頭部多発挫傷	頭部多発擦過創	頭部多発切創
	頭部多発打撲傷	頭部多発皮下血腫	頭部打撲
	頭部打撲血腫	頭部打撲傷	頭部虫刺傷
	頭部皮下異物	頭部皮下血腫	頭部皮下出血
	頭部皮膚欠損創	頭部裂創	動脈損傷
	特発性関節脱臼	飛び降り自殺未遂	飛び込み自殺未遂
な	内視鏡検査中腸穿孔	内歯瘻	軟口蓋血腫
	肉離れ	乳腺内異物	乳頭潰瘍
	乳房異物	ニューロパチー性関節炎	尿管切石術後感染症
	妊娠中の子宮頚管炎	捻挫	脳挫傷
	脳挫傷・頭蓋内に達する開放創合併あり	脳挫傷・頭蓋内に達する開放創合併なし	脳挫創
	脳挫創・頭蓋内に達する開放創合併あり	脳挫創・頭蓋内に達する開放創合併なし	脳損傷
	脳対側損傷	脳直撃損傷	脳底部挫傷
	脳底部挫傷・頭蓋内に達する開放創合併あり	脳底部挫傷・頭蓋内に達する開放創合併なし	脳裂傷
は	敗血症性気管支炎	梅毒性痙性脊髄麻痺	梅毒性視神経萎縮
	梅毒性髄膜炎	梅毒性聴神経炎	梅毒性パーキンソン症候群
	梅毒性網脈絡膜炎	爆死自殺未遂	バクテロイデス感染症
	剥離骨折	パラインフルエンザウイルス気管支炎	破裂骨折
	晩期梅毒性球後視神経炎	晩期梅毒性視神経萎縮	晩期梅毒性多発ニューロパチー
	晩期梅毒性聴神経炎	晩期梅毒脊髄炎	晩期梅毒脳炎

	晩期梅毒脳脊髄炎	皮下異物	皮下気腫
	皮下血腫	鼻下擦過創	皮下静脈損傷
	皮下損傷	非結核性抗酸菌性骨髄炎	膝汚染創
	膝皮膚欠損創	皮神経挫傷	非定型肺炎
	非熱傷性水疱	鼻部外傷性腫脹	鼻部外傷性皮下異物
	腓腹筋挫創	眉部血腫	鼻部挫傷
	鼻部擦過創	鼻部切創	皮膚損傷
	鼻部打撲傷	鼻部虫刺傷	鼻部皮下血腫
	鼻部皮下出血	鼻部皮膚欠損創	鼻部皮膚剥離創
	びまん性脳損傷	びまん性脳損傷・頭蓋内に達する開放創合併あり	びまん性脳損傷・頭蓋内に達する開放創合併なし
	表皮剥離	びらん性胃炎	フェニトイン歯肉増殖症
	複雑脱臼	腹部汚染創	腹部刺創
	腹部皮膚欠損創	腹壁異物	腹壁開放創
	不全骨折	ブラックアイ	プロテウス菌感染症
	粉砕骨折	分娩時会陰裂傷	分娩時軟産道損傷
	閉鎖性外傷性脳圧迫	閉鎖性骨折	閉鎖性脱臼
	閉鎖性脳挫創	閉鎖性脳底部挫傷	閉鎖性びまん性脳損傷
	ペプトコッカス感染	ペプトストレプトコックス属感染	扁桃チフス
	放散性歯痛	放射線出血性膀胱炎	放射線性下顎骨骨髄炎
	放射線性顎骨壊死	放射線性化膿性顎骨壊死	放射線性膀胱炎
	帽状腱膜下出血	包皮挫創	包皮切創
	包皮裂創	母指咬創	母指挫傷
	母指挫創	母趾挫創	母指刺創
	母指切創	母指打撲挫創	母指打撲傷
	母指皮膚欠損創	母趾皮膚欠損創	母指末節部挫創
ま	マイコプラズマ気管支炎	末梢血管外傷	末梢神経損傷
	慢性胃炎	慢性壊疽性歯髄炎	慢性開放性歯髄炎
	慢性潰瘍性歯髄炎	慢性歯髄炎	慢性十二指腸潰瘍
	慢性増殖性歯髄炎	慢性単純性歯髄炎	慢性特発性血小板減少性紫斑病
	慢性非細菌性前立腺炎	慢性閉鎖性歯髄炎	慢性放射線性顎骨壊死
	耳後部打撲傷	無髄歯	迷路梅毒
や	網膜振盪	モンテジア骨折	腰部切創
ら	腰部打撲挫創	溶連菌感染症	ライノウイルス気管支炎
	らせん骨折	卵管留水症	離開骨折
	緑膿菌感染症	涙管損傷	涙管断裂
	涙道損傷	涙のう周囲炎	涙のう周囲膿瘍
	轢過創	裂離	裂離骨折
	連鎖球菌感染症	若木骨折	

※ **適応外使用可**
原則として，「アモキシシリン水和物【内服薬】」を「急性副鼻腔炎」に対して処方した場合，当該使用事例を審査上認める。

効能効果に関連する使用上の注意
(1)進行期胃MALTリンパ腫に対するヘリコバクター・ピロリ除菌治療の有効性は確立していない。
(2)特発性血小板減少性紫斑病に対しては，ガイドライン等を参照し，ヘリコバクター・ピロリ除菌治療が適切と判断される症例にのみ除菌治療を行うこと。
(3)早期胃癌に対する内視鏡的治療後胃以外には，ヘリコバクター・ピロリ除菌治療による胃癌の発症抑制に対する有効性は確立していない。
(4)ヘリコバクター・ピロリ感染胃炎に用いる際には，ヘリコバクター・ピロリが陽性であること及び内視鏡検査によりヘリコバクター・ピロリ感染胃炎であることを確認すること。

用法用量
[ヘリコバクター・ピロリ感染を除く感染症]
成人
アモキシシリン水和物として，通常1回250mg(力価)を1日3〜4回経口投与する。
なお，年齢，症状により適宜増減する。
小児
アモキシシリン水和物として，通常1日20〜40mg(力価)/kgを3〜4回に分割経口投与する。
なお，年齢，症状により適宜増減するが，1日量として最大90mg(力価)/kgを超えないこと。
[ヘリコバクター・ピロリ感染症，ヘリコバクター・ピロリ感染胃炎]
(1)アモキシシリン水和物，クラリスロマイシン及びプロトンポンプインヒビター併用の場合
通常，成人にはアモキシシリン水和物として1回750mg(力価)，クラリスロマイシンとして1回200mg(力価)及びプロトンポンプインヒビターの3剤を同時に1日2回，7日間経口投与する。
なお，クラリスロマイシンは，必要に応じて適宜増量することができる。ただし，1回400mg(力価)1日2回を上限とする。
(2)アモキシシリン水和物，クラリスロマイシン及びプロトンポンプインヒビター併用によるヘリコバクター・ピロリの除菌治療が不成功の場合：通常，成人にはアモキシシリン水和物として1回750mg(力価)，メトロニダゾールとして1回250mg及びプロトンポンプインヒビターの3剤を同時に1日2回，7日間経口投与する。

用法用量に関連する使用上の注意
(1)高度の腎障害のある患者には，投与量・投与間隔の適切な調節をするなど慎重に投与すること。
(2)本剤の使用にあたっては，耐性菌の発現等を防ぐため，原則として感受性を確認し，疾病の治療上必要な最少限の期間の投与にとどめること。
(3)本剤をヘリコバクター・ピロリ感染症，ヘリコバクター・ピロリ感染胃炎に対して用いる場合，プロトンポンプインヒビターはランソプラゾールとして1回30mg，オメプラゾールとして1回20mg，ラベプラゾールナトリウムとして1回10mg，エソメプラゾールとして1回20mg又はボノプラザンとして1回20mgのいずれか1剤を選択する。

禁忌
(1)本剤の成分によるショックの既往歴のある患者
(2)伝染性単核症のある患者

原則禁忌　本剤の成分又はペニシリン系抗生物質に対し過敏症の既往歴のある患者

アモキシシリンカプセル125mg「NP」：ニプロ　125mg1カプセル[13.3円/カプセル]，アモキシシリンカプセル125mg「タツミ」：辰巳化学　125mg1カプセル[7.1円/カプセル]，アモキシシリンカプセル125mg「トーワ」：東和　125mg1カプセル[13.3円/カプセル]，アモキシシリンカプセル125mg「日医工」：日医工　125mg1カプセル[7.1円/カプセル]，アモキシシリンカプセル250mg「NP」：ニプロ　250mg1カプセル[8.6円/カプセル]，アモキシシリンカプセル250mg「タツミ」：辰巳化学　250mg1カプセル[8.6円/カプセル]，アモキシシリンカプセル250mg「トーワ」：東和　250mg1カプセル[8.6円/カプセル]，アモキシシリンカプセル250mg「日医工」：日医工　250mg1カプセル[8.6円/カプセル]

アラグリオ内用剤1.5g　規格：1.5g1瓶[90377.8円/瓶]
アミノレブリン酸塩酸塩　SBI　729

【効 能 効 果】

悪性神経膠腫の腫瘍摘出術中における腫瘍組織の可視化

【対応標準病名】

◎	悪性神経膠腫		
○	悪性小脳腫瘍	悪性脳腫瘍	鞍上部胚細胞腫瘍
	延髄神経膠腫	延髄星細胞腫	海綿芽細胞腫
	橋神経膠腫	原始神経外胚葉腫瘍	原線維性星細胞腫

原発性悪性脳腫瘍	原発性脳腫瘍	膠芽腫
後頭葉悪性腫瘍	後頭葉膠芽腫	後頭葉神経膠腫
膠肉腫	視床下部星細胞腫	視床星細胞腫
上衣芽細胞腫	上衣腫	小脳膠芽腫
小脳上衣腫	小脳神経膠腫	小脳髄芽腫
小脳星細胞腫	小脳毛様細胞性星細胞腫	神経膠腫
髄芽腫	星細胞腫	星状芽細胞腫
前頭葉悪性腫瘍	前頭葉膠芽腫	前頭葉神経膠腫
前頭葉星細胞腫	前頭葉退形成性星細胞腫	側頭葉悪性腫瘍
側頭葉膠芽腫	側頭葉神経膠腫	側頭葉星細胞腫
側頭葉退形成性星細胞腫	側頭葉毛様細胞性星細胞腫	第4脳室上衣腫
退形成性上衣腫	退形成性星細胞腫	大脳悪性腫瘍
大脳深部神経膠腫	多発性神経膠腫	中脳神経膠腫
頭蓋底脊索腫	頭蓋内胚細胞腫瘍	頭蓋部脊索腫
頭頂葉悪性腫瘍	頭頂葉膠芽腫	頭頂葉神経膠腫
頭頂葉星細胞腫	脳幹悪性腫瘍	脳幹膠芽腫
脳幹神経膠腫	脳幹部星細胞腫	脳室悪性腫瘍
脳室上衣腫	脳胚細胞腫瘍	びまん性星細胞腫
乏突起神経膠腫	毛様細胞性星細胞腫	

用法用量　通常，成人には，アミノレブリン酸塩酸塩として20mg/kgを，手術時の麻酔導入前3時間(範囲：2～4時間)に，水に溶解して経口投与する。

禁忌

(1)本剤又はポルフィリンに対し過敏症の既往歴のある患者
(2)ポルフィリン症の患者
(3)光線過敏症を起こすことが知られている薬剤：テトラサイクリン系抗生物質，スルフォンアミド系製剤，ニューキノロン系抗菌剤，ヒペリシン(セイヨウオトギリソウ抽出物)等，セイヨウオトギリソウ(St.John's Wort，セント・ジョーンズ・ワート)含有食品を投与中の患者
(4)妊婦又は妊娠している可能性のある婦人

併用禁忌

薬剤名等	臨床症状・措置方法	機序・危険因子
光線過敏症を起こすことが知られている薬剤： テトラサイクリン系抗生物質 スルフォンアミド系製剤 ニューキノロン系抗菌剤 ヒペリシン(セイヨウオトギリソウ抽出物)等	光線過敏症を起こすおそれがある。 本剤投与後2週間は左記薬剤の投与又は食品の摂取は避けること。	本剤は体内で光感受性物質に代謝されるので，左記薬剤との併用又は食品の摂取により光線過敏症が増強されることが考えられる。
セイヨウオトギリソウ(St.John's Wort，セント・ジョーンズ・ワート)含有食品		

アラベル内用剤1.5g：ノーベルファーマ　1.5g1瓶[90377.8円/瓶]

アラバ錠10mg　規格：10mg1錠[177.7円/錠]
アラバ錠20mg　規格：20mg1錠[309.6円/錠]
アラバ錠100mg　規格：100mg1錠[1060円/錠]
レフルノミド　サノフィ　399

【効能効果】

関節リウマチ

【対応標準病名】

◎	関節リウマチ		
○	関節リウマチ・顎関節	関節リウマチ・肩関節	関節リウマチ・胸椎
	関節リウマチ・頚椎	関節リウマチ・股関節	関節リウマチ・指関節
	関節リウマチ・趾関節	関節リウマチ・膝関節	関節リウマチ・手関節
	関節リウマチ・脊椎	関節リウマチ・足関節	関節リウマチ・肘関節
	関節リウマチ・腰椎	多発性リウマチ性関節炎	
△	炎症性多発性関節障害	尺側偏位	ムチランス変形
	リウマチ様関節炎		

用法用量　通常，成人にはレフルノミドとして1日1回100mg錠1錠の3日間経口投与から開始し，その後，維持量として1日1回20mgを経口投与する。また，1日1回20mgの経口投与から開始することもできる。なお，維持量は，症状，体重により適宜1日1回10mgに減量する。

用法用量に関連する使用上の注意

(1)100mg錠の投与にあたっては，初期投与としてのみ使用すること。なお，本剤1日100mgの初期投与を行った患者では，行わない患者よりも副作用の発現率が高かったとする報告があるため，特に注意すること。
(2)患者背景(例えば体重50kg未満の非喫煙女性)によっては血中濃度が高くなる可能性があるので，リスクとベネフィットを勘案し維持量を選択すること。
(3)本剤1日20mg投与中にALT(GPT)が基準値上限の2倍以上3倍以下に上昇した場合には，1日10mgに減量し，より頻回に肝機能検査を行うなど患者の状態を十分に観察すること。ALT(GPT)が基準値上限の3倍以上に上昇した場合，又は1日10mg投与中においても2～3倍の上昇が持続した場合，本剤の投与を中止し，薬物除去法を施行する等，適切な処置を行うこと。
(4)本剤の効果は，通常，投与開始後2週間～3ヵ月で発現するので，少なくとも3ヵ月間は継続投与し，効果をみることが望ましい。
(5)本剤並びに疾患の特性を考慮して，治療にあたっては経過を十分に観察し，漫然と投与を継続しないこと。

警告

(1)本剤の投与において，重篤な副作用(間質性肺炎，汎血球減少症，肝不全，急性肝壊死，感染症等)により，致死的な経過をたどることがあるので，緊急時に十分に措置できる医療施設及び本剤についての十分な知識とリウマチ治療の経験をもつ医師が使用すること。
(2)間質性肺炎，肺線維症等の肺障害，日和見感染による肺炎の合併又は既往歴のある患者で間質性肺炎が急速に増悪して致死的な経過をたどる症例が報告されている。このため，本剤による治療を開始するにあたり，間質性肺炎，肺線維症等の肺障害，日和見感染による肺炎の合併又は既往の有無を胸部X線検査等で確認し，投与の可否を慎重に判断すること。
(3)肝毒性，血液毒性又は免疫抑制作用を有する薬剤を最近まで投与されていたか又は投与中の患者では，副作用の発現が増加するおそれがある。したがって，本剤の投与開始にあたっては，リスクとベネフィットの両面から慎重に考慮すること。
(4)本剤の活性代謝物A771726の消失半減期は約2週間と長いので，本剤の投与中止後，A771726の消失を待たずに肝毒性，血液毒性又は免疫抑制作用を有する薬剤を投与する際にも，副作用の発現が増加するおそれがある。
(5)本剤投与中に重篤な副作用が発現した場合や他の理由により，速やかに活性代謝物A771726を消失させる必要があるときには，本剤の投与を中止し，薬物除去法を施行すること。
(6)本剤の投与に際しては，患者に対して本剤の危険性や本剤の投与が長期間にわたることを十分説明した後，患者が理解したことを確認したうえで投与を開始すること。
(7)本剤の投与に際しては，副作用の発現の可能性について患者に十分理解させ，下記の症状が認められた場合には服用を中止するとともに直ちに医師に連絡し，指示を仰ぐよう注意を与えること。
咳嗽，発熱，呼吸困難，発疹，皮膚そう痒感，口内炎，倦怠感，黄疸
(8)本剤による治療を開始する前に，非ステロイド性抗炎症剤及び他の抗リウマチ剤による治療を検討し，リスクとベネフィットを考慮してから本剤の使用を開始すること。

禁忌

(1)本剤の成分に対し過敏症の既往歴のある患者
(2)妊婦，妊娠している可能性のある婦人又は授乳中の婦人
(3)慢性肝疾患のある患者
(4)活動性結核の患者

アラベル内用剤1.5g　規格：1.5g1瓶[90377.8円/瓶]
アミノレブリン酸塩酸塩　ノーベルファーマ　729

アラグリオ内用剤1.5gを参照(P95)

アリセプトD錠3mg　規格：3mg1錠[225.8円/錠]
アリセプトD錠5mg　規格：5mg1錠[334.7円/錠]
アリセプトD錠10mg　規格：10mg1錠[598.7円/錠]
アリセプト細粒0.5%　規格：0.5%1g[318.6円/g]
アリセプト錠3mg　規格：3mg1錠[225.8円/錠]
アリセプト錠5mg　規格：5mg1錠[334.7円/錠]
アリセプト錠10mg　規格：10mg1錠[598.7円/錠]
アリセプトドライシロップ1%　規格：1%1g[619.9円/g]
アリセプト内服ゼリー3mg　規格：3mg1個[223.3円/個]
アリセプト内服ゼリー5mg　規格：5mg1個[338.7円/個]
アリセプト内服ゼリー10mg　規格：10mg1個[608.6円/個]
ドネペジル塩酸塩　エーザイ　119

【効能効果】

アルツハイマー型認知症及びレビー小体型認知症における認知症症状の進行抑制

【対応標準病名】

◎	アルツハイマー型認知症	レビー小体型認知症	
○	アルツハイマー型初老期認知症	アルツハイマー型非定型認知症	アルツハイマー型老年認知症
	アルツハイマー病	家族性アルツハイマー病	原発性認知症
	初老期認知症	二次性認知症	認知症
	老年期認知症	老年期認知症妄想型	老年期認知症抑うつ型
△	初老期精神病	初老期妄想状態	前頭側頭葉型認知症
	パーキンソン病の認知症	ハンチントン病の認知症	皮質下認知症
	皮質認知症	老年期うつ病	老年期妄想状態
	老年精神病		

効能効果に関連する使用上の注意

アルツハイマー型認知症における認知症症状の進行抑制：本剤は，アルツハイマー型認知症と診断された患者にのみ使用すること。
レビー小体型認知症における認知症症状の進行抑制
(1)本剤は，レビー小体型認知症の臨床診断基準に基づき，適切な症状観察や検査等によりレビー小体型認知症と診断された患者にのみ使用すること。
(2)精神症状・行動障害に対する本剤の有効性は確認されていない。
両効能共通
(1)本剤がアルツハイマー型認知症及びレビー小体型認知症の病態そのものの進行を抑制するという成績は得られていない。
(2)アルツハイマー型認知症及びレビー小体型認知症以外の認知症性疾患において本剤の有効性は確認されていない。

用法用量

アルツハイマー型認知症における認知症症状の進行抑制：通常，成人にはドネペジル塩酸塩として1日1回3mgから開始し，1〜2週間後に5mgに増量し，経口投与する。高度のアルツハイマー型認知症患者には，5mgで4週間以上経過後，10mgに増量する。なお，症状により適宜減量する。
レビー小体型認知症における認知症症状の進行抑制：通常，成人にはドネペジル塩酸塩として1日1回3mgから開始し，1〜2週間後に5mgに増量し，経口投与する。5mgで4週間以上経過後，10mgに増量する。なお，症状により5mgまで減量できる。

用法用量に関連する使用上の注意

(1)3mg/日投与は有効用量ではなく，消化器系副作用の発現を抑える目的なので，原則として1〜2週間を超えて使用しないこと。
(2)10mg/日に増量する場合は，消化器系副作用に注意しながら投与すること。
(3)医療従事者，家族などの管理のもとで投与すること。

禁忌　本剤の成分又はピペリジン誘導体に対し過敏症の既往歴のある患者

ドネペジル塩酸塩OD錠3mg「DSEP」：第一三共エスファ　3mg1錠[131.4円/錠]，ドネペジル塩酸塩OD錠3mg「DSP」：大日本住友　3mg1錠[131.4円/錠]，ドネペジル塩酸塩OD錠3mg「FFP」：富士フイルム　3mg1錠[131.4円/錠]，ドネペジル塩酸塩OD錠3mg「JG」：日本ジェネリック　3mg1錠[131.4円/錠]，ドネペジル塩酸塩OD錠3mg「KO」：寿　3mg1錠[103.8円/錠]，ドネペジル塩酸塩OD錠3mg「NP」：ニプロ　3mg1錠[103.8円/錠]，ドネペジル塩酸塩OD錠3mg「NPI」：日本薬品工業　3mg1錠[131.4円/錠]，ドネペジル塩酸塩OD錠3mg「TCK」：辰巳化学　3mg1錠[131.4円/錠]，ドネペジル塩酸塩OD錠3mg「TYK」：大正薬品　3mg1錠[103.8円/錠]，ドネペジル塩酸塩OD錠3mg「YD」：陽進堂　3mg1錠[131.4円/錠]，ドネペジル塩酸塩OD錠3mg「ZE」：全星薬品　3mg1錠[131.4円/錠]，ドネペジル塩酸塩OD錠3mg「アメル」：共和薬品　3mg1錠[103.8円/錠]，ドネペジル塩酸塩OD錠3mg「オーハラ」：大原薬品　3mg1錠[131.4円/錠]，ドネペジル塩酸塩OD錠3mg「科研」：シオノ　3mg1錠[131.4円/錠]，ドネペジル塩酸塩OD錠3mg「杏林」：キョーリンリメディオ　3mg1錠[131.4円/錠]，ドネペジル塩酸塩OD錠3mg「ケミファ」：日本ケミファ　3mg1錠[131.4円/錠]，ドネペジル塩酸塩OD錠3mg「サワイ」：沢井　3mg1錠[131.4円/錠]，ドネペジル塩酸塩OD錠3mg「サンド」：サンド　3mg1錠[131.4円/錠]，ドネペジル塩酸塩OD錠3mg「タカタ」：高田　3mg1錠[131.4円/錠]，ドネペジル塩酸塩OD錠3mg「タナベ」：田辺三菱　3mg1錠[103.8円/錠]，ドネペジル塩酸塩OD錠3mg「テバ」：テバ製薬　3mg1錠[103.8円/錠]，ドネペジル塩酸塩OD錠3mg「トーワ」：東和　3mg1錠[131.4円/錠]，ドネペジル塩酸塩OD錠3mg「日医工」：日医工　3mg1錠[131.4円/錠]，ドネペジル塩酸塩OD錠3mg「日新」：日新－山形　3mg1錠[131.4円/錠]，ドネペジル塩酸塩OD錠3mg「明治」：Meiji Seika　3mg1錠[131.4円/錠]，ドネペジル塩酸塩OD錠3mg「モチダ」：ダイト　3mg1錠[131.4円/錠]，ドネペジル塩酸塩OD錠5mg「DSEP」：第一三共エスファ　5mg1錠[193.5円/錠]，ドネペジル塩酸塩OD錠5mg「DSP」：大日本住友　5mg1錠[193.5円/錠]，ドネペジル塩酸塩OD錠5mg「FFP」：富士フイルム　5mg1錠[193.5円/錠]，ドネペジル塩酸塩OD錠5mg「JG」：日本ジェネリック　5mg1錠[193.5円/錠]，ドネペジル塩酸塩OD錠5mg「KO」：寿　5mg1錠[193.5円/錠]，ドネペジル塩酸塩OD錠5mg「NP」：ニプロ　5mg1錠[155.4円/錠]，ドネペジル塩酸塩OD錠5mg「NPI」：日本薬品工業　5mg1錠[155.4円/錠]，ドネペジル塩酸塩OD錠5mg「TCK」：辰巳化学　5mg1錠[193.5円/錠]，ドネペジル塩酸塩OD錠5mg「TYK」：大正薬品　5mg1錠[155.4円/錠]，ドネペジル塩酸塩OD錠5mg「YD」：陽進堂　5mg1錠[193.5円/錠]，ドネペジル塩酸塩OD錠5mg「ZE」：全星薬品　5mg1錠[193.5円/錠]，ドネペジル塩酸塩OD錠5mg「アメル」：共和薬品　5mg1錠[155.4円/錠]，ドネペジル塩酸塩OD錠5mg「オーハラ」：大原薬品　5mg1錠[193.5円/錠]，ドネペジル塩酸塩OD錠5mg「科研」：シオノ　5mg1錠[193.5円/錠]，ドネペジル塩酸塩OD錠5mg「杏林」：キョーリンリメディオ　5mg1錠[193.5円/錠]，ドネペジル塩酸塩OD錠5mg「ケミファ」：日本ケミファ　5mg1錠[193.5円/錠]，ドネペジル塩酸塩OD錠5mg「サワイ」：沢井　5mg1錠[193.5円/錠]，ドネペジル塩酸塩OD錠5mg「サンド」：サンド　5mg1錠[193.5円/錠]，ドネペジル塩酸塩OD錠5mg「タカタ」：

高田　5mg1錠[193.5円/錠]，ドネペジル塩酸塩OD錠5mg「タナベ」：田辺三菱　5mg1錠[155.4円/錠]，ドネペジル塩酸塩OD錠5mg「テバ」：テバ製薬　5mg1錠[155.4円/錠]，ドネペジル塩酸塩OD錠5mg「トーワ」：東和　5mg1錠[193.5円/錠]，ドネペジル塩酸塩OD錠5mg「日医工」：日医工　5mg1錠[193.5円/錠]，ドネペジル塩酸塩OD錠5mg「日新」：日新－山形　5mg1錠[193.5円/錠]，ドネペジル塩酸塩OD錠5mg「明治」：Meiji Seika　5mg1錠[193.5円/錠]，ドネペジル塩酸塩OD錠5mg「モチダ」：ダイト　5mg1錠[193.5円/錠]，ドネペジル塩酸塩OD錠10mg「DSEP」：第一三共エスファ　10mg1錠[333.1円/錠]，ドネペジル塩酸塩OD錠10mg「DSP」：大日本住友　10mg1錠[333.1円/錠]，ドネペジル塩酸塩OD錠10mg「FFP」：富士フイルム　10mg1錠[333.1円/錠]，ドネペジル塩酸塩OD錠10mg「JG」：日本ジェネリック　10mg1錠[333.1円/錠]，ドネペジル塩酸塩OD錠10mg「KO」：寿　10mg1錠[333.1円/錠]，ドネペジル塩酸塩OD錠10mg「NP」：ニプロ　10mg1錠[268.1円/錠]，ドネペジル塩酸塩OD錠10mg「NPI」：日本薬品工業　10mg1錠[268.1円/錠]，ドネペジル塩酸塩OD錠10mg「TCK」：辰巳化学　10mg1錠[333.1円/錠]，ドネペジル塩酸塩OD錠10mg「TYK」：大正薬品　10mg1錠[268.1円/錠]，ドネペジル塩酸塩OD錠10mg「YD」：陽進堂　10mg1錠[333.1円/錠]，ドネペジル塩酸塩OD錠10mg「ZE」：全星薬品　10mg1錠[333.1円/錠]，ドネペジル塩酸塩OD錠10mg「アメル」：共和薬品　10mg1錠[268.1円/錠]，ドネペジル塩酸塩OD錠10mg「オーハラ」：大原薬品　10mg1錠[333.1円/錠]，ドネペジル塩酸塩OD錠10mg「科研」：シオノ　10mg1錠[333.1円/錠]，ドネペジル塩酸塩OD錠10mg「杏林」：キョーリンリメディオ　10mg1錠[333.1円/錠]，ドネペジル塩酸塩OD錠10mg「ケミファ」：日本ケミファ　10mg1錠[333.1円/錠]，ドネペジル塩酸塩OD錠10mg「サワイ」：沢井　10mg1錠[333.1円/錠]，ドネペジル塩酸塩OD錠10mg「サンド」：サンド　10mg1錠[333.1円/錠]，ドネペジル塩酸塩OD錠10mg「タカタ」：高田　10mg1錠[333.1円/錠]，ドネペジル塩酸塩OD錠10mg「タナベ」：田辺三菱　10mg1錠[268.1円/錠]，ドネペジル塩酸塩OD錠10mg「テバ」：テバ製薬　10mg1錠[268.1円/錠]，ドネペジル塩酸塩OD錠10mg「トーワ」：東和　10mg1錠[333.1円/錠]，ドネペジル塩酸塩OD錠10mg「日医工」：日医工　10mg1錠[333.1円/錠]，ドネペジル塩酸塩OD錠10mg「日新」：日新－山形　10mg1錠[333.1円/錠]，ドネペジル塩酸塩OD錠10mg「明治」：Meiji Seika　10mg1錠[333.1円/錠]，ドネペジル塩酸塩OD錠10mg「モチダ」：ダイト　10mg1錠[333.1円/錠]，ドネペジル塩酸塩ODフィルム3mg「EE」：救急薬品　3mg1錠[131.4円/錠]，ドネペジル塩酸塩ODフィルム5mg「EE」：救急薬品　5mg1錠[193.5円/錠]，ドネペジル塩酸塩ODフィルム10mg「EE」：救急薬品　10mg1錠[333.1円/錠]，ドネペジル塩酸塩細粒0.5%「アメル」：共和薬品　0.5%1g[173.5円/g]，ドネペジル塩酸塩細粒0.5%「サワイ」：沢井　0.5%1g[173.5円/g]，ドネペジル塩酸塩細粒0.5%「日医工」：日医工　0.5%1g[173.5円/g]，ドネペジル塩酸塩錠3mg「BMD」：ビオメディクス　3mg1錠[103.8円/錠]，ドネペジル塩酸塩錠3mg「DSEP」：第一三共エスファ　3mg1錠[131.4円/錠]，ドネペジル塩酸塩錠3mg「DSP」：大日本住友　3mg1錠[131.4円/錠]，ドネペジル塩酸塩錠3mg「FFP」：富士フイルム　3mg1錠[131.4円/錠]，ドネペジル塩酸塩錠3mg「JG」：日本ジェネリック　3mg1錠[131.4円/錠]，ドネペジル塩酸塩錠3mg「NP」：ニプロ　3mg1錠[103.8円/錠]，ドネペジル塩酸塩錠3mg「NPI」：日本薬品工業　3mg1錠[131.4円/錠]，ドネペジル塩酸塩錠3mg「TCK」：辰巳化学　3mg1錠[131.4円/錠]，ドネペジル塩酸塩錠3mg「TSU」：鶴原　3mg1錠[103.8円/錠]，ドネペジル塩酸塩錠3mg「TYK」：大正薬品　3mg1錠[103.8円/錠]，ドネペジル塩酸塩錠3mg「YD」：陽進堂　3mg1錠[131.4円/錠]，ドネペジル塩酸塩錠3mg「アメル」：共和薬品　3mg1錠[103.8円/錠]，ドネペジル塩酸塩錠3mg「オーハラ」：大原薬品　3mg1錠[131.4円/錠]，ドネペジル塩酸塩錠3mg「科研」：シオノ　3mg1錠[131.4円/錠]，ドネペジル塩酸塩錠3mg「杏林」：キョーリンリメディオ　3mg1錠[131.4円/錠]，ドネペジル塩酸塩錠3mg「ケミファ」：日本ケミファ　3mg1錠[131.4円/錠]，ドネペジル塩酸塩錠3mg「サワイ」：沢井　3mg1錠[131.4円/錠]，ドネペジル塩酸塩錠3mg「サンド」：サンド　3mg1錠[131.4円/錠]，ドネペジル塩酸塩錠3mg「タカタ」：高田　3mg1錠[131.4円/錠]，ドネペジル塩酸塩錠3mg「タナベ」：田辺三菱　3mg1錠[103.8円/錠]，ドネペジル塩酸塩錠3mg「テバ」：テバ製薬　3mg1錠[103.8円/錠]，ドネペジル塩酸塩錠3mg「トーワ」：東和　3mg1錠[131.4円/錠]，ドネペジル塩酸塩錠3mg「日医工」：日医工　3mg1錠[131.4円/錠]，ドネペジル塩酸塩錠3mg「日新」：日新－山形　3mg1錠[131.4円/錠]，ドネペジル塩酸塩錠3mg「明治」：Meiji Seika　3mg1錠[131.4円/錠]，ドネペジル塩酸塩錠5mg「BMD」：ビオメディクス　5mg1錠[193.5円/錠]，ドネペジル塩酸塩錠5mg「DSEP」：第一三共エスファ　5mg1錠[193.5円/錠]，ドネペジル塩酸塩錠5mg「DSP」：大日本住友　5mg1錠[193.5円/錠]，ドネペジル塩酸塩錠5mg「FFP」：富士フイルム　5mg1錠[193.5円/錠]，ドネペジル塩酸塩錠5mg「JG」：日本ジェネリック　5mg1錠[193.5円/錠]，ドネペジル塩酸塩錠5mg「NP」：ニプロ　5mg1錠[155.4円/錠]，ドネペジル塩酸塩錠5mg「NPI」：日本薬品工業　5mg1錠[155.4円/錠]，ドネペジル塩酸塩錠5mg「TCK」：辰巳化学　5mg1錠[193.5円/錠]，ドネペジル塩酸塩錠5mg「TSU」：鶴原　5mg1錠[193.5円/錠]，ドネペジル塩酸塩錠5mg「TYK」：大正薬品　5mg1錠[155.4円/錠]，ドネペジル塩酸塩錠5mg「YD」：陽進堂　5mg1錠[193.5円/錠]，ドネペジル塩酸塩錠5mg「アメル」：共和薬品　5mg1錠[155.4円/錠]，ドネペジル塩酸塩錠5mg「オーハラ」：大原薬品　5mg1錠[193.5円/錠]，ドネペジル塩酸塩錠5mg「科研」：シオノ　5mg1錠[193.5円/錠]，ドネペジル塩酸塩錠5mg「杏林」：キョーリンリメディオ　5mg1錠[193.5円/錠]，ドネペジル塩酸塩錠5mg「ケミファ」：日本ケミファ　5mg1錠[193.5円/錠]，ドネペジル塩酸塩錠5mg「サワイ」：沢井　5mg1錠[193.5円/錠]，ドネペジル塩酸塩錠5mg「サンド」：サンド　5mg1錠[193.5円/錠]，ドネペジル塩酸塩錠5mg「タカタ」：高田　5mg1錠[193.5円/錠]，ドネペジル塩酸塩錠5mg「タナベ」：田辺三菱　5mg1錠[155.4円/錠]，ドネペジル塩酸塩錠5mg「テバ」：テバ製薬　5mg1錠[155.4円/錠]，ドネペジル塩酸塩錠5mg「トーワ」：東和　5mg1錠[193.5円/錠]，ドネペジル塩酸塩錠5mg「日医工」：日医工　5mg1錠[193.5円/錠]，ドネペジル塩酸塩錠5mg「日新」：日新－山形　5mg1錠[193.5円/錠]，ドネペジル塩酸塩錠5mg「明治」：Meiji Seika　5mg1錠[193.5円/錠]，ドネペジル塩酸塩錠10mg「BMD」：ビオメディクス　10mg1錠[333.1円/錠]，ドネペジル塩酸塩錠10mg「DSEP」：第一三共エスファ　10mg1錠[333.1円/錠]，ドネペジル塩酸塩錠10mg「DSP」：大日本住友　10mg1錠[333.1円/錠]，ドネペジル塩酸塩錠10mg「FFP」：富士フイルム　10mg1錠[333.1円/錠]，ドネペジル塩酸塩錠10mg「JG」：日本ジェネリック　10mg1錠[333.1円/錠]，ドネペジル塩酸塩錠10mg「NP」：ニプロ　10mg1錠[268.1円/錠]，ドネペジル塩酸塩錠10mg「NPI」：日本薬品工業　10mg1錠[268.1円/錠]，ドネペジル塩酸塩錠10mg「TCK」：辰巳化学　10mg1錠[333.1円/錠]，ドネペジル塩酸塩錠10mg「TSU」：鶴原　10mg1錠[333.1円/錠]，ドネペジル塩酸塩錠10mg「TYK」：大正薬品　10mg1錠[268.1円/錠]，ドネペジル塩酸塩錠10mg「YD」：陽進堂　10mg1錠[333.1円/錠]，ドネペジル塩酸塩錠10mg「アメル」：共和薬品　10mg1錠[268.1円/錠]，ドネペジル塩酸塩錠10mg「オーハラ」：大原薬品　10mg1錠[333.1円/錠]，ドネペジル塩酸塩錠10mg「科研」：シオノ　10mg1錠[333.1円/錠]，ドネペジル塩酸塩錠10mg「杏林」：キョーリンリメディオ　10mg1錠[333.1円/錠]，ドネペジル塩酸塩錠10mg「ケミファ」：日本ケミファ　10mg1錠[333.1円/錠]，ドネペジル塩酸塩錠10mg「サワイ」：沢井　10mg1錠[333.1円/錠]，ドネペジル塩酸塩錠10mg「タカタ」：高田　10mg1錠[333.1円/錠]，ドネペジル塩酸塩錠10mg「タナベ」：田辺三菱　10mg1錠[268.1円/錠]，ドネペジル塩酸塩錠10mg「テバ」：テバ製薬　10mg1

錠[268.1円/錠]，ドネペジル塩酸塩錠10mg「トーワ」：東和 10mg1錠[333.1円/錠]，ドネペジル塩酸塩錠10mg「日医工」：日医工 10mg1錠[333.1円/錠]，ドネペジル塩酸塩錠10mg「日新」：日新－山形 10mg1錠[333.1円/錠]，ドネペジル塩酸塩錠10mg「明治」：Meiji Seika 10mg1錠[333.1円/錠]，ドネペジル塩酸塩内服ゼリー3mg「NP」：ニプロ 3mg1個[156.8円/個]，ドネペジル塩酸塩内服ゼリー3mg「日医工」：日医工 3mg1個[156.8円/個]，ドネペジル塩酸塩内服ゼリー5mg「NP」：ニプロ 5mg1個[224.7円/個]，ドネペジル塩酸塩内服ゼリー5mg「日医工」：日医工 5mg1個[224.7円/個]，ドネペジル塩酸塩内服ゼリー10mg「NP」：ニプロ 10mg1個[271.4円/個]，ドネペジル塩酸塩内服ゼリー10mg「日医工」：日医工 10mg1個[342.8円/個]，ドネペジル塩酸塩内用液3mg「タナベ」：田辺三菱 3mg1.5mL1包[105.3円/包]，ドネペジル塩酸塩内用液3mg「トーワ」：東和 3mg1.5mL1包[105.3円/包]，ドネペジル塩酸塩内用液5mg「タナベ」：田辺三菱 5mg2.5mL1包[224.7円/包]，ドネペジル塩酸塩内用液5mg「トーワ」：東和 5mg2.5mL1包[224.7円/包]，ドネペジル塩酸塩内用液10mg「タナベ」：田辺三菱 10mg5mL1包[271.4円/包]，ドネペジル塩酸塩内用液10mg「トーワ」：東和 10mg5mL1包[271.4円/包]

5mgアリナミンF糖衣錠　規格：5mg1錠[5.8円/錠]

フルスルチアミン　武田薬品 312

【効能効果】

(1)ビタミンB_1欠乏症の予防及び治療
(2)ビタミンB_1の需要が増大し，食事からの摂取が不十分な際の補給（消耗性疾患，甲状腺機能亢進症，妊産婦，授乳婦，はげしい肉体労働時等）
(3)ウェルニッケ脳症
(4)脚気衝心
(5)下記疾患のうちビタミンB_1の欠乏又は代謝障害が関与すると推定される場合
①神経痛
②筋肉痛，関節痛
③末梢神経炎，末梢神経麻痺
④心筋代謝障害
⑤便秘等の胃腸運動機能障害
⑥術後腸管麻痺

ビタミンB_1欠乏症の予防及び治療，ビタミンB_1の需要が増大し，食事からの摂取が不十分な際の補給，ウェルニッケ脳症，脚気衝心以外の効能効果に対して，効果がないのに月余にわたって漫然と使用すべきでない。

【対応標準病名】

◎	胃腸運動機能障害	ウェルニッケ脳症	脚気心
	関節痛	筋肉痛	甲状腺機能亢進症
	心筋疾患	神経痛	腸麻痺
	ビタミンB1欠乏症	便秘症	末梢神経炎
	末梢神経障害		
○	異所性中毒性甲状腺腫	脚気	脚気症候群
	脚気神経炎	乾性脚気	グレーブス病
	痙性イレウス	甲状腺眼症	甲状腺機能正常型グレーブス病
	甲状腺クリーゼ	甲状腺中毒性昏睡	産後脚気
	湿性脚気	小腸麻痺	人為的甲状腺中毒症
	心筋変性症	大腸麻痺	中毒性甲状腺腫
	中毒性多結節性甲状腺腫	中毒性単結節性甲状腺腫	バセドウ病
	バセドウ病眼症	バセドウ病術後再発	びまん性中毒性甲状腺腫
	プランマー病	麻痺性イレウス	肋間神経痛
△あ	MP関節痛	亜イレウス	胃うっ血
	胃運動機能障害	胃運動亢進症	胃液欠乏
	胃液分泌過多	胃拡張	胃下垂
	胃機能亢進	胃狭窄	胃痙攣
	胃軸捻症	胃十二指腸嵌頓	胃腫瘤
	胃切除後癒着	胃腸機能異常	胃腸機能減退
	一過性甲状腺機能亢進症	胃粘膜過形成	胃のう胞
	胃壁軟化症	イレウス	腋窩部痛
か	炎症性大網癒着	外傷性肩不安定症	顎関節痛
	過酸症	下肢関節痛	下肢筋肉痛
	下肢神経痛	下垂体性TSH分泌亢進症	下垂体性甲状腺機能亢進症
	下腿関節痛	下腿三頭筋痛	下腿神経炎
	肩関節痛症	間質性心筋炎	偽性イレウス
	偽性甲状腺機能亢進症	偽性股関節痛	機能性便秘症
	急性胃腸障害	急性胃粘膜病変	胸鎖関節痛
	胸鎖乳突筋痛	胸背部筋肉痛	胸部筋肉痛
	胸腹部筋痛	胸壁神経痛	挙上空腸狭窄
	頚肩部筋肉痛	痙性胃炎	頚部筋肉痛
	頚部神経痛	痙攣性便秘	結腸アトニー
	肩甲上神経痛	肩甲部筋肉痛	肩鎖関節痛
	原発性甲状腺機能亢進症	肩部筋痛	甲状腺中毒症
	甲状腺中毒症性関節障害	甲状腺中毒症性筋無力症候群	甲状腺中毒症性心筋症
	甲状腺中毒性眼球突出症	甲状腺中毒性四肢麻痺	甲状腺中毒性周期性四肢麻痺
	甲状腺中毒性心不全	甲状腺中毒性ミオパチー	後頭下神経痛
	後頭神経痛	後頭部神経痛	項背部筋痛
	項部筋肉痛	項部神経痛	股関節痛
さ	弛緩性便秘症	趾関節痛	四肢神経痛
	膝窩部痛	膝関節痛	習慣性便秘
	重症便秘症	十二指腸腫瘤	手関節痛
	手指関節痛	手指神経炎	術後便秘
	上肢筋肉痛	上肢神経痛	上腕筋肉痛
	上腕三頭筋痛	上腕神経痛	上腕二頭筋痛
	食事性便秘	心筋炎	心筋線維症
	神経炎	心疾患	スルーダー神経痛
	脊椎関節痛	線維筋痛症	仙腸関節痛
	前腕筋肉痛	前腕神経痛	僧帽筋痛
た	足関節痛	側頭部神経痛	大腿筋痛
	大腿神経痛	大腸機能障害	大腸ジスキネジア
	多発性関節痛	多発性筋肉痛	多発性神経炎
	多発性神経障害	多発性神経痛	多発ニューロパチー
	単純性便秘	肘関節痛	中指関節痛
	腸アトニー	腸管運動障害	腸管麻痺性便秘
	腸機能障害	腸ジスキネジア	直腸性便秘
	低酸症	殿部筋肉痛	頭部筋肉痛
な	頭部神経痛	特発性神経痛	二次性甲状腺機能亢進症
は	乳幼児便秘	背部筋肉痛	背部神経痛
	反復性多発性神経炎	腓腹筋痛	腹壁筋痛
	腹壁神経痛	糞便性イレウス	ペラグラ性脳症
	便通異常	母指MP関節痛	母趾関節痛
ま	慢性心筋炎	慢性神経痛	無酸症
や	盲腸アトニー	薬物胃障害	腰筋痛症
ら	腰背筋痛症	腰皮神経痛	肋間筋肉痛

用法用量　通常，成人には1日量1～6錠（フルスルチアミンとして5～30mg）を1回1～2錠ずつ，1日1～3回に分けて食後直ちに経口投与する。
なお，年齢，症状により適宜増減する。

25mgアリナミンF糖衣錠　規格：25mg1錠[6円/錠]
50mgアリナミンF糖衣錠　規格：50mg1錠[11.3円/錠]
フルスルチアミン塩酸塩　武田薬品　312

【効 能 効 果】

(1)ビタミンB_1欠乏症の予防及び治療
(2)ビタミンB_1の需要が増大し，食事からの摂取が不十分な際の補給(消耗性疾患，甲状腺機能亢進症，妊産婦，授乳婦，はげしい肉体労働時等)
(3)ウェルニッケ脳症
(4)脚気衝心
(5)下記疾患のうちビタミンB_1の欠乏又は代謝障害が関与すると推定される場合
　①神経痛
　②筋肉痛，関節痛
　③末梢神経炎，末梢神経麻痺
　④心筋代謝障害
　⑤便秘等の胃腸運動機能障害
　⑥術後腸管麻痺
ビタミンB_1欠乏症の予防及び治療，ビタミンB_1の需要が増大し，食事からの摂取が不十分な際の補給，ウェルニッケ脳症，脚気衝心以外の効能効果に対して，効果がないのに月余にわたって漫然と使用すべきでない。

【対応標準病名】

◎	胃腸運動機能障害	ウェルニッケ脳症	脚気心
	関節痛	筋肉痛	甲状腺機能亢進症
	心筋疾患	神経痛	腸麻痺
	ビタミンB1欠乏症	便秘症	末梢神経炎
	末梢神経障害		
○	異所性中毒性甲状腺腫	脚気	脚気症候群
	脚気神経炎	乾性脚気	グレーブス病
	痙性イレウス	甲状腺眼症	甲状腺機能正常型グレーブス病
	甲状腺クリーゼ	甲状腺中毒性昏睡	産後脚気
	湿性脚気	小腸麻痺	人為的甲状腺中毒症
	心筋変性症	大腸麻痺	中毒性甲状腺腫
	中毒性多結節性甲状腺腫	中毒性単結節性甲状腺腫	バセドウ病
	バセドウ病眼症	バセドウ病術後再発	びまん性中毒性甲状腺腫
	プランマー病	麻痺性イレウス	
△あ	MP関節痛	亜イレウス	アルコール性多発ニューロパチー
	胃うっ血	胃運動機能障害	胃運動亢進症
	胃液欠乏	胃液分泌過多	胃拡張
	胃下垂	胃機能亢進	胃狭窄
	胃痙攣	胃軸捻症	胃十二指腸嵌頓
	胃腫瘤	胃石症	胃切除後癒着
	胃腸機能異常	胃腸機能減退	胃腸虚弱
	一過性甲状腺機能亢進症	胃粘膜過形成	胃のう胞
	胃壁軟化症	イレウス	腋窩部痛
か	炎症性大網癒着	外傷性肩不安定症	顎関節痛
	顎関節疼痛機能障害症候群	過酸症	下肢関節痛
	下肢筋肉痛	下肢神経痛	下垂体性TSH分泌亢進症
	下垂体性甲状腺機能亢進症	下腿関節痛	下腿三頭筋痛
	下腿神経炎	肩関節痛症	間質性心筋炎
	偽性イレウス	偽性甲状腺機能亢進症	偽性股関節痛
	機能性便秘症	急性胃腸障害	急性胃粘膜病変
	胸鎖関節痛	胸鎖乳突筋痛	胸背部筋肉痛
	胸部筋肉痛	胸腹部筋痛	胸壁神経痛
	挙上空腸狭窄	頚肩部筋肉痛	痙性胃炎
	頚部筋肉痛	頚部神経痛	痙攣性便秘
	結腸アトニー	肩甲上神経痛	肩甲部筋肉痛
	肩鎖関節痛	原発性甲状腺機能亢進症	肩部筋痛
	甲状腺中毒症	甲状腺中毒症性関節障害	甲状腺中毒症性筋無力症候群
	甲状腺中毒症性心筋症	甲状腺中毒性眼球突出症	甲状腺中毒性四肢麻痺
	甲状腺中毒性周期性四肢麻痺	甲状腺中毒性心不全	甲状腺中毒性ミオパチー
	後頭下神経痛	後頭神経痛	後頭部神経痛
	項背部筋痛	項部筋肉痛	項部神経痛
さ	股関節痛	弛緩性便秘症	趾関節痛
	四肢神経痛	膝窩部痛	膝関節痛
	習慣性便秘	重症便秘症	十二指腸腫瘤
	手関節痛	手指関節痛	手指神経炎
	術後便秘	上肢筋肉痛	上肢神経痛
	上腕筋肉痛	上腕三頭筋痛	上腕神経痛
	上腕二頭筋痛	食事性便秘	心筋炎
	心筋線維症	神経炎	スルーダー神経痛
	脊椎関節痛	線維筋痛症	仙腸関節痛
	前腕筋肉痛	前腕神経痛	僧帽筋痛
た	足関節痛	側頭部神経痛	大腿筋痛
	大腿神経痛	大腸機能障害	大腸ジスキネジア
	多発性関節痛	多発性筋肉痛	多発性神経炎
	多発性神経障害	多発性神経痛	多発ニューロパチー
	単純性便秘	肘関節痛	中指関節痛
	腸アトニー	腸管運動障害	腸管麻痺性便秘
	腸機能障害	腸ジスキネジア	直腸性便秘
	低酸症	殿部筋肉痛	頭部筋肉痛
な	頭部神経痛	特発性神経痛	二次性甲状腺機能亢進症
は	乳幼児便秘	背部筋肉痛	背部神経痛
	反復性多発性神経炎	腓腹筋痛	腹壁筋痛
	腹壁神経痛	糞便性イレウス	ペラグラ性脳症
	便通異常	母指MP関節痛	母趾関節痛
ま	慢性心筋炎	慢性神経痛	無酸症
や	盲腸アトニー	薬物胃障害	腰筋痛症
ら	腰背筋痛症	腰皮神経痛	肋間筋肉痛
	肋間神経痛		

用法用量

〔25mg錠〕：通常，成人には1日量1～4錠(フルスルチアミンとして25～100mg)を1日1～3回に分けて食後直ちに経口投与する。なお，年齢，症状により適宜増減する。
〔50mg錠〕：通常，成人には1日量1～2錠(フルスルチアミンとして50～100mg)を1日1～2回に分けて食後直ちに経口投与する。なお，年齢，症状により適宜増減する。

ビタファントF錠25：東和　25mg1錠[5.4円/錠]

アリミデックス錠1mg　規格：1mg1錠[495.6円/錠]
アナストロゾール　アストラゼネカ　429

【効 能 効 果】

閉経後乳癌

【対応標準病名】

◎	乳癌		
○	術後乳癌	進行乳癌	乳癌再発
△	乳癌・HER2過剰発現	乳腺腋窩尾部乳癌	乳頭部乳癌
	乳房下外側部乳癌	乳房下内側部乳癌	乳房境界部乳癌
	乳房脂肪肉腫	乳房上外側部乳癌	乳房上内側部乳癌
	乳房中央部乳癌	乳房パジェット病	乳輪部乳癌

用法用量　通常，成人にはアナストロゾールとして1mgを1日1回，経口投与する。

禁忌

(1)妊婦又は妊娠している可能性のある婦人
(2)授乳婦

(3)本剤の成分に対し過敏症の既往歴のある患者

アナストロゾール錠1mg「EE」：エルメッドエーザイ[253.3円/錠]，アナストロゾール錠1mg「F」：富士製薬[253.3円/錠]，アナストロゾール錠1mg「FFP」：富士フイルム[253.3円/錠]，アナストロゾール錠1mg「JG」：日本ジェネリック[292.4円/錠]，アナストロゾール錠1mg「KN」：小林化工[253.3円/錠]，アナストロゾール錠1mg「NK」：日本化薬[253.3円/錠]，アナストロゾール錠1mg「NP」：ニプロ[253.3円/錠]，アナストロゾール錠1mg「SN」：シオノ[292.4円/錠]，アナストロゾール錠1mg「アメル」：共和薬品[292.4円/錠]，アナストロゾール錠1mg「ケミファ」：ダイト[253.3円/錠]，アナストロゾール錠1mg「サワイ」：沢井[253.3円/錠]，アナストロゾール錠1mg「サンド」：サンド[253.3円/錠]，アナストロゾール錠1mg「テバ」：大正薬品[253.3円/錠]，アナストロゾール錠1mg「トーワ」：東和[253.3円/錠]，アナストロゾール錠1mg「日医工」：日医工[253.3円/錠]，アナストロゾール錠1mg「マイラン」：マイラン製薬[253.3円/錠]，アナストロゾール錠1mg「明治」：Meiji Seika[253.3円/錠]

アリメジンシロップ0.05%　規格：0.05%10mL[2.39円/mL]
アリメマジン酒石酸塩　ニプロパッチ　441

【効能効果】

(1)皮膚疾患に伴う瘙痒(湿疹，皮膚瘙痒症，小児ストロフルス，中毒疹，咬刺症)
(2)じん麻疹
(3)感冒等上気道炎に伴うくしゃみ・鼻汁・咳嗽
(4)アレルギー性鼻炎

【対応標準病名】

◎	アレルギー性鼻炎	かぜ	感冒
	急性上気道炎	急性痒疹	くしゃみ
	刺咬症	湿疹	じんま疹
	咳	そう痒	中毒疹
	鼻汁	皮膚そう痒症	鼻漏
○	LE型薬疹	足湿疹	アスピリンじんま疹
	アトピー咳嗽	アレルギー性咳嗽	アレルギー性じんま疹
	アレルギー性鼻咽頭炎	アレルギー性鼻結膜炎	アレルギー性副鼻腔炎
	異汗症	異汗性湿疹	イネ科花粉症
	咽頭喉頭炎	陰のう湿疹	陰のうそう痒症
	陰部間擦疹	うっ血性鼻炎	会陰部肛囲湿疹
	腋窩湿疹	温熱じんま疹	外陰部そう痒症
	外陰部皮膚炎	家族性寒冷自己炎症症候群	カタル性咳
	カタル性鼻炎	化膿性皮膚疾患	貨幣状湿疹
	カモガヤ花粉症	間擦疹	乾性咳
	感染後咳嗽	感染性鼻炎	感染性皮膚炎
	汗疱	汗疱性湿疹	顔面急性皮膚炎
	寒冷じんま疹	機械性じんま疹	季節性アレルギー性鼻炎
	丘疹状湿疹	丘疹状じんま疹	急性咽頭喉頭炎
	急性湿疹	急性鼻咽頭炎	急性鼻炎
	亀裂性湿疹	頚部皮膚炎	血管運動性鼻炎
	結節性痒疹	限局性神経皮膚炎	限局性そう痒症
	肛囲間擦疹	紅斑性間擦疹	紅斑性湿疹
	紅皮症型薬疹	肛門湿疹	肛門そう痒症
	固定薬疹	コリン性じんま疹	昆虫咬創
	昆虫刺傷	しいたけ皮膚炎	自家感作性皮膚炎
	色素性痒疹	自己免疫性じんま疹	四肢虫刺症
	刺虫アレルギー	刺虫症	湿疹様発疹
	湿性咳	紫斑型薬疹	周期性再発性じんま疹
	手指湿疹	出血性じんま疹	症候性そう痒症
	食物性皮膚炎	人工肛門部皮膚炎	人工じんま疹
	新生児皮膚炎	振動性じんま疹	スギ花粉症
	ステロイド皮膚炎	ステロイド誘発性皮膚症	制癌剤皮膚炎
	赤色湿疹	接触じんま疹	遷延性咳嗽
	全身湿疹	全身薬疹	体幹虫刺症
	苔癬	多形慢性痒疹	単純苔癬
	チャドクガ皮膚炎	虫刺性皮膚炎	通年性アレルギー性鼻炎
	手湿疹	冬期湿疹	透析皮膚そう痒症
	頭部湿疹	特発性じんま疹	乳房皮膚炎
	妊娠湿疹	妊娠中感冒	妊婦性皮膚炎
	白色粃糠疹	鼻背部湿疹	汎発性皮膚そう痒症
	鼻炎	鼻前庭部湿疹	ビダール苔癬
	非特異性そう痒症	ヒノキ花粉症	皮膚炎
	皮膚描記性じんま疹	ピリン疹	ブタクサ花粉症
	閉塞性鼻炎	ヘブラ痒疹	扁平湿疹
	蜂刺症	慢性咳嗽	慢性湿疹
	慢性じんま疹	ムカデ咬創	毛虫皮膚炎
	夜間咳	薬剤性過敏症症候群	薬疹
	薬物性口唇炎	薬物性じんま疹	痒疹
	落屑性湿疹	鱗状湿疹	類苔癬
	連鎖球菌性上気道感染	老年性そう痒症	
△	アレルギー性皮膚炎	咽頭気管炎	咽頭扁桃炎
	花粉症	急性咽頭扁桃炎	急性口蓋扁桃炎
	好酸球増多性鼻炎	昆虫毒	水様性鼻漏
	節足動物毒	舌扁桃炎	手足症候群
	粘液性鼻漏	膿性鼻閉	

用法用量

アリメマジン酒石酸塩として，通常成人1回2.5mg(5mL)を1日3〜4回経口投与する。なお，年齢，症状により適宜増減する。就寝時の頓用には5mg(10mL)を経口投与する。

<参考>

小児の1回投与量例：下記用量を1日3〜4回経口投与する。

年齢	1回投与量
1歳	1mL
2〜3歳	1.5mL
4〜6歳	2mL
7〜9歳	3mL
10〜12歳	3.5mL

<Harnackの方法(体表面積)に準拠>

禁忌

(1)本剤の成分，フェノチアジン系化合物またはその類似化合物に対し過敏症の既往歴のある患者
(2)昏睡状態の患者またはバルビツール酸誘導体・麻酔薬等の中枢神経抑制薬の強い影響下にある患者
(3)緑内障の患者
(4)前立腺肥大等下部尿路に閉塞性疾患のある患者

アルギU配合顆粒　規格：1g[46.7円/g]
Lーアルギニン　Lーアルギニン塩酸塩　味の素　399

【効能効果】

下記疾患における血中アンモニア濃度の上昇抑制

先天性尿素サイクル異常症[カルバミルリン酸合成酵素欠損症，オルニチントランスカルバミラーゼ欠損症，アルギニノコハク酸合成酵素欠損症(シトルリン血症)，アルギニノコハク酸分解酵素欠損症(アルギニノコハク酸尿症)]又はリジン尿性蛋白不耐症(ただし，アルギニンの吸収阻害が強い患者を除く)

【対応標準病名】

◎	アルギニノコハク酸分解酵素欠損症	オルニチントランスカルバミラーゼ欠損症	カルバミルリン酸合成酵素欠損症
	高アンモニア血症	シトルリン血症	先天性尿素サイクル異常症

	リジン尿性蛋白不耐症		
○	アミノ酸代謝異常症	アミノ酸尿症	アルギノコハク酸尿症
	高オルニチン血症	酵素欠損症	後天性アミノ酸代謝障害
	腎性アミノ酸尿		
△	アミノ酸異常	アミノ酸欠乏症	アルファ1抗トリプシン欠損症
	アルファ2マクログロブリン欠損症	アルファーアンチトリプシン欠損症	異常蛋白血症
	グルタル酸血症1型	血漿アルブミン過剰症	高蛋白血症
	高レニン血症	コリンエステラーゼ欠損症	新生児型非ケトン性高グリシン血症
	先天性無トランスフェリン血症	低アルブミン血症	パイログロブリン血症
	ビスアルブミン血症	無アルブミン血症	無トランスフェリン血症
	無ハプトグロブリン血症		

効能効果に関連する使用上の注意　本剤は，先天性尿素サイクル異常症（アルギナーゼ欠損症を除く）又はリジン尿性蛋白不耐症（ただし，アルギニンの吸収阻害が強い患者を除く）と診断された患者に投与すること。

用法用量

通常，1日量として，体重1kg当たり0.15～0.50g（L-アルギニンとして0.12～0.38g）を3～6回に分割し，経口投与する。なお，年齢，症状に応じて適宜増減する。
一般に少量より開始し，血中アンモニア濃度，自他覚症状等を参考に十分な効果が得られるまで漸増する。また，食事管理（低蛋白食）及び必須アミノ酸補給等の十分な栄養管理の下に投与する。

用法用量に関連する使用上の注意

(1)本剤の適用患者の維持期（高アンモニア血症による非発作時）の基本は栄養治療であり，食事管理（低蛋白食）及び必須アミノ酸補給等の十分な栄養管理の下に本剤を投与する必要があるので，食事指導を行うこと。
(2)風邪，過激な運動，食事及び便秘等により高アンモニア血症が悪化した場合は適宜増量する。また，急激に血中アンモニア濃度が上昇した場合にはアルギニン注射剤あるいは他の治療法を検討すること。

禁忌

(1)アルギナーゼ欠損症の患者
(2)リジン尿性蛋白不耐症の患者で，アルギニンの吸収阻害の程度が大きい患者

アルケラン錠2mg　規格：2mg1錠[198.8円/錠]
メルファラン　グラクソ・スミスクライン　421

【効能効果】

下記疾患の自覚的並びに他覚的症状の寛解
多発性骨髄腫

【対応標準病名】

◎	多発性骨髄腫		
○	形質細胞性骨髄腫	非分泌型骨髄腫	ベンスジョーンズ型多発性骨髄腫
△	POEMS症候群	骨外性形質細胞腫	孤立性骨形質細胞腫
	無症候性骨髄腫		

用法用量

(1)1日1回メルファランとして2～4mg（本剤1～2錠）を連日経口投与する。
又は
(2)1日1回メルファランとして6～10mg（本剤3～5錠）を4～10日間（総量40～60mg）経口投与し，休薬して骨髄機能の回復を待ち（通常2～6週間），1日2mg（本剤1錠）の維持量を投与する。
又は
(3)1日1回メルファランとして6～12mg（本剤3～6錠）を4～10日間（総量40～60mg）経口投与し，休薬して骨髄機能の回復を待ち（通常2～6週間），同様の投与法を反復する。
なお，投与中は頻回に血液検査を行い，特に白血球数，血小板数を指標として適宜用量を増減又は休薬する。

用法用量に関連する使用上の注意

(1)本剤の投与により，骨髄抑制があらわれるので血液検査を十分に行い，特に白血球数が3000/mm^{3}以下又は血小板数100000/mm^{3}以下に減少した場合は骨髄機能が回復するまで減量又は休薬すること。
(2)腎障害のある患者では本剤のクリアランスが低下し，本剤による副作用が増強するおそれがあるので，投与量が過多にならないよう考慮すること。

禁忌

(1)白血球数2000/mm^{3}以下又は血小板数50000/mm^{3}以下に減少した患者
(2)本剤の成分に対し過敏症の既往歴のある患者

アルサルミン細粒90%　規格：90%1g[6.4円/g]
アルサルミン内用液10%　規格：10%1mL[3.7円/mL]
スクラルファート水和物　中外　232

【効能効果】

胃潰瘍，十二指腸潰瘍
下記疾患の胃粘膜病変（びらん，出血，発赤，浮腫）の改善：急性胃炎，慢性胃炎の急性増悪期

【対応標準病名】

◎	胃潰瘍	胃十二指腸潰瘍	胃出血
	胃びらん	急性胃炎	急性びらん性胃炎
	十二指腸潰瘍	出血性胃炎	慢性胃炎
○	NSAID胃潰瘍	NSAID十二指腸潰瘍	アルコール性胃炎
	アレルギー性胃炎	胃炎	胃潰瘍瘢痕
	胃空腸周囲炎	胃周囲炎	胃十二指腸炎
	胃十二指腸潰瘍瘢痕	萎縮性胃炎	萎縮性化生性胃炎
	胃穿孔	胃蜂窩織炎	急性胃潰瘍
	急性胃潰瘍穿孔	急性胃粘膜病変	急性十二指腸潰瘍
	急性出血性胃潰瘍	急性出血性十二指腸潰瘍	クッシング潰瘍
	下血	血便	再発性胃潰瘍
	再発性十二指腸潰瘍	残胃潰瘍	十二指腸炎
	十二指腸潰瘍瘢痕	十二指腸球後部潰瘍	十二指腸穿孔
	出血性胃潰瘍	出血性十二指腸潰瘍	術後胃潰瘍
	術後胃十二指腸潰瘍	術後残胃胃炎	術後十二指腸潰瘍
	消化管出血	上部消化管出血	心因性胃潰瘍
	神経性胃炎	ステロイド潰瘍	ステロイド潰瘍穿孔
	ストレス潰瘍	ストレス性胃潰瘍	ストレス性十二指腸潰瘍
	穿孔性胃潰瘍	穿孔性十二指腸潰瘍	穿通性胃潰瘍
	穿通性十二指腸潰瘍	多発胃潰瘍	多発性十二指腸潰瘍
	多発性出血性胃潰瘍	中毒性胃炎	デュラフォイ潰瘍
	吐下血	吐血	難治性胃潰瘍
	難治性十二指腸潰瘍	肉芽腫性胃炎	粘血便
	表層性胃炎	びらん性胃炎	びらん性十二指腸炎
	ヘリコバクター・ピロリ胃炎	放射線胃炎	慢性胃潰瘍
	慢性胃潰瘍活動期	慢性十二指腸炎	慢性十二指腸潰瘍
	慢性十二指腸潰瘍活動期	メネトリエ病	薬剤性胃潰瘍
	疣状胃炎		
△	胃腸疾患	胃粘膜過形成	急性十二指腸潰瘍穿孔
	急性出血性胃潰瘍穿孔	急性出血性十二指腸潰瘍穿孔	十二指腸周囲炎
	十二指腸乳頭炎	十二指腸びらん	出血性胃潰瘍穿孔
	出血性十二指腸潰瘍穿孔	消化管障害	腸出血
	反応性リンパ組織増生症		

用法用量
〔細粒〕：通常，成人1回1～1.2gずつ，1日3回経口投与する。年齢，症状により適宜増減する。
〔内用液〕：通常，成人1回10mLを1日3回経口投与する。なお，年齢，症状により適宜増減する。

禁忌 透析療法を受けている患者

シューアルミン顆粒90%：サンド 90%1g[6.2円/g]，スクラルファート顆粒90%「トーワ」：東和 90%1g[6.2円/g]，スクラルファート顆粒90%「日医工」：日医工 90%1g[6.2円/g]，スクラルファート細粒90%「アメル」：共和薬品 90%1g[6.2円/g]，スクラルファート細粒90%「ツルハラ」：鶴原 90%1g[6.2円/g]，スクラルファート内用液10%「日医工」：日医工 10%1mL[2.7円/mL]，ツナルミン細粒90%：前田薬品 90%1g[6.2円/g]

アルダクトンA細粒10% 規格：10%1g[92.2円/g]
アルダクトンA錠25mg 規格：25mg1錠[21.8円/錠]
アルダクトンA錠50mg 規格：50mg1錠[45.8円/錠]
スピロノラクトン ファイザー 213

【効能効果】

高血圧症(本態性，腎性等)
心性浮腫(うっ血性心不全)，腎性浮腫，肝性浮腫，特発性浮腫，悪性腫瘍に伴う浮腫及び腹水，栄養失調性浮腫
原発性アルドステロン症の診断及び症状の改善

【対応標準病名】

◎	悪性腫瘍	うっ血性心不全	栄養失調性浮腫
	癌性腹水	肝性浮腫	原発性アルドステロン症
	高血圧症	腎性高血圧症	腎性浮腫
	心臓性浮腫	特発性浮腫	腹水症
	浮腫	本態性高血圧症	
○	EGFR遺伝子変異陽性非小細胞肺癌	KIT(CD117)陽性胃消化管間質腫瘍	KIT(CD117)陽性結腸消化管間質腫瘍
	KIT(CD117)陽性小腸消化管間質腫瘍	KIT(CD117)陽性食道消化管間質腫瘍	KIT(CD117)陽性直腸消化管間質腫瘍
	KRAS遺伝子野生型結腸癌	KRAS遺伝子野生型直腸癌	胃消化管間質腫瘍
	胃前庭部癌	陰茎悪性黒色腫	陰茎有棘細胞癌
	陰のう悪性黒色腫	陰のう有棘細胞癌	右室不全
	右心不全	外陰部有棘細胞癌	回腸消化管間質腫瘍
	下肢浮腫	下腿浮腫	下半身浮腫
	下腹部浮腫	眼角基底細胞癌	眼角皮膚癌
	眼角有棘細胞癌	眼瞼脂腺癌	眼瞼メルケル細胞癌
	癌性胸水	肝性腹水	癌性腹膜炎
	顔面浮腫	ギッテルマン症候群	急性心不全
	境界型高血圧症	去勢抵抗性前立腺癌	空腸消化管間質腫瘍
	頚部メルケル細胞癌	結腸消化管間質腫瘍	限局性前立腺癌
	限局性浮腫	原発性悪性脳腫瘍	高アルドステロン症
	高血圧性緊急症	高血圧性腎疾患	高血圧性脳内出血
	口唇メルケル細胞癌	高度浮腫	後腹膜神経芽腫
	項部メルケル細胞癌	高レニン性高血圧症	左室不全
	左心不全	耳介メルケル細胞癌	四肢浮腫
	若年高血圧症	若年性境界型高血圧症	収縮期高血圧症
	十二指腸消化管間質腫瘍	十二指腸神経内分泌腫瘍	上肢浮腫
	小腸消化管間質腫瘍	上腕浮腫	食道消化管間質腫瘍
	心因性高血圧症	心筋不全	腎血管性高血圧症
	心原性肺水腫	進行性前立腺癌	腎実質性高血圧症
	新生児高血圧症	心臓性呼吸困難	心臓喘息
	心不全	全身性浮腫	前立腺癌再発
	続発性アルドステロン症	足部浮腫	退形成性上衣腫
	大網消化管間質腫瘍	腸間膜消化管間質腫瘍	直腸消化管間質腫瘍
	転移性篩骨洞癌	転移性上顎洞癌	転移性前頭洞癌
	転移性蝶形骨洞癌	転移性副鼻腔癌	転移性腹壁腫瘍
	頭部メルケル細胞癌	特発性アルドステロン症	内分泌性高血圧症
	二次性高血圧症	バーター症候群	副腎神経芽腫
	副腎性高血圧症	腹膜偽粘液腫	腹膜転移
	腹膜播種	末梢性浮腫	慢性うっ血性心不全
	慢性心不全	両心不全	
△	ALK融合遺伝子陽性非小細胞肺癌	HELLP症候群	S状結腸癌
あ	悪性エナメル上皮腫	悪性下垂体腫瘍	悪性褐色細胞腫
	悪性顆粒細胞腫	悪性間葉腫	悪性奇形腫
	悪性胸腺腫	悪性グロームス腫瘍	悪性血管外皮腫
	悪性高血圧症	悪性甲状腺腫	悪性骨腫瘍
	悪性縦隔腫瘍	悪性腫瘍合併性皮膚筋炎	悪性腫瘍に伴う貧血
	悪性神経膠腫	悪性髄膜腫	悪性脊髄髄膜腫
	悪性線維性組織球腫	悪性虫垂粘液瘤	悪性停留精巣
	悪性頭蓋咽頭腫	悪性脳腫瘍	悪性末梢神経鞘腫
	悪性葉状腫瘍	悪性リンパ腫骨髄浸潤	鞍上部胚細胞腫瘍
	胃悪性間葉系腫瘍	胃悪性黒色腫	イートン・ランバート症候群
	胃カルチノイド	胃癌	胃癌・HER2過剰発現
	胃管癌	胃癌骨転移	胃癌末期
	胃原発絨毛癌	胃脂肪肉腫	胃重複癌
	異常腹水	胃進行癌	胃体部癌
	一過性浮腫	胃底部癌	遺伝性栄養失調性浮腫
	遺伝性大腸癌	遺伝性非ポリポーシス大腸癌	胃肉腫
	胃胚細胞腫瘍	胃平滑筋肉腫	胃幽門部癌
	陰核癌	陰茎癌	陰茎亀頭部癌
	陰茎体部癌	陰茎肉腫	陰茎パジェット病
	陰茎包皮部癌	咽頭癌	咽頭肉腫
	陰のう癌	陰のう内脂肪肉腫	陰のうパジェット病
	ウイルムス腫瘍	エクリン汗孔癌	炎症性乳癌
	延髄神経膠腫	延髄星細胞腫	横行結腸癌
	横紋筋肉腫	外陰悪性黒色腫	外陰悪性腫瘍
か	外陰癌	外陰部パジェット病	外耳道癌
	回腸カルチノイド	回腸癌	海綿芽細胞腫
	回盲部癌	下咽頭癌	下咽頭後部癌
	下咽頭肉腫	下顎悪性エナメル上皮腫	下顎骨悪性腫瘍
	下顎骨骨肉腫	下顎歯肉癌	下顎歯肉頬移行部癌
	下顎部横紋筋肉腫	下眼瞼基底細胞癌	下眼瞼皮膚癌
	下眼瞼有棘細胞癌	顎下腺癌	顎下部悪性腫瘍
	角膜の悪性腫瘍	下行結腸癌	下口唇基底細胞癌
	下口唇皮膚癌	下口唇有棘細胞癌	下肢悪性腫瘍
	下唇癌	下唇赤唇部癌	仮声帯癌
	褐色細胞腫	褐色細胞腫性高血圧症	滑膜腫
	滑膜肉腫	下部食道癌	下部胆管癌
	下葉小細胞肺癌	下葉肺癌	下葉肺腺癌
	下葉肺大細胞癌	下葉肺扁平上皮癌	下葉非小細胞肺癌
	カルチノイド	癌	肝悪性腫瘍
	眼窩悪性腫瘍	肝外胆管癌	眼窩横紋筋肉腫
	眼窩神経芽腫	肝カルチノイド	肝癌
	肝癌骨転移	眼瞼皮膚の悪性腫瘍	肝細胞癌
	肝細胞癌破裂	癌性悪液質	癌性胸膜炎
	癌性ニューロパチー	癌性ニューロミオパチー	癌性ミエロパチー
	汗腺癌	顔面悪性腫瘍	顔面横紋筋肉腫
	肝門部癌	肝門部胆管癌	気管癌
	気管支カルチノイド	気管支癌	気管支リンパ節転移
	基底細胞癌	臼後部癌	嗅神経芽腫
	嗅神経上皮腫	胸腔内リンパ節の悪性腫瘍	橋神経膠腫
	胸腺カルチノイド	胸腺癌	胸腺腫
	胸椎転移	頬粘膜癌	頬部横紋筋肉腫
	胸部下部食道癌	頬部血管肉腫	胸部上部食道癌
	胸部食道癌	胸部中部食道癌	胸膜悪性腫瘍

ア

胸膜脂肪肉腫	胸膜播種	巨大後腹膜脂肪肉腫
空腸カルチノイド	空腸癌	クルッケンベルグ腫瘍
クロム親和性芽細胞腫	クロム親和性細胞腫	軽症妊娠高血圧症候群
頚動脈小体悪性腫瘍	頚部悪性腫瘍	頚部悪性線維性組織球腫
頚部悪性軟部腫瘍	頚部横紋筋肉腫	頚部滑膜肉腫
頚部癌	頚部基底細胞癌	頚部血管肉腫
頚部原発腫瘍	頚部脂腺癌	頚部脂肪肉腫
頚部食道癌	頚部神経芽腫	頚部肉腫
頚部皮膚悪性腫瘍	頚部皮膚癌	頚部有棘細胞癌
頚部隆起性皮膚線維肉腫	血管肉腫	血性腹水
結腸癌	結腸脂肪肉腫	結膜の悪性腫瘍
肩甲部脂肪肉腫	原始神経外胚葉腫瘍	原線維性星細胞腫
原発性肝癌	原発性骨腫瘍	原発性脳腫瘍
原発性肺癌	原発不明癌	肩部悪性線維性組織球腫
肩部横紋筋肉腫	肩部滑膜肉腫	肩部線維肉腫
肩部淡明細胞肉腫	肩部胞巣状軟部肉腫	口蓋癌
口蓋垂癌	膠芽腫	口腔悪性黒色腫
口腔癌	口腔前庭癌	口腔底癌
高血圧切迫症	硬口蓋癌	後縦隔悪性腫瘍
甲状腺悪性腫瘍	甲状腺癌	甲状腺癌骨転移
甲状腺髄様癌	甲状腺乳頭癌	甲状腺未分化癌
甲状腺濾胞癌	甲状軟骨の悪性腫瘍	口唇癌
口唇境界部癌	口唇赤唇部癌	口唇皮膚悪性腫瘍
口底癌	喉頭蓋癌	喉頭蓋前面癌
喉頭蓋谷癌	喉頭癌	後頭部転移性腫瘍
後頭葉悪性腫瘍	後頭葉膠芽腫	後頭葉神経膠腫
膠肉腫	項部基底細胞癌	後腹膜悪性腫瘍
後腹膜悪性線維性組織球腫	後腹膜横紋筋肉腫	後腹膜血管肉腫
後腹膜脂肪肉腫	後腹膜線維肉腫	後腹膜胚細胞腫瘍
後腹膜平滑筋肉腫	後腹膜リンパ節転移	項部皮膚癌
項部有棘細胞癌	肛門悪性黒色腫	肛門癌
肛門管癌	肛門部癌	肛門扁平上皮癌
骨悪性線維性組織球腫	骨原性肉腫	骨髄性白血病骨髄浸潤
骨髄転移	骨線維肉腫	骨転移癌
骨軟骨肉腫	骨肉腫	骨盤転移
骨盤内リンパ節転移	骨盤内リンパ節の悪性腫瘍	骨膜性骨肉腫

さ

混合型妊娠高血圧症候群	鰓原性癌	残胃癌
産後高血圧症	耳介癌	耳下腺癌
耳下部肉腫	耳管癌	色素性基底細胞癌
子宮癌	子宮癌骨転移	子宮癌再発
子宮癌肉腫	子宮体癌	子宮体癌再発
子宮内膜癌	子宮内膜間質肉腫	子宮肉腫
子宮平滑筋肉腫	篩骨洞癌	視床下部星細胞腫
視床星細胞腫	視神経膠腫	脂腺癌
歯肉癌	脂肪肉腫	斜台部脊索腫
縦隔癌	縦隔脂肪肉腫	縦隔神経芽腫
縦隔胚細胞腫瘍	縦隔卵黄のう腫瘍	縦隔リンパ節転移
重症妊娠高血圧症候群	重度栄養失調	十二指腸悪性ガストリノーマ
十二指腸悪性ソマトスタチノーマ	十二指腸カルチノイド	十二指腸癌
十二指腸神経内分泌癌	十二指腸乳頭癌	十二指腸乳頭部癌
十二指腸平滑筋肉腫	絨毛癌	手関節部滑膜肉腫
主気管支の悪性腫瘍	術後乳癌	術中異常高血圧症
手部悪性線維性組織球腫	手部横紋筋肉腫	手部滑膜肉腫
手部淡明細胞肉腫	手部類上皮肉腫	腫瘍随伴症候群
純粋型妊娠高血圧症候群	上衣芽細胞腫	上衣腫
小陰唇癌	上咽頭癌	上咽頭脂肪肉腫
上顎悪性エナメル上皮腫	上顎癌	上顎結節部癌
上顎骨悪性腫瘍	上顎骨骨肉腫	上顎歯肉癌
上顎歯肉頬移行部癌	上顎洞癌	松果体悪性腫瘍
松果体芽腫	松果体胚細胞腫瘍	松果体部膠芽腫
松果体未分化胚細胞腫	上眼瞼基底細胞癌	上眼瞼皮膚癌
上眼瞼有棘細胞癌	上行結腸カルチノイド	上行結腸癌
上行結腸平滑筋肉腫	上口唇基底細胞癌	上口唇皮膚癌
上口唇有棘細胞癌	小細胞肺癌	上肢悪性腫瘍
上唇癌	上唇赤唇部癌	小唾液腺癌
小腸カルチノイド	小腸癌	小腸脂肪肉腫
小腸平滑筋肉腫	上皮腫	上部食道癌
上部胆管癌	上葉小細胞肺癌	上葉肺癌
上葉肺腺癌	上葉肺大細胞癌	上葉肺扁平上皮癌
上葉非小細胞肺癌	上腕悪性線維性組織球腫	上腕悪性軟部腫瘍
上腕横紋筋肉腫	上腕滑膜肉腫	上腕脂肪肉腫
上腕線維肉腫	上腕淡明細胞肉腫	上腕胞巣状軟部肉腫
上腕類上皮肉腫	食道悪性間葉系腫瘍	食道悪性黒色腫
食道横紋筋肉腫	食道顆粒細胞腫	食道カルチノイド
食道癌	食道癌骨転移	食道癌肉腫
食道基底細胞癌	食道偽肉腫	食道脂肪肉腫
食道小細胞癌	食道腺癌	食道腺様のう胞癌
食道粘表皮癌	食道表在癌	食道平滑筋肉腫
食道未分化癌	痔瘻癌	腎悪性腫瘍
腎盂癌	腎盂腺癌	腎盂乳頭状癌
腎盂尿路上皮癌	腎盂扁平上皮癌	腎カルチノイド
腎癌	腎癌骨転移	神経芽腫
神経膠腫	神経線維肉腫	進行乳癌
唇交連癌	腎細胞癌	腎周囲脂肪肉腫
滲出性腹水	心臓悪性腫瘍	心臓横紋筋肉腫
心臓血管肉腫	心臓脂肪肉腫	心臓線維肉腫
心臓粘液肉腫	腎肉腫	膵芽腫
膵癌	膵管癌	膵管内管状腺癌
膵管内乳頭粘液性腺癌	膵脂肪肉腫	膵漿液性のう胞腺癌
膵性腹水	膵腺房細胞癌	膵臓癌骨転移
膵体部癌	膵頭部カルチノイド	膵頭部癌
膵内胆管癌	膵粘液性のう胞腺癌	膵尾部癌
髄膜癌腫症	髄膜白血病	スキルス胃癌
星細胞腫	精索脂肪肉腫	精索肉腫
星状芽細胞腫	精上皮腫	成人 T 細胞白血病骨髄浸潤
精巣横紋筋肉腫	精巣癌	精巣奇形癌
精巣奇形腫	精巣絨毛癌	精巣上体癌
精巣胎児性癌	精巣肉腫	精巣胚細胞腫瘍
精巣卵黄のう腫瘍	精巣卵のう腫瘍	精母細胞腫
声門下癌	声門癌	声門上癌
脊索腫	脊髄播種	脊椎転移
舌縁癌	舌下腺癌	舌下面癌
舌癌	舌根部癌	舌脂肪肉腫
舌尖癌	舌背癌	線維脂肪肉腫
線維肉腫	前縦隔悪性腫瘍	全身性転移性癌
前頭洞癌	前頭部転移性腫瘍	前頭葉悪性腫瘍
前頭葉膠芽腫	前頭葉神経膠腫	前頭葉星細胞腫
前頭葉退形成性星細胞腫	前立腺横紋筋肉腫	前立腺癌
前立腺癌骨転移	前立腺小細胞癌	前立腺神経内分泌癌
前立腺肉腫	前腕悪性線維性組織球腫	前腕悪性軟部腫瘍
前腕横紋筋肉腫	前腕滑膜肉腫	前腕線維肉腫
前腕胞巣状軟部肉腫	前腕類上皮肉腫	早期胃癌
早期食道癌	総胆管癌	早発型妊娠高血圧症候群
側頭部転移性腫瘍	側頭葉悪性腫瘍	側頭葉膠芽腫
側頭葉神経膠腫	側頭葉星細胞腫	側頭葉退形成性星細胞腫

た

側頭葉毛様細胞性星細胞腫	第 4 脳室上衣腫	大陰唇癌
退形成性星細胞腫	胎児性癌	胎児性精巣腫瘍
大腿骨転移性骨腫瘍	大唾液腺癌	大腸カルチノイド

大腸癌	大腸癌骨転移	大腸肉腫
大腸粘液癌	大動脈周囲リンパ節転移	大脳悪性腫瘍
大脳深部神経膠腫	大脳深部転移性腫瘍	大網脂肪肉腫
唾液腺癌	多発性癌転移	多発性骨髄腫骨髄浸潤
多発性神経膠腫	胆管癌	男性性器癌
胆のうカルチノイド	胆のう癌	胆のう管癌
胆のう肉腫	淡明細胞肉腫	腟悪性黒色腫
腟癌	遅発型妊娠高血圧症候群	中咽頭癌
中咽頭側壁癌	中咽頭肉腫	中耳悪性腫瘍
中縦隔悪性腫瘍	虫垂カルチノイド	虫垂癌
虫垂杯細胞カルチノイド	中毒性浮腫	中脳神経膠腫
肘部滑膜肉腫	中部食道癌	肘部線維肉腫
中部胆管癌	肘部類上皮肉腫	中葉小細胞肺癌
中葉肺癌	中葉肺腺癌	中葉肺大細胞癌
中葉肺扁平上皮癌	中葉非小細胞肺癌	腸間膜悪性腫瘍
腸間膜脂肪肉腫	腸間膜肉腫	腸間膜平滑筋肉腫
蝶形骨洞癌	腸骨リンパ節転移	聴神経膠腫
直腸Ｓ状部結腸癌	直腸悪性黒色腫	直腸カルチノイド
直腸癌	直腸癌骨転移	直腸癌術後再発
直腸癌穿孔	直腸脂肪肉腫	直腸平滑筋肉腫
低レニン性高血圧症	手軟部悪性腫瘍	転移性下顎癌
転移性肝癌	転移性肝腫瘍	転移性気管腫瘍
転移性胸膜腫瘍	転移性口腔癌	転移性後腹膜腫瘍
転移性黒色腫	転移性骨腫瘍	転移性縦隔腫瘍
転移性十二指腸癌	転移性腫瘍	転移性消化器腫瘍
転移性上顎癌	転移性小腸腫瘍	転移性腎腫瘍
転移性膵腫瘍	転移性舌癌	転移性大腸腫瘍
転移性直腸腫瘍	転移性頭蓋骨腫瘍	転移性脳腫瘍
転移性肺癌	転移性肺腫瘍	転移性鼻腔癌
転移性脾腫瘍	転移性皮膚腫瘍	転移性副腎腫瘍
転移性扁平上皮癌	転移性卵巣癌	テント上下転移性腫瘍
頭蓋骨悪性腫瘍	頭蓋骨骨肉腫	頭蓋底骨肉腫
頭蓋底脊索腫	頭蓋内胚細胞腫瘍	頭蓋部脊索腫
頭頚部癌	透析腎癌	頭頂葉悪性腫瘍
頭頂葉膠芽腫	頭頂葉神経膠腫	頭頂葉星細胞腫
頭部悪性線維性組織球腫	頭部横紋筋肉腫	頭部滑膜肉腫
頭部基底細胞癌	頭部血管肉腫	頭部脂腺癌
頭部脂肪肉腫	頭部軟部組織悪性腫瘍	頭部皮膚癌
頭部有棘細胞癌	頭部隆起性皮膚線維肉腫	内耳癌
内胚葉洞腫瘍	内分泌性浮腫	軟口蓋癌
軟骨肉腫	難治性腹水	軟部悪性巨細胞腫
軟部組織悪性腫瘍	肉腫	乳癌
乳癌・HER2過剰発現	乳癌骨転移	乳癌再発
乳癌皮膚転移	乳房外パジェット病	乳房下外側部乳癌
乳房下内側部乳癌	乳房脂肪肉腫	乳房上外側部乳癌
乳房上内側部乳癌	乳房中央部乳癌	乳房肉腫
尿管癌	尿管口部膀胱癌	尿管尿路上皮癌
尿道傍腺の悪性腫瘍	尿膜管癌	妊娠・分娩・産褥の既存の二次性高血圧症
妊娠・分娩・産褥の既存の本態性高血圧症	妊娠高血圧症	妊娠高血圧症候群
妊娠高血圧腎症	妊娠中一過性高血圧症	粘液性のう胞腺癌
脳幹悪性腫瘍	脳幹膠芽腫	脳幹神経膠腫
脳幹部星細胞腫	脳室悪性腫瘍	脳室上衣腫
脳神経悪性腫瘍	脳胚細胞腫瘍	肺芽腫
肺カルチノイド	肺癌	肺癌骨転移
肺癌肉腫	肺癌による閉塞性肺炎	胚細胞腫
肺腺癌	肺腺扁平上皮癌	肺腺様のう胞癌
肺大細胞癌	肺大細胞神経内分泌癌	肺肉腫
肺粘表皮癌	肺扁平上皮癌	肺胞上皮癌
肺未分化癌	肺門部小細胞癌	肺門部腺癌
肺門部大細胞癌	肺門部肺癌	肺門部非小細胞癌
肺門部扁平上皮癌	肺門リンパ節転移	馬尾上衣腫
バレット食道癌	パンコースト症候群	鼻咽腔癌
鼻腔癌	脾脂肪肉腫	非小細胞肺癌
鼻前庭癌	鼻中隔癌	脾の悪性腫瘍
皮膚悪性腫瘍	皮膚悪性線維性組織球腫	皮膚癌
皮膚脂肪肉腫	皮膚線維肉腫	皮膚白血病
皮膚付属器癌	びまん性星細胞腫	脾門部リンパ節転移
披裂喉頭蓋ひだ喉頭面癌	副咽頭間隙悪性腫瘍	腹腔内リンパ節の悪性腫瘍
腹腔リンパ節転移	副甲状腺悪性腫瘍	副甲状腺癌
副腎悪性腫瘍	副腎癌	副腎髄質の悪性腫瘍
副腎腺腫	副腎のう腫	副腎皮質癌
副腎皮質の悪性腫瘍	副腎皮質のう腫	副鼻腔癌
腹部悪性腫瘍	腹部食道癌	腹部神経芽腫
腹膜悪性腫瘍	腹膜癌	ぶどう膜悪性黒色腫
噴門癌	平滑筋肉腫	扁桃窩癌
扁桃癌	扁桃肉腫	膀胱円蓋部膀胱癌
膀胱癌	膀胱頚部膀胱癌	膀胱後壁部膀胱癌
膀胱三角部膀胱癌	膀胱前壁部膀胱癌	膀胱側壁部膀胱癌
膀胱肉腫	膀胱尿路上皮癌	膀胱扁平上皮癌
傍骨性骨肉腫	紡錘形細胞肉腫	胞巣状軟部肉腫
乏突起神経膠腫	末期癌	末梢神経悪性腫瘍
麻痺側浮腫	脈絡膜悪性黒色腫	メルケル細胞癌
盲腸カルチノイド	盲腸癌	毛包癌
網膜芽細胞腫	網膜膠腫	毛様細胞性星細胞腫
毛様体悪性腫瘍	ユーイング肉腫	有棘細胞癌
幽門癌	幽門前庭部癌	腰椎転移
卵黄のう腫瘍	卵管癌	卵巣カルチノイド
卵巣癌	卵巣癌全身転移	卵巣癌肉腫
卵巣絨毛癌	卵巣胎児性癌	卵巣肉腫
卵巣胚細胞腫瘍	卵巣未分化胚細胞腫	卵巣卵黄のう腫瘍
卵巣類皮のう胞癌	隆起性皮膚線維肉腫	良性副腎皮質腫瘍
輪状後部癌	リンパ管肉腫	リンパ性白血病骨髄浸潤
類上皮肉腫	濾出性腹水	肋骨転移

※ **適応外使用可**
- 原則として，「スピロノラクトン」を「腎性尿崩症」に対し処方した場合，当該使用事例を審査上認める。
- 原則として，「スピロノラクトン【内服薬】」を「現行の適応症について小児」に対し処方した場合，当該使用事例を審査上認める。

用法用量　スピロノラクトンとして，通常成人１日50〜100mgを分割経口投与する。
なお，年齢，症状により適宜増減する。
ただし，「原発性アルドステロン症の診断及び症状の改善」のほかは他剤と併用することが多い。

禁忌
(1)無尿又は急性腎不全の患者
(2)高カリウム血症の患者
(3)アジソン病の患者
(4)タクロリムス，エプレレノン又はミトタンを投与中の患者
(5)本剤に対し過敏症の既往歴のある患者

併用禁忌

薬剤名等	臨床症状・措置方法	機序・危険因子
タクロリムス（プログラフ） エプレレノン（セララ）	高カリウム血症が発現することがある。	相加・相乗作用により血清カリウム値が上昇する。
ミトタン（オペプリム）	ミトタンの作用を阻害する。	ミトタンの薬効を本剤が阻害するとの報告がある。

スピロノラクトン錠25mg「CH」：長生堂　25mg1錠［14.7円/錠］，スピロノラクトン錠25mg「NP」：ニプロ　25mg1錠［5.6円/錠］，スピロノラクトン錠25mg「TCK」：辰巳化学　25mg1錠［5.6円/錠］，スピロノラクトン錠25mg「YD」：陽進堂　25mg1錠［5.6円/錠］，スピロノラクトン錠25mg「ツルハラ」：

鶴原　25mg1錠[5.6円/錠]，スピロノラクトン錠25mg「テバ」：テバ製薬　25mg1錠[5.6円/錠]，スピロノラクトン錠25mg「トーワ」：東和　25mg1錠[5.6円/錠]，スピロノラクトン錠25mg「日医工」：日医工　25mg1錠[5.6円/錠]，スピロノラクトン錠50mg「CH」：長生堂　50mg1錠[6.3円/錠]，スピロノラクトン錠50mg「YD」：陽進堂　50mg1錠[6.3円/錠]，ノイダブル錠25mg：キョーリンリメディオ　25mg1錠[5.6円/錠]

アルタットカプセル37.5mg
規格：37.5mg1カプセル[25.9円/カプセル]
アルタットカプセル75mg
規格：75mg1カプセル[42.2円/カプセル]
アルタット細粒20%
規格：20%1g[113.7円/g]

ロキサチジン酢酸エステル塩酸塩　あすか　232

【効 能 効 果】

胃潰瘍，十二指腸潰瘍，吻合部潰瘍，Zollinger-Ellison症候群，逆流性食道炎，麻酔前投薬
下記疾患の胃粘膜病変(びらん，出血，発赤，浮腫)の改善
　急性胃炎，慢性胃炎の急性増悪期

【対応標準病名】

◎	胃潰瘍	胃十二指腸潰瘍	胃出血
	胃びらん	逆流性食道炎	急性胃炎
	急性びらん性胃炎	十二指腸潰瘍	出血性胃炎
	ゾリンジャー・エリソン症候群	吻合部潰瘍	慢性胃炎
○	NSAID胃潰瘍	NSAID十二指腸潰瘍	アルコール性胃炎
	アレルギー性胃炎	胃炎	胃潰瘍瘢痕
	胃十二指腸炎	胃十二指腸潰瘍瘢痕	萎縮性胃炎
	萎縮性化生性胃炎	維持療法の必要な術後難治性逆流性食道炎	維持療法の必要な難治性逆流性食道炎
	胃穿孔	急性胃潰瘍	急性胃潰瘍穿孔
	急性胃粘膜病変	急性十二指腸潰瘍	急性出血性胃潰瘍
	急性出血性十二指腸潰瘍	クッシング潰瘍	高ガストリン血症
	再発性胃潰瘍	再発性十二指腸潰瘍	残胃潰瘍
	十二指腸潰瘍瘢痕	十二指腸球後部潰瘍	十二指腸穿孔
	出血性胃潰瘍	出血性十二指腸潰瘍	出血性吻合部潰瘍
	術後胃潰瘍	術後胃十二指腸潰瘍	術後逆流性食道炎
	術後残胃胃炎	術後十二指腸潰瘍	術後難治性逆流性食道炎
	消化管出血	上部消化管出血	心因性胃潰瘍
	神経性胃炎	ステロイド潰瘍	ステロイド潰瘍穿孔
	ストレス潰瘍	ストレス性胃潰瘍	ストレス性十二指腸潰瘍
	穿孔性胃潰瘍	穿孔性十二指腸潰瘍	穿孔性吻合部潰瘍
	穿通性胃潰瘍	穿通性十二指腸潰瘍	多発胃潰瘍
	多発性十二指腸潰瘍	多発性出血性胃潰瘍	中毒性胃炎
	デュラフォイ潰瘍	吐下血	吐血
	難治性胃潰瘍	難治性逆流性食道炎	難治性十二指腸潰瘍
	難治性吻合部潰瘍	表層性胃炎	びらん性胃炎
	ヘリコバクター・ピロリ胃炎	放射線胃炎	慢性胃潰瘍
	慢性胃潰瘍活動期	慢性十二指腸潰瘍	慢性十二指腸潰瘍活動期
	メネトリエ病	薬剤性胃潰瘍	
△	胃空腸周囲炎	胃周囲炎	胃食道逆流症
	胃腸疾患	胃粘膜過形成	胃蜂窩織炎
	急性十二指腸潰瘍穿孔	急性出血性胃潰瘍穿孔	急性出血性十二指腸潰瘍穿孔
	十二指腸びらん	出血性胃潰瘍穿孔	出血性十二指腸潰瘍穿孔
	消化管狭窄	消化管障害	腸出血
	肉芽腫性胃炎	非びらん性胃食道逆流症	疣状胃炎

用法用量

胃潰瘍，十二指腸潰瘍，吻合部潰瘍，逆流性食道炎：通常，成人にはロキサチジン酢酸エステル塩酸塩として1回75mgを1日2回(朝食後，就寝前又は夕食後)経口投与する。また，1回150mgを1日1回(就寝前)経口投与することもできる。通常，小児にはロキサチジン酢酸エステル塩酸塩として，体重30kg未満では1回37.5mgを，体重30kg以上では1回75mgを1日2回(朝食後，就寝前又は夕食後)経口投与する。なお，年齢，症状により適宜増減する。
Zollinger-Ellison症候群：通常，成人にはロキサチジン酢酸エステル塩酸塩として1回75mgを1日2回(朝食後，就寝前又は夕食後)経口投与する。通常，小児にはロキサチジン酢酸エステル塩酸塩として，体重30kg未満では1回37.5mgを，体重30kg以上では1回75mgを1日2回(朝食後，就寝前又は夕食後)経口投与する。なお，年齢，症状により適宜増減する。
麻酔前投薬：通常，成人にはロキサチジン酢酸エステル塩酸塩として1回75mgを手術前日就寝前及び手術当日麻酔導入2時間前の2回経口投与する。また，1回150mgを手術前日就寝前に1回経口投与することもできる。通常，小児にはロキサチジン酢酸エステル塩酸塩として，体重30kg未満では1回37.5mgを，体重30kg以上では1回75mgを手術前日就寝前及び手術当日麻酔導入2時間前の2回経口投与する。
下記疾患の胃粘膜病変(びらん，出血，発赤，浮腫)の改善
　急性胃炎，慢性胃炎の急性増悪期：通常，成人にはロキサチジン酢酸エステル塩酸塩として1回75mgを1日1回(就寝前又は夕食後)経口投与する。通常，小児にはロキサチジン酢酸エステル塩酸塩として，体重30kg未満では1回37.5mgを，体重30kg以上では1回75mgを1日1回(就寝前又は夕食後)経口投与する。なお，年齢，症状により適宜増減する。

用法用量に関連する使用上の注意　腎機能障害患者では血中濃度が持続することがあるので，投与量を減ずるか投与間隔をあけるなど注意すること。

ロキサチカプセル37.5：大原薬品　37.5mg1カプセル[15円/カプセル]，ロキサチカプセル75：大原薬品　75mg1カプセル[23.9円/カプセル]，ロキサチジン酢酸エステル塩酸塩徐放カプセル37.5mg「サワイ」：沢井　37.5mg1カプセル[15円/カプセル]，ロキサチジン酢酸エステル塩酸塩徐放カプセル75mg「サワイ」：沢井　75mg1カプセル[23.9円/カプセル]，ロキセタートカプセル37.5mg：東和　37.5mg1カプセル[15円/カプセル]，ロキセタートカプセル75mg：東和　75mg1カプセル[23.9円/カプセル]

アルドメット錠125
規格：125mg1錠[9.6円/錠]
アルドメット錠250
規格：250mg1錠[9.6円/錠]

メチルドパ水和物　ミノファーゲン　214

【効 能 効 果】

高血圧症(本態性，腎性等)，悪性高血圧

【対応標準病名】

◎	悪性高血圧症	高血圧症	腎性高血圧症
	本態性高血圧症		
○	褐色細胞腫	褐色細胞腫性高血圧症	境界型高血圧症
	クロム親和性細胞腫	高血圧性緊急症	高血圧性腎疾患
	高血圧性脳内出血	高血圧切迫症	高レニン性高血圧症
	若年高血圧症	若年性境界型高血圧症	収縮期高血圧症
	心因性高血圧症	腎血管性高血圧症	腎実質性高血圧症
	低レニン性高血圧症	内分泌性高血圧症	二次性高血圧症
	副腎性高血圧症		
△	HELLP症候群	軽症妊娠高血圧症候群	混合型妊娠高血圧症候群
	産後高血圧症	重症妊娠高血圧症候群	術中異常高血圧症
	純粋型妊娠高血圧症候群	新生児高血圧症	早発型妊娠高血圧症候群
	遅発型妊娠高血圧症候群	妊娠・分娩・産褥の既存の二次性高血圧症	妊娠・分娩・産褥の既存の本態性高血圧症
	妊娠高血圧症	妊娠高血圧症候群	妊娠高血圧腎症
	妊娠中一過性高血圧症	副腎腺腫	副腎のう腫

	副腎皮質のう腫	良性副腎皮質腫瘍

用法用量　メチルドパとして，通常成人初期１日250～750mgの経口投与からはじめ，適当な降圧効果が得られるまで数日以上の間隔をおいて１日250mgずつ増量する。通常維持量は１日250～2,000mgで1～3回に分割経口投与する。
なお，年齢，症状により適宜増減する。

禁忌

(1)急性肝炎，慢性肝炎・肝硬変の活動期の患者
(2)非選択的モノアミン酸化酵素阻害剤を投与中の患者
(3)本剤の成分に対し過敏症の既往歴のある患者

併用禁忌

薬剤名等	臨床症状・措置方法	機序・危険因子
非選択的モノアミン酸化酵素阻害剤	高血圧クリーゼがあらわれることがある。	機序不明

メチルドパ錠250mg「トーワ」：東和　250mg1錠[9.6円/錠]，メチルドパ錠(ツルハラ)125：鶴原　125mg1錠[9.6円/錠]，メチルドパ錠(ツルハラ)250：鶴原　250mg1錠[9.6円/錠]，ユープレスドパ錠250mg：イセイ　250mg1錠[9.6円/錠]

アルファロールカプセル0.25μg

規格：0.25μg1カプセル[22.2円/カプセル]

アルファロールカプセル0.5μg

規格：0.5μg1カプセル[42.1円/カプセル]

アルファロールカプセル1μg

規格：1μg1カプセル[77.9円/カプセル]

アルファロール散1μg/g

規格：1μg1g[87円/g]

アルファカルシドール　中外　311

【効能効果】

(1)下記疾患におけるビタミンＤ代謝異常に伴う諸症状(低カルシウム血症，テタニー，骨痛，骨病変等)の改善
慢性腎不全，副甲状腺機能低下症，ビタミンＤ抵抗性クル病・骨軟化症
(2)骨粗鬆症

【対応標準病名】

◎	骨粗鬆症	骨痛	低カルシウム血症
	テタニー	ビタミンＤ欠乏症	ビタミンＤ抵抗性くる病
	副甲状腺機能低下症	慢性腎不全	
○	1型糖尿病性腎不全	2型糖尿病性腎不全	エルゴステロール欠乏症
	仮性テタニー	家族性単発性副甲状腺機能低下症	肝性くる病
	偽性副甲状腺機能低下症	偽性副甲状腺機能低下症1型	偽性副甲状腺機能低下症2型
	くる病	脛骨痛	頚椎骨粗鬆症
	頚椎骨粗鬆症・病的骨折あり	肩甲骨痛	肩甲部痛
	骨萎縮	骨粗鬆症・骨盤部病的骨折あり	骨粗鬆症・脊椎病的骨折あり
	骨粗鬆症・前腕病的骨折あり	骨粗鬆症・大腿部病的骨折あり	骨粗鬆症・多発病的骨折あり
	骨粗鬆症・病的骨折あり	鎖骨痛	趾骨痛症
	若年性骨粗鬆症	若年性骨粗鬆症・病的骨折あり	尺骨突き上げ症候群
	術後吸収不良性骨粗鬆症	術後吸収不良性骨粗鬆症・病的骨折あり	踵骨骨端部痛
	踵骨痛	ステロイド性骨粗鬆症	ステロイド性骨粗鬆症・病的骨折あり
	ステロイド性脊椎圧迫骨折	脊椎骨粗鬆症	脊椎骨粗鬆症・病的骨折あり
	足根骨萎縮	テタニー性白内障	特発性骨粗鬆症
	特発性骨粗鬆症・病的骨折あり	特発性若年性骨粗鬆症	特発性副甲状腺機能低下症
	二次性骨粗鬆症	二次性骨粗鬆症・病的骨折あり	廃用性骨粗鬆症
	廃用性骨粗鬆症・病的骨折あり	ビタミンＤ依存性くる病	ビタミンＤ欠乏性くる病
	閉経後骨粗鬆症	閉経後骨粗鬆症・骨盤部病的骨折あり	閉経後骨粗鬆症・脊椎病的骨折あり
	閉経後骨粗鬆症・前腕病的骨折あり	閉経後骨粗鬆症・大腿部病的骨折あり	閉経後骨粗鬆症・多発病的骨折あり
	閉経後骨粗鬆症・病的骨折あり	母趾種子骨障害	末期腎不全
	慢性腎臓病ステージG3	慢性腎臓病ステージG3a	慢性腎臓病ステージG3b
	慢性腎臓病ステージG4	慢性腎臓病ステージG5	未熟児くる病
	薬物誘発性骨粗鬆症	薬物誘発性骨粗鬆症・病的骨折あり	卵巣摘出術後骨粗鬆症
	卵巣摘出術後骨粗鬆症・病的骨折あり	老年性骨粗鬆症	老年性骨粗鬆症・病的骨折あり
△	一過性大腿骨頭萎縮症	外傷後骨膜下骨化	家族性低カルシウム尿性高カルシウム血症
	カルシウム代謝障害	眼窩内側壁骨折	眼窩内壁骨折
	眼窩吹き抜け骨折	環椎椎弓骨折	急性灰白髄炎後骨障害
	脛骨近位骨端線損傷	原発性低リン血症くる病	高アルミニウム血症
	高カルシウム血症	高カルシウム尿症	高リン血症
	骨拘縮	骨腫瘤	骨内異物残留
	骨溶解症	酸ホスファターゼ欠損症	軸椎横突起骨折
	軸椎椎弓骨折	軸椎椎体骨折	篩骨板骨折
	歯突起開放骨折	歯突起骨折	小児性皮質性骨増殖症
	上腕骨滑車骨折	上腕骨近位骨端線損傷	上腕骨近位端病的骨折
	上腕骨骨幹部病的骨折	上腕骨小結節骨折	上腕骨らせん骨折
	人工股関節周囲骨折	人工膝関節周囲骨折	腎性網膜症
	石灰沈着症	赤血球造血刺激因子製剤低反応性貧血	前頭蓋底骨折
	前頭骨線状骨折	側頭骨線状骨折	続発性骨萎縮症
	大腿骨近位骨端線損傷	中頭蓋底骨折	低カルシウム性白内障
	低ホスファターゼ症	低リン血症	頭蓋円蓋部線状骨折
	橈骨近位骨端線損傷	糖尿病性腎不全	特発性高カルシウム尿症
	尿毒症性心筋症	尿毒症性心膜炎	尿毒症性多発性ニューロパチー
	尿毒症性ニューロパチー	尿毒症性脳症	尿毒症肺
	バーネット症候群	剥離骨折	腓骨近位骨端線損傷
	ビタミンＤ依存症	ビタミンＤ依存症Ｉ型	ビタミンＤ依存症Ⅱ型
	無機質欠乏症	無機質代謝障害	らせん骨折
	リン代謝障害	裂離骨折	老人性骨萎縮症

用法用量

本剤は，患者の血清カルシウム濃度の十分な管理のもとに，投与量を調整する。
(1)慢性腎不全，骨粗鬆症の場合
通常，成人1日1回アルファカルシドールとして0.5～1.0μgを経口投与する。
ただし，年齢，症状により適宜増減する。
(2)副甲状腺機能低下症，その他のビタミンＤ代謝異常に伴う疾患の場合
通常，成人1日1回アルファカルシドールとして1.0～4.0μgを経口投与する。
ただし，疾患，年齢，症状，病型により適宜増減する。
(3)(小児用量)
通常，小児に対しては骨粗鬆症の場合には1日1回アルファカルシドールとして0.01～0.03μg/kgを，その他の疾患の場合には1日1回アルファカルシドールとして0.05～0.1μg/kgを経口投与する。
ただし，疾患，症状により適宜増減する。

アルカドールカプセル0.25：日本薬品工業　0.25μg1カプセル[5.8円/カプセル]，アルカドールカプセル0.5：日本薬品工業　0.5μg1カプセル[6.3円/カプセル]，アルカドールカプセル1.0：日本薬品工業　1μg1カプセル[9.9円/カプセル]，アルシオドールカプセル0.25μg：シオノ　0.25μg1カプセル[5.8円/カプセル]，アルシオドールカプセル0.5μg：シオノ　0.5μg1カプセル

[6.3円/カプセル]，アルシオドールカプセル1μg：シオノ　1μg1カプセル[9.9円/カプセル]，アルファカルシドールカプセル0.25μg「EE」：サンノーバ　0.25μg1カプセル[5.8円/カプセル]，アルファカルシドールカプセル0.25μg「NikP」：日医工ファーマ　0.25μg1カプセル[5.8円/カプセル]，アルファカルシドールカプセル0.25μg「サワイ」：沢井　0.25μg1カプセル[5.8円/カプセル]，アルファカルシドールカプセル0.25μg「タイヨー」：テバ製薬　0.25μg1カプセル[5.8円/カプセル]，アルファカルシドールカプセル0.25μg「テバ」：大正薬品　0.25μg1カプセル[5.8円/カプセル]，アルファカルシドールカプセル0.25μg「トーワ」：東和　0.25μg1カプセル[5.8円/カプセル]，アルファカルシドールカプセル0.25μg「日医工」：日医工　0.25μg1カプセル[5.8円/カプセル]，アルファカルシドールカプセル0.25μg「フソー」：扶桑薬品　0.25μg1カプセル[5.8円/カプセル]，アルファカルシドールカプセル0.5μg「EE」：サンノーバ　0.5μg1カプセル[6.3円/カプセル]，アルファカルシドールカプセル0.5μg「NikP」：日医工ファーマ　0.5μg1カプセル[6.3円/カプセル]，アルファカルシドールカプセル0.5μg「サワイ」：沢井　0.5μg1カプセル[6.3円/カプセル]，アルファカルシドールカプセル0.5μg「タイヨー」：テバ製薬　0.5μg1カプセル[6.3円/カプセル]，アルファカルシドールカプセル0.5μg「テバ」：大正薬品　0.5μg1カプセル[6.3円/カプセル]，アルファカルシドールカプセル0.5μg「トーワ」：東和　0.5μg1カプセル[6.3円/カプセル]，アルファカルシドールカプセル0.5μg「日医工」：日医工　0.5μg1カプセル[6.3円/カプセル]，アルファカルシドールカプセル0.5μg「フソー」：扶桑薬品　0.5μg1カプセル[6.3円/カプセル]，アルファカルシドールカプセル1μg「EE」：サンノーバ　1μg1カプセル[9.9円/カプセル]，アルファカルシドールカプセル1μg「NikP」：日医工ファーマ　1μg1カプセル[9.9円/カプセル]，アルファカルシドールカプセル1μg「サワイ」：沢井　1μg1カプセル[9.9円/カプセル]，アルファカルシドールカプセル1μg「タイヨー」：テバ製薬　1μg1カプセル[9.9円/カプセル]，アルファカルシドールカプセル1μg「テバ」：大正薬品　1μg1カプセル[9.9円/カプセル]，アルファカルシドールカプセル1μg「トーワ」：東和　1μg1カプセル[9.9円/カプセル]，アルファカルシドールカプセル1μg「日医工」：日医工　1μg1カプセル[9.9円/カプセル]，アルファカルシドールカプセル1.0μg「フソー」：扶桑薬品　1μg1カプセル[9.9円/カプセル]，アロートールカプセル0.25：ナガセ　0.25μg1カプセル[5.8円/カプセル]，アロートールカプセル0.5：ナガセ　0.5μg1カプセル[6.3円/カプセル]，アロートールカプセル1.0：ナガセ　1μg1カプセル[9.9円/カプセル]，カルシタミンカプセル0.25μg：ビオメディクス　0.25μg1カプセル[5.8円/カプセル]，カルシタミンカプセル0.5μg：ビオメディクス　0.5μg1カプセル[6.3円/カプセル]，カルシタミンカプセル1.0μg：ビオメディクス　1μg1カプセル[9.9円/カプセル]，トヨファロールカプセル0.25：旭化成　0.25μg1カプセル[5.8円/カプセル]，トヨファロールカプセル0.5：旭化成　0.5μg1カプセル[6.3円/カプセル]，トヨファロールカプセル1.0：旭化成　1μg1カプセル[9.9円/カプセル]，ワークミンカプセル0.25：あすか　0.25μg1カプセル[14.8円/カプセル]，ワークミンカプセル0.5：あすか　0.5μg1カプセル[26.7円/カプセル]，ワークミンカプセル1.0：あすか　1μg1カプセル[46.4円/カプセル]

アルファロールカプセル3μg

規格：3μg1カプセル[298.4円/カプセル]

アルファカルシドール　　中外　311

【効 能 効 果】

下記疾患におけるビタミンＤ代謝異常に伴う諸症状（低カルシウム血症，テタニー，骨痛，骨病変等）の改善

慢性腎不全，副甲状腺機能低下症，ビタミンＤ抵抗性クル病・骨軟化症

【対応標準病名】

◎	骨痛	低カルシウム血症	テタニー
	ビタミンＤ欠乏症	ビタミンＤ抵抗性くる病	副甲状腺機能低下症
	慢性腎不全		
○	１型糖尿病性腎不全	２型糖尿病性腎不全	エルゴステロール欠乏症
	仮性テタニー	家族性単発性副甲状腺機能低下症	肝性くる病
	偽性副甲状腺機能低下症	偽性副甲状腺機能低下症１型	偽性副甲状腺機能低下症２型
	くる病	脛骨痛	肩甲骨痛
	肩甲部痛	骨萎縮	鎖骨痛
	趾骨痛症	尺骨突き上げ症候群	踵骨骨端部痛
	踵骨痛	足根骨萎縮	テタニー性白内障
	特発性副甲状腺機能低下症	ビタミンＤ依存性くる病	ビタミンＤ欠乏性くる病
	母趾種子骨障害	末期腎不全	慢性腎臓病ステージG3
	慢性腎臓病ステージG3a	慢性腎臓病ステージG3b	慢性腎臓病ステージG4
	慢性腎臓病ステージG5	未熟児くる病	
△	一過性大腿骨頭萎縮症	外傷後骨膜下骨化	家族性低カルシウム尿性高カルシウム血症
	カルシウム代謝障害	急性灰白髄炎後骨障害	原発性低リン血症くる病
	高アルミニウム血症	高カルシウム血症	高カルシウム尿症
	高リン血症	骨拘縮	骨腫瘤
	骨内異物残留	骨溶解症	酸ホスファターゼ欠損症
	小児性皮質性骨増殖症	腎性網膜症	石灰沈着症
	赤血球造血刺激因子製剤低反応性貧血	続発性骨萎縮症	低カルシウム性白内障
	低ホスファターゼ症	低リン血症	糖尿病性腎不全
	特発性高カルシウム尿症	尿毒症性心筋症	尿毒症性心膜炎
	尿毒症性多発性ニューロパチー	尿毒症性ニューロパチー	尿毒症性脳症
	尿毒症肺	バーネット症候群	ビタミンＤ依存症
	ビタミンＤ依存症Ⅰ型	ビタミンＤ依存症Ⅱ型	無機質欠乏症
	無機質代謝障害	リン代謝障害	老人性骨萎縮症

用法用量

本剤は，患者の血清カルシウム濃度の十分な管理のもとに，投与量を調整する。

(1)慢性腎不全の場合

通常，成人１日１回アルファカルシドールとして0.5～1.0μgを経口投与する。

ただし，年齢，症状により適宜増減する。

(2)副甲状腺機能低下症，その他のビタミンＤ代謝異常に伴う疾患の場合

通常，成人１日１回アルファカルシドールとして1.0～4.0μgを経口投与する。

ただし，疾患，年齢，症状，病型により適宜増減する。

（小児用量）

通常，小児には１日１回アルファカルシドールとして0.05～0.1μg/kgを経口投与する。

ただし，疾患，症状により適宜増減する。

アルカドールカプセル3.0：日本薬品工業[25.6円/カプセル]，アルシオドールカプセル3μg：シオノ[25.6円/カプセル]，アルファカルシドールカプセル3μg「EE」：サンノーバ[25.6円/カプセル]，アルファカルシドールカプセル3μg「NikP」：日医工ファーマ[25.6円/カプセル]，アルファカルシドールカプセル3μg「サワイ」：沢井[25.6円/カプセル]，アルファカルシドールカプセル3μg「タイヨー」：テバ製薬[25.6円/カプセル]，アルファカルシドールカプセル3μg「テバ」：大正薬品[25.6円/カプセル]，アルファカルシドールカプセル3μg「トーワ」：東和[25.6円/カプセル]，アルファカルシドールカプセル3μg「日医工」：日医工[25.6円/カプセル]，アルファカルシドールカプセル

3.0μg「フソー」：扶桑薬品[25.6円/カプセル]，アロートールカプセル3.0：ナガセ[25.6円/カプセル]，カルシタミンカプセル3μg：ビオメディクス[25.6円/カプセル]，カルフィーナカプセル3μg：共和薬品[25.6円/カプセル]，トヨファロールカプセル3.0：旭化成[25.6円/カプセル]，ワークミンカプセル3.0：あすか[106.5円/カプセル]

アルファロール内用液0.5μg/mL 規格：0.5μg1mL[75.7円/mL]
アルファカルシドール 中外 311

【効能効果】

(1)下記疾患におけるビタミンＤ代謝異常に伴う諸症状(低カルシウム血症，テタニー，骨痛，骨病変等)の改善
慢性腎不全，副甲状腺機能低下症，ビタミンＤ抵抗性クル病・骨軟化症，未熟児
(2)骨粗鬆症

【対応標準病名】

◎	骨粗鬆症	骨痛	低カルシウム血症
	低出生体重児	テタニー	ビタミンＤ欠乏症
	ビタミンＤ抵抗性くる病	副甲状腺機能低下症	慢性腎不全
	未熟児くる病		
○	１型糖尿病性腎不全	２型糖尿病性腎不全	エルゴステロール欠乏症
	仮性テタニー	家族性単発性副甲状腺機能低下症	肝性くる病
	偽性副甲状腺機能低下症	偽性副甲状腺機能低下症１型	偽性副甲状腺機能低下症２型
	極低出産体重児	極低出生体重児	くる病
	脛骨痛	頚椎骨粗鬆症	頚椎骨粗鬆症・病的骨折あり
	肩甲骨痛	肩甲部痛	骨萎縮
	骨粗鬆症・骨盤部病的骨折あり	骨粗鬆症・脊椎病的骨折あり	骨粗鬆症・前腕病的骨折あり
	骨粗鬆症・大腿部病的骨折あり	骨粗鬆症・多発病的骨折あり	骨粗鬆症・病的骨折あり
	鎖骨痛	趾骨痛症	若年性骨粗鬆症
	若年性骨粗鬆症・病的骨折あり	尺骨突き上げ症候群	術後吸収不良性骨粗鬆症
	術後吸収不良性骨粗鬆症・病的骨折あり	踵骨骨端部痛	踵骨痛
	ステロイド性骨粗鬆症	ステロイド性骨粗鬆症・病的骨折あり	ステロイド性脊椎圧迫骨折
	脊椎骨粗鬆症	脊椎骨粗鬆症・病的骨折あり	早産児
	足根骨萎縮	超低出産体重児	超低出生体重児
	低出産体重児	テタニー性白内障	特発性骨粗鬆症
	特発性骨粗鬆症・病的骨折あり	特発性若年性骨粗鬆症	特発性副甲状腺機能低下症
	二次性骨粗鬆症	二次性骨粗鬆症・病的骨折あり	妊娠28週以上で37週未満で出生した児
	妊娠28週未満で出生した児	廃用性骨粗鬆症	廃用性骨粗鬆症・病的骨折あり
	ビタミンＤ依存性くる病	ビタミンＤ欠乏性くる病	閉経後骨粗鬆症
	閉経後骨粗鬆症・骨盤部病的骨折あり	閉経後骨粗鬆症・脊椎病的骨折あり	閉経後骨粗鬆症・前腕病的骨折あり
	閉経後骨粗鬆症・大腿部病的骨折あり	閉経後骨粗鬆症・多発病的骨折あり	閉経後骨粗鬆症・病的骨折あり
	母趾種子骨障害	末期腎不全	慢性腎臓病ステージG3
	慢性腎臓病ステージG3a	慢性腎臓病ステージG3b	慢性腎臓病ステージG4
	慢性腎臓病ステージG5	薬物誘発性骨粗鬆症	薬物誘発性骨粗鬆症・病的骨折あり
	卵巣摘出術後骨粗鬆症	卵巣摘出術後骨粗鬆症・病的骨折あり	老年性骨粗鬆症
	老年性骨粗鬆症・病的骨折あり		
△	一過性大腿骨頭萎縮症	外傷後骨膜下骨化	家族性低カルシウム尿性高カルシウム血症
	カルシウム代謝障害	眼窩内側壁骨折	眼窩内壁骨折
	眼窩吹き抜け骨折	環椎椎弓骨折	急性灰白髄炎後骨障害
	脛骨近位骨端線損傷	原発性低リン血症くる病	高アルミニウム血症
	高カルシウム血症	高カルシウム尿症	高リン血症
	骨拘縮	骨腫瘤	骨内異物残留
	骨溶解症	酸ホスファターゼ欠損症	軸椎横突起骨折
	軸椎椎弓骨折	軸椎椎体骨折	篩骨板骨折
	歯突起開放骨折	歯突起骨折	小児性皮質性骨増殖症
	上腕骨滑車骨折	上腕骨近位骨端線損傷	上腕骨近位端病的骨折
	上腕骨骨幹部病的骨折	上腕骨小結節骨折	上腕骨らせん骨折
	人工股関節周囲骨折	人工膝関節周囲骨折	腎性網膜症
	石灰沈着症	赤血球造血刺激因子製剤低反応性貧血	前頭蓋底骨折
	前頭骨線状骨折	側頭骨線状骨折	続発性骨萎縮症
	大腿骨近位骨端線損傷	中頭蓋底骨折	低カルシウム性白内障
	低ホスファターゼ症	低リン血症	頭蓋円蓋部線状骨折
	橈骨近位骨端線損傷	糖尿病性腎不全	特発性高カルシウム尿症
	尿毒症性心筋症	尿毒症性心膜炎	尿毒症性多発性ニューロパチー
	尿毒症性ニューロパチー	尿毒症性脳症	尿毒症肺
	バーネット症候群	剥離骨折	腓骨近位骨端線損傷
	ビタミンＤ依存症	ビタミンＤ依存症Ｉ型	ビタミンＤ依存症II型
	無機質欠乏症	無機質代謝障害	らせん骨折
	リン代謝障害	裂離骨折	老人性骨萎縮症

用法用量

本剤は患者の血清カルシウム濃度の十分な管理のもとに，投与量を調整する。
(1)慢性腎不全，骨粗鬆症の場合
通常，成人１日１回アルファカルシドールとして0.5～1.0μgを経口投与する。
ただし，年齢，症状により適宜増減する。
(2)副甲状腺機能低下症，その他のビタミンＤ代謝異常に伴う疾患の場合
通常，成人１日１回アルファカルシドールとして1.0～4.0μgを経口投与する。
ただし，疾患，年齢，症状，病型により適宜増減する。
(小児用量)
通常，小児に対しては骨粗鬆症の場合には１日１回アルファカルシドールとして0.01～0.03μg/kgを，その他の疾患の場合には１日１回アルファカルシドールとして0.05～0.1μg/kgを，また未熟児には１日１回0.008～0.1μg/kgを経口投与する。
ただし，疾患，症状により適宜増減する。

ワンアルファ内用液0.5μg/mL：帝人 0.5μg1mL[71.9円/mL]

アルボ錠100mg 規格：100mg1錠[19.3円/錠]
アルボ錠200mg 規格：200mg1錠[29.5円/錠]
オキサプロジン 大正 114

【効能効果】

(1)下記疾患並びに症状の消炎・鎮痛：関節リウマチ，変形性関節症，腰痛症，変形性脊椎症，頸肩腕症候群，肩関節周囲炎，痛風発作
(2)外傷後及び手術後の消炎・鎮痛

【対応標準病名】

◎	外傷	肩関節周囲炎	関節リウマチ
	頚肩腕症候群	挫傷	挫創
	手指変形性関節症	術後疼痛	全身性変形性関節症
	創傷	痛風発作	変形性肩関節症
	変形性関節症	変形性胸鎖関節症	変形性肩鎖関節症
	変形性股関節症	変形性膝関節症	変形性手関節症

	変形性脊椎症	変形性足関節症	変形性肘関節症
	変形性中手関節症	母指 CM 関節変形性関節症	腰痛症
	裂傷	裂創	
○	CM 関節変形性関節症	DIP 関節変形性関節症	MRSA 術後創部感染
あ	PIP 関節変形性関節症	RS3PE 症候群	アキレス腱筋腱移行部断裂
	アキレス腱挫傷	アキレス腱挫創	アキレス腱切創
	アキレス腱断裂	アキレス腱部分断裂	足異物
	足開放創	足挫創	足切創
	亜脱臼	圧挫傷	圧挫創
	圧迫骨折	圧迫神経炎	一過性関節症
	一側性外傷後股関節症	一側性外傷後膝関節症	一側性形成不全性股関節症
	一側性原発性股関節症	一側性原発性膝関節症	一側性続発性股関節症
	一側性続発性膝関節症	犬咬創	陰茎開放創
	陰茎挫創	陰茎折症	陰茎裂創
	咽頭開放創	咽頭創傷	陰のう開放創
	陰のう裂創	陰部切創	会陰部化膿創
	会陰裂傷	遠位橈尺関節変形性関節症	炎症性多発性関節障害
	横隔膜損傷	横骨折	汚染擦過創
か	汚染創	外陰開放創	外陰部挫創
	外陰部切創	外陰部裂傷	外耳開放創
	外耳道創傷	外耳部外傷性異物	外耳部外傷性腫脹
	外耳部外傷性皮下異物	外耳部割創	外耳部貫通創
	外耳部咬創	外耳部挫傷	外耳部挫創
	外耳部擦過創	外耳部刺創	外耳部切創
	外耳部創傷	外耳部打撲傷	外耳部虫刺傷
	外耳部皮下血腫	外耳部皮下出血	外傷後遺症
	外傷後股関節症	外傷後膝関節症	外傷性一過性麻痺
	外傷性異物	外傷性横隔膜ヘルニア	外傷性肩関節症
	外傷性眼球ろう	外傷性関節症	外傷性関節障害
	外傷性咬合	外傷性虹彩離断	外傷性硬膜動静脈瘻
	外傷性股関節症	外傷性耳出血	外傷性視神経症
	外傷性膝関節症	外傷性手関節症	外傷性食道破裂
	外傷性脊髄出血	外傷性切断	外傷性足関節症
	外傷性肘関節症	外傷性動静脈瘻	外傷性動脈血腫
	外傷性動脈瘤	外傷性乳び胸	外傷性脳圧迫
	外傷性脳圧迫・頭蓋内に達する開放創合併あり	外傷性脳圧迫・頭蓋内に達する開放創合併なし	外傷性脳症
	外傷性破裂	外傷性皮下血腫	外傷性母指 CM 関節症
	外耳裂創	回旋腱板症候群	開腹術後愁訴
	開放骨折	開放性外傷性脳圧迫	開放性陥没骨折
	開放性胸膜損傷	開放性脱臼	開放性脱臼骨折
	開放性脳挫創	開放性脳底部挫傷	開放性びまん性脳損傷
	開放性粉砕骨折	開放創	下咽頭創傷
	下顎外傷性異物	下顎開放創	下顎割創
	下顎貫通創	下顎口唇挫創	下顎咬創
	下顎挫傷	下顎挫創	下顎擦過創
	下顎刺創	下顎切創	下顎創傷
	下顎打撲傷	下顎皮下血腫	下顎部挫傷
	下顎部打撲傷	下顎部皮膚欠損創	下顎裂創
	踵関節症	踵裂創	顎関節部開放創
	顎関節部割創	顎関節部貫通創	顎関節部咬創
	顎関節部挫傷	顎関節部挫創	顎関節部擦過創
	顎関節部刺創	顎関節部切創	顎関節部創傷
	顎関節部打撲傷	顎関節部皮下血腫	顎関節部裂創
	顎部挫傷	顎部打撲傷	角膜挫創
	角膜切傷	角膜切創	角膜創傷
	角膜破裂	角膜裂傷	下腿汚染創
	下腿開放創	下腿挫創	下腿切創
	下腿皮膚欠損創	下腿裂創	肩インピンジメント症候群
	肩滑液包炎	肩関節異所性骨化	肩関節腱板炎

肩関節硬結性腱炎	肩関節症	肩関節痛風
肩周囲炎	肩石灰性腱炎	割創
下背部ストレイン	眼黄斑部裂孔	眼窩創傷
眼窩部挫創	眼窩裂傷	眼球結膜裂傷
眼球損傷	眼球破裂	眼球裂傷
眼瞼外傷性異物	眼瞼外傷性腫脹	眼瞼外傷性皮下異物
眼瞼開放創	眼瞼割創	眼瞼貫通創
眼瞼咬創	眼瞼挫創	眼瞼擦過創
眼瞼刺創	眼瞼切創	眼瞼創傷
眼瞼虫刺傷	眼瞼裂創	環指圧挫傷
環指挫傷	環指挫創	環指切創
環指剥皮創	環指皮膚欠損創	眼周囲部外傷性異物
眼周囲部外傷性腫脹	眼周囲部外傷性皮下異物	眼周囲部開放創
眼周囲部割創	眼周囲部貫通創	眼周囲部咬創
眼周囲部挫創	眼周囲部擦過創	眼周囲部刺創
眼周囲部切創	眼周囲部創傷	眼周囲部虫刺傷
眼周囲部裂創	関節血腫	関節骨折
関節挫傷	関節症	関節打撲
関節内骨折	関節リウマチ・顎関節	関節リウマチ・肩関節
関節リウマチ・胸椎	関節リウマチ・頚椎	関節リウマチ・股関節
関節リウマチ・指関節	関節リウマチ・趾関節	関節リウマチ・膝関節
関節リウマチ・手関節	関節リウマチ・脊椎	関節リウマチ・足関節
関節リウマチ・肘関節	関節リウマチ・腰椎	完全骨折
完全脱臼	貫通刺創	貫通銃創
貫通性挫滅創	貫通創	眼部外傷性異物
眼部外傷性腫脹	眼部外傷性皮下異物	眼部開放創
眼部割創	眼部貫通創	眼部咬創
眼部挫創	眼部擦過創	眼部刺創
眼部切創	眼部創傷	眼部虫刺傷
眼部裂創	陥没骨折	顔面汚染創
顔面外傷性異物	顔面開放創	顔面割創
顔面貫通創	顔面咬創	顔面挫傷
顔面挫創	顔面擦過創	顔面刺創
顔面切創	顔面創傷	顔面搔創
顔面損傷	顔面多発開放創	顔面多発割創
顔面多発貫通創	顔面多発咬創	顔面多発挫傷
顔面多発挫創	顔面多発擦過創	顔面多発刺創
顔面多発切創	顔面多発創傷	顔面多発打撲傷
顔面多発虫刺傷	顔面多発皮下血腫	顔面多発皮下出血
顔面多発裂創	顔面打撲傷	顔面皮下血腫
顔面皮膚欠損創	顔面裂創	急性腰痛症
急速破壊型股関節症	胸管損傷	胸腺損傷
胸椎症	頬粘膜咬傷	頬粘膜咬創
胸部汚染創	胸部外傷	頬部外傷性異物
頬部開放創	頬部割創	頬部貫通創
頬部咬創	頬部挫傷	胸部挫創
頬部挫創	頬部擦過創	頬部刺創
胸部食道損傷	胸部切創	頬部切創
頬部創傷	胸部損傷	頬部打撲傷
頬部皮下血腫	胸部皮膚欠損創	頬部皮膚欠損創
頬部裂創	胸壁開放創	胸壁刺創
強膜切創	強膜創傷	胸膜損傷・胸腔に達する開放創合併あり
強膜裂傷	胸膜裂創	棘刺創
棘上筋症候群	棘上筋石灰化症	魚咬創
亀裂骨折	筋筋膜性腰痛症	筋損傷
筋断裂	筋肉内血腫	屈曲骨折
頚管破裂	頚肩腕障害	脛骨顆部割創
形成不全性股関節症	頚椎症	頚椎症性神経根症
頚椎症性脊髄症	頚頭蓋症候群	頚部開放創
頚部挫創	頚部食道開放創	頚部切創
頚部皮膚欠損創	血管切断	血管損傷
血腫	血清反応陰性関節リウマチ	結膜創傷
結膜裂傷	肩甲周囲炎	腱切創

腱損傷	腱断裂	原発性関節症
原発性股関節症	原発性膝関節症	原発性全身性関節症
原発性痛風	原発性変形性関節症	原発性母指CM関節症
肩部痛	腱部分断裂	腱裂傷
高エネルギー外傷	口蓋挫傷	口蓋切創
口蓋裂創	口角部挫創	口角部裂創
口腔外傷性異物	口腔外傷性腫脹	口腔開放創
口腔割創	口腔挫傷	口腔挫創
口腔擦過創	口腔刺創	口腔切創
口腔創傷	口腔打撲傷	口腔内血腫
口腔粘膜咬傷	口腔粘膜咬創	口腔裂創
後頚部交感神経症候群	口唇外傷性異物	口唇外傷性腫脹
口唇外傷性皮下異物	口唇開放創	口唇割創
口唇貫通創	口唇咬傷	口唇咬創
口唇挫傷	口唇挫創	口唇擦過創
口唇刺創	口唇切創	口唇創傷
口唇打撲傷	口唇虫刺傷	口唇皮下血腫
口唇皮下出血	口唇裂創	溝創
咬創	喉頭外傷	喉頭損傷
後頭部外傷	後頭部割創	後頭部挫傷
後頭部挫創	後頭部切創	後頭部打撲傷
後頭部裂創	広範性軸索損傷	広汎性神経損傷
後方脱臼	硬膜損傷	硬膜裂傷
肛門裂創	股関節症	骨折
骨盤部裂創	根性腰痛症	昆虫咬創
さ 昆虫刺傷	コントル・クー損傷	採皮創
坐骨神経根炎	坐骨神経痛	坐骨単神経根炎
擦過創	擦過皮下血腫	挫滅傷
挫滅創	産科的創傷の血腫	耳介外傷性異物
耳介外傷性腫脹	耳介外傷性皮下異物	耳介開放創
耳介割創	耳介貫通創	耳介咬創
耳介挫傷	耳介挫創	耳介擦過創
耳介刺創	耳介切創	耳介創傷
耳介打撲傷	耳介虫刺傷	耳介皮下血腫
耳介皮下出血	趾開放創	耳介裂創
耳下腺部打撲	趾化膿創	趾関節症
指間切創	趾間切創	子宮癌術後後遺症
子宮頚管裂傷	子宮頚部環状剥離	刺咬症
趾挫創	示指MP関節挫傷	示指PIP開放創
示指割創	示指化膿創	示指挫傷
示指挫創	示指刺創	四肢静脈損傷
示指切創	四肢動脈損傷	示指皮膚欠損創
耳前部挫創	刺創	膝蓋部挫創
膝下部挫創	膝窩部銃創	膝関節症
膝関節部異物	膝関節部挫創	膝部異物
膝部開放創	膝部割創	膝部咬創
膝部挫創	膝部切創	膝部裂創
歯肉挫傷	歯肉切創	歯肉裂創
尺側偏位	斜骨折	射創
尺骨近位端骨折	尺骨鉤状突起骨折	手圧挫傷
縦隔血腫	縦骨折	銃創
重複骨折	手関節挫滅傷	手関節挫滅創
手関節症	手関節掌側部挫創	手関節部挫創
手関節部切創	手関節部創傷	手関節部裂創
手根関節症	手指圧挫傷	手指汚染創
手指開放創	手指咬創	種子骨開放骨折
種子骨骨折	手指挫傷	手指挫創
手指挫滅傷	手指挫滅創	手指刺創
手指切創	手指打撲傷	手指剥皮創
手指皮下血腫	手指皮膚欠損創	手術創部膿瘍
手掌挫創	手掌刺創	手掌切創
手掌剥皮創	手掌皮膚欠損創	術後横隔膜下膿瘍
術後合併症	術後感染症	術後髄膜炎
術後創部感染	術後膿瘍	術後敗血症

術後腹腔内膿瘍	術後腹壁膿瘍	術後腰痛
術創部痛	手背皮膚欠損創	手背部挫創
手背部切創	手部汚染創	上顎挫傷
上顎擦過創	上顎切創	上顎打撲傷
上顎皮下血腫	上顎部裂創	上口唇挫傷
踵骨部挫滅創	小指咬創	小指挫傷
小指挫創	小指切創	硝子体切断
小指皮膚欠損創	上唇小帯裂創	上腕汚染創
上腕貫通銃創	上腕挫創	上腕二頭筋腱炎
上腕二頭筋腱鞘炎	上腕皮膚欠損創	上腕部開放創
食道損傷	処女膜裂傷	神経原性関節症
神経根炎	神経根ひきぬき損傷	神経切断
神経叢損傷	神経叢不全損傷	神経損傷
神経断裂	針刺創	靱帯ストレイン
靱帯損傷	靱帯断裂	靱帯捻挫
靱帯裂傷	ストレイン	成人スチル病
精巣開放創	精巣破裂	声門外傷
脊髄神経根症	脊椎関節症	脊椎症
脊椎症性ミエロパチー	脊椎痛	脊椎麻酔後頭痛
舌開放創	舌下顎挫創	舌咬傷
舌咬創	舌挫創	舌刺創
舌切創	切創	舌創傷
切断	舌裂創	前額部外傷性異物
前額部外傷性腫脹	前額部外傷性皮下異物	前額部開放創
前額部割創	前額部貫通創	前額部咬創
前額部挫創	前額部擦過創	前額部刺創
前額部切創	前額部創傷	前額部虫刺傷
前額部虫刺症	前額部皮膚欠損創	前額部裂創
前胸部挫創	前頚頭頂部挫創	仙骨部挫創
仙骨部皮膚欠損創	線状骨折	全身擦過創
仙腸関節症	穿通創	先天性股関節脱臼治療後亜脱臼
前頭部割創	前頭部挫傷	前頭部挫創
前頭部切創	前頭部打撲傷	前頭部皮膚欠損創
前方脱臼	前腕汚染創	前腕開放創
前腕咬創	前腕挫創	前腕刺創
前腕切創	前腕皮膚欠損創	前腕裂創
爪下異物	爪下挫滅傷	爪下挫滅創
創傷感染症	創傷はえ幼虫症	掻創
創部膿瘍	足関節症	足関節内果部挫創
足関節部挫創	足底異物	足底部咬創
足底部刺創	足底部皮膚欠損創	側頭部割創
側頭部挫創	側頭部切創	側頭部打撲傷
側頭部皮下血腫	足背部挫創	足背部切創
続発性関節症	続発性股関節症	続発性膝関節症
続発性多発性関節症	続発性痛風	続発性母指CM関節症
足部汚染創	側腹部咬創	側腹部挫創
側腹壁開放創	足部皮膚欠損創	足部裂創
た 鼡径部開放創	鼡径部切創	第5趾皮膚欠損創
大腿汚染創	大腿咬創	大腿挫創
大腿皮膚欠損創	大腿部開放創	大腿部刺創
大腿部切創	大腿裂創	大転子部挫創
脱臼	脱臼骨折	多発性外傷
多発性開放創	多発性関節症	多発性咬創
多発性切創	多発性穿刺創	多発性リウマチ性関節炎
多発性裂創	打撲割創	打撲血腫
打撲挫創	打撲擦過創	打撲傷
打撲皮下血腫	単純脱臼	腟開放創
腟断端炎	腟裂傷	肘関節骨折
肘関節挫創	肘関節症	肘関節脱臼骨折
肘関節内骨折	肘関節部開放創	中指咬創
中指挫傷	中指挫創	中指刺創
中指切創	中指皮膚欠損創	中手骨関節部挫創
虫垂炎術後残膿瘍	中枢神経系損傷	肘頭骨折

	肘部挫創	肘部切創	肘部皮膚欠損創
	痛風	痛風腎	痛風性関節炎
	痛風性関節症	定型痛風	手開放創
	手咬創	手挫創	手刺創
	手切創	転位性骨折	殿部異物
	殿部開放創	殿部咬創	殿部刺創
	殿部切創	殿部痛	殿部皮膚欠損創
	殿部裂創	頭頂部挫傷	頭頂部挫創
	頭頂部擦過創	頭頂部切創	頭頂部打撲傷
	頭頂部裂創	頭皮外傷性腫脹	頭皮開放創
	頭皮下血腫	頭皮剥離	頭皮表在損傷
	頭部異物	頭部外傷性皮下異物	頭部外傷性皮下気腫
	頭部開放創	頭部割創	頭部頚部挫傷
	頭部頚部挫創	頭部頚部打撲傷	頭部血腫
	頭部挫傷	頭部挫創	頭部擦過創
	頭部刺創	頭部切創	頭部多発開放創
	頭部多発割創	頭部多発咬創	頭部多発挫傷
	頭部多発挫創	頭部多発擦過創	頭部多発刺創
	頭部多発切創	頭部多発創傷	頭部多発打撲傷
	頭部多発皮下血腫	頭部多発裂創	頭部打撲
	頭部打撲血腫	頭部打撲傷	頭部虫刺傷
	動物咬創	頭部皮下異物	頭部皮下血腫
	頭部皮下出血	頭部皮膚欠損創	頭部裂創
な	動脈損傷	特発性関節脱臼	鉛痛風
	軟口蓋血腫	軟口蓋挫創	軟口蓋創傷
	軟口蓋破裂	肉離れ	二次性変形性関節症
	乳癌術後後遺症	尿管切石術後感染症	猫咬創
	捻挫	脳挫傷	脳挫傷・頭蓋内に達する開放創合併あり
	脳挫傷・頭蓋内に達する開放創合併なし	脳挫創	脳挫創・頭蓋内に達する開放創合併あり
	脳挫創・頭蓋内に達する開放創合併なし	脳手術後遺症	脳腫瘍摘出術後遺症
	脳損傷	脳対側損傷	脳直撃損傷
	脳底部挫傷	脳底部挫傷・頭蓋内に達する開放創合併あり	脳底部挫傷・頭蓋内に達する開放創合併なし
は	脳裂傷	背部痛	破壊性脊椎関節症
	剥離骨折	抜歯後感染	抜歯後疼痛
	バレー・リュー症候群	破裂骨折	皮下異物
	皮下血腫	鼻下擦過創	皮下静脈損傷
	皮下損傷	鼻根部打撲挫創	鼻根部裂創
	膝汚染創	膝皮膚欠損創	皮神経挫傷
	鼻前庭部挫創	鼻尖部挫創	鼻部外傷性異物
	鼻部外傷性腫脹	鼻部外傷性皮下異物	鼻部開放創
	眉部割創	鼻部割創	鼻部貫通創
	腓腹筋挫創	眉部血腫	皮膚欠損創
	鼻部咬創	鼻部挫傷	鼻部挫創
	鼻部擦過創	鼻部刺創	鼻部切創
	鼻部創傷	皮膚損傷	鼻部打撲傷
	鼻部虫刺傷	皮膚剥脱創	鼻部皮下血腫
	鼻部皮下出血	鼻部皮膚欠損創	鼻部皮膚剥離創
	鼻部裂創	びまん性脳損傷	びまん性脳損傷・頭蓋内に達する開放創合併あり
	びまん性脳損傷・頭蓋内に達する開放創合併なし	眉毛部割創	眉毛部裂創
	病的骨折	表皮剥離	鼻翼部切創
	鼻翼部裂創	びらん性関節症	複雑脱臼
	副鼻腔炎術後症	副鼻腔開放創	腹部汚染創
	腹部刺創	腹部皮膚欠損創	腹壁異物
	腹壁開放創	腹壁縫合糸膿瘍	ブシャール結節
	不全骨折	粉砕骨折	分娩時会陰裂傷
	分娩時軟産道損傷	閉鎖性外傷性脳圧迫	閉鎖性骨折
	閉鎖性脱臼	閉鎖性脳挫創	閉鎖性脳底部挫傷
	閉鎖性びまん性脳損傷	ヘーガース結節	ヘバーデン結節
	変形性胸椎症	変形性頚椎症	変形性脊椎炎
	変形性腰椎症	縫合糸膿瘍	縫合部膿瘍
	帽状腱膜下出血	包皮挫創	包皮切創
	包皮裂創	母指 CM 関節症	母指関節症
	母指咬創	母指挫傷	母指挫創
	母趾挫創	母指示指間切創	母指刺創
	母指切創	母指打撲挫創	母指打撲傷
	母指皮膚欠損創	母趾皮膚欠損創	母指末節部挫創
ま	末梢血管外傷	末梢神経損傷	眉間部挫創
	眉間部裂創	耳後部挫創	耳後部打撲傷
	ムチランス変形	盲管銃創	網膜振盪
や	網脈絡膜裂傷	モンテジア骨折	野球肩
	薬剤性痛風	癒着性肩関節包炎	腰仙部神経根炎
	腰椎症	腰痛坐骨神経痛症候群	腰殿部痛
	腰部神経根炎	腰部切創	腰部打撲挫創
ら	らせん骨折	リウマチ性滑液包炎	リウマチ性皮下結節
	リウマチ様関節炎	離開骨折	両側性外傷後股関節症
	両側性外傷後膝関節症	両側性外傷性母指 CM 関節症	両側性形成不全性股関節症
	両側性原発性股関節症	両側性原発性膝関節症	両側性原発性母指 CM 関節症
	両側性続発性股関節症	両側性続発性膝関節症	両側性続発性母指 CM 関節症
	涙管損傷	涙管断裂	涙道損傷
	轢過創	裂離	裂離骨折
わ	老人性関節炎	老年性股関節症	若木骨折
△	BCG 副反応	カテーテル感染症	カテーテル敗血症
	金属歯冠修復過高	金属歯冠修復粗造	金属歯冠修復脱離
	金属歯冠修復低位	金属歯冠修復破損	金属歯冠修復不適合
	頚椎不安定症	上腕神経痛	脊髄空洞症
	前脊髄動脈圧迫症候群	椎骨動脈圧迫症候群	痛風結節
	疼痛	背部圧迫感	非熱傷性水疱
	ブラックアイ	腰腹痛	

用法用量　通常，成人にはオキサプロジンとして1日量400mgを1～2回に分けて経口投与する。
なお，年齢，症状により適宜増減するが，1日最高量は600mgとする。

禁忌

(1)消化性潰瘍のある患者
(2)重篤な肝障害のある患者
(3)重篤な腎障害のある患者
(4)本剤の成分に対し過敏症の患者
(5)アスピリン喘息(非ステロイド性消炎鎮痛剤等による喘息発作の誘発)又はその既往歴のある患者
(6)妊婦又は妊娠している可能性のある婦人

アルミゲル細粒99%　規格：1g[7.7円/g]
乾燥水酸化アルミニウムゲル　中外　234

【効 能 効 果】

(1)下記疾患における制酸作用と症状の改善
胃・十二指腸潰瘍，胃炎(急・慢性胃炎，薬剤性胃炎を含む)，上部消化管機能異常(神経性食思不振，いわゆる胃下垂症，胃酸過多症を含む)
(2)尿中リン排泄増加に伴う尿路結石の発生予防

【対応標準病名】

◎	胃炎	胃潰瘍	胃下垂
	胃十二指腸潰瘍	過酸症	急性胃炎
	十二指腸潰瘍	消化管障害	神経性食欲不振症
	尿路結石症	慢性胃炎	
○	NSAID 胃潰瘍	NSAID 十二指腸潰瘍	アルコール性胃炎
	アレルギー性胃炎	胃運動機能障害	胃潰瘍瘢痕
	胃空腸周囲炎	胃周囲炎	胃十二指腸炎
	胃十二指腸潰瘍瘢痕	萎縮性胃炎	萎縮性化生性胃炎
	胃穿孔	胃蜂窩織炎	急性胃潰瘍
	急性胃潰瘍穿孔	急性胃粘膜病変	急性十二指腸潰瘍

	急性出血性胃潰瘍	急性出血性十二指腸潰瘍	急性びらん性胃炎
	クッシング潰瘍	再発性胃潰瘍	再発性十二指腸潰瘍
	残胃潰瘍	十二指腸潰瘍瘢痕	十二指腸球後部潰瘍
	十二指腸穿孔	出血性胃炎	出血性胃潰瘍
	出血性十二指腸潰瘍	術後胃潰瘍	術後胃十二指腸潰瘍
	術後残胃胃炎	術後十二指腸潰瘍	心因性胃潰瘍
	神経性胃炎	ステロイド潰瘍	ステロイド潰瘍穿孔
	ストレス潰瘍	ストレス性胃潰瘍	ストレス性十二指腸潰瘍
	穿孔性胃潰瘍	穿孔性十二指腸潰瘍	穿通性胃潰瘍
	穿通性十二指腸潰瘍	多発胃潰瘍	多発性十二指腸潰瘍
	多発性出血性胃潰瘍	中毒性胃炎	デュラフォイ潰瘍
	難治性胃潰瘍	難治性十二指腸潰瘍	肉芽腫性胃炎
	尿管結石症	尿道結石症	表層性胃炎
	びらん性胃炎	ヘリコバクター・ピロリ胃炎	放射線胃炎
	慢性胃潰瘍	慢性胃潰瘍活動期	慢性十二指腸潰瘍
	慢性十二指腸潰瘍活動期	メネトリエ病	薬剤性胃潰瘍
	疣状胃炎		
△	胃うっ血	胃運動亢進症	胃液分泌過多
	胃拡張	胃機能亢進	胃狭窄
	胃痙攣	胃軸捻症	胃十二指腸嵌頓
	胃腫瘤	胃切除後癒着	胃腸運動機能障害
	胃腸機能異常	胃腸機能減退	胃腸虚弱
	胃腸疾患	胃粘膜過形成	胃のう胞
	胃びらん	胃壁軟化症	機能性嘔吐
	急性胃拡張	急性胃腸障害	急性十二指腸潰瘍穿孔
	急性出血性胃潰瘍穿孔	急性出血性十二指腸潰瘍穿孔	痙性胃炎
	結石性腎盂腎炎	十二指腸腫瘤	十二指腸びらん
	出血性胃潰瘍穿孔	出血性十二指腸潰瘍穿孔	消化不良症
	神経性嘔吐症	腎尿管結石	摂食障害
	瀑状胃	反応性リンパ組織増生症	非定型神経性無食欲症
	噴門狭窄	薬物胃障害	

用法用量　乾燥水酸化アルミニウムゲルとして，通常，成人1日1～3gを数回に分割経口投与する。
なお，年齢，症状により適宜増減する。

禁忌　透析療法を受けている患者

乾燥水酸化アルミニウムゲル原末「マルイシ」：丸石[7.2円/g]，乾燥水酸化アルミニウムゲル細粒「ケンエー」：健栄[6.9円/g]，乾燥水酸化アルミニウムゲル細粒「三恵」：三恵薬品[6.9円/g]，乾燥水酸化アルミニウムゲル「ニッコー」：日興[7.2円/g]，ホエミゲル：マイラン製薬[6.9円/g]

アルミノニッパスカルシウム顆粒99%　規格：1g[32.2円/g]

アルミノパラアミノサリチル酸カルシウム水和物　田辺三菱　622

【効能効果】

〈適応菌種〉パラアミノサリチル酸に感性の結核菌
〈適応症〉肺結核及びその他の結核症

【対応標準病名】

◎	結核	肺結核	
○	S状腸結核	胃結核	陰茎結核
	咽頭結核	咽頭流注膿瘍	陰のう結核
	外陰結核	回腸結核	回盲部結核
	潰瘍性粟粒結核	顎下部結核	肩関節結核
	活動性肺結核	肝結核	眼結核
	眼瞼結核	関節結核	乾酪性肺炎
	急性粟粒結核	胸腺結核	胸椎結核
	胸腰椎結核	筋肉結核	筋膜結核
	空腸結核	くも膜結核	頚椎結核
	珪肺結核	頚部リンパ節結核	結核腫
	結核初期感染	結核疹	結核性咳嗽
	結核性喀血	結核性滑膜炎	結核性気管支拡張症
	結核性気胸	結核性胸膜炎	結核性空洞
	結核性血胸	結核性腱滑膜炎	結核性硬化症
	結核性硬膜炎	結核性骨髄炎	結核性髄膜炎
	結核性脊柱後弯症	結核性脊柱前弯症	結核性脊柱側弯症
	結核性線維症	結核性軟膜炎	結核性膿胸
	結核性脳脊髄炎	結核性脳膿瘍	結核性膿瘍
	結核性肺線維症	結核性肺膿瘍	結核性発熱
	結核性腹水	結節性肺結核	結膜結核
	口蓋垂結核	硬化性肺結核	広間膜結核
	口腔結核	口腔粘膜結核	甲状腺結核
	口唇結核	肛門結核	骨結核
	骨盤結核	耳管結核	子宮結核
	耳結核	縦隔結核	十二指腸結核
	小腸結核	初感染結核	食道結核
	心筋結核	神経系結核	腎結核
	心内膜結核	塵肺結核	心膜結核
	性器結核	精索結核	精巣結核
	精巣上体結核	精のう結核	脊髄結核
	脊髄結核腫	脊髄膜結核	脊椎結核
	潜在性結核感染症	前立腺結核	粟粒結核
	大腸結核	唾液腺結核	ダグラス窩結核
	多剤耐性結核	胆のう結核	腸間膜リンパ節結核
	腸結核	直腸結核	陳旧性肺結核
	難治結核	尿管結核	尿道球腺結核
	尿道結核	尿路結核	脳結核
	脳結核腫	脳脊髄膜結核	肺炎結核
	肺結核・鏡検確認あり	肺結核・組織学的確認あり	肺結核・培養のみ確認あり
	肺結核腫	肺門結核	肺門リンパ節結核
	播種性結核	鼻咽頭結核	泌尿器結核
	皮膚結核	皮膚粟粒結核	皮膚疣状結核
	副腎結核	副鼻腔結核	膀胱結核
	脈絡膜結核	腰椎結核	
△	壊疽性丘疹状結核疹	潰瘍性狼瘡	結核後遺症
	結核性アジソン病	結核性角結膜炎	結核性角膜炎
	結核性角膜強膜炎	結核性下痢	結核性瞼板炎
	結核性硬結性紅斑	結核性虹彩炎	結核性虹彩毛様体炎
	結核性女性骨盤炎症性疾患	結核性痔瘻	結核性腎盂炎
	結核性腎盂腎炎	結核性心筋症	結核性髄膜炎後遺症
	結核性精管炎	結核性前立腺炎	結核性多発ニューロパチー
	結核性中耳炎	結核性低アドレナリン症	結核性動脈炎
	結核性動脈内膜炎	結核性膿腎症	結核性脳動脈炎
	結核性貧血	結核性腹膜炎	結核性ぶどう膜炎
	結核性膀胱炎後遺症	結核性脈絡網膜炎	結核性網膜炎
	結核性卵管炎	結核性卵巣炎	結核性卵巣のう胞
	結核性リンパ節炎	硬化性狼瘡	股関節結核後遺症
	骨盤腹膜癒着	尋常性狼瘡	腎石灰化症
	深部カリエス	髄膜結核腫	脊椎カリエス後遺症
	線維乾酪性心膜炎	仙骨部膿瘍	腸間膜リンパ節陳旧性結核
	陳旧性胸椎カリエス	陳旧性骨結核	陳旧性腎結核
	陳旧性腸結核	陳旧性腰椎カリエス	肺結核後遺症
	肺結核術後	皮膚腺病	腹壁冷膿瘍
	肋骨カリエス		

用法用量　通常成人には，アルミノパラアミノサリチル酸カルシウム水和物として1日量10～15gを2～3回に分けて経口投与する。
年齢，症状により適宜増減する。
なお，他の抗結核薬と併用することが望ましい。

用法用量に関連する使用上の注意　本剤の使用にあたっては，耐性菌の発現等を防ぐため，原則として感受性を確認し，疾病の治療上必要な最小限の期間の投与にとどめること。
禁忌　高カルシウム血症の患者

アルミワイス　規格：10g[2.4円/g]
合成ケイ酸アルミニウム　マイラン製薬　234

【効 能 効 果】

下記疾患における粘膜保護作用と症状の改善：胃・十二指腸潰瘍，胃炎（急・慢性胃炎，薬剤性胃炎を含む）

【対応標準病名】

◎	胃炎	胃潰瘍	胃十二指腸潰瘍
	急性胃炎	十二指腸潰瘍	慢性胃炎
○	NSAID 胃潰瘍	NSAID 十二指腸潰瘍	アルコール性胃炎
	胃潰瘍瘢痕	胃空腸周囲炎	胃周囲炎
	胃十二指腸炎	胃十二指腸潰瘍瘢痕	萎縮性胃炎
	萎縮性化生性胃炎	胃穿孔	胃蜂窩織炎
	急性胃潰瘍	急性胃潰瘍穿孔	急性胃粘膜病変
	急性十二指腸潰瘍	急性出血性胃潰瘍	急性出血性十二指腸潰瘍
	急性びらん性胃炎	クッシング潰瘍	再発性胃潰瘍
	再発性十二指腸潰瘍	残胃潰瘍	十二指腸潰瘍瘢痕
	十二指腸球後部潰瘍	十二指腸穿孔	出血性胃炎
	出血性胃潰瘍	出血性十二指腸潰瘍	術後胃潰瘍
	術後胃十二指腸潰瘍	術後残胃胃炎	術後十二指腸潰瘍
	心因性胃潰瘍	神経性胃炎	ステロイド潰瘍
	ステロイド潰瘍穿孔	ストレス潰瘍	ストレス性胃潰瘍
	ストレス性十二指腸潰瘍	穿孔性胃潰瘍	穿孔性十二指腸潰瘍
	穿通性胃潰瘍	穿通性十二指腸潰瘍	多発胃潰瘍
	多発性十二指腸潰瘍	多発性出血性胃潰瘍	中毒性胃炎
	デュラフォイ潰瘍	難治性胃潰瘍	難治性十二指腸潰瘍
	肉芽腫性胃炎	表層性胃炎	びらん性胃炎
	ヘリコバクター・ピロリ胃炎	放射線胃炎	慢性胃潰瘍
	慢性胃潰瘍活動期	慢性十二指腸潰瘍	慢性十二指腸潰瘍活動期
	メネトリエ病	薬剤性胃潰瘍	疣状胃炎
△	アレルギー性胃炎	胃粘膜過形成	胃びらん
	急性十二指腸潰瘍穿孔	急性出血性胃潰瘍穿孔	急性出血性十二指腸潰瘍穿孔
	十二指腸びらん	出血性胃潰瘍穿孔	出血性十二指腸潰瘍穿孔
	反応性リンパ組織増生症		

用法用量　合成ケイ酸アルミニウムとして，通常，成人1日3～10gを3～4回に分割経口投与する。
なお，年齢，症状により適宜増減する。
禁忌　透析療法を受けている患者

合成ケイ酸アルミ「ヨシダ」：吉田[2.27円/g]，合成ケイ酸アルミニウム：日興[2.27円/g]，合成ケイ酸アルミニウム原末「マルイシ」：丸石[2.4円/g]，合成ケイ酸アルミニウム「コザカイ・M」：小堺[2.16円/g]，合成ケイ酸アルミニウム「三恵」：三恵薬品[2.16円/g]，合成ケイ酸アルミニウム「東海」：東海[2.16円/g]，合成ケイ酸アルミニウム「ヤマゼン」M：山善[2.4円/g]

アルロイドG顆粒溶解用67%　規格：1g[24.5円/g]
アルロイドG内用液5%　規格：10mL[1.81円/mL]
アルギン酸ナトリウム　カイゲンファーマ　232

【効 能 効 果】

下記疾患における止血及び自覚症状の改善
　胃・十二指腸潰瘍，びらん性胃炎
逆流性食道炎における自覚症状の改善
胃生検の出血時の止血

【対応標準病名】

◎	胃潰瘍	胃十二指腸潰瘍	逆流性食道炎
	十二指腸潰瘍	びらん性胃炎	
○	NSAID 胃潰瘍	NSAID 十二指腸潰瘍	アルコール性胃炎
	アレルギー性胃炎	胃炎	胃潰瘍瘢痕
	胃十二指腸炎	胃十二指腸潰瘍瘢痕	萎縮性胃炎
	萎縮性化生性胃炎	胃食道逆流症	維持療法の必要な術後難治性逆流性食道炎
	維持療法の必要な難治性逆流性食道炎	胃穿孔	胃蜂窩織炎
	急性胃炎	急性胃潰瘍	急性胃潰瘍穿孔
	急性胃粘膜病変	急性十二指腸潰瘍	急性出血性胃潰瘍
	急性出血性十二指腸潰瘍	急性びらん性胃炎	クッシング潰瘍
	再発性胃潰瘍	再発性十二指腸潰瘍	残胃潰瘍
	十二指腸潰瘍瘢痕	十二指腸球後部潰瘍	十二指腸穿孔
	出血性胃炎	出血性胃潰瘍	出血性十二指腸潰瘍
	術後胃潰瘍	術後胃十二指腸潰瘍	術後逆流性食道炎
	術後残胃胃炎	術後十二指腸潰瘍	術後難治性逆流性食道炎
	心因性胃潰瘍	神経性胃炎	ステロイド潰瘍
	ステロイド潰瘍穿孔	ストレス潰瘍	ストレス性胃潰瘍
	ストレス性十二指腸潰瘍	穿孔性胃潰瘍	穿孔性十二指腸潰瘍
	穿通性胃潰瘍	穿通性十二指腸潰瘍	多発胃潰瘍
	多発性十二指腸潰瘍	多発性出血性胃潰瘍	中毒性胃炎
	デュラフォイ潰瘍	難治性胃潰瘍	難治性逆流性食道炎
	難治性十二指腸潰瘍	肉芽腫性胃炎	反応性リンパ組織増生症
	非びらん性胃食道逆流症	表層性胃炎	ヘリコバクター・ピロリ胃炎
	放射線胃炎	慢性胃炎	慢性胃潰瘍
	慢性胃潰瘍活動期	慢性十二指腸潰瘍	慢性十二指腸潰瘍活動期
	メネトリエ病	薬剤性胃潰瘍	疣状胃炎
△	胃空腸周囲炎	胃周囲炎	胃粘膜過形成
	胃びらん	急性十二指腸潰瘍穿孔	急性出血性胃潰瘍穿孔
	急性出血性十二指腸潰瘍穿孔	十二指腸びらん	出血性胃潰瘍穿孔
	出血性十二指腸潰瘍穿孔		

用法用量
〔顆粒溶解用67%〕
胃・十二指腸潰瘍及びびらん性胃炎における止血及び自覚症状の改善並びに逆流性食道炎における自覚症状の改善には，アルギン酸ナトリウムとして，通常1回1～3g(本剤1.5～4.5g)を20～60mLの水に溶解して1日3～4回を空腹時に経口投与する。
経口投与が不可能な場合には，ゾンデで経鼻的に投与する。胃生検の出血時の止血には，アルギン酸ナトリウムとして，通常1回0.5～1.5g(本剤0.75～2.25g)を10～30mLの水に溶解して，経内視鏡的に投与するか，1回1.5g(本剤2.25g)を30mLの水に溶解して経口投与する。
なお，いずれの場合も，年齢，症状により適宜増減する。
〔内用液5%〕
胃・十二指腸潰瘍及びびらん性胃炎における止血及び自覚症状の改善並びに逆流性食道炎における自覚症状の改善には，アルギン酸ナトリウムとして，通常1回1～3g(本剤20～60mL)を1日3～4回，空腹時に経口投与する。
経口投与が不可能な場合には，ゾンデで経鼻的に投与する。胃生検の出血時の止血には，アルギン酸ナトリウムとして，通常1回0.5～1.5g(本剤10～30mL)を経内視鏡的に投与するか，1回1.5g(本剤30mL)を経口投与する。
なお，いずれの場合も，年齢，症状により適宜増減する。

アルクレイン内用液5%：鶴原　10mL[0.7円/mL]，サンメール内用液5%：東亜薬品　10mL[1.06円/mL]

アレギサール錠5mg　規格：5mg1錠[50.9円/錠]
アレギサール錠10mg　規格：10mg1錠[86.5円/錠]
アレギサールドライシロップ0.5%　規格：0.5%1g[78.1円/g]
ペミロラストカリウム　田辺三菱　449

【効能効果】

(1)気管支喘息
(2)アレルギー性鼻炎

【対応標準病名】

◎	アレルギー性鼻炎	気管支喘息	
○	アスピリン喘息	アトピー性喘息	アレルギー性気管支炎
	アレルギー性鼻咽頭炎	アレルギー性鼻結膜炎	アレルギー性副鼻腔炎
	イネ科花粉症	運動誘発性喘息	外因性喘息
	カモガヤ花粉症	気管支喘息合併妊娠	季節性アレルギー性鼻炎
	血管運動性鼻炎	混合型喘息	小児喘息
	小児喘息性気管支炎	職業喘息	スギ花粉症
	ステロイド依存性喘息	咳喘息	喘息性気管支炎
	通年性アレルギー性鼻炎	難治性喘息	乳児喘息
	非アトピー性喘息	ヒノキ花粉症	ブタクサ花粉症
	夜間性喘息		
△	花粉症	感染型気管支喘息	心因性喘息

用法用量

〔錠〕

効能効果(1)の場合

通常，成人にはペミロラストカリウムとして1回10mgを1日2回，朝食後及び夕食後(又は就寝前)に経口投与する。小児においては，通常，下記の年齢別投与量を1回量とし，1日2回，朝食後及び夕食後(又は就寝前)に経口投与する。なお，年齢，症状により適宜増減する。

年齢	1回投与量
5歳以上11歳未満	ペミロラストカリウムとして5mg
11歳以上	ペミロラストカリウムとして10mg

効能効果(2)の場合：通常，成人にはペミロラストカリウムとして1回5mgを1日2回，朝食後及び夕食後(又は就寝前)に経口投与する。なお，年齢，症状により適宜増減する。

〔ドライシロップ〕

効能効果(1)の場合

通常，小児にはペミロラストカリウムとして1回0.2mg/kgを1日2回，朝食後及び就寝前に，用時溶解して経口投与する。なお，年齢，症状により適宜増減する。年齢別の標準投与量は，通常，下記の用量を1回量とし，1日2回朝食後及び就寝前に，用時溶解して経口投与する。

年齢	ドライシロップ1回投与量
1歳以上5歳未満	0.5g(ペミロラストカリウムとして2.5mg)
5歳以上11歳未満	1.0g(ペミロラストカリウムとして5.0mg)
11歳以上	2.0g(ペミロラストカリウムとして10.0mg)

効能効果(2)の場合

通常，小児にはペミロラストカリウムとして1回0.1mg/kgを1日2回，朝食後及び就寝前に，用時溶解して経口投与する。なお，年齢，症状により適宜増減する。年齢別の標準投与量は，通常，下記の用量を1回量とし，1日2回朝食後及び就寝前に，用時溶解して経口投与する。

年齢	ドライシロップ1回投与量
1歳以上5歳未満	0.25g(ペミロラストカリウムとして1.25mg)
5歳以上11歳未満	0.5g(ペミロラストカリウムとして2.5mg)
11歳以上	1.0g(ペミロラストカリウムとして5.0mg)

禁忌

(1)妊婦又は妊娠している可能性のある婦人
(2)本剤の成分に対し過敏症の既往歴のある患者

ペミラストン錠5mg：アルフレッサファーマ　5mg1錠[34円/錠]
ペミラストン錠10mg：アルフレッサファーマ　10mg1錠[61.2円/錠]
ペミラストンドライシロップ0.5%：アルフレッサファーマ　0.5%1g[60.4円/g]

アルジキサール錠5：テバ製薬　5mg1錠[21円/錠]，アルジキサール錠10：テバ製薬　10mg1錠[39.5円/錠]，ペミロラストK錠5mg「TCK」：辰巳化学　5mg1錠[21円/錠]，ペミロラストK錠5mg「マイラン」：マイラン製薬　5mg1錠[21円/錠]，ペミロラストK錠10mg「TCK」：辰巳化学　10mg1錠[24.6円/錠]，ペミロラストK錠10mg「マイラン」：マイラン製薬　10mg1錠[45.5円/錠]，ペミロラストKドライシロップ0.5%「TCK」：辰巳化学　0.5%1g[32.8円/g]，ペミロラストKドライシロップ0.5%「マイラン」：マイラン製薬　0.5%1g[48.1円/g]，モナソサール錠5mg：東和　5mg1錠[21円/錠]，モナソサール錠10mg：東和　10mg1錠[39.5円/錠]

アレグラOD錠60mg　規格：60mg1錠[71.9円/錠]
アレグラ錠30mg　規格：30mg1錠[56.4円/錠]
アレグラ錠60mg　規格：60mg1錠[71.9円/錠]
アレグラドライシロップ5%　規格：5%1g[130.9円/g]
フェキソフェナジン塩酸塩　サノフィ　449

【効能効果】

アレルギー性鼻炎，蕁麻疹，皮膚疾患(湿疹・皮膚炎，皮膚そう痒症，アトピー性皮膚炎)に伴うそう痒

【対応標準病名】

◎	アトピー性皮膚炎	アレルギー性鼻炎	湿疹
	じんま疹	そう痒	皮膚炎
	皮膚そう痒症		
○	足湿疹	アスピリンじんま疹	アトピー性紅皮症
	アトピー性湿疹	アトピー性神経皮膚炎	アレルギー性じんま疹
	アレルギー性鼻咽頭炎	アレルギー性鼻結膜炎	アレルギー性副鼻腔炎
	異汗症	異汗性湿疹	イネ科花粉症
	陰のう湿疹	陰のうそう痒症	陰部間擦疹
	会陰部肛囲湿疹	腋窩湿疹	温熱じんま疹
	外陰部そう痒症	外陰部皮膚炎	家族性寒冷自己炎症症候群
	化膿性皮膚疾患	貨幣状湿疹	カモガヤ花粉症
	間擦疹	感染性皮膚炎	汗疱
	汗疱性湿疹	顔面急性皮膚炎	寒冷じんま疹
	機械性じんま疹	季節性アレルギー性鼻炎	丘疹状湿疹
	急性湿疹	亀裂性湿疹	頚部皮膚炎
	血管運動性鼻炎	限局性そう痒症	肛囲間擦疹
	紅斑性間擦疹	紅斑性湿疹	肛門湿疹
	肛門そう痒症	コリン性じんま疹	自家感作性皮膚炎
	自己免疫性じんま疹	湿疹様発疹	周期性再発性じんま疹
	手指湿疹	出血性じんま疹	症候性そう痒症
	小児アトピー性湿疹	小児乾燥型湿疹	人工肛門部皮膚炎
	人工じんま疹	新生児皮膚炎	振動性じんま疹
	スギ花粉症	成人アトピー性皮膚炎	赤色湿疹
	接触じんま疹	全身湿疹	通年性アレルギー性鼻炎
	手湿疹	冬期湿疹	透析皮膚そう痒症
	頭部湿疹	特発性じんま疹	乳房皮膚炎
	妊娠湿疹	妊婦性皮膚炎	白色粃糠疹
	鼻背部湿疹	汎発性皮膚そう痒症	鼻前庭部湿疹
	非特異性そう痒症	ヒノキ花粉症	皮膚描記性じんま疹
	ブタクサ花粉症	ベニエ痒疹	扁平湿疹
	慢性湿疹	慢性じんま疹	薬物性じんま疹
	落屑性湿疹	鱗状湿疹	老年性そう痒症

△			
	アトピー性角結膜炎	花粉症	急性乳児湿疹
	屈曲部湿疹	四肢小児湿疹	小児湿疹
	内因性湿疹	乳児皮膚炎	びまん性神経皮膚炎
	慢性乳児湿疹		

用法用量
〔OD 錠，錠〕
通常，成人にはフェキソフェナジン塩酸塩として1回60mgを1日2回経口投与する。
通常，7歳以上12歳未満の小児にはフェキソフェナジン塩酸塩として1回30mgを1日2回，12歳以上の小児にはフェキソフェナジン塩酸塩として1回60mgを1日2回経口投与する。
なお，症状により適宜増減する。
〔ドライシロップ〕
<成人>：通常，成人にはフェキソフェナジン塩酸塩として1回60mg(ドライシロップとして1.2g)を1日2回，用時懸濁して経口投与する。なお，症状により適宜増減する。
<小児>
通常，12歳以上の小児にはフェキソフェナジン塩酸塩として1回60mg(ドライシロップとして1.2g)，7歳以上12歳未満の小児にはフェキソフェナジン塩酸塩として1回30mg(ドライシロップとして0.6g)を1日2回，用時懸濁して経口投与する。なお，症状により適宜増減する。
通常，2歳以上7歳未満の小児にはフェキソフェナジン塩酸塩として1回30mg(ドライシロップとして0.6g)，6ヵ月以上2歳未満の小児にはフェキソフェナジン塩酸塩として1回15mg(ドライシロップとして0.3g)を1日2回，用時懸濁して経口投与する。

用法用量に関連する使用上の注意　〔OD 錠のみ〕：OD 錠は口腔内で崩壊するが，口腔の粘膜から吸収されることはないため，唾液又は水で飲み込むこと。

禁忌　本剤の成分に対し過敏症の既往歴のある患者

フェキソフェナジン塩酸塩DS6%「タカタ」：高田　6%1g[67.9円/g]，フェキソフェナジン塩酸塩DS6%「トーワ」：東和　6%1g[90.4円/g]，フェキソフェナジン塩酸塩OD錠30mg「CEO」：セオリアファーマ　30mg1錠[24.3円/錠]，フェキソフェナジン塩酸塩OD錠30mg「EE」：エルメッドエーザイ　30mg1錠[31.9円/錠]，フェキソフェナジン塩酸塩OD錠30mg「KN」：小林化工　30mg1錠[31.9円/錠]，フェキソフェナジン塩酸塩OD錠30mg「NP」：ニプロ　30mg1錠[24.3円/錠]，フェキソフェナジン塩酸塩OD錠30mg「サワイ」：沢井　30mg1錠[24.3円/錠]，フェキソフェナジン塩酸塩OD錠30mg「トーワ」：東和　30mg1錠[31.9円/錠]，フェキソフェナジン塩酸塩OD錠30mg「ファイザー」：ファイザー　30mg1錠[31.9円/錠]，フェキソフェナジン塩酸塩OD錠60mg「CEO」：セオリアファーマ　60mg1錠[31.1円/錠]，フェキソフェナジン塩酸塩OD錠60mg「EE」：エルメッドエーザイ　60mg1錠[41.4円/錠]，フェキソフェナジン塩酸塩OD錠60mg「FFP」：富士フイルム　60mg1錠[41.4円/錠]，フェキソフェナジン塩酸塩OD錠60mg「KN」：小林化工　60mg1錠[41.4円/錠]，フェキソフェナジン塩酸塩OD錠60mg「NP」：ニプロ　60mg1錠[31.1円/錠]，フェキソフェナジン塩酸塩OD錠60mg「YD」：陽進堂　60mg1錠[41.4円/錠]，フェキソフェナジン塩酸塩OD錠60mg「サワイ」：沢井　60mg1錠[31.1円/錠]，フェキソフェナジン塩酸塩OD錠60mg「トーワ」：東和　60mg1錠[41.4円/錠]，フェキソフェナジン塩酸塩OD錠60mg「ファイザー」：ファイザー　60mg1錠[41.4円/錠]，フェキソフェナジン塩酸塩錠30mg「CEO」：セオリアファーマ　30mg1錠[24.3円/錠]，フェキソフェナジン塩酸塩錠30mg「DK」：大興　30mg1錠[24.3円/錠]，フェキソフェナジン塩酸塩錠30mg「EE」：エルメッドエーザイ　30mg1錠[31.9円/錠]，フェキソフェナジン塩酸塩錠30mg「FFP」：富士フイルム　30mg1錠[31.9円/錠]，フェキソフェナジン塩酸塩錠30mg「JG」：日本ジェネリック　30mg1錠[24.3円/錠]，フェキソフェナジン塩酸塩錠30mg「KN」：小林化工　30mg1錠[31.9円/錠]，フェキソフェナジン塩酸塩錠30mg「KOG」：興和　30mg1錠[31.9円/錠]，フェキソフェナジン塩酸塩錠30mg「NP」：ニプロ　30mg1錠[24.3円/錠]，フェキソフェナジン塩酸塩錠30mg「SANIK」：日医工サノフィ　30mg1錠[31.9円/錠]，フェキソフェナジン塩酸塩錠30mg「TCK」：辰巳化学　30mg1錠[31.9円/錠]，フェキソフェナジン塩酸塩錠30mg「TOA」：東亜薬品　30mg1錠[31.9円/錠]，フェキソフェナジン塩酸塩錠30mg「YD」：陽進堂　30mg1錠[31.9円/錠]，フェキソフェナジン塩酸塩錠30mg「ZE」：全星薬品　30mg1錠[31.9円/錠]，フェキソフェナジン塩酸塩錠30mg「アメル」：共和薬品　30mg1錠[31.9円/錠]，フェキソフェナジン塩酸塩錠30mg「杏林」：キョーリンリメディオ　30mg1錠[24.3円/錠]，フェキソフェナジン塩酸塩錠30mg「ケミファ」：日本ケミファ　30mg1錠[31.9円/錠]，フェキソフェナジン塩酸塩錠30mg「サワイ」：沢井　30mg1錠[24.3円/錠]，フェキソフェナジン塩酸塩錠30mg「三和」：日本薬品工業　30mg1錠[24.3円/錠]，フェキソフェナジン塩酸塩錠30mg「ダイト」：ダイト　30mg1錠[31.9円/錠]，フェキソフェナジン塩酸塩錠30mg「タカタ」：高田　30mg1錠[24.3円/錠]，フェキソフェナジン塩酸塩錠30mg「ツルハラ」：鶴原　30mg1錠[24.3円/錠]，フェキソフェナジン塩酸塩錠30mg「テバ」：大正薬品　30mg1錠[31.9円/錠]，フェキソフェナジン塩酸塩錠30mg「トーワ」：東和　30mg1錠[31.9円/錠]，フェキソフェナジン塩酸塩錠30mg「日新」：日新－山形　30mg1錠[31.9円/錠]，フェキソフェナジン塩酸塩錠30mg「ファイザー」：ファイザー　30mg1錠[31.9円/錠]，フェキソフェナジン塩酸塩錠30mg「明治」：Meiji Seika　30mg1錠[31.9円/錠]，フェキソフェナジン塩酸塩錠30mg「モチダ」：ニプロパッチ　30mg1錠[31.9円/錠]，フェキソフェナジン塩酸塩錠60mg「CEO」：セオリアファーマ　60mg1錠[31.1円/錠]，フェキソフェナジン塩酸塩錠60mg「DK」：大興　60mg1錠[31.1円/錠]，フェキソフェナジン塩酸塩錠60mg「EE」：エルメッドエーザイ　60mg1錠[41.4円/錠]，フェキソフェナジン塩酸塩錠60mg「FFP」：富士フイルム　60mg1錠[41.4円/錠]，フェキソフェナジン塩酸塩錠60mg「JG」：日本ジェネリック　60mg1錠[31.1円/錠]，フェキソフェナジン塩酸塩錠60mg「KN」：小林化工　60mg1錠[41.4円/錠]，フェキソフェナジン塩酸塩錠60mg「KOG」：興和　60mg1錠[41.4円/錠]，フェキソフェナジン塩酸塩錠60mg「NP」：ニプロ　60mg1錠[31.1円/錠]，フェキソフェナジン塩酸塩錠60mg「SANIK」：日医工サノフィ　60mg1錠[41.4円/錠]，フェキソフェナジン塩酸塩錠60mg「TCK」：辰巳化学　60mg1錠[41.4円/錠]，フェキソフェナジン塩酸塩錠60mg「TOA」：東亜薬品　60mg1錠[41.4円/錠]，フェキソフェナジン塩酸塩錠60mg「YD」：陽進堂　60mg1錠[41.4円/錠]，フェキソフェナジン塩酸塩錠60mg「ZE」：全星薬品　60mg1錠[41.4円/錠]，フェキソフェナジン塩酸塩錠60mg「アメル」：共和薬品　60mg1錠[41.4円/錠]，フェキソフェナジン塩酸塩錠60mg「杏林」：キョーリンリメディオ　60mg1錠[31.1円/錠]，フェキソフェナジン塩酸塩錠60mg「ケミファ」：日本ケミファ　60mg1錠[41.4円/錠]，フェキソフェナジン塩酸塩錠60mg「サワイ」：沢井　60mg1錠[31.1円/錠]，フェキソフェナジン塩酸塩錠60mg「三和」：日本薬品工業　60mg1錠[31.1円/錠]，フェキソフェナジン塩酸塩錠60mg「ダイト」：ダイト　60mg1錠[41.4円/錠]，フェキソフェナジン塩酸塩錠60mg「タカタ」：高田　60mg1錠[31.1円/錠]，フェキソフェナジン塩酸塩錠60mg「ツルハラ」：鶴原　60mg1錠[31.1円/錠]，フェキソフェナジン塩酸塩錠60mg「テバ」：大正薬品　60mg1錠[41.4円/錠]，フェキソフェナジン塩酸塩錠60mg「トーワ」：東和　60mg1錠[41.4円/錠]，フェキソフェナジン塩酸塩錠60mg「日新」：日新－山形　60mg1錠[41.4円/錠]，フェキソフェナジン塩酸塩錠60mg「ファイザー」：ファイザー　60mg1錠[41.4円/錠]，フェキソフェナジン塩酸塩錠60mg「明治」：Meiji Seika　60mg1錠[41.4円/錠]，フェキソフェナジン塩酸塩錠60mg「モチダ」：ニプロパッチ　60mg1錠[31.1円/錠]

アレジオン錠10　規格：10mg1錠[101.8円/錠]
アレジオン錠20　規格：20mg1錠[135円/錠]
エピナスチン塩酸塩　日本ベーリンガー　449

【効 能 効 果】

気管支喘息
アレルギー性鼻炎
蕁麻疹，湿疹・皮膚炎，皮膚瘙痒症，痒疹，瘙痒を伴う尋常性乾癬

【対応標準病名】

◎	アレルギー性鼻炎	気管支喘息	湿疹
	尋常性乾癬	じんま疹	そう痒
	皮膚炎	皮膚そう痒症	痒疹
○	亜急性痒疹	足湿疹	アスピリンじんま疹
	アスピリン喘息	アトピー性喘息	アレルギー性気管支炎
	アレルギー性じんま疹	アレルギー性鼻咽頭炎	アレルギー性鼻結膜炎
	アレルギー性副鼻腔炎	異汗症	異汗性湿疹
	イネ科花粉症	陰のう湿疹	陰のうそう痒症
	陰部間擦疹	運動誘発性喘息	会陰部肛囲湿疹
	腋窩湿疹	円板状乾癬	温熱じんま疹
	外因性喘息	外陰部そう痒症	外陰部皮膚炎
	家族性寒冷自己炎症症候群	化膿性皮膚疾患	貨幣状湿疹
	カモガヤ花粉症	間擦疹	乾癬
	乾癬性関節炎	乾癬性紅皮症	乾癬性脊椎炎
	感染性皮膚炎	汗疱	汗疱性湿疹
	顔面急性皮膚炎	顔面尋常性乾癬	寒冷じんま疹
	機械性じんま疹	気管支喘息合併妊娠	季節性アレルギー性鼻炎
	丘疹状湿疹	丘疹状じんま疹	急性湿疹
	急性汎発性膿疱性乾癬	急性痒疹	局面状乾癬
	亀裂性湿疹	屈曲部乾癬	頚部皮膚炎
	血管運動性鼻炎	結節性痒疹	限局性そう痒症
	肛囲間擦疹	紅斑性間擦疹	紅斑性湿疹
	肛門湿疹	肛門そう痒症	コリン性じんま疹
	混合型喘息	自家感作性皮膚炎	色素性痒疹
	自己免疫性じんま疹	四肢乾癬	四肢尋常性乾癬
	湿疹様発疹	周期性再発性じんま疹	手指湿疹
	出血性じんま疹	症候性そう痒症	小児喘息
	小児喘息性気管支炎	小児汎発性膿疱性乾癬	職業喘息
	脂漏性乾癬	人工肛門部皮膚炎	人工じんま疹
	新生児皮膚炎	振動性じんま疹	スギ花粉症
	ステロイド依存性喘息	赤色湿疹	咳喘息
	接触じんま疹	全身湿疹	全身の尋常性乾癬
	喘息性気管支炎	多形慢性痒疹	通年性アレルギー性鼻炎
	滴状乾癬	手湿疹	点状乾癬
	冬期湿疹	透析皮膚そう痒症	頭部湿疹
	頭部尋常性乾癬	特発性じんま疹	難治性喘息
	乳児喘息	乳房皮膚炎	妊娠湿疹
	妊娠性痒疹	妊婦性皮膚炎	膿疱性乾癬
	白色粃糠疹	鼻背部湿疹	汎発性膿疱性乾癬
	汎発性皮膚そう痒症	非アトピー性喘息	鼻前庭部湿疹
	非特異性そう痒症	ヒノキ花粉症	皮膚描記性じんま疹
	びまん性乾癬	ブタクサ花粉症	ヘブラ痒疹
	扁平湿疹	慢性湿疹	慢性じんま疹
	慢性痒疹	夜間性喘息	薬物性じんま疹
	腰部尋常性乾癬	落屑性湿疹	鱗状湿疹
	老年性そう痒症	濾胞性乾癬	
△	花粉症	感染型気管支喘息	心因性喘息

用法用量
(1)気管支喘息，蕁麻疹，湿疹・皮膚炎，皮膚瘙痒症，痒疹，瘙痒を伴う尋常性乾癬
通常，成人にはエピナスチン塩酸塩として１回20mgを１日１回経口投与する。
なお，年齢，症状により適宜増減する。
(2)アレルギー性鼻炎
通常，成人にはエピナスチン塩酸塩として１回10〜20mgを１日１回経口投与する。
なお，年齢，症状により適宜増減する。

禁忌　本剤の成分に対し過敏症の既往歴のある患者

アズサレオン錠10：シオノ　10mg1錠[21.1円/錠]，アズサレオン錠20：シオノ　20mg1錠[33円/錠]，アスモット錠10mg：辰巳化学　10mg1錠[21.1円/錠]，アスモット錠20mg：辰巳化学　20mg1錠[33円/錠]，アルピード錠10：ダイト　10mg1錠[60.2円/錠]，アルピード錠20：ダイト　20mg1錠[82.9円/錠]，エピナスチン錠10mg「KT」：寿　10mg1錠[44.4円/錠]，エピナスチン錠20mg「KT」：寿　20mg1錠[56.2円/錠]，エピナスチン塩酸塩錠10mg「CHOS」：シー・エイチ・オー　10mg1錠[21.1円/錠]，エピナスチン塩酸塩錠10mg「JG」：長生堂　10mg1錠[21.1円/錠]，エピナスチン塩酸塩錠10mg「YD」：陽進堂　10mg1錠[21.1円/錠]，エピナスチン塩酸塩錠10mg「杏林」：キョーリンリメディオ　10mg1錠[21.1円/錠]，エピナスチン塩酸塩錠10mg「ケミファ」：日本薬品工業　10mg1錠[60.2円/錠]，エピナスチン塩酸塩錠10mg「サワイ」：沢井　10mg1錠[44.4円/錠]，エピナスチン塩酸塩錠10mg「タイヨー」：テバ製薬　10mg1錠[21.1円/錠]，エピナスチン塩酸塩錠10mg「トーワ」：東和　10mg1錠[44.4円/錠]，エピナスチン塩酸塩錠10mg「日医工」：日医工　10mg1錠[44.4円/錠]，エピナスチン塩酸塩錠10mg「ファイザー」：ファイザー　10mg1錠[21.1円/錠]，エピナスチン塩酸塩錠20mg「CHOS」：シー・エイチ・オー　20mg1錠[33円/錠]，エピナスチン塩酸塩錠20mg「JG」：長生堂　20mg1錠[33円/錠]，エピナスチン塩酸塩錠20mg「YD」：陽進堂　20mg1錠[33円/錠]，エピナスチン塩酸塩錠20mg「杏林」：キョーリンリメディオ　20mg1錠[33円/錠]，エピナスチン塩酸塩錠20mg「ケミファ」：日本薬品工業　20mg1錠[82.9円/錠]，エピナスチン塩酸塩錠20mg「サワイ」：沢井　20mg1錠[56.2円/錠]，エピナスチン塩酸塩錠20mg「タイヨー」：テバ製薬　20mg1錠[33円/錠]，エピナスチン塩酸塩錠20mg「トーワ」：東和　20mg1錠[56.2円/錠]，エピナスチン塩酸塩錠20mg「日医工」：日医工　20mg1錠[56.2円/錠]，エピナスチン塩酸塩錠20mg「ファイザー」：ファイザー　20mg1錠[33円/錠]，エピナスチン塩酸塩内用液0.2%「タイヨー」：テバ製薬　0.2%1mL[22.6円/mL]，塩酸エピナスチン錠10mg「アメル」：共和薬品　10mg1錠[21.1円/錠]，塩酸エピナスチン錠20mg「アメル」：共和薬品　20mg1錠[33円/錠]，チムケント錠10：日新－山形　10mg1錠[21.1円/錠]，チムケント錠20：日新－山形　20mg1錠[56.2円/錠]，ピナジオン錠10mg：大正薬品　10mg1錠[21.1円/錠]，ピナジオン錠20mg：大正薬品　20mg1錠[33円/錠]，ユピテル錠10：岩城　10mg1錠[44.4円/錠]，ユピテル錠20：岩城　20mg1錠[56.2円/錠]

アレジオンドライシロップ1%　規格：1%1g[90.9円/g]
エピナスチン塩酸塩　日本ベーリンガー　449

【効 能 効 果】

アレルギー性鼻炎，蕁麻疹，皮膚疾患(湿疹・皮膚炎，皮膚そう痒症)に伴うそう痒

【対応標準病名】

◎	アレルギー性鼻炎	湿疹	じんま疹
	そう痒	皮膚炎	皮膚そう痒症
○	足湿疹	アスピリンじんま疹	アレルギー性じんま疹
	アレルギー性鼻咽頭炎	アレルギー性鼻結膜炎	アレルギー性副鼻腔炎
	イネ科花粉症	陰のう湿疹	会陰部肛囲湿疹
	腋窩湿疹	温熱じんま疹	外陰部皮膚炎
	家族性寒冷自己炎症症候群	カモガヤ花粉症	顔面急性皮膚炎
	寒冷じんま疹	機械性じんま疹	季節性アレルギー性鼻炎

	丘疹状湿疹	急性湿疹	亀裂性湿疹
	頚部皮膚炎	血管運動性鼻炎	限局性そう痒症
	紅斑性湿疹	肛門湿疹	コリン性じんま疹
	自己免疫性じんま疹	周期性再発性じんま疹	手指湿疹
	出血性じんま疹	症候性そう痒症	人工肛門部皮膚炎
	人工じんま疹	新生児皮膚炎	振動性じんま疹
	スギ花粉症	赤色湿疹	接触じんま疹
	全身湿疹	通年性アレルギー性鼻炎	手湿疹
	透析皮膚そう痒症	頭部湿疹	特発性じんま疹
	乳房皮膚炎	妊娠湿疹	妊婦性皮膚炎
	鼻背部湿疹	鼻前庭部湿疹	非特異性そう痒症
	ヒノキ花粉症	皮膚描記性じんま疹	ブタクサ花粉症
	扁平湿疹	慢性湿疹	慢性じんま疹
	薬物性じんま疹	落屑性湿疹	鱗状湿疹
△	異汗症	異汗性湿疹	陰のうそう痒症
	陰部間擦疹	外陰部そう痒症	化膿性皮膚疾患
	花粉症	貨幣状湿疹	間擦疹
	感染性皮膚炎	汗疱	汗疱性湿疹
	肛囲間擦疹	紅斑性間擦疹	肛門そう痒症
	自家感作性皮膚炎	湿疹様発疹	冬期湿疹
	白色粃糠疹	汎発性皮膚そう痒症	老年性そう痒症

用法用量
(1)アレルギー性鼻炎
通常，小児には1日1回0.025～0.05g/kg(エピナスチン塩酸塩として0.25～0.5mg/kg)を用時溶解して経口投与する。なお，年齢・症状により適宜増減する。
ただし，1日投与量はドライシロップとして2g(エピナスチン塩酸塩として20mg)を超えないこと。年齢別の標準投与量は，通常，下記の用量を1日量とし，1日1回用時溶解して経口投与する。

年齢	標準体重	1日用量
3歳以上7歳未満	14kg以上24kg未満	0.5～1g(エピナスチン塩酸塩として5～10mg)
7歳以上	24kg以上	1～2g(エピナスチン塩酸塩として10～20mg)

(2)蕁麻疹，皮膚疾患(湿疹・皮膚炎，皮膚そう痒症)に伴うそう痒
通常，小児には1日1回0.05g/kg(エピナスチン塩酸塩として0.5mg/kg)を用時溶解して経口投与する。なお，年齢・症状により適宜増減する。
ただし，1日投与量はドライシロップとして2g(エピナスチン塩酸塩として20mg)を超えないこと。年齢別の標準投与量は，通常，下記の用量を1日量とし，1日1回用時溶解して経口投与する。

年齢	標準体重	1日用量
3歳以上7歳未満	14kg以上24kg未満	1g(エピナスチン塩酸塩として10mg)
7歳以上	24kg以上	2g(エピナスチン塩酸塩として20mg)

禁忌　本剤の成分に対し過敏症の既往歴のある患者

アズサレオン小児用ドライシロップ1%：シオノ[34.9円/g]，エピナスチン塩酸塩DS1%小児用「日医工」：日医工[34.9円/g]，エピナスチン塩酸塩DS小児用1%「サワイ」：沢井[34.9円/g]，エピナスチン塩酸塩DS小児用1%「トーワ」：東和[58.2円/g]

アレステン錠150mg
規格：150mg1錠[18.8円/錠]
メチクラン　日本新薬　214

【効能効果】
本態性高血圧症における降圧

【対応標準病名】

◎	高血圧症	本態性高血圧症	
○	悪性高血圧症	境界型高血圧症	高血圧性緊急症
	高血圧性脳内出血	高血圧切迫症	高レニン性高血圧症
	若年高血圧症	若年性境界型高血圧症	収縮期高血圧症
	低レニン性高血圧症		
△	高血圧性腎疾患	妊娠・分娩・産褥の既存の本態性高血圧症	

用法用量　通常成人1回1錠，1日1～2回経口投与する。年齢，症状により適宜増減する。
禁忌
(1)無尿の患者
(2)急性腎不全の患者
(3)体液中のナトリウム，カリウムが明らかに減少している患者
(4)本剤の成分，チアジド系薬剤又はその類似化合物(例えばクロルタリドン等のスルホンアミド誘導体)に対する過敏症の既往歴のある患者
(5)テルフェナジンを投与中の患者

アレセンサカプセル20mg
規格：20mg1カプセル[901.7円/カプセル]
アレセンサカプセル40mg
規格：40mg1カプセル[1763.9円/カプセル]
アレクチニブ塩酸塩　中外　429

【効能効果】
*ALK*融合遺伝子陽性の切除不能な進行・再発の非小細胞肺癌

【対応標準病名】

◎	ALK融合遺伝子陽性非小細胞肺癌	癌	
○	EGFR遺伝子変異陽性非小細胞肺癌	下葉非小細胞肺癌	上葉非小細胞肺癌
	中葉非小細胞肺癌	肺門部非小細胞肺癌	非小細胞肺癌

効能効果に関連する使用上の注意
(1)十分な経験を有する病理医又は検査施設における検査により，*ALK*融合遺伝子陽性が確認された患者に投与すること。検査にあたっては，免疫組織化学染色法及び蛍光 *in situ* ハイブリダイゼーション法を測定原理とする承認された体外診断薬を用いて測定すること。
(2)化学療法未治療患者における本剤の有効性及び安全性は確立していない。
(3)本剤の術後補助化学療法における有効性及び安全性は確立していない。
(4)【臨床成績】の項の内容を熟知し，本剤の有効性及び安全性を十分に理解した上で，本剤以外の治療の実施についても慎重に検討し，適応患者の選択を行うこと。
用法用量　通常，成人にはアレクチニブとして1回300mgを1日2回経口投与する。
用法用量に関連する使用上の注意　食事の影響を避けるため，本剤の投与時期は，臨床試験における設定内容に準じて空腹時に投与することが望ましい。
警告
(1)本剤は，緊急時に十分対応できる医療施設において，がん化学療法に十分な知識・経験を持つ医師のもとで，本療法が適切と判断される症例についてのみ投与すること。また，治療開始に先立ち，患者又はその家族に有効性及び危険性を十分説明し，同意を得てから投与すること。
(2)本剤の投与により間質性肺疾患があらわれることがあるので，初期症状(息切れ，呼吸困難，咳嗽，発熱等)の確認及び胸部CT検査等の実施など，観察を十分に行うこと。異常が認められた場合には本剤の投与を中止するなど適切な処置を行うこと。また，治療初期は入院又はそれに準ずる管理の下で，間質性肺疾患等の重篤な副作用発現に関する観察を十分に行うこと。

禁忌
(1)本剤の成分に対し過敏症の既往歴のある患者
(2)妊婦又は妊娠している可能性のある婦人

アレビアチン散10%　規格：10%1g[11.9円/g]
アレビアチン錠25mg　規格：25mg1錠[11.9円/錠]
アレビアチン錠100mg　規格：100mg1錠[12.7円/錠]
フェニトイン　大日本住友　113

【効能効果】

てんかんのけいれん発作
　強直間代発作（全般けいれん発作，大発作）
　焦点発作（ジャクソン型発作を含む）
自律神経発作
精神運動発作

【対応標準病名】

◎	強直間代発作	痙攣発作	ジャクソンてんかん
	焦点性てんかん	自律神経発作	精神運動発作
	てんかん	てんかん大発作	
○	アルコールてんかん	ウンベルリヒトてんかん	家族性痙攣
	間代性痙攣	強直性痙攣	痙攣
	痙攣重積発作	光原性てんかん	後天性てんかん
	持続性部分てんかん	若年性アブサンスてんかん	若年性ミオクローヌスてんかん
	術後てんかん	症候性てんかん	焦点性知覚性発作
	小児期アブサンスてんかん	自律神経てんかん	進行性ミオクローヌスてんかん
	睡眠喪失てんかん	ストレスてんかん	全身痙攣
	全身痙攣発作	側頭葉てんかん	体知覚性発作
	聴覚性発作	聴覚反射てんかん	定型欠神発作
	てんかん合併妊娠	てんかん小発作	てんかん性自動症
	てんかん単純部分発作	てんかん複雑部分発作	てんかん様発作
	点頭てんかん	難治性てんかん	乳児重症ミオクロニーてんかん
	乳児点頭痙攣	脳炎後てんかん	拝礼発作
	反応性てんかん	腹部てんかん	部分てんかん
	片側痙攣片麻痺てんかん症候群	ミオクローヌスてんかん	無熱性痙攣
	薬物てんかん	良性新生児痙攣	良性乳児ミオクローヌスてんかん
△	アトニー性非特異性てんかん発作	アブサンス	一過性痙攣発作
	解離性痙攣	局所性痙攣	局所性てんかん
	症候性痙攣発作	症候性早期ミオクローヌス性脳症	小児痙攣性疾患
	心因発作	前頭葉てんかん	遅発性てんかん
	テタニー様発作	泣き入りひきつけ	乳児痙攣
	ノロウイルス性胃腸炎に伴う痙攣	ひきつけ	ヒステリー性てんかん
	ヒプサルスミア	憤怒痙攣	モーア症候群
	幼児痙攣	ラフォラ疾患	レノックス・ガストー症候群
	ロタウイルス性胃腸炎に伴う痙攣		

用法用量
フェニトインとして，通常成人1日200～300mg，小児には下記用量を毎食後3回に分割経口投与する。
症状，耐薬性に応じて適宜増減する。
　学童：100～300mg
　幼児：50～200mg
　乳児：20～100mg

用法用量に関連する使用上の注意　眼振，構音障害，運動失調，眼筋麻痺等の症状は過量投与の徴候であることが多いので，このような症状があらわれた場合には，至適有効量まで徐々に減量すること。用量調整をより適切に行うためには，本剤の血中濃度測定を行うことが望ましい。

禁忌
(1)本剤の成分又はヒダントイン系化合物に対し過敏症の患者
(2)タダラフィル（アドシルカ），リルピビリンを投与中の患者

併用禁忌

薬剤名等	臨床症状・措置方法	機序・危険因子
タダラフィル アドシルカ リルピビリン エジュラント	これらの薬剤の代謝が促進され，血中濃度が低下することがある。	本剤の肝薬物代謝酵素（CYP3A4）誘導による。

ヒダントール散10%：藤永　10%1g[11.9円/g]，ヒダントール錠25mg：藤永　25mg1錠[11.9円/錠]，ヒダントール錠100mg：藤永　100mg1錠[12.7円/錠]

アレリックス3mg錠　規格：3mg1錠[12.8円/錠]
アレリックス6mg錠　規格：6mg1錠[21.6円/錠]
ピレタニド　サンド　213

【効能効果】

心性浮腫（うっ血性心不全），腎性浮腫，肝性浮腫

【対応標準病名】

◎	うっ血性心不全	肝性浮腫	腎性浮腫
	心臓性浮腫		
○	右室不全	右心不全	下肢浮腫
	下腿浮腫	下半身浮腫	下腹部浮腫
	顔面浮腫	急性心不全	限局性浮腫
	高度浮腫	左室不全	左心不全
	四肢浮腫	上肢浮腫	上腕浮腫
	心筋不全	心原性肺水腫	心臓性呼吸困難
	心臓喘息	心不全	全身性浮腫
	足部浮腫	末梢性浮腫	慢性うっ血性心不全
	慢性心不全	両心不全	
△	一過性浮腫	中毒性浮腫	特発性浮腫
	内分泌性浮腫	浮腫	麻痺側浮腫

用法用量　通常成人にはピレタニドとして1日3～6mgより投与を始め，効果不十分な場合は12mgまで漸増し，1日1～2回に分割経口投与する。
なお，年齢，症状により適宜増減する。

禁忌
(1)無尿の患者
(2)肝性昏睡の患者
(3)体液中のナトリウム，カリウムが明らかに減少している患者
(4)本剤の成分又はスルフォンアミド誘導体に対し過敏症の既往歴のある患者

アレロックOD錠2.5　規格：2.5mg1錠[44.7円/錠]
アレロックOD錠5　規格：5mg1錠[56.8円/錠]
アレロック顆粒0.5%　規格：0.5%1g[75.2円/g]
アレロック錠2.5　規格：2.5mg1錠[44.7円/錠]
アレロック錠5　規格：5mg1錠[56.8円/錠]
オロパタジン塩酸塩　協和発酵キリン　449

【効能効果】

成人：アレルギー性鼻炎，蕁麻疹，皮膚疾患に伴う瘙痒（湿疹・皮膚炎，痒疹，皮膚瘙痒症，尋常性乾癬，多形滲出性紅斑）
小児：アレルギー性鼻炎，蕁麻疹，皮膚疾患（湿疹・皮膚炎，皮膚瘙痒症）に伴う瘙痒

【対応標準病名】

◎	アレルギー性鼻炎	湿疹	尋常性乾癬
	じんま疹	そう痒	多形滲出性紅斑
	皮膚炎	皮膚そう痒症	痒疹
○	1型糖尿病性そう痒症	2型糖尿病性そう痒症	亜急性痒疹

	足湿疹	アスピリンじんま疹	アレルギー性じんま疹
	アレルギー性鼻咽頭炎	アレルギー性鼻結膜炎	アレルギー性副鼻腔炎
	異汗症	異汗性湿疹	イネ科花粉症
	陰のう湿疹	陰のうそう痒症	陰部間擦疹
	会陰部肛囲湿疹	腋窩湿疹	円板状乾癬
	温熱じんま疹	外陰部そう痒症	外陰部皮膚炎
	家族性寒冷自己炎症症候群	化膿性皮膚疾患	貨幣状湿疹
	カモガヤ花粉症	間擦疹	乾癬
	乾癬性紅皮症	感染性皮膚炎	汗疱
	汗疱性湿疹	顔面急性皮膚炎	顔面尋常性乾癬
	寒冷じんま疹	機械性じんま疹	季節性アレルギー性鼻炎
	丘疹状湿疹	丘疹状じんま疹	急性湿疹
	急性汎発性膿疱性乾癬	急性痒疹	局面状乾癬
	亀裂性湿疹	屈曲部乾癬	頚部皮膚炎
	稽留性肢端皮膚炎	稽留性肢端皮膚炎汎発型	血管運動性鼻炎
	結節性痒疹	限局性神経皮膚炎	限局性そう痒症
	肛囲間擦疹	紅斑性間擦疹	紅斑性湿疹
	肛門湿疹	肛門そう痒症	コリン性じんま疹
	細菌疹	自家感作性皮膚炎	色素性痒疹
	自己免疫性じんま疹	四肢乾癬	四肢尋常性乾癬
	湿疹様発疹	周期性再発性じんま疹	重症多形滲出性紅斑・急性期
	手指湿疹	出血性じんま疹	症候性そう痒症
	掌蹠膿疱症	小児汎発性膿疱性乾癬	脂漏性乾癬
	人工肛門部皮膚炎	人工じんま疹	新生児皮膚炎
	振動性じんま疹	スギ花粉症	スティーブンス・ジョンソン症候群
	赤色湿疹	接触じんま疹	全身湿疹
	全身の尋常性乾癬	苔癬	多形慢性痒疹
	単純苔癬	中毒性表皮壊死症	通年性アレルギー性鼻炎
	滴状乾癬	手湿疹	点状乾癬
	冬期湿疹	透析皮膚そう痒症	糖尿病性そう痒症
	頭部湿疹	頭部尋常性乾癬	特発性じんま疹
	乳房皮膚炎	妊娠湿疹	妊娠性痒疹
	妊婦性皮膚炎	膿疱性乾癬	白色粃糠疹
	鼻背部湿疹	汎発性膿疱性乾癬	汎発性皮膚そう痒症
	非水疱性多形紅斑	鼻前庭部湿疹	ビダール苔癬
	非特異性そう痒症	ヒノキ花粉症	皮膚描記性じんま疹
	びまん性乾癬	ブタクサ花粉症	ヘブラ痒疹
	扁平湿疹	疱疹状膿痂疹	慢性湿疹
	慢性じんま疹	慢性痒疹	薬物性じんま疹
	腰部尋常性乾癬	ライエル症候群	落屑性湿疹
	鱗状湿疹	類苔癬	老年性そう痒症
	濾胞性乾癬		
△	花粉症	乾癬性関節炎	乾癬性関節炎・肩関節
	乾癬性関節炎・股関節	乾癬性関節炎・指関節	乾癬性関節炎・膝関節
	乾癬性関節炎・手関節	乾癬性関節炎・仙腸関節	乾癬性関節炎・足関節
	乾癬性関節炎・肘関節	乾癬性脊椎炎	掌蹠膿疱症性骨関節炎
	水疱性多形紅斑	多形紅斑	多形紅斑性関節障害
	多発性乾癬性関節炎	破壊性関節炎	

用法用量

〔OD 錠，錠〕

成人：通常，成人には1回オロパタジン塩酸塩として5mgを朝及び就寝前の1日2回経口投与する。なお，年齢，症状により適宜増減する。

小児：通常，7歳以上の小児には1回オロパタジン塩酸塩として5mgを朝及び就寝前の1日2回経口投与する。

〔顆粒〕

成人：通常，成人には1回オロパタジン塩酸塩として5mg(顆粒剤として1g)を朝及び就寝前の1日2回経口投与する。なお，年齢，症状により適宜増減する。

小児

通常，7歳以上の小児には1回オロパタジン塩酸塩として5mg(顆粒剤として1g)を朝及び就寝前の1日2回経口投与する。

通常，2歳以上7歳未満の小児には1回オロパタジン塩酸塩として2.5mg(顆粒剤として0.5g)を朝及び就寝前の1日2回経口投与する。

用法用量に関連する使用上の注意 〔OD 錠のみ〕：本剤は口腔内で崩壊するが，口腔粘膜からは吸収されないため，唾液又は水で飲み込むこと。

禁忌 本剤の成分に対し過敏症の既往歴のある患者

オロパタジン塩酸塩OD錠2.5mg「AA」：ダイト　2.5mg1錠[24円/錠]，オロパタジン塩酸塩OD錠2.5mg「MEEK」：小林化工　2.5mg1錠[17.7円/錠]，オロパタジン塩酸塩OD錠2.5mg「アメル」：共和薬品　2.5mg1錠[24円/錠]，オロパタジン塩酸塩OD錠2.5mg「イワキ」：岩城　2.5mg1錠[24円/錠]，オロパタジン塩酸塩OD錠2.5mg「ケミファ」：日本ケミファ　2.5mg1錠[24円/錠]，オロパタジン塩酸塩OD錠2.5mg「サワイ」：沢井　2.5mg1錠[17.7円/錠]，オロパタジン塩酸塩OD錠2.5mg「タカタ」：高田　2.5mg1錠[17.7円/錠]，オロパタジン塩酸塩OD錠2.5mg「テバ」：大正薬品　2.5mg1錠[17.7円/錠]，オロパタジン塩酸塩OD錠2.5mg「トーワ」：東和　2.5mg1錠[24円/錠]，オロパタジン塩酸塩OD錠2.5mg「日医工」：日医工　2.5mg1錠[17.7円/錠]，オロパタジン塩酸塩OD錠2.5mg「ファイザー」：ファイザー　2.5mg1錠[24円/錠]，オロパタジン塩酸塩OD錠2.5mg「明治」：Meiji Seika　2.5mg1錠[24円/錠]，オロパタジン塩酸塩OD錠5mg「AA」：ダイト　5mg1錠[30.5円/錠]，オロパタジン塩酸塩OD錠5mg「MEEK」：小林化工　5mg1錠[25.9円/錠]，オロパタジン塩酸塩OD錠5mg「アメル」：共和薬品　5mg1錠[25.9円/錠]，オロパタジン塩酸塩OD錠5mg「イワキ」：岩城　5mg1錠[25.9円/錠]，オロパタジン塩酸塩OD錠5mg「ケミファ」：日本ケミファ　5mg1錠[30.5円/錠]，オロパタジン塩酸塩OD錠5mg「サワイ」：沢井　5mg1錠[25.9円/錠]，オロパタジン塩酸塩OD錠5mg「タカタ」：高田　5mg1錠[25.9円/錠]，オロパタジン塩酸塩OD錠5mg「テバ」：大正薬品　5mg1錠[25.9円/錠]，オロパタジン塩酸塩OD錠5mg「トーワ」：東和　5mg1錠[30.5円/錠]，オロパタジン塩酸塩OD錠5mg「日医工」：日医工　5mg1錠[25.9円/錠]，オロパタジン塩酸塩OD錠5mg「ファイザー」：ファイザー　5mg1錠[30.5円/錠]，オロパタジン塩酸塩OD錠5mg「明治」：Meiji Seika　5mg1錠[30.5円/錠]，オロパタジン塩酸塩ODフィルム2.5mg「マルホ」：救急薬品　2.5mg1錠[24円/錠]，オロパタジン塩酸塩ODフィルム5mg「マルホ」：救急薬品　5mg1錠[30.5円/錠]，オロパタジン塩酸塩顆粒0.5%「トーワ」：東和　0.5%1g[40.4円/g]，オロパタジン塩酸塩錠2.5mg「AA」：ダイト　2.5mg1錠[24円/錠]，オロパタジン塩酸塩錠2.5mg「BMD」：ビオメディクス　2.5mg1錠[17.7円/錠]，オロパタジン塩酸塩錠2.5mg「EE」：エルメッドエーザイ　2.5mg1錠[24円/錠]，オロパタジン塩酸塩錠2.5mg「JG」：日本ジェネリック　2.5mg1錠[24円/錠]，オロパタジン塩酸塩錠2.5mg「KO」：寿　2.5mg1錠[17.7円/錠]，オロパタジン塩酸塩錠2.5mg「KOG」：興和　2.5mg1錠[17.7円/錠]，オロパタジン塩酸塩錠2.5mg「MEEK」：小林化工　2.5mg1錠[17.7円/錠]，オロパタジン塩酸塩錠2.5mg「NSKK」：シオノ　2.5mg1錠[24円/錠]，オロパタジン塩酸塩錠2.5mg「TOA」：東亜薬品　2.5mg1錠[17.7円/錠]，オロパタジン塩酸塩錠2.5mg「YD」：陽進堂　2.5mg1錠[24円/錠]，オロパタジン塩酸塩錠2.5mg「ZE」：全星薬品　2.5mg1錠[24円/錠]，オロパタジン塩酸塩錠2.5mg「アメル」：共和薬品　2.5mg1錠[24円/錠]，オロパタジン塩酸塩錠2.5mg「オーハラ」：大原薬品　2.5mg1錠[17.7円/錠]，オロパタジン塩酸塩錠2.5mg「杏林」：キョーリンリメディオ　2.5mg1錠[24円/錠]，オロパタジン塩酸塩錠2.5mg「ケミファ」：日本ケミファ　2.5mg1錠[24円/錠]，オロパタジン塩酸塩錠2.5mg「ザイダス」：ザイダス　2.5mg1錠[24円/錠]，オロパタジン塩酸塩錠2.5mg「サトウ」：佐藤　2.5mg1錠[24円/錠]，オロパタジン塩酸塩錠2.5mg「サワイ」：沢井　2.5mg1錠[17.7

円/錠]，オロパタジン塩酸塩錠2.5mg「サンド」：サンド 2.5mg1錠[17.7円/錠]，オロパタジン塩酸塩錠2.5mg「タカタ」：高田 2.5mg1錠[17.7円/錠]，オロパタジン塩酸塩錠2.5mg「テバ」：大正薬品 2.5mg1錠[17.7円/錠]，オロパタジン塩酸塩錠2.5mg「トーワ」：東和 2.5mg1錠[24円/錠]，オロパタジン塩酸塩錠2.5mg「日医工」：日医工 2.5mg1錠[17.7円/錠]，オロパタジン塩酸塩錠2.5mg「ファイザー」：ファイザー 2.5mg1錠[24円/錠]，オロパタジン塩酸塩錠2.5mg「マヤ」：摩耶堂 2.5mg1錠[17.7円/錠]，オロパタジン塩酸塩錠2.5mg「明治」：Meiji Seika 2.5mg1錠[24円/錠]，オロパタジン塩酸塩錠5mg「AA」：ダイト 5mg1錠[30.5円/錠]，オロパタジン塩酸塩錠5mg「BMD」：ビオメディクス 5mg1錠[30.5円/錠]，オロパタジン塩酸塩錠5mg「EE」：エルメッドエーザイ 5mg1錠[30.5円/錠]，オロパタジン塩酸塩錠5mg「JG」：日本ジェネリック 5mg1錠[25.9円/錠]，オロパタジン塩酸塩錠5mg「KO」：寿 5mg1錠[25.9円/錠]，オロパタジン塩酸塩錠5mg「KOG」：興和 5mg1錠[25.9円/錠]，オロパタジン塩酸塩錠5mg「MEEK」：小林化工 5mg1錠[25.9円/錠]，オロパタジン塩酸塩錠5mg「NSKK」：シオノ 5mg1錠[30.5円/錠]，オロパタジン塩酸塩錠5mg「TOA」：東亜薬品 5mg1錠[30.5円/錠]，オロパタジン塩酸塩錠5mg「YD」：陽進堂 5mg1錠[30.5円/錠]，オロパタジン塩酸塩錠5mg「ZE」：全星薬品 5mg1錠[30.5円/錠]，オロパタジン塩酸塩錠5mg「アメル」：共和薬品 5mg1錠[25.9円/錠]，オロパタジン塩酸塩錠5mg「オーハラ」：大原薬品 5mg1錠[30.5円/錠]，オロパタジン塩酸塩錠5mg「杏林」：キョーリンリメディオ 5mg1錠[25.9円/錠]，オロパタジン塩酸塩錠5mg「ケミファ」：日本ケミファ 5mg1錠[30.5円/錠]，オロパタジン塩酸塩錠5mg「ザイダス」：ザイダス 5mg1錠[25.9円/錠]，オロパタジン塩酸塩錠5mg「サトウ」：佐藤 5mg1錠[30.5円/錠]，オロパタジン塩酸塩錠5mg「サワイ」：沢井 5mg1錠[25.9円/錠]，オロパタジン塩酸塩錠5mg「サンド」：サンド 5mg1錠[25.9円/錠]，オロパタジン塩酸塩錠5mg「タカタ」：高田 5mg1錠[25.9円/錠]，オロパタジン塩酸塩錠5mg「テバ」：大正薬品 5mg1錠[25.9円/錠]，オロパタジン塩酸塩錠5mg「トーワ」：東和 5mg1錠[30.5円/錠]，オロパタジン塩酸塩錠5mg「日医工」：日医工 5mg1錠[25.9円/錠]，オロパタジン塩酸塩錠5mg「ファイザー」：ファイザー 5mg1錠[30.5円/錠]，オロパタジン塩酸塩錠5mg「マヤ」：摩耶堂 5mg1錠[30.5円/錠]，オロパタジン塩酸塩錠5mg「明治」：Meiji Seika 5mg1錠[30.5円/錠]

アローゼン顆粒

規格：1g[8円/g]

センノシドA,B　ポーラ　235

【効能効果】

便秘（ただし，痙攣性便秘は除く）
駆虫剤投与後の下剤

【対応標準病名】

◎	便秘症		
○	機能性便秘症	弛緩性便秘症	習慣性便秘
	重症便秘症	術後便秘	食事性便秘
	単純性便秘	腸管麻痺性便秘	直腸性便秘
	乳幼児便秘	妊産婦便秘	
△	結腸アトニー	大腸機能障害	大腸ジスキネジア
	腸アトニー	腸管運動障害	腸機能障害
	腸ジスキネジア	便通異常	

用法用量　通常成人1回0.5～1.0gを1日1～2回経口投与する。
なお，年齢，症状により適宜増減する。

禁忌
(1)本剤又はセンノシド製剤に過敏症の既往歴のある患者
(2)急性腹症が疑われる患者，痙攣性便秘の患者
(3)重症の硬結便のある患者
(4)電解質失調（特に低カリウム血症）のある患者には大量投与を避けること。

原則禁忌　妊婦又は妊娠している可能性のある婦人

ピムロ顆粒：摩耶堂[6.2円/g]

ア

アロチノロール塩酸塩錠5mg「DSP」

規格：5mg1錠[29.9円/錠]

アロチノロール塩酸塩錠10mg「DSP」

規格：10mg1錠[48.2円/錠]

アロチノロール塩酸塩　大日本住友　212

【効能効果】

(1)本態性高血圧症（軽症～中等症），狭心症，頻脈性不整脈
(2)本態性振戦

【対応標準病名】

◎	狭心症	高血圧症	頻脈症
	頻脈性不整脈	不整脈	本態性高血圧症
	本態性振戦		
○	QT延長症候群	QT短縮症候群	悪性高血圧症
	安静時狭心症	安定狭心症	異型狭心症
	異所性心室調律	異所性心房調律	異所性調律
	異所性拍動	一過性心室細動	遺伝性QT延長症候群
	冠攣縮性狭心症	期外収縮	期外収縮性不整脈
	境界型高血圧症	狭心症3枝病変	高血圧性緊急症
	高血圧性腎疾患	高血圧性脳内出血	高血圧切迫症
	高レニン性高血圧症	三段脈	姿勢振戦
	若年高血圧症	若年性境界型高血圧症	収縮期高血圧症
	上室期外収縮	上室頻拍	初発労作型狭心症
	心室期外収縮	心室細動	心室性二段脈
	心室粗動	心室頻拍	振戦
	心房期外収縮	心房静止	心房頻拍
	錐体外路系疾患	錐体外路症候群	錐体路障害
	接合部調律	増悪労作型狭心症	多源性心室期外収縮
	多発性期外収縮	低レニン性高血圧症	洞頻脈
	特発性QT延長症候群	トルサードドポアント	二次性QT延長症候群
	二段脈	妊娠時舞踏病	非持続性心室頻拍
	微小血管性狭心症	頻拍症	不安定狭心症
	副収縮	ブブレ症候群	ブルガダ症候群
	房室接合部期外収縮	発作性上室頻拍	発作性心房頻拍
	発作性接合部頻拍	発作性頻拍	本態性音声振戦症
	夜間狭心症	薬物性QT延長症候群	リエントリー性心室性不整脈
	労作時兼安静時狭心症	労作性狭心症	
△	起立性調節障害	呼吸性不整脈	徐脈頻脈症候群
	心拍異常	洞不整脈	

用法用量
(1)本態性高血圧症（軽症～中等症），狭心症，頻脈性不整脈：通常，成人にはアロチノロール塩酸塩として，1日20mgを2回に分けて経口投与する。なお，年齢・症状等により適宜増減することとするが，効果不十分な場合は，1日30mgまで増量することができる。
(2)本態性振戦：通常，成人にはアロチノロール塩酸塩として，1日量10mgから開始し，効果不十分な場合は，1日20mgを維持量として2回に分けて経口投与する。なお，年齢・症状等により適宜増減するが1日30mgを超えないこととする。

用法用量に関連する使用上の注意　褐色細胞腫の患者では，本剤投与により急激に血圧が上昇するおそれがあるので本剤を単独で投与しないこと。褐色細胞腫の患者に投与する場合には，α遮断剤で初期治療を行った後に本剤を投与し，常にα遮断剤を併用すること。

禁忌
(1)高度の徐脈（著しい洞性徐脈），房室ブロック（II，III度），洞房

ブロック，洞不全症候群のある患者
(2)糖尿病性ケトアシドーシス，代謝性アシドーシスのある患者
(3)気管支喘息，気管支痙攣のおそれのある患者
(4)心原性ショックのある患者
(5)肺高血圧による右心不全のある患者
(6)うっ血性心不全のある患者
(7)未治療の褐色細胞腫の患者
(8)妊婦又は妊娠している可能性のある婦人
(9)本剤の成分に対し過敏症の既往歴のある患者

アロチノロール塩酸塩錠5mg「JG」：日本ジェネリック　5mg1錠[7.6円/錠]，アロチノロール塩酸塩錠5mg「サワイ」：沢井　5mg1錠[7.6円/錠]，アロチノロール塩酸塩錠5mg「テバ」：大正薬品　5mg1錠[7.6円/錠]，アロチノロール塩酸塩錠5mg「トーワ」：東和　5mg1錠[7.6円/錠]，アロチノロール塩酸塩錠5mg「日医工」：日医工　5mg1錠[7.6円/錠]，アロチノロール塩酸塩錠10mg「JG」：日本ジェネリック　10mg1錠[11.4円/錠]，アロチノロール塩酸塩錠10mg「サワイ」：沢井　10mg1錠[11.4円/錠]，アロチノロール塩酸塩錠10mg「テバ」：大正薬品　10mg1錠[11.4円/錠]，アロチノロール塩酸塩錠10mg「トーワ」：東和　10mg1錠[11.4円/錠]，アロチノロール塩酸塩錠10mg「日医工」：日医工　10mg1錠[11.4円/錠]，セオノマール錠5：長生堂　5mg1錠[7.6円/錠]，セオノマール錠10：長生堂　10mg1錠[11.4円/錠]

アロフト錠20mg　規格：20mg1錠[23.7円/錠]
アフロクアロン　田辺三菱　124

【効 能 効 果】

(1)下記疾患における筋緊張状態の改善
頸肩腕症候群，腰痛症
(2)下記疾患による痙性麻痺
脳血管障害，脳性麻痺，痙性脊髄麻痺，脊髄血管障害，頸部脊椎症，後縦靱帯骨化症，多発性硬化症，筋萎縮性側索硬化症，脊髄小脳変性症，外傷後遺症(脊髄損傷，頭部外傷)，術後後遺症(脳・脊髄腫瘍を含む)，その他の脳脊髄疾患

【対応標準病名】

◎	外傷後遺症	筋萎縮性側索硬化症	筋強直
	頸肩腕症候群	痙性脊髄麻痺	痙性麻痺
	頸椎症	血管性脊髄症	後縦靱帯骨化症
	脊髄疾患	脊髄腫瘍	脊髄小脳変性症
	脊髄損傷	脊髄損傷後遺症	多発性硬化症
	頭部外傷	頭部外傷後遺症	頭部損傷
	脳血管障害	脳疾患	脳手術後遺症
	脳腫瘍摘出術後遺症	脳性麻痺	腰痛症
○	外傷性てんかん	外傷早期てんかん	急性多発性硬化症
	胸椎黄色靱帯骨化症	胸椎後縦靱帯骨化症	胸椎前縦靱帯骨化症
	頸肩腕障害	頸椎黄色靱帯骨化症	頸椎後縦靱帯骨化症
	頸椎骨軟骨症	頸椎症性神経根症	頸椎前縦靱帯骨化症
	頸椎椎間板損傷	原発性側索硬化症	硬膜下血腫術後後遺症
	孤発性筋萎縮性側索硬化症	鼓膜外傷後遺症	矢状静脈洞血栓症
	重症頭部外傷	小児もやもや病	靱帯骨化症
	成人もやもや病	脊髄横断損傷	脊髄血腫
	脊髄硬膜外血腫	脊髄挫傷	脊髄神経根損傷
	脊髄振盪	脊髄多発性硬化症	脊髄不全損傷
	脊椎損傷	脊椎脱臼	脊椎捻挫
	体幹損傷	陳旧性椎体圧迫骨折	頭蓋骨損傷
	頭蓋内損傷後遺症	頭頸部外傷	頭部外傷1型
	頭部血管損傷後遺症	頭部挫傷後遺症	頭部挫創
	頭部打撲	頭部打撲後遺症	脳外傷後遺症
	脳幹多発性硬化症	脳挫傷後遺症	脳静脈洞血栓症
	脳神経損傷後遺症	背部損傷	鼻咽腔天蓋部損傷
	非穿通性頭部外傷	フォア・アラジュアニン症候群	閉鎖性頭部外傷
	変形性頸椎症	むちうち損傷	腰椎後縦靱帯骨化症
	リットル病		
△ あ	亜急性壊死性ミエロパチー	亜急性小脳変性症	圧挫後遺症
	アテトーシス型脳性麻痺	アルコール性小脳性運動失調症	一過性脊髄虚血
	ウィリス動脈環動脈瘤	ウィリス動脈輪周囲炎	ウイルス感染後疲労症候群
	ウェーバー症候群	運動失調性脳性麻痺	運動ニューロン疾患
	運動麻痺	延髄圧迫症候群	延髄空洞症
	延髄血管芽細胞腫	延髄腫瘍	黄色靱帯骨化症
か	外頸動脈海綿静脈洞瘻	外傷性外リンパ瘻	外傷性頸部症候群
	外傷性切断後遺症	外傷性低脳圧症	外傷性瘢痕ケロイド
	海綿静脈洞症候群	解離性脳動脈瘤	仮性球麻痺
	家族性筋萎縮性側索硬化症	下背部ストレイン	関節脱臼後遺症
	関節捻挫後遺症	完全麻痺	間脳腫瘍
	偽性脳動脈瘤	気脳症	嗅神経腫瘍
	急性中毒性小脳失調症	急性脳症	急性腰痛症
	球麻痺	胸髄腫瘍	胸髄症
	胸椎骨折後遺症	胸椎障害	胸椎陳旧性圧迫骨折
	虚血性脳血管障害	虚血性白質脳症	筋筋膜性腰痛症
	緊張性気頭症	筋ヘルニア	くも膜のう胞
	グリオーシス	頸髄腫瘍	頸髄症
	頸髄損傷後遺症	頸椎陳旧性圧迫骨折	頸椎椎間関節のう腫
	頸動脈硬化症	腱損傷後遺症	後下小脳動脈解離
	後下小脳動脈瘤	高血圧性悪性脳症	高血圧性緊急症
	高血圧性脳循環障害	高血圧性脳症	後交通動脈瘤
	後脊髄動脈症候群	後大脳動脈解離	後大脳動脈瘤
	後天性筋緊張症	後天性脳孔症性のう胞	後天性脳動静脈瘻
	後頭蓋窩腫瘍	後頭葉腫瘍	鉤ヘルニア
	硬膜外脊髄腫瘍	硬膜動静脈瘻	骨折後遺症
さ	混合型脳性麻痺症候群	挫傷後遺症	シートベルト損傷
	弛緩型脳性麻痺	弛緩性麻痺	子宮癌術後後遺症
	軸椎歯突起後方偽腫瘍	視交叉部腫瘍	四肢血管損傷後遺症
	視床下部腫瘍	視床下部症候群	視床腫瘍
	視床症候群	視神経腫瘍	視神経乳頭部腫瘍
	ジスキネジア性脳性麻痺	刺創感染	若年性一側性上肢筋萎縮症
	若年性進行性球麻痺	重複性アテトーシス	術後腰痛
	上衣下巨細胞性星細胞腫	上交叉性片麻痺	上小脳動脈瘤
	小児片麻痺	小脳萎縮	小脳機能障害
	小脳橋角部腫瘍	小脳血管芽腫	小脳疾患
	小脳腫瘍	小脳中部腫瘍	小脳変性症
	上腕三頭筋断裂	上腕三頭筋不全断裂	シルビウス裂くも膜のう胞
	神経障害性脊椎障害	神経損傷後遺症	進行性球麻痺
	進行性血管性白質脳症	脊髄圧迫症	脊髄過敏症
	脊髄空洞症	脊髄血管芽腫	脊髄梗塞
	脊髄硬膜外出血	脊髄硬膜下出血	脊髄硬膜内髄外血管芽腫
	脊髄出血	脊髄症	脊髄神経叢損傷後遺症
	脊髄性間欠性跛行	脊髄性筋萎縮症	脊髄性筋萎縮症Ⅰ型
	脊髄性筋萎縮症Ⅱ型	脊髄性筋萎縮症Ⅲ型	脊髄性筋萎縮症Ⅳ型
	脊髄性ショック	脊髄中心管周囲症候群	脊髄痛
	脊髄動脈症候群	脊髄浮腫	脊髄麻痺
	脊柱管内出血	脊柱管内腫瘍	脊椎萎縮
	脊椎過敏症	脊椎骨折後遺症	前下小脳動脈瘤
	前交通動脈瘤	前縦靱帯骨化症	前脊髄動脈症候群
	前大脳動脈解離	前大脳動脈瘤	先天性アテトーシス
	先天性筋強直症	先天性痙性麻痺	先天性四肢麻痺
	先天性対麻痺	先天性脳腫瘍	先天性パラミオトニア
	先天性舞踏病	先天性片麻痺	前頭葉腫瘍
た	創部化膿	側頭葉腫瘍	第3脳室腫瘍
	第4脳室腫瘍	大後頭孔部腫瘍	大後頭孔ヘルニア

	代謝性脳症	大脳萎縮症	大脳石灰沈着症
	多発性脳腫瘍	多発性脳動脈瘤	遅発性てんかん
	中心性経テントヘルニア	中大脳動脈解離	中大脳動脈瘤
	中毒性小脳失調症	聴神経腫瘍	陳旧性圧迫骨折
	陳旧性胸腰椎圧迫骨折	陳旧性骨折	陳旧性腰椎骨折
	陳旧性腰椎脱臼骨折	椎骨動脈瘤	低酸素性脳症
	テント下脳腫瘍	テント上脳腫瘍	テント切痕ヘルニア
	殿部痛	頭蓋内圧亢進症	頭蓋内のう胞
	頭頂葉腫瘍	動脈硬化性脳症	透明中隔のう胞
な	特発性頚椎硬膜外血腫	トルコ鞍のう胞	内頚動脈海綿静脈洞瘻
	内頚動脈眼動脈分岐部動脈瘤	内頚動脈後交通動脈分岐部動脈瘤	内頚動脈脳動脈瘤
	乳癌術後後遺症	乳児片麻痺	捻挫後遺症
	脳圧迫	脳壊死	脳幹機能障害
	脳幹卒中症候群	脳幹部腫瘍	脳虚血症
	脳死状態	脳室拡大	脳室間腔のう胞
	脳室内腫瘍	脳腫瘍	脳循環不全
	脳症	のう状脳動脈瘤	脳静脈血栓症
	脳神経腫瘍	脳性対麻痺	脳性両麻痺
	脳底動脈解離	脳底動脈瘤	脳動静脈瘻
	脳動脈炎	脳動脈硬化症	脳動脈循環不全
	脳動脈瘤	脳浮腫	脳ヘルニア
は	脳毛細血管拡張症	白質脳症	馬尾神経腫瘍
	馬尾性間欠性跛行	パラミオトニア	非外傷性尺側手根屈筋断裂
	非外傷性低脳圧症	皮質静脈血栓症	ビンスワンガー病
	フォヴィル症候群	副鼻腔炎術後症	不全麻痺
	閉塞性脳血管障害	ベネディクト症候群	ベルガ腔のう胞
	傍鞍部腫瘍	放射線脊髄症	放射線脳壊死
	放射線脳症	紡錘状脳動脈瘤	本態性頭蓋内圧亢進症
ま	ミノール病	未破裂椎骨動脈解離	未破裂内頚動脈解離
	未破裂脳動脈瘤	ミヤール・ギュブレール症候群	無症候性多発性硬化症
や	もやもや病	腰髄圧迫症	腰椎黄色靱帯骨化症
	腰椎陳旧性圧迫骨折	腰椎椎間関節のう腫	腰殿部痛
ら	腰腹痛	腰部脊髄症	ライ症候群
	良性筋痛性脳脊髄炎	良性くも膜下腔脳石	良性頭蓋内圧亢進症
	両側性アテトーシス		

用法用量　アフロクアロンとして，通常成人１日量 60mg(3 錠)を３回に分けて経口投与する。
年齢，症状により適宜増減する。

禁忌　本剤の成分に対し過敏症の既往歴のある患者

アイロメート錠20mg：沢井[8.3円/錠]，アロストーワ錠20mg：東和[8.3円/錠]

アロマシン錠25mg
規格：25mg1錠[474.7円/錠]
エキセメスタン　ファイザー　429

【効 能 効 果】

閉経後乳癌

【対応標準病名】

◎	乳癌		
○	術後乳癌	進行乳癌	乳癌再発
△	炎症性乳癌	胸膜播種	乳癌・HER2 過剰発現
	乳腺腋窩尾部乳癌	乳頭部乳癌	乳房下外側部乳癌
	乳房下内側部乳癌	乳房境界部乳癌	乳房脂肪肉腫
	乳房上外側部乳癌	乳房上内側部乳癌	乳房中央部乳癌
	乳房パジェット病	乳輪部乳癌	

用法用量　通常，成人にはエキセメスタンとして１日１回 25mg を食後に経口投与する。

禁忌
(1)妊婦又は妊娠している可能性のある婦人
(2)授乳婦
(3)本剤の成分に対し過敏症の既往歴のある患者

エキセメスタン錠25mg「NK」：日本化薬[294.8円/錠]，エキセメスタン錠25mg「テバ」：テバ製薬[294.8円/錠]，エキセメスタン錠25mg「マイラン」：マイラン製薬[294.8円/錠]

アンカロン錠100
規格：100mg1錠[369.5円/錠]
アミオダロン塩酸塩　サノフィ　212

【効 能 効 果】

生命に危険のある下記の再発性不整脈で他の抗不整脈薬が無効か，又は使用できない場合
心室細動，心室性頻拍
心不全(低心機能)又は肥大型心筋症に伴う心房細動

【対応標準病名】

◎	心室細動	心室頻拍	心不全
	心房細動	肥大型心筋症	不整脈
○	QT 延長症候群	アドリアマイシン心筋症	アルコール性心筋症
	一過性心室細動	一過性心房粗動	遺伝性 QT 延長症候群
	右室不全	右心不全	うっ血性心不全
	永続性心房細動	拡張相肥大型心筋症	家族性心筋症
	カテコラミン心筋症	急性心不全	高血圧性心不全
	拘束型心筋症	左室不全	左心不全
	持続性心室頻拍	術後心房細動	上室頻拍
	心筋症	心筋不全	心原性肺水腫
	心室粗動	心室中部閉塞性心筋症	心尖部肥大型心筋症
	心臓性呼吸困難	心臓性浮腫	心臓喘息
	心内膜心筋線維症	心内膜線維弾性症	心房粗動
	心房頻拍	絶対性不整脈	続発性心筋症
	たこつぼ型心筋症	洞頻脈	特発性 QT 延長症候群
	特発性拡張型心筋症	特発性拘束型心筋症	特発性心筋症
	トルサードドポアント	二次性 QT 延長症候群	非持続性心室頻拍
	非閉塞性肥大型心筋症	非弁膜症性発作性心房細動	頻拍型心房細動
	頻拍症	頻脈症	頻脈性心房細動
	頻脈性不整脈	不整脈原性右室心筋症	ブブレ症候群
	ブルガダ症候群	閉塞性肥大型心筋症	発作性上室頻拍
	発作性心房細動	発作性心房頻拍	発作性接合部頻拍
	発作性頻拍	発作性頻脈性心房細動	慢性うっ血性心不全
	慢性心不全	慢性心房細動	無脈性心室頻拍
	薬物性 QT 延長症候群	薬物性心筋症	ランゲニールセン症候群
	リエントリー性心室性不整脈	両心不全	レフレル心筋炎
	レフレル心内膜炎	ロマノワード症候群	
△	QT 短縮症候群	異所性心室調律	異所性心房調律
	異所性調律	異所性拍動	期外収縮
	期外収縮性不整脈	起立性調律障害	呼吸性不整脈
	上室期外収縮	徐脈性心房細動	徐脈頻脈症候群
	心室期外収縮	心室性二段脈	心房期外収縮
	心房静止	接合部調律	多源性心室期外収縮
	多発性期外収縮	洞不整脈	二段脈
	副収縮	房室接合部期外収縮	

用法用量
導入期：通常，成人にはアミオダロン塩酸塩として１日 400mg を1～2 回に分けて 1～2 週間経口投与する。
維持期：通常，成人にはアミオダロン塩酸塩として１日 200mg を1～2 回に分けて経口投与する。
なお，年齢，症状により適宜増減する。

警告
(1)施設の限定：本剤の使用は致死的不整脈治療の十分な経験のある医師に限り，諸検査の実施が可能で，緊急時にも十分に対応できる設備の整った施設でのみ使用すること。

(2)患者の限定：他の抗不整脈薬が無効か，又は副作用により使用できない致死的不整脈患者にのみ使用すること。
(3)患者への説明と同意：本剤の使用に当たっては，患者又はその家族に本剤の有効性及び危険性を十分説明し，可能な限り同意を得てから，入院中に投与を開始すること。
(4)副作用に関する注意：本剤を長期間投与した際，本剤の血漿からの消失半減期は19～53日と極めて長く，投与を中止した後も本剤が血漿中及び脂肪に長期間存在するため，副作用発現により投与中止，あるいは減量しても副作用はすぐには消失しない場合があるので注意すること。
(5)相互作用に関する注意：本剤は種々の薬剤との相互作用が報告されており，これらの薬剤を併用する場合，また本剤中止後に使用する場合にも注意すること。

禁忌

(1)重篤な洞不全症候群のある患者
(2)2度以上の房室ブロックのある患者
(3)本剤の成分又はヨウ素に対する過敏症の既往歴のある患者
(4)リトナビル，サキナビル，サキナビルメシル酸塩，インジナビル硫酸塩エタノール付加物，ネルフィナビルメシル酸塩，スパルフロキサシン，モキシフロキサシン塩酸塩，バルデナフィル塩酸塩水和物，シルデナフィルクエン酸塩，トレミフェンクエン酸塩，テラプレビル又はフィンゴリモド塩酸塩を投与中の患者

併用禁忌

薬剤名等	臨床症状・措置方法	機序・危険因子
リトナビル ノービア サキナビル フォートベイス サキナビルメシル酸塩 インビラーゼ インジナビル硫酸塩エタノール付加物 クリキシバン	重篤な副作用(不整脈等)を起こすおそれがある。	左記薬剤のCYP3A4に対する競合的阻害作用により，本剤の血中濃度が大幅に上昇するおそれがある。
ネルフィナビルメシル酸塩 ビラセプト	重篤な又は生命に危険を及ぼすような事象(QT延長，Torsades de pointes等の不整脈や持続的な鎮静)を起こすおそれがある。	
スパルフロキサシン スパラ モキシフロキサシン塩酸塩 アベロックス	QT延長，心室性不整脈を起こすおそれがある。	併用によりQT延長作用が相加的に増加するおそれがある。
バルデナフィル塩酸塩水和物 レビトラ シルデナフィルクエン酸塩 バイアグラ レバチオ	QT延長を起こすおそれがある。	
トレミフェンクエン酸塩 フェアストン	QT延長を増強し，心室性頻拍(Torsades de pointesを含む)等を起こすおそれがある。	
テラプレビル テラビック	重篤な又は生命に危険を及ぼすような事象(不整脈等)を起こすおそれがある。	併用により，本剤の代謝が阻害され血中濃度が上昇し，作用の増強や相加的なQT延長を起こすおそれがある。
フィンゴリモド塩酸塩 イムセラ ジレニア	併用によりTorsades de pointes等の重篤な不整脈を起こすおそれがある。	フィンゴリモド塩酸塩の投与により心拍数が低下するため，併用により不整脈を増強するおそれがある。

アミオダロン塩酸塩錠100mg「サワイ」：沢井　100mg1錠[191.7円/錠]，アミオダロン塩酸塩錠100mg「サンド」：サンド　100mg1錠[172.3円/錠]，アミオダロン塩酸塩錠100mg「トーワ」：東和　100mg1錠[172.3円/錠]，アミオダロン塩酸塩速崩錠50mg「TE」：三全　50mg1錠[96.7円/錠]，アミオダロン塩酸塩速崩錠100mg「TE」：三全　100mg1錠[172.3円/錠]

アンコチル錠500mg　規格：500mg1錠[257円/錠]
フルシトシン　共和薬品　629

【効 能 効 果】

〈有効菌種〉クリプトコックス，カンジダ，アスペルギルス，ヒアロホーラ，ホンセカエア
〈適応症〉真菌血症，真菌性髄膜炎，真菌性呼吸器感染症，黒色真菌症，尿路真菌症，消化管真菌症

【対応標準病名】

◎	クロモミコーシス	真菌血症	真菌症
	真菌性髄膜炎	尿路感染症	
○	アレルギー性気管支肺真菌症	院内尿路感染症	角膜真菌症
	カンジダ性髄膜炎	気管支真菌症	急性尿路感染
	糸状菌症	耳内真菌症	真菌症性関節炎
	真菌症性筋炎	単純性尿路感染症	膿尿
	肺真菌症	反復性尿路感染症	複雑性尿路感染症
	副鼻腔真菌症	慢性尿路感染症	無症候性膿尿
△	アレルギー性気管支肺アスペルギルス症	アレルギー性気管支肺カンジダ症	カプスラーツム急性肺ヒストプラスマ症
	カプスラーツム肺ヒストプラスマ症	カプスラーツム慢性肺ヒストプラスマ症	乾酪性副鼻腔炎
	急性肺クリプトコッカス症	急性肺コクシジオイデス症	急性肺ブラストミセス症
	クリプトコッカス性髄膜炎	クリプトコッカス性脳髄膜炎	コクシジオイデス性髄膜炎
	細菌尿	侵襲性肺アスペルギルス症	髄膜炎
	脳クロモミコーシス	肺アスペルギルス症	肺カンジダ症
	肺コクシジオイデス症	肺スポロトリコーシス	肺パラコクシジオイデス症
	肺ブラストミセス症	皮下フェオミコーシス性のう胞	皮下フェオミコーシス性膿瘍
	フェオミコーシス性脳膿瘍	扁桃アスペルギルス症	慢性肺コクシジオイデス症
	慢性肺ブラストミセス症	無症候性細菌尿	疣状皮膚炎

用法用量

真菌血症，真菌性髄膜炎，真菌性呼吸器感染症，黒色真菌症には通常フルシトシンとして1日100～200mg/kgを4回に分割経口投与する。
尿路真菌症，消化管真菌症には通常フルシトシンとして1日50～100mg/kgを4回に分割経口投与する。
なお，患者の症状に応じて適宜増減する。

警告　テガフール・ギメラシル・オテラシルカリウム配合剤との併用により，重篤な血液障害等の副作用が発現するおそれがあるので，併用を行わないこと。

禁忌

(1)本剤の成分に対し過敏症の既往歴のある患者
(2)妊婦又は妊娠している可能性のある婦人
(3)テガフール・ギメラシル・オテラシルカリウム配合剤投与中の患者及び投与中止後7日以内の患者

併用禁忌

薬剤名等	臨床症状・措置方法	機序・危険因子
テガフール・ギメラシル・オテラシルカリウム配合剤 (ティーエスワン)	早期に重篤な血液障害や下痢，口内炎等の消化管障害等が発現するおそれがあるので，テガフール・ギメラシル・オテラシルカリウム配合剤投与中及び投与中止後少なくとも7日以内は本剤を投与しないこと。	ギメラシルがフルオロウラシルの異化代謝を阻害し，血中フルオロウラシル濃度が著しく上昇する。

アンジュ21錠　規格：－[－]
アンジュ28錠　規格：－[－]

エチニルエストラジオール　レボノルゲストレル　あすか　254

【効 能 効 果】

避妊

【対応標準病名】

該当病名なし

効能効果に関連する使用上の注意　経口避妊剤使用開始1年間ののみ忘れを含めた一般的使用における失敗率は9%との報告がある。

用法用量

〔アンジュ21錠〕

1周期目は1日1錠を毎日一定の時刻に赤褐色錠から開始し，指定された順番に従い21日間連続経口投与し，7日間休薬する。

2周期目は，1周期服用開始29日目より1周期目と同様に赤褐色錠から1日1錠を21日間連続投与し，7日間休薬する。

3周期目以降は2周期目と同様に投与する。

〔アンジュ28錠〕

1周期目は1日1錠を毎日一定の時刻に赤褐色錠から開始し，指定された順番に従い28日間連続経口投与する。

2周期目は，1周期服用開始29日目より1周期目と同様に赤褐色錠から1日1錠を28日間連続投与し，3周期目以降は2周期目と同様に投与する。

用法用量に関連する使用上の注意

(1)毎日一定の時刻に服用させること。
(2)服用開始日：経口避妊剤を初めて服用させる場合，月経第1日目から服用を開始させる。服用開始日が月経第1日目から遅れた場合，のみはじめの最初の1週間は他の避妊法を併用させること。

禁忌

(1)本剤の成分に対し過敏性素因のある女性
(2)エストロゲン依存性悪性腫瘍(例えば，乳癌，子宮内膜癌)，子宮頸癌及びその疑いのある患者
(3)診断の確定していない異常性器出血のある患者
(4)血栓性静脈炎，肺塞栓症，脳血管障害，冠動脈疾患又はその既往歴のある患者
(5)35歳以上で1日15本以上の喫煙者
(6)前兆(閃輝暗点，星型閃光等)を伴う片頭痛の患者
(7)肺高血圧症又は心房細動を合併する心臓弁膜症の患者，亜急性細菌性心内膜炎の既往歴のある心臓弁膜症の患者
(8)血管病変を伴う糖尿病患者(糖尿病性腎症，糖尿病性網膜症等)
(9)血栓性素因のある女性
(10)抗リン脂質抗体症候群の患者
(11)手術前4週以内，術後2週以内，産後4週以内及び長期間安静状態の患者
(12)重篤な肝障害のある患者
(13)肝腫瘍のある患者
(14)脂質代謝異常のある患者
(15)高血圧のある患者(軽度の高血圧の患者を除く)
(16)耳硬化症の患者
(17)妊娠中に黄疸，持続性瘙痒症又は妊娠ヘルペスの既往歴のある患者
(18)妊婦又は妊娠している可能性のある女性
(19)授乳婦
(20)骨成長が終了していない可能性がある女性

安息香酸ナトリウムカフェイン　規格：1g[7.2円/g]

安息香酸ナトリウムカフェイン　山善　211

【効 能 効 果】

ねむけ，倦怠感

血管拡張性及び脳圧亢進性頭痛(片頭痛，高血圧性頭痛，カフェイン禁断性頭痛など)

【対応標準病名】

◎	血管性頭痛	倦怠感	高血圧症
	頭痛	頭蓋内圧亢進症	非器質性過眠症
	片頭痛	本態性高血圧症	
○	眼筋麻痺性片頭痛	眼性片頭痛	境界型高血圧症
	群発性頭痛	頚性頭痛	高レニン性高血圧症
	混合性頭痛	持続性片頭痛	若年高血圧症
	若年性境界型高血圧症	収縮期高血圧症	低レニン性高血圧症
	典型片頭痛	脳底動脈性片頭痛	普通型片頭痛
	片麻痺性片頭痛	本態性頭蓋内圧亢進症	慢性群発頭痛
	網膜性片頭痛	良性頭蓋内圧亢進症	
△	易疲労感	炎症性頭痛	下肢倦怠感
	眼性頭痛	顔面痛	気虚
	頬部痛	虚弱	傾眠症
	牽引性頭痛	後頭部痛	歯性顔面痛
	習慣性頭痛	神経性弱質	心身過労状態
	衰弱	頭重感	全身違和感
	全身倦怠感	全身性身体消耗	前頭部痛
	側頭部痛	体力低下	頭頚部痛
	頭頂部痛	脳浮腫	非器質性睡眠・覚醒スケジュール障害
	非器質性睡眠障害	疲労感	発作性頭痛
	慢性弱質	無力症	薬物誘発性頭痛

用法用量　安息香酸ナトリウムカフェインとして，通常成人1回0.1～0.6gを1日2～3回経口投与する。
なお，年齢，症状により適宜増減する。

安息香酸ナトリウムカフェイン「ケンエー」：健栄[7.2円/g]，安息香酸ナトリウムカフェイン原末「マルイシ」：丸石[8.4円/g]，アンナカ「ホエイ」：マイラン製薬[7.2円/g]，アンナカ「ヨシダ」：吉田[9.5円/g]

アンプラーグ細粒10%　規格：10%1g[137.9円/g]
アンプラーグ錠50mg　規格：50mg1錠[74.2円/錠]
アンプラーグ錠100mg　規格：100mg1錠[126円/錠]

サルポグレラート塩酸塩　田辺三菱　339

【効 能 効 果】

慢性動脈閉塞症に伴う潰瘍，疼痛および冷感等の虚血性諸症状の改善

【対応標準病名】

◎	疼痛	冷え症	慢性動脈閉塞症
○	腋窩動脈血栓症	下肢慢性動脈閉塞症	血栓塞栓症
	重症虚血肢	塞栓性梗塞	大腿動脈閉塞症
	大動脈血栓症	大動脈塞栓症	腸骨動脈血栓症
	腸骨動脈塞栓症	動脈血栓症	動脈塞栓症
	腹部大動脈血栓症	腹部大動脈塞栓症	末梢動脈塞栓症
	ルリッシュ症候群		
△	圧痛	エンドトキシン血症	悪寒
	悪寒戦慄	お血	肝動脈血栓症
	肝動脈塞栓症	気逆	気血両虚
	気滞	コレステロール塞栓症	持続痛
	神経障害性疼痛	身体痛	水毒
	全身性炎症反応症候群	全身痛	多臓器不全
	中枢神経障害性疼痛	鈍痛	乳幼児突発性危急事態
	皮膚疼痛症	放散痛	末梢神経障害性疼痛

用法用量　サルポグレラート塩酸塩として，通常成人１回100mgを１日３回食後経口投与する。なお，年齢，症状により適宜増減する。

禁忌

(1)出血している患者(血友病，毛細血管脆弱症，消化管潰瘍，尿路出血，喀血，硝子体出血等)
(2)妊婦又は妊娠している可能性のある婦人

サルポグレラート塩酸塩錠50mg「BMD」：ビオメディクス　50mg1錠[31.2円/錠]，サルポグレラート塩酸塩錠50mg「DK」：大興　50mg1錠[31.2円/錠]，サルポグレラート塩酸塩錠50mg「F」：富士製薬　50mg1錠[45.6円/錠]，サルポグレラート塩酸塩錠50mg「JG」：日本ジェネリック　50mg1錠[45.6円/錠]，サルポグレラート塩酸塩錠50mg「KTB」：寿　50mg1錠[45.6円/錠]，サルポグレラート塩酸塩錠50mg「MEEK」：小林化工　50mg1錠[45.6円/錠]，サルポグレラート塩酸塩錠50mg「NP」：ニプロ　50mg1錠[45.6円/錠]，サルポグレラート塩酸塩錠50mg「NS」：日新－山形　50mg1錠[45.6円/錠]，サルポグレラート塩酸塩錠50mg「TCK」：辰巳化学　50mg1錠[45.6円/錠]，サルポグレラート塩酸塩錠50mg「TSU」：鶴原　50mg1錠[31.2円/錠]，サルポグレラート塩酸塩錠50mg「TYK」：大正薬品　50mg1錠[45.6円/錠]，サルポグレラート塩酸塩錠50mg「YD」：陽進堂　50mg1錠[45.6円/錠]，サルポグレラート塩酸塩錠50mg「アメル」：共和薬品　50mg1錠[31.2円/錠]，サルポグレラート塩酸塩錠50mg「オーハラ」：大原薬品　50mg1錠[45.6円/錠]，サルポグレラート塩酸塩錠50mg「杏林」：キョーリンリメディオ　50mg1錠[45.6円/錠]，サルポグレラート塩酸塩錠50mg「ケミファ」：日本ケミファ　50mg1錠[45.6円/錠]，サルポグレラート塩酸塩錠50mg「サワイ」：沢井　50mg1錠[45.6円/錠]，サルポグレラート塩酸塩錠50mg「サンド」：サンド　50mg1錠[45.6円/錠]，サルポグレラート塩酸塩錠50mg「三和」：シオノ　50mg1錠[45.6円/錠]，サルポグレラート塩酸塩錠50mg「タイヨー」：テバ製薬　50mg1錠[45.6円/錠]，サルポグレラート塩酸塩錠50mg「タカタ」：高田　50mg1錠[45.6円/錠]，サルポグレラート塩酸塩錠50mg「トーワ」：東和　50mg1錠[45.6円/錠]，サルポグレラート塩酸塩錠50mg「日医工」：日医工　50mg1錠[45.6円/錠]，サルポグレラート塩酸塩錠50mg「ファイザー」：ファイザー　50mg1錠[45.6円/錠]，サルポグレラート塩酸塩錠100mg「BMD」：ビオメディクス　100mg1錠[77.8円/錠]，サルポグレラート塩酸塩錠100mg「DK」：大興　100mg1錠[77.8円/錠]，サルポグレラート塩酸塩錠100mg「F」：富士製薬　100mg1錠[77.8円/錠]，サルポグレラート塩酸塩錠100mg「JG」：日本ジェネリック　100mg1錠[77.8円/錠]，サルポグレラート塩酸塩錠100mg「KTB」：寿　100mg1錠[77.8円/錠]，サルポグレラート塩酸塩錠100mg「MEEK」：小林化工　100mg1錠[77.8円/錠]，サルポグレラート塩酸塩錠100mg「NP」：ニプロ　100mg1錠[77.8円/錠]，サルポグレラート塩酸塩錠100mg「NS」：日新－山形　100mg1錠[77.8円/錠]，サルポグレラート塩酸塩錠100mg「TCK」：辰巳化学　100mg1錠[77.8円/錠]，サルポグレラート塩酸塩錠100mg「TSU」：鶴原　100mg1錠[77.8円/錠]，サルポグレラート塩酸塩錠100mg「TYK」：大正薬品　100mg1錠[77.8円/錠]，サルポグレラート塩酸塩錠100mg「YD」：陽進堂　100mg1錠[77.8円/錠]，サルポグレラート塩酸塩錠100mg「アメル」：共和薬品　100mg1錠[60.4円/錠]，サルポグレラート塩酸塩錠100mg「オーハラ」：大原薬品　100mg1錠[77.8円/錠]，サルポグレラート塩酸塩錠100mg「杏林」：キョーリンリメディオ　100mg1錠[77.8円/錠]，サルポグレラート塩酸塩錠100mg「ケミファ」：日本ケミファ　100mg1錠[77.8円/錠]，サルポグレラート塩酸塩錠100mg「サワイ」：沢井　100mg1錠[77.8円/錠]，サルポグレラート塩酸塩錠100mg「サンド」：サンド　100mg1錠[60.4円/錠]，サルポグレラート塩酸塩錠100mg「三和」：シオノ　100mg1錠[77.8円/錠]，サルポグレラート塩酸塩錠100mg「タイヨー」：テバ製薬　100mg1錠[77.8円/錠]，サルポグレラート塩酸塩錠100mg「タカタ」：高田　100mg1錠[77.8円/錠]，サルポグレラート塩酸塩錠100mg「トーワ」：東和　100mg1錠[77.8円/錠]，サルポグレラート塩酸塩錠100mg「日医工」：日医工　100mg1錠[77.8円/錠]，サルポグレラート塩酸塩錠100mg「ファイザー」：ファイザー　100mg1錠[77.8円/錠]

アンプリット錠10mg　規格：10mg1錠[7.4円/錠]
アンプリット錠25mg　規格：25mg1錠[18.3円/錠]
ロフェプラミン塩酸塩　第一三共　117

【効 能 効 果】

うつ病・うつ状態

【対応標準病名】

◎	うつ状態	うつ病	
○	うつ病型統合失調感情障害	延髄性うつ病	外傷後遺症性うつ病
	仮面うつ病	寛解中の反復性うつ病性障害	感染症後うつ病
	器質性うつ病性障害	軽症うつ病エピソード	軽症反復性うつ病性障害
	混合性不安抑うつ障害	産褥期うつ状態	思春期うつ病
	循環型躁うつ病	心気性うつ病	神経症性抑うつ状態
	精神病症状を伴う重症うつ病エピソード	精神病症状を伴わない重症うつ病エピソード	躁うつ病
	双極性感情障害・軽症のうつ病エピソード	双極性感情障害・精神病症状を伴う重症うつ病エピソード	双極性感情障害・精神病症状を伴わない重症うつ病エピソード
	双極性感情障害・中等症のうつ病エピソード	退行期うつ病	単極性うつ病
	単発反応性うつ病	中等症うつ病エピソード	中等症反復性うつ病性障害
	内因性うつ病	反応性うつ病	反復心因性うつ病
	反復性うつ病	反復性心因性抑うつ精神病	反復性精神病性うつ病
	反復性短期うつ病エピソード	非定型うつ病	不安うつ病
	抑うつ神経症	抑うつ性パーソナリティ障害	老年期うつ病
	老年期認知症抑うつ型		
△	２型双極性障害	器質性気分障害	器質性混合性感情障害
	器質性双極性障害	器質性躁病性障害	気分変調症
	原発性認知症	周期性精神病	初老期精神病
	初老期認知症	初老期妄想状態	双極性感情障害
	単極性躁病	動脈硬化性うつ病	二次性認知症
	認知症	反復性気分障害	反復性躁病エピソード
	老年期認知症	老年期認知症妄想型	老年期妄想状態
	老年精神病		

効能効果に関連する使用上の注意　抗うつ剤の投与により，24歳以下の患者で，自殺念慮，自殺企図のリスクが増加するとの報告があるため，本剤の投与にあたっては，リスクとベネフィットを考慮すること。

用法用量　ロフェプラミンとして，通常成人初期用量１回10～25mgを１日２～３回経口投与し，１日150mgまで漸増する。なお，年齢，症状により適宜減量する。

禁忌

(1)緑内障の患者
(2)三環系抗うつ剤に対し過敏症の既往歴のある患者
(3)心筋梗塞の回復初期の患者
(4)モノアミン酸化酵素阻害剤を投与中の患者

併用禁忌

薬剤名等	臨床症状・措置方法	機序・危険因子
モノアミン酸化酵素阻害剤	発汗，不穏，全身痙攣，異常高熱，昏睡等があらわれることがある。モノアミン酸化酵素阻害剤の投与を受けた患者に本剤を投与する場合には，少なくとも２週間の間隔をおき，また本剤からモノアミン酸化酵素阻	モノアミン酸化酵素阻害剤がカテコールアミンの代謝を阻害し，血中濃度を上昇させ，また本剤がアドレナリン作動性神経終末でのカテコールアミンの再取り込みを阻害し，受容体でのカテコールアミン濃度を上昇させると

	害剤に切りかえる場合には，2～3日間の間隔をおくことが望ましい。	考えられている。

アンモニア・ウイキョウ精「マルイシ」

規格：10mL[2.64円/mL]

アンモニア　ウイキョウ精　丸石　223

【効 能 効 果】

下記疾患に伴う喀痰喀出困難
急性気管支炎，慢性気管支炎，感冒・上気道炎

【対応標準病名】

◎	喀痰喀出困難	かぜ	感冒
	急性気管支炎	急性上気道炎	慢性気管支炎
○	RSウイルス気管支炎	亜急性気管支炎	異常喀痰
	咽頭気管炎	咽頭喉頭炎	咽頭扁桃炎
	インフルエンザ菌気管支炎	ウイルス性気管支炎	エコーウイルス気管支炎
	喀痰	過剰喀痰	感染性鼻炎
	偽膜性気管支炎	急性咽頭喉頭炎	急性咽頭扁桃炎
	急性気管気管支炎	急性口蓋扁桃炎	急性喉頭気管気管支炎
	急性反復性気管支炎	急性鼻咽頭炎	急性鼻炎
	クループ性気管支炎	コクサッキーウイルス気管支炎	滲出性気管支炎
	舌扁桃炎	妊娠中感冒	膿性痰
	肺炎球菌性気管支炎	敗血症性気管支炎	パラインフルエンザウイルス気管支炎
	ヒトメタニューモウイルス気管支炎	マイコプラズマ気管支炎	慢性気管炎
	慢性気管気管支炎	慢性気管支漏	ライノウイルス気管支炎
	連鎖球菌気管支炎	連鎖球菌性上気道感染	老人性気管支炎
△	陳旧性胸膜炎		

用法用量　通常，成人1日2mLを数回に分割経口投与する。なお，年齢，症状により適宜増減する。

禁忌　ジスルフィラム，シアナミド，カルモフール，プロカルバジン塩酸塩を投与中の患者

併用禁忌

薬剤名等	臨床症状・措置方法	機序・危険因子
ジスルフィラム(ノックビン)，シアナミド(シアナマイド)，カルモフール(ミフロール)，プロカルバジン塩酸塩	これらの薬剤とのアルコール反応(顔面潮紅，血圧降下，悪心，頻脈，めまい，呼吸困難，視力低下等)を起こすおそれがある。	本剤はエタノールを含有しているため。

アンモニア・ウイキョウ精FM：フヂミ製薬所[2.64円/mL]

イグザレルト錠10mg　規格：10mg1錠[383円/錠]
イグザレルト錠15mg　規格：15mg1錠[545.6円/錠]

リバーロキサバン　バイエル薬品　333

【効 能 効 果】

非弁膜症性心房細動患者における虚血性脳卒中及び全身性塞栓症の発症抑制

【対応標準病名】

◎	非弁膜症性心房細動		
○	一過性心房粗動	永続性心房細動	家族性心房細動
	孤立性心房細動	持続性心房細動	術後心房細動
	徐脈性心房細動	心房細動	絶対性不整脈
	非弁膜症性発作性心房細動	頻拍型心房細動	頻脈性心房細動
	発作性心房細動	発作性頻脈性心房細動	慢性心房細動
△	心房粗動	弁膜症性心房細動	

用法用量　通常，成人にはリバーロキサバンとして15mgを1日1回食後に経口投与する。なお，腎障害のある患者に対しては，腎機能の程度に応じて10mg1日1回に減量する。

用法用量に関連する使用上の注意

(1)クレアチニンクリアランス30～49mL/minの患者には，10mgを1日1回投与する。
(2)クレアチニンクリアランス15～29mL/minの患者では，本剤の血中濃度が上昇することが示唆されており，これらの患者における有効性及び安全性は確立していないので，本剤投与の適否を慎重に検討した上で，投与する場合は，10mgを1日1回投与する。

警告　本剤の投与により出血が発現し，重篤な出血の場合には，死亡に至るおそれがある。本剤の使用にあたっては，出血の危険性を考慮し，本剤投与の適否を慎重に判断すること。本剤による出血リスクを正確に評価できる指標は確立されておらず，本剤の抗凝固作用を中和する薬剤はないため，本剤投与中は，血液凝固に関する検査値のみならず，出血や貧血等の徴候を十分に観察すること。これらの徴候が認められた場合には，直ちに適切な処置を行うこと。

禁忌

(1)本剤の成分に対し過敏症の既往歴のある患者
(2)出血している患者(頭蓋内出血，消化管出血等の臨床的に重大な出血)
(3)凝固障害を伴う肝疾患の患者
(4)中等度以上の肝障害(Child-Pugh分類B又はCに相当)のある患者
(5)腎不全(クレアチニンクリアランス15mL/min未満)の患者
(6)妊婦又は妊娠している可能性のある女性
(7)HIVプロテアーゼ阻害剤(リトナビル，アタザナビル，インジナビル等)を投与中の患者
(8)コビシスタットを含有する製剤を投与中の患者
(9)アゾール系抗真菌剤(フルコナゾールを除く。イトラコナゾール，ボリコナゾール，ケトコナゾール等)の経口又は注射剤を投与中の患者
(10)急性細菌性心内膜炎の患者

併用禁忌

薬剤名等	臨床症状・措置方法	機序・危険因子
HIVプロテアーゼ阻害剤 リトナビル ノービア アタザナビル レイアタッツ インジナビル クリキシバン等	これら薬剤との併用により，本剤の血中濃度が上昇し，抗凝固作用が増強されることにより，出血の危険性が増大するおそれがある。	CYP3A4及びP-糖蛋白の強力な阻害によりクリアランスが減少する。
コビシスタットを含有する製剤 スタリビルド	コビシスタットを含有する製剤との併用により，本剤の血中濃度が上昇し，抗凝固作用が増強されることにより，出血の危険性が増大するおそれがある。	CYP3A4の強力な阻害によりクリアランスが減少する。
アゾール系抗真菌剤(経口又は注射剤，フルコナゾールを除く) イトラコナゾール イトリゾール ボリコナゾール ブイフェンド ケトコナゾール(国内未発売)等	これら薬剤との併用により，本剤の血中濃度が上昇し，抗凝固作用が増強されることにより，出血の危険性が増大するおそれがある。	CYP3A4及びP-糖蛋白の強力な阻害によりクリアランスが減少する。

イクスタンジカプセル40mg

規格：40mg1カプセル[3138.8円/カプセル]

エンザルタミド　アステラス　429

【効 能 効 果】

去勢抵抗性前立腺癌

【対応標準病名】

◎	去勢抵抗性前立腺癌		
○	限局性前立腺癌	進行性前立腺癌	前立腺横紋筋肉腫
	前立腺癌	前立腺癌再発	前立腺小細胞癌
	前立腺神経内分泌癌	前立腺肉腫	

効能効果に関連する使用上の注意　「臨床成績」の項の内容を熟知し，本剤の有効性及び安全性を十分に理解した上で適応患者の選択を行うこと。

用法用量　通常，成人にはエンザルタミドとして160mgを1日1回経口投与する。

用法用量に関連する使用上の注意　外科的又は内科的去勢術と併用しない場合の有効性及び安全性は確立していない。

禁忌　本剤の成分に対し過敏症の既往歴のある患者

イーケプラ錠250mg　規格：250mg1錠[145.5円/錠]
イーケプラ錠500mg　規格：500mg1錠[237.6円/錠]
イーケプラドライシロップ50%　規格：50%1g[261.2円/g]
レベチラセタム　ユーシービー　113

【効能効果】

てんかん患者の部分発作(二次性全般化発作を含む)

【対応標準病名】

◎	焦点性てんかん	てんかん	
○	局所性てんかん	後天性てんかん	ジャクソンてんかん
	焦点性知覚性発作	自律神経てんかん	精神運動発作
	前頭葉てんかん	側頭葉てんかん	体知覚性発作
	遅発性てんかん	聴覚性発作	てんかん合併妊娠
	てんかん小発作	てんかん性自動症	てんかん単純部分発作
	てんかん複雑部分発作	乳児重症ミオクロニーてんかん	脳炎後てんかん
	部分てんかん	モーア症候群	

用法用量

〔錠〕

成人：通常，成人にはレベチラセタムとして1日1000mgを1日2回に分けて経口投与する。なお，症状により1日3000mgを超えない範囲で適宜増減するが，増量は2週間以上の間隔をあけて1日用量として1000mg以下ずつ行うこと。

小児：通常，4歳以上の小児にはレベチラセタムとして1日20mg/kgを1日2回に分けて経口投与する。なお，症状により1日60mg/kgを超えない範囲で適宜増減するが，増量は2週間以上の間隔をあけて1日用量として20mg/kg以下ずつ行うこと。ただし，体重50kg以上の小児では，成人と同じ用法用量を用いること。

〔ドライシロップ〕

成人：通常，成人にはレベチラセタムとして1日1000mg(ドライシロップとして2g)を1日2回に分けて用時溶解して経口投与する。なお，症状により1日3000mg(ドライシロップとして6g)を超えない範囲で適宜増減するが，増量は2週間以上の間隔をあけて1日用量として1000mg(ドライシロップとして2g)以下ずつ行うこと。

小児：通常，4歳以上の小児にはレベチラセタムとして1日20mg/kg(ドライシロップとして40mg/kg)を1日2回に分けて用時溶解して経口投与する。なお，症状により1日60mg/kg(ドライシロップとして120mg/kg)を超えない範囲で適宜増減するが，増量は2週間以上の間隔をあけて1日用量として20mg/kg(ドライシロップとして40mg/kg)以下ずつ行うこと。ただし，体重50kg以上の小児では，成人と同じ用法用量を用いること。

用法用量に関連する使用上の注意

(1)成人腎機能障害患者に本剤を投与する場合は，下表に示すクレアチニンクリアランス値を参考として本剤の投与量及び投与間隔を調節すること。また，血液透析を受けている成人患者では，クレアチニンクリアランス値に応じた1日用量に加えて，血液透析を実施した後に本剤の追加投与を行うこと。なお，ここで示している用法用量はシミュレーション結果に基づくものであることから，各患者ごとに慎重に観察しながら，用法用量を調節すること。

クレアチニンクリアランス(mL/min)	≧80	≧50-＜80	≧30-＜50	＜30	透析中の腎不全患者	血液透析後の補充用量
1日投与量	1000～3000mg	1000～2000mg	500～1500mg	500～1000mg	500～1000mg	/
通常投与量	1回500mg 1日2回	1回500mg 1日2回	1回250mg 1日2回	1回250mg 1日2回	1回500mg 1日1回	250mg
最高投与量	1回1500mg 1日2回	1回1000mg 1日2回	1回750mg 1日2回	1回500mg 1日2回	1回1000mg 1日1回	500mg

(2)重度の肝機能障害のある患者では，肝臓でのクレアチン産生が低下しており，クレアチニンクリアランス値からでは腎機能障害の程度を過小評価する可能性があることから，より低用量から開始するとともに，慎重に症状を観察しながら用法用量を調節すること。

禁忌　本剤の成分又はピロリドン誘導体に対し過敏症の既往歴のある患者

イサロン顆粒25%　規格：25%1g[10.2円/g]
イサロン顆粒50%　規格：50%1g[16.3円/g]
イサロン錠100mg　規格：100mg1錠[5.6円/錠]
アルジオキサ　あすか　232

【効能効果】

下記疾患における自覚症状及び他覚所見の改善：胃潰瘍，十二指腸潰瘍，胃炎

【対応標準病名】

◎	胃炎	胃潰瘍	胃十二指腸潰瘍
	十二指腸潰瘍		
○	NSAID胃潰瘍	NSAID十二指腸潰瘍	アルコール性胃炎
	アレルギー性胃炎	胃潰瘍瘢痕	胃十二指腸炎
	胃十二指腸潰瘍瘢痕	萎縮性胃炎	萎縮性化生性胃炎
	胃穿孔	胃蜂窩織炎	急性胃炎
	急性胃潰瘍	急性胃潰瘍穿孔	急性胃粘膜病変
	急性十二指腸潰瘍	急性出血性胃潰瘍	急性出血性十二指腸潰瘍
	急性びらん性胃炎	クッシング潰瘍	再発性胃潰瘍
	再発性十二指腸潰瘍	残胃潰瘍	十二指腸潰瘍瘢痕
	十二指腸球後部潰瘍	十二指腸穿孔	出血性胃炎
	出血性胃潰瘍	出血性十二指腸潰瘍	術後胃潰瘍
	術後胃十二指腸潰瘍	術後残胃胃炎	術後十二指腸潰瘍
	心因性胃潰瘍	神経性胃炎	ステロイド潰瘍
	ステロイド潰瘍穿孔	ストレス潰瘍	ストレス性胃潰瘍
	ストレス性十二指腸潰瘍	穿孔性胃潰瘍	穿孔性十二指腸潰瘍
	穿通性胃潰瘍	穿通性十二指腸潰瘍	多発胃潰瘍
	多発性十二指腸潰瘍	多発性出血性胃潰瘍	中毒性胃炎
	デュラフォイ潰瘍	難治性胃潰瘍	難治性十二指腸潰瘍
	肉芽腫性胃炎	表層性胃炎	びらん性胃炎
	ヘリコバクター・ピロリ胃炎	放射線胃炎	慢性胃炎
	慢性胃潰瘍	慢性胃潰瘍活動期	慢性十二指腸潰瘍
	慢性十二指腸潰瘍活動期	メネトリエ病	薬剤性胃潰瘍
	疣状胃炎		
△	胃空腸周囲炎	胃周囲炎	胃粘膜過形成
	胃びらん	急性十二指腸潰瘍穿孔	急性出血性胃潰瘍穿孔
	急性出血性十二指腸潰瘍穿孔	十二指腸びらん	出血性胃潰瘍穿孔

	出血性十二指腸潰瘍穿孔	反応性リンパ組織増生症

用法用量　アルジオキサとして，通常成人1日300～400mgを3～4回に分割経口投与する。なお，年齢，症状により適宜増減する。

禁忌　透析療法を受けている患者

アスコンプ顆粒50%：日本ケミファ　50%1g[16.3円/g]，アスコンプ細粒25%：日本ケミファ　25%1g[10.2円/g]，アランタSF錠100mg：キッセイ　100mg1錠[5.6円/錠]，アランタSP細粒20%：キッセイ　20%1g[6.2円/g]，アルキサ錠100mg：小林化工　100mg1錠[5.6円/錠]，アルジオキサ顆粒10%「トーワ」：東和　10%1g[5.6円/g]，アルジオキサ顆粒20%「日医工」：日医工　20%1g[6.2円/g]，アルジオキサ顆粒25%「ツルハラ」：鶴原　25%1g[6.2円/g]，アルジオキサ顆粒50%「YD」：陽進堂　50%1g[6.2円/g]，アルジオキサ顆粒50%「ツルハラ」：鶴原　50%1g[6.2円/g]，アルジオキサ錠100mg「イセイ」：イセイ　100mg1錠[5.6円/錠]，アルジオキサ錠100mg「ツルハラ」：鶴原　100mg1錠[5.6円/錠]，アルジオキサ錠100mg「トーワ」：東和　100mg1錠[5.6円/錠]

イーシー・ドパール配合錠　規格：1錠[31.7円/錠]

ベンセラジド塩酸塩　レボドパ　協和発酵キリン　116

【効能効果】

パーキンソン病，パーキンソン症候群

【対応標準病名】

◎	パーキンソン症候群	パーキンソン病	
○	一側性パーキンソン症候群	家族性パーキンソン病	家族性パーキンソン病Yahr1
	家族性パーキンソン病Yahr2	家族性パーキンソン病Yahr3	家族性パーキンソン病Yahr4
	家族性パーキンソン病Yahr5	痙性梅毒性運動失調症	若年性パーキンソン症候群
	若年性パーキンソン病	若年性パーキンソン病Yahr3	若年性パーキンソン病Yahr4
	若年性パーキンソン病Yahr5	続発性パーキンソン症候群	動脈硬化性パーキンソン症候群
	脳炎後パーキンソン症候群	脳血管障害性パーキンソン症候群	パーキンソン病Yahr1
	パーキンソン病Yahr2	パーキンソン病Yahr3	パーキンソン病Yahr4
	パーキンソン病Yahr5	パーキンソン病の認知症	梅毒性痙性脊髄麻痺
	梅毒性視神経萎縮	梅毒性髄膜炎	梅毒性聴神経炎
	梅毒性パーキンソン症候群	晩期梅毒性球後視神経炎	晩期梅毒性視神経萎縮
	晩期梅毒性髄膜炎	晩期梅毒性多発ニューロパチー	晩期梅毒性聴神経炎
	晩期梅毒脊髄炎	晩期梅毒脳炎	晩期梅毒脳脊髄炎
	薬剤性パーキンソン症候群		
△	アーガイル・ロバートソン瞳孔	顎性神経梅毒	シャルコー関節
	神経原性関節症	神経障害性脊椎障害	神経梅毒髄膜炎
	進行性運動性運動失調症	進行麻痺	脊髄ろう
	脊髄ろう性関節炎	ニューロパチー性関節炎	脳脊髄梅毒
	脳梅毒		

用法用量

レボドパ未投与例の場合：通常成人は初回1日量1～3錠を1～3回に分けて，食後に経口投与し，2～3日毎に1日量1～2錠ずつ漸増し，維持量として1日3～6錠を経口投与する。

レボドパ投与例の場合：通常成人初回1日量は投与中のレボドパ量の約1/5に相当するレボドパ量（本剤1錠中レボドパ100mg含有）に切り換え，1～3回に分けて，食後に経口投与し，漸増もしくは漸減し，維持量として1日量3～6錠を経口投与する。

なお，年令，症状により適宜増減する。

禁忌

(1)閉塞隅角緑内障の患者

(2)本剤の成分に対し過敏症の既往歴のある患者

(3)非選択的モノアミン酸化酵素阻害剤投与中の患者

併用禁忌

薬剤名等	臨床症状・措置方法	機序・危険因子
非選択的モノアミン酸化酵素阻害剤	血圧上昇等を起こすおそれがある。	レボドパから産生されるドパミン，ノルアドレナリンの分解を阻害する。

ネオドパゾール配合錠：第一三共　1錠[36.3円/錠]

マドパー配合錠：中外　1錠[31.7円/錠]

イスコチン原末　規格：1g[8.6円/g]
イスコチン錠100mg　規格：100mg1錠[9.6円/錠]

イソニアジド　第一三共　622

【効能効果】

〈適応菌種〉本剤に感性の結核菌

〈適応症〉肺結核及びその他の結核症

【対応標準病名】

◎	結核	肺結核	
○ あ	S状結腸結核	胃結核	陰茎結核
	咽頭結核	陰のう結核	壊疽性丘疹状結核疹
か	外陰結核	回腸結核	回盲部結核
	潰瘍性粟粒結核	顎下部結核	肩関節結核
	活動性肺結核	肝結核	眼結核
	眼瞼結核	関節結核	乾酪性肺炎
	急性粟粒結核	胸腺結核	胸椎結核
	胸腰椎結核	筋肉結核	筋膜結核
	空腸結核	くも膜結核	頚椎結核
	珪肺結核	頚部リンパ節結核	結核腫
	結核初期感染	結核疹	結核性咳嗽
	結核性角結膜炎	結核性角膜炎	結核性角膜強膜炎
	結核性喀血	結核性滑膜炎	結核性気管支拡張症
	結核性気胸	結核性胸膜炎	結核性空洞
	結核性腱滑膜炎	結核性瞼板炎	結核性硬化症
	結核性硬結性紅斑	結核性虹彩炎	結核性虹彩毛様体炎
	結核性硬膜炎	結核性骨髄炎	結核性女性骨盤炎症性疾患
	結核性痔瘻	結核性腎盂炎	結核性腎盂腎炎
	結核性心筋症	結核性髄膜炎	結核性精管炎
	結核性脊柱後弯症	結核性脊柱前弯症	結核性脊柱側弯症
	結核性線維症	結核性前立腺炎	結核性多発ニューロパチー
	結核性動脈炎	結核性動脈内膜炎	結核性軟膜炎
	結核性膿胸	結核性膿腎症	結核性脳脊髄炎
	結核性脳動脈炎	結核性脳膿瘍	結核性膿瘍
	結核性肺線維症	結核性肺膿瘍	結核性発熱
	結核性腹水	結核性腹膜炎	結核性ぶどう膜炎
	結核性脈絡網膜炎	結核性網膜炎	結核性卵管炎
	結核性卵巣炎	結核性卵巣のう胞	結核性リンパ節炎
	結節性肺結核	結膜結核	口蓋垂結核
	硬化性肺結核	広間膜結核	口腔結核
	口腔粘膜結核	甲状腺結核	口唇結核
	肛門結核	骨結核	骨盤結核
さ	耳管結核	子宮結核	耳結核
	縦隔結核	十二指腸結核	小腸結核
	初感染結核	食道結核	心筋結核
	神経系結核	腎結核	尋常性狼瘡
	心内膜結核	塵肺結核	心膜結核
	性器結核	精索結核	精巣結核
	精巣上体結核	精のう結核	脊髄結核

	脊髄結核腫	脊髄膜結核	脊椎結核
	潜在性結核感染症	前立腺結核	粟粒結核
た	大腸結核	唾液腺結核	ダグラス窩結核
	胆のう結核	腸間膜リンパ節結核	腸結核
な	直腸結核	陳旧性肺結核	難治結核
	尿管結核	尿道球腺結核	尿道結核
	尿路結核	脳結核	脳結核腫
は	脳脊髄膜結核	肺炎結核	肺結核・鏡検確認あり
	肺結核・組織学的確認あり	肺結核・培養のみ確認あり	肺結核腫
	肺門結核	肺門リンパ節結核	播種性結核
	鼻咽頭結核	泌尿器結核	皮膚結核
	皮膚腺病	皮膚粟粒結核	皮膚疣状結核
	副腎結核	副鼻腔結核	腹壁冷膿瘍
や	膀胱結核	脈絡膜結核	腰椎結核
△	咽頭流注膿瘍	潰瘍性狼瘡	結核後遺症
	結核性アジソン病	結核性血胸	結核性下痢
	結核性髄膜炎後遺症	結核性中耳炎	結核性低アドレナリン症
	結核性貧血	結核性膀胱炎後遺症	硬化性狼瘡
	股関節結核後遺症	骨盤腹膜癒着	腎石灰化症
	深部カリエス	髄膜結核腫	脊椎カリエス後遺症
	線維乾酪性心膜炎	仙骨部膿瘍	多剤耐性結核
	腸間膜リンパ節陳旧性結核	陳旧性胸椎カリエス	陳旧性骨結核
	陳旧性腎結核	陳旧性腸結核	陳旧性腰椎カリエス
	肺結核後遺症	肺結核術後	肋骨カリエス

用法用量　通常成人は，イソニアジドとして1日量200～500mg(4～10mg/kg)を1～3回に分けて，毎日又は週2日経口投与する。必要な場合には，1日量成人は1gまで，13歳未満は20mg/kgまで増量してもよい。年齢，症状により適宜増減する。なお，他の抗結核薬と併用することが望ましい。

禁忌　重篤な肝障害のある患者

ヒドラ錠「オーツカ」50mg：大塚製薬工場　50mg1錠[9.6円/錠]

イソバイドシロップ70%　規格：70%1mL[5.3円/mL]
イソバイドシロップ70%分包20mL　規格：70%20mL1包[112.2円/包]
イソバイドシロップ70%分包23mL　規格：70%23mL1包[124.2円/包]
イソバイドシロップ70%分包30mL　規格：70%30mL1包[167.3円/包]

イソソルビド　興和　213

【効能効果】

脳腫瘍時の脳圧降下，頭部外傷に起因する脳圧亢進時の脳圧降下，腎・尿管結石時の利尿，緑内障の眼圧降下，メニエール病

【対応標準病名】

◎	腎結石症	頭蓋内圧亢進症	頭部外傷
	頭部損傷	尿管結石症	脳腫瘍
	メニエール病	緑内障	
○	悪性緑内障	医原性緑内障	延髄血管芽細胞腫
	延髄腫瘍	外傷性隅角解離	外傷性頚動脈海綿静脈洞瘻
	外傷性緑内障	開放隅角緑内障	蝸牛型メニエール病
	過分泌緑内障	間脳腫瘍	嗅神経腫瘍
	急性炎症性緑内障	急性閉塞隅角緑内障	急性緑内障発作
	胸髄腫瘍	偽落屑症候群	偽緑内障
	頚髄腫瘍	血管新生緑内障	原発開放隅角緑内障
	原発性緑内障	原発閉塞隅角症	原発閉塞隅角緑内障
	後頭蓋窩腫瘍	後頭葉腫瘍	硬膜外脊髄腫瘍
	混合型緑内障	色素性緑内障	視交叉部腫瘍
	視床下部腫瘍	視床腫瘍	視神経腫瘍
	視神経乳頭陥凹拡大	視神経乳頭部腫瘍	出血性緑内障
	上衣下巨細胞性星細胞腫	上衣下腫	小脳橋角部腫瘍
	小脳血管芽腫	小脳腫瘍	小脳中部腫瘍
	水晶体原性緑内障	水晶体のう緑内障	水晶体融解緑内障
	ステロイド緑内障	砂時計腫	正常眼圧緑内障
	脊髄血管芽腫	脊髄硬膜内髄外血管芽腫	脊髄腫瘍
	脊柱管内腫瘍	前庭型メニエール病	前頭葉腫瘍
	側頭葉腫瘍	続発性緑内障	第3脳室腫瘍
	第4脳室腫瘍	大後頭孔部腫瘍	多発性脳腫瘍
	聴神経腫瘍	テント下脳腫瘍	テント上脳腫瘍
	頭頚部外傷	頭頂葉腫瘍	頭部挫創
	頭部打撲	内リンパ水腫	乳頭状上衣腫
	粘液乳頭状上衣腫	脳幹部腫瘍	脳室内腫瘍
	脳神経腫瘍	傍鞍部腫瘍	ポスナーシュロスマン症候群
	慢性開放角緑内障	慢性単性緑内障	慢性閉塞隅角緑内障
	無水晶体性緑内障	迷路性めまい	薬物誘発性緑内障
	溶血緑内障	良性頭蓋内圧亢進症	緑内障性乳頭陥凹
△	外耳損傷	外耳道外傷	外耳道損傷
	外傷性外リンパ瘻	外傷性鼓膜穿孔	外傷性中耳腔出血
	外傷性内耳損傷	外鼻外傷	急性音響性外傷
	頬粘膜外傷	結石性腎盂腎炎	口蓋外傷
	高眼圧症	口腔底外傷	口腔内損傷
	口唇外傷	口底外傷	鼓膜損傷
	鼓膜裂傷	珊瑚状結石	重症頭部外傷
	腎盂結石症	腎結石自排	腎砂状結石
	腎尿管結石	青色鼓膜	先天性脳腫瘍
	側頭部外傷	多発性腎結石	頭蓋骨損傷
	頭皮損傷	頭部外傷1型	頭部血管損傷
	頭部多発損傷	軟口蓋外傷	軟口蓋損傷
	尿路結石症	鼻外傷	鼻損傷
	馬尾神経腫瘍	鼻咽腔天蓋部損傷	非穿通性頭部外傷
	副鼻腔損傷	閉鎖性頭部外傷	本態性頭蓋内圧亢進症
	メニエール症候群		

※　**適応外使用可**
原則として，「イソソルビド【内服薬】」を「急性低音障害型感音難聴」，「内リンパ水腫」に対して処方した場合，当該使用事例を審査上認める。

用法用量
脳圧降下，眼圧降下，及び利尿を目的とする場合には，通常成人1日量70～140mLを2～3回に分けて経口投与する。症状により適宜増量する。
メニエール病の場合には，1日体重当り1.5～2.0mL/kgを標準用量とし，通常成人1日量90～120mLを毎食後3回に分けて経口投与する。症状により適宜増減する。
必要によって冷水で2倍程度に希釈して経口投与する。

禁忌
(1)本剤及び本剤の成分に対し過敏症の既往歴のある患者
(2)急性頭蓋内血腫のある患者

イソソルビド内用液70%「CEO」：セオリアファーマ　70%1mL[5.3円/mL]，イソソルビド内用液70%分包30mL「CEO」：セオリアファーマ　70%30mL1包[167.9円/包]，イソソルビド内用液70%分包40mL「CEO」：セオリアファーマ　70%40mL1包[222.6円/包]，メニレット70%ゼリー20g：三和化学　70%20g1個[112.3円/個]，メニレット70%ゼリー30g：三和化学　70%30g1個[167.9円/個]

イソパール・P配合カプセル　規格：1カプセル[14.8円/カプセル]

dl-イソプレナリン塩酸塩　プロナーゼ　科研　225

【効能効果】

気管支喘息，小児喘息，急性・慢性気管支炎，肺気腫，気管支拡張症及び前記諸疾患に伴う喀痰喀出困難症

【対応標準病名】

◎	喀痰喀出困難	気管支拡張症	気管支喘息
	急性気管支炎	小児喘息	肺気腫
	慢性気管支炎		
○	RS ウイルス気管支炎	亜急性気管支炎	アスピリン喘息
	アトピー性喘息	アレルギー性気管支炎	萎縮性肺気腫
	異常喀痰	一側性肺気腫	インフルエンザ菌気管支炎
	ウイルス性気管支炎	運動誘発性喘息	エコーウイルス気管支炎
	円柱状気管支拡張症	外因性喘息	喀痰
	過剰喀痰	下葉気管支拡張症	感染型気管支喘息
	気管支喘息合併妊娠	気腫性肺のう胞	偽膜性気管支炎
	急性気管気管支炎	急性喉頭気管気管支炎	急性反復性気管支炎
	巨大気腫性肺のう胞	クループ性気管支炎	限局性気管支拡張症
	コクサッキーウイルス気管支炎	混合型喘息	細気管支拡張症
	小児喘息性気管支炎	小葉間肺気腫	職業喘息
	滲出性気管支炎	ステロイド依存性喘息	咳喘息
	喘息性気管支炎	中心小葉性肺気腫	難治性喘息
	乳児喘息	のう状気管支拡張症	膿性痰
	肺炎球菌性気管支炎	敗血症性気管支炎	肺胞性肺気腫
	パラインフルエンザウイルス気管支炎	汎小葉性肺気腫	非アトピー性喘息
	ヒトメタニューモウイルス気管支炎	びまん性気管支拡張症	ブラ性肺気腫
	閉塞性肺気腫	マイコプラズマ気管支炎	マクロード症候群
	慢性気管炎	慢性気管気管支炎	慢性気管支拡張症
	慢性気管支漏	慢性肺気腫	夜間性喘息
	ライノウイルス気管支炎	連鎖球菌気管支炎	老人性気管支炎
	老人性肺気腫		
△	心因性喘息	陳旧性胸膜炎	脈拍微弱

用法用量

成人	通常，1回2カプセル，1日3回経口投与する。 なお，症状に応じ適宜増減する。
6歳以上	通常，1回1カプセル，1日3回経口投与する。 なお，症状に応じ適宜増減する。

禁忌

(1)重症の冠動脈疾患の患者
(2)カテコールアミン製剤(アドレナリン等)，エフェドリン，メチルエフェドリンを投与中の患者
(3)本剤の成分に対し過敏症の既往歴のある患者

併用禁忌

薬剤名等	臨床症状・措置方法	機序・危険因子
カテコールアミン製剤 アドレナリン等 ボスミン エフェドリン メチルエフェドリン	不整脈，場合によっては心停止を起こすおそれがある。	アドレナリン作動性神経刺激の増大が起こることが考えられる。

イソプリノシン錠400mg

規格：400mg1錠[213.6円/錠]

イノシンプラノベクス　持田　629

【効能効果】

亜急性硬化性全脳炎患者における生存期間の延長

【対応標準病名】

◎	亜急性硬化性全脳炎	
△	家族性クロイツフェルト・ヤコブ病	孤発性クロイツフェルト・ヤコブ病

用法用量　イノシン　プラノベクスとして，通常1日50～100mg/kgを3～4回に分けて経口投与する。
なお，年齢，症状により適宜増減する。

イソミタール原末

規格：1g[46.6円/g]

アモバルビタール　日本新薬　112

【効能効果】

不眠症，不安緊張状態の鎮静

【対応標準病名】

◎	不安緊張状態	不眠症	
○	混合性不安抑うつ障害	睡眠障害	睡眠相後退症候群
	睡眠リズム障害	全般性不安障害	挿間性発作性不安
	パニック障害	パニック発作	不安うつ病
	不安障害	不安神経症	不規則睡眠
△	破局発作状態	不安ヒステリー	レム睡眠行動障害

用法用量

不眠症には，アモバルビタールとして，通常成人1日0.1～0.3gを就寝前に経口投与する。
不安緊張状態の鎮静には，アモバルビタールとして，通常成人1日0.1～0.2gを2～3回に分割経口投与する。
なお，年齢，症状により適宜増減する。

用法用量に関連する使用上の注意　不眠症には，就寝の直前に服用させること。また，服用して就寝した後，睡眠途中において一時的に起床して仕事等をする可能性があるときは服用させないこと。

禁忌　バルビツール酸系化合物に対し過敏症の患者

原則禁忌

(1)心障害のある患者
(2)肝障害，腎障害のある患者
(3)呼吸機能の低下している患者
(4)急性間歇性ポルフィリン症の患者
(5)薬物過敏症の患者

イソメニールカプセル7.5mg

規格：7.5mg1カプセル[11.9円/カプセル]

dl-イソプレナリン塩酸塩　科研　133

【効能効果】

内耳障害に基づく「めまい」

【対応標準病名】

◎	迷路障害	めまい	
○	頚性めまい	突発性めまい	平衡障害
	迷路性めまい	めまい感	めまい症
	めまい発作	夜間めまい	よろめき感
△	ウイルス性内耳炎	外傷性外リンパ瘻	回転性めまい
	外リンパ瘻	急性迷路炎	細菌性内耳炎
	前庭炎	中耳炎性内耳炎	内耳炎
	末梢性めまい症	末梢迷路障害	迷路うっ血
	迷路過敏症	迷路機能異常	迷路機能損失
	迷路機能低下症	迷路瘻	

用法用量　通常1回1～2カプセルを1日3回経口投与する(dl-イソプレナリン塩酸塩として22.5～45.0mg/日)。
なお，年齢，症状により適宜増減する。

禁忌

(1)重症の冠動脈疾患の患者
(2)頭部及び頚部外傷直後の患者
(3)カテコールアミン製剤(アドレナリン等)，エフェドリン，メチルエフェドリンを投与中の患者

併用禁忌

薬剤名等	臨床症状・措置方法	機序・危険因子
カテコールアミン製剤 アドレナリン等 ボスミン エフェドリン メチルエフェドリン	不整脈，場合によっては心停止を起こすおそれがある。	アドレナリン作動性神経刺激の増大が起こることが考えられる。

イトリゾールカプセル50　規格：50mg1カプセル[394.8円/カプセル]
イトラコナゾール　ヤンセン　629

【効能効果】

〈適応菌種〉：皮膚糸状菌(トリコフィトン属，ミクロスポルム属，エピデルモフィトン属)，カンジダ属，マラセチア属，アスペルギルス属，クリプトコックス属，スポロトリックス属，ホンセカエア属
〈適応症〉
(1)内臓真菌症(深在性真菌症)：真菌血症，呼吸器真菌症，消化器真菌症，尿路真菌症，真菌髄膜炎
(2)深在性皮膚真菌症：スポロトリコーシス，クロモミコーシス
(3)表在性皮膚真菌症(爪白癬以外)
白癬：体部白癬，股部白癬，手白癬，足白癬，頭部白癬，ケルスス禿瘡，白癬性毛瘡
カンジダ症：口腔カンジダ症，皮膚カンジダ症，爪カンジダ症，カンジダ性爪囲爪炎，カンジダ性毛瘡，慢性皮膚粘膜カンジダ症
癜風，マラセチア毛包炎
(4)爪白癬

【対応標準病名】

◎	足白癬	カンジダ症	クロモミコーシス
	ケルスス禿瘡	口腔カンジダ症	股部白癬
	真菌血症	真菌症	真菌性髄膜炎
	深在性真菌症	スポロトリクム症	体部白癬
	爪カンジダ症	爪周囲カンジダ症	爪白癬
	手白癬	癜風	頭部白癬
	尿路感染症	白癬	白癬性毛瘡
	皮膚カンジダ症	皮膚真菌症	マラセチア毛包炎
	慢性皮膚粘膜カンジダ症	毛瘡	
○	HIV カンジダ病	アジアスピロミセス症	足汗疱状白癬
	足爪白癬	アレルギー性気管支肺カンジダ症	アレルギー性気管支肺真菌症
	異型白癬	院内尿路感染症	陰部真菌症
	会陰部カンジダ症	腋窩カンジダ症	腋窩浅在性白癬
	黄癬	外陰真菌症	外陰部カンジダ症
	外陰部腟カンジダ症	外耳道真菌症	角質増殖型白癬
	角膜真菌症	カンジダ感染母体より出生した児	カンジダ性間擦疹
	カンジダ性亀頭炎	カンジダ性口角びらん	カンジダ性口唇炎
	カンジダ性口内炎	カンジダ性指間びらん	カンジダ性趾間びらん
	カンジダ性湿疹	カンジダ性心内膜炎	カンジダ性髄膜炎
	カンジダ性肉芽腫	カンジダ性尿道炎	カンジダ性敗血症
	カンジダ性膀胱炎	頑癬	感染性白癬症
	汗疱状白癬	顔面真菌性湿疹	顔面白癬
	急性偽膜性カンジダ症	急性尿路感染	胸部白癬
	頚部白癬	肛囲カンジダ症	肛囲白癬
	口唇カンジダ症	肛門カンジダ症	股部頑癬
	細菌尿	指間カンジダ症	趾間カンジダ症
	趾間汗疱状白癬	指間白癬	趾間白癬
	四肢白癬	糸状菌症	湿疹状白癬
	耳内真菌症	歯肉カンジダ症	趾部白癬
	手指爪白癬	手掌白癬	須毛毛瘡
	消化管カンジダ症	食道カンジダ症	真菌症性関節炎
	真菌症性筋炎	真菌性外陰腟炎	真菌性角膜潰瘍
	真菌性眼内炎	真菌性腟炎	深在性白癬
	深在性皮膚真菌症	尋常性毛瘡	新生児カンジダ症
	水疱性白癬	スポロトリクム症関節炎	舌カンジダ症
	全身性カンジダ症	鼡径部白癬	単純性尿路感染症
	腟カンジダ症	中耳真菌症	腸管カンジダ症
	手汗疱状白癬	殿部カンジダ症	殿部白癬
	禿瘡	トリコフィチア	尿路カンジダ症
	脳クロモミコーシス	膿尿	肺カンジダ症
	肺真菌症	肺スポロトリコーシス	白癬菌性肉芽腫
	播種性スポロトリコーシス	汎発性頑癬	汎発性白癬
	汎発性皮膚カンジダ症	汎発性皮膚真菌症	反復性尿路感染症
	皮下フェオミコーシス性のう胞	皮下フェオミコーシス性膿瘍	ひげ白癬
	皮膚クリプトコッカス症	皮膚糸状菌症	表在性白癬症
	日和見真菌症	フェオミコーシス性脳膿瘍	複雑性尿路感染症
	副鼻腔真菌症	腹部白癬	マジョッキ肉芽腫
	慢性尿路感染症	耳真菌症	無症候性細菌尿
	無症候性膿尿	疣状皮膚炎	腰部白癬
	リンパ管皮膚型スポロトリコーシス		
△	渦状癬	乾酪性副鼻腔炎	クリプトコッカス性髄膜炎
	クリプトコッカス性脳髄膜炎	ケロイドざ瘡	黒砂毛
	コクシジオイデス性髄膜炎	黒癬	須毛偽毛包のう炎
	髄膜炎	頭部乳頭状皮膚炎	白砂毛

効能効果に関連する使用上の注意　表在性皮膚真菌症に対しては，難治性あるいは汎発性の病型に使用すること。

用法用量
(1)内臓真菌症(深在性真菌症)：通常，成人にはイトラコナゾールとして100～200mgを1日1回食直後に経口投与する。なお，年齢，症状により適宜増減する。ただし，イトラコナゾール注射剤からの切り替えの場合，1回200mgを1日2回(1日用量400mg)食直後に経口投与する。
(2)深在性皮膚真菌症：通常，成人にはイトラコナゾールとして100～200mgを1日1回食直後に経口投与する。なお，年齢，症状により適宜増減する。ただし，1日最高用量は200mgとする。
(3)表在性皮膚真菌症(爪白癬以外)：通常，成人にはイトラコナゾールとして50～100mgを1日1回食直後に経口投与する。ただし，爪カンジダ症及びカンジダ性爪囲爪炎に対しては，100mgを1日1回食直後に経口投与する。なお，年齢，症状により適宜増減する。ただし，1日最高用量は200mgとする。
(4)爪白癬(パルス療法)：通常，成人にはイトラコナゾールとして1回200mgを1日2回(1日量400mg)食直後に1週間経口投与し，その後3週間休薬する。これを1サイクルとし，3サイクル繰り返す。なお，必要に応じ適宜減量する。

用法用量に関連する使用上の注意
(1)爪白癬(パルス療法)
①本剤は投与終了後も爪甲中に長期間貯留することから，効果判定は爪の伸長期間を考慮して行うこと。
②本剤は抗菌薬であるため，新しい爪が伸びてこない限り，一旦変色した爪所見を回復させるものではない。
③減量時の有効率に関しては，「臨床成績」の項を参照のこと。
(2)本剤はイトリゾール内用液と生物学的に同等ではなく，イトリゾール内用液はバイオアベイラビリティが向上しているため，本剤からイトリゾール内用液に切り替える際には，イトラコナゾールの血中濃度(AUC，Cmax)の上昇による副作用の発現に注意すること。また，イトリゾール内用液の添加物であるヒドロキシプロピル-β-シクロデキストリンに起因する胃腸障害(下痢，軟便等)の発現に注意すること。
一方，イトリゾール内用液から本剤への切り替えについては，イトラコナゾールの血中濃度が低下することがあるので，イトリゾール内用液の添加物であるヒドロキシプロピル-β-シクロデキストリンに起因する胃腸障害(下痢，軟便等)による異常を認めた場合などを除き，原則として切り替えを行わないこと。

禁忌
(1)ピモジド，キニジン，ベプリジル，トリアゾラム，シンバスタチン，アゼルニジピン，ニソルジピン，エルゴタミン，ジヒドロエルゴタミン，エルゴメトリン，メチルエルゴメトリン，バルデナフィル，エプレレノン，ブロナンセリン，シルデナフィル(レバチオ)，タダラフィル(アドシルカ)，アリスキレン，ダ

ビガトラン，リバーロキサバン，リオシグアトを投与中の患者
(2)肝臓又は腎臓に障害のある患者で，コルヒチンを投与中の患者
(3)本剤の成分に対して過敏症の既往歴のある患者
(4)重篤な肝疾患の現症，既往歴のある患者
(5)妊婦又は妊娠している可能性のある婦人

併用禁忌

薬剤名等	臨床症状・措置方法	機序・危険因子
ピモジド オーラップ キニジン 硫酸キニジン ベプリジル ベプリコール	これらの薬剤の血中濃度上昇により，QT延長が発現する可能性がある。	本剤のCYP3A4に対する阻害作用により，これらの薬剤の代謝が阻害される。
トリアゾラム ハルシオン	トリアゾラムの血中濃度上昇，作用の増強，作用時間の延長があらわれることがある。	
シンバスタチン リポバス	シンバスタチンの血中濃度上昇により，横紋筋融解症があらわれやすくなる。	
アゼルニジピン カルブロック レザルタス配合錠 ニソルジピン バイミカード	これらの薬剤の血中濃度を上昇させることがある。	
エルゴタミン クリアミン配合錠 ジヒドロエルゴタミン ジヒデルゴット エルゴメトリン エルゴメトリンマレイン酸塩注 メチルエルゴメトリン メテルギン	これらの薬剤の血中濃度上昇により，血管攣縮等の副作用が発現するおそれがある。	
バルデナフィル レビトラ	バルデナフィルのAUCが増加しCmaxが上昇するとの報告がある。	
エプレレノン セララ	エプレレノンの血中濃度を上昇させるおそれがある。	
ブロナンセリン ロナセン	ブロナンセリンの血中濃度が上昇し，作用が増強するおそれがある。	
シルデナフィル レバチオ	シルデナフィルの血中濃度を上昇させるおそれがある（シルデナフィルとリトナビルの併用により，シルデナフィルのCmax及びAUCがそれぞれ3.9倍及び10.5倍に増加したとの報告がある）。	
タダラフィル アドシルカ	タダラフィルの血中濃度を上昇させるおそれがある（タダラフィルとケトコナゾールの併用により，タダラフィルのAUC及びCmaxがそれぞれ312%及び22%増加したとの報告がある）。	
アリスキレン ラジレス	イトラコナゾールカプセルの併用投与（空腹時）により，アリスキレンのCmax及びAUCがそれぞれ約5.8倍及び約6.5倍に上昇したとの報告がある。	本剤のP糖蛋白阻害作用により，アリスキレンの排泄が阻害されると考えられる。
ダビガトラン プラザキサ	ダビガトランの血中濃度が上昇し，出血の危険性が増大することがある。	本剤のP糖蛋白阻害作用により，ダビガトランの排泄が阻害されると考えられる。
リバーロキサバン イグザレルト	リバーロキサバンの血中濃度が上昇し，出血の危険性が増大するおそれがある（リバーロキサバンとケトコナゾールの併用により，リバーロキサバンのAUC及びCmaxがそれぞれ158%及び72%増加したとの報告がある）。	本剤のCYP3A4及びP糖蛋白阻害作用により，リバーロキサバンの代謝及び排泄が阻害され，抗凝固作用が増強されると考えられる。
リオシグアト アデムパス	リオシグアトの血中濃度を上昇させるおそれがある（リオシグアトとケトコナゾールの併用により，リオシグアトのAUC及びCmaxがそれぞれ150%及び46%増加し，また，消失半減期が延長し，クリアランスも低下したとの報告がある）。	本剤のCYP3A4及びP糖蛋白阻害作用により，リオシグアトのクリアランスが低下することが考えられる。

イトラートカプセル50：沢井　50mg1カプセル［171.2円/カプセル］，イトラコナゾール錠50「MEEK」：小林化工　50mg1錠［208.7円/錠］，イトラコナゾール錠50mg「科研」：科研　50mg1錠［171.2円/錠］，イトラコナゾール錠50mg「日医工」：日医工　50mg1錠［171.2円/錠］，イトラコナゾール錠100「MEEK」：小林化工　100mg1錠［348.5円/錠］，イトラコナゾール錠100mg「日医工」：日医工　100mg1錠［348.5円/錠］，イトラコナゾール錠200「MEEK」：小林化工　200mg1錠［700.2円/錠］

イトリゾール内用液1%　規格：1%1mL［109.7円/mL］
イトラコナゾール　ヤンセン　629

【効 能 効 果】

(1)真菌感染症
〈適応菌種〉：アスペルギルス属，カンジダ属，クリプトコックス属，ブラストミセス属，ヒストプラスマ属
〈適応症〉：真菌血症，呼吸器真菌症，消化器真菌症，尿路真菌症，真菌髄膜炎，口腔咽頭カンジダ症，食道カンジダ症，ブラストミセス症，ヒストプラスマ症
(2)真菌感染が疑われる発熱性好中球減少症
(3)好中球減少が予測される血液悪性腫瘍又は造血幹細胞移植患者における深在性真菌症の予防

【対応標準病名】

◎	悪性腫瘍	カンジダ症	口腔カンジダ症
	好中球減少症	食道カンジダ症	真菌血症
	真菌症	真菌性髄膜炎	深在性真菌症
	尿路感染症	発熱性好中球減少症	ヒストプラスマ症
	ブラストミセス症		
○	HIVカンジダ病	アフリカ型ヒストプラスマ症	アレルギー性気管支肺真菌症
	院内尿路感染症	角膜真菌症	カプスラーツム急性肺ヒストプラスマ症
	カプスラーツム肺ヒストプラスマ症	カプスラーツム播種性ヒストプラスマ症	カプスラーツムヒストプラスマ症
	カプスラーツム慢性肺ヒストプラスマ症	顆粒球減少症	カンジダ感染母体より出生した児
	カンジダ性口角びらん	カンジダ性口唇炎	カンジダ性口内炎
	カンジダ性髄膜炎	カンジダ性肉芽腫	急性偽膜性カンジダ症
	急性尿路感染	急性肺ブラストミセス症	口唇カンジダ症
	好中球G6PD欠乏症	自己免疫性好中球減少症	糸状菌症
	耳内真菌症	歯肉カンジダ症	周期性好中球減少症
	消化管カンジダ症	小児遺伝性無顆粒球症	真菌症性関節炎
	真菌症性筋炎	新生児カンジダ症	舌カンジダ症
	全身性カンジダ症	先天性好中球減少症	単球減少症

単純性尿路感染症	中毒性好中球減少症	特発性好中球減少症
二次性白血球減少症	肺真菌症	肺ブラストミセス症
播種性ブラストミセス症	白血球減少症	反復性尿路感染症
ヒストプラスマ腫	脾性好中球減少症	皮膚ブラストミセス症
日和見真菌症	複雑性尿路感染症	副鼻腔真菌症
ブラストミセス性指間びらん症	慢性尿路感染症	慢性肺ブラストミセス症
慢性本態性好中球減少症症候群	慢性良性顆粒球減少症	無顆粒球症
無顆粒球性アンギナ	薬剤性顆粒球減少症	
△ ALK 陽性未分化大細胞リンパ腫	BCR − ABL1 陽性 B リンパ芽球性白血病	BCR − ABL1 陽性 B リンパ芽球性白血病/リンパ腫
B 細胞性前リンパ球性白血病	B リンパ芽球性白血病	B リンパ芽球性白血病/リンパ腫
CCR4 陽性成人 T 細胞白血病リンパ腫	E2A − PBX1 陽性 B リンパ芽球性白血病	E2A − PBX1 陽性 B リンパ芽球性白血病/リンパ腫
IL3 − IGH 陽性 B リンパ芽球性白血病	IL3 − IGH 陽性 B リンパ芽球性白血病/リンパ腫	MLL 再構成型 B リンパ芽球性白血病
MLL 再構成型 B リンパ芽球性白血病/リンパ腫	Ph 陽性急性リンパ性白血病	TEL − AML1 陽性 B リンパ芽球性白血病
TEL − AML1 陽性 B リンパ芽球性白血病/リンパ腫	T 細胞性前リンパ球白血病	T 細胞性大顆粒リンパ球白血病
T リンパ芽球性白血病	T リンパ芽球性白血病/リンパ腫	アグレッシブ NK 細胞白血病
アジアスピロミセス症	アレシェリア症	顆粒球肉腫
カンジダ性湿疹	肝脾 T 細胞リンパ腫	乾酪性副鼻腔炎
気管支真菌症	急性巨核芽球性白血病	急性骨髄性白血病
急性骨髄単球性白血病	急性前骨髄球性白血病	急性単球性白血病
急性白血病	急性リンパ性白血病	くすぶり型白血病
クリプトコッカス性髄膜炎	クリプトコッカス性脳髄膜炎	形質細胞白血病
ゲオトリクム症	ゲオトリクム性口内炎	血管内大細胞型 B 細胞性リンパ腫
高 2 倍体性 B リンパ芽球性白血病	高 2 倍体性 B リンパ芽球性白血病/リンパ腫	好塩基球性白血病
好酸球減少症	好酸球性白血病	好中球性白血病
コクシジオイデス性髄膜炎	骨髄異形成症候群	骨髄性白血病
骨髄単球性白血病	混合型白血病	若年性骨髄単球性白血病
重症先天性好中球減少症	小児 EBV 陽性 T 細胞リンパ増殖性疾患	小児急性リンパ性白血病
小児骨髄異形成症候群	小児全身性 EBV 陽性 T 細胞リンパ増殖性疾患	食道炎
食道真菌症	真菌性角膜潰瘍	真菌性眼内炎
深在性皮膚真菌症	髄膜炎	成人 T 細胞白血病リンパ腫
成人 T 細胞白血病リンパ腫・急性型	成人 T 細胞白血病リンパ腫・くすぶり型	成人 T 細胞白血病リンパ腫・慢性型
成人 T 細胞白血病リンパ腫・リンパ腫型	赤白血病	節外性 NK/T 細胞リンパ腫・鼻型
前リンパ球性白血病	単球性白血病	中耳真菌症
腸管症関連 T 細胞リンパ腫	低 2 倍体性 B リンパ芽球性白血病	低 2 倍体性 B リンパ芽球性白血病/リンパ腫
低形成性白血病	二次性白血病	膿尿
バーキット白血病	白血病性関節症	脾 B 細胞性リンパ腫/白血病・分類不能型
非定型的白血病	非定型慢性骨髄性白血病	脾びまん性赤脾髄小 B 細胞性リンパ腫
肥満細胞性白血病	分類不能型骨髄異形成症候群	ヘアリー細胞白血病
ヘアリー細胞白血病亜型	ペトリエリド症	ペニシリウム症
慢性 NK 細胞リンパ増殖性疾患	慢性骨髄性白血病	慢性骨髄性白血病移行期
慢性骨髄性白血病急性転化	慢性骨髄性白血病慢性期	慢性骨髄単球性白血病
慢性単球性白血病	慢性白血病	慢性リンパ性白血病
無症候性膿尿	無リンパ球症	リノスポリジウム症
リンパ球異常	リンパ球減少症	リンパ性白血病
ロボミコーシス		

効能効果に関連する使用上の注意

(1)発熱性好中球減少症の患者への投与は，発熱性好中球減少症の治療に十分な経験を持つ医師のもとで，本剤の投与が適切と判断される症例についてのみ実施すること。

(2)真菌感染が疑われる発熱性好中球減少症に投与する場合には，投与前に適切な培養検査等を行い，起炎菌を明らかにする努力を行うこと。起炎菌が判明した際には，本剤投与継続の必要性を検討すること。

(3)好中球減少が予測される血液悪性腫瘍又は造血幹細胞移植患者における深在性真菌症の予防に対しては，好中球数が500/mm^{3}未満に減少することが予測される場合に本剤を投与すること。

用法用量

(1)真菌感染症

①真菌血症，呼吸器真菌症，消化器真菌症，尿路真菌症，真菌髄膜炎，ブラストミセス症，ヒストプラスマ症：通常，成人には 20mL(イトラコナゾールとして 200mg)を 1 日 1 回空腹時に経口投与する。なお，年齢，症状により適宜増減する。ただし，1 回量の最大は 20mL，1 日量の最大は 40mL とする。

②口腔咽頭カンジダ症，食道カンジダ症：通常，成人には 20mL(イトラコナゾールとして 200mg)を 1 日 1 回空腹時に経口投与する。

(2)真菌感染が疑われる発熱性好中球減少症：通常，成人には，イトラコナゾール注射剤からの切り替え投与として，20mL(イトラコナゾールとして 200mg)を 1 日 1 回空腹時に経口投与する。なお，年齢，症状により適宜増減する。ただし，1 回量の最大は 20mL，1 日量の最大は 40mL とする。

(3)好中球減少が予測される血液悪性腫瘍又は造血幹細胞移植患者における深在性真菌症の予防：通常，成人には 20mL(イトラコナゾールとして 200mg)を 1 日 1 回空腹時に経口投与する。なお，患者の状態などにより適宜増減する。ただし，1 回量の最大は 20mL，1 日量の最大は 40mL とする。

用法用量に関連する使用上の注意

(1)真菌感染症

①ブラストミセス症，ヒストプラスマ症：ブラストミセス症及びヒストプラスマ症の初期治療又は重症の患者に対して本剤を使用する場合は，イトラコナゾール注射剤から切り替えて投与すること。

②口腔咽頭カンジダ症：服薬の際，数秒間口に含み，口腔内に薬剤をゆきわたらせた後に嚥下すること。なお，本剤は，主として消化管から吸収され作用を発現する。

(2)好中球減少が予測される血液悪性腫瘍又は造血幹細胞移植患者における深在性真菌症の予防

①好中球数が 1,000/mm^{3}以上に回復する，又は免疫抑制剤の投与終了など，適切な時期に投与を終了すること。

②患者の状態(服薬コンプライアンス，併用薬及び消化管障害など)により血中濃度が上昇しないと予測される場合，血中濃度モニタリングを行うことが望ましい。

(3)本剤はイトリゾールカプセル 50 と生物学的に同等ではなく，バイオアベイラビリティが向上しているため，イトリゾールカプセル 50 から本剤に切り替える際には，イトラコナゾールの血中濃度(AUC，Cmax)の上昇による副作用の発現に注意すること。また，本剤の添加物であるヒドロキシプロピル－β－シクロデキストリンに起因する胃腸障害(下痢，軟便等)及び腎機能障害の発現に注意すること。

一方，本剤からイトリゾールカプセル 50 への切り替えについては，イトラコナゾールの血中濃度が低下することがあるので，本剤の添加物であるヒドロキシプロピル－β－シクロデキストリンに起因する胃腸障害(下痢，軟便等)及び腎機能障害による異常を認めた場合などを除き，原則として切り替えを行わないこと。

禁忌

(1)ピモジド，キニジン，ベプリジル，トリアゾラム，シンバスタチン，アゼルニジピン，ニソルジピン，エルゴタミン，ジヒドロエルゴタミン，エルゴメトリン，メチルエルゴメトリン，バルデナフィル，エプレレノン，ブロナンセリン，シルデナフィル（レバチオ），タダラフィル（アドシルカ），アリスキレン，ダビガトラン，リバーロキサバン，リオシグアトを投与中の患者
(2)肝臓又は腎臓に障害のある患者で，コルヒチンを投与中の患者
(3)本剤の成分に対して過敏症の既往歴のある患者
(4)重篤な肝疾患の現症，既往歴のある患者
(5)妊婦又は妊娠している可能性のある婦人

併用禁忌

薬剤名等	臨床症状・措置方法	機序・危険因子
ピモジド オーラップ キニジン 硫酸キニジン ベプリジル ベプリコール	これらの薬剤の血中濃度上昇により，QT延長が発現する可能性がある。	本剤のCYP3A4に対する阻害作用により，これらの薬剤の代謝が阻害される。
トリアゾラム ハルシオン	トリアゾラムの血中濃度上昇，作用の増強，作用時間の延長があらわれることがある。	
シンバスタチン リポバス	シンバスタチンの血中濃度上昇により，横紋筋融解症があらわれやすくなる。	
アゼルニジピン カルブロック レザルタス配合錠 ニソルジピン バイミカード	これらの薬剤の血中濃度を上昇させることがある。	
エルゴタミン クリアミン配合錠 ジヒドロエルゴタミン ジヒデルゴット エルゴメトリン エルゴメトリンマレイン酸塩注 メチルエルゴメトリン メテルギン	これらの薬剤の血中濃度上昇により，血管攣縮等の副作用が発現するおそれがある。	
バルデナフィル レビトラ	バルデナフィルのAUCが増加しCmaxが上昇するとの報告がある。	
エプレレノン セララ	エプレレノンの血中濃度を上昇させるおそれがある。	
ブロナンセリン ロナセン	ブロナンセリンの血中濃度が上昇し，作用が増強するおそれがある。	
シルデナフィル レバチオ	シルデナフィルの血中濃度を上昇させるおそれがある（シルデナフィルとリトナビルの併用により，シルデナフィルのCmax及びAUCがそれぞれ3.9倍及び10.5倍に増加したとの報告がある）。	
タダラフィル アドシルカ	タダラフィルの血中濃度を上昇させるおそれがある（タダラフィルとケトコナゾールの併用により，タダラフィルのAUC及びCmaxがそれぞれ312%及び22%増加したとの報告がある）。	
アリスキレン ラジレス	イトラコナゾールカプセルの併用投与（空腹時）により，アリスキレンのCmax及びAUCがそれぞれ約5.8倍及び約6.5倍に上昇したとの報告がある。	本剤のP糖蛋白阻害作用により，アリスキレンの排泄が阻害されると考えられる。
ダビガトラン プラザキサ	ダビガトランの血中濃度が上昇し，出血の危険性が増大することがある。	本剤のP糖蛋白阻害作用により，ダビガトランの排泄が阻害されると考えられる。
リバーロキサバン イグザレルト	リバーロキサバンの血中濃度が上昇し，出血の危険性が増大するおそれがある（リバーロキサバンとケトコナゾールの併用により，リバーロキサバンのAUC及びCmaxがそれぞれ158%及び72%増加したとの報告がある）。	本剤のCYP3A4及びP糖蛋白阻害作用により，リバーロキサバンの代謝及び排泄が阻害され，抗凝固作用が増強されると考えられる。
リオシグアト アデムパス	リオシグアトの血中濃度を上昇させるおそれがある（リオシグアトとケトコナゾールの併用により，リオシグアトのAUC及びCmaxがそれぞれ150%及び46%増加し，また，消失半減期が延長し，クリアランスも低下したとの報告がある）。	本剤のCYP3A4及びP糖蛋白阻害作用により，リオシグアトのクリアランスが低下することが考えられる。

イノベロン錠100mg　規格：100mg1錠［82円/錠］
イノベロン錠200mg　規格：200mg1錠［134.1円/錠］
ルフィナミド　エーザイ　113

【効 能 効 果】

他の抗てんかん薬で十分な効果が認められないLennox-Gastaut症候群における強直発作及び脱力発作に対する抗てんかん薬との併用療法

【対応標準病名】

◎	脱力発作	レノックス・ガストー症候群	
○	アトニー性非特異性てんかん発作	アブサンス	ウンベルリヒトてんかん
	家族性痙攣	間代性痙攣	強直間代発作
	局所性痙攣	局所性てんかん	ジャクソンてんかん
	若年性アブサンスてんかん	若年性ミオクローヌスてんかん	症候性早期ミオクローヌス性脳症
	焦点性てんかん	小児期アブサンスてんかん	自律神経てんかん
	進行性ミオクローヌスてんかん	遅発性てんかん	定型欠神発作
	てんかん	てんかん合併妊娠	てんかん小発作
	てんかん大発作	てんかん単純部分発作	点頭てんかん
	難治性てんかん	乳児重症ミオクロニーてんかん	乳児点頭痙攣
	拝礼発作	ヒプサルスミア	ミオクローヌスてんかん
	モーア症候群	ラフォラ疾患	
△	アルコールてんかん	カタプレキシー	光原性てんかん
	後天性てんかん	持続性部分てんかん	術後てんかん
	症候性てんかん	焦点性知覚性発作	睡眠喪失てんかん
	ストレスてんかん	精神運動発作	前頭葉てんかん
	側頭葉てんかん	体知覚性発作	聴覚性発作
	聴覚反射てんかん	てんかん性自動症	てんかん複雑部分発作
	脳炎後てんかん	反応性てんかん	腹部てんかん
	部分てんかん	片側痙攣片麻痺てんかん症候群	薬物てんかん
	良性新生児痙攣	良性乳児ミオクローヌスてんかん	

用法用量

4歳以上の小児

体重15.0〜30.0kgの場合：通常，ルフィナミドとして，最初の2日間は1日200mgを1日2回に分けて食後に経口投与し，その後は2日ごとに1日用量として200mg以下ずつ漸増する。

維持用量は1日1000mgとし，1日2回に分けて食後に経口投与する。なお，症状により，1日1000mgを超えない範囲で適宜増減するが，増量は2日以上の間隔をあけて1日用量として200mg以下ずつ行うこと。

体重30.1kg以上の場合：成人の用法用量に従う。

成人：通常，ルフィナミドとして，最初の2日間は1日400mgを1日2回に分けて食後に経口投与し，その後は2日ごとに1日用量として400mg以下ずつ漸増する。維持用量は体重30.1～50.0kgの患者には1日1800mg，体重50.1～70.0kgの患者には1日2400mg，体重70.1kg以上の患者には1日3200mgとし，1日2回に分けて食後に経口投与する。なお，症状により維持用量を超えない範囲で適宜増減するが，増量は2日以上の間隔をあけて1日用量として400mg以下ずつ行うこと。

＜参考＞

	4歳以上の小児	4歳以上の小児及び成人		
体重	15.0～30.0kg	30.1～50.0kg	50.1～70.0kg	70.1kg以上
1・2日目	200mg/日	400mg/日		
3日目以降	2日間毎に200mg以下ずつ漸増する。	2日間毎に400mg以下ずつ漸増する。		
維持用量	1000mg/日	1800mg/日	2400mg/日	3200mg/日

用法用量に関連する使用上の注意

(1)本剤は他の抗てんかん薬と併用して使用すること。

(2)バルプロ酸ナトリウムとの併用により本剤の血中濃度が上昇することがあるので，本剤の投与の際には，慎重に症状を観察しながら増量すること。体重30.0kg未満の患者では体重30.0kg以上の患者よりも大きな影響が認められているため特に注意すること。

禁忌　本剤の成分又はトリアゾール誘導体に対し過敏症の既往歴のある患者

イノリン散1%　規格：1%1g[31.3円/g]
イノリン錠3mg　規格：3mg1錠[14.5円/錠]
トリメトキノール塩酸塩水和物　田辺三菱　225

【効能効果】

下記疾患の気道閉塞性障害に基づく諸症状の緩解

気管支喘息，慢性気管支炎，塵肺症

【対応標準病名】

◎	気管支喘息	気道閉塞	塵肺症
	慢性気管支炎		
○	アスピリン喘息	アトピー性喘息	アレルギー性気管支炎
	運動誘発性喘息	外因性喘息	感染型気管支喘息
	気管支喘息合併妊娠	混合型喘息	小児喘息
	小児喘息性気管支炎	職業喘息	心因性喘息
	ステロイド依存性喘息	咳喘息	喘息性気管支炎
	難治性喘息	乳児喘息	非アトピー性喘息
	慢性気管炎	慢性気管気管支炎	慢性気管支漏
	夜間性喘息	老人性気管支炎	
△	気道狭窄	急性呼吸器感染症	上葉無気肺
	中葉無気肺	板状無気肺	

用法用量　通常成人にはトリメトキノール塩酸塩水和物として1回2～4mg，1日2～3回経口投与する。
年齢・症状により適宜増減する。

トスメリアン錠3mg：東和　3mg1錠[5.6円/錠]

イノリンシロップ0.1%　規格：0.1%1mL[8.8円/mL]
トリメトキノール塩酸塩水和物　田辺三菱　225

【効能効果】

下記疾患の気道閉塞性障害に基づく諸症状の緩解

気管支炎，喘息様気管支炎，気管支喘息

【対応標準病名】

◎	気管支炎	気管支喘息	気道閉塞
	喘息性気管支炎		
○	アスピリン喘息	アトピー性喘息	アレルギー性気管支炎
	運動誘発性喘息	嚥下性気管支炎	外因性喘息
	カタル性気管支炎	感染型気管支喘息	気管気管支炎
	気管支喘息合併妊娠	気道狭窄	混合型喘息
	小児喘息	小児喘息性気管支炎	職業喘息
	心因性喘息	ステロイド依存性喘息	咳喘息
	沈下性気管支炎	難治性喘息	乳児喘息
	妊娠中気管支炎	非アトピー性喘息	びまん性気管支炎
	フィブリン性気管支炎	副鼻腔気管支症候群	膜性気管支炎
	夜間性喘息		
△	急性呼吸器感染症	上葉無気肺	中葉無気肺
	板状無気肺		

用法用量

通常下記量を1日量とし，1日3～4回に分けて経口投与する。

1歳未満：1～2mL

1歳～3歳未満：2～4mL

3歳～5歳未満：4～6mL

トスメリアンシロップ小児用0.1%：東和[3.9円/mL]，トリメトキノール塩酸塩シロップ小児用0.1%「TCK」：辰巳化学[3.9円/mL]

イーフェンバッカル錠50μg　規格：50μg1錠[514.8円/錠]
イーフェンバッカル錠100μg　規格：100μg1錠[718.2円/錠]
イーフェンバッカル錠200μg　規格：200μg1錠[1002.1円/錠]
イーフェンバッカル錠400μg　規格：400μg1錠[1398.3円/錠]
イーフェンバッカル錠600μg　規格：600μg1錠[1699.2円/錠]
イーフェンバッカル錠800μg　規格：800μg1錠[1951.1円/錠]
フェンタニルクエン酸塩　帝國　821

【効能効果】

強オピオイド鎮痛剤を定時投与中の癌患者における突出痛の鎮痛

【対応標準病名】

◎		悪性腫瘍	癌	癌性突出痛
○		ALK融合遺伝子陽性非小細胞肺癌	EGFR遺伝子変異陽性非小細胞肺癌	KIT（CD117）陽性胃消化管間質腫瘍
		KIT（CD117）陽性結腸消化管間質腫瘍	KIT（CD117）陽性小腸消化管間質腫瘍	KIT（CD117）陽性食道消化管間質腫瘍
		KIT（CD117）陽性直腸消化管間質腫瘍	KRAS遺伝子野生型結腸癌	KRAS遺伝子野生型直腸癌
	あ	S状結腸癌	悪性エナメル上皮腫	悪性下垂体腫瘍
		悪性褐色細胞腫	悪性顆粒細胞腫	悪性間葉腫
		悪性奇形腫	悪性胸腺腫	悪性グロームス腫瘍
		悪性血管外皮腫	悪性甲状腺腫	悪性骨腫瘍
		悪性縦隔腫瘍	悪性腫瘍合併性皮膚筋炎	悪性腫瘍に伴う貧血
		悪性神経膠腫	悪性髄膜腫	悪性脊髄髄膜腫
		悪性線維性組織球腫	悪性虫垂粘液瘤	悪性停留精巣
		悪性頭蓋咽頭腫	悪性脳腫瘍	悪性末梢神経鞘腫
		悪性葉状腫瘍	悪性リンパ腫骨髄浸潤	圧痛
		鞍上部胚細胞腫瘍	胃悪性間葉系腫瘍	胃悪性黒色腫
		イートン・ランバート症候群	胃カルチノイド	胃癌
		胃癌・HER2過剰発現	胃管癌	胃癌骨転移
		胃癌末期	胃原発絨毛癌	胃脂肪肉腫
		胃重複癌	胃消化管間質腫瘍	胃進行癌
		胃前庭部癌	胃体部癌	胃底部癌
		遺伝性大腸癌	遺伝性非ポリポーシス大腸癌	胃肉腫
		胃胚細胞腫瘍	胃平滑筋肉腫	胃幽門部癌
		陰核癌	陰茎悪性黒色腫	陰茎癌

	陰茎亀頭部癌	陰茎体部癌	陰茎肉腫
	陰茎パジェット病	陰茎包皮部癌	陰茎有棘細胞癌
	咽頭癌	咽頭肉腫	陰のう悪性黒色腫
	陰のう癌	陰のう内脂肪肉腫	陰のうパジェット病
	陰のう有棘細胞癌	ウイルムス腫瘍	エクリン汗孔癌
	炎症性乳癌	延髄神経膠腫	延髄星細胞腫
か	横行結腸癌	横紋筋肉腫	外陰悪性黒色腫
	外陰悪性腫瘍	外陰癌	外陰部パジェット病
	外陰部有棘細胞癌	外耳道癌	回腸カルチノイド
	回腸癌	回腸消化管間質腫瘍	海綿芽細胞腫
	回盲部癌	下咽頭癌	下咽頭後部癌
	下咽頭肉腫	下顎悪性エナメル上皮腫	下顎骨悪性腫瘍
	下顎骨骨肉腫	下顎歯肉癌	下顎歯肉頬移行部癌
	下顎部横紋筋肉腫	下眼瞼基底細胞癌	下眼瞼皮膚癌
	下眼瞼有棘細胞癌	顎下腺癌	顎下部悪性腫瘍
	角膜の悪性腫瘍	下行結腸癌	下口唇基底細胞癌
	下口唇皮膚癌	下口唇有棘細胞癌	下肢悪性腫瘍
	下唇癌	下唇赤唇部癌	仮声帯癌
	滑膜腫	滑膜肉腫	下部食道癌
	下部胆管癌	下葉小細胞肺癌	下葉肺癌
	下葉肺腺癌	下葉肺大細胞癌	下葉肺扁平上皮癌
	下葉非小細胞肺癌	カルチノイド	肝悪性腫瘍
	眼窩悪性腫瘍	肝外胆管癌	眼窩横紋筋肉腫
	眼角基底細胞癌	眼角皮膚癌	眼角有棘細胞癌
	眼窩神経芽腫	肝カルチノイド	肝癌
	肝癌骨転移	癌関連網膜症	眼瞼脂腺癌
	眼瞼皮膚の悪性腫瘍	眼瞼メルケル細胞癌	肝細胞癌
	肝細胞癌破裂	癌性悪液質	癌性胸水
	癌性胸膜炎	癌性持続痛	癌性疼痛
	癌性ニューロパチー	癌性ニューロミオパチー	癌性貧血
	癌性ミエロパチー	汗腺癌	顔面悪性腫瘍
	顔面横紋筋肉腫	肝門部癌	肝門部胆管癌
	気管癌	気管支カルチノイド	気管支癌
	気管支リンパ節転移	基底細胞癌	臼後部癌
	嗅神経芽腫	嗅神経上皮腫	胸腔内リンパ節の悪性腫瘍
	橋神経膠腫	胸腺カルチノイド	胸腺癌
	胸腺腫	胸椎転移	頬粘膜癌
	頬部横紋筋肉腫	胸部下部食道癌	頬部血管肉腫
	胸部上部食道癌	胸部食道癌	胸部中部食道癌
	胸膜悪性腫瘍	胸膜脂肪肉腫	胸膜播種
	去勢抵抗性前立腺癌	巨大後腹膜脂肪肉腫	空腸カルチノイド
	空腸癌	空腸消化管間質腫瘍	クルッケンベルグ腫瘍
	クロム親和性芽細胞腫	頚動脈小体悪性腫瘍	頚部悪性腫瘍
	頚部悪性線維性組織球腫	頚部悪性軟部腫瘍	頚部横紋筋肉腫
	頚部滑膜肉腫	頚部癌	頚部基底細胞癌
	頚部血管肉腫	頚部原発腫瘍	頚部脂腺癌
	頚部脂肪肉腫	頚部食道癌	頚部神経芽腫
	頚部肉腫	頚部皮膚悪性腫瘍	頚部皮膚癌
	頚部メルケル細胞癌	頚部有棘細胞癌	頚部隆起性皮膚線維肉腫
	血管肉腫	結腸癌	結腸脂肪肉腫
	結腸消化管間質腫瘍	結膜の悪性腫瘍	限局性前立腺癌
	肩甲部脂肪肉腫	原始神経外胚葉腫瘍	原線維性星細胞腫
	原発性悪性脳腫瘍	原発性肝癌	原発性骨腫瘍
	原発性脳腫瘍	原発性肺癌	原発不明癌
	肩部悪性線維性組織球腫	肩部横紋筋肉腫	肩部滑膜肉腫
	肩部線維肉腫	肩部淡明細胞肉腫	肩部胞巣状軟部肉腫
	口蓋癌	口蓋垂癌	膠芽腫
	口腔悪性黒色腫	口腔癌	口腔前庭癌
	口腔底癌	硬口蓋癌	後縦隔悪性腫瘍
	甲状腺悪性腫瘍	甲状腺癌	甲状腺癌骨転移
	甲状腺髄様癌	甲状腺乳頭癌	甲状腺未分化癌

	甲状腺濾胞癌	甲状軟骨の悪性腫瘍	口唇癌
	口唇境界部癌	口唇赤唇部癌	口唇皮膚悪性腫瘍
	口唇メルケル細胞癌	口底癌	喉頭蓋癌
	喉頭蓋前面癌	喉頭蓋谷癌	喉頭癌
	後頭部転移性腫瘍	後頭葉悪性腫瘍	後頭葉膠芽腫
	後頭葉神経膠腫	膠肉腫	項部基底細胞癌
	後腹膜悪性腫瘍	後腹膜悪性線維性組織球腫	後腹膜横紋筋肉腫
	後腹膜血管肉腫	後腹膜脂肪肉腫	後腹膜神経芽腫
	後腹膜線維肉腫	後腹膜胚細胞腫瘍	後腹膜平滑筋肉腫
	後腹膜リンパ節転移	項部皮膚癌	項部メルケル細胞癌
	項部有棘細胞癌	肛門悪性黒色腫	肛門癌
	肛門管癌	肛門部癌	肛門扁平上皮癌
	骨悪性線維性組織球腫	骨原性肉腫	骨髄性白血病骨髄浸潤
	骨髄転移	骨線維肉腫	骨転移癌
	骨軟骨肉腫	骨肉腫	骨盤転移
	骨盤内リンパ節転移	骨盤内リンパ節の悪性腫瘍	骨膜性骨肉腫
さ	鰓原性癌	残胃癌	耳介癌
	耳介メルケル細胞癌	耳下腺癌	耳下部肉腫
	耳管癌	色素性基底細胞癌	子宮癌
	子宮癌骨転移	子宮癌再発	子宮癌肉腫
	子宮体癌	子宮体癌再発	子宮内膜癌
	子宮内膜間質肉腫	子宮肉腫	子宮平滑筋肉腫
	篩骨洞癌	視床下部星細胞腫	視床星細胞腫
	視神経膠腫	脂腺癌	持続痛
	歯肉癌	脂肪肉腫	斜台部脊索腫
	縦隔癌	縦隔脂肪肉腫	縦隔神経芽腫
	縦隔胚細胞腫瘍	縦隔卵黄のう腫瘍	縦隔リンパ節転移
	十二指腸悪性ガストリノーマ	十二指腸悪性ソマトスタチノーマ	十二指腸カルチノイド
	十二指腸癌	十二指腸消化管間質腫瘍	十二指腸神経内分泌癌
	十二指腸乳頭癌	十二指腸乳頭部癌	十二指腸平滑筋肉腫
	絨毛癌	手関節部滑膜肉腫	主気管支の悪性腫瘍
	術後乳癌	手部悪性線維性組織球腫	手部横紋筋肉腫
	手部滑膜肉腫	手部淡明細胞肉腫	手部類上皮肉腫
	腫瘍随伴症候群	上衣芽細胞腫	上衣腫
	小陰唇癌	上咽頭癌	上咽頭脂肪肉腫
	上顎悪性エナメル上皮腫	上顎癌	上顎結節部癌
	上顎骨悪性腫瘍	上顎骨骨肉腫	上顎歯肉癌
	上顎歯肉頬移行部癌	上顎洞癌	松果体悪性腫瘍
	松果体芽腫	松果体胚細胞腫瘍	松果体部膠芽腫
	松果体未分化胚細胞腫	上眼瞼基底細胞癌	上眼瞼皮膚癌
	上眼瞼有棘細胞癌	上行結腸カルチノイド	上行結腸癌
	上行結腸平滑筋肉腫	上口唇基底細胞癌	上口唇皮膚癌
	上口唇有棘細胞癌	小細胞肺癌	上肢悪性腫瘍
	上唇癌	上唇赤唇部癌	小唾液腺癌
	小腸カルチノイド	小腸癌	小腸脂肪肉腫
	小腸消化管間質腫瘍	小腸平滑筋肉腫	上皮腫
	上部食道癌	上部胆管癌	上葉小細胞肺癌
	上葉肺癌	上葉肺腺癌	上葉肺大細胞癌
	上葉肺扁平上皮癌	上葉非小細胞肺癌	上腕悪性線維性組織球腫
	上腕悪性軟部腫瘍	上腕横紋筋肉腫	上腕滑膜肉腫
	上腕脂肪肉腫	上腕線維肉腫	上腕淡明細胞肉腫
	上腕胞巣状軟部肉腫	上腕類上皮肉腫	食道悪性間葉系腫瘍
	食道悪性黒色腫	食道横紋筋肉腫	食道カルチノイド
	食道癌	食道癌骨転移	食道癌肉腫
	食道基底細胞癌	食道偽肉腫	食道脂肪肉腫
	食道消化管間質腫瘍	食道小細胞癌	食道腺癌
	食道腺様のう胞癌	食道粘表皮癌	食道表在癌
	食道平滑筋肉腫	食道未分化癌	痔瘻癌
	腎悪性腫瘍	腎盂癌	腎盂腺癌
	腎盂乳頭状癌	腎盂尿路上皮癌	腎盂扁平上皮癌

腎カルチノイド	腎癌	腎癌骨転移
神経芽腫	神経膠腫	神経線維肉腫
進行性前立腺癌	進行乳癌	唇交連癌
腎細胞癌	腎周囲脂肪肉腫	心臓悪性腫瘍
心臓横紋筋肉腫	心臓血管肉腫	心臓脂肪肉腫
心臓線維肉腫	心臓粘液肉腫	身体痛
腎肉腫	膵芽腫	膵癌
膵管癌	膵管内管状腺癌	膵管内乳頭粘液性腺癌
膵脂肪肉腫	膵漿液性のう胞腺癌	膵腺房細胞癌
膵臓癌骨転移	膵体部癌	膵頭部カルチノイド
膵頭部癌	膵内胆管癌	膵粘液性のう胞腺癌
膵尾部癌	髄膜癌腫症	髄膜白血病
スキルス胃癌	星細胞腫	精索脂肪肉腫
精索肉腫	星状芽細胞腫	精上皮腫
成人Ｔ細胞白血病骨髄浸潤	精巣横紋筋肉腫	精巣癌
精巣奇形癌	精巣奇形腫	精巣絨毛癌
精巣上体癌	精巣胎児性癌	精巣肉腫
精巣胚細胞腫瘍	精巣卵黄のう腫瘍	精巣卵のう腫瘍
精母細胞腫	声門下癌	声門癌
声門上癌	脊索腫	脊髄播種
脊椎転移	舌縁癌	舌下腺癌
舌下面癌	舌癌	舌根部癌
舌脂肪肉腫	舌尖癌	舌背癌
線維脂肪肉腫	線維肉腫	前縦隔悪性腫瘍
全身性転移性癌	全身痛	前頭洞癌
前頭部転移性腫瘍	前頭葉悪性腫瘍	前頭葉膠芽腫
前頭葉神経膠腫	前頭葉星細胞腫	前頭葉退形成性星細胞腫
前立腺横紋筋肉腫	前立腺癌	前立腺癌骨転移
前立腺癌再発	前立腺小細胞癌	前立腺神経内分泌癌
前立腺肉腫	前腕悪性線維性組織球腫	前腕悪性軟部腫瘍
前腕横紋筋肉腫	前腕滑膜肉腫	前腕線維肉腫
前腕胞巣状軟部肉腫	前腕類上皮肉腫	早期胃癌
早期食道癌	総胆管癌	側頭部転移性腫瘍
側頭葉悪性腫瘍	側頭葉膠芽腫	側頭葉神経膠腫
側頭葉星細胞腫	側頭葉退形成性星細胞腫	側頭葉毛様細胞性星細胞腫

た

第４脳室上衣腫	大陰唇癌	退形成性上衣腫
退形成性星細胞腫	胎児性癌	胎児性精巣腫瘍
大腿骨転移性骨腫瘍	大唾液腺癌	大腸カルチノイド
大腸癌	大腸癌骨転移	大腸肉腫
大腸粘液癌	大動脈周囲リンパ節転移	大脳悪性腫瘍
大脳深部神経膠腫	大脳深部転移性腫瘍	大網脂肪肉腫
大網消化管間質腫瘍	唾液腺癌	多発性癌転移
多発性骨髄腫骨髄浸潤	多発性神経膠腫	胆管癌
男性性器癌	胆のうカルチノイド	胆のう癌
胆のう管癌	胆のう肉腫	淡明細胞肉腫
腟悪性黒色腫	腟癌	中咽頭癌
中咽頭側壁癌	中咽頭肉腫	中耳悪性腫瘍
中縦隔悪性腫瘍	虫垂癌	虫垂杯細胞カルチノイド
中脳神経膠腫	肘部滑膜肉腫	中部食道癌
肘部線維肉腫	中部胆管癌	肘部類上皮肉腫
中葉小細胞肺癌	中葉肺癌	中葉肺腺癌
中葉肺大細胞癌	中葉肺扁平上皮癌	中葉非小細胞肺癌
腸間膜悪性腫瘍	腸間膜脂肪肉腫	腸間膜消化管間質腫瘍
腸間膜肉腫	腸間膜平滑筋肉腫	蝶形骨洞癌
腸骨リンパ節転移	聴神経膠腫	直腸Ｓ状部結腸癌
直腸悪性黒色腫	直腸カルチノイド	直腸癌
直腸癌骨転移	直腸癌術後再発	直腸癌穿孔
直腸脂肪肉腫	直腸消化管間質腫瘍	直腸平滑筋肉腫
手軟部悪性腫瘍	転移性下顎癌	転移性肝癌
転移性肝腫瘍	転移性胸膜腫瘍	転移性口腔癌
転移性黒色腫	転移性骨腫瘍	転移性骨腫瘍による大腿骨骨折
転移性縦隔腫瘍	転移性十二指腸癌	転移性腫瘍
転移性消化器腫瘍	転移性上顎癌	転移性小腸腫瘍
転移性腎腫瘍	転移性膵腫瘍	転移性舌癌
転移性頭蓋骨腫瘍	転移性脳腫瘍	転移性肺癌
転移性肺腫瘍	転移性脾腫瘍	転移性皮膚腫瘍
転移性副腎腫瘍	転移性腹壁腫瘍	転移性扁平上皮癌
転移性卵巣癌	テント上下転移性腫瘍	頭蓋骨悪性腫瘍
頭蓋骨骨肉腫	頭蓋底骨肉腫	頭蓋底脊索腫
頭蓋内胚細胞腫瘍	頭蓋部脊索腫	頭頚部癌
透析腎癌	頭頂葉悪性腫瘍	頭頂葉膠芽腫
頭頂葉神経膠腫	頭頂葉星細胞腫	疼痛
頭部悪性線維性組織球腫	頭部横紋筋肉腫	頭部滑膜肉腫
頭部基底細胞癌	頭部血管肉腫	頭部脂腺癌
頭部脂肪肉腫	頭部軟部組織悪性腫瘍	頭部皮膚癌
頭部メルケル細胞癌	頭部有棘細胞癌	頭部隆起性皮膚線維肉腫

な

突出痛	鈍痛	内耳癌
内胚葉洞腫瘍	軟口蓋癌	軟骨肉腫
軟部悪性巨細胞腫	軟部組織悪性腫瘍	肉腫
乳癌	乳癌・HER2過剰発現	乳癌骨転移
乳癌再発	乳癌皮膚転移	乳房外パジェット病
乳房下外側部乳癌	乳房下内側部乳癌	乳房脂肪肉腫
乳房上外側部乳癌	乳房上内側部乳癌	乳房中央部乳癌
乳房肉腫	尿管癌	尿管口部膀胱癌
尿管尿路上皮癌	尿道傍腺の悪性腫瘍	尿膜管癌
粘液性のう胞腺癌	脳幹悪性腫瘍	脳幹膠芽腫
脳幹神経膠腫	脳幹部星細胞腫	脳室悪性腫瘍
脳室上衣腫	脳神経悪性腫瘍	脳胚細胞腫瘍

は

肺芽腫	肺カルチノイド	肺癌
肺癌骨転移	肺癌肉腫	肺癌による閉塞性肺炎
胚細胞腫	肺腺癌	肺腺扁平上皮癌
肺腺様のう胞癌	肺大細胞癌	肺大細胞神経内分泌癌
肺肉腫	肺粘表皮癌	肺扁平上皮癌
肺胞上皮癌	肺未分化癌	肺門部小細胞癌
肺門部腺癌	肺門部大細胞癌	肺門部肺癌
肺門部非小細胞癌	肺門部扁平上皮癌	肺門リンパ節転移
馬尾上衣腫	バレット食道癌	パンコースト症候群
鼻咽腔癌	鼻腔癌	脾脂肪肉腫
非小細胞肺癌	鼻前庭癌	鼻中隔癌
脾の悪性腫瘍	皮膚悪性腫瘍	皮膚悪性線維性組織球腫
皮膚癌	皮膚脂肪肉腫	皮膚線維肉腫
皮膚疼痛症	皮膚白血病	皮膚付属器癌
びまん性星細胞腫	脾門部リンパ節転移	披裂喉頭蓋ひだ喉頭面癌
副咽頭間隙悪性腫瘍	腹腔内リンパ節の悪性腫瘍	腹腔リンパ節転移
副甲状腺悪性腫瘍	副甲状腺癌	副腎悪性腫瘍
副腎癌	副腎神経芽腫	副腎髄質の悪性腫瘍
副腎皮質癌	副腎皮質の悪性腫瘍	副鼻腔癌
腹部悪性腫瘍	腹部食道癌	腹部神経芽腫
腹膜悪性腫瘍	腹膜癌	ぶどう膜悪性黒色腫
噴門癌	平滑筋肉腫	辺縁系脳炎
扁桃窩癌	扁桃癌	扁桃肉腫
膀胱円蓋部膀胱癌	膀胱癌	膀胱頚部膀胱癌
膀胱後壁部膀胱癌	膀胱三角部膀胱癌	膀胱前壁部膀胱癌
膀胱側壁部膀胱癌	膀胱肉腫	膀胱尿路上皮癌
膀胱扁平上皮癌	傍骨性骨肉腫	放散痛
紡錘形細胞肉腫	胞巣状軟部肉腫	乏突起神経膠腫

ま

末期癌	末梢神経悪性腫瘍	慢性疼痛
脈絡膜悪性黒色腫	メルケル細胞癌	盲腸カルチノイド
盲腸癌	毛包癌	網膜芽細胞腫
網膜膠腫	毛様細胞性星細胞腫	毛様体悪性腫瘍

や

ユーイング肉腫	有棘細胞癌	幽門癌

ら	幽門前庭部癌	腰椎転移	卵黄のう腫瘍
	卵管癌	卵巣カルチノイド	卵巣癌
	卵巣癌全身転移	卵巣癌肉腫	卵巣絨毛癌
	卵巣胎児性癌	卵巣肉腫	卵巣胚細胞腫瘍
	卵巣未分化胚細胞腫	卵巣卵黄のう腫瘍	卵巣類皮のう胞癌
	隆起性皮膚線維肉腫	輪状後部癌	リンパ管肉腫
	リンパ性白血病骨髄浸潤	類上皮肉腫	肋骨転移

効能効果に関連する使用上の注意

(1)本剤は，他のオピオイド鎮痛剤が一定期間投与され，忍容性が確認された患者で，かつ強オピオイド鎮痛剤(モルヒネ製剤，オキシコドン製剤及びフェンタニル製剤)の定時投与により持続性疼痛が適切に管理されている癌患者における突出痛(一時的にあらわれる強い痛み)に対してのみ投与すること。

(2)定時投与されている強オピオイド鎮痛剤が低用量の患者(モルヒネ経口剤 30mg/日未満又は同等の鎮痛効果を示す用量の他のオピオイド鎮痛剤を定時投与中の患者)における本剤の使用経験は限られているため，本剤の必要性を慎重に検討した上で，副作用の発現に十分注意すること。

用法用量　通常，成人には１回の突出痛に対して，フェンタニルとして 50 又は 100μg を開始用量とし，上顎臼歯の歯茎と頬の間で溶解させる。

用量調節期に，症状に応じて，フェンタニルとして１回 50，100，200，400，600，800μg の順に一段階ずつ適宜調節し，至適用量を決定する。なお，用量調節期に１回の突出痛に対してフェンタニルとして１回 50〜600μg のいずれかの用量で十分な鎮痛効果が得られない場合には，投与から 30 分後以降に同一用量までの本剤を１回のみ追加投与できる。

至適用量決定後の維持期には，１回の突出痛に対して至適用量を１回投与することとし，１回用量の上限はフェンタニルとして 800μg とする。

ただし，用量調節期の追加投与を除き，前回の投与から４時間以上の投与間隔をあけ，１日当たり４回以下の突出痛に対する投与にとどめること。

用法用量に関連する使用上の注意

(1)処方時

①突出痛の回数や受診可能な頻度等を考慮して，必要最小限の錠数を処方すること。

②誤用防止のため，用量の異なる本剤を同時に処方しないこと。

(2)投与方法：本剤は口腔粘膜から吸収させる製剤であるため，噛んだり，舐めたりせずに使用すること。

(3)開始用量

①定時投与中の強オピオイド鎮痛剤としてモルヒネ経口剤 30mg/日以上 60mg/日未満又は同等の鎮痛効果を示す用量の他の強オピオイド鎮痛剤を定時投与中の患者では，１回の突出痛に対してフェンタニルとして 50μg から投与を開始することが望ましい。

②すべての患者において開始用量は１回の突出痛に対してフェンタニルとして 50 又は 100μg であり，他のフェンタニル速放性製剤から本剤に変更する場合でも，必ずフェンタニルとして１回 50 又は 100μg から投与を開始すること。

(4)用量調節と維持

①１回の突出痛に対して１回の本剤投与で十分な鎮痛効果が得られるよう，一段階ずつ漸増して，患者毎に用量調節を行うこと。

②１回の突出痛に対して本剤の追加投与を必要とする状態が複数回続く場合には，本剤の１回用量の増量を検討すること。

③１回あたりの投与錠数は４錠(左右の上顎臼歯の歯茎と頬との間に２錠ずつ)までとすること。また，用量調節後は同じ用量の規格に切り替えて１回１錠を投与することが望ましい。

④定時投与中のオピオイド鎮痛剤を増量する場合や種類を変更する場合には，副作用に十分注意し，必要に応じて本剤の減量を考慮すること。

⑤１回の突出痛に対してフェンタニルとして１回 800μg で十分な鎮痛効果が得られない場合には，他の治療法への変更を考慮すること。

⑥１日に４回を超える突出痛の発現が続く場合には，定時投与中の強オピオイド鎮痛剤の増量を検討すること。

警告　小児が誤って口に入れた場合，過量投与となり死に至るおそれがあることを患者等に説明し，必ず本剤を小児の手の届かないところに保管するよう指導すること。

禁忌　本剤の成分に対し過敏症のある患者

イミグラン錠50

規格：50mg1錠[816.4円/錠]

スマトリプタンコハク酸塩　グラクソ・スミスクライン　216

【効能効果】

片頭痛

【対応標準病名】

◎	片頭痛		
○	眼筋麻痺性片頭痛	眼性片頭痛	持続性片頭痛
	典型片頭痛	脳底動脈性片頭痛	普通型片頭痛
	片麻痺性片頭痛	網膜性片頭痛	

効能効果に関連する使用上の注意

(1)本剤は国際頭痛学会による片頭痛診断基準により「前兆のない片頭痛」あるいは「前兆のある片頭痛」と確定診断が行われた場合にのみ投与すること。特に次のような患者は，くも膜下出血等の脳血管障害や他の原因による頭痛の可能性があるので，本剤投与前に問診，診察，検査を十分に行い，頭痛の原因を確認してから投与すること。

①今までに片頭痛と診断が確定したことのない患者

②片頭痛と診断されたことはあるが，片頭痛に通常見られる症状や経過とは異なった頭痛及び随伴症状のある患者

(2)家族性片麻痺性片頭痛，孤発性片麻痺性片頭痛，脳底型片頭痛あるいは眼筋麻痺性片頭痛の患者には投与しないこと。

用法用量　通常，成人にはスマトリプタンとして１回 50mg を片頭痛の頭痛発現時に経口投与する。

なお，効果が不十分な場合には，追加投与をすることができるが，前回の投与から２時間以上あけること。

また，50mg の経口投与で効果が不十分であった場合には，次回片頭痛発現時から 100mg を経口投与することができる。

ただし，１日の総投与量を 200mg 以内とする。

用法用量に関連する使用上の注意

(1)本剤は頭痛発現時にのみ使用し，予防的には使用しないこと。

(2)本剤投与により全く効果が認められない場合は，その発作に対して追加投与をしないこと。このような場合は，再検査の上，頭痛の原因を確認すること。

(3)スマトリプタン製剤を組み合わせて使用する場合には少なくとも以下の間隔をあけて投与すること。

①錠剤投与後に注射液あるいは点鼻液を追加投与する場合には２時間以上

②注射液投与後に錠剤を追加投与する場合には１時間以上

③点鼻液投与後に錠剤を追加投与する場合には２時間以上

禁忌

(1)本剤の成分に対し過敏症の既往歴のある患者

(2)心筋梗塞の既往歴のある患者，虚血性心疾患又はその症状・兆候のある患者，異型狭心症(冠動脈攣縮)のある患者

(3)脳血管障害や一過性脳虚血性発作の既往のある患者

(4)末梢血管障害を有する患者

(5)コントロールされていない高血圧症の患者

(6)重篤な肝機能障害を有する患者

(7)エルゴタミン，エルゴタミン誘導体含有製剤，あるいは他の $5\text{-}HT_{1B/1D}$ 受容体作動薬を投与中の患者

(8)モノアミンオキシダーゼ阻害剤(MAO 阻害剤)を投与中，あるいは投与中止２週間以内の患者

併用禁忌

薬剤名等	臨床症状・措置方法	機序・危険因子
エルゴタミン エルゴタミン酒石酸塩・無水カフェイン・イソプロピルアンチピリン(クリアミン) エルゴタミン誘導体含有製剤 ジヒドロエルゴタミンメシル酸塩(ジヒデルゴット) エルゴメトリンマレイン酸塩(エルゴメトリンF) メチルエルゴメトリンマレイン酸塩(メテルギン)	血圧上昇又は血管攣縮が増強されるおそれがある。 本剤投与後にエルゴタミンあるいはエルゴタミン誘導体含有製剤を投与する場合，もしくはその逆の場合は，それぞれ24時間以上の間隔をあけて投与すること。	$5\text{-HT}_{1B/1D}$受容体作動薬との薬理的相加作用により，相互に作用(血管収縮作用)を増強させる。
$5\text{-HT}_{1B/1D}$受容体作動薬 ゾルミトリプタン(ゾーミッグ) エレトリプタン臭化水素酸塩(レルパックス) リザトリプタン安息香酸塩(マクサルト) ナラトリプタン塩酸塩(アマージ)	血圧上昇又は血管攣縮が増強されるおそれがある。 本剤投与後に他の$5\text{-HT}_{1B/1D}$受容体作動型の片頭痛薬を投与する場合，もしくはその逆の場合は，それぞれ24時間以内に投与しないこと。	併用により相互に作用を増強させる。
MAO阻害剤	本剤の消失半減期($t_{1/2}$)が延長し，血中濃度-時間曲線下面積(AUC)が増加するおそれがあるので，MAO阻害剤を投与中あるいは投与中止2週間以内の患者には本剤を投与しないこと。	MAO阻害剤により本剤の代謝が阻害され，本剤の作用が増強される可能性が考えられる。

スマトリプタン錠50mg「DK」：大興[405.5円/錠]，スマトリプタン錠50mg「F」：富士製薬[405.5円/錠]，スマトリプタン錠50mg「FFP」：富士フイルム[405.5円/錠]，スマトリプタン錠50mg「JG」：日本ジェネリック[405.5円/錠]，スマトリプタン錠50mg「SN」：シオノ[405.5円/錠]，スマトリプタン錠50mg「TCK」：辰巳化学[462.1円/錠]，スマトリプタン錠50mg「YD」：陽進堂[405.5円/錠]，スマトリプタン錠50mg「アメル」：共和薬品[405.5円/錠]，スマトリプタン錠50mg「タカタ」：高田[405.5円/錠]，スマトリプタン錠50mg「トーワ」：東和[405.5円/錠]，スマトリプタン錠50mg「日医工」：日医工[405.5円/錠]，スマトリプタン錠50mg「マイラン」：マイラン製薬[462.1円/錠]

イムセラカプセル0.5mg

規格：0.5mg1カプセル[8148.7円/カプセル]

フィンゴリモド塩酸塩　田辺三菱　399

【効 能 効 果】

多発性硬化症の再発予防及び身体的障害の進行抑制

【対応標準病名】

◎	多発性硬化症		
○	急性多発性硬化症	脊髄多発性硬化症	脳幹多発性硬化症
	無症候性多発性硬化症		

効能効果に関連する使用上の注意　進行型多発性硬化症に対する本剤の有効性及び安全性は確立していない。

用法用量　通常，成人にはフィンゴリモドとして1日1回0.5mgを経口投与する。

警告

(1)本剤の投与は，緊急時に十分対応できる医療施設において，本剤の安全性及び有効性についての十分な知識と多発性硬化症の治療経験をもつ医師のもとで，本療法が適切と判断される症例についてのみ実施すること。また，黄斑浮腫等の重篤な眼疾患が発現することがあるので，十分に対応できる眼科医と連携がとれる場合にのみ使用すること。

(2)本剤の投与開始後，数日間にわたり心拍数の低下作用がみられる。特に投与初期は大きく心拍数が低下することがあるので，循環器を専門とする医師と連携するなど，適切な処置が行える管理下で投与を開始すること。

(3)重篤な感染症があらわれ，死亡に至る例が報告されている。また，本剤との関連性は明らかではないが，Epstein-Barrウイルスに関連した悪性リンパ腫，リンパ増殖性疾患の発現も報告されている。本剤の投与において，重篤な副作用により，致命的な経過をたどることがあるので，治療上の有益性が危険性を上回ると判断される場合にのみ投与すること。

禁忌

(1)本剤の成分に対し過敏症の既往歴のある患者

(2)重篤な感染症のある患者

(3)クラスIa(キニジン，プロカインアミド等)又はクラスIII(アミオダロン，ソタロール等)抗不整脈剤を投与中の患者

(4)妊婦又は妊娠している可能性のある婦人

併用禁忌

薬剤名等	臨床症状・措置方法	機序・危険因子
生ワクチン (乾燥弱毒生麻しんワクチン，乾燥弱毒生風しんワクチン，経口生ポリオワクチン，乾燥BCG等)	免疫抑制下で生ワクチンを接種すると発症するおそれがあるので接種しないこと。本剤投与中止後も薬力学的効果が持続するため，リンパ球数の回復が確認されるまでは接種を避けること。	本剤は免疫系に抑制的に作用するため，生ワクチンを接種すると増殖し，病原性をあらわすおそれがある。
クラスIa抗不整脈剤 キニジン(硫酸キニジン) プロカインアミド(アミサリン)等 クラスIII抗不整脈剤 アミオダロン(アンカロン) ソタロール(ソタコール)等	併用によりTorsades de pointes等の重篤な不整脈を生じるおそれがある。	本剤の投与により心拍数が低下するため，併用により不整脈を増強するおそれがある。

ジレニアカプセル0.5mg：ノバルティス　0.5mg1カプセル[8148.7円/カプセル]

イムラン錠50mg

規格：50mg1錠[148.5円/錠]

アザチオプリン　グラクソ・スミスクライン　399

【効 能 効 果】

(1)下記の臓器移植における拒絶反応の抑制
腎移植，肝移植，心移植，肺移植

(2)ステロイド依存性のクローン病の緩解導入及び緩解維持並びにステロイド依存性の潰瘍性大腸炎の緩解維持

(3)治療抵抗性の下記リウマチ性疾患
全身性血管炎(顕微鏡的多発血管炎，ヴェゲナ肉芽腫症，結節性多発動脈炎，Churg-Strauss症候群，大動脈炎症候群等)，全身性エリテマトーデス(SLE)，多発性筋炎，皮膚筋炎，強皮症，混合性結合組織病，及び難治性リウマチ性疾患

【対応標準病名】

◎	アレルギー性肉芽腫性血管炎	ウェジナー肉芽腫症	肝移植拒絶反応
	緩解期潰瘍性大腸炎	関節リウマチ	強皮症
	結節性多発動脈炎	顕微鏡的多発血管炎	混合性結合組織病
	腎移植拒絶反応	心臓移植拒絶反応	ステロイド依存性潰瘍性大腸炎
	ステロイド依存性クローン病	全身型ウェジナー肉芽腫症	全身性エリテマトーデス
	大動脈炎症候群	多発性筋炎	肺移植拒絶反応
	皮膚筋炎		

○	ANCA 関連血管炎	胃クローン病	胃十二指腸クローン病
	移植拒絶における腎尿細管間質性障害	移植片拒絶	移植片対宿主病
	ウェジナー肉芽腫症性呼吸器障害	壊死性血管炎	オーバーラップ症候群
	回腸クローン病	潰瘍性大腸炎	潰瘍性大腸炎・左側大腸炎型
	潰瘍性大腸炎・全大腸炎型	潰瘍性大腸炎・直腸S状結腸炎型	潰瘍性大腸炎・直腸型
	潰瘍性大腸炎再燃	活動期潰瘍性大腸炎	過敏性血管炎
	肝移植不全	関節リウマチ・顎関節	関節リウマチ・肩関節
	関節リウマチ・股関節	関節リウマチ・指関節	関節リウマチ・趾関節
	関節リウマチ・膝関節	関節リウマチ・手関節	関節リウマチ・足関節
	関節リウマチ・肘関節	急性潰瘍性大腸炎	急性拒絶反応
	急性激症型潰瘍性大腸炎	強皮症性ミオパチー	拒絶反応
	空腸クローン病	グッドパスチャー症候群	クレスト症候群
	クローン病	クローン病性若年性関節炎	軽症潰瘍性大腸炎
	劇症型潰瘍性大腸炎	限局型ウェジナー肉芽腫症	肛門クローン病
	再燃緩解型潰瘍性大腸炎	若年性多発性動脈炎	若年性皮膚筋炎
	重症潰瘍性大腸炎	十二指腸クローン病	小腸クローン病
	小腸大腸クローン病	初回発作型潰瘍性大腸炎	腎移植急性拒絶反応
	腎移植不全	腎移植慢性拒絶反応	心臓移植不全
	心肺移植拒絶反応	心肺移植不全	ステロイド抵抗性全身性エリテマトーデス
	成人スチル病	全身性強皮症	全身性強皮症性呼吸器障害
	側頭動脈炎	大腸クローン病	多発性血管炎
	多発性血管炎重複症候群	多発性リウマチ性関節炎	チビエルジュ・ワイゼンバッハ症候群
	虫垂クローン病	中等症潰瘍性大腸炎	直腸クローン病
	低補体血症性血管炎	皮膚結節性多発動脈炎	慢性拒絶反応
	慢性持続型潰瘍性大腸炎	ムチランス変形	薬剤誘発性過敏性血管炎
△	RS3PE 症候群	炎症性多発性関節障害	潰瘍性大腸炎合併妊娠
	潰瘍性大腸炎性若年性関節炎	関節リウマチ・胸椎	関節リウマチ・頚椎
	関節リウマチ・脊椎	関節リウマチ・腰椎	急性移植片対宿主病
	血清反応陰性関節リウマチ	血栓性血小板減少性紫斑病	血栓性微小血管症
	膠原病	膠原病性心膜炎	膠原病に伴う貧血
	好酸球性筋膜炎	好酸球増加・筋痛症候群	肢端硬化症
	尺側偏位	全身性エリテマトーデス性呼吸器障害	全身性エリテマトーデス性心膜炎
	全身性エリテマトーデス性脳動脈炎	全身性エリテマトーデス性ミオパチー	全身性エリテマトーデス脊髄炎
	全身性エリテマトーデス脳炎	全身性エリテマトーデス脳脊髄炎	全身性自己免疫疾患
	多巣性線維性硬化症	多発性筋炎性呼吸器障害	肺移植不全
	皮膚筋炎性呼吸器障害	びまん性好酸球性筋膜炎	封入体筋炎
	慢性移植片対宿主病	薬剤誘発性ループス	リウマチ性滑液包炎
	リウマチ性皮下結節	リウマチ様関節炎	

効能効果に関連する使用上の注意

(1)本剤を臓器移植における拒絶反応の抑制を目的として投与する場合は，副腎皮質ステロイドや他の免疫抑制剤との併用で用いること。

(2)本剤をステロイド依存性のクローン病及びステロイド依存性の潰瘍性大腸炎を有する患者に投与する場合は，他の標準的な治療法では十分に効果が得られない患者に限ること。なお，本剤をステロイド依存性のクローン病における緩解導入を目的として投与する場合は，副腎皮質ステロイドとの併用で用いること。

(3)本剤を治療抵抗性のリウマチ性疾患に投与する場合は，副腎皮質ステロイド等との併用を考慮すること。

用法用量

(1)移植の場合

通常，成人及び小児において，下記量を１日量として経口投与する。しかし，本剤の耐薬量及び有効量は患者によって異なるので，最適の治療効果を得るために用量の注意深い増減が必要である。

①腎移植の場合

初期量としてアザチオプリン　2～3mg/kg 相当量

維持量としてアザチオプリン　0.5～1mg/kg 相当量

②肝，心及び肺移植の場合

初期量としてアザチオプリン　2～3mg/kg 相当量

維持量としてアザチオプリン　1～2mg/kg 相当量

(2)ステロイド依存性のクローン病の緩解導入及び緩解維持並びにステロイド依存性の潰瘍性大腸炎の緩解維持の場合：通常，成人及び小児には，１日量としてアザチオプリン 1～2mg/kg 相当量（通常，成人には 50～100mg）を経口投与する。

(3)全身性血管炎（顕微鏡的多発血管炎，ヴェゲナ肉芽腫症，結節性多発動脈炎，Churg-Strauss 症候群，大動脈炎症候群等），全身性エリテマトーデス（SLE），多発性筋炎，皮膚筋炎，強皮症，混合性結合組織病，及び難治性リウマチ性疾患の場合：通常，成人及び小児には，１日量として 1～2mg/kg 相当量を経口投与する。なお，症状により適宜増減可能であるが１日量として 3mg/kg を超えないこと。

用法用量に関連する使用上の注意

(1)肝機能障害又は腎不全のある患者では，投与量を通常投与量の下限とすることが望ましい。臨床検査値（血液検査，肝機能，腎機能検査等）を慎重に観察し，異常を認めた場合さらに減量を考慮すること。

(2)ステロイド依存性のクローン病及びステロイド依存性の潰瘍性大腸炎の患者では，２年程度を目安に本剤の投与継続の要否を検討すること。なお，臨床的な治療効果は 3～4ヵ月の投与では現れない場合がある。

(3)本剤を治療抵抗性のリウマチ性疾患に投与する場合，本剤の治療効果が認められた際には効果を維持できる最低用量まで減量することを検討すること。

警告

(1)臓器移植における本剤の投与は，免疫抑制療法及び移植患者の管理に精通している医師又はその指導のもとで行うこと。

(2)治療抵抗性のリウマチ性疾患に本剤を投与する場合には，緊急時に十分対応できる医療施設において，本剤についての十分な知識と治療抵抗性のリウマチ性疾患治療の経験を持つ医師のもとで行うこと。

禁忌

(1)本剤の成分に対し過敏症の既往歴のある患者

(2)白血球数 $3000/mm^3$ 以下の患者

(3)フェブキソスタットを投与中の患者

(4)妊婦又は妊娠している可能性のある婦人

併用禁忌

薬剤名等	臨床症状・措置方法	機序・危険因子
生ワクチン 乾燥弱毒生麻しんワクチン 乾燥弱毒生風しんワクチン 経口生ポリオワクチン 乾燥 BCG　等	免疫抑制下で生ワクチンを接種すると発症するおそれがある。	免疫抑制下で生ワクチンを接種すると増殖し，病原性を表す可能性がある。
フェブキソスタット（フェブリク）	骨髄抑制等の副作用を増強する可能性がある。	本剤の代謝物 6-メルカプトプリン（6-MP）の代謝酵素であるキサンチンオキシダーゼが阻害されることにより，6-MP の血中濃度が上昇することがアロプリノールで知られている。フェブキソスタットもキサンチンオキシダーゼ阻害作用をもつことから，同様の可能性がある。

アザニン錠50mg：田辺三菱［148.5円/錠］

イメンドカプセル80mg　規格：80mg1カプセル[3402.3円/カプセル]
イメンドカプセル125mg　規格：125mg1カプセル[4985.2円/カプセル]
イメンドカプセルセット　規格：1セット[11789.8円/セット]

アプレピタント　小野薬品　239

【効　能　効　果】

抗悪性腫瘍剤（シスプラチン等）投与に伴う消化器症状（悪心，嘔吐）（遅発期を含む）

【対応標準病名】

◎	化学療法に伴う嘔吐症		
○	嘔気	悪心	十二指腸神経内分泌腫瘍
	上唇赤唇部癌	反復性嘔吐	
△ あ	ALK 融合遺伝子陽性非小細胞肺癌	S 状結腸癌	悪性エナメル上皮腫
	悪性下垂体腫瘍	悪性褐色細胞腫	悪性顆粒細胞腫
	悪性間葉腫	悪性奇形腫	悪性胸腺腫
	悪性グロームス腫瘍	悪性血管外皮腫	悪性甲状腺腫
	悪性骨腫瘍	悪性縦隔腫瘍	悪性腫瘍合併性皮膚筋炎
	悪性腫瘍に伴う貧血	悪性神経膠腫	悪性髄膜腫
	悪性脊髄髄膜腫	悪性線維性組織球腫	悪性虫垂粘液瘤
	悪性停留精巣	悪性頭蓋咽頭腫	悪性脳腫瘍
	悪性末梢神経鞘腫	悪性葉状腫瘍	悪性リンパ腫骨髄浸潤
	鞍上部胚細胞腫瘍	胃悪性間葉系腫瘍	胃悪性黒色腫
	イートン・ランバート症候群	胃カルチノイド	胃癌
	胃癌・HER2 過剰発現	胃管癌	胃癌骨転移
	胃癌末期	胃原発絨毛癌	胃脂肪肉腫
	胃重複癌	胃進行癌	胃体部癌
	胃底部癌	遺伝性大腸癌	遺伝性非ポリポーシス大腸癌
	胃肉腫	胃胚細胞腫瘍	胃平滑筋肉腫
	胃幽門部癌	陰核癌	陰茎癌
	陰茎亀頭部癌	陰茎体部癌	陰茎肉腫
	陰茎パジェット病	陰茎包皮部癌	咽頭癌
	咽頭肉腫	陰のう癌	陰のう内脂肪肉腫
	陰のうパジェット病	ウイルムス腫瘍	エクリン汗孔癌
	炎症性乳癌	延髄神経膠腫	延髄星細胞腫
	横行結腸癌	嘔吐症	横紋筋肉腫
か	外陰悪性黒色腫	外陰悪性腫瘍	外陰癌
	外陰部パジェット病	外耳道癌	回腸カルチノイド
	回腸癌	海綿芽細胞腫	回盲部癌
	下咽頭癌	下咽頭後部癌	下咽頭肉腫
	下顎悪性エナメル上皮腫	下顎骨悪性腫瘍	下顎骨骨肉腫
	下顎歯肉癌	下顎歯肉頬移行部癌	下顎部横紋筋肉腫
	下眼瞼基底細胞癌	下眼瞼皮膚癌	下眼瞼有棘細胞癌
	顎下腺癌	顎下部悪性腫瘍	角膜の悪性腫瘍
	下行結腸癌	下口唇基底細胞癌	下口唇皮膚癌
	下口唇有棘細胞癌	下肢悪性腫瘍	下唇癌
	下唇赤唇部癌	仮声帯癌	滑膜腫
	滑膜肉腫	下部食道癌	下部胆管癌
	下葉小細胞肺癌	下葉肺癌	下葉肺腺癌
	下葉肺大細胞癌	下葉肺扁平上皮癌	下葉非小細胞肺癌
	カルチノイド	癌	肝悪性腫瘍
	眼窩悪性腫瘍	肝外胆管癌	眼窩横紋筋肉腫
	眼窩神経芽腫	肝カルチノイド	肝癌
	肝癌骨転移	癌関連網膜症	眼瞼皮膚の悪性腫瘍
	肝細胞癌	肝細胞癌破裂	癌性悪液質
	癌性胸膜炎	癌性ニューロパチー	癌性ニューロミオパチー
	癌性貧血	癌性ミエロパチー	汗腺癌
	顔面悪性腫瘍	顔面横紋筋肉腫	肝門部癌
	肝門部胆管癌	気管癌	気管支カルチノイド
	気管支癌	気管支リンパ節転移	基底細胞癌
	臼後部癌	嗅神経芽腫	嗅神経上皮腫
	胸腔内リンパ節の悪性腫瘍	橋神経膠腫	胸腺カルチノイド
	胸腺癌	胸腺腫	胸椎転移
	頬粘膜癌	頬部横紋筋肉腫	胸部下部食道癌
	頬部血管肉腫	胸部上部食道癌	胸部食道癌
	胸部中部食道癌	胸膜悪性腫瘍	胸膜脂肪肉腫
	胸膜播種	巨大後腹膜脂肪肉腫	空腸カルチノイド
	空腸癌	クルッケンベルグ腫瘍	クロム親和性芽細胞腫
	頚動脈小体悪性腫瘍	頚部悪性腫瘍	頚部悪性線維性組織球腫
	頚部悪性軟部腫瘍	頚部横紋筋肉腫	頚部滑膜肉腫
	頚部癌	頚部基底細胞癌	頚部血管肉腫
	頚部原発腫瘍	頚部脂腺癌	頚部脂肪肉腫
	頚部食道癌	頚部神経芽腫	頚部肉腫
	頚部皮膚悪性腫瘍	頚部皮膚癌	頚部有棘細胞癌
	頚部隆起性皮膚線維肉腫	血管肉腫	結腸癌
	結腸脂肪肉腫	結膜の悪性腫瘍	肩甲部脂肪肉腫
	原始神経外胚葉腫瘍	原線維性星細胞腫	原発性肝癌
	原発性骨腫瘍	原発性脳腫瘍	原発性肺癌
	原発不明癌	肩部悪性線維性組織球腫	肩部横紋筋肉腫
	肩部滑膜肉腫	肩部線維肉腫	肩部淡明細胞肉腫
	肩部胞巣状軟部肉腫	口蓋癌	口蓋垂癌
	膠芽腫	口腔悪性黒色腫	口腔癌
	口腔前庭癌	口腔底癌	硬口蓋癌
	後縦隔悪性腫瘍	甲状腺悪性腫瘍	甲状腺癌
	甲状腺癌骨転移	甲状腺髄様癌	甲状腺乳頭癌
	甲状腺未分化癌	甲状腺濾胞癌	甲状軟骨の悪性腫瘍
	口唇癌	口唇境界部癌	口唇赤唇部癌
	口唇皮膚悪性腫瘍	口底癌	喉頭蓋癌
	喉頭蓋前面癌	喉頭蓋谷癌	喉頭癌
	後頭部転移性腫瘍	後頭葉悪性腫瘍	後頭葉膠芽腫
	後頭葉神経膠腫	膠肉腫	項部基底細胞癌
	後腹膜悪性腫瘍	後腹膜悪性線維性組織球腫	後腹膜横紋筋肉腫
	後腹膜血管肉腫	後腹膜脂肪肉腫	後腹膜線維肉腫
	後腹膜胚細胞腫瘍	後腹膜平滑筋肉腫	後腹膜リンパ節転移
	項部皮膚癌	項部有棘細胞癌	肛門悪性黒色腫
	肛門癌	肛門管癌	肛門部癌
	肛門扁平上皮癌	骨悪性線維性組織球腫	骨原性肉腫
	骨髄性白血病骨髄浸潤	骨髄転移	骨線維肉腫
	骨転移癌	骨軟骨肉腫	骨肉腫
	骨盤転移	骨盤内リンパ節転移	骨盤内リンパ節の悪性腫瘍
さ	骨膜性骨肉腫	鰓原性癌	残胃癌
	耳介癌	耳下腺癌	耳下部肉腫
	耳管癌	色素性基底細胞癌	子宮癌
	子宮癌骨転移	子宮癌再発	子宮癌肉腫
	子宮体癌	子宮体癌再発	子宮内膜癌
	子宮内膜間質肉腫	子宮肉腫	子宮平滑筋肉腫
	篩骨洞癌	視床下部星細胞腫	視床星細胞腫
	視神経膠腫	脂腺癌	歯肉癌
	脂肪肉腫	斜台部脊索腫	縦隔癌
	縦隔脂肪肉腫	縦隔神経芽腫	縦隔胚細胞腫瘍
	縦隔卵黄のう腫瘍	縦隔リンパ節転移	十二指腸悪性ガストリノーマ
	十二指腸悪性ソマトスタチノーマ	十二指腸カルチノイド	十二指腸癌
	十二指腸神経内分泌癌	十二指腸乳頭癌	十二指腸乳頭部癌
	十二指腸平滑筋肉腫	絨毛癌	手関節部滑膜肉腫
	主気管支の悪性腫瘍	術後乳癌	手部悪性線維性組織球腫
	手部横紋筋肉腫	手部滑膜肉腫	手部淡明細胞肉腫
	手部類上皮肉腫	腫瘍随伴症候群	上衣芽細胞腫

上衣腫	小陰唇癌	上咽頭癌
上咽頭脂肪肉腫	上顎悪性エナメル上皮腫	上顎癌
上顎結節部癌	上顎骨悪性腫瘍	上顎骨骨肉腫
上顎歯肉癌	上顎歯肉頬移行部癌	上顎洞癌
松果体悪性腫瘍	松果体芽腫	松果体胚細胞腫瘍
松果体部膠芽腫	松果体未分化胚細胞腫	上眼瞼基底細胞癌
上眼瞼皮膚癌	上眼瞼有棘細胞癌	上行結腸カルチノイド
上行結腸癌	上行結腸平滑筋肉腫	上口唇基底細胞癌
上口唇皮膚癌	上口唇有棘細胞癌	小細胞肺癌
上肢悪性腫瘍	上唇癌	小唾液腺癌
小腸カルチノイド	小腸癌	小腸脂肪肉腫
小腸平滑筋肉腫	上皮腫	上部食道癌
上部胆管癌	上葉小細胞肺癌	上葉肺癌
上葉肺腺癌	上葉肺大細胞癌	上葉肺扁平上皮癌
上葉非小細胞肺癌	上腕悪性線維性組織球腫	上腕悪性軟部腫瘍
上腕横紋筋肉腫	上腕滑膜肉腫	上腕脂肪肉腫
上腕線維肉腫	上腕淡明細胞肉腫	上腕胞巣状軟部肉腫
上腕類上皮肉腫	食道悪性間葉系腫瘍	食道悪性黒色腫
食道横紋筋肉腫	食道カルチノイド	食道癌
食道癌骨転移	食道癌肉腫	食道基底細胞癌
食道偽肉腫	食道脂肪肉腫	食道小細胞癌
食道腺癌	食道腺様のう胞癌	食道粘表皮癌
食道表在癌	食道平滑筋肉腫	食道未分化癌
痔瘻癌	腎悪性腫瘍	腎盂癌
腎盂腺癌	腎盂乳頭状癌	腎盂尿路上皮癌
腎盂扁平上皮癌	腎カルチノイド	腎癌
腎癌骨転移	神経芽腫	神経膠腫
神経線維肉腫	進行乳癌	唇交連癌
腎細胞癌	腎周囲脂肪肉腫	心臓悪性腫瘍
心臓横紋筋肉腫	心臓血管肉腫	心臓脂肪肉腫
心臓線維肉腫	心臓粘液肉腫	腎肉腫
膵芽腫	膵癌	膵管癌
膵管内管状腺癌	膵管内乳頭粘液性腺癌	膵脂肪肉腫
膵漿液性のう胞腺癌	膵腺房細胞癌	膵臓癌骨転移
膵体部癌	膵頭部カルチノイド	膵頭部癌
膵内胆管癌	膵粘液性のう胞腺癌	膵尾部癌
髄膜癌腫症	髄膜白血病	スキルス胃癌
星細胞腫	精索脂肪肉腫	精索肉腫
星状芽細胞腫	精上皮腫	成人Ｔ細胞白血病骨髄浸潤
精巣横紋筋肉腫	精巣癌	精巣奇形癌
精巣奇形腫	精巣絨毛癌	精巣上体癌
精巣胎児性癌	精巣肉腫	精巣胚細胞腫瘍
精巣卵黄のう腫瘍	精巣卵のう腫瘍	精母細胞腫
声門下癌	声門癌	声門上癌
脊索腫	脊髄播種	脊椎転移
舌縁癌	舌下腺癌	舌下面癌
舌癌	舌根部癌	舌脂肪肉腫
舌尖癌	舌背癌	線維脂肪肉腫
線維肉腫	前縦隔悪性腫瘍	全身性転移性癌
前頭洞癌	前頭部転移性腫瘍	前頭葉悪性腫瘍
前頭葉膠芽腫	前頭葉神経膠腫	前頭葉星細胞腫
前頭葉退形成性星細胞腫	前立腺横紋筋肉腫	前立腺癌
前立腺癌骨転移	前立腺小細胞癌	前立腺神経内分泌癌
前立腺肉腫	前腕悪性線維性組織球腫	前腕悪性軟部腫瘍
前腕横紋筋肉腫	前腕滑膜肉腫	前腕線維肉腫
前腕胞巣状軟部肉腫	前腕類上皮肉腫	早期胃癌
早期食道癌	総胆管癌	側頭部転移性腫瘍
側頭葉悪性腫瘍	側頭葉膠芽腫	側頭葉神経膠腫
側頭葉星細胞腫	側頭葉退形成性星細胞腫	側頭葉毛様細胞性星細胞腫
た　第４脳室上衣腫	大陰唇癌	退形成性星細胞腫
胎児性癌	胎児性精巣腫瘍	大腿骨転移性骨腫瘍

大唾液腺癌	大腸カルチノイド	大腸癌
大腸癌骨転移	大腸肉腫	大腸粘液癌
大動脈周囲リンパ節転移	大脳悪性腫瘍	大脳深部神経膠腫
大脳深部転移性腫瘍	大網脂肪肉腫	唾液腺癌
多発性癌転移	多発性骨髄腫骨髄浸潤	多発性神経膠腫
胆管癌	男性性器癌	胆のうカルチノイド
胆のう癌	胆のう管癌	胆のう肉腫
淡明細胞肉腫	腟悪性黒色腫	腟癌
中咽頭癌	中咽頭側壁癌	中咽頭肉腫
中耳悪性腫瘍	中縦隔悪性腫瘍	虫垂癌
虫垂杯細胞カルチノイド	中脳神経膠腫	肘部滑膜肉腫
中部食道癌	肘部線維肉腫	中部胆管癌
肘部類上皮肉腫	中葉小細胞肺癌	中葉肺癌
中葉肺腺癌	中葉肺大細胞癌	中葉肺扁平上皮癌
中葉非小細胞肺癌	腸間膜悪性腫瘍	腸間膜脂肪肉腫
腸間膜肉腫	腸間膜平滑筋肉腫	蝶形骨洞癌
腸骨リンパ節転移	聴神経膠腫	直腸Ｓ状部結腸癌
直腸悪性黒色腫	直腸カルチノイド	直腸癌
直腸癌骨転移	直腸癌術後再発	直腸癌穿孔
直腸脂肪肉腫	直腸平滑筋肉腫	手軟部悪性腫瘍
転移性下顎癌	転移性肝癌	転移性肝腫瘍
転移性胸膜腫瘍	転移性口腔癌	転移性黒色腫
転移性骨腫瘍	転移性骨腫瘍による大腿骨骨折	転移性縦隔腫瘍
転移性十二指腸癌	転移性腫瘍	転移性消化器腫瘍
転移性上顎癌	転移性小腸腫瘍	転移性腎腫瘍
転移性膵腫瘍	転移性舌癌	転移性頭蓋骨腫瘍
転移性脳腫瘍	転移性肺癌	転移性肺腫瘍
転移性脾腫瘍	転移性皮膚腫瘍	転移性副腎腫瘍
転移性扁平上皮癌	転移性卵巣癌	テント上下転移性腫瘍
頭蓋骨悪性腫瘍	頭蓋骨骨肉腫	頭蓋底骨肉腫
頭蓋底脊索腫	頭蓋内胚細胞腫瘍	頭蓋部脊索腫
頭頸部癌	透析腎癌	頭頂葉悪性腫瘍
頭頂葉膠芽腫	頭頂葉神経膠腫	頭頂葉星細胞腫
頭部悪性線維性組織球腫	頭部横紋筋肉腫	頭部滑膜肉腫
頭部基底細胞癌	頭部血管肉腫	頭部脂腺癌
頭部脂肪肉腫	頭部軟部組織悪性腫瘍	頭部皮膚癌
な　頭部有棘細胞癌	頭部隆起性皮膚線維肉腫	内耳癌
内胚葉洞腫瘍	軟口蓋癌	軟骨肉腫
軟部悪性巨細胞腫	軟部組織悪性腫瘍	肉腫
乳癌	乳癌・HER2過剰発現	乳癌骨転移
乳癌再発	乳癌皮膚転移	乳房外パジェット病
乳房下外側部乳癌	乳房下内側部乳癌	乳房脂肪肉腫
乳房上外側部乳癌	乳房上内側部乳癌	乳房中央部乳癌
乳房肉腫	尿管癌	尿管口部膀胱癌
尿管尿路上皮癌	尿道傍腺の悪性腫瘍	尿膜管癌
粘液性のう胞腺癌	脳幹悪性腫瘍	脳幹膠芽腫
脳幹神経膠腫	脳幹部星細胞腫	脳室悪性腫瘍
脳室上衣腫	脳神経悪性腫瘍	脳胚細胞腫瘍
は　肺芽腫	肺カルチノイド	肺癌
肺癌骨転移	肺癌肉腫	肺癌による閉塞性肺炎
胚細胞腫	肺腺癌	肺腺扁平上皮癌
肺腺様のう胞癌	肺大細胞癌	肺大細胞神経内分泌癌
肺肉腫	肺粘表皮癌	肺扁平上皮癌
肺胞上皮癌	肺未分化癌	肺門部小細胞癌
肺門部腺癌	肺門部大細胞癌	肺門部肺癌
肺門部非小細胞癌	肺門部扁平上皮癌	肺門リンパ節転移
馬尾上衣腫	バレット食道癌	パンコースト症候群
鼻咽腔癌	鼻腔癌	脾脂肪肉腫
非小細胞肺癌	鼻前庭癌	鼻中隔癌
脾の悪性腫瘍	皮膚悪性腫瘍	皮膚悪性線維性組織球腫
皮膚癌	皮膚脂肪肉腫	皮膚線維肉腫

	皮膚白血病	皮膚付属器癌	びまん性星細胞腫
	脾門部リンパ節転移	披裂喉頭蓋ひだ喉頭面癌	副咽頭間隙悪性腫瘍
	腹腔内リンパ節の悪性腫瘍	腹腔リンパ節転移	副甲状腺悪性腫瘍
	副甲状腺癌	副腎悪性腫瘍	副腎癌
	副腎髄質の悪性腫瘍	副腎皮質癌	副腎皮質の悪性腫瘍
	副鼻腔癌	腹部悪性腫瘍	腹部食道癌
	腹部神経芽腫	腹膜悪性腫瘍	腹膜癌
	ぶどう膜悪性黒色腫	噴門癌	平滑筋肉腫
	辺縁系脳炎	扁桃窩癌	扁桃癌
	扁桃肉腫	膀胱円蓋部膀胱癌	膀胱癌
	膀胱頚部膀胱癌	膀胱後壁部膀胱癌	膀胱三角部膀胱癌
	膀胱前壁部膀胱癌	膀胱側壁部膀胱癌	膀胱肉腫
	膀胱尿路上皮癌	膀胱扁平上皮癌	傍骨性骨肉腫
	紡錘形細胞肉腫	胞巣状軟部肉腫	乏突起神経膠腫
ま	末梢癌	末梢神経悪性腫瘍	脈絡膜悪性黒色腫
	メルケル細胞癌	盲腸カルチノイド	盲腸癌
	毛包癌	網膜芽細胞腫	網膜膠腫
や	毛様細胞性星細胞腫	毛様体悪性腫瘍	ユーイング肉腫
	有棘細胞癌	幽門癌	幽門前庭部癌
ら	腰椎転移	卵黄のう腫瘍	卵管癌
	卵巣カルチノイド	卵巣癌	卵巣癌全身転移
	卵巣癌肉腫	卵巣絨毛癌	卵巣胎児性癌
	卵巣肉腫	卵巣胚細胞腫瘍	卵巣未分化胚細胞腫
	卵巣卵黄のう腫瘍	卵巣類皮のう胞癌	隆起性皮膚線維肉腫
	輪状後部癌	リンパ管肉腫	リンパ性白血病骨髄浸潤
	類上皮肉腫	肋骨転移	

効能効果に関連する使用上の注意　本剤は強い悪心，嘔吐が生じる抗悪性腫瘍剤（シスプラチン等）の投与の場合に限り使用すること。

用法用量　他の制吐剤との併用において，通常，成人及び12歳以上の小児にはアプレピタントとして抗悪性腫瘍剤投与1日目は125mgを，2日目以降は80mgを1日1回，経口投与する。

用法用量に関連する使用上の注意

(1)がん化学療法の各コースにおいて，本剤の投与期間は3日間を目安とすること。また，成人では5日間を超えて，12歳以上の小児では3日間を超えて本剤を投与した際の有効性及び安全性は確立していない。

(2)本剤は，原則としてコルチコステロイド及び5-HT_3受容体拮抗型制吐剤と併用して使用すること。なお，併用するコルチコステロイド及び5-HT_3受容体拮抗型制吐剤の用法用量については，各々の薬剤の添付文書等，最新の情報を参考にし，投与すること。ただし，コルチコステロイドの用量については，本剤とコルチコステロイドの薬物相互作用を考慮して適宜減量すること。

(3)本剤は，抗悪性腫瘍剤の投与1時間～1時間30分前に投与し，2日目以降は午前中に投与すること。

禁忌

(1)本剤の成分に対し過敏症の既往歴のある患者

(2)ピモジド投与中の患者

併用禁忌

薬剤名等	臨床症状・措置方法	機序・危険因子
ピモジド オーラップ錠1mg，3mg，細粒1％	左記薬剤の血中濃度上昇により，QT延長，心室性不整脈等の重篤な副作用を起こすおそれがある。	本剤の用量依存的なCYP3A4阻害作用によって，左記薬剤の血中濃度上昇を来すことがあり，重篤又は生命を脅かす事象の原因となるおそれがある。

イリコロンM配合錠　規格：1錠［5.6円/錠］

アカメガシワエキス　ピペタナート塩酸塩　日本新薬　239

【効能効果】

過敏大腸症（イリタブルコロン）

【対応標準病名】

◎	過敏性腸症候群		
○	下痢型過敏性腸症候群	混合型過敏性腸症候群	便秘型過敏性腸症候群

用法用量　通常成人1回2錠を1日3回経口投与する。なお，年齢，症状により適宜増減する。

禁忌

(1)緑内障のある患者

(2)前立腺肥大による排尿障害のある患者

(3)重篤な心疾患のある患者

(4)麻痺性イレウスの患者

イリボーOD錠2.5μg　規格：2.5μg1錠［88.3円/錠］
イリボーOD錠5μg　規格：5μg1錠［144.2円/錠］
イリボー錠2.5μg　規格：2.5μg1錠［88.3円/錠］
イリボー錠5μg　規格：5μg1錠［144.2円/錠］

ラモセトロン塩酸塩　アステラス　239

【効能効果】

男性における下痢型過敏性腸症候群

【対応標準病名】

◎	下痢型過敏性腸症候群	
○	過敏性腸症候群	混合型過敏性腸症候群
△	便秘型過敏性腸症候群	

効能効果に関連する使用上の注意　現時点で得られている臨床成績では，女性における本剤の有効性は認められず副作用発現率が高いことから，本剤を女性に対して投与しないこと。

用法用量　通常，成人男性にはラモセトロン塩酸塩として5μgを1日1回経口投与する。

なお，症状により適宜増減するが，1日最高投与量は10μgまでとする。

用法用量に関連する使用上の注意　用量調整を行う場合は1カ月程度の症状推移を確認してから実施すること。また，症状変化に応じた頻繁な用量調整を行わないようにすること。

禁忌　本剤の成分に対し過敏症の既往歴のある患者

イルトラ配合錠HD　規格：1錠［193.9円/錠］
イルトラ配合錠LD　規格：1錠［129.3円/錠］

イルベサルタン　トリクロルメチアジド　塩野義　214

【効能効果】

高血圧症

【対応標準病名】

◎	高血圧症	本態性高血圧症	
○	悪性高血圧症	境界型高血圧症	高血圧性緊急症
	高血圧性腎疾患	高血圧性脳内出血	高血圧切迫症
	高レニン性高血圧症	若年高血圧症	若年性境界型高血圧症
	収縮期高血圧症	腎血管性高血圧症	腎実質性高血圧症
	腎性高血圧症	低レニン性高血圧症	内分泌性高血圧症
	二次性高血圧症	副腎性高血圧症	

効能効果に関連する使用上の注意　過度な血圧低下のおそれ等があり，本剤を高血圧治療の第一選択薬としないこと。

用法用量　成人には1日1回1錠（イルベサルタン/トリクロルメチアジドとして100mg/1mg又は200mg/1mg）を経口投与する。本剤は高血圧治療の第一選択薬として用いない。

用法用量に関連する使用上の注意　原則として，イルベサルタン 100mg で効果不十分な場合にイルベサルタン/トリクロルメチアジド 100mg/1mg の投与を，イルベサルタン 200mg，又はイルベサルタン/トリクロルメチアジド 100mg/1mg で効果不十分な場合にイルベサルタン/トリクロルメチアジド 200mg/1mg の投与を検討すること。

禁忌

(1)本剤の成分に対し過敏症の既往歴のある患者
(2)チアジド系薬剤又はその類似化合物(例えばクロルタリドン等のスルホンアミド誘導体)に対する過敏症の既往歴のある患者
(3)妊婦又は妊娠している可能性のある婦人
(4)無尿の患者又は透析中の患者
(5)急性腎不全の患者
(6)体液中のナトリウム，カリウムが明らかに減少している患者
(7)アリスキレンを投与中の糖尿病患者(ただし，他の降圧治療を行ってもなお血圧のコントロールが著しく不良の患者を除く)

イルベタン錠50mg　規格：50mg1錠[64.7円/錠]
イルベタン錠100mg　規格：100mg1錠[123.4円/錠]
イルベタン錠200mg　規格：200mg1錠[189円/錠]
イルベサルタン　塩野義　214

アバプロ錠 50mg，アバプロ錠 100mg，アバプロ錠 200mg を参照(P66)

イレッサ錠250　規格：250mg1錠[6712.7円/錠]
ゲフィチニブ　アストラゼネカ　429

【効 能 効 果】

EGFR 遺伝子変異陽性の手術不能又は再発非小細胞肺癌

【対応標準病名】

◎	EGFR 遺伝子変異陽性非小細胞肺癌		
○	非小細胞肺癌		
△	ALK 融合遺伝子陽性非小細胞肺癌	下葉小細胞肺癌	下葉肺腺癌
	下葉肺大細胞癌	下葉肺扁平上皮癌	下葉非小細胞肺癌
	癌関連網膜症	胸膜播種	後腹膜リンパ節転移
	上葉小細胞肺癌	上葉肺腺癌	上葉肺大細胞癌
	上葉肺扁平上皮癌	上葉非小細胞肺癌	大動脈周囲リンパ節転移
	中葉小細胞肺癌	中葉肺腺癌	中葉肺大細胞癌
	中葉肺扁平上皮癌	中葉非小細胞肺癌	腸骨リンパ節転移
	転移性骨腫瘍による大腿骨骨折	肺癌	肺癌による閉塞性肺炎
	肺門部小細胞癌	肺門部腺癌	肺門部大細胞癌
	肺門部非小細胞癌	肺門部扁平上皮癌	肺門リンパ節転移
	脾門部リンパ節転移		

効能効果に関連する使用上の注意

(1) *EGFR* 遺伝子変異検査を実施すること。*EGFR* 遺伝子変異不明例の扱い等を含めて，本剤を投与する際は，日本肺癌学会の「肺癌診療ガイドライン」等の最新の情報を参考に行うこと。
(2)本剤の術後補助療法における有効性及び安全性は確立していない。
(3)「臨床成績」の項の内容を熟知し，本剤の有効性及び安全性を十分に理解した上で適応患者の選択を行うこと。

用法用量　通常，成人にはゲフィチニブとして 250mg を 1 日 1 回，経口投与する。

用法用量に関連する使用上の注意　日本人高齢者において無酸症が多いことが報告されているので，食後投与が望ましい。

警告

(1)本剤による治療を開始するにあたり，患者に本剤の有効性・安全性，息切れ等の副作用の初期症状，非小細胞肺癌の治療法，致命的となる症例があること等について十分に説明し，同意を得た上で投与すること。
(2)本剤の投与により急性肺障害，間質性肺炎があらわれることがあるので，胸部 X 線検査等を行うなど観察を十分に行い，異常が認められた場合には投与を中止し，適切な処置を行うこと。
また，急性肺障害や間質性肺炎が本剤の投与初期に発生し，致死的な転帰をたどる例が多いため，少なくとも投与開始後 4 週間は入院またはそれに準ずる管理の下で，間質性肺炎等の重篤な副作用発現に関する観察を十分に行うこと。
(3)特発性肺線維症，間質性肺炎，じん肺症，放射線肺炎，薬剤性肺炎の合併は，本剤投与中に発現した急性肺障害，間質性肺炎発症後の転帰において，死亡につながる重要な危険因子である。このため，本剤による治療を開始するにあたり，特発性肺線維症，間質性肺炎，じん肺症，放射線肺炎，薬剤性肺炎の合併の有無を確認し，これらの合併症を有する患者に使用する場合には特に注意すること。
(4)急性肺障害，間質性肺炎による致死的な転帰をたどる例は全身状態の良悪にかかわらず報告されているが，特に全身状態の悪い患者ほど，その発現率及び死亡率が上昇する傾向がある。本剤の投与に際しては患者の状態を慎重に観察するなど，十分に注意すること。
(5)本剤は，肺癌化学療法に十分な経験をもつ医師が使用するとともに，投与に際しては緊急時に十分に措置できる医療機関で行うこと。

禁忌　本剤の成分に対し過敏症の既往歴のある患者

原則禁忌　妊婦又は妊娠している可能性のある婦人

インヴェガ錠3mg　規格：3mg1錠[253.2円/錠]
インヴェガ錠6mg　規格：6mg1錠[465.7円/錠]
インヴェガ錠9mg　規格：9mg1錠[590.4円/錠]
パリペリドン　ヤンセン　117

【効 能 効 果】

統合失調症

【対応標準病名】

◎	統合失調症		
○	型分類困難な統合失調症	偽神経症性統合失調症	急性統合失調症
	急性統合失調症性エピソード	急性統合失調症様精神病性障害	境界型統合失調症
	緊張型統合失調症	残遺型統合失調症	前駆期統合失調症
	潜在性統合失調症	体感症性統合失調症	短期統合失調症様障害
	単純型統合失調症	遅発性統合失調症	統合失調症型障害
	統合失調症型パーソナリティ障害	統合失調症後抑うつ	統合失調症症状を伴う急性錯乱
	統合失調症症状を伴う急性多形性精神病性障害	統合失調症症状を伴う類循環精神病	統合失調症性パーソナリティ障害
	統合失調症性反応	統合失調症様状態	破瓜型統合失調症
	妄想型統合失調症	モレル・クレペリン病	
△	夢幻精神病		

用法用量　通常，成人にはパリペリドンとして 6mg を 1 日 1 回朝食後に経口投与する。なお，年齢，症状により 1 日 12mg を超えない範囲で適宜増減するが，増量は 5 日間以上の間隔をあけて 1 日量として 3mg ずつ行うこと。

用法用量に関連する使用上の注意

(1)軽度腎機能障害患者(クレアチニン・クリアランス 50mL/分以上 80mL/分未満)には，1 日用量として 3mg から開始し，1 日用量は 6mg を超えないこと
(2)本剤は徐放性製剤であるため，分割して投与しないこと。
(3)本剤はリスペリドンの活性代謝物であり，リスペリドンとの併用により作用が増強するおそれがあるため，本剤とリスペリドンを含有する経口製剤との併用は，避けること。
(4)本剤の投与量は必要最低限となるよう，患者ごとに慎重に観察しながら調節すること。

禁忌

(1)昏睡状態の患者

(2)バルビツール酸誘導体等の中枢神経抑制剤の強い影響下にある患者
(3)アドレナリンを投与中の患者
(4)本剤の成分及びリスペリドンに対し過敏症の既往歴のある患者
(5)中等度から重度の腎機能障害患者(クレアチニン・クリアランス 50mL/分未満)

併用禁忌

薬剤名等	臨床症状・措置方法	機序・危険因子
アドレナリン ボスミン	アドレナリンの作用を逆転させ，血圧降下を起こすことがある。	アドレナリンはアドレナリン作動性α，β受容体の刺激剤であり，本剤のα受容体遮断作用によりβ受容体刺激作用が優位となり，血圧降下作用が増強される。

インクレミンシロップ5%　規格：1mL[6.1円/mL]
溶性ピロリン酸第二鉄　アルフレッサファーマ　322

【効能効果】

鉄欠乏性貧血

【対応標準病名】

◎	鉄欠乏性貧血		
○	急性失血性貧血	産褥期鉄欠乏性貧血	出血性貧血
	小球性低色素性貧血	小球性貧血	低色素性貧血
	妊娠性鉄欠乏性貧血	プランマー・ヴィンソン症候群	
△	胃切除後貧血	菜食主義者貧血	産褥期貧血
	思春期貧血	術後貧血	小児食事性貧血
	食事性貧血	正球性正色素性貧血	赤血球造血刺激因子製剤低反応性貧血
	妊娠貧血症	貧血	本態性貧血
	慢性貧血	未熟児貧血	老人性貧血

用法用量　通常次の量を1日量とし，3～4回に分けて経口投与する。

年齢	シロップとして(mL)	溶性ピロリン酸第二鉄として(mg)	鉄として(mg)
1歳未満	2～4	100～200	12～24
1～5歳	3～10	150～500	18～60
6～15歳	10～15	500～750	60～90

なお，年齢，症状により適宜増減する。

禁忌　鉄欠乏状態にない患者

インタール細粒10%　規格：10%1g[94.7円/g]
クロモグリク酸ナトリウム　サノフィ　449

【効能効果】

食物アレルギーに基づくアトピー性皮膚炎

【対応標準病名】

◎	アトピー性皮膚炎	食物アレルギー	
○	アトピー性湿疹	アトピー性神経皮膚炎	牛乳アレルギー
	小麦アレルギー	小児アトピー性湿疹	成人アトピー性皮膚炎
	そばアレルギー	卵アレルギー	ピーナッツアレルギー
△	アトピー性角結膜炎	アレルギー性胃腸炎	急性乳児湿疹
	屈曲部湿疹	四肢小児湿疹	小児乾燥型湿疹
	小児湿疹	食物依存性運動誘発アナフィラキシー	内因性湿疹
	乳児皮膚炎	びまん性神経皮膚炎	ベニエ痒疹
	慢性乳児湿疹		
※	適応外使用可 原則として，「クロモグリク酸ナトリウム【内服薬】」を「現行の適応症について6か月未満の乳児」に対して処方した場合，当該使用事例を審査上認める。		

用法用量　通常2歳未満の幼児には1回0.5g(クロモグリク酸ナトリウムとして50mg)を，また，2歳以上の小児には1回1g(クロモグリク酸ナトリウムとして100mg)をそれぞれ1日3～4回(毎食前ないし毎食前及び就寝前)経口投与する。
なお，症状に応じて適宜増減する。ただし，1日投与量はクロモグリク酸ナトリウムとして40mg/kgを超えない範囲とする。

禁忌　本剤の成分に対し過敏症の既往歴のある患者

アレルナート細粒10%：ビオメディクス[31.2円/g]，プレント細粒10%：辰巳化学[31.2円/g]

インテバンSP25　規格：25mg1カプセル[8.4円/カプセル]
インテバンSP37.5　規格：37.5mg1カプセル[11.9円/カプセル]
インドメタシン　帝國　114

【効能効果】

(1)下記疾患の消炎・鎮痛・解熱
関節リウマチ，変形性脊椎症，変形性関節症，腰痛症，痛風発作，肩胛関節周囲炎，急性中耳炎，症候性神経痛，膀胱炎，前立腺炎，歯痛，顎関節症，歯槽骨膜炎，多形滲出性紅斑，結節性紅斑，掌蹠膿疱症
(2)手術後及び外傷後の炎症及び腫脹の緩解
(3)下記疾患の解熱・鎮痛
急性上気道炎(急性気管支炎を伴う急性上気道炎を含む)

【対応標準病名】

◎	顎関節症	肩胛関節周囲炎	関節リウマチ
	急性気管支炎	急性上気道炎	急性中耳炎
	結節性紅斑	歯根のう胞	歯周炎
	歯髄炎	歯槽骨膜炎	歯痛
	手指変形性関節症	掌蹠膿疱症	神経痛
	全身性変形性関節症	前立腺炎	多形滲出性紅斑
	痛風発作	変形性肩関節症	変形性関節症
	変形性胸鎖関節症	変形性肩鎖関節症	変形性股関節症
	変形性膝関節症	変形性手関節症	変形性脊椎症
	変形性足関節症	変形性肘関節症	変形性中手関節症
	膀胱炎	母指CM関節変形性関節症	腰痛症
○	CM関節変形性関節症	DIP関節変形性関節症	MRSA膀胱炎
	PIP関節変形性関節症	RS3PE症候群	RSウイルス気管支炎
あ	亜急性気管支炎	足炎	アレルギー性膀胱炎
	一部性歯髄炎	一過性関節症	一側性外傷後股関節症
	一側性外傷後膝関節症	一側性形成不全性股関節症	一側性原発性股関節症
	一側性原発性膝関節症	一側性続発性股関節症	一側性続発性膝関節症
	咽頭気管炎	咽頭喉頭炎	咽頭扁桃炎
	インフルエンザ菌気管支炎	ウイルス性気管支炎	う蝕第2度単純性歯髄炎
	う蝕第3度急性化膿性根尖性歯周炎	う蝕第3度急性化膿性歯髄炎	う蝕第3度急性単純性根尖性歯周炎
	う蝕第3度歯髄壊死	う蝕第3度歯髄壊疽	う蝕第3度慢性壊疽性歯髄炎
	う蝕第3度慢性潰瘍性歯髄炎	う蝕第3度慢性化膿性根尖性歯周炎	う蝕第3度慢性増殖性歯髄炎
	エコーウイルス気管支炎	壊死性潰瘍性歯周炎	壊死性潰瘍性歯肉炎
	壊疽性歯髄炎	壊疽性歯肉炎	遠位橈尺関節変形性関節症
	炎症性開口障害	炎症性多発性関節障害	円板状乾癬
か	開口不全	外傷後股関節症	外傷後膝関節症
	外傷性顎関節炎	外傷性肩関節症	外傷性関節症
	外傷性関節障害	外傷性股関節症	外傷性歯根膜炎
	外傷性歯髄炎	外傷性膝関節症	外傷性手関節症
	外傷性穿孔性中耳炎	外傷性足関節症	外傷性肘関節症
	外傷性中耳炎	外傷性母指CM関節症	外歯瘻
	回旋腱板症候群	潰瘍性歯肉炎	潰瘍性膀胱炎

下顎骨壊死	下顎骨炎	下顎骨骨髄炎
下顎骨骨膜炎	下顎骨骨膜下膿瘍	下顎骨周囲炎
下顎骨周囲膿瘍	下顎歯槽骨炎	下顎大顎症
下顎膿瘍	踵関節症	踵痛
顎関節炎	顎関節強直症	顎関節雑音
顎関節痛	顎関節痛障害	顎関節疼痛機能障害症候群
顎骨炎	顎骨骨髄炎	顎骨骨膜炎
顎痛	顎腐骨	顎変形症
下肢神経痛	下肢痛	下腿神経炎
下腿痛	肩インピンジメント症候群	肩滑液包炎
肩関節腱板炎	肩関節硬結性腱炎	肩関節症
肩関節痛風	肩周囲炎	肩石灰性腱炎
化膿性顎関節炎	化膿性歯周炎	化膿性歯槽骨炎
化膿性歯肉炎	化膿性中耳炎	下背部ストレイン
カリエスのない歯髄炎	環指痛	間質性膀胱炎
関節症	関節痛	関節リウマチ・顎関節
関節リウマチ・肩関節	関節リウマチ・胸椎	関節リウマチ・頚椎
関節リウマチ・股関節	関節リウマチ・指関節	関節リウマチ・趾関節
関節リウマチ・膝関節	関節リウマチ・手関節	関節リウマチ・脊椎
関節リウマチ・足関節	関節リウマチ・肘関節	関節リウマチ・腰椎
乾癬	乾癬性関節炎	乾癬性紅皮症
乾癬性脊椎炎	顔面尋常性乾癬	偽膜性気管支炎
急性一部性化膿性歯髄炎	急性一部性単純性歯髄炎	急性咽頭喉頭炎
急性咽頭扁桃炎	急性壊疽性歯髄炎	急性顎関節炎
急性顎骨骨髄炎	急性顎骨骨膜炎	急性化膿性下顎骨炎
急性化膿性根尖性歯周炎	急性化膿性歯根膜炎	急性化膿性歯髄炎
急性化膿性上顎骨炎	急性化膿性中耳炎	急性化膿性辺縁性歯根膜炎
急性気管気管支炎	急性口蓋扁桃炎	急性喉頭気管気管支炎
急性根尖性歯周炎	急性細菌性前立腺炎	急性歯冠周囲炎
急性歯周炎	急性歯髄炎	急性歯槽骨炎
急性歯槽膿瘍	急性歯肉炎	急性出血性膀胱炎
急性全部性化膿性歯髄炎	急性全部性単純性歯髄炎	急性単純性根尖性歯周炎
急性単純性歯髄炎	急性単純性膀胱炎	急性反復性気管支炎
急性膀胱炎	急性腰痛症	急速進行性歯周炎
急速破壊型股関節症	胸椎症	胸壁神経痛
棘上筋症候群	局面状乾癬	筋筋膜性腰痛症
筋性開口障害	筋突起過長症	屈曲部乾癬
グラデニーゴ症候群	クループ性気管支炎	形成不全性股関節症
頚椎症	頚椎症性神経根症	頚椎症性脊髄症
頚部神経痛	稽留性肢端皮膚炎	痙攣性開口障害
血行性歯髄炎	血清反応陰性関節リウマチ	結節性紅斑性関節障害
限局型若年性歯周炎	肩甲周囲炎	肩甲上神経痛
原発性関節症	原発性股関節症	原発性膝関節症
原発性全身性関節症	原発性痛風	原発性変形性関節症
原発性母指 CM 関節症	肩部痛	後足部痛
後頭下神経痛	後頭神経痛	後頭部神経痛
広汎型若年性歯周炎	項部神経痛	股関節症
コクサッキーウイルス気管支炎	鼓室内水腫	コステン症候群
股痛	根性腰痛症	根尖周囲のう胞
根尖周囲膿瘍	根尖性歯周炎	根尖肉芽腫
根尖膿瘍	根側歯周膿瘍	根分岐部病変

さ

細菌性膀胱炎	再発性中耳炎	坐骨神経根炎
坐骨神経痛	坐骨単神経根炎	残髄炎
残存性歯根のう胞	歯冠周囲膿瘍	趾関節症
歯根膜下膿瘍	四肢乾癬	四肢神経痛
四肢尋常性乾癬	四肢痛	示指痛
四肢末端痛	歯周症	歯周のう胞
歯周膿瘍	思春期性歯肉炎	歯髄壊死
歯髄壊疽	歯髄充血	歯髄露出

歯性顎炎	歯槽骨炎	歯槽骨腐骨
歯槽膿瘍	趾痛	膝関節症
歯肉炎	歯肉膿瘍	尺側偏位
若年性歯周炎	習慣性顎関節亜脱臼	習慣性顎関節脱臼
重症多形滲出性紅斑・急性期	手関節症	手根関節症
手指神経炎	手指痛	出血性中耳炎
出血性膀胱炎	術後性中耳炎	術後性慢性中耳炎
手背部痛	手部痛	上顎骨炎
上顎骨骨髄炎	上顎骨骨膜炎	上顎骨骨膜下膿瘍
上顎歯槽骨炎	上行性歯髄炎	上鼓室化膿症
上肢神経痛	小指痛	上肢痛
掌蹠膿疱症性骨関節炎	上腕神経痛	上腕痛
上腕二頭筋腱炎	上腕二頭筋腱鞘炎	脂漏性乾癬
神経炎	神経原性関節症	神経根炎
神経痛性歯痛	滲出性気管支炎	尋常性乾癬
新生児上顎骨骨髄炎	新生児中耳炎	水疱性多形紅斑
水疱性中耳炎	スティーブンス・ジョンソン症候群	成人スチル病
脊髄神経根症	脊椎関節症	脊椎症
脊椎症性ミエロパチー	脊椎痛	舌扁桃炎
穿孔性中耳炎	前思春期性歯周炎	全身的原因による歯の脱落
全身の尋常性乾癬	前脊髄動脈圧迫症候群	前足部痛
仙腸関節症	先天性股関節脱臼治療後亜脱臼	全部性歯髄炎
前立腺痛	前立腺膿瘍	前腕神経痛
前腕痛	早期発症型歯周炎	増殖性歯肉炎
足関節症	足痛	足底部痛
側頭部神経痛	足背痛	続発性関節症
続発性股関節症	続発性膝関節症	続発性多発性関節症
続発性痛風	続発性母指 CM 関節症	咀嚼筋痛障害

た

大腿神経痛	大腿痛	大腿内側部痛
多形紅斑	多形紅斑性関節障害	多発性関節症
多発性関節痛	多発性神経痛	多発性リウマチ性関節炎
単純性歯周炎	単純性歯肉炎	単純性中耳炎
智歯周囲炎	緻密性歯槽骨炎	中隔部肉芽形成
肘関節症	中耳炎	中耳炎性顔面神経麻痺
中指痛	中足部痛	中毒性表皮壊死症
陳旧性顎関節脱臼	椎骨動脈圧迫症候群	痛風
痛風腎	痛風性関節炎	痛風性関節症
定型痛風	滴状乾癬	点状乾癬
殿部痛	頭部神経痛	頭部尋常性乾癬
特殊性歯周炎	特発性神経痛	ドライソケット

な

内歯瘻	鉛痛風	難治性歯周炎

は

二次性変形性関節症	膿疱性乾癬	肺炎球菌性気管支炎
敗血症性気管支炎	背部神経痛	背部痛
破壊性関節炎	破壊性脊椎関節症	剥離性歯肉炎
抜歯窩治癒不全	抜歯後歯槽骨炎	歯の動揺
パラインフルエンザウイルス気管支炎	反復性膀胱炎	非水疱性多形紅斑
肥大性歯肉炎	非定型歯痛	ヒトメタニューモウイルス気管支炎
非復位性顎関節円板障害	腓腹部痛	びまん性乾癬
びらん性関節症	びらん性歯肉炎	びらん性膀胱炎
復位性顎関節円板障害	複雑性歯周炎	複雑性歯肉炎
腹壁神経痛	ブシャール結節	プラーク性歯肉炎
ヘーガース結節	ヘバーデン結節	ヘルペスウイルス性歯肉口内炎
辺縁性化膿性歯根膜炎	辺縁性歯周組織炎	変形性顎関節症
変形性胸椎症	変形性頚椎症	変形性脊椎炎
変形性腰椎症	膀胱後部膿瘍	膀胱三角部炎
膀胱周囲炎	膀胱周囲膿瘍	放散性歯痛
放射線出血性膀胱炎	放射線性下顎骨骨髄炎	放射線性顎骨壊死
放射線性化膿性顎骨壊死	放射線性膀胱炎	萌出性歯肉炎

	疱疹状膿痂疹	母指 CM 関節症	母指関節症
	母指球部痛	母指痛	母趾痛
ま	マイコプラズマ気管支炎	慢性萎縮性老人性歯肉炎	慢性壊疽性歯髄炎
	慢性開放性歯髄炎	慢性潰瘍性歯髄炎	慢性顎関節炎
	慢性顎骨炎	慢性顎骨骨髄炎	慢性化膿性根尖性歯周炎
	慢性化膿性穿孔性中耳炎	慢性化膿性中耳炎	慢性根尖性歯周炎
	慢性細菌性前立腺炎	慢性再発性膀胱炎	慢性耳管鼓室化膿性中耳炎
	慢性歯冠周囲炎	慢性歯周炎	慢性歯周膿瘍
	慢性歯髄炎	慢性歯槽膿瘍	慢性歯肉炎
	慢性上鼓室乳突洞化膿性中耳炎	慢性神経痛	慢性穿孔性中耳炎
	慢性前立腺炎	慢性前立腺炎急性増悪	慢性増殖性歯髄炎
	慢性単純性歯髄炎	慢性中耳炎	慢性中耳炎急性増悪
	慢性中耳炎術後再燃	慢性非細菌性前立腺炎	慢性複雑性膀胱炎
	慢性閉鎖性歯髄炎	慢性辺縁性歯周炎軽度	慢性辺縁性歯周炎重度
	慢性辺縁性歯周炎中等度	慢性膀胱炎	慢性放射線性顎骨壊死
や	ムチランス変形	野球肩	薬剤性痛風
	癒着性肩関節包炎	腰仙部神経根炎	腰椎症
	腰痛坐骨神経痛症候群	腰殿部痛	腰皮神経痛
ら	腰部神経根炎	腰部尋常性乾癬	ライエル症候群
	ライエル症候群型薬疹	ライノウイルス気管支炎	リウマチ性滑液包炎
	リウマチ性皮下結節	リウマチ様関節炎	良性慢性化膿性中耳炎
	両側性外傷後股関節症	両側性外傷後膝関節症	両側性外傷性母指 CM 関節症
	両側性形成不全性股関節症	両側性原発性股関節症	両側性原発性膝関節症
	両側性原発性母指 CM 関節症	両側性続発性股関節症	両側性続発性膝関節症
	両側性続発性母指 CM 関節症	連鎖球菌気管支炎	連鎖球菌性上気道感染
	老年性股関節症	肋間神経痛	濾胞性乾癬
△	MP 関節痛	腋窩部痛	オトガイ前突症
	オトガイ劣成長	開咬	下顎右側偏位
	下顎左側偏位	下顎水平埋伏智歯	下顎頭過形成
	顎堤異常吸収	下肢関節痛	かぜ
	下腿関節痛	肩関節異所性骨化	肩関節結核
	肩関節痛症	完全水平埋伏智歯	感冒
	偽性股関節痛	偽膜性アンギナ	臼歯部開咬
	胸鎖関節痛	棘上筋石灰化症	結核性滑膜炎
	結核性骨髄炎	肩鎖関節痛	咬合平面の異常
	股関節痛	骨結核	根管異常
	根管狭窄	根管穿孔	根管側壁穿孔
	根管内異物	歯冠周囲炎	趾関節痛
	歯根膜ポリープ	歯髄出血	歯槽骨吸収不全
	失活歯	膝窩部痛	膝関節痛
	手関節痛	手指関節痛	小下顎症
	上顎右側偏位	上顎左側偏位	小顎症
	上顎大顎症	小上顎症	深部カリエス
	髄室側壁穿孔	髄床底穿孔	水平智歯
	水平埋伏歯	水平埋伏智歯	スルーダー神経痛
	脊髄空洞症	脊椎関節痛	脊椎結核
	前歯部開咬	前歯部反対咬合	仙腸関節痛
	象牙粒	叢生	足関節痛
	第 2 象牙質	肘関節痛	中指関節痛
	陳旧性中耳炎	痛風結節	低位咬合
	挺出歯	尿膜管膿瘍	背部圧迫感
	非炎症性慢性骨盤内疼痛症候群	不規則象牙質	閉口異常
	母指 MP 関節痛	母趾関節痛	慢性中耳炎後遺症
	慢性辺縁性歯周炎急性発作	無髄歯	腰椎結核
	腰腹痛	ループス膀胱炎	老人性関節炎
	ワンサンアンギナ	ワンサン気管支炎	ワンサン扁桃炎

※ **適応外使用可**

・原則として，「インドメタシン【内服薬】」を「好酸球性膿疱性毛包炎」に対し処方した場合，当該使用事例を審査上認める。

・原則として，「インドメタシン【内服薬】」を「片頭痛」，「筋収縮性頭痛」に対して処方した場合，当該使用事例を審査上認める。

用法用量

(1)下記疾患の消炎・鎮痛・解熱

関節リウマチ，変形性脊椎症，変形性関節症，腰痛症，痛風発作，肩胛関節周囲炎，急性中耳炎，症候性神経痛，膀胱炎，前立腺炎，歯痛，顎関節症，歯槽骨膜炎，多形滲出性紅斑，結節性紅斑，掌蹠膿疱症

通常成人には，インドメタシンとして 1 回 25mg を 1 日 2 回経口投与する。

症状により，1 回 37.5mg を 1 日 2 回経口投与する。

(2)手術後及び外傷後の炎症及び腫脹の緩解

通常成人には，インドメタシンとして 1 回 25mg を 1 日 2 回経口投与する。

症状により，1 回 37.5mg を 1 日 2 回経口投与する。

(3)下記疾患の解熱・鎮痛

急性上気道炎(急性気管支炎を伴う急性上気道炎を含む)：通常，成人にはインドメタシンとして，1 回 25mg を頓用する。なお，年齢，症状により適宜増減する。ただし，原則として 1 日 2 回までとし，1 日最大 75mg を限度とする。また，空腹時の投与は避けさせることが望ましい。

禁忌

(1)消化性潰瘍のある患者
(2)重篤な血液の異常のある患者
(3)重篤な肝障害のある患者
(4)重篤な腎障害のある患者
(5)重篤な心機能不全のある患者
(6)重篤な高血圧症の患者
(7)重篤な膵炎の患者
(8)本剤の成分又はサリチル酸系化合物(アスピリン等)に対し過敏症の既往歴のある患者
(9)アスピリン喘息(非ステロイド性消炎鎮痛剤等による喘息発作の誘発)又はその既往歴のある患者
(10)妊婦又は妊娠している可能性のある婦人
(11)トリアムテレンを投与中の患者

原則禁忌　小児

併用禁忌

薬剤名等	臨床症状・措置方法	機序・危険因子
トリアムテレン トリテレン等	相互に副作用が増強され，急性腎不全を起こすことがある。	トリアムテレンによる腎血流量の低下に基づく腎障害のために代償的に腎でのプロスタグランジン合成が亢進されるが，本剤によりそのプロスタグランジン合成が阻害されるためと考えられている。

インデラル錠10mg
プロプラノロール塩酸塩

規格：10mg1錠[15円/錠]
アストラゼネカ　212

【効 能 効 果】

本態性高血圧症(軽症～中等症)
狭心症
褐色細胞腫手術時
期外収縮(上室性，心室性)，発作性頻拍の予防，頻拍性心房細動(徐脈効果)，洞性頻脈，新鮮心房細動，発作性心房細動の予防
片頭痛発作の発症抑制
右心室流出路狭窄による低酸素発作の発症抑制

【対応標準病名】

◎	右室流出路狭窄	褐色細胞腫	狭心症
	高血圧症	上室期外収縮	心室期外収縮
	心房細動	低酸素血症	洞頻脈
	頻拍型心房細動	片頭痛	発作性心房細動
	発作性頻拍	本態性高血圧症	
○	悪性高血圧症	安静時狭心症	安定狭心症
	異所性拍動	一過性心房粗動	右室漏斗部狭窄
	永続性心房細動	家族性心房細動	褐色細胞腫性高血圧症
	眼筋麻痺性片頭痛	眼性片頭痛	冠攣縮性狭心症
	期外収縮	期外収縮性不整脈	境界型高血圧症
	狭心症3枝病変	クロム親和性細胞腫	高血圧性脳内出血
	高血圧切迫症	高レニン性高血圧症	孤立性心房細動
	持続性心室頻拍	持続性心房細動	持続性片頭痛
	若年高血圧症	若年性境界型高血圧症	収縮期高血圧症
	術後心房細動	上室頻拍	初発労作型狭心症
	心室性二段脈	心室頻拍	心房期外収縮
	心房粗動	心房頻拍	絶対性不整脈
	増悪労作型狭心症	多源性心室期外収縮	多発性期外収縮
	低レニン性高血圧症	典型片頭痛	トルサードドポアント
	二段脈	脳底動脈性片頭痛	非持続性心室頻拍
	非弁膜症性心房細動	非弁膜症性発作性心房細動	頻拍症
	頻脈症	頻脈性心房細動	頻脈性不整脈
	不安定狭心症	副収縮	副腎腺腫
	普通型片頭痛	ブプレ症候群	弁膜症性心房細動
	片麻痺性片頭痛	発作性上室頻拍	発作性心房頻拍
	発作性接合部頻拍	発作性頻脈性心房細動	慢性心房細動
	無脈性心室頻拍	網膜性片頭痛	夜間狭心症
	リエントリー性心室性不整脈	労作時兼安静時狭心症	労作性狭心症
△	QT延長症候群	QT短縮症候群	異所性心室調律
	異所性心房調律	異所性調律	一過性心室細動
	遺伝性QT延長症候群	起立性調律障害	呼吸性不整脈
	臍傍悸	三段脈	徐脈性心房細動
	徐脈頻脈症候群	心下悸	心室細動
	心室粗動	心拍異常	心房静止
	接合部調律	動悸	洞結節機能低下
	洞不整脈	洞不全症候群	特発性QT延長症候群
	二次性QT延長症候群	微小血管性狭心症	副腎のう腫
	副腎皮質のう腫	不整脈	ブルガダ症候群
	房室接合部期外収縮	薬物性QT延長症候群	良性副腎皮質腫瘍

効能効果に関連する使用上の注意

(1)期外収縮(上室性，心室性)，発作性頻拍の予防，頻拍性心房細動(徐脈効果)，洞性頻脈，新鮮心房細動，発作性心房細動の予防：小児等に，期外収縮(上室性，心室性)，発作性頻拍の予防，頻拍性心房細動(徐脈効果)，洞性頻脈，新鮮心房細動，発作性心房細動の予防を目的に本剤を使用する場合，小児等の不整脈治療に熟練した医師が監督すること。基礎心疾患のある場合は，有益性がリスクを上回ると判断される場合にのみ投与すること。

(2)片頭痛発作の発症抑制：本剤は，片頭痛発作の急性期治療のみでは日常生活に支障をきたしている患者にのみ投与すること。

(3)右心室流出路狭窄による低酸素発作の発症抑制：ファロー四徴症等を原疾患とする右心室流出路狭窄による低酸素発作を起こす患者に投与すること。

用法用量

(1)本態性高血圧症(軽症～中等症)に使用する場合

通常，成人にはプロプラノロール塩酸塩として1日30～60mgより投与をはじめ，効果不十分な場合は120mgまで漸増し，1日3回に分割経口投与する。

なお，年齢，症状により適宜増減する。

(2)狭心症，褐色細胞腫手術時に使用する場合

通常，成人にはプロプラノロール塩酸塩として1日30mgより投与をはじめ，効果が不十分な場合は60mg，90mgと漸増し，1日3回に分割経口投与する。

なお，年齢，症状により適宜増減する。

(3)期外収縮(上室性，心室性)，発作性頻拍の予防，頻拍性心房細動(徐脈効果)，洞性頻脈，新鮮心房細動，発作性心房細動の予防に使用する場合

成人

通常，成人にはプロプラノロール塩酸塩として1日30mgより投与をはじめ，効果が不十分な場合は60mg，90mgと漸増し，1日3回に分割経口投与する。

なお，年齢，症状により適宜増減する。

小児：通常，小児にはプロプラノロール塩酸塩として1日0.5～2mg/kgを，低用量から開始し，1日3～4回に分割経口投与する。なお，年齢，症状により適宜増減する。効果不十分な場合には1日4mg/kgまで増量することができるが，1日投与量として90mgを超えないこと。

(4)片頭痛発作の発症抑制に使用する場合：通常，成人にはプロプラノロール塩酸塩として1日20～30mgより投与をはじめ，効果が不十分な場合は60mgまで漸増し，1日2回あるいは3回に分割経口投与する。

(5)右心室流出路狭窄による低酸素発作の発症抑制に使用する場合：通常，乳幼児にはプロプラノロール塩酸塩として1日0.5～2mg/kgを，低用量から開始し，1日3～4回に分割経口投与する。なお，症状により適宜増減する。効果不十分な場合には1日4mg/kgまで増量することができる。

用法用量に関連する使用上の注意　褐色細胞腫の患者では，本剤投与により急激に血圧が上昇することがあるので本剤を単独で投与しないこと。褐色細胞腫の患者に投与する場合には，α遮断剤で初期治療を行った後に本剤を投与し，常にα遮断剤を併用すること。

禁忌

(1)本剤の成分に対し過敏症の既往歴のある患者
(2)気管支喘息，気管支痙攣のおそれのある患者
(3)糖尿病性ケトアシドーシス，代謝性アシドーシスのある患者
(4)高度又は症状を呈する徐脈，房室ブロック(II，III度)，洞房ブロック，洞不全症候群のある患者
(5)心原性ショックの患者
(6)肺高血圧による右心不全のある患者
(7)うっ血性心不全のある患者
(8)低血圧症の患者
(9)長期間絶食状態の患者
(10)重度の末梢循環障害のある患者(壊疽等)
(11)未治療の褐色細胞腫の患者
(12)異型狭心症の患者
(13)リザトリプタン安息香酸塩を投与中の患者

併用禁忌

薬剤名等	臨床症状・措置方法	機序・危険因子
リザトリプタン安息香酸塩(マクサルト)	リザトリプタンの消失半減期が延長，AUCが増加し，作用が増強する可能性がある。本剤投与中あるいは本剤投与中止から24時間以内の患者にはリザトリプタンを投与しないこと。	相互作用のメカニズムは解明されていないが，本剤がリザトリプタンの代謝を阻害する可能性が示唆されている。

ソラシロール錠10mg：東和[6.3円/錠]，プロプラノロール塩酸塩錠10mg「ツルハラ」：鶴原[6.3円/錠]，プロプラノロール塩酸塩錠10mg「日医工」：日医工[6.3円/錠]

インテレンス錠100mg　規格：100mg1錠[636.4円/錠]

エトラビリン　ヤンセン　625

【効 能 効 果】

HIV-1 感染症

【対応標準病名】

◎	HIV－1 感染症		
○	AIDS	AIDS 関連症候群	HIV 感染
	HIV 感染症	後天性免疫不全症候群	新生児 HIV 感染症
△	HIV－2 感染症		

効能効果に関連する使用上の注意

本剤の効能効果は，3 クラスの抗 HIV 薬[ヌクレオシド/ヌクレオチド系逆転写酵素阻害剤(NRTI)，非ヌクレオシド系逆転写酵素阻害剤(NNRTI)，プロテアーゼ阻害剤(PI)]の各々で 1 剤以上に耐性が証明されている治療経験患者を対象に実施された試験結果に基づいており，以下の点に注意すること。

(1)本剤は，NNRTI を含む他の抗 HIV 薬に耐性が認められる場合等に使用すること。

(2)NNRTI 及び NRTI を含む併用療法によりウイルス学的効果不十分となった患者には，本剤と NRTI のみの併用はしないこと。

(3)本剤による治療にあたっては，患者の治療歴及び可能な場合には薬剤耐性検査(遺伝子型解析あるいは表現型解析)を参考にすること。

(4)抗 HIV 薬による治療経験のない成人 HIV 感染症及び小児 HIV 感染症に対しては，本剤投与による有効性及び安全性は確立していない。

用法用量　通常，成人にはエトラビリンとして 1 回 200mg を 1 日 2 回食後に経口投与する。投与に際しては，必ず他の抗 HIV 薬と併用すること。

用法用量に関連する使用上の注意

(1)本剤による治療は，抗 HIV 療法に十分な経験を持つ医師のもとで開始すること。

(2)ヒト免疫不全ウイルス(HIV)は，感染初期から多種多様な変異株を生じ，薬剤耐性を発現しやすいことが知られているので，本剤は他の抗 HIV 薬と併用すること。

(3)本剤と他の抗 HIV 薬との併用療法において，因果関係が特定できない重篤な副作用が発現し，治療の継続が困難であると判断された場合には，本剤若しくは併用している他の抗 HIV 薬の一部を減量又は休薬するのではなく，原則として本剤及び併用している他の抗 HIV 薬の投与をすべて一旦中止すること。

禁忌　本剤の成分に対し過敏症の既往歴のある患者

インドメタシンカプセル25「イセイ」

規格：25mg1カプセル[9.6円/カプセル]

インドメタシン　イセイ　114

【効 能 効 果】

(1)下記疾患の消炎・鎮痛・解熱

関節リウマチ，変形性脊椎症，変形性関節症，腰痛症，痛風発作，肩胛関節周囲炎，急性中耳炎，症候性神経痛，膀胱炎，前立腺炎，歯痛，顎関節症，歯槽骨膜炎，多形滲出性紅斑，結節性紅斑，掌蹠膿疱症

(2)手術後及び外傷後の炎症及び腫脹の緩解

(3)下記疾患の解熱・鎮痛

急性上気道炎(急性気管支炎を伴う急性上気道炎を含む)

【対応標準病名】

◎	顎関節症	肩関節周囲炎	関節リウマチ
	急性気管支炎	急性上気道炎	急性中耳炎
	結節性紅斑	歯根のう胞	歯周炎
	歯髄炎	歯槽骨膜炎	歯痛
	手指変形性関節症	掌蹠膿疱症	神経痛
	全身性変形性関節症	前立腺炎	多形滲出性紅斑
	痛風発作	変形性肩関節症	変形性関節症
	変形性胸鎖関節症	変形性肩鎖関節症	変形性股関節症
	変形性膝関節症	変形性手関節症	変形性脊椎症
	変形性足関節症	変形性肘関節症	変形性中手関節症
	膀胱炎	母指 CM 関節変形性関節症	腰痛症
○	CM 関節変形性関節症	DIP 関節変形性関節症	MRSA 膀胱炎
	PIP 関節変形性関節症	RS3PE 症候群	RS ウイルス気管支炎
あ	亜急性気管支炎	足炎	アレルギー性膀胱炎
	一部性歯髄炎	一過性関節症	一側性外傷後股関節症
	一側性外傷後膝関節症	一側性形成不全性股関節症	一側性原発性股関節症
	一側性原発性膝関節症	一側性続発性股関節症	一側性続発性膝関節症
	咽頭気管炎	咽頭喉頭炎	咽頭扁桃炎
	インフルエンザ菌気管支炎	ウイルス性気管支炎	う蝕第 2 度単純性歯髄炎
	う蝕第 3 度急性化膿性根尖性歯周炎	う蝕第 3 度急性化膿性歯髄炎	う蝕第 3 度急性単純性根尖性歯周炎
	う蝕第 3 度歯髄壊死	う蝕第 3 度歯髄壊疽	う蝕第 3 度慢性壊疽性歯髄炎
	う蝕第 3 度慢性潰瘍性歯髄炎	う蝕第 3 度慢性化膿性根尖性歯周炎	う蝕第 3 度慢性増殖性歯髄炎
	エコーウイルス気管支炎	壊死性潰瘍性歯周炎	壊死性潰瘍性歯肉炎
	壊疽性歯髄炎	壊疽性歯肉炎	遠位橈尺関節変形性関節症
	炎症性開口障害	炎症性多発性関節障害	円板状乾癬
か	開口不全	外傷後股関節症	外傷後膝関節症
	外傷性顎関節炎	外傷性肩関節症	外傷性関節症
	外傷性関節障害	外傷性股関節症	外傷性歯根膜炎
	外傷性歯髄炎	外傷性膝関節症	外傷性手関節症
	外傷性穿孔性中耳炎	外傷性足関節症	外傷性肘関節症
	外傷性中耳炎	外傷性母指 CM 関節症	外歯瘻
	回旋腱板症候群	潰瘍性歯肉炎	潰瘍性膀胱炎
	下顎骨壊死	下顎骨炎	下顎骨骨髄炎
	下顎骨骨膜炎	下顎骨骨膜下膿瘍	下顎骨周囲炎
	下顎骨周囲膿瘍	下顎歯槽骨炎	下顎大顎症
	下顎膿瘍	踵関節症	踵痛
	顎関節炎	顎関節強直症	顎関節雑音
	顎関節痛	顎関節痛障害	顎関節疼痛機能障害症候群
	顎骨炎	顎骨骨髄炎	顎骨骨膜炎
	顎痛	顎腐骨	顎変形症
	下肢神経痛	下肢痛	下腿神経炎
	下腿痛	肩インピンジメント症候群	肩滑液包炎
	肩関節腱板炎	肩関節硬結性腱炎	肩関節症
	肩関節痛風	肩周囲炎	肩石灰性腱炎
	化膿性顎関節炎	化膿性歯周炎	化膿性歯槽骨炎
	化膿性歯肉炎	化膿性中耳炎	下背部ストレイン
	カリエスのない歯髄炎	環指痛	間質性膀胱炎
	関節症	関節痛	関節リウマチ・顎関節
	関節リウマチ・肩関節	関節リウマチ・胸椎	関節リウマチ・頚椎
	関節リウマチ・股関節	関節リウマチ・指関節	関節リウマチ・趾関節
	関節リウマチ・膝関節	関節リウマチ・手関節	関節リウマチ・脊椎
	関節リウマチ・足関節	関節リウマチ・肘関節	関節リウマチ・腰椎
	乾癬	乾癬性関節炎	乾癬性紅皮症
	乾癬性脊椎炎	顔面尋常性乾癬	偽膜性気管支炎
	急性一部性化膿性歯髄炎	急性一部性単純性歯髄炎	急性咽頭喉頭炎
	急性咽頭扁桃炎	急性壊疽性歯髄炎	急性顎関節炎
	急性顎骨骨髄炎	急性顎骨骨膜炎	急性化膿性下顎骨炎
	急性化膿性根尖性歯周炎	急性化膿性歯根膜炎	急性化膿性歯髄炎
	急性化膿性上顎骨炎	急性化膿性中耳炎	急性化膿性辺縁性歯根膜炎

	急性気管気管支炎	急性口蓋扁桃炎	急性喉頭気管気管支炎
	急性根尖性歯周炎	急性細菌性前立腺炎	急性歯冠周囲炎
	急性歯周炎	急性歯髄炎	急性歯槽骨炎
	急性歯槽膿瘍	急性歯肉炎	急性出血性膀胱炎
	急性全部性化膿性歯髄炎	急性全部性単純性歯髄炎	急性単純性根尖性歯周炎
	急性単純性歯髄炎	急性単純性膀胱炎	急性反復性気管支炎
	急性膀胱炎	急性腰痛症	急速進行性歯周炎
	急速破壊型股関節症	胸椎症	胸壁神経痛
	棘上筋症候群	局面状乾癬	筋筋膜性腰痛症
	筋性開口障害	筋突起過長症	屈曲部乾癬
	グラデニーゴ症候群	クループ性気管支炎	形成不全性股関節症
	頚椎症	頚椎症性神経根症	頚椎症性脊髄症
	頚部神経痛	稽留性肢端皮膚炎	痙攣性開口障害
	血行性歯髄炎	血清反応陰性関節リウマチ	結節性紅斑性関節障害
	限局型若年性歯周炎	肩甲周囲炎	肩甲上神経痛
	原発性関節症	原発性股関節症	原発性膝関節症
	原発性全身性関節症	原発性痛風	原発性変形性関節症
	原発性母指CM関節症	肩部痛	後足部痛
	後頭下神経痛	後頭神経痛	後頭部神経痛
	広汎型若年性歯周炎	項部神経痛	股関節症
	コクサッキーウイルス気管支炎	鼓室内水腫	コステン症候群
	股痛	根性腰痛症	根尖周囲のう胞
	根尖周囲膿瘍	根尖性歯周炎	根尖肉芽腫
	根尖膿瘍	根側歯周膿瘍	根分岐部病変
さ	細菌性膀胱炎	再発性中耳炎	坐骨神経根炎
	坐骨神経痛	坐骨単神経根炎	残髄炎
	残存性歯根のう胞	歯冠周囲膿瘍	趾関節症
	歯根膜下膿瘍	四肢乾癬	四肢神経痛
	四肢尋常性乾癬	四肢痛	示指痛
	四肢末端痛	歯周症	歯周のう胞
	歯周膿瘍	思春期性歯肉炎	歯髄壊死
	歯髄壊疽	歯髄充血	歯髄露出
	歯性顎炎	歯槽骨炎	歯槽骨腐骨
	歯槽膿瘍	趾痛	膝関節症
	歯肉炎	歯肉膿瘍	尺側偏位
	若年性歯周炎	習慣性顎関節亜脱臼	習慣性顎関節脱臼
	重症多形滲出性紅斑・急性期	手関節症	手根関節症
	手指神経炎	手指痛	出血性中耳炎
	出血性膀胱炎	術後性中耳炎	術後性慢性中耳炎
	手背部痛	手部痛	上顎骨炎
	上顎骨骨髄炎	上顎骨骨膜炎	上顎骨骨膜下膿瘍
	上顎歯槽骨炎	上行性歯髄炎	上鼓室化膿症
	上肢神経痛	小指痛	上肢痛
	掌蹠膿疱症性骨関節炎	上腕神経痛	上腕痛
	上腕二頭筋腱炎	上腕二頭筋腱鞘炎	脂漏性乾癬
	神経炎	神経原性関節症	神経根炎
	神経痛性歯痛	滲出性気管支炎	尋常性乾癬
	新生児上顎骨骨髄炎	新生児中耳炎	水疱性多形紅斑
	水疱性中耳炎	スティーブンス・ジョンソン症候群	成人スチル病
	脊髄神経根症	脊椎関節症	脊椎症
	脊椎症性ミエロパチー	脊椎痛	舌扁桃炎
	穿孔性中耳炎	前思春期性歯周炎	全身的原因による歯の脱落
	全身の尋常性乾癬	前脊髄動脈圧迫症候群	前足部痛
	仙腸関節症	先天性股関節脱臼治療後亜脱臼	全部性歯髄炎
	前立腺痛	前立腺膿瘍	前腕神経痛
	前腕痛	早期発症型歯周炎	増殖性歯肉炎
	足関節症	足痛	足底部痛
	側頭部神経痛	足背痛	続発性関節症
	続発性股関節症	続発性膝関節症	続発性多発性関節症

	続発性痛風	続発性母指CM関節症	咀嚼筋痛障害
た	大腿神経痛	大腿痛	大腿内側部痛
	多形紅斑	多形紅斑性関節障害	多発性関節症
	多発性関節痛	多発性神経痛	多発性リウマチ性関節炎
	単純性歯周炎	単純性歯肉炎	単純性中耳炎
	智歯周囲炎	緻密性歯槽骨炎	中隔部肉芽形成
	肘関節症	中耳炎	中耳炎性顔面神経麻痺
	中指痛	中足部痛	中毒性表皮壊死症
	陳旧性顎関節脱臼	椎骨動脈圧迫症候群	痛風
	痛風腎	痛風性関節炎	痛風性関節症
	定型痛風	滴状乾癬	点状乾癬
	殿部痛	頭部神経痛	頭部尋常性乾癬
	特殊性歯周炎	特発性神経痛	ドライソケット
な	内歯瘻	鉛痛風	難治性歯周炎
は	二次性変形性関節症	膿疱性乾癬	肺炎球菌性気管支炎
	敗血症性気管支炎	背部神経痛	背部痛
	破壊性関節炎	破壊性脊椎関節症	剥離性歯肉炎
	抜歯窩治癒不全	抜歯後歯槽骨炎	歯の動揺
	パラインフルエンザウイルス気管支炎	反復性膀胱炎	非水疱性多形紅斑
	肥大性歯肉炎	非定型歯痛	ヒトメタニューモウイルス気管支炎
	非復位性顎関節円板障害	腓腹部痛	びまん性乾癬
	びらん性関節症	びらん性歯肉炎	びらん性膀胱炎
	復位性顎関節円板障害	複雑性歯周炎	複雑性歯肉炎
	腹壁神経痛	ブシャール結節	プラーク性歯肉炎
	ヘーガース結節	ヘバーデン結節	ヘルペスウイルス性歯肉口内炎
	辺縁性化膿性歯根膜炎	辺縁性歯周組織炎	変形性顎関節症
	変形性胸椎症	変形性頚椎症	変形性脊椎炎
	変形性腰椎症	膀胱後部膿瘍	膀胱三角部炎
	膀胱周囲炎	膀胱周囲膿瘍	放散性歯痛
	放射線出血性膀胱炎	放射線性下顎骨骨髄炎	放射線性顎骨壊死
	放射線性化膿性顎骨壊死	放射線性膀胱炎	萌出性歯肉炎
	疱疹状膿痂疹	母指CM関節症	母指関節症
	母指球部痛	母指痛	母趾痛
ま	マイコプラズマ気管支炎	慢性萎縮性老人性歯肉炎	慢性壊疽性歯髄炎
	慢性開放性歯髄炎	慢性潰瘍性歯髄炎	慢性顎関節炎
	慢性顎骨炎	慢性顎骨骨髄炎	慢性化膿性根尖性歯周炎
	慢性化膿性穿孔性中耳炎	慢性化膿性中耳炎	慢性根尖性歯周炎
	慢性細菌性前立腺炎	慢性再発性膀胱炎	慢性耳管鼓室化膿性中耳炎
	慢性歯冠周囲炎	慢性歯周炎	慢性歯周膿瘍
	慢性歯髄炎	慢性歯槽膿瘍	慢性歯肉炎
	慢性上鼓室乳突洞化膿性中耳炎	慢性神経痛	慢性穿孔性中耳炎
	慢性前立腺炎	慢性前立腺炎急性増悪	慢性増殖性歯髄炎
	慢性単純性歯髄炎	慢性中耳炎	慢性中耳炎急性増悪
	慢性中耳炎術後再燃	慢性非細菌性前立腺炎	慢性複雑性膀胱炎
	慢性閉鎖性歯髄炎	慢性辺縁性歯周炎軽度	慢性辺縁性歯周炎重度
	慢性辺縁性歯周炎中等度	慢性膀胱炎	慢性放射線性顎骨壊死
や	ムチランス変形	野球肩	薬剤性痛風
	癒着性肩関節包炎	腰仙部神経根炎	腰椎症
	腰痛坐骨神経痛症候群	腰殿部痛	腰皮神経痛
ら	腰部神経根炎	腰部尋常性乾癬	ライエル症候群
	ライエル症候群型薬疹	ライノウイルス気管支炎	リウマチ性滑液包炎
	リウマチ性皮下結節	リウマチ様関節炎	良性慢性化膿性中耳炎
	両側性外傷後股関節症	両側性外傷後膝関節症	両側性外傷母指CM関節症
	両側性形成不全性股関節症	両側性原発性股関節症	両側性原発性膝関節症
	両側性原発性母指CM関節症	両側性続発性股関節症	両側性続発性膝関節症

	両側性続発性母指CM関節症	連鎖球菌気管支炎	連鎖球菌性上気道感染
	老年性股関節症	肋間神経痛	濾胞性乾癬
△	MP関節痛	腋窩部痛	オトガイ前突症
	オトガイ劣成長	開咬	下顎右側偏位
	下顎左側偏位	下顎水平埋伏智歯	下顎頭過形成
	顎堤異常吸収	下肢関節痛	かぜ
	下腿関節痛	肩関節異所性骨化	肩関節結核
	肩関節痛症	完全水平埋伏智歯	感冒
	偽性股関節痛	偽膜性アンギナ	臼歯部開咬
	胸鎖関節痛	棘上筋石灰化症	結核性滑膜炎
	結核性骨髄炎	肩鎖関節痛	咬合平面の異常
	股関節痛	骨結核	根管異常
	根管狭窄	根管穿孔	根管側壁穿孔
	根管内異物	歯冠周囲炎	趾関節痛
	歯根膜ポリープ	歯髄出血	歯槽骨吸収不全
	失活歯	膝窩部痛	膝関節痛
	手関節痛	手指関節痛	小下顎症
	上顎右側偏位	上顎左側偏位	小顎症
	上顎大顎症	小上顎症	深部カリエス
	髄室側壁穿孔	髄床底穿孔	水平智歯
	水平埋伏歯	水平埋伏智歯	スルーダー神経痛
	脊髄空洞症	脊椎関節痛	脊椎結核
	前歯部開咬	前歯部反対咬合	仙腸関節痛
	象牙粒	叢生	足関節痛
	第2象牙質	肘関節痛	中指関節痛
	陳旧性中耳炎	痛風結節	低位咬合
	挺出歯	尿膜管膿瘍	背部圧迫感
	非炎症性慢性骨盤内疼痛症候群	不規則象牙質	閉口異常
	母指MP関節痛	母趾関節痛	慢性中耳炎後遺症
	慢性辺縁性歯周炎急性発作	無髄歯	腰椎結核
	腰腹痛	ループス膀胱炎	老人性関節炎
	ワンサンアンギナ	ワンサン気管支炎	ワンサン扁桃炎
※	適応外使用可 ・原則として,「インドメタシン【内服薬】」を「好酸球性膿疱性毛包炎」に対し処方した場合,当該使用事例を審査上認める。 ・原則として,「インドメタシン【内服薬】」を「片頭痛」,「筋収縮性頭痛」に対して処方した場合,当該使用事例を審査上認める。		

用法用量

効能効果(1),(2)の場合：通常,成人にはインドメタシンとして,1回25mgを1日1～3回経口投与する。なお,年齢,症状により適宜増減する。また,空腹時の投与は避けさせることが望ましい。
効能効果(3)の場合：通常,成人にはインドメタシンとして,1回25mgを頓用する。なお,年齢,症状により適宜増減する。ただし,原則として1日2回までとし,1日最大75mgを限度とする。また,空腹時の投与は避けさせることが望ましい。

禁忌

(1)消化性潰瘍のある患者
(2)重篤な血液の異常のある患者
(3)重篤な肝障害のある患者
(4)重篤な腎障害のある患者
(5)重篤な心機能不全のある患者
(6)重篤な高血圧症の患者
(7)重篤な膵炎の患者
(8)本剤の成分又はサリチル酸系化合物(アスピリン等)に対し過敏症の既往歴のある患者
(9)アスピリン喘息(非ステロイド性消炎鎮痛剤等による喘息発作の誘発)又はその既往歴のある患者
(10)妊婦又は妊娠している可能性のある婦人
(11)トリアムテレンを投与中の患者

原則禁忌　小児

併用禁忌

薬剤名等	臨床症状・措置方法	機序・危険因子
トリアムテレン トリテレン等	相互に副作用が増強され,急性腎不全を起こすことがある。	トリアムテレンによる腎血流量の低下に基づく腎障害のために代償的に腎でのプロスタグランジン合成が亢進されるが,本剤によりそのプロスタグランジン合成が阻害されるためと考えられている。

インヒベース錠0.25　規格：0.25mg1錠[21.5円/錠]
インヒベース錠0.5　規格：0.5mg1錠[35.7円/錠]
インヒベース錠1　規格：1mg1錠[53.7円/錠]
シラザプリル水和物　中外　214

【効能効果】

高血圧症

【対応標準病名】

◎	高血圧症	本態性高血圧症	
○	悪性高血圧症	褐色細胞腫	褐色細胞腫性高血圧症
	境界型高血圧症	クロム親和性細胞腫	高血圧性緊急症
	高血圧性腎疾患	高血圧性脳内出血	高血圧切迫症
	高レニン性高血圧症	若年高血圧症	若年性境界型高血圧症
	収縮期高血圧症	心因性高血圧症	低レニン性高血圧症
	内分泌性高血圧症	二次性高血圧症	副腎性高血圧症
△	HELLP症候群	軽症妊娠高血圧症候群	混合型妊娠高血圧症候群
	産後高血圧症	重症妊娠高血圧症候群	術中異常高血圧症
	純粋型妊娠高血圧症候群	腎血管性高血圧症	腎実質性高血圧症
	腎性高血圧症	新生児高血圧症	早発型妊娠高血圧症候群
	遅発型妊娠高血圧症候群	妊娠高血圧症	妊娠高血圧症候群
	妊娠高血圧腎症	妊娠中一過性高血圧症	副腎腺腫
	副腎のう腫	副腎皮質のう腫	良性副腎皮質腫瘍

用法用量　通常,成人にはシラザプリル(無水物)として1日1回0.5mgより経口投与し漸次増量するが,最大1日1回2mgまでとする。ただし,重症又は腎障害を伴う患者にはシラザプリル(無水物)として1日1回0.25mgから投与を開始する。
なお,年齢,症状により適宜増減する。

用法用量に関連する使用上の注意　重篤な腎機能障害のある患者では,本剤の活性代謝物の血中濃度が上昇し,過度の血圧低下,腎機能の悪化を起こすことがあるので,血清クレアチニン値が3mg/dL以上の場合には,投与量を減らすか,又は投与間隔をのばすなど慎重に投与すること。

禁忌

(1)本剤の成分に対し過敏症の既往歴のある患者
(2)血管浮腫の既往歴のある患者(アンジオテンシン変換酵素阻害剤等の薬剤による血管浮腫,遺伝性血管浮腫,後天性血管浮腫,特発性血管浮腫等)
(3)デキストラン硫酸固定化セルロース,トリプトファン固定化ポリビニルアルコール又はポリエチレンテレフタレートを用いた吸着器によるアフェレーシスを施行中の患者
(4)アクリロニトリルメタリルスルホン酸ナトリウム膜(AN69)を用いた血液透析施行中の患者
(5)腹水を伴う肝硬変のある患者
(6)妊婦又は妊娠している可能性のある婦人
(7)アリスキレンを投与中の糖尿病患者(ただし,他の降圧治療を行ってもなお血圧のコントロールが著しく不良の患者を除く)

併用禁忌

薬剤名等	臨床症状・措置方法	機序・危険因子
デキストラン硫酸固定化セルロース,トリプトファン固定化ポ	血圧低下,潮紅,嘔気,嘔吐,腹痛,しびれ,熱感,呼吸困難,頻脈	陰性に荷電したデキストラン硫酸固定化セルロース,トリプトファ

リビニルアルコール又はポリエチレンテレフタレートを用いた吸着器によるアフェレーシスの施行 リポソーバー イムソーバTR セルソーバ等	等の症状があらわれショックを起こすことがある。	ン固定化ポリビニルアルコール又はポリエチレンテレフタレートにより血中キニン系の代謝が亢進し，ブラジキニン産生が増大する。更に本剤によりブラジキニンの代謝が妨げられ蓄積すると考えられている。
アクリロニトリルメタリルスルホン酸ナトリウム膜を用いた血液透析の施行 (AN69)	アナフィラキシーを発現することがある。	多価イオン体であるAN69により血中キニン系の代謝が亢進し，本剤によりブラジキニンの代謝が妨げられ蓄積すると考えられている。

シラザプリル錠0.25mg「サワイ」：沢井　0.25mg1錠[18.5円/錠]，シラザプリル錠0.25mg「トーワ」：東和　0.25mg1錠[18.5円/錠]，シラザプリル錠0.5mg「サワイ」：沢井　0.5mg1錠[21.7円/錠]，シラザプリル錠0.5mg「トーワ」：東和　0.5mg1錠[21.7円/錠]，シラザプリル錠1mg「サワイ」：沢井　1mg1錠[31.7円/錠]，シラザプリル錠1mg「トーワ」：東和　1mg1錠[27.3円/錠]

インビラーゼカプセル200mg
規格：200mg1カプセル[137.3円/カプセル]
インビラーゼ錠500mg
規格：500mg1錠[370.3円/錠]
サキナビルメシル酸塩　中外　625

【効能効果】

HIV感染症

【対応標準病名】

◎	HIV感染症		
○	AIDS	AIDS関連症候群	HIV－1感染症
	HIV－2感染症	HIV感染	後天性免疫不全症候群
	新生児HIV感染症		

用法用量　通常，成人には，サキナビルとして1回1,000mgを1日2回，リトナビルとして1回100mgを1日2回，同時に，食後2時間以内に経口投与する。
投与に際しては必ず他の抗HIV薬と併用すること。

用法用量に関連する使用上の注意　リトナビル及び他の抗HIV薬との併用に際しては，併用薬剤の用法用量，使用上の注意等を必ず確認すること。

禁忌
(1)本剤又はリトナビル製剤の成分に対し過敏症の既往歴のある患者
(2)重度の肝機能障害のある患者
(3)QT延長のある患者(先天性QT延長症候群等)
(4)低カリウム血症又は低マグネシウム血症のある患者
(5)ペースメーカーを装着していない完全房室ブロックの患者
(6)次の薬剤を投与中の患者：アミオダロン，フレカイニド，プロパフェノン，ベプリジル，キニジン，トラゾドン，ピモジド，エルゴタミン製剤，シンバスタチン，ミダゾラム，トリアゾラム，リファンピシン，バルデナフィル，アゼルニジピン含有製剤

併用禁忌

薬剤名等	臨床症状・措置方法	機序・危険因子
アミオダロン (アンカロン) フレカイニド (タンボコール) プロパフェノン (プロノン) ベプリジル (ベプリコール) キニジン (硫酸キニジン) トラゾドン (デジレル，レスリン) ピモジド (オーラップ)	左記の薬剤の血中濃度が増加し，重篤又は生命に危険を及ぼすような心血管系の副作用(QT延長等)を起こすおそれがある。	チトクロームP450(CYP3A4)に対する競合による。
エルゴタミン製剤 (カフェルゴット等)	左記の薬剤の血中濃度が増加し，急性麦角中毒(末梢血管痙攣，四肢の虚血等)を起こすおそれがある。	
シンバスタチン (リポバス)	左記の薬剤の血中濃度が増加し，横紋筋融解症等のミオパシーを起こすおそれがある。	
ミダゾラム (ドルミカム) トリアゾラム (ハルシオン　等)	左記の薬剤の血中濃度が増加し，持続的又は過度の鎮静，呼吸抑制を起こすおそれがある。ミダゾラムのクリアランスが減少し，半減期が延長したとの報告がある。	
リファンピシン (アプテシン，リファジン，リマクタン等)	本剤のAUCが減少したとの報告がある。リファンピシンの投与を受けた患者に本剤を投与する場合には，少なくとも2週間の間隔をおくことが望ましい。また，本剤/リトナビル/リファンピシンを併用した17例中11例(65%)が28日目までに重度の肝細胞毒性を発現したとの報告がある。	左記の薬剤はチトクロームP450(CYP3A4)を誘導する。
バルデナフィル (レビトラ)	左記の薬剤の血中濃度が増加するおそれがある。	チトクロームP450(CYP3A4)に対する競合による。
アゼルニジピン含有製剤 (カルブロック，レザルタス配合錠)		

インフリーSカプセル200mg
規格：200mg1カプセル[30.8円/カプセル]
インフリーカプセル100mg
規格：100mg1カプセル[18.6円/カプセル]
インドメタシンファルネシル　エーザイ　114

【効能効果】

下記疾患並びに症状の消炎・鎮痛：関節リウマチ，変形性関節症，腰痛症，肩関節周囲炎，頸肩腕症候群

【対応標準病名】

◎	肩関節周囲炎	関節リウマチ	頸肩腕症候群
	手指変形性関節症	全身性変形性関節症	変形性肩関節症
	変形性関節症	変形性胸鎖関節症	変形性肩鎖関節症
	変形性股関節症	変形性膝関節症	変形性手関節症
	変形性足関節症	変形性肘関節症	変形性中手関節症
	母指CM関節変形性関節症	腰痛症	
○	CM関節変形性関節症	DIP関節変形性関節症	PIP関節変形性関節症
	RS3PE症候群	一過性関節症	一側性外傷後股関節症
	一側性外傷後膝関節症	一側性形成不全性股関節症	一側性原発性股関節症
	一側性原発性膝関節症	一側性続発性股関節症	一側性続発性膝関節症
	遠位橈尺関節変形性関節症	炎症性多発性関節障害	外傷後股関節症
	外傷後膝関節症	外傷性肩関節症	外傷性関節症
	外傷性関節障害	外傷性股関節症	外傷性膝関節症
	外傷性手関節症	外傷性足関節症	外傷性肘関節症
	外傷性母指CM関節症	回旋腱板症候群	踵関節症
	肩インピンジメント症候群	肩滑液包炎	肩関節腱板炎
	肩関節硬結性腱炎	肩関節症	肩周囲炎

	肩石灰性腱炎	下背部ストレイン	関節症
	関節リウマチ・顎関節	関節リウマチ・肩関節	関節リウマチ・胸椎
	関節リウマチ・頚椎	関節リウマチ・股関節	関節リウマチ・指関節
	関節リウマチ・趾関節	関節リウマチ・膝関節	関節リウマチ・手関節
	関節リウマチ・脊椎	関節リウマチ・足関節	関節リウマチ・肘関節
	関節リウマチ・腰椎	急性腰痛症	急速破壊型股関節症
	棘上筋症候群	筋筋膜性腰痛症	頚肩腕障害
	形成不全性股関節症	頚頭蓋症候群	血清反応陰性関節リウマチ
	肩甲周囲炎	原発性関節症	原発性股関節症
	原発性膝関節症	原発性全身性関節症	原発性変形性関節症
	原発性母指 CM 関節症	肩部痛	後頚部交感神経症候群
	股関節症	根性腰痛症	坐骨神経痛
	趾関節症	膝関節症	尺側偏位
	手関節症	手根関節症	上腕二頭筋腱炎
	上腕二頭筋腱鞘炎	神経原性関節症	成人スチル病
	脊椎関節痛	脊椎痛	先天性股関節脱臼治療後亜脱臼
	足関節症	続発性関節症	続発性股関節症
	続発性膝関節症	続発性多発性関節症	続発性母指 CM 関節症
	多発性関節症	多発性リウマチ性関節炎	肘関節症
	殿部痛	二次性変形性関節症	背部痛
	バレー・リュー症候群	びらん性関節症	ブシャール結節
	ヘーガース結節	ヘバーデン結節	母指 CM 関節症
	母指関節症	ムチランス変形	野球肩
	癒着性肩関節包炎	腰痛坐骨神経痛症候群	腰殿部痛
	リウマチ性滑液包炎	リウマチ性皮下結節	リウマチ様関節炎
	両側性外傷後股関節症	両側性外傷後膝関節症	両側性外傷性母指 CM 関節症
	両側性形成不全性股関節症	両側性原発性股関節症	両側性原発性膝関節症
	両側性原発性母指 CM 関節症	両側性続発性股関節症	両側性続発性膝関節症
	両側性続発性母指 CM 関節症	老人性関節炎	老年性股関節症
△	肩関節異所性骨化	胸椎不安定症	棘上筋石灰化症
	頚椎不安定症	上腕神経痛	脊椎不安定症
	背部圧迫感	腰椎不安定症	腰腹痛

※ **適応外使用可**
原則として，「インドメタシンファルネシル【内服薬】」を「片頭痛」，「筋収縮性頭痛」に対して処方した場合，当該使用事例を審査上認める。

用法用量　通常，成人にはインドメタシン　ファルネシルとして１回 200mg を朝夕１日２回食後経口投与する。
なお，年齢，症状により適宜増減する。

禁忌
(1)消化性潰瘍のある患者
(2)重篤な血液の異常のある患者
(3)重篤な肝障害のある患者
(4)重篤な腎障害のある患者
(5)重篤な心機能不全のある患者
(6)重篤な高血圧症の患者
(7)重篤な膵炎の患者
(8)本剤又はインドメタシン，サリチル酸系化合物(アスピリン等)に過敏症の患者
(9)アスピリン喘息(非ステロイド性消炎鎮痛剤等による喘息発作の誘発)又はその既往歴のある患者
(10)妊婦又は妊娠している可能性のある婦人
(11)トリアムテレンを投与中の患者

原則禁忌　小児

併用禁忌

薬剤名等	臨床症状・措置方法	機序・危険因子
トリアムテレン(トリテレン)	本剤の活性代謝物のインドメタシンとの併用により，急性腎不全を起こしたとの報告がある。	トリアムテレンによる腎血流の低下に基づく腎障害のために代償的に腎でのプロスタグランジン合成が亢進されるが，インドメタシンによりプロスタグランジン合成が抑制され，腎障害が引き起こされる。

インプロメン細粒1%　規格：1%1g[93.9円/g]
インプロメン錠1mg　規格：1mg1錠[10.5円/錠]
インプロメン錠3mg　規格：3mg1錠[29.4円/錠]
インプロメン錠6mg　規格：6mg1錠[53.2円/錠]
ブロムペリドール　ヤンセン　117

【効 能 効 果】

統合失調症

【対応標準病名】

◎	統合失調症		
○	アスペルガー症候群	型分類困難な統合失調症	偽神経症性統合失調症
	急性統合失調症	急性統合失調症性エピソード	急性統合失調症様精神病性障害
	境界型統合失調症	緊張型統合失調症	残遺型統合失調症
	小児期型統合失調症	小児シゾイド障害	前駆期統合失調症
	潜在性統合失調症	体感症性統合失調症	短期統合失調症様障害
	単純型統合失調症	遅発性統合失調症	統合失調症型障害
	統合失調症型パーソナリティ障害	統合失調症後抑うつ	統合失調症症状を伴う急性錯乱
	統合失調症症状を伴う急性多形性精神病性障害	統合失調症症状を伴う類循環精神病	統合失調症性パーソナリティ障害
	統合失調症性反応	統合失調症様状態	破瓜型統合失調症
	妄想型統合失調症	モレル・クレペリン病	
△	自閉的精神病質	統合失調症症状を伴わない急性錯乱	統合失調症症状を伴わない急性多形性精神病性障害
	統合失調症症状を伴わない類循環精神病	夢幻精神病	

用法用量　ブロムペリドールとして，通常成人１日 3～18mg を経口投与する。なお，年齢，症状により適宜増減するが，１日 36mg まで増量することができる。

禁忌
(1)昏睡状態の患者
(2)バルビツール酸誘導体等の中枢神経抑制剤の強い影響下にある患者
(3)重症の心不全の患者
(4)パーキンソン病の患者
(5)本剤の成分又はブチロフェノン系化合物に対し過敏症の患者
(6)アドレナリンを投与中の患者
(7)妊婦又は妊娠している可能性のある婦人

併用禁忌

薬剤名等	臨床症状・措置方法	機序・危険因子
アドレナリン(ボスミン)	アドレナリンの作用を逆転させ重篤な血圧降下を起こすことがある。	アドレナリンはアドレナリン作動性α，β-受容体の刺激剤であり，本剤のα-受容体遮断作用により，β-受容体刺激作用が優位となり，血圧降下作用が増強される。

ブロムペリドール細粒1%「アメル」：共和薬品　1%1g[37.8円/g]，ブロムペリドール細粒1%「サワイ」：沢井　1%1g[37.8円/g]，ブロムペリドール錠1mg「アメル」：共和薬品　1mg1錠[5.6円/錠]，ブロムペリドール錠1mg「サワイ」：沢井　1mg1錠[5.6円/錠]，ブロムペリドール錠3mg「アメル」：共和薬品　3mg1錠[11.1円/錠]，ブロムペリドール錠3mg「サワイ」：沢井　3mg1錠[11.1円/錠]，ブロムペリドール錠6mg「アメル」：共和薬品　6mg1錠[20.5円/錠]，ブロムペリドール錠6mg「サワイ」：沢井　6mg1錠[20.5円/錠]

インライタ錠1mg　規格：1mg1錠[2063.5円/錠]
インライタ錠5mg　規格：5mg1錠[9354.2円/錠]
アキシチニブ　ファイザー　429

【効 能 効 果】

根治切除不能又は転移性の腎細胞癌

【対応標準病名】

◎	腎細胞癌	転移性腎腫瘍
△	透析腎癌	

効能効果に関連する使用上の注意

(1)抗悪性腫瘍剤(サイトカイン製剤を含む)による治療歴のない根治切除不能又は転移性の腎細胞癌患者に対する本剤の有効性及び安全性は確立していない。
(2)本剤の術後補助化学療法における有効性及び安全性は確立していない。

用法用量　通常，成人にはアキシチニブとして1回5mgを1日2回経口投与する。なお，患者の状態により適宜増減するが，1回10mg1日2回まで増量できる。

用法用量に関連する使用上の注意

(1)他の抗悪性腫瘍剤(サイトカイン製剤を含む)との併用について，有効性及び安全性は確立していない。
(2)1回5mg1日2回，2週間連続投与し，本剤に忍容性が認められる場合には，1回7mg1日2回投与に増量することができる。連続2週間投与して本剤に忍容性が認められる場合には，更に最大1回10mg1日2回に増量することができる。
(3)副作用がみられた場合は，必要に応じて，本剤を減量，休薬又は中止すること。減量して投与を継続する場合は，副作用の症状，重症度等に応じて，1回3mg1日2回，又は1回2mg1日2回に減量すること。
(4)本剤の血中濃度が上昇するため，中等度以上の肝機能障害のある患者では，減量を考慮するとともに，患者の状態をより慎重に観察し，有害事象の発現に十分注意すること。

警告　本剤の投与にあたっては，緊急時に十分対応できる医療施設において，がん化学療法に十分な知識・経験を持つ医師のもとで，本療法が適切と判断される症例についてのみ実施すること。また，治療開始に先立ち，患者又はその家族に有効性及び危険性を十分説明し，同意を得てから投与を開始すること。

禁忌

(1)本剤の成分に対し過敏症の既往歴のある患者
(2)妊婦又は妊娠している可能性のある女性

ヴァイデックスECカプセル125
規格：125mg1カプセル[1071.1円/カプセル]
ヴァイデックスECカプセル200
規格：200mg1カプセル[1620.6円/カプセル]

ジダノシン　ブリストル　625

【効 能 効 果】

HIV感染症

【対応標準病名】

◎	HIV感染症		
○	AIDS	AIDS関連症候群	HIV－1感染症
	HIV感染	後天性免疫不全症候群	新生児HIV感染症
△	HIV－2感染症		

効能効果に関連する使用上の注意

(1)無症候性HIV感染症に関する治療開始の指標はCD4リンパ球数500/mm^{3}以下若しくは血漿中HIV RNA量5,000copies/mL(RT-PCR法)以上との国際的な勧告がある。従って，本剤の使用にあたっては，CD4リンパ球数及び血漿中HIV RNA量を確認すること。
(2)ヒト免疫不全ウイルス(HIV)は感染初期から多種多様な変異株を生じ，薬剤耐性を発現しやすいことが知られているので，本剤は他の抗HIV薬との併用を考慮すること。

用法用量

通常成人には，ジダノシンとして以下の用量を1日1回食間に経口投与する。

体重60kg以上：400mg

体重60kg未満：250mg

なお，症状により適宜増減する。

用法用量に関連する使用上の注意

(1)カプセル剤は食事の影響により吸収率が約20%低下するので，必ず食間に投与すること。
(2)カプセル剤には，腸溶性コーティングされた顆粒が入っているので，かまずに服用すること。
(3)本剤投与中，膵炎が認められた場合は，投与を中止すること。
(4)本剤と他の抗HIV薬との併用療法において，因果関係が特定できない重篤な副作用が発現し，治療の継続が困難であると判断された場合には，原則として本剤及び併用している他の抗HIV薬の投与をすべて一旦中止すること。
(5)カプセル剤の1日2回以上投与での有効性及び安全性は確立していない。

警告　本剤の投与により膵炎があらわれることがあるので，血清アミラーゼ，血清リパーゼ，トリグリセライド等の生化学的検査を行うなど，患者の状態を十分に観察すること。

禁忌

(1)膵炎の患者
(2)本剤に対する過敏症の既往歴のある患者

原則禁忌　妊婦又は妊娠している可能性のある婦人

ウインタミン細粒(10%)　規格：10%1g[6.7円/g]
クロルプロマジンフェノールフタリン酸塩　塩野義　117

【効 能 効 果】

統合失調症，躁病，神経症における不安・緊張・抑うつ，悪心・嘔吐，吃逆，破傷風に伴う痙攣，麻酔前投薬，人工冬眠，催眠・鎮静・鎮痛剤の効力増強

【対応標準病名】

◎	うつ状態	嘔吐症	悪心
	痙攣	しゃっくり	神経症
	神経症性抑うつ状態	躁状態	統合失調症
	破傷風	不安うつ病	不安緊張状態
	不安神経症	抑うつ神経症	
○	アスペルガー症候群	うつ病	うつ病型統合失調感情障害
	横隔膜痙攣症	開口障害	外傷後遺症性うつ病
	化学療法に伴う嘔吐症	牙関緊急	型分類困難な統合失調症
	仮面うつ病	寛解中の反復性うつ病性障害	感染症後うつ病
	器質性うつ病性障害	偽神経症性統合失調症	気分循環症
	急性統合失調症	急性統合失調症性エピソード	急性統合失調症様精神病性障害
	境界型統合失調症	緊張型統合失調症	軽症うつ病エピソード
	軽症反復性うつ病性障害	軽躁病	痙攣発作
	拘禁性抑うつ状態	混合性不安抑うつ障害	災害神経症
	残遺型統合失調症	思春期うつ病	持続性気分障害
	自閉的精神病質	社会不安障害	社交不安障害
	術後悪心	術後神経症	循環型躁うつ病
	小児期型統合失調症	小児シゾイド障害	小児神経症
	職業神経症	食道神経症	心気性うつ病
	神経衰弱	青春期内閉神経症	精神神経症
	精神病症状を伴う重症うつ病エピソード	精神病症状を伴う躁病	精神病症状を伴わない重症うつ病エピソード
	精神病症状を伴わない躁病	前駆期統合失調症	潜在性統合失調症
	全般性不安障害	躁うつ病	双極性感情障害・軽症のうつ病エピソード

ウ

	双極性感情障害・精神病症状を伴う重症うつ病エピソード	双極性感情障害・精神病症状を伴わない重症うつ病エピソード	双極性感情障害・中等症のうつ病エピソード
	躁病性昏迷	躁病発作	体感症性統合失調症
	退行期うつ病	多発性神経症	短期統合失調症様障害
	単極性うつ病	単極性躁病	単純型統合失調症
	単発反応性うつ病	遅発性統合失調症	中等症うつ病エピソード
	中等症反復性うつ病性障害	統合失調症型障害	統合失調症型パーソナリティ障害
	統合失調症後抑うつ	統合失調症症状を伴う急性錯乱	統合失調症症状を伴う急性多形性精神病性障害
	統合失調症症状を伴う類循環精神病	統合失調症性パーソナリティ障害	統合失調症性反応
	統合失調症様状態	動脈硬化性うつ病	内因性うつ病
	破瓜型統合失調症	パニック障害	パニック発作
	反応性うつ病	反復心因性うつ病	反復性うつ病
	反復性嘔吐	反復性気分障害	反復性心因性抑うつ精神病
	反復性精神病性うつ病	反復性短期うつ病エピソード	非定型うつ病
	ベーアド病	発作性神経症	膜症神経症
	慢性心因反応	慢性疲労症候群	夢幻精神病
	妄想型統合失調症	妄想性神経症	幼児神経症
	老人性神経症	老年期うつ病	老年期認知症抑うつ型
△	2型双極性障害	アセトン血性嘔吐症	延髄外側症候群
	延髄性うつ病	嘔気	開口不全
	下肢痙攣	間代強直性痙攣	器質性気分障害
	器質性混合性感情障害	器質性双極性障害	器質性躁病性障害
	気分変調症	急性痙攣	恐怖症性不安障害
	筋痙縮	筋痙直	原発性認知症
	後下小脳動脈閉塞症	高所恐怖症	こむら返り
	産褥期うつ状態	四肢筋痙攣	四肢痙攣
	四肢痙攣発作	習慣性嘔吐	周期性精神病
	上小脳動脈閉塞症	小脳卒中症候群	小脳動脈狭窄
	小脳動脈血栓症	小脳動脈塞栓症	小脳動脈閉塞
	職業性痙攣	食後悪心	書痙
	初老期精神病	初老期認知症	初老期妄想状態
	心因性失神	精神衰弱	前下小脳動脈閉塞症
	挿間性発作性不安	双極性感情障害	胆汁性嘔吐
	中枢性嘔吐症	統合失調症症状を伴わない急性錯乱	統合失調症症状を伴わない急性多形性精神病性障害
	統合失調症症状を伴わない類循環精神病	特発性嘔吐症	二次性認知症
	認知症	脳性嘔吐	破局発作状態
	反芻	反応性興奮	反復性躁病エピソード
	不安障害	不安ヒステリー	不随意痙攣性運動
	糞便性嘔吐	モレル・クレペリン病	有痛性筋痙攣
	抑うつ性パーソナリティ障害	老年期認知症	老年期認知症妄想型
	老年期妄想状態	老年精神病	ワレンベルグ症候群

用法用量
通常，成人にはクロルプロマジン塩酸塩として1日30～100mgを分割経口投与する。
精神科領域において用いる場合には，クロルプロマジン塩酸塩として，通常1日50～450mgを分割経口投与する。
なお，年齢，症状により適宜増減する。
参考
小児では，発達段階や症状の程度により，個人差が特に著しいが，多くの場合1回体重1kgあたり0.5～1mgを，1日3～4回をめどとし，症状の程度により加減する。
生後6ヵ月未満の乳児への使用は避けることが望ましい。

禁忌
(1)昏睡状態，循環虚脱状態にある患者
(2)バルビツール酸誘導体・麻酔剤等の中枢神経抑制剤の強い影響下にある患者
(3)アドレナリンを投与中の患者
(4)フェノチアジン系化合物及びその類似化合物に対し過敏症の患者

原則禁忌　皮質下部の脳障害(脳炎，脳腫瘍，頭部外傷後遺症等)の疑いのある患者

併用禁忌

薬剤名等	臨床症状・措置方法	機序・危険因子
アドレナリン ボスミン	臨床症状：アドレナリンの作用を逆転させ，血圧降下を起こすことがある。	アドレナリンのα作用が遮断され，β作用が優位になることがある。

ウイントマイロン錠250　規格：250mg1錠[24.7円/錠]
ウイントマイロン錠500　規格：500mg1錠[46.1円/錠]
ナリジクス酸　第一三共　624

【効能効果】
〈適応菌種〉本剤に感性の淋菌，大腸菌，赤痢菌，サルモネラ属(チフス菌，パラチフス菌を除く)，肺炎桿菌，プロテウス属，腸炎ビブリオ
〈適応症〉膀胱炎，腎盂腎炎，前立腺炎(急性症，慢性症)，淋菌感染症，感染性腸炎

【対応標準病名】

◎	感染性腸炎	急性細菌性前立腺炎	腎盂腎炎
	前立腺炎	膀胱炎	慢性前立腺炎
	淋病		
○	MRSA膀胱炎	S状結腸炎	アレルギー性膀胱炎
	胃腸炎	炎症性腸疾患	回腸炎
	潰瘍性膀胱炎	カタル性胃腸炎	間質性膀胱炎
	感染性胃腸炎	感染性下痢症	感染性大腸炎
	感冒性胃腸炎	感冒性大腸炎	感冒性腸炎
	急性胃腸炎	急性出血性膀胱炎	急性大腸炎
	急性単純性膀胱炎	急性腸炎	急性膀胱炎
	急性淋菌性尿道炎	下痢症	肛門淋菌感染
	細菌性膀胱炎	出血性大腸炎	出血性腸炎
	出血性膀胱炎	術後腎盂腎炎	上行性腎盂腎炎
	新生児膿漏眼	前立腺膿瘍	大腸炎
	腸炎	腸カタル	直腸淋菌感染
	難治性乳児下痢症	乳児下痢	尿細管間質性腎炎
	尿膜管膿瘍	反復性膀胱炎	びらん性膀胱炎
	膀胱後部膿瘍	膀胱三角部炎	膀胱周囲炎
	膀胱周囲膿瘍	放射線性膀胱炎	慢性細菌性前立腺炎
	慢性再発性膀胱炎	慢性前立腺炎急性増悪	慢性複雑性膀胱炎
	慢性膀胱炎	慢性淋菌性尿道炎	淋菌性咽頭炎
	淋菌性外陰炎	淋菌性外陰腟炎	淋菌性滑膜炎
	淋菌性関節炎	淋菌性亀頭炎	淋菌性結膜炎
	淋菌性腱滑膜炎	淋菌性虹彩毛様体炎	淋菌性口内炎
	淋菌性骨髄炎	淋菌性子宮頸管炎	淋菌性女性骨盤炎
	淋菌性心筋炎	淋菌性心内膜炎	淋菌性心膜炎
	淋菌性髄膜炎	淋菌性精巣炎	淋菌性精巣上体炎
	淋菌性前立腺炎	淋菌性腟炎	淋菌性尿道炎
	淋菌性尿道狭窄	淋菌性脳膿瘍	淋菌性肺炎
	淋菌性敗血症	淋菌性バルトリン腺膿瘍	淋菌性腹膜炎
	淋菌性膀胱炎	淋菌性卵管炎	
△	BKウイルス腎症	気腫性腎盂腎炎	抗生物質起因性大腸炎
	抗生物質起因性腸炎	前立腺痛	放射線出血性膀胱炎
	慢性非細菌性前立腺炎		

用法用量　ナリジクス酸として，通常成人1日1～4gを2～4回に分割経口投与する。なお，年齢，症状により適宜増減する。

用法用量に関連する使用上の注意　本剤の使用にあたっては，耐性菌の発現等を防ぐため，原則として感受性を確認し，疾病の治療上必要な最小限の期間の投与にとどめること。

禁忌

(1)本剤の成分に対し過敏症の既往歴のある患者
(2)生後３か月未満の乳児

ウイントマイロンシロップ5%　規格：5%1mL［6.4円/mL］
ナリジクス酸　ニプロパッチ　624

【効能効果】

〈適応菌種〉本剤に感性の淋菌，大腸菌，赤痢菌，サルモネラ属(チフス菌，パラチフス菌を除く)，肺炎桿菌，プロテウス属，腸炎ビブリオ
〈適応症〉膀胱炎，腎盂腎炎，前立腺炎(急性症，慢性症)，淋菌感染症，感染性腸炎

【対応標準病名】

◎	感染性腸炎	急性細菌性前立腺炎	腎盂腎炎
	前立腺炎	膀胱炎	慢性前立腺炎
	淋病		
○	MRSA 膀胱炎	S 状結腸炎	アレルギー性膀胱炎
	胃腸炎	炎症性腸疾患	回腸炎
	潰瘍性膀胱炎	カタル性胃腸炎	間質性膀胱炎
	感染性胃腸炎	感染性下痢症	感染性大腸炎
	感冒性胃腸炎	感冒性大腸炎	感冒性腸炎
	急性胃腸炎	急性出血性膀胱炎	急性大腸炎
	急性単純性膀胱炎	急性腸炎	急性膀胱炎
	急性淋菌性尿道炎	下痢症	肛門淋菌感染
	細菌性膀胱炎	出血性大腸炎	出血性腸炎
	出血性膀胱炎	術後腎盂腎炎	上行性腎盂腎炎
	新生児膿漏眼	前立腺膿瘍	大腸炎
	腸炎	腸カタル	直腸淋菌感染
	難治性乳児下痢症	乳児下痢	尿細管間質性腎炎
	尿膜管膿瘍	反復性膀胱炎	びらん性膀胱炎
	膀胱後部膿瘍	膀胱三角部炎	膀胱周囲炎
	膀胱周囲膿瘍	放射線性膀胱炎	慢性細菌性前立腺炎
	慢性再発性膀胱炎	慢性前立腺炎急性増悪	慢性複雑性膀胱炎
	慢性膀胱炎	慢性淋菌性尿道炎	淋菌性咽頭炎
	淋菌性外陰炎	淋菌性外陰腟炎	淋菌性滑膜炎
	淋菌性関節炎	淋菌性亀頭炎	淋菌性結膜炎
	淋菌性腱滑膜炎	淋菌性虹彩毛様体炎	淋菌性口内炎
	淋菌性骨髄炎	淋菌性子宮頚管炎	淋菌性女性骨盤炎
	淋菌性心筋炎	淋菌性心内膜炎	淋菌性心膜炎
	淋菌性髄膜炎	淋菌性精巣炎	淋菌性精巣上体炎
	淋菌性前立腺炎	淋菌性腟炎	淋菌性尿道炎
	淋菌性尿道狭窄	淋菌性脳膿瘍	淋菌性肺炎
	淋菌性敗血症	淋菌性バルトリン腺膿瘍	淋菌性腹膜炎
	淋菌性膀胱炎	淋菌性卵巣炎	
△	BK ウイルス腎症	気腫性腎盂腎炎	抗生物質起因性大腸炎
	抗生物質起因性腸炎	前立腺痛	放射線出血性膀胱炎
	慢性非細菌性前立腺炎		

用法用量

ナリジクス酸として，通常成人１日1～4g(20～80mL)を２～４回に分割経口投与する。
なお，年齢，症状により適宜増減する。
参考
（小児の１日投与量例）

1～3歳	4～6歳	7～12歳
10～15mL	15～20mL	20～40mL

（小児用量は体重換算 50mg/kg による）

用法用量に関連する使用上の注意　本剤の使用にあたっては，耐性菌の発現等を防ぐため，原則として感受性を確認し，疾病の治療上必要な最小限の期間の投与にとどめること。

禁忌

(1)本剤の成分に対し過敏症の既往歴のある患者
(2)生後３か月未満の乳児

ウェールナラ配合錠　規格：1錠［162円/錠］
エストラジオール　レボノルゲストレル　バイエル薬品　248

【効能効果】

閉経後骨粗鬆症

【対応標準病名】

◎	閉経後骨粗鬆症		
○	頚椎骨粗鬆症	頚椎骨粗鬆症・病的骨折あり	骨粗鬆症
	骨粗鬆症・骨盤部病的骨折あり	骨粗鬆症・脊椎病的骨折あり	骨粗鬆症・前腕病的骨折あり
	骨粗鬆症・大腿部病的骨折あり	骨粗鬆症・多発病的骨折あり	骨粗鬆症・病的骨折あり
	脊椎骨粗鬆症	脊椎骨粗鬆症・病的骨折あり	二次性骨粗鬆症
	二次性骨粗鬆症・病的骨折あり	閉経後骨粗鬆症・骨盤部病的骨折あり	閉経後骨粗鬆症・脊椎病的骨折あり
	閉経後骨粗鬆症・前腕病的骨折あり	閉経後骨粗鬆症・大腿部病的骨折あり	閉経後骨粗鬆症・多発病的骨折あり
	閉経後骨粗鬆症・病的骨折あり	卵巣摘出術後骨粗鬆症	卵巣摘出術後骨粗鬆症・病的骨折あり
	老年性骨粗鬆症	老年性骨粗鬆症・病的骨折あり	
△	眼窩内側壁骨折	眼窩内壁骨折	眼窩吹き抜け骨折
	環椎椎弓骨折	脛骨近位骨端線損傷	軸椎横突起骨折
	軸椎椎弓骨折	軸椎椎体骨折	篩骨板骨折
	歯突起開放骨折	歯突起骨折	若年性骨粗鬆症・病的骨折あり
	上腕骨滑車骨折	上腕骨近位骨端線損傷	上腕骨近位端病的骨折
	上腕骨骨幹部病的骨折	上腕骨小結節骨折	上腕骨らせん骨折
	人工股関節周囲骨折	人工膝関節周囲骨折	前頭蓋底骨折
	前頭骨線状骨折	側頭骨線状骨折	大腿骨近位骨端線損傷
	中頭蓋底骨折	頭蓋円蓋部線状骨折	橈骨近位骨端線損傷
	特発性骨粗鬆症	特発性骨粗鬆症・病的骨折あり	廃用性骨粗鬆症
	廃用性骨粗鬆症・病的骨折あり	剥離骨折	腓骨近位骨端線損傷
	らせん骨折	裂離骨折	

用法用量　通常，成人に対し１日１錠を経口投与する。

用法用量に関連する使用上の注意　本剤を投与する場合，投与後６カ月～１年後に骨密度を測定し，効果が認められない場合には投与を中止し，他の療法を考慮すること。

禁忌

(1)エストロゲン依存性悪性腫瘍(例えば，乳癌，子宮内膜癌)及びその疑いのある患者
(2)未治療の子宮内膜増殖症のある患者
(3)乳癌の既往歴のある患者
(4)血栓性静脈炎や肺塞栓症のある患者，又はその既往歴のある患者
(5)動脈性の血栓塞栓疾患(例えば，冠動脈性心疾患，脳卒中)又はその既往歴のある患者
(6)妊婦又は妊娠している可能性のある女性及び授乳婦
(7)重篤な肝障害のある患者
(8)診断の確定していない異常性器出血のある患者
(9)本剤の成分に対し過敏症の既往歴のある患者

ヴォトリエント錠200mg　規格：200mg1錠［4142.3円/錠］
パゾパニブ塩酸塩　グラクソ・スミスクライン　429

【効能効果】

悪性軟部腫瘍
根治切除不能又は転移性の腎細胞癌

【対応標準病名】

◎	腎細胞癌	転移性腎腫瘍	軟部腫瘍
	軟部組織悪性腫瘍		

○

ウイルムス腫瘍	後腹膜神経芽腫	腎悪性腫瘍
腎カルチノイド	腎癌	腎肉腫
透析腎癌		

△

あ

ALK 融合遺伝子陽性非小細胞肺癌	S 状結腸癌	悪性エナメル上皮腫
悪性褐色細胞腫	悪性顆粒細胞腫	悪性間葉腫
悪性奇形腫	悪性胸腺腫	悪性グロームス腫瘍
悪性血管外皮腫	悪性骨腫瘍	悪性縦隔腫瘍
悪性腫瘍	悪性線維性組織球腫	悪性虫垂粘液瘤
悪性停留精巣	悪性葉状腫瘍	足悪性軟部腫瘍
胃悪性間葉系腫瘍	胃悪性黒色腫	胃カルチノイド
胃癌	胃癌・HER2 過剰発現	胃管癌
胃癌骨転移	胃癌末期	胃原発絨毛癌
胃脂肪肉腫	胃重複癌	胃進行癌
胃体部癌	胃底部癌	遺伝性大腸癌
遺伝性非ポリポーシス大腸癌	胃肉腫	胃胚細胞腫瘍
胃平滑筋肉腫	胃幽門部癌	陰核癌
陰茎癌	陰茎亀頭部癌	陰茎体部癌
陰茎肉腫	陰茎包皮部癌	咽頭癌
咽頭肉腫	陰のう癌	陰のう内脂肪肉腫
腋窩腫瘍	腋窩部軟部腫瘍	エクリン汗孔癌
炎症性乳癌	横行結腸癌	横紋筋肉腫

か

外陰悪性黒色腫	外陰悪性腫瘍	外陰癌
外陰部パジェット病	外耳腫瘍	外耳道癌
外耳道腫瘍	回腸カルチノイド	回腸癌
回盲部癌	下咽頭癌	下咽頭後部癌
下咽頭肉腫	下顎悪性エナメル上皮腫	下顎骨腫瘍
下顎歯肉癌	下顎歯肉頬移行部癌	下顎腫瘍
下顎部横紋筋肉腫	下顎部腫瘍	下眼瞼基底細胞癌
下眼瞼皮膚癌	下眼瞼有棘細胞癌	顎下腺癌
顎下部悪性腫瘍	顎関節滑膜骨軟骨腫症	顎部腫瘍
角膜の悪性腫瘍	下行結腸癌	下口唇基底細胞癌
下口唇皮膚癌	下口唇有棘細胞癌	下肢悪性腫瘍
下唇癌	下唇赤唇部癌	仮声帯癌
下腿悪性線維性組織球腫	下腿悪性軟部腫瘍	下腿横紋筋肉腫
下腿滑膜肉腫	下腿脂肪肉腫	下腿腫瘍
下腿線維肉腫	下腿淡明細胞肉腫	下腿軟部腫瘍
下腿皮下腫瘍	下腿平滑筋肉腫	下腿胞巣状軟部肉腫
下腿類上皮肉腫	肩関節滑膜骨軟骨腫症	肩軟部腫瘍
滑膜骨軟骨腫症	滑膜腫	滑膜肉腫
下腹部腫瘍	下部食道癌	下部胆管癌
下葉小細胞肺癌	下葉肺癌	下葉肺腺癌
下葉肺大細胞癌	下葉肺扁平上皮癌	下葉非小細胞肺癌
癌	肝悪性腫瘍	眼窩悪性腫瘍
肝外胆管癌	眼窩横紋筋肉腫	眼窩腫瘍
眼窩神経芽腫	肝カルチノイド	肝癌
肝癌骨転移	癌関連網膜症	眼瞼皮膚の悪性腫瘍
眼瞼部腫瘍	肝細胞癌	肝細胞癌破裂
癌性悪液質	癌性ニューロパチー	癌性ニューロミオパチー
癌性貧血	癌性ミエロパチー	関節軟骨腫瘍
汗腺癌	眼内腫瘍	顔面悪性腫瘍
顔面横紋筋肉腫	顔面骨腫瘍	顔面皮下腫瘍
顔面皮膚腫瘍	肝門部癌	肝門部胆管癌
間葉腫	気管癌	気管支カルチノイド
気管支癌	気管支リンパ節転移	奇形腫
基底細胞癌	臼後部癌	嗅神経芽腫
嗅神経上皮腫	胸腔内リンパ節の悪性腫瘍	胸骨腫瘍
胸腺カルチノイド	胸腺癌	胸腺腫
胸椎腫瘍	胸椎転移	頬粘膜癌
胸部悪性軟部腫瘍	頬部横紋筋肉腫	胸部下部食道癌
頬部血管肉腫	頬部腫瘍	胸部上部食道癌
胸部食道癌	胸部中部食道癌	胸壁悪性線維性組織球腫
胸壁横紋筋肉腫	胸壁血管肉腫	胸壁脂肪肉腫
胸壁腫瘍	胸壁線維肉腫	胸壁淡明細胞肉腫
胸膜悪性腫瘍	胸膜脂肪肉腫	胸膜播種
距骨腫瘍	巨大後腹膜脂肪肉腫	巨大母斑細胞母斑
季肋部腫瘍	空腸カルチノイド	空腸癌
脛骨遠位部骨腫瘍	脛骨近位部巨細胞腫	脛骨近位部骨腫瘍
脛骨骨幹部骨腫瘍	脛骨腫瘍	頚椎腫瘍
頚部悪性腫瘍	頚部悪性線維性組織球腫	頚部悪性軟部腫瘍
頚部横紋筋肉腫	頚部滑膜肉腫	頚部癌
頚部基底細胞癌	頚部血管肉腫	頚部原発腫瘍
頚部脂肪肉腫	頚部腫瘍	頚部食道癌
頚部軟部腫瘍	頚部肉腫	頚部皮膚悪性腫瘍
頚部皮膚癌	頚部有棘細胞癌	頚部リンパ節癌
頚部リンパ節腫瘍	血管芽細胞腫	血管周皮腫
血管内皮腫	血管肉腫	結腸癌
結腸脂肪肉腫	結腸腫瘍	結膜の悪性腫瘍
肩甲骨腫瘍	肩甲部脂肪肉腫	肩甲部腫瘍
原発性肝癌	原発性肺癌	原発不明癌
肩部悪性線維性組織球腫	肩部横紋筋肉腫	肩部滑膜肉腫
肩部線維肉腫	肩部淡明細胞肉腫	肩部胞巣状軟部肉腫
肛囲腫瘍	口蓋癌	口蓋垂癌
交感神経節腫瘍	口腔悪性黒色腫	口腔癌
口腔前庭癌	口腔底癌	硬口蓋癌
虹彩腫瘍	後縦隔悪性腫瘍	甲状腺悪性腫瘍
甲状腺癌	甲状腺癌骨転移	甲状腺髄様癌
甲状腺乳頭癌	甲状腺未分化癌	甲状腺濾胞癌
甲状軟骨の悪性腫瘍	口唇癌	口唇境界部癌
口唇赤唇部癌	口唇皮膚悪性腫瘍	口底癌
喉頭蓋癌	喉頭蓋前面癌	喉頭蓋谷癌
喉頭癌	後頭骨腫瘍	後頭部転移性腫瘍
膠肉腫	項部基底細胞癌	後腹膜悪性腫瘍
後腹膜悪性線維性組織球腫	後腹膜横紋筋肉腫	後腹膜奇形腫
後腹膜血管肉腫	後腹膜脂肪肉腫	後腹膜腫瘍
後腹膜線維肉腫	後腹膜胚細胞腫瘍	後腹膜平滑筋肉腫
後腹膜リンパ節転移	項部腫瘍	項部皮膚癌
項部有棘細胞癌	項部リンパ節腫	肛門悪性黒色腫
肛門癌	肛門管癌	肛門部癌
肛門扁平上皮癌	股関節滑膜骨軟骨腫症	股関節部滑膜肉腫
骨悪性線維性組織球腫	骨巨細胞腫	骨腫瘍
骨髄転移	骨線維肉腫	骨転移癌
骨盤骨腫瘍	骨盤腫瘍	骨盤転移
骨盤内悪性軟部腫瘍	骨盤内リンパ節転移	骨盤内リンパ節の悪性腫瘍

さ

骨盤部悪性軟部腫瘍	鰓原性癌	鎖骨腫瘍
坐骨腫瘍	坐骨直腸窩脂肪肉腫	鎖骨部腫瘍
残胃癌	耳介癌	耳介腫瘍
耳介部腫瘍	耳下腺癌	耳下部肉腫
耳管癌	指基節骨腫瘍	趾基節骨腫瘍
色素性基底細胞癌	子宮癌	子宮癌骨転移
子宮癌再発	子宮癌肉腫	子宮体癌
子宮体癌再発	子宮内膜癌	子宮内膜間質肉腫
子宮肉腫	子宮平滑筋肉腫	指骨腫瘍
趾骨腫瘍	篩骨洞癌	脂腺癌
指中節骨腫瘍	趾中節骨腫瘍	膝蓋骨腫瘍
膝関節滑膜骨軟骨腫症	膝関節腫瘍	膝関節部滑膜肉腫
膝部悪性線維性組織球腫	膝部腫瘍	膝部淡明細胞肉腫
膝部軟部腫瘍	膝部胞巣状軟部肉腫	趾軟部腫瘍
歯肉癌	脂肪肉腫	指末節骨腫瘍
趾末節骨腫瘍	斜台部脊索腫	尺骨腫瘍
縦隔癌	縦隔脂肪肉腫	縦隔神経芽腫
縦隔胚細胞腫瘍	縦隔卵黄のう腫瘍	縦隔リンパ節転移

十二指腸悪性ガストリノーマ	十二指腸悪性ソマトスタチノーマ	十二指腸カルチノイド
十二指腸癌	十二指腸神経内分泌癌	十二指腸乳頭癌
十二指腸乳頭部癌	十二指腸平滑筋肉腫	絨毛癌
手関節部滑膜肉腫	手関節部腫瘍	主気管支の悪性腫瘍
手掌部軟部腫瘍	術後乳癌	手部悪性線維性組織球腫
手部横紋筋肉腫	手部滑膜肉腫	手部淡明細胞肉腫
手部類上皮肉腫	腫瘍	小陰唇癌
上咽頭癌	上咽頭脂肪肉腫	上顎悪性エナメル上皮腫
上顎癌	上顎結節部癌	上顎骨骨肉腫
上顎骨腫瘍	上顎歯肉癌	上顎歯肉頬移行部癌
上顎腫瘍	上顎洞癌	上顎部腫瘍
上眼瞼基底細胞癌	上眼瞼皮膚癌	上眼瞼有棘細胞癌
上行結腸カルチノイド	上行結腸癌	上行結腸平滑筋肉腫
上口唇基底細胞癌	上口唇皮膚癌	上口唇有棘細胞癌
踵骨腫瘍	小細胞肺癌	上肢悪性腫瘍
上唇癌	上唇赤唇部癌	小唾液腺癌
小腸カルチノイド	小腸癌	小腸脂肪肉腫
小腸平滑筋肉腫	上腹部腫瘍	上部食道癌
上部胆管癌	上葉小細胞肺癌	上葉肺癌
上葉肺腺癌	上葉肺大細胞癌	上葉肺扁平上皮癌
上葉非小細胞肺癌	上腕悪性線維性組織球腫	上腕悪性軟部腫瘍
上腕横紋筋肉腫	上腕滑膜肉腫	上腕骨遠位部骨腫瘍
上腕骨近位部骨腫瘍	上腕骨骨幹部骨腫瘍	上腕骨腫瘍
上腕脂肪肉腫	上腕線維肉腫	上腕淡明細胞肉腫
上腕軟部腫瘍	上腕胞巣状軟部肉腫	上腕類上皮肉腫
食道悪性間葉系腫瘍	食道悪性黒色腫	食道横紋筋肉腫
食道癌	食道癌骨転移	食道癌肉腫
食道基底細胞癌	食道偽肉腫	食道脂肪肉腫
食道小細胞癌	食道腺癌	食道腺様のう胞癌
食道粘表皮癌	食道表在癌	食道平滑筋肉腫
食道未分化癌	痔瘻癌	腎盂癌
腎盂腺癌	腎盂乳頭状癌	腎盂尿路上皮癌
腎盂扁平上皮癌	腎癌骨転移	心筋腫瘍
神経芽腫	神経細胞腫瘍	神経節膠腫
進行乳癌	唇交連癌	腎周囲脂肪肉腫
心臓悪性腫瘍	心臓横紋筋肉腫	心臓血管肉腫
心臓脂肪肉腫	心臓腫瘍	心臓線維肉腫
心臓粘液肉腫	心内膜腫瘍	心膜腫瘍
膵芽腫	膵癌	膵管癌
膵管内管状腺癌	膵脂肪肉腫	膵漿液性のう胞腺癌
膵腺房細胞癌	膵臓癌骨転移	膵体部癌
膵頭部カルチノイド	膵頭部癌	膵内胆管癌
膵粘液性のう胞腺癌	膵尾部癌	髄膜癌腫症
スキルス胃癌	精索脂肪肉腫	精索肉腫
精上皮腫	精巣横紋筋肉腫	精巣癌
精巣奇形癌	精巣奇形腫	精巣絨毛癌
精巣上体癌	精巣胎児性癌	精巣肉腫
精巣胚細胞腫瘍	精巣卵黄のう腫瘍	精巣卵のう腫瘍
精母細胞腫	声門下癌	声門癌
声門上癌	脊髄播種	脊椎腫瘍
脊椎転移	舌縁癌	舌下腺癌
舌下面癌	舌癌	舌根部癌
舌脂肪肉腫	舌尖癌	舌背癌
線維脂肪肉腫	線維肉腫	仙骨腫瘍
前縦隔悪性腫瘍	全身性転移性癌	前頭骨腫瘍
前頭洞癌	前頭部転移性腫瘍	仙尾部奇形腫
仙尾部腫瘍	前立腺横紋筋肉腫	前立腺癌
前立腺癌骨転移	前立腺小細胞癌	前立腺神経内分泌癌
前立腺肉腫	前腕悪性線維性組織球腫	前腕悪性軟部腫瘍
前腕横紋筋肉腫	前腕滑膜肉腫	前腕腫瘍
前腕線維肉腫	前腕軟部腫瘍	前腕胞巣状軟部肉腫

前腕類上皮肉腫	早期食道癌	総胆管癌
足関節滑膜骨軟骨腫症	足関節部滑膜肉腫	足根骨腫瘍
足舟状骨腫瘍	足底部腫瘍	足底部軟部腫瘍
側頭骨腫瘍	側頭部転移性腫瘍	足背腫瘍
足部横紋筋肉腫	足部滑膜肉腫	足部腫瘍
足部淡明細胞肉腫	足部類上皮肉腫	鼡径部悪性線維性組織球腫
鼡径部横紋筋肉腫	鼡径部滑膜肉腫	鼡径部脂肪肉腫

た

鼡径部腫瘍	大陰唇癌	胎児性癌
胎児性精巣腫瘍	大腿悪性線維性組織球腫	大腿悪性軟部腫瘍
大腿横紋筋肉腫	大腿滑膜肉腫	大腿血管肉腫
大腿骨遠位部骨腫瘍	大腿骨近位部骨腫瘍	大腿骨骨幹部骨腫瘍
大腿骨腫瘍	大腿骨転移性骨腫瘍	大腿腫瘍
大腿線維肉腫	大腿軟部腫瘍	大腿部脂肪肉腫
大腿平滑筋肉腫	大腿胞巣状軟部肉腫	大腿類上皮肉腫
大唾液腺癌	大腸カルチノイド	大腸癌
大腸癌骨転移	大腸肉腫	大腸粘液癌
大動脈周囲リンパ節転移	大脳深部転移性腫瘍	大網脂肪肉腫
大網腫瘍	唾液腺癌	多発性癌転移
胆管癌	胆のうカルチノイド	胆のう癌
胆のう管癌	胆のう肉腫	淡明細胞肉腫
恥骨腫瘍	腟悪性黒色腫	腟癌
中咽頭癌	中咽頭側壁癌	中咽頭肉腫
肘関節滑膜骨軟骨腫症	中耳悪性腫瘍	中縦隔悪性腫瘍
中手骨腫瘍	虫垂癌	虫垂杯細胞カルチノイド
中足骨腫瘍	肘部滑膜肉腫	中部食道癌
肘部線維肉腫	中部胆管癌	肘部軟部腫瘍
肘部類上皮肉腫	中葉小細胞肺癌	中葉肺癌
中葉肺腺癌	中葉肺大細胞癌	中葉肺扁平上皮癌
中葉非小細胞肺癌	腸間膜悪性腫瘍	腸間膜脂肪肉腫
腸間膜腫瘍	腸間膜肉腫	腸間膜平滑筋肉腫
蝶形骨腫瘍	蝶形骨洞癌	腸骨腫瘍
腸骨リンパ節転移	直腸Ｓ状部結腸癌	直腸悪性黒色腫
直腸カルチノイド	直腸癌	直腸癌骨転移
直腸癌術後再発	直腸癌穿孔	直腸脂肪肉腫
直腸平滑筋肉腫	デスモイド	手軟部悪性腫瘍
転移性下顎癌	転移性肝癌	転移性肝腫瘍
転移性胸膜腫瘍	転移性口腔癌	転移性骨腫瘍
転移性骨腫瘍による大腿骨骨折	転移性縦隔腫瘍	転移性十二指腸癌
転移性腫瘍	転移性消化器腫瘍	転移性上顎癌
転移性小腸腫瘍	転移性膵腫瘍	転移性舌癌
転移性頭蓋骨腫瘍	転移性脳腫瘍	転移性肺癌
転移性肺腫瘍	転移性脾腫瘍	転移性皮膚腫瘍
転移性扁平上皮癌	テント上下転移性腫瘍	殿部悪性線維性組織球腫
殿部悪性軟部腫瘍	殿部横紋筋肉腫	殿部滑膜肉腫
殿部血管肉腫	殿部腫瘍	殿部線維肉腫
殿部平滑筋肉腫	殿部胞巣状軟部肉腫	頭蓋骨腫瘍
頭蓋底腫瘍	頭頚部癌	橈骨腫瘍
頭頂骨腫瘍	頭頂部軟部腫瘍	頭部悪性線維性組織球腫
頭部横紋筋肉腫	頭部滑膜肉腫	頭部基底細胞癌
頭部血管肉腫	頭部脂腺癌	頭部脂肪肉腫
頭部軟部組織悪性腫瘍	頭部皮下腫瘍	頭部皮膚癌

な

頭部有棘細胞癌	内耳癌	内胚葉洞腫瘍
軟口蓋癌	軟部悪性巨細胞腫	肉腫
乳癌	乳癌・HER2 過剰発現	乳癌骨転移
乳癌再発	乳癌皮膚転移	乳腺腫瘍
乳房下外側部乳癌	乳房下内側部乳癌	乳房脂肪肉腫
乳房腫瘍	乳房上外側部乳癌	乳房上内側部乳癌
乳房中央部乳癌	乳房肉腫	乳房葉状腫瘍
尿管癌	尿管口部膀胱癌	尿管尿路上皮癌
尿道傍腺の悪性腫瘍	尿膜管癌	粘液性のう胞腺癌

は	肺芽腫	肺カルチノイド	肺癌
	肺癌骨転移	肺癌肉腫	肺癌による閉塞性肺炎
	肺腺癌	肺腺扁平上皮癌	肺腺様のう胞癌
	肺大細胞癌	肺大細胞神経内分泌癌	肺肉腫
	肺粘表皮癌	背部悪性線維性組織球腫	背部悪性軟部腫瘍
	背部横紋筋肉腫	背部脂肪肉腫	背部腫瘍
	背部軟部腫瘍	背部皮下腫瘍	肺扁平上皮癌
	肺胞上皮癌	肺未分化癌	肺門部小細胞癌
	肺門部腺癌	肺門部大細胞癌	肺門部肺癌
	肺門部非小細胞癌	肺門部扁平上皮癌	肺門リンパ節転移
	バレット食道癌	パンコースト症候群	鼻咽腔癌
	皮下腫瘍	鼻腔癌	腓骨遠位部骨腫瘍
	腓骨近位部骨腫瘍	腓骨骨幹部骨腫瘍	腓骨腫瘍
	尾骨腫瘍	皮脂腺腫瘍	脾脂肪肉腫
	非小細胞肺癌	鼻前庭癌	鼻中隔癌
	脾の悪性腫瘍	皮膚悪性線維性組織球腫	皮膚癌
	皮膚腫瘍	皮膚付属器癌	皮膚付属器腫瘍
	脾門部リンパ節転移	表在性皮膚脂肪腫性母斑	披裂喉頭蓋ひだ喉頭面癌
	副咽頭間隙悪性腫瘍	腹腔内デスモイド	腹腔内リンパ節の悪性腫瘍
	腹腔リンパ節転移	副甲状腺癌	副腎悪性腫瘍
	副腎癌	副腎皮質癌	副乳部腫瘍
	副鼻腔癌	腹部悪性腫瘍	腹部悪性軟部腫瘍
	腹部脂肪肉腫	腹部食道癌	腹部皮下腫瘍
	腹部平滑筋肉腫	腹壁悪性線維性組織球腫	腹壁横紋筋肉腫
	腹壁外デスモイド	腹壁線維肉腫	腹壁デスモイド
	腹膜悪性腫瘍	腹膜癌	腹膜腫瘍
	噴門癌	分離母斑	平滑筋肉腫
	扁桃窩癌	扁桃癌	扁桃肉腫
	膀胱円蓋部膀胱癌	膀胱癌	膀胱頚部膀胱癌
	膀胱後壁部膀胱癌	膀胱三角部膀胱癌	膀胱前壁部膀胱癌
	膀胱側壁部膀胱癌	膀胱肉腫	膀胱尿路上皮癌
	膀胱扁平上皮癌	紡錘形細胞肉腫	胞巣状軟部肉腫
ま	マイボーム腺癌	末期癌	末梢神経腫瘍
	耳後部腫瘍	耳腫瘍	脈絡膜腫瘍
	メルケル細胞癌	盲腸カルチノイド	盲腸癌
	毛包癌	網膜腫瘍	毛様体腫瘍
や	ユーイング肉腫	有棘細胞癌	幽門癌
	幽門前庭部癌	葉状腫瘍	腰椎腫瘍
	腰椎転移	腰椎部腫瘍	腰部悪性線維性組織球腫
ら	腰部脂肪肉腫	卵黄のう腫瘍	卵管癌
	卵巣カルチノイド	卵巣癌	卵巣癌全身転移
	卵巣癌肉腫	卵巣絨毛癌	卵巣胎児性癌
	卵巣肉腫	卵巣胚細胞腫瘍	卵巣未分化胚細胞腫
	卵巣卵黄のう腫瘍	卵巣類皮のう胞癌	輪状後部癌
	リンパ管肉腫	リンパ節腫	リンパ節腫瘍
	類上皮血管筋脂肪腫	類上皮肉腫	涙腺腫瘍
	涙のう部腫瘍	肋軟骨腫瘍	肋骨腫瘍
	肋骨転移		

効能効果に関連する使用上の注意

(1)悪性軟部腫瘍

①本剤の化学療法未治療例における有効性及び安全性は確立していない。

②臨床試験に組み入れられた患者の病理組織型等について，「臨床成績」の項の内容を熟知し，本剤の有効性及び安全性を十分理解した上で，適応患者の選択を行うこと。

(2)根治切除不能又は転移性の腎細胞癌：本剤の術後補助化学療法における有効性及び安全性は確立していない。

用法用量　通常，成人にはパゾパニブとして1日1回800mgを食事の1時間以上前又は食後2時間以降に経口投与する。なお，患者の状態により適宜減量する。

用法用量に関連する使用上の注意

(1)他の抗悪性腫瘍剤(サイトカイン製剤を含む)との併用について，有効性及び安全性は確立していない。

(2)食後に本剤を投与した場合，Cmax及びAUCが上昇するとの報告がある。食事の影響を避けるため，用法用量を遵守して服用すること。

(3)副作用の発現により用量を減量して投与を継続する場合は，症状，重症度等に応じて，200mgずつ減量すること。また，本剤を減量後に増量する場合は，200mgずつ増量すること。ただし，800mgを超えないこと。

(4)臨床試験において，中等度の肝機能障害を有する患者に対する最大耐用量は200mgであることが確認されており，中等度以上の肝機能障害を有する患者に対して本剤200mgを超える用量の投与は，最大耐用量を超えるため推奨されない。中等度以上の肝機能障害を有する患者に対しては減量するとともに，患者の状態を慎重に観察し，有害事象の発現に十分注意すること。

(5)本剤を服用中に肝機能検査値異常が発現した場合は，以下の基準を考慮して，休薬，減量又は中止すること。

肝機能検査値異常に対する休薬，減量及び中止基準

肝機能検査値	処置
3.0 × ULN ≦ ALT ≦ 8.0 × ULN	投与継続(Grade 1以下あるいは投与前値に回復するまで1週間毎に肝機能検査を実施)
ALT ＞ 8.0 × ULN	Grade 1以下あるいは投与前値に回復するまで投与を中断し，投与を再開する場合は，400mgの投与とする。 再開後，肝機能検査値異常(ALT ＞ 3.0 × ULN)が再発した場合は，投与を中止する。
ALT ＞ 3.0 × ULN，かつ総ビリルビン＞ 2.0 × ULN (直接ビリルビン＞ 35%)	投与中止(Grade 1以下あるいは投与前値に回復するまで経過を観察)

GradeはNCI CTCAEによる。

ULN：基準値上限

警告

(1)本剤は，緊急時に十分対応できる医療施設において，がん化学療法に十分な知識・経験を持つ医師のもとで，本剤の投与が適切と判断される症例についてのみ投与すること。また，治療開始に先立ち，患者又はその家族に本剤の有効性及び危険性を十分説明し，同意を得てから投与すること。

(2)重篤な肝機能障害があらわれることがあり，肝不全により死亡に至った例も報告されているので，本剤投与開始前及び投与中は定期的に肝機能検査を行い，患者の状態を十分に観察すること。

(3)中等度以上の肝機能障害を有する患者では，本剤の最大耐用量が低いことから，これらの患者への投与の可否を慎重に判断するとともに，本剤を投与する場合には減量すること。

禁忌

(1)本剤の成分に対し過敏症の既往歴のある患者

(2)妊婦又は妊娠している可能性のある婦人

ヴォリブリス錠2.5mg　規格：2.5mg1錠[5050.3円/錠]

アンブリセンタン　グラクソ・スミスクライン　219

【効 能 効 果】

肺動脈性肺高血圧症

【対応標準病名】

◎	肺動脈性肺高血圧症		
○	特発性肺動脈性肺高血圧症	二次性肺高血圧症	肺高血圧症
	慢性血栓塞栓性肺高血圧症		
△	肺静脈閉塞症	肺毛細血管腫症	

効能効果に関連する使用上の注意　WHO機能分類クラスIVの患者における有効性及び安全性は確立していない。

用法用量　通常，成人にはアンブリセンタンとして5mgを1日1回経口投与する。なお，症状に応じて1日10mgを超えない範囲で適宜増量する。

用法用量に関連する使用上の注意　シクロスポリンと併用する場合には，本剤は1日1回5mgを上限として投与すること。

禁忌

(1)重度の肝障害のある患者
(2)妊婦又は妊娠している可能性のある婦人
(3)本剤の成分に対し過敏症の既往歴のある患者

ウテメリン錠5mg

規格：5mg1錠[115.1円/錠]
リトドリン塩酸塩　キッセイ　259

【効能効果】

切迫流・早産

【対応標準病名】

◎	切迫早産	切迫流産	
△	絨毛膜下血腫	前陣痛	妊娠初期の出血
	妊娠満37週以後の偽陣痛	妊娠満37週以前の偽陣痛	

用法用量　通常，1回1錠(リトドリン塩酸塩として5mg)を1日3回食後経口投与する。
なお，症状により適宜増減する。

禁忌

(1)強度の子宮出血，子かん，前期破水例のうち子宮内感染を合併する症例，常位胎盤早期剥離，子宮内胎児死亡，その他妊娠の継続が危険と判断される患者
(2)重篤な甲状腺機能亢進症の患者
(3)重篤な高血圧症の患者
(4)重篤な心疾患の患者
(5)重篤な糖尿病の患者
(6)重篤な肺高血圧症の患者
(7)妊娠16週未満の妊婦
(8)本剤の成分に対し重篤な過敏症の既往歴のある患者

ウテロン錠5mg：サンド[16.5円/錠]，ウルペティック錠5mg：日新－山形[16.5円/錠]，塩酸リトドリン錠5mg「YD」：陽進堂[16.5円/錠]，リトドリン錠5mg「PP」：ポーラ[16.5円/錠]，リトドリン塩酸塩錠5mg「F」：富士製薬[16.5円/錠]，リトドリン塩酸塩錠5mg「TCK」：辰巳化学[16.5円/錠]，リトドリン塩酸塩錠5mg「オーハラ」：大原薬品[16.5円/錠]，リトドリン塩酸塩錠5mg「日医工」：日医工[16.5円/錠]，ルテオニン錠5mg：あすか[74.3円/錠]

ウブレチド錠5mg

規格：5mg1錠[20.7円/錠]
ジスチグミン臭化物　鳥居薬品　123

【効能効果】

(1)手術後及び神経因性膀胱などの低緊張性膀胱による排尿困難
(2)重症筋無力症

【対応標準病名】

◎	重症筋無力症	術後排尿障害	心因性排尿障害
	神経因性膀胱	低緊張性膀胱	排尿困難
○	1型糖尿病性神経因性膀胱	2型糖尿病性神経因性膀胱	眼筋型重症筋無力症
	胸腺腫合併重症筋無力症	胸腺摘出後重症筋無力症	筋無力症
	若年型重症筋無力症	全身型重症筋無力症	先天性筋無緊張症
	遅延性排尿	糖尿病性神経因性膀胱	反射性神経因性膀胱
	非神経因性過活動膀胱	膀胱直腸障害	無抑制性神経因性膀胱
△	残留卵巣症候群	弛緩性神経因性膀胱	子宮筋腫摘出後後遺症
	術後膀胱機能低下	自律性神経因性膀胱	心因性頻尿
	神経因性排尿障害	尿線断裂	尿線微弱
	尿閉	尿膀胱神経症	排尿障害
	膀胱過敏症		

用法用量

(1)手術後及び神経因性膀胱などの低緊張性膀胱による排尿困難：ジスチグミン臭化物として，成人1日5mgを経口投与する。
(2)重症筋無力症：ジスチグミン臭化物として，通常成人1日5～20mgを1～4回に分割経口投与する。なお，症状により適宜増減する。

用法用量に関連する使用上の注意

(1)効果が認められない場合には，漫然と投与せず他の治療法を検討すること。
(2)重症筋無力症の患者では，医師の厳重な監督下，通常成人1日5mgから投与を開始し，患者の状態を十分観察しながら症状により適宜増減すること。

警告

本剤の投与により意識障害を伴う重篤なコリン作動性クリーゼを発現し，致命的な転帰をたどる例が報告されているので，投与に際しては下記の点に注意し，医師の厳重な監督下，患者の状態を十分観察すること。

(1)本剤投与中にコリン作動性クリーゼの徴候(初期症状：悪心・嘔吐，腹痛，下痢，唾液分泌過多，気道分泌過多，発汗，徐脈，縮瞳，呼吸困難等，臨床検査：血清コリンエステラーゼ低下)が認められた場合には，直ちに投与を中止すること。
(2)コリン作動性クリーゼがあらわれた場合は，アトロピン硫酸塩水和物0.5～1mg(患者の症状に合わせて適宜増量)を静脈内投与する。また，呼吸不全に至ることもあるので，その場合は気道を確保し，人工換気を考慮すること。
(3)本剤の投与に際しては，副作用の発現の可能性について患者又はそれに代わる適切な者に十分理解させ，下記のコリン作動性クリーゼの初期症状が認められた場合には服用を中止するとともに直ちに医師に連絡し，指示を仰ぐよう注意を与えること。
悪心・嘔吐，腹痛，下痢，唾液分泌過多，気道分泌過多，発汗，徐脈，縮瞳，呼吸困難

禁忌

(1)消化管又は尿路の器質的閉塞のある患者
(2)迷走神経緊張症のある患者
(3)脱分極性筋弛緩剤(スキサメトニウム)を投与中の患者
(4)本剤の成分に対し過敏症の既往歴のある患者

併用禁忌

薬剤名等	臨床症状・措置方法	機序・危険因子
脱分極性筋弛緩剤 スキサメトニウム塩化物水和物 スキサメトニウム注[AS]，レラキシン注	脱分極性筋弛緩剤の作用を増強する。	脱分極性筋弛緩剤はコリンエステラーゼにより代謝されるため，本剤により代謝が阻害されることが考えられる。 本剤による直接ニコチン様作用には脱分極性筋弛緩作用がある。

ジスチグミン臭化物錠5mg「テバ」：大正薬品[10.3円/錠]

ウラリット－U配合散
ウラリット配合錠

規格：1g[21.2円/g]
規格：1錠[10.9円/錠]
クエン酸カリウム　クエン酸ナトリウム水和物　日本ケミファ　394

【効能効果】

(1)痛風並びに高尿酸血症における酸性尿の改善
(2)アシドーシスの改善

【対応標準病名】

◎	アシドーシス	高尿酸血症	痛風
○	肩関節痛風	ケトアシドーシス	原発性痛風
	高塩素性アシドーシス	続発性痛風	代謝性アシドーシス
	代償性アシドーシス	代償性代謝性アシドーシス	痛風結節
	痛風腎	痛風性関節炎	痛風性関節症

	痛風発作	定型痛風	乳酸アシドーシス
	乳児ケトアシドーシス	非呼吸性アシドーシス	無症候性高尿酸血症
	薬剤性痛風		
△	ケトン血性嘔吐症	高塩素尿症	高クロール血症
	呼吸性アシドーシス	酸塩基平衡異常	体液調節不全症
	代償性呼吸性アシドーシス	炭酸過剰性アシドーシス	低塩基血症
	低クロール血症	電解質異常	電解質平衡異常
	ビルビン酸血症	薬物性アシドーシス	

用法用量
〔ウラリット-U 配合散〕
効能効果(1)の場合：通常成人1回1gを1日3回経口投与するが，尿検査でpH6.2から6.8の範囲に入るよう投与量を調整する。
効能効果(2)の場合：原則として成人1日量6gを3～4回に分けて経口投与するが，年齢，体重，血液ガス分析結果などから患者の状況に応じ適宜増減する。
〔ウラリット配合錠〕
効能効果(1)の場合：通常成人1回2錠を1日3回経口投与するが，尿検査でpH6.2から6.8の範囲に入るよう投与量を調整する。
効能効果(2)の場合：原則として成人1日量12錠を3～4回に分けて経口投与するが，年齢，体重，血液ガス分析結果などから患者の状況に応じ適宜増減する。

禁忌　ヘキサミンを投与中の患者

併用禁忌

薬剤名等	臨床症状・措置方法	機序・危険因子
ヘキサミン（ヘキサミン注）	ヘキサミンの効果を減弱することがあるので併用は避けること。	ヘキサミンは酸性尿下で効果を発現するので，尿pHの上昇により効果が減弱することがある。

ウタゲン配合散：全星薬品　1g[9.1円/g]，ウリンメット配合散：沢井　1g[9.1円/g]，ウリンメット配合錠：沢井　1錠[5.6円/錠]，ウロアシス配合散：日医工　1g[9.1円/g]，トロノーム配合散：大原薬品　1g[9.1円/g]，トロノーム配合錠：大原薬品　1錠[6.1円/錠]，ピナロック配合散：ナガセ　1g[11.4円/g]，ピナロック配合錠：ナガセ　1錠[6.1円/錠]，ポトレンド配合散：東和　1g[9.1円/g]，ポトレンド配合錠：東和　1錠[5.6円/錠]

ウリアデック錠20mg　規格：20mg1錠[21.2円/錠]
ウリアデック錠40mg　規格：40mg1錠[40円/錠]
ウリアデック錠60mg　規格：60mg1錠[58円/錠]
トピロキソスタット　三和化学　394

【効 能 効 果】

痛風，高尿酸血症

【対応標準病名】

◎	高尿酸血症	痛風	
○	肩関節痛風	原発性痛風	続発性痛風
	痛風結節	痛風腎	痛風性関節炎
	痛風性関節症	痛風発作	定型痛風
	無症候性高尿酸血症	薬剤性痛風	レッシュ・ナイハン症候群

効能効果に関連する使用上の注意　本剤の適用にあたっては，最新の治療指針等を参考に，薬物治療が必要とされる患者を対象とすること。

用法用量　通常，成人にはトピロキソスタットとして1回20mgより開始し，1日2回朝夕に経口投与する。その後は血中尿酸値を確認しながら必要に応じて徐々に増量する。維持量は通常1回60mgを1日2回とし，患者の状態に応じて適宜増減するが，最大投与量は1回80mgを1日2回とする。

用法用量に関連する使用上の注意　尿酸降下薬による治療初期には，血中尿酸値の急激な低下により痛風関節炎(痛風発作)が誘発されることがあるので，本剤の投与は1回20mgを1日2回から開始し，投与開始から2週間以降に1回40mgを1日2回，投与開始から6週間以降に1回60mgを1日2回投与とするなど，徐々に増量すること。なお，増量後は経過を十分に観察すること。

禁忌
(1)本剤の成分に対し過敏症の既往歴のある患者
(2)メルカプトプリン水和物又はアザチオプリンを投与中の患者

併用禁忌

薬剤名等	臨床症状・措置方法	機序・危険因子
メルカプトプリン水和物 ロイケリン アザチオプリン イムラン，アザニン	骨髄抑制等の副作用を増強する可能性がある。	アザチオプリンの代謝物メルカプトプリンの代謝酵素であるキサンチンオキシダーゼの阻害により，メルカプトプリンの血中濃度が上昇することがアロプリノール(類薬)で知られている。本剤もキサンチンオキシダーゼ阻害作用をもつことから，同様の可能性がある。

トピロリック錠20mg：富士薬品　20mg1錠[20.8円/錠]
トピロリック錠40mg：富士薬品　40mg1錠[39.3円/錠]
トピロリック錠60mg：富士薬品　60mg1錠[56.7円/錠]

ウリトスOD錠0.1mg　規格：0.1mg1錠[98.3円/錠]
ウリトス錠0.1mg　規格：0.1mg1錠[98.3円/錠]
イミダフェナシン　杏林　259

【効 能 効 果】

過活動膀胱における尿意切迫感，頻尿及び切迫性尿失禁

【対応標準病名】

◎	過活動膀胱	切迫性尿失禁	頻尿症
○	溢流性尿失禁	遺尿症	多尿
	特発性多尿症	尿失禁症	反射性尿失禁
	夜間遺尿	夜間多尿	夜間頻尿症
△	非神経因性過活動膀胱	腹圧性尿失禁	膀胱機能障害
	膀胱ヘルニア		

効能効果に関連する使用上の注意
(1)本剤を適用する際，十分な問診により臨床症状を確認するとともに，類似の症状を呈する疾患(尿路感染症，尿路結石，膀胱癌や前立腺癌等の下部尿路における新生物等)があることに留意し，尿検査等により除外診断を実施すること。なお，必要に応じて専門的な検査も考慮すること。
(2)下部尿路閉塞疾患(前立腺肥大症等)を合併している患者では，それに対する治療を優先させること。

用法用量　通常，成人にはイミダフェナシンとして1回0.1mgを1日2回，朝食後及び夕食後に経口投与する。効果不十分な場合は，イミダフェナシンとして1回0.2mg，1日0.4mgまで増量できる。

用法用量に関連する使用上の注意
(1)イミダフェナシンとして1回0.1mgを1日2回投与し，効果不十分かつ安全性に問題がない場合に増量を検討すること。
(2)中等度以上の肝障害のある患者については，1回0.1mgを1日2回投与とする。
(3)重度の腎障害のある患者については，1回0.1mgを1日2回投与とする。

禁忌
(1)尿閉を有する患者
(2)幽門，十二指腸又は腸管が閉塞している患者及び麻痺性イレウスのある患者
(3)消化管運動・緊張が低下している患者
(4)閉塞隅角緑内障の患者
(5)重症筋無力症の患者
(6)重篤な心疾患の患者

(7)本剤の成分に対し過敏症の既往歴のある患者

ステーブラOD錠0.1mg：小野薬品　0.1mg1錠[99.3円/錠]
ステーブラ錠0.1mg：小野薬品　0.1mg1錠[99.3円/錠]

ウルグートカプセル200mg

規格：200mg1カプセル[16.8円/カプセル]
ベネキサート塩酸塩ベータデクス　塩野義　232

【効能効果】

(1)下記疾患の胃粘膜病変(びらん，出血，発赤，浮腫)の改善
急性胃炎，慢性胃炎の急性増悪期
(2)胃潰瘍

【対応標準病名】

◎	胃潰瘍	胃出血	胃びらん
	急性胃炎	急性びらん性胃炎	出血性胃炎
	慢性胃炎		
○	NSAID胃潰瘍	アルコール性胃炎	アレルギー性胃炎
	胃炎	胃潰瘍瘢痕	胃空腸周囲炎
	胃周囲炎	胃十二指腸炎	胃穿孔
	胃蜂窩織炎	急性胃潰瘍	急性胃潰瘍穿孔
	急性胃粘膜病変	急性出血性胃潰瘍	再発性胃潰瘍
	残胃潰瘍	出血性胃潰瘍	術後胃潰瘍
	術後残胃胃炎	消化管出血	上部消化管出血
	心因性胃潰瘍	神経性胃炎	ステロイド潰瘍
	ステロイド潰瘍穿孔	ストレス性胃潰瘍	穿孔性胃潰瘍
	穿通性胃潰瘍	多発胃潰瘍	多発性出血性胃潰瘍
	中毒性胃炎	デュラフォイ潰瘍	吐下血
	吐血	難治性胃潰瘍	肉芽腫性胃炎
	表層性胃炎	びらん性胃炎	ヘリコバクター・ピロリ胃炎
	放射線胃炎	慢性胃潰瘍	慢性胃潰瘍活動期
	メネトリエ病	薬剤性胃潰瘍	疣状胃炎
△	NSAID胃潰瘍	NSAID十二指腸潰瘍	萎縮性胃炎
	萎縮性化生性胃炎	胃腸疾患	胃粘膜過形成
	下部消化管出血	急性出血性胃潰瘍穿孔	下血
	血便	出血性胃潰瘍穿孔	消化管狭窄
	消化管障害	腸出血	粘血便
	反応性リンパ組織増生症		

用法用量　通常，成人にはベネキサート塩酸塩　ベータデクスとして，1回400mgを1日2回朝食後及び就寝前に経口投与する。
なお，年齢，症状により適宜増減する。

禁忌　妊婦又は妊娠している可能性のある婦人

ロンミールカプセル200mg：ナガセ　200mg1カプセル[9.1円/カプセル]

ウルソ顆粒5%

規格：5%1g[7.7円/g]
ウルソデオキシコール酸　田辺三菱　236

【効能効果】

(1)下記疾患における利胆：胆道(胆管・胆のう)系疾患及び胆汁うっ滞を伴う肝疾患
(2)慢性肝疾患における肝機能の改善
(3)下記疾患における消化不良：小腸切除後遺症，炎症性小腸疾患
(4)外殻石灰化を認めないコレステロール系胆石の溶解

【対応標準病名】

◎	肝疾患	肝障害	肝内胆汁うっ滞
	コレステロール結石	消化管術後後遺症	消化不良症
	胆汁うっ滞	胆道疾患	慢性肝炎
○	IgG4関連硬化性胆管炎	遺残胆石症	うっ血肝
	うっ血性肝硬変	栄養性肝硬変	壊死後性肝硬変
	壊疽性胆細管炎	活動性慢性肝炎	肝炎
	肝炎後肝硬変	肝機能障害	肝硬変症
	嵌頓性胆石症	肝内結石症	肝内胆細管炎
	肝内閉塞性黄疸	逆行性胆管炎	急性化膿性胆管炎
	急性消化不良症	急性胆管炎	急性胆細管炎
	結節性肝硬変	原発性胆汁性肝硬変	混合型肝硬変
	細胆管炎	自己免疫性胆管炎	脂肪肝
	消化不良性下痢	小結節性肝硬変	小児肝炎
	遷延性肝炎	総胆管結石	続発性胆汁性肝硬変
	大結節性肝硬変	代償性肝硬変	多発胆石症
	胆管結石症	胆管結石性胆管炎	胆細管性肝硬変
	胆汁うっ滞性肝炎	胆汁性肝硬変	胆泥
	胆道結石	胆道ジスキネジア	胆のう管結石症
	胆のう結石症	胆のう胆管結石症	中隔性肝硬変
	ディスペプシア	特発性肝硬変	肉芽腫性肝炎
	バイラー病	非アルコール性脂肪性肝炎	非代償性肝硬変
	閉塞性肝硬変	慢性肝炎増悪	慢性持続性肝炎
	慢性胆管炎	慢性胆細管炎	慢性非活動性肝炎
	無痛性胆石症	門脈周囲性肝硬変	門脈性肝硬変
	リポイド肝炎		
△	アレルギー性肝臓症	萎縮性肝硬変	うっ血性肝炎
	肝下垂症	肝限局性結節性過形成	肝硬化症
	肝梗塞	肝疾患に伴う貧血	肝出血
	肝腫瘤	肝静脈閉塞症	肝腎症候群
	肝線維症	肝仙痛	肝臓紫斑病
	肝中心静脈閉塞症	肝内胆管狭窄	肝のう胞
	肝肺症候群	肝浮腫	機能性ディスペプシア
	急性閉塞性化膿性胆管炎	急性薬物性肝炎	狭窄性胆管炎
	クリュヴリエ・バウムガルテン症候群	原発性硬化性胆管炎	後天性胆管狭窄症
	再発性胆管炎	自己免疫性肝炎	シャルコー肝硬変
	十二指腸総胆管炎	術後イレウス	術後吸収不良
	術後胆管炎	術後癒着性イレウス	消化管障害
	ショック肝	総胆管狭窄症	総胆管結石性胆管炎
	総胆管結石性胆のう炎	総胆管閉塞症	胆管萎縮
	胆管炎	胆管潰瘍	胆管狭窄症
	胆管結石性胆のう炎	胆管のう胞	胆管閉塞症
	胆管ポリープ	胆管癒着	胆石性急性胆のう炎
	胆石性膵炎	胆石性胆のう炎	胆石仙痛
	胆道機能異常	胆道閉鎖	胆のう胞
	単葉性肝硬変	中心性出血性肝壊死	虫垂切除後後遺症
	特発性門脈圧亢進症	トッド肝硬変	乳児肝炎
	乳幼児胃腸障害	非特異的反応性肝炎	ビリルビン結石
	閉塞性黄疸	慢性薬物性肝炎	ミリッチ症候群
	門脈圧亢進症	門脈圧亢進症性胃症	門脈炎
	門脈拡張症	薬剤性劇症肝炎	

用法用量
効能効果(1)，(2)，(3)の場合：ウルソデオキシコール酸として，通常，成人1回50mgを1日3回経口投与する。なお，年齢，症状により適宜増減する。
効能効果(4)の場合：外殻石灰化を認めないコレステロール系胆石の溶解には，ウルソデオキシコール酸として，通常，成人1日600mgを3回に分割経口投与する。なお，年齢，症状により適宜増減する。

禁忌
(1)完全胆道閉塞のある患者
(2)劇症肝炎の患者

ウ

ウルソ錠50mg　規格：50mg1錠[8.8円/錠]
ウルソ錠100mg　規格：100mg1錠[11.8円/錠]
ウルソデオキシコール酸　田辺三菱　236

【効能効果】

(1)下記疾患における利胆：胆道(胆管・胆のう)系疾患及び胆汁うっ滞を伴う肝疾患
(2)慢性肝疾患における肝機能の改善
(3)下記疾患における消化不良：小腸切除後遺症，炎症性小腸疾患
(4)外殻石灰化を認めないコレステロール系胆石の溶解
(5)原発性胆汁性肝硬変における肝機能の改善
(6)C型慢性肝疾患における肝機能の改善

【対応標準病名】

◎	C型慢性肝炎	肝疾患	肝障害
	肝内胆汁うっ滞	原発性胆汁性肝硬変	コレステロール結石
	消化管術後後遺症	消化不良症	胆汁うっ滞
	胆道疾患	慢性肝炎	
○	C型肝炎	C型肝炎合併妊娠	C型肝硬変
	C型代償性肝硬変	C型非代償性肝硬変	IgG4関連硬化性胆管炎
	遺残胆石症	萎縮性肝硬変	うっ血肝
	うっ血性肝硬変	栄養性肝硬変	壊死後性肝硬変
	壊疽性胆細管炎	活動性慢性肝炎	肝炎
	肝炎後肝硬変	肝機能障害	肝硬変症
	肝疾患に伴う貧血	嵌頓性胆石症	肝内結石症
	肝内胆細管炎	肝内閉塞性黄疸	逆行性胆管炎
	急性化膿性胆管炎	急性消化不良症	急性胆管炎
	急性胆細管炎	結節性肝硬変	混合型肝硬変
	細胆管炎	自己免疫性胆管炎	脂肪肝
	シャルコー肝硬変	消化不良性下痢	小結節性肝硬変
	症候性原発性胆汁性肝硬変	小児肝炎	遷延性肝炎
	総胆管結石	続発性胆汁性肝硬変	大結節性肝硬変
	代償性肝硬変	多発胆石症	胆管結石症
	胆管結石性胆管炎	胆細管性肝硬変	胆汁うっ滞性肝炎
	胆汁性肝硬変	胆泥	胆道結石
	胆道ジスキネジア	胆のう管結石症	胆のう結石症
	胆のう胆管結石症	単葉性肝硬変	中隔性肝硬変
	ディスペプシア	特発性肝硬変	トッド肝硬変
	肉芽腫性肝炎	バイラー病	非アルコール性脂肪性肝炎
	非代償性肝硬変	閉塞性肝硬変	慢性肝炎増悪
	慢性持続性肝炎	慢性胆管炎	慢性胆細管炎
	慢性非活動性肝炎	無症候性原発性胆汁性肝硬変	無痛性胆石症
	門脈周囲性肝硬変	門脈性肝硬変	リポイド肝炎
△	C型肝炎ウイルス感染	アレルギー性肝臓症	うっ血性肝炎
	肝下垂症	肝限局性結節性過形成	肝硬化症
	肝梗塞	肝出血	肝腫瘤
	肝静脈閉塞症	肝腎症候群	肝線維症
	肝仙痛	肝臓紫斑病	肝中心静脈閉塞症
	肝内胆管狭窄	肝のう胞	肝肺症候群
	肝浮腫	機能性ディスペプシア	急性閉塞性化膿性胆管炎
	急性薬物性肝炎	狭窄性胆管炎	クリュヴリエ・バウムガルテン症候群
	原発性硬化性胆管炎	後天性胆管狭窄症	再発性胆管炎
	自己免疫性肝炎	十二指腸総胆管炎	術後イレウス
	術後吸収不良	術後胆管炎	術後癒着性イレウス
	消化管障害	ショック肝	総胆管狭窄症
	総胆管結石性胆管炎	総胆管結石性胆のう炎	総胆管閉塞症
	胆管萎縮	胆管炎	胆管潰瘍
	胆管狭窄症	胆管結石性胆のう炎	胆管のう胞
	胆管閉塞症	胆管ポリープ	胆管癒着
	胆石性急性胆のう炎	胆石性膵炎	胆石性胆のう炎
	胆石仙痛	胆道機能異常	胆道閉鎖
	胆のう胞	中心性出血性肝壊死	虫垂切除後後遺症
	特発性門脈圧亢進症	乳児肝炎	乳幼児胃腸障害
	非特異的反応性肝炎	ビリルビン結石	閉塞性黄疸
	慢性ウイルス肝炎	慢性薬物性肝炎	ミリッチ症候群
	門脈圧亢進症	門脈圧亢進症性胃症	門脈炎
	門脈拡張症	薬剤性劇症肝炎	

効能効果に関連する使用上の注意

効能効果(5)の場合：硬変期で高度の黄疸のある患者に投与する場合は，症状が悪化するおそれがあるので慎重に投与すること。血清ビリルビン値の上昇等がみられた場合には，投与を中止するなど適切な処置を行うこと。

効能効果(6)の場合

(1)C型慢性肝疾患においては，まずウイルス排除療法を考慮することが望ましい。本薬にはウイルス排除作用はなく，現時点ではC型慢性肝疾患の長期予後に対する肝機能改善の影響は明らかではないため，ウイルス排除のためのインターフェロン治療無効例若しくはインターフェロン治療が適用できない患者に対して本薬の投与を考慮すること。

(2)非代償性肝硬変患者に対する有効性及び安全性は確立していない。高度の黄疸のある患者に投与する場合は，症状が悪化するおそれがあるので慎重に投与すること。血清ビリルビン値の上昇等がみられた場合には，投与を中止するなど適切な処置を行うこと。

用法用量

効能効果(1)，(2)，(3)の場合：ウルソデオキシコール酸として，通常，成人1回50mgを1日3回経口投与する。なお，年齢，症状により適宜増減する。

効能効果(4)の場合：ウルソデオキシコール酸として，通常，成人1日600mgを3回に分割経口投与する。なお，年齢，症状により適宜増減する。

効能効果(5)，(6)の場合：ウルソデオキシコール酸として，通常，成人1日600mgを3回に分割経口投与する。なお，年齢，症状により適宜増減する。増量する場合の1日最大投与量は900mgとする。

禁忌

(1)完全胆道閉塞のある患者
(2)劇症肝炎の患者

ウルソデオキシコール酸錠50mg「JG」：日本ジェネリック　50mg1錠[6円/錠]，ウルソデオキシコール酸錠50mg「NP」：ニプロ　50mg1錠[6円/錠]，ウルソデオキシコール酸錠50mg「テバ」：テバ製薬　50mg1錠[6円/錠]，ウルソデオキシコール酸錠50mg「トーワ」：東和　50mg1錠[6円/錠]，ウルソデオキシコール酸錠100mg「JG」：日本ジェネリック　100mg1錠[6.2円/錠]，ウルソデオキシコール酸錠100mg「NP」：ニプロ　100mg1錠[6.2円/錠]，ウルソデオキシコール酸錠100mg「TCK」：辰巳化学　100mg1錠[6.2円/錠]，ウルソデオキシコール酸錠100mg「ZE」：全星薬品　100mg1錠[6.5円/錠]，ウルソデオキシコール酸錠100mg「サワイ」：沢井　100mg1錠[6.5円/錠]，ウルソデオキシコール酸錠100mg「テバ」：テバ製薬　100mg1錠[6.2円/錠]，ウルソデオキシコール酸錠100mg「トーワ」：東和　100mg1錠[6.5円/錠]

ウロカルン錠225mg　規格：225mg1錠[9.6円/錠]
ウラジロガシエキス　日本新薬　259

【効能効果】

腎結石・尿管結石の排出促進

【対応標準病名】

◎	腎結石症	尿管結石症	
○	結石性腎盂腎炎	珊瑚状結石	腎盂結石症
	腎結石自排	腎砂状結石	腎尿管結石
	多発性腎結石	尿路結石症	

用法用量　通常1回2錠，1日3回経口投与する。年齢，症状により適宜増減する。

エカード配合錠HD　規格：1錠[138.3円/錠]
エカード配合錠LD　規格：1錠[72.3円/錠]
カンデサルタンシレキセチル　ヒドロクロロチアジド　武田薬品　214

【効能効果】

高血圧症

【対応標準病名】

◎	高血圧症	本態性高血圧症	
○	悪性高血圧症	高血圧性緊急症	高血圧性腎疾患
	腎血管性高血圧症	腎実質性高血圧症	腎性高血圧症
	低レニン性高血圧症		
△	HELLP症候群	褐色細胞腫	褐色細胞腫性高血圧症
	境界型高血圧症	クロム親和性細胞腫	軽症妊娠高血圧症候群
	高血圧性脳内出血	高血圧切迫症	高レニン性高血圧症
	混合型妊娠高血圧症候群	産後高血圧症	若年高血圧症
	若年性境界型高血圧症	収縮期高血圧症	重症妊娠高血圧症候群
	純粋型妊娠高血圧症候群	心因性高血圧症	新生児高血圧症
	早発型妊娠高血圧症候群	遅発型妊娠高血圧症候群	内分泌性高血圧症
	二次性高血圧症	妊娠高血圧症	妊娠高血圧症候群
	妊娠高血圧腎症	妊娠中一過性高血圧症	副腎性高血圧症
	副腎腺腫	副腎のう腫	副腎皮質のう腫
	良性副腎皮質腫瘍		

効能効果に関連する使用上の注意　過度な血圧低下のおそれ等があり，本剤を高血圧治療の第一選択薬としないこと。

用法用量　成人には1日1回1錠(カンデサルタン　シレキセチル/ヒドロクロロチアジドとして4mg/6.25mg又は8mg/6.25mg)を経口投与する。本剤は高血圧治療の第一選択薬として用いない。

用法用量に関連する使用上の注意　原則として，カンデサルタン　シレキセチル4mgで効果不十分な場合にカンデサルタン　シレキセチル/ヒドロクロロチアジド4mg/6.25mgの投与を，カンデサルタン　シレキセチル8mg，又はカンデサルタン　シレキセチル/ヒドロクロロチアジド4mg/6.25mgで効果不十分な場合にカンデサルタン　シレキセチル/ヒドロクロロチアジド8mg/6.25mgの投与を検討すること。

禁忌

(1)本剤の成分あるいは他のチアジド系薬剤又はその類似化合物(例えばクロルタリドン等のスルフォンアミド誘導体)に対する過敏症の既往歴のある患者
(2)無尿の患者又は血液透析中の患者
(3)急性腎不全の患者
(4)体液中のナトリウム・カリウムが明らかに減少している患者
(5)妊婦又は妊娠している可能性のある婦人
(6)アリスキレンフマル酸塩を投与中の糖尿病患者(ただし，他の降圧治療を行ってもなお血圧のコントロールが著しく不良の患者を除く)

エクア錠50mg　規格：50mg1錠[87.7円/錠]
ビルダグリプチン　ノバルティス　396

【効能効果】

2型糖尿病

【対応標準病名】

◎	2型糖尿病		
○	2型糖尿病・眼合併症あり	2型糖尿病・関節合併症あり	2型糖尿病・腎合併症あり
	2型糖尿病・神経学的合併症あり	2型糖尿病・多発糖尿病性合併症あり	2型糖尿病・糖尿病性合併症あり
	2型糖尿病・糖尿病性合併症なし	2型糖尿病・末梢循環合併症あり	安定型糖尿病
	インスリン抵抗性糖尿病	若年2型糖尿病	
△	2型糖尿病・ケトアシドーシス合併あり	2型糖尿病・昏睡合併あり	2型糖尿病黄斑症
	2型糖尿病合併妊娠	2型糖尿病性アシドーシス	2型糖尿病性アセトン血症
	2型糖尿病性壊疽	2型糖尿病性黄斑浮腫	2型糖尿病性潰瘍
	2型糖尿病性眼筋麻痺	2型糖尿病性肝障害	2型糖尿病性関節症
	2型糖尿病性筋萎縮症	2型糖尿病性血管障害	2型糖尿病性ケトアシドーシス
	2型糖尿病性高コレステロール血症	2型糖尿病性虹彩炎	2型糖尿病性骨症
	2型糖尿病性自律神経ニューロパチー	2型糖尿病性神経因性膀胱	2型糖尿病性神経痛
	2型糖尿病性腎硬化症	2型糖尿病性腎症	2型糖尿病性腎症第1期
	2型糖尿病性腎症第2期	2型糖尿病性腎症第3期	2型糖尿病性腎症第3期A
	2型糖尿病性腎症第3期B	2型糖尿病性腎症第4期	2型糖尿病性腎症第5期
	2型糖尿病性腎不全	2型糖尿病性水疱	2型糖尿病性精神障害
	2型糖尿病性そう痒症	2型糖尿病性多発ニューロパチー	2型糖尿病性単ニューロパチー
	2型糖尿病性中心性網膜症	2型糖尿病性動脈硬化症	2型糖尿病性動脈閉塞症
	2型糖尿病性ニューロパチー	2型糖尿病性白内障	2型糖尿病性皮膚障害
	2型糖尿病性浮腫性硬化症	2型糖尿病性末梢血管症	2型糖尿病性末梢血管障害
	2型糖尿病性末梢神経障害	2型糖尿病性ミオパチー	2型糖尿病性網膜症
	ウイルス性糖尿病	ウイルス性糖尿病・眼合併症あり	ウイルス性糖尿病・腎合併症あり
	ウイルス性糖尿病・神経学的合併症あり	ウイルス性糖尿病・多発糖尿病性合併症あり	ウイルス性糖尿病・糖尿病性合併症あり
	ウイルス性糖尿病・糖尿病性合併症なし	ウイルス性糖尿病・末梢循環合併症あり	栄養不良関連糖尿病
	キンメルスチール・ウイルソン症候群	膵性糖尿病	膵性糖尿病・眼合併症あり
	膵性糖尿病・腎合併症あり	膵性糖尿病・神経学的合併症あり	膵性糖尿病・多発糖尿病性合併症あり
	膵性糖尿病・糖尿病性合併症あり	膵性糖尿病・糖尿病性合併症なし	膵性糖尿病・末梢循環合併症あり
	ステロイド糖尿病	ステロイド糖尿病・眼合併症あり	ステロイド糖尿病・腎合併症あり
	ステロイド糖尿病・神経学的合併症あり	ステロイド糖尿病・多発糖尿病性合併症あり	ステロイド糖尿病・糖尿病性合併症あり
	ステロイド糖尿病・糖尿病性合併症なし	ステロイド糖尿病・末梢循環合併症あり	増殖性糖尿病性網膜症
	増殖性糖尿病性網膜症・2型糖尿病	糖尿病	糖尿病・糖尿病性合併症なし
	糖尿病黄斑症	糖尿病黄斑浮腫	糖尿病性壊疽
	糖尿病性潰瘍	糖尿病性眼筋麻痺	糖尿病性肝障害
	糖尿病性関節症	糖尿病性筋萎縮症	糖尿病性血管障害
	糖尿病性高コレステロール血症	糖尿病性虹彩炎	糖尿病性骨症
	糖尿病性自律神経ニューロパチー	糖尿病性神経因性膀胱	糖尿病性神経痛
	糖尿病性腎硬化症	糖尿病性腎症	糖尿病性腎不全
	糖尿病性水疱	糖尿病性精神障害	糖尿病性そう痒症
	糖尿病性多発ニューロパチー	糖尿病性単ニューロパチー	糖尿病性中心性網膜症
	糖尿病性動脈硬化症	糖尿病性動脈閉塞症	糖尿病性ニューロパチー
	糖尿病性白内障	糖尿病性皮膚障害	糖尿病性浮腫性硬化症
	糖尿病性末梢血管症	糖尿病性末梢血管障害	糖尿病性末梢神経障害
	糖尿病網膜症	二次性糖尿病	二次性糖尿病・眼合併症あり
	二次性糖尿病・腎合併症あり	二次性糖尿病・神経学的合併症あり	二次性糖尿病・多発糖尿病性合併症あり
	二次性糖尿病・糖尿病性合併症あり	二次性糖尿病・糖尿病性合併症なし	二次性糖尿病・末梢循環合併症あり
	妊娠中の糖尿病	妊娠糖尿病	薬剤性糖尿病
	薬剤性糖尿病・眼合併症あり	薬剤性糖尿病・腎合併症あり	薬剤性糖尿病・神経学的合併症あり
	薬剤性糖尿病・多発糖尿病性合併症あり	薬剤性糖尿病・糖尿病性合併症あり	薬剤性糖尿病・糖尿病性合併症なし

薬剤性糖尿病・末梢循環合併症あり	

用法用量　通常，成人には，ビルダグリプチンとして50mgを1日2回朝，夕に経口投与する。なお，患者の状態に応じて50mgを1日1回朝に投与することができる。

用法用量に関連する使用上の注意　中等度以上の腎機能障害のある患者又は透析中の末期腎不全患者では，本剤の血中濃度が上昇するおそれがあるので，50mgを1日1回朝に投与するなど，慎重に投与すること。

禁忌

(1)本剤の成分に対し過敏症の既往歴のある患者
(2)糖尿病性ケトアシドーシス，糖尿病性昏睡，1型糖尿病の患者
(3)重度の肝機能障害のある患者
(4)重症感染症，手術前後，重篤な外傷のある患者

エクジェイド懸濁用錠125mg　規格：125mg1錠[1194.8円/錠]
エクジェイド懸濁用錠500mg　規格：500mg1錠[4756.4円/錠]
デフェラシロクス　ノバルティス　392

【効能効果】

輸血による慢性鉄過剰症(注射用鉄キレート剤治療が不適当な場合)

【対応標準病名】

◎	輸血後鉄過剰症		
△	ABO因子不適合輸血	Rh因子不適合輸血	亜鉛代謝障害
	血清病	血清発疹	高アルミニウム血症
	術後急性肝炎	腎透析合併症	蛋白病
	腸性肢端皮膚炎	透析困難症	透析低血圧症
	透析不均衡症候群	不適合輸血反応	無機質欠乏症
	無機質代謝障害	輸血関連急性肺障害	輸血後肝炎
	輸血後肝障害	輸血後じんま疹	輸血によるショック
	輸血反応		

効能効果に関連する使用上の注意

(1)輸血による慢性鉄過剰症の治療は，まず注射用鉄キレート剤による治療を考慮し，本剤は血小板減少や白血球減少を併発していて注射による出血や感染のおそれがある患者，あるいは頻回の通院治療が困難な場合など，連日の鉄キレート剤注射を実施することが不適当と判断される患者に使用すること。
(2)本剤は，原疾患の支持療法のために現在及び今後も継続して頻回輸血を必要とする患者に使用すること。
(3)本剤による治療を開始するにあたっては，下記の総輸血量及び血清フェリチンを参考にすること。
　①人赤血球濃厚液約100mL/kg以上(成人では約40単位以上に相当)の輸血を受けた場合。
　②輸血による慢性鉄過剰症の所見として，血清フェリチンが継続的に高値を示す場合。

用法用量　通常，デフェラシロクスとして20mg/kgを1日1回，水100mL以上で用時懸濁し，空腹時に経口投与する。
なお，患者の状態により適宜増減するが，1日量は30mg/kgを超えないこと。

用法用量に関連する使用上の注意

(1)本剤の薬物動態は食事の影響を受けやすいため空腹時に服用し，服用後30分間は食事をしないこと。
(2)1ヵ月あたりの輸血量が人赤血球濃厚液7mL/kg未満(成人では4単位/月未満に相当)の場合は，初期投与量(1日量)として10mg/kgを投与することを考慮すること。
(3)高度(Child-Pugh分類クラスC)の肝機能障害のある患者への投与は避けることが望ましい。なお，中等度(Child-Pugh分類クラスB)の肝機能障害のある患者では，開始用量を約半量に減量すること。
(4)投与開始後は血清フェリチンを毎月測定すること。用量調節にあたっては，患者の血清フェリチンの推移を3～6ヵ月間観察し，その他の患者の状態(安全性，輸血量等)及び治療目的(体内鉄蓄積量の維持又は減少)も考慮して5～10mg/kgの間で段階的に増減を行うこと。なお，本剤投与により血清フェリチンが継続して500ng/mLを下回った患者での使用経験は少ないので，本剤による過剰な鉄除去には注意すること。
(5)本剤投与によって血清クレアチニンの増加があらわれることがあるので，投与開始前に血清クレアチニンを2回測定し，投与開始後は4週毎に測定すること。腎機能障害のある患者や，腎機能を低下させる薬剤を投与中の患者では，腎機能が悪化するおそれがあるので，治療開始又は投与量変更後1ヵ月間は毎週血清クレアチニンを測定すること。本剤投与後，成人患者では，連続2回の来院時において，治療前の平均値の33%を超える本剤に起因した血清クレアチニンの増加が認められた場合には，デフェラシロクスとして10mg/kg減量すること。減量後も更に血清クレアチニンが増加し，かつ施設基準値を超える場合には休薬すること。小児患者では，連続2回の来院時において血清クレアチニンが基準範囲の上限を超えている場合には，デフェラシロクスとして10mg/kg減量すること。減量後も更に血清クレアチニンの増加が認められる場合には休薬すること。
(6)本剤投与によって肝機能検査値異常があらわれることがあるので，投与開始前，投与開始後1ヵ月間は2週毎，投与開始1ヵ月以降は4週毎に血清トランスアミナーゼ，ビリルビン，ALPの測定を行うこと。本剤に起因した血清トランスアミナーゼ等の持続的な上昇が認められた場合には休薬し，適切な処置を行うこと。肝機能検査値異常の原因が本剤によらないと判明し，肝機能検査値が正常化した場合に本剤による治療を再開する際には，本剤を減量して治療を再開すること。

警告　本剤の投与により，重篤な肝障害，腎障害，胃腸出血を発現し死亡に至った例も報告されていることから，投与開始前，投与中は定期的に血清トランスアミナーゼや血清クレアチニン等の血液検査を行うこと。これらの副作用は，特に高齢者，高リスク骨髄異形成症候群の患者，肝障害又は腎障害のある患者，血小板数50,000/mm^{3}未満の患者で認められる。

禁忌

(1)本剤の成分に対し過敏症の既往歴のある患者
(2)高度の腎機能障害のある患者
(3)全身状態の悪い高リスク骨髄異形成症候群の患者
(4)全身状態の悪い進行した悪性腫瘍の患者

エクセグラン散20%　規格：20%1g[60.7円/g]
エクセグラン錠100mg　規格：100mg1錠[32.2円/錠]
ゾニサミド　大日本住友　113

【効能効果】

部分てんかん及び全般てんかんの下記発作型
部分発作
単純部分発作〔焦点発作(ジャクソン型を含む)，自律神経発作，精神運動発作〕
複雑部分発作〔精神運動発作，焦点発作〕
二次性全般化強直間代けいれん〔強直間代発作(大発作)〕
全般発作
強直間代発作〔強直間代発作(全般けいれん発作，大発作)〕
強直発作〔全般けいれん発作〕
非定型欠神発作〔異型小発作〕
混合発作〔混合発作〕

【対応標準病名】

◎	強直間代発作	痙攣発作	ジャクソンてんかん
	症候性てんかん	焦点性てんかん	自律神経発作
	精神運動発作	てんかん	てんかん小発作
	てんかん大発作	てんかん単純部分発作	てんかん複雑部分発作
	部分てんかん		
○	アトニー性非特異性てんかん発作	アブサンス	アルコールてんかん
	ウンベルリヒトてんかん	家族性痙攣	間代性痙攣

	強直性痙攣	局所性てんかん	痙攣
	光原性てんかん	後天性てんかん	持続性部分てんかん
	若年性アブサンスてんかん	若年性ミオクローヌスてんかん	術後てんかん
	症候性早期ミオクローヌス性脳症	焦点性知覚性発作	小児期アブサンスてんかん
	小児痙攣性疾患	自律神経てんかん	進行性ミオクローヌスてんかん
	睡眠喪失てんかん	ストレスてんかん	全身痙攣
	全身痙攣発作	前頭葉てんかん	側頭葉てんかん
	体知覚性発作	遅発性てんかん	聴覚性発作
	聴覚反射てんかん	定型欠神発作	てんかん合併妊娠
	てんかん性自動症	てんかん様発作	点頭てんかん
	難治性てんかん	乳児重症ミオクロニーてんかん	乳児点頭痙攣
	脳炎後てんかん	拝礼発作	反応性てんかん
	ヒプサルスミア	腹部てんかん	片側痙攣片麻痺てんかん症候群
	ミオクローヌスてんかん	モーア症候群	薬物てんかん
	ラフォラ疾患	良性新生児痙攣	良性乳児ミオクローヌスてんかん
	レノックス・ガストー症候群		
△	亜急性錯乱状態	一過性痙攣発作	解離性運動障害
	解離性感覚障害	解離性痙攣	解離性健忘
	解離性昏迷	解離性障害	解離性遁走
	カタレプシー	急性精神錯乱	局所性痙攣
	痙攣重積発作	疾病逃避	失立
	症候性痙攣発作	心因性昏迷	心因性錯乱
	心因性失声	心因性振戦	心因性難聴
	心因性もうろう状態	心因発作	神経性眼精疲労
	多重パーソナリティ障害	テタニー様発作	泣き入りひきつけ
	乳児痙攣	熱性痙攣	ノロウイルス性胃腸炎に伴う痙攣
	反応性錯乱	非アルコール性亜急性錯乱状態	ひきつけ
	ヒステリー性運動失調症	ヒステリー性失声症	ヒステリー性てんかん
	ヒステリー反応	憤怒痙攣	無熱性痙攣
	幼児痙攣	ロタウイルス性胃腸炎に伴う痙攣	

用法用量
ゾニサミドとして，通常，成人は最初1日100～200mgを1～3回に分割経口投与する。以後1～2週ごとに増量して通常1日量200～400mgまで漸増し，1～3回に分割経口投与する。
なお，最高1日量は600mgまでとする。
小児に対しては，通常，最初1日2～4mg/kgを1～3回に分割経口投与する。以後1～2週ごとに増量して通常1日量4～8mg/kgまで漸増し，1～3回に分割経口投与する。
なお，最高1日量は12mg/kgまでとする。

用法用量に関連する使用上の注意　ゾニサミドをパーキンソン病（本剤の承認外効能効果）の治療目的で投与する場合には，パーキンソン病の効能効果を有する製剤（トレリーフ）を用法用量どおりに投与すること。

禁忌　本剤の成分に対し過敏症の既往歴のある患者

ゾニサミド散20%「アメル」：共和薬品　20%1g[38.9円/g]，ゾニサミド錠100mg「アメル」：共和薬品　100mg1錠[19.9円/錠]

エサンブトール錠125mg　規格：125mg1錠[9.4円/錠]
エサンブトール錠250mg　規格：250mg1錠[18.6円/錠]
エタンブトール塩酸塩　サンド　622

【効 能 効 果】

〈適応菌種〉本剤に感性のマイコバクテリウム属
〈適応症〉肺結核及びその他の結核症，マイコバクテリウム・アビウムコンプレックス（MAC）症を含む非結核性抗酸菌症

【対応標準病名】

◎	結核	肺結核	非結核性抗酸菌症
○ あ	HIV非結核性抗酸菌症	S状結腸結核	胃結核
	陰茎結核	咽頭結核	咽頭流注膿瘍
か	陰のう結核	壊疽性丘疹状結核疹	外陰結核
	回腸結核	回盲部結核	潰瘍性粟粒結核
	顎下部結核	肩関節結核	活動性肺結核
	肝結核	眼結核	眼瞼結核
	関節結核	乾酪性肺炎	急性粟粒結核
	胸腺結核	胸椎結核	胸腰椎結核
	筋肉結核	筋膜結核	空腸結核
	くも膜結核	頚椎結核	珪肺結核
	頚部リンパ節結核	結核腫	結核初期感染
	結核疹	結核性アジソン病	結核性咳嗽
	結核性角結膜炎	結核性角膜炎	結核性角膜強膜炎
	結核性喀血	結核性滑膜炎	結核性気管支拡張症
	結核性気胸	結核性胸膜炎	結核性空洞
	結核性腱滑膜炎	結核性瞼板炎	結核性硬化症
	結核性硬結性紅斑	結核性虹彩炎	結核性虹彩毛様体炎
	結核性硬膜炎	結核性骨髄炎	結核性女性骨盤炎症性疾患
	結核性痔瘻	結核性腎盂炎	結核性腎盂腎炎
	結核性心筋症	結核性髄膜炎	結核性精管炎
	結核性脊柱後弯症	結核性脊柱前弯症	結核性脊柱側弯症
	結核性線維症	結核性前立腺炎	結核性多発ニューロパチー
	結核性低アドレナリン症	結核性動脈炎	結核性動脈内膜炎
	結核性軟膜炎	結核性膿胸	結核性膿腎症
	結核性脳脊髄炎	結核性脳動脈炎	結核性脳膿瘍
	結核性膿瘍	結核性肺線維症	結核性肺膿瘍
	結核性発熱	結核性腹水	結核性腹膜炎
	結核性ぶどう膜炎	結核性脈絡網膜炎	結核性網膜炎
	結核性卵管炎	結核性卵巣炎	結核性卵巣のう胞
	結核性リンパ節炎	結節性肺結核	結膜結核
	口蓋垂結核	硬化性肺結核	広間膜結核
	口腔結核	口腔粘膜結核	甲状腺結核
	口唇結核	肛門結核	骨結核
さ	骨盤結核	骨盤腹膜癒着	耳管結核
	子宮結核	耳結核	縦隔結核
	十二指腸結核	小腸結核	初感染結核
	食道結核	心筋結核	神経系結核
	腎結核	尋常性狼瘡	心内膜結核
	塵肺結核	深部カリエス	心膜結核
	髄膜結核腫	性器結核	精索結核
	精巣結核	精巣上体結核	精のう結核
	脊髄結核	脊髄結核腫	脊髄膜結核
	脊椎結核	線維乾酪性心膜炎	潜在性結核感染症
た	前立腺結核	粟粒結核	大腸結核
	唾液腺結核	ダグラス窩結核	多剤耐性結核
	胆のう結核	腸間膜リンパ節結核	腸間膜リンパ節陳旧性結核
	腸結核	直腸結核	陳旧性胸椎カリエス
	陳旧性骨結核	陳旧性腎結核	陳旧性腸結核
な	陳旧性肺結核	陳旧性腰椎カリエス	難治結核
	尿管結核	尿道球腺結核	尿道結核
	尿路結核	脳結核	脳結核腫
は	脳脊髄膜結核	肺炎結核	肺結核・鏡検確認あり
	肺結核・組織学的確認あり	肺結核・培養のみ確認あり	肺結核腫
	肺非結核性抗酸菌症	肺門結核	肺門リンパ節結核
	播種性結核	鼻咽頭結核	非結核性抗酸菌性滑膜炎
	非結核性抗酸菌性胸膜炎	非結核性抗酸菌性腱鞘炎	非結核性抗酸菌性股関節炎
	非結核性抗酸菌性骨髄炎	非結核性抗酸菌性脊椎炎	非結核性抗酸菌性皮膚潰瘍

や	非結核性抗酸菌性リンパ節炎	泌尿器結核	皮膚結核
	皮膚腺病	皮膚粟粒結核	皮膚非結核性抗酸菌症
	皮膚疣状結核	副腎結核	副鼻腔結核
	膀胱結核	脈絡膜結核	腰椎結核
	肋骨カリエス		
△	潰瘍性狼瘡	結核後遺症	結核性血胸
	結核性下痢	結核性髄膜炎後遺症	結核性中耳炎
	結核性貧血	結核性膀胱炎後遺症	硬化性狼瘡
	股関節結核後遺症	腎石灰化症	脊椎カリエス後遺症
	仙骨部膿瘍	肺結核後遺症	肺結核術後
	腹壁冷膿瘍		

用法用量

［肺結核及びその他の結核症］

通常成人は，エタンブトール塩酸塩として1日量0.75～1gを1～2回に分けて経口投与する。

年齢，体重により適宜減量する。

なお，他の抗結核薬と併用することが望ましい。

［MAC症を含む非結核性抗酸菌症］

通常成人は，エタンブトール塩酸塩として0.5～0.75gを1日1回経口投与する。

年齢，体重，症状により適宜増減するが1日量として1gを超えない。

用法用量に関連する使用上の注意

(1)肺結核及びその他の結核症に対する本剤の使用にあたっては，耐性菌の発現等を防ぐため，原則として感受性を確認し，疾病の治療上必要な最小限の期間の投与にとどめること。

(2)本剤をMAC症を含む非結核性抗酸菌症に使用する際には，投与開始時期，投与期間，併用薬等について国内外の各種学会ガイドライン等，最新の情報を参考にし，投与すること。

(3)本剤の体重別1日投与量の目安は次表のとおりである。

参考：肺結核及びその他の結核症

体重	1日投与量					投与方法
	mg	250mg錠のみを用いる場合	250mg錠と125mg錠を用いる場合		125mg錠のみを用いる場合	
			250mg錠	125mg錠		
60kg以上	1000	4錠			8錠	1日量を朝食後1回経口投与あるいは，朝夕2回に分けて経口投与する。
50kg以上	875		3錠	1錠	7錠	
40kg以上	750	3錠			6錠	
35kg以上	625		2錠	1錠	5錠	
30kg以上	500	2錠			4錠	

体重別の1日量はエタンブトール塩酸塩15～20mg/kgの範囲内で算出している。

参考：MAC症を含む非結核性抗酸菌症

体重	1日投与量					投与方法
	mg	250mg錠のみを用いる場合	250mg錠と125mg錠を用いる場合		125mg錠のみを用いる場合	
			250mg錠	125mg錠		
50kg以上	750	3錠			6錠	1日1回朝食後に経口投与する。
40kg以上	625		2錠	1錠	5錠	
30kg以上	500	2錠			4錠	

体重別の1日量はエタンブトール塩酸塩約15mg/kgで算出している。

禁忌　本剤の成分に対し過敏症の既往歴のある患者

原則禁忌

(1)視神経炎のある患者

(2)糖尿病患者，アルコール中毒患者

(3)乳・幼児

エブトール125mg錠：科研　125mg1錠［9.4円/錠］
エブトール250mg錠：科研　250mg1錠［18.6円/錠］

エジュラント錠25mg　規格：25mg1錠［2108.7円/錠］

リルピビリン塩酸塩　ヤンセン　625

【効能効果】

HIV-1感染症

【対応標準病名】

◎	HIV－1感染症		
○	AIDS	AIDS関連症候群	HIV感染
	HIV感染症	後天性免疫不全症候群	
△	HIV－2感染症	新生児HIV感染症	

効能効果に関連する使用上の注意

(1)抗HIV薬の治療経験がなく，HIV-1 RNA量100,000copies/mL以下の患者に使用すること。

(2)本剤による治療にあたっては，可能な場合には薬剤耐性検査（遺伝子型解析あるいは表現型解析）を参考にすること。

用法用量　通常，成人にはリルピビリンとして1回25mgを1日1回食事中又は食直後に経口投与する。投与に際しては，必ず他の抗HIV薬と併用すること。

用法用量に関連する使用上の注意　本剤とリファブチンを併用したとき，本剤の血中濃度が低下し，本剤の効果が減弱するおそれがある。本剤とリファブチンを併用する場合は，本剤を50mg 1日1回に増量すること。なお，リファブチンの併用を中止した場合は，本剤を25mg　1日1回に減量すること。

禁忌

(1)リファンピシン，カルバマゼピン，フェノバルビタール，フェニトイン，デキサメタゾン（全身投与），セイヨウオトギリソウ（St.John's Wort，セント・ジョーンズ・ワート）含有食品，プロトンポンプ阻害剤（オメプラゾール，ランソプラゾール，ラベプラゾール，エソメプラゾール）を投与中の患者

(2)本剤の成分に対し過敏症の既往歴のある患者

併用禁忌

薬剤名等	臨床症状・措置方法	機序・危険因子
リファンピシン アプテシン，リファジン等	本剤の血中濃度が低下し，本剤の効果が減弱するおそれがある。	これらの薬剤のCYP3A誘導作用により，本剤の代謝が促進される。
カルバマゼピン テグレトール フェノバルビタール フェノバール等 フェニトイン アレビアチン等	本剤の血中濃度が低下し，本剤の効果が減弱するおそれがある。	
デキサメタゾン全身投与（単回投与を除く） デカドロン等		
セイヨウオトギリソウ（St.John's Wort，セント・ジョーンズ・ワート）含有食品		
プロトンポンプ阻害剤 オメプラゾール オメプラール，オメプラゾン ランソプラゾール タケプロン ラベプラゾール パリエット エソメプラゾール ネキシウム	本剤の血中濃度が低下し，本剤の効果が減弱するおそれがある。	胃内のpH上昇により，本剤の吸収が低下する。

エスカゾール錠200mg　規格：200mg1錠［414.3円/錠］

アルベンダゾール　グラクソ・スミスクライン　642

【効能効果】

包虫症

【対応標準病名】

◎	エキノコックス症		
○	エキノコックス性骨髄炎	眼窩エキノコックス	肝包虫症
	甲状腺エキノコックス	骨単包条虫感染症	多胞性エキノコックス症
	多胞性肝エキノコックス	多胞性肺エキノコックス	単包条虫感染症
	単胞性肝エキノコックス症	単胞性甲状腺エキノコックス	単胞性肺エキノコックス症
	肺エキノコックス症	皮下包虫症	

用法用量　通常，成人にはアルベンダゾールとして１日600mgを３回に分割し，食事と共に服用する。投与は28日間連続投与し，14日間の休薬期間を設ける。なお，年齢・症状により適宜増減する。

禁忌

(1)妊婦又は妊娠している可能性のある婦人
(2)本剤の成分に対し過敏症の既往歴のある患者

エースコール錠1mg　規格：1mg1錠［40.1円/錠］
エースコール錠2mg　規格：2mg1錠［71.2円/錠］
エースコール錠4mg　規格：4mg1錠［144.3円/錠］
テモカプリル塩酸塩　第一三共　214

【効 能 効 果】

高血圧症，腎実質性高血圧症，腎血管性高血圧症

【対応標準病名】

◎	高血圧症	腎血管性高血圧症	腎実質性高血圧症
	本態性高血圧症		
○	悪性高血圧症	褐色細胞腫	褐色細胞腫性高血圧症
	境界型高血圧症	クロム親和性細胞腫	高血圧性緊急症
	高血圧性腎疾患	高血圧性脳内出血	高血圧切迫症
	高レニン性高血圧症	若年高血圧症	若年性境界型高血圧症
	収縮期高血圧症	心因性高血圧症	腎性高血圧症
	低レニン性高血圧症	内分泌性高血圧症	二次性高血圧症
	副腎性高血圧症		
△	HELLP症候群	軽症妊娠高血圧症候群	混合型妊娠高血圧症候群
	産後高血圧症	重症妊娠高血圧症候群	術中異常高血圧症
	純粋型妊娠高血圧症候群	新生児高血圧症	早発型妊娠高血圧症候群
	遅発型妊娠高血圧症候群	妊娠高血圧症	妊娠高血圧症候群
	妊娠高血圧腎症	妊娠中一過性高血圧症	副腎腺腫
	副腎のう腫	副腎皮質のう腫	良性副腎皮質腫瘍

用法用量　通常，成人にはテモカプリル塩酸塩として１日１回2〜4mg経口投与する。ただし，１日１回1mgから投与を開始し，必要に応じ4mgまで漸次増量する。

禁忌

(1)本剤の成分に対し過敏症の既往歴のある患者
(2)血管浮腫の既往歴のある患者(アンジオテンシン変換酵素阻害剤等の薬剤による血管浮腫，遺伝性血管浮腫，後天性血管浮腫，特発性血管浮腫等)
(3)デキストラン硫酸固定化セルロース，トリプトファン固定化ポリビニルアルコール又はポリエチレンテレフタレートを用いた吸着器によるアフェレーシスを施行中の患者
(4)アクリロニトリルメタリルスルホン酸ナトリウム膜(AN69)を用いた血液透析施行中の患者
(5)妊婦又は妊娠している可能性のある婦人
(6)アリスキレンフマル酸塩を投与中の糖尿病患者(ただし，他の降圧治療を行ってもなお血圧のコントロールが著しく不良の患者を除く)

併用禁忌

薬剤名等	臨床症状・措置方法	機序・危険因子
デキストラン硫酸固定化セルロース，トリプトファン固定化ポリビニルアルコール又はポリエチレンテレフタレートを用いた吸着器によるアフェレーシスの施行 リポソーバー， イムソーバTR， セルソーバ	ショックを起こすおそれがある。	陰性に荷電したデキストラン硫酸固定化セルロース，トリプトファン固定化ポリビニルアルコール又はポリエチレンテレフタレートによりブラジキニンの産生が刺激される。さらに本剤が，ブラジキニンの代謝を抑制するため，ブラジキニンの血中濃度が上昇する。
アクリロニトリルメタリルスルホン酸ナトリウム膜(AN69)を用いた透析	アナフィラキシーを発現することがある。	陰性に荷電したAN69膜によりブラジキニンの産生が刺激される。さらに本剤が，ブラジキニンの代謝を抑制するため，ブラジキニンの血中濃度が上昇する。

テモカプリル塩酸塩錠1mg「BMD」：ビオメディクス　1mg1錠［16.9円/錠］，テモカプリル塩酸塩錠1mg「JG」：日本ジェネリック　1mg1錠［22.4円/錠］，テモカプリル塩酸塩錠1mg「KTB」：寿　1mg1錠［22.4円/錠］，テモカプリル塩酸塩錠1mg「NP」：ニプロ　1mg1錠［16.9円/錠］，テモカプリル塩酸塩錠1mg「NS」：日新－山形　1mg1錠［22.4円/錠］，テモカプリル塩酸塩錠1mg「TCK」：辰巳化学　1mg1錠［22.4円/錠］，テモカプリル塩酸塩錠1mg「YD」：陽進堂　1mg1錠［22.4円/錠］，テモカプリル塩酸塩錠1mg「サワイ」：沢井　1mg1錠［16.9円/錠］，テモカプリル塩酸塩錠1mg「サンド」：サンド　1mg1錠［16.9円/錠］，テモカプリル塩酸塩錠1mg「タイヨー」：テバ製薬　1mg1錠［22.4円/錠］，テモカプリル塩酸塩錠1mg「タカタ」：ダイト　1mg1錠［16.9円/錠］，テモカプリル塩酸塩錠1mg「タナベ」：田辺三菱　1mg1錠［22.4円/錠］，テモカプリル塩酸塩錠1mg「トーワ」：東和　1mg1錠［22.4円/錠］，テモカプリル塩酸塩錠1mg「日医工」：日医工　1mg1錠［16.9円/錠］，テモカプリル塩酸塩錠2mg「BMD」：ビオメディクス　2mg1錠［40.8円/錠］，テモカプリル塩酸塩錠2mg「JG」：日本ジェネリック　2mg1錠［40.8円/錠］，テモカプリル塩酸塩錠2mg「KTB」：寿　2mg1錠［34.8円/錠］，テモカプリル塩酸塩錠2mg「NP」：ニプロ　2mg1錠［34.8円/錠］，テモカプリル塩酸塩錠2mg「NS」：日新－山形　2mg1錠［40.8円/錠］，テモカプリル塩酸塩錠2mg「TCK」：辰巳化学　2mg1錠［40.8円/錠］，テモカプリル塩酸塩錠2mg「YD」：陽進堂　2mg1錠［34.8円/錠］，テモカプリル塩酸塩錠2mg「サワイ」：沢井　2mg1錠［40.8円/錠］，テモカプリル塩酸塩錠2mg「サンド」：サンド　2mg1錠［34.8円/錠］，テモカプリル塩酸塩錠2mg「タイヨー」：テバ製薬　2mg1錠［40.8円/錠］，テモカプリル塩酸塩錠2mg「タカタ」：ダイト　2mg1錠［40.8円/錠］，テモカプリル塩酸塩錠2mg「タナベ」：田辺三菱　2mg1錠［40.8円/錠］，テモカプリル塩酸塩錠2mg「トーワ」：東和　2mg1錠［40.8円/錠］，テモカプリル塩酸塩錠2mg「日医工」：日医工　2mg1錠［34.8円/錠］，テモカプリル塩酸塩錠4mg「BMD」：ビオメディクス　4mg1錠［62.5円/錠］，テモカプリル塩酸塩錠4mg「JG」：日本ジェネリック　4mg1錠［79.2円/錠］，テモカプリル塩酸塩錠4mg「KTB」：寿　4mg1錠［62.5円/錠］，テモカプリル塩酸塩錠4mg「NP」：ニプロ　4mg1錠［62.5円/錠］，テモカプリル塩酸塩錠4mg「NS」：日新－山形　4mg1錠［79.2円/錠］，テモカプリル塩酸塩錠4mg「TCK」：辰巳化学　4mg1錠［62.5円/錠］，テモカプリル塩酸塩錠4mg「YD」：陽進堂　4mg1錠［62.5円/錠］，テモカプリル塩酸塩錠4mg「サワイ」：沢井　4mg1錠［79.2円/錠］，テモカプリル塩酸塩錠4mg「サンド」：サンド　4mg1錠［79.2円/錠］，テモカプリル塩酸塩錠4mg「タイヨー」：テバ製薬　4mg1錠［79.2円/錠］，テモカプリル塩酸塩錠4mg「タカタ」：ダイト　4mg1錠［79.2円/錠］，テモカプリル塩酸塩錠4mg「タナベ」：田辺三菱　4mg1錠［79.2円/錠］，テモカプリル塩酸塩錠4mg「トーワ」：東和　4mg1錠［79.2円/錠］，テモカプリル塩酸塩錠4mg「日医工」：日医工　4mg1錠［79.2円/錠］

エ

エストラサイトカプセル156.7mg

規格：156.7mg1カプセル［370.8円/カプセル］
エストラムスチンリン酸エステルナトリウム水和物　日本新薬　421

【効能効果】

前立腺癌

【対応標準病名】

◎	前立腺癌		
○	去勢抵抗性前立腺癌	限局性前立腺癌	進行性前立腺癌
	前立腺癌再発		
△	前立腺横紋筋肉腫	前立腺小細胞癌	

用法用量　通常成人1回2カプセル(エストラムスチンリン酸エステルナトリウム水和物として313.4mg)を1日2回経口投与する。
症状により適宜増減する。

禁忌

(1)本剤，エストラジオール又はナイトロジェンマスタードに過敏症の既往歴のある患者
(2)血栓性静脈炎，脳血栓，肺塞栓等の血栓塞栓性障害，虚血等の重篤な冠血管疾患，又はその既往歴のある患者
(3)重篤な肝障害のある患者
(4)重篤な血液障害のある患者
(5)消化性潰瘍のある患者

ビアセチルカプセル156.7mg：大正薬品［212.3円/カプセル］

エストリール錠100γ

規格：0.1mg1錠［9.6円/錠］
エストリオール　持田　247

【効能効果】

更年期障害，腟炎(老人，小児及び非特異性)，子宮頸管炎並びに子宮腟部びらん

【対応標準病名】

◎	更年期症候群	細菌性腟症	子宮頸管炎
	子宮腟部びらん	小児外陰腟炎	腟炎
	閉経後萎縮性腟炎		
○	萎縮性腟炎	エストロジェン欠乏性腟炎	外陰炎
	急性外陰腟炎	更年期神経症	更年期性浮腫
	更年期無月経	子宮頸外膜炎	子宮頸内膜炎
	子宮頸部潰瘍	子宮頸部びらん	子宮腟部偽びらん
	腟潰瘍	腟膿瘍	血の道症
	妊娠中の子宮頸管炎	閉経期障害	閉経後症候群
	慢性腟炎		
△	細菌性腟炎	子宮頸部外反症	処女膜狭窄症
	処女膜強靱	腟狭窄症	腟口狭小
	腟白斑症	腟部びらん	腟閉鎖
	腟癒着	腟留血症	非特異性外陰炎
	閉経	閉経後出血	慢性外陰炎
	淋菌性子宮頸管炎	老人性外陰炎	

用法用量　エストリオールとして，通常成人1回0.1〜1.0mgを1日1〜2回経口投与する。なお，年齢・症状により適宜増減する。

禁忌

(1)エストロゲン依存性悪性腫瘍(例えば，乳癌，子宮内膜癌)及びその疑いのある患者
(2)乳癌の既往歴のある患者
(3)未治療の子宮内膜増殖症のある患者
(4)血栓性静脈炎，肺塞栓症又はその既往歴のある患者
(5)動脈性の血栓塞栓疾患(例えば，冠動脈性心疾患，脳卒中)又はその既往歴のある患者
(6)重篤な肝障害のある患者
(7)診断の確定していない異常性器出血のある患者
(8)妊婦又は妊娠している可能性のある女性

エストリール錠0.5mg　エストリール錠1mg

規格：0.5mg1錠［14.6円/錠］
規格：1mg1錠［15.9円/錠］
エストリオール　持田　247

【効能効果】

(1)更年期障害，腟炎(老人，小児及び非特異性)，子宮頸管炎並びに子宮腟部びらん
(2)老人性骨粗鬆症

【対応標準病名】

◎	更年期症候群	細菌性腟症	子宮頸管炎
	子宮腟部びらん	小児外陰腟炎	腟炎
	閉経後萎縮性腟炎	老年性骨粗鬆症	
○	萎縮性腟炎	エストロジェン欠乏性腟炎	外陰炎
	急性外陰腟炎	頚椎骨粗鬆症・病的骨折あり	更年期神経症
	更年期性浮腫	更年期無月経	骨粗鬆症
	骨粗鬆症・骨盤部病的骨折あり	骨粗鬆症・脊椎病的骨折あり	骨粗鬆症・前腕病的骨折あり
	骨粗鬆症・大腿部病的骨折あり	骨粗鬆症・多発病的骨折あり	骨粗鬆症・病的骨折あり
	子宮頸外膜炎	子宮頸内膜炎	子宮頸部潰瘍
	子宮頸部びらん	子宮腟部偽びらん	脊椎骨粗鬆症・病的骨折あり
	腟潰瘍	腟膿瘍	血の道症
	二次性骨粗鬆症・病的骨折あり	妊娠中の子宮頸管炎	閉経期障害
	閉経後骨粗鬆症	閉経後骨粗鬆症・骨盤部病的骨折あり	閉経後骨粗鬆症・脊椎病的骨折あり
	閉経後骨粗鬆症・前腕病的骨折あり	閉経後骨粗鬆症・大腿部病的骨折あり	閉経後骨粗鬆症・多発病的骨折あり
	閉経後骨粗鬆症・病的骨折あり	閉経後症候群	慢性腟炎
	卵巣摘出術後骨粗鬆症	卵巣摘出術後骨粗鬆症・病的骨折あり	老年性骨粗鬆症・病的骨折あり
△	眼窩内側壁骨折	眼窩内壁骨折	眼窩吹き抜け骨折
	環椎椎弓骨折	脛骨近位骨端線損傷	細菌性腟炎
	子宮頸部外反症	軸椎横突起骨折	軸椎椎弓骨折
	軸椎椎体骨折	篩骨板骨折	歯突起開放骨折
	歯突起骨折	上腕骨滑車骨折	上腕骨近位骨端線損傷
	上腕骨近位端病的骨折	上腕骨骨幹部病的骨折	上腕骨小結節骨折
	上腕骨らせん骨折	処女膜狭窄症	処女膜強靱
	人工股関節周囲骨折	人工膝関節周囲骨折	前頭蓋底骨折
	前頭骨線状骨折	側頭骨線状骨折	大腿骨近位骨端線損傷
	腟狭窄症	腟口狭小	腟白斑症
	腟部びらん	腟閉鎖	腟癒着
	腟留血症	中頭蓋底骨折	頭蓋円蓋部線状骨折
	橈骨近位骨端線損傷	廃用性骨粗鬆症	廃用性骨粗鬆症・病的骨折あり
	剥離骨折	腓骨近位骨端線損傷	非特異性外陰炎
	閉経	閉経後出血	慢性外陰炎
	らせん骨折	淋菌性子宮頸管炎	裂離骨折
	老人性外陰炎		

用法用量

効能効果(1)の場合：エストリオールとして，通常成人1回0.1〜1.0mgを1日1〜2回経口投与する。なお，年齢・症状により適宜増減する。
効能効果(2)の場合：エストリオールとして，通常1回1.0mgを1日2回経口投与する。なお，症状により適宜増減する。

用法用量に関連する使用上の注意　「老人性骨粗鬆症」に本剤を投与する場合，投与後6ヵ月〜1年後に骨密度を測定し，効果が認められない場合には投与を中止し，他の療法を考慮すること。

禁忌

(1)エストロゲン依存性悪性腫瘍(例えば，乳癌，子宮内膜癌)及びその疑いのある患者
(2)乳癌の既往歴のある患者

(3)未治療の子宮内膜増殖症のある患者
(4)血栓性静脈炎，肺塞栓症又はその既往歴のある患者
(5)動脈性の血栓塞栓疾患(例えば，冠動脈性心疾患，脳卒中)又はその既往歴のある患者
(6)重篤な肝障害のある患者
(7)診断の確定していない異常性器出血のある患者
(8)妊婦又は妊娠している可能性のある女性

ホーリン錠1mg：あすか　1mg1錠[15.9円/錠]
エストリオール錠1mg「F」：富士製薬　1mg1錠[11.5円/錠]，
エストリオール錠1mg「科薬」：ポーラ　1mg1錠[9.8円/錠]，
メリストラーク錠1mg：東和　1mg1錠[9.8円/錠]

エチルモルヒネ塩酸塩水和物「第一三共」原末

規格：1g[8145.1円/g]
エチルモルヒネ塩酸塩水和物　第一三共プロ　811

【効能効果】

(眼科)：虹彩炎，緑内障，角膜潰瘍，硝子体混濁などの眼疾患
(経口)
各種呼吸器疾患における鎮咳
疼痛時における鎮痛

【対応標準病名】

◎	角膜潰瘍	虹彩炎	硝子体混濁
	咳	疼痛	緑内障
○	亜急性虹彩炎	亜急性虹彩毛様体炎	亜急性前部ぶどう膜炎
	亜急性毛様体炎	悪性緑内障	アトピー咳嗽
	アレルギー性咳嗽	アレルギー性ぶどう膜炎	医原性緑内障
	円板状角膜炎	開胸術後疼痛症候群	外傷性角膜潰瘍
	外傷性隅角解離	外傷性緑内障	開放隅角緑内障
	角膜虹彩炎	角膜穿孔	角膜中心潰瘍
	角膜びらん	角膜腐蝕	カタル性角膜潰瘍
	カタル性咳	化膿性虹彩炎	化膿性ぶどう膜炎
	化膿性毛様体炎	過分泌緑内障	癌性持続痛
	乾性咳	癌性疼痛	癌性突出痛
	感染後咳嗽	感染性角膜潰瘍	急性炎症性緑内障
	急性虹彩炎	急性虹彩毛様体炎	急性前部ぶどう膜炎
	急性閉塞隅角緑内障	急性毛様体炎	急性緑内障発作
	偽落屑症候群	偽緑内障	血管新生緑内障
	結節虹彩炎	原発開放隅角緑内障	原発性緑内障
	原発閉塞隅角症	原発閉塞隅角緑内障	高眼圧症
	高血圧性虹彩毛様体炎	虹彩異色	虹彩異色性毛様体炎
	虹彩毛様体炎	混合型緑内障	蚕蝕性角膜潰瘍
	色素性緑内障	持続痛	湿性咳
	樹枝状角膜炎	樹枝状角膜潰瘍	出血性虹彩炎
	出血性緑内障	術後高眼圧症	術後虹彩炎
	術後疼痛	漿液性虹彩炎	硝子体出血
	硝子体内結晶沈着	真菌性角膜潰瘍	神経障害性疼痛
	進行性角膜潰瘍	水晶体原性虹彩毛様体炎	水晶体原性緑内障
	水晶体のう緑内障	水晶体融解緑内障	ステロイド緑内障
	正常眼圧緑内障	星状硝子体症	ゼーミッシュ潰瘍
	咳失神	遷延性咳嗽	遷延性虹彩炎
	穿孔性角膜潰瘍	前房蓄膿	前房蓄膿性角膜炎
	前房蓄膿性虹彩炎	続発性虹彩炎	続発性虹彩毛様体炎
	続発性ぶどう膜炎	続発性緑内障	単純性角膜潰瘍
	地図状角膜炎	中間部ぶどう膜炎	中枢神経障害性疼痛
	陳旧性虹彩炎	陳旧性虹彩毛様体炎	テルソン症候群
	突出痛	内因性ブドウ膜炎	難治性疼痛
	難治性ぶどう膜炎	白内障術後虹彩炎	反復性角膜潰瘍
	反復性虹彩炎	反復性虹彩毛様体炎	反復性前部ぶどう膜炎
	反復性前房蓄膿	反復性毛様体炎	ビタミンA欠乏性角膜潰瘍
	フォークト・小柳病	匐行性角膜潰瘍	フックス異色毛様体炎
	ぶどう膜炎	ぶどう膜角膜炎	フリクテン性角膜潰瘍
	ヘルペス角膜炎	ポスナーシュロスマン症候群	末梢神経障害性疼痛
	慢性咳嗽	慢性開放角緑内障	慢性虹彩毛様体炎
	慢性単性緑内障	慢性疼痛	慢性閉塞隅角緑内障
	無水晶体性緑内障	毛様体炎	夜間咳
	薬物誘発性緑内障	溶血緑内障	リウマチ性虹彩炎
	緑内障性乳頭陥凹		
△	圧痛	ウイルス性ブドウ膜炎	角膜上皮びらん
	周辺性ブドウ膜炎	術創部痛	身体痛
	全身痛	鈍痛	皮膚疼痛症
	放散痛		

用法用量
(眼科)：通常，0.5～10％の点眼液または眼軟膏として使用する。
(経口)
通常，成人には，1回10mg，1日30mgを経口投与する。
なお，年齢，症状により適宜増減する。

禁忌
(1)重篤な呼吸抑制のある患者
(2)気管支喘息発作中の患者
(3)重篤な肝障害のある患者
(4)慢性肺疾患に続発する心不全の患者
(5)痙攣状態(てんかん重積症，破傷風，ストリキニーネ中毒)にある患者
(6)急性アルコール中毒の患者
(7)アヘンアルカロイドに対し過敏症の患者

エックスフォージ配合OD錠　規格：－[－]
エックスフォージ配合錠　規格：1錠[114.6円/錠]

アムロジピンベシル酸塩　バルサルタン　ノバルティス　214

【効能効果】

高血圧症

【対応標準病名】

◎	高血圧症	本態性高血圧症	
○	悪性高血圧症	境界型高血圧症	高血圧性緊急症
	高血圧性腎疾患	高血圧性脳内出血	高血圧切迫症
	高レニン性高血圧症	若年高血圧症	若年性境界型高血圧症
	収縮期高血圧症	腎血管性高血圧症	腎実質性高血圧症
	腎性高血圧症	低レニン性高血圧症	内分泌性高血圧症
	二次性高血圧症	副腎性高血圧症	
△	妊娠・分娩・産褥の既存の二次性高血圧症	妊娠・分娩・産褥の既存の本態性高血圧症	

効能効果に関連する使用上の注意　過度な血圧低下のおそれ等があり，本剤を高血圧治療の第一選択薬としないこと。

用法用量　成人には1日1回1錠(バルサルタンとして80mg及びアムロジピンとして5mg)を経口投与する。本剤は高血圧治療の第一選択薬として用いない。

用法用量に関連する使用上の注意
(1)以下のバルサルタンとアムロジピンの用法用量を踏まえ，患者毎に本剤の適応を考慮すること。
バルサルタン
通常，成人にはバルサルタンとして40～80mgを1日1回経口投与する。
なお，年齢，症状に応じて適宜増減するが，1日160mgまで増量できる。
アムロジピン
高血圧症：通常，成人にはアムロジピンとして2.5～5mgを1日1回経口投与する。なお，症状に応じ適宜増減するが，効果不十分な場合には1日1回10mgまで増量することができる。
(2)原則として，バルサルタン80mg及びアムロジピン5mgを併用している場合，あるいはいずれか一方を使用し血圧コントロールが不十分な場合に，本剤への切り替えを検討すること。

(3)〔OD 錠のみ〕本剤は口腔内で崩壊するが，口腔粘膜からの吸収により効果発現を期待する製剤ではないため，唾液又は水で飲み込むこと。

禁忌

(1)本剤の成分に対し過敏症の既往歴のある患者
(2)ジヒドロピリジン系化合物に対し過敏症の既往歴のある患者
(3)妊婦又は妊娠している可能性のある婦人
(4)アリスキレンを投与中の糖尿病患者(ただし，他の降圧治療を行ってもなお血圧のコントロールが著しく不良の患者を除く)

エディロールカプセル0.5μg

規格：0.5μg1カプセル[70.2円/カプセル]

エディロールカプセル0.75μg

規格：0.75μg1カプセル[100.5円/カプセル]

エルデカルシトール　中外　311

【効 能 効 果】

骨粗鬆症

【対応標準病名】

◎	骨粗鬆症	
○	特発性若年性骨粗鬆症	
△	上腕骨近位端病的骨折	上腕骨骨幹部病的骨折

効能効果に関連する使用上の注意　本剤の適用にあたっては，日本骨代謝学会の診断基準等を参考に，骨粗鬆症との診断が確定している患者を対象とすること。

用法用量　通常，成人にはエルデカルシトールとして1日1回0.75μg を経口投与する。ただし，症状により適宜1日1回0.5μg に減量する。

用法用量に関連する使用上の注意　血清カルシウム値を定期的に測定し，高カルシウム血症を起こした場合には，直ちに休薬すること。休薬後は，血清カルシウム値が正常域まで回復した後に，1日1回0.5μg で投与を再開すること。なお，本剤1日1回0.5μg 投与による骨折予防効果は確立していないため，漫然と投与を継続せず，患者の状態に応じ，1日1回0.75μg への増量又は他剤による治療への変更を考慮すること。

禁忌　妊婦，妊娠している可能性のある婦人又は授乳婦

エテンザミド「ヨシダ」

規格：1g[8.6円/g]

エテンザミド　吉田　114

【効 能 効 果】

解熱鎮痛剤の調剤に用いる。

【対応標準病名】

該当病名なし

用法用量　解熱鎮痛剤の調剤に用いる。

禁忌

(1)消化性潰瘍のある患者
(2)重篤な血液の異常のある患者
(3)重篤な肝障害のある患者
(4)重篤な腎障害のある患者
(5)重篤な心機能不全のある患者
(6)本剤の成分に対し過敏症の既往歴のある患者
(7)アスピリン喘息(非ステロイド性消炎鎮痛剤等による喘息発作の誘発)又はその既往歴のある患者

エナルモン錠25mg

規格：25mg1錠[53.8円/錠]

メチルテストステロン　あすか　246

【効 能 効 果】

男子性腺機能不全(類宦官症)，造精機能障害による男子不妊症，末期女性性器癌の疼痛緩和，手術不能の乳癌

【対応標準病名】

◎	癌性疼痛	女性性器癌	精巣機能不全症
	男性不妊症	乳癌	類宦官症
○	5－アルファ還元酵素欠損症	悪性葉状腫瘍	圧痛
	炎症性乳癌	宦官症	癌性持続痛
	癌性突出痛	機能性不妊症	原発性不妊症
	原発性無精子症	進行乳癌	精子減少症
	性腺機能低下症	精巣発育障害	全身痛
	続発性不妊症	疼痛	鈍痛
	乳癌骨転移	乳癌再発	乳腺腋窩尾部乳癌
	乳頭部乳癌	乳房下外側部乳癌	乳房下内側部乳癌
	乳房境界部乳癌	乳房上外側部乳癌	乳房上内側部乳癌
	乳房中央部乳癌	乳房肉腫	乳房パジェット病
	乳輪部乳癌	皮膚疼痛症	不妊症
	放散痛	無精子症	
△	悪性腫瘍	癌	急性疼痛
	持続痛	術後乳癌	神経障害性疼痛
	身体痛	中枢神経障害性疼痛	難治性疼痛
	乳癌・HER2 過剰発現	乳房脂肪肉腫	末梢神経障害性疼痛
	卵管癌		

用法用量　メチルテストステロンとして，男子性腺機能不全(類宦官症)には，通常，成人1日20～50mg を経口投与する。造精機能障害による男子不妊症には，通常，成人1日50mg を無精子症になるまで，経口投与する。

末期女性性器癌の疼痛緩和，手術不能の乳癌には，通常，成人1日50～200mg を経口投与する。

なお，症状により適宜増減する。

禁忌

(1)アンドロゲン依存性悪性腫瘍(例えば前立腺癌)及びその疑いのある患者
(2)肝障害のある患者
(3)妊婦又は妊娠している可能性のある女性

エネーボ配合経腸用液

規格：10mL[0.71円/mL]

経腸成分栄養剤(半消化態)　アボット　325

【効 能 効 果】

一般に，手術後患者の栄養保持に用いることができるが，特に長期にわたり，経口的食事摂取が困難な場合の経管栄養補給に使用する。

【対応標準病名】

◎	摂食機能障害		
△	異常腸音	胃内停水	回盲部腫瘤
	下腹部腫瘤	胸脇苦満	筋性防御
	口苦	口腔内異常感症	口腔内感覚異常症
	口内痛	後腹膜腫瘤	黒色便
	骨盤内腫瘤	臍部腫瘤	しぶり腹
	小腹拘急	小腹硬満	上腹部腫瘤
	小腹不仁	食道異物感	心下急
	心下痞	心下痞堅	心下痞硬
	心窩部振水音	心窩部不快	蠕動亢進
	大量便	腸音欠如	腸音亢進
	腸間膜腫瘤	つかえ感	粘液便
	排便習慣の変化	排便障害	腹腔内腫瘤
	腹皮拘急	腹部腫脹	腹部腫瘤
	腹部板状硬	腹部不快感	便異常
	便色異常	便潜血	膀胱直腸障害
	緑色便		

効能効果に関連する使用上の注意　経口食により十分な栄養摂取が可能となった場合には，速やかに経口食にきりかえること。

用法用量　通常，標準量として成人には1日1,000～1,667mL(1,200～2,000kcal)を経管又は経口投与する。経管投与では本剤を1時間に62.5～104mL(75～125kcal)の速度で持続的又は1日

数回に分けて投与する。経口摂取可能な場合は1日1回又は数回に分けて経口投与することもできる。
ただし，通常，初期量は333mL/日(400kcal/日)を目安とし，低速度(約41.7mL/時間(50kcal/時間)以下)で投与する。以後は患者の状態により徐々に増量し標準量とする。なお，年齢，体重，症状により投与量，投与濃度，投与速度を適宜増減する。特に投与初期は，水で希釈して投与することも考慮する。
用法用量に関連する使用上の注意　本剤は，経腸栄養剤であるため，静脈内へは投与しないこと。
禁忌
(1)本剤の成分に対し過敏症の既往歴のある患者
(2)牛乳タンパクアレルギーを有する患者
(3)イレウスのある患者
(4)腸管の機能が残存していない患者
(5)高度の肝・腎障害のある患者
(6)重症糖尿病などの糖代謝異常のある患者
(7)先天性アミノ酸代謝異常の患者

エバステルOD錠5mg　規格：5mg1錠[76円/錠]
エバステルOD錠10mg　規格：10mg1錠[100.5円/錠]
エバステル錠5mg　規格：5mg1錠[76円/錠]
エバステル錠10mg　規格：10mg1錠[100.5円/錠]
エバスチン　大日本住友　449

【効能効果】
蕁麻疹
湿疹・皮膚炎，痒疹，皮膚瘙痒症
アレルギー性鼻炎

【対応標準病名】
◎	アレルギー性鼻炎	湿疹	じんま疹
	皮膚炎	皮膚そう痒症	痒疹
○	亜急性痒疹	足湿疹	アスピリンじんま疹
	アレルギー性じんま疹	アレルギー性鼻咽頭炎	アレルギー性鼻結膜炎
	アレルギー性副鼻腔炎	異汗症	異汗性湿疹
	イネ科花粉症	陰のう湿疹	陰のうそう痒症
	陰部間擦疹	会陰部肛囲湿疹	腋窩湿疹
	温熱じんま疹	外陰部そう痒症	外陰部皮膚炎
	家族性寒冷自己炎症症候群	化膿性皮膚疾患	貨幣状湿疹
	カモガヤ花粉症	間擦疹	感染性皮膚炎
	汗疱	汗疱性湿疹	顔面急性皮膚炎
	寒冷じんま疹	機械性じんま疹	季節性アレルギー性鼻炎
	丘疹状湿疹	丘疹状じんま疹	急性湿疹
	急性痒疹	亀裂性湿疹	頚部皮膚炎
	血管運動性鼻炎	結節性痒疹	限局性そう痒症
	肛囲間擦疹	紅斑性間擦疹	紅斑性湿疹
	肛門湿疹	肛門そう痒症	コリン性じんま疹
	自家感作性皮膚炎	色素性痒疹	自己免疫性じんま疹
	湿疹様発疹	周期性再発性じんま疹	手指湿疹
	出血性じんま疹	症候性そう痒症	人工肛門部皮膚炎
	人工じんま疹	新生児皮膚炎	振動性じんま疹
	スギ花粉症	赤色湿疹	接触じんま疹
	全身湿疹	そう痒	多形慢性痒疹
	通年性アレルギー性鼻炎	手湿疹	冬期湿疹
	透析皮膚そう痒症	頭部湿疹	特発性じんま疹
	乳房皮膚炎	妊娠湿疹	妊娠性痒疹
	妊婦性皮膚炎	白色粃糠疹	鼻背部湿疹
	汎発性皮膚そう痒症	鼻前庭部湿疹	非特異性そう痒症
	ヒノキ花粉症	皮膚描記性じんま疹	ブタクサ花粉症
	ヘブラ痒疹	扁平湿疹	慢性湿疹
	慢性じんま疹	慢性痒疹	薬物性じんま疹
	落屑性湿疹	鱗状湿疹	老年性そう痒症

△	花粉症

用法用量　通常，成人には，エバスチンとして1回5～10mgを1日1回経口投与する。
なお，年齢・症状により適宜増減する。
禁忌　本剤の成分に対し過敏症の既往歴のある患者

エバスチンOD錠5mg「DK」：大興　5mg1錠[48.4円/錠]，エバスチンOD錠5mg「MED」：メディサ　5mg1錠[48.4円/錠]，エバスチンOD錠5mg「NP」：ニプロ　5mg1錠[48.4円/錠]，エバスチンOD錠5mg「NS」：日新－山形　5mg1錠[48.4円/錠]，エバスチンOD錠5mg「SN」：シオノ　5mg1錠[48.4円/錠]，エバスチンOD錠5mg「YD」：陽進堂　5mg1錠[48.4円/錠]，エバスチンOD錠5mg「ZE」：全星薬品　5mg1錠[29.9円/錠]，エバスチンOD錠5mg「アメル」：共和薬品　5mg1錠[29.9円/錠]，エバスチンOD錠5mg「科研」：ダイト　5mg1錠[48.4円/錠]，エバスチンOD錠5mg「ケミファ」：日本ケミファ　5mg1錠[48.4円/錠]，エバスチンOD錠5mg「サワイ」：沢井　5mg1錠[48.4円/錠]，エバスチンOD錠5mg「タイヨー」：テバ製薬　5mg1錠[48.4円/錠]，エバスチンOD錠5mg「タカタ」：高田　5mg1錠[48.4円/錠]，エバスチンOD錠5mg「日医工」：日医工　5mg1錠[48.4円/錠]，エバスチンOD錠5mg「ファイザー」：ファイザー　5mg1錠[29.9円/錠]，エバスチンOD錠10mg「DK」：大興　10mg1錠[63.5円/錠]，エバスチンOD錠10mg「MED」：メディサ　10mg1錠[63.5円/錠]，エバスチンOD錠10mg「NP」：ニプロ　10mg1錠[47.1円/錠]，エバスチンOD錠10mg「NS」：日新－山形　10mg1錠[63.5円/錠]，エバスチンOD錠10mg「SN」：シオノ　10mg1錠[63.5円/錠]，エバスチンOD錠10mg「YD」：陽進堂　10mg1錠[63.5円/錠]，エバスチンOD錠10mg「ZE」：全星薬品　10mg1錠[47.1円/錠]，エバスチンOD錠10mg「アメル」：共和薬品　10mg1錠[47.1円/錠]，エバスチンOD錠10mg「科研」：ダイト　10mg1錠[63.5円/錠]，エバスチンOD錠10mg「ケミファ」：日本ケミファ　10mg1錠[63.5円/錠]，エバスチンOD錠10mg「サワイ」：沢井　10mg1錠[63.5円/錠]，エバスチンOD錠10mg「タイヨー」：テバ製薬　10mg1錠[63.5円/錠]，エバスチンOD錠10mg「タカタ」：高田　10mg1錠[63.5円/錠]，エバスチンOD錠10mg「日医工」：日医工　10mg1錠[63.5円/錠]，エバスチンOD錠10mg「ファイザー」：ファイザー　10mg1錠[47.1円/錠]，エバスチン錠5mg「CH」：長生堂　5mg1錠[29.9円/錠]，エバスチン錠5mg「JG」：日本ジェネリック　5mg1錠[29.9円/錠]，エバスチン錠5mg「MED」：メディサ　5mg1錠[48.4円/錠]，エバスチン錠5mg「NS」：日新－山形　5mg1錠[48.4円/錠]，エバスチン錠5mg「TCK」：辰巳化学　5mg1錠[48.4円/錠]，エバスチン錠5mg「YD」：陽進堂　5mg1錠[48.4円/錠]，エバスチン錠5mg「アメル」：共和薬品　5mg1錠[29.9円/錠]，エバスチン錠5mg「科研」：ダイト　5mg1錠[48.4円/錠]，エバスチン錠5mg「ケミファ」：日本ケミファ　5mg1錠[48.4円/錠]，エバスチン錠5mg「サワイ」：沢井　5mg1錠[48.4円/錠]，エバスチン錠5mg「タカタ」：高田　5mg1錠[48.4円/錠]，エバスチン錠5mg「トーワ」：東和　5mg1錠[48.4円/錠]，エバスチン錠5mg「日医工」：日医工　5mg1錠[48.4円/錠]，エバスチン錠5mg「ファイザー」：ファイザー　5mg1錠[29.9円/錠]，エバスチン錠10mg「CH」：長生堂　10mg1錠[47.1円/錠]，エバスチン錠10mg「JG」：日本ジェネリック　10mg1錠[47.1円/錠]，エバスチン錠10mg「MED」：メディサ　10mg1錠[63.5円/錠]，エバスチン錠10mg「NS」：日新－山形　10mg1錠[63.5円/錠]，エバスチン錠10mg「TCK」：辰巳化学　10mg1錠[47.1円/錠]，エバスチン錠10mg「YD」：陽進堂　10mg1錠[63.5円/錠]，エバスチン錠10mg「アメル」：共和薬品　10mg1錠[47.1円/錠]，エバスチン錠10mg「科研」：ダイト　10mg1錠[63.5円/錠]，エバスチン錠10mg「ケミファ」：日本ケミファ　10mg1錠[63.5円/錠]，エバスチン錠10mg「サワイ」：沢井　10mg1錠[63.5円/錠]，エバスチン錠10mg「タカタ」：高田　10mg1錠[63.5円/錠]，エバスチン錠10mg「トーワ」：東和　10mg1錠[63.5円/錠]，エバスチン錠10mg「日医工」：日医工　10mg1錠[63.5円/錠]，エバスチン錠

10mg「ファイザー」：ファイザー　10mg1錠[47.1円/錠]

エパデールS300　規格：300mg1包[43.8円/包]
エパデールS600　規格：600mg1包[81.6円/包]
エパデールS900　規格：900mg1包[118.7円/包]
エパデールカプセル300　規格：300mg1カプセル[42.2円/カプセル]
イコサペント酸エチル　持田　218,339

【効能効果】

(1)閉塞性動脈硬化症に伴う潰瘍，疼痛及び冷感の改善
(2)高脂血症

【対応標準病名】

◎	高脂血症	高リポ蛋白血症	疼痛
	冷え症	閉塞性動脈硬化症	
○	1型糖尿病性高コレステロール血症	2型糖尿病性高コレステロール血症	アテローム動脈硬化症
	下肢閉塞性動脈硬化症	家族性高コレステロール血症	家族性高コレステロール血症・ヘテロ接合体
	家族性高コレステロール血症・ホモ接合体	家族性高トリグリセライド血症	家族性高リポ蛋白血症1型
	家族性高リポ蛋白血症2a型	家族性高リポ蛋白血症2b型	家族性高リポ蛋白血症3型
	家族性高リポ蛋白血症4型	家族性高リポ蛋白血症5型	家族性複合型高脂血症
	結節状石灰化大動脈狭窄症	結節性黄色腫	高LDL血症
	高カイロミクロン血症	高コレステロール血症	高コレステロール血症性黄色腫
	高トリグリセライド血症	ゴールドブラット腎	混合型高脂質血症
	細動脈硬化症	脂質代謝異常	食事性高脂血症
	腎動脈アテローム硬化症	腎動脈狭窄症	成人型大動脈縮窄症
	石灰沈着性大動脈狭窄症	先天性脂質代謝異常	大動脈アテローム硬化症
	大動脈硬化症	大動脈石灰化症	糖尿病性高コレステロール血症
	動脈硬化症	動脈硬化性壊疽	本態性高コレステロール血症
	本態性高脂血症	末梢動脈硬化症	メンケベルグ硬化症
△	急性疼痛	高HDL血症	脂質異常症
	持続痛	神経障害性疼痛	身体痛
	多中心性細網組織球症	動脈硬化性閉塞性血管炎	動脈硬化性網膜症
	鈍痛	難治性疼痛	二次性高脂血症
	皮膚疼痛症	閉塞性血管炎	閉塞性動脈内膜炎
	末梢神経障害性疼痛		

用法用量

効能効果(1)の場合：イコサペント酸エチルとして，通常，成人1回600mgを1日3回，毎食直後に経口投与する。なお，年齢，症状により適宜増減する。

効能効果(2)の場合：イコサペント酸エチルとして，通常，成人1回900mgを1日2回又は1回600mgを1日3回，食直後に経口投与する。ただし，トリグリセリドの異常を呈する場合には，その程度により，1回900mg，1日3回まで増量できる。

禁忌　出血している患者(血友病，毛細血管脆弱症，消化管潰瘍，尿路出血，喀血，硝子体出血等)

アテロパンカプセル300：あすか　300mg1カプセル[25.5円/カプセル]，イコサペント酸エチルカプセル300mg「CH」：長生堂　300mg1カプセル[17.2円/カプセル]，イコサペント酸エチルカプセル300mg「Hp」：原沢　300mg1カプセル[17.2円/カプセル]，イコサペント酸エチルカプセル300mg「JG」：日本ジェネリック　300mg1カプセル[17.2円/カプセル]，イコサペント酸エチルカプセル300mg「YD」：陽進堂　300mg1カプセル[17.2円/カプセル]，イコサペント酸エチルカプセル300mg「サワイ」：メディサ　300mg1カプセル[17.2円/カプセル]，イコサペント酸エチルカプセル300mg「日医工」：日医工　300mg1カプセル[17.2円/カプセル]，イコサペント酸エチルカプセル300mg「フソー」：扶桑薬品　300mg1カプセル[25.5円/カプセル]，イコサペント酸エチル粒状カプセル300mg「TC」：東洋カプセル　300mg1包[17.8円/包]，イコサペント酸エチル粒状カプセル300mg「TCK」：辰巳化学　300mg1包[17.8円/包]，イコサペント酸エチル粒状カプセル300mg「サワイ」：沢井　300mg1包[17.8円/包]，イコサペント酸エチル粒状カプセル300mg「日医工」：日医工　300mg1包[17.8円/包]，イコサペント酸エチル粒状カプセル600mg「TC」：東洋カプセル　600mg1包[33円/包]，イコサペント酸エチル粒状カプセル600mg「TCK」：辰巳化学　600mg1包[33円/包]，イコサペント酸エチル粒状カプセル600mg「サワイ」：沢井　600mg1包[33円/包]，イコサペント酸エチル粒状カプセル600mg「日医工」：日医工　600mg1包[33円/包]，イコサペント酸エチル粒状カプセル900mg「TC」：東洋カプセル　900mg1包[48.4円/包]，イコサペント酸エチル粒状カプセル900mg「TCK」：辰巳化学　900mg1包[48.4円/包]，イコサペント酸エチル粒状カプセル900mg「サワイ」：沢井　900mg1包[48.4円/包]，イコサペント酸エチル粒状カプセル900mg「日医工」：日医工　900mg1包[48.4円/包]，エパキャップソフトカプセル300mg：東洋カプセル　300mg1カプセル[17.2円/カプセル]，エパラカプセル300：日本臓器　300mg1カプセル[25.5円/カプセル]，エパラ粒状カプセル300mg：日本臓器　300mg1包[25円/包]，エパラ粒状カプセル600mg：日本臓器　600mg1包[64円/包]，エパラ粒状カプセル900mg：日本臓器　900mg1包[89.4円/包]，エパロースカプセル300mg：共和薬品　300mg1カプセル[17.2円/カプセル]，エパロース粒状カプセル300mg：共和薬品　300mg1包[17.8円/包]，エパロース粒状カプセル600mg：共和薬品　600mg1包[33円/包]，エパロース粒状カプセル900mg：共和薬品　900mg1包[48.4円/包]，エメラドールカプセル300：京都薬品　300mg1カプセル[25.5円/カプセル]，シスレコンカプセル300：東和　300mg1カプセル[17.2円/カプセル]，ソルミラン顆粒状カプセル600mg：森下仁丹　600mg1包[64円/包]，ソルミラン顆粒状カプセル900mg：森下仁丹　900mg1包[89.4円/包]，ナサチームカプセル300：東菱薬品　300mg1カプセル[25.5円/カプセル]，メルブラールカプセル300：大正薬品　300mg1カプセル[17.2円/カプセル]，メルブラール粒状カプセル300mg：大正薬品　300mg1包[17.8円/包]，メルブラール粒状カプセル600mg：大正薬品　600mg1包[33円/包]，メルブラール粒状カプセル900mg：大正薬品　900mg1包[48.4円/包]

エバミール錠1.0　規格：1mg1錠[20.8円/錠]
ロルメタゼパム　バイエル薬品　112

【効能効果】

不眠症

【対応標準病名】

◎	不眠症		
○	睡眠障害	睡眠相後退症候群	睡眠リズム障害
	不規則睡眠		
△	レム睡眠行動障害		

用法用量　ロルメタゼパムとして，通常，成人には1回1～2mgを就寝前に経口投与する。なお，年齢，症状により適宜増減するが，高齢者には1回2mgを超えないこと。

用法用量に関連する使用上の注意　不眠症には，就寝の直前に服用させること。また，服用して就寝した後，睡眠途中において一時的に起床して仕事等をする可能性があるときは服用させないこと。

禁忌

(1)急性狭隅角緑内障の患者
(2)重症筋無力症の患者
(3)本剤の成分に対し過敏症の既往歴のある患者

原則禁忌　肺性心，肺気腫，気管支喘息及び脳血管障害の急性期等で呼吸機能が高度に低下している場合

ロラメット錠1.0：あすか　1mg1錠[21.9円/錠]

エピサネートG配合顆粒
規格：1g[7.5円/g]
L－グルタミン　ピペタナート塩酸塩　水酸化アルミニウム　炭酸水素ナトリウム共沈物　テバ製薬　232

【効能効果】

下記疾患における自覚症状及び他覚所見の改善：胃潰瘍，十二指腸潰瘍，胃炎

【対応標準病名】

◎	胃炎	胃潰瘍	胃十二指腸潰瘍
	十二指腸潰瘍		
○	NSAID 胃潰瘍	NSAID 十二指腸潰瘍	アルコール性胃炎
	アレルギー性胃炎	胃潰瘍瘢痕	胃十二指腸炎
	胃十二指腸潰瘍瘢痕	萎縮性胃炎	萎縮性化生性胃炎
	胃穿孔	急性胃炎	急性胃潰瘍
	急性胃潰瘍穿孔	急性胃粘膜病変	急性十二指腸潰瘍
	急性出血性胃潰瘍	急性出血性十二指腸潰瘍	急性びらん性胃炎
	クッシング潰瘍	再発性胃潰瘍	再発性十二指腸潰瘍
	残胃潰瘍	十二指腸潰瘍瘢痕	十二指腸球後部潰瘍
	十二指腸穿孔	出血性胃炎	出血性胃潰瘍
	出血性十二指腸潰瘍	術後胃潰瘍	術後胃十二指腸潰瘍
	術後残胃胃炎	術後十二指腸潰瘍	心因性胃潰瘍
	神経性胃炎	ステロイド潰瘍	ステロイド潰瘍穿孔
	ストレス潰瘍	ストレス性胃潰瘍	ストレス性十二指腸潰瘍
	穿孔性胃潰瘍	穿孔性十二指腸潰瘍	穿通性胃潰瘍
	穿通性十二指腸潰瘍	多発胃潰瘍	多発性十二指腸潰瘍
	多発性出血性胃潰瘍	中毒性胃炎	デュラフォイ潰瘍
	難治性胃潰瘍	難治性十二指腸潰瘍	肉芽腫性胃炎
	表層性胃炎	びらん性胃炎	ヘリコバクター・ピロリ胃炎
	放射線胃炎	慢性胃炎	慢性胃潰瘍
	慢性胃潰瘍活動期	慢性十二指腸潰瘍	慢性十二指腸潰瘍活動期
	メネトリエ病	薬剤性胃潰瘍	疣状胃炎
△	胃空腸周囲炎	胃周囲炎	胃粘膜過形成
	胃びらん	胃蜂窩織炎	急性十二指腸潰瘍穿孔
	急性出血性胃潰瘍穿孔	急性出血性十二指腸潰瘍穿孔	十二指腸びらん
	出血性胃潰瘍穿孔	出血性十二指腸潰瘍穿孔	反応性リンパ組織増生症

用法用量　通常成人1回1gを1日3回経口投与する。なお，年齢，症状により適宜増減する。

禁忌

(1)緑内障，前立腺肥大による排尿障害，重篤な心疾患又は麻痺性イレウスのある患者

(2)ナトリウム摂取制限を必要とする患者(高ナトリウム血症，浮腫，妊娠高血圧症候群等)

(3)透析療法を受けている患者

エビスタ錠60mg
規格：60mg1錠[118円/錠]
ラロキシフェン塩酸塩　日本イーライリリー　399

【効能効果】

閉経後骨粗鬆症

【対応標準病名】

◎	閉経後骨粗鬆症		
○	骨粗鬆症	特発性若年性骨粗鬆症	閉経後骨粗鬆症・骨盤部病的骨折あり
	閉経後骨粗鬆症・脊椎病的骨折あり	閉経後骨粗鬆症・前腕病的骨折あり	閉経後骨粗鬆症・大腿部病的骨折あり
	閉経後骨粗鬆症・多発病的骨折あり	閉経後骨粗鬆症・病的骨折あり	
△	眼窩内側壁骨折	眼窩内壁骨折	眼窩吹き抜け骨折
	環椎椎弓骨折	脛骨近位骨端線損傷	頚椎骨粗鬆症・病的骨折あり
	骨粗鬆症・骨盤部病的骨折あり	骨粗鬆症・脊椎病的骨折あり	骨粗鬆症・前腕病的骨折あり
	骨粗鬆症・大腿部病的骨折あり	骨粗鬆症・多発病的骨折あり	骨粗鬆症・病的骨折あり
	軸椎横突起骨折	軸椎椎弓骨折	軸椎椎体骨折
	篩骨板骨折	歯突起開放骨折	歯突起骨折
	上腕骨滑車骨折	上腕骨近位端病的骨折	上腕骨骨幹部病的骨折
	上腕骨小結節骨折	上腕骨らせん骨折	人工股関節周囲骨折
	人工膝関節周囲骨折	脊椎骨粗鬆症・病的骨折あり	前頭蓋底骨折
	前頭骨線状骨折	側頭骨線状骨折	大腿骨近位骨端線損傷
	中頭蓋底骨折	頭蓋円蓋部線状骨折	橈骨近位骨端線損傷
	剥離骨折	腓骨近位骨端線損傷	らせん骨折
	裂離骨折		

用法用量　通常，ラロキシフェン塩酸塩として，1日1回60mgを経口投与する。

禁忌

(1)深部静脈血栓症，肺塞栓症，網膜静脈血栓症等の静脈血栓塞栓症のある患者又はその既往歴のある患者

(2)長期不動状態(術後回復期，長期安静期等)にある患者

(3)抗リン脂質抗体症候群の患者

(4)妊婦又は妊娠している可能性のある婦人及び授乳婦

(5)本剤の成分に対し過敏症の既往歴のある患者

エピビル錠150
規格：150mg1錠[872.6円/錠]
エピビル錠300
規格：300mg1錠[1709.9円/錠]
ラミブジン　ヴィーブ　625

【効能効果】

下記疾患における他の抗HIV薬との併用療法：HIV感染症

【対応標準病名】

◎	HIV 感染症		
○	AIDS	AIDS 関連症候群	HIV－1感染症
	HIV 感染	後天性免疫不全症候群	新生児 HIV 感染症
△	HIV－2感染症		

効能効果に関連する使用上の注意

(1)本剤は単独投与しないこと。また，ヒト免疫不全ウイルス(HIV)は感染初期から多種多様な変異株を生じ，薬剤耐性を発現しやすいことが知られているので，他の抗HIV薬と併用すること。

(2)無症候性HIV感染症に関する治療開始については，CD4リンパ球数及び血漿中HIV RNA量が指標とされている。よって，本剤の使用にあたっては，患者のCD4リンパ球数及び血漿中HIV RNA量を確認するとともに，最新のガイドラインを確認すること。

用法用量　通常，成人には他の抗HIV薬と併用して，ラミブジンとして1日量300mgを1日1回又は2回(150mg × 2)に分けて経口投与する。なお，年齢，体重，症状により適宜増減する。

用法用量に関連する使用上の注意　本剤と他の抗HIV薬との併用療法において，因果関係が特定されない重篤な副作用が発現し，治療の継続が困難であると判断された場合には，本剤若しくは併用している他の抗HIV薬の一部を減量又は休薬するのではなく，原則として本剤及び併用している他の抗HIV薬の投与をすべて一旦中止すること。

警告

(1)膵炎を発症する可能性のある小児の患者(膵炎の既往歴のある小児，膵炎を発症させることが知られている薬剤との併用療法を受けている小児)では，本剤の適用を考える場合には，他に十分な効果の認められる治療法がない場合にのみ十分注意して行うこと。これらの患者で膵炎を疑わせる重度の腹痛，悪心・嘔吐等又は血清アミラーゼ，血清リパーゼ，トリグリセリド等の上昇があらわれた場合は，本剤の投与を直ちに中止すること。

(2)B型慢性肝炎を合併している患者では，本剤の投与中止によ

り，B 型慢性肝炎が再燃するおそれがあるので，本剤の投与を中断する場合には十分注意すること。特に非代償性の場合，重症化するおそれがあるので注意すること。

禁忌　本剤の成分に対し過敏症の既往歴のある患者

エビプロスタット配合錠DB　規格：1錠[46.1円/錠]
エビプロスタット配合錠SG　規格：1錠[24.1円/錠]
オオウメガサソウ　ハコヤナギ　セイヨウオキナグサ　スギナ　コムギ胚芽油　日本新薬　259

【効 能 効 果】

前立腺肥大に伴う排尿困難，残尿及び残尿感，頻尿

【対応標準病名】

◎	残尿感	前立腺肥大症	排尿困難
	頻尿症		
○	前立腺症	前立腺線維腫	遅延性排尿
	排尿障害	夜間頻尿症	
△	多尿	特発性多尿症	尿線断裂
	尿線微弱	尿道痛	排尿時灼熱感
	膀胱直腸障害	膀胱痛	夜間多尿

用法用量

〔配合錠 DB〕：通常 1 回 1 錠，1 日 3 回経口投与する。症状に応じて適宜増減する。
〔配合錠 SG〕：通常 1 回 2 錠，1 日 3 回経口投与する。症状に応じて適宜増減する。

エピカルスS配合錠：シオノ[9.1円/錠]，エピカルス配合錠：シオノ[6.3円/錠]，エルサメットS配合錠：テバ製薬[9.1円/錠]，エルサメット配合錠：テバ製薬[6.3円/錠]

エビリファイOD錠3mg　規格：3mg1錠[97.1円/錠]
エビリファイOD錠6mg　規格：6mg1錠[184.4円/錠]
エビリファイOD錠12mg　規格：12mg1錠[350.4円/錠]
エビリファイ散1%　規格：1%1g[197.9円/g]
エビリファイ錠3mg　規格：3mg1錠[97.1円/錠]
エビリファイ錠6mg　規格：6mg1錠[184.4円/錠]
エビリファイ錠12mg　規格：12mg1錠[350.4円/錠]
エビリファイ内用液0.1%　規格：0.1%1mL[98.1円/mL]
アリピプラゾール水和物　大塚　117

【効 能 効 果】

(1)統合失調症
(2)双極性障害における躁症状の改善
(3)うつ病・うつ状態（既存治療で十分な効果が認められない場合に限る）

【対応標準病名】

◎	うつ状態	うつ病	双極性感情障害
	躁状態	統合失調症	
○	2 型双極性障害	アスペルガー症候群	うつ病型統合失調感情障害
	延髄性うつ病	外傷後遺症性うつ病	型分類困難な統合失調症
	仮面うつ病	寛解中の双極性感情障害	寛解中の反復性うつ病性障害
	感染症後うつ病	器質性うつ病性障害	器質性気分障害
	器質性混合性感情障害	器質性双極性障害	偽神経症性統合失調症
	気分変調症	急性統合失調症	急性統合失調症性エピソード
	急性統合失調症様精神病性障害	境界型統合失調症	緊張型統合失調症
	軽症うつ病エピソード	軽症反復性うつ病性障害	軽躁病
	興奮状態	混合性不安抑うつ障害	残遺型統合失調症
	産褥期うつ状態	思春期うつ病	自閉的精神病質
	周期性精神病	循環型躁うつ病	小児期型統合失調症
	小児シゾイド障害	心気性うつ病	神経症性抑うつ状態
	精神病症状を伴う重症うつ病エピソード	精神病症状を伴う躁病	精神病症状を伴わない重症うつ病エピソード
	精神病症状を伴わない躁病	前駆期統合失調症	潜在性統合失調症
	躁うつ病	双極性感情障害・軽症のうつ病エピソード	双極性感情障害・軽躁病エピソード
	双極性感情障害・混合性エピソード	双極性感情障害・精神病症状を伴う重症うつ病エピソード	双極性感情障害・精神病症状を伴う躁病エピソード
	双極性感情障害・精神病症状を伴わない重症うつ病エピソード	双極性感情障害・精神病症状を伴わない躁病エピソード	双極性感情障害・中等症のうつ病エピソード
	躁病性昏迷	躁病発作	体感症性統合失調症
	退行期うつ病	短期統合失調症様障害	単極性うつ病
	単純型統合失調症	単発反応性うつ病	遅発性統合失調症
	中等症うつ病エピソード	中等症反復性うつ病性障害	統合失調症型障害
	統合失調症型パーソナリティ障害	統合失調症後抑うつ	統合失調症症状を伴う急性錯乱
	統合失調症症状を伴う急性多形性精神病性障害	統合失調症症状を伴う類循環精神病	統合失調症性パーソナリティ障害
	統合失調症性反応	統合失調症様状態	動脈硬化性うつ病
	内因性うつ病	破瓜型統合失調症	反応性うつ病
	反応性興奮	反復心因性うつ病	反復性うつ病
	反復性気分障害	反復性心因性抑うつ精神病	反復性精神病性うつ病
	反復性躁病エピソード	反復性短期うつ病エピソード	非定型うつ病
	不安うつ病	夢幻精神病	妄想型統合失調症
	抑うつ神経症	抑うつ性パーソナリティ障害	老年期うつ病
	老年期認知症抑うつ型		
△	延髄外側症候群	器質性躁病性障害	原発性認知症
	初老期精神病	初老期認知症	初老期妄想状態
	統合失調症症状を伴わない急性錯乱	統合失調症症状を伴わない急性多形性精神病性障害	統合失調症症状を伴わない類循環精神病
	二次性認知症	認知症	モレル・クレペリン病
	老年期認知症	老年期認知症妄想型	老年期妄想状態
	老年精神病	ワレンベルグ症候群	

効能効果に関連する使用上の注意

うつ病・うつ状態（既存治療で十分な効果が認められない場合に限る）の場合
(1)選択的セロトニン再取り込み阻害剤又はセロトニン・ノルアドレナリン再取り込み阻害剤等による適切な治療を行っても，十分な効果が認められない場合に限り，本剤を併用して投与すること。
(2)抗うつ剤の投与により，24 歳以下の患者で，自殺念慮，自殺企図のリスクが増加するとの報告があるため，本剤を投与する場合には，リスクとベネフィットを考慮すること。

用法用量

(1)統合失調症：通常，成人にはアリピプラゾールとして 1 日 6～12mg を開始用量，1 日 6～24mg を維持用量とし，1 回又は 2 回に分けて経口投与する。なお，年齢，症状により適宜増減するが，1 日量は 30mg を超えないこと。
(2)双極性障害における躁症状の改善：通常，成人にはアリピプラゾールとして 12～24mg を 1 日 1 回経口投与する。なお，開始用量は 24mg とし，年齢，症状により適宜増減するが，1 日量は 30mg を超えないこと。
(3)うつ病・うつ状態（既存治療で十分な効果が認められない場合に限る）：通常，成人にはアリピプラゾールとして 3mg を 1 日 1 回経口投与する。なお，年齢，症状により適宜増減するが，増量幅は 1 日量として 3mg とし，1 日量は 15mg を超えないこと。

用法用量に関連する使用上の注意

(1)全効能共通：本剤が定常状態に達するまでに約 2 週間を要するため，2 週間以内に増量しないことが望ましい。
(2)統合失調症の場合

①本剤の投与量は必要最小限となるよう，患者ごとに慎重に観察しながら調節すること。
②他の抗精神病薬から本剤に変更する患者よりも，新たに統合失調症の治療を開始する患者で副作用が発現しやすいため，このような患者ではより慎重に症状を観察しながら用量を調節すること。
(3)双極性障害における躁症状の改善の場合：躁症状が改善した場合には，本剤の投与継続の要否について検討し，本剤を漫然と投与しないよう注意すること。
(4)うつ病・うつ状態(既存治療で十分な効果が認められない場合に限る)の場合：本剤は選択的セロトニン再取り込み阻害剤又はセロトニン・ノルアドレナリン再取り込み阻害剤等と併用すること。
(5)口腔内崩壊錠のみの注意事項：本剤は口腔内で速やかに崩壊することから唾液のみ(水なし)でも服用可能であるが，口腔粘膜からの吸収により効果発現を期待する製剤ではないため，崩壊後は唾液又は水で飲み込むこと。
(6)内用液のみの注意事項
①本剤を直接服用するか，もしくは1回の服用量を白湯，湯冷まし又はジュース等に混ぜて，コップ一杯(約150mL)くらいに希釈して使用すること。なお，希釈後はなるべく速やかに使用するよう指導すること。
②煮沸していない水道水は，塩素の影響により混合すると含量が低下するので，希釈して使用しないよう指導すること。
③茶葉由来飲料(紅茶，ウーロン茶，緑茶，玄米茶等)及び味噌汁は，混合すると混濁・沈殿を生じ，含量が低下するので，希釈して使用しないよう指導すること。
④一部のミネラルウォーター(硬度の高いものなど)は，混合すると混濁を生じ，含量が低下することがあるので，濁りが生じた場合は服用しないよう指導すること。
⑤分包品(3mL，6mL，12mL)は，1回使い切りである。開封後は全量を速やかに服用させること。

警告

(1)糖尿病性ケトアシドーシス，糖尿病性昏睡等の死亡に至ることもある重大な副作用が発現するおそれがあるので，本剤投与中は高血糖の徴候・症状に注意すること。特に，糖尿病又はその既往歴もしくはその危険因子を有する患者には，治療上の有益性が危険性を上回ると判断される場合のみ投与することとし，投与にあたっては，血糖値の測定等の観察を十分に行うこと。
(2)投与にあたっては，あらかじめ上記副作用が発現する場合があることを，患者及びその家族に十分に説明し，口渇，多飲，多尿，頻尿，多食，脱力感等の異常に注意し，このような症状があらわれた場合には，直ちに投与を中断し，医師の診察を受けるよう，指導すること。

禁忌

(1)昏睡状態の患者
(2)バルビツール酸誘導体・麻酔剤等の中枢神経抑制剤の強い影響下にある患者
(3)アドレナリンを投与中の患者
(4)本剤の成分に対し過敏症の既往歴のある患者

併用禁忌

薬剤名等	臨床症状・措置方法	機序・危険因子
アドレナリン ボスミン	アドレナリンの作用を逆転させ，血圧降下を起こすおそれがある。	アドレナリンはアドレナリン作動性α，β受容体の刺激剤であり，本剤のα受容体遮断作用によりβ受容体刺激作用が優位となり，血圧降下作用が増強される。

エビリファイOD錠24mg
規格：24mg1錠[665.9円/錠]
アリピプラゾール水和物　大塚　117

【効 能 効 果】

(1)統合失調症
(2)双極性障害における躁症状の改善

【対応標準病名】

◎	双極性感情障害	躁状態	統合失調症
○	2型双極性障害	アスペルガー症候群	型分類困難な統合失調症
	寛解中の双極性感情障害	偽神経症性統合失調症	急性統合失調症
	急性統合失調症性エピソード	急性統合失調症様精神病性障害	境界型統合失調症
	緊張型統合失調症	軽躁病	興奮状態
	残遺型統合失調症	自閉的精神病質	周期性精神病
	循環型躁うつ病	小児期型統合失調症	小児シゾイド障害
	精神病症状を伴う躁病	精神病症状を伴わない躁病	前駆期統合失調症
	潜在性統合失調症	躁うつ病	双極性感情障害・軽躁病エピソード
	双極性感情障害・混合性エピソード	双極性感情障害・精神病症状を伴う躁病エピソード	双極性感情障害・精神病症状を伴わない躁病エピソード
	躁病性昏迷	躁病発作	体感症性統合失調症
	短期統合失調症様障害	単純型統合失調症	遅発性統合失調症
	統合失調症型障害	統合失調症型パーソナリティ障害	統合失調症後抑うつ
	統合失調症症状を伴う急性錯乱	統合失調症症状を伴う急性多形性精神病性障害	統合失調症症状を伴う類循環精神病
	統合失調症性パーソナリティ障害	統合失調症性反応	統合失調症様状態
	破瓜型統合失調症	反応性興奮	反復性躁病エピソード
	夢幻精神病	妄想型統合失調症	
△	統合失調症症状を伴わない急性錯乱	統合失調症症状を伴わない急性多形性精神病性障害	統合失調症症状を伴わない類循環精神病
	モレル・クレペリン病		

用法用量

(1)統合失調症：通常，成人にはアリピプラゾールとして1日6〜12mgを開始用量，1日6〜24mgを維持用量とし，1回又は2回に分けて経口投与する。なお，年齢，症状により適宜増減するが，1日量は30mgを超えないこと。
(2)双極性障害における躁症状の改善：通常，成人にはアリピプラゾールとして12〜24mgを1日1回経口投与する。なお，開始用量は24mgとし，年齢，症状により適宜増減するが，1日量は30mgを超えないこと。

用法用量に関連する使用上の注意

(1)全効能共通：本剤が定常状態に達するまでに約2週間を要するため，2週間以内に増量しないことが望ましい。
(2)統合失調症の場合
①本剤の投与量は必要最小限となるよう，患者ごとに慎重に観察しながら調節すること。
②他の抗精神病薬から本剤に変更する患者よりも，新たに統合失調症の治療を開始する患者で副作用が発現しやすいため，このような患者ではより慎重に症状を観察しながら用量を調節すること。
(3)双極性障害における躁症状の改善の場合：躁症状が改善した場合には，本剤の投与継続の要否について検討し，本剤を漫然と投与しないよう注意すること。
(4)口腔内崩壊錠のみの注意事項：本剤は口腔内で速やかに崩壊することから唾液のみ(水なし)でも服用可能であるが，口腔粘膜からの吸収により効果発現を期待する製剤ではないため，崩壊後は唾液又は水で飲み込むこと。

警告

(1)糖尿病性ケトアシドーシス，糖尿病性昏睡等の死亡に至ることもある重大な副作用が発現するおそれがあるので，本剤投与中は高血糖の徴候・症状に注意すること。特に，糖尿病又はその既往歴もしくはその危険因子を有する患者には，治療上の有益性が危険性を上回ると判断される場合のみ投与することとし，投与にあたっては，血糖値の測定等の観察を十分に行うこと。

(2)投与にあたっては，あらかじめ上記副作用が発現する場合があることを，患者及びその家族に十分に説明し，口渇，多飲，多尿，頻尿，多食，脱力感等の異常に注意し，このような症状があらわれた場合には，直ちに投与を中断し，医師の診察を受けるよう，指導すること。

禁忌

(1)昏睡状態の患者

(2)バルビツール酸誘導体・麻酔剤等の中枢神経抑制剤の強い影響下にある患者

(3)アドレナリンを投与中の患者

(4)本剤の成分に対し過敏症の既往歴のある患者

併用禁忌

薬剤名等	臨床症状・措置方法	機序・危険因子
アドレナリン ボスミン	アドレナリンの作用を逆転させ，血圧降下を起こすおそれがある。	アドレナリンはアドレナリン作動性α，β受容体の刺激剤であり，本剤のα受容体遮断作用によりβ受容体刺激作用が優位となり，血圧降下作用が増強される。

エピレオプチマル散50%

規格：50%1g［44.1円/g］

エトスクシミド　エーザイ　113

【効 能 効 果】

定型欠神発作（小発作），小型（運動）発作〔ミオクロニー発作，失立（無動）発作，点頭てんかん（幼児けい縮発作，BNS けいれん等）〕

【対応標準病名】

◎	定型欠神発作	てんかん小発作	点頭てんかん
	ミオクローヌスてんかん		
○	アブサンス	アルコールてんかん	局所性痙攣
	局所性てんかん	光原性てんかん	後天性てんかん
	持続性部分てんかん	ジャクソンてんかん	若年性アブサンスてんかん
	若年性ミオクローヌスてんかん	術後てんかん	症候性早期ミオクローヌス性脳症
	症候性てんかん	焦点性知覚性発作	焦点性てんかん
	小児期アブサンスてんかん	自律神経てんかん	進行性ミオクローヌスてんかん
	睡眠喪失てんかん	ストレスてんかん	精神運動発作
	前頭葉てんかん	側頭葉てんかん	体知覚性発作
	遅発性てんかん	聴覚性発作	聴覚反射てんかん
	てんかん	てんかん合併妊娠	てんかん性自動症
	てんかん大発作	難治性てんかん	乳児重症ミオクロニーてんかん
	乳児点頭痙攣	拝礼発作	反応性てんかん
	ヒプサルスミア	腹部てんかん	部分てんかん
	片側痙攣片麻痺てんかん症候群	モーア症候群	薬物てんかん
	良性乳児ミオクローヌスてんかん	レノックス・ガストー症候群	
△	アトニー性非特異性てんかん発作	ウンベルリヒトてんかん	家族性痙攣
	間代性痙攣	強直間代発作	てんかん単純部分発作
	てんかん複雑部分発作	脳炎後てんかん	ラフォラ疾患
	良性新生児痙攣		

用法用量　通常成人には1日0.9〜2g（エトスクシミドとして，450〜1000mg）を2〜3回に分けて経口投与する。

小児は1日0.3〜1.2g（エトスクシミドとして，150〜600mg）を1〜3回に分けて経口投与する。

なお，年齢，症状に応じて適宜増減する。

禁忌

(1)本剤の成分に対して過敏症の既往歴のある患者

(2)重篤な血液障害のある患者

エフィエント錠3.75mg

規格：3.75mg1錠［282.7円/錠］

エフィエント錠5mg

規格：5mg1錠［359.8円/錠］

プラスグレル塩酸塩　第一三共　339

【効 能 効 果】

経皮的冠動脈形成術（PCI）が適用される下記の虚血性心疾患

急性冠症候群（不安定狭心症，非 ST 上昇心筋梗塞，ST 上昇心筋梗塞）

安定狭心症，陳旧性心筋梗塞

【対応標準病名】

◎	ST 上昇型急性心筋梗塞	安定狭心症	急性冠症候群
	陳旧性心筋梗塞	非 ST 上昇型心筋梗塞	不安定狭心症
○	安静時狭心症	異型狭心症	冠状動脈血栓症
	冠状動脈血栓塞栓症	冠状動脈口閉鎖	冠状動脈性心疾患
	冠状動脈不全	冠攣縮性狭心症	急性右室梗塞
	急性下後壁心筋梗塞	急性下側壁心筋梗塞	急性下壁心筋梗塞
	急性貫壁性心筋梗塞	急性基部側壁心筋梗塞	急性虚血性心疾患
	急性高位側壁心筋梗塞	急性後基部心筋梗塞	急性後側部心筋梗塞
	急性広範前壁心筋梗塞	急性後壁心筋梗塞	急性後壁中隔心筋梗塞
	急性心筋梗塞	急性心尖部側壁心筋梗塞	急性心内膜下梗塞
	急性前側壁心筋梗塞	急性前壁心筋梗塞	急性前壁心尖部心筋梗塞
	急性前壁中隔心筋梗塞	急性側壁心筋梗塞	急性中隔心筋梗塞
	狭心症	狭心症3枝病変	虚血性心疾患
	腱索断裂・急性心筋梗塞に合併	初発労作型狭心症	心筋梗塞
	心室中隔穿孔・急性心筋梗塞に合併	心室内血栓症・急性心筋梗塞に合併	心尖部血栓症・急性心筋梗塞に合併
	心破裂・急性心筋梗塞に合併	心房中隔穿孔・急性心筋梗塞に合併	心房内血栓症・急性心筋梗塞に合併
	心膜血腫・急性心筋梗塞に合併	増悪労作型狭心症	陳旧性下壁心筋梗塞
	陳旧性後壁心筋梗塞	陳旧性前壁心筋梗塞	陳旧性前壁中隔心筋梗塞
	陳旧性側壁心筋梗塞	乳頭筋断裂・急性心筋梗塞に合併	乳頭筋不全症・急性心筋梗塞に合併
	非Q波心筋梗塞	微小血管性狭心症	夜間狭心症
	労作時兼安静時狭心症	労作性狭心症	

効能効果に関連する使用上の注意　PCI が適用予定の虚血性心疾患患者への投与は可能である。

冠動脈造影により，保存的治療あるいは冠動脈バイパス術が選択され，PCI を適用しない場合には，以後の投与を控えること。

用法用量　通常，成人には，投与開始日にプラスグレルとして20mg を1日1回経口投与し，その後，維持用量として1日1回3.75mg を経口投与する。

用法用量に関連する使用上の注意

(1)アスピリン（81〜100mg/日，なお初回負荷投与では 324mg まで）と併用すること。

(2)ステント留置患者への本剤投与時には該当医療機器の添付文書を必ず参照すること。

(3)PCI 施行前に本剤 3.75mg を5日間程度投与されている場合，初回負荷投与（投与開始日に 20mg を投与すること）は必須ではない。（本剤による血小板凝集抑制作用は5日間で定常状態に達することが想定される。）

(4)空腹時の投与は避けることが望ましい（初回負荷投与を除く）。

禁忌

(1)出血している患者（血友病，頭蓋内出血，消化管出血，尿路出血，喀血，硝子体出血等）

(2)本剤の成分に対し過敏症の既往歴のある患者

ヱフェドリン「ナガヰ」錠25mg
規格：25mg1錠[9.6円/錠]
エフェドリン塩酸塩　日医工　222

【効 能 効 果】

下記疾患に伴う咳嗽
　気管支喘息，喘息性(様)気管支炎，感冒，急性気管支炎，慢性気管支炎，肺結核，上気道炎(咽喉頭炎，鼻カタル)
鼻粘膜の充血・腫脹

【対応標準病名】

◎	咽頭喉頭炎	かぜ	カタル性鼻炎
	感冒	気管支喘息	急性気管支炎
	急性上気道炎	結核性咳嗽	咳
	喘息性気管支炎	肺結核	鼻充血
	慢性気管支炎		
○	RS ウイルス気管支炎	亜急性気管支炎	アスピリン喘息
	アトピー咳嗽	アトピー性喘息	アレルギー性咳嗽
	アレルギー性気管支炎	萎縮性咽頭炎	咽頭気管炎
	咽頭扁桃炎	インフルエンザ菌気管支炎	ウイルス性気管支炎
	運動誘発性喘息	エコーウイルス気管支炎	外因性喘息
	カタル性咳	活動性肺結核	化膿性鼻炎
	顆粒性咽頭炎	乾性咳	感染型気管支喘息
	感染後咳嗽	感染性鼻炎	乾燥性咽頭炎
	乾酪性肺炎	気管支喘息合併妊娠	偽膜性気管支炎
	急性咽頭喉頭炎	急性咽頭扁桃炎	急性気管気管支炎
	急性口蓋扁桃炎	急性喉頭気管気管支炎	急性反復性気管支炎
	急性鼻咽頭炎	急性鼻炎	クループ性気管支炎
	結核	結核腫	結核性喀血
	結核性気管支拡張症	結核性気胸	結核性空洞
	結核性硬化症	結核性線維症	結核性膿瘍
	結核性肺線維症	結核性肺膿瘍	結節性肺結核
	硬化性肺結核	コクサッキーウイルス気管支炎	混合型喘息
	湿性咳	小児喘息	小児喘息性気管支炎
	職業喘息	心因性喘息	滲出性気管支炎
	ステロイド依存性喘息	咳失神	咳喘息
	舌扁桃炎	遷延性咳嗽	潜在性結核感染症
	多剤耐性結核	難治結核	難治性喘息
	乳児喘息	妊娠中感冒	肺炎球菌性気管支炎
	肺炎結核	肺結核・鏡検確認あり	肺結核・組織学的確認あり
	肺結核・培養のみ確認あり	肺結核腫	敗血症性気管支炎
	肺門結核	パラインフルエンザウイルス気管支炎	非アトピー性喘息
	鼻炎	肥大性咽頭炎	ヒトメタニューモウイルス気管支炎
	閉塞性鼻炎	マイコプラズマ気管支炎	慢性咽喉頭炎
	慢性咽頭炎	慢性咽頭カタル	慢性咽頭痛
	慢性咳嗽	慢性潰瘍性鼻咽頭炎	慢性化膿性鼻咽頭炎
	慢性気管炎	慢性気管気管支炎	慢性気管支漏
	慢性鼻咽頭炎	慢性鼻炎	夜間性喘息
	夜間咳	ライノウイルス気管支炎	連鎖球菌気管支炎
	連鎖球菌性上気道感染	老人性気管支炎	濾胞性咽頭炎
△	萎縮性鼻炎	うっ血性鼻炎	潰瘍性鼻炎
	乾燥性鼻炎	珪肺結核	結核後遺症
	結核初期感染	結核性発熱	好酸球増多性鼻炎
	臭鼻症	初感染結核	塵肺結核
	先天性結核	陳旧性肺結核	肉芽腫性鼻炎
	肺結核後遺症	肺結核術後	肺門リンパ節結核
	鼻咽頭萎縮	肥厚性鼻炎	鼻汁
	副鼻腔結核		

用法用量　*l*-エフェドリン塩酸塩として，通常成人1回12.5～25mg(1/2～1錠)を1日1～3回経口投与する。
なお，年齢，症状により適宜増減する。

禁忌　カテコールアミン(アドレナリン，イソプロテレノール，ドパミン等)を投与中の患者

併用禁忌

薬剤名等	臨床症状・措置方法	機序・危険因子
カテコールアミン アドレナリン ボスミン イソプロテレノール プロタノール等 ドパミン等	不整脈，場合によっては心停止を起こすおそれがある。	併用により交感神経刺激作用が増強される。

エフェドリン塩酸塩散10％「マルイシ」：丸石　10％1g[15.6円/g]

エプジコム配合錠
規格：1錠[3981.1円/錠]
アバカビル硫酸塩　ラミブジン　ヴィーブ　625

【効 能 効 果】

HIV 感染症

【対応標準病名】

◎	HIV 感染症		
○	AIDS	AIDS 関連症候群	HIV－1 感染症
	HIV 感染	後天性免疫不全症候群	新生児 HIV 感染症
△	HIV－2 感染症		

効能効果に関連する使用上の注意

(1)本剤はラミブジン及びアバカビルの固定用量を含有する配合剤であるので，ラミブジン又はアバカビルの用量調節が必要な次の患者には個別のラミブジン製剤(エピビル錠)又はアバカビル製剤(ザイアジェン錠)を用いること。なお，ラミブジン製剤及びアバカビル製剤の使用にあたっては，それぞれの製品添付文書を熟読すること。
　①腎機能障害(クレアチニンクリアランスが50mL/分未満)を有する患者
　②肝障害患者(ただし，重度の肝障害患者には投与禁忌である)
　③12歳未満の小児患者
　④体重40kg未満の患者
　⑤アバカビル又はラミブジンのいずれかによる副作用が疑われ，本剤の投与を中止した患者
(2)本剤はラミブジン及びアバカビルの固定用量を含有する配合剤であるので，本剤に加えてラミブジン製剤(エピビル錠，コンビビル配合錠，ゼフィックス錠)又はアバカビル製剤(ザイアジェン錠)を併用投与しないこと。
(3)無症候性HIV感染症に関する治療開始については，CD4リンパ球数及び血漿中HIV RNA量が指標とされている。よって，本剤の使用にあたっては，患者のCD4リンパ球数及び血漿中HIV RNA量を確認するとともに，最新のガイドラインを確認すること。
(4)ヒト免疫不全ウイルス(HIV)は感染初期から多種多様な変異株を生じ，薬剤耐性を発現しやすいことが知られているので，本剤は他の抗HIV薬と併用すること。

用法用量　通常，成人には1回1錠(ラミブジンとして300mg及びアバカビルとして600mg)を1日1回経口投与する。

用法用量に関連する使用上の注意

(1)アバカビルによる過敏症の徴候又は症状を発現した場合は，本剤を投与中止すること。
(2)本剤と他の抗HIV薬との併用療法において，因果関係が特定されない重篤な副作用が発現し，治療の継続が困難であると判断された場合には，本剤若しくは併用している他の抗HIV薬の一部を減量又は休薬するのではなく，原則として本剤及び併用している他の抗HIV薬の投与をすべて一旦中止すること。

警告

(1)過敏症
　①海外の臨床試験において，アバカビル投与患者の約5％に過敏症の発現を認めており，まれに致死的となることが示され

ている。アバカビルによる過敏症は，通常，アバカビル製剤による治療開始6週以内(中央値11日)に発現するが，その後も継続して観察を十分に行うこと。

②アバカビルによる過敏症では以下の症状が多臓器及び全身に発現する。

(a)皮疹

(b)発熱

(c)胃腸症状(嘔気，嘔吐，下痢，腹痛等)

(d)疲労感，倦怠感

(e)呼吸器症状(呼吸困難，咽頭痛，咳等)等

このような症状が発現した場合は，直ちに担当医に報告させ，アバカビルによる過敏症が疑われたときは本剤の投与を直ちに中止すること。

③アバカビルによる過敏症が発現した場合には，決してアバカビル製剤(本剤又はザイアジェン錠)を再投与しないこと。本製剤の再投与により数時間以内にさらに重篤な症状が発現し，重篤な血圧低下が発現する可能性及び死に至る可能性がある。

④呼吸器疾患(肺炎，気管支炎，咽頭炎)，インフルエンザ様症候群，胃腸炎，又は併用薬剤による副作用と考えられる症状が発現した場合あるいは胸部X線像異常(主に浸潤影を呈し，限局する場合もある)が認められた場合でも，アバカビルによる過敏症の可能性を考慮し，過敏症が否定できない場合は本剤の投与を直ちに中止し，決して再投与しないこと。

⑤患者に過敏症について必ず説明し，過敏症を注意するカードを常に携帯するよう指示すること。また，過敏症を発現した患者には，アバカビル製剤(本剤又はザイアジェン錠)を二度と服用しないよう十分指導すること。

⑵B型慢性肝炎を合併している患者では，ラミブジンの投与中止により，B型慢性肝炎が再燃するおそれがあるので，本剤の投与を中断する場合には十分注意すること。特に非代償性の場合，重症化するおそれがあるので注意すること。

禁忌

⑴本剤の成分に対し過敏症の既往歴のある患者

⑵重度の肝障害患者

エブトール125mg錠　規格：125mg1錠[9.4円/錠]
エブトール250mg錠　規格：250mg1錠[18.6円/錠]
エタンブトール塩酸塩　科研　622

エサンブトール錠125mg，エサンブトール錠250mgを参照(P167)

エフピーOD錠2.5　規格：2.5mg1錠[325円/錠]
セレギリン塩酸塩　エフピー　116

【効能効果】

次の疾患に対するレボドパ含有製剤との併用療法

パーキンソン病(過去のレボドパ含有製剤治療において，十分な効果が得られていないもの：Yahr重症度ステージⅠ～Ⅳ)

【対応標準病名】

◎	パーキンソン病	パーキンソン病Yahr1	パーキンソン病Yahr2
	パーキンソン病Yahr3	パーキンソン病Yahr4	
○	一側性パーキンソン症候群	家族性パーキンソン病	家族性パーキンソン病Yahr1
	家族性パーキンソン病Yahr2	家族性パーキンソン病Yahr3	家族性パーキンソン病Yahr4
	家族性パーキンソン病Yahr5	若年性パーキンソン症候群	若年性パーキンソン病
	若年性パーキンソン病Yahr3	若年性パーキンソン病Yahr4	続発性パーキンソン症候群
	動脈硬化性パーキンソン症候群	脳炎後パーキンソン症候群	脳血管障害性パーキンソン症候群
	パーキンソン症候群	パーキンソン病Yahr5	梅毒性パーキンソン症候群
	薬剤性パーキンソン症候群		
△	アーガイル・ロバートソン瞳孔	痙性梅毒性運動失調症	顕性神経梅毒
	若年性パーキンソン病Yahr5	シャルコー関節	神経原性関節症
	神経障害性脊椎障害	神経梅毒髄膜炎	進行性運動性運動失調症
	進行麻痺	脊髄ろう	脊髄ろう性関節炎
	ニューロパチー性関節炎	脳脊髄梅毒	脳梅毒
	パーキンソン病の認知症	梅毒性痙性脊髄麻痺	梅毒性視神経萎縮
	梅毒性髄膜炎	梅毒性聴神経炎	晩期梅毒性球後視神経炎
	晩期梅毒性視神経萎縮	晩期梅毒性髄膜炎	晩期梅毒性多発ニューロパチー
	晩期梅毒性聴神経炎	晩期梅毒脊髄炎	晩期梅毒脳炎
	晩期梅毒脳脊髄炎		
※	適応外使用可 原則として，「セレギリン塩酸塩【内服薬】」を「L-dopa製剤の併用がないパーキンソン病」に対して処方した場合，当該使用事例を審査上認める。		

用法用量

本剤は，レボドパ含有製剤と併用する。

通常，成人にセレギリン塩酸塩として1日1回2.5mgを朝食後服用から始め，2週ごとに1日量として2.5mgずつ増量し，最適投与量を定めて，維持量とする(標準維持量1日7.5mg)。1日量はセレギリン塩酸塩として5.0mg以上の場合は朝食及び昼食後に分服する。ただし，7.5mgの場合は朝食後5.0mg及び昼食後2.5mgを服用する。

なお，年齢，症状に応じて適宜増減するが1日10mgを超えないこととする。

用法用量に関連する使用上の注意　本剤は口腔内で崩壊するが，口腔粘膜からの吸収を目的としないため，唾液又は水で飲み込むこと。

警告

⑴本剤と三環系抗うつ剤(アミトリプチリン塩酸塩等)との併用はしないこと。また，本剤の投与を中止してから三環系抗うつ剤の投与を開始するには少なくとも14日間の間隔を置くこと。

⑵本剤は用量の増加とともにMAO-Bの選択的阻害効果が低下し，非選択的MAO阻害による危険性があり，また更なる効果が認められないため，1日10mgを超える用量を投与しないこと。

禁忌

⑴本剤の成分に対し過敏症の既往歴のある患者

⑵ペチジン塩酸塩，トラマドール塩酸塩又はタペンタドール塩酸塩を投与中の患者

⑶非選択的モノアミン酸化酵素阻害剤(サフラジン塩酸塩)を投与中の患者

⑷統合失調症又はその既往歴のある患者

⑸覚せい剤，コカイン等の中枢興奮薬の依存又はその既往歴のある患者

⑹三環系抗うつ剤(アミトリプチリン塩酸塩等)を投与中あるいは中止後14日間の患者

⑺選択的セロトニン再取り込み阻害剤(フルボキサミンマレイン酸塩等)，セロトニン・ノルアドレナリン再取り込み阻害剤(ミルナシプラン塩酸塩等)，選択的ノルアドレナリン再取り込み阻害剤(アトモキセチン塩酸塩)又はノルアドレナリン・セロトニン作動性抗うつ剤(ミルタザピン)を投与中の患者

併用禁忌

薬剤名等	臨床症状・措置方法	機序・危険因子
ペチジン塩酸塩 オピスタン等 トラマドール塩酸塩 トラマール等 タペンタドール塩酸塩	高度の興奮，精神錯乱等の発現が報告されている。なお，本剤の投与を中止してからトラマドール塩酸塩及びタペンタドール	機序は不明である。

タペンタ	塩酸塩の投与を開始するには少なくとも14日間の間隔を置くこと。またトラマドール塩酸塩から本剤に切り換える場合には2〜3日間の間隔を置くこと。	
非選択的モノアミン酸化酵素阻害剤 サフラジン塩酸塩	高度の起立性低血圧の発現が報告されている。	詳細は不明であるが，相加作用によると考えられる。
三環系抗うつ剤 アミトリプチリン塩酸塩等 トリプタノール等	高血圧，失神，不全収縮，発汗，てんかん，動作・精神障害の変化及び筋強剛といった副作用があらわれ，更に死亡例も報告されている。	詳細は不明であるが，相加・相乗作用によると考えられる。
選択的セロトニン再取り込み阻害剤 フルボキサミンマレイン酸塩 ルボックス等 パロキセチン塩酸塩水和物 パキシル セルトラリン塩酸塩 ジェイゾロフト エスシタロプラムシュウ酸塩 レクサプロ	両薬剤の作用が増強される可能性があるので，本剤の投与を中止してから選択的セロトニン再取り込み阻害剤，セロトニン・ノルアドレナリン再取り込み阻害剤，選択的ノルアドレナリン再取り込み阻害剤及びノルアドレナリン・セロトニン作動性抗うつ剤の投与を開始するには少なくとも14日間の間隔を置くこと。 また本剤に切り換える場合にはフルボキサミンマレイン酸塩は7日間，パロキセチン塩酸塩水和物，セルトラリン塩酸塩，アトモキセチン塩酸塩，ミルタザピン及びエスシタロプラムシュウ酸塩は14日間，ミルナシプラン塩酸塩は2〜3日間，デュロキセチン塩酸塩は5日間の間隔を置くこと。	セロトニン再取り込み阻害作用があるため脳内セロトニン濃度が高まると考えられている。
セロトニン・ノルアドレナリン再取り込み阻害剤 ミルナシプラン塩酸塩 トレドミン デュロキセチン塩酸塩 サインバルタ		脳内モノアミン総量の増加が考えられている。
選択的ノルアドレナリン再取り込み阻害剤 アトモキセチン塩酸塩 ストラテラ		
ノルアドレナリン・セロトニン作動性抗うつ剤 ミルタザピン レメロン等		脳内ノルアドレナリン，セロトニンの神経伝達が高まると考えられている。

セレギリン塩酸塩錠2.5mg「アメル」：共和薬品[192.7円/錠]，
セレギリン塩酸塩錠2.5mg「タイヨー」：テバ製薬[192.7円/錠]

エブランチルカプセル15mg

規格：15mg1カプセル[18.2円/カプセル]

エブランチルカプセル30mg

規格：30mg1カプセル[33円/カプセル]

ウラピジル　科研　214,259

【効能効果】

(1)本態性高血圧症，腎性高血圧症，褐色細胞腫による高血圧症
(2)前立腺肥大症に伴う排尿障害
(3)神経因性膀胱に伴う排尿困難

【対応標準病名】

◎	褐色細胞腫性高血圧症	高血圧症	神経因性膀胱
	腎性高血圧症	前立腺肥大症	排尿困難
	排尿障害	本態性高血圧症	
○	悪性高血圧症	褐色細胞腫	境界型高血圧症
	クロム親和性細胞腫	高血圧性緊急症	高血圧性脳内出血
	高レニン性高血圧症	若年高血圧症	若年性境界型高血圧症
	収縮期高血圧症	術中異常高血圧症	腎血管性高血圧症
	腎実質性高血圧症	前立腺症	前立腺線維腫
	遅延性排尿	低レニン性高血圧症	内分泌性高血圧症
	二次性高血圧症	副腎性高血圧症	
△	1型糖尿病性神経因性膀胱	2型糖尿病性神経因性膀胱	HELLP症候群
	軽症妊娠高血圧症候群	高血圧切迫症	混合型妊娠高血圧症候群
	産後高血圧症	残尿感	弛緩性神経因性膀胱
	重症妊娠高血圧症候群	術後膀胱機能低下	純粋型妊娠高血圧症候群
	自律性神経因性膀胱	心因性高血圧症	新生児高血圧症
	早発型妊娠高血圧症候群	遅発型妊娠高血圧症候群	低緊張性膀胱
	糖尿病性神経因性膀胱	尿溢出	尿線断裂
	尿線微弱	尿道痛	妊娠高血圧症
	妊娠高血圧症候群	妊娠高血圧腎症	妊娠中一過性高血圧症
	排尿時灼熱感	反射性神経因性膀胱	副腎腺腫
	副腎のう腫	副腎皮質のう腫	膀胱直腸障害
	膀胱痛	無抑制性神経因性膀胱	良性副腎皮質腫瘍

用法用量

(1)本態性高血圧症，腎性高血圧症，褐色細胞腫による高血圧症
通常成人には，ウラピジルとして1日30mg(1回15mg1日2回)より投与を開始し，効果が不十分な場合は1〜2週間の間隔をおいて1日120mgまで漸増し，1日2回に分割し朝夕食後経口投与する。
なお，年齢，症状により適宜増減する。
(2)前立腺肥大症に伴う排尿障害
通常成人には，ウラピジルとして1日30mg(1回15mg1日2回)より投与を開始し，効果が不十分な場合は1〜2週間の間隔をおいて1日60〜90mgまで漸増し，1日2回に分割し朝夕食後経口投与する。
なお，症状により適宜増減するが，1日最高投与量は90mgまでとする。
(3)神経因性膀胱に伴う排尿困難
通常成人には，ウラピジルとして1日30mg(1回15mg1日2回)より投与を開始し，1〜2週間の間隔をおいて1日60mgに漸増し，1日2回に分割し朝夕食後経口投与する。
なお，症状により適宜増減するが，1日最高投与量は90mgまでとする。

禁忌　本剤の成分に対し過敏症の既往歴のある患者

エボザックカプセル30mg

規格：30mg1カプセル[133.6円/カプセル]

セビメリン塩酸塩水和物　第一三共　239

【効能効果】

シェーグレン症候群患者の口腔乾燥症状の改善

【対応標準病名】

◎	口腔乾燥症	シェーグレン症候群	
○	口内乾燥	唾液分泌欠如	唾液分泌障害
△	シェーグレン症候群性呼吸器障害	シェーグレン症候群ミオパチー	放射線口腔乾燥症
	放射線唾液分泌障害	ミクリッツ病	

用法用量　通常，成人にはセビメリン塩酸塩として1回30mgを1日3回，食後に経口投与する。

禁忌

(1)重篤な虚血性心疾患(心筋梗塞，狭心症等)のある患者
(2)気管支喘息及び慢性閉塞性肺疾患の患者
(3)消化管及び膀胱頸部に閉塞のある患者
(4)てんかんのある患者
(5)パーキンソニズム又はパーキンソン病の患者
(6)虹彩炎のある患者

サリグレンカプセル30mg：日本化薬　30mg1カプセル[128.5円/カプセル]

エ

エホチール錠5mg

規格：5mg1錠[9.2円/錠]

エチレフリン塩酸塩　日本ベーリンガー　211

【効 能 効 果】

本態性低血圧，症候性低血圧，起立性低血圧，網膜動脈の血行障害

【対応標準病名】

◎	起立性低血圧症	低血圧症	本態性低血圧症
	網膜血管障害		
○	一過性低血圧症	起立性眩暈	起立性調節障害
	体位性失神	体位性低血圧症	透析低血圧症
	特発性低血圧症	特発性傍中心窩毛細血管拡張症	二次性起立性低血圧症
	網膜静脈分枝閉塞症による黄斑浮腫	網膜静脈閉塞症による黄斑浮腫	網膜中心静脈閉塞症による黄斑浮腫
	薬剤性低血圧症	ワゴトニーによる低血圧症	
△	萎縮型加齢黄斑変性	インターフェロン網膜症	黄斑部血管走行異常
	癌関連網膜症	眼底動脈蛇行症	近視性脈絡膜新生血管
	近視性網膜症	クロロキン網膜症	高血圧性眼底
	高血圧性視神経網膜症	高血圧性網膜症	高脂血症性網膜症
	コーツ病	視神経網膜障害	若年性再発性網膜硝子体出血
	出血性網膜炎	出血性網膜色素上皮剥離	漿液性網膜色素上皮剥離
	滲出型加齢黄斑変性	滲出性網膜炎	滲出性網膜症
	腎性網膜症	星状網膜症	増殖性硝子体網膜症
	増殖性網膜症	動脈硬化性眼底	動脈硬化性眼底所見
	特発性脈絡膜新生血管	ドルーゼン	白血病性網膜症
	斑点状網膜症	貧血網膜症	放射線網膜症
	ポリープ状脈絡膜血管症	慢性網膜症	未熟児網膜症
	網膜血管炎	網膜血管周囲炎	網膜血管腫状増殖
	網膜血管鞘形成	網膜血管新生	網膜血管攣縮症
	網膜血栓性静脈炎	網膜細動脈瘤	網膜症
	網膜静脈炎	網膜静脈周囲炎	網膜静脈蛇行症
	網膜静脈怒張	網膜浮腫	網膜毛細血管瘤
	輪状網膜症		

用法用量　通常成人には1回1～2錠(エチレフリン塩酸塩として5～10mg)を1日3回経口投与する。
なお，年齢，症状により適宜増減する。

禁忌

(1)甲状腺機能亢進症の患者
(2)高血圧の患者

エミレース錠3mg
エミレース錠10mg

規格：3mg1錠[20.8円/錠]
規格：10mg1錠[62.6円/錠]

ネモナプリド　アステラス　117

【効 能 効 果】

統合失調症

【対応標準病名】

◎	統合失調症		
○	アスペルガー症候群	型分類困難な統合失調症	偽神経症性統合失調症
	急性統合失調症	急性統合失調症性エピソード	急性統合失調症様精神病性障害
	境界型統合失調症	緊張型統合失調症	残遺型統合失調症
	小児期型統合失調症	小児シゾイド障害	前駆期統合失調症
	潜在性統合失調症	体感症性統合失調症	短期統合失調症様障害
	単純型統合失調症	遅発性統合失調症	統合失調症型障害
	統合失調症型パーソナリティ障害	統合失調症後抑うつ	統合失調症症状を伴う急性錯乱
	統合失調症症状を伴う急性多形性精神病性障害	統合失調症症状を伴う類循環精神病	統合失調症性パーソナリティ障害
	統合失調症性反応	統合失調症様状態	破瓜型統合失調症
	妄想型統合失調症	モレル・クレペリン病	
△	自閉的精神病質	統合失調症症状を伴わない急性錯乱	統合失調症症状を伴わない急性多形性精神病性障害
	統合失調症症状を伴わない類循環精神病	夢幻精神病	

用法用量　通常，成人にはネモナプリドとして1日9～36mgを食後に分割経口投与する。
なお，年齢，症状により適宜増減するが，1日60mgまで増量することができる。

禁忌

(1)昏睡状態の患者，又はバルビツール酸誘導体等の中枢神経抑制剤の強い影響下にある患者
(2)パーキンソン病のある患者

エムトリバカプセル200mg

規格：200mg1カプセル[1664.3円/カプセル]

エムトリシタビン　日本たばこ　625

【効 能 効 果】

HIV-1感染症

【対応標準病名】

◎	HIV－1感染症		
○	AIDS	AIDS関連症候群	HIV感染
	HIV感染症	後天性免疫不全症候群	新生児HIV感染症
△	HIV－2感染症		

用法用量　通常，成人にはエムトリシタビンとして1回200mgを1日1回経口投与する。なお，投与に際しては必ず他の抗HIV薬と併用すること。

用法用量に関連する使用上の注意

腎機能障害のある患者では本剤の血中濃度が上昇するので，腎機能の低下に応じて，次の投与方法を目安とする(外国人における薬物動態試験成績による)。

クレアチニンクリアランス(CLcr)	投与方法
50mL/min以上	本剤1カプセルを1日1回投与
30～49mL/min	本剤1カプセルを2日間に1回投与
15～29mL/min	本剤1カプセルを3日間に1回投与
15mL/min未満	本剤1カプセルを4日間に1回投与
血液透析患者	本剤1カプセルを4日間に1回投与 透析日に投与する場合は，透析後投与

警告　B型慢性肝炎を合併している患者では，本剤の投与中止により，B型慢性肝炎が再燃するおそれがあるので，本剤の投与を中断する場合には十分注意すること。特に非代償性の場合，重症化するおそれがあるので注意すること。

禁忌　本剤の成分に対し過敏症の既往歴のある患者

エラスチーム錠1800

規格：1,800単位1錠[15.8円/錠]

エラスターゼES　エーザイ　218

【効 能 効 果】

高脂血症

【対応標準病名】

◎	高脂血症	高リポ蛋白血症	
○	1型糖尿病性高コレステロール血症	2型糖尿病性高コレステロール血症	家族性高コレステロール血症
	家族性高コレステロール血症・ヘテロ接合体	家族性高コレステロール血症・ホモ接合体	家族性高トリグリセライド血症
	家族性高リポ蛋白血症1型	家族性高リポ蛋白血症2a型	家族性高リポ蛋白血症2b型

	家族性高リポ蛋白血症3型	家族性高リポ蛋白血症4型	家族性高リポ蛋白血症5型
	家族性複合型高脂血症	結節性黄色腫	高LDL血症
	高カイロミクロン血症	高コレステロール血症	高コレステロール血症性黄色腫
	高トリグリセライド血症	混合型高脂質血症	脂質異常症
	脂質代謝異常	食事性高脂血症	先天性脂質代謝異常
	糖尿病性高コレステロール血症	二次性高脂血症	本態性高コレステロール血症
△	高HDL血症	多中心性細網組織球症	本態性高脂血症

用法用量　通常，成人には１日量３錠を３回に分けて食前に経口投与する。効果不十分の場合は，６錠まで増量できる。
ただし，年齢，症状により適宜増減する。

エルモナーゼ錠1800：東和[5.8円/錠]

エリキュース錠2.5mg　規格：2.5mg1錠[149円/錠]
エリキュース錠5mg　規格：5mg1錠[272.8円/錠]
アピキサバン　ブリストル　333

【効 能 効 果】

非弁膜症性心房細動患者における虚血性脳卒中及び全身性塞栓症の発症抑制

【対応標準病名】

◎	非弁膜症性心房細動		
○	一過性心房粗動	永続性心房細動	家族性心房細動
	孤立性心房細動	持続性心房細動	術後心房細動
	徐脈性心房細動	心房細動	非弁膜症性発作性心房細動
	頻拍型心房細動	頻脈性心房細動	発作性心房細動
	発作性頻脈性心房細動	慢性心房細動	
△	心房粗動	絶対性不整脈	

用法用量　通常，成人にはアピキサバンとして１回5mgを１日２回経口投与する。
なお，年齢，体重，腎機能に応じて，アピキサバンとして１回2.5mg1日２回投与へ減量する。

用法用量に関連する使用上の注意
次の基準の２つ以上に該当する患者は，出血のリスクが高く，本剤の血中濃度が上昇するおそれがあるため，１回2.5mg1日２回経口投与する。
(1)80歳以上
(2)体重60kg以下
(3)血清クレアチニン1.5mg/dL以上

警告　本剤の投与により出血が発現し，重篤な出血の場合には，死亡に至るおそれがある。本剤の使用にあたっては，出血の危険性を考慮し，本剤投与の適否を慎重に判断すること。本剤による出血リスクを正確に評価できる指標は確立されておらず，本剤の抗凝固作用を中和する薬剤はないため，本剤投与中は，血液凝固に関する検査値のみならず，出血や貧血等の徴候を十分に観察すること。これらの徴候が認められた場合には，直ちに適切な処置を行うこと。

禁忌
(1)本剤の成分に対し過敏症の既往歴のある患者
(2)臨床的に問題となる出血症状のある患者
(3)血液凝固異常及び臨床的に重要な出血リスクを有する肝疾患患者
(4)腎不全(クレアチニンクリアランス15mL/min未満)の患者

エリスパン細粒0.1%　規格：0.1%1g[26.8円/g]
エリスパン錠0.25mg　規格：0.25mg1錠[8.6円/錠]
フルジアゼパム　大日本住友　112

【効 能 効 果】

心身症(消化器疾患，高血圧症，心臓神経症，自律神経失調症)における身体症候並びに不安・緊張・抑うつ及び焦躁，易疲労性，睡眠障害

【対応標準病名】

◎	易疲労感	うつ状態	高血圧症
	自律神経失調症	心因性高血圧症	心身症
	心身症型自律神経失調症	心臓神経症	睡眠障害
	不安うつ病	不安緊張状態	不安神経症
	本態性高血圧症		
○	悪性高血圧症	咽喉頭神経症	うつ病
	うつ病型統合失調感情障害	外傷後遺症性うつ病	仮面うつ病
	寛解中の反復性うつ病性障害	感染症後うつ病	器質性うつ病性障害
	境界型高血圧症	軽症うつ病エピソード	軽症反復性うつ病性障害
	高血圧切迫症	高レニン性高血圧症	混合性不安抑うつ障害
	産褥期うつ状態	思春期うつ病	若年高血圧症
	若年性境界型高血圧症	収縮期高血圧症	循環型躁うつ病
	小児心身症	自律神経症	自律神経障害
	心因性心悸亢進	心因性頻脈	心因性不整脈
	心気症	心気障害	心気性うつ病
	神経症性抑うつ状態	精神病症状を伴う重症うつ病エピソード	精神病症状を伴わない重症うつ病エピソード
	全般性不安障害	躁うつ病	双極性感情障害・軽症のうつ病エピソード
	双極性感情障害・精神病症状を伴う重症うつ病エピソード	双極性感情障害・精神病症状を伴わない重症うつ病エピソード	双極性感情障害・中等症のうつ病エピソード
	退行期うつ病	単極性うつ病	単発反応性うつ病
	中等症うつ病エピソード	中等症反復性うつ病性障害	低レニン性高血圧症
	動脈硬化性うつ病	内因性うつ病	パニック障害
	パニック発作	反応性うつ病	反復心因性うつ病
	反復性うつ病	反復性心因性抑うつ精神病	反復性精神病性うつ病
	反復性短期うつ病エピソード	非定型うつ病	不眠症
	本態性自律神経症	抑うつ神経症	抑うつ性パーソナリティ障害
	老年期うつ病	老年期認知症抑うつ型	
△ あ	2型双極性障害	異形恐怖	異常絞扼反射
	胃神経症	胃腸神経症	咽喉頭異常感症
	咽喉頭食道神経症	咽頭異常感症	陰部神経症
か	過換気症候群	下肢倦怠感	家族性自律神経異常症
	カタプレキシー	過眠	器質性気分障害
	器質性混合性感情障害	器質性双極性障害	器質性躁病性障害
	偽性斜頸	気分変調症	虚弱
	空気嚥下症	空気飢餓感	クライネ・レヴィン症候群
	頚動脈洞症候群	血管運動神経症	血管運動神経障害
	血管緊張低下性失神	倦怠感	原発性認知症
	交感神経緊張亢進	口腔心身症	肛門神経症
さ	持続性身体表現性疼痛障害	疾病恐怖症	シャイ・ドレーガー症候群
	周期嗜眠症	周期性精神病	醜形恐怖症
	常習性吃逆	食道神経症	初老期精神病
	初老期認知症	初老期妄想状態	自律神経炎
	自律神経過敏症	自律神経性ニューロパチー	自律神経反射性疼痛
	心因性あくび	心因性胃アトニー	心因性胃液分泌過多症
	心因性胃痙攣	心因性嚥下困難	心因性過換気
	心因性嗅覚障害	心因性月経困難症	心因性下痢

	心因性呼吸困難発作	心因性鼓腸	心因性視野障害
	心因性しゃっくり	心因性消化不良症	心因性視力障害
	心因性心血管障害	心因性頭痛	心因性咳
	心因性舌痛症	心因性そう痒症	心因性多飲症
	心因性疼痛	心因性脳血栓反応	心因性排尿障害
	心因性背部痛	心因性発熱	心因性頻尿
	心因性腹痛	心因性便秘	心因性めまい
	心因性幽門痙攣	神経因性排尿障害	神経循環疲労症
	神経性胃腸炎	神経性眼病	神経性口腔異常
	神経性耳痛	神経性耳鳴	神経性弱質
	神経性食道通過障害	神経性心悸亢進	神経性多汗症
	神経調節性失神	心身過労状態	心臓血管神経症
	心臓神経痛	心臓性神経衰弱症	身体化障害
	身体型疼痛障害	身体表現性障害	身体表現性自律神経機能低下
	衰弱	睡眠時無呼吸症候群	睡眠相後退症候群
	睡眠リズム障害	性器神経症	精神痛
	全身違和感	全身倦怠感	全身性身体消耗
た	挿間性発作性不安	双極性感情障害	多系統萎縮症
	多訴性症候群	脱力発作	多発性心身性障害
	単極性躁病	中枢性睡眠時無呼吸	特発性過眠症
な	特発性末梢自律神経ニューロパチー	内臓神経症	ナルコレプシー
	二次性認知症	尿膀胱神経症	認知症
は	脳血管運動神経症	歯ぎしり	破局発作状態
	汎自律神経失調症	反復性気分障害	反復性躁病エピソード
	鼻咽腔異常感症	ヒステリー球	鼻内異常感
	疲労感	不安障害	不安ヒステリー
	不規則睡眠	副交感神経緊張症	腹部神経症
	不定愁訴症	ブリケー障害	分類困難な身体表現性障害
ま	膀胱過敏症	ホルネル症候群	末梢自律神経過敏
	末梢自律神経ニューロパチー	慢性弱質	無力症
ら	レム睡眠行動障害	老年期認知症	老年期認知症妄想型
	老年期妄想状態	老年精神病	

用法用量　通常，成人にはフルジアゼパムとして1日0.75mgを3回に分け経口投与する。
なお，年令・症状により適宜増減する。

禁忌
(1)急性狭隅角緑内障の患者
(2)重症筋無力症の患者

エリスロシンW顆粒20%　規格：200mg1g[24円/g]
エリスロシンドライシロップ10%　規格：100mg1g[13.2円/g]
エリスロシンドライシロップW20%　規格：200mg1g[22.5円/g]
エリスロマイシンエチルコハク酸エステル　アボット　614

【効能効果】
〈適応菌種〉エリスロマイシンに感性のブドウ球菌属，レンサ球菌属，肺炎球菌，淋菌，髄膜炎菌，ジフテリア菌，百日咳菌，梅毒トレポネーマ，トラコーマクラミジア(クラミジア・トラコマティス)，マイコプラズマ属
〈適応症〉表在性皮膚感染症，深在性皮膚感染症，リンパ管・リンパ節炎，外傷・熱傷及び手術創等の二次感染，乳腺炎，骨髄炎，咽頭・喉頭炎，扁桃炎，急性気管支炎，肺炎，肺膿瘍，膿胸，慢性呼吸器病変の二次感染，腎盂腎炎，尿道炎，淋菌感染症，梅毒，子宮内感染，中耳炎，猩紅熱，ジフテリア，百日咳

【対応標準病名】

◎	咽頭炎	咽頭喉頭炎	外傷
	急性気管支炎	喉頭炎	骨髄炎
	挫創	子宮内感染症	ジフテリア
	術後創部感染	猩紅熱	腎盂腎炎
	創傷	創傷感染症	中耳炎
	乳腺炎	尿道炎	熱傷
	膿胸	肺炎	梅毒
	肺膿瘍	皮膚感染症	百日咳
	扁桃炎	リンパ管炎	リンパ節炎
	淋病	裂傷	裂創
○あ	亜急性気管支炎	亜急性骨髄炎	亜急性リンパ管炎
	足第1度熱傷	足第2度熱傷	足第3度熱傷
	足熱傷	アルカリ腐蝕	アンギナ
	異型猩紅熱	胃腸管熱傷	胃熱傷
	陰茎第1度熱傷	陰茎第2度熱傷	陰茎第3度熱傷
	陰茎熱傷	咽頭気管炎	咽頭ジフテリア
	咽頭痛	咽頭熱傷	咽頭扁桃炎
	陰のう第1度熱傷	陰のう第2度熱傷	陰のう第3度熱傷
	陰のう熱傷	インフルエンザ菌気管支炎	インフルエンザ菌喉頭炎
	インフルエンザ菌性咽頭炎	会陰第1度熱傷	会陰第2度熱傷
	会陰第3度熱傷	会陰熱傷	会陰部化膿創
	腋窩第1度熱傷	腋窩第2度熱傷	腋窩第3度熱傷
	腋窩熱傷	壊死性肺炎	壊疽性咽頭炎
か	汚染擦過創	外陰第1度熱傷	外陰第2度熱傷
	外陰第3度熱傷	外陰熱傷	外傷性穿孔性中耳炎
	外傷性中耳炎	外傷性乳び胸	外傷性脳圧迫・頭蓋内に達する開放創合併あり
	開放性外傷性脳圧迫	開放性大腿骨骨髄炎	開放性脳挫創
	開放性脳損傷髄膜炎	開放性脳底部挫傷	開放性びまん性脳損傷
	潰瘍性咽頭炎	下咽頭炎	下咽頭熱傷
	化学外傷	下顎骨骨髄炎	下顎熱傷
	下顎部第1度熱傷	下顎部第2度熱傷	下顎部第3度熱傷
	角結膜腐蝕	顎骨骨髄炎	角膜アルカリ化学熱傷
	角膜酸化学熱傷	角膜酸性熱傷	角膜熱傷
	下肢第1度熱傷	下肢第2度熱傷	下肢第3度熱傷
	下肢熱傷	下腿骨骨髄炎	下腿骨慢性骨髄炎
	下腿足部熱傷	下腿熱傷	下腿複雑骨折後骨髄炎
	下腿部第1度熱傷	下腿部第2度熱傷	下腿部第3度熱傷
	カタル性咽頭炎	滑膜梅毒	化膿性喉頭炎
	化膿性骨髄炎	化膿性中耳炎	化膿性乳腺炎
	化膿性リンパ節炎	下半身第1度熱傷	下半身第2度熱傷
	下半身第3度熱傷	下半身熱傷	下腹部第1度熱傷
	下腹部第2度熱傷	下腹部第3度熱傷	眼化学熱傷
	眼窩骨髄炎	眼球熱傷	眼瞼化学熱傷
	眼瞼第1度熱傷	眼瞼第2度熱傷	眼瞼第3度熱傷
	眼瞼熱傷	眼瞼梅毒	環指骨髄炎
	眼周囲化学熱傷	眼周囲第1度熱傷	眼周囲第2度熱傷
	眼周囲第3度熱傷	感染性咽頭炎	感染性喉頭気管炎
	眼熱傷	肝梅毒	眼梅毒
	顔面損傷	顔面第1度熱傷	顔面第2度熱傷
	顔面第3度熱傷	顔面熱傷	気管支食道瘻
	気管支肺炎	気管食道瘻	気管支瘻膿胸
	気管熱傷	気腫性腎盂腎炎	偽猩紅熱
	気道熱傷	偽膜性咽頭炎	偽膜性気管支炎
	偽膜性喉頭炎	偽膜性扁桃炎	急性アデノイド咽頭炎
	急性アデノイド扁桃炎	急性咽頭炎	急性咽頭喉頭炎
	急性咽頭扁桃炎	急性壊疽性喉頭炎	急性壊疽性扁桃炎
	急性潰瘍性喉頭炎	急性潰瘍性扁桃炎	急性顎骨骨髄炎
	急性化膿性咽頭炎	急性化膿性脛骨骨髄炎	急性化膿性骨髄炎
	急性化膿性中耳炎	急性化膿性扁桃炎	急性気管気管支炎
	急性脛骨骨髄炎	急性血行性骨髄炎	急性喉頭炎
	急性喉頭気管炎	急性喉頭気管気管支炎	急性骨髄炎
	急性声帯炎	急性声門下喉頭炎	急性腺窩性扁桃炎
	急性中耳炎	急性乳腺炎	急性尿道炎
	急性肺炎	急性反復性気管支炎	急性浮腫性喉頭炎
	急性扁桃炎	急性淋菌性尿道炎	胸腔熱傷
	胸骨骨髄炎	胸椎骨髄炎	胸部外傷
	胸部上腕熱傷	胸部損傷	胸部第1度熱傷

頬部第1度熱傷	胸部第2度熱傷	頬部第2度熱傷
胸部第3度熱傷	頬部第3度熱傷	胸部熱傷
胸膜肺炎	胸膜瘻	距骨骨髄炎
筋梅毒	躯幹薬傷	グラデニーゴ症候群
クラミジア肺炎	クループ性気管支炎	脛骨骨髄炎
脛骨骨膜炎	脛骨乳児骨髄炎	脛骨慢性化膿性骨髄炎
脛骨慢性骨髄炎	頚椎骨髄炎	頚部第1度熱傷
頚部第2度熱傷	頚部第3度熱傷	頚部熱傷
頚部膿疱	頚部リンパ節炎	血行性脛骨骨髄炎
血行性骨髄炎	血行性大腿骨骨髄炎	結膜熱傷
結膜のうアルカリ化学熱傷	結膜のう酸化学熱傷	結膜腐蝕
嫌気性骨髄炎	限局性膿胸	肩甲間部第1度熱傷
肩甲間部第2度熱傷	肩甲間部第3度熱傷	肩甲間部熱傷
肩甲骨周囲炎	肩甲部第1度熱傷	肩甲部第2度熱傷
肩甲部第3度熱傷	肩甲部熱傷	顕性神経梅毒
肩部第1度熱傷	肩部第2度熱傷	肩部第3度熱傷
硬化性骨髄炎	後期潜伏性梅毒	口腔第1度熱傷
口腔第2度熱傷	口腔第3度熱傷	口腔熱傷
口腔梅毒	紅色陰癬	口唇第1度熱傷
口唇第2度熱傷	口唇第3度熱傷	口唇熱傷
口唇梅毒	硬性下疳	後天梅毒
喉頭外傷	喉頭ジフテリア	喉頭周囲炎
喉頭損傷	喉頭熱傷	喉頭梅毒
肛門第1度熱傷	肛門第2度熱傷	肛門第3度熱傷
肛門熱傷	肛門淋菌感染	鼓室内水腫
骨炎	骨顆炎	骨幹炎
骨周囲炎	骨髄炎後遺症	骨髄肉芽腫
骨梅毒	骨盤化膿性骨髄炎	骨膜炎
骨膜下膿瘍	骨膜骨髄炎	骨膜のう炎

さ

ゴム腫	細菌性骨髄炎	臍周囲炎
再発性中耳炎	再発性尿道炎	再発第2期梅毒
坐骨骨炎	酸腐蝕	耳介部第1度熱傷
耳介部第2度熱傷	耳介部第3度熱傷	趾化膿創
子宮熱傷	指骨炎	趾骨炎
指骨髄炎	趾骨髄炎	示指化膿創
四肢挫傷	四肢第1度熱傷	四肢第2度熱傷
四肢第3度熱傷	四肢熱傷	趾第1度熱傷
趾第2度熱傷	趾第3度熱傷	膝蓋骨化膿性骨髄炎
膝蓋骨骨髄炎	膝部第1度熱傷	膝部第2度熱傷
膝部第3度熱傷	趾熱傷	ジフテリア性結膜炎
ジフテリア性心筋炎	ジフテリア性多発ニューロパチー	ジフテリア腹膜炎
若年性進行麻痺	若年性脊髄ろう	尺骨遠位部骨髄炎
縦隔膿瘍	習慣性アンギナ	習慣性扁桃炎
手関節部第1度熱傷	手関節部第2度熱傷	手関節部第3度熱傷
種子骨炎	手指第1度熱傷	手指第2度熱傷
手指第3度熱傷	手指端熱傷	手指熱傷
手術創部膿瘍	手術創離開	手掌第1度熱傷
手掌第2度熱傷	手掌第3度熱傷	手掌熱傷
手掌皮膚欠損創	出血性中耳炎	術後横隔膜下膿瘍
術後骨髄炎	術後腎盂腎炎	術後性中耳炎
術後性慢性中耳炎	術後膿瘍	術後腹腔内膿瘍
術後腹壁膿瘍	手背第1度熱傷	手背第2度熱傷
手背第3度熱傷	手背熱傷	手背皮膚欠損創
上咽頭炎	上顎骨骨髄炎	上行性腎盂腎炎
猩紅熱性心筋炎	猩紅熱性中耳炎	上鼓室化膿症
踵骨炎	踵骨骨髄炎	上肢第1度熱傷
上肢第2度熱傷	上肢第3度熱傷	上肢熱傷
焼身自殺未遂	小児肺炎	小膿疱性皮膚炎
上半身第1度熱傷	上半身第2度熱傷	上半身第3度熱傷
上半身熱傷	踵部第1度熱傷	踵部第2度熱傷
踵部第3度熱傷	上腕骨骨髄炎	上腕第1度熱傷
上腕第2度熱傷	上腕第3度熱傷	上腕熱傷
初期硬結	食道気管支瘻	食道気管瘻
食道熱傷	神経梅毒	神経梅毒髄膜炎
心血管梅毒	滲出性気管支炎	新生児上顎骨骨髄炎
新生児中耳炎	新生児膿漏眼	新生児梅毒
腎梅毒	水疱性中耳炎	性器下疳
精巣熱傷	脊髄ろう	脊髄ろう性関節炎
脊椎骨髄炎	舌熱傷	舌扁桃炎
遷延梅毒	前額部第1度熱傷	前額部第2度熱傷
前額部第3度熱傷	前額部皮膚欠損創	腺窩性アンギナ
前胸部第1度熱傷	前胸部第2度熱傷	前胸部第3度熱傷
前胸部熱傷	穿孔性中耳炎	全身挫傷
全身第1度熱傷	全身第2度熱傷	全身第3度熱傷
全身熱傷	先天梅毒	先天梅毒髄膜炎
先天梅毒脊髄炎	先天梅毒脳炎	先天梅毒脳脊髄炎
全膿胸	潜伏性早期先天梅毒	潜伏性早期梅毒
潜伏性晩期先天梅毒	潜伏梅毒	前腕骨髄炎
前腕手部熱傷	前腕第1度熱傷	前腕第2度熱傷
前腕第3度熱傷	前腕熱傷	早期顕性先天梅毒
早期先天内臓梅毒	早期先天梅毒性咽頭炎	早期先天梅毒性眼障害
早期先天梅毒性喉頭炎	早期先天梅毒性骨軟骨障害	早期先天梅毒性肺炎
早期先天梅毒性鼻炎	早期先天梅毒性網脈絡膜炎	早期先天皮膚粘膜梅毒
早期先天皮膚梅毒	早期梅毒	早期梅毒性眼症
増殖性化膿性口内炎	増殖性骨膜炎	創部膿瘍
足関節第1度熱傷	足関節第2度熱傷	足関節第3度熱傷
足関節熱傷	側胸部第1度熱傷	側胸部第2度熱傷
側胸部第3度熱傷	足底熱傷	足底部第1度熱傷
足底部第2度熱傷	足底部第3度熱傷	足背部第1度熱傷
足背部第2度熱傷	足背部第3度熱傷	側腹部第1度熱傷
側腹部第2度熱傷	側腹部第3度熱傷	足部骨髄炎
鼡径部第1度熱傷	鼡径部第2度熱傷	鼡径部第3度熱傷

た

鼡径部熱傷	第1期肛門梅毒	第1期性器梅毒
第1度熱傷	第1度腐蝕	第2期梅毒髄膜炎
第2期梅毒性眼障害	第2期梅毒性筋炎	第2期梅毒性虹彩毛様体炎
第2期梅毒性骨膜炎	第2期梅毒性女性骨盤炎症性疾患	第2期梅毒性リンパ節症
第2度熱傷	第2度腐蝕	第3度熱傷
第3度腐蝕	第4度熱傷	体幹第1度熱傷
体幹第2度熱傷	体幹第3度熱傷	体幹熱傷
大腿汚染創	大腿骨骨髄炎	大腿骨膿瘍
大腿骨膜炎	大腿骨慢性化膿性骨髄炎	大腿骨慢性骨髄炎
大腿熱傷	大腿皮膚欠損創	大腿部第1度熱傷
大腿部第2度熱傷	大腿部第3度熱傷	体表面積10%未満の熱傷
体表面積10－19%の熱傷	体表面積20－29%の熱傷	体表面積30－39%の熱傷
体表面積40－49%の熱傷	体表面積50－59%の熱傷	体表面積60－69%の熱傷
体表面積70－79%の熱傷	体表面積80－89%の熱傷	体表面積90%以上の熱傷
大葉性肺炎	多発性外傷	多発性昆虫咬創
多発性挫傷	多発性擦過創	多発性第1度熱傷
多発性第2度熱傷	多発性第3度熱傷	多発性熱傷
多発性膿疱症	多発性表在損傷	単純性中耳炎
恥骨骨炎	恥骨骨膜炎	腟熱傷
腟壁縫合不全	遅発性梅毒	肘関節慢性骨髄炎
中耳炎性顔面神経麻痺	中手骨膿瘍	虫垂炎術後残膿瘍
肘部第1度熱傷	肘部第2度熱傷	肘部第3度熱傷
腸間膜リンパ節炎	腸骨骨髄炎	直腸淋菌感染
沈下性肺炎	陳旧性中耳炎	手第1度熱傷
手第2度熱傷	手第3度熱傷	手熱傷
点状角膜炎	殿部第1度熱傷	殿部第2度熱傷
殿部第3度熱傷	殿部熱傷	頭蓋骨骨髄炎
橈骨骨髄炎	頭部第1度熱傷	頭部第2度熱傷

な

頭部第3度熱傷	頭部熱傷	内耳梅毒
内部尿路性器の熱傷	軟口蓋熱傷	乳児肺炎

エ

	乳腺膿瘍	乳腺瘻孔	乳頭周囲炎
	乳頭びらん	乳頭部第1度熱傷	乳頭部第2度熱傷
	乳頭部第3度熱傷	乳房炎症性疾患	乳房潰瘍
	乳房第1度熱傷	乳房第2度熱傷	乳房第3度熱傷
	乳房熱傷	乳房膿瘍	乳房よう
	乳輪下膿瘍	乳輪部第1度熱傷	乳輪部第2度熱傷
	乳輪部第3度熱傷	尿細管間質性腎炎	尿道口炎
	尿道周囲炎	妊娠中の子宮内感染	妊娠中の性器感染症
	脳挫傷・頭蓋内に達する開放創合併あり	脳挫創・頭蓋内に達する開放創合併あり	脳脊髄梅毒
	脳底部挫傷・頭蓋内に達する開放創合併あり	脳梅毒	膿皮症
は	膿疱	肺壊疽	肺炎合併肺膿瘍
	肺炎球菌性咽頭炎	肺炎球菌性気管支炎	肺化膿症
	敗血症性咽頭炎	敗血症性気管支炎	敗血症性骨髄炎
	敗血症性肺炎	敗血症性皮膚炎	肺穿孔
	梅毒腫	梅毒性角結膜炎	梅毒性角膜炎
	梅毒性滑液包炎	梅毒性乾癬	梅毒性気管炎
	梅毒性筋炎	梅毒性喉頭気管炎	梅毒性ゴム腫
	梅毒性心筋炎	梅毒性心内膜炎	梅毒性心弁膜炎
	梅毒性心膜炎	梅毒性脊髄性動脈炎	梅毒性脊椎炎
	梅毒性舌潰瘍	梅毒性大動脈炎	梅毒性大動脈弁閉鎖不全症
	梅毒性大動脈瘤	梅毒性脱毛症	梅毒性動脈炎
	梅毒性動脈内膜炎	梅毒性粘膜疹	梅毒性脳動脈炎
	梅毒性肺動脈弁逆流症	梅毒性ばら疹	梅毒性腹膜炎
	肺熱傷	肺梅毒	背部第1度熱傷
	背部第2度熱傷	背部第3度熱傷	背部熱傷
	肺瘻	抜歯後感染	晩期先天性心血管梅毒
	晩期先天梅毒	晩期先天梅毒性間質性角膜炎	晩期先天梅毒性関節障害
	晩期先天梅毒性骨軟骨障害	晩期先天梅毒性髄膜炎	晩期先天梅毒性脳炎
	晩期梅毒	晩期梅毒性滑液包炎	晩期梅毒性上強膜炎
	晩期梅毒性女性骨盤炎症性疾患	晩期梅毒性髄膜炎	晩期梅毒性聴神経炎
	晩期梅毒脊髄炎	晩期梅毒脳炎	晩期梅毒脳脊髄炎
	半身第1度熱傷	半身第2度熱傷	半身第3度熱傷
	鼻咽頭ジフテリア	腓骨骨髄炎	尾骨骨髄炎
	非性病性尿道炎	非定型肺炎	非特異骨髄炎
	非特異性腸間膜リンパ節炎	非特異性尿道炎	非特異性リンパ節炎
	皮膚ジフテリア	鼻部第1度熱傷	鼻部第2度熱傷
	鼻部第3度熱傷	びまん性脳損傷・頭蓋内に達する開放創合併あり	びまん性肺炎
	非淋菌性尿道炎	腹部第1度熱傷	腹部第2度熱傷
	腹部第3度熱傷	腹部熱傷	腹壁創し開
	腹壁縫合糸膿瘍	腹壁縫合不全	腐蝕
	ぶどう球菌性咽頭炎	ぶどう球菌性胸膜炎	ぶどう球菌性肺膿瘍
	ぶどう球菌性扁桃炎	ブロディー骨膿瘍	閉塞性肺炎
	扁桃ジフテリア	扁桃性アンギナ	縫合糸膿瘍
	膀胱尿道炎	縫合不全	縫合部膿瘍
	放射線性熱傷	母指球部第1度熱傷	母指球部第2度熱傷
	母指球部第3度熱傷	母指骨髄炎	母趾骨髄炎
	母指第1度熱傷	母指第2度熱傷	母指第3度熱傷
ま	母指熱傷	マイコプラズマ気管支炎	膜性咽頭炎
	慢性咽喉頭炎	慢性顎骨骨髄炎	慢性化膿性骨髄炎
	慢性化膿性穿孔性中耳炎	慢性化膿性中耳炎	慢性血行性骨髄炎
	慢性骨髄炎	慢性耳管鼓室化膿性中耳炎	慢性上鼓室乳突洞化膿性中耳炎
	慢性穿孔性中耳炎	慢性多発性骨髄炎	慢性中耳炎
	慢性中耳炎急性増悪	慢性中耳炎後遺症	慢性中耳炎術後再燃
	慢性尿道炎	慢性膿胸	慢性膿皮症
	慢性肺化膿症	慢性扁桃炎	慢性淋菌性尿道炎
	慢性リンパ管炎	慢性リンパ節炎	耳後部リンパ節炎
	耳後部リンパ腺炎	脈絡網膜熱傷	無症候性神経梅毒

や	無熱性肺炎	薬傷	腰椎骨髄炎
	腰部第1度熱傷	腰部第2度熱傷	腰部第3度熱傷
ら	腰部熱傷	良性慢性化膿性中耳炎	淋菌性咽頭炎
	淋菌性外陰炎	淋菌性外陰腟炎	淋菌性滑膜炎
	淋菌性関節炎	淋菌性亀頭炎	淋菌性結膜炎
	淋菌性腱滑膜炎	淋菌性虹彩毛様体炎	淋菌性口内炎
	淋菌性骨髄炎	淋菌性子宮頸管炎	淋菌性女性骨盤炎
	淋菌性心筋炎	淋菌性心内膜炎	淋菌性心膜炎
	淋菌性髄膜炎	淋菌性精巣炎	淋菌性精巣上体炎
	淋菌性前立腺炎	淋菌性腟炎	淋菌性尿道炎
	淋菌性尿道狭窄	淋菌性脳膿瘍	淋菌性肺炎
	淋菌性敗血症	淋菌性バルトリン腺膿瘍	淋菌性腹膜炎
	淋菌性膀胱炎	淋菌性卵管炎	連鎖球菌気管支炎
	連鎖球菌性アンギナ	連鎖球菌性咽頭炎	連鎖球菌性喉頭炎
	連鎖球菌性喉頭気管炎	連鎖球菌性扁桃炎	老人性肺炎
	肋骨骨髄炎	肋骨周囲炎	
△	BK ウイルス腎症	MRSA 骨髄炎	MRSA 膿胸
あ	MRSA 肺化膿症	RS ウイルス気管支炎	アーガイル・ロバートソン瞳孔
	アキレス腱筋腱移行部断裂	アキレス腱挫傷	アキレス腱挫創
	アキレス腱切創	アキレス腱断裂	アキレス腱部分断裂
	足異物	足開放創	足挫創
	足切創	亜脱臼	圧挫傷
	圧挫創	圧迫骨折	圧迫神経炎
	医原性気胸	犬咬創	陰茎開放創
	陰茎挫創	陰茎折症	陰茎裂創
	咽頭開放創	咽頭創傷	咽頭チフス
	陰のう開放創	陰のう裂創	陰部切創
	インフルエンザ菌性喉頭気管炎	ウイルス性気管支炎	ウイルス性扁桃炎
	会陰裂傷	エキノコックス性骨髄炎	エコーウイルス気管支炎
	横隔膜損傷	横骨折	汚染創
か	外陰開放創	外陰部挫創	外陰部切創
	外陰部裂傷	外耳開放創	外耳道創傷
	外耳部外傷性異物	外耳部外傷性腫脹	外耳部外傷性皮下異物
	外耳部割創	外耳部貫通創	外耳部咬創
	外耳部挫傷	外耳部挫創	外耳部擦過創
	外耳部刺創	外耳部切創	外耳部創傷
	外耳部打撲傷	外耳部虫刺傷	外耳部皮下血腫
	外耳部皮下出血	外傷後早期合併症	外傷性一過性麻痺
	外傷性異物	外傷性横隔膜ヘルニア	外傷性眼球ろう
	外傷性空気塞栓症	外傷性咬合	外傷性虹彩離断
	外傷性硬膜動静脈瘻	外傷性耳出血	外傷性脂肪塞栓症
	外傷性縦隔気腫	外傷性食道破裂	外傷性脊髄出血
	外傷性切断	外傷性動静脈瘻	外傷性動脈血腫
	外傷性動脈瘤	外傷性脳圧迫	外傷性脳圧迫・頭蓋内に達する開放創合併なし
	外傷性脳症	外傷性破裂	外傷性皮下気腫
	外傷性皮下血腫	外耳裂創	開放骨折
	開放性陥没骨折	開放性胸膜損傷	開放性脱臼
	開放性脱臼骨折	開放性粉砕骨折	開放創
	下咽頭創傷	下顎外傷性異物	下顎開放創
	下顎割創	下顎貫通創	下顎口唇挫創
	下顎咬創	下顎挫傷	下顎挫創
	下顎擦過創	下顎刺創	下顎切創
	下顎創傷	下顎打撲傷	下顎皮下血腫
	下顎部挫傷	下顎部打撲傷	下顎部皮膚欠損創
	下顎裂創	踵裂創	顎関節部開放創
	顎関節部割創	顎関節部貫通創	顎関節部咬創
	顎関節部挫傷	顎関節部挫創	顎関節部擦過創
	顎関節部刺創	顎関節部切創	顎関節部創傷
	顎関節部打撲傷	顎関節部皮下血腫	顎関節部裂創
	顎部挫傷	顎部打撲傷	角膜挫創

角膜切傷	角膜切創	角膜創傷
角膜破裂	角膜裂傷	下肢リンパ浮腫
下腿汚染創	下腿開放創	下腿挫創
下腿切創	下腿皮膚欠損創	下腿裂創
割創	カテーテル感染症	カテーテル敗血症
眼黄斑部裂孔	眼窩創傷	眼窩部挫創
眼窩裂傷	眼球結膜裂傷	眼球損傷
眼球破裂	眼球裂傷	眼瞼外傷性異物
眼瞼外傷性腫脹	眼瞼外傷性皮下異物	眼瞼開放創
眼瞼割創	眼瞼貫通創	眼瞼咬創
眼瞼挫創	眼瞼擦過創	眼瞼刺創
眼瞼切創	眼瞼創傷	眼瞼虫刺傷
眼瞼裂創	環指圧挫傷	環指挫傷
環指挫創	環指切創	環指剥皮創
環指皮膚欠損創	眼周囲部外傷性異物	眼周囲部外傷性腫脹
眼周囲部外傷性皮下異物	眼周囲部開放創	眼周囲部割創
眼周囲部貫通創	眼周囲部咬創	眼周囲部挫創
眼周囲部擦過創	眼周囲部刺創	眼周囲部切創
眼周囲部創傷	眼周囲部虫刺傷	眼周囲部裂創
関節血腫	関節骨折	関節挫傷
関節打撲	完全骨折	完全脱臼
貫通刺創	貫通銃創	貫通性挫滅創
貫通創	眼部外傷性異物	眼部外傷性腫脹
眼部外傷性皮下異物	眼部開放創	眼部割創
眼部貫通創	眼部咬創	眼部挫創
眼部擦過創	眼部刺創	眼部切創
眼部創傷	眼部虫刺傷	眼部裂創
陥没骨折	顔面汚染創	顔面外傷性異物
顔面開放創	顔面割創	顔面貫通創
顔面咬創	顔面挫傷	顔面挫創
顔面擦過創	顔面刺創	顔面切創
顔面創傷	顔面掻創	顔面多発開放創
顔面多発割創	顔面多発貫通創	顔面多発咬創
顔面多発挫傷	顔面多発挫創	顔面多発擦過創
顔面多発刺創	顔面多発切創	顔面多発創傷
顔面多発打撲傷	顔面多発虫刺傷	顔面多発皮下血腫
顔面多発皮下出血	顔面多発裂創	顔面打撲傷
顔面皮下血腫	顔面皮膚欠損創	顔面裂創
胸管損傷	胸腺損傷	頬粘膜咬傷
頬粘膜咬創	胸部汚染創	頬部外傷性異物
頬部開放創	頬部割創	頬部貫通創
頬部咬創	頬部挫傷	胸部挫創
頬部挫創	頬部擦過創	頬部刺創
胸部食道損傷	胸部切創	頬部切創
頬部創傷	頬部打撲傷	胸部皮下気腫
頬部皮下血腫	胸部皮膚欠損創	頬部皮膚欠損創
頬部裂創	胸壁開放創	胸壁刺創
強膜切創	強膜創傷	胸膜損傷・胸腔に達する開放創合併あり
強膜裂傷	胸膜裂創	棘刺創
魚咬創	亀裂骨折	筋損傷
筋断裂	筋肉内血腫	空気塞栓症
屈曲骨折	クラットン関節	頚管破裂
脛骨顆部割創	痙性梅毒性運動失調症	頚部開放創
頚部挫創	頚部食道開放創	頚部切創
頚部皮膚欠損創	結核性骨髄炎	結核性中耳炎
血管切断	血管損傷	血腫
結膜創傷	結膜裂傷	腱切創
腱損傷	腱断裂	腱部分断裂
腱裂傷	高エネルギー外傷	口蓋挫傷
口蓋切創	口蓋裂創	口角部挫創
口角部裂創	口腔外傷性異物	口腔外傷性腫脹
口腔開放創	口腔割創	口腔挫傷
口腔挫創	口腔擦過創	口腔刺創

口腔切創	口腔創傷	口腔打撲傷
口腔内血腫	口腔粘膜咬傷	口腔粘膜咬創
口腔裂創	後出血	口唇外傷性異物
口唇外傷性腫脹	口唇外傷性皮下異物	口唇開放創
口唇割創	口唇貫通創	口唇咬傷
口唇咬創	口唇挫傷	口唇挫創
口唇擦過創	口唇刺創	口唇切創
口唇創傷	口唇打撲傷	口唇虫刺傷
口唇皮下血腫	口唇皮下出血	口唇裂創
溝創	咬創	後頭部外傷
後頭部割創	後頭部挫傷	後頭部挫創
後頭部切創	後頭部打撲傷	後頭部裂創
広範性軸索損傷	広汎性神経損傷	後方脱臼
硬膜損傷	硬膜裂傷	肛門扁平コンジローマ
肛門裂創	コクサッキーウイルス気管支炎	骨折
骨盤部裂創	昆虫咬創	昆虫刺傷

さ

コントル・クー損傷	採皮創	挫傷
擦過創	擦過皮下血腫	挫滅傷
挫滅創	サルモネラ骨髄炎	耳介外傷性異物
耳介外傷性腫脹	耳介外傷性皮下異物	耳介開放創
耳介割創	耳介貫通創	耳介咬創
耳介挫傷	耳介挫創	耳介擦過創
耳介刺創	耳介切創	耳介創傷
耳介打撲傷	耳介虫刺傷	耳介皮下血腫
耳介皮下出血	趾開放創	耳介裂創
耳下腺部打撲	指間切創	趾間切創
子宮頚管裂傷	子宮頚部環状剥離	刺咬症
趾挫創	示指 MP 関節挫傷	示指 PIP 開放創
示指割創	示指挫傷	示指挫創
示指刺創	四肢静脈損傷	示指切創
四肢動脈損傷	示指皮膚欠損創	耳前部挫創
刺創	膝蓋部挫創	膝下部挫創
膝窩部銃創	膝関節部異物	膝関節部挫創
膝部異物	膝部開放創	膝部割創
膝部咬創	膝部挫創	膝部切創
膝部裂創	歯肉挫傷	歯肉切創
歯肉裂創	脂肪塞栓症	斜骨折
射創	尺骨近位端骨折	尺骨鉤状突起骨折
シャルコー関節	手圧挫傷	縦隔血腫
縦骨折	銃自殺未遂	銃創
重複骨折	手関節挫滅傷	手関節挫滅創
手関節掌側部挫創	手関節部挫創	手関節部切創
手関節部創傷	手関節部裂創	手指圧挫傷
手指汚染創	手指開放創	手指咬創
種子骨開放骨折	種子骨骨折	手指挫傷
手指挫創	手指挫滅傷	手指挫滅創
手指刺創	手指切創	手指打撲傷
手指剥皮創	手指皮下血腫	手指皮膚欠損創
手掌挫創	手掌刺創	手掌切創
手掌剥皮創	術後感染症	術後血腫
術後消化管出血性ショック	術後ショック	術後髄膜炎
術後敗血症	術後皮下気腫	手背部挫創
手背部切創	手部汚染創	上顎挫傷
上顎擦過創	上顎切創	上顎打撲傷
上顎皮下血腫	上顎部裂創	上口唇挫傷
踵骨部挫滅創	小指咬創	小指挫傷
小指挫創	小指切創	硝子体切断
小指皮膚欠損創	上肢リンパ浮腫	上唇小帯裂創
上腕汚染創	上腕貫通銃創	上腕挫創
上腕皮膚欠損創	上腕部開放創	食道損傷
処女膜裂傷	神経原性関節症	神経根ひきぬき損傷
神経障害性脊椎障害	神経切断	神経叢損傷
神経叢不全損傷	神経損傷	神経断裂

エ

進行性運動性運動失調症	進行麻痺	針刺創
靱帯ストレイン	靱帯損傷	靱帯断裂
靱帯捻挫	靱帯裂傷	心内異物
ストレイン	精巣開放創	精巣破裂
声門外傷	舌開放創	舌下顎挫創
舌咬傷	舌咬創	舌挫創
舌刺創	舌切創	切創
舌創傷	切断	舌裂創
前額部外傷性異物	前額部外傷性腫脹	前額部外傷性皮下異物
前額部開放創	前額部割創	前額部貫通創
前額部咬創	前額部挫創	前額部擦過創
前額部刺創	前額部切創	前額部創傷
前額部虫刺傷	前額部虫刺症	前額部裂創
前胸部挫創	前頭頂部挫創	仙骨部挫創
仙骨部皮膚欠損創	線状骨折	全身擦過創
穿通創	先天性乳び胸	先天梅毒性多発ニューロパチー
前頭部割創	前頭部挫傷	前頭部挫創
前頭部切創	前頭部打撲傷	前頭部皮膚欠損創
前方脱臼	前腕汚染創	前腕開放創
前腕咬創	前腕挫創	前腕刺創
前腕切創	前腕皮膚欠損創	前腕裂創
爪下異物	爪下挫滅傷	爪下挫滅創
桑実状臼歯	掻創	足関節内果部挫創
足関節部挫創	足底異物	足底部咬創
足底部刺創	足底部皮膚欠損創	側頭部割創
側頭部挫創	側頭部切創	側頭部打撲傷
側頭部皮下血腫	足背部挫創	足背部切創
足部汚染創	側腹部咬創	側腹部挫創
側腹壁開放創	足部皮膚欠損創	足部裂創
鼡径部開放創	鼡径部切創	損傷

た

第５趾皮膚欠損創	大腿咬創	大腿挫創
大腿部開放創	大腿部刺創	大腿部切創
大腿裂創	大転子部挫創	脱臼
脱臼骨折	多発性開放創	多発性咬創
多発性切創	多発性穿刺創	多発性裂創
打撲割創	打撲血腫	打撲挫創
打撲擦過創	打撲傷	打撲皮下血腫
単純脱臼	腟開放創	腟断端炎
腟断端出血	腟裂傷	肘関節骨折
肘関節挫創	肘関節脱臼骨折	肘関節部開放創
中指咬創	中指挫傷	中指挫創
中指刺創	中指切創	中指皮膚欠損創
中手骨関節部挫創	中枢神経系損傷	肘頭骨折
肘部挫創	肘部切創	肘部皮膚欠損創
手開放創	手咬創	手挫創
手刺創	手切創	転位性骨折
殿部異物	殿部開放創	殿部咬創
殿部刺創	殿部切創	殿部皮膚欠損創
殿部裂創	頭頂部挫傷	頭頂部挫創
頭頂部擦過創	頭頂部切創	頭頂部打撲傷
頭頂部裂創	頭皮外傷性腫脹	頭皮開放創
頭皮下血腫	頭皮剥離	頭皮表在損傷
頭部異物	頭部外傷性皮下異物	頭部外傷性皮下気腫
頭部開放創	頭部割創	頭部頚部挫傷
頭部頚部挫創	頭部頚部打撲傷	頭部血腫
頭部挫傷	頭部挫創	頭部擦過創
頭部刺創	頭部切創	頭部多発開放創
頭部多発割創	頭部多発咬創	頭部多発挫傷
頭部多発挫創	頭部多発擦過創	頭部多発刺創
頭部多発切創	頭部多発創傷	頭部多発打撲傷
頭部多発皮下血腫	頭部多発裂創	頭部打撲
頭部打撲血腫	頭部打撲傷	頭部虫刺傷
動物咬創	頭部皮下異物	頭部皮下血腫
頭部皮下出血	頭部皮膚欠損創	頭部裂創
動脈損傷	特発性関節脱臼	飛び降り自殺未遂

な

飛び込み自殺未遂	内視鏡検査中腸穿孔	軟口蓋血腫
軟口蓋挫創	軟口蓋創傷	軟口蓋破裂
肉離れ	二次性網膜変性症	乳腺内異物
乳頭潰瘍	乳房異物	ニューロパチー性関節炎
尿管切石術後感染症	尿道症候群	妊娠中の子宮頚管炎
妊婦梅毒	猫咬創	捻挫
脳挫傷	脳挫傷・頭蓋内に達する開放創合併なし	脳挫創
脳挫創・頭蓋内に達する開放創合併なし	脳損傷	脳対側損傷
脳直撃損傷	脳底部挫傷	脳底部挫傷・頭蓋内に達する開放創合併なし

は

脳裂傷	梅毒感染母体より出生した児	梅毒血清反応陽性
梅毒性鞍鼻	梅毒性痙性脊髄麻痺	梅毒性呼吸器障害
梅毒性視神経萎縮	梅毒性髄膜炎	梅毒性聴神経炎
梅毒性パーキンソン症候群	梅毒性白斑	梅毒性網脈絡膜炎
爆死自殺未遂	剥離骨折	ハッチンソン三主徴
ハッチンソン歯	パラインフルエンザウイルス気管支炎	破裂骨折
晩期先天神経梅毒	晩期先天梅毒性眼障害	晩期先天梅毒性多発ニューロパチー
晩期梅毒性球後視神経炎	晩期梅毒性視神経萎縮	晩期梅毒性多発ニューロパチー
晩期梅毒性白斑	皮下異物	皮下気腫
皮下血腫	鼻下擦過創	皮下静脈損傷
皮下損傷	非結核性抗酸菌性骨髄炎	鼻根部打撲挫創
鼻根部裂創	膝汚染創	膝皮膚欠損創
皮神経挫傷	鼻前庭部挫創	鼻尖部挫創
非熱傷性水疱	鼻部外傷性異物	鼻部外傷性腫脹
鼻部外傷性皮下異物	鼻部開放創	眉部割創
鼻部割創	鼻部貫通創	腓腹筋挫創
眉部血腫	皮膚欠損創	鼻部咬創
鼻部挫傷	鼻部挫創	鼻部擦過創
鼻部刺創	鼻部切創	鼻部創傷
皮膚損傷	鼻部打撲傷	鼻部虫刺傷
皮膚剥脱創	鼻部皮下血腫	鼻部皮下出血
鼻部皮膚欠損創	鼻部皮膚剥離創	鼻部裂創
びまん性脳損傷	びまん性脳損傷・頭蓋内に達する開放創合併なし	眉毛部割創
眉毛部裂創	表皮剥離	鼻翼部切創
鼻翼部裂創	複雑脱臼	伏針
副鼻腔開放創	腹部汚染創	腹部刺創
腹部皮膚欠損創	腹壁異物	腹壁開放創
不全骨折	ブラックアイ	粉砕骨折
分娩時会陰裂傷	分娩時軟産道損傷	閉鎖性外傷性脳圧迫
閉鎖性骨折	閉鎖性脱臼	閉鎖性脳挫創
閉鎖性脳底部挫傷	閉鎖性びまん性脳損傷	ベジェル
扁桃チフス	扁平コンジローマ	縫合不全出血
放射線性下顎骨骨髄炎	帽状腱膜下出血	包皮挫創
包皮切創	包皮裂創	母指咬創
母指挫傷	母指挫創	母趾挫創
母指示指間切創	母指刺創	母指切創
母指打撲挫創	母指打撲傷	母指皮膚欠損創

ま

母趾皮膚欠損創	母指末節部挫創	末梢血管外傷
末梢神経損傷	眉間部挫創	眉間部裂創
耳後部挫創	耳後部打撲傷	迷路梅毒
盲管銃創	網膜振盪	網脈絡膜裂傷

や

モンテジア骨折	腰部切創	腰部打撲挫創

ら

ライノウイルス気管支炎	らせん骨折	離開骨折
涙管損傷	涙管断裂	涙道損傷
轢過創	裂離	裂離骨折

若木骨折	ワッセルマン反応偽陽性	

用法用量

通常，成人にはエリスロマイシンとして１日 800～1,200mg（力価）を 4～6 回に分割経口投与する。

小児には１日体重 1kg あたり 25～50mg（力価）を 4～6 回に分割経口投与する。

なお，年齢，症状により適宜増減する。ただし，小児用量は成人量を上限とする。

用法用量に関連する使用上の注意　本剤の使用にあたっては，耐性菌の発現等を防ぐため，原則として感受性を確認し，疾病の治療上必要な最小限の期間の投与にとどめること。

禁忌

(1)本剤の成分に対し過敏症の既往歴のある患者

(2)エルゴタミン含有製剤，ピモジドを投与中の患者

併用禁忌

薬剤名等	臨床症状・措置方法	機序・危険因子
エルゴタミン（エルゴタミン酒石酸塩，ジヒドロエルゴタミンメシル酸塩）含有製剤［クリアミン ジヒデルゴット等］	これらの薬剤の血中濃度が上昇し，四肢の虚血，血管攣縮等が報告されている。	本剤は CYP3A と結合し，複合体を形成するため，これらの薬剤の代謝を抑制することがある。
ピモジド［オーラップ］	類薬クラリスロマイシンとの併用により，ピモジドの血中濃度が上昇し，QT 延長，心室性不整脈（Torsades de pointes を含む）等が報告されている。	

エリスロシン錠100mg　規格：100mg1錠［8.5円/錠］
エリスロシン錠200mg　規格：200mg1錠［14.7円/錠］
エリスロマイシンステアリン酸塩　アボット　614

【効 能 効 果】

〈適応菌種〉エリスロマイシンに感性のブドウ球菌属，レンサ球菌属，肺炎球菌，淋菌，髄膜炎菌，ジフテリア菌，軟性下疳菌，百日咳菌，破傷風菌，梅毒トレポネーマ，トラコーマクラミジア（クラミジア・トラコマティス），マイコプラズマ属

〈適応症〉表在性皮膚感染症，深在性皮膚感染症，リンパ管・リンパ節炎，乳腺炎，骨髄炎，扁桃炎，肺炎，肺膿瘍，膿胸，腎盂腎炎，尿道炎，淋菌感染症，軟性下疳，梅毒，子宮内感染，中耳炎，歯冠周囲炎，猩紅熱，ジフテリア，百日咳，破傷風

【対応標準病名】

◎	骨髄炎	歯冠周囲炎	子宮内感染症
	ジフテリア	猩紅熱	腎盂腎炎
	中耳炎	軟性下疳	乳腺炎
	尿道炎	膿胸	肺炎
	梅毒	肺膿瘍	破傷風
	皮膚感染症	百日咳	扁桃炎
	リンパ管炎	リンパ節炎	淋病
○ あ	アーガイル・ロバートソン瞳孔	亜急性骨髄炎	亜急性リンパ管炎
	異型猩紅熱	咽頭ジフテリア	壊死性肺炎
か	外傷性穿孔性中耳炎	外傷性中耳炎	開放性大腿骨骨髄炎
	潰瘍性歯肉炎	下顎骨骨髄炎	顎骨骨髄炎
	下腿骨骨髄炎	下腿骨慢性骨髄炎	下腿複雑骨折後骨髄炎
	滑膜梅毒	化膿性骨髄炎	化膿性歯周炎
	化膿性歯肉炎	化膿性中耳炎	化膿性乳腺炎
	化膿性リンパ節炎	眼窩骨髄炎	眼瞼梅毒
	環指骨髄炎	肝梅毒	眼梅毒
	気管支肺炎	気管支瘻膿胸	気腫性腎盂腎炎
	偽猩紅熱	偽膜性扁桃炎	急性アデノイド咽頭炎
	急性アデノイド扁桃炎	急性壊疽性扁桃炎	急性潰瘍性扁桃炎
	急性顎骨骨髄炎	急性化膿性脛骨骨髄炎	急性化膿性骨髄炎
	急性化膿性歯根膜炎	急性化膿性中耳炎	急性化膿性扁桃炎
	急性脛骨骨髄炎	急性血行性骨髄炎	急性骨髄炎
	急性歯冠周囲炎	急性歯周炎	急性歯肉炎
	急性腺窩性扁桃炎	急性単純性根尖性歯周炎	急性中耳炎
	急性乳腺炎	急性尿道炎	急性肺炎
	急性扁桃炎	急性淋菌性尿道炎	急速進行性歯周炎
	胸骨骨髄炎	胸椎骨髄炎	胸膜肺炎
	胸膜瘻	距骨骨髄炎	筋梅毒
	クラットン関節	グラデニーゴ症候群	クラミジア肺炎
	脛骨骨髄炎	脛骨骨膜炎	脛骨乳児骨髄炎
	脛骨慢性化膿性骨髄炎	脛骨慢性骨髄炎	頚椎骨髄炎
	頚部膿疱	頚部リンパ節炎	結核性中耳炎
	血行性脛骨骨髄炎	血行性骨髄炎	血行性大腿骨骨髄炎
	嫌気性骨髄炎	限局型若年性歯周炎	限局性膿胸
	肩甲骨周囲炎	顕性神経梅毒	硬化性骨髄炎
	後期潜伏性梅毒	口腔梅毒	紅色陰癬
	口唇梅毒	硬性下疳	後天梅毒
	喉頭ジフテリア	喉頭梅毒	広汎型若年性歯周炎
	肛門淋菌感染	骨炎	骨顆炎
	骨幹炎	骨周囲炎	骨髄炎後遺症
	骨髄肉芽腫	骨梅毒	骨盤化膿性骨髄炎
	骨膜炎	骨膜下膿瘍	骨膜骨髄炎
	骨膜のう炎	ゴム腫	根側歯周膿瘍
さ	細菌性骨髄炎	臍周囲炎	再発性中耳炎
	再発性尿道炎	再発第２期梅毒	坐骨骨炎
	歯冠周囲膿瘍	指骨炎	趾骨炎
	指骨髄炎	趾骨髄炎	歯根膜下膿瘍
	歯周炎	歯周膿瘍	思春期性歯肉炎
	膝蓋骨化膿性骨髄炎	膝蓋骨骨髄炎	歯肉炎
	歯肉膿瘍	ジフテリア性結膜炎	ジフテリア性心筋炎
	ジフテリア性多発ニューロパチー	ジフテリア腹膜炎	若年性歯周炎
	尺骨遠位部骨髄炎	シャルコー関節	縦隔膿瘍
	習慣性アンギナ	習慣性扁桃炎	種子骨炎
	出血性中耳炎	術後骨髄炎	術後腎盂腎炎
	術後性中耳炎	術後性慢性中耳炎	上顎骨骨髄炎
	上行性腎盂腎炎	猩紅熱性心筋炎	猩紅熱性中耳炎
	上鼓室化膿症	踵骨炎	踵骨骨髄炎
	小児肺炎	小膿疱性皮膚炎	上腕骨骨髄炎
	初期硬結	神経梅毒	神経梅毒髄膜炎
	心血管梅毒	進行麻痺	新生児上顎骨骨髄炎
	新生児中耳炎	新生児膿漏眼	新生児梅毒
	腎梅毒	水疱性中耳炎	性器下疳
	脊髄ろう	脊髄ろう性関節炎	脊椎骨髄炎
	舌扁桃炎	遷延梅毒	腺窩性アンギナ
	穿孔性中耳炎	前思春期性歯周炎	先天梅毒
	先天梅毒髄膜炎	先天梅毒脊髄炎	先天梅毒脳炎
	先天梅毒脳脊髄炎	全膿胸	潜伏性早期先天梅毒
	潜伏性早期梅毒	潜伏性晩期先天梅毒	潜伏梅毒
	前腕骨骨髄炎	早期顕性先天梅毒	早期先天内臓梅毒
	早期先天梅毒性咽頭炎	早期先天梅毒性喉頭炎	早期先天梅毒性肺炎
	早期先天梅毒性鼻炎	早期先天梅毒性網脈絡膜炎	早期先天皮膚粘膜梅毒
	早期先天皮膚梅毒	早期梅毒	早期梅毒性眼症
	早期発症型歯周炎	桑実状臼歯	増殖性化膿性口内炎
	増殖性骨膜炎	増殖性歯肉炎	足部骨髄炎
た	第１期肛門梅毒	第１期性器梅毒	第２期梅毒髄膜炎
	第２期梅毒性眼障害	第２期梅毒性筋炎	第２期梅毒性虹彩毛様体炎
	第２期梅毒性骨膜炎	第２期梅毒性女性骨盤炎症性疾患	第２期梅毒性リンパ節症
	大腿骨骨髄炎	大腿骨膿瘍	大腿骨膜炎
	大腿骨慢性化膿性骨髄炎	大腿骨慢性骨髄炎	大葉性肺炎
	多発性膿疱症	単純性歯周炎	単純性歯肉炎
	単純性中耳炎	恥骨骨炎	恥骨骨膜炎

智歯周囲炎	遅発性梅毒	肘関節慢性骨髄炎
中耳炎性顔面神経麻痺	中手骨膿瘍	腸間膜リンパ節炎
腸骨骨髄炎	直腸淋菌感染	沈下性肺炎
陳旧性中耳炎	点状角膜炎	頭蓋骨骨髄炎
橈骨骨髄炎	特殊性歯周炎	内耳梅毒
難治性歯周炎	乳児肺炎	乳腺膿瘍
乳腺瘻孔	乳頭周囲炎	乳頭びらん
乳房炎症性疾患	乳房潰瘍	乳房膿瘍
乳房よう	乳輪下膿瘍	ニューロパチー性関節炎
尿細管間質性腎炎	尿道口炎	尿道周囲炎
妊娠中の子宮内感染	妊娠中の性器感染症	脳脊髄梅毒
脳梅毒	膿皮症	膿疱
肺壊疽	肺炎合併肺膿瘍	肺化膿症
敗血症性骨髄炎	敗血症性肺炎	敗血症性皮膚炎
梅毒腫	梅毒性角結膜炎	梅毒性角膜炎
梅毒性滑液包炎	梅毒性乾癬	梅毒性気管炎
梅毒性筋炎	梅毒性喉頭気管炎	梅毒性ゴム腫
梅毒性心筋炎	梅毒性心内膜炎	梅毒性心弁膜炎
梅毒性心膜炎	梅毒性脊髄性動脈炎	梅毒性脊椎炎
梅毒性舌潰瘍	梅毒性大動脈炎	梅毒性脱毛症
梅毒性聴神経炎	梅毒性動脈炎	梅毒性動脈内膜炎
梅毒性粘膜疹	梅毒性脳動脈炎	梅毒性ばら疹
梅毒性腹膜炎	肺梅毒	剥離性歯肉炎
ハッチンソン三主徴	ハッチンソン歯	晩期先天神経梅毒
晩期先天性心血管梅毒	晩期先天梅毒	晩期先天梅毒性間質性角膜炎
晩期先天梅毒性髄膜炎	晩期先天梅毒性脳炎	晩期梅毒
晩期梅毒性滑液包炎	晩期梅毒性球後視神経炎	晩期梅毒性上強膜炎
晩期梅毒性女性骨盤炎症性疾患	晩期梅毒性髄膜炎	晩期梅毒性聴神経炎
晩期梅毒脊髄炎	晩期梅毒脳炎	晩期梅毒脳脊髄炎
鼻咽頭ジフテリア	腓骨骨髄炎	尾骨骨髄炎
非性病性尿道炎	肥大性歯肉炎	非定型肺炎
非特異骨髄炎	非特異性腸間膜リンパ節炎	非特異性尿道炎
非特異性リンパ節炎	皮膚ジフテリア	びまん性肺炎
びらん性歯肉炎	非淋菌性尿道炎	複雑性歯周炎
複雑性歯肉炎	ぶどう球菌性胸膜炎	ぶどう球菌性肺膿瘍
ぶどう球菌性扁桃炎	ブロディー骨膿瘍	閉塞性肺炎
辺縁性化膿性歯根膜炎	辺縁性歯周組織炎	扁桃ジフテリア
扁桃性アンギナ	膀胱尿道炎	萌出性歯肉炎
母指骨髄炎	母趾骨髄炎	慢性顎骨骨髄炎
慢性化膿性骨髄炎	慢性化膿性穿孔性中耳炎	慢性化膿性中耳炎
慢性血行性骨髄炎	慢性骨髄炎	慢性耳管鼓室化膿性中耳炎
慢性歯冠周囲炎	慢性歯周炎	慢性歯周膿瘍
慢性歯肉炎	慢性上鼓室乳突洞化膿性中耳炎	慢性穿孔性中耳炎
慢性多発性骨髄炎	慢性中耳炎	慢性中耳炎急性増悪
慢性中耳炎後遺症	慢性中耳炎術後再燃	慢性尿道炎
慢性膿胸	慢性膿皮症	慢性肺化膿症
慢性辺縁性歯周炎急性発作	慢性辺縁性歯周炎軽度	慢性辺縁性歯周炎重度
慢性辺縁性歯周炎中等度	慢性扁桃炎	慢性淋菌性尿道炎
慢性リンパ管炎	慢性リンパ節炎	耳後部リンパ節炎
耳後部リンパ腺炎	無症候性神経梅毒	無熱性肺炎
迷路梅毒	腰椎骨髄炎	良性慢性化膿性中耳炎
淋菌性咽頭炎	淋菌性外陰炎	淋菌性外陰腟炎
淋菌性滑膜炎	淋菌性関節炎	淋菌性亀頭炎
淋菌性結膜炎	淋菌性腱滑膜炎	淋菌性虹彩毛様体炎
淋菌性口内炎	淋菌性骨髄炎	淋菌性子宮頸管炎
淋菌性女性骨盤炎	淋菌性心筋炎	淋菌性心内膜炎
淋菌性心膜炎	淋菌性髄膜炎	淋菌性精巣炎
淋菌性精巣上体炎	淋菌性前立腺炎	淋菌性腟炎
淋菌性尿道炎	淋菌性尿道狭窄	淋菌性脳膿瘍
淋菌性肺炎	淋菌性敗血症	淋菌性バルトリン腺膿瘍
淋菌性腹膜炎	淋菌性膀胱炎	淋菌性卵管炎
連鎖球菌性扁桃炎	老人性肺炎	肋骨骨髄炎
肋骨周囲炎		

△

BK ウイルス腎症	MRSA 骨髄炎	MRSA 膿胸
MRSA 肺化膿症	ウイルス性扁桃炎	エキノコックス性骨髄炎
開口障害	牙関緊急	下肢リンパ浮腫
気管支食道瘻	気管食道瘻	急性化膿性根尖性歯周炎
痙性梅毒性運動失調症	肛門扁平コンジローマ	鼓室内水腫
サルモネラ骨髄炎	歯周症	若年性進行麻痺
若年性脊髄ろう	上肢リンパ浮腫	食道気管支瘻
食道気管瘻	神経原性関節症	神経障害性脊椎障害
進行性運動性運動失調症	先天性乳び胸	先天梅毒性多発ニューロパチー
早期先天梅毒性眼障害	早期先天梅毒性骨軟骨障害	中隔部肉芽形成
二次性網膜変性症	乳頭潰瘍	尿道症候群
妊娠中の子宮頸管炎	妊婦梅毒	肺穿孔
梅毒感染母体より出生した児	梅毒血清反応陽性	梅毒性鞍鼻
梅毒性痙性脊髄麻痺	梅毒性呼吸器障害	梅毒性視神経萎縮
梅毒性髄膜炎	梅毒性大動脈弁閉鎖不全症	梅毒性大動脈瘤
梅毒性パーキンソン症候群	梅毒性肺動脈弁逆流症	梅毒性白斑
梅毒性網脈絡膜炎	肺瘻	晩期先天梅毒性眼障害
晩期先天梅毒性関節障害	晩期先天梅毒性骨軟骨障害	晩期先天梅毒性多発ニューロパチー
晩期梅毒性視神経萎縮	晩期梅毒性多発ニューロパチー	晩期梅毒性白斑
非結核性抗酸菌性骨髄炎	フェニトイン歯肉増殖症	ベジェル
扁桃チフス	扁平コンジローマ	放射線性下顎骨骨髄炎
慢性萎縮性老人性歯肉炎	慢性化膿性根尖性歯周炎	

用法用量　通常，成人にはエリスロマイシンとして1日800〜1,200mg(力価)を4〜6回に分割経口投与する。
小児には1日体重1kgあたり25〜50mg(力価)を4〜6回に分割経口投与する。
なお，年齢，症状により適宜増減する。ただし，小児用量は成人量を上限とする。

用法用量に関連する使用上の注意　本剤の使用にあたっては，耐性菌の発現等を防ぐため，原則として感受性を確認し，疾病の治療上必要な最小限の期間の投与にとどめること。

禁忌
(1)本剤の成分に対し過敏症の既往歴のある患者
(2)エルゴタミン含有製剤，ピモジドを投与中の患者

併用禁忌

薬剤名等	臨床症状・措置方法	機序・危険因子
エルゴタミン(エルゴタミン酒石酸塩，ジヒドロエルゴタミンメシル酸塩)含有製剤 [クリアミン ジヒデルゴット等]	これらの薬剤の血中濃度が上昇し，四肢の虚血，血管攣縮等が報告されている。	本剤はCYP3Aと結合し，複合体を形成するため，これらの薬剤の代謝を抑制することがある。
ピモジド [オーラップ]	類薬クラリスロマイシンとの併用により，ピモジドの血中濃度が上昇し，QT延長，心室性不整脈(Torsades de pointesを含む)等が報告されている。	

エリスロマイシン錠200mg「サワイ」

規格：200mg1錠[8.6円/錠]

エリスロマイシン　沢井 614

【効能効果】

〈適応菌種〉本剤に感性のブドウ球菌属，レンサ球菌属，肺炎球菌，淋菌，髄膜炎菌，ジフテリア菌，赤痢菌，軟性下疳菌，百日咳菌，破傷風菌，ガス壊疽菌群，梅毒トレポネーマ，トラコーマクラミジア(クラミジア・トラコマティス)，マイコプラズマ属，赤痢アメーバ

〈適応症〉表在性皮膚感染症，深在性皮膚感染症，リンパ管・リンパ節炎，慢性膿皮症，外傷・熱傷及び手術創等の二次感染，乳腺炎，骨髄炎，咽頭・喉頭炎，扁桃炎(扁桃周囲炎を含む)，急性気管支炎，肺炎，肺膿瘍，膿胸，慢性呼吸器病変の二次感染，膀胱炎，腎盂腎炎，尿道炎，淋菌感染症，軟性下疳，梅毒，性病性(鼠径)リンパ肉芽腫，感染性腸炎，子宮内感染，子宮付属器炎，涙嚢炎，麦粒腫，外耳炎，中耳炎，副鼻腔炎，歯冠周囲炎，猩紅熱，ジフテリア，百日咳，破傷風，ガス壊疽，アメーバ赤痢

【対応標準病名】

◎	アメーバ赤痢	咽頭炎	咽頭喉頭炎
	外耳炎	外傷	ガス壊疽
	感染性腸炎	急性気管支炎	喉頭炎
	骨髄炎	挫創	歯冠周囲炎
	子宮内感染症	子宮付属器炎	ジフテリア
	術後創部感染	猩紅熱	腎盂腎炎
	性病性リンパ肉芽腫	創傷	創傷感染症
	鼡径リンパ肉芽腫症	中耳炎	軟性下疳
	乳腺炎	尿道炎	熱傷
	膿胸	肺炎	梅毒
	肺膿瘍	麦粒腫	破傷風
	皮膚感染症	百日咳	副鼻腔炎
	扁桃炎	扁桃周囲炎	膀胱炎
	慢性膿皮症	リンパ管炎	リンパ節炎
	淋病	涙のう炎	裂傷
	裂創		
○	MRSA 膀胱炎	RS ウイルス気管支炎	S 状結腸炎
あ	アーガイル・ロバートソン瞳孔	亜急性気管支炎	亜急性骨髄炎
	亜急性リンパ管炎	亜急性涙のう炎	悪性外耳炎
	足開放創	足挫創	足切創
	足第1度熱傷	足第2度熱傷	足第3度熱傷
	足熱傷	圧挫傷	圧挫創
	アルカリ腐蝕	アレルギー性外耳道炎	アレルギー性副鼻腔炎
	アレルギー性膀胱炎	アンギナ	異型猩紅熱
	胃腸炎	胃腸管熱傷	犬咬創
	胃熱傷	陰茎開放創	陰茎挫創
	陰茎折症	陰茎第1度熱傷	陰茎第2度熱傷
	陰茎第3度熱傷	陰茎熱傷	陰茎裂創
	咽頭気管炎	咽頭ジフテリア	咽頭チフス
	咽頭痛	咽頭熱傷	咽頭扁桃炎
	陰のう開放創	陰のう第1度熱傷	陰のう第2度熱傷
	陰のう第3度熱傷	陰のう熱傷	陰のう裂創
	陰部切創	インフルエンザ菌気管支炎	インフルエンザ菌喉頭炎
	インフルエンザ菌性咽頭炎	インフルエンザ菌性喉頭気管炎	ウイルス性気管支炎
	会陰第1度熱傷	会陰第2度熱傷	会陰第3度熱傷
	会陰熱傷	会陰部化膿創	会陰裂傷
	腋窩第1度熱傷	腋窩第2度熱傷	腋窩第3度熱傷
	腋窩熱傷	エコーウイルス気管支炎	壊死性外耳炎
	壊死性肺炎	壊疽性咽頭炎	壊疽性扁桃周囲炎
	炎症性腸疾患	汚染擦過創	汚染創
か	外陰開放創	外陰第1度熱傷	外陰第2度熱傷
	外陰第3度熱傷	外陰熱傷	外陰部挫創
	外陰部切創	外陰部裂傷	外耳開放創
	外耳湿疹	外耳道真珠腫	外耳道創傷
	外耳道痛	外耳道肉芽腫	外耳道膿瘍
	外耳道閉塞性角化症	外耳道蜂巣炎	外耳部外傷性異物
	外耳部外傷性皮下異物	外耳部割創	外耳部貫通創
	外耳部咬創	外耳部挫傷	外耳部挫創
	外耳部擦過創	外耳部刺創	外耳部切創
	外耳部創傷	外耳部虫刺傷	外傷性眼球ろう
	外傷性切断	外傷性穿孔性中耳炎	外傷性中耳炎
	外傷性乳び胸	外傷性脳圧迫・頭蓋内に達する開放創合併あり	外傷性破裂
	外傷性皮下血腫	外耳裂創	回腸炎
	外麦粒腫	開放骨折	開放性陥没骨折
	開放性胸膜損傷	開放性大腿骨骨髄炎	開放性脱臼骨折
	開放性脳損傷髄膜炎	開放性粉砕骨折	開放創
	潰瘍性咽頭炎	潰瘍性歯肉炎	潰瘍性膀胱炎
	下咽頭炎	下咽頭熱傷	化学外傷
	下顎外傷性異物	下顎開放創	下顎割創
	下顎貫通創	下顎口唇挫創	下顎咬創
	下顎骨骨髄炎	下顎挫傷	下顎挫創
	下顎擦過創	下顎刺創	化学性急性外耳炎
	下顎切創	下顎創傷	下顎熱傷
	下顎部挫傷	下顎部第1度熱傷	下顎部第2度熱傷
	下顎部第3度熱傷	下顎部皮膚欠損創	下顎裂創
	踵裂創	下眼瞼蜂巣炎	顎関節部開放創
	顎関節部割創	顎関節部貫通創	顎関節部咬創
	顎関節部挫傷	顎関節部挫創	顎関節部擦過創
	顎関節部刺創	顎関節部切創	顎関節部創傷
	顎関節部裂創	角結膜腐蝕	顎骨骨髄炎
	顎部挫傷	角膜アルカリ化学熱傷	角膜酸化学熱傷
	角膜酸性熱傷	角膜熱傷	下肢第1度熱傷
	下肢第2度熱傷	下肢第3度熱傷	下肢熱傷
	下腿汚染創	下腿開放創	下腿骨骨髄炎
	下腿骨慢性骨髄炎	下腿挫創	下腿切創
	下腿足部熱傷	下腿熱傷	下腿皮膚欠損創
	下腿複雑骨折後骨髄炎	下腿部第1度熱傷	下腿部第2度熱傷
	下腿部第3度熱傷	下腿裂創	カタル性胃腸炎
	カタル性咽頭炎	割創	滑膜梅毒
	カテーテル感染症	化膿性喉頭炎	化膿性骨髄炎
	化膿性歯周炎	化膿性歯肉炎	化膿性中耳炎
	化膿性乳腺炎	化膿性副鼻腔炎	化膿性扁桃周囲炎
	化膿性リンパ節炎	下半身第1度熱傷	下半身第2度熱傷
	下半身第3度熱傷	下半身熱傷	下腹部第1度熱傷
	下腹部第2度熱傷	下腹部第3度熱傷	眼化学熱傷
	眼窩骨髄炎	眼窩創傷	眼球損傷
	眼球熱傷	眼瞼外傷性異物	眼瞼外傷性皮下異物
	眼瞼開放創	眼瞼化学熱傷	眼瞼割創
	眼瞼貫通創	眼瞼咬創	眼瞼挫創
	眼瞼擦過創	眼瞼刺創	眼瞼切創
	眼瞼創傷	眼瞼第1度熱傷	眼瞼第2度熱傷
	眼瞼第3度熱傷	眼瞼虫刺傷	眼瞼熱傷
	眼瞼梅毒	眼瞼蜂巣炎	眼瞼裂創
	環指圧挫傷	環指骨髄炎	環指挫傷
	環指挫創	環指切創	間質性膀胱炎
	環指剥皮創	環指皮膚欠損創	眼周囲化学熱傷
	眼周囲第1度熱傷	眼周囲第2度熱傷	眼周囲第3度熱傷
	眼周囲部外傷性皮下異物	眼周囲部開放創	眼周囲部割創
	眼周囲部貫通創	眼周囲部咬創	眼周囲部挫創
	眼周囲部擦過創	眼周囲部刺創	眼周囲部切創
	眼周囲部創傷	眼周囲部虫刺傷	眼周囲部裂創
	関節血腫	関節挫傷	感染性胃腸炎
	感染性咽頭炎	感染性外耳炎	感染性下痢症

感染性喉頭気管炎	感染性大腸炎	貫通刺創
貫通銃創	貫通性挫滅創	貫通創
眼熱傷	肝梅毒	眼梅毒
眼部外傷性皮下異物	眼部開放創	眼部擦過創
眼部切創	眼部虫刺傷	感冒性胃腸炎
感冒性大腸炎	感冒性腸炎	顔面汚染創
顔面開放創	顔面割創	顔面貫通創
顔面咬創	顔面挫傷	顔面挫創
顔面擦過創	顔面刺創	顔面切創
顔面創傷	顔面掻創	顔面損傷
顔面第1度熱傷	顔面第2度熱傷	顔面第3度熱傷
顔面多発開放創	顔面多発割創	顔面多発貫通創
顔面多発咬創	顔面多発挫傷	顔面多発挫創
顔面多発擦過創	顔面多発刺創	顔面多発切創
顔面多発創傷	顔面多発虫刺傷	顔面多発裂創
顔面熱傷	顔面皮膚欠損創	顔面裂創
乾酪性副鼻腔炎	気管支肺炎	気管支瘻膿胸
気管熱傷	気腫性腎盂腎炎	偽猩紅熱
気道熱傷	偽膜性咽頭炎	偽膜性気管支炎
偽膜性喉頭炎	偽膜性扁桃炎	急性アデノイド咽頭炎
急性アデノイド扁桃炎	急性アメーバ症	急性アメーバ赤痢
急性胃腸炎	急性咽頭炎	急性咽頭喉頭炎
急性咽頭扁桃炎	急性壊疽性喉頭炎	急性壊疽性扁桃炎
急性外耳炎	急性潰瘍性喉頭炎	急性潰瘍性扁桃炎
急性顎骨骨髄炎	急性化膿性咽頭炎	急性化膿性外耳炎
急性化膿性脛骨骨髄炎	急性化膿性骨髄炎	急性化膿性歯根膜炎
急性化膿性中耳炎	急性化膿性扁桃炎	急性気管気管支炎
急性脛骨骨髄炎	急性血行性骨髄炎	急性光線性外耳炎
急性喉頭炎	急性喉頭気管炎	急性喉頭気管気管支炎
急性骨髄炎	急性歯冠周囲炎	急性歯周炎
急性湿疹性外耳炎	急性歯肉炎	急性出血性膀胱炎
急性声帯炎	急性声門下喉頭炎	急性接触性外耳炎
急性腺窩性扁桃炎	急性大腸炎	急性単純性根尖性歯周炎
急性単純性膀胱炎	急性中耳炎	急性腸炎
急性乳腺炎	急性尿道炎	急性肺炎
急性反応性外耳炎	急性汎発性発疹性膿疱症	急性反復性気管支炎
急性浮腫性喉頭炎	急性付属器炎	急性扁桃炎
急性膀胱炎	急性卵管炎	急性卵巣炎
急性淋菌性尿道炎	急性涙のう炎	急速進行性歯周炎
胸腔熱傷	胸骨骨髄炎	胸椎骨髄炎
頬粘膜咬傷	頬粘膜咬創	胸部汚染創
胸部外傷	頬部外傷性異物	頬部開放創
頬部割創	頬部貫通創	頬部咬創
頬部挫傷	胸部挫創	頬部挫創
頬部擦過創	頬部刺創	胸部上腕熱傷
胸部切創	頬部切創	頬部創傷
胸部損傷	胸部第1度熱傷	頬部第1度熱傷
胸部第2度熱傷	頬部第2度熱傷	胸部第3度熱傷
頬部第3度熱傷	胸部熱傷	胸部皮膚欠損創
頬部皮膚欠損創	頬部裂創	胸壁開放創
胸壁刺創	胸膜損傷・胸腔に達する開放創合併あり	胸膜肺炎
胸膜裂創	胸膜瘻	棘刺創
魚咬創	距骨骨髄炎	筋梅毒
躯幹薬傷	クラットン関節	グラデニーゴ症候群
クラミジア性リンパ肉芽腫	クラミジア肺炎	クループ性気管支炎
頚管破裂	脛骨顆部割創	脛骨骨髄炎
脛骨骨膜炎	脛骨乳児骨髄炎	脛骨慢性化膿性骨髄炎
脛骨慢性骨髄炎	頚椎骨髄炎	頚部開放創
頚部挫創	頚部切創	頚部第1度熱傷
頚部第2度熱傷	頚部第3度熱傷	頚部熱傷
頚部膿疱	頚部皮膚欠損創	頚部リンパ節炎
結核性中耳炎	血行性脛骨骨髄炎	血行性骨髄炎

血行性大腿骨骨髄炎	結膜熱傷	結膜のうアルカリ化学熱傷
結膜のう酸化学熱傷	結膜腐蝕	下痢症
嫌気性骨髄炎	限局型若年性歯周炎	限局性外耳道炎
限局性膿胸	肩甲間部第1度熱傷	肩甲間部第2度熱傷
肩甲間部第3度熱傷	肩甲間部熱傷	肩甲骨周囲炎
肩甲部第1度熱傷	肩甲部第2度熱傷	肩甲部第3度熱傷
肩甲部熱傷	顕性神経梅毒	肩部第1度熱傷
肩部第2度熱傷	肩部第3度熱傷	高エネルギー外傷
口蓋挫傷	硬化性骨髄炎	後期潜伏性梅毒
口腔外傷性異物	口腔挫傷	口腔擦過創
口腔上顎洞瘻	口腔切創	口腔第1度熱傷
口腔第2度熱傷	口腔第3度熱傷	口腔内血腫
口腔熱傷	口腔粘膜咬傷	口腔梅毒
紅色陰癬	口唇外傷性異物	口唇外傷性皮下異物
口唇開放創	口唇割創	口唇貫通創
口唇咬傷	口唇咬創	口唇挫傷
口唇挫創	口唇擦過創	口唇刺創
口唇切創	口唇創傷	口唇第1度熱傷
口唇第2度熱傷	口唇第3度熱傷	口唇虫刺傷
口唇熱傷	口唇梅毒	口唇裂創
硬性下疳	溝創	咬創
後天梅毒	喉頭外傷	喉頭ジフテリア
喉頭周囲炎	喉頭損傷	喉頭熱傷
喉頭梅毒	後頭部割創	後頭部挫傷
後頭部挫創	後頭部切創	後頭部裂創
広汎型若年性歯周炎	肛門第1度熱傷	肛門第2度熱傷
肛門第3度熱傷	肛門熱傷	肛門淋菌感染
肛門裂創	鼓室内水腫	骨炎
骨顆炎	骨幹炎	骨周囲炎
骨髄炎後遺症	骨髄肉芽腫	骨梅毒
骨盤化膿性骨髄炎	骨盤部裂創	骨膜炎
骨膜下膿瘍	骨膜骨髄炎	骨膜のう炎
ゴム腫	根側歯周膿瘍	昆虫咬創

さ

昆虫刺傷	根分岐部病変	細菌性骨髄炎
細菌性膀胱炎	臍周囲炎	再発性中耳炎
再発性尿道炎	再発第2期梅毒	採皮創
坐骨骨炎	挫傷	擦過創
擦過皮下血腫	挫滅傷	挫滅創
酸腐蝕	耳介外傷性異物	耳介外傷性皮下異物
耳介開放創	耳介割創	耳介貫通創
耳介咬創	耳介挫傷	耳介挫創
耳介擦過創	耳介刺創	耳介周囲湿疹
耳介切創	耳介創傷	耳介虫刺傷
耳介部第1度熱傷	耳介部第2度熱傷	耳介部第3度熱傷
耳介部皮膚炎	趾開放創	耳介蜂巣炎
耳介裂創	趾化膿創	歯冠周囲膿瘍
指間切創	趾間切創	子宮頚管裂傷
子宮頚部環状剥離	子宮熱傷	刺咬症
指骨炎	趾骨炎	指骨髄炎
趾骨髄炎	篩骨洞炎	歯根膜下膿瘍
趾挫創	示指MP関節挫傷	示指PIP開放創
示指割創	示指化膿創	四肢挫傷
示指挫傷	示指挫創	示指刺創
示指切創	四肢第1度熱傷	四肢第2度熱傷
四肢第3度熱傷	四肢熱傷	示指皮膚欠損創
歯周炎	歯周膿瘍	思春期性歯肉炎
歯性上顎洞炎	歯性副鼻腔炎	歯性扁桃周囲膿瘍
耳前部挫創	刺創	趾第1度熱傷
趾第2度熱傷	趾第3度熱傷	膝蓋骨化膿性骨髄炎
膝蓋骨骨髄炎	膝蓋部挫創	膝下部挫創
膝窩部銃創	膝関節部異物	膝関節部挫創
膝部開放創	膝部割創	膝部咬創
膝部挫創	膝部切創	膝部第1度熱傷
膝部第2度熱傷	膝部第3度熱傷	膝部裂創

歯肉炎	歯肉挫傷	歯肉膿瘍
趾熱傷	ジフテリア性結膜炎	ジフテリア性心筋炎
ジフテリア性多発ニューロパチー	ジフテリア腹膜炎	若年性歯周炎
若年性進行麻痺	若年性脊髄ろう	射創
尺骨遠位部骨髄炎	手圧挫傷	縦隔膿瘍
習慣性アンギナ	習慣性扁桃炎	銃自殺未遂
銃創	手関節挫滅傷	手関節挫滅創
手関節部切創	手関節部創傷	手関節部第１度熱傷
手関節部第２度熱傷	手関節部第３度熱傷	手関節部裂創
手指圧挫傷	手指汚染創	手指開放創
手指咬創	種子骨炎	種子骨開放骨折
手指挫傷	手指挫創	手指挫滅傷
手指挫滅創	手指刺創	手指切創
手指第１度熱傷	手指第２度熱傷	手指第３度熱傷
手指端熱傷	手指熱傷	手指剥皮創
手指皮膚欠損創	手術創部膿瘍	手術創離開
手掌刺創	手掌切創	手掌第１度熱傷
手掌第２度熱傷	手掌第３度熱傷	手掌熱傷
手掌剥皮創	手掌皮膚欠損創	出血性外耳炎
出血性大腸炎	出血性中耳炎	出血性腸炎
出血性膀胱炎	術後横隔膜下膿瘍	術後感染症
術後骨髄炎	術後腎盂腎炎	術後性中耳炎
術後性慢性中耳炎	術後膿瘍	手背第１度熱傷
手背第２度熱傷	手背第３度熱傷	手背熱傷
手背皮膚欠損創	手背部切創	手部汚染創
上咽頭炎	上顎骨骨髄炎	上顎挫傷
上顎擦過創	上顎切創	上顎洞炎
上顎部裂創	上眼瞼蜂巣炎	上口唇挫傷
上行性腎盂腎炎	猩紅熱性心筋炎	猩紅熱性中耳炎
上鼓室化膿症	踵骨炎	踵骨骨髄炎
踵骨部挫滅創	小指咬創	小指挫傷
小指挫創	小指切創	上肢第１度熱傷
上肢第２度熱傷	上肢第３度熱傷	上肢熱傷
小指皮膚欠損創	焼身自殺未遂	上唇小帯裂創
小児肺炎	小児副鼻腔炎	小膿疱性皮膚炎
上半身第１度熱傷	上半身第２度熱傷	上半身第３度熱傷
上半身熱傷	踵部第１度熱傷	踵部第２度熱傷
踵部第３度熱傷	上腕汚染創	上腕貫通銃創
上腕骨骨髄炎	上腕挫創	上腕第１度熱傷
上腕第２度熱傷	上腕第３度熱傷	上腕熱傷
上腕皮膚欠損創	上腕部開放創	初期硬結
食道熱傷	神経梅毒	神経梅毒髄膜炎
心血管梅毒	針刺創	滲出性気管支炎
新生児上顎骨骨髄炎	新生児中耳炎	新生児膿漏眼
新生児梅毒	腎梅毒	水疱性咽頭炎
水疱性中耳炎	性器下疳	精巣開放創
精巣熱傷	精巣破裂	脊椎骨髄炎
舌咬傷	切創	切断
舌熱傷	舌扁桃炎	遷延梅毒
前額部外傷性異物	前額部外傷性皮下異物	前額部開放創
前額部割創	前額部貫通創	前額部咬創
前額部挫創	前額部擦過創	前額部刺創
前額部切創	前額部創傷	前額部第１度熱傷
前額部第２度熱傷	前額部第３度熱傷	前額部虫刺傷
前額部虫刺症	前額部皮膚欠損創	前額部裂創
腺窩性アンギナ	前胸部挫創	前胸部第１度熱傷
前胸部第２度熱傷	前胸部第３度熱傷	前胸部熱傷
前頸頭頂部挫創	穿孔性中耳炎	仙骨部挫創
仙骨部皮膚欠損創	前思春期性歯周炎	全身挫傷
全身擦過創	全身第１度熱傷	全身第２度熱傷
全身第３度熱傷	全身熱傷	穿通創
先天梅毒	先天梅毒髄膜炎	先天梅毒性多発ニューロパチー
先天梅毒脊髄炎	先天梅毒脳炎	先天梅毒脳脊髄炎

前頭洞炎	前頭部割創	前頭部挫傷
前頭部挫創	前頭部切創	前頭部皮膚欠損創
全膿胸	潜伏性早期先天梅毒	潜伏性早期梅毒
潜伏性晩期先天梅毒	潜伏梅毒	前腕汚染創
前腕開放創	前腕咬創	前腕骨髄炎
前腕挫創	前腕刺創	前腕手部熱傷
前腕切創	前腕第１度熱傷	前腕第２度熱傷
前腕第３度熱傷	前腕熱傷	前腕皮膚欠損創
前腕裂創	爪下挫滅傷	爪下挫滅創
早期先天内臓梅毒	早期先天梅毒性咽頭炎	早期先天梅毒性眼障害
早期先天梅毒性喉頭炎	早期先天梅毒性骨軟骨障害	早期先天梅毒性肺炎
早期先天梅毒性鼻炎	早期先天梅毒性網脈絡膜炎	早期先天皮膚粘膜梅毒
早期先天皮膚梅毒	早期梅毒	早期梅毒性眼症
早期発症型歯周炎	桑実状臼歯	増殖性骨膜炎
増殖性歯肉炎	掻創	創部膿瘍
足関節第１度熱傷	足関節第２度熱傷	足関節第３度熱傷
足関節内果部挫創	足関節熱傷	足関節部挫創
側胸部第１度熱傷	側胸部第２度熱傷	側胸部第３度熱傷
足底熱傷	足底部咬創	足底部刺創
足底部第１度熱傷	足底部第２度熱傷	足底部第３度熱傷
足底部皮膚欠損創	側頭部割創	側頭部挫創
側頭部切創	足背部挫創	足背部切創
足背部第１度熱傷	足背部第２度熱傷	足背部第３度熱傷
足部汚染創	側腹部咬創	側腹部挫創
側腹部第１度熱傷	側腹部第２度熱傷	側腹部第３度熱傷
側腹壁開放創	足部骨髄炎	足部皮膚欠損創
足部裂創	鼡径部開放創	鼡径部切創
鼡径部第１度熱傷	鼡径部第２度熱傷	鼡径部第３度熱傷

た

鼡径部熱傷	損傷	第１期肛門梅毒
第１期性器梅毒	第１度熱傷	第１度腐蝕
第２期梅毒髄膜炎	第２期梅毒性眼障害	第２期梅毒性筋炎
第２期梅毒性虹彩毛様体炎	第２期梅毒性骨膜炎	第２期梅毒性女性骨盤炎症性疾患
第２期梅毒性リンパ節症	第２度熱傷	第２度腐蝕
第３度熱傷	第３度腐蝕	第４度熱傷
第５趾皮膚欠損創	体幹第１度熱傷	体幹第２度熱傷
体幹第３度熱傷	体幹熱傷	大腿汚染創
大腿咬創	大腿骨骨髄炎	大腿骨膿瘍
大腿骨膜炎	大腿骨慢性化膿性骨髄炎	大腿骨慢性骨髄炎
大腿熱傷	大腿皮膚欠損創	大腿部開放創
大腿部刺創	大腿部切創	大腿部第１度熱傷
大腿部第２度熱傷	大腿部第３度熱傷	大腿裂創
大腸炎	体表面積10%未満の熱傷	体表面積10－19%の熱傷
体表面積20－29%の熱傷	体表面積30－39%の熱傷	体表面積40－49%の熱傷
体表面積50－59%の熱傷	体表面積60－69%の熱傷	体表面積70－79%の熱傷
体表面積80－89%の熱傷	体表面積90%以上の熱傷	大葉性肺炎
多発性外傷	多発性開放創	多発性咬創
多発性昆虫咬創	多発性挫傷	多発性擦過創
多発性切創	多発性穿刺創	多発性第１度熱傷
多発性第２度熱傷	多発性第３度熱傷	多発性熱傷
多発性膿疱症	多発性表在損傷	多発性裂創
打撲割創	打撲挫創	打撲擦過創
単純性歯周炎	単純性歯肉炎	単純性中耳炎
恥骨骨炎	恥骨骨膜炎	智歯周囲炎
腟開放創	腟熱傷	腟裂傷
遅発性梅毒	肘関節挫創	肘関節部開放創
肘関節慢性骨髄炎	中耳炎性顔面神経麻痺	中指咬創
中指挫傷	中指挫創	中指刺創
中指切創	中指皮膚欠損創	中手骨膿瘍
肘部挫創	肘部切創	肘部第１度熱傷

	肘部第２度熱傷	肘部第３度熱傷	肘部皮膚欠損創
	腸アメーバ症	腸炎	腸カタル
	腸間膜リンパ節炎	蝶形骨洞炎	腸骨骨髄炎
	直腸淋菌感染	沈下性肺炎	陳旧性中耳炎
	手開放創	手咬創	手挫創
	手刺創	手切創	手第１度熱傷
	手第２度熱傷	手第３度熱傷	手熱傷
	デュランド・ニコラ・ファブル病	点状角膜炎	殿部異物
	殿部開放創	殿部咬創	殿部刺創
	殿部切創	殿部第１度熱傷	殿部第２度熱傷
	殿部第３度熱傷	殿部熱傷	殿部皮膚欠損創
	殿部裂創	頭蓋骨骨髄炎	橈骨骨髄炎
	頭頂部挫傷	頭頂部挫創	頭頂部擦過創
	頭頂部切創	頭頂部裂創	頭皮開放創
	頭皮剥離	頭皮表在損傷	頭部外傷性皮下異物
	頭部外傷性皮下気腫	頭部開放創	頭部割創
	頭部頚部挫傷	頭部頚部挫創	頭部挫傷
	頭部挫創	頭部擦過創	頭部刺創
	頭部切創	頭部第１度熱傷	頭部第２度熱傷
	頭部第３度熱傷	頭部多発開放創	頭部多発割創
	頭部多発咬創	頭部多発挫傷	頭部多発挫創
	頭部多発擦過創	頭部多発刺創	頭部多発切創
	頭部多発創傷	頭部多発裂創	頭部虫刺傷
	動物咬創	頭部熱傷	頭部皮膚欠損創
	頭部裂創	特殊性歯周炎	飛び降り自殺未遂
な	飛び込み自殺未遂	内耳梅毒	内麦粒腫
	内部尿路性器の熱傷	軟口蓋血腫	軟口蓋熱傷
	難治性歯周炎	難治性乳児下痢症	二次性網膜変性症
	乳児下痢	乳児肺炎	乳腺膿瘍
	乳頭周囲炎	乳頭びらん	乳頭部第１度熱傷
	乳頭部第２度熱傷	乳頭部第３度熱傷	乳房炎症性疾患
	乳房第１度熱傷	乳房第２度熱傷	乳房第３度熱傷
	乳房熱傷	乳房膿瘍	乳房よう
	乳輪下膿瘍	乳輪部第１度熱傷	乳輪部第２度熱傷
	乳輪部第３度熱傷	尿管切石術後感染症	尿細管間質性腎炎
	尿道口炎	尿道周囲炎	尿膜管膿瘍
	妊娠中の子宮内感染	妊娠中の性器感染症	妊婦梅毒
	猫咬創	脳挫傷・頭蓋内に達する開放創合併あり	脳挫創・頭蓋内に達する開放創合併あり
	脳脊髄梅毒	脳底部挫傷・頭蓋内に達する開放創合併あり	脳梅毒
は	膿皮症	膿疱	肺壊疽
	肺炎合併肺膿瘍	肺炎球菌性咽頭炎	肺炎球菌性気管支炎
	肺化膿症	敗血症性咽頭炎	敗血症性気管支炎
	敗血症性骨髄炎	敗血症性肺炎	敗血症性皮膚炎
	梅毒感染母体より出生した児	梅毒腫	梅毒性鞍鼻
	梅毒性角結膜炎	梅毒性角膜炎	梅毒性滑液包炎
	梅毒性乾癬	梅毒性気管炎	梅毒性筋炎
	梅毒性喉頭気管炎	梅毒性ゴム腫	梅毒性視神経萎縮
	梅毒性心筋炎	梅毒性心内膜炎	梅毒性心弁膜炎
	梅毒性心膜炎	梅毒性脊髄性動脈炎	梅毒性脊椎炎
	梅毒性舌潰瘍	梅毒性大動脈炎	梅毒性大動脈弁閉鎖不全症
	梅毒性大動脈瘤	梅毒性脱毛症	梅毒性聴神経炎
	梅毒性動脈炎	梅毒性動脈内膜炎	梅毒性粘膜疹
	梅毒性脳動脈炎	梅毒性パーキンソン症候群	梅毒性肺動脈弁逆流症
	梅毒性白斑	梅毒性ばら疹	梅毒性腹膜炎
	肺熱傷	肺梅毒	背部第１度熱傷
	背部第２度熱傷	背部第３度熱傷	背部熱傷
	爆死自殺未遂	剥離性歯肉炎	ハッチンソン三主徴
	ハッチンソン歯	晩期先天神経梅毒	晩期先天性心血管梅毒
	晩期先天梅毒	晩期先天梅毒性間質性角膜炎	晩期先天梅毒性眼障害
	晩期先天梅毒性関節障害	晩期先天梅毒性骨軟骨障害	晩期先天梅毒性髄膜炎

	晩期先天梅毒性多発ニューロパチー	晩期先天梅毒性脳炎	晩期梅毒
	晩期梅毒性滑液包炎	晩期梅毒性上強膜炎	晩期梅毒性髄膜炎
	晩期梅毒性聴神経炎	晩期梅毒脊髄炎	晩期梅毒脳炎
	晩期梅毒脳脊髄炎	半身第１度熱傷	半身第２度熱傷
	半身第３度熱傷	反復性膀胱炎	汎副鼻腔炎
	鼻咽頭ジフテリア	鼻下擦過創	非感染性急性外耳炎
	腓骨骨髄炎	尾骨骨髄炎	鼻根部打撲挫創
	鼻根部裂創	膝汚染創	膝皮膚欠損創
	非性病性尿道炎	鼻前庭部挫創	鼻尖部挫創
	肥大性歯肉炎	非定型肺炎	非特異骨髄炎
	非特異性腸間膜リンパ節炎	非特異性尿道炎	非特異性リンパ節炎
	鼻部外傷性異物	鼻部外傷性皮下異物	鼻部開放創
	眉部割創	鼻部割創	鼻部貫通創
	腓腹筋挫創	皮膚欠損創	鼻部咬創
	鼻部挫傷	鼻部挫創	鼻部擦過創
	鼻部刺創	皮膚ジフテリア	鼻部切創
	鼻部創傷	皮膚損傷	鼻部第１度熱傷
	鼻部第２度熱傷	鼻部第３度熱傷	鼻部虫刺傷
	皮膚剥脱創	鼻部皮膚欠損創	鼻部皮膚剥離創
	鼻部裂創	びまん性外耳炎	びまん性脳損傷・頭蓋内に達する開放創合併あり
	びまん性肺炎	眉毛部割創	眉毛部裂創
	表皮剥離	鼻翼部切創	鼻翼部裂創
	びらん性歯肉炎	びらん性膀胱炎	非淋菌性尿道炎
	複雑性歯周炎	複雑性歯肉炎	伏針
	副鼻腔開放創	腹部汚染創	腹部刺創
	腹部第１度熱傷	腹部第２度熱傷	腹部第３度熱傷
	腹部熱傷	腹部皮膚欠損創	腹壁異物
	腹壁開放創	腹壁創し開	腹壁縫合糸膿瘍
	腹壁縫合不全	腐蝕	ぶどう球菌性咽頭炎
	ぶどう球菌性胸膜炎	ぶどう球菌性肺膿瘍	ぶどう球菌性扁桃炎
	プラーク性歯肉炎	ブロディー骨膿瘍	分娩時会陰裂傷
	分娩時軟産道損傷	閉塞性肺炎	辺縁性化膿性歯根膜炎
	辺縁性歯周組織炎	扁桃ジフテリア	扁桃周囲膿瘍
	扁桃性アンギナ	扁桃膿瘍	蜂窩織炎性アンギナ
	膀胱後部膿瘍	膀胱三角部炎	縫合糸膿瘍
	膀胱周囲炎	膀胱周囲膿瘍	膀胱尿道炎
	縫合不全	縫合部膿瘍	放射線性熱傷
	放射線性膀胱炎	萌出性歯肉炎	包皮挫創
	包皮切創	包皮裂創	母指球部第１度熱傷
	母指球部第２度熱傷	母指球部第３度熱傷	母指咬創
	母指骨髄炎	母趾骨髄炎	母指挫傷
	母指挫創	母趾挫創	母指示指間切創
	母指刺創	母指切創	母指第１度熱傷
	母指第２度熱傷	母指第３度熱傷	母指打撲挫創
	母指熱傷	母指皮膚欠損創	母趾皮膚欠損創
ま	母指末節部挫創	マイコプラズマ気管支炎	マイボーム腺炎
	膜性咽頭炎	慢性咽喉頭炎	慢性外耳炎
	慢性顎骨骨髄炎	慢性化膿性骨髄炎	慢性化膿性穿孔性中耳炎
	慢性化膿性中耳炎	慢性血行性骨髄炎	慢性骨髄炎
	慢性再発性膀胱炎	慢性耳管鼓室化膿性中耳炎	慢性歯冠周囲炎
	慢性歯周炎	慢性歯周膿瘍	慢性歯肉炎
	慢性上鼓室乳突洞化膿性中耳炎	慢性穿孔性中耳炎	慢性多発性骨髄炎
	慢性中耳炎	慢性中耳炎急性増悪	慢性中耳炎後遺症
	慢性中耳炎術後再燃	慢性尿道炎	慢性膿胸
	慢性肺化膿症	慢性複雑性膀胱炎	慢性副鼻腔炎
	慢性副鼻腔炎急性増悪	慢性副鼻腔膿瘍	慢性付属器炎
	慢性辺縁性歯周炎急性発作	慢性辺縁性歯周炎軽度	慢性辺縁性歯周炎重度
	慢性辺縁性歯周炎中等度	慢性扁桃炎	慢性膀胱炎

	慢性卵管炎	慢性卵巣炎	慢性淋菌性尿道炎
	慢性リンパ管炎	慢性リンパ節炎	慢性涙小管炎
	慢性涙のう炎	眉間部挫創	眉間部裂創
	耳後部挫創	耳後部リンパ節炎	耳後部リンパ腺炎
	脈絡網膜熱傷	無症候性神経梅毒	無熱性肺炎
や	盲管銃創	薬傷	腰椎骨髄炎
	腰部切創	腰部第１度熱傷	腰部第２度熱傷
	腰部第３度熱傷	腰部打撲挫創	腰部熱傷
ら	卵管炎	卵管周囲炎	卵管卵巣膿瘍
	卵管留膿症	卵巣炎	卵巣周囲炎
	卵巣膿瘍	卵巣卵管周囲炎	良性慢性化膿性中耳炎
	緑膿菌性外耳炎	淋菌性咽頭炎	淋菌性外陰炎
	淋菌性外陰腟炎	淋菌性滑膜炎	淋菌性関節炎
	淋菌性亀頭炎	淋菌性結膜炎	淋菌性腱滑膜炎
	淋菌性虹彩毛様体炎	淋菌性口内炎	淋菌性骨髄炎
	淋菌性子宮頸管炎	淋菌性女性骨盤炎	淋菌性心筋炎
	淋菌性心内膜炎	淋菌性心膜炎	淋菌性髄膜炎
	淋菌性精巣炎	淋菌性精巣上体炎	淋菌性前立腺炎
	淋菌性腟炎	淋菌性尿道炎	淋菌性尿道狭窄
	淋菌性脳膿瘍	淋菌性肺炎	淋菌性敗血症
	淋菌性バルトリン腺膿瘍	淋菌性腹膜炎	淋菌性膀胱炎
	淋菌性卵管炎	涙小管炎	涙のう周囲炎
	涙のう周囲膿瘍	轢過創	裂離
	連鎖球菌気管支炎	連鎖球菌性アンギナ	連鎖球菌性咽頭炎
	連鎖球菌性喉頭炎	連鎖球菌性喉頭気管炎	連鎖球菌性扁桃炎
	老人性肺炎	肋骨骨髄炎	肋骨周囲炎
△	BK ウイルス腎症	MRSA 骨髄炎	MRSA 術後創部感染
あ	MRSA 膿胸	MRSA 肺化膿症	アキレス腱筋腱移行部断裂
	アキレス腱挫傷	アキレス腱挫創	アキレス腱切創
	アキレス腱断裂	アキレス腱部分断裂	足異物
	足蜂巣炎	亜脱臼	圧迫骨折
	圧迫神経炎	医原性気胸	咽頭開放創
	咽頭創傷	咽頭膿瘍	ウイルス性咽頭炎
	ウイルス性扁桃炎	会陰部蜂巣炎	腋窩蜂巣炎
	エキノコックス性骨髄炎	横隔膜損傷	横骨折
か	オトガイ下膿瘍	開口障害	外耳部外傷性腫脹
	外耳部打撲傷	外耳部皮下血腫	外耳部皮下出血
	外傷後早期合併症	外傷性一過性麻痺	外傷性異物
	外傷性横隔膜ヘルニア	外傷性空気塞栓症	外傷性咬合
	外傷性虹彩離断	外傷性硬膜動静脈瘻	外傷性耳出血
	外傷性脂肪塞栓症	外傷性縦隔気腫	外傷性食道破裂
	外傷性脊髄出血	外傷性動静脈瘻	外傷性動脈血腫
	外傷性動脈瘤	外傷性脳圧迫	外傷性脳圧迫・頭蓋内に達する開放創合併なし
	外傷性脳症	外傷性皮下気腫	開放性外傷性脳圧迫
	開放性脱臼	開放性脳挫創	開放性脳底部挫傷
	開放性びまん性脳損傷	下咽頭創傷	下顎打撲傷
	下顎皮下血腫	下顎部打撲傷	下顎部蜂巣炎
	牙関緊急	顎下部膿瘍	顎関節部打撲傷
	顎関節部皮下血腫	顎部打撲傷	角膜挫創
	角膜切傷	角膜切創	角膜創傷
	角膜破裂	角膜裂傷	下肢蜂巣炎
	下肢リンパ浮腫	下腿蜂巣炎	肩蜂巣炎
	カテーテル敗血症	化膿性口内炎	眼黄斑部裂孔
	眼窩部挫創	眼窩裂傷	眼球結膜裂傷
	眼球破裂	眼球裂傷	眼瞼外傷性腫脹
	眼周囲部外傷性異物	眼周囲部外傷性腫脹	関節骨折
	関節打撲	完全骨折	完全脱臼
	眼部外傷性異物	眼部外傷性腫脹	眼部割創
	眼部貫通創	眼部咬創	眼部挫創
	眼部刺創	眼部創傷	眼部裂創
	陥没骨折	顔面アテローム切除後遺症	顔面外傷性異物

	顔面多発打撲傷	顔面多発皮下血腫	顔面多発皮下出血
	顔面打撲傷	顔面皮下血腫	顔面蜂巣炎
	気管支食道瘻	気管食道瘻	急性化膿性根尖性歯周炎
	急性喉頭蓋膿瘍	急性リンパ管炎	胸管損傷
	胸腺損傷	胸部食道損傷	頬部打撲傷
	胸部皮下気腫	頬部皮下血腫	頬部蜂巣炎
	胸壁蜂巣炎	強膜切創	強膜創傷
	強膜裂傷	亀裂骨折	筋損傷
	筋断裂	筋肉内血腫	屈曲骨折
	痙性梅毒性運動失調症	頸部食道開放創	頸部蜂巣炎
	結核性骨髄炎	血管切断	血管損傷
	血腫	結膜創傷	結膜裂傷
	腱切創	腱損傷	腱断裂
	腱部分断裂	腱裂傷	口蓋垂炎
	口蓋切創	口蓋膿瘍	口蓋裂創
	口角部挫創	口角部裂創	口腔外傷性腫脹
	口腔開放創	口腔割創	口腔挫創
	口腔刺創	口腔創傷	口腔打撲傷
	口腔底膿瘍	口腔底蜂巣炎	口腔粘膜咬創
	口腔膿瘍	口腔裂創	好酸球性中耳炎
	好酸球性副鼻腔炎	好酸球性蜂巣炎	後出血
	口唇外傷性腫脹	口唇打撲傷	口唇皮下血腫
	口唇皮下出血	抗生物質起因性大腸炎	抗生物質起因性腸炎
	口底膿瘍	口底蜂巣炎	喉頭蓋軟骨膜炎
	喉頭蓋膿瘍	喉頭軟骨膜炎	後頭部外傷
	後頭部打撲傷	喉頭蜂巣炎	広範性軸索損傷
	広汎性神経損傷	広汎性フレグモーネ	後方脱臼
	硬膜損傷	硬膜裂傷	肛門扁平コンジローマ
	股関節部蜂巣炎	コクサッキーウイルス気管支炎	骨折
さ	コントル・クー損傷	臍部蜂巣炎	サルモネラ骨髄炎
	耳介外傷性腫脹	耳介打撲傷	耳介皮下血腫
	耳介皮下出血	耳下腺部打撲	四肢静脈損傷
	四肢動脈損傷	歯周症	膝部異物
	膝部蜂巣炎	歯肉切創	歯肉裂創
	斜骨折	尺骨近位端骨折	尺骨鉤状突起骨折
	シャルコー関節	縦隔血腫	縦骨折
	重複骨折	手関節掌側部挫創	手関節部挫創
	手関節部蜂巣炎	種子骨骨折	手指打撲傷
	手指皮下血腫	手掌挫創	術後血腫
	術後消化管出血性ショック	術後ショック	術後髄膜炎
	術後敗血症	術後皮下気腫	術後腹腔内膿瘍
	術後腹壁膿瘍	手背部挫創	上顎打撲傷
	上顎皮下血腫	硝子体切断	上肢リンパ浮腫
	上腕蜂巣炎	食道気管支瘻	食道気管瘻
	食道損傷	処女膜裂傷	神経原性関節症
	神経根ひきぬき損傷	神経障害性脊椎障害	神経切断
	神経叢損傷	神経叢不全損傷	神経損傷
	神経断裂	進行性運動性運動失調症	進行麻痺
	深在性フレグモーネ	靱帯ストレイン	靱帯損傷
	靱帯断裂	靱帯捻挫	靱帯裂傷
	心内異物	ストレイン	生検後出血
	精巣蜂巣炎	声門外傷	脊髄ろう
	脊髄ろう性関節炎	舌開放創	舌下顎挫創
	舌下隙膿瘍	舌咬創	舌挫創
	舌刺創	舌切創	舌創傷
	舌裂創	前額部外傷性腫脹	線状骨折
	先天性乳び胸	前頭部打撲傷	前方脱臼
	前腕蜂巣炎	爪下異物	早期顕性先天梅毒
	増殖性化膿性口内炎	足関節部蜂巣炎	足底異物
	側頭部打撲傷	側頭部皮下血腫	足背蜂巣炎
た	鼡径部蜂巣炎	体幹蜂巣炎	大腿挫創
	大腿部蜂巣炎	大転子部挫創	脱臼

	脱臼骨折	打撲血腫	打撲傷
	打撲皮下血腫	単純脱臼	腟断端炎
	腟断端出血	腟壁縫合不全	中隔部肉芽形成
	肘関節骨折	肘関節脱臼骨折	中手骨関節部挫創
	虫垂炎術後残膿瘍	中枢神経系損傷	肘頭骨折
	肘部蜂巣炎	手蜂巣炎	転位性骨折
	殿部蜂巣炎	頭頂部打撲傷	頭皮外傷性腫脹
	頭皮下血腫	頭皮蜂巣炎	頭部異物
	頭部頚部打撲傷	頭部血腫	頭部多発打撲傷
	頭部多発皮下血腫	頭部打撲	頭部打撲血腫
	頭部打撲傷	頭部皮下異物	頭部皮下血腫
	頭部皮下出血	動脈損傷	特発性関節脱臼
な	内視鏡検査中腸穿孔	軟口蓋挫創	軟口蓋創傷
	軟口蓋破裂	肉離れ	乳腺内異物
	乳腺瘻孔	乳頭潰瘍	乳房異物
	乳房潰瘍	ニューロパチー性関節炎	尿道症候群
	妊娠中の子宮頚管炎	捻挫	脳挫傷
	脳挫傷・頭蓋内に達する開放創合併なし	脳挫創	脳挫創・頭蓋内に達する開放創合併なし
	脳損傷	脳対側損傷	脳直撃損傷
	脳底部挫傷	脳底部挫傷・頭蓋内に達する開放創合併なし	脳裂傷
は	肺穿孔	梅毒血清反応陽性	梅毒性痙性脊髄麻痺
	梅毒性呼吸器障害	梅毒性髄膜炎	梅毒性網脈絡膜炎
	背部蜂巣炎	肺瘻	剥離骨折
	抜歯後出血	鼻入口部膿瘍	鼻蜂巣炎
	パラインフルエンザウイルス気管支炎	破裂骨折	晩期梅毒性球後視神経炎
	晩期梅毒性視神経萎縮	晩期梅毒性女性骨盤炎症性疾患	晩期梅毒性多発ニューロパチー
	晩期梅毒性白斑	鼻咽頭膿瘍	鼻咽頭蜂巣炎
	皮下異物	皮下気腫	皮下血腫
	皮下静脈損傷	皮下損傷	鼻腔内膿瘍
	非結核性抗酸菌性骨髄炎	皮神経挫傷	鼻せつ
	鼻前庭せつ	鼻中隔膿瘍	非熱傷性水疱
	鼻部外傷性腫脹	眉部血腫	鼻部打撲傷
	鼻部皮下血腫	鼻部皮下出血	びまん性脳損傷
	びまん性脳損傷・頭蓋内に達する開放創合併なし	鼻翼膿瘍	フェニトイン歯肉増殖症
	複雑脱臼	腹壁蜂巣炎	不全骨折
	ブラックアイ	粉砕骨折	閉鎖性外傷性脳圧迫
	閉鎖性骨折	閉鎖性脱臼	閉鎖性脳挫創
	閉鎖性脳底部挫傷	閉鎖性びまん性脳損傷	ベジェル
	扁桃チフス	扁平コンジローマ	蜂窩織炎
	縫合不全出血	放射線出血性膀胱炎	放射線性下顎骨骨髄炎
	帽状腱膜下出血	蜂巣炎	蜂巣炎性咽頭炎
ま	母指打撲傷	末梢血管外傷	末梢神経損傷
	慢性萎縮性老人性歯肉炎	慢性化膿性根尖性歯周炎	耳後部打撲傷
	迷路梅毒	網膜振盪	網脈絡膜裂傷
ら	モンテジア骨折	ライノウイルス気管支炎	らせん骨折
	卵管留水症	離開骨折	涙管損傷
	涙管断裂	涙小管のう胞	涙道損傷
	裂離骨折	若木骨折	

用法用量

通常，成人にはエリスロマイシンとして１日 800〜1,200mg（力価）を４〜６回に分割経口投与する。

小児には１日体重 1kg あたり 25〜50mg（力価）を４〜６回に分割経口投与する。

なお，年齢，症状により適宜増減する。ただし，小児用量は成人量を上限とする。

用法用量に関連する使用上の注意　本剤の使用にあたっては，耐性菌の発現等を防ぐため，原則として感受性を確認し，疾病の治療上必要な最小限の期間の投与にとどめること。

禁忌

(1)本剤の成分に対し過敏症の既往歴のある患者

(2)エルゴタミン含有製剤，ピモジドを投与中の患者

併用禁忌

薬剤名等	臨床症状・措置方法	機序・危険因子
エルゴタミン（エルゴタミン酒石酸塩，ジヒドロエルゴタミンメシル酸塩）含有製剤（クリアミン，ジヒデルゴット等）	これらの薬剤の血中濃度が上昇し，四肢の虚血，血管攣縮等が報告されている。	本剤は CYP3A と結合し，複合体を形成するため，これらの薬剤の代謝を抑制することがある。
ピモジド（オーラップ）	類薬クラリスロマイシンとの併用により，ピモジドの血中濃度が上昇し，QT 延長，心室性不整脈（Torsades de pointes を含む）等が報告されている。	

エリミン錠3mg　規格：3mg1錠［14.6円/錠］
エリミン錠5mg　規格：5mg1錠［19円/錠］

ニメタゼパム　大日本住友　112

【効　能　効　果】

不眠症

【対応標準病名】

◎	不眠症		
○	睡眠障害	睡眠相後退症候群	睡眠リズム障害
	不規則睡眠		
△	レム睡眠行動障害		

用法用量　通常，成人には１回ニメタゼパムとして 3〜5mg を就寝前に経口投与する。

なお年令・症状により適宜増減する。

用法用量に関連する使用上の注意　不眠症には，就寝の直前に服用させること。また，服用して就寝した後，睡眠途中において一時的に起床して仕事等をする可能性があるときは服用させないこと。

禁忌

(1)急性閉塞隅角緑内障のある患者

(2)重症筋無力症のある患者

原則禁忌　肺性心，肺気腫，気管支喘息及び脳血管障害の急性期などで呼吸機能が高度に低下している場合

エルカルチンFF錠100mg　規格：100mg1錠［97.3円/錠］
エルカルチンFF錠250mg　規格：250mg1錠［292円/錠］
エルカルチンFF内用液10%　規格：10%1mL［72.4円/mL］

レボカルニチン　大塚　399

【効　能　効　果】

カルニチン欠乏症

【対応標準病名】

◎	カルニチン欠乏症		
○	一次性カルニチン欠乏症	二次性カルニチン欠乏症	
△	CPT1 欠損症	CPT2 欠損症	LCAD 欠損症
	LCHAD 欠損症	MCAD 欠損症	MTP 欠損症
	SCAD 欠損症	VLCAD 欠損症	グルタル酸血症２型
	脂肪酸代謝障害	側鎖アミノ酸代謝障害	ビタミン B12 反応型メチルマロン酸血症
	副腎白質ジストロフィー		

効能効果に関連する使用上の注意

(1)本剤は，臨床症状・検査所見からカルニチン欠乏症と診断された場合あるいはカルニチン欠乏症が発症する可能性が極めて高い状態である場合にのみ投与すること。

(2)本剤の投与に際しては，原則として，カルニチンの欠乏状態の検査に加え，カルニチン欠乏の原因となる原疾患を特定すること。

用法用量

通常，成人には，レボカルニチンとして，1日1.5～3gを3回に分割経口投与する。なお，患者の状態に応じて適宜増減する。
通常，小児には，レボカルニチンとして，1日体重1kgあたり25～100mgを3回に分割経口投与する。なお，患者の状態に応じて適宜増減する。

用法用量に関連する使用上の注意

(1)本剤の投与に際しては，低用量から投与を開始し，臨床症状の改善の程度と副作用の発現の程度及び定期的な臨床検査，バイタルサイン，カルニチンの欠乏状態等から投与量を総合的に判断すること。また，増量する場合には慎重に判断し，漫然と投与を継続しないこと。
(2)血液透析患者への本剤の投与に際しては，高用量を長期間投与することは避け，本剤投与により期待する効果が得られない場合には，漫然と投与を継続しないこと。また，血液透析日には透析終了後に投与すること。
(3)小児への投与に際しては，原則として，成人用量を超えないことが望ましい。

禁忌　本剤の成分に対し過敏症の既往歴のある患者

エルカルチン錠100mg　規格：100mg1錠[97.3円/錠]
エルカルチン錠300mg　規格：300mg1錠[292円/錠]
レボカルニチン塩化物　大塚　399

【効能効果】

カルニチン欠乏症

【対応標準病名】

◎	カルニチン欠乏症		
○	一次性カルニチン欠乏症	二次性カルニチン欠乏症	
△	3－メチルグルタコン酸尿症	CPT1 欠損症	CPT2 欠損症
	HMG 血症	LCAD 欠損症	LCHAD 欠損症
	MCAD 欠損症	SCAD 欠損症	VLCAD 欠損症
	グルタル酸血症2型	脂肪酸代謝障害	側鎖アミノ酸代謝障害
	ビタミン B12 反応型メチルマロン酸血症	副腎白質ジストロフィー	メチルクロトニルグリシン尿症

効能効果に関連する使用上の注意

(1)本剤は，臨床症状・検査所見からカルニチン欠乏症と診断された場合あるいはカルニチン欠乏症が発症する可能性が極めて高い状態である場合にのみ投与すること。
(2)本剤の投与に際しては，原則として，カルニチンの欠乏状態の検査に加え，カルニチン欠乏の原因となる原疾患を特定すること。

用法用量

通常，成人には，レボカルニチン塩化物として，1日1.8～3.6gを3回に分割経口投与する。なお，患者の状態に応じて適宜増減する。
通常，小児には，レボカルニチン塩化物として，1日体重1kgあたり30～120mgを3回に分割経口投与する。なお，患者の状態に応じて適宜増減する。
<参考>：本剤は，レボカルニチン塩化物1,800mgでレボカルニチン1.5g(エルカルチンFF内用液10%　15mL)に相当する。

用法用量に関連する使用上の注意

(1)本剤の投与に際しては，低用量から投与を開始し，臨床症状の改善の程度と副作用の発現の程度及び定期的な臨床検査，バイタルサイン，カルニチンの欠乏状態等から投与量を総合的に判断すること。また，増量する場合には慎重に判断し，漫然と投与を継続しないこと。
(2)血液透析患者への本剤の投与に際しては，高用量を長期間投与することは避け，本剤投与により期待する効果が得られない場合には，漫然と投与を継続しないこと。また，血液透析日には透析終了後に投与すること。
(3)小児への投与に際しては，原則として，成人用量を超えないことが望ましい。

禁忌　本剤の成分に対し過敏症の既往歴のある患者

エレンタールP乳幼児用配合内用剤　規格：10g[7.12円/g]
経腸成分栄養剤(消化態)　味の素　325

【効能効果】

新生児及び乳幼児の下記疾患の栄養管理に用いる。ただし，適用年令は原則として2才未満とする。
(1)小腸切除，回腸瘻造設等で消化吸収障害を有する場合
(2)悪性腫瘍
(3)心疾患術後
(4)難治性下痢
(5)術前に腸管内の清浄化を要する場合
(6)消化管術後で未消化態タンパクを含む栄養物による栄養管理が困難な場合
(7)ヒルシュスプルング病(short segment)の保存療法，胆道閉鎖，栄養障害等で未消化態タンパクを含む栄養物による栄養管理が困難な場合

【対応標準病名】

◎	悪性腫瘍	栄養障害	回腸瘻造設状態
	心疾患	新生児下痢症	摂食機能障害
	胆道閉鎖	難治性乳児下痢症	ヒルシュスプルング病
○	ALK 融合遺伝子陽性非小細胞肺癌	EGFR 遺伝子変異陽性非小細胞肺癌	KIT (CD117) 陽性胃消化管間質腫瘍
	KIT (CD117) 陽性結腸消化管間質腫瘍	KIT (CD117) 陽性小腸消化管間質腫瘍	KIT (CD117) 陽性食道消化管間質腫瘍
	KIT (CD117) 陽性直腸消化管間質腫瘍	KRAS 遺伝子野生型結腸癌	KRAS 遺伝子野生型直腸癌
あ	S 状結腸癌	悪性エナメル上皮腫	悪性下垂体腫瘍
	悪性褐色細胞腫	悪性顆粒細胞腫	悪性間葉腫
	悪性奇形腫	悪性胸腺腫	悪性グロームス腫瘍
	悪性血管外皮腫	悪性甲状腺腫	悪性骨腫瘍
	悪性縦隔腫瘍	悪性腫瘍合併性皮膚筋炎	悪性腫瘍に伴う貧血
	悪性神経膠腫	悪性髄膜腫	悪性脊髄髄膜腫
	悪性線維性組織球腫	悪性虫垂粘液瘤	悪性停留精巣
	悪性頭蓋咽頭腫	悪性脳腫瘍	悪性末梢神経鞘腫
	悪性葉状腫瘍	悪性リンパ腫骨髄浸潤	胃悪性黒色腫
	イートン・ランバート症候群	胃カルチノイド	胃癌
	胃管癌	胃癌骨転移	胃癌末期
	胃原発絨毛癌	胃脂肪肉腫	胃重複癌
	胃消化管間質腫瘍	胃進行癌	胃前庭部癌
	胃体部癌	胃腸炎	胃底部癌
	遺伝性大腸癌	遺伝性非ポリポーシス大腸癌	胃肉腫
	胃胚細胞腫瘍	胃幽門部癌	胃瘻造設状態
	陰核癌	陰茎悪性黒色腫	陰茎癌
	陰茎亀頭部癌	陰茎体部癌	陰茎肉腫
	陰茎包皮部癌	陰茎有棘細胞癌	咽頭癌
	咽頭肉腫	陰のう悪性黒色腫	陰のう癌
	陰のう内脂肪肉腫	陰のう有棘細胞癌	ウイルムス腫瘍
	右室肥大	栄養失調	エクリン汗孔癌
	炎症性腸疾患	炎症性乳癌	延髄神経膠腫
か	横行結腸癌	横紋筋肉腫	外陰悪性黒色腫
	外陰悪性腫瘍	外陰癌	外陰部パジェット病
	外陰部有棘細胞癌	外耳道癌	回腸癌
	回腸消化管間質腫瘍	海綿芽細胞腫	回盲部癌
	下咽頭癌	下咽頭後部癌	下咽頭肉腫
	下顎悪性エナメル上皮腫	下顎骨悪性腫瘍	下顎歯肉癌
	下顎歯肉頬移行部癌	下眼瞼有棘細胞癌	顎下腺癌
	顎下部悪性腫瘍	角膜の悪性腫瘍	下行結腸癌

下肢悪性腫瘍	下唇癌	下唇赤唇部癌
仮声帯癌	滑膜腫	滑膜肉腫
下部食道癌	下部胆管癌	下葉小細胞肺癌
下葉肺癌	下葉肺腺癌	下葉肺大細胞癌
下葉肺扁平上皮癌	下葉非小細胞肺癌	カルチノイド
癌	肝悪性腫瘍	眼窩悪性腫瘍
肝外胆管癌	眼角基底細胞癌	眼角皮膚癌
眼角有棘細胞癌	眼窩神経芽腫	肝カルチノイド
肝癌	肝癌骨転移	眼瞼脂腺癌
眼瞼皮膚の悪性腫瘍	眼瞼メルケル細胞癌	肝細胞癌
肝細胞癌破裂	間質性心筋炎	癌性悪液質
癌性胸水	癌性胸膜炎	癌性ニューロパチー
癌性ニューロミオパチー	癌性貧血	癌性ミエロパチー
汗腺癌	感染性胃腸炎	感染性下痢症
感染性大腸炎	感染性腸炎	肝内胆管狭窄
顔面悪性腫瘍	肝門部癌	肝門部胆管癌
気管癌	気管支癌	気管支リンパ節転移
基底細胞癌	機能性ディスペプシア	臼後部癌
嗅神経芽腫	嗅神経上皮腫	急性胃腸炎
急性消化不良症	急性大腸炎	急性腸炎
急性汎心炎	胸腔内リンパ節の悪性腫瘍	橋神経膠腫
胸腺カルチノイド	胸腺癌	胸腺腫
胸椎転移	頬粘膜癌	胸部下部食道癌
胸部上部食道癌	胸部食道癌	胸部中部食道癌
胸膜悪性腫瘍	胸膜脂肪肉腫	胸膜播種
去勢抵抗性前立腺癌	巨大後腹膜脂肪肉腫	巨大左心房
空腸癌	空腸消化管間質腫瘍	空腸痩造設状態
クルッケンベルグ腫瘍	クロム親和性芽細胞腫	頚動脈小体悪性腫瘍
頚部悪性腫瘍	頚部癌	頚部原発腫瘍
頚部脂腺癌	頚部脂肪肉腫	頚部食道癌
頚部神経芽腫	頚部肉腫	頚部皮膚悪性腫瘍
頚部メルケル細胞癌	頚部隆起性皮膚線維肉腫	血管肉腫
結腸癌	結腸脂肪肉腫	結腸消化管間質腫瘍
結膜の悪性腫瘍	下痢症	限局性前立腺癌
肩甲部脂肪肉腫	原始神経外胚葉腫瘍	原線維性星細胞腫
原発性悪性脳腫瘍	原発性肝癌	原発性骨腫瘍
原発性脳腫瘍	原発性肺癌	原発不明癌
口蓋癌	口蓋垂癌	膠芽腫
口腔悪性黒色腫	口腔癌	口腔前庭癌
口腔底癌	硬口蓋癌	後縦隔悪性腫瘍
甲状腺悪性腫瘍	甲状腺癌	甲状腺癌骨転移
甲状腺髄様癌	甲状腺乳頭癌	甲状腺未分化癌
甲状腺濾胞癌	甲状軟骨の悪性腫瘍	口唇癌
口唇境界部癌	口唇赤唇部癌	口唇皮膚悪性腫瘍
口唇メルケル細胞癌	抗生物質起因性大腸炎	抗生物質起因性腸炎
口底癌	後天性胆管狭窄症	喉頭蓋癌
喉頭蓋前面癌	喉頭蓋谷癌	喉頭癌
後頭部転移性腫瘍	後頭葉悪性腫瘍	膠肉腫
後腹膜悪性腫瘍	後腹膜脂肪肉腫	後腹膜神経芽腫
後腹膜胚細胞腫瘍	項部メルケル細胞癌	肛門悪性黒色腫
肛門癌	肛門管癌	肛門部癌
肛門扁平上皮癌	骨悪性線維性組織球腫	骨原性肉腫
骨髄性白血病骨髄浸潤	骨髄転移	骨線維肉腫
骨転移癌	骨軟骨肉腫	骨肉腫
骨盤転移	骨盤内リンパ節転移	骨盤内リンパ節の悪性腫瘍
骨膜性骨肉腫	鰓原性癌	左室肥大
残胃癌	耳介癌	耳介メルケル細胞癌
耳下腺癌	耳下部肉腫	耳管癌
色素性基底細胞癌	子宮癌	子宮癌骨転移
子宮癌再発	子宮癌肉腫	子宮体癌
子宮体癌再発	子宮内膜癌	子宮内膜間質肉腫
子宮肉腫	篩骨洞癌	視神経膠腫

脂腺癌	歯肉癌	脂肪肉腫
縦隔癌	縦隔脂肪肉腫	縦隔神経芽腫
縦隔胚細胞腫瘍	縦隔卵黄のう腫瘍	縦隔リンパ節転移
十二指腸悪性ガストリノーマ	十二指腸悪性ソマトスタチノーマ	十二指腸カルチノイド
十二指腸癌	十二指腸消化管間質腫瘍	十二指腸乳頭癌
十二指腸乳頭部癌	十二指腸平滑筋肉腫	絨毛癌
主気管支の悪性腫瘍	出血性大腸炎	出血性腸炎
術後乳癌	腫瘍随伴症候群	上衣芽細胞腫
上衣腫	小陰唇癌	上咽頭癌
上咽頭脂肪肉腫	上顎悪性エナメル上皮腫	上顎癌
上顎結節部癌	上顎骨悪性腫瘍	上顎歯肉癌
上顎歯肉頬移行部癌	上顎洞癌	松果体悪性腫瘍
松果体芽腫	松果体胚細胞腫瘍	松果体部膠芽腫
松果体未分化胚細胞腫	消化不良症	消化不良性下痢
上行結腸カルチノイド	上行結腸癌	上行結腸平滑筋肉腫
小細胞肺癌	上肢悪性腫瘍	上唇癌
上唇赤唇部癌	小唾液腺癌	小腸癌
小腸脂肪肉腫	小腸消化管間質腫瘍	上皮腫
上部食道癌	上部胆管癌	上葉小細胞肺癌
上葉肺癌	上葉肺腺癌	上葉肺大細胞癌
上葉肺扁平上皮癌	上葉非小細胞肺癌	上腕脂肪肉腫
食道悪性黒色腫	食道横紋筋肉腫	食道顆粒細胞腫
食道カルチノイド	食道癌	食道癌骨転移
食道癌肉腫	食道基底細胞癌	食道偽肉腫
食道脂肪肉腫	食道消化管間質腫瘍	食道小細胞癌
食道腺癌	食道腺様のう胞癌	食道粘表皮癌
食道表在癌	食道平滑筋肉腫	食道未分化癌
痔瘻癌	腎悪性腫瘍	腎盂癌
腎盂乳頭状癌	心炎	心拡大
腎癌	腎癌骨転移	心筋炎
心筋疾患	心筋線維症	心筋変性症
神経芽腫	神経膠腫	神経線維肉腫
人工肛門形成状態	進行性前立腺癌	進行乳癌
唇交連癌	腎細胞癌	心室内血栓症
心室瘤内血栓症	腎周囲脂肪肉腫	心尖部血栓症
心臓悪性腫瘍	心臓横紋筋肉腫	心臓合併症
心臓血管肉腫	心臓脂肪肉腫	心臓線維肉腫
心臓粘液肉腫	心内血栓症	腎肉腫
心肥大	心房内血栓症	心房負荷
膵芽腫	膵癌	膵管癌
膵管内管状腺癌	膵管内乳頭粘液性腺癌	膵脂肪肉腫
膵漿液性のう胞腺癌	膵腺房細胞癌	膵臓癌骨転移
膵体部癌	膵頭部癌	膵内胆管癌
膵粘液性のう胞腺癌	膵尾部癌	髄膜癌腫症
髄膜白血病	スキルス胃癌	星細胞腫
精索脂肪肉腫	精索肉腫	星状芽細胞腫
精上皮腫	成人T細胞白血病骨髄浸潤	精巣癌
精巣奇形癌	精巣奇形腫	精巣絨毛癌
精巣上体癌	精巣胎児性癌	精巣肉腫
精巣胚細胞腫瘍	精巣卵黄のう腫瘍	精巣卵のう腫瘍
精母細胞腫	声門下癌	声門癌
声門上癌	脊索腫	脊髄播種
脊椎転移	舌縁癌	舌下腺癌
舌下面癌	舌癌	舌根部癌
舌脂肪肉腫	舌尖癌	舌背癌
線維脂肪肉腫	線維肉腫	前縦隔悪性腫瘍
全身性転移性癌	先天性結腸拡張症	前頭洞癌
前頭部転移性腫瘍	前頭葉悪性腫瘍	前立腺癌
前立腺癌骨転移	前立腺癌再発	前立腺神経内分泌癌
前立腺肉腫	早期胃癌	早期食道癌
総胆管癌	総胆管狭窄症	総胆管閉塞症
側頭部転移性腫瘍	側頭葉悪性腫瘍	側頭葉膠芽腫

た	続発性心室中隔欠損	続発性心房中隔欠損	大陰唇癌
	退形成性上衣腫	退形成性星細胞腫	胎児性癌
	胎児性精巣腫瘍	大腿骨転移性骨腫瘍	大唾液腺癌
	大腸炎	大腸カルチノイド	大腸癌
	大腸癌骨転移	大腸肉腫	大腸粘液癌
	大脳悪性腫瘍	大脳深部神経膠腫	大脳深部転移性腫瘍
	大網脂肪肉腫	大網消化管間質腫瘍	唾液腺癌
	多発性癌転移	多発性骨髄腫骨髄浸潤	多発性神経膠腫
	胆管萎縮	胆管癌	胆管狭窄症
	胆管閉塞症	胆汁うっ滞	男性性器癌
	胆道機能異常	胆のう癌	胆のう管癌
	胆のう肉腫	腟悪性黒色腫	腟癌
	中咽頭癌	中咽頭側壁癌	中咽頭肉腫
	中耳悪性腫瘍	中縦隔悪性腫瘍	虫垂カルチノイド
	虫垂癌	中脳神経膠腫	中部食道癌
	中部胆管癌	中葉小細胞肺癌	中葉肺癌
	中葉肺腺癌	中葉肺大細胞癌	中葉肺扁平上皮癌
	中葉非小細胞肺癌	腸炎	腸カタル
	腸間膜悪性腫瘍	腸間膜脂肪肉腫	腸間膜消化管間質腫瘍
	腸間膜肉腫	蝶形骨洞癌	聴神経膠腫
	直腸Ｓ状部結腸癌	直腸悪性黒色腫	直腸カルチノイド
	直腸癌	直腸癌骨転移	直腸癌術後再発
	直腸癌穿孔	直腸脂肪肉腫	直腸消化管間質腫瘍
	ディスペプシア	手軟部悪性腫瘍	転移性下顎癌
	転移性肝癌	転移性肝腫瘍	転移性胸膜腫瘍
	転移性口腔癌	転移性黒色腫	転移性骨腫瘍
	転移性縦隔腫瘍	転移性十二指腸癌	転移性腫瘍
	転移性消化器腫瘍	転移性上顎癌	転移性小腸腫瘍
	転移性腎腫瘍	転移性膵腫瘍	転移性舌癌
	転移性頭蓋骨腫瘍	転移性脳腫瘍	転移性肺癌
	転移性肺腫瘍	転移性脾腫瘍	転移性皮膚腫瘍
	転移性副腎腫瘍	転移性腹壁腫瘍	転移性扁平上皮癌
	転移性卵巣癌	テント上下転移性腫瘍	頭蓋骨悪性腫瘍
	頭蓋部脊索腫	頭頚部癌	透析腎癌
	頭頂葉悪性腫瘍	頭部脂腺癌	頭部脂肪肉腫
	頭部軟部組織悪性腫瘍	頭部皮膚癌	頭部メルケル細胞癌
な	頭部隆起性皮膚線維肉腫	内耳癌	内胚葉洞腫瘍
	軟口蓋癌	軟骨肉腫	軟部悪性巨細胞腫
	軟部組織悪性腫瘍	肉腫	乳癌
	乳癌・HER2 過剰発現	乳癌骨転移	乳癌再発
	乳癌皮膚転移	乳児下痢	乳房外パジェット病
	乳房下外側部乳癌	乳房下内側部乳癌	乳房脂肪肉腫
	乳房上外側部乳癌	乳房上内側部乳癌	乳房中央部乳癌
	乳房肉腫	乳幼児胃腸障害	尿管癌
	尿管口部膀胱癌	尿道傍腺の悪性腫瘍	尿膜管癌
	粘液性のう胞腺癌	脳幹悪性腫瘍	脳幹神経膠腫
	脳室悪性腫瘍	脳神経悪性腫瘍	脳胚細胞腫瘍
は	肺芽腫	肺カルチノイド	肺癌
	肺癌骨転移	肺癌肉腫	肺癌による閉塞性肺炎
	肺腺癌	肺腺扁平上皮癌	肺腺様のう胞癌
	肺大細胞癌	肺大細胞神経内分泌癌	肺肉腫
	肺粘表皮癌	肺扁平上皮癌	肺胞上皮癌
	肺未分化癌	肺門部小細胞癌	肺門部腺癌
	肺門部大細胞癌	肺門部肺癌	肺門部非小細胞癌
	肺門部扁平上皮癌	馬尾上衣腫	バレット食道癌
	鼻咽腔癌	鼻腔癌	脾脂肪肉腫
	非小細胞肺癌	鼻前庭癌	鼻中隔癌
	脾の悪性腫瘍	皮膚悪性腫瘍	皮膚悪性線維性組織球腫
	皮膚癌	皮膚脂肪肉腫	皮膚線維肉腫
	皮膚白血病	皮膚付属器癌	ヒルシュスプルング病類縁疾患
	披裂喉頭蓋ひだ喉頭面癌	副咽頭間隙悪性腫瘍	腹腔内リンパ節の悪性腫瘍
	腹腔リンパ節転移	副甲状腺悪性腫瘍	副甲状腺癌
	副腎悪性腫瘍	副腎癌	副腎神経芽腫
	副腎髄質の悪性腫瘍	副腎皮質癌	副腎皮質の悪性腫瘍
	副鼻腔癌	腹部悪性腫瘍	腹部食道癌
	腹部神経芽腫	腹膜悪性腫瘍	腹膜癌
	ぶどう膜悪性黒色腫	分娩時心臓合併症	噴門癌
	平滑筋肉腫	閉塞性黄疸	扁桃窩癌
	扁桃癌	扁桃肉腫	膀胱円蓋部膀胱癌
	膀胱癌	膀胱頚部膀胱癌	膀胱後壁部膀胱癌
	膀胱三角部膀胱癌	膀胱前壁部膀胱癌	膀胱側壁部膀胱癌
	膀胱肉腫	膀胱瘻造設状態	傍骨性骨肉腫
	紡錘形細胞肉腫	胞巣状軟部肉腫	乏突起神経膠腫
ま	末期癌	末梢神経悪性腫瘍	慢性心筋炎
	脈絡膜悪性黒色腫	ミリッチ症候群	メルケル細胞癌
	盲腸カルチノイド	盲腸癌	毛包癌
	網膜芽細胞腫	網膜膠腫	毛様細胞性星細胞腫
や	毛様体悪性腫瘍	ユーイング肉腫	有棘細胞癌
	幽門癌	幽門前庭部癌	腰椎転移
ら	卵管癌	卵巣癌	卵巣絨毛癌
	卵巣胎児性癌	卵巣肉腫	卵巣胚細胞腫瘍
	卵巣未分化胚細胞腫	卵巣卵黄のう腫瘍	卵巣類皮のう胞癌
	隆起性皮膚線維肉腫	両室肥大	輪状後部癌
	リンパ管肉腫	リンパ性白血病骨髄浸潤	肋骨転移
△	Ｓ状結腸炎	鞍上部胚細胞腫瘍	栄養性心筋症
	壊疽性胆細管炎	延髄星細胞腫	回腸炎
	回腸導管形成状態	カタル性胃腸炎	肝外閉塞性黄疸
	肝内胆細管炎	感冒性胃腸炎	感冒性大腸炎
	感冒性腸炎	気管切開術後	逆行性胆管炎
	急性化膿性胆管炎	急性胆管炎	急性胆細管炎
	急性閉塞性化膿性胆管炎	狭窄性胆管炎	腱索断裂
	原発性硬化性胆管炎	後腹膜膿瘍	細胆管炎
	再発性胆管炎	視床下部星細胞腫	視床星細胞腫
	十二指腸総胆管炎	消化管障害	人工膀胱
	心耳血栓症	前頭葉星細胞腫	前頭葉退形成性星細胞腫
	側頭葉星細胞腫	側頭葉退形成性星細胞腫	側頭葉毛様細胞性星細胞腫
	胆管炎	胆管潰瘍	胆管癒着
	胆道ジスキネジア	胆道疾患	低心拍出量症候群
	頭蓋内胚細胞腫瘍	頭頂葉星細胞腫	乳頭筋断裂
	尿路ストーマ周囲皮膚炎	脳幹部星細胞腫	胚細胞腫
	びまん性星細胞腫	辺縁系脳炎	膀胱直腸障害
	慢性胆管炎	慢性胆細管炎	卵黄のう腫瘍
	卵巣癌全身転移		

用法用量

本剤を水又は微温湯に溶解し，経口又は経管投与する。症状により適宜増減する。

1才未満　20～30g/kg 体重(78～117kcal/kg 体重)

1才～2才　15～25g/kg 体重(59～98kcal/kg 体重)

(本剤は原則として2才未満の患者に用いるが，2才以上の幼児で特に本剤の投与が必要と判断される場合は1才～2才の投与量に準じる)

通常，1日3～10g/kg 体重(12～39kcal/kg 体重)で投与を開始し，徐々に投与量を増やし，通常3～10日で維持量に達する。

濃度は，通常，10～15W/V%(0.4～0.6kcal/mL)で投与を開始し，徐々に濃度をあげて，維持期には 18～20W/V%(0.7～0.8kcal/mL)とする。なお症状により適宜増減する。

経口投与では1日数回に分けて投与し，経管投与では原則として1日24時間持続的に投与する。なお，注入速度は患者の状態により適当に調節する。

用法用量に関連する使用上の注意　本剤を用いて調製した液剤は，静注してはならない。

禁忌

(1)本剤の成分に対し過敏症の既往歴のある患者

エ

エ

(2)フェニルケトン尿症等のアミノ酸代謝異常のある患者

エレンタール配合内用剤　規格：10g[5.46円/g]
経腸成分栄養剤（消化態）　味の素　325

【効 能 効 果】

本剤は，消化をほとんど必要としない成分で構成されたきわめて低残渣性・易吸収性の経腸的高カロリー栄養剤でエレメンタルダイエット又は成分栄養と呼ばれる。一般に，手術前・後の患者に対し，未消化態蛋白を含む経管栄養剤による栄養管理が困難な時用いることができるが，とくに下記の場合に使用する。

(1)未消化態蛋白を含む経管栄養剤の適応困難時の術後栄養管理
(2)腸内の清浄化を要する疾患の栄養管理
(3)術直後の栄養管理
(4)消化管異常病態下の栄養管理（縫合不全，短腸症候群，各種消化管瘻等）
(5)消化管特殊疾患時の栄養管理（クローン氏病，潰瘍性大腸炎，消化不全症候群，膵疾患，蛋白漏出性胃腸症等）
(6)高カロリー輸液の適応が困難となった時の栄養管理（広範囲熱傷等）

【対応標準病名】

◎	潰瘍性大腸炎	クローン病	消化不良症
	膵疾患	摂食機能障害	短腸症候群
	蛋白漏出性胃腸症	熱傷	腹壁縫合不全
	縫合不全		
○あ	足第2度熱傷	足第3度熱傷	足熱傷
	アルカリ腐蝕	アルコール性慢性膵炎	胃クローン病
	胃十二指腸クローン病	胃切除後消化障害	胃切除後症候群
	胃腸管熱傷	胃熱傷	陰茎第2度熱傷
	陰茎第3度熱傷	陰茎熱傷	咽頭熱傷
	陰のう第2度熱傷	陰のう第3度熱傷	陰のう熱傷
	ウィップル病	会陰第2度熱傷	会陰第3度熱傷
	会陰熱傷	腋窩第2度熱傷	腋窩第3度熱傷
か	腋窩熱傷	炎症性膵のう胞	外陰第2度熱傷
	外陰第3度熱傷	外陰熱傷	外傷性出血性ショック
	外傷性ショック	外傷性膵のう胞	回腸クローン病
	潰瘍性大腸炎・左側大腸炎型	潰瘍性大腸炎合併妊娠	潰瘍性大腸炎再燃
	下咽頭熱傷	化学外傷	下顎熱傷
	下顎部第2度熱傷	下顎部第3度熱傷	下肢第2度熱傷
	下肢第3度熱傷	下肢熱傷	仮性膵のう胞
	下腿足部熱傷	下腿熱傷	下腿部第2度熱傷
	下腿部第3度熱傷	活動期潰瘍性大腸炎	化膿性膵のう胞
	下半身第1度熱傷	下半身第2度熱傷	下半身第3度熱傷
	下半身熱傷	下腹部第2度熱傷	下腹部第3度熱傷
	緩解期潰瘍性大腸炎	顔面第2度熱傷	顔面第3度熱傷
	顔面熱傷	気管熱傷	寄生虫性膵のう胞
	気道熱傷	吸収不良症候群	急性激症型潰瘍性大腸炎
	急性消化不良症	胸腔熱傷	胸部上腕熱傷
	胸部第2度熱傷	頬部第2度熱傷	胸部第3度熱傷
	頬部第3度熱傷	胸部熱傷	空腸クローン病
	躯幹薬傷	軽症潰瘍性大腸炎	頚部第2度熱傷
	頚部第3度熱傷	頚部熱傷	劇症型潰瘍性大腸炎
	肩甲間部第2度熱傷	肩甲間部第3度熱傷	肩甲間部熱傷
	肩甲部第2度熱傷	肩甲部第3度熱傷	肩甲部熱傷
	肩部第2度熱傷	肩部第3度熱傷	口腔第1度熱傷
	口腔第2度熱傷	口腔第3度熱傷	口腔熱傷
	口唇第2度熱傷	口唇第3度熱傷	口唇熱傷
	喉頭熱傷	肛門クローン病	肛門第2度熱傷
さ	肛門第3度熱傷	肛門熱傷	再燃緩解型潰瘍性大腸炎
	酸腐蝕	耳介部第2度熱傷	耳介部第3度熱傷
	子宮熱傷	自己免疫性膵炎	四肢第1度熱傷
	四肢第2度熱傷	四肢第3度熱傷	四肢熱傷
	趾第2度熱傷	趾第3度熱傷	膝部第2度熱傷
	膝部第3度熱傷	趾熱傷	重症潰瘍性大腸炎
	手関節部第2度熱傷	手関節部第3度熱傷	手指第2度熱傷
	手指第3度熱傷	手術創離開	手掌第2度熱傷
	手掌第3度熱傷	術後イレウス	術後悪心
	術後吸収不良	術後消化管出血性ショック	術後腹壁膿瘍
	術後癒着性イレウス	術後瘻孔形成	手背第2度熱傷
	手背第3度熱傷	消化管術後後遺症	消化不良性下痢
	上肢第2度熱傷	上肢第3度熱傷	上肢熱傷
	焼身自殺未遂	小腸クローン病	小腸大腸クローン病
	上半身第1度熱傷	上半身第2度熱傷	上半身第3度熱傷
	上半身熱傷	踵部第2度熱傷	踵部第3度熱傷
	上腕第2度熱傷	上腕第3度熱傷	上腕熱傷
	初回発作型潰瘍性大腸炎	食道熱傷	新生児天疱瘡
	真性膵のう胞	膵萎縮	膵うっ血
	膵液瘻	膵壊死	膵機能不全
	膵硬変	膵コレステロール塞栓症	膵腫瘤
	膵性脳症	膵石	膵石灰化症
	膵線維症	膵頭十二指腸切除後膵液瘻	膵頭部腫瘤
	膵のう胞	膵発育不全症	水疱性膿痂疹
	ステロイド依存性潰瘍性大腸炎	ステロイド依存性クローン病	ステロイド抵抗性潰瘍性大腸炎
	スプルー	精巣熱傷	舌熱傷
	セリアック病	前額部第2度熱傷	前額部第3度熱傷
	前胸部第2度熱傷	前胸部第3度熱傷	前胸部熱傷
	全身第1度熱傷	全身第2度熱傷	全身第3度熱傷
	全身熱傷	前腕手部熱傷	前腕第2度熱傷
	前腕第3度熱傷	前腕熱傷	足関節第2度熱傷
	足関節第3度熱傷	足関節熱傷	側胸部第2度熱傷
	側胸部第3度熱傷	足底熱傷	足底部第2度熱傷
	足底部第3度熱傷	足背部第2度熱傷	足背部第3度熱傷
	側腹部第2度熱傷	側腹部第3度熱傷	鼡径部第2度熱傷
た	鼡径部第3度熱傷	鼡径部熱傷	第1度熱傷
	第1度腐蝕	第2度熱傷	第2度腐蝕
	第3度熱傷	第3度腐蝕	第4度熱傷
	体幹第2度熱傷	体幹第3度熱傷	体幹熱傷
	大腿熱傷	大腿部第2度熱傷	大腿部第3度熱傷
	大腸クローン病	大腸切除症候群	体表面積10%未満の熱傷
	体表面積10－19%の熱傷	体表面積20－29%の熱傷	体表面積30－39%の熱傷
	体表面積40－49%の熱傷	体表面積50－59%の熱傷	体表面積60－69%の熱傷
	体表面積70－79%の熱傷	体表面積80－89%の熱傷	体表面積90%以上の熱傷
	多発性第1度熱傷	多発性第2度熱傷	多発性第3度熱傷
	多発性熱傷	多発性非熱傷性水疱	胆のう摘出後症候群
	ダンピング症候群	腟熱傷	腟壁縫合不全
	虫垂炎術後残膿瘍	虫垂クローン病	虫垂切除後後遺症
	虫垂切除術腹壁瘢痕部瘻孔	中等症潰瘍性大腸炎	肘部第2度熱傷
	肘部第3度熱傷	腸切除後遺症	直腸クローン病
	直腸切除後遺症	手第2度熱傷	手第3度熱傷
	殿部第2度熱傷	殿部第3度熱傷	殿部熱傷
	頭部第2度熱傷	頭部第3度熱傷	頭部熱傷
な	特発性慢性膵炎	内視鏡処置後胃潰瘍	内部尿路性器の熱傷
	軟口蓋熱傷	乳頭部第2度熱傷	乳頭部第3度熱傷
	乳房第2度熱傷	乳房第3度熱傷	乳房熱傷
	乳輪部第2度熱傷	乳輪部第3度熱傷	熱傷ショック
は	熱帯性スプルー	肺熱傷	背部第2度熱傷
	背部第3度熱傷	背部熱傷	半身第1度熱傷
	半身第2度熱傷	半身第3度熱傷	鼻部第2度熱傷
	鼻部第3度熱傷	腹部第2度熱傷	腹部第3度熱傷
	腹部熱傷	腹壁創し開	腹壁縫合糸膿瘍

	腐蝕	ぶどう球菌性熱傷様皮膚症候群	吻合部狭窄
	縫合部狭窄	縫合部硬結	放射線性熱傷
	母指球部第２度熱傷	母指球部第３度熱傷	母指第２度熱傷
ま	母指第３度熱傷	慢性再発性膵炎	慢性持続型潰瘍性大腸炎
	慢性膵炎	慢性膵炎急性増悪	無菌性膵壊死
や	迷走神経切離後症候群	盲係蹄症候群	薬傷
	腰部第２度熱傷	腰部第３度熱傷	腰部熱傷
△	ERCP 後膵炎	Ｓ状結腸潰瘍	Ｓ状結腸穿孔
	Ｓ状結腸ポリープ	Ｓ状結腸瘻	異常腸音
	胃切除後貧血	胃腸萎縮	胃内停水
	横行結腸ポリープ	回腸のう炎	回盲部腫瘤
	潰瘍性大腸炎・全大腸炎型	潰瘍性大腸炎・直腸Ｓ状結腸炎型	潰瘍性大腸炎・直腸炎型
	潰瘍性大腸炎性若年性関節炎	下行結腸ポリープ	下腹部腫瘤
	機能性ディスペプシア	急性潰瘍性大腸炎	牛乳不耐症
	胸脇苦満	筋性防御	クローン病性若年性関節炎
	結腸潰瘍	結腸穿孔	結腸ポリープ
	結腸瘻	口苦	口腔内異常感症
	口腔内感覚異常症	口内痛	後腹膜腫瘤
	黒色便	骨盤内腫瘤	臍部腫瘤
	四肢挫傷	しぶり腹	脂肪不耐性吸収不良症
	脂肪便	十二指腸クローン病	宿便性潰瘍
	術後嚥下障害	術後肝炎	術後肝障害
	術後膵炎	術後胆管炎	術後胆のう炎
	術後皮下気腫	消化管障害	上行結腸ポリープ
	小腸潰瘍	小腸穿孔	小腸瘻
	小腹拘急	小腹硬満	上腹部腫瘤
	小腹不仁	食道異物感	心下急
	心下痞	心下痞堅	心下痞硬
	心窩部振水音	心窩部不快	人工肛門狭窄
	人工肛門部腸管脱出	人工肛門部びらん	膵外分泌機能不全
	膵管拡張	膵管狭窄	膵機能異常
	舌切除後遺症	全身挫傷	全身打撲
	蠕動亢進	大腸黒皮症	大腸ポリープ
	大量便	多発性血腫	多発性昆虫咬創
	多発性挫傷	多発性擦過創	多発性皮下出血
	多発性表在損傷	蛋白不耐性吸収不良症	腟断端炎
	腟断端出血	腟断端肉芽	腸萎縮
	腸うっ血	腸音欠如	腸音亢進
	腸潰瘍	腸間膜腫瘤	腸穿孔
	腸膿瘍	腸瘻	直腸Ｓ状結腸炎
	直腸切断術後後遺症	直腸穿孔	つかえ感
	ディスペプシア	糖質不耐性吸収不良症	乳幼児胃腸障害
	粘液便	排便習慣の変化	排便障害
	半身打撲	非外傷性腸穿孔	非特異性多発性小腸潰瘍
	非特異性直腸Ｓ状結腸炎	腹腔内腫瘤	腹皮拘急
	腹部腫脹	腹部腫瘤	腹部板状硬
	腹部不快感	腹壁瘻孔	糞瘻
	便異常	便色異常	便潜血
	縫合糸膿瘍	膀胱直腸障害	縫合不全出血
	縫合部膿瘍	ホワイトヘッド肛門	無菌性腹膜炎
	盲腸潰瘍	盲腸ポリープ	盲腸瘻
	門脈圧亢進症性腸炎	輸入脚症候群	緑色便

用法用量　通常，エレンタール配合内用剤 80g を 300mL となるような割合で常水又は微温湯に溶かし(1kcal/mL)，鼻腔ゾンデ，胃瘻，又は腸瘻から，十二指腸あるいは空腸内に１日 24 時間持続的に注入する(注入速度は 75〜100mL/時間)。また，要により本溶液を１回又は数回に分けて経口投与もできる。
標準量として成人１日 480〜640g(1,800〜2,400kcal)を投与する。なお，年令，体重，症状により適宜増減する。
一般に，初期量は，１日量の約 1/8(60〜80g)を所定濃度の約 1/2(0.5kcal/mL)で投与開始し，患者の状態により，徐々に濃度及び投与量を増加し，4〜10 日後に標準量に達するようにする。

用法用量に関連する使用上の注意　本剤を用いて調製した液剤は，静注してはならない。

禁忌
(1)本剤の成分に対し過敏症の既往歴のある患者
(2)重症糖尿病，ステロイド大量投与の患者で糖代謝異常が疑われる場合
(3)妊娠 3ヶ月以内又は妊娠を希望する婦人へのビタミンＡ 5,000IU/日以上の投与
(4)アミノ酸代謝異常のある患者

エ

塩化カリウム「日医工」
規格：10g[0.86円/g]
塩化カリウム　日医工　322

【効 能 効 果】

(1)下記疾患又は状態におけるカリウム補給
①降圧利尿剤，副腎皮質ホルモン，強心配糖体，インスリン，ある種の抗生物質などの連用時
②低カリウム血症型周期性四肢麻痺
③重症嘔吐，下痢，カリウム摂取不足及び手術後
(2)低クロール性アルカローシス

【対応標準病名】

◎	嘔吐症	下痢症	低カリウム血性周期性四肢麻痺
	低クロール性アルカローシス		
○	アルカリ血症	アルカリ尿症	アルカローシス
	呼吸性アルカローシス	代謝性アルカローシス	代償性呼吸性アルカローシス
	代償性代謝性アルカローシス	低カリウム性アルカローシス	低カリウム性家族性周期性麻痺
	非呼吸性アルカローシス		
△	Ｓ状結腸炎	アセトン血性嘔吐症	胃腸炎
	炎症性腸疾患	嘔気	悪心
	回腸炎	化学療法に伴う嘔吐症	家族性周期性四肢麻痺
	カタル性胃腸炎	感染性胃腸炎	感染性下痢症
	感染性大腸炎	感染性腸炎	感冒性胃腸炎
	感冒性大腸炎	感冒性腸炎	機能性下痢
	急性胃腸炎	急性大腸炎	急性腸炎
	抗生物質起因性大腸炎	抗生物質起因性腸炎	混合型酸塩基平衡障害
	酸塩基平衡異常	習慣性嘔吐	周期性四肢麻痺
	出血性大腸炎	出血性腸炎	食後悪心
	正カリウム血性周期性四肢麻痺	正常カリウム血症性四肢麻痺	大腸炎
	胆汁性嘔吐	中枢性嘔吐症	腸炎
	腸カタル	低塩基血症	低クロール血症
	電解質異常	電解質平衡異常	特発性嘔吐症
	難治性乳児下痢症	乳児下痢	脳性嘔吐
	反芻	反復性嘔吐	糞便性嘔吐

用法用量　塩化カリウムとして，通常成人１日 2〜10g を数回に分割し，多量の水とともに経口投与する。なお，年齢，症状により適宜増減する。

禁忌
(1)乏尿・無尿(前日の尿量が 500mL 以下あるいは投与直前の排尿が１時間当たり 20mL 以下)又は高窒素血症がみられる高度の腎機能障害のある患者
(2)未治療のアジソン病患者
(3)高カリウム血症の患者
(4)消化管通過障害のある患者
①食道狭窄のある患者(心肥大，食道癌，胸部大動脈瘤，逆流性食道炎，心臓手術等による食道圧迫)
②消化管狭窄又は消化管運動機能不全のある患者
(5)高カリウム血性周期性四肢麻痺の患者
(6)本剤の成分に対し過敏症の既往歴のある患者

(7)エプレレノンを投与中の患者

併用禁忌

薬剤名等	臨床症状・措置方法	機序・危険因子
エプレレノン(セララ)	高カリウム血症があらわれることがある。	エプレレノンは血中のカリウムを上昇させる可能性があり，併用により高カリウム血症があらわれやすくなると考えられる。 危険因子：腎障害患者

塩化カリウム「フソー」：扶桑薬品[0.97円/g]，塩化カリウム「ヤマゼン」：山善[0.86円/g]

塩化カルシウム「ヤマゼン」　規格：10g[1.7円/g]
塩化カルシウム水和物　山善　321

【効 能 効 果】

低カルシウム血症に起因する下記症候の改善：テタニー，テタニー関連症状

【対応標準病名】

◎	低カルシウム血症	テタニー	
○	テタニー性白内障		
△	仮性テタニー	家族性低カルシウム尿性高カルシウム血症	カルシウム代謝障害
	高カルシウム尿症	石灰沈着症	低カルシウム性白内障
	特発性高カルシウム尿症	バーネット症候群	無機質欠乏症
	無機質代謝障害		

用法用量　塩化カルシウム水和物として，通常成人1回1～2gを約5%水溶液にして1日3回経口投与する。

なお，年齢，症状により適宜増減する。

禁忌

(1)高カルシウム血症の患者

(2)腎結石のある患者

(3)重篤な腎不全のある患者

塩酸キニーネ「ホエイ」　規格：1g[132.3円/g]
キニーネ塩酸塩水和物　マイラン製薬　641

【効 能 効 果】

マラリア

【対応標準病名】

◎	マラリア		
○	カメルーン熱	間欠熱	コルシカ熱
	先天性熱帯熱マラリア	熱帯熱マラリア	脳性マラリア
	マラリア性悪液質	三日熱マラリア	四日熱マラリア
	卵形マラリア		
△	脾性脳症	中枢神経ループス	低血糖性脳症
	尿毒症性脳症		

用法用量　キニーネ塩酸塩水和物として，通常，成人1回0.5gを1日3回経口投与する。

禁忌

(1)アステミゾールを投与中の患者

(2)妊婦または妊娠している可能性のある婦人

(3)キニーネに対し過敏症の既往歴のある患者

併用禁忌

薬剤名等	臨床症状・措置方法	機序・危険因子
アステミゾール(ヒスマナール)	QT延長，心室性不整脈(torsades de pointesを含む)等の重篤な心血管系の副作用があらわれることがある。	本剤がアステミゾールの肝臓における代謝を阻害することにより，アステミゾールおよびその代謝物の血中濃度が上昇する。

塩酸パパベリン散10%「マルイシ」　規格：10%1g[6.2円/g]
パパベリン塩酸塩　丸石　124

【効 能 効 果】

(1)下記疾患に伴う内臓平滑筋の痙攣症状

胃炎，胆道(胆管・胆のう)系疾患

(2)急性動脈塞栓，末梢循環障害，冠循環障害における血管拡張と症状の改善

【対応標準病名】

◎	胃炎	胃痙攣	痙性胃炎
	痙攣	胆道疾患	動脈塞栓症
	末梢循環障害		
○	アルコール性胃炎	アレルギー性胃炎	胃十二指腸炎
	萎縮性胃炎	萎縮性化生性胃炎	胃びらん
	腋窩動脈血栓症	壊疽性胆細管炎	下肢急性動脈閉塞症
	下肢慢性動脈閉塞症	肝外閉塞性黄疸	肝動脈血栓症
	肝動脈塞栓症	肝内胆管拡張症	肝内胆管狭窄
	肝内胆細管炎	逆行性胆管炎	急性胃炎
	急性化膿性胆管炎	急性胆管炎	急性胆細管炎
	急性びらん性胃炎	急性閉塞性化膿性胆管炎	狭窄性胆管炎
	血管運動性肢端感覚異常症	原発性硬化性胆管炎	後天性胆管狭窄症
	細胆管炎	再発性胆管炎	鎖骨下動脈閉塞症
	四肢末梢循環障害	肢端紅痛症	趾端循環障害
	肢端チアノーゼ	肢端知覚異常	重症虚血肢
	十二指腸総胆管炎	十二指腸乳頭狭窄	上肢急性動脈閉塞症
	上肢慢性動脈閉塞症	神経性胃炎	スチール症候群
	全身性閉塞性血栓血管炎	総胆管拡張症	総胆管狭窄症
	総胆管閉塞症	大腿動脈閉塞症	大動脈血栓症
	大動脈塞栓症	胆管炎	胆管狭窄症
	胆管閉塞症	胆汁うっ滞	胆道ジスキネジア
	中毒性胃炎	腸骨動脈血栓症	腸骨動脈塞栓症
	バージャー病	表層性胃炎	腹部大動脈血栓症
	腹部大動脈塞栓症	ブルートウ症候群	閉塞性黄疸
	閉塞性血栓血管炎	ヘリコバクター・ピロリ胃炎	末梢動脈塞栓症
	慢性胃炎	慢性胆管炎	慢性胆細管炎
	ミリッチ症候群	メネトリエ病	疣状胃炎
	ルリッシュ症候群	レイノー現象	レイノー症候群
	レイノー病		
△	胃うっ血	胃運動機能障害	胃運動亢進症
	胃液分泌過多	胃拡張	胃機能亢進
	胃軸捻症	胃腸運動機能障害	胃腸機能異常
	胃腸機能減退	胃特発性破裂	胃粘膜過形成
	胃のう胞	胃壁軟化症	胃蜂窩織炎
	オディ括約筋収縮	過酸症	下肢血行障害
	下肢末梢循環障害	間欠性跛行	急性胃腸障害
	急性胃粘膜病変	痙攣発作	血栓塞栓症
	コレステロール塞栓症	十二指腸破裂	出血性胃炎
	術後残胃胃炎	塞栓性梗塞	胆管萎縮
	胆管潰瘍	胆管拡張症	胆管ポリープ
	胆管癒着	胆道機能異常	胆道閉鎖
	動脈血栓症	動脈硬化性間欠性跛行	動脈攣縮
	肉芽腫性胃炎	肥厚性幽門狭窄症	びらん性胃炎
	放射線胃炎	末梢循環不全	末梢性血管攣縮
	末梢動脈疾患	慢性動脈閉塞症	薬物胃障害
	連鎖球菌症候群		

用法用量　パパベリン塩酸塩として通常，成人1日200mg(本剤：2g)を3～4回に分割経口投与する。

なお，年齢，症状により適宜増減する。

禁忌　本剤に対し過敏症の既往歴のある患者

塩酸パパベリン散10%「マイラン」：マイラン製薬[6.2円/g]

塩酸バンコマイシン散0.5g　規格：500mg1瓶[2924.8円/瓶]

バンコマイシン塩酸塩　塩野義　611

【効能効果】

(1)感染性腸炎
〈適応菌種〉バンコマイシンに感性のメチシリン耐性黄色ブドウ球菌(MRSA)，クロストリジウム・ディフィシル
〈適応症〉感染性腸炎(偽膜性大腸炎を含む)
(2)骨髄移植時の消化管内殺菌

【対応標準病名】

◎	MRSA 感染症	感染性腸炎	偽膜性大腸炎
○	MRCNS 感染症	MRSA 関節炎	MRSA 感染性心内膜炎
	MRSA 骨髄炎	MRSA 術後創部感染	MRSA 髄膜炎
	MRSA 肘関節炎	MRSA 腸炎	MRSA 膿胸
	MRSA 肺炎	MRSA 肺化膿症	MRSA 敗血症
	MRSA 腹膜炎	MRSA 膀胱炎	MRSA 保菌者
	S 状結腸炎	胃腸炎	エルシニア腸炎
	炎症性腸疾患	回腸炎	カタル性胃腸炎
	感染性胃腸炎	感染性下痢症	感染性大腸炎
	カンピロバクター腸炎	偽膜性腸炎	急性胃腸炎
	急性大腸炎	急性腸炎	グラム陽性桿菌感染症
	クレブシェラ腸炎	クロストリジウム・ウェルシュ腸炎	クロストリジウム・ディフィシル腸炎
	下痢症	抗生物質起因性大腸炎	抗生物質起因性腸炎
	細菌性胃腸炎	細菌性下痢症	細菌性大腸炎
	細菌性腸炎	出血性大腸炎	出血性腸炎
	大腸炎	大腸菌食中毒	大腸菌性腸炎
	腸炎	腸カタル	腸管出血性大腸菌感染症
	腸管組織侵襲性大腸菌感染症	腸管毒素原性大腸菌感染症	腸球菌感染症
	難治性乳児下痢症	乳児下痢	病原性大腸菌感染症
	ぶどう球菌感染症	ペニシリン耐性肺炎球菌感染症	緑膿菌性腸炎
△	MRCNS 肺炎	MRCNS 敗血症	MRSA 股関節炎
	MRSA 膝関節炎	感冒性胃腸炎	感冒性大腸炎
	感冒性腸炎	多剤耐性腸球菌感染症	ぶどう球菌性股関節炎
	ぶどう球菌性膝関節炎	ムコーズス中耳炎	

用法用量
(1)感染性腸炎(偽膜性大腸炎を含む)
用時溶解し，通常，成人1回0.125～0.5g(力価)を1日4回経口投与する。
なお，年齢，体重，症状により適宜増減する。
(2)骨髄移植時の消化管内殺菌
用時溶解し，通常，成人1回0.5g(力価)を非吸収性の抗菌剤及び抗真菌剤と併用して1日4～6回経口投与する。
なお，年齢，体重，症状により適宜増減する。

用法用量に関連する使用上の注意
(1)腎障害のある患者には，投与量・投与間隔の調節を行い，慎重に投与すること。
(2)本剤を感染性腸炎に投与するとき，7～10日以内に下痢，腹痛，発熱等の症状改善の兆候が全くみられない場合は投与を中止すること。
(3)本剤の使用にあたっては，耐性菌の発現を防ぐため，次のことに注意すること。
①感染症の治療に十分な知識と経験を持つ医師又はその指導の下で行うこと。
②原則として他の抗菌薬及び本剤に対する感受性を確認すること。
③投与期間は，感染部位，重症度，患者の症状等を考慮し，適切な時期に，本剤の継続投与が必要か否か判定し，疾病の治療上必要な最低限の期間の投与にとどめること。

警告　本剤の耐性菌の発現を防ぐため，「用法用量に関連する使用上の注意」の項を熟読の上，適正使用に努めること。

禁忌　本剤の成分によるショックの既往歴のある患者

塩酸バンコマイシン散0.5「MEEK」：小林化工[1513.3円/瓶]，バンコマイシン塩酸塩散0.5g「サワイ」：沢井[1513.3円/瓶]，バンコマイシン塩酸塩散0.5g「タイヨー」：テバ製薬[1261.7円/瓶]，バンコマイシン塩酸塩散0.5g「ファイザー」：マイラン製薬[1261.7円/瓶]

塩酸プロカルバジンカプセル50mg「中外」

規格：50mg1カプセル[368.3円/カプセル]

プロカルバジン塩酸塩　中外　429

【効能効果】

(1)悪性リンパ腫(ホジキン病，細網肉腫，リンパ肉腫)
(2)以下の悪性腫瘍に対する他の抗悪性腫瘍剤との併用療法
悪性星細胞腫，乏突起膠腫成分を有する神経膠腫

【対応標準病名】

◎	悪性リンパ腫	細網肉腫	退形成性星細胞腫
	乏突起神経膠腫	ホジキンリンパ腫	リンパ芽球性リンパ腫
○	ALK 陽性大細胞型 B 細胞性リンパ腫	ALK 陽性未分化大細胞リンパ腫	BCR − ABL1 陽性 B リンパ芽球性リンパ腫
	B リンパ芽球性リンパ腫	E2A − PBX1 陽性 B リンパ芽球性リンパ腫	HHV8 多中心性キャッスルマン病随伴大細胞型 B 細胞性リンパ腫
	IL3 − IGH 陽性 B リンパ芽球性リンパ腫	MALT リンパ腫	MLL 再構成型 B リンパ芽球性リンパ腫
	TEL − AML1 陽性 B リンパ芽球性リンパ腫	T 細胞組織球豊富型大細胞型 B 細胞性リンパ腫	T リンパ芽球性リンパ腫
	悪性小脳腫瘍	悪性神経膠腫	悪性脳腫瘍
	胃 MALT リンパ腫	胃悪性リンパ腫	延髄神経膠腫
	海綿芽細胞腫	眼窩悪性リンパ腫	肝脾 T 細胞リンパ腫
	橋神経膠腫	形質芽球性リンパ腫	頸部悪性リンパ腫
	血管内大細胞型 B 細胞性リンパ腫	血管免疫芽球性 T 細胞リンパ腫	結節硬化型古典的ホジキンリンパ腫
	結節性リンパ球優位型ホジキンリンパ腫	結腸悪性リンパ腫	原始神経外胚葉腫瘍
	原線維性星細胞腫	原発性悪性脳腫瘍	原発性滲出性リンパ腫
	原発性脳腫瘍	高 2 倍体性 B リンパ芽球性リンパ腫	膠芽腫
	甲状腺 MALT リンパ腫	甲状腺悪性リンパ腫	高齢者 EBV 陽性びまん性大細胞型 B 細胞性リンパ腫
	骨悪性リンパ腫	古典的ホジキンリンパ腫	混合細胞型古典的ホジキンリンパ腫
	縦隔悪性リンパ腫	縦隔原発大細胞型 B 細胞性リンパ腫	十二指腸悪性リンパ腫
	上衣芽細胞腫	上衣腫	小腸悪性リンパ腫
	小児 EBV 陽性 T 細胞リンパ増殖性疾患	小児全身性 EBV 陽性 T 細胞リンパ増殖性疾患	小脳髄芽腫
	小脳星細胞腫	神経膠腫	心臓悪性リンパ腫
	髄芽腫	星細胞腫	星状芽細胞腫
	精巣悪性リンパ腫	節外性 NK/T 細胞リンパ腫・鼻型	側頭葉膠芽腫
	退形成性上衣腫	大腸 MALT リンパ腫	大腸悪性リンパ腫
	大脳深部神経膠腫	多発性神経膠腫	中枢神経系原発びまん性大細胞型 B 細胞性リンパ腫
	中脳神経膠腫	腸管症関連 T 細胞リンパ腫	直腸 MALT リンパ腫
	直腸悪性リンパ腫	低 2 倍体性 B リンパ芽球性リンパ腫	頭蓋部脊索腫
	脳悪性リンパ腫	脳幹神経膠腫	膿胸関連リンパ腫
	脳胚細胞腫瘍	バーキットリンパ腫	肺 MALT リンパ腫
	脾 B 細胞性リンパ腫/白血病・分類不能型	脾悪性リンパ腫	脾びまん性赤脾髄小 B 細胞性リンパ腫
	皮膚原発びまん性大細胞型 B 細胞リンパ腫・下肢型	脾辺縁帯リンパ腫	非ホジキンリンパ腫

	びまん性大細胞型・バーキット中間型分類不能B細胞性リンパ腫	びまん性大細胞型・ホジキン中間型分類不能B細胞性リンパ腫	びまん性大細胞型B細胞性リンパ腫
	ヘアリー細胞白血病亜型	扁桃悪性リンパ腫	末梢性T細胞リンパ腫
	慢性炎症関連びまん性大細胞型B細胞性リンパ腫	マントル細胞リンパ腫	免疫芽球性リンパ節症
	毛様細胞性星細胞腫	リンパ球減少型古典的ホジキンリンパ腫	リンパ球豊富型古典的ホジキンリンパ腫
	リンパ形質細胞性リンパ腫	リンパ腫	濾胞性リンパ腫
△	B細胞リンパ腫	延髄星細胞腫	後頭葉悪性腫瘍
	後頭葉膠芽腫	後頭葉神経膠腫	膠肉腫
	視床下部星細胞腫	視床星細胞腫	小脳膠芽腫
	小脳上衣腫	小脳神経膠腫	小脳毛様細胞性星細胞腫
	小リンパ球性リンパ腫	前頭葉悪性腫瘍	前頭葉膠芽腫
	前頭葉神経膠腫	前頭葉星細胞腫	前頭葉退形成性星細胞腫
	側頭葉悪性腫瘍	側頭葉神経膠腫	側頭葉星細胞腫
	側頭葉退形成性星細胞腫	側頭葉毛様細胞性星細胞腫	第4脳室上衣腫
	大脳悪性腫瘍	頭頂葉悪性腫瘍	頭頂葉膠芽腫
	頭頂葉神経膠腫	頭頂葉星細胞腫	脳幹悪性腫瘍
	脳幹膠芽腫	脳幹部星細胞腫	脳室悪性腫瘍
	脳室上衣腫	びまん性星細胞腫	未分化大細胞リンパ腫

用法用量
(1)通常成人では，プロカルバジンとして1日50～100mg(1～2カプセル)を1～2回に分割して経口投与を開始する。その後約1週間以内に漸増し，プロカルバジンとして1日150～300mg(3～6カプセル)を3回に分割投与し，臨床効果が明らかとなるまで連日投与する。
悪性リンパ腫の寛解導入までに要する総投与量は，プロカルバジンとして通常5～7gである。
(2)悪性星細胞腫，乏突起膠腫成分を有する神経膠腫に対する他の抗悪性腫瘍剤との併用療法の場合：プロカルバジンとして1日量60～75mg/m^2を14日間経口投与し，これを6～8週毎に繰り返す。体表面積より算出されたプロカルバジンの1日量が75mg未満の場合は，50mg(1カプセル)，75mg以上125mg未満となった場合は100mg(2カプセル)，125mg以上175mg未満となった場合は150mg(3カプセル)を1日1～3回に分割して投与する。

用法用量に関連する使用上の注意　悪性星細胞腫，乏突起膠腫成分を有する神経膠腫に対する他の抗悪性腫瘍剤との併用療法(プロカルバジン塩酸塩，ニムスチン塩酸塩，ビンクリスチン硫酸塩)においては，併用薬剤の添付文書及び関連文献(「抗がん剤報告書：塩酸プロカルバジン(脳腫瘍)」，「抗がん剤報告書：硫酸ビンクリスチン(脳腫瘍)」等)を熟読すること。

警告　本剤を含むがん化学療法は，緊急時に十分対応できる医療施設において，がん化学療法に十分な知識・経験を持つ医師のもとで，本療法が適切と判断される症例についてのみ実施すること。適応患者の選択にあたっては，各併用薬剤の添付文書を参照して十分注意すること。また，治療開始に先立ち，患者又はその家族に有効性及び危険性を十分説明し，同意を得てから投与すること。

禁忌
(1)本剤の成分に対し重篤な過敏症の既往歴のある患者
(2)アルコール(飲酒)を摂取中の患者

併用禁忌

薬剤名等	臨床症状・措置方法	機序・危険因子
アルコール(飲酒)	アルコールに対する耐性を低下させるおそれがあるので，治療中は禁酒させること。	ジスルフィラム様作用によると考えられている。

エンシュア・H
規格：10mL[1.08円/mL]
経腸成分栄養剤(半消化態)　明治　325

【効 能 効 果】

一般に，手術後患者の栄養保持に用いることができるが，特に長期にわたり，経口的食事摂取が困難で，単位量当たり高カロリー(1.5kcal/mL)の経腸栄養剤を必要とする下記の患者の経管栄養補給に使用する。
(1)水分の摂取制限が必要な患者(心不全や腎不全を合併している患者など)
(2)安静時エネルギー消費量が亢進している患者(熱傷患者，感染症を合併している患者など)
(3)経腸栄養剤の投与容量を減らしたい患者(容量依存性の腹部膨満感を訴える患者など)
(4)経腸栄養剤の投与時間の短縮が望ましい患者(口腔外科や耳鼻科の術後患者など)

【対応標準病名】

◎	摂食機能障害		
△	異常腸音	胃内停水	回盲部腫瘤
	下腹部腫瘤	胸脇苦満	筋性防御
	口苦	口腔内異常感症	口腔内感覚異常症
	口内痛	後腹膜腫瘤	黒色便
	骨盤内腫瘤	臍部腫瘤	しぶり腹
	小腹拘急	小腹硬満	上腹部腫瘤
	小腹不仁	食道異物感	心下急
	心下痞	心下痞堅	心下痞硬
	心窩部振水音	心窩部不快	蠕動亢進
	大量便	腸音欠如	腸音亢進
	腸間膜腫瘤	つかえ感	粘液便
	排便習慣の変化	排便障害	腹腔内腫瘤
	腹皮拘急	腹部腫脹	腹部腫瘤
	腹部板状硬	腹部不快感	便異常
	便色異常	便潜血	膀胱直腸障害
	緑色便		

用法用量　標準量として成人には1日1,000～1,500mL(1,500～2,250kcal)を経管又は経口投与する。1mL当たり1.5kcalである。
なお，年齢，症状により適宜増減する。
経管投与では本剤を1時間に50～100mLの速度で持続的又は1日数回に分けて投与する。なお，消化吸収障害がなく経腸栄養剤の投与時間の短縮が望ましい患者には1時間に400mLの速度まで上げることができる。経口投与では1日1回又は数回に分けて投与する。

禁忌
(1)本剤の成分に対し過敏症の既往歴のある患者
(2)牛乳たん白アレルギーを有する患者
(3)たん白質や電解質の厳密な制限が必要な急性腎炎，ネフローゼ，腎不全末期の患者
(4)悪心，嘔吐，下痢を合併している心不全患者
(5)妊娠3カ月以内又は妊娠を希望する婦人へのビタミンA5,000IU/日以上の投与

エンシュア・リキッド
規格：10mL[0.61円/mL]
経腸成分栄養剤(半消化態)　明治　325

【効 能 効 果】

一般に，手術後患者の栄養保持に用いることができるが，特に長期にわたり，経口的食事摂取が困難な場合の経管栄養補給に使用する。

【対応標準病名】

◎	摂食機能障害		
△	異常腸音	胃内停水	回盲部腫瘤
	下腹部腫瘤	胸脇苦満	筋性防御

	口苦	口腔内異常感症	口腔内感覚異常症
	口内痛	後腹膜腫瘤	黒色便
	骨盤内腫瘤	臍部腫瘤	しぶり腹
	小腹拘急	小腹硬満	上腹部腫瘤
	小腹不仁	食道異物感	心下急
	心下痞	心下痞堅	心下痞硬
	心窩部振水音	心窩部不快	蠕動亢進
	大量便	腸音欠如	腸音亢進
	腸間膜腫瘤	つかえ感	粘液便
	排便習慣の変化	排便障害	腹腔内腫瘤
	腹皮拘急	腹部腫脹	腹部腫瘤
	腹部板状硬	腹部不快感	便異常
	便色異常	便潜血	膀胱直腸障害
	緑色便		

用法用量　標準量として成人には1日1,500～2,250mL(1,500～2,250kcal)を経管又は経口投与する。1mL当たり1kcalである。
なお，年齢，症状により適宜増減する。
経管投与では本剤を1時間に100～150mLの速度で持続的又は1日数回に分けて投与する。経口投与では1日1回又は数回に分けて投与する。
ただし，初期量は標準量の1/3～1/2量とし，水で約倍量に希釈(0.5kcal/mL)して投与する。以後は患者の状態により徐々に濃度及び量を増し標準量とする。

禁忌
(1)本剤の成分に対し過敏症の既往歴のある患者
(2)牛乳たん白アレルギーを有する患者
(3)妊娠3カ月以内又は妊娠を希望する婦人へのビタミンA5,000IU/日以上の投与

エンテロノンーR散
規格：1g[6.2円/g]
耐性乳酸菌　味の素　231

【効 能 効 果】
下記抗生物質，化学療法剤投与時の腸内菌叢の異常による諸症状の改善
ペニシリン系，セファロスポリン系，アミノグリコシド系，マクロライド系，テトラサイクリン系，ナリジクス酸

【対応標準病名】

◎	抗生物質起因性大腸炎	抗生物質起因性腸炎	
○	S状結腸炎	胃腸炎	炎症性腸疾患
	回腸炎	カタル性胃腸炎	感染性胃腸炎
	感染性下痢症	感染性大腸炎	感染性腸炎
	感冒性胃腸炎	感冒性大腸炎	感冒性腸炎
	急性胃腸炎	急性大腸炎	急性腸炎
	下痢症	出血性大腸炎	出血性腸炎
	大腸炎	腸炎	腸カタル
	難治性乳児下痢症	乳児下痢	

用法用量　通常成人1日3gを3回に分割経口投与する。
なお，年齢，症状により適宜増減する。

禁忌
(1)本剤に過敏症の既往歴のある患者
(2)牛乳に対してアレルギーのある患者

コレポリーR散10%：東和　1g[6.2円/g]，耐性乳酸菌散10%「JG」：長生堂　1g[6.2円/g]，ラクスパン散1.8%：キッセイ　1g[6.2円/g]，ラックビーR散：興和　1g[6.2円/g]，レベニンカプセル：わかもと　1カプセル[5.8円/カプセル]，レベニン散：わかもと　1g[6.2円/g]

エンドキサン錠50mg
規格：50mg1錠[36.1円/錠]
経口用エンドキサン原末100mg
規格：100mg1瓶[157.4円/瓶]
シクロホスファミド水和物　塩野義　421

【効 能 効 果】
(1)下記疾患の自覚的並びに他覚的症状の緩解
多発性骨髄腫，悪性リンパ腫(ホジキン病，リンパ肉腫，細網肉腫)，乳癌
急性白血病，真性多血症，肺癌，神経腫瘍(神経芽腫，網膜芽腫)，骨腫瘍
ただし，下記の疾患については，他の抗腫瘍剤と併用することが必要である。
慢性リンパ性白血病，慢性骨髄性白血病，咽頭癌，胃癌，膵癌，肝癌，結腸癌，子宮頸癌，子宮体癌，卵巣癌，睾丸腫瘍，絨毛性疾患(絨毛癌，破壊胞状奇胎，胞状奇胎)，横紋筋肉腫，悪性黒色腫
(2)治療抵抗性の下記リウマチ性疾患：全身性エリテマトーデス，全身性血管炎(顕微鏡的多発血管炎，ヴェゲナ肉芽腫症，結節性多発動脈炎，Churg-Strauss症候群，大動脈炎症候群等)，多発性筋炎/皮膚筋炎，強皮症，混合性結合組織病，及び血管炎を伴う難治性リウマチ性疾患
(3)ネフローゼ症候群(副腎皮質ホルモン剤による適切な治療を行っても十分な効果がみられない場合に限る。)

【対応標準病名】

◎	悪性黒色腫	悪性リンパ腫	アレルギー性肉芽腫性血管炎
	胃癌	咽頭癌	ウェジナー肉芽腫症
	横紋筋肉腫	肝癌	関節リウマチ
	急性白血病	強皮症	結節性多発動脈炎
	結腸癌	顕微鏡的多発血管炎	骨腫瘍
	混合性結合組織病	細網肉腫	子宮頸癌
	子宮体癌	絨毛癌	絨毛性疾患
	神経芽腫	神経腫	真性赤血球増加症
	侵入胞状奇胎	膵癌	精巣腫瘍
	全身型ウェジナー肉芽腫症	全身性エリテマトーデス	大動脈炎症候群
	多発性筋炎	多発性骨髄腫	乳癌
	ネフローゼ症候群	肺癌	皮膚筋炎
	胞状奇胎	ホジキンリンパ腫	慢性骨髄性白血病
	慢性リンパ性白血病	網膜芽細胞腫	卵巣癌
	リンパ芽球性リンパ腫		
○ あ	EGFR遺伝子変異陽性非小細胞肺癌	KIT(CD117)陽性胃消化管間質腫瘍	KIT(CD117)陽性結腸消化管間質腫瘍
	KRAS遺伝子野生型結腸癌	S状結腸癌	悪性顆粒細胞腫
	悪性グロームス腫瘍	悪性血管外皮腫	悪性線維性組織球腫
	胃悪性間葉系腫瘍	胃悪性リンパ腫	胃癌・HER2過剰発現
	胃消化管間質腫瘍	胃前庭部癌	咽頭腫瘍
	咽頭肉腫	ウェジナー肉芽腫症性呼吸器障害	炎症性乳癌
か	横行結腸癌	回盲部癌	下咽頭癌
	下行結腸癌	下肢悪性黒色腫	滑膜肉腫
	眼窩悪性リンパ腫	肝細胞癌	関節リウマチ・顎関節
	関節リウマチ・肩関節	関節リウマチ・胸椎	関節リウマチ・頚椎
	関節リウマチ・股関節	関節リウマチ・指関節	関節リウマチ・趾関節
	関節リウマチ・膝関節	関節リウマチ・手関節	関節リウマチ・脊椎
	関節リウマチ・足関節	関節リウマチ・肘関節	関節リウマチ・腰椎
	顔面播種状粟粒性狼瘡	肝弯曲部癌	気管支癌
	頚部悪性リンパ腫	血管肉腫	結節硬化型古典的ホジキンリンパ腫
	結節性リンパ球優位型ホジキンリンパ腫	結腸悪性リンパ腫	結腸脂肪肉腫

	結腸消化管間質腫瘍	限局型ウェジナー肉芽腫症	原発性悪性脳腫瘍
	原発性肝癌	原発性肺癌	甲状腺悪性リンパ腫
	骨悪性リンパ腫	骨巨細胞腫	古典的ホジキンリンパ腫
さ	混合細胞型古典的ホジキンリンパ腫	子宮癌	子宮癌再発
	子宮峡部癌	子宮頚部腺癌	子宮体癌再発
	子宮断端癌	子宮底癌	子宮内膜癌
	脂肪肉腫	縦隔悪性リンパ腫	十二指腸悪性リンパ腫
	術後乳癌	上咽頭癌	上行結腸癌
	上行結腸平滑筋肉腫	小細胞肺癌	小腸悪性リンパ腫
	小児ネフローゼ症候群	小リンパ球性リンパ腫	神経節芽細胞腫
	進行乳癌	心臓悪性リンパ腫	膵芽腫
	膵管癌	膵管内管状腺癌	膵管内乳頭粘液性腺癌
	膵漿液性のう胞腺癌	膵体部癌	膵頭部癌
	膵粘液性のう胞腺癌	膵尾部癌	ステロイド依存性ネフローゼ症候群
	ステロイド抵抗性全身性エリテマトーデス	ステロイド抵抗性ネフローゼ症候群	精巣悪性リンパ腫
	精巣癌	線維脂肪肉腫	線維肉腫
	全身性エリテマトーデス性呼吸器障害	全身性エリテマトーデス性心膜炎	全身性エリテマトーデス性脳動脈炎
	全身性エリテマトーデス性ミオパチー	全身性エリテマトーデス脊髄炎	全身性エリテマトーデス脳炎
	全身性エリテマトーデス脳脊髄炎	全身性強皮症	先天性ネフローゼ症候群
た	全胞状奇胎	退形成性上衣腫	大腸悪性リンパ腫
	大腸肉腫	多発性筋炎性呼吸器障害	多発性リウマチ性関節炎
	中咽頭癌	中咽頭側壁癌	虫垂癌
	中枢神経ループス	直腸S状部結腸癌	直腸悪性リンパ腫
な	デンスデポジット病ネフローゼ症候群	難治性ネフローゼ症候群	軟部悪性巨細胞腫
	軟部組織悪性腫瘍	肉腫	二次性ネフローゼ症候群
	乳癌骨転移	乳癌再発	乳癌皮膚転移
	粘液性のう胞腺癌	脳悪性リンパ腫	膿胸関連リンパ腫
は	バーキットリンパ腫	肺腺癌	肺腺扁平上皮癌
	肺大細胞癌	肺扁平上皮癌	肺胞上皮癌
	肺未分化癌	肺門部肺癌	白血病
	脾悪性リンパ腫	非小細胞肺癌	微小変化型ネフローゼ症候群
	非定型慢性骨髄性白血病	皮膚筋炎性呼吸器障害	非分泌型骨髄腫
	非ホジキンリンパ腫	びまん性管内増殖性糸球体腎炎ネフローゼ症候群	びまん性大細胞型B細胞性リンパ腫
	びまん性膜性糸球体腎炎ネフローゼ症候群	脾弯曲部癌	頻回再発型ネフローゼ症候群
	封入体筋炎	副腎神経芽腫	噴門癌
	平滑筋肉腫	ベンスジョーンズ型多発性骨髄腫	扁桃悪性リンパ腫
ま	紡錘形細胞肉腫	胞巣状軟部肉腫	慢性骨髄性白血病移行期
	慢性骨髄性白血病急性転化	慢性骨髄性白血病慢性期	慢性白血病
	マントル細胞リンパ腫	ムチランス変形	免疫芽球性リンパ節症
ら	盲腸癌	網膜膠腫	卵巣絨毛癌
	卵巣胎児性癌	卵巣未分化胚細胞腫	卵巣類皮のう胞癌
	リウマチ性滑液包炎	リウマチ性皮下結節	リウマチ様関節炎
	リンパ管肉腫	リンパ球減少型古典的ホジキンリンパ腫	リンパ腫
△	ALK融合遺伝子陽性非小細胞肺癌	ALK陽性大細胞型B細胞性リンパ腫	ALK陽性未分化大細胞リンパ腫
	ANCA関連血管炎	BCR－ABL1陽性Bリンパ芽球性白血病	BCR－ABL1陽性Bリンパ芽球性白血病/リンパ腫
	BCR－ABL1陽性Bリンパ芽球性リンパ腫	B細胞性前リンパ球性白血病	B細胞リンパ腫
	Bリンパ芽球性白血病	Bリンパ芽球性白血病/リンパ腫	Bリンパ芽球性リンパ腫
	CCR4陽性成人T細胞白血病リンパ腫	E2A－PBX1陽性Bリンパ芽球性白血病	E2A－PBX1陽性Bリンパ芽球性白血病/リンパ腫

	E2A－PBX1陽性Bリンパ芽球性リンパ腫	HHV8多中心性キャッスルマン病随伴大細胞型B細胞性リンパ腫	IL3－IGH陽性Bリンパ芽球性白血病
	IL3－IGH陽性Bリンパ芽球性白血病/リンパ腫	IL3－IGH陽性Bリンパ芽球性リンパ腫	MALTリンパ腫
	MLL再構成型Bリンパ芽球性白血病	MLL再構成型Bリンパ芽球性白血病/リンパ腫	MLL再構成型Bリンパ芽球性リンパ腫
	Ph陽性急性リンパ性白血病	POEMS症候群	RS3PE症候群
	SLE眼底	TEL－AML1陽性Bリンパ芽球性白血病	TEL－AML1陽性Bリンパ芽球性白血病/リンパ腫
	TEL－AML1陽性Bリンパ芽球性リンパ腫	T細胞性前リンパ球白血病	T細胞性大顆粒リンパ球白血病
	T細胞組織球豊富型大細胞型B細胞性リンパ腫	Tリンパ芽球性白血病	Tリンパ芽球性白血病/リンパ腫
あ	Tリンパ芽球性リンパ腫	VIP産生腫瘍	悪性インスリノーマ
	悪性ガストリノーマ	悪性グルカゴノーマ	悪性腫瘍
	悪性膵内分泌腫瘍	悪性ソマトスタチノーマ	悪性虫垂粘液瘤
	悪性葉状腫瘍	悪性リンパ腫骨髄浸潤	アグレッシブNK細胞白血病
	足悪性軟部腫瘍	胃MALTリンパ腫	胃管癌
	胃癌骨転移	胃癌末期	異形成母斑症候群
	異型リンパ球増加症	胃原発絨毛癌	胃脂肪肉腫
	胃重複癌	胃小弯部癌	胃進行癌
	胃体部癌	胃大弯部癌	胃底部癌
	遺伝性大腸癌	胃肉腫	胃胚細胞腫瘍
	胃平滑筋肉腫	胃幽門部癌	ウェーバ・クリスチャン病
	運動過多症候群	腋窩悪性黒色腫	腋窩黒色腫
	壊死性血管炎	炎症性多発性関節障害	オーバーラップ症候群
か	下咽頭後部癌	下咽頭肉腫	下顎骨腫瘍
	下顎部悪性黒色腫	下顎部横紋筋肉腫	下顎部腫瘍
	下眼瞼悪性黒色腫	顎関節滑膜骨軟骨腫症	下口唇悪性黒色腫
	家族性靱帯弛緩症	下腿悪性線維性組織球腫	下腿悪性軟部腫瘍
	下腿横紋筋肉腫	下腿滑膜肉腫	下腿線維肉腫
	下腿淡明細胞肉腫	下腿部悪性黒色腫	下腿平滑筋肉腫
	下腿胞巣状軟部肉腫	下腿類上皮肉腫	肩関節滑膜骨軟骨腫症
	滑膜骨軟骨腫症	過敏性血管炎	下葉小細胞肺癌
	下葉肺癌	下葉肺腺癌	下葉肺大細胞癌
	下葉肺扁平上皮癌	下葉非小細胞肺癌	顆粒球肉腫
	癌	肝悪性腫瘍	肝芽腫
	眼窩神経芽腫	肝カルチノイド	肝癌骨転移
	肝奇形腫	肝血管肉腫	眼瞼悪性黒色腫
	肝細胞癌破裂	環指悪性黒色腫	肝脂肪肉腫
	癌性ニューロパチー	眼内腫瘍	肝内胆管癌
	肝のう胞腺癌	肝脾T細胞リンパ腫	肝平滑筋肉腫
	顔面悪性黒色腫	顔面横紋筋肉腫	顔面骨腫瘍
	肝門部癌	気管癌	気管支カルチノイド
	急性巨核芽球性白血病	急性骨髄性白血病	急性骨髄単球性白血病
	急性前骨髄球性白血病	急性単球性白血病	急性リンパ性白血病
	胸骨腫瘍	胸椎腫瘍	胸椎転移
	強皮症腎	強皮症腎クリーゼ	強皮症性ミオパチー
	胸部悪性黒色腫	頬部悪性黒色腫	胸部悪性軟部腫瘍
	頬部横紋筋肉腫	胸壁悪性線維性組織球腫	胸壁横紋筋肉腫
	胸壁血管肉腫	胸壁線維肉腫	胸壁淡明細胞肉腫
	胸膜播種	距骨腫瘍	くすぶり型白血病
	グッドパスチャー症候群	クレスト症候群	クロム親和性芽細胞腫
	脛骨遠位部骨腫瘍	脛骨近位部骨腫瘍	脛骨骨幹部骨腫瘍
	脛骨腫瘍	形質芽球性リンパ腫	形質細胞性骨髄腫
	形質細胞白血病	頚椎腫瘍	頚部悪性黒色腫
	頚部横紋筋肉腫	頚部脂腺癌	頚部隆起性皮膚線維肉腫

	血管内大細胞型Ｂ細胞性リンパ腫	血管免疫芽球性Ｔ細胞リンパ腫	血清反応陰性関節リウマチ
	血栓性血小板減少性紫斑病	血栓性微小血管症	結膜腫瘍
	肩甲骨腫瘍	原発性滲出性リンパ腫	肩部悪性黒色腫
	肩部横紋筋肉腫	高２倍体性Ｂリンパ芽球性白血病	高２倍体性Ｂリンパ芽球性白血病/リンパ腫
	高２倍体性Ｂリンパ芽球性リンパ腫	好塩基球性白血病	膠原病
	膠原病性心膜炎	膠原病に伴う貧血	虹彩腫瘍
	好酸球減少症	好酸球性筋膜炎	好酸球性白血病
	好酸球増加・筋痛症候群	甲状腺MALTリンパ腫	甲状腺癌骨転移
	口唇悪性黒色腫	好中球性白血病	好中球増加症
	喉頭蓋前面癌	喉頭蓋谷癌	喉頭癌
	後頭骨腫瘍	後頭部転移性腫瘍	膠肉腫
	項部悪性黒色腫	後腹膜胚細胞腫瘍	肛門部悪性黒色腫
	高齢者EBV陽性びまん性大細胞型Ｂ細胞性リンパ腫	股関節滑膜骨軟骨腫症	股関節部滑膜肉腫
	骨外性形質細胞腫	骨髄異形成症候群	骨髄性白血病
	骨髄性白血病骨髄浸潤	骨髄性類白血病反応	骨髄単球性白血病
	骨髄転移	骨転移癌	骨盤骨腫瘍
	骨盤転移	骨盤内悪性軟部腫瘍	骨盤部悪性軟部腫瘍
	孤立性骨形質細胞腫	混合型肝癌	混合型白血病
さ	細気管支肺胞上皮癌	鰓原性癌	臍部悪性黒色腫
	鎖骨腫瘍	坐骨腫瘍	残胃癌
	趾悪性黒色腫	耳介悪性黒色腫	指基節骨腫瘍
	趾基節骨腫瘍	子宮癌骨転移	子宮腟部癌
	指骨腫瘍	趾骨腫瘍	示指悪性黒色腫
	耳前部悪性黒色腫	趾爪下悪性黒色腫	肢端硬化症
	指中節骨腫瘍	趾中節骨腫瘍	膝蓋骨腫瘍
	膝関節滑膜骨軟骨腫症	膝関節部滑膜肉腫	膝部悪性黒色腫
	膝部悪性線維性組織球腫	膝部淡明細胞肉腫	膝部胞巣状軟部肉腫
	指末節骨腫瘍	趾末節骨腫瘍	尺側偏位
	若年性骨髄単球性白血病	若年性多発性動脈炎	若年性皮膚筋炎
	尺骨腫瘍	縦隔原発大細胞型Ｂ細胞性リンパ腫	縦隔胚細胞腫瘍
	縦隔卵黄のう腫瘍	十二指腸悪性ガストリノーマ	十二指腸悪性ソマトスタチノーマ
	主気管支の悪性腫瘍	手指悪性黒色腫	手指爪下悪性黒色腫
	手掌部悪性黒色腫	手背部悪性黒色腫	手部悪性黒色腫
	手部横紋筋肉腫	上咽頭脂肪肉腫	上顎骨腫瘍
	上顎部腫瘍	松果体胚細胞腫瘍	松果体部膠芽腫
	上眼瞼悪性黒色腫	上行結腸カルチノイド	上口唇悪性黒色腫
	症候性貧血	踵骨腫瘍	小指悪性黒色腫
	上肢悪性黒色腫	小児EBV陽性Ｔ細胞リンパ増殖性疾患	小児急性リンパ性白血病
	小児骨髄異形成症候群	小児全身性EBV陽性Ｔ細胞リンパ増殖性疾患	踵部悪性黒色腫
	上葉小細胞肺癌	上葉肺癌	上葉肺腺癌
	上葉肺大細胞癌	上葉肺扁平上皮癌	上葉非小細胞肺癌
	上腕横紋筋肉腫	上腕骨遠位部骨腫瘍	上腕骨巨細胞腫
	上腕骨近位部巨細胞腫	上腕骨近位部骨腫瘍	上腕骨骨幹部骨腫瘍
	上腕部悪性黒色腫	食道悪性間葉系腫瘍	食道癌骨転移
	腎癌骨転移	膵頸部癌	膵脂肪肉腫
	膵臓癌骨転移	膵体尾部癌	髄膜癌腫症
	髄膜白血病	スキルス胃癌	成人Ｔ細胞白血病骨髄浸潤
	成人Ｔ細胞白血病リンパ腫	成人Ｔ細胞白血病リンパ腫・急性型	成人Ｔ細胞白血病リンパ腫・くすぶり型
	成人Ｔ細胞白血病リンパ腫・慢性型	成人Ｔ細胞白血病リンパ腫・リンパ腫型	成人スチル病
	精巣上体腫瘍	精巣胚細胞腫瘍	精巣卵黄のう腫瘍
	精のう腺腫瘍	脊髄播種	脊椎転移
	赤白血病	節外性NK/T細胞リンパ腫・鼻型	前額部悪性黒色腫

	前胸部悪性黒色腫	仙骨部悪性黒色腫	全身性強皮症性呼吸器障害
	全身性自己免疫疾患	前頭骨腫瘍	前頭部転移性腫瘍
	前立腺癌骨転移	前リンパ球性白血病	前腕横紋筋肉腫
	前腕部悪性黒色腫	爪下黒色腫	早期胃癌
	足関節滑膜骨軟骨腫症	足関節部滑膜肉腫	側胸部悪性黒色腫
	足根骨腫瘍	足舟状骨腫瘍	足底部悪性黒色腫
	側頭骨腫瘍	側頭動脈炎	側頭部転移性腫瘍
	足背部悪性黒色腫	足部悪性黒色腫	足部横紋筋肉腫
	足部滑膜肉腫	足部淡明細胞肉腫	足部類上皮肉腫
	鼡径部悪性黒色腫	鼡径部悪性線維性組織球腫	鼡径部横紋筋肉腫
た	鼡径部滑膜肉腫	第２趾悪性黒色腫	第３趾悪性黒色腫
	第４趾悪性黒色腫	第５趾悪性黒色腫	胎芽性肉腫
	大腿悪性線維性組織球腫	大腿悪性軟部腫瘍	大腿横紋筋肉腫
	大腿滑膜肉腫	大腿血管肉腫	大腿骨遠位部骨腫瘍
	大腿骨近位部骨腫瘍	大腿骨骨幹部骨腫瘍	大腿骨転移性骨腫瘍
	大腿線維肉腫	大腿部悪性黒色腫	大腿平滑筋肉腫
	大腿胞巣状軟部肉腫	大腿類上皮肉腫	大腸MALTリンパ腫
	大腸癌	大腸癌骨転移	大脳深部転移性腫瘍
	多巣性線維性硬化症	多発性血管炎	多発性血管炎重複症候群
	多発性骨髄腫骨髄浸潤	胆管細胞癌	単球性白血病
	単球性類白血病反応	単球増加症	男性生殖器腫瘍
	胆のうカルチノイド	恥骨腫瘍	チビエルジュ・ワイゼンバッハ症候群
	中咽頭肉腫	肘関節滑膜骨軟骨腫症	中指悪性黒色腫
	中手骨腫瘍	虫垂カルチノイド	虫垂杯細胞カルチノイド
	中枢神経系原発びまん性大細胞型Ｂ細胞性リンパ腫	中足骨腫瘍	肘部悪性黒色腫
	中葉小細胞肺癌	中葉肺癌	中葉肺腺癌
	中葉肺大細胞癌	中葉肺扁平上皮癌	中葉非小細胞肺癌
	腸管症関連Ｔ細胞リンパ腫	腸間膜腫瘍	蝶形骨腫瘍
	腸骨腫瘍	直腸MALTリンパ腫	直腸癌骨転移
	直腸平滑筋肉腫	低２倍体性Ｂリンパ芽球性白血病	低２倍体性Ｂリンパ芽球性白血病/リンパ腫
	低２倍体性Ｂリンパ芽球性リンパ腫	低形成性白血病	低補体血症性血管炎
	転移性下顎癌	転移性肝癌	転移性肝腫瘍
	転移性骨腫瘍	転移性骨腫瘍による大腿骨骨折	転移性上顎癌
	転移性頭蓋骨腫瘍	転移性脳腫瘍	転移性肺癌
	転移性皮膚腫瘍	テント上下転移性腫瘍	殿部悪性黒色腫
	殿部悪性線維性組織球腫	殿部悪性軟部腫瘍	殿部横紋筋肉腫
	殿部滑膜肉腫	殿部血管肉腫	殿部線維肉腫
	殿部平滑筋肉腫	殿部胞巣状軟部肉腫	橈骨腫瘍
	頭頂骨腫瘍	頭部悪性黒色腫	頭部横紋筋肉腫
な	頭部脂腺癌	頭部隆起性皮膚線維肉腫	軟部腫瘍
	二次性白血病	乳癌・HER2過剰発現	乳児偽白血病
	乳腺腋窩尾部乳癌	乳頭悪性黒色腫	乳頭部乳癌
	乳房下外側部乳癌	乳房下内側部乳癌	乳房境界部乳癌
	乳房脂肪肉腫	乳房上外側部乳癌	乳房上内側部乳癌
	乳房中央部乳癌	乳房肉腫	乳房パジェット病
は	乳輪部乳癌	バーキット白血病	肺MALTリンパ腫
	肺芽腫	肺カルチノイド	肺癌骨転移
	肺癌肉腫	肺癌による閉塞性肺炎	肺腺様のう胞癌
	肺大細胞神経内分泌癌	肺肉腫	肺粘表皮癌
	背部悪性黒色腫	背部悪性線維性組織球腫	背部悪性軟部腫瘍
	背部横紋筋肉腫	肺門部小細胞癌	肺門部腺癌
	肺門部大細胞癌	肺門部非小細胞癌	肺門部扁平上皮癌
	白赤芽球症	白血球増加症	白血病性関節症
	脾Ｂ細胞性リンパ腫/白血病・分類不能型	鼻咽腔癌	鼻腔悪性黒色腫

腓骨遠位部骨腫瘍	腓骨近位部骨腫瘍	腓骨骨幹部骨腫瘍
腓骨腫瘍	尾骨腫瘍	脾性貧血
鼻尖悪性黒色腫	非定型的白血病	鼻背悪性黒色腫
脾びまん性赤脾髄小B細胞性リンパ腫	鼻部悪性黒色腫	皮膚境界部悪性黒色腫
皮膚結節性多発動脈炎	皮膚原発びまん性大細胞型B細胞リンパ腫・下肢型	皮膚線維肉腫
皮膚白血病	脾辺縁帯リンパ腫	肥満細胞性白血病
びまん性好酸球性筋膜炎	びまん性大細胞型・バーキット中間型分類不能B細胞性リンパ腫	びまん性大細胞型・ホジキン中間型分類不能B細胞性リンパ腫
鼻翼悪性黒色腫	披裂喉頭蓋ひだ喉頭面癌	副咽頭間隙悪性腫瘍
副腎悪性腫瘍	副腎癌	腹部悪性黒色腫
腹部悪性軟部腫瘍	腹部神経芽腫	腹部平滑筋肉腫
腹壁悪性線維性組織球腫	腹壁横紋筋肉腫	腹壁線維肉腫
プラスマ細胞増加症	分離母斑	分類不能型骨髄異形成症候群
ヘアリー細胞白血病	ヘアリー細胞白血病亜型	母指悪性黒色腫
母趾悪性黒色腫	本態性白血球増多症	末梢性T細胞リンパ腫
慢性NK細胞リンパ増殖性疾患	慢性炎症関連びまん性大細胞型B細胞性リンパ腫	慢性骨髄単球性白血病
慢性単球性白血病	未分化大細胞リンパ腫	無症候性骨髄腫
無リンパ球症	盲腸カルチノイド	毛様体腫瘍
薬剤誘発性過敏性血管炎	薬剤誘発性ループス	幽門癌
幽門前庭部癌	腰椎腫瘍	腰椎転移
腰部悪性黒色腫	腰部悪性線維性組織球腫	卵管癌
卵巣カルチノイド	卵巣癌肉腫	卵巣胚細胞腫瘍
卵巣卵黄のう腫瘍	リブマン・サックス心内膜炎	隆起性皮膚線維肉腫
輪状後部癌	リンパ球異常	リンパ球減少症
リンパ球性類白血病反応	リンパ球増加症	リンパ球豊富型古典的ホジキンリンパ腫
リンパ形質細胞性リンパ腫	リンパ性白血病	リンパ性白血病骨髄浸潤
リンパ組織球増多症	涙腺腫瘍	涙のう部腫瘍
類白血病反応	ループス胸膜炎	ループス腎炎
ループス腸炎	ループス肺臓炎	ループス膀胱炎
肋骨転移	濾胞性リンパ腫	

※　**適応外使用可**

原則として，「シクロホスファミド【内服薬】」を「関節リウマチ」，「慢性炎症性多発ニューロパチー」，「免疫介在性ニューロパチー」，「多発性硬化症」，「重症筋無力症」，「ベーチェット病」，「ステロイド抵抗性膠原病」，「慢性炎症性脱髄性多発神経炎(CIDP)」に対して処方した場合，当該使用事例を審査上認める。

効能効果に関連する使用上の注意　ネフローゼ症候群に対しては，診療ガイドライン等の最新の情報を参考に，本剤の投与が適切と判断される患者に投与すること。

用法用量

〔錠〕

効能効果(1)の場合

(1)単独で使用する場合：通常，成人にはシクロホスファミド(無水物換算)として1日100～200mgを経口投与する。なお，年齢，症状により適宜増減する。

(2)他の抗腫瘍剤と併用する場合：単独で使用する場合に準じ，適宜減量する。

効能効果(2)の場合：通常，成人にはシクロホスファミド(無水物換算)として1日50～100mgを経口投与する。なお，年齢，症状により適宜増減する。

効能効果(3)の場合

(1)通常，成人にはシクロホスファミド(無水物換算)として1日50～100mgを8～12週間経口投与する。なお，年齢，症状により適宜増減する。

(2)通常，小児にはシクロホスファミド(無水物換算)として1日2～3mg/kgを8～12週間経口投与する。なお，年齢，症状により適宜増減するが，通常1日100mgまでとする。原則として，総投与量は300mg/kgまでとする。

〔原末〕

効能効果(1)の場合

(1)単独で使用する場合：本剤を溶解し，通常，成人にはシクロホスファミド(無水物換算)として1日100～200mgを経口投与する。なお，年齢，症状により適宜増減する。

(2)他の抗腫瘍剤と併用する場合：単独で使用する場合に準じ，適宜減量する。

効能効果(2)の場合：本剤を溶解し，通常，成人にはシクロホスファミド(無水物換算)として1日50～100mgを経口投与する。なお，年齢，症状により適宜増減する。

効能効果(3)の場合

(1)本剤を溶解し，通常，成人にはシクロホスファミド(無水物換算)として1日50～100mgを8～12週間経口投与する。なお，年齢，症状により適宜増減する。

(2)本剤を溶解し，通常，小児にはシクロホスファミド(無水物換算)として1日2～3mg/kgを8～12週間経口投与する。なお，年齢，症状により適宜増減するが，通常1日100mgまでとする。原則として，総投与量は300mg/kgまでとする。

用法用量に関連する使用上の注意

(1)〔原末のみ〕：本剤の使用については，本剤の曝露を最小限とするため，慎重に本剤の液剤調製を行うとともに，錠剤での投与が困難な患者のみに使用すること。

(2)ネフローゼ症候群に対し本剤を投与する際は，本剤の投与スケジュールについて，国内のガイドライン等の最新の情報を参考にすること。

警告

(1)本剤とペントスタチンを併用しないこと。

(2)本剤を含むがん化学療法は，緊急時に十分対応できる医療施設において，がん化学療法に十分な知識・経験を持つ医師のもとで，本療法が適切と判断される症例についてのみ実施すること。適応患者の選択にあたっては，各併用薬剤の添付文書を参照して十分注意すること。また，治療開始に先立ち，患者又はその家族に有効性及び危険性を十分説明し，同意を得てから投与すること。

(3)治療抵抗性のリウマチ性疾患に本剤を投与する場合には，緊急時に十分対応できる医療施設において，本剤についての十分な知識と治療抵抗性のリウマチ性疾患治療の経験を持つ医師のもとで行うこと。

(4)ネフローゼ症候群に本剤を投与する場合には，緊急時に十分対応できる医療施設において，本剤についての十分な知識とネフローゼ症候群治療の経験を持つ医師のもとで行うこと。

禁忌

(1)ペントスタチンを投与中の患者

(2)本剤の成分に対し重篤な過敏症の既往歴のある患者

(3)重症感染症を合併している患者

併用禁忌

薬剤名等	臨床症状・措置方法	機序・危険因子
ペントスタチン コホリン	骨髄移植の患者で，本剤投与中にペントスタチンを単回投与したところ，錯乱，呼吸困難，低血圧，肺水腫等が認められ，心毒性により死亡したとの報告がある。また，動物試験(マウス)においてペントスタチン(臨床用量の10倍相当量)とシクロホスファミド(LD_{50}前後)又はその類縁薬であるイホスファミド(LD_{50}前後)を同時期に単回投与したとき，	明らかな機序は不明である。本剤は用量依存性の心毒性があり，ペントスタチンは心筋細胞に影響を及ぼすATPの代謝を阻害する。両剤の併用により心毒性が増強すると考えられている。

	それぞれを単独投与したときに比べて死亡率の増加が認められた。	

エンピナース・Pカプセル9000
規格：9,000単位1カプセル［10.8円/カプセル］

エンピナース・P錠18000
規格：18,000単位1錠［18.4円/錠］

プロナーゼ　　科研　395

【効能効果】

次の疾患，症状の腫脹の緩解

手術後及び外傷後

慢性副鼻腔炎

痰の切れが悪く，喀出回数の多い下記疾患の喀痰喀出困難：気管支炎，気管支喘息，肺結核

【対応標準病名】

◎	外傷	喀痰喀出困難	気管支炎
	気管支喘息	肺結核	慢性副鼻腔炎
○ あ	アスピリン喘息	圧挫傷	圧挫創
	アトピー性喘息	アレルギー性気管支炎	アレルギー性副鼻腔炎
	異常喀痰	犬咬創	運動誘発性喘息
	嚥下性気管支炎	汚染擦過創	汚染創
か	外因性喘息	外傷後遺症	外傷性切断
	外傷性破裂	外傷性皮下血腫	開放創
	喀痰	過剰喀痰	カタル性気管支炎
	割創	活動性肺結核	化膿性副鼻腔炎
	関節血腫	関節挫傷	関節打撲
	貫通刺創	貫通銃創	貫通性挫滅創
	貫通創	顔面損傷	乾酪性肺炎
	乾酪性副鼻腔炎	気管気管支炎	気管結核
	気管支結核	気管支喘息合併妊娠	胸部外傷
	胸部損傷	棘刺創	魚咬創
	筋損傷	筋断裂	筋肉内血腫
	結核	結核腫	結核初期感染
	結核性咳嗽	結核性喀血	結核性気管支拡張症
	結核性気胸	結核性胸膜炎	結核性空洞
	結核性硬化症	結核性線維症	結核性膿瘍
	結核性肺線維症	結核性肺膿瘍	結核性発熱
	血腫	結節性肺結核	腱切創
	腱損傷	腱断裂	腱部分断裂
	腱裂傷	高エネルギー外傷	硬化性肺結核
	口腔上顎洞瘻	好酸球性副鼻腔炎	溝創
	咬創	喉頭外傷	喉頭損傷
	混合型喘息	昆虫咬創	昆虫刺傷
さ	採皮創	挫傷	挫創
	擦過創	擦過皮下血腫	挫滅傷
	挫滅創	刺咬症	篩骨洞炎
	歯性上顎洞炎	歯性副鼻腔炎	刺創
	刺創感染	射創	縦隔結核
	銃創	上顎洞炎	小児喘息
	小児喘息性気管支炎	小児副鼻腔炎	初感染結核
	職業喘息	針刺創	靱帯断裂
	ステロイド依存性喘息	咳喘息	切創
	切断	全身擦過創	喘息性気管支炎
	穿通創	前頭洞炎	創傷
た	掻創	創部化膿	多剤耐性結核
	多発性外傷	打撲割創	打撲血腫
	打撲挫創	打撲擦過創	打撲傷
	打撲皮下血腫	蝶形骨洞炎	沈下性気管支炎
な	動物咬創	難治結核	難治性喘息
	肉離れ	乳児喘息	猫咬創
は	膿性痰	肺炎結核	肺結核・鏡検確認あり
	肺結核・組織学的確認あり	肺結核・培養のみ確認あり	肺結核腫
	肺門結核	汎副鼻腔炎	非アトピー性喘息
	皮下血腫	皮下損傷	皮膚欠損創
	皮膚損傷	皮膚剥脱創	びまん性気管支炎
	副鼻腔炎	副鼻腔気管支症候群	副鼻腔真菌症
ま	膜性気管支炎	慢性副鼻腔炎急性増悪	慢性副鼻腔膿瘍
ら	盲管銃創	夜間性喘息	らせん骨折
	轢過創	裂傷	裂創
	裂離	裂離骨折	
△	亜脱臼	圧挫後遺症	圧迫骨折
	圧迫神経炎	咽頭結核	咽頭流注膿瘍
	横骨折	外傷性一過性麻痺	外傷性異物
	外傷性硬膜動静脈瘻	外傷性視神経症	外傷性脊髄出血
	外傷性切断後遺症	外傷性動静脈瘻	外傷性動脈血腫
	外傷性動脈瘤	外傷性瘢痕ケロイド	開放骨折
	開放性陥没骨折	開放性脱臼	開放性脱臼骨折
	開放性粉砕骨折	関節骨折	関節脱臼後遺症
	関節捻挫後遺症	感染型気管支喘息	完全骨折
	完全脱臼	陥没骨折	亀裂骨折
	屈曲骨折	珪肺結核	結核後遺症
	結核性血胸	結核性膿胸	血管切断
	血管損傷	腱損傷後遺症	喉頭結核
	広範性軸索損傷	広汎性神経損傷	後方脱臼
	骨折	骨折後遺症	挫傷後遺症
	四肢血管損傷後遺症	四肢静脈損傷	四肢動脈損傷
	斜骨折	縦骨折	重複骨折
	種子骨開放骨折	種子骨骨折	神経根ひきぬき損傷
	神経切断	神経叢損傷	神経叢不全損傷
	神経損傷	神経損傷後遺症	神経断裂
	靱帯ストレイン	靱帯損傷	靱帯捻挫
	靱帯裂傷	塵肺結核	ストレイン
	潜在性結核感染症	線状骨折	前方脱臼
	損傷	脱臼	脱臼骨折
	単純脱臼	中枢神経系損傷	陳旧性圧迫骨折
	陳旧性胸膜炎	陳旧性骨折	陳旧性肺結核
	転位性骨折	動脈損傷	特発性関節脱臼
	捻挫	捻挫後遺症	肺結核後遺症
	肺結核術後	肺門リンパ節結核	剥離骨折
	破裂骨折	鼻咽頭結核	皮下異物
	皮下静脈損傷	皮神経挫傷	非熱傷性水疱
	病的骨折	表皮剥離	フィブリン性気管支炎
	複雑脱臼	副鼻腔結核	不全骨折
	粉砕骨折	閉鎖性骨折	閉鎖性脱臼
	末梢血管外傷	末梢神経損傷	離開骨折
	若木骨折		

用法用量　通常，成人にはプロナーゼとして，1日27,000～54,000単位を3回に分けて経口投与する。本剤の体内での作用機序はなお解明されない点も多く，また，用量・効果の関係も必ずしも明らかにされていない。従って漫然と投与すべきでない。

禁忌　本剤の成分に対し過敏症の既往歴のある患者

オイグルコン錠1.25mg
規格：1.25mg1錠［7.7円/錠］

オイグルコン錠2.5mg
規格：2.5mg1錠［13.3円/錠］

グリベンクラミド　　中外　396

【効能効果】

インスリン非依存型糖尿病（ただし，食事療法・運動療法のみで十分な効果が得られない場合に限る。）

【対応標準病名】

◎	2型糖尿病		
○	2型糖尿病・眼合併症あり	2型糖尿病・関節合併症あり	2型糖尿病・腎合併症あり

	2型糖尿病・神経学的合併症あり	2型糖尿病・多発糖尿病性合併症あり	2型糖尿病・糖尿病性合併症あり
	2型糖尿病・糖尿病性合併症なし	2型糖尿病・末梢循環合併症あり	安定型糖尿病
	若年2型糖尿病	増殖性糖尿病性網膜症・2型糖尿病	妊娠中の耐糖能低下
△	2型糖尿病・ケトアシドーシス合併あり	2型糖尿病・昏睡合併あり	2型糖尿病黄斑症
	2型糖尿病性アシドーシス	2型糖尿病性アセトン血症	2型糖尿病性壊疽
	2型糖尿病性黄斑浮腫	2型糖尿病性潰瘍	2型糖尿病性眼筋麻痺
	2型糖尿病性肝障害	2型糖尿病性関節症	2型糖尿病性筋萎縮症
	2型糖尿病性血管障害	2型糖尿病性ケトアシドーシス	2型糖尿病性高コレステロール血症
	2型糖尿病性虹彩炎	2型糖尿病性骨症	2型糖尿病性昏睡
	2型糖尿病性自律神経ニューロパチー	2型糖尿病性神経因性膀胱	2型糖尿病性神経痛
	2型糖尿病性腎硬化症	2型糖尿病性腎症	2型糖尿病性腎症第1期
	2型糖尿病性腎症第2期	2型糖尿病性腎症第3期	2型糖尿病性腎症第3期A
	2型糖尿病性腎症第3期B	2型糖尿病性腎症第4期	2型糖尿病性腎症第5期
	2型糖尿病性腎不全	2型糖尿病性水疱	2型糖尿病性精神障害
	2型糖尿病性そう痒症	2型糖尿病性多発ニューロパチー	2型糖尿病性単ニューロパチー
	2型糖尿病性中心性網膜症	2型糖尿病性低血糖性昏睡	2型糖尿病性動脈硬化症
	2型糖尿病性動脈閉塞症	2型糖尿病性ニューロパチー	2型糖尿病性白内障
	2型糖尿病性皮膚障害	2型糖尿病性浮腫性硬化症	2型糖尿病性末梢血管症
	2型糖尿病性末梢血管障害	2型糖尿病性末梢神経障害	2型糖尿病性ミオパチー
	2型糖尿病性網膜症	インスリン抵抗性糖尿病	糖尿病
	糖尿病合併症		

用法用量　通常，1日量グリベンクラミドとして1.25mg～2.5mgを経口投与し，必要に応じ適宜増量して維持量を決定する。ただし，1日最高投与量は10mgとする。
投与方法は，原則として1回投与の場合は朝食前又は後，2回投与の場合は朝夕それぞれ食前又は後に経口投与する。

警告　重篤かつ遷延性の低血糖症を起こすことがある。用法用量，使用上の注意に特に留意すること。

禁忌
(1)重症ケトーシス，糖尿病性昏睡又は前昏睡，インスリン依存型糖尿病(若年型糖尿病，ブリットル型糖尿病等)の患者
(2)重篤な肝機能障害又は腎機能障害のある患者
(3)重症感染症，手術前後，重篤な外傷のある患者
(4)下痢，嘔吐等の胃腸障害のある患者
(5)妊婦又は妊娠している可能性のある婦人
(6)本剤の成分又はスルホンアミド系薬剤に対し過敏症の既往歴のある患者
(7)ボセンタン水和物を投与中の患者

併用禁忌

薬剤名等	臨床症状・措置方法	機序・危険因子
ボセンタン水和物(トラクリア)	本剤との併用により，肝酵素値上昇の発現率が増加したとの報告がある。	本剤及びボセンタン水和物は胆汁酸塩の排泄を阻害し，肝細胞内に胆汁酸塩の蓄積をもたらす。

ダオニール錠1.25mg：サノフィ　1.25mg1錠[7.7円/錠]
ダオニール錠2.5mg：サノフィ　2.5mg1錠[13.3円/錠]

グリベンクラミド錠1.25mg「EMEC」：サンノーバ　1.25mg1錠[5.6円/錠]，グリベンクラミド錠1.25mg「JG」：長生堂　1.25mg1錠[5.6円/錠]，グリベンクラミド錠1.25mg「サワイ」：沢井　1.25mg1錠[5.6円/錠]，グリベンクラミド錠1.25mg「三和」：三和化学　1.25mg1錠[5.6円/錠]，グリベンクラミド錠1.25mg「タイヨー」：テバ製薬　1.25mg1錠[5.6円/錠]，グリベンクラミド錠1.25mg「トーワ」：東和　1.25mg1錠[5.6円/錠]，グリベンクラミド錠1.25mg「日医工」：日医工　1.25mg1錠[5.6円/錠]，グリベンクラミド錠2.5mg「EMEC」：サンノーバ　2.5mg1錠[5.6円/錠]，グリベンクラミド錠2.5mg「JG」：長生堂　2.5mg1錠[5.6円/錠]，グリベンクラミド錠2.5mg「サワイ」：沢井　2.5mg1錠[5.6円/錠]，グリベンクラミド錠2.5mg「三和」：三和化学　2.5mg1錠[5.6円/錠]，グリベンクラミド錠2.5mg「タイヨー」：テバ製薬　2.5mg1錠[5.6円/錠]，グリベンクラミド錠2.5mg「トーワ」：東和　2.5mg1錠[5.6円/錠]，グリベンクラミド錠2.5mg「日医工」：日医工　2.5mg1錠[5.6円/錠]，パミルコン錠1.25mg：大正薬品　1.25mg1錠[5.6円/錠]，パミルコン錠2.5mg：大正薬品　2.5mg1錠[5.6円/錠]，マーグレイド錠1.25mg：シオノ　1.25mg1錠[5.6円/錠]，マーグレイド錠2.5mg：シオノ　2.5mg1錠[5.6円/錠]

オイテンシンカプセル40mg

規格：40mg1カプセル[17.8円/カプセル]
フロセミド　　サノフィ　214

【効能効果】

本態性高血圧症

【対応標準病名】

◎	高血圧症	本態性高血圧症	
○	悪性高血圧症	境界型高血圧症	高血圧性緊急症
	高血圧性腎疾患	高血圧性脳内出血	高血圧切迫症
	高レニン性高血圧症	若年高血圧症	若年性境界型高血圧症
	収縮期高血圧症	低レニン性高血圧症	
△	妊娠・分娩・産褥の既存の本態性高血圧症		

用法用量　通常成人1回1カプセル，1日1～2回(フロセミドとして40～80mg)を経口投与する。なお，年齢，症状により適宜増減する。

禁忌
(1)無尿の患者
(2)肝性昏睡の患者
(3)体液中のナトリウム，カリウムが明らかに減少している患者
(4)スルフォンアミド誘導体に対し過敏症の既往歴のある患者

オキシコンチン錠5mg　規格：5mg1錠[144.3円/錠]
オキシコンチン錠10mg　規格：10mg1錠[270.3円/錠]
オキシコンチン錠20mg　規格：20mg1錠[502.4円/錠]
オキシコンチン錠40mg　規格：40mg1錠[923.8円/錠]

オキシコドン塩酸塩水和物　　塩野義　811

【効能効果】

中等度から高度の疼痛を伴う各種癌における鎮痛

【対応標準病名】

◎	悪性腫瘍	癌	癌性疼痛
○	ALK融合遺伝子陽性非小細胞肺癌	EGFR遺伝子変異陽性非小細胞肺癌	KIT(CD117)陽性胃消化管間質腫瘍
	KIT(CD117)陽性結腸消化管間質腫瘍	KIT(CD117)陽性小腸消化管間質腫瘍	KIT(CD117)陽性食道消化管間質腫瘍
	KIT(CD117)陽性直腸消化管間質腫瘍	KRAS遺伝子野生型結腸癌	KRAS遺伝子野生型直腸癌
あ	S状結腸癌	悪性エナメル上皮腫	悪性下垂体腫瘍
	悪性褐色細胞腫	悪性顆粒細胞腫	悪性間葉腫
	悪性奇形腫	悪性胸腺腫	悪性グロームス腫瘍
	悪性血管外皮腫	悪性甲状腺腫	悪性骨腫瘍
	悪性縦隔腫瘍	悪性神経膠腫	悪性髄膜腫
	悪性脊髄髄膜腫	悪性線維性組織球腫	悪性虫垂粘液瘤
	悪性停留精巣	悪性頭蓋咽頭腫	悪性脳腫瘍
	悪性末梢神経鞘腫	悪性葉状腫瘍	悪性リンパ腫骨髄浸潤
	鞍上部胚細胞腫瘍	胃悪性間葉系腫瘍	胃悪性黒色腫
	胃カルチノイド	胃癌	胃癌・HER2過剰発現
	胃管癌	胃癌骨転移	胃癌末期

胃原発絨毛癌	胃脂肪肉腫	胃重複癌
胃消化管間質腫瘍	胃進行癌	胃前庭部癌
胃体部癌	胃底部癌	遺伝性大腸癌
遺伝性非ポリポーシス大腸癌	胃肉腫	胃胚細胞腫瘍
胃平滑筋肉腫	胃幽門部癌	陰核癌
陰茎悪性黒色腫	陰茎癌	陰茎亀頭部癌
陰茎体部癌	陰茎肉腫	陰茎パジェット病
陰茎包皮部癌	陰茎有棘細胞癌	咽頭癌
咽頭肉腫	陰のう悪性黒色腫	陰のう癌
陰のう内脂肪肉腫	陰のうパジェット病	陰のう有棘細胞癌
ウイルムス腫瘍	エクリン汗孔癌	炎症性乳癌
延髄神経膠腫	延髄星細胞腫	横行結腸癌
横紋筋肉腫	外陰悪性黒色腫	外陰悪性腫瘍

か

外陰癌	外陰部パジェット病	外陰部有棘細胞癌
外耳道癌	回腸カルチノイド	回腸癌
回腸消化管間質腫瘍	海綿芽細胞腫	回盲部癌
下咽頭癌	下咽頭後部癌	下咽頭肉腫
下顎悪性エナメル上皮腫	下顎骨悪性腫瘍	下顎骨骨肉腫
下顎歯肉癌	下顎歯肉頬移行部癌	下顎部横紋筋肉腫
下眼瞼基底細胞癌	下眼瞼皮膚癌	下眼瞼有棘細胞癌
顎下腺癌	顎下部悪性腫瘍	角膜の悪性腫瘍
下行結腸癌	下口唇基底細胞癌	下口唇皮膚癌
下口唇有棘細胞癌	下肢悪性腫瘍	下唇癌
下唇赤唇部癌	仮声帯癌	滑膜腫
滑膜肉腫	下部食道癌	下部胆管癌
下葉小細胞肺癌	下葉肺癌	下葉肺腺癌
下葉肺大細胞癌	下葉肺扁平上皮癌	下葉非小細胞肺癌
肝悪性腫瘍	眼窩悪性腫瘍	肝外胆管癌
眼窩横紋筋肉腫	眼角基底細胞癌	眼角皮膚癌
眼角有棘細胞癌	眼窩神経芽腫	肝カルチノイド
肝癌	肝癌骨転移	眼瞼脂腺癌
眼瞼皮膚の悪性腫瘍	眼瞼メルケル細胞癌	肝細胞癌
肝細胞癌破裂	癌性胸水	癌性胸膜炎
癌性持続痛	癌性突出痛	汗腺癌
顔面悪性腫瘍	顔面横紋筋肉腫	肝門部癌
肝門部胆管癌	気管癌	気管支カルチノイド
気管支癌	気管支リンパ節転移	基底細胞癌
臼後部癌	嗅神経芽腫	嗅神経上皮腫
急性疼痛	胸腔内リンパ節の悪性腫瘍	橋神経膠腫
胸腺カルチノイド	胸腺癌	胸腺腫
胸椎転移	頬粘膜癌	頬部横紋筋肉腫
胸部下部食道癌	頬部血管肉腫	胸部上部食道癌
胸部食道癌	胸部中部食道癌	胸膜悪性腫瘍
胸膜脂肪肉腫	胸膜播種	去勢抵抗性前立腺癌
巨大後腹膜脂肪肉腫	空腸カルチノイド	空腸癌
空腸消化管間質腫瘍	クルッケンベルグ腫瘍	クロム親和性芽細胞腫
頚動脈小体悪性腫瘍	頚部悪性腫瘍	頚部悪性線維性組織球腫
頚部悪性軟部腫瘍	頚部横紋筋肉腫	頚部滑膜肉腫
頚部癌	頚部基底細胞癌	頚部血管肉腫
頚部原発腫瘍	頚部脂腺癌	頚部脂肪肉腫
頚部食道癌	頚部神経芽腫	頚部肉腫
頚部皮膚悪性腫瘍	頚部皮膚癌	頚部メルケル細胞癌
頚部有棘細胞癌	頚部隆起性皮膚線維肉腫	血管肉腫
結腸癌	結腸脂肪肉腫	結腸消化管間質腫瘍
結膜の悪性腫瘍	限局性前立腺癌	肩甲部脂肪肉腫
原始神経外胚葉腫瘍	原線維性星細胞腫	原発性悪性脳腫瘍
原発性肝癌	原発性骨腫瘍	原発性脳腫瘍
原発性肺癌	原発不明癌	肩部悪性線維性組織球腫
肩部横紋筋肉腫	肩部滑膜肉腫	肩部線維肉腫
肩部淡明細胞肉腫	肩部胞巣状軟部肉腫	口蓋癌
口蓋垂癌	膠芽腫	口腔悪性黒色腫
口腔癌	口腔前庭癌	口腔底癌
硬口蓋癌	後縦隔悪性腫瘍	甲状腺悪性腫瘍
甲状腺癌	甲状腺癌骨転移	甲状腺髄様癌
甲状腺乳頭癌	甲状腺未分化癌	甲状腺濾胞癌
甲状軟骨の悪性腫瘍	口唇癌	口唇境界部癌
口唇赤唇部癌	口唇皮膚悪性腫瘍	口唇メルケル細胞癌
口底癌	喉頭蓋癌	喉頭蓋前面癌
喉頭蓋谷癌	喉頭癌	後頭部転移性腫瘍
後頭葉悪性腫瘍	後頭葉膠芽腫	後頭葉神経膠腫
膠肉腫	項部基底細胞癌	後腹膜悪性腫瘍
後腹膜悪性線維性組織球腫	後腹膜横紋筋肉腫	後腹膜血管肉腫
後腹膜脂肪肉腫	後腹膜神経芽腫	後腹膜線維肉腫
後腹膜胚細胞腫瘍	後腹膜平滑筋肉腫	後腹膜リンパ節転移
項部皮膚癌	項部メルケル細胞癌	項部有棘細胞癌
肛門悪性黒色腫	肛門癌	肛門管癌
肛門部癌	肛門扁平上皮癌	骨悪性線維性組織球腫
骨原性肉腫	骨髄性白血病骨髄浸潤	骨髄転移
骨線維肉腫	骨転移癌	骨軟骨肉腫
骨肉腫	骨盤転移	骨盤内リンパ節転移
骨盤内リンパ節の悪性腫瘍	骨膜性骨肉腫	鰓原性癌

さ

残胃癌	耳介癌	耳介メルケル細胞癌
耳下腺癌	耳下部肉腫	耳管癌
色素性基底細胞癌	子宮癌	子宮癌骨転移
子宮癌再発	子宮癌肉腫	子宮体癌
子宮体癌再発	子宮内膜癌	子宮内膜間質肉腫
子宮肉腫	子宮平滑筋肉腫	篩骨洞癌
視床下部星細胞腫	視床星細胞腫	視神経膠腫
脂腺癌	歯肉癌	脂肪肉腫
斜台部脊索腫	縦隔癌	縦隔脂肪肉腫
縦隔神経芽腫	縦隔胚細胞腫瘍	縦隔卵黄のう腫瘍
縦隔リンパ節転移	十二指腸悪性ガストリノーマ	十二指腸悪性ソマトスタチノーマ
十二指腸カルチノイド	十二指腸癌	十二指腸消化管間質腫瘍
十二指腸神経内分泌癌	十二指腸神経内分泌腫瘍	十二指腸乳頭癌
十二指腸乳頭部癌	十二指腸平滑筋肉腫	絨毛癌
手関節部滑膜肉腫	主気管支の悪性腫瘍	術後乳癌
手部悪性線維性組織球腫	手部横紋筋肉腫	手部滑膜肉腫
手部淡明細胞肉腫	手部類上皮肉腫	上衣芽細胞腫
上衣腫	小陰唇癌	上咽頭癌
上咽頭脂肪肉腫	上顎悪性エナメル上皮腫	上顎癌
上顎結節部癌	上顎骨悪性腫瘍	上顎骨骨肉腫
上顎歯肉癌	上顎歯肉頬移行部癌	上顎洞癌
松果体悪性腫瘍	松果体芽腫	松果体胚細胞腫瘍
松果体部膠芽腫	松果体未分化胚細胞腫	上眼瞼基底細胞癌
上眼瞼皮膚癌	上眼瞼有棘細胞癌	上行結腸カルチノイド
上行結腸癌	上行結腸平滑筋肉腫	上口唇基底細胞癌
上口唇皮膚癌	上口唇有棘細胞癌	小細胞肺癌
上肢悪性腫瘍	上唇癌	上唇赤唇部癌
小唾液腺癌	小腸カルチノイド	小腸癌
小腸脂肪肉腫	小腸消化管間質腫瘍	小腸平滑筋肉腫
上皮腫	上部食道癌	上部胆管癌
上葉小細胞肺癌	上葉肺癌	上葉肺腺癌
上葉肺大細胞癌	上葉肺扁平上皮癌	上葉非小細胞肺癌
上腕悪性線維性組織球腫	上腕悪性軟部腫瘍	上腕横紋筋肉腫
上腕滑膜肉腫	上腕脂肪肉腫	上腕線維肉腫
上腕淡明細胞肉腫	上腕胞巣状軟部肉腫	上腕類上皮肉腫
食道悪性間葉系腫瘍	食道悪性黒色腫	食道横紋筋肉腫
食道カルチノイド	食道癌	食道癌骨転移
食道癌肉腫	食道基底細胞癌	食道偽肉腫
食道脂肪肉腫	食道消化管間質腫瘍	食道小細胞癌
食道腺癌	食道腺様のう胞癌	食道粘表皮癌

	食道表在癌	食道平滑筋肉腫	食道未分化癌
	痔瘻癌	腎悪性腫瘍	腎盂癌
	腎盂腺癌	腎盂乳頭状癌	腎盂尿路上皮癌
	腎盂扁平上皮癌	腎カルチノイド	腎癌
	腎癌骨転移	神経芽腫	神経膠腫
	神経線維肉腫	進行性前立腺癌	進行乳癌
	唇交連癌	腎細胞癌	腎周囲脂肪肉腫
	心臓悪性腫瘍	心臓横紋筋肉腫	心臓血管肉腫
	心臓脂肪肉腫	心臓線維肉腫	心臓粘液肉腫
	腎肉腫	膵芽腫	膵癌
	膵管癌	膵管内管状腺癌	膵管内乳頭粘液性腺癌
	膵脂肪肉腫	膵漿液性のう胞腺癌	膵腺房細胞癌
	膵臓癌骨転移	膵体部癌	膵頭部カルチノイド
	膵頭部癌	膵内胆管癌	膵粘液性のう胞腺癌
	膵尾部癌	髄膜癌腫症	髄膜白血病
	スキルス胃癌	星細胞腫	精索脂肪肉腫
	精索肉腫	星状芽細胞腫	精上皮腫
	成人Ｔ細胞白血病骨髄浸潤	精巣横紋筋肉腫	精巣癌
	精巣奇形癌	精巣奇形腫	精巣絨毛癌
	精巣上体癌	精巣胎児性癌	精巣肉腫
	精巣胚細胞腫瘍	精巣卵黄のう腫瘍	精巣卵のう腫瘍
	精母細胞腫	声門下癌	声門癌
	声門上癌	脊索腫	脊髄播種
	脊椎転移	舌縁癌	舌下腺癌
	舌下面癌	舌癌	舌根部癌
	舌脂肪肉腫	舌尖癌	舌背癌
	線維脂肪肉腫	線維肉腫	前縦隔悪性腫瘍
	全身性転移性癌	全身痛	前頭洞癌
	前頭部転移性腫瘍	前頭葉悪性腫瘍	前頭葉膠芽腫
	前頭葉神経膠腫	前頭葉星細胞腫	前頭葉退形成性星細胞腫
	前立腺横紋筋肉腫	前立腺癌	前立腺癌骨転移
	前立腺癌再発	前立腺小細胞癌	前立腺神経内分泌癌
	前立腺肉腫	前腕悪性線維性組織球腫	前腕悪性軟部腫瘍
	前腕横紋筋肉腫	前腕滑膜肉腫	前腕線維肉腫
	前腕胞巣状軟部肉腫	前腕類上皮肉腫	早期胃癌
	早期食道癌	総胆管癌	側頭部転移性腫瘍
	側頭葉悪性腫瘍	側頭葉膠芽腫	側頭葉神経膠腫
	側頭葉星細胞腫	側頭葉退形成性星細胞腫	側頭葉毛様細胞性星細胞腫
た	第４脳室上衣腫	大陰唇癌	退形成性上衣腫
	退形成性星細胞腫	胎児性癌	胎児性精巣腫瘍
	大腿骨転移性骨腫瘍	大唾液腺癌	大腸カルチノイド
	大腸癌	大腸癌骨転移	大腸肉腫
	大腸粘液癌	大動脈周囲リンパ節転移	大脳悪性腫瘍
	大脳深部神経膠腫	大脳深部転移性腫瘍	大網脂肪肉腫
	大網消化管間質腫瘍	唾液腺癌	多発性癌転移
	多発性骨髄腫骨髄浸潤	多発性神経膠腫	胆管癌
	男性性器癌	胆のうカルチノイド	胆のう癌
	胆のう管癌	胆のう肉腫	淡明細胞肉腫
	腟悪性黒色腫	腟癌	中咽頭癌
	中咽頭側壁癌	中咽頭肉腫	中耳悪性腫瘍
	中縦隔悪性腫瘍	虫垂癌	虫垂杯細胞カルチノイド
	中脳神経膠腫	肘部滑膜肉腫	中部食道癌
	肘部線維肉腫	中部胆管癌	肘部類上皮肉腫
	中葉小細胞肺癌	中葉肺癌	中葉肺腺癌
	中葉肺大細胞癌	中葉肺扁平上皮癌	中葉非小細胞肺癌
	腸間膜悪性腫瘍	腸間膜脂肪肉腫	腸間膜消化管間質腫瘍
	腸間膜肉腫	腸間膜平滑筋肉腫	蝶形骨洞癌
	腸骨リンパ節転移	聴神経膠腫	直腸Ｓ状部結腸癌
	直腸悪性黒色腫	直腸カルチノイド	直腸癌
	直腸癌骨転移	直腸癌術後再発	直腸癌穿孔
	直腸脂肪肉腫	直腸消化管間質腫瘍	直腸平滑筋肉腫

	手軟部悪性腫瘍	転移性下顎癌	転移性肝癌
	転移性肝腫瘍	転移性胸膜腫瘍	転移性口腔癌
	転移性黒色腫	転移性骨腫瘍	転移性骨腫瘍による大腿骨骨折
	転移性縦隔腫瘍	転移性十二指腸癌	転移性腫瘍
	転移性消化器腫瘍	転移性上顎癌	転移性小腸腫瘍
	転移性腎腫瘍	転移性膵腫瘍	転移性舌癌
	転移性頭蓋骨腫瘍	転移性脳腫瘍	転移性肺癌
	転移性肺腫瘍	転移性脾腫瘍	転移性皮膚腫瘍
	転移性副腎腫瘍	転移性腹壁腫瘍	転移性扁平上皮癌
	転移性卵巣癌	テント上下転移性腫瘍	頭蓋骨悪性腫瘍
	頭蓋骨肉腫	頭蓋底骨肉腫	頭蓋底脊索腫
	頭蓋内胚細胞腫瘍	頭蓋部脊索腫	頭頚部癌
	透析腎癌	頭頂葉悪性腫瘍	頭頂葉膠芽腫
	頭頂葉神経膠腫	頭頂葉星細胞腫	疼痛
	頭部悪性線維性組織球腫	頭部横紋筋肉腫	頭部滑膜肉腫
	頭部基底細胞癌	頭部血管肉腫	頭部脂腺癌
	頭部脂肪肉腫	頭部軟部組織悪性腫瘍	頭部皮膚癌
	頭部メルケル細胞癌	頭部有棘細胞癌	頭部隆起性皮膚線維肉腫
な	突出癌	内耳癌	内胚葉洞腫瘍
	軟口蓋癌	軟骨肉腫	難治性疼痛
	軟部悪性巨細胞腫	軟部組織悪性腫瘍	肉腫
	乳癌	乳癌・HER2 過剰発現	乳癌骨転移
	乳癌再発	乳癌皮膚転移	乳房外パジェット病
	乳房下外側部乳癌	乳房下内側部乳癌	乳房脂肪肉腫
	乳房上外側部乳癌	乳房上内側部乳癌	乳房中央部乳癌
	乳房肉腫	尿管癌	尿管口部膀胱癌
	尿管尿路上皮癌	尿道傍腺の悪性腫瘍	尿膜管癌
	粘液性のう胞腺癌	脳幹悪性腫瘍	脳幹膠芽腫
	脳幹神経膠腫	脳幹部星細胞腫	脳室悪性腫瘍
	脳室上衣腫	脳神経悪性腫瘍	脳胚細胞腫瘍
は	肺芽腫	肺カルチノイド	肺癌
	肺癌骨転移	肺癌肉腫	胚細胞腫
	肺腺癌	肺腺扁平上皮癌	肺腺様のう胞癌
	肺大細胞癌	肺大細胞神経内分泌癌	肺肉腫
	肺粘表皮癌	肺扁平上皮癌	肺胞上皮癌
	肺未分化癌	肺門部小細胞癌	肺門部腺癌
	肺門部大細胞癌	肺門部肺癌	肺門部非小細胞癌
	肺門部扁平上皮癌	肺門リンパ節転移	馬尾上衣腫
	バレット食道癌	パンコースト症候群	鼻咽腔癌
	鼻腔癌	脾脂肪肉腫	非小細胞肺癌
	鼻前庭癌	鼻中隔癌	脾の悪性腫瘍
	皮膚悪性腫瘍	皮膚悪性線維性組織球腫	皮膚癌
	皮膚脂肪肉腫	皮膚線維肉腫	皮膚白血病
	皮膚付属器癌	びまん性星細胞腫	脾門部リンパ節転移
	披裂喉頭蓋ひだ喉頭面癌	副咽頭間隙悪性腫瘍	腹腔内リンパ節の悪性腫瘍
	腹腔リンパ節転移	副甲状腺悪性腫瘍	副甲状腺癌
	副腎悪性腫瘍	副腎癌	副腎神経芽腫
	副腎髄質の悪性腫瘍	副腎皮質癌	副腎皮質の悪性腫瘍
	副鼻腔癌	腹部悪性腫瘍	腹部食道癌
	腹部神経芽腫	腹膜悪性腫瘍	腹膜癌
	ぶどう膜悪性黒色腫	噴門癌	平滑筋肉腫
	扁桃窩癌	扁桃癌	扁桃肉腫
	膀胱円蓋部膀胱癌	膀胱癌	膀胱頚部膀胱癌
	膀胱後壁部膀胱癌	膀胱三角部膀胱癌	膀胱前壁部膀胱癌
	膀胱側壁部膀胱癌	膀胱肉腫	膀胱尿路上皮癌
	膀胱扁平上皮癌	傍骨性骨肉腫	紡錘形細胞肉腫
ま	胞巣状軟部肉腫	乏突起神経膠腫	末期癌
	末梢神経悪性腫瘍	慢性疼痛	脈絡膜悪性黒色腫
	メルケル細胞癌	盲腸カルチノイド	盲腸癌
	毛包癌	網膜芽細胞腫	網膜膠腫
や	毛様細胞性星細胞腫	毛様体悪性腫瘍	ユーイング肉腫

ら	有棘細胞癌	幽門癌	幽門前庭部癌
	腰椎転移	卵黄のう腫瘍	卵管癌
	卵巣カルチノイド	卵巣癌	卵巣癌全身転移
	卵巣癌肉腫	卵巣絨毛癌	卵巣胎児性癌
	卵巣肉腫	卵巣胚細胞腫瘍	卵巣未分化胚細胞腫
	卵巣卵黄のう腫瘍	卵巣類皮のう胞癌	隆起性皮膚線維肉腫
	輪状後部癌	リンパ管肉腫	リンパ性白血病骨髄浸潤
	類上皮肉腫	肋骨転移	
△	悪性腫瘍合併性皮膚筋炎	悪性腫瘍に伴う貧血	圧痛
	イートン・ランバート症候群	カルチノイド	癌関連網膜症
	癌性悪液質	癌性ニューロパチー	癌性ニューロミオパチー
	癌性貧血	癌性ミエロパチー	持続痛
	術創部痛	腫瘍随伴症候群	神経障害性疼痛
	身体痛	中枢神経障害性疼痛	鈍痛
	肺癌による閉塞性肺炎	皮膚疼痛症	放散痛
	末梢神経障害性疼痛		

用法用量　通常，成人にはオキシコドン塩酸塩(無水物)として1日10～80mgを2回に分割経口投与する。
なお，症状に応じて適宜増減する。

用法用量に関連する使用上の注意

(1)初回投与
本剤の投与開始前のオピオイド系鎮痛薬による治療の有無を考慮して，1日投与量を決め，2分割して12時間ごとに投与すること。
①オピオイド系鎮痛薬を使用していない患者には，疼痛の程度に応じてオキシコドン塩酸塩として10～20mgを1日投与量とすることが望ましい。
②モルヒネ製剤の経口投与を本剤に変更する場合には，モルヒネ製剤1日投与量の2/3量を1日投与量の目安とすることが望ましい。
③経皮フェンタニル貼付剤から本剤へ変更する場合には，経皮フェンタニル貼付剤剥離後にフェンタニルの血中濃度が50%に減少するまで17時間以上かかることから，剥離直後の本剤の使用は避け，本剤の使用を開始するまでに，フェンタニルの血中濃度が適切な濃度に低下するまでの時間をあけるとともに，本剤の低用量から投与することを考慮すること。
(2)疼痛増強時：本剤服用中に疼痛が増強した場合や鎮痛効果が得られている患者で突発性の疼痛が発現した場合は，直ちにオキシコドン塩酸塩等の速放性製剤の追加投与(レスキュードーズ)を行い鎮痛を図ること。
(3)増量：本剤投与開始後は患者の状態を観察し，適切な鎮痛効果が得られ副作用が最小となるよう用量調整を行うこと。5mgから10mgへの増量の場合を除き増量の目安は，使用量の25～50%増とする。
(4)減量：連用中における急激な減量は，退薬症候があらわれることがあるので行わないこと。副作用等により減量する場合は，患者の状態を観察しながら慎重に行うこと。
(5)投与の中止：本剤の投与を必要としなくなった場合には，退薬症候の発現を防ぐために徐々に減量すること。

禁忌

(1)重篤な呼吸抑制のある患者，重篤な慢性閉塞性肺疾患の患者
(2)気管支喘息発作中の患者
(3)慢性肺疾患に続発する心不全の患者
(4)痙攣状態(てんかん重積症，破傷風，ストリキニーネ中毒)にある患者
(5)麻痺性イレウスの患者
(6)急性アルコール中毒の患者
(7)アヘンアルカロイドに対し過敏症の患者
(8)出血性大腸炎の患者

原則禁忌　細菌性下痢のある患者

オキシコドン徐放カプセル5mg「テルモ」：帝國　5mg1カプセル[104.3円/カプセル]，オキシコドン徐放カプセル10mg「テルモ」：帝國　10mg1カプセル[192円/カプセル]，オキシコドン徐放カプセル20mg「テルモ」：帝國　20mg1カプセル[353.4円/カプセル]，オキシコドン徐放カプセル40mg「テルモ」：帝國　40mg1カプセル[650.6円/カプセル]

オキノーム散2.5mg　規格：2.5mg1包[67.1円/包]
オキノーム散5mg　規格：5mg1包[134.1円/包]
オキノーム散10mg　規格：10mg1包[268.3円/包]
オキノーム散20mg　規格：20mg1包[536.5円/包]
オキシコドン塩酸塩水和物　塩野義　811

【効 能 効 果】

中等度から高度の疼痛を伴う各種癌における鎮痛

【対応標準病名】

◎	悪性腫瘍	癌	癌性疼痛
○	ALK 融合遺伝子陽性非小細胞肺癌	EGFR 遺伝子変異陽性非小細胞肺癌	KIT (CD117) 陽性胃消化管間質腫瘍
	KIT (CD117) 陽性結腸消化管間質腫瘍	KIT (CD117) 陽性小腸消化管間質腫瘍	KIT (CD117) 陽性食道消化管間質腫瘍
	KIT (CD117) 陽性直腸消化管間質腫瘍	KRAS 遺伝子野生型結腸癌	KRAS 遺伝子野生型直腸癌
あ	S 状結腸癌	悪性エナメル上皮腫	悪性下垂体腫瘍
	悪性褐色細胞腫	悪性顆粒細胞腫	悪性間葉腫
	悪性奇形腫	悪性胸腺腫	悪性グロームス腫瘍
	悪性血管外皮腫	悪性甲状腺腫	悪性骨腫瘍
	悪性縦隔腫瘍	悪性神経膠腫	悪性髄膜腫
	悪性脊髄髄膜腫	悪性線維性組織球腫	悪性虫垂粘液瘤
	悪性停留精巣	悪性頭蓋咽頭腫	悪性脳腫瘍
	悪性末梢神経鞘腫	悪性葉状腫瘍	悪性リンパ腫骨髄浸潤
	鞍上部胚細胞腫瘍	胃悪性間葉系腫瘍	胃悪性黒色腫
	胃カルチノイド	胃癌	胃癌・HER2 過剰発現
	胃管癌	胃癌骨転移	胃癌末期
	胃原発絨毛癌	胃脂肪肉腫	胃重複癌
	胃消化管間質腫瘍	胃進行癌	胃前庭部癌
	胃体部癌	胃底部癌	遺伝性大腸癌
	遺伝性非ポリポーシス大腸癌	胃肉腫	胃胚細胞腫瘍
	胃平滑筋肉腫	胃幽門部癌	陰核癌
	陰茎悪性黒色腫	陰茎癌	陰茎亀頭部癌
	陰茎体部癌	陰茎肉腫	陰茎パジェット病
	陰茎包皮部癌	陰茎有棘細胞癌	咽頭癌
	咽頭肉腫	陰のう悪性黒色腫	陰のう癌
	陰のう内脂肪肉腫	陰のうパジェット病	陰のう有棘細胞癌
	ウイルムス腫瘍	エクリン汗孔癌	炎症性乳癌
	延髄神経膠腫	延髄星細胞腫	横行結腸癌
か	横紋筋肉腫	外陰悪性黒色腫	外陰悪性腫瘍
	外陰癌	外陰部パジェット病	外陰部有棘細胞癌
	外耳道癌	回腸カルチノイド	回腸癌
	回腸消化管間質腫瘍	海綿芽細胞腫	回盲部癌
	下咽頭癌	下咽頭後部癌	下咽頭肉腫
	下顎悪性エナメル上皮腫	下顎骨悪性腫瘍	下顎骨骨肉腫
	下顎歯肉癌	下顎歯肉頬移行部癌	下顎部横紋筋肉腫
	下眼瞼基底細胞癌	下眼瞼皮膚癌	下眼瞼有棘細胞癌
	顎下腺癌	顎下部悪性腫瘍	角膜の悪性腫瘍
	下行結腸癌	下口唇基底細胞癌	下口唇皮膚癌
	下口唇有棘細胞癌	下肢悪性腫瘍	下唇癌
	下唇赤唇部癌	仮声帯癌	滑膜腫
	滑膜肉腫	下部食道癌	下部胆管癌
	下葉小細胞肺癌	下葉肺癌	下葉肺腺癌
	下葉肺大細胞癌	下葉肺扁平上皮癌	下葉非小細胞肺癌
	肝悪性腫瘍	眼窩悪性腫瘍	肝外胆管癌
	眼窩横紋筋肉腫	眼角基底細胞癌	眼角皮膚癌
	眼角有棘細胞癌	眼窩神経芽腫	肝カルチノイド

肝癌	肝癌骨転移	眼瞼脂腺癌
眼瞼皮膚の悪性腫瘍	眼瞼メルケル細胞癌	肝細胞癌
肝細胞癌破裂	癌性胸水	癌性胸膜炎
癌性持続痛	癌性突出痛	汗腺癌
顔面悪性腫瘍	顔面横紋筋肉腫	肝門部癌
肝門部胆管癌	気管癌	気管支カルチノイド
気管支癌	気管支リンパ節転移	基底細胞癌
臼後部癌	嗅神経芽腫	嗅神経上皮腫
急性疼痛	胸腔内リンパ節の悪性腫瘍	橋神経膠腫
胸腺カルチノイド	胸腺癌	胸腺腫
胸椎転移	頬粘膜癌	頬部横紋筋肉腫
胸部下部食道癌	頬部血管肉腫	胸部上部食道癌
胸部食道癌	胸部中部食道癌	胸膜悪性腫瘍
胸膜脂肪肉腫	胸膜播種	去勢抵抗性前立腺癌
巨大後腹膜脂肪肉腫	空腸カルチノイド	空腸癌
空腸消化管間質腫瘍	クルッケンベルグ腫瘍	クロム親和性芽細胞腫
頚動脈小体悪性腫瘍	頚部悪性腫瘍	頚部悪性線維性組織球腫
頚部悪性軟部腫瘍	頚部横紋筋肉腫	頚部滑膜肉腫
頚部癌	頚部基底細胞癌	頚部血管肉腫
頚部原発腫瘍	頚部脂腺癌	頚部脂肪肉腫
頚部食道癌	頚部神経芽腫	頚部肉腫
頚部皮膚悪性腫瘍	頚部皮膚癌	頚部メルケル細胞癌
頚部有棘細胞癌	頚部隆起性皮膚線維肉腫	血管肉腫
結腸癌	結腸脂肪肉腫	結腸消化管間質腫瘍
結膜の悪性腫瘍	限局性前立腺癌	肩甲部脂肪肉腫
原始神経外胚葉腫瘍	原線維性星細胞腫	原発性悪性脳腫瘍
原発性肝癌	原発性骨腫瘍	原発性脳腫瘍
原発性肺癌	原発不明癌	肩部悪性線維性組織球腫
肩部横紋筋肉腫	肩部滑膜肉腫	肩部線維肉腫
肩部淡明細胞肉腫	肩部胞巣状軟部肉腫	口蓋癌
口蓋垂癌	膠芽腫	口腔悪性黒色腫
口腔癌	口腔前庭癌	口腔底癌
硬口蓋癌	後縦隔悪性腫瘍	甲状腺悪性腫瘍
甲状腺癌	甲状腺癌骨転移	甲状腺髄様癌
甲状腺乳頭癌	甲状腺未分化癌	甲状腺濾胞癌
甲状軟骨の悪性腫瘍	口唇癌	口唇境界部癌
口唇赤唇部癌	口唇皮膚悪性腫瘍	口唇メルケル細胞癌
口底癌	喉頭蓋癌	喉頭蓋前面癌
喉頭蓋谷癌	喉頭癌	後頭部転移性腫瘍
後頭葉悪性腫瘍	後頭葉膠芽腫	後頭葉神経膠腫
膠肉腫	項部基底細胞癌	後腹膜悪性腫瘍
後腹膜悪性線維性組織球腫	後腹膜横紋筋肉腫	後腹膜血管肉腫
後腹膜脂肪肉腫	後腹膜神経芽腫	後腹膜線維肉腫
後腹膜胚細胞腫瘍	後腹膜平滑筋肉腫	後腹膜リンパ節転移
項部皮膚癌	項部メルケル細胞癌	項部有棘細胞癌
肛門悪性黒色腫	肛門癌	肛門管癌
肛門部癌	肛門扁平上皮癌	骨悪性線維性組織球腫
骨原性肉腫	骨髄性白血病骨髄浸潤	骨髄転移
骨線維肉腫	骨転移癌	骨軟骨肉腫
骨肉腫	骨盤転移	骨盤内リンパ節転移
さ 骨盤内リンパ節の悪性腫瘍	骨膜性骨肉腫	鰓原性癌
残胃癌	耳介癌	耳介メルケル細胞癌
耳下腺癌	耳下部肉腫	耳管癌
色素性基底細胞癌	子宮癌	子宮癌骨転移
子宮癌再発	子宮癌肉腫	子宮体癌
子宮体癌再発	子宮内膜癌	子宮内膜間質肉腫
子宮肉腫	子宮平滑筋肉腫	篩骨洞癌
視床下部星細胞腫	視床星細胞腫	視神経膠腫
脂腺癌	歯肉癌	脂肪肉腫
斜台部脊索腫	縦隔癌	縦隔脂肪肉腫
縦隔神経芽腫	縦隔胚細胞腫瘍	縦隔卵黄のう腫瘍

縦隔リンパ節転移	十二指腸悪性ガストリノーマ	十二指腸悪性ソマトスタチノーマ
十二指腸カルチノイド	十二指腸癌	十二指腸消化管間質腫瘍
十二指腸神経内分泌癌	十二指腸神経内分泌腫瘍	十二指腸乳頭癌
十二指腸乳頭部癌	十二指腸平滑筋肉腫	絨毛癌
手関節部滑膜肉腫	主気管支の悪性腫瘍	術後乳癌
手部悪性線維性組織球腫	手部横紋筋肉腫	手部滑膜肉腫
手部淡明細胞肉腫	手部類上皮肉腫	上衣芽細胞腫
上衣腫	小陰唇癌	上咽頭癌
上咽頭脂肪肉腫	上顎悪性エナメル上皮腫	上顎癌
上顎結節部癌	上顎骨悪性腫瘍	上顎骨骨肉腫
上顎歯肉癌	上顎歯肉頬移行部癌	上顎洞癌
松果体悪性腫瘍	松果体芽腫	松果体胚細胞腫瘍
松果体部膠芽腫	松果体未分化胚細胞腫	上眼瞼基底細胞癌
上眼瞼皮膚癌	上眼瞼有棘細胞癌	上行結腸カルチノイド
上行結腸癌	上行結腸平滑筋肉腫	上口唇基底細胞癌
上口唇皮膚癌	上口唇有棘細胞癌	小細胞肺癌
上肢悪性腫瘍	上唇癌	上唇赤唇部癌
小唾液腺癌	小腸カルチノイド	小腸癌
小腸脂肪肉腫	小腸消化管間質腫瘍	小腸平滑筋肉腫
上皮腫	上部食道癌	上部胆管癌
上葉小細胞肺癌	上葉肺癌	上葉肺腺癌
上葉肺大細胞癌	上葉肺扁平上皮癌	上葉非小細胞肺癌
上腕悪性線維性組織球腫	上腕悪性軟部腫瘍	上腕横紋筋肉腫
上腕滑膜肉腫	上腕脂肪肉腫	上腕線維肉腫
上腕淡明細胞肉腫	上腕胞巣状軟部肉腫	上腕類上皮肉腫
食道悪性間葉系腫瘍	食道悪性黒色腫	食道横紋筋肉腫
食道カルチノイド	食道癌	食道癌骨転移
食道癌肉腫	食道基底細胞癌	食道偽肉腫
食道脂肪肉腫	食道消化管間質腫瘍	食道小細胞癌
食道腺癌	食道腺様のう胞癌	食道粘表皮癌
食道表在癌	食道平滑筋肉腫	食道未分化癌
痔瘻癌	腎悪性腫瘍	腎盂癌
腎盂腺癌	腎盂乳頭状癌	腎盂尿路上皮癌
腎盂扁平上皮癌	腎カルチノイド	腎癌
腎癌骨転移	神経芽腫	神経膠腫
神経線維肉腫	進行性前立腺癌	進行乳癌
唇交連癌	腎細胞癌	腎周囲脂肪肉腫
心臓悪性腫瘍	心臓横紋筋肉腫	心臓血管肉腫
心臓脂肪肉腫	心臓線維肉腫	心臓粘液肉腫
腎肉腫	膵芽腫	膵癌
膵管癌	膵管内管状腺癌	膵管内乳頭粘液性腺癌
膵脂肪肉腫	膵漿液性のう胞腺癌	膵腺房細胞癌
膵臓癌骨転移	膵体部癌	膵頭部カルチノイド
膵頭部癌	膵内胆管癌	膵粘液性のう胞腺癌
膵尾部癌	髄膜癌腫症	髄膜白血病
スキルス胃癌	星細胞腫	精索脂肪肉腫
精索肉腫	星状芽細胞腫	精上皮腫
成人Ｔ細胞白血病骨髄浸潤	精巣横紋筋肉腫	精巣癌
精巣奇形癌	精巣奇形腫	精巣絨毛癌
精巣上体癌	精巣胎児性癌	精巣肉腫
精巣胚細胞腫瘍	精巣卵黄のう腫瘍	精巣卵のう腫瘍
精母細胞腫	声門下癌	声門癌
声門上癌	脊索腫	脊髄播種
脊椎転移	舌縁癌	舌下腺癌
舌下面癌	舌癌	舌根部癌
舌脂肪肉腫	舌尖癌	舌背癌
線維脂肪肉腫	線維肉腫	前縦隔悪性腫瘍
全身性転移性癌	全身癌	前頭洞癌
前頭部転移性腫瘍	前頭葉悪性腫瘍	前頭葉膠芽腫
前頭葉神経膠腫	前頭葉星細胞腫	前頭葉退形成性星細胞腫

	前立腺横紋筋肉腫	前立腺癌	前立腺癌骨転移
	前立腺癌再発	前立腺小細胞癌	前立腺神経内分泌癌
	前立腺肉腫	前腕悪性線維性組織球腫	前腕悪性軟部腫瘍
	前腕横紋筋肉腫	前腕滑膜肉腫	前腕線維肉腫
	前腕胞巣状軟部肉腫	前腕類上皮肉腫	早期胃癌
	早期食道癌	総胆管癌	側頭部転移性腫瘍
	側頭葉悪性腫瘍	側頭葉膠芽腫	側頭葉神経膠腫
	側頭葉星細胞腫	側頭葉退形成性星細胞腫	側頭葉毛様細胞性星細胞腫
た	第４脳室上衣腫	大陰唇癌	退形成性上衣腫
	退形成性星細胞腫	胎児性癌	胎児性精巣腫瘍
	大腿骨転移性骨腫瘍	大唾液腺癌	大腸カルチノイド
	大腸癌	大腸癌骨転移	大腸肉腫
	大腸粘液癌	大動脈周囲リンパ節転移	大脳悪性腫瘍
	大脳深部神経膠腫	大脳深部転移性腫瘍	大網脂肪肉腫
	大網消化管間質腫瘍	唾液腺癌	多発性癌転移
	多発性骨髄腫骨髄浸潤	多発性神経膠腫	胆管癌
	男性性器癌	胆のうカルチノイド	胆のう癌
	胆のう管癌	胆のう肉腫	淡明細胞肉腫
	腟悪性黒色腫	腟癌	中咽頭癌
	中咽頭側壁癌	中咽頭肉腫	中耳悪性腫瘍
	中縦隔悪性腫瘍	虫垂癌	虫垂杯細胞カルチノイド
	中脳神経膠腫	肘部滑膜肉腫	中部食道癌
	肘部線維肉腫	中部胆管癌	肘部類上皮肉腫
	中葉小細胞肺癌	中葉肺癌	中葉肺腺癌
	中葉肺大細胞癌	中葉肺扁平上皮癌	中葉非小細胞肺癌
	腸間膜悪性腫瘍	腸間膜脂肪肉腫	腸間膜消化管間質腫瘍
	腸間膜肉腫	腸間膜平滑筋肉腫	蝶形骨洞癌
	腸骨リンパ節転移	聴神経膠腫	直腸Ｓ状部結腸癌
	直腸悪性黒色腫	直腸カルチノイド	直腸癌
	直腸癌骨転移	直腸癌術後再発	直腸癌穿孔
	直腸脂肪肉腫	直腸消化管間質腫瘍	直腸平滑筋肉腫
	手軟部悪性腫瘍	転移性下顎癌	転移性肝癌
	転移性肝腫瘍	転移性胸膜腫瘍	転移性口腔癌
	転移性黒色腫	転移性骨腫瘍	転移性骨腫瘍による大腿骨骨折
	転移性縦隔腫瘍	転移性十二指腸癌	転移性腫瘍
	転移性消化器腫瘍	転移性上顎癌	転移性小腸腫瘍
	転移性腎腫瘍	転移性膵腫瘍	転移性舌癌
	転移性頭蓋骨腫瘍	転移性脳腫瘍	転移性肺癌
	転移性肺腫瘍	転移性脾腫瘍	転移性皮膚腫瘍
	転移性副腎腫瘍	転移性腹壁腫瘍	転移性扁平上皮癌
	転移性卵巣癌	テント上下転移性腫瘍	頭蓋骨悪性腫瘍
	頭蓋骨骨肉腫	頭蓋底骨肉腫	頭蓋底脊索腫
	頭蓋内胚細胞腫瘍	頭蓋部脊索腫	頭頚部癌
	透析腎癌	頭頂葉悪性腫瘍	頭頂葉膠芽腫
	頭頂葉神経膠腫	頭頂葉星細胞腫	疼痛
	頭部悪性線維性組織球腫	頭部横紋筋肉腫	頭部滑膜肉腫
	頭部基底細胞癌	頭部血管肉腫	頭部脂腺癌
	頭部脂肪肉腫	頭部軟部組織悪性腫瘍	頭部皮膚癌
	頭部メルケル細胞癌	頭部有棘細胞癌	頭部隆起性皮膚線維肉腫
な	突出癌	内耳癌	内胚葉洞腫瘍
	軟口蓋癌	軟骨肉腫	難治性疼痛
	軟部悪性巨細胞腫	軟部組織悪性腫瘍	肉腫
	乳癌	乳癌・HER2 過剰発現	乳癌骨転移
	乳癌再発	乳癌皮膚転移	乳房外パジェット病
	乳房下外側部乳癌	乳房下内側部乳癌	乳房脂肪肉腫
	乳房上外側部乳癌	乳房上内側部乳癌	乳房中央部乳癌
	乳房肉腫	尿管癌	尿管口部膀胱癌
	尿管尿路上皮癌	尿道傍腺の悪性腫瘍	尿膜管癌
	粘液性のう胞腺癌	脳幹悪性腫瘍	脳幹膠芽腫
	脳幹神経膠腫	脳幹部星細胞腫	脳室悪性腫瘍
	脳室上衣腫	脳神経悪性腫瘍	脳胚細胞腫瘍
は	肺芽腫	肺カルチノイド	肺癌
	肺癌骨転移	肺癌肉腫	胚細胞腫
	肺腺癌	肺腺扁平上皮癌	肺腺様のう胞癌
	肺大細胞癌	肺大細胞神経内分泌癌	肺肉腫
	肺粘表皮癌	肺扁平上皮癌	肺胞上皮癌
	肺未分化癌	肺門部小細胞癌	肺門部腺癌
	肺門部大細胞癌	肺門部肺癌	肺門部非小細胞癌
	肺門部扁平上皮癌	肺門リンパ節転移	馬尾上衣腫
	バレット食道癌	パンコースト症候群	鼻咽腔癌
	鼻腔癌	脾脂肪肉腫	非小細胞肺癌
	鼻前庭癌	鼻中隔癌	脾の悪性腫瘍
	皮膚悪性腫瘍	皮膚悪性線維性組織球腫	皮膚癌
	皮膚脂肪肉腫	皮膚線維肉腫	皮膚白血病
	皮膚付属器癌	びまん性星細胞腫	脾門部リンパ節転移
	披裂喉頭蓋ひだ喉頭面癌	副咽頭間隙悪性腫瘍	腹腔内リンパ節の悪性腫瘍
	腹腔リンパ節転移	副甲状腺悪性腫瘍	副甲状腺癌
	副腎悪性腫瘍	副腎癌	副腎神経芽腫
	副腎髄質の悪性腫瘍	副腎皮質癌	副腎皮質の悪性腫瘍
	副鼻腔癌	腹部悪性腫瘍	腹部食道癌
	腹部神経芽腫	腹膜悪性腫瘍	腹膜癌
	ぶどう膜悪性黒色腫	噴門癌	平滑筋肉腫
	扁桃窩癌	扁桃癌	扁桃肉腫
	膀胱円蓋部膀胱癌	膀胱癌	膀胱頚部膀胱癌
	膀胱後壁部膀胱癌	膀胱三角部膀胱癌	膀胱前壁部膀胱癌
	膀胱側壁部膀胱癌	膀胱肉腫	膀胱尿路上皮癌
	膀胱扁平上皮癌	傍骨性骨肉腫	紡錘形細胞肉腫
ま	胞巣状軟部肉腫	乏突起神経膠腫	末期癌
	末梢神経悪性腫瘍	慢性疼痛	脈絡膜悪性黒色腫
	メルケル細胞癌	盲腸カルチノイド	盲腸癌
	毛包癌	網膜芽細胞腫	網膜膠腫
や	毛様細胞性星細胞腫	毛様体悪性腫瘍	ユーイング肉腫
	有棘細胞癌	幽門癌	幽門前庭部癌
ら	腰椎転移	卵黄のう腫瘍	卵管癌
	卵巣カルチノイド	卵巣癌	卵巣癌全身転移
	卵巣癌肉腫	卵巣絨毛癌	卵巣胎児性癌
	卵巣肉腫	卵巣胚細胞腫瘍	卵巣未分化胚細胞腫
	卵巣卵黄のう腫瘍	卵巣類皮のう胞癌	隆起性皮膚線維肉腫
	輪状後部癌	リンパ管肉腫	リンパ性白血病骨髄浸潤
	類上皮肉腫	肋骨転移	

△	悪性腫瘍合併性皮膚筋炎	悪性腫瘍に伴う貧血	圧痛
	イートン・ランバート症候群	カルチノイド	癌関連網膜症
	癌性悪液質	癌性ニューロパチー	癌性ニューロミオパチー
	癌性貧血	癌性ミエロパチー	持続痛
	術創部痛	腫瘍随伴症候群	神経障害性疼痛
	身体痛	中枢神経障害性疼痛	鈍痛
	肺癌による閉塞性肺炎	皮膚疼痛症	放散痛
	末梢神経障害性疼痛		

用法用量　通常，成人にはオキシコドン塩酸塩(無水物)として1日10〜80mgを4回に分割経口投与する。
なお，症状に応じて適宜増減する。

用法用量に関連する使用上の注意

(1)臨時追加投与(レスキュードーズ)として本剤を使用する場合：疼痛が増強した場合や鎮痛効果が得られている患者で突発性の疼痛が発現した場合は，直ちに本剤の臨時追加投与を行い鎮痛を図ること。本剤の1回量は定時投与中のオキシコドン塩酸塩経口製剤の1日量の1/8〜1/4を経口投与すること。

(2)定時投与時

1日量を4分割して使用する場合には，6時間ごとの定時に経口投与すること。

①初回投与

本剤の投与開始前のオピオイド系鎮痛薬による治療の有無を考慮して初回投与量を設定することとし，既に治療されている場合にはその投与量及び鎮痛効果の持続を考慮して副作用の発現に注意しながら適宜投与量を調節すること。

(a)オピオイド系鎮痛薬を使用していない患者には，疼痛の程度に応じてオキシコドン塩酸塩として10〜20mgを1日投与量とすることが望ましい。

(b)モルヒネ製剤の経口投与を本剤に変更する場合には，モルヒネ製剤1日投与量の2/3量を1日投与量の目安とすることが望ましい。

(c)経皮フェンタニル貼付剤から本剤へ変更する場合には，経皮フェンタニル貼付剤剥離後にフェンタニルの血中濃度が50%に減少するまで17時間以上かかることから，剥離直後の本剤の使用は避け，本剤の使用を開始するまでに，フェンタニルの血中濃度が適切な濃度に低下するまでの時間をあけるとともに，本剤の低用量から投与することを考慮すること。

②増量：本剤投与開始後は患者の状態を観察し，適切な鎮痛効果が得られ副作用が最小となるよう用量調整を行うこと。2.5mgから5mgへの増量の場合を除き増量の目安は，使用量の25〜50%増とする。

③減量：連用中における急激な減量は，退薬症候があらわれることがあるので行わないこと。副作用等により減量する場合は，患者の状態を観察しながら慎重に行うこと。

④投与の中止：本剤の投与を必要としなくなった場合には，退薬症候の発現を防ぐために徐々に減量すること。

禁忌

(1)重篤な呼吸抑制のある患者，重篤な慢性閉塞性肺疾患の患者
(2)気管支喘息発作中の患者
(3)慢性肺疾患に続発する心不全の患者
(4)痙攣状態(てんかん重積症，破傷風，ストリキニーネ中毒)にある患者
(5)麻痺性イレウスの患者
(6)急性アルコール中毒の患者
(7)アヘンアルカロイドに対し過敏症の患者
(8)出血性大腸炎の患者

原則禁忌　細菌性下痢のある患者

オクソラレン錠10mg　規格：10mg1錠[33.7円/錠]

メトキサレン　大正　269

【効 能 効 果】

尋常性白斑

【対応標準病名】

◎	尋常性白斑		
○	大理石様白斑	白斑	老人性白斑
※	適応外使用可 原則として，「メトキサレン【内服薬】」を「乾癬」に対し処方した場合，当該使用事例を審査上認める。		

用法用量　通常，成人では1日2錠(メトキサレンとして20mg)，7〜12才で1日1〜2錠(メトキサレンとして10〜20mg)，6才以下では1日1錠(メトキサレンとして10mg)を経口投与する。なお症状により適宜増減する。
経口投与2時間後に日光浴あるいは人工紫外線の照射を行う。全身汎発性の白斑には内服療法が望ましい。

用法用量に関連する使用上の注意

(1)紫外線を照射する場合，照射源及び個人差に応じて至適量を個々に把握する必要がある。その目安としては，照射した翌日の治療白斑部位が軽度にピンク色に発赤し，持続する程度が適当である。
(2)特に最初の照射量は，皮膚炎を防止する上からも，最少紅斑量以下から開始することが望ましく，一応の目安として，日光浴の場合は5分より始め，人工紫外線照射の場合は，光源より20〜30cmの距離から1分より始め，以後白斑部位の皮膚症状により漸増・漸減して至適量を把握し，照射すること。
(3)本剤は360nmをピークとする波長に高い活性を有するので，主として360nm付近の波長を有するBlack-lightの照射が望ましい。

警告　PUVA療法により皮膚癌が発生したとの報告がある。

禁忌

(1)皮膚癌又はその既往歴のある患者
(2)ポルフィリン症，紅斑性狼瘡，色素性乾皮症，多形性日光皮膚炎等の光線過敏症を伴う疾患のある患者
(3)肝疾患のある患者

オーグメンチン配合錠125SS　規格：(187.5mg)1錠[25.5円/錠]
オーグメンチン配合錠250RS　規格：(375mg)1錠[36.1円/錠]

アモキシシリン水和物　クラブラン酸カリウム
グラクソ・スミスクライン　613

【効 能 効 果】

〈適応菌種〉本剤に感性のブドウ球菌属，淋菌，大腸菌，クレブシエラ属，プロテウス属，インフルエンザ菌，バクテロイデス属，プレボテラ属(プレボテラ・ビビアを除く)
〈適応症〉表在性皮膚感染症，深在性皮膚感染症，リンパ管・リンパ節炎，慢性膿皮症，咽頭・喉頭炎，扁桃炎，急性気管支炎，慢性呼吸器病変の二次感染，膀胱炎，腎盂腎炎，淋菌感染症，子宮内感染，子宮付属器炎，中耳炎

【対応標準病名】

◎	咽頭炎	咽頭喉頭炎	急性気管支炎
	喉頭炎	子宮内感染症	子宮付属器炎
	腎盂腎炎	中耳炎	皮膚感染症
	扁桃炎	膀胱炎	慢性膿皮症
	リンパ管炎	リンパ節炎	淋病
○ あ	MRSA膀胱炎	亜急性気管支炎	亜急性リンパ管炎
	アレルギー性膀胱炎	アンギナ	咽頭気管炎
	咽頭チフス	咽頭扁桃炎	インフルエンザ菌気管支炎
	インフルエンザ菌喉頭炎	インフルエンザ菌性咽頭炎	インフルエンザ菌性喉頭気管炎
か	壊疽性咽頭炎	外傷性穿孔性中耳炎	外傷性中耳炎
	潰瘍性咽頭炎	潰瘍性膀胱炎	下咽頭炎
	カタル性咽頭炎	化膿性喉頭炎	化膿性中耳炎
	化膿性リンパ節炎	感染性咽頭炎	感染性喉頭気管炎
	気腫性腎盂腎炎	偽膜性咽頭炎	偽膜性気管支炎
	偽膜性喉頭炎	偽膜性扁桃炎	急性アデノイド咽頭炎
	急性アデノイド扁桃炎	急性咽頭炎	急性咽頭喉頭炎
	急性咽頭扁桃炎	急性壊疽性喉頭炎	急性壊疽性扁桃炎
	急性潰瘍性喉頭炎	急性潰瘍性扁桃炎	急性化膿性咽頭炎
	急性化膿性中耳炎	急性化膿性扁桃炎	急性気管気管支炎
	急性喉頭炎	急性喉頭気管炎	急性喉頭気管気管支炎
	急性出血性膀胱炎	急性声帯炎	急性声門下喉頭炎
	急性腺窩性扁桃炎	急性単純性膀胱炎	急性中耳炎
	急性反復性気管支炎	急性浮腫性喉頭炎	急性付属器炎
	急性扁桃炎	急性膀胱炎	急性卵管炎
	急性卵巣炎	急性淋菌性尿道炎	クループ性気管支炎
	頚部膿瘍	頚部リンパ節炎	結核性中耳炎
	喉頭周囲炎	肛門淋菌感染	鼓室内水腫
さ	細菌性膀胱炎	臍周囲炎	再発性中耳炎
	習慣性アンギナ	習慣性扁桃炎	出血性中耳炎
	出血性膀胱炎	術後腎盂腎炎	術後性中耳炎
	術後性慢性中耳炎	上咽頭炎	上行性腎盂腎炎
	上鼓室化膿症	小膿疱性皮膚炎	滲出性気管支炎
	新生児中耳炎	新生児膿漏眼	水疱性中耳炎
	舌扁桃炎	腺窩性アンギナ	穿孔性中耳炎
た	増殖性化膿性口内炎	多発性膿疱症	単純性中耳炎
	中耳炎性顔面神経麻痺	腸間膜リンパ節炎	直腸淋菌感染

な	陳旧性中耳炎	尿膜管膿瘍	妊娠中の子宮内感染
	妊娠中の性器感染症	膿皮症	膿疱
は	肺炎球菌性咽頭炎	肺炎球菌性気管支炎	敗血症性咽頭炎
	敗血症性皮膚炎	反復性膀胱炎	非特異性腸間膜リンパ節炎
	非特異性リンパ節炎	びらん性膀胱炎	ぶどう球菌性咽頭炎
	ぶどう球菌性扁桃炎	扁桃性アンギナ	膀胱後部膿瘍
	膀胱三角部炎	膀胱周囲炎	膀胱周囲膿瘍
ま	膜性咽頭炎	慢性咽喉頭炎	慢性化膿性穿孔性中耳炎
	慢性化膿性中耳炎	慢性再発性膀胱炎	慢性耳管鼓室化膿性中耳炎
	慢性上鼓室乳突洞化膿性中耳炎	慢性穿孔性中耳炎	慢性中耳炎
	慢性中耳炎急性増悪	慢性中耳炎後遺症	慢性中耳炎術後再燃
	慢性複雑性膀胱炎	慢性付属器炎	慢性扁桃炎
	慢性膀胱炎	慢性卵管炎	慢性卵巣炎
	慢性淋菌性尿道炎	慢性リンパ管炎	慢性リンパ節炎
ら	耳後部リンパ節炎	耳後部リンパ腺炎	卵管炎
	卵管周囲炎	卵管卵巣膿瘍	卵管留膿症
	卵巣炎	卵巣周囲炎	卵巣膿瘍
	卵巣卵管周囲炎	良性慢性化膿性中耳炎	淋菌性咽頭炎
	淋菌性外陰炎	淋菌性外陰腟炎	淋菌性滑膜炎
	淋菌性関節炎	淋菌性亀頭炎	淋菌性結膜炎
	淋菌性腱滑膜炎	淋菌性虹彩毛様体炎	淋菌性口内炎
	淋菌性骨髄炎	淋菌性子宮頸管炎	淋菌性女性骨盤炎
	淋菌性心筋炎	淋菌性心内膜炎	淋菌性心膜炎
	淋菌性髄膜炎	淋菌性精巣炎	淋菌性精巣上体炎
	淋菌性前立腺炎	淋菌性腟炎	淋菌性尿道炎
	淋菌性尿道狭窄	淋菌性脳膿瘍	淋菌性肺炎
	淋菌性敗血症	淋菌性バルトリン腺膿瘍	淋菌性腹膜炎
	淋菌性膀胱炎	淋菌性卵管炎	連鎖球菌気管支炎
	連鎖球菌性アンギナ	連鎖球菌性咽頭炎	連鎖球菌性喉頭炎
	連鎖球菌性喉頭気管炎	連鎖球菌性扁桃炎	
△	BK ウイルス腎症	RS ウイルス気管支炎	咽頭痛
	ウイルス性咽頭炎	ウイルス性気管支炎	ウイルス性扁桃炎
	エコーウイルス気管支炎	間質性膀胱炎	グラデニーゴ症候群
	紅色陰癬	コクサッキーウイルス気管支炎	尿細管間質性腎炎
	妊娠中の子宮頸管炎	敗血症性気管支炎	パラインフルエンザウイルス気管支炎
	扁桃チフス	放射線出血性膀胱炎	放射線性膀胱炎
	マイコプラズマ気管支炎	ライノウイルス気管支炎	卵管留水症

用法用量
〔オーグメンチン配合錠 125SS〕：通常成人は，1回2錠，1日3～4回を6～8時間毎に経口投与する。なお，年齢，症状により適宜増減する。
〔オーグメンチン配合錠 250RS〕：通常成人は，1回1錠，1日3～4回を6～8時間毎に経口投与する。なお，年齢，症状により適宜増減する。

用法用量に関連する使用上の注意　本剤の使用にあたっては，耐性菌の発現等を防ぐため，β-ラクタマーゼ産生菌，かつアモキシシリン耐性菌を確認し，疾病の治療上必要な最小限の期間の投与にとどめること。

禁忌
(1)本剤の成分によるショックの既往歴のある患者
(2)伝染性単核症のある患者
(3)本剤の成分による黄疸又は肝機能障害の既往歴のある患者

原則禁忌　本剤の成分又はペニシリン系抗生物質に対し過敏症の既往歴のある患者

オークル錠100mg
規格：100mg1錠［72.4円/錠］
アクタリット
日本新薬　114

【効 能 効 果】

関節リウマチ

【対応標準病名】

◎	関節リウマチ		
○	RS3PE 症候群	炎症性多発性関節障害	関節リウマチ・顎関節
	関節リウマチ・肩関節	関節リウマチ・胸椎	関節リウマチ・頚椎
	関節リウマチ・股関節	関節リウマチ・指関節	関節リウマチ・趾関節
	関節リウマチ・膝関節	関節リウマチ・手関節	関節リウマチ・脊椎
	関節リウマチ・足関節	関節リウマチ・肘関節	関節リウマチ・腰椎
	血清反応陰性関節リウマチ	尺側偏位	成人スチル病
	多発性リウマチ性関節炎	ムチランス変形	リウマチ性滑液包炎
	リウマチ性皮下結節		
△	リウマチ様関節炎		

用法用量　通常，他の消炎鎮痛剤等とともに，アクタリットとして成人1日 300mg を3回に分割経口投与する。

禁忌　妊婦又は妊娠している可能性のある婦人，授乳婦

モーバー錠100mg：田辺三菱　100mg1錠［72.4円/錠］
アクタリット錠100mg「TOA」：東亜薬品［34.1円/錠］，アクタリット錠100mg「サワイ」：沢井［34.1円/錠］，アクタリット錠100mg「マイラン」：マイラン製薬［34.1円/錠］，アクタリット錠100「TCK」：辰巳化学［34.1円/錠］

オステラック錠100
規格：100mg1錠［19.7円/錠］
オステラック錠200
規格：200mg1錠［27.6円/錠］
エトドラク
あすか　114

【効 能 効 果】

下記の疾患並びに症状の消炎・鎮痛
関節リウマチ，変形性関節症，腰痛症，肩関節周囲炎，頸腕症候群，腱鞘炎
手術後並びに外傷後の消炎・鎮痛

【対応標準病名】

◎	外傷	肩関節周囲炎	関節リウマチ
	頚肩腕症候群	腱鞘炎	挫傷
	挫創	手指変形性関節症	術後疼痛
	全身性変形性関節症	創傷	変形性肩関節症
	変形性関節症	変形性胸鎖関節症	変形性肩鎖関節症
	変形性股関節症	変形性膝関節症	変形性手関節症
	変形性足関節症	変形性肘関節症	変形性中手関節症
	母指 CM 関節変形性関節症	腰痛症	裂傷
	裂創		
○	CM 関節変形性関節症	DIP 関節変形性関節症	MRSA 術後創部感染
あ	PIP 関節変形性関節症	RS3PE 症候群	アキレス腱筋腱移行部断裂
	アキレス腱腱鞘炎	アキレス腱挫傷	アキレス腱挫創
	アキレス腱切創	アキレス腱断裂	アキレス腱部石灰化症
	アキレス腱部分断裂	アキレス周囲膿瘍	足異物
	足開放創	足挫創	足切創
	亜脱臼	圧挫傷	圧挫創
	圧迫骨折	圧迫神経炎	一過性関節症
	一側性外傷後股関節症	一側性外傷後膝関節症	一側性形成不全性股関節症
	一側性原発性股関節症	一側性原発性膝関節症	一側性続発性股関節症
	一側性続発性膝関節症	犬咬創	陰茎開放創
	陰茎挫創	陰茎折症	陰茎裂創
	咽頭開放創	咽頭創傷	陰のう開放創

陰のう裂創	陰部切創	会陰部化膿創
会陰裂傷	遠位橈尺関節変形性関節症	炎症性多発性関節障害
横隔膜損傷	横骨折	汚染擦過創
汚染創	外陰開放創	外陰部挫創
外陰部切創	外陰部裂傷	外耳開放創
外耳道創傷	外耳部外傷性異物	外耳部外傷性腫脹
外耳部外傷性皮下異物	外耳部割創	外耳部貫通創
外耳部咬創	外耳部挫傷	外耳部挫創
外耳部擦過創	外耳部刺創	外耳部切創
外耳部創傷	外耳部打撲傷	外耳部虫刺傷
外耳部皮下血腫	外耳部皮下出血	外傷後股関節症
外傷後膝関節症	外傷性一過性麻痺	外傷性異物
外傷性横隔膜ヘルニア	外傷性肩関節症	外傷性眼球ろう
外傷性関節症	外傷性関節障害	外傷性咬合
外傷性虹彩離断	外傷性硬膜動静脈瘻	外傷性股関節症
外傷性耳出血	外傷性膝関節症	外傷性手関節症
外傷性食道破裂	外傷性脊髄出血	外傷性切断
外傷性足関節症	外傷性肘関節症	外傷性動静脈瘻
外傷性動脈血腫	外傷性動脈瘤	外傷性乳び胸
外傷性脳圧迫	外傷性脳圧迫・頭蓋内に達する開放創合併あり	外傷性脳圧迫・頭蓋内に達する開放創合併なし
外傷性脳症	外傷性破裂	外傷性皮下血腫
外傷性母指 CM 関節症	外耳裂創	回旋腱板症候群
開放骨折	開放性外傷性脳圧迫	開放性陥没骨折
開放性胸膜損傷	開放性脱臼	開放性脱臼骨折
開放性脳挫創	開放性脳底部挫傷	開放性びまん性脳損傷
開放性粉砕骨折	開放創	下咽頭創傷
下顎外傷性異物	下顎開放創	下顎割創
下顎貫通創	下顎口唇挫創	下顎咬創
下顎挫傷	下顎挫創	下顎擦過創
下顎刺創	下顎切創	下顎創傷
下顎打撲傷	下顎皮下血腫	下顎部挫傷
下顎部打撲傷	下顎部皮膚欠損創	下顎裂創
踵関節症	踵裂創	顎関節部開放創
顎関節部割創	顎関節部貫通創	顎関節部咬創
顎関節部挫傷	顎関節部挫創	顎関節部擦過創
顎関節部刺創	顎関節部切創	顎関節部創傷
顎関節部打撲傷	顎関節部皮下血腫	顎関節部裂創
顎部挫傷	顎部打撲傷	角膜挫創
角膜切傷	角膜切創	角膜創傷
角膜破裂	角膜裂傷	下肢腱鞘炎
下腿汚染創	下腿開放創	下腿挫創
下腿切創	下腿皮膚欠損創	下腿裂創
肩インピンジメント症候群	肩滑液包炎	肩関節異所性骨化
肩関節腱板炎	肩関節硬結性腱炎	肩関節症
肩周囲炎	肩石灰性腱炎	割創
滑膜炎	化膿性腱鞘炎	下背部ストレイン
眼黄斑部裂孔	眼窩創傷	眼窩部挫創
眼窩裂傷	眼球結膜裂傷	眼球損傷
眼球破裂	眼球裂傷	眼瞼外傷性異物
眼瞼外傷性腫脹	眼瞼外傷性皮下異物	眼瞼開放創
眼瞼割創	眼瞼貫通創	眼瞼咬創
眼瞼挫創	眼瞼擦過創	眼瞼刺創
眼瞼切創	眼瞼創傷	眼瞼虫刺傷
眼瞼裂創	環指圧挫傷	環指化膿性腱鞘炎
環指屈筋腱腱鞘炎	環指腱鞘炎	環指挫傷
環指挫創	環指切創	環指剥皮創
環指ばね指	環指皮膚欠損創	眼周囲部外傷性異物
眼周囲部外傷性腫脹	眼周囲部外傷性皮下異物	眼周囲部開放創
眼周囲部割創	眼周囲部貫通創	眼周囲部咬創
眼周囲部挫創	眼周囲部擦過創	眼周囲部刺創
眼周囲部切創	眼周囲部創傷	眼周囲部虫刺傷

眼周囲部裂創	関節血腫	関節骨折
関節挫傷	関節症	関節打撲
関節内骨折	関節リウマチ・顎関節	関節リウマチ・肩関節
関節リウマチ・胸椎	関節リウマチ・頚椎	関節リウマチ・股関節
関節リウマチ・指関節	関節リウマチ・趾関節	関節リウマチ・膝関節
関節リウマチ・手関節	関節リウマチ・脊椎	関節リウマチ・足関節
関節リウマチ・肘関節	関節リウマチ・腰椎	完全骨折
完全脱臼	貫通刺創	貫通銃創
貫通性挫滅創	貫通創	眼部外傷性異物
眼部外傷性腫脹	眼部外傷性皮下異物	眼部開放創
眼部割創	眼部貫通創	眼部咬創
眼部挫創	眼部擦過創	眼部刺創
眼部切創	眼部創傷	眼部虫刺傷
眼部裂創	陥没骨折	顔面汚染創
顔面外傷性異物	顔面開放創	顔面割創
顔面貫通創	顔面咬創	顔面挫傷
顔面挫創	顔面擦過創	顔面刺創
顔面切創	顔面創傷	顔面搔創
顔面損傷	顔面多発開放創	顔面多発割創
顔面多発貫通創	顔面多発咬創	顔面多発挫傷
顔面多発挫創	顔面多発擦過創	顔面多発刺創
顔面多発切創	顔面多発創傷	顔面多発打撲傷
顔面多発虫刺傷	顔面多発皮下血腫	顔面多発皮下出血
顔面多発裂創	顔面打撲傷	顔面皮下血腫
顔面皮膚欠損創	顔面裂創	急性腰痛症
急速破壊型股関節症	胸管損傷	狭窄性腱鞘炎
胸腺損傷	頬粘膜咬傷	頬粘膜咬創
胸部汚染創	胸部外傷	頬部外傷性異物
頬部開放創	頬部割創	頬部貫通創
頬部咬創	頬部挫傷	胸部挫創
頬部挫創	頬部擦過創	頬部刺創
胸部食道損傷	胸部切創	頬部切創
頬部創傷	胸部損傷	頬部打撲傷
頬部皮下血腫	胸部皮膚欠損創	頬部皮膚欠損創
頬部裂創	胸壁開放創	胸壁刺創
強膜切創	強膜創傷	胸膜損傷・胸腔に達する開放創合併あり
強膜裂傷	胸膜裂創	棘刺創
棘上筋症候群	棘上筋石灰化症	魚咬創
亀裂骨折	筋筋膜性腰痛症	筋損傷
筋断裂	筋肉内血腫	屈曲骨折
頚管破裂	頚肩腕障害	脛骨顆部割創
形成不全性股関節症	頚頭蓋症候群	頚部開放創
頚部挫創	頚部食道開放創	頚部切創
頚部皮膚欠損創	血管切断	血管損傷
血腫	血清反応陰性関節リウマチ	結膜創傷
結膜裂傷	肩甲周囲炎	腱切創
腱損傷	腱断裂	原発性関節症
原発性股関節症	原発性膝関節症	原発性全身性関節症
原発性変形性関節症	原発性母指 CM 関節症	肩部痛
腱部分断裂	腱裂傷	高エネルギー外傷
口蓋挫傷	口蓋切創	口蓋裂創
口角部挫創	口角部裂創	口腔外傷性異物
口腔外傷性腫脹	口腔開放創	口腔割創
口腔挫傷	口腔挫創	口腔擦過創
口腔刺創	口腔切創	口腔創傷
口腔打撲傷	口腔内血腫	口腔粘膜咬傷
口腔粘膜咬創	口腔裂創	後頚部交感神経症候群
口唇外傷性異物	口唇外傷性腫脹	口唇外傷性皮下異物
口唇開放創	口唇割創	口唇貫通創
口唇咬傷	口唇咬創	口唇挫傷
口唇挫創	口唇擦過創	口唇刺創
口唇切創	口唇創傷	口唇打撲傷
口唇虫刺傷	口唇皮下血腫	口唇皮下出血

	口唇裂創	溝創	咬創
	喉頭外傷	喉頭損傷	後頭部外傷
	後頭部割創	後頭部挫傷	後頭部挫創
	後頭部切創	後頭部打撲傷	後頭部裂創
	広範性軸索損傷	広汎性神経損傷	後方脱臼
	硬膜損傷	硬膜裂傷	肛門裂創
	股関節症	骨折	骨盤部裂創
	根性腰痛症	昆虫咬創	昆虫刺傷
さ	コントル・クー損傷	採皮創	坐骨神経痛
	擦過創	擦過皮下血腫	挫滅傷
	挫滅創	産科的創傷の血腫	耳介外傷性異物
	耳介外傷性腫脹	耳介外傷性皮下異物	耳介開放創
	耳介割創	耳介貫通創	耳介咬創
	耳介挫傷	耳介挫創	耳介擦過創
	耳介刺創	耳介切創	耳介創傷
	耳介打撲傷	耳介虫刺傷	耳介皮下血腫
	耳介皮下出血	趾開放創	耳介裂創
	耳下腺部打撲	趾化膿創	趾関節症
	指間切創	趾間切創	子宮頚管裂傷
	子宮頚部環状剥離	刺咬症	趾挫創
	示指 MP 関節挫傷	示指 PIP 開放創	示指割創
	示指化膿性腱鞘炎	示指化膿創	示指屈筋腱腱鞘炎
	示指腱鞘炎	示指挫傷	示指挫創
	示指刺創	四肢静脈損傷	示指切創
	四肢動脈損傷	示指ばね指	示指皮膚欠損創
	趾伸筋腱腱鞘炎	耳前部挫創	刺創
	膝蓋部挫創	膝下部挫創	膝窩部銃創
	膝関節滑膜炎	膝関節症	膝関節部異物
	膝関節部挫創	膝部異物	膝部開放創
	膝部割創	膝部腱膜炎	膝部咬創
	膝部挫創	膝部切創	膝部裂創
	歯肉挫傷	歯肉切創	歯肉裂創
	尺側偏位	斜骨折	射創
	尺骨近位端骨折	尺骨鉤状突起骨折	手圧挫傷
	縦隔血腫	縦骨折	銃創
	重複骨折	手関節挫滅傷	手関節挫滅創
	手関節症	手関節掌側部挫創	手関節部腱鞘炎
	手関節部挫創	手関節部切創	手関節部創傷
	手関節部裂創	手根関節症	手指圧挫傷
	手指汚染創	手指開放創	手指腱鞘炎
	手指咬創	種子骨開放骨折	種子骨骨折
	手指挫傷	手指挫創	手指挫滅傷
	手指挫滅創	手指刺創	手指切創
	手指打撲傷	手指剥皮創	手指皮下血腫
	手指皮膚欠損創	手術創部膿瘍	手掌挫創
	手掌刺創	手掌切創	手掌剥皮創
	手掌皮膚欠損創	術後横隔膜下膿瘍	術後髄膜炎
	術後創部感染	術後膿瘍	術後腹腔内膿瘍
	術後腹壁膿瘍	術創部痛	手背皮膚欠損創
	手背部挫創	手背部切創	手部汚染創
	手部腱鞘炎	漿液性滑膜炎	上顎挫傷
	上顎擦過創	上顎切創	上顎打撲傷
	上顎皮下血腫	上顎部裂創	上口唇挫傷
	踵骨部挫滅創	小指化膿性腱鞘炎	小指屈筋腱腱鞘炎
	小指腱鞘炎	小指咬創	小指挫傷
	小指挫創	小指切創	硝子体切断
	小指ばね指	小指皮膚欠損創	上唇小帯裂創
	上腕汚染創	上腕貫通銃創	上腕挫創
	上腕三頭筋腱鞘炎	上腕二頭筋腱炎	上腕二頭筋腱鞘炎
	上腕皮膚欠損創	上腕部開放創	食道損傷
	処女膜裂傷	神経原性関節症	神経根ひきぬき損傷
	神経切断	神経叢損傷	神経叢不全損傷
	神経損傷	神経断裂	針刺創
	靭帯ストレイン	靭帯損傷	靭帯断裂

	靭帯捻挫	靭帯裂傷	ストレイン
	成人スチル病	精巣開放創	精巣破裂
	声門外傷	脊柱障害	脊椎関節痛
	脊椎硬直症	脊椎痛	石灰性腱炎
	舌開放創	舌下顎挫創	舌咬傷
	舌咬創	舌挫創	舌刺創
	舌切創	切創	舌創傷
	切断	舌裂創	前額部外傷性異物
	前額部外傷性腫脹	前額部外傷性皮下異物	前額部開放創
	前額部割創	前額部貫通創	前額部咬創
	前額部挫創	前額部擦過創	前額部刺創
	前額部切創	前額部創傷	前額部虫刺傷
	前額部虫刺症	前額部皮膚欠損創	前額部裂創
	前胸部挫創	前頚頭頂部挫創	仙骨痛
	仙骨部挫創	仙骨部皮膚欠損創	線状骨折
	全身擦過創	穿通創	先天性股関節脱臼治療後亜脱臼
	前頭部割創	前頭部挫傷	前頭部挫創
	前頭部切創	前頭部打撲傷	前頭部皮膚欠損創
	仙部痛	前方脱臼	前腕汚染創
	前腕開放創	前腕咬創	前腕挫創
	前腕刺創	前腕切創	前腕皮膚欠損創
	前腕部腱鞘炎	前腕裂創	爪下異物
	爪下挫滅傷	爪下挫滅創	創傷感染症
	掻創	創部膿瘍	足関節症
	足関節内果部挫創	足関節部腱鞘炎	足関節部挫創
	足底異物	足底部咬創	足底部刺創
	足底部皮膚欠損創	側頭部割創	側頭部挫創
	側頭部切創	側頭部打撲傷	側頭部皮下血腫
	足背腱鞘炎	足背部挫創	足背部切創
	続発性関節症	続発性股関節症	続発性膝関節症
	続発性多発性関節症	続発性母指 CM 関節症	足部汚染創
	足部屈筋腱腱鞘炎	側腹部咬創	側腹部挫創
	側腹壁開放創	足部皮膚欠損創	足部裂創
た	鼡径部開放創	鼡径部切創	第 5 趾皮膚欠損創
	大腿汚染創	大腿咬創	大腿挫創
	大腿皮膚欠損創	大腿部開放創	大腿部刺創
	大腿部切創	大腿裂創	大転子部挫創
	脱臼	脱臼骨折	多発性外傷
	多発性開放創	多発性関節症	多発性咬創
	多発性切創	多発性穿刺創	多発性リウマチ性関節炎
	多発性裂創	打撲割創	打撲血腫
	打撲挫創	打撲擦過創	打撲傷
	打撲皮下血腫	単純脱臼	弾発母趾
	腟開放創	腟断端炎	腟裂傷
	肘関節滑膜炎	肘関節骨折	肘関節挫創
	肘関節症	肘関節脱臼骨折	肘関節内骨折
	肘関節部開放創	中指化膿性腱鞘炎	中指屈筋腱腱鞘炎
	中指腱鞘炎	中指咬創	中指挫傷
	中指挫創	中指刺創	中指切創
	中指ばね指	中指皮膚欠損創	中手骨関節部挫創
	虫垂炎術後残膿瘍	中枢神経系損傷	肘頭骨折
	肘部挫創	肘部切創	肘部皮膚欠損創
	手開放創	手化膿性腱鞘炎	手屈筋腱腱鞘炎
	手咬創	手挫創	手刺創
	手伸筋腱腱鞘炎	手切創	転位性骨折
	殿部異物	殿部開放創	殿部咬創
	殿部刺創	殿部切創	殿部痛
	殿部皮膚欠損創	殿部裂創	ドゥ・ケルバン腱鞘炎
	橈骨茎状突起腱鞘炎	橈側手根屈筋腱鞘炎	頭頂部挫傷
	頭頂部挫創	頭頂部擦過創	頭頂部切創
	頭頂部打撲傷	頭頂部裂創	頭皮外傷性腫脹
	頭皮開放創	頭皮下血腫	頭皮剥離
	頭皮表在損傷	頭部異物	頭部外傷性皮下異物

	頭部外傷性皮下気腫	頭部開放創	頭部割創
	頭部頸部挫傷	頭部頸部挫創	頭部頸部打撲傷
	頭部血腫	頭部挫傷	頭部挫創
	頭部擦過創	頭部刺創	頭部切創
	頭部多発開放創	頭部多発割創	頭部多発咬創
	頭部多発挫傷	頭部多発挫創	頭部多発擦過創
	頭部多発刺創	頭部多発切創	頭部多発創傷
	頭部多発打撲傷	頭部多発皮下血腫	頭部多発裂創
	頭部打撲	頭部打撲血腫	頭部打撲傷
	頭部虫刺傷	動物咬創	頭部皮下異物
	頭部皮下血腫	頭部皮下出血	頭部皮膚欠損創
	頭部裂創	動脈損傷	特発性関節脱臼
な	軟口蓋血腫	軟口蓋挫創	軟口蓋創傷
	軟口蓋破裂	肉離れ	二次性変形性関節症
	尿管切石術後感染症	猫咬創	捻挫
	脳挫傷	脳挫傷・頭蓋内に達する開放創合併あり	脳挫傷・頭蓋内に達する開放創合併なし
	脳挫創	脳挫創・頭蓋内に達する開放創合併あり	脳挫創・頭蓋内に達する開放創合併なし
	脳損傷	脳対側損傷	脳直撃損傷
	脳底部挫傷	脳底部挫傷・頭蓋内に達する開放創合併あり	脳底部挫傷・頭蓋内に達する開放創合併なし
は	脳裂傷	背部痛	剥離骨折
	抜歯後感染	抜歯後疼痛	ばね指
	バレー・リュー症候群	破裂骨折	皮下血腫
	鼻下擦過創	皮下静脈損傷	皮下損傷
	尾骨痛	尾骨部痛	鼻根部打撲挫創
	鼻根部裂創	膝汚染創	膝皮膚欠損創
	皮神経挫傷	鼻前庭部挫創	鼻尖部挫創
	非特異性慢性滑膜炎	鼻部外傷性異物	鼻部外傷性腫脹
	鼻部外傷性皮下異物	鼻部開放創	眉部割創
	鼻部割創	鼻部貫通創	腓腹筋挫創
	眉部血腫	皮膚欠損創	鼻部咬創
	鼻部挫傷	鼻部挫創	鼻部擦過創
	鼻部刺創	鼻部切創	鼻部創傷
	皮膚損傷	鼻部打撲傷	鼻部虫刺傷
	皮膚剥脱創	鼻部皮下血腫	鼻部皮下出血
	鼻部皮膚欠損創	鼻部皮膚剥離創	鼻部裂創
	びまん性脳損傷	びまん性脳損傷・頭蓋内に達する開放創合併あり	びまん性脳損傷・頭蓋内に達する開放創合併なし
	眉毛部割創	眉毛部裂創	病的骨折
	表皮剥離	鼻翼部切創	鼻翼部裂創
	びらん性関節症	複雑脱臼	副鼻腔開放創
	腹部汚染創	腹部刺創	腹部皮膚欠損創
	腹壁異物	腹壁開放創	腹壁縫合糸膿瘍
	ブシャール結節	不全骨折	ブラックアイ
	粉砕骨折	分娩時会陰裂傷	分娩時軟産道損傷
	閉鎖性外傷性脳圧迫	閉鎖性骨折	閉鎖性脱臼
	閉鎖性脳挫創	閉鎖性脳底部挫傷	閉鎖性びまん性脳損傷
	ヘーガース結節	ヘバーデン結節	縫合糸膿瘍
	縫合部膿瘍	帽状腱膜下出血	包皮挫創
	包皮切創	包皮裂創	母指CM関節症
	母指化膿性腱鞘炎	母指関節症	母指狭窄性腱鞘炎
	母指屈筋腱腱鞘炎	母指腱鞘炎	母指咬創
	母指挫傷	母指挫創	母趾挫創
	母指示指間切創	母指刺創	母指切創
	母指打撲挫創	母指打撲傷	母指ばね指
	母指皮膚欠損創	母趾皮膚欠損創	母指末節部挫創
ま	末梢血管外傷	末梢神経損傷	慢性アキレス腱腱鞘炎
	慢性滑膜炎症	眉間部挫創	眉間部裂創
	耳後部挫創	耳後部打撲傷	ムチランス変形
	盲管銃創	網膜振盪	網脈絡膜裂傷
や	モンテジア骨折	野球肩	癒着性肩関節包炎
	腰痛坐骨神経痛症候群	腰殿部痛	腰部切創
ら	腰部打撲挫創	らせん骨折	リウマチ性滑液包炎
	リウマチ性皮下結節	リウマチ様関節炎	離開骨折
	両側性外傷後股関節症	両側性外傷後膝関節症	両側性外傷性母指CM関節症
	両側性形成不全性股関節症	両側性原発性股関節症	両側性原発性膝関節症
	両側性原発性母指CM関節症	両側性続発性股関節症	両側性続発性膝関節症
	両側性続発性母指CM関節症	涙管損傷	涙管断裂
	涙道損傷	轢過創	裂離
	裂離骨折	老人性関節炎	老年性股関節症
	若木骨折		
△	BCG副反応	カテーテル感染症	カテーテル敗血症
	胸椎不安定症	金属歯冠修復過高	金属歯冠修復粗造
	金属歯冠修復脱離	金属歯冠修復低位	金属歯冠修復破損
	金属歯冠修復不適合	頚椎不安定症	腱鞘巨細胞腫
	銃自殺未遂	術後感染症	術後敗血症
	上腕神経痛	脊椎不安定症	創傷はえ幼虫症
	損傷	疼痛	飛び降り自殺未遂
	飛び込み自殺未遂	背部圧迫感	爆死自殺未遂
	皮下異物	非熱傷性水疱	腰椎不安定症
	腰腹痛		

用法用量 通常，成人にはエトドラクとして１日量400mgを朝・夕食後の２回に分けて経口投与する。
なお，年齢，症状により適宜増減する。

禁忌
(1)消化性潰瘍のある患者
(2)重篤な血液の異常のある患者
(3)重篤な肝障害のある患者
(4)重篤な腎障害のある患者
(5)重篤な心機能不全のある患者
(6)重篤な高血圧症のある患者
(7)本剤の成分に対し過敏症のある患者
(8)アスピリン喘息(非ステロイド性消炎鎮痛剤等による喘息発作の誘発)又はその既往歴のある患者
(9)妊娠末期の女性

ハイペン錠100mg：日本新薬　100mg1錠[19.7円/錠]
ハイペン錠200mg：日本新薬　200mg1錠[27.6円/錠]

エトドラク錠100「KN」：小林化工　100mg1錠[8.8円/錠]，エトドラク錠100mg「JG」：大興　100mg1錠[8.8円/錠]，エトドラク錠100mg「SW」：沢井　100mg1錠[8.8円/錠]，エトドラク錠100mg「オーハラ」：大原薬品　100mg1錠[11.1円/錠]，エトドラク錠100mg「タイヨー」：テバ製薬　100mg1錠[8.8円/錠]，エトドラク錠100mg「トーワ」：東和　100mg1錠[11.1円/錠]，エトドラク錠200「KN」：小林化工　200mg1錠[12.6円/錠]，エトドラク錠200mg「JG」：大興　200mg1錠[12.6円/錠]，エトドラク錠200mg「SW」：沢井　200mg1錠[12.6円/錠]，エトドラク錠200mg「オーハラ」：大原薬品　200mg1錠[12.6円/錠]，エトドラク錠200mg「タイヨー」：テバ製薬　200mg1錠[12.6円/錠]，エトドラク錠200mg「トーワ」：東和　200mg1錠[16.1円/錠]，オスペイン錠100mg：日医工　100mg1錠[8.8円/錠]，オスペイン錠200：日医工　200mg1錠[12.6円/錠]，パイペラック錠100mg：大正薬品　100mg1錠[8.8円/錠]，パイペラック錠200mg：大正薬品　200mg1錠[12.6円/錠]

オステン錠200mg
規格：200mg1錠[37.6円/錠]
イプリフラボン
武田薬品　399

【効 能 効 果】

骨粗鬆症における骨量減少の改善

【対応標準病名】

◎	骨粗鬆症		
○	頚椎骨粗鬆症	頚椎骨粗鬆症・病的骨折あり	骨粗鬆症・骨盤部病的骨折あり

	骨粗鬆症・脊椎病的骨折あり	骨粗鬆症・前腕病的骨折あり	骨粗鬆症・大腿部病的骨折あり
	骨粗鬆症・多発病的骨折あり	骨粗鬆症・病的骨折あり	若年性骨粗鬆症
	若年性骨粗鬆症・病的骨折あり	術後吸収不良性骨粗鬆症	術後吸収不良性骨粗鬆症・病的骨折あり
	ステロイド性骨粗鬆症	ステロイド性骨粗鬆症・病的骨折あり	ステロイド性脊椎圧迫骨折
	脊椎骨粗鬆症・病的骨折あり	特発性骨粗鬆症	特発性骨粗鬆症・病的骨折あり
	特発性若年性骨粗鬆症	二次性骨粗鬆症	二次性骨粗鬆症・病的骨折あり
	廃用性骨粗鬆症	廃用性骨粗鬆症・病的骨折あり	閉経後骨粗鬆症・骨盤部病的骨折あり
	閉経後骨粗鬆症・脊椎病的骨折あり	閉経後骨粗鬆症・前腕病的骨折あり	閉経後骨粗鬆症・大腿部病的骨折あり
	閉経後骨粗鬆症・多発病的骨折あり	閉経後骨粗鬆症・病的骨折あり	薬物誘発性骨粗鬆症
	薬物誘発性骨粗鬆症・病的骨折あり	卵巣摘出術後骨粗鬆症	卵巣摘出術後骨粗鬆症・病的骨折あり
	老年性骨粗鬆症	老年性骨粗鬆症・病的骨折あり	
△	眼窩内側壁骨折	眼窩内壁骨折	眼窩吹き抜け骨折
	環椎椎弓骨折	軸椎横突起骨折	軸椎椎弓骨折
	軸椎椎体骨折	篩骨板骨折	歯突起開放骨折
	歯突起骨折	上腕骨滑車骨折	上腕骨近位端病的骨折
	上腕骨骨幹部病的骨折	上腕骨小結節骨折	上腕骨らせん骨折
	人工股関節周囲骨折	人工膝関節周囲骨折	脊椎骨粗鬆症
	前頭蓋底骨折	前頭骨線状骨折	側頭骨線状骨折
	中頭蓋底骨折	頭蓋円蓋部線状骨折	剥離骨折
	閉経後骨粗鬆症	らせん骨折	裂離骨折

用法用量　通常，成人には１回１錠（イプリフラボンとして200mg）を１日３回食後経口投与する。なお，年齢，症状により適宜増減する。

イプリフラボン錠200mg「YD」：陽進堂[9.5円/錠]，イプリフラボン錠200mg「ツルハラ」：鶴原[9.5円/錠]，イプリフラボン錠200mg「テバ」：大正薬品[9.5円/錠]，イプリフラボン錠200mg「日医工」：日医工[9.5円/錠]，サイポリン錠200mg：沢井[9.5円/錠]，フィオランス錠200mg：日新－山形[9.5円/錠]，フラボステン錠200mg：東和[9.5円/錠]

オスポロット錠50mg　規格：50mg1錠[7.6円/錠]
オスポロット錠200mg　規格：200mg1錠[24.9円/錠]
スルチアム　共和薬品　113

【効能効果】

精神運動発作

【対応標準病名】

◎	精神運動発作		
○	アルコールてんかん	局所性てんかん	光原性てんかん
	後天性てんかん	持続性部分てんかん	ジャクソンてんかん
	若年性アブサンスてんかん	若年性ミオクローヌスてんかん	術後てんかん
	症候性早期ミオクローヌス性脳症	症候性てんかん	焦点性知覚性発作
	焦点性てんかん	小児期アブサンスてんかん	自律神経てんかん
	進行性ミオクローヌスてんかん	睡眠喪失てんかん	ストレスてんかん
	側頭葉てんかん	聴覚反射てんかん	てんかん
	てんかん合併妊娠	てんかん小発作	てんかん性自動症
	てんかん大発作	点頭てんかん	難治性てんかん
	乳児重症ミオクロニーてんかん	乳児点頭痙攣	反応性てんかん
	腹部てんかん	部分てんかん	片側痙攣片麻痺てんかん症候群
	薬物てんかん	良性乳児ミオクローヌスてんかん	
△	アトニー性非特異性てんかん発作	アブサンス	ウンベルリヒトてんかん
	家族性痙攣	強直間代発作	局所性痙攣
	前頭葉てんかん	体知覚性発作	遅発性てんかん
	聴覚性発作	定型欠神発作	拝礼発作
	ヒプサルスミア	ミオクローヌスてんかん	良性新生児痙攣

用法用量　スルチアムとして，通常成人１日200～600mgを２～３回に分けて食後に経口投与する。
なお，年齢，症状により適宜増減する。

禁忌
(1)本剤の成分に対し過敏症の既往歴のある患者
(2)腎障害のある患者

オゼックス細粒小児用15%　規格：150mg1g[568.4円/g]
トスフロキサシントシル酸塩水和物　富山化学　624

【効能効果】

〈適応菌種〉トスフロキサシンに感性の肺炎球菌（ペニシリン耐性肺炎球菌を含む），モラクセラ（ブランハメラ）・カタラーリス，炭疽菌，コレラ菌，インフルエンザ菌
〈適応症〉肺炎，コレラ，中耳炎，炭疽
インフルエンザ菌にはβ-ラクタム耐性インフルエンザ菌を含む。

【対応標準病名】

◎	コレラ	炭疽	中耳炎
	肺炎		
○	アジアコレラ	胃腸炭疽	エルトールコレラ
	外傷性穿孔性中耳炎	外傷性中耳炎	化膿性中耳炎
	気管支肺炎	偽性コレラ	急性化膿性中耳炎
	急性中耳炎	急性肺炎	グラデニーゴ症候群
	鼓室内水腫	再発性中耳炎	出血性中耳炎
	術後性中耳炎	術後性慢性中耳炎	上鼓室化膿症
	小児肺炎	真性コレラ	新生児中耳炎
	水疱性中耳炎	穿孔性中耳炎	大葉性肺炎
	単純性中耳炎	炭疽髄膜炎	炭疽敗血症
	中耳炎性顔面神経麻痺	陳旧性中耳炎	乳児肺炎
	敗血症性肺炎	肺炭疽	非定型肺炎
	皮膚炭疽	びまん性肺炎	慢性化膿性穿孔性中耳炎
	慢性化膿性中耳炎	慢性耳管鼓室化膿性中耳炎	慢性上鼓室乳突洞化膿性中耳炎
	慢性穿孔性中耳炎	慢性中耳炎	慢性中耳炎急性増悪
	慢性中耳炎後遺症	慢性中耳炎術後再燃	無熱性肺炎
	良性慢性化膿性中耳炎	老人性肺炎	
△	胸膜肺炎	クラミジア肺炎	沈下性肺炎
	閉塞性肺炎		

効能効果に関連する使用上の注意
(1)本剤の使用に際しては，他の経口抗菌薬による治療効果が期待できない症例に使用すること。
(2)関節障害が発現するおそれがあるので，本剤の使用に際しては，リスクとベネフィットを考慮すること。
(3)肺炎球菌（ペニシリンGに対するMIC≧4μg/mL）に対する本剤の使用経験はない（CLSI法）。

用法用量　通常，小児に対してはトスフロキサシントシル酸塩水和物として１日12mg/kg（トスフロキサシンとして8.2mg/kg）を２回に分けて経口投与する。
ただし，１回180mg，１日360mg（トスフロキサシンとして１回122.4mg，１日244.8mg）を超えないこととする。

用法用量に関連する使用上の注意
(1)本剤の使用にあたっては，耐性菌の発現等を防ぐため，原則として感受性を確認し，疾病の治療上必要な最小限の期間の投与にとどめること。
(2)本剤は，食直前又は食後に投与することが望ましい。
(3)高度の腎障害のある患者には，投与量・投与間隔の適切な調節をするなど慎重に投与すること。
(4)炭疽の発症及び進展抑制には，類薬であるシプロフロキサシンについて米国疾病管理センター（CDC）が，60日間の投与を推奨している。なお，長期投与中は，副作用及び臨床検査値の異

常変動等の発現に特に注意すること。

禁忌

(1)本剤の成分に対し過敏症の既往歴のある患者
(2)妊婦又は妊娠している可能性のある婦人
ただし，妊婦又は妊娠している可能性のある婦人に対しては，炭疽，コレラに限り，治療上の有益性を考慮して投与すること。

トスフロキサシントシル酸塩細粒小児用15%「タカタ」：高田　－［－］，トスフロキサシントシル酸塩細粒小児用15%「トーワ」：東和　－［－］，トスフロキサシントシル酸塩小児用細粒15%「明治」：Meiji Seika　－［－］

オゼックス錠75　規格：75mg1錠［74.9円/錠］
オゼックス錠150　規格：150mg1錠［88.2円/錠］
トスフロキサシントシル酸塩水和物　富山化学　624

【効能効果】

〈適応菌種〉トスフロキサシンに感性のブドウ球菌属，レンサ球菌属，肺炎球菌（ペニシリン耐性肺炎球菌を含む），腸球菌属，淋菌，モラクセラ（ブランハメラ）・カタラーリス，炭疽菌，大腸菌，赤痢菌，サルモネラ属，チフス菌，パラチフス菌，シトロバクター属，クレブシエラ属，エンテロバクター属，セラチア属，プロテウス属，モルガネラ・モルガニー，プロビデンシア属，コレラ菌，インフルエンザ菌，緑膿菌，バークホルデリア・セパシア，ステノトロホモナス（ザントモナス）・マルトフィリア，アシネトバクター属，ペプトストレプトコッカス属，バクテロイデス属，プレボテラ属，アクネ菌，トラコーマクラミジア（クラミジア・トラコマティス）

〈適応症〉
(1)表在性皮膚感染症，深在性皮膚感染症，リンパ管・リンパ節炎，慢性膿皮症，ざ瘡（化膿性炎症を伴うもの）
(2)外傷・熱傷及び手術創等の二次感染，乳腺炎，肛門周囲膿瘍
(3)骨髄炎，関節炎
(4)咽頭・喉頭炎，扁桃炎（扁桃周囲膿瘍を含む），急性気管支炎，肺炎，慢性呼吸器病変の二次感染
(5)膀胱炎，腎盂腎炎，前立腺炎（急性症，慢性症），精巣上体炎（副睾丸炎），尿道炎
(6)胆嚢炎，胆管炎
(7)感染性腸炎，腸チフス，パラチフス，コレラ
(8)バルトリン腺炎，子宮内感染，子宮付属器炎
(9)涙嚢炎，麦粒腫，瞼板腺炎
(10)外耳炎，中耳炎，副鼻腔炎，化膿性唾液腺炎
(11)歯周組織炎，歯冠周囲炎，顎炎
(12)炭疽

【対応標準病名】

◎	咽頭炎	咽頭喉頭炎	外耳炎
	外傷	化膿性唾液腺炎	関節炎
	感染性腸炎	急性気管支炎	急性細菌性前立腺炎
	喉頭炎	肛門周囲膿瘍	骨髄炎
	コレラ	ざ瘡	挫創
	歯冠周囲炎	子宮内感染症	子宮付属器炎
	歯根のう胞	歯周炎	歯髄炎
	歯性顎炎	術後創部感染	腎盂腎炎
	精巣上体炎	前立腺炎	創傷
	創傷感染症	胆管炎	炭疽
	胆のう炎	中耳炎	腸チフス
	乳腺炎	尿道炎	熱傷
	肺炎	麦粒腫	パラチフス
	バルトリン腺炎	皮膚感染症	副鼻腔炎
	扁桃炎	扁桃周囲膿瘍	膀胱炎
	マイボーム腺炎	慢性前立腺炎	慢性膿皮症
	リンパ管炎	リンパ節炎	涙のう炎
	裂傷	裂創	

○	DIP関節炎	IP関節炎	MP関節炎
	MRSA膀胱炎	PIP関節炎	S状結腸炎
あ	亜急性関節炎	亜急性気管支炎	亜急性骨髄炎
	亜急性リンパ管炎	亜急性涙のう炎	悪性外耳炎
	アジアコレラ	足第1度熱傷	足第2度熱傷
	足第3度熱傷	足熱傷	アルカリ腐蝕
	アレルギー性外耳道炎	アレルギー性膀胱炎	アンギナ
	胃腸炎	胃腸管熱傷	胃腸炭疽
	胃熱傷	陰茎第1度熱傷	陰茎第2度熱傷
	陰茎第3度熱傷	陰茎熱傷	咽頭気管炎
	咽頭チフス	咽頭痛	咽頭熱傷
	咽頭扁桃炎	陰のう第1度熱傷	陰のう第2度熱傷
	陰のう第3度熱傷	陰のう熱傷	インフルエンザ菌気管支炎
	インフルエンザ菌喉頭炎	インフルエンザ菌性咽頭炎	インフルエンザ菌性喉頭気管炎
	う蝕第3度急性化膿性根尖性歯周炎	う蝕第3度急性単純性根尖性歯周炎	う蝕第3度慢性化膿性根尖性歯周炎
	会陰第1度熱傷	会陰第2度熱傷	会陰第3度熱傷
	会陰熱傷	会陰部化膿創	エーベルト病
	腋窩第1度熱傷	腋窩第2度熱傷	腋窩第3度熱傷
	腋窩熱傷	壊死性外耳炎	壊死性潰瘍性歯周炎
	壊死性潰瘍性歯肉炎	壊疽性咽頭炎	壊疽性歯肉炎
	壊疽性胆細管炎	壊疽性胆のう炎	壊疽性扁桃周囲炎
	エルトールコレラ	炎症性腸疾患	汚染擦過創
か	外陰第1度熱傷	外陰第2度熱傷	外陰第3度熱傷
	外陰熱傷	外耳湿疹	外耳道真珠腫
	外耳道痛	外耳道肉芽腫	外耳道膿瘍
	外耳道閉塞性角化症	外耳道蜂巣炎	外傷性穿孔性中耳炎
	外傷性中耳炎	外傷性乳び胸	回腸炎
	外麦粒腫	開放性大腿骨骨髄炎	開放性脳損傷髄膜炎
	潰瘍性咽頭炎	潰瘍性歯肉炎	潰瘍性膀胱炎
	下咽頭炎	下咽頭熱傷	化学外傷
	下顎骨壊死	下顎骨炎	下顎骨骨髄炎
	下顎骨骨膜炎	下顎骨骨膜下膿瘍	下顎骨周囲炎
	下顎骨周囲膿瘍	化学性急性外耳炎	下顎熱傷
	下顎膿瘍	下顎部第1度熱傷	下顎部第2度熱傷
	下顎部第3度熱傷	下眼瞼蜂巣炎	顎下腺炎
	顎下腺管炎	顎下腺膿瘍	角結膜腐蝕
	顎骨炎	顎骨骨髄炎	顎骨骨膜炎
	顎腐骨	角膜アルカリ化学熱傷	角膜酸化学熱傷
	角膜酸性熱傷	角膜熱傷	下肢第1度熱傷
	下肢第2度熱傷	下肢第3度熱傷	下肢熱傷
	下尖性霰粒腫	下腿骨骨髄炎	下腿骨慢性骨髄炎
	下腿足部熱傷	下腿熱傷	下腿複雑骨折後骨髄炎
	下腿部第1度熱傷	下腿部第2度熱傷	下腿部第3度熱傷
	肩関節炎	カタル性胃腸炎	カタル性咽頭炎
	カテーテル感染症	カテーテル敗血症	化膿性喉頭炎
	化膿性骨髄炎	化膿性霰粒腫	化膿性耳下腺炎
	化膿性歯周炎	化膿性歯肉炎	化膿性中耳炎
	化膿性乳腺炎	化膿性副鼻腔炎	化膿性扁桃周囲炎
	下半身第1度熱傷	下半身第2度熱傷	下半身第3度熱傷
	下半身熱傷	下腹部第1度熱傷	下腹部第2度熱傷
	下腹部第3度熱傷	眼化学熱傷	眼窩骨髄炎
	眼窩膿瘍	眼球熱傷	眼瞼化学熱傷
	眼瞼第1度熱傷	眼瞼第2度熱傷	眼瞼第3度熱傷
	眼瞼熱傷	眼瞼蜂巣炎	環指骨髄炎
	間質性膀胱炎	眼周囲化学熱傷	眼周囲第1度熱傷
	眼周囲第2度熱傷	眼周囲第3度熱傷	関節症
	感染性胃腸炎	感染性咽頭炎	感染性外耳炎
	感染性下痢症	感染性喉頭気管炎	感染性大腸炎
	肝内胆細管炎	眼熱傷	感冒性胃腸炎
	感冒性大腸炎	感冒性腸炎	顔面ざ瘡
	顔面損傷	顔面第1度熱傷	顔面第2度熱傷
	顔面第3度熱傷	顔面熱傷	気管支肺炎
	気管熱傷	気腫性腎盂腎炎	偽性コレラ

気道熱傷	偽膜性気管支炎	偽膜性喉頭炎
偽膜性扁桃炎	逆行性胆管炎	急性アデノイド咽頭炎
急性アデノイド扁桃炎	急性胃腸炎	急性咽頭炎
急性咽頭喉頭炎	急性壊疽性喉頭炎	急性壊疽性扁桃炎
急性外耳炎	急性潰瘍性喉頭炎	急性潰瘍性扁桃炎
急性顎骨骨髄炎	急性顎骨骨膜炎	急性化膿性咽頭炎
急性化膿性外耳炎	急性化膿性下顎骨炎	急性化膿性顎下腺炎
急性化膿性脛骨骨髄炎	急性化膿性骨髄炎	急性化膿性根尖性歯周炎
急性化膿性耳下腺炎	急性化膿性歯根膜炎	急性化膿性上顎骨炎
急性化膿性胆管炎	急性化膿性胆のう炎	急性化膿性中耳炎
急性化膿性辺縁性歯根膜炎	急性化膿性扁桃炎	急性関節炎
急性気管気管支炎	急性気腫性胆のう炎	急性脛骨骨髄炎
急性血行性骨髄炎	急性光線性外耳炎	急性喉頭炎
急性喉頭気管炎	急性喉頭気管気管支炎	急性骨髄炎
急性根尖性歯周炎	急性霰粒腫	急性耳下腺炎
急性歯冠周囲炎	急性歯周炎	急性湿疹性外耳炎
急性歯肉炎	急性出血性膀胱炎	急性精巣上体炎
急性声帯炎	急性声門下喉頭炎	急性接触性外耳炎
急性腺窩性扁桃炎	急性大腸炎	急性胆管炎
急性胆細管炎	急性単純性根尖性歯周炎	急性単純性膀胱炎
急性胆のう炎	急性中耳炎	急性腸炎
急性乳腺炎	急性尿道炎	急性肺炎
急性反応性外耳炎	急性反復性気管支炎	急性浮腫性喉頭炎
急性付属器炎	急性閉塞性化膿性胆管炎	急性扁桃炎
急性膀胱炎	急性卵管炎	急性卵巣炎
急性涙のう炎	急速進行性歯周炎	キュットネル腫瘍
胸腔熱傷	胸骨骨髄炎	胸鎖関節炎
狭窄性胆管炎	胸椎骨髄炎	胸部外傷
胸部上腕熱傷	胸部損傷	胸部第1度熱傷
頬部第1度熱傷	胸部第2度熱傷	頬部第2度熱傷
胸部第3度熱傷	頬部第3度熱傷	胸部熱傷
胸肋関節炎	距骨骨髄炎	距踵関節炎
躯幹薬傷	グラデニーゴ症候群	クループ性気管支炎
脛骨骨髄炎	脛骨骨膜炎	脛骨乳児骨髄炎
脛骨慢性化膿性骨髄炎	脛骨慢性骨髄炎	頚椎骨髄炎
頚部第1度熱傷	頚部第2度熱傷	頚部第3度熱傷
頚部熱傷	頚部膿疱	血行性脛骨骨髄炎
血行性骨髄炎	血行性大腿骨骨髄炎	結膜熱傷
結膜のうアルカリ化学熱傷	結膜のう酸化学熱傷	結膜腐蝕
下痢症	嫌気性骨髄炎	限局型若年性歯周炎
限局性外耳道炎	肩甲間部第1度熱傷	肩甲間部第2度熱傷
肩甲間部第3度熱傷	肩甲間部熱傷	肩甲骨周囲炎
肩甲部第1度熱傷	肩甲部第2度熱傷	肩甲部第3度熱傷
肩甲部熱傷	肩鎖関節炎	原発性硬化性胆管炎
肩部第1度熱傷	肩部第2度熱傷	肩部第3度熱傷
高位筋間膿瘍	口囲ざ瘡	硬化性骨髄炎
口腔上顎洞瘻	口腔第1度熱傷	口腔第2度熱傷
口腔第3度熱傷	口腔熱傷	紅色陰癬
口唇第1度熱傷	口唇第2度熱傷	口唇第3度熱傷
口唇熱傷	喉頭外傷	喉頭周囲炎
喉頭損傷	喉頭熱傷	広汎型若年性歯周炎
肛門括約筋内膿瘍	肛門第1度熱傷	肛門第2度熱傷
肛門第3度熱傷	肛門熱傷	股関節炎
鼓室内水腫	骨炎	骨顆炎
骨幹炎	骨周囲炎	骨髄炎後遺症
骨髄肉芽腫	骨盤化膿性骨髄炎	骨膜炎
骨膜下膿瘍	骨膜骨髄炎	骨膜のう炎
根尖性歯周炎	根側歯周膿瘍	細菌性骨髄炎
細菌性膀胱炎	臍周囲炎	細胆管炎
再発性胆管炎	再発性中耳炎	再発性尿道炎
坐骨骨炎	坐骨直腸窩膿瘍	ざ瘡様発疹

さ

酸腐蝕	霰粒腫	耳介周囲湿疹
耳介部第1度熱傷	耳介部第2度熱傷	耳介部第3度熱傷
耳介部皮膚炎	耳介蜂巣炎	耳下腺炎
耳下腺管炎	耳下腺膿瘍	趾化膿創
歯冠周囲膿瘍	趾関節炎	子宮熱傷
指骨炎	趾骨炎	指骨髄炎
趾骨髄炎	篩骨洞炎	歯根膜下膿瘍
示指化膿創	四肢挫傷	四肢第1度熱傷
四肢第2度熱傷	四肢第3度熱傷	四肢熱傷
歯周症	歯周膿瘍	思春期性歯肉炎
歯性上顎洞炎	歯性副鼻腔炎	歯性扁桃周囲膿瘍
歯槽骨腐骨	趾第1度熱傷	趾第2度熱傷
趾第3度熱傷	膝蓋骨化膿性骨髄炎	膝蓋骨骨髄炎
膝関節炎	膝部第1度熱傷	膝部第2度熱傷
膝部第3度熱傷	歯肉炎	歯肉膿瘍
趾熱傷	若年性歯周炎	尺骨遠位部骨髄炎
習慣性アンギナ	集簇性ざ瘡	十二指腸総胆管炎
手関節炎	手関節部第1度熱傷	手関節部第2度熱傷
手関節部第3度熱傷	手指関節炎	種子骨炎
手指第1度熱傷	手指第2度熱傷	手指第3度熱傷
手指端熱傷	手指熱傷	手術創部膿瘍
手掌第1度熱傷	手掌第2度熱傷	手掌第3度熱傷
手掌熱傷	手掌皮膚欠損創	出血性外耳炎
出血性大腸炎	出血性中耳炎	出血性腸炎
出血性膀胱炎	術後横隔膜下膿瘍	術後感染症
術後骨髄炎	術後腎盂腎炎	術後髄膜炎
術後性耳下腺炎	術後性中耳炎	術後性慢性中耳炎
術後胆管炎	術後膿瘍	術後敗血症
術後腹腔内膿瘍	術後腹壁膿瘍	手背第1度熱傷
手背第2度熱傷	手背第3度熱傷	手背熱傷
手背皮膚欠損創	上咽頭炎	上顎骨炎
上顎骨骨髄炎	上顎骨骨膜炎	上顎骨骨膜下膿瘍
上顎洞炎	上眼瞼蜂巣炎	上行性腎盂腎炎
上鼓室化膿症	踵骨炎	踵骨骨髄炎
上肢第1度熱傷	上肢第2度熱傷	上肢第3度熱傷
上肢熱傷	焼身自殺未遂	上尖性霰粒腫
小唾液腺炎	小児肺炎	小児副鼻腔炎
小膿疱性皮膚炎	上半身第1度熱傷	上半身第2度熱傷
上半身第3度熱傷	上半身熱傷	踵部第1度熱傷
踵部第2度熱傷	踵部第3度熱傷	上腕骨骨髄炎
上腕第1度熱傷	上腕第2度熱傷	上腕第3度熱傷
上腕熱傷	食道熱傷	ショパール関節炎
滲出性気管支炎	真性コレラ	新生児上顎骨骨髄炎
新生児中耳炎	水疱性中耳炎	精巣炎
精巣上体膿瘍	精巣精巣上体炎	精巣熱傷
精巣膿瘍	精巣蜂巣炎	脊椎骨髄炎
舌下腺炎	舌下腺膿瘍	舌熱傷
前額部第1度熱傷	前額部第2度熱傷	前額部第3度熱傷
前額部皮膚欠損創	腺窩性アンギナ	前胸部第1度熱傷
前胸部第2度熱傷	前胸部第3度熱傷	前胸部熱傷
穿孔性中耳炎	前思春期性歯周炎	全身挫傷
全身第1度熱傷	全身第2度熱傷	全身第3度熱傷
全身熱傷	前頭洞炎	前立腺膿瘍
前腕骨髄炎	前腕手部熱傷	前腕第1度熱傷
前腕第2度熱傷	前腕第3度熱傷	前腕熱傷
早期発症型歯周炎	増殖性関節炎	増殖性骨膜炎
増殖性歯肉炎	創部化膿	創部膿瘍
足関節炎	足関節第1度熱傷	足関節第2度熱傷
足関節第3度熱傷	足関節熱傷	側胸部第1度熱傷
側胸部第2度熱傷	側胸部第3度熱傷	足底熱傷
足底部第1度熱傷	足底部第2度熱傷	足底部第3度熱傷
足背部第1度熱傷	足背部第2度熱傷	足背部第3度熱傷
側腹部第1度熱傷	側腹部第2度熱傷	側腹部第3度熱傷
足部骨髄炎	鼡径部第1度熱傷	鼡径部第2度熱傷

オ

た	鼡径部第３度熱傷	鼡径部熱傷	第１度熱傷
	第１度腐蝕	第２度熱傷	第２度腐蝕
	第３度熱傷	第３度腐蝕	第４度熱傷
	体幹第１度熱傷	体幹第２度熱傷	体幹第３度熱傷
	体幹熱傷	大腿汚染創	大腿骨骨髄炎
	大腿骨膿瘍	大腿骨膜炎	大腿骨慢性化膿性骨髄炎
	大腿骨慢性骨髄炎	大腿熱傷	大腿皮膚欠損創
	大腿部第１度熱傷	大腿部第２度熱傷	大腿部第３度熱傷
	大腸炎	体表面積 10%未満の熱傷	体表面積 10 − 19%の熱傷
	体表面積 20 − 29%の熱傷	体表面積 30 − 39%の熱傷	体表面積 40 − 49%の熱傷
	体表面積 50 − 59%の熱傷	体表面積 60 − 69%の熱傷	体表面積 70 − 79%の熱傷
	体表面積 80 − 89%の熱傷	体表面積 90%以上の熱傷	大葉性肺炎
	唾液腺炎	唾液腺管炎	唾液腺膿瘍
	多発性外傷	多発性関節炎	多発性昆虫咬創
	多発性挫傷	多発性擦過創	多発性第１度熱傷
	多発性第２度熱傷	多発性第３度熱傷	多発性熱傷
	多発性膿疱症	多発性表在損傷	単関節炎
	胆管胆のう炎	胆管膿瘍	単純性関節炎
	単純性歯周炎	単純性歯肉炎	単純性中耳炎
	炭疽髄膜炎	炭疽敗血症	胆のう壊疽
	胆のう周囲炎	胆のう周囲膿瘍	胆のう膿瘍
	恥骨結合炎	恥骨骨炎	恥骨骨膜炎
	智歯周囲炎	腟断端炎	腟熱傷
	チフス性胆のう炎	肘関節炎	肘関節慢性骨髄炎
	中耳炎性顔面神経麻痺	中手骨膿瘍	虫垂炎術後残膿瘍
	肘部第１度熱傷	肘部第２度熱傷	肘部第３度熱傷
	腸炎	腸カタル	腸間膜リンパ節炎
	蝶形骨洞炎	腸骨骨髄炎	腸チフス性関節炎
	腸チフス性心筋炎	腸チフス性心内膜炎	腸チフス性髄膜炎
	腸チフス性肺炎	直腸肛門周囲膿瘍	直腸周囲膿瘍
	陳旧性中耳炎	低位筋間膿瘍	手第１度熱傷
	手第２度熱傷	手第３度熱傷	手熱傷
	殿部第１度熱傷	殿部第２度熱傷	殿部第３度熱傷
	殿部熱傷	頭蓋骨骨髄炎	橈骨骨髄炎
	頭部第１度熱傷	頭部第２度熱傷	頭部第３度熱傷
な	頭部熱傷	特殊性歯周炎	内麦粒腫
	内部尿路性器の熱傷	軟口蓋熱傷	難治性歯周炎
	難治性乳児下痢症	乳児下痢	乳児肺炎
	乳腺膿瘍	乳腺瘻孔	乳頭潰瘍
	乳頭周囲炎	乳頭びらん	乳頭部第１度熱傷
	乳頭部第２度熱傷	乳頭部第３度熱傷	乳房炎症性疾患
	乳房潰瘍	乳房第１度熱傷	乳房第２度熱傷
	乳房第３度熱傷	乳房熱傷	乳房膿瘍
	乳房よう	乳輪下膿瘍	乳輪部第１度熱傷
	乳輪部第２度熱傷	乳輪部第３度熱傷	尿管切石術後感染症
	尿細管間質性腎炎	尿道口炎	尿道周囲炎
	尿膜管膿瘍	妊娠中の子宮内感染	妊娠中の性器感染症
	膿皮症	膿疱	膿疱性ざ瘡
は	肺炎球菌性咽頭炎	肺炎球菌性気管支炎	敗血症性気管支炎
	敗血症性骨髄炎	敗血症性肺炎	敗血症性皮膚炎
	肺炭疽	肺熱傷	背部第１度熱傷
	背部第２度熱傷	背部第３度熱傷	背部熱傷
	剥離性歯肉炎	抜歯後感染	パラチフスＡ
	パラチフスＢ	パラチフスＣ	パラチフス熱関節炎
	バルトリン腺膿瘍	半身第１度熱傷	半身第２度熱傷
	半身第３度熱傷	反復性耳下腺炎	反復性膀胱炎
	汎副鼻腔炎	非感染性急性外耳炎	腓骨骨髄炎
	尾骨骨髄炎	非性病性尿道炎	肥大性歯肉炎
	非定型肺炎	非特異骨髄炎	非特異性関節炎
	非特異性腸間膜リンパ節炎	非特異性尿道炎	非特異性リンパ節炎
	鼻部第１度熱傷	鼻部第２度熱傷	鼻部第３度熱傷

	皮膚炭疽	鼻部皮膚欠損創	びまん性外耳炎
	びまん性肺炎	びらん性歯肉炎	びらん性膀胱炎
	非淋菌性尿道炎	複雑性歯周炎	複雑性歯肉炎
	腹部第１度熱傷	腹部第２度熱傷	腹部第３度熱傷
	腹部熱傷	腹壁縫合糸膿瘍	腐蝕
	ぶどう球菌性咽頭炎	ぶどう球菌性扁桃炎	ブロディー骨膿瘍
	辺縁性化膿性歯根膜炎	辺縁性歯周組織炎	扁桃周囲炎
	扁桃性アンギナ	扁桃チフス	扁桃膿瘍
	蜂窩織炎性アンギナ	膀胱後部膿瘍	膀胱三角部炎
	縫合糸膿瘍	膀胱周囲炎	膀胱周囲膿瘍
	膀胱尿道炎	縫合部膿瘍	放射線出血性膀胱炎
	放射線性下顎骨骨髄炎	放射線性顎骨壊死	放射線性化膿性顎骨壊死
	放射線性熱傷	放射線性膀胱炎	萌出性歯肉炎
	母指球部第１度熱傷	母指球部第２度熱傷	母指球部第３度熱傷
	母指骨髄炎	母趾骨髄炎	母指第１度熱傷
	母指第２度熱傷	母指第３度熱傷	母指熱傷
ま	マイコプラズマ気管支炎	慢性咽喉頭炎	慢性外耳炎
	慢性顎下腺炎	慢性顎骨炎	慢性顎骨骨髄炎
	慢性化膿性骨髄炎	慢性化膿性根尖性歯周炎	慢性化膿性穿孔性中耳炎
	慢性化膿性中耳炎	慢性関節炎	慢性血行性骨髄炎
	慢性骨髄炎	慢性根尖性歯周炎	慢性細菌性前立腺炎
	慢性再発性膀胱炎	慢性耳下腺炎	慢性耳管鼓室化膿性中耳炎
	慢性歯冠周囲炎	慢性歯周炎	慢性歯周膿瘍
	慢性歯肉炎	慢性上鼓室乳突洞化膿性中耳炎	慢性精巣上体炎
	慢性穿孔性中耳炎	慢性前立腺炎急性増悪	慢性唾液腺炎
	慢性多発性骨髄炎	慢性胆管炎	慢性胆細管炎
	慢性胆のう炎	慢性中耳炎	慢性中耳炎急性増悪
	慢性中耳炎後遺症	慢性中耳炎術後再燃	慢性尿道炎
	慢性複雑性膀胱炎	慢性副鼻腔炎	慢性副鼻腔炎急性増悪
	慢性副鼻腔膿瘍	慢性付属器炎	慢性辺縁性歯周炎軽度
	慢性辺縁性歯周炎重度	慢性辺縁性歯周炎中等度	慢性扁桃炎
	慢性膀胱炎	慢性放射線性顎骨壊死	慢性卵管炎
	慢性卵巣炎	慢性リンパ管炎	慢性リンパ節炎
	慢性涙小管炎	慢性涙のう炎	耳後部リンパ節炎
	耳後部リンパ腺炎	脈絡網膜熱傷	無熱性肺炎
や	面皰	薬傷	腰椎骨髄炎
	腰部第１度熱傷	腰部第２度熱傷	腰部第３度熱傷
ら	腰部熱傷	卵管炎	卵管周囲炎
	卵管卵巣膿瘍	卵管留水症	卵管留膿症
	卵巣炎	卵巣周囲炎	卵巣膿瘍
	卵巣卵管周囲炎	リスフラン関節炎	良性慢性化膿性中耳炎
	緑膿菌性外耳炎	淋菌性バルトリン腺膿瘍	涙小管炎
	涙のう周囲炎	涙のう周囲膿瘍	連鎖球菌気管支炎
	連鎖球菌性咽頭炎	連鎖球菌性喉頭炎	連鎖球菌性喉頭気管炎
	連鎖球菌性扁桃炎	老人性肺炎	肋骨骨髄炎
わ	肋骨周囲炎	ワンサンアンギナ	ワンサン気管支炎
	ワンサン扁桃炎		

△あ	BK ウイルス腎症	アキレス腱筋腱移行部断裂	アキレス腱挫傷
	アキレス腱挫創	アキレス腱切創	アキレス腱断裂
	アキレス腱部分断裂	足異物	足開放創
	足挫創	足切創	亜脱臼
	圧挫後遺症	圧挫傷	圧挫創
	圧迫骨折	圧迫神経炎	アレルギー性副鼻腔炎
	医原性気胸	一部性歯髄炎	犬咬創
	陰茎開放創	陰茎挫創	陰茎折症
	陰茎裂創	咽頭開放創	咽頭創傷
	陰のう開放創	陰のう裂創	陰部切創
	ウイルス性咽頭炎	ウイルス性扁桃炎	う蝕第２度単純性歯髄炎

う蝕第３度急性化膿性歯髄炎	う蝕第３度歯髄壊死	う蝕第３度歯髄壊疽
う蝕第３度慢性壊疽性歯髄炎	う蝕第３度慢性潰瘍性歯髄炎	う蝕第３度慢性増殖性歯髄炎
会陰裂傷	壊疽性歯髄炎	横隔膜損傷

か

横骨折	汚染創	外陰開放創
外陰部挫創	外陰部切創	外陰部裂傷
外耳開放創	外耳道創傷	外耳部外傷性異物
外耳部外傷性腫脹	外耳部外傷性皮下異物	外耳部割創
外耳部貫通創	外耳部咬創	外耳部挫傷
外耳部挫創	外耳部擦過創	外耳部刺創
外耳部切創	外耳部創傷	外耳部打撲傷
外耳部虫刺傷	外耳部皮下血腫	外耳部皮下出血
外傷後遺症	外傷後早期合併症	外傷性一過性麻痺
外傷性異物	外傷性横隔膜ヘルニア	外傷性眼球ろう
外傷性空気塞栓症	外傷性咬合	外傷性虹彩離断
外傷性硬膜動静脈瘻	外傷性歯根膜炎	外傷性耳出血
外傷性歯髄炎	外傷性脂肪塞栓症	外傷性縦隔気腫
外傷性食道破裂	外傷性脊髄出血	外傷性切断
外傷性切断後遺症	外傷性動静脈瘻	外傷性動脈血腫
外傷性動脈瘤	外傷性脳圧迫	外傷性脳圧迫・頭蓋内に達する開放創合併あり
外傷性脳圧迫・頭蓋内に達する開放創合併なし	外傷性脳症	外傷性破裂
外傷性瘢痕ケロイド	外傷性皮下気腫	外傷性皮下血腫
外耳裂創	外歯瘻	開放骨折
開放性外傷性脳圧迫	開放性陥没骨折	開放性胸膜損傷
開放性脱臼	開放性脱臼骨折	開放性脳挫創
開放性脳底部挫傷	開放性びまん性脳損傷	開放性粉砕骨折
開放創	下咽頭創傷	下顎外傷性異物
下顎開放創	下顎割創	下顎貫通創
下顎口唇挫創	下顎咬創	下顎挫傷
下顎挫創	下顎擦過創	下顎刺創
下顎切創	下顎創傷	下顎打撲傷
下顎皮下血腫	下顎部挫傷	下顎部打撲傷
下顎部皮膚欠損創	下顎裂創	踵裂創
顎関節部開放創	顎関節部割創	顎関節部貫通創
顎関節部咬創	顎関節部挫傷	顎関節部挫創
顎関節部擦過創	顎関節部刺創	顎関節部切創
顎関節部創傷	顎関節部打撲傷	顎関節部皮下血腫
顎関節部裂創	顎部挫傷	顎部打撲傷
角膜挫創	角膜切傷	角膜切創
角膜創傷	角膜破裂	角膜裂傷
下腿汚染創	下腿開放創	下腿挫創
下腿切創	下腿皮膚欠損創	下腿裂創
割創	化膿性リンパ節炎	カリエスのない歯髄炎
眼黄斑部裂孔	眼窩創傷	眼窩部挫創
眼窩裂傷	眼球結膜裂傷	眼球損傷
眼球破裂	眼球裂傷	眼瞼外傷性異物
眼瞼外傷性腫脹	眼瞼外傷性皮下異物	眼瞼開放創
眼瞼割創	眼瞼貫通創	眼瞼咬創
眼瞼挫創	眼瞼擦過創	眼瞼刺創
眼瞼切創	眼瞼創傷	眼瞼虫刺傷
眼瞼裂創	環指圧挫傷	環指挫傷
環指挫創	環指切創	環指剥皮創
環指皮膚欠損創	眼周囲部外傷性異物	眼周囲部外傷性腫脹
眼周囲部外傷性皮下異物	眼周囲部開放創	眼周囲部割創
眼周囲部貫通創	眼周囲部咬創	眼周囲部挫創
眼周囲部擦過創	眼周囲部刺創	眼周囲部切創
眼周囲部創傷	眼周囲部虫刺傷	眼周囲部裂創
関節血腫	関節骨折	関節挫傷
関節脱臼後遺症	関節打撲	関節捻挫後遺症
完全骨折	完全脱臼	貫通刺創
貫通銃創	貫通性挫滅創	貫通創

眼部外傷性異物	眼部外傷性腫脹	眼部外傷性皮下異物
眼部開放創	眼部割創	眼部貫通創
眼部咬創	眼部挫創	眼部擦過創
眼部刺創	眼部切創	眼部創傷
眼部虫刺傷	眼部裂創	陥没骨折
顔面汚染創	顔面外傷性異物	顔面開放創
顔面割創	顔面貫通創	顔面咬創
顔面挫傷	顔面挫創	顔面擦過創
顔面刺創	顔面尋常性ざ瘡	顔面切創
顔面創傷	顔面搔創	顔面多発開放創
顔面多発割創	顔面多発貫通創	顔面多発咬創
顔面多発挫傷	顔面多発挫創	顔面多発擦過創
顔面多発刺創	顔面多発切創	顔面多発創傷
顔面多発打撲傷	顔面多発虫刺傷	顔面多発皮下血腫
顔面多発皮下出血	顔面多発裂創	顔面打撲傷
顔面皮下血腫	顔面皮膚欠損創	顔面裂創
乾酪性副鼻腔炎	偽膜性アンギナ	偽膜性咽頭炎
急性一部性化膿性歯髄炎	急性一部性単純性歯髄炎	急性壊疽性歯髄炎
急性化膿性歯髄炎	急性歯髄炎	急性歯槽膿瘍
急性全部性化膿性歯髄炎	急性全部性単純性歯髄炎	急性単純性歯髄炎
急性涙腺炎	胸管損傷	胸腺損傷
頬粘膜咬傷	頬粘膜咬創	胸部汚染創
頬部外傷性異物	頬部開放創	頬部割創
頬部貫通創	頬部咬創	頬部挫傷
胸部挫創	頬部挫創	頬部擦過創
頬部刺創	胸部食道損傷	胸部切創
頬部切創	頬部創傷	頬部打撲傷
胸部皮下気腫	頬部皮下血腫	胸部皮膚欠損創
頬部皮膚欠損創	頬部裂創	胸壁開放創
胸壁刺創	強膜切創	強膜創傷
胸膜損傷・胸腔に達する開放創合併あり	胸膜肺炎	強膜裂傷
胸膜裂創	棘刺創	魚咬創
亀裂骨折	筋損傷	筋断裂
筋肉内血腫	空気塞栓症	屈曲骨折
クラミジア肺炎	頚管破裂	脛骨顆部割創
頚部開放創	頚部挫創	頚部食道開放創
頚部切創	頚部皮膚欠損創	頚部リンパ節炎
結核性骨髄炎	血管切断	血管損傷
血行性歯髄炎	血腫	結膜創傷
結膜裂傷	腱切創	腱損傷
腱損傷後遺症	腱断裂	腱部分断裂
腱裂傷	高エネルギー外傷	口蓋挫傷
口蓋切創	口蓋裂創	口角部挫創
口角部裂創	口腔外傷性異物	口腔外傷性腫脹
口腔開放創	口腔割創	口腔挫傷
口腔挫創	口腔擦過創	口腔刺創
口腔切創	口腔創傷	口腔打撲傷
口腔内血腫	口腔粘膜咬傷	口腔粘膜咬創
口腔裂創	後出血	口唇外傷性異物
口唇外傷性腫脹	口唇外傷性皮下異物	口唇開放創
口唇割創	口唇貫通創	口唇咬傷
口唇咬創	口唇挫傷	口唇挫創
口唇擦過創	口唇刺創	口唇切創
口唇創傷	口唇打撲傷	口唇虫刺傷
口唇皮下血腫	口唇皮下出血	口唇裂創
抗生物質起因性大腸炎	抗生物質起因性腸炎	溝創
咬創	後頭部外傷	後頭部割創
後頭部挫傷	後頭部挫創	後頭部切創
後頭部打撲傷	後頭部裂創	広範性軸索損傷
広汎性神経損傷	後方脱臼	硬膜損傷
硬膜裂傷	肛門裂創	骨折
骨折後遺症	骨盤部裂創	根尖周囲膿瘍
根尖肉芽腫	根尖膿瘍	昆虫咬創

さ	昆虫刺傷	コントル・クー損傷	採皮創
	挫傷	挫傷後遺症	擦過創
	擦過皮下血腫	挫滅傷	挫滅創
	サルモネラ骨髄炎	残髄炎	耳介外傷性異物
	耳介外傷性腫脹	耳介外傷性皮下異物	耳介開放創
	耳介割創	耳介貫通創	耳介咬創
	耳介挫傷	耳介挫創	耳介擦過創
	耳介刺創	耳介切創	耳介創傷
	耳介打撲傷	耳介虫刺傷	耳介皮下血腫
	耳介皮下出血	趾開放創	耳介裂創
	耳下腺部打撲	指間切創	趾間切創
	子宮頚管裂傷	子宮頚部環状剥離	刺咬症
	趾挫創	示指 MP 関節挫傷	示指 PIP 開放創
	示指割創	四肢血管損傷後遺症	示指挫傷
	示指挫創	示指刺創	四肢静脈損傷
	示指切創	四肢動脈損傷	示指皮膚欠損創
	歯髄壊死	歯髄壊疽	歯髄充血
	歯髄露出	耳前部挫創	刺創
	刺創感染	歯槽膿瘍	膝蓋部挫創
	膝下部挫創	膝窩部銃創	膝関節部異物
	膝関節部挫創	膝部異物	膝部開放創
	膝部割創	膝部咬創	膝部挫創
	膝部切創	膝部裂創	歯肉挫傷
	歯肉切創	歯肉裂創	脂肪塞栓症
	若年性女子表皮剥離性ざ瘡	斜骨折	射創
	尺骨近位端骨折	尺骨鉤状突起骨折	手圧挫傷
	縦隔血腫	習慣性扁桃炎	縦骨折
	銃自殺未遂	銃創	重複骨折
	手関節挫滅傷	手関節挫滅創	手関節掌側部挫創
	手関節部挫創	手関節部切創	手関節部創傷
	手関節部裂創	手指圧挫傷	手指汚染創
	手指開放創	手指咬創	種子骨開放骨折
	種子骨骨折	手指挫傷	手指挫創
	手指挫滅傷	手指挫滅創	手指刺創
	手指切創	手指打撲傷	手指剥皮創
	手指皮下血腫	手指皮膚欠損創	手術創離開
	手掌挫創	手掌刺創	手掌切創
	手掌剥皮創	術後血腫	術後出血性ショック
	術後消化管出血性ショック	術後ショック	術後皮下気腫
	手背部挫創	手背部切創	手部汚染創
	上顎挫傷	上顎擦過創	上顎切創
	上顎打撲傷	上顎皮下血腫	上顎部裂創
	上口唇挫傷	上行性歯髄炎	症候性流涙症
	踵骨部挫滅創	小指咬創	小指挫傷
	小指挫創	小指切創	硝子体切断
	小指皮膚欠損創	上唇小帯裂創	小児ざ瘡
	上腕汚染創	上腕貫通銃創	上腕挫創
	上腕皮膚欠損創	上腕部開放創	食道損傷
	処女膜裂傷	神経根ひきぬき損傷	神経切断
	神経叢損傷	神経叢不全損傷	神経損傷
	神経損傷後遺症	神経断裂	針刺創
	尋常性ざ瘡	新生児ざ瘡	靭帯ストレイン
	靭帯損傷	靭帯断裂	靭帯捻挫
	靭帯裂傷	心内異物	ステロイドざ瘡
	ストレイン	生検後出血	精巣開放創
	精巣破裂	声門外傷	舌開放創
	舌下顎挫創	舌咬傷	舌咬創
	舌挫創	舌刺創	舌切創
	切創	舌創傷	切断
	舌扁桃炎	舌裂創	前額部外傷性異物
	前額部外傷性腫脹	前額部外傷性皮下異物	前額部開放創
	前額部割創	前額部貫通創	前額部咬創
	前額部挫創	前額部擦過創	前額部刺創

	前額部切創	前額部創傷	前額部虫刺傷
	前額部虫刺症	前額部裂創	前胸部挫創
	前頚頭頂部挫創	仙骨部挫創	仙骨部皮膚欠損創
	線状骨折	全身擦過創	穿通創
	前頭部割創	前頭部挫傷	前頭部挫創
	前頭部切創	前頭部打撲傷	前頭部皮膚欠損創
	全部性歯髄炎	前方脱臼	前立腺痛
	前腕汚染創	前腕開放創	前腕咬創
	前腕挫創	前腕刺創	前腕切創
	前腕皮膚欠損創	前腕裂創	爪下異物
	爪下挫滅傷	爪下挫滅創	増殖性化膿性口内炎
	掻創	足関節内果部挫創	足関節部挫創
	足底異物	足底部咬創	足底部刺創
	足底部皮膚欠損創	側頭部割創	側頭部挫創
	側頭部切創	側頭部打撲傷	側頭部皮下血腫
	足背部挫創	足背部切創	足部汚染創
	側腹部咬創	側腹部挫創	側腹壁開放創
	足部皮膚欠損創	足部裂創	粟粒性壊死性ざ瘡
	鼡径部開放創	鼡径部切創	損傷
た	第 5 趾皮膚欠損創	大腿咬創	大腿挫創
	大腿部開放創	大腿部刺創	大腿部切創
	大腿裂創	大転子部挫創	脱臼
	脱臼骨折	多発性開放創	多発性咬創
	多発性切創	多発性穿刺創	多発性裂創
	打撲割創	打撲血腫	打撲挫創
	打撲擦過創	打撲傷	打撲皮下血腫
	単純脱臼	腟開放創	腟断端出血
	腟壁縫合不全	腟裂傷	中隔部肉芽形成
	肘関節骨折	肘関節挫創	肘関節脱臼骨折
	肘関節部開放創	中指咬創	中指挫傷
	中指挫創	中指刺創	中指切創
	中指皮膚欠損創	中手骨関節部挫創	中枢神経系損傷
	肘頭骨折	肘部挫創	肘部切創
	肘部皮膚欠損創	沈下性肺炎	陳旧性圧迫骨折
	陳旧性骨折	痛風性関節炎	手開放創
	手咬創	手挫創	手刺創
	手切創	転位性骨折	殿部異物
	殿部開放創	殿部咬創	殿部刺創
	殿部切創	殿部皮膚欠損創	殿部裂創
	痘瘡性ざ瘡	頭頂部挫傷	頭頂部挫創
	頭頂部擦過創	頭頂部切創	頭頂部打撲傷
	頭頂部裂創	頭皮外傷性腫脹	頭皮開放創
	頭皮下血腫	頭皮剥離	頭皮表在損傷
	頭部異物	頭部外傷性皮下異物	頭部外傷性皮下気腫
	頭部開放創	頭部割創	頭部頚部挫傷
	頭部頚部挫創	頭部頚部打撲傷	頭部血腫
	頭部挫傷	頭部挫創	頭部擦過創
	頭部刺創	頭部切創	頭部多発開放創
	頭部多発割創	頭部多発咬創	頭部多発挫傷
	頭部多発挫創	頭部多発擦過創	頭部多発刺創
	頭部多発切創	頭部多発創傷	頭部多発打撲傷
	頭部多発皮下血腫	頭部多発裂創	頭部打撲
	頭部打撲血腫	頭部打撲傷	頭部虫刺傷
	動物咬創	頭部皮下異物	頭部皮下血腫
	頭部皮下出血	頭部皮膚欠損創	頭部裂創
	動脈損傷	特発性関節脱臼	飛び降り自殺未遂
な	飛び込み自殺未遂	内視鏡検査中腸穿孔	内歯瘻
	軟口蓋血腫	軟口蓋挫創	軟口蓋創傷
	軟口蓋破裂	肉離れ	乳腺内異物
	乳房異物	尿道症候群	妊娠中の子宮頚管炎
	猫咬創	熱帯性ざ瘡	捻挫
	捻挫後遺症	膿疱性ざ瘡	脳挫傷
	脳挫傷・頭蓋内に達する開放創合併あり	脳挫傷・頭蓋内に達する開放創合併なし	脳挫創

は	脳挫創・頭蓋内に達する開放創合併あり	脳挫創・頭蓋内に達する開放創合併なし	脳損傷
	脳対側損傷	脳直撃損傷	脳底部挫傷
	脳底部挫傷・頭蓋内に達する開放創合併あり	脳底部挫傷・頭蓋内に達する開放創合併なし	脳裂傷
	敗血症性咽頭炎	爆死自殺未遂	剥離骨折
	抜歯後出血	バルトリン腺のう胞	破裂骨折
	皮下異物	皮下気腫	皮下血腫
	鼻下擦過創	皮下静脈損傷	皮下損傷
	非結核性抗酸菌性骨髄炎	鼻根部打撲挫創	鼻根部裂創
	膝汚染創	膝皮膚欠損創	皮神経挫傷
	鼻前庭部挫創	鼻尖部挫創	非熱傷性水疱
	鼻部外傷性異物	鼻部外傷性腫脹	鼻部外傷性皮下異物
	鼻部開放創	眉部割創	鼻部割創
	鼻部貫通創	腓腹筋挫創	眉部血腫
	皮膚欠損創	鼻部咬創	鼻部挫傷
	鼻部挫創	鼻部擦過創	鼻部刺創
	鼻部切創	鼻部創傷	皮膚損傷
	鼻部打撲傷	鼻部虫刺傷	皮膚剥脱創
	鼻部皮下血腫	鼻部皮下出血	鼻部皮膚剥離創
	鼻部裂創	びまん性脳損傷	びまん性脳損傷・頭蓋内に達する開放創合併あり
	びまん性脳損傷・頭蓋内に達する開放創合併なし	眉毛部割創	眉毛部裂創
	表皮剥離	鼻翼部切創	鼻翼部裂創
	フェニトイン歯肉増殖症	複雑脱臼	伏針
	副鼻腔開放創	副鼻腔真菌症	腹部汚染創
	腹部刺創	腹部皮膚欠損創	腹壁異物
	腹壁開放創	腹壁創し開	腹壁縫合不全
	不全骨折	ブラックアイ	粉砕骨折
	分娩時会陰裂傷	分娩時軟産道損傷	閉鎖性外傷性脳圧迫
	閉鎖性骨折	閉鎖性脱臼	閉鎖性脳挫創
	閉鎖性脳底部挫傷	閉鎖性びまん性脳損傷	閉塞性肺炎
	縫合不全	縫合不全出血	帽状腱膜下出血
	包皮挫創	包皮切創	包皮裂創
	母指咬創	母指挫傷	母指挫創
	母趾挫創	母指示指間切創	母指刺創
	母指切創	母指打撲挫創	母指打撲傷
	母指皮膚欠損創	母趾皮膚欠損創	母指末節部挫創
ま	膜性咽頭炎	末梢血管外傷	末梢神経損傷
	慢性萎縮性老人性歯肉炎	慢性壊疽性歯髄炎	慢性開放性歯髄炎
	慢性潰瘍性歯髄炎	慢性歯髄炎	慢性歯槽膿瘍
	慢性増殖性歯髄炎	慢性単純性歯髄炎	慢性非細菌性前立腺炎
	慢性閉鎖性歯髄炎	慢性辺縁性歯周炎急性発作	慢性涙腺炎
	眉間部挫創	眉間部裂創	耳後部挫創
	耳後部打撲傷	盲管銃創	網膜振盪
や	網脈絡膜裂傷	モンテジア骨折	腰部切創
ら	腰部打撲挫創	らせん骨折	離開骨折
	淋菌性咽頭炎	淋菌性骨髄炎	涙管腫
	涙管損傷	涙管断裂	涙小管のう胞
	涙小管瘻	涙腺炎	涙道損傷
	涙道瘻	涙のう瘻	轢過創
	裂離	裂離骨折	連鎖球菌性アンギナ
	若木骨折		

用法用量

通常，成人に対して，トスフロキサシントシル酸塩水和物として1日300〜450mg(トスフロキサシンとして204〜306mg)を2〜3回に分割して経口投与する。

(1)骨髄炎，関節炎の場合：通常，成人に対して，トスフロキサシントシル酸塩水和物として1日450mg(トスフロキサシンとして306mg)を3回に分割して経口投与する。

(2)腸チフス，パラチフスの場合：通常，成人に対して，トスフロキサシントシル酸塩水和物として1日600mg(トスフロキサシンとして408mg)を4回に分割して14日間経口投与する。

なお，腸チフス，パラチフスを除く症例においては，感染症の種類及び症状により適宜増減するが，重症又は効果不十分と思われる症例にはトスフロキサシントシル酸塩水和物として1日600mg(トスフロキサシンとして408mg)を経口投与する。

用法用量に関連する使用上の注意

(1)高度の腎障害のある患者には，投与量・投与間隔の適切な調節をするなど慎重に投与すること。

(2)本剤の使用にあたっては，耐性菌の発現等を防ぐため，原則として感受性を確認し，疾病の治療上必要な最小限の期間の投与にとどめること。

(3)腸チフス，パラチフスには，除菌を確実にするため14日間投与する。なお，投与中は，臨床検査値の異常変動等の発現に注意すること。

(4)炭疽の発症及び進展抑制には，類薬であるシプロフロキサシンについて米国疾病管理センター(CDC)が，60日間の投与を推奨している。なお，長期投与中は，副作用及び臨床検査値の異常変動等の発現に特に注意すること。

禁忌

(1)本剤の成分に対し過敏症の既往歴のある患者

(2)妊婦又は妊娠している可能性のある婦人

ただし，妊婦又は妊娠している可能性のある婦人に対しては，炭疽，コレラに限り，治療上の有益性を考慮して投与すること。

トスキサシン錠75mg：アボット　75mg1錠[91.7円/錠]
トスキサシン錠150mg：アボット　150mg1錠[116.8円/錠]

トスフロキサシントシル酸塩錠75mg「NP」：ニプロ　75mg1錠[42.5円/錠]，トスフロキサシントシル酸塩錠75mg「TCK」：辰巳化学　75mg1錠[42.5円/錠]，トスフロキサシントシル酸塩錠75mg「TYK」：大正薬品　75mg1錠[42.5円/錠]，トスフロキサシントシル酸塩錠75mg「YD」：陽進堂　75mg1錠[42.5円/錠]，トスフロキサシントシル酸塩錠75mg「サワイ」：沢井　75mg1錠[42.5円/錠]，トスフロキサシントシル酸塩錠75mg「サンド」：サンド　75mg1錠[42.5円/錠]，トスフロキサシントシル酸塩錠75mg「タイヨー」：テバ製薬　75mg1錠[47.3円/錠]，トスフロキサシントシル酸塩錠75mg「タナベ」：田辺三菱　75mg1錠[42.5円/錠]，トスフロキサシントシル酸塩錠75mg「日医工」：日医工　75mg1錠[42.5円/錠]，トスフロキサシントシル酸塩錠150mg「NP」：ニプロ　150mg1錠[48円/錠]，トスフロキサシントシル酸塩錠150mg「TCK」：辰巳化学　150mg1錠[48円/錠]，トスフロキサシントシル酸塩錠150mg「TYK」：大正薬品　150mg1錠[48円/錠]，トスフロキサシントシル酸塩錠150mg「YD」：陽進堂　150mg1錠[48円/錠]，トスフロキサシントシル酸塩錠150mg「サワイ」：沢井　150mg1錠[48円/錠]，トスフロキサシントシル酸塩錠150mg「サンド」：サンド　150mg1錠[48円/錠]，トスフロキサシントシル酸塩錠150mg「タイヨー」：テバ製薬　150mg1錠[48円/錠]，トスフロキサシントシル酸塩錠150mg「タナベ」：田辺三菱　150mg1錠[48円/錠]，トスフロキサシントシル酸塩錠150mg「日医工」：日医工　150mg1錠[48円/錠]

オーソ777−21錠　規格：−[−]
オーソM−21錠　規格：−[−]

エチニルエストラジオール　ノルエチステロン　ヤンセン　254

【効能効果】

避妊

【対応標準病名】

該当病名なし

効能効果に関連する使用上の注意　経口避妊剤使用開始1年間の飲み忘れを含めた一般的使用における失敗率は9%との報告がある。

用法用量

〔オーソ777－21錠〕：1日1錠を毎日一定の時刻に白色錠を7日間，淡橙色錠を7日間，橙色錠を7日間，この順番で計21日間経口投与し，その後7日間休薬する。以上28日間を投与1周期とし，出血が終わっているか続いているかにかかわらず，29日目から次の周期の錠剤を投与し，以後同様に繰り返す。
〔オーソM－21錠〕：1日1錠を毎日一定の時刻に21日間経口投与し，その後7日間休薬する。以上28日間を投与1周期とし，出血が終わっているか続いているかにかかわらず，29日目から次の周期の錠剤を投与し，以後同様に繰り返す。

用法用量に関連する使用上の注意

⑴毎日一定の時刻に服用させること。
⑵服用開始日：経口避妊剤を初めて服用させる場合，月経第1日目から服用を開始させる。服用開始日が月経第1日目から遅れた場合，飲みはじめの最初の1週間は他の避妊法を併用させること。

禁忌

⑴本剤の成分に対し過敏性素因のある女性
⑵エストロゲン依存性悪性腫瘍(例えば，乳癌，子宮内膜癌)，子宮頸癌及びその疑いのある患者
⑶診断の確定していない異常性器出血のある患者
⑷血栓性静脈炎，肺塞栓症，脳血管障害，冠動脈疾患又はその既往歴のある患者
⑸35歳以上で1日15本以上の喫煙者
⑹前兆(閃輝暗点，星型閃光等)を伴う片頭痛の患者
⑺肺高血圧症又は心房細動を合併する心臓弁膜症の患者，亜急性細菌性心内膜炎の既往歴のある心臓弁膜症の患者
⑻血管病変を伴う糖尿病患者(糖尿病性腎症，糖尿病性網膜症等)
⑼血栓性素因のある女性
⑽抗リン脂質抗体症候群の患者
⑾手術前4週以内，術後2週以内，産後4週以内及び長期間安静状態の患者
⑿重篤な肝障害のある患者
⒀肝腫瘍のある患者
⒁脂質代謝異常のある患者
⒂高血圧のある患者(軽度の高血圧の患者を除く)
⒃耳硬化症の患者
⒄妊娠中に黄疸，持続性そう痒症又は妊娠ヘルペスの既往歴のある患者
⒅妊婦又は妊娠している可能性のある女性
⒆授乳婦
⒇骨成長が終了していない可能性がある女性

オダイン錠125mg
規格：125mg1錠[292.9円/錠]
フルタミド
日本化薬　429

【効能効果】

前立腺癌

【対応標準病名】

◎	前立腺癌		
○	去勢抵抗性前立腺癌	限局性前立腺癌	進行性前立腺癌
	前立腺癌骨転移	前立腺癌再発	
△	胸膜播種	前立腺横紋筋肉腫	前立腺小細胞癌

用法用量　通常成人にはフルタミドとして1回125mg(本剤1錠)を1日3回，食後に経口投与する。なお，症状により適宜増減する。

警告

⑴劇症肝炎等の重篤な肝障害による死亡例が報告されているので，定期的(少なくとも1ヵ月に1回)に肝機能検査を行うなど，患者の状態を十分に観察すること。
⑵AST(GOT)，ALT(GPT)，LDH，Al-P，γ-GTP，ビリルビンの上昇等の異常が認められた場合には投与を中止し，適切な処置を行うこと。
⑶副作用として肝障害が発生する場合があることをあらかじめ患者に説明するとともに，食欲不振，悪心・嘔吐，全身倦怠感，瘙痒，発疹，黄疸等があらわれた場合には，本剤の服用を中止し，直ちに受診するよう患者を指導すること。

禁忌

⑴肝障害のある患者
⑵本剤に対する過敏症の既往歴のある患者

フルタミド錠125「KN」：小林化工[170.3円/錠]，フルタミド錠125mg「ファイザー」：マイラン製薬[170.3円/錠]

オドリック錠0.5mg
規格：0.5mg1錠[36.3円/錠]
オドリック錠1mg
規格：1mg1錠[65円/錠]
トランドラプリル
日本新薬　214

【効能効果】

高血圧症

【対応標準病名】

◎	高血圧症	本態性高血圧症	
○	悪性高血圧症	褐色細胞腫	褐色細胞腫性高血圧症
	境界型高血圧症	クロム親和性細胞腫	高血圧性緊急症
	高血圧性腎疾患	高血圧性脳内出血	高血圧切迫症
	高レニン性高血圧症	若年高血圧症	若年性境界型高血圧症
	収縮期高血圧症	心因性高血圧症	低レニン性高血圧症
	内分泌性高血圧症	二次性高血圧症	副腎性高血圧症
△	HELLP症候群	軽症妊娠高血圧症候群	混合型妊娠高血圧症候群
	産後高血圧症	重症妊娠高血圧症候群	術中異常高血圧症
	純粋型妊娠高血圧症候群	腎血管性高血圧症	腎実質性高血圧症
	腎性高血圧症	新生児高血圧症	早発型妊娠高血圧症候群
	遅発型妊娠高血圧症候群	妊娠高血圧症	妊娠高血圧症候群
	妊娠高血圧腎症	妊娠中一過性高血圧症	副腎腺腫
	副腎のう腫	副腎皮質のう腫	良性副腎皮質腫瘍

用法用量　通常，成人にはトランドラプリルとして1～2mgを1日1回経口投与する。なお，年齢，症状により適宜増減する。ただし，重症高血圧症又は腎障害を伴う高血圧症の患者では0.5mgから投与を開始することが望ましい。

用法用量に関連する使用上の注意　クレアチニンクリアランスが30mL/分以下，又は血清クレアチニン値が3mg/dL以上の重篤な腎機能障害のある患者では，投与量を減らすか，又は投与間隔を延ばすなど経過を十分に観察しながら慎重に投与すること。

禁忌

⑴本剤の成分に対し，過敏症の既往歴のある患者
⑵血管浮腫の既往歴のある患者(アンジオテンシン変換酵素阻害剤等の薬剤による血管浮腫，遺伝性血管浮腫，後天性血管浮腫，特発性血管浮腫等)
⑶デキストラン硫酸固定化セルロース，トリプトファン固定化ポリビニルアルコール又はポリエチレンテレフタレートを用いた吸着器によるアフェレーシスを施行中の患者
⑷アクリロニトリルメタリルスルホン酸ナトリウム膜(AN69)を用いた血液透析施行中の患者
⑸妊婦又は妊娠している可能性のある婦人
⑹アリスキレンを投与中の糖尿病患者(ただし，他の降圧治療を行ってもなお血圧のコントロールが著しく不良の患者を除く)

併用禁忌

薬剤名等	臨床症状・措置方法	機序・危険因子
デキストラン硫酸固定化セルロース，トリプトファン固定化ポリビニルアルコール又はポリエチレンテレフタレートを用いた吸着器によるアフェレーシスの施行 リポソーバー イムソーバTR	血圧低下，潮紅，嘔気，嘔吐，腹痛，しびれ，熱感，呼吸困難，頻脈等の症状があらわれショックを起こすことがある。	陰性に荷電したデキストラン硫酸固定化セルロース，トリプトファン固定化ポリビニルアルコール又はポリエチレンテレフタレートにより血中キニン系の代謝が亢進し，ブラジキニン産生が増大する。更にACE阻害剤はブ

セルソーバ 等		ラジキニンの代謝を阻害するため，ブラジキニンの蓄積が起こるとの考えが報告されている。
アクリロニトリルメタリルスルホン酸ナトリウム膜を用いた透析 AN69	アナフィラキシーを発現することがある。	多陰イオン体であるAN69により血中キニン系の代謝が亢進し，ブラジキニン産生の増大をもたらし，更にACE阻害剤によりブラジキニンの代謝が妨げられ蓄積すると考えられている。

プレラン0.5mg錠：サノフィ　0.5mg1錠[36.3円/錠]
プレラン1mg錠：サノフィ　1mg1錠[65円/錠]

トランドラプリル錠0.5mg「オーハラ」：大原薬品　0.5mg1錠[14.8円/錠]，トランドラプリル錠0.5mg「サワイ」：沢井　0.5mg1錠[24.8円/錠]，トランドラプリル錠0.5mg「トーワ」：東和　0.5mg1錠[24.8円/錠]，トランドラプリル錠1mg「オーハラ」：大原薬品　1mg1錠[17.6円/錠]，トランドラプリル錠1mg「サワイ」：沢井　1mg1錠[30.7円/錠]，トランドラプリル錠1mg「トーワ」：東和　1mg1錠[30.7円/錠]

オノンカプセル112.5mg
規格：112.5mg1カプセル[58.8円/カプセル]
オノンドライシロップ10%
規格：10%1g[77.4円/g]
プランルカスト水和物　小野薬品　449

【効 能 効 果】

気管支喘息
アレルギー性鼻炎

【対応標準病名】

◎	アレルギー性鼻炎	気管支喘息	
○	アスピリン喘息	アトピー性喘息	アレルギー性気管支炎
	アレルギー性鼻咽頭炎	アレルギー性鼻結膜炎	アレルギー性副鼻腔炎
	イネ科花粉症	運動誘発性喘息	外因性喘息
	カモガヤ花粉症	気管支喘息合併妊娠	季節性アレルギー性鼻炎
	血管運動性鼻炎	混合型喘息	小児喘息
	小児喘息性気管支炎	職業喘息	スギ花粉症
	ステロイド依存性喘息	咳喘息	喘息性気管支炎
	通年性アレルギー性鼻炎	難治性喘息	乳児喘息
	非アトピー性喘息	ヒノキ花粉症	ブタクサ花粉症
	夜間性喘息		
△	花粉症	感染型気管支喘息	
※	適応外使用可 原則として，「プランルカスト水和物【内服薬】」を「現行の適応症について小児」に対して処方した場合，当該使用事例を審査上認める。		

用法用量
〔カプセル〕：通常，成人にはプランルカスト水和物として1日量450mg(本剤4カプセル)を朝食後及び夕食後の2回に分けて経口投与する。なお，年齢，症状により適宜増減する。
〔ドライシロップ〕
通常，小児にはプランルカスト水和物として1日量7mg/kg(ドライシロップとして70mg/kg)を朝食後および夕食後の2回に分け，用時懸濁して経口投与する。なお，年齢，症状により適宜増減する。1日最高用量はプランルカスト水和物として10mg/kg(ドライシロップとして100mg/kg)とする。ただし，プランルカスト水和物として成人の通常の用量である450mg/日(ドライシロップとして4.5g/日)を超えないこと。
体重別の標準投与量は，通常，下記の用量を1回量とし，1日2回，朝食後および夕食後に経口投与する。

体重	ドライシロップ1回量
12kg以上18kg未満	0.5g(プランルカスト水和物として50mg)
18kg以上25kg未満	0.7g(プランルカスト水和物として70mg)
25kg以上35kg未満	1.0g(プランルカスト水和物として100mg)
35kg以上45kg未満	1.4g(プランルカスト水和物として140mg)

禁忌　本剤の成分に対し過敏症の既往歴のある患者

プランルカストDS10%「EK」：小林化工　10%1g[46.5円/g]，プランルカストDS10%「TCK」：辰巳化学　10%1g[46.5円/g]，プランルカストDS10%「TYK」：大正薬品　10%1g[46.5円/g]，プランルカストDS10%「アメル」：共和薬品　10%1g[46.5円/g]，プランルカストDS10%「オーハラ」：大原薬品　10%1g[46.5円/g]，プランルカストDS10%「サワイ」：沢井　10%1g[46.5円/g]，プランルカストDS10%「タカタ」：高田　10%1g[46.5円/g]，プランルカストDS10%「トーワ」：東和　10%1g[46.5円/g]，プランルカストDS10%「日医工」：日医工　10%1g[46.5円/g]，プランルカストカプセル112.5mg「DK」：大興　112.5mg1カプセル[33.7円/カプセル]，プランルカストカプセル112.5mg「科研」：シオノ　112.5mg1カプセル[33.7円/カプセル]，プランルカストカプセル112.5mg「サワイ」：沢井　112.5mg1カプセル[33.7円/カプセル]，プランルカストカプセル112.5mg「タイヨー」：テバ製薬　112.5mg1カプセル[33.7円/カプセル]，プランルカストカプセル112.5mg「トーワ」：東和　112.5mg1カプセル[33.7円/カプセル]，プランルカストカプセル112.5mg「日医工」：日医工　112.5mg1カプセル[33.7円/カプセル]，プランルカストカプセル112.5mg「ファイザー」：マイラン製薬　112.5mg1カプセル[33.7円/カプセル]，プランルカストカプセル225mg「日医工」：日医工　225mg1カプセル[60円/カプセル]，プランルカスト錠112.5「EK」：小林化工　112.5mg1錠[33.7円/錠]，プランルカスト錠112.5mg「AFP」：アルフレッサファーマ　112.5mg1錠[33.7円/錠]，プランルカスト錠112.5mg「CEO」：セオリアファーマ　112.5mg1錠[33.7円/錠]，プランルカスト錠112.5mg「TYK」：大正薬品　112.5mg1錠[33.7円/錠]，プランルカスト錠112.5mg「日医工」：ヤクハン　112.5mg1錠[33.7円/錠]，プランルカスト錠225「EK」：小林化工　225mg1錠[60円/錠]，プランルカスト錠225mg「AFP」：アルフレッサファーマ　225mg1錠[60円/錠]，プランルカスト錠225mg「CEO」：セオリアファーマ　225mg1錠[60円/錠]，プランルカスト錠225mg「TYK」：大正薬品　225mg1錠[60円/錠]，プランルカスト錠225mg「日医工」：ヤクハン　225mg1錠[60円/錠]，プランルカストドライシロップ10%「AFP」：アルフレッサファーマ　10%1g[39.1円/g]，プランルカストドライシロップ10%「DK」：大興　10%1g[46.5円/g]，プランルカストドライシロップ10%「JG」：日本ジェネリック　10%1g[46.5円/g]，プランルカストドライシロップ10%「NP」：ニプロ　10%1g[39.1円/g]，プランルカストドライシロップ10%「タイヨー」：テバ製薬　10%1g[46.5円/g]，プランルカストドライシロップ10%「ファイザー」：マイラン製薬　10%1g[46.5円/g]

オパイリン錠125mg
規格：125mg1錠[9.2円/錠]
オパイリン錠250mg
規格：250mg1錠[12.4円/錠]
フルフェナム酸アルミニウム　大正　114

【効 能 効 果】

(1)下記疾患の消炎，鎮痛，解熱：関節リウマチ，変形性関節症，変形性脊椎症，腰痛症，肩胛関節周囲炎，関節炎，症候性神経痛
(2)下記疾患の消炎，鎮痛：抜歯後，歯髄炎，歯根膜炎
(3)下記炎症性疾患の消炎：膀胱炎，前立腺炎，帯状疱疹，湿疹・皮膚炎，紅斑症，各科領域の手術後ならびに外傷後の炎症性反応
(4)下記疾患の解熱・鎮痛：急性上気道炎(急性気管支炎を伴う急性上気道炎を含む)

オ

【対応標準病名】

◎	外傷	肩関節周囲炎	関節炎
	関節リウマチ	急性気管支炎	急性上気道炎
	紅斑症	根尖性歯周炎	挫傷
	挫創	歯髄炎	湿疹
	手指変形性関節症	術後感染症	神経痛
	全身性変形性関節症	前立腺炎	創傷
	創傷感染症	帯状疱疹	抜歯後疼痛
	皮膚炎	変形性肩関節症	変形性関節症
	変形性胸鎖関節症	変形性肩鎖関節症	変形性股関節症
	変形性膝関節症	変形性手関節症	変形性脊椎症
	変形性足関節症	変形性肘関節症	変形性中手関節症
	膀胱炎	母指 CM 関節変形性関節症	腰痛症
	裂傷	裂創	
○	CM 関節変形性関節症	DIP 関節炎	DIP 関節変形性関節症
	IP 関節炎	MP 関節炎	MRSA 術後創部感染
	MRSA 膀胱炎	PIP 関節炎	PIP 関節変形性関節症
あ	RS3PE 症候群	RS ウイルス気管支炎	亜急性関節炎
	亜急性気管支炎	アキレス腱筋腱移行部断裂	アキレス腱挫傷
	アキレス腱挫創	アキレス腱切創	アキレス腱断裂
	アキレス腱部分断裂	足異物	足炎
	足開放創	足挫創	足湿疹
	足切創	亜脱臼	圧挫傷
	圧挫創	圧迫骨折	アレルギー性関節炎
	アレルギー性膀胱炎	異汗性湿疹	一部性歯髄炎
	一過性関節症	一側性外傷後股関節症	一側性外傷後膝関節症
	一側性形成不全性股関節症	一側性原発性股関節症	一側性原発性膝関節症
	一側性続発性股関節症	一側性続発性膝関節症	犬咬創
	陰茎開放創	陰茎挫創	陰茎折症
	陰茎ヘルペス	陰茎裂創	咽頭開放創
	咽頭気管炎	咽頭喉頭炎	咽頭創傷
	咽頭扁桃炎	陰のう開放創	陰のう湿疹
	陰のうヘルペス	陰のう裂創	陰部間擦疹
	陰部切創	陰部ヘルペス	インフルエンザ菌気管支炎
	ウイルス性気管支炎	う蝕第 2 度単純性歯髄炎	う蝕第 3 度急性化膿性根尖性歯周炎
	う蝕第 3 度急性化膿性歯髄炎	う蝕第 3 度急性単純性根尖性歯周炎	う蝕第 3 度歯髄壊死
	う蝕第 3 度歯髄壊疽	う蝕第 3 度慢性壊疽性歯髄炎	う蝕第 3 度慢性潰瘍性歯髄炎
	う蝕第 3 度慢性化膿性根尖性歯周炎	う蝕第 3 度慢性増殖性歯髄炎	会陰部化膿創
	会陰部肛囲湿疹	会陰裂傷	腋窩湿疹
	エコーウイルス気管支炎	壊死性潰瘍性歯周炎	壊死性潰瘍性歯肉炎
	壊疽性歯髄炎	壊疽性歯肉炎	壊疽性帯状疱疹
	遠位橈尺関節変形性関節症	炎症性多発性関節障害	遠心性環状紅斑
	遠心性丘疹性紅斑	円板状角膜炎	横隔膜損傷
	横骨折	汚染擦過創	汚染創
か	温熱性紅斑	外陰開放創	外陰部挫創
	外陰部切創	外陰部帯状疱疹	外陰部皮膚炎
	外陰部ヘルペス	外陰部裂傷	開胸術後疼痛症候群
	外耳開放創	外耳道創傷	外耳部外傷性腫脹
	外耳部外傷性皮下異物	外耳部割創	外耳部貫通創
	外耳部咬創	外耳部挫傷	外耳部挫創
	外耳部擦過創	外耳部刺創	外耳部切創
	外耳部創傷	外耳部打撲傷	外耳部虫刺傷
	外耳部皮下血腫	外耳部皮下出血	外傷後遺症
	外傷後股関節症	外傷後膝関節症	外傷性一過性麻痺
	外傷性横隔膜ヘルニア	外傷性肩関節症	外傷性眼球ろう
	外傷性関節症	外傷性関節障害	外傷性虹彩離断

外傷性硬膜動静脈瘻	外傷性股関節症	外傷性歯根膜炎
外傷性歯髄炎	外傷性膝関節症	外傷性手関節症
外傷性食道破裂	外傷性切断	外傷性足関節症
外傷性肘関節症	外傷性動静脈瘻	外傷性動脈血腫
外傷性動脈瘤	外傷性乳び胸	外傷性脳圧迫
外傷性脳圧迫・頭蓋内に達する開放創合併あり	外傷性脳症	外傷性破裂
外傷性母指 CM 関節症	外耳裂創	外歯瘻
回旋腱板症候群	開放骨折	開放性外傷性脳圧迫
開放性陥没骨折	開放性胸膜損傷	開放性脱臼
開放性脱臼骨折	開放性脳挫創	開放性脳底部挫傷
開放性びまん性脳損傷	開放性粉砕骨折	開放創
潰瘍性歯肉炎	潰瘍性膀胱炎	下咽頭創傷
下顎開放創	下顎割創	下顎貫通創
下顎口唇挫創	下顎咬創	下顎挫創
下顎刺創	下顎創傷	下顎裂創
踵関節症	踵痛	踵裂創
顎関節部開放創	顎関節部割創	顎関節部貫通創
顎関節部咬創	顎関節部挫創	顎関節部刺創
顎関節部創傷	顎関節部裂創	角膜挫創
角膜切傷	角膜切創	角膜創傷
角膜帯状疱疹	角膜破裂	角膜裂傷
下肢神経痛	下肢痛	下腿汚染創
下腿開放創	下腿挫創	下腿神経炎
下腿切創	下腿痛	下腿皮膚欠損創
下腿裂創	肩インピンジメント症候群	肩滑液包炎
肩関節炎	肩関節腱板炎	肩関節硬結性腱炎
肩関節症	肩周囲炎	肩石灰性腱炎
割創	カテーテル感染症	カテーテル敗血症
化膿性歯周炎	化膿性歯肉炎	化膿性皮膚疾患
下背部ストレイン	貨幣状湿疹	カポジ水痘様発疹症
カポジ皮膚炎	カリエスのない歯髄炎	眼窩創傷
眼窩部挫創	眼窩裂傷	眼球結膜裂傷
眼球損傷	眼球破裂	眼球裂傷
眼瞼外傷性腫脹	眼瞼外傷性皮下異物	眼瞼開放創
眼瞼割創	眼瞼貫通創	眼瞼咬創
眼瞼挫創	眼瞼擦過創	眼瞼刺創
眼瞼切創	眼瞼創傷	眼瞼帯状疱疹
眼瞼単純ヘルペス	眼瞼虫刺傷	眼瞼ヘルペス
眼瞼裂創	間擦疹	環指圧挫傷
環指挫傷	環指挫創	環指切創
環指痛	間質性膀胱炎	環指剥皮創
環指皮膚欠損創	眼周囲部外傷性腫脹	眼周囲部外傷性皮下異物
眼周囲部開放創	眼周囲部割創	眼周囲部貫通創
眼周囲部咬創	眼周囲部挫創	眼周囲部擦過創
眼周囲部刺創	眼周囲部切創	眼周囲部創傷
眼周囲部虫刺傷	眼周囲部裂創	環状紅斑
関節骨折	関節挫傷	関節症
関節内骨折	関節リウマチ・顎関節	関節リウマチ・肩関節
関節リウマチ・胸椎	関節リウマチ・頸椎	関節リウマチ・股関節
関節リウマチ・指関節	関節リウマチ・趾関節	関節リウマチ・膝関節
関節リウマチ・手関節	関節リウマチ・脊椎	関節リウマチ・足関節
関節リウマチ・肘関節	関節リウマチ・腰椎	完全骨折
乾癬性紅皮症	感染性皮膚炎	完全脱臼
貫通刺創	貫通銃創	貫通性挫滅創
貫通創	眼部外傷性腫脹	眼部外傷性皮下異物
眼部開放創	眼部割創	眼部貫通創
眼部咬創	眼部挫創	眼部擦過創
眼部刺創	眼部切創	眼部創傷
眼部帯状疱疹	眼部単純ヘルペス	眼部虫刺傷
眼部裂創	汗疱	汗疱性湿疹
陥没骨折	顔面アテローム切除後遺症	顔面開放創

顔面割創	顔面貫通創	顔面急性皮膚炎
顔面咬創	顔面挫創	顔面刺創
顔面創傷	顔面掻創	顔面損傷
顔面帯状疱疹	顔面多発開放創	顔面多発割創
顔面多発貫通創	顔面多発咬創	顔面多発挫創
顔面多発刺創	顔面多発創傷	顔面多発裂創
顔面ヘルペス	顔面裂創	偽膜性気管支炎
丘疹紅皮症	丘疹状紅斑	丘疹状湿疹
急性一部性化膿性歯髄炎	急性一部性単純性歯髄炎	急性咽頭喉頭炎
急性咽頭扁桃炎	急性壊疽性歯髄炎	急性化膿性歯根膜炎
急性化膿性歯髄炎	急性化膿性辺縁性歯根膜炎	急性関節炎
急性気管気管支炎	急性口蓋扁桃炎	急性喉頭気管気管支炎
急性根尖性歯周炎	急性細菌性前立腺炎	急性歯冠周囲炎
急性歯周炎	急性歯髄炎	急性歯槽膿瘍
急性湿疹	急性歯肉炎	急性出血性膀胱炎
急性全部性化膿性歯髄炎	急性全部性単純性歯髄炎	急性単純性根尖性歯周炎
急性単純性歯髄炎	急性単純性膀胱炎	急性反復性気管支炎
急性膀胱炎	急性網膜壊死	急性腰痛症
急速進行性歯周炎	急速破壊型股関節症	胸管損傷
胸鎖関節炎	胸腺損傷	胸椎症
胸部汚染創	胸部外傷	頬部開放創
頬部割創	頬部貫通創	頬部咬創
胸部挫創	頬部挫創	頬部刺創
胸部食道損傷	胸部切創	頬部創傷
胸部損傷	胸部帯状疱疹	胸部皮膚欠損創
胸部ヘルペス	頬部裂創	胸壁開放創
胸壁刺創	胸壁神経痛	強膜切創
強膜創傷	胸膜損傷・胸腔に達する開放創合併あり	強膜裂傷
胸膜裂創	胸肋関節炎	棘刺創
棘上筋症候群	魚咬創	距踵関節炎
桐沢型ぶどう膜炎	亀裂骨折	亀裂性湿疹
筋筋膜性腰痛症	筋損傷	筋断裂
躯幹帯状疱疹	屈曲骨折	クループ性気管支炎
頚管破裂	脛骨顆部割創	形成不全性股関節症
頚椎症	頚椎症性神経根症	頚椎症性脊髄症
頚部開放創	頚部挫創	頚部食道開放創
頚部神経痛	頚部切創	頚部皮膚炎
頚部皮膚欠損創	頚部ヘルペス	劇症帯状疱疹
血管切断	血管損傷	血行性歯髄炎
血腫	血清反応陰性関節リウマチ	結膜創傷
結膜裂傷	限局型若年性歯周炎	肩甲周囲炎
肩甲上神経痛	肩鎖関節炎	腱切創
腱損傷	腱断裂	原発性関節症
原発性股関節症	原発性膝関節症	原発性全身性関節症
原発性ヘルペスウイルス性口内炎	原発性変形性関節症	原発性母指 CM 関節症
肩部痛	腱部分断裂	腱裂傷
肛囲間擦疹	高エネルギー外傷	口蓋切創
口蓋裂創	口角部挫創	口角部裂創
口角ヘルペス	口腔開放創	口腔割創
口腔挫創	口腔刺創	口腔創傷
口腔帯状疱疹	口腔粘膜咬創	口腔ヘルペス
口腔裂創	口唇開放創	口唇割創
口唇貫通創	口唇咬創	口唇挫創
口唇刺創	口唇創傷	口唇ヘルペス
口唇裂創	咬創	後足部痛
喉頭外傷	後頭下神経痛	後頭神経痛
喉頭損傷	後頭部外傷	後頭部割創
後頭部挫傷	後頭部挫創	後頭部神経痛
後頭部切創	後頭部帯状疱疹	後頭部打撲傷
後頭部裂創	後発性関節炎	広汎型若年性歯周炎
紅斑性間擦疹	広範性軸索損傷	紅斑性湿疹

広汎性神経損傷	項部神経痛	後方脱臼
肛門湿疹	肛門裂創	股関節炎
股関節症	コクサッキーウイルス気管支炎	股痛
骨折	骨盤部裂創	根性腰痛症
根尖周囲膿瘍	根尖肉芽腫	根尖膿瘍
根側歯周膿瘍	昆虫咬創	昆虫刺傷
さ コントル・クー損傷	細菌性膀胱炎	再発性単純ヘルペス
再発性ヘルペスウイルス性口内炎	採皮創	坐骨神経根炎
坐骨神経痛	坐骨単神経根炎	擦過創
挫滅傷	挫滅創	三叉神経帯状疱疹
残髄炎	耳介外傷性腫脹	耳介外傷性皮下異物
耳介開放創	耳介割創	耳介貫通創
耳介咬創	耳介挫傷	耳介挫創
耳介擦過創	耳介刺創	耳介切創
耳介創傷	耳介打撲傷	耳介虫刺傷
耳介皮下血腫	耳介皮下出血	趾開放創
耳介裂創	自家感作性皮膚炎	趾化膿創
歯冠周囲炎	歯冠周囲膿瘍	趾関節炎
趾関節症	指間切創	趾間切創
子宮頚管裂傷	子宮頚部環状剥離	刺咬症
歯根膜下膿瘍	趾挫創	示指 MP 関節挫傷
示指 PIP 開放創	示指割創	示指化膿創
示指挫傷	示指挫創	示指刺創
四肢静脈損傷	四肢神経痛	示指切創
四肢痛	示指痛	四肢動脈損傷
示指皮膚欠損創	四肢末端痛	歯周炎
歯周症	歯周膿瘍	思春期性歯肉炎
歯髄壊死	歯髄壊疽	耳前部挫創
刺創	歯槽膿瘍	歯痛
趾痛	膝蓋部挫創	膝下部挫創
膝窩部銃創	膝関節炎	膝関節症
膝関節部異物	膝関節部挫創	湿疹様発疹
膝部異物	膝部開放創	膝部割創
膝部咬創	膝部挫創	膝部切創
膝部裂創	歯肉炎	歯肉切創
歯肉膿瘍	歯肉裂創	尺側偏位
若年性歯周炎	斜骨折	射創
尺骨近位端骨折	尺骨鉤状突起骨折	手圧挫傷
縦隔血腫	縦骨折	銃創
重複骨折	手関節炎	手関節挫滅傷
手関節挫滅創	手関節症	手関節掌側部挫創
手関節部挫創	手関節部切創	手関節部創傷
手関節部裂創	手根関節症	手指圧挫傷
手指汚染創	手指開放創	手指関節炎
手指咬創	種子骨開放骨折	種子骨骨折
手指挫傷	手指挫創	手指挫滅傷
手指挫滅創	手指刺創	手指湿疹
樹枝状角膜炎	樹枝状角膜潰瘍	手指神経炎
手指切創	手指打撲傷	手指痛
手指剥皮創	手指皮下血腫	手指皮膚欠損創
手術創部膿瘍	手掌紅斑	手掌挫創
手掌刺創	手掌切創	手掌剥皮創
手掌皮膚欠損創	出血性膀胱炎	術後横隔膜下膿瘍
術後髄膜炎	術後膿瘍	術後敗血症
術後腹腔内膿瘍	術後腹壁膿瘍	術創部痛
手背皮膚欠損創	手背部挫創	手背部切創
手背部痛	手部汚染創	手部痛
上顎部裂創	上行性歯髄炎	踵骨部挫滅創
小指咬創	小指挫傷	小指挫創
上肢神経痛	小指切創	硝子体切断
小指痛	上肢痛	小指皮膚欠損創
小水疱性皮膚炎	掌蹠膿疱症性骨関節炎	上腕汚染創
上腕貫通銃創	上腕挫創	上腕神経痛

オ

	上腕痛	上腕二頭筋腱炎	上腕二頭筋腱鞘炎
	上腕皮膚欠損創	上腕部開放創	食道損傷
	処女膜裂傷	ショパール関節炎	神経炎
	神経原性関節症	神経根炎	神経根ひきぬき損傷
	神経切断	神経叢損傷	神経叢不全損傷
	神経損傷	神経断裂	神経痛性歯痛
	人工肛門部皮膚炎	針刺創	滲出性気管支炎
	滲出性紅斑型中毒疹	新生児皮膚炎	靱帯ストレイン
	靱帯損傷	靱帯断裂	靱帯捻挫
	靱帯裂傷	ストレイン	性器ヘルペス
	成人スチル病	精巣開放創	精巣破裂
	声門外傷	赤色湿疹	脊髄神経根症
	脊椎関節症	脊椎症	脊椎症性ミエロパチー
	舌開放創	舌下顎挫創	舌咬創
	舌挫創	舌刺創	舌切創
	切創	舌創傷	舌扁桃炎
	舌裂創	前額部外傷性腫脹	前額部外傷性皮下異物
	前額部開放創	前額部割創	前額部貫通創
	前額部咬創	前額部挫創	前額部擦過創
	前額部刺創	前額部切創	前額部創傷
	前額部虫刺傷	前額部虫刺症	前額部裂創
	前胸部挫創	前頚頂部挫創	仙骨部挫創
	仙骨部皮膚欠損創	前思春期性歯周炎	線状骨折
	全身擦過創	全身湿疹	前脊髄動脈圧迫症候群
	前足部痛	仙腸関節症	穿通創
	先天性股関節脱臼治療後亜脱臼	先天性ヘルペスウイルス感染症	前頭部割創
	前頭部挫傷	前頭部挫創	前頭部切創
	前頭部打撲傷	前頭部皮膚欠損創	全部性歯髄炎
	前方脱臼	前立腺痛	前立腺膿瘍
	前腕汚染創	前腕開放創	前腕咬創
	前腕挫創	前腕刺創	前腕神経痛
	前腕切創	前腕痛	前腕皮膚欠損創
	前腕裂創	爪下異物	爪下挫滅傷
	爪下挫滅創	早期発症型歯周炎	増殖性関節炎
	増殖性歯肉炎	掻創	創部膿瘍
	足関節炎	足関節症	足関節内果部挫創
	足関節部挫創	足痛	足底異物
	足底部咬創	足底部刺創	足底部痛
	足底部皮膚欠損創	側頭部割創	側頭部挫創
	側頭部神経痛	側頭部切創	側頭部打撲傷
	側頭部皮下血腫	足背痛	足背部挫創
	足背部切創	続発性関節症	続発性股関節症
	続発性膝関節症	続発性多発性関節症	続発性母指 CM 関節症
	足部汚染創	側腹部咬創	側腹部挫創
	側腹壁開放創	足部皮膚欠損創	足部裂創
た	鼡径部開放創	鼡径部切創	第 5 趾皮膚欠損創
	帯状疱疹後三叉神経痛	帯状疱疹後膝神経節炎	帯状疱疹後神経痛
	帯状疱疹後多発性ニューロパチー	帯状疱疹神経炎	帯状疱疹性角結膜炎
	帯状疱疹性強膜炎	帯状疱疹性結膜炎	帯状疱疹性虹彩炎
	帯状疱疹性虹彩毛様体炎	大腿汚染創	大腿咬創
	大腿挫創	大腿神経痛	大腿痛
	大腿内側部痛	大腿皮膚欠損創	大腿部開放創
	大腿部刺創	大腿部切創	大腿裂創
	大転子部挫創	脱臼	脱臼骨折
	多発性外傷	多発性開放創	多発性関節炎
	多発性関節症	多発性神経痛	多発性切創
	多発性穿刺創	多発性リウマチ性関節炎	打撲割創
	打撲血腫	打撲挫創	打撲擦過創
	打撲傷	打撲皮下血腫	単関節炎
	単純口唇ヘルペス	単純性関節炎	単純性歯周炎
	単純性歯肉炎	単純脱臼	単純ヘルペス

	単純ヘルペスウイルス感染母体より出生した児	恥骨結合炎	智歯周囲炎
	地図状角膜炎	腟開放創	腟断端炎
	腟裂傷	中隔部肉芽形成	肘関節炎
	肘関節骨折	肘関節挫創	肘関節症
	肘関節脱臼骨折	肘関節内骨折	肘関節部開放創
	中指咬創	中指挫傷	中指挫創
	中指刺創	中指切創	中指痛
	中指皮膚欠損創	中手骨関節部挫創	虫垂炎術後残膿瘍
	中枢神経系損傷	中足部痛	肘頭骨折
	中毒性紅斑	肘部挫創	肘部切創
	肘部皮膚欠損創	椎骨動脈圧迫症候群	痛風性関節炎
	手開放創	手咬創	手挫創
	手刺創	手湿疹	手切創
	転位性骨折	殿部異物	殿部開放創
	殿部咬創	殿部刺創	殿部切創
	殿部痛	殿部皮膚欠損創	殿部裂創
	冬期湿疹	頭頂部挫傷	頭頂部挫創
	頭頂部擦過創	頭頂部切創	頭頂部打撲傷
	頭頂部裂創	頭皮外傷性腫脹	頭皮開放創
	頭皮下血腫	頭皮剥離	頭皮表在損傷
	頭部異物	頭部外傷性皮下異物	頭部外傷性皮下気腫
	頭部開放創	頭部割創	頭部頚部挫傷
	頭部頚部挫創	頭部頚部打撲傷	頭部血腫
	頭部挫傷	頭部挫創	頭部擦過創
	頭部刺創	頭部湿疹	頭部神経痛
	頭部切創	頭部多発開放創	頭部多発割創
	頭部多発咬創	頭部多発挫創	頭部多発刺創
	頭部多発創傷	頭部多発裂創	頭部打撲
	頭部打撲血腫	頭部打撲傷	頭部虫刺傷
	動物咬創	頭部皮下異物	頭部皮下血腫
	頭部皮下出血	頭部皮膚欠損創	頭部裂創
	動脈損傷	特殊性歯周炎	特発性関節脱臼
な	特発性神経痛	内歯瘻	軟口蓋挫創
	軟口蓋創傷	軟口蓋破裂	難治性歯周炎
	肉離れ	二次性変形性関節症	乳房皮膚炎
	尿管切石術後感染症	妊娠湿疹	妊婦性皮膚炎
	猫咬創	捻挫	脳挫傷
	脳挫傷・頭蓋内に達する開放創合併あり	脳挫創	脳挫創・頭蓋内に達する開放創合併あり
	脳対側損傷	脳直撃損傷	脳底部挫傷
は	脳底部挫傷・頭蓋内に達する開放創合併あり	脳裂傷	肺炎球菌性気管支炎
	敗血症性気管支炎	背部神経痛	背部痛
	破壊性脊椎関節症	白色粃糠疹	剥離骨折
	剥離性歯肉炎	抜歯後感染	抜歯創瘻孔形成
	鼻下部ヘルペス	鼻背部湿疹	パラインフルエンザウイルス気管支炎
	破裂骨折	ハント症候群	汎発性帯状疱疹
	汎発性ヘルペス	反復性膀胱炎	皮下静脈損傷
	皮下損傷	鼻根部打撲挫創	鼻根部裂創
	膝汚染創	膝皮膚欠損創	皮神経挫傷
	鼻前庭部挫創	鼻前庭部湿疹	鼻尖部挫創
	肥大性歯肉炎	非特異性関節炎	ヒトメタニューモウイルス気管支炎
	鼻部外傷性腫脹	鼻部外傷性皮下異物	鼻部開放創
	眉部割創	鼻部割創	鼻部貫通創
	腓腹筋挫創	腓腹部痛	眉部血腫
	皮膚欠損創	鼻部咬創	鼻部挫傷
	鼻部挫創	鼻部擦過創	鼻部刺創
	鼻部切創	鼻部創傷	皮膚損傷
	鼻部打撲傷	鼻部虫刺傷	皮膚剥脱創
	鼻部皮下血腫	鼻部皮下出血	鼻部皮膚欠損創
	鼻部皮膚剥離創	鼻部裂創	びまん性脳損傷

	びまん性脳損傷・頭蓋内に達する開放創合併あり	眉毛部割創	眉毛部裂創
	病的骨折	鼻翼部切創	鼻翼部裂創
	びらん性関節症	びらん性歯肉炎	びらん性膀胱炎
	フェニトイン歯肉増殖症	複雑性歯周炎	複雑性歯肉炎
	複雑脱臼	副鼻腔開放創	腹部汚染創
	腹部刺創	腹部皮膚欠損創	腹壁異物
	腹壁開放創	腹壁神経痛	腹壁縫合糸膿瘍
	ブシャール結節	不全型ハント症候群	不全骨折
	ブラックアイ	粉砕骨折	分娩時会陰裂傷
	分娩時軟産道損傷	閉鎖性骨折	閉鎖性脱臼
	ヘーガース結節	ヘバーデン結節	ヘルペスウイルス感染症
	ヘルペスウイルス性咽頭炎	ヘルペスウイルス性外陰腟炎	ヘルペスウイルス性外耳炎
	ヘルペスウイルス性角結膜炎	ヘルペスウイルス性虹彩炎	ヘルペスウイルス性虹彩毛様体炎
	ヘルペスウイルス性湿疹	ヘルペスウイルス性歯肉口内炎	ヘルペスウイルス性前部ぶどう膜炎
	ヘルペスウイルス性腟炎	ヘルペスウイルス性ひょう疽	ヘルペスウイルス性網脈絡膜炎
	ヘルペス角膜炎	ヘルペス口内炎	辺縁性化膿性歯根膜炎
	辺縁性歯周組織炎	変形性胸椎症	変形性頚椎症
	変形性脊椎炎	変形性腰椎症	扁平湿疹
	膀胱後部膿瘍	膀胱三角部炎	縫合糸膿瘍
	縫合部膿瘍	放散性歯痛	放射線出血性膀胱炎
	放射線性膀胱炎	萌出性歯肉炎	帽状腱膜下出血
	疱疹状膿痂疹	包皮挫創	包皮切創
	包皮裂創	母指CM関節症	母指関節症
	母指球部痛	母指咬創	母指挫傷
	母指挫創	母趾挫創	母指示指間切創
	母指刺創	母指切創	母指打撲挫創
	母指打撲傷	母指痛	母趾痛
	母指皮膚欠損創	母趾皮膚欠損創	母指末節部挫創
ま	マイコプラズマ気管支炎	末梢血管外傷	末梢神経炎
	末梢神経損傷	慢性萎縮性老人性歯肉炎	慢性壊疽性歯髄炎
	慢性開放性歯髄炎	慢性潰瘍性歯髄炎	慢性関節炎
	慢性根尖性歯周炎	慢性細菌性前立腺炎	慢性再発性膀胱炎
	慢性歯冠周囲炎	慢性歯周炎	慢性歯周膿瘍
	慢性歯髄炎	慢性歯槽膿瘍	慢性湿疹
	慢性歯肉炎	慢性神経痛	慢性前立腺炎
	慢性前立腺炎急性増悪	慢性増殖性歯髄炎	慢性単純性歯髄炎
	慢性非細菌性前立腺炎	慢性複雑性膀胱炎	慢性閉鎖性歯髄炎
	慢性辺縁性歯周炎急性発作	慢性辺縁性歯周炎軽度	慢性辺縁性歯周炎重度
	慢性辺縁性歯周炎中等度	慢性膀胱炎	眉間部挫創
	眉間部裂創	耳後部挫創	耳後部打撲傷
	耳帯状疱疹	耳ヘルペス	ムチランス変形
	盲管銃創	網膜振盪	網脈絡膜裂傷
や	モンテジア骨折	野球肩	癒着性肩関節包炎
	腰仙部神経根炎	腰椎症	腰痛坐骨神経痛症候群
	腰殿部帯状疱疹	腰殿部痛	腰皮神経痛
	腰腹帯状疱疹	腰部神経根炎	腰部切創
ら	腰部打撲挫創	ライノウイルス気管支炎	落屑性湿疹
	らせん骨折	リウマチ性滑液包炎	リウマチ性環状紅斑
	リウマチ性皮下結節	リウマチ様関節炎	離開骨折
	リスフラン関節炎	両側性外傷後股関節症	両側性外傷後膝関節症
	両側性外傷性母指CM関節症	両側性形成不全性股関節症	両側性原発性股関節症
	両側性原発性膝関節症	両側性原発性母指CM関節症	両側性続発性股関節症
	両側性続発性膝関節症	両側性続発性母指CM関節症	鱗状湿疹
	涙管損傷	涙管断裂	涙道損傷
	轢過創	裂離	裂離骨折
	連鎖球菌気管支炎	連鎖球菌性上気道感染	老人性関節炎
わ	老年性股関節症	肋間神経痛	若木骨折
△	圧迫神経炎	異汗症	外耳部外傷性異物
	外傷性異物	外傷性咬合	外傷性耳出血
	外傷性視神経症	外傷性脊髄出血	外傷性脳圧迫・頭蓋内に達する開放創合併なし
	外傷性皮下血腫	下顎外傷性異物	下顎挫傷
	下顎擦過創	下顎切創	下顎打撲傷
	下顎皮下血腫	下顎部挫傷	下顎部打撲傷
	下顎部皮膚欠損創	顎関節部挫傷	顎関節部擦過創
	顎関節部切創	顎関節部打撲傷	顎関節部皮下血腫
	顎部挫傷	顎部打撲傷	かぜ
	肩関節異所性骨化	過労性脛部痛	眼黄斑部裂孔
	眼瞼外傷性異物	眼周囲部外傷性異物	関節血腫
	関節打撲	眼部外傷性異物	感冒
	顔面汚染創	顔面外傷性異物	顔面挫傷
	顔面擦過創	顔面切創	顔面多発挫傷
	顔面多発擦過創	顔面多発切創	顔面多発打撲傷
	顔面多発虫刺傷	顔面多発皮下血腫	顔面多発皮下出血
	顔面打撲傷	顔面皮下血腫	顔面皮膚欠損創
	急性化膿性根尖性歯周炎	頬粘膜咬傷	頬粘膜咬創
	頬部外傷性異物	頬部挫傷	頬部擦過創
	頬部切創	頬部打撲傷	頬部皮下血腫
	頬部皮膚欠損創	棘上筋石灰化症	筋肉内血腫
	口蓋挫傷	口腔外傷性異物	口腔外傷性腫脹
	口腔挫傷	口腔擦過創	口腔切創
	口腔打撲傷	口腔内血腫	口腔粘膜咬傷
	口唇外傷性異物	口唇外傷性腫脹	口唇外傷性皮下異物
	口唇咬傷	口唇挫傷	口唇擦過創
	口唇切創	口唇打撲傷	口唇虫刺傷
	口唇皮下血腫	口唇皮下出血	溝創
	紅皮症	硬膜損傷	硬膜裂傷
	擦過皮下血腫	産科的創傷の血腫	耳介外傷性異物
	耳下腺部打撲	持続性色素異常性紅斑	歯肉挫傷
	術後疼痛	術後皮下気腫	上顎挫傷
	上顎擦過創	上顎切創	上顎打撲傷
	上顎皮下血腫	上口唇挫傷	上唇小帯裂創
	心内異物	脊髄空洞症	舌咬傷
	切断	前額部外傷性異物	前額部皮膚欠損創
	象牙粒	損傷	第2象牙質
	多発性咬創	多発性裂創	頭部多発挫傷
	頭部多発擦過創	頭部多発切創	頭部多発打撲傷
	頭部多発皮下血腫	軟口蓋血腫	乳腺内異物
	乳房異物	尿膜管膿瘍	脳挫傷・頭蓋内に達する開放創合併なし
	脳挫創・頭蓋内に達する開放創合併なし	脳損傷	脳底部挫傷・頭蓋内に達する開放創合併なし
	背部圧迫感	抜歯後出血	非炎症性慢性骨盤内疼痛症候群
	皮下異物	皮下血腫	鼻下擦過創
	非熱傷性水疱	鼻部外傷性異物	びまん性脳損傷・頭蓋内に達する開放創合併なし
	表皮剥離	不規則象牙質	伏針
	閉鎖性外傷性脳圧迫	閉鎖性脳挫創	閉鎖性脳底部挫傷
	閉鎖性びまん性脳損傷	膀胱周囲炎	膀胱周囲膿瘍
	麻疹様紅斑	慢性化膿性根尖性歯周炎	腰腹痛
	ループス膀胱炎		

用法用量

効能効果(1)，(2)，(3)の場合：通常，成人にはフルフェナム酸アルミニウムとして1回125～250mgを1日3回経口投与する。また，頓用する場合には，1回フルフェナム酸アルミニウムとして，250mgとする。なお，年齢，症状により適宜増減する。

効能効果(4)の場合：通常，成人にはフルフェナム酸アルミニウムとして，1回250mgを頓用する。なお，年齢，症状により適宜増減する。ただし，原則として1日2回までとし，1日最大750mgを限度とすること。また，空腹時の投与は避けさせることが望ましい。

禁忌

(1)消化性潰瘍のある患者
(2)重篤な血液の異常のある患者
(3)重篤な肝障害のある患者
(4)重篤な腎障害のある患者
(5)本剤の成分に対し過敏症の患者
(6)アスピリン喘息(非ステロイド性消炎鎮痛剤等による喘息発作の誘発)又はその既往歴のある患者

オパルモン錠5μg　規格：5μg1錠[69.3円/錠]
リマプロストアルファデクス　小野薬品　219

【効 能 効 果】

(1)閉塞性血栓血管炎に伴う潰瘍，疼痛および冷感などの虚血性諸症状の改善
(2)後天性の腰部脊柱管狭窄症(SLR試験正常で，両側性の間欠跛行を呈する患者)に伴う自覚症状(下肢疼痛，下肢しびれ)および歩行能力の改善

【対応標準病名】

◎	下肢しびれ	疼痛	バージャー病
	冷え症	閉塞性血栓血管炎	腰部脊柱管狭窄症
△	外傷性脊椎症	下肢血行障害	下肢知覚異常
	下肢知覚低下	下肢末梢循環障害	下肢冷感
	下腿知覚異常	感覚運動障害	間欠性跛行
	癌性疼痛	急性疼痛	頚椎椎間関節のう腫
	血管運動性肢端感覚異常症	広範脊柱管狭窄症	こわばり
	こわばり感	軸椎歯突起後方偽腫瘍	四肢しびれ
	四肢端しびれ	四肢知覚異常	四肢末梢循環障害
	四肢末梢知覚異常	持続痛	肢端紅痛症
	趾端循環障害	肢端チアノーゼ	肢端知覚異常
	趾知覚異常	しびれ感	上肢しびれ
	上肢知覚異常	神経障害性疼痛	脊柱管狭窄症
	脊椎萎縮	脊椎疾患	脊椎障害
	全身性閉塞性血栓血管炎	全身のしびれ感	体感異常
	知覚機能障害	知覚障害	中枢神経障害性疼痛
	動脈硬化性間欠性跛行	動脈攣縮	鈍痛
	難治性疼痛	半身しびれ	半身知覚障害
	皮膚知覚障害	皮膚疼痛症	ブルートウ症候群
	末梢循環障害	末梢神経障害性疼痛	末梢性血管攣縮
	末梢動脈疾患	腰足知覚障害	腰椎黄色靭帯骨化症
	腰椎椎間関節のう腫	レイノー現象	レイノー症候群
	レイノー病		

用法用量

(1)閉塞性血栓血管炎に伴う潰瘍，疼痛および冷感などの虚血性諸症状の改善には：通常成人に，リマプロストとして1日30μgを3回に分けて経口投与する。
(2)後天性の腰部脊柱管狭窄症(SLR試験正常で，両側性の間欠跛行を呈する患者)に伴う自覚症状(下肢疼痛，下肢しびれ)および歩行能力の改善には：通常成人に，リマプロストとして1日15μgを3回に分けて経口投与する。

禁忌　妊婦又は妊娠している可能性のある婦人

プロレナール錠5μg：大日本住友　5μg1錠[61.7円/錠]
リマプロストアルファデクス錠5μg「F」：富士製薬　5μg1錠[29.3円/錠]，リマプロストアルファデクス錠5μg「SN」：シオノ　5μg1錠[37.2円/錠]，リマプロストアルファデクス錠5μg「サワイ」：メディサ　5μg1錠[29.3円/錠]，リマプロストアルファデクス錠5μg「テバ」：テバ製薬　5μg1錠[37.2円/錠]，リマプロストアルファデクス錠5μg「日医工」：日医工　5μg1錠[29.3円/錠]，リマプロストアルファデクス錠10μg「テバ」：テバ製薬　10μg1錠[82.8円/錠]

オピスタン原末　規格：1g[3897.3円/g]
ペチジン塩酸塩　田辺三菱製薬工場　821

【効 能 効 果】

激しい疼痛時における鎮痛・鎮静・鎮痙

【対応標準病名】

◎	疼痛		
○	開胸術後疼痛症候群	癌性持続痛	癌性疼痛
	癌性突出痛	術後疼痛	突出痛
	難治性疼痛	慢性疼痛	
△	圧痛	持続痛	術創部痛
	神経障害性疼痛	身体痛	全身痛
	中枢神経障害性疼痛	鈍痛	皮膚疼痛症
	放散痛	末梢神経障害性疼痛	

用法用量　通常，成人には，1回50mg，1日150mgを経口投与する。
なお，年齢，症状により適宜増減する。

禁忌

(1)重篤な呼吸抑制のある患者
(2)重篤な肝障害のある患者
(3)慢性肺疾患に続発する心不全のある患者
(4)痙攣状態(てんかん重積症，破傷風，ストリキニーネ中毒)にある患者
(5)急性アルコール中毒の患者
(6)既往に本剤に対する過敏症のある患者
(7)MAO阻害剤を投与中の患者

併用禁忌

薬剤名等	臨床症状・措置方法	機序・危険因子
MAO阻害剤	興奮，錯乱，呼吸循環不全等を起こすことがあるので併用しないこと。 MAO阻害剤の投与を受けた患者に本剤を投与する場合には，少なくとも2週間の間隔をおくことが望ましい。	本剤は神経系のセロトニンの取り込みを阻害する。 MAO阻害剤併用により中枢神経のセロトニンが蓄積する。

オピセゾールA液　規格：10mL[1.8円/mL]
キキョウ流エキス　シャクヤク　シャゼンソウ　日医工　224

【効 能 効 果】

次の疾患に伴う咳嗽及び喀痰喀出困難：上気道炎，急性気管支炎

【対応標準病名】

◎	喀痰喀出困難	急性気管支炎	急性上気道炎
	咳		
○	RSウイルス気管支炎	亜急性気管支炎	異常喀痰
	咽頭気管炎	咽頭喉頭炎	咽頭扁桃炎
	インフルエンザ菌気管支炎	ウイルス性気管支炎	エコーウイルス気管支炎
	喀痰	過剰喀痰	カタル性咳
	乾性咳	偽膜性気管支炎	急性咽頭喉頭炎
	急性咽頭扁桃炎	急性気管気管支炎	急性口蓋扁桃炎
	急性喉頭気管気管支炎	急性反復性気管支炎	クループ性気管支炎
	コクサッキーウイルス気管支炎	湿性咳	滲出性気管支炎
	咳失神	舌扁桃炎	膿性痰
	肺炎球菌性気管支炎	敗血症性気管支炎	パラインフルエンザウイルス気管支炎
	ヒトメタニューモウイルス気管支炎	マイコプラズマ気管支炎	慢性咳嗽
	夜間咳	ライノウイルス気管支炎	連鎖球菌気管支炎

	連鎖球菌性上気道感染		
△	かぜ	感冒	陳旧性胸膜炎

用法用量　通常成人1日5～10mLを3回に分けて経口投与する。
なお，年齢，症状により適宜増減する。

オピセゾールコデイン液　規格：1mL[3.7円/mL]

キキョウ流エキス　カンゾウエキス　車前草エキス　シャクヤクエキス　ジヒドロコデインリン酸塩　日医工　224

【効能効果】

次の疾患に伴う咳嗽及び喀痰喀出困難：上気道炎，急性気管支炎

【対応標準病名】

◎	喀痰喀出困難	急性気管支炎	急性上気道炎
	咳		
○	RSウイルス気管支炎	亜急性気管支炎	異常喀痰
	咽頭気管炎	咽頭喉頭炎	咽頭扁桃炎
	インフルエンザ菌気管支炎	ウイルス性気管支炎	エコーウイルス気管支炎
	喀痰	過剰喀痰	カタル性咳
	乾性咳	偽膜性気管支炎	急性咽頭喉頭炎
	急性咽頭扁桃炎	急性気管気管支炎	急性口蓋扁桃炎
	急性喉頭気管気管支炎	急性反復性気管支炎	クループ性気管支炎
	コクサッキーウイルス気管支炎	湿性咳	滲出性気管支炎
	咳失神	舌扁桃炎	膿性痰
	肺炎球菌性気管支炎	敗血症性気管支炎	パラインフルエンザウイルス気管支炎
	ヒトメタニューモウイルス気管支炎	マイコプラズマ気管支炎	慢性咳嗽
	夜間咳	ライノウイルス気管支炎	連鎖球菌気管支炎
	連鎖球菌性上気道感染		
△	かぜ	感冒	陳旧性胸膜炎

用法用量　通常成人1日4～6mLを3回に分けて経口投与する。
なお，年齢，症状により適宜増減する。

禁忌

(1)重篤な呼吸抑制のある患者
(2)気管支喘息発作中の患者
(3)重篤な肝障害のある患者
(4)慢性肺疾患に続発する心不全の患者
(5)痙攣状態(てんかん重積症，破傷風，ストリキニーネ中毒)にある患者
(6)急性アルコール中毒の患者
(7)本剤の成分及びアヘンアルカロイドに対し過敏症の患者

オーファディンカプセル2mg
規格：2mg1カプセル[3960.6円/カプセル]
オーファディンカプセル5mg
規格：5mg1カプセル[8649円/カプセル]
オーファディンカプセル10mg
規格：10mg1カプセル[15768.2円/カプセル]

ニチシノン　アステラス　399

【効能効果】

高チロシン血症Ⅰ型

【対応標準病名】

◎	チロシン血症1型

用法用量　通常，ニチシノンとして1日1mg/kgを2回に分割して経口投与する。
なお，患者の状態に応じて適宜増減するが，1日2mg/kgを上限とする。

用法用量に関連する使用上の注意

(1)本剤の投与に際しては，定期的に患者の状態を観察し，尿中サクシニルアセトン濃度，肝機能検査値，血中α-フェトプロテイン濃度等を測定し，それらを総合的に考慮して投与量を調節すること。なお，本剤投与開始1カ月後においても尿中サクシニルアセトンが検出される場合には，1日量を1.5mg/kgに増量することを検討すること。
(2)本剤の投与により血漿中チロシン濃度が上昇し，副作用発現リスクが増加するおそれがあるため，本剤投与時には以下の点に留意すること。
　①チロシン及びフェニルアラニンを制限した食事療法を行うこと。
　②定期的に血漿中チロシン濃度を測定し，血漿中チロシン濃度を500μmol/L未満に保つこと。
　③血漿中チロシン濃度が500μmol/Lを超えた場合には，病態の悪化につながるため，血漿中チロシン濃度を低下させることを目的とした本剤の投与中止又は減量は避け，より厳しいチロシン及びフェニルアラニンを制限した食事療法で血漿中チロシン濃度の調整を行うこと。
(3)本剤の有効性と安全性は小児において検討されており，小児及び成人における推奨用量(mg/kg)は同一である。

禁忌　本剤の成分に対し過敏症の既往歴のある患者

オプソ内服液5mg　規格：5mg2.5mL1包[121.2円/包]
オプソ内服液10mg　規格：10mg5mL1包[224.9円/包]

モルヒネ塩酸塩水和物　大日本住友　811

【効能効果】

中等度から高度の疼痛を伴う各種癌における鎮痛

【対応標準病名】

◎	悪性腫瘍	癌	癌性疼痛
○	ALK融合遺伝子陽性非小細胞肺癌	EGFR遺伝子変異陽性非小細胞肺癌	KIT(CD117)陽性胃消化管間質腫瘍
	KIT(CD117)陽性結腸消化管間質腫瘍	KIT(CD117)陽性小腸消化管間質腫瘍	KIT(CD117)陽性食道消化管間質腫瘍
	KIT(CD117)陽性直腸消化管間質腫瘍	KRAS遺伝子野生型結腸癌	KRAS遺伝子野生型直腸癌
あ	S状結腸癌	悪性エナメル上皮腫	悪性下垂体腫瘍
	悪性褐色細胞腫	悪性顆粒細胞腫	悪性間葉腫
	悪性奇形腫	悪性胸腺腫	悪性グロームス腫瘍
	悪性血管外皮腫	悪性甲状腺腫	悪性骨腫瘍
	悪性縦隔腫瘍	悪性神経膠腫	悪性髄膜腫
	悪性脊髄髄膜腫	悪性線維性組織球腫	悪性虫垂粘液瘤
	悪性停留精巣	悪性頭蓋咽頭腫	悪性脳腫瘍
	悪性末梢神経鞘腫	悪性葉状腫瘍	悪性リンパ腫骨髄浸潤
	鞍上部胚細胞腫瘍	胃悪性間葉系腫瘍	胃悪性黒色腫
	胃カルチノイド	胃癌	胃癌・HER2過剰発現
	胃管癌	胃癌骨転移	胃癌末期
	胃原発絨毛癌	胃脂肪肉腫	胃重複癌
	胃消化管間質腫瘍	胃進行癌	胃前庭部癌
	胃体部癌	胃底部癌	遺伝性大腸癌
	遺伝性非ポリポーシス大腸癌	胃肉腫	胃胚細胞腫瘍
	胃平滑筋肉腫	胃幽門部癌	陰核癌
	陰茎悪性黒色腫	陰茎癌	陰茎亀頭部癌
	陰茎体部癌	陰茎肉腫	陰茎パジェット病
	陰茎包皮部癌	陰茎有棘細胞癌	咽頭癌
	咽頭肉腫	陰のう悪性黒色腫	陰のう癌
	陰のう内脂肪肉腫	陰のうパジェット病	陰のう有棘細胞癌
	ウイルムス腫瘍	エクリン汗孔癌	炎症性乳癌
	延髄神経膠腫	延髄星細胞腫	横行結腸癌
か	横紋筋肉腫	外陰悪性黒色腫	外陰悪性腫瘍
	外陰癌	外陰部パジェット病	外陰部有棘細胞癌
	外耳道癌	回腸カルチノイド	回腸癌
	回腸消化管間質腫瘍	海綿芽細胞腫	回盲部癌

下咽頭癌	下咽頭後部癌	下咽頭肉腫
下顎悪性エナメル上皮腫	下顎骨悪性腫瘍	下顎骨骨肉腫
下顎歯肉癌	下顎歯肉頬移行部癌	下顎部横紋筋肉腫
下眼瞼基底細胞癌	下眼瞼皮膚癌	下眼瞼有棘細胞癌
顎下腺癌	顎下部悪性腫瘍	角膜の悪性腫瘍
下行結腸癌	下口唇基底細胞癌	下口唇皮膚癌
下口唇有棘細胞癌	下肢悪性腫瘍	下唇癌
下唇赤唇部癌	仮声帯癌	滑膜腫
滑膜肉腫	下部食道癌	下部胆管癌
下葉小細胞肺癌	下葉肺癌	下葉肺腺癌
下葉肺大細胞癌	下葉肺扁平上皮癌	下葉非小細胞肺癌
肝悪性腫瘍	眼窩悪性腫瘍	肝外胆管癌
眼窩横紋筋肉腫	眼角基底細胞癌	眼角皮膚癌
眼角有棘細胞癌	眼窩神経芽腫	肝カルチノイド
肝癌	肝癌骨転移	眼瞼脂腺癌
眼瞼皮膚の悪性腫瘍	眼瞼メルケル細胞癌	肝細胞癌
肝細胞癌破裂	癌性胸水	癌性胸膜炎
癌性持続痛	癌性突出痛	汗腺癌
顔面悪性腫瘍	顔面横紋筋肉腫	肝門部癌
肝門部胆管癌	気管癌	気管支カルチノイド
気管支癌	気管支リンパ節転移	基底細胞癌
臼後部癌	嗅神経芽腫	嗅神経上皮腫
胸腔内リンパ節の悪性腫瘍	橋神経膠腫	胸腺カルチノイド
胸腺癌	胸腺腫	胸椎転移
頬粘膜癌	頬部横紋筋肉腫	胸部下部食道癌
頬部血管肉腫	胸部上部食道癌	胸部食道癌
胸部中部食道癌	胸膜悪性腫瘍	胸膜脂肪肉腫
胸膜播種	去勢抵抗性前立腺癌	巨大後腹膜脂肪肉腫
空腸カルチノイド	空腸癌	空腸消化管間質腫瘍
クルッケンベルグ腫瘍	クロム親和性芽細胞腫	頚動脈小体悪性腫瘍
頚部悪性腫瘍	頚部悪性線維性組織球腫	頚部悪性軟部腫瘍
頚部横紋筋肉腫	頚部滑膜肉腫	頚部癌
頚部基底細胞癌	頚部血管肉腫	頚部原発腫瘍
頚部脂腺癌	頚部脂肪肉腫	頚部食道癌
頚部神経芽腫	頚部肉腫	頚部皮膚悪性腫瘍
頚部皮膚癌	頚部メルケル細胞癌	頚部有棘細胞癌
頚部隆起性皮膚線維肉腫	血管肉腫	結腸癌
結腸脂肪肉腫	結腸消化管間質腫瘍	結膜の悪性腫瘍
限局性前立腺癌	肩甲部脂肪肉腫	原始神経外胚葉腫瘍
原線維性星細胞腫	原発性悪性脳腫瘍	原発性肝癌
原発性骨腫瘍	原発性脳腫瘍	原発性肺癌
原発不明癌	肩部悪性線維性組織球腫	肩部横紋筋肉腫
肩部滑膜肉腫	肩部線維肉腫	肩部淡明細胞肉腫
肩部胞巣状軟部肉腫	口蓋癌	口蓋垂癌
膠芽腫	口腔悪性黒色腫	口腔癌
口腔前庭癌	口腔底癌	硬口蓋癌
後縦隔悪性腫瘍	甲状腺悪性腫瘍	甲状腺癌
甲状腺癌骨転移	甲状腺髄様癌	甲状腺乳頭癌
甲状腺未分化癌	甲状腺濾胞癌	甲状軟骨の悪性腫瘍
口唇癌	口唇境界部癌	口唇赤唇部癌
口唇皮膚悪性腫瘍	口唇メルケル細胞癌	口底癌
喉頭蓋癌	喉頭蓋前面癌	喉頭蓋谷癌
喉頭癌	後頭部転移性腫瘍	後頭葉悪性腫瘍
後頭葉膠芽腫	後頭葉神経膠腫	膠肉腫
項部基底細胞癌	後腹膜悪性腫瘍	後腹膜悪性線維性組織球腫
後腹膜横紋筋肉腫	後腹膜血管肉腫	後腹膜脂肪肉腫
後腹膜神経芽腫	後腹膜線維肉腫	後腹膜胚細胞腫瘍
後腹膜平滑筋肉腫	後腹膜リンパ節転移	項部皮膚癌
項部メルケル細胞癌	項部有棘細胞癌	肛門悪性黒色腫
肛門癌	肛門管癌	肛門部癌
肛門扁平上皮癌	骨悪性線維性組織球腫	骨原性肉腫

骨髄性白血病骨髄浸潤	骨髄転移	骨線維肉腫
骨転移癌	骨軟骨肉腫	骨肉腫
骨盤転移	骨盤内リンパ節転移	骨盤内リンパ節の悪性腫瘍

さ

骨膜性骨肉腫	鰓原性癌	残胃癌
耳介癌	耳介メルケル細胞癌	耳下腺癌
耳下部肉腫	耳管癌	色素性基底細胞癌
子宮癌	子宮癌骨転移	子宮癌再発
子宮癌肉腫	子宮体癌	子宮体癌再発
子宮内膜癌	子宮内膜間質肉腫	子宮肉腫
子宮平滑筋肉腫	篩骨洞癌	視床下部星細胞腫
視床星細胞腫	視神経膠腫	脂腺癌
歯肉癌	脂肪肉腫	斜台部脊索腫
縦隔癌	縦隔脂肪肉腫	縦隔神経芽腫
縦隔胚細胞腫瘍	縦隔卵黄のう腫瘍	縦隔リンパ節転移
十二指腸悪性ガストリノーマ	十二指腸悪性ソマトスタチノーマ	十二指腸カルチノイド
十二指腸癌	十二指腸消化管間質腫瘍	十二指腸神経内分泌癌
十二指腸神経内分泌腫瘍	十二指腸乳頭癌	十二指腸乳頭部癌
十二指腸平滑筋肉腫	絨毛癌	手関節部滑膜肉腫
主気管支の悪性腫瘍	術後乳癌	手部悪性線維性組織球腫
手部横紋筋肉腫	手部滑膜肉腫	手部淡明細胞肉腫
手部類上皮肉腫	上衣芽細胞腫	上衣腫
小陰唇癌	上咽頭癌	上咽頭脂肪肉腫
上顎悪性エナメル上皮腫	上顎癌	上顎結節部癌
上顎骨悪性腫瘍	上顎骨骨肉腫	上顎歯肉癌
上顎歯肉頬移行部癌	上顎洞癌	松果体悪性腫瘍
松果体芽腫	松果体胚細胞腫瘍	松果体部膠芽腫
松果体未分化胚細胞腫	上眼瞼基底細胞癌	上眼瞼皮膚癌
上眼瞼有棘細胞癌	上行結腸カルチノイド	上行結腸癌
上行結腸平滑筋肉腫	上口唇基底細胞癌	上口唇皮膚癌
上口唇有棘細胞癌	小細胞肺癌	上肢悪性腫瘍
上唇癌	上唇赤唇部癌	小唾液腺癌
小腸カルチノイド	小腸癌	小腸脂肪肉腫
小腸消化管間質腫瘍	小腸平滑筋肉腫	上皮腫
上部食道癌	上部胆管癌	上葉小細胞肺癌
上葉肺癌	上葉肺腺癌	上葉肺大細胞癌
上葉肺扁平上皮癌	上葉非小細胞肺癌	上腕悪性線維性組織球腫
上腕悪性軟部腫瘍	上腕横紋筋肉腫	上腕滑膜肉腫
上腕脂肪肉腫	上腕線維肉腫	上腕淡明細胞肉腫
上腕胞巣状軟部肉腫	上腕類上皮肉腫	食道悪性間葉系腫瘍
食道悪性黒色腫	食道横紋筋肉腫	食道カルチノイド
食道癌	食道癌骨転移	食道癌肉腫
食道基底細胞癌	食道偽肉腫	食道脂肪肉腫
食道消化管間質腫瘍	食道小細胞癌	食道腺癌
食道腺様のう胞癌	食道粘表皮癌	食道表在癌
食道平滑筋肉腫	食道未分化癌	痔瘻癌
腎悪性腫瘍	腎盂癌	腎盂腺癌
腎盂乳頭状癌	腎盂尿路上皮癌	腎盂扁平上皮癌
腎カルチノイド	腎癌	腎癌骨転移
神経芽腫	神経膠腫	神経障害性疼痛
神経線維肉腫	進行性前立腺癌	進行乳癌
唇交連癌	腎細胞癌	腎周囲脂肪肉腫
心臓悪性腫瘍	心臓横紋筋肉腫	心臓血管肉腫
心臓脂肪肉腫	心臓線維肉腫	心臓粘液肉腫
腎肉腫	膵芽腫	膵癌
膵管癌	膵管内管状腺癌	膵管内乳頭粘液性腺癌
膵脂肪肉腫	膵漿液性のう胞腺癌	膵腺房細胞癌
膵臓癌骨転移	膵体部癌	膵頭部カルチノイド
膵頭部癌	膵内胆管癌	膵粘液性のう胞腺癌
膵尾部癌	髄膜癌腫症	髄膜白血病
スキルス胃癌	星細胞腫	精索脂肪肉腫

	精索肉腫	星状芽細胞腫	精上皮腫
	成人Ｔ細胞白血病骨髄浸潤	精巣横紋筋肉腫	精巣癌
	精巣奇形癌	精巣奇形腫	精巣絨毛癌
	精巣上体癌	精巣胎児性癌	精巣肉腫
	精巣胚細胞腫瘍	精巣卵黄のう腫瘍	精巣卵のう腫瘍
	精母細胞腫	声門下癌	声門癌
	声門上癌	脊索腫	脊髄播種
	脊椎転移	舌縁癌	舌下腺癌
	舌下面癌	舌癌	舌根部癌
	舌脂肪肉腫	舌尖癌	舌背癌
	線維脂肪肉腫	線維肉腫	前縦隔悪性腫瘍
	全身性転移性癌	前頭洞癌	前頭部転移性腫瘍
	前頭葉悪性腫瘍	前頭葉膠芽腫	前頭葉神経膠腫
	前頭葉星細胞腫	前頭葉退形成性星細胞腫	前立腺横紋筋肉腫
	前立腺癌	前立腺癌骨転移	前立腺癌再発
	前立腺小細胞癌	前立腺神経内分泌癌	前立腺肉腫
	前腕悪性線維性組織球腫	前腕悪性軟部腫瘍	前腕横紋筋肉腫
	前腕滑膜肉腫	前腕線維肉腫	前腕胞巣状軟部肉腫
	前腕類上皮肉腫	早期胃癌	早期食道癌
	総胆管癌	側頭部転移性腫瘍	側頭葉悪性腫瘍
	側頭葉膠芽腫	側頭葉神経膠腫	側頭葉星細胞腫
た	側頭葉退形成性星細胞腫	側頭葉毛様細胞性星細胞腫	第４脳室上衣腫
	大陰唇癌	退形成性上衣腫	退形成性星細胞腫
	胎児性癌	胎児性精巣腫瘍	大腿骨転移性骨腫瘍
	大唾液腺癌	大腸カルチノイド	大腸癌
	大腸癌骨転移	大腸肉腫	大腸粘液癌
	大動脈周囲リンパ節転移	大脳悪性腫瘍	大脳深部神経膠腫
	大脳深部転移性腫瘍	大網脂肪肉腫	大網消化管間質腫瘍
	唾液腺癌	多発性癌転移	多発性骨髄腫骨髄浸潤
	多発性神経膠腫	胆管癌	男性性器癌
	胆のうカルチノイド	胆のう癌	胆のう管癌
	胆のう肉腫	淡明細胞肉腫	腟悪性黒色腫
	腟癌	中咽頭癌	中咽頭側壁癌
	中咽頭肉腫	中耳悪性腫瘍	中縦隔悪性腫瘍
	虫垂癌	虫垂杯細胞カルチノイド	中脳神経膠腫
	肘部滑膜肉腫	中部食道癌	肘部線維肉腫
	中部胆管癌	肘部類上皮肉腫	中葉小細胞肺癌
	中葉肺癌	中葉肺腺癌	中葉肺大細胞癌
	中葉肺扁平上皮癌	中葉非小細胞肺癌	腸間膜悪性腫瘍
	腸間膜脂肪肉腫	腸間膜消化管間質腫瘍	腸間膜肉腫
	腸間膜平滑筋肉腫	蝶形骨洞癌	腸骨リンパ節転移
	聴神経膠腫	直腸Ｓ状部結腸癌	直腸悪性黒色腫
	直腸カルチノイド	直腸癌	直腸癌骨転移
	直腸癌術後再発	直腸癌穿孔	直腸脂肪肉腫
	直腸消化管間質腫瘍	直腸平滑筋肉腫	手軟部悪性腫瘍
	転移性下顎癌	転移性肝癌	転移性肝腫瘍
	転移性胸膜腫瘍	転移性口腔癌	転移性黒色腫
	転移性骨腫瘍	転移性骨腫瘍による大腿骨骨折	転移性縦隔腫瘍
	転移性十二指腸癌	転移性腫瘍	転移性消化器腫瘍
	転移性上顎癌	転移性小腸腫瘍	転移性腎腫瘍
	転移性膵腫瘍	転移性舌癌	転移性頭蓋骨腫瘍
	転移性脳腫瘍	転移性肺癌	転移性肺腫瘍
	転移性脾腫瘍	転移性皮膚腫瘍	転移性副腎腫瘍
	転移性腹壁腫瘍	転移性扁平上皮癌	転移性卵巣癌
	テント上下転移性腫瘍	頭蓋骨悪性腫瘍	頭蓋骨骨肉腫
	頭蓋底骨肉腫	頭蓋底脊索腫	頭蓋内胚細胞腫瘍
	頭蓋部脊索腫	頭頚部癌	透析腎癌
	頭頂葉悪性腫瘍	頭頂葉膠芽腫	頭頂葉神経膠腫
	頭頂葉星細胞腫	疼痛	頭部悪性線維性組織球腫
	頭部横紋筋肉腫	頭部滑膜肉腫	頭部基底細胞癌

	頭部血管肉腫	頭部脂腺癌	頭部脂肪肉腫
	頭部軟部組織悪性腫瘍	頭部皮膚癌	頭部メルケル細胞癌
	頭部有棘細胞癌	頭部隆起性皮膚線維肉腫	突出癌
な	内耳癌	内胚葉洞腫瘍	軟口蓋癌
	軟骨肉腫	難治性疼痛	軟部悪性巨細胞腫
	軟部組織悪性腫瘍	肉腫	乳癌
	乳癌・HER2 過剰発現	乳癌骨転移	乳癌再発
	乳癌皮膚転移	乳房外パジェット病	乳房下外側部乳癌
	乳房下内側部乳癌	乳房脂肪肉腫	乳房上外側部乳癌
	乳房上内側部乳癌	乳房中央部乳癌	乳房肉腫
	尿管癌	尿管口部膀胱癌	尿管尿路上皮癌
	尿道傍腺の悪性腫瘍	尿膜管癌	粘液性のう胞腺癌
	脳幹悪性腫瘍	脳幹膠芽腫	脳幹神経膠腫
	脳幹部星細胞腫	脳室悪性腫瘍	脳室上衣腫
は	脳神経悪性腫瘍	脳胚細胞腫瘍	肺芽腫
	肺カルチノイド	肺癌	肺癌骨転移
	肺癌肉腫	肺癌による閉塞性肺炎	胚細胞腫
	肺腺癌	肺腺扁平上皮癌	肺腺様のう胞癌
	肺大細胞癌	肺大細胞神経内分泌癌	肺肉腫
	肺粘表皮癌	肺扁平上皮癌	肺胞上皮癌
	肺未分化癌	肺門部小細胞癌	肺門部腺癌
	肺門部大細胞癌	肺門部肺癌	肺門部非小細胞癌
	肺門部扁平上皮癌	肺門リンパ節転移	馬尾上衣腫
	バレット食道癌	パンコースト症候群	鼻咽腔癌
	鼻腔癌	脾脂肪肉腫	非小細胞肺癌
	鼻前庭癌	鼻中隔癌	脾の悪性腫瘍
	皮膚悪性腫瘍	皮膚悪性線維性組織球腫	皮膚癌
	皮膚脂肪肉腫	皮膚線維肉腫	皮膚白血病
	皮膚付属器癌	びまん性星細胞腫	脾門部リンパ節転移
	披裂喉頭蓋ひだ喉頭面癌	副咽頭間隙悪性腫瘍	腹腔内リンパ節の悪性腫瘍
	腹腔リンパ節転移	副甲状腺悪性腫瘍	副甲状腺癌
	副腎悪性腫瘍	副腎癌	副腎神経芽腫
	副腎髄質の悪性腫瘍	副腎皮質癌	副腎皮質の悪性腫瘍
	副鼻腔癌	腹部悪性腫瘍	腹部食道癌
	腹部神経芽腫	腹膜悪性腫瘍	腹膜癌
	ぶどう膜悪性黒色腫	噴門癌	平滑筋肉腫
	扁桃窩癌	扁桃癌	扁桃肉腫
	膀胱円蓋部膀胱癌	膀胱癌	膀胱頚部膀胱癌
	膀胱後壁部膀胱癌	膀胱三角部膀胱癌	膀胱前壁部膀胱癌
	膀胱側壁部膀胱癌	膀胱肉腫	膀胱尿路上皮癌
	膀胱扁平上皮癌	傍骨性骨肉腫	紡錘形細胞肉腫
ま	胞巣状軟部肉腫	乏突起神経膠腫	末期癌
	末梢神経悪性腫瘍	末梢神経障害性疼痛	慢性疼痛
	脈絡膜悪性黒色腫	メルケル細胞癌	盲腸カルチノイド
	盲腸癌	毛包癌	網膜芽細胞腫
	網膜膠腫	毛様細胞性星細胞腫	毛様体悪性腫瘍
や	ユーイング肉腫	有棘細胞癌	幽門癌
ら	幽門前庭部癌	腰椎転移	卵黄のう腫瘍
	卵管癌	卵巣カルチノイド	卵巣癌
	卵巣癌全身転移	卵巣癌肉腫	卵巣絨毛癌
	卵巣胎児性癌	卵巣肉腫	卵巣胚細胞腫瘍
	卵巣未分化胚細胞腫	卵巣卵黄のう腫瘍	卵巣類皮のう胞癌
	隆起性皮膚線維肉腫	輪状後部癌	リンパ管肉腫
	リンパ性白血病骨髄浸潤	類上皮肉腫	肋骨転移
△	悪性腫瘍合併性皮膚筋炎	悪性腫瘍に伴う貧血	圧痛
	イートン・ランバート症候群	カルチノイド	癌関連網膜症
	癌性悪液質	癌性ニューロパチー	癌性ニューロミオパチー
	癌性貧血	癌性ミエロパチー	持続痛
	術創部痛	腫瘍随伴症候群	身体痛
	全身痛	中枢神経障害性疼痛	鈍痛

	皮膚疼痛症	放散痛

※ **適応外使用可**
原則として，「モルヒネ塩酸塩【内服薬】・【注射薬】・【外用薬】」を「筋萎縮性側索硬化症(ALS)」，「筋ジストロフィーの呼吸困難時の除痛」に対して処方した場合，当該使用事例を審査上認める。

用法用量　通常，成人にはモルヒネ塩酸塩水和物として1日30〜120mgを1日6回に分割し経口投与する。
なお，年齢，症状により適宜増減する。

用法用量に関連する使用上の注意
(1)臨時追加投与(レスキュー・ドーズ)として使用する場合：本剤の1回量は定時投与中のモルヒネ経口製剤の1日量の1/6量を目安として投与すること。
(2)定時投与時
①初めてモルヒネ製剤として本剤を使用する場合：1回5〜10mgから開始し，鎮痛効果および副作用の発現状況を観察しながら，用量調節を行うこと。
②定時投与時の投与間隔
1日量を6分割して使用する場合には，4時間ごとの定時に経口投与すること。
ただし，深夜の睡眠を妨げないように就寝前の投与は2回分を合わせて投与することもできる。
③他のオピオイド製剤から本剤へ変更する場合には，前投与薬剤の投与量および鎮痛効果の持続時間を考慮して，副作用の発現に注意しながら，適宜用量を調節すること。
④経皮フェンタニル貼付剤から本剤へ変更する場合には，経皮フェンタニル貼付剤剥離後にフェンタニルの血中濃度が50%に減少するまで17時間以上かかることから，剥離直後の本剤の使用は避け，本剤の使用を開始するまでに，フェンタニルの血中濃度が適切な濃度に低下するまでの時間をあけるとともに，本剤の低用量から投与することを考慮すること。
⑤減量：連用中における急激な減量は，退薬症候があらわれることがあるので行わないこと。副作用等により減量する場合は，患者の状態を観察しながら慎重に行うこと。
⑥投与の中止：本剤の投与を必要としなくなった場合には，退薬症候の発現を防ぐために徐々に減量すること。

禁忌
(1)重篤な呼吸抑制のある患者
(2)気管支喘息発作中の患者
(3)重篤な肝障害のある患者
(4)慢性肺疾患に続発する心不全の患者
(5)痙れん状態(てんかん重積症，破傷風，ストリキニーネ中毒)にある患者
(6)急性アルコール中毒の患者
(7)本剤の成分およびアヘンアルカロイドに対し過敏症の患者
(8)出血性大腸炎の患者

原則禁忌　細菌性下痢のある患者

オフタルムK配合錠　規格：1錠[16.2円/錠]
アスコルビン酸　カルバゾクロム　フィトナジオン
アルフレッサファーマ　332

【効 能 効 果】

(1)毛細血管抵抗性の減弱及び透過性の亢進によると考えられる出血傾向：例えば紫斑病
(2)毛細血管抵抗性の減弱による出血：手術中・術後の出血，眼底出血，鼻出血，腎出血，子宮出血

【対応標準病名】

◎	眼底出血	子宮出血	紫斑病
	出血	出血傾向	腎出血
	鼻出血症	毛細血管出血	毛細血管脆弱症
○	咽喉出血	咽頭出血	うっ血性紫斑病
	黄斑下出血	黄斑部出血	喀血
	気管支出血	気管内出血	器質性性器出血
	気道出血	機能性性器出血	機能低下性子宮出血
	急性大量出血	局所出血	血管拡張性環状紫斑症
	後出血	喉頭出血	四肢出血斑
	実質性臓器出血	若年性子宮機能出血	習慣性鼻出血
	上気道出血	硝子体下出血	小動脈出血
	静脈出血	性器出血	声帯出血
	全身性紫斑病	多量出血	単純性紫斑病
	デビス紫斑	動脈性出血	特発性血小板減少性紫斑病合併妊娠
	特発性鼻出血	突発性咽頭出血	内出血
	肺出血	肺胞出血	鼻血
	鼻中隔出血	不正性器出血	毛細管脆弱症
	網膜下出血	網膜色素上皮下出血	網膜出血
	網膜深層出血	網膜前出血	網膜表在出血
	網脈絡膜出血	老人性紫斑	老年性出血
△	アンチトロンビン欠乏症	萎縮型加齢黄斑変性	塩類喪失性腎炎
	近視性脈絡膜新生血管	出血性網膜色素上皮剥離	漿液性網膜色素上皮剥離
	腎周囲出血	腎腫大	滲出型加齢黄斑変性
	腎腫瘤	腎障害	腎石灰化症
	先天性第 XI 因子欠乏症	先天性プラスミノゲン欠損症	多のう胞化萎縮腎
	特発性腎出血	特発性脈絡膜新生血管	ドルーゼン
	尿管周囲膿瘍	傍腎盂のう胞	ポリープ状脈絡膜血管症
	慢性腎臓病ステージG1	慢性腎臓病ステージG2	毛細血管疾患
	網膜血管腫状増殖	網膜浮腫	ローゼンタール病

用法用量　通常，成人には1回1〜2錠を1日2回経口投与する。
なお，年齢，症状により適宜増減する。

オブリーン錠120mg　規格：－[－]
セチリスタット
武田薬品　399

【効 能 効 果】

肥満症(ただし，2型糖尿病及び脂質異常症を共に有し，食事療法・運動療法を行ってもBMIが25kg/m^{2}以上の場合に限る)

【対応標準病名】

◎	2型糖尿病	脂質異常症	肥満症
○	2型糖尿病・眼合併症あり	2型糖尿病・関節合併症あり	2型糖尿病・ケトアシドーシス合併あり
	2型糖尿病・昏睡合併あり	2型糖尿病・腎合併症あり	2型糖尿病・神経学的合併症あり
	2型糖尿病・多発糖尿病性合併症あり	2型糖尿病・糖尿病性合併症あり	2型糖尿病・糖尿病性合併症なし
	2型糖尿病・末梢循環合併症あり	2型糖尿病黄斑症	2型糖尿病性アシドーシス
	2型糖尿病性アセトン血症	2型糖尿病性胃腸症	2型糖尿病性壊疽
	2型糖尿病性黄斑浮腫	2型糖尿病性潰瘍	2型糖尿病性眼筋麻痺
	2型糖尿病性肝障害	2型糖尿病性関節症	2型糖尿病性筋萎縮症
	2型糖尿病性血管障害	2型糖尿病性ケトアシドーシス	2型糖尿病性高コレステロール血症
	2型糖尿病性虹彩炎	2型糖尿病性骨症	2型糖尿病性昏睡
	2型糖尿病性自律神経ニューロパチー	2型糖尿病性神経因性膀胱	2型糖尿病性神経痛
	2型糖尿病性腎硬化症	2型糖尿病性腎症	2型糖尿病性腎症第1期
	2型糖尿病性腎症第2期	2型糖尿病性腎症第3期	2型糖尿病性腎症第3期A
	2型糖尿病性腎症第3期B	2型糖尿病性腎症第4期	2型糖尿病性腎症第5期
	2型糖尿病性腎不全	2型糖尿病性水疱	2型糖尿病性精神障害
	2型糖尿病性そう痒症	2型糖尿病性多発ニューロパチー	2型糖尿病性単ニューロパチー
	2型糖尿病性中心性網膜症	2型糖尿病性低血糖性昏睡	2型糖尿病性動脈硬化症
	2型糖尿病性動脈閉塞症	2型糖尿病性ニューロパチー	2型糖尿病性白内障

2型糖尿病性皮膚障害	2型糖尿病性浮腫性硬化症	2型糖尿病性末梢血管症
2型糖尿病性末梢血管障害	2型糖尿病性末梢神経障害	2型糖尿病性ミオパチー
2型糖尿病性網膜症	安定型糖尿病	インスリン抵抗性糖尿病
高脂血症	高リポ蛋白血症	若年2型糖尿病
症候性肥満	小児肥満	増殖性糖尿病性網膜症・2型糖尿病
単純性肥満	内臓脂肪型肥満	皮下脂肪型肥満
病的肥満症	本態性高脂血症	

効能効果に関連する使用上の注意
(1)本剤の適用にあたっては，学会のガイドライン等最新の情報を参考に，肥満症治療の基本である食事療法及び運動療法をあらかじめ行っても効果が不十分で，薬物療法の適応とされた肥満症患者を対象とすること。
(2)内分泌性肥満，遺伝性肥満，視床下部性肥満等の二次性肥満における本剤の有効性は確立していない。

用法用量　通常，成人にはセチリスタットとして1回120mgを1日3回毎食直後に経口投与する。

禁忌
(1)本剤の成分に対し過敏症の既往歴のある患者
(2)慢性吸収不良症候群及び胆汁うっ滞の患者

オペプリム　規格：500mg1カプセル[958.9円/カプセル]
ミトタン　ヤクルト　249

【効能効果】

副腎癌
手術適応とならないクッシング症候群

【対応標準病名】

◎	クッシング症候群	副腎癌	
○	ACTH産生下垂体腺腫	ACTH産生腫瘍	CRH産生腫瘍
	悪性褐色細胞腫	アルコール性偽性クッシング症候群	異所性ACTH産生腫瘍
	クッシング病	クロム親和性芽細胞腫	神経芽腫
	ネルソン症候群	副腎悪性腫瘍	副腎神経芽腫
	副腎髄質の悪性腫瘍	副腎皮質癌	副腎皮質機能亢進症
	副腎皮質の悪性腫瘍	薬物誘発性クッシング症候群	

用法用量　通常成人1回1カプセル～2カプセル1日3回経口投与から開始し，有効量まで漸増し，以後，症状，血中・尿中ステロイド濃度，副作用等により適宜増減する。

警告　ショック時や重篤な外傷を受けた時には，一時的に投与を中止すること。

禁忌
(1)重篤な外傷のある患者
(2)スピロノラクトン，ペントバルビタールを投与中の患者

原則禁忌　本剤の成分に対し過敏症の既往歴のある患者

併用禁忌

薬剤名等	臨床症状・措置方法	機序・危険因子
スピロノラクトン（アルダクトンA）	本剤の作用が阻害されるおそれがある。	機序は明確でないが，ミトタンの薬効が阻害されるとの海外報告がある。
ペントバルビタール（ラボナ）	睡眠作用が減弱するおそれがある。	機序は明確でないが，ペントバルビタールの睡眠作用を減弱するとの海外報告がある。

オメプラゾン錠10mg　規格：10mg1錠[82.4円/錠]
オメプラゾール　田辺三菱　232

【効能効果】

(1)胃潰瘍，十二指腸潰瘍，吻合部潰瘍，逆流性食道炎，非びらん性胃食道逆流症，Zollinger-Ellison症候群
(2)下記におけるヘリコバクター・ピロリの除菌の補助：胃潰瘍，十二指腸潰瘍，胃MALTリンパ腫，特発性血小板減少性紫斑病，早期胃癌に対する内視鏡的治療後胃，ヘリコバクター・ピロリ感染胃炎

【対応標準病名】

◎	胃MALTリンパ腫	胃潰瘍	胃十二指腸潰瘍
	逆流性食道炎	十二指腸潰瘍	早期胃癌
	早期胃癌EMR後	早期胃癌ESD後	ゾリンジャー・エリソン症候群
	特発性血小板減少性紫斑病	非びらん性胃食道逆流症	吻合部潰瘍
	ヘリコバクター・ピロリ胃炎	ヘリコバクター・ピロリ感染症	
○	NSAID胃潰瘍	NSAID十二指腸潰瘍	胃潰瘍瘢痕
	胃十二指腸潰瘍瘢痕	胃食道逆流症	維持療法の必要な術後難治性逆流性食道炎
	維持療法の必要な難治性逆流性食道炎	胃穿孔	急性胃潰瘍
	急性胃潰瘍穿孔	急性胃粘膜病変	急性十二指腸潰瘍
	急性十二指腸潰瘍穿孔	急性出血性胃潰瘍	急性出血性胃潰瘍穿孔
	急性出血性十二指腸潰瘍	急性出血性十二指腸潰瘍穿孔	クッシング潰瘍
	高ガストリン血症	再発性胃潰瘍	再発性十二指腸潰瘍
	残胃潰瘍	十二指腸潰瘍瘢痕	十二指腸球後部潰瘍
	十二指腸穿孔	出血性胃潰瘍	出血性胃潰瘍穿孔
	出血性十二指腸潰瘍	出血性十二指腸潰瘍穿孔	出血性吻合部潰瘍
	術後胃潰瘍	術後胃十二指腸潰瘍	術後逆流性食道炎
	術後十二指腸潰瘍	術後難治性逆流性食道炎	心因性胃潰瘍
	ステロイド潰瘍	ステロイド潰瘍穿孔	ストレス潰瘍
	ストレス性胃潰瘍	ストレス性十二指腸潰瘍	穿孔性胃潰瘍
	穿孔性十二指腸潰瘍	穿孔性吻合部潰瘍	穿通性胃潰瘍
	穿通性十二指腸潰瘍	早期胃癌術後	多発胃潰瘍
	多発性十二指腸潰瘍	多発性出血性胃潰瘍	デュラフォイ潰瘍
	特発性血小板減少性紫斑病合併妊娠	難治性胃潰瘍	難治性逆流性食道炎
	難治性十二指腸潰瘍	難治性吻合部潰瘍	慢性胃潰瘍
	慢性胃潰瘍活動期	慢性十二指腸潰瘍	慢性十二指腸潰瘍活動期
	薬剤性胃潰瘍		
△	アルコール性胃炎	アレルギー性胃炎	胃炎
	胃十二指腸炎	萎縮性胃炎	萎縮性化生性胃炎
	胃びらん	エバンス症候群	急性胃炎
	急性特発性血小板減少性紫斑病	急性びらん性胃炎	十二指腸炎
	十二指腸周囲炎	十二指腸乳頭炎	十二指腸びらん
	出血性胃炎	術後残胃胃炎	神経性胃炎
	膵内分泌障害	中毒性胃炎	島細胞過形成症
	肉芽腫性胃炎	表層性胃炎	びらん性胃炎
	びらん性十二指腸炎	放射線胃炎	慢性胃炎
	慢性十二指腸炎	慢性特発性血小板減少性紫斑病	メネトリエ病
	疣状胃炎		

効能効果に関連する使用上の注意
ヘリコバクター・ピロリの除菌の補助の場合
(1)進行期胃MALTリンパ腫に対するヘリコバクター・ピロリ除菌治療の有効性は確立していない。
(2)特発性血小板減少性紫斑病に対しては，ガイドライン等を参照し，ヘリコバクター・ピロリ除菌治療が適切と判断される症例にのみ除菌治療を行うこと。
(3)早期胃癌に対する内視鏡的治療後胃以外には，ヘリコバクター・ピロリ除菌治療による胃癌の発症抑制に対する有効性は確立していない。
(4)ヘリコバクター・ピロリ感染胃炎に用いる際には，ヘリコバクター・ピロリが陽性であること及び内視鏡検査によりヘリコバクター・ピロリ感染胃炎であることを確認すること。

オ

用法用量

(1)胃潰瘍，吻合部潰瘍，十二指腸潰瘍，Zollinger-Ellison 症候群：通常，成人にはオメプラゾールとして1日1回 20mg を経口投与する。なお，通常，胃潰瘍，吻合部潰瘍では8週間まで，十二指腸潰瘍では6週間までの投与とする。

(2)逆流性食道炎：通常，成人にはオメプラゾールとして1日1回 20mg を経口投与する。なお，通常，8週間までの投与とする。さらに再発・再燃を繰り返す逆流性食道炎の維持療法においては，1日1回 10～20mg を経口投与する。

(3)非びらん性胃食道逆流症：通常，成人にはオメプラゾールとして1日1回 10mg を経口投与する。なお，通常，4週間までの投与とする。

(4)ヘリコバクター・ピロリの除菌の補助

通常，成人にはオメプラゾールとして1回 20mg，アモキシシリン水和物として1回 750mg(力価)及びクラリスロマイシンとして1回 200mg(力価)の3剤を同時に1日2回，7日間経口投与する。なお，クラリスロマイシンは，必要に応じて適宜増量することができる。ただし，1回 400mg(力価)1日2回を上限とする。

プロトンポンプインヒビター，アモキシシリン水和物及びクラリスロマイシンの3剤投与によるヘリコバクター・ピロリの除菌治療が不成功の場合は，これに代わる治療として，通常，成人にはオメプラゾールとして1回 20mg，アモキシシリン水和物として1回 750mg(力価)及びメトロニダゾールとして1回 250mg の3剤を同時に1日2回，7日間経口投与する。

禁忌

(1)本剤の成分に対して過敏症の既往歴のある患者

(2)アタザナビル硫酸塩，リルピビリン塩酸塩を投与中の患者

併用禁忌

薬剤名等	臨床症状・措置方法	機序・危険因子
アタザナビル硫酸塩(レイアタッツ)	アタザナビル硫酸塩の作用を減弱するおそれがある。	本剤の胃酸分泌抑制作用によりアタザナビル硫酸塩の溶解性が低下し，アタザナビルの血中濃度が低下することがある。
リルピビリン塩酸塩(エジュラント)	リルピビリン塩酸塩の作用を減弱するおそれがある。	本剤の胃酸分泌抑制作用によりリルピビリン塩酸塩の吸収が低下し，リルピビリンの血中濃度が低下することがある。

オメプラール錠10：アストラゼネカ　10mg1錠[82.4円/錠]

オブランゼ錠10：テバ製薬[36.8円/錠]，オメプラゾール錠10mg「TSU」：鶴原[36.8円/錠]，オメプラゾール錠10mg「TYK」：大正薬品[36.8円/錠]，オメプラゾール錠10mg「アメル」：共和薬品[36.8円/錠]，オメプラゾール錠10mg「ケミファ」：シオノ[43.8円/錠]，オメプラゾール錠10mg「日医工」：日医工[36.8円/錠]，オメプラゾール錠10「SW」：メディサ[43.8円/錠]，オメプラゾール錠「トーワ」10mg：東和[36.8円/錠]，オメプラゾール腸溶錠10mg「マイラン」：マイラン製薬[36.8円/錠]，オメプロトン錠10mg：沢井[43.8円/錠]

オメプラゾン錠20mg

規格：20mg1錠[142.8円/錠]

オメプラゾール　田辺三菱　232

【効能効果】

(1)胃潰瘍，十二指腸潰瘍，吻合部潰瘍，逆流性食道炎，Zollinger-Ellison 症候群

(2)下記におけるヘリコバクター・ピロリの除菌の補助：胃潰瘍，十二指腸潰瘍，胃 MALT リンパ腫，特発性血小板減少性紫斑病，早期胃癌に対する内視鏡的治療後胃，ヘリコバクター・ピロリ感染胃炎

【対応標準病名】

◎	胃 MALT リンパ腫	胃潰瘍	胃十二指腸潰瘍
	逆流性食道炎	十二指腸潰瘍	早期胃癌
	早期胃癌 EMR 後	早期胃癌 ESD 後	ゾリンジャー・エリソン症候群
	特発性血小板減少性紫斑病	吻合部潰瘍	ヘリコバクター・ピロリ胃炎
	ヘリコバクター・ピロリ感染症		
○	NSAID 胃潰瘍	NSAID 十二指腸潰瘍	胃潰瘍瘢痕
	胃十二指腸潰瘍瘢痕	胃食道逆流症	維持療法の必要な術後難治性逆流性食道炎
	維持療法の必要な難治性逆流性食道炎	胃穿孔	急性胃潰瘍
	急性胃潰瘍穿孔	急性胃粘膜病変	急性十二指腸潰瘍
	急性十二指腸潰瘍穿孔	急性出血性胃潰瘍	急性出血性胃潰瘍穿孔
	急性出血性十二指腸潰瘍	急性出血性十二指腸潰瘍穿孔	クッシング潰瘍
	高ガストリン血症	再発性胃潰瘍	再発性十二指腸潰瘍
	残胃潰瘍	十二指腸潰瘍瘢痕	十二指腸球後部潰瘍
	十二指腸穿孔	出血性胃潰瘍	出血性胃潰瘍穿孔
	出血性十二指腸潰瘍	出血性十二指腸潰瘍穿孔	出血性吻合部潰瘍
	術後胃潰瘍	術後胃十二指腸潰瘍	術後逆流性食道炎
	術後十二指腸潰瘍	術後難治性逆流性食道炎	心因性胃潰瘍
	ステロイド潰瘍	ステロイド潰瘍穿孔	ストレス潰瘍
	ストレス性胃潰瘍	ストレス性十二指腸潰瘍	穿孔性胃潰瘍
	穿孔性十二指腸潰瘍	穿孔性吻合部潰瘍	穿通性胃潰瘍
	穿通性十二指腸潰瘍	早期胃癌術後	多発胃潰瘍
	多発性十二指腸潰瘍	多発性出血性胃潰瘍	デュラフォイ潰瘍
	特発性血小板減少性紫斑病合併妊娠	難治性胃潰瘍	難治性逆流性食道炎
	難治性十二指腸潰瘍	難治性吻合部潰瘍	慢性胃潰瘍
	慢性胃潰瘍活動期	慢性十二指腸潰瘍	慢性十二指腸潰瘍活動期
	薬剤性胃潰瘍		
△	アルコール性胃炎	アレルギー性胃炎	胃炎
	胃十二指腸炎	萎縮性胃炎	萎縮性化生性胃炎
	胃びらん	エバンス症候群	急性胃炎
	急性特発性血小板減少性紫斑病	急性びらん性胃炎	十二指腸炎
	十二指腸周囲炎	十二指腸乳頭炎	十二指腸びらん
	出血性胃炎	術後残胃胃炎	神経性胃炎
	膵内分泌障害	中毒性胃炎	島細胞過形成症
	肉芽腫性胃炎	非びらん性胃食道逆流症	表層性胃炎
	びらん性胃炎	びらん性十二指腸炎	放射線胃炎
	慢性胃炎	慢性十二指腸炎	慢性特発性血小板減少性紫斑病
	メネトリエ病	疣状胃炎	

効能効果に関連する使用上の注意

ヘリコバクター・ピロリの除菌の補助の場合

(1)進行期胃 MALT リンパ腫に対するヘリコバクター・ピロリ除菌治療の有効性は確立していない。

(2)特発性血小板減少性紫斑病に対しては，ガイドライン等を参照し，ヘリコバクター・ピロリ除菌治療が適切と判断される症例にのみ除菌治療を行うこと。

(3)早期胃癌に対する内視鏡的治療後胃以外には，ヘリコバクター・ピロリ除菌治療による胃癌の発症抑制に対する有効性は確立していない。

(4)ヘリコバクター・ピロリ感染胃炎に用いる際には，ヘリコバクター・ピロリが陽性であること及び内視鏡検査によりヘリコバクター・ピロリ感染胃炎であることを確認すること。

用法用量

(1)胃潰瘍，吻合部潰瘍，十二指腸潰瘍，Zollinger-Ellison 症候群：通常，成人にはオメプラゾールとして1日1回 20mg を経口投与する。なお，通常，胃潰瘍，吻合部潰瘍では8週間まで，十

二指腸潰瘍では6週間までの投与とする。

(2)逆流性食道炎：通常，成人にはオメプラゾールとして1日1回20mgを経口投与する。なお，通常，8週間までの投与とする。さらに再発・再燃を繰り返す逆流性食道炎の維持療法においては，1日1回10～20mgを経口投与する。

(3)ヘリコバクター・ピロリの除菌の補助

通常，成人にはオメプラゾールとして1回20mg，アモキシシリン水和物として1回750mg(力価)及びクラリスロマイシンとして1回200mg(力価)の3剤を同時に1日2回，7日間経口投与する。なお，クラリスロマイシンは，必要に応じて適宜増量することができる。ただし，1回400mg(力価)1日2回を上限とする。

プロトンポンプインヒビター，アモキシシリン水和物及びクラリスロマイシンの3剤投与によるヘリコバクター・ピロリの除菌治療が不成功の場合は，これに代わる治療として，通常，成人にはオメプラゾールとして1回20mg，アモキシシリン水和物として1回750mg(力価)及びメトロニダゾールとして1回250mgの3剤を同時に1日2回，7日間経口投与する。

禁忌

(1)本剤の成分に対して過敏症の既往歴のある患者

(2)アタザナビル硫酸塩，リルピビリン塩酸塩を投与中の患者

併用禁忌

薬剤名等	臨床症状・措置方法	機序・危険因子
アタザナビル硫酸塩(レイアタッツ)	アタザナビル硫酸塩の作用を減弱するおそれがある。	本剤の胃酸分泌抑制作用によりアタザナビル硫酸塩の溶解性が低下し，アタザナビルの血中濃度が低下することがある。
リルピビリン塩酸塩(エジュラント)	リルピビリン塩酸塩の作用を減弱するおそれがある。	本剤の胃酸分泌抑制作用によりリルピビリン塩酸塩の吸収が低下し，リルピビリンの血中濃度が低下することがある。

オメプラール錠20：アストラゼネカ　20mg1錠[142.8円/錠]

オブランゼ錠20：テバ製薬[60.3円/錠]，オメプラゾール錠20mg「TSU」：鶴原[60.3円/錠]，オメプラゾール錠20mg「TYK」：大正薬品[60.3円/錠]，オメプラゾール錠20mg「アメル」：共和薬品[60.3円/錠]，オメプラゾール錠20mg「ケミファ」：シオノ[76.6円/錠]，オメプラゾール錠20mg「日医工」：日医工[60.3円/錠]，オメプラゾール錠20「SW」：メディサ[76.6円/錠]，オメプラゾール錠「トーワ」20mg：東和[60.3円/錠]，オメプラゾール腸溶錠20mg「マイラン」：マイラン製薬[60.3円/錠]，オメプロトン錠20mg：沢井[76.6円/錠]

オメプラール錠10
規格：10mg1錠[82.4円/錠]

オメプラゾール　アストラゼネカ　232

オメプラゾン錠10mgを参照(P239)

オメプラール錠20
規格：20mg1錠[142.8円/錠]

オメプラゾール　アストラゼネカ　232

オメプラゾン錠20mgを参照(P240)

オラスポア小児用ドライシロップ10%
規格：100mg1g[31円/g]

セフロキサジン水和物　アルフレッサファーマ　613

【効 能 効 果】

〈適応菌種〉本剤に感性のブドウ球菌属，レンサ球菌属，肺炎球菌，大腸菌，クレブシエラ属，プロテウス・ミラビリス，インフルエンザ菌

〈適応症〉表在性皮膚感染症，深在性皮膚感染症，咽頭・喉頭炎，扁桃炎，急性気管支炎，慢性呼吸器病変の二次感染，膀胱炎，腎盂腎炎，麦粒腫，中耳炎，猩紅熱

【対応標準病名】

◎	咽頭炎	咽頭喉頭炎	急性気管支炎
	喉頭炎	猩紅熱	腎盂腎炎
	中耳炎	麦粒腫	皮膚感染症
	扁桃炎	膀胱炎	
○	MRSA膀胱炎	亜急性気管支炎	アンギナ
	異型猩紅熱	咽頭気管炎	咽頭扁桃炎
	インフルエンザ菌気管支炎	インフルエンザ菌喉頭炎	インフルエンザ菌性咽頭炎
	インフルエンザ菌性喉頭気管炎	壊疽性咽頭炎	外傷性穿孔性中耳炎
	外傷性中耳炎	外麦粒腫	潰瘍性咽頭炎
	潰瘍性膀胱炎	下咽頭炎	下眼瞼蜂巣炎
	カタル性咽頭炎	化膿性喉頭炎	化膿性中耳炎
	眼瞼蜂巣炎	感染性咽頭炎	感染性喉頭気管炎
	気腫性腎盂腎炎	偽猩紅熱	偽膜性咽頭炎
	偽膜性気管支炎	偽膜性喉頭炎	偽膜性扁桃炎
	急性アデノイド咽頭炎	急性アデノイド扁桃炎	急性咽頭炎
	急性咽頭喉頭炎	急性咽頭扁桃炎	急性壊疽性喉頭炎
	急性壊疽性扁桃炎	急性潰瘍性喉頭炎	急性潰瘍性扁桃炎
	急性化膿性咽頭炎	急性化膿性中耳炎	急性化膿性扁桃炎
	急性気管気管支炎	急性喉頭炎	急性喉頭気管炎
	急性喉頭気管気管支炎	急性出血性膀胱炎	急性声帯炎
	急性声門下喉頭炎	急性腺窩性扁桃炎	急性単純性膀胱炎
	急性中耳炎	急性反復性気管支炎	急性浮腫性喉頭炎
	急性扁桃炎	急性膀胱炎	グラデニーゴ症候群
	クループ性気管支炎	頸部膿瘍	結核性中耳炎
	喉頭周囲炎	鼓室内水腫	細菌性膀胱炎
	臍周囲炎	再発性中耳炎	習慣性アンギナ
	習慣性扁桃炎	出血性中耳炎	出血性膀胱炎
	術後腎盂腎炎	術後性中耳炎	上咽頭炎
	上眼瞼蜂巣炎	上行性腎盂腎炎	猩紅熱性心筋炎
	猩紅熱性中耳炎	上鼓室化膿症	小膿疱性皮膚炎
	滲出性気管支炎	新生児中耳炎	水疱性中耳炎
	舌扁桃炎	腺窩性アンギナ	多発性膿疱症
	単純性中耳炎	中耳炎性顔面神経麻痺	陳旧性中耳炎
	内麦粒腫	尿細管間質性腎炎	尿膜管膿瘍
	膿皮症	膿疱	肺炎球菌性咽頭炎
	肺炎球菌性気管支炎	敗血症性咽頭炎	敗血症性皮膚炎
	びらん性膀胱炎	ぶどう球菌性咽頭炎	ぶどう球菌性扁桃炎
	扁桃性アンギナ	膀胱三角部炎	膀胱周囲炎
	マイボーム腺炎	膜性咽頭炎	慢性咽喉頭炎
	慢性化膿性穿孔性中耳炎	慢性化膿性中耳炎	慢性再発性膀胱炎
	慢性耳管鼓室化膿性中耳炎	慢性上鼓室乳突洞化膿性中耳炎	慢性中耳炎急性増悪
	慢性膿皮症	慢性複雑性膀胱炎	慢性扁桃炎
	慢性膀胱炎	良性慢性化膿性中耳炎	連鎖球菌気管支炎
	連鎖球菌性アンギナ	連鎖球菌性咽頭炎	連鎖球菌性喉頭炎
	連鎖球菌性喉頭気管炎	連鎖球菌性扁桃炎	
△	BKウイルス腎症	RSウイルス気管支炎	アレルギー性膀胱炎
	咽頭チフス	咽頭痛	ウイルス性咽頭炎
	ウイルス性気管支炎	ウイルス性扁桃炎	エコーウイルス気管支炎
	間質性膀胱炎	紅色陰癬	コクサッキーウイルス気管支炎
	術後性慢性中耳炎	穿孔性中耳炎	増殖性化膿性口内炎
	敗血症性気管支炎	パラインフルエンザウイルス気管支炎	反復性膀胱炎
	扁桃チフス	膀胱後部膿瘍	膀胱周囲膿瘍
	放射線出血性膀胱炎	放射線性膀胱炎	マイコプラズマ気管支炎
	慢性穿孔性中耳炎	慢性中耳炎	慢性中耳炎後遺症
	慢性中耳炎術後再燃	ライノウイルス気管支炎	淋菌性咽頭炎

用法用量　通常，幼小児には体重kg当りセフロキサジン水和物として1日30mg(力価)を3回に分割し，用時懸濁して経口投与する。

なお，症状に応じて適宜増減する。

用法用量に関連する使用上の注意

(1)高度の腎機能障害のある患者には，投与量・投与間隔の適切な調節をするなど慎重に投与すること。

(2)本剤の使用にあたっては，耐性菌の発現等を防ぐため，原則として感受性を確認し，疾病の治療上必要な最小限の期間の投与にとどめること。

禁忌　本剤の成分によるショックの既往歴のある患者

原則禁忌　本剤の成分又はセフェム系抗生物質に対し過敏症の既往歴のある患者

オラセフ錠250mg

規格：250mg1錠[60.9円/錠]

セフロキシムアキセチル　グラクソ・スミスクライン　613

【効能効果】

〈適応菌種〉セフロキシムに感性のブドウ球菌属，レンサ球菌属，肺炎球菌，腸球菌属，淋菌，モラクセラ(ブランハメラ)・カタラーリス，大腸菌，クレブシエラ属，プロテウス・ミラビリス，インフルエンザ菌，ペプトストレプトコッカス属，アクネ菌

〈適応症〉表在性皮膚感染症，深在性皮膚感染症，リンパ管・リンパ節炎，慢性膿皮症，ざ瘡(化膿性炎症を伴うもの)，乳腺炎，肛門周囲膿瘍，咽頭・喉頭炎，扁桃炎(扁桃周囲炎，扁桃周囲膿瘍を含む)，急性気管支炎，慢性呼吸器病変の二次感染，膀胱炎(単純性に限る)，前立腺炎(急性症，慢性症)，精巣上体炎(副睾丸炎)，尿道炎，麦粒腫，瞼板腺炎，外耳炎，中耳炎，副鼻腔炎，化膿性唾液腺炎，歯周組織炎，歯冠周囲炎，顎炎

【対応標準病名】

◎	咽頭炎	咽頭喉頭炎	外耳炎
	化膿性唾液腺炎	急性気管支炎	急性細菌性前立腺炎
	喉頭炎	肛門周囲膿瘍	ざ瘡
	歯冠周囲炎	歯根のう胞	歯周炎
	歯髄炎	歯性顎炎	精巣上体炎
	前立腺炎	中耳炎	乳腺炎
	尿道炎	麦粒腫	皮膚感染症
	副鼻腔炎	扁桃炎	扁桃周囲炎
	扁桃周囲膿瘍	膀胱炎	マイボーム腺炎
	慢性前立腺炎	慢性膿皮症	リンパ管炎
	リンパ節炎		
○ あ	MRSA膀胱炎	亜急性気管支炎	亜急性リンパ管炎
	悪性外耳炎	アレルギー性外耳道炎	アレルギー性副鼻腔炎
	アレルギー性膀胱炎	アンギナ	咽頭気管炎
	咽頭チフス	咽頭扁桃炎	インフルエンザ菌気管支炎
	インフルエンザ菌喉頭炎	インフルエンザ菌性咽頭炎	インフルエンザ菌性喉頭気管炎
	う蝕第３度急性化膿性根尖性歯周炎	う蝕第３度急性単純性根尖性歯周炎	う蝕第３度慢性化膿性根尖性歯周炎
	壊死性外耳炎	壊死性潰瘍性歯周炎	壊死性潰瘍性歯肉炎
	壊疽性咽頭炎	壊疽性歯肉炎	壊疽性扁桃周囲炎
か	外耳湿疹	外耳道真珠腫	外耳道痛
	外耳道肉芽腫	外耳道膿瘍	外耳道閉塞性角化症
	外耳道蜂巣炎	外傷性穿孔性中耳炎	外傷性中耳炎
	外麦粒腫	潰瘍性咽頭炎	潰瘍性歯肉炎
	潰瘍性膀胱炎	下咽頭炎	下顎骨壊死
	下顎骨炎	下顎骨骨髄炎	下顎骨骨膜炎
	下顎骨骨膜下膿瘍	下顎骨周囲炎	下顎骨周囲膿瘍
	化学性急性外耳炎	下顎膿瘍	下眼瞼蜂巣炎
	顎下腺炎	顎下腺管炎	顎下腺膿瘍
	顎骨炎	顎骨骨髄炎	顎骨骨膜炎
	カタル性咽頭炎	化膿性喉頭炎	化膿性耳下腺炎
	化膿性歯周炎	化膿性歯肉炎	化膿性中耳炎
	化膿性乳腺炎	化膿性副鼻腔炎	化膿性扁桃周囲炎
	化膿性リンパ節炎	眼瞼蜂巣炎	感染性咽頭炎
	感染性外耳炎	感染性喉頭気管炎	顔面ざ瘡
	乾酪性副鼻腔炎	偽膜性アンギナ	偽膜性咽頭炎
	偽膜性気管支炎	偽膜性喉頭炎	偽膜性扁桃炎
	急性アデノイド咽頭炎	急性アデノイド扁桃炎	急性咽頭炎
	急性咽頭喉頭炎	急性壊疽性喉頭炎	急性壊疽性扁桃炎
	急性外耳炎	急性潰瘍性喉頭炎	急性潰瘍性扁桃炎
	急性顎骨骨髄炎	急性顎骨骨膜炎	急性化膿性咽頭炎
	急性化膿性外耳炎	急性化膿性下顎骨炎	急性化膿性顎下腺炎
	急性化膿性根尖性歯周炎	急性化膿性耳下腺炎	急性化膿性歯根膜炎
	急性化膿性上顎骨炎	急性化膿性中耳炎	急性化膿性辺縁性歯根膜炎
	急性化膿性扁桃炎	急性気管気管支炎	急性光線性外耳炎
	急性喉頭炎	急性喉頭気管炎	急性喉頭気管気管支炎
	急性根尖性歯周炎	急性耳下腺炎	急性歯冠周囲炎
	急性歯周炎	急性歯槽膿瘍	急性湿疹性外耳炎
	急性歯肉炎	急性出血性膀胱炎	急性精巣上体炎
	急性声帯炎	急性声門下喉頭炎	急性接触性外耳炎
	急性腺窩性扁桃炎	急性単純性根尖性歯周炎	急性単純性膀胱炎
	急性中耳炎	急性乳腺炎	急性尿道炎
	急性反応性外耳炎	急性反復性気管支炎	急性浮腫性喉頭炎
	急性扁桃炎	急性膀胱炎	急速進行性歯周炎
	キュットネル腫瘍	グラデニーゴ症候群	クループ性気管支炎
	頚部膿疱	頚部リンパ節炎	結核性中耳炎
	限局型若年性歯周炎	限局性外耳道炎	高位筋間膿瘍
	口囲ざ瘡	口腔上顎洞瘻	喉頭周囲炎
	広汎型若年性歯周炎	肛門括約筋内膿瘍	鼓室内水腫
	根尖周囲膿瘍	根尖性歯周炎	根尖膿瘍
さ	根側歯周膿瘍	細菌性膀胱炎	臍周囲炎
	再発性中耳炎	再発性尿道炎	坐骨直腸窩膿瘍
	ざ瘡様発疹	耳介周囲湿疹	耳介部皮膚炎
	耳介蜂巣炎	耳下腺炎	耳下腺管炎
	耳下腺膿瘍	歯冠周囲膿瘍	篩骨洞炎
	歯根膜下膿瘍	歯周症	歯周膿瘍
	思春期性歯肉炎	歯性上顎洞炎	歯性副鼻腔炎
	歯性扁桃周囲膿瘍	歯槽膿瘍	歯肉炎
	歯肉膿瘍	若年性歯周炎	習慣性アンギナ
	習慣性扁桃炎	集簇性ざ瘡	出血性外耳炎
	出血性中耳炎	出血性膀胱炎	術後性耳下腺炎
	術後性中耳炎	術後性慢性中耳炎	上咽頭炎
	上顎骨炎	上顎骨骨髄炎	上顎骨骨膜炎
	上顎骨骨膜下膿瘍	上顎洞炎	上眼瞼蜂巣炎
	上鼓室化膿症	小児副鼻腔炎	小膿疱性皮膚炎
	滲出性気管支炎	新生児上顎骨骨髄炎	新生児中耳炎
	水疱性中耳炎	精巣炎	精巣上体膿瘍
	精巣精巣上体炎	精巣膿瘍	精巣蜂巣炎
	舌下腺炎	舌下腺膿瘍	舌扁桃炎
	腺窩性アンギナ	穿孔性中耳炎	前思春期性歯周炎
	前立腺膿瘍	早期発症型歯周炎	増殖性化膿性口内炎
	増殖性歯肉炎	創部化膿	粟粒性壊死性ざ瘡
た	唾液腺炎	唾液腺管炎	唾液腺膿瘍
	多発性膿疱症	単純性歯周炎	単純性歯肉炎
	単純性中耳炎	智歯周囲炎	中耳炎性顔面神経麻痺
	腸間膜リンパ節炎	直腸肛門周囲膿瘍	直腸周囲膿瘍
	陳旧性中耳炎	低位筋間膿瘍	痘瘡性ざ瘡
な	特殊性歯周炎	内麦粒腫	難治性歯周炎
	乳腺膿瘍	乳腺瘻孔	乳頭周囲炎
	乳頭びらん	乳房炎症性疾患	乳房潰瘍
	乳房膿瘍	乳房よう	乳輪下膿瘍
	尿道口炎	尿道周囲炎	尿膜管膿瘍
	膿痂疹性ざ瘡	膿皮症	膿疱
は	膿疱性ざ瘡	肺炎球菌性咽頭炎	肺炎球菌性気管支炎
	敗血症性咽頭炎	敗血症性皮膚炎	剥離性歯肉炎
	反復性耳下腺炎	反復性膀胱炎	汎副鼻腔炎
	非感染性急性外耳炎	非性病性尿道炎	肥大性歯肉炎

	非特異性腸間膜リンパ節炎	非特異性尿道炎	非特異性リンパ節炎
	びまん性外耳炎	びらん性歯肉炎	びらん性膀胱炎
	非淋菌性尿道炎	複雑性歯周炎	複雑性歯肉炎
	ぶどう球菌性咽頭炎	ぶどう球菌性扁桃炎	辺縁性化膿性歯根膜炎
	辺縁性歯周組織炎	扁桃性アンギナ	扁桃膿瘍
	蜂窩織炎性アンギナ	膀胱後部膿瘍	膀胱三角部炎
	膀胱周囲炎	膀胱周囲膿瘍	膀胱尿道炎
ま	萌出性歯肉炎	膜性咽頭炎	慢性咽喉頭炎
	慢性外耳炎	慢性顎下腺炎	慢性顎骨炎
	慢性顎骨骨髄炎	慢性化膿性根尖性歯周炎	慢性化膿性穿孔性中耳炎
	慢性化膿性中耳炎	慢性根尖性歯周炎	慢性細菌性前立腺炎
	慢性再発性膀胱炎	慢性耳下腺炎	慢性耳管鼓室化膿性中耳炎
	慢性歯冠周囲炎	慢性歯周炎	慢性歯周膿瘍
	慢性歯槽膿瘍	慢性歯肉炎	慢性上鼓室乳突洞化膿性中耳炎
	慢性精巣上体炎	慢性穿孔性中耳炎	慢性前立腺炎急性増悪
	慢性唾液腺炎	慢性中耳炎	慢性中耳炎急性増悪
	慢性中耳炎後遺症	慢性中耳炎術後再燃	慢性尿道炎
	慢性複雑性膀胱炎	慢性副鼻腔炎	慢性副鼻腔炎急性増悪
	慢性副鼻腔膿瘍	慢性辺縁性歯周炎急性発作	慢性辺縁性歯周炎軽度
	慢性辺縁性歯周炎重度	慢性辺縁性歯周炎中等度	慢性扁桃炎
	慢性膀胱炎	慢性リンパ管炎	慢性リンパ節炎
	耳後部リンパ節炎	耳後部リンパ腺炎	面皰
ら	良性慢性化膿性中耳炎	緑膿菌性外耳炎	連鎖球菌気管支炎
	連鎖球菌性アンギナ	連鎖球菌性咽頭炎	連鎖球菌性喉頭炎
わ	連鎖球菌性喉頭気管炎	連鎖球菌性扁桃炎	ワンサンアンギナ
△	RS ウイルス気管支炎	圧挫後遺症	一部性歯髄炎
	咽頭痛	ウイルス性咽頭炎	ウイルス性気管支炎
	ウイルス性扁桃炎	う蝕第 2 度単純性歯髄炎	う蝕第 3 度急性化膿性歯髄炎
	う蝕第 3 度歯髄壊死	う蝕第 3 度歯髄壊疽	う蝕第 3 度慢性壊疽性歯髄炎
	う蝕第 3 度慢性潰瘍性歯髄炎	う蝕第 3 度慢性増殖性歯髄炎	エコーウイルス気管支炎
	壊疽性歯髄炎	外傷後遺症	外傷性歯根膜炎
	外傷性歯髄炎	外傷性切断後遺症	外傷性瘢痕ケロイド
	外歯瘻	顎腐骨	カリエスのない歯髄炎
	間質性膀胱炎	関節脱臼後遺症	関節捻挫後遺症
	顔面尋常性ざ瘡	急性一部性化膿性歯髄炎	急性一部性単純性歯髄炎
	急性壊疽性歯髄炎	急性化膿性歯髄炎	急性歯髄炎
	急性全部性化膿性歯髄炎	急性全部性単純性歯髄炎	急性単純性歯髄炎
	血行性歯髄炎	腱損傷後遺症	紅色陰癬
	コクサッキーウイルス気管支炎	骨折後遺症	根尖周囲のう胞
	根尖肉芽腫	挫傷後遺症	残髄炎
	残存性歯根のう胞	四肢血管損傷後遺症	歯周のう胞
	歯髄壊死	歯髄壊疽	刺創感染
	若年性女子表皮剥離性ざ瘡	上行性歯髄炎	小唾液腺炎
	小児ざ瘡	神経損傷後遺症	尋常性ざ瘡
	新生児ざ瘡	ステロイドざ瘡	前頭洞炎
	全部性歯髄炎	前立腺痛	中隔部肉芽形成
	蝶形骨洞炎	陳旧性圧迫骨折	陳旧性骨折
	内歯瘻	乳頭潰瘍	尿道症候群
	熱帯性ざ瘡	捻挫後遺症	敗血症性気管支炎
	パラインフルエンザウイルス気管支炎	フェニトイン歯肉増殖症	扁桃チフス
	放射線出血性膀胱炎	放射線性下顎骨骨髄炎	放射線性顎骨壊死
	放射線性化膿性顎骨壊死	放射線性膀胱炎	マイコプラズマ気管支炎
	慢性萎縮性老人性歯肉炎	慢性壊疽性歯髄炎	慢性開放性歯髄炎
	慢性潰瘍性歯髄炎	慢性歯髄炎	慢性増殖性歯髄炎
	慢性単純性歯髄炎	慢性非細菌性前立腺炎	慢性閉鎖性歯髄炎
	慢性放射線性顎骨壊死	ライノウイルス気管支炎	淋菌性咽頭炎
	ワンサン気管支炎	ワンサン扁桃炎	

用法用量　通常，成人には 1 回 250mg(力価)を 1 日 3 回食後経口投与する。重症又は効果不十分と思われる症例には 1 回 500mg(力価)を 1 日 3 回食後経口投与する。
なお，年齢及び症状により適宜増減する。

用法用量に関連する使用上の注意

(1)本剤の使用にあたっては，耐性菌の発現等を防ぐため，原則として感受性を確認し，疾病の治療上必要な最小限の期間の投与にとどめること。

(2)腎機能障害患者では，血中濃度半減期の延長及び尿中排泄率の低下が認められ，血中濃度が増大するので，腎機能障害の程度に応じて投与量，投与間隔の調節が必要である。

下表に投与法の一例を示す。

クレアチニンクリアランス (mL/min)	投与法	
	投与量 [mg(力価)]	投与間隔 (時間)
50 ≦	250 又は 500	8
30〜49		12
10〜29		24
＜ 10		48

禁忌　本剤の成分又はセフロキシムナトリウムによるショックの既往歴のある患者

原則禁忌　本剤の成分又はセフェム系抗生物質に対し過敏症の既往歴のある患者

オーラップ細粒1%　規格：1%1g[161.7円/g]
オーラップ錠1mg　規格：1mg1錠[17.8円/錠]
オーラップ錠3mg　規格：3mg1錠[45.7円/錠]

ピモジド　アステラス　117

【効能効果】

(1)統合失調症

(2)小児の自閉性障害，精神遅滞に伴う下記の症状

動き，情動，意欲，対人関係等にみられる異常行動

睡眠，食事，排泄，言語等にみられる病的症状

常同症等がみられる精神症状

【対応標準病名】

◎	異常行動	自閉性精神発達遅滞	常同性運動障害
	小児自閉症	知的障害	統合失調症
○	アスペルガー症候群	型分類困難な統合失調症	カナー症候群
	偽神経症性統合失調症	急性統合失調症	急性統合失調症性エピソード
	急性統合失調症様精神病性障害	境界型統合失調症	緊張型統合失調症
	高機能自閉症	広汎性発達障害	残遺型統合失調症
	児童精神病	自閉症	自閉的精神病質
	自閉的特徴を伴う知的障害	重症心身障害	小児期型統合失調症
	小児シゾイド障害	小児精神病	前駆期統合失調症
	潜在性統合失調症	素行障害	体感症性統合失調症
	短期統合失調症様障害	単純型統合失調症	知的障害・行動機能障害なしか最小限
	知的障害・行動機能障害の言及なし	知的障害・その他の行動機能障害あり	知的障害・要治療の行動機能障害あり
	知的障害と常同運動に関連した過動性障害	遅発性統合失調症	統合失調症型障害
	統合失調症型パーソナリティ障害	統合失調症後抑うつ	統合失調症症状を伴う急性錯乱
	統合失調症症状を伴う急性多形性精神病性障害	統合失調症症状を伴う類循環精神病	統合失調症性パーソナリティ障害
	統合失調症性反応	統合失調症様状態	破瓜型統合失調症
	非定型自閉症	非定型小児精神病	ヘラー症候群

	妄想型統合失調症	レット症候群	
△	家庭限局性素行障害	咬舌癖	常性痙攣
	スパスムス・ヌータンス	舌突出癖	統合失調症症状を伴わない急性錯乱
	統合失調症症状を伴わない急性多形性精神病性障害	統合失調症症状を伴わない類循環精神病	夢幻精神病
	モレル・クレペリン病		

用法用量

(1)統合失調症の場合
ピモジドとして通常成人には，次の量を１日１回，必要に応じ2～3回に分割し，経口投与する。
初期量は1～3mg，症状に応じ4～6mgに漸増する。最高量は9mgまでとする。維持量は通常6mg以下である。
なお，症状に応じ適宜増減する。１日１回の投与の場合は朝の投与が望ましい。

(2)小児の自閉性障害等の場合
ピモジドとして通常小児には，１日１回１日量1～3mgを経口投与する。年齢，症状により適宜増減するが，１日量6mgまで増量することができ，場合により１日２回に分割投与することもできる。
なお，本剤投与により安定した状態が得られた場合，適当な休薬期間を設け，その後の投薬継続の可否を決めること。

用法用量に関連する使用上の注意　小児の自閉性障害等の場合：てんかん等の痙攣性疾患又はこれらの既往歴のある患者へ投与する場合は，抗痙攣剤，精神安定剤等を併用するとともに観察を十分に行うこと。

禁忌

(1)先天性QT延長症候群のある患者，先天性QT延長症候群の家族歴のある患者，不整脈又はその既往歴のある患者
(2)QT延長を起こしやすい患者
①QT延長を起こすことが知られている薬剤(スルトプリド等)を投与中の患者
②低カリウム血症，低マグネシウム血症のある患者
③著明な徐脈のある患者
(3)チトクロムP450(CYP3A4)を阻害する薬剤(HIVプロテアーゼ阻害剤，アゾール系抗真菌剤，テラプレビル，クラリスロマイシン，エリスロマイシン，キヌプリスチン・ダルホプリスチン，アプレピタント，ホスアプレピタント)，パロキセチン，フルボキサミン，セルトラリン，エスシタロプラムを投与中の患者
(4)昏睡状態の患者，又はバルビツール酸誘導体，麻酔剤等の中枢神経抑制剤の強い影響下にある患者
(5)うつ病・パーキンソン病の患者
(6)本剤の成分に対し過敏症の既往歴のある患者

併用禁忌

薬剤名等	臨床症状・措置方法	機序・危険因子
QT延長を起こすことが知られている薬剤 スルトプリド (バルネチール) 等	QT延長，心室性不整脈等の重篤な副作用を起こすおそれがある。	本剤及びこれらの薬剤はいずれもQT間隔を延長させるおそれがあるため，併用により作用が増強するおそれがある。
HIVプロテアーゼ阻害剤 リトナビル (ノービア) 等 アゾール系抗真菌剤 (外用剤を除く) イトラコナゾール (イトリゾール) 等 テラプレビル (テラビック) クラリスロマイシン (クラリス，クラリシッド) エリスロマイシン (エリスロシン等) キヌプリスチン・ダルホプリスチン (シナシッド) アプレピタント (イメンド) ホスアプレピタント (プロイメンド)		これらの薬剤がチトクロムP450(CYP3A4)による薬物代謝を阻害し，本剤の血中濃度が上昇するおそれがある。
パロキセチン (パキシル) フルボキサミン (ルボックス，デプロメール)		これらの薬剤が本剤の代謝を阻害し血中濃度が上昇するおそれがある。
セルトラリン (ジェイゾロフト)		機序は不明であるが，併用により本剤の血中濃度が上昇したとの報告がある。
エスシタロプラム (レクサプロ)		機序は不明であるが，エスシタロプラムのラセミ体であるシタロプラムとの併用によりQT延長がみられたとの報告がある。

オラペネム小児用細粒10%　規格：100mg1g[597.5円/g]
テビペネムピボキシル　Meiji Seika　613

【効能効果】

〈適応菌種〉テビペネムに感性の黄色ブドウ球菌，レンサ球菌属，肺炎球菌，モラクセラ(ブランハメラ)・カタラーリス，インフルエンザ菌
〈適応症〉肺炎，中耳炎，副鼻腔炎
(1)肺炎球菌にはペニシリン耐性肺炎球菌及びマクロライド耐性肺炎球菌を含む。
(2)インフルエンザ菌にはアンピシリン耐性インフルエンザ菌を含む。

【対応標準病名】

◎	中耳炎	肺炎	副鼻腔炎
○	外傷性穿孔性中耳炎	外傷性中耳炎	化膿性中耳炎
	化膿性副鼻腔炎	気管支肺炎	急性化膿性中耳炎
	急性中耳炎	急性肺炎	胸膜肺炎
	グラデニーゴ症候群	鼓室内水腫	再発性中耳炎
	篩骨洞炎	歯性上顎洞炎	歯性副鼻腔炎
	出血性中耳炎	術後性中耳炎	術後性慢性中耳炎
	上顎洞炎	上鼓室化膿症	小児肺炎
	小児副鼻腔炎	新生児中耳炎	水疱性中耳炎
	穿孔性中耳炎	前頭洞炎	大葉性肺炎
	単純性中耳炎	中耳炎性顔面神経麻痺	蝶形骨洞炎
	沈下性肺炎	陳旧性中耳炎	乳児肺炎
	敗血症性肺炎	汎副鼻腔炎	非定型肺炎
	びまん性肺炎	慢性化膿性穿孔性中耳炎	慢性化膿性中耳炎
	慢性耳管鼓室化膿性中耳炎	慢性上鼓室乳突洞化膿性中耳炎	慢性穿孔性中耳炎
	慢性中耳炎	慢性中耳炎急性増悪	慢性中耳炎後遺症
	慢性中耳炎術後再燃	慢性副鼻腔炎	慢性副鼻腔炎急性増悪
	慢性副鼻腔膿瘍	無熱性肺炎	良性慢性化膿性中耳炎
	老人性肺炎		
△	乾酪性副鼻腔炎	口腔上顎洞瘻	好酸球性中耳炎
	好酸球性副鼻腔炎		

効能効果に関連する使用上の注意　カルバペネム系抗生物質の臨床的位置づけを考慮した上で，本剤の使用に際しては，他の抗菌薬による治療効果が期待できない症例に限り使用すること。

用法用量　通常，小児にはテビペネム　ピボキシルとして１回4mg(力価)/kgを１日２回食後に経口投与する。なお，必要に応じて１回6mg(力価)/kgまで増量できる。

用法用量に関連する使用上の注意　本剤の投与期間は，７日間以内を目安とすること。なお，本剤の使用にあたっては，耐性菌の発現等を防ぐため，原則として感受性を確認し，疾病の治療上必要な最小限の期間の投与にとどめること。

禁忌

(1)本剤の成分によるショックの既往歴のある患者

(2)バルプロ酸ナトリウムを投与中の患者

原則禁忌　本剤の成分に対し過敏症の既往歴のある患者

併用禁忌

薬剤名等	臨床症状・措置方法	機序・危険因子
バルプロ酸ナトリウム (デパケン，バレリン，ハイセレニン等)	バルプロ酸の血中濃度が低下し，てんかんの発作が再発するおそれがある。	発現機序は不明。

オルメテック錠5mg　規格：5mg1錠[34.3円/錠]
オルメテック錠10mg　規格：10mg1錠[64.7円/錠]
オルメテック錠20mg　規格：20mg1錠[123.3円/錠]
オルメテック錠40mg　規格：40mg1錠[187.7円/錠]
オルメサルタンメドキソミル　第一三共　214

【効 能 効 果】

高血圧症

【対応標準病名】

◎	高血圧症	本態性高血圧症	
○	悪性高血圧症	褐色細胞腫	褐色細胞腫性高血圧症
	境界型高血圧症	クロム親和性細胞腫	高血圧性緊急症
	高血圧性腎疾患	高血圧性脳内出血	高血圧切迫症
	高レニン性高血圧症	若年高血圧症	若年性境界型高血圧症
	収縮期高血圧症	術中異常高血圧症	心因性高血圧症
	低レニン性高血圧症	内分泌性高血圧症	二次性高血圧症
	副腎性高血圧症		
△	HELLP 症候群	軽症妊娠高血圧症候群	混合型妊娠高血圧症候群
	産後高血圧症	重症妊娠高血圧症候群	純粋型妊娠高血圧症候群
	腎血管性高血圧症	腎実質性高血圧症	腎性高血圧症
	新生児高血圧症	早発型妊娠高血圧症候群	遅発型妊娠高血圧症候群
	妊娠高血圧症	妊娠高血圧症候群	妊娠高血圧腎症
	妊娠中一過性高血圧症	副腎腺腫	副腎のう腫
	副腎皮質のう腫	良性副腎皮質腫瘍	

用法用量　通常，成人にはオルメサルタン　メドキソミルとして10～20mgを1日1回経口投与する。なお，1日5～10mgから投与を開始し，年齢，症状により適宜増減するが，1日最大投与量は40mgまでとする。

禁忌

(1)本剤の成分に対し過敏症の既往歴のある患者
(2)妊婦又は妊娠している可能性のある婦人
(3)アリスキレンフマル酸塩を投与中の糖尿病患者(ただし，他の降圧治療を行ってもなお血圧のコントロールが著しく不良の患者を除く)

オングリザ錠2.5mg　規格：2.5mg1錠[99.1円/錠]
オングリザ錠5mg　規格：5mg1錠[149.3円/錠]
サキサグリプチン水和物　協和発酵キリン　396

【効 能 効 果】

2型糖尿病

【対応標準病名】

◎	2型糖尿病		
○	2型糖尿病・眼合併症あり	2型糖尿病・関節合併症あり	2型糖尿病・腎合併症あり
	2型糖尿病・神経学的合併症あり	2型糖尿病・多発糖尿病性合併症あり	2型糖尿病・糖尿病性合併症あり
	2型糖尿病・糖尿病性合併症なし	2型糖尿病・末梢循環合併症あり	安定型糖尿病
	インスリン抵抗性糖尿病	若年2型糖尿病	
△	2型糖尿病・ケトアシドーシス合併あり	2型糖尿病・昏睡合併あり	2型糖尿病黄斑症
	2型糖尿病合併妊娠	2型糖尿病性アシドーシス	2型糖尿病性アセトン血症
	2型糖尿病性壊疽	2型糖尿病性黄斑浮腫	2型糖尿病性潰瘍
	2型糖尿病性眼筋麻痺	2型糖尿病性肝障害	2型糖尿病性関節症
	2型糖尿病性筋萎縮症	2型糖尿病性血管障害	2型糖尿病性ケトアシドーシス
	2型糖尿病性高コレステロール血症	2型糖尿病性虹彩炎	2型糖尿病性骨症
	2型糖尿病性昏睡	2型糖尿病性自律神経ニューロパチー	2型糖尿病性神経因性膀胱
	2型糖尿病性神経痛	2型糖尿病性腎硬化症	2型糖尿病性腎症
	2型糖尿病性腎症第1期	2型糖尿病性腎症第2期	2型糖尿病性腎症第3期
	2型糖尿病性腎症第3期A	2型糖尿病性腎症第3期B	2型糖尿病性腎症第4期
	2型糖尿病性腎症第5期	2型糖尿病性腎不全	2型糖尿病性水疱
	2型糖尿病性精神障害	2型糖尿病性そう痒症	2型糖尿病性多発ニューロパチー
	2型糖尿病性単ニューロパチー	2型糖尿病性中心性網膜症	2型糖尿病性低血糖性昏睡
	2型糖尿病性動脈硬化症	2型糖尿病性動脈閉塞症	2型糖尿病性ニューロパチー
	2型糖尿病性白内障	2型糖尿病性皮膚障害	2型糖尿病性浮腫性硬化症
	2型糖尿病性末梢血管症	2型糖尿病性末梢血管障害	2型糖尿病性末梢神経障害
	2型糖尿病性ミオパチー	2型糖尿病性網膜症	インスリンレセプター異常症
	ウイルス性糖尿病	ウイルス性糖尿病・眼合併症あり	ウイルス性糖尿病・腎合併症あり
	ウイルス性糖尿病・神経学的合併症あり	ウイルス性糖尿病・多発糖尿病性合併症あり	ウイルス性糖尿病・糖尿病性合併症あり
	ウイルス性糖尿病・糖尿病性合併症なし	ウイルス性糖尿病・末梢循環合併症あり	栄養不良関連糖尿病
	化学的糖尿病	境界型糖尿病	キンメルスチール・ウイルソン症候群
	高血糖高浸透圧症候群	膵性糖尿病	膵性糖尿病・眼合併症あり
	膵性糖尿病・腎合併症あり	膵性糖尿病・神経学的合併症あり	膵性糖尿病・多発糖尿病性合併症あり
	膵性糖尿病・糖尿病性合併症あり	膵性糖尿病・糖尿病性合併症なし	膵性糖尿病・末梢循環合併症あり
	ステロイド糖尿病	ステロイド糖尿病・眼合併症あり	ステロイド糖尿病・腎合併症あり
	ステロイド糖尿病・神経学的合併症あり	ステロイド糖尿病・多発糖尿病性合併症あり	ステロイド糖尿病・糖尿病性合併症あり
	ステロイド糖尿病・糖尿病性合併症なし	ステロイド糖尿病・末梢循環合併症あり	潜在性糖尿病
	前糖尿病	増殖性糖尿病性網膜症	増殖性糖尿病性網膜症・2型糖尿病
	耐糖能異常	糖尿病	糖尿病・糖尿病性合併症なし
	糖尿病黄斑症	糖尿病黄斑浮腫	糖尿病合併症
	糖尿病性壊疽	糖尿病性潰瘍	糖尿病性眼筋麻痺
	糖尿病性肝障害	糖尿病性関節症	糖尿病性筋萎縮症
	糖尿病性血管障害	糖尿病性高コレステロール血症	糖尿病性虹彩炎
	糖尿病性骨症	糖尿病性自律神経ニューロパチー	糖尿病性神経因性膀胱
	糖尿病性神経痛	糖尿病性腎硬化症	糖尿病性腎症
	糖尿病性腎不全	糖尿病性水疱	糖尿病性精神障害
	糖尿病性そう痒症	糖尿病性多発ニューロパチー	糖尿病性単ニューロパチー
	糖尿病性中心性網膜症	糖尿病性動脈硬化症	糖尿病性動脈閉塞症
	糖尿病性ニューロパチー	糖尿病性白内障	糖尿病性皮膚障害
	糖尿病性浮腫性硬化症	糖尿病性末梢血管症	糖尿病性末梢血管障害
	糖尿病性末梢神経障害	糖尿病母体児	糖尿病網膜症
	二次性糖尿病	二次性糖尿病・眼合併症あり	二次性糖尿病・腎合併症あり
	二次性糖尿病・神経学的合併症あり	二次性糖尿病・多発糖尿病性合併症あり	二次性糖尿病・糖尿病性合併症あり
	二次性糖尿病・糖尿病性合併症なし	二次性糖尿病・末梢循環合併症あり	妊娠中の糖尿病
	妊娠糖尿病	妊娠糖尿病母体児症候群	ぶどう糖負荷試験異常
	薬剤性糖尿病	薬剤性糖尿病・眼合併症あり	薬剤性糖尿病・腎合併症あり

薬剤性糖尿病・神経学的合併症あり	薬剤性糖尿病・多発糖尿病性合併症あり	薬剤性糖尿病・糖尿病性合併症あり
薬剤性糖尿病・糖尿病性合併症なし	薬剤性糖尿病・末梢循環合併症あり	

効能効果に関連する使用上の注意

(1)本剤の適用はあらかじめ糖尿病治療の基本である食事療法，運動療法を十分に行ったうえで効果が不十分な場合に限り考慮すること。

(2)糖尿病の診断が確立した患者に対してのみ適用を考慮すること。糖尿病以外にも耐糖能異常・尿糖陽性等，糖尿病類似の症状(腎性糖尿，甲状腺機能異常等)を有する疾患があることに留意すること。

用法用量　通常，成人にはサキサグリプチンとして5mgを1日1回経口投与する。なお，患者の状態に応じて2.5mgを1日1回経口投与することができる。

用法用量に関連する使用上の注意

中等度以上の腎機能障害患者では，排泄の遅延により本剤の血中濃度が上昇するため，2.5mgに減量すること。

	血清クレアチニン*(mg/dL)	クレアチニンクリアランス(Ccr，mL/min)	投与量
中等度以上の腎機能障害患者	男性：＞1.4 女性：＞1.2	＜50	2.5mg，1日1回

＊クレアチニンクリアランスに相当する換算値(年齢60歳，体重65kg)

禁忌

(1)本剤の成分に対し過敏症の既往歴のある患者

(2)重症ケトーシス，糖尿病性昏睡又は前昏睡，1型糖尿病の患者

(3)重症感染症，手術前後，重篤な外傷のある患者

カイトリル細粒0.4%　規格：2mg1包[1185.1円/包]
カイトリル錠1mg　規格：1mg1錠[628.4円/錠]
カイトリル錠2mg　規格：2mg1錠[1177.3円/錠]
グラニセトロン塩酸塩　中外　239

【効能効果】

抗悪性腫瘍剤(シスプラチン等)投与及び放射線照射に伴う消化器症状(悪心，嘔吐)

【対応標準病名】

◎	化学療法に伴う嘔吐症		
○ あ	S状結腸癌	悪性エナメル上皮腫	悪性下垂体腫瘍
	悪性褐色細胞腫	悪性顆粒細胞腫	悪性間葉腫
	悪性奇形腫	悪性汗腺腫	悪性グロームス腫瘍
	悪性血管外皮腫	悪性甲状腺腫	悪性骨腫瘍
	悪性縦隔腫瘍	悪性腫瘍合併性皮膚筋炎	悪性腫瘍に伴う貧血
	悪性神経膠腫	悪性髄膜腫	悪性脊髄髄膜腫
	悪性線維性組織球腫	悪性虫垂粘液瘤	悪性停留精巣
	悪性頭蓋咽頭腫	悪性脳腫瘍	悪性末梢神経鞘腫
	悪性葉状腫瘍	悪性リンパ腫骨髄浸潤	胃悪性黒色腫
	イートン・ランバート症候群	胃カルチノイド	胃癌
	胃管癌	胃癌骨転移	胃癌末期
	胃脂肪肉腫	胃重複癌	胃進行癌
	胃体部癌	胃底部癌	遺伝性大腸癌
	遺伝性非ポリポーシス大腸癌	胃肉腫	胃幽門部癌
	陰核癌	陰茎癌	陰茎亀頭部癌
	陰茎体部癌	陰茎肉腫	陰茎包皮部癌
	咽頭癌	咽頭肉腫	陰のう癌
	陰のう内脂肪肉腫	ウイルムス腫瘍	エクリン汗孔癌
	炎症性乳癌	延髄神経膠腫	嘔気
	横行結腸癌	嘔吐症	横紋筋肉腫
か	悪心	外陰悪性黒色腫	外陰悪性腫瘍
	外陰癌	外陰部パジェット病	外耳道癌
	回腸癌	海綿芽細胞腫	回盲部癌
	下咽頭癌	下咽頭後部癌	下咽頭肉腫
	下顎悪性エナメル上皮腫	下顎骨悪性腫瘍	下顎歯肉癌
	下顎歯肉頬移行部癌	下眼瞼有棘細胞癌	顎下腺癌
	顎下部悪性腫瘍	角膜の悪性腫瘍	下行結腸癌
	下肢悪性腫瘍	下唇癌	下唇赤唇部癌
	仮声帯癌	滑膜腫	滑膜肉腫
	下部食道癌	下部胆管癌	下葉肺癌
	カルチノイド	癌	肝悪性腫瘍
	眼窩悪性腫瘍	肝外胆管癌	眼窩神経芽腫
	肝カルチノイド	肝癌	肝癌骨転移
	眼瞼皮膚の悪性腫瘍	肝細胞癌	癌性悪液質
	癌性胸膜炎	癌性ニューロパチー	癌性ニューロミオパチー
	癌性貧血	癌性ミエロパチー	汗腺癌
	顔面悪性腫瘍	肝門部癌	肝門部胆管癌
	気管癌	気管支癌	気管支リンパ節転移
	基底細胞癌	臼後部癌	嗅神経芽腫
	嗅神経上皮腫	胸腔内リンパ節の悪性腫瘍	橋神経膠腫
	胸腺カルチノイド	胸腺癌	胸腺腫
	胸椎転移	頬粘膜癌	胸部下部食道癌
	胸部上部食道癌	胸部食道癌	胸部中部食道癌
	胸膜悪性腫瘍	胸膜脂肪肉腫	巨大後腹膜脂肪肉腫
	空腸癌	クルッケンベルグ腫瘍	クロム親和性芽細胞腫
	頚動脈小体悪性腫瘍	頚部悪性腫瘍	頚部癌
	頚部原発腫瘍	頚部脂肪肉腫	頚部食道癌
	頚部神経芽腫	頚部肉腫	頚部皮膚悪性腫瘍
	血管肉腫	結腸癌	結腸脂肪肉腫
	結膜の悪性腫瘍	肩甲部脂肪肉腫	原始神経外胚葉腫瘍
	原線維性星細胞腫	原発性肝癌	原発性骨腫瘍
	原発性脳腫瘍	原発性肺癌	原発不明癌
	口蓋癌	口蓋垂癌	膠芽腫
	口腔悪性黒色腫	口腔癌	口腔前庭癌
	口腔底癌	硬口蓋癌	後縦隔悪性腫瘍
	甲状腺悪性腫瘍	甲状腺癌	甲状腺癌骨転移
	甲状腺髄様癌	甲状腺乳頭癌	甲状腺未分化癌
	甲状腺濾胞癌	甲状軟骨の悪性腫瘍	口唇癌
	口唇境界部癌	口唇赤唇部癌	口唇皮膚悪性腫瘍
	口底癌	喉頭蓋癌	喉頭蓋前面癌
	喉頭蓋谷癌	喉頭癌	後頭部転移性腫瘍
	後頭葉悪性腫瘍	後腹膜悪性腫瘍	後腹膜脂肪肉腫
	肛門悪性黒色腫	肛門癌	肛門管癌
	肛門部癌	肛門扁平上皮癌	骨悪性線維性組織球腫
	骨原性肉腫	骨髄性白血病骨髄浸潤	骨髄転移
	骨線維肉腫	骨転移癌	骨軟骨肉腫
	骨肉腫	骨盤転移	骨盤内リンパ節転移
さ	骨盤内リンパ節の悪性腫瘍	骨膜性骨肉腫	鰓原性癌
	残胃癌	耳介癌	耳下腺癌
	耳下部肉腫	耳管癌	色素性基底細胞癌
	子宮癌	子宮癌骨転移	子宮癌再発
	子宮癌肉腫	子宮体癌	子宮体癌再発
	子宮内膜癌	子宮内膜間質肉腫	子宮肉腫
	篩骨洞癌	視神経膠腫	脂腺癌
	歯肉癌	脂肪肉腫	縦隔癌
	縦隔脂肪肉腫	縦隔神経芽腫	縦隔リンパ節転移
	十二指腸カルチノイド	十二指腸癌	十二指腸乳頭癌
	十二指腸乳頭部癌	十二指腸平滑筋肉腫	絨毛癌
	主気管支の悪性腫瘍	術後乳癌	腫瘍随伴症候群
	上衣芽細胞腫	上衣腫	小陰唇癌
	上咽頭癌	上咽頭脂肪肉腫	上顎悪性エナメル上皮腫
	上顎癌	上顎結節部癌	上顎骨悪性腫瘍

	上顎歯肉癌	上顎歯肉頬移行部癌	上顎洞癌
	松果体悪性腫瘍	松果体芽腫	松果体未分化胚細胞腫
	上行結腸カルチノイド	上行結腸癌	上行結腸平滑筋肉腫
	小細胞肺癌	上肢悪性腫瘍	上唇癌
	上唇赤唇部癌	小唾液腺癌	小腸癌
	小腸脂肪肉腫	上皮腫	上部食道癌
	上部胆管癌	上葉肺癌	上腕脂肪肉腫
	食道悪性黒色腫	食道横紋筋肉腫	食道顆粒細胞腫
	食道カルチノイド	食道癌	食道癌骨転移
	食道癌肉腫	食道基底細胞癌	食道偽肉腫
	食道脂肪肉腫	食道小細胞癌	食道腺癌
	食道腺様のう胞癌	食道粘表皮癌	食道表在癌
	食道平滑筋肉腫	食道未分化癌	痔瘻癌
	腎悪性腫瘍	腎盂癌	腎盂乳頭状癌
	腎癌	腎癌骨転移	神経芽腫
	神経膠腫	神経線維肉腫	進行乳癌
	唇交連癌	腎細胞癌	腎周囲脂肪肉腫
	心臓悪性腫瘍	心臓横紋筋肉腫	心臓血管肉腫
	心臓脂肪肉腫	心臓線維肉腫	心臓粘液肉腫
	腎肉腫	膵芽腫	膵癌
	膵管癌	膵管内管状腺癌	膵管内乳頭粘液性腺癌
	膵脂肪肉腫	膵漿液性のう胞腺癌	膵腺房細胞癌
	膵臓癌骨転移	膵体部癌	膵頭部癌
	膵内胆管癌	膵粘液性のう胞腺癌	膵尾部癌
	髄膜癌腫症	髄膜白血病	スキルス胃癌
	星細胞腫	精索脂肪肉腫	精索肉腫
	星状芽細胞腫	精上皮腫	成人T細胞白血病骨髄浸潤
	精巣癌	精巣奇形癌	精巣奇形腫
	精巣絨毛癌	精巣上体癌	精巣胎児性癌
	精巣肉腫	精巣卵のう腫瘍	精母細胞腫
	声門下癌	声門癌	声門上癌
	脊索腫	脊髄播種	脊椎転移
	舌縁癌	舌下腺癌	舌下面癌
	舌癌	舌根部癌	舌脂肪肉腫
	舌尖癌	舌背癌	線維脂肪肉腫
	線維肉腫	前縦隔悪性腫瘍	全身性転移性癌
	前頭洞癌	前頭部転移性腫瘍	前頭葉悪性腫瘍
	前立腺癌	前立腺癌骨転移	前立腺神経内分泌癌
	前立腺肉腫	早期胃癌	早期食道癌
	総胆管癌	側頭部転移性腫瘍	側頭葉悪性腫瘍
た	側頭葉膠芽腫	大陰唇癌	退形成性星細胞腫
	胎児性癌	胎児性精巣腫瘍	大腿骨転移性骨腫瘍
	大唾液腺癌	大腸カルチノイド	大腸癌
	大腸癌骨転移	大腸肉腫	大腸粘液癌
	大脳悪性腫瘍	大脳深部神経膠腫	大脳深部転移性腫瘍
	大網脂肪肉腫	唾液腺癌	多発性癌転移
	多発性骨髄腫骨髄浸潤	多発性神経膠腫	胆管癌
	男性性器癌	胆のう癌	胆のう管癌
	胆のう肉腫	腟悪性黒色腫	腟癌
	中咽頭癌	中咽頭側壁癌	中咽頭肉腫
	中耳悪性腫瘍	中縦隔悪性腫瘍	虫垂カルチノイド
	虫垂癌	中脳神経膠腫	中部食道癌
	中部胆管癌	中葉肺癌	腸間膜悪性腫瘍
	腸間膜脂肪肉腫	腸間膜肉腫	蝶形骨洞癌
	聴神経膠腫	直腸S状部結腸癌	直腸悪性黒色腫
	直腸カルチノイド	直腸癌	直腸癌骨転移
	直腸癌術後再発	直腸癌穿孔	直腸脂肪肉腫
	手軟部悪性腫瘍	転移性下顎癌	転移性肝癌
	転移性肝腫瘍	転移性胸膜腫瘍	転移性口腔癌
	転移性黒色腫	転移性骨腫瘍	転移性縦隔腫瘍
	転移性十二指腸癌	転移性腫瘍	転移性消化器腫瘍
	転移性上顎癌	転移性小腸腫瘍	転移性腎腫瘍
	転移性膵腫瘍	転移性舌癌	転移性頭蓋骨腫瘍
	転移性脳腫瘍	転移性肺癌	転移性肺腫瘍
	転移性脾腫瘍	転移性皮膚腫瘍	転移性副腎腫瘍
	転移性卵巣癌	テント上下転移性腫瘍	頭蓋骨悪性腫瘍
	頭蓋部脊索腫	頭頚部癌	頭頂葉悪性腫瘍
	頭部脂肪肉腫	頭部軟部組織悪性腫瘍	頭部皮膚癌
な	内耳癌	内胚葉洞腫瘍	軟口蓋癌
	軟骨肉腫	軟部悪性巨細胞腫	軟部組織悪性腫瘍
	肉腫	乳癌	乳癌・HER2過剰発現
	乳癌骨転移	乳癌再発	乳癌皮膚転移
	乳房外パジェット病	乳房下外側部乳癌	乳房下内側部乳癌
	乳房脂肪肉腫	乳房上外側部乳癌	乳房上内側部乳癌
	乳房中央部乳癌	乳房肉腫	尿管癌
	尿管口部膀胱癌	尿道傍腺の悪性腫瘍	尿膜管癌
	粘液性のう胞腺癌	脳幹悪性腫瘍	脳幹神経膠腫
	脳室悪性腫瘍	脳神経悪性腫瘍	脳胚細胞腫瘍
は	肺芽腫	肺カルチノイド	肺癌
	肺癌骨転移	肺癌肉腫	肺癌による閉塞性肺炎
	胚細胞腫	肺腺癌	肺腺扁平上皮癌
	肺腺様のう胞癌	肺大細胞癌	肺大細胞神経内分泌癌
	肺肉腫	肺粘表皮癌	肺扁平上皮癌
	肺胞上皮癌	肺未分化癌	肺門部肺癌
	馬尾上衣腫	バレット食道癌	反復性嘔吐
	鼻咽腔癌	鼻腔癌	脾脂肪肉腫
	非小細胞肺癌	鼻前庭癌	鼻中隔癌
	脾の悪性腫瘍	皮膚悪性腫瘍	皮膚悪性線維性組織球腫
	皮膚癌	皮膚脂肪肉腫	皮膚線維肉腫
	皮膚白血病	皮膚付属器癌	腹腔内リンパ節の悪性腫瘍
	腹腔リンパ節転移	副甲状腺悪性腫瘍	副甲状腺癌
	副腎悪性腫瘍	副腎癌	副腎髄質の悪性腫瘍
	副腎皮質癌	副腎皮質の悪性腫瘍	副鼻腔癌
	腹部悪性腫瘍	腹部食道癌	腹部神経芽腫
	腹膜悪性腫瘍	腹膜癌	ぶどう膜悪性黒色腫
	噴門癌	平滑筋肉腫	扁桃窩癌
	扁桃癌	扁桃肉腫	膀胱円蓋部膀胱癌
	膀胱癌	膀胱頚部膀胱癌	膀胱後壁部膀胱癌
	膀胱三角部膀胱癌	膀胱前壁部膀胱癌	膀胱側壁部膀胱癌
	膀胱肉腫	傍骨性骨肉腫	紡錘形細胞肉腫
ま	胞巣状軟部肉腫	乏突起神経膠腫	末期癌
	末梢神経悪性腫瘍	脈絡膜悪性黒色腫	メルケル細胞癌
	盲腸カルチノイド	盲腸癌	毛包癌
	網膜芽細胞腫	網膜膠腫	毛様細胞性星細胞腫
や	毛様体悪性腫瘍	ユーイング肉腫	有棘細胞癌
	幽門癌	幽門前庭部癌	腰椎転移
ら	卵黄のう腫瘍	卵管癌	卵巣癌
	卵巣癌全身転移	卵巣絨毛癌	卵巣胎児性癌
	卵巣肉腫	卵巣未分化胚細胞腫	卵巣類皮のう胞癌
	隆起性皮膚線維肉腫	輪状後部癌	リンパ管肉腫
	リンパ性白血病骨髄浸潤	肋骨転移	
△	悪性腫瘍		

効能効果に関連する使用上の注意

(1)本剤を抗悪性腫瘍剤の投与に伴う消化器症状（悪心，嘔吐）に対して使用する場合は，強い悪心，嘔吐が生じる抗悪性腫瘍剤（シスプラチン等）の投与に限り使用すること。

(2)本剤を放射線照射に伴う消化器症状（悪心，嘔吐）に対して使用する場合は，強い悪心，嘔吐が生じる全身照射や上腹部照射等に限り使用すること。

用法用量　通常，成人にはグラニセトロンとして1回2mgを1日1回経口投与する。なお，年齢，症状により適宜増減する。

用法用量に関連する使用上の注意

(1)本剤を抗悪性腫瘍剤の投与に伴う消化器症状（悪心，嘔吐）に対して使用する場合は，抗悪性腫瘍剤の投与1時間前に投与し，癌化学療法の各クールにおける本剤の投与期間は6日間を目安とする。

(2)本剤を放射線照射に伴う消化器症状（悪心，嘔吐）に対して使用する場合は，放射線照射の1時間前に投与する。

禁忌 本剤の成分に対し過敏症の既往歴のある患者

グラニセトロン内服ゼリー1mg「ケミファ」：日医工 1mg1包[499.9円/包]，グラニセトロン内服ゼリー2mg「ケミファ」：日医工 2mg1包[873.8円/包]

ガイレス錠10mg　規格：10mg1錠[5.4円/錠]
ペントキシベリンクエン酸塩　イセイ 222

【効 能 効 果】

下記疾患に伴う咳嗽

感冒，喘息性(様)気管支炎，気管支喘息，急性気管支炎，慢性気管支炎，肺結核，上気道炎(咽喉頭炎，鼻カタル)

【対応標準病名】

◎	咽頭喉頭炎	かぜ	カタル性鼻炎
	感冒	気管支喘息	急性気管支炎
	急性上気道炎	結核性咳嗽	咳
	喘息性気管支炎	肺結核	慢性気管支炎
○	RS ウイルス気管支炎	亜急性気管支炎	アスピリン喘息
	アトピー性喘息	アレルギー性気管支炎	萎縮性咽頭炎
	咽頭気管炎	咽頭扁桃炎	インフルエンザ菌気管支炎
	ウイルス性気管支炎	運動誘発性喘息	エコーウイルス気管支炎
	外因性喘息	潰瘍性粟粒結核	カタル性咳
	活動性肺結核	化膿性鼻炎	顆粒性咽頭炎
	乾性咳	感染型気管支喘息	感染性鼻炎
	乾燥性咽頭炎	乾酪性肺炎	気管結核
	気管支結核	気管支喘息合併妊娠	偽膜性気管支炎
	急性咽頭喉頭炎	急性咽頭扁桃炎	急性気管気管支炎
	急性口蓋扁桃炎	急性喉頭気管気管支炎	急性粟粒結核
	急性反復性気管支炎	急性鼻咽頭炎	急性鼻炎
	胸水結核菌陽性	クループ性気管支炎	結核
	結核後遺症	結核腫	結核性喀血
	結核性気管支拡張症	結核性気胸	結核性空洞
	結核性硬化症	結核性線維症	結核性膿瘍
	結核性肺線維症	結核性肺膿瘍	結核性発熱
	血管運動性鼻炎	結節性肺結核	硬化性肺結核
	喉頭結核	コクサッキーウイルス気管支炎	混合型喘息
	湿性咳	小児喘息	小児喘息性気管支炎
	職業喘息	心因性喘息	滲出性気管支炎
	ステロイド依存性喘息	咳失神	咳喘息
	舌扁桃炎	潜在性結核感染症	先天性結核
	粟粒結核	難治結核	難治性喘息
	乳児喘息	妊娠中感冒	肺炎球菌性気管支炎
	肺炎結核	肺結核・鏡検確認あり	肺結核・組織学的確認あり
	肺結核・培養のみ確認あり	肺結核腫	敗血症性気管支炎
	肺門結核	播種性結核	パラインフルエンザウイルス気管支炎
	非アトピー性喘息	鼻炎	肥大性咽頭炎
	閉塞性鼻炎	マイコプラズマ気管支炎	慢性咽喉頭炎
	慢性咽頭炎	慢性咽頭カタル	慢性咽頭痛
	慢性咳嗽	慢性潰瘍性鼻咽頭炎	慢性化膿性鼻咽頭炎
	慢性気管炎	慢性気管気管支炎	慢性気管支漏
	慢性鼻咽頭炎	慢性鼻炎	夜間性喘息
	夜間咳	ライノウイルス気管支炎	連鎖球菌気管支炎
	連鎖球菌性上気道感染	老人性気管支炎	濾胞性咽頭炎
△	萎縮性鼻炎	うっ血性鼻炎	潰瘍性鼻炎
	乾燥性鼻炎	珪肺結核	好酸球増多性鼻炎
	臭鼻症	塵肺結核	多剤耐性結核
	陳旧性肺結核	肉芽腫性鼻炎	肺結核後遺症
	肺結核術後	肺門リンパ節結核	肥厚性鼻炎

用法用量 ペントキシベリンクエン酸塩として，通常成人1日15～120mgを2～3回に分割経口投与する。
なお，年齢，症状により適宜増減する。

禁忌 緑内障のある患者

アストマトップ錠15mg：鶴原 15mg1錠[5.4円/錠]，ペントキシベリンクエン酸塩錠30mg「JG」：長生堂 30mg1錠[5.4円/錠]

カイロック細粒40%　規格：40%1g[20.9円/g]
シメチジン　藤本 232

【効 能 効 果】

(1)胃潰瘍，十二指腸潰瘍，吻合部潰瘍，Zollinger-Ellison 症候群，逆流性食道炎，上部消化管出血(消化性潰瘍，急性ストレス潰瘍，出血性胃炎による)

(2)下記疾患の胃粘膜病変(びらん，出血，発赤，浮腫)の改善：急性胃炎，慢性胃炎の急性増悪期

【対応標準病名】

◎	胃潰瘍	胃十二指腸潰瘍	胃出血
	胃びらん	逆流性食道炎	急性胃炎
	急性びらん性胃炎	十二指腸潰瘍	出血性胃炎
	上部消化管出血	ストレス潰瘍	ゾリンジャー・エリソン症候群
	吻合部潰瘍	慢性胃炎	
○	NSAID 胃潰瘍	NSAID 十二指腸潰瘍	アルコール性胃炎
	アレルギー性胃炎	胃炎	胃潰瘍瘢痕
	胃十二指腸炎	胃十二指腸潰瘍瘢痕	維持療法の必要な術後難治性逆流性食道炎
	維持療法の必要な難治性逆流性食道炎	胃穿孔	急性胃潰瘍
	急性胃潰瘍穿孔	急性胃粘膜病変	急性十二指腸潰瘍
	急性十二指腸潰瘍穿孔	急性出血性胃潰瘍	急性出血性胃潰瘍穿孔
	急性出血性十二指腸潰瘍	急性出血性十二指腸潰瘍穿孔	クッシング潰瘍
	高ガストリン血症	再発性胃潰瘍	再発性十二指腸潰瘍
	残胃潰瘍	十二指腸炎	十二指腸潰瘍瘢痕
	十二指腸球後部潰瘍	十二指腸穿孔	十二指腸びらん
	出血性胃潰瘍	出血性胃潰瘍穿孔	出血性十二指腸潰瘍
	出血性十二指腸潰瘍穿孔	出血性吻合部潰瘍	術後胃潰瘍
	術後胃十二指腸潰瘍	術後逆流性食道炎	術後残胃胃炎
	術後十二指腸潰瘍	術後難治性逆流性食道炎	消化管出血
	心因性胃潰瘍	ステロイド潰瘍	ステロイド潰瘍穿孔
	ストレス性胃潰瘍	ストレス性十二指腸潰瘍	穿孔性胃潰瘍
	穿孔性十二指腸潰瘍	穿孔性吻合部潰瘍	穿通性胃潰瘍
	穿通性十二指腸潰瘍	多発胃潰瘍	多発性十二指腸潰瘍
	多発性出血性胃潰瘍	中毒性胃炎	デュラフォイ潰瘍
	吐下血	難治性胃潰瘍	難治性逆流性食道炎
	難治性十二指腸潰瘍	難治性吻合部潰瘍	表層性胃炎
	びらん性胃炎	びらん性十二指腸炎	ヘリコバクター・ピロリ胃炎
	放射線胃炎	慢性胃潰瘍	慢性胃潰瘍活動期
	慢性十二指腸潰瘍	慢性十二指腸潰瘍活動期	メネトリエ病
	薬剤性胃潰瘍		
△	胃空腸周囲炎	胃周囲炎	萎縮性胃炎
	萎縮性化生性胃炎	胃食道逆流症	胃腸疾患
	胃粘膜過形成	胃蜂窩織炎	十二指腸周囲炎
	十二指腸乳頭炎	消化管狭窄	消化管障害
	神経性胃炎	腸出血	吐血
	肉芽腫性胃炎	反応性リンパ組織増生症	非びらん性胃食道逆流症
	慢性十二指腸炎	疣状胃炎	

用法用量

胃潰瘍，十二指腸潰瘍：通常，成人にはシメチジンとして1日800mgを2回(朝食後及び就寝前)に分割して経口投与する。また，1日量を4回(毎食後及び就寝前)に分割もしくは1回(就寝前)投与することもできる。なお,年齢,症状により適宜増減する。

吻合部潰瘍，Zollinger-Ellison症候群，逆流性食道炎，上部消化管出血(消化性潰瘍，急性ストレス潰瘍，出血性胃炎による)

通常，成人にはシメチジンとして1日800mgを2回(朝食後及び就寝前)に分割して経口投与する。また，1日量を4回(毎食後及び就寝前)に分割して投与することもできる。なお，年齢，症状により適宜増減する。

ただし，上部消化管出血の場合には，通常注射剤で治療を開始し，内服可能となった後は経口投与に切り替える。

下記疾患の胃粘膜病変(びらん，出血，発赤，浮腫)の改善

急性胃炎，慢性胃炎の急性増悪期：通常，成人にはシメチジンとして1日400mgを2回(朝食後及び就寝前)に分割して経口投与する。また,1日量を1回(就寝前)投与することもできる。なお，年齢，症状により適宜増減する。

用法用量に関連する使用上の注意

(1)腎障害のある患者では，血中濃度が持続するので，投与量を減ずるか投与間隔をあけて使用すること。

(2)シメチジンは血液透析により除去されるため，血液透析を受けている患者に投与する場合は，透析後に投与すること。なお，腹膜透析においては，シメチジンの除去率はわずか(投与量の約5%以下)である。

禁忌 シメチジンに対し過敏症の既往歴のある患者

シメチジン細粒40%「トーワ」：東和[7.5円/g]

加香ヒマシ油「マルイシ」 規格：10mL[1.38円/mL]

加香ヒマシ油 丸石 235

【効能効果】

便秘症，食中毒における腸管内容物の排除，消化管検査時または手術前後における腸管内容物の排除

【対応標準病名】

◎	食中毒	便秘症	
○	痙攣性便秘	弛緩性便秘症	習慣性便秘
	食事性便秘	単純性便秘	腸管麻痺性便秘
	直腸性便秘	乳幼児便秘	妊産婦便秘
△	機能性便秘症	きのこ中毒	銀杏中毒
	結腸アトニー	細菌性食中毒	重症便秘症
	術後便秘	植物アルカロイド中毒	大腸機能障害
	大腸ジスキネジア	腸アトニー	腸管運動障害
	腸機能障害	腸ジスキネジア	便通異常

用法用量 ヒマシ油として，通常，成人は15～30mL(増量限度60mL)，小児は5～15mL，乳幼児は1～5mLを，それぞれそのまま，または水，牛乳などに浮かべて頓用する。

なお，年齢，症状により適宜増減する。

禁忌

(1)急性腹症が疑われる患者

(2)痙れん性便秘の患者

(3)重症の硬結便のある患者

(4)ヘノポジ油，メンマ等の脂溶性駆虫剤を投与中の患者

(5)燐，ナフタリンなどの脂溶性物質による中毒時

加香ヒマシ油「ケンエー」：健栄[1.48円/mL]，加香ヒマシ油「コザカイ・M」：小堺[1.38円/mL]，加香ヒマシ油「司生堂」：司生堂[1.38円/mL]，加香ヒマシ油「東海」：東海[1.38円/mL]，加香ヒマシ油「ニッコー」：日興[1.38円/mL]，加香ヒマシ油「ヤマゼン」：山善[1.66円/mL]，加香ヒマシ油FM：フヂミ製薬所[1.38円/mL]

ガスコン散10% 規格：10%1g[8.2円/g]
ガスコン錠40mg 規格：40mg1錠[5.6円/錠]
ガスコン錠80mg 規格：80mg1錠[5.9円/錠]
ガスコンドロップ内用液2% 規格：2%1mL[3.8円/mL]

ジメチコン キッセイ 231

【効能効果】

(1)胃腸管内のガスに起因する腹部症状の改善

(2)胃内視鏡検査時における胃内有泡性粘液の除去

(3)腹部X線検査時における腸内ガスの駆除

【対応標準病名】

該当病名なし

用法用量

(1)胃腸管内のガスに起因する腹部症状の改善に使用する場合

ジメチルポリシロキサンとして，通常成人1日120～240mgを食後又は食間の3回に分割経口投与する。

なお，年齢，症状により適宜増減する。

(2)胃内視鏡検査時における胃内有泡性粘液の除去に使用する場合

検査15～40分前にジメチルポリシロキサンとして，通常成人40～80mgを約10mLの水とともに経口投与する。

なお，年齢，症状により適宜増減する。

(3)腹部X線検査時における腸内ガスの駆除に使用する場合

検査3～4日前よりジメチルポリシロキサンとして，通常成人1日120～240mgを食後又は食間の3回に分割経口投与する。

なお，年齢，症状により適宜増減する。

ガスオール錠40mg「陽進」：陽進堂 40mg1錠[5.6円/錠]，ガスサール錠40mg：東和 40mg1錠[5.6円/錠]，ガステール錠40mg：扶桑薬品 40mg1錠[5.6円/錠]，バリトゲン消泡内用液2%：伏見 2%1mL[3.3円/mL]，バルギン消泡内用液2%：カイゲンファーマ 2%1mL[3.3円/mL]，バロス消泡内用液2%：堀井薬品 2%1mL[3.3円/mL]，ポリシロ錠40mg：堀井薬品 40mg1錠[5.6円/錠]，ポリシロ錠80mg：堀井薬品 80mg1錠[5.6円/錠]

ガスターD錠10mg 規格：10mg1錠[27円/錠]
ガスターD錠20mg 規格：20mg1錠[46.4円/錠]
ガスター散2% 規格：2%1g[54.7円/g]
ガスター散10% 規格：10%1g[233.7円/g]
ガスター錠10mg 規格：10mg1錠[27円/錠]
ガスター錠20mg 規格：20mg1錠[46.4円/錠]

ファモチジン アステラス 232

【効能効果】

(1)胃潰瘍，十二指腸潰瘍，吻合部潰瘍，上部消化管出血(消化性潰瘍，急性ストレス潰瘍，出血性胃炎による)，逆流性食道炎，Zollinger-Ellison症候群

(2)下記疾患の胃粘膜病変(びらん，出血，発赤，浮腫)の改善

急性胃炎，慢性胃炎の急性増悪期

【対応標準病名】

◎	胃潰瘍	胃十二指腸潰瘍	胃出血
	胃びらん	逆流性食道炎	急性胃炎
	急性びらん性胃炎	十二指腸潰瘍	出血性胃炎
	上部消化管出血	ストレス潰瘍	ゾリンジャー・エリソン症候群
	吻合部潰瘍	慢性胃炎	
○	NSAID胃潰瘍	NSAID十二指腸潰瘍	アルコール性胃炎
	アレルギー性胃炎	胃炎	胃潰瘍瘢痕
	胃十二指腸炎	胃十二指腸潰瘍瘢痕	萎縮性胃炎
	萎縮性化生性胃炎	維持療法の必要な術後難治性逆流性食道炎	維持療法の必要な難治性逆流性食道炎
	胃穿孔	急性胃潰瘍	急性胃潰瘍穿孔

	急性胃粘膜病変	急性十二指腸潰瘍	急性十二指腸潰瘍穿孔
	急性出血性胃潰瘍	急性出血性胃潰瘍穿孔	急性出血性十二指腸潰瘍
	急性出血性十二指腸潰瘍穿孔	クッシング潰瘍	高ガストリン血症
	再発性胃潰瘍	再発性十二指腸潰瘍	残胃潰瘍
	十二指腸炎	十二指腸潰瘍瘢痕	十二指腸球後部潰瘍
	十二指腸穿孔	十二指腸びらん	出血性胃潰瘍
	出血性胃潰瘍穿孔	出血性十二指腸潰瘍	出血性十二指腸潰瘍穿孔
	出血性吻合部潰瘍	術後胃潰瘍	術後胃十二指腸潰瘍
	術後逆流性食道炎	術後残胃胃炎	術後十二指腸潰瘍
	術後難治性逆流性食道炎	消化管出血	心因性胃潰瘍
	神経性胃炎	ステロイド潰瘍	ステロイド潰瘍穿孔
	ストレス性胃潰瘍	ストレス性十二指腸潰瘍	穿孔性胃潰瘍
	穿孔性十二指腸潰瘍	穿孔性吻合部潰瘍	穿通性胃潰瘍
	穿通性十二指腸潰瘍	多発胃潰瘍	多発性十二指腸潰瘍
	多発性出血性胃潰瘍	デュラフォイ潰瘍	吐下血
	吐血	難治性胃潰瘍	難治性逆流性食道炎
	難治性十二指腸潰瘍	難治性吻合部潰瘍	表層性胃炎
	びらん性胃炎	びらん性十二指腸炎	ヘリコバクター・ピロリ胃炎
	放射線胃炎	慢性胃潰瘍	慢性胃潰瘍活動期
	慢性十二指腸潰瘍	慢性十二指腸潰瘍活動期	メネトリエ病
	薬剤性胃潰瘍		
△	NSAID 胃潰瘍	胃空腸周囲炎	胃周囲炎
	胃食道逆流症	胃腸疾患	胃粘膜過形成
	胃蜂窩織炎	十二指腸周囲炎	十二指腸乳頭炎
	消化管狭窄	消化管障害	中毒性胃炎
	腸出血	肉芽腫性胃炎	反応性リンパ組織増生症
	非びらん性胃食道逆流症	慢性十二指腸炎	疣状胃炎
※	**適応外使用可** 原則として，「ファモチジン」を「胃食道逆流現象」に対し処方した場合，当該使用事例を審査上認める。		

用法用量

効能効果(1)の場合：通常，成人にはファモチジンとして1回20mgを1日2回(朝食後，夕食後または就寝前)経口投与する。また，1回40mgを1日1回(就寝前)経口投与することもできる。なお，年齢・症状により適宜増減する。ただし，上部消化管出血の場合には通常注射剤で治療を開始し，内服可能になった後は経口投与に切りかえる。

効能効果(2)の場合：通常，成人にはファモチジンとして1回10mgを1日2回(朝食後，夕食後または就寝前)経口投与する。また，1回20mgを1日1回(就寝前)経口投与することもできる。なお，年齢・症状により適宜増減する。

用法用量に関連する使用上の注意

腎機能低下患者への投与法

ファモチジンは主として腎臓から未変化体で排泄される。腎機能低下患者にファモチジンを投与すると，腎機能の低下とともに血中未変化体濃度が上昇し，尿中排泄が減少するので，次のような投与法を目安とする。

＜1回20mg1日2回投与を基準とする場合＞

クレアチニンクリアランス(mL/min)	投与法
Ccr ≧ 60	1回20mg　1日2回
60 ＞ Ccr ＞ 30	1回20mg　1日1回 1回10mg　1日2回
30 ≧ Ccr	1回20mg　2〜3日に1回 1回10mg　1日1回
透析患者	1回20mg　透析後1回 1回10mg　1日1回

禁忌　本剤の成分に対し過敏症の既往歴のある患者

ガスセプト散2%：メディサ　2%1g[21.9円/g]，ガスセプト散10%：メディサ　10%1g[140.7円/g]，ガスセプト錠10：メディサ　10mg1錠[14.5円/錠]，ガスセプト錠20：メディサ　20mg1錠[19.6円/錠]，ガスペラジン錠10mg：長生堂　10mg1錠[10.6円/錠]，ガスペラジン錠20mg：長生堂　20mg1錠[12.7円/錠]，ガスリックD錠10mg：日新－山形　10mg1錠[10.6円/錠]，ガスリックD錠20mg：日新－山形　20mg1錠[19.6円/錠]，ガスリック錠10mg：日新－山形　10mg1錠[10.6円/錠]，ガスリック錠20mg：日新－山形　20mg1錠[19.6円/錠]，クリマーゲンOD錠10mg：マイラン製薬　10mg1錠[10.6円/錠]，クリマーゲンOD錠20mg：マイラン製薬　20mg1錠[19.6円/錠]，ストマルコンD錠10mg：大正薬品　10mg1錠[9.6円/錠]，ストマルコンD錠20mg：大正薬品　20mg1錠[12.7円/錠]，ストマルコン散2%：大正薬品　2%1g[14.7円/g]，ストマルコン散10%：大正薬品　10%1g[89.8円/g]，チオスター錠10：全星薬品　10mg1錠[10.6円/錠]，チオスター錠20：全星薬品　20mg1錠[12.7円/錠]，ファモチジンD錠10mg「EMEC」：サンノーバ　10mg1錠[10.6円/錠]，ファモチジンD錠10mg「MED」：メディサ　10mg1錠[14.5円/錠]，ファモチジンD錠10mg「サワイ」：沢井　10mg1錠[10.6円/錠]，ファモチジンD錠10mg「日医工」：日医工　10mg1錠[10.6円/錠]，ファモチジンD錠20mg「EMEC」：サンノーバ　20mg1錠[19.6円/錠]，ファモチジンD錠20mg「MED」：メディサ　20mg1錠[19.6円/錠]，ファモチジンD錠20mg「サワイ」：沢井　20mg1錠[12.7円/錠]，ファモチジンD錠20mg「日医工」：日医工　20mg1錠[12.7円/錠]，ファモチジンOD錠10mg「JG」：日本ジェネリック　10mg1錠[9.6円/錠]，ファモチジンOD錠10mg「TBP」：東菱薬品　10mg1錠[10.6円/錠]，ファモチジンOD錠10mg「YD」：陽進堂　10mg1錠[10.6円/錠]，ファモチジンOD錠10mg「オーハラ」：大原薬品　10mg1錠[10.6円/錠]，ファモチジンOD錠10mg「ケミファ」：シオノ　10mg1錠[10.6円/錠]，ファモチジンOD錠10mg「テバ」：テバ製薬　10mg1錠[9.6円/錠]，ファモチジンOD錠10mg「トーワ」：東和　10mg1錠[10.6円/錠]，ファモチジンOD錠20mg「JG」：日本ジェネリック　20mg1錠[12.7円/錠]，ファモチジンOD錠20mg「TBP」：東菱薬品　20mg1錠[25.7円/錠]，ファモチジンOD錠20mg「YD」：陽進堂　20mg1錠[12.7円/錠]，ファモチジンOD錠20mg「オーハラ」：大原薬品　20mg1錠[19.6円/錠]，ファモチジンOD錠20mg「ケミファ」：シオノ　20mg1錠[25.7円/錠]，ファモチジンOD錠20mg「テバ」：テバ製薬　20mg1錠[12.7円/錠]，ファモチジンOD錠20mg「トーワ」：東和　20mg1錠[19.6円/錠]，ファモチジン細粒2%「サワイ」：沢井　2%1g[21.9円/g]，ファモチジン散2%「オーハラ」：大原薬品　2%1g[21.9円/g]，ファモチジン散2%「杏林」：キョーリンリメディオ　2%1g[21.9円/g]，ファモチジン散2%「トーワ」：東和　2%1g[21.9円/g]，ファモチジン散2%「日医工」：日医工　2%1g[21.9円/g]，ファモチジン散10%「オーハラ」：大原薬品　10%1g[89.8円/g]，ファモチジン散10%「杏林」：キョーリンリメディオ　10%1g[89.8円/g]，ファモチジン散10%「サワイ」：沢井　10%1g[89.8円/g]，ファモチジン散10%「トーワ」：東和　10%1g[140.7円/g]，ファモチジン散10%「日医工」：日医工　10% 1g[89.8円/g]，ファモチジン錠10mg「NP」：ニプロ　10mg1錠[9.6円/錠]，ファモチジン錠10mg「TBP」：東菱薬品　10mg1錠[10.6円/錠]，ファモチジン錠10mg「TCK」：辰巳化学　10mg1錠[10.6円/錠]，ファモチジン錠10mg「YD」：陽進堂　10mg1錠[10.6円/錠]，ファモチジン錠10mg「アメル」：共和薬品　10mg1錠[10.6円/錠]，ファモチジン錠10mg「イセイ」：イセイ　10mg1錠[10.6円/錠]，ファモチジン錠10mg「オーハラ」：大原薬品　10mg1錠[10.6円/錠]，ファモチジン錠10mg「杏林」：キョーリンリメディオ　10mg1錠[9.6円/錠]，ファモチジン錠10mg「クニヒロ」：皇漢堂　10mg1錠[9.6円/錠]，ファモチジン錠10mg「ケミファ」：シオノ　10mg1錠[10.6円/錠]，ファモチジン錠10mg「ツルハラ」：鶴原　10mg1錠[9.6円/錠]，ファモチジン錠10mg「テバ」：テバ製薬　10mg1錠[9.6円/錠]，ファモチジン錠10mg「トーワ」：東和　10mg1錠[10.6円/錠]，ファモチジン錠10mg「日医工」：日医工　10mg1錠[10.6円/錠]，ファモチジン錠10「サワイ」：沢井　10mg1錠[10.6円/錠]，ファモチジン錠20mg「NP」：ニプロ　20mg1錠[12.7円/錠]，ファモチジン錠20mg「TBP」：東菱薬品　20mg1錠[25.7円/錠]，ファモチジン錠20mg「TCK」：辰巳化学　20mg1錠[12.7円/錠]，ファモチジン錠20mg「YD」：陽進堂　20mg1錠[12.7円/錠]，ファモチジン錠20mg「アメル」：共和薬品　20mg1錠[12.7円/錠]，ファモチジン錠20mg「イセイ」：イセイ　20mg1錠[12.7円/錠]，ファモチジン錠20mg「オーハラ」：大原薬品　20mg1錠[19.6円/錠]，ファモチジン錠20mg「杏林」：キョーリンリメディオ　20mg1錠[12.7円/錠]，ファモチジン錠20mg「クニヒロ」：皇漢堂　20mg1錠[12.7円/錠]，ファモチジン錠20mg「ケミファ」：シオノ　20mg1錠[25.7円/錠]，ファモチジン錠20mg「ツルハラ」：鶴原　20mg1錠[12.7円/錠]，ファモチジン錠20mg「テバ」：テバ製薬　20mg1錠[12.7円/錠]，ファモチジン錠20mg「トーワ」：東和　20mg1錠[19.6円/錠]，ファモチジン錠20mg「日医工」：日医工　20mg1錠[12.7円/錠]，ファモチジン錠20「サワイ」：沢井　20mg1錠[12.7円/錠]，ブロスターM錠10：サンノーバ　10mg1錠[10.6円/錠]，ブロスターM錠20：サンノーバ　20mg1錠[19.6円/錠]

ガスチーム　規格：20,000単位[112.7円]
プロナーゼ　日医工　799

【効 能 効 果】

胃内視鏡検査における胃内粘液の溶解除去

【対応標準病名】

該当病名なし

用法用量　検査15～30分前に，プロナーゼとして20,000単位を炭酸水素ナトリウム1gとともに約50～80mLの水に溶かし，経口投与する。

禁忌
(1)胃内出血のある患者
(2)本剤の成分に対し過敏症の既往歴のある患者

プロナーゼMS：科研　20,000単位[135.7円]

ガストログラフイン経口・注腸用　規格：1mL[15.9円/mL]
アミドトリゾ酸　バイエル薬品　721

【効 能 効 果】

消化管撮影
　下記の場合における消化管造影
　　狭窄の疑いのあるとき
　　急性出血
　　穿孔の恐れのあるとき(消化器潰瘍，憩室)
　　その他，外科手術を要する急性症状時
　　胃及び腸切除後(穿孔の危険，縫合不全)
　　内視鏡検査法実施前の異物及び腫瘍の造影
　　胃・腸瘻孔の造影
コンピューター断層撮影における上部消化管造影

【対応標準病名】

該当病名なし

用法用量
(経口)
　消化管撮影：通常成人1回60mL(レリーフ造影には，10～30mL)を経口投与する。
　コンピューター断層撮影における上部消化管造影：通常成人30～50倍量の水で希釈し，250～300mLを経口投与する。
(注腸)：通常成人3～4倍量の水で希釈し，最高500mLを注腸投与する。

禁忌　ヨード又はヨード造影剤に過敏症の既往歴のある患者

ガストロゼピン錠25mg　規格：25mg1錠[13.7円/錠]
ピレンゼピン塩酸塩水和物　日本ベーリンガー　232

【効 能 効 果】

下記疾患の胃粘膜病変(びらん，出血，発赤，付着粘液)並びに消化器症状の改善
　急性胃炎，慢性胃炎の急性増悪期
胃潰瘍，十二指腸潰瘍

【対応標準病名】

◎	胃潰瘍	胃十二指腸潰瘍	胃出血
	胃びらん	急性胃炎	急性びらん性胃炎
	十二指腸潰瘍	出血性胃炎	慢性胃炎
○	NSAID胃潰瘍	NSAID十二指腸潰瘍	アルコール性胃炎
	アレルギー性胃炎	胃炎	胃潰瘍瘢痕
	胃空腸周囲炎	胃周囲炎	胃十二指腸炎
	胃十二指腸潰瘍瘢痕	萎縮性胃炎	萎縮性化生性胃炎
	胃穿孔	胃蜂窩織炎	急性胃潰瘍
	急性胃潰瘍穿孔	急性胃粘膜病変	急性十二指腸潰瘍
	急性出血性胃潰瘍	急性出血性十二指腸潰瘍	クッシング潰瘍
	再発性胃潰瘍	再発性十二指腸潰瘍	残胃潰瘍
	十二指腸潰瘍瘢痕	十二指腸球後部潰瘍	十二指腸穿孔
	出血性胃潰瘍	出血性十二指腸潰瘍	術後胃潰瘍
	術後胃十二指腸潰瘍	術後残胃胃炎	術後十二指腸潰瘍
	消化管出血	上部消化管出血	心因性胃潰瘍
	神経性胃炎	ステロイド潰瘍	ステロイド潰瘍穿孔
	ストレス潰瘍	ストレス性胃潰瘍	ストレス性十二指腸潰瘍
	穿孔性胃潰瘍	穿孔性十二指腸潰瘍	穿通性胃潰瘍
	穿通性十二指腸潰瘍	多発胃潰瘍	多発性十二指腸潰瘍
	多発性出血性胃潰瘍	中毒性胃炎	デュラフォイ潰瘍
	吐下血	吐血	難治性胃潰瘍
	難治性十二指腸潰瘍	肉芽腫性胃炎	表層性胃炎
	びらん性胃炎	ヘリコバクター・ピロリ胃炎	放射線胃炎
	慢性胃潰瘍	慢性胃潰瘍活動期	慢性十二指腸潰瘍
	慢性十二指腸潰瘍活動期	メネトリエ病	薬剤性胃潰瘍
	疣状胃炎		
△	胃腸疾患	胃粘膜過形成	下部消化管出血
	急性十二指腸潰瘍穿孔	急性出血性胃潰瘍穿孔	急性出血性十二指腸潰瘍穿孔
	下血	血便	十二指腸びらん
	出血性胃潰瘍穿孔	出血性十二指腸潰瘍穿孔	消化管狭窄
	消化管障害	腸出血	粘血便
	反応性リンパ組織増生症		

用法用量　通常，成人には1回1錠(ピレンゼピン塩酸塩無水物として25mg)を，1日3～4回経口投与する。
なお，年齢，症状により適宜増減する。

禁忌　本剤の成分に対し過敏症の既往歴のある患者

ガタンプル錠25mg：ニプロ　25mg1錠[5.6円/錠]，カロデリン細粒5%：日本ケミファ　5%1g[17.4円/g]，カロデリン細粒10%：日本ケミファ　10%1g[27.4円/g]，ピレンゼピン塩酸塩錠25mg「TCK」：辰巳化学　25mg1錠[5.6円/錠]，ピレンゼピン塩酸塩錠25mg「日医工」：日医工　25mg1錠[5.6円/錠]，ピロデイン錠25mg：沢井　25mg1錠[5.6円/錠]，ランクリック細粒10%：東和　10%1g[12.5円/g]，ランクリック錠25mg：東和　25mg1錠[5.6円/錠]

ガストローム顆粒66.7%　規格：66.7%1g[21.4円/g]
エカベトナトリウム水和物　田辺三菱　232

【効 能 効 果】

(1)胃潰瘍
(2)下記疾患の胃粘膜病変(びらん，出血，発赤，浮腫)の改善
　急性胃炎，慢性胃炎の急性増悪期

【対応標準病名】

◎	胃潰瘍	胃出血	胃びらん
	急性胃炎	急性びらん性胃炎	出血性胃炎
	慢性胃炎		
○	NSAID 胃潰瘍	アルコール性胃炎	アレルギー性胃炎
	胃炎	胃潰瘍瘢痕	胃空腸周囲炎
	胃周囲炎	胃十二指腸炎	萎縮性胃炎
	萎縮性化生性胃炎	胃穿孔	胃蜂窩織炎
	急性胃潰瘍	急性胃潰瘍穿孔	急性胃粘膜病変
	急性出血性胃潰瘍	下血	再発性胃潰瘍
	残胃潰瘍	出血性胃潰瘍	出血性胃潰瘍穿孔
	術後胃潰瘍	術後残胃胃炎	消化管出血
	上部消化管出血	心因性胃潰瘍	神経性胃炎
	ステロイド潰瘍	ステロイド潰瘍穿孔	ストレス性胃潰瘍
	穿孔性胃潰瘍	穿通性胃潰瘍	多発胃潰瘍
	多発性出血性胃潰瘍	中毒性胃炎	デュラフォイ潰瘍
	吐下血	吐血	難治性胃潰瘍
	肉芽腫性胃炎	表層性胃炎	びらん性胃炎
	ヘリコバクター・ピロリ胃炎	放射線胃炎	慢性胃潰瘍
	慢性胃潰瘍活動期	メネトリエ病	薬剤性胃潰瘍
	疣状胃炎		
△	NSAID 胃潰瘍	胃腸疾患	胃粘膜過形成
	急性出血性胃潰瘍穿孔	消化管狭窄	消化管障害
	腸出血	反応性リンパ組織増生症	

用法用量　通常，成人には本剤を1回1.5g(エカベトナトリウム水和物として1g)，1日2回(朝食後，就寝前)経口投与する。なお，年齢，症状により適宜増減する。

エカベトNa顆粒66.7%「JG」：日本ジェネリック[14円/g]，エカベトNa顆粒66.7%「NS」：日新－山形[14円/g]，エカベトNa顆粒66.7%「SN」：シオノ[14円/g]，エカベトNa顆粒66.7%「TCK」：辰巳化学[14円/g]，エカベトNa顆粒66.7%「YD」：陽進堂[14円/g]，エカベトNa顆粒66.7%「サワイ」：沢井[14円/g]，エカベトNa顆粒66.7%「タイヨー」：テバ製薬[14円/g]，エカベトNa顆粒66.7%「トーワ」：東和[14円/g]，エカベトNa顆粒66.7%「ファイザー」：マイラン製薬[14円/g]

ガスモチン散1%　規格：1%1g[37.3円/g]
ガスモチン錠2.5mg　規格：2.5mg1錠[11円/錠]
ガスモチン錠5mg　規格：5mg1錠[18.4円/錠]
モサプリドクエン酸塩水和物　大日本住友　239

【効 能 効 果】

(1)慢性胃炎に伴う消化器症状(胸やけ，悪心・嘔吐)
(2)経口腸管洗浄剤によるバリウム注腸X線造影検査前処置の補助

【対応標準病名】

◎	嘔吐症	悪心	慢性胃炎
	胸やけ		
○	アセトン血性嘔吐症	アルコール性胃炎	アレルギー性胃炎
	胃炎	胃空腸周囲炎	胃周囲炎
	胃十二指腸炎	萎縮性胃炎	萎縮性化生性胃炎
	嘔気	化学療法に伴う嘔吐症	急性胃炎
	急性びらん性胃炎	習慣性嘔吐	出血性胃炎
	術後残胃胃炎	食後悪心	神経性胃炎
	胆汁性嘔吐	中枢性嘔吐症	中毒性胃炎
	特発性嘔吐症	肉芽腫性胃炎	脳性嘔吐
	反芻	反復性嘔吐	表層性胃炎
	びらん性胃炎	糞便性嘔吐	ヘリコバクター・ピロリ胃炎
	放射線胃炎	メネトリエ病	疣状胃炎
△	胃粘膜過形成	胃蜂窩織炎	反応性リンパ組織増生症

効能効果に関連する使用上の注意　<経口腸管洗浄剤によるバリウム注腸X線造影検査前処置の補助の場合>：塩化ナトリウム，塩化カリウム，炭酸水素ナトリウムおよび無水硫酸ナトリウム含有経口腸管洗浄剤(ニフレック配合内用剤)以外の経口腸管洗浄剤との併用による臨床試験は実施されていない。

用法用量
(1)慢性胃炎に伴う消化器症状(胸やけ，悪心・嘔吐)：通常，成人には，モサプリドクエン酸塩として1日15mgを3回に分けて食前または食後に経口投与する。
(2)経口腸管洗浄剤によるバリウム注腸X線造影検査前処置の補助：通常，成人には，経口腸管洗浄剤の投与開始時にモサプリドクエン酸塩として20mgを経口腸管洗浄剤(約180mL)で経口投与する。また，経口腸管洗浄剤投与終了後，モサプリドクエン酸塩として20mgを少量の水で経口投与する。

用法用量に関連する使用上の注意　<経口腸管洗浄剤によるバリウム注腸X線造影検査前処置の補助の場合>：経口腸管洗浄剤の「用法用量」および「用法用量に関連する使用上の注意」を必ず確認すること。

モサプリドクエン酸塩散1%「テバ」：大正薬品　1%1g[21.8円/g]，モサプリドクエン酸塩散1%「日医工」：日医工　1%1g[21.8円/g]，モサプリドクエン酸塩錠2.5mg「AA」：あすかActavis　2.5mg1錠[9.6円/錠]，モサプリドクエン酸塩錠2.5mg「DK」：大興　2.5mg1錠[9.6円/錠]，モサプリドクエン酸塩錠2.5mg「DSEP」：第一三共エスファ　2.5mg1錠[9.6円/錠]，モサプリドクエン酸塩錠2.5mg「EE」：エルメッドエーザイ　2.5mg1錠[9.6円/錠]，モサプリドクエン酸塩錠2.5mg「JG」：日本ジェネリック　2.5mg1錠[9.6円/錠]，モサプリドクエン酸塩錠2.5mg「KO」：寿　2.5mg1錠[9.6円/錠]，モサプリドクエン酸塩錠2.5mg「KOG」：日本薬品工業　2.5mg1錠[9.6円/錠]，モサプリドクエン酸塩錠2.5mg「NP」：ニプロ　2.5mg1錠[9.6円/錠]，モサプリドクエン酸塩錠2.5mg「SN」：シオノ　2.5mg1錠[9.6円/錠]，モサプリドクエン酸塩錠2.5mg「TCK」：辰巳化学　2.5mg1錠[9.6円/錠]，モサプリドクエン酸塩錠2.5mg「TSU」：鶴原　2.5mg1錠[9.6円/錠]，モサプリドクエン酸塩錠2.5mg「YD」：陽進堂　2.5mg1錠[9.6円/錠]，モサプリドクエン酸塩錠2.5mg「ZE」：全星薬品　2.5mg1錠[9.6円/錠]，モサプリドクエン酸塩錠2.5mg「アメル」：共和薬品　2.5mg1錠[9.6円/錠]，モサプリドクエン酸塩錠2.5mg「イセイ」：イセイ　2.5mg1錠[9.6円/錠]，モサプリドクエン酸塩錠2.5mg「杏林」：キョーリンリメディオ　2.5mg1錠[9.6円/錠]，モサプリドクエン酸塩錠2.5mg「ケミファ」：日本ケミファ　2.5mg1錠[9.6円/錠]，モサプリドクエン酸塩錠2.5mg「サワイ」：沢井　2.5mg1錠[9.6円/錠]，モサプリドクエン酸塩錠2.5mg「サンド」：サンド　2.5mg1錠[9.6円/錠]，モサプリドクエン酸塩錠2.5mg「テバ」：大正薬品　2.5mg1錠[9.6円/錠]，モサプリドクエン酸塩錠2.5mg「トーワ」：東和　2.5mg1錠[9.6円/錠]，モサプリドクエン酸塩錠2.5mg「日医工」：日医工　2.5mg1錠[9.6円/錠]，モサプリドクエン酸塩錠2.5mg「日新」：日新－山形　2.5mg1錠[9.6円/錠]，モサプリドクエン酸塩錠2.5mg「ファイザー」：ファイザー　2.5mg1錠[9.6円/錠]，モサプリドクエン酸塩錠2.5mg「明治」：Meiji Seika　2.5mg1錠[9.6円/錠]，モサプリドクエン酸塩錠5mg「AA」：あすかActavis　5mg1錠[9.9円/錠]，モサプリドクエン酸塩錠5mg「DK」：大興　5mg1錠[9.9円/錠]，モサプリドクエン酸塩錠5mg「DSEP」：第一三共エスファ　5mg1錠[9.9円/錠]，モサプリドクエン酸塩錠5mg「EE」：エルメッドエーザ

イ　5mg1錠[9.9円/錠]，モサプリドクエン酸塩錠5mg「JG」：日本ジェネリック　5mg1錠[9.9円/錠]，モサプリドクエン酸塩錠5mg「KO」：寿　5mg1錠[9.9円/錠]，モサプリドクエン酸塩錠5mg「KOG」：日本薬品工業　5mg1錠[9.9円/錠]，モサプリドクエン酸塩錠5mg「NP」：ニプロ　5mg1錠[9.9円/錠]，モサプリドクエン酸塩錠5mg「SN」：シオノ　5mg1錠[9.9円/錠]，モサプリドクエン酸塩錠5mg「TCK」：辰巳化学　5mg1錠[9.9円/錠]，モサプリドクエン酸塩錠5mg「TSU」：鶴原　5mg1錠[9.9円/錠]，モサプリドクエン酸塩錠5mg「YD」：陽進堂　5mg1錠[9.9円/錠]，モサプリドクエン酸塩錠5mg「ZE」：全星薬品　5mg1錠[9.9円/錠]，モサプリドクエン酸塩錠5mg「アメル」：共和薬品　5mg1錠[9.9円/錠]，モサプリドクエン酸塩錠5mg「イセイ」：イセイ　5mg1錠[9.9円/錠]，モサプリドクエン酸塩錠5mg「杏林」：キョーリンリメディオ　5mg1錠[9.9円/錠]，モサプリドクエン酸塩錠5mg「ケミファ」：日本ケミファ　5mg1錠[9.9円/錠]，モサプリドクエン酸塩錠5mg「サワイ」：沢井　5mg1錠[9.9円/錠]，モサプリドクエン酸塩錠5mg「サンド」：サンド　5mg1錠[9.9円/錠]，モサプリドクエン酸塩錠5mg「テバ」：大正薬品　5mg1錠[9.9円/錠]，モサプリドクエン酸塩錠5mg「トーワ」：東和　5mg1錠[9.9円/錠]，モサプリドクエン酸塩錠5mg「日医工」：日医工　5mg1錠[9.9円/錠]，モサプリドクエン酸塩錠5mg「日新」：日新－山形　5mg1錠[9.9円/錠]，モサプリドクエン酸塩錠5mg「ファイザー」：ファイザー　5mg1錠[9.9円/錠]，モサプリドクエン酸塩錠5mg「明治」：Meiji Seika　5mg1錠[9.9円/錠]

ガスロンN・OD錠2mg　規格：2mg1錠[29.8円/錠]
ガスロンN・OD錠4mg　規格：4mg1錠[61.7円/錠]
ガスロンN細粒0.8%　規格：0.8%1g[111.1円/g]
ガスロンN錠2mg　規格：2mg1錠[29.8円/錠]
ガスロンN錠4mg　規格：4mg1錠[61.7円/錠]
イルソグラジンマレイン酸塩　日本新薬　232

【効能効果】

胃潰瘍
下記疾患の胃粘膜病変（びらん，出血，発赤，浮腫）の改善：急性胃炎，慢性胃炎の急性増悪期

【対応標準病名】

◎	胃潰瘍	胃出血	胃びらん
	急性胃炎	急性びらん性胃炎	出血性胃炎
	慢性胃炎		
○	NSAID 胃潰瘍	アルコール性胃炎	アレルギー性胃炎
	胃炎	胃潰瘍瘢痕	胃空腸周囲炎
	胃周囲炎	胃十二指腸炎	萎縮性胃炎
	萎縮性化生性胃炎	胃穿孔	胃蜂窩織炎
	急性胃潰瘍	急性胃潰瘍穿孔	急性胃粘膜病変
	急性出血性胃潰瘍	再発性胃潰瘍	残胃潰瘍
	出血性胃潰瘍	術後胃潰瘍	術後残胃胃炎
	消化管出血	上部消化管出血	心因性胃潰瘍
	神経性胃炎	ステロイド潰瘍	ステロイド潰瘍穿孔
	ストレス性胃潰瘍	穿孔性胃潰瘍	穿通性胃潰瘍
	多発胃潰瘍	多発性出血性胃潰瘍	中毒性胃炎
	デュラフォイ潰瘍	吐下血	吐血
	難治性胃潰瘍	肉芽腫性胃炎	表層性胃炎
	びらん性胃炎	ヘリコバクター・ピロリ胃炎	放射線胃炎
	慢性胃潰瘍	慢性胃潰瘍活動期	メネトリエ病
	薬剤性胃潰瘍	疣状胃炎	
△	胃腸疾患	胃粘膜過形成	急性出血性胃潰瘍穿孔
	出血性胃潰瘍穿孔	消化管狭窄	消化管障害
	腸出血	反応性リンパ組織増生症	

用法用量　通常成人イルソグラジンマレイン酸塩として1日4mgを1～2回に分割経口投与する。なお，年齢，症状により適宜増減する。

用法用量に関連する使用上の注意　〔OD錠〕：本剤は口腔内で崩壊するが，口腔の粘膜から吸収されることはないため，唾液又は水で飲み込むこと。

イルソグラジンマレイン酸塩細粒0.8%「日医工」：日医工　0.8%1g[23.6円/g]，イルソグラジンマレイン酸塩錠2mg「サワイ」：沢井　2mg1錠[9.7円/錠]，イルソグラジンマレイン酸塩錠2mg「日医工」：日医工　2mg1錠[9.7円/錠]，イルソグラジンマレイン酸塩錠4mg「サワイ」：沢井　4mg1錠[9.9円/錠]，イルソグラジンマレイン酸塩錠4mg「日医工」：日医工　4mg1錠[9.9円/錠]，セレガスロン錠2：テバ製薬　2mg1錠[9.7円/錠]，セレガスロン錠4：テバ製薬　4mg1錠[20.2円/錠]，ドランジン錠2mg：シオノ　2mg1錠[9.7円/錠]，ドランジン錠4mg：シオノ　4mg1錠[9.9円/錠]

カソデックスOD錠80mg　規格：80mg1錠[910.4円/錠]
カソデックス錠80mg　規格：80mg1錠[910.4円/錠]
ビカルタミド　アストラゼネカ　429

【効能効果】

前立腺癌

【対応標準病名】

◎	前立腺癌		
○	去勢抵抗性前立腺癌	限局性前立腺癌	進行性前立腺癌
	前立腺癌骨転移	前立腺癌再発	前立腺神経内分泌癌
	前立腺肉腫		
△	前立腺横紋筋肉腫	前立腺小細胞癌	

効能効果に関連する使用上の注意

(1)本剤による治療は，根治療法ではないことに留意し，本剤投与12週後を抗腫瘍効果観察のめどとして，本剤投与により期待する効果が得られない場合，あるいは病勢の進行が認められた場合には，手術療法等他の適切な処置を考慮すること。

(2)本剤投与により，安全性の面から容認し難いと考えられる副作用が発現した場合は，治療上の有益性を考慮の上，必要に応じ，休薬又は集学的治療法などの治療法に変更すること。

用法用量　通常，成人にはビカルタミドとして1回80mgを1日1回，経口投与する。

用法用量に関連する使用上の注意　〔OD錠のみ〕：本剤は口腔内で崩壊するが，口腔の粘膜から吸収されることはないため，唾液又は水で飲み込むこと。

禁忌

(1)本剤の成分に対し過敏症の既往歴のある患者
(2)小児
(3)女性

ビカルタミド錠80mg「F」：富士製薬[398.1円/錠]，ビカルタミド錠80mg「JG」：日本ジェネリック[504.9円/錠]，ビカルタミド錠80mg「KN」：小林化工[504.9円/錠]，ビカルタミド錠80mg「NK」：日本化薬[504.9円/錠]，ビカルタミド錠80mg「NP」：ニプロ[398.1円/錠]，ビカルタミド錠80mg「SN」：シオノ[504.9円/錠]，ビカルタミド錠80mg「TCK」：辰巳化学[398.1円/錠]，ビカルタミド錠80mg「TYK」：大正薬品[398.1円/錠]，ビカルタミド錠80mg「あすか」：あすか[504.9円/錠]，ビカルタミド錠80mg「アメル」：共和薬品[398.1円/錠]，ビカルタミド錠80mg「オーハラ」：大原薬品[504.9円/錠]，ビカルタミド錠80mg「ケミファ」：大興[504.9円/錠]，ビカルタミド錠80mg「サワイ」：沢井[504.9円/錠]，ビカルタミド錠80mg「サンド」：サンド[398.1円/錠]，ビカルタミド錠80mg「テバ」：テバ製薬[398.1円/錠]，ビカルタミド錠80mg「トーワ」：東和[398.1円/錠]，ビカルタミド錠80mg「日医工」：日医工[398.1円/錠]，ビカルタミド錠80mg「ファイザー」：ファイザー[398.1円/錠]，ビカルタミド錠80mg「マイラン」：マイラン製薬[398.1円/錠]，

ビカルタミド錠80mg「明治」：Meiji Seika[504.9円/錠]

カタプレス錠75μg　規格：0.075mg1錠[5.8円/錠]
カタプレス錠150μg　規格：0.15mg1錠[9.5円/錠]
クロニジン塩酸塩　日本ベーリンガー　214

【効能効果】

各種高血圧症(本態性高血圧症，腎性高血圧症)

【対応標準病名】

◎	高血圧症	腎性高血圧症	本態性高血圧症
○	悪性高血圧症	褐色細胞腫	褐色細胞腫性高血圧症
	境界型高血圧症	クロム親和性細胞腫	高血圧性緊急症
	高血圧性腎疾患	高血圧性脳内出血	高血圧切迫症
	高レニン性高血圧症	若年高血圧症	若年性境界型高血圧症
	収縮期高血圧症	心因性高血圧症	腎血管性高血圧症
	腎実質性高血圧症	低レニン性高血圧症	内分泌性高血圧症
	二次性高血圧症	副腎性高血圧症	
△	HELLP 症候群	軽症妊娠高血圧症候群	混合型妊娠高血圧症候群
	産後高血圧症	重症妊娠高血圧症候群	術中異常高血圧症
	純粋型妊娠高血圧症候群	新生児高血圧症	早発型妊娠高血圧症候群
	遅発型妊娠高血圧症候群	妊娠高血圧症	妊娠高血圧症候群
	妊娠高血圧腎症	妊娠中一過性高血圧症	副腎腺腫
	副腎のう腫	副腎皮質のう腫	良性副腎皮質腫瘍

用法用量　〔カタプレス錠75μg〕：通常1回1～2錠(クロニジン塩酸塩として0.075mg～0.150mg)を1日3回経口投与する。なお，症状により適宜増減する。重症の高血圧症には1回4錠を1日3回投与する。
〔カタプレス錠150μg〕：通常1回1/2～1錠(クロニジン塩酸塩として0.075mg～0.150mg)を1日3回経口投与する。なお，症状により適宜増減する。重症の高血圧症には1回2錠を1日3回投与する。

禁忌　本剤の成分に対し過敏症の既往歴のある患者

カチーフN散10mg/g　規格：1%1g[34.3円/g]
カチーフN錠5mg　規格：5mg1錠[17.8円/錠]
カチーフN錠10mg　規格：10mg1錠[33.7円/錠]
フィトナジオン　日本製薬　316

【効能効果】

(1)ビタミンK欠乏症の予防及び治療
　①各種薬剤(クマリン系抗凝血薬，サリチル酸，抗生物質等)投与中におこる低プロトロンビン血症
　②胆道及び胃腸障害に伴うビタミンKの吸収障害
　③新生児の低プロトロンビン血症
　④肝障害に伴う低プロトロンビン血症
(2)ビタミンK欠乏が推定される出血

【対応標準病名】

◎	胃腸疾患	肝障害	出血
	新生児低プロトロンビン血症	胆道疾患	ビタミンK欠乏症
	ビタミンK欠乏による凝固因子欠乏	プロトロンビン欠乏症	
○	肝疾患による凝固因子欠乏	肝内胆管狭窄	局所出血
	後天性凝固因子欠乏症	後天性胆管狭窄症	後天性低プロトロンビン血症
	実質性臓器出血	静脈出血	総胆管狭窄症
	総胆管閉塞症	胆管狭窄症	胆管閉塞症
	胆汁うっ滞	動脈性出血	内出血
	乳児遅発性ビタミンK欠乏症	閉塞性黄疸	
△	アンチトロンビンIII欠乏症	アンチトロンビン欠乏症	一過性新生児血小板減少症
	肝機能障害	肝疾患	肝疾患に伴う貧血
	急性大量出血	高フィブリノゲン血症	出血傾向
	消化管障害	小動脈出血	新生児血小板減少症
	先天性第X因子欠乏症	先天性第XII因子欠乏症	先天性第XIII因子欠乏症
	先天性プラスミノゲン欠損症	先天性無フィブリノゲン血症	第V因子欠乏症
	第VII因子欠乏症	多量出血	パラ血友病
	ビタミン欠乏症	フィブリノゲン異常症	フィブリン減少症
	複合ビタミン欠乏症	プレカリクレイン欠乏症	ミリッチ症候群

用法用量　フィトナジオンとして，通常成人1日5～15mg，新生児出血の予防には母体に対し10mg，薬剤投与中におこる低プロトロンビン血症，胆道及び胃腸障害に伴うビタミンKの吸収障害，肝障害に伴う低プロトロンビン血症には20～50mgを分割経口投与する。
なお，年齢，症状により適宜増減する。

ビタミンK_1錠5：イセイ　5mg1錠[5.6円/錠]，ビタミンK_1錠5mg「ツルハラ」：鶴原　5mg1錠[5.6円/錠]

カディアンカプセル20mg　規格：20mg1カプセル[519.3円/カプセル]
カディアンカプセル30mg　規格：30mg1カプセル[734.5円/カプセル]
カディアンカプセル60mg　規格：60mg1カプセル[1395円/カプセル]
カディアンスティック粒30mg　規格：30mg1包[748.3円/包]
カディアンスティック粒60mg　規格：60mg1包[1395.5円/包]
カディアンスティック粒120mg　規格：120mg1包[2178.1円/包]
モルヒネ硫酸塩水和物　大日本住友　811

【効能効果】

激しい疼痛を伴う各種癌における鎮痛

【対応標準病名】

◎	悪性腫瘍	癌	癌性疼痛
○	ALK融合遺伝子陽性非小細胞肺癌	EGFR遺伝子変異陽性非小細胞肺癌	KIT(CD117)陽性胃消化管間質腫瘍
	KIT(CD117)陽性結腸消化管間質腫瘍	KIT(CD117)陽性小腸消化管間質腫瘍	KIT(CD117)陽性食道消化管間質腫瘍
	KIT(CD117)陽性直腸消化管間質腫瘍	KRAS遺伝子野生型結腸癌	KRAS遺伝子野生型直腸癌
あ	S状結腸癌	悪性エナメル上皮腫	悪性下垂体腫瘍
	悪性褐色細胞腫	悪性顆粒細胞腫	悪性間葉腫
	悪性奇形腫	悪性胸腺腫	悪性グロームス腫瘍
	悪性血管外皮腫	悪性甲状腺腫	悪性骨腫瘍
	悪性縦隔腫瘍	悪性神経膠腫	悪性髄膜腫
	悪性脊髄髄膜腫	悪性線維性組織球腫	悪性虫垂粘液瘤
	悪性停留精巣	悪性頭蓋咽頭腫	悪性脳腫瘍
	悪性末梢神経鞘腫	悪性葉状腫瘍	悪性リンパ腫骨髄浸潤
	鞍上部胚細胞腫瘍	胃悪性間葉系腫瘍	胃悪性黒色腫
	胃カルチノイド	胃癌	胃癌・HER2過剰発現
	胃管癌	胃癌骨転移	胃癌末期
	胃原発絨毛癌	胃脂肪肉腫	胃重複癌
	胃消化管間質腫瘍	胃進行癌	胃前庭部癌
	胃体部癌	胃底部癌	遺伝性大腸癌
	遺伝性非ポリポーシス大腸癌	胃肉腫	胃胚細胞腫瘍
	胃平滑筋肉腫	胃幽門部癌	陰核癌
	陰茎悪性黒色腫	陰茎癌	陰茎亀頭部癌
	陰茎体部癌	陰茎肉腫	陰茎パジェット病
	陰茎包皮部癌	陰茎有棘細胞癌	咽頭癌
	咽頭肉腫	陰のう悪性黒色腫	陰のう癌
	陰のう内脂肪肉腫	陰のうパジェット病	陰のう有棘細胞癌

ウイルムス腫瘍	エクリン汗孔癌	炎症性乳癌
延髄神経膠腫	延髄星細胞腫	横行結腸癌

か

横紋筋肉腫	外陰悪性黒色腫	外陰悪性腫瘍
外陰癌	外陰部パジェット病	外陰部有棘細胞癌
外耳道癌	回腸カルチノイド	回腸癌
回腸消化管間質腫瘍	海綿芽細胞腫	回盲部癌
下咽頭癌	下咽頭後部癌	下咽頭肉腫
下顎悪性エナメル上皮腫	下顎骨悪性腫瘍	下顎骨骨肉腫
下顎歯肉癌	下顎歯肉頬移行部癌	下顎部横紋筋肉腫
下眼瞼基底細胞癌	下眼瞼皮膚癌	下眼瞼有棘細胞癌
顎下腺癌	顎下部悪性腫瘍	角膜の悪性腫瘍
下行結腸癌	下口唇基底細胞癌	下口唇皮膚癌
下口唇有棘細胞癌	下肢悪性腫瘍	下唇癌
下唇赤唇部癌	仮声帯癌	滑膜腫
滑膜肉腫	下部食道癌	下部胆管癌
下葉小細胞肺癌	下葉肺癌	下葉肺腺癌
下葉肺大細胞癌	下葉肺扁平上皮癌	下葉非小細胞肺癌
肝悪性腫瘍	眼窩悪性腫瘍	肝外胆管癌
眼窩横紋筋肉腫	眼角基底細胞癌	眼角皮膚癌
眼角有棘細胞癌	眼窩神経芽腫	肝カルチノイド
肝癌	肝癌骨転移	眼瞼脂腺癌
眼瞼皮膚の悪性腫瘍	眼瞼メルケル細胞癌	肝細胞癌
肝細胞癌破裂	癌性胸水	癌性胸膜炎
癌性持続痛	癌性突出痛	汗腺癌
顔面悪性腫瘍	顔面横紋筋肉腫	肝門部癌
肝門部胆管癌	気管癌	気管支カルチノイド
気管支癌	気管支リンパ節転移	基底細胞癌
臼後部癌	嗅神経芽腫	嗅神経上皮腫
胸腔内リンパ節の悪性腫瘍	橋神経膠腫	胸腺カルチノイド
胸腺癌	胸腺腫	胸椎転移
頬粘膜癌	頬部横紋筋肉腫	胸部下部食道癌
頬部血管肉腫	胸部上部食道癌	胸部食道癌
胸部中部食道癌	胸膜悪性腫瘍	胸膜脂肪肉腫
胸膜播種	去勢抵抗性前立腺癌	巨大後腹膜脂肪肉腫
空腸カルチノイド	空腸癌	空腸消化管間質腫瘍
クルッケンベルグ腫瘍	クロム親和性芽細胞腫	頸動脈小体悪性腫瘍
頸部悪性腫瘍	頸部悪性線維性組織球腫	頸部悪性軟部腫瘍
頸部横紋筋肉腫	頸部滑膜肉腫	頸部癌
頸部基底細胞癌	頸部血管肉腫	頸部原発腫瘍
頸部脂腺癌	頸部脂肪肉腫	頸部食道癌
頸部神経芽腫	頸部肉腫	頸部皮膚悪性腫瘍
頸部皮膚癌	頸部メルケル細胞癌	頸部有棘細胞癌
頸部隆起性皮膚線維肉腫	血管肉腫	結腸癌
結腸脂肪肉腫	結腸消化管間質腫瘍	結膜の悪性腫瘍
限局性前立腺癌	肩甲部脂肪肉腫	原始神経外胚葉腫瘍
原線維性星細胞腫	原発性悪性脳腫瘍	原発性肝癌
原発性骨腫瘍	原発性脳腫瘍	原発性肺癌
原発不明癌	肩部悪性線維性組織球腫	肩部横紋筋肉腫
肩部滑膜肉腫	肩部線維肉腫	肩部淡明細胞肉腫
肩部胞巣状軟部肉腫	口蓋癌	口蓋垂癌
膠芽腫	口腔悪性黒色腫	口腔癌
口腔前庭癌	口腔底癌	硬口蓋癌
後縦隔悪性腫瘍	甲状腺悪性腫瘍	甲状腺癌
甲状腺癌骨転移	甲状腺髄様癌	甲状腺乳頭癌
甲状腺未分化癌	甲状腺濾胞癌	甲状軟骨の悪性腫瘍
口唇癌	口唇境界部癌	口唇赤唇部癌
口唇皮膚悪性腫瘍	口唇メルケル細胞癌	口底癌
喉頭蓋癌	喉頭蓋前面癌	喉頭蓋谷癌
喉頭癌	後頭部転移性腫瘍	後頭葉悪性腫瘍
後頭葉膠芽腫	後頭葉神経膠腫	膠肉腫
項部基底細胞癌	後腹膜悪性腫瘍	後腹膜悪性線維性組織球腫

後腹膜横紋筋肉腫	後腹膜血管肉腫	後腹膜脂肪肉腫
後腹膜神経芽腫	後腹膜線維肉腫	後腹膜胚細胞腫瘍
後腹膜平滑筋肉腫	後腹膜リンパ節転移	項部皮膚癌
項部メルケル細胞癌	項部有棘細胞癌	肛門悪性黒色腫
肛門癌	肛門管癌	肛門部癌
肛門扁平上皮癌	骨悪性線維性組織球腫	骨原性肉腫
骨髄性白血病骨髄浸潤	骨髄転移	骨線維肉腫
骨転移癌	骨軟骨肉腫	骨肉腫
骨盤転移	骨盤内リンパ節転移	骨盤内リンパ節の悪性腫瘍

さ

骨膜性骨肉腫	鰓原性癌	残胃癌
耳介癌	耳介メルケル細胞癌	耳下腺癌
耳下部肉腫	耳管癌	色素性基底細胞癌
子宮癌	子宮癌骨転移	子宮癌再発
子宮癌肉腫	子宮体癌	子宮体癌再発
子宮内膜癌	子宮内膜間質肉腫	子宮肉腫
子宮平滑筋肉腫	篩骨洞癌	視床下部星細胞腫
視床星細胞腫	視神経膠腫	脂腺癌
歯肉癌	脂肪肉腫	斜台部脊索腫
縦隔癌	縦隔脂肪肉腫	縦隔神経芽腫
縦隔胚細胞腫瘍	縦隔卵黄のう腫瘍	縦隔リンパ節転移
十二指腸悪性ガストリノーマ	十二指腸悪性ソマトスタチノーマ	十二指腸カルチノイド
十二指腸癌	十二指腸消化管間質腫瘍	十二指腸神経内分泌癌
十二指腸神経内分泌腫瘍	十二指腸乳頭癌	十二指腸乳頭部癌
十二指腸平滑筋肉腫	絨毛癌	手関節部滑膜肉腫
主気管支の悪性腫瘍	術後乳癌	手部悪性線維性組織球腫
手部横紋筋肉腫	手部滑膜肉腫	手部淡明細胞肉腫
手部類上皮肉腫	上衣芽細胞腫	上衣腫
小陰唇癌	上咽頭癌	上咽頭脂肪肉腫
上顎悪性エナメル上皮腫	上顎癌	上顎結節部癌
上顎骨悪性腫瘍	上顎骨骨肉腫	上顎歯肉癌
上顎歯肉頬移行部癌	上顎洞癌	松果体悪性腫瘍
松果体芽腫	松果体胚細胞腫瘍	松果体部膠芽腫
松果体未分化胚細胞腫	上眼瞼基底細胞癌	上眼瞼皮膚癌
上眼瞼有棘細胞癌	上行結腸カルチノイド	上行結腸癌
上行結腸平滑筋肉腫	上口唇基底細胞癌	上口唇皮膚癌
上口唇有棘細胞癌	小細胞肺癌	上肢悪性腫瘍
上唇癌	上唇赤唇部癌	小唾液腺癌
小腸カルチノイド	小腸癌	小腸脂肪肉腫
小腸消化管間質腫瘍	小腸平滑筋肉腫	上皮腫
上部食道癌	上部胆管癌	上葉小細胞肺癌
上葉肺癌	上葉肺腺癌	上葉肺大細胞癌
上葉肺扁平上皮癌	上葉非小細胞肺癌	上腕悪性線維性組織球腫
上腕悪性軟部腫瘍	上腕横紋筋肉腫	上腕滑膜肉腫
上腕脂肪肉腫	上腕線維肉腫	上腕淡明細胞肉腫
上腕胞巣状軟部肉腫	上腕類上皮肉腫	食道悪性間葉系腫瘍
食道悪性黒色腫	食道横紋筋肉腫	食道カルチノイド
食道癌	食道癌骨転移	食道癌肉腫
食道基底細胞癌	食道偽肉腫	食道脂肪肉腫
食道消化管間質腫瘍	食道小細胞癌	食道腺癌
食道腺様のう胞癌	食道粘表皮癌	食道表在癌
食道平滑筋肉腫	食道未分化癌	痔瘻癌
腎悪性腫瘍	腎盂癌	腎盂腺癌
腎盂乳頭状癌	腎盂尿路上皮癌	腎盂扁平上皮癌
腎カルチノイド	腎癌	腎癌骨転移
神経芽腫	神経膠腫	神経線維肉腫
進行性前立腺癌	進行乳癌	唇交連癌
腎細胞癌	腎周囲脂肪肉腫	心臓悪性腫瘍
心臓横紋筋肉腫	心臓血管肉腫	心臓脂肪肉腫
心臓線維肉腫	心臓粘液肉腫	腎肉腫
膵芽腫	膵癌	膵管癌

カ

	膵管内管状腺癌	膵管内乳頭粘液性腺癌	膵脂肪肉腫
	膵漿液性のう胞腺癌	膵腺房細胞癌	膵臓癌骨転移
	膵体部癌	膵頭部カルチノイド	膵頭部癌
	膵内胆管癌	膵粘液性のう胞腺癌	膵尾部癌
	髄膜癌腫症	髄膜白血病	スキルス胃癌
	星細胞腫	精索脂肪肉腫	精索肉腫
	星状芽細胞腫	精上皮腫	成人Ｔ細胞白血病骨髄浸潤
	精巣横紋筋肉腫	精巣癌	精巣奇形癌
	精巣奇形腫	精巣絨毛癌	精巣上体癌
	精巣胎児性癌	精巣肉腫	精巣胚細胞腫瘍
	精巣卵黄のう腫瘍	精巣卵のう腫瘍	精母細胞腫
	声門下癌	声門癌	声門上癌
	脊索腫	脊髄播種	脊椎転移
	舌縁癌	舌下腺癌	舌下面癌
	舌癌	舌根部癌	舌脂肪肉腫
	舌尖癌	舌背癌	線維脂肪肉腫
	線維肉腫	前縦隔悪性腫瘍	全身性転移性癌
	前頭洞癌	前頭部転移性腫瘍	前頭葉悪性腫瘍
	前頭葉膠芽腫	前頭葉神経膠腫	前頭葉星細胞腫
	前頭葉退形成性星細胞腫	前立腺横紋筋肉腫	前立腺癌
	前立腺癌骨転移	前立腺癌再発	前立腺小細胞癌
	前立腺神経内分泌癌	前立腺肉腫	前腕悪性線維性組織球腫
	前腕悪性軟部腫瘍	前腕横紋筋肉腫	前腕滑膜肉腫
	前腕線維肉腫	前腕胞巣状軟部肉腫	前腕類上皮肉腫
	早期胃癌	早期食道癌	総胆管癌
	側頭部転移性腫瘍	側頭葉悪性腫瘍	側頭葉膠芽腫
	側頭葉神経膠腫	側頭葉星細胞腫	側頭葉退形成性星細胞腫
た	側頭葉毛様細胞性星細胞腫	第４脳室上衣腫	大陰唇癌
	退形成性上衣腫	退形成性星細胞腫	胎児性癌
	胎児性精巣腫瘍	大腿骨転移性骨腫瘍	大唾液腺癌
	大腸カルチノイド	大腸癌	大腸癌骨転移
	大腸肉腫	大腸粘液癌	大動脈周囲リンパ節転移
	大脳悪性腫瘍	大脳深部神経膠腫	大脳深部転移性腫瘍
	大網脂肪肉腫	大網消化管間質腫瘍	唾液腺癌
	多発性癌転移	多発性骨髄腫骨髄浸潤	多発性神経膠腫
	胆管癌	男性性器癌	胆のうカルチノイド
	胆のう癌	胆のう管癌	胆のう肉腫
	淡明細胞肉腫	腟悪性黒色腫	腟癌
	中咽頭癌	中咽頭側壁癌	中咽頭肉腫
	中耳悪性腫瘍	中縦隔悪性腫瘍	虫垂癌
	虫垂杯細胞カルチノイド	中脳神経膠腫	肘部滑膜肉腫
	中部食道癌	肘部線維肉腫	中部胆管癌
	肘部類上皮肉腫	中葉小細胞肺癌	中葉肺癌
	中葉肺腺癌	中葉肺大細胞癌	中葉肺扁平上皮癌
	中葉非小細胞肺癌	腸間膜悪性腫瘍	腸間膜脂肪肉腫
	腸間膜消化管間質腫瘍	腸間膜肉腫	腸間膜平滑筋肉腫
	蝶形骨洞癌	腸骨リンパ節転移	聴神経膠腫
	直腸Ｓ状部結腸癌	直腸悪性黒色腫	直腸カルチノイド
	直腸癌	直腸癌骨転移	直腸癌術後再発
	直腸癌穿孔	直腸脂肪肉腫	直腸消化管間質腫瘍
	直腸平滑筋肉腫	手軟部悪性腫瘍	転移性下顎癌
	転移性肝癌	転移性肝腫瘍	転移性胸膜腫瘍
	転移性口腔癌	転移性黒色腫	転移性骨腫瘍
	転移性骨腫瘍による大腿骨骨折	転移性縦隔腫瘍	転移性十二指腸癌
	転移性腫瘍	転移性消化器腫瘍	転移性上顎癌
	転移性小腸腫瘍	転移性腎腫瘍	転移性膵腫瘍
	転移性舌癌	転移性頭蓋骨腫瘍	転移性脳腫瘍
	転移性肺癌	転移性肺腫瘍	転移性脾腫瘍
	転移性皮膚腫瘍	転移性副腎腫瘍	転移性腹壁腫瘍
	転移性扁平上皮癌	転移性卵巣癌	テント上下転移性腫瘍

	頭蓋骨悪性腫瘍	頭蓋骨骨肉腫	頭蓋底骨肉腫
	頭蓋底脊索腫	頭蓋内胚細胞腫瘍	頭蓋部脊索腫
	頭頚部癌	透析腎癌	頭頂葉悪性腫瘍
	頭頂葉膠芽腫	頭頂葉神経膠腫	頭頂葉星細胞腫
	疼痛	頭部悪性線維性組織球腫	頭部横紋筋肉腫
	頭部滑膜肉腫	頭部基底細胞癌	頭部血管肉腫
	頭部脂腺癌	頭部脂肪肉腫	頭部軟部組織悪性腫瘍
	頭部皮膚癌	頭部メルケル細胞癌	頭部有棘細胞癌
な	頭部隆起性皮膚線維肉腫	突出痛	内耳癌
	内胚葉洞腫瘍	軟口蓋癌	軟骨肉腫
	難治性疼痛	軟部悪性巨細胞腫	軟部組織悪性腫瘍
	肉腫	乳癌	乳癌・HER2 過剰発現
	乳癌骨転移	乳癌再発	乳癌皮膚転移
	乳房外パジェット病	乳房下外側部乳癌	乳房下内側部乳癌
	乳房脂肪肉腫	乳房上外側部乳癌	乳房上内側部乳癌
	乳房中央部乳癌	乳房肉腫	尿管癌
	尿管口部膀胱癌	尿管尿路上皮癌	尿道傍腺の悪性腫瘍
	尿膜管癌	粘液性のう胞腺癌	脳幹悪性腫瘍
	脳幹膠芽腫	脳幹神経膠腫	脳幹部星細胞腫
	脳室悪性腫瘍	脳室上衣腫	脳神経悪性腫瘍
は	脳胚細胞腫瘍	肺芽腫	肺カルチノイド
	肺癌	肺癌骨転移	肺癌肉腫
	胚細胞腫	肺腺癌	肺腺扁平上皮癌
	肺腺様のう胞癌	肺大細胞癌	肺大細胞神経内分泌癌
	肺肉腫	肺粘表皮癌	肺扁平上皮癌
	肺胞上皮癌	肺未分化癌	肺門部小細胞癌
	肺門部腺癌	肺門部大細胞癌	肺門部肺癌
	肺門部非小細胞癌	肺門部扁平上皮癌	肺門リンパ節転移
	馬尾上衣腫	バレット食道癌	パンコースト症候群
	鼻咽腔癌	鼻腔癌	脾脂肪肉腫
	非小細胞肺癌	鼻前庭癌	鼻中隔癌
	脾の悪性腫瘍	皮膚悪性腫瘍	皮膚悪性線維性組織球腫
	皮膚癌	皮膚脂肪肉腫	皮膚線維肉腫
	皮膚白血病	皮膚付属器癌	びまん性星細胞腫
	脾門部リンパ節転移	披裂喉頭蓋ひだ喉頭面癌	副咽頭間隙悪性腫瘍
	腹腔内リンパ節の悪性腫瘍	腹腔リンパ節転移	副甲状腺悪性腫瘍
	副甲状腺癌	副腎悪性腫瘍	副腎癌
	副腎神経芽腫	副腎髄質の悪性腫瘍	副腎皮質癌
	副腎皮質の悪性腫瘍	副鼻腔癌	腹部悪性腫瘍
	腹部食道癌	腹部神経芽腫	腹膜悪性腫瘍
	腹膜癌	ぶどう膜悪性黒色腫	噴門癌
	平滑筋肉腫	扁桃窩癌	扁桃癌
	扁桃肉腫	膀胱円蓋部膀胱癌	膀胱癌
	膀胱頚部膀胱癌	膀胱後壁部膀胱癌	膀胱三角部膀胱癌
	膀胱前壁部膀胱癌	膀胱側壁部膀胱癌	膀胱肉腫
	膀胱尿路上皮癌	膀胱扁平上皮癌	傍骨性骨肉腫
	紡錘形細胞肉腫	胞巣状軟部肉腫	乏突起神経膠腫
ま	末期癌	末梢神経悪性腫瘍	慢性疼痛
	脈絡膜悪性黒色腫	メルケル細胞癌	盲腸カルチノイド
	盲腸癌	毛包癌	網膜芽細胞腫
	網膜膠腫	毛様細胞性星細胞腫	毛様体悪性腫瘍
や	ユーイング肉腫	有棘細胞癌	幽門癌
ら	幽門前庭部癌	腰椎転移	卵黄のう腫瘍
	卵管癌	卵巣カルチノイド	卵巣癌
	卵巣癌全身転移	卵巣癌肉腫	卵巣絨毛癌
	卵巣胎児性癌	卵巣肉腫	卵巣胚細胞腫瘍
	卵巣未分化胚細胞腫	卵巣卵黄のう腫瘍	卵巣類皮のう胞癌
	隆起性皮膚線維肉腫	輪状後部癌	リンパ管肉腫
	リンパ性白血病骨髄浸潤	類上皮肉腫	肋骨転移
△	悪性腫瘍合併性皮膚筋炎	悪性腫瘍に伴う貧血	圧痛

	イートン・ランバート症候群	カルチノイド	癌関連網膜症
	癌性悪液質	癌性ニューロパチー	癌性ニューロミオパチー
	癌性貧血	癌性ミエロパチー	持続痛
	腫瘍随伴症候群	神経障害性疼痛	身体痛
	全身痛	中枢神経障害性疼痛	鈍痛
	肺癌による閉塞性肺炎	皮膚疼痛症	放散痛
	末梢神経障害性疼痛		
※	**適応外使用可** 原則として，「モルヒネ硫酸塩【内服薬】」を「筋萎縮性側索硬化症（ALS）」，「筋ジストロフィーの呼吸困難時の除痛」に対して処方した場合，当該使用事例を審査上認める。		

用法用量　通常，成人にはモルヒネ硫酸塩水和物として1日20～120mgを1日1回経口投与する。
なお，症状に応じて適宜増減する。

禁忌
⑴重篤な呼吸抑制のある患者
⑵気管支喘息発作中の患者
⑶重篤な肝障害のある患者
⑷慢性肺疾患に続発する心不全の患者
⑸痙れん状態（てんかん重積症，破傷風，ストリキニーネ中毒）にある患者
⑹急性アルコール中毒の患者
⑺本剤の成分およびアヘンアルカロイドに対し過敏症の患者
⑻出血性大腸炎の患者

原則禁忌　細菌性下痢のある患者

カデュエット配合錠1番　規格：1錠[75.3円/錠]
カデュエット配合錠2番　規格：1錠[120.1円/錠]
カデュエット配合錠3番　規格：1錠[97円/錠]
カデュエット配合錠4番　規格：1錠[141.7円/錠]

アトルバスタチンカルシウム水和物　アムロジピンベシル酸塩　ファイザー　219

【効能効果】

本剤（アムロジピン・アトルバスタチン配合剤）は，アムロジピン及びアトルバスタチンによる治療が適切である以下の患者に使用する。

高血圧症又は狭心症と，高コレステロール血症又は家族性高コレステロール血症を併発している患者

なお，アムロジピンとアトルバスタチンの効能効果は以下のとおりである。

アムロジピン
⑴高血圧症
⑵狭心症

アトルバスタチン
⑴高コレステロール血症
⑵家族性高コレステロール血症

【対応標準病名】

◎	家族性高コレステロール血症	狭心症	高血圧症
	高コレステロール血症	本態性高血圧症	
○	1型糖尿病性高コレステロール血症	2型糖尿病性高コレステロール血症	悪性高血圧症
	安静時狭心症	安定狭心症	異型狭心症
	家族性高コレステロール血症・ヘテロ接合体	家族性高コレステロール血症・ホモ接合体	家族性高リポ蛋白血症1型
	家族性高リポ蛋白血症2a型	家族性高リポ蛋白血症2b型	家族性高リポ蛋白血症3型
	家族性高リポ蛋白血症4型	家族性高リポ蛋白血症5型	家族性複合型高脂血症
	冠攣縮性狭心症	境界型高血圧症	狭心症3枝病変
	結節性黄色腫	高HDL血症	高LDL血症
	高血圧性腎疾患	高血圧性脳内出血	高血圧切迫症
	高コレステロール血症性黄色腫	高脂血症	高トリグリセライド血症
	高リポ蛋白血症	高レニン性高血圧症	混合型高脂質血症
	脂質異常症	脂質代謝異常	若年高血圧症
	若年性境界型高血圧症	収縮期高血圧症	食事性高脂血症
	初発労作型狭心症	腎血管性高血圧症	腎実質性高血圧症
	腎性高血圧症	先天性脂質代謝異常	増悪労作型狭心症
	低レニン性高血圧症	糖尿病性高コレステロール血症	内分泌性高血圧症
	二次性高血圧症	二次性高脂血症	微小血管性狭心症
	不安定狭心症	副腎性高血圧症	本態性高コレステロール血症
	本態性高脂血症	夜間狭心症	労作時兼安静時狭心症
	労作性狭心症		
△	HELLP症候群	アルファリポ蛋白欠乏症	家族性LCAT欠損症
	家族性高トリグリセライド血症	褐色細胞腫	褐色細胞腫性高血圧症
	クロム親和性細胞腫	軽症妊娠高血圧症候群	高カイロミクロン血症
	高比重リポ蛋白欠乏症	混合型妊娠高血圧症候群	産後高血圧症
	重症妊娠高血圧症候群	純粋型妊娠高血圧症候群	新生児高血圧症
	新生児遷延性肺高血圧症	早発型妊娠高血圧症候群	多中心性細網組織球症
	遅発型妊娠高血圧症候群	低アルファリポ蛋白血症	低脂血症
	低ベータリポ蛋白血症	二次性肺高血圧症	妊娠高血圧症
	妊娠高血圧症候群	妊娠高血圧腎症	妊娠中一過性高血圧症
	副腎腺腫	副腎のう腫	副腎皮質のう腫
	慢性血栓塞栓性肺高血圧症	無ベータリポ蛋白血症	有棘赤血球舞踏病
	リポ蛋白欠乏症	良性副腎皮質腫瘍	

効能効果に関連する使用上の注意
アムロジピン：アムロジピンは効果発現が緩徐であるため，本剤は緊急な治療を要する不安定狭心症には効果が期待できない。
アトルバスタチン
⑴適用の前に十分な検査を実施し，高コレステロール血症，家族性高コレステロール血症であることを確認した上で本剤の適用を考慮すること。
⑵家族性高コレステロール血症ホモ接合体については，LDL-アフェレーシス等の非薬物療法の補助として，あるいはそれらの治療法が実施不能な場合に本剤の適用を考慮すること。

用法用量
本剤（アムロジピン・アトルバスタチン配合剤）は，1日1回経口投与する。なお，以下のアムロジピンとアトルバスタチンの用法用量に基づき，患者毎に用量を決めること。
アムロジピン
⑴高血圧症：通常，成人にはアムロジピンとして2.5～5mgを1日1回経口投与する。なお，症状に応じ適宜増減するが，効果不十分な場合には1日1回10mgまで増量することができる。
⑵狭心症：通常，成人にはアムロジピンとして5mgを1日1回経口投与する。なお，症状に応じ適宜増減する。
アトルバスタチン
⑴高コレステロール血症
通常，成人にはアトルバスタチンとして10mgを1日1回経口投与する。
なお，年齢，症状により適宜増減するが，重症の場合は1日20mgまで増量できる。
⑵家族性高コレステロール血症
通常，成人にはアトルバスタチンとして10mgを1日1回経口投与する。
なお，年齢，症状により適宜増減するが，重症の場合は1日40mgまで増量できる。

用法用量に関連する使用上の注意
⑴原則として，アムロジピン及びアトルバスタチンを併用，あるいはいずれか一方を使用している場合に，本剤の使用を検討すること。なお，両有効成分のいずれか一方を服用している患者

に本剤を使用する場合は，患者の状態を十分に考慮した上で，各単剤の併用よりも本剤の投与が適切であるか慎重に判断すること。
(2)本剤(アムロジピン・アトルバスタチン配合剤)は次の4製剤がある。
カデュエット配合錠
1番：アムロジピン2.5mg/アトルバスタチン5mg
2番：アムロジピン2.5mg/アトルバスタチン10mg
3番：アムロジピン5mg/アトルバスタチン5mg
4番：アムロジピン5mg/アトルバスタチン10mg
上記配合用量以外の用量を投与する場合は，個別のアムロジピン製剤又はアトルバスタチン製剤を用いることができるが，それぞれの成分の用法用量の範囲内で投与すること。

禁忌
(1)本剤の成分又はジヒドロピリジン系化合物に対し過敏症の既往歴のある患者
(2)肝代謝能が低下していると考えられる以下のような患者：急性肝炎，慢性肝炎の急性増悪，肝硬変，肝癌，黄疸
(3)妊婦又は妊娠している可能性のある婦人及び授乳婦
(4)テラプレビルを投与中の患者

原則禁忌　腎機能に関する臨床検査値に異常が認められる患者に，本剤とフィブラート系薬剤を併用する場合には，治療上やむを得ないと判断される場合にのみ併用すること。

併用禁忌
アトルバスタチン

薬剤名等	臨床症状・措置方法	機序・危険因子
テラプレビル(テラビック)	アトルバスタチンとの併用において，アトルバスタチンのAUCが7.9倍に上昇したとの報告がある。アトルバスタチンの血中濃度が上昇し，重篤な又は生命に危険を及ぼすような事象(横紋筋融解症を含むミオパチー等)が起こるおそれがある。	機序：テラプレビルによるCYP3A4の阻害が考えられている。

原則併用禁忌
アトルバスタチン：腎機能に関する臨床検査値に異常が認められる患者では原則として併用しないこととするが，治療上やむを得ないと判断される場合にのみ慎重に併用すること。

薬剤名等	臨床症状・措置方法	機序・危険因子
フィブラート系薬剤 ベザフィブラート等	急激な腎機能悪化を伴う横紋筋融解症があらわれやすい。自覚症状(筋肉痛，脱力感)の発現，CK(CPK)の上昇，血中及び尿中ミオグロビン上昇並びに血清クレアチニン上昇等の腎機能の悪化を認めた場合は直ちに投与を中止すること。	機序：フィブラート系薬剤とHMG-CoA還元酵素阻害剤との副作用誘発性の相加作用 危険因子：腎機能に関する臨床検査値に異常が認められる患者

カナグル錠100mg　規格：100mg1錠[205.5円/錠]
カナグリフロジン水和物　田辺三菱　396

【効能効果】

2型糖尿病

【対応標準病名】

◎	2型糖尿病		
○	2型糖尿病・眼合併症あり	2型糖尿病・関節合併症あり	2型糖尿病・ケトアシドーシス合併あり
	2型糖尿病・昏睡合併あり	2型糖尿病・腎合併症あり	2型糖尿病・神経学的合併症あり
	2型糖尿病・多発糖尿病性合併症あり	2型糖尿病・糖尿病性合併症あり	2型糖尿病・糖尿病性合併症なし
	2型糖尿病・末梢循環合併症あり	2型糖尿病黄斑症	2型糖尿病性アシドーシス
	2型糖尿病性アセトン血症	2型糖尿病性壊疽	2型糖尿病性黄斑浮腫
	2型糖尿病性潰瘍	2型糖尿病性眼筋麻痺	2型糖尿病性肝障害
	2型糖尿病性関節症	2型糖尿病性筋萎縮症	2型糖尿病性血管障害
	2型糖尿病性ケトアシドーシス	2型糖尿病性高コレステロール血症	2型糖尿病性虹彩炎
	2型糖尿病性骨症	2型糖尿病性昏睡	2型糖尿病性自律神経ニューロパチー
	2型糖尿病性神経因性膀胱	2型糖尿病性神経痛	2型糖尿病性腎硬化症
	2型糖尿病性腎症	2型糖尿病性腎症第1期	2型糖尿病性腎症第2期
	2型糖尿病性腎症第3期	2型糖尿病性腎症第3期A	2型糖尿病性腎症第3期B
	2型糖尿病性腎症第4期	2型糖尿病性腎症第5期	2型糖尿病性腎不全
	2型糖尿病性水疱	2型糖尿病性精神障害	2型糖尿病性そう痒症
	2型糖尿病性多発ニューロパチー	2型糖尿病性単ニューロパチー	2型糖尿病性中心性網膜症
	2型糖尿病性低血糖性昏睡	2型糖尿病性動脈硬化症	2型糖尿病性動脈閉塞症
	2型糖尿病性ニューロパチー	2型糖尿病性白内障	2型糖尿病性皮膚障害
	2型糖尿病性浮腫性硬化症	2型糖尿病性末梢血管症	2型糖尿病性末梢血管障害
	2型糖尿病性末梢神経障害	2型糖尿病性ミオパチー	2型糖尿病性網膜症
	安定型糖尿病	インスリン抵抗性糖尿病	若年2型糖尿病
	増殖性糖尿病性網膜症・2型糖尿病		

効能効果に関連する使用上の注意
(1)本剤は2型糖尿病と診断された患者に対してのみ使用し，1型糖尿病の患者には投与をしないこと。
(2)高度腎機能障害患者又は透析中の末期腎不全患者では本剤の効果が期待できないため，投与しないこと。
(3)中等度腎機能障害患者では本剤の効果が十分に得られない可能性があるので投与の必要性を慎重に判断すること。

用法用量　通常，成人にはカナグリフロジンとして100mgを1日1回朝食前又は朝食後に経口投与する。

禁忌
(1)本剤の成分に対し過敏症の既往歴のある患者
(2)重症ケトーシス，糖尿病性昏睡又は前昏睡の患者
(3)重症感染症，手術前後，重篤な外傷のある患者

ガナトン錠50mg　規格：50mg1錠[18.1円/錠]
イトプリド塩酸塩　アボット　239

【効能効果】

慢性胃炎における消化器症状
(腹部膨満感，上腹部痛，食欲不振，胸やけ，悪心，嘔吐)

【対応標準病名】

◎	嘔吐症	悪心	上腹部痛
	食欲不振	腹部膨満	慢性胃炎
	胸やけ		
○	アルコール性胃炎	アレルギー性胃炎	胃炎
	胃十二指腸炎	萎縮性胃炎	萎縮性化生性胃炎
	胃痛	胃内ガス貯留	嘔気
	おくび	鼓腸	持続腹痛
	習慣性嘔吐	周期性腹痛	術後残胃胃炎
	心窩部痛	神経性胃炎	側腹部痛
	胆汁性嘔吐	中毒性胃炎	反復性嘔吐
	反復性腹痛	表層性胃炎	びらん性胃炎
	腹痛症	腹部圧痛	ヘリコバクター・ピロリ胃炎
	放射線胃炎	メネトリエ病	疣状胃炎
△	アセトン血性嘔吐症	胃空腸周囲炎	胃周囲炎
	胃粘膜過形成	胃蜂窩織炎	化学療法に伴う嘔吐症

ガス痛	急性胃炎	急性びらん性胃炎
急性腹症	小児仙痛	食後悪心
仙痛	中枢性嘔吐症	特発性嘔吐症
肉芽腫性胃炎	乳幼児仙痛	脳性嘔吐
反芻	反応性リンパ組織増生症	腹壁痛
糞便性嘔吐	放屁	

用法用量　通常，成人にはイトプリド塩酸塩として１日150mgを３回に分けて食前に経口投与する。
なお，年齢，症状により適宜減量する。

禁忌　本剤の成分に対し過敏症の既往歴のある患者

イトプリド塩酸塩錠50mg「CH」：長生堂[11円/錠]，イトプリド塩酸塩錠50mg「JG」：日本ジェネリック[11円/錠]，イトプリド塩酸塩錠50mg「NP」：ニプロ[11円/錠]，イトプリド塩酸塩錠50mg「NS」：日新－山形[11円/錠]，イトプリド塩酸塩錠50mg「PH」：キョーリンリメディオ[11円/錠]，イトプリド塩酸塩錠50mg「TCK」：辰巳化学[11円/錠]，イトプリド塩酸塩錠50mg「TYK」：大正薬品[11円/錠]，イトプリド塩酸塩錠50mg「YD」：陽進堂[11円/錠]，イトプリド塩酸塩錠50mg「サワイ」：沢井[11円/錠]，イトプリド塩酸塩錠50mg「タナベ」：田辺三菱[11円/錠]，イトプリド塩酸塩錠50mg「トーワ」：東和[11円/錠]，イトプリド塩酸塩錠50mg「日医工」：日医工[11円/錠]

カナマイシンカプセル250mg「明治」
規格：250mg1カプセル[39.3円/カプセル]

カナマイシンシロップ5%「明治」
規格：50mg1mL[8.2円/mL]

カナマイシンドライシロップ20%「明治」
規格：200mg1g[34円/g]

カナマイシン一硫酸塩　Meiji Seika　612

【効 能 効 果】

〈適応菌種〉カナマイシンに感性の大腸菌，赤痢菌，腸炎ビブリオ

〈適応症〉感染性腸炎

【対応標準病名】

◎	感染性腸炎		
○	S状結腸炎	胃腸炎	炎症性腸疾患
	回腸炎	カタル性胃腸炎	感染性胃腸炎
	感染性下痢症	感染性大腸炎	感冒性胃腸炎
	感冒性大腸炎	感冒性腸炎	急性胃腸炎
	急性大腸炎	急性腸炎	下痢症
	出血性大腸炎	出血性腸炎	大腸炎
	腸炎	腸カタル	難治性乳児下痢症
	乳児下痢		
△	抗生物質起因性大腸炎	抗生物質起因性腸炎	
※	適応外使用可 原則として，「カナマイシン一硫酸塩【内服薬】」を「肝性昏睡時の腸管内殺菌」に対して処方した場合，当該使用事例を審査上認める。		

用法用量
カナマイシンとして，通常成人１日２～4g(力価)を４回に分割経口投与する。小児には体重1kg当り50～100mg(力価)を４回に分割経口投与する。なお，年齢，症状により適宜増減する。

カナマイシンシロップの投与法(例)

体重	１日投与量	投与法
4kg	200～400mg(力価)	１回１～2mLずつ，１日４回
8kg	400～800mg(力価)	１回２～4mLずつ，１日４回
10kg	500～1,000mg(力価)	１回2.5～5mLずつ，１日４回
20kg	1,000～2,000mg(力価)	１回５～10mLずつ，１日４回

本表は標準投与量であるから，年齢，症状により適宜増減する。

用法用量に関連する使用上の注意　本剤の使用にあたっては，耐性菌の発現等を防ぐため，原則として感受性を確認し，疾病の治療上必要な最小限の期間の投与にとどめること。

禁忌　本剤の成分並びにアミノグリコシド系抗生物質又はバシトラシンに対し過敏症の既往歴のある患者

カバサール錠0.25mg
規格：0.25mg1錠[80.9円/錠]

カバサール錠1.0mg
規格：1mg1錠[270.9円/錠]

カベルゴリン　ファイザー　116

【効 能 効 果】

(1)パーキンソン病
(2)乳汁漏出症，高プロラクチン血性排卵障害，高プロラクチン血性下垂体腺腫(外科的処置を必要としない場合に限る)
(3)産褥性乳汁分泌抑制

【対応標準病名】

◎	高プロラクチン血症	産褥性乳汁分泌抑制	乳汁漏出症
	パーキンソン病	排卵障害	プロラクチン産生下垂体腺腫
○	一側性パーキンソン症候群	下垂体腺腫	家族性パーキンソン病
	家族性パーキンソン病Yahr1	家族性パーキンソン病Yahr2	家族性パーキンソン病Yahr3
	家族性パーキンソン病Yahr4	家族性パーキンソン病Yahr5	キアリ・フロンメル症候群
	高プロラクチン血症性無月経	若年性パーキンソン症候群	若年性パーキンソン病
	若年性パーキンソン病Yahr3	若年性パーキンソン病Yahr4	若年性パーキンソン病Yahr5
	授乳異常	授乳困難	潜在性高プロラクチン血症
	選択的乳汁分泌抑制	続発性乳汁分泌抑制	続発性パーキンソン症候群
	治療的乳汁分泌抑制	動脈硬化性パーキンソン症候群	乳汁分泌異常
	乳汁分泌過少症	乳汁分泌欠如	乳汁分泌不全
	乳汁分泌抑制	乳汁漏出無月経症候群	乳房うっ滞
	脳炎後パーキンソン症候群	脳血管障害性パーキンソン症候群	パーキンソン症候群
	パーキンソン病Yahr1	パーキンソン病Yahr2	パーキンソン病Yahr3
	パーキンソン病Yahr4	パーキンソン病Yahr5	パーキンソン病の認知症
	プロラクチン産生腫瘍	プロラクチン分泌異常症	プロラクチン分泌過剰症
	無排卵症	薬剤性高プロラクチン血症	薬剤性パーキンソン症候群
	卵管機能異常		
△	ACTH産生下垂体腺腫	ACTH産生腫瘍	FSH産生下垂体腺腫
	LGL症候群	TSH産生下垂体腺腫	WPW症候群
	アーガイル・ロバートソン瞳孔	下垂体機能亢進症	下垂体巨大腺腫
	下垂体性無月経	下垂体前葉過形成	下垂体微小腺腫
	下垂体良性腫瘍	クッシング病	痙性梅毒性運動失調症
	顕性神経梅毒	産褥性乳瘤	シャルコー関節
	授乳性無月経	女性不妊症	神経原性関節症
	神経障害性脊椎障害	神経梅毒髄膜炎	進行性運動失調症
	進行麻痺	成長ホルモン産生下垂体腺腫	脊髄ろう
	脊髄ろう性関節炎	早期興奮症候群	乳汁うっ滞症
	ニューロパチー性関節炎	脳脊髄梅毒	脳梅毒
	梅毒性痙性脊髄麻痺	梅毒性視神経萎縮	梅毒性髄膜炎
	梅毒性聴神経炎	梅毒性パーキンソン症候群	晩期梅毒性球後視神経炎
	晩期梅毒性視神経萎縮	晩期梅毒性髄膜炎	晩期梅毒性多発ニューロパチー
	晩期梅毒性聴神経炎	晩期梅毒脊髄炎	晩期梅毒脳炎
	晩期梅毒脳脊髄炎	フォルベス・アルブライト症候群	無排卵月経
	卵巣性不妊症		

効能効果に関連する使用上の注意　パーキンソン病治療におい

て，非麦角製剤の治療効果が不十分又は忍容性に問題があると考えられる患者のみに投与すること。

用法用量

効能効果(1)の場合：通常，成人にはカベルゴリンとして１日量0.25mgから始め，２週目には１日量を0.5mgとし，以後経過を観察しながら，１週間毎に１日量として0.5mgずつ増量し，維持量を定めるが，最高用量は１日3mgとする。いずれの投与量の場合も１日１回朝食後経口投与する。

効能効果(2)の場合：通常，成人には１週１回(同一曜日)就寝前経口投与とし，カベルゴリンとして１回量0.25mgから始め，以後臨床症状を観察しながら，少なくとも２週間以上の間隔で１回量を0.25mgずつ増量し，維持量(標準１回量0.25～0.75mg)を定める。なお，年齢，症状により適宜増減するが，１回量の上限は1.0mgとする。

効能効果(3)の場合：通常，成人にはカベルゴリンとして1.0mgを胎児娩出後に１回のみ食後に経口投与する。

用法用量に関連する使用上の注意

(1)本剤投与は，少量から開始し，消化器症状(悪心，嘔吐等)，血圧等の観察を十分に行い，慎重に維持量まで増量すること。
(2)パーキンソン病治療において，本剤の減量・中止が必要な場合は，漸減すること。
(3)産褥性乳汁分泌の抑制に投与する際には，胎児娩出後４時間以内の投与は避け，呼吸，脈拍，血圧等が安定した後，投与すること。また，胎児娩出後２日以内に投与することが望ましい。
投与後(特に投与当日)は観察を十分に行い，異常が認められた場合には，適切な処置を行うこと。

禁忌

(1)麦角製剤に対し過敏症の既往歴のある患者
(2)心エコー検査により，心臓弁尖肥厚，心臓弁可動制限及びこれらに伴う狭窄等の心臓弁膜の病変が確認された患者及びその既往のある患者
(3)妊娠中毒症の患者
(4)産褥期高血圧の患者

カベルゴリン錠0.25mg「F」：富士製薬　0.25mg1錠[50.7円/錠]，カベルゴリン錠0.25mg「アメル」：共和薬品　0.25mg1錠[50.7円/錠]，カベルゴリン錠0.25mg「サワイ」：沢井　0.25mg1錠[50.7円/錠]，カベルゴリン錠0.25mg「タナベ」：田辺三菱　0.25mg1錠[50.7円/錠]，カベルゴリン錠0.25mg「トーワ」：東和　0.25mg1錠[50.7円/錠]，カベルゴリン錠1.0mg「F」：富士製薬　1mg1錠[168.8円/錠]，カベルゴリン錠1.0mg「アメル」：共和薬品　1mg1錠[168.8円/錠]，カベルゴリン錠1.0mg「サワイ」：沢井　1mg1錠[168.8円/錠]，カベルゴリン錠1.0mg「タナベ」：田辺三菱　1mg1錠[168.8円/錠]，カベルゴリン錠1.0mg「トーワ」：東和　1mg1錠[168.8円/錠]

ガバペン錠200mg　規格：200mg1錠[40.4円/錠]
ガバペン錠300mg　規格：300mg1錠[54.3円/錠]
ガバペン錠400mg　規格：400mg1錠[66.3円/錠]
ガバペンシロップ5%　規格：5%1mL[22.5円/mL]

ガバペンチン　ファイザー　113

【効能効果】

他の抗てんかん薬で十分な効果が認められないてんかん患者の部分発作(二次性全般化発作を含む)に対する抗てんかん薬との併用療法

【対応標準病名】

◎	焦点性てんかん	てんかん	
○	家族性痙攣	強直間代発作	後天性てんかん
	ジャクソンてんかん	若年性ミオクローヌスてんかん	術後てんかん
	症候性早期ミオクローヌス性脳症	症候性てんかん	進行性ミオクローヌスてんかん
	定型欠神発作	てんかん合併妊娠	てんかん大発作
	てんかん単純部分発作	てんかん複雑部分発作	点頭てんかん
	乳児点頭痙攣	脳炎後てんかん	拝礼発作
	ヒプサルスミア	ミオクローヌスてんかん	薬物てんかん
	良性乳児ミオクローヌスてんかん	レノックス・ガストー症候群	
△	アトニー性非特異性てんかん発作	アブサンス	アルコールてんかん
	ウンベルリヒトてんかん	間代性痙攣	局所性痙攣
	局所性てんかん	光原性てんかん	持続性部分てんかん
	若年性アブサンスてんかん	焦点性知覚性発作	小児期アブサンスてんかん
	自律神経てんかん	睡眠喪失てんかん	ストレスてんかん
	精神運動発作	前頭葉てんかん	側頭葉てんかん
	体知覚性発作	遅発性てんかん	聴覚性発作
	聴覚反射てんかん	てんかん小発作	てんかん性自動症
	難治性てんかん	乳児重症ミオクロニーてんかん	反応性てんかん
	腹部てんかん	部分てんかん	片側痙攣片麻痺てんかん症候群
	ラフォラ疾患	良性新生児痙攣	

用法用量　通常，成人及び13歳以上の小児にはガバペンチンとして初日１日量600mg，２日目１日量1200mgをそれぞれ３回に分割経口投与する。３日目以降は，維持量として１日量1200mg～1800mgを３回に分割経口投与する。なお，症状により適宜増減するが，１日最高投与量は2400mgまでとする。

通常，3～12歳の幼児及び小児にはガバペンチンとして初日１日量10mg/kg，２日目１日量20mg/kgをそれぞれ３回に分割経口投与する。３日目以降は維持量として，3～4歳の幼児には１日量40mg/kg，5～12歳の幼児及び小児には１日量25～35mg/kgを３回に分割経口投与する。症状により適宜増減するが，１日最高投与量は50mg/kgまでとする。なお，いずれの時期における投与量についても，成人及び13歳以上の小児での投与量を超えないこととする。

用法用量に関連する使用上の注意

(1)本剤は他の抗てんかん薬と併用して使用すること。
(2)投与初期に眠気，ふらつき等の症状があらわれることがあるので，投与初期においては眠気，ふらつき等の発現に十分注意しながら用量を調節すること。
(3)１日３回投与の場合に，各投与間隔は12時間を超えないものとする。
(4)本剤の投与を中止する場合には，最低１週間かけて徐々に減量すること。
(5)腎機能障害のある成人患者に対する本剤の投与
腎機能障害のある成人患者に本剤を投与する場合は，下表に示すクレアチニンクリアランス値を参考として本剤の投与量及び投与間隔を調節すること。なお，ここで示している用法用量は成人でのシミュレーション結果に基づくものであるので，腎機能低下者を対象とした国内外試験成績も踏まえて，各患者ごとに慎重に観察しながら用法用量を調節すること。

クレアチニンクリアランス(mL/min)		≧60	30～59	15～29	5～14
1日投与量(mg/日)		600～2400	400～1000	200～500	100～200
投与量	初日	1回200mg 1日3回	1回200mg 1日2回	1回200mg 1日1回	1回200mg 1日1回
	維持量	1回400mg 1日3回	1回300mg 1日2回	1回300mg 1日1回	1回300mg 2日1回 (クレアチニンクリアランスが5mL/minに近い患者では，1回200mg2日に1回を考慮する)[注1)]
		1回600mg 1日3回	1回400mg 1日2回	1回400mg 1日1回	
	最高投与量	1回800mg 1日3回	1回500mg 1日2回	1回500mg 1日1回	1回200mg 1日1回 (クレアチニンクリアラ

					ンスが5mL/minに近い患者では，1回300mg2日に1回を考慮する)注2)

注1：シロップ剤では，1回150mg1日1回(クレアチニンクリアランスが5mL/minに近い患者では，1回75mg1日1回を考慮する)の投与も考慮できる。

注2：シロップ剤では，クレアチニンクリアランスが5mL/minに近い患者において，1回150mg1日1回投与も考慮できる。

(6)血液透析を受けている成人患者に対する本剤の投与：血液透析を受けている成人患者に本剤を投与する際，クレアチニンクリアランスが5mL/min以上の場合には，上記の投与量に加え，血液透析を実施した後に本剤200mgを追加投与する。また，クレアチニンクリアランスが5mL/min未満の場合には，初日に200mgを単回投与したのち，血液透析を実施した後に本剤1回200，300又は400mgを追加投与する(それぞれクレアチニンクリアランス60mL/min以上の患者における1回400，600又は800mg1日3回投与に相当)。なお，ここで示している用法用量は，48時間ごとに4時間血液透析した場合の成人でのシミュレーション結果に基づくものであるので，腎機能低下者を対象とした国内外試験成績も踏まえて，各患者ごとに慎重に観察しながら用法用量を調節すること。

(7)腎機能障害のある小児患者及び透析を受けている小児患者に対する本剤の有効性及び安全性は確立していない。

禁忌　本剤の成分に対し過敏症の既往歴のある患者

カフェイン水和物原末「マルイシ」　規格：1g[9.5円/g]

カフェイン水和物　丸石　211

【効 能 効 果】

ねむけ，倦怠感，血管拡張性及び脳圧亢進性頭痛(片頭痛，高血圧性頭痛，カフェイン禁断性頭痛など)

【対応標準病名】

◎	血管性頭痛	倦怠感	高血圧症
	頭痛	頭蓋内圧亢進症	非器質性過眠症
	片頭痛	本態性高血圧症	
○	眼筋麻痺性片頭痛	眼性片頭痛	境界型高血圧症
	群発性頭痛	頚性頭痛	傾眠症
	高レニン性高血圧症	混合性頭痛	持続性片頭痛
	若年高血圧症	若年性境界型高血圧症	収縮期高血圧症
	低レニン性高血圧症	典型片頭痛	二次性高血圧症
	脳底動脈性片頭痛	普通型片頭痛	片麻痺性片頭痛
	本態性頭蓋内圧亢進症	慢性群発頭痛	網膜性片頭痛
	良性頭蓋内圧亢進症		
△	易疲労感	炎症性頭痛	下肢倦怠感
	眼性頭痛	顔面痛	気虚
	頬部痛	虚弱	牽引性頭痛
	後頭部痛	歯性顔面痛	習慣性頭痛
	神経性弱質	心身過労状態	衰弱
	頭重感	全身違和感	全身倦怠感
	全身性身体消耗	前頭部痛	側頭部痛
	体力低下	頭頚部痛	頭頂部痛
	脳浮腫	非器質性睡眠・覚醒スケジュール障害	疲労感
	発作性頭痛	慢性弱質	無力症
	薬物誘発性頭痛		

用法用量　通常，成人1回0.1～0.3gを1日2～3回経口投与する。なお，年齢，症状により適宜増減する。

カフェイン「ケンエー」：健栄[8.3円/g]，カフェイン「ホエイ」：マイラン製薬[9.5円/g]，カフェイン水和物「ヨシダ」：吉田[9.5円/g]

カフコデN配合錠　規格：1錠[5.9円/錠]

dl-メチルエフェドリン塩酸塩　ジヒドロコデインリン酸塩　ジプロフィリン等配合剤　ファイザー　222

【効 能 効 果】

かぜ症候群における鎮咳，鎮痛，解熱
気管支炎における鎮咳

【対応標準病名】

◎	かぜ	感冒	気管支炎
	咳		
○	嚥下性気管支炎	カタル性気管支炎	カタル性咳
	乾性咳	感染性鼻炎	気管気管支炎
	急性鼻咽頭炎	急性鼻炎	湿性咳
	咳失神	妊娠中感冒	妊娠中気管支炎
	びまん性気管支炎	副鼻腔気管支症候群	膜性気管支炎
	慢性咳嗽	夜間咳	
△	沈下性気管支炎	フィブリン性気管支炎	

用法用量　通常，成人には1回2錠，1日3回経口投与する。なお，小児には年齢により，適宜減量する。

警告

(1)本剤中のアセトアミノフェンにより重篤な肝障害が発現するおそれがあるので注意すること。

(2)本剤とアセトアミノフェンを含む他の薬剤(一般用医薬品を含む)との併用により，アセトアミノフェンの過量投与による重篤な肝障害が発現するおそれがあることから，これらの薬剤との併用を避けること。

禁忌

(1)本剤の成分に対し過敏症の既往歴のある患者
(2)重篤な呼吸抑制のある患者
(3)気管支喘息発作中の患者
(4)アスピリン喘息(非ステロイド性消炎鎮痛剤等による喘息発作の誘発)またはその既往歴のある患者
(5)消化性潰瘍のある患者
(6)重篤な肝障害のある患者
(7)重篤な腎障害のある患者
(8)重篤な血液の異常のある患者
(9)重篤な心機能不全のある患者
(10)緑内障の患者
(11)前立腺肥大等下部尿路に閉塞性疾患のある患者
(12)アドレナリン及びイソプロテレノール等のカテコールアミンを投与中の患者

併用禁忌

薬剤名等	臨床症状・措置方法	機序・危険因子
カテコールアミン製剤 アドレナリン(ボスミン) イソプロテレノール(プロタノール等)等	不整脈，場合によっては心停止を起こすおそれがあるので併用を避けること。	メチルエフェドリン塩酸塩と相加的に交感神経刺激作用を増強させる。

カプトリルーRカプセル18.75mg

規格：18.75mg1カプセル[34.4円/カプセル]

カプトプリル　第一三共エスファ　214

【効 能 効 果】

本態性高血圧症，腎性高血圧症

【対応標準病名】

◎	高血圧症	腎性高血圧症	本態性高血圧症
○	悪性高血圧症	境界型高血圧症	高血圧性緊急症
	高血圧性脳内出血	高血圧切迫症	高レニン性高血圧症
	若年高血圧症	若年性境界型高血圧症	収縮期高血圧症
	腎血管性高血圧症	腎実質性高血圧症	低レニン性高血圧症
△	HELLP症候群	褐色細胞腫	褐色細胞腫性高血圧症

	クロム親和性細胞腫	軽症妊娠高血圧症候群	混合型妊娠高血圧症候群
	産後高血圧症	重症妊娠高血圧症候群	術中異常高血圧症
	純粋型妊娠高血圧症候群	心因性高血圧症	新生児高血圧症
	早発型妊娠高血圧症候群	遅発型妊娠高血圧症候群	内分泌性高血圧症
	二次性高血圧症	妊娠高血圧症	妊娠高血圧症候群
	妊娠高血圧腎症	妊娠中一過性高血圧症	副腎性高血圧症
	副腎腺腫	副腎のう腫	副腎皮質のう腫
	良性副腎皮質腫瘍		
※	**適応外使用可** 原則として，「カプトプリル【内服薬】」を「現行の適応症について小児」に処方した場合，当該使用事例を審査上認める。		

用法用量　通常，成人1回1～2カプセル，1日2回(カプトプリルとして37.5～75mg)経口投与する。なお，年齢，症状により適宜増減する。但し，重症本態性高血圧症及び腎性高血圧症の患者では1回1カプセル，1日1～2回(カプトプリルとして18.75～37.5mg)から投与を開始することが望ましい。

用法用量に関連する使用上の注意　重篤な腎障害のある患者では，血清クレアチニン値が3mg/dLを超える場合には，投与量を減らすか，又は投与間隔をのばすなど慎重に投与すること。

禁忌

(1)本剤の成分に対し過敏症の既往歴のある患者
(2)血管浮腫の既往歴のある患者(アンジオテンシン変換酵素阻害剤等の薬剤による血管浮腫，遺伝性血管浮腫，後天性血管浮腫，特発性血管浮腫等)
(3)デキストラン硫酸固定化セルロース，トリプトファン固定化ポリビニルアルコール又はポリエチレンテレフタレートを用いた吸着器によるアフェレーシスを施行中の患者
(4)アクリロニトリルメタリルスルホン酸ナトリウム膜(AN69)を用いた血液透析施行中の患者
(5)妊婦又は妊娠している可能性のある婦人
(6)アリスキレンフマル酸塩を投与中の糖尿病患者(ただし，他の降圧治療を行ってもなお血圧のコントロールが著しく不良の患者を除く)

併用禁忌

薬剤名等	臨床症状・措置方法	機序・危険因子
デキストラン硫酸固定化セルロース，トリプトファン固定化ポリビニルアルコール又はポリエチレンテレフタレートを用いた吸着器によるアフェレーシスの施行 リポソーバー，イムソーバTR，セルソーバ	ショックを起こすことがある。	陰性に荷電したデキストラン硫酸固定化セルロース，トリプトファン固定化ポリビニルアルコール又はポリエチレンテレフタレートによりブラジキニンの産生が刺激される。さらに本剤が，ブラジキニンの代謝を抑制するため，ブラジキニンの血中濃度が上昇し，ショックを誘発すると考えられている。
アクリロニトリルメタリルスルホン酸ナトリウム膜(AN69)を用いた透析	アナフィラキシーを発現することがある。	陰性に荷電したAN69によりブラジキニンの産生が刺激される。さらに本剤が，ブラジキニンの代謝を抑制するため，ブラジキニンの血中濃度が上昇し，アナフィラキシーを誘発すると考えられている。

カプトプリルRカプセル18.75「SW」：沢井[14.6円/カプセル]

カプトリル細粒5%　規格：5%1g[105.9円/g]
カプトリル錠12.5mg　規格：12.5mg1錠[21.1円/錠]
カプトリル錠25mg　規格：25mg1錠[40.5円/錠]
カプトプリル　第一三共エスファ　214

【効能効果】

本態性高血圧症，腎性高血圧症，腎血管性高血圧症，悪性高血圧

【対応標準病名】

◎	悪性高血圧症	高血圧症	腎血管性高血圧症
	腎性高血圧症	本態性高血圧症	
○	境界型高血圧症	高血圧性緊急症	高血圧性脳内出血
	高血圧切迫症	高レニン性高血圧症	若年高血圧症
	若年性境界型高血圧症	収縮期高血圧症	腎実質性高血圧症
	低レニン性高血圧症		
△	HELLP症候群	褐色細胞腫	褐色細胞腫性高血圧症
	クロム親和性細胞腫	軽症妊娠高血圧症候群	混合型妊娠高血圧症候群
	産後高血圧症	重症妊娠高血圧症候群	術中異常高血圧症
	純粋型妊娠高血圧症候群	心因性高血圧症	新生児高血圧症
	早発型妊娠高血圧症候群	遅発型妊娠高血圧症候群	内分泌性高血圧症
	二次性高血圧症	妊娠高血圧症	妊娠高血圧症候群
	妊娠高血圧腎症	妊娠中一過性高血圧症	副腎性高血圧症
	副腎腺腫	副腎のう腫	副腎皮質のう腫
	良性副腎皮質腫瘍		
※	**適応外使用可** 原則として，「カプトプリル【内服薬】」を「現行の適応症について小児」に処方した場合，当該使用事例を審査上認める。		

用法用量　通常，成人に1日37.5～75mgを3回に分割経口投与する。年齢，症状により適宜増減する。
なお，重症例においても1日最大投与量は150mgまでとする。

用法用量に関連する使用上の注意　重篤な腎障害のある患者では，血清クレアチニン値が3mg/dLを超える場合には，投与量を減らすか，又は投与間隔をのばすなど慎重に投与すること。

禁忌

(1)本剤の成分に対し過敏症の既往歴のある患者
(2)血管浮腫の既往歴のある患者(アンジオテンシン変換酵素阻害剤等の薬剤による血管浮腫，遺伝性血管浮腫，後天性血管浮腫，特発性血管浮腫等)
(3)デキストラン硫酸固定化セルロース，トリプトファン固定化ポリビニルアルコール又はポリエチレンテレフタレートを用いた吸着器によるアフェレーシスを施行中の患者
(4)アクリロニトリルメタリルスルホン酸ナトリウム膜(AN69)を用いた血液透析施行中の患者
(5)妊婦又は妊娠している可能性のある婦人
(6)アリスキレンフマル酸塩を投与中の糖尿病患者(ただし，他の降圧治療を行ってもなお血圧のコントロールが著しく不良の患者を除く)

併用禁忌

薬剤名等	臨床症状・措置方法	機序・危険因子
デキストラン硫酸固定化セルロース，トリプトファン固定化ポリビニルアルコール又はポリエチレンテレフタレートを用いた吸着器によるアフェレーシスの施行 リポソーバー，イムソーバTR，セルソーバ	ショックを起こすことがある。	陰性に荷電したデキストラン硫酸固定化セルロース，トリプトファン固定化ポリビニルアルコール又はポリエチレンテレフタレートによりブラジキニンの産生が刺激される。さらに本剤が，ブラジキニンの代謝を抑制するため，ブラジキニンの血中濃度が上昇し，ショックを誘発すると考えられている。
アクリロニトリルメタリルスルホン酸ナトリウム膜(AN69)を	アナフィラキシーを発現することがある。	陰性に荷電したAN69によりブラジキニンの産生が刺激される。さ

用いた透析		らに本剤が，ブラジキニンの代謝を抑制するため，ブラジキニンの血中濃度が上昇し，アナフィラキシーを誘発すると考えられている。

カプトプリル細粒5%「日医工」：日医工　5%1g[15.4円/g]，カプトプリル錠12.5mg「JG」：長生堂　12.5mg1錠[5.6円/錠]，カプトプリル錠12.5mg「トーワ」：東和　12.5mg1錠[5.6円/錠]，カプトプリル錠12.5mg「日医工」：日医工　12.5mg1錠[5.6円/錠]，カプトプリル錠12.5「SW」：沢井　12.5mg1錠[5.6円/錠]，カプトプリル錠25mg「JG」：長生堂　25mg1錠[5.8円/錠]，カプトプリル錠25mg「トーワ」：東和　25mg1錠[5.8円/錠]，カプトプリル錠25mg「日医工」：日医工　25mg1錠[5.8円/錠]，カプトプリル錠25「SW」：沢井　25mg1錠[5.8円/錠]，カプトルナ錠12.5mg：小林化工　12.5mg1錠[5.6円/錠]，カプトルナ錠25mg：小林化工　25mg1錠[5.8円/錠]，ダウプリル錠12.5：ニプロ　12.5mg1錠[5.6円/錠]，ダウプリル錠25：ニプロ　25mg1錠[5.8円/錠]

ガランターゼ散50%
規格：50%1g[43.3円/g]
β－ガラクトシダーゼ(アスペルギルス)　田辺三菱　233

【効能効果】

(1)乳児の乳糖不耐により生ずる消化不良の改善
①一次性乳糖不耐症
②二次性乳糖不耐症：単一症候性下痢症，急性消化不良症，感冒性下痢症，白色便性下痢症，慢性下痢症，未熟児・新生児の下痢
(2)経管栄養食，経口流動食など摂取時の乳糖不耐により生ずる下痢などの改善

【対応標準病名】

◎	感冒性腸炎	急性消化不良症	消化不良症
	新生児下痢症	先天性ラクターゼ欠損症	乳糖不耐症
	乳糖不耐性下痢症	白色便性下痢症	慢性下痢症
○	S状結腸炎	胃腸炎	炎症性腸疾患
	回腸炎	回腸のう炎	カタル性胃腸炎
	感染性胃腸炎	感染性下痢症	感染性大腸炎
	感染性腸炎	感冒性胃腸炎	感冒性大腸炎
	急性胃腸炎	急性大腸炎	急性腸炎
	下痢症	抗生物質起因性大腸炎	抗生物質起因性腸炎
	習慣性下痢	出血性大腸炎	出血性腸炎
	消化不良性下痢	大腸炎	腸炎
	腸カタル	ディスペプシア	難治性乳児下痢症
	二糖類分解酵素欠損症	乳児下痢	乳児冬期下痢症
	乳糖分解酵素欠損症	乳幼児胃腸障害	発酵性下痢
	非感染性S状結腸炎	非感染性胃腸炎	非感染性回腸炎
	非感染性空腸炎	非感染性下痢	非感染性大腸炎
	非感染性腸炎	慢性胃腸炎	慢性大腸炎
	慢性腸炎	ループス腸炎	ロタウイルス感染症
	ロタウイルス性胃腸炎	ロタウイルス性腸炎	
△	アデノウイルス腸炎	アレルギー性胃腸炎	アレルギー性下痢
	ウイルス性胃腸炎	ウイルス性胃腸炎に伴う痙攣	ウイルス性下痢
	ウイルス性腸炎	エンテロウイルス腸炎	機能性下痢
	機能性ディスペプシア	牛乳不耐症	好酸球性胃腸炎
	食事性胃腸炎	食事性下痢	中毒性胃腸炎
	中毒性大腸炎	伝染性下痢症	ノロウイルス性胃腸炎
	ノロウイルス性胃腸炎に伴う痙攣	ノロウイルス性腸炎	閉塞性大腸炎
	放射線性大腸炎	放射線性腸炎	盲腸炎
	薬剤性大腸炎	薬剤性腸炎	流行性嘔吐症
	ロタウイルス性胃腸炎に伴う痙攣		

用法用量
(1)乳児の乳糖不耐により生ずる消化不良の改善には，通常，1回0.25～0.5g(β－ガラクトシダーゼ(アスペルギルス)として0.125～0.25g)を哺乳時同時に経口投与する。
(2)経管栄養食，経口流動食など摂取時の乳糖不耐により生ずる下痢などの改善には，通常，摂取乳糖量10gに対して1g(β－ガラクトシダーゼ(アスペルギルス)として0.5g)を食餌とともに投与する。
なお，症状により増減する。

禁忌　本剤の成分に対し過敏症の既往歴のある患者

オリザチーム顆粒：ヤクルト[37.2円/g]，カラシミーゼ散50%：鶴原[18.3円/g]

カリクレイン錠10単位
規格：10単位1錠[13.2円/錠]
カリジノゲナーゼ　バイエル薬品　249

【効能効果】

(1)下記疾患における末梢循環障害の改善
高血圧症，メニエール症候群，閉塞性血栓血管炎(ビュルガー病)
(2)下記症状の改善
更年期障害，網脈絡膜の循環障害

【対応標準病名】

◎	高血圧症	更年期症候群	バージャー病
	閉塞性血栓血管炎	本態性高血圧症	末梢循環障害
	メニエール症候群		
○	悪性高血圧症	蝸牛型メニエール病	下肢血行障害
	下肢末梢循環障害	間欠性跛行	境界型高血圧症
	血管運動性肢端感覚異常症	高血圧切迫症	更年期神経症
	更年期性浮腫	更年期無月経	高レニン性高血圧症
	四肢末梢循環障害	肢端紅痛症	趾端循環障害
	肢端チアノーゼ	肢端知覚異常	若年高血圧症
	若年性境界型高血圧症	収縮期高血圧症	人工的閉経後症候群
	前庭型メニエール病	血の道症	低レニン性高血圧症
	動脈硬化性間欠性跛行	動脈攣縮	内リンパ水腫
	ブルートウ症候群	閉経期障害	閉経後症候群
	末梢性血管攣縮	迷路性めまい	メニエール病
	レイノー現象	レイノー症候群	
△	萎縮性腟炎	エストロジェン欠乏性腟炎	全身性閉塞性血栓血管炎
	閉経	閉経後萎縮性腟炎	閉経後出血
	末梢循環不全	末梢動脈疾患	

用法用量　通常成人には1回1～2錠，1日3回経口投与する。なお，年齢，症状により適宜増減する。

禁忌　脳出血直後等の新鮮出血時の患者

カリメート経口液20%
規格：20%25g1包[93.8円/包]
カリメート散
規格：1g[16.2円/g]
カリメートドライシロップ92.59%
規格：92.59%1g[17.3円/g]
ポリスチレンスルホン酸カルシウム　興和　219

【効能効果】

急性および慢性腎不全に伴う高カリウム血症

【対応標準病名】

◎	急性腎不全	高カリウム血症	慢性腎不全
○	1型糖尿病性腎不全	2型糖尿病性腎不全	急性腎後性腎不全
	急性腎性腎不全	急性腎前性腎不全	急性皮質壊死
	急性尿細管壊死	ショック腎	腎髄質壊死
	腎乳頭壊死	糖尿病性腎不全	慢性腎臓病ステージG3
	慢性腎臓病ステージG3a	慢性腎臓病ステージG3b	慢性腎臓病ステージG4
	慢性腎臓病ステージG5	慢性腎臓病ステージG5D	

△	カリウム代謝異常	電解質異常	電解質平衡異常
	末期腎不全		

用法用量
〔経口液〕：通常成人1日75～150g(ポリスチレンスルホン酸カルシウムとして1日15～30g)を2～3回にわけ，経口投与する。なお，症状により適宜増減する。
〔散〕
(1)経口投与：通常成人1日15～30gを2～3回にわけ，その1回量を水30～50mLに懸濁し，経口投与する。なお，症状により適宜増減する。
(2)注腸投与：通常成人1回30gを水または2%メチルセルロース溶液100mLに懸濁して注腸する。体温程度に加温した懸濁液を注腸し30分から1時間腸管内に放置する。液がもれてくるようであれば枕で臀部挙上するか，或いはしばらくの間膝胸位をとらせる。水または2%メチルセルロース溶液にかえて5%ブドウ糖溶液を用いてもよい。
〔ドライシロップ〕：通常成人1日16.2～32.4g(ポリスチレンスルホン酸カルシウムとして1日15～30g)を2～3回に分け，その1回量を水30～50mLに懸濁し，経口投与する。なお，症状により適宜増減する。
禁忌　腸閉塞の患者

アーガメイト20%ゼリー25g：三和化学　20%25g1個[95.4円/個]，アーガメイト89.29%顆粒5.6g：三和化学　89.29%1g[15.1円/g]，カリエード散：東洋製化　1g[16.2円/g]，カリエードプラス散(分包)96.7%：東洋製化　96.7%1g[14.4円/g]，カリセラム末：扶桑薬品　1g[15.1円/g]，ポスカール散：シオエ　1g[15.1円/g]，ポリスチレンスルホン酸Ca「NP」原末：ニプロ　1g[13.4円/g]，ミタピラリン原末：キョーリンリメディオ　1g[13.4円/g]

カルグート細粒5%　規格：5%1g[280.2円/g]
カルグート錠5　規格：5mg1錠[36.3円/錠]
カルグート錠10　規格：10mg1錠[62.5円/錠]
デノパミン　田辺三菱　211

【効能効果】
慢性心不全

【対応標準病名】

◎	慢性心不全		
○	右室不全	右心不全	うっ血性心不全
	急性心不全	左室不全	左心不全
	心筋不全	心原性肺水腫	心臓性呼吸困難
	心臓性浮腫	心臓喘息	心不全
	慢性うっ血性心不全	両心不全	
△	高血圧性心不全		
※	適応外使用可 原則として，「デノパミン【内服薬】」を「現行の適応症について小児」に対して「1～1.5(最大3)mg/kg/日を1日3回に分けて(成人量を超えない)」処方した場合，当該使用事例を審査上認める。		

用法用量　デノパミンとして通常成人1日量15～30mgを3回に分けて経口投与する。年齢，症状により適宜増減する。ただし，多くの場合，他剤(ジギタリス，利尿剤，血管拡張剤等)と併用する。

デノパミール錠5：日医工ファーマ　5mg1錠[22.7円/錠]，デノパミール錠10：日医工ファーマ　10mg1錠[35.2円/錠]，デノパミン錠5mg「日医工」：日医工　5mg1錠[16.2円/錠]，デノパミン錠10mg「日医工」：日医工　10mg1錠[27円/錠]

カルスロット錠5　規格：5mg1錠[22.7円/錠]
カルスロット錠10　規格：10mg1錠[34円/錠]
カルスロット錠20　規格：20mg1錠[66.9円/錠]
マニジピン塩酸塩　武田薬品　214

【効能効果】
高血圧症

【対応標準病名】

◎	高血圧症	本態性高血圧症	
○	悪性高血圧症	褐色細胞腫	褐色細胞腫性高血圧症
	境界型高血圧症	クロム親和性細胞腫	高血圧性緊急症
	高血圧性腎疾患	高血圧性脳内出血	高血圧切迫症
	高レニン性高血圧症	若年高血圧症	若年性境界型高血圧症
	収縮期高血圧症	心因性高血圧症	腎血管性高血圧症
	腎実質性高血圧症	腎性高血圧症	低レニン性高血圧症
	内分泌性高血圧症	二次性高血圧症	副腎性高血圧症
△	HELLP症候群	軽症妊娠高血圧症候群	混合型妊娠高血圧症候群
	産後高血圧症	重症妊娠高血圧症候群	純粋型妊娠高血圧症候群
	新生児高血圧症	早発型妊娠高血圧症候群	遅発型妊娠高血圧症候群
	妊娠高血圧症	妊娠高血圧症候群	妊娠高血圧腎症
	妊娠中一過性高血圧症	副腎腺腫	副腎のう腫
	副腎皮質のう腫	良性副腎皮質腫瘍	

用法用量　通常，成人にはマニジピン塩酸塩として10～20mgを1日1回朝食後に経口投与する。ただし，1日5mgから投与を開始し，必要に応じ漸次増量する。
禁忌　妊婦又は妊娠している可能性のある婦人

カオルトーン錠5：日新－山形　5mg1錠[9.9円/錠]，カオルトーン錠10：日新－山形　10mg1錠[13.2円/錠]，カオルトーン錠20：日新－山形　20mg1錠[25.6円/錠]，ジムロスト錠5mg：東和　5mg1錠[9.9円/錠]，ジムロスト錠10mg：東和　10mg1錠[13.2円/錠]，ジムロスト錠20mg：東和　20mg1錠[25.6円/錠]，マニカロット錠5mg：大正薬品　5mg1錠[9.9円/錠]，マニカロット錠10mg：大正薬品　10mg1錠[13.2円/錠]，マニカロット錠20mg：大正薬品　20mg1錠[25.6円/錠]，マニジピン塩酸塩錠5mg「JG」：長生堂　5mg1錠[9.9円/錠]，マニジピン塩酸塩錠5mg「YD」：陽進堂　5mg1錠[9.9円/錠]，マニジピン塩酸塩錠5mg「サワイ」：沢井　5mg1錠[9.9円/錠]，マニジピン塩酸塩錠5mg「タイヨー」：テバ製薬　5mg1錠[9.9円/錠]，マニジピン塩酸塩錠5mg「日医工」：日医工　5mg1錠[9.9円/錠]，マニジピン塩酸塩錠10mg「JG」：長生堂　10mg1錠[13.2円/錠]，マニジピン塩酸塩錠10mg「YD」：陽進堂　10mg1錠[13.2円/錠]，マニジピン塩酸塩錠10mg「サワイ」：沢井　10mg1錠[17.3円/錠]，マニジピン塩酸塩錠10mg「タイヨー」：テバ製薬　10mg1錠[13.2円/錠]，マニジピン塩酸塩錠10mg「日医工」：日医工　10mg1錠[13.2円/錠]，マニジピン塩酸塩錠20mg「JG」：長生堂　20mg1錠[25.6円/錠]，マニジピン塩酸塩錠20mg「YD」：陽進堂　20mg1錠[25.6円/錠]，マニジピン塩酸塩錠20mg「サワイ」：沢井　20mg1錠[25.6円/錠]，マニジピン塩酸塩錠20mg「タイヨー」：テバ製薬　20mg1錠[25.6円/錠]，マニジピン塩酸塩錠20mg「日医工」：日医工　20mg1錠[25.6円/錠]

カルタンOD錠250mg　規格：250mg1錠[5.8円/錠]
カルタンOD錠500mg　規格：500mg1錠[6.3円/錠]
カルタン細粒83%　規格：83%1g[9.6円/g]
カルタン錠250　規格：250mg1錠[5.8円/錠]
カルタン錠500　規格：500mg1錠[6.3円/錠]
沈降炭酸カルシウム　マイラン製薬　219

【効 能 効 果】

下記患者における高リン血症の改善
　保存期及び透析中の慢性腎不全患者

【対応標準病名】

◎	高リン血症	慢性腎不全	
○	原発性低リン血症くる病	酸ホスファターゼ欠損症	低ホスファターゼ症
	低リン血症	ビタミンD抵抗性くる病	慢性腎臓病ステージG5
	慢性腎臓病ステージG5D	リン代謝障害	
△	1型糖尿病性腎不全	2型糖尿病性腎不全	糖尿病性腎不全
	慢性腎臓病ステージG3	慢性腎臓病ステージG3a	慢性腎臓病ステージG3b
	慢性腎臓病ステージG4	無機質代謝障害	

用法用量　通常，成人には，沈降炭酸カルシウムとして1日3.0gを3回に分割して，食直後，経口投与する。
なお，年齢，症状により適宜増減する。

用法用量に関連する使用上の注意　〔OD錠〕：本剤は口腔内で崩壊するが，口腔の粘膜から吸収されることはないため，唾液又は水で飲み込むこと。

禁忌
(1)甲状腺機能低下症の患者
(2)炭酸カルシウムに対し過敏症の既往歴のある患者

カルタレチン錠250：テバ製薬　250mg1錠[5.6円/錠]，カルタレチン錠500：テバ製薬　500mg1錠[5.7円/錠]，沈降炭酸カルシウム錠250mg「三和」：三和化学　250mg1錠[5.6円/錠]，沈降炭酸カルシウム錠500mg「三和」：三和化学　500mg1錠[5.7円/錠]

カルチコール末　規格：1g[9.2円/g]
グルコン酸カルシウム水和物　日医工　321

【効 能 効 果】

低カルシウム血症に起因する下記症候の改善
　テタニー，テタニー関連症状
小児脂肪便におけるカルシウム補給

【対応標準病名】

◎	セリアック病	低カルシウム血症	テタニー
○	脂肪便	テタニー性白内障	
△	ウィップル病	仮性テタニー	家族性低カルシウム尿性高カルシウム血症
	カルシウム代謝障害	吸収不良症候群	高カルシウム尿症
	スプルー	石灰沈着症	低カルシウム性白内障
	特発性高カルシウム尿症	熱帯性スプルー	バーネット症候群
	無機質欠乏症	無機質代謝障害	

用法用量　グルコン酸カルシウム水和物として，通常成人1日1〜5gを3回に分割経口投与する。
なお，年齢，症状により適宜増減する。

禁忌
(1)高カルシウム血症の患者
(2)腎結石のある患者
(3)重篤な腎不全のある患者
(4)エストラムスチンリン酸エステルナトリウム水和物を投与中の患者

併用禁忌

薬剤名等	臨床症状・措置方法	機序・危険因子
エストラムスチンリン酸エステルナトリウム水和物（エストラサイト等）	エストラムスチンリン酸エステルナトリウム水和物の効果が減弱するおそれがある。	カルシウムがエストラムスチンリン酸エステルナトリウム水和物と難溶性のキレートを形成し，エストラムスチンリン酸エステルの吸収を阻害する。

グルコン酸カルシウム「ヤマゼン」M：山善[7.8円/g]

カルデナリンOD錠0.5mg　規格：0.5mg1錠[19.3円/錠]
カルデナリンOD錠1mg　規格：1mg1錠[31.3円/錠]
カルデナリンOD錠2mg　規格：2mg1錠[56.6円/錠]
カルデナリンOD錠4mg　規格：4mg1錠[107円/錠]
カルデナリン錠0.5mg　規格：0.5mg1錠[19.3円/錠]
カルデナリン錠1mg　規格：1mg1錠[31.3円/錠]
カルデナリン錠2mg　規格：2mg1錠[56.6円/錠]
カルデナリン錠4mg　規格：4mg1錠[107円/錠]
ドキサゾシンメシル酸塩　ファイザー　214

【効 能 効 果】

高血圧症
褐色細胞腫による高血圧症

【対応標準病名】

◎	褐色細胞腫性高血圧症	高血圧症	本態性高血圧症
○	悪性高血圧症	褐色細胞腫	境界型高血圧症
	クロム親和性細胞腫	高血圧性緊急症	高血圧性腎疾患
	高血圧性脳内出血	高血圧切迫症	高レニン性高血圧症
	若年高血圧症	若年性境界型高血圧症	収縮期高血圧症
	心因性高血圧症	低レニン性高血圧症	二次性高血圧症
	副腎腺腫		
△	HELLP症候群	軽症妊娠高血圧症候群	混合型妊娠高血圧症候群
	産後高血圧症	重症妊娠高血圧症候群	術中異常高血圧症
	純粋型妊娠高血圧症候群	腎血管性高血圧症	腎実質性高血圧症
	腎性高血圧症	新生児高血圧症	早発型妊娠高血圧症候群
	遅発型妊娠高血圧症候群	内分泌性高血圧症	妊娠高血圧症
	妊娠高血圧症候群	妊娠高血圧腎症	妊娠中一過性高血圧症
	副腎性高血圧症	副腎のう腫	副腎皮質のう腫
	良性副腎皮質腫瘍		

用法用量　通常，成人にはドキサゾシンとして1日1回0.5mgより投与を始め，効果が不十分な場合は1〜2週間の間隔をおいて1〜4mgに漸増し，1日1回経口投与する。なお，年齢，症状により適宜増減するが，1日最高投与量は8mgまでとする。ただし，褐色細胞腫による高血圧症に対しては1日最高投与量を16mgまでとする。

用法用量に関連する使用上の注意　〔カルデナリンOD錠〕：本剤は口腔内で崩壊するが，口腔粘膜からの吸収により効果発現を期待する製剤ではないため，唾液又は水で飲み込むこと。

禁忌　本剤の成分に対し過敏症の既往歴のある患者

カルドナン錠0.5mg：メディサ　0.5mg1錠[12.1円/錠]，カルドナン錠1mg：メディサ　1mg1錠[21.1円/錠]，カルドナン錠2mg：メディサ　2mg1錠[31.7円/錠]，カルドナン錠4mg：メディサ　4mg1錠[67.4円/錠]，ドキサゾシン錠0.5mg「EMEC」：サンノーバ　0.5mg1錠[9.9円/錠]，ドキサゾシン錠0.5mg「JG」：長生堂　0.5mg1錠[9.9円/錠]，ドキサゾシン錠0.5mg「NP」：ニプロ　0.5mg1錠[9.9円/錠]，ドキサゾシン錠0.5mg「NS」：日新－山形　0.5mg1錠[9.9円/錠]，ドキサゾシン錠0.5mg「TCK」：辰巳化学　0.5mg1錠[9.9円/錠]，ドキサゾシン錠0.5mg「YD」：陽進堂　0.5mg1錠[9.9円/錠]，ドキサゾシン錠0.5mg「アメル」：共和薬品　0.5mg1錠[9.9円/錠]，ドキサゾシン錠0.5mg「サワイ」：沢井　0.5mg1錠[9.9円/錠]，ドキサゾシン錠0.5mg「タナベ」：田辺三菱　0.5mg1錠[9.9円/錠]，ドキサゾシン錠0.5mg「テバ」：テバ製薬　0.5mg1錠[9.9円/錠]，ドキサゾシン錠0.5mg「トーワ」：東和　0.5mg1錠[9.9円/錠]，ドキサゾシン錠0.5mg「日医工」：日医工　0.5mg1錠[9.9円/錠]，ドキサゾシン錠1mg「EMEC」：サンノーバ　1mg1錠[13円/錠]，ドキサゾシン錠1mg「JG」：長生堂　1mg1錠[13円/錠]，ドキサゾシン錠1mg「NP」：ニプロ　1mg1錠[9.9円/錠]，ドキサゾシン錠1mg「NS」：日新－山形　1mg1錠[13円/錠]，ドキサゾシン錠1mg「TCK」：辰巳化学　1mg1錠[9.9円/錠]，ドキサゾシン錠1mg「YD」：陽進堂　1mg1錠[13円/錠]，ドキサゾシン錠1mg「アメル」：共和薬品　1mg1錠[9.9円/錠]，ドキサゾシン錠1mg「サワイ」：沢井　1mg1錠[13円/錠]，ドキサゾシン錠1mg「タナベ」：田辺三菱　1mg1錠[9.9円/錠]，ドキサゾシン錠1mg「テバ」：テバ製薬　1mg1錠[13円/錠]，ドキサゾシン錠1mg「トーワ」：東和　1mg1錠[13円/錠]，ドキサゾシン錠1mg「日医工」：日医工　1mg1錠[13円/錠]，ドキサゾシン錠2mg「EMEC」：サンノーバ　2mg1錠[31.7円/錠]，ドキサゾシン錠2mg「JG」：長生堂　2mg1錠[22.6円/錠]，ドキサゾシン錠2mg「NP」：ニプロ　2mg1錠[14.8円/錠]，ドキサゾシン錠2mg「NS」：日新－山形　2mg1錠[22.6円/錠]，ドキサゾシン錠2mg「TCK」：辰巳化学　2mg1錠[14.8円/錠]，ドキサゾシン錠2mg「YD」：陽進堂　2mg1錠[22.6円/錠]，ドキサゾシン錠2mg「アメル」：共和薬品　2mg1錠[14.8円/錠]，ドキサゾシン錠2mg「サワイ」：沢井　2mg1錠[22.6円/錠]，ドキサゾシン錠2mg「タナベ」：田辺三菱　2mg1錠[14.8円/錠]，ドキサゾシン錠2mg「テバ」：テバ製薬　2mg1錠[22.6円/錠]，ドキサゾシン錠2mg「トーワ」：東和　2mg1錠[22.6円/錠]，ドキサゾシン錠2mg「日医工」：日医工　2mg1錠[22.6円/錠]，ドキサゾシン錠4mg「EMEC」：サンノーバ　4mg1錠[67.4円/錠]，ドキサゾシン錠4mg「JG」：長生堂　4mg1錠[49.7円/錠]，ドキサゾシン錠4mg「NP」：ニプロ　4mg1錠[29.6円/錠]，ドキサゾシン錠4mg「NS」：日新－山形　4mg1錠[49.7円/錠]，ドキサゾシン錠4mg「TCK」：辰巳化学　4mg1錠[29.6円/錠]，ドキサゾシン錠4mg「YD」：陽進堂　4mg1錠[49.7円/錠]，ドキサゾシン錠4mg「アメル」：共和薬品　4mg1錠[29.6円/錠]，ドキサゾシン錠4mg「サワイ」：沢井　4mg1錠[49.7円/錠]，ドキサゾシン錠4mg「タナベ」：田辺三菱　4mg1錠[29.6円/錠]，ドキサゾシン錠4mg「テバ」：テバ製薬　4mg1錠[49.7円/錠]，ドキサゾシン錠4mg「トーワ」：東和　4mg1錠[67.4円/錠]，ドキサゾシン錠4mg「日医工」：日医工　4mg1錠[49.7円/錠]，メシル酸ドキサゾシン錠0.5「MEEK」：小林化工　0.5mg1錠[9.9円/錠]，メシル酸ドキサゾシン錠1「MEEK」：小林化工　1mg1錠[13円/錠]，メシル酸ドキサゾシン錠2「MEEK」：小林化工　2mg1錠[22.6円/錠]，メシル酸ドキサゾシン錠4「MEEK」：小林化工　4mg1錠[67.4円/錠]

カルナクリンカプセル25　規格：25単位1カプセル[12.5円/カプセル]
カルナクリン錠25　規格：25単位1錠[12.6円/錠]
カルナクリン錠50　規格：50単位1錠[22.3円/錠]
カリジノゲナーゼ　三和化学　249

【効 能 効 果】

(1)下記疾患における末梢循環障害の改善
高血圧症，メニエール症候群，閉塞性血栓血管炎(ビュルガー病)
(2)下記症状の改善
更年期障害，網脈絡膜の循環障害

【対応標準病名】

◎	高血圧症	更年期症候群	バージャー病
	閉塞性血栓血管炎	本態性高血圧症	末梢循環障害
	メニエール症候群		
○	悪性高血圧症	蝸牛型メニエール病	下肢血行障害
	下肢末梢循環障害	間欠性跛行	境界型高血圧症
	血管運動性肢端感覚異常症	高血圧切迫症	更年期神経症
	更年期性浮腫	更年期無月経	高レニン性高血圧症
	四肢末梢循環障害	肢端紅痛症	趾端循環障害
	肢端チアノーゼ	肢端知覚異常	若年高血圧症
	若年性境界型高血圧症	収縮期高血圧症	人工的閉経後症候群
	前庭型メニエール病	血の道症	低レニン性高血圧症
	動脈硬化性間欠性跛行	動脈攣縮	内リンパ水腫
	ブルートウ症候群	閉経期障害	閉経後症候群
	末梢性血管攣縮	迷路性めまい	メニエール病
	レイノー現象	レイノー症候群	
△	萎縮性腟炎	エストロジェン欠乏性腟炎	全身性閉塞性血栓血管炎
	閉経	閉経後萎縮性腟炎	閉経後出血
	末梢循環不全	末梢動脈疾患	

用法用量

〔カルナクリンカプセル25，カルナクリン錠25〕：通常成人1回1～2錠(カプセル)，1日3回経口投与する。なお，年齢，症状により適宜増減する。
〔カルナクリン錠50〕：通常成人1回1錠，1日3回経口投与する。なお，年齢，症状により適宜増減する。
再評価結果の用法用量は次のとおりである。
　カリジノゲナーゼとして，通常成人1日30～150単位を1日3回に分割経口投与する。なお，年齢，症状により適宜増減する。

禁忌　脳出血直後等の新鮮出血時の患者

サークレチンS錠25：あすか　25単位1錠[12.2円/錠]
サークレチンS錠50：あすか　50単位1錠[18円/錠]

S－カルジー錠25：日新－山形　25単位1錠[5.6円/錠]，S－カルジー錠50：日新－山形　50単位1錠[5.8円/錠]，カセルミン錠50：全星薬品　50単位1錠[5.8円/錠]，カリジノゲナーゼカプセル25単位「日医工」：日医工　25単位1カプセル[5.6円/カプセル]，カリジノゲナーゼ錠25単位「NP」：ニプロ　25単位1錠[5.6円/錠]，カリジノゲナーゼ錠25単位「アメル」：共和薬品　25単位1錠[5.6円/錠]，カリジノゲナーゼ錠25単位「サワイ」：東菱薬品　25単位1錠[5.6円/錠]，カリジノゲナーゼ錠25単位「ショーワ」：昭和薬化工　25単位1錠[5.6円/錠]，カリジノゲナーゼ錠25単位「トーワ」：東和　25単位1錠[5.6円/錠]，カリジノゲナーゼ錠25単位「日医工」：日医工　25単位1錠[5.6円/錠]，カリジノゲナーゼ錠50単位「NP」：ニプロ　50単位1錠[8.9円/錠]，カリジノゲナーゼ錠50単位「サワイ」：東菱薬品　50単位1錠[5.8円/錠]，カリジノゲナーゼ錠50単位「テバ」：テバ製薬　50単位1錠[5.8円/錠]，カリジノゲナーゼ錠50単位「トーワ」：東和　50単位1錠[5.8円/錠]，カリジノゲナーゼ錠50単位「日医工」：日医工　50単位1錠[5.8円/錠]，カルタゴン錠50：鶴原　50単位1錠[5.8円/錠]，クライスリン錠50：三笠　50単位1錠[5.8円/錠]，プロモチンS錠25：ローマン工業　25単位1錠[10.9円/錠]，プロモチンS錠50：ローマン工業　50単位1錠[16.4円/錠]，ローザグッド錠25：藤本　25単位1錠[10.9円/錠]，ローザグッド錠50：藤本　50単位1錠[16.4円/錠]

カルバン錠25　規格：25mg1錠[24.9円/錠]
カルバン錠50　規格：50mg1錠[41.6円/錠]
カルバン錠100　規格：100mg1錠[69.3円/錠]
ベバントロール塩酸塩　日本ケミファ　214

【効 能 効 果】

高血圧症

【対応標準病名】

◎	高血圧症	本態性高血圧症	
○	悪性高血圧症	褐色細胞腫	褐色細胞腫性高血圧症

	境界型高血圧症	クロム親和性細胞腫	高血圧性緊急症
	高血圧性腎疾患	高血圧性脳内出血	高血圧切迫症
	高レニン性高血圧症	若年高血圧症	若年性境界型高血圧症
	収縮期高血圧症	心因性高血圧症	腎血管性高血圧症
	腎実質性高血圧症	腎性高血圧症	低レニン性高血圧症
	内分泌性高血圧症	二次性高血圧症	副腎性高血圧症
△	HELLP症候群	軽症妊娠高血圧症候群	混合型妊娠高血圧症候群
	産後高血圧症	重症妊娠高血圧症候群	純粋型妊娠高血圧症候群
	新生児高血圧症	早発型妊娠高血圧症候群	遅発型妊娠高血圧症候群
	妊娠高血圧症	妊娠高血圧症候群	妊娠高血圧腎症
	妊娠中一過性高血圧症	副腎腺腫	副腎のう腫
	副腎皮質のう腫	良性副腎皮質腫瘍	

用法用量　通常，成人にはベバントロール塩酸塩として1日100mgを1日2回に分割経口投与し，効果が不十分な場合は1日200mgまで増量できる。
なお，年齢，症状により適宜増減する。

用法用量に関連する使用上の注意　褐色細胞腫の患者では，単独投与により急激に血圧が上昇するおそれがあるので，α遮断薬で初期治療を行った後に本剤を投与し，常にα遮断薬を併用すること。

禁忌
(1)糖尿病性ケトアシドーシス，代謝性アシドーシスのある患者
(2)心原性ショックの患者
(3)うっ血性心不全のある患者
(4)肺高血圧による右心不全のある患者
(5)高度の徐脈(著しい洞性徐脈)，房室ブロック(II，III度)，洞房ブロックのある患者
(6)妊婦又は妊娠している可能性のある婦人
(7)未治療の褐色細胞腫の患者

カルビスケン錠5mg
規格：5mg1錠[18.1円/錠]
ピンドロール　アルフレッサファーマ　212

【効能効果】
(1)本態性高血圧症(軽症～中等症)
(2)狭心症
(3)洞性頻脈

【対応標準病名】

◎	狭心症	高血圧症	洞頻脈
	本態性高血圧症		
○	悪性高血圧症	安静時狭心症	安定狭心症
	冠攣縮性狭心症	境界型高血圧症	狭心症3枝病変
	高血圧切迫症	高レニン性高血圧症	若年高血圧症
	若年性境界型高血圧症	収縮期高血圧症	初発労作型狭心症
	増悪労作型狭心症	低レニン性高血圧症	頻拍症
	頻脈症	頻脈性不整脈	不安定狭心症
	夜間狭心症	労作時兼安静時狭心症	労作性狭心症
△	異型狭心症	高血圧性脳内出血	呼吸性不整脈
	三段脈	心拍異常	微小血管性狭心症

用法用量
(1)本態性高血圧症(軽症～中等症)：通常成人にはピンドロールとして1回5mgを1日3回投与する。なお，年齢・症状に応じ適宜増減する。
(2)狭心症：通常成人にはピンドロールとして1回5mgを1日3回投与する。効果が不十分な場合は1日量30mgまで増量する。なお，年齢・症状に応じ適宜増減する。
(3)洞性頻脈：通常成人にはピンドロールとして1回1～5mgを1日3回投与する。なお，年齢・症状に応じ適宜増減する。

用法用量に関連する使用上の注意　褐色細胞腫の患者では，本剤の単独投与により急激に血圧が上昇することがあるので，α-遮断剤で初期治療を行った後に本剤を投与し，常にα-遮断剤を併用すること。

禁忌
(1)本剤の成分及び他のβ-遮断剤に対し過敏症の既往歴のある患者
(2)気管支喘息，気管支痙攣のおそれのある患者
(3)糖尿病性ケトアシドーシス，代謝性アシドーシスのある患者
(4)高度の徐脈(著しい洞性徐脈)，房室ブロック(II，III度)，洞房ブロック，洞不全症候群のある患者
(5)心原性ショック，肺高血圧による右心不全，うっ血性心不全の患者
(6)異型狭心症の患者
(7)低血圧症の患者
(8)重症の末梢循環障害(壊疽等)のある患者
(9)未治療の褐色細胞腫の患者
(10)チオリダジンを投与中の患者
(11)妊婦又は妊娠している可能性のある婦人

併用禁忌

薬剤名等	臨床症状・措置方法	機序・危険因子
チオリダジン(メレリル)	不整脈，QT延長等があらわれることがある。	本剤はチオリダジンの肝における酸化的な代謝を阻害し，血中濃度を上昇させると考えられる。

ピンドロール錠5mg「イセイ」：イセイ[5.6円/錠]，ピンドロール錠5mg「ツルハラ」：鶴原[5.6円/錠]，ピンドロール錠5mg「トーワ」：東和[5.6円/錠]，ピンドロール錠5mg「日医工」：日医工[5.6円/錠]

カルフェニール錠40mg
規格：40mg1錠[48.7円/錠]
カルフェニール錠80mg
規格：80mg1錠[77.1円/錠]
ロベンザリットニナトリウム　中外　114

【効能効果】
関節リウマチ

【対応標準病名】

◎	関節リウマチ		
○	RS3PE症候群	炎症性多発性関節障害	関節リウマチ・顎関節
	関節リウマチ・肩関節	関節リウマチ・胸椎	関節リウマチ・頚椎
	関節リウマチ・股関節	関節リウマチ・指関節	関節リウマチ・趾関節
	関節リウマチ・膝関節	関節リウマチ・手関節	関節リウマチ・脊椎
	関節リウマチ・足関節	関節リウマチ・肘関節	関節リウマチ・腰椎
	血清反応陰性関節リウマチ	尺側偏位	成人スチル病
	多発性リウマチ性関節炎	ムチランス変形	リウマチ性滑液包炎
	リウマチ性皮下結節		
△	リウマチ様関節炎		

効能効果に関連する使用上の注意　活動性を有し，比較的発症早期の関節リウマチに対して使用すること。

用法用量　通常他の消炎鎮痛剤等とともに，ロベンザリットニナトリウムとして成人1日量240mgを3回に分割経口投与する。
なお，症状により適宜増減する。

用法用量に関連する使用上の注意　遅効性であるため従来より投与している消炎鎮痛剤等を適宜併用すること。

禁忌
(1)重篤な腎障害のある患者
(2)妊婦，妊娠している可能性のある婦人

カルブロック錠8mg
規格：8mg1錠[35.3円/錠]
カルブロック錠16mg
規格：16mg1錠[62.5円/錠]
アゼルニジピン　第一三共　214

【効能効果】
高血圧症

【対応標準病名】

◎	高血圧症	本態性高血圧症	
○	悪性高血圧症	褐色細胞腫	褐色細胞腫性高血圧症
	境界型高血圧症	クロム親和性細胞腫	高血圧性緊急症
	高血圧性腎疾患	高血圧性脳内出血	高血圧切迫症
	高レニン性高血圧症	若年高血圧症	若年性境界型高血圧症
	収縮期高血圧症	術中異常高血圧症	心因性高血圧症
	腎血管性高血圧症	腎実質性高血圧症	腎性高血圧症
	低レニン性高血圧症	内分泌性高血圧症	二次性高血圧症
	副腎性高血圧症		
△	HELLP 症候群	軽症妊娠高血圧症候群	混合型妊娠高血圧症候群
	産後高血圧症	重症妊娠高血圧症候群	純粋型妊娠高血圧症候群
	新生児高血圧症	早発型妊娠高血圧症候群	遅発型妊娠高血圧症候群
	妊娠高血圧症	妊娠高血圧症候群	妊娠高血圧腎症
	妊娠中一過性高血圧症	副腎腺腫	副腎のう腫
	副腎皮質のう腫	良性副腎皮質腫瘍	

用法用量　通常，成人にはアゼルニジピンとして8～16mgを1日1回朝食後経口投与する。なお，1回8mgあるいは更に低用量から投与を開始し，症状により適宜増減するが，1日最大16mgまでとする。

禁忌

(1)妊婦又は妊娠している可能性のある婦人
(2)本剤の成分に対し過敏症の既往歴のある患者
(3)アゾール系抗真菌剤(イトラコナゾール，ミコナゾール等)，HIVプロテアーゼ阻害剤(リトナビル，サキナビル，インジナビル等)，コビシスタットを含有する製剤を投与中の患者

併用禁忌

薬剤名等	臨床症状・措置方法	機序・危険因子
アゾール系抗真菌剤 イトラコナゾール(イトリゾール)，ミコナゾール(フロリード)等	イトラコナゾールとの併用により本剤のAUCが2.8倍に上昇することが報告されている。	これらの薬剤がCYP3A4を阻害し，本剤のクリアランスが低下すると考えられる。
HIVプロテアーゼ阻害剤 リトナビル(ノービア)，サキナビル(インビラーゼ)，インジナビル(クリキシバン)等 コビシスタットを含有する製剤 スタリビルド	併用により本剤の作用が増強されるおそれがある。	

アゼルニジピン錠8mg「FFP」：富士フイルム　8mg1錠[19.3円/錠]，アゼルニジピン錠8mg「JG」：日本ジェネリック　8mg1錠[19.3円/錠]，アゼルニジピン錠8mg「KOG」：興和　8mg1錠[16.7円/錠]，アゼルニジピン錠8mg「NP」：ニプロ　8mg1錠[16.7円/錠]，アゼルニジピン錠8mg「TCK」：辰巳化学　8mg1錠[19.3円/錠]，アゼルニジピン錠8mg「YD」：陽進堂　8mg1錠[19.3円/錠]，アゼルニジピン錠8mg「ケミファ」：日本ケミファ　8mg1錠[19.3円/錠]，アゼルニジピン錠8mg「タナベ」：田辺三菱　8mg1錠[16.7円/錠]，アゼルニジピン錠8mg「テバ」：大正薬品　8mg1錠[19.3円/錠]，アゼルニジピン錠8mg「トーワ」：東和　8mg1錠[16.7円/錠]，アゼルニジピン錠8mg「日医工」：日医工　8mg1錠[19.3円/錠]，アゼルニジピン錠16mg「FFP」：富士フイルム　16mg1錠[34.2円/錠]，アゼルニジピン錠16mg「JG」：日本ジェネリック　16mg1錠[34.2円/錠]，アゼルニジピン錠16mg「KOG」：興和　16mg1錠[29.5円/錠]，アゼルニジピン錠16mg「NP」：ニプロ　16mg1錠[29.5円/錠]，アゼルニジピン錠16mg「TCK」：辰巳化学　16mg1錠[34.2円/錠]，アゼルニジピン錠16mg「YD」：陽進堂　16mg1錠[34.2円/錠]，アゼルニジピン錠16mg「ケミファ」：日本ケミファ　16mg1錠[34.2円/錠]，アゼルニジピン錠16mg「タナベ」：田辺三菱　16mg1錠[29.5円/錠]，アゼルニジピン錠16mg「テバ」：大正薬品　16mg1錠[34.2円/錠]，アゼルニジピン錠16mg「トーワ」：東和　16mg1錠[29.5円/錠]，アゼルニジピン錠16mg「日医工」：日医工　16mg1錠[34.2円/錠]

カレトラ配合錠　規格：1錠[387.9円/錠]
カレトラ配合内用液　規格：1mL[159.8円/mL]
リトナビル　ロピナビル　アッヴィ　625

【効 能 効 果】

HIV感染症

【対応標準病名】

◎	HIV感染症		
○	AIDS	AIDS関連症候群	HIV－1感染症
	HIV－2感染症	HIV感染	後天性免疫不全症候群
	新生児HIV感染症		

用法用量

〔配合錠〕：通常，成人にはロピナビル・リトナビルとして1回400mg・100mg(2錠)を1日2回，又は1回800mg・200mg(4錠)を1日1回経口投与する。なお，体重40kg以上の小児にはロピナビル・リトナビルとして1回400mg・100mg(2錠)を1日2回投与できる。本剤は，食事の有無にかかわらず投与できる。

〔配合内用液〕

通常，成人にはロピナビル・リトナビルとして1回400mg・100mg(5mL)を1日2回食後に経口投与する。

通常，小児には，体重7kg以上15kg未満で1kgあたり12mg・3mg，15kg以上40kg以下で1kgあたり10mg・2.5mgを1日2回食後に経口投与する。最大投与量は400mg・100mg(5mL)1日2回投与とする。

用法用量に関連する使用上の注意

〔配合錠〕

(1)本剤の吸収に影響を与えるおそれがあるので，本剤を噛んだり砕いたりせずそのまま服用すること。
(2)併用薬剤の用法用量，使用上の注意については，それらの薬剤の製品情報を参照すること。
(3)1日1回投与は薬剤耐性検査を実施した上でロピナビル由来の耐性変異数が2以下の場合に限ること(耐性変異数が3以上の場合の成人1日1回投与データが少ない。
(4)本剤との併用によりロピナビルの血中濃度が低下するおそれのある薬剤(カルバマゼピン，フェノバルビタール，フェニトイン，ネビラピン，エファビレンツ，ネルフィナビル等)と併用する場合には，1日2回投与とすること。

〔配合内用液〕

(1)本剤の吸収を高めるため，食後に服用すること。
(2)併用薬剤の用法用量，使用上の注意については，それらの薬剤の製品情報を参照すること。

禁忌

(1)本剤の成分に対し過敏症の既往歴のある患者
(2)次の薬剤を投与中の患者：ピモジド，エルゴタミン酒石酸塩，ジヒドロエルゴタミンメシル酸塩，エルゴメトリンマレイン酸塩，メチルエルゴメトリンマレイン酸塩，ミダゾラム，トリアゾラム，バルデナフィル塩酸塩水和物，シルデナフィルクエン酸塩(レバチオ)，タダラフィル(アドシルカ)，ブロナンセリン，アゼルニジピン，リバーロキサバン，リオシグアト，ボリコナゾール

併用禁忌

薬剤名等	臨床症状・措置方法	機序・危険因子
ピモジド [オーラップ]	不整脈のような重篤な又は生命に危険を及ぼすような事象を起こすおそれがある。	本剤のチトクロームP450に対する競合的阻害作用により，併用した場合これらの薬剤の血中濃度が大幅に上昇することが予測される。
エルゴタミン酒石酸塩 [クリアミン] ジヒドロエルゴタミンメシル酸塩 [ジヒデルゴット等]	血管攣縮などの重篤な又は生命に危険を及ぼすような事象を起こすおそれがある。	

エルゴメトリンマレイン酸塩 [エルゴメトリン] メチルエルゴメトリンマレイン酸塩 [メテルギン等]		
ミダゾラム [ドルミカム等] トリアゾラム [ハルシオン等]	過度の鎮静や呼吸抑制を起こすおそれがある。	
バルデナフィル塩酸塩水和物 [レビトラ] シルデナフィルクエン酸塩 [レバチオ] タダラフィル [アドシルカ]	低血圧などの重篤な又は生命に危険を及ぼすような事象を起こすおそれがある。	
ブロナンセリン [ロナセン] アゼルニジピン [カルブロック等] リバーロキサバン [イグザレルト]	これら薬剤の血中濃度上昇により，重篤な又は生命に危険を及ぼすような事象を起こすおそれがある。	
リオシグアト [アデムパス]	ケトコナゾールとの併用によりリオシグアトの血中濃度が上昇し，クリアランスが低下したとの報告がある。	本剤のチトクロームP450阻害作用及びリトナビルのトランスポーター(P-gp，BCRP)阻害作用により同様の相互作用を発現するおそれがある。
ボリコナゾール [ブイフェンド]	リトナビルとの併用でボリコナゾールの血中濃度が低下したとの報告がある。	リトナビルのチトクロームP450の誘導作用によるものと考えられている。

カロナール原末 規格：1g[7.2円/g]
カロナール細粒20% 規格：20%1g[8.6円/g]
カロナール細粒50% 規格：50%1g[10.2円/g]
カロナール錠200 規格：200mg1錠[8.1円/錠]
カロナール錠300 規格：300mg1錠[9円/錠]
カロナール錠500 規格：500mg1錠[10.3円/錠]
アセトアミノフェン 昭和薬化工 114

【効能効果】

(1)下記の疾患並びに症状の鎮痛：頭痛，耳痛，症候性神経痛，腰痛症，筋肉痛，打撲痛，捻挫痛，月経痛，分娩後痛，がんによる疼痛，歯痛，歯科治療後の疼痛，変形性関節症
(2)下記疾患の解熱・鎮痛：急性上気道炎(急性気管支炎を伴う急性上気道炎を含む)
(3)小児科領域における解熱・鎮痛

【対応標準病名】

◎	癌性疼痛	急性気管支炎	急性上気道炎
	筋肉痛	月経痛	歯根のう胞
	歯周炎	歯髄炎	歯痛
	耳痛症	手指変形性関節症	神経痛
	頭痛	全身性変形性関節症	打撲傷
	疼痛	捻挫	抜歯後疼痛
	発熱	変形性肩関節症	変形性関節症
	変形性胸鎖関節症	変形性肩鎖関節症	変形性股関節症
	変形性膝関節症	変形性手関節症	変形性足関節症
	変形性肘関節症	変形性中手関節症	母指CM関節変形性関節症
	腰痛症		
○	CM関節変形性関節症	DIP関節尺側側副靱帯損傷	DIP関節側副靱帯損傷
	DIP関節橈側側副靱帯損傷	DIP関節捻挫	DIP関節変形性関節症
	IP関節捻挫	MP関節尺側側副靱帯損傷	MP関節側副靱帯損傷
	MP関節橈側側副靱帯損傷	MP関節捻挫	PIP関節尺側側副靱帯損傷
	PIP関節側副靱帯損傷	PIP関節橈側側副靱帯損傷	PIP関節捻挫
あ	PIP関節変形性関節症	RSウイルス気管支炎	亜急性気管支炎
	足炎	足ストレイン	亜脱臼
	一部性歯髄炎	一過性関節症	一側性外傷後股関節症
	一側性外傷後膝関節症	一側性形成不全性股関節症	一側性原発性股関節症
	一側性原発性膝関節症	一側性続発性股関節症	一側性続発性膝関節症
	咽頭気管炎	咽頭喉頭炎	咽頭扁桃炎
	インフルエンザ菌気管支炎	ウイルス性気管支炎	烏口肩峰靱帯捻挫
	烏口鎖骨捻挫	烏口上腕靱帯捻挫	う蝕第2度単純性歯髄炎
	う蝕第3度急性化膿性根尖性歯周炎	う蝕第3度急性化膿性歯髄炎	う蝕第3度急性単純性根尖性歯周炎
	う蝕第3度歯髄壊死	う蝕第3度歯髄壊疽	う蝕第3度慢性壊疽性歯髄炎
	う蝕第3度慢性潰瘍性歯髄炎	う蝕第3度慢性化膿性根尖性歯周炎	う蝕第3度慢性増殖性歯髄炎
	エコーウイルス気管支炎	壊疽性歯髄炎	遠位脛腓靱帯捻挫
	遠位橈尺関節変形性関節症	炎症性頭痛	悪寒発熱
か	外耳部打撲傷	外傷後股関節症	外傷後膝関節症
	外傷性肩関節症	外傷性関節症	外傷性関節障害
	外傷性頚部症候群	外傷性頚部捻挫	外傷性頚部腰部症候群
	外傷性股関節症	外傷性歯根膜炎	外傷性歯髄炎
	外傷性膝関節症	外傷性手関節症	外傷性足関節症
	外傷性肘関節症	外傷性母指CM関節症	外歯瘻
	外側側副靱帯捻挫	開放性脱臼	潰瘍性歯肉炎
	下顎部打撲傷	踵関節症	踵痛
	夏期熱	顎関節ストレイン	顎関節捻挫
	下肢筋肉痛	下肢神経痛	下腿三頭筋痛
	下腿神経炎	下腿陳旧性打撲	下腿痛
	肩関節腱板捻挫	肩関節症	肩関節捻挫
	化膿性歯周炎	化膿性歯肉炎	下背部ストレイン
	カリエスのない歯髄炎	眼瞼打撲傷	環指DIP関節尺側側副靱帯損傷
	環指DIP関節側副靱帯損傷	環指DIP関節橈側側副靱帯損傷	環指MP関節尺側側副靱帯損傷
	環指MP関節側副靱帯損傷	環指MP関節橈側側副靱帯損傷	環指PIP関節尺側側副靱帯損傷
	環指PIP関節側副靱帯損傷	環指PIP関節橈側側副靱帯損傷	環軸関節捻挫
	環指側副靱帯損傷	環指捻挫	眼周囲部打撲傷
	癌性持続痛	癌性突出痛	関節挫傷
	関節症	関節打撲	完全脱臼
	環椎後頭関節捻挫	眼部打撲傷	顔面多発打撲傷
	顔面痛	器質性月経困難症	機能性月経困難症
	偽膜性気管支炎	急性一部性化膿性歯髄炎	急性一部性単純性歯髄炎
	急性咽頭喉頭炎	急性咽頭扁桃炎	急性壊疽性歯髄炎
	急性化膿性根尖性歯周炎	急性化膿性歯根膜炎	急性化膿性歯髄炎
	急性化膿性辺縁性歯根膜炎	急性気管気管支炎	急性口蓋扁桃炎
	急性喉頭気管気管支炎	急性根尖性歯周炎	急性歯冠周囲炎
	急性歯周炎	急性歯髄炎	急性歯槽膿瘍
	急性耳痛	急性歯肉炎	急性全部性化膿性歯髄炎
	急性全部性単純性歯髄炎	急性単純性根尖性歯周炎	急性単純性歯髄炎
	急性反復性気管支炎	急性腰痛症	急速進行性歯周炎
	急速破壊型股関節症	胸骨周囲炎	胸骨ストレイン
	胸骨捻挫	胸骨部打撲挫傷	胸鎖関節部打撲
	胸鎖関節部打撲挫傷	胸鎖乳突筋痛	胸椎ストレイン
	胸椎捻挫	胸椎部打撲	胸椎部打撲挫傷
	胸背部筋肉痛	胸部筋肉痛	胸腹部筋痛
	頬部痛	胸壁神経痛	胸肋関節部打撲

カ

	距腓靱帯捻挫	筋筋膜性腰痛症	クループ性気管支炎
	頚肩部筋肉痛	頚性頭痛	形成不全性股関節症
	頚椎胸椎捻挫	頚椎ストレイン	頚椎捻挫
	頚椎部打撲挫傷	脛腓関節捻挫	頚部筋肉痛
	頚部神経痛	頚部前縦靱帯捻挫	稽留熱
	頚腕捻挫	月経困難症	月経前症候群
	月経前片頭痛	月経モリミナ	血行性歯髄炎
	限局型若年性歯周炎	肩甲下筋捻挫	肩甲部筋肉痛
	肩鎖関節捻挫	原発性関節症	原発性月経困難症
	原発性股関節症	原発性膝関節症	原発性全身性関節症
	原発性変形性関節症	原発性母指 CM 関節症	肩部筋痛
	口腔打撲傷	甲状腺部ストレイン	甲状腺部捻挫
	後足部痛	後頭下神経痛	後頭神経痛
	後頭部神経痛	後頭部打撲傷	後頭部痛
	高熱	項背部筋痛	広汎型若年性歯周炎
	項部筋肉痛	項部神経痛	後方脱臼
	股関節症	股関節捻挫	コクサッキーウイルス気管支炎
	股痛	骨盤ストレイン	骨盤捻挫
	混合性頭痛	根性腰痛症	根尖周囲のう胞
	根尖周囲膿瘍	根尖性歯周炎	根尖肉芽腫
	根尖膿瘍	根側歯周膿瘍	根分岐部病変
さ	坐骨包靱帯ストレイン	坐骨包靱帯捻挫	三角靱帯捻挫
	残髄炎	残存性歯根のう胞	耳介打撲傷
	耳下部痛	歯冠周囲炎	歯冠周囲膿瘍
	趾関節症	歯根膜下膿瘍	示指 DIP 関節尺側側副靱帯損傷
	示指 DIP 関節側副靱帯損傷	示指 DIP 関節橈側側副靱帯損傷	示指 MP 関節尺側側副靱帯損傷
	示指 MP 関節側副靱帯損傷	示指 MP 関節橈側側副靱帯損傷	示指 PIP 関節尺側側副靱帯損傷
	示指 PIP 関節側副靱帯損傷	示指 PIP 関節橈側側副靱帯損傷	四肢神経痛
	示指側副靱帯損傷	示指捻挫	歯周症
	歯周のう胞	歯周膿瘍	思春期性歯肉炎
	耳神経痛	歯髄壊死	歯髄壊疽
	歯髄充血	歯髄露出	歯性顔面痛
	歯性耳痛	趾節間関節捻挫	歯槽膿瘍
	持続痛	持続熱	弛張熱
	趾痛	膝蓋靱帯断裂	膝蓋靱帯部分断裂
	膝外側側副靱帯損傷	膝外側側副靱帯断裂	膝外側側副靱帯捻挫
	膝関節症	膝関節捻挫	膝内側側副靱帯損傷
	膝内側側副靱帯断裂	膝内側側副靱帯捻挫	歯肉炎
	歯肉膿瘍	趾捻挫	若年性歯周炎
	尺骨手根関節捻挫	習慣性頭痛	手関節症
	手関節捻挫	手根関節症	手指神経炎
	手指捻挫	術後疼痛	術創部痛
	上行性歯髄炎	小指 DIP 関節尺側側副靱帯損傷	小指 DIP 関節側副靱帯損傷
	小指 DIP 関節橈側側副靱帯損傷	小指 DIP 関節捻挫	小指 MP 関節尺側側副靱帯損傷
	小指 MP 関節側副靱帯損傷	小指 MP 関節橈側側副靱帯損傷	小指 PIP 関節尺側側副靱帯損傷
	小指 PIP 関節側副靱帯損傷	小指 PIP 関節橈側側副靱帯損傷	小指 PIP 関節捻挫
	小指関節捻挫	上肢筋肉痛	上肢神経痛
	小指側副靱帯損傷	踵腓靱帯損傷	踵腓靱帯捻挫
	上腕筋肉痛	上腕三頭筋痛	上腕神経痛
	上腕痛	上腕二頭筋痛	ショパール関節捻挫
	神経原性関節症	神経痛性歯痛	滲出性気管支炎
	靱帯ストレイン	靱帯損傷	靱帯捻挫
	靱帯裂傷	ストレイン	脊椎関節痛
	脊椎痛	脊椎捻挫	舌扁桃炎
	前脛腓靱帯損傷	前思春期性歯周炎	全身痛
	前足部痛	仙腸関節ストレイン	仙腸関節捻挫
	先天性股関節脱臼治療後亜脱臼	前頭部打撲傷	前頭部痛
	全部性歯髄炎	前方脱臼	前腕筋肉痛

	前腕神経痛	前腕痛	早期発症型歯周炎
	増殖性歯肉炎	僧帽筋痛	足関節症
	足関節ストレイン	足関節内側側副靱帯捻挫	足関節捻挫
	足根部捻挫	足痛	足底部痛
	側頭部神経痛	側頭部打撲傷	側頭部痛
	足背痛	足背捻挫	続発性関節症
	続発性月経困難症	続発性股関節症	続発性膝関節症
	続発性多発性関節症	続発性母指 CM 関節症	足部捻挫
た	大腿外側広筋不全断裂	大腿筋痛	大腿四頭筋挫傷
	大腿四頭筋断裂	大腿四頭筋肉離れ	大腿四頭筋捻挫
	大腿四頭筋部分断裂	大腿神経痛	大腿痛
	大腿内側部痛	脱臼	多発性関節症
	多発性筋肉痛	多発性神経痛	単純性歯周炎
	単純性歯肉炎	単純脱臼	智歯周囲炎
	中隔部肉芽形成	肘関節症	肘関節捻挫
	中指 DIP 関節尺側側副靱帯損傷	中指 DIP 関節側副靱帯損傷	中指 DIP 関節橈側側副靱帯損傷
	中指 MP 関節尺側側副靱帯損傷	中指 MP 関節側副靱帯損傷	中指 MP 関節橈側側副靱帯損傷
	中指 PIP 関節尺側側副靱帯損傷	中指 PIP 関節側副靱帯損傷	中指 PIP 関節橈側側副靱帯損傷
	中指 PIP 関節捻挫	中指側副靱帯損傷	中指捻挫
	中足趾節関節捻挫	中足部痛	殿部筋肉痛
	殿部痛	頭頚部痛	橈骨手根関節捻挫
	頭頂部打撲傷	頭頂部痛	頭部筋肉痛
	頭部神経痛	頭部多発打撲傷	頭部打撲傷
	特殊性歯周炎	特発性関節脱臼	特発性神経痛
な	突発性発熱	内歯瘻	内側側副靱帯捻挫
	難治性歯周炎	難治性疼痛	二次性変形性関節症
は	肺炎球菌性気管支炎	敗血症性気管支炎	背部筋肉痛
	背部神経痛	背部痛	背部捻挫
	排卵痛	剥離性歯肉炎	パラインフルエンザウイルス気管支炎
	反射性耳痛	尾骨ストレイン	尾骨捻挫
	膝靱帯損傷	肥大性歯肉炎	鼻中隔軟骨捻挫
	非定型歯痛	ヒトメタニューモウイルス気管支炎	腓腹筋痛
	腓腹部痛	鼻部打撲傷	びらん性関節症
	びらん性歯肉炎	複雑性歯周炎	複雑性歯肉炎
	複雑脱臼	腹壁筋痛	腹壁神経痛
	ブシャール結節	プラーク性歯肉炎	閉鎖性脱臼
	ヘーガース結節	ヘバーデン結節	ヘルペスウイルス性歯肉口内炎
	辺縁性化膿性歯根膜炎	辺縁性歯周組織炎	放散性歯痛
	萌出性歯肉炎	母指 CM 関節症	母指 IP 関節尺側側副靱帯損傷
	母指 IP 関節側副靱帯損傷	母趾 IP 関節側副靱帯損傷	母指 IP 関節橈側側副靱帯損傷
	母指 MP 関節尺側側副靱帯損傷	母指 MP 関節側副靱帯損傷	母趾 MP 関節側副靱帯損傷
	母指 MP 関節橈側側副靱帯損傷	母指関節症	母指関節捻挫
	母指側副靱帯損傷	母趾痛	母趾捻挫
ま	発作性頭痛	マイコプラズマ気管支炎	膜様月経困難症
	慢性萎縮性老人性歯肉炎	慢性壊疽性歯髄炎	慢性開放性歯髄炎
	慢性潰瘍性歯髄炎	慢性化膿性根尖性歯周炎	慢性根尖性歯周炎
	慢性歯冠周囲炎	慢性歯周炎	慢性歯周膿瘍
	慢性歯髄炎	慢性歯槽膿瘍	慢性歯肉炎
	慢性神経痛	慢性増殖性歯髄炎	慢性単純性歯髄炎
	慢性閉鎖性歯髄炎	慢性辺縁性歯周炎急性発作	慢性辺縁性歯周炎軽度
	慢性辺縁性歯周炎重度	慢性辺縁性歯周炎中等度	むちうち損傷
や	野球指	薬物誘発性頭痛	腰筋痛症
	腰仙関節ストレイン	腰仙関節捻挫	腰椎ストレイン
	腰椎捻挫	腰痛坐骨神経痛症候群	腰殿部痛

ら	腰背筋痛症	腰皮神経痛	ライノウイルス気管支炎
	リスフラン関節捻挫	菱形靱帯捻挫	両側性外傷後股関節症
	両側性外傷後膝関節症	両側性外傷性母指CM関節症	両側性形成不全性股関節症
	両側性原発性股関節症	両側性原発性膝関節症	両側性原発性母指CM関節症
	両側性続発性股関節症	両側性続発性膝関節症	両側性続発性母指CM関節症
	両側側副靱帯損傷	輪状甲状関節捻挫	輪状披裂関節捻挫
	連鎖球菌気管支炎	連鎖球菌性上気道感染	老年性股関節症
	肋間筋肉痛	肋骨ストレイン	肋骨捻挫
△あ	BCG 副反応	悪性高熱症	足異物
	圧挫傷	圧挫創	圧痛
	圧迫神経炎	陰茎挫傷	陰茎打撲傷
	陰唇挫傷	咽頭部血腫	咽頭部挫傷
	陰のう血腫	陰のう挫傷	陰部挫傷
	陰部打撲傷	会陰血腫	会陰挫傷
	壊死性潰瘍性歯周炎	壊死性潰瘍性歯肉炎	壊疽性歯肉炎
か	往来寒熱	汚染擦過創	外陰部挫傷
	外耳部挫傷	外耳部皮下血腫	外耳部皮下出血
	外傷性一過性麻痺	外傷性外陰血腫	外傷性硬膜動静脈瘻
	外傷性脊髄出血	外傷性切断	外傷性動静脈瘻
	外傷性動脈血腫	外傷性動脈瘤	外傷性皮下血腫
	開腹術後愁訴	下顎挫傷	下顎打撲傷
	下顎皮下血腫	下顎部挫傷	顎関節部挫傷
	顎関節部打撲傷	顎関節部皮下血腫	顎堤異常吸収
	顎部挫傷	顎部打撲傷	下肢挫傷
	下肢打撲	かぜ	下腿筋肉内異物残留
	下腿挫傷	下腿打撲傷	肩関節挫傷
	肩関節打撲傷	肩甲部打撲	肩挫傷
	肩打撲傷	眼窩縁打撲傷	眼窩部打撲傷
	眼球打撲傷	眼鏡様皮下出血	眼瞼挫傷
	眼瞼皮下血腫	眼瞼皮下出血	環指挫傷
	眼周囲部挫傷	眼周囲部皮下血腫	眼周囲部皮下出血
	関節血腫	貫通性挫滅創	肝脾打撲傷
	眼部挫傷	眼部皮下血腫	眼部皮下出血
	感冒	顔面挫傷	顔面多発挫傷
	顔面多発皮下血腫	顔面多発皮下出血	顔面打撲傷
	顔面皮下血腫	飢餓熱	気管挫傷
	気管内挿管不成功	偽膜性アンギナ	急性疼痛
	胸骨部挫傷	胸骨部打撲	胸鎖関節挫傷
	胸背部挫傷	胸部筋肉内異物残留	胸腹部挫傷
	胸腹部打撲傷	胸部挫傷	頬部挫傷
	胸部打撲傷	頬部打撲傷	頬部皮下血腫
	胸壁挫傷	胸腰椎脱臼	胸腰部挫傷
	胸肋関節部打撲挫傷	筋損傷	筋断裂
	筋肉内異物残留	筋肉内血腫	頚椎部打撲
	頚部顔面胸部挫傷	頚部挫傷	頚部食道挫傷
	頚部打撲傷	頚部痛	頚腰椎挫傷
	血管切断	血管損傷	月経前浮腫
	血腫	牽引性頭痛	肩甲部挫傷
	肩鎖関節挫傷	腱切創	腱損傷
	腱断裂	腱板挫傷	肩部筋肉内異物残留
	腱部分断裂	腱裂傷	高エネルギー外傷
	口蓋挫傷	口腔挫傷	口腔内血腫
	口唇挫傷	口唇打撲傷	口唇皮下血腫
	口唇皮下出血	喉頭部血腫	後頭部挫傷
	喉頭部挫傷	喉頭部打撲傷	広範性軸索損傷
	広汎性神経損傷	項部挫傷	項部打撲傷
	項部痛	股関節打撲傷	股関節部挫傷
	骨盤部挫傷	骨盤部打撲傷	根管異常
	根管狭窄	根管穿孔	根管側壁穿孔
	根管内異物	昆虫咬創	昆虫刺傷
さ	採皮創	坐骨結節部打撲傷	鎖骨部打撲血腫

	鎖骨部打撲傷	坐骨部打撲傷	挫傷
	擦過創	擦過皮下血腫	挫滅傷
	挫滅創	残根	耳介挫傷
	耳介皮下血腫	耳介皮下出血	耳下腺部打撲
	趾間挫傷	子宮癌術後後遺症	歯根膜ポリープ
	歯根離開	趾挫傷	示指 MP 関節挫傷
	四肢挫傷	示指挫傷	四肢静脈損傷
	四肢動脈損傷	耳出血	歯髄出血
	歯槽縁萎縮	歯槽縁異常	趾爪下血腫
	歯槽骨萎縮	歯槽突起萎縮	持続性耳漏
	趾打撲傷	膝蓋下脂肪体肥大	膝蓋骨打撲傷
	膝蓋部血腫	膝蓋部挫傷	失活歯
	膝関節血腫	膝関節血症	膝関節挫傷
	膝関節打撲傷	膝関節部異物	膝部異物
	膝部筋肉内異物残留	膝部血腫	膝部挫傷
	膝部打撲傷	歯肉挫傷	脂肪織炎
	手関節部挫傷	手関節部打撲傷	手指挫傷
	手指打撲傷	手指皮下血腫	手掌筋肉内異物残留
	術後発熱	術後腰痛	手背部打撲傷
	手部挫傷	手部打撲傷	漿液性耳漏
	上顎挫傷	上顎打撲傷	上顎皮下血腫
	上口唇挫傷	小指挫傷	上肢挫傷
	上肢打撲傷	上腕筋肉内異物残留	上腕打撲傷
	上腕部挫傷	耳漏	神経炎
	神経根ひきぬき損傷	神経障害性疼痛	神経切断
	神経叢損傷	神経叢不全損傷	神経損傷
	神経断裂	靱帯断裂	身体痛
	腎打撲傷	髄室側壁穿孔	髄床底穿孔
	頭重感	性交痛	性交疼痛症
	精巣挫傷	精巣打撲傷	脊椎脱臼
	脊椎打撲傷	脊椎麻酔後頭痛	切創
	前額部挫傷	前額部打撲傷	前額部皮下血腫
	前額部皮下出血	前胸部挫傷	前胸部打撲傷
	前頚部挫傷	仙骨部挫傷	仙骨部打撲傷
	全身挫傷	全身擦過創	全身打撲
	全身的原因による歯の脱落	前頭部挫傷	前腕筋肉内異物残留
	前腕挫傷	前腕部打撲傷	爪下異物
	象牙粒	掻創	足関節外側側副靱帯損傷
	足関節挫傷	足関節打撲傷	足関節内側側副靱帯損傷
	足底異物	足底筋肉内異物残留	足底部打撲傷
	側頭部皮下血腫	足背部挫傷	足背部打撲傷
	足部筋肉内異物残留	側腹壁部挫傷	足部挫傷
	足部打撲傷	鼡径部挫傷	咀嚼障害
た	第 2 象牙質	大腿筋肉内異物残留	大腿挫傷
	大腿大転子部挫傷	大腿打撲傷	大腿部皮下血腫
	多発性挫傷	打撲割創	打撲血腫
	打撲挫創	打撲擦過創	打撲皮下血腫
	恥骨部打撲	腟痙	腟挫傷
	肘関節部血腫	肘関節部挫傷	肘関節部打撲傷
	中指挫傷	中耳出血	中枢神経系損傷
	中枢神経障害性疼痛	肘頭部挫傷	超高熱
	腸骨部挫傷	腸骨部打撲傷	殿部異物
	殿部筋肉内異物残留	殿部挫傷	殿部打撲傷
	頭頂部挫傷	頭頂部擦過創	頭頂部背部打撲
	頭皮外傷性腫脹	頭皮下血腫	頭部異物
	頭部肩関節胸部挫傷	頭部胸部挫傷	頭部胸部打撲傷
	頭部頚部挫傷	頭部頚部打撲傷	頭部血腫
	頭部肩部打撲	頭部挫傷	頭部多発挫傷
	頭部多発皮下血腫	頭部打撲	頭部打撲血腫
	頭部皮下血腫	頭部皮下出血	頭部腹部打撲
	頭部両大腿下腿打撲	動脈損傷	鈍痛
な	軟口蓋血腫	軟部組織内異物	肉離れ
	乳癌術後後遺症	脳手術後遺症	脳腫瘍摘出術後遺症

は	背筋挫傷	背部圧迫感	背部筋肉内異物残留
	背部挫傷	背部打撲傷	歯の動揺
	半身打撲	皮下異物	皮下血腫
	皮下静脈損傷	皮下損傷	尾骨部挫傷
	尾骨部打撲傷	鼻根部打撲挫創	皮神経挫傷
	微熱	非熱傷性水疱	鼻部挫傷
	皮膚損傷	皮膚疼痛症	鼻部皮下血腫
	鼻部皮下出血	表皮剥離	披裂軟骨脱臼
	不規則象牙質	伏針	副鼻腔炎術後症
	腹部挫傷	腹部打撲傷	腹壁異物
	腹壁下血腫	腹壁挫傷	不明熱
	放散痛	帽状腱膜下出血	母指挫傷
	母指打撲挫創	母指打撲傷	母趾打撲傷
ま	本態性高体温症	麻酔ショック	麻酔性悪性高熱症
	末梢血管外傷	末梢神経障害性疼痛	末梢神経損傷
	慢性微熱	耳後部打撲傷	耳膿漏
や	無菌性歯槽縁萎縮	無髄歯	腰仙部挫傷
	腰仙部打撲傷	腰椎部挫傷	腰殿部挫傷
	腰殿部打撲傷	腰背部挫傷	腰背部打撲傷
	腰部胸部打撲	腰部筋肉内異物残留	腰腹痛
	腰部頚部挫傷	腰部骨盤部挫傷	腰部挫傷
	腰部打撲挫創	腰部打撲傷	腰麻ショック
ら	予防接種後感染症	予防接種後敗血症	轢過創
	裂離	裂離骨折	老人性関節炎
	肋軟骨部挫傷	肋軟骨部打撲	肋軟骨部打撲挫傷
	肋間神経痛	肋骨弓部挫傷	肋骨弓部打撲
	肋骨弓部打撲挫傷	肋骨部挫傷	肋骨部打撲
わ	肋骨部打撲挫傷	ワンサンアンギナ	ワンサン気管支炎
	ワンサン扁桃炎	腕部打撲傷	

用法用量

効能効果(1)の場合：通常，成人にはアセトアミノフェンとして，1回300～1000mgを経口投与し，投与間隔は4～6時間以上とする。なお，年齢，症状により適宜増減するが，1日総量として4000mgを限度とする。また，空腹時の投与は避けさせることが望ましい。

効能効果(2)の場合：通常，成人にはアセトアミノフェンとして，1回300～500mgを頓用する。なお，年齢，症状により適宜増減する。ただし，原則として1日2回までとし，1日最大1500mgを限度とする。また，空腹時の投与は避けさせることが望ましい。

効能効果(3)の場合

〔原末，細粒〕：通常，乳児，幼児及び小児にはアセトアミノフェンとして，体重1kgあたり1回10～15mgを経口投与し，投与間隔は4～6時間以上とする。なお，年齢，症状により適宜増減するが，1日総量として60mg/kgを限度とする。ただし，成人の用量を超えない。また，空腹時の投与は避けさせることが望ましい。

〔錠〕：通常，幼児及び小児にはアセトアミノフェンとして，体重1kgあたり1回10～15mgを経口投与し，投与間隔は4～6時間以上とする。なお，年齢，症状により適宜増減するが，1日総量として60mg/kgを限度とする。ただし，成人の用量を超えない。また，空腹時の投与は避けさせることが望ましい。

用法用量に関連する使用上の注意

(1)〔原末，細粒〕

乳児，幼児及び小児の1回投与量の目安は下記のとおり。

体重	1回用量
	アセトアミノフェンとして
5kg	50～75mg
10kg	100～150mg
20kg	200～300mg
30kg	300～450mg

(2)〔錠〕

幼児及び小児の1回投与量の目安は下記のとおり。

体重	1回用量
	アセトアミノフェンとして
10kg	100～150mg
20kg	200～300mg
30kg	300～450mg

(3)「小児科領域における解熱・鎮痛」の効能効果に対する1回あたりの最大用量はアセトアミノフェンとして500mg，1日あたりの最大用量はアセトアミノフェンとして1500mgである。

警告

(1)本剤により重篤な肝障害が発現するおそれがあることに注意し，1日総量1500mgを超す高用量で長期投与する場合には，定期的に肝機能等を確認するなど慎重に投与すること。

(2)本剤とアセトアミノフェンを含む他の薬剤(一般用医薬品を含む)との併用により，アセトアミノフェンの過量投与による重篤な肝障害が発現するおそれがあることから，これらの薬剤との併用を避けること。

禁忌

(1)消化性潰瘍のある患者
(2)重篤な血液の異常のある患者
(3)重篤な肝障害のある患者
(4)重篤な腎障害のある患者
(5)重篤な心機能不全のある患者
(6)本剤の成分に対し過敏症の既往歴のある患者
(7)アスピリン喘息(非ステロイド性消炎鎮痛剤による喘息発作の誘発)又はその既往歴のある患者

アセトアミノフェン「JG」原末：長生堂　1g[8円/g]，アニルーメ細粒20%：長生堂　20%1g[8.6円/g]，アニルーメ錠200mg：長生堂　200mg1錠[8.1円/錠]，アニルーメ錠300mg：長生堂　300mg1錠[9円/錠]，カルジール錠200：テバ製薬　200mg1錠[8.1円/錠]，コカール錠200mg：三和化学　200mg1錠[8.1円/錠]，ナパ：マイラン製薬　1g[7.2円/g]

カロナールシロップ2%　規格：2%1mL[4.6円/mL]

アセトアミノフェン　昭和薬化工　114

【効能効果】

小児科領域における解熱・鎮痛

【対応標準病名】

◎	発熱		
○	悪寒発熱	夏期熱	稽留熱
	高熱	持続熱	弛張熱
	突発性発熱		
△	悪性高熱症	往来寒熱	飢餓熱
	術後発熱	超高熱	微熱
	不明熱	本態性高体温症	慢性微熱

用法用量　通常，乳児，幼児及び小児にはアセトアミノフェンとして，体重1kgあたり1回10～15mgを経口投与する。投与間隔は4～6時間以上とし，1日総量として60mg/kgを限度とする。なお，年齢，症状により適宜増減する。ただし，成人の用量を超えない。また，空腹時の投与は避けさせることが望ましい。

用法用量に関連する使用上の注意

(1)1回投与量の目安は下記のとおり。

体重	1回用量	
	アセトアミノフェン	シロップ2%
5kg	50-75mg	2.5-3.75mL
10kg	100-150mg	5.0-7.5mL
20kg	200-300mg	10.0-15.0mL
30kg	300-450mg	15.0-22.5mL

(2)「小児科領域における解熱・鎮痛」の効能効果に対する1回あたりの最大用量はアセトアミノフェンとして500mg，1日あたりの最大用量はアセトアミノフェンとして1500mgである。

(注)本剤は小児用解熱鎮痛剤である。

警告
(1)本剤により重篤な肝障害が発現するおそれがあるので注意すること。
(2)本剤とアセトアミノフェンを含む他の薬剤(一般用医薬品を含む)との併用により，アセトアミノフェンの過量投与による重篤な肝障害が発現するおそれがあることから，これらの薬剤との併用を避けること。

禁忌
(1)消化性潰瘍のある患者
(2)重篤な血液の異常のある患者
(3)重篤な肝障害のある患者
(4)重篤な腎障害のある患者
(5)重篤な心機能不全のある患者
(6)本剤の成分に対し過敏症の既往歴のある患者
(7)アスピリン喘息(非ステロイド性消炎鎮痛剤による喘息発作の誘発)又はその既往歴のある患者

アトミフェンドライシロップ20%：高田　20%1g[9.9円/g]，コカール小児用ドライシロップ20%：三和化学　20%1g[9.9円/g]，コカールドライシロップ40%：三和化学　40%1g[12.2円/g]，サールツーシロップ小児用2%：東和　2%1mL[4.6円/mL]，サールツードライシロップ小児用20%：東和　20%1g[9.9円/g]

カロリールゼリー40.496%
規格：40.496%1g[3.6円/g]
ラクツロース　佐藤　399,235

【効能効果】
高アンモニア血症に伴う下記症候の改善
　精神神経障害，手指振戦，脳波異常
産婦人科術後の排ガス・排便の促進

【対応標準病名】

◎	異常脳波	高アンモニア血症	手指振戦
△	アミノ酸異常	アミノ酸欠乏症	アミノ酸代謝異常症
	アミノ酸尿症	アルギニノコハク酸分解酵素欠損症	アルギノコハク酸尿症
	異常頭部運動	一側上肢振戦	オルニチントランスカルバミラーゼ欠損症
	カルバミルリン酸合成酵素欠損症	肝機能検査異常	間欠性振戦
	グルタル酸血症1型	グルタル酸尿症	高アルギニン血症
	高オルニチン血症	後天性アミノ酸代謝障害	高リジン血症
	細動性振戦	四肢振戦	持続性振戦
	シトルリン血症	腎性アミノ酸尿	新生児型非ケトン性高グリシン血症
	振戦	振戦発作	静止時振戦
	先天性尿素サイクル異常症	頭部振戦	半側振戦
	ヒドロオキシリジン血症	ふるえ	本態性振戦
	モリブデン補酵素欠損症	リジン尿性蛋白不耐症	老年性振戦

用法用量　通常，成人1日量として，本剤48.1～96.2gを高アンモニア血症の場合3回，産婦人科術後の排ガス・排便の目的には朝夕2回に分けて経口投与する。年齢，症状により適宜増減する。

禁忌　ガラクトース血症の患者

ラグノスゼリー分包16.05g：三和化学[3.6円/g]

肝臓加水分解物腸溶錠100mg「NP」
規格：100mg1錠[5.6円/錠]
肝臓加水分解物　ニプロ　391

【効能効果】
慢性肝疾患における肝機能の改善

【対応標準病名】

◎	肝疾患	肝障害	慢性肝炎
○	アレルギー性肝臓症	活動性慢性肝炎	肝腎症候群
	肝性胸水	肝浮腫	脂肪肝
	遷延性肝炎	非アルコール性脂肪性肝炎	慢性肝炎増悪
	慢性持続性肝炎	慢性非活動性肝炎	
△	うっ血肝	うっ血性肝硬変	肝下垂症
	肝機能障害	肝限局性結節性過形成	肝梗塞
	肝疾患に伴う貧血	肝出血	肝腫瘤
	肝静脈閉塞症	肝臓紫斑病	肝中心静脈閉塞症
	肝のう胞	肝肺症候群	クリュヴリエ・バウムガルテン症候群
	ショック肝	多発性肝血管腫	中心性出血性肝壊死
	特発性門脈圧亢進症	門脈圧亢進症	門脈圧亢進症性胃症
	門脈拡張症		

用法用量　肝臓加水分解物として，通常成人1回200mgを1日3回経口投与する。
なお，年齢，症状により適宜増減する。

禁忌
(1)本剤に対し過敏症の既往歴のある患者
(2)肝性昏睡の患者

レナルチン腸溶錠100mg：イセイ[5.6円/錠]

乾燥酵母エビオス
規格：10g[3.9円/g]
乾燥酵母　アサヒ　233

【効能効果】
ビタミンB群，たん白質の需要が増大し，食事からの摂取が不十分な際の補給。

【対応標準病名】
該当病名なし

用法用量　乾燥酵母として，通常成人1日5～10gを3回に分割経口投与する。
なお，年齢，症状により適宜増減する。

乾燥酵母「三恵」：三恵薬品[2.48円/g]，乾燥酵母「ホエイ」：マイラン製薬[3.51円/g]，乾燥酵母「ヤマゼン」M：山善[3.01円/g]

カンテック錠200mg
規格：200mg1錠[104.3円/錠]
マロチラート　第一三共　391

【効能効果】
下記疾患における肝機能の改善
　肝硬変(代償性)

【対応標準病名】

◎	代償性肝硬変		
○	肝硬化症		
△	萎縮性肝硬変	栄養性肝硬変	壊死後性肝硬変
	肝炎後肝硬変	肝硬変症	肝線維症
	結節性肝硬変	混合型肝硬変	小結節性肝硬変
	大結節性肝硬変	中隔性肝硬変	特発性肝硬変
	非代償性肝硬変	門脈周囲性肝硬変	門脈性肝硬変

用法用量　通常成人は，マロチラートとして，1日600mg(3錠)を3回に分けて経口投与する。なお，年齢，症状により適宜増減する。

禁忌　黄疸，腹水，肝性脳症のいずれかの症状のある患者

ガンマロン錠250mg　規格：250mg1錠［6.1円/錠］
ガンマーアミノ酪酸　第一三共　219

【効 能 効 果】

下記疾患に伴う諸症状（頭痛，頭重，易疲労性，のぼせ感，耳鳴，記憶障害，睡眠障害，意欲低下）
頭部外傷後遺症

【対応標準病名】

◎	易疲労感	記憶障害	耳鳴症
	睡眠障害	頭重感	頭痛
	頭部外傷後遺症	のぼせ	
○	一過性全健忘症	外傷性健忘	下肢倦怠感
	顔面痛	記憶減退	記憶錯誤
	記憶喪失	記銘力低下	クライネ・レヴィン症候群
	倦怠感	健忘症	衰弱
	全身倦怠感	全身性身体消耗	頭部外傷性耳鳴
	動脈硬化性記憶障害	疲労感	不規則睡眠
	不眠症	レム睡眠行動障害	
△	あから顔	アントン症候群	炎症性頭痛
	外傷性頚部症候群	外傷性てんかん	外傷早期てんかん
	カタプレキシー	過眠	感音性耳鳴
	顔面紅潮	顔面骨骨折後遺症	気虚
	逆向性健忘	頬部痛	虚弱
	頚性耳鳴	頚性頭痛	紅潮
	硬膜下血腫術後後遺症	鼓膜外傷後遺症	混合性頭痛
	自覚的耳鳴	習慣性頭痛	周期嗜眠症
	神経性弱質	心身過労状態	睡眠時無呼吸症候群
	睡眠相後退症候群	睡眠リズム障害	前向性健忘
	全身違和感	前頭部痛	側頭部痛
	体力低下	脱力発作	遅発性てんかん
	中枢性睡眠時無呼吸	頭蓋骨骨折後遺症	頭蓋内損傷後遺症
	頭開放創後遺症	頭頚部痛	頭頂部痛
	頭部血管損傷後遺症	頭部挫傷後遺症	頭部打撲後遺症
	特発性過眠症	内耳性耳鳴症	ナルコレプシー
	脳外傷後遺症	脳挫傷後遺症	脳神経損傷後遺症
	鼻骨陳旧性骨折	発作性頭痛	ほてり
	慢性弱質	耳疾患	無症候性耳鳴
	むちうち損傷	無難聴性耳鳴	無力症

用法用量　ガンマーアミノ酪酸として，通常成人1日3g（12錠）を3回に分割経口投与する。
なお，年齢，症状により適宜増減する。

希塩酸「マルイシ」　規格：10mL［0.88円/mL］
希塩酸　丸石　233

【効 能 効 果】

低・無酸症における消化異常症状の改善

【対応標準病名】

◎	消化不良症	低酸症	無酸症
○	機能性ディスペプシア	急性消化不良症	消化不良性下痢
	ディスペプシア		
△	胃うっ血	胃運動機能障害	胃運動亢進症
	胃液欠乏	胃拡張	胃下垂
	胃機能亢進	胃狭窄	胃痙攣
	胃軸捻症	胃十二指腸嵌頓	胃石症
	胃腸運動機能障害	胃腸機能異常	胃腸機能減退
	胃腸虚弱	胃粘膜過形成	胃のう胞
	機能性嘔吐	急性胃腸障害	急性胃粘膜病変
	痙性胃炎	乳幼児胃腸障害	瀑状胃
	噴門狭窄	薬物胃障害	

用法用量　通常，成人1日量0.5～1.0mLを約200mLの水にうすめるか，またはリモナーデ剤として1～数回に分けて経口投与する。
なお，年齢，症状により適宜増減する。
禁忌　アシドーシスのある患者

希塩酸「ケンエー」：健栄［0.88円/mL］，希塩酸「コザカイ・M」：小堺［0.88円/mL］，希塩酸「司生堂」：司生堂［0.88円/mL］，希塩酸「タイセイ」：大成薬品［0.88円/mL］，希塩酸「東海」：東海［0.88円/mL］，希塩酸「ニッコー」：日興［0.88円/mL］，希塩酸「ヤマゼン」：山善［0.88円/mL］

キシロカインビスカス2%　規格：2%1mL［6円/mL］
リドカイン　アストラゼネカ　121

【効 能 効 果】

表面麻酔

【対応標準病名】

該当病名なし

用法用量　リドカイン塩酸塩として，通常成人では1回100～300mg（5～15mL：添付の匙でほぼ1～3杯又は注射筒に吸引して使用する）を1日1～3回経口的に投与する。
なお，年齢，麻酔領域，部位，組織，体質により適宜増減する。
禁忌　本剤の成分又はアミド型局所麻酔薬に対し過敏症の既往歴のある患者

アネトカインビスカス2%：小林化工　2%1mL［4.6円/mL］，メドカイン内用ゼリー2%：メドレックス　2%1g［4.6円/g］，リドカイン塩酸塩ビスカス2%「日新」：日新－山形　2%1mL［4.6円/mL］

キックリンカプセル250mg
規格：250mg1カプセル［30.5円/カプセル］
ビキサロマー　アステラス　219

【効 能 効 果】

下記患者における高リン血症の改善：透析中の慢性腎不全患者

【対応標準病名】

◎	高リン血症	慢性腎不全	
○	1型糖尿病性腎不全	2型糖尿病性腎不全	糖尿病性腎不全
	末期腎不全	慢性腎臓病ステージG5	慢性腎臓病ステージG5D
△	尿毒症性心筋症	慢性腎臓病ステージG3	慢性腎臓病ステージG3a
	慢性腎臓病ステージG3b	慢性腎臓病ステージG4	

用法用量　通常，成人には，ビキサロマーとして1回500mgを開始用量とし，1日3回食直前に経口投与する。以後，症状，血清リン濃度の程度により適宜増減するが，最高用量は1日7,500mgとする。

用法用量に関連する使用上の注意

(1)投与量は血清リン濃度が3.5～6.0mg/dLとなるよう，以下の基準を目安に適宜増減する。

血清リン濃度	投与量増減方法
6.0mg/dLを超える	1回250～500mg（1～2カプセル）増量する
3.5～6.0mg/dL	投与量を維持する
3.5mg/dL未満	1回250～500mg（1～2カプセル）減量する

(2)本剤投与開始時又は用量変更時には，1週間後を目安に血清リン濃度の確認を行うこと。
(3)増量を行う場合は1週間以上の間隔をあけて行うこと。

禁忌

(1)本剤の成分に対し過敏症の既往歴のある患者
(2)腸閉塞の患者

キニジン硫酸塩錠100mg「ファイザー」

規格：100mg1錠[11.6円/錠]

硫酸キニジン「ホエイ」

規格：1g[143.2円/g]

キニジン硫酸塩水和物　マイラン製薬　212

【効 能 効 果】

期外収縮(上室性，心室性)
発作性頻拍(上室性，心室性)
新鮮心房細動，発作性心房細動の予防，陳旧性心房細動
心房粗動
電気ショック療法との併用及びその後の洞調律の維持
急性心筋梗塞時における心室性不整脈の予防

【対応標準病名】

◎	急性心筋梗塞	上室期外収縮	心室期外収縮
	心室頻拍	心房細動	心房粗動
	不整脈	発作性上室頻拍	発作性心房細動
	慢性心房細動		
○	異所性拍動	一過性心房粗動	永続性心房細動
	家族性心房細動	期外収縮	期外収縮性不整脈
	急性右室梗塞	孤立性心房細動	持続性心室頻拍
	持続性心房細動	術後心房細動	上室頻拍
	徐脈性心房細動	心室性二段脈	心房期外収縮
	心房頻拍	絶対性不整脈	多源性心室期外収縮
	多発性期外収縮	洞頻脈	トルサードドポアント
	二段脈	非持続性心室頻拍	非弁膜症性心房細動
	非弁膜症性発作性心房細動	頻拍型心房細動	頻拍症
	頻脈症	頻脈性心房細動	頻脈性不整脈
	副収縮	ブブレ症候群	弁膜症性心房細動
	発作性心房頻拍	発作性接合部頻拍	発作性頻拍
	発作性頻脈性心房細動	無脈性心室頻拍	リエントリー性心室性不整脈
△	QT 延長症候群	QT 短縮症候群	ST 上昇型急性心筋梗塞
	異所性心室調律	異所性心房調律	異所性調律
	一過性心室細動	遺伝性 QT 延長症候群	冠状動脈血栓症
	冠状動脈血栓塞栓症	冠状動脈口閉鎖	急性下後壁心筋梗塞
	急性下側壁心筋梗塞	急性下壁心筋梗塞	急性貫壁性心筋梗塞
	急性基部側壁心筋梗塞	急性高位側壁心筋梗塞	急性後基部心筋梗塞
	急性後側部心筋梗塞	急性広範前壁心筋梗塞	急性後壁心筋梗塞
	急性後壁中隔心筋梗塞	急性心尖部側壁心筋梗塞	急性心内膜下梗塞
	急性前側壁心筋梗塞	急性前壁心筋梗塞	急性前壁心尖部心筋梗塞
	急性前壁中隔心筋梗塞	急性側壁心筋梗塞	急性中隔心筋梗塞
	起立性調律障害	腱索断裂・急性心筋梗塞に合併	呼吸性不整脈
	徐脈頻脈症候群	心筋梗塞	心室細動
	心室粗動	心室中隔穿孔・急性心筋梗塞に合併	心室内血栓症・急性心筋梗塞に合併
	心尖部血栓症・急性心筋梗塞に合併	心破裂・急性心筋梗塞に合併	心房静止
	心房中隔穿孔・急性心筋梗塞に合併	心房内血栓症・急性心筋梗塞に合併	心膜血腫・急性心筋梗塞に合併
	接合部調律	洞結節機能低下	洞不整脈
	洞不全症候群	特発性 QT 延長症候群	二次性 QT 延長症候群
	乳頭筋断裂・急性心筋梗塞に合併	乳頭筋不全症・急性心筋梗塞に合併	非 Q 波心筋梗塞
	非 ST 上昇型心筋梗塞	ブルガダ症候群	房室接合部期外収縮
	薬物性 QT 延長症候群		

用法用量

経口的に投与するが，著明な副作用を有するので，原則として入院させて用いる。
本剤の投与法は心房細動の除去を目的とする場合を標準とし，漸増法と大量投与法に大別できる。その他の不整脈に対しては，原則として少量持続投与でよく，この場合には外来にて投与してもよい。

(1)試験投与：治療に先だち，1回量0.1～0.2gを経口投与し，副作用があらわれた時は，投与を中止する。副作用を調べる際には血圧測定と心電図記録を行う必要がある。
(2)漸増法：成人における慢性心房細動に対しては，例えばキニジン硫酸塩水和物として，1回量0.2gを最初1日3回(6～8時間おき)に投与し，効果がない場合は，2日目ごとに1回量を0.4g，0.6gのごとく増すか，投与回数を1～2日目ごとに4，5，6回のごとく増す。不整脈除去効果が得られたら，そこで維持量投与に切りかえ，あるいは投与を中止する。6日間投与して効果がない場合，途中で副作用があらわれた場合には，投与を中止すること。本剤は昼間のみ与えるのが原則である。
(3)大量投与：はじめから大量を与え，投与期間の短縮をはかるもので，成人における慢性心房細動に対しては，例えばキニジン硫酸塩水和物として，1回量0.4gを1日5回，3日間与え，効果がない場合には投与を中止する。効果が得られた場合の維持投与は漸増法と同様である。わが国では漸増法でよいとする報告が多い。
(4)維持量投与：キニジン硫酸塩水和物として，通常，成人1日量0.2～0.6gを1～3回に分割経口投与するが，個人差が大きい。電気ショック療法との併用及びその後の洞調律の維持に対する用量もこれに準ずる。

なお，年齢，症状により適宜増減する。

禁忌

(1)刺激伝導障害(房室ブロック，洞房ブロック，脚ブロック等)のある患者
(2)重篤なうっ血性心不全のある患者
(3)高カリウム血症のある患者
(4)本剤に過敏症の既往歴のある患者
(5)アミオダロン塩酸塩(注射)，バルデナフィル塩酸塩水和物，トレミフェンクエン酸塩，キヌプリスチン・ダルホプリスチン，ボリコナゾール，サキナビルメシル酸塩，ネルフィナビルメシル酸塩，リトナビル，モキシフロキサシン塩酸塩，イトラコナゾール，フルコナゾール，ホスフルコナゾール，ミコナゾール，メフロキン塩酸塩を投与中の患者

併用禁忌

薬剤名等	臨床症状・措置方法	機序・危険因子
アミオダロン塩酸塩(注射) アンカロン注	併用により Torsade de pointes を起こすことがある。	併用により QT 延長作用が相加的に増加することがある。
バルデナフィル塩酸塩水和物 レビトラ	QT 延長等があらわれるおそれがある。	相互に QT 延長を増強することが考えられる。
トレミフェンクエン酸塩 フェアストン	QT 延長を増強し，心室性頻拍(Torsade de pointes を含む)等を起こすおそれがある。	本剤は QT 間隔を延長させるおそれがあるため。
キヌプリスチン・ダルホプリスチン シナシッド	QT 延長等があらわれるおそれがある。	左記薬剤の肝薬物代謝酵素(CYP3A4)阻害作用により，本剤の代謝が阻害され，血中濃度が上昇するおそれがある。
ボリコナゾール ブイフェンド		
サキナビルメシル酸塩 インビラーゼ	本剤の血中濃度が増加し，重篤又は生命に危険を及ぼすような心血管系の副作用(QT 延長等)を起こすおそれがある。	チトクローム P450 (CYP3A4)に対する競合による。
ネルフィナビルメシル酸塩 ビラセプト リトナビル ノービア	不整脈，血液障害，痙攣等の重篤な副作用をおこすおそれがある。	左記薬剤の肝薬物代謝酵素(CYP3A4)に対する競合的阻害作用により，本剤の血中濃度が大幅に上昇するおそれがある。
モキシフロキサシン塩酸塩 アベロックス	QT 延長等があらわれるおそれがある。	相互に QT 延長を増強することが考えられる。
イトラコナゾール イトリゾール	本剤の作用が増強するおそれがある。	左記薬剤のチトクローム P450 に対する競合

		的阻害作用により，本剤の血中濃度が上昇するおそれがある。
フルコナゾール ジフルカン ホスフルコナゾール プロジフ	本剤の血中濃度が上昇することにより，QT 延長，Torsade de pointes を発現するおそれがある。	左記薬剤は本剤の肝臓における主たる代謝酵素であるチトクローム P450 3A4 を阻害するので，併用により本剤の血中濃度が上昇することがある。
ミコナゾール フロリードＦ注 フロリードゲル経口用	QT 延長等があらわれるおそれがある。	左記薬剤の肝薬物代謝酵素(CYP3A4)阻害作用により，本剤の代謝が阻害され，血中濃度が上昇するおそれがある。
メフロキン塩酸塩 メファキン	急性脳症候群，暗赤色尿，呼吸困難，貧血，溶血。	併用投与により心臓に対して累積的に毒性を与える可能性がある。

キネダック錠50mg　規格：50mg1錠[121.7円/錠]
エパルレスタット　小野薬品　399

【効 能 効 果】

糖尿病性末梢神経障害に伴う自覚症状(しびれ感，疼痛)，振動覚異常，心拍変動異常の改善
(糖化ヘモグロビンが高値を示す場合)

【対応標準病名】

◎	しびれ感	心拍異常	疼痛
	糖尿病性末梢神経障害		
○	1型糖尿病・神経学的合併症あり	1型糖尿病性筋萎縮症	1型糖尿病性自律神経ニューロパチー
	1型糖尿病性神経因性膀胱	1型糖尿病性神経痛	1型糖尿病性多発ニューロパチー
	1型糖尿病性単ニューロパチー	1型糖尿病性ニューロパチー	1型糖尿病性末梢神経障害
	2型糖尿病・神経学的合併症あり	2型糖尿病性筋萎縮症	2型糖尿病性自律神経ニューロパチー
	2型糖尿病性神経因性膀胱	2型糖尿病性神経痛	2型糖尿病性多発ニューロパチー
	2型糖尿病性単ニューロパチー	2型糖尿病性ニューロパチー	2型糖尿病性末梢神経障害
	2型糖尿病性ミオパチー	ウイルス性糖尿病・神経学的合併症あり	下肢しびれ
	感覚運動障害	緩徐進行1型糖尿病・神経学的合併症あり	四肢しびれ
	四肢端しびれ	四肢知覚異常	四肢末梢知覚異常
	手指先しびれ	上肢しびれ	上肢知覚異常
	膵性糖尿病・神経学的合併症あり	ステロイド糖尿病・神経学的合併症あり	全身のしびれ感
	知覚機能障害	知覚障害	糖尿病性自律神経ニューロパチー
	糖尿病性神経因性膀胱	糖尿病性神経痛	糖尿病性多発ニューロパチー
	糖尿病性単ニューロパチー	糖尿病性ニューロパチー	二次性糖尿病・神経学的合併症あり
	半身しびれ	半身知覚障害	皮膚知覚障害
	薬剤性糖尿病・神経学的合併症あり	腰足知覚障害	
△	1型糖尿病	2型糖尿病	圧痛
	安定型糖尿病	異常触覚	異常知覚
	インスリン抵抗性糖尿病	オトガイ神経知覚異常	温度感覚異常
	下肢知覚異常	下肢冷感	下腿知覚異常
	感覚異常症	緩徐進行1型糖尿病	蟻走感
	急性疼痛	口腔内感覚異常症	肛門部違和感
	こわばり感	三段脈	視覚失認
	趾知覚異常	若年2型糖尿病	手指知覚異常
	手背知覚異常	神経障害性疼痛	足底部知覚異常
	体感異常	チクチク感	手知覚異常
	糖尿病	糖尿病合併症	糖尿病性筋萎縮症
	難治性疼痛	二段脈	妊娠糖尿病
	皮膚感覚異常	皮膚疼痛症	ピリピリ感
	不安定型糖尿病	片側感覚異常	夜間異常知覚症
	湯あたり		

用法用量　通常，成人にはエパルレスタットとして1回50mgを1日3回毎食前に経口投与する。
なお，年齢，症状により適宜増減する。

エパルレスタット錠50「EK」：小林化工[46.1円/錠]，エパルレスタット錠50mg「F」：富士製薬[46.1円/錠]，エパルレスタット錠50mg「JG」：日本ジェネリック[46.1円/錠]，エパルレスタット錠50mg「NP」：ニプロ[30.9円/錠]，エパルレスタット錠50mg「YD」：陽進堂[46.1円/錠]，エパルレスタット錠50mg「アメル」：共和薬品[46.1円/錠]，エパルレスタット錠50mg「オーハラ」：大原薬品[30.9円/錠]，エパルレスタット錠50mg「ケミファ」：メディサ[64.6円/錠]，エパルレスタット錠50mg「サワイ」：沢井[64.6円/錠]，エパルレスタット錠50mg「タカタ」：高田[46.1円/錠]，エパルレスタット錠50mg「トーワ」：東和[46.1円/錠]，エパルレスタット錠50mg「日医工」：日医工[46.1円/錠]，エパルレスタット錠50mg「ファイザー」：ファイザー[30.9円/錠]，エパルレスタット錠50mg「フソー」：東菱薬品[46.1円/錠]，エパルレスタット錠50「タツミ」：辰巳化学[30.9円/錠]，キナルドース錠50mg：寿[46.1円/錠]，キネックス錠50：テバ製薬[46.1円/錠]，キネルダー錠50：キョーリンリメディオ[46.1円/錠]，キャルマック錠50mg：第一三共エスファ[46.1円/錠]，モネダックス錠50mg：大正薬品[46.1円/錠]

キプレス細粒4mg　規格：4mg1包[212.2円/包]
キプレスチュアブル錠5mg　規格：5mg1錠[208円/錠]
モンテルカストナトリウム　杏林　449

【効 能 効 果】

気管支喘息

【対応標準病名】

◎	気管支喘息		
○	アスピリン喘息	アトピー性喘息	アレルギー性気管支炎
	運動誘発性喘息	外因性喘息	気管支喘息合併妊娠
	混合型喘息	小児喘息	小児喘息性気管支炎
	職業喘息	ステロイド依存性喘息	咳喘息
	喘息性気管支炎	難治性喘息	乳児喘息
	非アトピー性喘息	夜間性喘息	
△	感染型気管支喘息		

用法用量

〔細粒〕：通常，1歳以上6歳未満の小児にはモンテルカストとして4mg(本剤1包)を1日1回就寝前に経口投与する。
〔チュアブル錠〕：通常，6歳以上の小児にはモンテルカストとして5mgを1日1回就寝前に経口投与する。

用法用量に関連する使用上の注意

〔細粒〕
(1)体重，年齢，症状等による用量調節をせず，全量を服用すること。
(2)光に不安定であるため，開封後直ちに(15分以内に)服用すること。

〔チュアブル錠〕
(1)本剤は，口中で溶かすか，噛み砕いて服用すること。
(2)モンテルカストチュアブル錠はモンテルカストフィルムコーティング錠と生物学的に同等でなく，モンテルカストチュアブル錠はモンテルカストフィルムコーティング錠と比較してバイオアベイラビリティが高いため，モンテルカストチュアブル錠5mgとモンテルカストフィルムコーティング錠5mgをそれぞれ相互に代用しないこと。

禁忌　本剤の成分に対し過敏症の既往歴のある患者

シングレア細粒4mg：MSD　4mg1包[212.2円/包]
シングレアチュアブル錠5mg：MSD　5mg1錠[208円/錠]

キプレス錠5mg　規格：5mg1錠[166.2円/錠]
キプレス錠10mg　規格：10mg1錠[222円/錠]
モンテルカストナトリウム　杏林　449

【効 能 効 果】

気管支喘息，アレルギー性鼻炎

【対応標準病名】

◎	アレルギー性鼻炎	気管支喘息	
○	アスピリン喘息	アトピー性喘息	アレルギー性気管支炎
	アレルギー性鼻咽頭炎	アレルギー性鼻結膜炎	アレルギー性副鼻腔炎
	イネ科花粉症	運動誘発性喘息	外因性喘息
	カモガヤ花粉症	気管支喘息合併妊娠	季節性アレルギー性鼻炎
	血管運動性鼻炎	混合型喘息	小児喘息
	小児喘息性気管支炎	職業喘息	スギ花粉症
	ステロイド依存性喘息	咳喘息	喘息性気管支炎
	通年性アレルギー性鼻炎	難治性喘息	乳児喘息
	非アトピー性喘息	ヒノキ花粉症	ブタクサ花粉症
	夜間性喘息		
△	花粉症	感染型気管支喘息	

用法用量

＜気管支喘息＞：通常，成人にはモンテルカストとして10mgを1日1回就寝前に経口投与する。

＜アレルギー性鼻炎＞：通常，成人にはモンテルカストとして5～10mgを1日1回就寝前に経口投与する。

用法用量に関連する使用上の注意

(1)モンテルカストフィルムコーティング錠はモンテルカストチュアブル錠と生物学的に同等でなく，モンテルカストチュアブル錠はモンテルカストフィルムコーティング錠と比較してバイオアベイラビリティが高いため，モンテルカストフィルムコーティング錠5mgとモンテルカストチュアブル錠5mgをそれぞれ相互に代用しないこと。

(2)気管支喘息及びアレルギー性鼻炎を合併し本剤を気管支喘息の治療のために用いる成人患者には，モンテルカストとして10mgを1日1回就寝前に経口投与すること。

禁忌　本剤の成分に対し過敏症の既往歴のある患者

シングレア錠5mg：MSD　5mg1錠[166.2円/錠]
シングレア錠10mg：MSD　10mg1錠[222円/錠]

ギャバロン錠5mg　規格：5mg1錠[18.2円/錠]
ギャバロン錠10mg　規格：10mg1錠[30.5円/錠]
バクロフェン　第一三共　124

【効 能 効 果】

下記疾患による痙性麻痺

脳血管障害，脳性(小児)麻痺，痙性脊髄麻痺，脊髄血管障害，頸部脊椎症，後縦靱帯骨化症，多発性硬化症，筋萎縮性側索硬化症，脊髄小脳変性症，外傷後遺症(脊髄損傷，頭部外傷)，術後後遺症(脳・脊髄腫瘍を含む)，その他の脳性疾患，その他のミエロパチー

【対応標準病名】

◎	外傷後遺症	筋萎縮性側索硬化症	痙性脊髄麻痺
	痙性麻痺	頸椎症	血管性脊髄症
	後縦靱帯骨化症	脊髄腫瘍	脊髄症
	脊髄小脳変性症	脊髄損傷	脊髄損傷後遺症
	多発性硬化症	頭部外傷	頭部外傷後遺症
	頭部損傷	脳血管障害	脳手術後遺症
	脳腫瘍摘出術後遺症	脳性麻痺	
○	亜急性壊死性ミエロパチー	アテトーシス型脳性麻痺	運動ニューロン疾患
	外傷性頚部症候群	家族性筋萎縮性側索硬化症	急性多発性硬化症
	胸髄腫瘍	胸椎黄色靱帯骨化症	胸椎後縦靱帯骨化症
	胸椎前縦靱帯骨化症	頚髄腫瘍	頚髄損傷後遺症
	頚椎黄色靱帯骨化症	頚椎後縦靱帯骨化症	頚椎骨軟骨症
	頚椎症性神経根症	頚椎症性脊髄症	頚椎前縦靱帯骨化症
	原発性側索硬化症	硬膜下血腫術後後遺症	孤発性筋萎縮性側索硬化症
	ジスキネジア性脳性麻痺	若年性進行性球麻痺	重複性アテトーシス
	小児片麻痺	神経損傷後遺症	靱帯骨化症
	脊髄横断損傷	脊髄血管芽腫	脊髄硬膜内髄外血管芽腫
	脊髄神経叢損傷後遺症	脊髄性筋萎縮症Ⅰ型	脊髄性筋萎縮症Ⅱ型
	脊髄性筋萎縮症Ⅲ型	脊髄性筋萎縮症Ⅳ型	脊髄多発性硬化症
	脊髄不全損傷	脊柱管内腫瘍	先天性アテトーシス
	先天性四肢麻痺	先天性対麻痺	先天性片麻痺
	頭蓋内損傷後遺症	頭開放創後遺症	頭頚部挫傷後遺症
	頭部挫傷後遺症	頭部打撲後遺症	乳児片麻痺
	脳外傷後遺症	脳挫傷後遺症	脳性対麻痺
	脳性両麻痺	変形性頚椎症	放射線脊髄症
	むちうち損傷	薬物誘発性ミエロパチー	腰椎後縦靱帯骨化症
	リットル病	両側性アテトーシス	
△ あ	亜急性小脳変性症	圧挫後遺症	アルコール性小脳性運動失調症
	一過性脊髄虚血	ウィリス動脈環動脈瘤	ウィリス動脈輪周囲炎
	ウェーバー症候群	運動失調性脳性麻痺	運動麻痺
か	黄色靱帯骨化症	外頚動脈海綿静脈洞瘻	外耳損傷
	外耳道外傷	外耳道損傷	外傷性切断後遺症
	外傷性てんかん	外傷性内耳損傷	外傷性瘢痕ケロイド
	外傷早期てんかん	外鼻外傷	開腹術後愁訴
	海綿静脈洞症候群	解離性脳動脈瘤	仮性球麻痺
	眼瞼外傷	関節脱臼後遺症	関節捻挫後遺症
	完全麻痺	顔面骨骨折後遺症	顔面損傷
	顔面軟部組織外傷	偽性脳動脈瘤	球麻痺
	胸髄症	頬粘膜外傷	虚血性脳血管障害
	虚血性白質脳症	頚髄症	頚椎椎間関節のう腫
	頚椎椎間板損傷	頚動脈硬化症	腱損傷後遺症
	口蓋外傷	口蓋垂外傷	後下小脳動脈解離
	後下小脳動脈瘤	口腔底外傷	口腔内損傷
	高血圧性悪性脳症	高血圧性緊急症	高血圧性脳循環障害
	高血圧性脳症	後交通動脈瘤	口唇外傷
	後脊髄動脈症候群	後大脳動脈解離	後大脳動脈瘤
	口底外傷	後天性脳動静脈瘻	硬膜外脊髄腫瘍
	硬膜動静脈瘻	骨折後遺症	鼓膜外傷後遺症
さ	混合型脳性麻痺症候群	挫傷後遺症	シートベルト損傷
	弛緩型脳性麻痺	弛緩性麻痺	子宮癌術後後遺症
	軸椎歯突起後方偽腫瘍	四肢血管損傷後遺症	矢状静脈洞血栓症
	若年性一側性上肢筋萎縮症	重症頭部外傷	術後腰痛
	上交叉性片麻痺	上小脳動脈瘤	小児もやもや病
	小脳萎縮	小脳変性症	神経障害性脊椎障害
	進行性球麻痺	進行性血管性白質脳症	成人もやもや病
	脊髄圧迫症	脊髄過敏症	脊髄血腫
	脊髄梗塞	脊髄硬膜外血腫	脊髄硬膜外出血
	脊髄硬膜下出血	脊髄挫傷	脊髄疾患
	脊髄出血	脊髄神経根損傷	脊髄振盪
	脊髄性間欠性跛行	脊髄性筋萎縮症	脊髄性ショック
	脊髄中心管周囲症候群	脊髄痛	脊髄動脈症候群
	脊髄浮腫	脊柱管内出血	脊椎萎縮
	脊椎過敏症	脊椎症	脊椎脱臼
	脊椎捻挫	舌外傷	前下小脳動脈瘤
	前交通動脈瘤	前縦靱帯骨化症	前脊髄動脈症候群
	前大脳動脈解離	前大脳動脈瘤	先天性痙性麻痺
た	先天性舞踏病	側頭部外傷	体幹圧挫損傷
	大脳萎縮症	多発性脳動脈瘤	単純型顔面外傷

キ

	遅発性てんかん	中大脳動脈解離	中大脳動脈瘤
	椎骨動脈瘤	頭蓋骨骨折後遺症	頭蓋骨損傷
	頭頚部外傷	頭皮外傷	頭皮損傷
	頭部外傷1型	頭部血管損傷後遺症	頭部挫創
	頭部打撲	動脈硬化性脳症	特発性頚椎硬膜外血腫
な	内頚動脈海綿静脈洞瘻	内頚動脈眼動脈分岐部動脈瘤	内頚動脈後交通動脈分岐部動脈瘤
	内頚動脈脳動脈瘤	軟口蓋外傷	軟口蓋損傷
	乳癌術後後遺症	捻挫後遺症	脳壊死
	脳幹卒中症候群	脳幹多発性硬化症	脳虚血症
	脳循環不全	のう状脳動脈瘤	脳静脈血栓症
	脳静脈洞血栓症	脳神経損傷後遺症	脳底動脈解離
	脳底動脈瘤	脳動静脈瘻	脳動脈炎
	脳動脈硬化症	脳動脈循環不全	脳動脈瘤
は	鼻外傷	鼻損傷	馬尾神経腫瘍
	馬尾性間欠性跛行	鼻咽腔天蓋部損傷	鼻骨陳旧性骨折
	皮質静脈血栓症	非穿通性頭部外傷	ビンスワンガー病
	フォア・アラジュアニン症候群	フォヴィル症候群	副鼻腔炎術後症
	副鼻腔損傷	不全麻痺	閉鎖性頭部外傷
	閉塞性脳血管障害	ベネディクト症候群	変形性脊椎症
ま	放射線脳壊死	紡錘状脳動脈瘤	ミノール病
	未破裂椎骨動脈解離	未破裂内頚動脈解離	未破裂脳動脈瘤
	耳損傷	ミヤール・ギュブレール症候群	無症候性多発性硬化症
や	もやもや病	腰椎黄色靱帯骨化症	腰椎椎間関節のう腫
	腰部脊髄症		

用法用量

(1)成人：通常，成人には初回量として1日バクロフェン5～15mgを1～3回に分け食後経口投与し，以後患者の症状を観察しながら標準用量に達するまで2～3日毎に1日5～10mgずつ増量する。標準用量は1日30mgであるが患者の本剤に対する反応には個人差があるため，年齢，症状に応じて適宜増減する。

(2)小児

小児には，初回量として1日バクロフェン5mgを1～2回に分け食後に経口投与し，以後患者の症状を観察しながら，標準用量に達するまで2～3日毎に1日5mgずつ増量する。なお，症状，体重に応じて適宜増減する。

小児の標準用量

年齢	1日量	用法
	バクロフェンとして	
4～6歳	5～15mg	2～3回に分けて食後に経口投与する。
7～11歳	5～20mg	
12～15歳	5～25mg	

用法用量に関連する使用上の注意　本剤は大部分が未変化体のまま尿中に排泄されるため，腎機能が低下している患者では血中濃度が上昇することがあるので，このような患者では低用量から投与を開始すること。特に透析を必要とするような重篤な腎機能障害を有する患者においては，1日5mgから投与を開始するなど慎重に投与すること。

禁忌　本剤の成分に対し過敏症の既往歴のある患者

リオレサール錠5mg：ノバルティス　5mg1錠[18.2円/錠]，リオレサール錠10mg：ノバルティス　10mg1錠[30.5円/錠]

キャベジンUコーワ錠25mg　規格：25mg1錠[5.6円/錠]

メチルメチオニンスルホニウムクロリド　興和　232

【効能効果】

(1)下記疾患における自覚症状及び他覚所見の改善：胃潰瘍，十二指腸潰瘍，胃炎

(2)慢性肝疾患における肝機能の改善

【対応標準病名】

◎	胃炎	胃潰瘍	胃十二指腸潰瘍
	肝疾患	肝障害	十二指腸潰瘍
	慢性肝炎		
○	NSAID胃潰瘍	NSAID十二指腸潰瘍	アルコール性胃炎
	アレルギー性胃炎	胃潰瘍瘢痕	胃十二指腸炎
	胃十二指腸潰瘍瘢痕	萎縮性胃炎	萎縮性化生性胃炎
	胃穿孔	活動性慢性肝炎	肝機能障害
	急性胃炎	急性胃潰瘍	急性胃潰瘍穿孔
	急性胃粘膜病変	急性十二指腸潰瘍	急性出血性胃潰瘍
	急性出血性十二指腸潰瘍	急性びらん性胃炎	クッシング潰瘍
	再発性胃潰瘍	再発性十二指腸潰瘍	残胃潰瘍
	脂肪肝	十二指腸潰瘍瘢痕	十二指腸球後部潰瘍
	十二指腸穿孔	出血性胃炎	出血性胃潰瘍
	出血性十二指腸潰瘍	術後胃潰瘍	術後胃十二指腸潰瘍
	術後残胃胃炎	術後十二指腸潰瘍	心因性胃潰瘍
	ステロイド潰瘍	ステロイド潰瘍穿孔	ストレス潰瘍
	ストレス性胃潰瘍	ストレス性十二指腸潰瘍	遷延性肝炎
	穿孔性胃潰瘍	穿孔性十二指腸潰瘍	穿通性胃潰瘍
	穿通性十二指腸潰瘍	多発胃潰瘍	多発性十二指腸潰瘍
	多発性出血性胃潰瘍	中毒性胃炎	デュラフォイ潰瘍
	難治性胃潰瘍	難治性十二指腸潰瘍	肉芽腫性胃炎
	非アルコール性脂肪性肝炎	表層性胃炎	びらん性胃炎
	ヘリコバクター・ピロリ胃炎	放射線胃炎	慢性胃炎
	慢性胃潰瘍	慢性胃潰瘍活動期	慢性肝炎増悪
	慢性持続性肝炎	慢性十二指腸潰瘍	慢性十二指腸潰瘍活動期
	慢性非活動性肝炎	メネトリエ病	薬剤性胃潰瘍
	疣状胃炎		
△	アレルギー性肝臓症	胃空腸周囲炎	胃周囲炎
	胃粘膜過形成	胃びらん	胃蜂窩織炎
	うっ血肝	うっ血性肝硬変	肝梗塞
	肝疾患に伴う貧血	肝静脈閉塞症	肝腎症候群
	肝臓紫斑病	急性十二指腸潰瘍穿孔	急性出血性胃潰瘍穿孔
	急性出血性十二指腸潰瘍穿孔	クリュヴリエ・バウムガルテン症候群	十二指腸びらん
	出血性胃潰瘍穿孔	出血性十二指腸潰瘍穿孔	神経性胃炎
	中心性出血性肝壊死	反応性リンパ組織増生症	

用法用量　メチルメチオニンスルホニウムクロリドとして，通常成人1回25～75mgを1日3回経口投与する。

なお，年齢，症状により適宜増減する。

キャベジンUコーワ配合散　規格：1g[6円/g]

メタケイ酸アルミン酸マグネシウム　メチルメチオニンスルホニウムクロリド　炭酸マグネシウム　沈降炭酸カルシウム　興和　232

【効能効果】

下記疾患における自覚症状及び他覚所見の改善

胃潰瘍，十二指腸潰瘍，胃炎

【対応標準病名】

◎	胃炎	胃潰瘍	胃十二指腸潰瘍
	十二指腸潰瘍		
○	NSAID胃潰瘍	アルコール性胃炎	アレルギー性胃炎
	胃潰瘍瘢痕	胃十二指腸潰瘍瘢痕	萎縮性胃炎
	萎縮性化生性胃炎	胃穿孔	急性胃炎
	急性胃潰瘍	急性胃潰瘍穿孔	急性胃粘膜病変
	急性十二指腸潰瘍	急性出血性胃潰瘍	急性出血性十二指腸潰瘍
	急性びらん性胃炎	クッシング潰瘍	再発性胃潰瘍
	再発性十二指腸潰瘍	残胃潰瘍	十二指腸潰瘍瘢痕
	十二指腸球後部潰瘍	十二指腸穿孔	出血性胃炎

	出血性胃潰瘍	出血性十二指腸潰瘍	術後胃潰瘍
	術後胃十二指腸潰瘍	術後残胃胃炎	術後十二指腸潰瘍
	心因性胃潰瘍	ステロイド潰瘍	ステロイド潰瘍穿孔
	ストレス潰瘍	ストレス性胃潰瘍	ストレス性十二指腸潰瘍
	穿孔性胃潰瘍	穿孔性十二指腸潰瘍	穿通性胃潰瘍
	穿通性十二指腸潰瘍	多発胃潰瘍	多発性十二指腸潰瘍
	多発性出血性胃潰瘍	中毒性胃炎	デュラフォイ潰瘍
	難治性胃潰瘍	難治性十二指腸潰瘍	肉芽腫性胃炎
	表層性胃炎	びらん性胃炎	ヘリコバクター・ピロリ胃炎
	放射線胃炎	慢性胃炎	慢性胃潰瘍
	慢性胃潰瘍活動期	慢性十二指腸潰瘍	慢性十二指腸潰瘍活動期
	メネトリエ病	薬剤性胃潰瘍	疣状胃炎
△	NSAID 十二指腸潰瘍	胃空腸周囲炎	胃周囲炎
	胃十二指腸炎	胃粘膜過形成	胃びらん
	胃蜂窩織炎	急性十二指腸潰瘍穿孔	急性出血性胃潰瘍穿孔
	急性出血性十二指腸潰瘍穿孔	十二指腸炎	十二指腸周囲炎
	十二指腸乳頭炎	十二指腸びらん	出血性胃潰瘍穿孔
	出血性十二指腸潰瘍穿孔	反応性リンパ組織増生症	びらん性十二指腸炎
	慢性十二指腸炎		

用法用量　通常成人1回1.0～1.5gを1日3回経口投与する。
なお，年齢，症状により適宜増減する。

禁忌
⑴甲状腺機能低下症又は副甲状腺機能亢進症の患者
⑵透析療法を受けている患者

併用禁忌

薬剤名等	臨床症状・措置方法	機序・危険因子
テトラサイクリン系抗生物質	これらの併用薬剤の効果を減弱させることがある。	2価，3価の金属と難溶性のキレートを形成し，消化管からの吸収を阻害する。

キョウニン水「マルイシ」　規格：10mL[1.7円/mL]
キョウニン水　丸石　224

【効 能 効 果】

急性気管支炎に伴う咳嗽及び喀痰喀出困難

【対応標準病名】

◎	喀痰喀出困難	急性気管支炎	咳
○	RS ウイルス気管支炎	亜急性気管支炎	異常喀痰
	インフルエンザ菌気管支炎	ウイルス性気管支炎	エコーウイルス気管支炎
	喀痰	過剰喀痰	カタル性咳
	乾性咳	偽膜性気管支炎	急性気管気管支炎
	急性喉頭気管気管支炎	急性反復性気管支炎	クループ性気管支炎
	コクサッキーウイルス気管支炎	湿性咳	滲出性気管支炎
	咳失神	膿性痰	肺炎球菌性気管支炎
	敗血症性気管支炎	パラインフルエンザウイルス気管支炎	ヒトメタニューモウイルス気管支炎
	マイコプラズマ気管支炎	慢性咳嗽	夜間咳
	ライノウイルス気管支炎	連鎖球菌気管支炎	
△	陳旧性胸膜炎		

用法用量　通常，成人1日3mLを3～4回に分割経口投与する。
なお，年齢，症状により適宜増減する。
但し，極量として，1回2mL，1日6mLをこえないものとする。

禁忌　ジスルフィラム，シアナミド，カルモフール，プロカルバジン塩酸塩を投与中の患者

併用禁忌

薬剤名等	臨床症状・措置方法	機序・危険因子
ジスルフィラム(ノックビン)，シアナミド(シアナマイド)，カルモフール(ミフロール)，プロカルバジン塩酸塩	これらの薬剤とのアルコール反応(顔面潮紅，血圧降下，悪心，頻脈，めまい，呼吸困難，視力低下等)を起こすおそれがある。	本剤はエタノールを含有しているため。

キョウニン水：東洋製化[1.63円/mL]，キョウニン水「JG」：日本ジェネリック[1.7円/mL]，キョウニン水「ケンエー」：健栄[1.63円/mL]，キョウニン水シオエ：シオエ[1.7円/mL]，キョウニン水「司生堂」：司生堂[1.63円/mL]，キョウニン水「ヤマゼン」：山善[1.7円/mL]

キョウベリン錠100　規格：100mg1錠[9.5円/錠]
ベルベリン塩化物水和物　大峰堂　231

【効 能 効 果】

下痢症

【対応標準病名】

◎	下痢症		
○	S 状結腸炎	胃腸炎	炎症性腸疾患
	回腸炎	カタル性胃腸炎	感染性胃腸炎
	感染性下痢症	感染性大腸炎	感染性腸炎
	感冒性胃腸炎	感冒性大腸炎	感冒性腸炎
	急性胃腸炎	急性大腸炎	急性腸炎
	出血性腸炎	大腸炎	腸炎
	腸カタル	難治性乳児下痢症	乳児下痢
△	機能性下痢	抗生物質起因性大腸炎	抗生物質起因性腸炎
	出血性大腸炎		

用法用量　ベルベリン塩化物として，通常成人1日150～300mg(本剤1.5～3錠)を3回に分割経口投与する。
なお，年齢，症状により適宜増減する。

禁忌　出血性大腸炎の患者

原則禁忌　細菌性下痢患者

強力ビスラーゼ末1%　規格：1%1g[9.2円/g]
リボフラビン　トーアエイヨー　313

【効 能 効 果】

⑴ビタミンB_2欠乏症の予防及び治療
⑵ビタミンB_2の需要が増大し，食事からの摂取が不十分な際の補給(消耗性疾患，妊産婦，授乳婦，はげしい肉体労働時など)
⑶下記疾患のうち，ビタミンB_2の欠乏又は代謝障害が関与すると推定される場合
①口角炎，口唇炎，舌炎
②肛門周囲及び陰部びらん
③急・慢性湿疹，脂漏性湿疹
④ペラグラ
⑤尋常性痤瘡，酒さ
⑥日光皮膚炎
⑦結膜炎
⑧びまん性表層角膜炎
(上記⑶に対して，効果がないのに月余にわたって漫然と使用すべきでない。)

【対応標準病名】

◎	外陰部びらん	急性湿疹	結膜炎
	口角炎	口唇炎	肛門部びらん
	しゅさ	脂漏性皮膚炎	尋常性ざ瘡
	舌炎	日光皮膚炎	ビタミン B2 欠乏症
	皮膚びらん	びまん性表層角膜炎	ペラグラ
	慢性湿疹	リボフラビン欠乏症	
○	角結膜びらん	貨幣状湿疹	汗疱性湿疹
	口唇色素沈着症	光線角化症	ゴバラン症候群

	湿疹様発疹	しゅさ鼻	脂漏性乳児皮膚炎
	新生児皮脂漏	ステロイドしゅさ	冬期湿疹
	頭部脂漏	ナイアシン欠乏症	妊娠湿疹
	妊婦性皮膚炎	ビタミンＢ群欠乏症	
△あ	亜急性結膜炎	悪液質アフタ	足湿疹
	アトピー性角結膜炎	アルコール性ペラグラ	アレルギー性角膜炎
	アレルギー性結膜炎	異汗性湿疹	萎縮性角結膜炎
	陰唇潰瘍	陰のう湿疹	陰部潰瘍
	栄養障害性角膜炎	会陰部肛囲湿疹	腋窩湿疹
か	外陰炎	外陰潰瘍	外陰部皮膚炎
	外傷性角膜炎	化学性結膜炎	角結膜炎
	角膜炎	角膜上皮びらん	角膜内皮炎
	角膜びらん	角膜腐蝕	カタル性眼炎
	カタル性結膜炎	カタル性舌炎	化膿性角膜炎
	化膿性結膜炎	貨幣状角膜炎	眼炎
	眼角部眼瞼縁結膜炎	眼瞼縁結膜炎	眼瞼結膜炎
	乾性角結膜炎	乾性角膜炎	感染性皮膚炎
	顔面急性皮膚炎	顔面光線角化症	顔面ざ瘡
	顔面しゅさ	顔面尋常性ざ瘡	偽性ペラグラ
	季節性アレルギー性結膜炎	偽膜性結膜炎	丘疹状湿疹
	急性外陰腟炎	急性角結膜炎	急性角膜炎
	急性結膜炎	急性濾胞性結膜炎	巨大乳頭結膜炎
	亀裂性湿疹	クラミジア結膜炎	形質細胞性口唇炎
	頚部皮膚炎	結膜潰瘍	結膜化膿性肉芽腫
	結膜びらん	結膜濾胞症	口囲ざ瘡
	口角口唇炎	口角びらん	硬化性舌炎
	溝状舌	口唇潰瘍	口唇粘液のう胞
	口唇びらん	口唇部膿瘍	口唇麻痺
	口唇瘻	光線眼症	紅斑性湿疹
	肛門陰窩炎	肛門炎	肛門狭窄
	肛門疾患	肛門湿疹	肛門周囲痛
	肛門皮垂	肛門部周囲炎	肛門部痛
さ	コッホ・ウィークス菌性結膜炎	細菌性結膜炎	ざ瘡
	ざ瘡様発疹	散在性表層角膜炎	紫外線角膜炎
	自家感作性皮膚炎	糸状角膜炎	湿疹
	若年性女子表皮剥離性ざ瘡	集簇性ざ瘡	宿便性潰瘍
	しゅさ性角膜炎	しゅさ性ざ瘡	しゅさ様皮膚炎
	手指湿疹	出血性角膜炎	術後結膜炎
	春季カタル	小児ざ瘡	痔瘻術後肛門周囲炎
	神経栄養性角結膜炎	人工肛門部皮膚炎	浸潤性表層角膜炎
	新生児ざ瘡	新生児皮膚炎	唇裂術後
	水疱性口唇炎	ステロイドざ瘡	ストーマ粘膜皮膚侵入
	星状角膜炎	正中菱形舌炎	石化性角膜炎
	赤色湿疹	舌潰瘍	雪眼炎
	接触性眼瞼結膜炎	接触性口唇炎	舌切除後遺症
	舌乳頭炎	舌膿瘍	舌びらん
	線状角膜炎	全身湿疹	腺性口唇炎
た	続発性ペラグラ	粟粒性壊死性ざ瘡	地図状舌
	腟潰瘍	腟部びらん	直腸周囲炎
	通年性アレルギー性結膜炎	手湿疹	殿部難治性皮膚潰瘍
	殿部皮膚潰瘍	痘瘡性ざ瘡	頭部湿疹
な	兎眼性角膜炎	肉芽腫性口唇炎	乳房皮膚炎
	熱帯性潰瘍	熱帯性ざ瘡	粘液膿性結膜炎
は	膿痂疹性ざ瘡	膿疱性ざ瘡	白内障術後結膜炎
	剥離性限局性舌炎	剥離性口唇炎	剥離性舌炎
	鼻背部湿疹	パリノー結膜炎	パリノー結膜腺症候群
	瘢痕性肛門狭窄	鼻前庭部湿疹	非特異性外陰炎
	皮膚炎	皮膚潰瘍	表在性角膜炎
	表在性舌炎	表在性点状角膜炎	フィラメント状角膜炎
	フォアダイス病	腹壁瘢痕部潰瘍	ペラグラ性脳症
	ペラグラ性皮膚炎	辺縁角膜炎	辺縁フリクテン
ま	扁平湿疹	慢性外陰炎	慢性角結膜炎
	慢性カタル性結膜炎	慢性結膜炎	慢性光線性皮膚炎
	慢性舌炎	慢性表在性舌炎	慢性濾胞性結膜炎
	メラー舌炎	面皰	モラックス・アクセンフェルド結膜炎
やら	薬物性角結膜炎	薬物性角膜炎	薬物性結膜炎
	落屑性湿疹	リガ・フェーデ病	流行性結膜炎
	良性移動性舌炎	鱗状湿疹	輪紋状角膜炎

※ **適応外使用可**
原則として，「リボフラビン」を「ビタミン B_2 依存性マルチプルアシル CoA 脱水素酵素異常症」に対し処方した場合，当該使用事例を審査上認める。

用法用量 リボフラビンとして，通常成人１日２～30mg を１～３回に分割経口投与する。
なお，年齢，症状により適宜増減する。

キョーリンAP2配合顆粒　規格：1g[12円/g]
シメトリド　無水カフェイン　杏林　114

【効 能 効 果】

腰痛症，症候性神経痛，頭痛，月経痛，炎症による咽頭痛・耳痛，歯痛，術後疼痛

【対応標準病名】

◎	咽頭痛	月経痛	歯根のう胞
	歯周炎	歯髄炎	歯痛
	耳痛症	術後疼痛	神経痛
	頭痛	腰痛症	
○あ	足炎	アンギナ	一部性歯髄炎
	咽頭炎	ウイルス性咽頭炎	う蝕第２度単純性歯髄炎
	う蝕第３度急性化膿性根尖性歯周炎	う蝕第３度急性化膿性歯髄炎	う蝕第３度急性単純性根尖性歯周炎
	う蝕第３度歯髄壊死	う蝕第３度歯髄壊疽	う蝕第３度慢性壊疽性歯髄炎
	う蝕第３度慢性潰瘍性歯髄炎	う蝕第３度慢性化膿性根尖性歯周炎	う蝕第３度慢性増殖性歯髄炎
	壊死性潰瘍性歯周炎	壊死性潰瘍性歯肉炎	壊疽性咽頭炎
	壊疽性歯髄炎	壊疽性歯肉炎	炎症性頭痛
か	外傷性歯根膜炎	外傷性歯髄炎	外歯瘻
	開腹術後愁訴	潰瘍性咽頭炎	潰瘍性歯肉炎
	下咽頭炎	踵痛	下肢神経痛
	下肢痛	下腿神経炎	下腿痛
	カタル性咽頭炎	化膿性歯周炎	化膿性歯肉炎
	下背部ストレイン	カリエスのない歯髄炎	環指痛
	感染性咽頭炎	器質性月経困難症	機能性月経困難症
	偽膜性咽頭炎	急性一部性化膿性歯髄炎	急性一部性単純性歯髄炎
	急性咽頭炎	急性壊疽性歯髄炎	急性化膿性咽頭炎
	急性化膿性根尖性歯周炎	急性化膿性歯根膜炎	急性化膿性歯髄炎
	急性化膿性辺縁性歯根膜炎	急性根尖性歯周炎	急性歯冠周囲炎
	急性歯周炎	急性歯髄炎	急性歯槽膿瘍
	急性耳痛	急性歯肉炎	急性全部性化膿性歯髄炎
	急性全部性単純性歯髄炎	急性単純性根尖性歯周炎	急性単純性歯髄炎
	急性腰痛症	急速進行性歯周炎	頬部痛
	胸壁神経痛	筋筋膜性腰痛症	頚性頭痛
	頚部神経痛	月経困難症	月経性歯肉炎
	月経モリミナ	血行性歯髄炎	限局型若年性歯周炎
	肩甲上神経痛	原発性月経困難症	後足部痛
	後頭下神経痛	後頭神経痛	後頭部神経痛
	後頭部痛	広汎型若年性歯周炎	項部神経痛
	股痛	混合性頭痛	根性腰痛症
	根尖周囲のう胞	根尖周囲膿瘍	根尖性歯周炎
	根尖肉芽腫	根尖膿瘍	根側歯周膿瘍

さ	根分岐部病変	坐骨神経根炎	坐骨神経痛
	坐骨単神経根炎	残髄炎	残存性歯根のう胞
	耳下部痛	歯冠周囲炎	歯冠周囲膿瘍
	子宮癌術後後遺症	歯根膜下膿瘍	四肢神経痛
	四肢痛	示指痛	四肢末端痛
	歯周症	歯周のう胞	歯周膿瘍
	耳出血	思春期性歯肉炎	耳神経痛
	歯髄壊死	歯髄壊疽	歯髄充血
	歯髄露出	歯性耳痛	歯槽膿瘍
	持続性耳漏	趾痛	歯肉炎
	歯肉膿瘍	若年性歯周炎	習慣性頭痛
	手指神経炎	手指痛	術後合併症
	術後腰痛	術創部痛	手背部痛
	手部痛	上咽頭炎	漿液性耳漏
	上行性歯髄炎	上肢神経痛	小指痛
	上肢痛	上腕神経痛	上腕痛
	耳漏	神経炎	神経根炎
	神経障害性歯痛	頭重感	脊髄神経根症
	脊椎痛	脊椎麻酔後頭痛	前思春期性歯周炎
	前足部痛	前頭部痛	全部性歯髄炎
	前腕神経痛	前腕痛	早期発症型歯周炎
	増殖性歯肉炎	足痛	足底部痛
	側頭部神経痛	側頭部痛	足背痛
た	続発性月経困難症	大腿神経痛	大腿痛
	大腿内側部痛	単純性歯周炎	単純性歯肉炎
	智歯周囲炎	中隔部肉芽形成	中耳出血
	中指痛	中足部痛	殿部痛
	頭頚部痛	頭頂部痛	疼痛
	頭部神経痛	特殊性歯周炎	特発性神経痛
な	内歯瘻	難治性歯周炎	乳癌術後後遺症
は	脳手術後遺症	脳腫瘍摘出術後遺症	肺炎球菌性咽頭炎
	敗血症性咽頭炎	背部神経痛	背部痛
	剥離性歯肉炎	抜歯後疼痛	反射性耳痛
	肥大性歯肉炎	非定型歯痛	腓腹部痛
	びらん性歯肉炎	複雑性歯周炎	複雑性歯肉炎
	副鼻腔炎術後症	腹壁神経痛	ぶどう球菌性咽頭炎
	プラーク性歯肉炎	ヘルペスウイルス性歯肉口内炎	辺縁性化膿性歯根膜炎
	辺縁性歯周組織炎	放散性歯痛	萌出性歯肉炎
	母指球部痛	母指痛	母趾痛
ま	発作性頭痛	膜性咽頭炎	膜様月経困難症
	末梢神経炎	慢性萎縮性老人性歯肉炎	慢性壊疽性歯髄炎
	慢性開放性歯髄炎	慢性潰瘍性歯髄炎	慢性化膿性根尖性歯周炎
	慢性根尖性歯周炎	慢性歯冠周囲炎	慢性歯周炎
	慢性歯周膿瘍	慢性歯髄炎	慢性歯槽膿瘍
	慢性歯肉炎	慢性神経痛	慢性増殖性歯髄炎
	慢性単純性歯髄炎	慢性閉鎖性歯髄炎	慢性辺縁性歯周炎急性発作
	慢性辺縁性歯周炎軽度	慢性辺縁性歯周炎重度	慢性辺縁性歯周炎中等度
や	耳膿漏	薬物誘発性頭痛	腰仙部神経根炎
	腰痛坐骨神経痛症候群	腰殿部痛	腰皮神経痛
ら	腰部神経根炎	淋菌性咽頭炎	連鎖球菌性アンギナ
	連鎖球菌性咽頭炎	肋間神経痛	
△	BCG 副反応	足異物	圧痛
	顎堤増大	下腿筋肉内異物残留	癌性疼痛
	顔面痛	偽膜性アンギナ	急性疼痛
	胸部筋肉内異物残留	金属歯冠修復過高	金属歯冠修復粗造
	金属歯冠修復脱離	金属歯冠修復低位	金属歯冠修復破損
	金属歯冠修復不適合	月経前症候群	月経前浮腫
	月経前片頭痛	牽引性頭痛	肩部筋肉内異物残留
	骨盤内うっ血症候群	根管異常	根管狭窄
	根管穿孔	根管側壁穿孔	根管内異物
	歯根膜ポリープ	歯髄出血	歯性顔面痛
	歯槽骨吸収不全	持続痛	失活歯
	膝関節部異物	膝部異物	膝部筋肉内異物残留
	手掌筋肉内異物残留	上腕筋肉内異物残留	身体痛
	髄室側壁穿孔	髄床底穿孔	スルーダー神経痛
	全身痛	全身的原因による歯の脱落	前腕筋肉内異物残留
	爪下異物	象牙粒	足底異物
	足底筋肉内異物残留	足部筋肉内異物残留	第２象牙質
	大腿筋肉内異物残留	殿部異物	殿部筋肉内異物残留
	頭部異物	鈍痛	難治性疼痛
	背部圧迫感	背部筋肉内異物残留	抜歯後感染
	抜歯創瘻孔形成	歯の動揺	皮膚疼痛症
	不規則象牙質	伏針	腹壁異物
	放散痛	無髄歯	腰部筋肉内異物残留
	腰腹痛	卵巣痛	ワンサンアンギナ
	ワンサン気管支炎	ワンサン扁桃炎	

用法用量　通常成人１回0.5gを１日3～4回経口投与する。なお，年齢，症状により適宜増減する。

禁忌　本剤の成分に対し過敏症の既往歴のある患者

クエストラン粉末44.4%　規格：44.4%1g[7.4円/g]
コレスチラミン　サノフィ　218,392

【効 能 効 果】

高コレステロール血症
レフルノミドの活性代謝物の体内からの除去

【対応標準病名】

◎	高コレステロール血症		
○	1型糖尿病性高コレステロール血症	2型糖尿病性高コレステロール血症	家族性高コレステロール血症
	家族性高コレステロール血症・ヘテロ接合体	家族性高コレステロール血症・ホモ接合体	家族性高リポ蛋白血症1型
	家族性高リポ蛋白血症2a型	家族性高リポ蛋白血症2b型	家族性高リポ蛋白血症3型
	家族性高リポ蛋白血症5型	家族性複合型高脂血症	結節性黄色腫
	高LDL血症	高カイロミクロン血症	高コレステロール血症性黄色腫
	混合型高脂質血症	脂質異常症	脂質代謝異常
	食事性高脂血症	先天性脂質代謝異常	糖尿病性高コレステロール血症
	二次性高脂血症	本態性高コレステロール血症	本態性高脂血症
△	家族性高トリグリセライド血症	家族性高リポ蛋白血症4型	高HDL血症
	高脂血症	高トリグリセライド血症	高リポ蛋白血症
	多中心性細網組織球症		

用法用量

＜高コレステロール血症＞：通常成人にはコレスチラミン無水物として1回4gを水約100mLに懸濁し，1日2～3回服用する。

＜レフルノミドの活性代謝物の体内からの除去＞：通常成人にはコレスチラミン無水物として1回4gを水約100mLに懸濁し，1日3回服用する。レフルノミド製剤投与による重篤な副作用発現時にはコレスチラミン無水物として1回8gを水約200mLに懸濁し，1日3回服用する。

用法用量に関連する使用上の注意

レフルノミドの活性代謝物の体内からの除去の場合

(1)通常，本剤1回9g(コレスチラミン無水物として4g)を1日3回服用する場合，服用期間は17日間を目安とする。
レフルノミド製剤投与による重篤な副作用発現時には，本剤1回18g(コレスチラミン無水物として8g)を1日3回服用し，服用期間は11日間を目安とすること。
なお，患者の臨床症状及び検査所見の推移により服用期間を調節すること。

(2)レフルノミド製剤投与中止後に妊娠を希望する女性には，本剤による薬物除去法施行後少なくとも2回，血漿中レフルノミドの活性代謝物であるA771726濃度を測定し，2回の測定値が胎児へのリスクが極めて低いと考えられる0.02μg/mL未満であることを確認する。血漿中A771726濃度の測定間隔は14日以上とする。血漿中A771726濃度が0.02μg/mL以上であった場合，本剤の投与を継続すること。

禁忌
(1)完全な胆道の閉塞により胆汁が腸管に排泄されない患者
(2)本剤の成分に対し過敏症の既往歴のある患者

クエン酸「コザカイ・M」 規格：10g[1.45円/g]
クエン酸水和物 小堺 714

【効能効果】

緩衝・矯味・発泡の目的で調剤に用いる。
また，リモナーデ剤の調剤に用いる。

【対応標準病名】

該当病名なし

用法用量 緩衝・矯味・発泡の目的で調剤に用いる。
また，リモナーデ剤の調剤に用いる。

クエン酸「ケンエー」：健栄[1.54円/g]，クエン酸[司生堂]：司生堂[1.26円/g]，クエン酸「日医工」：日医工[1.39円/g]，クエン酸「ホエイ」：マイラン製薬[1.45円/g]，クエン酸「ヤマゼン」：山善[1.54円/g]，クエン酸水和物原末「ニッコー」：日興[1.45円/g]，クエン酸水和物「ヨシダ」：吉田[1.54円/g]

苦味チンキ<ハチ> 規格：10mL[1.85円/mL]
苦味チンキ 東洋製化 233

【効能効果】

矯味・矯臭の目的で調剤に用いる。
また，苦味健胃剤の調剤に用いる。

【対応標準病名】

該当病名なし

用法用量 矯味・矯臭の目的で調剤に用いる。
また，苦味健胃剤の調剤に用いる。

禁忌 ジスルフィラム，シアナミド，カルモフール，プロカルバジン塩酸塩を投与中の患者

併用禁忌

薬剤名等	臨床症状・措置方法	機序・危険因子
ジスルフィラム ノックビン シアナミド シアナマイド カルモフール ミフロール プロカルバジン塩酸塩	これらの薬剤とのアルコール反応(顔面潮紅，血圧降下，悪心，頻脈，めまい，呼吸困難，視力低下等)を起こすおそれがある。	本剤はエタノールを含有しているため。

苦味チンキ：日興[1.85円/mL]，苦味チンキFM：フヂミ製薬所[1.85円/mL]，苦味チンキ「コザカイ・M」：小堺[1.74円/mL]，苦味チンキ「司生堂」：司生堂[1.74円/mL]，苦味チンキ「東海」：東海[1.74円/mL]，苦味チンキ「東豊」：東豊薬品[1.87円/mL]，苦味チンキ「マルイシ」：丸石[1.87円/mL]

グラクティブ錠12.5mg 規格：12.5mg1錠[65.8円/錠]
グラクティブ錠25mg 規格：25mg1錠[80.5円/錠]
グラクティブ錠50mg 規格：50mg1錠[149.3円/錠]
グラクティブ錠100mg 規格：100mg1錠[224.8円/錠]
シタグリプチンリン酸塩水和物 小野薬品 396

【効能効果】

2型糖尿病

【対応標準病名】

◎	2型糖尿病		
○	2型糖尿病・眼合併症あり	2型糖尿病・関節合併症あり	2型糖尿病・ケトアシドーシス合併あり
	2型糖尿病・昏睡合併あり	2型糖尿病・腎合併症あり	2型糖尿病・神経学的合併症あり
	2型糖尿病・多発糖尿病性合併症あり	2型糖尿病・糖尿病性合併症あり	2型糖尿病・糖尿病性合併症なし
	2型糖尿病・末梢循環合併症あり	2型糖尿病黄斑症	2型糖尿病性アシドーシス
	2型糖尿病性アセトン血症	2型糖尿病性壊疽	2型糖尿病性黄斑浮腫
	2型糖尿病性潰瘍	2型糖尿病性眼筋麻痺	2型糖尿病性肝障害
	2型糖尿病性関節症	2型糖尿病性筋萎縮症	2型糖尿病性血管障害
	2型糖尿病性ケトアシドーシス	2型糖尿病性高コレステロール血症	2型糖尿病性虹彩炎
	2型糖尿病性骨症	2型糖尿病性昏睡	2型糖尿病性自律神経ニューロパチー
	2型糖尿病性神経因性膀胱	2型糖尿病性神経痛	2型糖尿病性腎硬化症
	2型糖尿病性腎症	2型糖尿病性腎症第1期	2型糖尿病性腎症第2期
	2型糖尿病性腎症第3期	2型糖尿病性腎症第3期A	2型糖尿病性腎症第3期B
	2型糖尿病性腎症第4期	2型糖尿病性腎症第5期	2型糖尿病性腎不全
	2型糖尿病性水疱	2型糖尿病性精神障害	2型糖尿病性そう痒症
	2型糖尿病性多発ニューロパチー	2型糖尿病性単ニューロパチー	2型糖尿病性中心性網膜症
	2型糖尿病性低血糖性昏睡	2型糖尿病性動脈硬化症	2型糖尿病性動脈閉塞症
	2型糖尿病性ニューロパチー	2型糖尿病性白内障	2型糖尿病性皮膚障害
	2型糖尿病性浮腫性硬化症	2型糖尿病性末梢血管症	2型糖尿病性末梢血管障害
	2型糖尿病性末梢神経障害	2型糖尿病性ミオパチー	2型糖尿病性網膜症
	安定型糖尿病	インスリン抵抗性糖尿病	若年2型糖尿病
	増殖性糖尿病性網膜症・2型糖尿病		
△	糖尿病		

用法用量 通常，成人にはシタグリプチンとして50mgを1日1回経口投与する。なお，効果不十分な場合には，経過を十分に観察しながら100mg1日1回まで増量することができる。

用法用量に関連する使用上の注意
(1)本剤は主に腎臓で排泄されるため，腎機能障害のある患者では，下表を目安に用量調節すること。

腎機能障害	クレアチニンクリアランス(mL/分) 血清クレアチニン値(mg/dL)※	通常投与量	最大投与量
中等度	30≦Ccr＜50 男性：1.5＜Cr≦2.5 女性：1.3＜Cr≦2.0	25mg1日1回	50mg1日1回
重度，末期腎不全	Ccr＜30 男性：Cr＞2.5 女性：Cr＞2.0	12.5mg1日1回	25mg1日1回

※：クレアチニンクリアランスに概ね相当する値
(2)末期腎不全患者については，血液透析との時間関係は問わない。

禁忌
(1)本剤の成分に対し過敏症の既往歴のある患者
(2)重症ケトーシス，糖尿病性昏睡又は前昏睡，1型糖尿病の患者
(3)重症感染症，手術前後，重篤な外傷のある患者

ジャヌビア錠12.5mg：MSD 12.5mg1錠[65.8円/錠]
ジャヌビア錠25mg：MSD 25mg1錠[80.5円/錠]
ジャヌビア錠50mg：MSD 50mg1錠[149.3円/錠]
ジャヌビア錠100mg：MSD 100mg1錠[224.8円/錠]

グラケーカプセル15mg　規格：15mg1カプセル[34円/カプセル]
メナテトレノン　エーザイ　316

【効 能 効 果】

骨粗鬆症における骨量・疼痛の改善

【対応標準病名】

◎	骨粗鬆症	疼痛	
○	圧痛	頚椎骨粗鬆症	頚椎骨粗鬆症・病的骨折あり
	骨粗鬆症・骨盤部病的骨折あり	骨粗鬆症・脊椎病的骨折あり	骨粗鬆症・前腕病的骨折あり
	骨粗鬆症・大腿部病的骨折あり	骨粗鬆症・多発病的骨折あり	骨粗鬆症・病的骨折あり
	若年性骨粗鬆症	若年性骨粗鬆症・病的骨折あり	術後吸収不良性骨粗鬆症
	術後吸収不良性骨粗鬆症・病的骨折あり	ステロイド性骨粗鬆症	ステロイド性骨粗鬆症・病的骨折あり
	ステロイド性脊椎圧迫骨折	脊椎骨粗鬆症	脊椎骨粗鬆症・病的骨折あり
	全身痛	特発性骨粗鬆症	特発性骨粗鬆症・病的骨折あり
	特発性若年性骨粗鬆症	鈍痛	二次性骨粗鬆症
	二次性骨粗鬆症・病的骨折あり	廃用性骨粗鬆症	廃用性骨粗鬆症・病的骨折あり
	皮膚疼痛症	閉経後骨粗鬆症	閉経後骨粗鬆症・骨盤部病的骨折あり
	閉経後骨粗鬆症・脊椎病的骨折あり	閉経後骨粗鬆症・前腕病的骨折あり	閉経後骨粗鬆症・大腿部病的骨折あり
	閉経後骨粗鬆症・多発病的骨折あり	閉経後骨粗鬆症・病的骨折あり	放散痛
	薬物誘発性骨粗鬆症	薬物誘発性骨粗鬆症・病的骨折あり	卵巣摘出術後骨粗鬆症
	卵巣摘出術後骨粗鬆症・病的骨折あり	老年性骨粗鬆症	老年性骨粗鬆症・病的骨折あり
△	開放性三果骨折	下前腸骨棘剥離骨折	眼窩内側壁骨折
	眼窩内壁骨折	眼窩吹き抜け骨折	環指末節骨骨端線損傷
	環椎椎弓骨折	胸椎多発圧迫骨折	胸椎多発骨折
	脛骨遠位骨端線損傷	脛骨近位骨端線損傷	脛骨腓骨遠位端開放骨折
	脛骨腓骨遠位端開放性粉砕骨折	脛骨腓骨遠位端骨折	脛骨腓骨遠位端粉砕骨折
	脛骨腓骨開放骨折	脛骨腓骨近位端開放骨折	脛骨腓骨近位端開放性粉砕骨折
	脛骨腓骨近位端骨折	脛骨腓骨近位端粉砕骨折	脛骨腓骨骨幹部開放骨折
	脛骨腓骨骨幹部開放性粉砕骨折	脛骨腓骨骨幹部骨折	脛骨腓骨骨幹部粉砕骨折
	脛骨腓骨骨折	骨盤多発骨折	三果骨折
	軸椎横突起骨折	軸椎椎弓骨折	軸椎椎体骨折
	軸椎破裂骨折	篩骨板骨折	示指末節骨骨端線損傷
	歯突起開放骨折	歯突起骨折	尺骨疲労骨折
	舟状骨疲労骨折	踵骨疲労骨折	上肢多発骨折・下肢骨折合併
	小指末節骨骨端線損傷	上前腸骨棘剥離骨折	上腕骨滑車骨折
	上腕骨近位骨端線損傷	上腕骨近位端病的骨折	上腕骨骨幹部病的骨折
	上腕骨小結節骨折	上腕骨通顆開放骨折	上腕骨らせん骨折
	人工股関節周囲骨折	人工膝関節周囲骨折	前頭蓋底骨折
	前頭骨線状骨折	足関節後果開放骨折	足関節後果骨折
	側頭骨線状骨折	第２趾基節骨開放骨折	第２趾基節骨骨折
	第２趾中節骨開放骨折	第２趾中節骨骨折	第２趾末節骨開放骨折
	第２趾末節骨骨折	第３頚椎破裂骨折	第３趾基節骨開放骨折
	第３趾基節骨骨折	第３趾中節骨開放骨折	第３趾中節骨骨折
	第３趾末節骨開放骨折	第３趾末節骨骨折	第４頚椎破裂骨折
	第４趾基節骨開放骨折	第４趾基節骨骨折	第４趾中節骨開放骨折
	第４趾中節骨骨折	第４趾末節骨開放骨折	第４趾末節骨骨折
	第５頚椎破裂骨折	第５趾基節骨開放骨折	第５趾基節骨骨折
	第５趾中節骨開放骨折	第５趾中節骨骨折	第５趾末節骨開放骨折
	第５趾末節骨骨折	第６頚椎破裂骨折	第７頚椎破裂骨折
	大腿骨遠位骨端線損傷	大腿骨近位骨端線損傷	大腿骨頚部疲労骨折
	大腿骨骨幹部開放性粉砕骨折	大腿骨骨幹部疲労骨折	大腿骨骨幹部粉砕骨折
	大腿骨疲労骨折	恥骨疲労骨折	中指末節骨骨端線損傷
	中足骨疲労骨折	中頭蓋底骨折	肘頭骨折
	頭蓋円蓋部線状骨折	橈骨遠位骨端線損傷	橈骨近位骨端線損傷
	剥離骨折	腓骨遠位骨端線損傷	腓骨近位骨端線損傷
	腓骨疲労骨折	母趾基節骨開放骨折	母趾基節骨骨折
	母趾末節骨開放骨折	母趾末節骨骨折	母指末節骨骨端線損傷
	母趾末節骨骨端線損傷	腰椎骨盤多発骨折	腰椎多発圧迫骨折
	腰椎多発骨折	らせん骨折	裂離骨折

用法用量　通常，成人にはメナテトレノンとして1日45mgを3回に分けて食後に経口投与する。

禁忌　ワルファリンカリウム投与中の患者

併用禁忌

薬剤名等	臨床症状・措置方法	機序・危険因子
ワルファリンカリウム (ワーファリン)	ワルファリンの期待薬効が減弱する可能性がある。 患者がワルファリン療法を必要とする場合はワルファリン療法を優先し，本剤の投与を中止する。プロトロンビン時間，トロンボテストなど血液凝固能検査を実施し，ワルファリンが維持量に達するまで定期的にモニタリングを行う。	ワルファリンは肝細胞内のビタミンK代謝サイクルを阻害し，凝固能のない血液凝固因子を産生することにより抗凝固作用，血栓形成の予防作用を示す製剤である。本剤はビタミンK_2製剤であるため，ワルファリンと併用するとワルファリンの作用を減弱する。

メナテトレノンカプセル15mg「CH」：長生堂[19.4円/カプセル]，メナテトレノンカプセル15mg「F」：富士製薬[19.4円/カプセル]，メナテトレノンカプセル15mg「KTB」：寿[19.4円/カプセル]，メナテトレノンカプセル15mg「SN」：シオノ[19.4円/カプセル]，メナテトレノンカプセル15mg「TC」：東洋カプセル[17.2円/カプセル]，メナテトレノンカプセル15mg「TCK」：辰巳化学[19.4円/カプセル]，メナテトレノンカプセル15mg「TYK」：大正薬品[19.4円/カプセル]，メナテトレノンカプセル15mg「YD」：陽進堂[19.4円/カプセル]，メナテトレノンカプセル15mg「科研」：大興[19.4円/カプセル]，メナテトレノンカプセル15mg「トーワ」：東和[19.4円/カプセル]，メナテトレノンカプセル15mg「日医工」：日医工[19.4円/カプセル]，メナテトレノンカプセル15mg「日本臓器」：東海カプセル[17.2円/カプセル]

グラセプターカプセル0.5mg
規格：0.5mg1カプセル[524.1円/カプセル]

グラセプターカプセル1mg
規格：1mg1カプセル[929.3円/カプセル]

グラセプターカプセル5mg　規格：5mg1カプセル[3434円/カプセル]
タクロリムス水和物　アステラス　399

【効 能 効 果】

(1)下記の臓器移植における拒絶反応の抑制：腎移植，肝移植，心移植，肺移植，膵移植，小腸移植

(2)骨髄移植における拒絶反応及び移植片対宿主病の抑制

【対応標準病名】

◎	GVHD・骨髄移植後	移植片対宿主病	肝移植拒絶反応
	骨髄移植拒絶反応	腎移植拒絶反応	心臓移植拒絶反応
	膵移植拒絶反応	腸移植拒絶反応	肺移植拒絶反応
○	移植片拒絶	肝移植不全	急性移植片対宿主病
	急性拒絶反応	拒絶反応	腎移植急性拒絶反応
	腎移植不全	腎移植慢性拒絶反応	心臓移植不全
	心肺移植拒絶反応	心肺移植不全	腸移植不全
	慢性移植片対宿主病	慢性拒絶反応	
△	移植拒絶における腎尿細管間質性障害	角膜移植拒絶反応	骨移植拒絶反応
	骨移植不全	膵移植不全	肺移植不全

	皮膚移植拒絶反応	皮膚移植不全	輸血後 GVHD

効能効果に関連する使用上の注意

(1)腎移植及び肝移植以外の新規臓器移植患者に対する有効性及び安全性は確立されていない。

(2)骨髄移植時の使用に際し，HLA 適合同胞間移植では本剤を第一選択薬とはしないこと。

用法用量

腎移植の場合：通常，移植 2 日前よりタクロリムスとして 0.15～0.20mg/kg を 1 日 1 回朝経口投与する。以後，症状に応じて適宜増減する。

肝移植の場合：通常，術後初期にはタクロリムスとして 0.10～0.15mg/kg を 1 日 1 回朝経口投与する。以後，症状に応じて適宜増減する。

プログラフ経口製剤から切り換える場合(腎移植，肝移植，心移植，肺移植，膵移植，小腸移植，骨髄移植)：通常，プログラフ経口製剤からの切り換え時には同一 1 日用量を 1 日 1 回朝経口投与する。

なお，本剤の経口投与時の吸収は一定しておらず，患者により個人差があるので，血中濃度の高い場合の副作用並びに血中濃度が低い場合の拒絶反応及び移植片対宿主病の発現を防ぐため，患者の状況に応じて血中濃度を測定し，トラフレベル(trough level)の血中濃度を参考にして投与量を調節すること。特に移植直後あるいは投与開始直後は頻回に血中濃度測定を行うこと。なお，血中トラフ濃度が 20ng/mL を超える期間が長い場合，副作用が発現しやすくなるので注意すること。

用法用量に関連する使用上の注意

(1)血液中のタクロリムスの多くは赤血球画分に分布するため，本剤の投与量を調節する際には全血中濃度を測定すること。

(2)術後初期の患者に本剤を投与する場合は，プログラフ経口製剤と比較して血中濃度が低く推移することがあるので，術後数日間は連日血中濃度を測定し，投与量を調節すること。

(3)プログラフ経口製剤と本剤の切り換えに際しては，血中濃度の推移を確認し，必要に応じて投与量を調節すること。なお，プログラフ経口製剤からの切り換えは状態が安定した患者に行うことが望ましい。

(4)高い血中濃度が持続する場合に腎障害が認められているので，血中濃度(およそ投与 24 時間後)をできるだけ 20ng/mL 以下に維持すること。なお，骨髄移植ではクレアチニン値が投与前の 25％以上上昇した場合には，本剤の 25％以上の減量又は休薬等の適切な処置を考慮すること。

(5)他の免疫抑制剤との併用により，過度の免疫抑制の可能性があるため注意すること。

(6)骨髄移植では血中濃度が低い場合に移植片対宿主病が認められているので，移植片対宿主病好発時期には血中濃度をできるだけ 10～20ng/mL とすること。

(7)肝障害あるいは腎障害のある患者では，副作用の発現を防ぐため，定期的に血中濃度を測定し，投与量を調節することが望ましい。

警告

(1)本剤の投与において，重篤な副作用(腎不全，心不全，感染症，全身痙攣，意識障害，脳梗塞，血栓性微小血管障害，汎血球減少症等)により，致死的な経過をたどることがあるので，緊急時に十分に措置できる医療施設及び本剤についての十分な知識と経験を有する医師が使用すること。

(2)臓器移植における本剤の投与は，免疫抑制療法及び移植患者の管理に精通している医師又はその指導のもとで行うこと。

(3)本剤と同一成分を含むプログラフ経口製剤と本剤の切り換えに際しては，血中濃度を測定することにより製剤による血中濃度の変動がないことを確認すること。

禁忌

(1)本剤の成分に対し過敏症の既往歴のある患者

(2)シクロスポリン又はボセンタン投与中の患者

(3)カリウム保持性利尿剤投与中の患者

(4)妊婦又は妊娠している可能性のある婦人

併用禁忌

薬剤名等	臨床症状・措置方法	機序・危険因子
生ワクチン 乾燥弱毒生麻しんワクチン 乾燥弱毒生風しんワクチン 経口生ポリオワクチン 等	類薬による免疫抑制下で，生ワクチン接種により発症したとの報告がある。	免疫抑制作用により発症の可能性が増加する。
シクロスポリン (サンディミュン，ネオーラル)	本剤と同一成分を含むプログラフにてシクロスポリンの血中濃度が上昇し，副作用が増強されたとの報告がある。なお，シクロスポリンより本剤に切り換える場合はシクロスポリンの最終投与から 24 時間以上経過後に本剤の投与を開始することが望ましい。	本剤とシクロスポリンは薬物代謝酵素 CYP3A4 で代謝されるため，併用した場合，競合的に拮抗しシクロスポリンの代謝が阻害される。
ボセンタン (トラクリア)	ボセンタンの血中濃度が上昇し，ボセンタンの副作用が発現する可能性がある。また，本剤の血中濃度が変動する可能性がある。	本剤とボセンタンは薬物代謝酵素 CYP3A4 で代謝されるため，併用によりボセンタンの血中濃度が上昇する可能性がある。また，ボセンタンは CYP3A4 で代謝されるとともに CYP3A4 誘導作用も有するため，併用により本剤の血中濃度が変動する可能性がある。
カリウム保持性利尿剤 スピロノラクトン (アルダクトン A) カンレノ酸カリウム (ソルダクトン) トリアムテレン (トリテレン)	高カリウム血症が発現することがある。	本剤と相手薬の副作用が相互に増強される。

クラバモックス小児用配合ドライシロップ

規格：(636.5mg) 1g[219.6円/g]

アモキシシリン水和物　クラブラン酸カリウム

グラクソ・スミスクライン　613

【効能効果】

〈適応菌種〉本剤に感性の肺炎球菌(ペニシリン G に対する MIC ≦ 2μg/mL)，モラクセラ(ブランハメラ)・カタラーリス，インフルエンザ菌，ブドウ球菌属，大腸菌，クレブシエラ属，プロテウス属，バクテロイデス属，プレボテラ属(プレボテラ・ビビアを除く)

〈適応症〉表在性皮膚感染症，深在性皮膚感染症，リンパ管・リンパ節炎，慢性膿皮症，咽頭・喉頭炎，扁桃炎，急性気管支炎，膀胱炎，腎盂腎炎，中耳炎

【対応標準病名】

◎	咽頭炎	咽頭喉頭炎	急性気管支炎
	喉頭炎	腎盂腎炎	中耳炎
	皮膚感染症	扁桃炎	膀胱炎
	慢性膿皮症	リンパ管炎	リンパ節炎
○	MRSA 膀胱炎	亜急性気管支炎	亜急性リンパ管炎
	アレルギー性膀胱炎	アンギナ	咽頭気管炎
	咽頭チフス	咽頭扁桃炎	インフルエンザ菌気管支炎
	インフルエンザ菌喉頭炎	インフルエンザ菌性咽頭炎	インフルエンザ菌性喉頭気管炎
	壊疽性咽頭炎	外傷性穿孔性中耳炎	外傷性中耳炎
	潰瘍性咽頭炎	潰瘍性膀胱炎	下咽頭炎
	カタル性咽頭炎	化膿性喉頭炎	化膿性中耳炎
	化膿性リンパ節炎	感染性咽頭炎	感染性喉頭気管炎
	気腫性腎盂腎炎	偽膜性咽頭炎	偽膜性気管支炎

	偽膜性喉頭炎	偽膜性扁桃炎	急性アデノイド咽頭炎
	急性アデノイド扁桃炎	急性咽頭炎	急性咽頭喉頭炎
	急性咽頭扁桃炎	急性壊疽性喉頭炎	急性壊疽性扁桃炎
	急性潰瘍性喉頭炎	急性潰瘍性扁桃炎	急性化膿性咽頭炎
	急性化膿性中耳炎	急性化膿性扁桃炎	急性気管気管支炎
	急性喉頭炎	急性喉頭気管炎	急性喉頭気管気管支炎
	急性出血性膀胱炎	急性声帯炎	急性声門下喉頭炎
	急性腺窩性扁桃炎	急性単純性膀胱炎	急性中耳炎
	急性反復性気管支炎	急性浮腫性喉頭炎	急性扁桃炎
	急性膀胱炎	クループ性気管支炎	頚部膿瘍
	頚部リンパ節炎	結核性中耳炎	喉頭周囲炎
	鼓室内水腫	細菌性膀胱炎	臍周囲炎
	再発性中耳炎	習慣性アンギナ	習慣性扁桃炎
	出血性中耳炎	出血性膀胱炎	術後腎盂腎炎
	術後性中耳炎	術後性慢性中耳炎	上咽頭炎
	上行性腎盂腎炎	上鼓室化膿症	小膿疱性皮膚炎
	滲出性気管支炎	新生児中耳炎	水疱性中耳炎
	舌扁桃炎	腺窩性アンギナ	穿孔性中耳炎
	増殖性化膿性口内炎	多発性膿疱症	単純性中耳炎
	中耳炎性顔面神経麻痺	腸間膜リンパ節炎	陳旧性中耳炎
	尿膜管膿瘍	膿皮症	膿疱
	肺炎球菌性咽頭炎	肺炎球菌性気管支炎	敗血症性咽頭炎
	敗血症性皮膚炎	反復性膀胱炎	非特異性腸間膜リンパ節炎
	非特異性リンパ節炎	びらん性膀胱炎	ぶどう球菌性咽頭炎
	ぶどう球菌性扁桃炎	扁桃性アンギナ	膀胱後部膿瘍
	膀胱三角部炎	膀胱周囲炎	膀胱周囲膿瘍
	膜性咽頭炎	慢性咽喉頭炎	慢性化膿性穿孔性中耳炎
	慢性化膿性中耳炎	慢性再発性膀胱炎	慢性耳管鼓室化膿性中耳炎
	慢性上鼓室乳突洞化膿性中耳炎	慢性穿孔性中耳炎	慢性中耳炎
	慢性中耳炎急性増悪	慢性中耳炎後遺症	慢性中耳炎術後再燃
	慢性複雑性膀胱炎	慢性扁桃炎	慢性膀胱炎
	慢性リンパ管炎	慢性リンパ節炎	耳後部リンパ節炎
	耳後部リンパ腺炎	良性慢性化膿性中耳炎	連鎖球菌気管支炎
	連鎖球菌性アンギナ	連鎖球菌性咽頭炎	連鎖球菌性喉頭炎
	連鎖球菌性喉頭気管炎	連鎖球菌性扁桃炎	
△	BKウイルス腎症	RSウイルス気管支炎	咽頭痛
	ウイルス性咽頭炎	ウイルス性気管支炎	ウイルス性扁桃炎
	エコーウイルス気管支炎	間質性膀胱炎	グラデニーゴ症候群
	紅色陰癬	コクサッキーウイルス気管支炎	尿細管間質性腎炎
	敗血症性気管支炎	パラインフルエンザウイルス気管支炎	扁桃チフス
	放射線出血性膀胱炎	放射線性膀胱炎	マイコプラズマ気管支炎
	ライノウイルス気管支炎	淋菌性咽頭炎	

用法用量　通常小児は，クラバモックスとして1日量96.4mg(力価)/kg(クラブラン酸カリウムとして6.4mg(力価)/kg，アモキシシリン水和物として90mg(力価)/kg)を2回に分けて12時間ごとに食直前に経口投与する。

用法用量に関連する使用上の注意
(1)本剤の使用にあたっては，耐性菌の発現等を防ぐため，原則として感受性を確認し，疾病の治療上必要な最小限の期間の投与にとどめること。
(2)分包製剤を使用する場合は，次表の体重換算による服用量を目安とし，症状に応じて適宜投与量を決めること。

1日量(ドライシロップとして)	1.01g	2.02g	3.03g	4.04g	5.05g	6.06g
体重	6〜10kg	11〜16kg	17〜23kg	24〜30kg	31〜36kg	37〜39kg

ボトル製剤を使用する場合は，1日量(調製後懸濁液として)が0.75mL/kgになるよう調製すること。

禁忌
(1)本剤の成分によるショックの既往歴のある患者
(2)伝染性単核症のある患者
(3)本剤の成分による黄疸又は肝機能障害の既往歴のある患者

原則禁忌　本剤の成分又はペニシリン系抗生物質に対し過敏症の既往歴のある患者

クラビット細粒10%
規格：100mg1g(レボフロキサシンとして)[116.8円/g]

クラビット錠250mg
規格：250mg1錠(レボフロキサシンとして)[253.6円/錠]

クラビット錠500mg
規格：500mg1錠(レボフロキサシンとして)[452.7円/錠]

レボフロキサシン水和物　第一三共　624

【効能効果】

〈適応菌種〉本剤に感性のブドウ球菌属，レンサ球菌属，肺炎球菌，腸球菌属，淋菌，モラクセラ(ブランハメラ)・カタラーリス，炭疽菌，大腸菌，赤痢菌，サルモネラ属，チフス菌，パラチフス菌，シトロバクター属，クレブシエラ属，エンテロバクター属，セラチア属，プロテウス属，モルガネラ・モルガニー，プロビデンシア属，ペスト菌，コレラ菌，インフルエンザ菌，緑膿菌，アシネトバクター属，レジオネラ属，ブルセラ属，野兎病菌，カンピロバクター属，ペプトストレプトコッカス属，アクネ菌，Q熱リケッチア(コクシエラ・ブルネティ)，トラコーマクラミジア(クラミジア・トラコマティス)，肺炎クラミジア(クラミジア・ニューモニエ)，肺炎マイコプラズマ(マイコプラズマ・ニューモニエ)
〈適応症〉表在性皮膚感染症，深在性皮膚感染症，リンパ管・リンパ節炎，慢性膿皮症，ざ瘡(化膿性炎症を伴うもの)，外傷・熱傷及び手術創等の二次感染，乳腺炎，肛門周囲膿瘍，咽頭・喉頭炎，扁桃炎(扁桃周囲炎，扁桃周囲膿瘍を含む)，急性気管支炎，肺炎，慢性呼吸器病変の二次感染，膀胱炎，腎盂腎炎，前立腺炎(急性症，慢性症)，精巣上体炎(副睾丸炎)，尿道炎，子宮頸管炎，胆嚢炎，胆管炎，感染性腸炎，腸チフス，パラチフス，コレラ，バルトリン腺炎，子宮内感染，子宮付属器炎，涙嚢炎，麦粒腫，瞼板腺炎，外耳炎，中耳炎，副鼻腔炎，化膿性唾液腺炎，歯周組織炎，歯冠周囲炎，顎炎，炭疽，ブルセラ症，ペスト，野兎病，Q熱

【対応標準病名】

◎	Q熱	咽頭炎	咽頭喉頭炎
	外耳炎	外傷	化膿性唾液腺炎
	感染性腸炎	急性気管支炎	急性細菌性前立腺炎
	喉頭炎	肛門周囲膿瘍	コレラ
	ざ瘡	挫創	歯冠周囲炎
	子宮頸管炎	子宮内感染症	子宮付属器炎
	歯根のう胞	歯周炎	歯髄炎
	歯性顎炎	術後創部感染	腎盂腎炎
	精巣上体炎	前立腺炎	創傷
	創傷感染症	胆管炎	炭疽
	胆のう炎	中耳炎	腸チフス
	乳腺炎	尿道炎	熱傷
	肺炎	麦粒腫	パラチフス
	バルトリン腺炎	皮膚感染症	副鼻腔炎
	ブルセラ症	ペスト	扁桃炎
	扁桃周囲炎	扁桃周囲膿瘍	膀胱炎
	マイボーム腺炎	慢性前立腺炎	慢性膿皮症
	野兎病	リンパ管炎	リンパ節炎
	涙のう炎	裂傷	裂創
○あ	MRSA膀胱炎	S状結腸炎	亜急性気管支炎
	亜急性リンパ管炎	亜急性涙のう炎	悪性外耳炎
	アジアコレラ	足第1度熱傷	足第2度熱傷
	足第3度熱傷	足熱傷	アルカリ腐蝕

ク

アレルギー性外耳道炎	アレルギー性膀胱炎	アンギナ
胃腸炎	胃腸管熱傷	胃腸炭疽
胃熱傷	陰茎第１度熱傷	陰茎第２度熱傷
陰茎第３度熱傷	陰茎熱傷	咽頭気管炎
咽頭チフス	咽頭痛	咽頭熱傷
咽頭扁桃炎	陰のう第１度熱傷	陰のう第２度熱傷
陰のう第３度熱傷	陰のう熱傷	インフルエンザ菌気管支炎
インフルエンザ菌喉頭炎	インフルエンザ菌性咽頭炎	インフルエンザ菌性喉頭気管炎
う蝕第３度急性化膿性根尖性歯周炎	う蝕第３度急性単純性根尖性歯周炎	う蝕第３度慢性化膿性根尖性歯周炎
会陰第１度熱傷	会陰第２度熱傷	会陰第３度熱傷
会陰熱傷	会陰部化膿創	エーベルト病
腋窩第１度熱傷	腋窩第２度熱傷	腋窩第３度熱傷
腋窩熱傷	壊死性外耳炎	壊死性潰瘍性歯周炎
壊死性潰瘍性歯肉炎	壊疽性咽頭炎	壊疽性歯肉炎
壊疽性胆細管炎	壊疽性胆のう炎	壊疽性扁桃周囲炎
エルトールコレラ	炎症性腸疾患	汚染擦過創

か

外陰第１度熱傷	外陰第２度熱傷	外陰第３度熱傷
外陰熱傷	外耳湿疹	外耳道真珠腫
外耳道痛	外耳道肉芽腫	外耳道膿瘍
外耳道閉塞性角化症	外耳道蜂巣炎	外傷性穿孔性中耳炎
外傷性中耳炎	外傷性乳び胸	回腸炎
外麦粒腫	開放性脳損傷髄膜炎	潰瘍性咽頭炎
潰瘍性歯肉炎	潰瘍性膀胱炎	下咽頭炎
下咽頭熱傷	化学外傷	下顎骨壊死
下顎骨炎	下顎骨骨髄炎	下顎骨骨膜炎
下顎骨骨膜下膿瘍	下顎骨周囲炎	下顎骨周囲膿瘍
化学性急性外耳炎	下顎熱傷	下顎膿瘍
下顎部第１度熱傷	下顎部第２度熱傷	下顎部第３度熱傷
下眼瞼蜂巣炎	顎下腺炎	顎下腺管炎
顎下腺膿瘍	角結膜腐蝕	顎骨炎
顎骨骨髄炎	顎骨骨膜炎	顎腐骨
角膜アルカリ化学熱傷	角膜酸化学熱傷	角膜酸性熱傷
角膜熱傷	下肢第１度熱傷	下肢第２度熱傷
下肢第３度熱傷	下肢熱傷	下尖性霰粒腫
下腿足部熱傷	下腿熱傷	下腿部第１度熱傷
下腿部第２度熱傷	下腿部第３度熱傷	カタル性胃腸炎
カタル性咽頭炎	カテーテル感染症	カテーテル敗血症
化膿性喉頭炎	化膿性霰粒腫	化膿性耳下腺炎
化膿性歯周炎	化膿性歯肉炎	化膿性中耳炎
化膿性乳腺炎	化膿性副鼻腔炎	化膿性扁桃周囲炎
下半身第１度熱傷	下半身第２度熱傷	下半身第３度熱傷
下半身熱傷	下腹部第１度熱傷	下腹部第２度熱傷
下腹部第３度熱傷	眼化学熱傷	眼窩膿瘍
眼球熱傷	眼瞼化学熱傷	眼瞼第１度熱傷
眼瞼第２度熱傷	眼瞼第３度熱傷	眼瞼熱傷
眼瞼蜂巣炎	間質性膀胱炎	眼周囲化学熱傷
眼周囲第１度熱傷	眼周囲第２度熱傷	眼周囲第３度熱傷
感染性胃腸炎	感染性咽頭炎	感染性外耳炎
感染性下痢症	感染性喉頭気管炎	感染性大腸炎
肝内胆細管炎	眼熱傷	感冒性胃腸炎
感冒性大腸炎	感冒性腸炎	顔面ざ瘡
顔面損傷	顔面第１度熱傷	顔面第２度熱傷
顔面第３度熱傷	顔面熱傷	顔面皮膚欠損創
眼野兎病	気管支肺炎	気管支ペスト
気管熱傷	気腫性腎盂腎炎	偽性コレラ
気道熱傷	偽膜性気管支炎	偽膜性喉頭炎
偽膜性扁桃炎	逆行性胆管炎	急性アデノイド咽頭炎
急性アデノイド扁桃炎	急性胃腸炎	急性咽頭炎
急性咽頭喉頭炎	急性壊疽性喉頭炎	急性壊疽性扁桃炎
急性外耳炎	急性潰瘍性喉頭炎	急性潰瘍性扁桃炎
急性顎骨骨髄炎	急性顎骨骨膜炎	急性化膿性咽頭炎
急性化膿性外耳炎	急性化膿性下顎骨炎	急性化膿性顎下腺炎
急性化膿性根尖性歯周炎	急性化膿性耳下腺炎	急性化膿性歯根膜炎
急性化膿性上顎骨炎	急性化膿性胆管炎	急性化膿性胆のう炎
急性化膿性中耳炎	急性化膿性辺縁性歯根膜炎	急性化膿性扁桃炎
急性気管気管支炎	急性気腫性胆のう炎	急性光線性外耳炎
急性喉頭炎	急性喉頭気管炎	急性喉頭気管気管支炎
急性根尖性歯周炎	急性霰粒腫	急性耳下腺炎
急性歯冠周囲炎	急性歯周炎	急性湿疹性外耳炎
急性歯肉炎	急性出血性膀胱炎	急性精巣上体炎
急性声帯炎	急性声門下喉頭炎	急性接触性外耳炎
急性腺窩性扁桃炎	急性大腸炎	急性胆管炎
急性胆細管炎	急性単純性根尖性歯周炎	急性単純性膀胱炎
急性胆のう炎	急性中耳炎	急性腸炎
急性乳腺炎	急性尿道炎	急性肺炎
急性反応性外耳炎	急性反復性気管支炎	急性浮腫性喉頭炎
急性付属器炎	急性閉塞性化膿性胆管炎	急性扁桃炎
急性膀胱炎	急性卵管炎	急性卵巣炎
急性涙のう炎	急速進行性歯周炎	キュットネル腫瘍
胸腔熱傷	狭窄性胆管炎	胸部外傷
胸部上腕熱傷	胸部損傷	胸部第１度熱傷
頬部第１度熱傷	胸部第２度熱傷	頬部第２度熱傷
胸部第３度熱傷	頬部第３度熱傷	胸部熱傷
躯幹薬傷	グラデニーゴ症候群	クループ性気管支炎
軽症腺ペスト	頚部第１度熱傷	頚部第２度熱傷
頚部第３度熱傷	頚部熱傷	頚部膿疱
結膜熱傷	結膜のうアルカリ化学熱傷	結膜のう酸化学熱傷
結膜腐蝕	下痢症	限局型若年性歯周炎
限局性外耳道炎	肩甲間部第１度熱傷	肩甲間部第２度熱傷
肩甲間部第３度熱傷	肩甲間部熱傷	肩甲部第１度熱傷
肩甲部第２度熱傷	肩甲部第３度熱傷	肩甲部熱傷
原発性硬化性胆管炎	原発性肺ペスト	肩部第１度熱傷
肩部第２度熱傷	肩部第３度熱傷	高位筋間膿瘍
口囲ざ瘡	口腔上顎洞瘻	口腔第１度熱傷
口腔第２度熱傷	口腔第３度熱傷	口腔熱傷
口唇第１度熱傷	口唇第２度熱傷	口唇第３度熱傷
口唇熱傷	喉頭外傷	喉頭周囲炎
喉頭損傷	喉頭熱傷	広汎型若年性歯周炎
肛門括約筋内膿瘍	肛門第１度熱傷	肛門第２度熱傷
肛門第３度熱傷	肛門熱傷	鼓室内水腫
根尖性歯周炎	根尖肉芽腫	根側歯周膿瘍

さ

細菌性膀胱炎	臍周囲炎	細胆管炎
再発性胆管炎	再発性中耳炎	再発性尿道炎
坐骨直腸窩膿瘍	ざ瘡様発疹	酸腐蝕
霰粒腫	耳介周囲湿疹	耳介部第１度熱傷
耳介部第２度熱傷	耳介部第３度熱傷	耳介部皮膚炎
耳介蜂巣炎	耳下腺炎	耳下腺管炎
耳下腺膿瘍	趾化膿創	歯冠周囲膿瘍
子宮頚外膜炎	子宮頚内膜炎	子宮熱傷
篩骨洞炎	歯根膜下膿瘍	示指化膿創
四肢挫傷	四肢第１度熱傷	四肢第２度熱傷
四肢第３度熱傷	四肢熱傷	歯周症
歯周膿瘍	思春期性歯肉炎	歯性上顎洞炎
歯性副鼻腔炎	歯性扁桃周囲膿瘍	歯槽骨腐骨
趾第１度熱傷	趾第２度熱傷	趾第３度熱傷
膝部第１度熱傷	膝部第２度熱傷	膝部第３度熱傷
歯肉炎	歯肉膿瘍	趾熱傷
若年性歯周炎	習慣性アンギナ	習慣性扁桃炎
集簇性ざ瘡	十二指腸総胆管炎	手関節部第１度熱傷
手関節部第２度熱傷	手関節部第３度熱傷	手指第１度熱傷
手指第２度熱傷	手指第３度熱傷	手指端熱傷
手指熱傷	手術創部膿瘍	手掌第１度熱傷
手掌第２度熱傷	手掌第３度熱傷	手掌熱傷

	手掌皮膚欠損創	出血性外耳炎	出血性大腸炎
	出血性中耳炎	出血性腸炎	出血性膀胱炎
	術後横隔膜下膿瘍	術後感染症	術後腎盂腎炎
	術後髄膜炎	術後性耳下腺炎	術後性中耳炎
	術後性慢性中耳炎	術後胆管炎	術後膿瘍
	術後敗血症	術後腹腔内膿瘍	術後腹壁膿瘍
	手背第１度熱傷	手背第２度熱傷	手背第３度熱傷
	手背熱傷	手背皮膚欠損創	上咽頭炎
	上顎骨炎	上顎骨骨髄炎	上顎骨骨膜炎
	上顎骨骨膜下膿瘍	上顎洞炎	上眼瞼蜂巣炎
	上行性腎盂腎炎	上鼓室化膿症	上肢第１度熱傷
	上肢第２度熱傷	上肢第３度熱傷	上肢熱傷
	焼身自殺未遂	上尖性霰粒腫	小児肺炎
	小児副鼻腔炎	小膿疱性皮膚炎	上半身第１度熱傷
	上半身第２度熱傷	上半身第３度熱傷	上半身熱傷
	踵部第１度熱傷	踵部第２度熱傷	踵部第３度熱傷
	上腕第１度熱傷	上腕第２度熱傷	上腕第３度熱傷
	上腕熱傷	食道熱傷	滲出性気管支炎
	真性コレラ	新生児上顎骨骨髄炎	新生児中耳炎
	水疱性中耳炎	精巣炎	精巣上体膿瘍
	精巣精巣上体炎	精巣熱傷	精巣膿瘍
	精巣蜂巣炎	舌下腺炎	舌下腺膿瘍
	舌熱傷	舌扁桃炎	前額部第１度熱傷
	前額部第２度熱傷	前額部第３度熱傷	前額部皮膚欠損創
	腺窩性アンギナ	前胸部第１度熱傷	前胸部第２度熱傷
	前胸部第３度熱傷	前胸部熱傷	穿孔性中耳炎
	前思春期性歯周炎	全身挫傷	全身性野兎病
	全身第１度熱傷	全身第２度熱傷	全身第３度熱傷
	全身熱傷	前頭洞炎	腺ペスト
	前立腺膿瘍	前腕手部熱傷	前腕第１度熱傷
	前腕第２度熱傷	前腕第３度熱傷	前腕熱傷
	早期発症型歯周炎	増殖性歯肉炎	創部化膿
	創部膿瘍	足関節第１度熱傷	足関節第２度熱傷
	足関節第３度熱傷	足関節熱傷	側胸部第１度熱傷
	側胸部第２度熱傷	側胸部第３度熱傷	足底熱傷
	足底部第１度熱傷	足底部第２度熱傷	足底部第３度熱傷
	足背部第１度熱傷	足背部第２度熱傷	足背部第３度熱傷
	続発性肺ペスト	側腹部第１度熱傷	側腹部第２度熱傷
	側腹部第３度熱傷	鼡径部第１度熱傷	鼡径部第２度熱傷
た	鼡径部第３度熱傷	鼡径部熱傷	第１度熱傷
	第１度腐蝕	第２度熱傷	第２度腐蝕
	第３度熱傷	第３度腐蝕	第４度熱傷
	体幹第１度熱傷	体幹第２度熱傷	体幹第３度熱傷
	体幹熱傷	大腿汚染創	大腿熱傷
	大腿皮膚欠損創	大腿部第１度熱傷	大腿部第２度熱傷
	大腿部第３度熱傷	大腸炎	体表面積10％未満の熱傷
	体表面積10－19％の熱傷	体表面積20－29％の熱傷	体表面積30－39％の熱傷
	体表面積40－49％の熱傷	体表面積50－59％の熱傷	体表面積60－69％の熱傷
	体表面積70－79％の熱傷	体表面積80－89％の熱傷	体表面積90％以上の熱傷
	大葉性肺炎	唾液腺炎	唾液腺管炎
	唾液腺膿瘍	多発性外傷	多発性昆虫咬創
	多発性挫傷	多発性擦過創	多発性第１度熱傷
	多発性第２度熱傷	多発性第３度熱傷	多発性熱傷
	多発性膿疱症	多発性表在損傷	胆管胆のう炎
	胆管膿瘍	単純性歯周炎	単純性歯肉炎
	単純性中耳炎	炭疽髄膜炎	炭疽敗血症
	胆のう壊疽	胆のう周囲炎	胆のう周囲膿瘍
	胆のう膿瘍	智歯周囲炎	地中海熱
	腟断端炎	腟熱傷	チフス性胆のう炎
	中隔部肉芽形成	中耳炎性顔面神経麻痺	虫垂炎術後残膿瘍
	肘部第１度熱傷	肘部第２度熱傷	肘部第３度熱傷
	腸炎	腸カタル	腸間膜リンパ節炎

	蝶形骨洞炎	腸チフス性関節炎	腸チフス性心筋炎
	腸チフス性心内膜炎	腸チフス性髄膜炎	腸チフス性肺炎
	直腸肛門周囲膿瘍	直腸周囲膿瘍	陳旧性中耳炎
	ツラレミアリンパ節炎	低位筋間膿瘍	手第１度熱傷
	手第２度熱傷	手第３度熱傷	手熱傷
	殿部第１度熱傷	殿部第２度熱傷	殿部第３度熱傷
	殿部熱傷	頭部第１度熱傷	頭部第２度熱傷
	頭部第３度熱傷	頭部熱傷	特殊性歯周炎
な	内麦粒腫	内部尿路性器の熱傷	軟口蓋熱傷
	難治性歯周炎	難治性乳児下痢症	乳児下痢
	乳児肺炎	乳腺膿瘍	乳腺瘻孔
	乳頭潰瘍	乳頭周囲炎	乳頭びらん
	乳頭部第１度熱傷	乳頭部第２度熱傷	乳頭部第３度熱傷
	乳房炎症性疾患	乳房潰瘍	乳房第１度熱傷
	乳房第２度熱傷	乳房第３度熱傷	乳房熱傷
	乳房膿瘍	乳房よう	乳輪下膿瘍
	乳輪部第１度熱傷	乳輪部第２度熱傷	乳輪部第３度熱傷
	尿管切石術後感染症	尿細管間質性腎炎	尿道口炎
	尿道周囲炎	尿膜管膿瘍	妊娠中の子宮頚管炎
	妊娠中の子宮内感染	妊娠中の性器感染症	膿痂疹性ざ瘡
	膿皮症	膿疱	膿疱性ざ瘡
は	肺炎球菌性咽頭炎	肺炎球菌性気管支炎	敗血症性気管支炎
	敗血症性肺炎	敗血症性皮膚炎	肺炭疽
	肺熱傷	背部第１度熱傷	背部第２度熱傷
	背部第３度熱傷	背部熱傷	肺ペスト
	肺野兎病	剥離性歯肉炎	抜歯後感染
	パラチフスＡ	パラチフスＢ	パラチフスＣ
	パラチフス熱関節炎	バルトリン腺膿瘍	バング熱
	半身第１度熱傷	半身第２度熱傷	半身第３度熱傷
	反復性耳下腺炎	反復性膀胱炎	汎副鼻腔炎
	非感染性急性外耳炎	非性病性尿道炎	肥大性歯肉炎
	非定型肺炎	非特異性腸間膜リンパ節炎	非特異性尿道炎
	非特異性リンパ節炎	皮膚結合織ペスト	鼻部第１度熱傷
	鼻部第２度熱傷	鼻部第３度熱傷	皮膚炭疽
	鼻部皮膚欠損創	びまん性外耳炎	びまん性肺炎
	びらん性歯肉炎	びらん性膀胱炎	非淋菌性尿道炎
	複雑性歯周炎	複雑性歯肉炎	腹部第１度熱傷
	腹部第２度熱傷	腹部第３度熱傷	腹部熱傷
	腹部野兎病	腹壁縫合糸膿瘍	腐蝕
	ブタ流産菌病	ぶどう球菌性咽頭炎	ぶどう球菌性扁桃炎
	ブルセラ症性脊椎炎	ペスト髄膜炎	ペスト敗血症
	辺縁性化膿性歯根膜炎	辺縁性歯周組織炎	扁桃性アンギナ
	扁桃チフス	扁桃膿瘍	蜂窩織炎性アンギナ
	膀胱後部膿瘍	膀胱三角部炎	縫合糸膿瘍
	膀胱周囲炎	膀胱周囲膿瘍	膀胱尿道炎
	縫合部膿瘍	放射線出血性膀胱炎	放射線性下顎骨骨髄炎
	放射線性顎骨壊死	放射線性化膿性顎骨壊死	放射線性熱傷
	放射線性膀胱炎	萌出性歯肉炎	母指球部第１度熱傷
	母指球部第２度熱傷	母指球部第３度熱傷	母指第１度熱傷
	母指第２度熱傷	母指第３度熱傷	母指熱傷
ま	マイコプラズマ気管支炎	マルタ熱	慢性萎縮性老人性歯肉炎
	慢性咽喉頭炎	慢性外耳炎	慢性顎下腺炎
	慢性顎骨炎	慢性顎骨骨髄炎	慢性化膿性根尖性歯周炎
	慢性化膿性穿孔性中耳炎	慢性化膿性中耳炎	慢性根尖性歯周炎
	慢性細菌性前立腺炎	慢性再発性膀胱炎	慢性耳下腺炎
	慢性耳管鼓室化膿性中耳炎	慢性歯冠周囲炎	慢性歯周炎
	慢性歯周膿瘍	慢性歯肉炎	慢性上鼓室乳突洞化膿性中耳炎
	慢性精巣上体炎	慢性穿孔性中耳炎	慢性前立腺炎急性増悪
	慢性唾液腺炎	慢性胆管炎	慢性胆細管炎
	慢性胆のう炎	慢性中耳炎	慢性中耳炎急性増悪

ク

	慢性中耳炎後遺症	慢性中耳炎術後再燃	慢性尿道炎
	慢性非細菌性前立腺炎	慢性複雑性膀胱炎	慢性副鼻腔炎
	慢性副鼻腔炎急性増悪	慢性副鼻腔膿瘍	慢性付属器炎
	慢性辺縁性歯周炎急性発作	慢性辺縁性歯周炎軽度	慢性辺縁性歯周炎重度
	慢性辺縁性歯周炎中等度	慢性扁桃炎	慢性膀胱炎
	慢性放射線性顎骨壊死	慢性卵管炎	慢性卵巣炎
	慢性リンパ管炎	慢性リンパ節炎	慢性涙小管炎
	慢性涙のう炎	耳後部リンパ節炎	耳後部リンパ腺炎
	脈絡網膜熱傷	無症候性ペスト	無熱性肺炎
や	面皰	薬傷	腰部第１度熱傷
	腰部第２度熱傷	腰部第３度熱傷	腰部熱傷
ら	卵管炎	卵管周囲炎	卵管卵巣膿瘍
	卵管留水症	卵管留膿症	卵巣炎
	卵巣周囲炎	卵巣膿瘍	卵巣卵管周囲炎
	流産熱	良性慢性化膿性中耳炎	緑膿菌性外耳炎
	淋菌性子宮頚管炎	淋菌性バルトリン腺膿瘍	涙小管炎
	涙のう周囲炎	涙のう周囲膿瘍	連鎖球菌気管支炎
	連鎖球菌性アンギナ	連鎖球菌性咽頭炎	連鎖球菌性喉頭炎
	連鎖球菌性喉頭気管炎	連鎖球菌性扁桃炎	老人性肺炎
わ	ワンサンアンギナ	ワンサン気管支炎	ワンサン扁桃炎
△あ	BK ウイルス腎症	MRSA 術後創部感染	アキレス腱筋腱移行部断裂
	アキレス腱挫傷	アキレス腱挫創	アキレス腱切創
	アキレス腱断裂	アキレス腱部分断裂	足異物
	足開放創	足挫創	足切創
	亜脱臼	圧挫後遺症	圧挫傷
	圧挫創	圧迫骨折	圧迫神経炎
	アレルギー性副鼻腔炎	医原性気胸	一部性歯髄炎
	犬咬創	陰茎開放創	陰茎挫創
	陰茎折症	陰茎裂創	咽頭開放創
	咽頭創傷	陰のう開放創	陰のう裂創
	陰部切創	ウイルス性咽頭炎	ウイルス性扁桃炎
	う蝕第２度単純性歯髄炎	う蝕第３度急性化膿性歯髄炎	う蝕第３度歯髄壊死
	う蝕第３度歯髄壊疽	う蝕第３度慢性壊疽性歯髄炎	う蝕第３度慢性潰瘍性歯髄炎
	う蝕第３度慢性増殖性歯髄炎	会陰裂傷	壊疽性歯髄炎
	横隔膜損傷	横骨折	汚染創
か	外陰開放創	外陰部挫創	外陰部切創
	外陰部裂傷	外耳開放創	外耳道創傷
	外耳部外傷性異物	外耳部外傷性腫脹	外耳部外傷性皮下異物
	外耳部割創	外耳部貫通創	外耳部咬創
	外耳部挫傷	外耳部挫創	外耳部擦過創
	外耳部刺創	外耳部切創	外耳部創傷
	外耳部打撲傷	外耳部虫刺傷	外耳部皮下血腫
	外耳部皮下出血	外傷後遺症	外傷後早期合併症
	外傷性一過性麻痺	外傷性異物	外傷性横隔膜ヘルニア
	外傷性眼球ろう	外傷性空気塞栓症	外傷性咬合
	外傷性虹彩離断	外傷性硬膜動静脈瘻	外傷性歯根膜炎
	外傷性耳出血	外傷性歯髄炎	外傷性脂肪塞栓症
	外傷性縦隔気腫	外傷性食道破裂	外傷性脊髄出血
	外傷性切断	外傷性切断後遺症	外傷性動静脈瘻
	外傷性動脈血腫	外傷性動脈瘤	外傷性脳圧迫
	外傷性脳圧迫・頭蓋内に達する開放創合併あり	外傷性脳圧迫・頭蓋内に達する開放創合併なし	外傷性脳症
	外傷性破裂	外傷性瘢痕ケロイド	外傷性皮下気腫
	外傷性皮下血腫	外耳裂創	外歯瘻
	開放骨折	開放性外傷性脳圧迫	開放性陥没骨折
	開放性胸膜損傷	開放性脱臼	開放性脱臼骨折
	開放性脳挫創	開放性脳底部挫傷	開放性びまん性脳損傷
	開放性粉砕骨折	開放創	下咽頭創傷
	下顎外傷性異物	下顎開放創	下顎割創
	下顎貫通創	下顎口唇挫創	下顎咬創

下顎挫傷	下顎挫創	下顎擦過創
下顎刺創	下顎切創	下顎創傷
下顎打撲傷	下顎皮下血腫	下顎部挫傷
下顎部打撲傷	下顎部皮膚欠損創	下顎裂創
踵裂創	顎関節部開放創	顎関節部割創
顎関節部貫通創	顎関節部咬創	顎関節部挫傷
顎関節部挫創	顎関節部擦過創	顎関節部刺創
顎関節部切創	顎関節部創傷	顎関節部打撲傷
顎関節部皮下血腫	顎関節部裂創	顎部挫傷
顎部打撲傷	角膜挫創	角膜切傷
角膜切創	角膜創傷	角膜破裂
角膜裂傷	下肢リンパ浮腫	下腿汚染創
下腿開放創	下腿挫創	下腿切創
下腿皮膚欠損創	下腿裂創	割創
化膿性リンパ節炎	カリエスのない歯髄炎	眼黄斑部裂孔
眼窩創傷	眼窩部挫創	眼窩裂傷
眼球結膜裂傷	眼球損傷	眼球破裂
眼球裂傷	眼瞼外傷性異物	眼瞼外傷性腫脹
眼瞼外傷性皮下異物	眼瞼開放創	眼瞼割創
眼瞼貫通創	眼瞼咬創	眼瞼挫創
眼瞼擦過創	眼瞼刺創	眼瞼切創
眼瞼創傷	眼瞼虫刺傷	眼瞼裂創
環指圧挫傷	環指挫傷	環指挫創
環指切創	環指剥皮創	環指皮膚欠損創
眼周囲部外傷性異物	眼周囲部外傷性腫脹	眼周囲部外傷性皮下異物
眼周囲部開放創	眼周囲部割創	眼周囲部貫通創
眼周囲部咬創	眼周囲部挫創	眼周囲部擦過創
眼周囲部刺創	眼周囲部切創	眼周囲部創傷
眼周囲部虫刺傷	眼周囲部裂創	関節血腫
関節骨折	関節挫傷	関節脱臼後遺症
関節打撲	関節捻挫後遺症	完全骨折
完全脱臼	貫通刺創	貫通銃創
貫通性挫滅創	貫通創	眼部外傷性異物
眼部外傷性腫脹	眼部外傷性皮下異物	眼部開放創
眼部割創	眼部貫通創	眼部咬創
眼部挫創	眼部擦過創	眼部刺創
眼部切創	眼部創傷	眼部虫刺傷
眼部裂創	陥没骨折	顔面汚染創
顔面外傷性異物	顔面開放創	顔面割創
顔面貫通創	顔面咬創	顔面挫傷
顔面挫創	顔面擦過創	顔面刺創
顔面尋常性ざ瘡	顔面切創	顔面創傷
顔面掻創	顔面多発開放創	顔面多発割創
顔面多発貫通創	顔面多発咬創	顔面多発挫傷
顔面多発挫創	顔面多発擦過創	顔面多発刺創
顔面多発切創	顔面多発創傷	顔面多発打撲傷
顔面多発虫刺傷	顔面多発皮下血腫	顔面多発皮下出血
顔面多発裂創	顔面打撲傷	顔面皮下血腫
顔面裂創	乾酪性副鼻腔炎	偽膜性アンギナ
偽膜性咽頭炎	急性一部性化膿性歯髄炎	急性一部性単純性歯髄炎
急性壊疽性歯髄炎	急性化膿性歯髄炎	急性歯髄炎
急性歯槽膿瘍	急性全部性化膿性歯髄炎	急性全部性単純性歯髄炎
急性単純性歯髄炎	急性涙腺炎	胸管損傷
胸腺損傷	頬粘膜咬傷	頬粘膜咬創
胸部汚染創	頬部外傷性異物	頬部開放創
頬部割創	頬部貫通創	頬部咬創
頬部挫傷	胸部挫創	頬部挫創
頬部擦過創	頬部刺創	胸部食道損傷
胸部切創	頬部切創	頬部創傷
頬部打撲傷	胸部皮下気腫	頬部皮下血腫
胸部皮膚欠損創	頬部皮膚欠損創	頬部裂創
胸壁開放創	胸壁刺創	強膜切創

強膜創傷	胸膜損傷・胸腔に達する開放創合併あり	胸膜肺炎
強膜裂傷	胸膜裂創	棘刺創
魚咬創	亀裂骨折	筋損傷
筋断裂	筋肉内血腫	空気塞栓症
屈曲骨折	クラミジア肺炎	頸管破裂
脛骨顆部割創	頸部開放創	頸部挫創
頸部食道開放創	頸部切創	頸部皮膚欠損創
頸部リンパ節炎	結核性中耳炎	血管切断
血管損傷	血行性歯髄炎	血腫
結膜創傷	結膜裂傷	腱切創
腱損傷	腱損傷後遺症	腱断裂
腱部分断裂	腱裂傷	高エネルギー外傷
口蓋挫傷	口蓋切創	口蓋裂創
口角部挫創	口角部裂創	口腔外傷性異物
口腔外傷性腫脹	口腔開放創	口腔割創
口腔挫傷	口腔挫創	口腔擦過創
口腔刺創	口腔切創	口腔創傷
口腔打撲傷	口腔内血腫	口腔粘膜咬傷
口腔粘膜咬創	口腔裂創	後出血
紅色陰癬	口唇外傷性異物	口唇外傷性腫脹
口唇外傷性皮下異物	口唇開放創	口唇割創
口唇貫通創	口唇咬傷	口唇咬創
口唇挫傷	口唇挫創	口唇擦過創
口唇刺創	口唇切創	口唇創傷
口唇打撲傷	口唇虫刺傷	口唇皮下血腫
口唇皮下出血	口唇裂創	抗生物質起因性大腸炎
抗生物質起因性腸炎	溝創	咬創
後頭部外傷	後頭部割創	後頭部挫傷
後頭部挫創	後頭部切創	後頭部打撲傷
後頭部裂創	広範性軸索損傷	広汎性神経損傷
後方脱臼	硬膜損傷	硬膜裂傷
肛門裂創	骨折	骨折後遺症
骨盤部裂創	根尖周囲のう胞	根尖周囲膿瘍
根尖膿瘍	昆虫咬創	昆虫刺傷

さ

コントル・クー損傷	採皮創	挫傷
挫傷後遺症	擦過創	擦過皮下血腫
挫滅傷	挫滅創	残髄炎
残存性歯根のう胞	耳介外傷性異物	耳介外傷性腫脹
耳介外傷性皮下異物	耳介開放創	耳介割創
耳介貫通創	耳介咬創	耳介挫傷
耳介挫創	耳介擦過創	耳介刺創
耳介切創	耳介創傷	耳介打撲傷
耳介虫刺傷	耳介皮下血腫	耳介皮下出血
趾開放創	耳介裂創	耳下腺部打撲
指間切創	趾間切創	子宮頸管裂傷
子宮頸部環状剥離	刺咬症	趾挫創
示指 MP 関節挫傷	示指 PIP 開放創	示指割創
四肢血管損傷後遺症	示指挫傷	示指挫創
示指刺創	四肢静脈損傷	示指切創
四肢動脈損傷	示指皮膚欠損創	歯周のう胞
歯髄壊死	歯髄壊疽	歯髄充血
歯髄露出	耳前部挫創	刺創
刺創感染	歯槽膿瘍	膝蓋部挫創
膝下部挫創	膝窩部銃創	膝関節部異物
膝関節部挫創	膝部異物	膝部開放創
膝部割創	膝部咬創	膝部挫創
膝部切創	膝部裂創	歯肉挫傷
歯肉切創	歯肉裂創	脂肪塞栓症
若年性女子表皮剥離性ざ瘡	斜骨折	射創
尺骨近位端骨折	尺骨鉤状突起骨折	手圧挫傷
縦隔血腫	縦骨折	銃自殺未遂
銃創	重複骨折	手関節挫滅傷
手関節挫滅創	手関節掌側部挫創	手関節部挫創
手関節部切創	手関節部創傷	手関節部裂創
手指圧挫傷	手指汚染創	手指開放創
手指咬創	種子骨開放骨折	種子骨骨折
手指挫傷	手指挫創	手指挫滅傷
手指挫滅創	手指刺創	手指切創
手指打撲傷	手指剥皮創	手指皮下血腫
手指皮膚欠損創	手術創離開	手掌挫創
手掌刺創	手掌切創	手掌剥皮創
術後血腫	術後出血性ショック	術後消化管出血性ショック
術後ショック	術後皮下気腫	手背部挫創
手背部切創	手部汚染創	上顎挫傷
上顎擦過創	上顎切創	上顎打撲傷
上顎皮下血腫	上顎部裂創	上口唇挫傷
上行性歯髄炎	踵骨部挫滅創	小指咬創
小指挫傷	小指挫創	小指切創
硝子体切断	小指皮膚欠損創	上肢リンパ浮腫
上唇小帯裂創	小唾液腺炎	小児ざ瘡
上腕汚染創	上腕貫通銃創	上腕挫創
上腕皮膚欠損創	上腕部開放創	食道損傷
処女膜裂傷	神経根ひきぬき損傷	神経切断
神経叢損傷	神経叢不全損傷	神経損傷
神経損傷後遺症	神経断裂	針刺創
尋常性ざ瘡	新生児ざ瘡	靱帯ストレイン
靱帯損傷	靱帯断裂	靱帯捻挫
靱帯裂傷	心内異物	ステロイドざ瘡
ストレイン	生検後出血	精巣開放創
精巣破裂	声門外傷	舌開放創
舌下顎挫創	舌咬傷	舌咬創
舌挫創	舌刺創	舌切創
切創	舌創傷	切断
舌裂創	前額部外傷性異物	前額部外傷性腫脹
前額部外傷性皮下異物	前額部開放創	前額部割創
前額部貫通創	前額部咬創	前額部挫創
前額部擦過創	前額部刺創	前額部切創
前額部創傷	前額部虫刺傷	前額部虫刺症
前額部裂創	前胸部挫創	前頭頂部挫創
仙骨部挫創	仙骨部皮膚欠損創	線状骨折
全身擦過創	穿通創	先天性乳び胸
前頭部割創	前頭部挫傷	前頭部挫創
前頭部切創	前頭部打撲傷	前頭部皮膚欠損創
全部性歯髄炎	前方脱臼	前立腺痛
前腕汚染創	前腕開放創	前腕咬創
前腕挫創	前腕刺創	前腕切創
前腕皮膚欠損創	前腕裂創	爪下異物
爪下挫滅傷	爪下挫滅創	増殖性化膿性口内炎
掻創	足関節内果部挫創	足関節部挫創
足底異物	足底部咬創	足底部刺創
足底部皮膚欠損創	側頭部割創	側頭部挫創
側頭部切創	側頭部打撲傷	側頭部皮下血腫
足背部挫創	足背部切創	足部汚染創
側腹部咬創	側腹部挫創	側腹壁開放創
足部皮膚欠損創	足部裂創	粟粒性壊死性ざ瘡
鼡径部開放創	鼡径部切創	損傷

た

第 5 趾皮膚欠損創	大腿咬創	大腿挫創
大腿部開放創	大腿部刺創	大腿部切創
大腿裂創	大転子部挫創	脱臼
脱臼骨折	多発性開放創	多発性咬創
多発性切創	多発性穿刺創	多発性裂創
打撲割創	打撲血腫	打撲挫創
打撲擦過創	打撲傷	打撲皮下血腫
単純脱臼	腟開放創	腟断端出血
腟壁縫合不全	腟裂傷	肘関節骨折
肘関節挫創	肘関節脱臼骨折	肘関節部開放創
中指咬創	中指挫傷	中指挫創

	中指刺創	中指切創	中指皮膚欠損創
	中手骨関節部挫創	中枢神経系損傷	肘頭骨折
	肘部挫創	肘部切創	肘部皮膚欠損創
	沈下性肺炎	陳旧性圧迫骨折	陳旧性骨折
	手開放創	手咬創	手挫創
	手刺創	手切創	転位性骨折
	殿部異物	殿部開放創	殿部咬創
	殿部刺創	殿部切創	殿部皮膚欠損創
	殿部裂創	痘瘡性ざ瘡	頭頂部挫傷
	頭頂部挫創	頭頂部擦過創	頭頂部切創
	頭頂部打撲傷	頭頂部裂創	頭皮外傷性腫脹
	頭皮開放創	頭皮下血腫	頭皮剥離
	頭皮表在損傷	頭部異物	頭部外傷性皮下異物
	頭部外傷性皮下気腫	頭部開放創	頭部割創
	頭部頚部挫傷	頭部頚部挫創	頭部頚部打撲傷
	頭部血腫	頭部挫傷	頭部挫創
	頭部擦過創	頭部刺創	頭部切創
	頭部多発開放創	頭部多発割創	頭部多発咬創
	頭部多発挫傷	頭部多発挫創	頭部多発擦過創
	頭部多発刺創	頭部多発切創	頭部多発創傷
	頭部多発打撲傷	頭部多発皮下血腫	頭部多発裂創
	頭部打撲	頭部打撲血腫	頭部打撲傷
	頭部虫刺傷	動物咬創	頭部皮下異物
	頭部皮下血腫	頭部皮下出血	頭部皮膚欠損創
	頭部裂創	動脈損傷	特発性関節脱臼
な	飛び降り自殺未遂	飛び込み自殺未遂	内視鏡検査中腸穿孔
	内歯瘻	軟口蓋血腫	軟口蓋挫創
	軟口蓋創傷	軟口蓋破裂	肉離れ
	乳腺内異物	乳房異物	尿道症候群
	猫咬創	熱帯性ざ瘡	捻挫
	捻挫後遺症	脳挫傷	脳挫傷・頭蓋内に達する開放創合併あり
	脳挫傷・頭蓋内に達する開放創合併なし	脳挫創	脳挫創・頭蓋内に達する開放創合併あり
	脳挫創・頭蓋内に達する開放創合併なし	脳損傷	脳対側損傷
	脳直撃損傷	脳底部挫傷	脳底部挫傷・頭蓋内に達する開放創合併あり
は	脳底部挫傷・頭蓋内に達する開放創合併なし	脳裂傷	敗血症性咽頭炎
	爆死自殺未遂	剥離骨折	抜歯後出血
	バルトリン腺のう胞	破裂骨折	皮下異物
	皮下気腫	皮下血腫	鼻下擦過創
	皮下静脈損傷	皮下損傷	鼻根部打撲挫創
	鼻根部裂創	膝汚染創	膝皮膚欠損創
	皮神経挫傷	鼻前庭部挫創	鼻尖部挫創
	非熱傷性水疱	鼻部外傷性異物	鼻部外傷性腫脹
	鼻部外傷性皮下異物	鼻部開放創	眉部割創
	鼻部割創	鼻部貫通創	腓腹筋挫創
	眉部血腫	皮膚欠損創	鼻部咬創
	鼻部挫傷	鼻部挫創	鼻部擦過創
	鼻部刺創	鼻部切創	鼻部創傷
	皮膚損傷	鼻部打撲傷	鼻部虫刺傷
	皮膚剥脱創	鼻部皮下血腫	鼻部皮下出血
	鼻部皮膚剥離創	鼻部裂創	びまん性脳損傷
	びまん性脳損傷・頭蓋内に達する開放創合併あり	びまん性脳損傷・頭蓋内に達する開放創合併なし	眉毛部割創
	眉毛部裂創	表皮剥離	鼻翼部切創
	鼻翼部裂創	フェニトイン歯肉増殖症	複雑脱臼
	伏針	副鼻腔開放創	副鼻腔真菌症
	腹部汚染創	腹部刺創	腹部皮膚欠損創
	腹壁異物	腹壁開放創	腹壁創し開
	腹壁縫合不全	不全骨折	ブラックアイ
	粉砕骨折	分娩時会陰裂傷	分娩時軟産道損傷
	閉鎖性外傷性脳圧迫	閉鎖性骨折	閉鎖性脱臼
	閉鎖性脳挫創	閉鎖性脳底部挫傷	閉鎖性びまん性脳損傷
	閉塞性肺炎	縫合不全	縫合不全出血
	帽状腱膜下出血	包皮挫創	包皮切創
	包皮裂創	母指咬創	母指挫傷
	母指挫創	母趾挫創	母指示指間切創
	母指刺創	母指切創	母指打撲挫創
	母指打撲傷	母指皮膚欠損創	母趾皮膚欠損創
ま	母指末節部挫創	膜性咽頭炎	末梢血管外傷
	末梢神経損傷	慢性壊疽性歯髄炎	慢性開放性歯髄炎
	慢性潰瘍性歯髄炎	慢性歯髄炎	慢性歯槽膿瘍
	慢性増殖性歯髄炎	慢性単純性歯髄炎	慢性閉鎖性歯髄炎
	慢性涙腺炎	眉間部挫創	眉間部裂創
	耳後部挫創	耳後部打撲傷	盲管銃創
	網膜振盪	網脈絡膜裂傷	モンテジア骨折
ら	腰部切創	腰部打撲挫創	らせん骨折
	離開骨折	淋菌性咽頭炎	涙管腫
	涙管損傷	涙管断裂	涙小管のう胞
	涙小管瘻	涙腺炎	涙道損傷
	涙道瘻	涙のう瘻	轢過創
わ	裂離	裂離骨折	若木骨折

用法用量　通常，成人にはレボフロキサシンとして1回500mgを1日1回経口投与する。なお，疾患・症状に応じて適宜減量する。腸チフス，パラチフスについては，レボフロキサシンとして1回500mgを1日1回14日間経口投与する。

用法用量に関連する使用上の注意

(1)本剤の使用にあたっては，耐性菌の発現等を防ぐため，原則として感受性を確認し，疾病の治療上必要な最小限の期間の投与にとどめること。

(2)本剤の500mg1日1回投与は，100mg1日3回投与に比べ耐性菌の出現を抑制することが期待できる。本剤の投与にあたり，用量調節時を含め錠250mg及び細粒10%を用いる場合も分割投与は避け，必ず1日量を1回で投与すること。

(3)腸チフス，パラチフスについては，レボフロキサシンとして(注射剤より本剤に切り替えた場合には注射剤の投与期間も含め)14日間投与すること。

(4)炭疽の発症及び進展の抑制には，欧州医薬品庁(EMA)が60日間の投与を推奨している。

(5)長期投与が必要となる場合には，経過観察を十分に行うこと。

(6)腎機能低下患者では高い血中濃度が持続するので，下記の用法用量を目安として，必要に応じて投与量を減じ，投与間隔をあけて投与することが望ましい。

腎機能Ccr(mL/min)	用法用量
20 ≦ Ccr ＜ 50	初日500mgを1回，2日目以降250mgを1日に1回投与する。
Ccr ＜ 20	初日500mgを1回，3日目以降250mgを2日に1回投与する。

禁忌

(1)本剤の成分又はオフロキサシンに対し過敏症の既往歴のある患者

(2)妊婦又は妊娠している可能性のある婦人

(3)小児等

ただし，妊婦又は妊娠している可能性のある婦人及び小児等に対しては，炭疽等の重篤な疾患に限り，治療上の有益性を考慮して投与すること。

レボフロキサシンOD錠250mg「トーワ」：東和　250mg1錠(レボフロキサシンとして)[126.8円/錠]，レボフロキサシンOD錠500mg「トーワ」：東和　500mg1錠(レボフロキサシンとして)[226.4円/錠]，レボフロキサシン錠250mg「CEO」：大正薬品　250mg1錠(レボフロキサシンとして)[126.8円/錠]，レボフロキサシン錠250mg「CH」：長生堂　250mg1錠(レボフロキサシンとして)[126.8円/錠]，レボフロキサシン錠250mg「DSEP」：第一三共エスファ　250mg1錠(レボフロキサシンとして)[126.8円/錠]，レボフロキサシン錠250mg「F」：富士製薬　250mg1錠(レボフロキサシンとして)[126.8円/錠]，レボフロキサシン錠250mg「MEEK」：小林化工　250mg1錠(レボフロキサシンとして)[126.8円/錠], レボフロキサシン錠250mg「TCK」:辰巳化学 250mg1錠(レボフロキサシンとして)[126.8円/錠], レボフロキサシン錠250mg「YD」:陽進堂 250mg1錠(レボフロキサシンとして)[126.8円/錠], レボフロキサシン錠250mg「ZE」:全星薬品 250mg1錠(レボフロキサシンとして)[126.8円/錠], レボフロキサシン錠250mg「アメル」:共和薬品 250mg1錠(レボフロキサシンとして)[126.8円/錠], レボフロキサシン錠250mg「イセイ」:イセイ 250mg1錠(レボフロキサシンとして)[126.8円/錠], レボフロキサシン錠250mg「イワキ」:岩城 250mg1錠(レボフロキサシンとして)[126.8円/錠], レボフロキサシン錠250mg「オーハラ」:大原薬品 250mg1錠(レボフロキサシンとして)[126.8円/錠], レボフロキサシン錠250mg「科研」:シオノ 250mg1錠(レボフロキサシンとして)[126.8円/錠], レボフロキサシン錠250mg「杏林」:キョーリンリメディオ 250mg1錠(レボフロキサシンとして)[126.8円/錠], レボフロキサシン錠250mg「ケミファ」:大興 250mg1錠(レボフロキサシンとして)[126.8円/錠], レボフロキサシン錠250mg「サトウ」:佐藤 250mg1錠(レボフロキサシンとして)[126.8円/錠], レボフロキサシン錠250mg「サノフィ」:アイロム 250mg1錠(レボフロキサシンとして)[126.8円/錠], レボフロキサシン錠250mg「サワイ」:沢井 250mg1錠(レボフロキサシンとして)[126.8円/錠], レボフロキサシン錠250mg「サンド」:サンド 250mg1錠(レボフロキサシンとして)[126.8円/錠], レボフロキサシン錠250mg「タカタ」:高田 250mg1錠(レボフロキサシンとして)[126.8円/錠], レボフロキサシン錠250mg「タナベ」:田辺三菱 250mg1錠(レボフロキサシンとして)[126.8円/錠], レボフロキサシン錠250mg「テバ」:テバ製薬 250mg1錠(レボフロキサシンとして)[126.8円/錠], レボフロキサシン錠250mg「トーワ」:東和 250mg1錠(レボフロキサシンとして)[126.8円/錠], レボフロキサシン錠250mg「日医工」:日医工 －[－], レボフロキサシン錠250mg「日医工P」:ヤクハン 250mg1錠(レボフロキサシンとして)[126.8円/錠], レボフロキサシン錠250mg「ニットー」:日東メディック 250mg1錠(レボフロキサシンとして)[126.8円/錠], レボフロキサシン錠250mg「ニプロ」:ニプロ 250mg1錠(レボフロキサシンとして)[126.8円/錠], レボフロキサシン錠250mg「ファイザー」:ファイザー 250mg1錠(レボフロキサシンとして)[126.8円/錠], レボフロキサシン錠250mg「明治」:Meiji Seika 250mg1錠(レボフロキサシンとして)[126.8円/錠], レボフロキサシン錠500mg「CEO」:大正薬品 500mg1錠(レボフロキサシンとして)[226.4円/錠], レボフロキサシン錠500mg「CH」:長生堂 500mg1錠(レボフロキサシンとして)[226.4円/錠], レボフロキサシン錠500mg「DSEP」:第一三共エスファ 500mg1錠(レボフロキサシンとして)[226.4円/錠], レボフロキサシン錠500mg「F」:富士製薬 500mg1錠(レボフロキサシンとして)[226.4円/錠], レボフロキサシン錠500mg「MEEK」:小林化工 500mg1錠(レボフロキサシンとして)[226.4円/錠], レボフロキサシン錠500mg「TCK」:辰巳化学 500mg1錠(レボフロキサシンとして)[226.4円/錠], レボフロキサシン錠500mg「YD」:陽進堂 500mg1錠(レボフロキサシンとして)[226.4円/錠], レボフロキサシン錠500mg「ZE」:全星薬品 500mg1錠(レボフロキサシンとして)[226.4円/錠], レボフロキサシン錠500mg「アメル」:共和薬品 500mg1錠(レボフロキサシンとして)[226.4円/錠], レボフロキサシン錠500mg「イセイ」:イセイ 500mg1錠(レボフロキサシンとして)[226.4円/錠], レボフロキサシン錠500mg「イワキ」:岩城 500mg1錠(レボフロキサシンとして)[226.4円/錠], レボフロキサシン錠500mg「オーハラ」:大原薬品 500mg1錠(レボフロキサシンとして)[226.4円/錠], レボフロキサシン錠500mg「科研」:シオノ 500mg1錠(レボフロキサシンとして)[226.4円/錠], レボフロキサシン錠500mg「杏林」:キョーリンリメディオ 500mg1錠(レボフロキサシンとして)[226.4円/錠], レボフロキサシン錠500mg「ケミファ」:大興 500mg1錠(レボフロキサシンとして)[226.4円/錠], レボフロキサシン錠500mg「サトウ」:佐藤 500mg1錠(レボフロキサシンとして)[226.4円/錠], レボフロキサシン錠500mg「サノフィ」:アイロム 500mg1錠(レボフロキサシンとして)[226.4円/錠], レボフロキサシン錠500mg「サワイ」:沢井 500mg1錠(レボフロキサシンとして)[226.4円/錠], レボフロキサシン錠500mg「サンド」:サンド 500mg1錠(レボフロキサシンとして)[226.4円/錠], レボフロキサシン錠500mg「タカタ」:高田 500mg1錠(レボフロキサシンとして)[226.4円/錠], レボフロキサシン錠500mg「タナベ」:田辺三菱 500mg1錠(レボフロキサシンとして)[226.4円/錠], レボフロキサシン錠500mg「テバ」:テバ製薬 500mg1錠(レボフロキサシンとして)[226.4円/錠], レボフロキサシン錠500mg「トーワ」:東和 500mg1錠(レボフロキサシンとして)[226.4円/錠], レボフロキサシン錠500mg「日医工」:日医工 －[－], レボフロキサシン錠500mg「日医工P」:ヤクハン 500mg1錠(レボフロキサシンとして)[226.4円/錠], レボフロキサシン錠500mg「ニットー」:日東メディック 500mg1錠(レボフロキサシンとして)[226.4円/錠], レボフロキサシン錠500mg「ニプロ」:ニプロ 500mg1錠(レボフロキサシンとして)[226.4円/錠], レボフロキサシン錠500mg「ファイザー」:ファイザー 500mg1錠(レボフロキサシンとして)[226.4円/錠], レボフロキサシン錠500mg「明治」:Meiji Seika 500mg1錠(レボフロキサシンとして)[226.4円/錠], レボフロキサシン内用液250mg「トーワ」:東和 250mg10mL1包(レボフロキサシンとして)[234.4円/包], レボフロキサシン粒状錠250mg「モチダ」:持田 250mg1包(レボフロキサシンとして)[126.8円/包], レボフロキサシン粒状錠500mg「モチダ」:持田 500mg1包(レボフロキサシンとして)[226.4円/包]

グラマリール細粒10% 規格:10%1g[91円/g]
グラマリール錠25mg 規格:25mg1錠[25.1円/錠]
グラマリール錠50mg 規格:50mg1錠[47.5円/錠]

チアプリド塩酸塩 アステラス 117

【効能効果】

脳梗塞後遺症に伴う攻撃的行為,精神興奮,徘徊,せん妄の改善
特発性ジスキネジア及びパーキンソニズムに伴うジスキネジア

【対応標準病名】

◎	興奮状態	ジスキネジア	せん妄
	脳梗塞後遺症	パーキンソン症候群	
○	一側性パーキンソン症候群	家族性パーキンソン病	家族性パーキンソン病Yahr1
	家族性パーキンソン病Yahr2	家族性パーキンソン病Yahr3	家族性パーキンソン病Yahr4
	家族性パーキンソン病Yahr5	激越	口顔面ジストニア
	口唇ジスキネジア	口舌ジスキネジア	口部ジスキネジア
	若年性パーキンソン症候群	若年性パーキンソン病	若年性パーキンソン病Yahr3
	若年性パーキンソン病Yahr4	若年性パーキンソン病Yahr5	情緒不安定状態
	小脳梗塞後遺症	瀬川病	躁病発作
	続発性パーキンソン症候群	陳旧性アテローム血栓性脳梗塞	陳旧性延髄梗塞
	陳旧性橋梗塞	陳旧性小脳梗塞	陳旧性塞栓性脳梗塞
	陳旧性多発性脳梗塞	陳旧性脳幹梗塞	陳旧性脳梗塞
	陳旧性ラクナ梗塞	動脈硬化性パーキンソン症候群	ドーパ反応性ジストニア
	特発性捻転ジストニア	脳炎後パーキンソン症候群	脳血管障害性パーキンソン症候群
	脳梗塞	脳梗塞後の片麻痺	パーキンソン病
	パーキンソン病Yahr1	パーキンソン病Yahr2	パーキンソン病Yahr3
	パーキンソン病Yahr4	パーキンソン病Yahr5	反応性興奮
	不穏状態	メージュ症候群	夜間せん妄

	薬剤性パーキンソン症候群	薬物誘発性ジストニア	老人性夜間せん妄
△	亜急性感染症性精神病	亜急性器質精神症候群	亜急性器質性反応
	亜急性脳症候群	眼瞼痙攣	急性感染症性精神病
	急性器質精神症候群	急性器質性反応	急性錯乱状態
	急性脳症候群	くも膜下出血後遺症	痙性斜頸
	ジストニア	症候性捻転ジストニア	神経過敏
	神経質	神経性緊張	精神病症状を伴う躁病
	精神病症状を伴わない躁病	躁病性昏迷	特発性非家族性ジストニア
	認知症に重なったせん妄	認知症に重ならないせん妄	捻転ジストニア
	脳出血後遺症	パーキンソン病の認知症	非アルコール性急性錯乱状態

用法用量
チアプリドとして，通常成人1日75mg～150mgを3回に分割経口投与する。なお，年齢，症状により適宜増減する。
パーキンソニズムに伴うジスキネジアの患者では，1日1回，25mgから投与を開始することが望ましい。

用法用量に関連する使用上の注意　脳梗塞後遺症の場合：本剤の投与期間は，臨床効果及び副作用の程度を考慮しながら慎重に決定するが，投与6週で効果が認められない場合には投与を中止すること。

禁忌　プロラクチン分泌性の下垂体腫瘍(プロラクチノーマ)の患者

チアプリド細粒10%「JG」：長生堂　10%1g[17.9円/g]，チアプリド細粒10%「サワイ」：沢井　10%1g[17.9円/g]，チアプリド細粒10%「日医工」：日医工　10%1g[17.9円/g]，チアプリド錠25mg「JG」：長生堂　25mg1錠[7.8円/錠]，チアプリド錠25mg「サワイ」：沢井　25mg1錠[7.8円/錠]，チアプリド錠25mg「テバ」：テバ製薬　25mg1錠[7.8円/錠]，チアプリド錠25mg「日医工」：ダイト　25mg1錠[7.8円/錠]，チアプリド錠50mg「JG」：長生堂　50mg1錠[9.9円/錠]，チアプリド錠50mg「サワイ」：沢井　50mg1錠[9.9円/錠]，チアプリド錠50mg「テバ」：テバ製薬　50mg1錠[9.9円/錠]，チアプリド錠50mg「日医工」：ダイト　50mg1錠[9.9円/錠]，チアプリド塩酸塩錠25mg「アメル」：共和薬品　25mg1錠[7.8円/錠]，チアプリド塩酸塩錠50mg「アメル」：共和薬品　50mg1錠[9.9円/錠]，ボインリール錠25：日新－山形　25mg1錠[7.8円/錠]，ボインリール錠50mg：日新－山形　50mg1錠[9.9円/錠]

クラリシッド錠50mg小児用　規格：50mg1錠[57.9円/錠]
クラリシッド・ドライシロップ10%小児用
規格：100mg1g[93.6円/g]

クラリスロマイシン　アボット　614

【効能効果】

(1)一般感染症
〈適応菌種〉本剤に感性のブドウ球菌属，レンサ球菌属，肺炎球菌，モラクセラ(ブランハメラ)・カタラーリス，インフルエンザ菌，レジオネラ属，百日咳菌，カンピロバクター属，クラミジア属，マイコプラズマ属
〈適応症〉
表在性皮膚感染症，深在性皮膚感染症，リンパ管・リンパ節炎，慢性膿皮症
外傷・熱傷及び手術創等の二次感染
咽頭・喉頭炎，扁桃炎，急性気管支炎，肺炎，肺膿瘍，慢性呼吸器病変の二次感染
感染性腸炎
中耳炎，副鼻腔炎
猩紅熱
百日咳

(2)後天性免疫不全症候群(エイズ)に伴う播種性マイコバクテリウム・アビウムコンプレックス(MAC)症
〈適応菌種〉本剤に感性のマイコバクテリウム・アビウムコンプレックス(MAC)
〈適応症〉後天性免疫不全症候群(エイズ)に伴う播種性マイコバクテリウム・アビウムコンプレックス(MAC)症

【対応標準病名】

◎	AIDS	HIV非結核性抗酸菌症	咽頭炎
	咽頭喉頭炎	外傷	感染性腸炎
	急性気管支炎	後天性免疫不全症候群	喉頭炎
	挫創	術後創部感染	猩紅熱
	創傷	創傷感染症	中耳炎
	熱傷	肺炎	肺膿瘍
	皮膚感染症	百日咳	副鼻腔炎
	扁桃炎	慢性膿皮症	リンパ管炎
	リンパ節炎	裂傷	裂創
○	AIDS関連症候群	HIV感染	HIV感染症
あ	S状結腸炎	亜急性気管支炎	亜急性リンパ管炎
	足第1度熱傷	足第2度熱傷	足第3度熱傷
	足熱傷	アルカリ腐蝕	アンギナ
	異型猩紅熱	胃腸炎	胃腸管熱傷
	胃熱傷	陰茎第1度熱傷	陰茎第2度熱傷
	陰茎第3度熱傷	陰茎熱傷	咽頭気管炎
	咽頭痛	咽頭熱傷	咽頭扁桃炎
	陰のう第1度熱傷	陰のう第2度熱傷	陰のう第3度熱傷
	陰のう熱傷	インフルエンザ菌気管支炎	インフルエンザ菌喉頭炎
	インフルエンザ菌性喉頭気管炎	会陰第1度熱傷	会陰第2度熱傷
	会陰第3度熱傷	会陰熱傷	会陰部化膿創
	腋窩第1度熱傷	腋窩第2度熱傷	腋窩第3度熱傷
	腋窩熱傷	壊死性肺炎	壊疽性咽頭炎
か	炎症性腸疾患	汚染擦過創	外陰第1度熱傷
	外陰第2度熱傷	外陰第3度熱傷	外陰熱傷
	外傷性穿孔性中耳炎	外傷性中耳炎	回腸炎
	開放性脳損傷髄膜炎	潰瘍性咽頭炎	下咽頭炎
	下咽頭熱傷	化学外傷	下顎熱傷
	下顎部第1度熱傷	下顎部第2度熱傷	下顎部第3度熱傷
	角結膜腐蝕	角膜アルカリ化学熱傷	角膜酸化学熱傷
	角膜酸性熱傷	角膜熱傷	下肢第1度熱傷
	下肢第2度熱傷	下肢第3度熱傷	下肢熱傷
	下腿足部熱傷	下腿熱傷	下腿部第1度熱傷
	下腿部第2度熱傷	下腿部第3度熱傷	カタル性胃腸炎
	カタル性咽頭炎	化膿性喉頭炎	化膿性中耳炎
	化膿性副鼻腔炎	下半身第1度熱傷	下半身第2度熱傷
	下半身第3度熱傷	下半身熱傷	下腹部第1度熱傷
	下腹部第2度熱傷	下腹部第3度熱傷	眼化学熱傷
	眼球熱傷	眼瞼化学熱傷	眼瞼第1度熱傷
	眼瞼第2度熱傷	眼瞼第3度熱傷	眼瞼熱傷
	眼周囲化学熱傷	眼周囲第1度熱傷	眼周囲第2度熱傷
	眼周囲第3度熱傷	感染性胃腸炎	感染性咽頭炎
	感染性下痢症	感染性喉頭気管炎	感染性大腸炎
	眼熱傷	感冒性胃腸炎	感冒性大腸炎
	感冒性腸炎	顔面損傷	顔面第1度熱傷
	顔面第2度熱傷	顔面第3度熱傷	顔面熱傷
	気管支肺炎	気管熱傷	偽猩紅熱
	気道熱傷	偽膜性咽頭炎	偽膜性気管支炎
	偽膜性喉頭炎	偽膜性扁桃炎	急性アデノイド咽頭炎
	急性アデノイド扁桃炎	急性胃腸炎	急性咽頭炎
	急性咽頭喉頭炎	急性咽頭扁桃炎	急性壊疽性喉頭炎
	急性壊疽性扁桃炎	急性潰瘍性喉頭炎	急性潰瘍性扁桃炎
	急性化膿性咽頭炎	急性化膿性中耳炎	急性化膿性扁桃炎
	急性気管気管支炎	急性喉頭炎	急性喉頭気管炎
	急性喉頭気管気管支炎	急性声帯炎	急性声門下喉頭炎
	急性腺窩性扁桃炎	急性大腸炎	急性中耳炎
	急性腸炎	急性肺炎	急性反復性気管支炎

	急性浮腫性喉頭炎	急性扁桃炎	胸腔熱傷
	胸部外傷	胸部上腕熱傷	胸部損傷
	胸部第 1 度熱傷	頬部第 1 度熱傷	胸部第 2 度熱傷
	頬部第 2 度熱傷	胸部第 3 度熱傷	頬部第 3 度熱傷
	胸部熱傷	躯幹薬傷	グラデニーゴ症候群
	クループ性気管支炎	頚部第 1 度熱傷	頚部第 2 度熱傷
	頚部第 3 度熱傷	頚部熱傷	頚部膿疱
	結膜熱傷	結膜のうアルカリ化学熱傷	結膜のう酸化学熱傷
	結膜腐蝕	下痢症	肩甲間部第 1 度熱傷
	肩甲間部第 2 度熱傷	肩甲間部第 3 度熱傷	肩甲間部熱傷
	肩甲部第 1 度熱傷	肩甲部第 2 度熱傷	肩甲部第 3 度熱傷
	肩甲部熱傷	肩部第 1 度熱傷	肩部第 2 度熱傷
	肩部第 3 度熱傷	口腔上顎洞瘻	口腔第 1 度熱傷
	口腔第 2 度熱傷	口腔第 3 度熱傷	口腔熱傷
	紅色陰癬	口唇第 1 度熱傷	口唇第 2 度熱傷
	口唇第 3 度熱傷	口唇熱傷	喉頭外傷
	喉頭周囲炎	喉頭損傷	喉頭熱傷
	肛門第 1 度熱傷	肛門第 2 度熱傷	肛門第 3 度熱傷
さ	肛門熱傷	鼓室内水腫	臍周囲炎
	再発性中耳炎	酸腐蝕	耳介部第 1 度熱傷
	耳介部第 2 度熱傷	耳介部第 3 度熱傷	趾化膿創
	子宮熱傷	篩骨洞炎	示指化膿創
	四肢挫傷	四肢第 1 度熱傷	四肢第 2 度熱傷
	四肢第 3 度熱傷	四肢熱傷	歯性上顎洞炎
	歯性副鼻腔炎	趾第 1 度熱傷	趾第 2 度熱傷
	趾第 3 度熱傷	膝部第 1 度熱傷	膝部第 2 度熱傷
	膝部第 3 度熱傷	趾熱傷	縦隔膿瘍
	習慣性アンギナ	習慣性扁桃炎	手関節部第 1 度熱傷
	手関節部第 2 度熱傷	手関節部第 3 度熱傷	手指第 1 度熱傷
	手指第 2 度熱傷	手指第 3 度熱傷	手指端熱傷
	手指熱傷	手術創部膿瘍	手術創離開
	手掌第 1 度熱傷	手掌第 2 度熱傷	手掌第 3 度熱傷
	手掌熱傷	出血性大腸炎	出血性中耳炎
	出血性腸炎	術後横隔膜下膿瘍	術後性中耳炎
	術後性慢性中耳炎	術後膿瘍	術後腹腔内膿瘍
	術後腹壁膿瘍	手背第 1 度熱傷	手背第 2 度熱傷
	手背第 3 度熱傷	手背熱傷	上咽頭炎
	上顎洞炎	上鼓室化膿症	上肢第 1 度熱傷
	上肢第 2 度熱傷	上肢第 3 度熱傷	上肢熱傷
	焼身自殺未遂	小児肺炎	小児副鼻腔炎
	小膿疱性皮膚炎	上半身第 1 度熱傷	上半身第 2 度熱傷
	上半身第 3 度熱傷	上半身熱傷	踵部第 1 度熱傷
	踵部第 2 度熱傷	踵部第 3 度熱傷	上腕第 1 度熱傷
	上腕第 2 度熱傷	上腕第 3 度熱傷	上腕熱傷
	食道熱傷	滲出性気管支炎	新生児 HIV 感染症
	新生児中耳炎	水疱性中耳炎	精巣熱傷
	舌熱傷	舌扁桃炎	前額部第 1 度熱傷
	前額部第 2 度熱傷	前額部第 3 度熱傷	腺窩性アンギナ
	前胸部第 1 度熱傷	前胸部第 2 度熱傷	前胸部第 3 度熱傷
	前胸部熱傷	穿孔性中耳炎	全身挫傷
	全身第 1 度熱傷	全身第 2 度熱傷	全身第 3 度熱傷
	全身熱傷	前頭洞炎	前腕手部熱傷
	前腕第 1 度熱傷	前腕第 2 度熱傷	前腕第 3 度熱傷
	前腕熱傷	増殖性化膿性口内炎	創部膿瘍
	足関節第 1 度熱傷	足関節第 2 度熱傷	足関節第 3 度熱傷
	足関節熱傷	側胸部第 1 度熱傷	側胸部第 2 度熱傷
	側胸部第 3 度熱傷	足底熱傷	足底部第 1 度熱傷
	足底部第 2 度熱傷	足底部第 3 度熱傷	足背部第 1 度熱傷
	足背部第 2 度熱傷	足背部第 3 度熱傷	側腹部第 1 度熱傷
	側腹部第 2 度熱傷	側腹部第 3 度熱傷	鼡径部第 1 度熱傷
	鼡径部第 2 度熱傷	鼡径部第 3 度熱傷	鼡径部熱傷
た	第 1 度熱傷	第 1 度腐蝕	第 2 度熱傷
	第 2 度腐蝕	第 3 度熱傷	第 3 度腐蝕
	第 4 度熱傷	体幹第 1 度熱傷	体幹第 2 度熱傷

	体幹第 3 度熱傷	体幹熱傷	大腿熱傷
	大腿部第 1 度熱傷	大腿部第 2 度熱傷	大腿部第 3 度熱傷
	大腸炎	体表面積 10%未満の熱傷	体表面積 10 － 19%の熱傷
	体表面積 20 － 29%の熱傷	体表面積 30 － 39%の熱傷	体表面積 40 － 49%の熱傷
	体表面積 50 － 59%の熱傷	体表面積 60 － 69%の熱傷	体表面積 70 － 79%の熱傷
	体表面積 80 － 89%の熱傷	体表面積 90%以上の熱傷	大葉性肺炎
	多発性外傷	多発性昆虫咬創	多発性挫傷
	多発性擦過創	多発性第 1 度熱傷	多発性第 2 度熱傷
	多発性第 3 度熱傷	多発性熱傷	多発性膿疱症
	多発性表在損傷	単純性中耳炎	腟熱傷
	腟壁縫合不全	中耳炎性顔面神経麻痺	虫垂炎術後残膿瘍
	肘部第 1 度熱傷	肘部第 2 度熱傷	肘部第 3 度熱傷
	腸炎	腸カタル	腸間膜リンパ節炎
	蝶形骨洞炎	沈下性肺炎	陳旧性中耳炎
	手第 1 度熱傷	手第 2 度熱傷	手第 3 度熱傷
	手熱傷	殿部第 1 度熱傷	殿部第 2 度熱傷
	殿部第 3 度熱傷	殿部熱傷	頭部第 1 度熱傷
	頭部第 2 度熱傷	頭部第 3 度熱傷	頭部熱傷
な	内部尿路性器の熱傷	軟口蓋熱傷	難治性乳児下痢症
	乳児下痢	乳児肺炎	乳頭部第 1 度熱傷
	乳頭部第 2 度熱傷	乳頭部第 3 度熱傷	乳房第 1 度熱傷
	乳房第 2 度熱傷	乳房第 3 度熱傷	乳房熱傷
	乳輪部第 1 度熱傷	乳輪部第 2 度熱傷	乳輪部第 3 度熱傷
は	膿皮症	膿疱	肺壊疽
	肺炎合併肺膿瘍	肺炎球菌性咽頭炎	肺炎球菌性気管支炎
	肺化膿症	敗血症性咽頭炎	敗血症性気管支炎
	敗血症性肺炎	敗血症性皮膚炎	肺熱傷
	背部第 1 度熱傷	背部第 2 度熱傷	背部第 3 度熱傷
	背部熱傷	抜歯後感染	半身第 1 度熱傷
	半身第 2 度熱傷	半身第 3 度熱傷	汎副鼻腔炎
	非定型肺炎	非特異性腸間膜リンパ節炎	非特異性リンパ節炎
	鼻部第 1 度熱傷	鼻部第 2 度熱傷	鼻部第 3 度熱傷
	びまん性肺炎	腹部第 1 度熱傷	腹部第 2 度熱傷
	腹部第 3 度熱傷	腹部熱傷	腹壁創し開
	腹壁縫合糸膿瘍	腹壁縫合不全	腐蝕
	ぶどう球菌性咽頭炎	ぶどう球菌性肺膿瘍	ぶどう球菌性扁桃炎
	閉塞性肺炎	扁桃性アンギナ	縫合糸膿瘍
	縫合不全	縫合部膿瘍	放射線性熱傷
	母指球部第 1 度熱傷	母指球部第 2 度熱傷	母指球部第 3 度熱傷
	母指第 1 度熱傷	母指第 2 度熱傷	母指第 3 度熱傷
ま	母指熱傷	マイコプラズマ気管支炎	膜性咽頭炎
	慢性咽喉頭炎	慢性化膿性穿孔性中耳炎	慢性化膿性中耳炎
	慢性耳管鼓室化膿性中耳炎	慢性上鼓室乳突洞化膿性中耳炎	慢性穿孔性中耳炎
	慢性中耳炎	慢性中耳炎急性増悪	慢性中耳炎後遺症
	慢性中耳炎術後再燃	慢性肺化膿症	慢性副鼻腔炎
	慢性副鼻腔炎急性増悪	慢性副鼻腔膿瘍	慢性扁桃炎
	慢性リンパ管炎	慢性リンパ節炎	耳後部リンパ節炎
	耳後部リンパ腺炎	脈絡網膜熱傷	無熱性肺炎
や	薬傷	腰部第 1 度熱傷	腰部第 2 度熱傷
ら	腰部第 3 度熱傷	腰部熱傷	良性慢性化膿性中耳炎
	連鎖球菌気管支炎	連鎖球菌性アンギナ	連鎖球菌性咽頭炎
	連鎖球菌性喉頭炎	連鎖球菌性喉頭気管炎	連鎖球菌性扁桃炎
	老人性肺炎		

△	HIV － 1 感染症	HIV － 2 感染症	MRSA 肺化膿症
あ	RS ウイルス気管支炎	アキレス腱筋腱移行部断裂	アキレス腱挫傷
	アキレス腱挫創	アキレス腱切創	アキレス腱断裂
	アキレス腱部分断裂	足異物	足開放創
	足挫創	足切創	亜脱臼
	圧挫傷	圧挫創	圧迫骨折

	圧迫神経炎	アレルギー性副鼻腔炎	医原性気胸
	犬咬創	陰茎開放創	陰茎挫創
	陰茎折症	陰茎裂創	咽頭開放創
	咽頭創傷	咽頭チフス	陰のう開放創
	陰のう裂創	陰部切創	インフルエンザ菌性咽頭炎
	ウイルス性咽頭炎	ウイルス性気管支炎	ウイルス性扁桃炎
	会陰裂傷	エコーウイルス気管支炎	横隔膜損傷
か	横骨折	汚染創	外陰開放創
	外陰部挫創	外陰部切創	外陰部裂傷
	外耳開放創	外耳道創傷	外耳部外傷性異物
	外耳部外傷性腫脹	外耳部外傷性皮下異物	外耳部割創
	外耳部貫通創	外耳部咬創	外耳部挫傷
	外耳部挫創	外耳部擦過創	外耳部刺創
	外耳部切創	外耳部創傷	外耳部打撲傷
	外耳部虫刺傷	外耳部皮下血腫	外耳部皮下出血
	外傷後早期合併症	外傷性一過性麻痺	外傷性異物
	外傷性横隔膜ヘルニア	外傷性眼球ろう	外傷性空気塞栓症
	外傷性咬合	外傷性虹彩離断	外傷性硬膜動静脈瘻
	外傷性耳出血	外傷性脂肪塞栓症	外傷性縦隔気腫
	外傷性食道破裂	外傷性脊髄出血	外傷性切断
	外傷性動静脈瘻	外傷性動脈血腫	外傷性動脈瘤
	外傷性乳び胸	外傷性脳圧迫	外傷性脳圧迫・頭蓋内に達する開放創合併あり
	外傷性脳圧迫・頭蓋内に達する開放創合併なし	外傷性脳症	外傷性破裂
	外傷性皮下気腫	外傷性皮下血腫	外耳裂創
	開放骨折	開放性外傷性脳圧迫	開放性陥没骨折
	開放性胸膜損傷	開放性脱臼	開放性脱臼骨折
	開放性脳挫創	開放性脳底部挫傷	開放性びまん性脳損傷
	開放性粉砕骨折	開放創	下咽頭創傷
	下顎外傷性異物	下顎開放創	下顎割創
	下顎貫通創	下顎口唇挫創	下顎咬創
	下顎挫傷	下顎挫創	下顎擦過創
	下顎刺創	下顎切創	下顎創傷
	下顎打撲傷	下顎皮下血腫	下顎部挫傷
	下顎部打撲傷	下顎部皮膚欠損創	下顎裂創
	踵裂創	顎関節部開放創	顎関節部割創
	顎関節部貫通創	顎関節部咬創	顎関節部挫傷
	顎関節部挫創	顎関節部擦過創	顎関節部刺創
	顎関節部切創	顎関節部創傷	顎関節部打撲傷
	顎関節部皮下血腫	顎関節部裂創	顎部挫傷
	顎部打撲傷	角膜挫創	角膜切傷
	角膜切創	角膜創傷	角膜破裂
	角膜裂傷	下腿汚染創	下腿開放創
	下腿挫創	下腿切創	下腿皮膚欠損創
	下腿裂創	割創	カテーテル感染症
	カテーテル敗血症	化膿性リンパ節炎	眼黄斑部裂孔
	眼窩創傷	眼窩部挫創	眼窩裂傷
	眼球結膜裂傷	眼球損傷	眼球破裂
	眼球裂傷	眼瞼外傷性異物	眼瞼外傷性腫脹
	眼瞼外傷性皮下異物	眼瞼開放創	眼瞼割創
	眼瞼貫通創	眼瞼咬創	眼瞼挫創
	眼瞼擦過創	眼瞼刺創	眼瞼切創
	眼瞼創傷	眼瞼虫刺傷	眼瞼裂創
	環指圧挫傷	環指挫傷	環指挫創
	環指切創	環指剥皮創	環指皮膚欠損創
	眼周囲部外傷性異物	眼周囲部外傷性腫脹	眼周囲部外傷性皮下異物
	眼周囲部開放創	眼周囲部割創	眼周囲部貫通創
	眼周囲部咬創	眼周囲部挫創	眼周囲部擦過創
	眼周囲部刺創	眼周囲部切創	眼周囲部創傷
	眼周囲部虫刺傷	眼周囲部裂創	関節血腫
	関節骨折	関節挫傷	関節打撲

	完全骨折	完全脱臼	貫通刺創
	貫通銃創	貫通性挫滅創	貫通創
	眼部外傷性異物	眼部外傷性腫脹	眼部外傷性皮下異物
	眼部開放創	眼部割創	眼部貫通創
	眼部咬創	眼部挫創	眼部擦過創
	眼部刺創	眼部切創	眼部創傷
	眼部虫刺傷	眼部裂創	陥没骨折
	顔面汚染創	顔面外傷性異物	顔面開放創
	顔面割創	顔面貫通創	顔面咬創
	顔面挫傷	顔面挫創	顔面擦過創
	顔面刺創	顔面切創	顔面創傷
	顔面搔創	顔面多発開放創	顔面多発割創
	顔面多発貫通創	顔面多発咬創	顔面多発挫傷
	顔面多発挫創	顔面多発擦過創	顔面多発刺創
	顔面多発切創	顔面多発創傷	顔面多発打撲傷
	顔面多発虫刺傷	顔面多発皮下血腫	顔面多発皮下出血
	顔面多発裂創	顔面打撲傷	顔面皮下血腫
	顔面皮膚欠損創	顔面裂創	乾酪性副鼻腔炎
	胸管損傷	胸腺損傷	頬粘膜咬傷
	頬粘膜咬創	胸部汚染創	頬部外傷性異物
	頬部開放創	頬部割創	頬部貫通創
	頬部咬創	頬部挫傷	胸部挫創
	頬部挫創	頬部擦過創	頬部刺創
	胸部食道損傷	胸部切創	頬部切創
	頬部創傷	頬部打撲傷	胸部皮下気腫
	頬部皮下血腫	胸部皮膚欠損創	頬部皮膚欠損創
	頬部裂創	胸壁開放創	胸壁刺創
	強膜切創	強膜創傷	胸膜損傷・胸腔に達する開放創合併あり
	胸膜肺炎	強膜裂傷	胸膜裂創
	棘刺創	魚咬創	亀裂骨折
	筋損傷	筋断裂	筋肉内血腫
	屈曲骨折	クラミジア肺炎	頚管破裂
	脛骨顆部割創	頚部開放創	頚部挫創
	頚部食道開放創	頚部切創	頚部皮膚欠損創
	頚部リンパ節炎	結核性中耳炎	血管切断
	血管損傷	血腫	結膜創傷
	結膜裂傷	腱切創	腱損傷
	腱断裂	腱部分断裂	腱裂傷
	高エネルギー外傷	口蓋挫傷	口蓋切創
	口蓋裂創	口角部挫創	口角部裂創
	口腔外傷性異物	口腔外傷性腫脹	口腔開放創
	口腔割創	口腔挫傷	口腔挫創
	口腔擦過創	口腔刺創	口腔切創
	口腔創傷	口腔打撲傷	口腔内血腫
	口腔粘膜咬傷	口腔粘膜咬創	口腔裂創
	後出血	口唇外傷性異物	口唇外傷性腫脹
	口唇外傷性皮下異物	口唇開放創	口唇割創
	口唇貫通創	口唇咬傷	口唇咬創
	口唇挫傷	口唇挫創	口唇擦過創
	口唇刺創	口唇切創	口唇創傷
	口唇打撲傷	口唇虫刺傷	口唇皮下血腫
	口唇皮下出血	口唇裂創	抗生物質起因性大腸炎
	抗生物質起因性腸炎	溝創	咬創
	後頭部外傷	後頭部割創	後頭部挫傷
	後頭部挫創	後頭部切創	後頭部打撲傷
	後頭部裂創	広範性軸索損傷	広汎性神経損傷
	後方脱臼	硬膜損傷	硬膜裂傷
	肛門裂創	コクサッキーウイルス気管支炎	骨折
	骨盤部裂創	昆虫咬創	昆虫刺傷
さ	コントル・クー損傷	採皮創	挫傷
	擦過創	擦過皮下血腫	挫滅傷
	挫滅創	耳介外傷性異物	耳介外傷性腫脹
	耳介外傷性皮下異物	耳介開放創	耳介割創

耳介貫通創	耳介咬創	耳介挫傷
耳介挫創	耳介擦過創	耳介刺創
耳介切創	耳介創傷	耳介打撲傷
耳介虫刺傷	耳介皮下血腫	耳介皮下出血
趾開放創	耳介裂創	耳下腺部打撲
指間切創	趾間切創	子宮頚管裂傷
子宮頚部環状剥離	刺咬症	趾挫創
示指 MP 関節挫傷	示指 PIP 開放創	示指割創
示指挫傷	示指挫創	示指刺創
四肢静脈損傷	示指切創	四肢動脈損傷
示指皮膚欠損創	耳前部挫創	刺創
膝蓋部挫創	膝下部挫創	膝窩部銃創
膝関節部異物	膝関節部挫創	膝部異物
膝部開放創	膝部割創	膝部咬創
膝部挫創	膝部切創	膝部裂創
歯肉挫傷	歯肉切創	歯肉裂創
斜骨折	射創	尺骨近位端骨折
尺骨鉤状突起骨折	手圧挫傷	縦隔血腫
縦骨折	銃自殺未遂	銃創
重複骨折	手関節挫滅傷	手関節挫滅創
手関節掌側部挫創	手関節部挫創	手関節部切創
手関節部創傷	手関節部裂創	手指圧挫傷
手指汚染創	手指開放創	手指咬創
種子骨開放骨折	種子骨骨折	手指挫傷
手指挫創	手指挫滅傷	手指挫滅創
手指刺創	手指切創	手指打撲傷
手指剥皮創	手指皮下血腫	手指皮膚欠損創
手掌挫創	手掌刺創	手掌切創
手掌剥皮創	手掌皮膚欠損創	術後感染症
術後血腫	術後消化管出血性ショック	術後ショック
術後髄膜炎	術後敗血症	術後皮下気腫
手背皮膚欠損創	手背部挫創	手背部切創
手部汚染創	上顎挫傷	上顎擦過創
上顎切創	上顎打撲傷	上顎皮下血腫
上顎部裂創	上口唇挫傷	猩紅熱性心筋炎
猩紅熱性中耳炎	踵骨部挫滅創	小指咬創
小指挫傷	小指挫創	小指切創
硝子体切断	小指皮膚欠損創	上唇小帯裂創
上腕汚染創	上腕貫通銃創	上腕挫創
上腕皮膚欠損創	上腕部開放創	食道損傷
処女膜裂傷	神経根ひきぬき損傷	神経切断
神経叢損傷	神経叢不全損傷	神経損傷
神経断裂	針刺創	靱帯ストレイン
靱帯損傷	靱帯断裂	靱帯捻挫
靱帯裂傷	心内異物	ストレイン
精巣開放創	精巣破裂	声門外傷
舌開放創	舌下顎挫創	舌咬傷
舌咬創	舌挫創	舌刺創
舌切創	切創	舌創傷
切断	舌裂創	前額部外傷性異物
前額部外傷性腫脹	前額部外傷性皮下異物	前額部開放創
前額部割創	前額部貫通創	前額部咬創
前額部挫創	前額部擦過創	前額部刺創
前額部切創	前額部創傷	前額部虫刺傷
前額部虫刺症	前額部皮膚欠損創	前額部裂創
前胸部挫創	前頚頭頂部挫創	仙骨部挫創
仙骨部皮膚欠損創	潜在性結核感染症	線状骨折
全身擦過創	穿通創	前頭部割創
前頭部挫傷	前頭部挫創	前頭部切創
前頭部打撲傷	前頭部皮膚欠損創	前方脱臼
前腕汚染創	前腕開放創	前腕咬創
前腕挫創	前腕刺創	前腕切創
前腕皮膚欠損創	前腕裂創	爪下異物
爪下挫滅傷	爪下挫滅創	掻創

	足関節内果部挫創	足関節部挫創	足底異物
	足底部咬創	足底部刺創	足底部皮膚欠損創
	側頭部割創	側頭部挫創	側頭部切創
	側頭部打撲傷	側頭部皮下血腫	足背部挫創
	足背部切創	足部汚染創	側腹部咬創
	側腹部挫創	側腹壁開放創	足部皮膚欠損創
	足部裂創	鼡径部開放創	鼡径部切創
た	損傷	第 5 趾皮膚欠損創	大腿汚染創
	大腿咬創	大腿挫創	大腿皮膚欠損創
	大腿部開放創	大腿部刺創	大腿部切創
	大腿裂創	大転子部挫創	多剤耐性結核
	脱臼	脱臼骨折	多発性開放創
	多発性咬創	多発性切創	多発性穿刺創
	多発性裂創	打撲割創	打撲血腫
	打撲挫創	打撲擦過創	打撲傷
	打撲皮下血腫	単純脱臼	腟開放創
	腟断端炎	腟断端出血	腟裂傷
	肘関節骨折	肘関節挫創	肘関節脱臼骨折
	肘関節部開放創	中指咬創	中指挫傷
	中指挫創	中指刺創	中指切創
	中指皮膚欠損創	中手骨関節部挫創	中枢神経系損傷
	肘頭骨折	肘部挫創	肘部切創
	肘部皮膚欠損創	手開放創	手咬創
	手挫創	手刺創	手切創
	転位性骨折	殿部異物	殿部開放創
	殿部咬創	殿部刺創	殿部切創
	殿部皮膚欠損創	殿部裂創	頭頂部挫傷
	頭頂部挫創	頭頂部擦過創	頭頂部切創
	頭頂部打撲傷	頭頂部裂創	頭皮外傷性腫脹
	頭皮開放創	頭皮下血腫	頭皮剥離
	頭皮表在損傷	頭部異物	頭部外傷性皮下異物
	頭部外傷性皮下気腫	頭部開放創	頭部割創
	頭部頚部挫傷	頭部頚部挫創	頭部頚部打撲傷
	頭部血腫	頭部挫傷	頭部挫創
	頭部擦過創	頭部刺創	頭部切創
	頭部多発開放創	頭部多発割創	頭部多発咬創
	頭部多発挫傷	頭部多発挫創	頭部多発擦過創
	頭部多発刺創	頭部多発切創	頭部多発創傷
	頭部多発打撲傷	頭部多発皮下血腫	頭部多発裂創
	頭部打撲	頭部打撲血腫	頭部打撲傷
	頭部虫刺傷	動物咬創	頭部皮下異物
	頭部皮下血腫	頭部皮下出血	頭部皮膚欠損創
	頭部裂創	動脈損傷	特発性関節脱臼
な	飛び降り自殺未遂	飛び込み自殺未遂	内視鏡検査中腸穿孔
	軟口蓋血腫	軟口蓋挫創	軟口蓋創傷
	軟口蓋破裂	肉離れ	乳腺内異物
	乳房異物	尿管切石術後感染症	猫咬創
	捻挫	脳挫傷	脳挫傷・頭蓋内に達する開放創合併あり
	脳挫傷・頭蓋内に達する開放創合併なし	脳挫創	脳挫創・頭蓋内に達する開放創合併あり
	脳挫創・頭蓋内に達する開放創合併なし	脳損傷	脳対側損傷
	脳直撃損傷	脳底部挫傷	脳底部挫傷・頭蓋内に達する開放創合併あり
は	脳底部挫傷・頭蓋内に達する開放創合併なし	脳裂傷	肺非結核性抗酸菌症
	爆死自殺未遂	剥離骨折	パラインフルエンザウイルス気管支炎
	破裂骨折	皮下異物	皮下気腫
	皮下血腫	鼻下擦過創	皮下静脈損傷
	皮下損傷	非結核性抗酸菌症	非結核性抗酸菌性滑膜炎
	非結核性抗酸菌性胸膜炎	非結核性抗酸菌性腱鞘炎	非結核性抗酸菌性股関節炎
	非結核性抗酸菌性骨髄炎	非結核性抗酸菌性脊椎炎	非結核性抗酸菌性皮膚潰瘍
	非結核性抗酸菌性リンパ節炎	鼻根部打撲挫創	鼻根部裂創

	膝汚染創	膝皮膚欠損創	皮神経挫傷
	鼻前庭部挫創	鼻尖部挫創	非熱傷性水疱
	鼻部外傷性異物	鼻部外傷性腫脹	鼻部外傷性皮下異物
	鼻部開放創	眉部割創	鼻部割創
	鼻部貫通創	腓腹筋挫創	眉部血腫
	皮膚欠損創	鼻部咬創	鼻部挫傷
	鼻部挫創	鼻部擦過創	鼻部刺創
	鼻部切創	鼻部創傷	皮膚損傷
	鼻部打撲傷	鼻部虫刺傷	皮膚剥脱創
	鼻部皮下血腫	鼻部皮下出血	皮膚非結核性抗酸菌症
	鼻部皮膚欠損創	鼻部皮膚剥離創	鼻部裂創
	びまん性脳損傷	びまん性脳損傷・頭蓋内に達する開放創合併あり	びまん性脳損傷・頭蓋内に達する開放創合併なし
	眉毛部割創	眉毛部裂創	表皮剥離
	鼻翼部切創	鼻翼部裂創	複雑脱臼
	伏針	副鼻腔開放創	副鼻腔真菌症
	腹部汚染創	腹部刺創	腹部皮膚欠損創
	腹壁異物	腹壁開放創	不全骨折
	ブラックアイ	粉砕骨折	分娩時会陰裂傷
	分娩時軟産道損傷	閉鎖性外傷性脳圧迫	閉鎖性骨折
	閉鎖性脱臼	閉鎖性脳挫創	閉鎖性脳底部挫傷
	閉鎖性びまん性脳損傷	扁桃チフス	縫合不全出血
	帽状腱膜下出血	包皮挫創	包皮切創
	包皮裂創	母指咬創	母指挫傷
	母指挫創	母趾挫創	母指示指間切創
	母指刺創	母指切創	母指打撲挫創
	母指打撲傷	母指皮膚欠損創	母趾皮膚欠損創
ま	母指末節部挫創	末梢血管外傷	末梢神経損傷
	眉間部挫創	眉間部裂創	耳後部挫創
	耳後部打撲傷	盲管銃創	網膜振盪
や	網脈絡膜裂傷	モンテジア骨折	腰部切創
ら	腰部打撲挫創	ライノウイルス気管支炎	らせん骨折
	離開骨折	淋菌性咽頭炎	涙管損傷
	涙管断裂	涙道損傷	轢過創
わ	裂離	裂離骨折	若木骨折

※ **適応外使用可**
原則として，「クラリスロマイシン（小児用）【内服薬】」を「歯周組織炎，顎炎」に対し処方した場合，当該使用事例を審査上認める。

用法用量

〔錠〕

効能効果(1)の場合：通常，小児にはクラリスロマイシンとして1日体重1kgあたり10〜15mg（力価）を2〜3回に分けて経口投与する。レジオネラ肺炎に対しては，1日体重1kgあたり15mg（力価）を2〜3回に分けて経口投与する。なお，年齢，症状により適宜増減する。

効能効果(2)の場合：通常，小児にはクラリスロマイシンとして1日体重1kgあたり15mg（力価）を2回に分けて経口投与する。なお，年齢，症状により適宜増減する。

〔ドライシロップ〕

効能効果(1)の場合：用時懸濁し，通常，小児にはクラリスロマイシンとして1日体重1kgあたり10〜15mg（力価）を2〜3回に分けて経口投与する。レジオネラ肺炎に対しては，1日体重1kgあたり15mg（力価）を2〜3回に分けて経口投与する。なお，年齢，症状により適宜増減する。

効能効果(2)の場合：用時懸濁し，通常，小児にはクラリスロマイシンとして1日体重1kgあたり15mg（力価）を2回に分けて経口投与する。なお，年齢，症状により適宜増減する。

用法用量に関連する使用上の注意

(1)本剤の使用にあたっては，耐性菌の発現等を防ぐため，原則として感受性を確認し，疾病の治療上必要な最小限の期間の投与にとどめること。

(2)一般感染症において，小児の1日投与量は成人の標準用量（1日400mg）を上限とすること。

(3)免疫不全など合併症を有さない軽症ないし中等症のレジオネラ肺炎に対し，1日400mg分2投与することにより，通常2〜5日で症状は改善に向う。症状が軽快しても投与は2〜3週間継続することが望ましい。また，レジオネラ肺炎は再発の頻度が高い感染症であるため，特に免疫低下の状態にある患者などでは，治療終了後，更に2〜3週間投与を継続し症状を観察する必要がある。なお，投与期間中に症状が悪化した場合には，速やかにレジオネラに有効な注射剤（キノロン系薬剤など）への変更が必要である。

(4)後天性免疫不全症候群（エイズ）に伴う播種性マイコバクテリウム・アビウムコンプレックス（MAC）症の治療に用いる場合，国内外の最新のガイドライン等を参考に併用療法を行うこと。

(5)後天性免疫不全症候群（エイズ）に伴う播種性MAC症の治療に用いる場合，臨床的又は細菌学的な改善が認められた後も継続投与すべきである。

禁忌

(1)本剤に対して過敏症の既往歴のある患者

(2)ピモジド，エルゴタミン含有製剤，タダラフィル［アドシルカ］を投与中の患者

(3)肝臓又は腎臓に障害のある患者で，コルヒチンを投与中の患者

併用禁忌

薬剤名等	臨床症状・措置方法	機序・危険因子
ピモジド［オーラップ］	QT延長，心室性不整脈（Torsades de pointesを含む）等の心血管系副作用が報告されている。	本剤のCYP3A4に対する阻害作用により，左記薬剤の代謝が阻害され，それらの血中濃度が上昇する可能性がある。
エルゴタミン（エルゴタミン酒石酸塩，ジヒドロエルゴタミンメシル酸塩）含有製剤［クリアミン，ジヒデルゴット］	血管攣縮等の重篤な副作用をおこすおそれがある。	
タダラフィル［アドシルカ］	左記薬剤のクリアランスが高度に減少し，その作用が増強するおそれがある。	

クラリス錠50小児用：大正　50mg1錠［54.9円/錠］
クラリスドライシロップ10%小児用：大正　100mg1g［90.4円/g］

クラリスロマイシンDS10%「MEEK」：小林化工　100mg1g［59.3円/g］，クラリスロマイシンDS10%小児用「CH」：長生堂　100mg1g［45.8円/g］，クラリスロマイシンDS10%小児用「EMEC」：メディサ　100mg1g［59.3円/g］，クラリスロマイシンDS10%小児用「サワイ」：沢井　100mg1g［45.8円/g］，クラリスロマイシンDS10%小児用「日医工」：日医工　100mg1g［45.8円/g］，クラリスロマイシンDS小児用10%「タカタ」：高田　100mg1g［59.3円/g］，クラリスロマイシンDS小児用10%「トーワ」：東和　100mg1g［59.3円/g］，クラリスロマイシン錠50mg小児用「CH」：長生堂　50mg1錠［25.9円/錠］，クラリスロマイシン錠50mg小児用「EMEC」：メディサ　50mg1錠［33.8円/錠］，クラリスロマイシン錠50mg小児用「NP」：ニプロ　50mg1錠［25.9円/錠］，クラリスロマイシン錠50mg小児用「NPI」：日本薬品工業　50mg1錠［33.8円/錠］，クラリスロマイシン錠50mg小児用「杏林」：キョーリンリメディオ　50mg1錠［25.9円/錠］，クラリスロマイシン錠50mg小児用「サワイ」：沢井　50mg1錠［25.9円/錠］，クラリスロマイシン錠50mg小児用「タイヨー」：テバ製薬　50mg1錠［25.9円/錠］，クラリスロマイシン錠50mg小児用「日医工」：日医工　50mg1錠［25.9円/錠］，クラリスロマイシン錠50mg小児用「マイラン」：マイラン製薬　50mg1錠［25.9円/錠］，クラリスロマイシン錠50小児用「MEEK」：小林化工　50mg1錠［33.8円/錠］，クラリスロマイシン錠50小児用「TCK」：辰巳化学　50mg1錠［25.9円/錠］，クラリスロマイシン錠小児用50mg「タカタ」：高田　50mg1錠［33.8円/錠］，クラリスロマイシン錠小児用50mg「トーワ」：東和　50mg1錠［33.8円/錠］，クラリスロマイシンドライシロップ10%小児用「タイヨー」：テバ製薬　100mg1g［59.3円/g］，ク

ラリスロマイシンドライシロップ10%小児用「マイラン」：マイラン製薬　100mg1g[45.8円/g]，クラロイシン錠50小児用：シオノ　50mg1錠[33.8円/錠]，クラロイシンドライシロップ10%小児用：シオノ　100mg1g[59.3円/g]，マインベースDS10%小児用：セオリアファーマ　100mg1g[59.3円/g]，マインベース錠50小児用：セオリアファーマ　50mg1錠[33.8円/錠]

クラリシッド錠200mg　規格：200mg1錠[86.1円/錠]
クラリスロマイシン　アボット　614

【効能効果】

(1)一般感染症

〈適応菌種〉本剤に感性のブドウ球菌属，レンサ球菌属，肺炎球菌，モラクセラ(ブランハメラ)・カタラーリス，インフルエンザ菌，レジオネラ属，カンピロバクター属，ペプトストレプトコッカス属，クラミジア属，マイコプラズマ属

〈適応症〉

表在性皮膚感染症，深在性皮膚感染症，リンパ管・リンパ節炎，慢性膿皮症

外傷・熱傷及び手術創等の二次感染

肛門周囲膿瘍

咽頭・喉頭炎，扁桃炎，急性気管支炎，肺炎，肺膿瘍，慢性呼吸器病変の二次感染

尿道炎

子宮頸管炎

感染性腸炎

中耳炎，副鼻腔炎

歯周組織炎，歯冠周囲炎，顎炎

(2)非結核性抗酸菌症

〈適応菌種〉本剤に感性のマイコバクテリウム属

〈適応症〉マイコバクテリウム・アビウムコンプレックス(MAC)症を含む非結核性抗酸菌症

(3)ヘリコバクター・ピロリ感染症

〈適応菌種〉本剤に感性のヘリコバクター・ピロリ

〈適応症〉胃潰瘍・十二指腸潰瘍，胃MALTリンパ腫，特発性血小板減少性紫斑病，早期胃癌に対する内視鏡的治療後胃におけるヘリコバクター・ピロリ感染症，ヘリコバクター・ピロリ感染胃炎

【対応標準病名】

◎	胃MALTリンパ腫	胃潰瘍	胃十二指腸潰瘍
	咽頭炎	咽頭喉頭炎	外傷
	感染性腸炎	急性気管支炎	喉頭炎
	肛門周囲膿瘍	挫創	歯冠周囲炎
	子宮頚管炎	歯根のう胞	歯周炎
	歯髄炎	歯性顎炎	十二指腸潰瘍
	術後創部感染	早期胃癌	早期胃癌EMR後
	早期胃癌ESD後	創傷	創傷感染症
	中耳炎	特発性血小板減少性紫斑病	尿道炎
	熱傷	肺炎	肺膿瘍
	非結核性抗酸菌症	皮膚感染症	副鼻腔炎
	ヘリコバクター・ピロリ胃炎	ヘリコバクター・ピロリ感染症	扁桃炎
	慢性膿皮症	リンパ管炎	リンパ節炎
	裂傷	裂創	
○	HIV非結核性抗酸菌症	NSAID十二指腸潰瘍	S状結腸炎
あ	亜急性気管支炎	亜急性リンパ管炎	足第1度熱傷
	足第2度熱傷	足第3度熱傷	足熱傷
	アルカリ腐蝕	アンギナ	胃潰瘍瘢痕
	胃穿孔	胃腸炎	胃腸管熱傷
	胃熱傷	陰茎第1度熱傷	陰茎第2度熱傷
	陰茎第3度熱傷	陰茎熱傷	咽頭気管炎
	咽頭痛	咽頭熱傷	咽頭扁桃炎
	陰のう第1度熱傷	陰のう第2度熱傷	陰のう第3度熱傷
	陰のう熱傷	インフルエンザ菌気管支炎	インフルエンザ菌喉頭炎
	インフルエンザ菌性喉頭気管炎	会陰第1度熱傷	会陰第2度熱傷
	会陰第3度熱傷	会陰熱傷	会陰部化膿創
	腋窩第1度熱傷	腋窩第2度熱傷	腋窩第3度熱傷
	腋窩熱傷	壊死性肺炎	壊疽性咽頭炎
か	炎症性腸疾患	汚染擦過創	外陰第1度熱傷
	外陰第2度熱傷	外陰第3度熱傷	外陰熱傷
	外傷性穿孔性中耳炎	外傷性中耳炎	回腸炎
	開放性脳損傷髄膜炎	潰瘍性咽頭炎	潰瘍性歯肉炎
	下咽頭炎	下咽頭熱傷	カウパー腺膿瘍
	化学外傷	下顎骨壊死	下顎骨炎
	下顎骨骨髄炎	下顎骨骨膜炎	下顎骨骨膜下膿瘍
	下顎骨周囲炎	下顎骨周囲膿瘍	下顎熱傷
	下顎膿瘍	下顎部第1度熱傷	下顎部第2度熱傷
	下顎部第3度熱傷	角結膜腐蝕	顎骨炎
	顎骨骨髄炎	顎骨骨膜炎	角膜アルカリ化学熱傷
	角膜酸化学熱傷	角膜酸性熱傷	角膜熱傷
	下肢第1度熱傷	下肢第2度熱傷	下肢第3度熱傷
	下肢熱傷	下腿足部熱傷	下腿熱傷
	下腿部第1度熱傷	下腿部第2度熱傷	下腿部第3度熱傷
	カタル性胃腸炎	カタル性咽頭炎	化膿性喉頭炎
	化膿性歯周炎	化膿性歯肉炎	化膿性中耳炎
	化膿性副鼻腔炎	下半身第1度熱傷	下半身第2度熱傷
	下半身第3度熱傷	下半身熱傷	下腹部第1度熱傷
	下腹部第2度熱傷	下腹部第3度熱傷	眼化学熱傷
	眼球熱傷	眼瞼化学熱傷	眼瞼第1度熱傷
	眼瞼第2度熱傷	眼瞼第3度熱傷	眼瞼熱傷
	眼周囲化学熱傷	眼周囲第1度熱傷	眼周囲第2度熱傷
	眼周囲第3度熱傷	感染性胃腸炎	感染性咽頭炎
	感染性下痢症	感染性喉頭気管炎	感染性大腸炎
	眼熱傷	感冒性胃腸炎	感冒性大腸炎
	感冒性腸炎	顔面損傷	顔面第1度熱傷
	顔面第2度熱傷	顔面第3度熱傷	顔面熱傷
	気管支肺炎	気管熱傷	気道熱傷
	偽膜性咽頭炎	偽膜性気管支炎	偽膜性喉頭炎
	偽膜性扁桃炎	急性アデノイド咽頭炎	急性アデノイド扁桃炎
	急性胃潰瘍	急性胃潰瘍穿孔	急性胃腸炎
	急性咽頭炎	急性咽頭喉頭炎	急性咽頭扁桃炎
	急性壊疽性喉頭炎	急性壊疽性扁桃炎	急性潰瘍性喉頭炎
	急性潰瘍性扁桃炎	急性顎骨骨髄炎	急性顎骨骨膜炎
	急性化膿性咽頭炎	急性化膿性下顎骨炎	急性化膿性根尖性歯周炎
	急性化膿性歯根膜炎	急性化膿性上顎骨炎	急性化膿性中耳炎
	急性化膿性扁桃炎	急性気管気管支炎	急性喉頭炎
	急性喉頭気管炎	急性喉頭気管気管支炎	急性歯冠周囲炎
	急性歯周炎	急性歯肉炎	急性出血性胃潰瘍
	急性声帯炎	急性声門下喉頭炎	急性腺窩性扁桃炎
	急性大腸炎	急性単純性根尖性歯周炎	急性中耳炎
	急性腸炎	急性尿道炎	急性肺炎
	急性反復性気管支炎	急性浮腫性喉頭炎	急性扁桃炎
	急速進行性歯周炎	胸腔熱傷	胸部外傷
	胸部上腕熱傷	胸部損傷	胸部第1度熱傷
	頬部第1度熱傷	胸部第2度熱傷	頬部第2度熱傷
	胸部第3度熱傷	頬部第3度熱傷	胸部熱傷
	躯幹薬傷	グラデニーゴ症候群	クループ性気管支炎
	頚部第1度熱傷	頚部第2度熱傷	頚部第3度熱傷
	頚部熱傷	頚部膿疱	結膜熱傷
	結膜のうアルカリ化学熱傷	結膜のう酸化学熱傷	結膜腐蝕
	下痢症	限局型若年性歯周炎	肩甲間部第1度熱傷

ク

	肩甲間部第2度熱傷	肩甲間部第3度熱傷	肩甲間部熱傷
	肩甲部第1度熱傷	肩甲部第2度熱傷	肩甲部第3度熱傷
	肩甲部熱傷	肩部第1度熱傷	肩部第2度熱傷
	肩部第3度熱傷	高位筋間膿瘍	口腔上顎洞瘻
	口腔第1度熱傷	口腔第2度熱傷	口腔第3度熱傷
	口腔熱傷	紅色陰癬	口唇第1度熱傷
	口唇第2度熱傷	口唇第3度熱傷	口唇熱傷
	喉頭外傷	喉頭周囲炎	喉頭損傷
	喉頭熱傷	広汎型若年性歯周炎	肛門括約筋内膿瘍
	肛門第1度熱傷	肛門第2度熱傷	肛門第3度熱傷
	肛門熱傷	鼓室内水腫	根側歯周膿瘍
さ	臍周囲炎	再発性胃潰瘍	再発性十二指腸潰瘍
	再発性中耳炎	再発性尿道炎	坐骨直腸窩膿瘍
	残胃潰瘍	酸腐蝕	耳介部第1度熱傷
	耳介部第2度熱傷	耳介部第3度熱傷	趾化膿創
	歯冠周囲膿瘍	子宮頚外膜炎	子宮頚内膜炎
	子宮熱傷	篩骨洞炎	歯根膜下膿瘍
	示指化膿創	四肢挫傷	四肢第1度熱傷
	四肢第2度熱傷	四肢第3度熱傷	四肢熱傷
	歯周症	歯周膿瘍	思春期性歯肉炎
	歯性上顎洞炎	歯性副鼻腔炎	趾第1度熱傷
	趾第2度熱傷	趾第3度熱傷	膝部第1度熱傷
	膝部第2度熱傷	膝部第3度熱傷	歯肉炎
	歯肉膿瘍	趾熱傷	若年性歯周炎
	縦隔膿瘍	習慣性アンギナ	習慣性扁桃炎
	十二指腸潰瘍瘢痕	十二指腸球後部潰瘍	十二指腸穿孔
	手関節部第1度熱傷	手関節部第2度熱傷	手関節部第3度熱傷
	手指第1度熱傷	手指第2度熱傷	手指第3度熱傷
	手指端熱傷	手指熱傷	手術創部膿瘍
	手術創離開	手掌第1度熱傷	手掌第2度熱傷
	手掌第3度熱傷	手掌熱傷	出血性胃潰瘍
	出血性十二指腸潰瘍	出血性大腸炎	出血性中耳炎
	出血性腸炎	術後横隔膜下膿瘍	術後十二指腸潰瘍
	術後性中耳炎	術後性慢性中耳炎	術後膿瘍
	術後腹腔内膿瘍	術後腹壁膿瘍	手背第1度熱傷
	手背第2度熱傷	手背第3度熱傷	手背熱傷
	上咽頭炎	上顎骨炎	上顎骨骨髄炎
	上顎骨骨膜炎	上顎骨骨膜下膿瘍	上顎洞炎
	上鼓室化膿症	上肢第1度熱傷	上肢第2度熱傷
	上肢第3度熱傷	上肢熱傷	焼身自殺未遂
	小児肺炎	小児副鼻腔炎	小膿疱性皮膚炎
	上半身第1度熱傷	上半身第2度熱傷	上半身第3度熱傷
	上半身熱傷	踵部第1度熱傷	踵部第2度熱傷
	踵部第3度熱傷	上腕第1度熱傷	上腕第2度熱傷
	上腕第3度熱傷	上腕熱傷	食道熱傷
	滲出性気管支炎	新生児上顎骨骨髄炎	新生児中耳炎
	水疱性中耳炎	スキーン腺膿瘍	ストレス性十二指腸潰瘍
	精巣熱傷	舌熱傷	舌扁桃炎
	前額部第1度熱傷	前額部第2度熱傷	前額部第3度熱傷
	腺窩性アンギナ	前胸部第1度熱傷	前胸部第2度熱傷
	前胸部第3度熱傷	前胸部熱傷	穿孔性胃潰瘍
	穿孔性十二指腸潰瘍	穿孔性中耳炎	前思春期性歯周炎
	全身挫傷	全身第1度熱傷	全身第2度熱傷
	全身第3度熱傷	全身熱傷	穿通性胃潰瘍
	穿通性十二指腸潰瘍	前頭洞炎	前腕手部熱傷
	前腕第1度熱傷	前腕第2度熱傷	前腕第3度熱傷
	前腕熱傷	早期発症型歯周炎	増殖性化膿性口内炎
	増殖性歯肉炎	創部膿瘍	足関節第1度熱傷
	足関節第2度熱傷	足関節第3度熱傷	足関節熱傷
	側胸部第1度熱傷	側胸部第2度熱傷	側胸部第3度熱傷
	足底熱傷	足底部第1度熱傷	足底部第2度熱傷
	足底部第3度熱傷	足背部第1度熱傷	足背部第2度熱傷
	足背部第3度熱傷	側腹部第1度熱傷	側腹部第2度熱傷
	側腹部第3度熱傷	鼡径部第1度熱傷	鼡径部第2度熱傷

た	鼡径部第3度熱傷	鼡径部熱傷	第1度熱傷
	第1度腐蝕	第2度熱傷	第2度腐蝕
	第3度熱傷	第3度腐蝕	第4度熱傷
	体幹第1度熱傷	体幹第2度熱傷	体幹第3度熱傷
	体幹熱傷	大腿熱傷	大腿部第1度熱傷
	大腿部第2度熱傷	大腿部第3度熱傷	大腸炎
	体表面積10%未満の熱傷	体表面積10-19%の熱傷	体表面積20-29%の熱傷
	体表面積30-39%の熱傷	体表面積40-49%の熱傷	体表面積50-59%の熱傷
	体表面積60-69%の熱傷	体表面積70-79%の熱傷	体表面積80-89%の熱傷
	体表面積90%以上の熱傷	大葉性肺炎	多発胃潰瘍
	多発性外傷	多発性昆虫咬創	多発性挫傷
	多発性擦過創	多発性十二指腸潰瘍	多発性出血性胃潰瘍
	多発性第1度熱傷	多発性第2度熱傷	多発性第3度熱傷
	多発性熱傷	多発性膿疱症	多発性表在損傷
	単純性歯周炎	単純性歯肉炎	単純性中耳炎
	智歯周囲炎	腟熱傷	腟壁縫合不全
	中耳炎性顔面神経麻痺	虫垂炎術後残膿瘍	肘部第1度熱傷
	肘部第2度熱傷	肘部第3度熱傷	腸炎
	腸カタル	腸間膜リンパ節炎	蝶形骨洞炎
	直腸肛門周囲膿瘍	直腸周囲膿瘍	沈下性肺炎
	陳旧性中耳炎	低位筋間膿瘍	手第1度熱傷
	手第2度熱傷	手第3度熱傷	手熱傷
	殿部第1度熱傷	殿部第2度熱傷	殿部第3度熱傷
	殿部熱傷	頭部第1度熱傷	頭部第2度熱傷
	頭部第3度熱傷	頭部熱傷	特殊性歯周炎
な	特発性血小板減少性紫斑病合併妊娠	内部尿路性器の熱傷	軟口蓋熱傷
	難治性胃潰瘍	難治性歯周炎	難治性十二指腸潰瘍
	難治性乳児下痢症	乳児下痢	乳児肺炎
	乳頭部第1度熱傷	乳頭部第2度熱傷	乳頭部第3度熱傷
	乳房第1度熱傷	乳房第2度熱傷	乳房第3度熱傷
	乳房熱傷	乳輪部第1度熱傷	乳輪部第2度熱傷
	乳輪部第3度熱傷	尿道口炎	尿道口膿瘍
	尿道周囲炎	尿道周囲膿瘍	尿道膿瘍
	妊娠中の子宮頚管炎	膿皮症	膿疱
は	肺壊疽	肺炎合併肺膿瘍	肺炎球菌性咽頭炎
	肺炎球菌性気管支炎	肺化膿症	敗血症性咽頭炎
	敗血症性気管支炎	敗血症性肺炎	敗血症性皮膚炎
	肺熱傷	肺非結核性抗酸菌症	背部第1度熱傷
	背部第2度熱傷	背部第3度熱傷	背部熱傷
	剥離性歯肉炎	抜歯後感染	半身第1度熱傷
	半身第2度熱傷	半身第3度熱傷	汎副鼻腔炎
	非結核性抗酸菌性滑膜炎	非結核性抗酸菌性胸膜炎	非結核性抗酸菌性腱鞘炎
	非結核性抗酸菌性股関節炎	非結核性抗酸菌性骨髄炎	非結核性抗酸菌性脊椎炎
	非結核性抗酸菌性皮膚潰瘍	非結核性抗酸菌性リンパ節炎	非性病性尿道炎
	肥大性歯肉炎	非定型肺炎	非特異性腸間膜リンパ節炎
	非特異性尿道炎	非特異性リンパ節炎	鼻部第1度熱傷
	鼻部第2度熱傷	鼻部第3度熱傷	皮膚非結核性抗酸菌症
	びまん性肺炎	びらん性歯肉炎	非淋菌性尿道炎
	複雑性歯周炎	複雑性歯肉炎	腹部第1度熱傷
	腹部第2度熱傷	腹部第3度熱傷	腹部熱傷
	腹壁創し開	腹壁縫合糸膿瘍	腹壁縫合不全
	腐蝕	ぶどう球菌性咽頭炎	ぶどう球菌性肺膿瘍
	ぶどう球菌性扁桃炎	閉塞性肺炎	辺縁性化膿性歯根膜炎
	辺縁性歯周組織炎	扁桃性アンギナ	縫合糸膿瘍
	膀胱尿道炎	縫合不全	縫合部膿瘍
	放射線性下顎骨骨髄炎	放射線性顎骨壊死	放射線性化膿性顎骨壊死
	放射線性熱傷	萌出性歯肉炎	母指球部第1度熱傷
	母指球部第2度熱傷	母指球部第3度熱傷	母指第1度熱傷
	母指第2度熱傷	母指第3度熱傷	母指熱傷

ま	マイコプラズマ気管支炎	膜性咽頭炎	慢性胃潰瘍
	慢性胃潰瘍活動期	慢性萎縮性老人性歯肉炎	慢性咽喉頭炎
	慢性顎骨炎	慢性顎骨骨髄炎	慢性化膿性根尖性歯周炎
	慢性化膿性穿孔性中耳炎	慢性化膿性中耳炎	慢性耳管鼓室化膿性中耳炎
	慢性歯冠周囲炎	慢性歯周炎	慢性歯周膿瘍
	慢性歯肉炎	慢性十二指腸潰瘍活動期	慢性上鼓室乳突洞化膿性中耳炎
	慢性穿孔性中耳炎	慢性中耳炎	慢性中耳炎急性増悪
	慢性中耳炎後遺症	慢性中耳炎術後再燃	慢性特発性血小板減少性紫斑病
	慢性尿道炎	慢性肺化膿症	慢性副鼻腔炎
	慢性副鼻腔炎急性増悪	慢性副鼻腔膿瘍	慢性辺縁性歯周炎急性発作
	慢性辺縁性歯周炎軽度	慢性辺縁性歯周炎重度	慢性辺縁性歯周炎中等度
	慢性扁桃炎	慢性放射線性顎骨壊死	慢性リンパ管炎
	慢性リンパ節炎	耳後部リンパ節炎	耳後部リンパ腺炎
や	脈絡網膜熱傷	無熱性肺炎	薬剤性胃潰瘍
	薬傷	腰部第1度熱傷	腰部第2度熱傷
ら	腰部第3度熱傷	腰部熱傷	リトレー腺膿瘍
	良性慢性化膿性中耳炎	連鎖球菌気管支炎	連鎖球菌性アンギナ
	連鎖球菌性咽頭炎	連鎖球菌性喉頭炎	連鎖球菌性喉頭気管炎
わ	連鎖球菌性扁桃炎	老人性肺炎	ワンサンアンギナ
	ワンサン気管支炎	ワンサン扁桃炎	
△	B群溶連菌感染症	MRSA肺化膿症	NSAID胃潰瘍
あ	RSウイルス気管支炎	アキレス腱筋腱移行部断裂	アキレス腱挫傷
	アキレス腱挫創	アキレス腱切創	アキレス腱断裂
	アキレス腱部分断裂	足異物	足開放創
	足挫創	足切創	亜脱臼
	圧挫傷	圧挫創	圧迫骨折
	圧迫神経炎	アレルギー性副鼻腔炎	医原性気胸
	一部性歯髄炎	犬咬創	胃びらん
	陰茎開放創	陰茎挫創	陰茎折症
	陰茎裂創	咽頭開放創	咽頭創傷
	咽頭チフス	陰のう開放創	陰のう裂創
	陰部切創	インフルエンザ菌性咽頭炎	ウイルス性咽頭炎
	ウイルス性気管支炎	ウイルス性扁桃炎	う蝕第2度単純性歯髄炎
	う蝕第3度急性化膿性根尖性歯周炎	う蝕第3度急性化膿性歯髄炎	う蝕第3度急性単純性根尖性歯周炎
	う蝕第3度歯髄壊死	う蝕第3度歯髄壊疽	う蝕第3度慢性壊疽性歯髄炎
	う蝕第3度慢性潰瘍性歯髄炎	う蝕第3度慢性化膿性根尖性歯周炎	う蝕第3度慢性増殖性歯髄炎
	会陰裂傷	エコーウイルス気管支炎	壊死性潰瘍性歯周炎
	壊死性潰瘍性歯肉炎	壊疽性歯髄炎	壊疽性歯肉炎
	エバンス症候群	横隔膜損傷	横骨折
か	汚染創	外陰開放創	外陰部挫創
	外陰部切創	外陰部裂傷	外耳開放創
	外耳道創傷	外耳部外傷性異物	外耳部外傷性腫脹
	外耳部外傷性皮下異物	外耳部割創	外耳部貫通創
	外耳部咬創	外耳部挫傷	外耳部挫創
	外耳部擦過創	外耳部刺創	外耳部切創
	外耳部創傷	外耳部打撲傷	外耳部虫刺傷
	外耳部皮下血腫	外耳部皮下出血	外傷後早期合併症
	外傷性一過性麻痺	外傷性異物	外傷性横隔膜ヘルニア
	外傷性眼球ろう	外傷性空気塞栓症	外傷性咬合
	外傷性虹彩離断	外傷性硬膜動静脈瘻	外傷性歯根膜炎
	外傷性耳出血	外傷性歯髄炎	外傷性脂肪塞栓症
	外傷性縦隔気腫	外傷性食道破裂	外傷性脊髄出血
	外傷性切断	外傷性動静脈瘻	外傷性動脈血腫
	外傷性動脈瘤	外傷性乳び胸	外傷性脳圧迫

外傷性脳圧迫・頭蓋内に達する開放創合併あり	外傷性脳圧迫・頭蓋内に達する開放創合併なし	外傷性脳症
外傷性破裂	外傷性皮下気腫	外傷性皮下血腫
外耳裂創	外歯瘻	開放骨折
開放性外傷性脳圧迫	開放性陥没骨折	開放性胸膜損傷
開放性脱臼	開放性脱臼骨折	開放性脳挫創
開放性脳底部挫傷	開放性びまん性脳損傷	開放性粉砕骨折
開放創	下咽頭創傷	下顎外傷性異物
下顎開放創	下顎割創	下顎貫通創
下顎口唇挫創	下顎咬創	下顎挫傷
下顎挫創	下顎擦過創	下顎刺創
下顎切創	下顎創傷	下顎打撲傷
下顎皮下血腫	下顎部挫傷	下顎部打撲傷
下顎部皮膚欠損創	下顎裂創	踵裂創
顎関節部開放創	顎関節部割創	顎関節部貫通創
顎関節部咬創	顎関節部挫傷	顎関節部挫創
顎関節部擦過創	顎関節部刺創	顎関節部切創
顎関節部創傷	顎関節部打撲傷	顎関節部皮下血腫
顎関節部裂創	顎腐骨	顎部挫傷
顎部打撲傷	角膜挫創	角膜切傷
角膜切創	角膜創傷	角膜破裂
角膜裂傷	下腿汚染創	下腿開放創
下腿挫創	下腿切創	下腿皮膚欠損創
下腿裂創	割創	カテーテル感染症
カテーテル敗血症	化膿性リンパ節炎	カリエスのない歯髄炎
眼黄斑部裂孔	眼窩創傷	眼窩部挫創
眼窩裂傷	眼球結膜裂傷	眼球損傷
眼球破裂	眼球裂傷	眼瞼外傷性異物
眼瞼外傷性腫脹	眼瞼外傷性皮下異物	眼瞼開放創
眼瞼割創	眼瞼貫通創	眼瞼咬創
眼瞼挫創	眼瞼擦過創	眼瞼刺創
眼瞼切創	眼瞼創傷	眼瞼虫刺傷
眼瞼裂創	環指圧挫傷	環指挫傷
環指挫創	環指切創	環指剥皮創
環指皮膚欠損創	眼周囲部外傷性異物	眼周囲部外傷性腫脹
眼周囲部外傷性皮下異物	眼周囲部開放創	眼周囲部割創
眼周囲部貫通創	眼周囲部咬創	眼周囲部挫創
眼周囲部擦過創	眼周囲部刺創	眼周囲部切創
眼周囲部創傷	眼周囲部虫刺傷	眼周囲部裂創
関節血腫	関節骨折	関節挫傷
関節打撲	完全骨折	完全脱臼
貫通刺創	貫通銃創	貫通性挫滅創
貫通創	眼部外傷性異物	眼部外傷性腫脹
眼部外傷性皮下異物	眼部開放創	眼部割創
眼部貫通創	眼部咬創	眼部挫創
眼部擦過創	眼部刺創	眼部切創
眼部創傷	眼部虫刺傷	眼部裂創
陥没骨折	顔面汚染創	顔面外傷性異物
顔面開放創	顔面割創	顔面貫通創
顔面咬創	顔面挫傷	顔面挫創
顔面擦過創	顔面刺創	顔面切創
顔面創傷	顔面搔創	顔面多発開放創
顔面多発割創	顔面多発貫通創	顔面多発咬創
顔面多発挫傷	顔面多発挫創	顔面多発擦過創
顔面多発刺創	顔面多発切創	顔面多発創傷
顔面多発打撲傷	顔面多発虫刺傷	顔面多発皮下血腫
顔面多発皮下出血	顔面多発裂創	顔面打撲傷
顔面皮下血腫	顔面皮膚欠損創	顔面裂創
乾酪性副鼻腔炎	偽膜性アンギナ	急性一部性化膿性歯髄炎
急性一部性単純性歯髄炎	急性壊疽性歯髄炎	急性化膿性歯髄炎
急性化膿性辺縁性歯根膜炎	急性根尖性歯周炎	急性歯髄炎

	急性歯槽膿瘍	急性十二指腸潰瘍	急性出血性十二指腸潰瘍
	急性全部性化膿性歯髄炎	急性全部性単純性歯髄炎	急性単純性歯髄炎
	急性特発性血小板減少性紫斑病	胸管損傷	胸腺損傷
	頬粘膜咬傷	頬粘膜咬創	胸部汚染創
	頬部外傷性異物	頬部開放創	頬部割創
	頬部貫通創	頬部咬創	頬部挫傷
	胸部挫創	頬部挫創	頬部擦過創
	頬部刺創	胸部食道損傷	胸部切創
	頬部切創	頬部創傷	頬部打撲傷
	胸部皮下気腫	頬部皮下血腫	胸部皮膚欠損創
	頬部皮膚欠損創	頬部裂創	胸壁開放創
	胸壁刺創	強膜切創	強膜創傷
	胸膜損傷・胸腔に達する開放創合併あり	胸膜肺炎	強膜裂傷
	胸膜裂創	棘刺創	魚咬創
	亀裂骨折	筋損傷	筋断裂
	筋肉内血腫	屈曲骨折	クラミジア肺炎
	頚管破裂	脛骨顆部割創	頚部開放創
	頚部挫創	頚部食道開放創	頚部切創
	頚部皮膚欠損創	頚部リンパ節炎	結核性中耳炎
	血管切断	血管損傷	血行性歯髄炎
	血腫	結膜創傷	結膜裂傷
	腱切創	腱損傷	腱断裂
	腱部分断裂	腱裂傷	高エネルギー外傷
	口蓋挫傷	口蓋切創	口蓋裂創
	口角部挫創	口角部裂創	口腔外傷性異物
	口腔外傷性腫脹	口腔開放創	口腔割創
	口腔挫傷	口腔挫創	口腔擦過創
	口腔刺創	口腔切創	口腔創傷
	口腔打撲傷	口腔内血腫	口腔粘膜咬傷
	口腔粘膜咬創	口腔裂創	後出血
	口唇外傷性異物	口唇外傷性腫脹	口唇外傷性皮下異物
	口唇開放創	口唇割創	口唇貫通創
	口唇咬傷	口唇咬創	口唇挫傷
	口唇挫創	口唇擦過創	口唇刺創
	口唇切創	口唇創傷	口唇打撲傷
	口唇虫刺傷	口唇皮下血腫	口唇皮下出血
	口唇裂創	抗生物質起因性大腸炎	抗生物質起因性腸炎
	溝創	咬創	後頭部外傷
	後頭部割創	後頭部挫傷	後頭部挫創
	後頭部切創	後頭部打撲傷	後頭部裂創
	広範性軸索損傷	広汎性神経損傷	後方脱臼
	硬膜損傷	硬膜裂傷	肛門裂創
	コクサッキーウイルス気管支炎	骨折	骨盤部裂創
	コリネバクテリウム肺炎	根尖周囲のう胞	根尖周囲膿瘍
	根尖性歯周炎	根尖肉芽腫	根尖膿瘍
	昆虫咬創	昆虫刺傷	コントル・クー損傷
さ	採皮創	挫傷	擦過創
	擦過皮下血腫	挫滅傷	挫滅創
	残髄炎	残存性歯根のう胞	耳介外傷性異物
	耳介外傷性腫脹	耳介外傷性皮下異物	耳介開放創
	耳介割創	耳介貫通創	耳介咬創
	耳介挫傷	耳介挫創	耳介擦過創
	耳介刺創	耳介切創	耳介創傷
	耳介打撲傷	耳介虫刺傷	耳介皮下血腫
	耳介皮下出血	趾開放創	耳介裂創
	耳下腺部打撲	指間切創	趾間切創
	子宮頚管裂傷	子宮頚部環状剥離	刺咬症
	趾挫創	示指 MP 関節挫傷	示指 PIP 開放創
	示指割創	示指挫傷	示指挫創
	示指刺創	四肢静脈損傷	示指切創
	四肢動脈損傷	示指皮膚欠損創	歯周のう胞
	歯髄壊死	歯髄壊疽	歯髄充血
	歯髄露出	耳前部挫創	刺創
	歯槽膿瘍	膝蓋部挫創	膝下部挫創
	膝窩部銃創	膝関節部異物	膝関節部挫創
	膝部異物	膝部開放創	膝部割創
	膝部咬創	膝部挫創	膝部切創
	膝部裂創	歯肉挫傷	歯肉切創
	歯肉裂創	斜骨折	射創
	尺骨近位端骨折	尺骨鉤状突起骨折	手圧挫傷
	縦隔血腫	縦骨折	銃自殺未遂
	銃創	十二指腸びらん	重複骨折
	手関節挫滅傷	手関節挫滅創	手関節掌側部挫創
	手関節部挫創	手関節部切創	手関節部創傷
	手関節部裂創	手指圧挫傷	手指汚染創
	手指開放創	手指咬創	種子骨開放骨折
	種子骨骨折	手指挫傷	手指挫創
	手指挫滅傷	手指挫滅創	手指刺創
	手指切創	手指打撲傷	手指剥皮創
	手指皮下血腫	手指皮膚欠損創	手掌挫創
	手掌刺創	手掌切創	手掌剥皮創
	手掌皮膚欠損創	術後感染症	術後血腫
	術後消化管出血性ショック	術後ショック	術後髄膜炎
	術後敗血症	術後皮下気腫	手背皮膚欠損創
	手背部挫創	手背部切創	手部汚染創
	上顎挫傷	上顎擦過創	上顎切創
	上顎打撲傷	上顎皮下血腫	上顎部裂創
	上口唇挫傷	上行性歯髄炎	踵骨部挫滅創
	小指咬創	小指挫傷	小指挫創
	小指切創	硝子体切断	小指皮膚欠損創
	上唇小帯裂創	上腕汚染創	上腕貫通銃創
	上腕挫創	上腕皮膚欠損創	上腕部開放創
	食道損傷	処女膜裂傷	神経根ひきぬき損傷
	神経切断	神経叢損傷	神経叢不全損傷
	神経損傷	神経断裂	針刺創
	靱帯ストレイン	靱帯損傷	靱帯断裂
	靱帯捻挫	靱帯裂傷	心内異物
	ステロイド潰瘍	ステロイド潰瘍穿孔	ストレイン
	精巣開放創	精巣破裂	声門外傷
	舌開放創	舌下顎挫創	舌咬傷
	舌咬創	舌挫創	舌刺創
	舌切創	切創	舌創傷
	切断	舌裂創	前額部外傷性異物
	前額部外傷性腫脹	前額部外傷性皮下異物	前額部開放創
	前額部割創	前額部貫通創	前額部咬創
	前額部挫創	前額部擦過創	前額部刺創
	前額部切創	前額部創傷	前額部虫刺傷
	前額部虫刺症	前額部皮膚欠損創	前額部裂創
	前胸部挫創	前頚頭頂部挫創	仙骨部挫創
	仙骨部皮膚欠損創	線状骨折	全身擦過創
	穿通創	前頭部割創	前頭部挫傷
	前頭部挫創	前頭部切創	前頭部打撲傷
	前頭部皮膚欠損創	全部性歯髄炎	前方脱臼
	前腕汚染創	前腕開放創	前腕咬創
	前腕挫創	前腕刺創	前腕切創
	前腕皮膚欠損創	前腕裂創	爪下異物
	爪下挫滅傷	爪下挫滅創	象牙粒
	掻創	足関節内果部挫創	足関節部挫創
	足底異物	足底部咬創	足底部刺創
	足底部皮膚欠損創	側頭部割創	側頭部挫創
	側頭部切創	側頭部打撲傷	側頭部皮下血腫
	足背部挫創	足背部切創	足部汚染創
	側腹部咬創	側腹部挫創	側腹壁開放創
	足部皮膚欠損創	足部裂創	鼡径部開放創
た	鼡径部切創	損傷	第 2 象牙質

	第５趾皮膚欠損創	大腿汚染創	大腿咬創
	大腿挫創	大腿皮膚欠損創	大腿部開放創
	大腿部刺創	大腿部切創	大腿裂創
	大転子部挫創	脱臼	脱臼骨折
	多発性開放創	多発性咬創	多発性切創
	多発性穿刺創	多発性裂創	打撲割創
	打撲血腫	打撲挫創	打撲擦過創
	打撲傷	打撲皮下血腫	単純脱臼
	腟開放創	腟断端炎	腟断端出血
	腟裂傷	中隔部肉芽形成	肘関節骨折
	肘関節挫創	肘関節脱臼骨折	肘関節部開放創
	中指咬創	中指挫傷	中指挫創
	中指刺創	中指切創	中指皮膚欠損創
	中手骨関節部挫創	中枢神経系損傷	肘頭骨折
	肘部挫創	肘部切創	肘部皮膚欠損創
	腸球菌感染症	手開放創	手咬創
	手挫創	手刺創	手切創
	転位性骨折	殿部異物	殿部開放創
	殿部咬創	殿部刺創	殿部切創
	殿部皮膚欠損創	殿部裂創	頭頂部挫傷
	頭頂部挫創	頭頂部擦過創	頭頂部切創
	頭頂部打撲傷	頭頂部裂創	頭皮外傷性腫脹
	頭皮開放創	頭皮下血腫	頭皮剥離
	頭皮表在損傷	頭部異物	頭部外傷性皮下異物
	頭部外傷性皮下気腫	頭部開放創	頭部割創
	頭部頚部挫傷	頭部頚部挫創	頭部頚部打撲傷
	頭部血腫	頭部挫傷	頭部挫創
	頭部擦過創	頭部刺創	頭部切創
	頭部多発開放創	頭部多発割創	頭部多発咬創
	頭部多発挫傷	頭部多発挫創	頭部多発擦過創
	頭部多発刺創	頭部多発切創	頭部多発創傷
	頭部多発打撲傷	頭部多発皮下血腫	頭部多発裂創
	頭部打撲	頭部打撲血腫	頭部打撲傷
	頭部虫刺傷	動物咬創	頭部皮下異物
	頭部皮下血腫	頭部皮下出血	頭部皮膚欠損創
	頭部裂創	動脈損傷	特発性関節脱臼
な	飛び降り自殺未遂	飛び込み自殺未遂	内視鏡検査中腸穿孔
	内歯瘻	軟口蓋血腫	軟口蓋挫創
	軟口蓋創傷	軟口蓋破裂	肉離れ
	乳腺内異物	乳房異物	尿管切石術後感染症
	尿道症候群	猫咬創	捻挫
	脳挫傷	脳挫傷・頭蓋内に達する開放創合併あり	脳挫傷・頭蓋内に達する開放創合併なし
	脳挫創	脳挫創・頭蓋内に達する開放創合併あり	脳挫創・頭蓋内に達する開放創合併なし
	脳損傷	脳対側損傷	脳直撃損傷
	脳底部挫傷	脳底部挫傷・頭蓋内に達する開放創合併あり	脳底部挫傷・頭蓋内に達する開放創合併なし
は	脳裂傷	爆死自殺未遂	剥離骨折
	パラインフルエンザウイルス気管支炎	破裂骨折	皮下異物
	皮下気腫	皮下血腫	鼻下擦過創
	皮下静脈損傷	皮下損傷	鼻根部打撲挫創
	鼻根部裂創	膝汚染創	膝皮膚欠損創
	皮神経挫傷	鼻前庭部挫創	鼻尖部挫創
	非熱傷性水疱	鼻部外傷性異物	鼻部外傷性腫脹
	鼻部外傷性皮下異物	鼻部開放創	眉部割創
	鼻部割創	鼻部貫通創	腓腹筋挫創
	眉部血腫	皮膚欠損創	鼻部咬創
	鼻部挫傷	鼻部挫創	鼻部擦過創
	鼻部刺創	鼻部切創	鼻部創傷
	皮膚損傷	鼻部打撲傷	鼻部虫刺傷
	皮膚剥脱創	鼻部皮下血腫	鼻部皮下出血
	鼻部皮膚欠損創	鼻部皮膚剥離創	鼻部裂創
	びまん性脳損傷	びまん性脳損傷・頭蓋内に達する開放創合併あり	びまん性脳損傷・頭蓋内に達する開放創合併なし
	眉毛部割創	眉毛部裂創	表皮剥離
	鼻翼部切創	鼻翼部裂創	フェニトイン歯肉増殖症
	不規則象牙質	複雑脱臼	伏針
	副鼻腔開放創	副鼻腔真菌症	腹部汚染創
	腹部刺創	腹部皮膚欠損創	腹壁異物
	腹壁開放創	不全骨折	ブラックアイ
	粉砕骨折	分娩時会陰裂傷	分娩時軟産道損傷
	閉鎖性外傷性脳圧迫	閉鎖性骨折	閉鎖性脱臼
	閉鎖性脳挫創	閉鎖性脳底部挫傷	閉鎖性びまん性脳損傷
	ペニシリン耐性肺炎球菌感染症	扁桃チフス	縫合不全出血
	帽状腱膜下出血	包皮挫創	包皮切創
	包皮裂創	母指咬創	母指挫傷
	母指挫創	母趾挫創	母指示指間切創
	母指刺創	母指切創	母指打撲挫創
	母指打撲傷	母指皮膚欠損創	母趾皮膚欠損創
ま	母指末節部挫創	マイコプラズマ感染症	末梢血管外傷
	末梢神経損傷	慢性壊疽性歯髄炎	慢性開放性歯髄炎
	慢性潰瘍性歯髄炎	慢性根尖性歯周炎	慢性歯髄炎
	慢性歯槽膿瘍	慢性十二指腸潰瘍	慢性増殖性歯髄炎
	慢性単純性歯髄炎	慢性閉鎖性歯髄炎	眉間部挫創
	眉間部裂創	耳後部挫創	耳後部打撲傷
	盲管銃創	網膜振盪	網脈絡膜裂傷
や	モンテジア骨折	腰部切創	腰部打撲挫創
ら	溶連菌感染症	ライノウイルス気管支炎	らせん骨折
	離開骨折	淋菌性咽頭炎	涙管損傷
	涙管断裂	涙道損傷	轢過創
	裂離	裂離骨折	連鎖球菌感染症
	若木骨折		

※ **適応外使用可**
原則として，「クラリスロマイシン【内服薬】」を「好中球性炎症性気道疾患」に対して処方した場合，当該使用事例を審査上認める。

効能効果に関連する使用上の注意

(1)進行期胃 MALT リンパ腫に対するヘリコバクター・ピロリ除菌治療の有効性は確立していない。
(2)特発性血小板減少性紫斑病に対しては，ガイドライン等を参照し，ヘリコバクター・ピロリ除菌治療が適切と判断される症例にのみ除菌治療を行うこと。
(3)早期胃癌に対する内視鏡的治療後胃以外には，ヘリコバクター・ピロリ除菌治療による胃癌の発症抑制に対する有効性は確立していない。
(4)ヘリコバクター・ピロリ感染胃炎に用いる際には，ヘリコバクター・ピロリが陽性であること及び内視鏡検査によりヘリコバクター・ピロリ感染胃炎であることを確認すること。

用法用量

効能効果(1)の場合：通常，成人にはクラリスロマイシンとして１日 400mg(力価)を２回に分けて経口投与する。なお，年齢，症状により適宜増減する。
効能効果(2)の場合：通常，成人にはクラリスロマイシンとして１日 800mg(力価)を２回に分けて経口投与する。なお，年齢，症状により適宜増減する。
効能効果(3)の場合：通常，成人にはクラリスロマイシンとして１回 200mg(力価)，アモキシシリン水和物として１回 750mg(力価)及びプロトンポンプインヒビターの３剤を同時に１日２回，７日間経口投与する。なお，クラリスロマイシンは，必要に応じて適宜増量することができる。ただし，１回 400mg(力価)１日２回を上限とする。

用法用量に関連する使用上の注意

(1)本剤の使用にあたっては，耐性菌の発現等を防ぐため，原則として感受性を確認し，疾病の治療上必要な最小限の期間の投与にとどめること。
(2)非結核性抗酸菌症の肺マイコバクテリウム・アビウムコンプレックス(MAC)症及び後天性免疫不全症候群(エイズ)に伴う

播種性 MAC 症の治療に用いる場合，国内外の最新のガイドライン等を参考に併用療法を行うこと。

(3)非結核性抗酸菌症に対する本剤の投与期間は，以下を参照すること。

疾患名	投与期間
肺 MAC 症	排菌陰性を確認した後，1 年以上の投与継続と定期的な検査を行うことが望ましい。また，再発する可能性があるので治療終了後においても定期的な検査が必要である。
後天性免疫不全症候群(エイズ)に伴う播種性 MAC 症	臨床的又は細菌学的な改善が認められた後も継続投与すべきである。

(4)免疫不全など合併症を有さない軽症ないし中等症のレジオネラ肺炎に対し，1 日 400mg 分 2 投与することにより，通常 2～5 日で症状は改善に向う。症状が軽快しても投与は 2～3 週間継続することが望ましい。また，レジオネラ肺炎は再発の頻度が高い感染症であるため，特に免疫低下の状態にある患者などでは，治療終了後，更に 2～3 週間投与を継続し症状を観察する必要がある。なお，投与期間中に症状が悪化した場合には，速やかにレジオネラに有効な注射剤(キノロン系薬剤など)への変更が必要である。

(5)クラミジア感染症に対する本剤の投与期間は原則として 14 日間とし，必要に応じて更に投与期間を延長する。

(6)本剤をヘリコバクター・ピロリ感染症に用いる場合，プロトンポンプインヒビターはランソプラゾールとして 1 回 30mg，オメプラゾールとして 1 回 20mg，ラベプラゾールナトリウムとして 1 回 10mg 又はエソメプラゾールとして 1 回 20mg のいずれか 1 剤を選択する。

禁忌

(1)本剤に対して過敏症の既往歴のある患者

(2)ピモジド，エルゴタミン含有製剤，タダラフィル[アドシルカ]を投与中の患者

(3)肝臓又は腎臓に障害のある患者で，コルヒチンを投与中の患者

併用禁忌

薬剤名等	臨床症状・措置方法	機序・危険因子
ピモジド [オーラップ]	QT 延長，心室性不整脈(Torsades de pointes を含む)等の心血管系副作用が報告されている。	本剤の CYP3A4 に対する阻害作用により，左記薬剤の代謝が阻害され，それらの血中濃度が上昇する可能性がある。
エルゴタミン(エルゴタミン酒石酸塩，ジヒドロエルゴタミンメシル酸塩)含有製剤 [クリアミン，ジヒデルゴット]	血管攣縮等の重篤な副作用をおこすおそれがある。	
タダラフィル [アドシルカ]	左記薬剤のクリアランスが高度に減少し，その作用が増強するおそれがある。	

クラリス錠200：大正　200mg1錠[83.2円/錠]

クラリスロマイシン錠200「MEEK」：小林化工[50.9円/錠]，クラリスロマイシン錠200mg「CH」：長生堂[39円/錠]，クラリスロマイシン錠200mg「EMEC」：メディサ[50.9円/錠]，クラリスロマイシン錠200mg「NP」：ニプロ[39円/錠]，クラリスロマイシン錠200mg「NPI」：日本薬品工業[50.9円/錠]，クラリスロマイシン錠200mg「杏林」：キョーリンリメディオ[39円/錠]，クラリスロマイシン錠200mg「サワイ」：沢井[39円/錠]，クラリスロマイシン錠200mg「サンド」：サンド[39円/錠]，クラリスロマイシン錠200mg「タイヨー」：テバ製薬[39円/錠]，クラリスロマイシン錠200mg「タカタ」：高田[50.9円/錠]，クラリスロマイシン錠200mg「タナベ」：田辺三菱[39円/錠]，クラリスロマイシン錠200mg「トーワ」：東和[50.9円/錠]，クラリスロマイシン錠200mg「日医工」：日医工[39円/錠]，クラリスロマイシン錠200mg「マイラン」：マイラン製薬[39円/錠]，クラリスロマイシン錠200「TCK」：辰巳化学[39円/錠]，クラロイシン錠200：シオノ[50.9円/錠]，マインベース錠200：セオリアファーマ[50.9円/錠]

クラリス錠50小児用　規格：50mg1錠[54.9円/錠]
クラリスドライシロップ10%小児用　規格：100mg1g[90.4円/g]
クラリスロマイシン　大正　614

クラリシッド錠 50mg 小児用，クラリシッド・ドライシロップ10%小児用を参照(P292)

クラリス錠200　規格：200mg1錠[83.2円/錠]
クラリスロマイシン　大正　614

クラリシッド錠 200mg を参照(P297)

クラリチン錠10mg　規格：10mg1錠[94.5円/錠]
クラリチンドライシロップ1%　規格：1%1g[197.1円/g]
クラリチンレディタブ錠10mg　規格：10mg1錠[94.5円/錠]
ロラタジン　MSD　449

【効 能 効 果】

アレルギー性鼻炎，蕁麻疹，皮膚疾患(湿疹・皮膚炎，皮膚そう痒症)に伴うそう痒

【対応標準病名】

◎	アレルギー性鼻炎	湿疹	じんま疹
	そう痒	皮膚炎	皮膚そう痒症
○	足湿疹	アスピリンじんま疹	アレルギー性じんま疹
	アレルギー性鼻咽頭炎	アレルギー性鼻結膜炎	アレルギー性副鼻腔炎
	異汗症	異汗性湿疹	イネ科花粉症
	陰のう湿疹	陰のうそう痒症	陰部間擦疹
	会陰部肛囲湿疹	腋窩湿疹	温熱じんま疹
	外陰部そう痒症	外陰部皮膚炎	家族性寒冷自己炎症症候群
	化膿性皮膚疾患	貨幣状湿疹	カモガヤ花粉症
	間擦疹	感染性皮膚炎	汗疱
	汗疱性湿疹	顔面急性皮膚炎	寒冷じんま疹
	機械性じんま疹	季節性アレルギー性鼻炎	丘疹状湿疹
	急性湿疹	亀裂性湿疹	頚部皮膚炎
	血管運動性鼻炎	限局性そう痒症	肛囲間擦疹
	紅斑性間擦疹	紅斑性湿疹	肛門湿疹
	肛門そう痒症	コリン性じんま疹	自家感作性皮膚炎
	自己免疫性じんま疹	湿疹様発疹	周期性再発性じんま疹
	手指湿疹	出血性じんま疹	症候性そう痒症
	人工肛門部皮膚炎	人工じんま疹	新生児皮膚炎
	振動性じんま疹	スギ花粉症	赤色湿疹
	接触じんま疹	全身湿疹	通年性アレルギー性鼻炎
	手湿疹	冬期湿疹	透析皮膚そう痒症
	頭部湿疹	特発性じんま疹	乳房皮膚炎
	妊娠湿疹	妊婦性皮膚炎	白色粃糠疹
	鼻背部湿疹	汎発性皮膚そう痒症	鼻前庭部湿疹
	非特異性そう痒症	ヒノキ花粉症	皮膚描記性じんま疹
	ブタクサ花粉症	扁平湿疹	慢性湿疹
	慢性じんま疹	薬物性じんま疹	落屑性湿疹
	鱗状湿疹	老年性そう痒症	
△	花粉症		

用法用量

〔錠，レディタブ錠〕

成人：通常，ロラタジンとして 1 回 10mg を 1 日 1 回，食後に経口投与する。なお，年齢・症状により適宜増減する。

小児：通常，7 歳以上の小児にはロラタジンとして 1 回 10mg を 1 日 1 回，食後に経口投与する。

〔ドライシロップ〕

成人：通常，ロラタジンとして1回10mg(ドライシロップとして1g)を1日1回，食後に用時溶解して経口投与する。なお，年齢・症状により適宜増減する。
小児：通常，3歳以上7歳未満の小児にはロラタジンとして1回5mg(ドライシロップとして0.5g)，7歳以上の小児にはロラタジンとして1回10mg(ドライシロップとして1g)を1日1回，食後に用時溶解して経口投与する。

用法用量に関連する使用上の注意　〔レディタブ錠のみ〕：レディタブ錠10mgは口腔内で速やかに崩壊することから唾液のみ(水なし)でも服用可能であるが，口腔粘膜から吸収されることはないため，水なしで服用した場合は唾液で飲み込むこと。

禁忌　本剤の成分に対し過敏症の既往歴のある患者

ロラタジンDS1%「JG」：長生堂　1%1g[118.5円/g]，ロラタジンDS1%「サワイ」：沢井　1%1g[118.5円/g]，ロラタジンDS1%「トーワ」：東和　1%1g[118.5円/g]，ロラタジンOD錠10mg「AA」：あすか　10mg1錠[53.4円/錠]，ロラタジンOD錠10mg「CH」：長生堂　10mg1錠[53.4円/錠]，ロラタジンOD錠10mg「DK」：大興　10mg1錠[53.4円/錠]，ロラタジンOD錠10mg「EE」：エルメッドエーザイ　10mg1錠[53.4円/錠]，ロラタジンOD錠10mg「FFP」：富士フイルム　10mg1錠[53.4円/錠]，ロラタジンOD錠10mg「JG」：日本ジェネリック　10mg1錠[53.4円/錠]，ロラタジンOD錠10mg「NP」：ニプロ　10mg1錠[53.4円/錠]，ロラタジンOD錠10mg「TYK」：大正薬品　10mg1錠[53.4円/錠]，ロラタジンOD錠10mg「YD」：陽進堂　10mg1錠[53.4円/錠]，ロラタジンOD錠10mg「アメル」：共和薬品　10mg1錠[53.4円/錠]，ロラタジンOD錠10mg「杏林」：キョーリンリメディオ　10mg1錠[53.4円/錠]，ロラタジンOD錠10mg「ケミファ」：ダイト　10mg1錠[53.4円/錠]，ロラタジンOD錠10mg「サワイ」：沢井　10mg1錠[53.4円/錠]，ロラタジンOD錠10mg「サンド」：サンド　10mg1錠[36.2円/錠]，ロラタジンOD錠10mg「トーワ」：東和　10mg1錠[53.4円/錠]，ロラタジンOD錠10mg「日医工」：日医工　10mg1錠[53.4円/錠]，ロラタジンOD錠10mg「日新」：日新－山形　10mg1錠[53.4円/錠]，ロラタジンOD錠10mg「ファイザー」：ファイザー　10mg1錠[53.4円/錠]，ロラタジンOD錠10mg「マイラン」：マイラン製薬　10mg1錠[53.4円/錠]，ロラタジンODフィルム10mg「KN」：小林化工　10mg1錠[53.4円/錠]，ロラタジンODフィルム10mg「モチダ」：救急薬品　10mg1錠[53.4円/錠]，ロラタジン錠10mg「AA」：あすか　10mg1錠[53.4円/錠]，ロラタジン錠10mg「CH」：長生堂　10mg1錠[53.4円/錠]，ロラタジン錠10mg「EE」：エルメッドエーザイ　10mg1錠[53.4円/錠]，ロラタジン錠10mg「FFP」：富士フイルム　10mg1錠[53.4円/錠]，ロラタジン錠10mg「JG」：日本ジェネリック　10mg1錠[53.4円/錠]，ロラタジン錠10mg「KN」：小林化工　10mg1錠[53.4円/錠]，ロラタジン錠10mg「NP」：ニプロ　10mg1錠[53.4円/錠]，ロラタジン錠10mg「TCK」：辰巳化学　10mg1錠[53.4円/錠]，ロラタジン錠10mg「TYK」：大正薬品　10mg1錠[53.4円/錠]，ロラタジン錠10mg「YD」：陽進堂　10mg1錠[53.4円/錠]，ロラタジン錠10mg「アメル」：共和薬品　10mg1錠[53.4円/錠]，ロラタジン錠10mg「ケミファ」：ダイト　10mg1錠[53.4円/錠]，ロラタジン錠10mg「サワイ」：沢井　10mg1錠[53.4円/錠]，ロラタジン錠10mg「日医工」：日医工　10mg1錠[53.4円/錠]，ロラタジン錠10mg「日新」：日新－山形　10mg1錠[53.4円/錠]，ロラタジン錠10mg「ファイザー」：ファイザー　10mg1錠[53.4円/錠]，ロラタジンドライシロップ1%「NP」：ニプロ　1%1g[118.5円/g]，ロラタジンドライシロップ1%「日医工」：日医工　1%1g[118.5円/g]

グランダキシン細粒10%　規格：10%1g[27.7円/g]
グランダキシン錠50　規格：50mg1錠[15.7円/錠]
トフィソパム　持田　123

【効能効果】
下記疾患における頭痛・頭重，倦怠感，心悸亢進，発汗等の自律神経症状：自律神経失調症，頭部・頸部損傷，更年期障害・卵巣欠落症状

【対応標準病名】

◎	異常発汗	頸部損傷	倦怠感
	更年期症候群	自律神経失調症	頭重感
	頭痛	動悸	頭部損傷
	卵巣欠落症状		
○	黄体機能不全	外耳道外傷	外耳道損傷
	外傷性頚動脈海綿静脈洞瘻	外傷性鼓膜穿孔	外傷性中耳腔出血
	外傷性内耳損傷	外鼻外傷	下咽頭外傷
	下咽頭粘膜損傷	家族性自律神経異常症	眼瞼外傷
	顔面損傷	顔面軟部組織外傷	気管損傷
	急性音響性外傷	頬粘膜外傷	局所性多汗症
	頸性頭痛	頸椎部挫傷	頸動脈洞症候群
	頸部外傷	血管緊張低下性失神	口蓋外傷
	口蓋垂外傷	交感神経緊張亢進	口腔底外傷
	口腔内損傷	口唇外傷	口底外傷
	喉頭外傷	喉頭蓋損傷	喉頭損傷
	更年期神経症	更年期性浮腫	更年期無月経
	更年期卵巣機能低下症	鼓膜損傷	鼓膜裂傷
	混合性頭痛	産褥卵巣機能低下症	シャイ・ドレーガー症候群
	重症頭部外傷	手掌多汗症	自律神経炎
	自律神経過敏症	自律神経障害	自律神経反射性疼痛
	神経調節性失神	人工的閉経後症候群	青色鼓膜
	性腺機能低下症	舌外傷	全身性多汗症
	早発閉経	早発卵巣不全	側頭部外傷
	側頭部痛	多汗症	多系統萎縮症
	多発性頚部損傷	単純型顔面外傷	血の道症
	頭蓋骨損傷	頭頚部外傷	洞頻脈
	頭部外傷	頭部血管損傷	頭部挫創
	頭部多発損傷	頭部打撲	特発性末梢自律神経ニューロパチー
	軟口蓋外傷	軟口蓋損傷	寝汗
	鼻外傷	鼻損傷	汎自律神経失調症
	鼻咽腔天蓋部損傷	非穿通性頭部外傷	頻拍症
	頻脈症	副交感神経緊張症	副鼻腔損傷
	閉経期障害	閉経後症候群	閉鎖性頭部外傷
	ホルネル症候群	末梢自律神経過敏	耳損傷
	卵巣機能不全	卵巣性無月経	
△	易疲労感	腋窩多汗症	炎症性頭痛
	外耳損傷	外傷性外リンパ瘻	下肢倦怠感
	顔面多汗症	顔面痛	気虚
	頬部痛	虚弱	頸椎部打撲
	血管運動神経障害	牽引性頭痛	原発性腋窩多汗症
	原発性局所性多汗症	原発性掌蹠多汗症	原発性全身性多汗症
	原発性卵巣機能低下症	口腔内灼熱症候群	後頭部痛
	呼吸性不整脈	臍傍悸	三段脈
	視床下部性卵巣機能低下	歯性顔面痛	習慣性頭痛
	掌蹠多汗症	徐脈	徐脈性失神
	徐脈性不整脈	徐脈発作	自律神経症
	自律神経性ニューロパチー	心下悸	神経性弱質
	心身過労状態	心拍異常	衰弱
	全身違和感	全身倦怠感	全身性身体消耗
	前頭部痛	足底多汗症	代償性発汗
	体力低下	頭頸部痛	洞徐脈
	頭頂部痛	頭皮外傷	頭皮損傷

頭部外傷1型	発汗障害	晩発閉経
疲労感	頻脈性不整脈	閉経
発作性頭痛	本態性自律神経症	末梢自律神経ニューロパチー
慢性弱質	無力症	薬物誘発性頭痛
卵巣機能異常	卵巣機能亢進症	卵巣機能障害
卵巣発育不全		

用法用量　通常，成人にはトフィソパムとして1回50mg，1日3回経口投与する。
なお，年齢・症状により適宜増減する。

エマンダキシン錠50mg：長生堂　50mg1錠[5.8円/錠]，トフィソパム細粒10%「CH」：長生堂　10%1g[9円/g]，グランパム錠50mg：東和　50mg1錠[5.8円/錠]，トフィス錠50mg：沢井　50mg1錠[5.8円/錠]，トフィソパム細粒10%「ツルハラ」：鶴原　10%1g[9円/g]，トフィソパム錠50mg「JG」：日本ジェネリック　50mg1錠[5.8円/錠]，トフィソパム錠50mg「オーハラ」：大原薬品　50mg1錠[5.8円/錠]，トフィソパム錠50mg「杏林」：キョーリンリメディオ　50mg1錠[5.8円/錠]，トフィソパム錠50mg「日医工」：日医工　50mg1錠[5.8円/錠]，バイダキシン錠50mg：ナガセ　50mg1錠[5.8円/錠]

クランポール錠200mg　規格：200mg1錠[10.3円/錠]
クランポール末　規格：1g[38.9円/g]
アセチルフェネトライド　大日本住友　113

【効 能 効 果】

てんかんのけいれん発作
　強直間代発作(全般けいれん発作，大発作)
　焦点発作(ジャクソン型発作を含む)
精神運動発作
自律神経発作

【対応標準病名】

◎	強直間代発作	痙攣発作	ジャクソンてんかん
	焦点性てんかん	自律神経発作	精神運動発作
	てんかん	てんかん大発作	
○	アルコールてんかん	家族性痙攣	間代性痙攣
	局所性てんかん	痙攣	光原性てんかん
	後天性てんかん	持続性部分てんかん	術後てんかん
	症候性てんかん	焦点性知覚性発作	小児痙攣性疾患
	自律神経てんかん	睡眠喪失てんかん	ストレスてんかん
	全身痙攣	全身痙攣発作	側頭葉てんかん
	体知覚性発作	遅発性てんかん	聴覚性発作
	聴覚反射てんかん	てんかん合併妊娠	てんかん小発作
	てんかん性自動症	てんかん単純部分発作	てんかん複雑部分発作
	てんかん様発作	難治性てんかん	乳児重症ミオクロニーてんかん
	脳炎後てんかん	反応性てんかん	腹部てんかん
	部分てんかん	片側痙攣片麻痺てんかん症候群	薬物てんかん
△	亜急性錯乱状態	アトニー性非特異性てんかん発作	アブサンス
	一過性痙攣発作	ウンベルリヒトてんかん	解離性運動障害
	解離性感覚障害	解離性痙攣	解離性健忘
	解離性昏迷	解離性障害	解離性遁走
	カタレプシー	急性精神錯乱	強直性痙攣
	局所性痙攣	痙攣重積発作	疾病逃避
	失立	若年性アブサンスてんかん	若年性ミオクローヌスてんかん
	症候性痙攣発作	症候性早期ミオクローヌス性脳症	小児期アブサンスてんかん
	心因性昏迷	心因性錯乱	心因性失声
	心因性振戦	心因性難聴	心因性もうろう状態
	心因発作	神経性眼精疲労	進行性ミオクローヌスてんかん
	前頭葉てんかん	多重パーソナリティ障害	定型欠神発作
	テタニー様発作	点頭てんかん	泣き入りひきつけ
	乳児痙攣	乳児点頭痙攣	熱性痙攣
	ノロウイルス性胃腸炎に伴う痙攣	拝礼発作	反応性錯乱
	非アルコール性亜急性錯乱状態	ひきつけ	ヒステリー性運動失調症
	ヒステリー性失声症	ヒステリー性てんかん	ヒステリー反応
	ヒプサルスミア	憤怒痙攣	ミオクローヌスてんかん
	無熱性痙攣	モーア症候群	幼児痙攣
	ラフォラ疾患	良性新生児痙攣	良性乳児ミオクローヌスてんかん
	レノックス・ガストー症候群	ロタウイルス性胃腸炎に伴う痙攣	

用法用量
アセチルフェネトライドとして，通常成人1日0.3～0.4g，小児0.1～0.2gを，1日3回毎食後に分割投与より始め，十分な効果が得られるまで1日量0.1gずつ漸増し，有効投与量を決め，これを維持量とする。維持量は通常次のとおりである。
　成人：0.6～1.2g
　学童：0.4～0.6g
　幼児：0.3～0.4g
　乳児：0.2g
　なお，年齢，症状により適宜増減する。

禁忌　本剤の成分又はフェニル尿素系化合物に対し過敏症の患者

クリアナール錠200mg　規格：200mg1錠[12.4円/錠]
フドステイン　田辺三菱　223

【効 能 効 果】

以下の慢性呼吸器疾患における去痰：気管支喘息，慢性気管支炎，気管支拡張症，肺結核，塵肺症，肺気腫，非定型抗酸菌症，びまん性汎細気管支炎

【対応標準病名】

◎	気管支拡張症	気管支喘息	塵肺症
	肺気腫	肺結核	非結核性抗酸菌症
	びまん性汎細気管支炎	慢性気管支炎	
○	HIV非結核性抗酸菌症	アスピリン喘息	アトピー性喘息
	アレルギー性気管支炎	萎縮性肺気腫	一側性肺気腫
	運動誘発性喘息	円柱状気管支拡張症	外因性喘息
	潰瘍性粟粒結核	活動性肺結核	下葉気管支拡張症
	乾酪性肺炎	気管結核	気管支結核
	気管支喘息合併妊娠	気腫性肺のう胞	急性粟粒結核
	巨大気腫性肺のう胞	結核	結核後遺症
	結核性喀血	結核性気管支拡張症	結核性気胸
	結核性空洞	結核性肺線維症	結核性肺膿瘍
	結節性肺結核	限局性気管支拡張症	硬化性肺結核
	喉頭結核	混合型喘息	細気管支拡張症
	小児喘息	小児喘息性気管支炎	小葉間肺気腫
	職業喘息	ステロイド依存性喘息	咳喘息
	喘息性気管支炎	先天性結核	粟粒結核
	多剤耐性結核	中心小葉性肺気腫	難治性喘息
	乳児喘息	のう状気管支拡張症	肺炎結核
	肺結核・鏡検確認あり	肺結核・組織学的確認あり	肺結核・培養のみ確認あり
	肺結核後遺症	肺結核腫	肺結核術後
	肺非結核性抗酸菌症	肺胞性肺気腫	肺門結核
	播種性結核	汎小葉性肺気腫	非アトピー性喘息
	びまん性気管支拡張症	ブラ性肺気腫	閉塞性気管支炎
	閉塞性細気管支炎	閉塞性肺気腫	マクロード症候群
	慢性気管炎	慢性気管気管支炎	慢性気管支拡張症
	慢性気管支漏	慢性肺気腫	慢性閉塞性肺疾患

	夜間性喘息	老人性気管支炎	老人性肺気腫
△	感染型気管支喘息	珪肺結核	塵肺結核
	潜在性結核感染症	陳旧性肺結核	肺門リンパ節結核

用法用量　通常，成人にはフドステインとして1回400mgを1日3回食後経口投与する。
なお，年齢，症状により適宜増減する。

スペリア錠200：久光　200mg1錠［12.4円/錠］

クリアナール内用液8%　規格：8%1mL［10.7円/mL］
フドステイン　同仁医薬　223

【効能効果】

以下の慢性呼吸器疾患における去痰：気管支喘息，慢性気管支炎，気管支拡張症，肺結核，塵肺症，肺気腫，非定型抗酸菌症，びまん性汎細気管支炎

【対応標準病名】

◎	気管支拡張症	気管支喘息	塵肺症
	肺気腫	肺結核	非結核性抗酸菌症
	びまん性汎細気管支炎	慢性気管支炎	
○	HIV非結核性抗酸菌症	アスピリン喘息	アトピー性喘息
	アレルギー性気管支炎	萎縮性肺気腫	一側性肺気腫
	運動誘発性喘息	円柱状気管支拡張症	外因性喘息
	潰瘍性粟粒結核	活動性肺結核	下葉気管支拡張症
	乾酪性肺炎	気管結核	気管支結核
	気管支喘息合併妊娠	気腫性肺のう胞	急性粟粒結核
	巨大気腫性肺のう胞	結核	結核後遺症
	結核性喀血	結核性気管支拡張症	結核性気胸
	結核性空洞	結核性肺線維症	結核性肺膿瘍
	結節性肺結核	限局性気管支拡張症	硬化性肺結核
	喉頭結核	混合型喘息	細気管支拡張症
	小児喘息	小児喘息性気管支炎	小葉間肺気腫
	職業喘息	ステロイド依存性喘息	咳喘息
	喘息性気管支炎	先天性結核	粟粒結核
	多剤耐性結核	中心小葉性肺気腫	難治性喘息
	乳児喘息	のう状気管支拡張症	肺炎結核
	肺結核・鏡検確認あり	肺結核・組織学的確認あり	肺結核・培養のみ確認あり
	肺結核後遺症	肺結核腫	肺結核術後
	肺非結核性抗酸菌症	肺胞性肺気腫	肺門結核
	播種性結核	汎小葉性肺気腫	非アトピー性喘息
	びまん性気管支拡張症	ブラ性肺気腫	閉塞性気管支炎
	閉塞性細気管支炎	閉塞性肺気腫	マクロード症候群
	慢性気管炎	慢性気管気管支炎	慢性気管支拡張症
	慢性気管支漏	慢性肺気腫	慢性閉塞性肺疾患
	夜間性喘息	老人性気管支炎	老人性肺気腫
△	感染型気管支喘息	珪肺結核	塵肺結核
	潜在性結核感染症	陳旧性肺結核	肺門リンパ節結核

用法用量　通常，成人には1回5mL（フドステインとして400mg）を1日3回食後経口投与する。
なお，年齢，症状により適宜増減する。

スペリア内用液8%：久光　8%1mL［12.1円/mL］

クリアミン配合錠A1.0　規格：1錠［12.3円/錠］
クリアミン配合錠S0.5　規格：1錠［7.5円/錠］
イソプロピルアンチピリン　エルゴタミン酒石酸塩　無水カフェイン　日医工　114

【効能効果】

血管性頭痛，片頭痛，緊張性頭痛

【対応標準病名】

◎	筋収縮性頭痛	血管性頭痛	片頭痛
○	眼筋麻痺性片頭痛	眼性片頭痛	群発性頭痛
	持続性片頭痛	挿間性緊張性頭痛	典型片頭痛
	脳底動脈性片頭痛	普通型片頭痛	片麻痺性片頭痛
	慢性緊張性頭痛	慢性群発頭痛	網膜性片頭痛
△	外傷性頭痛	眼性頭痛	混合性頭痛
	慢性外傷後頭痛	薬物誘発性頭痛	

効能効果に関連する使用上の注意　家族性片麻痺性片頭痛，脳底型片頭痛，眼筋麻痺性片頭痛あるいは網膜片頭痛の患者には投与しないこと。

用法用量

〔クリアミン配合錠A1.0〕：通常成人，1回1錠を1日2～3回経口投与する。頭痛発作の前兆がある場合は1～2錠を頓用する。
なお，年齢・症状により適宜増減する。ただし，1週間に最高10錠までとする。

〔クリアミン配合錠S0.5〕：通常成人，1回2錠を1日2～3回経口投与する。頭痛発作の前兆がある場合は2～4錠を頓用する。
なお，年齢・症状により適宜増減する。ただし，1週間に最高20錠までとする。

禁忌

(1)末梢血管障害，閉塞性血管障害のある患者
(2)狭心症の患者
(3)冠動脈硬化症の患者
(4)コントロール不十分な高血圧症，ショック，側頭動脈炎のある患者
(5)肝又は腎機能障害のある患者
(6)敗血症患者
(7)妊婦又は妊娠している可能性のある婦人
(8)授乳婦
(9)本剤，麦角アルカロイド（エルゴタミン等）又はピラゾロン系薬剤（スルピリン，アミノピリン等）に対し過敏症の既往歴のある患者
(10)心エコー検査により，心臓弁尖肥厚，心臓弁可動制限及びこれらに伴う狭窄等の心臓弁膜の病変が確認された患者及びその既往のある患者
(11)HIVプロテアーゼ阻害剤（リトナビル，ロピナビル・リトナビル，ネルフィナビル，ホスアンプレナビル，インジナビル，アタザナビル，サキナビル，ダルナビル），エファビレンツ，デラビルジン，コビシスタット，マクロライド系抗生物質（エリスロマイシン，ジョサマイシン，クラリスロマイシン，ミデカマイシン，ロキシスロマイシン），アゾール系抗真菌薬（イトラコナゾール，ミコナゾール，フルコナゾール，ホスフルコナゾール，ボリコナゾール），テラプレビル，5-HT$_{1B/1D}$受容体作動薬（スマトリプタン，ゾルミトリプタン，エレトリプタン，リザトリプタン，ナラトリプタン），麦角アルカロイド（ジヒドロエルゴタミン，エルゴメトリン，メチルエルゴメトリン）を投与中の患者

併用禁忌

薬剤名等	臨床症状・措置方法	機序・危険因子
HIVプロテアーゼ阻害剤 リトナビル（ノービア），ロピナビル・リトナビル（カレトラ），ネルフィナビル（ビラセプト），ホスアンプレナビル（レクシヴァ），インジナビル（クリキシバン），アタザナビル（レイアタッツ），サキナビル（インビラーゼ），ダルナビル（プリジスタ） エファビレンツ（ストックリン） デラビルジン（レスクリプター） コビシスタット含有	エルゴタミンの血中濃度が上昇し，血管攣縮等の重篤な副作用を起こすおそれがある。	これらの薬剤のCYP3A4に対する競合的阻害作用により，エルゴタミンの代謝が阻害される。

製剤(スタリビルド) マクロライド系抗生物質 エリスロマイシン(エリスロシン等)，ジョサマイシン(ジョサマイシン等)，クラリスロマイシン(クラリシッド等)，ミデカマイシン(メデマイシン等)，ロキシスロマイシン(ルリッド等) アゾール系抗真菌薬 イトラコナゾール(イトリゾール等)，ミコナゾール(フロリード等)，フルコナゾール(ジフルカン等)，ホスフルコナゾール(プロジフ)，ボリコナゾール(ブイフェンド) テラプレビル(テラビック)		
5-$HT_{1B/1D}$受容体作動薬 スマトリプタン(イミグラン等)，ゾルミトリプタン(ゾーミッグ)，エレトリプタン(レルパックス)，リザトリプタン(マクサルト)，ナラトリプタン(アマージ) 麦角アルカロイド ジヒドロエルゴタミン(ジヒデルゴット等)，エルゴメトリン(エルゴメトリン)，メチルエルゴメトリン(メテルギン等)	血圧上昇又は血管攣縮が増強されるおそれがある。 なお，5-$HT_{1B/1D}$受容体作動薬と本剤を前後して投与する場合は24時間以上の間隔をあけて投与すること。	これらの薬剤との薬理的な相加作用により，相互に作用(血管収縮作用)を増強させる。

クリキシバンカプセル200mg
規格：200mg1カプセル[108.6円/カプセル]
インジナビル硫酸塩エタノール付加物　MSD　625

【効能効果】
(1)後天性免疫不全症候群(エイズ)
(2)治療前のCD4リンパ球数500/mm^3以下の症候性及び無症候性HIV感染症

【対応標準病名】

◎	AIDS	HIV感染症	後天性免疫不全症候群
○	AIDS	AIDS関連症候群	HIV－1感染症
	HIV－2感染症	HIV感染	HIV感染症
	新生児HIV感染症		

用法用量　通常，成人にはインジナビルとして1回800mgを8時間ごと，1日3回空腹時(食事の1時間以上前又は食後2時間以降)に経口投与する。投与に際しては必ず他の抗HIV薬と併用すること。なお，患者の肝機能により減量を考慮する。
また，腎結石症の発現を防止する目的で，治療中は通常の生活で摂取する水分に加え，さらに24時間に少なくとも1.5リットルの水分を補給すること。

用法用量に関連する使用上の注意
(1)本剤は【用法用量】の記載に従って服用すること。本剤の使用法を必要以上に変更，又は中止するとHIVの耐性化の促進や副作用が発現するおそれがある。
(2)ジダノシン(カプセル剤を除く)と併用する場合には，2時間以上の間隔をあけて空腹時(食事の1時間以上前又は食後2時間以降)に投与すること。

禁忌
(1)本剤の成分に対し過敏症の既往歴のある患者
(2)アミオダロン塩酸塩，トリアゾラム，ミダゾラム，アルプラゾラム，ピモジド，エルゴタミン酒石酸塩・無水カフェイン，ジヒドロエルゴタミンメシル酸塩，メチルエルゴメトリンマレイン酸塩及びエルゴメトリンマレイン酸塩を投与中の患者
(3)リファンピシンを投与中の患者
(4)エレトリプタン臭化水素酸塩，アゼルニジピン，ブロナンセリン，シルデナフィル(レバチオ)及びタダラフィル(アドシルカ)を投与中の患者
(5)アタザナビルを投与中の患者
(6)バルデナフィルを投与中の患者

併用禁忌

薬剤名等	臨床症状・措置方法	機序・危険因子
アミオダロン塩酸塩：アンカロン トリアゾラム：ハルシオン等 ミダゾラム：ドルミカム アルプラゾラム：コンスタン，ソラナックス等 ピモジド：オーラップ エルゴタミン酒石酸塩・無水カフェイン：カフェルゴット ジヒドロエルゴタミンメシル酸塩：ジヒデルゴット メチルエルゴメトリンマレイン酸塩：メテルギン エルゴメトリンマレイン酸塩：エルゴメトリン	これらの薬剤の代謝が抑制され，重篤な又は生命に危険を及ぼすような事象(不整脈や持続的な鎮静等)が起こる可能性がある。	CYP3A4に対する競合による。
リファンピシン：アプテシン，リファジン，リマクタン等	本剤の代謝が促進され，血漿中濃度が1/10以下に低下するとの報告がある。リファンピシンの投与を受けた患者に本剤を投与する場合には，少なくとも2週間の間隔を置くことが望ましい。	リファンピシンがCYP3A4を誘導することによる。
エレトリプタン臭化水素酸塩：レルパックス アゼルニジピン：カルブロック ブロナンセリン：ロナセン	これらの薬剤の代謝が阻害され血漿中濃度が上昇するおそれがある。	本剤のCYP3A4阻害作用により，これらの薬剤のクリアランスが減少する。
シルデナフィル：レバチオ タダラフィル：アドシルカ	肺動脈性肺高血圧症に対しこれらの薬剤を反復投与で併用した場合，これらの薬剤の代謝が阻害され血漿中濃度が上昇するおそれがある。	本剤のCYP3A4阻害作用により，この薬剤のクリアランスが減少する。
アタザナビル：レイアタッツ	本剤とアタザナビルともに高ビリルビン血症が関連している。現在，この併用に関する試験は行われていないので，アタザナビルとの併用は推奨されない。	
バルデナフィル：レビトラ	本剤800mg1日3回反復投与時に，バルデナフィル10mgを空腹時単回投与した場合，バルデナフィルのAUC及びCmaxが単独投与時と比較して，それぞれ16倍及び7倍に増加し，$t_{1/2}$が2倍に延長したとの報告がある。	本剤のCYP3A4阻害によりバルデナフィルのクリアランスが減少する。

グリコラン錠250mg　規格：250mg1錠[9.6円/錠]
メトホルミン塩酸塩　日本新薬　396

【効 能 効 果】

2型糖尿病

ただし，下記のいずれかの治療で十分な効果が得られない場合に限る。

(1)食事療法・運動療法のみ

(2)食事療法・運動療法に加えてスルホニルウレア剤を使用

【対応標準病名】

◎	2型糖尿病		
○	2型糖尿病・眼合併症あり	2型糖尿病・関節合併症あり	2型糖尿病・腎合併症あり
	2型糖尿病・神経学的合併症あり	2型糖尿病・多発糖尿病性合併症あり	2型糖尿病・糖尿病性合併症あり
	2型糖尿病・糖尿病性合併症なし	2型糖尿病・末梢循環合併症あり	安定型糖尿病
	インスリン抵抗性糖尿病	若年2型糖尿病	増殖性糖尿病性網膜症・2型糖尿病
	妊娠中の耐糖能低下		
△	2型糖尿病・ケトアシドーシス合併あり	2型糖尿病・昏睡合併あり	2型糖尿病黄斑症
	2型糖尿病性アシドーシス	2型糖尿病性アセトン血症	2型糖尿病性壊疽
	2型糖尿病性黄斑浮腫	2型糖尿病性潰瘍	2型糖尿病性眼筋麻痺
	2型糖尿病性肝障害	2型糖尿病性関節症	2型糖尿病性筋萎縮症
	2型糖尿病性血管障害	2型糖尿病性ケトアシドーシス	2型糖尿病性高コレステロール血症
	2型糖尿病性虹彩炎	2型糖尿病性骨症	2型糖尿病性昏睡
	2型糖尿病性自律神経ニューロパチー	2型糖尿病性神経因性膀胱	2型糖尿病性神経痛
	2型糖尿病性腎硬化症	2型糖尿病性腎症	2型糖尿病性腎症第1期
	2型糖尿病性腎症第2期	2型糖尿病性腎症第3期	2型糖尿病性腎症第3期A
	2型糖尿病性腎症第3期B	2型糖尿病性腎症第4期	2型糖尿病性腎症第5期
	2型糖尿病性腎不全	2型糖尿病性水疱	2型糖尿病性精神障害
	2型糖尿病性そう痒症	2型糖尿病性多発ニューロパチー	2型糖尿病性単ニューロパチー
	2型糖尿病性中心性網膜症	2型糖尿病性低血糖性昏睡	2型糖尿病性動脈硬化症
	2型糖尿病性動脈閉塞症	2型糖尿病性ニューロパチー	2型糖尿病性白内障
	2型糖尿病性皮膚障害	2型糖尿病性浮腫性硬化症	2型糖尿病性末梢血管症
	2型糖尿病性末梢血管障害	2型糖尿病性末梢神経障害	2型糖尿病性ミオパチー
	2型糖尿病性網膜症	糖尿病	糖尿病合併症

用法用量　通常，成人にはメトホルミン塩酸塩として1日量500mgより開始し，1日2～3回食後に分割経口投与する。維持量は効果を観察しながら決めるが，1日最高投与量は750mgとする。

警告　重篤な乳酸アシドーシスを起こすことがあり，死亡に至った例も報告されている。乳酸アシドーシスを起こしやすい患者には投与しないこと。また，重篤な低血糖を起こすことがある。用法用量，使用上の注意に特に留意すること。

禁忌

(1)次に示す状態の患者

①乳酸アシドーシスの既往

②腎機能障害(軽度障害も含む)

③透析患者(腹膜透析を含む)

④肝機能障害

⑤ショック，心不全，心筋梗塞，肺塞栓など心血管系，肺機能に高度の障害のある患者及びその他の低酸素血症を伴いやすい状態

⑥過度のアルコール摂取者

⑦脱水症，脱水状態が懸念される下痢，嘔吐等の胃腸障害のある患者

⑧高齢者

(2)重症ケトーシス，糖尿病性昏睡又は前昏睡，1型糖尿病の患者

(3)重症感染症，手術前後，重篤な外傷のある患者

(4)栄養不良状態，飢餓状態，衰弱状態，脳下垂体機能不全又は副腎機能不全の患者

(5)妊婦又は妊娠している可能性のある婦人

(6)本剤の成分又はビグアナイド系薬剤に対し過敏症の既往歴のある患者

ネルビス錠250mg：三和化学[9.6円/錠]，メデット錠250mg：トーアエイヨー[9.6円/錠]，メトホルミン塩酸塩錠250mg「SN」：シオノ[9.6円/錠]，メトホルミン塩酸塩錠250mg「JG」：日本ジェネリック[9.6円/錠]，メトホルミン塩酸塩錠250mg「トーワ」：東和[9.6円/錠]

グリチロン配合錠　規格：1錠[5.6円/錠]
DL－メチオニン　グリシン　グリチルリチン酸一アンモニウム　ミノファーゲン　391,449

【効 能 効 果】

慢性肝疾患における肝機能異常の改善

湿疹・皮膚炎，小児ストロフルス，円形脱毛症，口内炎

【対応標準病名】

◎	円形脱毛症	肝機能検査異常	肝疾患
	肝障害	急性痒疹	口内炎
	湿疹	皮膚炎	慢性肝炎
○	足湿疹	アフタ性口内炎	アレルギー性肝臓症
	アレルギー性口内炎	異汗性湿疹	陰のう湿疹
	陰部間擦疹	ウイルス性口内炎	会陰部肛囲湿疹
	腋窩湿疹	潰瘍性口内炎	カタル性口内炎
	活動性慢性肝炎	化膿性口内炎	化膿性皮膚疾患
	貨幣状湿疹	間擦疹	肝腎症候群
	肝性胸水	感染性口内炎	感染性皮膚炎
	乾燥性口内炎	肝浮腫	汗疱性湿疹
	義歯性口内炎	偽膜性口内炎	丘疹状湿疹
	急性湿疹	亀裂性湿疹	ゲオトリクム性口内炎
	原発性ヘルペスウイルス性口内炎	肛囲間擦疹	口蓋垂炎
	口蓋膿瘍	口腔感染症	口腔褥瘡性潰瘍
	口腔底膿瘍	口腔底蜂巣炎	口腔膿瘍
	口腔ヘルペス	口唇アフタ	口底膿瘍
	口底蜂巣炎	紅斑性間擦疹	紅斑性湿疹
	肛門湿疹	孤立性アフタ	再発性アフタ
	再発性ヘルペスウイルス性口内炎	自家感作性皮膚炎	湿疹様発疹
	脂肪肝	手指湿疹	出血性口内炎
	水疱性口内炎	赤色湿疹	接触性口内炎
	遷延性肝炎	全身湿疹	増殖性化膿性口内炎
	大アフタ	多発性口内炎	地図状口内炎
	手湿疹	冬期湿疹	頭部湿疹
	難治性口内炎	妊娠湿疹	妊婦性皮膚炎
	白色粃糠疹	鼻背部湿疹	非アルコール性脂肪性肝炎
	鼻前庭部湿疹	ベドナーアフタ	ヘルペス口内炎
	扁平湿疹	放射線性口内炎	慢性肝炎増悪
	慢性持続性肝炎	慢性湿疹	慢性非活動性肝炎
	落屑性湿疹	鱗状湿疹	
△	異汗症	うっ血肝	うっ血性肝硬変
	壊死性潰瘍性歯周炎	壊死性潰瘍性歯肉炎	壊疽性口内炎
	壊疽性歯肉炎	オトガイ下膿瘍	外陰部皮膚炎
	顎下部膿瘍	肝下垂症	肝機能障害
	肝限局性結節性過形成	肝梗塞	カンジダ性口角びらん
	カンジダ性口内炎	肝疾患に伴う貧血	肝出血
	肝腫瘤	肝静脈閉塞症	完全脱毛症
	肝臓紫斑病	肝中心静脈閉塞症	肝のう胞
	肝肺症候群	汗疱	顔面急性皮膚炎

偽性円形脱毛症	丘疹状じんま疹	急性偽膜性カンジダ症
頬粘膜白板症	クリュヴリエ・バウムガルテン症候群	頚部皮膚炎
ゲオトリクム症	結節性痒疹	口腔カンジダ症
口腔紅板症	口腔白板症	硬口蓋白板症
口唇カンジダ症	口底白板症	紅板症
広汎性円形脱毛症	色素性痒疹	歯肉カンジダ症
歯肉白板症	ショック肝	人工肛門部皮膚炎
新生児皮膚炎	水疱性口内炎ウイルス病	舌下隙膿瘍
舌カンジダ症	舌白板症	全身性脱毛症
帯状脱毛症	多形慢性痒疹	蛇行状脱毛症
中心性出血性肝壊死	特発性門脈圧亢進症	軟口蓋白板症
ニコチン性口蓋白色角化症	ニコチン性口内炎	乳房皮膚炎
白色水腫	汎発性脱毛症	ヘブラ痒疹
ヘルペスウイルス性咽頭炎	ヘルペスウイルス性歯肉口内炎	門脈圧亢進症
門脈圧亢進症性胃症	門脈拡張症	痒疹
淋菌性口内炎		

用法用量　通常，成人には1回2～3錠，小児には1錠を1日3回食後経口投与する。なお，年齢，症状により適宜増減する。

禁忌

(1)アルドステロン症の患者，ミオパシーのある患者，低カリウム血症の患者

(2)血清アンモニウム値の上昇傾向にある末期肝硬変症の患者

ニチファーゲン配合錠：日新－山形[5円/錠]，ネオファーゲンC配合錠：大鵬薬品[5.6円/錠]

クリノリル錠50　規格：50mg1錠[11.5円/錠]
クリノリル錠100　規格：100mg1錠[13.7円/錠]

スリンダク　日医工　114

【効能効果】

下記疾患並びに症状の消炎・鎮痛：関節リウマチ，変形性関節症，腰痛症，肩関節周囲炎，頚肩腕症候群，腱・腱鞘炎

【対応標準病名】

◎	肩関節周囲炎	関節リウマチ	頚肩腕症候群
	腱炎	腱鞘炎	手指変形性関節症
	全身性変形性関節症	変形性肩関節症	変形性関節症
	変形性胸鎖関節症	変形性肩鎖関節症	変形性股関節症
	変形性膝関節症	変形性手関節症	変形性足関節症
	変形性肘関節症	変形性中手関節症	母指CM関節変形性関節症
	腰痛症		
○	CM関節変形性関節症	DIP関節変形性関節症	PIP関節変形性関節症
あ	RS3PE症候群	アキレス腱腱鞘炎	アキレス腱部石灰化症
	アキレス周囲膿瘍	足滑液のう炎	一過性関節症
	一側性外傷後股関節症	一側性外傷後膝関節症	一側性形成不全性股関節症
	一側性原発性股関節症	一側性原発性膝関節症	一側性続発性股関節症
	一側性続発性膝関節症	遠位橈尺関節変形性関節症	炎症性多発性関節障害
か	外傷後股関節症	外傷後膝関節症	外傷性肩関節症
	外傷性関節症	外傷性関節障害	外傷性股関節症
	外傷性膝関節症	外傷性手関節症	外傷性足関節症
	外傷性肘関節症	外傷性母指CM関節症	回旋腱板症候群
	外側上顆炎	踵関節症	下肢腱腱鞘炎
	肩インピンジメント症候群	肩滑液包炎	肩関節異所性骨化
	肩関節腱板炎	肩関節硬結性腱炎	肩関節症
	肩周囲炎	肩石灰性腱炎	滑膜炎
	化膿性腱鞘炎	下背部ストレイン	環指化膿性腱鞘炎
	環指屈筋腱腱鞘炎	環指腱鞘炎	環指ばね指
	関節周囲炎	関節症	関節包炎
	関節リウマチ・頚関節	関節リウマチ・肩関節	関節リウマチ・胸椎
	関節リウマチ・頚椎	関節リウマチ・股関節	関節リウマチ・指関節
	関節リウマチ・趾関節	関節リウマチ・膝関節	関節リウマチ・手関節
	関節リウマチ・脊椎	関節リウマチ・足関節	関節リウマチ・肘関節
	関節リウマチ・腰椎	急性腰痛症	急速破壊型股関節症
	狭窄性腱鞘炎	棘上筋症候群	棘上筋石灰化症
	筋筋膜性腰痛症	頚肩腕障害	形成不全性股関節症
	頚頭蓋症候群	血清反応陰性関節リウマチ	肩甲周囲炎
	原発性関節症	原発性股関節症	原発性膝関節症
	原発性全身性関節症	原発性変形性関節症	原発性母指CM関節症
	腱付着部炎	腱付着部症	肩部痛
	後頚部交感神経症候群	股関節症	根性腰痛症
さ	坐骨神経根炎	坐骨神経痛	坐骨単神経根炎
	趾関節症	示指化膿性腱鞘炎	示指屈筋腱腱鞘炎
	示指腱鞘炎	示指ばね指	趾伸筋腱腱鞘炎
	膝関節滑膜炎	膝関節症	膝部腱膜炎
	尺側偏位	手関節周囲炎	手関節症
	手関節部腱鞘炎	手根関節症	手指腱鞘炎
	手部腱鞘炎	漿液性滑膜炎	踵骨滑液包炎
	踵骨棘	小指化膿性腱鞘炎	小指屈筋腱腱鞘炎
	小指腱鞘炎	小指ばね指	上腕三頭筋腱鞘炎
	上腕二頭筋腱炎	上腕二頭筋腱鞘炎	神経原性関節症
	神経根炎	靱帯炎	成人スチル病
	脊髄神経根症	脊椎痛	石灰性腱炎
	先天性股関節脱臼治療後亜脱臼	前腕部腱鞘炎	足関節周囲炎
	足関節症	足関節部腱鞘炎	足底筋腱付着部炎
	足背腱鞘炎	続発性関節症	続発性股関節症
	続発性膝関節症	続発性多発性関節症	続発性母指CM関節症
た	足部屈筋腱腱鞘炎	多発性関節症	多発性リウマチ性関節炎
	弾発母趾	肘関節滑膜炎	肘関節症
	中指化膿性腱鞘炎	中指屈筋腱腱鞘炎	中指腱鞘炎
	中指ばね指	中足骨痛症	肘頭骨棘
	手化膿性腱鞘炎	手屈筋腱腱鞘炎	手伸筋腱腱鞘炎
	殿部痛	ドゥ・ケルバン腱鞘炎	橈骨茎状突起腱鞘炎
な	橈側手根屈筋腱鞘炎	内側上顆炎	二次性変形性関節症
は	背部痛	ばね指	バレー・リュー症候群
	肘周囲炎	非特異性慢性滑膜炎	びらん性関節症
	ブシャール結節	ヘーガース結節	ヘバーデン結節
	母指CM関節症	母指化膿性腱鞘炎	母指関節症
	母指狭窄性腱鞘炎	母指屈筋腱腱鞘炎	母指腱鞘炎
ま	母指ばね指	慢性アキレス腱腱鞘炎	慢性滑膜炎症
や	ムチランス変形	野球肩	野球肘
	癒着性肩関節包炎	腰仙部神経根炎	腰痛坐骨神経痛症候群
ら	腰殿部痛	腰部神経根炎	リウマチ性滑液包炎
	リウマチ性皮下結節	リウマチ様関節炎	両側性外傷後股関節症
	両側性外傷後膝関節症	両側性外傷性母指CM関節症	両側性形成不全性股関節症
	両側性原発性股関節症	両側性原発性膝関節症	両側性原発性母指CM関節症
	両側性続発性股関節症	両側性続発性膝関節症	両側性続発性母指CM関節症
	老人性関節炎	老年性股関節症	
△	頚椎不安定症	腱鞘巨細胞腫	テニス肘
	背部圧迫感	腰腹痛	

用法用量　スリンダクとして，通常成人1日量300mgを1日2回(朝夕)に分けて，食直後に経口投与する。
なお，疾患，症状により適宜増減する。

禁忌

(1)消化性潰瘍又は胃腸出血のある患者

(2)重篤な血液の異常のある患者

(3)重篤な肝障害のある患者

(4)重篤な腎障害のある患者

(5)重篤な心機能不全のある患者
(6)本剤の成分に対し過敏症の既往歴のある患者
(7)アスピリン喘息(非ステロイド性消炎鎮痛剤等による喘息発作の誘発)又はその既往歴のある患者
(8)妊婦又は妊娠している可能性のある婦人

グリベック錠100mg　規格：100mg1錠[2617.4円/錠]
イマチニブメシル酸塩　ノバルティス　429

【効 能 効 果】

(1)慢性骨髄性白血病
(2)KIT(CD117)陽性消化管間質腫瘍
(3)フィラデルフィア染色体陽性急性リンパ性白血病
(4)FIP1L1-PDGFR α陽性の下記疾患
好酸球増多症候群，慢性好酸球性白血病

【対応標準病名】

◎	KIT (CD117) 陽性消化管間質腫瘍	Ph 陽性急性リンパ性白血病	好酸球性白血病
	好酸球増加症	慢性骨髄性白血病	
○	KIT (CD117) 陽性食道消化管間質腫瘍	遺伝性好酸球増加症	急性リンパ性白血病
	消化管カルチノイド	食道間葉系腫瘍	特発性好酸球増多症候群
	白血病	慢性骨髄性白血病移行期	慢性骨髄性白血病急性転化
	慢性骨髄性白血病慢性期	慢性白血病	
△	BCR − ABL1 陽性 B リンパ芽球性白血病	BCR − ABL1 陽性 B リンパ芽球性白血病/リンパ腫	B 細胞性前リンパ球性白血病
	B リンパ芽球性白血病	B リンパ芽球性白血病/リンパ腫	E2A − PBX1 陽性 B リンパ芽球性白血病
	E2A − PBX1 陽性 B リンパ芽球性白血病/リンパ腫	IL3 − IGH 陽性 B リンパ芽球性白血病	IL3 − IGH 陽性 B リンパ芽球性白血病/リンパ腫
	MLL 再構成型 B リンパ芽球性白血病	MLL 再構成型 B リンパ芽球性白血病/リンパ腫	TEL − AML1 陽性 B リンパ芽球性白血病
	TEL − AML1 陽性 B リンパ芽球性白血病/リンパ腫	T 細胞性前リンパ球白血病	T リンパ芽球性白血病
	T リンパ芽球性白血病/リンパ腫	アグレッシブ NK 細胞白血病	胃間葉系腫瘍
	胃腫瘤	顆粒球肉腫	肝腫瘤
	急性巨核芽球性白血病	急性骨髄性白血病	急性骨髄単球性白血病
	急性前骨髄球性白血病	急性単球性白血病	急性白血病
	くすぶり型白血病	結腸間葉系腫瘍	高 2 倍体性 B リンパ芽球性白血病
	高 2 倍体性 B リンパ芽球性白血病/リンパ腫	好塩基球性白血病	好中球性白血病
	骨髄性白血病	骨髄性白血病骨髄浸潤	骨髄単球性白血病
	混合型白血病	若年性骨髄単球性白血病	十二指腸ガストリノーマ
	十二指腸腫瘤	十二指腸神経内分泌腫瘍	十二指腸ソマトスタチノーマ
	小腸間葉系腫瘍	小児急性リンパ性白血病	膵神経内分泌腫瘍
	髄膜白血病	赤白血病	前リンパ球性白血病
	単球性白血病	虫垂カルチノイド	直腸間葉系腫瘍
	直腸腫瘤	直腸粘膜下腫瘍	低 2 倍体性 B リンパ芽球性白血病
	低 2 倍体性 B リンパ芽球性白血病/リンパ腫	低形成性白血病	二次性白血病
	白血病性関節症	非機能性膵神経内分泌腫瘍	非定型的白血病
	非定型慢性骨髄性白血病	皮膚白血病	肥満細胞性白血病
	ヘアリー細胞白血病	慢性骨髄単球性白血病	慢性単球性白血病
	慢性リンパ性白血病	盲腸粘膜下腫瘍	リンパ性白血病
	リンパ性白血病骨髄浸潤		

効能効果に関連する使用上の注意
(1)慢性骨髄性白血病については，染色体検査又は遺伝子検査により慢性骨髄性白血病と診断された患者に使用する。
(2)消化管間質腫瘍については，免疫組織学的検査により KIT(CD117)陽性消化管間質腫瘍と診断された患者に使用する。なお，KIT(CD117)陽性の確認は，十分な経験を有する病理医又は検査施設において実施すること。
(3)急性リンパ性白血病については，染色体検査又は遺伝子検査によりフィラデルフィア染色体陽性急性リンパ性白血病と診断された患者に使用する。
(4)好酸球増多症候群又は慢性好酸球性白血病については，染色体検査又は遺伝子検査により FIP1L1-PDGFR α陽性であることが確認された患者に使用する。

用法用量
(1)慢性骨髄性白血病の場合
①慢性期：通常，成人にはイマチニブとして1日1回400mgを食後に経口投与する。なお，血液所見，年齢・症状により適宜増減するが，1日1回600mgまで増量できる。
②移行期又は急性期：通常，成人にはイマチニブとして1日1回600mgを食後に経口投与する。なお，血液所見，年齢・症状により適宜増減するが，1日800mg(400mgを1日2回)まで増量できる。
(2) KIT(CD117)陽性消化管間質腫瘍の場合：通常，成人にはイマチニブとして1日1回400mgを食後に経口投与する。なお，年齢・症状により適宜減量する。
(3)フィラデルフィア染色体陽性急性リンパ性白血病の場合：通常，成人にはイマチニブとして1日1回600mgを食後に経口投与する。なお，血液所見，年齢・症状により適宜減量する。
(4) FIP1L1-PDGFR α陽性の好酸球増多症候群又は慢性好酸球性白血病の場合：通常，成人にはイマチニブとして1日1回100mgを食後に経口投与する。なお，患者の状態により，適宜増減するが，1日1回400mgまで増量できる。

用法用量に関連する使用上の注意
(1)消化管刺激作用を最低限に抑えるため，本剤は食後に多めの水で服用すること。
(2)慢性骨髄性白血病については，重篤な有害事象がなく，白血病に関連がない重篤な好中球減少や血小板減少が認められず，下記に該当する場合は，【用法用量】に従って本剤を増量することができる。
①病状が進行した場合(この場合はいつでも)
②本剤を少なくとも3ヵ月以上投与しても，十分な血液学的効果がみられない場合
③これまで認められていた血液学的効果がみられなくなった場合
(3)肝機能検査と用量調節
本剤投与中に肝機能検査値(ビリルビン，AST(GOT)，ALT(GPT))の上昇が認められた場合は次表を参考に投与量を調節すること。

慢性骨髄性白血病(CML)，消化管間質腫瘍(GIST)，フィラデルフィア染色体陽性急性リンパ性白血病(Ph＋ALL)，好酸球増多症候群(HES)又は慢性好酸球性白血病(CEL)	ビリルビン値/AST(GOT)，ALT(GPT)値	投与量調節
慢性期 CML，移行期 CML 又は急性期 CML，GIST，Ph＋ALL，HES 又は CEL	ビリルビン値＞施設正常値上限の3倍 又は AST，ALT 値＞施設正常値上限の5倍	[1]ビリルビン値が1.5倍未満に，AST，ALT 値が2.5倍未満に低下するまで本剤を休薬する。 [2]本剤を減量して治療を再開する。

(4)血液検査と用量調節
本剤投与中に好中球減少，血小板減少が認められた場合は次表を参考に投与量を調節すること。

慢性骨髄性白血病(CML)，消化管間質腫瘍(GIST)，フィラデルフィア染色体陽性急性リンパ性白血病(Ph＋ALL)，好酸球増多症候群(HES)又は慢性好酸球性白血病(CEL)	好中球数/血小板数	投与量調節
HES 又は CEL(初回用量 100mg/日)	好中球数＜1,000/mm^3 又は 血小板数＜50,000/mm^3	[1]好中球数1,500/mm^{3}以上及び血小板数 75,000/mm^{3}以上に回復するまで休薬する。 [2]休薬前(重度の副作用の発現前)と同用量で治療を再開する。
慢性期 CML，GIST(初回用量 400mg/日)，HES 又は CEL(用量 400mg/日)	好中球数＜1,000/mm^3 又は 血小板数＜50,000/mm^3	[1]好中球数1,500/mm^{3}以上及び血小板数 75,000/mm^{3}以上に回復するまで休薬する。 [2]400mg/日で治療を再開する。 [3]再び好中球数が1,000/mm^{3}を下回るか，又は血小板数が50,000/mm^{3}を下回った場合は，[1]へ戻り，300mg/日で治療を再開する。
移行期 CML，急性期 CML 又は Ph＋ALL(初回用量 600mg/日)	注1好中球数＜500/mm^3 又は 血小板数＜10,000/mm^3	[1]血球減少が白血病に関連しているか否かを確認(骨髄穿刺)する。 [2]白血病に関連しない場合は 400mg/日に減量する。 [3]血球減少が 2 週間続く場合は更に300mg/日に減量する。 [4]白血病に関連しない血球減少が 4 週間続く場合は好中球数が1,000/mm^{3}以上，及び血小板数が20,000/mm^{3}以上に回復するまで休薬し，その後 300mg/日で治療を再開する。

注 1：原則として，少なくとも 1ヵ月治療を継続後(患者の全身状態に十分注意すること)

警告 本剤の投与は，緊急時に十分対応できる医療施設において，がん化学療法に十分な知識・経験を持つ医師のもとで，本療法が適切と判断される症例についてのみ投与すること。また，治療開始に先立ち，患者又はその家族に有効性及び危険性を十分に説明し，同意を得てから投与を開始すること。

禁忌
(1)本剤の成分に対し過敏症の既往歴のある患者
(2)妊婦又は妊娠している可能性のある婦人

イマチニブ錠100mg「DSEP」：第一三共エスファ 100mg1錠[1540.3円/錠]，イマチニブ錠100mg「EE」：エルメッドエーザイ 100mg1錠[1540.3円/錠]，イマチニブ錠100mg「JG」：日本ジェネリック －[－]，イマチニブ錠100mg「KN」：小林化工 100mg1錠[1540.3円/錠]，イマチニブ錠100mg「NK」：日本化薬 100mg1錠[1540.3円/錠]，イマチニブ錠100mg「NSKK」：エール 100mg1錠[1540.3円/錠]，イマチニブ錠100mg「オーハラ」：大原薬品 100mg1錠[1386.3円/錠]，イマチニブ錠100mg「ケミファ」：日本ケミファ 100mg1錠[1386.3円/錠]，イマチニブ錠100mg「サワイ」：沢井 100mg1錠[1386.3円/錠]，イマチニブ錠100mg「トーワ」：東和 －[－]，イマチニブ錠100mg「日医工」：日医工 －[－]，イマチニブ錠100mg「ニプロ」：ニプロ 100mg1錠[1540.3円/錠]，イマチニブ錠100mg「ファイザー」：マイラン製薬 －[－]，イマチニブ錠100mg「明治」：Meiji Seika 100mg1錠[1540.3円/錠]，イマチニブ錠100mg「ヤクルト」：高田 100mg1錠[1540.3円/錠]，イマチニブ錠200mg「トーワ」：東和 －[－]，イマチニブ錠200mg「日医工」：日医工 －[－]，イマチニブ錠200mg「ニプロ」：ニプロ 200mg1錠[2953.2円/錠]，イマチニブ錠200mg「明治」：Meiji Seika 200mg1錠[2953.2円/錠]，イマチニブ錠200mg「ヤクルト」：高田 200mg1錠[2953.2円/錠]

グリミクロンHA錠20mg 規格：20mg1錠[14.7円/錠]
グリミクロン錠40mg 規格：40mg1錠[25.8円/錠]
グリクラジド 大日本住友 396

【効能効果】

インスリン非依存型糖尿病(成人型糖尿病)
(ただし，食事療法・運動療法のみで十分な効果が得られない場合に限る。)

【対応標準病名】

◎	2 型糖尿病		
○	2 型糖尿病・眼合併症あり	2 型糖尿病・関節合併症あり	2 型糖尿病・腎合併症あり
	2 型糖尿病・神経学的合併症あり	2 型糖尿病・多発糖尿病性合併症あり	2 型糖尿病・糖尿病性合併症あり
	2 型糖尿病・糖尿病性合併症なし	2 型糖尿病・末梢循環合併症あり	安定型糖尿病
	若年 2 型糖尿病	増殖性糖尿病性網膜症・2 型糖尿病	妊娠中の耐糖能低下
△	2 型糖尿病・ケトアシドーシス合併あり	2 型糖尿病・昏睡合併あり	2 型糖尿病黄斑症
	2 型糖尿病性アシドーシス	2 型糖尿病性アセトン血症	2 型糖尿病性壊疽
	2 型糖尿病性黄斑浮腫	2 型糖尿病性潰瘍	2 型糖尿病性眼筋麻痺
	2 型糖尿病性肝障害	2 型糖尿病性関節症	2 型糖尿病性筋萎縮症
	2 型糖尿病性血管障害	2 型糖尿病性ケトアシドーシス	2 型糖尿病性高コレステロール血症
	2 型糖尿病性虹彩炎	2 型糖尿病性骨症	2 型糖尿病性昏睡
	2 型糖尿病性自律神経ニューロパチー	2 型糖尿病性神経因性膀胱	2 型糖尿病性神経痛
	2 型糖尿病性腎硬化症	2 型糖尿病性腎症	2 型糖尿病性腎症第 1 期
	2 型糖尿病性腎症第 2 期	2 型糖尿病性腎症第 3 期	2 型糖尿病性腎症第 3 期 A
	2 型糖尿病性腎症第 3 期 B	2 型糖尿病性腎症第 4 期	2 型糖尿病性腎症第 5 期
	2 型糖尿病性腎不全	2 型糖尿病性水疱	2 型糖尿病性精神障害
	2 型糖尿病性そう痒症	2 型糖尿病性多発ニューロパチー	2 型糖尿病性単ニューロパチー
	2 型糖尿病性中心性網膜症	2 型糖尿病性低血糖性昏睡	2 型糖尿病性動脈硬化症
	2 型糖尿病性動脈閉塞症	2 型糖尿病性ニューロパチー	2 型糖尿病性白内障
	2 型糖尿病性皮膚障害	2 型糖尿病性浮腫性硬化症	2 型糖尿病性末梢血管症
	2 型糖尿病性末梢血管障害	2 型糖尿病性末梢神経障害	2 型糖尿病性ミオパチー
	2 型糖尿病性網膜症	インスリン抵抗性糖尿病	糖尿病
	糖尿病合併症		

用法用量 グリクラジドとして，通常成人では 1 日 40mg より開始し，1 日 1～2 回(朝又は朝夕)食前又は食後に経口投与する。維持量は通常 1 日 40～120mg であるが，160mg を超えないものとする。

警告
重篤かつ遷延性の低血糖症を起こすことがある。
用法用量，使用上の注意に特に留意すること。

禁忌
(1)重症ケトーシス，糖尿病性昏睡又は前昏睡，インスリン依存型糖尿病の患者
(2)重篤な肝又は腎機能障害のある患者
(3)重症感染症，手術前後，重篤な外傷のある患者
(4)下痢，嘔吐等の胃腸障害のある患者
(5)本剤の成分又はスルホンアミド系薬剤に対し過敏症の既往歴のある患者
(6)妊婦又は妊娠している可能性のある婦人

グリクラジド錠20mg「KN」：小林化工 20mg1錠[7.8円/錠]，グリクラジド錠20mg「NP」：ニプロ 20mg1錠[5.6円/錠]，グリクラジド錠20mg「サワイ」：メディサ 20mg1錠[7.8円/錠]，グリクラジド錠20mg「トーワ」：東和 20mg1錠[5.6円/錠]，グリクラジド錠20mg「日新」：日新－山形 20mg1錠[5.6円/錠]，グリクラジド錠40mg「KN」：小林化工 40mg1錠[8円/錠]，グリクラジド錠40mg「NP」：ニプロ 40mg1錠[6.1円/錠]，グリクラジド錠40mg「サワイ」：メディサ 40mg1錠[6.1円/錠]，グリクラジド錠40mg「トーワ」：東和 40mg1錠[6.1円/錠]，グリクラジド錠40mg「日新」：日新－山形 40mg1錠[6.1円/錠]

グルコバイOD錠50mg　規格：50mg1錠[22.1円/錠]
グルコバイOD錠100mg　規格：100mg1錠[39円/錠]
グルコバイ錠50mg　規格：50mg1錠[22.1円/錠]
グルコバイ錠100mg　規格：100mg1錠[39円/錠]

アカルボース　バイエル薬品 396

【効能効果】

糖尿病の食後過血糖の改善(ただし，食事療法・運動療法によっても十分な血糖コントロールが得られない場合，又は食事療法・運動療法に加えて経口血糖降下薬若しくはインスリン製剤を使用している患者で十分な血糖コントロールが得られない場合に限る)

【対応標準病名】

◎	糖尿病		
○	1型糖尿病	1型糖尿病・眼合併症あり	1型糖尿病・関節合併症あり
	1型糖尿病・腎合併症あり	1型糖尿病・神経学的合併症あり	1型糖尿病・多発糖尿病性合併症あり
	1型糖尿病・糖尿病性合併症あり	1型糖尿病・糖尿病性合併症なし	1型糖尿病・末梢循環合併症あり
	2型糖尿病	2型糖尿病・眼合併症あり	2型糖尿病・関節合併症あり
	2型糖尿病・腎合併症あり	2型糖尿病・神経学的合併症あり	2型糖尿病・多発糖尿病性合併症あり
	2型糖尿病・糖尿病性合併症あり	2型糖尿病・糖尿病性合併症なし	2型糖尿病・末梢循環合併症あり
	安定型糖尿病	ウイルス性糖尿病	栄養不良関連糖尿病
	緩徐進行1型糖尿病	緩徐進行1型糖尿病・眼合併症あり	緩徐進行1型糖尿病・関節合併症あり
	緩徐進行1型糖尿病・腎合併症あり	緩徐進行1型糖尿病・神経学的合併症あり	緩徐進行1型糖尿病・多発糖尿病性合併症あり
	緩徐進行1型糖尿病・糖尿病性合併症なし	緩徐進行1型糖尿病・末梢循環合併症あり	若年2型糖尿病
	ステロイド糖尿病	増殖性糖尿病性網膜症・1型糖尿病	増殖性糖尿病性網膜症・2型糖尿病
	糖尿病・糖尿病性合併症なし	二次性糖尿病	妊娠中の耐糖能低下
	不安定型糖尿病	薬剤性糖尿病	
△	1型糖尿病・ケトアシドーシス合併あり	1型糖尿病・昏睡合併あり	1型糖尿病黄斑症
	1型糖尿病性壊疽	1型糖尿病性黄斑浮腫	1型糖尿病性潰瘍
	1型糖尿病性眼筋麻痺	1型糖尿病性肝障害	1型糖尿病性関節症
	1型糖尿病性筋萎縮症	1型糖尿病性血管障害	1型糖尿病性高コレステロール血症
	1型糖尿病性虹彩炎	1型糖尿病性骨症	1型糖尿病性自律神経ニューロパチー
	1型糖尿病性神経因性膀胱	1型糖尿病性神経痛	1型糖尿病性腎硬化症
	1型糖尿病性腎症	1型糖尿病性腎症第1期	1型糖尿病性腎症第2期
	1型糖尿病性腎症第3期	1型糖尿病性腎症第3期A	1型糖尿病性腎症第3期B
	1型糖尿病性腎症第4期	1型糖尿病性腎症第5期	1型糖尿病性腎不全
	1型糖尿病性水疱	1型糖尿病性精神障害	1型糖尿病性そう痒症
	1型糖尿病性多発ニューロパチー	1型糖尿病性単ニューロパチー	1型糖尿病性中心性網膜症
	1型糖尿病性動脈硬化症	1型糖尿病性動脈閉塞症	1型糖尿病性ニューロパチー
	1型糖尿病性白内障	1型糖尿病性皮膚障害	1型糖尿病性浮腫性硬化症
	1型糖尿病性末梢血管症	1型糖尿病性末梢血管障害	1型糖尿病性末梢神経障害
	1型糖尿病性網膜症	2型糖尿病・ケトアシドーシス合併あり	2型糖尿病・昏睡合併あり
	2型糖尿病黄斑症	2型糖尿病性アシドーシス	2型糖尿病性アセトン血症
	2型糖尿病性壊疽	2型糖尿病性黄斑浮腫	2型糖尿病性潰瘍
	2型糖尿病性眼筋麻痺	2型糖尿病性肝障害	2型糖尿病性関節症
	2型糖尿病性筋萎縮症	2型糖尿病性血管障害	2型糖尿病性ケトアシドーシス
	2型糖尿病性高コレステロール血症	2型糖尿病性虹彩炎	2型糖尿病性骨症
	2型糖尿病性自律神経ニューロパチー	2型糖尿病性神経因性膀胱	2型糖尿病性神経痛
	2型糖尿病性腎硬化症	2型糖尿病性腎症	2型糖尿病性腎症第1期
	2型糖尿病性腎症第2期	2型糖尿病性腎症第3期	2型糖尿病性腎症第3期A
	2型糖尿病性腎症第3期B	2型糖尿病性腎症第4期	2型糖尿病性腎症第5期
	2型糖尿病性腎不全	2型糖尿病性水疱	2型糖尿病性精神障害
	2型糖尿病性そう痒症	2型糖尿病性多発ニューロパチー	2型糖尿病性単ニューロパチー
	2型糖尿病性中心性網膜症	2型糖尿病性動脈硬化症	2型糖尿病性動脈閉塞症
	2型糖尿病性ニューロパチー	2型糖尿病性白内障	2型糖尿病性皮膚障害
	2型糖尿病性浮腫性硬化症	2型糖尿病性末梢血管症	2型糖尿病性末梢血管障害
	2型糖尿病性末梢神経障害	2型糖尿病性ミオパチー	2型糖尿病性網膜症
	インスリン抵抗性糖尿病	インスリンレセプター異常症	境界型糖尿病
	キンメルスチール・ウイルソン症候群	劇症1型糖尿病	高血糖高浸透圧症候群
	高浸透圧性非ケトン性昏睡	膵性糖尿病	増殖性糖尿病性網膜症
	糖尿病黄斑症	糖尿病黄斑浮腫	糖尿病合併症
	糖尿病性アシドーシス	糖尿病性アセトン血症	糖尿病性壊疽
	糖尿病性潰瘍	糖尿病性眼筋麻痺	糖尿病性肝障害
	糖尿病性関節症	糖尿病性筋萎縮症	糖尿病性血管障害
	糖尿病性ケトアシドーシス	糖尿病性高コレステロール血症	糖尿病性虹彩炎
	糖尿病性骨症	糖尿病性昏睡	糖尿病性自律神経ニューロパチー
	糖尿病性神経因性膀胱	糖尿病性神経痛	糖尿病性腎硬化症
	糖尿病性腎症	糖尿病性腎不全	糖尿病性水疱
	糖尿病性精神障害	糖尿病性そう痒症	糖尿病性多発ニューロパチー
	糖尿病性単ニューロパチー	糖尿病性中心性網膜症	糖尿病性低血糖性昏睡
	糖尿病性動脈硬化症	糖尿病性動脈閉塞症	糖尿病性ニューロパチー
	糖尿病性白内障	糖尿病性皮膚障害	糖尿病性浮腫性硬化症
	糖尿病性末梢血管症	糖尿病性末梢血管障害	糖尿病性末梢神経障害
	糖尿病網膜症	妊娠糖尿病	

用法用量　アカルボースとして，成人では通常1回100mgを1日3回，食直前に経口投与する。ただし，1回50mgより投与を開始し，忍容性を確認したうえ1回100mgへ増量することもできる。なお，年齢，症状に応じ適宜増減する。

用法用量に関連する使用上の注意　〔OD錠のみ〕本剤は口腔内で崩壊するが，口腔の粘膜から吸収されることはないため，唾液又は水で飲み込ませること。

禁忌

(1)重症ケトーシス，糖尿病性昏睡又は前昏睡の患者
(2)重症感染症，手術前後，重篤な外傷のある患者
(3)本剤の成分に対して過敏症の既往歴のある患者
(4)妊婦又は妊娠している可能性のある婦人

アカルボースOD錠50mg「タイヨー」：テバ製薬 50mg1錠[13.6円/錠]，アカルボースOD錠50mg「ファイザー」：ファイザー 50mg1錠[13.6円/錠]，アカルボースOD錠100mg「タイヨー」：テバ製薬 100mg1錠[24.4円/錠]，アカルボースOD錠100mg「ファイザー」：ファイザー 100mg1錠[24.4円/錠]，アカル

ボース錠50mg「BMD」：ビオメディクス　50mg1錠[13.6円/錠]，アカルボース錠50mg「JG」：日本ジェネリック　50mg1錠[13.6円/錠]，アカルボース錠50mg「NS」：日新－山形　50mg1錠[13.6円/錠]，アカルボース錠50mg「TCK」：辰巳化学　50mg1錠[13.6円/錠]，アカルボース錠50mg「YD」：陽進堂　50mg1錠[13.6円/錠]，アカルボース錠50mg「サワイ」：沢井　50mg1錠[13.6円/錠]，アカルボース錠50mg「タイヨー」：テバ製薬　50mg1錠[13.6円/錠]，アカルボース錠50mg「日医工」：日医工　50mg1錠[13.6円/錠]，アカルボース錠50mg「ファイザー」：ファイザー　50mg1錠[13.6円/錠]，アカルボース錠100mg「BMD」：ビオメディクス　100mg1錠[24.4円/錠]，アカルボース錠100mg「JG」：日本ジェネリック　100mg1錠[24.4円/錠]，アカルボース錠100mg「NS」：日新－山形　100mg1錠[24.4円/錠]，アカルボース錠100mg「TCK」：辰巳化学　100mg1錠[24.4円/錠]，アカルボース錠100mg「YD」：陽進堂　100mg1錠[24.4円/錠]，アカルボース錠100mg「サワイ」：沢井　100mg1錠[24.4円/錠]，アカルボース錠100mg「タイヨー」：テバ製薬　100mg1錠[24.4円/錠]，アカルボース錠100mg「日医工」：日医工　100mg1錠[24.4円/錠]，アカルボース錠100mg「ファイザー」：ファイザー　100mg1錠[24.4円/錠]

グルコンサンK細粒4mEq/g　規格：カリウム4mEq1g[9円/g]
グルコンサンK錠2.5mEq　規格：カリウム2.5mEq1錠[5.9円/錠]
グルコンサンK錠5mEq　規格：カリウム5mEq1錠[10.3円/錠]
グルコン酸カリウム　ポーラ　322

【効能効果】

低カリウム状態時のカリウム補給

【対応標準病名】

◎	低カリウム血症		
○	低カリウム血症性症候群	低カリウム血性ミオパチー	
△	アルカリ血症	アルカリ尿症	アルカローシス
	カリウム代謝異常	偽性バーター症候群	呼吸性アルカローシス
	混合型酸塩基平衡障害	酸塩基平衡異常	体液調節不全症
	代謝性アルカローシス	代償性呼吸性アルカローシス	代償性代謝性アルカローシス
	低塩基血症	低カリウム性アルカローシス	低クロール血症
	低クロール性アルカローシス	電解質異常	電解質平衡異常
	非呼吸性アルカローシス		

用法用量　1回カリウム10mEq相当量を1日3〜4回経口投与。
症状により適宜増減する。

禁忌

(1)重篤な腎機能障害(前日の尿量が500mL以下あるいは投与直前の排尿が1時間当たり20mL以下)のある患者
(2)アジソン病患者で，アジソン病に対して適切な治療を行っていない患者
(3)高カリウム血症の患者
(4)消化管通過障害のある患者
(5)高カリウム血性周期性四肢麻痺の患者
(6)本剤の成分に対し過敏症の既往歴のある患者
(7)エプレレノンを投与中の患者

併用禁忌

薬剤名等	臨床症状・措置方法	機序・危険因子
エプレレノン(セララ)	血清カリウム値が上昇するおそれがある。	併用によりカリウム貯留作用が増強するおそれがある。

グルファスト錠5mg　規格：5mg1錠[30.9円/錠]
グルファスト錠10mg　規格：10mg1錠[54.5円/錠]
ミチグリニドカルシウム水和物　キッセイ　396

【効能効果】

2型糖尿病

【対応標準病名】

◎	2型糖尿病		
○	2型糖尿病・眼合併症あり	2型糖尿病・関節合併症あり	2型糖尿病・ケトアシドーシス合併あり
	2型糖尿病・昏睡合併あり	2型糖尿病・腎合併症あり	2型糖尿病・神経学的合併症あり
	2型糖尿病・多発糖尿病性合併症あり	2型糖尿病・糖尿病性合併症あり	2型糖尿病・糖尿病性合併症なし
	2型糖尿病・末梢循環合併症あり	2型糖尿病黄斑症	2型糖尿病性アシドーシス
	2型糖尿病性アセトン血症	2型糖尿病性壊疽	2型糖尿病性黄斑浮腫
	2型糖尿病性潰瘍	2型糖尿病性眼筋麻痺	2型糖尿病性肝障害
	2型糖尿病性関節症	2型糖尿病性筋萎縮症	2型糖尿病性血管障害
	2型糖尿病性ケトアシドーシス	2型糖尿病性高コレステロール血症	2型糖尿病性虹彩炎
	2型糖尿病性骨症	2型糖尿病性昏睡	2型糖尿病性自律神経ニューロパチー
	2型糖尿病性神経因性膀胱	2型糖尿病性神経痛	2型糖尿病性腎硬化症
	2型糖尿病性腎症	2型糖尿病性腎症第1期	2型糖尿病性腎症第2期
	2型糖尿病性腎症第3期	2型糖尿病性腎症第3期A	2型糖尿病性腎症第3期B
	2型糖尿病性腎症第4期	2型糖尿病性腎症第5期	2型糖尿病性腎不全
	2型糖尿病性水疱	2型糖尿病性精神障害	2型糖尿病性そう痒症
	2型糖尿病性多発ニューロパチー	2型糖尿病性単ニューロパチー	2型糖尿病性中心性網膜症
	2型糖尿病性低血糖性昏睡	2型糖尿病性動脈硬化症	2型糖尿病性動脈閉塞症
	2型糖尿病性ニューロパチー	2型糖尿病性白内障	2型糖尿病性皮膚障害
	2型糖尿病性浮腫性硬化症	2型糖尿病性末梢血管症	2型糖尿病性末梢血管障害
	2型糖尿病性末梢神経障害	2型糖尿病性ミオパチー	2型糖尿病性網膜症
	安定型糖尿病	インスリン抵抗性糖尿病	若年2型糖尿病
	増殖性糖尿病性網膜症・2型糖尿病		

効能効果に関連する使用上の注意　糖尿病の診断が確立した患者に対してのみ適用を考慮すること。糖尿病以外にも耐糖能異常・尿糖陽性等，糖尿病類似の症状(腎性糖尿，甲状腺機能異常等)を有する疾患があることに留意すること。

用法用量　通常，成人にはミチグリニドカルシウム水和物として1回10mgを1日3回毎食直前に経口投与する。なお，患者の状態に応じて適宜増減する。

用法用量に関連する使用上の注意　本剤は，食後投与では速やかな吸収が得られず効果が減弱する。効果的に食後の血糖上昇を抑制するため，本剤の投与は毎食直前(5分以内)とすること。また，本剤は投与後速やかに薬効を発現するため，食前30分投与では食前15分に血中インスリン値が上昇し食事開始時の血糖値が低下することが報告されており，食事開始前に低血糖を誘発する可能性がある。

禁忌

(1)重症ケトーシス，糖尿病性昏睡又は前昏睡，1型糖尿病の患者
(2)重症感染症，手術前後，重篤な外傷のある患者
(3)本剤の成分に対し過敏症の既往歴のある患者
(4)妊婦又は妊娠している可能性のある婦人

グルベス配合錠　規格：1錠[55.1円/錠]

ボグリボース　ミチグリニドカルシウム水和物　キッセイ　396

【効 能 効 果】

2型糖尿病
ただし，ミチグリニドカルシウム水和物及びボグリボースの併用による治療が適切と判断される場合に限る。

【対応標準病名】

◎	2型糖尿病		
○	2型糖尿病・眼合併症あり	2型糖尿病・関節合併症あり	2型糖尿病・腎合併症あり
	2型糖尿病・神経学的合併症あり	2型糖尿病・多発糖尿病性合併症あり	2型糖尿病・糖尿病性合併症あり
	2型糖尿病・糖尿病性合併症なし	2型糖尿病・末梢循環合併症あり	安定型糖尿病
	若年2型糖尿病	妊娠中の耐糖能低下	
△	2型糖尿病・ケトアシドーシス合併あり	2型糖尿病・昏睡合併あり	2型糖尿病黄斑症
	2型糖尿病性アシドーシス	2型糖尿病性アセトン血症	2型糖尿病性壊疽
	2型糖尿病性黄斑浮腫	2型糖尿病性潰瘍	2型糖尿病性眼筋麻痺
	2型糖尿病性肝障害	2型糖尿病性関節症	2型糖尿病性筋萎縮症
	2型糖尿病性血管障害	2型糖尿病性ケトアシドーシス	2型糖尿病性高コレステロール血症
	2型糖尿病性虹彩炎	2型糖尿病性骨症	2型糖尿病性昏睡
	2型糖尿病性自律神経ニューロパチー	2型糖尿病性神経因性膀胱	2型糖尿病性神経痛
	2型糖尿病性腎硬化症	2型糖尿病性腎症	2型糖尿病性腎症第1期
	2型糖尿病性腎症第2期	2型糖尿病性腎症第3期	2型糖尿病性腎症第3期A
	2型糖尿病性腎症第3期B	2型糖尿病性腎症第4期	2型糖尿病性腎症第5期
	2型糖尿病性腎不全	2型糖尿病性水疱	2型糖尿病性精神障害
	2型糖尿病性そう痒症	2型糖尿病性多発ニューロパチー	2型糖尿病性単ニューロパチー
	2型糖尿病性中心性網膜症	2型糖尿病性低血糖性昏睡	2型糖尿病性動脈硬化症
	2型糖尿病性動脈閉塞症	2型糖尿病性ニューロパチー	2型糖尿病性白内障
	2型糖尿病性皮膚障害	2型糖尿病性浮腫性硬化症	2型糖尿病性末梢血管症
	2型糖尿病性末梢血管障害	2型糖尿病性末梢神経障害	2型糖尿病性ミオパチー
	2型糖尿病性網膜症	インスリン抵抗性糖尿病	増殖性糖尿病性網膜症・2型糖尿病
	糖尿病		

効能効果に関連する使用上の注意

(1)糖尿病の診断が確立した患者に対してのみ適用を考慮すること。糖尿病以外にも耐糖能異常・尿糖陽性等，糖尿病類似の症状(腎性糖尿，甲状腺機能異常等)を有する疾患があることに留意すること。
(2)本剤を2型糖尿病治療の第一選択薬として用いないこと。
(3)原則として，既にミチグリニドカルシウム水和物として1回10mg，1日3回及びボグリボースとして1回0.2mg，1日3回を併用し状態が安定している場合，あるいはミチグリニドカルシウム水和物として1回10mg，1日3回又はボグリボースとして1回0.2mg，1日3回の単剤の治療により効果不十分な場合に，本剤の使用を検討すること。
(4)ミチグリニドカルシウム水和物の治療により効果不十分な場合の本剤使用に関する臨床試験を実施しておらず，有効性及び安全性に関する成績は限られている。
(5)本剤投与中において，本剤の投与がミチグリニドカルシウム水和物及びボグリボースの各単剤の併用よりも適切であるか慎重に判断すること。

用法用量　通常，成人には1回1錠(ミチグリニドカルシウム水和物/ボグリボースとして10mg/0.2mg)を1日3回毎食直前に経口投与する。

用法用量に関連する使用上の注意　ミチグリニドカルシウム水和物は，食後投与では速やかな吸収が得られず効果が減弱する。効果的に食後の血糖上昇を抑制するため，本剤の投与は毎食直前(5分以内)とすること。また，ミチグリニドカルシウム水和物は投与後速やかに薬効を発現するため，食前30分投与では食前15分に血中インスリン値が上昇し食事開始時の血糖値が低下することが報告されており，食事開始前に低血糖を誘発する可能性がある。

禁忌

(1)重症ケトーシス，糖尿病性昏睡又は前昏睡，1型糖尿病の患者
(2)重症感染症，手術前後，重篤な外傷のある患者
(3)本剤の成分に対し過敏症の既往歴のある患者
(4)妊婦又は妊娠している可能性のある婦人

クレスチン細粒　規格：1g[426.7円/g]

かわらたけ多糖体製剤末　クレハ　429

【効 能 効 果】

胃癌(手術例)患者及び結腸・直腸癌(治癒切除例)患者における化学療法との併用による生存期間の延長
小細胞肺癌に対する化学療法等との併用による奏効期間の延長

【対応標準病名】

◎	胃癌	結腸癌	小細胞肺癌
	直腸癌		
○	EGFR遺伝子変異陽性非小細胞肺癌	KIT(CD117)陽性胃消化管間質腫瘍	KIT(CD117)陽性結腸消化管間質腫瘍
	KIT(CD117)陽性直腸消化管間質腫瘍	KRAS遺伝子野生型結腸癌	KRAS遺伝子野生型直腸癌
	S状結腸癌	胃悪性黒色腫	胃癌・HER2過剰発現
	胃管癌	胃癌末期	胃重複癌
	胃消化管間質腫瘍	胃小弯部癌	胃進行癌
	胃前庭部癌	胃体部癌	胃大弯部癌
	胃底部癌	遺伝性大腸癌	遺伝性非ポリポーシス大腸癌
	胃幽門部癌	横行結腸癌	回盲部癌
	下行結腸癌	下葉小細胞肺癌	気管支癌
	結腸消化管間質腫瘍	原発性肺癌	残胃癌
	上行結腸癌	スキルス胃癌	早期胃癌
	大腸カルチノイド	大腸癌	大腸肉腫
	大腸粘液癌	虫垂癌	中葉小細胞肺癌
	直腸S状部結腸癌	直腸悪性黒色腫	直腸カルチノイド
	直腸癌術後再発	直腸癌穿孔	直腸消化管間質腫瘍
	肺癌	肺胞上皮癌	肺門部小細胞癌
	噴門癌	盲腸癌	幽門癌
	幽門前庭部癌		
△	悪性虫垂粘液瘤	胃悪性間葉系腫瘍	胃原発絨毛癌
	胃脂肪肉腫	胃胚細胞腫瘍	胃平滑筋肉腫
	下葉肺癌	癌関連網膜症	肝弯曲部癌
	胸膜播種	結腸脂肪肉腫	後腹膜リンパ節転移
	細気管支肺胞上皮癌	主気管支の悪性腫瘍	上行結腸カルチノイド
	上行結腸平滑筋肉腫	上葉小細胞肺癌	上葉肺癌
	大動脈周囲リンパ節転移	中葉肺癌	腸骨リンパ節転移
	直腸脂肪肉腫	直腸平滑筋肉腫	転移性骨腫瘍による大腿骨骨折
	肺癌による閉塞性肺炎	肺門部肺癌	肺門リンパ節転移
	脾門部リンパ節転移	脾弯曲部癌	盲腸カルチノイド

用法用量　1日3gを1〜3回に分服する。

クレストール錠2.5mg　規格：2.5mg1錠[68.1円/錠]
クレストール錠5mg　規格：5mg1錠[131.5円/錠]

ロスバスタチンカルシウム　アストラゼネカ　218

【効 能 効 果】

高コレステロール血症，家族性高コレステロール血症

【対応標準病名】

◎	家族性高コレステロール血症	高コレステロール血症	
○	1型糖尿病性高コレステロール血症	2型糖尿病性高コレステロール血症	家族性高コレステロール血症・ヘテロ接合体
	家族性高コレステロール血症・ホモ接合体	家族性高リポ蛋白血症1型	家族性高リポ蛋白血症2A型
	家族性高リポ蛋白血症2b型	家族性高リポ蛋白血症3型	家族性複合型高脂血症
	結節性黄色腫	高LDL血症	高カイロミクロン血症
	高コレステロール血症性黄色腫	高リポ蛋白血症	混合型高脂質血症
	脂質異常症	脂質代謝異常	食事性高脂血症
	先天性脂質代謝異常	糖尿病性高コレステロール血症	二次性高脂血症
	本態性高コレステロール血症	本態性高脂血症	
△	家族性高トリグリセライド血症	家族性高リポ蛋白血症4型	家族性高リポ蛋白血症5型
	高HDL血症	高脂血症	高トリグリセライド血症
	多中心性細網組織球症		

効能効果に関連する使用上の注意

(1)適用の前に十分な検査を実施し，高コレステロール血症，家族性高コレステロール血症であることを確認した上で本剤の適用を考慮すること。

(2)家族性高コレステロール血症ホモ接合体については，LDL-アフェレーシス等の非薬物療法の補助として，あるいはそれらの治療法が実施不能な場合に本剤の適用を考慮すること。

用法用量　通常，成人にはロスバスタチンとして1日1回2.5mgより投与を開始するが，早期にLDL-コレステロール値を低下させる必要がある場合には5mgより投与を開始してもよい。なお，年齢・症状により適宜増減し，投与開始後あるいは増量後，4週以降にLDL-コレステロール値の低下が不十分な場合には，漸次10mgまで増量できる。10mgを投与してもLDL-コレステロール値の低下が十分でない，家族性高コレステロール血症患者などの重症患者に限り，さらに増量できるが，1日最大20mgまでとする。

用法用量に関連する使用上の注意

(1)クレアチニンクリアランスが30mL/min/1.73m^{2}未満の患者に投与する場合には，2.5mgより投与を開始し，1日最大投与量は5mgとする。

(2)特に20mg投与時においては腎機能に影響があらわれるおそれがある。20mg投与開始後12週までの間は原則，月に1回，それ以降は定期的(半年に1回等)に腎機能検査を行うなど，観察を十分に行うこと。

禁忌

(1)本剤の成分に対し過敏症の既往歴のある患者

(2)肝機能が低下していると考えられる以下のような患者
急性肝炎，慢性肝炎の急性増悪，肝硬変，肝癌，黄疸

(3)妊婦又は妊娠している可能性のある婦人及び授乳婦

(4)シクロスポリンを投与中の患者

原則禁忌　腎機能に関する臨床検査値に異常が認められる患者に，本剤とフィブラート系薬剤を併用する場合には，治療上やむを得ないと判断される場合にのみ併用すること。

併用禁忌

薬剤名等	臨床症状・措置方法	機序・危険因子
シクロスポリン(サンディミュン，ネオーラル等)	シクロスポリンを投与されている心臓移植患者に併用したとき，シクロスポリンの血中濃度に影響はなかったが，本剤のAUC_{0-24h}が健康成人に単独で反復投与したときに比べて約7倍上昇したとの報告がある。	シクロスポリンが肝取り込みトランスポーターOATP1B1及び排出トランスポーターBCRP等のトランスポーター機能を阻害する可能性がある。

原則併用禁忌

腎機能に関する臨床検査値に異常が認められる患者では原則として併用しないこととするが，治療上やむを得ないと判断される場合にのみ慎重に併用すること。

薬剤名等	臨床症状・措置方法	機序・危険因子
フィブラート系薬剤ベザフィブラート等(腎機能に関する臨床検査値に異常を認める場合)	急激な腎機能悪化を伴う横紋筋融解症があらわれやすい。自覚症状(筋肉痛，脱力感)の発現，CK(CPK)の上昇，血中及び尿中ミオグロビン上昇並びに血清クレアチニン上昇等の腎機能の悪化を認めた場合は直ちに投与を中止すること。	危険因子：腎機能に関する臨床検査値に異常が認められる患者

グレースビット細粒10%　規格：100mg1g[592.3円/g]
グレースビット錠50mg　規格：50mg1錠[232.6円/錠]

シタフロキサシン水和物　第一三共　624

【効能効果】

〈適応菌種〉本剤に感性のブドウ球菌属，レンサ球菌属，肺炎球菌，腸球菌属，モラクセラ(ブランハメラ)・カタラーリス，大腸菌，シトロバクター属，クレブシエラ属，エンテロバクター属，セラチア属，プロテウス属，モルガネラ・モルガニー，インフルエンザ菌，緑膿菌，レジオネラ・ニューモフィラ，ペプトストレプトコッカス属，プレボテラ属，ポルフィロモナス属，フソバクテリウム属，トラコーマクラミジア(クラミジア・トラコマティス)，肺炎クラミジア(クラミジア・ニューモニエ)，肺炎マイコプラズマ(マイコプラズマ・ニューモニエ)

〈適応症〉

(1)咽頭・喉頭炎，扁桃炎(扁桃周囲炎，扁桃周囲膿瘍を含む)，急性気管支炎，肺炎，慢性呼吸器病変の二次感染

(2)膀胱炎，腎盂腎炎，尿道炎

(3)子宮頸管炎

(4)中耳炎，副鼻腔炎

(5)歯周組織炎，歯冠周囲炎，顎炎

【対応標準病名】

◎	咽頭炎	咽頭喉頭炎	急性気管支炎
	喉頭炎	歯冠周囲炎	子宮頸管炎
	歯根のう胞	歯周炎	歯髄炎
	歯性顎炎	腎盂腎炎	中耳炎
	尿道炎	肺炎	副鼻腔炎
	扁桃炎	扁桃周囲炎	扁桃周囲膿瘍
	膀胱炎		
○ あ	亜急性気管支炎	咽頭気管炎	咽頭チフス
	咽頭扁桃炎	インフルエンザ菌性咽頭炎	う蝕第3度急性化膿性根尖性歯周炎
	う蝕第3度急性単純性根尖性歯周炎	う蝕第3度慢性化膿性根尖性歯周炎	壊死性潰瘍性歯周炎
	壊死性潰瘍性歯肉炎	壊疽性咽頭炎	壊疽性歯肉炎
か	壊疽性扁桃周囲炎	外傷性穿孔性中耳炎	外傷性中耳炎
	潰瘍性咽頭炎	潰瘍性膀胱炎	下咽頭炎
	下顎骨炎	下顎骨骨髄炎	下顎骨骨膜炎
	下顎骨骨膜下膿瘍	下顎周囲炎	下顎骨周囲膿瘍
	下顎膿瘍	顎骨炎	顎骨骨髄炎
	顎骨骨膜炎	化膿性喉頭炎	化膿性歯周炎
	化膿性歯肉炎	化膿性中耳炎	化膿性副鼻腔炎
	化膿性扁桃周囲炎	間質性膀胱炎	感染性咽頭炎
	感染性喉頭気管炎	乾酪性副鼻腔炎	気管支肺炎
	気腫性腎盂腎炎	急性咽頭炎	急性咽頭喉頭炎
	急性壊疽性扁桃炎	急性潰瘍性喉頭炎	急性潰瘍性扁桃炎
	急性顎骨骨髄炎	急性顎骨骨膜炎	急性化膿性咽頭炎
	急性化膿性下顎骨炎	急性化膿性根尖性歯周炎	急性化膿性歯根膜炎
	急性化膿性上顎骨炎	急性化膿性中耳炎	急性化膿性辺縁性歯根膜炎

	急性化膿性扁桃炎	急性気管気管支炎	急性喉頭炎
	急性喉頭気管炎	急性喉頭気管気管支炎	急性根尖性歯周炎
	急性歯冠周囲炎	急性歯周炎	急性歯肉炎
	急性出血性膀胱炎	急性声帯炎	急性声門下喉頭炎
	急性腺窩性扁桃炎	急性単純性根尖性歯周炎	急性単純性膀胱炎
	急性中耳炎	急性尿道炎	急性肺炎
	急性反復性気管支炎	急性浮腫性喉頭炎	急性扁桃炎
	急性膀胱炎	急速進行性歯周炎	限局型若年性歯周炎
	口腔上顎洞瘻	喉頭周囲炎	広汎型若年性歯周炎
さ	根尖性歯周炎	根側歯周膿瘍	細菌性膀胱炎
	再発性中耳炎	再発性尿道炎	歯冠周囲膿瘍
	子宮頚外膜炎	子宮頚内膜炎	篩骨洞炎
	歯根膜下膿瘍	歯周膿瘍	歯性上顎洞炎
	歯性副鼻腔炎	歯性扁桃周囲膿瘍	歯肉膿瘍
	若年性歯周炎	習慣性扁桃炎	出血性中耳炎
	術後腎盂腎炎	術後性中耳炎	術後性慢性中耳炎
	上咽頭炎	上顎骨炎	上顎骨骨髄炎
	上顎骨骨膜炎	上顎骨骨膜下膿瘍	上顎洞炎
	上行性腎盂腎炎	上鼓室化膿症	小児肺炎
	小児副鼻腔炎	滲出性気管支炎	新生児上顎骨骨髄炎
	新生児中耳炎	水疱性中耳炎	舌扁桃炎
	穿孔性中耳炎	前思春期性歯周炎	前頭洞炎
た	早期発症型歯周炎	大葉性肺炎	単純性歯周炎
	単純性中耳炎	智歯周囲炎	中耳炎性顔面神経麻痺
	蝶形骨洞炎	陳旧性中耳炎	特殊性歯周炎
な	難治性歯周炎	乳児肺炎	尿道口炎
	尿道周囲炎	尿膜管膿瘍	妊娠中の子宮頚管炎
は	肺炎球菌性咽頭炎	敗血症性気管支炎	敗血症性肺炎
	汎副鼻腔炎	非性病性尿道炎	非定型肺炎
	非特異性尿道炎	びまん性肺炎	非淋菌性尿道炎
	複雑性歯周炎	ぶどう球菌性咽頭炎	ぶどう球菌性扁桃炎
	辺縁性化膿性歯根膜炎	辺縁性歯周組織炎	扁桃膿瘍
	蜂窩織炎性アンギナ	膀胱後部膿瘍	膀胱三角部炎
	膀胱周囲炎	膀胱周囲膿瘍	膀胱尿道炎
	放射線性下顎骨骨髄炎	放射線性顎骨壊死	放射線性化膿性顎骨壊死
ま	放射線性膀胱炎	慢性咽喉頭炎	慢性顎骨炎
	慢性顎骨骨髄炎	慢性化膿性根尖性歯周炎	慢性化膿性穿孔性中耳炎
	慢性化膿性中耳炎	慢性根尖性歯周炎	慢性再発性膀胱炎
	慢性耳管鼓室化膿性中耳炎	慢性歯冠周囲炎	慢性歯周炎
	慢性歯周膿瘍	慢性上鼓室乳突洞化膿性中耳炎	慢性穿孔性中耳炎
	慢性中耳炎	慢性中耳炎急性増悪	慢性中耳炎後遺症
	慢性中耳炎術後再燃	慢性尿道炎	慢性複雑性膀胱炎
	慢性副鼻腔炎	慢性副鼻腔炎急性増悪	慢性副鼻腔膿瘍
	慢性辺縁性歯周炎軽度	慢性辺縁性歯周炎重度	慢性辺縁性歯周炎中等度
	慢性膀胱炎	慢性放射線性顎骨壊死	無熱性肺炎
ら	良性慢性化膿性中耳炎	連鎖球菌気管支炎	連鎖球菌性咽頭炎
	連鎖球菌性喉頭炎	連鎖球菌性喉頭気管炎	連鎖球菌性扁桃炎
	老人性肺炎		
△	MRSA 膀胱炎	RS ウイルス気管支炎	アレルギー性副鼻腔炎
	アレルギー性膀胱炎	アンギナ	一部性歯髄炎
	咽頭痛	インフルエンザ菌気管支炎	インフルエンザ菌喉頭炎
	インフルエンザ菌性喉頭気管炎	ウイルス性咽頭炎	ウイルス性気管支炎
	ウイルス性扁桃炎	う蝕第２度単純性歯髄炎	う蝕第３度急性化膿性歯髄炎
	う蝕第３度歯髄壊死	う蝕第３度歯髄壊疽	う蝕第３度慢性壊疽性歯髄炎
	う蝕第３度慢性潰瘍性歯髄炎	う蝕第３度慢性増殖性歯髄炎	エコーウイルス気管支炎
	壊疽性歯髄炎	外傷性歯根膜炎	外傷性歯髄炎
	外歯瘻	潰瘍性歯肉炎	下顎骨壊死
	顎腐骨	カタル性咽頭炎	カリエスのない歯髄炎

偽膜性アンギナ	偽膜性咽頭炎	偽膜性気管支炎
偽膜性喉頭炎	偽膜性扁桃炎	急性アデノイド咽頭炎
急性アデノイド扁桃炎	急性一部化膿性歯髄炎	急性一部性単純性歯髄炎
急性壊疽性喉頭炎	急性壊疽性歯髄炎	急性化膿性歯髄炎
急性歯髄炎	急性歯槽膿瘍	急性全部性化膿性歯髄炎
急性全部性単純性歯髄炎	急性単純性歯髄炎	胸膜肺炎
グラデニーゴ症候群	クラミジア肺炎	クループ性気管支炎
結核性中耳炎	血行性歯髄炎	コクサッキーウイルス気管支炎
鼓室内水腫	根尖周囲のう胞	根尖周囲膿瘍
根尖肉芽腫	根尖膿瘍	残髄炎
残存性歯根のう胞	歯周症	歯周のう胞
思春期性歯肉炎	歯髄壊死	歯髄壊疽
歯髄充血	歯髄露出	歯槽骨腐骨
歯槽膿瘍	歯肉炎	習慣性アンギナ
出血性膀胱炎	上行性歯髄炎	腺窩性アンギナ
全部性歯髄炎	増殖性歯肉炎	単純性歯肉炎
中隔部肉芽形成	沈下性肺炎	内歯瘻
尿細管間質性腎炎	尿道症候群	肺炎球菌性気管支炎
敗血症性咽頭炎	剥離性歯肉炎	パラインフルエンザウイルス気管支炎
反復性膀胱炎	肥大性歯肉炎	びらん性歯肉炎
びらん性膀胱炎	フェニトイン歯肉増殖症	複雑性歯肉炎
副鼻腔真菌症	閉塞性肺炎	扁桃性アンギナ
扁桃チフス	放射線出血性膀胱炎	萌出性歯肉炎
マイコプラズマ気管支炎	膜性咽頭炎	慢性萎縮性老人性歯肉炎
慢性壊疽性歯髄炎	慢性開放性歯髄炎	慢性潰瘍性歯髄炎
慢性歯髄炎	慢性歯槽膿瘍	慢性歯肉炎
慢性増殖性歯髄炎	慢性単純性歯髄炎	慢性閉鎖性歯髄炎
慢性辺縁性歯周炎急性発作	慢性扁桃炎	ライノウイルス気管支炎
淋菌性咽頭炎	淋菌性子宮頚管炎	連鎖球菌性アンギナ
ワンサンアンギナ	ワンサン気管支炎	ワンサン扁桃炎

効能効果に関連する使用上の注意　本剤は下痢，軟便が高頻度に認められているため，本剤の使用に際しては，リスクとベネフィットを考慮すること。

用法用量　通常，成人に対してシタフロキサシンとして１回50mg を１日２回又は１回 100mg を１日１回経口投与する。なお，効果不十分と思われる症例には，シタフロキサシンとして１回 100mg を１日２回経口投与することができる。

用法用量に関連する使用上の注意

(1)本剤の使用にあたっては，耐性菌の発現等を防ぐため，原則として感受性を確認し，疾病の治療上必要な最小限の期間の投与にとどめること。
(2)腎機能が低下している患者では，本剤の血中濃度が上昇するため，投与量，投与間隔を調節すること。

禁忌

(1)本剤の成分又は他のキノロン系抗菌薬に対し過敏症の既往歴のある患者
(2)妊婦又は妊娠している可能性のある婦人
(3)小児等

クレミン顆粒10%　規格：10%1g[149.2円/g]
クレミン錠10mg　規格：10mg1錠[17.3円/錠]
クレミン錠25mg　規格：25mg1錠[40円/錠]
クレミン錠50mg　規格：50mg1錠[75.8円/錠]
モサプラミン塩酸塩　田辺三菱　117

【効 能 効 果】

統合失調症

ク

【対応標準病名】

◎	統合失調症		
○	アスペルガー症候群	型分類困難な統合失調症	偽神経症性統合失調症
	急性統合失調症	急性統合失調症性エピソード	急性統合失調症様精神病性障害
	境界型統合失調症	緊張型統合失調症	残遺型統合失調症
	小児期型統合失調症	小児シゾイド障害	前駆期統合失調症
	潜在性統合失調症	体感症性統合失調症	短期統合失調症様障害
	単純型統合失調症	遅発性統合失調症	統合失調症型障害
	統合失調症型パーソナリティ障害	統合失調症後抑うつ	統合失調症症状を伴う急性錯乱
	統合失調症症状を伴う急性多形性精神病性障害	統合失調症症状を伴う類循環精神病	統合失調症性パーソナリティ障害
	統合失調症性反応	統合失調症様状態	破瓜型統合失調症
	妄想型統合失調症	モレル・クレペリン病	
△	自閉的精神病質	統合失調症症状を伴わない急性錯乱	統合失調症症状を伴わない急性多形性精神病性障害
	統合失調症症状を伴わない類循環精神病	夢幻精神病	

用法用量　モサプラミン塩酸塩として，通常，成人1日30〜150mgを3回に分けて経口投与する。
なお，年齢，症状により適宜増減するが，1日300mgまで増量することができる。

禁忌
(1)昏睡状態，循環虚脱状態の患者
(2)バルビツール酸誘導体・麻酔剤等の中枢神経抑制剤の強い影響下にある患者
(3)アドレナリンを投与中の患者
(4)パーキンソン病の患者
(5)本剤の成分又はイミノジベンジル系化合物に対し過敏症の患者
(6)妊婦又は妊娠している可能性のある婦人

併用禁忌

薬剤名等	臨床症状・措置方法	機序・危険因子
アドレナリン（ボスミン）	アドレナリンの作用を逆転させ，重篤な血圧降下を起こすことがある。	アドレナリンはアドレナリン作動性α，β-受容体の刺激剤であり，本剤のα-受容体遮断作用により，β-受容体刺激作用が優位となり，血圧降下作用が増強される。

クレメジンカプセル200mg
規格：200mg1カプセル[20.9円/カプセル]
クレメジン細粒分包2g
規格：1g[102.8円/g]
球形吸着炭　クレハ　392

【効　能　効　果】

下記の疾患における尿毒症症状の改善及び透析導入の遅延
　慢性腎不全（進行性）

【対応標準病名】

◎	尿毒症	慢性腎不全	
○	1型糖尿病性腎不全	2型糖尿病性腎不全	腎不全
	糖尿病性腎不全	尿毒症性心膜炎	尿毒症性多発性ニューロパチー
	尿毒症性ニューロパチー	尿毒症性脳症	尿毒症肺
	慢性腎臓病ステージG3	慢性腎臓病ステージG3a	慢性腎臓病ステージG3b
	慢性腎臓病ステージG4	慢性腎臓病ステージG5	慢性腎臓病ステージG5D
△	腎性貧血	腎性無尿	腎性網膜症
	赤血球造血刺激因子製剤低反応性貧血	尿毒症性心筋症	末期腎不全
	無機能腎		

用法用量　通常，成人に1日6gを3回に分割し，経口投与する。

禁忌　消化管に通過障害を有する患者

球形吸着炭カプセル200mg「マイラン」：マイラン製薬　200mg1カプセル[13.8円/カプセル]，球形吸着炭カプセル286mg「日医工」：日医工　286mg1カプセル[21.3円/カプセル]，球形吸着炭細粒分包2g「日医工」：日医工　1g[70.3円/g]，球形吸着炭細粒「マイラン」：マイラン製薬　1g[70.3円/g]

クロザリル錠25mg
規格：25mg1錠[87.7円/錠]
クロザリル錠100mg
規格：100mg1錠[309.2円/錠]
クロザピン　ノバルティス　117

【効　能　効　果】

治療抵抗性統合失調症

【対応標準病名】

◎	統合失調症		
○	型分類困難な統合失調症	偽神経症性統合失調症	急性統合失調症
	急性統合失調症性エピソード	急性統合失調症様精神病性障害	境界型統合失調症
	緊張型統合失調症	残遺型統合失調症	小児期型統合失調症
	前駆期統合失調症	潜在性統合失調症	体感症性統合失調症
	短期統合失調症様障害	単純型統合失調症	遅発性統合失調症
	統合失調症型障害	統合失調症型パーソナリティ障害	統合失調症後抑うつ
	統合失調症症状を伴う急性錯乱	統合失調症症状を伴う急性多形性精神病性障害	統合失調症症状を伴う類循環精神病
	統合失調症性パーソナリティ障害	統合失調症性反応	統合失調症様状態
	破瓜型統合失調症	妄想型統合失調症	モレル・クレペリン病
△	アスペルガー症候群	自閉的精神病質	小児シゾイド障害
	夢幻精神病		

効能効果に関連する使用上の注意
本剤は，他の抗精神病薬治療に抵抗性を示す統合失調症の患者（下記の反応性不良又は耐容性不良の基準を満たす場合）にのみ投与すること。
＜反応性不良の基準＞
忍容性に問題がない限り，2種類以上の十分量の抗精神病薬[a)b)]（クロルプロマジン換算600mg/日以上で，1種類以上の非定型抗精神病薬（リスペリドン，ペロスピロン，オランザピン，クエチアピン，アリピプラゾール等）を含む）を十分な期間（4週間以上）投与しても反応がみられなかった[c)]患者。なお，服薬コンプライアンスは十分確認すること。
a)非定型抗精神病薬が併用されている場合は，クロルプロマジン換算で最も投与量が多い薬剤を対象とする。
b)定型抗精神病薬については，1年以上の治療歴があること。
c)治療に反応がみられない：GAF（Global Assessment of Functioning）評点が41点以上に相当する状態になったことがないこと。
＜耐容性不良の基準＞
リスペリドン，ペロスピロン，オランザピン，クエチアピン，アリピプラゾール等の非定型抗精神病薬のうち，2種類以上による単剤治療を試みたが，以下のいずれかの理由により十分に増量できず，十分な治療効果が得られなかった患者。
(1)中等度以上の遅発性ジスキネジア[a)]，遅発性ジストニア[b)]，あるいはその他の遅発性錐体外路症状の出現，または悪化
(2)コントロール不良のパーキンソン症状[c)]，アカシジア[d)]，あるいは急性ジストニア[e)]の出現
a)DIEPSS（Drug-Induced Extra-Pyramidal Symptoms Scale）の「ジスキネジア」の評点が3点以上の状態。
b)DIEPSSの「ジストニア」の評点が3点以上の遅発性錐体外路症状がみられる状態。
c)常用量上限の抗パーキンソン薬投与を行ったにもかか

わらず，DIEPSS の「歩行」，「動作緩慢」，「筋強剛」，「振戦」の 4 項目のうち，3 点以上が 1 項目，あるいは 2 点以上が 2 項目以上存在する状態。

d) 常用量上限の抗パーキンソン薬投与を含む様々な治療を行ったにもかかわらず，DIEPSS の「アカシジア」が 3 点以上である状態。

e) 常用量上限の抗パーキンソン薬投与を含む様々な治療を行ったにもかかわらず，DIEPSS の「ジストニア」の評点が 3 点に相当する急性ジストニアが頻発し，患者自身の苦痛が大きいこと。

用法用量　通常，成人にはクロザピンとして初日は 12.5mg (25mg 錠の半分)，2 日目は 25mg を 1 日 1 回経口投与する。3 日目以降は症状に応じて 1 日 25mg ずつ増量し，原則 3 週間かけて 1 日 200mg まで増量するが，1 日量が 50mg を超える場合には 2〜3 回に分けて経口投与する。維持量は 1 日 200〜400mg を 2〜3 回に分けて経口投与することとし，症状に応じて適宜増減する。ただし，1 回の増量は 4 日以上の間隔をあけ，増量幅としては 1 日 100mg を超えないこととし，最高用量は 1 日 600mg までとする。

用法用量に関連する使用上の注意

(1)投与初期に血圧低下，痙攣発作等の副作用の発現が多く報告されているので，患者の状態を十分観察しながら慎重に用量の漸増を行うこと。

(2)十分な臨床効果が得られた後は，本剤の投与量が必要最小限となるよう，患者ごとに慎重に漸減して維持量を設定すること。

(3)本剤は原則として単剤で使用し，他の抗精神病薬とは併用しないこと。

(4)他の抗精神病薬を投与されている患者では，原則として他の抗精神病薬を漸減し，投与を中止した後に本剤の投与を行うこと。なお，他の抗精神病薬を漸減中に本剤を投与する場合は，4 週間以内に他の抗精神病薬の投与を中止すること。

(5) 2 日以上の休薬後に治療を再開する場合には，治療開始時と同様に低用量から漸増し，用量設定を行うこと。

(6)本剤の投与を終了する際には，2 週間以上かけて用量を漸減することが望ましい。副作用の発現等により直ちに投与を中止する場合には，精神症状の再燃や発汗，頭痛，悪心，嘔吐，下痢等のコリン作動性の離脱症状に注意すること。

警告

(1)本剤の投与は，統合失調症の診断，治療に精通し，無顆粒球症，心筋炎，糖尿病性ケトアシドーシス，糖尿病性昏睡等の重篤な副作用に十分に対応でき，かつクロザリル患者モニタリングサービス(Clozaril Patient Monitoring Service：CPMS)[注]に登録された医師・薬剤師のいる登録医療機関・薬局において，登録患者に対して，血液検査等の CPMS に定められた基準がすべて満たされた場合にのみ行うこと。また，基準を満たしていない場合には直ちに投与を中止し，適切な処置を講じること。

(2)本剤の投与に際しては，治療上の有益性が危険性を上回っていることを常に検討し，投与の継続が適切であるかどうか定期的に判断すること。

(3)糖尿病性ケトアシドーシス，糖尿病性昏睡等の死亡に至ることのある重大な副作用が発現するおそれがあるので，本剤投与中は CPMS に準拠して定期的に血糖値等の測定を行うこと。また，臨床症状の観察を十分に行い，高血糖の徴候・症状に注意するとともに，糖尿病治療に関する十分な知識と経験を有する医師と連携して適切な対応を行うこと。特に，糖尿病又はその既往歴もしくはその危険因子を有する患者には，治療上の有益性が危険性を上回ると判断される場合にのみ投与すること。なお，糖尿病性ケトアシドーシス又は糖尿病性昏睡の徴候が認められた場合には投与を中止し，インスリン製剤を投与するなど適切な処置を行うこと。

(4)本剤の投与にあたっては，患者又は代諾者に本剤の有効性及び危険性を文書によって説明し，文書で同意を得てから投与を開始すること。また，糖尿病性ケトアシドーシス，糖尿病性昏睡等の耐糖能異常に関しては，口渇，多飲，多尿，頻尿等の症状の発現に注意し，異常が認められた場合には，直ちに医師の診察を受けるよう指導すること。

(5)無顆粒球症等の血液障害は投与初期に発現する例が多いので，原則として投与開始後 18 週間は入院管理下で投与を行い，無顆粒球症等の重篤な副作用発現に関する観察を十分に行うこと。

注) 定期的な血液モニタリング等を実施し，無顆粒球症等の早期発見を目的として規定された手順

禁忌

(1)本剤の成分に対し過敏症の既往歴のある患者

(2) CPMS への患者登録前(4 週間以内)の血液検査で，白血球数が 4,000/mm^{3}未満又は好中球数が 2,000/mm^{3}未満の患者

(3) CPMS の規定を遵守できない患者

(4) CPMS で定められた血液検査の中止基準により，本剤の投与を中止したことのある患者

(5)無顆粒球症又は重度の好中球減少症の既往歴のある患者

(6)骨髄機能障害のある患者

(7)骨髄抑制を起こす可能性のある薬剤を投与中の患者又は放射線療法，化学療法等の骨髄抑制を起こす可能性のある治療を行っている患者

(8)持効性抗精神病剤(ハロペリドールデカン酸エステル注射液，フルフェナジンデカン酸エステル注射液，リスペリドン持効性懸濁注射液，パリペリドンパルミチン酸エステル持効性懸濁注射液)を投与中の患者

(9)重度の痙攣性疾患又は治療により十分な管理がされていないてんかん患者

(10)アルコール又は薬物による急性中毒，昏睡状態の患者

(11)循環虚脱状態の患者又は中枢神経抑制状態の患者

(12)重度の心疾患(心筋炎等)のある患者

(13)重度の腎機能障害のある患者

(14)重度の肝機能障害のある患者

(15)麻痺性イレウスの患者

(16)アドレナリン作動薬(アドレナリン，ノルアドレナリン)を投与中の患者

原則禁忌　糖尿病又は糖尿病の既往歴のある患者

併用禁忌

薬剤名等	臨床症状・措置方法	機序・危険因子
骨髄抑制を起こす可能性のある薬剤 放射線療法 化学療法	無顆粒球症の発現が増加するおそれがある。	血液障害の副作用が相互に増強される可能性がある。
持効性抗精神病剤 ハロペリドールデカン酸エステル注射液(ハロマンス，ネオペリドール) フルフェナジンデカン酸エステル注射液(フルデカシン) リスペリドン持効性懸濁注射液(リスパダール コンスタ) パリペリドンパルミチン酸エステル持効性懸濁注射液(ゼプリオン)	副作用発現に対し速やかに対応できないため，血中から薬剤が消失するまで本剤を投与しないこと。	血中から消失するまでに時間を要する。
アドレナリン作動薬 アドレナリン(ボスミン) ノルアドレナリン(ノルアドリナリン)	アドレナリンの作用を反転させ，重篤な血圧低下を起こすおそれがある。	本剤の α 受容体遮断作用により β 受容体刺激作用が優位となり，血圧上昇作用が減弱し，アドレナリンの昇圧作用が反転するおそれがある。

クロダミンシロップ0.05%　規格：0.05%10mL［0.85円/mL］
クロルフェニラミンマレイン酸塩　日医工　441

【効 能 効 果】

蕁麻疹，血管運動性浮腫，枯草熱，皮膚疾患に伴う瘙痒(湿疹・皮膚炎，皮膚瘙痒症，薬疹)，アレルギー性鼻炎，血管運動性鼻炎，

感冒等上気道炎に伴うくしゃみ・鼻汁・咳嗽

【対応標準病名】

◎	アレルギー性鼻炎	かぜ	花粉症
	感冒	急性上気道炎	くしゃみ
	血管運動性鼻炎	血管神経性浮腫	湿疹
	じんま疹	咳	そう痒
	鼻汁	皮膚炎	皮膚そう痒症
	鼻漏	薬疹	
○	LE 型薬疹	足湿疹	アスピリンじんま疹
	アトピー咳嗽	アレルギー	アレルギー性咳嗽
	アレルギー性じんま疹	アレルギー性鼻咽頭炎	アレルギー性鼻結膜炎
	アレルギー性皮膚炎	アレルギー性副鼻腔炎	アレルギー性浮腫
	異汗症	異汗性湿疹	イネ科花粉症
	咽頭アレルギー	咽頭気管炎	咽頭喉頭炎
	陰のう湿疹	陰のうそう痒症	陰部間擦疹
	うっ血性鼻炎	会陰部肛囲湿疹	腋窩湿疹
	温熱じんま疹	外陰部そう痒症	外陰部皮膚炎
	家族性寒冷自己炎症症候群	カタル性咳	カタル性鼻炎
	化膿性皮膚疾患	貨幣状湿疹	カモガヤ花粉症
	間擦疹	乾性咳	感染後咳嗽
	感染性鼻炎	感染性皮膚炎	汗疱
	汗疱性湿疹	顔面急性皮膚炎	寒冷じんま疹
	機械性じんま疹	季節性アレルギー性鼻炎	丘疹状湿疹
	急性咽頭喉頭炎	急性湿疹	急性鼻咽頭炎
	急性鼻炎	亀裂性湿疹	クインケ浮腫
	頚部皮膚炎	結節性痒疹	限局性そう痒症
	肛囲間擦疹	紅斑性間擦疹	紅斑性湿疹
	紅皮症型薬疹	肛門湿疹	肛門そう痒症
	固定薬疹	コリン性じんま疹	しいたけ皮膚炎
	自家感作性皮膚炎	自己免疫性じんま疹	湿疹様発疹
	湿性咳	紫斑型薬疹	周期性再発性じんま疹
	手指湿疹	出血性じんま疹	症候性そう痒症
	食物アレルギー	食物依存性運動誘発アナフィラキシー	食物性皮膚炎
	人工肛門部皮膚炎	人工じんま疹	新生児皮膚炎
	振動性じんま疹	スギ花粉症	ステロイド皮膚炎
	ステロイド誘発性皮膚症	制癌剤皮膚炎	赤色湿疹
	接触じんま疹	遷延性咳嗽	全身湿疹
	全身薬疹	中毒疹	通年性アレルギー性鼻炎
	手湿疹	冬期湿疹	透析皮膚そう痒症
	頭部湿疹	特発性じんま疹	乳房皮膚炎
	妊娠湿疹	妊娠中感冒	妊婦性皮膚炎
	白色粃糠疹	鼻背部湿疹	汎発性皮膚そう痒症
	鼻炎	鼻前庭部湿疹	非特異性そう痒症
	ヒノキ花粉症	皮膚描記性じんま疹	ピリン疹
	ブタクサ花粉症	閉塞性鼻炎	扁平湿疹
	慢性咳嗽	慢性湿疹	慢性じんま疹
	夜間咳	薬剤性過敏症症候群	薬物性口唇炎
	薬物性じんま疹	落屑性湿疹	鱗状湿疹
	連鎖球菌性上気道感染	老年性そう痒症	
△	アナフィラキシー	アナフィラキシーショック	咽頭扁桃炎
	急性咽頭扁桃炎	急性局所性浮腫	急性口蓋扁桃炎
	急性本態性浮腫	巨大じんま疹	好酸球増多性鼻炎
	周期性浮腫	水様性鼻漏	舌扁桃炎
	手足症候群	粘液性鼻漏	膿性鼻閉

用法用量　*dl*-クロルフェニラミンマレイン酸塩として，通常成人1回2～6mgを1日2～4回経口投与する。
なお，年齢，症状により適宜増減する。
　なお，シロップ剤の小児への投与量はHarnackの式を用いると下表のようになる。

年齢	1回量
1才	1～3mL
3才	1.4～4mL
$7_{1/2}$才	2～6mL
12才	2.7～8mL

禁忌
(1)本剤の成分又は類似化合物に対し過敏症の既往歴のある患者
(2)緑内障の患者
(3)前立腺肥大等下部尿路に閉塞性疾患のある患者
(4)低出生体重児・新生児

クロルフェニラミンマレイン酸塩シロップ0.05%「NP」：ニプロ[0.83円/mL]，クロルフェニラミンマレイン酸塩・シロップ0.05%「ホエイ」：東洋製化[0.83円/mL]

クロフィブラートカプセル250mg「ツルハラ」

規格：250mg1カプセル[8.5円/カプセル]

クロフィブラート　鶴原　218

【効能効果】

高脂質血症

【対応標準病名】

◎	高脂血症	高リポ蛋白血症	
○	1型糖尿病性高コレステロール血症	2型糖尿病性高コレステロール血症	家族性高コレステロール血症
	家族性高コレステロール血症・ヘテロ接合体	家族性高コレステロール血症・ホモ接合体	家族性高トリグリセライド血症
	家族性高リポ蛋白血症1型	家族性高リポ蛋白血症2a型	家族性高リポ蛋白血症2b型
	家族性高リポ蛋白血症3型	家族性高リポ蛋白血症4型	家族性高リポ蛋白血症5型
	家族性複合型高脂血症	結節性黄色腫	高LDL血症
	高カイロミクロン血症	高コレステロール血症	高コレステロール血症性黄色腫
	高トリグリセライド血症	混合型高脂質血症	脂質異常症
	脂質代謝異常	食事性高脂血症	先天性脂質代謝異常
	糖尿病性高コレステロール血症	二次性高脂血症	本態性高コレステロール血症
	本態性高脂血症		
△	高HDL血症	多中心性細網組織球症	

用法用量　クロフィブラートとして，通常成人1日750～1500mgを2～3回に分けて経口投与する。
なお，年齢，症状により適宜増減する。

禁忌
(1)胆石又はその既往歴のある患者
(2)妊婦又は妊娠している可能性のある婦人・授乳婦

原則禁忌　腎機能に関する臨床検査値に異常が認められる患者に，本剤とHMG-CoA還元酵素阻害薬を併用する場合には，治療上やむを得ないと判断される場合にのみ併用すること。

原則併用禁忌
腎機能に関する臨床検査値に異常が認められる患者では原則として併用しないこととするが，治療上やむを得ないと判断される場合にのみ慎重に併用すること。

薬剤名等	臨床症状・措置方法	機序・危険因子
HMG-CoA還元酵素阻害薬 プラバスタチンナトリウム シンバスタチン フルバスタチンナトリウム 等	急激な腎機能悪化を伴う横紋筋融解症があらわれやすい。やむを得ず併用する場合には，本剤を少量から投与開始するとともに，定期的に腎機能検査等を実施し，自覚症状(筋肉痛，脱力感)の発現，CK(CPK)の上昇，血中及び尿中ミオグロビン上昇並びに血清クレアチニン上昇等の腎機能の悪化を認めた場合は直	機序は不明であるが，フィブラート系薬剤とHMG-CoA還元酵素阻害薬の併用で，それぞれの薬剤単独投与時に比べて併用時に横紋筋融解症発現の危険性が高まるという報告がある。 危険因子：腎機能に関する臨床検査値に異常が認められる患者

	ちに投与を中止すること。	

クロフィブラートカプセル250mg「トーワ」：東和[8.5円/カプセル]，ビノグラックカプセル250mg：寿[8.5円/カプセル]

クロフェクトン顆粒10%　規格：10%1g[92.7円/g]
クロカプラミン塩酸塩水和物　田辺三菱　117

【効 能 効 果】

統合失調症

【対応標準病名】

◎	統合失調症		
○	アスペルガー症候群	型分類困難な統合失調症	偽神経症性統合失調症
	急性統合失調症	急性統合失調症性エピソード	急性統合失調症様精神病性障害
	境界型統合失調症	緊張型統合失調症	残遺型統合失調症
	自閉的精神病質	小児期型統合失調症	小児シゾイド障害
	前駆期統合失調症	潜在性統合失調症	体感症性統合失調症
	短期統合失調症様障害	単純型統合失調症	遅発性統合失調症
	統合失調症型障害	統合失調症型パーソナリティ障害	統合失調症後抑うつ
	統合失調症症状を伴う急性錯乱	統合失調症症状を伴う急性多形性精神病性障害	統合失調症症状を伴う類循環精神病
	統合失調症性パーソナリティ障害	統合失調症性反応	統合失調症様状態
	破瓜型統合失調症	妄想型統合失調症	
△	統合失調症症状を伴わない急性錯乱	統合失調症症状を伴わない急性多形性精神病性障害	統合失調症症状を伴わない類循環精神病
	夢幻精神病	モレル・クレペリン病	

用法用量　通常成人に対し，1日量クロカプラミン塩酸塩水和物として30～150mg(顆粒として0.3～1.5g)を3回に分けて経口投与する。
なお，症状，年齢に応じて適宜増減する。

禁忌

(1)昏睡状態，循環虚脱状態の患者
(2)バルビツール酸誘導体・麻酔剤等の中枢神経抑制剤の強い影響下にある患者
(3)アドレナリンを投与中の患者
(4)本剤の成分又はイミノジベンジル系化合物に対し過敏症の患者

併用禁忌

薬剤名等	臨床症状・措置方法	機序・危険因子
アドレナリン(ボスミン)	アドレナリンの作用を逆転させ，重篤な血圧降下を起こすことがある。	アドレナリンはアドレナリン作動性α，β-受容体の刺激剤であり，本剤のα-受容体遮断作用により，β-受容体刺激作用が優位となり，血圧降下作用が増強される。

パドラセン顆粒10%：共和薬品[38.9円/g]

クロフェクトン錠10mg　規格：10mg1錠[11.6円/錠]
クロフェクトン錠25mg　規格：25mg1錠[25.4円/錠]
クロフェクトン錠50mg　規格：50mg1錠[46.8円/錠]
クロカプラミン塩酸塩水和物　全星薬品　117

【効 能 効 果】

統合失調症

【対応標準病名】

◎	統合失調症		
○	アスペルガー症候群	型分類困難な統合失調症	偽神経症性統合失調症
	急性統合失調症	急性統合失調症性エピソード	急性統合失調症様精神病性障害
	境界型統合失調症	緊張型統合失調症	残遺型統合失調症
	自閉的精神病質	小児期型統合失調症	小児シゾイド障害
	前駆期統合失調症	潜在性統合失調症	体感症性統合失調症
	短期統合失調症様障害	単純型統合失調症	遅発性統合失調症
	統合失調症型障害	統合失調症型パーソナリティ障害	統合失調症後抑うつ
	統合失調症症状を伴う急性錯乱	統合失調症症状を伴う急性多形性精神病性障害	統合失調症症状を伴う類循環精神病
	統合失調症性パーソナリティ障害	統合失調症性反応	統合失調症様状態
	破瓜型統合失調症	妄想型統合失調症	
△	統合失調症症状を伴わない急性錯乱	統合失調症症状を伴わない急性多形性精神病性障害	統合失調症症状を伴わない類循環精神病
	夢幻精神病	モレル・クレペリン病	

用法用量　通常成人に対し，1日量クロカプラミン塩酸塩水和物として30～150mgを3回に分けて経口投与する。
なお，症状，年齢に応じて適宜増減する。

禁忌

(1)昏睡状態，循環虚脱状態の患者
(2)バルビツール酸誘導体・麻酔剤等の中枢神経抑制剤の強い影響下にある患者
(3)アドレナリンを投与中の患者
(4)本剤の成分又はイミノジベンジル系化合物に対し過敏症の患者

併用禁忌

薬剤名等	臨床症状・措置方法	機序・危険因子
アドレナリン(ボスミン)	アドレナリンの作用を逆転させ，重篤な血圧降下を起こすことがある。	アドレナリンはアドレナリン作動性α，β-受容体の刺激剤であり，本剤のα-受容体遮断作用により，β-受容体刺激作用が優位となり，血圧降下作用が増強される。

クロミッド錠50mg　規格：50mg1錠[108.3円/錠]
クロミフェンクエン酸塩　塩野義　249

【効 能 効 果】

排卵障害に基づく不妊症の排卵誘発

【対応標準病名】

◎	女性不妊症	排卵障害	不妊症
○	頸管性不妊症	原発性不妊症	子宮性不妊症
	続発性不妊症	無排卵月経	無排卵症
	卵管機能異常	卵管狭窄症	卵管性不妊症
	卵管閉塞	卵巣性不妊症	
△	機能性不妊症		

用法用量

無排卵症の患者に対して本剤により排卵誘発を試みる場合には，まずGestagen，Estrogen testを必ず行って，消退性出血の出現を確認し，子宮性無月経を除外した後，経口投与を開始する。
通常，第1クール1日クロミフェンクエン酸塩として50mg5日間で開始し，第1クールで無効の場合は1日100mg5日間に増量する。
用量・期間は1日100mg5日間を限度とする。

禁忌

(1)エストロゲン依存性悪性腫瘍(例えば，乳癌，子宮内膜癌)及びその疑いのある患者
(2)卵巣腫瘍及び多嚢胞性卵巣症候群を原因としない卵巣の腫大のある患者
(3)肝障害又は肝疾患のある患者
(4)妊婦

原則禁忌　児を望まない無排卵患者

セロフェン錠50mg：メルクセローノ[108.3円/錠]

クロルゾキサゾン錠200mg「イセイ」

規格：200mg1錠[5.4円/錠]

クロルゾキサゾン　イセイ　122

【効 能 効 果】

運動器疾患に伴う有痛性痙縮（腰背痛症，頸肩腕症候群，肩関節周囲炎，変形性脊椎症など）

【対応標準病名】

◎	肩関節周囲炎	筋痙縮	頸肩腕症候群
	背部痛	変形性脊椎症	腰痛症
○	回旋腱板症候群	下肢痙縮	肩インピンジメント症候群
	肩滑液包炎	肩関節異所性骨化	肩関節腱板炎
	肩関節硬結性腱炎	肩周囲炎	肩石灰性腱炎
	下背部ストレイン	急性腰痛症	胸椎症
	胸椎部痛	胸背部痛	胸部神経根炎
	棘上筋症候群	棘上筋石灰化症	筋筋膜性腰痛症
	筋痙直	頸肩腕障害	頸椎症
	頸椎症性神経根症	頸椎症性脊髄症	頸椎不安定症
	頸頭蓋症候群	頸背部痛	肩甲周囲炎
	肩部痛	後頸部交感神経症候群	根性腰痛症
	坐骨神経根炎	坐骨神経痛	坐骨単神経根炎
	上肢痙縮	上腕二頭筋腱炎	上腕二頭筋腱鞘炎
	神経根炎	脊髄神経根症	脊椎関節症
	脊椎関節痛	脊椎症	脊椎症性ミエロパチー
	脊椎痛	前脊髄動脈圧迫症候群	大腿単神経根炎
	椎骨動脈圧迫症候群	破壊性脊椎関節症	バレー・リュー症候群
	変形性頸椎症	変形性脊椎炎	変形性腰椎症
	癒着性肩関節包炎	腰仙部神経根炎	腰椎症
	腰痛坐骨神経痛症候群	腰殿部痛	腰部神経根炎
	肋間神経根炎		
△	開口障害	開口不全	牙関緊急
	下肢痙攣	間代強直性痙攣	急性痙攣
	頸性頭痛	頸部炎症	頸部神経根症
	頸部痛	痙攣	頸腕神経痛
	項部痛	こむら返り	四肢筋痙攣
	四肢痙攣	四肢痙攣発作	脊髄空洞症
	殿部痛	背部圧迫感	不随意痙攣性運動
	有痛性筋痙攣	腰腹痛	

用法用量　クロルゾキサゾンとして，通常成人1回200～400mgを1日3～4回経口投与する。なお，年齢，症状により適宜増減する。

禁忌　本剤の成分に対し過敏症の既往歴のある患者

クロロマイセチン錠50　規格：50mg1錠[9.4円/錠]
クロロマイセチン錠250　規格：250mg1錠[25.2円/錠]

クロラムフェニコール　第一三共　615

【効 能 効 果】

〈適応菌種〉本剤に感性のブドウ球菌属，レンサ球菌属，肺炎球菌，腸球菌属，淋菌，髄膜炎菌，大腸菌，サルモネラ属，チフス菌，パラチフス菌，クレブシエラ属，プロテウス属，モルガネラ・モルガニー，インフルエンザ菌，軟性下疳菌，百日咳菌，野兎病菌，ガス壊疽菌群，リケッチア属，トラコーマクラミジア(クラミジア・トラコマティス)

〈適応症〉表在性皮膚感染症，深在性皮膚感染症，リンパ管・リンパ節炎，慢性膿皮症，外傷・熱傷及び手術創等の二次感染，乳腺炎，骨髄炎，咽頭・喉頭炎，扁桃炎，急性気管支炎，肺炎，肺膿瘍，膿胸，慢性呼吸器病変の二次感染，膀胱炎，腎盂腎炎，尿道炎，淋菌感染症，軟性下疳，性病性(鼠径)リンパ肉芽腫，腹膜炎，感染性腸炎，腸チフス，パラチフス，子宮内感染，子宮付属器炎，涙嚢炎，角膜炎，中耳炎，副鼻腔炎，歯周組織炎，歯冠周囲炎，猩紅熱，百日咳，野兎病，ガス壊疽，発疹チフス，発疹熱，つつが虫病

【対応標準病名】

◎	咽頭炎	咽頭喉頭炎	外傷
	角膜炎	ガス壊疽	感染性腸炎
	急性気管支炎	喉頭炎	骨髄炎
	挫創	歯冠周囲炎	子宮内感染症
	子宮付属器炎	歯根のう胞	歯周炎
	歯髄炎	術後創部感染	猩紅熱
	腎盂腎炎	性病性リンパ肉芽腫	創傷
	創傷感染症	鼡径リンパ肉芽腫症	中耳炎
	腸チフス	つつが虫病	軟性下疳
	乳腺炎	尿道炎	熱傷
	膿胸	肺炎	肺膿瘍
	パラチフス	皮膚感染症	百日咳
	副鼻腔炎	腹膜炎	扁桃炎
	膀胱炎	発疹チフス	発疹熱
	慢性膿皮症	野兎病	リンパ管炎
	リンパ節炎	淋病	涙のう炎
	裂傷	裂創	
○あ	MRSA 膀胱炎	S 状結腸炎	亜急性気管支炎
	亜急性骨髄炎	亜急性リンパ管炎	亜急性涙のう炎
	足開放創	足挫創	足切創
	足第1度熱傷	足第2度熱傷	足第3度熱傷
	足熱傷	圧挫傷	圧挫創
	アルカリ腐蝕	アレルギー性角膜炎	アレルギー性副鼻腔炎
	アンギナ	異型猩紅熱	胃腸炎
	胃腸管熱傷	犬咬創	胃熱傷
	陰茎開放創	陰茎挫創	陰茎折症
	陰茎第1度熱傷	陰茎第2度熱傷	陰茎第3度熱傷
	陰茎熱傷	陰茎裂創	咽頭気管炎
	咽頭チフス	咽頭痛	咽頭熱傷
	咽頭扁桃炎	陰のう開放創	陰のう第1度熱傷
	陰のう第2度熱傷	陰のう第3度熱傷	陰のう熱傷
	陰のう裂創	陰部切創	インフルエンザ菌気管支炎
	インフルエンザ菌喉頭炎	インフルエンザ菌性咽頭炎	インフルエンザ菌性喉頭気管炎
	ウイルス性気管支炎	う蝕第3度急性化膿性根尖性歯周炎	う蝕第3度急性単純性根尖性歯周炎
	う蝕第3度慢性化膿性根尖性歯周炎	栄養障害性角膜炎	会陰第1度熱傷
	会陰第2度熱傷	会陰第3度熱傷	会陰熱傷
	会陰部化膿創	会陰裂傷	エーベルト病
	腋窩第1度熱傷	腋窩第2度熱傷	腋窩第3度熱傷
	腋窩熱傷	壊死性潰瘍性歯周炎	壊死性潰瘍性歯肉炎
	壊死性肺炎	壊疽性咽頭炎	壊疽性歯肉炎
	炎症性腸疾患	横隔膜下膿瘍	横隔膜下腹膜炎
か	汚染擦過創	汚染創	外陰開放創
	外陰第1度熱傷	外陰第2度熱傷	外陰第3度熱傷
	外陰熱傷	外陰部挫創	外陰部切創
	外陰部裂傷	外耳部挫傷	外耳部擦過創
	外耳部切創	外傷性異物	外傷性角膜炎
	外傷性角膜潰瘍	外傷性眼球ろう	外傷性切断
	外傷性穿孔性中耳炎	外傷性中耳炎	外傷性乳び胸
	外傷性脳圧迫・頭蓋内に達する開放創合併あり	外傷性破裂	回腸炎
	開放骨折	開放性外傷性脳圧迫	開放性陥没骨折
	開放性胸膜損傷	開放性大腿骨骨髄炎	開放性脱臼骨折
	開放性脳挫創	開放性脳損傷髄膜炎	開放性脳底部挫傷
	開放性びまん性脳損傷	開放性粉砕骨折	開放創
	潰瘍性咽頭炎	潰瘍性歯肉炎	潰瘍性膀胱炎
	下咽頭炎	下咽頭熱傷	カウパー腺膿瘍
	化学外傷	下顎開放創	下顎割創
	下顎貫通創	下顎口唇挫創	下顎咬創

下顎骨骨髄炎	下顎挫傷	下顎挫創
下顎擦過創	下顎刺創	下顎切創
下顎創傷	下顎打撲傷	下顎熱傷
下顎部挫傷	下顎部第1度熱傷	下顎部第2度熱傷
下顎部第3度熱傷	下顎部皮膚欠損創	下顎裂創
踵裂創	顎関節部開放創	顎関節部割創
顎関節部貫通創	顎関節部咬創	顎関節部挫傷
顎関節部挫創	顎関節部擦過創	顎関節部刺創
顎関節部切創	顎関節部創傷	顎関節部裂創
角結膜炎	角結膜びらん	角結膜腐蝕
顎骨骨髄炎	顎部挫傷	角膜アルカリ化学熱傷
角膜潰瘍	角膜酸化学熱傷	角膜酸性熱傷
角膜上皮びらん	角膜穿孔	角膜中心潰瘍
角膜内皮炎	角膜熱傷	角膜膿瘍
角膜パンヌス	角膜びらん	角膜腐蝕
下肢第1度熱傷	下肢第2度熱傷	下肢第3度熱傷
下肢熱傷	下腿汚染創	下腿開放創
下腿骨骨髄炎	下腿骨慢性骨髄炎	下腿挫創
下腿切創	下腿足部熱傷	下腿熱傷
下腿皮膚欠損創	下腿複雑骨折後骨髄炎	下腿部第1度熱傷
下腿部第2度熱傷	下腿部第3度熱傷	下腿裂創
カタル性胃腸炎	カタル性咽頭炎	カタル性角膜潰瘍
割創	化膿性角膜炎	化膿性喉頭炎
化膿性骨髄炎	化膿性歯周炎	化膿性歯肉炎
化膿性中耳炎	化膿性乳腺炎	化膿性副鼻腔炎
化膿性腹膜炎	化膿性リンパ節炎	下半身第1度熱傷
下半身第2度熱傷	下半身第3度熱傷	下半身熱傷
下腹部第1度熱傷	下腹部第2度熱傷	下腹部第3度熱傷
貨幣状角膜炎	眼化学熱傷	眼窩骨髄炎
眼窩創傷	肝下膿瘍	眼球損傷
眼球熱傷	眼瞼化学熱傷	眼瞼擦過創
眼瞼切創	眼瞼第1度熱傷	眼瞼第2度熱傷
眼瞼第3度熱傷	眼瞼虫刺傷	眼瞼熱傷
環指圧挫傷	環指骨髄炎	環指挫傷
環指挫創	環指切創	間質性膀胱炎
環指剥皮創	環指皮膚欠損創	肝周囲炎
眼周囲化学熱傷	眼周囲第1度熱傷	眼周囲第2度熱傷
眼周囲第3度熱傷	眼周囲部外傷性皮下異物	眼周囲部開放創
眼周囲部割創	眼周囲部貫通創	眼周囲部咬創
眼周囲部挫創	眼周囲部擦過創	眼周囲部刺創
眼周囲部切創	眼周囲部創傷	眼周囲部虫刺傷
眼周囲部裂創	乾性角結膜炎	乾性角膜炎
関節血腫	関節挫傷	感染性胃腸炎
感染性咽頭炎	感染性角膜炎	感染性角膜潰瘍
感染性下痢症	感染性喉頭気管炎	感染性大腸炎
貫通刺創	貫通銃創	貫通性挫滅創
貫通創	眼熱傷	眼部外傷性皮下異物
眼部開放創	眼部割創	眼部貫通創
眼部挫創	眼部擦過創	眼部刺創
眼部切創	眼部創傷	眼部虫刺傷
眼部裂創	感冒性胃腸炎	感冒性大腸炎
感冒性腸炎	顔面汚染創	顔面開放創
顔面割創	顔面貫通創	顔面咬創
顔面挫傷	顔面挫創	顔面擦過創
顔面刺創	顔面切創	顔面創傷
顔面掻創	顔面損傷	顔面第1度熱傷
顔面第2度熱傷	顔面第3度熱傷	顔面多発開放創
顔面多発割創	顔面多発貫通創	顔面多発咬創
顔面多発挫傷	顔面多発挫創	顔面多発擦過創
顔面多発刺創	顔面多発切創	顔面多発創傷
顔面多発打撲傷	顔面多発虫刺傷	顔面多発裂創
顔面熱傷	顔面皮膚欠損創	顔面裂創
眼野兎病	乾酪性副鼻腔炎	気管支食道瘻
気管支肺炎	気管食道瘻	気管支瘻膿胸

気管熱傷	気腫性腎盂腎炎	偽猩紅熱
気道熱傷	偽膜性アンギナ	偽膜性咽頭炎
偽膜性気管支炎	偽膜性喉頭炎	偽膜性扁桃炎
急性アデノイド咽頭炎	急性アデノイド扁桃炎	急性胃腸炎
急性咽頭炎	急性咽頭喉頭炎	急性咽頭扁桃炎
急性壊疽性喉頭炎	急性壊疽性扁桃炎	急性潰瘍性喉頭炎
急性潰瘍性扁桃炎	急性角結膜炎	急性顎骨骨髄炎
急性角膜炎	急性化膿性咽頭炎	急性化膿性脛骨骨髄炎
急性化膿性骨髄炎	急性化膿性根尖性歯周炎	急性化膿性歯根膜炎
急性化膿性中耳炎	急性化膿性辺縁性歯根膜炎	急性化膿性扁桃炎
急性気管気管支炎	急性脛骨骨髄炎	急性血行性骨髄炎
急性限局性腹膜炎	急性喉頭炎	急性喉頭気管炎
急性喉頭気管気管支炎	急性骨髄炎	急性骨盤腹膜炎
急性根尖性歯周炎	急性歯冠周囲炎	急性歯周炎
急性歯槽膿瘍	急性歯肉炎	急性出血性膀胱炎
急性声帯炎	急性声門下喉頭炎	急性腺窩性扁桃炎
急性大腸炎	急性単純性根尖性歯周炎	急性単純性膀胱炎
急性中耳炎	急性腸炎	急性乳腺炎
急性尿道炎	急性肺炎	急性汎発性腹膜炎
急性反復性気管支炎	急性腹膜炎	急性浮腫性喉頭炎
急性付属器炎	急性扁桃炎	急性膀胱炎
急性卵管炎	急性卵巣炎	急性淋菌性尿道炎
急性涙腺炎	急性涙のう炎	急速進行性歯周炎
胸腔熱傷	胸骨骨髄炎	胸椎骨髄炎
頬粘膜咬傷	頬粘膜咬創	胸部汚染創
胸部外傷	頬部外傷性異物	頬部開放創
頬部割創	頬部貫通創	頬部咬創
頬部挫傷	胸部挫創	頬部挫創
頬部擦過創	頬部刺創	胸部上腕熱傷
胸部切創	頬部切創	頬部創傷
胸部損傷	胸部第1度熱傷	頬部第1度熱傷
胸部第2度熱傷	頬部第2度熱傷	胸部第3度熱傷
頬部第3度熱傷	胸部熱傷	胸部皮膚欠損創
頬部皮膚欠損創	頬部裂創	胸壁開放創
胸壁刺創	胸膜損傷・胸腔に達する開放創合併あり	胸膜肺炎
胸膜裂創	胸膜瘻	棘刺創
魚咬創	距骨骨髄炎	巨大フリクテン
躯幹薬傷	グラデニーゴ症候群	クラミジア性リンパ肉芽腫
クラミジア肺炎	クループ性気管支炎	頚管破裂
脛骨顆部割創	脛骨骨髄炎	脛骨骨膜炎
脛骨乳児骨髄炎	脛骨慢性化膿性骨髄炎	脛骨慢性骨髄炎
頚椎骨髄炎	頚部開放創	頚部挫創
頚部切創	頚部第1度熱傷	頚部第2度熱傷
頚部第3度熱傷	頚部熱傷	頚部膿瘍
頚部皮膚欠損創	頚部リンパ節炎	血管性パンヌス
血行性脛骨骨髄炎	血行性骨髄炎	血行性大腿骨骨髄炎
血性腹膜炎	結節性眼炎	結節性結膜炎
結膜熱傷	結膜のうアルカリ化学熱傷	結膜のう酸化学熱傷
結膜腐蝕	下痢症	嫌気性骨髄炎
限局型若年性歯周炎	限局性膿胸	限局性腹膜炎
肩甲間部第1度熱傷	肩甲間部第2度熱傷	肩甲間部第3度熱傷
肩甲間部熱傷	肩甲骨周囲炎	肩甲部第1度熱傷
肩甲部第2度熱傷	肩甲部第3度熱傷	肩甲部熱傷
原発性腹膜炎	肩部第1度熱傷	肩部第2度熱傷
肩部第3度熱傷	高エネルギー外傷	口蓋挫傷
口蓋切創	口蓋裂創	口角部挫創
口角部裂創	硬化性角膜炎	硬化性骨髄炎
口腔外傷性異物	口腔開放創	口腔割創
口腔挫傷	口腔挫創	口腔擦過創
口腔刺創	口腔上顎洞瘻	口腔切創
口腔創傷	口腔第1度熱傷	口腔第2度熱傷

口腔第3度熱傷	口腔内血腫	口腔熱傷
口腔粘膜咬傷	口腔粘膜咬創	口腔裂創
紅色陰癬	口唇外傷性異物	口唇外傷性皮下異物
口唇開放創	口唇割創	口唇貫通創
口唇咬傷	口唇咬創	口唇挫傷
口唇挫創	口唇擦過創	口唇刺創
口唇切創	口唇創傷	口唇第1度熱傷
口唇第2度熱傷	口唇第3度熱傷	口唇虫刺傷
口唇熱傷	口唇裂創	光線眼症
溝創	咬創	喉頭外傷
喉頭周囲炎	喉頭損傷	喉頭熱傷
後頭部割創	後頭部挫傷	後頭部挫創
後頭部切創	後頭部裂創	広汎型若年性歯周炎
後腹膜炎	後腹膜膿瘍	肛門第1度熱傷
肛門第2度熱傷	肛門第3度熱傷	肛門熱傷
肛門淋菌感染	肛門裂創	コーガン症候群
鼓室内水腫	骨炎	骨顆炎
骨幹炎	骨周囲炎	骨髄炎後遺症
骨髄肉芽腫	骨盤化膿性骨髄炎	骨盤直腸窩膿瘍
骨盤腹膜炎	骨盤部裂創	骨膜炎
骨膜下膿瘍	骨膜骨髄炎	骨膜のう炎
根尖周囲膿瘍	根尖性歯周炎	根尖膿瘍
根側歯周膿瘍	昆虫咬創	昆虫刺傷
さ 細菌性骨髄炎	細菌性腹膜炎	細菌性膀胱炎
臍周囲炎	再発性中耳炎	再発性尿道炎
採皮創	坐骨骨炎	挫傷
擦過創	擦過皮下血腫	挫滅傷
挫滅創	サルモネラ骨髄炎	散在性表層角膜炎
蚕蝕性角膜潰瘍	酸腐蝕	耳介開放創
耳介割創	耳介貫通創	耳介咬創
耳介挫傷	耳介挫創	耳介擦過創
耳介刺創	耳介切創	紫外線角結膜炎
紫外線角膜炎	耳介創傷	耳介虫刺傷
耳介部第1度熱傷	耳介部第2度熱傷	耳介部第3度熱傷
趾開放創	耳介裂創	趾化膿創
歯冠周囲膿瘍	指間切創	趾間切創
子宮頚管裂傷	子宮頚部環状剥離	子宮熱傷
刺咬症	指骨炎	趾骨炎
指骨髄炎	趾骨髄炎	篩骨洞炎
歯根膜下膿瘍	趾挫創	示指MP関節挫傷
示指PIP開放創	示指割創	示指化膿創
四肢挫傷	示指挫傷	示指挫創
示指刺創	示指切創	四肢第1度熱傷
四肢第2度熱傷	四肢第3度熱傷	四肢熱傷
示指皮膚欠損創	歯周症	歯周膿瘍
思春期性歯肉炎	糸状角膜炎	歯性上顎洞炎
歯性副鼻腔炎	耳前部挫創	刺創
歯槽膿瘍	趾第1度熱傷	趾第2度熱傷
趾第3度熱傷	膝蓋骨化膿性骨髄炎	膝蓋骨骨髄炎
膝蓋部挫創	膝下部挫創	膝窩部銃創
膝関節部挫創	実質性角膜炎	湿疹性パンヌス
膝部開放創	膝部割創	膝部咬創
膝部挫創	膝部切創	膝部第1度熱傷
膝部第2度熱傷	膝部第3度熱傷	膝部裂創
歯肉炎	歯肉挫傷	歯肉切創
歯肉膿瘍	歯肉裂創	趾熱傷
若年性歯周炎	射創	尺骨遠位部骨髄炎
手圧挫傷	縦隔膿瘍	習慣性アンギナ
習慣性扁桃炎	銃自殺未遂	銃創
十二指腸穿孔腹膜炎	手関節挫滅傷	手関節挫滅創
手関節掌側部挫創	手関節部挫創	手関節部切創
手関節部創傷	手関節部第1度熱傷	手関節部第2度熱傷
手関節部第3度熱傷	手関節部裂創	手指圧挫傷
手指汚染創	手指開放創	手指咬創

種子骨炎	種子骨開放骨折	手指挫傷
手指挫創	手指挫滅傷	手指挫滅創
手指刺創	手指切創	手指第1度熱傷
手指第2度熱傷	手指第3度熱傷	手指端熱傷
手指熱傷	手指剥皮創	手指皮膚欠損創
手術創部膿瘍	手術創離開	手掌挫創
手掌刺創	手掌切創	手掌第1度熱傷
手掌第2度熱傷	手掌第3度熱傷	手掌熱傷
手掌剥皮創	手掌皮膚欠損創	出血性角膜炎
出血性大腸炎	出血性中耳炎	出血性腸炎
出血性膀胱炎	術後合併症	術後感染症
術後骨髄炎	術後腎盂腎炎	術後性中耳炎
術後性慢性中耳炎	術後膿瘍	術後腹壁膿瘍
術後腹膜炎	手背第1度熱傷	手背第2度熱傷
手背第3度熱傷	手背熱傷	手背皮膚欠損創
手背部挫創	手背部切創	手部汚染創
シュロッフェル腫瘤	上咽頭炎	上顎骨骨髄炎
上顎挫傷	上顎擦過創	上顎切創
上顎洞炎	上顎部裂創	上口唇挫傷
上行性腎盂腎炎	猩紅熱性心筋炎	猩紅熱性中耳炎
上鼓室化膿症	踵骨炎	踵骨骨髄炎
踵骨部挫滅創	小指咬創	小指挫傷
小指挫創	小指切創	上肢第1度熱傷
上肢第2度熱傷	上肢第3度熱傷	上肢熱傷
小指皮膚欠損創	焼身自殺未遂	上唇小帯裂創
小児肺炎	小児副鼻腔炎	小膿疱性皮膚炎
上半身第1度熱傷	上半身第2度熱傷	上半身第3度熱傷
上半身熱傷	踵部第1度熱傷	踵部第2度熱傷
踵部第3度熱傷	上腕汚染創	上腕貫通銃創
上腕骨骨髄炎	上腕挫創	上腕第1度熱傷
上腕第2度熱傷	上腕第3度熱傷	上腕熱傷
上腕皮膚欠損創	上腕部開放創	食道気管支瘻
食道気管瘻	食道熱傷	処女膜裂傷
神経栄養性角結膜炎	進行性角膜潰瘍	針刺創
滲出性気管支炎	滲出性腹膜炎	浸潤性表層角膜炎
新生児上顎骨骨髄炎	新生児中耳炎	新生児膿漏眼
深層角膜炎	膵臓性腹膜炎	水疱性中耳炎
スキーン腺膿瘍	星状角膜炎	精巣開放創
精巣熱傷	精巣破裂	ゼーミッシュ潰瘍
石化性角膜炎	脊椎骨髄炎	舌開放創
舌下顎挫創	雪眼炎	舌咬傷
舌咬創	舌挫創	舌刺創
舌切創	切創	舌創傷
切断	舌熱傷	舌扁桃炎
舌裂創	前額部開放創	前額部割創
前額部貫通創	前額部咬創	前額部挫創
前額部擦過創	前額部刺創	前額部切創
前額部創傷	前額部第1度熱傷	前額部第2度熱傷
前額部第3度熱傷	前額部虫刺傷	前額部虫刺症
前額部皮膚欠損創	前額部裂創	腺窩性アンギナ
前胸部挫創	前胸部第1度熱傷	前胸部第2度熱傷
前胸部第3度熱傷	前胸部熱傷	前頚頭頂部挫創
穿孔性角膜潰瘍	穿孔性中耳炎	穿孔性腹腔内膿瘍
穿孔性腹膜炎	仙骨部挫創	仙骨部皮膚欠損創
前思春期性歯周炎	線状角膜炎	全身挫傷
全身擦過創	全身性野兎病	全身第1度熱傷
全身第2度熱傷	全身第3度熱傷	全身熱傷
穿通創	前頭洞炎	前頭部割創
前頭部挫傷	前頭部挫創	前頭部切創
前頭部皮膚欠損創	全膿胸	腺病性パンヌス
前房蓄膿性角膜炎	前腕汚染創	前腕開放創
前腕咬創	前腕骨髄炎	前腕挫創
前腕刺創	前腕手部熱傷	前腕切創
前腕第1度熱傷	前腕第2度熱傷	前腕第3度熱傷

	前腕熱傷	前腕皮膚欠損創	前腕裂創
	爪下挫滅傷	爪下挫滅創	早期発症型歯周炎
	増殖性骨膜炎	増殖性歯肉炎	掻創
	創部膿瘍	足関節第1度熱傷	足関節第2度熱傷
	足関節第3度熱傷	足関節内果部挫創	足関節熱傷
	足関節部挫創	側胸部第1度熱傷	側胸部第2度熱傷
	側胸部第3度熱傷	足底熱傷	足底部咬創
	足底部刺創	足底部第1度熱傷	足底部第2度熱傷
	足底部第3度熱傷	足底部皮膚欠損創	側頭部割創
	側頭部挫創	側頭部切創	足背部挫創
	足背部切創	足背部第1度熱傷	足背部第2度熱傷
	足背部第3度熱傷	足部汚染創	側腹部咬創
	側腹部挫創	側腹部第1度熱傷	側腹部第2度熱傷
	側腹部第3度熱傷	側腹壁開放創	足部骨髄炎
	足部皮膚欠損創	足部裂創	鼡径部開放創
	鼡径部切創	鼡径部第1度熱傷	鼡径部第2度熱傷
	鼡径部第3度熱傷	鼡径部熱傷	損傷
た	第1度熱傷	第1度腐蝕	第2度熱傷
	第2度腐蝕	第3度熱傷	第3度腐蝕
	第4度熱傷	第5趾皮膚欠損創	体幹第1度熱傷
	体幹第2度熱傷	体幹第3度熱傷	体幹熱傷
	大腿汚染創	大腿咬創	大腿骨骨髄炎
	大腿骨膿瘍	大腿骨膜炎	大腿骨慢性化膿性骨髄炎
	大腿骨慢性骨髄炎	大腿挫創	大腿熱傷
	大腿皮膚欠損創	大腿部開放創	大腿部刺創
	大腿部切創	大腿部第1度熱傷	大腿部第2度熱傷
	大腿部第3度熱傷	大腿裂創	大腸炎
	大転子部挫創	体表面積10%未満の熱傷	体表面積10－19%の熱傷
	体表面積20－29%の熱傷	体表面積30－39%の熱傷	体表面積40－49%の熱傷
	体表面積50－59%の熱傷	体表面積60－69%の熱傷	体表面積70－79%の熱傷
	体表面積80－89%の熱傷	体表面積90%以上の熱傷	大網膿瘍
	大葉性肺炎	多発性外傷	多発性開放創
	多発性咬創	多発性昆虫咬創	多発性挫傷
	多発性擦過創	多発性漿膜炎	多発性切創
	多発性穿刺創	多発性第1度熱傷	多発性第2度熱傷
	多発性第3度熱傷	多発性腸間膜膿瘍	多発性熱傷
	多発性膿疱症	多発性皮下出血	多発性非熱傷性水疱
	多発性表在損傷	多発性裂創	打撲割創
	打撲挫創	打撲擦過創	胆汁性腹膜炎
	単純性角膜潰瘍	単純性歯周炎	単純性歯肉炎
	単純性中耳炎	恥骨骨炎	恥骨骨膜炎
	智歯周囲炎	腟開放創	腟熱傷
	腟裂傷	チフス	チフス性心筋炎
	チフス性胆のう炎	肘関節挫創	肘関節部開放創
	肘関節慢性骨髄炎	中耳炎性顔面神経麻痺	中指咬創
	中指挫傷	中指挫創	中指刺創
	中指切創	中指皮膚欠損創	中手骨関節部挫創
	中手骨膿瘍	肘部挫創	肘部切創
	肘部第1度熱傷	肘部第2度熱傷	肘部第3度熱傷
	肘部皮膚欠損創	腸炎	腸カタル
	腸間膜脂肪壊死	腸間膜脂肪織炎	腸間膜膿瘍
	腸間膜リンパ節炎	蝶形骨洞炎	腸骨窩膿瘍
	腸骨骨髄炎	腸穿孔腹膜炎	腸チフス性関節炎
	腸チフス性心筋炎	腸チフス性心内膜炎	腸チフス性髄膜炎
	腸チフス性肺炎	腸腰筋膿瘍	直腸淋菌感染
	沈下性肺炎	陳旧性中耳炎	ツラレミアリンパ節炎
	手開放創	手咬創	手挫創
	手刺創	手切創	手第1度熱傷
	手第2度熱傷	手第3度熱傷	手熱傷
	デュランド・ニコラ・ファブル病	殿部開放創	殿部咬創
	殿部刺創	殿部切創	殿部第1度熱傷

	殿部第2度熱傷	殿部第3度熱傷	殿部熱傷
	殿部皮膚欠損創	殿部裂創	頭蓋骨骨髄炎
	橈骨骨髄炎	頭頂部挫傷	頭頂部挫創
	頭頂部擦過創	頭頂部切創	頭頂部裂創
	頭皮開放創	頭皮剥離	頭皮表在損傷
	頭部開放創	頭部割創	頭部頚部挫傷
	頭部頚部挫創	頭部挫傷	頭部挫創
	頭部擦過創	頭部刺創	頭部切創
	頭部第1度熱傷	頭部第2度熱傷	頭部第3度熱傷
	頭部多発開放創	頭部多発割創	頭部多発咬創
	頭部多発挫傷	頭部多発挫創	頭部多発擦過創
	頭部多発刺創	頭部多発切創	頭部多発創傷
	頭部多発打撲傷	頭部多発裂創	頭部虫刺傷
	動物咬創	頭部熱傷	頭部皮膚欠損創
	頭部裂創	兎眼性角膜炎	特殊性歯周炎
な	飛び降り自殺未遂	飛び込み自殺未遂	内部尿路性器の熱傷
	軟口蓋血腫	軟口蓋挫創	軟口蓋創傷
	軟口蓋熱傷	軟口蓋破裂	難治性歯周炎
	難治性乳児下痢症	乳児下痢	乳児肺炎
	乳腺膿瘍	乳腺瘻孔	乳頭周囲炎
	乳頭びらん	乳頭部第1度熱傷	乳頭部第2度熱傷
	乳頭部第3度熱傷	乳房炎症性疾患	乳房潰瘍
	乳房第1度熱傷	乳房第2度熱傷	乳房第3度熱傷
	乳房熱傷	乳房膿瘍	乳房よう
	乳輪下膿瘍	乳輪部第1度熱傷	乳輪部第2度熱傷
	乳輪部第3度熱傷	尿管切石術後感染症	尿細管間質性腎炎
	尿性腹膜炎	尿道口炎	尿道口膿瘍
	尿道周囲炎	尿道周囲膿瘍	尿道膿瘍
	尿膜管膿瘍	妊娠中の子宮頚管炎	妊娠中の子宮内感染
	妊娠中の性器感染症	猫咬創	脳挫傷・頭蓋内に達する開放創合併あり
	脳挫創・頭蓋内に達する開放創合併あり	脳底部挫傷・頭蓋内に達する開放創合併あり	膿皮症
は	膿疱	肺壊疽	肺炎合併肺膿瘍
	肺炎球菌性咽頭炎	肺炎球菌性気管支炎	肺炎球菌性腹膜炎
	肺化膿症	敗血症性咽頭炎	敗血症性気管支炎
	敗血症性骨髄炎	敗血症性肺炎	敗血症性皮膚炎
	肺穿孔	肺熱傷	背部第1度熱傷
	背部第2度熱傷	背部第3度熱傷	背部熱傷
	肺野兎病	肺瘻	爆死自殺未遂
	剥離性歯肉炎	パラチフスA	パラチフスB
	パラチフスC	パラチフス熱関節炎	半身第1度熱傷
	半身第2度熱傷	半身第3度熱傷	汎発性化膿性腹膜炎
	反復性角膜潰瘍	反復性膀胱炎	汎副鼻腔炎
	鼻下擦過創	腓骨骨髄炎	尾骨骨髄炎
	鼻根部打撲挫創	鼻根部裂創	膝汚染創
	膝皮膚欠損創	非性病性尿道炎	鼻前庭部挫創
	鼻尖部挫創	肥大性歯肉炎	非定型肺炎
	非特異骨髄炎	非特異性腸間膜リンパ節炎	非特異性尿道炎
	非特異性リンパ節炎	鼻部開放創	眉部割創
	鼻部割創	鼻部貫通創	腓腹筋挫創
	皮膚欠損創	鼻部咬創	鼻部挫傷
	鼻部挫創	鼻部擦過創	鼻部刺創
	鼻部切創	鼻部創傷	皮膚損傷
	鼻部第1度熱傷	鼻部第2度熱傷	鼻部第3度熱傷
	皮膚剥脱創	鼻部皮膚欠損創	鼻部皮膚剥離創
	鼻部裂創	びまん性脳損傷・頭蓋内に達する開放創合併あり	びまん性肺炎
	びまん性表層角膜炎	眉毛部割創	眉毛部裂創
	表在性角膜炎	表在性点状角膜炎	表皮剥離
	鼻翼部切創	鼻翼部裂創	びらん性歯肉炎
	びらん性膀胱炎	非淋菌性尿道炎	フィブリン性腹膜炎
	フィラメント状角膜炎	フェニトイン歯肉増殖症	腹腔骨盤部膿瘍
	腹腔内遺残膿瘍	腹腔内膿瘍	匐行性角膜潰瘍

	複雑性歯周炎	複雑性歯肉炎	伏針
	副鼻腔開放創	腹部汚染創	腹部刺創
	腹部第1度熱傷	腹部第2度熱傷	腹部第3度熱傷
	腹部熱傷	腹部皮膚欠損創	腹部野兎病
	腹壁開放創	腹壁創し開	腹壁縫合糸膿瘍
	腹壁縫合不全	腐蝕	ぶどう球菌性咽頭炎
	ぶどう球菌性胸膜炎	ぶどう球菌性肺膿瘍	ぶどう球菌性扁桃炎
	フリクテン性角結膜炎	フリクテン性角膜炎	フリクテン性角膜潰瘍
	フリクテン性結膜炎	フリクテン性パンヌス	ブリル病
	ブロディー骨膿瘍	分娩時会陰裂傷	分娩時軟産道損傷
	閉塞性肺炎	辺縁角膜炎	辺縁性化膿性歯根膜炎
	辺縁性歯周組織炎	辺縁フリクテン	扁桃性アンギナ
	扁桃チフス	膀胱後部膿瘍	膀胱三角部炎
	縫合糸膿瘍	膀胱周囲炎	膀胱周囲膿瘍
	膀胱尿道炎	縫合不全	縫合部膿瘍
	放射線性下顎骨骨髄炎	放射線性熱傷	放射線性膀胱炎
	萌出性歯肉炎	包皮挫創	包皮切創
	包皮裂創	母指球部第1度熱傷	母指球部第2度熱傷
	母指球部第3度熱傷	母指咬創	母指骨髄炎
	母趾骨髄炎	母指挫傷	母指挫創
	母趾挫創	母指示指間切創	母指刺創
	母指切創	母指第1度熱傷	母指第2度熱傷
	母指第3度熱傷	母指打撲挫創	母指熱傷
	母指皮膚欠損創	母趾皮膚欠損創	母指末節部挫創
ま	マイコプラズマ気管支炎	膜性咽頭炎	慢性萎縮性老人性歯肉炎
	慢性咽喉頭炎	慢性角結膜炎	慢性顎骨骨髄炎
	慢性化膿性骨髄炎	慢性化膿性根尖性歯周炎	慢性化膿性穿孔性中耳炎
	慢性化膿性中耳炎	慢性血行性骨髄炎	慢性骨髄炎
	慢性骨盤腹膜炎	慢性根尖性歯周炎	慢性再発性膀胱炎
	慢性耳管鼓室化膿性中耳炎	慢性歯冠周囲炎	慢性歯周炎
	慢性歯周膿瘍	慢性歯槽膿瘍	慢性歯肉炎
	慢性上鼓室乳突洞化膿性中耳炎	慢性穿孔性中耳炎	慢性多発性骨髄炎
	慢性中耳炎	慢性中耳炎急性増悪	慢性中耳炎後遺症
	慢性中耳炎術後再燃	慢性尿道炎	慢性膿胸
	慢性肺化膿症	慢性複雑性膀胱炎	慢性副鼻腔炎
	慢性副鼻腔炎急性増悪	慢性副鼻腔膿瘍	慢性腹膜炎
	慢性付属器炎	慢性辺縁性歯周炎急性発作	慢性辺縁性歯周炎軽度
	慢性辺縁性歯周炎重度	慢性辺縁性歯周炎中等度	慢性扁桃炎
	慢性膀胱炎	慢性卵管炎	慢性卵巣炎
	慢性淋菌性尿道炎	慢性リンパ管炎	慢性リンパ節炎
	慢性涙小管炎	慢性涙腺炎	慢性涙のう炎
	眉間部挫創	眉間部裂創	耳後部挫創
	耳後部リンパ節炎	耳後部リンパ腺炎	脈絡網膜熱傷
	無熱性肺炎	盲管銃創	盲腸後部膿瘍
や	薬傷	薬物性角結膜炎	薬物性角膜炎
	腰椎骨髄炎	腰部切創	腰部第1度熱傷
	腰部第2度熱傷	腰部第3度熱傷	腰部打撲挫創
ら	腰部熱傷	卵管炎	卵管周囲炎
	卵管卵巣膿瘍	卵管留水症	卵管留膿症
	卵巣炎	卵巣周囲炎	卵巣膿瘍
	卵巣卵管周囲炎	リトレー腺膿瘍	流行性発疹チフス
	良性慢性化膿性中耳炎	淋菌性咽頭炎	淋菌性外陰炎
	淋菌性外陰腟炎	淋菌性滑膜炎	淋菌性関節炎
	淋菌性亀頭炎	淋菌性結膜炎	淋菌性腱滑膜炎
	淋菌性虹彩毛様体炎	淋菌性口内炎	淋菌性骨髄炎
	淋菌性子宮頚管炎	淋菌性女性骨盤炎	淋菌性心筋炎
	淋菌性心内膜炎	淋菌性心膜炎	淋菌性髄膜炎
	淋菌性精巣炎	淋菌性精巣上体炎	淋菌性前立腺炎
	淋菌性腟炎	淋菌性尿道炎	淋菌性尿道狭窄
	淋菌性脳膿瘍	淋菌性肺炎	淋菌性敗血症

	淋菌性バルトリン腺膿瘍	淋菌性腹膜炎	淋菌性膀胱炎
	淋菌性卵管炎	輪紋状角膜炎	涙管損傷
	涙管断裂	涙小管炎	涙腺炎
	涙道損傷	涙のう周囲炎	涙のう周囲膿瘍
	轢過創	裂離	連鎖球菌気管支炎
	連鎖球菌性アンギナ	連鎖球菌性咽頭炎	連鎖球菌性喉頭炎
	連鎖球菌性喉頭気管炎	連鎖球菌性扁桃炎	老人性肺炎
わ	肋骨骨髄炎	肋骨周囲炎	ワンサンアンギナ
	ワンサン気管支炎	ワンサン扁桃炎	

△	BKウイルス腎症	MRSA感染症	MRSA骨髄炎
	MRSA術後創部感染	MRSA膿胸	MRSA肺化膿症
あ	MRSA腹膜炎	RSウイルス気管支炎	アカントアメーバ角膜炎
	アキレス腱筋腱移行部断裂	アキレス腱挫傷	アキレス腱挫創
	アキレス腱切創	アキレス腱断裂	アキレス腱部分断裂
	足異物	足蜂巣炎	亜脱臼
	圧迫骨折	圧迫神経炎	アレルギー性膀胱炎
	医原性気胸	一部性歯髄炎	咽頭開放創
	咽頭創傷	咽頭膿瘍	ウイルス性咽頭炎
	ウイルス性扁桃炎	う蝕第2度単純性歯髄炎	う蝕第3度急性化膿性歯髄炎
	う蝕第3度歯髄壊死	う蝕第3度歯髄壊疽	う蝕第3度慢性壊疽性歯髄炎
	う蝕第3度慢性潰瘍性歯髄炎	う蝕第3度慢性増殖性歯髄炎	会陰部蜂巣炎
	腋窩蜂巣炎	エキノコックス性骨髄炎	エコーウイルス気管支炎
	壊疽性歯髄炎	炎症性大網癒着	横隔膜損傷
か	横骨折	オトガイ下膿瘍	外耳開放創
	外耳道創傷	外耳道蜂巣炎	外耳部外傷性異物
	外耳部外傷性腫脹	外耳部外傷性皮下異物	外耳部割創
	外耳部貫通創	外耳部咬創	外耳部挫創
	外耳部刺創	外耳部創傷	外耳部打撲傷
	外耳部虫刺傷	外耳部皮下血腫	外耳部皮下出血
	外傷後早期合併症	外傷性一過性麻痺	外傷性横隔膜ヘルニア
	外傷性空気塞栓症	外傷性咬合	外傷性虹彩離断
	外傷性硬膜動静脈瘻	外傷性歯根膜炎	外傷性耳出血
	外傷性歯髄炎	外傷性脂肪塞栓症	外傷性縦隔気腫
	外傷性食道破裂	外傷性脊髄出血	外傷性動静脈瘻
	外傷性動脈血腫	外傷性動脈瘤	外傷性脳圧迫
	外傷性脳圧迫・頭蓋内に達する開放創合併なし	外傷性脳症	外傷性皮下気腫
	外傷性皮下血腫	外耳裂創	外歯瘻
	開放性脱臼	下咽頭創傷	下顎外傷性異物
	下顎皮下血腫	下顎部打撲傷	下顎部蜂巣炎
	顎下部膿瘍	顎関節部打撲傷	顎関節部皮下血腫
	顎部打撲傷	角膜挫創	角膜切傷
	角膜切創	角膜創傷	角膜破裂
	角膜裂傷	下肢蜂巣炎	下腿蜂巣炎
	肩蜂巣炎	カテーテル感染症	カテーテル敗血症
	化膿性口内炎	カリエスのない歯髄炎	眼黄斑部裂孔
	眼窩部挫創	眼窩裂傷	眼球結膜裂傷
	眼球破裂	眼球裂傷	眼瞼外傷性異物
	眼瞼外傷性腫脹	眼瞼外傷性皮下異物	眼瞼開放創
	眼瞼割創	眼瞼貫通創	眼瞼咬創
	眼瞼挫創	眼瞼刺創	眼瞼創傷
	眼瞼裂創	眼周囲部外傷性異物	眼周囲部外傷性腫脹
	関節骨折	関節打撲	完全骨折
	完全脱臼	眼部外傷性異物	眼部外傷性腫脹
	眼部咬創	陥没骨折	顔面外傷性異物
	顔面多発皮下血腫	顔面多発皮下出血	顔面打撲傷
	顔面皮下血腫	顔面蜂巣炎	急性一部性化膿性歯髄炎
	急性一部性単純性歯髄炎	急性壊疽性歯髄炎	急性化膿性歯髄炎

	急性喉頭蓋膿瘍	急性歯髄炎	急性全部性化膿性歯髄炎
	急性全部性単純性歯髄炎	急性単純性歯髄炎	急性リンパ管炎
	胸管損傷	胸腺損傷	胸部食道損傷
	頬部打撲傷	胸部皮下気腫	頬部皮下血腫
	頬部蜂巣炎	胸壁蜂巣炎	強膜切創
	強膜創傷	強膜裂傷	亀裂骨折
	筋損傷	筋断裂	筋肉内血腫
	屈曲骨折	頚部食道開放創	頚部蜂巣炎
	結核性骨髄炎	結核性中耳炎	血管切断
	血管損傷	血行性歯髄炎	血腫
	結膜創傷	結膜裂傷	腱切創
	腱損傷	腱断裂	腱部分断裂
	腱裂傷	口蓋垂炎	口蓋膿瘍
	口腔外傷性腫脹	口腔打撲傷	口腔底膿瘍
	口腔底蜂巣炎	口腔膿瘍	好酸球性中耳炎
	好酸球性副鼻腔炎	後出血	口唇外傷性腫脹
	口唇打撲傷	口唇皮下血腫	口唇皮下出血
	抗生物質起因性大腸炎	抗生物質起因性腸炎	口底膿瘍
	口底蜂巣炎	喉頭蓋軟骨膜炎	喉頭蓋膿瘍
	喉頭軟骨膜炎	後頭部外傷	後頭部打撲傷
	喉頭蜂巣炎	広範性軸索損傷	広汎性神経損傷
	広汎性フレグモーネ	後方脱臼	硬膜損傷
	硬膜裂傷	股関節部蜂巣炎	コクサッキーウイルス気管支炎
	骨折	根尖周囲のう胞	根尖肉芽腫
さ	コントル・クー損傷	臍部蜂巣炎	残髄炎
	残存性歯根のう胞	耳介外傷性異物	耳介外傷性腫脹
	耳介外傷性皮下異物	耳介打撲傷	耳介皮下血腫
	耳介皮下出血	耳介蜂巣炎	耳下腺部打撲
	四肢静脈損傷	四肢動脈損傷	歯周のう胞
	歯髄壊死	歯髄壊疽	歯髄充血
	歯髄露出	膝関節部異物	膝部異物
	膝部蜂巣炎	斜骨折	尺骨近位端骨折
	尺骨鈎状突起骨折	縦隔血腫	縦骨折
	重複骨折	手関節部蜂巣炎	種子骨骨折
	手指打撲傷	手指皮下血腫	術後横隔膜下膿瘍
	術後血腫	術後消化管出血性ショック	術後ショック
	術後髄膜炎	術後敗血症	術後皮下気腫
	術後腹腔内膿瘍	上顎打撲傷	上顎皮下血腫
	上下肢リンパ浮腫	上行性歯髄炎	硝子体切断
	上腕蜂巣炎	食道損傷	真菌性角膜潰瘍
	神経根ひきぬき損傷	神経切断	神経叢損傷
	神経叢不全損傷	神経損傷	神経断裂
	深在性フレグモーネ	靱帯ストレイン	靱帯損傷
	靱帯断裂	靱帯捻挫	靱帯裂傷
	心内異物	ストレイン	生検後出血
	声門外傷	舌下隙膿瘍	前額部外傷性異物
	前額部外傷性腫脹	前額部外傷性皮下異物	線状骨折
	前頭部打撲傷	全部性歯髄炎	前方脱臼
	前腕蜂巣炎	爪下異物	増殖性化膿性口内炎
	足関節部蜂巣炎	足底異物	側頭部打撲傷
	側頭部皮下血腫	足背蜂巣炎	鼡径部蜂巣炎
た	体幹蜂巣炎	大腿部蜂巣炎	脱臼
	脱臼骨折	打撲血腫	打撲傷
	打撲皮下血腫	単純脱臼	腟断端炎
	腟断端出血	腟壁縫合不全	中隔部肉芽形成
	肘関節骨折	肘関節脱臼骨折	虫垂炎術後残膿瘍
	中枢神経系損傷	肘頭骨折	肘部蜂巣炎
	腸管リンパ管拡張症	手蜂巣炎	転位性骨折
	殿部異物	殿部蜂巣炎	頭頂部打撲傷
	頭皮外傷性腫脹	頭皮下血腫	頭皮蜂巣炎
	頭部異物	頭部外傷性皮下異物	頭部外傷性皮下気腫
	頭部頚部打撲傷	頭部血腫	頭部多発皮下血腫
	頭部打撲	頭部打撲血腫	頭部打撲傷
	頭部皮下異物	頭部皮下血腫	頭部皮下出血
な	動脈損傷	特発性関節脱臼	内視鏡検査中腸穿孔
	内歯瘻	肉離れ	乳腺内異物
	乳頭潰瘍	乳房異物	尿道症候群
	捻挫	脳挫傷	脳挫傷・頭蓋内に達する開放創合併なし
	脳挫創	脳挫創・頭蓋内に達する開放創合併なし	脳損傷
	脳対側損傷	脳直撃損傷	脳底部挫傷
は	脳底部挫傷・頭蓋内に達する開放創合併なし	脳裂傷	背部蜂巣炎
	剥離骨折	抜歯後出血	鼻入口部膿瘍
	鼻壊死	鼻壊疽	鼻潰瘍
	鼻蜂巣炎	パラインフルエンザウイルス気管支炎	破裂骨折
	鼻咽頭膿瘍	鼻咽頭蜂巣炎	皮下異物
	皮下気腫	皮下血腫	皮下静脈損傷
	皮下損傷	鼻腔内膿瘍	非結核性抗酸菌性骨髄炎
	皮神経挫傷	鼻せつ	鼻前庭せつ
	鼻中隔壊死	鼻中隔潰瘍	鼻中隔膿瘍
	鼻中隔びらん	非熱傷性水疱	鼻部外傷性異物
	鼻部外傷性腫脹	鼻部外傷性皮下異物	眉部血腫
	鼻部打撲傷	鼻部虫刺傷	鼻部皮下血腫
	鼻部皮下出血	びまん性脳損傷	びまん性脳損傷・頭蓋内に達する開放創合併なし
	鼻翼膿瘍	複雑脱臼	腹壁異物
	腹壁蜂巣炎	不全骨折	ブラックアイ
	粉砕骨折	閉鎖性外傷性脳圧迫	閉鎖性骨折
	閉鎖性脱臼	閉鎖性脳挫創	閉鎖性脳底部挫傷
	閉鎖性びまん性脳損傷	蜂窩織炎	縫合不全出血
	放射線出血性膀胱炎	帽状腱膜下出血	蜂巣炎
ま	蜂巣炎性咽頭炎	母指打撲傷	末梢血管外傷
	末梢神経損傷	慢性壊疽性歯髄炎	慢性開放性歯髄炎
	慢性潰瘍性歯髄炎	慢性歯髄炎	慢性増殖性歯髄炎
	慢性単純性歯髄炎	慢性閉鎖性歯髄炎	耳後部打撲傷
	網膜振盪	網脈絡膜裂傷	モンテジア骨折
ら	ライノウイルス気管支炎	らせん骨折	離開骨折
	リンパ管拡張症	リンパ浮腫	涙小管のう胞
	裂離骨折	若木骨折	

用法用量　クロラムフェニコールとして通常成人1日1.5～2g(力価)を3～4回に分割経口投与する。
小児には1日体重1kgあたり30～50mg(力価)を3～4回に分割経口投与する。
なお，年齢，症状により適宜増減する。

用法用量に関連する使用上の注意　本剤の使用にあたっては，原則として感受性を確認し，疾病の治療上必要な最小限の期間の投与にとどめること。

禁忌
(1)造血機能の低下している患者
(2)低出生体重児，新生児
(3)本剤の成分に対し過敏症の既往歴のある患者
(4)骨髄抑制を起こす可能性のある薬剤を投与中の患者

併用禁忌

薬剤名等	臨床症状・措置方法	機序・危険因子
骨髄抑制を起こす可能性のある薬剤	骨髄抑制作用が増強されることがある。	本剤の副作用で，重篤な血液障害が報告されている。

ケアラム錠25mg
規格：25mg1錠[154.8円/錠]
イグラチモド　エーザイ　399

【効能効果】
関節リウマチ

【対応標準病名】

◎	関節リウマチ		
○	関節リウマチ・顎関節	関節リウマチ・肩関節	関節リウマチ・股関節
	関節リウマチ・指関節	関節リウマチ・趾関節	関節リウマチ・膝関節
	関節リウマチ・手関節	関節リウマチ・足関節	関節リウマチ・肘関節
	ムチランス変形		
△	関節リウマチ・胸椎	関節リウマチ・頚椎	関節リウマチ・脊椎
	関節リウマチ・腰椎	尺側偏位	多発性リウマチ性関節炎
	リウマチ様関節炎		

用法用量　通常，成人にはイグラチモドとして，1回25mgを1日1回朝食後に4週間以上経口投与し，それ以降，1回25mgを1日2回(朝食後，夕食後)に増量する。

用法用量に関連する使用上の注意

(1)1日50mgから開始した場合，1日25mgの場合と比較して，AST(GOT)，ALT(GPT)増加の発現率が高かったため，投与開始から4週間は1日25mgを投与すること。
(2)1日50mgを超えて投与しないこと。
(3)本剤の効果は，通常，投与開始後16週までに発現するので，16週までは継続投与し，効果を確認することが望ましい。
(4)本剤並びに疾患の特性を考慮して，治療にあたっては経過を十分に観察し，漫然と投与を継続しないこと。

警告　海外の臨床試験において，1日125mgを投与した症例で致命的な転帰に至った汎血球減少症が認められている。本剤は緊急時に十分な措置が可能な医療施設において，本剤についての十分な知識とリウマチ治療の経験をもつ医師が使用すること。

禁忌

(1)妊婦又は妊娠している可能性のある婦人
(2)重篤な肝障害のある患者
(3)消化性潰瘍のある患者
(4)本剤の成分に対し過敏症の既往歴のある患者
(5)ワルファリンを投与中の患者

併用禁忌

薬剤名等	臨床症状・措置方法	機序・危険因子
ワルファリン(ワーファリン等)	本剤とワルファリンとの併用において，ワルファリンの作用が増強され，重篤な出血をきたした症例が報告されている。患者がワルファリンの治療を必要とする場合は，ワルファリンの治療を優先し，本剤を投与しないこと。	機序不明

コルベット錠25mg：富山化学　25mg1錠[154.8円/錠]

ケアロードLA錠60μg　規格：60μg1錠[242.6円/錠]
ベラプロストナトリウム　東レ　219

【効 能 効 果】

肺動脈性肺高血圧症

【対応標準病名】

◎	肺動脈性肺高血圧症		
○	新生児遷延性肺高血圧症	特発性肺動脈性肺高血圧症	二次性肺高血圧症
	肺高血圧症	肺静脈閉塞症	慢性血栓塞栓性肺高血圧症
△	肺毛細血管腫症		

効能効果に関連する使用上の注意

(1)原発性肺高血圧症及び膠原病に伴う肺高血圧症以外の肺動脈性肺高血圧症における有効性・安全性は確立していない。
(2)肺高血圧症のWHO機能分類クラスIV※の患者における有効性・安全性は確立していない。また，重症度の高い患者等では効果が得られにくい場合がある。循環動態あるいは臨床症状の改善がみられない場合は，注射剤や他の治療に切り替えるなど適切な処置を行うこと。

※ WHO機能分類はNYHA(New York Heart Association)心機能分類を肺高血圧症に準用したものである。

用法用量　通常，成人には，ベラプロストナトリウムとして1日120μgを2回に分けて朝夕食後に経口投与することから開始し，症状(副作用)を十分観察しながら漸次増量する。
なお，用量は患者の症状，忍容性などに応じ適宜増減するが，最大1日360μgまでとし，2回に分けて朝夕食後に経口投与する。

用法用量に関連する使用上の注意　肺動脈性肺高血圧症は薬物療法に対する忍容性が患者によって異なることが知られており，本剤の投与にあたっては，投与を少量より開始し，増量する場合は患者の状態を十分に観察しながら行うこと。

禁忌

(1)出血している患者(血友病，毛細血管脆弱症，上部消化管出血，尿路出血，喀血，眼底出血等)
(2)妊婦又は妊娠している可能性のある婦人

ベラサスLA錠60μg：科研　60μg1錠[242.6円/錠]

ケイキサレート散　規格：1g[20.5円/g]
ケイキサレートドライシロップ76%　規格：76%1g[17.7円/g]
ポリスチレンスルホン酸ナトリウム　鳥居薬品　219

【効 能 効 果】

急性および慢性腎不全による高カリウム血症

【対応標準病名】

◎	急性腎不全	高カリウム血症	慢性腎不全
○	1型糖尿病性腎不全	2型糖尿病性腎不全	急性腎後性腎不全
	急性腎性腎不全	急性腎前性腎不全	急性腎皮質壊死
	急性尿細管壊死	ショック腎	腎髄質壊死
	腎乳頭壊死	糖尿病性腎不全	慢性腎臓病ステージG3
	慢性腎臓病ステージG3a	慢性腎臓病ステージG3b	慢性腎臓病ステージG4
	慢性腎臓病ステージG5	慢性腎臓病ステージG5D	
△	カリウム代謝異常	赤血球造血刺激因子製剤低反応性貧血	電解質異常
	電解質平衡異常	尿毒症性心筋症	末期腎不全

用法用量

〔散〕

(1)内服：通常，成人1日量30gを2〜3回に分け，その1回量を水50〜150mLに懸濁し，経口投与する。症状に応じて適宜増減。
(2)注腸：通常，成人1回30gを水または2%メチルセルロース溶液100mLに懸濁して注腸する。症状に応じて適宜増減。

〔ドライシロップ〕：通常，成人1日量39.24g(ポリスチレンスルホン酸ナトリウムとして1日量30g)を2〜3回に分け，その1回量を水50〜150mLに懸濁し，経口投与する。症状に応じて適宜増減。

カリセラムーNa末：扶桑薬品　1g[14.5円/g]

経口用トロンビン細粒5千単位
規格：5,000単位0.5g1包[959.7円/包]
経口用トロンビン細粒1万単位　規格：10,000単位1g1包[1349円/包]
トロンビン　持田　332

【効 能 効 果】

上部消化管出血

【対応標準病名】

◎	上部消化管出血		
○	胃出血	消化管出血	吐下血
	吐血		

△	下部消化管出血	下血	腸出血
※	適応外使用可 原則として，「トロンビン」を「内視鏡生検時出血」に対し処方した場合，当該使用事例を審査上認める。		

用法用量　適当な緩衝剤に溶かした溶液（トロンビンとして200～400単位/mL）を経口投与する。
なお，出血の部位及び程度により適宜増減する。

用法用量に関連する使用上の注意　トロンビンの至適pHは7付近であり，酸により酵素活性が低下するので，本剤を投与する際には，事前に緩衝液等により胃酸を中和させること。

警告　本剤は血液を凝固させるので，血管内には注入しないこと。

禁忌
(1)本剤又は牛血液を原料とする製剤（フィブリノリジン，幼牛血液抽出物等）に対し過敏症の既往歴のある患者
(2)凝血促進剤（ヘモコアグラーゼ），抗プラスミン剤（トラネキサム酸），アプロチニン製剤を投与中の患者

併用禁忌

薬剤名等	臨床症状・措置方法	機序・危険因子
ヘモコアグラーゼ レプチラーゼ トラネキサム酸 トランサミン	血栓形成傾向があらわれるおそれがある。	凝血促進剤，抗プラスミン剤及びトロンビンは血栓形成を促進する薬剤であり，併用により血栓形成傾向が相加的に増大する。
アプロチニン トラジロール		アプロチニンは抗線溶作用を有するため，トロンビンとの併用により血栓形成傾向が増大する。

経口用トロンビン細粒0.5万単位「サワイ」：沢井　5,000単位0.5g1包［439.5円/包］，経口用トロンビン細粒1万単位「サワイ」：沢井　10,000単位1g1包［561.3円/包］，経口用トロンビン細粒2万単位「サワイ」：沢井　20,000単位2g1包［803.1円/包］

ケイツーカプセル5mg

規格：5mg1カプセル［25.3円/カプセル］
メナテトレノン　エーザイ　316

【効能効果】

ビタミンKの欠乏による次の疾患及び症状
(1)新生児低プロトロンビン血症
(2)分娩時出血
(3)抗生物質投与中に起こる低プロトロンビン血症
(4)クマリン系殺鼠剤中毒時に起こる低プロトロンビン血症

【対応標準病名】

◎	殺鼠剤中毒	新生児低プロトロンビン血症	新生児ビタミンK欠乏症
	ビタミンK欠乏症	プロトロンビン欠乏症	分娩時異常出血
○	乳児遅発性ビタミンK欠乏症	ビタミンK欠乏による凝固因子欠乏	
△	アンチトロンビンIII欠乏症	アンチトロンビン欠乏症	一過性新生児血小板減少症
	肝疾患による凝固因子欠乏	後天性凝固因子欠乏症	後天性低プロトロンビン血症
	高フィブリノゲン血症	除草剤中毒	新生児血小板減少症
	先天性第X因子欠乏症	先天性第XII因子欠乏症	先天性第XIII因子欠乏症
	先天性無フィブリノゲン血症	第V因子欠乏症	第VII因子欠乏症
	タリウム中毒	農薬中毒	パラ血友病
	パラコート肺	ビタミン欠乏症	フィブリノゲン異常症
	フィブリン減少症	複合ビタミン欠乏症	プレカリクレイン欠乏症

効能効果に関連する使用上の注意　ビタミンK拮抗作用を有し，低プロトロンビン血症を生じる殺鼠剤として，ワルファリン，フマリン，クマテトラリル，ブロマジオロン，ダイファシノン，クロロファシノン等がある。投与にあたっては抗凝血作用を有する殺鼠剤の中毒であることを血液凝固能検査にて確認すること。

用法用量
(1)新生児低プロトロンビン血症，分娩時出血：妊婦に分娩1週間前より1日メナテトレノンとして20mg（4カプセル）を連日投与する。
(2)抗生物質投与中に起こる低プロトロンビン血症：通常，成人には1日メナテトレノンとして20mg（4カプセル）を朝・夕2回に分けて食後に経口投与する。
(3)クマリン系殺鼠剤中毒時に起こる低プロトロンビン血症：通常，成人には1日メナテトレノンとして40mg（8カプセル）を朝・夕2回に分けて食後に経口投与するが，症状，血液凝固能検査結果に応じて適宜増減する。

ケイツーシロップ0.2%

規格：0.2%1mL［27.5円/mL］
メナテトレノン　サンノーバ　316

【効能効果】

新生児出血症及び新生児低プロトロンビン血症の治療
新生児・乳児ビタミンK欠乏性出血症の予防

【対応標準病名】

◎	出血	新生児出血性疾患	新生児低プロトロンビン血症
	新生児ビタミンK欠乏症	乳児遅発性ビタミンK欠乏症	ビタミンK欠乏による凝固因子欠乏
○	後天性低プロトロンビン血症	新生児胃腸出血	新生児月経様出血
	新生児紫斑	新生児直腸出血	新生児点状出血
	新生児吐血	新生児斑状出血	新生児皮下出血
	新生児副腎出血	新生児メレナ	プロトロンビン欠乏症
△	アンチトロンビンIII欠乏症	アンチトロンビン欠乏症	一過性新生児血小板減少症
	肝疾患による凝固因子欠乏	急性大量出血	凝固因子欠乏症
	局所出血	血液凝固異常	後出血
	後天性凝固因子欠乏症	高フィブリノゲン血症	実質性臓器出血
	小動脈出血	静脈出血	新生児血小板減少症
	先天性第X因子欠乏症	先天性第XII因子欠乏症	先天性第XIII因子欠乏症
	先天性無フィブリノゲン血症	第V因子欠乏症	第VII因子欠乏症
	多量出血	動脈性出血	内出血
	パラ血友病	ビタミンK欠乏症	ビタミン欠乏症
	フィブリノゲン異常症	フィブリン減少症	複合ビタミン欠乏症
	プレカリクレイン欠乏症		

用法用量
新生児出血症及び新生児低プロトロンビン血症の治療
通常1日1回，1mL（メナテトレノンとして2mg）を経口投与する。
なお，症状に応じて3mL（メナテトレノンとして6mg）まで増量する。
新生児・乳児ビタミンK欠乏性出血症の予防：通常，出生後，哺乳が確立したことを確かめてから，1回1mL（メナテトレノンとして2mg）を経口投与する。その後，2回目として生後1週間又は産科退院時のいずれか早い時期，3回目として生後1ヵ月時にそれぞれ1回1mLを経口投与する。

用法用量に関連する使用上の注意　新生児・乳児ビタミンK欠乏性出血症の予防投与において，1ヵ月健診時にビタミンK欠乏が想定される症例では，生後1ヵ月を超えて投与を継続すること等を考慮する。

ケタスカプセル10mg
規格：10mg1カプセル[24.7円/カプセル]
イブジラスト　杏林　219,449

【効 能 効 果】

⑴気管支喘息
⑵脳梗塞後遺症に伴う慢性脳循環障害によるめまいの改善

【対応標準病名】

◎	気管支喘息	脳梗塞後遺症	脳循環不全
	めまい		
○	アトピー性喘息	運動誘発性喘息	感染型気管支喘息
	気管支喘息合併妊娠	虚血性脳血管障害	頚性めまい
	混合型喘息	小脳梗塞後遺症	ステロイド依存性喘息
	咳喘息	喘息性気管支炎	陳旧性アテローム血栓性脳梗塞
	陳旧性延髄梗塞	陳旧性橋梗塞	陳旧性小脳梗塞
	陳旧性塞栓性脳梗塞	陳旧性多発性脳梗塞	陳旧性脳幹梗塞
	陳旧性脳梗塞	陳旧性ラクナ梗塞	突発性めまい
	難治性喘息	脳虚血症	脳梗塞後の片麻痺
	脳動脈循環不全	脳毛細血管拡張症	非アトピー性喘息
	フォヴィル症候群	平衡障害	めまい感
	めまい症	めまい発作	夜間性喘息
	夜間めまい		
△	アスピリン喘息	アレルギー性気管支炎	ウェーバー症候群
	外因性喘息	外頚動脈海綿静脈洞瘻	回転性めまい
	虚血性白質脳症	くも膜下出血後遺症	矢状静脈洞血栓症
	上交叉性片麻痺	小児喘息	小児喘息性気管支炎
	小児もやもや病	職業喘息	成人もやもや病
	内頚動脈海綿静脈洞瘻	内頚動脈眼動脈分岐部動脈瘤	乳児喘息
	脳壊死	脳幹卒中症候群	脳血管障害
	脳梗塞	脳出血後遺症	脳静脈洞血栓症
	脳卒中後遺症	脳卒中後てんかん	脳卒中後片麻痺
	放射線脳壊死	末梢性めまい症	迷路性めまい
	よろめき感		

用法用量
⑴気管支喘息の場合：イブジラストとして通常，成人には1回10mgを1日2回経口投与する。
⑵脳血管障害の場合：イブジラストとして通常，成人には1回10mgを1日3回経口投与する。
なお，症状により適宜増減する。

用法用量に関連する使用上の注意　脳梗塞後遺症の場合：投与期間は，臨床効果及び副作用の程度を考慮しながら慎重に決定するが，投与12週で効果が認められない場合には投与を中止すること。

禁忌　頭蓋内出血後，止血が完成していないと考えられる患者

ピナトスカプセル10mg：大正薬品[9.6円/カプセル]

ゲファルナートカプセル50mg「ツルハラ」
規格：50mg1カプセル[5.4円/カプセル]
ゲファルナートソフトカプセル100mg「ツルハラ」
規格：100mg1カプセル[6.4円/カプセル]
ゲファルナート　鶴原　232

【効 能 効 果】

下記疾患の胃粘膜病変(びらん，出血，発赤，急性潰瘍)の改善
　急性胃炎，慢性胃炎の急性増悪期
胃潰瘍，十二指腸潰瘍

【対応標準病名】

◎	胃潰瘍	胃十二指腸潰瘍	胃出血
	胃びらん	急性胃炎	急性胃潰瘍
	急性びらん性胃炎	十二指腸潰瘍	出血性胃炎
	慢性胃炎		
○	NSAID胃潰瘍	NSAID十二指腸潰瘍	アルコール性胃炎
	アレルギー性胃炎	胃炎	胃潰瘍瘢痕
	胃空腸周囲炎	胃周囲炎	胃十二指腸炎
	胃十二指腸潰瘍瘢痕	萎縮性胃炎	萎縮性化生性胃炎
	胃穿孔	胃蜂窩織炎	急性胃潰瘍穿孔
	急性胃粘膜病変	急性十二指腸潰瘍	急性出血性胃潰瘍
	急性出血性十二指腸潰瘍	クッシング潰瘍	下血
	血便	再発性胃潰瘍	再発性十二指腸潰瘍
	残胃潰瘍	十二指腸潰瘍瘢痕	十二指腸球後部潰瘍
	十二指腸穿孔	出血性胃潰瘍	出血性十二指腸潰瘍
	術後胃潰瘍	術後胃十二指腸潰瘍	術後残胃胃炎
	術後十二指腸潰瘍	消化管出血	上部消化管出血
	心因性胃潰瘍	神経性胃炎	ステロイド潰瘍
	ステロイド潰瘍穿孔	ストレス潰瘍	ストレス性胃潰瘍
	ストレス性十二指腸潰瘍	穿孔性胃潰瘍	穿孔性十二指腸潰瘍
	穿通性胃潰瘍	穿通性十二指腸潰瘍	多発胃潰瘍
	多発性十二指腸潰瘍	多発性出血性胃潰瘍	中毒性胃炎
	デュラフォイ潰瘍	吐下血	吐血
	難治性胃潰瘍	難治性十二指腸潰瘍	肉芽腫性胃炎
	表層性胃炎	びらん性胃炎	ヘリコバクター・ピロリ胃炎
	放射線胃炎	慢性胃潰瘍	慢性胃潰瘍活動期
	慢性十二指腸潰瘍	慢性十二指腸潰瘍活動期	メネトリエ病
	薬剤性胃潰瘍	疣状胃炎	
△	胃腸疾患	胃粘膜過形成	急性十二指腸潰瘍穿孔
	急性出血性胃潰瘍穿孔	急性出血性十二指腸潰瘍穿孔	十二指腸びらん
	出血性胃潰瘍穿孔	出血性十二指腸潰瘍穿孔	消化管狭窄
	消化管障害	腸出血	反応性リンパ組織増生症

用法用量
〔カプセル50mg〕：通常，1回1～2カプセルを1日2～3回経口投与する。なお，年齢，症状により適宜増減する。
〔ソフトカプセル100mg〕：通常成人1回1カプセルを1日2～3回経口投与する。
なお，ゲファルナートとしての通常の用法，用量は1回50mgから100mg1日2～3回である。

ゲファルナート細粒10%「NP」
規格：10%1g[6.2円/g]
ゲファルナート　ニプロ　232

【効 能 効 果】

⑴下記疾患の胃粘膜病変(びらん，出血，発赤，急性潰瘍)の改善
　①急性胃炎
　②慢性胃炎の急性増悪期
⑵胃潰瘍，十二指腸潰瘍

【対応標準病名】

◎	胃潰瘍	胃十二指腸潰瘍	胃出血
	胃びらん	急性胃炎	急性胃潰瘍
	急性びらん性胃炎	十二指腸潰瘍	出血性胃炎
	慢性胃炎		
○	NSAID胃潰瘍	NSAID十二指腸潰瘍	アルコール性胃炎
	アレルギー性胃炎	胃炎	胃潰瘍瘢痕
	胃空腸周囲炎	胃周囲炎	胃十二指腸炎
	胃十二指腸潰瘍瘢痕	萎縮性胃炎	萎縮性化生性胃炎
	胃穿孔	胃蜂窩織炎	急性胃潰瘍穿孔
	急性胃粘膜病変	急性十二指腸潰瘍	急性出血性胃潰瘍
	急性出血性十二指腸潰瘍	クッシング潰瘍	下血
	血便	再発性胃潰瘍	再発性十二指腸潰瘍
	残胃潰瘍	十二指腸潰瘍瘢痕	十二指腸球後部潰瘍
	十二指腸穿孔	出血性胃潰瘍	出血性十二指腸潰瘍
	術後胃潰瘍	術後胃十二指腸潰瘍	術後残胃胃炎
	術後十二指腸潰瘍	消化管出血	上部消化管出血

	心因性胃潰瘍	神経性胃炎	ステロイド潰瘍
	ステロイド潰瘍穿孔	ストレス潰瘍	ストレス性胃潰瘍
	ストレス性十二指腸潰瘍	穿孔性胃潰瘍	穿孔性十二指腸潰瘍
	穿通性胃潰瘍	穿通性十二指腸潰瘍	多発胃潰瘍
	多発性十二指腸潰瘍	多発性出血性胃潰瘍	中毒性胃炎
	デュラフォイ潰瘍	吐下血	吐血
	難治性胃潰瘍	難治性十二指腸潰瘍	肉芽腫性胃炎
	表層性胃炎	びらん性胃炎	ヘリコバクター・ピロリ胃炎
	放射線胃炎	慢性胃潰瘍	慢性胃潰瘍活動期
	慢性十二指腸潰瘍	慢性十二指腸潰瘍活動期	メネトリエ病
	薬剤性胃潰瘍	疣状胃炎	
△	胃腸疾患	胃粘膜過形成	急性十二指腸潰瘍穿孔
	急性出血性胃潰瘍穿孔	急性出血性十二指腸潰瘍穿孔	十二指腸びらん
	出血性胃潰瘍穿孔	出血性十二指腸潰瘍穿孔	消化管狭窄
	消化管障害	腸出血	反応性リンパ組織増生症

用法用量　通常成人1回0.5～1.0g(ゲファルナートとして50～100mg)を1日2～3回経口投与する。

ケフラールカプセル250mg

規格：250mg1カプセル[53.7円/カプセル]

ケフラール細粒小児用100mg

規格：100mg1g[43.5円/g]

セファクロル　塩野義　613

【効能効果】

〈適応菌種〉本剤に感性のブドウ球菌属，レンサ球菌属，肺炎球菌，大腸菌，クレブシエラ属，プロテウス・ミラビリス，インフルエンザ菌

〈適応症〉

(1)表在性皮膚感染症，深在性皮膚感染症，リンパ管・リンパ節炎，慢性膿皮症

(2)外傷・熱傷及び手術創等の二次感染，乳腺炎

(3)咽頭・喉頭炎，扁桃炎，急性気管支炎，肺炎，慢性呼吸器病変の二次感染

(4)膀胱炎，腎盂腎炎

(5)麦粒腫

(6)中耳炎

(7)歯周組織炎，歯冠周囲炎，顎炎

(8)猩紅熱

【対応標準病名】

◎	咽頭炎	咽頭喉頭炎	外傷
	急性気管支炎	喉頭炎	挫創
	歯冠周囲炎	歯根のう胞	歯周炎
	歯髄炎	歯性顎炎	術後創部感染
	猩紅熱	腎盂腎炎	創傷
	創傷感染症	中耳炎	乳腺炎
	熱傷	肺炎	麦粒腫
	皮膚感染症	扁桃炎	膀胱炎
	慢性膿皮症	リンパ管炎	リンパ節炎
	裂傷	裂創	
○	MRSA膀胱炎	亜急性気管支炎	亜急性リンパ管炎
あ	足開放創	足挫創	足切創
	足第1度熱傷	足第2度熱傷	足第3度熱傷
	足熱傷	圧挫傷	圧挫創
	アルカリ腐蝕	アレルギー性膀胱炎	アンギナ
	異型猩紅熱	一部性歯髄炎	胃腸管熱傷
	犬咬創	胃熱傷	陰茎開放創
	陰茎挫創	陰茎折症	陰茎第1度熱傷
	陰茎第2度熱傷	陰茎第3度熱傷	陰茎熱傷
	陰茎裂創	咽頭開放創	咽頭気管炎
	咽頭創傷	咽頭熱傷	咽頭扁桃炎
	陰のう開放創	陰のう第1度熱傷	陰のう第2度熱傷
	陰のう第3度熱傷	陰のう熱傷	陰のう裂創
	陰部切創	インフルエンザ菌気管支炎	インフルエンザ菌性咽頭炎
	インフルエンザ菌性喉頭気管炎	う蝕第2度単純性歯髄炎	う蝕第3度急性化膿性根尖性歯周炎
	う蝕第3度急性化膿性歯髄炎	う蝕第3度急性単純性根尖性歯周炎	う蝕第3度歯髄壊死
	う蝕第3度歯髄壊疽	う蝕第3度慢性壊疽性歯髄炎	う蝕第3度慢性潰瘍性歯髄炎
	う蝕第3度慢性化膿性根尖性歯周炎	う蝕第3度慢性増殖性歯髄炎	会陰第1度熱傷
	会陰第2度熱傷	会陰第3度熱傷	会陰熱傷
	会陰部化膿創	会陰裂傷	腋窩第1度熱傷
	腋窩第2度熱傷	腋窩第3度熱傷	腋窩熱傷
	壊死性潰瘍性歯周炎	壊死性潰瘍性歯肉炎	壊疽性咽頭炎
	壊疽性歯髄炎	壊疽性歯肉炎	横隔膜損傷
か	汚染創	外陰開放創	外陰第1度熱傷
	外陰第2度熱傷	外陰第3度熱傷	外陰熱傷
	外陰部挫創	外陰部切創	外陰部裂傷
	外耳開放創	外耳道創傷	外耳部外傷性異物
	外耳部外傷性皮下異物	外耳部割創	外耳部貫通創
	外耳部咬創	外耳部挫傷	外耳部挫創
	外耳部擦過創	外耳部刺創	外耳部切創
	外耳部創傷	外耳部虫刺傷	外傷性異物
	外傷性眼球ろう	外傷性虹彩離断	外傷性歯根膜炎
	外傷性歯髄炎	外傷性食道破裂	外傷性切断
	外傷性穿孔性中耳炎	外傷性中耳炎	外傷性乳び胸
	外傷性脳圧迫・頭蓋内に達する開放創合併あり	外傷性破裂	外耳裂創
	外麦粒腫	開放性外傷性脳圧迫	開放性胸膜損傷
	開放性脳挫創	開放性脳損傷髄膜炎	開放性脳底部挫傷
	開放性びまん性脳損傷	開放創	潰瘍性咽頭炎
	潰瘍性歯肉炎	潰瘍性膀胱炎	下咽頭炎
	下咽頭創傷	下咽頭熱傷	化学外傷
	下顎外傷性異物	下顎開放創	下顎割創
	下顎貫通創	下顎口唇挫創	下顎咬創
	下顎骨壊死	下顎骨炎	下顎骨骨髄炎
	下顎骨骨膜炎	下顎骨周囲炎	下顎挫傷
	下顎挫創	下顎擦過創	下顎刺創
	下顎切創	下顎創傷	下顎熱傷
	下顎部挫傷	下顎部第1度熱傷	下顎部第2度熱傷
	下顎部第3度熱傷	下顎部皮膚欠損創	下顎裂創
	踵裂創	下眼瞼蜂巣炎	顎関節部開放創
	顎関節部割創	顎関節部貫通創	顎関節部咬創
	顎関節部挫傷	顎関節部挫創	顎関節部擦過創
	顎関節部刺創	顎関節部切創	顎関節部創傷
	顎関節部裂創	角結膜腐蝕	顎骨炎
	顎骨骨髄炎	顎骨骨膜炎	顎部挫傷
	角膜アルカリ化学熱傷	角膜挫創	角膜酸化学熱傷
	角膜酸性熱傷	角膜切傷	角膜切創
	角膜創傷	角膜熱傷	角膜破裂
	角膜裂傷	下肢第1度熱傷	下肢第2度熱傷
	下肢第3度熱傷	下肢熱傷	下腿汚染創
	下腿開放創	下腿挫創	下腿切創
	下腿足部熱傷	下腿熱傷	下腿皮膚欠損創
	下腿部第1度熱傷	下腿部第2度熱傷	下腿部第3度熱傷
	下腿裂創	カタル性咽頭炎	割創
	化膿性歯肉炎	化膿性中耳炎	化膿性乳腺炎
	化膿性リンパ節炎	下半身第1度熱傷	下半身第2度熱傷
	下半身第3度熱傷	下半身熱傷	下腹部第1度熱傷
	下腹部第2度熱傷	下腹部第3度熱傷	カリエスのない歯髄炎
	眼化学熱傷	眼窩創傷	眼球結膜裂傷
	眼球損傷	眼球熱傷	眼球破裂
	眼球裂傷	眼瞼外傷性異物	眼瞼外傷性皮下異物

眼瞼開放創	眼瞼化学熱傷	眼瞼割創
眼瞼貫通創	眼瞼咬創	眼瞼挫創
眼瞼擦過創	眼瞼刺創	眼瞼切創
眼瞼創傷	眼瞼第 1 度熱傷	眼瞼第 2 度熱傷
眼瞼第 3 度熱傷	眼瞼虫刺傷	眼瞼熱傷
眼瞼蜂巣炎	眼瞼裂創	環指圧挫傷
環指挫傷	環指挫創	環指切創
環指剥皮創	環指皮膚欠損創	眼周囲化学熱傷
眼周囲第 1 度熱傷	眼周囲第 2 度熱傷	眼周囲第 3 度熱傷
眼周囲部外傷性異物	眼周囲部外傷性皮下異物	眼周囲部開放創
眼周囲部割創	眼周囲部貫通創	眼周囲部咬創
眼周囲部挫創	眼周囲部擦過創	眼周囲部刺創
眼周囲部切創	眼周囲部創傷	眼周囲部虫刺傷
眼周囲部裂創	関節挫傷	感染性咽頭炎
感染性喉頭気管炎	貫通刺創	貫通銃創
貫通性挫滅創	貫通創	眼熱傷
眼部外傷性異物	眼部外傷性皮下異物	眼部開放創
眼部割創	眼部貫通創	眼部咬創
眼部挫創	眼部擦過創	眼部刺創
眼部切創	眼部創傷	眼部虫刺傷
眼部裂創	顔面汚染創	顔面外傷性異物
顔面開放創	顔面割創	顔面貫通創
顔面咬創	顔面挫傷	顔面挫創
顔面擦過創	顔面刺創	顔面切創
顔面創傷	顔面掻創	顔面損傷
顔面第 1 度熱傷	顔面第 2 度熱傷	顔面第 3 度熱傷
顔面多発開放創	顔面多発割創	顔面多発貫通創
顔面多発咬創	顔面多発挫傷	顔面多発挫創
顔面多発擦過創	顔面多発刺創	顔面多発切創
顔面多発創傷	顔面多発虫刺傷	顔面多発裂創
顔面熱傷	顔面皮膚欠損創	顔面裂創
気管支肺炎	気管熱傷	気腫性腎盂腎炎
偽猩紅熱	気道熱傷	偽膜性アンギナ
偽膜性咽頭炎	偽膜性気管支炎	偽膜性喉頭炎
偽膜性扁桃炎	急性アデノイド咽頭炎	急性アデノイド扁桃炎
急性一部性化膿性歯髄炎	急性一部性単純性歯髄炎	急性咽頭炎
急性咽頭喉頭炎	急性咽頭扁桃炎	急性壊疽性喉頭炎
急性壊疽性歯髄炎	急性壊疽性扁桃炎	急性潰瘍性喉頭炎
急性潰瘍性扁桃炎	急性顎骨骨髄炎	急性顎骨骨膜炎
急性化膿性咽頭炎	急性化膿性下顎骨炎	急性化膿性根尖性歯周炎
急性化膿性歯根膜炎	急性化膿性歯髄炎	急性化膿性上顎骨炎
急性化膿性中耳炎	急性化膿性辺縁性歯根膜炎	急性化膿性扁桃炎
急性気管気管支炎	急性喉頭炎	急性喉頭気管炎
急性喉頭気管気管支炎	急性根尖性歯周炎	急性歯冠周囲炎
急性歯周炎	急性歯髄炎	急性歯槽膿瘍
急性歯肉炎	急性出血性膀胱炎	急性声帯炎
急性声門下喉頭炎	急性腺窩性扁桃炎	急性全部性化膿性歯髄炎
急性全部性単純性歯髄炎	急性単純性根尖性歯周炎	急性単純性歯髄炎
急性単純性膀胱炎	急性中耳炎	急性乳腺炎
急性肺炎	急性反復性気管支炎	急性浮腫性喉頭炎
急性扁桃炎	急性膀胱炎	急速進行性歯周炎
胸管損傷	胸腔熱傷	胸腺損傷
頬粘膜咬傷	頬粘膜咬創	胸部汚染創
胸部外傷	頬部外傷性異物	頬部開放創
頬部割創	頬部貫通創	頬部咬創
頬部挫傷	胸部挫創	頬部挫創
頬部擦過創	頬部刺創	胸部上腕熱傷
胸部食道損傷	胸部切創	頬部切創
頬部創傷	胸部損傷	胸部第 1 度熱傷
頬部第 1 度熱傷	胸部第 2 度熱傷	頬部第 2 度熱傷
胸部第 3 度熱傷	頬部第 3 度熱傷	胸部熱傷

胸部皮膚欠損創	頬部皮膚欠損創	頬部裂創
胸壁開放創	胸壁刺創	強膜切創
強膜創傷	胸膜損傷・胸腔に達する開放創合併あり	胸膜肺炎
強膜裂傷	胸膜裂創	棘刺創
魚咬創	躯幹葉傷	グラデニーゴ症候群
クラミジア肺炎	クループ性気管支炎	頚管破裂
脛骨顆部割創	頚部開放創	頚部挫創
頚部食道開放創	頚部切創	頚部第 1 度熱傷
頚部第 2 度熱傷	頚部第 3 度熱傷	頚部熱傷
頚部膿疱	頚部皮膚欠損創	頚部リンパ節炎
血行性歯髄炎	結膜創傷	結膜熱傷
結膜のうアルカリ化学熱傷	結膜のう酸化学熱傷	結膜腐蝕
結膜裂傷	限局型若年性歯周炎	肩甲間部第 1 度熱傷
肩甲間部第 2 度熱傷	肩甲間部第 3 度熱傷	肩甲間部熱傷
肩甲部第 1 度熱傷	肩甲部第 2 度熱傷	肩甲部第 3 度熱傷
肩甲部熱傷	肩部第 1 度熱傷	肩部第 2 度熱傷
肩部第 3 度熱傷	口蓋挫傷	口蓋切創
口蓋裂創	口角部挫創	口角部裂創
口腔外傷性異物	口腔開放創	口腔割創
口腔挫傷	口腔挫創	口腔擦過創
口腔刺創	口腔切創	口腔創傷
口腔第 1 度熱傷	口腔第 2 度熱傷	口腔第 3 度熱傷
口腔熱傷	口腔粘膜咬傷	口腔粘膜咬創
口腔裂創	口唇外傷性異物	口唇外傷性皮下異物
口唇開放創	口唇割創	口唇貫通創
口唇咬傷	口唇咬創	口唇挫傷
口唇挫創	口唇擦過創	口唇刺創
口唇切創	口唇創傷	口唇第 1 度熱傷
口唇第 2 度熱傷	口唇第 3 度熱傷	口唇虫刺傷
口唇熱傷	口唇裂創	溝創
咬創	喉頭外傷	喉頭周囲炎
喉頭損傷	喉頭熱傷	後頭部割創
後頭部挫傷	後頭部挫創	後頭部切創
後頭部裂創	広汎型若年性歯周炎	肛門第 1 度熱傷
肛門第 2 度熱傷	肛門第 3 度熱傷	肛門熱傷
肛門裂創	鼓室内水腫	骨盤部裂創
根尖周囲膿瘍	根尖性歯周炎	根尖肉芽腫
根尖膿瘍	根側歯周膿瘍	昆虫咬創

さ

昆虫刺傷	細菌性膀胱炎	臍周囲炎
採皮創	挫傷	擦過創
挫滅傷	挫滅創	残髄炎
酸腐蝕	耳介外傷性異物	耳介外傷性皮下異物
耳介開放創	耳介割創	耳介貫通創
耳介咬創	耳介挫傷	耳介挫創
耳介擦過創	耳介刺創	耳介切創
耳介創傷	耳介虫刺傷	耳介部第 1 度熱傷
耳介部第 2 度熱傷	耳介部第 3 度熱傷	趾開放創
耳介裂創	趾化膿創	歯冠周囲膿瘍
指間切創	趾間切創	子宮頚管裂傷
子宮頚部環状剥離	子宮熱傷	刺咬症
歯根膜下膿瘍	趾挫創	示指 MP 関節挫傷
示指 PIP 開放創	示指割創	示指化膿創
四肢挫傷	示指挫傷	示指挫創
示指刺創	示指切創	四肢第 1 度熱傷
四肢第 2 度熱傷	四肢第 3 度熱傷	四肢熱傷
示指皮膚欠損創	歯周症	歯周膿瘍
思春期性歯肉炎	歯髄壊死	歯髄壊疽
耳前部挫創	刺創	歯槽膿瘍
趾第 1 度熱傷	趾第 2 度熱傷	趾第 3 度熱傷
膝蓋部挫創	膝下部挫創	膝窩部銃創
膝関節部異物	膝関節部挫創	膝部異物
膝部開放創	膝部割創	膝部咬創
膝部挫創	膝部切創	膝部第 1 度熱傷

膝部第２度熱傷	膝部第３度熱傷	膝部裂創
歯肉炎	歯肉挫傷	歯肉切創
歯肉膿瘍	歯肉裂創	趾熱傷
若年性歯周炎	射創	手圧挫傷
習慣性アンギナ	習慣性扁桃炎	銃創
手関節挫滅傷	手関節挫滅創	手関節掌側部挫創
手関節部挫創	手関節部切創	手関節部創傷
手関節部第１度熱傷	手関節部第２度熱傷	手関節部第３度熱傷
手関節部裂創	手指圧挫傷	手指汚染創
手指開放創	手指咬創	手指挫傷
手指挫創	手指挫滅傷	手指挫滅創
手指刺創	手指切創	手指第１度熱傷
手指第２度熱傷	手指第３度熱傷	手指端熱傷
手指熱傷	手指剥皮創	手指皮膚欠損創
手術創部膿瘍	手掌挫創	手掌刺創
手掌切創	手掌第１度熱傷	手掌第２度熱傷
手掌第３度熱傷	手掌熱傷	手掌剥皮創
手掌皮膚欠損創	出血性中耳炎	出血性膀胱炎
術後感染症	術後腎盂腎炎	術後性中耳炎
術後腹壁膿瘍	手背第１度熱傷	手背第２度熱傷
手背第３度熱傷	手背熱傷	手背皮膚欠損創
手背部挫創	手背部切創	手部汚染創
上咽頭炎	上顎骨炎	上顎骨骨髄炎
上顎骨骨膜炎	上顎挫傷	上顎擦過創
上顎切創	上顎部裂創	上眼瞼蜂巣炎
上口唇挫傷	上行性歯髄炎	上行性腎盂腎炎
猩紅熱性心筋炎	猩紅熱性中耳炎	上鼓室化膿症
踵骨部挫滅創	小指咬創	小指挫傷
小指挫創	小指切創	上肢第１度熱傷
上肢第２度熱傷	上肢第３度熱傷	上肢熱傷
小指皮膚欠損創	焼身自殺未遂	上唇小帯裂創
小児肺炎	小膿疱性皮膚炎	上半身第１度熱傷
上半身第２度熱傷	上半身第３度熱傷	上半身熱傷
踵部第１度熱傷	踵部第２度熱傷	踵部第３度熱傷
上腕汚染創	上腕貫通銃創	上腕挫創
上腕第１度熱傷	上腕第２度熱傷	上腕第３度熱傷
上腕熱傷	上腕皮膚欠損創	上腕部開放創
食道損傷	食道熱傷	処女膜裂傷
針刺創	滲出性気管支炎	新生児上顎骨骨髄炎
新生児中耳炎	水疱性中耳炎	精巣開放創
精巣熱傷	精巣破裂	声門外傷
舌開放創	舌下顎挫創	舌咬傷
舌咬創	舌挫創	舌刺創
舌切創	切創	舌創傷
切断	舌熱傷	舌扁桃炎
舌裂創	前額部外傷性異物	前額部外傷性皮下異物
前額部開放創	前額部割創	前額部貫通創
前額部咬創	前額部挫創	前額部擦過創
前額部刺創	前額部切創	前額部創傷
前額部第１度熱傷	前額部第２度熱傷	前額部第３度熱傷
前額部虫刺傷	前額部虫刺症	前額部皮膚欠損創
前額部裂創	腺窩性アンギナ	前胸部挫創
前胸部第１度熱傷	前胸部第２度熱傷	前胸部第３度熱傷
前胸部熱傷	前頚頭頂部挫創	穿孔性中耳炎
仙骨部挫創	仙骨部皮膚欠損創	前思春期性歯周炎
全身挫傷	全身擦過創	全身第１度熱傷
全身第２度熱傷	全身第３度熱傷	全身熱傷
穿通創	前頭部割創	前頭部挫傷
前頭部挫創	前頭部切創	前頭部皮膚欠損創
全部性歯髄炎	前腕汚染創	前腕開放創
前腕咬創	前腕挫創	前腕刺創
前腕手部熱傷	前腕切創	前腕第１度熱傷
前腕第２度熱傷	前腕第３度熱傷	前腕熱傷
前腕皮膚欠損創	前腕裂創	爪下挫滅傷

	爪下挫滅創	早期発症型歯周炎	増殖性化膿性口内炎
	増殖性歯肉炎	搔創	創部膿瘍
	足関節第１度熱傷	足関節第２度熱傷	足関節第３度熱傷
	足関節内果部挫創	足関節熱傷	足関節部挫創
	側胸部第１度熱傷	側胸部第２度熱傷	側胸部第３度熱傷
	足底熱傷	足底部咬創	足底部刺創
	足底部第１度熱傷	足底部第２度熱傷	足底部第３度熱傷
	足底部皮膚欠損創	側頭部割創	側頭部挫創
	側頭部切創	足背部挫創	足背部切創
	足背部第１度熱傷	足背部第２度熱傷	足背部第３度熱傷
	足部汚染創	側腹部咬創	側腹部挫創
	側腹部第１度熱傷	側腹部第２度熱傷	側腹部第３度熱傷
	側腹壁開放創	足部皮膚欠損創	足部裂創
	鼡径部開放創	鼡径部切創	鼡径部第１度熱傷
	鼡径部第２度熱傷	鼡径部第３度熱傷	鼡径部熱傷
た	第１度熱傷	第１度腐蝕	第２度熱傷
	第２度腐蝕	第３度熱傷	第３度腐蝕
	第４度熱傷	第５趾皮膚欠損創	体幹第１度熱傷
	体幹第２度熱傷	体幹第３度熱傷	体幹熱傷
	大腿汚染創	大腿咬創	大腿挫創
	大腿熱傷	大腿皮膚欠損創	大腿部開放創
	大腿部刺創	大腿部切創	大腿部第１度熱傷
	大腿部第２度熱傷	大腿部第３度熱傷	大腿裂創
	大転子部挫創	体表面積10%未満の熱傷	体表面積10－19%の熱傷
	体表面積20－29%の熱傷	体表面積30－39%の熱傷	体表面積40－49%の熱傷
	体表面積50－59%の熱傷	体表面積60－69%の熱傷	体表面積70－79%の熱傷
	体表面積80－89%の熱傷	体表面積90%以上の熱傷	大葉性肺炎
	多発性外傷	多発性開放創	多発性咬創
	多発性昆虫咬創	多発性挫傷	多発性擦過創
	多発性切創	多発性穿刺創	多発性第１度熱傷
	多発性第２度熱傷	多発性第３度熱傷	多発性熱傷
	多発性膿疱症	多発性表在損傷	多発性裂創
	打撲割創	打撲挫創	打撲擦過創
	単純性歯周炎	単純性歯肉炎	単純性中耳炎
	智歯周囲炎	腟開放創	腟断端炎
	腟熱傷	腟裂傷	肘関節挫創
	肘関節部開放創	中耳炎性顔面神経麻痺	中指咬創
	中指挫傷	中指挫創	中指刺創
	中指切創	中指皮膚欠損創	中手骨関節部挫創
	肘部挫創	肘部切創	肘部第１度熱傷
	肘部第２度熱傷	肘部第３度熱傷	肘部皮膚欠損創
	腸間膜リンパ節炎	沈下性肺炎	手開放創
	手咬創	手挫創	手刺創
	手切創	手第１度熱傷	手第２度熱傷
	手第３度熱傷	手熱傷	殿部開放創
	殿部咬創	殿部刺創	殿部切創
	殿部第１度熱傷	殿部第２度熱傷	殿部第３度熱傷
	殿部熱傷	殿部皮膚欠損創	殿部裂創
	頭頂部挫傷	頭頂部挫創	頭頂部擦過創
	頭頂部切創	頭頂部裂創	頭皮開放創
	頭皮剥離	頭皮表在損傷	頭部外傷性皮下異物
	頭部外傷性皮下気腫	頭部開放創	頭部割創
	頭部頚部挫傷	頭部頚部挫創	頭部挫傷
	頭部挫創	頭部擦過創	頭部刺創
	頭部切創	頭部第１度熱傷	頭部第２度熱傷
	頭部第３度熱傷	頭部多発開放創	頭部多発割創
	頭部多発咬創	頭部多発挫傷	頭部多発挫創
	頭部多発擦過創	頭部多発刺創	頭部多発切創
	頭部多発創傷	頭部多発裂創	頭部虫刺傷
	動物咬創	頭部熱傷	頭部皮膚欠損創
な	頭部裂創	特殊性歯周炎	内麦粒腫
	内部尿路性器の熱傷	軟口蓋挫創	軟口蓋創傷

	軟口蓋熱傷	軟口蓋破裂	難治性歯周炎
	乳児肺炎	乳腺膿瘍	乳腺瘻孔
	乳頭周囲炎	乳頭びらん	乳頭部第1度熱傷
	乳頭部第2度熱傷	乳頭部第3度熱傷	乳房炎症性疾患
	乳房潰瘍	乳房第1度熱傷	乳房第2度熱傷
	乳房第3度熱傷	乳房熱傷	乳房膿瘍
	乳房よう	乳輪下膿瘍	乳輪部第1度熱傷
	乳輪部第2度熱傷	乳輪部第3度熱傷	尿管切石術後感染症
	尿膜管膿瘍	猫咬創	脳挫傷・頭蓋内に達する開放創合併あり
	脳挫創・頭蓋内に達する開放創合併あり	脳底部挫傷・頭蓋内に達する開放創合併あり	膿皮症
は	膿疱	肺炎球菌性咽頭炎	肺炎球菌性気管支炎
	敗血症性咽頭炎	敗血症性皮膚炎	肺熱傷
	背部第1度熱傷	背部第2度熱傷	背部第3度熱傷
	背部熱傷	剥離性歯肉炎	抜歯後感染
	半身第1度熱傷	半身第2度熱傷	半身第3度熱傷
	鼻下擦過創	鼻根部打撲挫創	鼻根部裂創
	膝汚染創	膝皮膚欠損創	鼻前庭部挫創
	鼻尖部挫創	肥大性歯肉炎	非特異性腸間膜リンパ節炎
	非特異性リンパ節炎	鼻部外傷性異物	鼻部外傷性皮下異物
	鼻部開放創	眉部割創	鼻部割創
	鼻部貫通創	腓腹筋挫創	皮膚欠損創
	鼻部咬創	鼻部挫傷	鼻部挫創
	鼻部擦過創	鼻部刺創	鼻部切創
	鼻部創傷	皮膚損傷	鼻部第1度熱傷
	鼻部第2度熱傷	鼻部第3度熱傷	鼻部虫刺傷
	皮膚剥脱創	鼻部皮膚欠損創	鼻部皮膚剥離創
	鼻部裂創	びまん性脳損傷・頭蓋内に達する開放創合併あり	眉毛部割創
	眉毛部裂創	表皮剥離	鼻翼部切創
	鼻翼部裂創	びらん性歯肉炎	びらん性膀胱炎
	複雑性歯肉炎	伏針	副鼻腔開放創
	腹部汚染創	腹部刺創	腹部第1度熱傷
	腹部第2度熱傷	腹部第3度熱傷	腹部熱傷
	腹部皮膚欠損創	腹壁開放創	腹壁縫合糸膿瘍
	腐蝕	ぶどう球菌性咽頭炎	ぶどう球菌性扁桃炎
	分娩時会陰裂傷	分娩時軟産道損傷	閉塞性肺炎
	辺縁性歯周組織炎	扁桃性アンギナ	膀胱三角部炎
	縫合糸膿瘍	膀胱周囲炎	縫合部膿瘍
	放射線性熱傷	萌出性歯肉炎	包皮挫創
	包皮切創	包皮裂創	母指球部第1度熱傷
	母指球部第2度熱傷	母指球部第3度熱傷	母指咬創
	母指挫傷	母指挫創	母趾挫創
	母指示指間切創	母指刺創	母指切創
	母指第1度熱傷	母指第2度熱傷	母指第3度熱傷
	母指打撲挫創	母指熱傷	母指皮膚欠損創
ま	母趾皮膚欠損創	母指末節部挫創	マイボーム腺炎
	膜性咽頭炎	慢性萎縮性老人性歯肉炎	慢性咽喉頭炎
	慢性壊疽性歯髄炎	慢性開放性歯髄炎	慢性潰瘍性歯髄炎
	慢性化膿性根尖性歯周炎	慢性化膿性穿孔性中耳炎	慢性化膿性中耳炎
	慢性根尖性歯周炎	慢性耳管鼓室化膿性中耳炎	慢性歯髄炎
	慢性歯槽膿瘍	慢性歯肉炎	慢性上鼓室乳突洞化膿性中耳炎
	慢性増殖性歯髄炎	慢性単純性歯髄炎	慢性中耳炎急性増悪
	慢性閉鎖性歯髄炎	慢性辺縁性歯周炎急性発作	慢性辺縁性歯周炎軽度
	慢性辺縁性歯周炎重度	慢性辺縁性歯周炎中等度	慢性扁桃炎
	慢性リンパ管炎	慢性リンパ節炎	眉間部挫創
	眉間部裂創	耳後部挫創	耳後部リンパ節炎
	耳後部リンパ腺炎	脈絡網膜熱傷	無熱性肺炎
や	盲管銃創	網脈絡膜裂傷	薬傷
	腰部切創	腰部第1度熱傷	腰部第2度熱傷

	腰部第3度熱傷	腰部打撲挫創	腰部熱傷
ら	良性慢性化膿性中耳炎	涙管損傷	涙管断裂
	涙道損傷	轢過創	裂離
	連鎖球菌気管支炎	連鎖球菌性アンギナ	連鎖球菌性咽頭炎
	連鎖球菌性喉頭炎	連鎖球菌性喉頭気管炎	連鎖球菌性扁桃炎
わ	ワンサンアンギナ	ワンサン気管支炎	ワンサン扁桃炎
△	BK ウイルス腎症	MRSA 術後創部感染	RS ウイルス気管支炎
あ	アキレス腱筋腱移行部断裂	アキレス腱挫傷	アキレス腱挫創
	アキレス腱切創	アキレス腱断裂	アキレス腱部分断裂
	足異物	亜脱臼	圧迫骨折
	圧迫神経炎	医原性気胸	咽頭チフス
	咽頭痛	インフルエンザ菌喉頭炎	ウイルス性咽頭炎
	ウイルス性気管支炎	ウイルス性扁桃炎	エコーウイルス気管支炎
か	横骨折	汚染擦過創	外耳部外傷性腫脹
	外耳部打撲傷	外耳部皮下血腫	外耳部皮下出血
	外傷後早期合併症	外傷性一過性麻痺	外傷性横隔膜ヘルニア
	外傷性空気塞栓症	外傷性咬合	外傷性硬膜動静脈瘻
	外傷性耳出血	外傷性脂肪塞栓症	外傷性縦隔気腫
	外傷性脊髄出血	外傷性動静脈瘻	外傷性動脈血腫
	外傷性動脈瘤	外傷性脳圧迫	外傷性脳圧迫・頭蓋内に達する開放創合併なし
	外傷性脳症	外傷性皮下気腫	外傷性皮下血腫
	外歯瘻	開放骨折	開放性陥没骨折
	開放性脱臼	開放性脱臼骨折	開放性粉砕骨折
	下顎骨骨膜下膿瘍	下顎骨周囲膿瘍	下顎打撲傷
	下顎頭過形成	下顎膿瘍	下顎皮下血腫
	下顎部打撲傷	顎関節部打撲傷	顎関節部皮下血腫
	顎腐骨	顎部打撲傷	カテーテル感染症
	カテーテル敗血症	化膿性喉頭炎	化膿性歯周炎
	眼黄斑部裂孔	眼窩部挫創	眼窩裂傷
	眼瞼外傷性腫脹	間質性膀胱炎	眼周囲部外傷性腫脹
	関節血腫	関節骨折	関節打撲
	完全骨折	完全脱臼	眼部外傷性腫脹
	陥没骨折	顔面多発打撲傷	顔面多発皮下血腫
	顔面多発皮下出血	顔面打撲傷	顔面皮下血腫
	頬部打撲傷	胸部皮下気腫	頬部皮下血腫
	亀裂骨折	筋損傷	筋断裂
	筋肉内血腫	屈曲骨折	結核性中耳炎
	血管切断	血管損傷	血腫
	腱切創	腱損傷	腱断裂
	腱部分断裂	腱裂傷	高エネルギー外傷
	口腔外傷性腫脹	口腔打撲傷	口腔内血腫
	後出血	紅色陰癬	口唇外傷性腫脹
	口唇打撲傷	口唇皮下血腫	口唇皮下出血
	後頭部外傷	後頭部打撲傷	広範性軸索損傷
	広汎性神経損傷	後方脱臼	硬膜損傷
	硬膜裂傷	コクサッキーウイルス気管支炎	骨折
	根管異常	根管狭窄	根管穿孔
	根管側壁穿孔	根管内異物	根尖周囲のう胞
さ	コントル・クー損傷	根分岐部病変	再発性中耳炎
	擦過皮下血腫	残存性歯根のう胞	耳介外傷性腫脹
	耳介打撲傷	耳介皮下血腫	耳介皮下出血
	耳下腺部打撲	歯根膜ポリープ	四肢静脈損傷
	四肢動脈損傷	歯周のう胞	歯髄充血
	歯髄出血	歯髄露出	失活歯
	斜骨折	尺骨近位端骨折	尺骨鉤状突起骨折
	縦隔血腫	縦骨折	銃自殺未遂
	重複骨折	種子骨開放骨折	種子骨骨折
	手指打撲傷	手指皮下血腫	手術創離開
	術後横隔膜下膿瘍	術後血腫	術後消化管出血性ショック
	術後ショック	術後髄膜炎	術後性慢性中耳炎

	術後膿瘍	術後敗血症	術後皮下気腫
	術後腹腔内膿瘍	上顎骨骨膜下膿瘍	上顎打撲傷
	上顎皮下血腫	上下肢リンパ浮腫	硝子体切断
	神経根ひきぬき損傷	神経切断	神経叢損傷
	神経叢不全損傷	神経損傷	神経断裂
	神経痛性歯痛	靱帯ストレイン	靱帯損傷
	靱帯断裂	靱帯捻挫	靱帯裂傷
	心内異物	髄室側壁穿孔	髄床底穿孔
	ストレイン	前額部外傷性腫脹	線状骨折
	前頭部打撲傷	前方脱臼	爪下異物
	象牙粒	足底異物	側頭部打撲傷
た	側頭部皮下血腫	損傷	第2象牙質
	脱臼	脱臼骨折	打撲血腫
	打撲傷	打撲皮下血腫	単純脱臼
	腟断端出血	腟壁縫合不全	中隔部肉芽形成
	肘関節骨折	肘関節脱臼骨折	虫垂炎術後残膿瘍
	中枢神経系損傷	肘頭骨折	腸管リンパ管拡張症
	陳旧性中耳炎	転位性骨折	殿部異物
	頭頂部打撲傷	頭皮外傷性腫脹	頭皮下血腫
	頭部異物	頭部頚部打撲傷	頭部血腫
	頭部多発打撲傷	頭部多発皮下血腫	頭部打撲
	頭部打撲血腫	頭部打撲傷	頭部皮下異物
	頭部皮下血腫	頭部皮下出血	動脈損傷
	特発性関節脱臼	飛び降り自殺未遂	飛び込み自殺未遂
な	内視鏡検査中腸穿孔	内歯瘻	軟口蓋血腫
	肉離れ	乳腺内異物	乳頭潰瘍
	乳房異物	尿細管間質性腎炎	捻挫
	脳挫傷	脳挫傷・頭蓋内に達する開放創合併なし	脳挫創
	脳挫創・頭蓋内に達する開放創合併なし	脳損傷	脳対側損傷
	脳直撃損傷	脳底部挫傷	脳底部挫傷・頭蓋内に達する開放創合併なし
は	脳裂傷	敗血症性気管支炎	敗血症性肺炎
	爆死自殺未遂	剥離骨折	パラインフルエンザウイルス気管支炎
	破裂骨折	反復性膀胱炎	皮下異物
	皮下気腫	皮下血腫	皮下静脈損傷
	皮下損傷	皮神経挫傷	非定型肺炎
	非熱傷性水疱	鼻部外傷性腫脹	眉部血腫
	鼻部打撲傷	鼻部皮下血腫	鼻部皮下出血
	びまん性脳損傷	びまん性脳損傷・頭蓋内に達する開放創合併なし	びまん性肺炎
	フェニトイン歯肉増殖症	不規則象牙質	複雑性歯周炎
	複雑脱臼	腹壁異物	腹壁創し開
	腹壁縫合不全	不全骨折	ブラックアイ
	粉砕骨折	閉鎖性外傷性脳圧迫	閉鎖性骨折
	閉鎖性脱臼	閉鎖性脳挫創	閉鎖性脳底部挫傷
	閉鎖性びまん性脳損傷	辺縁性化膿性歯根膜炎	扁桃チフス
	膀胱後部膿瘍	膀胱周囲膿瘍	縫合不全
	縫合不全出血	放散性歯痛	放射線出血性膀胱炎
	放射線性下顎骨骨髄炎	放射線性顎骨壊死	放射線性化膿性顎骨壊死
	放射線性膀胱炎	帽状腱膜下出血	母指打撲傷
ま	マイコプラズマ気管支炎	末梢血管外傷	末梢神経損傷
	慢性顎骨炎	慢性顎骨骨髄炎	慢性再発性膀胱炎
	慢性歯冠周囲炎	慢性歯周炎	慢性歯周膿瘍
	慢性穿孔性中耳炎	慢性中耳炎	慢性中耳炎後遺症
	慢性中耳炎術後再燃	慢性複雑性膀胱炎	慢性膀胱炎
	慢性放射線性顎骨壊死	耳後部打撲傷	無髄歯
ら	網膜振盪	モンテジア骨折	ライノウイルス気管支炎
	らせん骨折	離開骨折	淋菌性咽頭炎
	リンパ管拡張症	リンパ浮腫	裂離骨折
	老人性肺炎	若木骨折	

用法用量

〔カプセル〕：通常，成人及び体重20kg以上の小児にはセファクロルとして1日750mg(力価)を3回に分割して経口投与する。重症の場合や分離菌の感受性が比較的低い症例には1日1500mg(力価)を3回に分割して経口投与する。なお，年齢，体重，症状等に応じ適宜増減する。

〔細粒小児用〕：通常，幼小児にはセファクロルとして体重kgあたり1日20～40mg(力価)を3回に分割して経口投与する。なお，年齢，体重，症状等に応じ適宜増減する。

用法用量に関連する使用上の注意　本剤の使用にあたっては，耐性菌の発現等を防ぐため，原則として感受性を確認し，疾病の治療上必要な最小限の期間の投与にとどめること。

禁忌　本剤の成分によるショックの既往歴のある患者

原則禁忌　本剤の成分又はセフェム系抗生物質に対し過敏症の既往歴のある患者

セファクロルカプセル250mg「JG」：長生堂　250mg1カプセル[22.6円/カプセル]，セファクロルカプセル250mg「SN」：シオノ　250mg1カプセル[28.2円/カプセル]，セファクロルカプセル250mg「TCK」：辰巳化学　250mg1カプセル[22.6円/カプセル]，セファクロルカプセル250mg「サワイ」：沢井　250mg1カプセル[22.6円/カプセル]，セファクロルカプセル250mg「トーワ」：東和　250mg1カプセル[22.6円/カプセル]，セファクロルカプセル250mg「日医工」：日医工　250mg1カプセル[22.6円/カプセル]，セファクロル細粒10%「日医工」：日医工　100mg1g[10.1円/g]，セファクロル細粒20%「日医工」：日医工　200mg1g[24.5円/g]，セファクロル細粒小児用10%「JG」：長生堂　100mg1g[16.2円/g]，セファクロル細粒小児用10%「サワイ」：沢井　100mg1g[16.2円/g]，トキクロルカプセル250mg：イセイ　250mg1カプセル[22.6円/カプセル]

ケフレックスカプセル250mg

規格：250mg1カプセル[30.7円/カプセル]

セファレキシン　塩野義　613

【効能効果】

〈適応菌種〉本剤に感性のブドウ球菌属，レンサ球菌属，肺炎球菌，腸球菌属，淋菌，大腸菌，クレブシエラ属，エンテロバクター属，プロテウス属，モルガネラ・モルガニー，プロビデンシア属，インフルエンザ菌

〈適応症〉

(1)表在性皮膚感染症，深在性皮膚感染症，リンパ管・リンパ節炎，慢性膿皮症
(2)外傷・熱傷及び手術創等の二次感染，乳腺炎
(3)骨髄炎，筋炎
(4)咽頭・喉頭炎，扁桃炎，急性気管支炎，肺炎，慢性呼吸器病変の二次感染
(5)膀胱炎，腎盂腎炎，前立腺炎(急性症，慢性症)，精巣上体炎(副睾丸炎)
(6)淋菌感染症，子宮頸管炎
(7)バルトリン腺炎，子宮内感染
(8)涙嚢炎，麦粒腫，角膜炎(角膜潰瘍を含む)
(9)外耳炎，中耳炎，副鼻腔炎，化膿性唾液腺炎
(10)歯周組織炎，歯冠周囲炎，上顎洞炎，顎炎，抜歯創・口腔手術創の二次感染

【対応標準病名】

◎	咽頭炎	咽頭喉頭炎	外耳炎
	外傷	角膜炎	角膜潰瘍
	化膿性唾液腺炎	急性気管支炎	急性細菌性前立腺炎
	筋炎	喉頭炎	骨髄炎
	挫創	歯冠周囲炎	子宮頸管炎
	子宮内感染症	歯根のう胞	歯周炎
	歯髄炎	歯性顎炎	術後創部感染

上顎洞炎	腎盂腎炎	精巣上体炎
前立腺炎	創傷	創傷感染症
中耳炎	乳腺炎	熱傷
肺炎	麦粒腫	抜歯後感染
バルトリン腺炎	皮膚感染症	副鼻腔炎
扁桃炎	膀胱炎	慢性前立腺炎
慢性膿皮症	リンパ管炎	リンパ節炎
淋病	涙のう炎	裂傷
裂創		

○

あ

MRSA 膀胱炎	亜急性気管支炎	亜急性骨髄炎
亜急性リンパ管炎	亜急性涙のう炎	悪性外耳炎
足開放創	足第 1 度熱傷	足第 2 度熱傷
足第 3 度熱傷	足熱傷	アルカリ腐蝕
アレルギー性外耳道炎	アレルギー性角膜炎	アレルギー性膀胱炎
アンギナ	胃腸管熱傷	犬咬創
胃熱傷	異物肉芽腫	陰茎開放創
陰茎第 1 度熱傷	陰茎第 2 度熱傷	陰茎第 3 度熱傷
陰茎熱傷	咽頭開放創	咽頭気管炎
咽頭創傷	咽頭チフス	咽頭熱傷
咽頭扁桃炎	陰のう開放創	陰のう第 1 度熱傷
陰のう第 2 度熱傷	陰のう第 3 度熱傷	陰のう熱傷
インフルエンザ菌気管支炎	インフルエンザ菌喉頭炎	インフルエンザ菌性咽頭炎
インフルエンザ菌性喉頭気管炎	う蝕第 3 度急性化膿性根尖性歯周炎	う蝕第 3 度急性単純性根尖性歯周炎
う蝕第 3 度慢性化膿性根尖性歯周炎	栄養障害性角膜炎	会陰第 1 度熱傷
会陰第 2 度熱傷	会陰第 3 度熱傷	会陰熱傷
会陰部化膿創	腋窩第 1 度熱傷	腋窩第 2 度熱傷
腋窩第 3 度熱傷	腋窩熱傷	壊死性潰瘍性歯周炎
壊死性潰瘍性歯肉炎	壊疽性咽頭炎	壊疽性歯肉炎
横隔膜損傷	汚染擦過創	汚染創

か

外陰開放創	外陰第 1 度熱傷	外陰第 2 度熱傷
外陰第 3 度熱傷	外陰熱傷	外耳開放創
外耳湿疹	外耳道真珠腫	外耳道創傷
外耳道痛	外耳道肉芽腫	外耳道膿瘍
外耳道閉塞性角化症	外耳道蜂巣炎	外耳部外傷性異物
外耳部外傷性皮下異物	外耳部割創	外耳部貫通創
外耳部咬創	外耳部挫創	外耳部刺創
外耳部創傷	外傷性異物	外傷性角膜炎
外傷性角膜潰瘍	外傷性眼球ろう	外傷性虹彩離断
外傷性食道破裂	外傷性穿孔性中耳炎	外傷性中耳炎
外傷性脳圧迫・頭蓋内に達する開放創合併あり	外傷性破裂	外耳裂創
外麦粒腫	開放骨折	開放性外傷性脳圧迫
開放性陥没骨折	開放性胸膜損傷	開放性大腿骨骨髄炎
開放性脱臼骨折	開放性脳挫創	開放性脳損傷髄膜炎
開放性脳底部挫傷	開放性びまん性脳損傷	開放性粉砕骨折
開放創	潰瘍性咽頭炎	潰瘍性歯肉炎
潰瘍性膀胱炎	下咽頭炎	下咽頭創傷
下咽頭熱傷	化学外傷	下顎外傷性異物
下顎開放創	下顎割創	下顎貫通創
下顎口唇挫創	下顎咬創	下顎骨炎
下顎骨骨髄炎	下顎骨骨膜炎	下顎骨骨膜下膿瘍
下顎骨周囲炎	下顎骨周囲膿瘍	下顎挫創
下顎刺創	下顎歯槽骨炎	化学性急性外耳炎
下顎創傷	下顎熱傷	下顎膿瘍
下顎部第 1 度熱傷	下顎部第 2 度熱傷	下顎部第 3 度熱傷
下顎裂創	下眼瞼蜂巣炎	顎下腺炎
顎下腺管炎	顎下腺膿瘍	顎関節部開放創
顎関節部割創	顎関節部貫通創	顎関節部咬創
顎関節部挫創	顎関節部刺創	顎関節部創傷
顎関節部裂創	角結膜炎	角結膜びらん
角結膜腐蝕	顎骨炎	顎骨骨髄炎
顎骨骨膜炎	角膜アルカリ化学熱傷	角膜挫創
角膜酸化学熱傷	角膜酸性熱傷	角膜上皮びらん
角膜切傷	角膜切創	角膜穿孔
角膜創傷	角膜中心潰瘍	角膜内皮炎
角膜熱傷	角膜膿瘍	角膜破裂
角膜パンヌス	角膜びらん	角膜腐蝕
角膜裂傷	下肢第 1 度熱傷	下肢第 2 度熱傷
下肢第 3 度熱傷	下肢熱傷	下尖性霰粒腫
下腿開放創	下腿骨骨髄炎	下腿足部熱傷
下腿熱傷	下腿複雑骨折後骨髄炎	下腿部第 1 度熱傷
下腿部第 2 度熱傷	下腿部第 3 度熱傷	カタル性咽頭炎
カタル性角膜潰瘍	割創	化膿性角膜炎
化膿性筋炎	化膿性喉頭炎	化膿性骨髄炎
化膿性霰粒腫	化膿性耳下腺炎	化膿性歯周炎
化膿性歯槽骨炎	化膿性歯肉炎	化膿性中耳炎
化膿性乳腺炎	化膿性副鼻腔炎	下半身第 1 度熱傷
下半身第 2 度熱傷	下半身第 3 度熱傷	下半身熱傷
下腹部筋炎	下腹部第 1 度熱傷	下腹部第 2 度熱傷
下腹部第 3 度熱傷	貨幣状角膜炎	眼化学熱傷
眼窩骨髄炎	眼窩創傷	眼窩膿瘍
眼球結膜裂傷	眼球損傷	眼球熱傷
眼球破裂	眼球裂傷	眼瞼外傷性異物
眼瞼外傷性皮下異物	眼瞼開放創	眼瞼化学熱傷
眼瞼割創	眼瞼貫通創	眼瞼咬創
眼瞼挫創	眼瞼刺創	眼瞼創傷
眼瞼第 1 度熱傷	眼瞼第 2 度熱傷	眼瞼第 3 度熱傷
眼瞼熱傷	眼瞼蜂巣炎	眼瞼裂創
環指骨髄炎	間質性筋炎	眼周囲化学熱傷
眼周囲第 1 度熱傷	眼周囲第 2 度熱傷	眼周囲第 3 度熱傷
眼周囲部外傷性異物	眼周囲部開放創	眼周囲部割創
眼周囲部貫通創	眼周囲部咬創	眼周囲部挫創
眼周囲部刺創	眼周囲部創傷	眼周囲部裂創
乾性角結膜炎	乾性角膜炎	感染性咽頭炎
感染性外耳炎	感染性角膜炎	感染性角膜潰瘍
感染性筋炎	感染性喉頭気管炎	貫通刺創
貫通銃創	貫通性挫滅創	貫通創
眼熱傷	眼部外傷性異物	眼部開放創
眼部割創	眼部貫通創	眼部咬創
眼部挫創	眼部刺創	眼部創傷
眼部裂創	顔面外傷性異物	顔面開放創
顔面割創	顔面貫通創	顔面咬創
顔面挫創	顔面刺創	顔面創傷
顔面搔創	顔面損傷	顔面第 1 度熱傷
顔面第 2 度熱傷	顔面第 3 度熱傷	顔面多発開放創
顔面多発割創	顔面多発貫通創	顔面多発咬創
顔面多発挫創	顔面多発刺創	顔面多発創傷
顔面多発裂創	顔面熱傷	顔面裂創
気管支肺炎	気管熱傷	気腫性腎盂腎炎
気道熱傷	偽膜性アンギナ	偽膜性咽頭炎
偽膜性気管支炎	偽膜性喉頭炎	偽膜性扁桃炎
急性アデノイド咽頭炎	急性アデノイド扁桃炎	急性咽頭炎
急性咽頭喉頭炎	急性咽頭扁桃炎	急性壊疽性喉頭炎
急性壊疽性扁桃炎	急性外耳炎	急性潰瘍性喉頭炎
急性潰瘍性扁桃炎	急性角結膜炎	急性顎骨骨髄炎
急性顎骨骨膜炎	急性角膜炎	急性カタル性気管炎
急性化膿性咽頭炎	急性化膿性外耳炎	急性化膿性下顎骨炎
急性化膿性顎下腺炎	急性化膿性脛骨骨髄炎	急性化膿性骨髄炎
急性化膿性根尖性歯周炎	急性化膿性耳下腺炎	急性化膿性歯根膜炎
急性化膿性上顎骨炎	急性化膿性中耳炎	急性化膿性辺縁性歯根膜炎
急性化膿性扁桃炎	急性気管炎	急性気管気管支炎
急性筋炎	急性脛骨骨髄炎	急性血行性骨髄炎
急性口蓋扁桃炎	急性喉頭炎	急性喉頭気管炎
急性喉頭気管気管支炎	急性骨髄炎	急性根尖性歯周炎

急性霰粒腫	急性耳下腺炎	急性歯冠周囲炎
急性歯周炎	急性歯槽骨炎	急性歯槽膿瘍
急性湿疹性外耳炎	急性歯肉炎	急性出血性膀胱炎
急性上気道炎	急性精巣上体炎	急性声帯炎
急性声門下喉頭炎	急性接触性外耳炎	急性腺窩性扁桃炎
急性単純性根尖性歯周炎	急性単純性膀胱炎	急性中耳炎
急性乳腺炎	急性肺炎	急性反応性外耳炎
急性反復性気管支炎	急性浮腫性喉頭炎	急性扁桃炎
急性膀胱炎	急性淋菌性尿道炎	急性涙腺炎
急性涙のう炎	急速進行性歯周炎	キュットネル腫瘍
胸管損傷	胸腔熱傷	胸骨骨髄炎
胸鎖乳突筋炎	胸腺損傷	胸椎骨髄炎
胸部外傷	頬部外傷性異物	頬部開放創
頬部割創	頬部貫通創	頬部咬創
頬部挫創	頬部刺創	胸部上腕熱傷
胸部食道損傷	頬部創傷	胸部損傷
胸部第１度熱傷	頬部第１度熱傷	胸部第２度熱傷
頬部第２度熱傷	胸部第３度熱傷	頬部第３度熱傷
胸部熱傷	頬部裂創	胸壁開放創
胸壁刺創	強膜切創	強膜創傷
胸膜損傷・胸腔に達する開放創合併あり	胸膜肺炎	強膜裂傷
棘刺創	魚咬創	距骨骨髄炎
巨大フリクテン	筋膿瘍	躯幹薬傷
グラデニーゴ症候群	クラミジア肺炎	クループ性気管支炎
頚管破裂	脛骨骨髄炎	脛骨骨膜炎
脛骨乳児骨髄炎	頚椎骨髄炎	頚部開放創
頚部筋炎	頚部食道開放創	頚部第１度熱傷
頚部第２度熱傷	頚部第３度熱傷	頚部熱傷
頚部膿疱	血管性パンヌス	血行性脛骨骨髄炎
血行性骨髄炎	血行性大腿骨骨髄炎	結節性眼炎
結節性結膜炎	結膜創傷	結膜熱傷
結膜のうアルカリ化学熱傷	結膜のう酸化学熱傷	結膜腐蝕
結膜裂傷	限局型若年性歯周炎	限局性外耳道炎
限局性筋炎	肩甲間部第１度熱傷	肩甲間部第２度熱傷
肩甲間部第３度熱傷	肩甲間部熱傷	肩甲骨周囲炎
肩甲部第１度熱傷	肩甲部第２度熱傷	肩甲部第３度熱傷
肩甲部熱傷	肩部第１度熱傷	肩部第２度熱傷
肩部第３度熱傷	高エネルギー外傷	口蓋切創
口蓋裂創	口角部挫創	口角部裂創
硬化性角膜炎	硬化性骨髄炎	咬筋炎
口腔外傷性異物	口腔開放創	口腔割創
口腔挫創	口腔刺創	口腔上顎洞瘻
口腔創傷	口腔第１度熱傷	口腔第２度熱傷
口腔第３度熱傷	口腔熱傷	口腔粘膜咬創
口腔裂創	口唇外傷性異物	口唇外傷性皮下異物
口唇開放創	口唇割創	口唇貫通創
口唇咬創	口唇挫創	口唇刺創
口唇創傷	口唇第１度熱傷	口唇第２度熱傷
口唇第３度熱傷	口唇熱傷	口唇裂創
光線眼症	溝創	咬創
喉頭外傷	喉頭周囲炎	喉頭損傷
喉頭熱傷	広汎型若年性歯周炎	項部筋炎
肛門第１度熱傷	肛門第２度熱傷	肛門第３度熱傷
肛門熱傷	肛門淋菌感染	コーガン症候群
鼓室内水腫	骨炎	骨顆炎
骨幹炎	骨周囲炎	骨髄炎後遺症
骨盤化膿性骨髄炎	骨膜炎	骨膜下膿瘍
骨膜骨髄炎	骨膜のう炎	根尖周囲膿瘍
根尖性歯周炎	根尖肉芽腫	根尖膿瘍
さ 根側歯周膿瘍	細菌性骨髄炎	細菌性膀胱炎
臍周囲炎	坐骨骨炎	散在性表層角膜炎
蚕蝕性角膜潰瘍	酸腐蝕	霰粒腫
耳介外傷性異物	耳介外傷性皮下異物	耳介開放創

耳介割創	耳介貫通創	耳介咬創
耳介挫創	耳介刺創	耳介周囲湿疹
紫外線角結膜炎	紫外線角膜炎	耳介創傷
耳介部第１度熱傷	耳介部第２度熱傷	耳介部第３度熱傷
耳介部皮膚炎	趾開放創	耳介蜂巣炎
耳介裂創	耳下腺炎	耳下腺管炎
耳下腺膿瘍	趾化膿創	歯冠周囲膿瘍
指間切創	子宮頚外膜炎	子宮頚内膜炎
子宮熱傷	刺咬症	指骨炎
趾骨炎	指骨髄炎	趾骨髄炎
篩骨洞炎	歯根膜下膿瘍	示指化膿創
四肢挫傷	四肢第１度熱傷	四肢第２度熱傷
四肢第３度熱傷	四肢熱傷	歯周症
歯周膿瘍	思春期性歯肉炎	糸状角膜炎
歯性上顎洞炎	歯性副鼻腔炎	耳前部挫創
刺創	歯槽骨炎	歯槽骨膜炎
歯槽膿瘍	趾第１度熱傷	趾第２度熱傷
趾第３度熱傷	膝蓋骨化膿性骨髄炎	膝蓋骨骨髄炎
膝窩部銃創	実質性角膜炎	湿疹性パンヌス
膝部開放創	膝部咬創	膝部第１度熱傷
膝部第２度熱傷	膝部第３度熱傷	歯肉炎
歯肉切創	歯肉膿瘍	歯肉裂創
趾熱傷	若年性歯周炎	射創
尺骨遠位部骨髄炎	習慣性アンギナ	習慣性扁桃炎
銃自殺未遂	銃創	手関節掌側部挫創
手関節部挫創	手関節部創傷	手関節部第１度熱傷
手関節部第２度熱傷	手関節部第３度熱傷	手指開放創
手指咬創	種子骨炎	種子骨開放骨折
手指第１度熱傷	手指第２度熱傷	手指第３度熱傷
手指端熱傷	手指熱傷	手術創部膿瘍
手掌挫創	手掌刺創	手掌切創
手掌第１度熱傷	手掌第２度熱傷	手掌第３度熱傷
手掌熱傷	手掌剥皮創	出血性外耳炎
出血性気管支炎	出血性膀胱炎	術後骨髄炎
術後腎盂腎炎	術後性耳下腺炎	術後性中耳炎
術後膿瘍	手背第１度熱傷	手背第２度熱傷
手背第３度熱傷	手背熱傷	手背部挫創
手背部切創	上咽頭炎	上顎骨炎
上顎骨骨髄炎	上顎骨骨膜炎	上顎骨骨膜下膿瘍
上顎歯槽骨炎	上顎部裂創	上眼瞼蜂巣炎
上行性腎盂腎炎	上鼓室化膿症	踵骨炎
踵骨骨髄炎	小指咬創	上肢第１度熱傷
上肢第２度熱傷	上肢第３度熱傷	上肢熱傷
焼身自殺未遂	上尖性霰粒腫	小児肺炎
小児副鼻腔炎	小膿疱性皮膚炎	上半身第１度熱傷
上半身第２度熱傷	上半身第３度熱傷	上半身熱傷
踵部第１度熱傷	踵部第２度熱傷	踵部第３度熱傷
上腕過労性筋炎	上腕貫通銃創	上腕筋炎
上腕骨骨髄炎	上腕三頭筋筋炎	上腕第１度熱傷
上腕第２度熱傷	上腕第３度熱傷	上腕二頭筋筋炎
上腕熱傷	上腕部開放創	食道損傷
食道熱傷	進行性角膜潰瘍	針刺創
滲出性気管支炎	浸潤性表層角膜炎	新生児上顎骨骨髄炎
新生児中耳炎	新生児膿漏眼	水疱性中耳炎
星状角膜炎	精巣炎	精巣開放創
精巣上体膿瘍	精巣精巣上体炎	精巣熱傷
精巣膿瘍	精巣蜂巣炎	声門外傷
ゼーミッシュ潰瘍	石化性角膜炎	脊椎骨髄炎
舌開放創	舌下顎挫創	舌下腺炎
舌下腺膿瘍	雪眼炎	舌咬創
舌挫創	舌刺創	舌切創
舌創傷	切断	舌熱傷
舌扁桃炎	舌裂創	前額部外傷性異物
前額部開放創	前額部割創	前額部貫通創

	前額部咬創	前額部挫創	前額部刺創
	前額部創傷	前額部第1度熱傷	前額部第2度熱傷
	前額部第3度熱傷	前額部裂創	腺窩性アンギナ
	前胸部第1度熱傷	前胸部第2度熱傷	前胸部第3度熱傷
	前胸部熱傷	前頚頭頂部挫創	穿孔性角膜潰瘍
	穿孔性中耳炎	前思春期性歯周炎	線状角膜炎
	全身挫傷	全身第1度熱傷	全身第2度熱傷
	全身第3度熱傷	全身熱傷	穿通創
	前頭洞炎	腺病性パンヌス	前房蓄膿性角膜炎
	前立腺膿瘍	前腕開放創	前腕咬創
	前腕骨髄炎	前腕手部熱傷	前腕第1度熱傷
	前腕第2度熱傷	前腕第3度熱傷	前腕熱傷
	早期発症型歯周炎	増殖性化膿性口内炎	増殖性骨膜炎
	増殖性歯肉炎	創部膿瘍	足関節第1度熱傷
	足関節第2度熱傷	足関節第3度熱傷	足関節熱傷
	側胸部第1度熱傷	側胸部第2度熱傷	側胸部第3度熱傷
	足底熱傷	足底部第1度熱傷	足底部第2度熱傷
	足底部第3度熱傷	足背部第1度熱傷	足背部第2度熱傷
	足背部第3度熱傷	側腹部咬創	側腹部第1度熱傷
	側腹部第2度熱傷	側腹部第3度熱傷	側腹壁開放創
	足部骨髄炎	鼡径部開放創	鼡径部第1度熱傷
	鼡径部第2度熱傷	鼡径部第3度熱傷	鼡径部熱傷
た	第1度熱傷	第1度腐蝕	第2度熱傷
	第2度腐蝕	第3度熱傷	第3度腐蝕
	第4度熱傷	体幹第1度熱傷	体幹第2度熱傷
	体幹第3度熱傷	体幹熱傷	大胸筋炎
	大腿筋炎	大腿咬創	大腿骨骨髄炎
	大腿骨膜炎	大腿挫創	大腿直筋炎
	大腿熱傷	大腿部開放創	大腿部筋炎
	大腿部刺創	大腿部切創	大腿部第1度熱傷
	大腿部第2度熱傷	大腿部第3度熱傷	大腿裂創
	大転子部挫創	体表面積10%未満の熱傷	体表面積10－19%の熱傷
	体表面積20－29%の熱傷	体表面積30－39%の熱傷	体表面積40－49%の熱傷
	体表面積50－59%の熱傷	体表面積60－69%の熱傷	体表面積70－79%の熱傷
	体表面積80－89%の熱傷	体表面積90%以上の熱傷	大葉性肺炎
	唾液腺炎	唾液腺管炎	唾液腺膿瘍
	多発性外傷	多発性開放創	多発性咬創
	多発性昆虫咬創	多発性挫傷	多発性擦過創
	多発性穿刺創	多発性第1度熱傷	多発性第2度熱傷
	多発性第3度熱傷	多発性熱傷	多発性膿疱症
	多発性表在損傷	打撲割創	打撲挫創
	単純性角膜潰瘍	単純性歯周炎	単純性歯肉炎
	単純性中耳炎	恥骨骨炎	恥骨骨膜炎
	智歯周囲炎	腟開放創	腟熱傷
	緻密性歯槽骨炎	肘関節部開放創	中耳炎性顔面神経麻痺
	中指咬創	中手骨関節部挫創	虫垂炎術後残膿瘍
	肘部第1度熱傷	肘部第2度熱傷	肘部第3度熱傷
	腸間膜リンパ節炎	蝶形骨洞炎	腸骨骨髄炎
	腸腰筋炎	直腸淋菌感染	沈下性肺炎
	陳旧性中耳炎	手開放創	手咬創
	手第1度熱傷	手第2度熱傷	手第3度熱傷
	手熱傷	殿筋炎	殿部開放創
	殿部咬創	殿部第1度熱傷	殿部第2度熱傷
	殿部第3度熱傷	殿部熱傷	頭蓋骨骨髄炎
	橈骨骨髄炎	頭皮開放創	頭部開放創
	頭部第1度熱傷	頭部第2度熱傷	頭部第3度熱傷
	頭部多発開放創	頭部多発割創	頭部多発咬創
	頭部多発挫創	頭部多発刺創	頭部多発創傷
	頭部多発裂創	動物咬創	頭部熱傷
な	兎眼性角膜炎	特殊性歯周炎	内麦粒腫
	内部尿路性器の熱傷	軟口蓋挫創	軟口蓋創傷
	軟口蓋熱傷	軟口蓋破裂	難治性歯周炎

	乳児肺炎	乳腺膿瘍	乳腺瘻孔
	乳頭周囲炎	乳頭びらん	乳頭部第1度熱傷
	乳頭部第2度熱傷	乳頭部第3度熱傷	乳房炎症性疾患
	乳房潰瘍	乳房第1度熱傷	乳房第2度熱傷
	乳房第3度熱傷	乳房熱傷	乳房膿瘍
	乳房よう	乳輪下膿瘍	乳輪部第1度熱傷
	乳輪部第2度熱傷	乳輪部第3度熱傷	尿膜管膿瘍
	妊娠中の子宮頚管炎	妊娠中の子宮内感染	妊娠中の性器感染症
	猫咬創	脳挫傷・頭蓋内に達する開放創合併あり	脳挫創・頭蓋内に達する開放創合併あり
	脳底部挫傷・頭蓋内に達する開放創合併あり	膿皮症	膿疱
は	肺炎球菌性咽頭炎	肺炎球菌性気管支炎	背筋炎
	敗血症性咽頭炎	敗血症性肺炎	敗血症性皮膚炎
	肺熱傷	背部第1度熱傷	背部第2度熱傷
	背部第3度熱傷	背部熱傷	爆死自殺未遂
	剥離性歯肉炎	抜歯窩治癒不全	抜歯後歯槽骨炎
	バルトリン腺膿瘍	半身第1度熱傷	半身第2度熱傷
	半身第3度熱傷	反復性角膜潰瘍	汎副鼻腔炎
	非感染性急性外耳炎	腓骨骨髄炎	尾骨骨髄炎
	鼻根部打撲挫創	鼻根部裂創	鼻前庭部挫創
	鼻尖部挫創	肥大性歯肉炎	非特異骨髄炎
	非特異性腸間膜リンパ節炎	非特異性リンパ節炎	鼻部外傷性異物
	鼻部外傷性皮下異物	鼻部開放創	眉部割創
	鼻部割創	鼻部貫通創	皮膚欠損創
	鼻部咬創	鼻部挫創	鼻部刺創
	鼻部創傷	鼻部第1度熱傷	鼻部第2度熱傷
	鼻部第3度熱傷	皮膚剥脱創	鼻部裂創
	びまん性外耳炎	びまん性脳損傷・頭蓋内に達する開放創合併あり	びまん性肺炎
	びまん性表層角膜炎	眉毛部割創	眉毛部裂創
	表在性角膜炎	表在性点状角膜炎	鼻翼部切創
	鼻翼部裂創	びらん性歯肉炎	びらん性膀胱炎
	疲労性筋炎	フィラメント状角膜炎	匐行性角膜潰瘍
	複雑性歯周炎	複雑性歯肉炎	伏針
	腹直筋炎	副鼻腔開放創	腹部筋炎
	腹部第1度熱傷	腹部第2度熱傷	腹部第3度熱傷
	腹部熱傷	腹壁開放創	腹壁縫合糸膿瘍
	腐蝕	ぶどう球菌性咽頭炎	ぶどう球菌性扁桃炎
	フリクテン性角結膜炎	フリクテン性角膜炎	フリクテン性角膜潰瘍
	フリクテン性結膜炎	フリクテン性パンヌス	ブロディー骨膿瘍
	閉塞性肺炎	辺縁角膜炎	辺縁性化膿性歯根膜炎
	辺縁性歯周組織炎	辺縁フリクテン	扁桃性アンギナ
	膀胱三角部炎	縫合糸膿瘍	膀胱周囲炎
	縫合部膿瘍	放射線性熱傷	萌出性歯肉炎
	母指球部第1度熱傷	母指球部第2度熱傷	母指球部第3度熱傷
	母指咬創	母指骨髄炎	母趾骨髄炎
	母指示指間切創	母指第1度熱傷	母指第2度熱傷
ま	母指第3度熱傷	母指熱傷	マイボーム腺炎
	膜性咽頭炎	慢性萎縮性老人性歯肉炎	慢性咽喉頭炎
	慢性外耳炎	慢性角結膜炎	慢性顎骨骨髄炎
	慢性化膿性根尖性歯周炎	慢性化膿性穿孔性中耳炎	慢性化膿性中耳炎
	慢性根尖性歯周炎	慢性細菌性前立腺炎	慢性再発性膀胱炎
	慢性耳管鼓室化膿性中耳炎	慢性歯槽膿瘍	慢性歯肉炎
	慢性上鼓室乳突洞化膿性中耳炎	慢性精巣上体炎	慢性前立腺炎急性増悪
	慢性中耳炎急性増悪	慢性複雑性膀胱炎	慢性辺縁性歯周炎急性発作
	慢性辺縁性歯周炎軽度	慢性辺縁性歯周炎重度	慢性辺縁性歯周炎中等度
	慢性扁桃炎	慢性膀胱炎	慢性淋菌性尿道炎
	慢性リンパ管炎	慢性リンパ節炎	慢性涙小管炎
	慢性涙腺炎	慢性涙のう炎	眉間部挫創
	眉間部裂創	耳後部挫創	耳後部リンパ節炎

	耳後部リンパ腺炎	脈絡網膜熱傷	無熱性肺炎
や	盲管銃創	網脈絡膜裂傷	薬傷
	薬物性角膜炎	腰椎骨髄炎	腰部第１度熱傷
	腰部第２度熱傷	腰部第３度熱傷	腰部熱傷
ら	良性慢性化膿性中耳炎	淋菌性咽頭炎	淋菌性外陰炎
	淋菌性外陰腟炎	淋菌性滑膜炎	淋菌性関節炎
	淋菌性亀頭炎	淋菌性結膜炎	淋菌性腱滑膜炎
	淋菌性虹彩毛様体炎	淋菌性口内炎	淋菌性骨髄炎
	淋菌性子宮頚管炎	淋菌性女性骨盤炎	淋菌性心筋炎
	淋菌性心内膜炎	淋菌性心膜炎	淋菌性髄膜炎
	淋菌性精巣炎	淋菌性精巣上体炎	淋菌性前立腺炎
	淋菌性腟炎	淋菌性尿道炎	淋菌性尿道狭窄
	淋菌性脳膿瘍	淋菌性肺炎	淋菌性敗血症
	淋菌性バルトリン腺膿瘍	淋菌性腹膜炎	淋菌性膀胱炎
	淋菌性卵管炎	輪紋状角膜炎	涙小管炎
	涙腺炎	連鎖球菌気管炎	連鎖球菌気管支炎
	連鎖球菌性アンギナ	連鎖球菌性咽頭炎	連鎖球菌性喉頭炎
	連鎖球菌性喉頭気管炎	連鎖球菌性上気道感染	連鎖球菌性扁桃炎
	老人性肺炎	肋骨骨髄炎	肋骨周囲炎
わ	ワンサンアンギナ	ワンサン気管支炎	ワンサン扁桃炎
△あ	MRSA 骨髄炎	RS ウイルス気管支炎	アキレス腱筋腱移行部断裂
	アキレス腱挫傷	アキレス腱挫創	アキレス腱切創
	アキレス腱断裂	アキレス腱部分断裂	足異物
	足挫創	足切創	亜脱臼
	圧挫傷	圧挫創	圧迫骨折
	圧迫神経炎	アレルギー性副鼻腔炎	医原性気胸
	一部性歯髄炎	陰茎挫創	陰茎折症
	陰茎裂創	咽頭痛	陰のう裂創
	陰部切創	ウイルス性咽頭炎	ウイルス性気管炎
	ウイルス性気管支炎	ウイルス性表層角膜炎	ウイルス性扁桃炎
	う蝕第２度単純性歯髄炎	う蝕第３度急性化膿性歯髄炎	う蝕第３度歯髄壊死
	う蝕第３度歯髄壊疽	う蝕第３度慢性壊疽性歯髄炎	う蝕第３度慢性潰瘍性歯髄炎
	う蝕第３度慢性増殖性歯髄炎	会陰裂傷	エキノコックス性骨髄炎
	エコーウイルス気管支炎	壊死性外耳炎	壊疽性歯髄炎
か	円板状角膜炎	横骨折	外陰部挫創
	外陰部切創	外陰部裂傷	外耳部外傷性腫脹
	外耳部挫傷	外耳部擦過創	外耳部切創
	外耳部打撲傷	外耳部虫刺傷	外耳部皮下血腫
	外耳部皮下出血	外傷後早期合併症	外傷性一過性麻痺
	外傷性横隔膜ヘルニア	外傷性空気塞栓症	外傷性咬合
	外傷性硬膜動静脈瘻	外傷性歯根膜炎	外傷性耳出血
	外傷性歯髄炎	外傷性脂肪塞栓症	外傷性縦隔気腫
	外傷性脊髄出血	外傷性切断	外傷性動静脈瘻
	外傷性動脈血腫	外傷性動脈瘤	外傷性乳び胸
	外傷性脳圧迫	外傷性脳圧迫・頭蓋内に達する開放創合併なし	外傷性脳症
	外傷性皮下気腫	外傷性皮下血腫	外歯瘻
	開放性脱臼	下顎骨壊死	下顎挫傷
	下顎擦過創	下顎切創	下顎打撲傷
	下顎皮下血腫	下顎部挫傷	下顎部打撲傷
	下顎部皮膚欠損創	踵裂創	顎関節部挫傷
	顎関節部擦過創	顎関節部切創	顎関節部打撲傷
	顎関節部皮下血腫	顎堤増大	顎腐骨
	顎部挫傷	顎部打撲傷	角膜帯状疱疹
	下腿汚染創	下腿骨慢性骨髄炎	下腿挫創
	下腿切創	下腿皮膚欠損創	下腿裂創
	カテーテル感染症	カテーテル敗血症	化膿性リンパ節炎
	カリエスのない歯髄炎	眼黄斑部裂孔	眼窩部挫創
	眼窩裂傷	眼瞼外傷性腫脹	眼瞼擦過創
	眼瞼切創	眼瞼虫刺傷	環指圧挫傷

	環指挫傷	環指挫創	環指切創
	間質性膀胱炎	環指剥皮創	環指皮膚欠損創
	眼周囲部外傷性腫脹	眼周囲部外傷性皮下異物	眼周囲部擦過創
	眼周囲部切創	眼周囲部虫刺傷	関節血腫
	関節骨折	関節挫傷	関節打撲
	完全骨折	完全脱臼	眼部外傷性腫脹
	眼部外傷性皮下異物	眼部擦過創	眼部切創
	眼部虫刺傷	陥没骨折	顔面汚染創
	顔面挫傷	顔面擦過創	顔面切創
	顔面多発挫傷	顔面多発擦過創	顔面多発切創
	顔面多発打撲傷	顔面多発虫刺傷	顔面多発皮下血腫
	顔面多発皮下出血	顔面打撲傷	顔面皮下血腫
	顔面皮膚欠損創	乾酪性副鼻腔炎	急性一部性化膿性歯髄炎
	急性一部性単純性歯髄炎	急性壊疽性歯髄炎	急性化膿性歯髄炎
	急性光線性外耳炎	急性歯髄炎	急性全部性化膿性歯髄炎
	急性全部性単純性歯髄炎	急性単純性歯髄炎	頬粘膜咬傷
	頬粘膜咬創	胸部汚染創	頬部挫傷
	胸部挫創	頬部擦過創	胸部切創
	頬部切創	頬部打撲傷	胸部皮下気腫
	頬部皮下血腫	胸部皮膚欠損創	頬部皮膚欠損創
	胸膜裂創	亀裂骨折	筋損傷
	筋断裂	筋肉内血腫	空気塞栓症
	屈曲骨折	脛骨顆部割創	脛骨慢性化膿性骨髄炎
	脛骨慢性骨髄炎	頚部挫創	頚部切創
	頚部皮膚欠損創	頚部リンパ節炎	結核性角結膜炎
	結核性角膜炎	結核性角膜強膜炎	結核性骨髄炎
	結核性中耳炎	血管切断	血管損傷
	血行性歯髄炎	血腫	嫌気性骨髄炎
	腱切創	腱損傷	腱断裂
	腱部分断裂	腱裂傷	口蓋挫傷
	口腔外傷性腫脹	口腔挫傷	口腔擦過創
	口腔切創	口腔打撲傷	口腔内血腫
	口腔粘膜咬傷	後出血	紅色陰癬
	口唇外傷性腫脹	口唇咬傷	口唇挫傷
	口唇擦過創	口唇切創	口唇打撲傷
	口唇虫刺傷	口唇皮下血腫	口唇皮下出血
	後頭部外傷	後頭部割創	後頭部挫傷
	後頭部挫創	後頭部切創	後頭部打撲傷
	後頭部裂創	広範性軸索損傷	広汎性神経損傷
	後方脱臼	硬膜損傷	硬膜裂傷
	肛門裂創	コクサッキーウイルス気管支炎	骨髄肉芽腫
	骨折	骨盤部裂創	根尖周囲のう胞
	昆虫咬創	昆虫刺傷	コントル・クー損傷
さ	根分岐部病変	再発性中耳炎	採皮創
	挫傷	擦過創	擦過皮下血腫
	挫滅傷	挫滅創	サルモネラ骨髄炎
	残髄炎	残存性歯根のう胞	耳介外傷性腫脹
	耳介挫傷	耳介擦過創	耳介切創
	耳介打撲傷	耳介虫刺傷	耳介皮下血腫
	耳介皮下出血	耳下腺部打撲	趾間切創
	子宮頚管裂傷	子宮頚部環状剥離	趾挫創
	示指 MP 関節挫傷	示指 PIP 開放創	示指割創
	示指挫傷	示指挫創	示指刺創
	四肢静脈損傷	示指切創	四肢動脈損傷
	示指皮膚欠損創	歯周のう胞	歯髄壊死
	歯髄壊疽	歯痛	膝蓋部挫創
	膝下部挫創	膝関節部異物	膝関節部挫創
	膝部異物	膝部割創	膝部挫創
	膝部切創	膝部裂創	歯肉挫傷
	脂肪塞栓症	斜骨折	尺骨近位端骨折
	尺骨鉤状突起骨折	手圧挫傷	縦隔血腫

	縦骨折	重複骨折	手関節挫滅傷
	手関節挫滅創	手関節部切創	手関節部裂創
	手指圧挫傷	手指汚染創	種子骨骨折
	手指挫傷	手指挫創	手指挫滅傷
	手指挫滅創	手指刺創	樹枝状角膜炎
	樹枝状角膜潰瘍	手指切創	手指打撲傷
	手指剥皮創	手指皮下血腫	手指皮膚欠損創
	手術創離開	手掌皮膚欠損創	出血性角膜炎
	出血性中耳炎	術後横隔膜下膿瘍	術後合併症
	術後感染症	術後血腫	術後消化管出血性ショック
	術後ショック	術後髄膜炎	術後性慢性中耳炎
	術後敗血症	術後皮下気腫	術後腹腔内膿瘍
	術後腹壁膿瘍	手背皮膚欠損創	手部汚染創
	上顎挫傷	上顎擦過創	上顎切創
	上顎打撲傷	上顎皮下血腫	上下肢リンパ浮腫
	上口唇挫傷	上行性歯髄炎	症候性流涙症
	踵骨部挫滅創	小指挫傷	小指挫創
	小指切創	硝子体切断	小指皮膚欠損創
	上唇小帯裂創	小唾液腺炎	上腕汚染創
	上腕挫創	上腕皮膚欠損創	処女膜裂傷
	真菌性角膜潰瘍	神経栄養性角結膜炎	神経根ひきぬき損傷
	神経切断	神経叢損傷	神経叢不全損傷
	神経損傷	神経断裂	深層角膜炎
	靱帯ストレイン	靱帯損傷	靱帯断裂
	靱帯捻挫	靱帯裂傷	心内異物
	水痘性角結膜炎	水痘性角膜炎	ストレイン
	精巣破裂	舌咬傷	切創
	前額部外傷性腫脹	前額部外傷性皮下異物	前額部擦過創
	前額部切創	前額部虫刺傷	前額部虫刺症
	前額部皮膚欠損創	前胸部挫創	仙骨部挫創
	仙骨部皮膚欠損創	線状骨折	全身擦過創
	前頭部割創	前頭部挫傷	前頭部挫創
	前頭部切創	前頭部打撲傷	前頭部皮膚欠損創
	全部性歯髄炎	前方脱臼	前立腺痛
	前腕汚染創	前腕挫創	前腕刺創
	前腕切創	前腕皮膚欠損創	前腕裂創
	爪下異物	爪下挫滅傷	爪下挫滅創
	掻創	足関節内果部挫創	足関節部挫創
	足底異物	足底部咬創	足底部刺創
	足底部皮膚欠損創	側頭部割創	側頭部挫創
	側頭部切創	側頭部打撲傷	側頭部皮下血腫
	足背部挫創	足背部切創	足部汚染創
	側腹部挫創	足部皮膚欠損創	足部裂創
	鼡径部切創	咀嚼障害	損傷
た	第５趾皮膚欠損創	帯状疱疹性角結膜炎	大腿汚染創
	大腿骨膿瘍	大腿骨慢性化膿性骨髄炎	大腿骨慢性骨髄炎
	大腿皮膚欠損創	脱臼	脱臼骨折
	多発性切創	多発性裂創	打撲血腫
	打撲擦過創	打撲傷	打撲皮下血腫
	単純脱臼	地図状角膜炎	腟断端炎
	腟断端出血	腟壁縫合不全	腟裂傷
	中隔部肉芽形成	肘関節骨折	肘関節挫創
	肘関節脱臼骨折	肘関節慢性骨髄炎	中指挫傷
	中指挫創	中指刺創	中指切創
	中指皮膚欠損創	中手骨膿瘍	中枢神経系損傷
	肘頭骨折	肘部挫創	肘部切創
	肘部皮膚欠損創	手挫創	手刺創
	手切創	転位性骨折	点状角膜炎
	殿部異物	殿部刺創	殿部切創
	殿部皮膚欠損創	殿部裂創	頭頂部挫傷
	頭頂部挫創	頭頂部擦過創	頭頂部切創
	頭頂部打撲傷	頭頂部裂創	頭皮外傷性腫脹
	頭皮下血腫	頭皮剥離	頭皮表在損傷

	頭部異物	頭部外傷性皮下異物	頭部外傷性皮下気腫
	頭部割創	頭部頚部挫傷	頭部頚部挫創
	頭部頚部打撲傷	頭部血腫	頭部挫傷
	頭部挫創	頭部擦過創	頭部刺創
	頭部切創	頭部多発挫傷	頭部多発擦過創
	頭部多発切創	頭部多発打撲傷	頭部多発皮下血腫
	頭部打撲	頭部打撲血腫	頭部打撲傷
	頭部虫刺傷	頭部皮下異物	頭部皮下血腫
	頭部皮下出血	頭部皮膚欠損創	頭部裂創
	動脈損傷	トキソプラスマ角膜炎	特発性関節脱臼
	飛び降り自殺未遂	飛び込み自殺未遂	ドライアイ
な	ドライソケット	内視鏡検査中腸穿孔	内歯瘻
	軟口蓋血腫	肉離れ	乳腺内異物
	乳頭潰瘍	乳房異物	尿管切石術後感染症
	尿細管間質性腎炎	捻挫	脳挫傷
	脳挫傷・頭蓋内に達する開放創合併なし	脳挫創	脳挫創・頭蓋内に達する開放創合併なし
	脳損傷	脳対側損傷	脳直撃損傷
	脳底部挫傷	脳底部挫傷・頭蓋内に達する開放創合併なし	脳裂傷
は	敗血症性気管支炎	敗血症性骨髄炎	梅毒性角結膜炎
	梅毒性角膜炎	剥離骨折	抜歯後出血
	抜歯後疼痛	抜歯創瘻孔形成	パラインフルエンザウイルス気管支炎
	バルトリン腺のう胞	破裂骨折	晩期先天梅毒性間質性角膜炎
	反復性耳下腺炎	反復性膀胱炎	皮下異物
	皮下気腫	皮下血腫	鼻下擦過創
	皮下静脈損傷	皮下損傷	非結核性抗酸菌性骨髄炎
	膝汚染創	膝皮膚欠損創	皮神経挫傷
	ビタミンＡ欠乏性角膜潰瘍	ビタミンＡ欠乏性角膜乾燥症	ビタミンＡ欠乏性角膜軟化症
	非定型肺炎	非熱傷性水疱	鼻部外傷性腫脹
	腓腹筋挫創	眉部血腫	鼻部挫傷
	鼻部擦過創	鼻部切創	皮膚損傷
	鼻部打撲傷	鼻部虫刺傷	鼻部皮下血腫
	鼻部皮下出血	鼻部皮膚欠損創	鼻部皮膚剥離創
	びまん性脳損傷	びまん性脳損傷・頭蓋内に達する開放創合併なし	表皮剥離
	封入体筋炎	フェニトイン歯肉増殖症	不規則歯槽突起
	複雑脱臼	副鼻腔真菌症	腹部汚染創
	腹部刺創	腹部皮膚欠損創	腹壁異物
	腹壁創し開	腹壁縫合不全	不全骨折
	ブラックアイ	粉砕骨折	分娩時会陰裂傷
	分娩時軟産道損傷	閉鎖性外傷性脳圧迫	閉鎖性骨折
	閉鎖性脱臼	閉鎖性脳挫創	閉鎖性脳底部挫傷
	閉鎖性びまん性脳損傷	ヘルペス角膜炎	扁桃チフス
	膀胱後部膿瘍	膀胱周囲膿瘍	縫合不全
	縫合不全出血	放射線出血性膀胱炎	放射線性下顎骨骨髄炎
	放射線性顎骨壊死	放射線性化膿性顎骨壊死	放射線性膀胱炎
	帽状腱膜下出血	包皮挫創	包皮切創
	包皮裂創	母指挫傷	母指挫創
	母趾挫創	母指刺創	母指切創
	母指打撲挫創	母指打撲傷	母指皮膚欠損創
ま	母趾皮膚欠損創	母指末節部挫創	マイコプラズマ気管支炎
	麻疹性角結膜炎	麻疹性角膜炎	麻疹性結膜炎
	末梢血管外傷	末梢神経損傷	慢性壊疽性歯髄炎
	慢性開放性歯髄炎	慢性潰瘍性歯髄炎	慢性顎下腺炎
	慢性顎骨炎	慢性化膿性骨髄炎	慢性血行性骨髄炎
	慢性骨髄炎	慢性耳下腺炎	慢性歯冠周囲炎
	慢性歯周炎	慢性歯周膿瘍	慢性歯髄炎
	慢性穿孔性中耳炎	慢性増殖性歯髄炎	慢性唾液腺炎
	慢性多発性骨髄炎	慢性単純性歯髄炎	慢性中耳炎
	慢性中耳炎後遺症	慢性中耳炎術後再燃	慢性非細菌性前立腺炎

	慢性副鼻腔炎	慢性副鼻腔炎急性増悪	慢性副鼻腔膿瘍
	慢性閉鎖性歯髄炎	慢性放射線性顎骨壊死	耳後部打撲傷
や	網膜振盪	モンテジア骨折	薬物性角結膜炎
ら	腰部切創	腰部打撲挫創	ライノウイルス気管支炎
	らせん骨折	離開骨折	流行性角結膜炎
	緑膿菌性外耳炎	リンパ浮腫	涙液分泌不全
	涙管損傷	涙管断裂	涙小管のう胞
	涙腺萎縮	涙腺粘液のう胞	涙腺のう腫
	涙腺肥大	涙道損傷	涙のう周囲炎
	涙のう周囲膿瘍	轢過創	裂離
	裂離骨折	若木骨折	

用法用量　通常，成人及び体重20kg以上の小児にはセファレキシンとして1回250mg(力価)を6時間ごとに経口投与する。重症の場合や分離菌の感受性が比較的低い症例には1回500mg(力価)を6時間ごとに経口投与する。
なお，年齢，体重，症状により適宜増減する。

用法用量に関連する使用上の注意　本剤の使用にあたっては，耐性菌の発現等を防ぐため，原則として感受性を確認し，疾病の治療上必要な最小限の期間の投与にとどめること。

禁忌　本剤の成分によるショックの既往歴のある患者

原則禁忌　本剤の成分又はセフェム系抗生物質に対し過敏症の既往歴のある患者

セファレキシンカプセル250mg「トーワ」：東和　250mg1カプセル[11.5円/カプセル]，セファレキシン錠250「日医工」：日医工　250mg1錠[11.5円/錠]，センセファリンカプセル125：武田薬品　125mg1カプセル[28.8円/カプセル]，センセファリンカプセル250：武田薬品　250mg1カプセル[30.9円/カプセル]，ラリキシン錠250mg：富山化学　250mg1錠[11.5円/錠]

ケフレックスシロップ用細粒100　規格：100mg1g[23.8円/g]
ケフレックスシロップ用細粒200　規格：200mg1g[37.4円/g]
セファレキシン　塩野義　613

【効能効果】

〈適応菌種〉本剤に感性のブドウ球菌属，レンサ球菌属，肺炎球菌，腸球菌属，大腸菌，クレブシエラ属，インフルエンザ菌
〈適応症〉
(1)表在性皮膚感染症，深在性皮膚感染症，リンパ管・リンパ節炎，慢性膿皮症
(2)外傷・熱傷及び手術創等の二次感染
(3)咽頭・喉頭炎，扁桃炎，急性気管支炎，肺炎，慢性呼吸器病変の二次感染
(4)膀胱炎，腎盂腎炎
(5)涙嚢炎，麦粒腫
(6)外耳炎，中耳炎，副鼻腔炎
(7)歯周組織炎，顎炎，抜歯創・口腔手術創の二次感染
(8)猩紅熱

【対応標準病名】

◎	咽頭炎	咽頭喉頭炎	外耳炎
	外傷	急性気管支炎	喉頭炎
	挫創	歯根のう胞	歯周炎
	歯髄炎	歯性顎炎	術後創部感染
	猩紅熱	腎盂腎炎	創傷
	創傷感染症	中耳炎	熱傷
	肺炎	麦粒腫	抜歯後感染
	皮膚感染症	副鼻腔炎	扁桃炎
	膀胱炎	慢性膿皮症	リンパ管炎
	リンパ節炎	涙のう炎	裂傷
	裂創		
○ あ	MRSA膀胱炎	亜急性気管支炎	亜急性リンパ管炎
	亜急性涙のう炎	悪性外耳炎	足開放創
	足第1度熱傷	足第2度熱傷	足第3度熱傷
	足熱傷	アルカリ腐蝕	アレルギー性外耳道炎
	アレルギー性膀胱炎	アンギナ	異型猩紅熱
	胃腸管熱傷	犬咬創	胃熱傷
	陰茎開放創	陰茎第1度熱傷	陰茎第2度熱傷
	陰茎第3度熱傷	陰茎熱傷	咽頭開放創
	咽頭気管炎	咽頭創傷	咽頭チフス
	咽頭熱傷	咽頭扁桃炎	陰のう開放創
	陰のう第1度熱傷	陰のう第2度熱傷	陰のう第3度熱傷
	陰のう熱傷	インフルエンザ菌気管支炎	インフルエンザ菌喉頭炎
	インフルエンザ菌性咽頭炎	インフルエンザ菌性喉頭気管炎	う蝕第3度急性化膿性根尖性歯周炎
	う蝕第3度急性単純性根尖性歯周炎	う蝕第3度慢性化膿性根尖性歯周炎	会陰第1度熱傷
	会陰第2度熱傷	会陰第3度熱傷	会陰熱傷
	会陰部化膿創	腋窩第1度熱傷	腋窩第2度熱傷
	腋窩第3度熱傷	腋窩熱傷	壊死性潰瘍性歯周炎
	壊死性潰瘍性歯肉炎	壊疽性咽頭炎	壊疽性歯肉炎
	横隔膜損傷	汚染擦過創	汚染創
か	外陰開放創	外陰第1度熱傷	外陰第2度熱傷
	外陰第3度熱傷	外陰熱傷	外耳開放創
	外耳湿疹	外耳道真珠腫	外耳道創傷
	外耳道痛	外耳道肉芽腫	外耳道膿瘍
	外耳道閉塞性角化症	外耳道蜂巣炎	外耳部外傷性異物
	外耳部外傷性皮下異物	外耳部割創	外耳部貫通創
	外耳部咬創	外耳部挫創	外耳部刺創
	外耳部創傷	外傷性異物	外傷性眼球ろう
	外傷性虹彩離断	外傷性食道破裂	外傷性穿孔性中耳炎
	外傷性中耳炎	外傷性脳圧迫・頭蓋内に達する開放創合併あり	外傷性破裂
	外耳裂創	外麦粒腫	開放骨折
	開放性外傷性脳圧迫	開放性陥没骨折	開放性胸膜損傷
	開放性脱臼骨折	開放性脳挫創	開放性脳損傷髄膜炎
	開放性脳底部挫傷	開放性びまん性脳損傷	開放性粉砕骨折
	開放創	潰瘍性咽頭炎	潰瘍性歯肉炎
	潰瘍性膀胱炎	下咽頭炎	下咽頭創傷
	下咽頭熱傷	化学外傷	下顎外傷性異物
	下顎開放創	下顎割創	下顎貫通創
	下顎口唇挫創	下顎咬創	下顎骨炎
	下顎骨骨髄炎	下顎骨骨膜炎	下顎骨骨膜下膿瘍
	下顎骨周囲炎	下顎骨周囲膿瘍	下顎挫創
	下顎刺創	下顎歯槽骨炎	化学性急性外耳炎
	下顎創傷	下顎熱傷	下顎膿瘍
	下顎部第1度熱傷	下顎部第2度熱傷	下顎部第3度熱傷
	下顎裂創	下眼瞼蜂巣炎	顎関節部開放創
	顎関節部割創	顎関節部貫通創	顎関節部咬創
	顎関節部挫創	顎関節部刺創	顎関節部創傷
	顎関節部裂創	角結膜腐蝕	顎骨炎
	顎骨骨髄炎	顎骨骨膜炎	角膜アルカリ化学熱傷
	角膜挫創	角膜酸化学熱傷	角膜酸性熱傷
	角膜切傷	角膜切創	角膜創傷
	角膜熱傷	角膜破裂	角膜裂傷
	下肢第1度熱傷	下肢第2度熱傷	下肢第3度熱傷
	下肢熱傷	下尖性霰粒腫	下腿開放創
	下腿足部熱傷	下腿熱傷	下腿部第1度熱傷
	下腿部第2度熱傷	下腿部第3度熱傷	カタル性咽頭炎
	割創	化膿性喉頭炎	化膿性霰粒腫
	化膿性歯周炎	化膿性歯槽骨炎	化膿性歯肉炎
	化膿性中耳炎	化膿性副鼻腔炎	下半身第1度熱傷
	下半身第2度熱傷	下半身第3度熱傷	下半身熱傷
	下腹部第1度熱傷	下腹部第2度熱傷	下腹部第3度熱傷
	眼化学熱傷	眼窩創傷	眼窩膿瘍
	眼球結膜裂傷	眼球損傷	眼球熱傷
	眼球破裂	眼球裂傷	眼瞼外傷性異物

眼瞼外傷性皮下異物	眼瞼開放創	眼瞼化学熱傷
眼瞼割創	眼瞼貫通創	眼瞼咬創
眼瞼挫創	眼瞼刺創	眼瞼創傷
眼瞼第1度熱傷	眼瞼第2度熱傷	眼瞼第3度熱傷
眼瞼熱傷	眼瞼蜂巣炎	眼瞼裂創
眼周囲化学熱傷	眼周囲第1度熱傷	眼周囲第2度熱傷
眼周囲第3度熱傷	眼周囲部外傷性異物	眼周囲部開放創
眼周囲部割創	眼周囲部貫通創	眼周囲部咬創
眼周囲部挫創	眼周囲部刺創	眼周囲部創傷
眼周囲部裂創	感染性咽頭炎	感染性外耳炎
感染性喉頭気管炎	貫通刺創	貫通銃創
貫通性挫滅創	貫通創	眼熱傷
眼部外傷性異物	眼部開放創	眼部割創
眼部貫通創	眼部咬創	眼部挫創
眼部刺創	眼部創傷	眼部裂創
顔面外傷性異物	顔面開放創	顔面割創
顔面貫通創	顔面咬創	顔面挫創
顔面刺創	顔面創傷	顔面掻創
顔面損傷	顔面第1度熱傷	顔面第2度熱傷
顔面第3度熱傷	顔面多発開放創	顔面多発割創
顔面多発貫通創	顔面多発咬創	顔面多発挫創
顔面多発刺創	顔面多発創傷	顔面多発裂創
顔面熱傷	顔面裂創	気管支肺炎
気管熱傷	気腫性腎盂腎炎	偽猩紅熱
気道熱傷	偽膜性アンギナ	偽膜性咽頭炎
偽膜性気管支炎	偽膜性喉頭炎	偽膜性扁桃炎
急性アデノイド咽頭炎	急性アデノイド扁桃炎	急性咽頭炎
急性咽頭喉頭炎	急性咽頭扁桃炎	急性壊疽性喉頭炎
急性壊疽性扁桃炎	急性外耳炎	急性潰瘍性喉頭炎
急性潰瘍性扁桃炎	急性顎骨骨髄炎	急性顎骨骨膜炎
急性カタル性気管炎	急性化膿性咽頭炎	急性化膿性外耳炎
急性化膿性下顎骨炎	急性化膿性根尖性歯周炎	急性化膿性歯根膜炎
急性化膿性上顎骨炎	急性化膿性中耳炎	急性化膿性辺縁性歯根膜炎
急性化膿性扁桃炎	急性気管炎	急性気管気管支炎
急性口蓋扁桃炎	急性喉頭炎	急性喉頭気管炎
急性喉頭気管気管支炎	急性根尖性歯周炎	急性霰粒腫
急性歯冠周囲炎	急性歯周炎	急性歯槽骨炎
急性歯槽膿瘍	急性湿疹性外耳炎	急性歯肉炎
急性出血性膀胱炎	急性上気道炎	急性声帯炎
急性声門下喉頭炎	急性接触性外耳炎	急性腺窩性扁桃炎
急性単純性根尖性歯周炎	急性単純性膀胱炎	急性中耳炎
急性肺炎	急性反応性外耳炎	急性反復性気管支炎
急性浮腫性喉頭炎	急性扁桃炎	急性膀胱炎
急性涙腺炎	急性涙のう炎	急速進行性歯周炎
胸管損傷	胸腔熱傷	胸腺損傷
胸部外傷	頬部外傷性異物	頬部開放創
頬部割創	頬部貫通創	頬部咬創
頬部挫創	頬部刺創	胸部上腕熱傷
胸部食道損傷	頬部創傷	胸部損傷
胸部第1度熱傷	頬部第1度熱傷	胸部第2度熱傷
頬部第2度熱傷	胸部第3度熱傷	頬部第3度熱傷
胸部熱傷	頬部裂創	胸壁開放創
胸壁刺創	強膜切創	強膜創傷
胸膜損傷・胸腔に達する開放創合併あり	胸膜肺炎	強膜裂傷
棘刺創	魚咬創	躯幹薬傷
グラデニーゴ症候群	クラミジア肺炎	クループ性気管支炎
頚管破裂	頚部開放創	頚部食道開放創
頚部第1度熱傷	頚部第2度熱傷	頚部第3度熱傷
頚部熱傷	頚部膿疱	結膜創傷
結膜熱傷	結膜のうアルカリ化学熱傷	結膜のう酸化学熱傷
結膜腐蝕	結膜裂傷	限局型若年性歯周炎
限局性外耳道炎	肩甲間部第1度熱傷	肩甲間部第2度熱傷
肩甲間部第3度熱傷	肩甲間部熱傷	肩甲部第1度熱傷
肩甲部第2度熱傷	肩甲部第3度熱傷	肩甲部熱傷
肩部第1度熱傷	肩部第2度熱傷	肩部第3度熱傷
高エネルギー外傷	口蓋切創	口蓋裂創
口角部挫創	口角部裂創	口腔外傷性異物
口腔開放創	口腔割創	口腔挫創
口腔刺創	口腔上顎洞瘻	口腔創傷
口腔第1度熱傷	口腔第2度熱傷	口腔第3度熱傷
口腔熱傷	口腔粘膜咬創	口腔裂創
口唇外傷性異物	口唇外傷性皮下異物	口唇開放創
口唇割創	口唇貫通創	口唇咬創
口唇挫創	口唇刺創	口唇創傷
口唇第1度熱傷	口唇第2度熱傷	口唇第3度熱傷
口唇熱傷	口唇裂創	溝創
咬創	喉頭外傷	喉頭周囲炎
喉頭損傷	喉頭熱傷	広汎型若年性歯周炎
肛門第1度熱傷	肛門第2度熱傷	肛門第3度熱傷
肛門熱傷	鼓室内水腫	根尖周囲膿瘍
根尖性歯周炎	根尖肉芽腫	根尖膿瘍
根側歯周膿瘍	細菌性膀胱炎	臍周囲炎
酸腐蝕	霰粒腫	耳介外傷性異物
耳介外傷性皮下異物	耳介開放創	耳介割創
耳介貫通創	耳介咬創	耳介挫創
耳介刺創	耳介周囲湿疹	耳介創傷
耳介部第1度熱傷	耳介部第2度熱傷	耳介部第3度熱傷
耳介部皮膚炎	趾開放創	耳介蜂巣炎
耳介裂創	趾化膿創	歯冠周囲炎
歯冠周囲膿瘍	指間切創	子宮熱傷
刺咬症	篩骨洞炎	歯根膜下膿瘍
示指化膿創	四肢挫傷	四肢第1度熱傷
四肢第2度熱傷	四肢第3度熱傷	四肢熱傷
歯周症	歯周膿瘍	思春期性歯肉炎
歯性上顎洞炎	歯性副鼻腔炎	耳前部挫創
刺創	歯槽骨炎	歯槽骨膜炎
歯槽膿瘍	趾第1度熱傷	趾第2度熱傷
趾第3度熱傷	膝窩部銃創	膝部開放創
膝部咬創	膝部第1度熱傷	膝部第2度熱傷
膝部第3度熱傷	歯肉炎	歯肉切創
歯肉膿瘍	歯肉裂創	趾熱傷
若年性歯周炎	射創	習慣性アンギナ
習慣性扁桃炎	銃自殺未遂	銃創
手関節掌側部挫創	手関節部挫創	手関節部創傷
手関節部第1度熱傷	手関節部第2度熱傷	手関節部第3度熱傷
手指開放創	手指咬創	種子骨開放骨折
手指第1度熱傷	手指第2度熱傷	手指第3度熱傷
手指端熱傷	手指熱傷	手術創部膿瘍
手掌挫創	手掌刺創	手掌切創
手掌第1度熱傷	手掌第2度熱傷	手掌第3度熱傷
手掌熱傷	手掌剥皮創	出血性外耳炎
出血性気管炎	出血性膀胱炎	術後腎盂腎炎
術後性中耳炎	術後膿瘍	手背第1度熱傷
手背第2度熱傷	手背第3度熱傷	手背熱傷
手背部挫創	手背部切創	上咽頭炎
上顎骨炎	上顎骨骨髄炎	上顎骨骨膜炎
上顎骨骨膜下膿瘍	上顎歯槽骨炎	上顎洞炎
上顎部裂創	上眼瞼蜂巣炎	上行性腎盂腎炎
猩紅熱性心筋炎	猩紅熱性中耳炎	上鼓室化膿症
小指咬創	上肢第1度熱傷	上肢第2度熱傷
上肢第3度熱傷	上肢熱傷	焼身自殺未遂
上尖性霰粒腫	小児肺炎	小児副鼻腔炎
小膿疱性皮膚炎	上半身第1度熱傷	上半身第2度熱傷
上半身第3度熱傷	上半身熱傷	踵部第1度熱傷
踵部第2度熱傷	踵部第3度熱傷	上腕貫通銃創

	上腕第１度熱傷	上腕第２度熱傷	上腕第３度熱傷
	上腕熱傷	上腕部開放創	食道損傷
	食道熱傷	針刺創	滲出性気管支炎
	新生児上顎骨骨髄炎	新生児中耳炎	水疱性中耳炎
	精巣開放創	精巣熱傷	声門外傷
	舌開放創	舌下顎挫創	舌咬創
	舌挫創	舌刺創	舌切創
	舌創傷	切断	舌熱傷
	舌扁桃炎	舌裂創	前額部外傷性異物
	前額部開放創	前額部割創	前額部貫通創
	前額部咬創	前額部挫創	前額部刺創
	前額部創傷	前額部第１度熱傷	前額部第２度熱傷
	前額部第３度熱傷	前額部裂創	腺窩性アンギナ
	前胸部第１度熱傷	前胸部第２度熱傷	前胸部第３度熱傷
	前胸部熱傷	前頚頭頂部挫創	穿孔性中耳炎
	前思春期性歯周炎	全身挫傷	全身第１度熱傷
	全身第２度熱傷	全身第３度熱傷	全身熱傷
	穿通創	前頭洞炎	前腕開放創
	前腕咬創	前腕手部熱傷	前腕第１度熱傷
	前腕第２度熱傷	前腕第３度熱傷	前腕熱傷
	早期発症型歯周炎	増殖性化膿性口内炎	増殖性歯肉炎
	創部膿瘍	足関節第１度熱傷	足関節第２度熱傷
	足関節第３度熱傷	足関節熱傷	側胸部第１度熱傷
	側胸部第２度熱傷	側胸部第３度熱傷	足底熱傷
	足底部第１度熱傷	足底部第２度熱傷	足底部第３度熱傷
	足背部第１度熱傷	足背部第２度熱傷	足背部第３度熱傷
	側腹部咬創	側腹部第１度熱傷	側腹部第２度熱傷
	側腹部第３度熱傷	側腹壁開放創	鼡径部開放創
	鼡径部第１度熱傷	鼡径部第２度熱傷	鼡径部第３度熱傷
た	鼡径部熱傷	第１度熱傷	第１度腐蝕
	第２度熱傷	第２度腐蝕	第３度熱傷
	第３度腐蝕	第４度熱傷	体幹第１度熱傷
	体幹第２度熱傷	体幹第３度熱傷	体幹熱傷
	大腿咬創	大腿挫創	大腿熱傷
	大腿部開放創	大腿部刺創	大腿部切創
	大腿部第１度熱傷	大腿部第２度熱傷	大腿部第３度熱傷
	大腿裂創	大転子部挫創	体表面積10%未満の熱傷
	体表面積10－19%の熱傷	体表面積20－29%の熱傷	体表面積30－39%の熱傷
	体表面積40－49%の熱傷	体表面積50－59%の熱傷	体表面積60－69%の熱傷
	体表面積70－79%の熱傷	体表面積80－89%の熱傷	体表面積90%以上の熱傷
	大葉性肺炎	多発性外傷	多発性開放創
	多発性咬創	多発性昆虫咬創	多発性挫傷
	多発性擦過創	多発性穿刺創	多発性第１度熱傷
	多発性第２度熱傷	多発性第３度熱傷	多発性熱傷
	多発性膿疱症	多発性表在損傷	打撲割創
	打撲挫創	単純性歯周炎	単純性歯肉炎
	単純性中耳炎	智歯周囲炎	腟開放創
	腟熱傷	緻密性歯槽骨炎	肘関節部開放創
	中耳炎性顔面神経麻痺	中指咬創	中手骨関節部挫創
	虫垂炎術後残膿瘍	肘部第１度熱傷	肘部第２度熱傷
	肘部第３度熱傷	腸間膜リンパ節炎	蝶形骨洞炎
	沈下性肺炎	陳旧性中耳炎	手開放創
	手咬創	手第１度熱傷	手第２度熱傷
	手第３度熱傷	手熱傷	殿部開放創
	殿部咬創	殿部第１度熱傷	殿部第２度熱傷
	殿部第３度熱傷	殿部熱傷	頭皮開放創
	頭部開放創	頭部第１度熱傷	頭部第２度熱傷
	頭部第３度熱傷	頭部多発開放創	頭部多発割創
	頭部多発咬創	頭部多発挫創	頭部多発刺創
	頭部多発創傷	頭部多発裂創	動物咬創
な	頭部熱傷	特殊性歯周炎	内麦粒腫
	内部尿路性器の熱傷	軟口蓋挫創	軟口蓋創傷

	軟口蓋熱傷	軟口蓋破裂	難治性歯周炎
	乳児肺炎	乳頭部第１度熱傷	乳頭部第２度熱傷
	乳頭部第３度熱傷	乳房第１度熱傷	乳房第２度熱傷
	乳房第３度熱傷	乳房熱傷	乳輪部第１度熱傷
	乳輪部第２度熱傷	乳輪部第３度熱傷	尿膜管膿瘍
	猫咬創	脳挫傷・頭蓋内に達する開放創合併あり	脳挫創・頭蓋内に達する開放創合併あり
	脳底部挫傷・頭蓋内に達する開放創合併あり	膿皮症	膿疱
は	肺炎球菌性咽頭炎	肺炎球菌性気管支炎	敗血症性咽頭炎
	敗血症性肺炎	敗血症性皮膚炎	肺熱傷
	背部第１度熱傷	背部第２度熱傷	背部第３度熱傷
	背部熱傷	爆死自殺未遂	剥離性歯肉炎
	抜歯窩治癒不全	抜歯後歯槽骨炎	半身第１度熱傷
	半身第２度熱傷	半身第３度熱傷	汎副鼻腔炎
	非感染性急性外耳炎	鼻根部打撲挫創	鼻根部裂創
	鼻前庭部挫創	鼻尖部挫創	肥大性歯肉炎
	非特異性腸間膜リンパ節炎	非特異性リンパ節炎	鼻部外傷性異物
	鼻部外傷性皮下異物	鼻部開放創	眉部割創
	鼻部割創	鼻部貫通創	皮膚欠損創
	鼻部咬創	鼻部挫創	鼻部刺創
	鼻部創傷	鼻部第１度熱傷	鼻部第２度熱傷
	鼻部第３度熱傷	皮膚剥脱創	鼻部裂創
	びまん性外耳炎	びまん性脳損傷・頭蓋内に達する開放創合併あり	びまん性肺炎
	眉毛部割創	眉毛部裂創	鼻翼部切創
	鼻翼部裂創	びらん性歯肉炎	びらん性膀胱炎
	複雑性歯肉炎	伏針	副鼻腔開放創
	腹部第１度熱傷	腹部第２度熱傷	腹部第３度熱傷
	腹部熱傷	腹壁開放創	腹壁縫合糸膿瘍
	腐蝕	ぶどう球菌性咽頭炎	ぶどう球菌性扁桃炎
	閉塞性肺炎	辺縁性歯周組織炎	扁桃性アンギナ
	膀胱三角部炎	縫合糸膿瘍	膀胱周囲炎
	縫合部膿瘍	放射線性熱傷	萌出性歯肉炎
	母指球部第１度熱傷	母指球部第２度熱傷	母指球部第３度熱傷
	母指咬創	母指示指間切創	母指第１度熱傷
	母指第２度熱傷	母指第３度熱傷	母指熱傷
ま	マイボーム腺炎	膜性咽頭炎	慢性萎縮性老人性歯肉炎
	慢性咽喉頭炎	慢性外耳炎	慢性化膿性根尖性歯周炎
	慢性化膿性穿孔性中耳炎	慢性化膿性中耳炎	慢性根尖性歯周炎
	慢性再発性膀胱炎	慢性耳管鼓室化膿性中耳炎	慢性歯槽膿瘍
	慢性歯肉炎	慢性上鼓室乳突洞化膿性中耳炎	慢性中耳炎急性増悪
	慢性複雑性膀胱炎	慢性辺縁性歯周炎急性発作	慢性辺縁性歯周炎軽度
	慢性辺縁性歯周炎重度	慢性辺縁性歯周炎中等度	慢性扁桃炎
	慢性膀胱炎	慢性リンパ管炎	慢性リンパ節炎
	慢性涙小管炎	慢性涙腺炎	慢性涙のう炎
	眉間部挫創	眉間部裂創	耳後部挫創
	耳後部リンパ節炎	耳後部リンパ腺炎	脈絡網膜熱傷
	無熱性肺炎	盲管銃創	網脈絡膜裂傷
や	薬傷	腰部第１度熱傷	腰部第２度熱傷
ら	腰部第３度熱傷	腰部熱傷	良性慢性化膿性中耳炎
	涙小管炎	涙腺炎	連鎖球菌気管炎
	連鎖球菌気管支炎	連鎖球菌性アンギナ	連鎖球菌性咽頭炎
	連鎖球菌性喉頭炎	連鎖球菌性喉頭気管炎	連鎖球菌性上気道感染
わ	連鎖球菌性扁桃炎	老人性肺炎	ワンサンアンギナ
	ワンサン気管支炎	ワンサン扁桃炎	

△あ	RSウイルス気管支炎	アキレス腱筋腱移行部断裂	アキレス腱挫傷
	アキレス腱挫創	アキレス腱切創	アキレス腱断裂
	アキレス腱部分断裂	足異物	足挫創
	足切創	亜脱臼	圧挫傷

ケ

	圧挫創	圧迫骨折	圧迫神経炎
	アレルギー性副鼻腔炎	医原性気胸	一部性歯髄炎
	陰茎挫創	陰茎折症	陰茎裂創
	咽頭痛	陰のう裂創	陰部切創
	ウイルス性咽頭炎	ウイルス性気管炎	ウイルス性気管支炎
	ウイルス性扁桃炎	う蝕第２度単純性歯髄炎	う蝕第３度急性化膿性歯髄炎
	う蝕第３度歯髄壊死	う蝕第３度歯髄壊疽	う蝕第３度慢性壊疽性歯髄炎
	う蝕第３度慢性潰瘍性歯髄炎	う蝕第３度慢性増殖性歯髄炎	会陰裂傷
	エコーウイルス気管支炎	壊死性外耳炎	壊疽性歯髄炎
か	横骨折	外陰部挫創	外陰部切創
	外陰部裂傷	外耳部外傷性腫脹	外耳部挫傷
	外耳部擦過創	外耳部切創	外耳部打撲傷
	外耳部虫刺傷	外耳部皮下血腫	外耳部皮下出血
	外傷後早期合併症	外傷性一過性麻痺	外傷性横隔膜ヘルニア
	外傷性空気塞栓症	外傷性咬合	外傷性硬膜動静脈瘻
	外傷性歯根膜炎	外傷性耳出血	外傷性歯髄炎
	外傷性脂肪塞栓症	外傷性縦隔気腫	外傷性脊髄出血
	外傷性切断	外傷性動静脈瘻	外傷性動脈血腫
	外傷性動脈瘤	外傷性乳び胸	外傷性脳圧迫
	外傷性脳圧迫・頭蓋内に達する開放創合併なし	外傷性脳症	外傷性皮下気腫
	外傷性皮下血腫	外歯瘻	開放性脱臼
	下顎骨壊死	下顎挫傷	下顎擦過創
	下顎切創	下顎打撲傷	下顎皮下血腫
	下顎部挫傷	下顎部打撲傷	下顎部皮膚欠損創
	踵裂創	顎関節部挫傷	顎関節部擦過創
	顎関節部切創	顎関節部打撲傷	顎関節部皮下血腫
	顎堤増大	顎腐骨	顎部挫傷
	顎部打撲傷	下腿汚染創	下腿挫創
	下腿切創	下腿皮膚欠損創	下腿裂創
	カテーテル感染症	カテーテル敗血症	化膿性リンパ節炎
	カリエスのない歯髄炎	眼黄斑部裂孔	眼窩部挫創
	眼窩裂傷	眼瞼外傷性腫脹	眼瞼擦過創
	眼瞼切創	眼瞼虫刺傷	環指圧挫傷
	環指挫傷	環指挫創	環指切創
	間質性膀胱炎	環指剥皮創	環指皮膚欠損創
	眼周囲部外傷性腫脹	眼周囲部外傷性皮下異物	眼周囲部擦過創
	眼周囲部切創	眼周囲部虫刺傷	関節血腫
	関節骨折	関節挫傷	関節打撲
	完全骨折	完全脱臼	眼部外傷性腫脹
	眼部外傷性皮下異物	眼部擦過創	眼部切創
	眼部虫刺傷	陥没骨折	顔面汚染創
	顔面挫傷	顔面擦過創	顔面切創
	顔面多発挫傷	顔面多発擦過創	顔面多発切創
	顔面多発打撲傷	顔面多発虫刺傷	顔面多発皮下血腫
	顔面多発皮下出血	顔面打撲傷	顔面皮下血腫
	顔面皮膚欠損創	乾酪性副鼻腔炎	急性一部性化膿性歯髄炎
	急性一部性単純性歯髄炎	急性壊疽性歯髄炎	急性化膿性歯髄炎
	急性光線性外耳炎	急性歯髄炎	急性全部性化膿性歯髄炎
	急性全部性単純性歯髄炎	急性単純性歯髄炎	頬粘膜咬傷
	頬粘膜咬創	胸部汚染創	頬部挫傷
	胸部挫創	頬部擦過創	胸部切創
	頬部切創	頬部打撲傷	胸部皮下気腫
	頬部皮下血腫	胸部皮膚欠損創	頬部皮膚欠損創
	胸膜裂創	亀裂骨折	筋損傷
	筋断裂	筋肉内血腫	空気塞栓症
	屈曲骨折	脛骨顆部割創	頚部挫創
	頚部切創	頚部皮膚欠損創	頚部リンパ節炎
	結核性中耳炎	血管切断	血管損傷

	血行性歯髄炎	血腫	腱切創
	腱損傷	腱断裂	腱部分断裂
	腱裂傷	口蓋挫傷	口腔外傷性腫脹
	口腔挫傷	口腔擦過創	口腔切創
	口腔打撲傷	口腔内血腫	口腔粘膜咬傷
	後出血	紅色陰癬	口唇外傷性腫脹
	口唇咬傷	口唇挫傷	口唇擦過創
	口唇切創	口唇打撲傷	口唇虫刺傷
	口唇皮下血腫	口唇皮下出血	後頭部外傷
	後頭部割創	後頭部挫傷	後頭部挫創
	後頭部切創	後頭部打撲傷	後頭部裂創
	広範性軸索損傷	広汎性神経損傷	後方脱臼
	硬膜損傷	硬膜裂傷	肛門裂創
	コクサッキーウイルス気管支炎	骨折	骨盤部裂創
	根尖周囲のう胞	昆虫咬創	昆虫刺傷
さ	コントル・クー損傷	根分岐部病変	再発性中耳炎
	採皮創	挫傷	擦過創
	擦過皮下血腫	挫滅傷	挫滅創
	残髄炎	残存性歯根のう胞	耳介外傷性腫脹
	耳介挫傷	耳介擦過創	耳介切創
	耳介打撲傷	耳介虫刺傷	耳介皮下血腫
	耳介皮下出血	耳下腺部打撲	趾間切創
	子宮頚管裂傷	子宮頚部環状剥離	趾挫創
	示指 MP 関節挫傷	示指 PIP 開放創	示指割創
	示指挫傷	示指挫創	示指刺創
	四肢静脈損傷	示指切創	四肢動脈損傷
	示指皮膚欠損創	歯周のう胞	歯髄壊死
	歯髄壊疽	歯痛	膝蓋部挫創
	膝下部挫創	膝関節部異物	膝関節部挫創
	膝部異物	膝部割創	膝部挫創
	膝部切創	膝部裂創	歯肉挫傷
	脂肪塞栓症	斜骨折	尺骨近位端骨折
	尺骨鉤状突起骨折	手圧挫傷	縦隔血腫
	縦骨折	重複骨折	手関節挫滅傷
	手関節挫滅創	手関節部切創	手関節部裂創
	手指圧挫傷	手指汚染創	種子骨骨折
	手指挫傷	手指挫創	手指挫滅傷
	手指挫滅創	手指刺創	手指切創
	手指打撲傷	手指剥皮創	手指皮下血腫
	手指皮膚欠損創	手術創離開	手掌皮膚欠損創
	出血性中耳炎	術後横隔膜下膿瘍	術後合併症
	術後感染症	術後血腫	術後消化管出血性ショック
	術後ショック	術後髄膜炎	術後性慢性中耳炎
	術後敗血症	術後皮下気腫	術後腹腔内膿瘍
	術後腹壁膿瘍	手背皮膚欠損創	手部汚染創
	上顎挫傷	上顎擦過創	上顎切創
	上顎打撲傷	上顎皮下血腫	上下肢リンパ浮腫
	上口唇挫傷	上行性歯髄炎	症候性流涙症
	踵骨部挫滅創	小指挫傷	小指挫創
	小指切創	硝子体切断	小指皮膚欠損創
	上唇小帯裂創	上腕汚染創	上腕挫創
	上腕皮膚欠損創	処女膜裂傷	神経根ひきぬき損傷
	神経切断	神経叢損傷	神経叢不全損傷
	神経損傷	神経断裂	靱帯ストレイン
	靱帯損傷	靱帯断裂	靱帯捻挫
	靱帯裂傷	心内異物	ストレイン
	精巣破裂	舌咬傷	切創
	前額部外傷性腫脹	前額部外傷性皮下異物	前額部擦過創
	前額部切創	前額部虫刺傷	前額部虫刺症
	前額部皮膚欠損創	前胸部挫創	仙骨部挫創
	仙骨部皮膚欠損創	線状骨折	全身擦過創
	前頭部割創	前頭部挫傷	前頭部挫創
	前頭部切創	前頭部打撲傷	前頭部皮膚欠損創

	全部性歯髄炎	前方脱臼	前腕汚染創
	前腕挫創	前腕刺創	前腕切創
	前腕皮膚欠損創	前腕裂創	爪下異物
	爪下挫滅傷	爪下挫滅創	掻創
	足関節内果部挫創	足関節部挫創	足底異物
	足底部咬創	足底部刺創	足底部皮膚欠損創
	側頭部割創	側頭部挫創	側頭部切創
	側頭部打撲傷	側頭部皮下血腫	足背部挫創
	足背部切創	足部汚染創	側腹部挫創
	足部皮膚欠損創	足部裂創	鼡径部切創
た	咀嚼障害	損傷	第5趾皮膚欠損創
	大腿汚染創	大腿皮膚欠損創	脱臼
	脱臼骨折	多発性切創	多発性裂創
	打撲血腫	打撲擦過創	打撲傷
	打撲皮下血腫	単純脱臼	腟断端炎
	腟断端出血	腟壁縫合不全	腟裂傷
	中隔部肉芽形成	肘関節骨折	肘関節挫創
	肘関節脱臼骨折	中指挫傷	中指挫創
	中指刺創	中指切創	中指皮膚欠損創
	中枢神経系損傷	肘頭骨折	肘部挫創
	肘部切創	肘部皮膚欠損創	手挫創
	手刺創	手切創	転位性骨折
	殿部異物	殿部刺創	殿部切創
	殿部皮膚欠損創	殿部裂創	頭頂部挫傷
	頭頂部挫創	頭頂部擦過創	頭頂部切創
	頭頂部打撲傷	頭頂部裂創	頭皮外傷性腫脹
	頭皮下血腫	頭皮剥離	頭皮表在損傷
	頭部異物	頭部外傷性皮下異物	頭部外傷性皮下気腫
	頭部割創	頭部頚部挫傷	頭部頚部挫創
	頭部頚部打撲傷	頭部血腫	頭部挫傷
	頭部挫創	頭部擦過創	頭部刺創
	頭部切創	頭部多発挫傷	頭部多発擦過創
	頭部多発切創	頭部多発打撲傷	頭部多発皮下血腫
	頭部打撲	頭部打撲血腫	頭部打撲傷
	頭部虫刺傷	頭部皮下異物	頭部皮下血腫
	頭部皮下出血	頭部皮膚欠損創	頭部裂創
	動脈損傷	特発性関節脱臼	飛び降り自殺未遂
	飛び込み自殺未遂	ドライアイ	ドライソケット
な	内視鏡検査中腸穿孔	内歯瘻	軟口蓋血腫
	肉離れ	乳腺内異物	乳房異物
	尿管切石術後感染症	尿細管間質性腎炎	捻挫
	脳挫傷	脳挫傷・頭蓋内に達する開放創合併なし	脳挫創
	脳挫創・頭蓋内に達する開放創合併なし	脳損傷	脳対側損傷
	脳直撃損傷	脳底部挫傷	脳底部挫傷・頭蓋内に達する開放創合併なし
は	脳裂傷	敗血症性気管支炎	剥離骨折
	抜歯後出血	抜歯後疼痛	抜歯創瘻孔形成
	パラインフルエンザウイルス気管支炎	破裂骨折	反復性膀胱炎
	皮下異物	皮下気腫	皮下血腫
	鼻下擦過創	皮下静脈損傷	皮下損傷
	膝汚染創	膝皮膚欠損創	皮神経挫傷
	非定型肺炎	非熱傷性水疱	鼻部外傷性腫脹
	腓腹筋挫創	眉部血腫	鼻部挫傷
	鼻部擦過創	鼻部切創	皮膚損傷
	鼻部打撲傷	鼻部虫刺傷	鼻部皮下血腫
	鼻部皮下出血	鼻部皮膚欠損創	鼻部皮膚剥離創
	びまん性脳損傷	びまん性脳損傷・頭蓋内に達する開放創合併なし	表皮剥離
	フェニトイン歯肉増殖症	不規則歯槽突起	複雑性歯周炎
	複雑脱臼	副鼻腔真菌症	腹部汚染創
	腹部刺創	腹部皮膚欠損創	腹壁異物
	腹壁創し開	腹壁縫合不全	不全骨折
	ブラックアイ	粉砕骨折	分娩時会陰裂傷
	分娩時軟産道損傷	閉鎖性外傷性脳圧迫	閉鎖性骨折
	閉鎖性脱臼	閉鎖性脳挫創	閉鎖性脳底部挫傷
	閉鎖性びまん性脳損傷	辺縁性化膿性歯根膜炎	扁桃チフス
	膀胱後部膿瘍	膀胱周囲膿瘍	縫合不全
	縫合不全出血	放射線出血性膀胱炎	放射線性下顎骨骨髄炎
	放射線性顎骨壊死	放射線性化膿性顎骨壊死	放射線性膀胱炎
	帽状腱膜下出血	包皮挫創	包皮切創
	包皮裂創	母指挫傷	母指挫創
	母趾挫創	母指刺創	母指切創
	母指打撲挫創	母指打撲傷	母指皮膚欠損創
ま	母趾皮膚欠損創	母指末節部挫創	マイコプラズマ気管支炎
	末梢血管外傷	末梢神経損傷	慢性壊疽性歯髄炎
	慢性開放性歯髄炎	慢性潰瘍性歯髄炎	慢性顎骨炎
	慢性顎骨骨髄炎	慢性歯冠周囲炎	慢性歯周炎
	慢性歯周膿瘍	慢性歯髄炎	慢性穿孔性中耳炎
	慢性増殖性歯髄炎	慢性単純性歯髄炎	慢性中耳炎
	慢性中耳炎後遺症	慢性中耳炎術後再燃	慢性副鼻腔炎
	慢性副鼻腔炎急性増悪	慢性副鼻腔膿瘍	慢性閉鎖性歯髄炎
	慢性放射線性顎骨壊死	耳後部打撲傷	網膜振盪
や	モンテジア骨折	腰部切創	腰部打撲挫創
ら	ライノウイルス気管支炎	らせん骨折	離開骨折
	緑膿菌性外耳炎	淋菌性咽頭炎	リンパ浮腫
	涙液分泌不全	涙管損傷	涙管断裂
	涙小管のう胞	涙腺萎縮	涙腺粘液のう胞
	涙腺のう腫	涙腺肥大	涙道損傷
	涙のう周囲炎	涙のう周囲膿瘍	轢過創
わ	裂離	裂離骨折	若木骨折

用法用量 通常，幼小児にはセファレキシンとして体重kgあたり1日25～50mg(力価)を分割して6時間ごとに経口投与する。
重症の場合や分離菌の感受性が比較的低い症例には，体重kgあたり1日50～100mg(力価)を分割して6時間ごとに経口投与する。
なお，年齢，体重，症状により適宜増減する。

用法用量に関連する使用上の注意 本剤の使用にあたっては，耐性菌の発現等を防ぐため，原則として感受性を確認し，疾病の治療上必要な最小限の期間の投与にとどめること。

禁忌 本剤の成分によるショックの既往歴のある患者

原則禁忌 本剤の成分又はセフェム系抗生物質に対し過敏症の既往歴のある患者

セファレキシンドライシロップ小児用50%「日医工」：日医工 500mg1g[20.7円/g]，センセファリンシロップ用細粒10%：武田薬品 100mg1g[17.2円/g]，センセファリンシロップ用細粒20%：武田薬品 200mg1g[20.7円/g]，ラリキシンドライシロップ小児用10%：富山化学 100mg1g[9.2円/g]，ラリキシンドライシロップ小児用20%：富山化学 200mg1g[11.8円/g]

ケルロング錠5mg　規格：5mg1錠[67.9円/錠]
ケルロング錠10mg　規格：10mg1錠[129.5円/錠]
ベタキソロール塩酸塩　サノフィ　214

【効能効果】

(1)本態性高血圧症(軽症～中等症)
(2)腎実質性高血圧症
(3)狭心症

【対応標準病名】

◎	狭心症	高血圧症	腎実質性高血圧症
	本態性高血圧症		
○	悪性高血圧症	安静時狭心症	安定狭心症
	異型狭心症	冠攣縮性狭心症	境界型高血圧症

	狭心症３枝病変	高血圧性緊急症	高血圧性脳内出血
	高血圧切迫症	高レニン性高血圧症	若年高血圧症
	若年性境界型高血圧症	収縮期高血圧症	初発労作型狭心症
	腎血管性高血圧症	腎性高血圧症	増悪労作型狭心症
	低レニン性高血圧症	二次性高血圧症	不安定狭心症
	夜間狭心症	労作時兼安静時狭心症	労作性狭心症
△	微小血管性狭心症		

用法用量

(1)本態性高血圧症(軽症～中等症)

通常，成人にはベタキソロール塩酸塩として5～10mgを1日1回経口投与する。

なお，年齢，症状により適宜増減できるが，最高用量は1日1回20mgまでとする。

(2)腎実質性高血圧症

通常，成人にはベタキソロール塩酸塩として5mgを1日1回経口投与する。

なお，年齢，症状により適宜増減できるが，最高用量は1日1回10mgまでとする。

(3)狭心症

通常，成人にはベタキソロール塩酸塩として10mgを1日1回経口投与する。

なお，年齢，症状により適宜増減できるが，最高用量は1日1回20mgまでとする。

用法用量に関連する使用上の注意　褐色細胞腫の患者では，本剤の単独投与により急激に血圧が上昇するおそれがあるので，α遮断剤で初期治療を行った後に本剤を投与し，常にα遮断剤を併用すること。

禁忌

(1)本剤の成分に対し過敏症の既往歴のある患者
(2)糖尿病性ケトアシドーシス，代謝性アシドーシスのある患者
(3)高度の徐脈(著しい洞性徐脈)，房室ブロック(II，III度)，洞房ブロックのある患者
(4)心原性ショックのある患者
(5)肺高血圧による右心不全のある患者
(6)うっ血性心不全のある患者
(7)未治療の褐色細胞腫の患者
(8)妊婦又は妊娠している可能性のある婦人

ケフナン錠5mg：東和　5mg1錠[28.7円/錠]，ケフナン錠10mg：東和　10mg1錠[53円/錠]，タルロング錠5mg：大正薬品　5mg1錠[28.7円/錠]，タルロング錠10mg：大正薬品　10mg1錠[28.2円/錠]，ベタキソロール塩酸塩錠5mg「サワイ」：沢井　5mg1錠[28.7円/錠]，ベタキソロール塩酸塩錠5mg「テバ」：テバ製薬　5mg1錠[19.8円/錠]，ベタキソロール塩酸塩錠10mg「サワイ」：沢井　10mg1錠[53円/錠]，ベタキソロール塩酸塩錠10mg「テバ」：テバ製薬　10mg1錠[28.2円/錠]

ケーワンカプセル10mg　規格：10mg1カプセル[27.2円/カプセル]
ケーワンカプセル20mg　規格：20mg1カプセル[44.6円/カプセル]
ケーワン錠5mg　規格：5mg1錠[15.4円/錠]

フィトナジオン　エーザイ　316

【効能効果】

(1)ビタミンＫ欠乏症の予防及び治療：各種薬剤(クマリン系抗凝血薬，サリチル酸，抗生物質など)投与中に起こる低プロトロンビン血症，胆道及び胃腸障害に伴うビタミンＫの吸収障害，新生児の低プロトロンビン血症，肝障害に伴う低プロトロンビン血症
(2)ビタミンＫ欠乏が推定される出血

【対応標準病名】

◎	胃腸疾患	肝障害	出血
	新生児低プロトロンビン血症	胆道疾患	ビタミンＫ欠乏症
	ビタミンＫ欠乏による凝固因子欠乏	プロトロンビン欠乏症	
○	肝疾患による凝固因子欠乏	肝内胆管狭窄	局所出血
	後天性凝固因子欠乏症	後天性胆管狭窄症	後天性低プロトロンビン血症
	実質性臓器出血	静脈出血	総胆管狭窄症
	総胆管閉塞症	胆管狭窄症	胆管閉塞症
	胆汁うっ滞	動脈性出血	内出血
	乳児遅発性ビタミンＫ欠乏症	閉塞性黄疸	
△	アンチトロンビンIII欠乏症	アンチトロンビン欠乏症	一過性新生児血小板減少症
	肝機能障害	肝疾患	肝疾患に伴う貧血
	急性大量出血	高フィブリノゲン血症	出血傾向
	消化管障害	小動脈出血	新生児血小板減少症
	先天性第Ｘ因子欠乏症	先天性第XII因子欠乏症	先天性第XIII因子欠乏症
	先天性プラスミノゲン欠損症	先天性無フィブリノゲン血症	第Ｖ因子欠乏症
	第VII因子欠乏症	多量出血	パラ血友病
	ビタミン欠乏症	フィブリノゲン異常症	フィブリン減少症
	複合ビタミン欠乏症	プレカリクレイン欠乏症	ミリッチ症候群

用法用量　フィトナジオンとして，通常成人1日5～15mg，新生児出血の予防には母体に対し10mg，薬剤投与中に起こる低プロトロンビン血症等には20～50mgを分割経口投与する。

なお，年齢，症状により適宜増減する。

ビタミンK_1錠5：イセイ　5mg1錠[5.6円/錠]，ビタミンK_1錠5mg「ツルハラ」：鶴原　5mg1錠[5.6円/錠]

健胃配合錠「YD」　規格：1錠[5.8円/錠]

センブリ　重曹　陽進堂　233

【効能効果】

下記消化器症状の改善：食欲不振，胃部不快感，胃もたれ，嘔気・嘔吐

【対応標準病名】

◎	嘔気	嘔吐症	食欲不振
○	反復性嘔吐		
△	アセトン血性嘔吐症	異常体重減少	悪心
	化学療法に伴う嘔吐症	経口摂取困難	習慣性嘔吐
	食後悪心	体重減少	胆汁性嘔吐
	中枢性嘔吐症	特発性嘔吐症	脳性嘔吐
	反芻	糞便性嘔吐	やせ

用法用量　通常，成人1回2～4錠，1日3回経口投与する。

なお，年齢，症状により適宜増減する。

禁忌　ナトリウム摂取の制限を必要とする患者(高ナトリウム血症，浮腫，妊娠高血圧症候群等)

併用禁忌

薬剤名等	臨床症状・措置方法	機序・危険因子
マンデル酸ヘキサミン ウロナミン腸溶錠	本剤はヘキサミンの効果を減弱させることがある。	ヘキサミンは酸性尿中でホルムアルデヒドとなり抗菌作用を発現するが，本剤は尿のpHを上昇させヘキサミンの効果を減弱させる。

センブリ・重曹散：日本粉末　1g[7.2円/g]，センブリ・重曹散「JG」：日本ジェネリック　1g[8円/g]，センブリ・重曹散「ケンエー」：健栄　1g[7.2円/g]，センブリ・重曹散「コザカイ・M」：小堺　1g[6.9円/g]，センブリ・重曹散シオエ：シオエ　1g[8円/g]，センブリ・重曹散「東海」：東海　1g[6.9円/g]，センブリ・重曹散「ニッコー」：日興　1g[6.9円/g]，センブリ・重曹散「マルイシ」：丸石　1g[7.5円/g]，センブリ・重曹散「メタル」：中北薬品　1g[8.4円/g]，センブリ・重曹散「ヤマゼン」

M：山善　1g[6.9円/g]，センブリ・重曹散「ヨシダ」：吉田　1g[7.5円/g]，センブリ・重曹散鈴：鈴粉末　1g[6.9円/g]

健栄の健胃散　規格：1g[6.2円/g]

ニガキ　炭酸水素ナトリウム　健栄　233

【効能効果】

下記消化器症状の改善：食欲不振，胃部不快感，胃もたれ，嘔気・嘔吐

【対応標準病名】

◎	嘔気	嘔吐症	食欲不振
○	反復性嘔吐		
△	アセトン血性嘔吐症	異常体重減少	悪心
	化学療法に伴う嘔吐症	経口摂取困難	習慣性嘔吐
	食後悪心	体重減少	胆汁性嘔吐
	中枢性嘔吐症	特発性嘔吐症	脳性嘔吐
	反芻	糞便性嘔吐	やせ

用法用量　通常成人1回1gを1日3回経口投与する。なお，年齢，症状により適宜増減する。

禁忌　ナトリウム摂取制限を必要とする患者(高ナトリウム血症，浮腫，妊娠高血圧症候群等)

併用禁忌

薬剤名等	臨床症状・措置方法	機序・危険因子
マンデル酸ヘキサミン	本剤はヘキサミンの効果を減弱させることがある。	ヘキサミンは酸性尿中でホルムアルデヒドとなり抗菌作用を発現するが，本剤は尿のpHを上昇させヘキサミンの効果を減弱させる。

健胃散「スズ」：鈴粉末[6.2円/g]

コスパノンカプセル40mg　規格：40mg1カプセル[9円/カプセル]
コスパノン錠40mg　規格：40mg1錠[7.5円/錠]
コスパノン錠80mg　規格：80mg1錠[12.1円/錠]

フロプロピオン　エーザイ　124

【効能効果】

下記の疾患に伴う鎮痙効果

肝胆道疾患：胆道ジスキネジー，胆石症，胆のう炎，胆管炎，胆のう剔出後遺症

膵疾患：膵炎

尿路結石

【対応標準病名】

◎	肝疾患	膵炎	膵疾患
	胆管炎	胆道ジスキネジア	胆道疾患
	胆のう炎	胆のう結石症	胆のう摘出後症候群
	尿路結石症		
○	ERCP後膵炎	アルコール性慢性膵炎	壊疽性胆のう炎
	炎症性膵のう胞	オディ括約筋収縮	外傷性膵のう胞
	仮性膵のう胞	化膿性膵のう胞	嵌頓性胆石症
	肝内結石症	肝内胆管狭窄	寄生虫性膵のう胞
	急性化膿性胆管炎	急性化膿性胆のう炎	急性気腫性胆のう炎
	急性膵炎	急性胆管炎	急性胆のう炎
	後天性胆管狭窄症	細胆管炎	再発性急性膵炎
	珊瑚状結石	自己免疫性膵炎	重症急性膵炎
	術後悪心	術後膵炎	術後胆管炎
	腎盂結石症	腎結石自排	腎結石症
	腎砂状結石	真性膵のう胞	腎尿管結石
	膵萎縮	膵うっ血	膵液瘻
	膵壊死	膵機能不全	膵硬変
	膵コレステロール塞栓症	膵腫瘤	膵性脳症
	膵石	膵石灰化症	膵線維症
	膵頭十二指腸切除後膵液瘻	膵頭部腫瘤	膵のう胞
	総胆管狭窄症	総胆管結石	総胆管結石性胆管炎
	総胆管結石性胆のう炎	総胆管十二指腸瘻	総胆管皮膚瘻
	総胆管閉塞症	多発性腎結石	胆管狭窄症
	胆管結石症	胆管結石性胆管炎	胆管結石性胆のう炎
	胆管穿孔	胆管胆のう炎	胆管のう胞
	胆管膿瘍	胆管閉塞症	胆管瘻
	胆汁瘻	胆石性急性胆のう炎	胆石性膵炎
	胆石性胆のう炎	胆泥	胆道結石
	胆のう壊疽	胆のう周囲膿瘍	胆のう胆管結石症
	胆のう膿瘍	胆のう胞	特発性慢性膵炎
	尿管結石症	尿道結石症	慢性再発性膵炎
	慢性膵炎	慢性胆のう炎	ミリッチ症候群
	無菌性膵壊死		
△	亜急性膵炎	アルコール性急性膵炎	遺残胆石症
	壊死性膵炎	壊疽性胆細管炎	化膿性膵炎
	肝外閉塞性黄疸	肝機能障害	肝細胞癌破裂
	肝障害	肝性胸水	感染性膵壊死
	肝仙痛	肝内胆管拡張症	肝内胆細管炎
	逆行性胆管炎	急性出血壊死性膵炎	急性膵壊死
	急性胆細管炎	急性閉塞性化膿性胆管炎	狭窄性胆管炎
	結石性腎盂腎炎	限局性膵炎	原発性硬化性胆管炎
	コレステロール結石	再発性胆管炎	自己免疫性胆管炎
	十二指腸総胆管炎	膵機能異常	膵膿瘍
	膵発育不全症	ステロイド誘発性膵炎	総胆管拡張症
	多発性肝血管腫	多発胆石症	胆管萎縮
	胆管潰瘍	胆管拡張症	胆管ポリープ
	胆汁うっ滞	胆石仙痛	胆道機能異常
	胆のう管結石症	胆のう周囲炎	妊娠性急性脂肪肝
	ビリルビン結石	浮腫性膵炎	閉塞性黄疸
	慢性膵炎急性増悪	慢性胆管炎	慢性胆細管炎
	無痛性胆石症	門脈圧亢進症性胃腸症	門脈圧亢進症性腸症
	薬剤性膵炎		

用法用量

〔カプセル〕：通常成人は，1回1～2カプセル(フロプロピオンとして1回40～80mg)を1日3回経口投与する。

〔錠40mg〕：通常成人は，1回1～2錠(フロプロピオンとして1回40～80mg)を1日3回毎食後経口投与する。泌尿器科においては，1回2錠を1日3回毎食後経口投与する。年齢，症状により適宜増減する。

〔錠80mg〕：通常成人は，1回1錠(フロプロピオンとして1回80mg)を1日3回毎食後経口投与する。年齢，症状により適宜増減する。なお，尿路結石以外に対する通常の用法用量はフロプロピオンとして1回40～80mg1日3回毎食後経口投与する。

コディオ配合錠EX　規格：1錠[116.1円/錠]
コディオ配合錠MD　規格：1錠[114.9円/錠]

バルサルタン　ヒドロクロロチアジド　ノバルティス　214

【効能効果】

高血圧症

【対応標準病名】

◎	高血圧症	本態性高血圧症	
○	高血圧性緊急症		
△	HELLP症候群	悪性高血圧症	褐色細胞腫
	褐色細胞腫性高血圧症	境界型高血圧症	クロム親和性細胞腫
	軽症妊娠高血圧症候群	高血圧性腎疾患	高血圧性脳内出血
	高血圧切迫症	高レニン性高血圧症	混合型妊娠高血圧症候群
	産後高血圧症	若年高血圧症	若年性境界型高血圧症

収縮期高血圧症	重症妊娠高血圧症候群	純粋型妊娠高血圧症候群
心因性高血圧症	腎血管性高血圧症	腎実質性高血圧症
腎性高血圧症	新生児高血圧症	早発型妊娠高血圧症候群
遅発型妊娠高血圧症候群	低レニン性高血圧症	透析シャント静脈高血圧症
内分泌性高血圧症	二次性高血圧症	妊娠高血圧症
妊娠高血圧症候群	妊娠高血圧腎症	妊娠中一過性高血圧症
副腎性高血圧症	副腎腺腫	副腎のう腫
副腎皮質のう腫	良性副腎皮質腫瘍	

効能効果に関連する使用上の注意　過度な血圧低下のおそれ等があり，本剤を高血圧治療の第一選択薬としないこと。

用法用量　成人には1日1回1錠(バルサルタン/ヒドロクロロチアジドとして80mg/6.25mg 又は 80mg/12.5mg)を経口投与する。本剤は高血圧治療の第一選択薬として用いない。

用法用量に関連する使用上の注意　原則として，バルサルタン80mg で効果不十分な場合に本剤の使用を検討すること。

禁忌

(1)本剤の成分に対し過敏症の既往歴のある患者
(2)チアジド系薬剤又はその類似化合物(例えばクロルタリドン等のスルフォンアミド誘導体)に対する過敏症の既往歴のある患者
(3)妊婦又は妊娠している可能性のある婦人
(4)無尿の患者又は透析患者
(5)急性腎不全の患者
(6)体液中のナトリウム・カリウムが明らかに減少している患者
(7)アリスキレンを投与中の糖尿病患者(ただし，他の降圧治療を行ってもなお血圧のコントロールが著しく不良の患者を除く)

コデインリン酸塩散1%「タケダ」　規格：1%1g[8.4円/g]

コデインリン酸塩水和物　武田薬品　224

【効 能 効 果】

各種呼吸器疾患における鎮咳・鎮静
疼痛時における鎮痛
激しい下痢症状の改善

【対応標準病名】

◎	下痢症	咳	疼痛
○	S状結腸炎	胃腸炎	炎症性腸疾患
	開胸術後疼痛症候群	回腸炎	カタル性胃腸炎
	カタル性咳	乾性咳	癌性疼痛
	感染性胃腸炎	感染性大腸炎	感染性腸炎
	感冒性胃腸炎	感冒性大腸炎	感冒性腸炎
	急性胃腸炎	急性大腸炎	急性腸炎
	急性疼痛	持続痛	湿性咳
	術後疼痛	神経障害性疼痛	咳失神
	大腸炎	中枢神経障害性疼痛	腸炎
	腸カタル	難治性疼痛	難治性乳児下痢症
	乳児下痢	末梢神経障害性疼痛	慢性咳嗽
	夜間咳		
△	圧痛	感染性下痢症	機能性下痢
	抗生物質起因性大腸炎	抗生物質起因性腸炎	出血性腸炎
	術創部痛	身体痛	全身痛
	鈍痛	皮膚疼痛症	放散痛

用法用量　通常，成人には，1回2g，1日6gを経口投与する。なお，年齢，症状により適宜増減する。

禁忌

(1)重篤な呼吸抑制のある患者
(2)気管支喘息発作中の患者
(3)重篤な肝障害のある患者
(4)慢性肺疾患に続発する心不全の患者
(5)痙攣状態(てんかん重積症，破傷風，ストリキニーネ中毒)にある患者
(6)急性アルコール中毒の患者
(7)アヘンアルカロイドに対し過敏症の患者
(8)出血性大腸炎の患者

原則禁忌　細菌性下痢のある患者

コデインリン酸塩散1%「イセイ」：イセイ[7.4円/g]，コデインリン酸塩散1%「第一三共」：第一三共[8.4円/g]，コデインリン酸塩散1%「タカタ」：高田[8円/g]，コデインリン酸塩散1%「タナベ」：田辺三菱製薬工場[8.4円/g]，コデインリン酸塩散1%「マルイシ」：丸石[8.4円/g]，コデインリン酸塩散1%「シオエ」：シオエ[8.4円/g]，リン酸コデイン散1%「イワキ」：岩城[8円/g]，リン酸コデイン散1%「コトブキ」：寿[7.4円/g]，リン酸コデイン散1%<ハチ>：東洋製化[8円/g]，リン酸コデイン散1%「ヒシヤマ」：ニプロファーマ[7.4円/g]，リン酸コデイン散1%「フソー」：扶桑薬品[8.4円/g]，リン酸コデイン散1%「ホエイ」：マイラン製薬[7.4円/g]，リン酸コデイン散1%「メタル」：中北薬品[9.6円/g]，リン酸コデイン散1%「日医工」：日医工[7.4円/g]

コデインリン酸塩散10%「シオノギ」　規格：10%1g[147.1円/g]
コデインリン酸塩錠20mg「シオノギ」　規格：20mg1錠[78.1円/錠]

コデインリン酸塩水和物　塩野義　811

【効 能 効 果】

(1)各種呼吸器疾患における鎮咳・鎮静
(2)疼痛時における鎮痛
(3)激しい下痢症状の改善

【対応標準病名】

◎	下痢症	咳	疼痛
○	S状結腸炎	胃腸炎	炎症性腸疾患
	開胸術後疼痛症候群	回腸炎	カタル性胃腸炎
	カタル性咳	乾性咳	癌性疼痛
	感染性胃腸炎	感染性大腸炎	感染性腸炎
	感冒性胃腸炎	感冒性大腸炎	感冒性腸炎
	急性胃腸炎	急性大腸炎	急性腸炎
	急性疼痛	持続痛	湿性咳
	術後疼痛	神経障害性疼痛	咳失神
	大腸炎	中枢神経障害性疼痛	腸炎
	腸カタル	難治性疼痛	難治性乳児下痢症
	乳児下痢	末梢神経障害性疼痛	慢性咳嗽
	夜間咳		
△	圧痛	感染性下痢症	機能性下痢
	抗生物質起因性大腸炎	抗生物質起因性腸炎	出血性腸炎
	術創部痛	身体痛	全身痛
	鈍痛	皮膚疼痛症	放散痛

用法用量　通常，成人にはコデインリン酸塩水和物として1回20mg，1日60mgを経口投与する。
なお，年齢，症状により適宜増減する。

禁忌

(1)重篤な呼吸抑制のある患者
(2)気管支喘息発作中の患者
(3)重篤な肝障害のある患者
(4)慢性肺疾患に続発する心不全の患者
(5)痙攣状態(てんかん重積症，破傷風，ストリキニーネ中毒)にある患者
(6)急性アルコール中毒の患者
(7)アヘンアルカロイドに対し過敏症の患者
(8)出血性大腸炎の患者

原則禁忌　細菌性下痢のある患者

コデインリン酸塩散10%：大日本住友　10%1g[147.1円/g]，コデインリン酸塩散10%「第一三共」：第一三共プロ　10%1g[147.1円/g]，コデインリン酸塩散10%「タケダ」：武田薬品10%1g[147.1円/g]，コデインリン酸塩散10%「タナベ」：田辺

三菱製薬工場　10%1g[147.1円/g]，コデインリン酸塩錠：大日本住友　20mg1錠[78.1円/錠]，コデインリン酸塩錠5mg「シオエ」：シオエ　5mg1錠[10.3円/錠]，コデインリン酸塩錠20mg「第一三共」：第一三共プロ　20mg1錠[78.1円/錠]，コデインリン酸塩錠20mg「タケダ」：武田薬品　20mg1錠[78.1円/錠]，リン酸コデイン錠5mg「ファイザー」：ファイザー　5mg1錠[10.3円/錠]

コデインリン酸塩水和物「第一三共」原末

規格：1g[1220.9円/g]

コデインリン酸塩水和物　第一三共プロ　811

【効 能 効 果】

各種呼吸器疾患における鎮咳・鎮静
疼痛時における鎮痛
激しい下痢症状の改善

【対応標準病名】

◎	下痢症	咳	疼痛
○	S状結腸炎	胃腸炎	炎症性腸疾患
	開胸術後疼痛症候群	回腸炎	カタル性胃腸炎
	カタル性咳	乾性咳	癌性疼痛
	感染性胃腸炎	感染性大腸炎	感染性腸炎
	感冒性胃腸炎	感冒性大腸炎	感冒性腸炎
	急性胃腸炎	急性大腸炎	急性腸炎
	急性疼痛	持続痛	湿性咳
	術後疼痛	神経障害性疼痛	咳失神
	大腸炎	中枢神経障害性疼痛	腸炎
	腸カタル	難治性疼痛	難治性乳児下痢症
	乳児下痢	末梢神経障害性疼痛	慢性咳嗽
	夜間咳		
△	圧痛	感染性下痢症	機能性下痢
	抗生物質起因性大腸炎	抗生物質起因性腸炎	出血性腸炎
	術創部痛	身体痛	全身痛
	鈍痛	皮膚疼痛症	放散痛

用法用量　通常，成人には，1回20mg，1日60mgを経口投与する。
なお，年齢，症状により適宜増減する。

禁忌
(1)重篤な呼吸抑制のある患者
(2)気管支喘息発作中の患者
(3)重篤な肝障害のある患者
(4)慢性肺疾患に続発する心不全の患者
(5)痙攣状態(てんかん重積症，破傷風，ストリキニーネ中毒)にある患者
(6)急性アルコール中毒の患者
(7)アヘンアルカロイドに対し過敏症の患者
(8)出血性大腸炎の患者

原則禁忌　細菌性下痢のある患者

コデインリン酸塩水和物「シオノギ」原末：塩野義[1220.9円/g]，コデインリン酸塩水和物「タケダ」原末：武田薬品[1220.9円/g]，コデインリン酸塩「タナベ」原末：田辺三菱製薬工場[1220.9円/g]

コートリル錠10mg

規格：10mg1錠[7.3円/錠]

ヒドロコルチゾン　ファイザー　245

【効 能 効 果】

(1)慢性副腎皮質機能不全(原発性，続発性，下垂体性，医原性)，急性副腎皮質機能不全(副腎クリーゼ)，副腎性器症候群，亜急性甲状腺炎，甲状腺疾患に伴う悪性眼球突出症，ACTH単独欠損症
(2)関節リウマチ，若年性関節リウマチ(スチル病を含む)，リウマチ熱(リウマチ性心炎を含む)
(3)エリテマトーデス(全身性及び慢性円板状)，全身性血管炎(大動脈炎症候群，結節性動脈周囲炎，多発性動脈炎，ヴェゲナ肉芽腫症を含む)，多発性筋炎(皮膚筋炎)，強皮症
(4)ネフローゼ及びネフローゼ症候群
(5)気管支喘息，薬剤その他の化学物質によるアレルギー・中毒(薬疹，中毒疹を含む)，血清病
(6)重症感染症(化学療法と併用する)
(7)溶血性貧血(免疫性又は免疫性機序の疑われるもの)，白血病(急性白血病，慢性骨髄性白血病の急性転化，慢性リンパ性白血病)(皮膚白血病を含む)，顆粒球減少症(本態性，続発性)，紫斑病(血小板減少性及び血小板非減少性)，再生不良性貧血
(8)限局性腸炎，潰瘍性大腸炎
(9)重症消耗性疾患の全身状態の改善(癌末期，スプルーを含む)
(10)慢性肝炎(活動型，急性再燃型，胆汁うっ滞型)(但し，一般的治療に反応せず肝機能の著しい異常が持続する難治性のものに限る)，肝硬変(活動型，難治性腹水を伴うもの，胆汁うっ滞を伴うもの)
(11)サルコイドーシス(但し，両側肺門リンパ節腫脹のみの場合を除く)
(12)肺結核(粟粒結核，重症結核に限る)(抗結核剤と併用する)，結核性胸膜炎(抗結核剤と併用する)，結核性腹膜炎(抗結核剤と併用する)，結核性心のう炎(抗結核剤と併用する)
(13)脳脊髄炎(脳炎，脊髄炎を含む)(但し，一次性脳炎の場合は頭蓋内圧亢進症状がみられ，かつ他剤で効果が不十分なときに短期間用いること)，末梢神経炎(ギランバレー症候群を含む)，筋強直症，多発性硬化症(視束脊髄炎を含む)，小舞踏病，顔面神経麻痺，脊髄蜘網膜炎
(14)悪性リンパ腫(リンパ肉腫症，細網肉腫症，ホジキン病，皮膚細網症，菌状息肉症)及び類似疾患(近縁疾患)，好酸性肉芽腫，乳癌の再発転移
(15)特発性低血糖症
(16)原因不明の発熱
(17)副腎摘除，副腎皮質機能不全患者に対する外科的侵襲
(18)蛇毒・昆虫毒(重症の虫さされを含む)
(19)卵管整形術後の癒着防止
(20)★湿疹・皮膚炎群(急性湿疹，亜急性湿疹，慢性湿疹，接触皮膚炎，貨幣状湿疹，自家感作性皮膚炎，アトピー皮膚炎，乳・幼・小児湿疹，ビダール苔癬，その他の神経皮膚炎，脂漏性皮膚炎，進行性指掌角皮症，その他の手指の皮膚炎，陰部あるいは肛門湿疹，耳介及び外耳道の湿疹・皮膚炎，鼻前庭及び鼻翼周辺の湿疹・皮膚炎など)(但し，重症例以外は極力投与しないこと)，★痒疹群(小児ストロフルス，蕁麻疹様苔癬，固定蕁麻疹を含む)(重症例に限る)，蕁麻疹(慢性例を除く)(重症例に限る)，★乾癬及び類症[尋常性乾癬(重症例)，関節症性乾癬，乾癬性紅皮症，膿疱性乾癬，稽留性肢端皮膚炎，疱疹状膿痂疹，ライター症候群]，★掌蹠膿疱症(重症例に限る)，成年性浮腫性硬化症，紅斑症(★多形滲出性紅斑，結節性紅斑)(但し，多形滲出性紅斑の場合は重症例に限る)，ウェーバークリスチャン病，粘膜皮膚眼症候群[開口部びらん性外皮症，スチブンス・ジョンソン病，皮膚口内炎，フックス症候群，ベーチェット病(眼症状のない場合)，リップシュッツ急性陰門潰瘍]，★円形脱毛症(悪性型に限る)，天疱瘡群(尋常性天疱瘡，落葉状天疱瘡，Senear-Usher症候群，増殖性天疱瘡)，デューリング疱疹状皮膚炎(類天疱瘡，妊娠性疱疹を含む)，★紅皮症(ヘブラ紅色粃糠疹を含む)，顔面播種状粟粒狼瘡(重症例に限る)，アレルギー性血管炎及びその類症(急性痘瘡様苔癬状粃糠疹を含む)
(21)内眼・視神経・眼窩・眼筋の炎症性疾患の対症療法(ブドウ膜炎，網脈絡膜炎，網膜血管炎，視神経炎，眼窩炎性偽腫瘍，眼窩漏斗尖端部症候群，眼筋麻痺)，外眼部及び前眼部の炎症性疾患の対症療法で点眼が不適当又は不十分な場合(眼瞼炎，結膜炎，角膜炎，強膜炎，虹彩毛様体炎)
(22)急性・慢性中耳炎，滲出性中耳炎・耳管狭窄症，メニエル病及びメニエル症候群，急性感音性難聴，アレルギー性鼻炎，花粉症(枯草熱)，進行性壊疽性鼻炎，食道の炎症(腐蝕性食道炎，直

達鏡使用後）及び食道拡張術後，耳鼻咽喉科領域の手術後の後療法
㉓難治性口内炎及び舌炎（局所療法で治癒しないもの）
★印　外用剤を用いても効果が不十分な場合あるいは十分な効果を期待し得ないと推定される場合にのみ用いること。

【対応標準病名】

◎あ	ACTH 単独欠損症	亜急性甲状腺炎	悪性組織球症
	悪性リンパ腫	アトピー性皮膚炎	アレルギー性血管炎
	アレルギー性鼻炎	医原性副腎皮質機能低下症	医薬品中毒
	陰のう湿疹	ウェーバ・クリスチャン病	ウェジナー肉芽腫症
	会陰部肛囲湿疹	壊疽性鼻炎	円形脱毛症
か	円板状エリテマトーデス	外陰潰瘍	外耳炎
	外耳湿疹	潰瘍性大腸炎	角膜炎
	活動性慢性肝炎	花粉症	貨幣状湿疹
	顆粒球減少症	感音難聴	眼窩炎性偽腫瘍
	眼窩先端部症候群	眼筋麻痺	眼瞼炎
	肝硬変症	関節リウマチ	乾癬
	乾癬性関節炎	乾癬性紅皮症	顔面神経麻痺
	顔面播種状粟粒性狼瘡	気管支喘息	急性湿疹
	急性中耳炎	急性痘瘡状苔癬状粃糠疹	急性白血病
	急性痒疹	強皮症	強膜炎
	ギラン・バレー症候群	筋強直	菌状息肉症
	クローン病	稽留性肢端皮膚炎	結核性胸膜炎
	結核性腹膜炎	血小板減少性紫斑病	血清病
	結節性紅斑	結節性多発動脈炎	結節性痒疹
	結膜炎	虹彩毛様体炎	好酸球性肉芽腫
	甲状腺中毒性眼球突出症	紅斑症	紅斑性天疱瘡
	紅皮症	肛門湿疹	昆虫毒
さ	再生不良性貧血	細網肉腫	サルコイドーシス
	シェーンライン・ヘノッホ紫斑病	耳介部皮膚炎	自家感作性皮膚炎
	耳管狭窄症	視神経炎	視神経脊髄炎
	刺虫症	湿疹	紫斑病
	若年性関節リウマチ	重症感染症	ジューリング病
	手指湿疹	掌蹠膿疱症	小児湿疹
	小舞踏病	食道炎	脂漏性皮膚炎
	進行性指掌角皮症	滲出性中耳炎	尋常性乾癬
	尋常性天疱瘡	心膜結核	じんま疹
	スチル病	スティーブンス・ジョンソン症候群	スプルー
	脊髄炎	脊髄膜炎	舌炎
	接触皮膚炎	全身性エリテマトーデス	増殖性天疱瘡
た	続発性副腎皮質機能低下症	粟粒結核	大動脈炎症候群
	多形滲出性紅斑	多発性筋炎	多発性硬化症
	胆汁うっ滞性肝炎	胆汁性肝硬変	中毒疹
	低血糖	転移性腫瘍	天疱瘡
な	難治性口内炎	難治性腹水	乳癌再発
	乳児皮膚炎	ネフローゼ症候群	脳炎
は	脳脊髄炎	膿疱性乾癬	肺結核
	白血病	鼻前庭部湿疹	ビダール苔癬
	皮膚炎	皮膚筋炎	皮膚白血病
	副腎クリーゼ	副腎性器症候群	副腎皮質機能低下症
	腐食性食道炎	ぶどう膜炎	不明熱
	ベーチェット病	ヘビ毒	ヘブラ粃糠疹
ま	疱疹状膿痂疹	ホジキンリンパ腫	末期癌
	末梢神経炎	慢性肝炎	慢性骨髄性白血病急性転化
	慢性湿疹	慢性中耳炎	慢性リンパ性白血病
	メニエール症候群	メニエール病	毛孔性紅色粃糠疹
や	網膜血管炎	網脈絡膜炎	薬疹
	薬物過敏症	薬物中毒症	溶血性貧血
ら	痒疹	ライター症候群	落葉状天疱瘡
	卵管癒着	リウマチ性心炎	リウマチ性心臓炎
	リウマチ熱	リンパ芽球性リンパ腫	類天疱瘡
○	21 ハイドロキシラーゼ欠損症	ABO 因子不適合輸血	ALK 陰性未分化大細胞リンパ腫
	ALK 陽性大細胞型 B 細胞性リンパ腫	ALK 陽性未分化大細胞リンパ腫	ANCA 関連血管炎
	BCR − ABL1 陽性 B リンパ芽球性白血病	BCR − ABL1 陽性 B リンパ芽球性白血病/リンパ腫	BCR − ABL1 陽性 B リンパ芽球性リンパ腫
	B 型肝硬変	B 細胞性前リンパ球性白血病	B 細胞リンパ腫
	B リンパ芽球性白血病	B リンパ芽球性白血病/リンパ腫	B リンパ芽球性リンパ腫
	CCR4 陽性成人 T 細胞白血病リンパ腫	E2A − PBX1 陽性 B リンパ芽球性白血病	E2A − PBX1 陽性 B リンパ芽球性白血病/リンパ腫
	E2A − PBX1 陽性 B リンパ芽球性リンパ腫	HHV8 多中心性キャッスルマン病随伴大細胞型 B 細胞性リンパ腫	IL3 − IGH 陽性 B リンパ芽球性白血病
	IL3 − IGH 陽性 B リンパ芽球性白血病/リンパ腫	IL3 − IGH 陽性 B リンパ芽球性リンパ腫	LE 型薬疹
	LE 蝶形皮疹	LE 皮疹	MLL 再構成型 B リンパ芽球性白血病
	MLL 再構成型 B リンパ芽球性白血病/リンパ腫	MLL 再構成型 B リンパ芽球性リンパ腫	Rh 因子不適合輸血
	SLE 眼底	TEL − AML1 陽性 B リンパ芽球性白血病	TEL − AML1 陽性 B リンパ芽球性白血病/リンパ腫
	TEL − AML1 陽性 B リンパ芽球性リンパ腫	T 細胞性前リンパ球白血病	T 細胞性大顆粒リンパ球白血病
	T 細胞組織球豊富型大細胞型 B 細胞性リンパ腫	T ゾーンリンパ腫	T リンパ芽球性白血病
あ	T リンパ芽球性白血病/リンパ腫	T リンパ芽球性リンパ腫	亜急性アレルギー性中耳炎
	亜急性血性中耳炎	亜急性結膜炎	亜急性虹彩炎
	亜急性虹彩毛様体炎	亜急性漿液ムチン性中耳炎	亜急性前部ぶどう膜炎
	亜急性皮膚エリテマトーデス	亜急性ムコイド中耳炎	亜急性毛様体炎
	亜急性痒疹	悪液質アフタ	悪性外耳炎
	悪性組織球症性関節症	悪性肥満細胞腫	悪性リンパ腫骨髄浸潤
	アグレッシブ NK 細胞白血病	足湿疹	アシャール・チール症候群
	アスピリンじんま疹	アスピリン喘息	アスピリン不耐症
	圧迫性脊髄炎	アトピー性角結膜炎	アトピー性紅皮症
	アトピー性湿疹	アトピー性神経皮膚炎	アトピー性喘息
	アナフィラクトイド紫斑	アフタ性口内炎	アルカリ性食道炎
	アルコール性多発ニューロパチー	アレルギー性外耳道炎	アレルギー性角膜炎
	アレルギー性眼瞼炎	アレルギー性眼瞼縁炎	アレルギー性気管支炎
	アレルギー性結膜炎	アレルギー性口内炎	アレルギー性じんま疹
	アレルギー性接触皮膚炎	アレルギー性中耳炎	アレルギー性鼻咽頭炎
	アレルギー性鼻結膜炎	アレルギー性皮膚炎	アレルギー性副鼻腔炎
	アレルギー性ぶどう膜炎	胃 MALT リンパ腫	胃悪性リンパ腫
	イエンセン病	異汗性湿疹	胃クローン病
	異型輸血後ショック	医原性低血糖症	胃サルコイドーシス
	胃十二指腸クローン病	萎縮型加齢黄斑変性	萎縮性角結膜炎

萎縮性肝硬変	イソギンチャク毒	一側性感音難聴
一側性混合性難聴	遺伝性血小板減少症	イネ科花粉症
陰唇潰瘍	インスリン低血糖	インターフェロン網膜症
陰部潰瘍	陰部間擦疹	ウイルス性口内炎
ウイルス性ぶどう膜炎	ウェジナー肉芽腫症性呼吸器障害	うっ血性肝炎
うっ血性紫斑病	海ヘビ毒	運動誘発性喘息
栄養障害性角膜炎	栄養性肝硬変	腋窩湿疹
壊死後性肝硬変	壊死性外耳炎	壊死性強膜炎
壊死性血管炎	壊死性食道炎	壊疽性口内炎
エバンス症候群	エリテマトーデス	炎症性多発性関節障害
炎症性乳癌	遠心性環状紅斑	遠心性丘疹性紅斑
円板状乾癬	横断性脊髄症	黄斑部血管走行異常
黄斑部術後浮腫	黄斑部浮腫	温式自己免疫性溶血性貧血
温熱じんま疹	温熱性紅斑	カーンズ・セイアー症候群
外因性喘息	外陰膿瘍	外陰部皮膚炎
外陰ベーチェット病	外眼筋不全麻痺	外眼筋麻痺
外耳道真珠腫	外耳道肉芽腫	外耳道膿瘍
外耳道蜂巣炎	外耳部虫刺傷	外傷性角膜炎
外傷性角膜潰瘍	外傷性穿孔性中耳炎	外傷性中耳炎
海水浴皮膚炎	回腸クローン病	外直筋麻痺
外転神経萎縮	外転神経根性麻痺	外転神経不全麻痺
外転神経麻痺	回転性めまい	潰瘍性眼瞼炎
潰瘍性口内炎	潰瘍性粟粒結核	潰瘍性大腸炎・左側大腸炎型
潰瘍性大腸炎・全大腸炎型	潰瘍性大腸炎・直腸Ｓ状結腸炎型	潰瘍性大腸炎・直腸炎型
潰瘍性大腸炎合併妊娠	潰瘍性大腸炎再燃	潰瘍性大腸炎性若年性関節炎
化学性急性外耳炎	化学性結膜炎	化学性食道炎
化学性皮膚炎	蝸牛型メニエール病	蝸牛神経性難聴
芽球増加を伴う不応性貧血	芽球増加を伴う不応性貧血－１	芽球増加を伴う不応性貧血－２
角結膜炎	角結膜びらん	角膜潰瘍
角膜虹彩炎	角膜上皮びらん	角膜穿孔
角膜中心潰瘍	角膜内皮炎	角膜膿瘍
角膜パンヌス	角膜びらん	角膜腐蝕
下行性視神経炎	カサバッハ・メリット症候群	下斜筋不全麻痺
下斜筋麻痺	家族性寒冷自己炎症症候群	家族性溶血性貧血
カタル性角膜潰瘍	カタル性眼炎	カタル性結膜炎
カタル性口内炎	カタル性舌炎	下直筋不全麻痺
下直筋麻痺	滑車神経萎縮	滑車神経麻痺
活動期潰瘍性大腸炎	活動性肺結核	化膿性角膜炎
化膿性結膜炎	化膿性虹彩炎	化膿性脊髄炎
化膿性中耳炎	化膿性脳髄膜炎	化膿性皮膚疾患
化膿性ぶどう膜炎	化膿性網膜炎	化膿性毛様体炎
過敏性血管炎	貨幣状角膜炎	カモガヤ花粉症
顆粒球肉腫	眼炎	肝炎後肝硬変
肝炎後再生不良性貧血	眼窩悪性リンパ腫	緩解期潰瘍性大腸炎
眼窩下膿瘍	眼角部眼瞼炎	眼角部眼瞼縁結膜炎
眼窩骨髄炎	眼窩骨膜炎	眼窩膿瘍
眼窩蜂巣炎	癌関連網膜症	眼球突出症
眼球突出性眼筋麻痺	眼筋不全麻痺	間欠性眼球突出症
眼瞼縁炎	眼瞼縁結膜炎	眼瞼乾皮症
眼瞼結膜炎	眼瞼虫刺傷	眼瞼皮膚炎
眼瞼びらん	眼瞼瘻孔	肝硬化症
間擦疹	肝サルコイドーシス	眼サルコイドーシス
間質性視神経炎	眼周囲部虫刺傷	環状紅斑
環状鉄芽球を伴う不応性貧血	癌性悪液質	乾性角結膜炎
乾性角膜炎	眼性類天疱瘡	関節型若年性特発性関節炎
関節リウマチ・顎関節	関節リウマチ・肩関節	関節リウマチ・胸椎
関節リウマチ・頚椎	関節リウマチ・股関節	関節リウマチ・指関節

関節リウマチ・趾関節	関節リウマチ・膝関節	関節リウマチ・手関節
関節リウマチ・脊椎	関節リウマチ・足関節	関節リウマチ・肘関節
関節リウマチ・腰椎	関節リウマチ性間質性肺炎	肝線維症
感染型気管支喘息	感染後脳炎	感染後脳脊髄炎
感染性外耳炎	感染性角膜炎	感染性角膜潰瘍
乾癬性関節炎・肩関節	乾癬性関節炎・股関節	乾癬性関節炎・指関節
乾癬性関節炎・膝関節	乾癬性関節炎・手関節	乾癬性関節炎・仙腸関節
乾癬性関節炎・足関節	乾癬性関節炎・肘関節	感染性口内炎
感染性食道炎	乾癬性脊椎炎	乾燥性口内炎
眼底動脈蛇行症	肝内胆管狭窄	肝脾Ｔ細胞リンパ腫
眼部虫刺傷	汗疱性湿疹	顔面急性皮膚炎
顔面昆虫螫	顔面神経不全麻痺	顔面尋常性乾癬
顔面多発虫刺傷	顔面半側萎縮症	顔面ミオキミア
乾酪性肺炎	寒冷凝集素症	寒冷じんま疹
寒冷溶血素症候群	機械性じんま疹	機械的溶血性貧血
気管結核	気管支結核	気管支喘息合併妊娠
義歯性口内炎	偽性円形脱毛症	偽性髄膜炎
季節性アレルギー性結膜炎	季節性アレルギー性鼻炎	偽膜性結膜炎
偽膜性口内炎	球後視神経炎	丘疹紅皮症
丘疹状紅斑	丘疹状湿疹	丘疹状じんま疹
急性アレルギー性中耳炎	急性外耳炎	急性潰瘍性大腸炎
急性角結膜炎	急性角膜炎	急性化膿性外耳炎
急性化膿性中耳炎	急性眼窩うっ血	急性眼窩炎
急性巨核芽球性白血病	急性激症型潰瘍性大腸炎	急性血性中耳炎
急性結膜炎	急性虹彩炎	急性虹彩毛様体炎
急性光線性外耳炎	急性骨髄性白血病	急性骨髄単球性白血病
急性散在性脳脊髄炎	急性視神経炎	急性湿疹性外耳炎
急性漿液ムチン性中耳炎	急性上行性脊髄炎	急性小脳性失調症
急性滲出性中耳炎	急性脊髄炎	急性接触性外耳炎
急性前骨髄球性白血病	急性前部ぶどう膜炎	急性粟粒結核
急性多発性硬化症	急性単球性白血病	急性低音障害型感音難聴
急性特発性血小板減少性紫斑病	急性乳児湿疹	急性反応性外耳炎
急性汎発性膿疱性乾癬	急性非化膿性中耳炎	急性ムコイド中耳炎
急性毛様体炎	急性薬物中毒	急性リウマチ熱
急性リウマチ熱性輪状紅斑	急性リンパ性白血病	急性濾胞性結膜炎
胸腔内リンパ節結核・菌確認あり	胸腔内リンパ節結核・組織学的確認あり	強皮症性ミオパチー
胸部昆虫螫	強膜潰瘍	強膜拡張症
強膜ぶどう腫	局在性脈絡膜炎	局在性網膜炎
局在性網脈絡膜炎	局面状乾癬	巨細胞性甲状腺炎
巨大血小板性血小板減少症	巨大乳頭結膜炎	巨大フリクテン
亀裂性湿疹	筋サルコイドーシス	近視性網膜症
空腸クローン病	くすぶり型白血病	屈曲部乾癬
屈曲部湿疹	グッドパスチャー症候群	クモ毒
くも膜炎	クラゲ毒	グラデニーゴ症候群
グルーイヤー	クレスト症候群	クローン病性若年性関節炎
クロロキン網膜症	形質芽球性リンパ腫	形質細胞白血病
軽症潰瘍性大腸炎	軽症再生不良性貧血	痙性めまい
珪肺結核	頚部悪性リンパ腫	頚部虫刺症
頚部皮膚炎	稽留性肢端皮膚炎汎発型	劇症型潰瘍性大腸炎
結核性喀血	結核性気管支拡張症	結核性気胸
結核性胸膜炎・菌確認あり	結核性胸膜炎・組織学的確認あり	結核性空洞
結核性血胸	結核性心筋症	結核性中耳炎
結核性肺線維症	結核性肺膿瘍	結核性腹水
血管運動性鼻炎	血管拡張性環状紫斑症	血管性パンヌス
血管内大細胞型Ｂ細胞性リンパ腫	血管ベーチェット病	血管免疫芽球性Ｔ細胞リンパ腫

血小板減少症	血清反応陰性関節リウマチ	血清発疹
結節硬化型古典的ホジキンリンパ腫	結節虹彩炎	結節性眼炎
結節性肝硬変	結節性結膜炎	結節性紅斑性関節障害
結節性肺結核	結節性リンパ球優位型ホジキンリンパ腫	結腸悪性リンパ腫
結膜潰瘍	結膜びらん	結膜濾胞症
限局型ウェジナー肉芽腫症	限局性円板状エリテマトーデス	限局性外耳道炎
限局性神経皮膚炎	限局性滲出性網脈絡膜炎	原発性血小板減少症
原発性滲出性リンパ腫	原発性胆汁性肝硬変	原発性ヘルペスウイルス性口内炎
顕微鏡的多発血管炎	高2倍体性Bリンパ芽球性白血病	高2倍体性Bリンパ芽球性白血病/リンパ腫
高2倍体性Bリンパ芽球性リンパ腫	肛囲間擦疹	好塩基球性白血病
甲殻動物毒	硬化性角膜炎	硬化性脊髄炎
硬化性舌炎	硬化性肺結核	交感神経性眼筋麻痺
後極ぶどう膜腫	口腔感染症	口腔結核
口腔褥瘡性潰瘍	口腔ベーチェット病	口腔ヘルペス
高血圧性眼底	高血圧性虹彩毛様体炎	高血圧性視神経網膜症
高血圧性網膜症	虹彩異色	虹彩異色性毛様体炎
虹彩炎	好酸球性食道炎	好酸球性中耳炎
好酸球性白血病	後耳介神経炎	高脂血症性網膜症
甲状腺MALTリンパ腫	甲状腺悪性リンパ腫	甲状腺炎
甲状腺眼症	口唇アフタ	口唇虫刺傷
光線眼症	交代性舞踏病	好中球G6PD欠乏症
好中球減少症	好中球性白血病	後天性筋緊張症
後天性胆管狭窄症	後天性表皮水疱症	喉頭結核
口内炎	広汎性円形脱毛症	紅斑性間擦疹
紅斑性湿疹	紅皮症型薬疹	後部強膜炎
後部ぶどう腫	後部毛様体炎	硬膜炎
後迷路性難聴	肛門クローン病	高齢者EBV陽性びまん性大細胞型B細胞性リンパ腫
コーガン症候群	コーツ病	鼓室内水腫
骨悪性リンパ腫	骨サルコイドーシス	骨髄異形成症候群
骨髄性白血病	骨髄性白血病骨髄浸潤	骨髄単球性白血病
骨髄低形成	骨髄低形成血小板減少症	骨盤腹膜癒着
コッホ・ウィークス菌性結膜炎	固定薬疹	古典的ホジキンリンパ腫
孤立性アフタ	コリン性じんま疹	混合型肝硬変
混合型喘息	混合型白血病	混合細胞型古典的ホジキンリンパ腫

さ

混合性難聴	昆虫刺傷	最重症再生不良性貧血
再燃緩解型潰瘍性大腸炎	再発性アフタ	再発性中耳炎
再発性ヘルペスウイルス性口内炎	サソリ毒	サルコイドーシス性虹彩毛様体炎
サルコイドーシス性ぶどう膜炎	サルコイド関節障害	サルコイド筋炎
サルコイド心筋炎	サルコイドミオパチー	散在性表層角膜炎
散在性脈絡膜炎	散在性網膜炎	散在性網脈絡膜炎
蚕蝕性角膜潰瘍	しいたけ皮膚炎	シェーンライン・ヘノッホ紫斑病性関節炎
耳介周囲湿疹	紫外線角結膜炎	紫外線角膜炎
耳介虫刺傷	耳介蜂巣炎	耳管鼓室炎
耳管閉塞症	色素性痒疹	子宮付属器癒着
軸性視神経炎	自己赤血球感作症候群	自己免疫性肝炎
自己免疫性肝硬変	自己免疫性甲状腺炎	自己免疫性好中球減少症
自己免疫性じんま疹	自己免疫性溶血性貧血	四肢乾癬
四肢小児湿疹	四肢尋常性乾癬	四肢虫刺症
四肢毛孔性紅色粃糠疹	糸状角膜炎	指状嵌入細胞肉腫
視神経周囲炎	視神経症	視神経障害
視神経髄膜炎	視神経乳頭炎	視神経網膜炎
視神経網膜障害	耳性めまい	持続性色素異常性紅斑
刺虫アレルギー	実質性角膜炎	膝状神経節炎

湿疹性眼瞼炎	湿疹性眼瞼皮膚炎	湿疹性パンヌス
湿疹続発性紅皮症	紫斑型薬疹	紫斑病腎炎
尺側偏位	若年性関節炎	若年性骨髄単球性白血病
若年性再発性網膜硝子体出血	若年性多発性関節炎	若年性多発性動脈炎
若年性特発性関節炎	若年性皮膚筋炎	若年性ヘルペス状皮膚炎
シャルコー肝硬変	縦隔悪性リンパ腫	縦隔原発大細胞型B細胞性リンパ腫
周期性血小板減少症	周期性好中球減少症	周期性再発性じんま疹
重症潰瘍性大腸炎	重症再生不良性貧血	重症多形滲出性紅斑・急性期
十二指腸悪性リンパ腫	十二指腸クローン病	周辺性ぶどう膜炎
周辺性網脈絡膜炎	周辺部ぶどう膜炎	周辺部脈絡膜炎
しゅさ性眼瞼炎	手掌紅斑	出血性外耳炎
出血性角膜炎	出血性虹彩炎	出血性口内炎
出血性じんま疹	出血性中耳炎	出血性網膜炎
術後結膜炎	術後虹彩炎	術後食道炎
術後性中耳炎	術後性慢性中耳炎	術後乳癌
術後溶血性貧血	種痘様水疱症様リンパ腫	主婦湿疹
腫瘍随伴性天疱瘡	腫瘍型筋サルコイドーシス	春季カタル
小陰唇膿瘍	漿液性虹彩炎	漿液性網膜炎
消化性食道炎	上眼窩裂症候群	少関節型若年性関節炎
上強膜炎	小結節性肝硬変	症候性原発性胆汁性肝硬変
上行性視神経炎	症候性紫斑病	上鼓室化膿症
硝子体黄斑牽引症候群	上斜筋不全麻痺	上斜筋麻痺
掌蹠角化症	掌蹠膿疱症性骨関節炎	小腸悪性リンパ腫
小腸クローン病	小腸大腸クローン病	上直筋不全麻痺
上直筋麻痺	小児EBV陽性T細胞リンパ増殖性疾患	小児アトピー性湿疹
小児遺伝性無顆粒球症	小児外陰腟炎	小児乾燥型湿疹
小児急性リンパ性白血病	小児骨髄異形成症候群	小児全身性EBV陽性T細胞リンパ増殖性疾患
小児喘息	小児喘息性気管支炎	小児特発性低血糖症
小児ネフローゼ症候群	小児汎発性膿疱性乾癬	睫毛性眼瞼炎
小リンパ球性リンパ腫	初回発作型潰瘍性大腸炎	職業性皮膚炎
職業喘息	食物性皮膚炎	女性化副腎腫瘍
脂漏性眼瞼炎	脂漏性乾癬	脂漏性乳児皮膚炎
心因性喘息	心筋結核	真菌性角膜潰瘍
真菌性髄膜炎	神経栄養性角結膜炎	神経サルコイドーシス
神経性難聴	神経ベーチェット病	人工肛門部皮膚炎
人工じんま疹	進行性角膜潰瘍	進行性難聴
深在性エリテマトーデス	心サルコイドーシス	腎サルコイドーシス
滲出性紅斑型中毒疹	滲出性網膜炎	滲出性網膜症
浸潤性表層角膜炎	新生児中耳炎	新生児皮脂漏
新生児皮膚炎	腎性網膜症	心臓悪性リンパ腫
深層角膜炎	振動性じんま疹	塵肺結核
水晶体原性虹彩毛様体炎	水痘脳炎	水疱性口内炎
水疱性多形紅斑	水疱性中耳炎	水疱性類天疱瘡
髄膜炎	髄膜脊髄炎	髄膜脳炎
髄膜白血病	スギ花粉症	ステロイド依存性潰瘍性大腸炎
ステロイド依存性クローン病	ステロイド依存性喘息	ステロイド依存性ネフローゼ症候群
ステロイド抵抗性ネフローゼ症候群	ステロイド皮膚炎	ステロイド誘発性皮膚症
ステロイド離脱症候群	スモン	制癌剤皮膚炎
星状角膜炎	星状網膜症	成人T細胞白血病骨髄浸潤
成人T細胞白血病リンパ腫	成人T細胞白血病リンパ腫・急性型	成人T細胞白血病リンパ腫・くすぶり型
成人T細胞白血病リンパ腫・慢性型	成人T細胞白血病リンパ腫・リンパ腫型	成人アトピー性皮膚炎
精巣悪性リンパ腫	ゼーミッシュ潰瘍	赤芽球ろう
石化性角膜炎	赤色湿疹	脊髄髄膜炎

	脊髄多発性硬化症	咳喘息	赤道ぶどう腫
	赤白血病	セザリー症候群	節外性 NK/T 細胞リンパ腫・鼻型
	舌潰瘍	雪眼炎	赤血球造血刺激因子製剤低反応性貧血
	接触眼瞼皮膚炎	接触じんま疹	接触性眼瞼結膜炎
	接触性口内炎	節足動物毒	舌乳頭炎
	舌膿瘍	舌びらん	セリアック病
	線維乾酪性心膜炎	遷延性肝炎	遷延性虹彩炎
	全外眼筋麻痺	前額部虫刺傷	前額部虫刺症
	穿孔性角膜潰瘍	穿孔性中耳炎	線状角膜炎
	線状網膜炎	全身型ウェジナー肉芽腫症	全身型若年性特発性関節炎
	全身湿疹	全身性エリテマトーデス性呼吸器障害	全身性エリテマトーデス性心膜炎
	全身性エリテマトーデス性脳動脈炎	全身性エリテマトーデス性ミオパチー	全身性エリテマトーデス脊髄炎
	全身性エリテマトーデス脳炎	全身性エリテマトーデス脳脊髄炎	全身性強皮症
	全身性強皮症性呼吸器障害	全身性紫斑病	全身性転移性癌
	全身の尋常性乾癬	全身毛孔性紅色粃糠疹	全身薬疹
	喘息性気管支炎	前庭型メニエール病	前庭障害
	前庭神経炎	前庭性運動失調症	先天性外転神経麻痺
	先天性筋強直症	先天性好中球減少症	先天性再生不良性貧血
	先天性赤芽球ろう	先天性低形成貧血	先天性ネフローゼ症候群
	先天性パラミオトニア	先天性副腎過形成	先天性副腎性器症候群
	腺病性パンヌス	前房蓄膿	前房蓄膿性角膜炎
	前房蓄膿性虹彩炎	前リンパ球性白血病	造影剤ショック
	増殖性化膿性口内炎	増殖性硝子体網膜症	増殖性網膜炎
	総胆管狭窄症	総胆管閉塞症	側頭動脈炎
	続発性血小板減少症	続発性血小板減少性紫斑病	続発性虹彩炎
	続発性虹彩毛様体炎	続発性紫斑病	続発性胆汁性肝硬変
	続発性脳炎	続発性舞踏病	続発性ぶどう膜炎
た	大アフタ	体位性めまい	大陰唇膿瘍
	体幹虫刺症	大結節性肝硬変	体質性再生不良性貧血
	代償性肝硬変	苔癬	苔癬状類乾癬
	大腸 MALT リンパ腫	大腸悪性リンパ腫	大腸クローン病
	多形紅斑	多形紅斑性関節障害	多形慢性痒疹
	多巣性運動ニューロパチー	多中心性細網組織球症	多発性乾癬性関節炎
	多発性癌転移	多発性筋炎性呼吸器障害	多発性血管炎
	多発性血管炎重複症候群	多発性口内炎	多発性神経炎
	多発性神経障害	多発性神経脊髄炎	多発性脊髄神経根炎
	多発性リウマチ性関節炎	多発ニューロパチー	胆管狭窄症
	胆管閉塞症	単球減少症	単球性白血病
	胆細管性肝硬変	胆汁うっ滞	単純性角膜潰瘍
	単純性顔面粃糠疹	単純性紫斑病	単純性中耳炎
	単純苔癬	男性化副腎腫瘍	蛋白病
	単葉性肝硬変	地図状口内炎	地図状脈絡膜炎
	腟潰瘍	チビエルジュ・ワイゼンバッハ症候群	チャドクガ皮膚炎
	中隔性肝硬変	中間部ぶどう膜炎	中耳炎
	中耳炎後遺症	中耳炎性顔面神経麻痺	虫刺性皮膚炎
	中心性脈絡膜炎	中心性脈絡網膜症	中心性網膜炎
	中心性網膜症	中心性網脈絡膜炎	虫垂クローン病
	中枢神経系原発びまん性大細胞型 B 細胞性リンパ腫	中枢神経ループス	中枢性顔面神経麻痺
	中枢性難聴	中等症潰瘍性大腸炎	中等症再生不良性貧血
	中毒性好中球減少症	中毒性紅斑	中毒性視神経炎
	中毒性ニューロパチー	中毒性表皮壊死症	中毒性溶血性貧血
	腸管症関連 T 細胞リンパ腫	腸管ベーチェット病	腸間膜リンパ節結核
	直腸 MALT リンパ腫	直腸悪性リンパ腫	直腸クローン病
	陳旧性顔面神経麻痺	陳旧性虹彩炎	陳旧性虹彩毛様体炎

	陳旧性中耳炎	陳旧性肺結核	通年性アレルギー性結膜炎
	通年性アレルギー性鼻炎	手足症候群	低 2 倍体性 B リンパ芽球性白血病
	低 2 倍体性 B リンパ芽球性白血病/リンパ腫	低 2 倍体性 B リンパ芽球性リンパ腫	低アルドステロン症
	低形成性白血病	低形成性貧血	低血糖性脳症
	低血糖発作	低補体血症性血管炎	低レニン性低アルドステロン症
	滴状乾癬	滴状類乾癬	手湿疹
	テノンのう炎	デビス紫斑	転移性黒色腫
	転移性扁平上皮癌	点状乾癬	デンスデポジット病ネフローゼ症候群
	頭位眼振	動眼神経萎縮	動眼神経炎
	動眼神経根性麻痺	動眼神経不全麻痺	動眼神経麻痺
	冬期湿疹	頭部湿疹	頭部脂漏
	頭部尋常性乾癬	頭部虫刺傷	頭部粃糠疹
	島ベータ細胞過形成症	動脈硬化性眼底	動脈硬化性眼底所見
	トカゲ毒	兎眼性角膜炎	特発性眼筋麻痺
	特発性肝硬変	特発性血小板減少性紫斑病	特発性血小板減少性紫斑病合併妊娠
	特発性好中球減少症	特発性再生不良性貧血	特発性じんま疹
	特発性副腎性器障害	特発性傍中心窩毛細血管拡張症	特発性末梢性顔面神経麻痺
	特発性溶血性貧血	毒物性眼瞼炎	トッド肝硬変
な	内因性湿疹	内因性ブドウ膜炎	内直筋麻痺
	内リンパ水腫	難治性喘息	難治性ネフローゼ症候群
	難治性ぶどう膜炎	軟膜炎	肉芽腫性肝炎
	肉芽腫性甲状腺炎	二次性再生不良性貧血	二次性ネフローゼ症候群
	二次性白血球減少症	二次性白血病	乳痂
	乳癌	乳癌・HER2 過剰発現	乳癌骨転移
	乳癌皮膚転移	乳児赤芽球ろう	乳児喘息
	乳腺腋窩尾部乳癌	乳頭部乳癌	乳頭網膜炎
	乳房下外側部乳癌	乳房下内側部乳癌	乳房境界部乳癌
	乳房脂肪肉腫	乳房上外側部乳癌	乳房上内側部乳癌
	乳房中央部乳癌	乳房肉腫	乳房パジェット病
	乳房皮膚炎	乳輪部乳癌	妊娠湿疹
	妊娠性疱疹	妊婦性皮膚炎	熱帯性スプルー
	粘液膿性結膜炎	脳悪性リンパ腫	脳幹多発性硬化症
	膿胸関連リンパ腫	脳室炎	のう胞様黄斑浮腫
は	ノートナーゲル症候群	バーキット白血病	バーキットリンパ腫
	肺 MALT リンパ腫	肺炎結核	肺結核・鏡検確認あり
	肺結核・組織学的確認あり	肺結核・培養のみ確認あり	肺結核腫
	肺好酸球性肉芽腫症	肺サルコイドーシス	梅毒性髄膜炎
	肺門結核	肺門リンパ節結核	破壊性関節炎
	白色粃糠疹	拍動性眼球突出症	白内障術後結膜炎
	剥離性食道炎	剥離性皮膚炎	ハシトキシコーシス
	橋本病	播種性結核	バセドウ病眼症
	白血球減少症	白血病性関節症	白血病性網膜症
	発熱性好中球減少症	鼻背部湿疹	ハブ咬傷
	パラミオトニア	バリズム	パリノー結膜炎
	パリノー結膜腺症候群	パリノー症候群	汎血球減少症
	瘢痕性類天疱瘡	斑点状網膜症	ハンド・シューラー・クリスチャン病
	汎発性膿疱性乾癬	反復性角膜潰瘍	反復性虹彩炎
	反復性虹彩毛様体炎	反復性前部ぶどう膜炎	反復性前房蓄膿
	反復性多発性神経炎	反復性毛様体炎	脾 B 細胞性リンパ腫/白血病・分類不能型
	脾悪性リンパ腫	非アトピー性喘息	皮下脂肪織炎様 T 細胞リンパ腫
	非化膿性甲状腺炎	非化膿性中耳炎	非感染性急性外耳炎
	鼻腔サルコイドーシス	粃糠疹	非自己免疫性溶血性貧血
	微小変化型ネフローゼ症候群	非水疱性多形紅斑	ヒスチオサイトーシス X
	脾性好中球減少症	鼻性視神経炎	非代償性肝硬変

コ

	非定型的白血病	非定型慢性骨髄性白血病	非特異的反応性肝炎
	ヒトデ毒	ヒノキ花粉症	脾びまん性赤脾髄小B細胞性リンパ腫
	皮膚エリテマトーデス	皮膚筋炎性呼吸器障害	皮膚結節性多発動脈炎
	皮膚原発性CD30陽性T細胞リンパ増殖性疾患	皮膚原発性γδT細胞リンパ腫	皮膚原発性未分化大細胞リンパ腫
	皮膚原発びまん性大細胞型B細胞リンパ腫・下肢型	皮膚サルコイドーシス	皮膚粟粒結核
	鼻部虫刺傷	皮膚描記性じんま疹	脾辺縁帯リンパ腫
	非ホジキンリンパ腫	肥満細胞性白血病	びまん性外耳炎
	びまん性乾癬	びまん性管内増殖性糸球体腎炎ネフローゼ症候群	びまん性神経皮膚炎
	びまん性大細胞型・バーキット中間型分類不能B細胞性リンパ腫	びまん性大細胞型・ホジキン中間型分類不能B細胞性リンパ腫	びまん性大細胞型B細胞性リンパ腫
	びまん性表層角膜炎	びまん性膜性糸球体腎炎ネフローゼ症候群	びまん性脈絡膜炎
	表在性角膜炎	表在性舌炎	表在性点状角膜炎
	ビリグラフィンショック	ビリン疹	頻回再発型ネフローゼ症候群
	貧血網膜症	ファンコニー貧血	フィラメント状角膜炎
	封入体筋炎	フォークト・小柳・原田病	フォークト・小柳病
	匐行性角膜潰瘍	副腎萎縮	副腎皮質機能低下に伴う貧血
	腹部虫刺傷	不全型ベーチェット病	ブタクサ花粉症
	フックス異色毛様体炎	不適合輸血反応	ぶどう球菌性眼瞼炎
	舞踏病	舞踏病様運動	ぶどう膜角膜炎
	ぶどう膜耳下腺熱	ブラジル天疱瘡	フリクテン性角結膜炎
	フリクテン性角膜炎	フリクテン性角膜潰瘍	フリクテン性結膜炎
	フリクテン性パンヌス	分類不能型骨髄異形成症候群	ヘアリー細胞白血病
	ヘアリー細胞白血病亜型	平衡異常	閉塞性黄疸
	閉塞性肝硬変	閉塞性髄膜炎	ベドナーアフタ
	ベニエ痒疹	ペニシリンアレルギー	ペニシリンショック
	ヘパリン起因性血小板減少症	ヘビ咬傷	ヘブラ痒疹
	ヘルペス口内炎	辺縁角膜炎	辺縁フリクテン
	扁桃悪性リンパ腫	扁平湿疹	扁平苔癬
	蜂刺症	放射線食道炎	放射線性口内炎
	放射線性貧血	放射線網膜症	胞状異角化症
	疱疹状天疱瘡	発作性運動誘発舞踏アテトーシス	発作性ジストニア性舞踏アテトーシス
ま	本態性再生不良性貧血	麻疹様紅斑	麻酔ショック
	末梢神経障害	末梢性T細胞リンパ腫	末梢性T細胞リンパ腫・詳細不明
	末梢性顔面神経麻痺	末梢性めまい症	末梢前庭障害
	麻痺性斜視	マムシ咬傷	慢性NK細胞リンパ増殖性疾患
	慢性アレルギー性中耳炎	慢性炎症関連びまん性大細胞型B細胞性リンパ腫	慢性炎症性脱髄性多発神経炎
	慢性外耳炎	慢性角結膜炎	慢性カタル性結膜炎
	慢性化膿性穿孔性中耳炎	慢性化膿性中耳炎	慢性肝炎増悪
	慢性結膜炎	慢性虹彩毛様体炎	慢性骨髄性白血病
	慢性骨髄性白血病移行期	慢性骨髄性白血病慢性期	慢性骨髄単球性白血病
	慢性耳管鼓室カタル	慢性耳管鼓室化膿性中耳炎	慢性持続型潰瘍性大腸炎
	慢性漿液性中耳炎	慢性漿液ムチン性中耳炎	慢性上鼓室乳突洞化膿性中耳炎
	慢性進行性外眼筋麻痺症候群	慢性滲出性中耳炎	慢性じんま疹
	慢性髄膜炎	慢性脊髄炎	慢性舌炎
	慢性穿孔性中耳炎	慢性苔癬状粃糠疹	慢性単球性白血病
	慢性中耳炎急性増悪	慢性中耳炎術後再燃	慢性特発性血小板減少性紫斑病
	慢性乳児湿疹	慢性脳炎	慢性白血病
	慢性非化膿性中耳炎	慢性表在性舌炎	慢性本態性好中球減少症症候群
	慢性ムコイド中耳炎	慢性網膜症	慢性痒疹
	慢性リウマチ性冠状動脈炎	慢性良性顆粒球減少症	慢性濾胞性結膜炎
	マントル細胞リンパ腫	未分化大細胞リンパ腫	脈絡膜炎
	ミラーフィッシャー症候群	ミリッチ症候群	ムカデ咬創
	無顆粒球症	無顆粒球性アンギナ	ムコイド中耳炎
	ムコーズス中耳炎	無症候性原発性胆汁性肝硬変	無症候性多発性硬化症
	ムチランス変形	無痛性甲状腺炎	ムンプス髄膜炎
	迷路性難聴	迷路性めまい	めまい症候群
	メラー舌炎	メルカーソン・ローゼンタール症候群	毛細管脆弱症
	毛細血管脆弱症	毛虫皮膚炎	毛包眼瞼炎
	網膜うっ血	網膜炎	網膜血管周囲炎
	網膜血管障害	網膜血管鞘形成	網膜血管新生
	網膜血管攣縮症	網膜血栓性静脈炎	網膜細動脈瘤
	網膜症	網膜静脈炎	網膜静脈周囲炎
	網膜静脈蛇行症	網膜静脈怒張	網膜静脈分枝閉塞症による黄斑浮腫
	網膜静脈閉塞症による黄斑浮腫	網膜滲出斑	網膜中心静脈閉塞症による黄斑浮腫
	網膜浮腫	網膜毛細血管瘤	毛様体炎
	モラックス・アクセンフェルド結膜炎	門脈周囲性肝硬変	門脈性肝硬変
や	夜間性喘息	夜間低血糖症	薬剤性過敏症症候群
	薬剤性顆粒球減少症	薬剤性血小板減少性紫斑病	薬剤性酵素欠乏性貧血
	薬剤性再生不良性貧血	薬剤性自己免疫性溶血性貧血	薬剤性溶血性貧血
	薬剤誘発性過敏性血管炎	薬剤誘発性天疱瘡	薬剤誘発性ループス
	薬物性角結膜炎	薬物性角膜炎	薬物性眼瞼炎
	薬物性結膜炎	薬物性口唇炎	薬物性ショック
	薬物性じんま疹	薬物性接触性皮膚炎	薬物誘発性多発ニューロパチー
	薬物誘発性舞踏病	輸血後じんま疹	輸血によるショック
	癒着性くも膜炎	腰部尋常性乾癬	腰麻ショック
	ヨード過敏症	ヨードショック	予防接種後脳炎
ら	予防接種後脳脊髄炎	ライエル症候群	ライエル症候群型薬疹
	落屑性湿疹	ランゲルハンス細胞組織球症	卵巣癌全身転移
	リウマチ性滑液包炎	リウマチ性環状紅斑	リウマチ性虹彩炎
	リウマチ性心筋炎	リウマチ性心疾患	リウマチ性心臓弁膜症
	リウマチ性心不全	リウマチ性心弁膜炎	リウマチ性皮下結節
	リウマチ様関節炎	リガ・フェーデ病	リブマン・サックス心内膜炎
	リポイド肝炎	流行性結膜炎	良性移動性舌炎
	良性粘膜類天疱瘡	良性発作性頭位めまい症	良性発作性めまい
	良性慢性化膿性中耳炎	両側性感音難聴	両側性高音障害急墜型感音難聴
	両側性高音障害漸傾型感音難聴	両側性混合性難聴	緑膿菌性外耳炎
	鱗状湿疹	輪状網膜症	リンパ球減少型古典的ホジキンリンパ腫
	リンパ球豊富型古典的ホジキンリンパ腫	リンパ形質細胞性リンパ腫	リンパ性白血病
	リンパ性白血病骨髄浸潤	リンパ節サルコイドーシス	輪紋状角膜炎
	類苔癬	ループス胸膜炎	ループス腎炎
	ループス腸炎	ループス肺臓炎	ループス膀胱炎
	レッテラー・ジーベ病	レルモワイエ症候群	連鎖球菌性膿痂疹
	レンネルトリンパ腫	老人性紫斑	老人性舞踏病
	濾胞樹状細胞腫瘍	濾胞性乾癬	

△	4型尿細管性アシドーシス	ALK融合遺伝子陽性非小細胞肺癌	B型慢性肝炎
	FSH単独欠損症	LH単独欠損症	MALTリンパ腫
	RS3PE症候群	S状結腸結核	TSH単独欠損症
あ	アカントアメーバ角膜炎	悪性奇形腫	悪性高熱症

	悪性腫瘍	悪性腫瘍合併性皮膚筋炎	悪性腫瘍に伴う貧血
	悪性葉状腫瘍	アジソン病	アレルギー性肉芽腫性血管炎
	鞍上部胚細胞腫瘍	イートン・ランバート症候群	異汗症
	胃結核	胃原発絨毛癌	異常腹水
	異所性 GHRH 産生腫瘍	異所性中毒性甲状腺腫	一過性甲状腺機能亢進症
	胃胚細胞腫瘍	インスリン異常症	インスリン自己免疫症候群
	インスリン分泌異常症	壊死性潰瘍性歯周炎	壊死性潰瘍性歯肉炎
	壊疽性歯肉炎	炎症性眼窩うっ血	延髄星細胞腫
	横紋筋融解	往来寒熱	悪寒発熱
か	外陰部びらん	外眼筋ミオパチー	外耳道痛
	外耳道閉塞性角化症	回腸結核	回盲部結核
	夏期熱	顎下部結核	下垂体機能低下症
	下垂体機能低下に伴う貧血	下垂体障害	下垂体性 TSH 分泌亢進症
	下垂体性甲状腺機能亢進症	下垂体性男子性腺機能低下症	下垂体性不妊症
	下垂体性卵巣機能低下	下葉小細胞肺癌	下葉肺腺癌
	下葉肺大細胞癌	下葉肺扁平上皮癌	下葉非小細胞肺癌
	カルチノイド	カルマン症候群	川崎病
	川崎病性冠動脈瘤	川崎病による虚血性心疾患	癌
	肝炎	眼窩うっ血	眼窩炎
	眼窩筋炎	眼窩血腫	眼窩内異物
	眼窩浮腫	眼球偏位	眼筋内異物
	肝結核	肝細胞癌破裂	カンジダ性口内炎
	癌性ニューロパチー	癌性ニューロミオパチー	癌性貧血
	肝性腹水	癌性ミエロパチー	感染性皮膚炎
	完全脱毛症	肝内胆汁うっ滞	肝肉芽腫
	汗疱	顔面痙攣	顔面痙攣症
	顔面神経障害	飢餓熱	偽性甲状腺機能亢進症
	偽膜性アンギナ	木村病	球後異物
	急性熱性皮膚リンパ節症候群	胸腺結核	頬粘膜白板症
	強膜疾患	胸膜播種	近視性脈絡膜新生血管
	筋肉結核	筋ヘルニア	筋膜結核
	空腸結核	クラミジア結膜炎	グレーブス病
	頚部脂腺癌	頚部隆起性皮膚線維肉腫	稽留熱
	ゲオトリクム症	ゲオトリクム性口内炎	結核性下痢
	結核性痔瘻	結核性動脈炎	結核性動脈内膜炎
	結核性膿胸	結核性脳動脈炎	結核性貧血
	血性腹水	結膜化膿性肉芽腫	ケトン性低血糖症
	原線維性星細胞腫	原発性甲状腺機能亢進症	原発不明癌
	高インスリン血症	口蓋垂結核	硬化性腹膜炎
	口腔紅板症	口腔粘膜結核	口腔白板症
	膠原病性心膜炎	硬口蓋白板症	溝状舌
	甲状腺機能亢進症	甲状腺機能正常型グレーブス病	甲状腺クリーゼ
	甲状腺結核	甲状腺周囲炎	甲状腺中毒症
	甲状腺中毒症性関節障害	甲状腺中毒症性筋無力症候群	甲状腺中毒症性心筋症
	甲状腺中毒性昏睡	甲状腺中毒性四肢麻痺	甲状腺中毒性周期性四肢麻痺
	甲状腺中毒性心不全	甲状腺中毒性ミオパチー	口唇結核
	口底白板症	後天性溶血性貧血	膠肉腫
	高熱	紅板症	後腹膜胚細胞腫瘍
	後腹膜リンパ節転移	肛門結核	コクサッキー心膜炎
	骨盤死腔炎	骨盤部感染性リンパのう胞	ゴナドトロピン単独欠損症
さ	ゴナドトロピン分泌異常	細菌疹	細菌性結膜炎
	三叉神経痛	産褥期鉄欠乏性貧血	シーハン症候群
	耳管圧迫	自己免疫性副腎炎	視床下部星細胞腫
	視床星細胞腫	持続熱	弛張熱

	湿疹様発疹	歯肉白板症	若年性強直性脊椎炎
	縦隔胚細胞腫瘍	縦隔卵黄のう腫瘍	周期性 ACTH・ADH 放出症候群
	重症熱性血小板減少症候群	十二指腸悪性ガストリノーマ	十二指腸悪性ソマトスタチノーマ
	十二指腸結核	出血性網膜色素上皮剥離	術後急性肝炎
	術後発熱	腫瘍随伴症候群	漿液性網膜色素上皮剥離
	松果体胚細胞腫瘍	松果体部膠芽腫	小腸結核
	上皮腫	上葉小細胞肺癌	上葉肺腺癌
	上葉肺大細胞癌	上葉肺扁平上皮癌	上葉非小細胞肺癌
	上腕三頭筋断裂	上腕三頭筋不全断裂	食道カンジダ症
	食道結核	食道膿瘍	人為的甲状腺中毒症
	神経炎	進行乳癌	滲出型加齢黄斑変性
	滲出性腹水	心内膜結核	膵内分泌障害
	水疱症	水疱性口内炎ウイルス病	髄膜炎菌性心膜炎
	睡眠薬副作用	ステロイド抵抗性潰瘍性大腸炎	正球性正色素性貧血
	星細胞腫	成人スチル病	精巣胚細胞腫瘍
	精巣卵黄のう腫瘍	成長ホルモン単独欠損症	成長ホルモン分泌不全
	成長ホルモン分泌不全性低身長症	脊索腫	舌下隙膿瘍
	舌カンジダ症	舌切除後遺症	舌白板症
	潜在性結核感染症	全身性脱毛症	先天性難聴
	先天性聾	前頭葉星細胞腫	前頭葉退形成性星細胞腫
	早発アドレナルキ	側頭葉星細胞腫	側頭葉退形成性星細胞腫
た	側頭葉毛様細胞性星細胞腫	続発性下垂体機能低下症	退形成性星細胞腫
	胎児性癌	帯状脱毛症	大腸結核
	大動脈周囲リンパ節転移	唾液腺結核	蛇行状脱毛症
	多剤耐性結核	胆管ポリープ	胆のう結核
	腟部びらん	中毒性甲状腺腫	中毒性多結節性甲状腺腫
	中毒性単結節性甲状腺腫	中葉小細胞肺癌	中葉肺腺癌
	中葉肺大細胞癌	中葉肺扁平上皮癌	中葉非小細胞肺癌
	腸結核	超高熱	腸骨リンパ節転移
	直腸結核	低ゴナドトロピン性性腺機能低下症	転移性皮膚腫瘍
	頭蓋内胚細胞腫瘍	島細胞過形成症	透析腎癌
	頭頂葉星細胞腫	頭部脂腺癌	頭部隆起性皮膚線維肉腫
	特発性アルドステロン症	特発性下垂体機能低下症	特発性脈絡膜新生血管
な	突発性発熱	ドルーゼン	内胚葉洞腫瘍
	軟口蓋白板症	肉芽腫性下垂体炎	ニコチン性口蓋白色角化症
	ニコチン性口内炎	二次性甲状腺機能亢進症	尿毒症性心膜炎
は	妊娠性痒疹	脳幹部星細胞腫	肺癌による閉塞性肺炎
	胚細胞腫	梅毒性心膜炎	肺門部小細胞癌
	肺門部腺癌	肺門部大細胞癌	肺門部非小細胞癌
	肺門部扁平上皮癌	肺門リンパ節転移	白色水腫
	バセドウ病	バセドウ病術後再発	発熱
	汎下垂体機能低下症	汎発性脱毛症	非外傷性尺側手根屈筋断裂
	皮質聾	微小血管障害性溶血性貧血	微熱
	被のう性腹膜硬化症	びまん性星細胞腫	びまん性中毒性甲状腺腫
	脾門部リンパ節転移	披裂喉頭蓋ひだ喉頭面癌	貧血
	副咽頭間隙悪性腫瘍	複合下垂体ホルモン欠損症	副腎梗塞
	副腎出血	副腎石灰化症	副腎皮質ホルモン剤副作用
	腹水症	ブランマー病	ヘルペスウイルス性咽頭炎
	ヘルペスウイルス性歯肉口内炎	ポリープ状脈絡膜血管症	本態性音声振戦症

ま	本態性高体温症	慢性感染性貧血	慢性持続性肝炎
	慢性中耳炎後遺症	慢性非活動性肝炎	慢性微熱
	慢性薬物中毒	慢性リウマチ性縦隔心膜炎	慢性リウマチ性心筋心膜炎
	慢性リウマチ性心膜炎	免疫芽球性リンパ節症	網膜血管腫状増殖
や	網膜障害	毛様細胞性星細胞腫	輸血関連急性肺障害
	輸血後 GVHD	輸血後肝炎	輸血後肝障害
ら	輸血後鉄過剰症	輸血反応	卵黄のう腫瘍
	卵巣胚細胞腫瘍	卵巣卵黄のう腫瘍	リウマチ性癒着性心膜炎
	淋菌性口内炎	淋菌性心膜炎	リンパ腫
	ローラン症候群	濾出性腹水	濾胞性リンパ腫
わ	ワンサンアンギナ	ワンサン気管支炎	ワンサン扁桃炎

用法用量　通常，成人にはヒドロコルチゾンとして1日10〜120mgを1〜4回に分割して経口投与する。
なお，年齢，症状により適宜増減する。

禁忌　本剤の成分に対し過敏症の既往歴のある患者

原則禁忌
(1)有効な抗菌剤の存在しない感染症，全身の真菌症の患者
(2)消化性潰瘍の患者
(3)精神病の患者
(4)結核性疾患の患者
(5)単純疱疹性角膜炎の患者
(6)後囊白内障の患者
(7)緑内障の患者
(8)高血圧の患者
(9)電解質異常のある患者
(10)血栓症の患者
(11)最近行った内臓の手術創のある患者
(12)急性心筋梗塞を起こした患者

コートン錠25mg
規格：25mg1錠[23.5円/錠]
コルチゾン酢酸エステル　日医工　245

【効能効果】

内分泌疾患：慢性副腎皮質機能不全(原発性，続発性，下垂体性，医原性)，急性副腎皮質機能不全(副腎クリーゼ)，副腎性器症候群，亜急性甲状腺炎，甲状腺疾患に伴う悪性眼球突出症，ACTH単独欠損症，特発性低血糖症
リウマチ性疾患：関節リウマチ，若年性関節リウマチ(スチル病を含む)，リウマチ熱(リウマチ性心炎を含む)
膠原病：エリテマトーデス(全身性及び慢性円板状)
腎疾患：ネフローゼ及びネフローゼ症候群
アレルギー性疾患：気管支喘息，薬剤その他の化学物質によるアレルギー・中毒(薬疹，中毒疹を含む)，血清病
血液疾患：紫斑病(血小板減少性及び血小板非減少性)，再生不良性貧血，白血病(急性白血病，慢性骨髄性白血病の急性転化，慢性リンパ性白血病)(皮膚白血病を含む)，溶血性貧血(免疫性又は免疫性機序の疑われるもの)，顆粒球減少症(本態性，続発性)
消化器疾患：潰瘍性大腸炎，限局性腸炎，重症消耗性疾患の全身状態の改善(癌末期，スプルーを含む)
肝疾患：慢性肝炎(活動型，急性再燃型，胆汁うっ滞型)(但し，一般的治療に反応せず肝機能の著しい異常が持続する難治性のものに限る)，肝硬変(活動型，難治性腹水を伴うもの，胆汁うっ滞を伴うもの)
肺疾患：サルコイドーシス(但し，両側肺門リンパ節腫脹のみの場合を除く)，びまん性間質性肺炎(肺線維症)(放射線肺臓炎を含む)
重症感染症：重症感染症(化学療法と併用する)
結核性疾患：肺結核(粟粒結核，重症結核に限る)(抗結核剤と併用する)，結核性髄膜炎(抗結核剤と併用する)
神経疾患：脳脊髄炎(脳炎，脊髄炎を含む)(但し，一次性脳炎の場合は頭蓋内圧亢進症状がみられ，かつ他剤で効果が不十分なときに短期間用いること)，末梢神経炎(ギランバレー症候群を含む)，顔面神経麻痺，小舞踏病
悪性腫瘍：悪性リンパ腫(リンパ肉腫症，細網肉腫症，ホジキン病，皮膚細網症，菌状息肉症)及び類似疾患(近縁疾患)
外科疾患：副腎摘除，副腎皮質機能不全患者に対する外科的侵襲
皮膚科疾患：★湿疹・皮膚炎群(急性湿疹，亜急性湿疹，慢性湿疹，接触皮膚炎，貨幣状湿疹，自家感作性皮膚炎，アトピー皮膚炎，乳・幼・小児湿疹，ビダール苔癬，その他の神経皮膚炎，脂漏性皮膚炎，進行性指掌角皮症，その他の手指の皮膚炎，陰部あるいは肛門湿疹，耳介及び外耳道の湿疹・皮膚炎，鼻前庭及び鼻翼周辺の湿疹・皮膚炎など)(但し，重症例以外は極力投与しないこと)，蕁麻疹(慢性例を除く)(重症例に限る)，★乾癬及び類症〔尋常性乾癬(重症例)，関節症性乾癬，乾癬性紅皮症，膿疱性乾癬，稽留性肢端皮膚炎，疱疹状膿痂疹，ライター症候群〕，紅斑症(★多形滲出性紅斑，結節性紅斑)(但し，多形滲出性紅斑の場合は重症例に限る)，粘膜皮膚眼症候群〔開口部びらん性外皮症，スチブンス・ジョンソン病，皮膚口内炎，フックス症候群，ベーチェット病(眼症状のない場合)，リップシュッツ急性陰門潰瘍〕，天疱瘡群(尋常性天疱瘡，落葉状天疱瘡，Senear-Usher症候群，増殖性天疱瘡)，デューリング疱疹状皮膚炎(類天疱瘡，妊娠性疱疹を含む)，★紅皮症(ヘブラ紅色粃糠疹を含む)
眼科疾患：内眼・視神経・眼窩・眼筋の炎症性疾患の対症療法(ブドウ膜炎，網脈絡膜炎，網膜血管炎，視神経炎，眼窩炎性偽腫瘍，眼窩漏斗尖端部症候群，眼筋麻痺)，外眼部及び前眼部の炎症性疾患の対症療法で点眼が不適当又は不十分な場合(眼瞼炎，結膜炎，角膜炎，強膜炎，虹彩毛様体炎)
耳鼻咽喉科疾患：アレルギー性鼻炎，花粉症(枯草熱)
<注釈>★印(適応の左肩)：★印の附されている適応に対しては，外用剤を用いても効果が不十分な場合あるいは十分な効果を期待し得ないと推定される場合にのみ用いることとされたものを示す。

【対応標準病名】

◎	ACTH単独欠損症	亜急性甲状腺炎	悪性組織球症
	悪性リンパ腫	アトピー性皮膚炎	アレルギー性鼻炎
	医原性副腎皮質機能低下症	医薬品中毒	陰のう湿疹
	会陰部肛囲湿疹	円板状エリテマトーデス	外陰潰瘍
	外耳炎	外耳湿疹	潰瘍性大腸炎
	角膜炎	活動性慢性肝炎	花粉症
	貨幣状湿疹	顆粒球減少症	眼窩炎性偽腫瘍
	眼窩先端部症候群	眼筋麻痺	眼瞼炎
	肝硬変症	関節リウマチ	乾癬
	乾癬性関節炎	乾癬性紅皮症	顔面神経麻痺
	気管支喘息	急性湿疹	急性白血病
	強膜炎	ギラン・バレー症候群	菌状息肉症
	クローン病	稽留性肢端皮膚炎	結核性髄膜炎
	血小板減少性紫斑病	血清病	結節性紅斑
	結膜炎	虹彩毛様体炎	甲状腺中毒性眼球突出症
	紅斑症	紅斑性天疱瘡	紅皮症
	肛門湿疹	再生不良性貧血	細網肉腫
	サルコイドーシス	シェーンライン・ヘノッホ紫斑病	耳介部皮膚炎
	自家感作性皮膚炎	視神経炎	湿疹
	紫斑病	若年性関節リウマチ	重症感染症
	ジューリング病	手指湿疹	小児湿疹
	小舞踏病	脂漏性皮膚炎	進行性指掌角皮症
	尋常性乾癬	尋常性天疱瘡	じんま疹
	スチル病	スティーブンス・ジョンソン症候群	スプルー
	脊髄炎	接触皮膚炎	全身性エリテマトーデス

増殖性天疱瘡	続発性副腎皮質機能低下症	粟粒結核
多形滲出性紅斑	胆汁うっ滞性肝炎	胆汁性肝硬変
中毒疹	低血糖	天疱瘡
難治性腹水	乳児皮膚炎	ネフローゼ症候群
脳炎	脳脊髄炎	膿疱性乾癬
肺結核	肺線維症	白血病
鼻前庭部湿疹	ビダール苔癬	皮膚炎
皮膚白血病	びまん性間質性肺炎	副腎クリーゼ
副腎性器症候群	副腎皮質機能低下症	ぶどう膜炎
ベーチェット病	ヘブラ粃糠疹	放射線肺炎
疱疹状膿痂疹	ホジキンリンパ腫	末期癌
末梢神経炎	慢性肝炎	慢性骨髄性白血病急性転化
慢性湿疹	慢性リンパ性白血病	毛孔性紅色粃糠疹
網膜血管炎	網脈絡膜炎	薬疹
薬物過敏症	薬物中毒症	溶血性貧血
ライター症候群	落葉状天疱瘡	リウマチ性心炎
リウマチ性心臓炎	リウマチ熱	リンパ芽球性リンパ腫
類天疱瘡		

○

21ハイドロキシラーゼ欠損症	ABO因子不適合輸血	ALK陰性未分化大細胞リンパ腫
ALK陽性大細胞型B細胞性リンパ腫	ALK陽性未分化大細胞リンパ腫	BCR－ABL1陽性Bリンパ芽球性白血病
BCR－ABL1陽性Bリンパ芽球性白血病/リンパ腫	BCR－ABL1陽性Bリンパ芽球性リンパ腫	B型肝硬変
B細胞性前リンパ球性白血病	B細胞リンパ腫	Bリンパ芽球性白血病
Bリンパ芽球性白血病/リンパ腫	Bリンパ芽球性リンパ腫	CCR4陽性成人T細胞白血病リンパ腫
E2A－PBX1陽性Bリンパ芽球性白血病	E2A－PBX1陽性Bリンパ芽球性白血病/リンパ腫	E2A－PBX1陽性Bリンパ芽球性リンパ腫
HHV8多中心性キャッスルマン病随伴大細胞型B細胞性リンパ腫	IL3－IGH陽性Bリンパ芽球性白血病	IL3－IGH陽性Bリンパ芽球性白血病/リンパ腫
IL3－IGH陽性Bリンパ芽球性リンパ腫	LE型薬疹	LE蝶形皮疹
LE皮疹	MALTリンパ腫	MLL再構成型Bリンパ芽球性白血病
MLL再構成型Bリンパ芽球性白血病/リンパ腫	MLL再構成型Bリンパ芽球性リンパ腫	Rh因子不適合輸血
SLE眼底	TEL－AML1陽性Bリンパ芽球性白血病	TEL－AML1陽性Bリンパ芽球性白血病/リンパ腫
TEL－AML1陽性Bリンパ芽球性リンパ腫	T細胞性前リンパ球白血病	T細胞性大顆粒リンパ球白血病
T細胞組織球豊富型大細胞型B細胞性リンパ腫	Tゾーンリンパ腫	Tリンパ芽球性白血病

あ

Tリンパ芽球性白血病/リンパ腫	Tリンパ芽球性リンパ腫	亜急性結膜炎
亜急性虹彩炎	亜急性虹彩毛様体炎	亜急性前部ぶどう膜炎
亜急性皮膚エリテマトーデス	亜急性毛様体炎	悪性外耳炎
悪性組織球症性関節症	悪性肥満細胞腫	悪性リンパ腫骨髄浸潤
アグレッシブNK細胞白血病	足湿疹	アシャール・チール症候群
アスピリンじんま疹	アスピリン喘息	アスピリン不耐症
圧迫性脊髄炎	アトピー性角結膜炎	アトピー性紅皮症
アトピー性湿疹	アトピー性神経皮膚炎	アトピー性喘息
アナフィラクトイド紫斑	アルコール性多発ニューロパチー	アレルギー性外耳道炎
アレルギー性角膜炎	アレルギー性眼瞼炎	アレルギー性眼瞼縁炎
アレルギー性気管支炎	アレルギー性血管炎	アレルギー性結膜炎
アレルギー性じんま疹	アレルギー性接触皮膚炎	アレルギー性鼻咽頭炎
アレルギー性鼻結膜炎	アレルギー性皮膚炎	アレルギー性副鼻腔炎
アレルギー性ぶどう膜炎	胃MALTリンパ腫	胃悪性リンパ腫
イエンセン病	異汗性湿疹	胃クローン病
異型輸血後ショック	胃サルコイドーシス	胃十二指腸クローン病
萎縮型加齢黄斑変性	萎縮性角結膜炎	萎縮性肝硬変
異常腹水	遺伝性血小板減少症	イネ科花粉症
陰唇潰瘍	インターフェロン網膜症	陰部潰瘍
陰部間擦疹	ウイルス性ぶどう膜炎	うっ血性肝炎
うっ血性紫斑病	運動誘発性喘息	栄養障害性角膜炎
栄養性肝硬変	腋窩湿疹	壊死後性肝硬変
壊死性外耳炎	壊死性強膜炎	エバンス症候群
エリテマトーデス	炎症後肺線維症	炎症性多発性関節障害
遠心性環状紅斑	遠心性丘疹性紅斑	円板状乾癬
横断性脊髄症	黄斑部血管走行異常	黄斑部術後浮腫
黄斑部浮腫	温式自己免疫性溶血性貧血	温熱じんま疹

か

温熱性紅斑	カーンズ・セイアー症候群	外因性喘息
外陰膿瘍	外陰部皮膚炎	外陰ベーチェット病
外眼筋不全麻痺	外眼筋麻痺	外耳道真珠腫
外耳道痛	外耳道肉芽腫	外耳道膿瘍
外耳道閉塞性角化症	外耳道蜂巣炎	外傷性角膜炎
外傷性角膜潰瘍	海水浴皮膚炎	回腸クローン病
外直筋麻痺	外転神経萎縮	外転神経根性麻痺
外転神経不全麻痺	外転神経麻痺	潰瘍性眼瞼炎
潰瘍性粟粒結核	潰瘍性大腸炎・左側大腸炎型	潰瘍性大腸炎・全大腸炎型
潰瘍性大腸炎・直腸S状結腸炎型	潰瘍性大腸炎・直腸炎型	潰瘍性大腸炎合併妊娠
潰瘍性大腸炎再燃	潰瘍性大腸炎性若年性関節炎	化学性急性外耳炎
化学性結膜炎	化学性皮膚炎	角結膜炎
角結膜びらん	角膜潰瘍	角膜虹彩炎
角膜上皮びらん	角膜穿孔	角膜中心潰瘍
角膜内皮炎	角膜膿瘍	角膜パンヌス
角膜びらん	角膜腐蝕	下行性視神経炎
カサバッハ・メリット症候群	下斜筋不全麻痺	下斜筋麻痺
家族性寒冷自己炎症症候群	家族性溶血性貧血	カタル性角膜潰瘍
カタル性眼炎	カタル性結膜炎	下直筋不全麻痺
下直筋麻痺	滑車神経萎縮	滑車神経麻痺
活動期潰瘍性大腸炎	活動性肺結核	化膿性角膜炎
化膿性結膜炎	化膿性虹彩炎	化膿性脊髄炎
化膿性脳髄膜炎	化膿性皮膚疾患	化膿性ぶどう膜炎
化膿性網膜炎	化膿性毛様体炎	貨幣状角膜炎
カモガヤ花粉症	顆粒球肉腫	肝炎
眼炎	肝炎後肝硬変	肝炎後再生不良性貧血
眼窩悪性リンパ腫	緩解期潰瘍性大腸炎	眼窩下膿瘍
眼角部眼瞼炎	眼角部眼瞼縁結膜炎	眼窩骨髄炎
眼窩骨膜炎	眼窩膿瘍	眼窩蜂巣炎
癌関連網膜症	眼球突出症	眼球突出性眼筋麻痺
眼筋不全麻痺	眼瞼縁炎	眼瞼縁結膜炎
眼瞼乾皮症	眼瞼結膜炎	眼瞼皮膚炎
眼瞼びらん	眼瞼瘻孔	肝硬化症
間擦疹	肝サルコイドーシス	眼サルコイドーシス
間質性視神経炎	間質性肺炎	環状紅斑
癌性悪液質	乾性角結膜炎	乾性角膜炎
肝性腹水	眼性類天疱瘡	関節型若年性特発性関節炎
関節リウマチ・顎関節	関節リウマチ・肩関節	関節リウマチ・胸椎
関節リウマチ・頚椎	関節リウマチ・股関節	関節リウマチ・指関節
関節リウマチ・趾関節	関節リウマチ・膝関節	関節リウマチ・手関節
関節リウマチ・脊椎	関節リウマチ・足関節	関節リウマチ・肘関節
関節リウマチ・腰椎	肝線維症	感染型気管支喘息
感染後脳炎	感染後脳脊髄炎	感染性角膜潰瘍
乾癬性関節炎・肩関節	乾癬性関節炎・股関節	乾癬性関節炎・指関節

乾癬性関節炎・膝関節	乾癬性関節炎・手関節	乾癬性関節炎・仙腸関節
乾癬性関節炎・足関節	乾癬性関節炎・肘関節	乾癬性脊椎炎
眼底動脈蛇行症	肝内胆管狭窄	肝内胆汁うっ滞
肝肉芽腫	肝脾T細胞リンパ腫	汗疱性湿疹
顔面急性皮膚炎	顔面神経不全麻痺	顔面尋常性乾癬
顔面播種状粟粒性狼瘡	乾酪性肺炎	寒冷凝集素症
寒冷じんま疹	寒冷溶血素症候群	機械性じんま疹
機械的溶血性貧血	気管結核	気管支結核
気管支喘息合併妊娠	季節性アレルギー性結膜炎	季節性アレルギー性鼻炎
偽膜性結膜炎	球後視神経炎	丘疹紅皮症
丘疹状紅斑	丘疹状湿疹	丘疹状じんま疹
急性外耳炎	急性潰瘍性大腸炎	急性角結膜炎
急性角膜炎	急性化膿性外耳炎	急性眼窩うっ血
急性眼窩炎	急性間質性肺炎	急性巨核芽球性白血病
急性激症型潰瘍性大腸炎	急性結膜炎	急性虹彩炎
急性虹彩毛様体炎	急性光線性外耳炎	急性骨髄性白血病
急性骨髄単球性白血病	急性散在性脳脊髄炎	急性視神経炎
急性湿疹性外耳炎	急性上行性脊髄炎	急性小脳性失調症
急性脊髄炎	急性接触性外耳炎	急性前骨髄球性白血病
急性前部ぶどう膜炎	急性粟粒結核	急性単球性白血病
急性特発性血小板減少性紫斑病	急性乳児湿疹	急性反応性外耳炎
急性汎発性膿疱性乾癬	急性毛様体炎	急性薬物中毒
急性薬物誘発性間質性肺障害	急性リウマチ熱	急性リウマチ熱性輪状紅斑
急性リンパ性白血病	急性濾胞性結膜炎	胸腔内リンパ節結核・菌確認あり
胸腔内リンパ節結核・組織学的確認あり	強膜潰瘍	強膜拡張症
強膜ぶどう腫	局在性脈絡膜炎	局在性網膜炎
局在性網脈絡膜炎	局面状乾癬	巨細胞性甲状腺炎
巨大血小板性血小板減少症	巨大乳頭結膜炎	巨大フリクテン
亀裂性湿疹	筋サルコイドーシス	近視性脈絡膜新生血管
近視性網膜症	空腸クローン病	くすぶり型白血病
屈曲部乾癬	屈曲部湿疹	くも膜結核
クローン病性若年性関節炎	クロロキン網膜症	形質芽球性リンパ腫
形質細胞白血病	軽症潰瘍性大腸炎	軽症再生不良性貧血
珪肺結核	頚部悪性リンパ腫	頚部皮膚炎
稽留性肢端皮膚炎汎発型	劇症型潰瘍性大腸炎	結核性喀血
結核性気管支拡張症	結核性気胸	結核性胸膜炎・菌確認あり
結核性胸膜炎・組織学的確認あり	結核性空洞	結核性硬膜炎
結核性軟膜炎	結核性肺線維症	結核性肺膿瘍
血管運動性鼻炎	血管拡張性環状紫斑症	血管性パンヌス
血管内大細胞型B細胞性リンパ腫	血管ベーチェット病	血管免疫芽球性T細胞リンパ腫
血小板減少症	血清反応陰性関節リウマチ	血性腹水
血清発疹	結節硬化型古典的ホジキンリンパ腫	結節虹彩炎
結節性眼炎	結節性肝硬変	結節性結膜炎
結節性紅斑性関節障害	結節性肺結核	結節性痒疹
結節性リンパ球優位型ホジキンリンパ腫	結腸悪性リンパ腫	結膜潰瘍
結膜びらん	結膜濾胞症	限局性円板状エリテマトーデス
限局性外耳道炎	限局性神経皮膚炎	限局性滲出性網脈絡膜炎
原発性血小板減少症	原発性滲出性リンパ腫	原発性胆汁性肝硬変
高2倍体性Bリンパ芽球性白血病	高2倍体性Bリンパ芽球性白血病/リンパ腫	高2倍体性Bリンパ芽球性リンパ腫
肛囲間擦疹	好塩基球性白血病	硬化性角膜炎
硬化性脊髄炎	硬化性肺結核	交感神経性眼筋麻痺
後極ぶどう膜腫	口腔ベーチェット病	高血圧性虹彩毛様体炎
虹彩異色	虹彩異色性毛様体炎	虹彩炎

好酸球性白血病	高脂血症性網膜症	甲状腺MALTリンパ腫
甲状腺悪性リンパ腫	甲状腺炎	甲状腺眼症
光線眼症	交代性舞踏病	好中球G6PD欠乏症
好中球減少症	好中球性白血病	後天性胆管狭窄症
後天性表皮水疱症	後天性溶血性貧血	喉頭結核
紅斑性間擦疹	紅斑性湿疹	紅皮症型薬疹
後部強膜炎	後部ぶどう腫	後部毛様体炎
肛門クローン病	高齢者EBV陽性びまん性大細胞型B細胞性リンパ腫	コーガン症候群
コーツ病	呼吸細気管支炎関連性間質性肺疾患	骨悪性リンパ腫
骨サルコイドーシス	骨髄異形成症候群	骨髄性白血病
骨髄性白血病骨髄浸潤	骨髄単球性白血病	骨髄低形成
骨髄低形成血小板減少症	コッホ・ウィークス菌性結膜炎	固定薬疹
古典的ホジキンリンパ腫	コリン性じんま疹	混合型肝硬変
混合型喘息	混合型白血病	混合細胞型古典的ホジキンリンパ腫

さ

最重症再生不良性貧血	再燃緩解型潰瘍性大腸炎	サルコイドーシス性虹彩毛様体炎
サルコイドーシス性ぶどう膜炎	サルコイド関節障害	サルコイド筋炎
サルコイド心筋炎	サルコイドミオパチー	散在性表層角膜炎
散在性脈絡膜炎	散在性網膜炎	散在性網脈絡膜炎
蚕蝕性角膜潰瘍	しいたけ皮膚炎	シェーンライン・ヘノッホ紫斑病性関節炎
耳介周囲湿疹	紫外線角結膜炎	紫外線角膜炎
耳介蜂巣炎	色素性痒疹	軸性視神経炎
自己赤血球感作症候群	自己免疫性肝炎	自己免疫性肝硬変
自己免疫性甲状腺炎	自己免疫性好中球減少症	自己免疫性じんま疹
自己免疫性溶血性貧血	四肢乾癬	四肢小児湿疹
四肢尋常性乾癬	四肢毛孔性紅色粃糠疹	糸状角膜炎
指状嵌入細胞肉腫	視神経周囲炎	視神経症
視神経障害	視神経乳頭炎	視神経網膜炎
視神経網膜障害	持続性色素異常性紅斑	実質性角膜炎
膝状神経節炎	湿疹性眼瞼炎	湿疹性眼瞼皮膚炎
湿疹性パンヌス	湿疹続発性紅皮症	湿疹様発疹
紫斑型薬疹	紫斑病腎炎	尺側偏位
若年性関節炎	若年性骨髄単球性白血病	若年性再発性網膜硝子体出血
若年性多発性関節炎	若年性特発性関節炎	シャルコー肝硬変
縦隔悪性リンパ腫	縦隔原発大細胞型B細胞性リンパ腫	周期性血小板減少症
周期性好中球減少症	周期性再発性じんま疹	重症潰瘍性大腸炎
重症再生不良性貧血	重症多形滲出性紅斑・急性期	十二指腸悪性リンパ腫
十二指腸クローン病	周辺性ぶどう膜炎	周辺性網脈絡膜炎
周辺部ぶどう膜炎	周辺部脈絡膜炎	しゅさ性眼瞼炎
手掌紅斑	出血性外耳炎	出血性角膜炎
出血性虹彩炎	出血性じんま疹	出血性網膜炎
出血性網膜色素上皮剥離	術後結膜炎	術後虹彩炎
術後溶血性貧血	種痘様水疱症様リンパ腫	主婦湿疹
腫瘍随伴性天疱瘡	腫瘤型筋サルコイドーシス	春季カタル
小陰唇膿瘍	漿液性虹彩炎	漿液性網膜炎
漿液性網膜色素上皮剥離	上眼窩裂症候群	少関節型若年性関節炎
上強膜炎	小結節性肝硬変	症候性原発性胆汁性肝硬変
上行性視神経炎	症候性紫斑病	硝子体黄斑牽引症候群
上斜筋不全麻痺	上斜筋麻痺	掌蹠角化症
小腸悪性リンパ腫	小腸クローン病	小腸大腸クローン病
上直筋不全麻痺	上直筋麻痺	小児EBV陽性T細胞リンパ増殖性疾患
小児アトピー性湿疹	小児遺伝性無顆粒球症	小児乾燥型湿疹

小児急性リンパ性白血病	小児骨髄異形成症候群	小児全身性EBV陽性T細胞リンパ増殖性疾患
小児喘息	小児喘息性気管支炎	小児特発性低血糖症
小児ネフローゼ症候群	小児汎発性膿疱性乾癬	睫毛性眼瞼炎
小リンパ球性リンパ腫	初回発作型潰瘍性大腸炎	職業性皮膚炎
職業喘息	食物性皮膚炎	女性化副腎腫瘍
脂漏性眼瞼炎	脂漏性乾癬	脂漏性乳児皮膚炎
心因性喘息	真菌性角膜潰瘍	神経栄養性角結膜炎
神経炎	神経サルコイドーシス	神経ベーチェット病
人工肛門部皮膚炎	人工じんま疹	進行性角膜潰瘍
深在性エリテマトーデス	心サルコイドーシス	腎サルコイドーシス
滲出型加齢黄斑変性	滲出性紅斑型中毒疹	滲出性腹水
滲出性網膜炎	滲出性網膜症	浸潤性表層角膜炎
新生児皮脂漏	新生児皮膚炎	腎性網膜症
心臓悪性リンパ腫	深層角膜炎	振動性じんま疹
塵肺結核	水晶体原性虹彩毛様体炎	水痘脳炎
水疱性多形紅斑	水疱性類天疱瘡	髄膜結核腫
髄膜脊髄炎	髄膜脳炎	髄膜白血病
スギ花粉症	ステロイド依存性潰瘍性大腸炎	ステロイド依存性クローン病
ステロイド依存性喘息	ステロイド依存性ネフローゼ症候群	ステロイド抵抗性潰瘍性大腸炎
ステロイド抵抗性ネフローゼ症候群	ステロイド皮膚炎	ステロイド誘発性皮膚症
ステロイド離脱症候群	スモン	制癌剤皮膚炎
正球性正色素性貧血	星状角膜炎	星状網膜症
成人T細胞白血病骨髄浸潤	成人T細胞白血病リンパ腫	成人T細胞白血病リンパ腫・急性型
成人T細胞白血病リンパ腫・くすぶり型	成人T細胞白血病リンパ腫・慢性型	成人T細胞白血病リンパ腫・リンパ腫型
成人アトピー性皮膚炎	精巣悪性リンパ腫	ゼーミッシュ潰瘍
赤芽球ろう	石化性角膜炎	赤色湿疹
脊髄髄膜炎	脊髄膜結核	咳喘息
赤道ぶどう腫	赤白血病	セザリー症候群
節外性NK/T細胞リンパ腫・鼻型	雪眼炎	接触眼瞼皮膚炎
接触じんま疹	接触性眼瞼結膜炎	セリアック病
遷延性肝炎	遷延性虹彩炎	全外眼筋麻痺
穿孔性角膜潰瘍	線状角膜炎	線状網膜炎
全身型若年性特発性関節炎	全身湿疹	全身性エリテマトーデス性呼吸器障害
全身性エリテマトーデス性心膜炎	全身性エリテマトーデス性脳動脈炎	全身性エリテマトーデス性ミオパチー
全身性エリテマトーデス脊髄炎	全身性エリテマトーデス脳炎	全身性エリテマトーデス脳脊髄炎
全身性紫斑病	全身性転移性癌	全身の尋常性乾癬
全身毛孔性紅色粃糠疹	全身薬疹	喘息性気管支炎
先天性外転神経麻痺	先天性好中球減少症	先天性再生不良性貧血
先天性赤芽球ろう	先天性低形成貧血	先天性ネフローゼ症候群
先天性副腎過形成	先天性副腎性器症候群	腺病性パンヌス
前房蓄膿	前房蓄膿性角膜炎	前房蓄膿性虹彩炎
前リンパ球性白血病	造影剤ショック	増殖性硝子体網膜症
増殖性網膜炎	総胆管狭窄症	総胆管閉塞症
続発性血小板減少症	続発性血小板減少性紫斑病	続発性虹彩炎
続発性虹彩毛様体炎	続発性紫斑病	続発性胆汁性肝硬変
続発性脳炎	続発性舞踏病	続発性ぶどう膜炎

た

大陰唇膿瘍	大結節性肝硬変	体質性再生不良性貧血
代償性肝硬変	苔癬	大腸MALTリンパ腫
大腸悪性リンパ腫	大腸クローン病	多形紅斑
多形紅斑性関節障害	多形慢性痒疹	多巣性運動ニューロパチー
多発性乾癬性関節炎	多発性癌転移	多発性神経炎
多発性神経障害	多発性脊髄神経根炎	多発性リウマチ性関節炎
多発ニューロパチー	胆管狭窄症	胆管閉塞症
単球減少症	単球性白血病	胆細管性肝硬変
胆汁うっ滞	単純性角膜潰瘍	単純性顔面粃糠疹
単純性紫斑病	単純苔癬	男性化副腎腫瘍
蛋白病	単葉性肝硬変	地図状脈絡膜炎
腟潰瘍	中隔性肝硬変	中間部ぶどう膜炎
中耳炎性顔面神経麻痺	中心性脈絡膜炎	中心性脈絡網膜症
中心性網膜炎	中心性網膜症	中心性網脈絡膜炎
虫垂クローン病	中枢神経系原発びまん性大細胞型B細胞性リンパ腫	中枢神経ループス
中枢性顔面神経麻痺	中等症潰瘍性大腸炎	中等症再生不良性貧血
中毒性好中球減少症	中毒性紅斑	中毒性視神経炎
中毒性ニューロパチー	中毒性表皮壊死症	中毒性溶血性貧血
腸管症関連T細胞リンパ腫	腸管ベーチェット病	直腸MALTリンパ腫
直腸悪性リンパ腫	直腸クローン病	陳旧性顔面神経麻痺
陳旧性虹彩炎	陳旧性虹彩毛様体炎	陳旧性肺結核
通常型間質性肺炎	通年性アレルギー性結膜炎	通年性アレルギー性鼻炎
手足症候群	低2倍体性Bリンパ芽球性白血病	低2倍体性Bリンパ芽球性白血病/リンパ腫
低2倍体性Bリンパ芽球性リンパ腫	低アルドステロン症	低形成性白血病
低形成性貧血	低血糖発作	低レニン性低アルドステロン症
滴状乾癬	手湿疹	テノンのう炎
デビス紫斑	転移性黒色腫	転移性腫瘍
転移性扁平上皮癌	点状乾癬	デンスデポジット病ネフローゼ症候群
動眼神経萎縮	動眼神経炎	動眼神経根性麻痺
動眼神経不全麻痺	動眼神経麻痺	冬期湿疹
頭部湿疹	頭部脂漏	頭部尋常性乾癬
頭部粃糠疹	動脈硬化性眼底	動脈硬化性眼底所見
兎眼性角膜炎	特発性眼筋麻痺	特発性肝硬変
特発性間質性肺炎	特発性器質化肺炎	特発性血小板減少性紫斑病
特発性血小板減少性紫斑病合併妊娠	特発性好中球減少症	特発性再生不良性貧血
特発性じんま疹	特発性肺線維症	特発性副腎性器障害
特発性傍中心窩毛細血管拡張症	特発性末梢性顔面神経麻痺	特発性脈絡膜新生血管
特発性溶血性貧血	毒物性眼瞼炎	トッド肝硬変

な

ドルーゼン	内因性湿疹	内因性ブドウ膜炎
内直筋麻痺	難治性喘息	難治性ネフローゼ症候群
難治性ぶどう膜炎	肉芽腫性肝炎	肉芽腫性甲状腺炎
二次性再生不良性貧血	二次性ネフローゼ症候群	二次性白血球減少症
二次性白血病	乳痂	乳児赤芽球ろう
乳児喘息	乳頭網膜炎	乳房皮膚炎
妊娠湿疹	妊娠性疱疹	妊婦性皮膚炎
熱帯性スプルー	粘液膿性結膜炎	脳悪性リンパ腫
膿胸関連リンパ腫	脳室炎	脳脊髄膜結核
のう胞様黄斑浮腫	ノートナーゲル症候群	バーキット白血病

は

バーキットリンパ腫	肺MALTリンパ腫	肺炎結核
肺結核・鏡検確認あり	肺結核・組織学的確認あり	肺結核・培養のみ確認あり
肺結核腫	肺サルコイドーシス	肺門結核
肺門リンパ節結核	破壊性関節炎	白色粃糠疹
白内障術後結膜炎	剥離性間質性肺炎	剥離性皮膚炎
ハシトキシコーシス	橋本病	播種性結核
バセドウ病眼症	白血球減少症	白血病性関節症
白血病性網膜症	発熱性好中球減少症	鼻背部湿疹
バリズム	パリノー結膜炎	パリノー結膜腺症候群
パリノー症候群	汎血球減少症	瘢痕性類天疱瘡
斑点状網膜症	汎発性膿疱性乾癬	反復性角膜潰瘍
反復性虹彩炎	反復性虹彩毛様体炎	反復性前部ぶどう膜炎
反復性前房蓄膿	反復性多発性神経炎	反復性毛様体炎
脾B細胞性リンパ腫/白血病・分類不能型	脾悪性リンパ腫	非アトピー性喘息

	皮下脂肪織炎様T細胞リンパ腫	非化膿性甲状腺炎	非感染性急性外耳炎
	鼻腔サルコイドーシス	粃糠疹	非自己免疫性溶血性貧血
	微小血管障害性溶血性貧血	微小変化型ネフローゼ症候群	非水疱性多形紅斑
	脾性好中球減少症	鼻性視神経炎	非代償性肝硬変
	非定型的白血病	非定型慢性骨髄性白血病	非特異性間質性肺炎
	非特異的反応性肝炎	ヒノキ花粉症	脾びまん性赤脾髄小B細胞性リンパ腫
	皮膚エリテマトーデス	皮膚原発性CD30陽性T細胞リンパ増殖性疾患	皮膚原発性γδT細胞リンパ腫
	皮膚原発性未分化大細胞リンパ腫	皮膚原発びまん性大細胞型B細胞リンパ腫・下肢型	皮膚サルコイドーシス
	皮膚粟粒結核	皮膚描記性じんま疹	脾辺縁帯リンパ腫
	非ホジキンリンパ腫	肥満細胞性白血病	びまん性外耳炎
	びまん性乾癬	びまん性管内増殖性糸球体腎炎ネフローゼ症候群	びまん性神経皮膚炎
	びまん性大細胞型・バーキット中間型分類不能B細胞性リンパ腫	びまん性大細胞型・ホジキン中間型分類不能B細胞性リンパ腫	びまん性大細胞型B細胞性リンパ腫
	びまん性肺胞傷害	びまん性表層角膜炎	びまん性膜性糸球体腎炎ネフローゼ症候群
	びまん性脈絡膜炎	表在性角膜炎	表在性点状角膜炎
	ビリグラフィンショック	ピリン疹	頻回再発型ネフローゼ症候群
	貧血網膜症	ファンコニー貧血	フィラメント状角膜炎
	フォークト・小柳・原田病	フォークト・小柳病	匐行性角膜潰瘍
	副腎萎縮	副腎梗塞	副腎皮質機能低下に伴う貧血
	腹水症	不全型ベーチェット病	ブタクサ花粉症
	フックス異色毛様体炎	不適合輸血反応	ぶどう球菌性眼瞼炎
	舞踏病	舞踏病様運動	ぶどう膜角膜炎
	ぶどう膜耳下腺熱	ブラジル天疱瘡	フリクテン性角結膜炎
	フリクテン性角膜炎	フリクテン性角膜潰瘍	フリクテン性結膜炎
	フリクテン性パンヌス	分類不能型骨髄異形成症候群	ヘアリー細胞白血病
	ヘアリー細胞白血病亜型	閉塞性黄疸	閉塞性肝硬変
	ベニエ痒疹	ペニシリンアレルギー	ペニシリンショック
	ヘパリン起因性血小板減少症	ヘブラ痒疹	辺縁角膜炎
	辺縁フリクテン	扁桃悪性リンパ腫	扁平湿疹
	扁平苔癬	放射線胸膜炎	放射線性肺線維症
	放射線性貧血	放射線網膜症	胞状異角化症
	疱疹状天疱瘡	発作性運動誘発舞踏アテトーシス	発作性ジストニア性舞踏アテトーシス
	ポリープ状脈絡膜血管症	本態性音声振戦症	本態性再生不良性貧血
ま	麻疹様紅斑	麻酔ショック	末梢神経障害
	末梢性T細胞リンパ腫	末梢性T細胞リンパ腫・詳細不明	末梢性顔面神経麻痺
	麻痺性斜視	慢性NK細胞リンパ増殖性疾患	慢性炎症関連びまん性大細胞型B細胞性リンパ腫
	慢性炎症性脱髄性多発神経炎	慢性外耳炎	慢性角結膜炎
	慢性カタル性結膜炎	慢性肝炎増悪	慢性結膜炎
	慢性虹彩毛様体炎	慢性骨髄性白血病	慢性骨髄性白血病移行期
	慢性骨髄性白血病慢性期	慢性骨髄単球性白血病	慢性持続型潰瘍性大腸炎
	慢性持続性肝炎	慢性進行性外眼筋麻痺症候群	慢性じんま疹
	慢性脊髄炎	慢性単球性白血病	慢性特発性血小板減少性紫斑病
	慢性乳児湿疹	慢性脳炎	慢性白血病
	慢性非活動性肝炎	慢性本態性好中球減少症候群	慢性網膜症
	慢性薬物誘発性間質性肺障害	慢性リウマチ性冠状動脈炎	慢性良性顆粒球減少症
	慢性濾胞性結膜炎	マントル細胞リンパ腫	未分化大細胞リンパ腫

	脈絡膜炎	ミラーフィッシャー症候群	ミリッチ症候群
	無顆粒球症	無顆粒球性アンギナ	無症候性原発性胆汁性肝硬変
	ムチランス変形	メルカーソン・ローゼンタール症候群	毛細管脆弱症
	毛細血管脆弱症	毛包眼瞼炎	網膜うっ血
	網膜炎	網膜血管周囲炎	網膜血管腫状増殖
	網膜血管障害	網膜血管鞘形成	網膜血管新生
	網膜血管攣縮症	網膜血栓性静脈炎	網膜細動脈瘤
	網膜症	網膜静脈炎	網膜静脈周囲炎
	網膜静脈蛇行症	網膜静脈怒張	網膜静脈分枝閉塞症による黄斑浮腫
	網膜静脈閉塞症による黄斑浮腫	網膜滲出斑	網膜中心静脈閉塞症による黄斑浮腫
	網膜浮腫	網膜毛細血管瘤	毛様体炎
	モラックス・アクセンフェルド結膜炎	門脈周囲性肝硬変	門脈性肝硬変
や	夜間性喘息	夜間低血糖症	薬剤性過敏症症候群
	薬剤性顆粒球減少症	薬剤性間質性肺炎	薬剤性血小板減少性紫斑病
	薬剤性酵素欠乏性貧血	薬剤性再生不良性貧血	薬剤性自己免疫性溶血性貧血
	薬剤性溶血性貧血	薬剤誘発性天疱瘡	薬剤誘発性ループス
	薬物性角結膜炎	薬物性角膜炎	薬物性眼瞼炎
	薬物性結膜炎	薬物性口唇炎	薬物性ショック
	薬物性じんま疹	薬物性接触性皮膚炎	薬物誘発性多発ニューロパチー
	薬物誘発性舞踏病	輸血後じんま疹	輸血によるショック
	痒疹	腰部尋常性乾癬	腰麻ショック
	ヨード過敏症	ヨードショック	予防接種後脳炎
ら	予防接種後脳脊髄炎	ライエル症候群	ライエル症候群型薬疹
	落屑性湿疹	卵巣癌全身転移	リウマチ性滑液包炎
	リウマチ性環状紅斑	リウマチ性虹彩炎	リウマチ性心筋炎
	リウマチ性心疾患	リウマチ性心臓弁膜症	リウマチ性心不全
	リウマチ性心弁膜炎	リウマチ性皮下結節	リウマチ様関節炎
	リブマン・サックス心内膜炎	リポイド肝炎	流行性結膜炎
	良性粘膜類天疱瘡	緑膿菌性外耳炎	鱗状湿疹
	輪状網膜症	リンパ球減少型古典的ホジキンリンパ腫	リンパ球性間質性肺炎
	リンパ球豊富型古典的ホジキンリンパ腫	リンパ形質細胞性リンパ腫	リンパ性白血病
	リンパ性白血病骨髄浸潤	リンパ節サルコイドーシス	輪紋状角膜炎
	類苔癬	ループス胸膜炎	ループス腎炎
	ループス腸炎	ループス肺臓炎	ループス膀胱炎
	レッテラー・ジーベ病	連鎖球菌性膿痂疹	レンネルトリンパ腫
	老人性紫斑	老人性舞踏病	濾出性腹水
	濾胞樹状細胞腫瘍	濾胞性乾癬	濾胞性リンパ腫

△	4型尿細管性アシドーシス	B型慢性肝炎	FSH単独欠損症
	LH単独欠損症	RS3PE症候群	TSH単独欠損症
あ	アカントアメーバ角膜炎	悪性奇形腫	悪性腫瘍
	悪性腫瘍合併性皮膚筋炎	悪性腫瘍に伴う貧血	アジソン病
	イートン・ランバート症候群	異汗症	医原性低血糖症
	異所性GHRH産生腫瘍	異所性中毒性甲状腺腫	一過性甲状腺機能亢進症
	インスリン異常症	インスリン自己免疫症候群	インスリン低血糖
か	インスリン分泌異常症	炎症性眼窩うっ血	外陰部びらん
	外眼筋ミオパチー	芽球増加を伴う不応性貧血	芽球増加を伴う不応性貧血－1
	芽球増加を伴う不応性貧血－2	下垂体機能低下症	下垂体機能低下に伴う貧血
	下垂体障害	下垂体性TSH分泌亢進症	下垂体性甲状腺機能亢進症
	下垂体性男子性腺機能低下症	下垂体性不妊症	下垂体性卵巣機能低下
	カルチノイド	カルマン症候群	癌
	眼窩うっ血	眼窩炎	眼窩筋炎

	眼窩血腫	眼窩浮腫	眼球偏位
	間欠性眼球突出症	環状鉄芽球を伴う不応性貧血	癌性ニューロパチー
	癌性ニューロミオパチー	癌性貧血	癌性ミエロパチー
	関節リウマチ性間質性肺炎	感染性外耳炎	感染性皮膚炎
	汗疱	顔面痙攣	顔面痙攣症
	顔面神経障害	顔面半側萎縮症	顔面ミオキミア
	偽性甲状腺機能亢進症	強膜疾患	クラミジア結膜炎
	グレーブス病	結膜化膿性肉芽腫	ケトン性低血糖症
	原発性甲状腺機能亢進症	原発不明癌	高インスリン血症
	硬化性腹膜炎	高血圧性眼底	高血圧性視神経網膜症
	高血圧性網膜症	後耳介神経炎	甲状腺機能亢進症
	甲状腺機能正常型グレーブス病	甲状腺クリーゼ	甲状腺周囲炎
	甲状腺中毒症	甲状腺中毒性昏睡	ゴナドトロピン単独欠損症
さ	ゴナドトロピン分泌異常	細菌性結膜炎	三叉神経痛
	産褥期鉄欠乏性貧血	シーハン症候群	自己免疫性副腎炎
	若年性強直性脊椎炎	若年性ヘルペス状皮膚炎	周期性 ACTH・ADH 放出症候群
	術後急性肝炎	腫瘍随伴症候群	小児外陰腟炎
	上皮腫	人為的甲状腺中毒症	膵性腹水
	膵内分泌障害	水疱症	睡眠薬副作用
	成人スチル病	成長ホルモン単独欠損症	成長ホルモン分泌不全
	成長ホルモン分泌不全性低身長症	脊索腫	赤血球造血刺激因子製剤低反応性貧血
	潜在性結核感染症	早発アドレナルキ	続発性下垂体機能低下症
た	胎児性癌	多剤耐性結核	腟部びらん
	中毒性甲状腺腫	中毒性多結節性甲状腺腫	中毒性単結節性甲状腺腫
	低血糖性脳症	低ゴナドトロピン性性腺機能低下症	転移性皮膚腫瘍
	島細胞過形成症	島ベータ細胞過形成症	特発性アルドステロン症
な	特発性下垂体機能低下症	内胚葉洞腫瘍	肉芽腫性下垂体炎
は	二次性甲状腺機能亢進症	乳癌皮膚転移	胚細胞腫
	拍動性眼球突出症	バセドウ病	バセドウ病術後再発
	汎下垂体機能低下症	被のう性腹膜硬化症	びまん性中毒性甲状腺腫
	貧血	複合下垂体ホルモン欠損症	副腎出血
	副腎石灰化症	副腎皮質ホルモン剤副作用	プランマー病
ま	慢性感染性貧血	慢性薬物中毒	慢性リウマチ性縦隔心膜炎
	慢性リウマチ性心筋心膜炎	慢性リウマチ性心膜炎	無痛性甲状腺炎
や	免疫芽球性リンパ節症	網膜障害	輸血関連急性肺障害
	輸血後 GVHD	輸血後肝炎	輸血後肝障害
ら	輸血反応	卵黄のう腫瘍	リウマチ性癒着性心膜炎
	リンパ腫	ローラン症候群	

用法用量　コルチゾン酢酸エステルとして，通常成人1日12.5～150mg(本剤0.5～6錠)を1～4回に分割して経口投与する。
なお，年齢，症状により適宜増減する。

禁忌　本剤の成分に対し過敏症の既往歴のある患者

原則禁忌
(1)有効な抗菌剤の存在しない感染症，全身の真菌症の患者
(2)消化性潰瘍の患者
(3)精神病の患者
(4)結核性疾患の患者
(5)単純疱疹性角膜炎の患者
(6)後嚢白内障の患者
(7)緑内障の患者
(8)高血圧症の患者
(9)電解質異常のある患者
(10)血栓症の患者
(11)最近行った内臓の手術創のある患者
(12)急性心筋梗塞を起こした患者

コナン錠5mg　規格：5mg1錠[34.6円/錠]
コナン錠10mg　規格：10mg1錠[53.8円/錠]
コナン錠20mg　規格：20mg1錠[110.1円/錠]
キナプリル塩酸塩　田辺三菱　214

【効 能 効 果】

高血圧症

【対応標準病名】

◎	高血圧症	本態性高血圧症	
○	悪性高血圧症	褐色細胞腫	褐色細胞腫性高血圧症
	境界型高血圧症	クロム親和性細胞腫	高血圧性緊急症
	高血圧性腎疾患	高血圧性脳内出血	高血圧切迫症
	高レニン性高血圧症	若年高血圧症	若年性境界型高血圧症
	収縮期高血圧症	心因性高血圧症	低レニン性高血圧症
	内分泌性高血圧症	二次性高血圧症	副腎性高血圧症
△	HELLP 症候群	軽症妊娠高血圧症候群	混合型妊娠高血圧症候群
	産後高血圧症	重症妊娠高血圧症候群	術中異常高血圧症
	純粋型妊娠高血圧症候群	腎血管性高血圧症	腎実質性高血圧症
	腎性高血圧症	新生児高血圧症	早発型妊娠高血圧症候群
	遅発型妊娠高血圧症候群	妊娠高血圧症	妊娠高血圧症候群
	妊娠高血圧腎症	妊娠中一過性高血圧症	副腎腺腫
	副腎のう腫	副腎皮質のう腫	良性副腎皮質腫瘍

用法用量　通常，成人にはキナプリルとして5～20mgを1日1回経口投与する。なお，年齢，症状により適宜増減する。
ただし，重症高血圧症又は腎障害を伴う高血圧症の患者では5mgから投与を開始することが望ましい。

用法用量に関連する使用上の注意　重篤な腎機能障害のある患者(クレアチニンクリアランスが30mL/分以下，又は血清クレアチニン値が3mg/dLを超える場合)では，本剤は腎排泄性であり，また腎機能を低下させることがあるので低用量(例えば2.5mg)から投与を開始するか，もしくは投与間隔をのばすなど，経過を十分に観察しながら慎重に投与すること。

禁忌
(1)本剤の成分に対し過敏症の既往歴のある患者
(2)血管浮腫の既往歴のある患者(アンジオテンシン変換酵素阻害剤等の薬剤による血管浮腫，遺伝性血管浮腫，後天性血管浮腫，特発性血管浮腫等)
(3)デキストラン硫酸固定化セルロース，トリプトファン固定化ポリビニルアルコール又はポリエチレンテレフタレートを用いた吸着器によるアフェレーシスを施行中の患者
(4)アクリロニトリルメタリルスルホン酸ナトリウム膜(AN69)を用いた血液透析施行中の患者
(5)妊婦又は妊娠している可能性のある婦人
(6)アリスキレンフマル酸塩を投与中の糖尿病患者(ただし，他の降圧治療を行ってもなお血圧のコントロールが著しく不良の患者を除く)

併用禁忌

薬剤名等	臨床症状・措置方法	機序・危険因子
デキストラン硫酸固定化セルロース，トリプトファン固定化ポリビニルアルコール又はポリエチレンテレフタレートを用いた吸着器によるアフェレーシスの施行(リポソーバー，イムソーバTR，セルソーバ)	ショックを起こすことがある。	陰性に荷電したデキストラン硫酸固定化セルロース，トリプトファン固定化ポリビニルアルコール又はポリエチレンテレフタレートにより血中キニン系の代謝が亢進し，ブラジキニン産生が増大する。更に本剤がブラジキニンの代謝を抑制するた

		め，ブラジキニンの血中濃度が上昇し，ショックを誘発すると考えられている。
アクリロニトリルメタリルスルホン酸ナトリウム膜を用いた透析（AN69）	アナフィラキシーを発現することがある。	AN69膜という多価イオン体により血中キニン系の代謝が亢進しブラジキニン産生の増大をもたらし，更にACE阻害剤によりブラジキニン代謝が妨げられて，ブラジキニンの蓄積をもたらすと考えられているが，明らかではない。

コニール錠2　規格：2mg1錠[29.4円/錠]
コニール錠4　規格：4mg1錠[51.4円/錠]
コニール錠8　規格：8mg1錠[105.7円/錠]
ベニジピン塩酸塩　協和発酵キリン　217

【効能効果】

高血圧症，腎実質性高血圧症
狭心症

【対応標準病名】

◎	狭心症	高血圧症	腎実質性高血圧症
	本態性高血圧症		
○	悪性高血圧症	安静時狭心症	安定狭心症
	異型狭心症	褐色細胞腫	褐色細胞腫性高血圧症
	冠攣縮性狭心症	境界型高血圧症	狭心症3枝病変
	クロム親和性細胞腫	高血圧性緊急症	高血圧性腎疾患
	高血圧性脳内出血	高血圧切迫症	高レニン性高血圧症
	若年高血圧症	若年性境界型高血圧症	収縮期高血圧症
	術中異常高血圧症	初発労作型狭心症	心因性高血圧症
	腎血管性高血圧症	腎性高血圧症	増悪労作型狭心症
	低レニン性高血圧症	内分泌性高血圧症	二次性高血圧症
	不安定狭心症	副腎性高血圧症	夜間狭心症
	労作時兼安静時狭心症	労作性狭心症	
△	HELLP症候群	軽症妊娠高血圧症候群	混合型妊娠高血圧症候群
	産後高血圧症	重症妊娠高血圧症候群	純粋型妊娠高血圧症候群
	新生児高血圧症	早発型妊娠高血圧症候群	遅発型妊娠高血圧症候群
	妊娠高血圧症	妊娠高血圧症候群	妊娠高血圧腎症
	妊娠中一過性高血圧症	微小血管性狭心症	副腎腺腫
	副腎のう腫	副腎皮質のう腫	良性副腎皮質腫瘍

用法用量

(1)高血圧症，腎実質性高血圧症
通常，成人にはベニジピン塩酸塩として1日1回2～4mgを朝食後経口投与する。なお，年齢，症状により適宜増減するが，効果不十分な場合には，1日1回8mgまで増量することができる。
ただし，重症高血圧症には1日1回4～8mgを朝食後経口投与する。
(2)狭心症
通常，成人にはベニジピン塩酸塩として1回4mgを1日2回朝・夕食後経口投与する。
なお，年齢，症状により適宜増減する。

禁忌

(1)心原性ショックの患者
(2)妊婦又は妊娠している可能性のある婦人

塩酸ベニジピン錠2「MEEK」：小林化工　2mg1錠[13.3円/錠]，塩酸ベニジピン錠2mg「マイラン」：マイラン製薬　2mg1錠[13.3円/錠]，塩酸ベニジピン錠2「NP」：ニプロ　2mg1錠[13.3円/錠]，塩酸ベニジピン錠4「MEEK」：小林化工　4mg1錠[22.8円/錠]，塩酸ベニジピン錠4mg「マイラン」：マイラン製薬　4mg1錠[22.8円/錠]，塩酸ベニジピン錠4「NP」：ニプロ　4mg1錠[22.8円/錠]，塩酸ベニジピン錠8「MEEK」：小林化工　8mg1錠[46.2円/錠]，塩酸ベニジピン錠8mg「マイラン」：マイラン製薬　8mg1錠[63.5円/錠]，塩酸ベニジピン錠8「NP」：ニプロ　8mg1錠[46.2円/錠]，コニプロス錠2mg：日新－山形　2mg1錠[17.1円/錠]，コニプロス錠4mg：日新－山形　4mg1錠[29円/錠]，コニプロス錠8mg：日新－山形　8mg1錠[63.5円/錠]，ベニジピン塩酸塩錠2mg「杏林」：キョーリンリメディオ　2mg1錠[17.1円/錠]，ベニジピン塩酸塩錠4mg「杏林」：キョーリンリメディオ　4mg1錠[22.8円/錠]，ベニジピン塩酸塩錠8mg「杏林」：キョーリンリメディオ　8mg1錠[46.2円/錠]，ベニジピン塩酸塩錠2mg「CH」：長生堂　2mg1錠[13.3円/錠]，ベニジピン塩酸塩錠2mg「MED」：沢井　2mg1錠[17.1円/錠]，ベニジピン塩酸塩錠2mg「NPI」：日本薬品工業　2mg1錠[17.1円/錠]，ベニジピン塩酸塩錠2mg「OME」：大原薬品　2mg1錠[13.3円/錠]，ベニジピン塩酸塩錠2mg「TYK」：大正薬品　2mg1錠[13.3円/錠]，ベニジピン塩酸塩錠2mg「YD」：陽進堂　2mg1錠[17.1円/錠]，ベニジピン塩酸塩錠2mg「アメル」：共和薬品　2mg1錠[13.3円/錠]，ベニジピン塩酸塩錠2mg「サワイ」：メディサ　2mg1錠[13.3円/錠]，ベニジピン塩酸塩錠2mg「タイヨー」：テバ製薬　2mg1錠[13.3円/錠]，ベニジピン塩酸塩錠2mg「タナベ」：田辺三菱　2mg1錠[17.1円/錠]，ベニジピン塩酸塩錠2mg「ツルハラ」：鶴原　2mg1錠[13.3円/錠]，ベニジピン塩酸塩錠2mg「トーワ」：東和　2mg1錠[17.1円/錠]，ベニジピン塩酸塩錠2mg「日医工」：日医工　2mg1錠[17.1円/錠]，ベニジピン塩酸塩錠2「TCK」：辰巳化学　2mg1錠[13.3円/錠]，ベニジピン塩酸塩錠4mg「CH」：長生堂　4mg1錠[22.8円/錠]，ベニジピン塩酸塩錠4mg「MED」：沢井　4mg1錠[29円/錠]，ベニジピン塩酸塩錠4mg「NPI」：日本薬品工業　4mg1錠[29円/錠]，ベニジピン塩酸塩錠4mg「OME」：大原薬品　4mg1錠[22.8円/錠]，ベニジピン塩酸塩錠4mg「TYK」：大正薬品　4mg1錠[22.8円/錠]，ベニジピン塩酸塩錠4mg「YD」：陽進堂　4mg1錠[29円/錠]，ベニジピン塩酸塩錠4mg「アメル」：共和薬品　4mg1錠[22.8円/錠]，ベニジピン塩酸塩錠4mg「サワイ」：メディサ　4mg1錠[22.8円/錠]，ベニジピン塩酸塩錠4mg「タイヨー」：テバ製薬　4mg1錠[22.8円/錠]，ベニジピン塩酸塩錠4mg「タナベ」：田辺三菱　4mg1錠[29円/錠]，ベニジピン塩酸塩錠4mg「ツルハラ」：鶴原　4mg1錠[22.8円/錠]，ベニジピン塩酸塩錠4mg「トーワ」：東和　4mg1錠[29円/錠]，ベニジピン塩酸塩錠4mg「日医工」：日医工　4mg1錠[29円/錠]，ベニジピン塩酸塩錠4「TCK」：辰巳化学　4mg1錠[22.8円/錠]，ベニジピン塩酸塩錠8mg「CH」：長生堂　8mg1錠[46.2円/錠]，ベニジピン塩酸塩錠8mg「MED」：沢井　8mg1錠[63.5円/錠]，ベニジピン塩酸塩錠8mg「NPI」：日本薬品工業　8mg1錠[63.5円/錠]，ベニジピン塩酸塩錠8mg「OME」：大原薬品　8mg1錠[46.2円/錠]，ベニジピン塩酸塩錠8mg「TYK」：大正薬品　8mg1錠[31.4円/錠]，ベニジピン塩酸塩錠8mg「YD」：陽進堂　8mg1錠[46.2円/錠]，ベニジピン塩酸塩錠8mg「アメル」：共和薬品　8mg1錠[46.2円/錠]，ベニジピン塩酸塩錠8mg「サワイ」：メディサ　8mg1錠[46.2円/錠]，ベニジピン塩酸塩錠8mg「タイヨー」：テバ製薬　8mg1錠[31.4円/錠]，ベニジピン塩酸塩錠8mg「タナベ」：田辺三菱　8mg1錠[63.5円/錠]，ベニジピン塩酸塩錠8mg「ツルハラ」：鶴原　8mg1錠[31.4円/錠]，ベニジピン塩酸塩錠8mg「トーワ」：東和　8mg1錠[63.5円/錠]，ベニジピン塩酸塩錠8mg「日医工」：日医工　8mg1錠[46.2円/錠]，ベニジピン塩酸塩錠8「TCK」：辰巳化学　8mg1錠[46.2円/錠]

コバシル錠2mg　規格：2mg1錠[70.1円/錠]
コバシル錠4mg　規格：4mg1錠[126.2円/錠]
ペリンドプリルエルブミン　協和発酵キリン　214

【効能効果】

高血圧症

【対応標準病名】

◎	高血圧症	本態性高血圧症	
○	悪性高血圧症	褐色細胞腫	褐色細胞腫性高血圧症
	境界型高血圧症	クロム親和性細胞腫	高血圧性緊急症
	高血圧性腎疾患	高血圧性脳内出血	高血圧切迫症
	高レニン性高血圧症	若年高血圧症	若年性境界型高血圧症
	収縮期高血圧症	心因性高血圧症	低レニン性高血圧症
	内分泌性高血圧症	二次性高血圧症	副腎性高血圧症
△	HELLP症候群	軽症妊娠高血圧症候群	混合型妊娠高血圧症候群
	産後高血圧症	重症妊娠高血圧症候群	術中異常高血圧症
	純粋型妊娠高血圧症候群	腎血管性高血圧症	腎実質性高血圧症
	腎性高血圧症	新生児高血圧症	早発型妊娠高血圧症候群
	遅発型妊娠高血圧症候群	妊娠高血圧症	妊娠高血圧症候群
	妊娠高血圧腎症	妊娠中一過性高血圧症	副腎腺腫
	副腎のう腫	副腎皮質のう腫	良性副腎皮質腫瘍

用法用量　通常，成人にはペリンドプリルエルブミンとして2～4mgを1日1回経口投与する。なお，年齢，症状により適宜増減するが，1日最大量は8mgまでとする。

用法用量に関連する使用上の注意　重篤な腎機能障害のある患者では，本剤の活性代謝物の血中濃度が上昇し，過度の血圧低下，腎機能の悪化が起こるおそれがあるので，クレアチニンクリアランスが30mL/分以下又は血清クレアチニンが3mg/dL以上の場合には，投与量を減らすか，若しくは投与間隔をのばすなど，経過を十分に観察しながら慎重に投与すること。

禁忌

(1)本剤の成分に対し過敏症の既往歴のある患者
(2)血管浮腫の既往歴のある患者(アンジオテンシン変換酵素阻害剤等の薬剤による血管浮腫，遺伝性血管浮腫，後天性血管浮腫，特発性血管浮腫等)
(3)デキストラン硫酸固定化セルロース，トリプトファン固定化ポリビニルアルコール又はポリエチレンテレフタレートを用いた吸着器によるアフェレーシスを施行中の患者
(4)アクリロニトリルメタリルスルホン酸ナトリウム膜(AN69)を用いた血液透析施行中の患者
(5)妊婦又は妊娠している可能性のある婦人
(6)アリスキレンフマル酸塩を投与中の糖尿病患者(ただし，他の降圧治療を行ってもなお血圧のコントロールが著しく不良の患者を除く)

併用禁忌

薬剤名等	臨床症状・措置方法	機序・危険因子
デキストラン硫酸固定化セルロース，トリプトファン固定化ポリビニルアルコール又はポリエチレンテレフタレートを用いた吸着器によるアフェレーシスの施行(リポソーバー，イムソーバTR，セルソーバ等)	ショックを起こすことがある。	陰性に荷電したデキストラン硫酸固定化セルロース，トリプトファン固定化ポリビニルアルコール又はポリエチレンテレフタレートにより血中キニン系の代謝が亢進し，本剤によりブラジキニンの代謝が妨げられ蓄積すると考えられている。
アクリロニトリルメタリルスルホン酸ナトリウム膜を用いた透析(AN69)	アナフィラキシーを発現することがある。	多価イオン体であるAN69により血中キニン系の代謝が亢進し，本剤によりブラジキニンの代謝が妨げられ蓄積すると考えられている。

ペリンドプリル錠2mg「日医工」：日医工　2mg1錠[35.3円/錠]，ペリンドプリル錠4mg「日医工」：日医工　4mg1錠[61.3円/錠]，ペリンドプリルエルブミン錠2mg「サワイ」：沢井　2mg1錠[37.8円/錠]，ペリンドプリルエルブミン錠2mg「トーワ」：東和　2mg1錠[37.8円/錠]，ペリンドプリルエルブミン錠4mg「サワイ」：沢井　4mg1錠[64.9円/錠]，ペリンドプリルエルブミン錠4mg「トーワ」：東和　4mg1錠[64.9円/錠]

コペガス錠200mg

規格：200mg1錠[789.2円/錠]

リバビリン　中外　625

【効能効果】

(1)ペグインターフェロン　アルファ-2a(遺伝子組換え)との併用による以下のいずれかのC型慢性肝炎におけるウイルス血症の改善
　①セログループ1(ジェノタイプⅠ(1a)又はⅡ(1b))でHCV-RNA量が高値の患者
　②インターフェロン単独療法で無効又はインターフェロン単独療法後再燃した患者
(2)ペグインターフェロン　アルファ-2a(遺伝子組換え)との併用によるC型代償性肝硬変におけるウイルス血症の改善

【対応標準病名】

◎	C型代償性肝硬変	C型慢性肝炎	ウイルス血症
○	C型肝炎	C型肝炎ウイルス感染	C型肝炎合併妊娠
	C型肝硬変	C型非代償性肝硬変	ウイルス感染症
	ウイルス性関節炎	ウイルス性敗血症	ウイルス性表層角膜炎
	ウイルス性ぶどう膜炎	代償性肝硬変	
△	慢性ウイルス肝炎		

効能効果に関連する使用上の注意

(1)本剤は，ペグインターフェロン　アルファ-2a(遺伝子組換え)と併用すること。C型慢性肝炎又はC型代償性肝硬変に対する本剤の単独療法は無効である。
(2)C型慢性肝炎又はC型代償性肝硬変におけるウイルス血症の改善への本剤の併用にあたっては，HCV-RNAが陽性であること，及び組織像又は肝予備能，血小板数などにより，慢性肝炎又は代償性肝硬変であることを確認すること。

用法用量

ペグインターフェロン　アルファ-2a(遺伝子組換え)と併用すること。

通常，成人には，下記の用法用量のリバビリンを経口投与する。本剤の投与に際しては，患者の状態を考慮し，減量，中止等の適切な処置を行うこと。

体重	1日投与量	朝食後	夕食後
60kg以下	600mg	200mg	400mg
60kgを超え80kg以下	800mg	400mg	400mg
80kgを超える	1,000mg	400mg	600mg

用法用量に関連する使用上の注意

(1)ペグインターフェロン　アルファ-2a(遺伝子組換え)は，C型慢性肝炎においては，通常，成人には1回180μgを，C型代償性肝硬変においては，通常，成人には1回90μgを週1回，皮下に投与する。
(2)C型慢性肝炎及びC型代償性肝硬変におけるウイルス血症の改善への本剤の投与期間は，臨床効果及び副作用の程度を考慮しながら慎重に決定するが，投与24週で効果が認められない場合には投与の中止を考慮すること。
(3)臨床試験の結果より，投与中止例では有効率が低下するため，減量・休薬などの処置により，可能な限り48週間投与することが望ましい。ただし，C型慢性肝炎において，セログループ1(ジェノタイプⅠ(1a)又はⅡ(1b))でHCV-RNA量が高値の患者以外に対しては，患者の状態や治療への反応性に応じて24週間で投与終了するなど投与期間の短縮も考慮すること。
(4)本剤の投与は，下表の臨床検査値を確認してから開始すること。
C型慢性肝炎におけるウイルス血症の改善

検査項目	投与前値
白血球数	3,000/μL以上
好中球数	1,500/μL以上
血小板数	90,000/μL以上
ヘモグロビン量	12g/dL以上

C 型代償性肝硬変におけるウイルス血症の改善

検査項目	投与前値
白血球数	3,000/μL 以上
好中球数	1,500/μL 以上
血小板数	75,000/μL 以上
ヘモグロビン量	12g/dL 以上

(5)本剤投与中は，定期的に血液学的検査を実施し，好中球数，血小板数，ヘモグロビン量の減少が発現した場合には，下表を参考にして用量を調整すること。

なお，投与を再開する場合には，臨床検査値が下表の中止基準を上回ったことを確認すること。また，血小板数の減少による投与中止後の本剤の再開は，下表を参考にすること。

C 型慢性肝炎におけるウイルス血症の改善

検査項目	数値	リバビリン	ペグインターフェロン　アルファ-2a(遺伝子組換え)
好中球数	750/μL 未満	変更なし	90μg に減量
	500/μL 未満	中止	中止
血小板数	50,000/μL 未満	中止	中止(50,000/μL 以上に回復後 90μg で再開可)
	25,000/μL 未満	中止(再開不可)	中止(再開不可)
ヘモグロビン量(心疾患又はその既往なし)	10g/dL 未満	減量 600mg/日→400mg/日 800mg/日→600mg/日 1,000mg/日→600mg/日	変更なし
	8.5g/dL 未満	中止	中止
ヘモグロビン量(心疾患又はその既往あり)	10g/dL 未満，又は投与中，投与前値に比べ 2g/dL 以上の減少が 4 週間持続	減量 600mg/日→400mg/日 800mg/日→600mg/日 1,000mg/日→600mg/日	変更なし
	8.5g/dL 未満，又は減量後，4 週間経過しても 12g/dL 未満	中止	中止

C 型代償性肝硬変におけるウイルス血症の改善

検査項目	数値	リバビリン	ペグインターフェロン　アルファ-2a(遺伝子組換え)
好中球数	1,000/μL 未満	変更なし	45μg に減量
	750/μL 未満	変更なし	22.5μg に減量
	500/μL 未満	中止	中止
血小板数	50,000/μL 未満	中止	中止(50,000/μL 以上に回復後 45μg で再開可)
	35,000/μL 未満	中止	中止(50,000/μL 以上に回復後 22.5μg で再開可)
	25,000/μL 未満	中止(再開不可)	中止(再開不可)
ヘモグロビン量(心疾患又はその既往なし)	投与開始 1～4 週時 11g/dL 未満	減量 600mg/日→200mg/日 800mg/日→400mg/日 1,000mg/日→400mg/日	変更なし
	投与開始 5～48 週時 10g/dL 未満	減量 600mg/日→200mg/日 800mg/日→400mg/日 1,000mg/日→400mg/日	変更なし
	8.5g/dL 未満	中止	中止
ヘモグロビン量(心疾患又はその既往あり)	投与開始 1～4 週時 11g/dL 未満，又は投与中，投与前値に比べ 2g/dL 以上の減少が 4 週間持続	減量 600mg/日→200mg/日 800mg/日→400mg/日 1,000mg/日→400mg/日	変更なし
	投与開始 5～48 週時 10g/dL 未満，又は投与中，投与前値に比べ 2g/dL 以上の減少が 4 週間持続	減量 600mg/日→200mg/日 800mg/日→400mg/日 1,000mg/日→400mg/日	変更なし
	8.5g/dL 未満，又は減量後，4 週間経過しても 12g/dL 未満	中止	中止

警告

(1)本剤では催奇形性が報告されているので，妊婦又は妊娠している可能性のある婦人には投与しないこと。

(2)本剤では催奇形性及び精巣・精子の形態変化等が報告されているので，妊娠する可能性のある女性患者及びパートナーが妊娠する可能性のある男性患者に投与する場合には，避妊をさせること。

(3)本剤では精液中への移行が否定できないことから，パートナーが妊婦の男性患者に投与する場合には，【使用上の注意】を厳守すること。

禁忌

(1)妊婦，妊娠している可能性のある婦人又は授乳中の婦人

(2)本剤の成分又は他のヌクレオシドアナログ(アシクロビル，ガンシクロビル，ビダラビン等)に対し過敏症の既往歴のある患者

(3)コントロールの困難な心疾患(心筋梗塞，心不全，不整脈等)のある患者

(4)異常ヘモグロビン症(サラセミア，鎌状赤血球性貧血等)の患者

(5)慢性腎不全又はクレアチニンクリアランスが 50mL/分以下の腎機能障害のある患者

(6)重度のうつ病，自殺念慮又は自殺企図等の重度の精神病状態にある患者又はその既往歴のある患者

(7)重度の肝機能障害のある患者

(8)自己免疫性肝炎の患者

コムタン錠100mg　規格：100mg1錠[217.3円/錠]

エンタカポン　ノバルティス　116

【効 能 効 果】

レボドパ・カルビドパ又はレボドパ・ベンセラジド塩酸塩との併用によるパーキンソン病における症状の日内変動(wearing-off 現象)の改善

【対応標準病名】

◎	パーキンソン病		
○	一側性パーキンソン症候群	家族性パーキンソン病	家族性パーキンソン病 Yahr1
	家族性パーキンソン病 Yahr2	家族性パーキンソン病 Yahr3	家族性パーキンソン病 Yahr4
	家族性パーキンソン病 Yahr5	若年性パーキンソン症候群	若年性パーキンソン病
	若年性パーキンソン病 Yahr3	若年性パーキンソン病 Yahr4	若年性パーキンソン病 Yahr5
	続発性パーキンソン症候群	動脈硬化性パーキンソン症候群	脳炎後パーキンソン症候群
	脳血管障害性パーキンソン症候群	パーキンソン症候群	パーキンソン病 Yahr1
	パーキンソン病 Yahr2	パーキンソン病 Yahr3	パーキンソン病 Yahr4
	パーキンソン病 Yahr5	パーキンソン病の認知症	薬剤性パーキンソン症候群
△	LGL 症候群	WPW 症候群	アーガイル・ロバートソン瞳孔
	痙性梅毒性運動失調症	顕性神経梅毒	シャルコー関節

神経原性関節症	神経障害性脊椎障害	神経梅毒髄膜炎
進行性運動性運動失調症	進行麻痺	脊髄ろう
脊髄ろう性関節炎	早期興奮症候群	ニューロパチー性関節炎
脳脊髄梅毒	脳梅毒	梅毒性痙性脊髄麻痺
梅毒性視神経萎縮	梅毒性髄膜炎	梅毒性聴神経炎
梅毒性パーキンソン症候群	晩期梅毒性球後視神経炎	晩期梅毒性視神経萎縮
晩期梅毒性髄膜炎	晩期梅毒性多発ニューロパチー	晩期梅毒性聴神経炎
晩期梅毒脊髄炎	晩期梅毒脳炎	晩期梅毒脳脊髄炎

効能効果に関連する使用上の注意

(1)本剤は症状の日内変動(wearing-off 現象)が認められるパーキンソン病患者に対して使用すること。

(2)本剤はレボドパ・カルビドパ又はレボドパ・ベンセラジド塩酸塩投与による治療(少なくともレボドパとして1日300mg)において，十分な効果の得られない患者に対して使用すること。

用法用量　本剤は単独では使用せず，必ずレボドパ・カルビドパ又はレボドパ・ベンセラジド塩酸塩と併用する。

通常，成人にはエンタカポンとして1回100mgを経口投与する。なお，症状によりエンタカポンとして1回200mgを投与することができる。

ただし，1日8回を超えないこと。

用法用量に関連する使用上の注意

(1)本剤はレボドパ・カルビドパ又はレボドパ・ベンセラジド塩酸塩との併用により効果が認められる薬剤であり，単剤では効果が認められない。

(2)本剤はレボドパの生物学的利用率を高めるため，レボドパによるドパミン作動性の副作用(ジスキネジー等)があらわれる場合がある。このため，本剤の投与開始時又は増量時には患者の状態を十分観察し，ドパミン作動性の副作用がみられた場合は，本剤あるいはレボドパ・カルビドパ又はレボドパ・ベンセラジド塩酸塩を調節すること。

(3)本剤を1回200mgへ増量した場合，ジスキネジー等が発現することがあるので，増量は慎重に検討すること。また，増量した際は観察を十分に行い，これらの症状が発現した場合には症状の程度に応じて本剤の1回投与量を減量する等適切な処置を行うこと。

(4)本剤の増量は慎重に行い，1回200mg，1日1,600mgを超えないこと。

(5)肝障害のある患者では，本剤の血中濃度が上昇したとの報告があるので，1回200mgへの増量は必要最小限にとどめること。やむを得ず1回200mgに増量する場合には，観察を十分に行いながら特に慎重に投与すること。

(6)体重40kg未満の低体重の患者では，1回200mgを投与した場合，ジスキネジーの発現が増加することがあるので，1回200mgへの増量は慎重に検討すること。

禁忌

(1)本剤の成分に対し過敏症の既往歴のある患者

(2)悪性症候群，横紋筋融解症又はこれらの既往歴のある患者

コムプレラ配合錠　規格：1錠[5817.8円/錠]

エムトリシタビン　テノホビルジソプロキシルフマル酸塩　リルピビリン塩酸塩　ヤンセン　625

【効能効果】

HIV-1感染症

【対応標準病名】

◎	HIV－1感染症		
○	AIDS	AIDS関連症候群	HIV－2感染症
	HIV感染	HIV感染症	後天性免疫不全症候群
	新生児HIV感染症		

効能効果に関連する使用上の注意

(1)以下のいずれかのHIV-1感染患者に使用すること。

①抗HIV薬の治療経験がなく，HIV-1 RNA量100,000copies/mL以下である患者

②ウイルス学的失敗の経験がなく，切り替え前6ヵ月間以上においてウイルス学的抑制(HIV-1 RNA量が50copies/mL未満)が得られており，本剤の有効成分に対する耐性関連変異を持たず，本剤への切り替えが適切であると判断される抗HIV薬既治療患者

(2)本剤による治療にあたっては，患者の治療歴及び可能な場合には薬剤耐性検査(遺伝子型解析あるいは表現型解析)を参考にすること。

用法用量　通常，成人には1回1錠(リルピビリンとして25mg，テノホビル　ジソプロキシルフマル酸塩として300mg及びエムトリシタビンとして200mgを含有)を1日1回食事中又は食直後に経口投与する。

用法用量に関連する使用上の注意

(1)本剤は，リルピビリン塩酸塩，テノホビル　ジソプロキシルフマル酸塩及びエムトリシタビンの固定用量を含有する配合剤であるので，リルピビリン塩酸塩，テノホビル　ジソプロキシルフマル酸塩又はエムトリシタビンの個別の用法用量の調節が必要な患者には，個別のリルピビリン塩酸塩製剤(以下「リルピビリン製剤」と略す)，テノホビル　ジソプロキシルフマル酸塩製剤(以下「テノホビル製剤」と略す)又はエムトリシタビン製剤を用いること。なお，リルピビリン製剤，テノホビル製剤及びエムトリシタビン製剤の使用にあたっては，それぞれの製品添付文書を熟読すること。

(2)本剤の有効成分であるテノホビル　ジソプロキシルフマル酸塩又はエムトリシタビンを含有する製剤と併用しないこと。また，リルピビリンを含有する製剤は，リファブチン併用時以外は併用しないこと。本剤とリファブチンを併用する場合は，リルピビリン製剤を1回25mg1日1回併用すること。なお，リファブチンの併用を中止した場合は，リルピビリン製剤の投与を中止すること。

(3)中等度及び重度の腎機能障害のある患者(クレアチニンクリアランス50mL/min未満又は血液透析患者)では，テノホビル製剤及びエムトリシタビン製剤により個々に用法用量の調節が必要となるため，本剤を投与せず，個別の製剤を用いること。

警告　B型慢性肝炎を合併している患者では，本剤の投与中止により，B型慢性肝炎が再燃するおそれがあるので，本剤の投与を中断する場合には十分注意すること。特に非代償性の場合，重症化するおそれがあるので注意すること。

禁忌

(1)リファンピシン，カルバマゼピン，フェノバルビタール，フェニトイン，デキサメタゾン(全身投与)，セイヨウオトギリソウ(St.John's Wort，セント・ジョーンズ・ワート)含有食品，プロトンポンプ阻害剤(オメプラゾール，ランソプラゾール，ラベプラゾール，エソメプラゾール)を投与中の患者

(2)本剤の成分に対し過敏症の既往歴のある患者

併用禁忌

薬剤名等	臨床症状・措置方法	機序・危険因子
リファンピシン アプテシン， リファジン等	リルピビリンの血中濃度が低下し，本剤の効果が減弱するおそれがある。	これらの薬剤のCYP3A誘導作用により，リルピビリンの代謝が促進される。
カルバマゼピン テグレトール フェノバルビタール フェノバール等 フェニトイン アレビアチン等	リルピビリンの血中濃度が低下し，本剤の効果が減弱するおそれがある。	
デキサメタゾン全身投与(単回投与を除く) デカドロン等		
セイヨウオトギリソウ(St.John's Wort，セント・ジョーンズ・ワート)含有食品		
プロトンポンプ阻害	リルピビリンの血中	胃内のpH上昇により，

剤 オメプラゾール オメプラール，オメプラゾン ランソプラゾール タケプロン ラベプラゾール パリエット エソメプラゾール ネキシウム	濃度が低下し，本剤の効果が減弱するおそれがある。	リルピビリンの吸収が低下する。

コメリアンコーワ錠50　規格：50mg1錠[11.3円/錠]
コメリアンコーワ錠100　規格：100mg1錠[18.6円/錠]
ジラゼプ塩酸塩水和物　興和　217

【効能効果】

(1)狭心症，その他の虚血性心疾患（心筋梗塞を除く）
(2)下記疾患における尿蛋白減少
　腎機能障害軽度～中等度の IgA 腎症

【対応標準病名】

◎	IgA 腎症	狭心症	虚血性心疾患
	腎機能低下		
○	安静時狭心症	安定狭心症	異型狭心症
	冠状動脈アテローム性硬化症	冠状動脈炎	冠状動脈狭窄症
	冠状動脈硬化症	冠状動脈性心疾患	冠状動脈閉塞症
	冠状動脈瘤	冠動静脈瘻	冠動脈硬化性心疾患
	冠動脈疾患	冠攣縮性狭心症	狭心症３枝病変
	虚血性心筋症	初発労作型狭心症	心筋虚血
	心室中隔瘤	心室瘤	腎障害
	心房瘤	増悪労作型狭心症	中毒性腎症
	陳旧性下壁心筋梗塞	陳旧性後壁心筋梗塞	陳旧性心筋梗塞
	陳旧性前壁心筋梗塞	陳旧性前壁中隔心筋梗塞	陳旧性側壁心筋梗塞
	動脈硬化性冠不全	不安定狭心症	慢性冠状動脈不全
	慢性腎臓病	慢性腎臓病ステージG1	慢性腎臓病ステージG2
	無症候性心筋虚血	夜間狭心症	労作時兼安静時狭心症
	労作性狭心症		
△	遺伝性腎疾患	冠動脈拡張	冠動脈石灰化
	血尿症候群	高血圧性腎疾患	糸球体性血尿
	持続性血尿	腎性血尿	多のう胞化萎縮腎
	反復性血尿	微小血管性狭心症	傍腎盂のう胞

用法用量

狭心症，その他の虚血性心疾患（心筋梗塞を除く）に用いる場合には，１回ジラゼプ塩酸塩水和物として 50mg を１日３回経口投与する。
腎疾患に用いる場合には，１回ジラゼプ塩酸塩水和物として 100mg を１日３回経口投与する。
年齢及び症状により適宜増減する。

ジラゼプ塩酸塩錠50mg「TCK」：辰巳化学　50mg1錠[5.6円/錠]，ジラゼプ塩酸塩錠50mg「サワイ」：沢井　50mg1錠[5.6円/錠]，ジラゼプ塩酸塩錠50mg「トーワ」：東和　50mg1錠[5.6円/錠]，ジラゼプ塩酸塩錠50mg「日医工」：日医工　50mg1錠[5.6円/錠]，ジラゼプ塩酸塩錠100mg「TCK」：辰巳化学　100mg1錠[5.8円/錠]，ジラゼプ塩酸塩錠100mg「サワイ」：沢井　100mg1錠[5.8円/錠]，ジラゼプ塩酸塩錠100mg「トーワ」：東和　100mg1錠[5.8円/錠]，ジラゼプ塩酸塩錠100mg「日医工」：日医工　100mg1錠[5.8円/錠]，トルクシール錠50mg：日新－山形　50mg1錠[5.6円/錠]，トルクシール錠100mg：日新－山形　100mg1錠[5.8円/錠]

コランチル配合顆粒　規格：1g[6.2円/g]
ジサイクロミン塩酸塩　乾燥水酸化アルミニウムゲル　酸化マグネシウム　塩野義　232

【効能効果】

下記疾患における自覚症状及び他覚所見の改善：胃潰瘍，十二指腸潰瘍，胃炎

【対応標準病名】

◎	胃炎	胃潰瘍	胃十二指腸潰瘍
	十二指腸潰瘍		
○	NSAID 胃潰瘍	NSAID 十二指腸潰瘍	アルコール性胃炎
	アレルギー性胃炎	胃潰瘍瘢痕	胃十二指腸炎
	胃十二指腸潰瘍瘢痕	萎縮性胃炎	萎縮性化生性胃炎
	胃蜂窩織炎	急性胃炎	急性胃潰瘍
	急性胃粘膜病変	急性十二指腸潰瘍	急性出血性胃潰瘍
	急性出血性十二指腸潰瘍	急性びらん性胃炎	クッシング潰瘍
	再発性胃潰瘍	再発性十二指腸潰瘍	残胃潰瘍
	十二指腸潰瘍瘢痕	十二指腸球後部潰瘍	出血性胃炎
	出血性胃潰瘍	出血性十二指腸潰瘍	術後胃潰瘍
	術後胃十二指腸潰瘍	術後残胃胃炎	術後十二指腸潰瘍
	心因性胃潰瘍	神経性胃炎	ステロイド潰瘍
	ストレス潰瘍	ストレス性胃潰瘍	ストレス性十二指腸潰瘍
	穿孔性胃潰瘍	穿孔性十二指腸潰瘍	穿通性胃潰瘍
	穿通性十二指腸潰瘍	多発胃潰瘍	多発性十二指腸潰瘍
	多発性出血性胃潰瘍	中毒性胃炎	デュラフォイ潰瘍
	難治性胃潰瘍	難治性十二指腸潰瘍	肉芽腫性胃炎
	表層性胃炎	びらん性胃炎	ヘリコバクター・ピロリ胃炎
	放射線胃炎	慢性胃炎	慢性胃潰瘍
	慢性胃潰瘍活動期	慢性十二指腸潰瘍	慢性十二指腸潰瘍活動期
	薬剤性胃潰瘍	疣状胃炎	
△	胃空腸周囲炎	胃周囲炎	胃穿孔
	胃粘膜過形成	胃びらん	急性胃潰瘍穿孔
	急性十二指腸潰瘍穿孔	急性出血性胃潰瘍穿孔	急性出血性十二指腸潰瘍穿孔
	十二指腸穿孔	十二指腸びらん	出血性胃潰瘍穿孔
	出血性十二指腸潰瘍穿孔	ステロイド潰瘍穿孔	腸上皮化生
	反応性リンパ組織増生症	メネトリエ病	

用法用量

通常，成人には１回１～2g を１日３～４回経口投与する。
なお，年齢，症状により適宜増減する。
参考：症状が起こりやすい時間に合わせて食後又は食間に（必要なら更に就寝前にも）経口投与する。

禁忌

(1)緑内障の患者
(2)前立腺肥大による排尿障害のある患者
(3)重篤な心疾患のある患者
(4)麻痺性イレウスの患者
(5)透析療法を受けている患者

レスポリックス配合顆粒：鶴原[5.9円/g]

コリオパンカプセル5mg　規格：5mg1カプセル[9.4円/カプセル]
コリオパン顆粒2%　規格：2%1g[27.6円/g]
コリオパン錠10mg　規格：10mg1錠[16円/錠]
ブトロピウム臭化物　エーザイ　124

【効能効果】

下記の疾患における痙攣性疼痛の緩解：胃炎，腸炎，胃潰瘍，十二指腸潰瘍，胆石症，胆のう症（胆のう炎，胆のう・胆道ジスキネジーを含む）

【対応標準病名】

◎	胃炎	胃潰瘍	胃痙攣
	胃十二指腸潰瘍	痙性胃炎	痙攣
	十二指腸潰瘍	胆道ジスキネジア	胆のう炎
	胆のう結石症	胆のうジスキネジア	腸炎
	疼痛	有痛性筋痙攣	
○	NSAID 十二指腸潰瘍	胃十二指腸炎	胃十二指腸潰瘍瘢痕
	胃びらん	壊疽性胆細管炎	壊疽性胆のう炎
	肝内胆細管炎	逆行性胆管炎	急性化膿性胆管炎
	急性化膿性胆のう炎	急性気腫性胆のう炎	急性十二指腸潰瘍
	急性胆管炎	急性胆細管炎	急性胆のう炎
	急性疼痛	急性閉塞性化膿性胆管炎	狭窄性胆管炎
	クッシング潰瘍	原発性硬化性胆管炎	細胆管炎
	再発性十二指腸潰瘍	再発性胆管炎	持続痛
	十二指腸総胆管炎	術後胃潰瘍	術後胃十二指腸潰瘍
	術後十二指腸潰瘍	心因性胃潰瘍	ストレス潰瘍
	ストレス性胃潰瘍	ストレス性十二指腸潰瘍	穿通性胃潰瘍
	穿通性十二指腸潰瘍	総胆管結石	総胆管結石性胆管炎
	総胆管結石性胆のう炎	多発胃潰瘍	多発性十二指腸潰瘍
	多発性出血性胃潰瘍	胆管炎	胆管結石症
	胆管結石性胆管炎	胆管結石性胆のう炎	胆石性急性胆のう炎
	胆石性胆のう炎	胆泥	胆道結石
	胆のうコレステローシス	胆のう膿瘍	デュラフォイ潰瘍
	難治性十二指腸潰瘍	慢性胃潰瘍活動期	慢性十二指腸潰瘍
	慢性十二指腸潰瘍活動期	慢性胆管炎	慢性胆細管炎
	慢性胆のう炎	薬剤性胃潰瘍	疣状胃炎
△	NSAID 胃潰瘍	S 状結腸炎	アルコール性胃炎
	アレルギー性胃炎	胃うっ血	胃運動機能障害
	胃運動亢進症	胃液分泌過多	胃潰瘍瘢痕
	胃下垂	胃機能亢進	胃憩室症
	遺残胆石症	胃軸捻症	萎縮性胃炎
	萎縮性化生性胃炎	胃砂時計状狭窄	胃腸運動機能障害
	胃腸炎	胃腸機能異常	胃腸機能減退
	胃粘膜過形成	胃壁軟化症	胃蜂窩織炎
	炎症性腸疾患	回腸炎	過酸症
	カタル性胃腸炎	肝外閉塞性黄疸	感染性胃腸炎
	感染性下痢症	感染性大腸炎	感染性腸炎
	嵌頓性胆石症	肝内胆管拡張症	肝内胆管狭窄
	感冒性胃腸炎	感冒性大腸炎	感冒性腸炎
	急性胃炎	急性胃潰瘍	急性胃潰瘍穿孔
	急性胃腸炎	急性胃腸障害	急性胃粘膜病変
	急性十二指腸潰瘍穿孔	急性出血性胃潰瘍	急性出血性胃潰瘍穿孔
	急性出血性十二指腸潰瘍	急性出血性十二指腸潰瘍穿孔	急性大腸炎
	急性腸炎	急性びらん性胃炎	痙攣発作
	下痢症	抗生物質起因性大腸炎	抗生物質起因性腸炎
	後天性胆管狭窄症	コレステロール結石	再発性胃潰瘍
	残胃潰瘍	自己免疫性胆管炎	十二指腸潰瘍瘢痕
	十二指腸球後部潰瘍	十二指腸穿孔	十二指腸乳頭狭窄
	十二指腸びらん	出血性胃炎	出血性胃潰瘍
	出血性胃潰瘍穿孔	出血性十二指腸潰瘍	出血性十二指腸潰瘍穿孔
	出血性大腸炎	出血性腸炎	術後残胃胃炎
	術後胆管炎	術後胆管狭窄	神経性胃炎
	ステロイド潰瘍	ステロイド潰瘍穿孔	石灰化胆のう
	穿孔性胃潰瘍	穿孔性十二指腸潰瘍	総胆管拡張症
	総胆管狭窄症	総胆管十二指腸瘻	総胆管皮膚瘻
	総胆管閉塞症	大腸炎	多発胆石症
	胆管萎縮	胆管潰瘍	胆管拡張症
	胆管狭窄症	胆管穿孔	胆管閉塞症
	胆管瘻	胆汁うっ滞	胆汁瘻
	胆石性膵炎	胆石仙痛	胆道機能異常
	胆のう萎縮	胆のう炎症性ポリープ	胆のう潰瘍
	胆のう拡張症	胆のう管萎縮	胆のう管潰瘍
	胆のう管狭窄症	胆のう管結石症	胆のう管のう胞
	胆のう管肥大	胆のう管閉塞症	胆のう機能障害
	胆のうコレステロールポリープ	胆のう周囲炎	胆のう胆管結石症
	胆のう肥大	胆のうポリープ	中毒性胃炎
	腸カタル	難治性胃潰瘍	難治性乳児下痢症
	肉芽腫性胃炎	乳児下痢	表層性胃炎
	びらん性胃炎	ビリルビン結石	閉塞性黄疸
	ヘリコバクター・ピロリ胃炎	放射線胃炎	慢性胃炎
	慢性胃潰瘍	ミリッチ症候群	無痛性胆石症
	メネトリエ病	薬物胃障害	幽門痙攣

用法用量　通常成人は，ブトロピウム臭化物として1日30mgを3回に分けて経口投与する。なお，年齢，症状により適宜増減する。

禁忌

(1)緑内障の患者
(2)前立腺肥大による排尿障害のある患者
(3)重篤な心疾患のある患者
(4)麻痺性イレウスの患者
(5)本剤の成分に対し過敏症の既往歴のある患者

コリマイシン散200万単位/g　規格：200万単位1g[44円/g]

コリスチンメタンスルホン酸ナトリウム　ポーラ　612

【効 能 効 果】

〈適応菌種〉コリスチンに感性の大腸菌，赤痢菌
〈適応症〉感染性腸炎

【対応標準病名】

◎	感染性腸炎		
○	S 状結腸炎	胃腸炎	炎症性腸疾患
	回腸炎	カタル性胃腸炎	感染性胃腸炎
	感染性下痢症	感染性大腸炎	感冒性胃腸炎
	感冒性大腸炎	感冒性腸炎	急性胃腸炎
	急性大腸炎	急性腸炎	下痢症
	出血性大腸炎	出血性腸炎	大腸炎
	腸炎	腸カタル	難治性乳児下痢症
	乳児下痢		
△	抗生物質起因性大腸炎	抗生物質起因性腸炎	

用法用量　通常，成人にはコリスチンメタンスルホン酸ナトリウムとして1回300万～600万単位を1日3～4回経口投与する。小児には1日30万～40万単位/kgを3～4回に分割経口投与する。
なお，年齢，症状により適宜増減する。ただし，小児用量は成人量を上限とする。

用法用量に関連する使用上の注意　本剤の使用にあたっては，耐性菌の発現等を防ぐため，原則として感受性を確認し，疾病の治療上必要な最少限の期間の投与にとどめること。

禁忌　ポリミキシンB又はコリスチンに対する過敏症の既往歴のある患者

コルドリン顆粒4.17%　規格：4.17%1g[26円/g]
コルドリン錠12.5mg　規格：12.5mg1錠[8.5円/錠]

クロフェダノール塩酸塩　日本新薬　222

【効 能 効 果】

下記疾患に伴う咳嗽：急性気管支炎，急性上気道炎

【対応標準病名】

◎	急性気管支炎	急性上気道炎	咳
○	RS ウイルス気管支炎	亜急性気管支炎	咽頭気管炎

	咽頭喉頭炎	咽頭扁桃炎	インフルエンザ菌気管支炎
	ウイルス性気管支炎	エコーウイルス気管支炎	カタル性咳
	乾性咳	偽膜性気管支炎	急性咽頭喉頭炎
	急性咽頭扁桃炎	急性気管気管支炎	急性口蓋扁桃炎
	急性喉頭気管気管支炎	急性反復性気管支炎	クループ性気管支炎
	コクサッキーウイルス気管支炎	湿性咳	滲出性気管支炎
	咳失神	舌扁桃炎	肺炎球菌性気管支炎
	敗血症性気管支炎	パラインフルエンザウイルス気管支炎	ヒトメタニューモウイルス気管支炎
	マイコプラズマ気管支炎	慢性咳嗽	夜間咳
	ライノウイルス気管支炎	連鎖球菌気管支炎	連鎖球菌性上気道感染
△	かぜ	感冒	

用法用量
〔コルドリン顆粒 4.17%〕：成人1回0.6g，1日3回経口投与する。年齢，症状により適宜増減する。
〔コルドリン錠 12.5mg〕：成人1回2錠，1日3回経口投与する。年齢，症状により適宜増減する。

コルヒチン錠0.5mg「タカタ」　規格：0.5mg1錠[8.2円/錠]
コルヒチン　高田　394

【効 能 効 果】

痛風発作の緩解及び予防

【対応標準病名】

◎	痛風発作		
○	肩関節痛風	原発性痛風	続発性痛風
	痛風	痛風結節	痛風腎
	痛風性関節炎	痛風性関節症	定型痛風
	薬剤性痛風		
△	鉛痛風		
※	適応外使用可 ・原則として，「コルヒチン【内服薬】」を「ベーチェット病」，「掌蹠膿疱症」に対し処方した場合，当該使用事例を審査上認める。 ・原則として，「コルヒチン【内服薬】」を「ベーチェット病」に対し処方した場合，当該使用事例を審査上認める。		

用法用量
通常，成人にはコルヒチンとして1日3～4mgを6～8回に分割経口投与する。
なお，年齢，症状により適宜増減する。
発病予防には通常，成人にはコルヒチンとして1日0.5～1mg，発作予感時には1回0.5mgを経口投与する。

用法用量に関連する使用上の注意　投与量の増加に伴い，下痢等の胃腸障害の発現が増加するため，痛風発作の緩解には通常，成人にはコルヒチンとして1日1.8mgまでの投与にとどめることが望ましい。

禁忌
(1)本剤の成分に対し過敏症の既往歴のある患者
(2)肝臓又は腎臓に障害のある患者で，肝代謝酵素CYP3A4を強く阻害する薬剤又はP糖蛋白を阻害する薬剤を服用中の患者
(3)妊婦又は妊娠している可能性のある婦人

コルベット錠25mg　規格：25mg1錠[154.8円/錠]
イグラチモド　富山化学　399

ケアラム錠25mgを参照(P325)

コレアジン錠12.5mg　規格：12.5mg1錠[396.4円/錠]
テトラベナジン　アルフレッサファーマ　119

【効 能 効 果】

ハンチントン病に伴う舞踏運動

【対応標準病名】

◎	ハンチントン病	
○	若年型ハンチントン病	ハンチントン病の認知症

効能効果に関連する使用上の注意　本剤の効果はハンチントン病に伴う舞踏運動の改善に限定されており，舞踏運動以外の症状改善は期待できないことに留意すること。

用法用量　通常，成人にはテトラベナジンとして1日量12.5mg(12.5mgの1日1回投与)から経口投与を開始し，以後症状を観察しながら1週毎に1日量として12.5mgずつ増量し，維持量を定める。その後は，症状により適宜増減するが，1日最高投与量は100mgとする。
なお，1日量が25mgの場合は1日2回，1日量が37.5mg以上の場合には1日3回に分けて投与することとし，1回最高投与量は37.5mgとする。

用法用量に関連する使用上の注意
(1)投与は「用法用量」に従い低用量から始め，抑うつ症状，アカシジア及びパーキンソニズム等の発現について観察を十分に行い，忍容性をみながら慎重に増量し，患者ごとに適切な維持量を定めること。
(2)CYP2D6阻害作用を有する薬剤を投与中の患者又は遺伝的にCYP2D6の活性が欠損している患者(Poor Metabolizer)又はCYP2D6の活性が低い患者(Intermediate Metabolizer)では，本剤の活性代謝物の血中濃度が上昇し，副作用が発現しやすいおそれがあるため，投与に際しては，忍容性に問題がない場合にのみ徐々に増量する等，患者の状態を注意深く観察し，慎重に投与すること。

警告　うつ病・うつ状態，自殺念慮，自殺企図が発現又は悪化することがあるので，本剤を投与する場合には，個々の患者における治療上の有益性と危険性を慎重に判断した上で投与を開始し，患者の状態及び病態の変化を注意深く観察すること。また，患者及びその家族等に対して，関連する症状があらわれた場合にはただちに医師に連絡するよう指導すること。

禁忌
(1)自殺念慮，自殺企図のある患者，不安定なうつ病・うつ状態の患者
(2)重篤な肝機能障害のある患者
(3)MAO阻害剤を投与中あるいは投与中止後2週間以内の患者
(4)レセルピンを投与中あるいは投与中止後3週間以内の患者
(5)本剤の成分に対し過敏症の既往歴のある患者

併用禁忌

薬剤名等	臨床症状・措置方法	機序・危険因子
MAO阻害剤 セレギリン (エフピー)	MAO阻害剤の作用が増強することがある。	併用によりMAO阻害剤の作用が増強されるおそれがある。
レセルピン (アポプロン)	相互に作用を増強することがある。	本剤と類似した作用メカニズムを有する。

コレキサミン錠200mg　規格：200mg1錠[9.1円/錠]
ニコモール　杏林　218

【効 能 効 果】

高脂血症
下記疾患に伴う末梢血行障害の改善：凍瘡，四肢動脈閉塞症(血栓閉塞性動脈炎・動脈硬化性閉塞症)，レイノー症候群

【対応標準病名】

◎	高脂血症	高リポ蛋白血症	凍瘡
	動脈塞栓症	バージャー病	閉塞性血栓血管炎

	閉塞性動脈硬化症	末梢循環障害	レイノー症候群
○	1型糖尿病性高コレステロール血症	2型糖尿病性高コレステロール血症	下肢血行障害
	下肢閉塞性動脈硬化症	下肢末梢循環障害	家族性高コレステロール血症
	家族性高コレステロール血症・ヘテロ接合体	家族性高コレステロール血症・ホモ接合体	家族性高トリグリセライド血症
	家族性高リポ蛋白血症2a型	家族性高リポ蛋白血症2b型	家族性高リポ蛋白血症3型
	家族性高リポ蛋白血症4型	家族性複合型高脂血症	間欠性跛行
	血管運動性肢端感覚異常症	結節状石灰化大動脈狭窄症	結節性黄色腫
	高LDL血症	高コレステロール血症	高コレステロール血症性黄色腫
	高トリグリセライド血症	混合型高脂質血症	鎖骨下動脈閉塞症
	脂質異常症	脂質代謝異常	四肢末梢循環障害
	肢端紅痛症	趾端循環障害	肢端チアノーゼ
	肢端知覚異常	食事性高脂血症	腎動脈アテローム硬化症
	腎動脈狭窄症	スチール症候群	成人型大動脈縮窄症
	石灰沈着性大動脈狭窄症	全身性閉塞性血栓血管炎	先天性脂質代謝異常
	大動脈アテローム硬化症	大動脈硬化症	大動脈石灰化症
	糖尿病性高コレステロール血症	動脈硬化性壊疽	動脈硬化性間欠性跛行
	動脈硬化性網膜症	ブルートウ症候群	本態性高コレステロール血症
	本態性高脂血症	末梢動脈硬化症	メンケベルグ硬化症
	レイノー現象	レイノー病	
△	アテローム動脈硬化症	腋窩動脈血栓症	下肢急性動脈閉塞症
	下肢慢性動脈閉塞症	家族性高リポ蛋白血症1型	家族性高リポ蛋白血症5型
	肝動脈血栓症	肝動脈塞栓症	血栓塞栓症
	高HDL血症	高カイロミクロン血症	ゴールドブラット腎
	コレステロール塞栓症	細動脈硬化症	ざんごう足
	重症虚血肢	上肢急性動脈閉塞症	上肢慢性動脈閉塞症
	塞栓性梗塞	大腿動脈閉塞症	大動脈血栓症
	大動脈塞栓症	多中心性細網組織球症	腸骨動脈血栓症
	腸骨動脈塞栓症	凍死自殺未遂	糖尿病性動脈硬化症
	動脈血栓症	動脈硬化症	動脈硬化性閉塞性血管炎
	動脈攣縮	二次性高脂血症	腹部大動脈血栓症
	腹部大動脈塞栓症	閉塞性血管炎	閉塞性動脈内膜炎
	末梢循環不全	末梢性血管攣縮	末梢動脈疾患
	末梢動脈塞栓症	慢性動脈閉塞症	ルリッシュ症候群
	連鎖球菌症候群		

用法用量　通常，成人にはニコモールとして1回200〜400mgを1日3回食後に経口投与する。
なお，年齢，症状により，適宜増減する。

禁忌　重症低血圧症，出血が持続している患者

コレバイン錠500mg　規格：500mg1錠[38円/錠]
コレバインミニ83%　規格：83%1g[62.5円/g]
コレスチミド　田辺三菱　218

【効能効果】

高コレステロール血症，家族性高コレステロール血症

【対応標準病名】

◎	家族性高コレステロール血症	高コレステロール血症	
○	1型糖尿病性高コレステロール血症	2型糖尿病性高コレステロール血症	家族性高コレステロール血症・ヘテロ接合体
	家族性高コレステロール血症・ホモ接合体	家族性高リポ蛋白血症1型	家族性高リポ蛋白血症2a型
	家族性高リポ蛋白血症2b型	家族性高リポ蛋白血症3型	家族性高リポ蛋白血症5型
	家族性複合型高脂血症	結節性黄色腫	高LDL血症
	高カイロミクロン血症	高コレステロール血症性黄色腫	高リポ蛋白血症
	混合型高脂質血症	脂質異常症	脂質代謝異常
	食事性高脂血症	先天性脂質代謝異常	糖尿病性高コレステロール血症
	二次性高脂血症	本態性高コレステロール血症	本態性高脂血症
△	家族性高トリグリセライド血症	家族性高リポ蛋白血症4型	高HDL血症
	高脂血症	高トリグリセライド血症	多中心性細網組織球症

用法用量　通常，成人にはコレスチミドとして1回1.5gを1日2回，朝夕食前に水とともに経口投与する。ただし，症状，服用状況を考慮して朝夕食後投与とすることもできる。なお，年齢，症状により適宜増減するが，最高用量は1日4gとする。

用法用量に関連する使用上の注意　朝夕食後投与の成績は一般臨床試験によるものであり，原則として朝夕食前投与とする。

禁忌
(1)胆道の完全閉塞した患者
(2)本剤の成分に対し過敏症の既往歴のある患者
(3)腸閉塞の患者

コレミナール細粒1%　規格：1%1g[16.7円/g]
コレミナール錠4mg　規格：4mg1錠[9.2円/錠]
フルタゾラム　沢井　112

【効能効果】

心身症(過敏性腸症候群，慢性胃炎，胃・十二指腸潰瘍)における身体症候並びに不安・緊張・抑うつ

【対応標準病名】

◎	胃潰瘍	胃十二指腸潰瘍	うつ状態
	過敏性腸症候群	十二指腸潰瘍	心因性胃潰瘍
	心身症	不安うつ病	不安緊張状態
	不安神経症	慢性胃炎	
○	胃炎	胃十二指腸潰瘍瘢痕	萎縮性胃炎
	萎縮性化生性胃炎	うつ病	うつ病型統合失調感情障害
	外傷後遺症性うつ病	仮面うつ病	寛解中の反復性うつ病性障害
	感染症後うつ病	器質性うつ病性障害	急性胃炎
	急性胃潰瘍	急性胃粘膜病変	クッシング潰瘍
	軽症うつ病エピソード	軽症反復性うつ病性障害	下痢型過敏性腸症候群
	混合型過敏性腸症候群	混合性不安抑うつ障害	再発性胃潰瘍
	再発性十二指腸潰瘍	残胃潰瘍	思春期うつ病
	十二指腸炎	十二指腸潰瘍瘢痕	十二指腸球後部潰瘍
	出血性胃炎	出血性胃潰瘍	出血性十二指腸潰瘍
	術後胃潰瘍	術後胃十二指腸潰瘍	術後十二指腸潰瘍
	循環型躁うつ病	小児心身症	心気性うつ病
	神経症性抑うつ状態	ストレス潰瘍	ストレス性胃潰瘍
	ストレス性十二指腸潰瘍	精神病症状を伴う重症うつ病エピソード	精神病症状を伴わない重症うつ病エピソード
	穿通性胃潰瘍	穿通性十二指腸潰瘍	全般性不安障害
	躁うつ病	双極性感情障害・軽症のうつ病エピソード	双極性感情障害・精神病症状を伴う重症うつ病エピソード
	双極性感情障害・精神病症状を伴わない重症うつ病エピソード	双極性感情障害・中等症のうつ病エピソード	退行期うつ病
	多発胃潰瘍	多発性十二指腸潰瘍	多発性出血性胃潰瘍
	単極性うつ病	単発反応性うつ病	中等症うつ病エピソード
	中等症反復性うつ病性障害	デュラフォイ潰瘍	動脈硬化性うつ病
	内因性うつ病	難治性胃潰瘍	難治性十二指腸潰瘍
	反応性うつ病	反復心因性うつ病	反復性うつ病
	反復性心因性抑うつ精神病	反復性精神病性うつ病	非定型うつ病
	表層性胃炎	びらん性胃炎	不安障害

	ヘリコバクター・ピロリ胃炎	便秘型過敏性腸症候群	慢性胃潰瘍
	慢性胃潰瘍活動期	慢性十二指腸炎	慢性十二指腸潰瘍
	慢性十二指腸潰瘍活動期	薬剤性胃潰瘍	症状胃炎
	抑うつ神経症	抑うつ性パーソナリティ障害	老年期うつ病
	老年期認知症抑うつ型		
△ あ	2型双極性障害	NSAID胃潰瘍	アルコール性胃炎
	アレルギー性胃炎	胃潰瘍瘢痕	胃空腸周囲炎
	異形恐怖	胃周囲炎	胃十二指腸炎
	異常絞扼反射	胃神経症	胃穿孔
	胃腸神経症	胃びらん	胃蜂窩織炎
	咽喉頭異常感症	咽喉頭食道神経症	咽喉頭神経症
	咽頭異常感症	陰部神経症	延髄外側症候群
か	延髄性うつ病	過換気症候群	器質性気分障害
	器質性混合性感情障害	器質性双極性障害	器質性躁病性障害
	偽性斜頸	気分変調症	急性胃潰瘍穿孔
	急性十二指腸潰瘍	急性十二指腸潰瘍穿孔	急性出血性胃潰瘍
	急性出血性胃潰瘍穿孔	急性出血性十二指腸潰瘍	急性出血性十二指腸潰瘍穿孔
	急性びらん性胃炎	空気嚥下症	空気飢餓感
	血管運動神経症	原発性認知症	後下小脳動脈閉塞症
さ	口腔心身症	肛門神経症	産褥期うつ状態
	持続性身体表現性疼痛障害	疾病恐怖症	周期性精神病
	醜形恐怖症	十二指腸周囲炎	十二指腸穿孔
	十二指腸乳頭炎	十二指腸びらん	出血性胃潰瘍穿孔
	出血性十二指腸潰瘍穿孔	術後残胃胃炎	常習性吃逆
	上小脳動脈閉塞症	小脳卒中症候群	小脳動脈狭窄
	小脳動脈血栓症	小脳動脈塞栓症	小脳動脈閉塞
	食道神経症	初老期精神病	初老期認知症
	初老期妄想状態	心因性あくび	心因性胃アトニー
	心因性胃液分泌過多症	心因性胃痙攣	心因性嚥下困難
	心因性過換気	心因性嗅覚障害	心因性月経困難症
	心因性下痢	心因性高血圧症	心因性呼吸困難発作
	心因性鼓腸	心因性視野障害	心因性しゃっくり
	心因性消化不良症	心因性視力障害	心因性心悸亢進
	心因性心血管障害	心因性じんま疹	心因性頭痛
	心因性咳	心因性舌痛症	心因性そう痒症
	心因性多飲症	心因性疼痛	心因性脳血栓反応
	心因性排尿障害	心因性背部痛	心因性発熱
	心因性皮膚炎	心因性頻尿	心因性頻脈
	心因性腹痛	心因性不整脈	心因性便秘
	心因性めまい	心因性幽門痙攣	心因性リウマチ
	心因反応	心気症	心気障害
	神経因性排尿障害	神経循環疲労症	神経性胃炎
	神経性胃腸炎	神経性眼病	神経性口腔異常
	神経性耳痛	神経性耳鳴	神経性食道通過障害
	神経性心悸亢進	神経性多汗症	心身症型自律神経失調症
	心臓血管神経症	心臓神経症	心臓神経痛
	心臓性神経衰弱症	身体化障害	身体型疼痛障害
	身体表現性障害	身体表現性自律神経機能低下	ステロイド潰瘍
	ステロイド潰瘍穿孔	性器神経症	精神痛
	前下小脳動脈閉塞症	穿孔性胃潰瘍	穿孔性十二指腸潰瘍
た	挿間性発作性不安	双極性感情障害	多訴性症候群
	多発性心身性障害	単極性躁病	中毒性胃炎
な	内臓神経症	肉芽腫性胃炎	二次性認知症
	尿膀胱神経症	認知症	脳血管運動神経症
は	歯ぎしり	破局発作状態	パニック障害
	パニック発作	反応性リンパ組織増生症	反復性気分障害
	反復性躁病エピソード	反復性短期うつ病エピソード	鼻咽腔異常感症
	ヒステリー球	鼻内異常感	びらん性十二指腸炎
	不安ヒステリー	腹部神経症	不定愁訴症
	ブリケー障害	分類困難な身体表現性障害	膀胱過敏症
ら	放射線胃炎	メネトリエ病	老年期認知症
	老年期認知症妄想型	老年期妄想状態	老年精神病
	ワレンベルグ症候群		

用法用量　通常，成人にはフルタゾラムとして1日12mgを3回に分割経口投与する。なお，年齢・症状により適宜増減する。

禁忌

(1)急性狭隅角緑内障のある患者

(2)重症筋無力症のある患者

コロネル細粒83.3%　規格：83.3%1g[28円/g]
コロネル錠500mg　規格：500mg1錠[17.7円/錠]
ポリカルボフィルカルシウム　アステラス　239

【効能効果】

過敏性腸症候群における便通異常(下痢，便秘)及び消化器症状

【対応標準病名】

◎	過敏性腸症候群	下痢型過敏性腸症候群	下痢症
	便通異常	便秘型過敏性腸症候群	便秘症
○	胃腸神経症	機能性便秘症	痙攣性便秘
	混合型過敏性腸症候群	弛緩性便秘症	習慣性便秘
	重症便秘症	食事性便秘	大腸ジスキネジア
	単純性便秘	腸管運動障害	腸管麻痺性便秘
	腸ジスキネジア	直腸性便秘	乳幼児便秘
△	S状結腸炎	胃腸炎	炎症性腸疾患
	回腸炎	カタル性胃腸炎	感染性胃腸炎
	感染性下痢症	感染性大腸炎	感染性腸炎
	感冒性胃腸炎	感冒性大腸炎	感冒性腸炎
	機能性下痢	急性胃腸炎	急性大腸炎
	急性腸炎	結腸アトニー	抗生物質起因性大腸炎
	抗生物質起因性腸炎	出血性大腸炎	出血性腸炎
	術後便秘	大腸炎	大腸機能障害
	腸アトニー	腸炎	腸カタル
	腸機能障害	難治性乳児下痢症	乳児下痢

用法用量　通常，成人にはポリカルボフィルカルシウムとして1日量1.5～3.0gを3回に分けて，食後に水とともに経口投与する。

用法用量に関連する使用上の注意

(1)下痢状態では1日1.5gでも効果が得られているので，下痢状態の場合には1日1.5gから投与を開始することが望ましい。

(2)本剤は，服用後に途中でつかえた場合に，膨張して喉や食道を閉塞する可能性があるので，十分量(コップ1杯程度)の水とともに服用させること。

禁忌

(1)急性腹部疾患(虫垂炎，腸出血，潰瘍性結腸炎等)の患者

(2)術後イレウス等の胃腸閉塞を引き起こすおそれのある患者

(3)高カルシウム血症の患者

(4)腎結石のある患者

(5)腎不全(軽度及び透析中を除く)のある患者

(6)本剤の成分に対し過敏症の既往歴のある患者

ポリフル細粒83.3%：アボット　83.3%1g[28円/g]
ポリフル錠500mg：アボット　500mg1錠[17.7円/錠]
ポリカルボフィルCa細粒83.3%「日医工」：日医工　83.3%1g[16.7円/g]

コンクチームN配合顆粒　規格：1g[6.2円/g]
糖化菌 アミロリシン－5 サンプローゼF セルロシン A.P.　エムジーファーマ　233

【効 能 効 果】

消化異常症状の改善

【対応標準病名】

◎	消化不良症		
○	機能性ディスペプシア	急性消化不良症	ディスペプシア
△	消化不良性下痢	乳幼児胃腸障害	

用法用量　通常成人，1回300mg
1日3回食後経口投与する。
なお，年齢症状に応じて適宜増減する。

禁忌　本剤の成分に対し過敏症の既往歴のある患者

コンサータ錠18mg　規格：18mg1錠[337.8円/錠]
コンサータ錠27mg　規格：27mg1錠[374.3円/錠]
コンサータ錠36mg　規格：36mg1錠[402.6円/錠]
メチルフェニデート塩酸塩　ヤンセン　117

【効 能 効 果】

注意欠陥/多動性障害(AD/HD)

【対応標準病名】

◎	注意欠陥多動障害		
○	小児行動異常	多動性障害	多動性素行障害
	微細脳機能障害		

効能効果に関連する使用上の注意
(1)6歳未満の幼児における有効性及び安全性は確立していない。
(2)AD/HDの診断は，米国精神医学会の精神疾患の診断・統計マニュアル(DSM*)等の標準的で確立した診断基準に基づき慎重に実施し，基準を満たす場合にのみ投与すること。
＊Diagnostic and Statistical Manual of Mental Disorders

用法用量
18歳未満の患者：通常，18歳未満の患者にはメチルフェニデート塩酸塩として18mgを初回用量，18～45mgを維持用量として，1日1回朝経口投与する。増量が必要な場合は，1週間以上の間隔をあけて1日用量として9mg又は18mgの増量を行う。なお，症状により適宜増減する。ただし，1日用量は54mgを超えないこと。
18歳以上の患者：通常，18歳以上の患者にはメチルフェニデート塩酸塩として18mgを初回用量として，1日1回朝経口投与する。増量が必要な場合は，1週間以上の間隔をあけて1日用量として9mg又は18mgの増量を行う。なお，症状により適宜増減する。ただし，1日用量は72mgを超えないこと。

用法用量に関連する使用上の注意
(1)本剤は中枢神経刺激作用を有し，その作用は服用後12時間持続するため，就寝時間等を考慮し，午後の服用は避けること。
(2)初回用量：本剤投与前に他のメチルフェニデート塩酸塩製剤を服用している場合には，その用法用量を考慮し，本剤の初回用量を18歳未満の患者では18～45mg，18歳以上の患者では18～72mgの範囲で決定する。ただし，本剤若しくは他のメチルフェニデート塩酸塩製剤の服用を1ヵ月以上休薬した後に本剤を服用する場合は，18mgを初回用量とすること。
(3)本剤は徐放性製剤であるため分割して投与することは適切でなく，本剤は18mg錠，27mg錠及び36mg錠の3種類のみで18mgが最小単位であるため，9mg単位の増減量が必要な場合には錠剤の種類を変更して投与すること。

警告　本剤の投与は，注意欠陥/多動性障害(AD/HD)の診断，治療に精通し，薬物依存を含む本剤のリスク等についても十分に管理できる医師・医療機関・管理薬剤師のいる薬局のもとでのみ行うとともに，それら薬局においては，調剤前に当該医師・医療機関を確認した上で調剤を行うこと。

禁忌
(1)過度の不安，緊張，興奮性のある患者
(2)緑内障のある患者
(3)甲状腺機能亢進のある患者
(4)不整頻拍，狭心症のある患者
(5)本剤の成分に対し過敏症の既往歴のある患者
(6)運動性チックのある患者，Tourette症候群又はその既往歴・家族歴のある患者
(7)重症うつ病の患者
(8)褐色細胞腫のある患者
(9)モノアミンオキシダーゼ(MAO)阻害剤を投与中又は投与中止後14日以内の患者

併用禁忌

薬剤名等	臨床症状・措置方法	機序・危険因子
MAO阻害剤 セレギリン (エフピー)	MAO阻害剤の作用を増強させ，高血圧が起こることがある。	本剤は交感神経刺激作用を有するため。

コンスタン0.4mg錠　規格：0.4mg1錠[9.4円/錠]
コンスタン0.8mg錠　規格：0.8mg1錠[15.5円/錠]
アルプラゾラム　武田薬品　112

【効 能 効 果】

心身症(胃・十二指腸潰瘍，過敏性腸症候群，自律神経失調症)における身体症候並びに不安・緊張・抑うつ・睡眠障害

【対応標準病名】

◎	胃潰瘍	胃十二指腸潰瘍	うつ状態
	過敏性腸症候群	十二指腸潰瘍	自律神経失調症
	心因性胃潰瘍	心身症	心身症型自律神経失調症
	睡眠障害	不安うつ病	不安緊張状態
	不安神経症		
○	胃潰瘍瘢痕	胃十二指腸潰瘍瘢痕	咽喉頭神経症
	うつ病	うつ病型統合失調感情障害	外傷後遺症性うつ病
	仮面うつ病	寛解中の反復性うつ病性障害	感染症後うつ病
	器質性うつ病性障害	急性胃潰瘍	急性胃粘膜病変
	急性出血性胃潰瘍	クッシング潰瘍	軽症うつ病エピソード
	軽症反復性うつ病性障害	血管運動神経障害	下痢型過敏性腸症候群
	混合型過敏性腸症候群	混合性不安抑うつ障害	再発性胃潰瘍
	再発性十二指腸潰瘍	残胃潰瘍	思春期うつ病
	十二指腸潰瘍瘢痕	十二指腸球後部潰瘍	出血性胃潰瘍
	出血性十二指腸潰瘍	術後胃潰瘍	術後胃十二指腸潰瘍
	術後十二指腸潰瘍	小児心身症	自律神経症
	自律神経障害	心因性高血圧症	心因性心悸亢進
	心因性頻脈	心因性不整脈	心気性うつ病
	神経症性抑うつ状態	心臓神経症	睡眠相後退症候群
	睡眠リズム障害	ストレス潰瘍	ストレス性胃潰瘍
	ストレス性十二指腸潰瘍	精神病症状を伴う重症うつ病エピソード	精神病症状を伴わない重症うつ病エピソード
	穿通性胃潰瘍	穿通性十二指腸潰瘍	全般性不安障害
	双極性感情障害・軽症のうつ病エピソード	双極性感情障害・精神病症状を伴う重症うつ病エピソード	双極性感情障害・精神病症状を伴わない重症うつ病エピソード
	双極性感情障害・中等症のうつ病エピソード	退行期うつ病	多発胃潰瘍
	多発性十二指腸潰瘍	多発性出血性胃潰瘍	単極性うつ病
	単発反応性うつ病	中等症うつ病エピソード	中等症反復性うつ病性障害
	デュラフォイ潰瘍	内因性うつ病	難治性胃潰瘍
	難治性十二指腸潰瘍	パニック障害	パニック発作
	反応性うつ病	反復心因性うつ病	反復性うつ病
	反復性心因性抑うつ精神病	反復性精神病性うつ病	反復性短期うつ病エピソード
	非定型うつ病	不安障害	不安ヒステリー

	不規則睡眠	不眠症	便秘型過敏性腸症候群
	本態性自律神経症	慢性胃潰瘍	慢性胃潰瘍活動期
	慢性十二指腸潰瘍活動期	薬剤性胃潰瘍	抑うつ神経症
	抑うつ性パーソナリティ障害		
△	2型双極性障害	NSAID胃潰瘍	異常絞扼反射
	胃神経症	胃穿孔	胃腸神経症
	胃びらん	咽喉頭異常感症	咽喉頭食道神経症
	咽頭異常感症	陰部神経症	過換気症候群
	カタプレキシー	過眠	急性胃潰瘍穿孔
	急性出血性胃潰瘍穿孔	空気嚥下症	空気飢餓感
	クライネ・レヴィン症候群	血管運動神経症	口腔心身症
	肛門神経症	持続性身体表現性疼痛障害	周期嗜眠症
	周期性精神病	十二指腸穿孔	十二指腸びらん
	出血性胃潰瘍穿孔	循環型躁うつ病	常習性吃逆
	食道神経症	自律神経性ニューロパチー	心因性あくび
	心因性胃アトニー	心因性胃液分泌過多症	心因性胃痙攣
	心因性過換気	心因性下痢	心因性呼吸困難発作
	心因性鼓腸	心因性視野障害	心因性しゃっくり
	心因性消化不良症	心因性視力障害	心因性心血管障害
	心因性咳	心因性舌痛症	心因性多飲症
	心因性脳血栓反応	心因性排尿障害	心因性発熱
	心因性頻尿	心因性幽門痙攣	神経因性排尿障害
	神経循環疲労症	神経性胃腸炎	神経性食道通過障害
	神経性心悸亢進	神経調節性失神	心臓血管神経症
	心臓神経痛	心臓性神経衰弱症	身体型疼痛障害
	身体表現性障害	身体表現性自律神経機能低下	睡眠時無呼吸症候群
	ステロイド潰瘍	ステロイド潰瘍穿孔	性器神経症
	穿孔性胃潰瘍	穿孔性十二指腸潰瘍	躁うつ病
	双極性感情障害	脱力発作	単極性躁病
	中枢性睡眠時無呼吸	特発性過眠症	内臓神経症
	ナルコレプシー	尿膀胱神経症	脳血管運動神経症
	反復性躁病エピソード	鼻咽腔異常感症	ヒステリー球
	鼻内異常感	副交感神経緊張症	腹部神経症
	不定愁訴症	ブリケー障害	膀胱過敏症
	末梢自律神経ニューロパチー	レム睡眠行動障害	老年期うつ病
	ワレンベルグ症候群		

用法用量　通常，成人にはアルプラゾラムとして1日1.2mgを3回に分けて経口投与する。なお，年齢，症状により適宜増減する。
増量する場合には，最高用量を1日2.4mgとして漸次増量し，3～4回に分けて経口投与する。
高齢者では，1回0.4mgの1日1～2回投与から開始し，増量する場合でも1日1.2mgを超えないものとする。

禁忌

(1)本剤の成分に対し過敏症の既往歴のある患者
(2)急性狭隅角緑内障のある患者
(3)重症筋無力症の患者
(4)HIVプロテアーゼ阻害剤(インジナビル等)を投与中の患者

併用禁忌

薬剤名等	臨床症状・措置方法	機序・危険因子
HIVプロテアーゼ阻害剤 インジナビル クリキシバン 等	過度の鎮静や呼吸抑制等が起こる可能性がある。	チトクロームP450に対する競合的阻害により，本剤の血中濃度が大幅に上昇することが予測されている。

ソラナックス0.4mg錠：ファイザー　0.4mg1錠[9.2円/錠]
ソラナックス0.8mg錠：ファイザー　0.8mg1錠[15.5円/錠]
アルプラゾラム錠0.4mg「サワイ」：メディサ　0.4mg1錠[5.6円/錠]，アルプラゾラム錠0.4mg「トーワ」：東和　0.4mg1錠[5.6円/錠]，アルプラゾラム錠0.8mg「サワイ」：メディサ 0.8mg1錠[8.2円/錠]，アルプラゾラム錠0.8mg「トーワ」：東和　0.8mg1錠[8.2円/錠]，カームダン錠0.4mg：共和薬品 0.4mg1錠[5.6円/錠]，カームダン錠0.8mg：共和薬品 0.8mg1錠[8.2円/錠]

コンズランゴ流エキス「司生堂」　規格：1mL[18.1円/mL]

コンズランゴ　司生堂　233

【効能効果】

苦味による唾液及び胃液の分泌促進

【対応標準病名】

該当病名なし

用法用量　通常成人1日6mlを3回に分け，適宜希釈して経口投与する。なお，年齢，症状により増減する。

コントミン糖衣錠12.5mg　規格：12.5mg1錠[9.2円/錠]
コントミン糖衣錠25mg　規格：25mg1錠[9.2円/錠]
コントミン糖衣錠50mg　規格：50mg1錠[9.2円/錠]
コントミン糖衣錠100mg　規格：100mg1錠[9.2円/錠]

クロルプロマジン塩酸塩　田辺三菱　117

【効能効果】

統合失調症，躁病，神経症における不安・緊張・抑うつ，悪心・嘔吐，吃逆，破傷風に伴う痙攣，麻酔前投薬，人工冬眠，催眠・鎮静・鎮痛剤の効力増強

【対応標準病名】

◎	うつ状態	嘔吐症	悪心
	痙攣	しゃっくり	神経症
	神経症性抑うつ状態	躁状態	統合失調症
	破傷風	不安うつ病	不安緊張状態
	不安神経症	抑うつ神経症	
○	2型双極性障害	アスペルガー症候群	うつ病
	うつ病型統合失調感情障害	開口障害	外傷後遺症性うつ病
	化学療法に伴う嘔吐症	牙関緊急	型分類困難な統合失調症
	仮面うつ病	寛解中の反復性うつ病性障害	感染症後うつ病
	器質性うつ病性障害	偽神経症性統合失調症	急性統合失調症
	急性統合失調症性エピソード	急性統合失調症様精神病性障害	境界型統合失調症
	緊張型統合失調症	軽症うつ病エピソード	軽症反復性うつ病性障害
	軽躁病	痙攣発作	拘禁性抑うつ状態
	興奮状態	災害神経症	残遺型統合失調症
	産褥期うつ状態	思春期うつ病	社会不安障害
	社交不安障害	術後悪心	術後神経症
	循環型躁うつ病	小児期型統合失調症	小児シゾイド障害
	小児神経症	職業神経症	食道神経症
	心因性失神	心気性うつ病	神経衰弱
	精神神経症	精神病症状を伴う重症うつ病エピソード	前駆期統合失調症
	潜在性統合失調症	躁うつ病	挿間性発作性不安
	双極性感情障害・軽症のうつ病エピソード	双極性感情障害・精神病症状を伴う重症うつ病エピソード	双極性感情障害・精神病症状を伴わない重症うつ病エピソード
	双極性感情障害・中等症のうつ病エピソード	体感症性統合失調症	退行期うつ病
	多発性神経症	短期統合失調症様障害	単極性うつ病
	単極性躁病	単純型統合失調症	単発反応性うつ病
	遅発性統合失調症	中等症うつ病エピソード	中等症反復性うつ病性障害
	統合失調症型障害	統合失調症型パーソナリティ障害	統合失調症後抑うつ
	統合失調症症状を伴う急性錯乱	統合失調症症状を伴う急性多形性精神病性障害	統合失調症症状を伴う類循環精神病

	統合失調症性パーソナリティ障害	統合失調症性反応	統合失調症様状態
	動脈硬化性うつ病	内因性うつ病	破瓜型統合失調症
	破局発作状態	パニック障害	パニック発作
	反応性うつ病	反復心因性うつ病	反復性うつ病
	反復性心因性抑うつ精神病	反復性精神病性うつ病	反復性短期うつ病エピソード
	非定型うつ病	不安障害	ベーアド病
	発作性神経症	膜症神経症	慢性心因反応
	妄想型統合失調症	妄想性神経症	幼児神経症
	老人性神経症	老年期うつ病	老年期認知症抑うつ型
△	アセトン血性嘔吐症	延髄外側症候群	延髄性うつ病
	横隔膜痙攣症	嘔気	開口不全
	下肢痙攣	間代強直性痙攣	器質性気分障害
	器質性混合性感情障害	器質性双極性障害	器質性躁病性障害
	気分循環症	気分変調症	急性痙攣
	恐怖症性不安障害	筋痙縮	筋痙直
	原発性認知症	後下小脳動脈閉塞症	高所恐怖症
	こむら返り	混合性不安抑うつ障害	四肢筋痙攣
	四肢痙攣	四肢痙攣発作	持続性気分障害
	自閉的精神病質	習慣性嘔吐	周期性精神病
	上小脳動脈閉塞症	小脳卒中症候群	小脳動脈狭窄
	小脳動脈血栓症	小脳動脈塞栓症	小脳動脈閉塞
	職業性痙攣	食後悪心	書痙
	初老期精神病	初老期認知症	初老期妄想状態
	青春期内閉神経症	精神衰弱	精神病症状を伴わない重症うつ病エピソード
	前下小脳動脈閉塞症	全般性不安障害	双極性感情障害
	胆汁性嘔吐	中枢性嘔吐症	統合失調症症状を伴わない急性錯乱
	統合失調症症状を伴わない急性多形性精神病性障害	統合失調症症状を伴わない類循環精神病	特発性嘔吐症
	二次性認知症	認知症	脳性嘔吐
	反芻	反復性嘔吐	反復性気分障害
	反復性躁病エピソード	不安ヒステリー	不随意痙攣性運動
	糞便性嘔吐	慢性疲労症候群	夢幻精神病
	モレル・クレペリン病	有痛性筋痙攣	抑うつ性パーソナリティ障害
	老年期認知症	老年期認知症妄想型	老年期妄想状態
	老年精神病	ワレンベルグ症候群	

用法用量　クロルプロマジン塩酸塩として，通常成人１日30〜100mg を分割経口投与する。精神科領域において用いる場合には，通常１日50〜450mg を分割経口投与する。
なお，年齢，症状により適宜増減する。

禁忌
(1)昏睡状態，循環虚脱状態の患者
(2)バルビツール酸誘導体・麻酔剤等の中枢神経抑制剤の強い影響下にある患者
(3)アドレナリンを投与中の患者
(4)フェノチアジン系化合物及びその類似化合物に対し過敏症の患者

原則禁忌　皮質下部の脳障害(脳炎，脳腫瘍，頭部外傷後遺症等)の疑いがある患者

併用禁忌

薬剤名等	臨床症状・措置方法	機序・危険因子
アドレナリン(ボスミン)	アドレナリンの作用を逆転させ，重篤な血圧降下を起こすことがある。	アドレナリンはアドレナリン作動性α，β−受容体の刺激剤であり，本剤のα−受容体遮断作用により，β−受容体刺激作用が優位となり，血圧降下作用が増強される。

クロルプロマジン塩酸塩錠25mg「ツルハラ」：鶴原　25mg1錠[9.2円/錠]

コントール散1%　規格：1%1g[8.5円/g]
コントール散10%　規格：10%1g[43.3円/g]
5mgコントール錠　規格：5mg1錠[9.6円/錠]
10mgコントール錠　規格：10mg1錠[9.6円/錠]
クロルジアゼポキシド　武田薬品　112

【効 能 効 果】

神経症における不安・緊張・抑うつ
うつ病における不安・緊張
心身症(胃・十二指腸潰瘍，高血圧症)における身体症候並びに不安・緊張・抑うつ

【対応標準病名】

◎	胃潰瘍	胃十二指腸潰瘍	うつ状態
	うつ病	高血圧症	十二指腸潰瘍
	心因性胃潰瘍	心因性高血圧症	神経症
	神経症性抑うつ状態	心身症	不安うつ病
	不安緊張状態	不安神経症	本態性高血圧症
	抑うつ神経症		
○	悪性高血圧症	胃十二指腸潰瘍瘢痕	咽喉頭神経症
	うつ病型統合失調感情障害	外傷後遺症性うつ病	仮面うつ病
	寛解中の反復性うつ病性障害	感染症後うつ病	器質性うつ病性障害
	急性胃粘膜病変	境界型高血圧症	クッシング潰瘍
	軽症うつ病エピソード	軽症反復性うつ病性障害	拘禁性抑うつ状態
	口腔心身症	高レニン性高血圧症	混合性不安抑うつ障害
	再発性十二指腸潰瘍	産褥期うつ状態	思春期うつ病
	若年高血圧症	若年性境界型高血圧症	社交不安障害
	収縮期高血圧症	術後胃潰瘍	術後胃十二指腸潰瘍
	術後十二指腸潰瘍	循環型躁うつ病	小児心身症
	心因性心悸亢進	心因性頻脈	心因性不整脈
	心気性うつ病	心身症型自律神経失調症	心臓神経症
	身体表現性障害	ストレス潰瘍	ストレス性胃潰瘍
	ストレス性十二指腸潰瘍	精神病症状を伴う重症うつ病エピソード	精神病症状を伴わない重症うつ病エピソード
	穿通性胃潰瘍	穿通性十二指腸潰瘍	全般性不安障害
	躁うつ病	双極性感情障害・軽症のうつ病エピソード	双極性感情障害・精神病症状を伴う重症うつ病エピソード
	双極性感情障害・精神病症状を伴わない重症うつ病エピソード	双極性感情障害・中等症のうつ病エピソード	退行期うつ病
	多発胃潰瘍	多発性十二指腸潰瘍	多発性出血性胃潰瘍
	単極性うつ病	単発反応性うつ病	中等症うつ病エピソード
	中等症反復性うつ病性障害	低レニン性高血圧症	デュラフォイ潰瘍
	動脈硬化性うつ病	内因性うつ病	難治性十二指腸潰瘍
	パニック障害	パニック発作	反応性うつ病
	反復心因性うつ病	反復性うつ病	反復性心因性抑うつ精神病
	反復性精神病性うつ病	反復性躁病エピソード	反復性短期うつ病エピソード
	非定型うつ病	不定愁訴症	慢性胃潰瘍活動期
	慢性十二指腸潰瘍活動期	薬剤性胃潰瘍	抑うつ性パーソナリティ障害
	老年期うつ病	老年期認知症抑うつ型	
△ あ	2型双極性障害	HELLP 症候群	NSAID 胃潰瘍
	胃潰瘍瘢痕	異形恐怖	異常絞扼反射
	胃神経症	胃穿孔	胃腸神経症
	一過性離人症候群	胃びらん	咽喉頭異常感症
	咽喉頭食道神経症	咽頭異常感症	陰部神経症
か	延髄外側症候群	延髄性うつ病	過換気症候群
	器質性気分障害	器質性混合性感情障害	器質性双極性障害
	器質性躁病性障害	偽性斜頸	気分循環症
	気分変調症	急性胃潰瘍	急性胃潰瘍穿孔

	急性十二指腸潰瘍	急性十二指腸潰瘍穿孔	急性出血性胃潰瘍
	急性出血性胃潰瘍穿孔	急性出血性十二指腸潰瘍	急性出血性十二指腸潰瘍穿孔
	恐怖症性不安障害	空気嚥下症	空気飢餓感
	軽症妊娠高血圧症候群	血管運動神経症	原発性認知症
	後下小脳動脈閉塞症	高血圧性脳内出血	高血圧切迫症
	高所恐怖症	肛門神経症	混合型妊娠高血圧症候群
さ	災害神経症	再発性胃潰瘍	残胃潰瘍
	産後高血圧症	持続性気分障害	持続性身体表現性疼痛障害
	疾病恐怖症	社会不安障害	周期性精神病
	醜形恐怖症	重症妊娠高血圧症候群	十二指腸潰瘍瘢痕
	十二指腸球後部潰瘍	十二指腸穿孔	十二指腸びらん
	出血性胃潰瘍	出血性胃潰瘍穿孔	出血性十二指腸潰瘍
	出血性十二指腸潰瘍穿孔	術後神経症	術中異常高血圧症
	純粋型妊娠高血圧症候群	常習性吃逆	上小脳動脈閉塞症
	小児神経症	小脳卒中症候群	小脳動脈狭窄
	小脳動脈血栓症	小脳動脈塞栓症	小脳動脈閉塞
	職業神経症	職業性痙攣	食道神経症
	書痙	初老期精神病	初老期認知症
	初老期妄想状態	心因性あくび	心因性胃アトニー
	心因性胃液分泌過多症	心因性胃痙攣	心因性嚥下困難
	心因性過換気	心因性嗅覚障害	心因性月経困難症
	心因性下痢	心因性呼吸困難発作	心因性鼓腸
	心因性失神	心因性視野障害	心因性しゃっくり
	心因性消化不良症	心因性視力障害	心因性心血管障害
	心因性じんま疹	心因性頭痛	心因性咳
	心因性舌痛症	心因性そう痒症	心因性多飲症
	心因性疼痛	心因性脳血栓反応	心因性排尿障害
	心因性背部痛	心因性発熱	心因性皮膚炎
	心因性頻尿	心因性腹痛	心因性便秘
	心因性めまい	心因性幽門痙攣	心因性リウマチ
	心因反応	心気症	心気障害
	神経因性排尿障害	神経循環疲労症	神経衰弱
	神経性胃炎	神経性胃腸炎	神経性眼病
	神経性口腔異常	神経性耳痛	神経性耳鳴
	神経性食道通過障害	神経性心悸亢進	神経性多汗症
	腎血管性高血圧症	腎実質性高血圧症	腎性高血圧症
	心臓血管神経症	心臓神経痛	心臓性神経衰弱症
	身体化障害	身体型疼痛障害	身体表現性自律神経機能低下
	ステロイド潰瘍	ステロイド潰瘍穿孔	性器神経症
	青春期内閉神経症	精神神経症	精神衰弱
	精神痛	前下小脳動脈閉塞症	穿孔性胃潰瘍
	穿孔性十二指腸潰瘍	挿間性発作性不安	双極性感情障害
た	早発型妊娠高血圧症候群	多訴性症候群	多発性神経症
	多発性心身性障害	単極性躁病	遅発型妊娠高血圧症候群
な	内臓神経症	内分泌性高血圧症	難治性胃潰瘍
	二次性高血圧症	二次性認知症	尿膀胱神経症
	妊娠高血圧症	妊娠高血圧症候群	妊娠中一過性高血圧症
は	認知症	脳血管運動神経症	歯ぎしり
	破局発作状態	反復性気分障害	鼻咽腔異常感症
	ヒステリー球	鼻内異常感	不安障害
	不安ヒステリー	副腎性高血圧症	腹部神経症
	ブリケー障害	分類困難な身体表現性障害	膀胱過敏症
ま	発作性神経症	膜症神経症	慢性胃潰瘍
	慢性十二指腸潰瘍	慢性心因反応	慢性疲労症候群
や	慢性離人症候群	妄想性神経症	幼児神経症
ら	離人・現実感喪失症候群	離人症	老人性神経症
	老年期認知症	老年期認知症妄想型	老年期妄想状態
	老年精神病	ワレンベルグ症候群	

用法用量

用量は患者の年齢・症状により適宜増減するが，通常下記のとおり経口投与する。

成人：1日クロルジアゼポキシドとして20～60mgを2～3回に分割経口投与する。

小児：1日クロルジアゼポキシドとして10～20mgを2～4回に分割経口投与する。

禁忌

(1)急性狭隅角緑内障のある患者

(2)重症筋無力症のある患者

クロルジアゼポキシド散1%「ツルハラ」：鶴原　1%1g[7.2円/g]，クロルジアゼポキシド錠5mg「ツルハラ」：鶴原　5mg1錠[9.6円/錠]，クロルジアゼポキシド錠10mg「ツルハラ」：鶴原　10mg1錠[9.6円/錠]，バランス散10%：丸石　10%1g[43.3円/g]，バランス錠5mg：丸石　5mg1錠[9.6円/錠]，バランス錠10mg：丸石　10mg1錠[9.6円/錠]

コンドロイチンZ錠　　規格：－[－]

コンドロイチン硫酸エステルナトリウム　　ゼリア新薬　399

【効 能 効 果】

腰痛症，関節痛，肩関節周囲炎（五十肩），症候性神経痛，進行する感音性難聴（音響外傷を含む），慢性腎炎（軽症例）

【対応標準病名】

◎	音響外傷	肩関節周囲炎	感音難聴
	関節痛	神経痛	慢性糸球体腎炎
	腰痛症		
○	MP関節痛	一側性感音難聴	一側性混合性難聴
	回旋腱板症候群	蝸牛神経性難聴	下肢関節痛
	下肢神経痛	下腿関節痛	下腿神経炎
	肩インピンジメント症候群	肩滑液包炎	肩関節異所性骨化
	肩関節腱板炎	肩関節硬結性腱炎	肩関節痛症
	肩周囲炎	肩石灰性腱炎	下背部ストレイン
	偽性股関節痛	急性低音障害型感音難聴	急性腰痛症
	胸鎖関節痛	胸壁神経痛	棘上筋症候群
	棘上筋石灰化症	筋筋膜性腰痛症	軽症慢性腎炎症候群
	頚部神経痛	肩甲周囲炎	肩甲上神経痛
	肩鎖関節痛	肩部痛	後頭下神経痛
	後頭神経痛	後頭部神経痛	項部神経痛
	後迷路性難聴	股関節インピンジメント症候群	股関節痛
	混合性難聴	根性腰痛症	坐骨神経痛
	趾関節痛	四肢神経痛	膝窩部痛
	膝関節痛	手関節痛	手指関節痛
	手指神経炎	上肢神経痛	上腕神経痛
	上腕二頭筋腱炎	上腕二頭筋腱鞘炎	神経炎
	神経性難聴	進行性難聴	脊椎関節痛
	脊椎痛	仙腸関節痛	先天性難聴
	前腕神経痛	騒音性難聴	足関節インピンジメント症候群
	足関節後方インピンジメント症候群	足関節前方インピンジメント症候群	足関節痛
	側頭部神経痛	大腿神経痛	多発性関節痛
	多発性神経痛	肘関節痛	中指関節痛
	殿部痛	頭部神経痛	特発性神経痛
	背部神経痛	腹壁神経痛	母指MP関節痛
	母趾関節痛	慢性神経痛	慢性デンスデポジット病
	慢性びまん性管内増殖性糸球体腎炎	慢性びまん性半月体形成性糸球体腎炎	慢性びまん性膜性糸球体腎炎
	慢性びまん性メサンギウム増殖性糸球体腎炎	迷路性難聴	野球肩
	癒着性肩関節包炎	腰痛坐骨神経痛症候群	腰殿部痛
	腰皮神経痛	腰腹痛	両側性感音難聴

	両側性高音障害急墜型感音難聴	両側性高音障害漸傾型感音難聴	両側性混合性難聴
△	腋窩部痛	炎症性開口障害	開口不全
	外傷性外リンパ瘻	外傷性顎関節炎	外リンパ瘻
	顎関節炎	顎関節強直症	顎関節雑音
	顎関節症	顎関節痛	顎関節痛障害
	顎関節疼痛機能障害症候群	化膿性顎関節炎	関節硬直
	急性顎関節炎	コステン症候群	スルーダー神経痛
	先天性聾	咀嚼筋痛障害	中枢性難聴
	難聴	背部圧迫感	背部痛
	皮質聾	非復位性顎関節円板障害	復位性顎関節円板障害
	変形性顎関節症	末梢神経炎	肋間神経痛

用法用量　コンドロイチン硫酸エステルナトリウムとして，通常成人１回0.3～1.2gを１日３回経口投与する。なお，年齢，症状により適宜増減する。

コンドロイチン顆粒・ウシズ　規格：－[－]
コンドロイチン硫酸エステルナトリウム　牛津　399

【効 能 効 果】

進行する感音性難聴（音響外傷を含む），慢性腎炎（軽症例），症候性神経痛，腰痛症，関節痛，肩関節周囲炎（五十肩）

【対応標準病名】

◎	音響外傷	肩関節周囲炎	感音難聴
	関節痛	神経痛	慢性糸球体腎炎
	腰痛症		
○	MP関節痛	一側性感音難聴	一側性混合性難聴
	回旋腱板症候群	蝸牛神経性難聴	下肢関節痛
	下肢神経痛	下腿関節痛	下腿神経炎
	肩インピンジメント症候群	肩滑液包炎	肩関節異所性骨化
	肩関節腱板炎	肩関節硬結性腱炎	肩関節痛症
	肩周囲炎	肩石灰性腱炎	下背部ストレイン
	偽性股関節痛	急性低音障害型感音難聴	急性腰痛症
	胸鎖関節痛	胸壁神経痛	棘上筋症候群
	棘上筋石灰化症	筋筋膜性腰痛症	軽症慢性腎炎症候群
	頚部神経痛	肩甲周囲炎	肩甲上神経痛
	肩鎖関節痛	肩部痛	後頭下神経痛
	後頭神経痛	後頭部神経痛	項部神経痛
	後迷路性難聴	股関節インピンジメント症候群	股関節痛
	混合性難聴	根性腰痛症	坐骨神経痛
	趾関節痛	四肢神経痛	膝窩部痛
	膝関節痛	手関節痛	手指関節痛
	手指神経炎	上肢神経痛	上腕神経痛
	上腕二頭筋腱炎	上腕二頭筋腱鞘炎	神経炎
	神経性難聴	進行性難聴	脊椎関節痛
	脊椎痛	仙腸関節痛	先天性難聴
	前腕神経痛	騒音性難聴	足関節インピンジメント症候群
	足関節後方インピンジメント症候群	足関節前方インピンジメント症候群	足関節痛
	側頭部神経痛	大腿神経痛	多発性関節痛
	多発性神経痛	肘関節痛	中指関節痛
	殿部痛	頭部神経痛	特発性神経痛
	背部神経痛	腹壁神経痛	母指MP関節痛
	母趾関節痛	慢性神経痛	慢性デンスデポジット病
	慢性びまん性管内増殖性糸球体腎炎	慢性びまん性半月体形成性糸球体腎炎	慢性びまん性膜性糸球体腎炎
	慢性びまん性メサンギウム増殖性糸球体腎炎	迷路性難聴	野球肩
	癒着性肩関節包炎	腰痛坐骨神経痛症候群	腰殿部痛
	腰皮神経痛	腰腹痛	両側性感音難聴

	両側性高音障害急墜型感音難聴	両側性高音障害漸傾型感音難聴	両側性混合性難聴
△	腋窩部痛	炎症性開口障害	開口不全
	外傷性外リンパ瘻	外傷性顎関節炎	外リンパ瘻
	顎関節炎	顎関節強直症	顎関節雑音
	顎関節症	顎関節痛	顎関節痛障害
	顎関節疼痛機能障害症候群	化膿性顎関節炎	関節硬直
	急性顎関節炎	コステン症候群	スルーダー神経痛
	先天性聾	咀嚼筋痛障害	中枢性難聴
	難聴	背部圧迫感	背部痛
	皮質聾	非復位性顎関節円板障害	復位性顎関節円板障害
	変形性顎関節症	末梢神経炎	肋間神経痛

用法用量　コンドロイチン硫酸エステルナトリウムとして，通常成人１回0.3～1.2gを１日３回経口投与する。
なお，年齢，症状により適宜増減する。

コンバントリン錠100mg　規格：100mg1錠[52.2円/錠]
コンバントリンドライシロップ100mg　規格：10%1g[78.3円/g]
ピランテルパモ酸塩　佐藤　642

【効 能 効 果】

回虫，鉤虫，蟯虫，東洋毛様線虫の駆除

【対応標準病名】

◎	回虫症	蟯虫症	鉤虫症
	東洋毛様線虫症		
○	アメリカ鉤虫症	十二指腸虫症	十二指腸虫貧血
	セイロン鉤虫症	皮膚幼線虫移行症	ブラジル鉤虫症
	毛様線虫症		
△	イヌ回虫症	蟯虫症性外陰炎	蟯虫症性膣炎
	鉤虫性貧血	ネコ回虫症	

用法用量

〔錠〕

通常体重1kg当りピランテルとして10mgを１回経口投与する。

体重換算による服用量の概算は，次表の通りである。

体重	20kg	30kg	40kg	50kg以上
服用量	2錠	3錠	4錠	5錠

本剤は食事に関係なく投与することができ，また下剤を使用する必要はない。なお，投与は１回のみである。

〔ドライシロップ〕

通常小児に対し体重1kg当りピランテルとして10mgを１回経口投与する。

体重換算による服用量の概算は，次表の通りである。

体重	10kg	20kg	30kg	40kg	50kg以上
服用量	1包	2包	3包	4包	5包

本剤は食事に関係なく投与することができ，また下剤を使用する必要はない。本剤は，用時適量の水を加えシロップ剤として投与するが，そのまま経口投与することもできる。なお，投与は１回のみである。

禁忌

(1)本剤の成分に対し過敏症の既往歴のある患者
(2)ピペラジン系駆虫薬を投与中の患者

併用禁忌

薬剤名等	臨床症状・措置方法	機序・危険因子
ピペラジン系駆虫薬	両剤の駆虫作用が減弱するおそれがある。	両剤の駆虫作用が拮抗したとの報告がある。

コ

コンビビル配合錠　規格：1錠[1913.1円/錠]
ジドブジン　ラミブジン　ヴィーブ　625

【効 能 効 果】

HIV 感染症

【対応標準病名】

◎	HIV 感染症		
○	AIDS	AIDS 関連症候群	HIV－1 感染症
	HIV－2 感染症	HIV 感染	後天性免疫不全症候群
	新生児 HIV 感染症		

効能効果に関連する使用上の注意

(1)本剤はジドブジン及びラミブジンの固定用量を含有する配合剤であるので，ジドブジン又はラミブジンの用量調節が必要な次の患者には個別のジドブジン製剤(レトロビルカプセル)又はラミブジン製剤(エピビル錠)を用いること。なお，ジドブジン製剤及びラミブジン製剤の使用にあたっては，それぞれの製品添付文書を熟読すること。
 ①腎機能障害(クレアチニンクリアランスが 50mL/分未満)を有する患者
 ②体重 30kg 未満の小児患者
 ③肝硬変等の重篤な肝疾患を有する患者
(2)本剤はジドブジン及びラミブジンの固定用量を含有する配合剤であるので，本剤に加えてジドブジン製剤又はラミブジン製剤を併用投与しないこと。
(3)無症候性 HIV 感染症に関する治療開始については，CD4 リンパ球数及び血漿中 HIV RNA 量が指標とされている。よって，本剤の使用にあたっては，患者の CD4 リンパ球数及び血漿中 HIV RNA 量を確認するとともに，最新のガイドラインを確認すること。
(4)ヒト免疫不全ウイルス(HIV)は感染初期から多種多様な変異株を生じ，薬剤耐性を発現しやすいことが知られているので，本剤は他の抗 HIV 薬と併用すること。

用法用量　通常，成人には1回1錠(ジドブジンとして 300mg 及びラミブジンとして 150mg)を1日2回経口投与する。

用法用量に関連する使用上の注意

(1)本剤投与中貧血(ヘモグロビン値が 9.5g/dL 未満)又は好中球減少(1000/mm^{3}未満)が認められた場合は，本剤の投与を中止し，個別のジドブジン製剤(レトロビルカプセル)又はラミブジン製剤(エピビル錠)を用いて用量調節を行うこと。
(2)本剤と他の抗 HIV 薬との併用療法において，因果関係が特定されない重篤な副作用が発現し，治療の継続が困難であると判断された場合には，本剤若しくは併用している他の抗 HIV 薬の一部を減量又は休薬するのではなく，原則として本剤及び併用している他の抗 HIV 薬の投与をすべて一旦中止すること。

警告

(1)本剤の有効成分の一つであるジドブジンにより，骨髄抑制があらわれるので，頻回に血液学的検査を行うなど，患者の状態を十分に観察すること。
(2)B 型慢性肝炎を合併している患者では，ラミブジンの投与中止により，B 型慢性肝炎が再燃するおそれがあるので，本剤の投与を中断する場合には十分注意すること。特に非代償性の場合，重症化するおそれがあるので注意すること。

禁忌

(1)好中球数 750/mm^{3}未満又はヘモグロビン値が 7.5g/dL 未満に減少した患者(ただし原疾患である HIV 感染症に起因し，本剤又は他の抗 HIV 薬による治療経験が無いものを除く)
(2)本剤の成分に対し過敏症の既往歴のある患者
(3)イブプロフェン投与中の患者

併用禁忌

関連する有効成分名：ジドブジン

薬剤名等	臨床症状・措置方法	機序・危険因子
イブプロフェン(ブルフェン等)	ジドブジンと併用投与した場合，血友病患者において出血傾向が増強することがある。	機序は不明である。

コンプラビン配合錠　規格：1錠[282.7円/錠]
アスピリン　クロピドグレル硫酸塩　サノフィ　339

【効 能 効 果】

経皮的冠動脈形成術(PCI)が適用される下記の虚血性心疾患
 急性冠症候群(不安定狭心症，非 ST 上昇心筋梗塞，ST 上昇心筋梗塞)
 安定狭心症，陳旧性心筋梗塞

【対応標準病名】

◎	ST 上昇型急性心筋梗塞	安定狭心症	急性冠症候群
	陳旧性心筋梗塞	非 ST 上昇型心筋梗塞	不安定狭心症
○	安静時狭心症	異型狭心症	冠状動脈血栓症
	冠状動脈血栓塞栓症	冠状動脈口閉鎖	冠状動脈性心疾患
	冠状動脈不全	冠攣縮性狭心症	急性右室梗塞
	急性下後壁心筋梗塞	急性下側壁心筋梗塞	急性下壁心筋梗塞
	急性貫壁性心筋梗塞	急性基部側壁心筋梗塞	急性虚血性心疾患
	急性高位側壁心筋梗塞	急性後基部心筋梗塞	急性後側部心筋梗塞
	急性広範前壁心筋梗塞	急性後壁心筋梗塞	急性後壁中隔心筋梗塞
	急性心筋梗塞	急性心尖部側壁心筋梗塞	急性心内膜下梗塞
	急性前側壁心筋梗塞	急性前壁心筋梗塞	急性前壁心尖部心筋梗塞
	急性前壁中隔心筋梗塞	急性側壁心筋梗塞	急性中隔心筋梗塞
	狭心症	狭心症 3 枝病変	虚血性心疾患
	腱索断裂・急性心筋梗塞に合併	初発労作型狭心症	心筋梗塞
	心筋梗塞後症候群	心室中隔穿孔・急性心筋梗塞に合併	心室内血栓症・急性心筋梗塞に合併
	心尖部血栓症・急性心筋梗塞に合併	心破裂・急性心筋梗塞に合併	心房中隔穿孔・急性心筋梗塞に合併
	心房内血栓症・急性心筋梗塞に合併	心膜血腫・急性心筋梗塞に合併	増悪労作型狭心症
	陳旧性下壁心筋梗塞	陳旧性後壁心筋梗塞	陳旧性前壁心筋梗塞
	陳旧性前壁中隔心筋梗塞	陳旧性側壁心筋梗塞	ドレッスラー症候群
	乳頭筋断裂・急性心筋梗塞に合併	乳頭筋不全症・急性心筋梗塞に合併	非 Q 波心筋梗塞
	微小血管性狭心症	夜間狭心症	労作時兼安静時狭心症
	労作性狭心症		
△	右室自由壁破裂	冠状動脈瘤破裂	左室自由壁破裂
	心臓破裂		

効能効果に関連する使用上の注意

(1)クロピドグレル 75mg(維持量)とアスピリン 100mg の併用による治療が適切と判断される場合に，本剤を使用することができる。なお，患者の状態を十分に考慮した上で，本剤の投与が適切であるか慎重に判断すること。
(2) PCI が適用予定の虚血性心疾患患者への投与は可能である。冠動脈造影により保存的治療あるいは冠動脈バイパス術が選択され，PCI を適用しない場合には以降の投与は控えること。

用法用量　通常，成人には，1日1回1錠(クロピドグレルとして 75mg 及びアスピリンとして 100mg)を経口投与する。

用法用量に関連する使用上の注意

(1)クロピドグレルのローディングドーズ投与(投与開始日に 300mg を投与すること)には本剤を用いず，クロピドグレル硫酸塩(クロピドグレルとして 75mg)単剤を用いること。なお，PCI 施行の4日以上前からクロピドグレルを投与されている場合，ローディングドーズ投与は必須ではない。
(2)ステント留置患者への本剤投与時には該当医療機器の添付文書を必ず参照すること。なお，原則として本剤の投与終了後は単剤の抗血小板剤に切り替えること。
(3)空腹時の投与は避けることが望ましい。

禁忌
(1)出血している患者(血友病，頭蓋内出血，消化管出血，尿路出血，喀血，硝子体出血等)
(2)出血傾向のある患者
(3)本剤の成分又はサリチル酸系製剤に対し過敏症の既往歴のある患者
(4)消化性潰瘍のある患者
(5)アスピリン喘息(非ステロイド性消炎鎮痛剤等による喘息発作の誘発)又はその既往歴のある患者
(6)出産予定日12週以内の妊婦

サアミオン散1%　規格：1%1g[70.9円/g]
サアミオン錠5mg　規格：5mg1錠[32.3円/錠]
ニセルゴリン　田辺三菱　219

【効能効果】

脳梗塞後遺症に伴う慢性脳循環障害による意欲低下の改善

【対応標準病名】

◎	脳梗塞後遺症	脳循環不全	
○	脳梗塞		
△	ウィリス動脈輪周囲炎	ウェーバー症候群	外頚動脈海綿静脈洞瘻
	海綿静脈洞症候群	虚血性脳血管障害	虚血性白質脳症
	くも膜下出血後遺症	頚動脈硬化症	高血圧性悪性脳症
	高血圧性緊急症	高血圧性脳循環障害	高血圧性脳症
	矢状静脈洞血栓症	上交叉性片麻痺	小児もやもや病
	小脳梗塞後遺症	進行性血管性白質脳症	成人もやもや病
	陳旧性アテローム血栓性脳梗塞	陳旧性延髄梗塞	陳旧性橋梗塞
	陳旧性小脳梗塞	陳旧性塞栓性脳梗塞	陳旧性多発性脳梗塞
	陳旧性脳幹梗塞	陳旧性脳梗塞	陳旧性ラクナ梗塞
	動脈硬化性脳症	内頚動脈海綿静脈洞瘻	内頚動脈眼動脈分岐部動脈瘤
	脳壊死	脳幹卒中症候群	脳虚血症
	脳血管障害	脳梗塞後の片麻痺	脳出血後遺症
	脳静脈血栓症	脳静脈洞血栓症	脳卒中後遺症
	脳卒中後てんかん	脳卒中後片麻痺	脳動脈炎
	脳動脈硬化症	脳動脈循環不全	脳毛細血管拡張症
	皮質静脈血栓症	ビンスワンガー病	フォヴィル症候群
	もやもや病		

用法用量　ニセルゴリンとして，通常成人1日量15mgを3回に分けて経口投与する。なお，年齢，症状により適宜増減する。
用法用量に関連する使用上の注意　本剤の投与期間は，臨床効果及び副作用の程度を考慮しながら慎重に決定するが，投与12週で効果が認められない場合には投与を中止すること。
禁忌　頭蓋内出血後，止血が完成していないと考えられる患者

セルファミン錠5mg：辰巳化学　5mg1錠[9.6円/錠]，ニセルゴリン細粒1%「サワイ」：沢井　1%1g[19.1円/g]，ニセルゴリン錠5mg「NP」：ニプロ　5mg1錠[9.6円/錠]，ニセルゴリン錠5mg「アメル」：共和薬品　5mg1錠[9.6円/錠]，ニセルゴリン錠5mg「サワイ」：沢井　5mg1錠[9.6円/錠]，ニセルゴリン錠5mg「トーワ」：東和　5mg1錠[9.6円/錠]，ニセルゴリン錠5mg「日医工」：日医工　5mg1錠[9.6円/錠]，ニセルゴリン錠5mg「日新」：日新－山形　5mg1錠[9.6円/錠]，マリレオンN錠5mg：大正薬品　5mg1錠[9.6円/錠]

ザイアジェン錠300mg　規格：300mg1錠[1013.9円/錠]
アバカビル硫酸塩　ヴィーブ　625

【効能効果】

HIV感染症

【対応標準病名】

◎	HIV感染症		
○	AIDS	AIDS関連症候群	HIV－1感染症
	HIV感染	後天性免疫不全症候群	新生児HIV感染症
△	HIV－2感染症		

効能効果に関連する使用上の注意
(1)無症候性HIV感染症に関する治療開始については，CD4リンパ球数及び血漿中HIV RNA量が指標とされている。よって，本剤の使用にあたっては，患者のCD4リンパ球数及び血漿中HIV RNA量を確認するとともに，最新のガイドラインを確認すること。
(2)ヒト免疫不全ウイルス(HIV)は感染初期から多種多様な変異株を生じ，薬剤耐性を発現しやすいことが知られているので，本剤は他の抗HIV薬と併用すること。

用法用量　通常，成人には他の抗HIV薬と併用して，アバカビルとして1日量600mgを1日1回又は2回に分けて経口投与する。なお，年齢，体重，症状により適宜減量する。

用法用量に関連する使用上の注意
(1)本剤と他の抗HIV薬との併用療法において，本剤による過敏症の徴候又は症状を発現した場合は，本剤を投与中止すること。
(2)本剤と他の抗HIV薬との併用療法において，因果関係が特定されない重篤な副作用が発現し，治療の継続が困難であると判断された場合には，本剤若しくは併用している他の抗HIV薬の一部を減量又は休薬するのではなく，原則として本剤及び併用している他の抗HIV薬の投与をすべて一旦中止すること。

警告
過敏症
(1)海外の臨床試験において，本剤投与患者の約5%に過敏症の発現を認めており，まれに致死的となることが示されている。本剤による過敏症は，通常，本剤による治療開始6週以内(中央値11日)に発現するが，その後も継続して観察を十分に行うこと。
(2)本剤による過敏症では以下の症状が多臓器及び全身に発現する。
①皮疹
②発熱
③胃腸症状(嘔気，嘔吐，下痢，腹痛　等)
④疲労感，倦怠感
⑤呼吸器症状(呼吸困難，咽頭痛，咳　等)等
このような症状が発現した場合は，直ちに担当医に報告させ，本剤による過敏症が疑われたときは本剤の投与を直ちに中止すること。
(3)過敏症が発現した場合には，決してアバカビル製剤(本剤又はエプジコム配合錠)を再投与しないこと。本製剤の再投与により数時間以内にさらに重篤な症状が発現し，重篤な血圧低下が発現する可能性及び死に至る可能性がある。
(4)呼吸器疾患(肺炎，気管支炎，咽頭炎)，インフルエンザ様症候群，胃腸炎，又は併用薬剤による副作用と考えられる症状が発現した場合あるいは胸部X線像異常(主に浸潤影を呈し，限局する場合もある)が認められた場合でも，本剤による過敏症の可能性を考慮し，過敏症が否定できない場合は本剤の投与を直ちに中止し，決して再投与しないこと。
(5)患者に過敏症について必ず説明し，過敏症を注意するカードを常に携帯するよう指示すること。また，過敏症を発現した患者には，アバカビル製剤(本剤又はエプジコム配合錠)を二度と服用しないよう十分指導すること。

禁忌
(1)本剤の成分に対し過敏症の既往歴のある患者
(2)重度の肝障害患者

サイクロセリンカプセル250mg「明治」

規格：250mg1カプセル[333.9円/カプセル]

サイクロセリン　Meiji Seika　616

【効 能 効 果】

〈適応菌種〉本剤に感性の結核菌
〈適応症〉肺結核及びその他の結核症

【対応標準病名】

◎	結核	肺結核	
○ あ	S状結腸結核	胃結核	陰茎結核
	咽頭結核	咽頭流注膿瘍	陰のう結核
か	壊疽性丘疹状結核疹	外陰結核	回腸結核
	回盲部結核	潰瘍性粟粒結核	潰瘍性狼瘡
	顎下部結核	肩関節結核	活動性肺結核
	肝結核	眼結核	眼瞼結核
	関節結核	乾酪性肺炎	気管結核
	気管支結核	急性粟粒結核	胸腔内リンパ節結核・菌確認あり
	胸腔内リンパ節結核・組織学的確認あり	胸水結核菌陽性	胸腺結核
	胸椎結核	胸腰椎結核	筋肉結核
	筋膜結核	空腸結核	くも膜結核
	頚椎結核	珪肺結核	頚部リンパ節結核
	結核腫	結核初期感染	結核疹
	結核性アジソン病	結核性咳嗽	結核性角結膜炎
	結核性角膜炎	結核性角膜強膜炎	結核性喀血
	結核性滑膜炎	結核性気管支拡張症	結核性気胸
	結核性胸膜炎	結核性胸膜炎・菌確認あり	結核性胸膜炎・組織学的確認あり
	結核性空洞	結核性血胸	結核性下痢
	結核性腱滑膜炎	結核性瞼板炎	結核性硬化症
	結核性硬結性紅斑	結核性虹彩炎	結核性虹彩毛様体炎
	結核性硬膜炎	結核性骨髄炎	結核性女性骨盤炎症性疾患
	結核性痔瘻	結核性腎盂炎	結核性腎盂腎炎
	結核性心筋症	結核性髄膜炎	結核性精管炎
	結核性線維症	結核性前立腺炎	結核性多発ニューロパチー
	結核性低アドレナリン症	結核性動脈炎	結核性動脈内膜炎
	結核性軟膜炎	結核性膿胸	結核性膿腎症
	結核性脳脊髄炎	結核性脳動脈炎	結核性脳膿瘍
	結核性膿瘍	結核性肺線維症	結核性肺膿瘍
	結核性発熱	結核性貧血	結核性腹水
	結核性腹膜炎	結核性ぶどう膜炎	結核性脈絡網膜炎
	結核性網膜炎	結核性卵管炎	結核性卵巣炎
	結核性卵巣のう胞	結核性リンパ節炎	結節性肺結核
	結膜結核	口蓋垂結核	硬化性肺結核
	硬化性狼瘡	広間膜結核	口腔結核
	口腔粘膜結核	甲状腺結核	口唇結核
	喉頭結核	肛門結核	骨結核
さ	骨盤結核	骨盤腹膜癒着	耳管結核
	子宮結核	耳結核	縦隔結核
	十二指腸結核	小腸結核	初感染結核
	食道結核	心筋結核	神経系結核
	腎結核	尋常性狼瘡	心内膜結核
	塵肺結核	深部カリエス	心膜結核
	髄液結核菌陽性	髄膜結核腫	性器結核
	精索結核	精巣結核	精巣上体結核
	精のう結核	脊髄結核	脊髄結核腫
	脊髄膜結核	脊椎結核	線維乾酪性心膜炎
	仙骨部膿瘍	潜在性結核感染症	先天性結核
た	前立腺結核	粟粒結核	大腸結核
	唾液腺結核	ダグラス窩結核	多剤耐性結核
	胆のう結核	腸間膜リンパ節結核	腸結核
な	直腸結核	難治結核	尿管結核
	尿道球腺結核	尿道結核	尿路結核
	脳結核	脳結核腫	脳脊髄膜結核
は	肺炎結核	肺結核・鏡検確認あり	肺結核・組織学的確認あり
	肺結核・培養のみ確認あり	肺結核腫	肺門結核
	肺門リンパ節結核	播種性結核	鼻咽頭結核
	泌尿器結核	皮膚結核	皮膚腺病
	皮膚粟粒結核	皮膚疣状結核	副腎結核
	副鼻腔結核	腹壁冷膿瘍	膀胱結核
ら	脈絡膜結核	腰椎結核	肋骨カリエス
△	結核後遺症	結核性髄膜炎後遺症	結核性脊柱後弯症
	結核性脊柱前弯症	結核性脊柱側弯症	結核性中耳炎
	結核性膀胱炎後遺症	股関節結核後遺症	腎石灰化症
	脊椎カリエス後遺症	腸間膜リンパ節陳旧性結核	陳旧性胸椎カリエス
	陳旧性骨結核	陳旧性腎結核	陳旧性腸結核
	陳旧性肺結核	陳旧性腰椎カリエス	肺結核後遺症
	肺結核術後		

用法用量　通常成人は，サイクロセリンとして1回250mg(力価)を1日2回経口投与する。年齢，体重により適宜減量する。なお，原則として他の抗結核薬と併用すること。

用法用量に関連する使用上の注意　本剤の使用にあたっては，耐性菌の発現等を防ぐため，原則として感受性を確認し，疾病の治療上必要な最小限の期間の投与にとどめること。

禁忌　てんかん等の精神障害のある患者

ザイザル錠5mg

規格：5mg1錠[105.8円/錠]

ザイザルシロップ0.05%

規格：0.05%1mL[19.6円/mL]

レボセチリジン塩酸塩

グラクソ・スミスクライン　449

【効 能 効 果】

成人
　アレルギー性鼻炎
　蕁麻疹，湿疹・皮膚炎，痒疹，皮膚そう痒症
小児
　アレルギー性鼻炎
　蕁麻疹，皮膚疾患(湿疹・皮膚炎，皮膚そう痒症)に伴うそう痒

【対応標準病名】

◎	アレルギー性鼻炎	湿疹	じんま疹
	そう痒	皮膚炎	皮膚そう痒症
	痒疹		
○	1型糖尿病性そう痒症	2型糖尿病性そう痒症	足湿疹
	アスピリンじんま疹	アレルギー性じんま疹	アレルギー性鼻咽頭炎
	アレルギー性鼻結膜炎	アレルギー性副鼻腔炎	異汗症
	異汗性湿疹	イネ科花粉症	陰のう湿疹
	陰のうそう痒症	陰部間擦疹	会陰部肛囲湿疹
	腋窩湿疹	温熱じんま疹	外陰部そう痒症
	外陰部皮膚炎	家族性寒冷自己炎症症候群	化膿性皮膚疾患
	花粉症	貨幣状湿疹	カモガヤ花粉症
	間擦疹	感染性皮膚炎	汗疱
	汗疱性湿疹	顔面急性皮膚炎	寒冷じんま疹
	機械性じんま疹	季節性アレルギー性鼻炎	丘疹状湿疹
	丘疹状じんま疹	急性湿疹	急性痒疹
	亀裂性湿疹	頚部皮膚炎	血管運動性鼻炎
	結節性痒疹	限局性神経皮膚炎	限局性そう痒症
	肛囲間擦疹	紅斑性間擦疹	紅斑性湿疹
	肛門湿疹	肛門そう痒症	コリン性じんま疹
	自家感作性皮膚炎	色素性痒疹	自己免疫性じんま疹
	湿疹様発疹	周期性再発性じんま疹	手指湿疹
	出血性じんま疹	症候性そう痒症	人工肛門部皮膚炎

人工じんま疹	新生児皮膚炎	振動性じんま疹
スギ花粉症	赤色湿疹	接触じんま疹
全身湿疹	苔癬	多形慢性痒疹
単純苔癬	通年性アレルギー性鼻炎	手湿疹
冬期湿疹	透析皮膚そう痒症	糖尿病性そう痒症
頭部湿疹	特発性じんま疹	乳房皮膚炎
妊娠湿疹	妊婦性皮膚炎	白色粃糠疹
鼻背部湿疹	汎発性皮膚そう痒症	鼻前庭部湿疹
ビダール苔癬	非特異性そう痒症	ヒノキ花粉症
皮膚描記性じんま疹	ブタクサ花粉症	ヘブラ痒疹
扁平湿疹	慢性湿疹	慢性じんま疹
薬物性じんま疹	落屑性湿疹	鱗状湿疹
類苔癬	老年性そう痒症	

用法用量

〔錠〕

成人：通常，成人にはレボセチリジン塩酸塩として1回5mgを1日1回，就寝前に経口投与する。なお，年齢，症状により適宜増減するが，最高投与量は1日10mgとする。

小児：通常，7歳以上15歳未満の小児にはレボセチリジン塩酸塩として1回2.5mgを1日2回，朝食後及び就寝前に経口投与する。

〔シロップ〕

成人：通常，成人には1回10mL(レボセチリジン塩酸塩として5mg)を1日1回，就寝前に経口投与する。なお，年齢，症状により適宜増減するが，最高投与量は1日20mL(レボセチリジン塩酸塩として10mg)とする。

小児

通常，6ヵ月以上1歳未満の小児には1回2.5mL(レボセチリジン塩酸塩として1.25mg)を1日1回経口投与する。

通常，1歳以上7歳未満の小児には1回2.5mL(レボセチリジン塩酸塩として1.25mg)を1日2回，朝食後及び就寝前に経口投与する。

通常，7歳以上15歳未満の小児には1回5mL(レボセチリジン塩酸塩として2.5mg)を1日2回，朝食後及び就寝前に経口投与する。

用法用量に関連する使用上の注意

腎障害患者では，血中濃度半減期の延長が認められ，血中濃度が増大するため，クレアチニンクリアランスに応じて，下表のとおり投与量の調節が必要である。なお，クレアチニンクリアランスが10mL/min未満の患者への投与は禁忌である。

成人患者の腎機能に対応する用法用量の目安(外国人データ)

	クレアチニンクリアランス(mL/min)			
	≧80	50～79	30～49	10～29
推奨用量	5mgを1日に1回	2.5mgを1日に1回	2.5mgを2日に1回	2.5mgを週に2回(3～4日に1回)

腎障害を有する小児患者では，各患者の腎クリアランスと体重を考慮して，個別に用量を調整すること。

禁忌

(1)本剤の成分又はピペラジン誘導体(セチリジン，ヒドロキシジンを含む)に対し過敏症の既往歴のある患者

(2)重度の腎障害(クレアチニンクリアランス10mL/min未満)のある患者

サイスタダン原末　規格：1g[448.1円/g]
ベタイン　レクメド　399

【効 能 効 果】

ホモシスチン尿症

【対応標準病名】

◎	ホモシスチン尿症

効能効果に関連する使用上の注意　臨床症状及び臨床検査値等により，ホモシスチン尿症(シスタチオニンβ合成酵素(CBS)欠損症，5,10-メチレンテトラヒドロ葉酸還元酵素(MTHFR)欠損症，コバラミン(cbl)補酵素代謝異常)と診断された患者に投与すること。

用法用量　通常，ベタインとして11歳以上には1回3g，11歳未満には1回50mg/kgを1日2回経口投与する。なお，患者の状態，血漿中総ホモシステイン値，血漿中メチオニン値等を参考に適宜増減する。

用法用量に関連する使用上の注意　本剤は食事療法を含めた十分な栄養管理の下に投与する必要がある。

禁忌　本剤の成分に対し過敏症の既往歴のある患者

ザイティガ錠250mg　規格：250mg1錠[3690.9円/錠]
アビラテロン酢酸エステル　ヤンセン　429

【効 能 効 果】

去勢抵抗性前立腺癌

【対応標準病名】

◎	去勢抵抗性前立腺癌		
○	限局性前立腺癌	進行性前立腺癌	前立腺横紋筋肉腫
	前立腺癌	前立腺癌再発	前立腺小細胞癌
	前立腺神経内分泌癌	前立腺肉腫	

効能効果に関連する使用上の注意　「臨床成績」の項の内容を熟知し，本剤の有効性及び安全性を十分に理解した上で適応患者の選択を行うこと。

用法用量　プレドニゾロンとの併用において，通常，成人にはアビラテロン酢酸エステルとして1日1回1,000mgを空腹時に経口投与する。

用法用量に関連する使用上の注意

(1)本剤は食事の影響によりCmax及びAUCが上昇するため，食事の1時間前から食後2時間までの間の服用は避けること。

(2)プレドニゾロンの投与に際しては，「臨床成績」の項の内容を熟知し，投与すること。

(3)本剤投与中に肝機能検査値の上昇が認められた場合は，以下の基準を参考に，休薬，減量又は中止すること。

検査項目	用法用量変更の目安
ALT(GPT)，AST(GOT)値＞施設正常値上限の5倍 又は ビリルビン値＞施設正常値上限の3倍	検査値が投与前値若しくはALT(GPT)，AST(GOT)値が施設正常値上限の2.5倍以下かつビリルビン値が施設正常値上限の1.5倍以下に回復するまで休薬する。回復後は750mgに減量して投与を再開する。 肝機能検査値異常が再発した場合，検査値が投与前値若しくはALT(GPT)，AST(GOT)値が施設正常値上限の2.5倍以下かつビリルビン値が施設正常値上限の1.5倍以下に回復するまで休薬する。回復後は500mgに減量して投与を再開する。検査値が再度悪化した場合は投与を中止する。
ALT(GPT)，AST(GOT)値＞施設正常値上限の20倍 又は ビリルビン値＞施設正常値上限の10倍	投与を中止する。

(4)外科的又は内科的去勢術と併用しない場合の有効性及び安全性は確立していない。

禁忌

(1)本剤の成分に対し過敏症の既往歴のある患者

(2)重度の肝機能障害患者(Child-PughスコアC)

サイトテック錠100　規格：100μg1錠[20.5円/錠]
サイトテック錠200　規格：200μg1錠[36円/錠]
ミソプロストール　ファイザー　232

【効 能 効 果】

非ステロイド性消炎鎮痛剤の長期投与時にみられる胃潰瘍及び十二指腸潰瘍

【対応標準病名】

◎	NSAID 胃潰瘍	NSAID 十二指腸潰瘍	胃潰瘍
	胃十二指腸潰瘍	十二指腸潰瘍	
○	胃十二指腸潰瘍瘢痕	胃穿孔	急性胃潰瘍穿孔
	急性胃粘膜病変	急性十二指腸潰瘍	急性出血性胃潰瘍
	急性出血性十二指腸潰瘍	クッシング潰瘍	再発性胃潰瘍
	再発性十二指腸潰瘍	十二指腸潰瘍瘢痕	十二指腸球後部潰瘍
	十二指腸びらん	出血性十二指腸潰瘍	術後胃潰瘍
	術後胃十二指腸潰瘍	術後十二指腸潰瘍	心因性胃潰瘍
	ステロイド潰瘍	ステロイド潰瘍穿孔	ストレス潰瘍
	ストレス性胃潰瘍	ストレス性十二指腸潰瘍	穿孔性胃潰瘍
	穿孔性十二指腸潰瘍	穿通性胃潰瘍	穿通性十二指腸潰瘍
	多発胃潰瘍	多発性十二指腸潰瘍	多発性出血性胃潰瘍
	デュラフォイ潰瘍	難治性胃潰瘍	難治性十二指腸潰瘍
	慢性胃潰瘍	慢性胃潰瘍活動期	慢性十二指腸潰瘍
	慢性十二指腸潰瘍活動期	薬剤性胃潰瘍	
△	胃潰瘍瘢痕	胃びらん	急性胃潰瘍
	急性十二指腸潰瘍穿孔	急性出血性胃潰瘍穿孔	急性出血性十二指腸潰瘍穿孔
	残胃潰瘍	十二指腸穿孔	出血性胃潰瘍
	出血性胃潰瘍穿孔	出血性十二指腸潰瘍穿孔	神経性胃炎

用法用量

通常，成人にはミソプロストールとして1回200μgを1日4回(毎食後及び就寝前)経口投与する。
なお，年齢，症状により適宜増減する。
妊娠する可能性のある婦人に投与する際には別途配布の安全対策リーフレットをご参照ください。

禁忌

(1)妊婦又は妊娠している可能性のある婦人
(2)プロスタグランジン製剤に対する過敏症の既往歴のある患者

原則禁忌　妊娠する可能性のある婦人

ザイボックス錠600mg　規格：600mg1錠[13305.5円/錠]
リネゾリド　ファイザー　624

【効 能 効 果】

(1)〈適応菌種〉本剤に感性のメチシリン耐性黄色ブドウ球菌(MRSA)
〈適応症〉敗血症，深在性皮膚感染症，慢性膿皮症，外傷・熱傷及び手術創等の二次感染，肺炎
(2)〈適応菌種〉本剤に感性のバンコマイシン耐性エンテロコッカス・フェシウム
〈適応症〉各種感染症

【対応標準病名】

◎	MRSA 感染症	外傷	挫創
	術後創部感染	創傷	創傷感染症
	熱傷	肺炎	敗血症
	皮膚感染症	慢性膿皮症	裂傷
	裂創		
○	MRCNS 敗血症	MRSA 関節炎	MRSA 感染性心内膜炎
	MRSA 股関節炎	MRSA 骨髄炎	MRSA 膝関節炎
	MRSA 術後創部感染	MRSA 肘関節炎	MRSA 敗血症
あ	MRSA 腹膜炎	足第1度熱傷	足第2度熱傷
	足第3度熱傷	足熱傷	アルカリ腐蝕
	胃腸管熱傷	胃熱傷	陰茎第1度熱傷
	陰茎第2度熱傷	陰茎第3度熱傷	陰茎熱傷
	咽頭熱傷	院内感染敗血症	陰のう第1度熱傷
	陰のう第2度熱傷	陰のう第3度熱傷	陰のう熱傷
	会陰第1度熱傷	会陰第2度熱傷	会陰第3度熱傷
	会陰熱傷	会陰部化膿創	腋窩第1度熱傷
	腋窩第2度熱傷	腋窩第3度熱傷	腋窩熱傷
か	黄色ぶどう球菌敗血症	汚染擦過創	外陰第1度熱傷
	外陰第2度熱傷	外陰第3度熱傷	外陰熱傷
	開放性脳損傷髄膜炎	下咽頭熱傷	化学外傷
	下顎熱傷	下顎部第1度熱傷	下顎部第2度熱傷
	下顎部第3度熱傷	角結膜腐蝕	角膜アルカリ化学熱傷
	角膜酸化学熱傷	角膜酸性熱傷	角膜熱傷
	下肢第1度熱傷	下肢第2度熱傷	下肢第3度熱傷
	下肢熱傷	下腿足部熱傷	下腿熱傷
	下腿部第1度熱傷	下腿部第2度熱傷	下腿部第3度熱傷
	カテーテル感染症	カテーテル敗血症	下半身第1度熱傷
	下半身第2度熱傷	下半身第3度熱傷	下半身熱傷
	下腹部第1度熱傷	下腹部第2度熱傷	下腹部第3度熱傷
	眼化学熱傷	眼球熱傷	眼瞼化学熱傷
	眼瞼第1度熱傷	眼瞼第2度熱傷	眼瞼第3度熱傷
	眼瞼熱傷	眼周囲化学熱傷	眼周囲第1度熱傷
	眼周囲第2度熱傷	眼周囲第3度熱傷	眼熱傷
	顔面損傷	顔面第1度熱傷	顔面第2度熱傷
	顔面第3度熱傷	顔面熱傷	気管支肺炎
	気管熱傷	気道熱傷	急性肺炎
	胸腔熱傷	胸部外傷	胸部上腕熱傷
	胸部損傷	胸部第1度熱傷	頬部第1度熱傷
	胸部第2度熱傷	頬部第2度熱傷	胸部第3度熱傷
	頬部第3度熱傷	胸部熱傷	胸膜肺炎
	躯幹薬傷	グラム陰性桿菌敗血症	グラム陰性菌敗血症
	グラム陽性菌敗血症	頚部第1度熱傷	頚部第2度熱傷
	頚部第3度熱傷	頚部熱傷	頚部膿瘍
	結膜熱傷	結膜のうアルカリ化学熱傷	結膜のう酸化学熱傷
	結膜腐蝕	肩甲間部第1度熱傷	肩甲間部第2度熱傷
	肩甲間部第3度熱傷	肩甲間部熱傷	肩甲部第1度熱傷
	肩甲部第2度熱傷	肩甲部第3度熱傷	肩甲部熱傷
	肩部第1度熱傷	肩部第2度熱傷	肩部第3度熱傷
	口腔第1度熱傷	口腔第2度熱傷	口腔第3度熱傷
	口腔熱傷	口唇第1度熱傷	口唇第2度熱傷
	口唇第3度熱傷	口唇熱傷	喉頭外傷
	喉頭損傷	喉頭熱傷	肛門第1度熱傷
	肛門第2度熱傷	肛門第3度熱傷	肛門熱傷
さ	細菌性ショック	臍周囲炎	酸腐蝕
	耳介部第1度熱傷	耳介部第2度熱傷	耳介部第3度熱傷
	趾化膿創	子宮熱傷	示指化膿創
	四肢挫傷	四肢第1度熱傷	四肢第2度熱傷
	四肢第3度熱傷	四肢熱傷	趾第1度熱傷
	趾第2度熱傷	趾第3度熱傷	膝部第1度熱傷
	膝部第2度熱傷	膝部第3度熱傷	趾熱傷
	手関節部第1度熱傷	手関節部第2度熱傷	手関節部第3度熱傷
	手指第1度熱傷	手指第2度熱傷	手指第3度熱傷
	手指端熱傷	手指熱傷	手術創部膿瘍
	手掌第1度熱傷	手掌第2度熱傷	手掌第3度熱傷
	手掌熱傷	術後横隔膜下膿瘍	術後感染症
	術後髄膜炎	術後膿瘍	術後敗血症
	術後腹腔内膿瘍	術後腹壁膿瘍	手背第1度熱傷
	手背第2度熱傷	手背第3度熱傷	手背熱傷
	上肢第1度熱傷	上肢第2度熱傷	上肢第3度熱傷
	上肢熱傷	焼身自殺未遂	小児肺炎
	小膿疱性皮膚炎	上半身第1度熱傷	上半身第2度熱傷
	上半身第3度熱傷	上半身熱傷	踵部第1度熱傷

	踵部第2度熱傷	踵部第3度熱傷	上腕第1度熱傷
	上腕第2度熱傷	上腕第3度熱傷	上腕熱傷
	食道熱傷	精巣熱傷	舌熱傷
	前額部第1度熱傷	前額部第2度熱傷	前額部第3度熱傷
	前胸部第1度熱傷	前胸部第2度熱傷	前胸部第3度熱傷
	前胸部熱傷	全身挫傷	全身第1度熱傷
	全身第2度熱傷	全身第3度熱傷	全身熱傷
	前腕手部熱傷	前腕第1度熱傷	前腕第2度熱傷
	前腕第3度熱傷	前腕熱傷	創部膿瘍
	足関節第1度熱傷	足関節第2度熱傷	足関節第3度熱傷
	足関節熱傷	側胸部第1度熱傷	側胸部第2度熱傷
	側胸部第3度熱傷	足底熱傷	足底部第1度熱傷
	足底部第2度熱傷	足底部第3度熱傷	足背部第1度熱傷
	足背部第2度熱傷	足背部第3度熱傷	側腹部第1度熱傷
	側腹部第2度熱傷	側腹部第3度熱傷	鼡径部第1度熱傷
	鼡径部第2度熱傷	鼡径部第3度熱傷	鼡径部熱傷
た	第1度熱傷	第1度腐蝕	第2度熱傷
	第2度腐蝕	第3度熱傷	第3度腐蝕
	第4度熱傷	体幹第1度熱傷	体幹第2度熱傷
	体幹第3度熱傷	体幹熱傷	大腿熱傷
	大腿部第1度熱傷	大腿部第2度熱傷	大腿部第3度熱傷
	体表面積10%未満の熱傷	体表面積10－19%の熱傷	体表面積20－29%の熱傷
	体表面積30－39%の熱傷	体表面積40－49%の熱傷	体表面積50－59%の熱傷
	体表面積60－69%の熱傷	体表面積70－79%の熱傷	体表面積80－89%の熱傷
	体表面積90%以上の熱傷	大葉性肺炎	多発性外傷
	多発性昆虫咬創	多発性挫傷	多発性擦過創
	多発性第1度熱傷	多発性第2度熱傷	多発性第3度熱傷
	多発性熱傷	多発性膿疱症	多発性表在損傷
	腟断端炎	腟熱傷	虫垂炎術後残膿瘍
	肘部第1度熱傷	肘部第2度熱傷	肘部第3度熱傷
	腸球菌敗血症	手第1度熱傷	手第2度熱傷
	手第3度熱傷	手熱傷	殿部第1度熱傷
	殿部第2度熱傷	殿部第3度熱傷	殿部熱傷
	頭部第1度熱傷	頭部第2度熱傷	頭部第3度熱傷
な	頭部熱傷	内部尿路性器の熱傷	軟口蓋熱傷
	乳児肺炎	乳頭部第1度熱傷	乳頭部第2度熱傷
	乳頭部第3度熱傷	乳房第1度熱傷	乳房第2度熱傷
	乳房第3度熱傷	乳房熱傷	乳輪部第1度熱傷
	乳輪部第2度熱傷	乳輪部第3度熱傷	尿管切石術後感染症
は	膿皮症	膿疱	敗血症性ショック
	敗血症性肺炎	敗血症性皮膚炎	敗血性壊疽
	肺熱傷	背部第1度熱傷	背部第2度熱傷
	背部第3度熱傷	背部熱傷	抜歯後感染
	半身第1度熱傷	半身第2度熱傷	半身第3度熱傷
	鼻部第1度熱傷	鼻部第2度熱傷	鼻部第3度熱傷
	びまん性肺炎	腹部第1度熱傷	腹部第2度熱傷
	腹部第3度熱傷	腹部熱傷	腹壁縫合糸膿瘍
	腐蝕	縫合糸膿瘍	縫合部膿瘍
	放射線性熱傷	母指球部第1度熱傷	母指球部第2度熱傷
	母指球部第3度熱傷	母指第1度熱傷	母指第2度熱傷
ま	母指第3度熱傷	母指熱傷	脈絡網膜熱傷
や	無熱性肺炎	薬傷	腰部第1度熱傷
	腰部第2度熱傷	腰部第3度熱傷	腰部熱傷
	老人性肺炎		

△	MRCNS感染症	MRCNS肺炎	MRSA髄膜炎
	MRSA腸炎	MRSA膿胸	MRSA肺炎
	MRSA肺化膿症	MRSA膀胱炎	MRSA保菌者
あ	アキレス腱筋腱移行部断裂	アキレス腱挫傷	アキレス腱挫創
	アキレス腱切創	アキレス腱断裂	アキレス腱部分断裂
	足異物	足開放創	足挫創
	足切創	亜脱臼	圧挫傷
	圧挫創	圧迫骨折	圧迫神経炎
	医原性気胸	犬咬創	陰茎開放創
	陰茎挫創	陰茎折症	陰茎裂創
	咽頭開放創	咽頭創傷	陰のう開放創
	陰のう裂創	陰部切創	インフルエンザ菌敗血症
	会陰裂傷	横隔膜損傷	横骨折
か	汚染創	外陰開放創	外陰部挫創
	外陰部切創	外陰部裂傷	外耳開放創
	外耳道創傷	外耳部外傷性異物	外耳部外傷性腫脹
	外耳部外傷性皮下異物	外耳部割創	外耳部貫通創
	外耳部咬創	外耳部挫傷	外耳部挫創
	外耳部擦過創	外耳部刺創	外耳部切創
	外耳部創傷	外耳部打撲傷	外耳部虫刺傷
	外耳部皮下血腫	外耳部皮下出血	外傷後早期合併症
	外傷性一過性麻痺	外傷性異物	外傷性横隔膜ヘルニア
	外傷性眼球ろう	外傷性空気塞栓症	外傷性咬合
	外傷性虹彩離断	外傷性硬膜動静脈瘻	外傷性耳出血
	外傷性脂肪塞栓症	外傷性縦隔気腫	外傷性食道破裂
	外傷性脊髄出血	外傷性切断	外傷性動静脈瘻
	外傷性動脈血腫	外傷性動脈瘤	外傷性乳び胸
	外傷性脳圧迫	外傷性脳圧迫・頭蓋内に達する開放創合併あり	外傷性脳圧迫・頭蓋内に達する開放創合併なし
	外傷性脳症	外傷性破裂	外傷性皮下気腫
	外傷性皮下血腫	外耳裂創	開放骨折
	開放性外傷性脳圧迫	開放性陥没骨折	開放性胸膜損傷
	開放性脱臼	開放性脱臼骨折	開放性脳挫創
	開放性脳底部挫傷	開放性びまん性脳損傷	開放性粉砕骨折
	開放創	下咽頭創傷	下顎外傷性異物
	下顎開放創	下顎割創	下顎貫通創
	下顎口唇挫創	下顎咬創	下顎挫傷
	下顎挫創	下顎擦過創	下顎刺創
	下顎切創	下顎創傷	下顎打撲傷
	下顎皮下血腫	下顎部挫傷	下顎部打撲傷
	下顎部皮膚欠損創	下顎裂創	踵裂創
	顎関節部開放創	顎関節部割創	顎関節部貫通創
	顎関節部咬創	顎関節部挫傷	顎関節部挫創
	顎関節部擦過創	顎関節部刺創	顎関節部切創
	顎関節部創傷	顎関節部打撲傷	顎関節部皮下血腫
	顎関節部裂創	顎部挫傷	顎部打撲傷
	角膜挫創	角膜切傷	角膜切創
	角膜創傷	角膜破裂	角膜裂傷
	下腿汚染創	下腿開放創	下腿挫創
	下腿切創	下腿皮膚欠損創	下腿裂創
	割創	眼黄斑部裂孔	眼窩創傷
	眼窩部挫創	眼窩裂傷	眼球結膜裂傷
	眼球損傷	眼球破裂	眼球裂傷
	眼瞼外傷性異物	眼瞼外傷性腫脹	眼瞼外傷性皮下異物
	眼瞼開放創	眼瞼割創	眼瞼貫通創
	眼瞼咬創	眼瞼挫創	眼瞼擦過創
	眼瞼刺創	眼瞼切創	眼瞼創傷
	眼瞼虫刺傷	眼瞼裂創	環指圧挫傷
	環指挫傷	環指挫創	環指切創
	環指剥皮創	環指皮膚欠損創	眼周囲部外傷性異物
	眼周囲部外傷性腫脹	眼周囲部外傷性皮下異物	眼周囲部開放創
	眼周囲部割創	眼周囲部貫通創	眼周囲部咬創
	眼周囲部挫創	眼周囲部擦過創	眼周囲部刺創
	眼周囲部切創	眼周囲部創傷	眼周囲部虫刺傷
	眼周囲部裂創	関節血腫	関節骨折
	関節挫傷	関節打撲	完全骨折
	完全脱臼	貫通刺創	貫通銃創
	貫通性挫滅創	貫通創	眼部外傷性異物
	眼部外傷性腫脹	眼部外傷性皮下異物	眼部開放創
	眼部割創	眼部貫通創	眼部咬創

サ

眼部挫創	眼部擦過創	眼部刺創
眼部切創	眼部創傷	眼部虫刺傷
眼部裂創	陥没骨折	顔面汚染創
顔面外傷性異物	顔面開放創	顔面割創
顔面貫通創	顔面咬創	顔面挫傷
顔面挫創	顔面擦過創	顔面刺創
顔面切創	顔面創傷	顔面掻創
顔面多発開放創	顔面多発割創	顔面多発貫通創
顔面多発咬創	顔面多発挫傷	顔面多発挫創
顔面多発擦過創	顔面多発刺創	顔面多発切創
顔面多発創傷	顔面多発打撲傷	顔面多発虫刺傷
顔面多発皮下血腫	顔面多発皮下出血	顔面多発裂創
顔面打撲傷	顔面皮下血腫	顔面皮膚欠損創
顔面裂創	急性汎発性発疹性膿疱症	胸管損傷
胸腺損傷	頬粘膜咬傷	頬粘膜咬創
胸部汚染創	頬部外傷性異物	頬部開放創
頬部割創	頬部貫通創	頬部咬創
頬部挫傷	胸部挫創	頬部挫創
頬部擦過創	頬部刺創	胸部食道損傷
胸部切創	頬部切創	頬部創傷
頬部打撲傷	胸部皮下気腫	頬部皮下血腫
胸部皮膚欠損創	頬部皮膚欠損創	頬部裂創
胸壁開放創	胸壁刺創	強膜切創
強膜創傷	胸膜損傷・胸腔に達する開放創合併あり	強膜裂傷
胸膜裂創	棘刺創	魚咬創
亀裂骨折	筋損傷	筋断裂
筋肉内血腫	空気塞栓症	屈曲骨折
頚管破裂	脛骨顆部割創	頚部開放創
頚部挫創	頚部食道開放創	頚部切創
頚部皮膚欠損創	血管切断	血管損傷
血腫	結膜創傷	結膜裂傷
嫌気性菌敗血症	腱切創	腱損傷
腱断裂	腱部分断裂	腱裂傷
コアグラーゼ陰性ぶどう球菌敗血症	高エネルギー外傷	口蓋挫傷
口蓋切創	口蓋裂創	口角部挫創
口角部裂創	口腔外傷性異物	口腔外傷性腫脹
口腔開放創	口腔割創	口腔挫傷
口腔挫創	口腔擦過創	口腔刺創
口腔切創	口腔創傷	口腔打撲傷
口腔内血腫	口腔粘膜咬傷	口腔粘膜咬創
口腔裂創	後出血	紅色陰癬
口唇外傷性異物	口唇外傷性腫脹	口唇外傷性皮下異物
口唇開放創	口唇割創	口唇貫通創
口唇咬傷	口唇咬創	口唇挫傷
口唇挫創	口唇擦過創	口唇刺創
口唇切創	口唇創傷	口唇打撲傷
口唇虫刺傷	口唇皮下血腫	口唇皮下出血
口唇裂創	溝創	咬創
後頭部外傷	後頭部割創	後頭部挫傷
後頭部挫創	後頭部切創	後頭部打撲傷
後頭部裂創	広範性軸索損傷	広汎性神経損傷
後方脱臼	硬膜損傷	硬膜裂傷
肛門裂創	骨折	骨盤部裂創
昆虫咬創	昆虫刺傷	コントル・クー損傷
さ 採皮創	挫傷	擦過創
擦過皮下血腫	挫滅傷	挫滅創
耳介外傷性異物	耳介外傷性腫脹	耳介外傷性皮下異物
耳介開放創	耳介割創	耳介貫通創
耳介咬創	耳介挫傷	耳介挫創
耳介擦過創	耳介刺創	耳介切創
耳介創傷	耳介打撲傷	耳介虫刺傷
耳介皮下血腫	耳介皮下出血	趾開放創
耳介裂創	耳下腺部打撲	指間切創

趾間切創	子宮頚管裂傷	子宮頚部環状剥離
刺咬症	趾挫創	示指 MP 関節挫傷
示指 PIP 開放創	示指割創	示指挫傷
示指挫創	示指刺創	四肢静脈損傷
示指切創	四肢動脈損傷	示指皮膚欠損創
耳前部挫創	刺創	膝蓋部挫創
膝下部挫創	膝窩部銃創	膝関節部異物
膝関節部挫創	膝部異物	膝部開放創
膝部割創	膝部咬創	膝部挫創
膝部切創	膝部裂創	歯肉挫傷
歯肉切創	歯肉裂創	脂肪塞栓症
斜骨折	射創	尺骨近位端骨折
尺骨鉤状突起骨折	手圧挫傷	縦隔血腫
縦骨折	銃自殺未遂	銃創
重複骨折	手関節挫滅傷	手関節挫滅創
手関節掌側部挫創	手関節部挫創	手関節部切創
手関節部創傷	手関節部裂創	手指圧挫傷
手指汚染創	手指開放創	手指咬創
種子骨開放骨折	種子骨骨折	手指挫傷
手指挫創	手指挫滅傷	手指挫滅創
手指刺創	手指切創	手指打撲傷
手指剥皮創	手指皮下血腫	手指皮膚欠損創
手術創離開	手掌挫創	手掌刺創
手掌切創	手掌剥皮創	手掌皮膚欠損創
術後血腫	術後出血性ショック	術後消化管出血性ショック
術後ショック	術後皮下気腫	手背皮膚欠損創
手背部挫創	手背部切創	手部汚染創
上顎挫傷	上顎擦過創	上顎切創
上顎打撲傷	上顎皮下血腫	上顎部裂創
上口唇挫傷	踵骨部挫滅創	小指咬創
小指挫傷	小指挫創	小指切創
硝子体切断	小指皮膚欠損創	上唇小帯裂創
上腕汚染創	上腕貫通銃創	上腕挫創
上腕皮膚欠損創	上腕部開放創	食道損傷
処女膜裂傷	神経根ひきぬき損傷	神経切断
神経叢損傷	神経叢不全損傷	神経損傷
神経断裂	針刺創	新生児敗血症
靱帯ストレイン	靱帯損傷	靱帯断裂
靱帯捻挫	靱帯裂傷	心内異物
ストレイン	生検後出血	精巣開放創
精巣破裂	声門外傷	舌開放創
舌下顎挫創	舌咬傷	舌咬創
舌挫創	舌刺創	舌切創
切創	舌創傷	切断
舌裂創	セレウス菌敗血症	前額部外傷性異物
前額部外傷性腫脹	前額部外傷性皮下異物	前額部開放創
前額部割創	前額部貫通創	前額部咬創
前額部挫創	前額部擦過創	前額部刺創
前額部切創	前額部創傷	前額部虫刺傷
前額部虫刺症	前額部皮膚欠損創	前額部裂創
前胸部挫創	前額頭頂部挫創	仙骨部挫創
仙骨部皮膚欠損創	線状骨折	全身擦過創
穿通創	前頭部割創	前頭部挫傷
前頭部挫創	前頭部切創	前頭部打撲傷
前頭部皮膚欠損創	前方脱臼	前腕汚染創
前腕開放創	前腕咬創	前腕挫創
前腕刺創	前腕切創	前腕皮膚欠損創
前腕裂創	爪下異物	爪下挫滅傷
爪下挫滅創	増殖性化膿性口内炎	掻創
足関節内果部挫創	足関節部挫創	足底異物
足底部咬創	足底部刺創	足底部皮膚欠損創
側頭部割創	側頭部挫創	側頭部切創
側頭部打撲傷	側頭部皮下血腫	足背部挫創
足背部切創	足部汚染創	側腹部咬創

	側腹部挫創	側腹壁開放創	足部皮膚欠損創
	足部裂創	鼡径部開放創	鼡径部切創
た	損傷	第5趾皮膚欠損創	大腿汚染創
	大腿咬創	大腿挫創	大腿皮膚欠損創
	大腿部開放創	大腿部刺創	大腿部切創
	大腿裂創	大転子部挫創	多剤耐性腸球菌感染症
	脱臼	脱臼骨折	多発性開放創
	多発性咬創	多発性切創	多発性穿刺創
	多発性裂創	打撲割創	打撲血腫
	打撲挫創	打撲擦過創	打撲傷
	打撲皮下血腫	単純脱臼	腟開放創
	腟断端出血	腟壁縫合不全	腟裂傷
	肘関節骨折	肘関節挫創	肘関節脱臼骨折
	肘関節部開放創	中指咬創	中指挫傷
	中指挫創	中指刺創	中指切創
	中指皮膚欠損創	中手骨関節部挫創	中枢神経系損傷
	肘頭骨折	肘部挫創	肘部切創
	肘部皮膚欠損創	腸球菌感染症	沈下性肺炎
	手開放創	手咬創	手挫創
	手刺創	手切創	転位性骨折
	殿部異物	殿部開放創	殿部咬創
	殿部刺創	殿部切創	殿部皮膚欠損創
	殿部裂創	頭頂部挫傷	頭頂部挫創
	頭頂部擦過創	頭頂部切創	頭頂部打撲傷
	頭頂部裂創	頭皮外傷性腫脹	頭皮開放創
	頭皮下血腫	頭皮剥離	頭皮表在損傷
	頭部異物	頭部外傷性皮下異物	頭部外傷性皮下気腫
	頭部開放創	頭部割創	頭部頚部挫傷
	頭部頚部挫創	頭部頚部打撲傷	頭部血腫
	頭部挫傷	頭部挫創	頭部擦過創
	頭部刺創	頭部切創	頭部多発開放創
	頭部多発割創	頭部多発咬創	頭部多発挫傷
	頭部多発挫創	頭部多発擦過創	頭部多発刺創
	頭部多発切創	頭部多発創傷	頭部多発打撲傷
	頭部多発皮下血腫	頭部多発裂創	頭部打撲
	頭部打撲血腫	頭部打撲傷	頭部虫刺傷
	動物咬創	頭部皮下異物	頭部皮下血腫
	頭部皮下出血	頭部皮膚欠損創	頭部裂創
	動脈損傷	特発性関節脱臼	飛び降り自殺未遂
な	飛び込み自殺未遂	内視鏡検査中腸穿孔	軟口蓋血腫
	軟口蓋挫創	軟口蓋創傷	軟口蓋破裂
	肉離れ	乳腺内異物	乳房異物
	猫咬創	捻挫	脳挫傷
	脳挫傷・頭蓋内に達する開放創合併あり	脳挫傷・頭蓋内に達する開放創合併なし	脳挫創
	脳挫創・頭蓋内に達する開放創合併あり	脳挫創・頭蓋内に達する開放創合併なし	脳損傷
	脳対側損傷	脳直撃損傷	脳底部挫傷
	脳底部挫傷・頭蓋内に達する開放創合併あり	脳底部挫傷・頭蓋内に達する開放創合併なし	脳裂傷
は	爆死自殺未遂	剥離骨折	抜歯後出血
	破裂骨折	バンコマイシン耐性腸球菌感染症	皮下異物
	皮下気腫	皮下血腫	鼻下擦過創
	皮下静脈損傷	皮下損傷	鼻根部打撲挫創
	鼻根部裂創	膝汚染創	膝皮膚欠損創
	皮神経挫傷	鼻前庭部挫創	鼻尖部挫創
	非定型肺炎	非熱傷性水疱	鼻部外傷性異物
	鼻部外傷性腫脹	鼻部外傷性皮下異物	鼻部開放創
	眉部割創	鼻部割創	鼻部貫通創
	腓腹筋挫創	眉部血腫	皮膚欠損創
	鼻部咬創	鼻部挫傷	鼻部挫創
	鼻部擦過創	鼻部刺創	鼻部切創
	鼻部創傷	皮膚損傷	鼻部打撲傷
	鼻部虫刺傷	皮膚剥脱創	鼻部皮下血腫
	鼻部皮下出血	鼻部皮膚欠損創	鼻部皮膚剥離創
	鼻部裂創	びまん性脳損傷	びまん性脳損傷・頭蓋内に達する開放創合併あり
	びまん性脳損傷・頭蓋内に達する開放創合併なし	眉毛部割創	眉毛部裂創
	表皮剥離	鼻翼部切創	鼻翼部裂創
	複雑脱臼	伏針	副鼻腔開放創
	腹部汚染創	腹部刺創	腹部皮膚欠損創
	腹壁異物	腹壁開放創	腹壁創し開
	腹壁縫合不全	不全骨折	ぶどう球菌性股関節炎
	ぶどう球菌性膝関節炎	ぶどう球菌性敗血症	ブラックアイ
	粉砕骨折	分娩時会陰裂傷	分娩時軟産道損傷
	閉鎖性外傷性脳圧迫	閉鎖性骨折	閉鎖性脱臼
	閉鎖性脳挫創	閉鎖性脳底部挫傷	閉鎖性びまん性脳損傷
	閉塞性肺炎	ペニシリン耐性肺炎球菌感染症	縫合不全
	縫合不全出血	帽状腱膜下出血	包皮挫創
	包皮切創	包皮裂創	母指咬創
	母指挫傷	母指挫創	母趾挫創
	母指示指間切創	母指刺創	母指切創
	母指打撲挫創	母指打撲傷	母指皮膚欠損創
ま	母趾皮膚欠損創	母指末節部挫創	末梢血管外傷
	末梢神経損傷	眉間部挫創	眉間部裂創
	耳後部挫創	耳後部打撲傷	盲管銃創
	網膜振盪	網脈絡膜裂傷	モンテジア骨折
ら	腰部切創	腰部打撲挫創	らせん骨折
	離開骨折	涙管損傷	涙管断裂
	涙道損傷	轢過創	裂離
	裂離骨折	若木骨折	

用法用量

通常，成人及び12歳以上の小児にはリネゾリドとして1日1200mgを2回に分け，1回600mgを12時間ごとに経口投与する。

通常，12歳未満の小児にはリネゾリドとして1回10mg/kgを8時間ごとに経口投与する。なお，1回投与量として600mgを超えないこと。

用法用量に関連する使用上の注意

(1)本剤の使用にあたっては，耐性菌の発現等を防ぐため，次のことに注意すること。

①感染症の治療に十分な知識と経験を持つ医師又はその指導のもとで行うこと。

②原則として他の抗菌薬及び本剤に対する感受性(耐性)を確認すること。

③投与期間は，感染部位，重症度，患者の症状等を考慮し，適切な時期に，本剤の継続投与が必要か判定し，疾病の治療上必要な最小限の期間の投与にとどめること。

(2)点滴静注，経口投与及び切り替え投与のいずれの投与方法においても，28日を超える投与の安全性及び有効性は検討されていない。したがって，原則として本剤の投与は28日を超えないことが望ましい。なお，本剤を28日を超えて投与した場合，視神経障害があらわれることがある。

(3)本剤はグラム陽性菌に対してのみ抗菌活性を有する。したがってグラム陰性菌等を含む混合感染と診断された場合，又は混合感染が疑われる場合は適切な薬剤を併用して治療を行うこと。

(4)注射剤から錠剤への切り替え：注射剤からリネゾリドの投与を開始した患者において，経口投与可能であると医師が判断した場合は，同じ用量の錠剤に切り替えることができる。

警告　本剤の耐性菌の発現を防ぐため，「用法用量に関連する使用上の注意」の項を熟読の上，適正使用に努めること。

禁忌　本剤の成分に対し過敏症の既往歴のある患者

サ

サ

サイレース錠1mg　規格：1mg1錠[15.1円/錠]
サイレース錠2mg　規格：2mg1錠[21.5円/錠]
フルニトラゼパム　エーザイ　112

【効 能 効 果】

不眠症
麻酔前投薬

【対応標準病名】

◎	不眠症		
○	睡眠障害	睡眠相後退症候群	睡眠リズム障害
	不規則睡眠		
△	レム睡眠行動障害		

用法用量　通常成人１回，フルニトラゼパムとして，0.5～2mgを就寝前又は手術前に経口投与する。
なお，年齢・症状により適宜増減するが，高齢者には１回1mgまでとする。

用法用量に関連する使用上の注意　不眠症には，就寝の直前に服用させること。また，服用して就寝した後，睡眠途中において一時的に起床して仕事等をする可能性があるときは服用させないこと。

禁忌
(1)本剤の成分に対し過敏症の既往歴のある患者
(2)急性狭隅角緑内障の患者
(3)重症筋無力症の患者

原則禁忌　肺性心，肺気腫，気管支喘息及び脳血管障害の急性期等で呼吸機能が高度に低下している患者

ロヒプノール錠1：中外　1mg1錠[14.2円/錠]
ロヒプノール錠2：中外　2mg1錠[20.9円/錠]
フルニトラゼパム錠1mg「JG」：日本ジェネリック　1mg1錠[5.6円/錠]，フルニトラゼパム錠1mg「SN」：シオノ　1mg1錠[5.6円/錠]，フルニトラゼパム錠1mg「TCK」：辰巳化学　1mg1錠[5.6円/錠]，フルニトラゼパム錠1mg「アメル」：共和薬品　1mg1錠[5.6円/錠]，フルニトラゼパム錠2mg「JG」：日本ジェネリック　2mg1錠[6.2円/錠]，フルニトラゼパム錠2mg「SN」：シオノ　2mg1錠[6.2円/錠]，フルニトラゼパム錠2mg「TCK」：辰巳化学　2mg1錠[6.2円/錠]，フルニトラゼパム錠2mg「アメル」：共和薬品　2mg1錠[6.2円/錠]

ザイロリック錠50　規格：50mg1錠[13.6円/錠]
ザイロリック錠100　規格：100mg1錠[24.6円/錠]
アロプリノール　グラクソ・スミスクライン　394

【効 能 効 果】

下記の場合における高尿酸血症の是正
　痛風，高尿酸血症を伴う高血圧症

【対応標準病名】

◎	高血圧症	高尿酸血症	痛風
	本態性高血圧症		
○	肩関節痛風	原発性痛風	続発性痛風
	痛風結節	痛風腎	痛風性関節炎
	痛風性関節症	定型痛風	無症候性高尿酸血症
	薬剤性痛風		
△	悪性高血圧症	境界型高血圧症	高血圧性腎疾患
	高血圧切迫症	高レニン性高血圧症	若年高血圧症
	若年性境界型高血圧症	収縮期高血圧症	腎血管性高血圧症
	腎実質性高血圧症	腎性高血圧症	痛風発作
	低レニン性高血圧症	内分泌性高血圧症	鉛痛風
	二次性高血圧症	副腎性高血圧症	

用法用量　通常，成人は１日量アロプリノールとして200～300mgを2～3回に分けて食後に経口投与する。年齢，症状により適宜増減する。

禁忌　本剤の成分に対し過敏症の既往歴のある患者

アノプロリン錠50mg：アルフレッサファーマ　50mg1錠[9.9円/錠]，アノプロリン錠100mg：アルフレッサファーマ　100mg1錠[7.7円/錠]，アリスメット錠50mg：辰巳化学　50mg1錠[6円/錠]，アリスメット錠100mg：辰巳化学　100mg1錠[7.7円/錠]，アロシトール錠50mg：田辺三菱　50mg1錠[9.9円/錠]，アロシトール錠100mg：田辺三菱　100mg1錠[18.6円/錠]，アロプリノール錠50mg「ZE」：全星薬品　50mg1錠[3.5円/錠]，アロプリノール錠50mg「アメル」：共和薬品　50mg1錠[6円/錠]，アロプリノール錠50mg「杏林」：キョーリンリメディオ　50mg1錠[6円/錠]，アロプリノール錠50mg「ケミファ」：日本ケミファ　50mg1錠[9.9円/錠]，アロプリノール錠50mg「サワイ」：沢井　50mg1錠[6円/錠]，アロプリノール錠50mg「ショーワ」：昭和薬化工　50mg1錠[3.5円/錠]，アロプリノール錠50mg「タカタ」：高田　50mg1錠[6円/錠]，アロプリノール錠50mg「ツルハラ」：鶴原　50mg1錠[6円/錠]，アロプリノール錠50mg「テバ」：テバ製薬　50mg1錠[6円/錠]，アロプリノール錠50mg「トーワ」：東和　50mg1錠[6円/錠]，アロプリノール錠50mg「日医工」：日医工　50mg1錠[3.5円/錠]，アロプリノール錠50mg「日新」：日新－山形　50mg1錠[6円/錠]，アロプリノール錠100mg「ZE」：全星薬品　100mg1錠[7.7円/錠]，アロプリノール錠100mg「アメル」：共和薬品　100mg1錠[7.7円/錠]，アロプリノール錠100mg「杏林」：キョーリンリメディオ　100mg1錠[7.7円/錠]，アロプリノール錠100mg「ケミファ」：日本ケミファ　100mg1錠[7.7円/錠]，アロプリノール錠100mg「サワイ」：沢井　100mg1錠[7.7円/錠]，アロプリノール錠100mg「ショーワ」：昭和薬化工　100mg1錠[7.7円/錠]，アロプリノール錠100mg「タカタ」：高田　100mg1錠[7.7円/錠]，アロプリノール錠100mg「ツルハラ」：鶴原　100mg1錠[7.7円/錠]，アロプリノール錠100mg「テバ」：テバ製薬　100mg1錠[7.7円/錠]，アロプリノール錠100mg「トーワ」：東和　100mg1錠[7.7円/錠]，アロプリノール錠100mg「日医工」：日医工　100mg1錠[7.7円/錠]，アロプリノール錠100mg「日新」：日新－山形　100mg1錠[7.7円/錠]，ケトブン錠50mg：イセイ　50mg1錠[6円/錠]，ケトブン錠100mg：イセイ　100mg1錠[7.7円/錠]，サロベール錠50mg：大日本住友　50mg1錠[9.9円/錠]，サロベール錠100mg：大日本住友　100mg1錠[18.6円/錠]，ノイファン錠50mg：ナガセ　50mg1錠[9.9円/錠]，ノイファン錠100mg：ナガセ　100mg1錠[7.7円/錠]，リボール細粒20%：メディサ　20% 1g[23.7円/g]，リボール錠50mg：メディサ　50mg1錠[9.9円/錠]，リボール錠100mg：メディサ　100mg1錠[7.7円/錠]

サインバルタカプセル20mg
規格：20mg1カプセル[173.5円/カプセル]
サインバルタカプセル30mg
規格：30mg1カプセル[235.3円/カプセル]
デュロキセチン塩酸塩　塩野義　117,119

【効 能 効 果】

(1)うつ病・うつ状態
(2)糖尿病性神経障害に伴う疼痛

【対応標準病名】

◎	うつ状態	うつ病	神経障害性疼痛
	疼痛	糖尿病性ニューロパチー	
○	1型糖尿病性自律神経ニューロパチー	1型糖尿病性神経因性膀胱	1型糖尿病性神経痛
	1型糖尿病性多発ニューロパチー	1型糖尿病性単ニューロパチー	1型糖尿病性ニューロパチー
	1型糖尿病性末梢神経障害	2型糖尿病性自律神経ニューロパチー	2型糖尿病性神経因性膀胱
	2型糖尿病性神経痛	2型糖尿病性多発ニューロパチー	2型糖尿病性単ニューロパチー
	2型糖尿病性ニューロパチー	2型糖尿病性末梢神経障害	圧痛

	うつ病型統合失調感情障害	外傷後遺症性うつ病	仮面うつ病
	寛解中の反復性うつ病性障害	感染症後うつ病	器質性うつ病性障害
	気分変調症	軽症うつ病エピソード	軽症反復性うつ病性障害
	混合性不安抑うつ障害	思春期うつ病	心気性うつ病
	神経症性抑うつ状態	精神病症状を伴う重症うつ病エピソード	精神病症状を伴わない重症うつ病エピソード
	全身痛	双極性感情障害・軽症のうつ病エピソード	双極性感情障害・精神病症状を伴う重症うつ病エピソード
	双極性感情障害・精神病症状を伴わない重症うつ病エピソード	双極性感情障害・中等症のうつ病エピソード	退行期うつ病
	単極性うつ病	単発反応性うつ病	中等症うつ病エピソード
	中等症反復性うつ病性障害	糖尿病性自律神経ニューロパチー	糖尿病性神経痛
	糖尿病性多発ニューロパチー	糖尿病性単ニューロパチー	糖尿病性末梢神経障害
	動脈硬化性うつ病	鈍痛	内因性うつ病
	反応性うつ病	反復心因性うつ病	反復性うつ病
	反復性気分障害	反復性心因性抑うつ精神病	反復性精神病性うつ病
	反復性短期うつ病エピソード	非定型うつ病	皮膚疼痛症
	不安うつ病	末梢神経障害性疼痛	抑うつ神経症
	抑うつ性パーソナリティ障害	老年期うつ病	
△	1型糖尿病	1型糖尿病・眼合併症あり	1型糖尿病・関節合併症あり
	1型糖尿病・ケトアシドーシス合併あり	1型糖尿病・昏睡合併あり	1型糖尿病・腎合併症あり
	1型糖尿病・神経学的合併症あり	1型糖尿病・多発糖尿病性合併症あり	1型糖尿病・糖尿病性合併症あり
	1型糖尿病・糖尿病性合併症なし	1型糖尿病・末梢循環合併症あり	1型糖尿病黄斑症
	1型糖尿病合併妊娠	1型糖尿病性アシドーシス	1型糖尿病性アセトン血症
	1型糖尿病性胃腸症	1型糖尿病性壊疽	1型糖尿病性黄斑浮腫
	1型糖尿病性潰瘍	1型糖尿病性眼筋麻痺	1型糖尿病性肝障害
	1型糖尿病性関節症	1型糖尿病性筋萎縮症	1型糖尿病性血管障害
	1型糖尿病性ケトアシドーシス	1型糖尿病性高コレステロール血症	1型糖尿病性虹彩炎
	1型糖尿病性骨症	1型糖尿病性昏睡	1型糖尿病性腎硬化症
	1型糖尿病性腎症	1型糖尿病性腎症第1期	1型糖尿病性腎症第2期
	1型糖尿病性腎症第3期	1型糖尿病性腎症第3期A	1型糖尿病性腎症第3期B
	1型糖尿病性腎症第4期	1型糖尿病性腎症第5期	1型糖尿病性腎不全
	1型糖尿病性水疱	1型糖尿病性精神障害	1型糖尿病性そう痒症
	1型糖尿病性中心性網膜症	1型糖尿病性低血糖性昏睡	1型糖尿病性動脈硬化症
	1型糖尿病性動脈閉塞症	1型糖尿病性白内障	1型糖尿病性皮膚障害
	1型糖尿病性浮腫性硬化症	1型糖尿病性末梢血管症	1型糖尿病性末梢血管障害
	1型糖尿病性網膜症	2型糖尿病	2型糖尿病・眼合併症あり
	2型糖尿病・関節合併症あり	2型糖尿病・ケトアシドーシス合併あり	2型糖尿病・昏睡合併あり
	2型糖尿病・腎合併症あり	2型糖尿病・神経学的合併症あり	2型糖尿病・多発糖尿病性合併症あり
	2型糖尿病・糖尿病性合併症あり	2型糖尿病・糖尿病性合併症なし	2型糖尿病・末梢循環合併症あり
	2型糖尿病黄斑症	2型糖尿病合併妊娠	2型糖尿病性アシドーシス
	2型糖尿病性アセトン血症	2型糖尿病性壊疽	2型糖尿病性黄斑浮腫
	2型糖尿病性潰瘍	2型糖尿病性眼筋麻痺	2型糖尿病性肝障害
	2型糖尿病性関節症	2型糖尿病性筋萎縮症	2型糖尿病性血管障害
	2型糖尿病性ケトアシドーシス	2型糖尿病性高コレステロール血症	2型糖尿病性虹彩炎
	2型糖尿病性骨症	2型糖尿病性昏睡	2型糖尿病性腎硬化症
	2型糖尿病性腎症	2型糖尿病性腎症第1期	2型糖尿病性腎症第2期
	2型糖尿病性腎症第3期	2型糖尿病性腎症第3期A	2型糖尿病性腎症第3期B
	2型糖尿病性腎症第4期	2型糖尿病性腎症第5期	2型糖尿病性腎不全
	2型糖尿病性水疱	2型糖尿病性精神障害	2型糖尿病性そう痒症
	2型糖尿病性中心性網膜症	2型糖尿病性低血糖性昏睡	2型糖尿病性動脈硬化症
	2型糖尿病性動脈閉塞症	2型糖尿病性白内障	2型糖尿病性皮膚障害
	2型糖尿病性浮腫性硬化症	2型糖尿病性末梢血管症	2型糖尿病性末梢血管障害
	2型糖尿病性ミオパチー	2型糖尿病性網膜症	B型インスリン受容体異常症
あ	アノー・ショバール症候群	安定型糖尿病	インスリンショック
	インスリン抵抗性糖尿病	インスリンレセプター異常症	ウイルス性糖尿病
	ウイルス性糖尿病・眼合併症あり	ウイルス性糖尿病・ケトアシドーシス合併あり	ウイルス性糖尿病・昏睡合併あり
	ウイルス性糖尿病・腎合併症あり	ウイルス性糖尿病・神経学的合併症あり	ウイルス性糖尿病・多発糖尿病性合併症あり
	ウイルス性糖尿病・糖尿病性合併症あり	ウイルス性糖尿病・末梢循環合併症あり	栄養不良関連糖尿病
か	開胸術後疼痛症候群	化学的糖尿病	緩徐進行1型糖尿病
	緩徐進行1型糖尿病・眼合併症あり	緩徐進行1型糖尿病・関節合併症あり	緩徐進行1型糖尿病・ケトアシドーシス合併あり
	緩徐進行1型糖尿病・昏睡合併あり	緩徐進行1型糖尿病・腎合併症あり	緩徐進行1型糖尿病・神経学的合併症あり
	緩徐進行1型糖尿病・多発糖尿病性合併症あり	緩徐進行1型糖尿病・糖尿病性合併症なし	緩徐進行1型糖尿病・末梢循環合併症あり
	癌性疼痛	肝ヘモクロマトーシス	急性疼痛
	境界型糖尿病	キンメルスチール・ウイルソン症候群	劇症1型糖尿病
	高血糖高浸透圧症候群	高浸透圧性非ケトン性昏睡	高鉄血症
さ	坐骨神経痛性神経圧迫症	持続痛	若年2型糖尿病
	心因性疼痛	神経系疾患	新生児糖尿病
	身体痛	膵性糖尿病	膵性糖尿病・眼合併症あり
	膵性糖尿病・ケトアシドーシス合併あり	膵性糖尿病・昏睡合併あり	膵性糖尿病・腎合併症あり
	膵性糖尿病・神経学的合併症あり	膵性糖尿病・多発糖尿病性合併症あり	膵性糖尿病・糖尿病性合併症あり
	膵性糖尿病・末梢循環合併症あり	ステロイド糖尿病	ステロイド糖尿病・眼合併症あり
	ステロイド糖尿病・ケトアシドーシス合併あり	ステロイド糖尿病・昏睡合併あり	ステロイド糖尿病・腎合併症あり
	ステロイド糖尿病・神経学的合併症あり	ステロイド糖尿病・多発糖尿病性合併症あり	ステロイド糖尿病・糖尿病性合併症あり
	ステロイド糖尿病・末梢循環合併症あり	青銅性糖尿病	潜在性糖尿病
	前糖尿病	増殖性糖尿病性網膜症・1型糖尿病	増殖性糖尿病性網膜症・2型糖尿病
た	続発性ヘモクロマトーシス	耐糖能異常	中枢神経障害性疼痛
	低血糖昏睡	鉄代謝障害	糖尿病
	糖尿病合併症	糖尿病性アシドーシス	糖尿病性アセトン血症
	糖尿病性壊疽	糖尿病性潰瘍	糖尿病性肝障害
	糖尿病性関節症	糖尿病性筋萎縮症	糖尿病性血管障害
	糖尿病性ケトアシドーシス	糖尿病性高コレステロール血症	糖尿病性昏睡
	糖尿病性神経因性膀胱	糖尿病性腎硬化症	糖尿病性腎症
	糖尿病性腎不全	糖尿病性そう痒症	糖尿病性低血糖性昏睡
	糖尿病性動脈硬化症	糖尿病性動脈閉塞症	糖尿病性末梢血管症
な	糖尿病性末梢血管障害	難治性疼痛	二次性糖尿病
	二次性糖尿病・眼合併症あり	二次性糖尿病・ケトアシドーシス合併あり	二次性糖尿病・昏睡合併あり
	二次性糖尿病・腎合併症あり	二次性糖尿病・神経学的合併症あり	二次性糖尿病・多発糖尿病性合併症あり
	二次性糖尿病・糖尿病性合併症あり	二次性糖尿病・末梢循環合併症あり	妊娠中の糖尿病
は	妊娠糖尿病	妊娠糖尿病母体児症候群	肺ヘモシデローシス

や	非糖尿病性低血糖性昏睡	不安定型糖尿病	ヘモクロマトーシス
	ヘモクロマトーシス性関節障害	ヘモジデリン沈着症	放散痛
	薬剤性糖尿病	薬剤性糖尿病・眼合併症あり	薬剤性糖尿病・ケトアシドーシス合併あり
	薬剤性糖尿病・昏睡合併あり	薬剤性糖尿病・腎合併症あり	薬剤性糖尿病・神経学的合併症あり
	薬剤性糖尿病・多発糖尿病性合併症あり	薬剤性糖尿病・糖尿病性合併症あり	薬剤性糖尿病・末梢循環合併症あり
	輸血後鉄過剰症		

効能効果に関連する使用上の注意
(1)抗うつ剤の投与により，24歳以下の患者で，自殺念慮，自殺企図のリスクが増加するとの報告があるため，本剤の投与にあたっては，リスクとベネフィットを考慮すること。
(2)海外で実施された7～17歳の大うつ病性障害患者を対象としたプラセボ対照臨床試験において有効性が確認できなかったとの報告がある。本剤を18歳未満の大うつ病性障害患者に投与する際には適応を慎重に検討すること。

用法用量　通常，成人には1日1回朝食後，デュロキセチンとして40mgを経口投与する。投与は1日20mgより開始し，1週間以上の間隔を空けて1日用量として20mgずつ増量する。
なお，効果不十分な場合には，1日60mgまで増量することができる。

用法用量に関連する使用上の注意　本剤の投与量は必要最小限となるよう，患者ごとに慎重に観察しながら調節すること。

禁忌
(1)本剤の成分に対し過敏症の既往歴のある患者
(2)モノアミン酸化酵素(MAO)阻害剤を投与中あるいは投与中止後2週間以内の患者
(3)高度の肝障害のある患者
(4)高度の腎障害のある患者
(5)コントロール不良の閉塞隅角緑内障の患者

併用禁忌

薬剤名等	臨床症状・措置方法	機序・危険因子
モノアミン酸化酵素(MAO)阻害剤 セレギリン塩酸塩(エフピー)	他の抗うつ剤で併用により発汗，不穏，全身痙攣，異常高熱，昏睡等の症状があらわれたとの報告がある。MAO阻害剤の投与を受けた患者に本剤を投与する場合には，少なくとも2週間の間隔をおき，また，本剤からMAO阻害剤に切り替えるときは5日間の間隔をおくこと。	主にMAO阻害剤による神経外アミン総量の増加及び抗うつ剤によるモノアミン作動性神経終末におけるアミン再取り込み阻害によると考えられる。

サーカネッテン配合錠　規格：1錠[14.7円/錠]

イオウ　センナ　パラフレボン　酒石酸水素カリウム　日本新薬　255

【効 能 効 果】

痔核の症状(出血，疼痛，腫脹，痒感)の緩解

【対応標準病名】

◎	痔核	出血性痔核	そう痒
	疼痛		
○	炎症性外痔核	炎症性内痔核	外痔核
	外痔びらん	潰瘍性外痔核	潰瘍性痔核
	潰瘍性内痔核	嵌頓痔核	血栓性外痔核
	血栓性痔核	血栓性内痔核	肛門そう痒症
	残遺痔核皮膚弁	出血性外痔核	出血性内痔核
	脱出性外痔核	脱出性痔核	脱出性内痔核
	内痔核		
△	圧痛	外痔ポリープ	急性疼痛
	限局性そう痒症	症候性そう痒症	直腸静脈瘤
	鈍痛	非特異性そう痒症	皮膚そう痒症
	放散痛		

用法用量　通常成人1回2錠を1日3回経口投与する。なお，年齢，症状により適宜増減する。

酢酸カリウム液「司生堂」　規格：10mL[1.1円/mL]

酢酸カリウム　司生堂　322

【効 能 効 果】

下記疾患におけるカリウム補給：重症嘔吐，下痢，カリウム摂取不足及び手術後

【対応標準病名】

◎	嘔吐症	下痢症	
○	S状結腸炎	アセトン血性嘔吐症	胃腸炎
	炎症性腸疾患	嘔気	悪心
	回腸炎	化学療法に伴う嘔吐症	カタル性胃腸炎
	感染性胃腸炎	感染性下痢症	感染性大腸炎
	感染性腸炎	感冒性胃腸炎	感冒性大腸炎
	感冒性腸炎	機能性下痢	急性胃腸炎
	急性大腸炎	急性腸炎	抗生物質起因性大腸炎
	抗生物質起因性腸炎	習慣性嘔吐	出血性大腸炎
	出血性腸炎	食後悪心	大腸炎
	胆汁性嘔吐	中枢性嘔吐症	腸炎
	腸カタル	特発性嘔吐症	難治性乳児下痢症
	乳児下痢	脳性嘔吐	反芻
	反復性嘔吐	糞便性嘔吐	

用法用量　酢酸カリウムとして，通常成人1日5.7gを希釈溶液とし，3回に分割経口投与する。
なお，年齢，症状により適宜増減する。

禁忌
(1)重篤な腎機能障害(前日の尿量が500mL以下あるいは投与直前の排尿が1時間当り20mL以下)のある患者。
(2)副腎機能障害(アジソン病)のある患者。
(3)高カリウム血症の患者。
(4)消化管の通過障害のある患者
①食道狭窄のある患者(心肥大，食道癌，胸部大動脈瘤，逆流性食道炎，心臓手術等による食道圧迫)
②消化管狭窄または消化管運動機能不全のある患者
(5)高カリウム血性周期性四肢麻痺の患者
(6)本剤の成分に対し過敏症の既往歴のある患者
(7)エプレレノンを投与中の患者

併用禁忌

薬剤名等	臨床症状・措置方法	機序・危険因子
エプレレノン(セララ)	高カリウム血症があらわれることがある。	血中のカリウムを上昇させる可能性があり，併用により高カリウム血症があらわれやすくなると考えられる。 危険因子：腎障害患者

ザクラス配合錠HD　規格：1錠[140.6円/錠]
ザクラス配合錠LD　規格：1錠[140.6円/錠]

アジルサルタン　アムロジピンベシル酸塩　武田薬品　214

【効 能 効 果】

高血圧症

【対応標準病名】

◎	高血圧症	本態性高血圧症	
○	悪性高血圧症	褐色細胞腫	褐色細胞腫性高血圧症
	境界型高血圧症	クロム親和性細胞腫	高血圧性緊急症
	高血圧性腎疾患	高血圧性脳内出血	高血圧切迫症
	高レニン性高血圧症	若年高血圧症	若年性境界型高血圧症
	収縮期高血圧症	術中異常高血圧症	心因性高血圧症
	腎血管性高血圧症	腎実質性高血圧症	腎性高血圧症
	低レニン性高血圧症	内分泌性高血圧症	二次性高血圧症

	副腎性高血圧症		
△	HELLP 症候群	軽症妊娠高血圧症候群	混合型妊娠高血圧症候群
	産後高血圧症	重症妊娠高血圧症候群	純粋型妊娠高血圧症候群
	新生児高血圧症	早発型妊娠高血圧症候群	遅発型妊娠高血圧症候群
	妊娠高血圧症	妊娠高血圧症候群	妊娠高血圧腎症
	妊娠中一過性高血圧症	副腎腺腫	副腎のう腫
	副腎皮質のう腫	良性副腎皮質腫瘍	

効能効果に関連する使用上の注意 過度な血圧低下のおそれ等があり，本剤を高血圧治療の第一選択薬としないこと。

用法用量 成人には1日1回1錠(アジルサルタン/アムロジピンとして 20mg/2.5mg 又は 20mg/5mg)を経口投与する。本剤は高血圧治療の第一選択薬として用いない。

用法用量に関連する使用上の注意

(1)以下のアジルサルタンとアムロジピンベシル酸塩の用法用量及び用法用量に関連する使用上の注意等を踏まえ，患者毎に本剤の適応を考慮すること。

アジルサルタン

用法用量：通常，成人にはアジルサルタンとして 20mg を1日1回経口投与する。なお，年齢，症状により適宜増減するが，1日最大投与量は 40mg とする。

用法用量に関連する使用上の注意：アジルサルタンの降圧効果を考慮し，アジルサルタン適用の可否を慎重に判断するとともに，20mg より低用量からの開始も考慮すること。

アムロジピンベシル酸塩

高血圧症

用法用量：通常，成人にはアムロジピンとして 2.5〜5mg を1日1回経口投与する。なお，症状に応じ適宜増減するが，効果不十分な場合には1日1回 10mg まで増量することができる。

(2)原則として，アジルサルタン 20mg 及びアムロジピンとして 2.5〜5mg を併用している場合，あるいはいずれか一方を使用し血圧コントロールが不十分な場合に，本剤への切り替えを検討すること。

禁忌

(1)本剤の成分あるいは他のジヒドロピリジン系薬剤に対する過敏症の既往歴のある患者

(2)妊婦又は妊娠している可能性のある婦人

(3)アリスキレンフマル酸塩を投与中の糖尿病患者(ただし，他の降圧治療を行ってもなお血圧のコントロールが著しく不良の患者を除く)

サークレチンS錠25 規格：25単位1錠[12.2円/錠]
サークレチンS錠50 規格：50単位1錠[18円/錠]
カリジノゲナーゼ あすか 249

カルナクリン錠 25，カルナクリン錠 50 を参照(P266)

ザーコリカプセル200mg 規格：200mg1カプセル[9690円/カプセル]
ザーコリカプセル250mg 規格：250mg1カプセル[12026.4円/カプセル]
クリゾチニブ ファイザー 429

【効能効果】

ALK 融合遺伝子陽性の切除不能な進行・再発の非小細胞肺癌

【対応標準病名】

◎	ALK 融合遺伝子陽性非小細胞肺癌	癌	
○	EGFR 遺伝子変異陽性非小細胞肺癌		
△	下葉肺腺癌	下葉肺大細胞癌	下葉肺扁平上皮癌
	下葉非小細胞肺癌	細気管支肺胞上皮癌	上葉肺腺癌
	上葉肺大細胞癌	上葉肺扁平上皮癌	上葉非小細胞肺癌
	中葉肺腺癌	中葉肺大細胞癌	中葉肺扁平上皮癌
	中葉非小細胞肺癌	肺癌による閉塞性肺炎	肺門部腺癌
	肺門部大細胞癌	肺門部非小細胞癌	肺門部扁平上皮癌
	非小細胞肺癌		

効能効果に関連する使用上の注意

(1)十分な経験を有する病理医又は検査施設における検査により，*ALK*[注)] 融合遺伝子陽性が確認された患者に投与すること。

(2)本剤の術後補助化学療法における有効性及び安全性は確立していない。

(3)「臨床成績」の項の内容を熟知し，本剤の有効性及び安全性を十分に理解した上で，本剤以外の治療の実施についても慎重に検討し，適応患者の選択を行うこと。

注：Anaplastic Lymphoma Kinase(未分化リンパ腫キナーゼ)

用法用量 通常，成人にはクリゾチニブとして1回 250mg を1日2回経口投与する。なお，患者の状態により適宜減量する。

用法用量に関連する使用上の注意

副作用により，本剤を休薬，減量，中止する場合には，副作用の症状，重症度等に応じて，以下の基準を考慮すること。

副作用＼グレード[注1)]	1	2	3	4
血液系[注2)]	同一投与量を継続		グレード2以下に回復するまで休薬する。回復後は休薬前と同一投与量で投与を再開する。	グレード2以下に回復するまで休薬する。回復後は200mg1日2回から投与を再開する[注3)]。
グレード1以下の血中ビリルビン増加を伴うALT又はAST上昇	同一投与量を継続		グレード1以下又はベースラインに回復するまで休薬する。回復後は200mg1日2回から投与を再開する[注4)]。	
グレード2-4の血中ビリルビン増加を伴うALT又はAST上昇[注5)]	同一投与量を継続	投与を中止する。		
間質性肺疾患	投与を中止する。			
QT間隔延長	同一投与量を継続		グレード1以下に回復するまで休薬する。回復後は200mg1日2回から投与を再開する[注4)]。	投与を中止する。

注1：グレードは NCI-CTCAE による。

注2：日和見感染症等の臨床的事象を伴わないリンパ球減少症を除く。

注3：再発の場合は，グレード2以下に回復するまで休薬すること。回復後は 250mg1日1回に減量して投与を再開する。その後グレード4の再発が認められる場合は投与を中止する。

注4：再発の場合は，グレード1以下に回復するまで休薬すること。回復後は 250mg1日1回に減量して投与を再開する。その後グレード3以上の再発が認められる場合は投与を中止する。

注5：胆汁うっ滞又は溶血がある場合を除く。

警告

(1)本剤の投与にあたっては，緊急時に十分対応できる医療施設において，がん化学療法に十分な知識・経験を持つ医師のもとで，本療法が適切と判断される症例についてのみ実施すること。また，治療開始に先立ち，患者又はその家族に有効性及び危険性(特に，間質性肺疾患の初期症状，投与中の注意事項，死亡に至った例があること等に関する情報)を十分説明し，同意を得てから投与すること。

(2)本剤の投与により間質性肺疾患があらわれ，死亡に至った例が報告されているので，初期症状(息切れ，呼吸困難，咳嗽，発熱等)の確認及び胸部CT検査等の実施など，観察を十分に行うこと。異常が認められた場合には投与を中止し，適切な処置を行うこと。また，間質性肺疾患が本剤の投与初期にあらわれ，死亡に至った国内症例があることから，治療初期は入院又はそれに準ずる管理の下で，間質性肺疾患等の重篤な副作用発現に関する観察を十分に行うこと。

(3)本剤の投与により劇症肝炎，肝不全があらわれ，死亡に至った例が報告されているので，本剤投与開始前及び本剤投与中は定期的(特に投与初期は頻回)に肝機能検査を行い，患者の状態を十分に観察すること。異常が認められた場合には，本剤の投与を中止する等の適切な処置を行うこと。

禁忌　本剤の成分に対し過敏症の既往歴のある患者

ザジテンカプセル1mg　規格：1mg1カプセル[56.3円/カプセル]
ザジテンシロップ0.02%　規格：0.02%1mL[20.8円/mL]
ザジテンドライシロップ0.1%　規格：0.1%1g[72.5円/g]
ケトチフェンフマル酸塩　ノバルティス　449

【効 能 効 果】

気管支喘息
アレルギー性鼻炎
蕁麻疹，湿疹・皮膚炎，皮膚そう痒症

【対応標準病名】

◎	アレルギー性鼻炎	気管支喘息	湿疹
	じんま疹	皮膚炎	皮膚そう痒症
○	足湿疹	アスピリンじんま疹	アスピリン喘息
	アトピー性喘息	アレルギー性気管支炎	アレルギー性じんま疹
	アレルギー性鼻咽頭炎	アレルギー性鼻結膜炎	アレルギー性副鼻腔炎
	異汗症	異汗性湿疹	イネ科花粉症
	陰のう湿疹	陰のうそう痒症	陰部間擦疹
	運動誘発性喘息	会陰部肛囲湿疹	腋窩湿疹
	温熱じんま疹	外因性喘息	外陰部そう痒症
	外陰部皮膚炎	家族性寒冷自己炎症症候群	化膿性皮膚疾患
	貨幣状湿疹	カモガヤ花粉症	間擦疹
	感染性皮膚炎	汗疱	汗疱性湿疹
	顔面急性皮膚炎	寒冷じんま疹	機械性じんま疹
	気管支喘息合併妊娠	季節性アレルギー性鼻炎	丘疹状湿疹
	急性湿疹	亀裂性湿疹	頚部皮膚炎
	血管運動性鼻炎	限局性そう痒症	肛囲間擦疹
	紅斑性間擦疹	紅斑性湿疹	肛門湿疹
	肛門そう痒症	コリン性じんま疹	混合型喘息
	自家感作性皮膚炎	自己免疫性じんま疹	湿疹様発疹
	周期性再発性じんま疹	手指湿疹	出血性じんま疹
	症候性そう痒症	小児喘息	小児喘息性気管支炎
	職業喘息	人工肛門部皮膚炎	人工じんま疹
	新生児皮膚炎	振動性じんま疹	スギ花粉症
	ステロイド依存性喘息	赤色湿疹	咳喘息
	接触じんま疹	全身湿疹	喘息性気管支炎
	そう痒	通年性アレルギー性鼻炎	手湿疹
	冬期湿疹	透析皮膚そう痒症	頭部湿疹
	特発性じんま疹	難治性喘息	乳児喘息
	乳房皮膚炎	妊娠湿疹	妊婦性皮膚炎
	白色粃糠疹	鼻背部湿疹	汎発性皮膚そう痒症
	非アトピー性喘息	鼻前庭部湿疹	非特異性そう痒症
	ヒノキ花粉症	皮膚描記性じんま疹	ブタクサ花粉症
	扁平湿疹	慢性湿疹	慢性じんま疹
	夜間性喘息	薬物性じんま疹	落屑性湿疹
	鱗状湿疹	老年性そう痒症	
△	花粉症	感染型気管支喘息	

用法用量

〔カプセル〕：通常，成人にはケトチフェンとして1回1mg(1カプセル)を1日2回，朝食後及び就寝前に経口投与する。なお，年齢・症状により適宜増減する。

〔シロップ，ドライシロップ〕

通常，小児にはケトチフェンとして1日量0.06mg/kgを2回，朝食後及び就寝前に分けて経口投与する。なお，年齢，症状により適宜増減する。

年齢別の標準投与量は，通常，下記の用量を1日量とし，1日2回，朝食後及び就寝前に分けて経口投与する。

年齢	1日用量
6ヵ月以上3歳未満	ケトチフェンとして0.8mg
3歳以上7歳未満	ケトチフェンとして1.2mg
7歳以上	ケトチフェンとして2.0mg

ただし，1歳未満の乳児に使用する場合には体重，症状などを考慮して適宜投与量を決めること。

禁忌

(1)本剤の成分に対し過敏症の既往歴のある患者
(2)てんかん又はその既往歴のある患者

ケトチフェンDS小児用0.1%「TCK」：辰巳化学　0.1%1g[8.5円/g]，ケトチフェンDS小児用0.1%「サワイ」：沢井　0.1%1g[8.5円/g]，ケトチフェンカプセル1mg「YD」：陽進堂　1mg1カプセル[5.8円/カプセル]，ケトチフェンカプセル1mg「サワイ」：沢井　1mg1カプセル[5.8円/カプセル]，ケトチフェンカプセル1mg「タイヨー」：テバ製薬　1mg1カプセル[5.8円/カプセル]，ケトチフェンカプセル1mg「日医工」：日医工　1mg1カプセル[5.8円/カプセル]，ケトチフェンシロップ0.02%「TYK」：大正薬品　0.02%1mL[6.4円/mL]，ケトチフェンシロップ0.02%「タイヨー」：テバ製薬　0.02%1mL[6.4円/mL]，ケトチフェンシロップ小児用0.02%「TCK」：辰巳化学　0.02%1mL[6.4円/mL]，ケトチフェンドライシロップ0.1%「タイヨー」：テバ製薬　0.1%1g[8.5円/g]，ケトチフェンドライシロップ小児用0.1%「日医工」：日医工　0.1%1g[8.5円/g]，ケトチフェンドライシロップ小児用0.1%「フソー」：ダイト　0.1%1g[8.5円/g]，サラチンカプセル1mg：ニプロファーマ　1mg1カプセル[5.8円/カプセル]，サルジメンカプセル1mg：辰巳化学　1mg1カプセル[5.8円/カプセル]，ジキリオンシロップ0.02%：日医工　0.02%1mL[21.1円/mL]，スプデルDS小児用0.1%：東和　0.1%1g[8.5円/g]，スプデルカプセル1mg：東和　1mg1カプセル[5.8円/カプセル]，スプデルシロップ小児用0.02%：東和　0.02%1mL[6.4円/mL]，セキトンシロップ0.02%：キョーリンリメディオ　0.02%1mL[6.4円/mL]，フマル酸ケトチフェン錠1mg「EMEC」：サンノーバ　1mg1錠[5.8円/錠]，マゴチフェンカプセル1mg：鶴原　1mg1カプセル[5.8円/カプセル]，マゴチフェンドライシロップ0.1%：鶴原　0.1%1g[8.5円/g]

サッカリンナトリウム　規格：1g[6.2円/g]
サッカリンナトリウム水和物　東洋製化　714

【効 能 効 果】

炭水化物を与えることが適当でない状態の患者に甘味剤として用いる。

【対応標準病名】

該当病名なし

用法用量　炭水化物を与えることが適当でない状態の患者に甘味剤として用いる。

サッカリンナトリウム水和物「ケンエー」：健栄[6.2円/g]

サーティカン錠0.25mg　規格：0.25mg1錠[679.2円/錠]
サーティカン錠0.5mg　規格：0.5mg1錠[1204.4円/錠]
サーティカン錠0.75mg　規格：0.75mg1錠[1738.8円/錠]
エベロリムス　ノバルティス　399

【効 能 効 果】

下記の臓器移植における拒絶反応の抑制：心移植，腎移植

【対応標準病名】

◎	腎移植拒絶反応	心臓移植拒絶反応	
○	移植拒絶における腎尿細管間質性障害	移植片拒絶	移植片対宿主病
	急性移植片対宿主病	急性拒絶反応	拒絶反応
	腎移植急性拒絶反応	腎移植不全	腎移植慢性拒絶反応
	心肺移植拒絶反応	心肺移植不全	慢性移植片対宿主病
	慢性拒絶反応		
△	心臓移植不全		

用法用量

(1)心移植の場合：通常，成人にはエベロリムスとして1.5mgを，1日2回に分けて経口投与する。なお，開始用量は1日量として3mgまでを用いることができる。患者の状態やトラフ濃度によって適宜増減する。
(2)腎移植の場合：通常，成人にはエベロリムスとして1.5mgを，1日2回に分けて経口投与する。患者の状態やトラフ濃度によって適宜増減する。

用法用量に関連する使用上の注意

(1)本剤の投与にあたっては，食事の影響があるため，食後又は空腹時のいずれかの一定の条件下で投与し，血中トラフ濃度(trough level)を測定し，投与量を調節すること。
(2)シクロスポリンのマイクロエマルジョン製剤(ネオーラル)及び副腎皮質ホルモン剤と併用すること。〔タクロリムスと本剤の併用における有効性及び安全性は検討されていない。また，シクロスポリンを併用しない場合，十分な効果が得られないおそれがある。更に，類薬(シロリムス)の試験において，移植3ヵ月後にシクロスポリンの投与を中止した腎移植患者において，急性拒絶反応の発現率がシクロスポリンの投与を継続した患者に比べて有意に増加したとの報告がある。〕
(3)シクロスポリンとの併用にあたっては下記に注意すること。
①シクロスポリンのマイクロエマルジョン製剤(ネオーラル)と同時投与が望ましい。
②本剤の全血中濃度を定期的に測定すること。暴露量と有効性，及び暴露量と安全性の関連についての解析から，本剤の血中トラフ濃度(C0)が3.0ng/mL以上の患者では，3.0ng/mL未満の患者に比べて急性拒絶反応の発現率が低いことが認められている。推奨される治療濃度の上限は8ng/mLである。12ng/mLを超える濃度での有効性及び安全性の検討は実施されていない。
③本剤の用量調節は，用量変更から4〜5日以上経過してから測定したトラフ濃度(C0)に基づいて行うことが望ましい。シクロスポリンは本剤のバイオアベイラビリティを増加させるため，シクロスポリンの血中濃度が大幅に低下すると(トラフ濃度(C0)＜50ng/mL)，本剤の血中濃度が低下するおそれがある。
④肝機能障害を有する患者では，本剤の血中トラフ濃度(C0)を頻繁に測定すること。
軽度又は中等度の肝機能障害(Child-Pugh分類クラスA又はB)を有する患者が以下の3項目の内2項目以上に該当する場合には，用量を通常量の約半量に減量すること：ビリルビン＞2mg/dL，アルブミン＜3.5g/dL，プロトロンビン時間＞1.3INR(4秒を超える延長)。
更に，本剤の血中濃度に基づいて用量調節を行うこと。
⑤本剤は併用するシクロスポリンの腎毒性を増強するおそれがあるため，腎移植患者及び維持期の心移植患者ではシクロスポリンの用量を減量すること。なお，シクロスポリンの用量は，シクロスポリンの血中トラフ濃度(C0)に基づいて調節する。
⑥シクロスポリンを減量する前に，本剤の定常状態の血中トラフ濃度(C0)が3ng/mL以上であることを確認すること。
(4)心移植における本剤の用量設定の際には，下記を参照すること。(海外心移植患者を対象として，標準量ネオーラル及び副腎皮質ホルモン剤と併用した本剤1.5mg/日及び3mg/日の有効性及び安全性をアザチオプリン(AZA)1〜3mg/kg/日と比較した臨床試験(B253試験)の結果)
①本剤(1.5mg/日及び3mg/日)の平均血中トラフ濃度別の有効性及び副作用発現率

本剤の平均血中トラフ濃度(ng/mL)	グレード3A(ISHLT)以上の急性拒絶反応発現率	副作用発現率
3未満	44.1%(30/68)	64.4%(47/73)
3〜4未満	32.7%(16/49)	63.0%(34/54)
4〜5未満	18.6%(8/43)	62.5%(25/40)
5〜6未満	22.0%(11/50)	57.5%(23/40)
6〜7未満	18.9%(7/37)	53.3%(16/30)
7〜8未満	23.8%(10/42)	60.0%(18/30)
8〜9未満	21.4%(6/28)	63.0%(17/27)
9〜10未満	15.0%(3/20)	60.9%(14/23)
10以上	16.4%(11/67)	77.2%(44/57)
本剤の平均血中トラフ濃度の確認できた全症例	−	63.6%(238/374)
本剤投与全症例	26.4%(111/420)	66.2%(278/420)

※本剤の平均血中トラフ濃度は，副作用発現例については投与開始から発現までの平均，副作用非発現例では投与開始からカットオフ日(最大450日)までの平均
※副作用は投与開始からカットオフ日(最大450日)まで，もしくは中止後7日以内に発現したもの
②移植後1年間の時期別副作用発現率

移植後経過期間	本剤1.5mg/日投与	本剤3mg/日投与
〜5日	15.8%(33/209)	13.7%(29/211)
6日〜14日(2週)	9.3%(19/204)	13.5%(28/207)
15日〜30日(1ヵ月)	23.1%(46/199)	30.7%(62/202)
31日〜90日(3ヵ月)	23.0%(44/191)	36.1%(69/191)
91日〜365日(1年)	40.1%(73/182)	49.1%(84/171)

※副作用発現率(%)＝(移植後経過期間中に1回以上副作用を発現した例数/移植後経過期間中に1日以上本剤を投与された例数)×100
③本剤の血中トラフ濃度の経時推移

本剤の投与期間	本剤1.5mg/日投与		本剤3mg/日投与	
	血中トラフ濃度(ng/mL)	例数	血中トラフ濃度(ng/mL)	例数
2日目	1.8±2.7	148	4.2±3.6	157
1週目	5.4±3.7	159	10.2±6.8	159
2週目	5.4±4.0	159	10.0±7.2	173
3週目	5.2±4.4	155	10.2±6.6	150
1ヵ月目	5.4±3.9	147	8.9±6.0	135
2ヵ月目	5.1±3.5	152	8.7±5.1	141
3ヵ月目	5.1±3.8	143	9.1±6.3	133
6ヵ月目	4.8±3.3	108	8.5±5.6	109

(血中トラフ濃度は平均値±SD)

警告　心移植，腎移植における本剤の投与は，免疫抑制療法及び移植患者の管理に精通している医師又はその指導のもとで行うこと。

禁忌

(1)本剤の成分又はシロリムス誘導体に対し過敏症の既往歴のある患者
(2)妊婦又は妊娠している可能性のある婦人

併用禁忌

薬剤名等	臨床症状・措置方法	機序・危険因子
生ワクチン(乾燥弱毒生麻しんワクチン，乾燥弱毒生風しんワクチン，経口生ポリオワクチン，乾燥BCG等)	免疫抑制下で生ワクチンを接種すると発症するおそれがあるので併用しないこと。	免疫抑制下で生ワクチンを接種すると増殖し，病原性をあらわす可能性がある。

サノレックス錠0.5mg 規格：0.5mg1錠[198.7円/錠]
マジンドール 富士フイルム 119

【効能効果】

あらかじめ適用した食事療法及び運動療法の効果が不十分な高度肥満症(肥満度が＋70%以上又はBMIが35以上)における食事療法及び運動療法の補助

【対応標準病名】

◎	病的肥満症		
○	単純性肥満	内臓脂肪型肥満	皮下脂肪型肥満
	肥満症	薬物誘発性肥満症	

効能効果に関連する使用上の注意

(1)肥満症治療の基本である食事療法及び運動療法をあらかじめ適用し，その効果が不十分な高度肥満症患者にのみ，本剤の使用を考慮すること。

(2)本剤は肥満度が＋70%以上又はBMIが35以上の高度肥満症であることを確認した上で適用を考慮すること。

肥満度(%)＝(実体重－標準体重)/標準体重×100

BMI(Body Mass Index)＝体重(kg)/身長$(m)^2$

(3)内分泌性肥満，遺伝性肥満，視床下部性肥満等の症候性(二次性)肥満患者においては，原疾患の治療を優先させること。

用法用量　本剤は肥満度が＋70%以上又はBMIが35以上の高度肥満症患者に対して，食事療法及び運動療法の補助療法として用いる。

通常，成人には，マジンドールとして0.5mg(1錠)を1日1回昼食前に経口投与する。1日最高投与量はマジンドールとして1.5mg(3錠)までとし，2～3回に分けて食前に経口投与するが，できる限り最小有効量を用いること。

投与期間はできる限り短期間とし，3ヵ月を限度とする。なお，1ヵ月以内に効果のみられない場合は投与を中止すること。

用法用量に関連する使用上の注意

(1)食事量，体重の推移，食生活等に留意の上，常に投与継続の可否，投与量について注意すること。

(2)本剤は，睡眠障害を引き起こすことがあるので夕刻の投与は避けること。

警告

(1)本剤の主要な薬理学的特性はアンフェタミン類と類似しており，本剤を投与する際は，依存性について留意すること。また，海外においては食欲抑制剤の多くで数週間以内に薬物耐性がみられるとの報告がある。

(2)本剤の適用にあたっては，使用上の注意に留意し，用法用量，効能・効能を厳守すること。

禁忌

(1)本剤の成分に対し過敏症の既往歴のある患者
(2)緑内障の患者
(3)重症の心障害のある患者
(4)重症の膵障害のある患者
(5)重症の腎・肝障害のある患者
(6)重症高血圧症の患者
(7)脳血管障害のある患者
(8)不安・抑うつ・異常興奮状態の患者及び統合失調症等の精神障害のある患者
(9)薬物・アルコール乱用歴のある患者
(10)MAO阻害剤投与中又は投与中止後2週間以内の患者
(11)妊婦又は妊娠している可能性のある婦人
(12)小児

併用禁忌

薬剤名等	臨床症状・措置方法	機序・危険因子
MAO阻害剤	高血圧クリーゼを起こすことがあるので，MAO阻害剤投与中又はMAO阻害剤投与中止後2週間は，本剤を投与しないこと。	本剤は，交感神経刺激作用を有し，MAO阻害剤の作用を増強すると考えられる。

サプレスタカプセル5mg 規格：5mg1カプセル[38.5円/カプセル]
サプレスタカプセル10mg 規格：10mg1カプセル[57.6円/カプセル]
サプレスタ顆粒2% 規格：2%1g[129.1円/g]
アラニジピン 大鵬薬品 214

【効能効果】

高血圧症

【対応標準病名】

◎	高血圧症	本態性高血圧症	
○	悪性高血圧症	褐色細胞腫	褐色細胞腫性高血圧症
	境界型高血圧症	クロム親和性細胞腫	高血圧性緊急症
	高血圧性腎疾患	高血圧性脳内出血	高血圧切迫症
	高レニン性高血圧症	若年高血圧症	若年性境界型高血圧症
	収縮期高血圧症	術中異常高血圧症	心因性高血圧症
	腎血管性高血圧症	腎実質性高血圧症	腎性高血圧症
	低レニン性高血圧症	内分泌性高血圧症	二次性高血圧症
	副腎性高血圧症		
△	HELLP症候群	軽症妊娠高血圧症候群	混合型妊娠高血圧症候群
	産後高血圧症	重症妊娠高血圧症候群	純粋型妊娠高血圧症候群
	新生児高血圧症	早発型妊娠高血圧症候群	遅発型妊娠高血圧症候群
	妊娠高血圧症	妊娠高血圧症候群	妊娠高血圧腎症
	妊娠中一過性高血圧症	副腎腺腫	副腎のう腫
	副腎皮質のう腫	良性副腎皮質腫瘍	

用法用量　アラニジピンとして初回投与量を5mgとし，通常，成人には5～10mgを1日1回経口投与する。

なお，年齢，症状によって適宜増減するが，効果が不十分な場合には1日1回20mgまで増量することができる。

禁忌

(1)妊婦又は妊娠している可能性のある婦人
(2)本剤の成分に対し過敏症の既往歴のある患者

ベックカプセル5mg：日医工　5mg1カプセル[23.3円/カプセル]
ベックカプセル10mg：日医工　10mg1カプセル[36.9円/カプセル]
ベック顆粒2%：日医工　2%1g[73.8円/g]

サムスカ錠7.5mg 規格：7.5mg1錠[1707.7円/錠]
トルバプタン 大塚 213,249

【効能効果】

(1)ループ利尿薬等の他の利尿薬で効果不十分な心不全における体液貯留

(2)ループ利尿薬等の他の利尿薬で効果不十分な肝硬変における体液貯留

(3)腎容積が既に増大しており，かつ，腎容積の増大速度が速い常染色体優性多発性のう胞腎の進行抑制

【対応標準病名】

◎	肝硬変症	常染色体優性多発性のう胞腎	心不全
	体液貯留		
○	B型肝硬変	萎縮性肝硬変	右室不全
	右心不全	うっ血性心不全	栄養性肝硬変

	壊死後性肝硬変	肝炎後肝硬変	肝硬化症
	肝硬変に伴う食道静脈瘤	肝性腹水	肝線維症
	急性心不全	結節性肝硬変	原発性胆汁性肝硬変
	混合型肝硬変	シャルコー肝硬変	小結節性肝硬変
	症候性原発性胆汁性肝硬変	心筋不全	心臓性浮腫
	腎のう胞	線維のう胞性腎	先天性腎のう胞
	続発性胆汁性肝硬変	大結節性肝硬変	代償性肝硬変
	多発性のう胞腎	胆細管性肝硬変	胆汁性肝硬変
	単葉性肝硬変	中隔性肝硬変	特発性肝硬変
	トッド肝硬変	非代償性肝硬変	閉塞性肝硬変
	慢性うっ血性心不全	慢性心不全	無症候性原発性胆汁性肝硬変
	メッケル・グルーバー症候群	門脈周囲性肝硬変	門脈性肝硬変
	両心不全		
△	血液量過多	水中毒	

効能効果に関連する使用上の注意

心不全及び肝硬変における体液貯留の場合：本剤は他の利尿薬（ループ利尿薬，サイアザイド系利尿薬，抗アルドステロン薬等）と併用して使用すること。なお，ヒト心房性ナトリウム利尿ペプチドとの併用経験はない。

常染色体優性多発性のう胞腎の場合

(1)以下のいずれにも該当する場合に適用すること。

①両側総腎容積が750mL以上であること。

②腎容積増大速度が概ね5%/年以上であること。

(2)投与開始時のクレアチニンクリアランスが60mL/min未満の患者における有効性及び安全性は確立していない。

用法用量

(1)心不全における体液貯留の場合：通常，成人にはトルバプタンとして15mgを1日1回経口投与する。

(2)肝硬変における体液貯留の場合：通常，成人にはトルバプタンとして7.5mgを1日1回経口投与する。

(3)常染色体優性多発性のう胞腎の進行抑制の場合：通常，成人にはトルバプタンとして1日60mgを2回（朝45mg，夕方15mg）に分けて経口投与を開始する。1日60mgの用量で1週間以上投与し，忍容性がある場合には，1日90mg（朝60mg，夕方30mg），1日120mg（朝90mg，夕方30mg）と1週間以上の間隔を空けて段階的に増量する。なお，忍容性に応じて適宜増減するが，最高用量は1日120mgまでとする。

用法用量に関連する使用上の注意

心不全における体液貯留の場合

(1)体液貯留所見が消失した際には投与を中止すること。

(2)目標体重（体液貯留状態が良好にコントロールされているときの体重）に戻った場合は，漫然と投与を継続しないこと。

(3)体液貯留状態が改善しない場合は，漫然と投与を継続しないこと。

(4)血清ナトリウム濃度が125mEq/L未満の患者，急激な循環血漿量の減少が好ましくないと判断される患者に投与する場合は，半量（7.5mg）から開始することが望ましい。

(5)口渇感が持続する場合には，減量を考慮すること。

(6)CYP3A4阻害剤（イトラコナゾール，クラリスロマイシン等）との併用は避けることが望ましい。やむを得ず併用する場合は，本剤の減量あるいは低用量からの開始などを考慮すること。

(7)夜間の排尿を避けるため，午前中に投与することが望ましい。

肝硬変における体液貯留の場合

(1)体液貯留所見が消失した際には投与を中止すること。

(2)本剤の投与により，重篤な肝機能障害があらわれることがあること，国内臨床試験において2週間を超える使用経験はないことから，体重，腹囲，下肢浮腫などの患者の状態を観察し，体液貯留が改善した場合は，漫然と投与を継続せず，必要最小限の期間の使用にとどめること。

(3)体液貯留状態が改善しない場合は，漫然と投与を継続しないこと。

(4)血清ナトリウム濃度が125mEq/L未満の患者，急激な循環血漿量の減少が好ましくないと判断される患者に投与する場合は，半量（3.75mg）から開始することが望ましい。

(5)口渇感が持続する場合には，減量を考慮すること。

(6)CYP3A4阻害剤（イトラコナゾール，クラリスロマイシン等）との併用は避けることが望ましい。やむを得ず併用する場合は，本剤の減量あるいは低用量からの開始などを考慮すること。

(7)夜間の排尿を避けるため，午前中に投与することが望ましい。

常染色体優性多発性のう胞腎の場合

(1)夜間頻尿を避けるため，夕方の投与は就寝前4時間以上空けることが望ましい。

(2)口渇感が持続する場合には，減量を考慮すること。

(3)CYP3A4阻害剤との併用は避けることが望ましい。やむを得ず併用する場合は，下表を参照し，本剤の用量調節を行うこと。

通常の用法用量	弱い又は中等度のCYP3A4阻害剤との併用時の用法用量（通常用量の1/2量）	強力なCYP3A4阻害剤との併用時の用法用量（通常用量の1/4量）
1日60mg（朝45mg，夕方15mg）	1日30mg（朝22.5mg，夕方7.5mg）	1日15mg（朝11.25mg，夕方3.75mg）
1日90mg（朝60mg，夕方30mg）	1日45mg（朝30mg，夕方15mg）	1日22.5mg（朝15mg，夕方7.5mg）
1日120mg（朝90mg，夕方30mg）	1日60mg（朝45mg，夕方15mg）	1日30mg（朝22.5mg，夕方7.5mg）

(4)重度の腎機能障害のある患者では減量すること。

警告

心不全及び肝硬変における体液貯留の場合：本剤投与により，急激な水利尿から脱水症状や高ナトリウム血症を来し，意識障害に至った症例が報告されており，また，急激な血清ナトリウム濃度の上昇による橋中心髄鞘崩壊症を来すおそれがあることから，入院下で投与を開始又は再開すること。また，特に投与開始日又は再開日には血清ナトリウム濃度を頻回に測定すること。

常染色体優性多発性のう胞腎の場合

(1)本剤は，常染色体優性多発性のう胞腎について十分な知識をもつ医師のもとで，治療上の有益性が危険性を上回ると判断される場合にのみ投与すること。また，本剤投与開始に先立ち，本剤は疾病を完治させる薬剤ではないことや重篤な肝機能障害が発現するおそれがあること，適切な水分摂取及び定期的な血液検査等によるモニタリングの実施が必要であることを含め，本剤の有効性及び危険性を患者に十分に説明し，同意を得ること。

(2)特に投与開始時又は漸増期において，過剰な水利尿に伴う脱水症状，高ナトリウム血症などの副作用があらわれるおそれがあるので，少なくとも本剤の投与開始は入院下で行い，適切な水分補給の必要性について指導すること。また，本剤投与中は少なくとも月1回は血清ナトリウム濃度を測定すること。

(3)本剤の投与により，重篤な肝機能障害が発現した症例が報告されていることから，血清トランスアミナーゼ値及び総ビリルビン値を含めた肝機能検査を必ず本剤投与開始前及び増量時に実施し，本剤投与中は少なくとも月1回は肝機能検査を実施すること。また，異常が認められた場合には直ちに投与を中止し，適切な処置を行うこと。

禁忌

心不全及び肝硬変における体液貯留の場合

(1)本剤の成分又は類似化合物（モザバプタン塩酸塩等）に対し過敏症の既往歴のある患者

(2)無尿の患者

(3)口渇を感じない又は水分摂取が困難な患者

(4)高ナトリウム血症の患者

(5)適切な水分補給が困難な肝性脳症の患者

(6)妊婦又は妊娠している可能性のある婦人

常染色体優性多発性のう胞腎の場合

(1)本剤の成分又は類似化合物(モザバプタン塩酸塩等)に対し過敏症の既往歴のある患者
(2)口渇を感じない又は水分摂取が困難な患者
(3)高ナトリウム血症の患者
(4)重篤な腎機能障害(eGFR 15mL/min/1.73m^{2}未満)のある患者
(5)慢性肝炎，薬剤性肝機能障害等の肝機能障害(常染色体優性多発性のう胞腎に合併する肝のう胞を除く)又はその既往歴のある患者
(6)妊婦又は妊娠している可能性のある婦人

サムスカ錠15mg　規格：15mg1錠[2597.9円/錠]
トルバプタン　大塚　213,249

【効 能 効 果】

(1)ループ利尿薬等の他の利尿薬で効果不十分な心不全における体液貯留
(2)腎容積が既に増大しており，かつ，腎容積の増大速度が速い常染色体優性多発性のう胞腎の進行抑制

【対応標準病名】

◎	常染色体優性多発性のう胞腎	心不全	体液貯留
○	右室不全	右心不全	うっ血性心不全
	急性心不全	心筋不全	心臓性浮腫
	腎のう胞	線維のう胞性腎	先天性腎のう胞
	多発性のう胞腎	慢性うっ血性心不全	慢性心不全
	メッケル・グルーバー症候群	両心不全	
△	血液量過多	水中毒	

効能効果に関連する使用上の注意
心不全及び肝硬変における体液貯留の場合：本剤は他の利尿薬(ループ利尿薬，サイアザイド系利尿薬，抗アルドステロン薬等)と併用して使用すること。なお，ヒト心房性ナトリウム利尿ペプチドとの併用経験はない。
常染色体優性多発性のう胞腎の場合
(1)以下のいずれにも該当する場合に適用すること。
①両側総腎容積が750mL以上であること。
②腎容積増大速度が概ね5%/年以上であること。
(2)投与開始時のクレアチニンクリアランスが60mL/min未満の患者における有効性及び安全性は確立していない。

用法用量
(1)心不全における体液貯留の場合：通常，成人にはトルバプタンとして15mgを1日1回経口投与する。
(2)常染色体優性多発性のう胞腎の進行抑制の場合：通常，成人にはトルバプタンとして1日60mgを2回(朝45mg，夕方15mg)に分けて経口投与を開始する。1日60mgの用量で1週間以上投与し，忍容性がある場合には，1日90mg(朝60mg，夕方30mg)，1日120mg(朝90mg，夕方30mg)と1週間以上の間隔を空けて段階的に増量する。なお，忍容性に応じて適宜増減するが，最高用量は1日120mgまでとする。

用法用量に関連する使用上の注意
心不全における体液貯留の場合
(1)体液貯留所見が消失した際には投与を中止すること。
(2)目標体重(体液貯留状態が良好にコントロールされているときの体重)に戻った場合は，漫然と投与を継続しないこと。
(3)体液貯留状態が改善しない場合は，漫然と投与を継続しないこと。
(4)血清ナトリウム濃度が125mEq/L未満の患者，急激な循環血漿量の減少が好ましくないと判断される患者に投与する場合は，半量(7.5mg)から開始することが望ましい。
(5)口渇感が持続する場合には，減量を考慮すること。
(6)CYP3A4阻害剤(イトラコナゾール，クラリスロマイシン等)との併用は避けることが望ましい。やむを得ず併用する場合は，本剤の減量あるいは低用量からの開始などを考慮すること。
(7)夜間の排尿を避けるため，午前中に投与することが望ましい。
常染色体優性多発性のう胞腎の場合
(1)夜間頻尿を避けるため，夕方の投与は就寝前4時間以上空けることが望ましい。
(2)口渇感が持続する場合には，減量を考慮すること。
(3)CYP3A4阻害剤との併用は避けることが望ましい。やむを得ず併用する場合は，下表を参照し，本剤の用量調節を行うこと。

通常の用法用量	弱い又は中等度のCYP3A4阻害剤との併用時の用法用量(通常用量の1/2量)	強力なCYP3A4阻害剤との併用時の用法用量(通常用量の1/4量)
1日60mg(朝45mg，夕方15mg)	1日30mg(朝22.5mg，夕方7.5mg)	1日15mg(朝11.25mg，夕方3.75mg)
1日90mg(朝60mg，夕方30mg)	1日45mg(朝30mg，夕方15mg)	1日22.5mg(朝15mg，夕方7.5mg)
1日120mg(朝90mg，夕方30mg)	1日60mg(朝45mg，夕方15mg)	1日30mg(朝22.5mg，夕方7.5mg)

(4)重度の腎機能障害のある患者では減量すること。

警告
心不全及び肝硬変における体液貯留の場合：本剤投与により，急激な水利尿から脱水症状や高ナトリウム血症を来し，意識障害に至った症例が報告されており，また，急激な血清ナトリウム濃度の上昇による橋中心髄鞘崩壊症を来すおそれがあることから，入院下で投与を開始又は再開すること。また，特に投与開始日又は再開日には血清ナトリウム濃度を頻回に測定すること。
常染色体優性多発性のう胞腎の場合
(1)本剤は，常染色体優性多発性のう胞腎について十分な知識をもつ医師のもとで，治療上の有益性が危険性を上回ると判断される場合にのみ投与すること。また，本剤投与開始に先立ち，本剤は疾病を完治させる薬剤ではないことや重篤な肝機能障害が発現するおそれがあること，適切な水分摂取及び定期的な血液検査等によるモニタリングの実施が必要であることを含め，本剤の有効性及び危険性を患者に十分に説明し，同意を得ること。
(2)特に投与開始時又は漸増期において，過剰な水利尿に伴う脱水症状，高ナトリウム血症などの副作用があらわれるおそれがあるので，少なくとも本剤の投与開始は入院下で行い，適切な水分補給の必要性について指導すること。また，本剤投与中は少なくとも月1回は血清ナトリウム濃度を測定すること。
(3)本剤の投与により，重篤な肝機能障害が発現した症例が報告されていることから，血清トランスアミナーゼ値及び総ビリルビン値を含めた肝機能検査を必ず本剤投与開始前及び増量時に実施し，本剤投与中は少なくとも月1回は肝機能検査を実施すること。また，異常が認められた場合には直ちに投与を中止し，適切な処置を行うこと。

禁忌
心不全及び肝硬変における体液貯留の場合
(1)本剤の成分又は類似化合物(モザバプタン塩酸塩等)に対し過敏症の既往歴のある患者
(2)無尿の患者
(3)口渇を感じない又は水分摂取が困難な患者
(4)高ナトリウム血症の患者
(5)適切な水分補給が困難な肝性脳症の患者
(6)妊婦又は妊娠している可能性のある婦人
常染色体優性多発性のう胞腎の場合
(1)本剤の成分又は類似化合物(モザバプタン塩酸塩等)に対し過敏症の既往歴のある患者
(2)口渇を感じない又は水分摂取が困難な患者
(3)高ナトリウム血症の患者
(4)重篤な腎機能障害(eGFR 15mL/min/1.73m^{2}未満)のある患者
(5)慢性肝炎，薬剤性肝機能障害等の肝機能障害(常染色体優性

多発性のう胞腎に合併する肝のう胞を除く)又はその既往歴のある患者
(6)妊婦又は妊娠している可能性のある婦人

サムスカ錠30mg　規格：30mg1錠[3952.1円/錠]
トルバプタン　大塚　249

【効能効果】
腎容積が既に増大しており，かつ，腎容積の増大速度が速い常染色体優性多発性のう胞腎の進行抑制

【対応標準病名】

◎	常染色体優性多発性のう胞腎		
○	腎のう胞	線維のう胞性腎	先天性腎のう胞
	多発性のう胞腎	メッケル・グルーバー症候群	

効能効果に関連する使用上の注意
常染色体優性多発性のう胞腎の場合
(1)以下のいずれにも該当する場合に適用すること。
①両側総腎容積が750mL以上であること。
②腎容積増大速度が概ね5%/年以上であること。
(2)投与開始時のクレアチニンクリアランスが60mL/min未満の患者における有効性及び安全性は確立していない。

用法用量　通常，成人にはトルバプタンとして1日60mgを2回(朝45mg，夕方15mg)に分けて経口投与を開始する。1日60mgの用量で1週間以上投与し，忍容性がある場合には，1日90mg(朝60mg，夕方30mg)，1日120mg(朝90mg，夕方30mg)と1週間以上の間隔を空けて段階的に増量する。なお，忍容性に応じて適宜増減するが，最高用量は1日120mgまでとする。

用法用量に関連する使用上の注意
常染色体優性多発性のう胞腎の場合
(1)夜間頻尿を避けるため，夕方の投与は就寝前4時間以上空けることが望ましい。
(2)口渇感が持続する場合には，減量を考慮すること。
(3)CYP3A4阻害剤との併用は避けることが望ましい。やむを得ず併用する場合は，下表を参照し，本剤の用量調節を行うこと。

通常の用法用量	弱い又は中等度のCYP3A4阻害剤との併用時の用法用量(通常用量の1/2量)	強力なCYP3A4阻害剤との併用時の用法用量(通常用量の1/4量)
1日60mg(朝45mg，夕方15mg)	1日30mg(朝22.5mg，夕方7.5mg)	1日15mg(朝11.25mg，夕方3.75mg)
1日90mg(朝60mg，夕方30mg)	1日45mg(朝30mg，夕方15mg)	1日22.5mg(朝15mg，夕方7.5mg)
1日120mg(朝90mg，夕方30mg)	1日60mg(朝45mg，夕方15mg)	1日30mg(朝22.5mg，夕方7.5mg)

(4)重度の腎機能障害のある患者では減量すること。

警告
常染色体優性多発性のう胞腎の場合
(1)本剤は，常染色体優性多発性のう胞腎について十分な知識をもつ医師のもとで，治療上の有益性が危険性を上回ると判断される場合にのみ投与すること。また，本剤投与開始に先立ち，本剤は疾病を完治させる薬剤ではないことや重篤な肝機能障害が発現するおそれがあること，適切な水分摂取及び定期的な血液検査等によるモニタリングの実施が必要であることを含め，本剤の有効性及び危険性を患者に十分に説明し，同意を得ること。
(2)特に投与開始時又は漸増期において，過剰な水利尿に伴う脱水症状，高ナトリウム血症などの副作用があらわれるおそれがあるので，少なくとも本剤の投与開始は入院下で行い，適切な水分補給の必要性について指導すること。また，本剤投与中は少なくとも月1回は血清ナトリウム濃度を測定すること。
(3)本剤の投与により，重篤な肝機能障害が発現した症例が報告されていることから，血清トランスアミナーゼ値及び総ビリルビン値を含めた肝機能検査を必ず本剤投与開始前及び増量時に実施し，本剤投与中は少なくとも月1回は肝機能検査を実施すること。また，異常が認められた場合には直ちに投与を中止し，適切な処置を行うこと。

禁忌
常染色体優性多発性のう胞腎の場合
(1)本剤の成分又は類似化合物(モザバプタン塩酸塩等)に対し過敏症の既往歴のある患者
(2)口渇を感じない又は水分摂取が困難な患者
(3)高ナトリウム血症の患者
(4)重篤な腎機能障害(eGFR 15mL/min/1.73m^{2}未満)のある患者
(5)慢性肝炎，薬剤性肝機能障害等の肝機能障害(常染色体優性多発性のう胞腎に合併する肝のう胞を除く)又はその既往歴のある患者
(6)妊婦又は妊娠している可能性のある婦人

サムチレール内用懸濁液15%　規格：750mg5mL1包[1727.6円/包]
アトバコン　グラクソ・スミスクライン　629

【効能効果】
〈適応菌種〉ニューモシスチス・イロベチー
〈適応症〉ニューモシスチス肺炎，ニューモシスチス肺炎の発症抑制

【対応標準病名】

◎	ニューモシスチス肺炎
○	ニューモシスティス症

効能効果に関連する使用上の注意
(1)本剤は，副作用によりスルファメトキサゾール・トリメトプリム配合剤(ST合剤)の使用が困難な場合に使用すること。
(2)重症のニューモシスチス肺炎患者(肺胞気・動脈血酸素分圧較差[(A-a)DO_2]が45mmHgを超える患者)での本剤の使用に関する成績は，十分に検討されていない。また，他の治療法で効果が得られなかった重症のニューモシスチス肺炎患者における本剤の有効性を示すデータは限られている。
(3)ニューモシスチス肺炎の発症抑制は，ニューモシスチス肺炎のリスク($CD4^+$細胞数が目安として200/mm^{3}未満，ニューモシスチス肺炎の既往歴がある等)を有する患者を対象とすること。
(4)本剤は他の真菌又は細菌，マイコバクテリア又はウイルス疾患の治療に有効ではない。

用法用量
＜ニューモシスチス肺炎の治療＞：通常，成人には1回5mL(アトバコンとして750mg)を1日2回21日間，食後に経口投与する。
＜ニューモシスチス肺炎の発症抑制＞：通常，成人には1回10mL(アトバコンとして1500mg)を1日1回，食後に経口投与する。

用法用量に関連する使用上の注意
(1)本剤は絶食下では吸収量が低下するため，食後に投与すること。本剤を食後に投与できない患者では，代替治療を検討すること。
(2)投与開始時及び投与中に下痢が認められている場合には，本剤の吸収が低下し，効果が減弱する可能性がある。下痢が認められている患者では，代替治療を検討すること。

禁忌　本剤の成分に対し過敏症の既往歴のある患者

サラジェン顆粒0.5%　規格：5mg1包[133.7円/包]
サラジェン錠5mg　規格：5mg1錠[133.7円/錠]
ピロカルピン塩酸塩　キッセイ　239

【効 能 効 果】

(1)頭頸部の放射線治療に伴う口腔乾燥症状の改善
(2)シェーグレン症候群患者の口腔乾燥症状の改善

【対応標準病名】

◎	口腔乾燥症	シェーグレン症候群	放射線口腔乾燥症
○	顎下腺萎縮	口内乾燥	耳下腺萎縮
	舌下腺萎縮	唾液腺萎縮	放射線唾液分泌障害
△	シェーグレン症候群性呼吸器障害	シェーグレン症候群ミオパチー	唾液分泌欠如
	唾液分泌障害	ミクリッツ病	

用法用量　通常，成人にはピロカルピン塩酸塩として1回5mgを1日3回，食後に経口投与する。

用法用量に関連する使用上の注意　本剤の投与は空腹時を避け，食後30分以内とすること。

禁忌

(1)重篤な虚血性心疾患(心筋梗塞，狭心症等)のある患者
(2)気管支喘息及び慢性閉塞性肺疾患の患者
(3)消化管及び膀胱頸部に閉塞のある患者
(4)てんかんのある患者
(5)パーキンソニズム又はパーキンソン病の患者
(6)虹彩炎の患者
(7)本剤の成分に対し過敏症の既往歴のある患者

サラゾピリン錠500mg　規格：500mg1錠[22円/錠]
サラゾスルファピリジン　ファイザー　621

【効 能 効 果】

潰瘍性大腸炎，限局性腸炎，非特異性大腸炎

【対応標準病名】

◎	潰瘍性大腸炎	クローン病	慢性大腸炎
○	アレルギー性胃腸炎	胃クローン病	胃十二指腸クローン病
	回腸クローン病	潰瘍性大腸炎・左側大腸炎型	潰瘍性大腸炎・全大腸炎型
	潰瘍性大腸炎・直腸S状結腸炎型	潰瘍性大腸炎・直腸炎型	潰瘍性大腸炎合併妊娠
	潰瘍性大腸炎再燃	潰瘍性大腸炎性若年性関節炎	活動期潰瘍性大腸炎
	緩解期潰瘍性大腸炎	急性潰瘍性大腸炎	急性激症型潰瘍性大腸炎
	空腸クローン病	軽症潰瘍性大腸炎	劇症型潰瘍性大腸炎
	肛門クローン病	再燃緩解型潰瘍性大腸炎	重症潰瘍性大腸炎
	小腸クローン病	小腸大腸クローン病	初回発作型潰瘍性大腸炎
	食事性胃腸炎	ステロイド依存性潰瘍性大腸炎	ステロイド依存性クローン病
	ステロイド抵抗性潰瘍性大腸炎	大腸クローン病	虫垂クローン病
	中等症潰瘍性大腸炎	中毒性胃腸炎	中毒性大腸炎
	直腸クローン病	非感染性S状結腸炎	非感染性胃腸炎
	非感染性回腸炎	非感染性空腸炎	非感染性下痢
	非感染性大腸炎	非感染性腸炎	放射線性大腸炎
	放射線性腸炎	慢性下痢症	慢性持続型潰瘍性大腸炎
	慢性腸炎		
△	アレルギー性下痢	回腸のう炎	好酸球性胃腸炎
	習慣性下痢	十二指腸クローン病	食事性下痢
	発酵性下痢	閉塞性大腸炎	慢性胃腸炎
	盲腸炎	薬剤性大腸炎	薬剤性腸炎
	ループス腸炎		

用法用量

通常1日4～8錠(2～4g)を4～6回に分服する。

症状により

初回毎日16錠(8g)を用いても差しつかえない。

この場合3週間を過ぎれば次第に減量し，1日3～4錠(1.5～2g)を用いる。

ステロイド療法を長期間継続した症例については，サラゾピリン4錠(2g)を併用しながら，徐々にステロイドを減量することが必要である。

禁忌

(1)サルファ剤又はサリチル酸製剤に対し過敏症の既往歴のある患者
(2)新生児，低出生体重児

サラゾスルファピリジン錠500mg「JG」：大興[10.1円/錠]，サラゾスルファピリジン錠500mg「タイヨー」：テバ製薬[10.1円/錠]，スラマ錠500mg：日医工[16.6円/錠]

サリグレンカプセル30mg
規格：30mg1カプセル[128.5円/カプセル]
セビメリン塩酸塩水和物　日本化薬　239

エボザックカプセル30mgを参照(P181)

サールツー細粒20%　規格：20%1g[8.6円/g]
サールツー錠200mg　規格：200mg1錠[8.1円/錠]
アセトアミノフェン　東和　114

【効 能 効 果】

(1)下記の疾患並びに症状の鎮痛：頭痛，耳痛，症候性神経痛，腰痛症，筋肉痛，打撲痛，捻挫痛，月経痛，分娩後痛，がんによる疼痛，歯痛，歯科治療後の疼痛，変形性関節症
(2)下記疾患の解熱・鎮痛：急性上気道炎(急性気管支炎を伴う急性上気道炎を含む)
(3)小児科領域における解熱・鎮痛

【対応標準病名】

◎	癌性疼痛	急性気管支炎	急性上気道炎
	筋肉痛	月経痛	歯根のう胞
	歯周炎	歯髄炎	歯痛
	耳痛症	手指変形性関節症	神経痛
	頭痛	全身性変形性関節症	打撲傷
	疼痛	捻挫	抜歯後疼痛
	発熱	変形性肩関節症	変形性関節症
	変形性胸鎖関節症	変形性肩鎖関節症	変形性股関節症
	変形性膝関節症	変形性手関節症	変形性足関節症
	変形性肘関節症	変形性中手関節症	母指CM関節変形性関節症
	腰痛症		
○	CM関節変形性関節症	DIP関節尺側側副靱帯損傷	DIP関節側副靱帯損傷
	DIP関節橈側側副靱帯損傷	DIP関節捻挫	DIP関節変形性関節症
	IP関節捻挫	MP関節尺側側副靱帯損傷	MP関節側副靱帯損傷
	MP関節橈側側副靱帯損傷	MP関節捻挫	PIP関節尺側側副靱帯損傷
	PIP関節側副靱帯損傷	PIP関節橈側側副靱帯損傷	PIP関節捻挫
あ	PIP関節変形性関節症	RSウイルス気管支炎	亜急性気管支炎
	足炎	足ストレイン	亜脱臼
	一部性歯髄炎	一過性関節症	一側性外傷後股関節症
	一側性外傷後膝関節症	一側性形成不全性股関節症	一側性原発性股関節症
	一側性原発性膝関節症	一側性続発性股関節症	一側性続発性膝関節症
	咽頭気管炎	咽頭喉頭炎	咽頭扁桃炎
	インフルエンザ菌気管支炎	ウイルス性気管支炎	烏口肩峰靱帯捻挫

	烏口鎖骨捻挫	烏口上腕靱帯捻挫	う蝕第2度単純性歯髄炎
	う蝕第3度急性化膿性根尖性歯周炎	う蝕第3度急性化膿性歯髄炎	う蝕第3度急性単純性根尖性歯周炎
	う蝕第3度歯髄壊死	う蝕第3度歯髄壊疽	う蝕第3度慢性壊疽性歯髄炎
	う蝕第3度慢性潰瘍性歯髄炎	う蝕第3度慢性化膿性根尖性歯周炎	う蝕第3度慢性増殖性歯髄炎
	エコーウイルス気管支炎	壊疽性歯髄炎	遠位脛腓靱帯捻挫
	遠位橈尺関節変形性関節症	炎症性頭痛	悪寒発熱
か	外耳部打撲傷	外傷後股関節症	外傷後膝関節症
	外傷性肩関節症	外傷性関節症	外傷性関節障害
	外傷性頚部症候群	外傷性頚部捻挫	外傷性頚部腰部症候群
	外傷性股関節症	外傷性歯根膜炎	外傷性歯髄炎
	外傷性膝関節症	外傷性手関節症	外傷性足関節症
	外傷性肘関節症	外傷性母指CM関節症	外歯瘻
	外側側副靱帯捻挫	開放性脱臼	潰瘍性歯肉炎
	下顎部打撲傷	踵関節症	踵痛
	夏期熱	顎関節ストレイン	顎関節捻挫
	下肢筋肉痛	下肢神経痛	下腿三頭筋痛
	下腿神経炎	下腿陳旧性打撲	下腿痛
	肩関節腱板捻挫	肩関節症	肩関節捻挫
	化膿性歯周炎	化膿性歯肉炎	下背部ストレイン
	カリエスのない歯髄炎	眼瞼打撲傷	環指DIP関節尺側側副靱帯損傷
	環指DIP関節側副靱帯損傷	環指DIP関節橈側側副靱帯損傷	環指MP関節尺側側副靱帯損傷
	環指MP関節側副靱帯損傷	環指MP関節橈側側副靱帯損傷	環指PIP関節尺側側副靱帯損傷
	環指PIP関節側副靱帯損傷	環指PIP関節橈側側副靱帯損傷	環軸関節捻挫
	環指側副靱帯損傷	環指捻挫	眼周囲部打撲傷
	癌性持続痛	癌性突出痛	関節挫傷
	関節症	関節打撲	完全脱臼
	環椎後頭関節捻挫	眼部打撲傷	顔面多発打撲傷
	顔面痛	器質性月経困難症	機能性月経困難症
	偽膜性気管支炎	急性一部性化膿性歯髄炎	急性一部性単純性歯髄炎
	急性咽頭喉頭炎	急性咽頭扁桃炎	急性壊疽性歯髄炎
	急性化膿性根尖性歯周炎	急性化膿性歯根膜炎	急性化膿性歯髄炎
	急性化膿性辺縁性歯根膜炎	急性気管気管支炎	急性口蓋扁桃炎
	急性喉頭気管気管支炎	急性根尖性歯周炎	急性歯冠周囲炎
	急性歯周炎	急性歯髄炎	急性歯槽膿瘍
	急性耳痛	急性歯肉炎	急性全部性化膿性歯髄炎
	急性全部性単純性歯髄炎	急性単純性根尖性歯周炎	急性単純性歯髄炎
	急性反復性気管支炎	急性腰痛症	急速進行性歯周炎
	急速破壊型股関節症	胸骨周囲炎	胸骨ストレイン
	胸骨捻挫	胸骨部打撲挫傷	胸鎖関節部打撲
	胸鎖関節部打撲挫傷	胸鎖乳突筋痛	胸椎ストレイン
	胸椎捻挫	胸椎部打撲	胸椎部打撲挫傷
	胸背部筋肉痛	胸部筋肉痛	胸腹部筋痛
	頬部痛	胸壁神経痛	胸肋関節部打撲
	距腓靱帯捻挫	筋筋膜性腰痛症	クループ性気管支炎
	頚肩部筋肉痛	頚性頭痛	形成不全性股関節症
	頚椎胸椎捻挫	頚椎ストレイン	頚椎捻挫
	頚椎部打撲挫傷	脛腓関節捻挫	頚部筋肉痛
	頚部神経痛	頚部前縦靱帯捻挫	稽留熱
	頚腕捻挫	月経困難症	月経前症候群
	月経前片頭痛	月経モリミナ	血行性歯髄炎
	限局型若年性歯周炎	肩甲下筋捻挫	肩甲部筋肉痛
	肩鎖関節捻挫	原発性関節症	原発性月経困難症
	原発性股関節症	原発性膝関節症	原発性全身性関節症
	原発性変形性関節症	原発性母指CM関節症	肩部筋痛
	口腔打撲傷	甲状腺部ストレイン	甲状腺部捻挫

	後足部痛	後頭下神経痛	後頭神経痛
	後頭部神経痛	後頭部打撲傷	後頭部痛
	高熱	項背部筋痛	広汎型若年性歯周炎
	項部筋肉痛	項部神経痛	後方脱臼
	股関節症	股関節捻挫	コクサッキーウイルス気管支炎
	股痛	骨盤ストレイン	骨盤捻挫
	混合性頭痛	根性腰痛症	根尖周囲のう胞
	根尖周囲膿瘍	根尖性歯周炎	根尖肉芽腫
	根尖膿瘍	根側歯周膿瘍	根分岐部病変
さ	坐骨包靱帯ストレイン	坐骨包靱帯捻挫	三角靱帯捻挫
	残髄炎	残存性歯根のう胞	耳介打撲傷
	耳下部痛	歯冠周囲炎	歯冠周囲膿瘍
	趾関節症	歯根膜下膿瘍	示指DIP関節尺側側副靱帯損傷
	示指DIP関節側副靱帯損傷	示指DIP関節橈側側副靱帯損傷	示指MP関節尺側側副靱帯損傷
	示指MP関節側副靱帯損傷	示指MP関節橈側側副靱帯損傷	示指PIP関節尺側側副靱帯損傷
	示指PIP関節側副靱帯損傷	示指PIP関節橈側側副靱帯損傷	四肢神経痛
	示指側副靱帯損傷	示指捻挫	歯周症
	歯周のう胞	歯周膿瘍	思春期性歯肉炎
	耳神経痛	歯髄壊死	歯髄壊疽
	歯髄充血	歯髄露出	歯性顔面痛
	歯性耳痛	趾節間関節捻挫	歯槽膿瘍
	持続痛	持続熱	弛張熱
	趾痛	膝蓋靱帯断裂	膝蓋靱帯部分断裂
	膝外側側副靱帯損傷	膝外側側副靱帯断裂	膝外側側副靱帯捻挫
	膝関節症	膝関節捻挫	膝内側側副靱帯損傷
	膝内側側副靱帯断裂	膝内側側副靱帯捻挫	歯肉炎
	歯肉膿瘍	趾捻挫	若年性歯周炎
	尺骨手根関節捻挫	習慣性頭痛	手関節症
	手関節捻挫	手根関節症	手指神経炎
	手指捻挫	術後疼痛	術創部痛
	上行性歯髄炎	小指DIP関節尺側側副靱帯損傷	小指DIP関節側副靱帯損傷
	小指DIP関節橈側側副靱帯損傷	小指DIP関節捻挫	小指MP関節尺側側副靱帯損傷
	小指MP関節側副靱帯損傷	小指MP関節橈側側副靱帯損傷	小指PIP関節尺側側副靱帯損傷
	小指PIP関節側副靱帯損傷	小指PIP関節橈側側副靱帯損傷	小指PIP関節捻挫
	小指関節捻挫	上肢筋肉痛	上肢神経痛
	小指側副靱帯損傷	踵腓靱帯損傷	踵腓靱帯捻挫
	上腕筋肉痛	上腕三頭筋痛	上腕神経痛
	上腕痛	上腕二頭筋痛	ショパール関節捻挫
	神経原性関節症	神経痛性歯痛	滲出性気管支炎
	靱帯ストレイン	靱帯損傷	靱帯捻挫
	靱帯裂傷	ストレイン	脊椎関節痛
	脊椎痛	脊椎捻挫	舌扁桃炎
	前脛腓靱帯損傷	前思春期性歯周炎	全身痛
	前足部痛	仙腸関節ストレイン	仙腸関節捻挫
	先天性股関節脱臼治療後亜脱臼	前頭部打撲傷	前頭部痛
	全部性歯髄炎	前方脱臼	前腕筋肉痛
	前腕神経痛	前腕痛	早期発症型歯周炎
	増殖性歯肉炎	僧帽筋痛	足関節症
	足関節ストレイン	足関節内側側副靱帯捻挫	足関節捻挫
	足根部捻挫	足痛	足底部痛
	側頭部神経痛	側頭部打撲傷	側頭部痛
	足背痛	足背捻挫	続発性関節症
	続発性月経困難症	続発性股関節症	続発性膝関節症
	続発性多発性関節症	続発性母指CM関節症	足部捻挫
た	大腿外側広筋不全断裂	大腿筋痛	大腿四頭筋挫傷
	大腿四頭筋断裂	大腿四頭筋肉離れ	大腿四頭筋捻挫
	大腿四頭筋部分断裂	大腿神経痛	大腿痛

	大腿内側部痛	脱臼	多発性関節症
	多発性筋肉痛	多発性神経痛	単純性歯周炎
	単純性歯肉炎	単純脱臼	智歯周囲炎
	中隔部肉芽形成	肘関節症	肘関節捻挫
	中指 DIP 関節尺側側副靱帯損傷	中指 DIP 関節側副靱帯損傷	中指 DIP 関節橈側側副靱帯損傷
	中指 MP 関節尺側側副靱帯損傷	中指 MP 関節側副靱帯損傷	中指 MP 関節橈側側副靱帯損傷
	中指 PIP 関節尺側側副靱帯損傷	中指 PIP 関節側副靱帯損傷	中指 PIP 関節橈側側副靱帯損傷
	中指 PIP 関節捻挫	中指側副靱帯損傷	中指捻挫
	中足趾節関節捻挫	中足部痛	殿部筋肉痛
	殿部痛	頭頚部痛	橈骨手根関節捻挫
	頭頂部打撲傷	頭頂部痛	頭部筋肉痛
	頭部神経痛	頭部多発打撲傷	頭部打撲傷
	特殊性歯周炎	特発性関節脱臼	特発性神経痛
な	突発性発熱	内歯瘻	内側側副靱帯捻挫
	難治性歯周炎	難治性疼痛	二次性変形性関節症
は	肺炎球菌性気管支炎	敗血症性気管支炎	背部筋肉痛
	背部神経痛	背部痛	背部捻挫
	排卵痛	剥離性歯肉炎	パラインフルエンザウイルス気管支炎
	反射性耳痛	尾骨ストレイン	尾骨捻挫
	膝靱帯損傷	肥大性歯肉炎	鼻中隔軟骨捻挫
	非定型歯痛	ヒトメタニューモウイルス気管支炎	腓腹筋痛
	腓腹部痛	鼻部打撲傷	びらん性関節症
	びらん性歯肉炎	複雑性歯周炎	複雑性歯肉炎
	複雑脱臼	腹壁筋痛	腹壁神経痛
	ブシャール結節	プラーク性歯肉炎	閉鎖性脱臼
	ヘーガース結節	ヘバーデン結節	ヘルペスウイルス性歯肉口内炎
	辺縁性化膿性歯根膜炎	辺縁性歯周組織炎	放散性歯痛
	萌出性歯肉炎	母指 CM 関節症	母指 IP 関節尺側側副靱帯損傷
	母指 IP 関節側副靱帯損傷	母趾 IP 関節側副靱帯損傷	母指 IP 関節橈側側副靱帯損傷
	母指 MP 関節尺側側副靱帯損傷	母指 MP 関節側副靱帯損傷	母趾 MP 関節側副靱帯損傷
	母指 MP 関節橈側側副靱帯損傷	母指関節症	母指関節捻挫
	母指側副靱帯損傷	母趾痛	母趾捻挫
ま	発作性頭痛	マイコプラズマ気管支炎	膜様月経困難症
	慢性萎縮性老人性歯肉炎	慢性壊疽性歯髄炎	慢性開放性歯髄炎
	慢性潰瘍性歯髄炎	慢性化膿性根尖性歯周炎	慢性根尖性歯周炎
	慢性歯冠周囲炎	慢性歯周炎	慢性歯周膿瘍
	慢性歯髄炎	慢性歯槽膿瘍	慢性歯肉炎
	慢性神経痛	慢性増殖性歯髄炎	慢性単純性歯髄炎
	慢性閉鎖性歯髄炎	慢性辺縁性歯周炎急性発作	慢性辺縁性歯周炎軽度
	慢性辺縁性歯周炎重度	慢性辺縁性歯周炎中等度	むちうち損傷
や	野球指	薬物誘発性頭痛	腰筋痛症
	腰仙関節ストレイン	腰仙関節捻挫	腰椎ストレイン
	腰椎捻挫	腰痛坐骨神経痛症候群	腰殿部痛
ら	腰背筋痛症	腰皮神経痛	ライノウイルス気管支炎
	リスフラン関節捻挫	菱形靱帯捻挫	両側性外傷後股関節症
	両側性外傷後膝関節症	両側性外傷性母指 CM 関節症	両側性形成不全性股関節症
	両側性原発性股関節症	両側性原発性膝関節症	両側性原発性母指 CM 関節症
	両側性続発性股関節症	両側性続発性膝関節症	両側性続発性母指 CM 関節症
	両側側副靱帯損傷	輪状甲状関節捻挫	輪状披裂関節捻挫
	連鎖球菌気管支炎	連鎖球菌性上気道感染	老年性股関節症
	肋間筋肉痛	肋骨ストレイン	肋骨捻挫
△あ	BCG 副反応	悪性高熱症	足異物
	圧挫傷	圧挫創	圧痛

	圧迫神経炎	陰茎挫傷	陰茎打撲傷
	陰唇挫傷	咽頭部血腫	咽頭部挫傷
	陰のう血腫	陰のう挫傷	陰部挫傷
	陰部打撲傷	会陰血腫	会陰挫傷
	壊死性潰瘍性歯周炎	壊死性潰瘍性歯肉炎	壊疽性歯肉炎
か	往来寒熱	汚染擦過創	外陰部挫傷
	外耳部挫傷	外耳部皮下血腫	外耳部皮下出血
	外傷性一過性麻痺	外傷性外陰血腫	外傷性硬膜動静脈瘻
	外傷性脊髄出血	外傷性切断	外傷性動静脈瘻
	外傷性動脈血腫	外傷性動脈瘤	外傷性皮下血腫
	開腹術後愁訴	下顎挫傷	下顎打撲傷
	下顎皮下血腫	下顎部挫傷	顎関節部挫傷
	顎関節部打撲傷	顎関節部皮下血腫	顎堤異常吸収
	顎部挫傷	顎部打撲傷	下肢挫傷
	下肢打撲	かぜ	下腿筋肉内異物残留
	下腿挫傷	下腿打撲傷	肩関節挫傷
	肩関節打撲傷	肩頚部打撲	肩挫傷
	肩打撲傷	眼窩縁打撲傷	眼窩部打撲傷
	眼球打撲傷	眼鏡様皮下出血	眼瞼挫傷
	眼瞼皮下血腫	眼瞼皮下出血	環指挫傷
	眼周囲部挫傷	眼周囲部皮下血腫	眼周囲部皮下出血
	関節血腫	貫通性挫滅創	肝脾打撲傷
	眼部挫傷	眼部皮下血腫	眼部皮下出血
	感冒	顔面挫傷	顔面多発挫傷
	顔面多発皮下血腫	顔面多発皮下出血	顔面打撲傷
	顔面皮下血腫	飢餓熱	気管挫傷
	気管内挿管不成功	偽膜性アンギナ	急性疼痛
	胸骨部挫傷	胸骨部打撲	胸鎖関節挫傷
	胸背部挫傷	胸部筋肉内異物残留	胸腹部挫傷
	胸腹部打撲傷	胸部挫傷	頬部挫傷
	胸部打撲傷	頬部打撲傷	頬部皮下血腫
	胸壁挫傷	胸腰椎脱臼	胸腰部挫傷
	胸肋関節部打撲挫傷	筋損傷	筋断裂
	筋肉内異物残留	筋肉内血腫	頚椎部打撲
	頚部顔面胸部挫傷	頚部挫傷	頚部食道挫傷
	頚部打撲傷	頚部痛	頚腰椎挫傷
	血管切断	血管損傷	月経前浮腫
	血腫	牽引性頭痛	肩甲部挫傷
	肩鎖関節挫傷	腱切創	腱損傷
	腱断裂	腱板挫傷	肩部筋肉内異物残留
	腱部分断裂	腱裂傷	高エネルギー外傷
	口蓋挫傷	口腔挫傷	口腔内血腫
	口唇挫傷	口唇打撲傷	口唇皮下血腫
	口唇皮下出血	喉頭部血腫	後頭部挫傷
	喉頭部挫傷	喉頭部打撲傷	広範性軸索損傷
	広汎性神経損傷	項部挫傷	項部打撲傷
	項部痛	股関節打撲傷	股関節部挫傷
	骨盤部挫傷	骨盤部打撲傷	根管異常
	根管狭窄	根管穿孔	根管側壁穿孔
	根管内異物	昆虫咬創	昆虫刺傷
さ	採皮創	坐骨結節部打撲傷	鎖骨部打撲血腫
	鎖骨部打撲傷	坐骨部打撲傷	挫傷
	擦過創	擦過皮下血腫	挫滅傷
	挫滅創	残根	耳介挫傷
	耳介皮下血腫	耳介皮下出血	耳下腺部打撲
	趾間挫傷	子宮癌術後後遺症	歯根膜ポリープ
	歯根離開	趾挫傷	示指 MP 関節挫傷
	四肢挫傷	示指挫傷	四肢静脈損傷
	四肢動脈損傷	耳出血	歯髄出血
	歯槽縁萎縮	歯槽縁異常	趾爪下血腫
	歯槽骨萎縮	歯槽突起萎縮	持続性耳漏
	趾打撲傷	膝蓋下脂肪体肥大	膝蓋骨打撲傷
	膝蓋部血腫	膝蓋部挫傷	失活歯
	膝関節血腫	膝関節血症	膝関節挫傷

	膝関節打撲傷	膝関節部異物	膝部異物
	膝部筋肉内異物残留	膝部血腫	膝部挫傷
	膝部打撲傷	歯肉挫傷	脂肪織炎
	手関節部挫傷	手関節部打撲傷	手指挫傷
	手指打撲傷	手指皮下血腫	手掌筋肉内異物残留
	術後発熱	術後腰痛	手背部打撲傷
	手部挫傷	手部打撲傷	漿液性耳漏
	上顎挫傷	上顎打撲傷	上顎皮下血腫
	上口唇挫傷	小指挫傷	上肢挫傷
	上肢打撲傷	上腕筋肉内異物残留	上腕打撲傷
	上腕部挫傷	耳漏	神経炎
	神経根ひきぬき損傷	神経障害性疼痛	神経切断
	神経叢損傷	神経叢不全損傷	神経損傷
	神経断裂	靱帯断裂	身体痛
	腎打撲傷	髄室側壁穿孔	髄床底穿孔
	頭重感	性交痛	性交疼痛症
	精巣挫傷	精巣打撲傷	脊椎脱臼
	脊椎打撲傷	脊椎麻酔後頭痛	切創
	前額部挫傷	前額部打撲傷	前額部皮下血腫
	前額部皮下出血	前胸部挫傷	前胸部打撲傷
	前頚部挫傷	仙骨部挫傷	仙骨部打撲傷
	全身挫傷	全身擦過創	全身打撲
	全身的原因による歯の脱落	前頭部挫傷	前腕筋肉内異物残留
	前腕挫傷	前腕部打撲傷	爪下異物
	象牙粒	掻創	足関節外側側副靱帯損傷
	足関節挫傷	足関節打撲傷	足関節内側側副靱帯損傷
	足底異物	足底筋肉内異物残留	足底部打撲傷
	側頭部皮下血腫	足背部挫傷	足背部打撲傷
	足部筋肉内異物残留	側腹壁部挫傷	足部挫傷
	足部打撲傷	鼡径部挫傷	咀嚼障害
た	第2象牙質	大腿筋肉内異物残留	大腿挫傷
	大腿大転子部挫傷	大腿打撲傷	大腿部皮下血腫
	多発性挫傷	打撲割創	打撲血腫
	打撲挫創	打撲擦過創	打撲皮下血腫
	恥骨部打撲	腟痙	腟挫傷
	肘関節部血腫	肘関節部挫傷	肘関節部打撲傷
	中指挫傷	中耳出血	中枢神経系損傷
	中枢神経障害性疼痛	肘頭部挫傷	超高熱
	腸骨部挫傷	腸骨部打撲傷	殿部異物
	殿部筋肉内異物残留	殿部挫傷	殿部打撲傷
	頭頂部挫傷	頭頂部擦過創	頭頂部背部打撲
	頭皮外傷性腫脹	頭皮下血腫	頭部異物
	頭部肩関節胸部挫傷	頭部胸部挫傷	頭部胸部打撲傷
	頭部頚部挫傷	頭部頚部打撲傷	頭部血腫
	頭部肩部打撲	頭部挫傷	頭部多発挫傷
	頭部多発皮下血腫	頭部打撲	頭部打撲血腫
	頭部皮下血腫	頭部皮下出血	頭部腹部打撲
	頭部両大腿下腿打撲	動脈損傷	鈍痛
な	軟口蓋血腫	軟部組織内異物	肉離れ
	乳癌術後後遺症	脳手術後遺症	脳腫瘍摘出術後遺症
は	背筋挫傷	背部圧迫感	背部筋肉内異物残留
	背部挫傷	背部打撲傷	歯の動揺
	半身打撲	皮下異物	皮下血腫
	皮下静脈損傷	皮下損傷	尾骨部挫傷
	尾骨部打撲傷	鼻根部打撲挫創	皮神経挫傷
	微熱	非熱傷性水疱	鼻部挫傷
	皮膚損傷	皮膚疼痛症	鼻部皮下血腫
	鼻部皮下出血	表皮剥離	披裂軟骨脱臼
	不規則象牙質	伏針	副鼻腔炎術後症
	腹部挫傷	腹部打撲傷	腹壁異物
	腹壁下血腫	腹壁挫傷	不明熱
	放散痛	帽状腱膜下出血	母指挫傷
	母指打撲挫創	母指打撲傷	母趾打撲傷
ま	本態性高体温症	麻酔ショック	麻酔性悪性高熱症
	末梢血管外傷	末梢神経障害性疼痛	末梢神経損傷
	慢性微熱	耳後部打撲傷	耳膿漏
や	無菌性歯槽縁萎縮	無髄歯	腰仙部挫傷
	腰仙部打撲傷	腰椎部挫傷	腰殿部挫傷
	腰殿部打撲傷	腰背部挫傷	腰背部打撲傷
	腰部胸部打撲	腰部筋肉内異物残留	腰腹痛
	腰部頚部挫傷	腰部骨盤部挫傷	腰部挫傷
	腰部打撲挫創	腰部打撲傷	腰麻ショック
ら	予防接種後感染症	予防接種後敗血症	轢過創
	裂離	裂離骨折	老人性関節炎
	肋軟骨部挫傷	肋軟骨部打撲	肋軟骨部打撲挫傷
	肋間神経痛	肋骨弓部挫傷	肋骨弓部打撲
	肋骨弓部打撲挫傷	肋骨部挫傷	肋骨部打撲
わ	肋骨部打撲挫傷	ワンサンアンギナ	ワンサン気管支炎
	ワンサン扁桃炎	腕部打撲傷	

用法用量

効能効果(1)の場合：通常，成人にはアセトアミノフェンとして，1回300～1000mgを経口投与し，投与間隔は4～6時間以上とする。なお，年齢，症状により適宜増減するが，1日総量として4000mgを限度とする。また，空腹時の投与は避けさせることが望ましい。

効能効果(2)の場合：通常，成人にはアセトアミノフェンとして，1回300～500mgを頓用する。なお，年齢，症状により適宜増減する。ただし，原則として1日2回までとし，1日最大1500mgを限度とする。また，空腹時の投与は避けさせることが望ましい。

効能効果(3)の場合

〔細粒〕：通常，乳児，幼児及び小児にはアセトアミノフェンとして，体重1kgあたり1回10～15mgを経口投与し，投与間隔は4～6時間以上とする。なお，年齢，症状により適宜増減するが，1日総量として60mg/kgを限度とする。ただし，成人の用量を超えない。また，空腹時の投与は避けさせることが望ましい。

〔錠〕：通常，幼児及び小児にはアセトアミノフェンとして，体重1kgあたり1回10～15mgを経口投与し，投与間隔は4～6時間以上とする。なお，年齢，症状により適宜増減するが，1日総量として60mg/kgを限度とする。ただし，成人の用量を超えない。また，空腹時の投与は避けさせることが望ましい。

用法用量に関連する使用上の注意

(1)〔細粒〕

乳児，幼児及び小児の1回投与量の目安は下記のとおり。

体重	1回用量
	アセトアミノフェン
5kg	50-75mg
10kg	100-150mg
20kg	200-300mg
30kg	300-450mg

(2)〔錠〕

幼児及び小児の1回投与量の目安は下記のとおり。

体重	1回用量
	アセトアミノフェン
10kg	100-150mg
20kg	200-300mg
30kg	300-450mg

(3)「小児科領域における解熱・鎮痛」の効能効果に対する1回あたりの最大用量はアセトアミノフェンとして500mg，1日あたりの最大用量はアセトアミノフェンとして1500mgである。

警告

(1)本剤により重篤な肝障害が発現するおそれがあることに注意し，1日総量1500mgを超す高用量で長期投与する場合には，定期的に肝機能等を確認するなど慎重に投与すること。

(2)本剤とアセトアミノフェンを含む他の薬剤(一般用医薬品を含む)との併用により，アセトアミノフェンの過量投与による重篤な肝障害が発現するおそれがあることから，これらの薬剤との併用を避けること。

禁忌

(1)消化性潰瘍のある患者
(2)重篤な血液の異常のある患者
(3)重篤な肝障害のある患者
(4)重篤な腎障害のある患者
(5)重篤な心機能不全のある患者
(6)本剤の成分に対し過敏症の既往歴のある患者
(7)アスピリン喘息(非ステロイド性消炎鎮痛剤による喘息発作の誘発)又はその既往歴のある患者

アセトアミノフェン細粒20%(TYK)：大正薬品　20%1g[8.6円/g]，アセトアミノフェン細粒20%「タツミ」：辰巳化学　20%1g[8.6円/g]，アセトアミノフェン錠200mg「NP」：ニプロ　200mg1錠[8.1円/錠]，アセトアミノフェン錠200mg(TYK)：大正薬品　200mg1錠[8.1円/錠]，アセトアミノフェン錠200「タツミ」：辰巳化学　200mg1錠[8.1円/錠]，アトミフェン錠200：高田　200mg1錠[8.1円/錠]

ザルティア錠2.5mg　規格：2.5mg1錠[118.3円/錠]
ザルティア錠5mg　規格：5mg1錠[230.6円/錠]
タダラフィル　日本イーライリリー　259

【効 能 効 果】

前立腺肥大症に伴う排尿障害

【対応標準病名】

◎	前立腺肥大症	排尿障害	
○	前立腺症	前立腺線維腫	遅延性排尿
	尿線断裂	尿線微弱	排尿困難
	排尿時灼熱感		

効能効果に関連する使用上の注意　本剤の適用にあたっては，前立腺肥大症の診断・診療に関する国内外のガイドライン等の最新の情報を参考に，適切な検査により診断を確定すること。

用法用量　通常，成人には1日1回タダラフィルとして5mgを経口投与する。

用法用量に関連する使用上の注意

(1)中等度の腎障害のある患者では，本剤の血漿中濃度が上昇する可能性があること及び投与経験が限られていることから，患者の状態を観察しながら1日1回2.5mgから投与を開始するなども考慮すること。
(2)チトクローム P450 3A4(CYP3A4)を強く阻害する薬剤を投与中の患者では，本剤の血漿中濃度が上昇することが認められているので，1日1回2.5mgから投与を開始し，患者の状態を観察しながら適宜5mgへ増量すること。

警告

(1)本剤と硝酸剤又は一酸化窒素(NO)供与剤(ニトログリセリン，亜硝酸アミル，硝酸イソソルビド等)との併用により降圧作用が増強し，過度に血圧を下降させることがあるので，本剤投与の前に，硝酸剤又は一酸化窒素(NO)供与剤が投与されていないことを十分確認し，本剤投与中及び投与後においても硝酸剤又は一酸化窒素(NO)供与剤が投与されないよう十分注意すること。
(2)死亡例を含む心筋梗塞等の重篤な心血管系等の有害事象が報告されているので，本剤投与の前に，心血管系障害の有無等を十分確認すること。

禁忌

(1)本剤の成分に対し過敏症の既往歴のある患者
(2)硝酸剤又は一酸化窒素(NO)供与剤(ニトログリセリン，亜硝酸アミル，硝酸イソソルビド等)を投与中の患者
(3)可溶性グアニル酸シクラーゼ(sGC)刺激剤(リオシグアト)を投与中の患者
(4)次に掲げる心血管系障害を有する患者
　①不安定狭心症のある患者
　②心不全(NYHA 分類 III 度以上)のある患者
　③コントロール不良の不整脈，低血圧(血圧＜90/50mmHg)又はコントロール不良の高血圧(安静時血圧＞170/100mmHg)のある患者
　④心筋梗塞の既往歴が最近3ヵ月以内にある患者
　⑤脳梗塞・脳出血の既往歴が最近6ヵ月以内にある患者
(5)重度の腎障害のある患者
(6)重度の肝障害のある患者

併用禁忌

薬剤名等	臨床症状・措置方法	機序・危険因子
硝酸剤及び NO 供与剤 ニトログリセリン 亜硝酸アミル 硝酸イソソルビド等	併用により，降圧作用を増強するとの報告がある。	NO は cGMP の産生を刺激し，一方，本剤は cGMP の分解を抑制することから，両剤の併用により cGMP の増大を介する NO の降圧作用が増強する。
sGC 刺激剤 リオシグアト(アデムパス)	併用により，血圧低下を起こすおそれがある。	併用により，細胞内 cGMP 濃度が増加し，全身血圧に相加的な影響を及ぼすおそれがある。

サレドカプセル25　規格：25mg1カプセル[4757.6円/カプセル]
サレドカプセル50　規格：50mg1カプセル[5670.3円/カプセル]
サレドカプセル100　規格：100mg1カプセル[6758.1円/カプセル]
サリドマイド　藤本　429,623

【効 能 効 果】

(1)再発又は難治性の多発性骨髄腫
(2)らい性結節性紅斑

【対応標準病名】

◎	多発性骨髄腫	らい性結節性紅斑	
○	非分泌型骨髄腫	ベンスジョーンズ型多発性骨髄腫	
△	I群ハンセン病	BB 型ハンセン病	BL 型ハンセン病
	BT 型ハンセン病	LL 型ハンセン病	POEMS 症候群
	TT 型ハンセン病	形質細胞性骨髄腫	結節性紅斑
	骨外性形質細胞腫	孤立性骨形質細胞腫	ハンセン病
	ハンセン病性関節炎	ハンセン病性筋炎	ハンセン病ニューロパチー
	無症候性骨髄腫		

効能効果に関連する使用上の注意

(1)本剤による再発又は難治性の多発性骨髄腫の治療は少なくとも1つの標準的な治療が無効又は治療後に再発した患者を対象とし，本剤以外の治療の実施についても慎重に検討した上で，本剤の投与を開始すること。
(2)非ステロイド系消炎鎮痛薬等が十分奏効するような軽症のらい性結節性紅斑に対しては，本剤の使用の前に他剤の使用を考慮すること。
(3)皮膚症状以外のらい性結節性紅斑の症状に対するサリドマイドの有効性については明確なエビデンスが得られていない。
(4)本剤はらい菌に対する抗菌薬ではないため，らい菌感染に対する治療には適切な抗菌薬を使用すること。

用法用量

(1)再発又は難治性の多発性骨髄腫：通常，成人にはサリドマイドとして1日1回100mgを就寝前に経口投与する。なお，患者の状態により適宜増減するが，1日400mgを超えないこと。
(2)らい性結節性紅斑：通常，本剤を1日1回就寝前に経口投与する。用量は，成人にはサリドマイドとして50～100mgより投与を開始し，症状が緩和するまで必要に応じて漸増する。ただし，1日400mgを超えないこと。症状の改善に伴い漸減し，より低い維持用量で症状をコントロールする。

用法用量に関連する使用上の注意

(1)再発又は難治性の多発性骨髄腫に対する本剤の投与は1日1回100mgより開始し，効果不十分な場合には4週間間隔で

100mg ずつ漸増すること。
(2)再発又は難治性の多発性骨髄腫に対して本剤を16週間を超えて投与した場合の有効性・安全性についてのデータは限られている。16週間を超えて本剤の投与を継続する場合には，投与を継続することのリスク・ベネフィットを考慮して，慎重に判断すること。
(3)再発又は難治性の多発性骨髄腫に対する本剤の用量を調整する場合には，治療抵抗性多発性骨髄腫患者を対象とした国内臨床試験で使用された下記の減量・休薬，中止基準を考慮すること。

投与量	休薬・減量	中止
100mg	休薬：Grade2 の非血液毒性または Grade3 の血液毒性が認められた場合	深部静脈血栓症，Grade4 の血液毒性または Grade3 以上の非血液毒性
200mg 以上	減量：Grade2 の非血液毒性または Grade3 の血液毒性が認められた場合，100mg 減量する。減量後1週間で症状の回復または軽快がみられない場合，さらに 100mg 減量する。	

(Grade は，有害事象共通用語規準 v3.0 日本語訳 JCOG/JSCO 版に準じ，血液毒性，非血液毒性は，本剤との因果関係が否定できない有害事象を示す。)

警告
(1)本剤はヒトにおいて催奇形性(サリドマイド胎芽病：無肢症，海豹肢症，奇肢症等の四肢奇形，心臓疾患，消化器系の閉塞等の内臓障害等)が確認されており，妊娠期間中の投与は重篤な胎児奇形又は流産・死産を起こす可能性があるため，妊婦又は妊娠している可能性のある婦人には決して投与しないこと。
(2)本剤の胎児への曝露を避けるため，本剤の使用については，安全管理手順が定められているので，関係企業，医師，薬剤師等の医療関係者，患者やその家族等の全ての関係者が本手順を遵守すること。
(3)妊娠する可能性のある婦人に投与する際は，投与開始前に妊娠検査を行い，陰性であることを確認したうえで投与を開始すること。また，投与開始予定4週間前から投与終了4週間後まで，性交渉を行う場合はパートナーと共に極めて有効な避妊法の実施を徹底(男性は必ずコンドームを着用)させ，避妊を遵守していることを十分に確認するとともに定期的に妊娠検査を行うこと。
本剤の投与期間中に妊娠が疑われる場合には，直ちに投与を中止し，医師等に連絡するよう患者を指導すること。
(4)本剤は精液中へ移行することから，男性患者に投与する際は，投与開始から投与終了4週間後まで，性交渉を行う場合は極めて有効な避妊法の実施を徹底(男性は必ずコンドームを着用)させ，避妊を遵守していることを十分に確認すること。また，この期間中は妊婦との性交渉を行わせないこと。
(5)本剤の投与は，緊急時に十分対応できる医療施設において，十分な知識・経験を持つ医師のもとで，本剤の投与が適切と判断される患者のみに行うこと。また，治療開始に先立ち，患者又はその家族等に有効性及び危険性(胎児への曝露の危険性を含む)を十分に説明し，文書で同意を得てから投与を開始すること。
(6)らい性結節性紅斑では，ハンセン病の診断及び治療に関する十分な知識を有する医師のもとで，本剤を使用すること。
(7)深部静脈血栓症及び肺塞栓症を引き起こすおそれがあるので，観察を十分に行いながら慎重に投与すること。異常が認められた場合には直ちに投与を中止し，適切な処置を行うこと。

禁忌
(1)妊婦又は妊娠している可能性のある婦人
(2)安全管理手順を遵守できない患者
(3)本剤の成分に対し過敏症の既往歴のある患者

ザロンチンシロップ5%　規格：5%1mL[8.8円/mL]
エトスクシミド　第一三共　113

【効 能 効 果】

定型欠神発作(小発作)
小型(運動)発作[ミオクロニー発作，失立(無動)発作，点頭てんかん(幼児けい縮発作，BNS けいれん等)]

【対応標準病名】

◎	定型欠神発作	てんかん小発作	点頭てんかん
	ミオクローヌスてんかん		
○	アブサンス	アルコールてんかん	局所性痙攣
	局所性てんかん	光原性てんかん	後天性てんかん
	持続性部分てんかん	ジャクソンてんかん	若年性アブサンスてんかん
	若年性ミオクローヌスてんかん	術後てんかん	症候性早期ミオクローヌス性脳症
	症候性てんかん	焦点性知覚性発作	焦点性てんかん
	小児期アブサンスてんかん	自律神経てんかん	進行性ミオクローヌスてんかん
	睡眠喪失てんかん	ストレスてんかん	精神運動発作
	前頭葉てんかん	側頭葉てんかん	体知覚性発作
	遅発性てんかん	聴覚性発作	聴覚反射てんかん
	てんかん	てんかん合併妊娠	てんかん性自動症
	てんかん大発作	難治性てんかん	乳児重症ミオクロニーてんかん
	乳児点頭痙攣	拝礼発作	反応性てんかん
	ヒプサルスミア	腹部てんかん	部分てんかん
	片側痙攣片麻痺てんかん症候群	モーア症候群	薬物てんかん
	良性乳児ミオクローヌスてんかん	レノックス・ガストー症候群	
△	アトニー性非特異性てんかん発作	ウンベルリヒトてんかん	家族性痙攣
	間代性痙攣	強直間代発作	てんかん単純部分発作
	てんかん複雑部分発作	脳炎後てんかん	ラフォラ疾患
	良性新生児痙攣		

用法用量　エトスクシミドとして，通常成人1日0.45〜1.0g を2〜3回に分割経口投与する。小児は1日0.15〜0.6g を1〜3回に分割経口投与する。
なお，年齢，症状により適宜増減する。

禁忌
(1)本剤の成分に対して過敏症の既往歴のある患者
(2)重篤な血液障害のある患者

サワシリンカプセル125　規格：125mg1カプセル[12.8円/カプセル]
サワシリンカプセル250　規格：250mg1カプセル[12.8円/カプセル]
サワシリン錠250　規格：250mg1錠[13円/錠]
アモキシシリン水和物　アステラス　613

【効 能 効 果】

〈適応菌種〉本剤に感性のブドウ球菌属，レンサ球菌属，肺炎球菌，腸球菌属，淋菌，大腸菌，プロテウス・ミラビリス，インフルエンザ菌，ヘリコバクター・ピロリ，梅毒トレポネーマ
〈適応症〉表在性皮膚感染症，深在性皮膚感染症，リンパ管・リンパ節炎，慢性膿皮症，外傷・熱傷及び手術創等の二次感染，びらん・潰瘍の二次感染，乳腺炎，骨髄炎，咽頭・喉頭炎，扁桃炎，急性気管支炎，肺炎，慢性呼吸器病変の二次感染，膀胱炎，腎盂腎炎，前立腺炎(急性症，慢性症)，精巣上体炎(副睾丸炎)，淋菌感染症，梅毒，子宮内感染，子宮付属器炎，子宮旁結合織炎，涙嚢炎，麦粒腫，中耳炎，歯周組織炎，歯冠周囲炎，顎炎，猩紅熱，胃潰瘍・十二指腸潰瘍・胃 MALT リンパ腫・特発性血小板減少性紫斑病・早期胃癌に対する内視鏡的治療後胃におけるヘリコバクター・ピロリ感染症，ヘリコバクター・ピロリ感染胃炎

サ

【対応標準病名】

◎	胃 MALT リンパ腫	胃潰瘍	胃十二指腸潰瘍
	咽頭炎	咽頭喉頭炎	外傷
	急性気管支炎	急性細菌性前立腺炎	喉頭炎
	骨髄炎	挫創	歯冠周囲炎
	子宮内感染症	子宮付属器炎	子宮傍組織炎
	歯根のう胞	歯周炎	歯髄炎
	歯性顎炎	十二指腸潰瘍	術後創部感染
	猩紅熱	腎盂腎炎	精巣上体炎
	前立腺炎	早期胃癌	早期胃癌 EMR 後
	早期胃癌 ESD 後	創傷	創傷感染症
	中耳炎	特発性血小板減少性紫斑病	乳腺炎
	熱傷	肺炎	梅毒
	麦粒腫	皮膚感染症	ヘリコバクター・ピロリ胃炎
	ヘリコバクター・ピロリ感染症	扁桃炎	膀胱炎
	慢性前立腺炎	慢性膿皮症	リンパ管炎
	リンパ節炎	淋病	涙のう炎
	裂傷	裂創	
○	MRSA 膀胱炎	NSAID 胃潰瘍	NSAID 十二指腸潰瘍
あ	亜急性気管支炎	亜急性骨髄炎	亜急性リンパ管炎
	亜急性涙のう炎	足第 1 度熱傷	足第 2 度熱傷
	足第 3 度熱傷	足熱傷	アルカリ腐蝕
	アレルギー性膀胱炎	アンギナ	胃潰瘍瘢痕
	異型猩紅熱	胃穿孔	胃腸管熱傷
	犬咬創	胃熱傷	胃びらん
	陰茎第 1 度熱傷	陰茎第 2 度熱傷	陰茎第 3 度熱傷
	陰茎熱傷	咽頭開放創	咽頭気管炎
	咽頭創傷	咽頭痛	咽頭熱傷
	咽頭扁桃炎	陰のう第 1 度熱傷	陰のう第 2 度熱傷
	陰のう第 3 度熱傷	陰のう熱傷	インフルエンザ菌気管支炎
	インフルエンザ菌喉頭炎	インフルエンザ菌性喉頭気管炎	う蝕第 3 度急性化膿性根尖性歯周炎
	う蝕第 3 度急性単純性根尖性歯周炎	う蝕第 3 度慢性化膿性根尖性歯周炎	会陰第 1 度熱傷
	会陰第 2 度熱傷	会陰第 3 度熱傷	会陰熱傷
	会陰部化膿創	腋窩第 1 度熱傷	腋窩第 2 度熱傷
	腋窩第 3 度熱傷	腋窩熱傷	壊死性潰瘍性歯周炎
	壊死性潰瘍性歯肉炎	壊疽性咽頭炎	壊疽性歯肉炎
	横隔膜損傷	汚染擦過創	汚染創
か	外陰第 1 度熱傷	外陰第 2 度熱傷	外陰第 3 度熱傷
	外陰熱傷	外耳開放創	外耳道創傷
	外耳部外傷性異物	外耳部割創	外耳部貫通創
	外耳部咬創	外耳部挫創	外耳部刺創
	外耳部創傷	外傷後早期合併症	外傷性異物
	外傷性横隔膜ヘルニア	外傷性眼球ろう	外傷性虹彩離断
	外傷性食道破裂	外傷性穿孔性中耳炎	外傷性中耳炎
	外傷性破裂	外耳裂創	外麦粒腫
	開放性大腿骨骨髄炎	開放性脳損傷髄膜炎	開放創
	潰瘍性咽頭炎	潰瘍性歯肉炎	潰瘍性膀胱炎
	下咽頭炎	下咽頭創傷	下咽頭熱傷
	化学外傷	下顎外傷性異物	下顎開放創
	下顎割創	下顎貫通創	下顎口唇挫創
	下顎咬創	下顎骨壊死	下顎骨炎
	下顎骨骨髄炎	下顎骨骨膜炎	下顎骨骨膜下膿瘍
	下顎骨周囲炎	下顎骨周囲膿瘍	下顎挫創
	下顎刺創	下顎創傷	下顎熱傷
	下顎膿瘍	下顎部第 1 度熱傷	下顎部第 2 度熱傷
	下顎部第 3 度熱傷	下顎裂創	下眼瞼蜂巣炎
	顎関節部開放創	顎関節部割創	顎関節部貫通創

顎関節部咬創	顎関節部挫創	顎関節部刺創
顎関節部創傷	顎関節部裂創	角結膜腐蝕
顎骨炎	顎骨骨髄炎	顎骨骨膜炎
角膜アルカリ化学熱傷	角膜挫創	角膜酸化学熱傷
角膜酸性熱傷	角膜切傷	角膜切創
角膜創傷	角膜熱傷	角膜破裂
角膜裂傷	下肢第 1 度熱傷	下肢第 2 度熱傷
下肢第 3 度熱傷	下肢熱傷	下腿骨骨髄炎
下腿骨慢性骨髄炎	下腿足部熱傷	下腿熱傷
下腿複雑骨折後骨髄炎	下腿部第 1 度熱傷	下腿部第 2 度熱傷
下腿部第 3 度熱傷	カタル性咽頭炎	割創
滑膜梅毒	化膿性喉頭炎	化膿性骨髄炎
化膿性歯周炎	化膿性歯肉炎	化膿性中耳炎
化膿性乳腺炎	化膿性リンパ節炎	下半身第 1 度熱傷
下半身第 2 度熱傷	下半身第 3 度熱傷	下半身熱傷
下腹部第 1 度熱傷	下腹部第 2 度熱傷	下腹部第 3 度熱傷
眼化学熱傷	眼窩創傷	眼球結膜裂傷
眼球損傷	眼球熱傷	眼球破裂
眼球裂傷	眼瞼外傷性異物	眼瞼開放創
眼瞼化学熱傷	眼瞼割創	眼瞼貫通創
眼瞼咬創	眼瞼挫創	眼瞼刺創
眼瞼創傷	眼瞼第 1 度熱傷	眼瞼第 2 度熱傷
眼瞼第 3 度熱傷	眼瞼熱傷	眼瞼梅毒
眼瞼蜂巣炎	眼瞼裂創	環指骨髄炎
眼周囲化学熱傷	眼周囲第 1 度熱傷	眼周囲第 2 度熱傷
眼周囲第 3 度熱傷	眼周囲部外傷性異物	眼周囲部開放創
眼周囲部割創	眼周囲部貫通創	眼周囲部咬創
眼周囲部挫創	眼周囲部刺創	眼周囲部創傷
眼周囲部裂創	感染性咽頭炎	感染性喉頭気管炎
貫通刺創	貫通銃創	貫通創
眼熱傷	肝梅毒	眼梅毒
眼部外傷性異物	眼部開放創	眼部割創
眼部貫通創	眼部咬創	眼部挫創
眼部刺創	眼部創傷	眼部裂創
顔面汚染創	顔面外傷性異物	顔面開放創
顔面割創	顔面貫通創	顔面咬創
顔面挫創	顔面刺創	顔面創傷
顔面掻創	顔面損傷	顔面第 1 度熱傷
顔面第 2 度熱傷	顔面第 3 度熱傷	顔面多発開放創
顔面多発割創	顔面多発貫通創	顔面多発咬創
顔面多発挫創	顔面多発刺創	顔面多発創傷
顔面多発裂創	顔面熱傷	顔面裂創
気管支肺炎	気管熱傷	気腫性腎盂腎炎
偽猩紅熱	気道熱傷	偽膜性アンギナ
偽膜性咽頭炎	偽膜性気管支炎	偽膜性喉頭炎
偽膜性扁桃炎	急性アデノイド咽頭炎	急性アデノイド扁桃炎
急性胃潰瘍	急性胃潰瘍穿孔	急性咽頭炎
急性咽頭喉頭炎	急性咽頭扁桃炎	急性壊疽性喉頭炎
急性壊疽性扁桃炎	急性潰瘍性喉頭炎	急性潰瘍性扁桃炎
急性顎骨骨髄炎	急性顎骨骨膜炎	急性化膿性咽頭炎
急性化膿性下顎骨炎	急性化膿性脛骨骨髄炎	急性化膿性骨髄炎
急性化膿性根尖性歯周炎	急性化膿性歯根膜炎	急性化膿性上顎骨炎
急性化膿性中耳炎	急性化膿性辺縁性歯根膜炎	急性化膿性扁桃炎
急性気管気管支炎	急性脛骨骨髄炎	急性血行性骨髄炎
急性喉頭炎	急性喉頭気管炎	急性喉頭気管気管支炎
急性骨髄炎	急性根尖性歯周炎	急性歯冠周囲炎
急性子宮傍結合織炎	急性歯周炎	急性歯槽膿瘍
急性歯肉炎	急性出血性胃潰瘍	急性出血性膀胱炎
急性精巣上体炎	急性声帯炎	急性声門下喉頭炎
急性腺窩性扁桃炎	急性単純性根尖性歯周炎	急性単純性膀胱炎
急性中耳炎	急性乳腺炎	急性肺炎
急性反復性気管支炎	急性浮腫性喉頭炎	急性付属器炎
急性扁桃炎	急性膀胱炎	急性卵管炎

急性卵巣炎	急性淋菌性尿道炎	急性涙のう炎
急速進行性歯周炎	胸管損傷	胸腔熱傷
胸骨骨髄炎	胸腺損傷	胸椎骨髄炎
頬粘膜咬創	胸部外傷	頬部外傷性異物
頬部開放創	頬部割創	頬部貫通創
頬部咬創	頬部挫創	頬部刺創
胸部上腕熱傷	胸部食道損傷	頬部創傷
胸部損傷	胸部第1度熱傷	頬部第1度熱傷
胸部第2度熱傷	頬部第2度熱傷	胸部第3度熱傷
頬部第3度熱傷	胸部熱傷	頬部裂創
強膜切創	強膜創傷	胸膜肺炎
強膜裂傷	棘刺創	魚咬創
距骨骨髄炎	筋梅毒	躯幹薬傷
クラットン関節	グラデニーゴ症候群	クラミジア肺炎
クループ性気管支炎	脛骨骨髄炎	脛骨骨膜炎
脛骨乳児骨髄炎	脛骨慢性化膿性骨髄炎	脛骨慢性骨髄炎
頚椎骨髄炎	頚部食道開放創	頚部第1度熱傷
頚部第2度熱傷	頚部第3度熱傷	頚部熱傷
頚部膿疱	頚部リンパ節炎	血行性脛骨骨髄炎
血行性骨髄炎	血行性大腿骨骨髄炎	結膜創傷
結膜熱傷	結膜のうアルカリ化学熱傷	結膜のう酸化学熱傷
結膜腐蝕	結膜裂傷	嫌気性骨髄炎
限局型若年性歯周炎	肩甲間部第1度熱傷	肩甲間部第2度熱傷
肩甲間部第3度熱傷	肩甲間部熱傷	肩甲骨周囲炎
肩甲部第1度熱傷	肩甲部第2度熱傷	肩甲部第3度熱傷
肩甲部熱傷	顕性神経梅毒	肩部第1度熱傷
肩部第2度熱傷	肩部第3度熱傷	口蓋切創
口蓋裂創	口角部挫創	口角部裂創
硬化性骨髄炎	後期潜伏性梅毒	口腔開放創
口腔割創	口腔挫創	口腔刺創
口腔創傷	口腔第1度熱傷	口腔第2度熱傷
口腔第3度熱傷	口腔熱傷	口腔粘膜咬創
口腔梅毒	口腔裂創	口唇外傷性異物
口唇開放創	口唇割創	口唇貫通創
口唇咬創	口唇挫創	口唇刺創
口唇創傷	口唇第1度熱傷	口唇第2度熱傷
口唇第3度熱傷	口唇熱傷	口唇梅毒
口唇裂創	硬性下疳	溝創
咬創	後天梅毒	喉頭外傷
喉頭周囲炎	喉頭損傷	喉頭熱傷
喉頭梅毒	広汎型若年性歯周炎	肛門第1度熱傷
肛門第2度熱傷	肛門第3度熱傷	肛門熱傷
肛門淋菌感染	鼓室内水腫	骨炎
骨顆炎	骨幹炎	骨周囲炎
骨髄炎後遺症	骨梅毒	骨盤化膿性骨髄炎
骨盤結合織炎	骨膜炎	骨膜下膿瘍
骨膜骨髄炎	骨膜のう炎	ゴム腫
根尖周囲膿瘍	根尖性歯周炎	根尖膿瘍
根側歯周膿瘍	細菌性骨髄炎	細菌性膀胱炎
臍周囲炎	再発性胃潰瘍	再発性十二指腸潰瘍
再発性中耳炎	再発第2期梅毒	坐骨骨炎
残胃潰瘍	酸腐蝕	耳介外傷性異物
耳介開放創	耳介割創	耳介貫通創
耳介咬創	耳介挫創	耳介刺創
耳介創傷	耳介部第1度熱傷	耳介部第2度熱傷
耳介部第3度熱傷	耳介裂創	趾化膿創
歯冠周囲膿瘍	指間切創	子宮周囲炎
子宮周囲膿瘍	子宮熱傷	刺咬症
指骨炎	趾骨炎	指骨髄炎
趾骨髄炎	歯根膜下膿瘍	示指化膿創
四肢挫傷	四肢第1度熱傷	四肢第2度熱傷
四肢第3度熱傷	四肢熱傷	歯周症
歯周膿瘍	思春期性歯肉炎	耳前部挫創
刺創	歯槽膿瘍	趾第1度熱傷

さ

趾第2度熱傷	趾第3度熱傷	膝蓋骨化膿性骨髄炎
膝蓋骨骨髄炎	膝部第1度熱傷	膝部第2度熱傷
膝部第3度熱傷	歯肉炎	歯肉切創
歯肉膿瘍	歯肉裂創	趾熱傷
若年性歯周炎	若年性進行麻痺	若年性脊髄ろう
射創	尺骨遠位部骨髄炎	習慣性アンギナ
習慣性扁桃炎	銃創	十二指腸潰瘍瘢痕
十二指腸球後部潰瘍	十二指腸穿孔	十二指腸びらん
手関節掌側部挫創	手関節部挫創	手関節部創傷
手関節部第1度熱傷	手関節部第2度熱傷	手関節部第3度熱傷
種子骨炎	手指第1度熱傷	手指第2度熱傷
手指第3度熱傷	手指端熱傷	手指熱傷
手術創部膿瘍	手術創離開	手掌挫創
手掌刺創	手掌切創	手掌第1度熱傷
手掌第2度熱傷	手掌第3度熱傷	手掌熱傷
手掌剥皮創	出血性胃潰瘍	出血性十二指腸潰瘍
出血性中耳炎	出血性膀胱炎	術後横隔膜下膿瘍
術後骨髄炎	術後十二指腸潰瘍	術後腎盂腎炎
術後性中耳炎	術後性慢性中耳炎	術後膿瘍
術後腹腔内膿瘍	術後腹壁膿瘍	手背第1度熱傷
手背第2度熱傷	手背第3度熱傷	手背熱傷
手背部挫創	手背部切創	上咽頭炎
上顎骨炎	上顎骨骨髄炎	上顎骨骨膜炎
上顎骨骨膜下膿瘍	上顎部裂創	上眼瞼蜂巣炎
上行性腎盂腎炎	猩紅熱性心筋炎	猩紅熱性中耳炎
上鼓室化膿症	踵骨炎	踵骨骨髄炎
上肢第1度熱傷	上肢第2度熱傷	上肢第3度熱傷
上肢熱傷	焼身自殺未遂	上唇小帯裂創
小児肺炎	小膿疱性皮膚炎	上半身第1度熱傷
上半身第2度熱傷	上半身第3度熱傷	上半身熱傷
踵部第1度熱傷	踵部第2度熱傷	踵部第3度熱傷
上腕骨骨髄炎	上腕第1度熱傷	上腕第2度熱傷
上腕第3度熱傷	上腕熱傷	初期硬結
食道損傷	食道熱傷	女性急性骨盤蜂巣炎
女性慢性骨盤蜂巣炎	神経梅毒	神経梅毒髄膜炎
心血管梅毒	針刺創	滲出性気管支炎
新生児上顎骨骨髄炎	新生児中耳炎	新生児膿漏眼
新生児梅毒	腎梅毒	水疱性中耳炎
ステロイド潰瘍	ステロイド潰瘍穿孔	ストレス性十二指腸潰瘍
性器下疳	精巣炎	精巣上体膿瘍
精巣精巣上体炎	精巣熱傷	精巣膿瘍
精巣蜂巣炎	声門外傷	脊髄ろう
脊椎骨髄炎	舌開放創	舌下顎挫創
舌咬創	舌挫創	舌刺創
舌切創	舌創傷	切断
舌熱傷	舌扁桃炎	舌裂創
遷延梅毒	前額部外傷性異物	前額部開放創
前額部割創	前額部貫通創	前額部咬創
前額部挫創	前額部刺創	前額部創傷
前額部第1度熱傷	前額部第2度熱傷	前額部第3度熱傷
前額部裂創	腺窩性アンギナ	前胸部第1度熱傷
前胸部第2度熱傷	前胸部第3度熱傷	前胸部熱傷
前頚頭頂部挫創	穿孔性胃潰瘍	穿孔性十二指腸潰瘍
穿孔性中耳炎	前思春期性歯周炎	全身挫傷
全身第1度熱傷	全身第2度熱傷	全身第3度熱傷
全身熱傷	穿通性胃潰瘍	穿通性十二指腸潰瘍
穿通創	先天梅毒	先天梅毒髄膜炎
先天梅毒性多発ニューロパチー	先天梅毒脊髄炎	先天梅毒脳炎
先天梅毒脳脊髄炎	潜伏性早期先天梅毒	潜伏性早期梅毒
潜伏性晩期先天梅毒	前立腺膿瘍	前腕骨髄炎
前腕手部熱傷	前腕第1度熱傷	前腕第2度熱傷
前腕第3度熱傷	前腕熱傷	早期顕性先天梅毒
早期先天内臓梅毒	早期先天梅毒性咽頭炎	早期先天梅毒性眼障害

	早期先天梅毒性喉頭炎	早期先天梅毒性骨軟骨障害	早期先天梅毒性肺炎
	早期先天梅毒性鼻炎	早期先天梅毒性網脈絡膜炎	早期先天皮膚粘膜梅毒
	早期先天皮膚梅毒	早期梅毒	早期梅毒性眼症
	早期発症型歯周炎	桑実状臼歯	増殖性化膿性口内炎
	増殖性骨膜炎	増殖性歯肉炎	創部膿瘍
	足関節第1度熱傷	足関節第2度熱傷	足関節第3度熱傷
	足関節熱傷	側胸部第1度熱傷	側胸部第2度熱傷
	側胸部第3度熱傷	足底熱傷	足底部第1度熱傷
	足底部第2度熱傷	足底部第3度熱傷	足背部第1度熱傷
	足背部第2度熱傷	足背部第3度熱傷	側腹部第1度熱傷
	側腹部第2度熱傷	側腹部第3度熱傷	足部骨髄炎
	鼡径部第1度熱傷	鼡径部第2度熱傷	鼡径部第3度熱傷
た	鼡径部熱傷	第1期肛門梅毒	第1期性器梅毒
	第1度熱傷	第1度腐蝕	第2期梅毒髄膜炎
	第2期梅毒性眼障害	第2期梅毒性筋炎	第2期梅毒性虹彩毛様体炎
	第2期梅毒性骨膜炎	第2期梅毒性女性骨盤炎症性疾患	第2期梅毒性リンパ節症
	第2度熱傷	第2度腐蝕	第3度熱傷
	第3度腐蝕	第4度熱傷	体幹第1度熱傷
	体幹第2度熱傷	体幹第3度熱傷	体幹熱傷
	大腿汚染創	大腿咬創	大腿骨骨髄炎
	大腿骨膿瘍	大腿骨膜炎	大腿骨慢性化膿性骨髄炎
	大腿骨慢性骨髄炎	大腿挫創	大腿熱傷
	大腿部開放創	大腿部刺創	大腿部切創
	大腿部第1度熱傷	大腿部第2度熱傷	大腿部第3度熱傷
	大腿裂創	大転子部挫創	体表面積10%未満の熱傷
	体表面積10－19%の熱傷	体表面積20－29%の熱傷	体表面積30－39%の熱傷
	体表面積40－49%の熱傷	体表面積50－59%の熱傷	体表面積60－69%の熱傷
	体表面積70－79%の熱傷	体表面積80－89%の熱傷	体表面積90%以上の熱傷
	大葉性肺炎	多発胃潰瘍	多発性外傷
	多発性昆虫咬創	多発性挫傷	多発性擦過創
	多発性十二指腸潰瘍	多発性出血性胃潰瘍	多発性第1度熱傷
	多発性第2度熱傷	多発性第3度熱傷	多発性熱傷
	多発性膿疱症	多発性表在損傷	打撲割創
	打撲挫創	単純性歯周炎	単純性歯肉炎
	単純性中耳炎	恥骨骨炎	恥骨骨膜炎
	智歯周囲炎	腟熱傷	腟壁縫合不全
	遅発性梅毒	肘関節慢性骨髄炎	中耳炎性顔面神経麻痺
	中手骨関節部挫創	中手骨膿瘍	虫垂炎術後残膿瘍
	肘部第1度熱傷	肘部第2度熱傷	肘部第3度熱傷
	腸間膜リンパ節炎	腸骨骨髄炎	直腸淋菌感染
	沈下性肺炎	陳旧性中耳炎	手第1度熱傷
	手第2度熱傷	手第3度熱傷	手熱傷
	点状角膜炎	殿部第1度熱傷	殿部第2度熱傷
	殿部第3度熱傷	殿部熱傷	頭蓋骨骨髄炎
	橈骨骨髄炎	頭部第1度熱傷	頭部第2度熱傷
	頭部第3度熱傷	頭部多発開放創	頭部多発割創
	頭部多発咬創	頭部多発挫創	頭部多発刺創
	頭部多発創傷	頭部多発裂創	動物咬創
	頭部熱傷	特殊性歯周炎	特発性血小板減少性紫斑病合併妊娠
な	内耳梅毒	内麦粒腫	内部尿路性器の熱傷
	軟口蓋挫創	軟口蓋創傷	軟口蓋熱傷
	軟口蓋破裂	難治性胃潰瘍	難治性歯周炎
	難治性十二指腸潰瘍	二次性網膜変性症	乳児肺炎
	乳腺膿瘍	乳腺瘻孔	乳頭周囲炎
	乳頭びらん	乳頭部第1度熱傷	乳頭部第2度熱傷
	乳頭部第3度熱傷	乳房炎症性疾患	乳房潰瘍
	乳房第1度熱傷	乳房第2度熱傷	乳房第3度熱傷
	乳房熱傷	乳房膿瘍	乳房よう
	乳輪下膿瘍	乳輪部第1度熱傷	乳輪部第2度熱傷

	乳輪部第3度熱傷	尿細管間質性腎炎	尿膜管膿瘍
	妊娠中の子宮内感染	妊娠中の性器感染症	猫咬創
	脳脊髄梅毒	脳梅毒	膿皮症
は	膿疱	肺炎球菌性咽頭炎	肺炎球菌性気管支炎
	敗血症性咽頭炎	敗血症性骨髄炎	敗血症性肺炎
	敗血症性皮膚炎	梅毒感染母体より出生した児	梅毒腫
	梅毒性鞍鼻	梅毒性角結膜炎	梅毒性角膜炎
	梅毒性滑液包炎	梅毒性乾癬	梅毒性気管炎
	梅毒性筋炎	梅毒性喉頭気管炎	梅毒性呼吸器障害
	梅毒性ゴム腫	梅毒性心筋炎	梅毒性心内膜炎
	梅毒性心弁膜炎	梅毒性心膜炎	梅毒性脊髄性動脈炎
	梅毒性脊椎炎	梅毒性舌潰瘍	梅毒性大動脈炎
	梅毒性大動脈弁閉鎖不全症	梅毒性大動脈瘤	梅毒性脱毛症
	梅毒性動脈炎	梅毒性動脈内膜炎	梅毒性粘膜疹
	梅毒性脳動脈炎	梅毒性肺動脈弁逆流症	梅毒性白斑
	梅毒性ばら疹	梅毒性腹膜炎	肺熱傷
	肺梅毒	背部第1度熱傷	背部第2度熱傷
	背部第3度熱傷	背部熱傷	剥離性歯肉炎
	抜歯後感染	ハッチンソン三主徴	ハッチンソン歯
	晩期先天神経梅毒	晩期先天性心血管梅毒	晩期先天梅毒
	晩期先天梅毒性間質性角膜炎	晩期先天梅毒性眼障害	晩期先天梅毒性関節障害
	晩期先天梅毒性骨軟骨障害	晩期先天梅毒性髄膜炎	晩期先天梅毒性多発ニューロパチー
	晩期先天梅毒性脳炎	晩期梅毒	晩期梅毒性滑液包炎
	晩期梅毒性上強膜炎	晩期梅毒性女性骨盤炎症性疾患	晩期梅毒性髄膜炎
	晩期梅毒性白斑	半身第1度熱傷	半身第2度熱傷
	半身第3度熱傷	反復性膀胱炎	腓骨骨髄炎
	尾骨骨髄炎	鼻根部打撲挫創	鼻根部裂創
	鼻前庭部挫創	鼻尖部挫創	肥大性歯肉炎
	非特異骨髄炎	非特異性腸間膜リンパ節炎	非特異性リンパ節炎
	鼻部外傷性異物	鼻部開放創	眉部割創
	鼻部割創	鼻部貫通創	皮膚欠損創
	鼻部咬創	鼻部挫創	鼻部刺創
	鼻部創傷	鼻部第1度熱傷	鼻部第2度熱傷
	鼻部第3度熱傷	皮膚剥脱創	鼻部裂創
	びまん性肺炎	眉毛部割創	眉毛部裂創
	鼻翼部切創	鼻翼部裂創	びらん性歯肉炎
	びらん性膀胱炎	複雑性歯周炎	複雑性歯肉炎
	伏針	副鼻腔開放創	腹部第1度熱傷
	腹部第2度熱傷	腹部第3度熱傷	腹部熱傷
	腹壁創し開	腹壁縫合糸膿瘍	腹壁縫合不全
	腐蝕	ぶどう球菌性咽頭炎	ぶどう球菌性扁桃炎
	ブロディー骨膿瘍	閉塞性肺炎	辺縁性化膿性歯根膜炎
	辺縁性歯周組織炎	扁桃性アンギナ	扁平コンジローマ
	膀胱後部膿瘍	膀胱三角部炎	縫合糸膿瘍
	膀胱周囲炎	膀胱周囲膿瘍	縫合不全
	縫合部膿瘍	放射線性熱傷	萌出性歯肉炎
	母指球部第1度熱傷	母指球部第2度熱傷	母指球部第3度熱傷
	母指骨髄炎	母趾骨髄炎	母指示指間切創
	母指第1度熱傷	母指第2度熱傷	母指第3度熱傷
ま	母指熱傷	マイボーム腺炎	膜性咽頭炎
	慢性胃潰瘍	慢性胃潰瘍活動期	慢性萎縮性老人性歯肉炎
	慢性咽喉頭炎	慢性顎骨炎	慢性顎骨骨髄炎
	慢性化膿性骨髄炎	慢性化膿性根尖性歯周炎	慢性化膿性穿孔性中耳炎
	慢性化膿性中耳炎	慢性血行性骨髄炎	慢性骨髄炎
	慢性根尖性歯周炎	慢性細菌性前立腺炎	慢性再発性膀胱炎
	慢性耳管鼓室化膿性中耳炎	慢性歯冠周囲炎	慢性子宮傍結合織炎
	慢性歯周炎	慢性歯周膿瘍	慢性歯槽膿瘍
	慢性歯肉炎	慢性十二指腸潰瘍活動期	慢性上鼓室乳突洞化膿性中耳炎
	慢性精巣上体炎	慢性穿孔性中耳炎	慢性前立腺炎急性増悪

慢性多発性骨髄炎	慢性中耳炎	慢性中耳炎急性増悪
慢性中耳炎後遺症	慢性中耳炎術後再燃	慢性複雑性膀胱炎
慢性付属器炎	慢性辺縁性歯周炎急性発作	慢性辺縁性歯周炎軽度
慢性辺縁性歯周炎重度	慢性辺縁性歯周炎中等度	慢性扁桃炎
慢性膀胱炎	慢性卵管炎	慢性卵巣炎
慢性淋菌性尿道炎	慢性リンパ管炎	慢性リンパ節炎
慢性涙小管炎	慢性涙のう炎	眉間部挫創
眉間部裂創	耳後部挫創	耳後部リンパ節炎
耳後部リンパ腺炎	脈絡網膜熱傷	無症候性神経梅毒
無熱性肺炎	盲管銃創	網脈絡膜裂傷

や

薬剤性胃潰瘍	薬傷	腰椎骨髄炎
腰部第1度熱傷	腰部第2度熱傷	腰部第3度熱傷

ら

腰部熱傷	卵管炎	卵管周囲炎
卵管卵巣膿瘍	卵管留膿症	卵巣炎
卵巣周囲炎	卵巣膿瘍	卵巣卵管周囲炎
良性慢性化膿性中耳炎	淋菌性咽頭炎	淋菌性外陰炎
淋菌性外陰腟炎	淋菌性滑膜炎	淋菌性関節炎
淋菌性亀頭炎	淋菌性結膜炎	淋菌性腱滑膜炎
淋菌性虹彩毛様体炎	淋菌性口内炎	淋菌性骨髄炎
淋菌性子宮頸管炎	淋菌性女性骨盤炎	淋菌性心筋炎
淋菌性心内膜炎	淋菌性心膜炎	淋菌性髄膜炎
淋菌性精巣炎	淋菌性精巣上体炎	淋菌性前立腺炎
淋菌性腟炎	淋菌性尿道炎	淋菌性尿道狭窄
淋菌性脳膿瘍	淋菌性肺炎	淋菌性敗血症
淋菌性バルトリン腺膿瘍	淋菌性腹膜炎	淋菌性膀胱炎
淋菌性卵管炎	涙小管炎	連鎖球菌気管支炎
連鎖球菌性アンギナ	連鎖球菌性咽頭炎	連鎖球菌性喉頭炎
連鎖球菌性喉頭気管炎	連鎖球菌性扁桃炎	老人性肺炎

わ

肋骨骨髄炎	肋骨周囲炎	ワンサンアンギナ
ワンサン気管支炎	ワンサン扁桃炎	

△

あ

BK ウイルス腎症	B 群溶連菌感染症	MRSA 骨髄炎
RS ウイルス気管支炎	アーガイル・ロバートソン瞳孔	アキレス腱筋腱移行部断裂
アキレス腱挫傷	アキレス腱挫創	アキレス腱切創
アキレス腱断裂	アキレス腱部分断裂	足異物
足開放創	足挫創	足切創
亜脱臼	圧挫傷	圧挫創
圧迫骨折	圧迫神経炎	胃炎
医原性気胸	萎縮性胃炎	萎縮性化生性胃炎
一部性歯髄炎	陰茎開放創	陰茎挫創
陰茎折症	陰茎裂創	咽頭チフス
陰のう開放創	陰のう裂創	陰部切創
インフルエンザ菌性咽頭炎	ウイルス性咽頭炎	ウイルス性気管支炎
ウイルス性扁桃炎	う蝕第2度単純性歯髄炎	う蝕第3度急性化膿性歯髄炎
う蝕第3度歯髄壊死	う蝕第3度歯髄壊疽	う蝕第3度慢性壊疽性歯髄炎
う蝕第3度慢性潰瘍性歯髄炎	う蝕第3度慢性増殖性歯髄炎	会陰裂傷
エキノコックス性骨髄炎	エコーウイルス気管支炎	壊疽性歯髄炎
エバンス症候群	エンテロバクター属感染	横骨折

か

外陰開放創	外陰部挫創	外陰部切創
外陰部裂傷	外耳部外傷性腫脹	外耳部外傷性皮下異物
外耳部挫傷	外耳部擦過創	外耳部切創
外耳部打撲傷	外耳部虫刺傷	外耳部皮下血腫
外耳部皮下出血	外傷性一過性麻痺	外傷性空気塞栓症
外傷性咬合	外傷性硬膜動静脈瘻	外傷性歯根膜炎
外傷性耳出血	外傷性歯髄炎	外傷性脂肪塞栓症
外傷性縦隔気腫	外傷性脊髄出血	外傷性切断
外傷性動静脈瘻	外傷性動脈血腫	外傷性動脈瘤
外傷性乳び胸	外傷性脳圧迫	外傷性脳圧迫・頭蓋内に達する開放創合併あり
外傷性脳圧迫・頭蓋内に達する開放創合併なし	外傷性脳症	外傷性皮下気腫
外傷性皮下血腫	外歯瘻	開放骨折
開放性外傷性脳圧迫	開放性陥没骨折	開放性胸膜損傷
開放性脱臼	開放性脱臼骨折	開放性脳挫創
開放性脳底部挫傷	開放性びまん性脳損傷	開放性粉砕骨折
下顎挫傷	下顎擦過創	下顎切創
下顎打撲傷	下顎皮下血腫	下顎部挫傷
下顎部打撲傷	下顎部皮膚欠損創	踵裂創
顎関節部挫傷	顎関節部擦過創	顎関節部切創
顎関節部打撲傷	顎関節部皮下血腫	顎腐骨
顎部挫傷	顎部打撲傷	下腿汚染創
下腿開放創	下腿挫創	下腿切創
下腿皮膚欠損創	下腿裂創	カテーテル感染症
カテーテル敗血症	カリエスのない歯髄炎	眼黄斑部裂孔
眼窩骨髄炎	眼窩部挫創	眼窩裂傷
眼瞼外傷性腫脹	眼瞼外傷性皮下異物	眼瞼擦過創
眼瞼切創	眼瞼虫刺傷	環指圧挫傷
環指挫傷	環指挫創	環指切創
間質性膀胱炎	環指剥皮創	環指皮膚欠損創
眼周囲部外傷性腫脹	眼周囲部外傷性皮下異物	眼周囲部擦過創
眼周囲部切創	眼周囲部虫刺傷	関節血腫
関節骨折	関節挫傷	関節打撲
完全骨折	完全脱臼	貫通性挫滅創
眼部外傷性腫脹	眼部外傷性皮下異物	眼部擦過創
眼部切創	眼部虫刺傷	陥没骨折
顔面挫傷	顔面擦過創	顔面切創
顔面多発挫傷	顔面多発擦過創	顔面多発切創
顔面多発打撲傷	顔面多発虫刺傷	顔面多発皮下血腫
顔面多発皮下出血	顔面打撲傷	顔面皮下血腫
顔面皮膚欠損創	急性一部性化膿性歯髄炎	急性一部性単純性歯髄炎
急性壊疽性歯髄炎	急性化膿性歯髄炎	急性歯髄炎
急性十二指腸潰瘍	急性出血性十二指腸潰瘍	急性全部性化膿性歯髄炎
急性全部性単純性歯髄炎	急性単純性歯髄炎	急性特発性血小板減少性紫斑病
頬粘膜咬傷	胸部汚染創	頬部挫傷
胸部挫創	頬部擦過創	胸部切創
頬部切創	頬部打撲傷	胸部皮下気腫
頬部皮下血腫	胸部皮膚欠損創	頬部皮膚欠損創
胸壁開放創	胸壁刺創	胸膜損傷・胸腔に達する開放創合併あり
胸膜裂創	亀裂骨折	筋損傷
筋断裂	筋肉内血腫	屈曲骨折
クレブシエラ属感染	頸管破裂	脛骨顆部割創
痙性梅毒性運動失調症	頸部開放創	頸部挫創
頸部切創	頸部皮膚欠損創	血管切断
血管損傷	血行性歯髄炎	血腫
嫌気性菌感染	腱切創	腱損傷
腱断裂	腱部分断裂	腱裂傷
高エネルギー外傷	口蓋挫傷	口腔外傷性異物
口腔外傷性腫脹	口腔挫傷	口腔擦過創
口腔切創	口腔打撲傷	口腔内血腫
口腔粘膜咬傷	紅色陰癬	口唇外傷性腫脹
口唇外傷性皮下異物	口唇咬傷	口唇挫傷
口唇擦過創	口唇切創	口唇打撲傷
口唇虫刺傷	口唇皮下血腫	口唇皮下出血
後頭部外傷	後頭部割創	後頭部挫傷
後頭部挫創	後頭部切創	後頭部打撲傷
後頭部裂創	広範性軸索損傷	広汎性神経損傷
後方脱臼	硬膜損傷	硬膜裂傷
肛門扁平コンジローマ	肛門裂創	コクサッキーウイルス気管支炎
骨髄肉芽腫	骨折	骨盤死腔炎

	骨盤部感染性リンパのう胞	骨盤部裂創	コリネバクテリウム肺炎
	根管異常	根管狭窄	根管穿孔
	根管側壁穿孔	根管内異物	根尖周囲のう胞
	根尖肉芽腫	昆虫咬創	昆虫刺傷
さ	コントル・クー損傷	採皮創	挫傷
	擦過創	擦過皮下血腫	挫滅傷
	挫滅創	サルモネラ骨髄炎	残髄炎
	残存性歯根のう胞	耳介外傷性腫脹	耳介外傷性皮下異物
	耳介挫傷	耳介擦過創	耳介切創
	耳介打撲傷	耳介虫刺傷	耳介皮下血腫
	耳介皮下出血	趾開放創	耳下腺部打撲
	趾間切創	子宮頚管裂傷	子宮頚部環状剥離
	歯根膜ポリープ	趾挫創	示指 MP 関節挫傷
	示指 PIP 開放創	示指割創	示指挫傷
	示指挫創	示指刺創	四肢静脈損傷
	示指切創	四肢動脈損傷	示指皮膚欠損創
	歯周のう胞	歯髄壊死	歯髄壊疽
	歯髄充血	歯髄出血	歯髄露出
	膝蓋部挫創	失活歯	膝下部挫創
	膝窩部銃創	膝関節部異物	膝関節部挫創
	膝部異物	膝部開放創	膝部割創
	膝部咬創	膝部挫創	膝部切創
	膝部裂創	歯肉挫傷	斜骨折
	尺骨近位端骨折	尺骨鉤状突起骨折	シャルコー関節
	手圧挫傷	縦隔血腫	縦骨折
	銃自殺未遂	重複骨折	手関節挫滅傷
	手関節挫滅創	手関節部切創	手関節部裂創
	手指圧挫傷	手指汚染創	手指開放創
	手指咬創	種子骨開放骨折	種子骨骨折
	手指挫傷	手指挫創	手指挫滅傷
	手指挫滅創	手指刺創	手指切創
	手指打撲傷	手指剥皮創	手指皮下血腫
	手指皮膚欠損創	手掌皮膚欠損創	術後感染症
	術後ショック	術後髄膜炎	術後敗血症
	術後皮下気腫	手背皮膚欠損創	手部汚染創
	上顎挫傷	上顎擦過創	上顎切創
	上顎打撲傷	上顎皮下血腫	上口唇挫傷
	上行性歯髄炎	踵骨部挫滅創	小指咬創
	小指挫傷	小指挫創	小指切創
	硝子体切断	小指皮膚欠損創	上腕汚染創
	上腕貫通銃創	上腕挫創	上腕皮膚欠損創
	上腕部開放創	処女膜裂傷	神経原性関節症
	神経根ひきぬき損傷	神経障害性脊椎障害	神経切断
	神経叢損傷	神経叢不全損傷	神経損傷
	神経断裂	神経痛性歯痛	進行性運動性運動失調症
	進行麻痺	靱帯ストレイン	靱帯損傷
	靱帯断裂	靱帯捻挫	靱帯裂傷
	心内異物	髄室側壁穿孔	髄床底穿孔
	ストレイン	精巣開放創	精巣破裂
	脊髄ろう性関節炎	舌咬傷	切創
	セラチア属感染	前額部外傷性腫脹	前額部外傷性皮下異物
	前額部擦過創	前額部切創	前額部虫刺傷
	前額部虫刺症	前額部皮膚欠損創	前胸部挫創
	仙骨部挫創	仙骨部皮膚欠損創	線状骨折
	全身擦過創	前頭部割創	前頭部挫傷
	前頭部挫創	前頭部切創	前頭部打撲傷
	前頭部皮膚欠損創	潜伏梅毒	全部性歯髄炎
	前方脱臼	前立腺痛	前腕汚染創
	前腕開放創	前腕咬創	前腕挫創
	前腕刺創	前腕切創	前腕皮膚欠損創
	前腕裂創	爪下異物	爪下挫滅傷
	爪下挫滅創	掻創	足関節内果部挫創
	足関節部挫創	足底異物	足底部咬創

	足底部刺創	足底部皮膚欠損創	側頭部割創
	側頭部挫創	側頭部切創	側頭部打撲傷
	側頭部皮下血腫	足背部挫創	足背部切創
	足部汚染創	側腹部咬創	側腹部挫創
	側腹壁開放創	足部皮膚欠損創	足部裂創
	鼡径部開放創	鼡径部切創	損傷
た	第 5 趾皮膚欠損創	大腿皮膚欠損創	大腸菌感染症
	脱臼	脱臼骨折	多発性開放創
	多発性咬創	多発性切創	多発性穿刺創
	多発性裂創	打撲血腫	打撲擦過創
	打撲傷	打撲皮下血腫	単純脱臼
	腟開放創	腟断端炎	腟裂傷
	中隔部肉芽形成	肘関節骨折	肘関節挫創
	肘関節脱臼骨折	肘関節部開放創	中指咬創
	中指挫傷	中指挫創	中指刺創
	中指切創	中指皮膚欠損創	中枢神経系損傷
	肘頭骨折	肘部挫創	肘部切創
	肘部皮膚欠損創	手開放創	手咬創
	手挫創	手刺創	手切創
	転位性骨折	殿部異物	殿部開放創
	殿部咬創	殿部刺創	殿部切創
	殿部皮膚欠損創	殿部裂創	頭頂部挫傷
	頭頂部挫創	頭頂部擦過創	頭頂部切創
	頭頂部打撲傷	頭頂部裂創	頭皮外傷性腫脹
	頭皮開放創	頭皮下血腫	頭皮剥離
	頭皮表在損傷	頭部異物	頭部外傷性皮下異物
	頭部外傷性皮下気腫	頭部開放創	頭部割創
	頭部頚部挫傷	頭部頚部挫創	頭部頚部打撲傷
	頭部血腫	頭部挫傷	頭部挫創
	頭部擦過創	頭部刺創	頭部切創
	頭部多発挫傷	頭部多発擦過創	頭部多発切創
	頭部多発打撲傷	頭部多発皮下血腫	頭部打撲
	頭部打撲血腫	頭部打撲傷	頭部虫刺傷
	頭部皮下異物	頭部皮下血腫	頭部皮下出血
	頭部皮膚欠損創	頭部裂創	動脈損傷
	特発性関節脱臼	飛び降り自殺未遂	飛び込み自殺未遂
な	内視鏡検査中腸穿孔	内歯瘻	軟口蓋血腫
	肉離れ	乳腺内異物	乳頭潰瘍
	乳房異物	ニューロパチー性関節炎	尿管切石術後感染症
	妊娠中の子宮頚管炎	捻挫	脳挫傷
	脳挫傷・頭蓋内に達する開放創合併あり	脳挫傷・頭蓋内に達する開放創合併なし	脳挫創
	脳挫創・頭蓋内に達する開放創合併あり	脳挫創・頭蓋内に達する開放創合併なし	脳損傷
	脳対側損傷	脳直撃損傷	脳底部挫傷
	脳底部挫傷・頭蓋内に達する開放創合併あり	脳底部挫傷・頭蓋内に達する開放創合併なし	脳裂傷
は	敗血症性気管支炎	梅毒性痙性脊髄麻痺	梅毒性視神経萎縮
	梅毒性髄膜炎	梅毒性聴神経炎	梅毒性パーキンソン症候群
	梅毒性網脈絡膜炎	爆死自殺未遂	バクテロイデス感染症
	剥離骨折	パラインフルエンザウイルス気管支炎	破裂骨折
	晩期梅毒性球後視神経炎	晩期梅毒性視神経萎縮	晩期梅毒性多発ニューロパチー
	晩期梅毒性聴神経炎	晩期梅毒脊髄炎	晩期梅毒脳炎
	晩期梅毒脳脊髄炎	皮下異物	皮下気腫
	皮下血腫	鼻下擦過創	皮下静脈損傷
	皮下損傷	非結核性抗酸菌性骨髄炎	膝汚染創
	膝皮膚欠損創	皮神経挫傷	非定型肺炎
	非熱傷性水疱	鼻部外傷性腫脹	鼻部外傷性皮下異物
	腓腹筋挫創	眉部血腫	鼻部挫傷
	鼻部擦過創	鼻部切創	皮膚損傷
	鼻部打撲傷	鼻部虫刺傷	鼻部皮下血腫
	鼻部皮下出血	鼻部皮膚欠損創	鼻部皮膚剥離創

サ

	びまん性脳損傷	びまん性脳損傷・頭蓋内に達する開放創合併あり	びまん性脳損傷・頭蓋内に達する開放創合併なし
	表皮剥離	びらん性胃炎	フェニトイン歯肉増殖症
	複雑脱臼	腹部汚染創	腹部刺創
	腹部皮膚欠損創	腹壁異物	腹壁開放創
	不全骨折	ブラックアイ	プロテウス菌感染症
	粉砕骨折	分娩時会陰裂傷	分娩時軟産道損傷
	閉鎖性外傷性脳圧迫	閉鎖性骨折	閉鎖性脱臼
	閉鎖性脳挫創	閉鎖性脳底部挫傷	閉鎖性びまん性脳損傷
	ペプトコッカス感染	ペプトストレプトコックス属感染	扁桃チフス
	放散性歯痛	放射線出血性膀胱炎	放射線性下顎骨骨髄炎
	放射線性顎骨壊死	放射線性化膿性顎骨壊死	放射線性膀胱炎
	帽状腱膜下出血	包皮挫創	包皮切創
	包皮裂創	母指咬創	母指挫傷
	母指挫創	母趾挫創	母指刺創
	母指切創	母指打撲挫創	母指打撲傷
	母指皮膚欠損創	母趾皮膚欠損創	母指末節部挫創
ま	マイコプラズマ気管支炎	末梢血管外傷	末梢神経損傷
	慢性胃炎	慢性壊疽性歯髄炎	慢性開放性歯髄炎
	慢性潰瘍性歯髄炎	慢性歯髄炎	慢性十二指腸潰瘍
	慢性増殖性歯髄炎	慢性単純性歯髄炎	慢性特発性血小板減少性紫斑病
	慢性非細菌性前立腺炎	慢性閉鎖性歯髄炎	慢性放射線性顎骨壊死
	耳後部打撲傷	無髄歯	迷路梅毒
や	網膜振盪	モンテジア骨折	腰部切創
ら	腰部打撲挫創	溶連菌感染症	ライノウイルス気管支炎
	らせん骨折	卵管留水症	離開骨折
	緑膿菌感染症	涙管損傷	涙管断裂
	涙道損傷	涙のう周囲炎	涙のう周囲膿瘍
	轢過創	裂離	裂離骨折
	連鎖球菌感染症	若木骨折	

※ **適応外使用可**
原則として，「アモキシシリン水和物【内服薬】」を「急性副鼻腔炎」に対して処方した場合，当該使用事例を審査上認める。

効能効果に関連する使用上の注意

(1)進行期胃 MALT リンパ腫に対するヘリコバクター・ピロリ除菌治療の有効性は確立していない。

(2)特発性血小板減少性紫斑病に対しては，ガイドライン等を参照し，ヘリコバクター・ピロリ除菌治療が適切と判断される症例にのみ除菌治療を行うこと。

(3)早期胃癌に対する内視鏡的治療後胃以外には，ヘリコバクター・ピロリ除菌治療による胃癌の発症抑制に対する有効性は確立していない。

(4)ヘリコバクター・ピロリ感染胃炎に用いる際には，ヘリコバクター・ピロリが陽性であること及び内視鏡検査によりヘリコバクター・ピロリ感染胃炎であることを確認すること。

用法用量

<ヘリコバクター・ピロリ感染を除く感染症>

成人：アモキシシリン水和物として，通常1回250mg(力価)を1日3～4回経口投与する。なお，年齢，症状により適宜増減する。

小児：アモキシシリン水和物として，通常1日20～40mg(力価)/kgを3～4回に分割経口投与する。なお，年齢，症状により適宜増減するが，1日量として最大90mg(力価)/kgを超えないこと。

<ヘリコバクター・ピロリ感染症，ヘリコバクター・ピロリ感染胃炎>

(1)アモキシシリン水和物，クラリスロマイシン及びプロトンポンプインヒビター併用の場合：通常，成人にはアモキシシリン水和物として1回750mg(力価)，クラリスロマイシンとして1回200mg(力価)及びプロトンポンプインヒビターの3剤を同時に1日2回，7日間経口投与する。なお，クラリスロマイシンは，必要に応じて適宜増量することができる。ただし，1回400mg(力価)1日2回を上限とする。

(2)アモキシシリン水和物，クラリスロマイシン及びプロトンポンプインヒビター併用によるヘリコバクター・ピロリの除菌治療が不成功の場合：通常，成人にはアモキシシリン水和物として1回750mg(力価)，メトロニダゾールとして1回250mg及びプロトンポンプインヒビターの3剤を同時に1日2回，7日間経口投与する。

用法用量に関連する使用上の注意

(1)本剤の使用にあたっては，耐性菌の発現等を防ぐため，原則として感受性を確認し，疾病の治療上必要な最小限の期間の投与にとどめること。

(2)高度の腎障害のある患者では，血中濃度が持続するので，腎障害の程度に応じて投与量を減量し，投与の間隔をあけて使用すること。

(3)サワシリンカプセル125，サワシリンカプセル250あるいはサワシリン錠250をヘリコバクター・ピロリ感染症，ヘリコバクター・ピロリ感染胃炎に用いる場合，プロトンポンプインヒビターはランソプラゾールとして1回30mg，オメプラゾールとして1回20mg，ラベプラゾールナトリウムとして1回10mg，エソメプラゾールとして1回20mg又はボノプラザンとして1回20mgのいずれか1剤を選択する。

禁忌

(1)本剤の成分によるショックの既往歴のある患者

(2)伝染性単核症の患者

原則禁忌　本剤の成分又はペニシリン系抗生物質に対し，過敏症の既往歴のある患者

パセトシンカプセル125：協和発酵キリン　125mg1カプセル[10.3円/カプセル]
パセトシンカプセル250：協和発酵キリン　250mg1カプセル[10.3円/カプセル]
パセトシン錠250：協和発酵キリン　250mg1錠[10.7円/錠]

アモキシシリンカプセル125mg「NP」：ニプロ　125mg1カプセル[13.3円/カプセル]，アモキシシリンカプセル125mg「タツミ」：辰巳化学　125mg1カプセル[7.1円/カプセル]，アモキシシリンカプセル125mg「トーワ」：東和　125mg1カプセル[13.3円/カプセル]，アモキシシリンカプセル125mg「日医工」：日医工　125mg1カプセル[7.1円/カプセル]，アモキシシリンカプセル250mg「NP」：ニプロ　250mg1カプセル[8.6円/カプセル]，アモキシシリンカプセル250mg「タツミ」：辰巳化学　250mg1カプセル[8.6円/カプセル]，アモキシシリンカプセル250mg「トーワ」：東和　250mg1カプセル[8.6円/カプセル]，アモキシシリンカプセル250mg「日医工」：日医工　250mg1カプセル[8.6円/カプセル]

サワシリン細粒10%　　規格：100mg1g[11.7円/g]
アモキシシリン水和物　　アステラス　613

【効能効果】

〈適応菌種〉本剤に感性のブドウ球菌属，レンサ球菌属，肺炎球菌，腸球菌属，淋菌，大腸菌，プロテウス・ミラビリス，インフルエンザ菌，ヘリコバクター・ピロリ，梅毒トレポネーマ

〈適応症〉表在性皮膚感染症，深在性皮膚感染症，リンパ管・リンパ節炎，慢性膿皮症，外傷・熱傷及び手術創等の二次感染，びらん・潰瘍の二次感染，乳腺炎，骨髄炎，咽頭・喉頭炎，扁桃炎，急性気管支炎，肺炎，慢性呼吸器病変の二次感染，膀胱炎，腎盂腎炎，前立腺炎(急性症，慢性症)，精巣上体炎(副睾丸炎)，淋菌感染症，梅毒，子宮内感染，子宮付属器炎，子宮旁結合織炎，涙嚢炎，麦粒腫，中耳炎，歯周組織炎，歯冠周囲炎，顎炎，猩紅熱，胃潰瘍・十二指腸潰瘍におけるヘリコバクター・ピロリ感染症

【対応標準病名】

◎	胃潰瘍	胃十二指腸潰瘍	咽頭炎
	咽頭喉頭炎	外傷	急性気管支炎
	急性細菌性前立腺炎	喉頭炎	骨髄炎
	挫創	歯冠周囲炎	子宮内感染症
	子宮付属器炎	子宮傍組織炎	歯根のう胞
	歯周炎	歯髄炎	歯性顎炎
	十二指腸潰瘍	術後創部感染	猩紅熱
	腎盂腎炎	精巣上体炎	前立腺炎
	創傷	創傷感染症	中耳炎
	乳腺炎	熱傷	肺炎
	梅毒	麦粒腫	皮膚感染症
	ヘリコバクター・ピロリ感染症	扁桃炎	膀胱炎
	慢性前立腺炎	慢性膿皮症	リンパ管炎
	リンパ節炎	淋病	涙のう炎
	裂傷	裂創	
○	MRSA 膀胱炎	NSAID 胃潰瘍	NSAID 十二指腸潰瘍
あ	亜急性気管支炎	亜急性骨髄炎	亜急性リンパ管炎
	亜急性涙のう炎	足第1度熱傷	足第2度熱傷
	足第3度熱傷	足熱傷	アルカリ腐蝕
	アレルギー性膀胱炎	アンギナ	胃潰瘍瘢痕
	異型猩紅熱	胃十二指腸潰瘍瘢痕	胃穿孔
	胃腸管熱傷	犬咬創	胃熱傷
	胃びらん	陰茎第1度熱傷	陰茎第2度熱傷
	陰茎第3度熱傷	陰茎熱傷	咽頭開放創
	咽頭気管炎	咽頭創傷	咽頭痛
	咽頭熱傷	咽頭扁桃炎	陰のう第1度熱傷
	陰のう第2度熱傷	陰のう第3度熱傷	陰のう熱傷
	インフルエンザ菌気管支炎	インフルエンザ菌喉頭炎	インフルエンザ菌性喉頭気管炎
	う蝕第3度急性化膿性根尖性歯周炎	う蝕第3度急性単純性根尖性歯周炎	う蝕第3度慢性化膿性根尖性歯周炎
	会陰第1度熱傷	会陰第2度熱傷	会陰第3度熱傷
	会陰熱傷	会陰部化膿創	腋窩第1度熱傷
	腋窩第2度熱傷	腋窩第3度熱傷	腋窩熱傷
	壊死性潰瘍性歯周炎	壊死性潰瘍性歯肉炎	壊疽性咽頭炎
	壊疽性歯肉炎	横隔膜損傷	汚染擦過創
か	汚染創	外陰第1度熱傷	外陰第2度熱傷
	外陰第3度熱傷	外陰熱傷	外耳開放創
	外耳道創傷	外耳部外傷性異物	外耳部割創
	外耳部貫通創	外耳部咬創	外耳部挫創
	外耳部刺創	外耳部創傷	外傷後早期合併症
	外傷性異物	外傷性横隔膜ヘルニア	外傷性眼球ろう
	外傷性虹彩離断	外傷性食道破裂	外傷性穿孔性中耳炎
	外傷性中耳炎	外傷性破裂	外耳裂創
	外麦粒腫	開放性大腿骨骨髄炎	開放性脳損傷髄膜炎
	開放創	潰瘍性咽頭炎	潰瘍性歯肉炎
	潰瘍性膀胱炎	下咽頭炎	下咽頭創傷
	下咽頭熱傷	化学外傷	下顎外傷性異物
	下顎開放創	下顎割創	下顎貫通創
	下顎口唇挫創	下顎咬創	下顎骨壊死
	下顎骨炎	下顎骨骨髄炎	下顎骨骨膜炎
	下顎骨骨膜下膿瘍	下顎骨周囲炎	下顎骨周囲膿瘍
	下顎挫創	下顎刺創	下顎創傷
	下顎熱傷	下顎膿瘍	下顎部第1度熱傷
	下顎部第2度熱傷	下顎部第3度熱傷	下顎裂創
	下眼瞼蜂巣炎	顎関節部開放創	顎関節部割創
	顎関節部貫通創	顎関節部咬創	顎関節部挫創
	顎関節部刺創	顎関節部創傷	顎関節部裂創
	角結膜腐蝕	顎骨炎	顎骨骨髄炎
	顎骨骨膜炎	角膜アルカリ化学熱傷	角膜挫創
	角膜酸化学熱傷	角膜酸性熱傷	角膜切傷
	角膜切創	角膜創傷	角膜熱傷

角膜破裂	角膜裂傷	下肢第1度熱傷
下肢第2度熱傷	下肢第3度熱傷	下肢熱傷
下腿骨骨髄炎	下腿骨慢性骨髄炎	下腿足部熱傷
下腿熱傷	下腿複雑骨折後骨髄炎	下腿部第1度熱傷
下腿部第2度熱傷	下腿部第3度熱傷	カタル性咽頭炎
割創	滑膜梅毒	化膿性喉頭炎
化膿性骨髄炎	化膿性歯周炎	化膿性歯肉炎
化膿性中耳炎	化膿性乳腺炎	化膿性リンパ節炎
下半身第1度熱傷	下半身第2度熱傷	下半身第3度熱傷
下半身熱傷	下腹部第1度熱傷	下腹部第2度熱傷
下腹部第3度熱傷	眼化学熱傷	眼窩創傷
眼球結膜裂傷	眼球損傷	眼球熱傷
眼球破裂	眼球裂傷	眼瞼外傷性異物
眼瞼開放創	眼瞼化学熱傷	眼瞼割創
眼瞼貫通創	眼瞼咬創	眼瞼挫創
眼瞼刺創	眼瞼創傷	眼瞼第1度熱傷
眼瞼第2度熱傷	眼瞼第3度熱傷	眼瞼熱傷
眼瞼梅毒	眼瞼蜂巣炎	眼瞼裂創
環指骨髄炎	眼周囲化学熱傷	眼周囲第1度熱傷
眼周囲第2度熱傷	眼周囲第3度熱傷	眼周囲部外傷性異物
眼周囲部開放創	眼周囲部割創	眼周囲部貫通創
眼周囲部咬創	眼周囲部挫創	眼周囲部刺創
眼周囲部創傷	眼周囲部裂創	感染性咽頭炎
感染性喉頭気管炎	貫通刺創	貫通銃創
貫通創	眼熱傷	肝梅毒
眼梅毒	眼部外傷性異物	眼部開放創
眼部割創	眼部貫通創	眼部咬創
眼部挫創	眼部刺創	眼部創傷
眼部裂創	顔面汚染創	顔面外傷性異物
顔面開放創	顔面割創	顔面貫通創
顔面咬創	顔面挫創	顔面刺創
顔面創傷	顔面搔創	顔面損傷
顔面第1度熱傷	顔面第2度熱傷	顔面第3度熱傷
顔面多発開放創	顔面多発割創	顔面多発貫通創
顔面多発咬創	顔面多発挫創	顔面多発刺創
顔面多発創傷	顔面多発裂創	顔面熱傷
顔面裂創	気管支肺炎	気管熱傷
気腫性腎盂腎炎	偽猩紅熱	気道熱傷
偽膜性アンギナ	偽膜性咽頭炎	偽膜性気管支炎
偽膜性喉頭炎	偽膜性扁桃炎	急性アデノイド咽頭炎
急性アデノイド扁桃炎	急性胃潰瘍	急性胃潰瘍穿孔
急性咽頭炎	急性咽頭喉頭炎	急性咽頭扁桃炎
急性壊疽性喉頭炎	急性壊疽性扁桃炎	急性潰瘍性喉頭炎
急性潰瘍性扁桃炎	急性顎骨骨髄炎	急性顎骨骨膜炎
急性化膿性咽頭炎	急性化膿性下顎骨炎	急性化膿性脛骨骨髄炎
急性化膿性骨髄炎	急性化膿性根尖性歯周炎	急性化膿性歯根膜炎
急性化膿性上顎骨炎	急性化膿性中耳炎	急性化膿性辺縁性歯根膜炎
急性化膿性扁桃炎	急性気管気管支炎	急性脛骨骨髄炎
急性血行性骨髄炎	急性喉頭炎	急性喉頭気管炎
急性喉頭気管気管支炎	急性骨髄炎	急性根尖性歯周炎
急性歯冠周囲炎	急性子宮傍結合織炎	急性歯周炎
急性歯槽膿瘍	急性歯肉炎	急性十二指腸潰瘍
急性出血性胃潰瘍	急性出血性十二指腸潰瘍	急性出血性膀胱炎
急性精巣上体炎	急性声帯炎	急性声門下喉頭炎
急性腺窩性扁桃炎	急性単純性根尖性歯周炎	急性単純性膀胱炎
急性中耳炎	急性乳腺炎	急性肺炎
急性反復性気管支炎	急性浮腫性喉頭炎	急性付属器炎
急性扁桃炎	急性膀胱炎	急性卵管炎
急性卵巣炎	急性淋菌性尿道炎	急性涙のう炎
急速進行性歯周炎	胸管損傷	胸腔熱傷
胸骨骨髄炎	胸腺損傷	胸椎骨髄炎
頬粘膜咬創	胸部外傷	頬部外傷性異物

頬部開放創	頬部割創	頬部貫通創
頬部咬創	頬部挫創	頬部刺創
胸部上腕熱傷	胸部食道損傷	頬部創傷
胸部損傷	胸部第1度熱傷	頬部第1度熱傷
胸部第2度熱傷	頬部第2度熱傷	胸部第3度熱傷
頬部第3度熱傷	胸部熱傷	頬部裂創
強膜切創	強膜創傷	胸膜肺炎
強膜裂傷	棘刺創	魚咬創
距骨骨髄炎	筋梅毒	躯幹薬傷
クッシング潰瘍	クラットン関節	グラデニーゴ症候群
クラミジア肺炎	クループ性気管支炎	脛骨骨髄炎
脛骨骨膜炎	脛骨乳児骨髄炎	脛骨慢性化膿性骨髄炎
脛骨慢性骨髄炎	頚椎骨髄炎	頚部食道開放創
頚部第1度熱傷	頚部第2度熱傷	頚部第3度熱傷
頚部熱傷	頚部膿疱	頚部リンパ節炎
血行性脛骨骨髄炎	血行性骨髄炎	血行性大腿骨骨髄炎
結膜創傷	結膜熱傷	結膜のうアルカリ化学熱傷
結膜のう酸化学熱傷	結膜腐蝕	結膜裂傷
嫌気性骨髄炎	限局型若年性歯周炎	肩甲間部第1度熱傷
肩甲間部第2度熱傷	肩甲間部第3度熱傷	肩甲間部熱傷
肩甲骨周囲炎	肩甲部第1度熱傷	肩甲部第2度熱傷
肩甲部第3度熱傷	肩甲部熱傷	顕性神経梅毒
肩部第1度熱傷	肩部第2度熱傷	肩部第3度熱傷
口蓋切創	口蓋裂創	口角部挫創
口角部裂創	硬化性骨髄炎	後期潜伏性梅毒
口腔開放創	口腔割創	口腔挫創
口腔刺創	口腔創傷	口腔第1度熱傷
口腔第2度熱傷	口腔第3度熱傷	口腔熱傷
口腔粘膜咬創	口腔梅毒	口腔裂創
口唇外傷性異物	口唇開放創	口唇割創
口唇貫通創	口唇咬創	口唇挫創
口唇刺創	口唇創傷	口唇第1度熱傷
口唇第2度熱傷	口唇第3度熱傷	口唇熱傷
口唇梅毒	口唇裂創	硬性下疳
溝創	咬創	後天梅毒
喉頭外傷	喉頭周囲炎	喉頭損傷
喉頭熱傷	喉頭梅毒	広汎型若年性歯周炎
肛門第1度熱傷	肛門第2度熱傷	肛門第3度熱傷
肛門熱傷	肛門淋菌感染	鼓室内水腫
骨炎	骨顆炎	骨幹炎
骨周囲炎	骨髄炎後遺症	骨梅毒
骨盤化膿性骨髄炎	骨盤結合織炎	骨膜炎
骨膜下膿瘍	骨膜骨髄炎	骨膜のう炎
ゴム腫	根尖周囲膿瘍	根尖性歯周炎
さ 根尖膿瘍	根側歯周膿瘍	細菌性骨髄炎
細菌性膀胱炎	臍周囲炎	再発性胃潰瘍
再発性十二指腸潰瘍	再発性中耳炎	再発第2期梅毒
坐骨骨炎	残胃潰瘍	酸腐蝕
耳介外傷性異物	耳介開放創	耳介割創
耳介貫通創	耳介咬創	耳介挫創
耳介刺創	耳介創傷	耳介部第1度熱傷
耳介部第2度熱傷	耳介部第3度熱傷	耳介裂創
趾化膿創	歯冠周囲膿瘍	指間切創
子宮周囲炎	子宮周囲膿瘍	子宮熱傷
刺咬症	指骨炎	趾骨炎
指骨髄炎	趾骨髄炎	歯根膜下膿瘍
示指化膿創	四肢挫傷	四肢第1度熱傷
四肢第2度熱傷	四肢第3度熱傷	四肢熱傷
歯周症	歯周膿瘍	思春期性歯肉炎
耳前部挫創	刺創	歯槽膿瘍
趾第1度熱傷	趾第2度熱傷	趾第3度熱傷
膝蓋骨化膿性骨髄炎	膝蓋骨骨髄炎	膝部第1度熱傷
膝部第2度熱傷	膝部第3度熱傷	歯肉炎
歯肉切創	歯肉膿瘍	歯肉裂創

趾熱傷	若年性歯周炎	若年性進行麻痺
若年性脊髄ろう	射創	尺骨遠位部骨髄炎
習慣性アンギナ	習慣性扁桃炎	銃創
十二指腸潰瘍瘢痕	十二指腸球後部潰瘍	十二指腸穿孔
十二指腸びらん	手関節掌側部挫創	手関節部挫創
手関節部創傷	手関節部第1度熱傷	手関節部第2度熱傷
手関節部第3度熱傷	種子骨炎	手指第1度熱傷
手指第2度熱傷	手指第3度熱傷	手指端熱傷
手指熱傷	手術創部膿瘍	手術創離開
手掌挫創	手掌刺創	手掌切創
手掌第1度熱傷	手掌第2度熱傷	手掌第3度熱傷
手掌熱傷	手掌剥皮創	出血性胃潰瘍
出血性十二指腸潰瘍	出血性中耳炎	出血性膀胱炎
術後胃十二指腸潰瘍	術後横隔膜下膿瘍	術後骨髄炎
術後十二指腸潰瘍	術後腎盂腎炎	術後性中耳炎
術後性慢性中耳炎	術後膿瘍	術後腹腔内膿瘍
術後腹壁膿瘍	手背第1度熱傷	手背第2度熱傷
手背第3度熱傷	手背熱傷	手背部挫創
手背部切創	上咽頭炎	上顎骨炎
上顎骨骨髄炎	上顎骨骨膜炎	上顎骨骨膜下膿瘍
上顎部裂創	上眼瞼蜂巣炎	上行性腎盂腎炎
猩紅熱性心筋炎	猩紅熱性中耳炎	上鼓室化膿症
踵骨炎	踵骨骨髄炎	上肢第1度熱傷
上肢第2度熱傷	上肢第3度熱傷	上肢熱傷
焼身自殺未遂	上唇小帯裂創	小児肺炎
小膿疱性皮膚炎	上半身第1度熱傷	上半身第2度熱傷
上半身第3度熱傷	上半身熱傷	踵部第1度熱傷
踵部第2度熱傷	踵部第3度熱傷	上腕骨骨髄炎
上腕第1度熱傷	上腕第2度熱傷	上腕第3度熱傷
上腕熱傷	初期硬結	食道損傷
食道熱傷	女性急性骨盤蜂巣炎	女性慢性骨盤蜂巣炎
神経梅毒	神経梅毒髄膜炎	心血管梅毒
針刺創	滲出性気管支炎	新生児上顎骨骨髄炎
新生児中耳炎	新生児膿漏眼	新生児梅毒
腎梅毒	水疱性中耳炎	ステロイド潰瘍
ステロイド潰瘍穿孔	ストレス潰瘍	ストレス性十二指腸潰瘍
性器下疳	精巣炎	精巣上体膿瘍
精巣精巣上体炎	精巣熱傷	精巣膿瘍
精巣蜂巣炎	声門外傷	脊髄ろう
脊椎骨髄炎	舌開放創	舌下顎挫創
舌咬創	舌挫創	舌刺創
舌切創	舌創傷	切断
舌熱傷	舌扁桃炎	舌裂創
遷延梅毒	前額部外傷性異物	前額部開放創
前額部割創	前額部貫通創	前額部咬創
前額部挫創	前額部刺創	前額部創傷
前額部第1度熱傷	前額部第2度熱傷	前額部第3度熱傷
前額部裂創	腺窩性アンギナ	前胸部第1度熱傷
前胸部第2度熱傷	前胸部第3度熱傷	前胸部熱傷
前頚頭頂部挫創	穿孔性胃潰瘍	穿孔性十二指腸潰瘍
穿孔性中耳炎	前思春期性歯周炎	全身挫傷
全身第1度熱傷	全身第2度熱傷	全身第3度熱傷
全身熱傷	穿通性十二指腸潰瘍	穿通創
先天梅毒	先天梅毒髄膜炎	先天梅毒性多発ニューロパチー
先天梅毒脊髄炎	先天梅毒脳炎	先天梅毒脳脊髄炎
潜伏性早期先天梅毒	潜伏性早期梅毒	潜伏性晩期先天梅毒
前立腺膿瘍	前腕骨髄炎	前腕手部熱傷
前腕第1度熱傷	前腕第2度熱傷	前腕第3度熱傷
前腕熱傷	早期顕性先天梅毒	早期先天内臓梅毒
早期先天梅毒性咽頭炎	早期先天梅毒性眼障害	早期先天梅毒性喉頭炎
早期先天梅毒性骨軟骨障害	早期先天梅毒性肺炎	早期先天梅毒性鼻炎
早期先天梅毒性網脈絡膜炎	早期先天皮膚粘膜梅毒	早期先天皮膚梅毒

	早期梅毒	早期梅毒性眼症	早期発症型歯周炎
	桑実状臼歯	増殖性化膿性口内炎	増殖性骨膜炎
	増殖性歯肉炎	創部膿瘍	足関節第1度熱傷
	足関節第2度熱傷	足関節第3度熱傷	足関節熱傷
	側胸部第1度熱傷	側胸部第2度熱傷	側胸部第3度熱傷
	足底熱傷	足底部第1度熱傷	足底部第2度熱傷
	足底部第3度熱傷	足背部第1度熱傷	足背部第2度熱傷
	足背部第3度熱傷	側腹部第1度熱傷	側腹部第2度熱傷
	側腹部第3度熱傷	足部骨髄炎	鼡径部第1度熱傷
	鼡径部第2度熱傷	鼡径部第3度熱傷	鼡径部熱傷
た	第1期肛門梅毒	第1期性器梅毒	第1度熱傷
	第1度腐蝕	第2期梅毒髄膜炎	第2期梅毒性眼障害
	第2期梅毒性筋炎	第2期梅毒性虹彩毛様体炎	第2期梅毒性骨膜炎
	第2期梅毒性女性骨盤炎症性疾患	第2期梅毒性リンパ節症	第2度熱傷
	第2度腐蝕	第3度熱傷	第3度腐蝕
	第4度熱傷	体幹第1度熱傷	体幹第2度熱傷
	体幹第3度熱傷	体幹熱傷	大腿汚染創
	大腿咬創	大腿骨骨髄炎	大腿骨膿瘍
	大腿骨膜炎	大腿骨慢性化膿性骨髄炎	大腿骨慢性骨髄炎
	大腿挫創	大腿熱傷	大腿部開放創
	大腿部刺創	大腿部切創	大腿部第1度熱傷
	大腿部第2度熱傷	大腿部第3度熱傷	大腿裂創
	大転子部挫創	体表面積10%未満の熱傷	体表面積10－19%の熱傷
	体表面積20－29%の熱傷	体表面積30－39%の熱傷	体表面積40－49%の熱傷
	体表面積50－59%の熱傷	体表面積60－69%の熱傷	体表面積70－79%の熱傷
	体表面積80－89%の熱傷	体表面積90%以上の熱傷	大葉性肺炎
	多発胃潰瘍	多発性外傷	多発性昆虫咬創
	多発性挫傷	多発性擦過創	多発性十二指腸潰瘍
	多発性第1度熱傷	多発性第2度熱傷	多発性第3度熱傷
	多発性熱傷	多発性膿疱症	多発性表在損傷
	打撲割創	打撲挫創	単純性歯周炎
	単純性歯肉炎	単純性中耳炎	恥骨骨炎
	恥骨骨膜炎	智歯周囲炎	腟熱傷
	腟壁縫合不全	遅発性梅毒	肘関節慢性骨髄炎
	中耳炎性顔面神経麻痺	中手骨関節部挫創	中手骨膿瘍
	虫垂炎術後残膿瘍	肘部第1度熱傷	肘部第2度熱傷
	肘部第3度熱傷	腸間膜リンパ節炎	腸骨骨髄炎
	直腸淋菌感染	沈下性肺炎	陳旧性中耳炎
	手第1度熱傷	手第2度熱傷	手第3度熱傷
	手熱傷	点状角膜炎	殿部第1度熱傷
	殿部第2度熱傷	殿部第3度熱傷	殿部熱傷
	頭蓋骨骨髄炎	橈骨骨髄炎	頭部第1度熱傷
	頭部第2度熱傷	頭部第3度熱傷	頭部多発開放創
	頭部多発割創	頭部多発咬創	頭部多発挫創
	頭部多発刺創	頭部多発創傷	頭部多発裂創
	動物咬創	頭部熱傷	特殊性歯周炎
な	内耳梅毒	内麦粒腫	内部尿路性器の熱傷
	軟口蓋挫創	軟口蓋創傷	軟口蓋熱傷
	軟口蓋破裂	難治性胃潰瘍	難治性歯周炎
	難治性十二指腸潰瘍	二次性網膜変性症	乳児肺炎
	乳腺膿瘍	乳腺瘻孔	乳頭周囲炎
	乳頭びらん	乳頭部第1度熱傷	乳頭部第2度熱傷
	乳頭部第3度熱傷	乳房炎症性疾患	乳房潰瘍
	乳房第1度熱傷	乳房第2度熱傷	乳房第3度熱傷
	乳房熱傷	乳房膿瘍	乳房よう
	乳輪下膿瘍	乳輪部第1度熱傷	乳輪部第2度熱傷
	乳輪部第3度熱傷	尿細管間質性腎炎	尿膜管膿瘍
	妊娠中の子宮内感染	妊娠中の性器感染症	猫咬創
	脳脊髄梅毒	脳梅毒	膿皮症
は	膿疱	肺炎球菌性咽頭炎	肺炎球菌性気管支炎

	敗血症性咽頭炎	敗血症性骨髄炎	敗血症性肺炎
	敗血症性皮膚炎	梅毒感染母体より出生した児	梅毒腫
	梅毒性鞍鼻	梅毒性角結膜炎	梅毒性角膜炎
	梅毒性滑液包炎	梅毒性乾癬	梅毒性気管炎
	梅毒性筋炎	梅毒性喉頭気管炎	梅毒性呼吸器障害
	梅毒性ゴム腫	梅毒性心筋炎	梅毒性心内膜炎
	梅毒性心弁膜炎	梅毒性心膜炎	梅毒性脊髄性動脈炎
	梅毒性脊椎炎	梅毒性舌潰瘍	梅毒性大動脈炎
	梅毒性大動脈弁閉鎖不全症	梅毒性大動脈瘤	梅毒性脱毛症
	梅毒性動脈炎	梅毒性動脈内膜炎	梅毒性粘膜疹
	梅毒性脳動脈炎	梅毒性肺動脈弁逆流症	梅毒性白斑
	梅毒性ばら疹	梅毒性腹膜炎	肺熱傷
	肺梅毒	背部第1度熱傷	背部第2度熱傷
	背部第3度熱傷	背部熱傷	剥離性歯肉炎
	抜歯後感染	ハッチンソン三主徴	ハッチンソン歯
	晩期先天神経梅毒	晩期先天性心血管梅毒	晩期先天梅毒
	晩期先天梅毒性間質性角膜炎	晩期先天梅毒性眼障害	晩期先天梅毒性関節障害
	晩期先天梅毒性骨軟骨障害	晩期先天梅毒性髄膜炎	晩期先天梅毒性多発ニューロパチー
	晩期先天梅毒性脳炎	晩期梅毒	晩期梅毒性滑液包炎
	晩期梅毒性上強膜炎	晩期梅毒性女性骨盤炎症性疾患	晩期梅毒性髄膜炎
	晩期梅毒性白斑	半身第1度熱傷	半身第2度熱傷
	半身第3度熱傷	反復性膀胱炎	腓骨骨髄炎
	尾骨骨髄炎	鼻根部打撲挫創	鼻根部裂創
	鼻前庭部挫創	鼻尖部挫創	肥大性歯肉炎
	非特異骨髄炎	非特異性腸間膜リンパ節炎	非特異性リンパ節炎
	鼻部外傷性異物	鼻部開放創	眉部割創
	鼻部割創	鼻部貫通創	皮膚欠損創
	鼻部咬創	鼻部挫創	鼻部刺創
	鼻部創傷	鼻部第1度熱傷	鼻部第2度熱傷
	鼻部第3度熱傷	皮膚剥脱創	鼻部裂創
	びまん性肺炎	眉毛部割創	眉毛部裂創
	鼻翼部切創	鼻翼部裂創	びらん性歯肉炎
	びらん性膀胱炎	複雑性歯周炎	複雑性歯肉炎
	伏針	副鼻腔開放創	腹部第1度熱傷
	腹部第2度熱傷	腹部第3度熱傷	腹部熱傷
	腹壁創し開	腹壁縫合糸膿瘍	腹壁縫合不全
	腐蝕	ぶどう球菌性咽頭炎	ぶどう球菌性扁桃炎
	ブロディー骨膿瘍	閉塞性肺炎	ヘリコバクター・ピロリ胃炎
	辺縁性化膿性歯根膜炎	辺縁性歯周組織炎	扁桃性アンギナ
	扁平コンジローマ	膀胱後部膿瘍	膀胱三角部炎
	縫合糸膿瘍	膀胱周囲炎	膀胱周囲膿瘍
	縫合不全	縫合部膿瘍	放射線性熱傷
	萌出性歯肉炎	母指球部第1度熱傷	母指球部第2度熱傷
	母指球部第3度熱傷	母指骨髄炎	母趾骨髄炎
	母指示指間切創	母指第1度熱傷	母指第2度熱傷
ま	母指第3度熱傷	母指熱傷	マイボーム腺炎
	膜性咽頭炎	慢性胃潰瘍	慢性萎縮性老人性歯肉炎
	慢性咽喉頭炎	慢性顎骨炎	慢性顎骨骨髄炎
	慢性化膿性骨髄炎	慢性化膿性根尖性歯周炎	慢性化膿性穿孔性中耳炎
	慢性化膿性中耳炎	慢性血行性骨髄炎	慢性骨髄炎
	慢性根尖性歯周炎	慢性細菌性前立腺炎	慢性再発性膀胱炎
	慢性耳管鼓室化膿性中耳炎	慢性歯冠周囲炎	慢性子宮傍結合織炎
	慢性歯周炎	慢性歯周膿瘍	慢性歯槽膿瘍
	慢性歯肉炎	慢性十二指腸潰瘍	慢性十二指腸潰瘍活動期
	慢性上鼓室乳突洞化膿性中耳炎	慢性精巣上体炎	慢性穿孔性中耳炎
	慢性前立腺炎急性増悪	慢性多発性骨髄炎	慢性中耳炎
	慢性中耳炎急性増悪	慢性中耳炎後遺症	慢性中耳炎術後再燃

	慢性複雑性膀胱炎	慢性付属器炎	慢性辺縁性歯周炎急性発作
	慢性辺縁性歯周炎軽度	慢性辺縁性歯周炎重度	慢性辺縁性歯周炎中等度
	慢性扁桃炎	慢性膀胱炎	慢性卵管炎
	慢性卵巣炎	慢性淋菌性尿道炎	慢性リンパ管炎
	慢性リンパ節炎	慢性涙小管炎	慢性涙のう炎
	眉間部挫創	眉間部裂創	耳後部挫創
	耳後部リンパ節炎	耳後部リンパ腺炎	脈絡網膜熱傷
	無症候性神経梅毒	無熱性肺炎	盲管銃創
や	網脈絡膜裂傷	薬剤性胃潰瘍	薬傷
	腰椎骨髄炎	腰部第 1 度熱傷	腰部第 2 度熱傷
ら	腰部第 3 度熱傷	腰部熱傷	卵管炎
	卵管周囲炎	卵管卵巣膿瘍	卵管留膿症
	卵巣炎	卵巣周囲炎	卵巣膿瘍
	卵巣卵管周囲炎	良性慢性化膿性中耳炎	淋菌性咽頭炎
	淋菌性外陰炎	淋菌性外陰腟炎	淋菌性滑膜炎
	淋菌性関節炎	淋菌性亀頭炎	淋菌性結膜炎
	淋菌性腱滑膜炎	淋菌性虹彩毛様体炎	淋菌性口内炎
	淋菌性骨髄炎	淋菌性子宮頚管炎	淋菌性女性骨盤炎
	淋菌性心筋炎	淋菌性心内膜炎	淋菌性心膜炎
	淋菌性髄膜炎	淋菌性精巣炎	淋菌性精巣上体炎
	淋菌性前立腺炎	淋菌性腟炎	淋菌性尿道炎
	淋菌性尿道狭窄	淋菌性脳膿瘍	淋菌性肺炎
	淋菌性敗血症	淋菌性バルトリン腺膿瘍	淋菌性腹膜炎
	淋菌性膀胱炎	淋菌性卵管炎	涙小管炎
	連鎖球菌気管支炎	連鎖球菌性アンギナ	連鎖球菌性咽頭炎
	連鎖球菌性喉頭炎	連鎖球菌性喉頭気管炎	連鎖球菌性扁桃炎
	老人性肺炎	肋骨骨髄炎	肋骨周囲炎
わ	ワンサンアンギナ	ワンサン気管支炎	ワンサン扁桃炎
△	BK ウイルス腎症	MRSA 骨髄炎	RS ウイルス気管支炎
あ	アーガイル・ロバートソン瞳孔	アキレス腱筋腱移行部断裂	アキレス腱挫傷
	アキレス腱挫創	アキレス腱切創	アキレス腱断裂
	アキレス腱部分断裂	足異物	足開放創
	足挫創	足切創	亜脱臼
	圧挫傷	圧挫創	圧迫骨折
	圧迫神経炎	医原性気胸	一部性歯髄炎
	陰茎開放創	陰茎挫創	陰茎折症
	陰茎裂創	咽頭チフス	陰のう開放創
	陰のう裂創	陰部切創	インフルエンザ菌性咽頭炎
	ウイルス性咽頭炎	ウイルス性気管支炎	ウイルス性扁桃炎
	う蝕第 2 度単純性歯髄炎	う蝕第 3 度急性化膿性歯髄炎	う蝕第 3 度歯髄壊死
	う蝕第 3 度歯髄壊疽	う蝕第 3 度慢性壊疽性歯髄炎	う蝕第 3 度慢性潰瘍性歯髄炎
	う蝕第 3 度慢性増殖性歯髄炎	会陰裂傷	エキノコックス性骨髄炎
	エコーウイルス気管支炎	壊疽性歯髄炎	エンテロバクター属感染
か	横骨折	外陰開放創	外陰部挫創
	外陰部切創	外陰部裂傷	外耳部外傷性腫脹
	外耳部外傷性皮下異物	外耳部挫傷	外耳部擦過創
	外耳部切創	外耳部打撲傷	外耳部虫刺傷
	外耳部皮下血腫	外耳部皮下出血	外傷性一過性麻痺
	外傷性空気塞栓症	外傷性咬合	外傷性硬膜動静脈瘻
	外傷性歯根膜炎	外傷性耳出血	外傷性歯髄炎
	外傷性脂肪塞栓症	外傷性縦隔気腫	外傷性脊髄出血
	外傷性切断	外傷性動静脈瘻	外傷性動脈血腫
	外傷性動脈瘤	外傷性乳び胸	外傷性脳圧迫
	外傷性脳圧迫・頭蓋内に達する開放創合併あり	外傷性脳圧迫・頭蓋内に達する開放創合併なし	外傷性脳症
	外傷性皮下気腫	外傷性皮下血腫	外歯瘻
	開放骨折	開放性外傷性脳圧迫	開放性陥没骨折
	開放性胸膜損傷	開放性脱臼	開放性脱臼骨折
	開放性脳挫創	開放性脳底部挫傷	開放性びまん性脳損傷

	開放性粉砕骨折	下顎挫傷	下顎擦過創
	下顎切創	下顎打撲傷	下顎皮下血腫
	下顎部挫傷	下顎部打撲傷	下顎部皮膚欠損創
	踵裂創	顎関節部挫傷	顎関節部擦過創
	顎関節部切創	顎関節部打撲傷	顎関節部皮下血腫
	顎腐骨	顎部挫傷	顎部打撲傷
	下腿汚染創	下腿開放創	下腿挫創
	下腿切創	下腿皮膚欠損創	下腿裂創
	カテーテル感染症	カテーテル敗血症	カリエスのない歯髄炎
	眼黄斑部裂孔	眼窩骨髄炎	眼窩部挫創
	眼窩裂傷	眼瞼外傷性腫脹	眼瞼外傷性皮下異物
	眼瞼擦過創	眼瞼切創	眼瞼虫刺傷
	環指圧挫傷	環指挫傷	環指挫創
	環指切創	間質性膀胱炎	環指剥皮創
	環指皮膚欠損創	眼周囲部外傷性腫脹	眼周囲部外傷性皮下異物
	眼周囲部擦過創	眼周囲部切創	眼周囲部虫刺傷
	関節血腫	関節骨折	関節挫傷
	関節打撲	完全骨折	完全脱臼
	貫通性挫滅創	眼部外傷性腫脹	眼部外傷性皮下異物
	眼部擦過創	眼部切創	眼部虫刺傷
	陥没骨折	顔面挫傷	顔面擦過創
	顔面切創	顔面多発挫傷	顔面多発擦過創
	顔面多発切創	顔面多発打撲傷	顔面多発虫刺傷
	顔面多発皮下血腫	顔面多発皮下出血	顔面打撲傷
	顔面皮下血腫	顔面皮膚欠損創	急性一部性化膿性歯髄炎
	急性一部性単純性歯髄炎	急性壊疽性歯髄炎	急性化膿性歯髄炎
	急性歯髄炎	急性十二指腸潰瘍穿孔	急性出血性胃潰瘍穿孔
	急性出血性十二指腸潰瘍穿孔	急性全部性化膿性歯髄炎	急性全部性単純性歯髄炎
	急性単純性歯髄炎	頬粘膜咬傷	胸部汚染創
	頬部挫傷	胸部挫創	頬部擦過創
	胸部切創	頬部切創	頬部打撲傷
	胸部皮下気腫	頬部皮下血腫	胸部皮膚欠損創
	頬部皮膚欠損創	胸壁開放創	胸壁刺創
	胸膜損傷・胸腔に達する開放創合併あり	胸膜裂創	亀裂骨折
	筋損傷	筋断裂	筋肉内血腫
	屈曲骨折	クレブシエラ属感染	頚管破裂
	脛骨顆部割創	痙性梅毒性運動失調症	頚部開放創
	頚部挫創	頚部切創	頚部皮膚欠損創
	血管切断	血管損傷	血行性歯髄炎
	血腫	嫌気性菌感染	腱切創
	腱損傷	腱断裂	腱部分断裂
	腱裂傷	高エネルギー外傷	口蓋挫傷
	口腔外傷性異物	口腔外傷性腫脹	口腔挫傷
	口腔擦過創	口腔切創	口腔打撲傷
	口腔内血腫	口腔粘膜咬傷	紅色陰癬
	口唇外傷性腫脹	口唇外傷性皮下異物	口唇咬傷
	口唇挫傷	口唇擦過創	口唇切創
	口唇打撲傷	口唇虫刺傷	口唇皮下血腫
	口唇皮下出血	後頭部外傷	後頭部割創
	後頭部挫傷	後頭部挫創	後頭部切創
	後頭部打撲傷	後頭部裂創	広範性軸索損傷
	広汎性神経損傷	後方脱臼	硬膜損傷
	硬膜裂傷	肛門扁平コンジローマ	肛門裂創
	コクサッキーウイルス気管支炎	骨髄肉芽腫	骨折
	骨盤死腔炎	骨盤部感染性リンパのう胞	骨盤部裂創
	コリネバクテリウム肺炎	根管異常	根管狭窄
	根管穿孔	根管側壁穿孔	根管内異物
	根尖周囲のう胞	根尖肉芽腫	昆虫咬創
さ	昆虫刺傷	コントル・クー損傷	採皮創
	挫傷	擦過創	擦過皮下血腫

挫滅傷	挫滅創	サルモネラ骨髄炎
残髄炎	残存性歯根のう胞	耳介外傷性腫脹
耳介外傷性皮下異物	耳介挫傷	耳介擦過創
耳介切創	耳介打撲傷	耳介虫刺傷
耳介皮下血腫	耳介皮下出血	趾開放創
耳下腺部打撲	趾間切創	子宮頚管裂傷
子宮頚部環状剥離	歯根膜ポリープ	趾挫創
示指 MP 関節挫傷	示指 PIP 開放創	示指割創
示指挫傷	示指挫創	示指刺創
四肢静脈損傷	示指切創	四肢動脈損傷
示指皮膚欠損創	歯周のう胞	歯髄壊死
歯髄壊疽	歯髄充血	歯髄出血
歯髄露出	膝蓋部挫創	失活歯
膝下部挫創	膝窩部銃創	膝関節部異物
膝関節部挫創	膝部異物	膝部開放創
膝部割創	膝部咬創	膝部挫創
膝部切創	膝部裂創	歯肉挫傷
斜骨折	尺骨近位端骨折	尺骨鉤状突起骨折
シャルコー関節	手圧挫傷	縦隔血腫
縦骨折	銃自殺未遂	重複骨折
手関節挫滅傷	手関節挫滅創	手関節部切創
手関節部裂創	手指圧挫傷	手指汚染創
手指開放創	手指咬創	種子骨開放骨折
種子骨骨折	手指挫傷	手指挫創
手指挫滅傷	手指挫滅創	手指刺創
手指切創	手指打撲傷	手指剥皮創
手指皮下血腫	手指皮膚欠損創	手掌皮膚欠損創
出血性胃潰瘍穿孔	出血性十二指腸潰瘍穿孔	術後感染症
術後ショック	術後髄膜炎	術後敗血症
術後皮下気腫	手背皮膚欠損創	手部汚染創
上顎挫傷	上顎擦過創	上顎切創
上顎打撲傷	上顎皮下血腫	上口唇挫傷
上行性歯髄炎	踵骨部挫滅創	小指咬創
小指挫傷	小指挫創	小指切創
硝子体切断	小指皮膚欠損創	上腕汚染創
上腕貫通銃創	上腕挫創	上腕皮膚欠損創
上腕部開放創	処女膜裂傷	神経原性関節症
神経根ひきぬき損傷	神経障害性脊椎障害	神経切断
神経叢損傷	神経叢不全損傷	神経損傷
神経断裂	神経痛性歯痛	進行性運動性運動失調症
進行麻痺	靱帯ストレイン	靱帯損傷
靱帯断裂	靱帯捻挫	靱帯裂傷
心内異物	髄室側壁穿孔	髄床底穿孔
ストレイン	精巣開放創	精巣破裂
脊髄ろう性関節炎	舌咬傷	切創
セラチア属感染	前額部外傷性腫脹	前額部外傷性皮下異物
前額部擦過創	前額部切創	前額部虫刺傷
前額部虫刺症	前額部皮膚欠損創	前胸部挫創
仙骨部挫創	仙骨部皮膚欠損創	線状骨折
全身擦過創	前頭部割創	前頭部挫傷
前頭部挫創	前頭部切創	前頭部打撲傷
前頭部皮膚欠損創	潜伏梅毒	全部性歯髄炎
前方脱臼	前立腺痛	前腕汚染創
前腕開放創	前腕咬創	前腕挫創
前腕刺創	前腕切創	前腕皮膚欠損創
前腕裂創	爪下異物	爪下挫滅傷
爪下挫滅創	掻創	足関節内果部挫創
足関節部挫創	足底異物	足底部咬創
足底部刺創	足底部皮膚欠損創	側頭部割創
側頭部挫創	側頭部切創	側頭部打撲傷
側頭部皮下血腫	足背部挫創	足背部切創
足部汚染創	側腹部咬創	側腹部挫創
側腹壁開放創	足部皮膚欠損創	足部裂創

	鼡径部開放創	鼡径部切創	損傷
た	第 5 趾皮膚欠損創	大腿皮膚欠損創	大腸菌感染症
	多剤耐性アシネトバクター感染症	脱臼	脱臼骨折
	多発性開放創	多発性咬創	多発性切創
	多発性穿刺創	多発性裂創	打撲血腫
	打撲擦過創	打撲傷	打撲皮下血腫
	単純脱臼	腟開放創	腟断端炎
	腟裂傷	中隔部肉芽形成	肘関節骨折
	肘関節挫創	肘関節脱臼骨折	肘関節部開放創
	中指咬創	中指挫傷	中指挫創
	中指刺創	中指切創	中指皮膚欠損創
	中枢神経系損傷	肘頭骨折	肘部挫創
	肘部切創	肘部皮膚欠損創	腸球菌感染症
	手開放創	手咬創	手挫創
	手刺創	手切創	転位性骨折
	殿部異物	殿部開放創	殿部咬創
	殿部刺創	殿部切創	殿部皮膚欠損創
	殿部裂創	頭頂部挫傷	頭頂部挫創
	頭頂部擦過創	頭頂部切創	頭頂部打撲傷
	頭頂部裂創	頭皮外傷性腫脹	頭皮開放創
	頭皮下血腫	頭皮剥離	頭皮表在損傷
	頭部異物	頭部外傷性皮下異物	頭部外傷性皮下気腫
	頭部開放創	頭部割創	頭部頚部挫傷
	頭部頚部挫創	頭部頚部打撲傷	頭部血腫
	頭部挫傷	頭部挫創	頭部擦過創
	頭部刺創	頭部切創	頭部多発挫傷
	頭部多発擦過創	頭部多発切創	頭部多発打撲傷
	頭部多発皮下血腫	頭部打撲	頭部打撲血腫
	頭部打撲傷	頭部虫刺傷	頭部皮下異物
	頭部皮下血腫	頭部皮下出血	頭部皮膚欠損創
	頭部裂創	動脈損傷	特発性関節脱臼
な	飛び降り自殺未遂	飛び込み自殺未遂	内視鏡検査中腸穿孔
	内歯瘻	軟口蓋血腫	肉離れ
	乳腺内異物	乳頭潰瘍	乳房異物
	ニューロパチー性関節炎	尿管切石術後感染症	妊娠中の子宮頚管炎
	捻挫	脳挫傷	脳挫傷・頭蓋内に達する開放創合併あり
	脳挫傷・頭蓋内に達する開放創合併なし	脳挫創	脳挫創・頭蓋内に達する開放創合併あり
	脳挫創・頭蓋内に達する開放創合併なし	脳損傷	脳対側損傷
	脳直撃損傷	脳底部挫傷	脳底部挫傷・頭蓋内に達する開放創合併あり
は	脳底部挫傷・頭蓋内に達する開放創合併なし	脳裂傷	敗血症性気管支炎
	梅毒性痙性脊髄麻痺	梅毒性視神経萎縮	梅毒性髄膜炎
	梅毒性聴神経炎	梅毒性パーキンソン症候群	梅毒性網脈絡膜炎
	爆死自殺未遂	バクテロイデス感染症	剥離骨折
	パラインフルエンザウイルス気管支炎	破裂骨折	晩期梅毒性球後視神経炎
	晩期梅毒性視神経萎縮	晩期梅毒性多発ニューロパチー	晩期梅毒性聴神経炎
	晩期梅毒脊髄炎	晩期梅毒脳炎	晩期梅毒脳脊髄炎
	皮下異物	皮下気腫	皮下血腫
	鼻下擦過創	皮下静脈損傷	皮下損傷
	非結核性抗酸菌性骨髄炎	膝汚染創	膝皮膚欠損創
	皮神経挫傷	非定型肺炎	非熱傷性水疱
	鼻部外傷性腫脹	鼻部外傷性皮下異物	腓腹筋挫創
	眉部血腫	鼻部挫傷	鼻部擦過創
	鼻部切創	皮膚損傷	鼻部打撲傷
	鼻部虫刺傷	鼻部皮下血腫	鼻部皮下出血
	鼻部皮膚欠損創	鼻部皮膚剥離創	びまん性脳損傷
	びまん性脳損傷・頭蓋内に達する開放創合併あり	びまん性脳損傷・頭蓋内に達する開放創合併なし	表皮剥離

	フェニトイン歯肉増殖症	複雑脱臼	腹部汚染創
	腹部刺創	腹部皮膚欠損創	腹壁異物
	腹壁開放創	不全骨折	ブラックアイ
	プロテウス菌感染症	粉砕骨折	分娩時会陰裂傷
	分娩時軟産道損傷	閉鎖性外傷性脳圧迫	閉鎖性骨折
	閉鎖性脱臼	閉鎖性脳挫創	閉鎖性脳底部挫傷
	閉鎖性びまん性脳損傷	ペプトコッカス感染	ペプトストレプトコックス属感染
	扁桃チフス	放散性歯痛	放射線出血性膀胱炎
	放射線性下顎骨骨髄炎	放射線性顎骨壊死	放射線性化膿性顎骨壊死
	放射線性膀胱炎	帽状腱膜下出血	包皮挫創
	包皮切創	包皮裂創	母指咬創
	母指挫傷	母指挫創	母趾挫創
	母指刺創	母指切創	母指打撲挫創
	母指打撲傷	母指皮膚欠損創	母趾皮膚欠損創
ま	母指末節部挫創	マイコプラズマ気管支炎	末梢血管外傷
	末梢神経損傷	慢性壊疽性歯髄炎	慢性開放性歯髄炎
	慢性潰瘍性歯髄炎	慢性歯髄炎	慢性増殖性歯髄炎
	慢性単純性歯髄炎	慢性非細菌性前立腺炎	慢性閉鎖性歯髄炎
	慢性放射線性顎骨壊死	耳後部打撲傷	無髄歯
	迷路梅毒	網膜振盪	モンテジア骨折
ら	腰部切創	腰部打撲挫創	ライノウイルス気管支炎
	らせん骨折	卵管留水症	離開骨折
	緑膿菌感染症	涙管損傷	涙管断裂
	涙道損傷	涙のう周囲炎	涙のう周囲膿瘍
	轢過創	裂離	裂離骨折
	若木骨折		
※	**適応外使用可** 原則として，「アモキシシリン水和物【内服薬】」を「急性副鼻腔炎」に対して処方した場合，当該使用事例を審査上認める。		

効能効果に関連する使用上の注意

(1)進行期胃 MALT リンパ腫に対するヘリコバクター・ピロリ除菌治療の有効性は確立していない。

(2)特発性血小板減少性紫斑病に対しては，ガイドライン等を参照し，ヘリコバクター・ピロリ除菌治療が適切と判断される症例にのみ除菌治療を行うこと。

(3)早期胃癌に対する内視鏡的治療後胃以外には，ヘリコバクター・ピロリ除菌治療による胃癌の発症抑制に対する有効性は確立していない。

(4)ヘリコバクター・ピロリ感染胃炎に用いる際には，ヘリコバクター・ピロリが陽性であること及び内視鏡検査によりヘリコバクター・ピロリ感染胃炎であることを確認すること。

用法用量

<ヘリコバクター・ピロリ感染を除く感染症>

成人：アモキシシリン水和物として，通常1回250mg(力価)を1日3～4回経口投与する。なお，年齢，症状により適宜増減する。

小児：アモキシシリン水和物として，通常1日20～40mg(力価)/kgを3～4回に分割経口投与する。なお，年齢，症状により適宜増減するが，1日量として最大90mg(力価)/kgを超えないこと。

<胃潰瘍・十二指腸潰瘍におけるヘリコバクター・ピロリ感染症>

(1)アモキシシリン水和物，クラリスロマイシン及びランソプラゾール併用の場合：通常，成人にはアモキシシリン水和物として1回750mg(力価)，クラリスロマイシンとして1回200mg(力価)及びランソプラゾールとして1回30mgの3剤を同時に1日2回，7日間経口投与する。なお，クラリスロマイシンは，必要に応じて適宜増量することができる。ただし，1回400mg(力価)1日2回を上限とする。

(2)アモキシシリン水和物，クラリスロマイシン及びラベプラゾールナトリウム併用の場合：通常，成人にはアモキシシリン水和物として1回750mg(力価)，クラリスロマイシンとして1回200mg(力価)及びラベプラゾールナトリウムとして1回10mgの3剤を同時に1日2回，7日間経口投与する。なお，クラリスロマイシンは，必要に応じて適宜増量することができる。ただし，1回400mg(力価)1日2回を上限とする。

用法用量に関連する使用上の注意

(1)本剤の使用にあたっては，耐性菌の発現等を防ぐため，原則として感受性を確認し，疾病の治療上必要な最小限の期間の投与にとどめること。

(2)高度の腎障害のある患者では，血中濃度が持続するので，腎障害の程度に応じて投与量を減量し，投与の間隔をあけて使用すること。

禁忌

(1)本剤の成分によるショックの既往歴のある患者

(2)伝染性単核症の患者

原則禁忌　本剤の成分又はペニシリン系抗生物質に対し，過敏症の既往歴のある患者

パセトシン細粒10%：協和発酵キリン　100mg1g[10.4円/g]

アモキシシリン細粒10%「タツミ」：辰巳化学　100mg1g[6.2円/g]，アモキシシリン細粒20%「タツミ」：辰巳化学　200mg1g[13.6円/g]，ワイドシリン細粒10%：Meiji Seika　100mg1g[11.9円/g]，ワイドシリン細粒20%：Meiji Seika　200mg1g[13.6円/g]

酸化マグネシウム錠250mg「マイラン」

規格：250mg1錠[5.6円/錠]

酸化マグネシウム錠330mg「マイラン」

規格：330mg1錠[5.6円/錠]

酸化マグネシウム錠500mg「マイラン」

規格：500mg1錠[5.6円/錠]

酸化マグネシウム　　マイラン製薬　234,235

【効能効果】

(1)下記疾患における制酸作用と症状の改善：胃・十二指腸潰瘍，胃炎(急・慢性胃炎，薬剤性胃炎を含む)，上部消化管機能異常(神経性食思不振，いわゆる胃下垂症，胃酸過多症を含む)

(2)便秘症

(3)尿路蓚酸カルシウム結石の発生予防

【対応標準病名】

◎	胃炎	胃潰瘍	胃下垂
	胃十二指腸潰瘍	過酸症	急性胃炎
	十二指腸潰瘍	消化管障害	神経性食欲不振症
	尿路結石症	便秘症	慢性胃炎
○	NSAID胃潰瘍	NSAID十二指腸潰瘍	アルコール性胃炎
	アレルギー性胃炎	胃潰瘍瘢痕	胃空腸周囲炎
	胃周囲炎	胃十二指腸炎	胃十二指腸潰瘍瘢痕
	萎縮性胃炎	萎縮性化生性胃炎	胃穿孔
	胃蜂窩織炎	機能性便秘症	急性胃潰瘍
	急性胃潰瘍穿孔	急性胃粘膜病変	急性十二指腸潰瘍
	急性出血性胃潰瘍	急性出血性十二指腸潰瘍	急性びらん性胃炎
	クッシング潰瘍	痙攣性便秘	結石性腎盂腎炎
	再発性胃潰瘍	再発性十二指腸潰瘍	残胃潰瘍
	弛緩性便秘症	習慣性便秘	重症便秘症
	十二指腸潰瘍瘢痕	十二指腸球後部潰瘍	十二指腸穿孔
	出血性胃炎	出血性胃潰瘍	出血性十二指腸潰瘍
	術後胃潰瘍	術後胃十二指腸潰瘍	術後残胃胃炎
	術後十二指腸潰瘍	術後便秘	食事性便秘
	心因性胃潰瘍	神経性胃炎	腎尿管結石
	ステロイド潰瘍	ステロイド潰瘍穿孔	ストレス潰瘍
	ストレス性胃潰瘍	ストレス性十二指腸潰瘍	穿孔性胃潰瘍
	穿孔性十二指腸潰瘍	穿通性胃潰瘍	穿通性十二指腸潰瘍
	多発胃潰瘍	多発性十二指腸潰瘍	多発性出血性胃潰瘍

	単純性便秘	中毒性胃炎	腸管麻痺性便秘
	直腸性便秘	デュラフォイ潰瘍	難治性胃潰瘍
	難治性十二指腸潰瘍	肉芽腫性胃炎	乳幼児便秘
	尿管結石症	尿道結石症	妊産婦便秘
	表層性胃炎	びらん性胃炎	ヘリコバクター・ピロリ胃炎
	便通異常	放射線胃炎	慢性胃潰瘍
	慢性胃潰瘍活動期	慢性十二指腸潰瘍	慢性十二指腸潰瘍活動期
	メネトリエ病	薬剤性胃潰瘍	疣状胃炎
△	胃うっ血	胃運動機能障害	胃運動亢進症
	胃液欠乏	胃液分泌過多	胃拡張
	胃機能亢進	胃狭窄	胃痙攣
	胃軸捻症	胃十二指腸嵌頓	胃出血
	胃腫瘤	胃切除後癒着	胃腸運動機能障害
	胃腸機能異常	胃腸機能減退	胃腸虚弱
	胃腸疾患	胃粘膜過形成	胃のう胞
	胃びらん	胃壁軟化症	機能性嘔吐
	急性胃拡張	急性胃腸障害	急性十二指腸潰瘍穿孔
	急性出血性胃潰瘍穿孔	急性出血性十二指腸潰瘍穿孔	痙性胃炎
	結腸アトニー	珊瑚状結石	十二指腸腫瘤
	十二指腸びらん	出血性胃潰瘍穿孔	出血性十二指腸潰瘍穿孔
	消化管出血	消化不良症	上部消化管出血
	腎盂結石症	神経性嘔吐症	腎結石自排
	腎結石症	腎砂状結石	摂食障害
	大腸機能障害	大腸ジスキネジア	多発性腎結石
	腸アトニー	腸管運動障害	腸機能障害
	腸ジスキネジア	腸出血	吐下血
	吐血	瀑状胃	反応性リンパ組織増生症
	非定型神経性無食欲症	噴門狭窄	薬物胃障害

用法用量

(1)制酸剤として使用する場合：酸化マグネシウムとして，通常成人1日0.5～1.0gを数回に分割経口投与する。

(2)緩下剤として使用する場合：酸化マグネシウムとして，通常成人1日2gを食前または食後の3回に分割経口投与するか，または就寝前に1回投与する。

(3)尿路蓚酸カルシウム結石の発生予防に使用する場合：酸化マグネシウムとして，通常成人1日0.2～0.6gを多量の水とともに経口投与する。

なお，いずれの場合も年齢，症状により適宜増減する。

酸化マグネシウム錠250mg「TX」：トライックス　250mg1錠[5.6円/錠]，酸化マグネシウム錠250mg「ケンエー」：健栄　250mg1錠[5.6円/錠]，酸化マグネシウム錠250mg「モチダ」：持田製販　250mg1錠[5.6円/錠]，酸化マグネシウム錠330mg「TX」：トライックス　330mg1錠[5.6円/錠]，酸化マグネシウム錠330mg「ケンエー」：健栄　330mg1錠[5.6円/錠]，酸化マグネシウム錠330mg「モチダ」：持田製販　330mg1錠[5.6円/錠]，酸化マグネシウム錠500mg「ケンエー」：健栄　500mg1錠[5.6円/錠]，マグミット錠200mg：協和化学　200mg1錠[5.6円/錠]，マグミット錠250mg：協和化学　250mg1錠[5.6円/錠]，マグミット錠330mg：協和化学　330mg1錠[5.6円/錠]，マグミット錠500mg：協和化学　500mg1錠[5.6円/錠]，マグラックス錠200mg：吉田　200mg1錠[5.6円/錠]，マグラックス錠250mg：吉田　250mg1錠[5.6円/錠]，マグラックス錠300mg：吉田　300mg1錠[5.6円/錠]，マグラックス錠330mg：吉田　330mg1錠[5.6円/錠]，マグラックス錠400mg：吉田　400mg1錠[5.6円/錠]，マグラックス錠500mg：吉田　500mg1錠[5.6円/錠]

ザンタック錠75　規格：75mg1錠[24.8円/錠]
ザンタック錠150　規格：150mg1錠[37.6円/錠]

ラニチジン塩酸塩　グラクソ・スミスクライン　232

【効 能 効 果】

(1)胃潰瘍，十二指腸潰瘍，吻合部潰瘍，Zollinger-Ellison症候群，逆流性食道炎，上部消化管出血(消化性潰瘍，急性ストレス潰瘍，急性胃粘膜病変による)

(2)下記疾患の胃粘膜病変(びらん，出血，発赤，浮腫)の改善：急性胃炎，慢性胃炎の急性増悪期

(3)麻酔前投薬

【対応標準病名】

◎	胃潰瘍	胃十二指腸潰瘍	胃出血
	胃びらん	逆流性食道炎	急性胃炎
	急性胃粘膜病変	急性びらん性胃炎	十二指腸潰瘍
	出血性胃炎	上部消化管出血	ストレス潰瘍
	ゾリンジャー・エリソン症候群	吻合部潰瘍	慢性胃炎
○	NSAID胃潰瘍	NSAID十二指腸潰瘍	アルコール性胃炎
	胃液分泌過多	胃炎	胃潰瘍瘢痕
	胃十二指腸炎	胃十二指腸潰瘍瘢痕	萎縮性胃炎
	萎縮性化生性胃炎	胃食道逆流症	維持療法の必要な術後難治性逆流性食道炎
	維持療法の必要な難治性逆流性食道炎	胃穿孔	急性胃潰瘍
	急性胃潰瘍穿孔	急性十二指腸潰瘍	急性十二指腸潰瘍穿孔
	急性出血性胃潰瘍	急性出血性胃潰瘍穿孔	急性出血性十二指腸潰瘍
	急性出血性十二指腸潰瘍穿孔	クッシング潰瘍	高ガストリン血症
	再発性胃潰瘍	再発性十二指腸潰瘍	残胃潰瘍
	十二指腸潰瘍瘢痕	十二指腸球後部潰瘍	十二指腸穿孔
	十二指腸びらん	出血性胃潰瘍	出血性胃潰瘍穿孔
	出血性十二指腸潰瘍	出血性十二指腸潰瘍穿孔	出血性吻合部潰瘍
	術後胃潰瘍	術後胃十二指腸潰瘍	術後逆流性食道炎
	術後残胃胃炎	術後十二指腸潰瘍	術後難治性逆流性食道炎
	消化管出血	心因性胃潰瘍	神経性胃炎
	ステロイド潰瘍	ステロイド潰瘍穿孔	ストレス性胃潰瘍
	ストレス性十二指腸潰瘍	穿孔性胃潰瘍	穿孔性十二指腸潰瘍
	穿孔性吻合部潰瘍	穿通性胃潰瘍	穿通性十二指腸潰瘍
	多発胃潰瘍	多発性十二指腸潰瘍	多発性出血性胃潰瘍
	中毒性胃炎	デュラフォイ潰瘍	吐下血
	吐血	難治性胃潰瘍	難治性逆流性食道炎
	難治性十二指腸潰瘍	難治性吻合部潰瘍	肉芽腫性胃炎
	非びらん性胃食道逆流症	表層性胃炎	びらん性胃炎
	ヘリコバクター・ピロリ胃炎	放射線胃炎	慢性胃潰瘍
	慢性胃潰瘍活動期	慢性十二指腸潰瘍	慢性十二指腸潰瘍活動期
	薬剤性胃潰瘍		
△	NSAID胃潰瘍	アレルギー性胃炎	胃うっ血
	胃空腸周囲炎	胃周囲炎	胃腸疾患
	胃粘膜過形成	胃蜂窩織炎	過酸症
	下部消化管出血	下血	血便
	消化管狭窄	消化管障害	心因反応
	腸出血	粘血便	メネトリエ病
	薬物胃障害	疣状胃炎	

用法用量

胃潰瘍，十二指腸潰瘍，吻合部潰瘍，Zollinger-Ellison症候群，逆流性食道炎，上部消化管出血(消化性潰瘍，急性ストレス潰瘍，急性胃粘膜病変による)

通常，成人には，ラニチジン塩酸塩をラニチジンとして1回150mgを1日2回(朝食後，就寝前)経口投与する。また，1回300mgを1日1回(就寝前)経口投与することもできる。なお，

症状により適宜増減する。

上部消化管出血に対しては，通常注射剤で治療を開始し，内服可能となった後，経口投与に切りかえる。

下記疾患の胃粘膜病変(びらん，出血，発赤，浮腫)の改善

急性胃炎，慢性胃炎の急性増悪期：通常，成人には，ラニチジン塩酸塩をラニチジンとして1回75mgを1日2回(朝食後，就寝前)経口投与する。また，1回150mgを1日1回(就寝前)経口投与することもできる。なお，症状により適宜増減する。

麻酔前投薬：通常，成人には，ラニチジン塩酸塩をラニチジンとして1回150mgを手術前日就寝前および手術当日麻酔導入2時間前の2回経口投与する。

用法用量に関連する使用上の注意

腎機能低下患者では血中濃度半減期が延長し，血中濃度が増大するので，腎機能の低下に応じて次のような方法により投与量，投与間隔の調節が必要である。

クレアチニンクリアランス(mL/min)	投与法
Ccr ＞ 70	1回150mg　1日2回
70 ≧ Ccr ≧ 30	1回75mg　1日2回
30 ＞ Ccr	1回75mg　1日1回

禁忌　本剤の成分に対して過敏症の既往歴のある患者

ラニチザン錠75：日医工ファーマ　75mg1錠[5.8円/錠]，ラニチザン錠150：日医工ファーマ　150mg1錠[7.3円/錠]，ラニチジン錠75「KN」：小林化工　75mg1錠[5.8円/錠]，ラニチジン錠75mg「JG」：日本ジェネリック　75mg1錠[5.8円/錠]，ラニチジン錠75mg「YD」：陽進堂　75mg1錠[8.8円/錠]，ラニチジン錠75mg「サワイ」：沢井　75mg1錠[5.8円/錠]，ラニチジン錠75mg「タイヨー」：テバ製薬　75mg1錠[5.8円/錠]，ラニチジン錠75mg「ツルハラ」：鶴原　75mg1錠[5.8円/錠]，ラニチジン錠75mg「トーワ」：東和　75mg1錠[5.8円/錠]，ラニチジン錠75mg「日医工」：日医工　75mg1錠[5.8円/錠]，ラニチジン錠75mg「マイラン」：マイラン製薬　75mg1錠[8.8円/錠]，ラニチジン錠150「KN」：小林化工　150mg1錠[7.3円/錠]，ラニチジン錠150mg「JG」：日本ジェネリック　150mg1錠[7.3円/錠]，ラニチジン錠150mg「YD」：陽進堂　150mg1錠[12.6円/錠]，ラニチジン錠150mg「サワイ」：沢井　150mg1錠[7.3円/錠]，ラニチジン錠150mg「タイヨー」：テバ製薬　150mg1錠[7.3円/錠]，ラニチジン錠150mg「ツルハラ」：鶴原　150mg1錠[7.3円/錠]，ラニチジン錠150mg「トーワ」：東和　150mg1錠[7.3円/錠]，ラニチジン錠150mg「日医工」：日医工　150mg1錠[7.3円/錠]，ラニチジン錠150mg「マイラン」：マイラン製薬　150mg1錠[12.6円/錠]

サンディミュンカプセル25mg
規格：25mg1カプセル[271.5円/カプセル]

サンディミュンカプセル50mg
規格：50mg1カプセル[476.2円/カプセル]

サンディミュン内用液10%
規格：10%1mL[983.3円/mL]

シクロスポリン　ノバルティス　399

【効能効果】

(1)下記の臓器移植における拒絶反応の抑制：腎移植，肝移植，心移植，肺移植，膵移植
(2)骨髄移植における拒絶反応及び移植片対宿主病の抑制
(3)ベーチェット病(眼症状のある場合)
(4)尋常性乾癬(皮疹が全身の30%以上に及ぶものあるいは難治性の場合)，膿疱性乾癬，乾癬性紅皮症，関節症性乾癬
(5)再生不良性貧血(重症)，赤芽球癆
(6)ネフローゼ症候群(頻回再発型あるいはステロイドに抵抗性を示す場合)

【対応標準病名】

◎	GVHD・骨髄移植後	移植片対宿主病	肝移植拒絶反応
	乾癬性関節炎	乾癬性紅皮症	骨髄移植拒絶反応
	重症再生不良性貧血	腎移植拒絶反応	尋常性乾癬
	心臓移植拒絶反応	膵移植拒絶反応	ステロイド抵抗性ネフローゼ症候群
	赤芽球ろう	膿疱性乾癬	肺移植拒絶反応
	頻回再発型ネフローゼ症候群	ベーチェット病	
○	移植片拒絶	円板状乾癬	外陰ベーチェット病
	乾癬	乾癬性関節炎・肩関節	乾癬性関節炎・股関節
	乾癬性関節炎・指関節	乾癬性関節炎・膝関節	乾癬性関節炎・手関節
	乾癬性関節炎・仙腸関節	乾癬性関節炎・足関節	乾癬性関節炎・肘関節
	乾癬性脊椎炎	眼ベーチェット病	顔面尋常性乾癬
	急性拒絶反応	急性汎発性膿疱性乾癬	局面状乾癬
	拒絶反応	屈曲部乾癬	軽症再生不良性貧血
	血管ベーチェット病	口腔ベーチェット病	紅皮症
	最重症再生不良性貧血	再生不良性貧血	四肢乾癬
	四肢尋常性乾癬	小児ネフローゼ症候群	小児汎発性膿疱性乾癬
	脂漏性乾癬	腎移植急性拒絶反応	腎移植不全
	腎移植慢性拒絶反応	神経ベーチェット病	心臓移植不全
	心肺移植拒絶反応	心肺移植不全	ステロイド依存性ネフローゼ症候群
	全身の尋常性乾癬	先天性再生不良性貧血	先天性赤芽球ろう
	先天性低形成貧血	先天性ネフローゼ症候群	体質性再生不良性貧血
	多発性乾癬性関節炎	中等症再生不良性貧血	腸管ベーチェット病
	滴状乾癬	点状乾癬	デンスデポジット病ネフローゼ症候群
	頭部尋常性乾癬	特発性再生不良性貧血	難治性ネフローゼ症候群
	二次性ネフローゼ症候群	乳児赤芽球ろう	ネフローゼ症候群
	汎発性膿疱性乾癬	微小変化型ネフローゼ症候群	びまん性乾癬
	びまん性管内増殖性糸球体腎炎ネフローゼ症候群	びまん性膜性糸球体腎炎ネフローゼ症候群	ファンコニー貧血
	不全型ベーチェット病	疱疹状膿痂疹	慢性拒絶反応
	腰部尋常性乾癬	濾胞性乾癬	
△	移植拒絶における腎尿細管間質性障害	芽球増加を伴う不応性貧血	芽球増加を伴う不応性貧血－1
	芽球増加を伴う不応性貧血－2	肝移植不全	肝炎後再生不良性貧血
	環状鉄芽球を伴う不応性貧血	急性移植片対宿主病	骨髄低形成
	膵移植不全	正球性正色素性貧血	赤血球造血刺激因子製剤低反応性貧血
	低形成性貧血	二次性再生不良性貧血	肺移植不全
	破壊性関節炎	汎血球減少症	貧血
	放射線性貧血	本態性再生不良性貧血	慢性移植片対宿主病
	薬剤性再生不良性貧血	輸血後GVHD	

効能効果に関連する使用上の注意

(1)ネフローゼ症候群患者に投与する場合には，副腎皮質ホルモン剤に反応はするものの頻回に再発を繰り返す患者，又は副腎皮質ホルモン剤治療に抵抗性を示す患者に限ること。

(2)再生不良性貧血に使用する場合において，本剤を16週間以上継続して投与する場合並びに寛解例で本剤投与中止後に再燃したため再投与する場合の有効性及び安全性については，十分な評価が確立していないので，患者の状態をみながら治療上の有益性が優先すると判断される場合にのみ投与すること。

用法用量

(1)腎移植の場合：通常，移植1日前からシクロスポリンとして1日量9〜12mg/kgを1日1回又は2回に分けて経口投与し，以後1日2mg/kgずつ減量する。維持量は1日量4〜6mg/kgを標準とするが，症状により適宜増減する。

(2)肝移植の場合：通常，移植1日前からシクロスポリンとして1

日量 14～16mg/kg を 1 日 2 回に分けて経口投与する。以後徐々に減量し，維持量は 1 日量 5～10mg/kg を標準とするが，症状により適宜増減する。

(3)心移植，肺移植，膵移植の場合：通常，移植 1 日前からシクロスポリンとして 1 日量 10～15mg/kg を 1 日 2 回に分けて経口投与する。以後徐々に減量し，維持量は 1 日量 2～6mg/kg を標準とするが，症状により適宜増減する。

(4)骨髄移植の場合：通常，移植 1 日前からシクロスポリンとして 1 日量 6～12mg/kg を 1 日 1 回又は 2 回に分けて経口投与し，3～6ヵ月間継続し，その後徐々に減量し中止する。

(5)ベーチェット病の場合：通常，シクロスポリンとして 1 日量 5mg/kg を 1 日 1 回又は 2 回に分けて経口投与を開始し，以後 1ヵ月毎に 1 日 1～2mg/kg ずつ減量又は増量する。維持量は 1 日量 3～5mg/kg を標準とするが，症状により適宜増減する。

(6)乾癬の場合：通常，1 日量 5mg/kg を 2 回に分けて経口投与する。効果がみられた場合は 1ヵ月毎に 1 日 1mg/kg ずつ減量し，維持量は 1 日量 3mg/kg を標準とする。なお，症状により適宜増減する。

(7)再生不良性貧血の場合

通常，シクロスポリンとして 1 日量 6mg/kg を 1 日 2 回に分けて経口投与する。なお，症状により適宜増減する。

また，罹病期間が短い患者の方が良好な治療効果が得られる可能性があることから，目安として罹病期間が 6ヵ月未満の患者を対象とすることが望ましい。

(8)ネフローゼ症候群の場合

通常，シクロスポリンとして下記の用量を 1 日 2 回に分けて経口投与する。なお，症状により適宜増減する。

①頻回再発型の症例：成人には 1 日量 1.5mg/kg を投与する。また，小児の場合には 1 日量 2.5mg/kg を投与する。

②ステロイドに抵抗性を示す症例：成人には 1 日量 3mg/kg を投与する。また，小児の場合には 1 日量 5mg/kg を投与する。

用法用量に関連する使用上の注意

(1)本剤の投与にあたっては血中トラフ値(trough level)を測定し，投与量を調節すること。

①臓器移植患者に投与する際には，過量投与による副作用の発現及び低用量投与による拒絶反応の発現等を防ぐため，血中濃度の測定を移植直後は頻回に行い，その後は 1ヵ月に 1 回を目安に測定し，投与量を調節すること。

②ベーチェット病，乾癬，再生不良性貧血，ネフローゼ症候群患者に投与する際には，副作用の発現を防ぐため，1ヵ月に 1 回を目安に血中濃度を測定し，投与量を調節することが望ましい。

(2)臓器移植において，3 剤あるいは 4 剤の免疫抑制剤を組み合わせた多剤免疫抑制療法を行う場合には，本剤の初期投与量を低く設定することが可能な場合もあるが，移植患者の状態及び併用される他の免疫抑制剤の種類・投与量等を考慮して投与量を調節すること。

(3)再生不良性貧血患者に投与する際には 8～16 週間を目安とし，効果がみられない場合は他の適切な治療法を考慮すること。

(4)ネフローゼ症候群に対する本剤の効果は，通常，1～3ヵ月であらわれるが，3ヵ月以上継続投与しても効果があらわれない場合には投与を中止することが望ましい。また，効果がみられた場合には，その効果が維持できる用量まで減量することが望ましい。

(5)ネフローゼ症候群患者に投与する際，本剤の使用前に副腎皮質ホルモン剤が維持投与されている場合は，その維持量に本剤を上乗せすること。症状により，副腎皮質ホルモン剤は適宜減量するが，増量を行う場合には本剤の使用は一旦中止すること。

警告

(1)臓器移植における本剤の投与は，免疫抑制療法及び移植患者の管理に精通している医師又はその指導のもとで行うこと。

(2)本剤はネオーラルと生物学的に同等ではなく，ネオーラルはバイオアベイラビリティが向上しているので，本剤からネオーラルに切り換える際には，シクロスポリンの血中濃度(AUC，Cmax)の上昇による副作用の発現に注意すること。特に，高用量での切り換え時には，本剤の投与量を上回らないようにするなど，注意すること。なお，本剤からネオーラルへの切り換えは，十分な本剤使用経験を持つ専門医のもとで行うこと。

一方，ネオーラルから本剤への切り換えについては，シクロスポリンの血中濃度が低下することがあるので，原則として切り換えを行わないこと。特に移植患者では，用量不足によって拒絶反応が発現するおそれがある。

禁忌

(1)本剤の成分に対し過敏症の既往歴のある患者

(2)妊婦，妊娠している可能性のある婦人又は授乳婦

(3)タクロリムス(外用剤を除く)，ピタバスタチン，ロスバスタチン，ボセンタン，アリスキレンを投与中の患者

(4)肝臓又は腎臓に障害のある患者で，コルヒチンを服用中の患者

原則禁忌　神経ベーチェット病の患者

併用禁忌

薬剤名等	臨床症状・措置方法	機序・危険因子
生ワクチン (乾燥弱毒生麻しんワクチン，乾燥弱毒生風しんワクチン，経口生ポリオワクチン，乾燥 BCG 等)	免疫抑制下で生ワクチンを接種すると発症するおそれがあるので併用しないこと。	免疫抑制下で生ワクチンを接種すると増殖し，病原性をあらわす可能性がある。
タクロリムス(外用剤を除く) (プログラフ)	本剤の血中濃度が上昇することがある。また，腎障害等の副作用があらわれやすくなるので併用しないこと。	本剤の代謝が阻害されること及び副作用が相互に増強されると考えられる。
ピタバスタチン (リバロ) ロスバスタチン (クレストール)	これらの薬剤の血中濃度が上昇し，副作用の発現頻度が増加するおそれがある。また，横紋筋融解症等の重篤な副作用が発現するおそれがある。	本剤により，これらの薬剤の血漿中の濃度が上昇(ピタバスタチン：Cmax6.6 倍，AUC4.6 倍，ロスバスタチン：Cmax10.6 倍，AUC7.1 倍)する。
ボセンタン (トラクリア)	ボセンタンの血中濃度が急激に上昇したとの報告があり，副作用が発現するおそれがある。また，本剤の血中濃度が約 50%低下したとの報告がある。	本剤が，ボセンタンの CYP3A4 による代謝を阻害すること及び輸送蛋白質を阻害し肝細胞への取り込みを阻害することにより，ボセンタンの血中濃度が上昇すると考えられる。また，ボセンタンは CYP3A4 を誘導するため，本剤の代謝が促進され，血中濃度が低下すると考えられる。
アリスキレン (ラジレス)	アリスキレンの血中濃度が上昇するおそれがある。空腹時の併用投与によりアリスキレンの Cmax が約 2.5 倍，AUC が約 5 倍に上昇した。	本剤の P 糖蛋白阻害によりアリスキレンの P 糖蛋白を介した排出が抑制されると考えられる。

サントニン(日本新薬)原末　規格：1g[251.4円/g]

サントニン　日本新薬　642

【効 能 効 果】

回虫の駆除

【対応標準病名】

◎	回虫症
△	イヌ回虫症　ネコ回虫症

用法用量

サントニンとして，通常下記用量を 1 日 2 回空腹時，あるいは就寝前 1 回及び翌朝 1 回経口投与する。

年齢区分	1 回用量
6 歳未満	20mg
6 歳以上 12 歳未満	40～80mg
12 歳以上	100mg

禁忌　肝障害のある患者

併用禁忌

薬剤名等	臨床症状・措置方法	機序・危険因子
油性下剤 ヒマシ油 加香ヒマシ油	本剤の中毒症状(感覚異常，頭痛，悪心，腹痛等)があらわれることがある。	本剤の吸収が促進される。

サンリズムカプセル25mg　規格：25mg1カプセル[48.7円/カプセル]
サンリズムカプセル50mg　規格：50mg1カプセル[82.1円/カプセル]
ピルシカイニド塩酸塩水和物　第一三共　212

【効 能 効 果】

下記の状態で他の抗不整脈薬が使用できないか，又は無効の場合
頻脈性不整脈

【対応標準病名】

◎	頻脈症	頻脈性不整脈	不整脈
○	異所性拍動	期外収縮	期外収縮性不整脈
	上室期外収縮	心室期外収縮	心室性二段脈
	多源性心室期外収縮	多発性期外収縮	洞頻脈
	トルサードドポアント	頻拍症	
△	QT 延長症候群	QT 短縮症候群	異所性心室調律
	異所性心房調律	異所性調律	一過性心室細動
	遺伝性 QT 延長症候群	呼吸性不整脈	三段脈
	徐脈頻脈症候群	心室細動	心室粗動
	心拍異常	心房期外収縮	心房静止
	洞不整脈	特発性 QT 延長症候群	二次性 QT 延長症候群
	副収縮	ブルガダ症候群	房室接合部期外収縮
	薬物性 QT 延長症候群		
※	適応外使用可 原則として，「ピルシカイニド塩酸塩水和物【内服薬】」を「現行の適応症について小児」に対して「2mg/kg/日を1日3回に分けて」処方した場合，当該使用事例を審査上認める。		

用法用量　通常，成人にはピルシカイニド塩酸塩水和物として，1日150mgを3回に分けて経口投与する。
なお，年齢，症状により適宜増減するが，重症又は効果不十分な場合には，1日225mgまで増量できる。

用法用量に関連する使用上の注意　腎機能障害のある患者に対しては，投与量を減量するか，投与間隔をあけて使用すること。特に，透析を必要とする腎不全患者では，1日25mgから投与を開始するなど，患者の状態を観察しながら慎重に投与すること。

禁忌
(1)うっ血性心不全のある患者
(2)高度の房室ブロック，高度の洞房ブロックのある患者

塩酸ピルジカイニドカプセル25mg「タイヨー」：テバ製薬　25mg1カプセル[28.1円/カプセル]，塩酸ピルジカイニドカプセル50mg「タイヨー」：テバ製薬　50mg1カプセル[46.8円/カプセル]，ピルシカイニド塩酸塩カプセル25mg「TCK」：辰巳化学　25mg1カプセル[23.3円/カプセル]，ピルシカイニド塩酸塩カプセル25mg「サワイ」：沢井　25mg1カプセル[28.1円/カプセル]，ピルシカイニド塩酸塩カプセル25mg「タナベ」：田辺三菱　25mg1カプセル[23.3円/カプセル]，ピルシカイニド塩酸塩カプセル25mg「トーワ」：東和　25mg1カプセル[23.3円/カプセル]，ピルシカイニド塩酸塩カプセル25mg「日医工」：日医工　25mg1カプセル[28.1円/カプセル]，ピルシカイニド塩酸塩カプセル50mg「TCK」：辰巳化学　50mg1カプセル[35.7円/カプセル]，ピルシカイニド塩酸塩カプセル50mg「サワイ」：沢井　50mg1カプセル[46.8円/カプセル]，ピルシカイニド塩酸塩カプセル50mg「タナベ」：田辺三菱　50mg1カプセル[35.7円/カプセル]，ピルシカイニド塩酸塩カプセル50mg「トーワ」：東和　50mg1カプセル[46.8円/カプセル]，ピルシカイニド塩酸塩カプセル50mg「日医工」：日医工　50mg1カプセル[46.8円/カプセル]，ピルジカイニド塩酸塩錠25mg「三和」：三和化学　25mg1錠[28.1円/錠]，ピルジカイニド塩酸塩錠50mg「三和」：三和化学　50mg1錠[46.8円/錠]，リズムサットカプセル25mg：長生堂　25mg1カプセル[23.3円/カプセル]，リズムサットカプセル50mg：長生堂　50mg1カプセル[35.7円/カプセル]

ジアスターゼ「ホエイ」　規格：10g[2.99円/g]
ジアスターゼ　マイラン製薬　233

【効 能 効 果】

主として炭水化物の消化異常症状の改善

【対応標準病名】

◎	消化不良症		
○	機能性ディスペプシア	急性消化不良症	消化不良性下痢
	ディスペプシア	乳幼児胃腸障害	

用法用量　通常，成人にはジアスターゼとして，1回0.3～0.5gを1日3回食後に経口投与する。
なお，年齢，症状により適宜増減する。

禁忌　本剤に対し過敏症の既往歴のある患者

ジアスターゼ：小堺[2.85円/g]，ジアスターゼ：東洋製化[3.35円/g]，ジアスターゼ「ケンエー」：健栄[2.99円/g]，ジアスターゼ原末「マルイシ」：丸石[2.99円/g]，ジアスターゼ「三恵」：三恵薬品[2.46円/g]，ジアスターゼシオエ：シオエ[2.99円/g]，ジアスターゼ「日医工」：日医工[2.85円/g]，ジアスターゼ「ニッコー」：日興[2.99円/g]，ジアスターゼ「ヤマゼン」M：山善[2.69円/g]，ジアスターゼ「ヨシダ」：吉田[2.99円/g]

ジアゾキシドカプセル25mg「MSD」
規格：25mg1カプセル[259円/カプセル]
ジアゾキシド　MSD　399

【効 能 効 果】

高インスリン血性低血糖症

【対応標準病名】

◎	高インスリン血症	低血糖	
○	夜間低血糖症		
△	異所性 GHRH 産生腫瘍	インスリン異常症	インスリン分泌異常症
	低血糖発作		

効能効果に関連する使用上の注意
(1)本剤は，日本小児内分泌学会の診断と治療ガイドライン等を参考に，高インスリン血性低血糖症と確定診断が行われた場合にのみ投与すること。
(2)重症低血糖によって引き起こされる中枢神経症状に対する有効性は認められていない。

用法用量
1歳以上の幼小児及び成人：通常，ジアゾキシドとして1日3～8mg/kgを2，3回に分割し，8あるいは12時間ごとに経口投与する。ただし，投与開始時は1日3～5mg/kgを2，3回に分割投与する。
1歳未満の乳児：通常，ジアゾキシドとして1日8～15mg/kgを2,3回に分割し,8あるいは12時間ごとに経口投与する。ただし，投与開始時は1日5～10mg/kgを2，3回に分割投与する。
なお，いずれの場合も，血糖値に応じて適宜増減するが，1日最大投与量は20mg/kgまでとする。

用法用量に関連する使用上の注意
(1)本剤による治療の開始にあたっては患者を臨床的に注意深く観察し，投与開始後は患者の状態が十分に安定するまで，臨床症状及び血糖値を慎重にモニタリングすること。通常は投与開始後数日で血糖値が安定する。
(2)本剤の用量は，患者の低血糖状態の重症度，血糖値及び臨床症

状に基づき，最も少ない用量で効果が認められるよう，個別に調整すること。
(3)乳幼児においては，正確な用量を投与するよう特に注意すること。
(4)腎障害患者では，本剤の血漿中半減期が延長する可能性があるので，投与量の減量を考慮すること。
(5)2～3週間治療を続けても効果が認められない場合には，投与を中止すること。
(6)本剤による治療により低血糖症が改善し，その後再燃を認めない場合は，一過性高インスリン血性低血糖症の可能性があるので，本剤による治療の中止を考慮すること。

禁忌　本剤の成分又はチアジド系利尿剤に対して過敏症の既往のある患者

シアナマイド内用液1%「タナベ」　規格：1%1mL[8円/mL]
シアナミド　田辺三菱　393

【効能効果】

慢性アルコール中毒及び過飲酒者に対する抗酒療法

【対応標準病名】

◎	アルコール依存症
○	アルコール性遅発性パーソナリティ障害
△	アルコール乱用

用法用量　断酒療法として用いる場合には，シアナミドとして，通常1日50～200mg(1%溶液として5～20mL)を1～2回に分割経口投与する。
本剤を1週間投与した後に通常実施する飲酒試験の場合には，患者の平常の飲酒量の十分の一以下の酒量を飲ませる。飲酒試験の結果発現する症状の程度により，本剤の用量を調整し，維持量を決める。
節酒療法の目的で用いる場合には，飲酒者のそれまでの飲酒量によっても異なるが，酒量を清酒で180mL前後，ビールで600mL前後程度に抑えるには，通常シアナミドとして15～60mg(1%溶液として1.5～6mL)を1日1回経口投与する。飲酒抑制効果の持続するものには隔日に投与してもよい。

禁忌
(1)重篤な心障害のある患者
(2)重篤な肝障害のある患者
(3)重篤な腎障害のある患者
(4)重篤な呼吸器疾患のある患者
(5)アルコールを含む医薬品(エリキシル剤，薬用酒等)を投与中の患者
(6)妊婦又は妊娠している可能性のある婦人

併用禁忌

薬剤名等	臨床症状・措置方法	機序・危険因子
アルコールを含む医薬品(エリキシル剤，薬用酒等)	急性アルコール中毒症状(顔面潮紅，血圧下降，悪心，頻脈，めまい，呼吸困難，視力低下)があらわれる。	シアナミド－アルコール反応を起こすことがある。シアナミドはアルデヒドデヒドロゲナーゼを阻害し，肝でのエタノール代謝を抑制し，アセトアルデヒドを蓄積する。

ジアノイナミン錠10mg　規格：10mg1錠[5円/錠]
チアミンジスルフィド　鶴原　312

【効能効果】

(1)ビタミンB_1欠乏症の予防及び治療
(2)ビタミンB_1の需要が増大し食事からの摂取が不十分な際の補給(消耗性疾患，甲状腺機能亢進症，妊産婦，授乳婦，激しい肉体労働時など)
(3)ウェルニッケ脳炎
(4)脚気衝心
(5)下記疾患のうちビタミンB_1の欠乏または代謝障害が関与すると推定される場合
神経痛，筋肉痛・関節痛，末梢神経炎・末梢神経麻痺，便秘などの胃腸運動機能障害，術後腸管麻痺
(神経痛，筋肉痛・関節痛，末梢神経炎・末梢神経麻痺，便秘などの胃腸運動機能障害，術後腸管麻痺については効果がないのに月余にわたって漫然と使用しないこと)

【対応標準病名】

◎	胃腸運動機能障害	ウェルニッケ脳症	脚気心
	関節痛	筋肉痛	甲状腺機能亢進症
	神経痛	腸麻痺	ビタミンB1欠乏症
	便秘症	末梢神経炎	末梢神経障害
○	異所性中毒性甲状腺腫	脚気	脚気症候群
	脚気神経炎	乾性脚気	グレーブス病
	痙性イレウス	甲状腺眼症	甲状腺機能正常型グレーブス病
	甲状腺クリーゼ	甲状腺中毒性昏睡	産後脚気
	湿性脚気	小腸麻痺	人為的甲状腺中毒症
	大腸麻痺	中毒性甲状腺腫	中毒性多結節性甲状腺腫
	中毒性単結節性甲状腺腫	バセドウ病	バセドウ病眼症
	バセドウ病術後再発	びまん性中毒性甲状腺腫	プランマー病
	麻痺性イレウス	肋間神経痛	
△あ	MP関節痛	亜イレウス	亜急性連合性脊髄変性症
	アルコール性多発ニューロパチー	胃うっ血	胃運動機能障害
	胃運動亢進症	胃液欠乏	胃液分泌過多
	胃拡張	胃下垂	胃機能亢進
	胃狭窄	胃痙攣	胃軸捻症
	胃十二指腸嵌頓	胃腫瘤	胃切除後癒着
	胃腸機能異常	胃腸機能減退	胃腸虚弱
	一過性甲状腺機能亢進症	胃粘膜過形成	胃粘膜下腫瘤
	胃のう胞	胃壁軟化症	イレウス
か	腋窩部痛	炎症性大網癒着	外傷性肩不安定症
	顎関節痛	過酸症	下肢関節痛
	下肢筋肉痛	下肢神経痛	下垂体性TSH分泌亢進症
	下垂体性甲状腺機能亢進症	下腿関節痛	下腿三頭筋痛
	下腿神経炎	肩関節痛症	偽性イレウス
	偽性甲状腺機能亢進症	偽性股関節痛	機能性嘔吐
	機能性便秘症	急性胃腸障害	急性胃粘膜病変
	胸鎖関節痛	胸鎖乳突筋痛	胸背部筋肉痛
	胸部筋肉痛	胸腹部筋痛	胸壁神経痛
	挙上空腸狭窄	頚肩部筋肉痛	痙性胃炎
	頚部筋肉痛	頚部神経痛	痙攣性便秘
	結腸アトニー	肩甲上神経痛	肩甲部筋肉痛
	肩鎖関節痛	原発性甲状腺機能亢進症	肩部筋痛
	甲状腺中毒症	甲状腺中毒症性関節障害	甲状腺中毒症性筋無力症候群
	甲状腺中毒症性心筋症	甲状腺中毒性眼球突出症	甲状腺中毒性四肢麻痺
	甲状腺中毒性周期性四肢麻痺	甲状腺中毒性心不全	甲状腺中毒性ミオパチー
	後頭下神経痛	後頭神経痛	後頭部神経痛
	項背部筋痛	項部筋肉痛	項部神経痛
さ	股関節痛	弛緩性便秘症	趾関節痛
	四肢神経痛	膝窩部痛	膝関節痛
	習慣性便秘	重症便秘症	十二指腸腫瘤
	手関節痛	手指関節痛	手指神経炎
	術後便秘	上肢筋肉痛	上肢神経痛
	上腕筋肉痛	上腕三頭筋痛	上腕神経痛
	上腕二頭筋痛	食事性便秘	神経炎

	スルーダー神経痛	脊椎関節痛	線維筋痛症
	仙腸関節痛	前腕筋肉痛	前腕神経痛
	僧帽筋痛	足関節痛	側頭部神経痛
た	大腿筋痛	大腿神経痛	大腸機能障害
	大腸ジスキネジア	多発性関節痛	多発性筋肉痛
	多発性神経炎	多発性神経障害	多発性神経痛
	多発ニューロパチー	単純性便秘	肘関節痛
	中指関節痛	腸アトニー	腸管運動障害
	腸管麻痺性便秘	腸機能障害	腸ジスキネジア
	直腸性便秘	低酸症	殿部筋肉痛
	頭部筋肉痛	頭部神経痛	特発性神経痛
は	二次性甲状腺機能亢進症	乳幼児便秘	背部筋肉痛
	背部神経痛	反復性多発性神経炎	肥厚性幽門狭窄症
	腓腹筋痛	腹壁筋痛	腹壁神経痛
	糞便性イレウス	ペラグラ性脳症	便通異常
ま	母指 MP 関節痛	母趾関節痛	慢性神経痛
や	無酸症	薬物胃障害	腰筋痛症
ら	腰背筋痛症	腰皮神経痛	肋間筋肉痛

用法用量　通常成人1回1錠1日1～3回経口投与する。なお，年齢・症状により適宜増減する。

禁忌　本剤に対し過敏症の既往歴のある患者

シアリス錠5mg　規格：－[－]
シアリス錠10mg　規格：－[－]
シアリス錠20mg　規格：－[－]
タダラフィル　日本イーライリリー　259

【効 能 効 果】

勃起不全(満足な性行為を行うに十分な勃起とその維持が出来ない患者)

【対応標準病名】

◎	勃起不全	
○	性機能低下	性交不能症
△	性器反応不全	

用法用量　通常，成人には1日1回タダラフィルとして10mgを性行為の約1時間前に経口投与する。10mgの投与で十分な効果が得られず，忍容性が良好と判断された器質性又は混合型勃起不全患者に対しては，20mgに増量することができる。軽度又は中等度の肝障害のある患者では10mgを超えないこと。なお，いずれの場合も1日の投与は1回とし，投与間隔は24時間以上とすること。

中等度又は重度の腎障害のある患者では，5mgから開始し，投与間隔は24時間以上とすること。なお，中等度の腎障害のある患者では最高用量は10mgを超えないこととし，10mgを投与する場合には投与間隔を48時間以上とすること。重度の腎障害のある患者では5mgを超えないこと。

警告

(1)本剤と硝酸剤又は一酸化窒素(NO)供与剤(ニトログリセリン，亜硝酸アミル，硝酸イソソルビド等)との併用により降圧作用が増強し，過度に血圧を下降させることがあるので，本剤投与の前に，硝酸剤又は一酸化窒素(NO)供与剤が投与されていないことを十分確認し，本剤投与中及び投与後においても硝酸剤又は一酸化窒素(NO)供与剤が投与されないよう十分注意すること。

(2)死亡例を含む心筋梗塞等の重篤な心血管系等の有害事象が報告されているので，本剤投与の前に，心血管系障害の有無等を十分確認すること。

禁忌

(1)本剤の成分に対し過敏症の既往歴のある患者

(2)硝酸剤又は一酸化窒素(NO)供与剤(ニトログリセリン，亜硝酸アミル，硝酸イソソルビド等)を投与中の患者

(3)可溶性グアニル酸シクラーゼ(sGC)刺激剤(リオシグアト)を投与中の患者

(4)心血管系障害を有するなど性行為が不適当と考えられる患者

(5)不安定狭心症のある患者又は性交中に狭心症を発現したことのある患者

(6)コントロール不良の不整脈，低血圧(血圧＜90/50mmHg)又はコントロール不良の高血圧(安静時血圧＞170/100mmHg)のある患者

(7)心筋梗塞の既往歴が最近3ヵ月以内にある患者

(8)脳梗塞・脳出血の既往歴が最近6ヵ月以内にある患者

(9)重度の肝障害のある患者

(10)網膜色素変性症患者

併用禁忌

薬剤名等	臨床症状・措置方法	機序・危険因子
硝酸剤及びNO供与剤 ニトログリセリン 亜硝酸アミル 硝酸イソソルビド等	併用により，降圧作用を増強するとの報告がある。	NOはcGMPの産生を刺激し，一方，本剤はcGMPの分解を抑制することから，両剤の併用によりcGMPの増大を介するNOの降圧作用が増強する。
sGC刺激剤 リオシグアト(アデムパス)	併用により，血圧低下を起こすおそれがある。	併用により，細胞内cGMP濃度が増加し，全身血圧に相加的な影響を及ぼすおそれがある。

ジェイゾロフトOD錠25mg　規格：25mg1錠[101.3円/錠]
ジェイゾロフトOD錠50mg　規格：50mg1錠[175.9円/錠]
ジェイゾロフトOD錠100mg　規格：100mg1錠[305.4円/錠]
ジェイゾロフト錠25mg　規格：25mg1錠[101.3円/錠]
ジェイゾロフト錠50mg　規格：50mg1錠[175.9円/錠]
ジェイゾロフト錠100mg　規格：100mg1錠[305.4円/錠]
塩酸セルトラリン　ファイザー　117

【効 能 効 果】

うつ病・うつ状態，パニック障害

【対応標準病名】

◎	うつ状態	うつ病	パニック障害
○	うつ病型統合失調感情障害	延髄性うつ病	外傷後遺症性うつ病
	仮面うつ病	寛解中の反復性うつ病性障害	感染症後うつ病
	器質性うつ病性障害	軽症うつ病エピソード	軽症反復性うつ病性障害
	混合性不安抑うつ障害	産褥期うつ状態	思春期うつ病
	循環型躁うつ病	心気性うつ病	神経症性抑うつ状態
	精神病症状を伴う重症うつ病エピソード	精神病症状を伴わない重症うつ病エピソード	躁うつ病
	双極性感情障害・軽症のうつ病エピソード	双極性感情障害・精神病症状を伴う重症うつ病エピソード	双極性感情障害・精神病症状を伴わない重症うつ病エピソード
	双極性感情障害・中等症のうつ病エピソード	退行期うつ病	単極性うつ病
	単発反応性うつ病	中等症うつ病エピソード	中等症反復性うつ病性障害
	動脈硬化性うつ病	内因性うつ病	破局発作状態
	パニック発作	反応性うつ病	反復心因性うつ病
	反復性うつ病	反復性心因性抑うつ精神病	反復性精神病性うつ病
	反復性躁病エピソード	反復性短期うつ病エピソード	非定型うつ病
	不安うつ病	不安緊張状態	抑うつ神経症
	抑うつ性パーソナリティ障害	老年期うつ病	老年期認知症抑うつ型
△	2型双極性障害	器質性気分障害	器質性混合性感情障害
	器質性双極性障害	器質性躁病性障害	気分変調症
	原発性認知症	周期性精神病	初老期精神病
	初老期認知症	初老期妄想状態	全般性不安障害
	挿間性発作性不安	双極性感情障害	単極性躁病

二次性認知症	認知症	反復性気分障害
不安障害	不安神経症	不安ヒステリー
老年期認知症	老年期認知症妄想型	老年期妄想状態
老年精神病		

効能効果に関連する使用上の注意

(1)抗うつ剤の投与により，24 歳以下の患者で，自殺念慮，自殺企図のリスクが増加するとの報告があるため，本剤の投与にあたっては，リスクとベネフィットを考慮すること。

(2)海外で実施された 6～17 歳の大うつ病性障害患者を対象としたプラセボ対照臨床試験において有効性が確認できなかったとの報告がある。本剤を 18 歳未満の大うつ病性障害患者に投与する際には適応を慎重に検討すること。

用法用量　通常，成人にはセルトラリンとして 1 日 25mg を初期用量とし，1 日 100mg まで漸増し，1 日 1 回経口投与する。なお，年齢，症状により 1 日 100mg を超えない範囲で適宜増減する。

用法用量に関連する使用上の注意

本剤の投与量は，予測される効果を十分に考慮し，必要最小限となるよう，患者ごとに慎重に観察しながら調節すること。

〔ジェイゾロフト OD 錠のみ〕：本剤は口腔内で崩壊するが，口腔粘膜から吸収されることはないため，唾液又は水で飲み込むこと。

禁忌

(1)本剤の成分に対し過敏症の既往歴のある患者

(2) MAO 阻害剤を投与中あるいは投与中止後 14 日間以内の患者

(3)ピモジドを投与中の患者

併用禁忌

薬剤名等	臨床症状・措置方法	機序・危険因子
MAO 阻害剤 セレギリン塩酸塩（エフピー）	発汗，不穏，全身痙攣，異常高熱，昏睡等の症状があらわれることがある。なお，MAO 阻害剤の投与を受けた患者に本剤を投与する場合，また本剤投与後に MAO 阻害剤を投与する場合には，14 日間以上の間隔をおくこと。	セロトニンの分解が阻害され，脳内セロトニン濃度が高まると考えられる。
ピモジド（オーラップ）	ピモジドとの併用により，ピモジドの AUC 及び Cmax がそれぞれ 1.4 倍増加したとの報告がある。ピモジドは QT 延長を引き起こすことがあるので本剤と併用しないこと。	機序不明

ジェニナック錠200mg　規格：200mg1錠［241.4円/錠］

メシル酸ガレノキサシン水和物　富山化学　624

【効能効果】

〈適応菌種〉ガレノキサシンに感性のブドウ球菌属，レンサ球菌属，肺炎球菌（ペニシリン耐性肺炎球菌を含む），モラクセラ（ブランハメラ）・カタラーリス，大腸菌，クレブシエラ属，エンテロバクター属，インフルエンザ菌，レジオネラ・ニューモフィラ，肺炎クラミジア（クラミジア・ニューモニエ），肺炎マイコプラズマ（マイコプラズマ・ニューモニエ）

〈適応症〉咽頭・喉頭炎，扁桃炎（扁桃周囲炎，扁桃周囲膿瘍を含む），急性気管支炎，肺炎，慢性呼吸器病変の二次感染，中耳炎，副鼻腔炎

(1)肺炎球菌には多剤耐性肺炎球菌を含む。

(2)耐性菌を含む〈適応菌種〉の詳細は，「臨床成績」，「薬効薬理」の項を参照すること。

【対応標準病名】

◎	咽頭炎	咽頭喉頭炎	急性気管支炎
	喉頭炎	中耳炎	肺炎
	副鼻腔炎	扁桃炎	扁桃周囲炎
	扁桃周囲膿瘍		
○	亜急性気管支炎	咽頭気管炎	咽頭チフス
	咽頭扁桃炎	インフルエンザ菌気管支炎	インフルエンザ菌喉頭炎
	インフルエンザ菌性咽頭炎	インフルエンザ菌性喉頭気管炎	壊疽性咽頭炎
	壊疽性扁桃周囲炎	外傷性穿孔性中耳炎	外傷性中耳炎
	潰瘍性咽頭炎	下咽頭炎	化膿性喉頭炎
	化膿性中耳炎	化膿性副鼻腔炎	化膿性扁桃周囲炎
	感染性咽頭炎	感染性喉頭気管炎	乾酪性副鼻腔炎
	気管支肺炎	偽膜性喉頭炎	急性アデノイド咽頭炎
	急性アデノイド扁桃炎	急性咽頭炎	急性咽頭喉頭炎
	急性壊疽性喉頭炎	急性壊疽性扁桃炎	急性潰瘍性喉頭炎
	急性潰瘍性扁桃炎	急性化膿性咽頭炎	急性化膿性中耳炎
	急性化膿性扁桃炎	急性気管気管支炎	急性喉頭炎
	急性喉頭気管炎	急性喉頭気管気管支炎	急性声帯炎
	急性声門下喉頭炎	急性腺窩性扁桃炎	急性中耳炎
	急性肺炎	急性反復性気管支炎	急性浮腫性喉頭炎
	急性扁桃炎	グラデニーゴ症候群	口腔上顎洞瘻
	喉頭周囲炎	再発性中耳炎	篩骨洞炎
	歯性上顎洞炎	歯性副鼻腔炎	歯性扁桃周囲膿瘍
	習慣性アンギナ	習慣性扁桃炎	出血性中耳炎
	術後性中耳炎	術後性慢性中耳炎	上咽頭炎
	上顎洞炎	上鼓室化膿症	滲出性気管支炎
	水疱性咽頭炎	水疱性中耳炎	舌扁桃炎
	腺窩性アンギナ	穿孔性中耳炎	前頭洞炎
	大葉性肺炎	単純性中耳炎	蝶形骨洞炎
	肺炎球菌性咽頭炎	肺炎球菌性気管支炎	敗血症性肺炎
	汎副鼻腔炎	非定型肺炎	びまん性肺炎
	ぶどう球菌性咽頭炎	ぶどう球菌性扁桃炎	扁桃膿瘍
	蜂窩織炎性アンギナ	慢性咽喉頭炎	慢性化膿性穿孔性中耳炎
	慢性化膿性中耳炎	慢性耳管鼓室化膿性中耳炎	慢性上鼓室乳突洞化膿性中耳炎
	慢性穿孔性中耳炎	慢性中耳炎	慢性中耳炎急性増悪
	慢性中耳炎後遺症	慢性中耳炎術後再燃	慢性副鼻腔炎
	慢性副鼻腔炎急性増悪	慢性副鼻腔膿瘍	良性慢性化膿性中耳炎
	連鎖球菌気管支炎	連鎖球菌性アンギナ	連鎖球菌性咽頭炎
	連鎖球菌性喉頭炎	連鎖球菌性喉頭気管炎	連鎖球菌性扁桃炎
	老人性肺炎		
△	RS ウイルス気管支炎	アレルギー性副鼻腔炎	アンギナ
	咽頭痛	ウイルス性咽頭炎	ウイルス性気管支炎
	ウイルス性扁桃炎	エコーウイルス気管支炎	カタル性咽頭炎
	偽膜性咽頭炎	偽膜性気管支炎	偽膜性扁桃炎
	胸膜肺炎	クラミジア肺炎	クループ性気管支炎
	結核性中耳炎	好酸球性中耳炎	好酸球性副鼻腔炎
	コクサッキーウイルス気管支炎	鼓室内水腫	小児肺炎
	小児副鼻腔炎	新生児中耳炎	中耳炎性顔面神経麻痺
	沈下性肺炎	陳旧性中耳炎	乳児肺炎
	敗血症性咽頭炎	敗血症性気管支炎	パラインフルエンザウイルス気管支炎
	副鼻腔真菌症	閉塞性肺炎	扁桃性アンギナ
	扁桃チフス	マイコプラズマ気管支炎	膜性咽頭炎
	慢性扁桃炎	無熱性肺炎	ライノウイルス気管支炎
	淋菌性咽頭炎		

用法用量　通常，成人においてガレノキサシンとして，1 回 400mg を 1 日 1 回経口投与する。

用法用量に関連する使用上の注意

(1)本剤の使用にあたっては，耐性菌の発現等を防ぐため，原則として感受性を確認し，疾病の治療上必要な最小限の期間の投与にとどめること。

(2)低体重（40kg 未満）の患者でかつ透析等を受けていない高度の腎機能障害（Ccr30mL/min 未満）の患者への投与は，低用量（200mg）を用いることが望ましい。

禁忌
(1)本剤の成分又は他のキノロン系抗菌剤に対し過敏症の既往歴のある患者
(2)妊婦又は妊娠している可能性のある婦人
(3)小児等

シーエルセントリ錠150mg　規格：150mg1錠[2343.9円/錠]
マラビロク　ヴィーブ　625

【効能効果】

CCR5指向性HIV-1感染症

【対応標準病名】

◎	HIV－1感染症		
○	AIDS	AIDS関連症候群	HIV感染
	HIV感染症	後天性免疫不全症候群	新生児HIV感染症
△	HIV－2感染症		

効能効果に関連する使用上の注意
(1)本剤による治療にあたっては，指向性検査を実施すること。
(2)CXCR4指向性HIV-1感染患者，CCR5/CXCR4二重又は混合指向性HIV-1感染患者には，投与しないこと。なお，急性期及び無症候期の患者では主にCCR5指向性ウイルスが検出されるが，進行したHIV-1感染症ではCXCR4指向性及び二重/混合指向性ウイルスが検出される患者の割合が増加することが知られている。
(3)小児HIV-1感染症に対しては，本剤投与による有効性及び安全性が確立していない。

用法用量　通常，成人にはマラビロクとして1回300mgを1日2回経口投与する。なお，投与に際しては必ず他の抗HIV薬を併用し，併用薬に応じて適宜増減すること。本剤は，食事の有無にかかわらず投与できる。

用法用量に関連する使用上の注意
(1)CYP3A阻害剤又はCYP3A誘導剤と併用する場合には，下表を参照し，本剤の用量調整を行うこと。

併用薬	本剤の用量
以下の強力なCYP3A阻害剤(CYP3A誘導剤の有無を問わない)： プロテアーゼ阻害剤(tipranavir/リトナビルを除く) テラプレビル デラビルジン イトラコナゾール，ケトコナゾール，クラリスロマイシン その他の強力なCYP3A阻害剤(nefazodone，テリスロマイシン等)	150mg1日2回
tipranavir/リトナビル，ネビラピン，ラルテグラビル，あらゆるNRTI及びenfuvirtide等のその他の併用薬	300mg1日2回
以下の強力なCYP3A誘導剤(強力なCYP3A阻害剤の併用なし)： エファビレンツ，エトラビリン リファンピシン カルバマゼピン，フェノバルビタール，フェニトイン 等	600mg1日2回

(2)1回300mg，1日2回を上回る用法用量での有効性及び安全性は確立していない。
(3)腎機能障害(CLcr＜80mL/min)があり，強力なCYP3A4阻害剤を投与している患者では，腎機能の低下に応じて，次の投与間隔及び投与量を目安に投与すること。ただし，これらの投与間隔の調節に対する有効性及び安全性は確立されていないため，患者の臨床症状等を十分に観察すること。(外国人のデータに基づく)

併用薬	クレアチニンクリアランス＜80mL/min
強力なCYP3A4阻害剤を併用しない時又はtipranavir/リトナビル併用時	投与間隔の調節は必要ない(300mgを12時間毎)
ホスアンプレナビル/リトナビル併用時	150mgを12時間毎
強力なCYP3A4阻害剤の併用時： サキナビル/リトナビル併用時 ロピナビル/リトナビル，ダルナビル/リトナビル，アタザナビル/リトナビル，ケトコナゾール等	150mgを24時間毎

(4)併用する抗HIV薬の用法用量に関する情報は，それらの薬剤の添付文書を参照すること。

禁忌　本剤の成分に対し過敏症の既往歴のある患者

ジオトリフ錠20mg　規格：20mg1錠[5840.7円/錠]
ジオトリフ錠30mg　規格：30mg1錠[8547.4円/錠]
ジオトリフ錠40mg　規格：40mg1錠[11198.5円/錠]
ジオトリフ錠50mg　規格：50mg1錠[12760円/錠]
アファチニブマレイン酸塩　日本ベーリンガー　429

【効能効果】

*EGFR*遺伝子変異陽性の手術不能又は再発非小細胞肺癌

【対応標準病名】

◎	EGFR遺伝子変異陽性非小細胞肺癌		
○	下葉非小細胞肺癌	上葉非小細胞肺癌	中葉非小細胞肺癌
	肺門部非小細胞癌	非小細胞肺癌	

効能効果に関連する使用上の注意
(1)*EGFR*遺伝子変異検査を実施すること。*EGFR*遺伝子変異不明例の扱い等を含めて，本剤を投与する際は，日本肺癌学会の「肺癌診療ガイドライン」等の最新の情報を参考に行うこと。
(2)本剤の術後補助化学療法における有効性及び安全性は確立していない。
(3)がん化学療法歴等について，「臨床成績」の項の内容を熟知し，本剤の有効性及び安全性を十分に理解した上で適応患者の選択を行うこと。

用法用量　通常，成人にはアファチニブとして1日1回40mgを空腹時に経口投与する。
なお，患者の状態により適宜増減するが，1日1回50mgまで増量できる。

用法用量に関連する使用上の注意
(1)副作用が発現した場合は，症状，重症度等に応じて，以下の基準を考慮し，休薬，減量又は中止すること。

副作用のグレード注1)	休薬及び減量基準
グレード1又は2	同一投与量を継続
グレード2(症状が持続的注2)又は忍容できない場合)若しくはグレード3以上	症状がグレード1以下に回復するまで休薬する。回復後は休薬前の投与量から10mg減量して再開する注3)，4)。

注1)グレードはNCI-CTCAE　3.0版による。
注2)48時間を超える下痢又は7日間を超える皮膚障害
注3)1日1回20mg投与で忍容性が認められない場合は，投与中止を考慮すること。
注4)一旦減量した後は，増量を行わないこと。
(2)1日1回40mgで3週間以上投与し，下痢，皮膚障害，口内炎及びその他のグレード2以上の副作用が認められない場合は1日1回50mgに増量してもよい。
(3)食後に本剤を投与した場合，CmaxおよびAUCが低下するとの報告がある。食事の影響を避けるため食事の1時間前から食後3時間までの間の服用は避けること。
(4)他の抗悪性腫瘍剤との併用について，有効性及び安全性は確立していない。

警告
(1)本剤は，緊急時に十分に対応できる医療施設において，がん化学療法に十分な知識・経験を持つ医師のもとで，添付文書を参照して，適切と判断される症例についてのみ投与すること。また，治療開始に先立ち，患者又はその家族に本剤の有効性及び危険性(特に，間質性肺疾患の初期症状，服用中の注意事項，死亡に至った症例があること等に関する情報)を十分に説明し，同意を得てから投与すること。

(2)本剤の投与により間質性肺疾患があらわれ，死亡に至った症例が報告されているので，初期症状(呼吸困難，咳嗽，発熱等)の確認及び定期的な胸部画像検査の実施等，観察を十分に行うこと。異常が認められた場合には投与を中止し，適切な処置を行うこと。また，治療初期は入院又はそれに準ずる管理の下で，間質性肺疾患等の重篤な副作用発現に関する観察を十分に行うこと。

禁忌　本剤の成分に対し過敏症の既往歴のある患者

シグマート錠2.5mg　規格：2.5mg1錠[15.1円/錠]
シグマート錠5mg　規格：5mg1錠[23.2円/錠]
ニコランジル　中外　217

【効能効果】
狭心症

【対応標準病名】

◎	狭心症		
○	安静時狭心症	安定狭心症	異型狭心症
	冠攣縮性狭心症	狭心症3枝病変	初発労作型狭心症
	増悪労作型狭心症	不安定狭心症	夜間狭心症
	労作時兼安静時狭心症	労作性狭心症	
△	微小血管性狭心症		

用法用量　ニコランジルとして，通常，成人1日量15mgを3回に分割経口投与する。なお，症状により適宜増減する。

禁忌　ホスホジエステラーゼ5阻害作用を有する薬剤(シルデナフィルクエン酸塩，バルデナフィル塩酸塩水和物，タダラフィル)又はグアニル酸シクラーゼ刺激作用を有する薬剤(リオシグアト)を投与中の患者

併用禁忌

薬剤名等	臨床症状・措置方法	機序・危険因子
ホスホジエステラーゼ5阻害作用を有する薬剤 シルデナフィルクエン酸塩 (バイアグラ，レバチオ) バルデナフィル塩酸塩水和物 (レビトラ) タダラフィル (シアリス，アドシルカ，ザルティア)	併用により，降圧作用が増強することがある。	本剤はcGMPの産生を促進し，一方，ホスホジエステラーゼ5阻害作用を有する薬剤はcGMPの分解を抑制することから，両剤の併用によりcGMPの増大を介する本剤の降圧作用が増強する。
グアニル酸シクラーゼ刺激作用を有する薬剤 リオシグアト (アデムパス)		本剤とグアニル酸シクラーゼ刺激作用を有する薬剤は，ともにcGMPの産生を促進することから，両剤の併用によりcGMPの増大を介する本剤の降圧作用が増強する。

ニコランジル錠2.5mg「サワイ」：メディサ　2.5mg1錠[5.6円/錠]，ニコランジル錠2.5mg「日医工」：日医工　2.5mg1錠[5.6円/錠]，ニコランジル錠5mg「サワイ」：メディサ　5mg1錠[5.8円/錠]，ニコランジル錠5mg「日医工」：日医工　5mg1錠[5.8円/錠]，ニコランマート錠2.5mg：東和　2.5mg1錠[5.6円/錠]，ニコランマート錠5mg：東和　5mg1錠[7.4円/錠]

シクロスポリン細粒17%「ファイザー」
規格：17%1g[902.6円/g]
シクロスポリン　マイラン製薬　399

【効能効果】
(1)下記の臓器移植における拒絶反応の抑制：腎移植，肝移植，心移植，肺移植，膵移植，小腸移植
(2)骨髄移植における拒絶反応及び移植片対宿主病の抑制
(3)ベーチェット病(眼症状のある場合)，及びその他の非感染性ぶどう膜炎(既存治療で効果不十分であり，視力低下のおそれのある活動性の中間部又は後部の非感染性ぶどう膜炎に限る)
(4)尋常性乾癬(皮疹が全身の30%以上に及ぶものあるいは難治性の場合)，膿疱性乾癬，乾癬性紅皮症，関節症性乾癬
(5)再生不良性貧血(重症)，赤芽球癆
(6)ネフローゼ症候群(頻回再発型あるいはステロイドに抵抗性を示す場合)
(7)全身型重症筋無力症(胸腺摘出後の治療において，ステロイド剤の投与が効果不十分，又は副作用により困難な場合)
(8)アトピー性皮膚炎(既存治療で十分な効果が得られない患者)

【対応標準病名】

◎	GVHD・骨髄移植後	アトピー性皮膚炎	移植片対宿主病
	肝移植拒絶反応	乾癬性関節炎	乾癬性紅皮症
	胸腺摘出後重症筋無力症	骨髄移植拒絶反応	重症再生不良性貧血
	腎移植拒絶反応	尋常性乾癬	心臓移植拒絶反応
	膵移植拒絶反応	ステロイド抵抗性ネフローゼ症候群	赤芽球ろう
	全身型重症筋無力症	中間部ぶどう膜炎	腸移植拒絶反応
	膿疱性乾癬	肺移植拒絶反応	頻回再発型ネフローゼ症候群
	ぶどう膜炎	ベーチェット病	
○	アトピー性紅皮症	アトピー性湿疹	アトピー性神経皮膚炎
	移植片拒絶	円板状乾癬	外陰ベーチェット病
	眼筋型重症筋無力症	乾癬	乾癬性関節炎・肩関節
	乾癬性関節炎・股関節	乾癬性関節炎・指関節	乾癬性関節炎・膝関節
	乾癬性関節炎・手関節	乾癬性関節炎・仙腸関節	乾癬性関節炎・足関節
	乾癬性関節炎・肘関節	乾癬性脊椎炎	眼ベーチェット病
	顔面尋常性乾癬	急性拒絶反応	急性乳児湿疹
	急性汎発性膿疱性乾癬	局面状乾癬	拒絶反応
	筋無力症	屈曲部乾癬	屈曲部湿疹
	軽症再生不良性貧血	血管ベーチェット病	口腔ベーチェット病
	紅皮症	最重症再生不良性貧血	再生不良性貧血
	四肢乾癬	四肢小児湿疹	四肢尋常性乾癬
	重症筋無力症	小児アトピー性湿疹	小児乾燥型湿疹
	小児湿疹	小児ネフローゼ症候群	小児汎発性膿疱性乾癬
	脂漏性乾癬	腎移植急性拒絶反応	腎移植不全
	腎移植慢性拒絶反応	心臓移植不全	心肺移植拒絶反応
	心肺移植不全	ステロイド依存性ネフローゼ症候群	成人アトピー性皮膚炎
	全身の尋常性乾癬	先天性再生不良性貧血	先天性赤芽球ろう
	先天性低形成貧血	先天性ネフローゼ症候群	体質性再生不良性貧血
	多発性乾癬性関節炎	中等症再生不良性貧血	腸管ベーチェット病
	滴状乾癬	点状乾癬	デンスデポジット病ネフローゼ症候群
	頭部尋常性乾癬	特発性再生不良性貧血	内因性湿疹
	難治性ネフローゼ症候群	二次性ネフローゼ症候群	乳児赤芽球ろう
	乳児皮膚炎	ネフローゼ症候群	汎発性膿疱性乾癬
	微小変化型ネフローゼ症候群	びまん性乾癬	びまん性管内増殖性糸球体腎炎ネフローゼ症候群
	びまん性神経皮膚炎	びまん性膜性糸球体腎炎ネフローゼ症候群	ファンコニー貧血
	フォークト・小柳病	不全型ベーチェット病	フックス異色毛様体炎

	ベニエ痒疹	疱疹状膿痂疹	ボスナーシュロスマン症候群
	慢性拒絶反応	慢性乳児湿疹	腰部尋常性乾癬
	濾胞性乾癬		
△	亜急性虹彩炎	亜急性虹彩毛様体炎	亜急性前部ぶどう膜炎
	亜急性毛様体炎	アトピー性角結膜炎	アレルギー性ぶどう膜炎
	移植拒絶における腎尿細管間質性障害	オーバーラップ症候群	芽球増加を伴う不応性貧血
	芽球増加を伴う不応性貧血－1	芽球増加を伴う不応性貧血－2	角膜虹彩炎
	肝移植不全	肝炎後再生不良性貧血	環状鉄芽球を伴う不応性貧血
	急性移植片対宿主病	急性虹彩炎	急性虹彩毛様体炎
	急性前部ぶどう膜炎	急性毛様体炎	結節虹彩炎
	高血圧性虹彩毛様体炎	膠原病	虹彩異色
	虹彩異色性毛様体炎	虹彩炎	虹彩毛様体炎
	骨髄低形成	混合性結合組織病	シェーグレン症候群
	シェーグレン症候群性呼吸器障害	シェーグレン症候群ミオパチー	周辺性ぶどう膜炎
	出血性虹彩炎	術後虹彩炎	漿液性虹彩炎
	神経ベーチェット病	膵移植不全	水晶体原性虹彩毛様体炎
	正球性正色素性貧血	赤血球造血刺激因子製剤低反応性貧血	遷延性虹彩炎
	全身性自己免疫疾患	先天性筋無緊張症	続発性虹彩炎
	続発性虹彩毛様体炎	続発性ぶどう膜炎	多発性神経筋炎
	腸移植不全	陳旧性虹彩炎	陳旧性虹彩毛様体炎
	低形成性貧血	内因性ぶどう膜炎	難治性ぶどう膜炎
	二次性再生不良性貧血	肺移植不全	破壊性関節炎
	白内障術後虹彩炎	汎血球減少症	反復性虹彩炎
	反復性虹彩毛様体炎	反復性前部ぶどう膜炎	反復性毛様体炎
	貧血	ぶどう膜角膜炎	放射線性貧血
	本態性再生不良性貧血	慢性移植片対宿主病	慢性虹彩毛様体炎
	毛様体炎	薬剤性再生不良性貧血	輸血後 GVHD
	リウマチ性虹彩炎		

効能効果に関連する使用上の注意

(1)ネフローゼ症候群患者に投与する場合には，副腎皮質ホルモン剤に反応はするものの頻回に再発を繰り返す患者，又は副腎皮質ホルモン剤治療に抵抗性を示す患者に限ること。

(2)再生不良性貧血に使用する場合において，本剤を16週間以上継続して投与する場合並びに寛解例で本剤投与中止後に再燃したため再投与する場合の有効性及び安全性については，十分な評価が確立していないので，患者の状態をみながら治療上の有益性が優先すると判断される場合にのみ投与すること。

(3)全身型重症筋無力症では，本剤を単独で投与した際の有効性については使用経験がなく明らかでない。

(4)アトピー性皮膚炎患者については，ステロイド外用剤やタクロリムス外用剤等の既存治療で十分な効果が得られず，強い炎症を伴う皮疹が体表面積の30%以上に及ぶ患者を対象にすること。

用法用量

(1)腎移植の場合：通常，移植1日前からシクロスポリンとして1日量9～12mg/kgを1日2回に分けて経口投与し，以後1日2mg/kgずつ減量する。維持量は1日量4～6mg/kgを標準とするが，症状により適宜増減する。

(2)肝移植の場合：通常，移植1日前からシクロスポリンとして1日量14～16mg/kgを1日2回に分けて経口投与する。以後徐々に減量し，維持量は1日量5～10mg/kgを標準とするが，症状により適宜増減する。

(3)心移植，肺移植，膵移植の場合：通常，移植1日前からシクロスポリンとして1日量10～15mg/kgを1日2回に分けて経口投与する。以後徐々に減量し，維持量は1日量2～6mg/kgを標準とするが，症状により適宜増減する。

(4)小腸移植の場合：通常，シクロスポリンとして1日量14～16mg/kgを1日2回に分けて経口投与する。以後徐々に減量し，維持量は1日量5～10mg/kgを標準とするが，症状により適宜増減する。ただし，通常移植1日前からシクロスポリン注射剤で投与を開始し，内服可能となった後はできるだけ速やかに経口投与に切り換える。

(5)骨髄移植の場合：通常，移植1日前からシクロスポリンとして1日量6～12mg/kgを1日2回に分けて経口投与し，3～6ヵ月間継続し，その後徐々に減量し中止する。

(6)ベーチェット病及びその他の非感染性ぶどう膜炎の場合：通常，シクロスポリンとして1日量5mg/kgを1日2回に分けて経口投与を開始し，以後1ヵ月毎に1日1～2mg/kgずつ減量又は増量する。維持量は1日量3～5mg/kgを標準とするが，症状により適宜増減する。

(7)乾癬の場合：通常，1日量5mg/kgを2回に分けて経口投与する。効果がみられた場合は1ヵ月毎に1日1mg/kgずつ減量し，維持量は1日量3mg/kgを標準とする。なお，症状により適宜増減する。

(8)再生不良性貧血の場合

通常，シクロスポリンとして1日量6mg/kgを1日2回に分けて経口投与する。なお，症状により適宜増減する。

また，罹病期間が短い患者の方が良好な治療効果が得られる可能性があることから，目安として罹病期間が6ヵ月未満の患者を対象とすることが望ましい。

(9)ネフローゼ症候群の場合

通常，シクロスポリンとして下記の用量を1日2回に分けて経口投与する。なお，症状により適宜増減する。

①頻回再発型の症例：成人には1日量1.5mg/kgを投与する。また，小児の場合には1日量2.5mg/kgを投与する。

②ステロイドに抵抗性を示す症例：成人には1日量3mg/kgを投与する。また，小児の場合には1日量5mg/kgを投与する。

(10)全身型重症筋無力症の場合：通常，シクロスポリンとして1日量5mg/kgを1日2回に分けて経口投与する。効果がみられた場合は徐々に減量し，維持量は3mg/kgを標準とする。なお，症状により適宜増減する。

(11)アトピー性皮膚炎の場合：通常，成人にはシクロスポリンとして1日量3mg/kgを1日2回に分けて経口投与する。なお，症状により適宜増減するが1日量5mg/kgを超えないこと。

用法用量に関連する使用上の注意

(1)サンディミュンを服用している患者に本剤を切り換えて投与する場合は，原則として1：1の比(mg/kg/日)で切り換えて投与するが，シクロスポリンの血中濃度(AUC，Cmax)が上昇して副作用を発現するおそれがあるので，切り換え前後で血中濃度の測定及び臨床検査(血清クレアチニン，血圧等)を頻回に行うとともに患者の状態を十分観察し，必要に応じて投与量を調節すること。ただし，通常の開始用量(初めてサンディミュンを服用する時の投与量)より高い用量を服用している患者で，一時的に免疫抑制作用が不十分となっても病状が悪化して危険な状態に陥る可能性のない患者では，切り換え時の投与量は多くても通常の開始用量とし，血中濃度及び患者の状態に応じて投与量を調節すること。

(2)本剤の投与にあたっては血中トラフ値(trough level)を測定し，投与量を調節すること。

①臓器移植患者に投与する際には，過量投与による副作用の発現及び低用量投与による拒絶反応の発現等を防ぐため，血中濃度の測定を移植直後は頻回に行い，その後は1ヵ月に1回を目安に測定し，投与量を調節すること。

②ベーチェット病及びその他の非感染性ぶどう膜炎，乾癬，再生不良性貧血，ネフローゼ症候群，全身型重症筋無力症，アトピー性皮膚炎患者に投与する際には，副作用の発現を防ぐため，1ヵ月に1回を目安に血中濃度を測定し，投与量を調節することが望ましい。

(3)臓器移植において，3剤あるいは4剤の免疫抑制剤を組み合わせた多剤免疫抑制療法を行う場合には，本剤の初期投与量を低く設定することが可能な場合もあるが，移植患者の状態及び併用される他の免疫抑制剤の種類・投与量等を考慮して投与量を調節すること。

(4)再生不良性貧血患者に投与する際には8～16週間を目安とし，

効果がみられない場合は他の適切な治療法を考慮すること。
(5)ネフローゼ症候群に対する本剤の効果は，通常，1〜3ヵ月であらわれるが，3ヵ月以上継続投与しても効果があらわれない場合には投与を中止することが望ましい。また，効果がみられた場合には，その効果が維持できる用量まで減量することが望ましい。
(6)ネフローゼ症候群患者に投与する際，本剤の使用前に副腎皮質ホルモン剤が維持投与されている場合は，その維持量に本剤を上乗せすること。症状により，副腎皮質ホルモン剤は適宜減量するが，増量を行う場合には本剤の使用は一旦中止すること。
(7)アトピー性皮膚炎患者に投与する際には投与期間はできる限り短期間にとどめること。本剤の投与中は有効性及び安全性の評価を定期的に行うこと。8週間の投与でも改善がみられない場合には投与を中止すること。なお，1回の治療期間は12週間以内を目安とする。

警告
(1)臓器移植における本剤の投与は，免疫抑制療法及び移植患者の管理に精通している医師又はその指導のもとで行うこと。
(2)アトピー性皮膚炎における本剤の投与は，アトピー性皮膚炎の治療に精通している医師のもとで，患者又はその家族に有効性及び危険性を予め十分説明し，理解したことを確認した上で投与を開始すること。
(3)本剤はサンディミュン（内用液又はカプセル）と生物学的に同等ではなく，バイオアベイラビリティが向上しているので，サンディミュンから本剤に切り換える際には，シクロスポリンの血中濃度（AUC，Cmax）の上昇による副作用の発現に注意すること。特に，高用量での切り換え時には，サンディミュンの投与量を上回らないようにするなど，注意すること。なお，サンディミュンから本剤への切り換えは，十分なサンディミュン使用経験を持つ専門医のもとで行うこと。
一方，本剤からサンディミュンへの切り換えについては，シクロスポリンの血中濃度が低下することがあるので，原則として切り換えを行わないこと。特に移植患者では，用量不足によって拒絶反応が発現するおそれがある。

禁忌
(1)本剤の成分に対し過敏症の既往歴のある患者
(2)妊婦，妊娠している可能性のある婦人又は授乳婦
(3)タクロリムス（外用剤を除く），ピタバスタチン，ロスバスタチン，ボセンタン，アリスキレンを投与中の患者
(4)肝臓又は腎臓に障害のある患者で，コルヒチンを服用中の患者

原則禁忌　神経ベーチェット病の患者

併用禁忌

薬剤名等	臨床症状・措置方法	機序・危険因子
生ワクチン（乾燥弱毒生麻しんワクチン，乾燥弱毒生風しんワクチン，経口生ポリオワクチン，乾燥BCG等）	免疫抑制下で生ワクチンを接種すると発症するおそれがあるので併用しないこと。	免疫抑制下で生ワクチンを接種すると増殖し，病原性をあらわす可能性がある。
タクロリムス（外用剤を除く）（プログラフ）	本剤の血中濃度が上昇することがある。また，腎障害等の副作用があらわれやすくなるので併用しないこと。	本剤の代謝が阻害されること及び副作用が相互に増強されると考えられる。
ピタバスタチン（リバロ）ロスバスタチン（クレストール）	これらの薬剤の血中濃度が上昇し，副作用の発現頻度が増加するおそれがある。また，横紋筋融解症等の重篤な副作用が発現するおそれがある。	本剤により，これらの薬剤の血漿中の濃度が上昇（ピタバスタチン：Cmax6.6倍，AUC4.6倍，ロスバスタチン：Cmax10.6倍，AUC7.1倍）する。
ボセンタン（トラクリア）	ボセンタンの血中濃度が急激に上昇したとの報告があり，副作用が発現するおそれがある。また，本剤の血中濃度が約50%低下したとの報告がある。	本剤が，ボセンタンのCYP3A4による代謝を阻害すること及び輸送蛋白質を阻害し肝細胞への取り込みを阻害することにより，ボセンタンの血中濃度が上昇すると考えられる。また，ボセンタンはCYP3A4を誘導するため，本剤の代謝が促進され，血中濃度が低下すると考えられる。
アリスキレン（ラジレス）	アリスキレンの血中濃度が上昇するおそれがある。空腹時の併用投与によりアリスキレンのCmaxが約2.5倍，AUCが約5倍に上昇した。	本剤のP糖蛋白阻害によりアリスキレンのP糖蛋白を介した排出が抑制されると考えられる。

ジゴキシン錠0.0625「KYO」
ジゴキシン
規格：0.0625mg1錠［9.6円/錠］
京都薬品　211

【効能効果】
(1)次の疾患に基づくうっ血性心不全（肺水腫，心臓喘息などを含む。）
先天性心疾患，弁膜疾患，高血圧症，虚血性心疾患（心筋梗塞，狭心症など），肺性心（肺血栓・塞栓症，肺気腫，肺線維症などによるもの），その他の心疾患（心膜炎，心筋疾患など），腎疾患，甲状腺機能亢進症ならびに低下症など
(2)心房細動・粗動による頻脈
(3)発作性上室性頻拍
(4)次の際における心不全および各種頻脈の予防と治療
手術，急性熱性疾患，出産，ショック，急性中毒

【対応標準病名】

◎	うっ血性心不全	狭心症	虚血性心疾患
	高血圧症	甲状腺機能亢進症	甲状腺機能低下症
	ショック	腎炎	心外膜炎
	心筋梗塞	心筋疾患	心疾患
	心臓喘息	心臓弁膜症	心不全
	心房細動	心房粗動	心膜炎
	先天性心疾患	中毒	肺気腫
	肺水腫	肺性心	肺性心疾患
	肺線維症	肺塞栓症	肺動脈血栓症
	頻拍型心房細動	頻脈症	頻脈性心房細動
	発作性上室頻拍	本態性高血圧症	
○	ST上昇型急性心筋梗塞	安定狭心症	一次性ショック
	一過性ショック	一過性心房粗動	遺伝性心疾患
	右室不全	右室漏斗部狭窄	右心不全
	永続性心房細動	家族性心房細動	間質性心筋炎
	冠状動脈アテローム性硬化症	冠状動脈狭窄症	冠状動脈血栓症
	冠状動脈血栓塞栓症	冠状動脈硬化症	冠状動脈閉塞症
	冠状動脈瘤	冠動静脈瘻	冠動脈硬化性心疾患
	冠動脈疾患	冠動脈肺動脈起始症	管内性増殖性糸球体腎炎
	気腫性心膜炎	急性冠症候群	急性循環不全
	急性ショック	急性心筋梗塞	急性心内膜下梗塞
	急性心不全	急性肺水腫	急性汎心炎
	狭心症3枝病変	虚血性心筋症	軽微糸球体変化
	腱索断裂	高血圧性心不全	孤立性心房細動
	再膨張性肺水腫	左室不全	左心不全
	三心房心	糸球体腎炎	持続性心室頻拍
	持続性心房細動	術後心房細動	循環血液量減少性ショック
	上室頻拍	心因性高血圧症	心因性心悸亢進
	心因性頻脈	心因性不整脈	心筋炎
	心筋虚血	心筋心膜炎	心筋線維症
	心筋不全	心筋変性症	神経性心悸亢進
	心原性ショック	心原性肺水腫	心室中隔瘤
	心室内血栓症	心室瘤	心室瘤内血栓症
	心臓性呼吸困難	心臓性浮腫	心内血栓症
	心房内血栓症	心房頻拍	心房瘤
	心膜液貯留	心膜水腫	絶対性不整脈
	先天性冠状動脈異常	先天性冠状動脈瘤	先天性冠状動脈瘻

	巣状糸球体硬化症	巣状糸球体腎炎	増殖性糸球体腎炎
	続発性心室中隔欠損	続発性心房中隔欠損	大動脈弁下部狭窄症
	たこつぼ型心筋症	チアノーゼ性先天性心疾患	陳旧性前壁心筋梗塞
	低心拍出量症候群	デンタルショック	洞頻脈
	動脈硬化性冠不全	トルサードドポアント	二次性ショック
	乳頭筋断裂	肺動脈弁下狭窄症	半月体形成性糸球体腎炎
	非Q波心筋梗塞	非ST上昇型心筋梗塞	非弁膜症性心房細動
	非弁膜症性発作性心房細動	頻拍症	頻脈性不整脈
	ブブレ症候群	弁膜炎	弁膜症性心房細動
	弁膜閉鎖不全症	放射線心膜炎	放射線慢性心膜炎
	発作性心房細動	発作性心房頻拍	発作性接合部頻拍
	発作性頻拍	発作性頻脈性心房細動	膜性糸球体腎炎
	膜性増殖性糸球体腎炎	膜性増殖性糸球体腎炎1型	膜性増殖性糸球体腎炎2型
	膜性増殖性糸球体腎炎3型	末梢循環不全	慢性うっ血性心不全
	慢性心筋炎	慢性心不全	慢性心房細動
	慢性肺性心	無脈性心室頻拍	メサンギウム増殖性糸球体腎炎
	溶連菌感染後糸球体腎炎	両心不全	
△あ	HELLP症候群	悪性高血圧症	アニリン中毒
	安静時狭心症	異型狭心症	萎縮性肺気腫
	異所性中毒性甲状腺腫	一過性甲状腺機能亢進症	一過性甲状腺機能低下症
	一側性肺気腫	ウール病	右胸心
	右室自由壁破裂	右室二腔症	右室肥大
か	右心症	炎症後肺線維症	化学物質過敏症
	下垂体性TSH分泌亢進症	下垂体性甲状腺機能亢進症	下垂体性甲状腺機能低下症
	褐色細胞腫	褐色細胞腫性高血圧症	化膿性心膜炎
	間質性肺炎	冠状動脈炎	冠状動脈口閉鎖
	冠状動脈性心疾患	感染後甲状腺機能低下症	冠動脈拡張
	冠動脈石灰化	冠攣縮性狭心症	気腫性肺のう胞
	偽性甲状腺機能亢進症	急性右室梗塞	急性下後壁心筋梗塞
	急性下側壁心筋梗塞	急性下壁心筋梗塞	急性間質性肺炎
	急性貫壁性心筋梗塞	急性基部側壁心筋梗塞	急性高位側壁心筋梗塞
	急性後基部心筋梗塞	急性後側部心筋梗塞	急性広範前壁心筋梗塞
	急性後壁心筋梗塞	急性後壁中隔心筋梗塞	急性心尖部側壁心筋梗塞
	急性前側壁心筋梗塞	急性前壁心筋梗塞	急性前壁心尖部心筋梗塞
	急性前壁中隔心筋梗塞	急性側壁心筋梗塞	急性中隔心筋梗塞
	急性ニコチン中毒	急性肺性心	境界型高血圧症
	巨大気腫性肺のう胞	巨大左心房	グレーブス病
	クロム親和性細胞腫	軽症妊娠高血圧症候群	血栓性心内膜炎
	腱索断裂・急性心筋梗塞に合併	原発性甲状腺機能亢進症	原発性甲状腺機能低下症
	高血圧性脳内出血	高血圧切迫症	甲状腺機能正常型グレーブス病
	甲状腺クリーゼ	甲状腺欠損	甲状腺切除性悪液質
	甲状腺中毒症	甲状腺中毒症性心筋症	甲状腺中毒性昏睡
	甲状腺中毒性心不全	甲状腺無形成	後天性甲状腺萎縮
	高レニン性高血圧症	呼吸細気管支炎関連性間質性肺疾患	呼吸性不整脈
さ	混合型妊娠高血圧症候群	臍傍悸	左胸心
	左室自由壁破裂	左室肥大	左心症
	サリン中毒	産後高血圧症	三次性甲状腺機能低下症
	三段脈	シアン化物の毒作用	自己免疫性心膜炎
	視床下部性甲状腺機能低下症	若年高血圧症	若年性境界型高血圧症
	若年性甲状腺機能低下症	収縮期高血圧症	収縮性心膜炎
	重症妊娠高血圧症候群	純粋型妊娠高血圧症候群	小葉間肺気腫
	初発労作型狭心症	徐脈	徐脈性失神

	徐脈性心房細動	徐脈性不整脈	徐脈発作
	人為的甲状腺中毒症	心炎	心下悸
	心拡大	腎血管性高血圧症	心耳血栓症
	腎実質性高血圧症	心室中隔穿孔・急性心筋梗塞に合併	心室内血栓症・急性心筋梗塞に合併
	心室頻拍	腎性高血圧症	新生児高血圧症
	新生児遷延性肺高血圧症	心尖部血栓症	心尖部血栓症・急性心筋梗塞に合併
	心臓合併症	心臓奇形	心臓血管奇形
	心臓転位症	心臓破裂	心タンポナーデ
	心内膜炎	心拍異常	心破裂・急性心筋梗塞に合併
	心肥大	心房中隔穿孔・急性心筋梗塞に合併	心房内血栓症・急性心筋梗塞に合併
	心房負荷	心膜腔のう胞	心膜憩室
	心膜血気腫	心膜血腫	心膜血腫・急性心筋梗塞に合併
	心膜石灰化	心膜のう胞	スポーツ心臓
	先天性甲状腺萎縮	先天性甲状腺機能低下症	先天性左室憩室
	先天性心筋奇形	先天性心ブロック	先天性心膜奇形
	先天性心膜欠損症	増悪労作型狭心症	早発型妊娠高血圧症候群
た	続発性甲状腺機能低下症	タバコ誤飲	遅発型妊娠高血圧症候群
	中心小葉性肺気腫	中毒性甲状腺腫	中毒性多結節性甲状腺腫
	中毒性単結節性甲状腺腫	陳旧性下壁心筋梗塞	陳旧性後壁心筋梗塞
	陳旧性心筋梗塞	陳旧性前壁中隔心筋梗塞	陳旧性側壁心筋梗塞
	通常型間質性肺炎	低T3症候群	低レニン性高血圧症
	動悸	洞徐脈	特発性間質性肺炎
	特発性器質化肺炎	特発性肺線維症	特発性慢性肺血栓塞栓症
な	トリニトロトルエン中毒	内分泌性高血圧症	二次性高血圧症
	二次性甲状腺機能亢進症	二次性甲状腺機能低下症	二次性肺高血圧症
	ニトロベンゼン中毒	乳頭筋断裂・急性心筋梗塞に合併	乳頭筋不全症・急性心筋梗塞に合併
	乳び心のう液貯留	二硫化炭素の毒作用	妊娠高血圧症
	妊娠高血圧症候群	妊娠高血圧腎症	妊娠中一過性高血圧症
は	粘液水腫	粘液水腫性昏睡	肺高血圧症
	肺梗塞	肺静脈血栓症	肺静脈血栓塞栓症
	肺動脈血栓塞栓症	肺動脈性肺高血圧症	肺胞性肺気腫
	肺胞蛋白症	肺胞微石症	剥離性間質性肺炎
	バセドウ病	バセドウ病眼症	バセドウ病術後再発
	汎小葉性肺気腫	非持続性心室頻拍	微小血管性狭心症
	非心原性肺水腫	非特異性間質性肺炎	びまん性間質性肺炎
	びまん性先天性甲状腺腫	びまん性中毒性甲状腺腫	びまん性肺胞傷害
	不安定狭心症	複雑心奇形	副腎性高血圧症
	副腎腺腫	副腎のう腫	副腎皮質のう腫
	ブラ性肺気腫	プランマー病	閉塞性肺気腫
ま	放射線甲状腺機能低下症	ホフマン症候群	マクロード症候群
	慢性冠状動脈不全	慢性血栓塞栓性肺高血圧症	慢性細菌性心膜炎
	慢性収縮性心膜炎	慢性肺気腫	慢性肺血栓塞栓症
や	慢性癒着性心膜炎	無症候性心筋虚血	夜間狭心症
	薬剤性間質性肺炎	薬剤性甲状腺機能低下症	癒着性心膜炎
ら	ラテックスアレルギー	リエントリー性心室性不整脈	両室肥大
	良性副腎皮質腫瘍	リンパ球性間質性肺炎	連合弁膜症
	労作時兼安静時狭心症	労作性狭心症	老人性肺気腫

用法用量

ジゴキシンとして通常成人に対して

(1)急速飽和療法(飽和量：1.0～4.0mg)：初回0.5～1.0mg，以後0.5mgを6～8時間毎に経口投与し，十分効果のあらわれるまで続ける。

(2)比較的急速飽和療法を行うことができる。

(3)緩徐飽和療法を行うことができる。
(4)維持療法：1日0.25～0.5mgを経口投与する。

ジゴキシンとして通常小児に対して

(1)急速飽和療法
　2歳以下：1日0.06～0.08mg/kgを3～4回に分割経口投与する。
　2歳以上：1日0.04～0.06mg/kgを3～4回に分割経口投与する。
(2)維持療法：飽和量の1/5～1/3量を経口投与する。

用法用量に関連する使用上の注意　飽和療法は過量になりやすいので，緊急を要さない患者には治療開始初期から維持療法による投与も考慮すること。

禁忌

(1)房室ブロック，洞房ブロックのある患者
(2)ジギタリス中毒の患者
(3)閉塞性心筋疾患(特発性肥大性大動脈弁下狭窄等)のある患者
(4)本剤の成分又はジギタリス剤に対し過敏症の既往歴のある患者

原則禁忌

(1)本剤投与中の患者にカルシウム注射剤を投与すること
(2)本剤投与中の患者にスキサメトニウム塩化物水和物を投与すること

原則併用禁忌

薬剤名等	臨床症状・措置方法	機序・危険因子
カルシウム注射剤[注)] グルコン酸カルシウム水和物 カルチコール注射液等 塩化カルシウム水和物	静注により急激に血中カルシウム濃度が上昇するとジゴキシンの毒性が急激に出現することがある。	本剤の催不整脈作用は心筋細胞内カルシウム濃度に依存するものと考えられている。 急激にカルシウム濃度を上昇させるような使用法は避けること。
スキサメトニウム塩化物水和物 スキサメトニウム レラキシン	併用により重篤な不整脈を起こすおそれがある。	スキサメトニウム塩化物水和物の血中カリウム増加作用又はカテコールアミン放出が原因と考えられている。

注)カルシウム値の補正に用いる場合を除く。

ジゴシンエリキシル0.05mg/mL　規格：0.005%10mL[1.66円/mL]
ジゴシン散0.1%　規格：0.1%1g[11.2円/g]
ジゴシン錠0.125mg　規格：0.125mg1錠[9.6円/錠]
ジゴシン錠0.25mg　規格：0.25mg1錠[9.6円/錠]
ジゴキシン　中外　211

【効 能 効 果】

次の疾患に基づくうっ血性心不全(肺水腫，心臓喘息等を含む)：先天性心疾患，弁膜疾患，高血圧症，虚血性心疾患(心筋梗塞，狭心症等)，肺性心(肺血栓・塞栓症，肺気腫，肺線維症等によるもの)，その他の心疾患(心膜炎，心筋疾患等)，腎疾患，甲状腺機能亢進症ならびに低下症等
心房細動・粗動による頻脈
発作性上室性頻拍
次の際における心不全及び各種頻脈の予防と治療：手術，急性熱性疾患，出産，ショック，急性中毒

【対応標準病名】

◎	うっ血性心不全	狭心症	虚血性心疾患
	高血圧症	甲状腺機能亢進症	甲状腺機能低下症
	ショック	腎炎	心外膜炎
	心筋梗塞	心筋疾患	心疾患
	心臓喘息	心臓弁膜症	心不全
	心房細動	心房粗動	心膜炎
	先天性心疾患	中毒	肺気腫
	肺水腫	肺性心	肺性心疾患
	肺線維症	肺塞栓症	肺動脈血栓症
	頻拍型心房細動	頻脈症	頻脈性心房細動
	発作性上室頻拍	本態性高血圧症	
○	ST上昇型急性心筋梗塞	安定狭心症	一次性ショック
	一過性ショック	一過性心房粗動	遺伝性心疾患
	右室不全	右室漏斗部狭窄	右心不全
	永続性心房細動	家族性心房細動	間質性心筋炎
	冠状動脈アテローム性硬化症	冠状動脈狭窄症	冠状動脈血栓症
	冠状動脈血栓塞栓症	冠状動脈硬化症	冠状動脈閉塞症
	冠状動脈瘤	冠動静脈瘻	冠動脈硬化性心疾患
	冠動脈疾患	冠動脈肺動脈起始症	管内性増殖性糸球体腎炎
	気腫性心膜炎	急性冠症候群	急性循環不全
	急性ショック	急性心筋梗塞	急性心内膜下梗塞
	急性心不全	急性肺水腫	急性汎心炎
	狭心症3枝病変	虚血性心筋症	軽微糸球体変化
	腱索断裂	高血圧性心不全	孤立性心房細動
	再膨張性肺水腫	左室不全	左心不全
	三心房心	糸球体腎炎	持続性心室頻拍
	持続性心房細動	術後心房細動	循環血液量減少性ショック
	上室頻拍	心因性高血圧症	心因性心悸亢進
	心因性頻脈	心因性不整脈	心筋炎
	心筋虚血	心筋心膜炎	心筋線維症
	心筋不全	心筋変性症	神経性心悸亢進
	心原性ショック	心原性肺水腫	心室中隔瘤
	心室内血栓症	心室瘤	心室瘤内血栓症
	心臓性呼吸困難	心臓性浮腫	心内血栓症
	心房内血栓症	心房頻拍	心房瘤
	心膜液貯留	心膜水腫	絶対性不整脈
	先天性冠状動脈異常	先天性冠状動脈瘤	先天性冠状動脈瘻
	巣状糸球体硬化症	巣状糸球体腎炎	増殖性糸球体腎炎
	続発性心室中隔欠損	続発性心房中隔欠損	大動脈弁下部狭窄症
	たこつぼ型心筋症	チアノーゼ性先天性心疾患	陳旧性前壁心筋梗塞
	低心拍出量症候群	デンタルショック	洞頻脈
	動脈硬化性冠不全	トルサードドポアント	二次性ショック
	乳頭筋断裂	肺動脈弁下狭窄症	半月体形成性糸球体腎炎
	非Q波心筋梗塞	非ST上昇型心筋梗塞	非弁膜症性心房細動
	非弁膜症性発作性心房細動	頻拍症	頻脈性不整脈
	ブブレ症候群	弁膜炎	弁膜症性心房細動
	弁膜閉鎖不全症	放射線心膜炎	放射線慢性心膜炎
	発作性心房細動	発作性心房頻拍	発作性接合部頻拍
	発作性頻拍	発作性頻脈性心房細動	膜性糸球体腎炎
	膜性増殖性糸球体腎炎	膜性増殖性糸球体腎炎1型	膜性増殖性糸球体腎炎2型
	膜性増殖性糸球体腎炎3型	末梢循環不全	慢性うっ血性心不全
	慢性心筋炎	慢性心不全	慢性心房細動
	慢性肺性心	無脈性心室頻拍	メサンギウム増殖性糸球体腎炎
	溶連菌感染後糸球体腎炎	両心不全	
△あ	HELLP症候群	悪性高血圧症	アニリン中毒
	安静時狭心症	異型狭心症	萎縮性肺気腫
	異所性中毒性甲状腺腫	一過性甲状腺機能亢進症	一過性甲状腺機能低下症
	一側性肺気腫	ウール病	右胸心
	右室自由壁破裂	右室二腔症	右室肥大
か	右心症	炎症後肺線維症	化学物質過敏症
	下垂体性TSH分泌亢進症	下垂体性甲状腺機能亢進症	下垂体性甲状腺機能低下症
	褐色細胞腫	褐色細胞腫性高血圧症	化膿性心膜炎
	間質性肺炎	冠状動脈炎	冠状動脈口閉鎖
	冠状動脈性心疾患	感染後甲状腺機能低下症	冠動脈拡張
	冠動脈石灰化	冠攣縮性狭心症	気腫性肺のう胞

	偽性甲状腺機能亢進症	急性右室梗塞	急性下後壁心筋梗塞
	急性下側壁心筋梗塞	急性下壁心筋梗塞	急性間質性肺炎
	急性貫壁性心筋梗塞	急性基部側壁心筋梗塞	急性高位側壁心筋梗塞
	急性後基部心筋梗塞	急性後側部心筋梗塞	急性広範前壁心筋梗塞
	急性後壁心筋梗塞	急性後壁中隔心筋梗塞	急性心尖部側壁心筋梗塞
	急性前側壁心筋梗塞	急性前壁心筋梗塞	急性前壁心尖部心筋梗塞
	急性前壁中隔心筋梗塞	急性側壁心筋梗塞	急性中隔心筋梗塞
	急性ニコチン中毒	急性肺性心	境界型高血圧症
	巨大気腫性肺のう胞	巨大左心房	グレーブス病
	クロム親和性細胞腫	軽症妊娠高血圧症候群	血栓性心内膜炎
	腱索断裂・急性心筋梗塞に合併	原発性甲状腺機能亢進症	原発性甲状腺機能低下症
	高血圧性脳内出血	高血圧切迫症	甲状腺機能正常型グレーブス病
	甲状腺クリーゼ	甲状腺欠損	甲状腺切除性悪液質
	甲状腺中毒症	甲状腺中毒症性心筋症	甲状腺中毒性昏睡
	甲状腺中毒性心不全	甲状腺無形成	後天性甲状腺萎縮
	高レニン性高血圧症	呼吸細気管支炎関連性間質性肺疾患	呼吸性不整脈
さ	混合型妊娠高血圧症候群	臍傍悸	左胸心
	左室自由壁破裂	左室肥大	左心症
	サリン中毒	産後高血圧症	三次性甲状腺機能低下症
	三段脈	シアン化物の毒作用	自己免疫性心膜炎
	視床下部性甲状腺機能低下症	若年高血圧症	若年性境界型高血圧症
	若年性甲状腺機能低下症	収縮期高血圧症	収縮性心膜炎
	重症妊娠高血圧症候群	純粋型妊娠高血圧症候群	小葉間肺気腫
	初発労作型狭心症	徐脈	徐脈性失神
	徐脈性心房細動	徐脈性不整脈	徐脈発作
	人為的甲状腺中毒症	心炎	心下悸
	心拡大	腎血管性高血圧症	心耳血栓症
	腎実質性高血圧症	心室中隔穿孔・急性心筋梗塞に合併	心室内血栓症・急性心筋梗塞に合併
	心室頻拍	腎性高血圧症	新生児高血圧症
	新生児遷延性肺高血圧症	心尖部血栓症	心尖部血栓症・急性心筋梗塞に合併
	心臓合併症	心臓奇形	心臓血管奇形
	心臓転位症	心臓破裂	心タンポナーデ
	心内膜炎	心拍異常	心破裂・急性心筋梗塞に合併
	心肥大	心房中隔穿孔・急性心筋梗塞に合併	心房内血栓症・急性心筋梗塞に合併
	心房負荷	心膜腔のう胞	心膜憩室
	心膜血気腫	心膜血腫	心膜血腫・急性心筋梗塞に合併
	心膜石灰化	心膜のう胞	スポーツ心臓
	先天性甲状腺萎縮	先天性甲状腺機能低下症	先天性左室憩室
	先天性心筋奇形	先天性心ブロック	先天性心膜奇形
	先天性心膜欠損症	増悪労作型狭心症	早発型妊娠高血圧症候群
た	続発性甲状腺機能低下症	タバコ誤飲	遅発型妊娠高血圧症候群
	中心小葉性肺気腫	中毒性甲状腺腫	中毒性多結節性甲状腺腫
	中毒性単結節性甲状腺腫	陳旧性下壁心筋梗塞	陳旧性後壁心筋梗塞
	陳旧性心筋梗塞	陳旧性前壁中隔心筋梗塞	陳旧性側壁心筋梗塞
	通常型間質性肺炎	低T3症候群	低レニン性高血圧症
	動悸	洞徐脈	特発性間質性肺炎
	特発性器質化肺炎	特発性肺線維症	特発性慢性肺血栓塞栓症
な	トリニトロトルエン中毒	内分泌性高血圧症	二次性高血圧症
	二次性甲状腺機能亢進症	二次性甲状腺機能低下症	二次性肺高血圧症
	ニトロベンゼン中毒	乳頭筋断裂・急性心筋梗塞に合併	乳頭筋不全症・急性心筋梗塞に合併
	乳び心のう液貯留	二硫化炭素の毒作用	妊娠高血圧症
	妊娠高血圧症候群	妊娠高血圧腎症	妊娠中一過性高血圧症
は	粘液水腫	粘液水腫性昏睡	肺高血圧症
	肺梗塞	肺静脈血栓症	肺静脈血栓塞栓症
	肺動脈血栓塞栓症	肺動脈性肺高血圧症	肺胞性肺気腫
	肺胞蛋白症	肺胞微石症	剥離性間質性肺炎
	バセドウ病	バセドウ病眼症	バセドウ病術後再発
	汎小葉性肺気腫	非持続性心室頻拍	微小血管性狭心症
	非心原性肺水腫	非特異性間質性肺炎	びまん性間質性肺炎
	びまん性先天性甲状腺腫	びまん性中毒性甲状腺腫	びまん性肺胞傷害
	不安定狭心症	複雑心奇形	副腎性高血圧症
	副腎腺腫	副腎のう腫	副腎皮質のう腫
	ブラ性肺気腫	プランマー病	閉塞性肺気腫
ま	放射線甲状腺機能低下症	ホフマン症候群	マクロード症候群
	慢性冠状動脈不全	慢性血栓塞栓性肺高血圧症	慢性細菌性心膜炎
	慢性収縮性心膜炎	慢性肺気腫	慢性肺血栓塞栓症
や	慢性癒着性心膜炎	無症候性心筋虚血	夜間狭心症
	薬剤性間質性肺炎	薬剤性甲状腺機能低下症	癒着性心膜炎
ら	ラテックスアレルギー	リエントリー性心室性不整脈	両室肥大
	良性副腎皮質腫瘍	リンパ球性間質性肺炎	連合弁膜症
	労作時兼安静時狭心症	労作性狭心症	老人性肺気腫

用法用量

ジゴキシンとして通常成人に対して

(1)急速飽和療法(飽和量：1.0～4.0mg)：初回0.5～1.0mg，以後0.5mgを6～8時間ごとに経口投与し，十分効果のあらわれるまで続ける。

(2)比較的急速飽和療法を行うことができる。

(3)緩徐飽和療法を行うことができる。

(4)維持療法：1日0.25～0.5mgを経口投与する。

ジゴキシンとして通常小児に対して

(1)急速飽和療法

2歳以下：1日0.06～0.08mg/kgを3～4回に分割経口投与する。

2歳以上：1日0.04～0.06mg/kgを3～4回に分割経口投与する。

(2)維持療法：飽和量の1/5～1/3量を経口投与する。

用法用量に関連する使用上の注意　飽和療法は過量になりやすいので，緊急を要さない患者には治療開始初期から維持療法による投与も考慮すること。

禁忌

(1)房室ブロック，洞房ブロックのある患者

(2)ジギタリス中毒の患者

(3)閉塞性心筋疾患(特発性肥大性大動脈弁下狭窄等)のある患者

(4)本剤の成分又はジギタリス剤に対し過敏症の既往歴のある患者

(5)〔エリキシルのみ〕：ジスルフィラム，シアナミドを投与中の患者

原則禁忌

(1)本剤投与中の患者にカルシウム注射剤を投与すること。

(2)本剤投与中の患者にスキサメトニウム塩化物水和物を投与すること。

併用禁忌

薬剤名等	臨床症状・措置方法	機序・危険因子
〔エリキシルのみ〕 ジスルフィラム ノックビン シアナミド シアナマイド	顔面紅潮，血圧低下，胸部圧迫感，心悸亢進，呼吸困難，失神，頭痛，悪心，嘔吐，めまい，痙攣等があらわれることがある。	本剤はエタノールを含有しているため，ジスルフィラム・シアナミド－アルコール反応を起こすことがある。

原則併用禁忌

薬剤名等	臨床症状・措置方法	機序・危険因子
カルシウム注射剤[注)] グルコン酸カルシウ	静注により急激に血中カルシウム濃度が上昇するとジゴキシ	本剤の催不整脈作用は，心筋細胞内カルシウム濃度に依存すると

ム水和物 カルチコール注射液等 塩化カルシウム水和物	ンの毒性が急激に出現することがある。	考えられている。 急激にカルシウム濃度を上昇させるような使用法は避けること。
スキサメトニウム塩化物水和物 スキサメトニウム レラキシン	併用により重篤な不整脈を起こすおそれがある。	スキサメトニウム塩化物水和物の血中カリウム増加作用又はカテコールアミン放出が原因と考えられている。

注）カルシウム値の補正に用いる場合を除く

ジゴキシンKY錠0.25：京都薬品　0.25mg1錠[9.6円/錠]，ジゴキシン錠0.125mg「AFP」：アルフレッサファーマ　0.125mg1錠[9.6円/錠]，ジゴキシン錠0.125mg「NP」：ニプロ　0.125mg1錠[9.6円/錠]，ジゴキシン錠0.25mg「AFP」：アルフレッサファーマ　0.25mg1錠[9.6円/錠]，ジゴキシン錠0.25mg「NP」：ニプロ　0.25mg1錠[9.6円/錠]，ハーフジゴキシンKY錠0.125：京都薬品　0.125mg1錠[9.6円/錠]

次硝酸ビスマス「日医工」　規格：1g[9円/g]

次硝酸ビスマス　日医工　231

【効 能 効 果】

下痢症

【対応標準病名】

◎	下痢症		
○	S状結腸炎	胃腸炎	炎症性腸疾患
	回腸炎	カタル性胃腸炎	感冒性胃腸炎
	感冒性大腸炎	感冒性腸炎	機能性下痢
	急性胃腸炎	急性大腸炎	急性腸炎
	大腸炎	腸炎	腸カタル
	難治性乳児下痢症	乳児下痢	
△	感染性胃腸炎	感染性下痢症	感染性大腸炎
	感染性腸炎	抗生物質起因性大腸炎	抗生物質起因性腸炎
	出血性大腸炎	出血性腸炎	

用法用量　次硝酸ビスマスとして，通常成人1日2gを2～3回に分割経口投与する。
なお，年齢，症状により適宜増減する。

禁忌

(1)慢性消化管通過障害又は重篤な消化管潰瘍のある患者
(2)出血性大腸炎の患者

原則禁忌　細菌性下痢患者

次硝酸ビスマス「ケンエー」：健栄[10円/g]，次硝酸ビスマス「三恵」：三恵薬品[9円/g]，次硝酸ビスマスシオエ：シオエ[10円/g]，次硝酸ビスマス「東海」：東海[10円/g]，次硝酸ビスマス「ニッコー」：日興[10円/g]，次硝酸ビスマス「メタル」：中北薬品[10円/g]，次硝酸ビスマス「ヤマゼン」：山善[10.6円/g]，硝ビス「ヨシダ」：吉田[10.6円/g]

ジスロマックSR成人用ドライシロップ2g

規格：2g1瓶[2088.5円/瓶]

アジスロマイシン水和物　ファイザー　614

【効 能 効 果】

〈適応菌種〉アジスロマイシンに感性のブドウ球菌属，レンサ球菌属，肺炎球菌，淋菌，モラクセラ(ブランハメラ)・カタラーリス，インフルエンザ菌，ペプトストレプトコッカス属，クラミジア属，マイコプラズマ属
〈適応症〉深在性皮膚感染症，リンパ管・リンパ節炎，咽頭・喉頭炎，扁桃炎(扁桃周囲炎，扁桃周囲膿瘍を含む)，急性気管支炎，肺炎，肺膿瘍，慢性呼吸器病変の二次感染，尿道炎，子宮頸管炎，副鼻腔炎，歯周組織炎，歯冠周囲炎，顎炎

【対応標準病名】

◎	咽頭炎	咽頭喉頭炎	急性気管支炎
	喉頭炎	歯冠周囲炎	子宮頸管炎
	歯根のう胞	歯周炎	歯髄炎
	歯性顎炎	尿道炎	肺炎
	肺膿瘍	皮膚感染症	副鼻腔炎
	扁桃炎	扁桃周囲炎	扁桃周囲膿瘍
	リンパ管炎	リンパ節炎	
○あ	MRSA肺化膿症	亜急性気管支炎	亜急性リンパ管炎
	アンギナ	咽頭気管炎	咽頭痛
	咽頭扁桃炎	インフルエンザ菌気管支炎	インフルエンザ菌喉頭炎
	インフルエンザ菌性喉頭気管炎	う蝕第3度急性化膿性根尖性歯周炎	う蝕第3度急性単純性根尖性歯周炎
	う蝕第3度慢性化膿性根尖性歯周炎	壊死性潰瘍性歯周炎	壊死性潰瘍性歯肉炎
	壊死性肺炎	壊疽性咽頭炎	壊疽性歯肉炎
か	壊疽性扁桃周囲炎	潰瘍性咽頭炎	潰瘍性歯肉炎
	下咽頭炎	下顎骨壊死	下顎骨炎
	下顎骨骨髄炎	下顎骨骨膜炎	下顎骨骨膜下膿瘍
	下顎骨周囲炎	下顎骨周囲膿瘍	下顎膿瘍
	顎骨炎	顎骨骨髄炎	顎骨骨膜炎
	カタル性咽頭炎	化膿性喉頭炎	化膿性歯周炎
	化膿性歯肉炎	化膿性副鼻腔炎	化膿性扁桃周囲炎
	感染性咽頭炎	感染性喉頭気管炎	気管支肺炎
	偽膜性アンギナ	偽膜性咽頭炎	偽膜性気管支炎
	偽膜性喉頭炎	偽膜性扁桃炎	急性アデノイド咽頭炎
	急性アデノイド扁桃炎	急性咽頭炎	急性咽頭喉頭炎
	急性咽頭扁桃炎	急性壊疽性喉頭炎	急性壊疽性扁桃炎
	急性潰瘍性喉頭炎	急性潰瘍性扁桃炎	急性顎骨骨髄炎
	急性顎骨骨膜炎	急性化膿性咽頭炎	急性化膿性下顎骨炎
	急性化膿性根尖性歯周炎	急性化膿性歯根膜炎	急性化膿性上顎骨炎
	急性化膿性辺縁性歯根膜炎	急性化膿性扁桃炎	急性気管気管支炎
	急性喉頭炎	急性喉頭気管炎	急性喉頭気管気管支炎
	急性根尖性歯周炎	急性歯冠周囲炎	急性歯周炎
	急性歯槽膿瘍	急性歯肉炎	急性声帯炎
	急性声門下喉頭炎	急性腺窩性扁桃炎	急性単純性根尖性歯周炎
	急性尿道炎	急性肺炎	急性反復性気管支炎
	急性浮腫性喉頭炎	急性扁桃炎	急速進行性歯周炎
	クラミジア肺炎	クループ性気管支炎	頚部膿疱
	限局型若年性歯周炎	口腔上顎洞瘻	紅色陰癬
	喉頭周囲炎	広汎型若年性歯周炎	根尖周囲膿瘍
	根尖性歯周炎	根尖膿瘍	根側歯周膿瘍
さ	臍周囲炎	再発性尿道炎	歯冠周囲膿瘍
	子宮頚外膜炎	子宮頚内膜炎	篩骨洞炎
	歯根膜下膿瘍	歯周症	歯周膿瘍
	思春期性歯肉炎	歯性上顎洞炎	歯性副鼻腔炎
	歯性扁桃周囲膿瘍	歯槽膿瘍	歯肉炎
	歯肉膿瘍	若年性歯周炎	縦隔膿瘍
	習慣性アンギナ	習慣性扁桃炎	上咽頭炎
	上顎骨炎	上顎骨骨髄炎	上顎骨骨膜炎
	上顎骨骨膜下膿瘍	上顎洞炎	小児肺炎
	小児副鼻腔炎	小膿疱性皮膚炎	滲出性気管支炎
	新生児上顎骨骨髄炎	舌扁桃炎	腺窩性アンギナ
	前思春期性歯周炎	前頭洞炎	早期発症型歯周炎
た	増殖性化膿性口内炎	増殖性歯肉炎	大葉性肺炎
	多発性膿疱症	単純性歯周炎	単純性歯肉炎
	智歯周囲炎	腸間膜リンパ節炎	蝶形骨洞炎
な	沈下性肺炎	特殊性歯周炎	難治性歯周炎
	乳児肺炎	尿道口炎	尿道周囲炎
	妊娠中の子宮頚管炎	膿皮症	膿疱
は	肺壊疽	肺炎合併肺膿瘍	肺炎球菌性咽頭炎
	肺炎球菌性気管支炎	肺化膿症	敗血症性咽頭炎

	敗血症性気管支炎	敗血症性肺炎	敗血症性皮膚炎
	剥離性歯肉炎	汎副鼻腔炎	非性病性尿道炎
	肥大性歯肉炎	非定型肺炎	非特異性腸間膜リンパ節炎
	非特異性尿道炎	非特異性リンパ節炎	びまん性肺炎
	びらん性歯肉炎	非淋菌性尿道炎	複雑性歯周炎
	複雑性歯肉炎	ぶどう球菌性咽頭炎	ぶどう球菌性肺膿瘍
	ぶどう球菌性扁桃炎	閉塞性肺炎	辺縁性化膿性歯根膜炎
	辺縁性歯周組織炎	扁桃性アンギナ	扁桃膿瘍
	蜂窩織炎性アンギナ	膀胱尿道炎	放射線性下顎骨骨髄炎
	放射線性顎骨壊死	放射線性化膿性顎骨壊死	萌出性歯肉炎
ま	マイコプラズマ気管支炎	膜性咽頭炎	慢性咽喉頭炎
	慢性顎骨炎	慢性顎骨骨髄炎	慢性化膿性根尖性歯周炎
	慢性根尖性歯周炎	慢性歯冠周囲炎	慢性歯周炎
	慢性歯周膿瘍	慢性歯槽膿瘍	慢性歯肉炎
	慢性尿道炎	慢性膿皮症	慢性肺化膿症
	慢性副鼻腔炎	慢性副鼻腔炎急性増悪	慢性副鼻腔膿瘍
	慢性辺縁性歯周炎急性発作	慢性辺縁性歯周炎軽度	慢性辺縁性歯周炎重度
	慢性辺縁性歯周炎中等度	慢性扁桃炎	慢性放射線性顎骨壊死
	慢性リンパ管炎	慢性リンパ節炎	耳後部リンパ節炎
ら	耳後部リンパ腺炎	無熱性肺炎	連鎖球菌気管支炎
	連鎖球菌性アンギナ	連鎖球菌性咽頭炎	連鎖球菌性喉頭炎
	連鎖球菌性喉頭気管炎	連鎖球菌性扁桃炎	老人性肺炎
わ	ワンサンアンギナ	ワンサン気管支炎	ワンサン扁桃炎
△	RS ウイルス気管支炎	アレルギー性副鼻腔炎	一部性歯髄炎
	咽頭チフス	ウイルス性咽頭炎	ウイルス性気管支炎
	ウイルス性扁桃炎	う蝕第２度単純性歯髄炎	う蝕第３度急性化膿性歯髄炎
	う蝕第３度歯髄壊死	う蝕第３度歯髄壊疽	う蝕第３度慢性壊疽性歯髄炎
	う蝕第３度慢性潰瘍性歯髄炎	う蝕第３度慢性増殖性歯髄炎	エコーウイルス気管支炎
	壊疽性歯髄炎	外傷性歯根膜炎	外傷性歯髄炎
	外歯瘻	顎腐骨	化膿性リンパ節炎
	カリエスのない歯髄炎	乾酪性副鼻腔炎	急性一部性化膿性歯髄炎
	急性一部性単純性歯髄炎	急性壊疽性歯髄炎	急性化膿性歯髄炎
	急性歯髄炎	急性全部性化膿性歯髄炎	急性全部性単純性歯髄炎
	急性単純性歯髄炎	胸膜肺炎	頚部リンパ節炎
	血行性歯髄炎	コクサッキーウイルス気管支炎	根尖肉芽腫
	残髄炎	歯髄壊死	歯髄壊疽
	歯髄充血	歯髄露出	上行性歯髄炎
	全部性歯髄炎	中隔部肉芽形成	内歯瘻
	尿道症候群	パラインフルエンザウイルス気管支炎	フェニトイン歯肉増殖症
	副鼻腔真菌症	扁桃チフス	慢性萎縮性老人性歯肉炎
	慢性壊疽性歯髄炎	慢性開放性歯髄炎	慢性潰瘍性歯髄炎
	慢性歯髄炎	慢性増殖性歯髄炎	慢性単純性歯髄炎
	慢性閉鎖性歯髄炎	ライノウイルス気管支炎	淋菌性咽頭炎
	淋菌性子宮頸管炎		

用法用量　成人にはアジスロマイシンとして，2g(力価)を用時水で懸濁し，空腹時に１回経口投与する。

用法用量に関連する使用上の注意

(1)本剤の使用にあたっては，耐性菌の発現等を防ぐため，原則として感受性を確認すること。

(2)外国の臨床における体内動態試験の成績から，本剤 2g(力価)を単回経口投与することにより，感受性菌に対して有効な組織内濃度が約７日間持続することが予測されているので，治療に必要な投与回数は１回とする。

(3)本剤は，食後２時間以上の空腹時に服用する。服用後は，次の食事を２時間以上控えること。

(4)本剤を懸濁する際は，容器の目盛りを目安に適量の水(約60mL)で十分に振とうした後，速やかに服用すること。また，本剤を完全に服用すること。

(5)４日目以降においても臨床症状が不変もしくは悪化の場合には，医師の判断で適切な他の薬剤への変更を検討すること。ただし，尿道炎，子宮頸管炎の場合には本剤１回投与後 2〜4 週間は経過を観察し，効果を判定すること。細菌学的検査結果又は臨床症状から効果が認められない場合には医師の判断で適切な他の薬剤への変更を検討すること。

(6)本剤を含む抗菌薬は，指示どおり正しく服用しなかった場合，初期治療の有効性が低下し，原因菌の薬剤耐性化が起こり易くなり，本剤のみならずその他の抗菌薬による治療にも反応しなくなる可能性があることを患者に指導すること。

禁忌　本剤の成分に対し過敏症の既往歴のある患者

ジスロマックカプセル小児用100mg

規格：100mg1カプセル[205.2円/カプセル]

ジスロマック細粒小児用10%

規格：100mg1g[299.5円/g]

アジスロマイシン水和物　　ファイザー　614

【効 能 効 果】

〈適応菌種〉アジスロマイシンに感性のブドウ球菌属，レンサ球菌属，肺炎球菌，モラクセラ(ブランハメラ)・カタラーリス，インフルエンザ菌，肺炎クラミジア(クラミジア・ニューモニエ)，マイコプラズマ属

〈適応症〉咽頭・喉頭炎，扁桃炎(扁桃周囲炎，扁桃周囲膿瘍を含む)，急性気管支炎，肺炎，肺膿瘍，中耳炎

【対応標準病名】

◎	咽頭炎	咽頭喉頭炎	急性気管支炎
	喉頭炎	中耳炎	肺炎
	肺膿瘍	扁桃炎	扁桃周囲炎
	扁桃周囲膿瘍		
○	MRSA 肺化膿症	亜急性気管支炎	アンギナ
	咽頭気管炎	咽頭痛	咽頭扁桃炎
	インフルエンザ菌気管支炎	インフルエンザ菌喉頭炎	インフルエンザ菌性喉頭気管炎
	壊死性肺炎	壊疽性咽頭炎	壊疽性扁桃周囲炎
	外傷性穿孔性中耳炎	外傷性中耳炎	潰瘍性咽頭炎
	下咽頭炎	カタル性咽頭炎	化膿性喉頭炎
	化膿性中耳炎	化膿性扁桃周囲炎	感染性咽頭炎
	感染性喉頭気管炎	気管支肺炎	偽膜性咽頭炎
	偽膜性気管支炎	偽膜性喉頭炎	偽膜性扁桃炎
	急性アデノイド咽頭炎	急性アデノイド扁桃炎	急性咽頭炎
	急性咽頭喉頭炎	急性咽頭扁桃炎	急性壊疽性喉頭炎
	急性壊疽性扁桃炎	急性潰瘍性喉頭炎	急性潰瘍性扁桃炎
	急性化膿性咽頭炎	急性化膿性中耳炎	急性化膿性扁桃炎
	急性気管気管支炎	急性喉頭炎	急性喉頭気管炎
	急性喉頭気管気管支炎	急性声帯炎	急性声門下喉頭炎
	急性腺窩性扁桃炎	急性中耳炎	急性肺炎
	急性反復性気管支炎	急性浮腫性喉頭炎	急性扁桃炎
	グラデニーゴ症候群	クラミジア肺炎	クループ性気管支炎
	喉頭周囲炎	鼓室内水腫	再発性中耳炎
	歯性扁桃周囲膿瘍	縦隔膿瘍	習慣性アンギナ
	習慣性扁桃炎	出血性中耳炎	術後性中耳炎
	術後性慢性中耳炎	上咽頭炎	上鼓室化膿症
	小児肺炎	滲出性気管支炎	新生児中耳炎
	水疱性中耳炎	舌扁桃炎	腺窩性アンギナ
	穿孔性中耳炎	大葉性肺炎	単純性中耳炎
	中耳炎性顔面神経麻痺	沈下性肺炎	陳旧性中耳炎
	乳児肺炎	肺壊疽	肺炎合併肺膿瘍
	肺炎球菌性咽頭炎	肺炎球菌性気管支炎	肺化膿症
	敗血症性咽頭炎	敗血症性気管支炎	敗血症性肺炎
	非定型肺炎	びまん性肺炎	ぶどう球菌性咽頭炎
	ぶどう球菌性肺膿瘍	ぶどう球菌性扁桃炎	閉塞性肺炎

	扁桃性アンギナ	扁桃膿瘍	蜂窩織炎性アンギナ
	マイコプラズマ気管支炎	膜性咽頭炎	慢性咽喉頭炎
	慢性化膿性穿孔性中耳炎	慢性化膿性中耳炎	慢性耳管鼓室化膿性中耳炎
	慢性上鼓室乳突洞化膿性中耳炎	慢性穿孔性中耳炎	慢性中耳炎
	慢性中耳炎急性増悪	慢性中耳炎後遺症	慢性中耳炎術後再燃
	慢性肺化膿症	慢性扁桃炎	無熱性肺炎
	良性慢性化膿性中耳炎	連鎖球菌気管支炎	連鎖球菌性アンギナ
	連鎖球菌性咽頭炎	連鎖球菌性喉頭炎	連鎖球菌性喉頭気管炎
	連鎖球菌性扁桃炎	老人性肺炎	
△	RS ウイルス気管支炎	咽頭チフス	ウイルス性咽頭炎
	ウイルス性気管支炎	ウイルス性扁桃炎	エコーウイルス気管支炎
	胸膜肺炎	好酸球性中耳炎	コクサッキーウイルス気管支炎
	パラインフルエンザウイルス気管支炎	扁桃チフス	ライノウイルス気管支炎
	淋菌性咽頭炎		

用法用量

小児には，体重1kgあたり10mg(力価)を1日1回，3日間経口投与する。

ただし，1日量は成人の最大投与量500mg(力価)を超えないものとする。

体重換算による服用量の概算は，次表のとおりである。

体重	15～25kg	26～35kg	36～45kg	46kg～
1日あたりの服用量	200mg(力価)	300mg(力価)	400mg(力価)	500mg(力価)

15kg未満の患児にはジスロマック細粒小児用を投与すること。

用法用量に関連する使用上の注意

(1)本剤の使用にあたっては，耐性菌の発現等を防ぐため，原則として感受性を確認すること。

(2)外国の臨床における体内動態試験の成績から，本剤500mg(力価)を1日1回3日間経口投与することにより，感受性菌に対して有効な組織内濃度が約7日間持続することが予測されているので，治療に必要な投与期間は3日間とする。

(3)4日目以降においても臨床症状が不変もしくは悪化の場合には，医師の判断で適切な他の薬剤に変更すること。

禁忌　本剤の成分に対し過敏症の既往歴のある患者

アジスロマイシンカプセル小児用100mg「JG」：長生堂　100mg1カプセル[133.5円/カプセル]，アジスロマイシンカプセル小児用100mg「SN」：シオノ　100mg1カプセル[133.5円/カプセル]，アジスロマイシンカプセル小児用100mg「TCK」：辰巳化学　100mg1カプセル[133.5円/カプセル]，アジスロマイシンカプセル小児用100mg「YD」：陽進堂　100mg1カプセル[133.5円/カプセル]，アジスロマイシン細粒10%小児用「KN」：小林化工　100mg1g[194.1円/g]，アジスロマイシン細粒小児用10%「JG」：長生堂　100mg1g[194.1円/g]，アジスロマイシン細粒小児用10%「SN」：シオノ　100mg1g[194.1円/g]，アジスロマイシン細粒小児用10%「TCK」：辰巳化学　100mg1g[194.1円/g]，アジスロマイシン細粒小児用10%「YD」：陽進堂　100mg1g[194.1円/g]，アジスロマイシン細粒小児用10%「トーワ」：東和　－[－]，アジスロマイシン小児用細粒10%「タカタ」：高田　100mg1g[194.1円/g]，アジスロマイシン小児用錠100mg「タカタ」：高田　100mg1錠[133.5円/錠]

ジスロマック錠250mg　規格：250mg1錠[264.4円/錠]

アジスロマイシン水和物　ファイザー　614

【効能効果】

〈適応菌種〉アジスロマイシンに感性のブドウ球菌属，レンサ球菌属，肺炎球菌，淋菌，モラクセラ(ブランハメラ)・カタラーリス，インフルエンザ菌，レジオネラ・ニューモフィラ，ペプトストレプトコッカス属，プレボテラ属，クラミジア属，マイコプラズマ属

〈適応症〉深在性皮膚感染症，リンパ管・リンパ節炎，咽頭・喉頭炎，扁桃炎(扁桃周囲炎，扁桃周囲膿瘍を含む)，急性気管支炎，肺炎，肺膿瘍，慢性呼吸器病変の二次感染，尿道炎，子宮頸管炎，骨盤内炎症性疾患，副鼻腔炎，歯周組織炎，歯冠周囲炎，顎炎

【対応標準病名】

◎	咽頭炎	咽頭喉頭炎	急性気管支炎
	喉頭炎	骨盤内炎症性疾患	歯冠周囲炎
	子宮頸管炎	歯根のう胞	歯周炎
	歯髄炎	歯性顎炎	尿道炎
	肺炎	肺膿瘍	皮膚感染症
	副鼻腔炎	扁桃炎	扁桃周囲炎
	扁桃周囲膿瘍	リンパ管炎	リンパ節炎
○ あ	MRSA 肺化膿症	亜急性気管支炎	亜急性リンパ管炎
	アンギナ	咽頭気管炎	咽頭痛
	咽頭扁桃炎	インフルエンザ菌気管支炎	インフルエンザ菌喉頭炎
	インフルエンザ菌性喉頭気管炎	う蝕第3度急性化膿性根尖性歯周炎	う蝕第3度急性単純性根尖性歯周炎
	う蝕第3度慢性化膿性根尖性歯周炎	壊死性潰瘍性歯周炎	壊死性潰瘍性歯肉炎
	壊死性肺炎	壊疽性咽頭炎	壊疽性歯肉炎
か	壊疽性扁桃周囲炎	潰瘍性咽頭炎	潰瘍性歯肉炎
	下咽頭炎	下顎骨壊死	下顎骨炎
	下顎骨骨髄炎	下顎骨骨膜炎	下顎骨骨膜下膿瘍
	下顎骨周囲炎	下顎骨周囲膿瘍	下顎膿瘍
	顎骨炎	顎骨骨髄炎	顎骨骨膜炎
	カタル性咽頭炎	化膿性喉頭炎	化膿性歯周炎
	化膿性歯肉炎	化膿性副鼻腔炎	化膿性扁桃周囲炎
	感染性咽頭炎	感染性喉頭気管炎	気管支肺炎
	偽膜性アンギナ	偽膜性咽頭炎	偽膜性気管支炎
	偽膜性喉頭炎	偽膜性扁桃炎	急性アデノイド咽頭炎
	急性アデノイド扁桃炎	急性咽頭炎	急性咽頭喉頭炎
	急性咽頭扁桃炎	急性壊疽性喉頭炎	急性壊疽性扁桃炎
	急性潰瘍性喉頭炎	急性潰瘍性扁桃炎	急性顎骨骨髄炎
	急性顎骨骨膜炎	急性化膿性咽頭炎	急性化膿性下顎骨炎
	急性化膿性根尖性歯周炎	急性化膿性歯根膜炎	急性化膿性上顎骨炎
	急性化膿性辺縁性歯根膜炎	急性化膿性扁桃炎	急性気管気管支炎
	急性喉頭炎	急性喉頭気管炎	急性喉頭気管気管支炎
	急性骨盤腹膜炎	急性根尖性歯周炎	急性歯冠周囲炎
	急性歯周炎	急性歯槽膿瘍	急性歯肉炎
	急性声帯炎	急性声門下喉頭炎	急性腺窩性扁桃炎
	急性単純性根尖性歯周炎	急性尿道炎	急性肺炎
	急性反復性気管支炎	急性浮腫性喉頭炎	急性扁桃炎
	急速進行性歯周炎	クラミジア肺炎	クループ性気管支炎
	頸部膿疱	限局型若年性歯周炎	口腔上顎洞瘻
	紅色陰癬	喉頭周囲炎	広汎型若年性歯周炎
	骨盤膿瘍	骨盤腹膜炎	根尖周囲膿瘍
	根尖性歯周炎	根尖膿瘍	根側歯周膿瘍
さ	臍周囲炎	再発性尿道炎	歯冠周囲膿瘍
	子宮頸外膜炎	子宮頸内膜炎	篩骨洞炎
	歯根膜下膿瘍	歯周症	歯周膿瘍
	思春期性歯肉炎	歯性上顎洞炎	歯性副鼻腔炎
	歯性扁桃周囲膿瘍	歯槽膿瘍	歯肉炎
	歯肉膿瘍	若年性歯周炎	縦隔膿瘍
	習慣性アンギナ	習慣性扁桃炎	上咽頭炎
	上顎骨炎	上顎骨骨髄炎	上顎骨骨膜炎
	上顎骨骨膜下膿瘍	上顎洞炎	小児肺炎
	小児副鼻腔炎	小膿疱性皮膚炎	滲出性気管支炎
	新生児上顎骨骨髄炎	舌扁桃炎	腺窩性アンギナ
	前思春期性歯周炎	前頭洞炎	早期発症型歯周炎
た	増殖性化膿性口内炎	増殖性歯肉炎	大葉性肺炎
	ダグラス窩膿瘍	多発性膿疱症	単純性歯周炎
	単純性歯肉炎	智歯周囲炎	腸間膜リンパ節炎

	蝶形骨洞炎	沈下性肺炎	特殊性歯周炎
な	難治性歯周炎	乳児肺炎	尿道口炎
	尿道周囲炎	妊娠中の子宮頸管炎	膿皮症
は	膿疱	肺壊疽	肺炎合併肺膿瘍
	肺炎球菌性咽頭炎	肺炎球菌性気管支炎	肺化膿症
	敗血症性咽頭炎	敗血症性気管支炎	敗血症性肺炎
	敗血症性皮膚炎	剥離性歯肉炎	汎副鼻腔炎
	非性病性尿道炎	肥大性歯肉炎	非定型肺炎
	非特異性腸間膜リンパ節炎	非特異性尿道炎	非特異性リンパ節炎
	びまん性肺炎	びらん性歯肉炎	非淋菌性尿道炎
	複雑性歯周炎	複雑性歯肉炎	ぶどう球菌性咽頭炎
	ぶどう球菌性肺膿瘍	ぶどう球菌性扁桃炎	閉塞性肺炎
	辺縁性化膿性歯根膜炎	辺縁性歯周組織炎	扁桃性アンギナ
	扁桃膿瘍	蜂窩織炎性アンギナ	膀胱尿道炎
	放射線性下顎骨骨髄炎	放射線性顎骨壊死	放射線性化膿性顎骨壊死
ま	萌出性歯肉炎	マイコプラズマ気管支炎	膜性咽頭炎
	慢性咽喉頭炎	慢性顎骨炎	慢性顎骨骨髄炎
	慢性化膿性根尖性歯周炎	慢性骨盤腹膜炎	慢性根尖性歯周炎
	慢性歯冠周囲炎	慢性歯周炎	慢性歯周膿瘍
	慢性歯槽膿瘍	慢性歯肉炎	慢性尿道炎
	慢性膿皮症	慢性肺化膿症	慢性副鼻腔炎
	慢性副鼻腔炎急性増悪	慢性副鼻腔膿瘍	慢性辺縁性歯周炎急性発作
	慢性辺縁性歯周炎軽度	慢性辺縁性歯周炎重度	慢性辺縁性歯周炎中等度
	慢性扁桃炎	慢性放射線性顎骨壊死	慢性リンパ管炎
	慢性リンパ節炎	耳後部リンパ節炎	耳後部リンパ腺炎
ら	無熱性肺炎	連鎖球菌気管支炎	連鎖球菌性アンギナ
	連鎖球菌性咽頭炎	連鎖球菌性喉頭炎	連鎖球菌性喉頭気管炎
わ	連鎖球菌性扁桃炎	老人性肺炎	ワンサンアンギナ
	ワンサン気管支炎	ワンサン扁桃炎	
△	RSウイルス気管支炎	アレルギー性副鼻腔炎	一部性歯髄炎
	咽頭チフス	ウイルス性咽頭炎	ウイルス性気管支炎
	ウイルス性扁桃炎	う蝕第2度単純性歯髄炎	う蝕第3度急性化膿性歯髄炎
	う蝕第3度歯髄壊死	う蝕第3度歯髄壊疽	う蝕第3度慢性壊疽性歯髄炎
	う蝕第3度慢性潰瘍性歯髄炎	う蝕第3度慢性増殖性歯髄炎	エコーウイルス気管支炎
	壊疽性歯髄炎	外傷性歯根膜炎	外傷性歯髄炎
	外歯瘻	顎腐骨	化膿性リンパ節炎
	カリエスのない歯髄炎	乾酪性副鼻腔炎	急性一部性化膿性歯髄炎
	急性一部性単純性歯髄炎	急性壊疽性歯髄炎	急性化膿性歯髄炎
	急性子宮傍結合織炎	急性歯髄炎	急性全部性化膿性歯髄炎
	急性全部性単純性歯髄炎	急性単純性歯髄炎	胸膜肺炎
	頸部リンパ節炎	血行性歯髄炎	コクサッキーウイルス気管支炎
	骨盤結合織炎	骨盤死腔炎	骨盤部感染性リンパのう胞
	骨盤腹膜癒着	根尖肉芽腫	残髄炎
	子宮周囲炎	子宮周囲膿瘍	子宮付属器癒着
	子宮傍組織炎	歯髄壊死	歯髄壊疽
	歯髄充血	歯髄露出	上行性歯髄炎
	女性急性骨盤蜂巣炎	女性慢性骨盤蜂巣炎	全部性歯髄炎
	中隔部肉芽形成	内歯瘻	尿道症候群
	パラインフルエンザウイルス気管支炎	フェニトイン歯肉増殖症	副鼻腔真菌症
	扁桃チフス	慢性萎縮性老人性歯肉炎	慢性壊疽性歯髄炎
	慢性開放性歯髄炎	慢性潰瘍性歯髄炎	慢性子宮傍結合織炎
	慢性歯髄炎	慢性増殖性歯髄炎	慢性単純性歯髄炎
	慢性閉鎖性歯髄炎	ライノウイルス気管支炎	卵管癒着
	淋菌性咽頭炎	淋菌性子宮頸管炎	

効能効果に関連する使用上の注意 淋菌を適応菌種とするのは，骨盤内炎症性疾患の適応症に限る。

用法用量
＜深在性皮膚感染症，リンパ管・リンパ節炎，咽頭・喉頭炎，扁桃炎(扁桃周囲炎，扁桃周囲膿瘍を含む)，急性気管支炎，肺炎，肺膿瘍，慢性呼吸器病変の二次感染，副鼻腔炎，歯周組織炎，歯冠周囲炎，顎炎＞：成人にはアジスロマイシンとして，500mg(力価)を1日1回，3日間合計1.5g(力価)を経口投与する。
＜尿道炎，子宮頸管炎＞：成人にはアジスロマイシンとして，1000mg(力価)を1回経口投与する。
＜骨盤内炎症性疾患＞：成人にはアジスロマイシン注射剤による治療を行った後，アジスロマイシンとして250mg(力価)を1日1回経口投与する。

用法用量に関連する使用上の注意
(1)本剤の使用にあたっては，耐性菌の発現等を防ぐため，原則として感受性を確認すること。
(2)本剤で治療を開始し，4日目以降においても臨床症状が不変もしくは悪化の場合には，医師の判断で適切な他の薬剤に変更すること。ただし，尿道炎，子宮頸管炎の場合にはアジスロマイシン投与開始後2〜4週間は経過を観察し，効果を判定すること。細菌学的検査結果または臨床症状から効果が認められない場合には医師の判断で適切な他の薬剤に変更すること。
(3)外国の臨床における体内動態試験の成績から，本剤500mg(力価)を1日1回3日間経口投与することにより，感受性菌に対して有効な組織内濃度が約7日間持続することが予測されているので，注射剤による治療が適応されない感染症の治療に必要な投与期間は3日間とする。ただし，尿道炎，子宮頸管炎の場合は本剤1000mg(力価)を1回経口投与することにより，アジスロマイシン感性のトラコーマクラミジア(クラミジア・トラコマティス)に対して有効な組織内濃度が約10日間持続することが予測されているので，治療に必要な投与回数は1回とする。
(4)肺炎については，症状に応じてアジスロマイシン注射剤から治療を開始する必要性を判断すること。なお，アジスロマイシン注射剤による治療を行った肺炎に対して，本剤に切り替える場合は，症状に応じて投与期間を変更することができる。
(5)アジスロマイシン注射剤から本剤へ切り替え，総投与期間が10日を超える場合は，経過観察を十分に行うこと。
肺炎：アジスロマイシン注射剤から本剤へ切り替えた臨床試験は，医師が経口投与可能と判断した時点で，注射剤から本剤に切り替えアジスロマイシン注射剤の投与期間は2〜5日間，総投与期間は合計7〜10日間で実施され，総投与期間として10日間を超える投与経験は少ない。
骨盤内炎症性疾患：アジスロマイシン注射剤から本剤へ切り替えた臨床試験は，医師が経口投与可能と判断した時点で，アジスロマイシン注射剤から本剤に切り替え，アジスロマイシン注射剤の投与期間は1〜2日間，総投与期間は合計7日間で実施され，総投与期間として7日間を超える投与経験はない。
(6)レジオネラ・ニューモフィラに対して，アジスロマイシン注射剤による治療を実施せずに本剤のみで治療した場合の有効性及び安全性は確立していない。
(7)骨盤内炎症性疾患に対して，アジスロマイシン注射剤による治療を実施せずに本剤のみで治療した場合の有効性及び安全性は確立していない。

禁忌 本剤の成分に対し過敏症の既往歴のある患者

アジスロマイシン錠250mg「CHM」：ケミックス　250mg1錠[146.3円/錠]，アジスロマイシン錠250mg「DSEP」：全星薬品　250mg1錠[146.3円/錠]，アジスロマイシン錠250mg「F」：富士製薬　250mg1錠[146.3円/錠]，アジスロマイシン錠250mg「JG」：長生堂　250mg1錠[146.3円/錠]，アジスロマイシン錠250mg「KN」：小林化工　250mg1錠[146.3円/錠]，アジスロマイシン錠250mg「KOG」：興和　250mg1錠[146.3円/錠]，アジスロマイシン錠250mg「NP」：ニプロ　250mg1錠[146.3円/錠]，アジスロマイシン錠250mg「SN」：シオノ　250mg1錠[146.3円/錠]，アジスロマイシン錠250mg「TCK」：辰巳化学　250mg1

錠[146.3円/錠]，アジスロマイシン錠250mg「YD」：陽進堂　250mg1錠[146.3円/錠]，アジスロマイシン錠250mg「アメル」：共和薬品　250mg1錠[146.3円/錠]，アジスロマイシン錠250mg「サワイ」：沢井　250mg1錠[146.3円/錠]，アジスロマイシン錠250mg「サンド」：サンド　250mg1錠[146.3円/錠]，アジスロマイシン錠250mg「タカタ」：高田　250mg1錠[146.3円/錠]，アジスロマイシン錠250mg「テバ」：大正薬品　250mg1錠[146.3円/錠]，アジスロマイシン錠250mg「トーワ」：東和　250mg1錠[146.3円/錠]，アジスロマイシン錠250mg「日医工」：日医工　250mg1錠[146.3円/錠]，アジスロマイシン錠250mg「わかもと」：わかもと　250mg1錠[146.3円/錠]，アジスロマイシン錠500mg「トーワ」：東和　500mg1錠[292.6円/錠]，アジスロマイシン錠500mg「日医工」：日医工　500mg1錠[292.6円/錠]

ジスロマック錠600mg　規格：600mg1錠[851.3円/錠]
アジスロマイシン水和物　ファイザー　614

【効能効果】

〈適応菌種〉マイコバクテリウム・アビウムコンプレックス(MAC)
〈適応症〉後天性免疫不全症候群(エイズ)に伴う播種性マイコバクテリウム・アビウムコンプレックス(MAC)症の発症抑制及び治療

【対応標準病名】

◎	AIDS	HIV 非結核性抗酸菌症	後天性免疫不全症候群
○	AIDS 関連症候群	HIV 感染	HIV 感染症
	新生児 HIV 感染症		
△	HIV－1 感染症	HIV－2 感染症	潜在性結核感染症
	多剤耐性結核	肺非結核性抗酸菌症	非結核性抗酸菌症
	非結核性抗酸菌性滑膜炎	非結核性抗酸菌性胸膜炎	非結核性抗酸菌性腱鞘炎
	非結核性抗酸菌性股関節炎	非結核性抗酸菌性骨髄炎	非結核性抗酸菌性脊椎炎
	非結核性抗酸菌性皮膚潰瘍	非結核性抗酸菌性リンパ節炎	皮膚非結核性抗酸菌症

用法用量
発症抑制：成人にはアジスロマイシンとして，1200mg(力価)を週1回経口投与する。
治療：成人にはアジスロマイシンとして，600mg(力価)を1日1回経口投与する。

用法用量に関連する使用上の注意
(1)治療に関する海外臨床試験においてエタンブトールとの併用効果が示されているため，治療の際にはエタンブトール(1日15mg/kg)と併用すること。
(2)治療に際してはエタンブトールに加え，医師の判断によりMACに対する抗菌活性(*in vitro*)を有する他の抗菌薬を併用することが望ましい。
(3)本剤を使用する際には，投与開始時期，投与期間，併用薬について国内外の学会のガイドライン等，最新の情報を参考にし，投与すること。

禁忌　本剤の成分に対し過敏症の既往歴のある患者

ジセタミン錠25　規格：25mg1錠[6.1円/錠]
セトチアミン塩酸塩水和物　高田　312

【効能効果】

(1)ビタミンB_1欠乏症の予防及び治療
ビタミンB_1の需要が増大し，食事からの摂取が不十分な際の補給(消耗性疾患，甲状腺機能亢進症，妊産婦，授乳婦，激しい肉体労働時等)
ウェルニッケ脳症
脚気衝心
(2)下記疾患のうち，ビタミンB_1の欠乏又は代謝障害が関与すると推定される場合
神経痛
筋肉痛・関節痛
末梢神経炎・末梢神経麻痺
心筋代謝障害
便秘等の胃腸運動機能障害
なお，上記疾患に対しては，効果がないのに月余にわたって漫然と使用すべきでない。

【対応標準病名】

◎	胃腸運動機能障害	ウェルニッケ脳症	脚気心
	関節痛	筋肉痛	甲状腺機能亢進症
	心筋疾患	神経痛	ビタミン B1 欠乏症
	便秘症	末梢神経炎	末梢神経障害
○	異所性中毒性甲状腺腫	脚気	脚気症候群
	脚気神経炎	乾性脚気	グレーブス病
	甲状腺眼症	甲状腺機能正常型グレーブス病	甲状腺クリーゼ
	甲状腺中毒性昏睡	産後脚気	湿性脚気
	人為的甲状腺中毒症	心筋変性症	中毒性甲状腺腫
	中毒性多結節性甲状腺腫	中毒性単結節性甲状腺腫	バセドウ病
	バセドウ病眼症	バセドウ病術後再発	びまん性中毒性甲状腺腫
	プランマー病	肋間神経痛	
△ あ	MP 関節痛	亜急性連合性脊髄変性症	アルコール性多発ニューロパチー
	胃うっ血	胃運動機能障害	胃運動亢進症
	胃液欠乏	胃液分泌過多	胃拡張
	胃下垂	胃機能亢進	胃狭窄
	胃痙攣	胃軸捻症	胃十二指腸嵌頓
	胃腫瘤	胃切除後癒着	胃腸機能異常
	胃腸機能減退	胃腸虚弱	一過性甲状腺機能亢進症
	胃粘膜過形成	胃のう胞	胃壁軟化症
か	腋窩部痛	外傷性肩不安定症	顎関節痛
	過酸症	下肢関節痛	下肢筋肉痛
	下肢神経痛	下垂体性 TSH 分泌亢進症	下垂体性甲状腺機能亢進症
	下腿関節痛	下腿三頭筋痛	下腿神経炎
	肩関節痛症	偽性甲状腺機能亢進症	偽性股関節痛
	機能性便秘症	急性胃腸障害	急性胃粘膜病変
	胸鎖関節痛	胸鎖乳突筋痛	胸背部筋肉痛
	胸部筋肉痛	胸腹部筋痛	胸壁神経痛
	頚肩部筋肉痛	痙性胃炎	頚部筋肉痛
	頚部神経痛	痙攣性便秘	結腸アトニー
	肩甲上神経痛	肩甲部筋肉痛	肩鎖関節痛
	原発性甲状腺機能亢進症	肩部筋痛	甲状腺中毒症
	甲状腺中毒症性関節障害	甲状腺中毒症性筋無力症候群	甲状腺中毒症性心筋症
	甲状腺中毒性眼球突出症	甲状腺中毒性四肢麻痺	甲状腺中毒性周期性四肢麻痺
	甲状腺中毒性心不全	甲状腺中毒性ミオパチー	後頭下神経痛
	後頭神経痛	後頭部神経痛	項背部筋痛
	項部筋肉痛	項部神経痛	股関節痛
さ	弛緩性便秘症	趾関節痛	四肢神経痛
	膝窩部痛	膝関節痛	習慣性便秘
	重症便秘症	十二指腸腫瘤	手関節痛
	手指関節痛	手指神経炎	術後便秘
	上肢筋肉痛	上肢神経痛	上腕筋肉痛
	上腕三頭筋痛	上腕神経痛	上腕二頭筋痛
	食事性便秘	神経炎	心疾患
	スルーダー神経痛	脊椎関節痛	線維筋痛症
	仙腸関節痛	前腕筋肉痛	前腕神経痛
	僧帽筋痛	足関節痛	側頭部神経痛

た	大腿筋痛	大腿神経痛	大腸機能障害
	大腸ジスキネジア	多発性関節痛	多発性筋肉痛
	多発性神経炎	多発性神経障害	多発性神経痛
	多発ニューロパチー	単純性便秘	肘関節痛
	中指関節痛	腸アトニー	腸管運動障害
	腸管麻痺性便秘	腸機能障害	腸ジスキネジア
	直腸性便秘	低酸症	殿部筋肉痛
	頭部筋肉痛	頭部神経痛	特発性神経痛
は	二次性甲状腺機能亢進症	乳幼児便秘	背部筋肉痛
	背部神経痛	反復性多発性神経炎	肥厚性幽門狭窄症
	腓腹筋痛	腹壁筋痛	腹壁神経痛
	ペラグラ性脳症	便通異常	母指 MP 関節痛
ま	母趾関節痛	慢性神経痛	無酸症
や	盲腸アトニー	薬物胃障害	腰筋痛症
ら	腰背筋痛症	腰皮神経痛	肋間筋肉痛

用法用量　通常，成人にはチアミン塩化物塩酸塩として１日5～100mg を経口投与する。
なお，年齢，症状により適宜増減する。

ジソペイン錠75　規格：75mg1錠［25.5円/錠］
モフェゾラク　田辺三菱　114

【効 能 効 果】

下記疾患ならびに症状の消炎・鎮痛
　腰痛症，頚腕症候群，肩関節周囲炎
手術後，外傷後ならびに抜歯後の消炎・鎮痛

【対応標準病名】

◎	外傷	肩関節周囲炎	頚肩腕症候群
	挫傷	挫創	術後疼痛
	創傷	抜歯後疼痛	腰痛症
	裂傷	裂創	
○あ	MRSA 術後創部感染	アキレス腱筋腱移行部断裂	アキレス腱挫傷
	アキレス腱挫創	アキレス腱切創	アキレス腱断裂
	アキレス腱部分断裂	足異物	足開放創
	足挫創	足切創	亜脱臼
	圧挫傷	圧挫創	圧迫骨折
	圧迫神経炎	犬咬創	陰茎開放創
	陰茎挫創	陰茎折症	陰茎裂創
	咽頭開放創	咽頭創傷	陰のう開放創
	陰のう裂創	陰部切創	会陰部化膿創
	会陰裂傷	横隔膜損傷	横骨折
か	汚染擦過創	汚染創	外陰開放創
	外陰部挫創	外陰部切創	外陰部裂傷
	外耳開放創	外耳道創傷	外耳部外傷性異物
	外耳部外傷性腫脹	外耳部外傷性皮下異物	外耳部割創
	外耳部貫通創	外耳部咬創	外耳部挫傷
	外耳部挫創	外耳部擦過創	外耳部刺創
	外耳部切創	外耳部創傷	外耳部打撲傷
	外耳部虫刺傷	外耳部皮下血腫	外耳部皮下出血
	外傷後遺症	外傷性一過性麻痺	外傷性異物
	外傷性横隔膜ヘルニア	外傷性眼球ろう	外傷性咬合
	外傷性虹彩離断	外傷性硬膜動静脈瘻	外傷性耳出血
	外傷性視神経症	外傷性食道破裂	外傷性脊髄出血
	外傷性切断	外傷性動静脈瘻	外傷性動脈血腫
	外傷性動脈瘤	外傷性乳び胸	外傷性脳圧迫
	外傷性脳圧迫・頭蓋内に達する開放創合併あり	外傷性脳圧迫・頭蓋内に達する開放創合併なし	外傷性脳症
	外傷性破裂	外傷性皮下血腫	外耳裂創
	回旋腱板症候群	開腹術後愁訴	開放骨折
	開放性外傷性脳圧迫	開放性陥没骨折	開放性胸膜損傷
	開放性脱臼	開放性脱臼骨折	開放性脳挫創
	開放性脳底部挫傷	開放性びまん性脳損傷	開放性粉砕骨折

開放創	下咽頭創傷	下顎外傷性異物
下顎開放創	下顎割創	下顎貫通創
下顎口唇挫創	下顎咬創	下顎挫傷
下顎挫創	下顎擦過創	下顎刺創
下顎切創	下顎創傷	下顎打撲傷
下顎皮下血腫	下顎部挫傷	下顎部打撲傷
下顎部皮膚欠損創	下顎裂創	踵裂創
顎関節部開放創	顎関節部割創	顎関節部貫通創
顎関節部咬創	顎関節部挫傷	顎関節部挫創
顎関節部擦過創	顎関節部刺創	顎関節部切創
顎関節部創傷	顎関節部打撲傷	顎関節部皮下血腫
顎関節部裂創	顎部挫傷	顎部打撲傷
角膜挫創	角膜切傷	角膜切創
角膜創傷	角膜破裂	角膜裂傷
下腿汚染創	下腿開放創	下腿挫創
下腿切創	下腿皮膚欠損創	下腿裂創
肩インピンジメント症候群	肩滑液包炎	肩関節異所性骨化
肩関節腱板炎	肩関節硬結性腱炎	肩周囲炎
肩石灰性腱炎	割創	下背部ストレイン
眼黄斑部裂孔	眼窩創傷	眼窩部挫創
眼窩裂傷	眼球結膜裂傷	眼球損傷
眼球破裂	眼球裂傷	眼瞼外傷性異物
眼瞼外傷性腫脹	眼瞼外傷性皮下異物	眼瞼開放創
眼瞼割創	眼瞼貫通創	眼瞼咬創
眼瞼挫創	眼瞼擦過創	眼瞼刺創
眼瞼切創	眼瞼創傷	眼瞼虫刺傷
眼瞼裂創	環指圧挫傷	環指挫傷
環指挫創	環指切創	環指剥皮創
環指皮膚欠損創	眼周囲部外傷性異物	眼周囲部外傷性腫脹
眼周囲部外傷性皮下異物	眼周囲部開放創	眼周囲部割創
眼周囲部貫通創	眼周囲部咬創	眼周囲部挫創
眼周囲部擦過創	眼周囲部刺創	眼周囲部切創
眼周囲部創傷	眼周囲部虫刺傷	眼周囲部裂創
関節血腫	関節骨折	関節挫傷
関節打撲	関節内骨折	完全骨折
完全脱臼	貫通刺創	貫通銃創
貫通性挫滅創	貫通創	眼部外傷性異物
眼部外傷性腫脹	眼部外傷性皮下異物	眼部開放創
眼部割創	眼部貫通創	眼部咬創
眼部挫創	眼部擦過創	眼部刺創
眼部切創	眼部創傷	眼部虫刺傷
眼部裂創	陥没骨折	顔面汚染創
顔面外傷性異物	顔面開放創	顔面割創
顔面貫通創	顔面咬創	顔面挫傷
顔面挫創	顔面擦過創	顔面刺創
顔面切創	顔面創傷	顔面搔創
顔面損傷	顔面多発開放創	顔面多発割創
顔面多発貫通創	顔面多発咬創	顔面多発挫傷
顔面多発挫創	顔面多発擦過創	顔面多発刺創
顔面多発切創	顔面多発創傷	顔面多発打撲傷
顔面多発虫刺傷	顔面多発皮下血腫	顔面多発皮下出血
顔面多発裂創	顔面打撲傷	顔面皮下血腫
顔面皮膚欠損創	顔面裂創	急性腰痛症
胸管損傷	頬粘膜咬傷	頬粘膜咬創
胸部汚染創	胸部外傷	頬部外傷性異物
頬部開放創	頬部割創	頬部貫通創
頬部咬創	頬部挫傷	胸部挫創
頬部挫創	頬部擦過創	頬部刺創
胸部食道損傷	胸部切創	頬部切創
頬部創傷	胸部損傷	頬部打撲傷
頬部皮下血腫	胸部皮膚欠損創	頬部皮膚欠損創
頬部裂創	胸壁開放創	胸壁刺創
強膜切創	強膜創傷	胸膜損傷・胸腔に達する開放創合併あり

シ

	強膜裂傷	胸膜裂創	棘刺創
	棘上筋症候群	棘上筋石灰化症	魚咬創
	亀裂骨折	筋筋膜性腰痛症	筋損傷
	筋断裂	筋肉内血腫	屈曲骨折
	頚管破裂	頚肩腕障害	脛骨顆部割創
	頚頭蓋症候群	頚部開放創	頚部挫創
	頚部食道開放創	頚部切創	頚部皮膚欠損創
	血管切断	血管損傷	血腫
	結膜創傷	結膜裂傷	肩甲周囲炎
	腱切創	腱損傷	腱断裂
	肩部痛	腱部分断裂	腱裂傷
	高エネルギー外傷	口蓋挫傷	口蓋切創
	口蓋裂創	口角部挫創	口角部裂創
	口腔外傷性異物	口腔外傷性腫脹	口腔開放創
	口腔割創	口腔挫傷	口腔挫創
	口腔擦過創	口腔刺創	口腔切創
	口腔創傷	口腔打撲傷	口腔内血腫
	口腔粘膜咬傷	口腔粘膜咬創	口腔裂創
	後頚部交感神経症候群	口唇外傷性異物	口唇外傷性腫脹
	口唇外傷性皮下異物	口唇開放創	口唇割創
	口唇貫通創	口唇咬傷	口唇咬創
	口唇挫傷	口唇挫創	口唇擦過創
	口唇刺創	口唇切創	口唇創傷
	口唇打撲傷	口唇虫刺傷	口唇皮下血腫
	口唇皮下出血	口唇裂創	溝創
	咬創	喉頭外傷	喉頭損傷
	後頭部外傷	後頭部割創	後頭部挫傷
	後頭部挫創	後頭部切創	後頭部打撲傷
	後頭部裂創	広範性軸索損傷	広汎性神経損傷
	後方脱臼	硬膜損傷	硬膜裂傷
	肛門裂創	骨折	骨盤部裂創
	根性腰痛症	昆虫咬創	昆虫刺傷
さ	コントル・クー損傷	採皮創	坐骨神経根炎
	坐骨神経痛	坐骨単神経根炎	擦過創
	擦過皮下血腫	挫滅傷	挫滅創
	産科的創傷の血腫	耳介外傷性異物	耳介外傷性腫脹
	耳介外傷性皮下異物	耳介開放創	耳介割創
	耳介貫通創	耳介咬創	耳介挫傷
	耳介挫創	耳介擦過創	耳介刺創
	耳介切創	耳介創傷	耳介打撲傷
	耳介虫刺傷	耳介皮下血腫	耳介皮下出血
	趾開放創	耳介裂創	耳下腺部打撲
	趾化膿創	指間切創	趾間切創
	子宮癌術後後遺症	子宮頚管裂傷	子宮頚部環状剥離
	刺咬症	趾挫創	示指 MP 関節挫傷
	示指 PIP 開放創	示指割創	示指化膿創
	示指挫傷	示指挫創	示指刺創
	四肢静脈損傷	示指切創	四肢動脈損傷
	示指皮膚欠損創	耳前部挫創	刺創
	膝蓋部挫創	膝下部挫創	膝窩部銃創
	膝関節部異物	膝関節部挫創	膝部異物
	膝部開放創	膝部割創	膝部咬創
	膝部挫創	膝部切創	膝部裂創
	歯肉挫傷	歯肉切創	歯肉裂創
	斜骨折	射創	尺骨近位端骨折
	尺骨鉤状突起骨折	手圧挫傷	縦隔血腫
	縦骨折	銃創	重複骨折
	手関節挫滅傷	手関節挫滅創	手関節掌側部挫創
	手関節部挫創	手関節部切創	手関節部創傷
	手関節部裂創	手指圧挫傷	手指汚染創
	手指開放創	手指咬創	種子骨開放骨折
	種子骨骨折	手指挫傷	手指挫創
	手指挫滅傷	手指挫滅創	手指刺創
	手指切創	手指打撲傷	手指剥皮創

	手指皮下血腫	手指皮膚欠損創	手術創部膿瘍
	手掌挫創	手掌刺創	手掌切創
	手掌剥皮創	手掌皮膚欠損創	術後横隔膜下膿瘍
	術後合併症	術後髄膜炎	術後創部感染
	術後膿瘍	術後腹腔内膿瘍	術後腹壁膿瘍
	術後腰痛	術創部痛	手背皮膚欠損創
	手背部挫創	手背部切創	手部汚染創
	上顎挫傷	上顎擦過創	上顎切創
	上顎打撲傷	上顎皮下血腫	上顎部裂創
	上口唇挫傷	踵骨部挫滅創	小指咬創
	小指挫傷	小指挫創	小指切創
	硝子体切断	小指皮膚欠損創	上唇小帯裂創
	上腕汚染創	上腕貫通銃創	上腕挫創
	上腕二頭筋腱炎	上腕二頭筋腱鞘炎	上腕皮膚欠損創
	上腕部開放創	食道損傷	処女膜裂傷
	神経根炎	神経根ひきぬき損傷	神経切断
	神経叢損傷	神経叢不全損傷	神経損傷
	神経断裂	針刺創	靱帯ストレイン
	靱帯損傷	靱帯断裂	靱帯捻挫
	靱帯裂傷	ストレイン	精巣開放創
	精巣破裂	声門外傷	脊髄神経根症
	脊椎痛	脊椎麻酔後頭痛	舌開放創
	舌下顎挫創	舌咬傷	舌咬創
	舌挫創	舌刺創	舌切創
	切創	舌創傷	切断
	舌裂創	前額部外傷性異物	前額部外傷性腫脹
	前額部外傷性皮下異物	前額部開放創	前額部割創
	前額部貫通創	前額部咬創	前額部挫創
	前額部擦過創	前額部刺創	前額部切創
	前額部創傷	前額部虫刺傷	前額部虫刺症
	前額部皮膚欠損創	前額部裂創	前胸部挫創
	前額頭頂部挫創	仙骨部挫創	仙骨部皮膚欠損創
	線状骨折	全身擦過創	穿通創
	前頭部割創	前頭部挫傷	前頭部挫創
	前頭部切創	前頭部打撲傷	前頭部皮膚欠損創
	前方脱臼	前腕汚染創	前腕開放創
	前腕咬創	前腕挫創	前腕刺創
	前腕切創	前腕皮膚欠損創	前腕裂創
	爪下異物	爪下挫滅傷	爪下挫滅創
	創傷感染症	掻創	創部膿瘍
	足関節内果部挫創	足関節部挫創	足底異物
	足底部咬創	足底部刺創	足底部皮膚欠損創
	側頭部割創	側頭部挫創	側頭部切創
	側頭部打撲傷	側頭部皮下血腫	足背部挫創
	足背部切創	足部汚染創	側腹部咬創
	側腹部挫創	側腹壁開放創	足部皮膚欠損創
	足部裂創	鼡径部開放創	鼡径部切創
た	第 5 趾皮膚欠損創	大腿汚染創	大腿咬創
	大腿挫創	大腿皮膚欠損創	大腿部開放創
	大腿部刺創	大腿部切創	大腿裂創
	大転子部挫創	脱臼	脱臼骨折
	多発性外傷	多発性開放創	多発性咬創
	多発性切創	多発性穿刺創	多発性裂創
	打撲割創	打撲血腫	打撲挫創
	打撲擦過創	打撲傷	打撲皮下血腫
	単純脱臼	腟開放創	腟断端炎
	腟裂傷	肘関節骨折	肘関節挫創
	肘関節脱臼骨折	肘関節内骨折	肘関節部開放創
	中指咬創	中指挫傷	中指挫創
	中指刺創	中指切創	中指皮膚欠損創
	中手骨関節部挫創	虫垂炎術後残膿瘍	中枢神経系損傷
	肘頭骨折	肘部挫創	肘部切創
	肘部皮膚欠損創	手開放創	手咬創
	手挫創	手刺創	手切創

	転位性骨折	殿部異物	殿部開放創
	殿部咬創	殿部刺創	殿部切創
	殿部痛	殿部皮膚欠損創	殿部裂創
	頭頂部挫傷	頭頂部挫創	頭頂部擦過創
	頭頂部切創	頭頂部打撲傷	頭頂部裂創
	頭皮外傷性腫脹	頭皮開放創	頭皮下血腫
	頭皮剥離	頭皮表在損傷	頭部異物
	頭部外傷性皮下異物	頭部外傷性皮下気腫	頭部開放創
	頭部割創	頭部頚部挫傷	頭部頚部挫創
	頭部頚部打撲傷	頭部血腫	頭部挫傷
	頭部挫創	頭部擦過創	頭部刺創
	頭部切創	頭部多発開放創	頭部多発割創
	頭部多発咬創	頭部多発挫傷	頭部多発挫創
	頭部多発擦過創	頭部多発刺創	頭部多発切創
	頭部多発創傷	頭部多発打撲傷	頭部多発皮下血腫
	頭部多発裂創	頭部打撲	頭部打撲血腫
	頭部打撲傷	頭部虫刺傷	動物咬創
	頭部皮下異物	頭部皮下血腫	頭部皮下出血
	頭部皮膚欠損創	頭部裂創	動脈損傷
な	特発性関節脱臼	軟口蓋血腫	軟口蓋挫創
	軟口蓋創傷	軟口蓋破裂	肉離れ
	乳癌術後後遺症	尿管切石術後感染症	猫咬創
	捻挫	脳挫傷	脳挫傷・頭蓋内に達する開放創合併あり
	脳挫傷・頭蓋内に達する開放創合併なし	脳挫創	脳挫創・頭蓋内に達する開放創合併あり
	脳挫創・頭蓋内に達する開放創合併なし	脳手術後遺症	脳腫瘍摘出術後遺症
	脳損傷	脳対側損傷	脳直撃損傷
	脳底部挫傷	脳底部挫傷・頭蓋内に達する開放創合併あり	脳底部挫傷・頭蓋内に達する開放創合併なし
は	脳裂傷	背部痛	剥離骨折
	抜歯後感染	バレー・リュー症候群	破裂骨折
	皮下異物	皮下血腫	鼻下擦過創
	皮下静脈損傷	皮下損傷	鼻根部打撲挫創
	鼻根部裂創	膝汚染創	膝皮膚欠損創
	皮神経挫傷	鼻前庭部挫創	鼻尖部挫創
	非熱傷性水疱	鼻部外傷性異物	鼻部外傷性腫脹
	鼻部外傷性皮下異物	鼻部開放創	眉部割創
	鼻部割創	鼻部貫通創	腓腹筋挫創
	眉部血腫	皮膚欠損創	鼻部咬創
	鼻部挫傷	鼻部挫創	鼻部擦過創
	鼻部刺創	鼻部切創	鼻部創傷
	皮膚損傷	鼻部打撲傷	鼻部虫刺傷
	皮膚剥脱創	鼻部皮下血腫	鼻部皮下出血
	鼻部皮膚欠損創	鼻部皮膚剥離創	鼻部裂創
	びまん性脳損傷	びまん性脳損傷・頭蓋内に達する開放創合併あり	びまん性脳損傷・頭蓋内に達する開放創合併なし
	眉毛部割創	眉毛部裂創	病的骨折
	表皮剥離	鼻翼部切創	鼻翼部裂創
	複雑脱臼	副鼻腔炎術後症	副鼻腔開放創
	腹部汚染創	腹部刺創	腹部皮膚欠損創
	腹壁異物	腹壁開放創	腹壁縫合糸膿瘍
	不全骨折	粉砕骨折	分娩時会陰裂傷
	分娩時軟産道損傷	閉鎖性外傷性脳圧迫	閉鎖性骨折
	閉鎖性脱臼	閉鎖性脳挫創	閉鎖性脳底部挫傷
	閉鎖性びまん性脳損傷	縫合糸膿瘍	縫合部膿瘍
	帽状腱膜下出血	包皮挫創	包皮切創
	包皮裂創	母指咬創	母指挫傷
	母指挫創	母趾挫創	母指示指間切創
	母指刺創	母指切創	母指打撲挫創
	母指打撲傷	母指皮膚欠損創	母趾皮膚欠損創
ま	母指末節部挫創	末梢血管外傷	末梢神経損傷
	眉間部挫創	眉間部裂創	耳後部挫創
	耳後部打撲傷	盲管銃創	網膜振盪
や	網脈絡膜裂傷	モンテジア骨折	野球肩
	癒着性肩関節包炎	腰仙部神経根炎	腰痛坐骨神経痛症候群
	腰殿部痛	腰部神経根炎	腰部切創
ら	腰部打撲挫創	らせん骨折	離開骨折
	涙管損傷	涙管断裂	涙道損傷
	轢過創	裂離	裂離骨折
	若木骨折		
△	カテーテル感染症	カテーテル敗血症	胸腺損傷
	金属歯冠修復過高	金属歯冠修復粗造	金属歯冠修復脱離
	金属歯冠修復低位	金属歯冠修復破損	金属歯冠修復不適合
	頚椎不安定症	術後感染症	術後敗血症
	上腕神経痛	創傷はえ幼虫症	損傷
	疼痛	背部圧迫感	ブラックアイ
	腰腹痛		

用法用量

モフェゾラクとして，通常，成人1回75mgを1日3回食後に経口投与する。
頓用の場合は1回75～150mgを経口投与する。
なお，年齢，症状により適宜増減する。

禁忌

(1)消化性潰瘍のある患者
(2)重篤な血液の異常のある患者
(3)重篤な肝障害のある患者
(4)重篤な腎障害のある患者
(5)重篤な心機能不全のある患者
(6)重篤な高血圧症の患者
(7)本剤の成分に過敏症の既往歴のある患者
(8)アスピリン喘息(非ステロイド性消炎鎮痛剤等による喘息発作の誘発)又はその既往歴のある患者

シダトレンスギ花粉舌下液200JAU/mLボトル

規格：10mL1瓶[421.1円/瓶]

シダトレンスギ花粉舌下液2,000JAU/mLパック

規格：1mL1包[100.8円/包]

シダトレンスギ花粉舌下液2,000JAU/mLボトル

規格：10mL1瓶[1006.6円/瓶]

アレルゲンエキス　鳥居薬品　449

【効能効果】

スギ花粉症(減感作療法)

【対応標準病名】

◎	スギ花粉症		
○	アレルギー性鼻咽頭炎	アレルギー性鼻炎	花粉症
	季節性アレルギー性鼻炎		
△	血管運動性鼻炎	通年性アレルギー性鼻炎	

効能効果に関連する使用上の注意

(1)本剤の投与開始に際し，皮膚反応テスト〔スクラッチテスト(プリックテスト)，皮内テスト〕または特異的IgE抗体検査を行い，スギ花粉症の確定診断を行うこと。
(2)本剤の使用開始にあたっては，前シーズンの花粉飛散時期における患者の症状を踏まえ，他の治療法も勘案した上で，本剤の適用の可否を判断すること。
(3)スギ花粉以外のアレルゲンに対しても反応性が高い(特異的IgE抗体値が高い)スギ花粉症患者に対する本剤の有効性，安全性は確立していない。

用法用量

(1)増量期(1～2週目)
通常，成人及び12歳以上の小児には，増量期として投与開始後2週間，以下の用量を1日1回，舌下に滴下し，2分間保持した後，飲み込む。その後5分間は，うがい・飲食を控える。

1週目増量期	
シダトレン　スギ花粉舌下液200JAU/mL　ボトル	
1日目	0.2mL

2日目	0.2mL
3日目	0.4mL
4日目	0.4mL
5日目	0.6mL
6日目	0.8mL
7日目	1mL

2週目増量期	
シダトレン　スギ花粉舌下液2,000JAU/mL　ボトル	
1日目	0.2mL
2日目	0.2mL
3日目	0.4mL
4日目	0.4mL
5日目	0.6mL
6日目	0.8mL
7日目	1mL

(2)維持期(3週目以降)：増量期終了後，維持期として，シダトレンスギ花粉舌下液2,000JAU/mLパックの全量(1mL)を1日1回，舌下に滴下し，2分間保持した後，飲み込む。その後5分間は，うがい・飲食を控える。

用法用量に関連する使用上の注意

(1)スギ花粉飛散時期は新たに投与を開始しないこと。
(2)初回投与時は医師の監督のもと，投与後少なくとも30分間は患者を安静な状態に保たせ，十分な観察を行うこと。また，ショック，アナフィラキシー等の発現時に救急処置のとれる準備をしておくこと。

警告　本剤は，緊急時に十分に対応できる医療機関に所属し，本剤に関する十分な知識と減感作療法に関する十分な知識・経験を持ち，本剤のリスク等について十分に管理・説明できる医師のもとで処方・使用すること。薬剤師においては，調剤前に当該医師を確認した上で調剤を行うこと。

禁忌

(1)本剤の投与によりショックを起こしたことのある患者
(2)重症の気管支喘息患者
(3)悪性腫瘍，または免疫系に影響を及ぼす全身性疾患(例えば自己免疫疾患，免疫複合体疾患，または免疫不全症等)

シナール配合顆粒　規格：1g[6.2円/g]
シナール配合錠　規格：1錠[6.4円/錠]
アスコルビン酸　パントテン酸カルシウム　塩野義　317

【効能効果】

本剤に含まれるビタミン類の需要が増大し，食事からの摂取が不十分な際の補給(消耗性疾患，妊産婦，授乳婦等)，炎症後の色素沈着
なお，効果がないのに月余にわたって漫然と使用すべきでない。

【対応標準病名】

◎	炎症後色素沈着
○	皮膚色素沈着
△	光線性花弁状色素斑

用法用量　通常，成人には1回1～3錠又は1～3gを1日1～3回経口投与する。なお，年齢，症状により適宜増減する。

シーピー配合顆粒：東和　1g[6.2円/g]，デラキシー配合顆粒：丸石　1g[6.2円/g]

ジヒデルゴット錠1mg　規格：1mg1錠[15.4円/錠]
ジヒドロエルゴタミンメシル酸塩　ノバルティス　216

【効能効果】

片頭痛(血管性頭痛)
起立性低血圧

【対応標準病名】

◎	起立性低血圧症	血管性頭痛	片頭痛
○	一過性低血圧症	眼筋麻痺性片頭痛	眼性片頭痛
	起立性眩暈	起立性調節障害	持続性片頭痛
	体位性失神	体位性低血圧症	低血圧症
	典型片頭痛	特発性低血圧症	二次性起立性低血圧症
	脳底動脈性片頭痛	普通型片頭痛	片麻痺性片頭痛
	本態性低血圧症	網膜性片頭痛	

効能効果に関連する使用上の注意　家族性片麻痺性片頭痛，脳底型片頭痛，眼筋麻痺性片頭痛あるいは網膜片頭痛の患者には投与しないこと。

用法用量　ジヒドロエルゴタミンメシル酸塩として，通常成人1回1mgを1日3回経口投与する。
なお，年齢，症状により適宜増減する。

禁忌

(1)末梢血管障害，閉塞性血管障害，狭心症，冠動脈硬化症，コントロール不十分な高血圧症，ショック，側頭動脈炎のある患者
(2)重篤な肝機能障害のある患者
(3)敗血症の患者
(4)妊婦又は妊娠している可能性のある婦人
(5)授乳婦
(6)本剤の成分又は麦角アルカロイドに対し過敏症の既往歴のある患者
(7)心エコー検査により，心臓弁尖肥厚，心臓弁可動制限及びこれらに伴う狭窄等の心臓弁膜の病変が確認された患者及びその既往のある患者
(8)HIVプロテアーゼ阻害剤(リトナビル，ネルフィナビル，ホスアンプレナビル，インジナビル，アタザナビル，サキナビル，ダルナビル)，エファビレンツ，デラビルジン，マクロライド系抗生物質(エリスロマイシン，ジョサマイシン，クラリスロマイシン，ミデカマイシン，ロキシスロマイシン)，アゾール系抗真菌薬(イトラコナゾール，ミコナゾール，フルコナゾール，ホスフルコナゾール，ボリコナゾール)，テラプレビル，5-HT$_{1B/1D}$受容体作動薬(スマトリプタン，ゾルミトリプタン，エレトリプタン，リザトリプタン，ナラトリプタン)，麦角アルカロイド(エルゴタミン，エルゴメトリン，メチルエルゴメトリン)を投与中の患者

併用禁忌

薬剤名等	臨床症状・措置方法	機序・危険因子
HIVプロテアーゼ阻害剤 リトナビル(ノービア等) ネルフィナビル(ビラセプト) ホスアンプレナビル(レクシヴァ) インジナビル(クリキシバン) アタザナビル(レイアタッツ) サキナビル(インビラーゼ) ダルナビル(プリジスタ，プリジスタナイーブ) エファビレンツ(ストックリン) デラビルジン(レスクリプター) マクロライド系抗生物質 エリスロマイシン(エリスロシン等) ジョサマイシン(ジョサマイシン等) クラリスロマイシン(クラリシッド等) ミデカマイシン(メデマイシン等) ロキシスロマイシン(ルリッド等) アゾール系抗真菌薬	本剤の血中濃度が上昇し，血管攣縮等の重篤な副作用を起こすおそれがある。	これらの薬剤のCYP3A4に対する阻害作用により，本剤の代謝が阻害される。

イトラコナゾール(イトリゾール等) ミコナゾール(フロリード等) フルコナゾール(ジフルカン等) ホスフルコナゾール(プロジフ) ボリコナゾール(ブイフェンド) テラプレビル(テラビック)		
5-$HT_{1B/1D}$受容体作動薬 スマトリプタン(イミグラン) ゾルミトリプタン(ゾーミッグ) エレトリプタン(レルパックス) リザトリプタン(マクサルト) ナラトリプタン(アマージ) 麦角アルカロイド エルゴタミン(クリアミン) エルゴメトリン(エルゴメトリン) メチルエルゴメトリン(メテルギン等)	血圧上昇又は血管攣縮が増強されるおそれがある。なお，5-$HT_{1B/1D}$受容体作動薬と本剤を前後して投与する場合は24時間以上の間隔をあけて投与すること。	薬理的相加作用により，相互に作用(血管収縮作用)を増強させる。

ジヒドロエルゴタミンメシル酸塩錠1mg「イセイ」：イセイ[5.6円/錠]，ヒポラール錠1mg：あすか[15.4円/錠]

ジヒドロコデインリン酸塩散1%「タケダ」

規格：1%1g[8.7円/g]

ジヒドロコデインリン酸塩　武田薬品　224

【効 能 効 果】

各種呼吸器疾患における鎮咳・鎮静
疼痛時における鎮痛
激しい下痢症状の改善

【対応標準病名】

◎	下痢症	咳	疼痛
○	S状結腸炎	アトピー咳嗽	アレルギー性咳嗽
	炎症性腸疾患	開胸術後疼痛症候群	カタル性咳
	癌性持続痛	乾性咳	癌性疼痛
	癌性突出痛	感染後咳嗽	感染性下痢症
	感冒性胃腸炎	感冒性大腸炎	急性胃腸炎
	急性腸炎	急性疼痛	持続痛
	湿性咳	出血性腸炎	術後疼痛
	神経障害性疼痛	咳失神	遷延性咳嗽
	中枢神経障害性疼痛	腸カタル	突出痛
	難治性疼痛	難治性乳児下痢症	末梢神経障害性疼痛
	慢性咳嗽	慢性疼痛	夜間咳
△	圧痛	胃腸炎	回腸炎
	カタル性胃腸炎	感染性胃腸炎	感染性大腸炎
	感染性腸炎	感冒性腸炎	機能性下痢
	急性大腸炎	抗生物質起因性大腸炎	抗生物質起因性腸炎
	術創部痛	身体痛	全身痛
	大腸炎	腸炎	鈍痛
	乳児下痢	皮膚疼痛症	放散痛

用法用量　通常，成人には，1回1g，1日3gを経口投与する。なお，年齢，症状により適宜増減する。

禁忌

(1)重篤な呼吸抑制のある患者
(2)気管支喘息発作中の患者
(3)重篤な肝障害のある患者
(4)慢性肺疾患に続発する心不全の患者
(5)痙攣状態(てんかん重積症，破傷風，ストリキニーネ中毒)にある患者
(6)急性アルコール中毒の患者
(7)アヘンアルカロイドに対し過敏症の患者
(8)出血性大腸炎の患者

原則禁忌　細菌性下痢のある患者

ジヒドロコデインリン酸塩散1%「イセイ」：イセイ[8.9円/g]，ジヒドロコデインリン酸塩散1%「シオエ」：シオエ[8.9円/g]，ジヒドロコデインリン酸塩散1%「第一三共」：第一三共[8.9円/g]，ジヒドロコデインリン酸塩散1%「タカタ」：高田[8.9円/g]，ジヒドロコデインリン酸塩散1%「マルイシ」：丸石[8.7円/g]，リン酸ジヒドロコデイン散1%<ハチ>：東洋製化[8.7円/g]，リン酸ジヒドロコデイン散1%「ヒシヤマ」：ニプロファーマ[7.4円/g]，リン酸ジヒドロコデイン散1%「フソー」：扶桑薬品[8.7円/g]，リン酸ジヒドロコデイン散1%「ホエイ」：マイラン製薬[8.1円/g]，リン酸ジヒドロコデイン散1%「メタル」：中北薬品[8.9円/g]，リン酸ジヒドロコデイン散1%「日医工」：日医工[8.1円/g]

ジヒドロコデインリン酸塩散10%「タケダ」

規格：10%1g[156.3円/g]

ジヒドロコデインリン酸塩「タケダ」原末

規格：1g[1161.1円/g]

ジヒドロコデインリン酸塩　武田薬品　811

【効 能 効 果】

各種呼吸器疾患における鎮咳・鎮静
疼痛時における鎮痛
激しい下痢症状の改善

【対応標準病名】

◎	下痢症	咳	疼痛
○	S状結腸炎	アトピー咳嗽	アレルギー性咳嗽
	炎症性腸疾患	開胸術後疼痛症候群	カタル性咳
	癌性持続痛	乾性咳	癌性疼痛
	癌性突出痛	感染後咳嗽	感染性下痢症
	感冒性胃腸炎	感冒性大腸炎	急性胃腸炎
	急性腸炎	急性疼痛	持続痛
	湿性咳	出血性腸炎	術後疼痛
	神経障害性疼痛	咳失神	遷延性咳嗽
	中枢神経障害性疼痛	腸カタル	突出痛
	難治性疼痛	難治性乳児下痢症	末梢神経障害性疼痛
	慢性咳嗽	慢性疼痛	夜間咳
△	圧痛	胃腸炎	回腸炎
	カタル性胃腸炎	感染性胃腸炎	感染性大腸炎
	感染性腸炎	感冒性腸炎	機能性下痢
	急性大腸炎	抗生物質起因性大腸炎	抗生物質起因性腸炎
	術創部痛	身体痛	全身痛
	大腸炎	腸炎	鈍痛
	乳児下痢	皮膚疼痛症	放散痛

用法用量　通常，成人には，ジヒドロコデインリン酸塩として，1回10mg，1日30mgを経口投与する。なお，年齢，症状により適宜増減する。

禁忌

(1)重篤な呼吸抑制のある患者
(2)気管支喘息発作中の患者
(3)重篤な肝障害のある患者
(4)慢性肺疾患に続発する心不全の患者
(5)痙攣状態(てんかん重積症，破傷風，ストリキニーネ中毒)にある患者
(6)急性アルコール中毒の患者
(7)アヘンアルカロイドに対し過敏症の患者
(8)出血性大腸炎の患者

原則禁忌　細菌性下痢のある患者

ジヒドロコデインリン酸塩散10%「シオノギ」：塩野義　10%1g[156.3円/g]，ジヒドロコデインリン酸塩散10%「第一三共」：

第一三共プロ　10%1g[156.3円/g]，ジヒドロコデインリン酸塩「シオノギ」原末：塩野義　1g[1161.1円/g]，ジヒドロコデインリン酸塩「第一三共」原末：第一三共プロ　1g[1161.1円/g]

ジフルカンカプセル50mg
規格：50mg1カプセル[554.1円/カプセル]
ジフルカンカプセル100mg
規格：100mg1カプセル[918.2円/カプセル]
ジフルカンドライシロップ350mg
規格：10mg1mL(懸濁後の内用液として)[127.6円/mL]
ジフルカンドライシロップ1400mg
規格：40mg1mL(懸濁後の内用液として)[511.3円/mL]
フルコナゾール　ファイザー　629

シ

【効能効果】

カンジダ属及びクリプトコッカス属による下記感染症：真菌血症，呼吸器真菌症，消化管真菌症，尿路真菌症，真菌髄膜炎
造血幹細胞移植患者における深在性真菌症の予防

【対応標準病名】

◎	真菌血症	真菌症	真菌性髄膜炎
	深在性真菌症	尿路感染症	
○	アレルギー性気管支肺真菌症	院内尿路感染症	角膜真菌症
	カンジダ性髄膜炎	急性尿路感染	糸状菌症
	耳内真菌症	真菌症性関節炎	真菌症性筋炎
	単純性尿路感染症	肺真菌症	反復性尿路感染症
	日和見真菌症	複雑性尿路感染症	副鼻腔真菌症
	慢性尿路感染症		
△	アジアスピロミセス症	アレシェリア症	乾酪性副鼻腔炎
	気管支真菌症	クリプトコッカス性髄膜炎	クリプトコッカス性脳髄膜炎
	ゲオトリクム症	ゲオトリクム性口内炎	コクシジオイデス性髄膜炎
	細菌尿	食道真菌症	真菌性角膜潰瘍
	真菌性眼内炎	深在性皮膚真菌症	髄膜炎
	中耳真菌症	膿尿	ペトリエリド症
	ペニシリウム症	無症候性細菌尿	無症候性膿尿
	リノスポリジウム症	ロボミコーシス	

用法用量

成人
カンジダ症：通常，成人にはフルコナゾールとして50～100mgを1日1回経口投与する。
クリプトコッカス症：通常，成人にはフルコナゾールとして50～200mgを1日1回経口投与する。
なお，重症又は難治性真菌感染症の場合には，1日量として400mgまで増量できる。
造血幹細胞移植患者における深在性真菌症の予防：成人には，フルコナゾールとして400mgを1日1回経口投与する。
小児
カンジダ症：通常，小児にはフルコナゾールとして3mg/kgを1日1回経口投与する。
クリプトコッカス症：通常，小児にはフルコナゾールとして3～6mg/kgを1日1回経口投与する。
なお，重症又は難治性真菌感染症の場合には，1日量として12mg/kgまで増量できる。
造血幹細胞移植患者における深在性真菌症の予防
小児には，フルコナゾールとして12mg/kgを1日1回経口投与する。
なお，患者の状態に応じて適宜減量する。
ただし，1日量として400mgを超えないこと。
新生児
生後14日までの新生児には，フルコナゾールとして小児と同じ用量を72時間毎に投与する。
生後15日以降の新生児には，フルコナゾールとして小児と同じ用量を48時間毎に投与する。

用法用量に関連する使用上の注意

(1)造血幹細胞移植患者における深在性真菌症の予防
①好中球減少症が予想される数日前から投与を開始することが望ましい。
②好中球数が1000/mm^{3}を超えてから7日間投与することが望ましい。
(2)〔ドライシロップのみ〕懸濁液調製法
本剤は1瓶について24mLの水を加えて懸濁すると，それぞれの濃度は以下の通りとなる。

フルコナゾール/瓶	懸濁液の濃度
350mg	10mg/mL
1400mg	40mg/mL

禁忌

(1)次の薬剤を投与中の患者：トリアゾラム，エルゴタミン，ジヒドロエルゴタミン，キニジン，ピモジド
(2)本剤に対して過敏症の既往歴のある患者
(3)妊婦又は妊娠している可能性のある患者

併用禁忌

薬剤名等	臨床症状・措置方法	機序・危険因子
トリアゾラム(ハルシオン等)	トリアゾラムの代謝遅滞による血中濃度の上昇，作用の増強及び作用時間延長の報告がある。	本剤はこれらの薬剤の肝臓における主たる代謝酵素であるチトクローム P450 3A4 を阻害するので，併用によりこれらの薬剤の血中濃度が上昇することがある。
エルゴタミン(クリアミン配合錠) ジヒドロエルゴタミン(ジヒデルゴット等)	アゾール系抗真菌剤等の CYP 3A4 を阻害する薬剤とエルゴタミンとの併用により，エルゴタミンの血中濃度が上昇し，血管攣縮等の副作用を起こすおそれがある。	
キニジン(硫酸キニジン) ピモジド(オーラップ)	これらの薬剤の血中濃度が上昇することにより，QT 延長，torsades de pointes を発現するおそれがある。	

フルコナゾールカプセル50mg「F」：富士製薬　50mg1カプセル[382.9円/カプセル]，フルコナゾールカプセル50mg「JG」：日本ジェネリック　50mg1カプセル[221.9円/カプセル]，フルコナゾールカプセル50mg「アメル」：共和薬品　50mg1カプセル[221.9円/カプセル]，フルコナゾールカプセル50mg「サワイ」：沢井　50mg1カプセル[221.9円/カプセル]，フルコナゾールカプセル50mg「サンド」：サンド　50mg1カプセル[382.9円/カプセル]，フルコナゾールカプセル50mg「日医工」：日医工　50mg1カプセル[221.9円/カプセル]，フルコナゾールカプセル100mg「F」：富士製薬　100mg1カプセル[498.6円/カプセル]，フルコナゾールカプセル100mg「JG」：日本ジェネリック　100mg1カプセル[382.7円/カプセル]，フルコナゾールカプセル100mg「アメル」：共和薬品　100mg1カプセル[382.7円/カプセル]，フルコナゾールカプセル100mg「サワイ」：沢井　100mg1カプセル[382.7円/カプセル]，フルコナゾールカプセル100mg「サンド」：サンド　100mg1カプセル[498.6円/カプセル]，フルコナゾールカプセル100mg「日医工」：日医工　100mg1カプセル[498.6円/カプセル]，ミコシストカプセル50mg：高田　50mg1カプセル[382.9円/カプセル]，ミコシストカプセル100mg：高田　100mg1カプセル[498.6円/カプセル]

ジプレキサザイディス錠5mg　規格：5mg1錠[258.5円/錠]
ジプレキサザイディス錠10mg　規格：10mg1錠[489.9円/錠]
ジプレキサ細粒1%　規格：1%1g[472.2円/g]
ジプレキサ錠2.5mg　規格：2.5mg1錠[138.3円/錠]
ジプレキサ錠5mg　規格：5mg1錠[258.5円/錠]
ジプレキサ錠10mg　規格：10mg1錠[489.9円/錠]
オランザピン　日本イーライリリー　117

【効能効果】
統合失調症
双極性障害における躁症状及びうつ症状の改善

【対応標準病名】
◎	うつ状態	双極性感情障害	躁状態
	統合失調症		
○	2型双極性障害	アスペルガー症候群	うつ病
	型分類困難な統合失調症	仮面うつ病	寛解中の双極性感情障害
	偽神経症性統合失調症	急性統合失調症	急性統合失調症性エピソード
	急性統合失調症様精神病性障害	境界型統合失調症	緊張型統合失調症
	軽症うつ病エピソード	軽躁病	興奮状態
	残遺型統合失調症	思春期うつ病	自閉的精神病質
	周期性精神病	循環型躁うつ病	小児期型統合失調症
	小児シゾイド障害	心気性うつ病	精神病症状を伴う重症うつ病エピソード
	精神病症状を伴う躁病	精神病症状を伴わない重症うつ病エピソード	精神病症状を伴わない躁病
	前駆期統合失調症	潜在性統合失調症	躁うつ病
	双極性感情障害・軽躁病エピソード	双極性感情障害・混合性エピソード	双極性感情障害・精神病症状を伴う躁病エピソード
	双極性感情障害・精神病症状を伴わない躁病エピソード	躁病性昏迷	躁病発作
	体感症性統合失調症	退行期うつ病	短期統合失調症様障害
	単純型統合失調症	単発反応性うつ病	遅発性統合失調症
	中等症うつ病エピソード	統合失調症型障害	統合失調症型パーソナリティ障害
	統合失調症後抑うつ	統合失調症症状を伴う急性錯乱	統合失調症症状を伴う急性多形性精神病性障害
	統合失調症症状を伴う類循環精神病	統合失調症性パーソナリティ障害	統合失調症性反応
	統合失調症様状態	破瓜型統合失調症	反応性うつ病
	反応性興奮	反復性躁病エピソード	非定型うつ病
	妄想型統合失調症		
△	統合失調症症状を伴わない急性錯乱	統合失調症症状を伴わない急性多形性精神病性障害	統合失調症症状を伴わない類循環精神病
	夢幻精神病	モレル・クレペリン病	

用法用量

統合失調症：通常，成人にはオランザピンとして5〜10mgを1日1回経口投与により開始する。維持量として1日1回10mg経口投与する。なお，年齢，症状により適宜増減する。ただし，1日量は20mgを超えないこと。

双極性障害における躁症状の改善：通常，成人にはオランザピンとして10mgを1日1回経口投与により開始する。なお，年齢，症状により適宜増減するが，1日量は20mgを超えないこと。

双極性障害におけるうつ症状の改善：通常，成人にはオランザピンとして5mgを1日1回経口投与により開始し，その後1日1回10mgに増量する。なお，いずれも就寝前に投与することとし，年齢，症状に応じ適宜増減するが，1日量は20mgを超えないこと。

用法用量に関連する使用上の注意

〔ザイディス錠のみ〕：本剤は口腔内で速やかに崩壊することから唾液のみ(水なし)でも服用可能であるが，口腔粘膜からの吸収により効果発現を期待する製剤ではないため，崩壊後は唾液又は水で飲み込むこと。

双極性障害における躁症状及びうつ症状の改善の場合：躁症状及びうつ症状が改善した場合には，本剤の投与継続の要否について検討し，本剤を漫然と投与しないよう注意すること。

警告

(1)著しい血糖値の上昇から，糖尿病性ケトアシドーシス，糖尿病性昏睡等の重大な副作用が発現し，死亡に至る場合があるので，本剤投与中は，血糖値の測定等の観察を十分に行うこと。
(2)投与にあたっては，あらかじめ上記副作用が発現する場合があることを，患者及びその家族に十分に説明し，口渇，多飲，多尿，頻尿等の異常に注意し，このような症状があらわれた場合には，直ちに投与を中断し，医師の診察を受けるよう，指導すること。

禁忌

(1)昏睡状態の患者
(2)バルビツール酸誘導体等の中枢神経抑制剤の強い影響下にある患者
(3)本剤の成分に対し過敏症の既往歴のある患者
(4)アドレナリンを投与中の患者
(5)糖尿病の患者，糖尿病の既往歴のある患者

併用禁忌

薬剤名等	臨床症状・措置方法	機序・危険因子
アドレナリン ボスミン	アドレナリンの作用を逆転させ，重篤な血圧降下を起こすことがある。	アドレナリンはアドレナリン作動性α，β-受容体の刺激剤であり，本剤のα-受容体遮断作用によりβ-受容体刺激作用が優位となり，血圧降下作用が増強される。

シプロキサン錠100mg　規格：100mg1錠[53.1円/錠]
シプロキサン錠200mg　規格：200mg1錠[93.6円/錠]
塩酸シプロフロキサシン　バイエル薬品　624

【効能効果】
〈適応菌種〉シプロフロキサシンに感性のブドウ球菌属，レンサ球菌属，肺炎球菌，腸球菌属，淋菌，炭疽菌，大腸菌，赤痢菌，シトロバクター属，クレブシエラ属，エンテロバクター属，セラチア属，プロテウス属，モルガネラ・モルガニー，プロビデンシア属，インフルエンザ菌，緑膿菌，アシネトバクター属，レジオネラ属，ペプトストレプトコッカス属
〈適応症〉表在性皮膚感染症，深在性皮膚感染症，リンパ管・リンパ節炎，慢性膿皮症，外傷・熱傷及び手術創等の二次感染，乳腺炎，肛門周囲膿瘍，咽頭・喉頭炎，扁桃炎，急性気管支炎，肺炎，慢性呼吸器病変の二次感染，膀胱炎，腎盂腎炎，前立腺炎(急性症，慢性症)，精巣上体炎(副睾丸炎)，尿道炎，胆嚢炎，胆管炎，感染性腸炎，バルトリン腺炎，子宮内感染，子宮付属器炎，涙嚢炎，麦粒腫，瞼板腺炎，中耳炎，副鼻腔炎，炭疽

【対応標準病名】
◎	咽頭炎	咽頭喉頭炎	外傷
	感染性腸炎	急性気管支炎	急性細菌性前立腺炎
	喉頭炎	肛門周囲膿瘍	挫創
	子宮内感染症	子宮付属器炎	術後創部感染
	腎盂腎炎	精巣上体炎	前立腺炎
	創傷	創傷感染症	胆管炎
	炭疽	胆のう炎	中耳炎
	乳腺炎	尿道炎	熱傷
	肺炎	麦粒腫	バルトリン腺炎
	皮膚感染症	副鼻腔炎	扁桃炎
	膀胱炎	マイボーム腺炎	慢性前立腺炎
	慢性膿皮症	リンパ管炎	リンパ節炎
	涙のう炎	裂傷	裂創

○あ	MRSA膀胱炎	S状結腸炎	亜急性気管支炎
	亜急性リンパ管炎	亜急性涙のう炎	足第1度熱傷
	足第2度熱傷	足第3度熱傷	足熱傷
	アルカリ腐蝕	アレルギー性膀胱炎	アンギナ
	胃腸炎	胃腸管熱傷	胃腸炭疽
	胃熱傷	陰茎第1度熱傷	陰茎第2度熱傷
	陰茎第3度熱傷	陰茎熱傷	咽頭気管炎
	咽頭チフス	咽頭痛	咽頭熱傷
	咽頭扁桃炎	陰のう第1度熱傷	陰のう第2度熱傷
	陰のう第3度熱傷	陰のう熱傷	インフルエンザ菌気管支炎
	インフルエンザ菌喉頭炎	インフルエンザ菌性咽頭炎	インフルエンザ菌性喉頭気管炎
	会陰第1度熱傷	会陰第2度熱傷	会陰第3度熱傷
	会陰熱傷	会陰部化膿創	腋窩第1度熱傷
	腋窩第2度熱傷	腋窩第3度熱傷	腋窩熱傷
	壊疽性咽頭炎	壊疽性胆細管炎	壊疽性胆のう炎
か	炎症性腸疾患	汚染擦過創	外陰第1度熱傷
	外陰第2度熱傷	外陰第3度熱傷	外陰熱傷
	外傷性穿孔性中耳炎	外傷性中耳炎	外傷性乳び胸
	回腸炎	外麦粒腫	開放性脳損傷髄膜炎
	潰瘍性咽頭炎	潰瘍性膀胱炎	下咽頭炎
	下咽頭熱傷	化学外傷	下顎熱傷
	下顎部第1度熱傷	下顎部第2度熱傷	下顎部第3度熱傷
	下顎部皮膚欠損創	下眼瞼蜂巣炎	角結膜腐蝕
	角膜アルカリ化学熱傷	角膜酸化学熱傷	角膜酸性熱傷
	角膜熱傷	下肢第1度熱傷	下肢第2度熱傷
	下肢第3度熱傷	下肢熱傷	下腿足部熱傷
	下腿熱傷	下腿部第1度熱傷	下腿部第2度熱傷
	下腿部第3度熱傷	カタル性胃腸炎	カタル性咽頭炎
	カテーテル感染症	カテーテル敗血症	化膿性喉頭炎
	化膿性中耳炎	化膿性乳腺炎	化膿性副鼻腔炎
	下半身第1度熱傷	下半身第2度熱傷	下半身第3度熱傷
	下半身熱傷	下腹部第1度熱傷	下腹部第2度熱傷
	下腹部第3度熱傷	眼化学熱傷	眼窩膿瘍
	眼球熱傷	眼瞼化学熱傷	眼瞼第1度熱傷
	眼瞼第2度熱傷	眼瞼第3度熱傷	眼瞼熱傷
	眼瞼蜂巣炎	間質性膀胱炎	眼周囲化学熱傷
	眼周囲第1度熱傷	眼周囲第2度熱傷	眼周囲第3度熱傷
	感染性胃腸炎	感染性咽頭炎	感染性下痢症
	感染性喉頭気管炎	感染性大腸炎	肝内胆細管炎
	眼熱傷	感冒性胃腸炎	感冒性大腸炎
	感冒性腸炎	顔面汚染創	顔面損傷
	顔面第1度熱傷	顔面第2度熱傷	顔面第3度熱傷
	顔面熱傷	顔面皮膚欠損創	気管支肺炎
	気管熱傷	気腫性腎盂腎炎	気道熱傷
	偽膜性気管支炎	偽膜性喉頭炎	偽膜性扁桃炎
	逆行性胆管炎	急性アデノイド咽頭炎	急性アデノイド扁桃炎
	急性胃腸炎	急性咽頭炎	急性咽頭喉頭炎
	急性壊疽性喉頭炎	急性壊疽性扁桃炎	急性潰瘍性喉頭炎
	急性潰瘍性扁桃炎	急性化膿性咽頭炎	急性化膿性胆管炎
	急性化膿性胆のう炎	急性化膿性中耳炎	急性化膿性扁桃炎
	急性気管気管支炎	急性気腫性胆のう炎	急性喉頭炎
	急性喉頭気管炎	急性喉頭気管気管支炎	急性出血性膀胱炎
	急性精巣上体炎	急性声帯炎	急性声門下喉頭炎
	急性腺窩性扁桃炎	急性大腸炎	急性胆管炎
	急性胆細管炎	急性単純性膀胱炎	急性胆のう炎
	急性中耳炎	急性腸炎	急性乳腺炎
	急性尿道炎	急性肺炎	急性反復性気管支炎
	急性浮腫性喉頭炎	急性付属器炎	急性閉塞性化膿性胆管炎
	急性扁桃炎	急性膀胱炎	急性卵管炎
	急性卵巣炎	急性涙のう炎	胸腔熱傷
	狭窄性胆管炎	頬粘膜咬創	胸部外傷
	胸部上腕熱傷	胸部損傷	胸部第1度熱傷
	頬部第1度熱傷	胸部第2度熱傷	頬部第2度熱傷
	胸部第3度熱傷	頬部第3度熱傷	胸部熱傷
	頬部皮膚欠損創	躯幹薬傷	グラデニーゴ症候群
	クループ性気管支炎	頸部第1度熱傷	頸部第2度熱傷
	頸部第3度熱傷	頸部熱傷	頸部膿疱
	結膜熱傷	結膜のうアルカリ化学熱傷	結膜のう酸化学熱傷
	結膜腐蝕	下痢症	肩甲間部第1度熱傷
	肩甲間部第2度熱傷	肩甲間部第3度熱傷	肩甲間部熱傷
	肩甲部第1度熱傷	肩甲部第2度熱傷	肩甲部第3度熱傷
	肩甲部熱傷	原発性硬化性胆管炎	肩部第1度熱傷
	肩部第2度熱傷	肩部第3度熱傷	高位筋間膿瘍
	口腔上顎洞瘻	口腔第1度熱傷	口腔第2度熱傷
	口腔第3度熱傷	口腔熱傷	口唇第1度熱傷
	口唇第2度熱傷	口唇第3度熱傷	口唇熱傷
	喉頭外傷	喉頭周囲炎	喉頭損傷
	喉頭熱傷	肛門括約筋内膿瘍	肛門第1度熱傷
	肛門第2度熱傷	肛門第3度熱傷	肛門熱傷
さ	鼓室内水腫	細菌性膀胱炎	臍周囲炎
	細胆管炎	再発性胆管炎	再発性中耳炎
	再発性尿道炎	坐骨直腸窩膿瘍	酸腐蝕
	耳介部第1度熱傷	耳介部第2度熱傷	耳介部第3度熱傷
	趾化膿創	子宮熱傷	篩骨洞炎
	示指化膿創	四肢挫傷	四肢第1度熱傷
	四肢第2度熱傷	四肢第3度熱傷	四肢熱傷
	歯性上顎洞炎	歯性副鼻腔炎	趾第1度熱傷
	趾第2度熱傷	趾第3度熱傷	膝部第1度熱傷
	膝部第2度熱傷	膝部第3度熱傷	趾熱傷
	習慣性アンギナ	習慣性扁桃炎	十二指腸総胆管炎
	手関節部第1度熱傷	手関節部第2度熱傷	手関節部第3度熱傷
	手指第1度熱傷	手指第2度熱傷	手指第3度熱傷
	手指端熱傷	手指熱傷	手術創部膿瘍
	手術創離開	手掌第1度熱傷	手掌第2度熱傷
	手掌第3度熱傷	手掌熱傷	手掌皮膚欠損創
	出血性大腸炎	出血性中耳炎	出血性腸炎
	出血性膀胱炎	術後横隔膜下膿瘍	術後感染症
	術後腎盂腎炎	術後髄膜炎	術後性中耳炎
	術後性慢性中耳炎	術後胆管炎	術後膿瘍
	術後敗血症	術後腹腔内膿瘍	術後腹壁膿瘍
	手背第1度熱傷	手背第2度熱傷	手背第3度熱傷
	手背熱傷	手背皮膚欠損創	上咽頭炎
	上顎洞炎	上眼瞼蜂巣炎	上行性腎盂腎炎
	上鼓室化膿症	上肢第1度熱傷	上肢第2度熱傷
	上肢第3度熱傷	上肢熱傷	焼身自殺未遂
	上唇小帯裂創	小児肺炎	小児副鼻腔炎
	小膿疱性皮膚炎	上半身第1度熱傷	上半身第2度熱傷
	上半身第3度熱傷	上半身熱傷	踵部第1度熱傷
	踵部第2度熱傷	踵部第3度熱傷	上腕第1度熱傷
	上腕第2度熱傷	上腕第3度熱傷	上腕熱傷
	食道熱傷	滲出性気管支炎	新生児中耳炎
	水疱性中耳炎	精巣炎	精巣上体膿瘍
	精巣精巣上体炎	精巣熱傷	精巣膿瘍
	精巣蜂巣炎	舌熱傷	舌扁桃炎
	前額部第1度熱傷	前額部第2度熱傷	前額部第3度熱傷
	前額部皮膚欠損創	腺窩性アンギナ	前胸部第1度熱傷
	前胸部第2度熱傷	前胸部第3度熱傷	前胸部熱傷
	穿孔性中耳炎	全身挫傷	全身第1度熱傷
	全身第2度熱傷	全身第3度熱傷	全身熱傷
	前頭洞炎	前立腺膿瘍	前腕手部熱傷
	前腕第1度熱傷	前腕第2度熱傷	前腕第3度熱傷
	前腕熱傷	創部膿瘍	足関節第1度熱傷
	足関節第2度熱傷	足関節第3度熱傷	足関節熱傷
	側胸部第1度熱傷	側胸部第2度熱傷	側胸部第3度熱傷
	足底熱傷	足底部第1度熱傷	足底部第2度熱傷
	足底部第3度熱傷	足背部第1度熱傷	足背部第2度熱傷

シ

	足背部第3度熱傷	側腹部第1度熱傷	側腹部第2度熱傷
	側腹部第3度熱傷	鼡径部第1度熱傷	鼡径部第2度熱傷
た	鼡径部第3度熱傷	鼡径部熱傷	第1度熱傷
	第1度腐蝕	第2度熱傷	第2度腐蝕
	第3度熱傷	第3度腐蝕	第4度熱傷
	体幹第1度熱傷	体幹第2度熱傷	体幹第3度熱傷
	体幹熱傷	大腿汚染創	大腿熱傷
	大腿皮膚欠損創	大腿部第1度熱傷	大腿部第2度熱傷
	大腿部第3度熱傷	大腸炎	体表面積10%未満の熱傷
	体表面積10－19%の熱傷	体表面積20－29%の熱傷	体表面積30－39%の熱傷
	体表面積40－49%の熱傷	体表面積50－59%の熱傷	体表面積60－69%の熱傷
	体表面積70－79%の熱傷	体表面積80－89%の熱傷	体表面積90%以上の熱傷
	大葉性肺炎	多発性外傷	多発性昆虫咬創
	多発性挫傷	多発性擦過創	多発性第1度熱傷
	多発性第2度熱傷	多発性第3度熱傷	多発性熱傷
	多発性膿疱症	多発性表在損傷	胆管胆のう炎
	胆管膿瘍	単純性中耳炎	炭疽髄膜炎
	炭疽敗血症	胆のう壊疽	胆のう周囲炎
	胆のう周囲膿瘍	胆のう膿瘍	膣断端炎
	膣熱傷	膣壁縫合不全	中耳炎性顔面神経麻痺
	虫垂炎術後残膿瘍	肘部第1度熱傷	肘部第2度熱傷
	肘部第3度熱傷	腸炎	腸カタル
	腸間膜リンパ節炎	蝶形骨洞炎	直腸肛門周囲膿瘍
	直腸周囲膿瘍	陳旧性中耳炎	低位筋間膿瘍
	手第1度熱傷	手第2度熱傷	手第3度熱傷
	手熱傷	殿部第1度熱傷	殿部第2度熱傷
	殿部第3度熱傷	殿部熱傷	頭部第1度熱傷
	頭部第2度熱傷	頭部第3度熱傷	頭部熱傷
な	内麦粒腫	内部尿路性器の熱傷	軟口蓋熱傷
	難治性乳児下痢症	乳児下痢	乳児肺炎
	乳腺膿瘍	乳腺瘻孔	乳頭潰瘍
	乳頭周囲炎	乳頭びらん	乳頭部第1度熱傷
	乳頭部第2度熱傷	乳頭部第3度熱傷	乳房炎症性疾患
	乳房潰瘍	乳房第1度熱傷	乳房第2度熱傷
	乳房第3度熱傷	乳房熱傷	乳房膿瘍
	乳房よう	乳輪下膿瘍	乳輪部第1度熱傷
	乳輪部第2度熱傷	乳輪部第3度熱傷	尿管切石術後感染症
	尿細管間質性腎炎	尿道口炎	尿道周囲炎
	尿膜管膿瘍	妊娠中の子宮内感染	妊娠中の性器感染症
は	膿皮症	膿疱	肺炎球菌性咽頭炎
	肺炎球菌性気管支炎	敗血症性気管支炎	敗血症性肺炎
	敗血症性皮膚炎	肺炭疽	肺熱傷
	背部第1度熱傷	背部第2度熱傷	背部第3度熱傷
	背部熱傷	抜歯後感染	バルトリン腺膿瘍
	半身第1度熱傷	半身第2度熱傷	半身第3度熱傷
	反復性膀胱炎	汎副鼻腔炎	非性病性尿道炎
	非定型肺炎	非特異性腸間膜リンパ節炎	非特異性尿道炎
	非特異性リンパ節炎	鼻部第1度熱傷	鼻部第2度熱傷
	鼻部第3度熱傷	皮膚炭疽	鼻部皮膚欠損創
	びまん性肺炎	びらん性膀胱炎	非淋菌性尿道炎
	腹部第1度熱傷	腹部第2度熱傷	腹部第3度熱傷
	腹部熱傷	腹壁創し開	腹壁縫合糸膿瘍
	腹壁縫合不全	腐蝕	ぶどう球菌性咽頭炎
	ぶどう球菌性扁桃炎	扁桃性アンギナ	膀胱後部膿瘍
	膀胱三角部炎	縫合糸膿瘍	膀胱周囲炎
	膀胱周囲膿瘍	膀胱尿道炎	縫合不全
	縫合部膿瘍	放射線性熱傷	放射線性膀胱炎
	母指球部第1度熱傷	母指球部第2度熱傷	母指球部第3度熱傷
	母指第1度熱傷	母指第2度熱傷	母指第3度熱傷
ま	母指熱傷	マイコプラズマ気管支炎	慢性咽喉頭炎
	慢性化膿性穿孔性中耳炎	慢性化膿性中耳炎	慢性細菌性前立腺炎
	慢性再発性膀胱炎	慢性耳管鼓室化膿性中耳炎	慢性上鼓室乳突洞化膿性中耳炎
	慢性精巣上体炎	慢性穿孔性中耳炎	慢性前立腺炎急性増悪
	慢性胆管炎	慢性胆細管炎	慢性胆のう炎
	慢性中耳炎	慢性中耳炎急性増悪	慢性中耳炎後遺症
	慢性中耳炎術後再燃	慢性尿道炎	慢性複雑性膀胱炎
	慢性副鼻腔炎	慢性副鼻腔炎急性増悪	慢性副鼻腔膿瘍
	慢性付属器炎	慢性扁桃炎	慢性膀胱炎
	慢性卵管炎	慢性卵巣炎	慢性リンパ管炎
	慢性リンパ節炎	慢性涙小管炎	慢性涙のう炎
	耳後部リンパ節炎	耳後部リンパ腺炎	脈絡網膜熱傷
や	無熱性肺炎	薬傷	腰部第1度熱傷
	腰部第2度熱傷	腰部第3度熱傷	腰部熱傷
ら	卵管炎	卵管周囲炎	卵管卵巣膿瘍
	卵管留膿症	卵巣炎	卵巣周囲炎
	卵巣膿瘍	卵巣卵管周囲炎	良性慢性化膿性中耳炎
	淋菌性バルトリン腺膿瘍	涙小管炎	涙のう周囲炎
	涙のう周囲膿瘍	連鎖球菌気管支炎	連鎖球菌性アンギナ
	連鎖球菌性咽頭炎	連鎖球菌性喉頭炎	連鎖球菌性喉頭気管炎
	連鎖球菌性扁桃炎	老人性肺炎	

△あ	BKウイルス腎症	MRSA術後創部感染	アキレス腱筋腱移行部断裂
	アキレス腱挫傷	アキレス腱挫創	アキレス腱切創
	アキレス腱断裂	アキレス腱部分断裂	足異物
	足開放創	足挫創	足切創
	亜脱臼	圧挫傷	圧挫創
	圧迫骨折	圧迫神経炎	アレルギー性副鼻腔炎
	医原性気胸	犬咬創	陰茎開放創
	陰茎挫創	陰茎折症	陰茎裂創
	咽頭開放創	咽頭創傷	陰のう開放創
	陰のう裂創	陰部切創	ウイルス性咽頭炎
	ウイルス性扁桃炎	会陰裂傷	横隔膜損傷
か	横骨折	汚染創	外陰開放創
	外陰部挫創	外陰部切創	外陰部裂傷
	外耳開放創	外耳道創傷	外耳部外傷性異物
	外耳部外傷性腫脹	外耳部外傷性皮下異物	外耳部割創
	外耳部貫通創	外耳部咬創	外耳部挫傷
	外耳部挫創	外耳部擦過創	外耳部刺創
	外耳部切創	外耳部創傷	外耳部打撲傷
	外耳部虫刺傷	外耳部皮下血腫	外耳部皮下出血
	外傷後早期合併症	外傷性一過性麻痺	外傷性異物
	外傷性横隔膜ヘルニア	外傷性眼球ろう	外傷性空気塞栓症
	外傷性咬合	外傷性虹彩離断	外傷性硬膜動静脈瘻
	外傷性耳出血	外傷性脂肪塞栓症	外傷性縦隔気腫
	外傷性食道破裂	外傷性脊髄出血	外傷性切断
	外傷性動静脈瘻	外傷性動脈血腫	外傷性動脈瘤
	外傷性脳圧迫	外傷性脳圧迫・頭蓋内に達する開放創合併あり	外傷性脳圧迫・頭蓋内に達する開放創合併なし
	外傷性脳症	外傷性破裂	外傷性皮下気腫
	外傷性皮下血腫	外耳裂創	開放骨折
	開放性外傷性脳圧迫	開放性陥没骨折	開放性胸膜損傷
	開放性脱臼	開放性脱臼骨折	開放性脳挫創
	開放性脳底部挫傷	開放性びまん性脳損傷	開放性粉砕骨折
	開放創	下咽頭創傷	下顎外傷性異物
	下顎開放創	下顎割創	下顎貫通創
	下顎口唇挫創	下顎咬創	下顎挫傷
	下顎挫創	下顎擦過創	下顎刺創
	下顎切創	下顎創傷	下顎打撲傷
	下顎皮下血腫	下顎部挫傷	下顎部打撲傷
	下顎裂創	踵裂創	顎関節部開放創
	顎関節部割創	顎関節部貫通創	顎関節部咬創
	顎関節部挫傷	顎関節部挫創	顎関節部擦過創
	顎関節部刺創	顎関節部切創	顎関節部創傷

シ

顎関節部打撲傷	顎関節部皮下血腫	顎関節部裂創
顎部挫傷	顎部打撲傷	角膜挫創
角膜切傷	角膜切創	角膜創傷
角膜破裂	角膜裂傷	下肢リンパ浮腫
下腿汚染創	下腿開放創	下腿挫創
下腿切創	下腿皮膚欠損創	下腿裂創
割創	化膿性リンパ節炎	眼黄斑部裂孔
眼窩創傷	眼窩部挫創	眼窩裂傷
眼球結膜裂傷	眼球損傷	眼球破裂
眼球裂傷	眼瞼外傷性異物	眼瞼外傷性腫脹
眼瞼外傷性皮下異物	眼瞼開放創	眼瞼割創
眼瞼貫通創	眼瞼咬創	眼瞼挫創
眼瞼擦過創	眼瞼刺創	眼瞼切創
眼瞼創傷	眼瞼虫刺傷	眼瞼裂創
環指圧挫傷	環指挫傷	環指挫創
環指切創	環指剥皮創	環指皮膚欠損創
眼周囲部外傷性異物	眼周囲部外傷性腫脹	眼周囲部外傷性皮下異物
眼周囲部開放創	眼周囲部割創	眼周囲部貫通創
眼周囲部咬創	眼周囲部挫創	眼周囲部擦過創
眼周囲部刺創	眼周囲部切創	眼周囲部創傷
眼周囲部虫刺傷	眼周囲部裂創	関節血腫
関節骨折	関節挫傷	関節打撲
完全骨折	完全脱臼	貫通刺創
貫通銃創	貫通性挫滅創	貫通創
眼部外傷性異物	眼部外傷性腫脹	眼部外傷性皮下異物
眼部開放創	眼部割創	眼部貫通創
眼部咬創	眼部挫創	眼部擦過創
眼部刺創	眼部切創	眼部創傷
眼部虫刺傷	眼部裂創	陥没骨折
顔面外傷性異物	顔面開放創	顔面割創
顔面貫通創	顔面咬創	顔面挫傷
顔面挫創	顔面擦過創	顔面刺創
顔面切創	顔面創傷	顔面掻創
顔面多発開放創	顔面多発割創	顔面多発貫通創
顔面多発咬創	顔面多発挫傷	顔面多発挫創
顔面多発擦過創	顔面多発刺創	顔面多発切創
顔面多発創傷	顔面多発打撲傷	顔面多発虫刺傷
顔面多発皮下血腫	顔面多発皮下出血	顔面多発裂創
顔面打撲傷	顔面皮下血腫	顔面裂創
乾酪性副鼻腔炎	偽膜性咽頭炎	胸管損傷
胸腺損傷	頬粘膜咬傷	胸部汚染創
頬部外傷性異物	頬部開放創	頬部割創
頬部貫通創	頬部咬創	頬部挫傷
胸部挫創	頬部挫創	頬部擦過創
頬部刺創	胸部食道損傷	胸部切創
頬部切創	頬部創傷	頬部打撲傷
胸部皮下気腫	頬部皮下血腫	胸部皮膚欠損創
頬部裂創	胸壁開放創	胸壁刺創
強膜切創	強膜創傷	胸膜損傷・胸腔に達する開放創合併あり
胸膜肺炎	強膜裂傷	胸膜裂創
棘刺創	魚咬創	亀裂骨折
筋損傷	筋断裂	筋肉内血腫
空気塞栓症	屈曲骨折	クラミジア肺炎
頸管破裂	脛骨顆部割創	頸部開放創
頸部挫創	頸部食道開放創	頸部切創
頸部皮膚欠損創	頸部リンパ節炎	結核性中耳炎
血管切断	血管損傷	血腫
結膜創傷	結膜裂傷	腱切創
腱損傷	腱断裂	腱部分断裂
腱裂傷	高エネルギー外傷	口蓋挫傷
口蓋切創	口蓋裂創	口角部挫創
口角部裂創	口腔外傷性異物	口腔外傷性腫脹
口腔開放創	口腔割創	口腔挫傷

口腔挫創	口腔擦過創	口腔刺創
口腔切創	口腔創傷	口腔打撲傷
口腔内血腫	口腔粘膜咬傷	口腔粘膜咬創
口腔裂創	後出血	紅色陰癬
口唇外傷性異物	口唇外傷性腫脹	口唇外傷性皮下異物
口唇開放創	口唇割創	口唇貫通創
口唇咬傷	口唇咬創	口唇挫傷
口唇挫創	口唇擦過創	口唇刺創
口唇切創	口唇創傷	口唇打撲傷
口唇虫刺傷	口唇皮下血腫	口唇皮下出血
口唇裂創	抗生物質起因性大腸炎	抗生物質起因性腸炎
溝創	咬創	後頭部外傷
後頭部割創	後頭部挫傷	後頭部挫創
後頭部切創	後頭部打撲傷	後頭部裂創
広範性軸索損傷	広汎性神経損傷	後方脱臼
硬膜損傷	硬膜裂傷	肛門裂創
骨折	骨盤部裂創	昆虫咬創
昆虫刺傷	コントル・クー損傷	採皮創
挫傷	擦過創	擦過皮下血腫
挫滅傷	挫滅創	耳介外傷性異物
耳介外傷性腫脹	耳介外傷性皮下異物	耳介開放創
耳介割創	耳介貫通創	耳介咬創
耳介挫傷	耳介挫創	耳介擦過創
耳介刺創	耳介切創	耳介創傷
耳介打撲傷	耳介虫刺傷	耳介皮下血腫
耳介皮下出血	趾開放創	耳介裂創
耳下腺部打撲	指間切創	趾間切創
子宮頸管裂傷	子宮頸部環状剥離	刺咬症
趾挫創	示指 MP 関節挫傷	示指 PIP 開放創
示指割創	示指挫傷	示指挫創
示指刺創	四肢静脈損傷	示指切創
四肢動脈損傷	示指皮膚欠損創	耳前部挫創
刺創	膝蓋部挫創	膝下部挫創
膝窩部銃創	膝関節部異物	膝関節部挫創
膝部異物	膝部開放創	膝部割創
膝部咬創	膝部挫創	膝部切創
膝部裂創	歯肉挫傷	歯肉切創
歯肉裂創	脂肪塞栓症	斜骨折
射創	尺骨近位端骨折	尺骨鉤状突起骨折
手圧挫傷	縦隔血腫	縦骨折
銃自殺未遂	銃創	重複骨折
手関節挫滅傷	手関節挫滅創	手関節掌側部挫創
手関節部挫創	手関節部切創	手関節部創傷
手関節部裂創	手指圧挫傷	手指汚染創
手指開放創	手指咬創	種子骨開放骨折
種子骨骨折	手指挫傷	手指挫創
手指挫滅傷	手指挫滅創	手指刺創
手指切創	手指打撲傷	手指剥皮創
手指皮下血腫	手指皮膚欠損創	手掌挫創
手掌刺創	手掌切創	手掌剥皮創
術後血腫	術後出血性ショック	術後消化管出血性ショック
術後ショック	術後皮下気腫	手背部挫創
手背部切創	手部汚染創	上顎挫傷
上顎擦過創	上顎切創	上顎打撲傷
上顎皮下血腫	上顎部裂創	上口唇挫傷
踵骨部挫滅創	小指咬創	小指挫傷
小指挫創	小指切創	硝子体切断
小指皮膚欠損創	上肢リンパ浮腫	上腕汚染創
上腕貫通銃創	上腕挫創	上腕皮膚欠損創
上腕部開放創	食道損傷	処女膜裂傷
神経根ひきぬき損傷	神経切断	神経叢損傷
神経叢不全損傷	神経損傷	神経断裂
針刺創	靭帯ストレイン	靭帯損傷
靭帯断裂	靭帯捻挫	靭帯裂傷

	心内異物	ストレイン	生検後出血
	精巣開放創	精巣破裂	声門外傷
	舌開放創	舌下顎挫創	舌咬傷
	舌咬創	舌挫創	舌刺創
	舌切創	切創	舌創傷
	切断	舌裂創	前額部外傷性異物
	前額部外傷性腫脹	前額部外傷性皮下異物	前額部開放創
	前額部割創	前額部貫通創	前額部咬創
	前額部挫創	前額部擦過創	前額部刺創
	前額部切創	前額部創傷	前額部虫刺傷
	前額部虫刺症	前額部裂創	前胸部挫創
	前頚頭頂部挫創	仙骨部挫創	仙骨部皮膚欠損創
	線状骨折	全身擦過創	穿通創
	先天性乳び胸	前頭部割創	前頭部挫傷
	前頭部挫創	前頭部切創	前頭部打撲傷
	前頭部皮膚欠損創	前方脱臼	前立腺痛
	前腕汚染創	前腕開放創	前腕咬創
	前腕挫創	前腕刺創	前腕切創
	前腕皮膚欠損創	前腕裂創	爪下異物
	爪下挫滅傷	爪下挫滅創	増殖性化膿性口内炎
	搔創	足関節内果部挫創	足関節部挫創
	足底異物	足底部咬創	足底部刺創
	足底部皮膚欠損創	側頭部割創	側頭部挫創
	側頭部切創	側頭部打撲傷	側頭部皮下血腫
	足背部挫創	足背部切創	足部汚染創
	側腹部咬創	側腹部挫創	側腹壁開放創
	足部皮膚欠損創	足部裂創	鼡径部開放創
た	鼡径部切創	損傷	第5趾皮膚欠損創
	大腿咬創	大腿挫創	大腿部開放創
	大腿部刺創	大腿部切創	大腿裂創
	大転子部挫創	脱臼	脱臼骨折
	多発性開放創	多発性咬創	多発性切創
	多発性穿刺創	多発性裂創	打撲割創
	打撲血腫	打撲挫創	打撲擦過創
	打撲傷	打撲皮下血腫	単純脱臼
	腟開放創	腟断端出血	腟裂傷
	肘関節骨折	肘関節挫創	肘関節脱臼骨折
	肘関節部開放創	中指咬創	中指挫傷
	中指挫創	中指刺創	中指切創
	中指皮膚欠損創	中手骨関節部挫創	中枢神経系損傷
	肘頭骨折	肘部挫創	肘部切創
	肘部皮膚欠損創	沈下性肺炎	手開放創
	手咬創	手挫創	手刺創
	手切創	転位性骨折	殿部異物
	殿部開放創	殿部咬創	殿部刺創
	殿部切創	殿部皮膚欠損創	殿部裂創
	頭頂部挫傷	頭頂部挫創	頭頂部擦過創
	頭頂部切創	頭頂部打撲傷	頭頂部裂創
	頭皮外傷性腫脹	頭皮開放創	頭皮下血腫
	頭皮剥離	頭皮表在損傷	頭部異物
	頭部外傷性皮下異物	頭部外傷性皮下気腫	頭部開放創
	頭部割創	頭部頚部挫傷	頭部頚部挫創
	頭部頚部打撲傷	頭部血腫	頭部挫傷
	頭部挫創	頭部擦過創	頭部刺創
	頭部切創	頭部多発開放創	頭部多発割創
	頭部多発咬創	頭部多発挫傷	頭部多発挫創
	頭部多発擦過創	頭部多発刺創	頭部多発切創
	頭部多発創傷	頭部多発打撲傷	頭部多発皮下血腫
	頭部多発裂創	頭部打撲	頭部打撲血腫
	頭部打撲傷	頭部虫刺傷	動物咬創
	頭部皮下異物	頭部皮下血腫	頭部皮下出血
	頭部皮膚欠損創	頭部裂創	動脈損傷
	特発性関節脱臼	飛び降り自殺未遂	飛び込み自殺未遂
な	内視鏡検査中腸穿孔	軟口蓋血腫	軟口蓋挫創
	軟口蓋創傷	軟口蓋破裂	肉離れ
	乳腺内異物	乳房異物	尿道症候群
	妊娠中の子宮頚管炎	猫咬創	捻挫
	脳挫傷	脳挫傷・頭蓋内に達する開放創合併あり	脳挫傷・頭蓋内に達する開放創合併なし
	脳挫創	脳挫創・頭蓋内に達する開放創合併あり	脳挫創・頭蓋内に達する開放創合併なし
	脳損傷	脳対側損傷	脳直撃損傷
	脳底部挫傷	脳底部挫傷・頭蓋内に達する開放創合併あり	脳底部挫傷・頭蓋内に達する開放創合併なし
は	脳裂傷	敗血症性咽頭炎	爆死自殺未遂
	剥離骨折	抜歯後出血	バルトリン腺のう胞
	破裂骨折	皮下異物	皮下気腫
	皮下血腫	鼻下擦過創	皮下静脈損傷
	皮下損傷	鼻根部打撲挫創	鼻根部裂創
	膝汚染創	膝皮膚欠損創	皮神経挫傷
	鼻前庭部挫創	鼻尖部挫創	非熱傷性水疱
	鼻部外傷性異物	鼻部外傷性腫脹	鼻部外傷性皮下異物
	鼻部開放創	眉部割創	鼻部割創
	鼻部貫通創	腓腹筋挫創	眉部血腫
	皮膚欠損創	鼻部咬創	鼻部挫傷
	鼻部挫創	鼻部擦過創	鼻部刺創
	鼻部切創	鼻部創傷	皮膚損傷
	鼻部打撲傷	鼻部虫刺傷	皮膚剥脱創
	鼻部皮下血腫	鼻部皮下出血	鼻部皮膚剥離創
	鼻部裂創	びまん性脳損傷	びまん性脳損傷・頭蓋内に達する開放創合併あり
	びまん性脳損傷・頭蓋内に達する開放創合併なし	眉毛部割創	眉毛部裂創
	表皮剥離	鼻翼部切創	鼻翼部裂創
	複雑脱臼	伏針	副鼻腔開放創
	副鼻腔真菌症	腹部汚染創	腹部刺創
	腹部皮膚欠損創	腹壁異物	腹壁開放創
	不全骨折	ブラックアイ	粉砕骨折
	分娩時会陰裂傷	分娩時軟産道損傷	閉鎖性外傷性脳圧迫
	閉鎖性骨折	閉鎖性脱臼	閉鎖性脳挫創
	閉鎖性脳底部挫傷	閉鎖性びまん性脳損傷	閉塞性肺炎
	扁桃チフス	縫合不全出血	放射線出血性膀胱炎
	帽状腱膜下出血	包皮挫創	包皮切創
	包皮裂創	母指咬創	母指挫傷
	母指挫創	母趾挫創	母指示指間切創
	母指刺創	母指切創	母指打撲挫創
	母指打撲傷	母指皮膚欠損創	母趾皮膚欠損創
ま	母指末節部挫創	膜性咽頭炎	末梢血管外傷
	末梢神経損傷	慢性非細菌性前立腺炎	眉間部挫創
	眉間部裂創	耳後部挫創	耳後部打撲傷
	盲管銃創	網膜振盪	網脈絡膜裂傷
や	モンテジア骨折	腰部切創	腰部打撲挫創
ら	らせん骨折	卵管留水症	離開骨折
	淋菌性咽頭炎	涙管損傷	涙管断裂
	涙小管のう胞	涙道損傷	轢過創
わ	裂離	裂離骨折	若木骨折

※ **適応外使用可**
原則として，「塩酸シプロフロキサシン【内服薬】」を「日本紅斑熱」，「サルモネラ(感染)症」，「髄膜炎菌感染症」に対して処方した場合，当該使用事例を審査上認める。

用法用量

シプロフロキサシンとして，通常成人1回100～200mgを1日2～3回経口投与する。
なお，感染症の種類及び症状に応じ適宜増減する。
炭疽に対しては，シプロフロキサシンとして，成人1回400mgを1日2回経口投与する。

用法用量に関連する使用上の注意

(1)本剤の使用にあたっては，耐性菌の発現等を防ぐため，原則として感受性を確認し，疾病の治療上必要な最小限の期間の投与

にとどめること。
(2)小児の炭疽に対しては，米国疾病管理センター(CDC)が，シプロフロキサシンとして，1回15mg/kg体重(ただし，成人用量を超えないこと)を1日2回経口投与することを推奨している。
(3)炭疽の発症及び進展抑制には，米国疾病管理センター(CDC)が，60日間の投与を推奨している。

禁忌
(1)本剤の成分に対し過敏症の既往歴のある患者
(2)ケトプロフェン(皮膚外用剤を除く)を投与中の患者
(3)チザニジン塩酸塩を投与中の患者
(4)妊婦又は妊娠している可能性のある婦人
(5)小児等
ただし，妊婦又は妊娠している可能性のある婦人及び小児等に対しては，炭疽に限り，治療上の有益性を考慮して投与すること。

併用禁忌

薬剤名等	臨床症状・措置方法	機序・危険因子
ケトプロフェン(皮膚外用剤を除く) カピステン等	痙攣を起こすことがあるので，併用しないこと。	併用により，ニューキノロン系抗菌剤の $GABA_A$ 受容体への阻害作用が増強され，痙攣が誘発されると考えられている。 てんかん等の痙攣性疾患又はこれらの既往歴のある患者，腎障害のある患者では特に注意すること。
チザニジン塩酸塩 テルネリン等	チザニジンのCmaxが7倍，AUCが10倍それぞれ上昇し，血圧低下，傾眠，めまい等があらわれたとの報告がある。チザニジンの作用を増強させるおそれがあるので，併用しないこと。	チザニジンの肝での代謝を阻害し，チザニジンの血中濃度を上昇させると考えられている。

シバスタン錠100mg：鶴原　100mg1錠[12.3円/錠]，シバスタン錠200mg：鶴原　200mg1錠[16.1円/錠]，シプロフロキサシン錠100mg「JG」：長生堂　100mg1錠[12.3円/錠]，シプロフロキサシン錠100mg「SW」：沢井　100mg1錠[23.9円/錠]，シプロフロキサシン錠100mg「TCK」：辰巳化学　100mg1錠[23.9円/錠]，シプロフロキサシン錠100mg「トーワ」：東和　100mg1錠[39.7円/錠]，シプロフロキサシン錠100mg「日医工」：日医工　100mg1錠[23.9円/錠]，シプロフロキサシン錠200mg「JG」：長生堂　200mg1錠[16.1円/錠]，シプロフロキサシン錠200mg「SW」：沢井　200mg1錠[37.2円/錠]，シプロフロキサシン錠200mg「TCK」：辰巳化学　200mg1錠[16.1円/錠]，シプロフロキサシン錠200mg「トーワ」：東和　200mg1錠[37.2円/錠]，シプロフロキサシン錠200mg「日医工」：日医工　200mg1錠[37.2円/錠]

ジベトンS腸溶錠50mg

規格：50mg1錠[9.6円/錠]
ブホルミン塩酸塩　寿　396

【効能効果】

インスリン非依存型糖尿病(ただし，SU剤が効果不十分な場合あるいは副作用等により使用不適当な場合に限る。)

【対応標準病名】

◎	2型糖尿病		
○	2型糖尿病・眼合併症あり	2型糖尿病・関節合併症あり	2型糖尿病・腎合併症あり
	2型糖尿病・神経学的合併症あり	2型糖尿病・多発糖尿病性合併症あり	2型糖尿病・糖尿病性合併症あり
	2型糖尿病・糖尿病性合併症なし	2型糖尿病・末梢循環合併症あり	安定型糖尿病
	若年2型糖尿病	増殖性糖尿病性網膜症・2型糖尿病	妊娠中の耐糖能低下
△	2型糖尿病・ケトアシドーシス合併あり	2型糖尿病・昏睡合併あり	2型糖尿病黄斑症
	2型糖尿病性アシドーシス	2型糖尿病性アセトン血症	2型糖尿病性壊疽
	2型糖尿病性黄斑浮腫	2型糖尿病性潰瘍	2型糖尿病性眼筋麻痺
	2型糖尿病性肝障害	2型糖尿病性関節症	2型糖尿病性筋萎縮症
	2型糖尿病性血管障害	2型糖尿病性ケトアシドーシス	2型糖尿病性高コレステロール血症
	2型糖尿病性虹彩炎	2型糖尿病性骨症	2型糖尿病性昏睡
	2型糖尿病性自律神経ニューロパチー	2型糖尿病性神経因性膀胱	2型糖尿病性神経痛
	2型糖尿病性腎硬化症	2型糖尿病性腎症	2型糖尿病性腎症第1期
	2型糖尿病性腎症第2期	2型糖尿病性腎症第3期	2型糖尿病性腎症第3期A
	2型糖尿病性腎症第3期B	2型糖尿病性腎症第4期	2型糖尿病性腎症第5期
	2型糖尿病性腎不全	2型糖尿病性水疱	2型糖尿病性精神障害
	2型糖尿病性そう痒症	2型糖尿病性多発ニューロパチー	2型糖尿病性単ニューロパチー
	2型糖尿病性中心性網膜症	2型糖尿病性低血糖性昏睡	2型糖尿病性動脈硬化症
	2型糖尿病性動脈閉塞症	2型糖尿病性ニューロパチー	2型糖尿病性白内障
	2型糖尿病性皮膚障害	2型糖尿病性浮腫性硬化症	2型糖尿病性末梢血管症
	2型糖尿病性末梢血管障害	2型糖尿病性末梢神経障害	2型糖尿病性ミオパチー
	2型糖尿病性網膜症	インスリン抵抗性糖尿病	糖尿病
	糖尿病合併症		

用法用量　本剤はSU剤が効果不十分な場合あるいは副作用等により使用不適当な場合にのみ使用すること。
通常，ブホルミン塩酸塩として1日量100mgより開始し，1日2～3回食後に分割経口投与する。維持量は効果を観察しながら決めるが，1日最高投与量は150mgとする。

警告　重篤な乳酸アシドーシスを起こすことがあり，死亡に至った例も報告されている。乳酸アシドーシスを起こしやすい患者には投与しないこと。
また，重篤な低血糖症を起こすことがある。用法用量，使用上の注意に特に留意すること。

禁忌
(1)次に示す状態の患者
①乳酸アシドーシスの既往
②腎機能障害(軽度障害も含む。)
③透析患者(腹膜透析も含む。)
④肝機能障害
⑤ショック，心不全，心筋梗塞，肺塞栓など心血管系，肺機能に高度の障害のある患者及びその他の低酸素血症を伴いやすい状態
⑥過度のアルコール摂取者
⑦脱水症，脱水状態が懸念される下痢，嘔吐等の胃腸障害のある患者
⑧高齢者
(2)重症ケトーシス，糖尿病性昏睡又は前昏睡，1型糖尿病の患者
(3)重症感染症，手術前後，重篤な外傷のある患者
(4)栄養不良状態，飢餓状態，衰弱状態，脳下垂体機能不全又は副腎機能不全の患者
(5)妊婦又は妊娠している可能性のある婦人
(6)本剤の成分又はビグアナイド系薬剤に対し過敏症の既往歴のある患者

ジベトス錠50mg：日医工[9.6円/錠]

シベノール錠50mg
シベノール錠100mg

規格：50mg1錠[36.2円/錠]
規格：100mg1錠[59.3円/錠]
シベンゾリンコハク酸塩　アステラス　212

【効能効果】

下記の状態で他の抗不整脈薬が使用できないか，又は無効の場合：頻脈性不整脈

【対応標準病名】

◎	頻脈症	頻脈性不整脈	不整脈
○	異所性拍動	期外収縮	期外収縮性不整脈
	上室期外収縮	上室頻拍	心室期外収縮
	心室性二段脈	心室頻拍	心房頻拍
	多源性心室期外収縮	多発性期外収縮	洞頻脈
	トルサードドポアント	非持続性心室頻拍	頻拍症
	ブブレ症候群	発作性上室頻拍	発作性心房頻拍
	発作性接合部頻拍	発作性頻拍	リエントリー性心室性不整脈
△	QT 延長症候群	QT 短縮症候群	異所性心室調律
	異所性心房調律	異所性調律	一過性心室細動
	遺伝性 QT 延長症候群	呼吸性不整脈	三段脈
	徐脈頻脈症候群	心室細動	心室粗動
	心拍異常	心房期外収縮	心房静止
	接合部調律	洞不整脈	特発性 QT 延長症候群
	二次性 QT 延長症候群	副収縮	ブルガダ症候群
	房室接合部期外収縮	薬物性 QT 延長症候群	

用法用量　通常，成人にはシベンゾリンコハク酸塩として，1日 300mg より投与をはじめ，効果が不十分な場合には 450mg まで増量し，1日3回に分けて経口投与する。
なお，年齢，症状により適宜増減する。

用法用量に関連する使用上の注意

(1)本剤は下記のとおり腎機能障害患者では血中濃度が持続するので，血清クレアチニン値(Scr)を指標とした障害の程度に応じ投与量を減じるなど用法用量の調整をすること。なお，透析を必要とする腎不全患者には投与しないこと。
①軽度～中等度障害例(Scr：1.3～2.9mg/dL)：消失半減期が腎機能正常例に比し約1.5倍に延長する。
②高度障害例(Scr：3.0mg/dL 以上)：消失半減期が腎機能正常例に比し約3倍に延長する。
(2)高齢者では，肝・腎機能が低下していることが多く，また，体重が少ない傾向があるなど副作用が発現しやすいので，少量(例えば1日 150mg)から開始するなど投与量に十分に注意し，慎重に観察しながら投与すること。

禁忌

(1)高度の房室ブロック，高度の洞房ブロックのある患者
(2)うっ血性心不全のある患者
(3)透析中の患者
(4)緑内障，尿貯留傾向のある患者
(5)本剤の成分に対し過敏症の既往歴のある患者
(6)バルデナフィル塩酸塩水和物，モキシフロキサシン塩酸塩，トレミフェンクエン酸塩又はフィンゴリモド塩酸塩を投与中の患者

併用禁忌

薬剤名等	臨床症状・措置方法	機序・危険因子
バルデナフィル塩酸塩水和物 (レビトラ) モキシフロキサシン塩酸塩 (アベロックス) トレミフェンクエン酸塩 (フェアストン) フィンゴリモド塩酸塩 (イムセラ，ジレニア)	心室頻拍(Torsades de Pointes を含む)，QT 延長を起こすおそれがある。	本剤及びこれらの薬剤はいずれも QT 間隔を延長させるおそれがあるため，併用により相加的に作用が増強するおそれがある。

シベンゾリンコハク酸塩錠50mg「サワイ」：沢井　50mg1錠[21.8円/錠]，シベンゾリンコハク酸塩錠50mg「タナベ」：田辺三菱　50mg1錠[21.8円/錠]，シベンゾリンコハク酸塩錠50mg「トーワ」：東和　50mg1錠[21.8円/錠]，シベンゾリンコハク酸塩錠100mg「サワイ」：沢井　100mg1錠[35.6円/錠]，シベンゾリンコハク酸塩錠100mg「タナベ」：田辺三菱　100mg1錠[35.6円/錠]，シベンゾリンコハク酸塩錠100mg「トーワ」：東和　100mg1錠[35.6円/錠]

ジメリン錠250mg　規格：250mg1錠[19.3円/錠]
ジメリン錠500mg　規格：500mg1錠[35.3円/錠]
アセトヘキサミド　塩野義　396

【効能効果】

インスリン非依存型糖尿病(ただし，食事療法・運動療法のみで十分な効果が得られない場合に限る。)

【対応標準病名】

◎	2型糖尿病		
○	2型糖尿病・眼合併症あり	2型糖尿病・関節合併症あり	2型糖尿病・腎合併症あり
	2型糖尿病・神経学的合併症あり	2型糖尿病・多発糖尿病性合併症あり	2型糖尿病・糖尿病性合併症あり
	2型糖尿病・糖尿病性合併症なし	2型糖尿病・末梢循環合併症あり	安定型糖尿病
	若年2型糖尿病	増殖性糖尿病性網膜症・2型糖尿病	妊娠中の耐糖能低下
△	2型糖尿病・ケトアシドーシス合併あり	2型糖尿病・昏睡合併あり	2型糖尿病黄斑症
	2型糖尿病性アシドーシス	2型糖尿病性アセトン血症	2型糖尿病性壊疽
	2型糖尿病性黄斑浮腫	2型糖尿病性潰瘍	2型糖尿病性眼筋麻痺
	2型糖尿病性肝障害	2型糖尿病性関節症	2型糖尿病性筋萎縮症
	2型糖尿病性血管障害	2型糖尿病性ケトアシドーシス	2型糖尿病性高コレステロール血症
	2型糖尿病性虹彩炎	2型糖尿病性骨症	2型糖尿病性昏睡
	2型糖尿病性自律神経ニューロパチー	2型糖尿病性神経因性膀胱	2型糖尿病性神経痛
	2型糖尿病性腎硬化症	2型糖尿病性腎症	2型糖尿病性腎症第1期
	2型糖尿病性腎症第2期	2型糖尿病性腎症第3期	2型糖尿病性腎症第3期A
	2型糖尿病性腎症第3期B	2型糖尿病性腎症第4期	2型糖尿病性腎症第5期
	2型糖尿病性腎不全	2型糖尿病性水疱	2型糖尿病性精神障害
	2型糖尿病性そう痒症	2型糖尿病性多発ニューロパチー	2型糖尿病性単ニューロパチー
	2型糖尿病性中心性網膜症	2型糖尿病性低血糖性昏睡	2型糖尿病性動脈硬化症
	2型糖尿病性動脈閉塞症	2型糖尿病性ニューロパチー	2型糖尿病性白内障
	2型糖尿病性皮膚障害	2型糖尿病性浮腫性硬化症	2型糖尿病性末梢血管症
	2型糖尿病性末梢血管障害	2型糖尿病性末梢神経障害	2型糖尿病性ミオパチー
	2型糖尿病性網膜症	インスリン抵抗性糖尿病	糖尿病
	糖尿病合併症		

用法用量　通常，1日量アセトヘキサミドとして 250mg を経口投与し，必要に応じ適宜増量して維持量を決定する。ただし，1日最高投与量は 1000mg とする。
投与方法は，1回投与の場合は朝食前又は後，2回投与の場合は朝夕それぞれ食前又は後に経口投与する。

警告

重篤かつ遷延性の低血糖症を起こすことがある。
用法用量，使用上の注意に特に留意すること。

禁忌

(1)重症ケトーシス，糖尿病性昏睡又は前昏睡，インスリン依存型糖尿病(若年型糖尿病，ブリットル型糖尿病等)の患者
(2)重篤な肝又は腎機能障害のある患者
(3)重症感染症，手術前後，重篤な外傷のある患者
(4)下痢，嘔吐等の胃腸障害のある患者
(5)本剤の成分又はスルホンアミド系薬剤に対し過敏症の既往歴のある患者
(6)妊婦又は妊娠している可能性のある婦人

ジャカビ錠5mg　規格：5mg1錠［3706.8円/錠］
ルキソリチニブリン酸塩　ノバルティス　429

【効 能 効 果】

骨髄線維症

【対応標準病名】

◎	骨髄線維症		
○	急性骨髄線維症	原発性骨髄線維症	骨髄増殖性疾患

効能効果に関連する使用上の注意

(1)患者のリスク分類，脾臓の大きさ等について，臨床成績の項の内容を熟知し，本剤の有効性及び安全性を十分理解した上で，適応患者の選択を行うこと。

(2)病理組織学的検査を行い，骨髄線維症と診断された患者に使用すること。

用法用量　通常，成人には本剤を1日2回，12時間毎を目安に経口投与する。用量は，ルキソリチニブとして1回5mg～25mgの範囲とし，患者の状態により適宜増減する。

用法用量に関連する使用上の注意

(1)他の抗悪性腫瘍剤との併用について，有効性及び安全性は確立していない。

(2)本剤の投与開始にあたっては，血小板数に基づき次表を参考に開始用量を決定すること。

血小板数注)	開始用量
20万/mm^3超	1回20mg　1日2回
10万/mm^3以上20万/mm^3以下	1回15mg　1日2回

注)血小板数5万/mm^3以上10万/mm^3未満の患者に対する開始用量の情報は限られているため，臨床成績の項の内容を熟知し，本剤の有効性及び安全性を十分理解した上で，本剤の投与の可否を慎重に検討すること。血小板数5万/mm^3以上10万/mm^3未満の患者に投与可能と判断する場合，1回5mgを1日2回から投与を開始するとともに，観察を十分に行い，有害事象の発現に十分注意すること。

(3)本剤の投与中に血小板数が減少した場合，下表を参考に減量又は休薬を考慮すること。なお，血小板数が休薬前の数値以上に回復した場合には，1回5mgを1日2回から投与を再開できる。ただし，患者の状態をより慎重に観察し，有害事象の発現に十分注意すること。

血小板数	1回あたりの用量(1日2回)				
	25mg	20mg	15mg	10mg	5mg
10万/mm^3以上12.5万/mm^3未満	20mg	変更なし			
7.5万/mm^3以上10万/mm^3未満	10mg	10mg	10mg	変更なし	
5万/mm^3以上7.5万/mm^3未満	5mg	5mg	5mg	5mg	変更なし
5万/mm^3未満	休薬				

(4)本剤の投与中に好中球数が500/mm^3未満に減少した場合には休薬すること。なお，好中球数が休薬前の数値以上に回復した場合には，1回5mgを1日2回から投与を再開できる。ただし，患者の状態をより慎重に観察し，有害事象の発現に十分注意すること。

(5)十分な効果が認められず，血小板数及び好中球数から増量可能と判断できる場合は，1回の投与量を5mgずつ2週間以上の間隔をあけて増量することができる。ただし，本剤の初回投与後，4週間は増量しないこと。

(6)肝機能障害患者又は腎機能障害患者では，未変化体又は活性代謝物の血中濃度が上昇するとの報告があるため，減量を考慮するとともに，患者の状態をより慎重に観察し，有害事象の発現に十分注意すること。

警告

(1)本剤の投与は，緊急時に十分対応できる医療施設において，造血器悪性腫瘍の治療に対して十分な知識・経験を持つ医師のもとで，本剤の投与が適切と判断される症例についてのみ投与すること。また，治療開始に先立ち，患者又はその家族に有効性及び危険性を十分に説明し，同意を得てから投与を開始すること。

(2)本剤の投与により，結核，敗血症等の重篤な感染症が発現し，死亡に至った症例が報告されていることから，十分な観察を行うなど感染症の発症に注意すること。

禁忌

(1)本剤の成分に対し過敏症の既往歴のある患者

(2)妊婦又は妊娠している可能性のある婦人

ジャディアンス錠10mg　規格：10mg1錠［205.5円/錠］
ジャディアンス錠25mg　規格：25mg1錠［351.2円/錠］
エンパグリフロジン　日本ベーリンガー　396

【効 能 効 果】

2型糖尿病

【対応標準病名】

◎	2型糖尿病		
○	2型糖尿病・眼合併症あり	2型糖尿病・関節合併症あり	2型糖尿病・ケトアシドーシス合併あり
	2型糖尿病・昏睡合併あり	2型糖尿病・腎合併症あり	2型糖尿病・神経学的合併症あり
	2型糖尿病・多発糖尿病性合併症あり	2型糖尿病・糖尿病性合併症あり	2型糖尿病・糖尿病性合併症なし
	2型糖尿病・末梢循環合併症あり	2型糖尿病黄斑症	2型糖尿病性アシドーシス
	2型糖尿病性アセトン血症	2型糖尿病性胃腸症	2型糖尿病性壊疽
	2型糖尿病性黄斑浮腫	2型糖尿病性潰瘍	2型糖尿病性眼筋麻痺
	2型糖尿病性肝障害	2型糖尿病性関節症	2型糖尿病性筋萎縮症
	2型糖尿病性血管障害	2型糖尿病性ケトアシドーシス	2型糖尿病性高コレステロール血症
	2型糖尿病性虹彩炎	2型糖尿病性骨症	2型糖尿病性昏睡
	2型糖尿病性自律神経ニューロパチー	2型糖尿病性神経因性膀胱	2型糖尿病性神経痛
	2型糖尿病性腎硬化症	2型糖尿病性腎症	2型糖尿病性腎症第1期
	2型糖尿病性腎症第2期	2型糖尿病性腎症第3期	2型糖尿病性腎症第3期A
	2型糖尿病性腎症第3期B	2型糖尿病性腎症第4期	2型糖尿病性腎症第5期
	2型糖尿病性腎不全	2型糖尿病性水疱	2型糖尿病性精神障害
	2型糖尿病性そう痒症	2型糖尿病性多発ニューロパチー	2型糖尿病性単ニューロパチー
	2型糖尿病性中心性網膜症	2型糖尿病性低血糖性昏睡	2型糖尿病性動脈硬化症
	2型糖尿病性動脈閉塞症	2型糖尿病性ニューロパチー	2型糖尿病性白内障
	2型糖尿病性皮膚障害	2型糖尿病性浮腫性硬化症	2型糖尿病性末梢血管症
	2型糖尿病性末梢血管障害	2型糖尿病性末梢神経障害	2型糖尿病性ミオパチー
	2型糖尿病性網膜症	安定型糖尿病	インスリン抵抗性糖尿病
	若年2型糖尿病	増殖性糖尿病性網膜症・2型糖尿病	

効能効果に関連する使用上の注意

(1)本剤は2型糖尿病と診断された患者に対してのみ使用し，1型糖尿病の患者には投与をしないこと。

(2)高度腎機能障害患者又は透析中の末期腎不全患者では本剤の効果が期待できないため，投与しないこと。

(3)中等度腎機能障害患者では本剤の効果が十分に得られない可能性があるので投与の必要性を慎重に判断すること。

用法用量　通常，成人にはエンパグリフロジンとして10mgを1日1回朝食前又は朝食後に経口投与する。なお，効果不十分な場合には，経過を十分に観察しながら25mg1日1回に増量することができる。

禁忌

(1)本剤の成分に対し過敏症の既往歴のある患者
(2)重症ケトーシス，糖尿病性昏睡又は前昏睡の患者
(3)重症感染症，手術前後，重篤な外傷のある患者

ジャヌビア錠12.5mg　規格：12.5mg1錠[65.8円/錠]
ジャヌビア錠25mg　規格：25mg1錠[80.5円/錠]
ジャヌビア錠50mg　規格：50mg1錠[149.3円/錠]
ジャヌビア錠100mg　規格：100mg1錠[224.8円/錠]

シタグリプチンリン酸塩水和物　MSD　396

グラクティブ錠12.5mg，グラクティブ錠25mg，グラクティブ錠50mg，グラクティブ錠100mgを参照(P282)

シュアポスト錠0.25mg　規格：0.25mg1錠[33.4円/錠]
シュアポスト錠0.5mg　規格：0.5mg1錠[59.5円/錠]

レパグリニド　大日本住友　396

【効能効果】

2型糖尿病

【対応標準病名】

◎	2型糖尿病		
○	2型糖尿病・眼合併症あり	2型糖尿病・関節合併症あり	2型糖尿病・ケトアシドーシス合併あり
	2型糖尿病・昏睡合併あり	2型糖尿病・腎合併症あり	2型糖尿病・神経学的合併症あり
	2型糖尿病・多発糖尿病性合併症あり	2型糖尿病・糖尿病性合併症あり	2型糖尿病・糖尿病性合併症なし
	2型糖尿病・末梢循環合併症あり	2型糖尿病黄斑症	2型糖尿病性アシドーシス
	2型糖尿病性アセトン血症	2型糖尿病性胃腸症	2型糖尿病性壊疽
	2型糖尿病性黄斑浮腫	2型糖尿病性潰瘍	2型糖尿病性眼筋麻痺
	2型糖尿病性肝障害	2型糖尿病性関節症	2型糖尿病性筋萎縮症
	2型糖尿病性血管障害	2型糖尿病性ケトアシドーシス	2型糖尿病性高コレステロール血症
	2型糖尿病性虹彩炎	2型糖尿病性骨症	2型糖尿病性昏睡
	2型糖尿病性自律神経ニューロパチー	2型糖尿病性神経因性膀胱	2型糖尿病性神経痛
	2型糖尿病性腎硬化症	2型糖尿病性腎症	2型糖尿病性腎症第1期
	2型糖尿病性腎症第2期	2型糖尿病性腎症第3期	2型糖尿病性腎症第3期A
	2型糖尿病性腎症第3期B	2型糖尿病性腎症第4期	2型糖尿病性腎症第5期
	2型糖尿病性腎不全	2型糖尿病性水疱	2型糖尿病性精神障害
	2型糖尿病性そう痒症	2型糖尿病性多発ニューロパチー	2型糖尿病性単ニューロパチー
	2型糖尿病性中心性網膜症	2型糖尿病性低血糖性昏睡	2型糖尿病性動脈硬化症
	2型糖尿病性動脈閉塞症	2型糖尿病性ニューロパチー	2型糖尿病性白内障
	2型糖尿病性皮膚障害	2型糖尿病性浮腫性硬化症	2型糖尿病性末梢血管症
	2型糖尿病性末梢血管障害	2型糖尿病性末梢神経障害	2型糖尿病性ミオパチー
	2型糖尿病性網膜症	安定型糖尿病	インスリン抵抗性糖尿病
	若年2型糖尿病	増殖性糖尿病性網膜症・2型糖尿病	

効能効果に関連する使用上の注意　糖尿病の診断が確立した患者に対してのみ適用を考慮すること。糖尿病以外にも耐糖能異常・尿糖陽性等，糖尿病類似の症状(腎性糖尿，甲状腺機能異常等)を有する疾患があることに留意すること。

用法用量　通常，成人にはレパグリニドとして1回0.25mgより開始し，1日3回毎食直前に経口投与する。維持用量は通常1回0.25～0.5mgで，必要に応じて適宜増減する。なお，1回量を1mgまで増量することができる。

用法用量に関連する使用上の注意　本剤は食後投与では速やかな吸収が得られず効果が減弱する。効果的に食後の血糖上昇を抑制するため，本剤の投与は毎食直前(10分以内)とすること。また，本剤は投与後速やかに薬効を発現するため，食事の30分以上前の投与では食事開始前に低血糖を誘発する可能性がある。

禁忌

(1)重症ケトーシス，糖尿病性昏睡又は前昏睡，1型糖尿病の患者
(2)重症感染症，手術前後，重篤な外傷のある患者
(3)妊婦又は妊娠している可能性のある婦人
(4)本剤の成分に対し過敏症の既往歴のある患者

臭化カリウム「ヤマゼン」　規格：10g[8.11円/g]

臭化カリウム　山善　112,113

【効能効果】

不安緊張状態の鎮静，小児の難治性てんかん

【対応標準病名】

◎	難治性てんかん	不安緊張状態	
○	ウンベルリヒトてんかん	間代性痙攣	局所性痙攣
	局所性てんかん	後天性てんかん	混合性不安抑うつ障害
	持続性部分てんかん	ジャクソンてんかん	若年性アブサンスてんかん
	若年性ミオクローヌスてんかん	症候性早期ミオクローヌス性脳症	焦点性知覚性発作
	焦点性てんかん	小児期アブサンスてんかん	自律神経てんかん
	進行性ミオクローヌスてんかん	睡眠喪失てんかん	ストレスてんかん
	精神運動発作	前頭葉てんかん	側頭葉てんかん
	体知覚性発作	遅発性てんかん	てんかん
	てんかん小発作	てんかん大発作	てんかん単純部分発作
	てんかん複雑部分発作	点頭てんかん	乳児重症ミオクロニーてんかん
	乳児点頭痙攣	脳炎後てんかん	パニック障害
	パニック発作	ヒプサルスミア	不安うつ病
	不安障害	不安ヒステリー	部分てんかん
	片側痙攣片麻痺てんかん症候群	ミオクローヌスてんかん	薬物てんかん
	ラフォラ疾患	良性新生児痙攣	良性乳児ミオクローヌスてんかん
	レノックス・ガストー症候群		
△	アトニー性非特異性てんかん発作	アブサンス	アルコールてんかん
	家族性痙攣	強直間代発作	光原性てんかん
	術後てんかん	症候性てんかん	全般性不安障害
	挿間性発作性不安	聴覚性発作	聴覚反射てんかん
	定型欠神発作	てんかん性自動症	拝礼発作
	破局発作状態	反応性てんかん	不安神経症
	腹部てんかん	モーア症候群	

用法用量　臭化カリウムとして，通常，成人1回0.5～1gを1日3回経口投与する。
なお，年令，症状により適宜増減する。

禁忌

(1)本薬又は臭素化合物に対して過敏症の既往歴のある患者。
(2)腎機能障害のある患者。
(3)脱水症，全身衰弱のある患者。
(4)器質的脳障害，うつ病の患者。
(5)緑内障の患者。
(6)低塩性食事を摂取している患者。

臭化ナトリウム「ヤマゼン」　規格：10g[8.2円/g]

臭化ナトリウム　山善　112,113

【効能効果】

不安緊張状態の鎮静，小児の難治性てんかん

【対応標準病名】

◎	難治性てんかん	不安緊張状態	
○	アトニー性非特異性てんかん発作	アブサンス	ウンベルリヒトてんかん
	間代性痙攣	強直間代発作	局所性痙攣
	局所性てんかん	後天性てんかん	混合性不安抑うつ障害
	持続性部分てんかん	ジャクソンてんかん	若年性アブサンスてんかん
	若年性ミオクローヌスてんかん	焦点性知覚性発作	焦点性てんかん
	小児期アブサンスてんかん	自律神経てんかん	進行性ミオクローヌスてんかん
	精神運動発作	前頭葉てんかん	側頭葉てんかん
	体知覚性発作	遅発性てんかん	てんかん
	てんかん小発作	てんかん性自動症	てんかん大発作
	てんかん単純部分発作	てんかん複雑部分発作	点頭てんかん
	乳児重症ミオクロニーてんかん	乳児点頭痙攣	脳炎後てんかん
	パニック障害	パニック発作	ヒプサルスミア
	不安うつ病	不安障害	不安ヒステリー
	部分てんかん	ミオクローヌスてんかん	薬物てんかん
	ラフォラ疾患	良性新生児痙攣	良性乳児ミオクローヌスてんかん
	レノックス・ガストー症候群		
△	アルコールてんかん	家族性痙攣	光原性てんかん
	術後てんかん	症候性早期ミオクローヌス性脳症	症候性てんかん
	睡眠喪失てんかん	ストレスてんかん	全般性不安障害
	挿間性発作性不安	聴覚性発作	聴覚反射てんかん
	定型欠神発作	拝礼発作	破局発作状態
	反応性てんかん	不安神経症	腹部てんかん
	片側痙攣片麻痺てんかん症候群	モーア症候群	

用法用量

臭化ナトリウムとして，通常，成人1回0.5～1gを1日3回経口投与する。なお，年令，症状により適宜増減する。

小児には1日量1～6ヵ月0.2g，7～12ヵ月0.4g，2歳0.5g，4歳0.6g，6歳0.8g，8歳1.0gを経口投与する。

禁忌

(1)本薬又は臭素化合物に対して過敏症の既往歴のある患者。
(2)腎機能障害のある患者。
(3)脱水症，全身衰弱のある患者。
(4)器質的脳障害，うつ病の患者。
(5)緑内障の患者。
(6)低塩性食事を摂取している患者。

重質酸化マグネシウム「ホエイ」　規格：10g[1.11円/g]

酸化マグネシウム　マイラン製薬　234,235

【効 能 効 果】

(1)下記疾患における制酸作用と症状の改善
胃・十二指腸潰瘍，胃炎（急・慢性胃炎，薬剤性胃炎を含む），上部消化管機能異常（神経性食思不振，いわゆる胃下垂症，胃酸過多症を含む）
(2)便秘症
(3)尿路シュウ酸カルシウム結石の発生予防

【対応標準病名】

◎	胃炎	胃潰瘍	胃下垂
	胃十二指腸潰瘍	過酸症	急性胃炎
	十二指腸潰瘍	消化管障害	神経性食欲不振症
	尿路結石症	便秘症	慢性胃炎
○	NSAID胃潰瘍	NSAID十二指腸潰瘍	アルコール性胃炎
	アレルギー性胃炎	胃潰瘍瘢痕	胃空腸周囲炎
	胃周囲炎	胃十二指腸炎	胃十二指腸潰瘍瘢痕
	萎縮性胃炎	萎縮性化生性胃炎	胃穿孔
	胃蜂窩織炎	機能性便秘症	急性胃潰瘍
	急性胃潰瘍穿孔	急性胃粘膜病変	急性十二指腸潰瘍
	急性出血性胃潰瘍	急性出血性十二指腸潰瘍	急性びらん性胃炎
	クッシング潰瘍	痙攣性便秘	結石性腎盂腎炎
	再発性胃潰瘍	再発性十二指腸潰瘍	残胃潰瘍
	弛緩性便秘症	習慣性便秘	重症便秘症
	十二指腸潰瘍瘢痕	十二指腸球後部潰瘍	十二指腸穿孔
	出血性胃炎	出血性胃潰瘍	出血性十二指腸潰瘍
	術後胃潰瘍	術後胃十二指腸潰瘍	術後残胃胃炎
	術後十二指腸潰瘍	術後便秘	食事性便秘
	心因性胃潰瘍	神経性胃炎	腎尿管結石
	ステロイド潰瘍	ステロイド潰瘍穿孔	ストレス潰瘍
	ストレス性胃潰瘍	ストレス性十二指腸潰瘍	穿孔性胃潰瘍
	穿孔性十二指腸潰瘍	穿通性胃潰瘍	穿通性十二指腸潰瘍
	多発胃潰瘍	多発性十二指腸潰瘍	多発性出血性胃潰瘍
	単純性便秘	中毒性胃炎	腸管麻痺性便秘
	直腸性便秘	デュラフォイ潰瘍	難治性胃潰瘍
	難治性十二指腸潰瘍	肉芽腫性胃炎	乳幼児便秘
	尿管結石症	尿道結石症	妊産婦便秘
	表層性胃炎	びらん性胃炎	ヘリコバクター・ピロリ胃炎
	便通異常	放射線胃炎	慢性胃潰瘍
	慢性胃潰瘍活動期	慢性十二指腸潰瘍	慢性十二指腸潰瘍活動期
	メネトリエ病	薬剤性胃潰瘍	疣状胃炎
△	胃うっ血	胃運動機能障害	胃運動亢進症
	胃液欠乏	胃液分泌過多	胃拡張
	胃機能亢進	胃狭窄	胃痙攣
	胃軸捻症	胃十二指腸嵌頓	胃出血
	胃腫瘤	胃切除後癒着	胃腸運動機能障害
	胃腸機能異常	胃腸機能減退	胃腸虚弱
	胃腸疾患	胃粘膜過形成	胃のう胞
	胃びらん	胃壁軟化症	機能性嘔吐
	急性胃拡張	急性胃腸障害	急性十二指腸潰瘍穿孔
	急性出血性胃潰瘍穿孔	急性出血性十二指腸潰瘍穿孔	痙性胃炎
	結腸アトニー	珊瑚状結石	十二指腸腫瘤
	十二指腸びらん	出血性胃潰瘍穿孔	出血性十二指腸潰瘍穿孔
	消化管出血	消化不良症	上部消化管出血
	腎盂結石症	神経性嘔吐症	腎結石自排
	腎結石症	腎砂状結石	摂食障害
	大腸機能障害	大腸ジスキネジア	多発性腎結石
	腸アトニー	腸管運動障害	腸機能障害
	腸ジスキネジア	腸出血	吐下血
	吐血	瀑状胃	反応性リンパ組織増生症
	非定型神経性無食欲症	噴門狭窄	薬物胃障害

用法用量

(1)制酸剤として使用する場合：通常，成人には酸化マグネシウムとして，1日0.5～1.0gを数回に分割経口投与する。
(2)緩下剤として使用する場合：通常，成人には酸化マグネシウムとして，1日2gを食前または食後の3回に分割経口投与するか，または就寝前に1回投与する。
(3)尿路シュウ酸カルシウム結石の発生予防に使用する場合：通常，成人には酸化マグネシウムとして，1日0.2～0.6gを多量の水とともに経口投与する。

なお，いずれの場合も年齢，症状により適宜増減する。

酸化マグネシウム：東洋製化　10g[1.33円/g]，酸化マグネシウム「JG」：日本ジェネリック　10g[1.01円/g]，酸化マグネシウム「NP」原末：ニプロ　10g[1.51円/g]，酸化マグネシウム原末「マルイシ」：丸石　10g[1.51円/g]，酸化マグネシウム「コザカイ・M」：小堺　10g[1.51円/g]，酸化マグネシウム細粒83%＜ハチ＞：東洋製化　83%1g[13.4円/g]，酸化マグネシウム細粒83%「ケンエー」：健栄　83%1g[13.4円/g]，酸化マグネシウム「ニッコー」：日興　10g[0.92円/g]，酸化マグネシウム「ヤマゼン」M：山善　10g[1.11円/g]，重カマ「ヨシダ」：吉田　10g[1.51円/g]，重質酸化マグネシウム「NikP」：日医工　10g[1.11円/g]，重質酸化マグネシウム「ケンエー」：健栄　10g[1.51円/g]，重質酸化マグネシウム「三恵」：三恵薬品　10g[1.01円/g]，重質酸化マグネシウムシオエ：シオエ　10g[1.11円/g]，重質酸化マグネシウム「東海」：東海　10g[1.01円/g]，マグミット細粒83%：協和化学　83%1g[13.4円/g]，マグラックス細粒83%：吉田　83%1g[13.4円/g]

重曹錠500mg「マイラン」　規格：500mg1錠[5.6円/錠]
重曹「ホエイ」　規格：10g[0.74円/g]
炭酸水素ナトリウム　マイラン製薬　234

【効 能 効 果】

<経口>

(1)下記疾患における制酸作用と症状の改善
胃・十二指腸潰瘍，胃炎(急・慢性胃炎，薬剤性胃炎を含む)，上部消化管機能異常(神経性食思不振，いわゆる胃下垂症，胃酸過多症を含む)

(2)アシドーシスの改善

(3)尿酸排泄の促進と痛風発作の予防

<含嗽・吸入>：上気道炎の補助療法(粘液溶解)

【対応標準病名】

◎	アシドーシス	胃炎	胃潰瘍
	胃下垂	胃十二指腸潰瘍	過酸症
	急性胃炎	急性上気道炎	十二指腸潰瘍
	消化管障害	神経性食欲不振症	痛風発作
	慢性胃炎		
○	NSAID胃潰瘍	NSAID十二指腸潰瘍	アレルギー性胃炎
	胃潰瘍瘢痕	胃空腸周囲炎	胃周囲炎
	胃十二指腸炎	胃十二指腸潰瘍瘢痕	胃穿孔
	胃蜂窩織炎	急性胃潰瘍	急性胃潰瘍穿孔
	急性胃粘膜病変	急性十二指腸潰瘍	急性出血性胃潰瘍
	急性出血性十二指腸潰瘍	急性びらん性胃炎	クッシング潰瘍
	ケトアシドーシス	高塩素性アシドーシス	呼吸性アシドーシス
	再発性胃潰瘍	再発性十二指腸潰瘍	残胃潰瘍
	十二指腸潰瘍瘢痕	十二指腸球後部潰瘍	十二指腸穿孔
	出血性胃炎	出血性胃潰瘍	出血性十二指腸潰瘍
	術後胃潰瘍	術後胃十二指腸潰瘍	術後残胃胃炎
	術後十二指腸潰瘍	消化不良症	ステロイド潰瘍
	ステロイド潰瘍穿孔	ストレス潰瘍	ストレス性胃潰瘍
	ストレス性十二指腸潰瘍	穿孔性胃潰瘍	穿孔性十二指腸潰瘍
	穿通性胃潰瘍	穿通性十二指腸潰瘍	代謝性アシドーシス
	代償性アシドーシス	代償性呼吸性アシドーシス	代償性代謝性アシドーシス
	多発胃潰瘍	多発性十二指腸潰瘍	多発性出血性胃潰瘍
	炭酸過剰性アシドーシス	痛風	痛風結節
	デュラフォイ潰瘍	難治性胃潰瘍	難治性十二指腸潰瘍
	肉芽腫性胃炎	乳酸アシドーシス	乳児ケトアシドーシス
	非呼吸性アシドーシス	表層性胃炎	びらん性胃炎
	慢性胃潰瘍	慢性胃潰瘍活動期	慢性十二指腸潰瘍
	慢性十二指腸潰瘍活動期	薬剤性胃潰瘍	薬物性アシドーシス
△	アルコール性胃炎	胃うっ血	胃運動機能障害
	胃運動亢進症	胃液分泌過多	胃拡張
	胃機能亢進	胃狭窄	胃痙攣
	胃軸捻症	胃十二指腸嵌頓	萎縮性胃炎
	萎縮性化生性胃炎	胃腫瘤	胃切除後癒着
	胃腸運動機能障害	胃腸機能異常	胃腸機能減退
	胃腸虚弱	胃腸疾患	胃粘膜過形成
	胃のう胞	胃びらん	胃壁軟化症
	咽頭気管炎	咽頭喉頭炎	咽頭扁桃炎
	かぜ	肩関節痛風	感冒
	急性胃拡張	急性胃腸障害	急性咽頭喉頭炎
	急性咽頭扁桃炎	急性口蓋扁桃炎	急性十二指腸潰瘍穿孔
	急性出血性胃潰瘍穿孔	急性出血性十二指腸潰瘍穿孔	痙性胃炎
	ケトン血性嘔吐症	原発性痛風	混合型酸塩基平衡障害
	酸塩基平衡異常	十二指腸腫瘤	十二指腸びらん
	出血性胃潰瘍穿孔	出血性十二指腸潰瘍穿孔	食塩欠乏性脱水症
	心因性胃潰瘍	神経性嘔吐症	舌扁桃炎
	続発性痛風	体液調節不全症	脱水型低ナトリウム血症
	中毒性胃炎	痛風腎	痛風性関節炎
	痛風性関節症	定型痛風	低ナトリウム血症
	電解質異常	電解質平衡異常	ナトリウム欠乏症
	ナトリウム欠乏性脱水	鉛痛風	瀑状胃
	非定型神経性無食欲症	ビルビン酸血症	噴門狭窄
	ヘリコバクター・ピロリ胃炎	放射線胃炎	メネトリエ病
	薬剤性痛風	薬物胃障害	疣状胃炎
	連鎖球菌性上気道感染		

用法用量

<経口>：通常，成人には炭酸水素ナトリウムとして，1日3～5gを数回に分割経口投与する。なお，年齢，症状により適宜増減する。

<含嗽・吸入>：含嗽，吸入には，1回量1～2%液100mLを1日数回用いる。なお，年齢，症状により適宜増減する。

禁忌　ナトリウム摂取制限を受けている患者(高ナトリウム血症，浮腫，妊娠高血圧症候群等)

併用禁忌

薬剤名等	臨床症状・措置方法	機序・危険因子
マンデル酸ヘキサミン ウロナミン腸溶錠	本剤はヘキサミンの効果を減弱させることがある。	ヘキサミンは酸性尿中でホルムアルデヒドとなり抗菌作用を発揮するが，本剤は尿のpHを上昇させヘキサミンの効果を減弱させる。

炭酸水素ナトリウム：タツミ薬品，扶桑薬品，昭和製薬　10g[0.72円/g]，炭酸水素ナトリウム：東洋製化　10g[0.74円/g]，炭酸水素ナトリウム「NikP」：日医工　10g[0.72円/g]，炭酸水素ナトリウム恵美須：恵美須薬品　10g[0.72円/g]，炭酸水素ナトリウム「ケンエー」：健栄　10g[0.72円/g]，炭酸水素ナトリウム「コザカイ・M」：小堺　10g[0.72円/g]，炭酸水素ナトリウム「三恵」：三恵薬品　10g[0.72円/g]，炭酸水素ナトリウムシオエ：シオエ　10g[0.87円/g]，炭酸水素ナトリウム「司生堂」：司生堂　10g[0.72円/g]，炭酸水素ナトリウム「タイセイ」：大成薬品　10g[0.72円/g]，炭酸水素ナトリウム「東海」：東海　10g[0.72円/g]，炭酸水素ナトリウム「ニッコー」：日興　10g[0.72円/g]，炭酸水素ナトリウム「ヤマゼン」M：山善　10g[0.72円/g]，炭酸水素ナトリウム「ヨシダ」：吉田　10g[0.95円/g]

ジュリナ錠0.5mg　規格：0.5mg1錠[65.5円/錠]
エストラジオール　バイエル薬品　247

【効 能 効 果】

(1)更年期障害及び卵巣欠落症状に伴う下記症状：血管運動神経症状(Hot flush及び発汗)，腟萎縮症状

(2)閉経後骨粗鬆症

【対応標準病名】

◎	血管運動神経症	更年期症候群	閉経後骨粗鬆症
	卵巣欠落症状		
○	萎縮性腟炎	エストロジェン欠乏性腟炎	黄体機能不全
	原発性卵巣機能低下症	更年期神経症	更年期性浮腫
	更年期無月経	更年期卵巣機能低下症	産褥卵巣機能低下症

	視床下部性卵巣機能低下	性腺機能低下症	早発閉経
	早発卵巣不全	血の道症	晩発閉経
	閉経	閉経期障害	閉経後萎縮性腟炎
	閉経後骨粗鬆症・骨盤部病的骨折あり	閉経後骨粗鬆症・脊椎病的骨折あり	閉経後骨粗鬆症・前腕病的骨折あり
	閉経後骨粗鬆症・大腿部病的骨折あり	閉経後骨粗鬆症・多発病的骨折あり	閉経後骨粗鬆症・病的骨折あり
	閉経後症候群	卵巣機能異常	卵巣機能亢進症
	卵巣機能障害	卵巣機能不全	卵巣性無月経
	卵巣摘出術後骨粗鬆症	卵巣摘出術後骨粗鬆症・病的骨折あり	卵巣発育不全
△	アンドロゲン過剰症	胃神経症	眼窩内側壁骨折
	眼窩内壁骨折	眼窩吹き抜け骨折	環椎椎弓骨折
	脛骨近位骨端線損傷	肛門神経症	骨粗鬆症
	軸椎横突起骨折	軸椎椎弓骨折	軸椎椎体骨折
	篩骨板骨折	歯突起開放骨折	歯突起骨折
	術後吸収不良性骨粗鬆症	術後吸収不良性骨粗鬆症・病的骨折あり	上腕骨滑車骨折
	上腕骨近位骨端線損傷	上腕骨近位端病的骨折	上腕骨骨幹部病的骨折
	上腕骨小結節骨折	上腕骨らせん骨折	心因性心悸亢進
	心因性心血管障害	神経性胃腸炎	神経性心悸亢進
	人工股関節周囲骨折	人工膝関節周囲骨折	人工的閉経後症候群
	心臓血管神経症	性器神経症	性機能亢進症
	前頭蓋底骨折	前頭骨線状骨折	側頭骨線状骨折
	大腿骨近位骨端線損傷	中頭蓋底骨折	頭蓋円蓋部線状骨折
	橈骨近位骨端線損傷	内臓神経症	廃用性骨粗鬆症
	廃用性骨粗鬆症・病的骨折あり	剥離骨折	腓骨近位骨端線損傷
	閉経後出血	らせん骨折	裂離骨折

用法用量

⑴更年期障害及び卵巣欠落症状に伴う症状

通常，成人に対しエストラジオールとして1日1回0.5mgを経口投与する。

なお，増量する場合は，エストラジオールとして1日1回1.0mgを経口投与することができる。

⑵閉経後骨粗鬆症：通常，成人に対しエストラジオールとして1日1回1.0mgを経口投与する。

用法用量に関連する使用上の注意　閉経後骨粗鬆症に対して本剤を投与する場合，投与後6カ月〜1年後に骨密度を測定し，効果が認められない場合には投与を中止し，他の療法を考慮すること。

禁忌

⑴エストロゲン依存性悪性腫瘍(例えば，乳癌，子宮内膜癌)及びその疑いのある患者

⑵未治療の子宮内膜増殖症のある患者

⑶乳癌の既往歴のある患者

⑷血栓性静脈炎や肺塞栓症のある患者，又はその既往歴のある患者

⑸動脈性の血栓塞栓疾患(例えば，冠動脈性心疾患，脳卒中)又はその既往歴のある患者

⑹妊婦又は妊娠している可能性のある女性及び授乳婦

⑺重篤な肝障害のある患者

⑻診断の確定していない異常性器出血のある患者

⑼本剤の成分に対し過敏症の既往歴のある患者

「純生」ノスカピン　規格：1g[237.1円/g]

ノスカピン　小堺　222

【効能効果】

下記疾患に伴う咳そう：感冒，気管支喘息，喘息性(様)気管支炎，急性気管支炎，慢性気管支炎，気管支拡張症，肺炎，肺結核，肺癌，肺化膿症，胸膜炎，上気道炎(咽喉頭炎，鼻カタル)

【対応標準病名】

◎	咽頭喉頭炎	かぜ	カタル性鼻炎
	感冒	気管支拡張症	気管支喘息
	急性気管支炎	急性上気道炎	胸膜炎
	結核性咳嗽	咳	喘息性気管支炎
	肺炎	肺化膿症	肺癌
	肺結核	慢性気管支炎	
○	EGFR遺伝子変異陽性非小細胞肺癌	MRSA肺化膿症	RSウイルス気管支炎
あ	亜急性気管支炎	アスピリン喘息	アトピー性喘息
	アレルギー性気管支炎	萎縮性咽頭炎	咽頭気管炎
	咽頭結核	咽頭扁桃炎	咽頭流注膿瘍
	インフルエンザ菌気管支炎	ウイルス性気管支炎	運動誘発性喘息
	エコーウイルス気管支炎	壊死性肺炎	円柱状気管支拡張症
か	横隔胸膜炎	外因性喘息	潰瘍性粟粒結核
	カタル性咳	活動性肺結核	化膿性鼻炎
	下葉気管支拡張症	下葉肺癌	顆粒性咽頭炎
	乾性胸膜炎	癌性胸膜炎	乾性咳
	感染型気管支喘息	感染性鼻炎	乾燥性咽頭炎
	乾燥性鼻炎	乾酪性肺炎	気管結核
	気管支癌	気管支結核	気管支喘息合併妊娠
	気管支肺炎	気管支リンパ節転移	偽膜性気管支炎
	急性咽頭喉頭炎	急性咽頭扁桃炎	急性気管気管支炎
	急性胸膜炎	急性口蓋扁桃炎	急性喉頭気管気管支炎
	急性粟粒結核	急性肺炎	急性反復性気管支炎
	急性鼻咽頭炎	急性鼻炎	胸腔内リンパ節結核・菌確認あり
	胸腔内リンパ節結核・組織学的確認あり	胸腔内リンパ節の悪性腫瘍	胸膜周囲炎
	胸膜肺炎	クラミジア肺炎	クループ性気管支炎
	結核	結核腫	結核初期感染
	結核性喀血	結核性気管支拡張症	結核性気胸
	結核性胸膜炎	結核性胸膜炎・菌確認あり	結核性胸膜炎・組織学的確認あり
	結核性空洞	結核性血胸	結核性硬化症
	結核性線維症	結核性膿胸	結核性膿瘍
	結核性肺線維症	結核性肺膿瘍	結核性発熱
	血管運動性鼻炎	結節性肺結核	限局性気管支拡張症
	原発性肺癌	硬化性肺結核	喉頭結核
さ	コクサッキーウイルス気管支炎	混合型喘息	細気管支拡張症
	細気管支肺胞上皮癌	細菌性胸膜炎	湿性咳
	縦隔胸膜炎	縦隔結核	縦隔リンパ節転移
	主気管支の悪性腫瘍	小細胞肺癌	小児喘息
	小児喘息性気管支炎	小児肺炎	上葉肺癌
	初感染結核	職業喘息	心因性喘息
	滲出性気管支炎	ステロイド依存性喘息	咳失神
	咳喘息	舌扁桃炎	潜在性結核感染症
た	粟粒結核	大葉性肺炎	中葉肺癌
	沈下性肺炎	転移性胸膜腫瘍	転移性縦隔腫瘍
	転移性肺癌	転移性肺腫瘍	特発性胸膜炎
な	難治結核	難治性喘息	乳児喘息
	乳児肺炎	妊娠中感冒	のう状気管支拡張症
は	肺壊疽	肺炎合併肺膿瘍	肺炎球菌性気管支炎
	肺炎結核	肺芽腫	肺カルチノイド
	肺癌肉腫	肺癌による閉塞性肺炎	肺結核・鏡検確認あり
	肺結核・組織学的確認あり	肺結核・培養のみ確認あり	肺結核腫
	敗血症性気管支炎	敗血症性肺炎	肺腺癌
	肺腺扁平上皮癌	肺腺様のう胞癌	肺大細胞癌
	肺大細胞神経内分泌癌	肺肉腫	肺粘表皮癌
	肺膿瘍	肺扁平上皮癌	肺胞上皮癌
	肺未分化癌	肺門結核	肺門部腺癌
	肺門部大細胞癌	肺門部肺癌	肺門部非小細胞癌
	肺門部扁平上皮癌	播種性結核	パラインフルエンザウイルス気管支炎
	パンコースト症候群	非アトピー性喘息	鼻咽頭結核
	鼻炎	非小細胞肺癌	肥大性咽頭炎
	非定型肺炎	ヒトメタニューモウイルス気管支炎	皮膚粟粒結核

	びまん性気管支拡張症	びまん性肺炎	副鼻腔結核
	ぶどう球菌性肺膿瘍	閉塞性肺炎	閉塞性鼻炎
ま	マイコプラズマ気管支炎	慢性咽喉頭炎	慢性咽頭炎
	慢性咽頭カタル	慢性咽頭痛	慢性咳嗽
	慢性潰瘍性鼻咽頭炎	慢性化膿性鼻咽頭炎	慢性気管炎
	慢性気管気管支炎	慢性気管支拡張症	慢性気管支漏
	慢性胸膜炎	慢性肺化膿症	慢性鼻咽頭炎
や	慢性鼻炎	無熱性肺炎	夜間性喘息
	夜間咳	遊走性胸膜炎	癒着性胸膜炎
ら	ライノウイルス気管支炎	連鎖球菌気管支炎	連鎖球菌性上気道感染
	老人性気管支炎	老人性肺炎	濾胞性咽頭炎
△	ALK 融合遺伝子陽性非小細胞肺癌	S 状結腸癌	S 状結腸結核
あ	悪性エナメル上皮腫	悪性下垂体腫瘍	悪性褐色細胞腫
	悪性顆粒細胞腫	悪性間葉腫	悪性奇形腫
	悪性胸腺腫	悪性グロームス腫瘍	悪性血管外皮腫
	悪性甲状腺腫	悪性骨腫瘍	悪性縦隔腫瘍
	悪性腫瘍	悪性腫瘍合併性皮膚筋炎	悪性腫瘍に伴う貧血
	悪性神経膠腫	悪性髄膜腫	悪性脊髄髄膜腫
	悪性線維性組織球腫	悪性虫垂粘液瘤	悪性停留精巣
	悪性頭蓋咽頭腫	悪性脳腫瘍	悪性末梢神経鞘腫
	悪性葉状腫瘍	悪性リンパ腫骨髄浸潤	胃悪性黒色腫
	イートン・ランバート症候群	胃カルチノイド	胃癌
	胃管癌	胃癌骨転移	胃癌末期
	胃結核	胃原発絨毛癌	胃脂肪肉腫
	胃重複癌	萎縮性鼻炎	異常喀痰
	胃進行癌	胃体部癌	胃底部癌
	遺伝性大腸癌	遺伝性非ポリポーシス大腸癌	胃肉腫
	胃胚細胞腫瘍	胃幽門部癌	陰核癌
	陰茎癌	陰茎亀頭部癌	陰茎結核
	陰茎体部癌	陰茎肉腫	陰茎包皮部癌
	咽頭癌	咽頭肉腫	陰のう癌
	陰のう結核	陰のう内脂肪肉腫	ウイルムス腫瘍
	うっ血性鼻炎	エクリン汗孔癌	壊疽性丘疹状結核疹
	炎症性乳癌	延髄神経膠腫	横行結腸癌
か	横紋筋肉腫	外陰悪性黒色腫	外陰悪性腫瘍
	外陰癌	外陰結核	外陰部パジェット病
	外耳道癌	回腸癌	回腸結核
	海綿芽細胞腫	回盲部癌	回盲部結核
	潰瘍性鼻炎	潰瘍性狼瘡	下咽頭癌
	下咽頭後部癌	下咽頭肉腫	下顎悪性エナメル上皮腫
	下顎骨悪性腫瘍	下顎歯肉癌	下顎歯肉頬移行部癌
	下眼瞼有棘細胞癌	顎下腺癌	顎下部悪性腫瘍
	顎下部結核	喀痰	喀痰喀出困難
	角膜の悪性腫瘍	下行結腸癌	下肢悪性腫瘍
	過剰喀痰	下唇癌	下唇赤唇部癌
	仮声帯癌	肩関節結核	滑膜腫
	滑膜肉腫	下部食道癌	下部胆管癌
	下葉小細胞肺癌	下葉肺腺癌	下葉肺大細胞癌
	下葉肺扁平上皮癌	下葉非小細胞肺癌	カルチノイド
	癌	肝悪性腫瘍	眼窩悪性腫瘍
	肝外胆管癌	眼窩神経芽腫	肝カルチノイド
	肝癌	肝癌骨転移	肝結核
	眼結核	眼瞼結核	眼瞼皮膚の悪性腫瘍
	肝細胞癌	肝細胞癌破裂	癌性悪液質
	癌性ニューロパチー	癌性ニューロミオパチー	癌性貧血
	癌性ミエロパチー	関節結核	汗腺癌
	顔面悪性腫瘍	肝門部癌	肝門部胆管癌
	気管癌	気管支カルチノイド	基底細胞癌
	臼後部癌	嗅神経芽腫	嗅神経上皮腫
	橋神経膠腫	胸水結核菌陽性	胸水細菌培養陽性

	胸水真菌陽性	胸腺カルチノイド	胸腺癌
	胸腺結核	胸腺腫	胸椎転移
	頬粘膜癌	胸部下部食道癌	胸部上部食道癌
	胸部食道癌	胸部中部食道癌	胸膜悪性腫瘍
	胸膜脂肪肉腫	胸膜播種	巨大後腹膜脂肪肉腫
	筋肉結核	筋膜結核	空腸癌
	空腸結核	くも膜結核	クルッケンベルグ腫瘍
	クロム親和性芽細胞腫	頚動脈小体悪性腫瘍	頚部悪性腫瘍
	頚部癌	頚部原発腫瘍	頚部脂腺癌
	頚部脂肪肉腫	頚部食道癌	頚部神経芽腫
	頚部肉腫	頚部皮膚悪性腫瘍	頚部隆起性皮膚線維肉腫
	頚部リンパ節結核	結核後遺症	結核疹
	結核性アジソン病	結核性角結膜炎	結核性角膜炎
	結核性角膜強膜炎	結核性滑膜炎	結核性下痢
	結核性腱滑膜炎	結核性瞼板炎	結核性硬結性紅斑
	結核性虹彩炎	結核性虹彩毛様体炎	結核性硬膜炎
	結核性骨髄炎	結核性女性骨盤炎症性疾患	結核性痔瘻
	結核性腎盂炎	結核性腎盂腎炎	結核性心筋症
	結核性髄膜炎	結核性精管炎	結核性脊柱後弯症
	結核性脊柱前弯症	結核性脊柱側弯症	結核性前立腺炎
	結核性多発ニューロパチー	結核性中耳炎	結核性低アドレナリン症
	結核性動脈炎	結核性動脈内膜炎	結核性軟膜炎
	結核性膿腎症	結核性脳脊髄炎	結核性脳動脈炎
	結核性脳膿瘍	結核性貧血	結核性腹水
	結核性腹膜炎	結核性ぶどう膜炎	結核性脈絡網膜炎
	結核性網膜炎	結核性卵管炎	結核性卵巣炎
	結核性卵巣のう胞	結核性リンパ節炎	血管肉腫
	結腸癌	結腸脂肪肉腫	結膜結核
	結膜の悪性腫瘍	肩甲部脂肪肉腫	原始神経外胚葉腫瘍
	原線維性星細胞腫	原発性肝癌	原発性骨腫瘍
	原発性脳腫瘍	原発不明癌	口蓋癌
	口蓋垂癌	口蓋垂結核	膠芽腫
	硬化性狼瘡	広間膜結核	口腔悪性黒色腫
	口腔癌	口腔結核	口腔前庭癌
	口腔底癌	口腔粘膜結核	硬口蓋癌
	好酸球増多性鼻炎	後縦隔悪性腫瘍	甲状腺悪性腫瘍
	甲状腺癌	甲状腺癌骨転移	甲状腺結核
	甲状腺髄様癌	甲状腺乳頭癌	甲状腺未分化癌
	甲状腺濾胞癌	甲状軟骨の悪性腫瘍	口唇癌
	口唇境界部癌	口唇結核	口唇赤唇部癌
	口唇皮膚悪性腫瘍	口底癌	喉頭蓋癌
	喉頭蓋前面癌	喉頭蓋谷癌	喉頭癌
	後頭部転移性腫瘍	後頭葉悪性腫瘍	後腹膜悪性腫瘍
	後腹膜脂肪肉腫	肛門悪性黒色腫	肛門癌
	肛門管癌	肛門結核	肛門部癌
	肛門扁平上皮癌	骨悪性線維性組織球腫	骨結核
	骨原性肉腫	骨髄性白血病骨髄浸潤	骨髄転移
	骨線維肉腫	骨転移癌	骨軟骨肉腫
	骨肉腫	骨盤結核	骨盤転移
	骨盤内リンパ節転移	骨盤内リンパ節の悪性腫瘍	骨膜性骨肉腫
さ	鰓原性癌	残胃癌	耳介癌
	耳下腺癌	耳下部肉腫	耳管癌
	耳管結核	色素性基底細胞癌	子宮癌
	子宮癌骨転移	子宮癌再発	子宮癌肉腫
	子宮結核	子宮体癌	子宮体癌再発
	子宮内膜癌	子宮内膜間質肉腫	子宮肉腫
	耳結核	篩骨洞癌	視神経膠腫
	脂腺癌	歯肉癌	脂肪肉腫
	縦隔癌	縦隔脂肪肉腫	縦隔神経芽腫
	縦隔膿瘍	縦隔胚細胞腫瘍	縦隔卵黄のう腫瘍
	十二指腸悪性ガストリノーマ	十二指腸悪性ソマトスタチノーマ	十二指腸カルチノイド

	十二指腸癌	十二指腸結核	十二指腸乳頭癌
	十二指腸乳頭部癌	十二指腸平滑筋肉腫	臭鼻症
	絨毛癌	術後乳癌	腫瘍随伴症候群
	上衣芽細胞腫	上衣腫	小陰唇癌
	上咽頭癌	上咽頭脂肪肉腫	上顎悪性エナメル上皮腫
	上顎癌	上顎結節部癌	上顎骨悪性腫瘍
	上顎歯肉癌	上顎歯肉頬移行部癌	上顎洞癌
	松果体悪性腫瘍	松果体芽腫	松果体未分化胚細胞腫
	上行結腸カルチノイド	上行結腸癌	上行結腸平滑筋肉腫
	上肢悪性腫瘍	上唇癌	上唇赤唇部癌
	小唾液腺癌	小腸癌	小腸結核
	小腸脂肪肉腫	上皮腫	上部食道癌
	上部胆管癌	上葉小細胞肺癌	上葉肺腺癌
	上葉肺大細胞癌	上葉肺扁平上皮癌	上葉非小細胞肺癌
	上腕脂肪肉腫	食道悪性黒色腫	食道横紋筋肉腫
	食道顆粒細胞腫	食道カルチノイド	食道癌
	食道癌骨転移	食道癌肉腫	食道基底細胞癌
	食道偽肉腫	食道結核	食道脂肪肉腫
	食道小細胞癌	食道腺癌	食道腺様のう胞癌
	食道粘表皮癌	食道表在癌	食道平滑筋肉腫
	食道未分化癌	痔瘻癌	腎悪性腫瘍
	腎盂癌	腎盂乳頭状癌	腎癌
	腎癌骨転移	心筋結核	神経芽腫
	神経系結核	神経膠腫	神経線維肉腫
	腎結核	進行乳癌	唇交連癌
	腎細胞癌	腎周囲脂肪肉腫	尋常性狼瘡
	心臓悪性腫瘍	心臓横紋筋肉腫	心臓血管肉腫
	心臓脂肪肉腫	心臓線維肉腫	心臓粘液肉腫
	心内膜結核	腎肉腫	深部カリエス
	心膜結核	膵芽腫	膵癌
	膵管癌	膵管内管状腺癌	膵管内乳頭粘液性腺癌
	膵脂肪肉腫	膵漿液性のう胞腺癌	膵腺房細胞癌
	膵臓癌骨転移	膵体部癌	膵頭部癌
	膵内胆管癌	膵粘液性のう胞腺癌	膵尾部癌
	髄膜癌腫症	髄膜結核腫	髄膜白血病
	スキルス胃癌	性器結核	星細胞腫
	精索結核	精索脂肪肉腫	精索肉腫
	星状芽細胞腫	精上皮腫	成人T細胞白血病骨髄浸潤
	精巣癌	精巣奇形癌	精巣奇形腫
	精巣結核	精巣絨毛癌	精巣上体癌
	精巣上体結核	精巣胎児性癌	精巣肉腫
	精巣卵のう腫瘍	精のう結核	精母細胞腫
	声門下癌	声門癌	声門上癌
	脊索腫	脊髄結核	脊髄結核腫
	脊髄播種	脊髄膜結核	脊椎結核
	脊椎転移	舌縁癌	舌下腺癌
	舌下面癌	舌癌	舌根部癌
	舌脂肪肉腫	舌尖癌	舌背癌
	線維乾酪性心膜炎	線維脂肪肉腫	線維肉腫
	仙骨部膿瘍	前縦隔悪性腫瘍	全身性転移性癌
	先天性結核	前頭洞癌	前頭部転移性腫瘍
	前頭葉悪性腫瘍	前立腺癌	前立腺癌骨転移
	前立腺結核	前立腺神経内分泌癌	前立腺肉腫
	早期胃癌	早期食道癌	総胆管癌
	側頭部転移性腫瘍	側頭葉悪性腫瘍	側頭葉膠芽腫
た	大陰唇癌	退形成性星細胞腫	胎児性癌
	胎児性精巣腫瘍	大腿骨転移性骨腫瘍	大唾液腺癌
	大腸カルチノイド	大腸癌	大腸癌骨転移
	大腸結核	大腸肉腫	大腸粘液癌
	大脳悪性腫瘍	大脳深部神経膠腫	大脳深部転移性腫瘍
	大網脂肪肉腫	唾液腺癌	唾液腺結核
	ダグラス窩結核	多剤耐性結核	多発性癌転移
	多発性骨髄腫骨髄浸潤	多発性神経膠腫	胆管癌

	男性性器癌	胆のう癌	胆のう管癌
	胆のう結核	胆のう肉腫	腟悪性黒色腫
	腟癌	中咽頭癌	中咽頭側壁癌
	中咽頭肉腫	中耳悪性腫瘍	中縦隔悪性腫瘍
	虫垂カルチノイド	虫垂癌	中脳神経膠腫
	中部食道癌	中部胆管癌	中葉小細胞肺癌
	中葉肺腺癌	中葉肺大細胞癌	中葉肺扁平上皮癌
	中葉非小細胞肺癌	腸間膜悪性腫瘍	腸間膜脂肪肉腫
	腸間膜肉腫	腸間膜リンパ節結核	腸間膜リンパ節陳旧性結核
	蝶形骨洞癌	腸結核	聴神経膠腫
	直腸S状部結腸癌	直腸悪性黒色腫	直腸カルチノイド
	直腸癌	直腸癌骨転移	直腸癌術後再発
	直腸癌穿孔	直腸結核	直腸脂肪肉腫
	陳旧性胸膜炎	陳旧性腸結核	陳旧性肺結核
	手軟部悪性腫瘍	転移性下顎癌	転移性肝癌
	転移性肝腫瘍	転移性口腔癌	転移性黒色腫
	転移性骨腫瘍	転移性十二指腸癌	転移性腫瘍
	転移性消化器腫瘍	転移性上顎癌	転移性小腸腫瘍
	転移性腎腫瘍	転移性膵腫瘍	転移性舌癌
	転移性頭蓋骨腫瘍	転移性脳腫瘍	転移性脾腫瘍
	転移性皮膚腫瘍	転移性副腎腫瘍	転移性扁平上皮癌
	転移性卵巣癌	テント上下転移性腫瘍	頭蓋骨悪性腫瘍
	頭蓋部脊索腫	頭頸部癌	頭頂葉悪性腫瘍
	頭部脂肪肉腫	頭部軟部組織悪性腫瘍	頭部皮膚癌
な	内耳癌	内胚葉洞腫瘍	軟口蓋癌
	軟骨肉腫	軟部悪性巨細胞腫	軟部組織悪性腫瘍
	肉芽腫性鼻炎	肉腫	乳癌
	乳癌・HER2過剰発現	乳癌骨転移	乳癌再発
	乳癌皮膚転移	乳房外パジェット病	乳房下外側部乳癌
	乳房下内側部乳癌	乳房脂肪肉腫	乳房上外側部乳癌
	乳房上内側部乳癌	乳房中央部乳癌	乳房肉腫
	尿管癌	尿管結核	尿管口部膀胱癌
	尿道球腺結核	尿道結核	尿道傍腺の悪性腫瘍
	尿膜管癌	尿路結核	粘液性のう胞腺癌
	脳幹悪性腫瘍	脳幹神経膠腫	脳結核
	脳結核腫	脳室悪性腫瘍	脳神経悪性腫瘍
	膿性痰	脳脊髄膜結核	脳胚細胞腫瘍
は	肺癌骨転移	肺結核後遺症	肺結核術後
	胚細胞腫	肺門部小細胞癌	肺門リンパ節結核
	馬尾上衣腫	バレット食道癌	鼻咽腔癌
	鼻咽頭萎縮	鼻腔癌	肥厚性鼻炎
	脾脂肪肉腫	鼻汁	鼻前庭癌
	鼻中隔癌	泌尿器結核	脾の悪性腫瘍
	皮膚悪性腫瘍	皮膚悪性線維性組織球腫	皮膚癌
	皮膚結核	皮膚脂肪肉腫	皮膚線維肉腫
	皮膚腺病	皮膚白血病	皮膚付属器癌
	皮膚疣状結核	披裂喉頭蓋ひだ喉頭面癌	副咽頭間隙悪性腫瘍
	腹腔内リンパ節の悪性腫瘍	腹腔リンパ節転移	副甲状腺悪性腫瘍
	副甲状腺癌	副腎悪性腫瘍	副腎癌
	副腎結核	副腎髄質の悪性腫瘍	副腎皮質癌
	副腎皮質の悪性腫瘍	副鼻腔癌	腹部悪性腫瘍
	腹部食道癌	腹部神経芽腫	腹膜悪性腫瘍
	腹膜癌	ぶどう膜悪性黒色腫	噴門癌
	平滑筋肉腫	辺縁系脳炎	扁桃窩癌
	扁桃癌	扁桃肉腫	膀胱円蓋部膀胱癌
	膀胱癌	膀胱頸部膀胱癌	膀胱結核
	膀胱後壁部膀胱癌	膀胱三角部膀胱癌	膀胱前壁部膀胱癌
	膀胱側壁部膀胱癌	膀胱肉腫	傍骨性骨肉腫
	紡錘形細胞肉腫	胞巣状軟部肉腫	乏突起神経膠腫
ま	末期癌	末梢神経悪性腫瘍	脈絡膜悪性黒色腫
	脈絡膜結核	メルケル細胞癌	盲腸カルチノイド
	盲腸癌	毛包癌	網膜芽細胞腫

	網膜膠腫	毛様細胞性星細胞腫	毛様体悪性腫瘍
やら	ユーイング肉腫	有棘細胞癌	幽門癌
	幽門前庭部癌	腰椎転移	卵黄のう腫瘍
	卵管癌	卵巣癌	卵巣癌全身転移
	卵巣絨毛癌	卵巣胎児性癌	卵巣肉腫
	卵巣未分化胚細胞腫	卵巣類皮のう胞癌	隆起性皮膚線維肉腫
	輪状後部癌	リンパ管肉腫	リンパ性白血病骨髄浸潤
	肋骨カリエス	肋骨転移	

用法用量　ノスカピンとして，通常，成人1回10～30mgを1日3～4回経口投与する。
なお，年齢，症状により適宜増減する。

「純生」無水カフェイン　規格：1g[9.5円/g]
無水カフェイン　小堺　211

【効 能 効 果】

ねむけ，倦怠感，血管拡張性及び脳圧亢進性頭痛（片頭痛，高血圧性頭痛，カフェイン禁断性頭痛など）

【対応標準病名】

◎	血管性頭痛	倦怠感	高血圧症
	頭痛	頭蓋内圧亢進症	非器質性過眠症
	片頭痛	本態性高血圧症	
○	HELLP症候群	悪性高血圧症	易疲労感
	眼筋麻痺性片頭痛	眼性片頭痛	境界型高血圧症
	虚弱	群発性頭痛	軽症妊娠高血圧症候群
	頚性頭痛	牽引性頭痛	高血圧性緊急症
	高血圧性腎疾患	高血圧性脳内出血	高血圧切迫症
	高レニン性高血圧症	混合型妊娠高血圧症候群	混合性頭痛
	産後高血圧症	持続性片頭痛	若年高血圧症
	若年性境界型高血圧症	収縮期高血圧症	重症妊娠高血圧症候群
	純粋型妊娠高血圧症候群	腎血管性高血圧症	腎実質性高血圧症
	心身過労状態	腎性高血圧症	衰弱
	全身倦怠感	全身性身体消耗	早発型妊娠高血圧症候群
	遅発型妊娠高血圧症候群	低レニン性高血圧症	典型片頭痛
	内分泌性高血圧症	二次性高血圧症	妊娠・分娩・産褥の既存の二次性高血圧症
	妊娠・分娩・産褥の既存の本態性高血圧症	妊娠高血圧症	妊娠高血圧症候群
	妊娠高血圧腎症	妊娠中一過性高血圧症	脳底動脈性片頭痛
	疲労感	副腎性高血圧症	普通型片頭痛
	片麻痺性片頭痛	本態性頭蓋内圧亢進症	慢性群発頭痛
	慢性弱質	無力症	網膜性片頭痛
	良性頭蓋内圧亢進症		
△	炎症性頭痛	下肢倦怠感	眼性頭痛
	顔面痛	気虚	頬部痛
	傾眠症	後頭部痛	歯性顔面痛
	習慣性頭痛	神経性弱質	頭重感
	全身違和感	前頭部痛	側頭部痛
	体力低下	頭頚部痛	頭頂部痛
	脳浮腫	非器質性睡眠・覚醒スケジュール障害	発作性頭痛
	薬物誘発性頭痛		

用法用量　無水カフェインとして通常成人1回0.1～0.3gを1日2～3回経口投与する。
なお，年齢，症状により適宜増減する。

小児用バクシダール錠50mg　規格：50mg1錠[65.9円/錠]
ノルフロキサシン　杏林　624

【効 能 効 果】

〈適応菌種〉本剤に感性のブドウ球菌属，レンサ球菌属，肺炎球菌，腸球菌属，炭疽菌，大腸菌，赤痢菌，サルモネラ属，チフス菌，パラチフス菌，シトロバクター属，クレブシエラ属，エンテロバクター属，プロテウス属，モルガネラ・モルガニー，インフルエンザ菌，緑膿菌，野兎病菌，カンピロバクター属
〈適応症〉表在性皮膚感染症，慢性膿皮症，咽頭・喉頭炎，扁桃炎，急性気管支炎，膀胱炎，腎盂腎炎，感染性腸炎，腸チフス，パラチフス，炭疽，野兎病

【対応標準病名】

◎	咽頭炎	咽頭喉頭炎	感染性腸炎
	急性気管支炎	喉頭炎	腎盂腎炎
	炭疽	腸チフス	パラチフス
	皮膚感染症	扁桃炎	膀胱炎
	慢性膿皮症	野兎病	
○	MRSA膀胱炎	S状結腸炎	亜急性気管支炎
	アレルギー性膀胱炎	アンギナ	胃腸炎
	胃腸炭疽	咽頭気管炎	咽頭チフス
	咽頭痛	咽頭扁桃炎	インフルエンザ菌気管支炎
	インフルエンザ菌喉頭炎	インフルエンザ菌性咽頭炎	インフルエンザ菌性喉頭気管炎
	エーベルト病	壊疽性咽頭炎	炎症性腸疾患
	回腸炎	潰瘍性咽頭炎	潰瘍性膀胱炎
	下咽頭炎	カタル性胃腸炎	カタル性咽頭炎
	化膿性喉頭炎	間質性膀胱炎	感染性胃腸炎
	感染性咽頭炎	感染性下痢症	感染性喉頭気管炎
	感染性大腸炎	感冒性胃腸炎	感冒性大腸炎
	感冒性腸炎	眼野兎病	偽膜性気管支炎
	偽膜性喉頭炎	偽膜性扁桃炎	急性アデノイド咽頭炎
	急性アデノイド扁桃炎	急性胃腸炎	急性咽頭炎
	急性咽頭喉頭炎	急性壊疽性喉頭炎	急性壊疽性扁桃炎
	急性潰瘍性喉頭炎	急性潰瘍性扁桃炎	急性化膿性咽頭炎
	急性化膿性扁桃炎	急性気管気管支炎	急性喉頭炎
	急性喉頭気管炎	急性喉頭気管気管支炎	急性出血性膀胱炎
	急性声帯炎	急性声門下喉頭炎	急性腺窩性扁桃炎
	急性大腸炎	急性単純性膀胱炎	急性腸炎
	急性反復性気管支炎	急性浮腫性喉頭炎	急性扁桃炎
	急性膀胱炎	クループ性気管支炎	頚部膿疱
	下痢症	喉頭周囲炎	細菌性膀胱炎
	臍周囲炎	習慣性アンギナ	出血性大腸炎
	出血性腸炎	出血性膀胱炎	術後腎盂腎炎
	上咽頭炎	上行性腎盂腎炎	小膿疱性皮膚炎
	滲出性気管支炎	舌扁桃炎	腺窩性アンギナ
	全身性野兎病	大腸炎	多発性膿疱症
	炭疽髄膜炎	炭疽敗血症	チフス性胆のう炎
	腸炎	腸カタル	腸チフス性関節炎
	腸チフス性心筋炎	腸チフス性心内膜炎	腸チフス性髄膜炎
	腸チフス性肺炎	ツラレミアリンパ節炎	難治性乳児下痢症
	乳児下痢	尿細管間質性腎炎	尿膜管膿瘍
	膿皮症	膿疱	肺炎球菌性咽頭炎
	肺炎球菌性気管支炎	敗血症性気管支炎	敗血症性皮膚炎
	肺炭疽	肺野兎病	パラチフスA
	パラチフスB	パラチフスC	パラチフス熱関節炎
	反復性膀胱炎	皮膚炭疽	びらん性膀胱炎
	腹部野兎病	ぶどう球菌性咽頭炎	ぶどう球菌性扁桃炎
	扁桃性アンギナ	扁桃チフス	膀胱後部膿瘍
	膀胱三角部炎	膀胱周囲炎	膀胱周囲膿瘍
	放射線性膀胱炎	マイコプラズマ気管支炎	慢性咽喉頭炎
	慢性再発性膀胱炎	慢性複雑性膀胱炎	慢性扁桃炎
	慢性膀胱炎	連鎖球菌気管支炎	連鎖球菌性アンギナ
	連鎖球菌性咽頭炎	連鎖球菌性喉頭炎	連鎖球菌性喉頭気管炎
	連鎖球菌性扁桃炎		
△	BKウイルス腎症	RSウイルス気管支炎	ウイルス性咽頭炎
	ウイルス性気管支炎	ウイルス性扁桃炎	エコーウイルス気管支炎
	気腫性腎盂腎炎	偽膜性咽頭炎	抗生物質起因性大腸炎

抗生物質起因性腸炎	コクサッキーウイルス気管支炎	習慣性扁桃炎
増殖性化膿性口内炎	敗血症性咽頭炎	パラインフルエンザウイルス気管支炎
放射線出血性膀胱炎	膜性咽頭炎	ライノウイルス気管支炎
淋菌性咽頭炎		

用法用量　本剤は他の抗菌剤が無効と判断される症例に対してのみ投与する。
ノルフロキサシンとして，通常1日体重1kg当たり6～12mgを3回に分けて経口投与する。
なお，症状により適宜増減する。
また，投与期間はできるだけ短期間(原則として7日以内)にとどめること。
ただし，腸チフス，パラチフスの場合は，ノルフロキサシンとして1日体重1kg当たり15～18mgを3回に分けて，14日間経口投与する。

用法用量に関連する使用上の注意
(1)本剤の使用にあたっては，耐性菌の発現等を防ぐため，原則として感受性を確認し，疾病の治療上必要な最小限の期間の投与にとどめること。
なお，長期投与が必要となる場合には，経過観察を十分行うこと。
(2)腸チフス，パラチフスの場合には，本剤が50mg錠であることから，下記の表を目安とすること。

体重	投与量
15～22kg	1回2錠
23～31kg	1回3錠
32～40kg	1回4錠
41～49kg	1回5錠

(3)炭疽の発症及び進展抑制には，類薬であるシプロフロキサシンについて米国疾病管理センター(CDC)が，60日間の投与を推奨している。

禁忌
(1)本剤の成分に対し過敏症の既往歴のある患者
(2)次の薬剤を投与中の患者：フェンブフェン，フルルビプロフェンアキセチル，フルルビプロフェン等のフェニル酢酸系又はプロピオン酸系非ステロイド性消炎鎮痛剤
(3)妊婦又は妊娠している可能性のある婦人：ただし，妊婦又は妊娠している可能性のある婦人に対しては，炭疽及び野兎病に限り，治療上の有益性を考慮して投与すること。
(4)乳児等

併用禁忌

薬剤名等	臨床症状・措置方法	機序・危険因子
フェニル酢酸系非ステロイド性消炎鎮痛剤 フェンブフェン等	痙攣を起こすことがある。 痙攣が発現した場合は，気道確保，抗痙攣薬の使用等適切な処置を行い，投与を中止する。	ニューキノロン系抗菌剤による GABA 受容体結合阻害作用が，非ステロイド性消炎鎮痛剤により増強されると考えられている。
プロピオン酸系非ステロイド性消炎鎮痛剤 フルルビプロフェンアキセチル ロピオン フルルビプロフェン等 フロベン		

小児用ペレックス配合顆粒　規格：1g[6.2円/g]
ペレックス配合顆粒　規格：1g[6.2円/g]
アセトアミノフェン　クロルフェニラミンマレイン酸塩　サリチルアミド　無水カフェイン　大鵬薬品　118

【効 能 効 果】
感冒もしくは上気道炎に伴う下記症状の改善及び緩和
鼻汁，鼻閉，咽・喉頭痛，咳，痰，頭痛，関節痛，筋肉痛，発熱

【対応標準病名】

◎	咽頭痛	喀痰	かぜ
	関節痛	感冒	急性上気道炎
	筋肉痛	喉頭痛	頭痛
	咳	発熱	鼻汁
	鼻閉	鼻閉感	鼻漏
○	MP関節痛	アデノウイルス咽頭炎	アンギナ
	萎縮性咽頭炎	萎縮性鼻炎	咽喉痛
	咽頭炎	咽頭気管炎	咽頭喉頭炎
	咽頭チフス	咽頭扁桃炎	インフルエンザ菌性咽頭炎
	ウイルス性咽頭炎	腋窩部痛	壊疽性咽頭炎
	炎症性頭痛	エンテロウイルス性リンパ結節性咽頭炎	悪寒発熱
	潰瘍性咽頭炎	潰瘍性鼻炎	下咽頭炎
	夏期熱	顎関節痛	顎関節疼痛機能障害症候群
	下肢関節痛	下肢筋肉痛	下腿関節痛
	下腿三頭筋痛	肩関節痛症	カタル性咽頭炎
	カタル性咳	カタル性鼻炎	化膿性鼻炎
	顆粒性咽頭炎	乾性咳	感染性咽頭炎
	感染性鼻炎	乾燥性鼻炎	顔面痛
	偽膜性咽頭炎	急性咽頭炎	急性咽頭喉頭炎
	急性咽頭扁桃炎	急性顎関節炎	急性化膿性咽頭炎
	急性口蓋扁桃炎	急性鼻咽頭炎	急性鼻炎
	胸鎖関節痛	胸鎖乳突筋痛	胸背部筋肉痛
	胸部筋肉痛	胸腹部筋痛	頬部痛
	頚肩部筋肉痛	頚部筋肉痛	頚部痛
	稽留熱	肩甲部筋肉痛	肩鎖関節痛
	肩部筋痛	好酸球増多性鼻炎	後頭部痛
	高熱	項背部筋痛	項部筋肉痛
	項部痛	股関節痛	コクサッキーウイルス咽頭炎
	趾関節痛	歯性顔面痛	持続熱
	弛張熱	膝窩部痛	膝関節痛
	湿性咳	習慣性頭痛	手関節痛
	手指関節痛	上咽頭炎	上肢筋肉痛
	上腕筋肉痛	上腕三頭筋痛	上腕二頭筋痛
	水疱性咽頭炎	頭重感	咳失神
	脊椎関節痛	舌扁桃炎	線維筋痛症
	仙腸関節痛	前頭部痛	前腕筋肉痛
	僧帽筋痛	足関節痛	側頭部痛
	大腿筋痛	多発性関節痛	多発性筋肉痛
	肘関節痛	中指関節痛	殿部筋肉痛
	頭頚部痛	頭頂部痛	頭部筋肉痛
	突発性発熱	肉芽腫性鼻炎	妊娠中感冒
	膿性鼻閉	肺炎球菌性咽頭炎	敗血症性咽頭炎
	背部筋肉痛	微熱	腓腹筋痛
	腹壁筋痛	ぶどう球菌性咽頭炎	ヘルペスウイルス性咽頭炎
	母指MP関節痛	母趾関節痛	発作性頭痛
	膜性咽頭炎	慢性咽頭炎	慢性咽頭カタル
	慢性咽頭痛	慢性咳嗽	慢性潰瘍性鼻咽頭炎
	慢性化膿性鼻咽頭炎	慢性鼻咽頭炎	夜間咳
	腰筋痛症	腰背筋痛症	淋菌性咽頭炎
	連鎖球菌性アンギナ	連鎖球菌性咽頭炎	連鎖球菌性上気道感染
	肋間筋肉痛	濾胞性咽頭炎	
△	悪性高熱症	異常喀痰	咽頭絞扼感
	咽頭灼熱感	うっ血性鼻炎	往来寒熱
	外耳道異物感	喀痰喀出困難	過剰喀痰
	乾燥性咽頭炎	乾燥性前鼻炎	飢餓熱
	胸骨周囲炎	頚性頭痛	頚部異物感
	結合織炎	血性鼻漏	牽引性頭痛
	耳閉感	臭鼻症	術後発熱
	水様性鼻漏	知覚麻痺	超高熱
	粘液性鼻漏	膿性痰	鼻炎

鼻腔内びらん	肥厚性鼻炎	鼻前庭炎
鼻前庭びらん	肥大性咽頭炎	鼻中隔軟骨膜炎
鼻痛	鼻軟骨膜炎	不明熱
閉塞性鼻炎	本態性高体温症	慢性鼻炎
慢性微熱		

用法用量

〔小児用ペレックス配合顆粒〕：通常，1回2〜4歳は1g，5〜8歳は2g，9〜12歳は3gを1日3〜4回服用する。なお，症状により適宜増減する。

〔ペレックス配合顆粒〕：通常，成人1回1gを1日3〜4回経口投与する。なお，年齢，症状により適宜増減する。

警告

(1)本剤中のアセトアミノフェンにより重篤な肝障害が発現するおそれがあるので注意すること。

(2)本剤とアセトアミノフェンを含む他の薬剤（一般用医薬品を含む）との併用により，アセトアミノフェンの過量投与による重篤な肝障害が発現するおそれがあることから，これらの薬剤との併用を避けること。

禁忌

(1)本剤の成分又はサリチル酸系製剤（アスピリン等）に対し過敏症の既往歴のある患者

(2)消化性潰瘍の患者

(3)アスピリン喘息（非ステロイド性消炎鎮痛剤等による喘息発作の誘発）又はその既往歴のある患者

(4)緑内障の患者

(5)〔小児用ペレックス配合顆粒のみ〕下部尿路に閉塞性疾患のある患者

(6)〔ペレックス配合顆粒のみ〕前立腺肥大等，下部尿路に閉塞性疾患のある患者

(7)重篤な肝障害のある患者

小児用ミケラン細粒0.2%　規格：0.2%1g[15.4円/g]

カルテオロール塩酸塩　大塚　212

【効能効果】

ファロー四徴症に伴うチアノーゼ発作

【対応標準病名】

◎	チアノーゼ発作	ファロー四徴症	
○	チアノーゼ		
△	アイゼンメンゲル症候群	顔面蒼白	極型ファロー四徴
	筋性部心室中隔欠損	室上稜下部心室中隔欠損	室上稜上部心室中隔欠損
	心室中隔欠損症	新生児チアノーゼ発作	心中隔欠損症
	蒼白	ファロー五徴症	ファロー三徴症
	ロジェー病		

用法用量　通常，乳幼児には1日量として体重1kg当り0.1〜0.15g（カルテオロール塩酸塩として0.2〜0.3mg）を，朝・夕の2回に分割経口投与する。なお，症状に応じて適宜増減する。

用法用量に関連する使用上の注意　褐色細胞腫の患者では，本剤の単独投与により急激に血圧が上昇することがあるので，α遮断剤で初期治療を行った後に本剤を投与し，常にα遮断剤を併用すること。

禁忌

(1)本剤の成分に対し過敏症の既往歴のある患者

(2)気管支喘息，気管支痙攣のおそれのある患者

(3)糖尿病性ケトアシドーシス，代謝性アシドーシスのある患者

(4)高度の徐脈（著しい洞性徐脈），房室ブロック（II，III度），洞不全症候群，洞房ブロックのある患者

(5)心原性ショックの患者

(6)肺高血圧による右心不全のある患者

(7)うっ血性心不全のある患者あるいは，そのおそれのある患者

(8)低血圧症の患者

(9)未治療の褐色細胞腫の患者

小児用ムコソルバンDS1.5%　規格：1.5%1g[43.3円/g]
小児用ムコソルバンシロップ0.3%　規格：0.3%1mL[11.2円/mL]

アンブロキソール塩酸塩　帝人　223

【効能効果】

下記疾患の去痰

急性気管支炎，気管支喘息

【対応標準病名】

◎	気管支喘息	急性気管支炎	
○	RSウイルス気管支炎	亜急性気管支炎	アスピリン喘息
	アトピー性喘息	アレルギー性気管支炎	インフルエンザ菌気管支炎
	ウイルス性気管支炎	運動誘発性喘息	エコーウイルス気管支炎
	外因性喘息	気管支喘息合併妊娠	偽膜性気管支炎
	急性気管気管支炎	急性喉頭気管気管支炎	急性反復性気管支炎
	クループ性気管支炎	コクサッキーウイルス気管支炎	混合型喘息
	小児喘息	小児喘息性気管支炎	職業喘息
	滲出性気管支炎	ステロイド依存性喘息	咳喘息
	喘息性気管支炎	難治性喘息	乳児喘息
	肺炎球菌性気管支炎	敗血症性気管支炎	パラインフルエンザウイルス気管支炎
	非アトピー性喘息	ヒトメタニューモウイルス気管支炎	マイコプラズマ気管支炎
	夜間性喘息	ライノウイルス気管支炎	連鎖球菌気管支炎
△	感染型気管支喘息		

用法用量

〔DS1.5%〕：通常，幼・小児に1日0.06g/kg（アンブロキソール塩酸塩として0.9mg/kg）を3回に分け，用時溶解して経口投与する。なお，年齢・症状により適宜増減する。

〔シロップ0.3%〕：通常，幼・小児に1日0.3mL/kg（アンブロキソール塩酸塩として0.9mg/kg）を3回に分けて経口投与する。なお，年齢・症状により適宜増減する。

禁忌　本剤の成分に対し過敏症の既往歴のある患者

アンブロキソール塩酸塩シロップ小児用0.3%「TCK」：辰巳化学　0.3%1mL[5.1円/mL]，アンブロキソール塩酸塩シロップ小児用0.3%「イワキ」：岩城　0.3%1mL[5.1円/mL]，アンブロキソール塩酸塩シロップ小児用0.3%「タイヨー」：テバ製薬　0.3%1mL[5.1円/mL]，アンブロキソール塩酸塩シロップ小児用0.3%「トーワ」：東和　0.3%1mL[5.1円/mL]，プルスマリンAシロップ小児用0.3%：ローマン工業　0.3%1mL[5.1円/mL]，プルスマリンAドライシロップ小児用1.5%：高田　1.5%1g[42.7円/g]，ムコサールドライシロップ1.5%：日本ベーリンガー　1.5%1g[42.7円/g]

ジョサマイシロップ3%　規格：30mg1mL[6.8円/mL]
ジョサマイドライシロップ10%　規格：100mg1g[20.6円/g]

ジョサマイシンプロピオン酸エステル　アステラス　614

【効能効果】

〈適応菌種〉ジョサマイシンに感性のブドウ球菌属，レンサ球菌属，肺炎球菌，インフルエンザ菌，マイコプラズマ属

〈適応症〉表在性皮膚感染症，深在性皮膚感染症，慢性膿皮症，咽頭・喉頭炎，扁桃炎，急性気管支炎，肺炎，慢性呼吸器病変の二次感染，涙嚢炎，外耳炎，中耳炎，副鼻腔炎，歯周組織炎，歯冠周囲炎，上顎洞炎，顎炎，猩紅熱

【対応標準病名】

◎	咽頭炎	咽頭喉頭炎	外耳炎
	急性気管支炎	喉頭炎	歯冠周囲炎
	歯根のう胞	歯周炎	歯髄炎
	歯性顎炎	上顎洞炎	猩紅熱
	中耳炎	肺炎	皮膚感染症

	副鼻腔炎	扁桃炎	慢性膿皮症
	涙のう炎		
○あ	亜急性気管支炎	亜急性涙のう炎	悪性外耳炎
	アレルギー性外耳道炎	アンギナ	異型猩紅熱
	一部性歯髄炎	咽頭気管炎	咽頭痛
	咽頭扁桃炎	インフルエンザ菌気管支炎	インフルエンザ菌喉頭炎
	う蝕第2度単純性歯髄炎	う蝕第3度急性化膿性根尖性歯周炎	う蝕第3度急性化膿性歯髄炎
	う蝕第3度急性単純性根尖性歯周炎	う蝕第3度歯髄壊死	う蝕第3度歯髄壊疽
	う蝕第3度慢性壊疽性歯髄炎	う蝕第3度慢性潰瘍性歯髄炎	う蝕第3度慢性化膿性根尖性歯周炎
	う蝕第3度慢性増殖性歯髄炎	壊死性外耳炎	壊死性潰瘍性歯周炎
	壊死性潰瘍性歯肉炎	壊疽性咽頭炎	壊疽性歯髄炎
か	壊疽性歯肉炎	外耳湿疹	外耳道真珠腫
	外耳道痛	外耳道肉芽腫	外耳道膿瘍
	外耳道閉塞性角化症	外耳道蜂巣炎	外傷性歯根膜炎
	外傷性歯髄炎	外傷性穿孔性中耳炎	外傷性中耳炎
	潰瘍性咽頭炎	潰瘍性歯肉炎	下咽頭炎
	下顎骨壊死	下顎骨炎	下顎骨骨髄炎
	下顎骨骨膜炎	下顎骨骨膜下膿瘍	下顎骨周囲炎
	下顎骨周囲膿瘍	化学性急性外耳炎	下顎膿瘍
	顎骨炎	顎骨骨髄炎	顎骨骨膜炎
	カタル性咽頭炎	化膿性喉頭炎	化膿性歯周炎
	化膿性歯肉炎	化膿性中耳炎	化膿性副鼻腔炎
	カリエスのない歯髄炎	感染性咽頭炎	感染性外耳炎
	感染性喉頭気管炎	乾酪性副鼻腔炎	気管支肺炎
	偽猩紅熱	偽膜性アンギナ	偽膜性咽頭炎
	偽膜性気管支炎	偽膜性喉頭炎	偽膜性扁桃炎
	急性アデノイド咽頭炎	急性アデノイド扁桃炎	急性一部性化膿性歯髄炎
	急性一部性単純性歯髄炎	急性咽頭炎	急性咽頭喉頭炎
	急性咽頭扁桃炎	急性壊疽性喉頭炎	急性壊疽性歯髄炎
	急性壊疽性扁桃炎	急性外耳炎	急性潰瘍性喉頭炎
	急性潰瘍性扁桃炎	急性顎骨骨髄炎	急性顎骨骨膜炎
	急性化膿性咽頭炎	急性化膿性外耳炎	急性化膿性下顎骨炎
	急性化膿性根尖性歯周炎	急性化膿性歯根膜炎	急性化膿性歯髄炎
	急性化膿性上顎骨炎	急性化膿性中耳炎	急性化膿性辺縁性歯根膜炎
	急性化膿性扁桃炎	急性気管気管支炎	急性光線性外耳炎
	急性喉頭炎	急性喉頭気管炎	急性喉頭気管気管支炎
	急性根尖性歯周炎	急性歯冠周囲炎	急性歯周炎
	急性歯髄炎	急性歯槽膿瘍	急性湿疹性外耳炎
	急性歯肉炎	急性声帯炎	急性声門下喉頭炎
	急性接触性外耳炎	急性腺窩性扁桃炎	急性全部性化膿性歯髄炎
	急性全部性単純性歯髄炎	急性単純性根尖性歯周炎	急性単純性歯髄炎
	急性中耳炎	急性肺炎	急性反応性外耳炎
	急性反復性気管支炎	急性浮腫性喉頭炎	急性扁桃炎
	急性涙のう炎	急速進行性歯周炎	胸膜肺炎
	グラデニーゴ症候群	クラミジア肺炎	クループ性気管支炎
	頚部膿疱	血行性歯髄炎	限局型若年性歯周炎
	限局性外耳道炎	口腔上顎洞瘻	紅色陰癬
	喉頭周囲炎	広汎型若年性歯周炎	鼓室内水腫
	根尖周囲膿瘍	根尖性歯周炎	根尖肉芽腫
さ	根尖膿瘍	根側歯周膿瘍	臍周囲炎
	再発性中耳炎	残髄炎	耳介周囲湿疹
	耳介部皮膚炎	耳介蜂巣炎	歯冠周囲膿瘍
	篩骨洞炎	歯根膜下膿瘍	歯周症
	歯周膿瘍	思春期性歯肉炎	歯髄壊死
	歯髄壊疽	歯性上顎洞炎	歯性副鼻腔炎
	歯槽膿瘍	歯肉炎	歯肉膿瘍
	若年性歯周炎	習慣性アンギナ	習慣性扁桃炎

	出血性外耳炎	出血性中耳炎	術後性中耳炎
	術後性慢性中耳炎	上咽頭炎	上顎骨炎
	上顎骨骨髄炎	上顎骨骨膜炎	上顎骨骨膜下膿瘍
	上行性歯髄炎	猩紅熱性心筋炎	猩紅熱性中耳炎
	上鼓室化膿症	小児肺炎	小児副鼻腔炎
	小膿疱性皮膚炎	滲出性気管支炎	新生児上顎骨骨髄炎
	新生児中耳炎	水疱性中耳炎	舌扁桃炎
	腺窩性アンギナ	穿孔性中耳炎	前思春期性歯周炎
	前頭洞炎	全部性歯髄炎	早期発症型歯周炎
た	増殖性化膿性口内炎	増殖性歯肉炎	大葉性肺炎
	多発性膿疱症	単純性歯周炎	単純性歯肉炎
	単純性中耳炎	智歯周囲炎	中隔部肉芽形成
	中耳炎性顔面神経麻痺	蝶形骨洞炎	沈下性肺炎
な	陳旧性中耳炎	特殊性歯周炎	難治性歯周炎
	乳児肺炎	膿皮症	膿疱
は	肺炎球菌性咽頭炎	肺炎球菌性気管支炎	敗血症性咽頭炎
	敗血症性気管支炎	敗血症性肺炎	敗血症性皮膚炎
	剥離性歯肉炎	汎副鼻腔炎	非感染性急性外耳炎
	肥大性歯肉炎	非定型肺炎	びまん性外耳炎
	びまん性肺炎	びらん性歯肉炎	複雑性歯周炎
	複雑性歯肉炎	ぶどう球菌性咽頭炎	ぶどう球菌性扁桃炎
	閉塞性肺炎	辺縁性化膿性歯根膜炎	辺縁性歯周組織炎
	扁桃性アンギナ	放射線性下顎骨骨髄炎	放射線性顎骨壊死
ま	放射線性化膿性顎骨壊死	萌出性歯肉炎	マイコプラズマ気管支炎
	膜性咽頭炎	慢性萎縮性老人性歯肉炎	慢性咽喉頭炎
	慢性壊疽性歯髄炎	慢性外耳炎	慢性開放性歯髄炎
	慢性潰瘍性歯髄炎	慢性顎骨炎	慢性顎骨骨髄炎
	慢性化膿性根尖性歯周炎	慢性化膿性穿孔性中耳炎	慢性化膿性中耳炎
	慢性根尖性歯周炎	慢性耳管鼓室化膿性中耳炎	慢性歯冠周囲炎
	慢性歯周炎	慢性歯周膿瘍	慢性歯髄炎
	慢性歯槽膿瘍	慢性歯肉炎	慢性上鼓室乳突洞化膿性中耳炎
	慢性穿孔性中耳炎	慢性増殖性歯髄炎	慢性単純性歯髄炎
	慢性中耳炎	慢性中耳炎急性増悪	慢性中耳炎後遺症
	慢性中耳炎術後再燃	慢性副鼻腔炎	慢性副鼻腔炎急性増悪
	慢性副鼻腔膿瘍	慢性閉鎖性歯髄炎	慢性辺縁性歯周炎急性発作
	慢性辺縁性歯周炎軽度	慢性辺縁性歯周炎重度	慢性辺縁性歯周炎中等度
	慢性扁桃炎	慢性放射線性顎骨壊死	慢性涙小管炎
ら	慢性涙のう炎	無熱性肺炎	良性慢性化膿性中耳炎
	緑膿菌性外耳炎	涙小管炎	涙のう周囲炎
	涙のう周囲膿瘍	連鎖球菌気管支炎	連鎖球菌性アンギナ
	連鎖球菌性咽頭炎	連鎖球菌性喉頭炎	連鎖球菌性喉頭気管炎
わ	連鎖球菌性扁桃炎	老人性肺炎	ワンサンアンギナ
	ワンサン気管支炎	ワンサン扁桃炎	
△	RS ウイルス気管支炎	アレルギー性副鼻腔炎	咽頭チフス
	インフルエンザ菌性咽頭炎	インフルエンザ菌性喉頭気管炎	ウイルス性咽頭炎
	ウイルス性気管支炎	ウイルス性扁桃炎	エコーウイルス気管支炎
	外歯瘻	顎腐骨	結核性中耳炎
	コクサッキーウイルス気管支炎	根管異常	根管狭窄
	根管穿孔	根管側壁穿孔	根管内異物
	根尖周囲のう胞	残存性歯根のう胞	歯根膜ポリープ
	歯周のう胞	歯髄充血	歯髄出血
	歯髄露出	失活歯	神経痛性歯痛
	髄室側壁穿孔	髄床底穿孔	象牙粒
	第2象牙質	内歯瘻	パラインフルエンザウイルス気管支炎
	フェニトイン歯肉増殖症	不規則象牙質	扁桃チフス
	放散性歯痛	無髄歯	ライノウイルス気管支炎
	淋菌性咽頭炎	涙小管のう胞	

用法用量　通常，幼小児には，1日量体重1kg当りジョサマイシンとして30mg(力価)を3～4回に分けて経口投与する。ただし，症状により適宜増減する。

用法用量に関連する使用上の注意　本剤の使用にあたっては，耐性菌の発現等を防ぐため，原則として感受性を確認し，疾病の治療上必要な最小限の期間の投与にとどめること。

禁忌

(1)本剤の成分に対し過敏症の既往歴のある患者

(2)エルゴタミン酒石酸塩を含有する製剤又はジヒドロエルゴタミンメシル酸塩を投与中の患者

併用禁忌

薬剤名等	臨床症状・措置方法	機序・危険因子
エルゴタミン酒石酸塩を含有する製剤(クリアミン) ジヒドロエルゴタミンメシル酸塩(ジヒデルゴット)	これらの薬剤の作用を増強させ，四肢の虚血を起こすおそれがある。	CYP3A4に対する阻害によりこれらの薬剤の代謝が阻害される。

ジョサマイシン錠50mg　規格：50mg1錠[10.4円/錠]
ジョサマイシン錠200mg　規格：200mg1錠[19.9円/錠]

ジョサマイシン　アステラス　614

【効 能 効 果】

〈適応菌種〉本剤に感性のブドウ球菌属，レンサ球菌属，肺炎球菌，赤痢菌，マイコプラズマ属

〈適応症〉表在性皮膚感染症，深在性皮膚感染症，リンパ管・リンパ節炎，慢性膿皮症，外傷・熱傷及び手術創等の二次感染，乳腺炎，咽頭・喉頭炎，扁桃炎，急性気管支炎，肺炎，慢性呼吸器病変の二次感染，膀胱炎，精巣上体炎(副睾丸炎)，感染性腸炎，涙嚢炎，麦粒腫，中耳炎，副鼻腔炎，化膿性唾液腺炎，歯周組織炎，歯冠周囲炎，上顎洞炎，顎炎，猩紅熱

【対応標準病名】

◎	咽頭炎	咽頭喉頭炎	外傷
	化膿性唾液腺炎	感染性腸炎	急性気管支炎
	喉頭炎	挫創	歯冠周囲炎
	歯根のう胞	歯周炎	歯髄炎
	歯性顎炎	術後創部感染	上顎洞炎
	猩紅熱	精巣上体炎	創傷
	創傷感染症	中耳炎	乳腺炎
	熱傷	肺炎	麦粒腫
	皮膚感染症	副鼻腔炎	扁桃炎
	膀胱炎	慢性膿皮症	リンパ管炎
	リンパ節炎	涙のう炎	裂傷
	裂創		
○	MRSA膀胱炎	RSウイルス気管支炎	S状結腸炎
あ	亜急性気管支炎	亜急性リンパ管炎	亜急性涙のう炎
	アキレス腱筋腱移行部断裂	アキレス腱挫傷	アキレス腱挫創
	アキレス腱切創	アキレス腱断裂	アキレス腱部分断裂
	足異物	足開放創	足挫創
	足切創	足第1度熱傷	足第2度熱傷
	足第3度熱傷	足熱傷	圧挫傷
	圧挫創	アルカリ腐蝕	アレルギー性膀胱炎
	アンギナ	異型猩紅熱	胃腸炎
	胃腸管熱傷	胃熱傷	陰茎開放創
	陰茎挫創	陰茎折症	陰茎第1度熱傷
	陰茎第2度熱傷	陰茎第3度熱傷	陰茎熱傷
	陰茎裂創	咽頭気管炎	咽頭チフス
	咽頭痛	咽頭熱傷	咽頭扁桃炎
	陰のう開放創	陰のう第1度熱傷	陰のう第2度熱傷
	陰のう第3度熱傷	陰のう熱傷	陰のう裂創
	陰部切創	インフルエンザ菌気管支炎	インフルエンザ菌喉頭炎
	インフルエンザ菌性咽頭炎	ウイルス性気管支炎	う蝕第3度急性化膿性根尖性歯周炎
	う蝕第3度急性単純性根尖性歯周炎	う蝕第3度慢性化膿性根尖性歯周炎	会陰第1度熱傷
	会陰第2度熱傷	会陰第3度熱傷	会陰熱傷
	会陰部化膿創	会陰裂傷	腋窩第1度熱傷
	腋窩第2度熱傷	腋窩第3度熱傷	腋窩熱傷
	エコーウイルス気管支炎	壊死性潰瘍性歯周炎	壊死性潰瘍性歯肉炎
	壊疽性咽頭炎	壊疽性歯肉炎	炎症性腸疾患
か	汚染擦過創	外陰開放創	外陰第1度熱傷
	外陰第2度熱傷	外陰第3度熱傷	外陰熱傷
	外陰部挫創	外陰部切創	外陰部裂傷
	外耳部外傷性皮下異物	外耳部挫傷	外耳部擦過創
	外耳部切創	外耳部虫刺傷	外傷性切断
	外傷性穿孔性中耳炎	外傷性中耳炎	外傷性乳び胸
	外傷性脳圧迫・頭蓋内に達する開放創合併あり	外傷性脳圧迫・頭蓋内に達する開放創合併なし	外傷性皮下血腫
	外歯瘻	回腸炎	外麦粒腫
	開放骨折	開放性外傷性脳圧迫	開放性陥没骨折
	開放性胸膜損傷	開放性脱臼骨折	開放性脳挫創
	開放性脳損傷髄膜炎	開放性脳底部挫傷	開放性びまん性脳損傷
	開放性粉砕骨折	潰瘍性咽頭炎	潰瘍性歯肉炎
	潰瘍性膀胱炎	下咽頭炎	下咽頭熱傷
	化学外傷	下顎骨壊死	下顎骨炎
	下顎骨骨髄炎	下顎骨骨膜炎	下顎骨骨膜下膿瘍
	下顎骨周囲炎	下顎骨周囲膿瘍	下顎挫傷
	下顎擦過創	下顎切創	下顎熱傷
	下顎膿瘍	下顎部挫傷	下顎部第1度熱傷
	下顎部第2度熱傷	下顎部第3度熱傷	下顎部皮膚欠損創
	踵裂創	下眼瞼蜂巣炎	顎下腺炎
	顎下腺管炎	顎下腺膿瘍	顎関節部挫傷
	顎関節部擦過創	顎関節部切創	角結膜腐蝕
	顎骨炎	顎骨骨髄炎	顎骨骨膜炎
	顎部挫傷	角膜アルカリ化学熱傷	角膜酸化学熱傷
	角膜酸性熱傷	角膜熱傷	下肢第1度熱傷
	下肢第2度熱傷	下肢第3度熱傷	下肢熱傷
	下腿汚染創	下腿開放創	下腿挫創
	下腿切創	下腿足部熱傷	下腿熱傷
	下腿皮膚欠損創	下腿部第1度熱傷	下腿部第2度熱傷
	下腿部第3度熱傷	下腿裂創	カタル性胃腸炎
	カタル性咽頭炎	化膿性喉頭炎	化膿性耳下腺炎
	化膿性歯周炎	化膿性歯肉炎	化膿性中耳炎
	化膿性乳腺炎	化膿性副鼻腔炎	化膿性リンパ節炎
	下半身第1度熱傷	下半身第2度熱傷	下半身第3度熱傷
	下半身熱傷	下腹部第1度熱傷	下腹部第2度熱傷
	下腹部第3度熱傷	眼化学熱傷	眼球熱傷
	眼瞼外傷性皮下異物	眼瞼化学熱傷	眼瞼擦過創
	眼瞼切創	眼瞼第1度熱傷	眼瞼第2度熱傷
	眼瞼第3度熱傷	眼瞼虫刺傷	眼瞼熱傷
	眼瞼蜂巣炎	環指圧挫傷	環指挫傷
	環指挫創	環指切創	間質性膀胱炎
	環指剥皮創	環指皮膚欠損創	眼周囲化学熱傷
	眼周囲第1度熱傷	眼周囲第2度熱傷	眼周囲第3度熱傷
	眼周囲部外傷性皮下異物	眼周囲部擦過創	眼周囲部切創
	眼周囲部虫刺傷	関節血腫	関節挫傷
	関節打撲	感染性胃腸炎	感染性咽頭炎
	感染性下痢症	感染性喉頭気管炎	感染性大腸炎
	貫通性挫滅創	眼熱傷	眼部外傷性皮下異物
	眼部擦過創	眼部切創	眼部虫刺傷
	感冒性胃腸炎	感冒性大腸炎	感冒性腸炎
	顔面汚染創	顔面挫傷	顔面擦過創
	顔面切創	顔面損傷	顔面第1度熱傷
	顔面第2度熱傷	顔面第3度熱傷	顔面多発挫傷
	顔面多発擦過創	顔面多発切創	顔面多発虫刺傷
	顔面熱傷	顔面皮膚欠損創	乾酪性副鼻腔炎

気管支肺炎	気管熱傷	偽猩紅熱
気道熱傷	偽膜性アンギナ	偽膜性咽頭炎
偽膜性気管支炎	偽膜性喉頭炎	偽膜性扁桃炎
急性アデノイド咽頭炎	急性アデノイド扁桃炎	急性胃腸炎
急性咽頭炎	急性咽頭喉頭炎	急性咽頭扁桃炎
急性壊疽性喉頭炎	急性壊疽性扁桃炎	急性潰瘍性喉頭炎
急性潰瘍性扁桃炎	急性顎骨骨髄炎	急性顎骨骨膜炎
急性化膿性咽頭炎	急性化膿性下顎骨炎	急性化膿性顎下腺炎
急性化膿性根尖性歯周炎	急性化膿性耳下腺炎	急性化膿性歯根膜炎
急性化膿性上顎骨炎	急性化膿性中耳炎	急性化膿性辺縁性歯根膜炎
急性化膿性扁桃炎	急性気管気管支炎	急性喉頭炎
急性喉頭気管炎	急性喉頭気管気管支炎	急性根尖性歯周炎
急性耳下腺炎	急性歯冠周囲炎	急性歯周炎
急性歯槽膿瘍	急性歯肉炎	急性出血性膀胱炎
急性精巣上体炎	急性声帯炎	急性声門下喉頭炎
急性腺窩性扁桃炎	急性大腸炎	急性単純性根尖性歯周炎
急性単純性膀胱炎	急性中耳炎	急性腸炎
急性乳腺炎	急性肺炎	急性反復性気管支炎
急性浮腫性喉頭炎	急性扁桃炎	急性膀胱炎
急性涙のう炎	急速進行性歯周炎	キュットネル腫瘍
胸腔熱傷	頬粘膜咬傷	胸部汚染創
胸部外傷	頬部挫傷	胸部挫創
頬部擦過創	胸部上腕熱傷	胸部切創
頬部切創	胸部損傷	胸部第 1 度熱傷
頬部第 1 度熱傷	胸部第 2 度熱傷	頬部第 2 度熱傷
胸部第 3 度熱傷	頬部第 3 度熱傷	胸部熱傷
胸部皮膚欠損創	頬部皮膚欠損創	胸壁開放創
胸壁刺創	胸膜損傷・胸腔に達する開放創合併あり	胸膜裂創
躯幹薬傷	グラデニーゴ症候群	クループ性気管支炎
脛骨顆部割創	頚部第 1 度熱傷	頚部第 2 度熱傷
頚部第 3 度熱傷	頚部熱傷	頚部膿疱
頚部リンパ節炎	血腫	結膜熱傷
結膜のうアルカリ化学熱傷	結膜のう酸化学熱傷	結膜腐蝕
下痢症	限局型若年性歯周炎	肩甲間部第 1 度熱傷
肩甲間部第 2 度熱傷	肩甲間部第 3 度熱傷	肩甲間部熱傷
肩甲部第 1 度熱傷	肩甲部第 2 度熱傷	肩甲部第 3 度熱傷
肩甲部熱傷	肩部第 1 度熱傷	肩部第 2 度熱傷
肩部第 3 度熱傷	高エネルギー外傷	口蓋挫傷
口腔外傷性異物	口腔挫傷	口腔擦過創
口腔上顎洞瘻	口腔切創	口腔第 1 度熱傷
口腔第 2 度熱傷	口腔第 3 度熱傷	口腔熱傷
口腔粘膜咬傷	紅色陰癬	口唇外傷性皮下異物
口唇咬傷	口唇挫傷	口唇擦過創
口唇切創	口唇第 1 度熱傷	口唇第 2 度熱傷
口唇第 3 度熱傷	口唇虫刺傷	口唇熱傷
喉頭外傷	喉頭周囲炎	喉頭損傷
喉頭熱傷	後頭部割創	後頭部挫傷
後頭部挫創	後頭部切創	後頭部裂創
広汎型若年性歯周炎	肛門第 1 度熱傷	肛門第 2 度熱傷
肛門第 3 度熱傷	肛門熱傷	肛門裂創
コクサッキーウイルス気管支炎	鼓室内水腫	骨盤部裂創
根尖周囲膿瘍	根尖性歯周炎	根尖膿瘍
根側歯周膿瘍	昆虫咬創	昆虫刺傷

さ

細菌性膀胱炎	臍周囲炎	再発性中耳炎
採皮創	挫傷	擦過創
擦過皮下血腫	挫滅傷	挫滅創
酸腐蝕	耳介外傷性皮下異物	耳介挫傷
耳介擦過創	耳介切創	耳介虫刺傷
耳介部第 1 度熱傷	耳介部第 2 度熱傷	耳介部第 3 度熱傷
趾開放創	耳下腺炎	耳下腺管炎
耳下腺膿瘍	趾化膿創	歯冠周囲膿瘍

趾間切創	子宮熱傷	篩骨洞炎
歯根膜下膿瘍	趾挫創	示指 MP 関節挫傷
示指 PIP 開放創	示指割創	示指化膿創
四肢挫傷	示指挫傷	示指挫創
示指刺創	示指切創	四肢第 1 度熱傷
四肢第 2 度熱傷	四肢第 3 度熱傷	四肢熱傷
示指皮膚欠損創	歯周症	歯周膿瘍
思春期性歯肉炎	歯性上顎洞炎	歯性副鼻腔炎
歯槽膿瘍	趾第 1 度熱傷	趾第 2 度熱傷
趾第 3 度熱傷	膝蓋部挫創	膝下部挫創
膝窩部銃創	膝関節部異物	膝関節部挫創
膝部異物	膝部開放創	膝部割創
膝部咬創	膝部挫創	膝部切創
膝部第 1 度熱傷	膝部第 2 度熱傷	膝部第 3 度熱傷
膝部裂創	歯肉炎	歯肉挫傷
歯肉膿瘍	趾熱傷	若年性歯周炎
尺骨近位端骨折	尺骨鉤状突起骨折	手圧挫傷
習慣性アンギナ	習慣性扁桃炎	銃自殺未遂
手関節挫滅傷	手関節挫滅創	手関節部切創
手関節部第 1 度熱傷	手関節部第 2 度熱傷	手関節部第 3 度熱傷
手関節部裂創	手指圧挫傷	手指汚染創
手指開放創	手指咬創	種子骨開放骨折
手指挫傷	手指挫創	手指挫滅傷
手指挫滅創	手指刺創	手指切創
手指第 1 度熱傷	手指第 2 度熱傷	手指第 3 度熱傷
手指打撲傷	手指端熱傷	手指熱傷
手指剥皮創	手指皮下血腫	手指皮膚欠損創
手術創部膿瘍	手術創離開	手掌第 1 度熱傷
手掌第 2 度熱傷	手掌第 3 度熱傷	手掌熱傷
手掌皮膚欠損創	出血性大腸炎	出血性中耳炎
出血性腸炎	出血性膀胱炎	術後横隔膜下膿瘍
術後性耳下腺炎	術後性中耳炎	術後性慢性中耳炎
術後膿瘍	術後皮下気腫	術後腹腔内膿瘍
術後腹壁膿瘍	手背第 1 度熱傷	手背第 2 度熱傷
手背第 3 度熱傷	手背熱傷	手背皮膚欠損創
手部汚染創	上咽頭炎	上顎骨炎
上顎骨骨髄炎	上顎骨骨膜炎	上顎骨骨膜下膿瘍
上顎挫傷	上顎擦過創	上顎切創
上眼瞼蜂巣炎	上口唇挫傷	猩紅熱性心筋炎
猩紅熱性中耳炎	上鼓室化膿症	踵骨部挫滅創
小指咬創	小指挫傷	小指挫創
小指切創	上肢第 1 度熱傷	上肢第 2 度熱傷
上肢第 3 度熱傷	上肢熱傷	小指皮膚欠損創
焼身自殺未遂	小唾液腺炎	小児肺炎
小児副鼻腔炎	小膿疱性皮膚炎	上半身第 1 度熱傷
上半身第 2 度熱傷	上半身第 3 度熱傷	上半身熱傷
踵部第 1 度熱傷	踵部第 2 度熱傷	踵部第 3 度熱傷
上腕汚染創	上腕貫通銃創	上腕挫創
上腕第 1 度熱傷	上腕第 2 度熱傷	上腕第 3 度熱傷
上腕熱傷	上腕皮膚欠損創	上腕部開放創
食道熱傷	処女膜裂傷	滲出性気管支炎
新生児上顎骨骨髄炎	新生児中耳炎	心内異物
精巣炎	精巣開放創	精巣上体膿瘍
精巣精巣上体炎	精巣熱傷	精巣膿瘍
精巣破裂	精巣蜂巣炎	舌下腺炎
舌下腺膿瘍	舌咬傷	切創
舌熱傷	舌扁桃炎	前額部外傷性皮下異物
前額部擦過創	前額部切創	前額部第 1 度熱傷
前額部第 2 度熱傷	前額部第 3 度熱傷	前額部虫刺傷
前額部虫刺症	腺窩性アンギナ	前胸部挫創
前胸部第 1 度熱傷	前胸部第 2 度熱傷	前胸部第 3 度熱傷
前胸部熱傷	穿孔性中耳炎	仙骨部挫創
仙骨部皮膚欠損創	前思春期性歯周炎	全身挫傷
全身擦過創	全身第 1 度熱傷	全身第 2 度熱傷

	全身第３度熱傷	全身熱傷	前頭洞炎
	前頭部割創	前頭部挫傷	前頭部挫創
	前頭部切創	前頭部皮膚欠損創	前腕汚染創
	前腕開放創	前腕咬創	前腕挫創
	前腕刺創	前腕手部熱傷	前腕切創
	前腕第１度熱傷	前腕第２度熱傷	前腕第３度熱傷
	前腕熱傷	前腕皮膚欠損創	前腕裂創
	爪下異物	爪下挫滅傷	爪下挫滅創
	早期発症型歯周炎	増殖性化膿性口内炎	増殖性歯肉炎
	搔創	創部膿瘍	足関節第１度熱傷
	足関節第２度熱傷	足関節第３度熱傷	足関節内果部挫創
	足関節熱傷	足関節部挫創	側胸部第１度熱傷
	側胸部第２度熱傷	側胸部第３度熱傷	足底異物
	足底熱傷	足底部咬創	足底部刺創
	足底部第１度熱傷	足底部第２度熱傷	足底部第３度熱傷
	足底部皮膚欠損創	側頭部割創	側頭部挫創
	側頭部切創	足背部挫創	足背部切創
	足背部第１度熱傷	足背部第２度熱傷	足背部第３度熱傷
	足部汚染創	側腹部咬創	側腹部挫創
	側腹部第１度熱傷	側腹部第２度熱傷	側腹部第３度熱傷
	側腹壁開放創	足部皮膚欠損創	足部裂創
	鼡径部開放創	鼡径部切創	鼡径部第１度熱傷
	鼡径部第２度熱傷	鼡径部第３度熱傷	鼡径部熱傷
た	損傷	第１度熱傷	第１度腐蝕
	第２度熱傷	第２度腐蝕	第３度熱傷
	第３度腐蝕	第４度熱傷	第５趾皮膚欠損創
	体幹第１度熱傷	体幹第２度熱傷	体幹第３度熱傷
	体幹熱傷	大腿汚染創	大腿熱傷
	大腿皮膚欠損創	大腿部第１度熱傷	大腿部第２度熱傷
	大腿部第３度熱傷	大腸炎	体表面積10%未満の熱傷
	体表面積10－19%の熱傷	体表面積20－29%の熱傷	体表面積30－39%の熱傷
	体表面積40－49%の熱傷	体表面積50－59%の熱傷	体表面積60－69%の熱傷
	体表面積70－79%の熱傷	体表面積80－89%の熱傷	体表面積90%以上の熱傷
	大葉性肺炎	唾液腺炎	唾液腺管炎
	唾液腺膿瘍	多発性外傷	多発性開放創
	多発性咬創	多発性昆虫咬創	多発性挫傷
	多発性擦過創	多発性切創	多発性穿刺創
	多発性第１度熱傷	多発性第２度熱傷	多発性第３度熱傷
	多発性熱傷	多発性膿疱症	多発性表在損傷
	多発性裂創	打撲血腫	打撲擦過創
	打撲傷	打撲皮下血腫	単純性歯周炎
	単純性歯肉炎	単純性中耳炎	智歯周囲炎
	腟開放創	腟熱傷	腟壁縫合不全
	腟裂傷	肘関節骨折	肘関節挫創
	肘関節脱臼骨折	肘関節部開放創	中耳炎性顔面神経麻痺
	中指咬創	中指挫傷	中指挫創
	中指刺創	中指切創	中指皮膚欠損創
	虫垂炎術後残膿瘍	肘頭骨折	肘部挫創
	肘部切創	肘部第１度熱傷	肘部第２度熱傷
	肘部第３度熱傷	肘部皮膚欠損創	腸炎
	腸カタル	腸間膜リンパ節炎	蝶形骨洞炎
	沈下性肺炎	陳旧性中耳炎	手開放創
	手咬創	手挫創	手刺創
	手切創	手第１度熱傷	手第２度熱傷
	手第３度熱傷	手熱傷	殿部異物
	殿部開放創	殿部咬創	殿部刺創
	殿部切創	殿部第１度熱傷	殿部第２度熱傷
	殿部第３度熱傷	殿部熱傷	殿部皮膚欠損創
	殿部裂創	頭頂部挫傷	頭頂部挫創
	頭頂部擦過創	頭頂部切創	頭頂部裂創
	頭皮開放創	頭皮剥離	頭皮表在損傷
	頭部外傷性皮下異物	頭部外傷性皮下気腫	頭部開放創

	頭部割創	頭部挫傷	頭部挫創
	頭部擦過創	頭部刺創	頭部切創
	頭部第１度熱傷	頭部第２度熱傷	頭部第３度熱傷
	頭部多発挫傷	頭部多発擦過創	頭部多発切創
	頭部虫刺傷	頭部熱傷	頭部皮膚欠損創
	頭部裂創	特殊性歯周炎	飛び降り自殺未遂
な	飛び込み自殺未遂	内歯瘻	内麦粒腫
	内部尿路性器の熱傷	軟口蓋血腫	軟口蓋熱傷
	難治性歯周炎	難治性乳児下痢症	乳児下痢
	乳児肺炎	乳腺内異物	乳腺膿瘍
	乳腺瘻孔	乳頭周囲炎	乳頭びらん
	乳頭部第１度熱傷	乳頭部第２度熱傷	乳頭部第３度熱傷
	乳房異物	乳房炎症性疾患	乳房潰瘍
	乳房第１度熱傷	乳房第２度熱傷	乳房第３度熱傷
	乳房熱傷	乳房膿瘍	乳房よう
	乳輪下膿瘍	乳輪部第１度熱傷	乳輪部第２度熱傷
	乳輪部第３度熱傷	尿膜管膿瘍	脳挫傷・頭蓋内に達する開放創合併あり
	脳挫傷・頭蓋内に達する開放創合併なし	脳挫創・頭蓋内に達する開放創合併あり	脳挫創・頭蓋内に達する開放創合併なし
	脳底部挫傷・頭蓋内に達する開放創合併あり	膿皮症	膿疱
は	肺炎球菌性咽頭炎	肺炎球菌性気管支炎	敗血症性咽頭炎
	敗血症性気管支炎	敗血症性肺炎	敗血症性皮膚炎
	肺熱傷	背部第１度熱傷	背部第２度熱傷
	背部第３度熱傷	背部熱傷	爆死自殺未遂
	剥離性歯肉炎	抜歯後感染	パラインフルエンザウイルス気管支炎
	半身第１度熱傷	半身第２度熱傷	半身第３度熱傷
	反復性耳下腺炎	反復性膀胱炎	汎副鼻腔炎
	皮下異物	皮下血腫	鼻下擦過創
	皮下損傷	膝汚染創	膝皮膚欠損創
	肥大性歯肉炎	非定型肺炎	非特異性腸間膜リンパ節炎
	非特異性リンパ節炎	鼻部外傷性皮下異物	腓腹筋挫創
	鼻部挫傷	鼻部擦過創	鼻部切創
	皮膚損傷	鼻部第１度熱傷	鼻部第２度熱傷
	鼻部第３度熱傷	鼻部虫刺傷	鼻部皮膚欠損創
	鼻部皮膚剥離創	びまん性脳損傷・頭蓋内に達する開放創合併あり	びまん性脳損傷・頭蓋内に達する開放創合併なし
	びまん性肺炎	表皮剥離	びらん性歯肉炎
	びらん性膀胱炎	複雑性歯周炎	複雑性歯肉炎
	腹部汚染創	腹部刺創	腹部第１度熱傷
	腹部第２度熱傷	腹部第３度熱傷	腹部熱傷
	腹部皮膚欠損創	腹壁異物	腹壁開放創
	腹壁創し開	腹壁縫合糸膿瘍	腹壁縫合不全
	腐蝕	ぶどう球菌性咽頭炎	ぶどう球菌性扁桃炎
	閉塞性肺炎	辺縁性化膿性歯根膜炎	辺縁性歯周組織炎
	扁桃性アンギナ	膀胱後部膿瘍	膀胱三角部炎
	縫合糸膿瘍	膀胱周囲炎	膀胱周囲膿瘍
	縫合不全	縫合部膿瘍	放射線性下顎骨骨髄炎
	放射線性顎骨壊死	放射線性化膿性顎骨壊死	放射線性熱傷
	放射線性膀胱炎	萌出性歯肉炎	包皮挫創
	包皮切創	包皮裂創	母指球部第１度熱傷
	母指球部第２度熱傷	母指球部第３度熱傷	母指咬創
	母指挫傷	母指挫創	母趾挫創
	母指刺創	母指切創	母指第１度熱傷
	母指第２度熱傷	母指第３度熱傷	母指打撲挫創
	母指打撲傷	母指熱傷	母指皮膚欠損創
ま	母趾皮膚欠損創	母指末節部挫創	マイコプラズマ気管支炎
	マイボーム腺炎	膜性咽頭炎	慢性咽喉頭炎
	慢性顎下腺炎	慢性顎骨炎	慢性顎骨骨髄炎
	慢性化膿性根尖性歯周炎	慢性化膿性穿孔性中耳炎	慢性化膿性中耳炎
	慢性根尖性歯周炎	慢性再発性膀胱炎	慢性耳下腺炎

	慢性耳管鼓室化膿性中耳炎	慢性歯冠周囲炎	慢性歯周炎
	慢性歯周膿瘍	慢性歯槽膿瘍	慢性歯肉炎
	慢性上鼓室乳突洞化膿性中耳炎	慢性精巣上体炎	慢性穿孔性中耳炎
	慢性唾液腺炎	慢性中耳炎	慢性中耳炎急性増悪
	慢性中耳炎後遺症	慢性中耳炎術後再燃	慢性複雑性膀胱炎
	慢性副鼻腔炎	慢性副鼻腔炎急性増悪	慢性副鼻腔膿瘍
	慢性辺縁性歯周炎急性発作	慢性辺縁性歯周炎軽度	慢性辺縁性歯周炎重度
	慢性辺縁性歯周炎中等度	慢性扁桃炎	慢性膀胱炎
	慢性放射線性顎骨壊死	慢性リンパ管炎	慢性リンパ節炎
	慢性涙小管炎	慢性涙のう炎	耳後部リンパ節炎
	耳後部リンパ腺炎	脈絡網膜熱傷	無熱性肺炎
や	モンテジア骨折	薬傷	腰部切創
	腰部第 1 度熱傷	腰部第 2 度熱傷	腰部第 3 度熱傷
ら	腰部打撲挫創	腰部熱傷	ライノウイルス気管支炎
	良性慢性化膿性中耳炎	涙小管炎	涙のう周囲炎
	涙のう周囲膿瘍	轢過創	裂離
	連鎖球菌気管支炎	連鎖球菌性アンギナ	連鎖球菌性咽頭炎
	連鎖球菌性喉頭炎	連鎖球菌性喉頭気管炎	連鎖球菌性扁桃炎
わ	老人性肺炎	ワンサンアンギナ	ワンサン気管支炎
	ワンサン扁桃炎		
△あ	MRSA 術後創部感染	亜脱臼	圧迫骨折
	圧迫神経炎	アレルギー性副鼻腔炎	医原性気胸
	一部性歯髄炎	犬咬創	咽頭開放創
	咽頭創傷	インフルエンザ菌性喉頭気管炎	ウイルス性咽頭炎
	ウイルス性扁桃炎	う蝕第 2 度単純性歯髄炎	う蝕第 3 度急性化膿性歯髄炎
	う蝕第 3 度歯髄壊死	う蝕第 3 度歯髄壊疽	う蝕第 3 度慢性壊疽性歯髄炎
	う蝕第 3 度慢性潰瘍性歯髄炎	う蝕第 3 度慢性増殖性歯髄炎	壊疽性歯髄炎
	横隔膜損傷	横骨折	汚染創
か	外耳開放創	外耳道創傷	外耳部外傷性異物
	外耳部外傷性腫脹	外耳部割創	外耳部貫通創
	外耳部咬創	外耳部挫創	外耳部刺創
	外耳部創傷	外耳部打撲傷	外耳部皮下血腫
	外耳部皮下出血	外傷後早期合併症	外傷性一過性麻痺
	外傷性異物	外傷性横隔膜ヘルニア	外傷性眼球ろう
	外傷性空気塞栓症	外傷性咬合	外傷性虹彩離断
	外傷性硬膜動静脈瘻	外傷性歯根膜炎	外傷性耳出血
	外傷性歯髄炎	外傷性脂肪塞栓症	外傷性縦隔気腫
	外傷性食道破裂	外傷性脊髄出血	外傷性動静脈瘻
	外傷性動脈血腫	外傷性動脈瘤	外傷性脳圧迫
	外傷性脳症	外傷性破裂	外傷性皮下気腫
	外耳裂創	開放性脱臼	開放創
	下咽頭創傷	下顎外傷性異物	下顎開放創
	下顎割創	下顎貫通創	下顎口唇挫創
	下顎咬創	下顎挫創	下顎刺創
	下顎創傷	下顎打撲傷	下顎皮下血腫
	下顎部打撲傷	下顎裂創	顎関節部開放創
	顎関節部割創	顎関節部貫通創	顎関節部咬創
	顎関節部挫創	顎関節部刺創	顎関節部創傷
	顎関節部打撲傷	顎関節部皮下血腫	顎関節部裂創
	顎腐骨	顎部打撲傷	角膜挫創
	角膜切傷	角膜切創	角膜創傷
	角膜破裂	角膜裂傷	下肢リンパ浮腫
	割創	カテーテル感染症	カテーテル敗血症
	カリエスのない歯髄炎	眼黄斑部裂孔	眼窩創傷
	眼窩部挫創	眼窩裂傷	眼球結膜裂傷
	眼球損傷	眼球破裂	眼球裂傷
	眼瞼外傷性異物	眼瞼外傷性腫脹	眼瞼開放創
	眼瞼割創	眼瞼貫通創	眼瞼咬創

	眼瞼挫創	眼瞼刺創	眼瞼創傷
	眼瞼裂創	眼周囲部外傷性異物	眼周囲部外傷性腫脹
	眼周囲部開放創	眼周囲部割創	眼周囲部貫通創
	眼周囲部咬創	眼周囲部挫創	眼周囲部刺創
	眼周囲部創傷	眼周囲部裂創	関節骨折
	完全骨折	完全脱臼	貫通刺創
	貫通銃創	貫通創	眼部外傷性異物
	眼部外傷性腫脹	眼部開放創	眼部割創
	眼部貫通創	眼部咬創	眼部挫創
	眼部刺創	眼部創傷	眼部裂創
	陥没骨折	顔面外傷性異物	顔面開放創
	顔面割創	顔面貫通創	顔面咬創
	顔面挫創	顔面刺創	顔面創傷
	顔面搔創	顔面多発開放創	顔面多発割創
	顔面多発貫通創	顔面多発咬創	顔面多発挫創
	顔面多発刺創	顔面多発創傷	顔面多発打撲傷
	顔面多発皮下血腫	顔面多発皮下出血	顔面多発裂創
	顔面打撲傷	顔面皮下血腫	顔面裂創
	急性一部性化膿性歯髄炎	急性一部性単純性歯髄炎	急性壊疽性歯髄炎
	急性化膿性歯髄炎	急性歯髄炎	急性全部性化膿性歯髄炎
	急性全部性単純性歯髄炎	急性単純性歯髄炎	胸管損傷
	胸腺損傷	頬粘膜咬創	頬粘膜粘液のう胞
	頬部外傷性異物	頬部開放創	頬部割創
	頬部貫通創	頬部咬創	頬部挫創
	頬部刺創	胸部食道損傷	頬部創傷
	頬部打撲傷	胸部皮下気腫	頬部皮下血腫
	頬部裂創	強膜切創	強膜創傷
	胸膜肺炎	強膜裂傷	棘刺創
	魚咬創	亀裂骨折	筋損傷
	筋断裂	筋肉内血腫	屈曲骨折
	クラミジア肺炎	頚管破裂	頚部開放創
	頚部挫創	頚部食道開放創	頚部切創
	頚部皮膚欠損創	結核性中耳炎	血管切断
	血管損傷	血行性歯髄炎	結膜創傷
	結膜裂傷	腱切創	腱損傷
	腱断裂	腱部分断裂	腱裂傷
	口蓋切創	口蓋粘液のう胞	口蓋裂創
	口角部挫創	口角部裂創	口腔外傷性腫脹
	口腔開放創	口腔割創	口腔挫創
	口腔刺創	口腔創傷	口腔打撲傷
	口腔内血腫	口腔粘膜咬創	口腔裂創
	後出血	口唇外傷性異物	口唇外傷性腫脹
	口唇開放創	口唇割創	口唇貫通創
	口唇咬創	口唇挫創	口唇刺創
	口唇創傷	口唇打撲傷	口唇皮下血腫
	口唇皮下出血	口唇裂創	抗生物質起因性大腸炎
	抗生物質起因性腸炎	溝創	咬創
	後頭部外傷	後頭部打撲傷	広範性軸索損傷
	広汎性神経損傷	後方脱臼	硬膜損傷
	硬膜裂傷	骨折	根管異常
	根管狭窄	根管穿孔	根管側壁穿孔
	根管内異物	根尖周囲のう胞	根尖肉芽腫
さ	コントル・クー損傷	残髄炎	残存性歯根のう胞
	耳介外傷性異物	耳介外傷性腫脹	耳介開放創
	耳介割創	耳介貫通創	耳介咬創
	耳介挫創	耳介刺創	耳介創傷
	耳介打撲傷	耳介皮下血腫	耳介皮下出血
	耳介裂創	耳下腺部打撲	指間切創
	子宮頚管裂傷	子宮頚部環状剥離	刺咬症
	歯根膜ポリープ	四肢静脈損傷	四肢動脈損傷
	歯周のう胞	歯髄壊死	歯髄壊疽
	歯髄充血	歯髄出血	歯髄露出
	耳前部挫創	刺創	失活歯

	歯肉切創	歯肉裂創	斜骨折
	射創	縦隔血腫	縦骨折
	銃創	重複骨折	手関節掌側部挫創
	手関節部挫創	手関節部創傷	種子骨骨折
	手掌挫創	手掌刺創	手掌切創
	手掌剥皮創	術後感染症	術後血腫
	術後消化管出血性ショック	術後ショック	術後髄膜炎
	術後敗血症	手背部挫創	手背部切創
	上顎打撲傷	上顎皮下血腫	上顎部裂創
	上行性歯髄炎	硝子体切断	上肢リンパ浮腫
	上唇小帯裂創	食道損傷	神経根ひきぬき損傷
	神経切断	神経叢損傷	神経叢不全損傷
	神経損傷	神経断裂	神経痛性歯痛
	針刺創	靭帯ストレイン	靭帯損傷
	靭帯断裂	靭帯捻挫	靭帯裂傷
	髄室側壁穿孔	髄床底穿孔	水疱性中耳炎
	ストレイン	声門外傷	舌開放創
	舌下顎挫創	舌咬創	舌挫創
	舌刺創	舌切創	舌創傷
	切断	舌粘液のう胞	舌裂創
	前額部外傷性異物	前額部外傷性腫脹	前額部開放創
	前額部割創	前額部貫通創	前額部咬創
	前額部挫創	前額部刺創	前額部創傷
	前額部皮膚欠損創	前額部裂創	前額頭頂部挫創
	線状骨折	穿通創	先天性乳び胸
	前頭部打撲傷	全部性歯髄炎	前方脱臼
	象牙粒	側頭部打撲傷	側頭部皮下血腫
た	第2象牙質	大腿咬創	大腿挫創
	大腿部開放創	大腿部刺創	大腿部切創
	大腿裂創	大転子部挫創	脱臼
	脱臼骨折	打撲割創	打撲挫創
	単純脱臼	腟断端炎	腟断端出血
	中隔部肉芽形成	中手骨関節部挫創	中枢神経系損傷
	転位性骨折	頭頂部打撲傷	頭皮外傷性腫脹
	頭皮下血腫	頭部異物	頭部頚部挫傷
	頭部頚部挫創	頭部頚部打撲傷	頭部血腫
	頭部多発開放創	頭部多発割創	頭部多発咬創
	頭部多発挫創	頭部多発刺創	頭部多発創傷
	頭部多発打撲傷	頭部多発皮下血腫	頭部多発裂創
	頭部打撲	頭部打撲血腫	頭部打撲傷
	動物咬創	頭部皮下異物	頭部皮下血腫
	頭部皮下出血	動脈損傷	特発性関節脱臼
な	内視鏡検査中腸穿孔	軟口蓋挫創	軟口蓋創傷
	軟口蓋破裂	肉離れ	乳頭潰瘍
	尿管切石術後感染症	猫咬創	捻挫
	脳挫傷	脳挫創	脳損傷
	脳対側損傷	脳直撃損傷	脳底部挫傷
は	脳底部挫傷・頭蓋内に達する開放創合併なし	脳裂傷	剥離骨折
	破裂骨折	皮下気腫	皮下静脈損傷
	鼻根部打撲挫創	鼻根部裂創	皮神経挫傷
	鼻前庭部挫創	鼻尖部挫創	非熱傷性水疱
	鼻部外傷性異物	鼻部外傷性腫脹	鼻部開放創
	眉部割創	鼻部割創	鼻部貫通創
	眉部血腫	皮膚欠損創	鼻部咬創
	鼻部挫創	鼻部刺創	鼻部創傷
	鼻部打撲傷	皮膚剥脱創	鼻部皮下血腫
	鼻部皮下出血	鼻部裂創	びまん性脳損傷
	眉毛部割創	眉毛部裂創	鼻翼部切創
	鼻翼部裂創	フェニトイン歯肉増殖症	不規則象牙質
	複雑脱臼	伏針	副鼻腔開放創
	不全骨折	ブラックアイ	粉砕骨折
	分娩時会陰裂傷	分娩時軟産道損傷	閉鎖性外傷性脳圧迫
	閉鎖性骨折	閉鎖性脱臼	閉鎖性脳挫創
	閉鎖性脳底部挫傷	閉鎖性びまん性脳損傷	扁桃チフス
	縫合不全出血	放散性歯痛	放射線出血性膀胱炎
ま	帽状腱膜下出血	母指示指間切創	末梢血管外傷
	末梢神経損傷	慢性萎縮性老人性歯肉炎	慢性壊疽性歯髄炎
	慢性開放性歯髄炎	慢性潰瘍性歯髄炎	慢性歯髄炎
	慢性増殖性歯髄炎	慢性単純性歯髄炎	慢性閉鎖性歯髄炎
	眉間部挫創	眉間部裂創	耳後部挫創
	耳後部打撲傷	無髄歯	盲管銃創
ら	網膜振盪	網脈絡膜裂傷	らせん骨折
	離開骨折	淋菌性咽頭炎	涙管損傷
	涙管断裂	涙小管のう胞	涙道損傷
	裂離骨折	若木骨折	

用法用量
通常，成人の場合は，1日量をジョサマイシンとして800～1200mg(力価)とし，3～4回に分割投与する。
小児の場合は1日量を体重1kg当り30mgとし3～4回に分割投与する。
また，年齢，症状により適宜増減する。

用法用量に関連する使用上の注意 本剤の使用にあたっては，耐性菌の発現等を防ぐため，原則として感受性を確認し，疾病の治療上必要な最小限の期間の投与にとどめること。

禁忌
(1)本剤の成分に対し過敏症の既往歴のある患者
(2)エルゴタミン酒石酸塩を含有する製剤又はジヒドロエルゴタミンメシル酸塩を投与中の患者

併用禁忌

薬剤名等	臨床症状・措置方法	機序・危険因子
エルゴタミン酒石酸塩を含有する製剤(クリアミン) ジヒドロエルゴタミンメシル酸塩(ジヒデルゴット)	これらの薬剤の作用を増強させ，四肢の虚血を起こすおそれがある。	CYP3A4に対する阻害によりこれらの薬剤の代謝が阻害される。

ジルテック錠5　規格：5mg1錠[82.5円/錠]
ジルテック錠10　規格：10mg1錠[102.3円/錠]
ジルテックドライシロップ1.25%　規格：1.25%1g[266.2円/g]
セチリジン塩酸塩　ユーシービー　449

【効能効果】

成人
アレルギー性鼻炎
蕁麻疹，湿疹・皮膚炎，痒疹，皮膚そう痒症

小児
アレルギー性鼻炎
蕁麻疹，皮膚疾患(湿疹・皮膚炎，皮膚そう痒症)に伴うそう痒

【対応標準病名】

◎	アレルギー性鼻炎	湿疹	じんま疹
	そう痒	皮膚炎	皮膚そう痒症
	痒疹		
○	1型糖尿病性そう痒症	2型糖尿病性そう痒症	亜急性痒疹
	足湿疹	アスピリンじんま疹	アレルギー性じんま疹
	アレルギー性鼻咽頭炎	アレルギー性鼻結膜炎	アレルギー性副鼻腔炎
	異汗症	異汗性湿疹	イネ科花粉症
	陰のう湿疹	陰のうそう痒症	陰部間擦疹
	会陰部肛囲湿疹	腋窩湿疹	温熱じんま疹
	外陰部そう痒症	外陰部皮膚炎	家族性寒冷自己炎症症候群
	化膿性皮膚疾患	花粉症	貨幣状湿疹
	カモガヤ花粉症	間擦疹	感染性皮膚炎
	汗疱	汗疱性湿疹	顔面急性皮膚炎
	寒冷じんま疹	機械性じんま疹	季節性アレルギー性鼻炎
	丘疹状湿疹	丘疹状じんま疹	急性湿疹

急性痒疹	亀裂性湿疹	頚部皮膚炎
血管運動性鼻炎	結節性痒疹	限局性そう痒症
肛囲間擦疹	紅斑性間擦疹	紅斑性湿疹
肛門湿疹	肛門そう痒症	コリン性じんま疹
自家感作性皮膚炎	色素性痒疹	自己免疫性じんま疹
湿疹様発疹	周期性再発性じんま疹	手指湿疹
出血性じんま疹	症候性そう痒症	人工肛門部皮膚炎
人工じんま疹	新生児皮膚炎	振動性じんま疹
スギ花粉症	赤色湿疹	接触じんま疹
全身湿疹	多形慢性痒疹	通年性アレルギー性鼻炎
手湿疹	冬期湿疹	透析皮膚そう痒症
糖尿病性そう痒症	頭部湿疹	特発性じんま疹
乳房皮膚炎	妊娠湿疹	妊娠性痒疹
妊婦性皮膚炎	白色粃糠疹	鼻背部湿疹
汎発性皮膚そう痒症	鼻前庭部湿疹	非特異性そう痒症
ヒノキ花粉症	皮膚描記性じんま疹	ブタクサ花粉症
ヘブラ痒疹	扁平湿疹	慢性湿疹
慢性じんま疹	慢性痒疹	薬物性じんま疹
落屑性湿疹	鱗状湿疹	老年性そう痒症

用法用量

〔錠5〕

成人：通常，成人にはセチリジン塩酸塩として1回10mgを1日1回，就寝前に経口投与する。なお，年齢，症状により適宜増減するが，最高投与量は1日20mgとする。

小児：通常，7歳以上15歳未満の小児にはセチリジン塩酸塩として1回5mgを1日2回，朝食後及び就寝前に経口投与する。

〔錠10〕：通常，成人にはセチリジン塩酸塩として1回10mgを1日1回，就寝前に経口投与する。なお，年齢，症状により適宜増減するが，最高投与量は1日20mgとする。

〔ドライシロップ〕

成人：通常，成人には1回0.8g(セチリジン塩酸塩として10mg)を1日1回，就寝前に用時溶解して経口投与する。なお，年齢，症状により適宜増減するが，最高投与量は1日1.6g(セチリジン塩酸塩として20mg)とする。

小児

通常，2歳以上7歳未満の小児には1回0.2g(セチリジン塩酸塩として2.5mg)を1日2回，朝食後及び就寝前に用時溶解して経口投与する。

通常，7歳以上15歳未満の小児には1回0.4g(セチリジン塩酸塩として5mg)を1日2回，朝食後及び就寝前に用時溶解して経口投与する。

用法用量に関連する使用上の注意

腎障害患者では，血中濃度半減期の延長が認められ，血中濃度が増大するため，クレアチニンクリアランスに応じて，下表のとおり投与量の調節が必要である。なお，クレアチニンクリアランスが10mL/min未満の患者への投与は禁忌である。

成人患者の腎機能に対応する用法用量の目安(外国人データ)

	クレアチニンクリアランス(mL/min)			
	≧80	50～79	30～49	10～29
推奨用量	10mgを1日1回	10mgを1日1回	5mgを1日1回	5mgを2日に1回

腎障害を有する小児患者では，各患者の腎クリアランスと体重を考慮して，個別に用量を調整すること。

禁忌

(1)本剤の成分又はピペラジン誘導体(レボセチリジン，ヒドロキシジンを含む)に対し過敏症の既往歴のある患者

(2)重度の腎障害(クレアチニンクリアランス10mL/min未満)のある患者

セチリジン塩酸塩DS1.25%「タカタ」：高田　1.25%1g[157.4円/g]，セチリジン塩酸塩錠5「BMD」：ビオメディクス　5mg1錠[19.4円/錠]，セチリジン塩酸塩錠5mg「CH」：長生堂　5mg1錠[19.4円/錠]，セチリジン塩酸塩錠5mg「KTB」：寿　5mg1錠[45.5円/錠]，セチリジン塩酸塩錠5mg「MNP」：日新－山形　5mg1錠[31.9円/錠]，セチリジン塩酸塩錠5mg「NP」：ニプロ　5mg1錠[19.4円/錠]，セチリジン塩酸塩錠5mg「NPI」：日本薬品工業　5mg1錠[31.9円/錠]，セチリジン塩酸塩錠5mg「PH」：キョーリンリメディオ　5mg1錠[19.4円/錠]，セチリジン塩酸塩錠5mg「SN」：シオノ　5mg1錠[19.4円/錠]，セチリジン塩酸塩錠5mg「TCK」：辰巳化学　5mg1錠[19.4円/錠]，セチリジン塩酸塩錠5mg「TOA」：東亜薬品　5mg1錠[45.5円/錠]，セチリジン塩酸塩錠5mg「TYK」：大正薬品　5mg1錠[19.4円/錠]，セチリジン塩酸塩錠5mg「YD」：陽進堂　5mg1錠[19.4円/錠]，セチリジン塩酸塩錠5mg「アメル」：共和薬品　5mg1錠[31.9円/錠]，セチリジン塩酸塩錠5mg「イワキ」：岩城　5mg1錠[19.4円/錠]，セチリジン塩酸塩錠5mg「科研」：ダイト　5mg1錠[45.5円/錠]，セチリジン塩酸塩錠5mg「クニヒロ」：皇漢堂　5mg1錠[19.4円/錠]，セチリジン塩酸塩錠5mg「サワイ」：沢井　5mg1錠[45.5円/錠]，セチリジン塩酸塩錠5mg「タカタ」：高田　5mg1錠[45.5円/錠]，セチリジン塩酸塩錠5mg「タナベ」：田辺三菱　5mg1錠[45.5円/錠]，セチリジン塩酸塩錠5mg「ツルハラ」：鶴原　5mg1錠[19.4円/錠]，セチリジン塩酸塩錠5mg「トーワ」：東和　5mg1錠[45.5円/錠]，セチリジン塩酸塩錠5mg「日医工」：日医工　5mg1錠[45.5円/錠]，セチリジン塩酸塩錠5mg「ファイザー」：マイラン製薬　5mg1錠[31.9円/錠]，セチリジン塩酸塩錠5「オーハラ」：大原薬品　5mg1錠[31.9円/錠]，セチリジン塩酸塩錠10「BMD」：ビオメディクス　10mg1錠[46.2円/錠]，セチリジン塩酸塩錠10mg「CH」：長生堂　10mg1錠[26.2円/錠]，セチリジン塩酸塩錠10mg「KTB」：寿　10mg1錠[46.2円/錠]，セチリジン塩酸塩錠10mg「MNP」：日新－山形　10mg1錠[46.2円/錠]，セチリジン塩酸塩錠10mg「NP」：ニプロ　10mg1錠[26.2円/錠]，セチリジン塩酸塩錠10mg「NPI」：日本薬品工業　10mg1錠[46.2円/錠]，セチリジン塩酸塩錠10mg「PH」：キョーリンリメディオ　10mg1錠[26.2円/錠]，セチリジン塩酸塩錠10mg「SN」：シオノ　10mg1錠[26.2円/錠]，セチリジン塩酸塩錠10mg「TCK」：辰巳化学　10mg1錠[26.2円/錠]，セチリジン塩酸塩錠10mg「TOA」：東亜薬品　10mg1錠[61.1円/錠]，セチリジン塩酸塩錠10mg「TYK」：大正薬品　10mg1錠[26.2円/錠]，セチリジン塩酸塩錠10mg「YD」：陽進堂　10mg1錠[46.2円/錠]，セチリジン塩酸塩錠10mg「アメル」：共和薬品　10mg1錠[46.2円/錠]，セチリジン塩酸塩錠10mg「イワキ」：岩城　10mg1錠[26.2円/錠]，セチリジン塩酸塩錠10mg「科研」：ダイト　10mg1錠[61.1円/錠]，セチリジン塩酸塩錠10mg「クニヒロ」：皇漢堂　10mg1錠[26.2円/錠]，セチリジン塩酸塩錠10mg「サワイ」：沢井　10mg1錠[61.1円/錠]，セチリジン塩酸塩錠10mg「タカタ」：高田　10mg1錠[61.1円/錠]，セチリジン塩酸塩錠10mg「タナベ」：田辺三菱　10mg1錠[61.1円/錠]，セチリジン塩酸塩錠10mg「ツルハラ」：鶴原　10mg1錠[26.2円/錠]，セチリジン塩酸塩錠10mg「トーワ」：東和　10mg1錠[61.1円/錠]，セチリジン塩酸塩錠10mg「日医工」：日医工　10mg1錠[46.2円/錠]，セチリジン塩酸塩錠10mg「ファイザー」：マイラン製薬　10mg1錠[46.2円/錠]，セチリジン塩酸塩錠10「オーハラ」：大原薬品　10mg1錠[46.2円/錠]，セチリジン塩酸塩ドライシロップ1.25%「日医工」：日医工　1.25%1g[157.4円/g]

ジレニアカプセル0.5mg

規格：0.5mg1カプセル[8148.7円/カプセル]

フィンゴリモド塩酸塩　ノバルティス　399

イムセラカプセル0.5mgを参照(P140)

シングレア細粒4mg　規格：4mg1包[212.2円/包]
シングレアチュアブル錠5mg　規格：5mg1錠[208円/錠]
モンテルカストナトリウム　MSD　449

キプレス細粒4mg，キプレスチュアブル錠5mgを参照(P276)

シングレア錠5mg　規格：5mg1錠[166.2円/錠]
シングレア錠10mg　規格：10mg1錠[222円/錠]
モンテルカストナトリウム　MSD　449

キプレス錠5mg，キプレス錠10mgを参照(P277)

人工カルルス塩「コザカイ・M」　規格：10g[0.63円/g]
塩化ナトリウム　炭酸水素ナトリウム　無水硫酸ナトリウム　硫酸カリウム　小堺　235

【効能効果】

便秘症

【対応標準病名】

◎	便秘症		
○	機能性便秘症	痙攣性便秘	弛緩性便秘症
	習慣性便秘	重症便秘症	術後便秘
	食事性便秘	単純性便秘	腸管麻痺性便秘
	直腸性便秘	乳幼児便秘	妊産婦便秘
△	結腸アトニー	大腸機能障害	大腸ジスキネジア
	腸アトニー	腸管運動障害	腸機能障害
	腸ジスキネジア	便通異常	

用法用量

通常，成人1回5g，1日15gを振盪合剤として経口投与する。なお，年齢，症状により適宜増減する。

禁忌

(1)急性腹症が疑われる患者
(2)重症の硬結便のある患者

人工カルルス塩「ヤマゼン」：山善[0.74円/g]

シンセロン錠8mg　規格：8mg1錠[1363.7円/錠]
インジセトロン塩酸塩　杏林　239

【効能効果】

抗悪性腫瘍剤(シスプラチン等)投与に伴う消化器症状(悪心，嘔吐)

【対応標準病名】

◎	化学療法に伴う嘔吐症		
○ あ	S状結腸癌	悪性エナメル上皮腫	悪性下垂体腫瘍
	悪性褐色細胞腫	悪性顆粒細胞腫	悪性間葉腫
	悪性奇形腫	悪性胸腺腫	悪性グロームス腫瘍
	悪性血管外皮腫	悪性甲状腺腫	悪性骨腫瘍
	悪性縦隔腫瘍	悪性腫瘍	悪性腫瘍合併性皮膚筋炎
	悪性腫瘍に伴う貧血	悪性神経膠腫	悪性髄膜腫
	悪性脊髄髄膜腫	悪性線維性組織球腫	悪性虫垂粘液瘤
	悪性停留精巣	悪性頭蓋咽頭腫	悪性脳腫瘍
	悪性末梢神経鞘腫	悪性葉状腫瘍	悪性リンパ腫骨髄浸潤
	胃悪性黒色腫	イートン・ランバート症候群	胃カルチノイド
	胃癌	胃管癌	胃癌骨転移
	胃癌末期	胃脂肪肉腫	胃重複癌
	胃進行癌	胃体部癌	胃底部癌
	遺伝性大腸癌	遺伝性非ポリポーシス大腸癌	胃肉腫
	胃幽門部癌	陰核癌	陰茎癌
	陰茎亀頭部癌	陰茎体部癌	陰茎肉腫
	陰茎包皮部癌	咽頭癌	咽頭肉腫
	陰のう癌	陰のう内脂肪肉腫	ウイルムス腫瘍
	エクリン汗孔癌	炎症性乳癌	延髄神経膠腫
	嘔気	横行結腸癌	嘔吐症
か	横紋筋肉腫	悪心	外陰悪性黒色腫
	外陰悪性腫瘍	外陰癌	外陰部パジェット病
	外耳道癌	回腸癌	海綿芽細胞腫
	回盲部癌	下咽頭癌	下咽頭後部癌
	下咽頭肉腫	下顎悪性エナメル上皮腫	下顎骨悪性腫瘍
	下顎歯肉癌	下顎歯肉頬移行部癌	下眼瞼有棘細胞癌
	顎下腺癌	顎下部悪性腫瘍	角膜の悪性腫瘍
	下行結腸癌	下肢悪性腫瘍	下唇癌
	下唇赤唇部癌	仮声帯癌	滑膜腫
	滑膜肉腫	下部食道癌	下部胆管癌
	下葉肺癌	カルチノイド	癌
	肝悪性腫瘍	眼窩悪性腫瘍	肝外胆管癌
	眼窩神経芽腫	肝カルチノイド	肝癌
	肝癌骨転移	眼瞼皮膚の悪性腫瘍	肝細胞癌
	癌性悪液質	癌性胸膜炎	癌性ニューロパチー
	癌性ニューロミオパチー	癌性貧血	癌性ミエロパチー
	汗腺癌	顔面悪性腫瘍	肝門部癌
	肝門部胆管癌	気管癌	気管支癌
	気管支リンパ節転移	基底細胞癌	臼後部癌
	嗅神経芽腫	嗅神経上皮腫	胸腔内リンパ節の悪性腫瘍
	橋神経膠腫	胸腺カルチノイド	胸腺癌
	胸腺腫	胸椎転移	頬粘膜癌
	胸部下部食道癌	胸部上部食道癌	胸部食道癌
	胸部中部食道癌	胸膜悪性腫瘍	胸膜脂肪肉腫
	巨大後腹膜脂肪肉腫	空腸癌	クルッケンベルグ腫瘍
	クロム親和性芽細胞腫	頚動脈小体悪性腫瘍	頚部悪性腫瘍
	頚部癌	頚部原発腫瘍	頚部脂肪肉腫
	頚部食道癌	頚部神経芽腫	頚部肉腫
	頚部皮膚悪性腫瘍	血管肉腫	結腸癌
	結腸脂肪肉腫	結膜の悪性腫瘍	肩甲部脂肪肉腫
	原始神経外胚葉腫瘍	原線維性星細胞腫	原発性肝癌
	原発性骨腫瘍	原発性脳腫瘍	原発性肺癌
	原発不明癌	口蓋癌	口蓋垂癌
	膠芽腫	口腔悪性黒色腫	口腔癌
	口腔前庭癌	口腔底癌	硬口蓋癌
	後縦隔悪性腫瘍	甲状腺悪性腫瘍	甲状腺癌
	甲状腺癌骨転移	甲状腺髄様癌	甲状腺乳頭癌
	甲状腺未分化癌	甲状腺濾胞癌	甲状軟骨の悪性腫瘍
	口唇癌	口唇境界部癌	口唇赤唇部癌
	口唇皮膚悪性腫瘍	口底癌	喉頭蓋癌
	喉頭蓋前面癌	喉頭蓋谷癌	喉頭癌
	後頭部転移性腫瘍	後頭葉悪性腫瘍	後腹膜悪性腫瘍
	後腹膜脂肪肉腫	肛門悪性黒色腫	肛門癌
	肛門管癌	肛門部癌	肛門扁平上皮癌
	骨悪性線維性組織球腫	骨原性肉腫	骨髄性白血病骨髄浸潤
	骨髄転移	骨線維肉腫	骨転移癌
	骨軟骨肉腫	骨肉腫	骨盤転移
	骨盤内リンパ節転移	骨盤内リンパ節の悪性腫瘍	骨膜性骨肉腫
さ	鰓原性癌	残胃癌	耳介癌
	耳下腺癌	耳下部肉腫	耳管癌
	色素性基底細胞癌	子宮癌	子宮癌骨転移
	子宮癌再発	子宮癌肉腫	子宮体癌
	子宮体癌再発	子宮内膜癌	子宮内膜間質肉腫
	子宮肉腫	篩骨洞癌	視神経膠腫
	脂腺癌	歯肉癌	脂肪肉腫
	縦隔癌	縦隔脂肪肉腫	縦隔神経芽腫
	縦隔リンパ節転移	習慣性嘔吐	十二指腸カルチノイド

	十二指腸癌	十二指腸乳頭癌	十二指腸乳頭部癌
	十二指腸平滑筋肉腫	絨毛癌	主気管支の悪性腫瘍
	術後乳癌	腫瘍随伴症候群	上衣芽細胞腫
	上衣腫	小陰唇癌	上咽頭癌
	上咽頭脂肪肉腫	上顎悪性エナメル上皮腫	上顎癌
	上顎結節部癌	上顎骨悪性腫瘍	上顎歯肉癌
	上顎歯肉頬移行部癌	上顎洞癌	松果体悪性腫瘍
	松果体芽腫	松果体未分化胚細胞腫	上行結腸カルチノイド
	上行結腸癌	上行結腸平滑筋肉腫	小細胞肺癌
	上肢悪性腫瘍	上唇癌	上唇赤唇部癌
	小唾液腺癌	小腸癌	小腸脂肪肉腫
	上皮腫	上部食道癌	上部胆管癌
	上葉肺癌	上腕脂肪肉腫	食道悪性黒色腫
	食道横紋筋肉腫	食道カルチノイド	食道癌
	食道癌骨転移	食道癌肉腫	食道基底細胞癌
	食道脂肪肉腫	食道小細胞癌	食道腺癌
	食道腺様のう胞癌	食道粘表皮癌	食道表在癌
	食道平滑筋肉腫	食道未分化癌	痔瘻癌
	腎悪性腫瘍	腎盂癌	腎盂乳頭状癌
	腎癌	腎癌骨転移	神経芽腫
	神経膠腫	神経線維肉腫	進行乳癌
	唇交連癌	腎細胞癌	腎周囲脂肪肉腫
	心臓悪性腫瘍	心臓横紋筋肉腫	心臓血管肉腫
	心臓脂肪肉腫	心臓線維肉腫	心臓粘液肉腫
	腎肉腫	膵芽腫	膵癌
	膵管癌	膵管内管状腺癌	膵管内乳頭粘液性腺癌
	膵脂肪肉腫	膵漿液性のう胞腺癌	膵腺房細胞癌
	膵臓癌骨転移	膵体部癌	膵頭部癌
	膵内胆管癌	膵粘液性のう胞腺癌	膵尾部癌
	髄膜癌腫症	髄膜白血病	スキルス胃癌
	星細胞腫	精索脂肪肉腫	精索肉腫
	星状芽細胞腫	精上皮腫	成人T細胞白血病骨髄浸潤
	精巣癌	精巣奇形癌	精巣奇形腫
	精巣絨毛癌	精巣上体癌	精巣胎児性癌
	精巣肉腫	精巣卵のう腫瘍	精母細胞腫
	声門下癌	声門癌	声門上癌
	脊索腫	脊髄播種	脊椎転移
	舌縁癌	舌下腺癌	舌下面癌
	舌癌	舌根部癌	舌脂肪肉腫
	舌尖癌	舌背癌	線維脂肪肉腫
	線維肉腫	前縦隔悪性腫瘍	全身性転移性癌
	前頭洞癌	前頭部転移性腫瘍	前頭葉悪性腫瘍
	前立腺癌	前立腺癌骨転移	前立腺神経内分泌癌
	前立腺肉腫	早期胃癌	早期食道癌
	総胆管癌	側頭部転移性腫瘍	側頭葉悪性腫瘍
た	側頭葉膠芽腫	大陰唇癌	退形成性星細胞腫
	胎児性癌	胎児性精巣腫瘍	大腿骨転移性骨腫瘍
	大唾液腺癌	大腸カルチノイド	大腸癌
	大腸癌骨転移	大腸肉腫	大腸粘液癌
	大脳悪性腫瘍	大脳深部神経膠腫	大脳深部転移性腫瘍
	大網脂肪肉腫	唾液腺癌	多発性癌転移
	多発性骨髄腫骨髄浸潤	多発性神経膠腫	胆管癌
	胆汁性嘔吐	男性性器癌	胆のう癌
	胆のう管癌	胆のう肉腫	腟悪性黒色腫
	腟癌	中咽頭癌	中咽頭側壁癌
	中咽頭肉腫	中耳悪性腫瘍	中縦隔悪性腫瘍
	虫垂カルチノイド	虫垂癌	中脳神経膠腫
	中部食道癌	中部胆管癌	中葉肺癌
	腸間膜悪性腫瘍	腸間膜脂肪肉腫	腸間膜肉腫
	蝶形骨洞癌	聴神経膠腫	直腸S状部結腸癌
	直腸悪性黒色腫	直腸カルチノイド	直腸癌
	直腸癌骨転移	直腸癌術後再発	直腸癌穿孔
	直腸脂肪肉腫	手軟部悪性腫瘍	転移性下顎癌

	転移性肝癌	転移性肝腫瘍	転移性胸膜腫瘍
	転移性口腔癌	転移性黒色腫	転移性骨腫瘍
	転移性縦隔腫瘍	転移性十二指腸癌	転移性腫瘍
	転移性消化器腫瘍	転移性上顎癌	転移性小腸腫瘍
	転移性腎腫瘍	転移性膵腫瘍	転移性舌癌
	転移性頭蓋骨腫瘍	転移性脳腫瘍	転移性肺癌
	転移性肺腫瘍	転移性脾腫瘍	転移性皮膚腫瘍
	転移性副腎腫瘍	転移性扁平上皮癌	転移性卵巣癌
	テント上下転移性腫瘍	頭蓋骨悪性腫瘍	頭蓋部脊索腫
	頭頸部癌	頭頂葉悪性腫瘍	頭部脂肪肉腫
な	頭部軟部組織悪性腫瘍	頭部皮膚癌	内耳癌
	内胚葉洞腫瘍	軟口蓋癌	軟骨肉腫
	軟部悪性巨細胞腫	軟部組織悪性腫瘍	肉腫
	乳癌	乳癌・HER2過剰発現	乳癌骨転移
	乳癌再発	乳癌皮膚転移	乳房外パジェット病
	乳房下外側部乳癌	乳房下内側部乳癌	乳房脂肪肉腫
	乳房上外側部乳癌	乳房上内側部乳癌	乳房中央部乳癌
	乳房肉腫	尿管癌	尿管口部膀胱癌
	尿道傍腺の悪性腫瘍	尿膜管癌	粘液性のう胞腺癌
	脳幹悪性腫瘍	脳幹神経膠腫	脳室悪性腫瘍
は	脳神経悪性腫瘍	脳胚細胞腫瘍	肺芽腫
	肺カルチノイド	肺癌	肺癌骨転移
	肺癌肉腫	肺癌による閉塞性肺炎	胚細胞腫
	肺腺癌	肺腺扁平上皮癌	肺腺様のう胞癌
	肺大細胞癌	肺大細胞神経内分泌癌	肺肉腫
	肺粘表皮癌	肺扁平上皮癌	肺胞上皮癌
	肺未分化癌	肺門部肺癌	馬尾上衣腫
	バレット食道癌	反復性嘔吐	鼻咽腔癌
	鼻腔癌	脾脂肪肉腫	非小細胞肺癌
	鼻前庭癌	鼻中隔癌	脾の悪性腫瘍
	皮膚悪性腫瘍	皮膚悪性線維性組織球腫	皮膚癌
	皮膚脂肪肉腫	皮膚線維肉腫	皮膚白血病
	皮膚付属器癌	腹腔内リンパ節の悪性腫瘍	腹腔リンパ節転移
	副甲状腺悪性腫瘍	副甲状腺癌	副腎悪性腫瘍
	副腎癌	副腎髄質の悪性腫瘍	副腎皮質癌
	副腎皮質の悪性腫瘍	副鼻腔癌	腹部悪性腫瘍
	腹部食道癌	腹部神経芽腫	腹膜悪性腫瘍
	腹膜癌	ぶどう膜悪性黒色腫	噴門癌
	平滑筋肉腫	扁桃窩癌	扁桃癌
	膀胱円蓋部膀胱癌	膀胱癌	膀胱頚部膀胱癌
	膀胱後壁部膀胱癌	膀胱三角部膀胱癌	膀胱前壁部膀胱癌
	膀胱側壁部膀胱癌	膀胱肉腫	傍骨性骨肉腫
	紡錘形細胞肉腫	胞巣状軟部肉腫	乏突起神経膠腫
ま	末期癌	末梢神経悪性腫瘍	脈絡膜悪性黒色腫
	メルケル細胞癌	盲腸カルチノイド	盲腸癌
	毛包癌	網膜芽細胞腫	網膜膠腫
や	毛様細胞性星細胞腫	毛様体悪性腫瘍	ユーイング肉腫
	有棘細胞癌	幽門癌	幽門前庭部癌
ら	腰椎転移	卵黄のう腫瘍	卵管癌
	卵巣癌	卵巣癌全身転移	卵巣絨毛癌
	卵巣胎児性癌	卵巣肉腫	卵巣未分化胚細胞腫
	卵巣類皮のう胞癌	隆起性皮膚線維肉腫	輪状後部癌
	リンパ管肉腫	リンパ性白血病骨髄浸潤	肋骨転移
△	アセトン血性嘔吐症	癌関連網膜症	術後悪心
	食後悪心	食道顆粒細胞腫	食道偽肉腫
	中枢性嘔吐症	特発性嘔吐症	脳性嘔吐
	反芻	糞便性嘔吐	扁桃肉腫

用法用量 通常，成人にはインジセトロン塩酸塩として1回8mgを1日1回，経口投与する。

用法用量に関連する使用上の注意

(1)本剤の投与にあたっては，抗悪性腫瘍剤投与の30分～2時間前に投与する。

(2)癌化学療法の各クールにおいて，本剤は抗悪性腫瘍剤を投与する当日に投与し，抗悪性腫瘍剤を連日投与する場合には，その投与期間中(通常3～5日間)に投与する。
⑶抗悪性腫瘍剤投与終了後，翌日以降にみられる悪心，嘔吐に対する本剤の有効性は確立していないので，抗悪性腫瘍剤投与終了日の翌日以降は本剤の投与を継続しないように注意すること。

禁忌　本剤の成分に対して過敏症の既往歴のある患者

シンフェーズT28錠

規格：－[－]
エチニルエストラジオール　ノルエチステロン　科研　254

【効能効果】

避妊

【対応標準病名】

該当病名なし

効能効果に関連する使用上の注意　経口避妊剤使用開始1年間の飲み忘れを含めた一般的使用における失敗率は9%との報告がある。

用法用量　1周期目は1日1錠を毎日一定の時刻に淡青色錠から開始し，指定された順番に従い，28日間連続経口投与する。2周期目は，1周期服用開始29日目より1周期目と同様に淡青色錠から1日1錠を28日間連続投与し，3周期目以降は2周期目と同様に投与する。

用法用量に関連する使用上の注意
⑴毎日一定の時刻に服用させること。
⑵服用開始日：経口避妊剤を初めて服用させる場合，月経が始まった次の日曜日から(月経が日曜日に始まった場合は，その日から)服用を開始させる。この場合は，飲み始めの最初の1週間は他の避妊法を併用させること。

禁忌
⑴本剤の成分に対し過敏性素因のある女性
⑵エストロゲン依存性悪性腫瘍(例えば，乳癌，子宮内膜癌)，子宮頸癌及びその疑いのある患者
⑶診断の確定していない異常性器出血のある患者
⑷血栓性静脈炎，肺塞栓症，脳血管障害，冠動脈疾患又はその既往歴のある患者
⑸35歳以上で1日15本以上の喫煙者
⑹前兆(閃輝暗点，星型閃光等)を伴う片頭痛の患者
⑺肺高血圧症又は心房細動を合併する心臓弁膜症の患者，亜急性細菌性心内膜炎の既往歴のある心臓弁膜症の患者
⑻血管病変を伴う糖尿病患者(糖尿病性腎症，糖尿病性網膜症等)
⑼血栓性素因のある女性
⑽抗リン脂質抗体症候群の患者
⑾手術前4週以内，術後2週以内，産後4週以内及び長期間安静状態の患者
⑿重篤な肝障害のある患者
⒀肝腫瘍のある患者
⒁脂質代謝異常のある患者
⒂高血圧のある患者(軽度の高血圧の患者を除く)
⒃耳硬化症の患者
⒄妊娠中に黄疸，持続性そう痒症又は妊娠ヘルペスの既往歴のある患者
⒅妊婦又は妊娠している可能性のある女性
⒆授乳婦
⒇骨成長が終了していない可能性がある女性

シンメトレル細粒10%　規格：10%1g[54.6円/g]
シンメトレル錠50mg　規格：50mg1錠[28.6円/錠]
シンメトレル錠100mg　規格：100mg1錠[54.9円/錠]

アマンタジン塩酸塩　ノバルティス　116,117,625

【効能効果】

パーキンソン症候群
脳梗塞後遺症に伴う意欲・自発性低下の改善
A型インフルエンザウイルス感染症

【対応標準病名】

◎	インフルエンザA型	脳梗塞後遺症	パーキンソン症候群
○	一側性パーキンソン症候群	インフルエンザ(H5N1)	インフルエンザAソ連型
	インフルエンザA香港型	家族性パーキンソン病	家族性パーキンソン病Yahr1
	家族性パーキンソン病Yahr2	家族性パーキンソン病Yahr3	家族性パーキンソン病Yahr4
	家族性パーキンソン病Yahr5	若年性パーキンソン症候群	若年性パーキンソン病
	若年性パーキンソン病Yahr3	若年性パーキンソン病Yahr4	若年性パーキンソン病Yahr5
	小脳梗塞後遺症	続発性パーキンソン症候群	陳旧性アテローム血栓性脳梗塞
	陳旧性延髄梗塞	陳旧性橋梗塞	陳旧性小脳梗塞
	陳旧性塞栓性脳梗塞	陳旧性多発性脳梗塞	陳旧性脳幹梗塞
	陳旧性脳梗塞	陳旧性ラクナ梗塞	動脈硬化性パーキンソン症候群
	鳥インフルエンザ(H5N1)	脳炎後パーキンソン症候群	脳血管障害性パーキンソン症候群
	脳梗塞	脳梗塞後の片麻痺	脳卒中後遺症
	パーキンソン病	パーキンソン病Yahr1	パーキンソン病Yahr2
	パーキンソン病Yahr3	パーキンソン病Yahr4	パーキンソン病Yahr5
	梅毒性パーキンソン症候群	薬剤性パーキンソン症候群	
△	LGL症候群	WPW症候群	アーガイル・ロバートソン瞳孔
	インフルエンザ	インフルエンザ(H1N1)2009	インフルエンザB型
	くも膜下出血後遺症	痙性梅毒性運動失調症	顕性神経梅毒
	シャルコー関節	神経原性関節症	神経障害性脊椎障害
	神経梅毒髄膜炎	進行性運動性運動失調症	進行麻痺
	脊髄ろう	脊髄ろう性関節炎	早期興奮症候群
	鳥インフルエンザ	鳥インフルエンザ(H7N9)	ニューロパチー性関節炎
	脳出血後遺症	脳脊髄梅毒	脳梅毒
	パーキンソン病の認知症	梅毒性痙性脊髄麻痺	梅毒性視神経萎縮
	梅毒性髄膜炎	梅毒性聴神経炎	晩期梅毒性球後視神経炎
	晩期梅毒性視神経萎縮	晩期梅毒性髄膜炎	晩期梅毒性多発ニューロパチー
	晩期梅毒性聴神経炎	晩期梅毒脊髄炎	晩期梅毒脳炎
	晩期梅毒脳脊髄炎		

効能効果に関連する使用上の注意
「A型インフルエンザウイルス感染症」に本剤を用いる場合
⑴本剤は，医師が特に必要と判断した場合にのみ投与すること。例えば，以下の場合に投与を考慮することが望ましい。
A型インフルエンザウイルス感染症に罹患した場合に，症状も重く死亡率が高いと考えられる者(高齢者，免疫不全状態の患者等)及びそのような患者に接する医療従事者等。
⑵本剤を治療に用いる場合は，抗ウイルス薬の投与が全てのA型インフルエンザウイルス感染症の治療に必須ではないことを踏まえ，本剤の使用の必要性を慎重に検討すること。
⑶本剤を予防に用いる場合は，ワクチン療法を補完するものであることを考慮し，下記の場合にのみ用いること。
①ワクチンの入手が困難な場合
②ワクチン接種が禁忌の場合

③ワクチン接種後抗体を獲得するまでの期間
(4)本剤はA型以外のインフルエンザウイルス感染症には効果がない。

用法用量

パーキンソン症候群の場合
通常，成人にはアマンタジン塩酸塩として初期量1日100mgを1～2回に分割経口投与し，1週間後に維持量として1日200mgを2回に分割経口投与する。
なお，症状，年齢に応じて適宜増減できるが，1日300mg3回分割経口投与までとする。
脳梗塞後遺症の場合
通常，成人にはアマンタジン塩酸塩として1日100～150mgを2～3回に分割経口投与する。
なお，症状，年齢に応じて適宜増減する。
A型インフルエンザウイルス感染症の場合
通常，成人にはアマンタジン塩酸塩として1日100mgを1～2回に分割経口投与する。
なお，症状，年齢に応じて適宜増減する。ただし，高齢者及び腎障害のある患者では投与量の上限を1日100mgとすること。

用法用量に関連する使用上の注意

(1)本剤は大部分が未変化体として尿中に排泄されるため，腎機能が低下している患者では，血漿中濃度が高くなり，意識障害，精神症状，痙攣，ミオクロヌス等の副作用が発現することがあるので，腎機能の程度に応じて投与間隔を延長するなど，慎重に投与すること。
<参考>クレアチニンクリアランスと投与間隔の目安

クレアチニンクリアランス (mL/min/1.73m^2)	投与間隔 (100mg/回)
＞75	12時間
35～75	1日
25～35	2日
15～25	3日

注)上記は外国人における試験に基づく目安であり，本剤の国内で承認されている用法用量とは異なる。
(2)「脳梗塞後遺症に伴う意欲・自発性低下の改善」に本剤を投与する場合，投与期間は，臨床効果及び副作用の程度を考慮しながら慎重に決定するが，投与12週で効果が認められない場合には投与を中止すること。
(3)「A型インフルエンザウイルス感染症」に本剤を投与する場合
①発症後に用いる場合：発症後は可能な限り速やかに投与を開始すること(発症後48時間以降に開始しても十分な効果が得られないとされている)。また，耐性ウイルスの発現を防ぐため，必要最小限の期間(最長でも1週間)の投与にとどめること。
②ワクチンの入手が困難な場合又はワクチン接種が禁忌の場合：地域又は施設において流行の徴候があらわれたと判断された後，速やかに投与を開始し，流行の終息後は速やかに投与を中止すること。
③ワクチン接種後抗体を獲得するまでの期間に投与する場合：抗体獲得までの期間は通常10日以上とされるが，抗体獲得後は速やかに投与を中止すること。
④小児に対する用法用量は確立していないので，小児に投与する場合は医師の判断において患者の状態を十分に観察した上で，用法用量を決定すること。

警告

(1)「A型インフルエンザウイルス感染症」に本剤を用いる場合
①本剤は，医師が特に必要と判断した場合にのみ投与すること。
②本剤を治療に用いる場合は，本剤の必要性を慎重に検討すること。
③本剤を予防に用いる場合は，ワクチン療法を補完するものであることを考慮すること。
④本剤はA型以外のインフルエンザウイルス感染症には効果がない。
⑤インフルエンザの予防や治療に短期投与中の患者で自殺企図の報告があるので，精神障害のある患者又は中枢神経系に作用する薬剤を投与中の患者では治療上の有益性が危険性を上回ると判断される場合のみ投与すること。
(2)てんかん又はその既往歴のある患者及び痙攣素因のある患者では，発作を誘発又は悪化させることがあるので，患者を注意深く観察し，異常が認められた場合には減量する等の適切な措置を講じること。
(3)本剤には，催奇形性が疑われる症例報告があり，また，動物実験による催奇形性の報告があるので，妊婦又は妊娠している可能性のある婦人には投与しないこと。

禁忌

(1)透析を必要とするような重篤な腎障害のある患者
(2)妊婦又は妊娠している可能性のある婦人及び授乳婦
(3)本剤の成分に対し過敏症の既往歴のある患者

アテネジン細粒10%：鶴原　10%1g[8.6円/g]，アテネジン錠50mg：鶴原　50mg1錠[5.8円/錠]，アテネジン錠100mg：鶴原　100mg1錠[8.3円/錠]，アマンタジン塩酸塩細粒10%「杏林」：キョーリンリメディオ　10%1g[8.6円/g]，アマンタジン塩酸塩細粒10%「サワイ」：沢井　10%1g[8.6円/g]，アマンタジン塩酸塩散10%「イセイ」：イセイ　10%1g[8.6円/g]，アマンタジン塩酸塩錠50mg「ZE」：全星薬品　50mg1錠[5.8円/錠]，アマンタジン塩酸塩錠50mg「イセイ」：イセイ　50mg1錠[5.8円/錠]，アマンタジン塩酸塩錠50mg「杏林」：キョーリンリメディオ　50mg1錠[5.8円/錠]，アマンタジン塩酸塩錠50mg「サワイ」：沢井　50mg1錠[5.8円/錠]，アマンタジン塩酸塩錠50mg「日医工」：日医工　50mg1錠[5.8円/錠]，アマンタジン塩酸塩錠100mg「ZE」：全星薬品　100mg1錠[8.3円/錠]，アマンタジン塩酸塩錠100mg「イセイ」：イセイ　100mg1錠[8.3円/錠]，アマンタジン塩酸塩錠100mg「杏林」：キョーリンリメディオ　100mg1錠[8.3円/錠]，アマンタジン塩酸塩錠100mg「サワイ」：沢井　100mg1錠[8.3円/錠]，アマンタジン塩酸塩錠100mg「日医工」：日医工　100mg1錠[8.3円/錠]

シンレスタール細粒50%　規格：50%1g[41.1円/g]
シンレスタール錠250mg　規格：250mg1錠[21.8円/錠]
プロブコール　第一三共エスファ　218

【効能効果】

高脂血症(家族性高コレステロール血症，黄色腫を含む。)

【対応標準病名】

◎	黄色腫症	家族性高コレステロール血症	高脂血症
	高リポ蛋白血症		
○	1型糖尿病性高コレステロール血症	2型糖尿病性高コレステロール血症	ウォールマン病
	家族性高コレステロール血症・ヘテロ接合体	家族性高コレステロール血症・ホモ接合体	家族性高トリグリセライド血症
	家族性高リポ蛋白血症1型	家族性高リポ蛋白血症2a型	家族性高リポ蛋白血症2b型
	家族性高リポ蛋白血症3型	家族性高リポ蛋白血症4型	家族性高リポ蛋白血症5型
	眼瞼黄色腫	結節性黄色腫	高LDL血症
	高カイロミクロン血症	高コレステロール血症	高コレステロール血症性黄色腫
	高トリグリセライド血症	混合型高脂質血症	脂質異常症
	脂質代謝異常	食事性高脂血症	先天性脂質代謝異常
	糖尿病性高コレステロール血症	二次性高脂血症	脳腱黄色腫症
	本態性高コレステロール血症	本態性高脂血症	
△	家族性複合型高脂血症		

用法用量

通常，成人にはプロブコールとして1日量500mgを2回に分けて食後に経口投与する。
なお，年齢，症状により適宜増減するが，家族性高コレステロール血症の場合は，プロブコールとして1日量1,000mgまで増量することができる。

禁忌

(1)本剤の成分に対し過敏症の既往歴のある患者
(2)重篤な心室性不整脈（多源性心室性期外収縮の多発）のある患者
(3)妊婦又は妊娠している可能性のある婦人

ロレルコ細粒50%：大塚　50%1g[41.6円/g]
ロレルコ錠250mg：大塚　250mg1錠[21.8円/錠]

クラフェデン錠250mg：イセイ　250mg1錠[7.5円/錠]，プロスエード錠250mg：沢井　250mg1錠[7.5円/錠]，プロブコール錠250mg「YD」：陽進堂　250mg1錠[6.4円/錠]，プロブコール錠250mg「ツルハラ」：鶴原　250mg1錠[6.4円/錠]，プロブコール錠250mg「トーワ」：東和　250mg1錠[6.4円/錠]，プロブコール錠250mg「日医工」：日医工　250mg1錠[6.4円/錠]，ライドラース錠250mg：日新－山形　250mg1錠[6.4円/錠]，ワニール錠250mg：原沢　250mg1錠[6.4円/錠]

膵外分泌機能検査用PFD内服液500mg

規格：5%10mL1管[934.9円/管]

ベンチロミド　サンノーバ　722

【効能効果】

膵外分泌機能検査

【対応標準病名】

該当病名なし

用法用量

一般に早朝空腹時に採尿後1回1瓶を200mL以上の水とともに服用する。利尿をはかる目的で服用から約1時間後に最低約200mLの水を飲用させるが，それ以後については水分を自由にとらせてかまわない。
検査開始より，3時間以上経過した場合の食事は自由にとらせて良い。
尿は服用から6時間までの全尿を採尿する。
（成績は服用後6時間までの総尿中のPABA排泄率(%)で表示する。）

禁忌

(1)腎機能が高度に低下している患者
(2)急性膵炎の急性期
(3)急性肝炎の急性期

スイニー錠100mg

規格：100mg1錠[74.7円/錠]

アナグリプチン　三和化学　396

【効能効果】

2型糖尿病
ただし，下記のいずれかの治療で十分な効果が得られない場合に限る
(1)食事療法，運動療法のみ
(2)食事療法，運動療法に加えてα-グルコシダーゼ阻害剤を使用
(3)食事療法，運動療法に加えてビグアナイド系薬剤を使用
(4)食事療法，運動療法に加えてスルホニルウレア剤を使用
(5)食事療法，運動療法に加えてチアゾリジン系薬剤を使用

【対応標準病名】

◎	2型糖尿病		
○	2型糖尿病・眼合併症あり	2型糖尿病・関節合併症あり	2型糖尿病・腎合併症あり
	2型糖尿病・神経学的合併症あり	2型糖尿病・多発糖尿病性合併症あり	2型糖尿病・糖尿病性合併症あり
	2型糖尿病・糖尿病性合併症なし	2型糖尿病・末梢循環合併症あり	安定型糖尿病
	インスリン抵抗性糖尿病	若年2型糖尿病	妊娠中の耐糖能低下
△	2型糖尿病・ケトアシドーシス合併あり	2型糖尿病・昏睡合併あり	2型糖尿病黄斑症
	2型糖尿病合併妊娠	2型糖尿病性アシドーシス	2型糖尿病性アセトン血症
	2型糖尿病性壊疽	2型糖尿病性黄斑浮腫	2型糖尿病性潰瘍
	2型糖尿病性眼筋麻痺	2型糖尿病性肝障害	2型糖尿病性関節症
	2型糖尿病性筋萎縮症	2型糖尿病性血管障害	2型糖尿病性ケトアシドーシス
	2型糖尿病性高コレステロール血症	2型糖尿病性虹彩炎	2型糖尿病性骨症
	2型糖尿病性昏睡	2型糖尿病性自律神経ニューロパチー	2型糖尿病性神経因性膀胱
	2型糖尿病性神経痛	2型糖尿病性腎硬化症	2型糖尿病性腎症
	2型糖尿病性腎症第1期	2型糖尿病性腎症第2期	2型糖尿病性腎症第3期
	2型糖尿病性腎症第3期A	2型糖尿病性腎症第3期B	2型糖尿病性腎症第4期
	2型糖尿病性腎症第5期	2型糖尿病性腎不全	2型糖尿病性水疱
	2型糖尿病性精神障害	2型糖尿病性そう痒症	2型糖尿病性多発ニューロパチー
	2型糖尿病性単ニューロパチー	2型糖尿病性中心性網膜症	2型糖尿病性低血糖性昏睡
	2型糖尿病性動脈硬化症	2型糖尿病性動脈閉塞症	2型糖尿病性ニューロパチー
	2型糖尿病性白内障	2型糖尿病性皮膚障害	2型糖尿病性浮腫性硬化症
	2型糖尿病性末梢血管症	2型糖尿病性末梢血管障害	2型糖尿病性末梢神経障害
	2型糖尿病性ミオパチー	2型糖尿病性網膜症	ウイルス性糖尿病
	ウイルス性糖尿病・眼合併症あり	ウイルス性糖尿病・腎合併症あり	ウイルス性糖尿病・神経学的合併症あり
	ウイルス性糖尿病・多発糖尿病性合併症あり	ウイルス性糖尿病・糖尿病性合併症あり	ウイルス性糖尿病・糖尿病性合併症なし
	ウイルス性糖尿病・末梢循環合併症あり	栄養不良関連糖尿病	化学的糖尿病
	境界型糖尿病	キンメルスチール・ウイルソン症候群	高血糖高浸透圧症候群
	膵性糖尿病	膵性糖尿病・眼合併症あり	膵性糖尿病・腎合併症あり
	膵性糖尿病・神経学的合併症あり	膵性糖尿病・多発糖尿病性合併症あり	膵性糖尿病・糖尿病性合併症あり
	膵性糖尿病・糖尿病性合併症なし	膵性糖尿病・末梢循環合併症あり	ステロイド糖尿病
	ステロイド糖尿病・眼合併症あり	ステロイド糖尿病・腎合併症あり	ステロイド糖尿病・神経学的合併症あり
	ステロイド糖尿病・多発糖尿病性合併症あり	ステロイド糖尿病・糖尿病性合併症あり	ステロイド糖尿病・糖尿病性合併症なし
	ステロイド糖尿病・末梢循環合併症あり	潜在性糖尿病	前糖尿病
	増殖性糖尿病性網膜症	増殖性糖尿病性網膜症・2型糖尿病	耐糖能異常
	糖尿病	糖尿病・糖尿病性合併症なし	糖尿病黄斑症
	糖尿病黄斑浮腫	糖尿病合併症	糖尿病性壊疽
	糖尿病性潰瘍	糖尿病性眼筋麻痺	糖尿病性肝障害
	糖尿病性関節症	糖尿病性筋萎縮症	糖尿病性血管障害
	糖尿病性高コレステロール血症	糖尿病性虹彩炎	糖尿病性骨症
	糖尿病性自律神経ニューロパチー	糖尿病性神経因性膀胱	糖尿病性神経痛
	糖尿病性腎硬化症	糖尿病性腎症	糖尿病性腎不全
	糖尿病性水疱	糖尿病性精神障害	糖尿病性そう痒症
	糖尿病性多発ニューロパチー	糖尿病性単ニューロパチー	糖尿病性中心性網膜症
	糖尿病性動脈硬化症	糖尿病性動脈閉塞症	糖尿病性ニューロパチー
	糖尿病性白内障	糖尿病性皮膚障害	糖尿病性浮腫性硬化症
	糖尿病性末梢血管症	糖尿病性末梢血管障害	糖尿病性末梢神経障害
	糖尿病網膜症	二次性糖尿病	二次性糖尿病・眼合併症あり
	二次性糖尿病・腎合併症あり	二次性糖尿病・神経学的合併症あり	二次性糖尿病・多発糖尿病性合併症あり
	二次性糖尿病・糖尿病性合併症あり	二次性糖尿病・糖尿病性合併症なし	二次性糖尿病・末梢循環合併症あり
	妊娠中の糖尿病	妊娠糖尿病	妊娠糖尿病母体児症候群

ぶどう糖負荷試験異常	薬剤性糖尿病	薬剤性糖尿病・眼合併症あり
薬剤性糖尿病・腎合併症あり	薬剤性糖尿病・神経学的合併症あり	薬剤性糖尿病・多発糖尿病性合併症あり
薬剤性糖尿病・糖尿病性合併症あり	薬剤性糖尿病・糖尿病性合併症なし	薬剤性糖尿病・末梢循環合併症あり
輸血後鉄過剰症		

用法用量　通常，成人にはアナグリプチンとして1回100mgを1日2回朝夕に経口投与する。なお，効果不十分な場合には，経過を十分に観察しながら1回量を200mgまで増量することができる。

用法用量に関連する使用上の注意

腎機能障害患者では，排泄の遅延により本剤の血中濃度が上昇するため，重度以上の腎機能障害患者では，下表を目安に用量調節すること。

	クレアチニンクリアランス（mL/分）	血清クレアチニン値（mg/dL）注)	投与量
重度腎機能障害患者/末期腎不全患者	Ccr ＜ 30	男性：Cr ＞ 2.4 女性：Cr ＞ 2.0	100mg，1日1回

末期腎不全患者については，血液透析との時間関係は問わない。

注）クレアチニンクリアランスに相当する換算値（年齢60歳，体重65kg）

禁忌

(1)本剤の成分に対し過敏症の既往歴のある患者

(2)重症ケトーシス，糖尿病性昏睡又は前昏睡，1型糖尿病の患者

(3)重症感染症，手術前後，重篤な外傷のある患者

スオード錠100　規格：100mg1錠(活性本体として)[99.1円/錠]

プルリフロキサシン　Meiji Seika　624

【効能効果】

〈適応菌種〉本剤の活性本体(ulifloxacin)に感性のブドウ球菌属，レンサ球菌属，肺炎球菌，腸球菌属，モラクセラ(ブランハメラ)・カタラーリス，大腸菌，赤痢菌，サルモネラ属(チフス菌，パラチフス菌を除く)，シトロバクター属，クレブシエラ属，エンテロバクター属，セラチア属，プロテウス属，コレラ菌，インフルエンザ菌，緑膿菌，ペプトストレプトコッカス属

〈適応症〉表在性皮膚感染症，深在性皮膚感染症，慢性膿皮症，外傷・熱傷及び手術創等の二次感染，肛門周囲膿瘍，咽頭・喉頭炎，扁桃炎，急性気管支炎，肺炎，慢性呼吸器病変の二次感染，膀胱炎，腎盂腎炎，前立腺炎(急性症，慢性症)，胆嚢炎，胆管炎，感染性腸炎，コレラ，子宮内感染，子宮付属器炎，麦粒腫，中耳炎，副鼻腔炎

【対応標準病名】

◎	咽頭炎	咽頭喉頭炎	外傷
	感染性腸炎	急性気管支炎	急性細菌性前立腺炎
	喉頭炎	肛門周囲膿瘍	コレラ
	挫創	子宮内感染症	子宮付属器炎
	術後創部感染	腎盂腎炎	前立腺炎
	創傷	創傷感染症	胆管炎
	胆のう炎	中耳炎	熱傷
	肺炎	麦粒腫	皮膚感染症
	副鼻腔炎	扁桃炎	膀胱炎
	慢性前立腺炎	慢性膿皮症	裂傷
	裂創		
○あ	MRSA膀胱炎	S状結腸炎	亜急性気管支炎
	アジアコレラ	足第1度熱傷	足第2度熱傷
	足第3度熱傷	足熱傷	アルカリ腐蝕
	アレルギー性膀胱炎	アンギナ	胃腸炎
	胃腸管熱傷	胃熱傷	陰茎第1度熱傷
	陰茎第2度熱傷	陰茎第3度熱傷	陰茎熱傷
	咽頭気管炎	咽頭チフス	咽頭痛
	咽頭熱傷	咽頭扁桃炎	陰のう第1度熱傷
	陰のう第2度熱傷	陰のう第3度熱傷	陰のう熱傷
	インフルエンザ菌気管支炎	インフルエンザ菌喉頭炎	インフルエンザ菌性咽頭炎
	インフルエンザ菌性喉頭気管炎	会陰第1度熱傷	会陰第2度熱傷
	会陰第3度熱傷	会陰熱傷	会陰部化膿創
	腋窩第1度熱傷	腋窩第2度熱傷	腋窩第3度熱傷
	腋窩熱傷	壊疽性咽頭炎	壊疽性胆細管炎
	壊疽性胆のう炎	エルトールコレラ	炎症性腸疾患
か	汚染擦過創	外陰第1度熱傷	外陰第2度熱傷
	外陰第3度熱傷	外陰熱傷	外傷性穿孔性中耳炎
	外傷性中耳炎	回腸炎	外麦粒腫
	潰瘍性咽頭炎	潰瘍性膀胱炎	下咽頭炎
	下咽頭熱傷	化学外傷	下顎熱傷
	下顎部第1度熱傷	下顎部第2度熱傷	下顎部第3度熱傷
	下眼瞼蜂巣炎	角結膜腐蝕	角膜アルカリ化学熱傷
	角膜酸化学熱傷	角膜酸性熱傷	角膜熱傷
	下肢第1度熱傷	下肢第2度熱傷	下肢第3度熱傷
	下肢熱傷	下腿足部熱傷	下腿熱傷
	下腿部第1度熱傷	下腿部第2度熱傷	下腿部第3度熱傷
	カタル性胃腸炎	カタル性咽頭炎	カテーテル感染症
	カテーテル敗血症	化膿性喉頭炎	化膿性中耳炎
	化膿性副鼻腔炎	下半身第1度熱傷	下半身第2度熱傷
	下半身第3度熱傷	下半身熱傷	下腹部第1度熱傷
	下腹部第2度熱傷	下腹部第3度熱傷	眼化学熱傷
	眼窩膿瘍	眼球熱傷	眼瞼化学熱傷
	眼瞼第1度熱傷	眼瞼第2度熱傷	眼瞼第3度熱傷
	眼瞼熱傷	眼瞼蜂巣炎	間質性膀胱炎
	眼周囲化学熱傷	眼周囲第1度熱傷	眼周囲第2度熱傷
	眼周囲第3度熱傷	感染性胃腸炎	感染性咽頭炎
	感染性下痢症	感染性喉頭気管炎	感染性大腸炎
	肝内胆細管炎	眼熱傷	感冒性胃腸炎
	感冒性大腸炎	感冒性腸炎	顔面損傷
	顔面第1度熱傷	顔面第2度熱傷	顔面第3度熱傷
	顔面熱傷	気管支肺炎	気管熱傷
	気腫性腎盂腎炎	偽性コレラ	気道熱傷
	偽膜性気管支炎	偽膜性喉頭炎	偽膜性扁桃炎
	逆行性胆管炎	急性アデノイド咽頭炎	急性アデノイド扁桃炎
	急性胃腸炎	急性咽頭炎	急性咽頭喉頭炎
	急性壊疽性喉頭炎	急性壊疽性扁桃炎	急性潰瘍性喉頭炎
	急性潰瘍性扁桃炎	急性化膿性咽頭炎	急性化膿性胆管炎
	急性化膿性胆のう炎	急性化膿性中耳炎	急性化膿性扁桃炎
	急性気管気管支炎	急性気腫性胆のう炎	急性喉頭炎
	急性喉頭気管炎	急性喉頭気管気管支炎	急性出血性膀胱炎
	急性声帯炎	急性声門下喉頭炎	急性腺窩性扁桃炎
	急性大腸炎	急性胆管炎	急性胆細管炎
	急性単純性膀胱炎	急性胆のう炎	急性中耳炎
	急性腸炎	急性肺炎	急性汎発性発疹性膿疱症
	急性反復性気管支炎	急性浮腫性喉頭炎	急性付属器炎
	急性閉塞性化膿性胆管炎	急性扁桃炎	急性膀胱炎
	急性卵管炎	急性卵巣炎	胸腔熱傷
	狭窄性胆管炎	胸部外傷	胸部上腕熱傷
	胸部損傷	胸部第1度熱傷	頬部第1度熱傷
	胸部第2度熱傷	頬部第2度熱傷	胸部第3度熱傷
	頬部第3度熱傷	胸部熱傷	躯幹薬傷
	グラデニーゴ症候群	クループ性気管支炎	頚部第1度熱傷
	頚部第2度熱傷	頚部第3度熱傷	頚部熱傷
	頚部膿疱	結膜熱傷	結膜のうアルカリ化学熱傷
	結膜のう酸化学熱傷	結膜腐蝕	下痢症
	肩甲間部第1度熱傷	肩甲間部第2度熱傷	肩甲間部第3度熱傷
	肩甲間部熱傷	肩甲部第1度熱傷	肩甲部第2度熱傷
	肩甲部第3度熱傷	肩甲部熱傷	原発性硬化性胆管炎

	肩部第1度熱傷	肩部第2度熱傷	肩部第3度熱傷
	口腔上顎洞瘻	口腔第1度熱傷	口腔第2度熱傷
	口腔第3度熱傷	口腔熱傷	口唇第1度熱傷
	口唇第2度熱傷	口唇第3度熱傷	口唇熱傷
	喉頭外傷	喉頭周囲炎	喉頭損傷
	喉頭熱傷	肛門括約筋内膿瘍	肛門第1度熱傷
	肛門第2度熱傷	肛門第3度熱傷	肛門熱傷
さ	鼓室内水腫	細菌性膀胱炎	臍周囲炎
	細胆管炎	再発性胆管炎	再発性中耳炎
	坐骨直腸窩膿瘍	酸腐蝕	耳介部第1度熱傷
	耳介部第2度熱傷	耳介部第3度熱傷	趾化膿創
	子宮熱傷	篩骨洞炎	示指化膿創
	四肢挫傷	四肢第1度熱傷	四肢第2度熱傷
	四肢第3度熱傷	四肢熱傷	歯性上顎洞炎
	歯性副鼻腔炎	趾第1度熱傷	趾第2度熱傷
	趾第3度熱傷	膝部第1度熱傷	膝部第2度熱傷
	膝部第3度熱傷	趾熱傷	習慣性アンギナ
	十二指腸総胆管炎	手関節部第1度熱傷	手関節部第2度熱傷
	手関節部第3度熱傷	手指第1度熱傷	手指第2度熱傷
	手指第3度熱傷	手指端熱傷	手指熱傷
	手術創部膿瘍	手掌第1度熱傷	手掌第2度熱傷
	手掌第3度熱傷	手掌熱傷	出血性大腸炎
	出血性中耳炎	出血性腸炎	出血性膀胱炎
	術後横隔膜下膿瘍	術後感染症	術後腎盂腎炎
	術後髄膜炎	術後性中耳炎	術後性慢性中耳炎
	術後胆管炎	術後膿瘍	術後敗血症
	術後腹腔内膿瘍	術後腹壁膿瘍	手背第1度熱傷
	手背第2度熱傷	手背第3度熱傷	手背熱傷
	上咽頭炎	上顎洞炎	上眼瞼蜂巣炎
	上行性腎盂腎炎	上鼓室化膿症	上肢第1度熱傷
	上肢第2度熱傷	上肢第3度熱傷	上肢熱傷
	焼身自殺未遂	小児肺炎	小児副鼻腔炎
	小膿疱性皮膚炎	上半身第1度熱傷	上半身第2度熱傷
	上半身第3度熱傷	上半身熱傷	踵部第1度熱傷
	踵部第2度熱傷	踵部第3度熱傷	上腕第1度熱傷
	上腕第2度熱傷	上腕第3度熱傷	上腕熱傷
	食道熱傷	滲出性気管支炎	真性コレラ
	新生児中耳炎	水疱性咽頭炎	水疱性中耳炎
	精巣熱傷	舌熱傷	舌扁桃炎
	前額部第1度熱傷	前額部第2度熱傷	前額部第3度熱傷
	腺窩性アンギナ	前胸部第1度熱傷	前胸部第2度熱傷
	前胸部第3度熱傷	前胸部熱傷	穿孔性中耳炎
	全身挫傷	全身第1度熱傷	全身第2度熱傷
	全身第3度熱傷	全身熱傷	前頭洞炎
	前立腺膿瘍	前腕手部熱傷	前腕第1度熱傷
	前腕第2度熱傷	前腕第3度熱傷	前腕熱傷
	創部膿瘍	足関節第1度熱傷	足関節第2度熱傷
	足関節第3度熱傷	足関節熱傷	側胸部第1度熱傷
	側胸部第2度熱傷	側胸部第3度熱傷	足底熱傷
	足底部第1度熱傷	足底部第2度熱傷	足底部第3度熱傷
	足背部第1度熱傷	足背部第2度熱傷	足背部第3度熱傷
	側腹部第1度熱傷	側腹部第2度熱傷	側腹部第3度熱傷
	鼡径部第1度熱傷	鼡径部第2度熱傷	鼡径部第3度熱傷
た	鼡径部熱傷	第1度熱傷	第1度腐蝕
	第2度熱傷	第2度腐蝕	第3度熱傷
	第3度腐蝕	第4度熱傷	体幹第1度熱傷
	体幹第2度熱傷	体幹第3度熱傷	体幹熱傷
	大腿熱傷	大腿部第1度熱傷	大腿部第2度熱傷
	大腿部第3度熱傷	大腸炎	体表面積10%未満の熱傷
	体表面積10－19%の熱傷	体表面積20－29%の熱傷	体表面積30－39%の熱傷
	体表面積40－49%の熱傷	体表面積50－59%の熱傷	体表面積60－69%の熱傷
	体表面積70－79%の熱傷	体表面積80－89%の熱傷	体表面積90%以上の熱傷

	大葉性肺炎	多発性外傷	多発性昆虫咬創
	多発性挫傷	多発性擦過創	多発性第1度熱傷
	多発性第2度熱傷	多発性第3度熱傷	多発性熱傷
	多発性膿疱症	多発性表在損傷	胆管胆のう炎
	胆管膿瘍	単純性中耳炎	胆のう壊疽
	胆のう周囲炎	胆のう周囲膿瘍	胆のう膿瘍
	腟断端炎	腟熱傷	中耳炎性顔面神経麻痺
	虫垂炎術後残膿瘍	肘部第1度熱傷	肘部第2度熱傷
	肘部第3度熱傷	腸炎	腸カタル
	蝶形骨洞炎	直腸肛門周囲膿瘍	直腸周囲膿瘍
	陳旧性中耳炎	手第1度熱傷	手第2度熱傷
	手第3度熱傷	手熱傷	殿部第1度熱傷
	殿部第2度熱傷	殿部第3度熱傷	殿部熱傷
	頭部第1度熱傷	頭部第2度熱傷	頭部第3度熱傷
な	頭部熱傷	内麦粒腫	内部尿路性器の熱傷
	軟口蓋熱傷	難治性乳児下痢症	乳児下痢
	乳児肺炎	乳頭部第1度熱傷	乳頭部第2度熱傷
	乳頭部第3度熱傷	乳房第1度熱傷	乳房第2度熱傷
	乳房第3度熱傷	乳房熱傷	乳輪部第1度熱傷
	乳輪部第2度熱傷	乳輪部第3度熱傷	尿管切石術後感染症
	尿細管間質性腎炎	尿膜管膿瘍	妊娠中の子宮内感染
	妊娠中の性器感染症	膿皮症	膿疱
は	肺炎球菌性咽頭炎	肺炎球菌性気管支炎	敗血症性気管支炎
	敗血症性肺炎	敗血症性皮膚炎	肺熱傷
	背部第1度熱傷	背部第2度熱傷	背部第3度熱傷
	背部熱傷	抜歯後感染	半身第1度熱傷
	半身第2度熱傷	半身第3度熱傷	反復性膀胱炎
	汎副鼻腔炎	鼻部第1度熱傷	鼻部第2度熱傷
	鼻部第3度熱傷	びまん性肺炎	びらん性膀胱炎
	腹部第1度熱傷	腹部第2度熱傷	腹部第3度熱傷
	腹部熱傷	腹壁縫合糸膿瘍	腐蝕
	ぶどう球菌性咽頭炎	ぶどう球菌性扁桃炎	扁桃性アンギナ
	膀胱後部膿瘍	膀胱三角部炎	縫合糸膿瘍
	膀胱周囲炎	膀胱周囲膿瘍	縫合部膿瘍
	放射線性熱傷	放射線性膀胱炎	母指球部第1度熱傷
	母指球部第2度熱傷	母指球部第3度熱傷	母指第1度熱傷
	母指第2度熱傷	母指第3度熱傷	母指熱傷
ま	マイコプラズマ気管支炎	マイボーム腺炎	慢性咽喉頭炎
	慢性化膿性穿孔性中耳炎	慢性化膿性中耳炎	慢性細菌性前立腺炎
	慢性再発性膀胱炎	慢性耳管鼓室化膿性中耳炎	慢性上鼓室乳突洞化膿性中耳炎
	慢性穿孔性中耳炎	慢性前立腺炎急性増悪	慢性胆管炎
	慢性胆細管炎	慢性胆のう炎	慢性中耳炎
	慢性中耳炎急性増悪	慢性中耳炎後遺症	慢性中耳炎術後再燃
	慢性複雑性膀胱炎	慢性副鼻腔炎	慢性副鼻腔炎急性増悪
	慢性副鼻腔膿瘍	慢性付属器炎	慢性扁桃炎
	慢性膀胱炎	慢性卵管炎	慢性卵巣炎
や	脈絡網膜熱傷	無熱性肺炎	薬傷
	腰部第1度熱傷	腰部第2度熱傷	腰部第3度熱傷
ら	腰部熱傷	卵管炎	卵管周囲炎
	卵管卵巣膿瘍	卵管留水症	卵管留膿症
	卵巣炎	卵巣周囲炎	卵巣膿瘍
	卵巣卵管周囲炎	良性慢性化膿性中耳炎	連鎖球菌気管支炎
	連鎖球菌性咽頭炎	連鎖球菌性喉頭炎	連鎖球菌性喉頭気管炎
	連鎖球菌性扁桃炎	老人性肺炎	

△あ	BKウイルス腎症	MRSA術後創部感染	アキレス腱筋腱移行部断裂
	アキレス腱挫傷	アキレス腱挫創	アキレス腱切創
	アキレス腱断裂	アキレス腱部分断裂	足異物
	足開放創	足挫創	足切創
	亜脱臼	圧挫傷	圧挫創
	圧迫骨折	圧迫神経炎	アレルギー性副鼻腔炎
	医原性気胸	犬咬創	陰茎開放創
	陰茎挫創	陰茎折症	陰茎裂創

咽頭開放創	咽頭創傷	陰のう開放創
陰のう裂創	陰部切創	ウイルス性咽頭炎
ウイルス性扁桃炎	会陰裂傷	横隔膜損傷
か 横骨折	汚染創	外陰開放創
外陰部挫創	外陰部切創	外陰部裂傷
外耳開放創	外耳道創傷	外耳部外傷性異物
外耳部外傷性腫脹	外耳部外傷性皮下異物	外耳部割創
外耳部貫通創	外耳部咬創	外耳部挫傷
外耳部挫創	外耳部擦過創	外耳部刺創
外耳部切創	外耳部創傷	外耳部打撲傷
外耳部虫刺傷	外耳部皮下血腫	外耳部皮下出血
外傷後早期合併症	外傷性一過性麻痺	外傷性異物
外傷性横隔膜ヘルニア	外傷性眼球ろう	外傷性空気塞栓症
外傷性咬合	外傷性虹彩離断	外傷性硬膜動静脈瘻
外傷性耳出血	外傷性脂肪塞栓症	外傷性縦隔気腫
外傷性食道破裂	外傷性脊髄出血	外傷性切断
外傷性動静脈瘻	外傷性動脈血腫	外傷性動脈瘤
外傷性乳び胸	外傷性脳圧迫	外傷性脳圧迫・頭蓋内に達する開放創合併あり
外傷性脳圧迫・頭蓋内に達する開放創合併なし	外傷性脳症	外傷性破裂
外傷性皮下気腫	外傷性皮下血腫	外耳裂創
開放骨折	開放性外傷性脳圧迫	開放性陥没骨折
開放性胸膜損傷	開放性脱臼	開放性脱臼骨折
開放性脳挫創	開放性脳損傷髄膜炎	開放性脳底部挫傷
開放性びまん性脳損傷	開放性粉砕骨折	開放創
下咽頭創傷	下顎外傷性異物	下顎開放創
下顎割創	下顎貫通創	下顎口唇挫創
下顎咬創	下顎挫傷	下顎挫創
下顎擦過創	下顎刺創	下顎切創
下顎創傷	下顎打撲傷	下顎皮下血腫
下顎部挫傷	下顎部打撲傷	下顎部皮膚欠損創
下顎裂創	踵裂創	顎関節部開放創
顎関節部割創	顎関節部貫通創	顎関節部咬創
顎関節部挫傷	顎関節部挫創	顎関節部擦過創
顎関節部刺創	顎関節部切創	顎関節部創傷
顎関節部打撲傷	顎関節部皮下血腫	顎関節部裂創
顎部挫傷	顎部打撲傷	角膜挫創
角膜切傷	角膜切創	角膜創傷
角膜破裂	角膜裂傷	下腿汚染創
下腿開放創	下腿挫創	下腿切創
下腿皮膚欠損創	下腿裂創	割創
眼黄斑部裂孔	眼窩創傷	眼窩部挫創
眼窩裂傷	眼球結膜裂傷	眼球損傷
眼球破裂	眼球裂傷	眼瞼外傷性異物
眼瞼外傷性腫脹	眼瞼外傷性皮下異物	眼瞼開放創
眼瞼割創	眼瞼貫通創	眼瞼咬創
眼瞼挫創	眼瞼擦過創	眼瞼刺創
眼瞼切創	眼瞼創傷	眼瞼虫刺傷
眼瞼裂創	環指圧挫傷	環指挫傷
環指挫創	環指切創	環指剥皮創
環指皮膚欠損創	眼周囲部外傷性異物	眼周囲部外傷性腫脹
眼周囲部外傷性皮下異物	眼周囲部開放創	眼周囲部割創
眼周囲部貫通創	眼周囲部咬創	眼周囲部挫創
眼周囲部擦過創	眼周囲部刺創	眼周囲部切創
眼周囲部創傷	眼周囲部虫刺傷	眼周囲部裂創
関節血腫	関節骨折	関節挫傷
関節打撲	完全骨折	完全脱臼
貫通刺創	貫通銃創	貫通性挫滅創
貫通創	眼部外傷性異物	眼部外傷性腫脹
眼部外傷性皮下異物	眼部開放創	眼部割創
眼部貫通創	眼部咬創	眼部挫創
眼部擦過創	眼部刺創	眼部切創

眼部創傷	眼部虫刺傷	眼部裂創
陥没骨折	顔面汚染創	顔面外傷性異物
顔面開放創	顔面割創	顔面貫通創
顔面咬創	顔面挫傷	顔面挫創
顔面擦過創	顔面刺創	顔面切創
顔面創傷	顔面掻創	顔面多発開放創
顔面多発割創	顔面多発貫通創	顔面多発咬創
顔面多発挫傷	顔面多発挫創	顔面多発擦過創
顔面多発刺創	顔面多発切創	顔面多発創傷
顔面多発打撲傷	顔面多発虫刺傷	顔面多発皮下血腫
顔面多発皮下出血	顔面多発裂創	顔面打撲傷
顔面皮下血腫	顔面皮膚欠損創	顔面裂創
乾酪性副鼻腔炎	偽膜性咽頭炎	胸管損傷
胸腺損傷	頬粘膜咬傷	頬粘膜咬創
胸部汚染創	頬部外傷性異物	頬部開放創
頬部割創	頬部貫通創	頬部咬創
頬部挫傷	胸部挫創	頬部挫創
頬部擦過創	頬部刺創	胸部食道損傷
胸部切創	頬部切創	頬部創傷
頬部打撲傷	胸部皮下気腫	頬部皮下血腫
胸部皮膚欠損創	頬部皮膚欠損創	頬部裂創
胸壁開放創	胸壁刺創	強膜切創
強膜創傷	胸膜損傷・胸腔に達する開放創合併あり	胸膜肺炎
強膜裂傷	胸膜裂創	棘刺創
魚咬創	亀裂骨折	筋損傷
筋断裂	筋肉内血腫	空気塞栓症
屈曲骨折	クラミジア肺炎	頚管破裂
脛骨顆部割創	頚部開放創	頚部挫創
頚部食道開放創	頚部切創	頚部皮膚欠損創
結核性中耳炎	血管切断	血管損傷
血腫	結膜創傷	結膜裂傷
腱切創	腱損傷	腱断裂
腱部分断裂	腱裂傷	高位筋間膿瘍
高エネルギー外傷	口蓋挫傷	口蓋切創
口蓋裂創	口角部挫創	口角部裂創
口腔外傷性異物	口腔外傷性腫脹	口腔開放創
口腔割創	口腔挫傷	口腔挫創
口腔擦過創	口腔刺創	口腔切創
口腔創傷	口腔打撲傷	口腔内血腫
口腔粘膜咬傷	口腔粘膜咬創	口腔裂創
好酸球性中耳炎	好酸球性副鼻腔炎	後出血
紅色陰癬	口唇外傷性異物	口唇外傷性腫脹
口唇外傷性皮下異物	口唇開放創	口唇割創
口唇貫通創	口唇咬傷	口唇咬創
口唇挫傷	口唇挫創	口唇擦過創
口唇刺創	口唇切創	口唇創傷
口唇打撲傷	口唇虫刺傷	口唇皮下血腫
口唇皮下出血	口唇裂創	抗生物質起因性大腸炎
抗生物質起因性腸炎	溝創	咬創
後頭部外傷	後頭部割創	後頭部挫傷
後頭部挫創	後頭部切創	後頭部打撲傷
後頭部裂創	広範性軸索損傷	広汎性神経損傷
後方脱臼	硬膜損傷	硬膜裂傷
肛門裂創	骨折	骨盤部裂創
昆虫咬創	昆虫刺傷	コントル・クー損傷
さ 採皮創	挫傷	擦過創
擦過皮下血腫	挫滅傷	挫滅創
耳介外傷性異物	耳介外傷性腫脹	耳介外傷性皮下異物
耳介開放創	耳介割創	耳介貫通創
耳介咬創	耳介挫傷	耳介挫創
耳介擦過創	耳介刺創	耳介切創
耳介創傷	耳介打撲傷	耳介虫刺傷
耳介皮下血腫	耳介皮下出血	趾開放創
耳介裂創	耳下腺部打撲	指間切創

趾間切創	子宮頚管裂傷	子宮頚部環状剥離
刺咬症	趾挫創	示指 MP 関節挫傷
示指 PIP 開放創	示指割創	示指挫傷
示指挫創	示指刺創	四肢静脈損傷
示指切創	四肢動脈損傷	示指皮膚欠損創
耳前部挫創	刺創	膝蓋部挫創
膝下部挫創	膝窩部銃創	膝関節部異物
膝関節部挫創	膝部異物	膝部開放創
膝部割創	膝部咬創	膝部挫創
膝部切創	膝部裂創	歯肉挫傷
歯肉切創	歯肉裂創	脂肪塞栓症
斜骨折	射創	尺骨近位端骨折
尺骨鉤状突起骨折	手圧挫傷	縦隔血腫
習慣性扁桃炎	縦骨折	銃自殺未遂
銃創	重複骨折	手関節挫滅傷
手関節挫滅創	手関節掌側部挫創	手関節部挫創
手関節部切創	手関節部創傷	手関節部裂創
手指圧挫傷	手指汚染創	手指開放創
手指咬創	種子骨開放骨折	種子骨骨折
手指挫傷	手指挫創	手指挫滅傷
手指挫滅創	手指刺創	手指切創
手指打撲傷	手指剥皮創	手指皮下血腫
手指皮膚欠損創	手術創離開	手掌挫創
手掌刺創	手掌切創	手掌剥皮創
手掌皮膚欠損創	術後血腫	術後出血性ショック
術後消化管出血性ショック	術後ショック	術後皮下気腫
手背皮膚欠損創	手背部挫創	手背部切創
手部汚染創	上顎挫傷	上顎擦過創
上顎切創	上顎打撲傷	上顎皮下血腫
上顎部裂創	上口唇挫傷	踵骨部挫滅創
小指咬創	小指挫傷	小指挫創
小指切創	硝子体切断	小指皮膚欠損創
上唇小帯裂創	上腕汚染創	上腕貫通銃創
上腕挫創	上腕皮膚欠損創	上腕部開放創
食道損傷	処女膜裂傷	神経根ひきぬき損傷
神経切断	神経叢損傷	神経叢不全損傷
神経損傷	神経断裂	針刺創
靱帯ストレイン	靱帯損傷	靱帯断裂
靱帯捻挫	靱帯裂傷	心内異物
ストレイン	生検後出血	精巣開放創
精巣破裂	声門外傷	舌開放創
舌下顎挫創	舌咬傷	舌咬創
舌挫創	舌刺創	舌切創
切創	舌創傷	切断
舌裂創	前額部外傷性異物	前額部外傷性腫脹
前額部外傷性皮下異物	前額部開放創	前額部割創
前額部貫通創	前額部咬創	前額部挫創
前額部擦過創	前額部刺創	前額部切創
前額部創傷	前額部虫刺傷	前額部虫刺症
前額部皮膚欠損創	前額部裂創	前胸部挫創
前頚頭頂部挫創	仙骨部挫創	仙骨部皮膚欠損創
線状骨折	全身擦過創	穿通創
前頭部割創	前頭部挫傷	前頭部挫創
前頭部切創	前頭部打撲傷	前頭部皮膚欠損創
前方脱臼	前立腺痛	前腕汚染創
前腕開放創	前腕咬創	前腕挫創
前腕刺創	前腕切創	前腕皮膚欠損創
前腕裂創	爪下異物	爪下挫滅傷
爪下挫滅創	増殖性化膿性口内炎	掻創
足関節内果部挫創	足関節部挫創	足底異物
足底部咬創	足底部刺創	足底部皮膚欠損創
側頭部割創	側頭部挫創	側頭部切創
側頭部打撲傷	側頭部皮下血腫	足背部挫創
足背部切創	足部汚染創	側腹部咬創

	側腹部挫創	側腹壁開放創	足部皮膚欠損創
	足部裂創	鼡径部開放創	鼡径部切創
た	損傷	第 5 趾皮膚欠損創	大腿汚染創
	大腿咬創	大腿挫創	大腿皮膚欠損創
	大腿部開放創	大腿部刺創	大腿部切創
	大腿裂創	大転子部挫創	脱臼
	脱臼骨折	多発性開放創	多発性咬創
	多発性切創	多発性穿刺創	多発性裂創
	打撲割創	打撲血腫	打撲挫創
	打撲擦過創	打撲傷	打撲皮下血腫
	単純脱臼	腟開放創	腟断端出血
	腟壁縫合不全	腟裂傷	肘関節骨折
	肘関節挫創	肘関節脱臼骨折	肘関節部開放創
	中指咬創	中指挫傷	中指挫創
	中指刺創	中指切創	中指皮膚欠損創
	中手骨関節部挫創	中枢神経系損傷	肘頭骨折
	肘部挫創	肘部切創	肘部皮膚欠損創
	沈下性肺炎	低位筋間膿瘍	手開放創
	手咬創	手挫創	手刺創
	手切創	転位性骨折	殿部異物
	殿部開放創	殿部咬創	殿部刺創
	殿部切創	殿部皮膚欠損創	殿部裂創
	頭頂部挫傷	頭頂部挫創	頭頂部擦過創
	頭頂部切創	頭頂部打撲傷	頭頂部裂創
	頭皮外傷性腫脹	頭皮開放創	頭皮下血腫
	頭皮剥離	頭皮表在損傷	頭部異物
	頭部外傷性皮下異物	頭部外傷性皮下気腫	頭部開放創
	頭部割創	頭部頚部挫傷	頭部頚部挫創
	頭部頚部打撲傷	頭部血腫	頭部挫傷
	頭部挫創	頭部擦過創	頭部刺創
	頭部切創	頭部多発開放創	頭部多発割創
	頭部多発咬創	頭部多発挫傷	頭部多発挫創
	頭部多発擦過創	頭部多発刺創	頭部多発切創
	頭部多発創傷	頭部多発打撲傷	頭部多発皮下血腫
	頭部多発裂創	頭部打撲	頭部打撲血腫
	頭部打撲傷	頭部虫刺傷	動物咬創
	頭部皮下異物	頭部皮下血腫	頭部皮下出血
	頭部皮膚欠損創	頭部裂創	動脈損傷
	特発性関節脱臼	飛び降り自殺未遂	飛び込み自殺未遂
な	内視鏡検査中腸穿孔	軟口蓋血腫	軟口蓋挫創
	軟口蓋創傷	軟口蓋破裂	肉離れ
	乳腺内異物	乳房異物	妊娠中の子宮頚管炎
	猫咬創	捻挫	脳挫傷
	脳挫傷・頭蓋内に達する開放創合併あり	脳挫傷・頭蓋内に達する開放創合併なし	脳挫創
	脳挫創・頭蓋内に達する開放創合併あり	脳挫創・頭蓋内に達する開放創合併なし	脳損傷
	脳対側損傷	脳直撃損傷	脳底部挫傷
	脳底部挫傷・頭蓋内に達する開放創合併あり	脳底部挫傷・頭蓋内に達する開放創合併なし	脳裂傷
は	敗血症性咽頭炎	爆死自殺未遂	剥離骨折
	抜歯後出血	破裂骨折	皮下異物
	皮下気腫	皮下血腫	鼻下擦過創
	皮下静脈損傷	皮下損傷	鼻根部打撲挫創
	鼻根部裂創	膝汚染創	膝皮膚欠損創
	皮神経挫傷	鼻前庭部挫創	鼻尖部挫創
	非定型肺炎	非熱傷性水疱	鼻部外傷性異物
	鼻部外傷性腫脹	鼻部外傷性皮下異物	鼻部開放創
	眉部割創	鼻部割創	鼻部貫通創
	腓腹筋挫創	眉部血腫	皮膚欠損創
	鼻部咬創	鼻部挫傷	鼻部挫創
	鼻部擦過創	鼻部刺創	鼻部切創
	鼻部創傷	皮膚損傷	鼻部打撲傷
	鼻部虫刺傷	皮膚剥脱創	鼻部皮下血腫
	鼻部皮下出血	鼻部皮膚欠損創	鼻部皮膚剥離創

	鼻部裂創	びまん性脳損傷	びまん性脳損傷・頭蓋内に達する開放創合併あり
	びまん性脳損傷・頭蓋内に達する開放創合併なし	眉毛部割創	眉毛部裂創
	表皮剥離	鼻翼部切創	鼻翼部裂創
	複雑脱臼	伏針	副鼻腔開放創
	副鼻腔真菌症	腹部汚染創	腹部刺創
	腹部皮膚欠損創	腹壁異物	腹壁開放創
	腹壁創し開	腹壁縫合不全	不全骨折
	ブラックアイ	粉砕骨折	分娩時会陰裂傷
	分娩時軟産道損傷	閉鎖性外傷性脳圧迫	閉鎖性骨折
	閉鎖性脱臼	閉鎖性脳挫創	閉鎖性脳底部挫傷
	閉鎖性びまん性脳損傷	閉塞性肺炎	扁桃チフス
	縫合不全	縫合不全出血	放射線出血性膀胱炎
	帽状腱膜下出血	包皮挫創	包皮切創
	包皮裂創	母指咬創	母指挫傷
	母指挫創	母趾挫創	母指示指間切創
	母指刺創	母指切創	母指打撲挫創
	母指打撲傷	母指皮膚欠損創	母趾皮膚欠損創
ま	母指末節部挫創	膜性咽頭炎	末梢血管外傷
	末梢神経損傷	眉間部挫創	眉間部裂創
	耳後部挫創	耳後部打撲傷	盲管銃創
	網膜振盪	網脈絡膜裂傷	モンテジア骨折
ら	腰部切創	腰部打撲挫創	らせん骨折
	離開骨折	淋菌性咽頭炎	涙管損傷
	涙管断裂	涙道損傷	轢過創
	裂離	裂離骨折	連鎖球菌性アンギナ
	若木骨折		

用法用量

通常，成人に対して，プルリフロキサシンとして1回264.2mg(活性本体として200mg)を1日2回経口投与する。

なお，症状により適宜増減するが，1回用量は396.3mg(活性本体として300mg)を上限とする。

肺炎，慢性呼吸器病変の二次感染には，プルリフロキサシンとして1回396.3mg(活性本体として300mg)を1日2回経口投与する。

用法用量に関連する使用上の注意

(1)本剤の使用にあたっては，耐性菌の発現等を防ぐため，原則として感受性を確認し，疾病の治療上必要な最小限の期間の投与にとどめること。

(2)本剤の使用にあたっては，定められた用法用量を守り，疾病の治療上必要な最小限の期間の投与にとどめること。

禁忌

(1)本剤の成分に対し過敏症の既往歴のある患者

(2)妊婦又は妊娠している可能性のある婦人

(3)小児等

(4)フェンブフェン，フルルビプロフェン　アキセチル，フルルビプロフェンを投与中の患者

併用禁忌

薬剤名等	臨床症状・措置方法	機序・危険因子
フェンブフェン フルルビプロフェン アキセチル (ロピオン) フルルビプロフェン (フロベン等)	痙攣を起こすおそれがある。症状が認められた場合，両剤の投与を中止するなど適切な処置を行う。	本剤の$GABA_A$受容体結合阻害作用が増強され，痙攣が誘発されると考えられる。

スカジロールカプセル25mg

規格：25mg1カプセル[10円/カプセル]

スカジロールカプセル50mg

規格：50mg1カプセル[16.1円/カプセル]

アルプレノロール塩酸塩　寿　212

【効 能 効 果】

狭心症，頻脈性不整脈

【対応標準病名】

◎	狭心症	頻脈症	頻脈性不整脈
	不整脈		
○	QT延長症候群	QT短縮症候群	安静時狭心症
	安定狭心症	異型狭心症	異所性心室調律
	異所性心房調律	異所性調律	異所性拍動
	一過性心室細動	遺伝性QT延長症候群	冠攣縮性狭心症
	期外収縮	期外収縮性不整脈	狭心症3枝病変
	三段脈	上室期外収縮	上室頻拍
	初発労作型狭心症	心室期外収縮	心室細動
	心室性二段脈	心室粗動	心室頻拍
	心房期外収縮	心房静止	心房頻拍
	接合部調律	増悪労作型狭心症	多源性心室期外収縮
	多発性期外収縮	洞頻脈	洞不整脈
	特発性QT延長症候群	トルサードドポアント	二次性QT延長症候群
	二段脈	非持続性心室頻拍	微小血管性狭心症
	頻拍症	不安定狭心症	副収縮
	ブブレ症候群	ブルガダ症候群	房室接合部期外収縮
	発作性上室頻拍	発作性心房頻拍	発作性接合部頻拍
	発作性頻拍	夜間狭心症	薬物性QT延長症候群
	リエントリー性心室性不整脈	労作時兼安静時狭心症	労作性狭心症
△	起立性調律障害	呼吸性不整脈	徐脈頻脈症候群
	心拍異常	洞結節機能低下	洞不全症候群

用法用量

〔スカジロールカプセル25mg〕：アルプレノロール塩酸塩として，通常成人には1日75～150mg(3～6カプセル)を1日3回食後に分割経口投与する。ただし，年齢，症状により適宜増減する。

〔スカジロールカプセル50mg〕：アルプレノロール塩酸塩として，通常成人には1日150mg(3カプセル)を1日3回食後に分割経口投与する。ただし，年齢，症状により適宜増減する。なお，アルプレノロール塩酸塩の経口投与における通常の1日用量は75～150mgである。

用法用量に関連する使用上の注意　褐色細胞腫の患者では，本剤の単独投与により急激に血圧が上昇することがあるので，α-遮断剤で初期治療を行った後に本剤を投与し，常にα-遮断剤を併用すること。

禁忌

(1)気管支喘息，気管支痙攣のおそれのある患者

(2)糖尿病性ケトアシドーシス，代謝性アシドーシスのある患者

(3)高度の徐脈(著しい洞性徐脈)，房室ブロック(II，III度)，洞房ブロックのある患者

(4)心原性ショックの患者

(5)肺高血圧による右心不全のある患者

(6)うっ血性心不全のある患者

(7)未治療の褐色細胞腫の患者

(8)妊婦又は妊娠している可能性のある婦人

スーグラ錠25mg　規格：25mg1錠[136.5円/錠]
スーグラ錠50mg　規格：50mg1錠[205.5円/錠]
イプラグリフロジンＬ－プロリン　アステラス　396

【効 能 効 果】

2 型糖尿病

【対応標準病名】

◎	2 型糖尿病		
○	2 型糖尿病・眼合併症あり	2 型糖尿病・関節合併症あり	2 型糖尿病・ケトアシドーシス合併あり
	2 型糖尿病・昏睡合併あり	2 型糖尿病・腎合併症あり	2 型糖尿病・神経学的合併症あり
	2 型糖尿病・多発糖尿病性合併症あり	2 型糖尿病・糖尿病性合併症あり	2 型糖尿病・糖尿病性合併症なし
	2 型糖尿病・末梢循環合併症あり	2 型糖尿病黄斑症	2 型糖尿病性アシドーシス
	2 型糖尿病性アセトン血症	2 型糖尿病性壊疽	2 型糖尿病性黄斑浮腫
	2 型糖尿病性潰瘍	2 型糖尿病性眼筋麻痺	2 型糖尿病性肝障害
	2 型糖尿病性関節症	2 型糖尿病性筋萎縮症	2 型糖尿病性血管障害
	2 型糖尿病性ケトアシドーシス	2 型糖尿病性高コレステロール血症	2 型糖尿病性虹彩炎
	2 型糖尿病性骨症	2 型糖尿病性昏睡	2 型糖尿病性自律神経ニューロパチー
	2 型糖尿病性神経因性膀胱	2 型糖尿病性神経痛	2 型糖尿病性腎硬化症
	2 型糖尿病性腎症	2 型糖尿病性腎症第 1 期	2 型糖尿病性腎症第 2 期
	2 型糖尿病性腎症第 3 期	2 型糖尿病性腎症第 3 期Ａ	2 型糖尿病性腎症第 3 期Ｂ
	2 型糖尿病性腎症第 4 期	2 型糖尿病性腎症第 5 期	2 型糖尿病性腎不全
	2 型糖尿病性水疱	2 型糖尿病性精神障害	2 型糖尿病性そう痒症
	2 型糖尿病性多発ニューロパチー	2 型糖尿病性単ニューロパチー	2 型糖尿病性中心性網膜症
	2 型糖尿病性低血糖性昏睡	2 型糖尿病性動脈硬化症	2 型糖尿病性動脈閉塞症
	2 型糖尿病性ニューロパチー	2 型糖尿病性白内障	2 型糖尿病性皮膚障害
	2 型糖尿病性浮腫性硬化症	2 型糖尿病性末梢血管症	2 型糖尿病性末梢血管障害
	2 型糖尿病性末梢神経障害	2 型糖尿病性ミオパチー	2 型糖尿病性網膜症
	安定型糖尿病	インスリン抵抗性糖尿病	若年 2 型糖尿病
	増殖性糖尿病性網膜症・2 型糖尿病		

効能効果に関連する使用上の注意

(1)本剤は 2 型糖尿病と診断された患者に対してのみ使用し，1 型糖尿病の患者には投与をしないこと。

(2)重度の腎機能障害のある患者又は透析中の末期腎不全患者では本剤の効果が期待できないため，投与しないこと。

(3)中等度の腎機能障害のある患者では本剤の効果が十分に得られない可能性があるので投与の必要性を慎重に判断すること。

用法用量　通常，成人にはイプラグリフロジンとして 50mg を 1 日 1 回朝食前又は朝食後に経口投与する。なお，効果不十分な場合には，経過を十分に観察しながら 100mg1 日 1 回まで増量することができる。

用法用量に関連する使用上の注意　重度の肝機能障害のある患者に対しては低用量から投与を開始するなど慎重に投与すること。

禁忌

(1)本剤の成分に対し過敏症の既往歴のある患者

(2)重症ケトーシス，糖尿病性昏睡又は前昏睡

(3)重症感染症，手術前後，重篤な外傷のある患者

スクラルファート内用液10%「タイヨー」
規格：10%1mL[2.7円/mL]

スクラルファート水和物　テバ製薬　232

【効 能 効 果】

(1)胃・十二指腸潰瘍

(2)下記疾患の胃粘膜病変(びらん，出血，発赤，浮腫)の改善：急性胃炎，慢性胃炎の急性増悪期

【対応標準病名】

◎	胃潰瘍	胃十二指腸潰瘍	胃出血
	胃びらん	急性胃炎	急性びらん性胃炎
	十二指腸潰瘍	出血性胃炎	慢性胃炎
○	NSAID 胃潰瘍	NSAID 十二指腸潰瘍	アルコール性胃炎
	アレルギー性胃炎	胃炎	胃潰瘍瘢痕
	胃空腸周囲炎	胃周囲炎	胃十二指腸炎
	胃十二指腸潰瘍瘢痕	萎縮性胃炎	萎縮性化生性胃炎
	胃蜂窩織炎	急性胃潰瘍	急性胃粘膜病変
	急性十二指腸潰瘍	急性出血性胃潰瘍	急性出血性十二指腸潰瘍
	クッシング潰瘍	下血	血便
	再発性胃潰瘍	再発性十二指腸潰瘍	残胃潰瘍
	十二指腸炎	十二指腸潰瘍瘢痕	十二指腸球後部潰瘍
	出血性胃潰瘍	出血性十二指腸潰瘍	術後胃潰瘍
	術後胃十二指腸潰瘍	術後残胃胃炎	術後十二指腸潰瘍
	消化管出血	上部消化管出血	心因性胃潰瘍
	神経性胃炎	ステロイド潰瘍	ストレス潰瘍
	ストレス性胃潰瘍	ストレス性十二指腸潰瘍	穿孔性胃潰瘍
	穿通性胃潰瘍	穿通性十二指腸潰瘍	多発胃潰瘍
	多発性十二指腸潰瘍	多発性出血性胃潰瘍	中毒性胃炎
	デュラフォイ潰瘍	吐下血	吐血
	難治性胃潰瘍	難治性十二指腸潰瘍	肉芽腫性胃炎
	粘血便	表層性胃炎	びらん性胃炎
	びらん性十二指腸炎	ヘリコバクター・ピロリ胃炎	放射線胃炎
	慢性胃潰瘍	慢性胃潰瘍活動期	慢性十二指腸炎
	慢性十二指腸潰瘍	慢性十二指腸潰瘍活動期	メネトリエ病
	薬剤性胃潰瘍	疣状胃炎	
△	胃穿孔	胃腸疾患	胃粘膜過形成
	急性胃潰瘍穿孔	急性十二指腸潰瘍穿孔	急性出血性胃潰瘍穿孔
	急性出血性十二指腸潰瘍穿孔	十二指腸周囲炎	十二指腸穿孔
	十二指腸乳頭炎	十二指腸びらん	出血性胃潰瘍穿孔
	出血性十二指腸潰瘍穿孔	消化管障害	ステロイド潰瘍穿孔
	穿孔性十二指腸潰瘍	腸出血	反応性リンパ組織増生症

用法用量　通常，成人 1 回 10mL を 1 日 3 回経口投与する。なお，年齢，症状により適宜増減する。

禁忌　透析療法を受けている患者

スターシス錠30mg　規格：30mg1錠[18.6円/錠]
スターシス錠90mg　規格：90mg1錠[46.4円/錠]
ナテグリニド　アステラス　396

【効 能 効 果】

2 型糖尿病における食後血糖推移の改善

ただし，下記のいずれかの治療で十分な効果が得られない場合に限る。

(1)食事療法・運動療法のみ

(2)食事療法・運動療法に加えてα-グルコシダーゼ阻害剤を使用

(3)食事療法・運動療法に加えてビグアナイド系薬剤を使用

(4)食事療法・運動療法に加えてチアゾリジン系薬剤を使用

【対応標準病名】

◎	2型糖尿病		
○	2型糖尿病・眼合併症あり	2型糖尿病・関節合併症あり	2型糖尿病・腎合併症あり
	2型糖尿病・神経学的合併症あり	2型糖尿病・多発糖尿病性合併症あり	2型糖尿病・糖尿病性合併症あり
	2型糖尿病・糖尿病性合併症なし	2型糖尿病・末梢循環合併症あり	安定型糖尿病
	若年2型糖尿病	妊娠中の耐糖能低下	
△	2型糖尿病・ケトアシドーシス合併あり	2型糖尿病・昏睡合併あり	2型糖尿病黄斑症
	2型糖尿病性アシドーシス	2型糖尿病性アセトン血症	2型糖尿病性壊疽
	2型糖尿病性黄斑浮腫	2型糖尿病性潰瘍	2型糖尿病性眼筋麻痺
	2型糖尿病性肝障害	2型糖尿病性関節症	2型糖尿病性筋萎縮症
	2型糖尿病性血管障害	2型糖尿病性ケトアシドーシス	2型糖尿病性高コレステロール血症
	2型糖尿病性虹彩炎	2型糖尿病性骨症	2型糖尿病性自律神経ニューロパチー
	2型糖尿病性神経因性膀胱	2型糖尿病性神経痛	2型糖尿病性腎硬化症
	2型糖尿病性腎症	2型糖尿病性腎症第1期	2型糖尿病性腎症第2期
	2型糖尿病性腎症第3期	2型糖尿病性腎症第3期A	2型糖尿病性腎症第3期B
	2型糖尿病性腎症第4期	2型糖尿病性水疱	2型糖尿病性精神障害
	2型糖尿病性そう痒症	2型糖尿病性多発ニューロパチー	2型糖尿病性単ニューロパチー
	2型糖尿病性中心性網膜症	2型糖尿病性動脈硬化症	2型糖尿病性動脈閉塞症
	2型糖尿病性ニューロパチー	2型糖尿病性白内障	2型糖尿病性皮膚障害
	2型糖尿病性浮腫性硬化症	2型糖尿病性末梢血管症	2型糖尿病性末梢血管障害
	2型糖尿病性末梢神経障害	2型糖尿病性ミオパチー	2型糖尿病性網膜症
	インスリン抵抗性糖尿病	増殖性糖尿病性網膜症・2型糖尿病	糖尿病
	糖尿病合併症	妊娠糖尿病	

効能効果に関連する使用上の注意

(1)糖尿病の診断が確立した患者に対してのみ適用を考慮すること。糖尿病以外にも耐糖能異常・尿糖陽性等，糖尿病類似の症状(腎性糖尿，老人性糖代謝異常，甲状腺機能異常等)を有する疾患があることに留意すること。

(2)糖尿病治療の基本である食事療法・運動療法のみを行っている患者では，投与の際，空腹時血糖が120mg/dL以上，又は食後血糖1又は2時間値が200mg/dL以上の患者に限る。

(3)食事療法・運動療法に加えてα-グルコシダーゼ阻害剤を使用している患者では，投与の際の空腹時血糖値は140mg/dL以上を目安とする。

用法用量　通常，成人にはナテグリニドとして1回90mgを1日3回毎食直前に経口投与する。なお，効果不十分な場合には，経過を十分に観察しながら1回量を120mgまで増量することができる。

用法用量に関連する使用上の注意　本剤は，食後投与では速やかな吸収が得られず効果が減弱する。効果的に食後の血糖上昇を抑制するため，本剤の投与は毎食前10分以内(食直前)とすること。また，本剤は投与後，速やかに薬効を発現するため，食前30分投与では食事開始前に低血糖を誘発する可能性がある。

禁忌

(1)重症ケトーシス，糖尿病性昏睡又は前昏睡，1型糖尿病の患者
(2)透析を必要とするような重篤な腎機能障害のある患者
(3)重症感染症，手術前後，重篤な外傷のある患者
(4)本剤の成分に対し過敏症の既往歴のある患者
(5)妊婦又は妊娠している可能性のある婦人

ファスティック錠30：味の素　30mg1錠[18.7円/錠]
ファスティック錠90：味の素　90mg1錠[46.6円/錠]
ナテグリニド錠30mg「テバ」：大正薬品　30mg1錠[12円/錠]，ナテグリニド錠30mg「日医工」：日医工　30mg1錠[12円/錠]，ナテグリニド錠30mg「マイラン」：マイラン製薬　30mg1錠[12円/錠]，ナテグリニド錠90mg「テバ」：大正薬品　90mg1錠[28.7円/錠]，ナテグリニド錠90mg「日医工」：日医工　90mg1錠[28.7円/錠]，ナテグリニド錠90mg「マイラン」：マイラン製薬　90mg1錠[28.7円/錠]

スタラシドカプセル50　規格：50mg1カプセル[422.3円/カプセル]
スタラシドカプセル100　規格：100mg1カプセル[721.6円/カプセル]
シタラビンオクホスファート水和物　日本化薬　422

【効能効果】

(1)成人急性非リンパ性白血病(強力な化学療法が対象となる症例にはその療法を優先する。)
(2)骨髄異形成症候群(Myelodysplastic Syndrome)

【対応標準病名】

◎	急性骨髄性白血病	骨髄異形成症候群	
○	RAEB－t	芽球増加を伴う不応性貧血	急性骨髄単球性白血病
	急性前骨髄球性白血病	白血病	
△	1系統に異形成を伴う不応性血球減少症	5q－症候群	BCR－ABL1陽性Bリンパ芽球性白血病
	BCR－ABL1陽性Bリンパ芽球性白血病/リンパ腫	B細胞性前リンパ球性白血病	Bリンパ芽球性白血病
	Bリンパ芽球性白血病/リンパ腫	E2A－PBX1陽性Bリンパ芽球性白血病	E2A－PBX1陽性Bリンパ芽球性白血病/リンパ腫
	IL3－IGH陽性Bリンパ芽球性白血病	IL3－IGH陽性Bリンパ芽球性白血病/リンパ腫	MLL再構成型Bリンパ芽球性白血病
	MLL再構成型Bリンパ芽球性白血病/リンパ腫	Ph陽性急性リンパ性白血病	TEL－AML1陽性Bリンパ芽球性白血病
	TEL－AML1陽性Bリンパ芽球性白血病/リンパ腫	T細胞性前リンパ球白血病	T細胞性大顆粒リンパ球白血病
	Tリンパ芽球性白血病	Tリンパ芽球性白血病/リンパ腫	悪性リンパ腫骨髄浸潤
	アグレッシブNK細胞白血病	芽球増加を伴う不応性貧血－1	芽球増加を伴う不応性貧血－2
	急性巨核芽球性白血病	急性単球性白血病	急性白血病
	急性リンパ性白血病	くすぶり型白血病	形質細胞白血病
	高2倍体性Bリンパ芽球性白血病	高2倍体性Bリンパ芽球性白血病/リンパ腫	好塩基球性白血病
	好酸球性白血病	好中球性白血病	骨髄性白血病
	骨髄性白血病骨髄浸潤	骨髄単球性白血病	混合型白血病
	若年性骨髄単球性白血病	小児急性リンパ性白血病	小児骨髄異形成症候群
	小児不応性血球減少症	髄膜白血病	成人T細胞白血病骨髄浸潤
	成人T細胞白血病リンパ腫	成人T細胞白血病リンパ腫・急性型	成人T細胞白血病リンパ腫・くすぶり型
	成人T細胞白血病リンパ腫・慢性型	成人T細胞白血病リンパ腫・リンパ腫型	赤白血病
	前リンパ球性白血病	多血球系異形成を伴う不応性血球減少症	単球性白血病
	低2倍体性Bリンパ芽球性白血病	低2倍体性Bリンパ芽球性白血病/リンパ腫	低形成性白血病
	二次性白血病	バーキット白血病	白血病性関節症
	非定型的白血病	皮膚白血病	肥満細胞性白血病
	分類不能型骨髄異形成症候群	ヘアリー細胞白血病	ヘアリー細胞白血病亜型
	慢性NK細胞リンパ増殖性疾患	慢性白血病	慢性リンパ性白血病
	リンパ性白血病	リンパ性白血病骨髄浸潤	

用法用量

(1)成人急性非リンパ性白血病：シタラビン　オクホスファートとして，1日100～300mgを2～3週間連続経口投与し，2～3週間休薬する。これを繰り返す。なお，投与量は疾患，症状等により適宜増減する。本剤の投与時期は食後とし，1日1～3回に分

けて服用する。
(2)骨髄異形成症候群(Myelodysplastic Syndrome)：シタラビンオクホスファートとして，1日100〜200mgを2〜3週間連続経口投与し，2〜3週間休薬する。これを繰り返す。なお，投与量は疾患，症状等により適宜増減する。本剤の投与時期は食後とし，1日1〜3回に分けて服用する。

禁忌　本剤に対し重篤な過敏症の既往歴のある患者

スタリビルド配合錠　規格：1錠[6942.1円/錠]

エムトリシタビン　エルビテグラビル　コビシスタット　テノホビルジソプロキシルフマル酸塩　日本たばこ　625

【効能効果】

HIV-1感染症

【対応標準病名】

◎	HIV－1感染症		
○	AIDS	HIV感染	HIV感染症
	後天性免疫不全症候群		
△	AIDS関連症候群	HIV－2感染症	新生児HIV感染症

効能効果に関連する使用上の注意

(1)治療経験のないHIV-1感染症患者に使用すること。また，抗HIV薬による治療経験のあるHIV-1感染症患者に対しては，本剤投与による有効性及び安全性は確立していない。
(2)本剤による治療にあたっては，可能な場合には薬剤耐性検査(遺伝子型解析あるいは表現型解析)を参考にすること。
(3)小児HIV感染症に対しては，本剤投与による有効性，安全性が確立していない。

用法用量　通常，成人には1回1錠(エルビテグラビルとして150mg，コビシスタットとして150mg，エムトリシタビンとして200mg及びテノホビル　ジソプロキシルフマル酸塩として300mgを含有)を1日1回食事中又は食直後に経口投与する。

用法用量に関連する使用上の注意

(1)本剤は，エルビテグラビル，コビシスタット，エムトリシタビン及びテノホビル　ジソプロキシルフマル酸塩の4成分を含有した配合錠である。本剤の有効成分であるエムトリシタビン又はテノホビル　ジソプロキシルフマル酸塩を含む製剤と併用しないこと。
(2)投与開始時にクレアチニンクリアランスが70mL/min以上であることを確認すること。また，本剤投与後，クレアチニンクリアランスが50mL/min未満に低下した場合には本剤の投与を中止すること。

警告　B型慢性肝炎を合併している患者では，本剤の投与中止により，B型慢性肝炎が再燃するおそれがあるので，本剤の投与を中断する場合には十分注意すること。特に非代償性の場合，重症化するおそれがあるので注意すること。

禁忌

(1)本剤の成分に対し過敏症の既往歴のある患者
(2)次の薬剤を投与中の患者：リファンピシン，セイヨウオトギリソウ(St. John's Wort：セント・ジョーンズ・ワート)含有食品，ジヒドロエルゴタミンメシル酸塩，エルゴタミン酒石酸塩，エルゴメトリンマレイン酸塩，メチルエルゴメトリンマレイン酸塩，シンバスタチン，ピモジド，シルデナフィルクエン酸塩(レバチオ)，バルデナフィル塩酸塩水和物，タダラフィル(アドシルカ)，ブロナンセリン，アゼルニジピン，リバーロキサバン，トリアゾラム，ミダゾラム

併用禁忌

薬剤名等	臨床症状・措置方法	機序・危険因子
リファンピシン（リファジン）セイヨウオトギリソウ(St. John's Wort：セント・ジョーンズ・ワート)含有食品	エルビテグラビル及びコビシスタットの血中濃度が著しく低下する可能性がある。	これら薬剤はCYP3Aを誘導するため。
ジヒドロエルゴタミンメシル酸塩（ジヒデルゴット）エルゴタミン酒石酸塩（クリアミン）エルゴメトリンマレイン酸塩（エルゴメトリン）メチルエルゴメトリンマレイン酸塩（メテルギン）	これら薬剤の血中濃度が上昇し，重篤な又は生命に危険を及ぼすような事象(末梢血管攣縮，四肢及びその他組織の虚血等)が起こる可能性がある。	コビシスタットのCYP3Aに対する阻害作用が考えられる。
シンバスタチン（リポバス）	シンバスタチンの血中濃度が上昇し，重篤な有害事象(横紋筋融解症を含むミオパチー等)が起こる可能性がある。	
ピモジド（オーラップ）	ピモジドの血中濃度が上昇し，重篤な又は生命に危険を及ぼすような事象(不整脈等)が起こる可能性がある。	
シルデナフィルクエン酸塩（レバチオ）バルデナフィル塩酸塩水和物（レビトラ）タダラフィル（アドシルカ）	これら薬剤の血中濃度が上昇し，視覚障害，低血圧，持続勃起及び失神等の有害事象が起こる可能性がある。	
ブロナンセリン（ロナセン）アゼルニジピン（カルブロック）リバーロキサバン（イグザレルト）	これら薬剤の血中濃度が上昇し，重篤な又は生命に危険を及ぼすような事象が起こる可能性がある。	
トリアゾラム（ハルシオン）ミダゾラム（ドルミカム）	これら薬剤の血中濃度が上昇し，重篤な又は生命に危険を及ぼすような事象(鎮静作用の延長や増強又は呼吸抑制等)が起こる可能性がある。	

スタレボ配合錠L50　規格：1錠[217.3円/錠]
スタレボ配合錠L100　規格：1錠[217.3円/錠]

エンタカポン　カルビドパ水和物　レボドパ　ノバルティス　116

【効能効果】

パーキンソン病〔レボドパ・カルビドパ投与において症状の日内変動(wearing-off現象)が認められる場合〕

【対応標準病名】

◎	パーキンソン病		
○	一側性パーキンソン症候群	家族性パーキンソン病	家族性パーキンソン病Yahr1
	家族性パーキンソン病Yahr2	家族性パーキンソン病Yahr3	家族性パーキンソン病Yahr4
	家族性パーキンソン病Yahr5	若年性パーキンソン症候群	若年性パーキンソン病
	若年性パーキンソン病Yahr3	若年性パーキンソン病Yahr4	若年性パーキンソン病Yahr5
	続発性パーキンソン症候群	動脈硬化性パーキンソン症候群	脳炎後パーキンソン症候群
	脳血管障害性パーキンソン症候群	パーキンソン症候群	パーキンソン病Yahr1
	パーキンソン病Yahr2	パーキンソン病Yahr3	パーキンソン病Yahr4
	パーキンソン病Yahr5	パーキンソン病の認知症	薬剤性パーキンソン症候群

効能効果に関連する使用上の注意

(1)原則として，本剤はレボドパ・カルビドパとエンタカポンの併用投与を行っている患者に対し，既存治療に替えて使用する。
(2)レボドパ・カルビドパ投与による治療(少なくともレボドパとして1日300mg)においてwearing-off現象が認められる患者への本剤の使用は，1日総レボドパ量が600mg以下であり，ジスキネジーを有しない場合とし，エンタカポンの併用よりも本剤の投与が適切であるか慎重に判断すること。

用法用量　成人には，レボドパ・カルビドパ・エンタカポンとして1回50mg/5mg/100mg〜200mg/20mg/200mgの間で1回1又は2錠を経口投与する。
なお，症状により用量及び投与回数を調節するが，1日総レボドパ量として1,500mg，総カルビドパ量として150mg，総エンタカポン量として1,600mgを超えないこと。また，投与回数は1日8回を超えないこと。

用法用量に関連する使用上の注意

[既存治療から本剤への切り替え]

(1)レボドパ・カルビドパとエンタカポンの併用投与が行われている場合：本剤投与へ切り替える際の1回レボドパ用量及びエンタカポン用量は，既存治療における各々の用量と一致させること。本剤2錠への切り替えは，既存治療において1回エンタカポン用量が200mgであり，レボドパ用量が一致する場合にのみ行うこと。

(2)レボドパ・カルビドパの投与が行われ，エンタカポンは併用されていない場合

①エンタカポンはレボドパの生物学的利用率を高めるため，エンタカポンが併用されていない患者では，本剤の投与開始によりレボドパによるドパミン作動性の副作用(ジスキネジー等)があらわれる場合がある。このため，本剤の投与開始時には患者の状態を十分観察し，ドパミン作動性の副作用がみられた場合は，本剤の用量を調節する又は切り替え前の治療に戻すなど適切な処置を行うこと。

②本剤投与へ切り替える際の1回レボドパ用量は，既存治療における用量と一致させること。エンタカポンの通常用量は1回100mgであることから，必ず本剤1回1錠へ切り替えること。

[本剤による治療中]

(1)用量の調節が必要な場合には，1回用量を調節するほか，投与間隔や投与回数の変更及び必要に応じてレボドパ製剤とエンタカポンの併用による調節も考慮すること。レボドパ製剤又はエンタカポン単剤を追加する必要がある場合には，本剤との組合せによる治療が適切であるか慎重に検討すること。

(2)本剤に他のレボドパ製剤を追加する場合でも，1日総レボドパ量は1,500mgを超えないこと。

(3)エンタカポンの1回最大用量は200mgであり，1回あたり本剤2錠を超えて投与しないこと。また，本剤1錠にエンタカポン単剤を追加する場合にもエンタカポンとしての投与量は1回200mgまでとし，1日総エンタカポン量は1,600mgを超えないこと。

(4)1回エンタカポン用量を200mgに増量した場合，ジスキネジー等が発現することがあるので，1回200mgへの増量は慎重に検討すること。また，増量した際は観察を十分に行い，これらの症状が発現した場合には症状の程度に応じて1回エンタカポン用量を減量するなど適切な処置を行うこと。

(5)肝障害のある患者では，エンタカポンの血中濃度が上昇したとの報告があるので，やむを得ず1回エンタカポン用量を200mgに増量する場合には，観察を十分に行いながら特に慎重に投与すること。

(6)体重40kg未満の低体重の患者では，エンタカポンを1回200mg投与した場合，ジスキネジーの発現が増加することがあるので，エンタカポンの1回200mgへの増量は慎重に検討すること。

[本剤中止時]：本剤からエンタカポンを併用しないレボドパ・カルビドパによる治療に切り替える場合には，パーキンソン病症状が十分にコントロールされるよう，必要に応じてレボドパ増量等も考慮すること。

禁忌

(1)本剤の成分に対し過敏症の既往歴のある患者
(2)悪性症候群，横紋筋融解症又はこれらの既往歴のある患者
(3)閉塞隅角緑内障の患者
(4)非選択的モノアミン酸化酵素(MAO)阻害剤を投与中の患者

併用禁忌

薬剤名等	臨床症状・措置方法	機序・危険因子
非選択的MAO阻害剤	血圧上昇等を起こすおそれがある。	非選択的MAO阻害剤により，カテコールアミンの代謝が阻害され濃度が上昇する。

スチバーガ錠40mg　規格：40mg1錠[5579.3円/錠]
レゴラフェニブ水和物　バイエル薬品　429

【効能効果】

治癒切除不能な進行・再発の結腸・直腸癌，がん化学療法後に増悪した消化管間質腫瘍

【対応標準病名】

◎	癌	結腸癌	消化器腫瘍
	直腸癌		
○	KIT(CD117)陽性結腸消化管間質腫瘍	KIT(CD117)陽性直腸消化管間質腫瘍	KRAS遺伝子野生型結腸癌
	KRAS遺伝子野生型直腸癌	S状結腸腫瘍	S状結腸粘膜下腫瘍
	胃間葉系腫瘍	胃腫瘍	胃粘膜下腫瘍
	横行結腸腫瘍	横行結腸粘膜下腫瘍	回盲部腫瘍
	下行結腸腫瘍	下行結腸粘膜下腫瘍	結腸間葉系腫瘍
	結腸腫瘍	結腸消化管間質腫瘍	結腸粘膜下腫瘍
	十二指腸腫瘍	十二指腸粘膜下腫瘍	上行結腸腫瘍
	上行結腸粘膜下腫瘍	小腸間葉系腫瘍	小腸腫瘍
	大腸腫瘍	直腸癌術後再発	直腸間葉系腫瘍
	直腸腫瘍	直腸消化管間質腫瘍	直腸粘膜下腫瘍
	粘膜下腫瘍	盲腸腫瘍	盲腸粘膜下腫瘍
△	S状結腸癌	悪性腫瘍	胃悪性間葉系腫瘍
	遺伝性大腸癌	遺伝性非ポリポーシス大腸癌	横行結腸癌
	回盲部癌	下行結腸癌	肝弯曲部癌
	上行結腸カルチノイド	上行結腸癌	食道悪性間葉系腫瘍
	大腸癌	大腸粘液癌	虫垂癌
	直腸S状部結腸癌	直腸癌穿孔	脾弯曲部癌
	末期癌	盲腸癌	

効能効果に関連する使用上の注意

臨床試験の対象となった患者の前治療歴等について，「臨床成績」の項の内容を熟知し，本剤の有効性及び安全性を十分理解した上で，適応患者の選択を行うこと。

(1)治癒切除不能な進行・再発の結腸・直腸癌

①本剤の一次治療及び二次治療における有効性及び安全性は確立していない。

②本剤の術後補助化学療法における有効性及び安全性は確立していない。

(2)がん化学療法後に増悪した消化管間質腫瘍

①イマチニブ及びスニチニブによる治療後の患者を対象とすること。

②本剤の手術の補助化学療法としての有効性及び安全性は確立していない。

用法用量　通常，成人にはレゴラフェニブとして1日1回160mgを食後に3週間連日経口投与し，その後1週間休薬する。これを1サイクルとして投与を繰り返す。なお，患者の状態により適宜減量する。

用法用量に関連する使用上の注意

(1)本剤と他の抗悪性腫瘍剤との併用について，有効性及び安全性は確立していない。

(2)空腹時に本剤を投与した場合，食後投与と比較して未変化体のCmax及びAUCの低下が認められることから，空腹時投与を避けること。また，高脂肪食摂取後に本剤を投与した場合，低脂肪食摂取後の投与と比較して活性代謝物のCmax及びAUCの低下が認められることから，本剤は高脂肪食後の投与を避けることが望ましい。

(3)副作用があらわれた場合は，症状，重症度等に応じて以下の基

準を考慮して，本剤を減量，休薬又は中止すること。減量して投与を継続する場合には，40mg(1 錠)ずつ減量すること(1 日 1 回 80mg を下限とすること)。

手足症候群

皮膚毒性のグレード	発現回数/用量調節及び処置
グレード 1	本剤の投与を継続し，対症療法を直ちに行う。
グレード 2	1 回目： 本剤の投与量を 40mg(1 錠)減量し，対症療法を直ちに行う。改善がみられない場合は，7 日間休薬する。休薬によりグレード 0~1 に軽快した場合，投与を再開する。7 日以内に改善がみられない場合は下記参照。
	7 日以内に改善がみられない場合又は 2 回目若しくは 3 回目： グレード 0~1 に軽快するまで休薬する。本剤の投与を再開する場合，投与量を 40mg(1 錠)減量する。
	4 回目： 本剤の投与を中止する。
グレード 3	1 回目又は 2 回目： 対症療法を直ちに行い，グレード 0~1 に軽快するまで少なくとも 7 日間は休薬する。本剤の投与を再開する場合，投与量を 40mg(1 錠)減量する。
	3 回目： 本剤の投与を中止する。

肝機能検査値異常

肝機能検査値異常の程度	発現回数/用量調節及び処置
ALT(GPT)又は AST(GOT)が正常基準値上限の 5 倍以下	本剤の投与を継続し，検査値が正常基準値上限の 3 倍未満又は投与前値に回復するまで肝機能検査を頻回に行う。
ALT(GPT)又は AST(GOT)が正常基準値上限の 5 倍を超過，かつ 20 倍以下	1 回目： 検査値が正常基準値上限の 3 倍未満又は投与前値に回復するまで休薬する。投与を再開する場合，投与量を 40mg(1 錠)減量し，少なくとも 4 週間は肝機能検査を頻回に行う。
	2 回目： 本剤の投与を中止する。注1)
ALT(GPT)又は AST(GOT)が正常基準値上限の 20 倍を超過	本剤の投与を中止する。注1)
ALT(GPT)又は AST(GOT)が正常基準値上限の 3 倍を超過，かつビリルビン値が正常基準値上限の 2 倍を超過	本剤の投与を中止する。注1) ジルベール症候群注2)の患者において ALT(GPT)又は AST(GOT)の上昇が発現した場合は，本欄のビリルビン値の基準によらず，上欄で規定する ALT(GPT)又は AST(GOT)の基準に従う。

注 1)肝機能検査値が正常範囲又は投与前値に回復するまで，肝機能検査を頻回に行う。

注 2)本剤は UGT1A1 によるグルクロン酸抱合を阻害するため，ジルベール症候群の患者においては間接型ビリルビンが上昇する可能性がある。

高血圧

高血圧のグレード	用量調節及び処置
グレード 2(無症候性)	本剤の投与を継続し，降圧剤投与を行う。降圧剤による治療を行ってもコントロールできない場合，本剤の投与量を 40mg(1 錠)減量する。
グレード 2(症候性)	症状が消失し，血圧がコントロールできるまで休薬し，降圧剤による治療を行う。 投与再開後，降圧剤による治療を行ってもコントロールできない場合，本剤の投与量を 40mg(1 錠)減量する。
グレード 3	症状が消失し，血圧がコントロールできるまで休薬し，降圧剤による治療を行う。本剤の投与を再開する場合，投与量を 40mg(1 錠)減量する。 投与再開後，降圧剤による治療を行ってもコントロールできない場合，本剤の投与量をさらに 40mg(1 錠)減量する。
グレード 4	本剤の投与を中止する。

その他の副作用：グレード 3 以上の副作用発現時は，グレード 2 以下に軽快するまで休薬し，投与量を 40mg(1 錠)減量し再開する，又は投与の中止を考慮すること。

グレードは Common Terminology Criteria for Adverse Events (CTCAE)に準じる。

警告

(1)本剤は，緊急時に十分対応できる医療施設において，がん化学療法に十分な知識・経験を持つ医師のもとで，本剤の投与が適切と判断される症例についてのみ投与すること。また，治療開始に先立ち，患者又はその家族に本剤の有効性及び危険性を十分説明し，同意を得てから投与すること。

(2)重篤な肝機能障害があらわれることがあり，劇症肝炎，肝不全により死亡に至る例も報告されているので，本剤投与開始前及び投与中は定期的に肝機能検査を行い，患者の状態を十分に観察すること。

禁忌

(1)本剤の成分に対し過敏症の既往歴のある患者

(2)妊婦又は妊娠している可能性のある女性

ステーブラOD錠0.1mg　規格：0.1mg1錠[99.3円/錠]
ステーブラ錠0.1mg　規格：0.1mg1錠[99.3円/錠]

イミダフェナシン　小野薬品　259

ウリトス OD 錠 0.1mg，ウリトス錠 0.1mg を参照(P162)

スーテントカプセル12.5mg

規格：12.5mg1カプセル[7482.4円/カプセル]

スニチニブリンゴ酸塩　ファイザー　429

【効 能 効 果】

イマチニブ抵抗性の消化管間質腫瘍
根治切除不能又は転移性の腎細胞癌
膵神経内分泌腫瘍

【対応標準病名】

◎	悪性膵内分泌腫瘍	イマチニブ耐性消化管間質腫瘍	腎細胞癌
	膵神経内分泌腫瘍	転移性腎腫瘍	良性膵内分泌腫瘍
○	胃間葉系腫瘍	結腸間葉系腫瘍	消化管カルチノイド
	食道間葉系腫瘍	直腸間葉系腫瘍	
△	KIT (CD117) 陽性胃消化管間質腫瘍	KIT (CD117) 陽性結腸消化管間質腫瘍	KIT (CD117) 陽性消化管間質腫瘍
	KIT (CD117) 陽性食道消化管間質腫瘍	KIT (CD117) 陽性直腸消化管間質腫瘍	S 状結腸腫瘍
	S 状結腸粘膜下腫瘍	VIP 産生腫瘍	悪性インスリノーマ
	悪性ガストリノーマ	悪性グルカゴノーマ	悪性ソマトスタチノーマ
	胃腫瘍	胃腫瘤	胃粘膜下腫瘍
	インスリノーマ	ウイルムス腫瘍	横行結腸腫瘍
	横行結腸粘膜下腫瘍	回盲部腫瘍	下行結腸腫瘍
	下行結腸粘膜下腫瘍	ガストリノーマ	肝腫瘤
	頬粘膜腫瘍	胸膜播種	グルカゴノーマ
	結腸腫瘍	結腸粘膜下腫瘍	肛門腫瘍
	十二指腸ガストリノーマ	十二指腸腫瘤	十二指腸神経内分泌腫瘍
	十二指腸ソマトスタチノーマ	腫瘍性膵のう胞	消化管ホルモン産生腫瘍
	消化器腫瘍	上行結腸腫瘍	上行結腸粘膜下腫瘍
	小腸間葉系腫瘍	小腸腫瘍	食道腫瘍
	食道粘膜下腫瘍	食道粘膜下腫瘤	腎悪性腫瘍
	腎カルチノイド	腎癌	腎肉腫

膵芽腫	膵癌	膵管癌
膵管内管状腫瘍	膵管内管状腺癌	膵管内乳頭粘液性腫瘍
膵管内乳頭粘液性腺癌	膵頚部癌	膵脂肪肉腫
膵腫瘍	膵腫瘤	膵漿液性のう胞腫瘍
膵漿液性のう胞腺癌	膵腺房細胞癌	膵体尾部癌
膵体尾部腫瘍	膵体部癌	膵頭部カルチノイド
膵頭部癌	膵頭部腫瘍	膵頭部腫瘤
膵粘液性のう胞腫瘍	膵粘液性のう胞腺癌	膵尾部癌
ソマトスタチノーマ	大腸腫瘍	虫垂カルチノイド
腸腫瘍	直腸腫瘍	直腸腫瘤
直腸粘膜下腫瘍	透析腎癌	粘膜下腫瘍
非機能性膵神経内分泌腫瘍	盲腸腫瘍	盲腸粘膜下腫瘍

効能効果に関連する使用上の注意

イマチニブ抵抗性の消化管間質腫瘍，根治切除不能又は転移性の腎細胞癌

(1)本剤の術前及び術後補助化学療法としての有効性及び安全性は確立していない。

(2)イマチニブに忍容性のない消化管間質腫瘍患者に本剤を使用する際には慎重に経過観察を行い，副作用発現に注意すること。

膵神経内分泌腫瘍：臨床試験に組み入れられた患者の病理組織型等について，「臨床成績」の項の内容を熟知し，本剤の有効性及び安全性を十分に理解した上で，適応患者の選択を行うこと。

用法用量

イマチニブ抵抗性の消化管間質腫瘍，根治切除不能又は転移性の腎細胞癌：通常，成人にはスニチニブとして1日1回50mgを4週間連日経口投与し，その後2週間休薬する。これを1コースとして投与を繰り返す。なお，患者の状態により適宜減量する。

膵神経内分泌腫瘍：通常，成人にはスニチニブとして1日1回37.5mgを経口投与する。なお，患者の状態により，適宜増減するが，1日1回50mgまで増量できる。

用法用量に関連する使用上の注意

(1)サイトカイン製剤を含む他の抗悪性腫瘍剤との併用について，有効性及び安全性は確立していない。

(2)本剤はCYP3A4によって代謝されるため，併用するCYP3A4阻害剤あるいは誘導剤については可能な限り他の類薬に変更する，又は当該薬剤を休薬する等を考慮し，CYP3A4に影響を及ぼす薬剤との併用は可能な限り避けること。

(3)CYP3A4阻害剤との併用において，本剤の血漿中濃度が上昇することが報告されている。やむを得ずCYP3A4阻害剤を併用する場合には，本剤の減量を考慮するとともに，患者の状態を慎重に観察し，副作用発現に十分注意すること。

(4)CYP3A4誘導剤との併用において，本剤の血漿中濃度が低下することが報告されているため，本剤の有効性が減弱する可能性があることを考慮すること。

(5)副作用により，本剤を休薬，減量，中止する場合には，以下の基準を考慮すること。減量して投与を継続する場合には，副作用の症状，重症度等に応じて，12.5mg(1減量レベル)ずつ減量すること。

本剤の副作用が発現した場合の休薬減量基準

副作用	グレード2	グレード3	グレード4
血液系	同一投与量を継続	副作用がグレード2以下又はベースラインに回復するまで休薬する。回復後は休薬前と同一投与量で投与を再開できる。	副作用がグレード2以下又はベースラインに回復するまで休薬する。回復後は休薬前の投与量を1レベル下げて投与を再開する。
非血液系(心臓系を除く)	同一投与量を継続	副作用がグレード1以下又はベースラインに回復するまで休薬する。回復後は主治医の判断により休薬前と同一投与量又は投与量を1レベル下げて投与を再開する。	副作用がグレード1以下又はベースラインに回復するまで休薬する。回復後は休薬前の投与量を1レベル下げて投与を再開する。もしくは主治医の判断で投与を中止する。
心臓系 左室駆出率低下 心室性不整脈	副作用がグレード1以下に回復するまで休薬する。回復後は休薬前の投与量を1レベル下げて投与を再開する。	副作用がグレード1以下又はベースラインに回復するまで休薬する。回復後は休薬前の投与量を1レベル下げて投与を再開する。	投与を中止する。

ただし，以下の副作用が発現した場合は，同一用量での投与の継続が可能である。

イマチニブ抵抗性の消化管間質腫瘍，根治切除不能又は転移性の腎細胞癌

①グレード3～4の血清リパーゼ増加又はアミラーゼ増加で，臨床的又は画像診断上確認された膵炎の徴候がない場合。ただし，臨床症状，臨床検査又は画像上のモニタリングを，回復するまで頻度を上げて行う。

②臨床症状を伴わないグレード4の高尿酸血症及びグレード3の低リン血症

③グレード3のリンパ球減少

膵神経内分泌腫瘍

①臨床症状を伴わないグレード4の高尿酸血症及びグレード3の低リン血症

②対処療法によりコントロール可能なグレード3又は4の悪心，嘔吐又は下痢

③グレード3又は4のリンパ球減少

(6)膵神経内分泌腫瘍については，本剤を一定期間投与しても，重篤な有害事象がなく，十分な効果が見られない場合は，用法用量に従って本剤を増量することができる。

警告

(1)本剤の投与にあたっては，緊急時に十分対応できる医療施設において，がん化学療法に十分な知識・経験を持つ医師のもとで，本療法が適切と判断される症例についてのみ実施すること。また，治療開始に先立ち，患者又はその家族に有効性及び危険性を十分説明し，同意を得てから投与すること。

(2)心不全等の重篤な心障害があらわれ，死亡に至った例も報告されているので，必ず本剤投与開始前には，患者の心機能を確認すること。また，本剤投与中は適宜心機能検査(心エコー等)を行い患者の状態(左室駆出率の変動を含む)を十分に観察すること。

(3)可逆性後白質脳症症候群(RPLS)があらわれることがある。RPLSが疑われた場合は，本剤の投与を中止し，適切な処置を行うこと。

禁忌

(1)本剤の成分に対し過敏症の既往歴のある患者

(2)妊婦又は妊娠している可能性のある女性

原則禁忌　QT間隔延長又はその既往歴のある患者

ストックリン錠200mg　規格：200mg1錠[668円/錠]
ストックリン錠600mg　規格：600mg1錠[1916.9円/錠]
エファビレンツ　MSD　625

【効能効果】

HIV-1感染症

【対応標準病名】

◎	HIV－1感染症		
○	AIDS	AIDS関連症候群	HIV感染
	HIV感染症	後天性免疫不全症候群	新生児HIV感染症

用法用量　通常，成人にはエファビレンツとして600mgを1日1回経口投与する。本剤は，食事の有無にかかわらず投与できる。なお，投与に際しては必ず他の抗HIV薬と併用すること。

用法用量に関連する使用上の注意

(1)本剤は，単独で投与しないこと。また，他の治療が無効の場合

に本剤を単独で追加投与しないこと。本剤による治療は，患者に未投与の１種類以上の抗レトロウイルス薬（ヌクレオシド系逆転写酵素阻害剤又はHIVプロテアーゼ阻害剤）との併用により開始すること。本剤と併用する抗レトロウイルス薬の選択にはウイルスの交差耐性の可能性を考慮すること。
(2)薬剤への忍容性がないために併用療法中の抗レトロウイルス薬の投与を中断する場合は，すべての抗レトロウイルス薬を同時に中止するよう十分に考慮すること。不忍容の症状が消失した際はすべての抗レトロウイルス薬の投与を同時に再開すること。
(3)神経系の副作用の忍容性を改善するため，治療当初の２～４週間及び神経系の副作用が継続する患者では，就寝時の投与が推奨される。
(4)食物との併用により，本剤の曝露量を増加させ，副作用の発現頻度を増加させるおそれがある。本剤は，食事の有無にかかわらず投与できるが，空腹時，可能な限り就寝時の服用が望ましい。

禁忌

(1)本剤の成分に対し過敏症の既往歴のある患者
(2)トリアゾラム，ミダゾラム，エルゴタミン酒石酸塩・無水カフェイン，ジヒドロエルゴタミンメシル酸塩，メチルエルゴメトリンマレイン酸塩及びエルゴメトリンマレイン酸塩を投与中の患者
(3)ボリコナゾールを投与中の患者

併用禁忌

薬剤名等	臨床症状・措置方法	機序・危険因子
トリアゾラム：ハルシオン等 ミダゾラム：ドルミカム エルゴタミン酒石酸塩・無水カフェイン：カフェルゴット ジヒドロエルゴタミンメシル酸塩：ジヒデルゴット メチルエルゴメトリンマレイン酸塩：メテルギン エルゴメトリンマレイン酸塩：エルゴメトリン	これらの薬剤の代謝が抑制され，重篤な又は生命に危険を及ぼすような事象（不整脈，持続的な鎮静，呼吸抑制）が起こる可能性がある。	CYP3A4に対する競合による。
ボリコナゾール：ブイフェンド	ボリコナゾールとの併用により，ボリコナゾールのAUC及びCmaxがそれぞれ77％及び61％減少し，本剤のAUC及びCmaxがそれぞれ44％及び38％増加した。	機序不明

ストミンA配合錠

規格：1錠［5.6円/錠］
ニコチン酸アミド　パパベリン塩酸塩　ゾンネボード　132

【効能効果】

内耳及び中枢障害による耳鳴

【対応標準病名】

◎	耳鳴症	頭部外傷性耳鳴	内耳性耳鳴症
○	感音性耳鳴	頚性耳鳴	自覚的耳鳴
△	耳茸	耳内腫瘤	聴覚異常
	聴神経萎縮	聴神経炎	聴神経障害
	反復性聴力障害	耳萎縮	耳疾患
	無症候性耳鳴	無難聴性耳鳴	

用法用量　通常成人１回２錠，１日３回食後に経口投与する。なお，年齢，症状により適宜増減する。

禁忌　本剤の成分に対し過敏症の既往歴のある患者

ストラテラカプセル5mg
規格：5mg1カプセル［272.5円/カプセル］
ストラテラカプセル10mg
規格：10mg1カプセル［324.7円/カプセル］
ストラテラカプセル25mg
規格：25mg1カプセル［409.5円/カプセル］
ストラテラカプセル40mg
規格：40mg1カプセル［461.2円/カプセル］
ストラテラ内用液0.4%
規格：0.4%1mL［209.2円/mL］

アトモキセチン塩酸塩　日本イーライリリー　117

【効能効果】

注意欠陥/多動性障害（AD/HD）

【対応標準病名】

◎	注意欠陥多動障害		
○	小児行動異常	多動性障害	多動性素行障害
	微細脳機能障害		

効能効果に関連する使用上の注意

(1)６歳未満の患者における有効性及び安全性は確立していない。
(2)AD/HDの診断は，米国精神医学会の精神疾患の診断・統計マニュアル（DSM＊）等の標準的で確立した診断基準に基づき慎重に実施し，基準を満たす場合にのみ投与すること。
＊Diagnostic and Statistical Manual of Mental Disorders

用法用量

(1)18歳未満の患者：通常，18歳未満の患者には，アトモキセチンとして１日0.5mg/kgより開始し，その後１日0.8mg/kgとし，さらに１日1.2mg/kgまで増量した後，１日1.2～1.8mg/kgで維持する。ただし，増量は１週間以上の間隔をあけて行うこととし，いずれの投与量においても１日２回に分けて経口投与する。なお，症状により適宜増減するが，１日量は1.8mg/kg又は120mgのいずれか少ない量を超えないこと。
(2)18歳以上の患者：通常，18歳以上の患者には，アトモキセチンとして１日40mgより開始し，その後１日80mgまで増量した後，１日80～120mgで維持する。ただし，１日80mgまでの増量は１週間以上，その後の増量は２週間以上の間隔をあけて行うこととし，いずれの投与量においても１日１回又は１日２回に分けて経口投与する。なお，症状により適宜増減するが，１日量は120mgを超えないこと。

用法用量に関連する使用上の注意

(1)CYP2D6阻害作用を有する薬剤を投与中の患者又は遺伝的にCYP2D6の活性が欠損していることが判明している患者（Poor Metabolizer）では，本剤の血中濃度が上昇し，副作用が発現しやすいおそれがあるため，投与に際しては忍容性に問題がない場合にのみ増量するなど，患者の状態を注意深く観察し，慎重に投与すること。
(2)中等度（Child-Pugh Class B）の肝機能障害を有する患者においては，開始用量及び維持用量を通常の50％に減量すること。また，重度（Child-Pugh Class C）の肝機能障害を有する患者においては，開始用量及び維持用量を通常の25％に減量すること。

禁忌

(1)本剤の成分に対し過敏症の既往歴のある患者
(2)MAO阻害剤を投与中あるいは投与中止後２週間以内の患者
(3)重篤な心血管障害のある患者
(4)褐色細胞腫又はその既往歴のある患者
(5)閉塞隅角緑内障の患者

併用禁忌

薬剤名等	臨床症状・措置方法	機序・危険因子
MAO阻害剤 セレギリン塩酸塩（エフピー）	両薬剤の作用が増強されることがある。MAO阻害剤の投与中止後に本剤を投与する場合には，２週間以上の間隔をあけること。また，本剤の投与中止後にMAO阻害剤	脳内モノアミン濃度が高まる可能性がある。

	を投与する場合は，2週間以上の間隔をあけること。	

ストロカイン顆粒5%　規格：5%1g[35.8円/g]
ストロカイン錠5mg　規格：5mg1錠[5.7円/錠]
オキセサゼイン　サンノーバ　121

【効能効果】

下記疾患に伴う疼痛・酸症状・曖気・悪心・嘔吐・胃部不快感・便意逼迫

食道炎，胃炎，胃・十二指腸潰瘍，過敏性大腸症(イリタブルコロン)

【対応標準病名】

◎	胃炎	胃潰瘍	胃十二指腸潰瘍
	嘔吐症	おくび	悪心
	過敏性腸症候群	十二指腸潰瘍	食道炎
	疼痛		
○	NSAID十二指腸潰瘍	圧痛	アルカリ性食道炎
	アルコール性胃炎	胃潰瘍瘢痕	胃十二指腸炎
	胃十二指腸潰瘍瘢痕	萎縮性胃炎	萎縮性化生性胃炎
	胃内ガス貯留	胃びらん	壊死性食道炎
	嘔気	化学性食道炎	感染性食道炎
	急性胃炎	急性胃粘膜病変	急性疼痛
	急性びらん性胃炎	クッシング潰瘍	下痢型過敏性腸症候群
	好酸球性食道炎	鼓腸	混合型過敏性腸症候群
	再発性十二指腸潰瘍	残胃潰瘍	持続痛
	十二指腸球後部潰瘍	出血性胃炎	出血性十二指腸潰瘍
	術後胃潰瘍	術後胃十二指腸潰瘍	術後残胃胃炎
	術後十二指腸潰瘍	術後食道炎	消化性食道炎
	食後悪心	食道膿瘍	ストレス潰瘍
	ストレス性胃潰瘍	ストレス性十二指腸潰瘍	穿通性胃潰瘍
	穿通性十二指腸潰瘍	多発胃潰瘍	多発性十二指腸潰瘍
	多発性出血性胃潰瘍	中毒性胃炎	デュラフォイ潰瘍
	鈍痛	難治性十二指腸潰瘍	難治性疼痛
	肉芽腫性胃炎	剥離性食道炎	反応性リンパ組織増生症
	表層性胃炎	びらん性胃炎	腹部膨満
	腐食性食道炎	便秘型過敏性腸症候群	放散痛
	放射線食道炎	慢性胃潰瘍	慢性胃潰瘍活動期
	慢性十二指腸潰瘍活動期	メネトリエ病	薬剤性胃潰瘍
△	NSAID胃潰瘍	アセトン血性嘔吐症	アレルギー性胃炎
	胃空腸周囲炎	胃周囲炎	胃穿孔
	胃粘膜過形成	胃蜂窩織炎	化学療法に伴う嘔吐症
	ガス痛	急性胃潰瘍	急性胃潰瘍穿孔
	急性十二指腸潰瘍	急性十二指腸潰瘍穿孔	急性出血性胃潰瘍
	急性出血性胃潰瘍穿孔	急性出血性十二指腸潰瘍	急性出血性十二指腸潰瘍穿孔
	再発性胃潰瘍	習慣性嘔吐	十二指腸潰瘍瘢痕
	十二指腸穿孔	十二指腸びらん	出血性胃潰瘍
	出血性胃潰瘍穿孔	出血性十二指腸潰瘍穿孔	食道カンジダ症
	心因性胃潰瘍	身体痛	ステロイド潰瘍
	ステロイド潰瘍穿孔	穿孔性胃潰瘍	穿孔性十二指腸潰瘍
	全身痛	胆汁性嘔吐	中枢性嘔吐症
	特発性嘔吐症	難治性胃潰瘍	脳性嘔吐
	反芻	反復性嘔吐	糞便性嘔吐
	ヘリコバクター・ピロリ胃炎	放射線胃炎	放屁
	慢性胃炎	慢性十二指腸潰瘍	疣状胃炎

用法用量　通常成人オキセサゼインとして1日15～40mgを3～4回に分割経口投与する。なお，年齢，症状により適宜増減する。

禁忌　本剤の成分に対し過敏症の既往歴のある患者

ストロメクトール錠3mg　規格：3mg1錠[772.6円/錠]
イベルメクチン　MSD　642

【効能効果】

(1)腸管糞線虫症
(2)疥癬

【対応標準病名】

◎	疥癬	腸糞線虫症	
○	ノルウェー疥癬	播種性糞線虫症	糞線虫症
△	皮膚糞線虫症		

効能効果に関連する使用上の注意　疥癬については，確定診断された患者又はその患者と接触の機会があり，かつ疥癬の症状を呈する者に使用すること。

用法用量

(1)腸管糞線虫症：通常，イベルメクチンとして体重1kg当たり約200μgを2週間間隔で2回経口投与する。下記の表に患者体重毎の1回当たりの投与量を示した。本剤は水とともに服用する。

(2)疥癬：通常，イベルメクチンとして体重1kg当たり約200μgを1回経口投与する。下記の表に患者体重毎の1回当たりの投与量を示した。本剤は水とともに服用する。

患者体重毎の1回当たりの投与量

体重(kg)	3mg錠数
15－24	1錠
25－35	2錠
36－50	3錠
51－65	4錠
66－79	5錠
≧80	約200μg/kg

用法用量に関連する使用上の注意

(1)本剤は水のみで服用すること。本剤は脂溶性物質であり，高脂肪食により血中薬物濃度が上昇するおそれがある。したがって，本剤は空腹時に投与することが望ましい。

(2)本剤による治療初期にそう痒が一過性に増悪することがある。また，ヒゼンダニの死滅後もアレルギー反応として全身のそう痒が遷延することがある。特徴的な皮疹の発生や感染が認められない場合，又はそう痒が持続しても，特徴的な皮疹の発生や感染が認められない場合には，漫然と再投与しないこと。

(3)重症型(角化型疥癬等)の場合，本剤の初回投与後，1～2週間以内に検鏡を含めて効果を確認し，2回目の投与を考慮すること。

禁忌　本剤の成分に対し過敏症の既往歴のある患者

スナイリンドライシロップ1%　規格：1%1g[28.1円/g]
ピコスルファートナトリウム水和物　アボット　235

【効能効果】

各種便秘症。
術後排便補助。
造影剤(硫酸バリウム)投与後の排便促進。
手術前における腸管内容物の排除。
大腸検査(X線・内視鏡)前処置における腸管内容物の排除。

【対応標準病名】

◎	便秘症		
○	機能性便秘症	痙攣性便秘	弛緩性便秘症
	習慣性便秘	重症便秘症	術後便秘
	食事性便秘	単純性便秘	腸管麻痺性便秘
	直腸性便秘	乳幼児便秘	妊産婦便秘
△	結腸アトニー	大腸機能障害	大腸ジスキネジア
	腸アトニー	腸管運動障害	腸機能障害
	腸ジスキネジア	便通異常	

用法用量

各種便秘症の場合

通常，成人に対して1日1回0.5〜0.75g を経口投与する。
小児に対しては1日1回，次の基準で経口投与する。

6ヵ月以下	7〜12ヵ月	1〜3歳	4〜6歳	7〜15歳
0.1g	0.15g	0.3g	0.35g	0.5g

術後排便補助の場合：通常，成人に対して1日1回0.5〜0.75g を経口投与する。
造影剤（硫酸バリウム）投与後の排便促進の場合：通常，成人に対して0.3〜0.75g を経口投与する。
手術前における腸管内容物の排除の場合：通常，成人に対して0.7g を経口投与する。
大腸検査（X線・内視鏡）前処置における腸管内容物の排除の場合：通常，成人に対して検査予定時間の10〜15時間前に15g を経口投与する。
なお，年齢，症状により適宜増減する。

禁忌
(1)急性腹症が疑われる患者
(2)本剤の成分に対して過敏症の既往歴のある患者
(3)腸管に閉塞のある患者又はその疑いのある患者（大腸検査前処置に用いる場合）

ピコスルファートナトリウムDS1%「EMEC」：サンノーバ[28.1円/g]，ピコスルファートナトリウムドライシロップ1%「日医工」：日医工[11.7円/g]

スパカール細粒10%　規格：10%1g[38.6円/g]
スパカール錠40mg　規格：40mg1錠[19.1円/錠]
トレピブトン　大原薬品　236

【効能効果】

下記疾患に伴う鎮痙・利胆
胆石症，胆のう炎，胆管炎，胆道ジスキネジー，胆のう切除後症候群
慢性膵炎に伴う疼痛並びに胃腸症状の改善

【対応標準病名】

◎	胆管炎	胆道ジスキネジア	胆のう炎
	胆のう結石症	胆のう摘出後症候群	疼痛
	慢性膵炎		
○	圧痛	アルコール性慢性膵炎	遺残胆石症
	壊疽性胆細管炎	嵌頓性胆石症	肝内胆細管炎
	逆行性胆管炎	急性化膿性胆管炎	急性胆管炎
	急性胆細管炎	急性胆のう炎	急性閉塞性化膿性胆管炎
	狭窄性胆管炎	原発性硬化性胆管炎	コレステロール結石
	細胆管炎	再発性胆管炎	自己免疫性膵炎
	自己免疫性胆管炎	十二指腸総胆管炎	術後胆管炎
	膵うっ血	膵機能異常	総胆管結石
	多発胆石症	胆管結石症	胆石仙痛
	胆泥	胆道機能異常	胆道結石
	胆のう管結石症	胆のう周囲炎	特発性慢性膵炎
	鈍痛	難治性疼痛	ビリルビン結石
	放散痛	慢性再発性膵炎	慢性膵炎急性増悪
	慢性胆管炎	慢性胆細管炎	慢性胆のう炎
	無痛性胆石症		
△	壊疽性胆のう炎	肝外閉塞性黄疸	肝仙痛
	肝内結石症	肝内胆管拡張症	肝内胆管狭窄
	急性化膿性胆のう炎	急性気腫性胆のう炎	急性疼痛
	後天性胆管狭窄症	持続痛	十二指腸乳頭狭窄
	身体痛	膵萎縮	膵液瘻
	膵壊死	膵機能不全	膵硬変
	膵コレステロール塞栓症	膵疾患	全身痛
	総胆管拡張症	総胆管狭窄症	総胆管結石性胆管炎
	総胆管結石性胆のう炎	総胆管閉塞症	胆管萎縮
	胆管潰瘍	胆管拡張症	胆管狭窄症
	胆管結石性胆管炎	胆管結石性胆のう炎	胆管胆のう炎
	胆管膿瘍	胆管閉塞症	胆管ポリープ
	胆管癒着	胆汁うっ滞	胆石性急性胆のう炎
	胆石性膵炎	胆石性胆のう炎	胆道疾患
	胆道閉鎖	胆のう壊疽	胆のう周囲膿瘍
	胆のう胆管結石症	胆のう膿瘍	皮膚疼痛症
	閉塞性黄疸	ミリッチ症候群	無菌性膵壊死

用法用量　通常成人には1回トレピブトンとして40mg を1日3回食後直ちに経口投与する。なお，年齢，症状により適宜増減する。

禁忌　本剤の成分に対し過敏症の既往歴のある患者

スパトニン錠50mg　規格：50mg1錠[10円/錠]
ジエチルカルバマジンクエン酸塩　田辺三菱　642

【効能効果】

フィラリアの駆除

【対応標準病名】

◎	フィラリア症		
○	犬糸状虫症	バンクロフト糸状虫症	マレー糸状虫症
△	結膜フィラリア症	フィラリア性乳び性陰のう水瘤	

用法用量　ジエチルカルバマジンクエン酸塩として，通常投与開始3日間は，成人1日1回100mg（小児50mg）を夕食後経口投与する。次の3日間は，成人1日300mg（小児150mg）を3回に分けて毎食後経口投与する。その後毎週1回，成人1日300mg（小児150mg）を8週間経口投与する。

スピロピタン錠0.25mg　規格：0.25mg1錠[6.3円/錠]
スピロピタン錠1mg　規格：1mg1錠[18.7円/錠]
スピペロン　サンノーバ　117

【効能効果】

統合失調症

【対応標準病名】

◎	統合失調症		
○	アスペルガー症候群	型分類困難な統合失調症	偽神経症性統合失調症
	急性統合失調症	急性統合失調症性エピソード	急性統合失調症様精神病性障害
	境界型統合失調症	緊張型統合失調症	残遺型統合失調症
	自閉的精神病質	小児期型統合失調症	小児シゾイド障害
	前駆期統合失調症	潜在性統合失調症	体感症性統合失調症
	短期統合失調症様障害	単純型統合失調症	遅発性統合失調症
	統合失調症型障害	統合失調症型パーソナリティ障害	統合失調症後抑うつ
	統合失調症症状を伴う急性錯乱	統合失調症症状を伴う急性多形性精神病性障害	統合失調症症状を伴う類循環精神病
	統合失調症性パーソナリティ障害	統合失調症性反応	統合失調症様状態
	破瓜型統合失調症	妄想型統合失調症	
△	統合失調症症状を伴わない急性錯乱	統合失調症症状を伴わない急性多形性精神病性障害	統合失調症症状を伴わない類循環精神病
	夢幻精神病	モレル・クレペリン病	

用法用量　最初約1週間は，スピペロンとして1日0.5〜1.5mg，以後漸増しスピペロンとして1日1.5〜4.5mg を経口投与する。なお，年齢，症状に応じて適宜増減する。

禁忌
(1)昏睡状態の患者又はバルビツール酸誘導体等の中枢神経抑制剤の強い影響下にある患者
(2)重症の心不全患者
(3)パーキンソン病のある患者
(4)本剤の成分又はブチロフェノン系化合物に対し過敏症の既往歴

ス

のある患者
(5)アドレナリンを投与中の患者

併用禁忌

薬剤名等	臨床症状・措置方法	機序・危険因子
アドレナリン（ボスミン）	アドレナリンの作用を逆転させ，重篤な血圧降下を起こすことがある。	アドレナリンはアドレナリン作動性α，β-受容体の刺激剤であり，本剤のα-受容体遮断作用により，β-受容体刺激作用が優位となり，血圧降下作用が増強される。

スピロペント顆粒0.002%　規格：0.002%1g[31.4円/g]
スピロペント錠10μg　規格：10μg1錠[15.6円/錠]
クレンブテロール塩酸塩　帝人　225,259

【効 能 効 果】

(1)下記疾患の気道閉塞性障害に基づく呼吸困難など諸症状の緩解
気管支喘息，慢性気管支炎，肺気腫，急性気管支炎
(2)下記疾患に伴う尿失禁
腹圧性尿失禁

【対応標準病名】

◎	気管支喘息	気道閉塞	急性気管支炎
	呼吸困難	尿失禁症	肺気腫
	腹圧性尿失禁	慢性気管支炎	
○	RS ウイルス気管支炎	亜急性気管支炎	アスピリン喘息
	アトピー性喘息	アレルギー性気管支炎	萎縮性肺気腫
	一側性肺気腫	溢流性尿失禁	インフルエンザ菌気管支炎
	ウイルス性気管支炎	運動誘発性喘息	エコーウイルス気管支炎
	外因性喘息	感染型気管支喘息	気管支喘息合併妊娠
	起坐呼吸	気腫性肺のう胞	気道狭窄
	偽膜性気管支炎	急性気管気管支炎	急性喉頭気管気管支炎
	急性反復性気管支炎	巨大気腫性肺のう胞	クループ性気管支炎
	呼吸困難発作	呼吸促迫	コクサッキーウイルス気管支炎
	混合型喘息	小児喘息	小児喘息性気管支炎
	小葉間肺気腫	職業喘息	心因性喘息
	滲出性気管支炎	ステロイド依存性喘息	咳喘息
	切迫性尿失禁	喘息性気管支炎	中心小葉性肺気腫
	難治性喘息	乳児喘息	肺炎球菌性気管支炎
	敗血症性気管支炎	肺性呼吸困難	肺胞性肺気腫
	パラインフルエンザウイルス気管支炎	反射性尿失禁	汎小葉性肺気腫
	非アトピー性喘息	ヒトメタニューモウイルス気管支炎	ブラ性肺気腫
	閉塞性肺気腫	発作性呼吸困難	マイコプラズマ気管支炎
	マクロード症候群	慢性気管炎	慢性気管気管支炎
	慢性気管支漏	慢性肺気腫	夜間遺尿
	夜間呼吸困難	夜間性喘息	ライノウイルス気管支炎
	連鎖球菌気管支炎	労作時呼吸困難	老人性気管支炎
	老人性肺気腫		
△	息切れ	遺尿症	急性呼吸器感染症
	小児夜尿症	上葉無気肺	ぜいぜい音
	喘鳴	中葉無気肺	尿路障害
	板状無気肺		

用法用量

(1)気管支喘息，慢性気管支炎，肺気腫，急性気管支炎

通常，成人には1回クレンブテロール塩酸塩として20μgを1日2回，朝及び就寝前に経口投与する。

頓用として，通常，成人には1回クレンブテロール塩酸塩として20μgを経口投与する。

なお，年齢，症状により適宜増減する。

5歳以上の小児には，1回クレンブテロール塩酸塩として0.3μg/kgを1日2回，朝及び就寝前に経口投与する。

頓用として，5歳以上の小児には通常，1回クレンブテロール塩酸塩として0.3μg/kgを経口投与する。

なお，年齢，症状により適宜増減する。

本剤の頓用を反復しなければならない場合には，早急に医師の指示を受けさせること。

(2)腹圧性尿失禁

通常，成人には1回クレンブテロール塩酸塩として20μgを1日2回，朝及び夕に経口投与する。

なお，年齢，症状により適宜増減する。ただし，60μg/日を上限とする。

禁忌

(1)下部尿路が閉塞している患者
(2)本剤に対して過敏症の既往歴のある患者

クレンブテロール塩酸塩錠10μg「タイヨー」：テバ製薬　10μg1錠[5.7円/錠]，トニール錠10μg：原沢　10μg1錠[5.7円/錠]

ズファジラン錠10mg　規格：10mg1錠[8.9円/錠]
イソクスプリン塩酸塩　第一三共　217,124

【効 能 効 果】

(1)下記に伴う随伴症状
頭部外傷後遺症
(2)下記に伴う末梢循環障害
ビュルガー病，閉塞性動脈硬化症，血栓性静脈炎，静脈血栓症，レイノー病及びレイノー症候群，凍瘡・凍傷，特発性脱疽，糖尿病による末梢血管障害
(3)子宮収縮の抑制（切迫流・早産）
(4)月経困難症

【対応標準病名】

◎	壊疽	月経困難症	血栓性静脈炎
	静脈血栓症	切迫早産	切迫流産
	凍傷	凍瘡	糖尿病
	糖尿病性末梢血管障害	頭部外傷後遺症	バージャー病
	閉塞性血栓血管炎	閉塞性動脈硬化症	末梢循環障害
	レイノー症候群	レイノー病	
○	1型糖尿病・糖尿病性合併症あり	1型糖尿病・末梢循環合併症あり	1型糖尿病性壊疽
	1型糖尿病性潰瘍	1型糖尿病性血管障害	1型糖尿病性動脈硬化症
	1型糖尿病性動脈閉塞症	1型糖尿病性末梢血管症	1型糖尿病性末梢血管障害
	2型糖尿病・糖尿病性合併症あり	2型糖尿病・末梢循環合併症あり	2型糖尿病性壊疽
	2型糖尿病性潰瘍	2型糖尿病性血管障害	2型糖尿病性動脈硬化症
	2型糖尿病性動脈閉塞症	2型糖尿病性末梢血管症	2型糖尿病性末梢血管障害
	足血栓性静脈炎	足凍傷	ウイルス性糖尿病・多発糖尿病性合併症あり
	ウイルス性糖尿病・糖尿病性合併症あり	ウイルス性糖尿病・末梢循環合併症あり	腕の表在性凍傷
	外傷性頚部症候群	外傷性てんかん	外傷早期てんかん
	下肢血栓性静脈炎	下肢静脈炎	下肢静脈血栓症
	下肢閉塞性動脈硬化症	下腿静脈炎	下腿静脈血栓症
	下大静脈血栓症	肝静脈血栓症	肝静脈塞栓症
	緩徐進行1型糖尿病・神経学的合併症あり	緩徐進行1型糖尿病・末梢循環合併症あり	顔面骨骨折後遺症
	顔面凍傷	器質性月経困難症	機能性月経困難症
	頚部の表在性凍傷	血管運動性肢端感覚異常症	月経痛
	月経モリミナ	原発性月経困難症	硬膜下血腫術後後遺症
	鼓膜外傷後遺症	四肢末梢循環障害	肢端紅痛症
	趾端循環障害	肢端チアノーゼ	肢端知覚異常
	手背凍傷	腎静脈血栓症	腎静脈塞栓症
	深部静脈血栓症	膵性糖尿病・多発糖尿病性合併症あり	膵性糖尿病・糖尿病性合併症あり

	膵性糖尿病・末梢循環合併症あり	ステロイド糖尿病・多発糖尿病性合併症あり	ステロイド糖尿病・糖尿病性合併症あり
	ステロイド糖尿病・末梢循環合併症あり	全身性閉塞性血栓血管炎	続発性月経困難症
	第1度凍傷	第2度凍傷	第3度凍傷
	第4度凍傷	体幹凍傷	大静脈塞栓症
	大腿静脈血栓症	多発性凍傷	多発性表在性凍傷
	遅発性てんかん	腸骨静脈圧迫症候群	手凍傷
	頭蓋骨骨折後遺症	頭蓋内損傷後遺症	頭開放創後遺症
	糖尿病性壊疽	糖尿病性潰瘍	糖尿病性血管障害
	糖尿病性動脈閉塞症	糖尿病性末梢血管症	頭部血管損傷後遺症
	頭部挫傷後遺症	頭部打撲後遺症	頭部の表在性凍傷
	動脈硬化性壊疽	動脈硬化性網膜症	二次性糖尿病・多発糖尿病性合併症あり
	二次性糖尿病・糖尿病性合併症あり	二次性糖尿病・末梢循環合併症あり	脳外傷後遺症
	脳挫傷後遺症	脳神経損傷後遺症	バッド・キアリ症候群
	鼻骨陳旧性骨折	表在性凍傷	ブルートウ症候群
	膜様月経困難症	末梢循環不全	末梢動脈硬化症
	むちうち損傷	メンケベルグ硬化症	モンドール病
	薬剤性糖尿病・多発糖尿病性合併症あり	薬剤性糖尿病・糖尿病性合併症あり	薬剤性糖尿病・末梢循環合併症あり
	遊走性血栓性静脈炎	レイノー現象	
△	1型糖尿病	1型糖尿病・眼合併症あり	1型糖尿病・関節合併症あり
	1型糖尿病・腎合併症あり	1型糖尿病・神経学的合併症あり	1型糖尿病黄斑症
	1型糖尿病性黄斑浮腫	1型糖尿病性眼筋麻痺	1型糖尿病性筋萎縮症
	1型糖尿病性虹彩炎	1型糖尿病性自律神経ニューロパチー	1型糖尿病性神経因性膀胱
	1型糖尿病性神経痛	1型糖尿病性腎硬化症	1型糖尿病性腎症
	1型糖尿病性腎症第1期	1型糖尿病性腎症第2期	1型糖尿病性腎症第3期
	1型糖尿病性腎症第3期A	1型糖尿病性腎症第3期B	1型糖尿病性腎症第4期
	1型糖尿病性腎症第5期	1型糖尿病性腎不全	1型糖尿病性多発ニューロパチー
	1型糖尿病性単ニューロパチー	1型糖尿病性中心性網膜症	1型糖尿病性ニューロパチー
	1型糖尿病性白内障	1型糖尿病性末梢神経障害	1型糖尿病性網膜症
	2型糖尿病	2型糖尿病・眼合併症あり	2型糖尿病・腎合併症あり
	2型糖尿病・神経学的合併症あり	2型糖尿病黄斑症	2型糖尿病性黄斑浮腫
	2型糖尿病性眼筋麻痺	2型糖尿病性筋萎縮症	2型糖尿病性虹彩炎
	2型糖尿病性自律神経ニューロパチー	2型糖尿病性神経因性膀胱	2型糖尿病性神経痛
	2型糖尿病性腎硬化症	2型糖尿病性腎症	2型糖尿病性腎症第1期
	2型糖尿病性腎症第2期	2型糖尿病性腎症第3期	2型糖尿病性腎症第3期A
	2型糖尿病性腎症第3期B	2型糖尿病性腎症第4期	2型糖尿病性腎症第5期
	2型糖尿病性腎不全	2型糖尿病性多発ニューロパチー	2型糖尿病性単ニューロパチー
	2型糖尿病性中心性網膜症	2型糖尿病性ニューロパチー	2型糖尿病性白内障
	2型糖尿病性末梢神経障害	2型糖尿病性ミオパチー	2型糖尿病性網膜症
あ	足壊疽	アテローム動脈硬化症	安定型糖尿病
	インスリン抵抗性糖尿病	ウイルス性糖尿病・眼合併症あり	ウイルス性糖尿病・腎合併症あり
	ウイルス性糖尿病・神経学的合併症あり	うっ血性壊疽	会陰壊疽
	壊死潰瘍	壊死性炎症	潰瘍性壊疽
か	下肢壊疽	下肢血行障害	下肢趾脱疽
	下肢静脈血栓症後遺症	下肢末梢循環障害	下腿壊疽
	下腿血栓性静脈炎	化膿性静脈炎	間欠性跛行
	緩徐進行1型糖尿病	緩徐進行1型糖尿病・眼合併症あり	緩徐進行1型糖尿病・腎合併症あり
	急性静脈血栓症	境界型糖尿病	血管神経性壊疽
	月経性歯肉炎	月経前症候群	月経前浮腫
	月経前片頭痛	結節状石灰化大動脈狭窄症	結節性壊死性皮膚炎

さ	ゴールドブラット腎	骨盤内うっ血症候群	細動脈硬化症
	ざんごう足	趾壊死	耳介壊疽
	趾脱疽	若年2型糖尿病	絨毛膜下血腫
	手指脱疽	手背静脈炎	上肢血栓性静脈炎
	上肢静脈炎	上肢静脈血栓症	静脈炎
	静脈周囲炎	静脈塞栓症	静脈内膜炎
	上腕血栓性静脈炎	上腕静脈炎	上腕静脈血栓症
	食道静脈炎	神経原性壊疽	腎動脈アテローム硬化症
	腎動脈狭窄症	水腫性壊疽	膵性糖尿病
	膵性糖尿病・眼合併症あり	膵性糖尿病・腎合併症あり	膵性糖尿病・神経学的合併症あり
	ステロイド糖尿病・眼合併症あり	ステロイド糖尿病・腎合併症あり	ステロイド糖尿病・神経学的合併症あり
	成人型大動脈縮窄症	脊椎壊疽	石灰沈着性大動脈狭窄症
	前腕血栓性静脈炎	前腕静脈炎	前腕静脈血栓症
	増殖性糖尿病性網膜症	増殖性糖尿病性網膜症・1型糖尿病	増殖性糖尿病性網膜症・2型糖尿病
た	大腿血栓性静脈炎	大腿静脈炎	大動脈アテローム硬化症
	大動脈硬化症	大動脈石灰化症	手母指壊疽
	凍死自殺未遂	糖尿病黄斑症	糖尿病黄斑浮腫
	糖尿病合併症	糖尿病性眼筋麻痺	糖尿病性筋萎縮症
	糖尿病性虹彩炎	糖尿病性自律神経ニューロパチー	糖尿病性神経因性膀胱
	糖尿病性神経痛	糖尿病性腎硬化症	糖尿病性腎症
	糖尿病性腎不全	糖尿病性多発ニューロパチー	糖尿病性単ニューロパチー
	糖尿病性中心性網膜症	糖尿病性動脈硬化症	糖尿病性ニューロパチー
	糖尿病性白内障	糖尿病性末梢神経障害	糖尿病網膜症
	動脈硬化症	動脈硬化性間欠性跛行	動脈硬化性閉塞性血管炎
な	動脈攣縮	特発性壊疽	二次性糖尿病・眼合併症あり
	二次性糖尿病・腎合併症あり	二次性糖尿病・神経学的合併症あり	妊娠初期の出血
	妊娠糖尿病	妊娠満37週以後の偽陣痛	妊娠満37週以前の偽陣痛
は	脳静脈血栓症	敗血性壊疽	排卵痛
	皮膚壊疽	表在性静脈炎	不安定型糖尿病
	腹壁壊疽	閉塞性血管炎	閉塞性動脈内膜炎
ま	末梢壊死	末梢性血管攣縮	末梢動脈疾患
や	薬剤性糖尿病・眼合併症あり	薬剤性糖尿病・腎合併症あり	薬剤性糖尿病・神経学的合併症あり
	卵巣痛		

用法用量

(1)循環器領域の適応には，イソクスプリン塩酸塩として通常成人1回10～20mg(1～2錠)を1日3～4回経口投与する。
(2)子宮収縮の抑制には，イソクスプリン塩酸塩として通常1日量30～60mg(3～6錠)を3～4回に分けて経口投与する。
(3)月経困難症には，イソクスプリン塩酸塩として通常1回10～20mg(1～2錠)を1日3～4回経口投与する。
なお，年齢，症状により適宜増減する。

スプリセル錠20mg　規格：20mg1錠[4008.7円/錠]
スプリセル錠50mg　規格：50mg1錠[9477.5円/錠]
ダサチニブ水和物　ブリストル　429

【効能効果】

(1)慢性骨髄性白血病
(2)再発又は難治性のフィラデルフィア染色体陽性急性リンパ性白血病

【対応標準病名】

◎	Ph陽性急性リンパ性白血病	慢性骨髄性白血病	
○	急性リンパ性白血病	白血病	慢性骨髄性白血病移行期

	慢性骨髄性白血病急性転化	慢性骨髄性白血病慢性期	慢性白血病
△	BCR − ABL1 陽性 B リンパ芽球性白血病	BCR − ABL1 陽性 B リンパ芽球性白血病/リンパ腫	B 細胞性前リンパ球性白血病
	B リンパ芽球性白血病	B リンパ芽球性白血病/リンパ腫	E2A − PBX1 陽性 B リンパ芽球性白血病
	E2A − PBX1 陽性 B リンパ芽球性白血病/リンパ腫	IL3 − IGH 陽性 B リンパ芽球性白血病	IL3 − IGH 陽性 B リンパ芽球性白血病/リンパ腫
	MLL 再構成型 B リンパ芽球性白血病	MLL 再構成型 B リンパ芽球性白血病/リンパ腫	TEL − AML1 陽性 B リンパ芽球性白血病
	TEL − AML1 陽性 B リンパ芽球性白血病/リンパ腫	T 細胞性前リンパ球白血病	T リンパ芽球性白血病
	T リンパ芽球性白血病/リンパ腫	急性骨髄性白血病	急性単球性白血病
	急性白血病	くすぶり型白血病	高 2 倍体性 B リンパ芽球性白血病
	高 2 倍体性 B リンパ芽球性白血病/リンパ腫	好中球性白血病	骨髄性白血病
	骨髄単球性白血病	混合型白血病	小児急性リンパ性白血病
	髄膜白血病	赤白血病	前リンパ球性白血病
	単球性白血病	低 2 倍体性 B リンパ芽球性白血病	低 2 倍体性 B リンパ芽球性白血病/リンパ腫
	低形成性白血病	二次性白血病	白血病性関節症
	非定型的白血病	非定型慢性骨髄性白血病	皮膚白血病
	慢性骨髄単球性白血病	慢性単球性白血病	慢性リンパ性白血病
	リンパ性白血病	リンパ性白血病骨髄浸潤	

効能効果に関連する使用上の注意

(1)染色体検査又は遺伝子検査により慢性骨髄性白血病と診断された患者に使用すること。
(2)【臨床成績】の項の内容を熟知し，本剤の有効性及び安全性を十分に理解した上で，適応患者の選択を行うこと。
(3)イマチニブ抵抗性の慢性骨髄性白血病患者に本剤を使用する際には，イマチニブに効果不十分又は忍容性のない患者を選択すること。
(4)イマチニブに忍容性のない患者に本剤を使用する際には，慎重に経過観察を行い，副作用発現に注意すること。

用法用量

(1)慢性骨髄性白血病
①慢性期
通常，成人にはダサチニブとして1日1回100mgを経口投与する。
なお，患者の状態により適宜増減するが，1日1回140mgまで増量できる。
②移行期又は急性期
通常，成人にはダサチニブとして1回70mgを1日2回経口投与する。
なお，患者の状態により適宜増減するが，1回90mgを1日2回まで増量できる。
(2)再発又は難治性のフィラデルフィア染色体陽性急性リンパ性白血病：通常，成人にはダサチニブとして1回70mgを1日2回経口投与する。なお，患者の状態により適宜増減するが，1回90mgを1日2回まで増量できる。

用法用量に関連する使用上の注意

(1)本剤の用法用量は，【臨床成績】の項の内容を熟知した上で，患者の状態や化学療法歴に応じて選択すること。
(2)他の抗悪性腫瘍剤との併用について，有効性及び安全性は確立していない。
(3)副作用により，本剤を休薬，減量又は中止する場合には，副作用の症状，重症度等に応じて以下の基準を考慮すること。
①血液系の副作用と投与量調節の基準

疾患及び病期	好中球数/血小板数	投与量調節
慢性期慢性骨髄性白血病(CML) (初回用量1日1回100mg)	好中球数＜1,000/mm^3又は血小板数＜50,000/mm^3	[1]好中球数1,000/mm^3以上及び血小板数50,000/mm^3以上に回復するまで休薬する。 [2]1日1回100mgで治療を再開する。 [3]血小板数が25,000/mm^3を下回るか，再び好中球数が7日間を超えて1,000/mm^3を下回った場合は，[1]へ戻り，2回目の発現時は1日1回80mgで治療を再開する。3回目の発現時は，初発の慢性期CML患者では1日1回50mgで治療を再開し，イマチニブに効果不十分又は忍容性のない慢性期CML患者では投与を中止する。
移行期CML，急性期CML又はフィラデルフィア染色体陽性急性リンパ性白血病(Ph＋ALL) (初回用量1回70mgを1日2回)	注1)好中球数＜500/mm^3又は血小板数＜10,000/mm^3	[1]血球減少が白血病に関連しているかを確認(骨髄穿刺又は生検)する。 [2]白血病に関連しない場合は，好中球数1,000/mm^3以上及び血小板数20,000/mm^3以上に回復するまで休薬する。 [3]1回70mgを1日2回で治療を再開する。 [4]再度発現した場合には，[1]へ戻り，2回目の発現時は1回50mgを1日2回，3回目の発現時は1回40mgを1日2回で治療を再開する。 [5]白血病に関連する場合は，1回90mgを1日2回までの増量を考慮する。

注1：原則として，患者の全身状態に十分注意し，少なくとも投与開始(第1日)から第14日までは治療を継続した後の検査値

②非血液系の副作用と投与量調節の基準

疾患及び病期	副作用の重症度	投与量調節
慢性期慢性骨髄性白血病(CML) (初回用量1日1回100mg)	グレード3又は4	[1]グレード1以下又はベースラインに回復するまで休薬する。 [2]1日1回80mgで治療を再開する。 [3]再び同じ副作用(グレード3又は4)が発現した場合には，初発の慢性期CML患者では[1]へ戻り，1日1回50mgで治療を再開し，イマチニブに効果不十分又は忍容性のない慢性期CML患者では原則として投与を中止する。
移行期CML，急性期CML又はフィラデルフィア染色体陽性急性リンパ性白血病(Ph＋ALL) (初回用量1回70mgを1日2回)	グレード3又は4	[1]グレード1以下又はベースラインに回復するまで休薬する。 [2]1回50mgを1日2回で治療を再開する。 [3]再び同じ副作用(グレード3又は4)が発現した場合には，原則として投与を中止する。

グレードはNCI-CTCに準じる。

(4)患者の安全性と忍容性を考慮して下記に該当する場合は，【用法用量】に従って，慢性期慢性骨髄性白血病では1回140mgまで，移行期慢性骨髄性白血病，急性期慢性骨髄性白血病又はフィラデルフィア染色体陽性急性リンパ性白血病では1回90mgまで増量することができる。
①病状が進行した場合

②少なくとも1ヵ月以上投与しても，十分な血液学的効果がみられない場合

警告　本剤は，緊急時に十分対応できる医療施設において，造血器悪性腫瘍の治療に対して十分な知識・経験を持つ医師のもとで，本剤の投与が適切と判断される症例についてのみ投与すること。また，本剤による治療開始に先立ち，患者又はその家族に有効性及び危険性を十分に説明し，同意を得てから投与を開始すること。

禁忌
(1)本剤の成分に対し過敏症の既往歴のある患者
(2)妊婦又は妊娠している可能性のある婦人

スプレンジール錠2.5mg　規格：2.5mg1錠[19.3円/錠]
スプレンジール錠5mg　規格：5mg1錠[32.6円/錠]
フェロジピン　アストラゼネカ　214

【効能効果】

高血圧症

【対応標準病名】

◎	高血圧症	本態性高血圧症	
○	悪性高血圧症	褐色細胞腫	褐色細胞腫性高血圧症
	境界型高血圧症	クロム親和性細胞腫	高血圧性緊急症
	高血圧性腎疾患	高血圧性脳内出血	高血圧切迫症
	高レニン性高血圧症	若年高血圧症	若年性境界型高血圧症
	収縮期高血圧症	術中異常高血圧症	心因性高血圧症
	腎血管性高血圧症	腎実質性高血圧症	腎性高血圧症
	低レニン性高血圧症	内分泌性高血圧症	二次性高血圧症
	副腎性高血圧症		
△	HELLP 症候群	軽症妊娠高血圧症候群	混合型妊娠高血圧症候群
	産後高血圧症	重症妊娠高血圧症候群	純粋型妊娠高血圧症候群
	新生児高血圧症	早発型妊娠高血圧症候群	遅発型妊娠高血圧症候群
	妊娠高血圧症	妊娠高血圧症候群	妊娠高血圧腎症
	妊娠中一過性高血圧症	副腎腺腫	副腎のう腫
	副腎皮質のう腫	良性副腎皮質腫瘍	

用法用量　通常，成人にはフェロジピンとして1回2.5〜5mgを1日2回朝夕経口投与する。なお，年齢，症状により適宜増減するが，効果不十分な場合には，1回10mgを1日2回まで増量することができる。

禁忌
(1)妊婦又は妊娠している可能性のある婦人
(2)心原性ショックの患者
(3)本剤の成分に対し過敏症の既往歴のある患者

ムノバール2.5mg錠：サノフィ　2.5mg1錠[19.3円/錠]
ムノバール5mg錠：サノフィ　5mg1錠[32.6円/錠]
カトラジール錠2.5mg：テバ製薬　2.5mg1錠[9円/錠]，カトラジール錠5mg：テバ製薬　5mg1錠[16.9円/錠]

スペリア錠200　規格：200mg1錠[12.4円/錠]
スペリア内用液8%　規格：8%1mL[12.1円/mL]
フドステイン　久光　223

クリアナール錠 200mg を参照(P304)
クリアナール内用液 8%を参照(P305)

スマトリプタン内用液50mg「タカタ」
規格：50mg2mL1包[1253.5円/包]
スマトリプタンコハク酸塩　高田　216

【効能効果】

片頭痛

【対応標準病名】

◎	片頭痛		
○	眼筋麻痺性片頭痛	眼性片頭痛	持続性片頭痛
	典型片頭痛	脳底動脈性片頭痛	普通型片頭痛
	片麻痺性片頭痛	網膜性片頭痛	

効能効果に関連する使用上の注意
(1)本剤は国際頭痛学会による片頭痛診断基準により「前兆のない片頭痛」あるいは「前兆のある片頭痛」と確定診断が行われた場合にのみ投与すること。特に次のような患者は，くも膜下出血等の脳血管障害や他の原因による頭痛の可能性があるので，本剤投与前に問診，診察，検査を十分に行い，頭痛の原因を確認してから投与すること。
①今までに片頭痛と診断が確定したことのない患者
②片頭痛と診断されたことはあるが，片頭痛に通常見られる症状や経過とは異なった頭痛及び随伴症状のある患者
(2)家族性片麻痺性片頭痛，孤発性片麻痺性片頭痛，脳底型片頭痛あるいは眼筋麻痺性片頭痛の患者には，投与しないこと。

用法用量　通常，成人にはスマトリプタンとして1回50mgを片頭痛の頭痛発現時に経口投与する。
なお，効果が不十分な場合には，追加投与をすることができるが，前回の投与から2時間以上あけること。
また，50mgの経口投与で効果が不十分であった場合には，次回片頭痛発現時から100mgを経口投与することができる。
ただし，1日の総投与量を200mg以内とする。

用法用量に関連する使用上の注意
(1)本剤は頭痛発現時にのみ使用し，予防的には使用しないこと。
(2)本剤投与により全く効果が認められない場合は，その発作に対して追加投与をしないこと。このような場合は，再検査の上，頭痛の原因を確認すること。
(3)スマトリプタン製剤を組み合わせて使用する場合には少なくとも以下の間隔をあけて投与すること。
①錠剤，内用液投与後に注射液あるいは点鼻液を追加投与する場合には，2時間以上
②注射液投与後に錠剤，内用液を追加投与する場合には，1時間以上
③点鼻液投与後に錠剤，内用液を追加投与する場合には，2時間以上

禁忌
(1)本剤の成分に対し過敏症の既往歴のある患者
(2)心筋梗塞の既往歴のある患者，虚血性心疾患又はその症状・兆候のある患者，異型狭心症(冠動脈攣縮)のある患者
(3)脳血管障害や一過性脳虚血性発作の既往のある患者
(4)末梢血管障害を有する患者
(5)コントロールされていない高血圧症の患者
(6)重篤な肝機能障害を有する患者
(7)エルゴタミン，エルゴタミン誘導体含有製剤，あるいは他の$5\text{-}HT_{1B/1D}$受容体作動薬を投与中の患者
(8)モノアミンオキシダーゼ阻害剤(MAO阻害剤)を投与中，あるいは投与中止2週間以内の患者

併用禁忌

薬剤名等	臨床症状・措置方法	機序・危険因子
エルゴタミン エルゴタミン酒石酸塩・無水カフェイン・イソプロピルアンチピリン クリアミン エルゴタミン誘導体含有製剤 ジヒドロエルゴタミンメシル酸塩 ジヒデルゴット エルゴメトリンマレイン酸塩 エルゴメトリンF メチルエルゴメトリンマレイン酸塩 メテルギン	血圧上昇又は血管攣縮が増強されるおそれがある。 本剤投与後にエルゴタミンあるいはエルゴタミン誘導体含有製剤を投与する場合，若しくはその逆の場合は，それぞれ24時間以上の間隔をあけて投与すること。	$5\text{-}HT_{1B/1D}$受容体作動薬との薬理的相加作用により，相互に作用(血管収縮作用)を増強させる。

5-HT$_{1B/1D}$受容体作動薬 ゾルミトリプタン ゾーミッグ エレトリプタン臭化水素酸塩 レルパックス リザトリプタン安息香酸塩 マクサルト ナラトリプタン塩酸塩 アマージ	血圧上昇又は血管攣縮が増強されるおそれがある。 本剤投与後に他の5-HT$_{1B/1D}$受容体作動型の片頭痛薬を投与する場合，若しくはその逆の場合は，それぞれ24時間以内に投与しないこと。	併用により相互に作用を増強させる。
MAO阻害剤	本剤の消失半減期($t_{1/2}$)が延長し，血中濃度－時間曲線下面積(AUC)が増加するおそれがあるので，MAO阻害剤を投与中あるいは投与中止2週間以内の患者には，本剤を投与しないこと。	MAO阻害剤により本剤の代謝が阻害され，本剤の作用が増強される可能性が考えられる。

ス

スルカイン錠100mg　規格：100mg1錠[5.6円/錠]

ピペリジノアセチルアミノ安息香酸エチル　日本新薬　121

【効 能 効 果】

胃炎に伴う胃痛・嘔気・胃部不快感

【対応標準病名】

◎	胃炎	胃痛	嘔気
○	アルコール性胃炎	胃十二指腸炎	萎縮性胃炎
	萎縮性化生性胃炎	胃蜂窩織炎	嘔吐症
	悪心	急性胃炎	急性びらん性胃炎
	出血性胃炎	術後残胃胃炎	食後悪心
	中毒性胃炎	肉芽腫性胃炎	表層性胃炎
	びらん性胃炎	慢性胃炎	メネトリエ病
△	アセトン血性嘔吐症	アレルギー性胃炎	胃空腸周囲炎
	胃周囲炎	胃粘膜過形成	胃びらん
	持続腹痛	習慣性嘔吐	周期性腹痛
	小児仙痛	上腹部痛	仙痛
	側腹部痛	胆汁性嘔吐	中枢性嘔吐症
	特発性嘔吐症	乳幼児仙痛	脳性嘔吐
	反芻	反応性リンパ組織増生症	反復性嘔吐
	反復性腹痛	腹痛症	腹部圧痛
	腹壁痛	糞便性嘔吐	ヘリコバクター・ピロリ胃炎
	放射線胃炎	疣状胃炎	

用法用量　ピペリジノアセチルアミノ安息香酸エチルとして，通常成人1日100～800mgを1～4回に分割(1回1～2錠を1日1～4回)経口投与する。
なお，年齢，症状により適宜増減する。

禁忌　本剤に対し過敏症の既往歴のある患者

ピペリジノアセチルアミノ安息香酸エチル顆粒20%「日医工」：日医工　20%1g[6.2円/g]，ピペリジノアセチルアミノ安息香酸エチル錠100mg「日医工」：日医工　100mg1錠[5.6円/錠]

スルカイン配合顆粒　規格：20%1g[9円/g]

ピペリジノアセチルアミノ安息香酸エチル　水酸化アルミナマグネシウム　沈降炭酸カルシウム　日本新薬　123

【効 能 効 果】

胃炎に伴う胃痛，嘔気，呑酸・嘈囃及び胃部不快感

【対応標準病名】

◎	胃炎	胃痛	嘔気
	胸やけ		
○	アルコール性胃炎	アレルギー性胃炎	胃十二指腸炎
	萎縮性胃炎	萎縮性化生性胃炎	胃びらん
	胃蜂窩織炎	嘔吐症	悪心
	急性胃炎	急性びらん性胃炎	出血性胃炎
	術後残胃胃炎	上腹部痛	食後悪心
	心窩部痛	中毒性胃炎	肉芽腫性胃炎
	表層性胃炎	びらん性胃炎	ヘリコバクター・ピロリ胃炎
	放射線胃炎	慢性胃炎	メネトリエ病
	疣状胃炎		
△	アセトン血性嘔吐症	胃粘膜過形成	習慣性嘔吐
	胆汁性嘔吐	中枢性嘔吐症	特発性嘔吐症
	脳性嘔吐	反芻	反復性嘔吐
	糞便性嘔吐		

用法用量　通常成人1日3～4gを1日3～4回に分割経口投与する。
なお，年齢，症状により適宜増減する。

禁忌
(1)本剤に対し過敏症の既往歴のある患者
(2)甲状腺機能低下症又は副甲状腺機能亢進症の患者

スルガム錠100mg　規格：100mg1錠[9.9円/錠]
スルガム錠200mg　規格：200mg1錠[16.7円/錠]

チアプロフェン酸　サノフィ　114

【効 能 効 果】

下記疾患ならびに症状の消炎・鎮痛：関節リウマチ，変形性関節症，肩関節周囲炎，頸肩腕症候群，腰痛症
下記疾患の解熱・鎮痛：急性上気道炎(急性気管支炎を伴う急性上気道炎を含む)
手術後及び外傷後の消炎・鎮痛

【対応標準病名】

◎	外傷	肩関節周囲炎	関節リウマチ
	急性気管支炎	急性上気道炎	頸肩腕症候群
	挫傷	挫創	手指変形性関節症
	術後疼痛	全身性変形性関節症	創傷
	変形性肩関節症	変形性関節症	変形性胸鎖関節症
	変形性肩鎖関節症	変形性股関節症	変形性膝関節症
	変形性手関節症	変形性足関節症	変形性肘関節症
	変形性中手関節症	母指CM関節変形性関節症	腰痛症
	裂傷	裂創	
○	CM関節変形性関節症	DIP関節変形性関節症	MRSA術後創部感染
	PIP関節変形性関節症	RS3PE症候群	RSウイルス気管支炎
あ	亜急性気管支炎	アキレス腱筋腱移行部断裂	アキレス腱挫傷
	アキレス腱挫創	アキレス腱切創	アキレス腱断裂
	アキレス腱部分断裂	足異物	足開放創
	足挫創	足切創	亜脱臼
	圧挫傷	圧挫創	圧迫骨折
	圧迫神経炎	一過性関節症	一側性外傷後股関節症
	一側性外傷後膝関節症	一側性形成不全性股関節症	一側性原発性股関節症
	一側性原発性膝関節症	一側性続発性股関節症	一側性続発性膝関節症
	犬咬創	陰茎開放創	陰茎挫創
	陰茎折症	陰茎裂創	咽頭開放創
	咽頭気管炎	咽頭喉頭炎	咽頭創傷
	咽頭扁桃炎	陰のう開放創	陰のう裂創
	陰部切創	インフルエンザ菌気管支炎	ウイルス性気管支炎
	会陰部化膿創	会陰裂傷	エコーウイルス気管支炎
	遠位橈尺関節変形性関節症	炎症性多発性関節障害	横隔膜損傷
	横骨折	汚染擦過創	汚染創

か

外陰開放創	外陰部挫創	外陰部切創
外陰部裂傷	外耳開放創	外耳道創傷
外耳部外傷性異物	外耳部外傷性腫脹	外耳部外傷性皮下異物
外耳部割創	外耳部貫通創	外耳部咬創
外耳部挫傷	外耳部挫創	外耳部擦過創
外耳部刺創	外耳部切創	外耳部創傷
外耳部打撲傷	外耳部虫刺傷	外耳部皮下血腫
外耳部皮下出血	外傷後遺症	外傷後股関節症
外傷後膝関節症	外傷性一過性麻痺	外傷性異物
外傷性横隔膜ヘルニア	外傷性肩関節症	外傷性眼球ろう
外傷性関節症	外傷性関節障害	外傷性咬合
外傷性虹彩離断	外傷性硬膜動静脈瘻	外傷性股関節症
外傷性耳出血	外傷性視神経症	外傷性膝関節症
外傷性手関節症	外傷性食道破裂	外傷性脊髄出血
外傷性切断	外傷性足関節症	外傷性肘関節症
外傷性動静脈瘻	外傷性動脈血腫	外傷性動脈瘤
外傷性乳び胸	外傷性脳圧迫	外傷性脳圧迫・頭蓋内に達する開放創合併あり
外傷性脳圧迫・頭蓋内に達する開放創合併なし	外傷性脳症	外傷性破裂
外傷性皮下血腫	外傷性母指 CM 関節症	外耳裂創
回旋腱板症候群	開腹術後愁訴	開放骨折
開放性外傷性脳圧迫	開放性陥没骨折	開放性胸膜損傷
開放性脱臼	開放性脱臼骨折	開放性脳挫創
開放性脳底部挫傷	開放性びまん性脳損傷	開放性粉砕骨折
開放創	下咽頭創傷	下顎外傷性異物
下顎開放創	下顎割創	下顎貫通創
下顎口唇挫創	下顎咬創	下顎挫傷
下顎挫創	下顎擦過創	下顎刺創
下顎切創	下顎創傷	下顎打撲傷
下顎皮下血腫	下顎部挫傷	下顎部打撲傷
下顎部皮膚欠損創	下顎裂創	踵関節症
踵裂創	顎関節部開放創	顎関節部割創
顎関節部貫通創	顎関節部咬創	顎関節部挫傷
顎関節部挫創	顎関節部擦過創	顎関節部刺創
顎関節部切創	顎関節部創傷	顎関節部打撲傷
顎関節部皮下血腫	顎関節部裂創	顎部挫傷
顎部打撲傷	角膜挫創	角膜切傷
角膜切創	角膜創傷	角膜破裂
角膜裂傷	下腿汚染創	下腿開放創
下腿挫創	下腿切創	下腿皮膚欠損創
下腿裂創	肩インピンジメント症候群	肩滑液包炎
肩関節異所性骨化	肩関節腱板炎	肩関節硬結性腱炎
肩関節症	肩周囲炎	肩石灰性腱炎
割創	下背部ストレイン	眼黄斑部裂孔
眼窩創傷	眼窩部挫創	眼窩裂傷
眼球結膜裂傷	眼球損傷	眼球破裂
眼球裂傷	眼瞼外傷性異物	眼瞼外傷性腫脹
眼瞼外傷性皮下異物	眼瞼開放創	眼瞼割創
眼瞼貫通創	眼瞼咬創	眼瞼挫創
眼瞼擦過創	眼瞼刺創	眼瞼切創
眼瞼創傷	眼瞼虫刺傷	眼瞼裂創
環指圧挫傷	環指挫傷	環指挫創
環指切創	環指剥皮創	環指皮膚欠損創
眼周囲部外傷性異物	眼周囲部外傷性腫脹	眼周囲部外傷性皮下異物
眼周囲部開放創	眼周囲部割創	眼周囲部貫通創
眼周囲部咬創	眼周囲部挫創	眼周囲部擦過創
眼周囲部刺創	眼周囲部切創	眼周囲部創傷
眼周囲部虫刺傷	眼周囲部裂創	関節血腫
関節骨折	関節挫傷	関節症
関節打撲	関節内骨折	関節リウマチ・顎関節
関節リウマチ・肩関節	関節リウマチ・胸椎	関節リウマチ・頚椎

関節リウマチ・股関節	関節リウマチ・指関節	関節リウマチ・趾関節
関節リウマチ・膝関節	関節リウマチ・手関節	関節リウマチ・脊椎
関節リウマチ・足関節	関節リウマチ・肘関節	関節リウマチ・腰椎
完全骨折	完全脱臼	貫通刺創
貫通銃創	貫通性挫滅創	貫通創
眼部外傷性異物	眼部外傷性腫脹	眼部外傷性皮下異物
眼部開放創	眼部割創	眼部貫通創
眼部咬創	眼部挫創	眼部擦過創
眼部刺創	眼部切創	眼部創傷
眼部虫刺傷	眼部裂創	陥没骨折
顔面汚染創	顔面外傷性異物	顔面開放創
顔面割創	顔面貫通創	顔面咬創
顔面挫傷	顔面挫創	顔面擦過創
顔面刺創	顔面切創	顔面創傷
顔面掻創	顔面損傷	顔面多発開放創
顔面多発割創	顔面多発貫通創	顔面多発咬創
顔面多発挫傷	顔面多発挫創	顔面多発擦過創
顔面多発刺創	顔面多発切創	顔面多発創傷
顔面多発打撲傷	顔面多発虫刺傷	顔面多発皮下血腫
顔面多発皮下出血	顔面多発裂創	顔面打撲傷
顔面皮下血腫	顔面皮膚欠損創	顔面裂創
偽膜性気管支炎	急性咽頭喉頭炎	急性咽頭扁桃炎
急性気管気管支炎	急性口蓋扁桃炎	急性喉頭気管気管支炎
急性反復性気管支炎	急性腰痛症	急速破壊型股関節症
胸管損傷	胸腺損傷	頬粘膜咬傷
頬粘膜咬創	胸部汚染創	胸部外傷
頬部外傷性異物	頬部開放創	頬部割創
頬部貫通創	頬部咬創	頬部挫傷
胸部挫創	頬部挫創	頬部擦過創
頬部刺創	胸部食道損傷	胸部切創
頬部切創	頬部創傷	胸部損傷
頬部打撲傷	頬部皮下血腫	胸部皮膚欠損創
頬部皮膚欠損創	頬部裂創	胸壁開放創
胸壁刺創	強膜切創	強膜創傷
胸膜損傷・胸腔に達する開放創合併あり	強膜裂傷	胸膜裂創
棘刺創	棘上筋症候群	棘上筋石灰化症
魚咬創	亀裂骨折	筋筋膜性腰痛症
筋損傷	筋断裂	筋肉内血腫
屈曲骨折	クループ性気管支炎	頚管破裂
頚肩腕障害	脛骨顆部割創	形成不全性股関節症
頚頭蓋症候群	頚部開放創	頚部挫創
頚部食道開放創	頚部切創	頚部皮膚欠損創
血管切断	血管損傷	血腫
血清反応陰性関節リウマチ	結膜創傷	結膜裂傷
肩甲周囲炎	腱切創	腱損傷
腱断裂	原発性関節症	原発性股関節症
原発性膝関節症	原発性全身性関節症	原発性変形性関節症
原発性母指 CM 関節症	肩部痛	腱部分断裂
腱裂傷	高エネルギー外傷	口蓋挫傷
口蓋切創	口蓋裂創	口角部挫創
口角部裂創	口腔外傷性異物	口腔外傷性腫脹
口腔開放創	口腔割創	口腔挫傷
口腔挫創	口腔擦過創	口腔刺創
口腔切創	口腔創傷	口腔打撲傷
口腔内血腫	口腔粘膜咬傷	口腔粘膜咬創
口腔裂創	後頚部交感神経症候群	口唇外傷性異物
口唇外傷性腫脹	口唇外傷性皮下異物	口唇開放創
口唇割創	口唇貫通創	口唇咬傷
口唇咬創	口唇挫傷	口唇挫創
口唇擦過創	口唇刺創	口唇切創
口唇創傷	口唇打撲傷	口唇虫刺傷
口唇皮下血腫	口唇皮下出血	口唇裂創
溝創	咬創	喉頭外傷

ス

喉頭損傷	後頭部外傷	後頭部割創
後頭部挫傷	後頭部挫創	後頭部切創
後頭部打撲傷	後頭部裂創	広範性軸索損傷
広汎性神経損傷	後方脱臼	硬膜損傷
硬膜裂傷	肛門裂創	股関節症
コクサッキーウイルス気管支炎	骨折	骨盤部裂創
根性腰痛症	昆虫咬創	昆虫刺傷
コントル・クー損傷	採皮創	坐骨神経根炎
坐骨神経痛	坐骨単神経根炎	擦過創
擦過皮下血腫	挫滅傷	挫滅創
産科的創傷の血腫	耳介外傷性異物	耳介外傷性腫脹
耳介外傷性皮下異物	耳介開放創	耳介割創
耳介貫通創	耳介咬創	耳介挫傷
耳介挫創	耳介擦過創	耳介刺創
耳介切創	耳介創傷	耳介打撲傷
耳介虫刺傷	耳介皮下血腫	耳介皮下出血
趾開放創	耳介裂創	耳下腺部打撲
趾化膿創	趾関節症	指間切創
趾間切創	子宮癌術後後遺症	子宮頚管裂傷
子宮頚部環状剥離	刺咬症	趾挫創
示指 MP 関節挫傷	示指 PIP 開放創	示指割創
示指化膿創	示指挫傷	示指挫創
示指刺創	四肢静脈損傷	示指切創
四肢動脈損傷	示指皮膚欠損創	耳前部挫創
刺創	膝蓋部挫創	膝下部挫創
膝窩部銃創	膝関節症	膝関節部異物
膝関節部挫創	膝部異物	膝部開放創
膝部割創	膝部咬創	膝部挫創
膝部切創	膝部裂創	歯肉挫傷
歯肉切創	歯肉裂創	尺側偏位
斜骨折	射創	尺骨近位端骨折
尺骨鉤状突起骨折	手圧挫傷	縦隔血腫
縦骨折	銃創	重複骨折
手関節挫滅傷	手関節挫滅創	手関節症
手関節掌側部挫創	手関節部挫創	手関節部切創
手関節部創傷	手関節部裂創	手根関節症
手指圧挫傷	手指汚染創	手指開放創
手指咬創	種子骨開放骨折	種子骨骨折
手指挫傷	手指挫創	手指挫滅傷
手指挫滅創	手指刺創	手指切創
手指打撲傷	手指剥皮創	手指皮下血腫
手指皮膚欠損創	手術創部膿瘍	手掌挫創
手掌刺創	手掌切創	手掌剥皮創
手掌皮膚欠損創	術後横隔膜下膿瘍	術後合併症
術後髄膜炎	術後創部感染	術後膿瘍
術後腹腔内膿瘍	術後腹壁膿瘍	術後腰痛
術創部痛	手背皮膚欠損創	手背部挫創
手背部切創	手部汚染創	上顎挫傷
上顎擦過創	上顎切創	上顎打撲傷
上顎皮下血腫	上顎部裂創	上口唇挫傷
踵骨部挫滅創	小指咬創	小指挫傷
小指挫創	小指切創	硝子体切断
小指皮膚欠損創	上唇小帯裂創	上腕汚染創
上腕貫通銃創	上腕挫創	上腕二頭筋腱炎
上腕二頭筋腱鞘炎	上腕皮膚欠損創	上腕部開放創
食道損傷	処女膜裂傷	神経原性関節症
神経根炎	神経根ひきぬき損傷	神経切断
神経叢損傷	神経叢不全損傷	神経損傷
神経断裂	針刺創	滲出性気管支炎
靱帯ストレイン	靱帯損傷	靱帯断裂
靱帯捻挫	靱帯裂傷	ストレイン
成人スチル病	精巣開放創	精巣破裂
声門外傷	脊髄神経根症	脊椎痛
脊椎麻酔後頭痛	舌開放創	舌下顎挫創

舌咬傷	舌咬創	舌挫創
舌刺創	舌切創	切創
舌創傷	切断	舌扁桃炎
舌裂創	前額部外傷性異物	前額部外傷性腫脹
前額部外傷性皮下異物	前額部開放創	前額部割創
前額部貫通創	前額部咬創	前額部挫創
前額部擦過創	前額部刺創	前額部切創
前額部創傷	前額部虫刺傷	前額部虫刺症
前額部皮膚欠損創	前額部裂創	前胸部挫創
前頚頭頂部挫創	仙骨部挫創	仙骨部皮膚欠損創
線状骨折	全身擦過創	穿通創
先天性股関節脱臼治療後亜脱臼	前頭部割創	前頭部挫傷
前頭部挫創	前頭部切創	前頭部打撲傷
前頭部皮膚欠損創	前方脱臼	前腕汚染創
前腕開放創	前腕咬創	前腕挫創
前腕刺創	前腕切創	前腕皮膚欠損創
前腕裂創	爪下異物	爪下挫滅傷
爪下挫滅創	創傷感染症	創傷はえ幼虫症
掻創	創部膿瘍	足関節症
足関節内果部挫創	足関節部挫創	足底異物
足底部咬創	足底部刺創	足底部皮膚欠損創
側頭部割創	側頭部挫創	側頭部切創
側頭部打撲傷	側頭部皮下血腫	足背部挫創
足背部切創	続発性関節症	続発性股関節症
続発性膝関節症	続発性多発性関節症	続発性母指 CM 関節症
足部汚染創	側腹部咬創	側腹部挫創
側腹壁開放創	足部皮膚欠損創	足部裂創
鼡径部開放創	鼡径部切創	第 5 趾皮膚欠損創
大腿汚染創	大腿咬創	大腿挫創
大腿皮膚欠損創	大腿部開放創	大腿部刺創
大腿部切創	大腿裂創	大転子部挫創
脱臼	脱臼骨折	多発性外傷
多発性開放創	多発性関節症	多発性咬創
多発性切創	多発性穿刺創	多発性リウマチ性関節炎
多発性裂創	打撲割創	打撲血腫
打撲挫創	打撲擦過創	打撲傷
打撲皮下血腫	単純脱臼	腟開放創
腟断端炎	腟裂傷	肘関節骨折
肘関節挫創	肘関節症	肘関節脱臼骨折
肘関節内骨折	肘関節部開放創	中指咬創
中指挫傷	中指挫創	中指刺創
中指切創	中指皮膚欠損創	中手骨関節部挫創
虫垂炎術後残膿瘍	中枢神経系損傷	肘頭骨折
肘部挫創	肘部切創	肘部皮膚欠損創
手開放創	手咬創	手挫創
手刺創	手切創	転位性骨折
殿部異物	殿部開放創	殿部咬創
殿部刺創	殿部切創	殿部痛
殿部皮膚欠損創	殿部裂創	頭頂部挫傷
頭頂部挫創	頭頂部擦過創	頭頂部切創
頭頂部打撲傷	頭頂部裂創	頭皮外傷性腫脹
頭皮開放創	頭皮下血腫	頭皮剥離
頭皮表在損傷	頭部異物	頭部外傷性皮下異物
頭部外傷性皮下気腫	頭部開放創	頭部割創
頭部頚部挫傷	頭部頚部挫創	頭部頚部打撲傷
頭部血腫	頭部挫傷	頭部挫創
頭部擦過創	頭部刺創	頭部切創
頭部多発開放創	頭部多発割創	頭部多発咬創
頭部多発挫傷	頭部多発挫創	頭部多発擦過創
頭部多発刺創	頭部多発切創	頭部多発創傷
頭部多発打撲傷	頭部多発皮下血腫	頭部多発裂創
頭部打撲	頭部打撲血腫	頭部打撲傷
頭部虫刺傷	動物咬創	頭部皮下異物

	頭部皮下血腫	頭部皮下出血	頭部皮膚欠損創
	頭部裂創	動脈損傷	特発性関節脱臼
な	軟口蓋血腫	軟口蓋挫創	軟口蓋創傷
	軟口蓋破裂	肉離れ	二次性変形性関節症
	乳癌術後後遺症	尿管切石術後感染症	猫咬創
	捻挫	脳挫傷	脳挫傷・頭蓋内に達する開放創合併あり
	脳挫傷・頭蓋内に達する開放創合併なし	脳挫創	脳挫創・頭蓋内に達する開放創合併あり
	脳挫創・頭蓋内に達する開放創合併なし	脳手術後遺症	脳腫瘍摘出術後遺症
	脳損傷	脳対側損傷	脳直撃損傷
	脳底部挫傷	脳底部挫傷・頭蓋内に達する開放創合併あり	脳底部挫傷・頭蓋内に達する開放創合併なし
は	脳裂傷	肺炎球菌性気管支炎	敗血症性気管支炎
	背部痛	剥離骨折	抜歯後感染
	抜歯後疼痛	パラインフルエンザウイルス気管支炎	バレー・リュー症候群
	破裂骨折	皮下異物	皮下血腫
	鼻下擦過創	皮下静脈損傷	皮下損傷
	鼻根部打撲挫創	鼻根部裂創	膝汚染創
	膝皮膚欠損創	皮神経挫傷	鼻前庭部挫創
	鼻尖部挫創	ヒトメタニューモウイルス気管支炎	非熱傷性水疱
	鼻部外傷性異物	鼻部外傷性腫脹	鼻部外傷性皮下異物
	鼻部開放創	眉部割創	鼻部割創
	鼻部貫通創	腓腹筋挫創	眉部血腫
	皮膚欠損創	鼻部咬創	鼻部挫傷
	鼻部挫創	鼻部擦過創	鼻部刺創
	鼻部切創	鼻部創傷	皮膚損傷
	鼻部打撲傷	鼻部虫刺傷	皮膚剥脱創
	鼻部皮下血腫	鼻部皮下出血	鼻部皮膚欠損創
	鼻部皮膚剥離創	鼻部裂創	びまん性脳損傷
	びまん性脳損傷・頭蓋内に達する開放創合併あり	びまん性脳損傷・頭蓋内に達する開放創合併なし	眉毛部割創
	眉毛部裂創	病的骨折	表皮剥離
	鼻翼部切創	鼻翼部裂創	びらん性関節症
	複雑脱臼	副鼻腔炎術後症	副鼻腔開放創
	腹部汚染創	腹部刺創	腹部皮膚欠損創
	腹壁異物	腹壁開放創	腹壁縫合糸膿瘍
	ブシャール結節	不全骨折	ブラックアイ
	粉砕骨折	分娩時会陰裂傷	分娩時軟産道損傷
	閉鎖性外傷性脳圧迫	閉鎖性骨折	閉鎖性脱臼
	閉鎖性脳挫創	閉鎖性脳底部挫傷	閉鎖性びまん性脳損傷
	ヘーガース結節	ヘバーデン結節	縫合糸膿瘍
	縫合部膿瘍	帽状腱膜下出血	包皮挫創
	包皮切創	包皮裂創	母指CM関節症
	母指関節症	母指咬創	母指挫傷
	母指挫創	母趾挫創	母指示指間切創
	母指刺創	母指切創	母指打撲挫創
	母指打撲傷	母指皮膚欠損創	母趾皮膚欠損創
ま	母指末節部挫創	マイコプラズマ気管支炎	末梢血管外傷
	末梢神経損傷	眉間部挫創	眉間部裂創
	耳後部挫創	耳後部打撲傷	ムチランス変形
	盲管銃創	網膜振盪	網脈絡膜裂傷
や	モンテジア骨折	野球肩	癒着性肩関節包炎
	腰仙部神経根炎	腰痛坐骨神経痛症候群	腰殿部痛
	腰部神経根炎	腰部切創	腰部打撲挫創
ら	ライノウイルス気管支炎	らせん骨折	リウマチ性滑液包炎
	リウマチ性皮下結節	リウマチ様関節炎	離開骨折
	両側性外傷後股関節症	両側性外傷後膝関節症	両側性外傷性母指CM関節症
	両側性形成不全性股関節症	両側性原発性股関節症	両側性原発性膝関節症
	両側性原発性母指CM関節症	両側性続発性股関節症	両側性続発性膝関節症
	両側性続発性母指CM関節症	涙管損傷	涙管断裂
	涙道損傷	轢過創	裂離
	裂離骨折	連鎖球菌気管支炎	連鎖球菌性上気道感染
わ	老人性関節炎	老年性股関節症	若木骨折
△	BCG副反応	かぜ	カテーテル感染症
	カテーテル敗血症	感冒	金属歯冠修復過高
	金属歯冠修復粗造	金属歯冠修復脱離	金属歯冠修復低位
	金属歯冠修復破損	金属歯冠修復不適合	頚椎不安定症
	術後感染症	術後敗血症	上腕神経痛
	損傷	疼痛	背部圧迫感
	腰腹痛		

用法用量

関節リウマチ，変形性関節症，肩関節周囲炎，頸肩腕症候群，腰痛症，手術後及び外傷後の消炎・鎮痛の場合：通常，成人1回チアプロフェン酸として200mg，1日3回経口投与する。頓用の場合は1回200mg経口投与する。なお，年齢，症状により適宜増減する。

急性上気道炎(急性気管支炎を伴う急性上気道炎を含む)の解熱・鎮痛の場合：通常，成人にはチアプロフェン酸として1回量200mgを頓用する。なお，年齢，症状により適宜増減する。ただし，原則として1日2回までとし，1日最大600mgを限度とする。また，空腹時の投与は避けさせることが望ましい。

禁忌

(1)消化性潰瘍のある患者
(2)重篤な血液の異常のある患者
(3)重篤な肝障害のある患者
(4)重篤な腎障害のある患者
(5)重篤な心機能不全のある患者
(6)本剤の成分に過敏症の既往歴のある患者
(7)アスピリン喘息(非ステロイド性消炎鎮痛剤等による喘息発作の誘発)又はその既往歴のある患者
(8)気管支喘息又はその既往歴のある患者
(9)妊娠末期の婦人

チオガム錠100mg：小林化工　100mg1錠[5.8円/錠]，チオガム錠200mg：小林化工　200mg1錠[9.2円/錠]

スルピリドカプセル50mg「トーワ」

規格：50mg1カプセル[6.3円/カプセル]

スルピリド　東和　117,232

【効能効果】

胃潰瘍・十二指腸潰瘍，統合失調症，うつ病・うつ状態

【対応標準病名】

◎	胃潰瘍	胃十二指腸潰瘍	うつ状態
	うつ病	十二指腸潰瘍	統合失調症
○	NSAID胃潰瘍	NSAID十二指腸潰瘍	アスペルガー症候群
	胃潰瘍瘢痕	胃十二指腸潰瘍瘢痕	胃穿孔
	うつ病型統合失調感情障害	延髄性うつ病	外傷後遺症性うつ病
	型分類困難な統合失調症	仮面うつ病	寛解中の反復性うつ病性障害
	感染症後うつ病	器質性うつ病性障害	器質性気分障害
	器質性混合性感情障害	器質性双極性障害	器質性躁病性障害
	偽神経症性統合失調症	急性胃潰瘍	急性胃潰瘍穿孔
	急性胃粘膜病変	急性十二指腸潰瘍	急性十二指腸潰瘍穿孔
	急性出血性胃潰瘍	急性出血性胃潰瘍穿孔	急性出血性十二指腸潰瘍
	急性出血性十二指腸潰瘍穿孔	急性統合失調症	急性統合失調症性エピソード
	急性統合失調症様精神病性障害	境界型統合失調症	緊張型統合失調症
	クッシング潰瘍	軽症うつ病エピソード	軽症反復性うつ病性障害
	混合性不安抑うつ障害	再発性胃潰瘍	再発性十二指腸潰瘍
	残胃潰瘍	残遺型統合失調症	産褥期うつ状態

	思春期うつ病	自閉的精神病質	十二指腸潰瘍瘢痕
	出血性胃潰瘍	出血性胃潰瘍穿孔	出血性十二指腸潰瘍
	出血性十二指腸潰瘍穿孔	術後胃潰瘍	術後胃十二指腸潰瘍
	術後十二指腸潰瘍	循環型躁うつ病	小児期型統合失調症
	小児シゾイド障害	心因性胃潰瘍	心気性うつ病
	神経症性抑うつ状態	ステロイド潰瘍	ステロイド潰瘍穿孔
	ストレス潰瘍	ストレス性胃潰瘍	ストレス性十二指腸潰瘍
	精神病症状を伴う重症うつ病エピソード	精神病症状を伴わない重症うつ病エピソード	前駆期統合失調症
	穿孔性胃潰瘍	穿孔性十二指腸潰瘍	潜在性統合失調症
	穿通性胃潰瘍	穿通性十二指腸潰瘍	躁うつ病
	双極性感情障害・軽症のうつ病エピソード	双極性感情障害・精神病症状を伴う重症うつ病エピソード	双極性感情障害・精神病症状を伴わない重症うつ病エピソード
	双極性感情障害・中等症のうつ病エピソード	体感症性統合失調症	退行期うつ病
	多発胃潰瘍	多発性十二指腸潰瘍	多発性出血性胃潰瘍
	短期統合失調症様障害	単極性うつ病	単純型統合失調症
	単発反応性うつ病	遅発性統合失調症	中等症うつ病エピソード
	中等症反復性うつ病性障害	デュラフォイ潰瘍	統合失調症型障害
	統合失調症型パーソナリティ障害	統合失調症後抑うつ	統合失調症症状を伴う急性錯乱
	統合失調症症状を伴う急性多形性精神病性障害	統合失調症症状を伴う類循環精神病	統合失調症性パーソナリティ障害
	統合失調症性反応	統合失調症様状態	動脈硬化性うつ病
	内因性うつ病	難治性胃潰瘍	難治性十二指腸潰瘍
	破瓜型統合失調症	反応性うつ病	反復心因性うつ病
	反復性うつ病	反復性気分障害	反復性心因性抑うつ精神病
	反復性精神病性うつ病	反復性短期うつ病エピソード	非定型うつ病
	不安うつ病	慢性胃潰瘍	慢性胃潰瘍活動期
	慢性十二指腸潰瘍	慢性十二指腸潰瘍活動期	妄想型統合失調症
	モレル・クレペリン病	薬剤性胃潰瘍	抑うつ神経症
	抑うつ性パーソナリティ障害	老年期うつ病	老年期認知症抑うつ型
△	2型双極性障害	胃びらん	気分変調症
	原発性認知症	十二指腸球後部潰瘍	十二指腸穿孔
	十二指腸びらん	初老期精神病	初老期認知症
	初老期妄想状態	神経性胃炎	双極性感情障害
	単極性躁病	統合失調症症状を伴わない急性錯乱	統合失調症症状を伴わない急性多形性精神病性障害
	統合失調症症状を伴わない類循環精神病	二次性認知症	認知症
	反復性躁病エピソード	夢幻精神病	老年期認知症
	老年期認知症妄想型	老年期妄想状態	老年精神病

用法用量

胃潰瘍・十二指腸潰瘍：スルピリドとして，通常成人1日150mgを3回に分割経口投与する。なお症状により適宜増減する。

統合失調症：スルピリドとして，通常成人1日300〜600mgを分割経口投与する。なお年齢，症状により適宜増減するが，1日1,200mgまで増量することができる。

うつ病・うつ状態：スルピリドとして，通常成人1日150〜300mgを分割経口投与する。なお年齢，症状により適宜増減するが，1日600mgまで増量することができる。

禁忌

(1)本剤の成分に対し過敏症の既往歴のある患者
(2)プロラクチン分泌性の下垂体腫瘍（プロラクチノーマ）の患者
(3)褐色細胞腫の疑いのある患者

スルピリン水和物原末「マルイシ」　規格：1g[7.4円/g]

スルピリン水和物　丸石　114

【効能効果】

下記疾患の解熱：急性上気道炎（急性気管支炎を伴う急性上気道炎を含む）

【対応標準病名】

◎	急性気管支炎	急性上気道炎	
○	RSウイルス気管支炎	亜急性気管支炎	咽頭気管炎
	咽頭喉頭炎	咽頭扁桃炎	インフルエンザ菌気管支炎
	ウイルス性気管支炎	エコーウイルス気管支炎	偽膜性気管支炎
	急性咽頭喉頭炎	急性咽頭扁桃炎	急性気管気管支炎
	急性口蓋扁桃炎	急性喉頭気管気管支炎	急性反復性気管支炎
	クループ性気管支炎	コクサッキーウイルス気管支炎	滲出性気管支炎
	舌扁桃炎	肺炎球菌性気管支炎	敗血症性気管支炎
	パラインフルエンザウイルス気管支炎	ヒトメタニューモウイルス気管支炎	マイコプラズマ気管支炎
	ライノウイルス気管支炎	連鎖球菌気管支炎	連鎖球菌性上気道感染
△	かぜ	感冒	

用法用量　通常，成人にはスルピリン水和物として1回0.3gを頓用する。

なお，年齢，症状により適宜増減する。

ただし，原則として，1日2回までとし，1日最大0.9gを限度とする。また，空腹時の投与は避けさせることが望ましい。

禁忌

(1)本剤の成分又はピラゾロン系化合物に対し過敏症の既往歴のある患者
(2)先天性G-6PD欠乏症の患者
(3)消化性潰瘍のある患者
(4)重篤な血液の異常のある患者
(5)重篤な肝障害のある患者
(6)重篤な腎障害のある患者
(7)重篤な心機能不全のある患者
(8)アスピリン喘息（非ステロイド性消炎鎮痛剤等による喘息発作の誘発）又はその既往歴のある患者

スルピリン「ケンエー」：健栄[7.2円/g]，スルピリン「三恵」：三恵薬品[7.4円/g]，スルピリン「東海」：東海[7.2円/g]，スルピリン「ホエイ」：マイラン製薬[7.2円/g]，スルピリン水和物：シオエ[9.1円/g]，スルピリン水和物原末「ニッコー」：日興[7.4円/g]，スルピリン水和物「ヨシダ」：吉田[9.1円/g]

スルモンチール散10%　規格：10%1g[39.5円/g]
スルモンチール錠10mg　規格：10mg1錠[6.3円/錠]
スルモンチール錠25mg　規格：25mg1錠[11.4円/錠]

トリミプラミンマレイン酸塩　塩野義　117

【効能効果】

精神科領域におけるうつ病・うつ状態

【対応標準病名】

◎	うつ状態	うつ病	
○	うつ病型統合失調感情障害	延髄性うつ病	外傷後遺症性うつ病
	仮面うつ病	寛解中の反復性うつ病性障害	器質性うつ病性障害
	軽症うつ病エピソード	軽症反復性うつ病性障害	混合性不安抑うつ障害
	産褥期うつ状態	思春期うつ病	循環型躁うつ病
	心気性うつ病	神経症性抑うつ状態	精神病症状を伴う重症うつ病エピソード
	精神病症状を伴わない重症うつ病エピソード	躁うつ病	双極性感情障害・軽症のうつ病エピソード

	双極性感情障害・精神病症状を伴う重症うつ病エピソード	双極性感情障害・精神病症状を伴わない重症うつ病エピソード	双極性感情障害・中等症のうつ病エピソード
	退行期うつ病	単極性うつ病	単発反応性うつ病
	中等症うつ病エピソード	中等症反復性うつ病性障害	動脈硬化性うつ病
	内因性うつ病	反応性うつ病	反復心因性うつ病
	反復性うつ病	反復性心因性抑うつ精神病	反復性精神病性うつ病
	反復性短期うつ病エピソード	非定型うつ病	不安うつ病
	抑うつ神経症	抑うつ性パーソナリティ障害	老年期うつ病
	老年期認知症抑うつ型		
△	2型双極性障害	感染症後うつ病	器質性気分障害
	器質性混合性感情障害	器質性双極性障害	器質性躁病性障害
	気分変調症	原発性認知症	周期性精神病
	初老期精神病	初老期認知症	初老期妄想状態
	双極性感情障害	単極性躁病	二次性認知症
	認知症	反復性気分障害	反復性躁病エピソード
	老年期認知症	老年期認知症妄想型	老年期妄想状態
	老年精神病		

効能効果に関連する使用上の注意　抗うつ剤の投与により，24歳以下の患者で，自殺念慮，自殺企図のリスクが増加するとの報告があるため，本剤の投与にあたっては，リスクとベネフィットを考慮すること。

用法用量　通常，成人にはトリミプラミンとして1日50〜100mgを初期用量とし，1日200mgまで漸増し，分割経口投与する。
まれに300mgまで増量することもある。
なお，年齢，症状により適宜減量する。

禁忌
(1)緑内障の患者
(2)三環系抗うつ剤に対し過敏症のある患者
(3)心筋梗塞の回復初期の患者
(4)MAO阻害剤を投与中の患者

併用禁忌

薬剤名等	臨床症状・措置方法	機序・危険因子
MAO阻害剤	臨床症状：発汗，不穏，全身痙攣，異常高熱，昏睡等の症状があらわれることがある。なお，MAO阻害剤の投与を受けた患者に本剤を投与する場合には，少なくとも2週間の間隔をおき，また本剤からMAO阻害剤に切り替えるときには，2〜3日間の間隔をおくことが望ましい。	MAO阻害剤は本剤の代謝を阻害する。

スローケー錠600mg
規格：600mg1錠[7.3円/錠]
塩化カリウム　ノバルティス　322

【効 能 効 果】

低カリウム血症の改善

【対応標準病名】

◎	低カリウム血症		
○	低カリウム血症性症候群	低カリウム血性ミオパチー	
△	アルカリ血症	アルカリ尿症	アルカローシス
	カリウム代謝異常	偽性バーター症候群	呼吸性アルカローシス
	混合型酸塩基平衡障害	酸塩基平衡異常	体液調節不全症
	代謝性アルカローシス	代償性呼吸性アルカローシス	代償性代謝性アルカローシス
	低塩基血症	低カリウム性アルカローシス	低クロール血症
	低クロール性アルカローシス	電解質異常	電解質平衡異常
	非呼吸性アルカローシス		

用法用量　通常成人は1回2錠を1日2回，食後経口投与する。年齢，症状により適宜増減する。

禁忌
(1)乏尿・無尿（前日の尿量が500mL以下あるいは投与直前の排尿が1時間当り20mL以下）又は高窒素血症がみられる高度の腎機能障害のある患者
(2)未治療のアジソン病患者
(3)高カリウム血症の患者
(4)消化管通過障害のある患者
①食道狭窄のある患者（心肥大，食道癌，胸部大動脈瘤，逆流性食道炎，心臓手術等による食道圧迫）
②消化管狭窄又は消化管運動機能不全のある患者
(5)高カリウム血性周期性四肢麻痺の患者
(6)本剤の成分に対し過敏症の既往歴のある患者
(7)エプレレノンを投与中の患者

併用禁忌

薬剤名等	臨床症状・措置方法	機序・危険因子
エプレレノン（セララ）	高カリウム血症があらわれることがある。	エプレレノンは血中のカリウムを上昇させる可能性があり，併用により高カリウム血症があらわれやすくなると考えられる。 危険因子：腎障害患者

ケーサプライ錠600mg：佐藤薬品[5.6円/錠]

スンベプラカプセル100mg
規格：100mg1カプセル[3280.7円/カプセル]
アスナプレビル　ブリストル　625

【効 能 効 果】

セログループ1(ジェノタイプ1)のC型慢性肝炎又はC型代償性肝硬変における次のいずれかのウイルス血症の改善
(1)インターフェロンを含む治療法に不適格の未治療あるいは不耐容の患者
(2)インターフェロンを含む治療法で無効となった患者

【対応標準病名】

◎	C型代償性肝硬変	C型慢性肝炎	ウイルス血症
○	C型肝炎	C型肝炎ウイルス感染	C型肝炎合併妊娠
	C型肝硬変	C型非代償性肝硬変	代償性肝硬変

効能効果に関連する使用上の注意
(1)本剤の使用に際しては，HCV RNAが陽性であることを確認すること。また，組織像又は肝予備能，血小板数等により，非代償性肝硬変でないことを確認すること。
(2)ウイルス性肝疾患の治療に十分な知識・経験を持つ医師が臨床成績の内容を熟知した上で，投与の可否を判断すること。なお，インターフェロンを含む治療法のうち，他のプロテアーゼ阻害剤による既治療患者に対する投与経験はない。これらの患者に対しては，前治療の種類，前治療に対する反応性，耐性変異の有無，患者の忍容性等を考慮すること。

用法用量
通常，成人にはアスナプレビルとして1回100mgを1日2回経口投与する。
本剤はダクラタスビル塩酸塩と併用し，投与期間は24週間とする。

用法用量に関連する使用上の注意
(1)投与開始時は，本剤及びダクラタスビル塩酸塩を同時に投与し，投与開始後は用量の変更及び投与の中断をしないこと。ただし，副作用の発現により投与の継続が困難な場合には，本剤及びダクラタスビル塩酸塩を同時に中断すること。投与再開の可否については，リスクとベネフィットを考慮して慎重に判断し，投与を再開する場合は，本剤及びダクラタスビル塩酸塩を同時に再開すること。

(2)本剤投与中は，血中 HCV RNA 量を測定すること。ウイルス学的ブレイクスルー(投与中に血中 HCV RNA 量が最低値から 1 $\log_{10}$を超えて増加)が発現した場合は，本剤及びダクラタスビル塩酸塩の投与中止を考慮すること。

警告　本剤は，ウイルス性肝疾患の治療に十分な知識・経験を持つ医師のもとで，本剤の投与が適切と判断される患者に対してのみ投与すること。

禁忌

(1)本剤の成分に対し過敏症の既往歴のある患者

(2)中等度以上(Child-Pugh 分類 B 又は C)の肝機能障害又は非代償性肝疾患のある患者

(3)次の薬剤を使用中の患者：アゾール系抗真菌剤(経口又は注射剤)，クラリスロマイシン，エリスロマイシン，ジルチアゼム，ベラパミル塩酸塩，コビシスタットを含有する製剤，HIV プロテアーゼ阻害剤，リファンピシン，リファブチン，フェニトイン，カルバマゼピン，フェノバルビタール，デキサメタゾン全身投与，モダフィニル，非ヌクレオシド系逆転写酵素阻害剤(リルピビリン塩酸塩を除く)，ボセンタン水和物，セイヨウオトギリソウ(St.John's Wort，セント・ジョーンズ・ワート)含有食品，シクロスポリン，フレカイニド，プロパフェノン

併用禁忌

薬剤名等	臨床症状・措置方法	機序・危険因子
アゾール系抗真菌剤(経口又は注射剤) ケトコナゾール(国内未承認) イトラコナゾール(イトリゾール) フルコナゾール(ジフルカン) ホスフルコナゾール(プロジフ) ボリコナゾール(ブイフェンド) ミコナゾール(フロリード)	本剤の血中濃度が上昇する。 肝臓に関連した有害事象が発現し，また重症化するおそれがある。	これらの薬剤の強力又は中程度の CYP3A の阻害作用により，本剤の代謝が阻害される。
クラリスロマイシン(クラリス) エリスロマイシン(エリスロシン)		
ジルチアゼム(ヘルベッサー) ベラパミル塩酸塩(ワソラン)		
コビシスタットを含有する製剤(スタリビルド)		
HIV プロテアーゼ阻害剤 リトナビル(ノービア) アタザナビル硫酸塩(レイアタッツ) インジナビル硫酸塩エタノール付加物(クリキシバン) サキナビルメシル酸塩(インビラーゼ) ダルナビルエタノール付加物(プリジスタ) ネルフィナビルメシル酸塩(ビラセプト) ホスアンプレナビルカルシウム水和物(レクシヴァ) ロピナビル/リトナビル(カレトラ)	本剤の血中濃度が上昇する。肝臓に関連した有害事象が増加し，また重症化するおそれがある。	これらの薬剤の CYP3A 及び/又は OATP1B1，2B1 の阻害作用により，本剤の代謝が阻害される。
リファンピシン(リファジン) リファブチン(ミコブティン)	本剤の血中濃度が低下し，治療効果を減弱させるおそれがある。	これらの薬剤の強力な又は中程度の CYP3A 誘導作用により，本剤の代謝が促進される。
抗てんかん剤 フェニトイン(アレビアチン) カルバマゼピン(テグレトール) フェノバルビタール(フェノバール)		
デキサメタゾン全身投与(デカドロン)		
モダフィニル(モディオダール)		
非ヌクレオシド系逆転写酵素阻害剤(リルピビリン塩酸塩を除く) エファビレンツ(ストックリン) エトラビリン(インテレンス) ネビラピン(ビラミューン)		
ボセンタン水和物(トラクリア)		
セイヨウオトギリソウ(St.John's Wort，セント・ジョーンズ・ワート)含有食品		
シクロスポリン(サンディミュン)	本剤の肝臓への取り込みが減少し，本剤の治療効果を減弱させるおそれがある。	シクロスポリンは，OATP1B1 を阻害する。
フレカイニド(タンボコール) プロパフェノン(プロノン)	これらの薬剤の血中濃度が上昇し，不整脈が起こるおそれがある。	本剤の CYP2D6 阻害作用により，これらの薬剤(治療域が狭い CYP2D6 の基質)の代謝が阻害される。

セイブルOD錠50mg　規格：－[－]
セイブルOD錠75mg　規格：－[－]
セイブル錠25mg　規格：25mg1錠[30.2円/錠]
セイブル錠50mg　規格：50mg1錠[52.9円/錠]
セイブル錠75mg　規格：75mg1錠[73.8円/錠]

ミグリトール　三和化学　396

【効 能 効 果】

糖尿病の食後過血糖の改善(ただし，食事療法・運動療法を行っている患者で十分な効果が得られない場合，又は食事療法・運動療法に加えてスルホニルウレア剤，ビグアナイド系薬剤若しくはインスリン製剤を使用している患者で十分な効果が得られない場合に限る)

【対応標準病名】

◎	糖尿病		
○	2 型糖尿病	2 型糖尿病・眼合併症あり	2 型糖尿病・関節合併症あり
	2 型糖尿病・腎合併症あり	2 型糖尿病・神経学的合併症あり	2 型糖尿病・多発糖尿病性合併症あり
	2 型糖尿病・糖尿病性合併症あり	2 型糖尿病・糖尿病性合併症なし	2 型糖尿病・末梢循環合併症あり
	安定型糖尿病	若年 2 型糖尿病	増殖性糖尿病性網膜症・2 型糖尿病
	妊娠中の耐糖能低下		
△	1 型糖尿病	1 型糖尿病・眼合併症あり	1 型糖尿病・関節合併症あり
	1 型糖尿病・腎合併症あり	1 型糖尿病・神経学的合併症あり	1 型糖尿病・多発糖尿病性合併症あり
	1 型糖尿病・糖尿病性合併症あり	1 型糖尿病・糖尿病性合併症なし	1 型糖尿病・末梢循環合併症あり
	2 型糖尿病・ケトアシドーシス合併あり	2 型糖尿病・昏睡合併あり	2 型糖尿病黄斑症
	2 型糖尿病合併妊娠	2 型糖尿病性アシドーシス	2 型糖尿病性アセトン血症
	2 型糖尿病性壊疽	2 型糖尿病性黄斑浮腫	2 型糖尿病性潰瘍
	2 型糖尿病性眼筋麻痺	2 型糖尿病性肝障害	2 型糖尿病性関節症
	2 型糖尿病性筋萎縮症	2 型糖尿病性血管障害	2 型糖尿病性ケトアシドーシス
	2 型糖尿病性高コレステロール血症	2 型糖尿病性虹彩炎	2 型糖尿病性骨症

	2型糖尿病性自律神経ニューロパチー	2型糖尿病性神経因性膀胱	2型糖尿病性神経痛
	2型糖尿病性腎硬化症	2型糖尿病性腎症	2型糖尿病性腎症第1期
	2型糖尿病性腎症第2期	2型糖尿病性腎症第3期	2型糖尿病性腎症第3期A
	2型糖尿病性腎症第3期B	2型糖尿病性腎症第4期	2型糖尿病性腎症第5期
	2型糖尿病性腎不全	2型糖尿病性水疱	2型糖尿病性精神障害
	2型糖尿病性そう痒症	2型糖尿病性多発ニューロパチー	2型糖尿病性単ニューロパチー
	2型糖尿病性中心性網膜症	2型糖尿病性動脈硬化症	2型糖尿病性動脈閉塞症
	2型糖尿病性ニューロパチー	2型糖尿病性白内障	2型糖尿病性皮膚障害
	2型糖尿病性浮腫性硬化症	2型糖尿病性末梢血管症	2型糖尿病性末梢血管障害
	2型糖尿病性末梢神経障害	2型糖尿病性ミオパチー	2型糖尿病性網膜症
あ	インスリン抵抗性糖尿病	インスリンレセプター異常症	ウイルス性糖尿病
	ウイルス性糖尿病・眼合併症あり	ウイルス性糖尿病・腎合併症あり	ウイルス性糖尿病・神経学的合併症あり
	ウイルス性糖尿病・多発糖尿病性合併症あり	ウイルス性糖尿病・糖尿病性合併症あり	ウイルス性糖尿病・糖尿病性合併症なし
か	ウイルス性糖尿病・末梢循環合併症あり	栄養不良関連糖尿病	化学的糖尿病
	緩徐進行1型糖尿病	緩徐進行1型糖尿病・眼合併症あり	緩徐進行1型糖尿病・関節合併症あり
	緩徐進行1型糖尿病・腎合併症あり	緩徐進行1型糖尿病・神経学的合併症あり	緩徐進行1型糖尿病・多発糖尿病性合併症あり
	緩徐進行1型糖尿病・糖尿病性合併症なし	緩徐進行1型糖尿病・末梢循環合併症あり	境界型糖尿病
さ	キンメルスチール・ウイルソン症候群	高血糖高浸透圧症候群	膵性糖尿病
	膵性糖尿病・眼合併症あり	膵性糖尿病・腎合併症あり	膵性糖尿病・神経学的合併症あり
	膵性糖尿病・多発糖尿病性合併症あり	膵性糖尿病・糖尿病性合併症あり	膵性糖尿病・糖尿病性合併症なし
	膵性糖尿病・末梢循環合併症あり	膵全摘後二次性糖尿病	ステロイド糖尿病
	ステロイド糖尿病・眼合併症あり	ステロイド糖尿病・腎合併症あり	ステロイド糖尿病・神経学的合併症あり
	ステロイド糖尿病・多発糖尿病性合併症あり	ステロイド糖尿病・糖尿病性合併症あり	ステロイド糖尿病・糖尿病性合併症なし
	ステロイド糖尿病・末梢循環合併症あり	青銅性糖尿病	潜在性糖尿病
	前糖尿病	増殖性糖尿病性網膜症	増殖性糖尿病性網膜症・1型糖尿病
た	耐糖能異常	糖尿病・糖尿病性合併症なし	糖尿病黄斑症
	糖尿病黄斑浮腫	糖尿病合併症	糖尿病性壊疽
	糖尿病性潰瘍	糖尿病性眼筋麻痺	糖尿病性肝障害
	糖尿病性関節症	糖尿病性筋萎縮症	糖尿病性血管障害
	糖尿病性高コレステロール血症	糖尿病性虹彩炎	糖尿病性骨症
	糖尿病性自律神経ニューロパチー	糖尿病性神経因性膀胱	糖尿病性神経痛
	糖尿病性腎硬化症	糖尿病性腎症	糖尿病性腎不全
	糖尿病性水疱	糖尿病性精神障害	糖尿病性そう痒症
	糖尿病性多発ニューロパチー	糖尿病性単ニューロパチー	糖尿病性中心性網膜症
	糖尿病性動脈硬化症	糖尿病性動脈閉塞症	糖尿病性ニューロパチー
	糖尿病性白内障	糖尿病性皮膚障害	糖尿病性浮腫性硬化症
	糖尿病性末梢血管症	糖尿病性末梢血管障害	糖尿病性末梢神経障害
な	糖尿病網膜症	二次性糖尿病	二次性糖尿病・眼合併症あり
	二次性糖尿病・腎合併症あり	二次性糖尿病・神経学的合併症あり	二次性糖尿病・多発糖尿病性合併症あり
	二次性糖尿病・糖尿病性合併症あり	二次性糖尿病・糖尿病性合併症なし	二次性糖尿病・末梢循環合併症あり
は	妊娠中の糖尿病	妊娠糖尿病	不安定型糖尿病
や	ぶどう糖負荷試験異常	薬剤性糖尿病	薬剤性糖尿病・眼合併症あり
	薬剤性糖尿病・腎合併症あり	薬剤性糖尿病・神経学的合併症あり	薬剤性糖尿病・多発糖尿病性合併症あり
	薬剤性糖尿病・糖尿病性合併症あり	薬剤性糖尿病・糖尿病性合併症なし	薬剤性糖尿病・末梢循環合併症あり

用法用量　通常，成人にはミグリトールとして1回50mgを1日3回毎食直前に経口投与する。なお，効果不十分な場合には，経過を十分に観察しながら1回量を75mgまで増量することができる。

用法用量に関連する使用上の注意　〔OD錠のみ〕：本剤は口腔内で崩壊するが，口腔の粘膜から吸収されることはないため，唾液又は水で飲み込むこと。

禁忌

(1)重症ケトーシス，糖尿病性昏睡又は前昏睡の患者
(2)重症感染症，手術前後，重篤な外傷のある患者
(3)本剤の成分に対する過敏症の既往歴のある患者
(4)妊婦又は妊娠している可能性のある婦人

セキコデ配合シロップ　規格：10mL[2.44円/mL]

エフェドリン塩酸塩　ジヒドロコデインリン酸塩　塩化アンモニウム　日医工　224

【効能効果】

下記疾患に伴う咳嗽および喀痰喀出困難：急性気管支炎，慢性気管支炎，感冒・上気道炎

【対応標準病名】

◎	喀痰喀出困難	かぜ	感冒
	急性気管支炎	急性上気道炎	咳
	慢性気管支炎		
○	RSウイルス気管支炎	亜急性気管支炎	異常喀痰
	咽頭気管炎	咽頭喉頭炎	咽頭扁桃炎
	インフルエンザ菌気管支炎	ウイルス性気管支炎	エコーウイルス気管支炎
	喀痰	過剰喀痰	カタル性咳
	乾性咳	感染性鼻炎	偽膜性気管支炎
	急性咽頭喉頭炎	急性咽頭扁桃炎	急性気管気管支炎
	急性口蓋扁桃炎	急性喉頭気管気管支炎	急性反復性気管支炎
	急性鼻咽頭炎	急性鼻炎	クループ性気管支炎
	コクサッキーウイルス気管支炎	湿性咳	滲出性気管支炎
	咳失神	舌扁桃炎	妊娠中感冒
	膿性痰	肺炎球菌性気管支炎	敗血症性気管支炎
	パラインフルエンザウイルス気管支炎	ヒトメタニューモウイルス気管支炎	マイコプラズマ気管支炎
	慢性咳嗽	慢性気管炎	慢性気管気管支炎
	慢性気管支漏	夜間咳	ライノウイルス気管支炎
	連鎖球菌気管支炎	連鎖球菌性上気道感染	老人性気管支炎
△	陳旧性胸膜炎		

用法用量

通常成人1回3〜5mLを1日3回食後または食間にそのまま，または白湯でうすめて経口投与する。

11〜14歳：成人量の2/3
8〜10歳：成人量の1/2
5〜7歳：成人量の1/3
3〜4歳：成人量の1/4
1〜2歳：成人量の1/5
3ヵ月以上1歳未満：成人量の1/10

禁忌

(1)重篤な呼吸抑制のある患者
(2)気管支喘息発作中の患者
(3)重篤な肝障害のある患者
(4)慢性肺疾患に続発する心不全の患者
(5)痙れん状態(てんかん重積症，破傷風，ストリキニーネ中毒)にある患者
(6)急性アルコール中毒の患者
(7)本剤の成分及びアヘンアルカロイドに対し過敏症の患者
(8)カテコールアミン(アドレナリン，イソプロテレノール，ドパミン等)を投与中の患者

セ

併用禁忌

薬剤名等	臨床症状・措置方法	機序・危険因子
カテコールアミン アドレナリン （ボスミン）， イソプロテレノール （プロタノール等）， ドパミン等	不整脈，場合によっては心停止を起こすおそれがある。	併用によりエフェドリン塩酸塩の交感神経刺激作用が増強される。

セキソビット錠100mg　規格：100mg1錠［34.1円/錠］
シクロフェニル　あすか　249

【効 能 効 果】

第１度無月経，無排卵性月経，希発月経の排卵誘発

【対応標準病名】

◎	希発月経	第１度無月経	無排卵月経
○	過少月経	下垂体性無月経	機能性無月経
	原発性希発月経	原発性無月経	子宮性無月経
	視床下部性無月経	授乳性無月経	女性不妊症
	心因性無月経	神経性食欲不振症無月経	精神性無月経
	遷延性月経	続発性希発月経	続発性無月経
	第２度無月経	体重減少性無月経	中枢性無月経
	排卵障害	無月経症	無排卵症
	卵巣性不妊症		
△	頸管性不妊症	子宮性不妊症	

用法用量　シクロフェニルとして，１日400～600mg（4～6錠）を2～3回に分け，5～10日間経口投与し，症状に応じてこれを反復する。

禁忌

(1)エストロゲン依存性悪性腫瘍（例えば，乳癌，子宮内膜癌）及びその疑いのある患者

(2)卵巣腫瘍のある患者及び多嚢胞性卵巣症候群を原因としない卵巣腫大のある患者

(3)妊婦又は妊娠している可能性のある女性

原則禁忌　児を望まない無排卵症患者

セスデンカプセル30mg　規格：30mg1カプセル［14.8円/カプセル］
セスデン細粒6%　規格：6%1g［29.9円/g］
チメピジウム臭化物水和物　田辺三菱　124

【効 能 効 果】

(1)次の疾患における痙攣並びに運動障害に伴う疼痛の緩解
胃炎，胃・十二指腸潰瘍，腸炎，胆のう・胆道疾患，尿路結石

(2)膵炎に起因する疼痛の緩解

【対応標準病名】

◎	胃運動機能障害	胃炎	胃潰瘍
	胃痙攣	胃十二指腸潰瘍	胃腸運動機能障害
	痙性胃炎	痙攣	十二指腸潰瘍
	膵炎	胆道疾患	腸炎
	腸管運動障害	疼痛	尿路結石症
○	ERCP後膵炎	NSAID十二指腸潰瘍	アルコール性胃炎
	アレルギー性胃炎	胃運動亢進症	胃十二指腸潰瘍瘢痕
	萎縮性胃炎	萎縮性化生性胃炎	胃腸機能異常
	胃腸機能減退	胃びらん	壊疽性胆細管炎
	肝内胆管狭窄	肝内胆細管炎	逆行性胆管炎
	急性胃炎	急性胃腸障害	急性化膿性胆管炎
	急性十二指腸潰瘍	急性出血性十二指腸潰瘍	急性胆管炎
	急性胆細管炎	急性びらん性胃炎	急性閉塞性化膿性胆管炎
	狭窄性胆管炎	クッシング潰瘍	痙攣発作
	原発性硬化性胆管炎	後天性胆管狭窄症	細胆管炎
	再発性十二指腸潰瘍	再発性胆管炎	珊瑚状結石
	自己免疫性膵炎	十二指腸総胆管炎	術後胃潰瘍
	術後胃十二指腸潰瘍	術後十二指腸潰瘍	術後膵炎
	心因性胃潰瘍	腎盂結石症	神経性胃炎
	腎結石自排	腎結石症	腎砂状結石
	腎尿管結石	ストレス潰瘍	ストレス性胃潰瘍
	ストレス性十二指腸潰瘍	穿通性胃潰瘍	穿通性十二指腸潰瘍
	総胆管狭窄症	総胆管閉塞症	大腸ジスキネジア
	多発胃潰瘍	多発性十二指腸潰瘍	多発性出血性胃潰瘍
	多発性腎結石	胆管炎	胆管狭窄症
	胆管閉塞症	胆石性膵炎	胆道ジスキネジア
	中毒性胃炎	腸ジスキネジア	デュラフォイ潰瘍
	難治性十二指腸潰瘍	尿管結石症	尿道結石症
	表層性胃炎	ヘリコバクター・ピロリ胃炎	放射線胃炎
	慢性胃炎	慢性胃潰瘍活動期	慢性十二指腸潰瘍
	慢性十二指腸潰瘍活動期	慢性胆管炎	慢性胆細管炎
	メネトリエ病	薬剤性胃潰瘍	疣状胃炎
	有痛性筋痙攣		
△	NSAID胃潰瘍	S状結腸炎	亜急性膵炎
	アルコール性急性膵炎	胃うっ血	胃液分泌過多
	胃潰瘍瘢痕	胃拡張	胃下垂
	胃機能亢進	胃軸捻症	胃穿孔
	胃腸炎	胃粘膜過形成	胃壁軟化症
	胃蜂窩織炎	壊死性膵炎	炎症性腸疾患
	回腸炎	過酸症	カタル性胃腸炎
	化膿性膵炎	肝外閉塞性黄疸	感染性胃腸炎
	感染性下痢症	感染性膵壊死	感染性大腸炎
	感染性腸炎	肝内胆管拡張症	感冒性胃腸炎
	感冒性大腸炎	感冒性腸炎	機能性嘔吐
	急性胃潰瘍	急性胃潰瘍穿孔	急性胃腸炎
	急性胃粘膜病変	急性十二指腸潰瘍穿孔	急性出血壊死性膵炎
	急性出血性胃潰瘍	急性出血性胃潰瘍穿孔	急性出血性十二指腸潰瘍穿孔
	急性膵壊死	急性膵炎	急性大腸炎
	急性腸炎	結石性腎盂腎炎	下痢症
	限局性膵炎	抗生物質起因性大腸炎	抗生物質起因性腸炎
	再発性胃潰瘍	再発性急性膵炎	残胃潰瘍
	自己免疫性胆管炎	重症急性膵炎	十二指腸潰瘍瘢痕
	十二指腸球後部潰瘍	十二指腸穿孔	十二指腸びらん
	出血性胃炎	出血性胃潰瘍	出血性胃潰瘍穿孔
	出血性十二指腸潰瘍	出血性十二指腸潰瘍穿孔	出血性大腸炎
	出血性腸炎	術後残胃胃炎	術後胆管炎
	消化管障害	膵膿瘍	ステロイド潰瘍
	ステロイド潰瘍穿孔	ステロイド誘発性膵炎	穿孔性胃潰瘍
	穿孔性十二指腸潰瘍	総胆管拡張症	大腸炎
	大腸機能障害	胆管潰瘍	胆管拡張症
	胆管ポリープ	胆管癒着	胆汁うっ滞
	胆道機能異常	胆道閉鎖	腸カタル
	腸機能障害	難治性胃潰瘍	難治性乳児下痢症
	肉芽腫性胃炎	乳児下痢	肥厚性幽門狭窄症
	びらん性胃炎	浮腫性膵炎	閉塞性黄疸
	慢性胃潰瘍	慢性膵炎急性増悪	薬剤性膵炎
	薬物胃障害		

用法用量　通常成人には，１回チメピジウム臭化物水和物として30mgを１日３回経口投与する。年齢・症状により適宜増減する。

禁忌

(1)緑内障の患者

(2)前立腺肥大による排尿障害のある患者

(3)重篤な心疾患のある患者

(4)麻痺性イレウスの患者

(5)本剤の成分に対し過敏症の既往歴のある患者

コリリック錠30mg：沢井　30mg1錠［5.6円/錠］，ゼスン錠30mg：辰巳化学　30mg1錠［5.6円/錠］，ソピタム錠30mg：東和

30mg1錠[5.6円/錠]

ゼストリル錠5　規格：5mg1錠[33.5円/錠]
ゼストリル錠10　規格：10mg1錠[54.2円/錠]
ゼストリル錠20　規格：20mg1錠[120.6円/錠]
リシノプリル水和物　アストラゼネカ　214,217

【効能効果】

(1)高血圧症
(2)下記の状態で，ジギタリス製剤，利尿剤等の基礎治療剤を投与しても十分な効果が認められない場合：慢性心不全(軽症～中等症)

【対応標準病名】

◎	高血圧症	本態性高血圧症	慢性心不全
○	悪性高血圧症	右室不全	右心不全
	うっ血性心不全	褐色細胞腫	褐色細胞腫性高血圧症
	急性心不全	境界型高血圧症	クロム親和性細胞腫
	高血圧性緊急症	高血圧性腎疾患	高血圧性心不全
	高血圧性脳内出血	高血圧切迫症	高レニン性高血圧症
	左室不全	左心不全	若年高血圧症
	若年性境界型高血圧症	収縮期高血圧症	心因性高血圧症
	心筋不全	心原性肺水腫	心臓性呼吸困難
	心臓性浮腫	心臓喘息	心不全
	低レニン性高血圧症	内分泌性高血圧症	二次性高血圧症
	副腎性高血圧症	慢性うっ血性心不全	両心不全
△	HELLP 症候群	軽症妊娠高血圧症候群	混合型妊娠高血圧症候群
	産後高血圧症	重症妊娠高血圧症候群	術中異常高血圧症
	純粋型妊娠高血圧症候群	腎血管性高血圧症	腎実質性高血圧症
	腎性高血圧症	新生児高血圧症	早発型妊娠高血圧症候群
	遅発型妊娠高血圧症候群	妊娠高血圧症	妊娠高血圧症候群
	妊娠高血圧腎症	妊娠中一過性高血圧症	副腎腺腫
	副腎のう腫	副腎皮質のう腫	良性副腎皮質腫瘍

用法用量

(1)高血圧症
通常，成人にはリシノプリル(無水物)として10～20mgを1日1回経口投与する。なお，年齢，症状により適宜増減する。ただし，重症高血圧症又は腎障害を伴う高血圧症の患者では5mgから投与を開始することが望ましい。
通常，6歳以上の小児には，リシノプリル(無水物)として，0.07mg/kgを1日1回経口投与する。なお，年齢，症状により適宜増減する。
(2)慢性心不全(軽症～中等症)：本剤はジギタリス製剤，利尿剤等の基礎治療剤と併用すること。通常，成人にはリシノプリル(無水物)として5～10mgを1日1回経口投与する。なお，年齢，症状により適宜増減する。ただし，腎障害を伴う患者では初回用量として2.5mgから投与を開始することが望ましい。

用法用量に関連する使用上の注意

(1)クレアチニンクリアランスが30mL/min以下，又は血清クレアチニンが3mg/dL以上の重篤な腎機能障害のある患者では，投与量を半量にするか，もしくは投与間隔をのばすなど慎重に投与すること。
(2)6歳以上の小児に投与する場合には1日20mgを超えないこと。

禁忌

(1)本剤の成分に対し過敏症の既往歴のある患者
(2)血管浮腫の既往歴のある患者(アンジオテンシン変換酵素阻害剤等の薬剤による血管浮腫，遺伝性血管浮腫，後天性血管浮腫，特発性血管浮腫等)
(3)デキストラン硫酸固定化セルロース，トリプトファン固定化ポリビニルアルコール又はポリエチレンテレフタレートを用いた吸着器によるアフェレーシスを施行中の患者
(4)アクリロニトリルメタリルスルホン酸ナトリウム膜(AN69)を用いた血液透析施行中の患者
(5)妊婦又は妊娠している可能性のある婦人
(6)アリスキレンを投与中の糖尿病患者(ただし，他の降圧治療を行ってもなお血圧のコントロールが著しく不良の患者を除く)

併用禁忌

薬剤名等	臨床症状・措置方法	機序・危険因子
デキストラン硫酸固定化セルロース，トリプトファン固定化ポリビニルアルコール又はポリエチレンテレフタレートを用いた吸着器によるアフェレーシスの施行 リポソーバー イムソーバTR セルソーバ	臨床症状：血圧低下，潮紅，嘔気・嘔吐，腹痛，しびれ，熱感，呼吸困難，頻脈等のショック症状を起こすことがある。	機序：陰性に荷電した吸着材により血中キニン系の代謝が亢進し，ブラジキニン産生が増大する。更にACE阻害薬はブラジキニンの代謝を阻害するため，ブラジキニンの蓄積が起こるとの考えが報告されている。
アクリロニトリルメタリルスルホン酸ナトリウム膜を用いた透析 AN69	臨床症状：血管浮腫(顔面浮腫，咽頭浮腫)，嘔吐，腹部痙攣，気管支痙攣，血圧低下，チアノーゼ等のアナフィラキシーを発現することがある。	機序：多価イオン体であるAN69により血中キニン系の代謝が亢進し，ブラジキニン産生が増大する。更にACE阻害薬はブラジキニンの代謝を阻害するため，ブラジキニンの蓄積が起こるとの考えが報告されている。

ロンゲス錠5mg：塩野義　5mg1錠[38.7円/錠]
ロンゲス錠10mg：塩野義　10mg1錠[66.8円/錠]
ロンゲス錠20mg：塩野義　20mg1錠[131円/錠]

リシノプリル錠5mg「オーハラ」：大原薬品　5mg1錠[10.6円/錠]，リシノプリル錠5mg「サワイ」：沢井　5mg1錠[13.8円/錠]，リシノプリル錠5mg「タイヨー」：テバ製薬　5mg1錠[10.6円/錠]，リシノプリル錠5mg「トーワ」：東和　5mg1錠[13.8円/錠]，リシノプリル錠5mg「日医工」：日医工　5mg1錠[13.8円/錠]，リシノプリル錠5mg「ファイザー」：マイラン製薬　5mg1錠[13.8円/錠]，リシノプリル錠10mg「オーハラ」：大原薬品　10mg1錠[13.1円/錠]，リシノプリル錠10mg「サワイ」：沢井　10mg1錠[21円/錠]，リシノプリル錠10mg「タイヨー」：テバ製薬　10mg1錠[13.1円/錠]，リシノプリル錠10mg「トーワ」：東和　10mg1錠[13.1円/錠]，リシノプリル錠10mg「日医工」：日医工　10mg1錠[13.1円/錠]，リシノプリル錠10mg「ファイザー」：マイラン製薬　10mg1錠[21円/錠]，リシノプリル錠20mg「オーハラ」：大原薬品　20mg1錠[20.7円/錠]，リシノプリル錠20mg「サワイ」：沢井　20mg1錠[20.7円/錠]，リシノプリル錠20mg「タイヨー」：テバ製薬　20mg1錠[20.7円/錠]，リシノプリル錠20mg「トーワ」：東和　20mg1錠[20.7円/錠]，リシノプリル錠20mg「日医工」：日医工　20mg1錠[20.7円/錠]，リシノプリル錠20mg「ファイザー」：マイラン製薬　20mg1錠[20.7円/錠]

ゼスラン錠3mg　規格：3mg1錠[8.2円/錠]
ゼスラン小児用細粒0.6%　規格：0.6%1g[66.1円/g]
ゼスラン小児用シロップ0.03%　規格：0.03%1mL[6.9円/mL]
メキタジン　旭化成　441

【効能効果】

(1)気管支喘息
(2)アレルギー性鼻炎
(3)じん麻疹
(4)皮膚疾患に伴う瘙痒(湿疹・皮膚炎，皮膚瘙痒症)

【対応標準病名】

◎	アレルギー性鼻炎	気管支喘息	湿疹
	じんま疹	そう痒	皮膚炎
	皮膚そう痒症		

○	足湿疹	アスピリンじんま疹	アスピリン喘息
	アトピー性喘息	アレルギー性気管支炎	アレルギー性じんま疹
	アレルギー性鼻咽頭炎	アレルギー性鼻結膜炎	アレルギー性副鼻腔炎
	異汗症	異汗性湿疹	イネ科花粉症
	陰のう湿疹	陰のうそう痒症	陰部間擦疹
	運動誘発性喘息	会陰部肛囲湿疹	腋窩湿疹
	温熱じんま疹	外因性喘息	外陰部そう痒症
	外陰部皮膚炎	家族性寒冷自己炎症症候群	化膿性皮膚疾患
	貨幣状湿疹	カモガヤ花粉症	間擦疹
	感染性皮膚炎	汗疱	汗疱性湿疹
	顔面急性皮膚炎	寒冷じんま疹	機械性じんま疹
	気管支喘息合併妊娠	季節性アレルギー性鼻炎	丘疹状湿疹
	急性湿疹	亀裂性湿疹	頚部皮膚炎
	血管運動性鼻炎	限局性そう痒症	肛囲間擦疹
	紅斑性間擦疹	紅斑性湿疹	肛門湿疹
	肛門そう痒症	コリン性じんま疹	混合型喘息
	自家感作性皮膚炎	自己免疫性じんま疹	湿疹様発疹
	周期性再発性じんま疹	手指湿疹	出血性じんま疹
	症候性そう痒症	小児喘息	小児喘息性気管支炎
	職業喘息	人工肛門部皮膚炎	人工じんま疹
	新生児皮膚炎	振動性じんま疹	スギ花粉症
	ステロイド依存性喘息	赤色湿疹	咳喘息
	接触じんま疹	全身湿疹	喘息性気管支炎
	通年性アレルギー性鼻炎	手湿疹	冬期湿疹
	透析皮膚そう痒症	頭部湿疹	特発性じんま疹
	難治性喘息	乳児喘息	乳房皮膚炎
	妊娠湿疹	妊婦性皮膚炎	白色粃糠疹
	鼻背部湿疹	汎発性皮膚そう痒症	非アトピー性喘息
	鼻前庭部湿疹	非特異性そう痒症	ヒノキ花粉症
	皮膚描記性じんま疹	ブタクサ花粉症	扁平湿疹
	慢性湿疹	慢性じんま疹	夜間性喘息
	薬物性じんま疹	落屑性湿疹	鱗状湿疹
	老年性そう痒症		
△	花粉症	感染型気管支喘息	
※	適応外使用可 原則として，「メキタジン【内服薬】」を「年長児の気管支喘息・アレルギー性鼻炎患者」に対して処方した場合，当該使用事例を審査上認める。		

用法用量

〔錠〕

気管支喘息の場合：通常成人1回メキタジンとして6mgを1日2回経口投与する。なお，年令，症状に応じて適宜増減する。

アレルギー性鼻炎，じん麻疹，皮膚疾患に伴う瘙痒(湿疹・皮膚炎，皮膚瘙痒症)の場合：通常成人1回メキタジンとして3mgを1日2回経口投与する。なお，年令，症状に応じて適宜増減する。

〔小児用細粒，小児用シロップ〕

気管支喘息の場合：通常小児1回メキタジンとして0.12mg/kgを1日2回経口投与する。なお，年齢，症状に応じて適宜増減する。

アレルギー性鼻炎，じん麻疹，皮膚疾患に伴う瘙痒(湿疹・皮膚炎，皮膚瘙痒症)の場合：通常小児1回メキタジンとして0.06mg/kgを1日2回経口投与する。なお，年齢，症状に応じて適宜増減する。年齢別の標準投与量は，通常，下記の用量を1回量とする。

年齢	標準体重	メキタジンとして1回投与量mg	
		気管支喘息	アレルギー性鼻炎，じん麻疹，皮膚疾患に伴う瘙痒
1歳以上2歳未満	8kg以上12kg未満	1.2mg	0.6mg
2歳以上4歳未満	12kg以上17kg未満	1.8mg	0.9mg
4歳以上7歳未満	17kg以上25kg未満	2.4mg	1.2mg
7歳以上11歳未満	25kg以上40kg未満	3.6mg	1.8mg
11歳以上16歳未満	40kg以上	6.0mg	3.0mg

禁忌

(1)本剤の成分，フェノチアジン系化合物及びその類似化合物に対し過敏症の既往歴のある患者
(2)緑内障のある患者
(3)〔錠のみ〕前立腺肥大等下部尿路に閉塞性疾患のある患者
(4)〔小児用のみ〕下部尿路に閉塞性疾患のある患者

ニポラジン錠3mg：アルフレッサファーマ　3mg1錠[8.2円/錠]
ニポラジン小児用細粒0.6%：アルフレッサファーマ　0.6%1g[66.1円/g]
ニポラジン小児用シロップ0.03%：アルフレッサファーマ　0.03%1mL[6.9円/mL]

シークナロン錠3mg：大正薬品　3mg1錠[5.6円/錠]，ヒスポラン錠3mg：東和　3mg1錠[5.6円/錠]，ベナンザール錠3mg：イセイ　3mg1錠[5.6円/錠]，メキタジンDS0.6%「KN」：小林化工　0.6%1g[12.3円/g]，メキタジン細粒0.6%「タイヨー」：テバ製薬　0.6%1g[7.3円/g]，メキタジン錠3mg「TCK」：辰巳化学　3mg1錠[5.6円/錠]，メキタジン錠3mg「サワイ」：沢井　3mg1錠[5.6円/錠]，メキタジン錠3mg「タイヨー」：テバ製薬　3mg1錠[5.6円/錠]，メキタジン錠3mg「ツルハラ」：鶴原　3mg1錠[5.6円/錠]，メキタジン錠3mg「日医工」：日医工　3mg1錠[5.6円/錠]，メキタミン錠3mg：ダイト　3mg1錠[5.6円/錠]

セタプリル錠12.5mg　規格：12.5mg1錠[21.1円/錠]
セタプリル錠25mg　規格：25mg1錠[31.7円/錠]
セタプリル錠50mg　規格：50mg1錠[56.6円/錠]
アラセプリル　大日本住友　214

【効能効果】

本態性高血圧症，腎性高血圧症

【対応標準病名】

◎	高血圧症	腎性高血圧症	本態性高血圧症
○	悪性高血圧症	境界型高血圧症	高血圧性緊急症
	高血圧性脳内出血	高血圧切迫症	高レニン性高血圧症
	若年高血圧症	若年性境界型高血圧症	収縮期高血圧症
	腎血管性高血圧症	腎実質性高血圧症	低レニン性高血圧症
△	褐色細胞腫性高血圧症		

用法用量　通常，成人にアラセプリルとして1日25～75mgを1～2回に分割経口投与する。年齢，症状により適宜増減する。なお，重症例においても1日最大投与量は100mgまでとする。

用法用量に関連する使用上の注意　重篤な腎機能障害のある患者では，活性代謝物の血中濃度が上昇し，過度の血圧低下，腎機能の悪化が起こるおそれがあるので，血清クレアチニン値が3mg/dLを超える場合には，投与量を減らすか又は投与間隔を延ばすなど慎重に投与すること。

禁忌

(1)本剤の成分に対し過敏症の既往歴のある患者
(2)血管浮腫の既往歴のある患者(アンジオテンシン変換酵素阻害剤等の薬剤による血管浮腫，遺伝性血管浮腫，後天性血管浮腫，特発性血管浮腫等)
(3)デキストラン硫酸固定化セルロース，トリプトファン固定化ポリビニルアルコール又はポリエチレンテレフタレートを用いた吸着器によるアフェレーシスを施行中の患者
(4)アクリロニトリルメタリルスルホン酸ナトリウム膜(AN69)を用いた血液透析施行中の患者
(5)妊婦又は妊娠している可能性のある婦人
(6)アリスキレンを投与中の糖尿病患者(ただし，他の降圧治療を

行ってもなお血圧のコントロールが著しく不良の患者を除く）

併用禁忌

薬剤名等	臨床症状・措置方法	機序・危険因子
デキストラン硫酸固定化セルロース(リポソーバー，セレソーブ)，トリプトファン固定化ポリビニルアルコール(イムソーバTR)又はポリエチレンテレフタレート(セルソーバ)を用いた吸着器によるアフェレーシスの施行	ショックを起こすことがある。	陰性に荷電したデキストラン硫酸固定化セルロース，トリプトファン固定化ポリビニルアルコール又はポリエチレンテレフタレートにより血中キニン系の代謝が亢進し，本剤によりブラジキニンの代謝が妨げられ蓄積すると考えられている。
アクリロニトリルメタリルスルホン酸ナトリウム膜を用いた透析 AN69	アナフィラキシーを発現することがある。	多価イオン体であるAN69により血中キニン系の代謝が亢進し，本剤によりブラジキニンの代謝が妨げられ蓄積すると考えられている。

アラセプリル錠12.5mg「JG」：長生堂　12.5mg1錠[8.9円/錠]，アラセプリル錠12.5mg「サワイ」：沢井　12.5mg1錠[8.9円/錠]，アラセプリル錠12.5mg「タイヨー」：テバ製薬　12.5mg1錠[8.9円/錠]，アラセプリル錠12.5mg「日医工」：日医工　12.5mg1錠[8.9円/錠]，アラセプリル錠25mg「JG」：長生堂　25mg1錠[9.6円/錠]，アラセプリル錠25mg「サワイ」：沢井　25mg1錠[9.6円/錠]，アラセプリル錠25mg「タイヨー」：テバ製薬　25mg1錠[9.6円/錠]，アラセプリル錠25mg「日医工」：日医工　25mg1錠[9.6円/錠]，アラセプリル錠50mg「JG」：長生堂　50mg1錠[9.6円/錠]，アラセプリル錠50mg「サワイ」：沢井　50mg1錠[9.6円/錠]，アラセプリル錠50mg「タイヨー」：テバ製薬　50mg1錠[9.6円/錠]，アラセプリル錠50mg「日医工」：日医工　50mg1錠[9.6円/錠]，セナプリド錠12.5mg：日新－山形　12.5mg1錠[8.9円/錠]，セナプリド錠25mg：日新－山形　25mg1錠[9.6円/錠]，セナプリド錠50mg：日新－山形　50mg1錠[9.6円/錠]

ゼチーア錠10mg

規格：10mg1錠[199.9円/錠]

エゼチミブ　MSD　218

【効 能 効 果】

高コレステロール血症，家族性高コレステロール血症，ホモ接合体性シトステロール血症

【対応標準病名】

◎	家族性高コレステロール血症	高コレステロール血症	
○	1型糖尿病性高コレステロール血症	2型糖尿病性高コレステロール血症	家族性高コレステロール血症・ヘテロ接合体
	家族性高コレステロール血症・ホモ接合体	家族性高リポ蛋白血症1型	家族性高リポ蛋白血症2a型
	家族性高リポ蛋白血症2b型	家族性高リポ蛋白血症3型	家族性高リポ蛋白血症5型
	家族性複合型高脂血症	結節性黄色腫	高HDL血症
	高LDL血症	高カイロミクロン血症	高コレステロール血症性黄色腫
	高リポ蛋白血症	混合型高脂質血症	脂質異常症
	脂質代謝異常	食事性高脂血症	先天性脂質代謝異常
	糖尿病性高コレステロール血症	二次性高脂血症	本態性高コレステロール血症
	本態性高脂血症		
△	家族性高トリグリセライド血症	家族性高リポ蛋白血症4型	高脂血症
	高トリグリセライド血症	多中心性細網組織球症	

効能効果に関連する使用上の注意

(1)適用の前に十分な検査を実施し，高コレステロール血症，家族性高コレステロール血症，ホモ接合体性シトステロール血症であることを確認した上で本剤の適用を考慮すること。

(2)ホモ接合体性家族性高コレステロール血症については，HMG-CoA還元酵素阻害剤及びLDLアフェレーシス等の非薬物療法の補助として，あるいはそれらの治療法が実施不能な場合に本剤の適用を考慮すること。

用法用量　通常，成人にはエゼチミブとして1回10mgを1日1回食後経口投与する。なお，年齢，症状により適宜減量する。

禁忌

(1)本剤の成分に対し過敏症の既往歴のある患者

(2)本剤とHMG-CoA還元酵素阻害剤を併用する場合，重篤な肝機能障害のある患者

セチリジン塩酸塩OD錠5mg「サワイ」

規格：5mg1錠[45.5円/錠]

セチリジン塩酸塩　沢井　449

【効 能 効 果】

成人

アレルギー性鼻炎

蕁麻疹，湿疹・皮膚炎，痒疹，皮膚瘙痒症

小児

アレルギー性鼻炎

蕁麻疹，皮膚疾患（湿疹・皮膚炎，皮膚瘙痒症）に伴う瘙痒

【対応標準病名】

◎	アレルギー性鼻炎	湿疹	じんま疹
	そう痒	皮膚炎	皮膚そう痒症
	痒疹		
○	1型糖尿病性そう痒症	2型糖尿病性そう痒症	亜急性痒疹
	足湿疹	アスピリンじんま疹	アレルギー性じんま疹
	アレルギー性鼻咽頭炎	アレルギー性鼻結膜炎	アレルギー性副鼻腔炎
	異汗症	異汗性湿疹	イネ科花粉症
	陰のう湿疹	陰のうそう痒症	陰部間擦疹
	会陰部肛囲湿疹	腋窩湿疹	温熱じんま疹
	外陰部そう痒症	外陰部皮膚炎	家族性寒冷自己炎症症候群
	化膿性皮膚疾患	花粉症	貨幣状湿疹
	カモガヤ花粉症	間擦疹	感染性皮膚炎
	汗疱	汗疱性湿疹	顔面急性皮膚炎
	寒冷じんま疹	機械性じんま疹	季節性アレルギー性鼻炎
	丘疹状湿疹	丘疹状じんま疹	急性湿疹
	急性痒疹	亀裂性湿疹	頚部皮膚炎
	血管運動性鼻炎	結節性痒疹	限局性そう痒症
	肛囲間擦疹	紅斑性間擦疹	紅斑性湿疹
	肛門湿疹	肛門そう痒症	コリン性じんま疹
	自家感作性皮膚炎	色素性痒疹	自己免疫性じんま疹
	湿疹様発疹	周期性再発性じんま疹	手指湿疹
	出血性じんま疹	症候性そう痒症	人工肛門部皮膚炎
	人工じんま疹	新生児皮膚炎	振動性じんま疹
	スギ花粉症	赤色湿疹	接触じんま疹
	全身湿疹	多形慢性痒疹	通年性アレルギー性鼻炎
	手湿疹	冬期湿疹	透析皮膚そう痒症
	糖尿病性そう痒症	頭部湿疹	特発性じんま疹
	乳房皮膚炎	妊娠湿疹	妊娠性痒疹
	妊婦性皮膚炎	白色粃糠疹	鼻背部湿疹
	汎発性皮膚そう痒症	鼻前庭部湿疹	非特異性そう痒症
	ヒノキ花粉症	皮膚描記性じんま疹	ブタクサ花粉症
	ヘブラ痒疹	扁平湿疹	慢性湿疹
	慢性じんま疹	慢性痒疹	薬物性じんま疹
	落屑性湿疹	鱗状湿疹	老年性そう痒症

用法用量

成人：通常，成人にはセチリジン塩酸塩として1回10mgを1日1回，就寝前に経口投与する。なお，年齢，症状により適宜増減するが，最高投与量は1日20mgとする。

小児：通常，7歳以上15歳未満の小児にはセチリジン塩酸塩として1回5mgを1日2回，朝食後及び就寝前に経口投与する。

用法用量に関連する使用上の注意

(1)腎障害患者では，血中濃度半減期の延長が認められ，血中濃度が増大するため，クレアチニンクリアランスに応じて，下表のとおり投与量の調節が必要である。なお，クレアチニンクリアランスが10mL/min未満の患者への投与は禁忌である。

成人患者の腎機能に対応する用法用量の目安(外国人データ)

	クレアチニンクリアランス(mL/min)			
	≧80	50～79	30～49	10～29
推奨用量	10mgを1日1回	10mgを1日1回	5mgを1日1回	5mgを2日に1回

腎障害を有する小児患者では，各患者の腎クリアランスと体重を考慮して，個別に用量を調整すること。

(2)本剤は口腔内で崩壊するが，口腔の粘膜から吸収されることはないため，唾液又は水で飲み込むこと。

禁忌

(1)本剤の成分又はピペラジン誘導体(レボセチリジン，ヒドロキシジンを含む)に対し過敏症の既往歴のある患者

(2)重度の腎障害(クレアチニンクリアランス10mL/min未満)のある患者

セチリジン塩酸塩OD錠10mg「サワイ」

規格：10mg1錠[61.1円/錠]

セチリジン塩酸塩　沢井　449

【効能効果】

アレルギー性鼻炎

蕁麻疹，湿疹・皮膚炎，痒疹，皮膚瘙痒症

【対応標準病名】

◎	アレルギー性鼻炎	湿疹	じんま疹
	皮膚炎	皮膚そう痒症	痒疹
○	1型糖尿病性そう痒症	2型糖尿病性そう痒症	亜急性痒疹
	足湿疹	アスピリンじんま疹	アレルギー性じんま疹
	アレルギー性鼻咽頭炎	アレルギー性鼻結膜炎	アレルギー性副鼻腔炎
	異汗症	異汗性湿疹	イネ科花粉症
	陰のう湿疹	陰のうそう痒症	陰部間擦疹
	会陰部肛囲湿疹	腋窩湿疹	温熱じんま疹
	外陰部そう痒症	外陰部皮膚炎	家族性寒冷自己炎症症候群
	化膿性皮膚疾患	貨幣状湿疹	カモガヤ花粉症
	間擦疹	感染性皮膚炎	汗疱
	汗疱性湿疹	顔面急性皮膚炎	寒冷じんま疹
	機械性じんま疹	季節性アレルギー性鼻炎	丘疹状湿疹
	丘疹状じんま疹	急性湿疹	急性痒疹
	亀裂性湿疹	頚部皮膚炎	血管運動性鼻炎
	結節性痒疹	限局性そう痒症	肛囲間擦疹
	紅斑性間擦疹	紅斑性湿疹	肛門湿疹
	肛門そう痒症	コリン性じんま疹	自家感作性皮膚炎
	色素性痒疹	自己免疫性じんま疹	湿疹様発疹
	周期性再発性じんま疹	手指湿疹	出血性じんま疹
	症候性そう痒症	人工肛門部皮膚炎	人工じんま疹
	新生児皮膚炎	振動性じんま疹	スギ花粉症
	赤色湿疹	接触じんま疹	全身湿疹
	そう痒	多形慢性痒疹	通年性アレルギー性鼻炎
	手湿疹	冬期湿疹	透析皮膚そう痒症
	糖尿病性そう痒症	頭部湿疹	特発性じんま疹
	乳房皮膚炎	妊娠湿疹	妊娠性痒疹
	妊婦性皮膚炎	白色粃糠疹	鼻背部湿疹
	汎発性皮膚そう痒症	鼻前庭部湿疹	非特異性そう痒症
	ヒノキ花粉症	皮膚描記性じんま疹	ブタクサ花粉症
	ヘブラ痒疹	扁平湿疹	慢性湿疹
	慢性じんま疹	慢性痒疹	薬物性じんま疹
	落屑性湿疹	鱗状湿疹	老年性そう痒症
△	花粉症		

用法用量　通常，成人にはセチリジン塩酸塩として1回10mgを1日1回，就寝前に経口投与する。なお，年齢，症状により適宜増減するが，最高投与量は1日20mgとする。

用法用量に関連する使用上の注意

(1)腎障害患者では，血中濃度半減期の延長が認められ，血中濃度が増大するため，クレアチニンクリアランスに応じて，下表のとおり投与量の調節が必要である。なお，クレアチニンクリアランスが10mL/min未満の患者への投与は禁忌である。

成人患者の腎機能に対応する用法用量の目安(外国人データ)

	クレアチニンクリアランス(mL/min)			
	≧80	50～79	30～49	10～29
推奨用量	10mgを1日1回	10mgを1日1回	5mgを1日1回	5mgを2日に1回

腎障害を有する小児患者では，各患者の腎クリアランスと体重を考慮して，個別に用量を調整すること。

(2)本剤は口腔内で崩壊するが，口腔の粘膜から吸収されることはないため，唾液又は水で飲み込むこと。

禁忌

(1)本剤の成分又はピペラジン誘導体(レボセチリジン，ヒドロキシジンを含む)に対し過敏症の既往歴のある患者

(2)重度の腎障害(クレアチニンクリアランス10mL/min未満)のある患者

セチロ配合錠

規格：1錠[5.6円/錠]

オウレン　センナ　ダイオウ　酸化マグネシウム　硫酸マグネシウム水和物　ジェイドルフ　235

【効能効果】

便秘症

【対応標準病名】

◎	便秘症		
○	機能性便秘症	弛緩性便秘症	習慣性便秘
	重症便秘症	術後便秘	食事性便秘
	単純性便秘	腸管麻痺性便秘	直腸性便秘
	乳幼児便秘	妊産婦便秘	
△	痙攣性便秘	結腸アトニー	大腸機能障害
	大腸ジスキネジア	腸アトニー	腸管運動障害
	腸機能障害	腸ジスキネジア	便通異常

用法用量　通常，成人には1回3錠，1日3回食後経口投与する。

頑固な場合の頓用には1回4～5錠を経口投与する。

なお，年齢・症状により適宜増減する。

禁忌

(1)本剤又はセンノシド製剤に過敏症の既往歴のある患者

(2)急性腹症が疑われる患者，痙攣性便秘の患者

(3)重症の硬結便のある患者

(4)腎機能障害のある患者

(5)電解質失調(特に低カリウム血症)のある患者には大量投与を避けること。

(6)テトラサイクリン系抗生物質を投与中の患者

併用禁忌

薬剤名等	臨床症状・措置方法	機序・危険因子
テトラサイクリン系抗生物質(アクロマイシン等)	Mg^{2+}がテトラサイクリン系抗生物質の吸収を阻害し，効果を減弱するおそれがある。	テトラサイクリン系抗生物質とMg^{2+}がキレートを生成する。

セディール錠5mg 規格：5mg1錠[18円/錠]
セディール錠10mg 規格：10mg1錠[31.2円/錠]
セディール錠20mg 規格：20mg1錠[53.9円/錠]
タンドスピロンクエン酸塩 大日本住友 112

【効 能 効 果】

(1)心身症(自律神経失調症，本態性高血圧症，消化性潰瘍)における身体症候ならびに抑うつ，不安，焦躁，睡眠障害
(2)神経症における抑うつ，恐怖

【対応標準病名】

◎	胃潰瘍	胃十二指腸潰瘍	うつ状態
	恐怖症性不安障害	高血圧症	十二指腸潰瘍
	自律神経失調症	心因性胃潰瘍	心因性高血圧症
	神経症	神経症性抑うつ状態	心身症
	心身症型自律神経失調症	睡眠障害	不安うつ病
	不安緊張状態	不安神経症	本態性高血圧症
	抑うつ神経症		
○	胃十二指腸潰瘍瘢痕	一過性離人症候群	咽喉頭異常感症
	咽喉頭神経症	咽頭異常感症	うつ病
	うつ病型統合失調感情障害	外傷後遺症性うつ病	仮面うつ病
	寛解中の反復性うつ病性障害	感染症後うつ病	器質性うつ病性障害
	気分変調症	急性胃粘膜病変	急性十二指腸潰瘍
	クッシング潰瘍	軽症うつ病エピソード	軽症反復性うつ病性障害
	血管運動神経障害	拘禁性抑うつ状態	高所恐怖症
	混合性不安抑うつ障害	災害神経症	再発性十二指腸潰瘍
	残胃潰瘍	産褥期うつ状態	歯科治療恐怖症
	思春期うつ病	社会恐怖症	社交不安障害
	十二指腸球後部潰瘍	十二指腸びらん	術後胃潰瘍
	術後胃十二指腸潰瘍	術後十二指腸潰瘍	術後神経症
	循環型躁うつ病	小児神経症	小児心身症
	職業神経症	食道神経症	自律神経症
	自律神経障害	心因性嚥下困難	心因性嗅覚障害
	心因性月経困難症	心因性心悸亢進	心因性頭痛
	心因性疼痛	心因性背部痛	心因性頻脈
	心因性腹痛	心因性不整脈	心因性便秘
	心気性うつ病	神経衰弱	心臓神経症
	身体化障害	睡眠相後退症候群	ストレス潰瘍
	ストレス性胃潰瘍	ストレス性十二指腸潰瘍	精神病症状を伴う重症うつ病エピソード
	精神病症状を伴わない重症うつ病エピソード	赤面恐怖症	先端神経症
	穿通性胃潰瘍	穿通性十二指腸潰瘍	全般性不安障害
	躁うつ病	挿間性発作性不安	双極性感情障害・軽症のうつ病エピソード
	双極性感情障害・精神病症状を伴う重症うつ病エピソード	双極性感情障害・精神病症状を伴わない重症うつ病エピソード	双極性感情障害・中等症のうつ病エピソード
	退行期うつ病	対人恐怖症	多訴性症候群
	多発胃潰瘍	多発性十二指腸潰瘍	多発性出血性胃潰瘍
	多発性神経症	多発性心身性障害	単一恐怖症
	単極性うつ病	単純恐怖症	単発反応性うつ病
	中等症うつ病エピソード	中等症反復性うつ病性障害	デュラフォイ潰瘍
	動物恐怖	動脈硬化性うつ病	内因性うつ病
	難治性胃潰瘍	難治性十二指腸潰瘍	破局発作状態
	パニック障害	パニック発作	反応性うつ病
	反復心因性うつ病	反復性うつ病	反復性気分障害
	反復性心因性抑うつ精神病	反復性精神病性うつ病	反復性短期うつ病エピソード
	ヒステリー球	非定型うつ病	広場恐怖症
	不安障害	不安ヒステリー	不眠症
	ブリケー障害	分類困難な身体表現性障害	閉所恐怖症
	発作性神経症	膜症神経症	慢性胃潰瘍活動期
	慢性十二指腸潰瘍	慢性十二指腸潰瘍活動期	慢性疲労症候群
	慢性離人症候群	薬剤性胃潰瘍	幼児神経症
	抑うつ性パーソナリティ障害	離人・現実感喪失症候群	離人症
	老人性神経症	老年期うつ病	老年期認知症抑うつ型
△ あ	2型双極性障害	NSAID 胃潰瘍	悪性高血圧症
	胃潰瘍瘢痕	異常絞扼反射	胃神経症
	胃穿孔	胃腸神経症	胃びらん
	咽喉頭食道神経症	陰部神経症	延髄外側症候群
か	延髄性うつ病	過換気症候群	家族性自律神経異常症
	カタプレキシー	過眠	器質性気分障害
	器質性混合性感情障害	器質性双極性障害	器質性躁病性障害
	気分循環症	急性胃潰瘍	急性胃潰瘍穿孔
	急性十二指腸潰瘍穿孔	急性出血性胃潰瘍	急性出血性胃潰瘍穿孔
	急性出血性十二指腸潰瘍	急性出血性十二指腸潰瘍穿孔	境界型高血圧症
	空気嚥下症	空気飢餓感	クライネ・レヴィン症候群
	頚動脈洞症候群	血管運動神経症	血管緊張低下性失神
	原発性認知症	後下小脳動脈閉塞症	交感神経緊張亢進
	口腔心身症	高血圧切迫症	肛門神経症
さ	高レニン性高血圧症	再発性胃潰瘍	持続性気分障害
	持続性身体表現性疼痛障害	社会不安障害	若年高血圧症
	若年性境界型高血圧症	周期嗜眠症	周期性精神病
	収縮期高血圧症	十二指腸潰瘍瘢痕	十二指腸穿孔
	出血性胃潰瘍	出血性胃潰瘍穿孔	出血性十二指腸潰瘍
	出血性十二指腸潰瘍穿孔	常習性吃逆	上小脳動脈閉塞症
	小脳卒中症候群	小脳動脈狭窄	小脳動脈血栓症
	小脳動脈塞栓症	小脳動脈閉塞	職業性痙攣
	書痙	初老期精神病	初老期認知症
	初老期妄想状態	自律神経炎	自律神経過敏症
	自律神経性ニューロパチー	自律神経反射性疼痛	心因性あくび
	心因性胃アトニー	心因性胃液分泌過多症	心因性胃痙攣
	心因性過換気	心因性下痢	心因性呼吸困難発作
	心因性鼓腸	心因性失神	心因性視野障害
	心因性しゃっくり	心因性消化不良症	心因性視力障害
	心因性心血管障害	心因性じんま疹	心因性咳
	心因性舌痛症	心因性そう痒症	心因性多飲症
	心因性脳血栓反応	心因性排尿障害	心因性発熱
	心因性皮膚炎	心因性頻尿	心因性めまい
	心因性幽門痙攣	心因性リウマチ	神経因性排尿障害
	神経循環疲労症	神経性胃炎	神経性胃腸炎
	神経性眼病	神経性口腔異常	神経性耳痛
	神経性耳鳴	神経性食道通過障害	神経性心悸亢進
	神経性多汗症	神経調節性失神	腎血管性高血圧症
	腎実質性高血圧症	腎性高血圧症	心臓血管神経症
	心臓神経痛	心臓性神経衰弱症	身体型疼痛障害
	身体表現性障害	身体表現性自律神経機能低下	睡眠時無呼吸症候群
	睡眠リズム障害	ステロイド潰瘍	ステロイド潰瘍穿孔
	性器神経症	青春期内閉神経症	精神神経症
	精神衰弱	前下小脳動脈閉塞症	穿孔性胃潰瘍
た	穿孔性十二指腸潰瘍	双極性感情障害	脱力発作
	単極性躁病	中枢性睡眠時無呼吸	低レニン性高血圧症
な	特発性末梢自律神経ニューロパチー	内臓神経症	ナルコレプシー
	二次性認知症	尿膀胱神経症	認知症
は	脳血管運動神経症	汎自律神経失調症	反復性躁病エピソード
	鼻咽腔異常感症	鼻内異常感	不規則睡眠
	副交感神経緊張症	腹部神経症	不定愁訴症
	膀胱過敏症	ホルネル症候群	本態性自律神経症
ま	末梢自律神経過敏	末梢自律神経ニューロパチー	慢性胃潰瘍

ら	慢性心因反応	妄想性神経症	レム睡眠行動障害
	老年期認知症	老年期認知症妄想型	老年期妄想状態
	老年精神病	ワレンベルグ症候群	

用法用量　通常，成人にはタンドスピロンクエン酸塩として1日30mgを3回に分け経口投与する。
なお，年齢・症状により適宜増減するが，1日60mgまでとする。

タンドスピロンクエン酸塩錠5mg「アメル」：共和薬品　5mg1錠[11.2円/錠]，タンドスピロンクエン酸塩錠5mg「サワイ」：沢井　5mg1錠[11.2円/錠]，タンドスピロンクエン酸塩錠5mg「トーワ」：東和　5mg1錠[11.2円/錠]，タンドスピロンクエン酸塩錠5mg「日医工」：日医工　5mg1錠[11.2円/錠]，タンドスピロンクエン酸塩錠10mg「アメル」：共和薬品　10mg1錠[18.9円/錠]，タンドスピロンクエン酸塩錠10mg「サワイ」：沢井　10mg1錠[18.9円/錠]，タンドスピロンクエン酸塩錠10mg「トーワ」：東和　10mg1錠[18.9円/錠]，タンドスピロンクエン酸塩錠10mg「日医工」：日医工　10mg1錠[18.9円/錠]，タンドスピロンクエン酸塩錠20mg「アメル」：共和薬品　20mg1錠[35.3円/錠]，タンドスピロンクエン酸塩錠20mg「サワイ」：沢井　20mg1錠[35.3円/錠]，タンドスピロンクエン酸塩錠20mg「トーワ」：東和　20mg1錠[35.3円/錠]，タンドスピロンクエン酸塩錠20mg「日医工」：日医工　20mg1錠[35.3円/錠]

セネガシロップ　規格：10mL[1.47円/mL]
セネガシロップ　東洋製化　223

【効能効果】

下記疾患に伴う喀痰喀出困難：急性気管支炎，感冒・上気道炎

【対応標準病名】

◎	喀痰喀出困難	かぜ	感冒
	急性気管支炎	急性上気道炎	
○	RSウイルス気管支炎	亜急性気管支炎	異常喀痰
	咽頭気管炎	咽頭喉頭炎	咽頭扁桃炎
	インフルエンザ菌気管支炎	ウイルス性気管支炎	エコーウイルス気管支炎
	喀痰	過剰喀痰	感染性鼻炎
	偽膜性気管支炎	急性咽頭喉頭炎	急性咽頭扁桃炎
	急性気管気管支炎	急性口蓋扁桃炎	急性喉頭気管気管支炎
	急性反復性気管支炎	急性鼻咽頭炎	急性鼻炎
	クループ性気管支炎	コクサッキーウイルス気管支炎	滲出性気管支炎
	舌扁桃炎	妊娠中感冒	膿性痰
	肺炎球菌性気管支炎	敗血症性気管支炎	パラインフルエンザウイルス気管支炎
	ヒトメタニューモウイルス気管支炎	マイコプラズマ気管支炎	ライノウイルス気管支炎
	連鎖球菌気管支炎	連鎖球菌性上気道感染	
△	陳旧性胸膜炎		

用法用量　セネガシロップとして，通常成人1日10～35mLを3回に分割経口投与する。
なお，年齢，症状により適宜増減する。

禁忌　ジスルフィラム，シアナミド，カルモフール，プロカルバジン塩酸塩を投与中の患者

併用禁忌

薬剤名等	臨床症状・措置方法	機序・危険因子
ジスルフィラム（ノックビン） シアナミド（シアナマイド） カルモフール（ミフロール） プロカルバジン塩酸塩	これらの薬剤とのアルコール反応（顔面潮紅，血圧降下，悪心，頻脈，めまい，呼吸困難，視力低下等）を起こすおそれがある。	本剤はエタノールを含有しているため。

セネガシロップ「ケンエー」：健栄[1.47円/mL]，セネガシロップシオエ：シオエ[1.47円/mL]，セネガシロップ「東海」：東海[1.34円/mL]，セネガシロップ「ニッコー」：日興[1.34円/mL]，セネガシロップ「メタル」：中北薬品[1.47円/mL]，セネガシロップ「ヤマゼン」：山善[1.34円/mL]，セネガシロップ「JG」：日本ジェネリック[1.34円/mL]

セパゾン散1%　規格：1%1g[26円/g]
セパゾン錠1　規格：1mg1錠[5.6円/錠]
セパゾン錠2　規格：2mg1錠[5.7円/錠]
クロキサゾラム　第一三共　112

【効能効果】

(1)神経症における不安・緊張・抑うつ・強迫・恐怖・睡眠障害
(2)心身症（消化器疾患，循環器疾患，更年期障害，自律神経失調症）における身体症候ならびに不安・緊張・抑うつ
(3)術前の不安除去

【対応標準病名】

◎	うつ状態	強迫神経症	強迫性障害
	恐怖症性不安障害	更年期症候群	自律神経失調症
	神経症	神経症性抑うつ状態	心身症
	心身症型自律神経失調症	睡眠障害	不安うつ病
	不安緊張状態	不安神経症	抑うつ神経症
○	咽喉頭神経症	うつ病	うつ病型統合失調感情障害
	外傷後遺症性うつ病	仮面うつ病	寛解中の反復性うつ病性障害
	感染症後うつ病	器質性うつ病性障害	強迫行為
	軽症うつ病エピソード	軽症反復性うつ病性障害	血管運動神経障害
	拘禁性抑うつ状態	高所恐怖症	混合性不安抑うつ障害
	災害神経症	産褥期うつ状態	歯科治療恐怖症
	思春期うつ病	社会恐怖症	社会不安障害
	社交不安障害	術後神経症	循環型躁うつ病
	小児神経症	小児心身症	職業神経症
	自律神経症	自律神経障害	心因性高血圧症
	心因性心悸亢進	心因性頻脈	心因性不整脈
	心気性うつ病	神経衰弱	心臓神経症
	精神神経症	精神病症状を伴う重症うつ病エピソード	精神病症状を伴わない重症うつ病エピソード
	赤面恐怖症	先端神経症	全般性不安障害
	躁うつ病	双極性感情障害・軽症のうつ病エピソード	双極性感情障害・精神病症状を伴う重症うつ病エピソード
	双極性感情障害・精神病症状を伴わない重症うつ病エピソード	双極性感情障害・中等症のうつ病エピソード	退行期うつ病
	対人恐怖症	多発性神経症	単一恐怖症
	単極性うつ病	単純恐怖症	単発反応性うつ病
	中等症うつ病エピソード	中等症反復性うつ病性障害	動物恐怖
	動脈硬化性うつ病	内因性うつ病	パニック障害
	パニック発作	反応性うつ病	反復心因性うつ病
	反復性うつ病	反復性気分障害	反復性心因性抑うつ精神病
	反復性精神病性うつ病	反復性短期うつ病エピソード	非定型うつ病
	広場恐怖症	不安障害	不安ヒステリー
	不潔恐怖症	不定愁訴症	不眠症
	閉所恐怖症	発作性神経症	本態性自律神経症
	膜症神経症	妄想性神経症	幼児神経症
	抑うつ性パーソナリティ障害	老人性神経症	老年期うつ病
	老年期認知症抑うつ型		
△	2型双極性障害	異形恐怖	異常絞扼反射
	胃神経症	胃腸神経症	咽喉頭異常感症
	咽喉頭食道神経症	咽頭異常感症	陰部神経症
	過換気症候群	家族性自律神経異常症	カタプレキシー
	過眠	器質性気分障害	器質性混合性感情障害

器質性双極性障害	器質性躁病性障害	偽性斜頸
気分変調症	空気嚥下症	空気飢餓感
クライネ・レヴィン症候群	頚動脈洞症候群	血管運動神経症
血管緊張低下性失神	原発性認知症	交感神経緊張亢進
口腔心身症	更年期性浮腫	更年期無月経
肛門神経症	持続性身体表現性疼痛障害	疾病恐怖症
シャイ・ドレーガー症候群	周期嗜眠症	周期性精神病
醜形恐怖症	常習性吃逆	食道神経症
初老期精神病	初老期認知症	初老期妄想状態
自律神経炎	自律神経過敏症	自律神経性ニューロパチー
自律神経反射性疼痛	心因性あくび	心因性胃アトニー
心因性胃液分泌過多症	心因性胃痙攣	心因性嚥下困難
心因性過換気	心因性嗅覚障害	心因性月経困難症
心因性下痢	心因性呼吸困難発作	心因性鼓腸
心因性視野障害	心因性しゃっくり	心因性消化不良症
心因性視力障害	心因性心血管障害	心因性頭痛
心因性咳	心因性舌痛症	心因性そう痒症
心因性多飲症	心因性疼痛	心因性脳血栓反応
心因性排尿障害	心因性背部痛	心因性発熱
心因性頻尿	心因性腹痛	心因性便秘
心因性めまい	心因性幽門痙攣	心気症
心気障害	神経因性排尿障害	神経循環疲労症
神経性胃腸炎	神経性眼病	神経性口腔異常
神経性耳痛	神経性耳鳴	神経性食道通過障害
神経性心悸亢進	神経性多汗症	神経調節性失神
心臓血管神経症	心臓神経痛	心臓性神経衰弱症
身体化障害	身体型疼痛障害	身体表現性障害
身体表現性自律神経機能低下	睡眠時無呼吸症候群	睡眠相後退症候群
睡眠リズム障害	性器神経症	精神痛
挿間性発作性不安	双極性感情障害	多系統萎縮症
多訴性症候群	脱力発作	多発性心身性障害
単極性躁病	中枢性睡眠時無呼吸	特発性過眠症
特発性末梢自律神経ニューロパチー	内臓神経症	ナルコレプシー
二次性認知症	尿膀胱神経症	認知症
脳血管運動神経症	歯ぎしり	破局発作状態
汎自律神経失調症	反復性躁病エピソード	鼻咽腔異常感症
ヒステリー球	鼻内異常感	不規則睡眠
副交感神経緊張症	腹部神経症	ブリケー障害
分類困難な身体表現性障害	閉経	閉経後症候群
膀胱過敏症	ホルネル症候群	末梢自律神経過敏
末梢自律神経ニューロパチー	レム睡眠行動障害	老年期認知症
老年期認知症妄想型	老年期妄想状態	老年精神病

用法用量

(1)通常成人クロキサゾラムとして1日3～12mgを3回に分けて経口投与する。
なお，年齢・症状に応じ適宜増減する。

(2)術前の不安除去の場合は，通常クロキサゾラムとして0.1～0.2mg/kgを手術前に経口投与する。
なお，年齢・症状に応じ適宜増減する。

禁忌

(1)本剤の成分に対し過敏症の既往歴のある患者
(2)急性狭隅角緑内障のある患者
(3)重症筋無力症の患者

セパミット－Rカプセル10　規格：10mg1カプセル[15.3円/カプセル]
セパミット－Rカプセル20　規格：20mg1カプセル[20.9円/カプセル]
セパミット細粒1%　規格：1%1g[18.5円/g]

ニフェジピン　MSD　217

【効能効果】

(1)本態性高血圧症，腎性高血圧症
(2)狭心症

【対応標準病名】

◎	狭心症	高血圧症	腎性高血圧症
	本態性高血圧症		
○	悪性高血圧症	安静時狭心症	安定狭心症
	異型狭心症	冠攣縮性狭心症	境界型高血圧症
	狭心症3枝病変	高血圧性緊急症	高血圧性脳内出血
	高血圧切迫症	高レニン性高血圧症	若年高血圧症
	若年性境界型高血圧症	収縮期高血圧症	初発労作型狭心症
	腎血管性高血圧症	腎実質性高血圧症	増悪労作型狭心症
	低レニン性高血圧症	二次性高血圧症	不安定狭心症
	夜間狭心症	労作時兼安静時狭心症	労作性狭心症
△	微小血管性狭心症		
※	適応外使用可 原則として，「ニフェジピン【内服薬】」を「小児の高血圧」に対して処方した場合，当該使用事例を審査上認める。		

用法用量

〔Rカプセル〕

効能効果(1)の場合：通常成人には，ニフェジピンとして1回10～20mgを1日2回経口投与する。なお，症状により適宜増減する。

効能効果(2)の場合：通常成人には，ニフェジピンとして1回20mgを1日2回経口投与する。なお，症状により適宜増減する。

〔細粒〕：ニフェジピンとして1回10mgを1日3回経口投与する。症状に応じ適宜増減する。

禁忌

(1)本剤の成分に対し過敏症の既往歴のある患者
(2)妊婦(妊娠20週未満)又は妊娠している可能性のある婦人
(3)心原性ショックの患者
(4)〔細粒のみ〕：急性心筋梗塞の患者

エマベリンLカプセル5mg：高田　5mg1カプセル[10.2円/カプセル]，エマベリンLカプセル10mg：高田　10mg1カプセル[18.6円/カプセル]，エマベリンLカプセル15mg：高田　15mg1カプセル[22.1円/カプセル]，ニフェジピン細粒1%「ツルハラ」：鶴原　1%1g[6.2円/g]

セパミット－R細粒2%　規格：2%1g[37.5円/g]

ニフェジピン　MSD　217

【効能効果】

本態性高血圧症
狭心症

【対応標準病名】

◎	狭心症	高血圧症	本態性高血圧症
○	悪性高血圧症	安静時狭心症	安定狭心症
	異型狭心症	冠攣縮性狭心症	境界型高血圧症
	狭心症3枝病変	高血圧性緊急症	高血圧性脳内出血
	高血圧切迫症	高レニン性高血圧症	若年高血圧症
	若年性境界型高血圧症	収縮期高血圧症	初発労作型狭心症
	増悪労作型狭心症	低レニン性高血圧症	不安定狭心症
	夜間狭心症	労作時兼安静時狭心症	労作性狭心症
△	腎血管性高血圧症	腎実質性高血圧症	腎性高血圧症
	微小血管性狭心症		

※　**適応外使用可**
原則として，「ニフェジピン【内服薬】」を「小児の高血圧」に対して処方した場合，当該使用事例を審査上認める。

用法用量
(1)本態性高血圧症に使用する場合：通常，成人にはニフェジピンとして1回10～20mgを1日2回食後経口投与する。なお，症状により適宜増減する。
(2)狭心症に使用する場合：通常，成人にはニフェジピンとして1回20mgを1日2回食後経口投与する。なお，症状により適宜増減する。

禁忌
(1)本剤の成分に対し過敏症の既往歴のある患者
(2)妊婦（妊娠20週未満）又は妊娠している可能性のある婦人
(3)心原性ショックの患者

セファドール顆粒10%　規格：10%1g[41.1円/g]
セファドール錠25mg　規格：25mg1錠[13.3円/錠]
ジフェニドール塩酸塩　日本新薬　133

【効 能 効 果】
内耳障害にもとづくめまい

【対応標準病名】

◎	迷路障害	めまい	
○	頚性めまい	突発性めまい	平衡障害
	ボニエ症候群	末梢性めまい症	迷路性めまい
	めまい感	めまい症	めまい発作
	夜間めまい	よろめき感	
△	ウイルス性内耳炎	音響外傷	外傷性外リンパ瘻
	回転性めまい	外リンパ瘻	器質性めまい
	急性迷路炎	痙性めまい	細菌性内耳炎
	耳性めまい	小脳血管性めまい	前庭炎
	前庭障害	前庭神経炎	前庭性運動失調症
	騒音性難聴	体位性めまい	中耳炎性内耳炎
	中枢性眼振	中枢性頭位眼振	中枢性めまい症
	頭位眼振	頭位変換性めまい	頭位めまい症
	内耳炎	平衡異常	末梢前庭障害
	末梢迷路障害	迷路うっ血	迷路過敏症
	迷路機能異常	迷路機能損失	迷路機能低下症
	迷路瘻	めまい症候群	良性発作性頭位めまい症
	良性発作性めまい	レルモワイエ症候群	

用法用量
〔セファドール顆粒10%〕：通常1回0.25～0.5g（ジフェニドール塩酸塩として25～50mg）を1日3回経口投与する。
〔セファドール錠25mg〕：通常成人1回1～2錠，1日3回経口投与する。年齢，症状により適宜増減する。

禁忌
(1)重篤な腎機能障害のある患者
(2)本剤に過敏症の既往歴のある患者

ジフェニドール塩酸塩錠25mg「CH」：長生堂　25mg1錠[7.4円/錠]，ジフェニドール塩酸塩錠25mg「JG」：大興　25mg1錠[5.6円/錠]，ジフェニドール塩酸塩錠25mg「TCK」：辰巳化学　25mg1錠[5.6円/錠]，ジフェニドール塩酸塩錠25mg「TYK」：大正薬品　25mg1錠[5.6円/錠]，ジフェニドール塩酸塩錠25mg「タイヨー」：テバ製薬　25mg1錠[5.6円/錠]，ジフェニドール塩酸塩錠25mg「日医工」：日医工　25mg1錠[5.6円/錠]，シュランダー錠25mg：鶴原　25mg1錠[5.6円/錠]，ソブラリン錠25mg：寿　25mg1錠[5.6円/錠]，トスペラール錠25mg：東和　25mg1錠[5.6円/錠]

セファランチン錠1mg　規格：1mg1錠[8.9円/錠]
セファランチン末1%　規格：1%1g[64.3円/g]
イソテトランドリン　シクレアニン　セファランチン　ベルバミン　化研生薬　290

【効 能 効 果】
放射線による白血球減少症
円形脱毛症・粃糠性脱毛症

【対応標準病名】

◎	円形脱毛症	二次性白血球減少症	粃糠性脱毛症
○	顆粒球減少症	好中球G6PD欠乏症	好中球減少症
	症候性脱毛症	脱毛症	単球減少症
	白血球減少症	無顆粒球症	
△	医原性脱毛症	完全脱毛症	偽性円形脱毛症
	広汎性円形脱毛症	自己免疫性好中球減少症	周期性好中球減少症
	小児遺伝性無顆粒球症	全身性脱毛症	先天性好中球減少症
	帯状脱毛症	蛇行状脱毛症	中毒性好中球減少症
	特発性好中球減少症	発熱性好中球減少症	汎発性脱毛症
	脾性好中球減少症	慢性本態性好中球減少症症候群	慢性良性顆粒球減少症
	無顆粒球性アンギナ	薬剤性顆粒球減少症	

用法用量
(1)白血球減少症：通常成人には，タマサキツヅラフジ抽出アルカロイドとして，1日3～6mgを2～3回に分けて食後経口投与する。なお，年齢，症状により適宜増減する。
(2)脱毛症：通常成人には，タマサキツヅラフジ抽出アルカロイドとして，1日1.5～2mgを2～3回に分けて食後経口投与する。なお，年齢，症状により適宜増減する。

禁忌　本剤の成分に対し過敏症の既往歴のある患者

ゼフィックス錠100　規格：100mg1錠[639.8円/錠]
ラミブジン　グラクソ・スミスクライン　625

【効 能 効 果】
B型肝炎ウイルスの増殖を伴い肝機能の異常が確認されたB型慢性肝疾患におけるB型肝炎ウイルスの増殖抑制

【対応標準病名】

◎	B型慢性肝炎
○	B型肝硬変
△	慢性ウイルス肝炎

効能効果に関連する使用上の注意
(1)本剤投与開始に先立ち，HBV-DNA，DNAポリメラーゼあるいはHBe抗原により，ウイルスの増殖を確認すること。
(2)無症候性キャリア及び他の治療法等により肝機能検査値が正常範囲内に保たれている患者は本剤の対象患者とはならないので注意すること。
(3)本剤にアデホビルピボキシルを併用する場合には，本剤投与中にB型肝炎ウイルスの持続的な再増殖を伴う肝機能の悪化が確認された患者のみに併用投与すること。

用法用量　通常，成人にはラミブジンとして1回100mgを1日1回経口投与する。

用法用量に関連する使用上の注意
(1)本剤は通常，投与を終了するまでに長期間を要する薬剤であり，投与中止により肝機能の悪化もしくは肝炎の重症化を起こすことがある。本内容を患者に説明し，患者が自己の判断で投与を中止しない様に十分指導すること。
(2)投与中に下記の状態に至った場合には本剤の投与終了を検討してもよい。
①HBe抗原陽性の患者では，HBe抗原からHBe抗体へのセロコンバージョン（HBe-SC）が持続した場合
②HBe抗原陰性の患者では，HBs抗原の消失あるいはALT

（GPT）の正常化を伴う HBV-DNA の陰性化が6ヵ月以上持続した場合

しかし，投与終了後に肝機能悪化が見られる場合があるため，いずれの場合であっても，本剤の投与を終了する場合には，投与終了後少なくとも4ヵ月間は原則として2週間ごとに患者の臨床症状と臨床検査値（HBV-DNA，ALT（GPT）及び必要に応じ総ビリルビン）を観察し，その後も観察を続けること。

(3)HBe-SC 持続に基づき投与を終了した場合，投与終了後もセロコンバージョンが長期に維持されるかどうかに関しては限られたデータしかない。

(4)HIV に重複感染している患者に投与する場合には，抗 HIV 薬であるエピビル錠，コンビビル錠，エプジコム錠を HIV 感染症に対する用法用量により投与すること。

(5)腎機能障害患者では，血中濃度半減期の延長が認められ，血中濃度が増大するので，クレアチニンクリアランスに応じて，下表のとおり投与量の調節が必要である。なお，血液透析患者（4時間までの透析を2～3回/週施行）に対しても，下表のとおりクレアチニンクリアランスに応じ，投与量を調節すること。

患者の腎機能に対応する用法用量の目安（外国人データ）

	クレアチニンクリアランス（mL/min）				
	≧50	30～49	15～29	5～14	＜5
推奨用量	100mg を1日に1回	初回 100mg，その後 50mg を1日に1回	初回 100mg，その後 25mg を1日に1回	初回 35mg，その後 15mg を1日に1回	初回 35mg，その後 10mg を1日に1回

警告　本剤の投与終了後，ウイルス再増殖に伴い，肝機能の悪化もしくは肝炎の重症化が認められることがある。そのため，本剤の投与を終了する場合には，投与終了後少なくとも4ヵ月間は原則として2週間ごとに患者の臨床症状と臨床検査値（HBV-DNA，ALT（GPT）及び必要に応じ総ビリルビン）を観察し，その後も観察を続けること。

特に，免疫応答の強い患者（黄疸の既往のある患者，重度の急性増悪の既往のある患者，等）あるいは非代償性肝疾患の患者（組織学的に進展し，肝予備能が少ない患者を含む）では，投与終了後に肝炎が重症化することがあり，投与終了後の経過観察をより慎重に行う必要がある。この様な患者では本剤の投与終了が困難となり，長期にわたる治療が必要になる場合がある。

禁忌　本剤の成分に対して過敏症の既往歴のある患者

セフスパンカプセル50mg　規格：50mg1カプセル［61.3円/カプセル］
セフスパンカプセル100mg　規格：100mg1カプセル［68.3円/カプセル］
セフスパン細粒50mg　規格：50mg1g［69.7円/g］

セフィキシム　長生堂　613

【効能効果】

〈適応菌種〉本剤に感性のレンサ球菌属，肺炎球菌，淋菌，モラクセラ（ブランハメラ）・カタラーリス，大腸菌，クレブシエラ属，セラチア属，プロテウス属，モルガネラ・モルガニー，プロビデンシア属，インフルエンザ菌

〈適応症〉急性気管支炎，肺炎，慢性呼吸器病変の二次感染，膀胱炎，腎盂腎炎，尿道炎，胆嚢炎，胆管炎，中耳炎，副鼻腔炎，猩紅熱

【対応標準病名】

◎	急性気管支炎	猩紅熱	腎盂腎炎
	胆管炎	胆のう炎	中耳炎
	尿道炎	肺炎	副鼻腔炎
	膀胱炎		
○	MRSA 膀胱炎	亜急性気管支炎	アレルギー性副鼻腔炎
	異型猩紅熱	インフルエンザ菌気管支炎	壊疽性胆細管炎
	壊疽性胆のう炎	外傷性穿孔性中耳炎	外傷性中耳炎
	潰瘍性膀胱炎	化膿性中耳炎	化膿性副鼻腔炎
	肝内胆細管炎	乾酪性副鼻腔炎	気管支肺炎
	偽猩紅熱	偽膜性気管支炎	逆行性胆管炎
	急性化膿性胆管炎	急性化膿性胆のう炎	急性化膿性中耳炎
	急性気管気管支炎	急性気腫性胆のう炎	急性喉頭気管気管支炎
	急性出血性膀胱炎	急性胆管炎	急性胆細管炎
	急性単純性膀胱炎	急性胆のう炎	急性中耳炎
	急性尿道炎	急性肺炎	急性反復性気管支炎
	急性閉塞性化膿性胆管炎	急性膀胱炎	狭窄性胆管炎
	胸膜肺炎	グラデニーゴ症候群	クラミジア肺炎
	クループ性気管支炎	結核性中耳炎	原発性硬化性胆管炎
	口腔上顎洞瘻	鼓室内水腫	細菌性膀胱炎
	細胆管炎	再発性胆管炎	再発性中耳炎
	再発性尿道炎	篩骨洞炎	歯性上顎洞炎
	歯性副鼻腔炎	十二指腸総胆管炎	出血性中耳炎
	出血性膀胱炎	術後腎盂腎炎	術後性中耳炎
	術後胆管炎	上顎洞炎	上行性腎盂腎炎
	猩紅熱性心筋炎	猩紅熱性中耳炎	上鼓室化膿症
	小児肺炎	小児副鼻腔炎	滲出性気管支炎
	新生児中耳炎	穿孔性中耳炎	前頭洞炎
	大葉性肺炎	胆管胆のう炎	胆管膿瘍
	単純性中耳炎	胆のう壊疽	胆のう周囲炎
	胆のう周囲膿瘍	胆のう膿瘍	中耳炎性顔面神経麻痺
	蝶形骨洞炎	沈下性肺炎	陳旧性中耳炎
	乳児肺炎	尿細管間質性腎炎	尿道口炎
	尿道周囲炎	尿膜管膿瘍	肺炎球菌性気管支炎
	敗血症性肺炎	汎副鼻腔炎	非性病性尿道炎
	非特異性尿道炎	びまん性肺炎	びらん性膀胱炎
	非淋菌性尿道炎	閉塞性肺炎	膀胱三角部炎
	膀胱周囲炎	膀胱尿道炎	慢性化膿性穿孔性中耳炎
	慢性化膿性中耳炎	慢性耳管鼓室化膿性中耳炎	慢性上鼓室乳突洞化膿性中耳炎
	慢性胆管炎	慢性胆細管炎	慢性胆のう炎
	慢性中耳炎急性増悪	慢性尿道炎	無熱性肺炎
	良性慢性化膿性中耳炎	連鎖球菌気管支炎	老人性肺炎
△	BK ウイルス腎症	RS ウイルス気管支炎	アレルギー性膀胱炎
	ウイルス性気管支炎	エコーウイルス気管支炎	間質性膀胱炎
	気腫性腎盂腎炎	コクサッキーウイルス気管支炎	術後性慢性中耳炎
	水疱性中耳炎	胆道疾患	尿道症候群
	敗血症性気管支炎	パラインフルエンザウイルス気管支炎	反復性膀胱炎
	非定型肺炎	副鼻腔真菌症	膀胱後部膿瘍
	膀胱周囲膿瘍	放射線出血性膀胱炎	放射線性膀胱炎
	マイコプラズマ気管支炎	慢性再発性膀胱炎	慢性穿孔性中耳炎
	慢性中耳炎	慢性中耳炎後遺症	慢性中耳炎術後再燃
	慢性複雑性膀胱炎	慢性副鼻腔炎	慢性副鼻腔炎急性増悪
	慢性副鼻腔膿瘍	慢性膀胱炎	ライノウイルス気管支炎

用法用量

〔セフスパンカプセル 50mg，100mg〕：通常，成人及び体重 30kg 以上の小児に対しては，セフィキシムとして1回 50～100mg（力価）を1日2回経口投与する。なお，年齢，体重，症状に応じて適宜増減するが，重症又は効果不十分と思われる症例には，セフィキシムとして1回 200mg（力価）を1日2回経口投与する。

〔セフスパン細粒 50mg〕：通常，小児に対しては，セフィキシムとして1回 1.5～3mg（力価）/kg を1日2回経口投与する。なお，症状に応じて適宜増減するが，重症又は効果不十分と思われる症例には，セフィキシムとして1回 6mg（力価）/kg を1日2回経口投与する。

用法用量に関連する使用上の注意

(1)本剤の使用にあたっては，耐性菌の発現等を防ぐため，原則として感受性を確認し，疾病の治療上必要な最小限の期間の投与にとどめること。

(2)高度の腎障害のある患者では血中濃度が持続するので，腎障害の程度に応じて投与量を減量し，投与の間隔をあけて使用すること。

禁忌　本剤の成分によるショックの既往歴のある患者

原則禁忌　本剤の成分又はセフェム系抗生物質に対し，過敏症の既往歴のある患者

セフィーナ細粒50：テバ製薬　50mg1g[31.5円/g]，セフィーナ細粒100：テバ製薬　100mg1g[59.9円/g]

セフゾンカプセル50mg　規格：50mg1カプセル[54.3円/カプセル]
セフゾンカプセル100mg　規格：100mg1カプセル[63円/カプセル]
セフジニル　アステラス　613

【効 能 効 果】

〈適応菌種〉本剤に感性のブドウ球菌属，レンサ球菌属，肺炎球菌，淋菌，モラクセラ(ブランハメラ)・カタラーリス，大腸菌，クレブシエラ属，プロテウス・ミラビリス，プロビデンシア属，インフルエンザ菌，ペプトストレプトコッカス属，アクネ菌

〈適応症〉表在性皮膚感染症，深在性皮膚感染症，リンパ管・リンパ節炎，慢性膿皮症，外傷・熱傷及び手術創等の二次感染，乳腺炎，肛門周囲膿瘍，咽頭・喉頭炎，扁桃炎，急性気管支炎，肺炎，膀胱炎，腎盂腎炎，尿道炎，バルトリン腺炎，子宮内感染，子宮付属器炎，麦粒腫，瞼板腺炎，外耳炎，中耳炎，副鼻腔炎，歯周組織炎，歯冠周囲炎，顎炎

【対応標準病名】

◎	咽頭炎	咽頭喉頭炎	外耳炎
	外傷	急性気管支炎	喉頭炎
	肛門周囲膿瘍	挫創	歯冠周囲炎
	子宮内感染症	子宮付属器炎	歯根のう胞
	歯周炎	歯髄炎	歯性顎炎
	術後創部感染	腎盂腎炎	創傷
	創傷感染症	中耳炎	乳腺炎
	尿道炎	熱傷	肺炎
	麦粒腫	バルトリン腺炎	皮膚感染症
	副鼻腔炎	扁桃炎	膀胱炎
	マイボーム腺炎	慢性膿皮症	リンパ管炎
	リンパ節炎	裂傷	裂創
○あ	MRSA膀胱炎	亜急性気管支炎	亜急性リンパ管炎
	足開放創	足第1度熱傷	足第2度熱傷
	足第3度熱傷	足熱傷	アルカリ腐蝕
	アレルギー性外耳道炎	アレルギー性副鼻腔炎	アレルギー性膀胱炎
	アンギナ	一部性歯髄炎	胃腸管熱傷
	胃熱傷	陰茎開放創	陰茎第1度熱傷
	陰茎第2度熱傷	陰茎第3度熱傷	陰茎熱傷
	咽頭気管炎	咽頭チフス	咽頭熱傷
	咽頭扁桃炎	陰のう開放創	陰のう第1度熱傷
	陰のう第2度熱傷	陰のう第3度熱傷	陰のう熱傷
	インフルエンザ菌気管支炎	インフルエンザ菌性咽頭炎	インフルエンザ菌性喉頭気管炎
	う蝕第2度単純性歯髄炎	う蝕第3度急性化膿性根尖性歯周炎	う蝕第3度急性化膿性歯髄炎
	う蝕第3度急性単純性根尖性歯周炎	う蝕第3度歯髄壊死	う蝕第3度歯髄壊疽
	う蝕第3度慢性壊疽性歯髄炎	う蝕第3度慢性潰瘍性歯髄炎	う蝕第3度慢性化膿性根尖性歯周炎
	う蝕第3度慢性増殖性歯髄炎	会陰第1度熱傷	会陰第2度熱傷
	会陰第3度熱傷	会陰熱傷	会陰部化膿創
	腋窩第1度熱傷	腋窩第2度熱傷	腋窩第3度熱傷
	腋窩熱傷	壊死性外耳炎	壊死性潰瘍性歯周炎
	壊死性潰瘍性歯肉炎	壊疽性咽頭炎	壊疽性歯髄炎
か	壊疽性歯肉炎	外陰開放創	外陰第1度熱傷
	外陰第2度熱傷	外陰第3度熱傷	外陰熱傷
	外耳道膿瘍	外耳道蜂巣炎	外傷性歯髄炎
	外傷性切断	外傷性穿孔性中耳炎	外傷性中耳炎
	外傷性脳圧迫・頭蓋内に達する開放創合併あり	外麦粒腫	開放骨折
	開放性外傷性脳圧迫	開放性陥没骨折	開放性胸膜損傷
	開放性脱臼骨折	開放性脳挫創	開放性脳底部挫傷
	開放性びまん性脳損傷	開放性粉砕骨折	潰瘍性咽頭炎
	潰瘍性歯肉炎	潰瘍性膀胱炎	下咽頭炎
	下咽頭熱傷	化学外傷	下顎骨壊死
	下顎骨炎	下顎骨骨髄炎	下顎骨骨膜炎
	下顎骨骨膜下膿瘍	下顎骨周囲炎	下顎骨周囲膿瘍
	化学性急性外耳炎	下顎熱傷	下顎膿瘍
	下顎部第1度熱傷	下顎部第2度熱傷	下顎部第3度熱傷
	下眼瞼蜂巣炎	角結膜腐蝕	顎骨炎
	顎骨骨髄炎	顎骨骨膜炎	角膜アルカリ化学熱傷
	角膜酸化学熱傷	角膜酸性熱傷	角膜熱傷
	下肢第1度熱傷	下肢第2度熱傷	下肢第3度熱傷
	下肢熱傷	下腿開放創	下腿足部熱傷
	下腿熱傷	下腿部第1度熱傷	下腿部第2度熱傷
	下腿部第3度熱傷	カタル性咽頭炎	カテーテル感染症
	カテーテル敗血症	化膿性喉頭炎	化膿性歯周炎
	化膿性歯肉炎	化膿性中耳炎	化膿性乳腺炎
	化膿性副鼻腔炎	化膿性リンパ節炎	下半身第1度熱傷
	下半身第2度熱傷	下半身第3度熱傷	下半身熱傷
	下腹部第1度熱傷	下腹部第2度熱傷	下腹部第3度熱傷
	カリエスのない歯髄炎	眼化学熱傷	眼球熱傷
	眼瞼化学熱傷	眼瞼第1度熱傷	眼瞼第2度熱傷
	眼瞼第3度熱傷	眼瞼熱傷	眼瞼蜂巣炎
	眼周囲化学熱傷	眼周囲第1度熱傷	眼周囲第2度熱傷
	眼周囲第3度熱傷	感染性咽頭炎	感染性外耳炎
	感染性喉頭気管炎	眼熱傷	顔面損傷
	顔面第1度熱傷	顔面第2度熱傷	顔面第3度熱傷
	顔面熱傷	乾酪性副鼻腔炎	気管支肺炎
	気管熱傷	気腫性腎盂腎炎	気道熱傷
	偽膜性アンギナ	偽膜性咽頭炎	偽膜性気管支炎
	偽膜性喉頭炎	偽膜性扁桃炎	急性アデノイド咽頭炎
	急性アデノイド扁桃炎	急性一部性化膿性歯髄炎	急性一部性単純性歯髄炎
	急性咽頭炎	急性咽頭喉頭炎	急性咽頭扁桃炎
	急性壊疽性喉頭炎	急性壊疽性歯髄炎	急性壊疽性扁桃炎
	急性外耳炎	急性潰瘍性喉頭炎	急性潰瘍性扁桃炎
	急性顎骨骨髄炎	急性顎骨骨膜炎	急性化膿性咽頭炎
	急性化膿性外耳炎	急性化膿性下顎骨炎	急性化膿性根尖性歯周炎
	急性化膿性歯根膜炎	急性化膿性歯髄炎	急性化膿性上顎骨炎
	急性化膿性中耳炎	急性化膿性辺縁性歯根膜炎	急性化膿性扁桃炎
	急性気管気管支炎	急性光線性外耳炎	急性喉頭炎
	急性喉頭気管炎	急性喉頭気管気管支炎	急性根尖性歯周炎
	急性歯冠周囲炎	急性歯周炎	急性歯髄炎
	急性歯槽膿瘍	急性湿疹性外耳炎	急性出血性膀胱炎
	急性声帯炎	急性声門下喉頭炎	急性接触性外耳炎
	急性腺窩性扁桃炎	急性全部性化膿性歯髄炎	急性全部性単純性歯髄炎
	急性単純性根尖性歯周炎	急性単純性歯髄炎	急性単純性膀胱炎
	急性中耳炎	急性乳腺炎	急性尿道炎
	急性肺炎	急性反応性外耳炎	急性反復性気管支炎
	急性浮腫性喉頭炎	急性付属器炎	急性扁桃炎
	急性膀胱炎	急性卵管炎	急性卵巣炎
	急速進行性歯周炎	胸腔熱傷	胸部外傷
	胸部上腕熱傷	胸部損傷	胸部第1度熱傷
	頬部第1度熱傷	胸部第2度熱傷	頬部第2度熱傷
	胸部第3度熱傷	頬部第3度熱傷	胸部熱傷
	胸壁開放創	胸膜損傷・胸腔に達する開放創合併あり	胸膜肺炎
	胸膜裂創	躯幹薬傷	グラデニーゴ症候群
	クラミジア肺炎	クループ性気管支炎	頚部開放創
	頚部第1度熱傷	頚部第2度熱傷	頚部第3度熱傷

	頚部熱傷	頚部膿疱	頚部リンパ節炎
	結核性中耳炎	血行性歯髄炎	結膜熱傷
	結膜のうアルカリ化学熱傷	結膜のう酸化学熱傷	結膜腐蝕
	限局型若年性歯周炎	限局性外耳道炎	肩甲間部第1度熱傷
	肩甲間部第2度熱傷	肩甲間部第3度熱傷	肩甲間部熱傷
	肩甲部第1度熱傷	肩甲部第2度熱傷	肩甲部第3度熱傷
	肩甲部熱傷	肩部第1度熱傷	肩部第2度熱傷
	肩部第3度熱傷	高位筋間膿瘍	高エネルギー外傷
	口腔上顎洞瘻	口腔第1度熱傷	口腔第2度熱傷
	口腔第3度熱傷	口腔熱傷	口唇第1度熱傷
	口唇第2度熱傷	口唇第3度熱傷	口唇熱傷
	喉頭外傷	喉頭周囲炎	喉頭損傷
	喉頭熱傷	広汎型若年性歯周炎	肛門括約筋内膿瘍
	肛門第1度熱傷	肛門第2度熱傷	肛門第3度熱傷
	肛門熱傷	鼓室内水腫	根尖周囲膿瘍
	根尖性歯周炎	根尖膿瘍	根側歯周膿瘍
さ	細菌性膀胱炎	臍周囲炎	再発性尿道炎
	坐骨直腸窩膿瘍	酸腐蝕	耳介部第1度熱傷
	耳介部第2度熱傷	耳介部第3度熱傷	趾開放創
	耳介蜂巣炎	趾化膿創	歯冠周囲膿瘍
	子宮熱傷	篩骨洞炎	歯根膜下膿瘍
	示指化膿創	四肢挫傷	四肢第1度熱傷
	四肢第2度熱傷	四肢第3度熱傷	四肢熱傷
	歯周症	歯周膿瘍	思春期性歯肉炎
	歯髄壊死	歯髄壊疽	歯性上顎洞炎
	歯性副鼻腔炎	歯槽膿瘍	趾第1度熱傷
	趾第2度熱傷	趾第3度熱傷	膝窩部銃創
	膝部開放創	膝部咬創	膝部第1度熱傷
	膝部第2度熱傷	膝部第3度熱傷	歯肉炎
	歯肉膿瘍	趾熱傷	若年性歯周炎
	習慣性アンギナ	習慣性扁桃炎	銃自殺未遂
	手関節部第1度熱傷	手関節部第2度熱傷	手関節部第3度熱傷
	手指開放創	手指咬創	種子骨開放骨折
	手指第1度熱傷	手指第2度熱傷	手指第3度熱傷
	手指端熱傷	手指熱傷	手術創部膿瘍
	手掌第1度熱傷	手掌第2度熱傷	手掌第3度熱傷
	手掌熱傷	出血性外耳炎	出血性中耳炎
	出血性膀胱炎	術後感染症	術後腎盂腎炎
	術後性中耳炎	術後膿瘍	術後敗血症
	術後腹壁膿瘍	手背第1度熱傷	手背第2度熱傷
	手背第3度熱傷	手背熱傷	上咽頭炎
	上顎骨炎	上顎骨骨髄炎	上顎骨骨膜炎
	上顎骨骨膜下膿瘍	上顎洞炎	上眼瞼蜂巣炎
	上行性歯髄炎	上行性腎盂腎炎	上鼓室化膿症
	小指咬創	上肢第1度熱傷	上肢第2度熱傷
	上肢第3度熱傷	上肢熱傷	焼身自殺未遂
	小児肺炎	小膿疱性皮膚炎	上半身第1度熱傷
	上半身第2度熱傷	上半身第3度熱傷	上半身熱傷
	踵部第1度熱傷	踵部第2度熱傷	踵部第3度熱傷
	上腕貫通銃創	上腕第1度熱傷	上腕第2度熱傷
	上腕第3度熱傷	上腕熱傷	上腕部開放創
	食道熱傷	滲出性気管支炎	新生児上顎骨骨髄炎
	水疱性中耳炎	精巣開放創	精巣熱傷
	舌熱傷	舌扁桃炎	前額部第1度熱傷
	前額部第2度熱傷	前額部第3度熱傷	腺窩性アンギナ
	前胸部第1度熱傷	前胸部第2度熱傷	前胸部第3度熱傷
	前胸部熱傷	穿孔性中耳炎	前思春期性歯周炎
	全身挫傷	全身第1度熱傷	全身第2度熱傷
	全身第3度熱傷	全身熱傷	前頭洞炎
	全部性歯髄炎	前腕開放創	前腕咬創
	前腕手部熱傷	前腕第1度熱傷	前腕第2度熱傷
	前腕第3度熱傷	前腕熱傷	早期発症型歯周炎
	増殖性化膿性口内炎	増殖性歯肉炎	創部膿瘍
	足関節第1度熱傷	足関節第2度熱傷	足関節第3度熱傷

	足関節熱傷	側胸部第1度熱傷	側胸部第2度熱傷
	側胸部第3度熱傷	足底熱傷	足底部第1度熱傷
	足底部第2度熱傷	足底部第3度熱傷	足背部第1度熱傷
	足背部第2度熱傷	足背部第3度熱傷	側腹部咬創
	側腹部第1度熱傷	側腹部第2度熱傷	側腹部第3度熱傷
	側腹壁開放創	鼡径部開放創	鼡径部第1度熱傷
	鼡径部第2度熱傷	鼡径部第3度熱傷	鼡径部熱傷
た	第1度熱傷	第1度腐蝕	第2度熱傷
	第2度腐蝕	第3度熱傷	第3度腐蝕
	第4度熱傷	体幹第1度熱傷	体幹第2度熱傷
	体幹第3度熱傷	体幹熱傷	大腿熱傷
	大腿部第1度熱傷	大腿部第2度熱傷	大腿部第3度熱傷
	体表面積10%未満の熱傷	体表面積10－19%の熱傷	体表面積20－29%の熱傷
	体表面積30－39%の熱傷	体表面積40－49%の熱傷	体表面積50－59%の熱傷
	体表面積60－69%の熱傷	体表面積70－79%の熱傷	体表面積80－89%の熱傷
	体表面積90%以上の熱傷	大葉性肺炎	多発性外傷
	多発性開放創	多発性咬創	多発性昆虫咬創
	多発性挫傷	多発性擦過創	多発性穿刺創
	多発性第1度熱傷	多発性第2度熱傷	多発性第3度熱傷
	多発性熱傷	多発性膿疱症	多発性表在損傷
	単純性歯周炎	単純性歯肉炎	単純性中耳炎
	智歯周囲炎	腟開放創	腟断端炎
	腟熱傷	肘関節部開放創	中耳炎性顔面神経麻痺
	中指咬創	肘部第1度熱傷	肘部第2度熱傷
	肘部第3度熱傷	腸間膜リンパ節炎	蝶形骨洞炎
	直腸肛門周囲膿瘍	直腸周囲膿瘍	沈下性肺炎
	低位筋間膿瘍	手第1度熱傷	手第2度熱傷
	手第3度熱傷	手熱傷	殿部開放創
	殿部咬創	殿部第1度熱傷	殿部第2度熱傷
	殿部第3度熱傷	殿部熱傷	頭部第1度熱傷
	頭部第2度熱傷	頭部第3度熱傷	頭部熱傷
な	特殊性歯周炎	内麦粒腫	内部尿路性器の熱傷
	軟口蓋熱傷	難治性歯周炎	乳児肺炎
	乳腺膿瘍	乳頭周囲炎	乳頭びらん
	乳頭部第1度熱傷	乳頭部第2度熱傷	乳頭部第3度熱傷
	乳房炎症性疾患	乳房第1度熱傷	乳房第2度熱傷
	乳房第3度熱傷	乳房熱傷	乳房膿瘍
	乳房よう	乳輪下膿瘍	乳輪部第1度熱傷
	乳輪部第2度熱傷	乳輪部第3度熱傷	尿管切石術後感染症
	尿道口炎	尿道周囲炎	尿膜管膿瘍
	妊娠中の子宮内感染	妊娠中の性器感染症	脳挫傷・頭蓋内に達する開放創合併あり
	脳挫創・頭蓋内に達する開放創合併あり	脳底部挫傷・頭蓋内に達する開放創合併あり	膿皮症
は	膿疱	肺炎球菌性咽頭炎	肺炎球菌性気管支炎
	敗血症性咽頭炎	敗血症性肺炎	敗血症性皮膚炎
	肺熱傷	背部第1度熱傷	背部第2度熱傷
	背部第3度熱傷	背部熱傷	爆死自殺未遂
	剥離性歯肉炎	抜歯後感染	バルトリン腺膿瘍
	半身第1度熱傷	半身第2度熱傷	半身第3度熱傷
	反復性膀胱炎	汎副鼻腔炎	非感染性急性外耳炎
	非性病性尿道炎	肥大性歯肉炎	非特異性腸間膜リンパ節炎
	非特異性尿道炎	非特異性リンパ節炎	鼻部第1度熱傷
	鼻部第2度熱傷	鼻部第3度熱傷	びまん性外耳炎
	びまん性脳損傷・頭蓋内に達する開放創合併あり	びまん性肺炎	びらん性歯肉炎
	びらん性膀胱炎	非淋菌性尿道炎	複雑性歯周炎
	複雑性歯肉炎	腹部第1度熱傷	腹部第2度熱傷
	腹部第3度熱傷	腹部熱傷	腹壁開放創
	腹壁縫合糸膿瘍	腐蝕	ぶどう球菌性咽頭炎
	ぶどう球菌性扁桃炎	閉塞性肺炎	辺縁性化膿性歯根膜炎
	辺縁性歯周組織炎	扁桃性アンギナ	膀胱後部膿瘍

	膀胱三角部炎	縫合糸膿瘍	膀胱周囲炎
	膀胱周囲膿瘍	膀胱尿道炎	縫合部膿瘍
	放射線性熱傷	萌出性歯肉炎	母指球部第 1 度熱傷
	母指球部第 2 度熱傷	母指球部第 3 度熱傷	母指咬創
	母指第 1 度熱傷	母指第 2 度熱傷	母指第 3 度熱傷
ま	母指熱傷	膜性咽頭炎	慢性咽喉頭炎
	慢性壊疽性歯髄炎	慢性外耳炎	慢性開放性歯髄炎
	慢性潰瘍性歯髄炎	慢性化膿性根尖性歯周炎	慢性化膿性穿孔性中耳炎
	慢性化膿性中耳炎	慢性根尖性歯周炎	慢性耳管鼓室化膿性中耳炎
	慢性歯冠周囲炎	慢性歯周炎	慢性歯周膿瘍
	慢性歯髄炎	慢性歯槽膿瘍	慢性歯肉炎
	慢性上鼓室乳突洞化膿性中耳炎	慢性増殖性歯髄炎	慢性単純性歯髄炎
	慢性中耳炎急性増悪	慢性尿道炎	慢性付属器炎
	慢性閉鎖性歯髄炎	慢性辺縁性歯周炎急性発作	慢性辺縁性歯周炎軽度
	慢性辺縁性歯周炎重度	慢性辺縁性歯周炎中等度	慢性扁桃炎
	慢性卵管炎	慢性卵巣炎	慢性リンパ管炎
	慢性リンパ節炎	耳後部リンパ節炎	耳後部リンパ腺炎
や	脈絡網膜熱傷	無熱性肺炎	薬傷
	腰部第 1 度熱傷	腰部第 2 度熱傷	腰部第 3 度熱傷
ら	腰部熱傷	卵管炎	卵管周囲炎
	卵管卵巣膿瘍	卵管留膿症	卵巣炎
	卵巣周囲炎	卵巣膿瘍	卵巣卵管周囲炎
	良性慢性化膿性中耳炎	淋菌性バルトリン腺膿瘍	連鎖球菌気管支炎
	連鎖球菌性アンギナ	連鎖球菌性咽頭炎	連鎖球菌性喉頭炎
	連鎖球菌性喉頭気管炎	連鎖球菌性扁桃炎	老人性肺炎
わ	ワンサンアンギナ	ワンサン気管支炎	ワンサン扁桃炎

△	BK ウイルス腎症	MRSA 術後創部感染	RS ウイルス気管支炎
あ	アキレス腱挫傷	アキレス腱挫創	アキレス腱切創
	悪性外耳炎	足異物	足挫創
	足切創	圧挫傷	圧挫創
	医原性気胸	犬咬創	陰茎挫創
	陰茎折症	陰茎裂創	咽頭開放創
	咽頭創傷	咽頭痛	陰のう裂創
	陰部切創	インフルエンザ菌喉頭炎	ウイルス性咽頭炎
	ウイルス性気管支炎	ウイルス性扁桃炎	会陰裂傷
	エコーウイルス気管支炎	横隔膜損傷	汚染擦過創
か	汚染創	外陰部挫創	外陰部切創
	外陰部裂傷	外耳開放創	外耳湿疹
	外耳道真珠腫	外耳道創傷	外耳道痛
	外耳道肉芽腫	外耳道閉塞性角化症	外耳部外傷性異物
	外耳部外傷性腫脹	外耳部外傷性皮下異物	外耳部割創
	外耳部貫通創	外耳部咬創	外耳部挫傷
	外耳部挫創	外耳部擦過創	外耳部刺創
	外耳部切創	外耳部創傷	外耳部打撲傷
	外耳部虫刺傷	外耳部皮下血腫	外耳部皮下出血
	外傷後早期合併症	外傷性異物	外傷性横隔膜ヘルニア
	外傷性眼球ろう	外傷性空気塞栓症	外傷性咬合
	外傷性虹彩離断	外傷性歯根膜炎	外傷性耳出血
	外傷性脂肪塞栓症	外傷性縦隔気腫	外傷性食道破裂
	外傷性乳び胸	外傷性脳症	外傷性破裂
	外傷性皮下気腫	外傷性皮下血腫	外耳裂創
	外歯瘻	開放性脳損傷髄膜炎	開放創
	下咽頭創傷	下顎外傷性異物	下顎開放創
	下顎割創	下顎貫通創	下顎口唇挫創
	下顎咬創	下顎挫傷	下顎挫創
	下顎擦過創	下顎刺創	下顎切創
	下顎創傷	下顎打撲傷	下顎皮下血腫
	下顎部挫傷	下顎部打撲傷	下顎部皮膚欠損創
	下顎裂創	踵裂創	顎関節部開放創
	顎関節部割創	顎関節部貫通創	顎関節部咬創
	顎関節部挫傷	顎関節部挫創	顎関節部擦過創
	顎関節部刺創	顎関節部切創	顎関節部創傷
	顎関節部打撲傷	顎関節部皮下血腫	顎関節部裂創
	顎腐骨	顎部挫傷	顎部打撲傷
	角膜挫創	角膜切傷	角膜切創
	角膜創傷	角膜破裂	角膜裂傷
	下腿汚染創	下腿挫創	下腿切創
	下腿皮膚欠損創	下腿裂創	割創
	眼窩創傷	眼窩部挫創	眼窩裂傷
	眼球結膜裂傷	眼球損傷	眼球破裂
	眼球裂傷	眼瞼外傷性異物	眼瞼外傷性腫脹
	眼瞼外傷性皮下異物	眼瞼開放創	眼瞼割創
	眼瞼貫通創	眼瞼咬創	眼瞼挫創
	眼瞼擦過創	眼瞼刺創	眼瞼切創
	眼瞼創傷	眼瞼虫刺傷	眼瞼裂創
	環指圧挫傷	環指挫傷	環指挫創
	環指切創	間質性膀胱炎	環指剥皮創
	環指皮膚欠損創	眼周囲部外傷性異物	眼周囲部外傷性腫脹
	眼周囲部外傷性皮下異物	眼周囲部開放創	眼周囲部割創
	眼周囲部貫通創	眼周囲部咬創	眼周囲部挫創
	眼周囲部擦過創	眼周囲部刺創	眼周囲部切創
	眼周囲部創傷	眼周囲部虫刺傷	眼周囲部裂創
	関節血腫	関節挫傷	貫通刺創
	貫通銃創	貫通性挫滅創	貫通創
	眼部外傷性異物	眼部外傷性腫脹	眼部外傷性皮下異物
	眼部開放創	眼部割創	眼部貫通創
	眼部咬創	眼部挫創	眼部擦過創
	眼部刺創	眼部切創	眼部創傷
	眼部虫刺傷	眼部裂創	顔面汚染創
	顔面外傷性異物	顔面開放創	顔面割創
	顔面貫通創	顔面咬創	顔面挫傷
	顔面挫創	顔面擦過創	顔面刺創
	顔面切創	顔面創傷	顔面搔創
	顔面多発開放創	顔面多発割創	顔面多発貫通創
	顔面多発咬創	顔面多発挫傷	顔面多発挫創
	顔面多発擦過創	顔面多発刺創	顔面多発切創
	顔面多発創傷	顔面多発打撲傷	顔面多発虫刺傷
	顔面多発皮下血腫	顔面多発皮下出血	顔面多発裂創
	顔面打撲傷	顔面皮下血腫	顔面皮膚欠損創
	顔面裂創	急性歯肉炎	胸管損傷
	胸腺損傷	頬粘膜咬傷	頬粘膜咬創
	胸部汚染創	頬部外傷性異物	頬部開放創
	頬部割創	頬部貫通創	頬部咬創
	頬部挫傷	胸部挫創	頬部挫創
	頬部擦過創	頬部刺創	胸部食道損傷
	胸部切創	頬部切創	頬部創傷
	頬部打撲傷	胸部皮下気腫	頬部皮下血腫
	胸部皮膚欠損創	頬部皮膚欠損創	頬部裂創
	胸壁刺創	強膜切創	強膜創傷
	強膜裂傷	棘刺創	魚咬創
	頸管破裂	脛骨顆部割創	頸部挫創
	頸部食道開放創	頸部切創	頸部皮膚欠損創
	結膜創傷	結膜裂傷	口蓋挫傷
	口蓋切創	口蓋裂創	口角部挫創
	口角部裂創	口腔外傷性異物	口腔外傷性腫脹
	口腔開放創	口腔割創	口腔挫傷
	口腔挫創	口腔擦過創	口腔刺創
	口腔切創	口腔創傷	口腔打撲傷
	口腔内血腫	口腔粘膜咬傷	口腔粘膜咬創
	口腔裂創	後出血	紅色陰癬
	口唇外傷性異物	口唇外傷性腫脹	口唇外傷性皮下異物
	口唇開放創	口唇割創	口唇貫通創
	口唇咬傷	口唇咬創	口唇挫傷
	口唇挫創	口唇擦過創	口唇刺創

	口唇切創	口唇創傷	口唇打撲傷
	口唇虫刺傷	口唇皮下血腫	口唇皮下出血
	口唇裂創	溝創	咬創
	後頭部外傷	後頭部割創	後頭部挫傷
	後頭部挫創	後頭部切創	後頭部打撲傷
	後頭部裂創	硬膜損傷	硬膜裂傷
	肛門裂創	コクサッキーウイルス気管支炎	骨盤部裂創
	根管異常	根管狭窄	根管穿孔
	根管側壁穿孔	根管内異物	根尖周囲のう胞
	根尖肉芽腫	昆虫咬創	昆虫刺傷
さ	再発性中耳炎	採皮創	挫傷
	擦過創	擦過皮下血腫	挫滅傷
	挫滅創	残髄炎	残存性歯根のう胞
	耳介外傷性異物	耳介外傷性腫脹	耳介外傷性皮下異物
	耳介開放創	耳介割創	耳介貫通創
	耳介咬創	耳介挫傷	耳介挫創
	耳介擦過創	耳介刺創	耳介周囲湿疹
	耳介切創	耳介創傷	耳介打撲傷
	耳介虫刺傷	耳介皮下血腫	耳介皮下出血
	耳介部皮膚炎	耳介裂創	耳下腺部打撲
	指間切創	趾間切創	子宮頚管裂傷
	子宮頚部環状剥離	刺咬症	歯根膜ポリープ
	趾挫創	示指 MP 関節挫傷	示指 PIP 開放創
	示指割創	示指挫傷	示指挫創
	示指刺創	示指切創	示指皮膚欠損創
	歯周のう胞	歯髄充血	歯髄出血
	歯髄露出	耳前部挫創	刺創
	膝蓋部挫創	失活歯	膝下部挫創
	膝関節部異物	膝関節部挫創	膝部異物
	膝部割創	膝部挫創	膝部切創
	膝部裂創	歯肉挫傷	歯肉切創
	歯肉裂創	射創	手圧挫傷
	縦隔血腫	銃創	手関節挫滅傷
	手関節挫滅創	手関節掌側部挫創	手関節部挫創
	手関節部切創	手関節部創傷	手関節部裂創
	手指圧挫傷	手指汚染創	手指挫傷
	手指挫創	手指挫滅傷	手指挫滅創
	手指刺創	手指切創	手指打撲傷
	手指剥皮創	手指皮下血腫	手指皮膚欠損創
	手術創離開	手掌挫創	手掌刺創
	手掌切創	手掌剥皮創	手掌皮膚欠損創
	術後横隔膜下膿瘍	術後血腫	術後消化管出血性ショック
	術後ショック	術後髄膜炎	術後性慢性中耳炎
	術後腹腔内膿瘍	手背皮膚欠損創	手背部挫創
	手背部切創	手部汚染創	上顎挫傷
	上顎擦過創	上顎切創	上顎打撲傷
	上顎皮下血腫	上顎部裂創	上下肢リンパ浮腫
	上口唇挫傷	踵骨部挫滅創	小指挫傷
	小指挫創	小指切創	小指皮膚欠損創
	上唇小帯裂創	小児副鼻腔炎	上腕汚染創
	上腕挫創	上腕皮膚欠損創	食道損傷
	処女膜裂傷	神経痛性歯痛	針刺創
	新生児中耳炎	心内異物	髄室側壁穿孔
	髄床底穿孔	精巣破裂	声門外傷
	舌開放創	舌下顎挫創	舌咬傷
	舌咬創	舌挫創	舌刺創
	舌切創	切創	舌創傷
	切断	舌裂創	前額部外傷性異物
	前額部外傷性腫脹	前額部外傷性皮下異物	前額部開放創
	前額部割創	前額部貫通創	前額部咬創
	前額部挫創	前額部擦過創	前額部刺創
	前額部切創	前額部創傷	前額部虫刺傷
	前額部虫刺症	前額部皮膚欠損創	前額部裂創

	前胸部挫創	前頚頭頂部挫創	仙骨部挫創
	仙骨部皮膚欠損創	全身擦過創	穿通創
	前頭部割創	前頭部挫傷	前頭部挫創
	前頭部切創	前頭部打撲傷	前頭部皮膚欠損創
	前腕汚染創	前腕挫創	前腕刺創
	前腕切創	前腕皮膚欠損創	前腕裂創
	爪下異物	爪下挫滅傷	爪下挫滅創
	掻創	足関節内果部挫創	足関節部挫創
	足底異物	足底部咬創	足底部刺創
	足底部皮膚欠損創	側頭部割創	側頭部挫創
	側頭部切創	側頭部打撲傷	側頭部皮下血腫
	足背部挫創	足背部切創	足部汚染創
	側腹部挫創	足部皮膚欠損創	足部裂創
た	鼡径部切創	損傷	第 5 趾皮膚欠損創
	大腿汚染創	大腿咬創	大腿挫創
	大腿皮膚欠損創	大腿部開放創	大腿部刺創
	大腿部切創	大腿裂創	大転子部挫創
	多発性切創	多発性裂創	打撲割創
	打撲血腫	打撲挫創	打撲擦過創
	打撲傷	打撲皮下血腫	腟断端出血
	腟壁縫合不全	腟裂傷	中隔部肉芽形成
	肘関節挫創	中指挫傷	中指挫創
	中指刺創	中指切創	中指皮膚欠損創
	中手骨関節部挫創	虫垂炎術後残膿瘍	肘部挫創
	肘部切創	肘部皮膚欠損創	陳旧性中耳炎
	手開放創	手咬創	手挫創
	手刺創	手切創	殿部異物
	殿部刺創	殿部切創	殿部皮膚欠損創
	殿部裂創	頭頂部挫傷	頭頂部挫創
	頭頂部擦過創	頭頂部切創	頭頂部打撲傷
	頭頂部裂創	頭皮外傷性腫脹	頭皮開放創
	頭皮下血腫	頭皮剥離	頭皮表在損傷
	頭部異物	頭部外傷性皮下異物	頭部外傷性皮下気腫
	頭部開放創	頭部割創	頭部頚部挫傷
	頭部頚部挫創	頭部頚部打撲傷	頭部血腫
	頭部挫傷	頭部挫創	頭部擦過創
	頭部刺創	頭部切創	頭部多発開放創
	頭部多発割創	頭部多発咬創	頭部多発挫傷
	頭部多発挫創	頭部多発擦過創	頭部多発刺創
	頭部多発切創	頭部多発創傷	頭部多発打撲傷
	頭部多発皮下血腫	頭部多発裂創	頭部打撲
	頭部打撲血腫	頭部打撲傷	頭部虫刺傷
	動物咬創	頭部皮下異物	頭部皮膚欠損創
	頭部裂創	飛び降り自殺未遂	飛び込み自殺未遂
な	内視鏡検査中腸穿孔	内歯瘻	軟口蓋血腫
	軟口蓋挫創	軟口蓋創傷	軟口蓋破裂
	乳腺内異物	乳腺瘻孔	乳頭潰瘍
	乳房異物	乳房潰瘍	尿細管間質性腎炎
	尿道症候群	妊娠中の子宮頚管炎	猫咬創
	脳挫傷	脳挫創	脳損傷
	脳対側損傷	脳直撃損傷	脳底部挫傷
は	脳裂傷	敗血症性気管支炎	パラインフルエンザウイルス気管支炎
	バルトリン腺のう胞	皮下異物	皮下気腫
	鼻下擦過創	鼻根部打撲挫創	鼻根部裂創
	膝汚染創	膝皮膚欠損創	鼻前庭部挫創
	鼻尖部挫創	非定型肺炎	非熱傷性水疱
	鼻部外傷性異物	鼻部外傷性腫脹	鼻部外傷性皮下異物
	鼻部開放創	眉部割創	鼻部割創
	鼻部貫通創	腓腹筋挫創	眉部血腫
	皮膚欠損創	鼻部咬創	鼻部挫傷
	鼻部挫創	鼻部擦過創	鼻部刺創
	鼻部切創	鼻部創傷	皮膚損傷
	鼻部打撲傷	鼻部虫刺傷	皮膚剥脱創
	鼻部皮下血腫	鼻部皮下出血	鼻部皮膚欠損創

	鼻部皮膚剥離創	鼻部裂創	びまん性脳損傷
	眉毛部割創	眉毛部裂創	表皮剥離
	鼻翼部切創	鼻翼部裂創	フェニトイン歯肉増殖症
	伏針	副鼻腔開放創	副鼻腔真菌症
	腹部汚染創	腹部刺創	腹部皮膚欠損創
	腹壁異物	腹壁創し開	腹壁縫合不全
	ブラックアイ	分娩時会陰裂傷	分娩時軟産道損傷
	扁桃チフス	縫合不全	縫合不全出血
	放散性歯痛	放射線出血性膀胱炎	放射線性下顎骨骨髄炎
	放射線性顎骨壊死	放射線性化膿性顎骨壊死	放射線性膀胱炎
	包皮挫創	包皮切創	包皮裂創
	母指挫傷	母指挫創	母趾挫創
	母指示指間切創	母指刺創	母指切創
	母指打撲挫創	母指打撲傷	母指皮膚欠損創
ま	母趾皮膚欠損創	母指末節部挫創	マイコプラズマ気管支炎
	慢性萎縮性老人性歯肉炎	慢性顎骨炎	慢性顎骨骨髄炎
	慢性再発性膀胱炎	慢性穿孔性中耳炎	慢性中耳炎
	慢性中耳炎後遺症	慢性中耳炎術後再燃	慢性複雑性膀胱炎
	慢性副鼻腔炎	慢性副鼻腔炎急性増悪	慢性副鼻腔膿瘍
	慢性膀胱炎	慢性放射線性顎骨壊死	眉間部挫創
	眉間部裂創	耳後部挫創	耳後部打撲傷
	無髄歯	盲管銃創	網脈絡膜裂傷
ら	腰部切創	腰部打撲挫創	ライノウイルス気管支炎
	卵管留水症	緑膿菌性外耳炎	淋菌性咽頭炎
	リンパ浮腫	涙管損傷	涙管断裂
	涙道損傷	轢過創	裂離

用法用量　通常，セフジニルとして成人1回100mg(力価)を1日3回経口投与する。
なお，年齢及び症状に応じて適宜増減する。

用法用量に関連する使用上の注意

(1)本剤の使用にあたっては，耐性菌の発現等を防ぐため，原則として感受性を確認し，疾病の治療上必要な最小限の期間の投与にとどめること。
(2)高度の腎障害のある患者では血中濃度が持続するので，腎障害の程度に応じて投与量を減量し，投与の間隔をあけて使用すること。血液透析患者では1日100mg1回投与が望ましい。
(3)鉄剤との併用は避けることが望ましい。
やむを得ず併用する場合には，本剤の投与後3時間以上間隔をあけて投与する。

禁忌　本剤の成分によるショックの既往歴のある患者

原則禁忌　本剤の成分又はセフェム系抗生物質に対し，過敏症の既往歴のある患者

セフジニルカプセル50mg「JG」：長生堂　50mg1カプセル[34.8円/カプセル]，セフジニルカプセル50mg「TCK」：辰巳化学　50mg1カプセル[34.8円/カプセル]，セフジニルカプセル50mg「TYK」：大正薬品　50mg1カプセル[34.8円/カプセル]，セフジニルカプセル50mg「YD」：陽進堂　50mg1カプセル[34.8円/カプセル]，セフジニルカプセル50mg「日医工」：日医工　50mg1カプセル[34.8円/カプセル]，セフジニルカプセル50mg「ファイザー」：マイラン製薬　50mg1カプセル[34.8円/カプセル]，セフジニルカプセル100mg「JG」：長生堂　100mg1カプセル[39.2円/カプセル]，セフジニルカプセル100mg「TCK」：辰巳化学　100mg1カプセル[39.2円/カプセル]，セフジニルカプセル100mg「TYK」：大正薬品　100mg1カプセル[39.2円/カプセル]，セフジニルカプセル100mg「YD」：陽進堂　100mg1カプセル[39.2円/カプセル]，セフジニルカプセル100mg「日医工」：日医工　100mg1カプセル[39.2円/カプセル]，セフジニルカプセル100mg「ファイザー」：マイラン製薬　100mg1カプセル[39.2円/カプセル]，セフジニル錠50mg「MED」：メディサ　50mg1錠[34.8円/錠]，セフジニル錠50mg「サワイ」：沢井　50mg1錠[34.8円/錠]，セフジニル錠100mg「MED」：メディサ　100mg1錠[39.2円/錠]，セフジニル錠100mg「サワイ」：沢井　100mg1錠[39.2円/錠]，セフニールカプセル50mg：東和　50mg1カプセル[34.8円/カプセル]，セフニールカプセル100mg：東和　100mg1カプセル[39.2円/カプセル]

セフゾン細粒小児用10%　規格：100mg1g[114.3円/g]
セフジニル　アステラス　613

【効能効果】

〈適応菌種〉本剤に感性のブドウ球菌属，レンサ球菌属，肺炎球菌，モラクセラ(ブランハメラ)・カタラーリス，大腸菌，クレブシエラ属，プロテウス・ミラビリス，インフルエンザ菌
〈適応症〉表在性皮膚感染症，深在性皮膚感染症，リンパ管・リンパ節炎，慢性膿皮症，咽頭・喉頭炎，扁桃炎，急性気管支炎，肺炎，膀胱炎，腎盂腎炎，中耳炎，副鼻腔炎，猩紅熱

【対応標準病名】

◎	咽頭炎	咽頭喉頭炎	急性気管支炎
	喉頭炎	猩紅熱	腎盂腎炎
	中耳炎	肺炎	皮膚感染症
	副鼻腔炎	扁桃炎	膀胱炎
	慢性膿皮症	リンパ管炎	リンパ節炎
○	MRSA 膀胱炎	亜急性気管支炎	亜急性リンパ管炎
	アレルギー性副鼻腔炎	アレルギー性膀胱炎	アンギナ
	異型猩紅熱	咽頭気管炎	咽頭チフス
	咽頭扁桃炎	インフルエンザ菌気管支炎	インフルエンザ菌性咽頭炎
	インフルエンザ菌性喉頭気管炎	壊疽性咽頭炎	外傷性穿孔性中耳炎
	外傷性中耳炎	潰瘍性咽頭炎	潰瘍性膀胱炎
	下咽頭炎	カタル性咽頭炎	化膿性喉頭炎
	化膿性中耳炎	化膿性副鼻腔炎	化膿性リンパ節炎
	感染性咽頭炎	感染性喉頭気管炎	乾酪性副鼻腔炎
	気管支肺炎	気腫性腎盂腎炎	偽猩紅熱
	偽膜性咽頭炎	偽膜性気管支炎	偽膜性喉頭炎
	偽膜性扁桃炎	急性アデノイド咽頭炎	急性アデノイド扁桃炎
	急性咽頭炎	急性咽頭喉頭炎	急性咽頭扁桃炎
	急性壊疽性喉頭炎	急性壊疽性扁桃炎	急性潰瘍性喉頭炎
	急性潰瘍性扁桃炎	急性化膿性咽頭炎	急性化膿性中耳炎
	急性化膿性扁桃炎	急性気管気管支炎	急性喉頭炎
	急性喉頭気管炎	急性喉頭気管気管支炎	急性出血性膀胱炎
	急性声帯炎	急性声門下喉頭炎	急性腺窩性扁桃炎
	急性単純性膀胱炎	急性中耳炎	急性肺炎
	急性反復性気管支炎	急性浮腫性喉頭炎	急性扁桃炎
	急性膀胱炎	胸膜肺炎	グラデニーゴ症候群
	クラミジア肺炎	クループ性気管支炎	頸部膿瘍
	頸部リンパ節炎	結核性中耳炎	口腔上顎洞瘻
	喉頭周囲炎	鼓室内水腫	細菌性膀胱炎
	臍周囲炎	篩骨洞炎	歯性上顎洞炎
	歯性副鼻腔炎	習慣性アンギナ	習慣性扁桃炎
	出血性中耳炎	出血性膀胱炎	術後腎盂腎炎
	術後性中耳炎	上咽頭炎	上顎洞炎
	上行性腎盂腎炎	猩紅熱性心筋炎	猩紅熱性中耳炎
	上鼓室化膿症	小児肺炎	小膿疱性皮膚炎
	滲出性気管支炎	水疱性中耳炎	舌扁桃炎
	腺窩性アンギナ	穿孔性中耳炎	前頭洞炎
	増殖性化膿性口内炎	大葉性肺炎	多発性膿疱症
	単純性中耳炎	中耳炎性顔面神経麻痺	腸間膜リンパ節炎
	蝶形骨洞炎	沈下性肺炎	乳児肺炎
	尿膜管膿瘍	膿皮症	膿疱
	肺炎球菌性咽頭炎	肺炎球菌性気管支炎	敗血症性咽頭炎
	敗血症性肺炎	敗血症性皮膚炎	反復性膀胱炎
	汎副鼻腔炎	非特異性腸間膜リンパ節炎	非特異性リンパ節炎
	びまん性肺炎	びらん性膀胱炎	ぶどう球菌性咽頭炎

	ぶどう球菌性扁桃炎	閉塞性肺炎	扁桃性アンギナ
	膀胱後部膿瘍	膀胱三角部炎	膀胱周囲炎
	膀胱周囲膿瘍	膜性咽頭炎	慢性咽喉頭炎
	慢性化膿性穿孔性中耳炎	慢性化膿性中耳炎	慢性耳管鼓室化膿性中耳炎
	慢性上鼓室乳突洞化膿性中耳炎	慢性中耳炎急性増悪	慢性扁桃炎
	慢性リンパ管炎	慢性リンパ節炎	耳後部リンパ節炎
	耳後部リンパ腺炎	無熱性肺炎	良性慢性化膿性中耳炎
	連鎖球菌気管支炎	連鎖球菌性アンギナ	連鎖球菌性咽頭炎
	連鎖球菌性喉頭炎	連鎖球菌性喉頭気管炎	連鎖球菌性扁桃炎
	老人性肺炎		
△	BK ウイルス腎症	RS ウイルス気管支炎	咽頭痛
	インフルエンザ菌喉頭炎	ウイルス性咽頭炎	ウイルス性気管支炎
	ウイルス性扁桃炎	エコーウイルス気管支炎	間質性膀胱炎
	紅色陰癬	コクサッキーウイルス気管支炎	再発性中耳炎
	術後性慢性中耳炎	上下肢リンパ浮腫	小児副鼻腔炎
	新生児中耳炎	陳旧性中耳炎	尿細管間質性腎炎
	敗血症性気管支炎	パラインフルエンザウイルス気管支炎	非定型肺炎
	副鼻腔真菌症	扁桃チフス	放射線出血性膀胱炎
	放射線性膀胱炎	マイコプラズマ気管支炎	慢性再発性膀胱炎
	慢性穿孔性中耳炎	慢性中耳炎	慢性中耳炎後遺症
	慢性中耳炎術後再燃	慢性複雑性膀胱炎	慢性副鼻腔炎
	慢性副鼻腔炎急性増悪	慢性副鼻腔膿瘍	慢性膀胱炎
	ライノウイルス気管支炎	淋菌性咽頭炎	リンパ浮腫

用法用量　通常，小児に対してセフジニルとして1日量9～18mg(力価)/kgを3回に分割して経口投与する。
なお，年齢及び症状に応じて適宜増減する。

用法用量に関連する使用上の注意

(1)本剤の使用にあたっては，耐性菌の発現等を防ぐため，原則として感受性を確認し，疾病の治療上必要な最小限の期間の投与にとどめること。
(2)高度の腎障害のある患者では血中濃度が持続するので，腎障害の程度に応じて投与量を減量し，投与の間隔をあけて使用すること。
(3)鉄剤との併用は避けることが望ましい。やむを得ず併用する場合には，本剤の投与後3時間以上間隔をあけて投与する。

禁忌　本剤の成分によるショックの既往歴のある患者

原則禁忌　本剤の成分又はセフェム系抗生物質に対し，過敏症の既往歴のある患者

セフジニル細粒10%小児用「TYK」：大正薬品　100mg1g[72.4円/g]，セフジニル細粒10%小児用「日医工」：日医工　100mg1g[72.4円/g]，セフジニル細粒10%小児用「ファイザー」：マイラン製薬　100mg1g[72.4円/g]，セフジニル細粒小児用10%「JG」：長生堂　100mg1g[55.2円/g]，セフジニル細粒小児用10%「MED」：メディサ　100mg1g[72.4円/g]，セフジニル細粒小児用10%「YD」：陽進堂　100mg1g[55.2円/g]，セフジニル細粒小児用10%「サワイ」：沢井　100mg1g[72.4円/g]，セフジニル細粒小児用10%「タイヨー」：テバ製薬　100mg1g[72.4円/g]，セフジニル細粒小児用20%「タイヨー」：テバ製薬　200mg1g[129.9円/g]，セフニール細粒小児用10%：東和　100mg1g[72.4円/g]

セフテムカプセル100mg

規格：100mg1カプセル[106.2円/カプセル]

セフテムカプセル200mg

規格：200mg1カプセル[185.9円/カプセル]

セフチブテン水和物　　塩野義　612

【効能効果】

〈適応菌種〉本剤に感性の淋菌，大腸菌，クレブシエラ属，エンテロバクター属，セラチア属，プロテウス属，モルガネラ・モルガニー，プロビデンシア・レットゲリ，インフルエンザ菌
〈適応症〉
(1)急性気管支炎，慢性呼吸器病変の二次感染
(2)膀胱炎，腎盂腎炎，前立腺炎(急性に限る)
(3)尿道炎

【対応標準病名】

◎	急性気管支炎	急性細菌性前立腺炎	腎盂腎炎
	尿道炎	膀胱炎	
○	MRSA 膀胱炎	亜急性気管支炎	インフルエンザ菌気管支炎
	潰瘍性膀胱炎	偽膜性気管支炎	急性気管気管支炎
	急性喉頭気管気管支炎	急性出血性膀胱炎	急性単純性膀胱炎
	急性尿道炎	急性反復性気管支炎	急性膀胱炎
	クループ性気管支炎	細菌性膀胱炎	再発性尿道炎
	出血性膀胱炎	術後腎盂腎炎	上行性腎盂腎炎
	滲出性気管支炎	前立腺炎	前立腺膿瘍
	尿細管間質性腎炎	尿道口炎	尿道周囲炎
	尿膜管膿瘍	肺炎球菌性気管支炎	反復性膀胱炎
	非性病性尿道炎	非特異性尿道炎	びらん性膀胱炎
	非淋菌性尿道炎	膀胱後部膿瘍	膀胱三角部炎
	膀胱周囲炎	膀胱尿道炎	慢性再発性膀胱炎
	慢性尿道炎	慢性膀胱炎	連鎖球菌気管支炎
△	BK ウイルス腎症	RS ウイルス気管支炎	アレルギー性膀胱炎
	ウイルス性気管支炎	エコーウイルス気管支炎	間質性膀胱炎
	気腫性腎盂腎炎	コクサッキーウイルス気管支炎	前立腺痛
	尿道症候群	敗血症性気管支炎	パラインフルエンザウイルス気管支炎
	膀胱周囲膿瘍	放射線出血性膀胱炎	放射線性膀胱炎
	マイコプラズマ気管支炎	慢性細菌性前立腺炎	慢性前立腺炎
	慢性前立腺炎急性増悪	慢性非細菌性前立腺炎	慢性複雑性膀胱炎
	ライノウイルス気管支炎		

用法用量
[急性気管支炎，慢性呼吸器病変の二次感染，膀胱炎，腎盂腎炎，前立腺炎(急性に限る)の場合]：通常，成人にはセフチブテン水和物として1回200mg(力価)を1日2回経口投与する。
[尿道炎の場合]：通常，成人にはセフチブテン水和物として1回100mg(力価)を1日3回経口投与する。
なお，年齢及び症状により適宜増減する。

用法用量に関連する使用上の注意　本剤の使用にあたっては，耐性菌の発現等を防ぐため，原則として感受性を確認し，疾病の治療上必要な最小限の期間の投与にとどめること。

禁忌　本剤の成分によるショックの既往歴のある患者

原則禁忌　本剤の成分又はセフェム系抗生物質に対し過敏症の既往歴のある患者

セララ錠25mg　規格：25mg1錠[47.7円/錠]
セララ錠50mg　規格：50mg1錠[91円/錠]
セララ錠100mg　規格：100mg1錠[173.4円/錠]
エプレレノン　ファイザー　214

【効 能 効 果】

高血圧症

【対応標準病名】

◎	高血圧症	本態性高血圧症	
○	悪性高血圧症	褐色細胞腫	褐色細胞腫性高血圧症
	境界型高血圧症	クロム親和性細胞腫	高血圧性緊急症
	高血圧性腎疾患	高血圧性脳内出血	高血圧切迫症
	高レニン性高血圧症	若年高血圧症	若年性境界型高血圧症
	収縮期高血圧症	術中異常高血圧症	心因性高血圧症
	低レニン性高血圧症	内分泌性高血圧症	二次性高血圧症
	副腎性高血圧症		
△	HELLP 症候群	軽症妊娠高血圧症候群	混合型妊娠高血圧症候群
	産後高血圧症	重症妊娠高血圧症候群	純粋型妊娠高血圧症候群
	腎血管性高血圧症	腎実質性高血圧症	腎性高血圧症
	新生児高血圧症	早発型妊娠高血圧症候群	遅発型妊娠高血圧症候群
	妊娠高血圧症	妊娠高血圧症候群	妊娠高血圧腎症
	妊娠中一過性高血圧症	副腎腺腫	副腎のう腫
	副腎皮質のう腫	良性副腎皮質腫瘍	

用法用量　通常，成人にはエプレレノンとして1日1回50mgから投与を開始し，効果不十分な場合は100mgまで増量することができる。

用法用量に関連する使用上の注意

(1) CYP3A4阻害薬と併用する場合には本剤の投与量を1日1回25mgとする。

(2)本剤の投与中に血清カリウム値が5.0mEq/Lを超えた場合には減量を考慮し，5.5mEq/Lを超えた場合は減量ないし中止し，6.0mEq/L以上の場合には直ちに中止すること。

禁忌

(1)本剤の成分に対し過敏症の既往歴のある患者

(2)高カリウム血症の患者もしくは本剤投与開始時に血清カリウム値が5.0mEq/Lを超えている患者

(3)微量アルブミン尿又は蛋白尿を伴う糖尿病患者

(4)中等度以上の腎機能障害(クレアチニンクリアランス50mL/分未満)のある患者

(5)重度の肝機能障害(Child-Pugh分類クラスCの肝硬変に相当)のある患者

(6)カリウム製剤，カリウム保持性利尿薬を投与中の患者

(7)イトラコナゾール，リトナビル及びネルフィナビルを投与中の患者

併用禁忌

薬剤名等	臨床症状・措置方法	機序・危険因子
カリウム製剤 塩化カリウム(塩化カリウム) グルコン酸カリウム(グルコンサンK) アスパラギン酸カリウム(アスパラK)等 カリウム保持性利尿薬 スピロノラクトン(アルダクトンA) トリアムテレン(トリテレン)等	血清カリウム値が上昇するおそれがある。	併用によりカリウム貯留作用が増強するおそれがある。
イトラコナゾール(イトリゾール) リトナビル(ノービア) ネルフィナビル(ビラセプト)	本剤の血漿中濃度が上昇するおそれがある。	強力なCYP3A4阻害薬は本剤の代謝を阻害する。

ゼリットカプセル15　規格：15mg1カプセル[432円/カプセル]
ゼリットカプセル20　規格：20mg1カプセル[439.1円/カプセル]
サニルブジン　ブリストル　625

【効 能 効 果】

HIV-1感染症

【対応標準病名】

◎	HIV－1感染症		
○	AIDS	AIDS関連症候群	HIV感染
	HIV感染症	後天性免疫不全症候群	新生児HIV感染症
△	HIV－2感染症		

効能効果に関連する使用上の注意　本剤は他に適切な治療法がない場合にのみ使用し，本剤の投与はできる限り短期間とすること。

用法用量

通常成人には，サニルブジンとして以下の用量を1日2回12時間毎に経口投与する。

体重60kg以上：1回40mg

体重60kg未満：1回30mg

投与に際しては，必ず他の抗HIV薬と併用すること。

なお，患者の腎機能により減量を考慮する。

用法用量に関連する使用上の注意

(1)末梢神経障害(四肢のしびれ・刺痛感・疼痛等)があらわれた場合には，投与を中止するなど，適切な処置を行うこと。症状が回復した場合は，以下の用法用量を参考に投与を開始するなど慎重に投与すること。

体重60kg以上の成人では1回20mgを1日2回12時間毎に経口投与する。

体重60kg未満の成人では1回15mgを1日2回12時間毎に経口投与する。

(2)腎障害のある患者

クレアチニンクリアランス(mL/分)	サニルブジン投与量・投与間隔
＞50	通常用量・12時間毎
26～50	通常用量の1/2・12時間毎
≦25*	通常用量の1/2・24時間毎

＊血液透析を受けている患者には血液透析終了後に投与し，透析を行わない日にも同じ時間に投与する。

警告

(1)本剤の投与を受けた患者で，急性の四肢の筋脱力，腱反射消失，歩行困難，呼吸困難等のギラン・バレー症候群に類似した経過及び症状が認められており，これらの多くの症例は乳酸アシドーシス発現例に認められ，死亡例の報告もある。本剤投与中は，全身倦怠感，悪心・嘔吐，腹痛，急激な体重減少，頻呼吸，呼吸困難等の乳酸アシドーシスが疑われる症状，あるいはギラン・バレー症候群に類似した症状に注意し，異常が認められた場合には，投与を中止するなど適切な処置を行うこと。

(2)末梢神経障害があらわれることがあるので，四肢のしびれ・刺痛感・疼痛等の症状が認められた場合には，投与を中止するなど適切な処置を行うこと。

禁忌　本剤の成分に対する過敏症の既往歴のある患者

原則禁忌　妊婦又は妊娠している可能性のある婦人

セ

セルシン散1%　規格：1%1g[17.3円/g]
2mgセルシン錠　規格：2mg1錠[5.9円/錠]
5mgセルシン錠　規格：5mg1錠[9.2円/錠]
10mgセルシン錠　規格：10mg1錠[18円/錠]
セルシンシロップ0.1%　規格：0.1%1mL[17.6円/mL]
ジアゼパム　武田薬品　112

【効能効果】

(1)神経症における不安・緊張・抑うつ
(2)うつ病における不安・緊張
(3)心身症(消化器疾患，循環器疾患，自律神経失調症，更年期障害，腰痛症，頸肩腕症候群)における身体症候並びに不安・緊張・抑うつ
(4)下記疾患における筋緊張の軽減：脳脊髄疾患に伴う筋痙攣・疼痛
(5)麻酔前投薬

【対応標準病名】

◎	うつ状態	うつ病	筋強直
	頸肩腕症候群	痙攣	更年期症候群
	自律神経失調症	神経症	神経症性抑うつ状態
	心身症	心身症型自律神経失調症	脊髄疾患
	疼痛	脳疾患	不安うつ病
	不安緊張状態	不安神経症	有痛性筋痙攣
	腰痛症	抑うつ神経症	
○	咽喉頭神経症	外傷後遺症性うつ病	仮面うつ病
	寛解中の反復性うつ病性障害	感染症後うつ病	器質性うつ病性障害
	急性痙攣	筋痙直	軽症うつ病エピソード
	軽症反復性うつ病性障害	拘禁性抑うつ状態	後天性筋緊張症
	更年期神経症	混合性不安抑うつ障害	思春期うつ病
	社交不安障害	小児心身症	自律神経症
	自律神経障害	心因性高血圧症	心因性心悸亢進
	心因性頻脈	心因性不整脈	心気性うつ病
	心臓神経症	精神神経症	精神病症状を伴う重症うつ病エピソード
	精神病症状を伴わない重症うつ病エピソード	先天性筋強直症	先天性パラミオトニア
	全般性不安障害	双極性感情障害・軽症のうつ病エピソード	双極性感情障害・精神病症状を伴う重症うつ病エピソード
	双極性感情障害・精神病症状を伴わない重症うつ病エピソード	双極性感情障害・中等症のうつ病エピソード	退行期うつ病
	単極性うつ病	単発反応性うつ病	中等症うつ病エピソード
	中等症反復性うつ病性障害	動脈硬化性うつ病	内因性うつ病
	パニック障害	パニック発作	パラミオトニア
	反応性うつ病	反復心因性うつ病	反復性うつ病
	反復性気分障害	反復性心因性抑うつ精神病	反復性精神病性うつ病
	反復性短期うつ病エピソード	非定型うつ病	本態性自律神経症
	抑うつ性パーソナリティ障害	老年期うつ病	
△あ	亜急性壊死性ミエロパチー	圧痛	アテトーシス
	異形恐怖	異常絞扼反射	異常頭部運動
	異常不随意運動	胃神経症	胃腸神経症
	一過性脊髄虚血	一側上肢振戦	一側性アテトーシス
	咽喉頭異常感症	咽喉頭食道神経症	咽頭異常感症
	陰部神経症	ウイルス感染後疲労症候群	うつ病型統合失調感情障害
	延髄圧迫症候群	延髄空洞症	オプソクローヌス
か	開口障害	外傷性低脳圧症	過換気症候群
	牙関緊急	下肢痙攣	下背部ストレイン
	間欠性振戦	間代強直性痙攣	器質性気分障害
	気分循環症	気分変調症	急性疼痛
	急性脳症	急性腰痛症	胸髄症
	胸椎不安定症	胸椎部痛	胸背部痛
	恐怖症性不安障害	胸部神経根炎	筋筋膜性腰痛症
	筋痙縮	筋ヘルニア	空気嚥下症
	空気飢餓感	くも膜のう胞	頸肩腕障害
	頸髄症	頸性頭痛	頸椎不安定症
	頸背部痛	頸部炎症	頸部神経根症
	頸部痛	痙攣発作	頸腕神経痛
	血管運動神経症	血管運動神経障害	血管性脊髄症
	口腔心身症	高所恐怖症	後脊髄動脈症候群
	後天性脳孔症性のう胞	更年期性浮腫	更年期無月経
	項部痛	鉤ヘルニア	肛門神経症
さ	こむら返り	根性腰痛症	災害神経症
	細動性振戦	坐骨神経根炎	坐骨神経痛
	坐骨単神経根炎	産褥期うつ状態	四肢筋痙攣
	四肢痙攣	四肢痙攣発作	四肢振戦
	持続性気分障害	持続性振戦	持続痛
	疾病恐怖症	社会不安障害	醜形恐怖症
	手指振戦	術後神経症	循環型躁うつ病
	常習性吃逆	小児神経症	小脳機能障害
	小脳疾患	上腕三頭筋断裂	上腕三頭筋不全断裂
	上腕神経痛	職業神経症	食道神経症
	自律神経性ニューロパチー	シルビウス裂くも膜のう胞	心因性あくび
	心因性胃アトニー	心因性胃液分泌過多症	心因性胃痙攣
	心因性過換気	心因性下痢	心因性呼吸困難発作
	心因性鼓腸	心因性視野障害	心因性しゃっくり
	心因性消化不良症	心因性視力障害	心因性心血管障害
	心因性咳	心因性舌痛症	心因性多飲症
	心因性脳血栓反応	心因性排尿障害	心因性発熱
	心因性頻尿	心因性幽門痙攣	心気症
	心気障害	神経因性排尿障害	神経根炎
	神経循環疲労症	神経障害性脊椎障害	神経障害性疼痛
	神経衰弱	神経性胃腸炎	神経性食道通過障害
	神経性心悸亢進	神経調節性失神	振戦
	振戦発作	心臓血管神経症	心臓神経痛
	心臓性神経衰弱症	身体化障害	身体痛
	身体表現性障害	身体表現性自律神経機能低下	性器神経症
	静止時振戦	脊髄圧迫症	脊髄萎縮
	脊髄円錐症候群	脊髄過敏症	脊髄空洞症
	脊髄係留症候群	脊髄梗塞	脊髄硬膜外出血
	脊髄硬膜下出血	脊髄出血	脊髄症
	脊髄神経根症	脊髄性間欠性跛行	脊髄性膀胱機能障害
	脊髄中心管周囲症候群	脊髄痛	脊髄動脈症候群
	脊髄軟化症	脊髄浮腫	脊柱管内出血
	脊柱障害	脊椎関節痛	脊椎硬直症
	脊椎痛	脊椎不安定症	線維束性攣縮
	仙骨痛	全身痛	前脊髄動脈症候群
	仙部痛	躁うつ病	挿間性発作性不安
た	大後頭孔ヘルニア	代謝性脳症	大腿単神経根炎
	多訴性症候群	多発性心身性障害	血の道症
	中心性経テントヘルニア	中枢神経障害性疼痛	中毒性脊髄症
	低酸素性脳症	テント切痕ヘルニア	殿部痛
	頭蓋内圧亢進症	頭蓋内のう胞	頭部振戦
	透明中隔のう胞	特発性頸椎硬膜外血腫	トルコ鞍のう胞
な	鈍痛	内臓神経症	難治性疼痛
	尿膀胱神経症	脳圧迫	脳幹機能障害
	脳血管運動神経症	脳室間腔のう胞	脳症
は	脳浮腫	脳ヘルニア	背部圧迫感
	背部痛	破局発作状態	白質脳症
	馬尾性間欠性跛行	反射性痙攣	半側振戦

	鼻咽腔異常感症	非外傷性尺側手根屈筋断裂	非外傷性低脳圧症
	尾骨痛	尾骨部痛	ヒステリー球
	鼻内異常感	皮膚疼痛症	不安障害
	不安ヒステリー	フォア・アラジュアニン症候群	副交感神経緊張症
	腹部神経症	不随意運動症	不随意痙攣性運動
	不定愁訴症	ブリケー障害	ふるえ
	フロアン症候群	分類困難な身体表現性障害	閉経
	閉経後症候群	ベルガ腔のう胞	膀胱過敏症
	放散痛	放射線脊髄症	本態性頭蓋内圧亢進症
ま	末梢自律神経ニューロパチー	末梢神経障害性疼痛	ミノール病
や	薬物誘発性ミエロパチー	腰髄圧迫症	腰仙部神経根炎
	腰椎不安定症	腰痛坐骨神経痛症候群	腰殿部痛
	腰腹痛	腰部神経根炎	腰部脊髄症
ら	ライ症候群	良性筋痛性脳脊髄炎	良性頭蓋内圧亢進症
	老年期認知症抑うつ型	肋間神経根炎	

※ **適応外使用可**
・原則として，「ジアゼパム」を「新生児痙攣，鎮静」に対し処方した場合，当該使用事例を審査上認める。
・原則として，「ジアゼパム【内服薬・注射薬】」を「てんかん」に対し処方した場合，当該使用事例を審査上認める。

用法用量
通常，成人には1回ジアゼパムとして2～5mgを1日2～4回経口投与する。ただし，外来患者は原則として1日量ジアゼパムとして15mg以内とする。
また，小児に用いる場合には，3歳以下は1日量ジアゼパムとして1～5mgを，4～12歳は1日量ジアゼパムとして2～10mgを，それぞれ1～3回に分割経口投与する。
筋痙攣患者に用いる場合は，通常成人には1回ジアゼパムとして2～10mgを1日3～4回経口投与する。
なお，年齢，症状により適宜増減する。
麻酔前投薬の場合は，通常成人には1回ジアゼパムとして5～10mgを就寝前または手術前に経口投与する。なお，年齢，症状，疾患により適宜増減する。

禁忌
(1)急性狭隅角緑内障のある患者
(2)重症筋無力症のある患者
(3)リトナビル(HIVプロテアーゼ阻害剤)を投与中の患者

併用禁忌

薬剤名等	臨床症状・措置方法	機序・危険因子
リトナビル ノービア	過度の鎮静や呼吸抑制等が起こる可能性がある。	チトクロームP450に対する競合的阻害により，本剤の血中濃度が大幅に上昇することが予測されている。

ホリゾン散1%：丸石　1%1g[16.1円/g]
ホリゾン錠2mg：丸石　2mg1錠[5.9円/錠]
ホリゾン錠5mg：丸石　5mg1錠[9.2円/錠]

ジアゼパム散1%「アメル」：共和薬品　1%1g[6.2円/g]，ジアゼパム錠2mg「アメル」：共和薬品　2mg1錠[5.6円/錠]，ジアゼパム錠2mg「ツルハラ」：鶴原　2mg1錠[5.6円/錠]，ジアゼパム錠2「サワイ」：沢井　2mg1錠[5.6円/錠]，ジアゼパム錠2「トーワ」：東和　2mg1錠[5.6円/錠]，ジアゼパム錠5mg「アメル」：共和薬品　5mg1錠[5.6円/錠]，ジアゼパム錠5mg「ツルハラ」：鶴原　5mg1錠[5.6円/錠]，ジアゼパム錠5「トーワ」：東和　5mg1錠[5.6円/錠]，ジアゼパム錠10mg「ツルハラ」：鶴原　10mg1錠[5.6円/錠]，ジアパックス錠2mg：大鵬薬品　2mg1錠[5.6円/錠]，ジアパックス錠5mg：大鵬薬品　5mg1錠[5.7円/錠]，セレナミン錠2mg：旭化成　2mg1錠[5.6円/錠]，セレナミン錠5mg：旭化成　5mg1錠[5.7円/錠]

セルセプトカプセル250　規格：250mg1カプセル[293.3円/カプセル]
ミコフェノール酸モフェチル　中外　399

【効能効果】
(1)腎移植後の難治性拒絶反応の治療(既存の治療薬が無効又は副作用等のため投与できず，難治性拒絶反応と診断された場合)
(2)下記の臓器移植における拒絶反応の抑制
腎移植，心移植，肝移植，肺移植，膵移植

【対応標準病名】

◎	肝移植拒絶反応	腎移植拒絶反応	心臓移植拒絶反応
	膵移植拒絶反応	肺移植拒絶反応	
○	移植拒絶における腎尿細管間質性障害	移植片拒絶	移植片対宿主病
	肝移植不全	急性移植片対宿主病	急性拒絶反応
	拒絶反応	腎移植急性拒絶反応	腎移植不全
	腎移植慢性拒絶反応	心臓移植不全	心肺移植拒絶反応
	心肺移植不全	慢性移植片対宿主病	慢性拒絶反応
△	膵移植不全	肺移植不全	

用法用量
(1)腎移植の場合
①腎移植後の難治性拒絶反応の治療
通常，成人にはミコフェノール酸　モフェチルとして1回1,500mgを1日2回12時間毎に食後経口投与する。
なお，年齢，症状により適宜増減する。
②腎移植における拒絶反応の抑制
成人
通常，ミコフェノール酸　モフェチルとして1回1,000mgを1日2回12時間毎に食後経口投与する。
なお，年齢，症状により適宜増減するが，1日3,000mgを上限とする。
小児
通常，ミコフェノール酸　モフェチルとして1回300～600mg/m^{2}を1日2回12時間毎に食後経口投与する。
なお，年齢，症状により適宜増減するが，1日2,000mgを上限とする。
(2)心移植，肝移植，肺移植，膵移植における拒絶反応の抑制の場合
通常，成人にはミコフェノール酸　モフェチルとして1回500～1,500mgを1日2回12時間毎に食後経口投与する。
しかし，本剤の耐薬量及び有効量は患者によって異なるので，最適の治療効果を得るために用量の注意深い増減が必要である。

用法用量に関連する使用上の注意　重度の慢性腎不全患者(糸球体濾過率＜25mL/分/1.73m^2)では血中濃度が高くなるおそれがあるので，1回投与量は1,000mgまで(1日2回)とし，患者を十分に観察すること。

警告　臓器移植における本剤の投与は，免疫抑制療法及び移植患者の管理に精通している医師又はその指導のもとで行うこと。

禁忌
(1)本剤の成分に対し過敏症の既往歴のある患者
(2)妊婦又は妊娠している可能性のある婦人

原則禁忌　妊娠する可能性のある婦人

併用禁忌

薬剤名等	臨床症状・措置方法	機序・危険因子
生ワクチン (乾燥弱毒生麻しんワクチン　乾燥弱毒生風しんワクチン　経口生ポリオワクチン等)	類薬による免疫抑制下で，生ワクチン接種により発症したとの報告がある。	免疫抑制作用により発症の可能性が増加する。

ミコフェノール酸モフェチルカプセル250mg「テバ」：テバ製薬[184円/カプセル]，ミコフェノール酸モフェチルカプセル250mg「ファイザー」：マイラン製薬[184円/カプセル]

セルテクト錠30
規格：30mg1錠[58.4円/錠]
オキサトミド　協和発酵キリン　449

【効 能 効 果】

アレルギー性鼻炎，蕁麻疹，皮膚瘙痒症，湿疹・皮膚炎，痒疹

【対応標準病名】

◎	アレルギー性鼻炎	湿疹	じんま疹
	皮膚炎	皮膚そう痒症	痒疹
○	亜急性痒疹	足湿疹	アスピリンじんま疹
	アレルギー性じんま疹	アレルギー性鼻咽頭炎	アレルギー性鼻結膜炎
	アレルギー性副鼻腔炎	異汗症	異汗性湿疹
	イネ科花粉症	陰のう湿疹	陰のうそう痒症
	陰部間擦疹	会陰部肛囲湿疹	腋窩湿疹
	温熱じんま疹	外陰部そう痒症	外陰部皮膚炎
	家族性寒冷自己炎症症候群	化膿性皮膚疾患	貨幣状湿疹
	カモガヤ花粉症	間擦疹	感染性皮膚炎
	汗疱	汗疱性湿疹	顔面急性皮膚炎
	寒冷じんま疹	機械性じんま疹	季節性アレルギー性鼻炎
	丘疹状湿疹	丘疹状じんま疹	急性湿疹
	急性痒疹	亀裂性湿疹	頚部皮膚炎
	血管運動性鼻炎	結節性痒疹	限局性そう痒症
	肛囲間擦疹	紅斑性間擦疹	紅斑性湿疹
	肛門湿疹	肛門そう痒症	コリン性じんま疹
	自家感作性皮膚炎	色素性痒疹	自己免疫性じんま疹
	湿疹様発疹	周期性再発性じんま疹	手指湿疹
	出血性じんま疹	症候性そう痒症	人工肛門部皮膚炎
	人工じんま疹	新生児皮膚炎	振動性じんま疹
	スギ花粉症	赤色湿疹	接触じんま疹
	全身湿疹	そう痒	多形慢性痒疹
	通年性アレルギー性鼻炎	手湿疹	冬期湿疹
	透析皮膚そう痒症	頭部湿疹	特発性じんま疹
	乳房皮膚炎	妊娠湿疹	妊娠性痒疹
	妊婦性皮膚炎	白色粃糠疹	鼻背部湿疹
	汎発性皮膚そう痒症	鼻前庭部湿疹	非特異性そう痒症
	ヒノキ花粉症	皮膚描記性じんま疹	ブタクサ花粉症
	ヘブラ痒疹	扁平湿疹	慢性湿疹
	慢性じんま疹	慢性痒疹	薬物性じんま疹
	落屑性湿疹	鱗状湿疹	老年性そう痒症
△	花粉症		

用法用量　通常，成人には1回オキサトミドとして30mg(1錠)を朝及び就寝前の1日2回経口投与する。
なお，年齢，症状により適宜増減する。

禁忌
(1)本剤の成分に対し過敏症の既往歴のある患者
(2)妊婦又は妊娠している可能性のある婦人

アトピクト錠30mg：共和薬品[6.2円/錠]，オキサトーワ錠30mg：東和[6.2円/錠]，オキサトミド錠30mg「CH」：長生堂[6.2円/錠]，オキサトミド錠30mg「EMEC」：サンノーバ[21.7円/錠]，オキサトミド錠30mg「NP」：ニプロ[6.2円/錠]，オキサトミド錠30mg「ZE」：全星薬品[6.2円/錠]，オキサトミド錠30mg「イワキ」：岩城[6.2円/錠]，オキサトミド錠30mg「クニヒロ」：皇漢堂[6.2円/錠]，オキサトミド錠30mg「ケミファ」：日本薬品工業[21.7円/錠]，オキサトミド錠30mg「サワイ」：沢井[6.2円/錠]，オキサトミド錠30mg「ツルハラ」：鶴原[6.2円/錠]，オキサトミド錠30mg「日医工」：日医工[6.2円/錠]，ガーランド錠30mg：キョーリンリメディオ[6.2円/錠]

セルテクトドライシロップ2%
規格：2%1g[97.9円/g]
オキサトミド　協和発酵キリン　449

【効 能 効 果】

気管支喘息，アトピー性皮膚炎，蕁麻疹，痒疹

【対応標準病名】

◎	アトピー性皮膚炎	気管支喘息	じんま疹
	痒疹		
○	亜急性痒疹	アスピリンじんま疹	アスピリン喘息
	アトピー性紅皮症	アトピー性湿疹	アトピー性神経皮膚炎
	アトピー性喘息	アトピー皮膚	アレルギー性気管支炎
	アレルギー性じんま疹	運動誘発性喘息	温熱じんま疹
	外因性喘息	家族性寒冷自己炎症症候群	寒冷じんま疹
	機械性じんま疹	気管支喘息合併妊娠	丘疹状じんま疹
	急性痒疹	結節性痒疹	コリン性じんま疹
	混合型喘息	色素性痒疹	自己免疫性じんま疹
	周期性再発性じんま疹	出血性じんま疹	小児アトピー性湿疹
	小児喘息	小児喘息性気管支炎	職業喘息
	人工じんま疹	振動性じんま疹	ステロイド依存性喘息
	成人アトピー性皮膚炎	咳喘息	接触じんま疹
	喘息性気管支炎	多形慢性痒疹	特発性じんま疹
	難治性喘息	乳児喘息	妊娠性痒疹
	非アトピー性喘息	皮膚描記性じんま疹	ヘブラ痒疹
	慢性じんま疹	慢性痒疹	夜間性喘息
	薬物性じんま疹		
△	アトピー性角結膜炎	感染型気管支喘息	急性乳児湿疹
	屈曲部湿疹	四肢小児湿疹	小児乾燥型湿疹
	小児湿疹	心因性喘息	内因性湿疹
	乳児皮膚炎	びまん性神経皮膚炎	ベニエ痒疹
	慢性乳児湿疹		

用法用量　通常，小児には1回オキサトミドとして0.5mg/kg(ドライシロップとして25mg/kg)を用時水で懸濁して，朝及び就寝前の1日2回経口投与する。
なお，年齢，症状により適宜増減する。ただし，1回最高用量はオキサトミドとして0.75mg/kg(ドライシロップとして37.5mg/kg)を限度とする。

禁忌
(1)本剤の成分に対し過敏症の既往歴のある患者
(2)妊婦又は妊娠している可能性のある婦人

オキサトーワDS小児用2%：東和　2%1g[10.3円/g]，オキサトミドDS小児用2%「サワイ」：沢井　2%1g[10.3円/g]，オキサトミドドライシロップ小児用2%「イワキ」：岩城　2%1g[10.3円/g]，オキサトミドドライシロップ小児用2%「ツルハラ」：鶴原　2%1g[10.3円/g]，オキサトミドドライシロップ小児用2%「日医工」：日医工　2%1g[10.3円/g]，セキタールシロップ0.2%：マイラン製薬　0.2%1mL[8.1円/mL]，セルトミドドライシロップ2%：小林化工　2%1g[10.3円/g]，トーラスタンDS2%：高田　2%1g[10.3円/g]，ペペシンドライシロップ2%：前田薬品　2%1g[10.3円/g]

セルニルトン錠
規格：1錠[16.6円/錠]
セルニチン GBX　セルニチン T－60　東菱薬品　259

【効 能 効 果】

(1)慢性前立腺炎
(2)初期前立腺肥大症による次の諸症状：排尿困難，頻尿，残尿及び残尿感，排尿痛，尿線細小，会陰部不快感

【対応標準病名】

◎	残尿感	前立腺肥大症	尿線微弱
	排尿困難	排尿痛	頻尿症
	慢性前立腺炎		

○	前立腺炎	前立腺症	前立腺線維腫
	尿テネスムス	排尿障害	夜間頻尿症
	有痛性排尿困難		
△	急性細菌性前立腺炎	前立腺膿瘍	多尿
	遅延性排尿	特発性多尿症	尿溢出
	尿線断裂	尿道痛	排尿時灼熱感
	膀胱直腸障害	膀胱痛	夜間多尿

用法用量　1回2錠，1日2〜3回経口投与する。
症状に応じて適宜増減する。

セルベックスカプセル50mg
規格：50mg1カプセル[10.3円/カプセル]

セルベックス細粒10%
規格：10%1g[20.4円/g]

テプレノン　エーザイ　232

【効 能 効 果】

(1)下記疾患の胃粘膜病変（びらん，出血，発赤，浮腫）の改善
急性胃炎，慢性胃炎の急性増悪期
(2)胃潰瘍

【対応標準病名】

◎	胃潰瘍	胃出血	胃びらん
	急性胃炎	急性びらん性胃炎	出血性胃炎
	慢性胃炎		
○	NSAID 胃潰瘍	NSAID 十二指腸潰瘍	アルコール性胃炎
	アレルギー性胃炎	胃炎	胃潰瘍瘢痕
	胃十二指腸炎	萎縮性胃炎	萎縮性化生性胃炎
	胃穿孔	胃蜂窩織炎	急性胃潰瘍
	急性胃潰瘍穿孔	急性胃粘膜病変	急性出血性胃潰瘍
	下血	再発性胃潰瘍	残胃潰瘍
	十二指腸炎	出血性胃潰瘍	術後胃潰瘍
	術後残胃胃炎	消化管出血	上部消化管出血
	心因性胃潰瘍	ステロイド潰瘍	ステロイド潰瘍穿孔
	ストレス性胃潰瘍	穿孔性胃潰瘍	穿通性胃潰瘍
	多発胃潰瘍	多発性出血性胃潰瘍	中毒性胃炎
	デュラフォイ潰瘍	吐下血	吐血
	難治性胃潰瘍	肉芽腫性胃炎	表層性胃炎
	びらん性胃炎	びらん性十二指腸炎	ヘリコバクター・ピロリ胃炎
	放射線胃炎	慢性胃潰瘍	慢性胃潰瘍活動期
	慢性十二指腸炎	メネトリエ病	薬剤性胃潰瘍
	疣状胃炎		
△	胃空腸周囲炎	胃周囲炎	胃腸疾患
	胃粘膜過形成	下部消化管出血	急性出血性胃潰瘍穿孔
	血便	十二指腸周囲炎	十二指腸乳頭炎
	出血性胃潰瘍穿孔	消化管狭窄	消化管障害
	神経性胃炎	腸出血	粘血便
	反応性リンパ組織増生症		

用法用量　通常成人，テプレノンとして150mgを1日3回に分けて食後に経口投与する。なお，年齢，症状により適宜増減する。

アンタゴスチンカプセル50mg：陽進堂　50mg1カプセル[6.8円/カプセル]，アンタゴスチン細粒10%：陽進堂　10%1g[12.9円/g]，セループカプセル50mg：テバ製薬　50mg1カプセル[6.8円/カプセル]，セルテプノンカプセル50mg：大正薬品　50mg1カプセル[6.8円/カプセル]，セルテプノン細粒10%：大正薬品　10%1g[12.9円/g]，テプレノンカプセル50mg「アメル」：共和薬品　50mg1カプセル[6.8円/カプセル]，テプレノンカプセル50mg「サワイ」：沢井　50mg1カプセル[6.8円/カプセル]，テプレノンカプセル50mg「トーワ」：東和　50mg1カプセル[6.8円/カプセル]，テプレノンカプセル50mg「日医工」：日医工　50mg1カプセル[6.8円/カプセル]，テプレノン細粒10%「アメル」：共和薬品　10%1g[12.9円/g]，テプレノン細粒10%「サワイ」：沢井　10%1g[12.9円/g]，テプレノン細粒10%「トーワ」：東和　10%1g[12.9円/g]，テプレノン細粒10%「日医工」：日医工　10%1g[12.9円/g]，デムナロンカプセル50mg：鶴原　50mg1カプセル[6.8円/カプセル]，デムナロン細粒10%：鶴原　10%1g[12.9円/g]

ゼルボラフ錠240mg
規格：240mg1錠[4935.5円/錠]

ベムラフェニブ　中外　429

【効 能 効 果】

*BRAF*遺伝子変異を有する根治切除不能な悪性黒色腫

【対応標準病名】

◎	悪性黒色腫		
○	異形成母斑症候群	腋窩悪性黒色腫	腋窩黒色腫
	下顎部悪性黒色腫	下眼瞼悪性黒色腫	下口唇悪性黒色腫
	下肢悪性黒色腫	下腿部悪性黒色腫	眼瞼悪性黒色腫
	環指悪性黒色腫	顔面悪性黒色腫	胸部悪性黒色腫
	頬部悪性黒色腫	頚部悪性黒色腫	肩部悪性黒色腫
	口唇悪性黒色腫	項部悪性黒色腫	肛門部悪性黒色腫
	臍部悪性黒色腫	趾悪性黒色腫	耳介悪性黒色腫
	示指悪性黒色腫	耳前部悪性黒色腫	趾爪下悪性黒色腫
	膝部悪性黒色腫	手指悪性黒色腫	手指爪下悪性黒色腫
	手掌部悪性黒色腫	手背部悪性黒色腫	手部悪性黒色腫
	上眼瞼悪性黒色腫	上口唇悪性黒色腫	小指悪性黒色腫
	上肢悪性黒色腫	踵部悪性黒色腫	上腕部悪性黒色腫
	前額部悪性黒色腫	前胸部悪性黒色腫	仙骨部悪性黒色腫
	前腕部悪性黒色腫	爪下黒色腫	側胸部悪性黒色腫
	足底部悪性黒色腫	足背部悪性黒色腫	足部悪性黒色腫
	鼡径部悪性黒色腫	第2趾悪性黒色腫	第3趾悪性黒色腫
	第4趾悪性黒色腫	第5趾悪性黒色腫	大腿部悪性黒色腫
	中指悪性黒色腫	肘部悪性黒色腫	殿部悪性黒色腫
	頭部悪性黒色腫	乳頭悪性黒色腫	背部悪性黒色腫
	鼻腔悪性黒色腫	鼻尖悪性黒色腫	鼻背悪性黒色腫
	鼻部悪性黒色腫	皮膚境界部悪性黒色腫	鼻翼悪性黒色腫
	腹部悪性黒色腫	母指悪性黒色腫	母趾悪性黒色腫
	腰部悪性黒色腫		

効能効果に関連する使用上の注意
(1)十分な経験を有する病理医又は検査施設における検査により，*BRAF*遺伝子変異が確認された患者に投与すること。検査にあたっては，承認された体外診断薬を用いること。
(2)【臨床成績】の項の内容を熟知し，本剤の有効性及び安全性を十分に理解した上で適応患者の選択を行うこと。
(3)本剤の術後補助化学療法における有効性及び安全性は確立していない。

用法用量　通常，成人にはベムラフェニブとして1回960mgを1日2回経口投与する。

用法用量に関連する使用上の注意
(1)副作用が発現した場合には，表1の規定を参考にして減量・休薬すること。ただし，有棘細胞癌（皮膚の扁平上皮癌）又は新たな原発性悪性黒色腫が発現した場合には，外科的切除等の適切な処置を行った上で，減量・休薬することなく治療の継続を可能とする。
また，QT間隔延長が発現した場合には，表2の規定を参考にして減量・休薬すること。
表1：減量・休薬の規定

NCI-CTCAE注2)による Grade 判定		治療期間中の処置
Grade 1 又は忍容可能な Grade 2		減量・休薬不要
忍容不能な Grade 2 又は Grade 3	初回発現	休薬 Grade 1 以下又はベースラインまで軽快後，1回720mg（1日2回）で投与を再開注3)
	2回目発現	休薬 Grade 1 以下又はベースラインまで軽快後，

		1回480mg(1日2回)で投与を再開[注4)]
	3回目発現	投与中止
Grade 4	初回発現	原則投与中止 治療継続が患者にとって望ましいと判断された場合には，休薬 Grade 1以下又はベースラインまで軽快後，1回480mg(1日2回)で投与を再開[注4)]
	2回目発現	投与中止

表2　QT間隔延長に基づく減量・休薬の規定

QT間隔		治療期間中の処置
QTc値が500msを超え，かつ，ベースライン値からの延長が60msを超える場合		投与中止
QTc値が500msを超え，かつ，ベースライン値からの延長が60ms以下の場合	初回発現	休薬 QTc値が500ms以下まで軽快後，1回720mg(1日2回)で投与を再開[注3)]
	2回目発現	休薬 QTc値が500ms以下まで軽快後，1回480mg(1日2回)で投与を再開[注4)]
	3回目発現	投与中止

注2)NCI-CTCAE v4.0によりGradeを判定
注3)休薬前に1回720mgに減量されていた場合には1回480mgとする。
注4)休薬前に1回480mgに減量されていた場合には本剤の投与を中止する。

(2)食後に本剤を投与した場合，Cmax及びAUCが増加するとの報告がある。食事の影響を避けるため，食事の1時間前から食後2時間までの間の服用は避けることが望ましい。
(3)他の抗悪性腫瘍剤との併用について，有効性及び安全性は確立していない。

警告　本剤は，緊急時に十分対応できる医療施設において，がん化学療法に十分な知識・経験を持つ医師のもとで，本剤の使用が適切と判断される症例についてのみ投与すること。また，治療開始に先立ち，患者又はその家族に有効性及び危険性を十分説明し，同意を得てから投与すること。

禁忌　本剤の成分に対し過敏症の既往歴のある患者

ゼルヤンツ錠5mg
規格：5mg1錠[2611.5円/錠]
トファシチニブクエン酸塩　ファイザー　399

【効能効果】

既存治療で効果不十分な関節リウマチ

【対応標準病名】

◎	関節リウマチ		
○	関節リウマチ・顎関節	関節リウマチ・肩関節	関節リウマチ・胸椎
	関節リウマチ・頸椎	関節リウマチ・股関節	関節リウマチ・指関節
	関節リウマチ・趾関節	関節リウマチ・膝関節	関節リウマチ・手関節
	関節リウマチ・脊椎	関節リウマチ・足関節	関節リウマチ・肘関節
	関節リウマチ・腰椎	リウマチ性滑液包炎	
△	RS3PE症候群	炎症性多発性関節障害	血清反応陰性関節リウマチ
	尺側偏位	成人スチル病	多発性リウマチ性関節炎
	ムチランス変形	リウマチ性皮下結節	リウマチ様関節炎

効能効果に関連する使用上の注意　過去の治療において，メトトレキサートをはじめとする少なくとも1剤の抗リウマチ薬等による適切な治療を行っても，疾患に起因する明らかな症状が残る場合に投与する。

用法用量　通常，トファシチニブとして1回5mgを1日2回経口投与する。

用法用量に関連する使用上の注意
(1)中等度又は重度の腎機能障害を有する患者には，5mgを1日1回経口投与する。
(2)中等度の肝機能障害を有する患者には，5mgを1日1回経口投与する。
(3)免疫抑制作用が増強されると感染症のリスクが増加することが予想されるので，本剤とTNF阻害剤，IL-6阻害剤，T細胞選択的共刺激調節剤等の生物製剤や，タクロリムス，アザチオプリン，シクロスポリン，ミゾリビン等の強力な免疫抑制剤(局所製剤以外)との併用はしないこと。なお，関節リウマチ患者においてこれらの生物製剤及び免疫抑制剤との併用経験はない。

警告
(1)本剤投与により，結核，肺炎，敗血症，ウイルス感染等による重篤な感染症の新たな発現もしくは悪化等が報告されており，本剤との関連性は明らかではないが，悪性腫瘍の発現も報告されている。本剤が疾病を完治させる薬剤でないことも含め，これらの情報を患者に十分説明し，患者が理解したことを確認した上で，治療上の有益性が危険性を上回ると判断される場合にのみ投与すること。
また，本剤投与により重篤な副作用が発現し，致命的な経過をたどることがあるので，緊急時の対応が十分可能な医療施設及び医師が使用し，本剤投与後に副作用が発現した場合には，主治医に連絡するよう患者に注意を与えること。
(2)感染症
①重篤な感染症：敗血症，肺炎，真菌感染症を含む日和見感染症等の致死的な感染症が報告されているため，十分な観察を行うなど感染症の発症に注意すること。
②結核
播種性結核(粟粒結核)及び肺外結核(脊椎，脳髄膜，胸膜，リンパ節等)を含む結核が報告されている。結核の既感染者では症状の顕在化及び悪化のおそれがあるため，本剤投与に先立って結核に関する十分な問診及び胸部レントゲン検査に加え，インターフェロン-γ遊離試験又はツベルクリン反応検査を行い，適宜胸部CT検査等を行うことにより，結核感染の有無を確認すること。結核の既往歴を有する患者及び結核の感染が疑われる患者には，結核等の感染症について診療経験を有する医師と連携の下，原則として本剤の投与開始前に適切な抗結核薬を投与すること。
ツベルクリン反応等の検査が陰性の患者において，投与後活動性結核が認められた例も報告されている。
(3)関節リウマチ患者では，本剤の治療を行う前に，少なくとも1剤の抗リウマチ薬等の使用を十分勘案すること。また，本剤についての十分な知識とリウマチ治療の経験をもつ医師が使用すること。

禁忌
(1)本剤の成分に対し過敏症の既往歴のある患者
(2)重篤な感染症(敗血症等)の患者
(3)活動性結核の患者
(4)重度の肝機能障害を有する患者
(5)好中球数が$500/mm^3$未満の患者
(6)リンパ球数が$500/mm^3$未満の患者
(7)ヘモグロビン値が8g/dL未満の患者
(8)妊婦又は妊娠している可能性のある婦人

セレキノン細粒20%
規格：20%1g[29.4円/g]
セレキノン錠100mg
規格：100mg1錠[16.4円/錠]
トリメブチンマレイン酸塩　田辺三菱　239

【効能効果】

(1)慢性胃炎における消化器症状(腹部疼痛，悪心，噯気，腹部膨満感)
(2)過敏性腸症候群

【対応標準病名】

◎	おくび	悪心	過敏性腸症候群
	腹痛症	腹部膨満	慢性胃炎
○	アルコール性胃炎	アレルギー性胃炎	胃炎
	胃十二指腸炎	胃痛	胃内ガス貯留
	嘔気	嘔吐症	下腹痛
	下痢型過敏性腸症候群	鼓腸	混合型過敏性腸症候群
	持続腹痛	習慣性嘔吐	周期性腹痛
	出血性胃炎	術後残胃胃炎	小児仙痛
	上腹部痛	食後悪心	神経性胃炎
	仙痛	側腹部痛	胆汁性嘔吐
	中毒性胃炎	肉芽腫性胃炎	乳幼児仙痛
	反復性嘔吐	反復性腹痛	表層性胃炎
	びらん性胃炎	腹部圧痛	ヘリコバクター・ピロリ胃炎
	便秘型過敏性腸症候群	放射線胃炎	メネトリエ病
	疣状胃炎		
△	アセトン血性嘔吐症	胃空腸周囲炎	胃周囲炎
	萎縮性胃炎	萎縮性化生性胃炎	胃蜂窩織炎
	化学療法に伴う嘔吐症	ガス痛	急性胃炎
	急性びらん性胃炎	急性腹症	心窩部痛
	中枢性嘔吐症	特発性嘔吐症	脳性嘔吐
	反芻	反応性リンパ組織増生症	腹壁痛
	糞便性嘔吐	放屁	

用法用量

効能効果(1)の場合：トリメブチンマレイン酸塩として，通常成人1日量300mgを3回に分けて経口投与する。年齢，症状により適宜増減する。

効能効果(2)の場合：トリメブチンマレイン酸塩として，通常成人1日量300〜600mgを3回に分けて経口投与する。

サキオン錠100mg：原沢　100mg1錠[5.8円/錠]，サペスロン錠100mg：イセイ　100mg1錠[5.8円/錠]，トリメブチンマレイン酸塩細粒20%「オーハラ」：大原薬品　20%1g[9.3円/g]，トリメブチンマレイン酸塩細粒20%「ツルハラ」：鶴原　20%1g[7.4円/g]，トリメブチンマレイン酸塩錠100mg「アメル」：共和薬品　100mg1錠[5.8円/錠]，トリメブチンマレイン酸塩錠100mg「オーハラ」：大原薬品　100mg1錠[5.8円/錠]，トリメブチンマレイン酸塩錠100mg「サワイ」：沢井　100mg1錠[5.8円/錠]，トリメブチンマレイン酸塩錠100mg「ツルハラ」：鶴原　100mg1錠[5.6円/錠]，トリメブチンマレイン酸塩錠100mg「トーワ」：東和　100mg1錠[5.6円/錠]，トリメブチンマレイン酸塩錠100mg「日医工」：日医工　100mg1錠[5.8円/錠]，ベーエム錠100mg：キョーリンリメディオ　100mg1錠[5.6円/錠]

セレクトール錠100mg　規格：100mg1錠[68.6円/錠]
セレクトール錠200mg　規格：200mg1錠[125.5円/錠]
セリプロロール塩酸塩　日本新薬　214

【効　能　効　果】

(1)本態性高血圧症(軽症〜中等症)，腎実質性高血圧症
(2)狭心症

【対応標準病名】

◎	狭心症	高血圧症	腎実質性高血圧症
	本態性高血圧症		
○	悪性高血圧症	安静時狭心症	安定狭心症
	異型狭心症	冠攣縮性狭心症	境界型高血圧症
	狭心症3枝病変	高血圧性緊急症	高血圧性脳内出血
	高血圧切迫症	高レニン性高血圧症	若年高血圧症
	若年性境界型高血圧症	収縮期高血圧症	初発労作型狭心症
	腎性高血圧症	増悪労作型狭心症	低レニン性高血圧症
	二次性高血圧症	不安定狭心症	夜間狭心症
	労作時兼安静時狭心症	労作性狭心症	
△	微小血管性狭心症		

用法用量

本態性高血圧症(軽症〜中等症)，腎実質性高血圧症：通常，成人にはセリプロロール塩酸塩として1日1回100〜200mgを食後経口投与する。なお，年齢，症状により適宜増減するが，1日最高用量は400mgとする。

狭心症：通常，成人にはセリプロロール塩酸塩として1日1回200mgを食後経口投与する。なお，年齢，症状により適宜増減するが，1日最高用量は400mgとする。

用法用量に関連する使用上の注意　褐色細胞腫の患者では本剤の単独投与により急激に血圧が上昇するおそれがあるので，α遮断剤で初期治療を行った後に本剤を投与し，常にα遮断剤を併用すること。

禁忌

(1)本剤の成分に対し過敏症の既往歴のある患者
(2)糖尿病性ケトアシドーシス，代謝性アシドーシスのある患者
(3)高度の徐脈(著しい洞性徐脈)，房室ブロック(II，III度)，洞房ブロック，洞不全症候群のある患者
(4)心原性ショックの患者
(5)うっ血性心不全，肺高血圧による右心不全のある患者
(6)未治療の褐色細胞腫の患者
(7)妊婦又は妊娠している可能性のある婦人

スロンタクス錠100：東和　100mg1錠[14.1円/錠]，スロンタクス錠200：東和　200mg1錠[29円/錠]，セリプロロール塩酸塩錠100mg「CH」：長生堂　100mg1錠[14.1円/錠]，セリプロロール塩酸塩錠100mg「JG」：大興　100mg1錠[14.1円/錠]，セリプロロール塩酸塩錠100mg「テバ」：テバ製薬　100mg1錠[14.1円/錠]，セリプロロール塩酸塩錠100mg「日医工」：日医工　100mg1錠[23.1円/錠]，セリプロロール塩酸塩錠200mg「CH」：長生堂　200mg1錠[29円/錠]，セリプロロール塩酸塩錠200mg「JG」：大興　200mg1錠[29円/錠]，セリプロロール塩酸塩錠200mg「テバ」：テバ製薬　200mg1錠[29円/錠]，セリプロロール塩酸塩錠200mg「日医工」：日医工　200mg1錠[29円/錠]

セレコックス錠100mg　規格：100mg1錠[68.7円/錠]
セレコックス錠200mg　規格：200mg1錠[105.9円/錠]
セレコキシブ　アステラス　114

【効　能　効　果】

下記疾患並びに症状の消炎・鎮痛：関節リウマチ，変形性関節症，腰痛症，肩関節周囲炎，頸肩腕症候群，腱・腱鞘炎
手術後，外傷後並びに抜歯後の消炎・鎮痛

【対応標準病名】

◎	外傷	肩関節周囲炎	関節リウマチ
	頸肩腕症候群	腱炎	腱鞘炎
	挫傷	挫創	手指変形性関節症
	術後疼痛	全身性変形性関節症	創傷
	抜歯後疼痛	変形性肩関節症	変形性関節症
	変形性胸鎖関節症	変形性肩鎖関節症	変形性股関節症
	変形性膝関節症	変形性手関節症	変形性足関節症
	変形性肘関節症	変形性中手関節症	母指CM関節変形性関節症
	腰痛症	裂傷	裂創
○	CM関節変形性関節症	DIP関節変形性関節症	PIP関節変形性関節症
あ	RS3PE症候群	アキレス腱腱鞘炎	アキレス腱部石灰化症
	亜脱臼	圧挫傷	圧挫創
	圧迫骨折	一過性関節症	一側性外傷後股関節症
	一側性外傷後膝関節症	一側性形成不全性股関節症	一側性原発性股関節症
	一側性原発性膝関節症	一側性続発性股関節症	一側性続発性膝関節症
	遠位橈尺関節変形性関節症	炎症性多発性関節障害	横骨折

か	外傷後遺症	外傷後股関節症	外傷後膝関節症
	外傷性肩関節症	外傷性関節症	外傷性関節障害
	外傷性股関節症	外傷性膝関節症	外傷性手関節症
	外傷性切断	外傷性足関節症	外傷性肘関節症
	外傷性母指 CM 関節症	回旋腱板症候群	外側上顆炎
	開放骨折	開放性陥没骨折	開放性脱臼
	開放性脱臼骨折	開放性粉砕骨折	踵関節症
	下肢腱腱鞘炎	肩インピンジメント症候群	肩滑液包炎
	肩関節腱板炎	肩関節硬結性腱炎	肩関節症
	肩周囲炎	肩石灰性腱炎	滑膜炎
	化膿性腱鞘炎	下背部ストレイン	環指屈筋腱腱鞘炎
	環指腱鞘炎	環指ばね指	関節骨折
	関節周囲炎	関節症	関節内骨折
	関節包炎	関節リウマチ・顎関節	関節リウマチ・肩関節
	関節リウマチ・胸椎	関節リウマチ・頚椎	関節リウマチ・股関節
	関節リウマチ・指関節	関節リウマチ・趾関節	関節リウマチ・膝関節
	関節リウマチ・手関節	関節リウマチ・脊椎	関節リウマチ・足関節
	関節リウマチ・肘関節	関節リウマチ・腰椎	完全骨折
	完全脱臼	貫通性挫滅創	陥没骨折
	急性腰痛症	急速破壊型股関節症	狭窄性腱鞘炎
	棘上筋症候群	亀裂骨折	筋筋膜性腰痛症
	筋損傷	筋断裂	筋肉内血腫
	屈曲骨折	頚肩腕障害	形成不全性股関節症
	頚椎不安定症	頚頭蓋症候群	血清反応陰性関節リウマチ
	肩甲周囲炎	腱切創	腱損傷
	腱断裂	原発性関節症	原発性股関節症
	原発性膝関節症	原発性全身性関節症	原発性変形性関節症
	原発性母指 CM 関節症	腱付着部炎	腱付着部症
	肩部痛	腱部分断裂	腱裂傷
	高エネルギー外傷	後頚部交感神経症候群	後方脱臼
	股関節症	骨折	骨盤部感染性リンパのう胞
さ	根性腰痛症	挫滅傷	挫滅創
	趾関節症	子宮癌術後後遺症	示指屈筋腱腱鞘炎
	示指腱鞘炎	示指ばね指	趾伸筋腱腱鞘炎
	膝関節滑膜炎	膝関節症	膝部腱膜炎
	尺側偏位	斜骨折	縦骨折
	重複骨折	手関節症	手関節部腱鞘炎
	手根関節症	手指腱鞘炎	種子骨開放骨折
	種子骨骨折	術後腰痛	術創部痛
	手部腱鞘炎	漿液性滑膜炎	小指屈筋腱腱鞘炎
	小指腱鞘炎	小指ばね指	上腕三頭筋腱鞘炎
	上腕二頭筋腱炎	上腕二頭筋腱鞘炎	神経原性関節症
	靱帯炎	靱帯ストレイン	靱帯損傷
	靱帯断裂	靱帯捻挫	靱帯裂傷
	ストレイン	成人スチル病	石灰性腱炎
	線状骨折	先天性股関節脱臼治療後亜脱臼	前方脱臼
	前腕部腱鞘炎	足関節症	足関節部腱鞘炎
	足背腱鞘炎	続発性関節症	続発性股関節症
	続発性膝関節症	続発性多発性関節症	続発性母指 CM 関節症
た	足部屈筋腱腱鞘炎	損傷	脱臼
	脱臼骨折	多発性関節症	多発性リウマチ性関節炎
	単純脱臼	弾発母趾	肘関節滑膜炎
	肘関節症	肘関節内骨折	中指屈筋腱腱鞘炎
	中指腱鞘炎	中指ばね指	手屈筋腱腱鞘炎
	手伸筋腱腱鞘炎	テニス肘	転位性骨折
	殿部痛	ドゥ・ケルバン腱鞘炎	橈骨茎状突起腱鞘炎
な	橈側手根屈筋腱鞘炎	特発性関節脱臼	内側上顆炎
	肉離れ	二次性変形性関節症	乳癌術後後遺症
	捻挫	脳手術後遺症	脳腫瘍摘出術後遺症
は	剥離骨折	ばね指	破裂骨折
	肘周囲炎	非特異性慢性滑膜炎	びらん性関節症
	複雑脱臼	副鼻腔炎術後症	ブシャール結節
	不全骨折	粉砕骨折	閉鎖性骨折
	閉鎖性脱臼	ヘーガース結節	ヘバーデン結節
	母指 CM 関節症	母指関節症	母指狭窄性腱鞘炎
	母指屈筋腱腱鞘炎	母指腱鞘炎	母指ばね指
まや	慢性アキレス腱腱鞘炎	慢性滑膜炎症	ムチランス変形
	野球肩	野球肘	癒着性肩関節包炎
	腰痛坐骨神経痛症候群	腰殿部痛	腰腹痛
ら	らせん骨折	リウマチ性滑液包炎	リウマチ性皮下結節
	リウマチ様関節炎	離開骨折	両側性外傷後股関節症
	両側性外傷後膝関節症	両側性外傷性母指 CM 関節症	両側性形成不全性股関節症
	両側性原発性股関節症	両側性原発性膝関節症	両側性原発性母指 CM 関節症
	両側性続発性股関節症	両側性続発性膝関節症	両側性続発性母指 CM 関節症
	轢過創	裂離	裂離骨折
わ	老人性関節炎	老年性股関節症	若木骨折

△あ	MRSA 術後創部感染	アキレス腱筋腱移行部断裂	アキレス腱挫傷
	アキレス腱挫創	アキレス腱切創	アキレス腱断裂
	アキレス腱部分断裂	アキレス周囲膿瘍	足異物
	足開放創	足挫創	足切創
	圧迫神経炎	犬咬創	陰茎開放創
	陰茎挫創	陰茎折症	陰茎裂創
	咽頭開放創	咽頭創傷	陰のう開放創
	陰のう裂創	陰部切創	会陰部化膿創
	会陰裂傷	横隔膜損傷	汚染擦過創
か	汚染創	外陰開放創	外陰部挫創
	外陰部切創	外陰部裂傷	外耳開放創
	外耳道創傷	外耳部外傷性異物	外耳部外傷性腫脹
	外耳部外傷性皮下異物	外耳部割創	外耳部貫通創
	外耳部咬創	外耳部挫傷	外耳部挫創
	外耳部擦過創	外耳部刺創	外耳部切創
	外耳部創傷	外耳部打撲傷	外耳部虫刺傷
	外耳部皮下血腫	外耳部皮下出血	外傷性一過性麻痺
	外傷性異物	外傷性横隔膜ヘルニア	外傷性眼球ろう
	外傷性咬合	外傷性虹彩離断	外傷性硬膜動静脈瘻
	外傷性耳出血	外傷性視神経症	外傷性食道破裂
	外傷性脊髄出血	外傷性動静脈瘻	外傷性動脈血腫
	外傷性動脈瘤	外傷性乳び胸	外傷性脳圧迫
	外傷性脳圧迫・頭蓋内に達する開放創合併あり	外傷性脳圧迫・頭蓋内に達する開放創合併なし	外傷性脳症
	外傷性破裂	外傷性皮下血腫	外耳裂創
	開放性外傷性脳圧迫	開放性胸膜損傷	開放性脳挫創
	開放性脳底部挫傷	開放性びまん性脳損傷	開放創
	下咽頭創傷	下顎外傷性異物	下顎開放創
	下顎割創	下顎貫通創	下顎口唇挫創
	下顎咬創	下顎挫傷	下顎挫創
	下顎擦過創	下顎刺創	下顎切創
	下顎創傷	下顎打撲傷	下顎皮下血腫
	下顎部挫傷	下顎部打撲傷	下顎部皮膚欠損創
	下顎裂創	踵裂創	顎関節部開放創
	顎関節部割創	顎関節部貫通創	顎関節部咬創
	顎関節部挫傷	顎関節部挫創	顎関節部擦過創
	顎関節部刺創	顎関節部切創	顎関節部創傷
	顎関節部打撲傷	顎関節部皮下血腫	顎関節部裂創
	顎部挫傷	顎部打撲傷	角膜挫創
	角膜切傷	角膜切創	角膜創傷
	角膜破裂	角膜裂傷	下腿汚染創
	下腿開放創	下腿挫創	下腿切創
	下腿皮膚欠損創	下腿裂創	割創
	カテーテル感染症	カテーテル敗血症	眼黄斑部裂孔
	眼窩創傷	眼窩部挫創	眼窩裂傷
	眼球結膜裂傷	眼球損傷	眼球破裂

眼球裂傷	眼瞼外傷性異物	眼瞼外傷性腫脹
眼瞼外傷性皮下異物	眼瞼開放創	眼瞼割創
眼瞼貫通創	眼瞼咬創	眼瞼挫創
眼瞼擦過創	眼瞼刺創	眼瞼切創
眼瞼創傷	眼瞼虫刺傷	眼瞼裂創
環指圧挫傷	環指化膿性腱鞘炎	環指挫傷
環指挫創	環指切創	環指剥皮創
環指皮膚欠損創	眼周囲部外傷性異物	眼周囲部外傷性腫脹
眼周囲部外傷性皮下異物	眼周囲部開放創	眼周囲部割創
眼周囲部貫通創	眼周囲部咬創	眼周囲部挫創
眼周囲部擦過創	眼周囲部刺創	眼周囲部切創
眼周囲部創傷	眼周囲部虫刺傷	眼周囲部裂創
関節血腫	関節挫傷	関節打撲
貫通刺創	貫通銃創	貫通創
眼部外傷性異物	眼部外傷性腫脹	眼部外傷性皮下異物
眼部開放創	眼部割創	眼部貫通創
眼部咬創	眼部挫創	眼部擦過創
眼部刺創	眼部切創	眼部創傷
眼部虫刺傷	眼部裂創	顔面汚染創
顔面外傷性異物	顔面開放創	顔面割創
顔面貫通創	顔面咬創	顔面挫傷
顔面挫創	顔面擦過創	顔面刺創
顔面切創	顔面創傷	顔面掻創
顔面損傷	顔面多発開放創	顔面多発割創
顔面多発貫通創	顔面多発咬創	顔面多発挫傷
顔面多発挫創	顔面多発擦過創	顔面多発刺創
顔面多発切創	顔面多発創傷	顔面多発打撲傷
顔面多発虫刺傷	顔面多発皮下血腫	顔面多発皮下出血
顔面多発裂創	顔面打撲傷	顔面皮下血腫
顔面皮膚欠損創	顔面裂創	胸管損傷
胸腺損傷	頬粘膜咬傷	頬粘膜咬創
胸部汚染創	胸部外傷	頬部外傷性異物
頬部開放創	頬部割創	頬部貫通創
頬部咬創	頬部挫傷	胸部挫創
頬部挫創	頬部擦過創	頬部刺創
胸部食道損傷	胸部切創	頬部切創
頬部創傷	胸部損傷	頬部打撲傷
頬部皮下血腫	胸部皮膚欠損創	頬部皮膚欠損創
頬部裂創	胸壁開放創	胸壁刺創
強膜切創	強膜創傷	胸膜損傷・胸腔に達する開放創合併あり
強膜裂傷	胸膜裂創	棘刺創
魚咬創	頚管破裂	脛骨顆部割創
頚部開放創	頚部挫創	頚部食道開放創
頚部切創	頚部皮膚欠損創	血管切断
血管損傷	血腫	結膜創傷
結膜裂傷	腱鞘巨細胞腫	口蓋挫傷
口蓋切創	口蓋裂創	口角部挫創
口角部裂創	口腔外傷性異物	口腔外傷性腫脹
口腔開放創	口腔割創	口腔挫傷
口腔挫創	口腔擦過創	口腔刺創
口腔切創	口腔創傷	口腔打撲傷
口腔内血腫	口腔粘膜咬傷	口腔粘膜咬創
口腔裂創	口唇外傷性異物	口唇外傷性腫脹
口唇外傷性皮下異物	口唇開放創	口唇割創
口唇貫通創	口唇咬傷	口唇咬創
口唇挫傷	口唇挫創	口唇擦過創
口唇刺創	口唇切創	口唇創傷
口唇打撲傷	口唇虫刺傷	口唇皮下血腫
口唇皮下出血	口唇裂創	溝創
咬創	喉頭外傷	喉頭損傷
後頭部外傷	後頭部割創	後頭部挫傷
後頭部挫創	後頭部切創	後頭部打撲傷
後頭部裂創	広範性軸索損傷	広汎性神経損傷

硬膜損傷	硬膜裂傷	肛門裂創
骨盤部裂創	昆虫咬創	昆虫刺傷
さ　コントル・クー損傷	採皮創	擦過創
擦過皮下血腫	産科的創傷の血腫	耳介外傷性異物
耳介外傷性腫脹	耳介外傷性皮下異物	耳介開放創
耳介割創	耳介貫通創	耳介咬創
耳介挫傷	耳介挫創	耳介擦過創
耳介刺創	耳介切創	耳介創傷
耳介打撲傷	耳介虫刺傷	耳介皮下血腫
耳介皮下出血	趾開放創	耳介裂創
耳下腺部打撲	趾化膿創	指間切創
趾間切創	子宮頚管裂傷	子宮頚部環状剥離
刺咬症	趾挫創	示指 MP 関節挫傷
示指 PIP 開放創	示指割創	示指化膿性腱鞘炎
示指化膿創	示指挫傷	示指挫創
示指刺創	四肢静脈損傷	示指切創
四肢動脈損傷	示指皮膚欠損創	耳前部挫創
刺創	膝蓋部挫創	膝下部挫創
膝窩部銃創	膝関節部異物	膝関節部挫創
膝部異物	膝部開放創	膝部割創
膝部咬創	膝部挫創	膝部切創
膝部裂創	歯肉挫傷	歯肉切創
歯肉裂創	射創	尺骨近位端骨折
尺骨鉤状突起骨折	手圧挫傷	縦隔血腫
銃創	手関節挫滅傷	手関節挫滅創
手関節掌側部挫創	手関節部挫創	手関節部切創
手関節部創傷	手関節部裂創	手指圧挫傷
手指汚染創	手指開放創	手指咬創
手指挫傷	手指挫創	手指挫滅傷
手指挫滅創	手指刺創	手指切創
手指打撲傷	手指剥皮創	手指皮下血腫
手指皮膚欠損創	手術創部膿瘍	手掌挫創
手掌刺創	手掌切創	手掌剥皮創
手掌皮膚欠損創	術後横隔膜下膿瘍	術後合併症
術後感染症	術後髄膜炎	術後創部感染
術後膿瘍	術後敗血症	術後腹腔内膿瘍
術後腹壁膿瘍	手背皮膚欠損創	手背部挫創
手背部切創	手部汚染創	上顎挫傷
上顎擦過創	上顎切創	上顎打撲傷
上顎皮下血腫	上顎部裂創	上口唇挫傷
踵骨部挫滅創	小指化膿性腱鞘炎	小指咬創
小指挫傷	小指挫創	小指切創
硝子体切断	小指皮膚欠損創	上唇小帯裂創
上腕汚染創	上腕貫通銃創	上腕挫創
上腕皮膚欠損創	上腕部開放創	食道損傷
処女膜裂傷	神経根ひきぬき損傷	神経切断
神経叢損傷	神経叢不全損傷	神経損傷
神経断裂	針刺創	精巣開放創
精巣破裂	声門外傷	脊椎麻酔後頭痛
舌開放創	舌下顎挫創	舌咬傷
舌咬創	舌挫創	舌刺創
舌切創	切創	舌創傷
切断	舌裂創	前額部外傷性異物
前額部外傷性腫脹	前額部外傷性皮下異物	前額部開放創
前額部割創	前額部貫通創	前額部咬創
前額部挫創	前額部擦過創	前額部刺創
前額部切創	前額部創傷	前額部虫刺傷
前額部虫刺症	前額部皮膚欠損創	前額部裂創
前胸部挫創	前額頭頂部挫創	仙骨部挫創
仙骨部皮膚欠損創	全身擦過創	穿通創
前頭部割創	前頭部挫傷	前頭部挫創
前頭部切創	前頭部打撲傷	前頭部皮膚欠損創
前腕汚染創	前腕開放創	前腕咬創
前腕挫創	前腕刺創	前腕切創

前腕皮膚欠損創	前腕裂創	爪下異物
爪下挫滅傷	爪下挫滅創	創傷感染症
創傷はえ幼虫症	搔創	創部膿瘍
足関節内果部挫創	足関節部挫創	足底異物
足底部咬創	足底部刺創	足底部皮膚欠損創
側頭部割創	側頭部挫創	側頭部切創
側頭部打撲傷	側頭部皮下血腫	足背部挫創
足背部切創	足部汚染創	側腹部咬創
側腹部挫創	側腹壁開放創	足部皮膚欠損創
足部裂創	鼡径部開放創	鼡径部切創
第5趾皮膚欠損創	大腿汚染創	大腿咬創
大腿挫創	大腿皮膚欠損創	大腿部開放創
大腿部刺創	大腿部切創	大腿裂創
大転子部挫創	多発性外傷	多発性開放創
多発性咬創	多発性切創	多発性穿刺創
多発性裂創	打撲割創	打撲血腫
打撲挫創	打撲擦過創	打撲傷
打撲皮下血腫	腟開放創	腟断端炎
腟裂傷	肘関節骨折	肘関節挫創
肘関節脱臼骨折	肘関節部開放創	中指化膿性腱鞘炎
中指咬創	中指挫傷	中指挫創
中指刺創	中指切創	中指皮膚欠損創
中手骨関節部挫創	虫垂炎術後残膿瘍	中枢神経系損傷
肘頭骨折	肘部挫創	肘部切創
肘部皮膚欠損創	手開放創	手化膿性腱鞘炎
手咬創	手挫創	手刺創
手切創	殿部異物	殿部開放創
殿部咬創	殿部刺創	殿部切創
殿部皮膚欠損創	殿部裂創	頭頂部挫傷
頭頂部挫創	頭頂部擦過創	頭頂部切創
頭頂部打撲傷	頭頂部裂創	疼痛
頭皮外傷性腫脹	頭皮開放創	頭皮下血腫
頭皮剥離	頭皮表在損傷	頭部異物
頭部外傷性皮下異物	頭部外傷性皮下気腫	頭部開放創
頭部割創	頭部頚部挫傷	頭部頚部挫創
頭部頚部打撲傷	頭部血腫	頭部挫傷
頭部挫創	頭部擦過創	頭部刺創
頭部切創	頭部多発開放創	頭部多発割創
頭部多発咬創	頭部多発挫傷	頭部多発挫創
頭部多発擦過創	頭部多発刺創	頭部多発切創
頭部多発創傷	頭部多発打撲傷	頭部多発皮下血腫
頭部多発裂創	頭部打撲	頭部打撲血腫
頭部打撲傷	頭部虫刺傷	動物咬創
頭部皮下異物	頭部皮下血腫	頭部皮下出血
頭部皮膚欠損創	頭部裂創	動脈損傷
軟口蓋血腫	軟口蓋挫創	軟口蓋創傷
軟口蓋破裂	尿管切石術後感染症	猫咬創
脳挫傷	脳挫傷・頭蓋内に達する開放創合併あり	脳挫傷・頭蓋内に達する開放創合併なし
脳挫創	脳挫創・頭蓋内に達する開放創合併あり	脳挫創・頭蓋内に達する開放創合併なし
脳損傷	脳対側損傷	脳直撃損傷
脳底部挫傷	脳底部挫傷・頭蓋内に達する開放創合併あり	脳底部挫傷・頭蓋内に達する開放創合併なし
脳裂傷	抜歯後感染	バレー・リュー症候群
皮下異物	皮下血腫	鼻下擦過創
皮下静脈損傷	皮下損傷	鼻根部打撲挫創
鼻根部裂創	膝汚染創	膝皮膚欠損創
皮神経挫傷	鼻前庭部挫創	鼻尖部挫創
非熱傷性水疱	鼻部外傷性異物	鼻部外傷性腫脹
鼻部外傷性皮下異物	鼻部開放創	眉部割創
鼻部割創	鼻部貫通創	腓腹筋挫創
眉部血腫	皮膚欠損創	鼻部咬創
鼻部挫傷	鼻部挫創	鼻部擦過創
鼻部刺創	鼻部切創	鼻部創傷
皮膚損傷	鼻部打撲傷	鼻部虫刺傷
皮膚剥脱創	鼻部皮下血腫	鼻部皮下出血
鼻部皮膚欠損創	鼻部皮膚剥離創	鼻部裂創
びまん性脳損傷	びまん性脳損傷・頭蓋内に達する開放創合併あり	びまん性脳損傷・頭蓋内に達する開放創合併なし
眉毛部割創	眉毛部裂創	表皮剥離
鼻翼部切創	鼻翼部裂創	副鼻腔開放創
腹部汚染創	腹部刺創	腹部皮膚欠損創
腹壁異物	腹壁開放創	腹壁縫合糸膿瘍
ブラックアイ	分娩時会陰裂傷	分娩時軟産道損傷
閉鎖性外傷性脳圧迫	閉鎖性脳挫創	閉鎖性脳底部挫傷
閉鎖性びまん性脳損傷	縫合糸膿瘍	縫合部膿瘍
帽状腱膜下出血	包皮挫創	包皮切創
包皮裂創	母指化膿性腱鞘炎	母指咬創
母指挫傷	母指挫創	母趾挫創
母指示指間切創	母指刺創	母指切創
母指打撲挫創	母指打撲傷	母指皮膚欠損創
母趾皮膚欠損創	母指末節部挫創	末梢血管外傷
末梢神経損傷	眉間部挫創	眉間部裂創
耳後部挫創	耳後部打撲傷	盲管銃創
網膜振盪	網脈絡膜裂傷	モンテジア骨折
腰部切創	腰部打撲挫創	涙管損傷
涙管断裂	涙道損傷	

用法用量

関節リウマチ：通常，成人にはセレコキシブとして1回100～200mgを1日2回，朝・夕食後に経口投与する。

変形性関節症，腰痛症，肩関節周囲炎，頸肩腕症候群，腱・腱鞘炎：通常，成人にはセレコキシブとして1回100mgを1日2回，朝・夕食後に経口投与する。

手術後，外傷後並びに抜歯後の消炎・鎮痛

通常，成人にはセレコキシブとして初回のみ400mg，2回目以降は1回200mgとして1日2回経口投与する。なお，投与間隔は6時間以上あけること。

頓用の場合は，初回のみ400mg，必要に応じて以降は200mgを6時間以上あけて経口投与する。ただし，1日2回までとする。

用法用量に関連する使用上の注意

(1)本剤を使用する場合は，有効最小量を可能な限り短期間投与することに留め，長期にわたり漫然と投与しないこと。

(2)慢性疾患(関節リウマチ，変形性関節症等)に対する使用において，本剤の投与開始後2～4週間を経過しても治療効果に改善が認められない場合は，他の治療法の選択について考慮すること。

(3)急性疾患(手術後，外傷後並びに抜歯後の消炎・鎮痛)に対する使用において，初回の投与量が2回目以降と異なることに留意すること。また，患者に対し服用方法について十分説明すること。

(4)本剤の1年を超える長期投与時の安全性は確立されておらず，外国において，本剤の長期投与により，心筋梗塞，脳卒中等の重篤で場合によっては致命的な心血管系血栓塞栓性事象の発現を増加させるとの報告がある。

警告　外国において，シクロオキシゲナーゼ(COX)-2選択的阻害剤等の投与により，心筋梗塞，脳卒中等の重篤で場合によっては致命的な心血管系血栓塞栓性事象のリスクを増大させる可能性があり，これらのリスクは使用期間とともに増大する可能性があると報告されている。

禁忌

(1)本剤の成分又はスルホンアミドに対し過敏症の既往歴のある患者

(2)アスピリン喘息(非ステロイド性消炎・鎮痛剤等による喘息発作の誘発)又はその既往歴のある患者

(3)消化性潰瘍のある患者

(4)重篤な肝障害のある患者

(5)重篤な腎障害のある患者

(6)重篤な心機能不全のある患者

⑺冠動脈バイパス再建術の周術期患者
⑻妊娠末期の婦人

セレジストOD錠5mg　規格：5mg1錠[1107.4円/錠]
セレジスト錠5mg　規格：5mg1錠[1107.4円/錠]
タルチレリン水和物　田辺三菱　119

【効能効果】
脊髄小脳変性症における運動失調の改善

【対応標準病名】

◎	運動失調	脊髄小脳変性症	
○	協調運動障害		
△	亜急性小脳変性症	アルコール性小脳性運動失調症	アルコール性脳症
	アルコール性脳変性	アルパース病	運動調節障害
	急性運動失調	急性中毒性小脳失調症	限局性脳萎縮症
	小脳萎縮	小脳変性症	前頭側頭葉型認知症
	大脳萎縮症	遅発性ジスキネジア	中毒性小脳失調症
	羽ばたき振戦	ピック病	リー症候群
	レビー小体型認知症	老人性脳変性	

効能効果に関連する使用上の注意　運動失調を呈する類似疾患が他にも知られていることから，病歴の聴取及び全身の理学的所見に基づいた確定診断のうえ投与を行うこと。

用法用量　通常，成人にはタルチレリン水和物として1回5mg，1日2回(朝，夕)食後に経口投与する。なお，年齢，症状により適宜増減する。

用法用量に関連する使用上の注意　〔OD錠のみ〕：本剤は口腔内で速やかに崩壊することから唾液のみ(水なし)でも服用可能であるが，口腔粘膜からの吸収により効果発現を期待する製剤ではないため，崩壊後は唾液又は水で飲み込むこと。

タルチレリンOD錠5mg「JG」：日本ジェネリック[679.8円/錠]，タルチレリンOD錠5mg「アメル」：共和薬品[679.8円/錠]，タルチレリンOD錠5mg「日医工」：日医工[679.8円/錠]，タルチレリン錠5mg「JG」：日本ジェネリック[679.8円/錠]，タルチレリン錠5mg「アメル」：共和薬品[679.8円/錠]，タルチレリン錠5mg「サワイ」：沢井[679.8円/錠]

セレスタミン配合錠　規格：1錠[10.5円/錠]
セレスタミン配合シロップ　規格：1mL[5.2円/mL]
d-クロルフェニラミンマレイン酸塩　ベタメタゾン　高田　245

【効能効果】
蕁麻疹(慢性例を除く)，湿疹・皮膚炎群の急性期及び急性増悪期，薬疹，アレルギー性鼻炎

【対応標準病名】

◎	アレルギー性鼻炎	湿疹	じんま疹
	皮膚炎	薬疹	
○	LE型薬疹	足湿疹	アスピリンじんま疹
	アレルギー性じんま疹	アレルギー性鼻咽頭炎	アレルギー性鼻結膜炎
	アレルギー性副鼻腔炎	異汗性湿疹	イネ科花粉症
	陰のう湿疹	会陰部肛囲湿疹	腋窩湿疹
	温熱じんま疹	外陰部皮膚炎	家族性寒冷自己炎症症候群
	貨幣状湿疹	カモガヤ花粉症	感染性皮膚炎
	汗疱性湿疹	顔面急性皮膚炎	寒冷じんま疹
	機械性じんま疹	季節性アレルギー性鼻炎	丘疹状湿疹
	急性湿疹	亀裂性湿疹	頚部皮膚炎
	血管運動性鼻炎	結節性痒疹	紅斑性湿疹
	紅皮症型薬疹	肛門湿疹	固定薬疹
	コリン性じんま疹	自家感作性皮膚炎	自己免疫性じんま疹
	湿疹様発疹	紫斑型薬疹	周期性再発性じんま疹
	手指湿疹	出血性じんま疹	人工肛門部皮膚炎
	人工じんま疹	新生児皮膚炎	振動性じんま疹
	スギ花粉症	制癌剤皮膚炎	赤色湿疹
	接触じんま疹	全身湿疹	全身薬疹
	通年性アレルギー性鼻炎	手足症候群	手湿疹
	冬期湿疹	頭部湿疹	特発性じんま疹
	乳房皮膚炎	妊娠湿疹	妊婦性皮膚炎
	鼻背部湿疹	鼻前庭部湿疹	ヒノキ花粉症
	皮膚描記性じんま疹	ピリン疹	ブタクサ花粉症
	扁平湿疹	慢性じんま疹	薬剤性過敏症症候群
	薬物性口唇炎	薬物性じんま疹	落屑性湿疹
	鱗状湿疹		
△	花粉症	ステロイド皮膚炎	ステロイド誘発性皮膚症
	慢性湿疹		
※	適応外使用可 原則として，「*d*-クロルフェニラミンマレイン酸塩・ベタメタゾン配合【内服薬】」を「好酸球性副鼻腔炎」に対して処方した場合，当該使用事例を審査上認める。		

用法用量
〔錠剤〕：通常，成人には1回1～2錠を1日1～4回経口投与する。なお，年齢，症状により適宜増減する。ただし，本剤を漫然と使用するべきではない。
〔シロップ剤〕：通常，成人には1回5～10mLを1日1～4回経口投与する。小児には1回5mLを1日1～4回経口投与する。なお，年齢，症状により適宜増減する。ただし，本剤を漫然と使用するべきではない。

用法用量に関連する使用上の注意　本剤は副腎皮質ホルモンをプレドニゾロン換算で，錠剤として1錠中2.5mg，シロップ剤として1mL中0.5mg相当量を含有するので，症状改善後は漫然として使用することのないよう注意する。

禁忌
⑴適応，症状を考慮し，他の治療法によって十分に治療効果が期待できる場合には，本剤を投与しないこと。また，局所的投与で十分な場合には局所療法を行うこと。
⑵本剤の成分に対し過敏症の既往歴のある患者
⑶緑内障の患者
⑷前立腺肥大等下部尿路に閉塞性疾患のある患者

原則禁忌
⑴有効な抗菌剤の存在しない感染症，全身の真菌症の患者
⑵結核性疾患の患者
⑶消化性潰瘍の患者
⑷精神病の患者
⑸単純疱疹性角膜炎の患者
⑹後嚢白内障の患者
⑺高血圧症の患者
⑻電解質異常のある患者
⑼血栓症の患者
⑽最近行った内臓の手術創のある患者
⑾急性心筋梗塞を起こした患者

エンペラシン配合錠：沢井　1錠[5.6円/錠]，サクコルチン配合錠：日医工　1錠[5.6円/錠]，セレスターナ配合錠：小林化工　1錠[5.6円/錠]，ヒスタブロック配合錠：共和薬品　1錠[5.6円/錠]，プラデスミン配合錠：テバ製薬　1錠[5.6円/錠]，ベタセレミン配合錠：東和　1錠[5.6円/錠]

セレナール散10%　規格：10%1g[41.9円/g]
セレナール錠5　規格：5mg1錠[5.6円/錠]
セレナール錠10　規格：10mg1錠[5.7円/錠]
オキサゾラム　第一三共　112

【効能効果】
⑴神経症における不安・緊張・抑うつ・睡眠障害
⑵心身症(消化器疾患，循環器疾患，内分泌系疾患，自律神経失調

症）における身体症候ならびに不安・緊張・抑うつ
(3)麻酔前投薬

【対応標準病名】

◎	うつ状態	自律神経失調症	神経症
	神経症性抑うつ状態	心身症	心身症型自律神経失調症
	睡眠障害	不安うつ病	不安緊張状態
	不安神経症	抑うつ神経症	
○	咽喉頭神経症	うつ病	うつ病型統合失調感情障害
	外傷後遺症性うつ病	仮面うつ病	寛解中の反復性うつ病性障害
	感染症後うつ病	器質性うつ病性障害	軽症うつ病エピソード
	軽症反復性うつ病性障害	拘禁性抑うつ状態	混合性不安抑うつ障害
	産褥期うつ状態	思春期うつ病	術後神経症
	循環型躁うつ病	小児神経症	小児心身症
	職業神経症	自律神経症	自律神経障害
	心因性心悸亢進	心因性頻脈	心因性不整脈
	心気性うつ病	心臓神経症	精神神経症
	精神病症状を伴う重症うつ病エピソード	精神病症状を伴わない重症うつ病エピソード	全般性不安障害
	躁うつ病	挿間性発作性不安	双極性感情障害・軽症のうつ病エピソード
	双極性感情障害・精神病症状を伴う重症うつ病エピソード	双極性感情障害・精神病症状を伴わない重症うつ病エピソード	双極性感情障害・中等症のうつ病エピソード
	退行期うつ病	単極性うつ病	単発反応性うつ病
	中等症うつ病エピソード	中等症反復性うつ病性障害	動脈硬化性うつ病
	内因性うつ病	破局発作状態	パニック障害
	パニック発作	反応性うつ病	反復心因性うつ病
	反復性うつ病	反復性心因性抑うつ精神病	反復性精神病性うつ病
	反復性短期うつ病エピソード	非定型うつ病	不眠症
	妄想性神経症	幼児神経症	抑うつ性パーソナリティ障害
	老人性神経症	老年期うつ病	老年期認知症抑うつ型
△	2型双極性障害	異形恐怖	異常絞扼反射
	胃神経症	胃腸神経症	咽喉頭異常感症
	咽喉頭食道神経症	咽頭異常感症	陰部神経症
	過換気症候群	カタプレキシー	過眠
	器質性気分障害	器質性混合性感情障害	器質性双極性障害
	器質性躁病性障害	気分変調症	恐怖症性不安障害
	空気嚥下症	空気飢餓感	クライネ・レヴィン症候群
	血管運動神経症	血管運動神経障害	原発性認知症
	口腔心身症	高所恐怖症	肛門神経症
	疾病恐怖症	社会不安障害	社交不安障害
	周期嗜眠症	周期性精神病	醜形恐怖症
	常習性吃逆	食道神経症	初老期精神病
	初老期認知症	初老期妄想状態	自律神経性ニューロパチー
	心因性あくび	心因性胃アトニー	心因性胃液分泌過多症
	心因性胃痙攣	心因性過換気	心因性下痢
	心因性高血圧症	心因性呼吸困難発作	心因性鼓腸
	心因性視野障害	心因性しゃっくり	心因性消化不良症
	心因性視力障害	心因性心血管障害	心因性咳
	心因性舌痛症	心因性多飲症	心因性脳血栓反応
	心因性排尿障害	心因性発熱	心因性頻尿
	心因性幽門痙攣	心気症	心気障害
	神経因性排尿障害	神経循環疲労症	神経衰弱
	神経性胃腸炎	神経性食道通過障害	神経性心悸亢進
	神経調節性失神	心臓血管神経症	心臓神経病
	心臓性神経衰弱症	身体化障害	身体表現性障害
	身体表現性自律神経機能低下	睡眠時無呼吸症候群	睡眠相後退症候群
	睡眠リズム障害	性器神経症	双極性感情障害
	多訴性症候群	脱力発作	多発性心身性障害
	単極性躁病	中枢性睡眠時無呼吸	特発性過眠症
	内臓神経症	ナルコレプシー	二次性認知症
	尿膀胱神経症	認知症	脳血管運動神経症
	反復性気分障害	反復性躁病エピソード	鼻咽腔異常感症
	ヒステリー球	鼻内異常感	不安障害
	不安ヒステリー	不規則睡眠	副交感神経緊張症
	腹部神経症	不定愁訴症	ブリケー障害
	分類困難な身体表現性障害	膀胱過敏症	本態性自律神経症
	末梢自律神経ニューロパチー	レム睡眠行動障害	老年期認知症
	老年期認知症妄想型	老年期妄想状態	老年精神病

用法用量
(1)通常成人オキサゾラムとして1回10～20mg，1日3回経口投与する。なお年齢・症状に応じ適宜増減する。
(2)麻酔前投薬の場合には，通常オキサゾラムとして1～2mg/kgを就寝前又は手術前に経口投与する。なお年齢・症状・疾患に応じ適宜増減する。

禁忌
(1)本剤の成分に対し過敏症の既往歴のある患者
(2)急性狭隅角緑内障の患者
(3)重症筋無力症の患者

オキサゾラム細粒10%「イセイ」：イセイ　10%1g[10.8円/g]

セレニカR顆粒40%　規格：40%1g[39.8円/g]
セレニカR錠200mg　規格：200mg1錠[24.1円/錠]
セレニカR錠400mg　規格：400mg1錠[39.7円/錠]
バルプロ酸ナトリウム　興和　113,117

【効 能 効 果】

各種てんかん（小発作・焦点発作・精神運動発作ならびに混合発作）およびてんかんに伴う性格行動障害（不機嫌・易怒性等）の治療。
躁病および躁うつ病の躁状態の治療。
片頭痛発作の発症抑制。

【対応標準病名】

◎	易怒性	焦点性てんかん	性格障害
	精神運動発作	躁うつ病	躁状態
	素行障害	てんかん	てんかん小発作
	不機嫌	片頭痛	
○	2型双極性障害	易刺激性	眼筋麻痺性片頭痛
	眼性片頭痛	器質性双極性障害	器質性躁病性障害
	強直間代発作	軽躁病	興奮状態
	持続性片頭痛	ジャクソンてんかん	若年性ミオクローヌスてんかん
	周期性精神病	術後てんかん	自律神経てんかん
	進行性ミオクローヌスてんかん	精神病症状を伴う躁病	双極性感情障害
	双極性感情障害・軽躁病エピソード	双極性感情障害・精神病症状を伴う躁病エピソード	双極性感情障害・精神病症状を伴わない躁病エピソード
	躁病発作	側頭葉てんかん	単極性躁病
	定型欠神発作	てんかん合併妊娠	てんかん性自動症
	てんかん大発作	てんかん単純部分発作	てんかん複雑部分発作
	典型片頭痛	難治性てんかん	乳児重症ミオクロニーてんかん
	乳児点頭痙攣	脳炎後てんかん	脳底動脈性片頭痛
	拝礼発作	反復性うつ病	反復性躁病エピソード
	ヒプサルスミア	普通型片頭痛	部分てんかん
	片麻痺性片頭痛	ミオクローヌスてんかん	網膜性片頭痛
	良性乳児ミオクローヌスてんかん		
△	アトニー性非特異性てんかん発作	アブサンス	アルコールてんかん
	うつ病	うつ病型統合失調感情障害	ウンベルリヒトてんかん
	延髄外側症候群	延髄性うつ病	外傷後遺症性うつ病

家族性痙攣	家庭限局性素行障害	過敏症
仮面うつ病	寛解中の反復性うつ病性障害	感染症後うつ病
間代性痙攣	気うつ	器質性うつ病性障害
器質性気分障害	器質性混合性感情障害	気分変調症
局所性痙攣	局所性てんかん	軽症うつ病エピソード
軽症反復性うつ病性障害	原発性認知症	後下小脳動脈閉塞症
光原性てんかん	後天性てんかん	混合性不安抑うつ障害
産褥期うつ状態	思春期うつ病	持続性部分てんかん
若年性アブサンスてんかん	集団型素行障害	循環型躁うつ病
症候性早期ミオクローヌス性脳症	症候性てんかん	上小脳動脈閉塞症
焦点性知覚性発作	小児期アブサンスてんかん	小児期素行障害
少年非行	小脳卒中症候群	小脳動脈狭窄
小脳動脈血栓症	小脳動脈塞栓症	小脳動脈閉塞
初老期精神病	初老期認知症	初老期妄想状態
心気性うつ病	神経症性抑うつ状態	睡眠喪失てんかん
ストレスてんかん	精神病症状を伴う重症うつ病エピソード	精神病症状を伴わない重症うつ病エピソード
精神病症状を伴わない躁病	前下小脳動脈閉塞症	前頭葉てんかん
躁病性昏迷	怠学	退行期うつ病
対人関係障害	体知覚性発作	代理ミュンヒハウゼン症候群
単極性うつ病	単発反応性うつ病	遅発性てんかん
中等症うつ病エピソード	中等症反復性うつ病性障害	聴覚性発作
聴覚反射てんかん	点頭てんかん	動脈硬化性うつ病
内因性うつ病	二次性認知症	認知症
反抗挑戦性障害	反応性うつ病	反応性興奮
反応性てんかん	反復心因性うつ病	反復性気分障害
反復性心因性抑うつ精神病	反復性精神病性うつ病	反復性短期うつ病エピソード
非社会化型素行障害	非定型うつ病	病的感動性性格
不安うつ病	腹部てんかん	不登校
片側痙攣片麻痺てんかん症候群	補償神経症	ミュンヒハウゼン症候群
薬物てんかん	抑うつ神経症	抑うつ性パーソナリティ障害
ラフォラ疾患	良性新生児痙攣	レノックス・ガストー症候群
老年期うつ病	老年期認知症	老年期認知症妄想型
老年期認知症抑うつ型	老年期妄想状態	老年精神病
ワレンベルグ症候群		

効能効果に関連する使用上の注意　片頭痛発作の発症抑制：本剤は，片頭痛発作の急性期治療のみでは日常生活に支障をきたしている患者にのみ投与すること。

用法用量

(1)各種てんかん(小発作・焦点発作・精神運動発作ならびに混合発作)およびてんかんに伴う性格行動障害(不機嫌・易怒性等)の治療，躁病および躁うつ病の躁状態の治療：通常，バルプロ酸ナトリウムとして400～1200mgを1日1回経口投与する。ただし，年齢，症状に応じ適宜増減する。

(2)片頭痛発作の発症抑制：通常，バルプロ酸ナトリウムとして400～800mgを1日1回経口投与する。なお，年齢，症状に応じ適宜増減するが，1日量として1000mgを超えないこと。

禁忌

(1)重篤な肝障害のある患者

(2)本剤投与中はカルバペネム系抗生物質(パニペネム・ベタミプロン，メロペネム水和物，イミペネム水和物・シラスタチン，ビアペネム，ドリペネム水和物，テビペネム　ピボキシル)を併用しないこと。

(3)尿素サイクル異常症の患者

原則禁忌　妊婦又は妊娠している可能性のある婦人

併用禁忌

薬剤名等	臨床症状・措置方法	機序・危険因子
カルバペネム系抗生物質 パニペネム・ベタミプロン (カルベニン) メロペネム水和物 (メロペン) イミペネム水和物・シラスタチン (チエナム) ビアペネム (オメガシン) ドリペネム水和物 (フィニバックス) テビペネム　ピボキシル (オラペネム)	てんかんの発作が再発することがある。	バルプロ酸の血中濃度が低下する。

エピレナート徐放顆粒40%：藤永　40%1g[26.8円/g]，バルプロ酸Na徐放B錠200mg「トーワ」：東和　200mg1錠[12.1円/錠]，バルプロ酸ナトリウムSR錠200mg「アメル」：共和薬品　200mg1錠[12.1円/錠]，バルプロ酸ナトリウム徐放U顆粒40%「アメル」：アイロム　40%1g[26.8円/g]

セレネース細粒1%　規格：1%1g[47.8円/g]
セレネース錠0.75mg　規格：0.75mg1錠[7.8円/錠]
セレネース錠1mg　規格：1mg1錠[7.8円/錠]
セレネース錠1.5mg　規格：1.5mg1錠[9.4円/錠]
セレネース錠3mg　規格：3mg1錠[10.4円/錠]
セレネース内服液0.2%　規格：0.2%1mL[21.7円/mL]
ハロペリドール　大日本住友　117

【効能効果】

統合失調症，躁病

【対応標準病名】

◎	躁状態	統合失調症	
○	アスペルガー症候群	型分類困難な統合失調症	偽神経症性統合失調症
	急性統合失調症	急性統合失調症性エピソード	急性統合失調症様精神病性障害
	境界型統合失調症	緊張型統合失調症	軽躁病
	興奮状態	残遺型統合失調症	小児期型統合失調症
	小児シゾイド障害	精神病症状を伴う躁病	精神病症状を伴わない躁病
	前駆期統合失調症	潜在性統合失調症	躁病性昏迷
	躁病発作	体感症性統合失調症	短期統合失調症様障害
	単極性躁病	単純型統合失調症	遅発性統合失調症
	統合失調症型障害	統合失調症型パーソナリティ障害	統合失調症後抑うつ
	統合失調症症状を伴う急性錯乱	統合失調症症状を伴う急性多形性精神病性障害	統合失調症症状を伴う類循環精神病
	統合失調症性パーソナリティ障害	統合失調症性反応	統合失調症様状態
	破瓜型統合失調症	妄想型統合失調症	モレル・クレペリン病
△	自閉的精神病質	統合失調症症状を伴わない急性錯乱	統合失調症症状を伴わない急性多形性精神病性障害
	統合失調症症状を伴わない類循環精神病	反応性興奮	夢幻精神病
※	適応外使用可 原則として，「ハロペリドール【内服薬】【注射薬】」を「器質的疾患に伴うせん妄・精神運動興奮状態・易怒性」に対して処方した場合，当該使用事例を審査上認める。		

用法用量　ハロペリドールとして，通常成人1日0.75～2.25mgから始め，徐々に増量する。維持量として1日3～6mgを経口投与する。なお，年齢，症状により適宜増減する。

用法用量に関連する使用上の注意　本剤を増量する場合は慎重に行うこと。

禁忌

(1)昏睡状態の患者

(2)バルビツール酸誘導体等の中枢神経抑制剤の強い影響下にある

患者
(3)重症の心不全患者
(4)パーキンソン病の患者
(5)本剤の成分又はブチロフェノン系化合物に対し過敏症の患者
(6)アドレナリンを投与中の患者
(7)妊婦又は妊娠している可能性のある婦人

併用禁忌

薬剤名等	臨床症状・措置方法	機序・危険因子
アドレナリン ボスミン	アドレナリンの作用を逆転させ，重篤な血圧降下を起こすことがある。	アドレナリンはアドレナリン作動性α，β-受容体の刺激剤であり，本剤のα-受容体遮断作用により，β-受容体刺激作用が優位となり，血圧降下作用が増強される。

ハロステン細粒1%：高田　1%1g[14.7円/g]，ハロステン錠1mg：高田　1mg1錠[6円/錠]，ハロステン錠2mg：高田　2mg1錠[6.1円/錠]，ハロペリドール細粒1%「アメル」：共和薬品　1%1g[7.4円/g]，ハロペリドール細粒1%「ツルハラ」：鶴原　1%1g[7.4円/g]，ハロペリドール細粒1%「トーワ」：東和　1%1g[7.4円/g]，ハロペリドール錠0.75mg「JG」：長生堂　0.75mg1錠[5.9円/錠]，ハロペリドール錠0.75mg「アメル」：共和薬品　0.75mg1錠[5.9円/錠]，ハロペリドール錠1mg「JG」：長生堂　1mg1錠[6円/錠]，ハロペリドール錠1mg「アメル」：共和薬品　1mg1錠[6円/錠]，ハロペリドール錠1.5mg「JG」：長生堂　1.5mg1錠[6円/錠]，ハロペリドール錠1.5mg「アメル」：共和薬品　1.5mg1錠[6円/錠]，ハロペリドール錠1.5mg「ツルハラ」：鶴原　1.5mg1錠[6円/錠]，ハロペリドール錠2mg「アメル」：共和薬品　2mg1錠[6.1円/錠]，ハロペリドール錠3mg「JG」：長生堂　3mg1錠[6.3円/錠]，ハロペリドール錠3mg「アメル」：共和薬品　3mg1錠[6.3円/錠]，リントン細粒1%：田辺三菱　1%1g[14.7円/g]，リントン錠(0.75mg)：田辺三菱　0.75mg1錠[5.9円/錠]，リントン錠(1.5mg)：田辺三菱　1.5mg1錠[6円/錠]，リントン錠(2mg)：田辺三菱　2mg1錠[6.1円/錠]，リントン錠(3mg)：田辺三菱　3mg1錠[6.3円/錠]

セロクエル25mg錠　規格：25mg1錠[41.5円/錠]
セロクエル100mg錠　規格：100mg1錠[143.8円/錠]
セロクエル200mg錠　規格：200mg1錠[268.7円/錠]
セロクエル細粒50%　規格：50%1g[702.2円/g]

クエチアピンフマル酸塩　アステラス　117

【効能効果】

統合失調症

【対応標準病名】

◎	統合失調症		
○	アスペルガー症候群	型分類困難な統合失調症	偽神経症性統合失調症
	急性統合失調症	急性統合失調症性エピソード	急性統合失調症様精神病性障害
	境界型統合失調症	緊張型統合失調症	残遺型統合失調症
	自閉的精神病質	小児期型統合失調症	小児シゾイド障害
	前駆期統合失調症	潜在性統合失調症	体感症性統合失調症
	短期統合失調症様障害	単純型統合失調症	遅発性統合失調症
	統合失調症型障害	統合失調症型パーソナリティ障害	統合失調症後抑うつ
	統合失調症症状を伴う急性錯乱	統合失調症症状を伴う急性多形性精神病性障害	統合失調症症状を伴う類循環精神病
	統合失調症性パーソナリティ障害	統合失調症性反応	統合失調症様状態
	破瓜型統合失調症	夢幻精神病	妄想型統合失調症
	モレル・クレペリン病		
△	統合失調症症状を伴わない急性錯乱	統合失調症症状を伴わない急性多形性精神病性障害	統合失調症症状を伴わない類循環精神病

※ 適応外使用可
・原則として，「クエチアピンフマル酸塩【内服薬】」を「パーキンソン病に伴う幻覚，妄想，せん妄等の精神病症状」に対して処方した場合，当該使用事例を審査上認める。
・原則として，「フマル酸クエチアピン【内服薬】」を「器質的疾患に伴うせん妄・精神運動興奮状態・易怒性」に対して処方した場合，当該使用事例を審査上認める。

用法用量　通常，成人にはクエチアピンとして1回25mg，1日2又は3回より投与を開始し，患者の状態に応じて徐々に増量する。通常，1日投与量は150～600mgとし，2又は3回に分けて経口投与する。
なお，投与量は年齢・症状により適宜増減する。ただし，1日量として750mgを超えないこと。

警告
(1)著しい血糖値の上昇から，糖尿病性ケトアシドーシス，糖尿病性昏睡等の重大な副作用が発現し，死亡に至る場合があるので，本剤投与中は，血糖値の測定等の観察を十分に行うこと。
(2)投与にあたっては，あらかじめ上記副作用が発現する場合があることを，患者及びその家族に十分に説明し，口渇，多飲，多尿，頻尿等の異常に注意し，このような症状があらわれた場合には，直ちに投与を中断し，医師の診察を受けるよう，指導すること。

禁忌
(1)昏睡状態の患者
(2)バルビツール酸誘導体等の中枢神経抑制剤の強い影響下にある患者
(3)アドレナリンを投与中の患者
(4)本剤の成分に対し過敏症の既往歴のある患者
(5)糖尿病の患者，糖尿病の既往歴のある患者

併用禁忌

薬剤名等	臨床症状・措置方法	機序・危険因子
アドレナリン (ボスミン)	アドレナリンの作用を逆転させ，重篤な血圧降下を起こすことがある。	アドレナリンはアドレナリン作動性α，β-受容体の刺激剤であり，本剤のα-受容体遮断作用により，β-受容体の刺激作用が優位となり，血圧降下作用が増強される。

クエチアピン細粒50%「EE」：高田　50%1g[400.7円/g]，クエチアピン細粒50%「MEEK」：小林化工　－[－]，クエチアピン細粒50%「アメル」：共和薬品　50%1g[328.1円/g]，クエチアピン細粒50%「サワイ」：沢井　50%1g[400.7円/g]，クエチアピン細粒50%「三和」：シオノ　50%1g[328.1円/g]，クエチアピン細粒50%「テバ」：テバ製薬　50%1g[328.1円/g]，クエチアピン細粒50%「トーワ」：東和　50%1g[400.7円/g]，クエチアピン細粒50%「明治」：Meiji Seika　－[－]，クエチアピン細粒50%「ヨシトミ」：田辺三菱　50%1g[328.1円/g]，クエチアピン錠12.5mg「MEEK」：小林化工　12.5mg1錠[10.1円/錠]，クエチアピン錠12.5mg「アメル」：共和薬品　12.5mg1錠[10.5円/錠]，クエチアピン錠12.5mg「明治」：Meiji Seika　12.5mg1錠[10.1円/錠]，クエチアピン錠25mg「AA」：あすかActavis　25mg1錠[18.8円/錠]，クエチアピン錠25mg「DSEP」：第一三共エスファ　25mg1錠[18.8円/錠]，クエチアピン錠25mg「EE」：高田　25mg1錠[18.8円/錠]，クエチアピン錠25mg「FFP」：富士フイルム　25mg1錠[18.8円/錠]，クエチアピン錠25mg「JG」：日本ジェネリック　25mg1錠[23.2円/錠]，クエチアピン錠25mg「MEEK」：小林化工　25mg1錠[18.8円/錠]，クエチアピン錠25mg「アメル」：共和薬品　25mg1錠[18.8円/錠]，クエチアピン錠25mg「サワイ」：沢井　25mg1錠[18.8円/錠]，クエチアピン錠25mg「サンド」：サンド　25mg1錠[12円/錠]，クエチアピン錠25mg「三和」：シオノ　25mg1錠[18.8円/錠]，クエチアピン錠25mg「テバ」：大正薬品　25mg1錠[18.8円/錠]，クエチアピン錠25mg「トーワ」：東和　25mg1錠[18.8

円/錠]，クエチアピン錠25mg「日医工」：日医工　25mg1錠[18.8円/錠]，クエチアピン錠25mg「日新」：日新－山形　25mg1錠[23.2円/錠]，クエチアピン錠25mg「ファイザー」：ファイザー　25mg1錠[18.8円/錠]，クエチアピン錠25mg「明治」：Meiji Seika　25mg1錠[18.8円/錠]，クエチアピン錠25mg「ヨシトミ」：田辺三菱　25mg1錠[18.8円/錠]，クエチアピン錠50mg「EE」：高田　50mg1錠[36.4円/錠]，クエチアピン錠50mg「MEEK」：小林化工　50mg1錠[34.9円/錠]，クエチアピン錠50mg「アメル」：共和薬品　50mg1錠[36.4円/錠]，クエチアピン錠50mg「サワイ」：沢井　50mg1錠[36.4円/錠]，クエチアピン錠50mg「明治」：Meiji Seika　50mg1錠[34.9円/錠]，クエチアピン錠100mg「AA」：あすかActavis　100mg1錠[64.9円/錠]，クエチアピン錠100mg「DSEP」：第一三共エスファ　100mg1錠[64.9円/錠]，クエチアピン錠100mg「EE」：高田　100mg1錠[64.9円/錠]，クエチアピン錠100mg「FFP」：富士フイルム　100mg1錠[64.9円/錠]，クエチアピン錠100mg「JG」：日本ジェネリック　100mg1錠[82.9円/錠]，クエチアピン錠100mg「MEEK」：小林化工　100mg1錠[64.9円/錠]，クエチアピン錠100mg「アメル」：共和薬品　100mg1錠[64.9円/錠]，クエチアピン錠100mg「サワイ」：沢井　100mg1錠[64.9円/錠]，クエチアピン錠100mg「サンド」：サンド　100mg1錠[45.6円/錠]，クエチアピン錠100mg「三和」：シオノ　100mg1錠[64.9円/錠]，クエチアピン錠100mg「テバ」：大正薬品　100mg1錠[64.9円/錠]，クエチアピン錠100mg「トーワ」：東和　100mg1錠[64.9円/錠]，クエチアピン錠100mg「日医工」：日医工　100mg1錠[45.6円/錠]，クエチアピン錠100mg「日新」：日新－山形　100mg1錠[64.9円/錠]，クエチアピン錠100mg「ファイザー」：ファイザー　100mg1錠[64.9円/錠]，クエチアピン錠100mg「明治」：Meiji Seika　100mg1錠[64.9円/錠]，クエチアピン錠100mg「ヨシトミ」：田辺三菱　100mg1錠[64.9円/錠]，クエチアピン錠200mg「AA」：あすかActavis　200mg1錠[118.7円/錠]，クエチアピン錠200mg「DSEP」：第一三共エスファ　200mg1錠[118.7円/錠]，クエチアピン錠200mg「EE」：高田　200mg1錠[118.7円/錠]，クエチアピン錠200mg「FFP」：富士フイルム　200mg1錠[82.4円/錠]，クエチアピン錠200mg「JG」：日本ジェネリック　200mg1錠[158.2円/錠]，クエチアピン錠200mg「MEEK」：小林化工　200mg1錠[118.7円/錠]，クエチアピン錠200mg「アメル」：共和薬品　200mg1錠[118.7円/錠]，クエチアピン錠200mg「サワイ」：沢井　200mg1錠[118.7円/錠]，クエチアピン錠200mg「サンド」：サンド　200mg1錠[82.4円/錠]，クエチアピン錠200mg「三和」：シオノ　200mg1錠[118.7円/錠]，クエチアピン錠200mg「テバ」：大正薬品　200mg1錠[118.7円/錠]，クエチアピン錠200mg「トーワ」：東和　200mg1錠[118.7円/錠]，クエチアピン錠200mg「日医工」：日医工　200mg1錠[82.4円/錠]，クエチアピン錠200mg「日新」：日新－山形　200mg1錠[158.2円/錠]，クエチアピン錠200mg「ファイザー」：ファイザー　200mg1錠[118.7円/錠]，クエチアピン錠200mg「明治」：Meiji Seika　200mg1錠[118.7円/錠]，クエチアピン錠200mg「ヨシトミ」：田辺三菱　200mg1錠[118.7円/錠]

セロクラール細粒4%　規格：4%1g[27.9円/g]
セロクラール錠10mg　規格：10mg1錠[8.5円/錠]
セロクラール錠20mg　規格：20mg1錠[13.8円/錠]
イフェンプロジル酒石酸塩　サノフィ　133,219

【効能効果】

脳梗塞後遺症，脳出血後遺症に伴うめまいの改善

【対応標準病名】

◎	脳梗塞後遺症	脳出血後遺症	めまい
○	頚性めまい	小脳梗塞後遺症	陳旧性アテローム血栓性脳梗塞
	陳旧性延髄梗塞	陳旧性橋梗塞	陳旧性小脳梗塞
	陳旧性塞栓性脳梗塞	陳旧性多発性脳梗塞	陳旧性脳幹梗塞
	陳旧性脳梗塞	陳旧性ラクナ梗塞	突発性めまい
	脳梗塞後の片麻痺	平衡障害	めまい感
	めまい症	めまい発作	夜間めまい
	よろめき感		
△	回転性めまい	くも膜下出血後遺症	脳梗塞
	脳出血	脳卒中後遺症	末梢性めまい症
	迷路性めまい		

用法用量　通常成人には，イフェンプロジル酒石酸塩として1回20mgを1日3回毎食後経口投与する。

用法用量に関連する使用上の注意　本剤の投与期間は，臨床効果及び副作用の程度を考慮しながら慎重に決定するが，投与12週で効果が認められない場合には投与を中止すること。

禁忌　頭蓋内出血発作後，止血が完成していないと考えられる患者

アポノール錠10：あすか　10mg1錠[5.6円/錠]，アポノール錠20：あすか　20mg1錠[5.8円/錠]，イフェンプロジル酒石酸塩細粒4%「TCK」：辰巳化学　4%1g[8.8円/g]，イフェンプロジル酒石酸塩錠10mg「TCK」：辰巳化学　10mg1錠[5.6円/錠]，イフェンプロジル酒石酸塩錠10mg「YD」：陽進堂　10mg1錠[5.6円/錠]，イフェンプロジル酒石酸塩錠10mg「サワイ」：沢井　10mg1錠[5.6円/錠]，イフェンプロジル酒石酸塩錠10mg「ツルハラ」：鶴原　10mg1錠[5.6円/錠]，イフェンプロジル酒石酸塩錠10mg「トーワ」：東和　10mg1錠[5.4円/錠]，イフェンプロジル酒石酸塩錠10mg「日医工」：日医工　10mg1錠[5.4円/錠]，イフェンプロジル酒石酸塩錠20mg「TCK」：辰巳化学　20mg1錠[5.8円/錠]，イフェンプロジル酒石酸塩錠20mg「YD」：陽進堂　20mg1錠[5.8円/錠]，イフェンプロジル酒石酸塩錠20mg「サワイ」：沢井　20mg1錠[5.8円/錠]，イフェンプロジル酒石酸塩錠20mg「ツルハラ」：鶴原　20mg1錠[5.8円/錠]，イフェンプロジル酒石酸塩錠20mg「トーワ」：東和　20mg1錠[5.8円/錠]，イフェンプロジル酒石酸塩錠20mg「日医工」：日医工　20mg1錠[5.8円/錠]，フレザニール錠20mg：鶴原　20mg1錠[5.8円/錠]

セロケンL錠120mg　規格：120mg1錠[121.3円/錠]
メトプロロール酒石酸塩　アストラゼネカ　214

【効能効果】

本態性高血圧症(軽症～中等症)

【対応標準病名】

◎	高血圧症	本態性高血圧症	
○	悪性高血圧症	境界型高血圧症	高血圧性脳内出血
	高血圧切迫症	高レニン性高血圧症	若年高血圧症
	若年性境界型高血圧症	収縮期高血圧症	低レニン性高血圧症

用法用量　通常，成人には1日1回1錠(メトプロロール酒石酸塩として120mg)を朝食後経口投与する。
なお，年齢，症状により適宜増減する。

用法用量に関連する使用上の注意　褐色細胞腫の患者では，本剤の単独投与により急激に血圧が上昇することがあるので，α-遮断剤で初期治療を行った後に本剤を投与し，常にα-遮断剤を併用すること。

禁忌
(1)本剤の成分及び他のβ-遮断剤に対し過敏症の既往歴のある患者
(2)糖尿病性ケトアシドーシス，代謝性アシドーシスのある患者
(3)高度の徐脈(著しい洞性徐脈)，房室ブロック(II，III度)，洞房ブロック，洞不全症候群のある患者
(4)心原性ショック，肺高血圧による右心不全，うっ血性心不全の患者
(5)重症の末梢循環障害(壊疽等)のある患者
(6)未治療の褐色細胞腫の患者
(7)妊婦又は妊娠している可能性のある婦人

ロプレソールSR錠120mg：ノバルティス　120mg1錠［121.3円/錠］

セロケン錠20mg　規格：20mg1錠［15円/錠］
メトプロロール酒石酸塩　アストラゼネカ　212,214

【効能効果】

(1)本態性高血圧症(軽症～中等症)
(2)狭心症
(3)頻脈性不整脈

【対応標準病名】

◎	狭心症	高血圧症	頻脈症
	頻脈性不整脈	不整脈	本態性高血圧症
○	QT 延長症候群	QT 短縮症候群	悪性高血圧症
	安静時狭心症	安定狭心症	異型狭心症
	一過性心室細動	遺伝性 QT 延長症候群	冠攣縮性狭心症
	境界型高血圧症	狭心症 3 枝病変	高血圧性脳内出血
	高血圧切迫症	高レニン性高血圧症	若年高血圧症
	若年性境界型高血圧症	収縮期高血圧症	上室頻拍
	初発労作型狭心症	心室細動	心室粗動
	心室頻拍	心房静止	心房頻拍
	増悪労作型狭心症	低レニン性高血圧症	洞頻脈
	特発性 QT 延長症候群	トルサードドポアント	二次性 QT 延長症候群
	非持続性心室頻拍	微小血管性狭心症	頻拍症
	不安定狭心症	ブブレ症候群	ブルガダ症候群
	発作性上室頻拍	発作性心房頻拍	発作性接合部頻拍
	発作性頻拍	夜間狭心症	薬物性 QT 延長症候群
	リエントリー性心室性不整脈	労作時兼安静時狭心症	労作性狭心症
△	異所性心室調律	異所性心房調律	異所性調律
	異所性拍動	期外収縮	期外収縮性不整脈
	呼吸性不整脈	三段脈	上室期外収縮
	徐脈頻脈症候群	心室期外収縮	心室性二段脈
	心拍異常	心房期外収縮	接合部調律
	多源性心室期外収縮	多発性期外収縮	洞不整脈
	二段脈	副収縮	房室接合部期外収縮

用法用量
(1)本態性高血圧症(軽症～中等症)：通常，成人にはメトプロロール酒石酸塩として1日60～120mgを1日3回に分割経口投与する。効果不十分な場合は240mgまで増量することができる。なお，年齢，症状により適宜増減する。
(2)狭心症，頻脈性不整脈：通常，成人にはメトプロロール酒石酸塩として1日60～120mgを1日2～3回に分割経口投与する。なお，年齢，症状により適宜増減する。

用法用量に関連する使用上の注意　褐色細胞腫の患者では，本剤の単独投与により急激に血圧が上昇することがあるので，α-遮断剤で初期治療を行った後に本剤を投与し，常にα-遮断剤を併用すること。

禁忌
(1)本剤の成分及び他のβ-遮断剤に対し過敏症の既往歴のある患者
(2)糖尿病性ケトアシドーシス，代謝性アシドーシスのある患者
(3)高度の徐脈(著しい洞性徐脈)，房室ブロック(II，III度)，洞房ブロック，洞不全症候群のある患者
(4)心原性ショック，肺高血圧による右心不全，うっ血性心不全の患者
(5)低血圧症の患者
(6)重症の末梢循環障害(壊疽等)のある患者
(7)未治療の褐色細胞腫の患者
(8)妊婦又は妊娠している可能性のある婦人

メトプリック錠20mg：テバ製薬［7.3円/錠］，メトプロロール酒石酸塩錠20mg「JG」：長生堂［7.3円/錠］，メトプロロール酒石酸塩錠20mg「TCK」：辰巳化学［7.3円/錠］，メトプロロール酒石酸塩錠20mg「YD」：陽進堂［7.3円/錠］，メトプロロール酒石酸塩錠20mg「サワイ」：沢井［7.3円/錠］，メトプロロール酒石酸塩錠20mg「トーワ」：東和［7.3円/錠］

セロシオンカプセル10　規格：10mg1カプセル［178.1円/カプセル］
プロパゲルマニウム　三和化学　391

【効能効果】

HBe 抗原陽性 B 型慢性肝炎におけるウイルスマーカーの改善

【対応標準病名】

◎	B 型慢性肝炎	HBe 抗原検査陽性	
△	B 型肝硬変	HBS 抗原検査陽性	HCV 抗体検査陽性
	抗核抗体陽性	低補体血症	慢性ウイルス肝炎
	免疫グロブリン値上昇	リウマチ反応陽性	

用法用量　通常成人には，プロパゲルマニウムとして，1日30mgを3回に分けて，毎食後に経口投与する。

用法用量に関連する使用上の注意　投与開始16週目に，ウイルスマーカー(HBe抗原等)を含めた臨床検査を実施し，ウイルスマーカーの改善がみられなかった場合には，他の療法を考慮すること。

警告　慢性肝炎が急性増悪することがあり，死亡例が報告されている。

禁忌
(1)黄疸のある患者
(2)肝硬変の患者，あるいは肝硬変の疑われる患者
(3)本剤に対し過敏症の既往歴のある患者

ゼローダ錠300　規格：300mg1錠［360.5円/錠］
カペシタビン　中外　422

【効能効果】

(1)手術不能又は再発乳癌
(2)結腸癌における術後補助化学療法
(3)治癒切除不能な進行・再発の結腸・直腸癌
(4)治癒切除不能な進行・再発の胃癌

【対応標準病名】

◎	胃癌	胃進行癌	癌
	結腸癌	直腸癌	乳癌
	乳癌再発		
○	KIT (CD117) 陽性胃消化管間質腫瘍	KIT (CD117) 陽性結腸消化管間質腫瘍	KIT (CD117) 陽性直腸消化管間質腫瘍
	KRAS 遺伝子野生型結腸癌	KRAS 遺伝子野生型直腸癌	S 状結腸癌
	胃癌・HER2 過剰発現	胃管癌	胃消化管間質腫瘍
	胃小弯部癌	胃前庭部癌	胃体部癌
	胃大弯部癌	胃底部癌	遺伝性大腸癌
	遺伝性非ポリポーシス大腸癌	胃幽門部癌	炎症性乳癌
	横行結腸癌	回盲部癌	下行結腸癌
	肝弯曲部癌	結腸消化管間質腫瘍	残胃癌
	術後乳癌	上行結腸癌	進行乳癌
	スキルス胃癌	大腸癌	虫垂癌
	直腸 S 状部結腸癌	直腸癌術後再発	直腸消化管間質腫瘍
	乳癌骨転移	乳癌皮膚転移	脾弯曲部癌
	噴門癌	盲腸癌	幽門癌
	幽門前庭部癌		
△	悪性虫垂粘液瘤	胃悪性間葉系腫瘍	胃悪性黒色腫
	胃カルチノイド	胃癌骨転移	胃癌末期
	胃脂肪肉腫	胃重複癌	胃肉腫
	胃平滑筋肉腫	癌関連網膜症	結腸脂肪肉腫

腫瘍随伴症候群	上行結腸カルチノイド	上行結腸平滑筋肉腫
早期胃癌	大腸粘液癌	多発性癌転移
虫垂杯細胞カルチノイド	直腸癌穿孔	直腸脂肪肉腫
直腸平滑筋肉腫	乳癌・HER2 過剰発現	乳腺腋窩尾部乳癌
乳頭部乳癌	乳房下外側部乳癌	乳房下内側部乳癌
乳房境界部乳癌	乳房脂肪肉腫	乳房上外側部乳癌
乳房上内側部乳癌	乳房中央部乳癌	乳房パジェット病
乳輪部乳癌	肺門部小細胞癌	肺門部腺癌
肺門部大細胞癌	肺門部非小細胞癌	肺門部扁平上皮癌
末期癌	盲腸カルチノイド	

効能効果に関連する使用上の注意

(1)手術不能又は再発乳癌に対して

①本剤の術後補助化学療法における有効性及び安全性は確立していない。

②単剤投与を行う場合には，アントラサイクリン系抗悪性腫瘍剤を含む化学療法の増悪若しくは再発例に限る。

③併用療法に関して，初回化学療法における有効性及び安全性は確立していない。

(2)結腸癌における術後補助化学療法に対して：Dukes C 以外の結腸癌における術後補助化学療法での，本剤の有効性及び安全性は確立していない。また，国内での術後補助化学療法に関する検討は行われていない。

(3)治癒切除不能な進行・再発の胃癌に対して：本剤の術後補助化学療法における有効性及び安全性は確立していない。

用法用量

手術不能又は再発乳癌には A 法又は B 法を使用する。結腸癌における術後補助化学療法には B 法を使用し，治癒切除不能な進行・再発の結腸・直腸癌には他の抗悪性腫瘍剤との併用で C 法を使用する。治癒切除不能な進行・再発の胃癌には白金製剤との併用で C 法を使用する。

A 法

体表面積にあわせて次の投与量を朝食後と夕食後 30 分以内に 1 日 2 回，21 日間連日経口投与し，その後 7 日間休薬する。これを 1 コースとして投与を繰り返す。

体表面積	1 回用量
1.31m²未満	900mg
1.31m²以上 1.64m²未満	1,200mg
1.64m²以上	1,500mg

B 法

体表面積にあわせて次の投与量を朝食後と夕食後 30 分以内に 1 日 2 回，14 日間連日経口投与し，その後 7 日間休薬する。これを 1 コースとして投与を繰り返す。なお，患者の状態により適宜減量する。

体表面積	1 回用量
1.33m²未満	1,500mg
1.33m²以上 1.57m²未満	1,800mg
1.57m²以上 1.81m²未満	2,100mg
1.81m²以上	2,400mg

C 法

体表面積にあわせて次の投与量を朝食後と夕食後 30 分以内に 1 日 2 回，14 日間連日経口投与し，その後 7 日間休薬する。これを 1 コースとして投与を繰り返す。なお，患者の状態により適宜減量する。

体表面積	1 回用量
1.36m²未満	1,200mg
1.36m²以上 1.66m²未満	1,500mg
1.66m²以上 1.96m²未満	1,800mg
1.96m²以上	2,100mg

用法用量に関連する使用上の注意

(1)各用法の開始用量（1 回用量）は以下の体表面積あたりの用量から算出している。

A 法：825mg/m²

B 法：1,250mg/m²

C 法：1,000mg/m²

(2)治癒切除不能な進行・再発の結腸・直腸癌において，本剤と併用する他の抗悪性腫瘍剤は，【臨床成績】の項の内容を熟知した上で，患者の状態やがん化学療法歴に応じて選択すること。

(3)結腸癌における術後補助化学療法において，他の抗悪性腫瘍剤と併用する場合には，【臨床成績】の項の内容を熟知した上で，本剤を適宜減量すること。

(4)他の抗悪性腫瘍剤と併用する場合には，併用する他の抗悪性腫瘍剤の添付文書を熟読すること。

(5)休薬・減量について

①B 法及び C 法において副作用が発現した場合には，以下の規定を参考にして休薬・減量を行うこと。

休薬・減量の規定

<table>
<tr><th colspan="2">NCI による毒性の Grade 判定[注2)]</th><th>治療期間中の処置</th><th>治療再開時の投与量</th></tr>
<tr><td colspan="2">Grade1</td><td>休薬・減量不要</td><td>減量不要</td></tr>
<tr><td rowspan="4">Grade2</td><td>初回発現</td><td>Grade0-1 に軽快するまで休薬</td><td>減量不要</td></tr>
<tr><td>2 回目発現</td><td>Grade0-1 に軽快するまで休薬</td><td>減量段階 1</td></tr>
<tr><td>3 回目発現</td><td>Grade0-1 に軽快するまで休薬</td><td>減量段階 2</td></tr>
<tr><td>4 回目発現</td><td>投与中止・再投与不可</td><td>―</td></tr>
<tr><td rowspan="3">Grade3</td><td>初回発現</td><td>Grade0-1 に軽快するまで休薬</td><td>減量段階 1</td></tr>
<tr><td>2 回目発現</td><td>Grade0-1 に軽快するまで休薬</td><td>減量段階 2</td></tr>
<tr><td>3 回目発現</td><td>投与中止・再投与不可</td><td>―</td></tr>
<tr><td>Grade4</td><td>初回発現</td><td>投与中止・再投与不可
あるいは治療継続が患者にとって望ましいと判定された場合は，Grade0-1 に軽快するまで投与中断</td><td>減量段階 2</td></tr>
</table>

上記の休薬・減量の規定に応じて減量を行う際，次の用量を参考にすること。

1,250mg/m²相当量で投与を開始した場合の減量時の投与量

<table>
<tr><th rowspan="2">体表面積</th><th colspan="2">1 回用量</th></tr>
<tr><th>減量段階 1</th><th>減量段階 2</th></tr>
<tr><td>1.13m²未満</td><td>900mg</td><td rowspan="2">600mg</td></tr>
<tr><td>1.13m²以上 1.21m²未満</td><td rowspan="2">1,200mg</td></tr>
<tr><td>1.21m²以上 1.45m²未満</td><td rowspan="2">900mg</td></tr>
<tr><td>1.45m²以上 1.69m²未満</td><td rowspan="2">1,500mg</td></tr>
<tr><td>1.69m²以上 1.77m²未満</td><td rowspan="2">1,200mg</td></tr>
<tr><td>1.77m²以上</td><td>1,800mg</td></tr>
</table>

1,000mg/m²相当量で投与を開始した場合の減量時の投与量

<table>
<tr><th rowspan="2">体表面積</th><th colspan="2">1 回用量</th></tr>
<tr><th>減量段階 1</th><th>減量段階 2</th></tr>
<tr><td>1.41m²未満</td><td>900mg</td><td rowspan="2">600mg</td></tr>
<tr><td>1.41m²以上 1.51m²未満</td><td rowspan="2">1,200mg</td></tr>
<tr><td>1.51m²以上 1.81m²未満</td><td rowspan="3">900mg</td></tr>
<tr><td>1.81m²以上 2.11m²未満</td><td rowspan="2">1,500mg</td></tr>
<tr><td></td></tr>
</table>

2.11m²以上		1,200mg	

②一旦減量した後は増量は行わないこと。
注2)B法による国内臨床試験においてはNCI-CTC(Ver.2.0)によりGradeを判定した。手足症候群は以下の判定基準に従った。
また，C法による国内臨床試験においては手足症候群も含めてCTCAE v3.0によりGradeを判定した。
手足症候群の判定基準

Grade	臨床領域	機能領域
1	しびれ，皮膚知覚過敏，ヒリヒリ・チクチク感，無痛性腫脹，無痛性紅斑	日常生活に制限を受けることはない症状
2	腫脹を伴う有痛性皮膚紅斑	日常生活に制限を受ける症状
3	湿性落屑，潰瘍，水疱，強い痛み	日常生活を遂行できない症状

該当する症状のGradeが両基準(臨床領域，機能領域)で一致しない場合は，より適切と判断できるGradeを採用する
(6)「結腸癌における術後補助化学療法」に関しては，投与期間が8コースを超えた場合の有効性及び安全性は確立していない。

警告

(1)本剤を含むがん化学療法は，緊急時に十分対応できる医療施設において，がん化学療法に十分な知識・経験を持つ医師のもとで，本剤が適切と判断される症例についてのみ実施すること。適応患者の選択にあたっては，本剤及び各併用薬剤の添付文書を参照して十分注意すること。また，治療開始に先立ち，患者又はその家族に有効性及び危険性を十分説明し，同意を得てから投与すること。
(2)テガフール・ギメラシル・オテラシルカリウム配合剤との併用により，重篤な血液障害等の副作用が発現するおそれがあるので，併用を行わないこと。
(3)本剤とワルファリンカリウムとの併用により，血液凝固能検査値異常，出血が発現し死亡に至った例も報告されている。これらの副作用は，本剤とワルファリンカリウムの併用開始数日後から本剤投与中止後1ヶ月以内の期間に発現しているので，併用する場合には血液凝固能検査を定期的に行い，必要に応じて適切な処置を行うこと。

禁忌

(1)本剤の成分又はフルオロウラシルに対し過敏症の既往歴のある患者
(2)テガフール・ギメラシル・オテラシルカリウム配合剤投与中の患者及び投与中止後7日以内の患者
(3)重篤な腎障害のある患者
(4)妊婦又は妊娠している可能性のある婦人

併用禁忌

薬剤名等	臨床症状・措置方法	機序・危険因子
テガフール・ギメラシル・オテラシルカリウム配合剤(ティーエスワン)	早期に重篤な血液障害や下痢，口内炎等の消化管障害等が発現するおそれがあるので，テガフール・ギメラシル・オテラシルカリウム配合剤投与中及び投与中止後7日以内は本剤を投与しないこと。	ギメラシルがフルオロウラシルの異化代謝を阻害し，血中フルオロウラシル濃度が著しく上昇する。

セロトーン錠10mg　規格：10mg1錠[1404.5円/錠]
アザセトロン塩酸塩　日本たばこ　239

【効能効果】

抗悪性腫瘍剤(シスプラチン等)投与に伴う消化器症状(悪心，嘔吐)

【対応標準病名】

◎	化学療法に伴う嘔吐症		
○あ	S状結腸癌	悪性エナメル上皮腫	悪性下垂体腫瘍
	悪性褐色細胞腫	悪性顆粒細胞腫	悪性間葉腫
	悪性奇形腫	悪性胸腺腫	悪性グロームス腫瘍
	悪性血管外皮腫	悪性甲状腺腫	悪性骨腫瘍
	悪性縦隔腫瘍	悪性腫瘍	悪性腫瘍合併性皮膚筋炎
	悪性腫瘍に伴う貧血	悪性神経膠腫	悪性髄膜腫
	悪性脊髄髄膜腫	悪性線維性組織球腫	悪性虫垂粘液瘤
	悪性停留精巣	悪性頭蓋咽頭腫	悪性脳腫瘍
	悪性末梢神経鞘腫	悪性葉状腫瘍	悪性リンパ腫骨髄浸潤
	胃悪性黒色腫	イートン・ランバート症候群	胃カルチノイド
	胃癌	胃管癌	胃癌骨転移
	胃癌末期	胃脂肪肉腫	胃重複癌
	胃進行癌	胃体部癌	胃底部癌
	遺伝性大腸癌	遺伝性非ポリポーシス大腸癌	胃肉腫
	胃幽門部癌	陰核癌	陰茎癌
	陰茎亀頭部癌	陰茎体部癌	陰茎肉腫
	陰茎包皮部癌	咽頭癌	咽頭肉腫
	陰のう癌	陰のう内脂肪肉腫	ウイルムス腫瘍
	エクリン汗孔癌	炎症性乳癌	延髄神経膠腫
	嘔気	横行結腸癌	嘔吐症
か	横紋筋肉腫	悪心	外陰悪性黒色腫
	外陰悪性腫瘍	外陰癌	外陰部パジェット病
	外耳道癌	回腸癌	海綿芽細胞腫
	回盲部癌	下咽頭癌	下咽頭後部癌
	下咽頭肉腫	下顎悪性エナメル上皮腫	下顎骨悪性腫瘍
	下顎歯肉癌	下顎歯肉頬移行部癌	下眼瞼有棘細胞癌
	顎下腺癌	顎下部悪性腫瘍	角膜の悪性腫瘍
	下行結腸癌	下肢悪性腫瘍	下唇癌
	下唇赤唇部癌	仮声帯癌	滑膜腫
	滑膜肉腫	下部食道癌	下部胆管癌
	下葉肺癌	カルチノイド	癌
	肝悪性腫瘍	眼窩悪性腫瘍	肝外胆管癌
	眼窩神経芽腫	肝カルチノイド	肝癌
	肝癌骨転移	眼瞼皮膚の悪性腫瘍	肝細胞癌
	癌性悪液質	癌性胸膜炎	癌性ニューロパチー
	癌性ニューロミオパチー	癌性貧血	癌性ミエロパチー
	汗腺癌	顔面悪性腫瘍	肝門部癌
	肝門部胆管癌	気管癌	気管支癌
	気管支リンパ節転移	基底細胞癌	臼後部癌
	嗅神経芽腫	嗅神経上皮腫	胸腔内リンパ節の悪性腫瘍
	橋神経膠腫	胸腺カルチノイド	胸腺癌
	胸腺腫	胸椎転移	頬粘膜癌
	胸部下部食道癌	胸部上部食道癌	胸部食道癌
	胸部中部食道癌	胸膜悪性腫瘍	胸膜脂肪肉腫
	巨大後腹膜脂肪肉腫	空腸癌	クルッケンベルグ腫瘍
	クロム親和性芽細胞腫	頚動脈小体悪性腫瘍	頚部悪性腫瘍
	頚部癌	頚部原発腫瘍	頚部脂肪肉腫
	頚部食道癌	頚部神経芽腫	頚部肉腫
	頚部皮膚悪性腫瘍	血管肉腫	結腸癌
	結腸脂肪肉腫	結膜の悪性腫瘍	肩甲部脂肪肉腫
	原始神経外胚葉腫瘍	原線維性星細胞腫	原発性肝癌
	原発性骨腫瘍	原発性脳腫瘍	原発性肺癌
	原発不明癌	口蓋癌	口蓋垂癌
	膠芽腫	口腔悪性黒色腫	口腔癌
	口腔前庭癌	口腔底癌	硬口蓋癌
	後縦隔悪性腫瘍	甲状腺悪性腫瘍	甲状腺癌
	甲状腺癌骨転移	甲状腺髄様癌	甲状腺乳頭癌

	甲状腺未分化癌	甲状腺濾胞癌	甲状軟骨の悪性腫瘍
	口唇癌	口唇境界部癌	口唇赤唇部癌
	口唇皮膚悪性腫瘍	口底癌	喉頭蓋癌
	喉頭蓋前面癌	喉頭蓋谷癌	喉頭癌
	後頭部転移性腫瘍	後頭葉悪性腫瘍	後腹膜悪性腫瘍
	後腹膜脂肪肉腫	肛門悪性黒色腫	肛門癌
	肛門管癌	肛門部癌	肛門扁平上皮癌
	骨悪性線維性組織球腫	骨原性肉腫	骨髄性白血病骨髄浸潤
	骨髄転移	骨線維肉腫	骨転移癌
	骨軟骨肉腫	骨肉腫	骨盤転移
	骨盤内リンパ節転移	骨盤内リンパ節の悪性腫瘍	骨膜性骨肉腫
さ	鰓原性癌	残胃癌	耳介癌
	耳下腺癌	耳下部肉腫	耳管癌
	色素性基底細胞癌	子宮癌	子宮癌骨転移
	子宮癌再発	子宮癌肉腫	子宮体癌
	子宮体癌再発	子宮内膜癌	子宮内膜間質肉腫
	子宮肉腫	篩骨洞癌	視神経膠腫
	脂腺癌	歯肉癌	脂肪肉腫
	縦隔癌	縦隔脂肪肉腫	縦隔神経芽腫
	縦隔リンパ節転移	習慣性嘔吐	十二指腸カルチノイド
	十二指腸癌	十二指腸乳頭癌	十二指腸乳頭部癌
	十二指腸平滑筋肉腫	絨毛癌	主気管支の悪性腫瘍
	術後乳癌	腫瘍随伴症候群	上衣芽細胞腫
	上衣腫	小陰唇癌	上咽頭癌
	上咽頭脂肪肉腫	上顎悪性エナメル上皮腫	上顎癌
	上顎結節部癌	上顎骨悪性腫瘍	上顎歯肉癌
	上顎歯肉頬移行部癌	上顎洞癌	松果体悪性腫瘍
	松果体芽腫	松果体未分化胚細胞腫	上行結腸カルチノイド
	上行結腸癌	上行結腸平滑筋肉腫	小細胞肺癌
	上肢悪性腫瘍	上唇癌	上唇赤唇部癌
	小唾液腺癌	小腸癌	小腸脂肪肉腫
	上皮腫	上部食道癌	上部胆管癌
	上葉肺癌	上腕脂肪肉腫	食道悪性黒色腫
	食道横紋筋肉腫	食道顆粒細胞腫	食道カルチノイド
	食道癌	食道癌骨転移	食道癌肉腫
	食道基底細胞癌	食道偽肉腫	食道脂肪肉腫
	食道小細胞癌	食道腺癌	食道腺様のう胞癌
	食道粘表皮癌	食道表在癌	食道平滑筋肉腫
	食道未分化癌	痔瘻癌	腎悪性腫瘍
	腎盂癌	腎盂乳頭状癌	腎癌
	腎癌骨転移	神経芽腫	神経膠腫
	神経線維肉腫	進行乳癌	唇交連癌
	腎細胞癌	腎周囲脂肪肉腫	心臓悪性腫瘍
	腎肉腫	膵芽腫	膵癌
	膵管癌	膵管内管状腺癌	膵管内乳頭粘液性腺癌
	膵脂肪肉腫	膵漿液性のう胞腺癌	膵腺房細胞癌
	膵臓癌骨転移	膵体部癌	膵頭部癌
	膵内胆管癌	膵粘液性のう胞腺癌	膵尾部癌
	髄膜癌腫症	髄膜白血病	スキルス胃癌
	星細胞腫	精索脂肪肉腫	精索肉腫
	星状芽細胞腫	精上皮腫	成人Ｔ細胞白血病骨髄浸潤
	精巣癌	精巣奇形癌	精巣奇形腫
	精巣絨毛癌	精巣上体癌	精巣胎児性癌
	精巣肉腫	精巣卵のう腫瘍	精母細胞腫
	声門下癌	声門癌	声門上癌
	脊索腫	脊髄播種	脊椎転移
	舌縁癌	舌下腺癌	舌下面癌
	舌癌	舌根部癌	舌脂肪肉腫
	舌尖癌	舌背癌	線維脂肪肉腫
	線維肉腫	前縦隔悪性腫瘍	全身性転移性癌
	前頭洞癌	前頭部転移性腫瘍	前頭葉悪性腫瘍
	前立腺癌	前立腺癌骨転移	前立腺神経内分泌癌
	前立腺肉腫	早期食道癌	総胆管癌

	側頭部転移性腫瘍	側頭葉悪性腫瘍	側頭葉膠芽腫
た	大陰唇癌	退形成性星細胞腫	胎児性癌
	胎児性精巣腫瘍	大腿骨転移性骨腫瘍	大唾液腺癌
	大腸カルチノイド	大腸癌	大腸癌骨転移
	大腸肉腫	大腸粘液癌	大脳悪性腫瘍
	大脳深部神経膠腫	大脳深部転移性腫瘍	大網脂肪肉腫
	唾液腺癌	多発性癌転移	多発性骨髄腫骨髄浸潤
	多発性神経膠腫	胆管癌	胆汁性嘔吐
	男性性器癌	胆のう癌	胆のう管癌
	胆のう肉腫	腟悪性黒色腫	腟癌
	中咽頭癌	中咽頭側壁癌	中咽頭肉腫
	中耳悪性腫瘍	中縦隔悪性腫瘍	虫垂カルチノイド
	虫垂癌	中脳神経膠腫	中部食道癌
	中部胆管癌	中葉肺癌	腸間膜悪性腫瘍
	腸間膜脂肪肉腫	腸間膜肉腫	蝶形骨洞癌
	聴神経膠腫	直腸Ｓ状部結腸癌	直腸悪性黒色腫
	直腸カルチノイド	直腸癌	直腸癌骨転移
	直腸癌術後再発	直腸癌穿孔	直腸脂肪肉腫
	手軟部悪性腫瘍	転移性下顎癌	転移性肝癌
	転移性肝腫瘍	転移性胸膜腫瘍	転移性口腔癌
	転移性黒色腫	転移性骨腫瘍	転移性縦隔腫瘍
	転移性十二指腸癌	転移性腫瘍	転移性消化器腫瘍
	転移性上顎癌	転移性小腸腫瘍	転移性腎腫瘍
	転移性膵腫瘍	転移性舌癌	転移性頭蓋骨腫瘍
	転移性脳腫瘍	転移性肺癌	転移性肺腫瘍
	転移性脾腫瘍	転移性皮膚腫瘍	転移性副腎腫瘍
	転移性卵巣癌	テント上下転移性腫瘍	頭蓋骨悪性腫瘍
	頭蓋部脊索腫	頭頚部癌	頭頂葉悪性腫瘍
	頭部脂肪肉腫	頭部軟部組織悪性腫瘍	頭部皮膚癌
な	内耳癌	内胚葉洞腫瘍	軟口蓋癌
	軟骨肉腫	軟部悪性巨細胞腫	軟部組織悪性腫瘍
	肉腫	乳癌	乳癌・HER2 過剰発現
	乳癌骨転移	乳癌再発	乳癌皮膚転移
	乳房外パジェット病	乳房下外側部乳癌	乳房下内側部乳癌
	乳房脂肪肉腫	乳房上外側部乳癌	乳房上内側部乳癌
	乳房中央部乳癌	乳房肉腫	尿管癌
	尿管口部膀胱癌	尿道傍腺の悪性腫瘍	尿膜管癌
	粘液性のう胞腺癌	脳幹悪性腫瘍	脳幹神経膠腫
	脳室悪性腫瘍	脳神経悪性腫瘍	脳胚細胞腫瘍
は	肺芽腫	肺カルチノイド	肺癌
	肺癌骨転移	肺癌肉腫	肺癌による閉塞性肺炎
	胚細胞腫	肺腺癌	肺腺扁平上皮癌
	肺腺様のう胞癌	肺大細胞癌	肺大細胞神経内分泌癌
	肺肉腫	肺粘表皮癌	肺扁平上皮癌
	肺胞上皮癌	肺未分化癌	肺門部肺癌
	馬尾上衣腫	バレット食道癌	反芻
	反復性嘔吐	鼻咽腔癌	鼻腔癌
	脾脂肪肉腫	非小細胞肺癌	鼻前庭癌
	鼻中隔癌	脾の悪性腫瘍	皮膚悪性腫瘍
	皮膚悪性線維性組織球腫	皮膚癌	皮膚脂肪肉腫
	皮膚線維肉腫	皮膚白血病	皮膚付属器癌
	腹腔内リンパ節の悪性腫瘍	腹腔リンパ節転移	副甲状腺悪性腫瘍
	副甲状腺癌	副腎悪性腫瘍	副腎癌
	副腎髄質の悪性腫瘍	副腎皮質癌	副腎皮質の悪性腫瘍
	副鼻腔癌	腹部悪性腫瘍	腹部食道癌
	腹部神経芽腫	腹膜悪性腫瘍	腹膜癌
	ぶどう膜悪性黒色腫	噴門癌	平滑筋肉腫
	扁桃窩癌	扁桃癌	扁桃肉腫
	膀胱円蓋部膀胱癌	膀胱癌	膀胱頚部膀胱癌
	膀胱後壁部膀胱癌	膀胱三角部膀胱癌	膀胱前壁部膀胱癌
	膀胱側壁部膀胱癌	膀胱肉腫	傍骨性骨肉腫
	紡錘形細胞肉腫	胞巣状軟部肉腫	乏突起神経膠腫
ま	末期癌	末梢神経悪性腫瘍	脈絡膜悪性黒色腫

や	メルケル細胞癌	盲腸カルチノイド	盲腸癌
	毛包癌	網膜芽細胞腫	網膜膠腫
	毛様細胞性星細胞腫	毛様体悪性腫瘍	ユーイング肉腫
	有棘細胞癌	幽門癌	幽門前庭部癌
ら	腰椎転移	卵黄のう腫瘍	卵管癌
	卵巣癌	卵巣癌全身転移	卵巣絨毛癌
	卵巣胎児性癌	卵巣肉腫	卵巣未分化胚細胞腫
	卵巣類皮のう胞癌	隆起性皮膚線維肉腫	輪状後部癌
	リンパ管肉腫	リンパ性白血病骨髄浸潤	肋骨転移
△	アセトン血性嘔吐症	癌関連網膜症	術後悪心
	食後悪心	心臓横紋筋肉腫	心臓血管肉腫
	心臓脂肪肉腫	心臓線維肉腫	心臓粘液肉腫
	早期胃癌	中枢性嘔吐症	転移性扁平上皮癌
	特発性嘔吐症	脳性嘔吐	糞便性嘔吐

用法用量　通常，成人にはアザセトロン塩酸塩として1回10mgを1日1回経口投与する。なお，年齢，症状により適宜増減するが，1回15mgを超えないこととする。

用法用量に関連する使用上の注意

(1)抗悪性腫瘍剤を投与する場合，その30分～2時間前に投与する。

(2)癌化学療法の各クールにおいて，本剤は抗悪性腫瘍剤を投与する当日に投与し，抗悪性腫瘍剤を連日投与する場合は，その投与期間中(通常3～5日間)に投与する。

(3)抗悪性腫瘍剤投与終了後，翌日以降にみられる悪心，嘔吐に対する本剤の有効性は確立していないので，抗悪性腫瘍剤投与終了日の翌日以降は本剤の投与を継続しないように注意すること。

禁忌　本剤の成分に対し過敏症の既往歴のある患者

センブリ散

センブリ　　規格：1g[6.3円/g]　丸石 233

【効能効果】

苦味健胃剤として，食欲増進，胃液分泌促進，胃機能増進の目的に用いる。

【対応標準病名】

該当病名なし

用法用量　通常，成人1回0.2gを1日3回経口投与する。

ソセゴン錠25mg

塩酸ペンタゾシン　　規格：25mg1錠[40.8円/錠]　丸石 114

【効能効果】

各種癌における鎮痛

【対応標準病名】

◎	悪性腫瘍	癌	
○	ALK融合遺伝子陽性非小細胞肺癌	EGFR遺伝子変異陽性非小細胞肺癌	KIT(CD117)陽性胃消化管間質腫瘍
	KIT(CD117)陽性結腸消化管間質腫瘍	KIT(CD117)陽性小腸消化管間質腫瘍	KIT(CD117)陽性食道消化管間質腫瘍
	KIT(CD117)陽性直腸消化管間質腫瘍	KRAS遺伝子野生型結腸癌	KRAS遺伝子野生型直腸癌
あ	S状結腸癌	悪性エナメル上皮腫	悪性下垂体腫瘍
	悪性褐色細胞腫	悪性顆粒細胞腫	悪性間葉腫
	悪性奇形腫	悪性胸腺腫	悪性グロームス腫瘍
	悪性血管外皮腫	悪性甲状腺腫	悪性骨腫瘍
	悪性縦隔腫瘍	悪性神経膠腫	悪性髄膜腫
	悪性脊髄髄膜腫	悪性線維性組織球腫	悪性虫垂粘液瘤
	悪性停留精巣	悪性頭蓋咽頭腫	悪性脳腫瘍
	悪性末梢神経鞘腫	悪性葉状腫瘍	悪性リンパ腫骨髄浸潤
	鞍上部胚細胞腫瘍	胃悪性間葉系腫瘍	胃悪性黒色腫
	胃カルチノイド	胃癌	胃癌・HER2過剰発現
	胃管癌	胃癌骨転移	胃癌末期
	胃原発絨毛癌	胃脂肪肉腫	胃重複癌
	胃消化管間質腫瘍	胃進行癌	胃前庭部癌
	胃体部癌	胃底部癌	遺伝性大腸癌
	遺伝性非ポリポーシス大腸癌	胃肉腫	胃胚細胞腫瘍
	胃平滑筋肉腫	胃幽門部癌	陰核癌
	陰茎悪性黒色腫	陰茎癌	陰茎亀頭部癌
	陰茎体部癌	陰茎肉腫	陰茎パジェット病
	陰茎包皮部癌	陰茎有棘細胞癌	咽頭癌
	咽頭肉腫	陰のう悪性黒色腫	陰のう癌
	陰のう内脂肪肉腫	陰のうパジェット病	陰のう有棘細胞癌
	ウイルムス腫瘍	エクリン汗孔癌	炎症性乳癌
	延髄神経膠腫	延髄星細胞腫	横行結腸癌
か	横紋筋肉腫	外陰悪性黒色腫	外陰悪性腫瘍
	外陰癌	外陰部パジェット病	外陰部有棘細胞癌
	外耳道癌	回腸カルチノイド	回腸癌
	回腸消化管間質腫瘍	海綿芽細胞腫	回盲部癌
	下咽頭癌	下咽頭後部癌	下咽頭肉腫
	下顎悪性エナメル上皮腫	下顎骨悪性腫瘍	下顎骨骨肉腫
	下顎歯肉癌	下顎歯肉頬移行部癌	下顎部横紋筋肉腫
	下眼瞼基底細胞癌	下眼瞼皮膚癌	下眼瞼有棘細胞癌
	顎下腺癌	顎下部悪性腫瘍	角膜の悪性腫瘍
	下行結腸癌	下口唇基底細胞癌	下口唇皮膚癌
	下口唇有棘細胞癌	下肢悪性腫瘍	下唇癌
	下唇赤唇部癌	仮声帯癌	滑膜腫
	滑膜肉腫	下部食道癌	下部胆管癌
	下葉小細胞肺癌	下葉肺癌	下葉肺腺癌
	下葉肺大細胞癌	下葉肺扁平上皮癌	下葉非小細胞肺癌
	カルチノイド	肝悪性腫瘍	眼窩悪性腫瘍
	肝外胆管癌	眼窩横紋筋肉腫	眼角基底細胞癌
	眼角皮膚癌	眼角有棘細胞癌	眼窩神経芽腫
	肝カルチノイド	肝癌	肝癌骨転移
	眼瞼脂腺癌	眼瞼皮膚の悪性腫瘍	眼瞼メルケル細胞癌
	肝細胞癌	肝細胞癌破裂	癌性胸水
	癌性胸膜炎	癌性ニューロパチー	汗腺癌
	顔面悪性腫瘍	顔面横紋筋肉腫	肝門部癌
	肝門部胆管癌	気管癌	気管支カルチノイド
	気管支癌	気管支リンパ節転移	基底細胞癌
	臼後部癌	嗅神経芽腫	嗅神経上皮腫
	胸腔内リンパ節の悪性腫瘍	橋神経膠腫	胸腺カルチノイド
	胸腺癌	胸腺腫	胸椎転移
	頬粘膜癌	頬部横紋筋肉腫	胸部下部食道癌
	頬部血管肉腫	胸部上部食道癌	胸部食道癌
	胸部中部食道癌	胸膜悪性腫瘍	胸膜脂肪肉腫
	胸膜播種	去勢抵抗性前立腺癌	巨大後腹膜脂肪肉腫
	空腸カルチノイド	空腸癌	空腸消化管間質腫瘍
	クルッケンベルグ腫瘍	クロム親和性芽細胞腫	頚動脈小体悪性腫瘍
	頚部悪性腫瘍	頚部悪性線維性組織球腫	頚部悪性軟部腫瘍
	頚部横紋筋肉腫	頚部滑膜肉腫	頚部癌
	頚部基底細胞癌	頚部血管肉腫	頚部原発腫瘍
	頚部脂腺癌	頚部脂肪肉腫	頚部食道癌
	頚部神経芽腫	頚部肉腫	頚部皮膚悪性腫瘍
	頚部皮膚癌	頚部メルケル細胞癌	頚部有棘細胞癌
	頚部隆起性皮膚線維肉腫	血管肉腫	結腸癌
	結腸脂肪肉腫	結腸消化管間質腫瘍	結膜の悪性腫瘍
	限局性前立腺癌	肩甲部脂肪肉腫	原始神経外胚葉腫瘍
	原線維性星細胞腫	原発性悪性脳腫瘍	原発性肝癌
	原発性骨腫瘍	原発性脳腫瘍	原発性肺癌
	原発不明癌	肩部悪性線維性組織球腫	肩部横紋筋肉腫
	肩部滑膜肉腫	肩部線維肉腫	肩部淡明細胞肉腫
	肩部胞巣状軟部肉腫	口蓋癌	口蓋垂癌
	膠芽腫	口腔悪性黒色腫	口腔癌

ソ

口腔前庭癌	口腔底癌	硬口蓋癌
後縦隔悪性腫瘍	甲状腺悪性腫瘍	甲状腺癌
甲状腺癌骨転移	甲状腺髄様癌	甲状腺乳頭癌
甲状腺未分化癌	甲状腺濾胞癌	甲状軟骨の悪性腫瘍
口唇癌	口唇境界部癌	口唇赤唇部癌
口唇皮膚悪性腫瘍	口唇メルケル細胞癌	口底癌
喉頭蓋癌	喉頭蓋前面癌	喉頭蓋谷癌
喉頭癌	後頭部転移性腫瘍	後頭葉悪性腫瘍
後頭葉膠芽腫	後頭葉神経膠腫	膠肉腫
項部基底細胞癌	後腹膜悪性腫瘍	後腹膜悪性線維性組織球腫
後腹膜横紋筋肉腫	後腹膜血管肉腫	後腹膜脂肪肉腫
後腹膜神経芽腫	後腹膜線維肉腫	後腹膜胚細胞腫瘍
後腹膜平滑筋肉腫	後腹膜リンパ節転移	項部皮膚癌
項部メルケル細胞癌	項部有棘細胞癌	肛門悪性黒色腫
肛門癌	肛門管癌	肛門部癌
肛門扁平上皮癌	骨悪性線維性組織球腫	骨原性肉腫
骨髄性白血病骨髄浸潤	骨髄転移	骨線維肉腫
骨転移癌	骨軟骨肉腫	骨肉腫
骨盤転移	骨盤内リンパ節転移	骨盤内リンパ節の悪性腫瘍

さ

骨膜性骨肉腫	鰓原性癌	残胃癌
耳介癌	耳介メルケル細胞癌	耳下腺癌
耳下部肉腫	耳管癌	色素性基底細胞癌
子宮癌	子宮癌骨転移	子宮癌再発
子宮癌肉腫	子宮体癌	子宮体癌再発
子宮内膜癌	子宮内膜間質肉腫	子宮肉腫
子宮平滑筋肉腫	篩骨洞癌	視床下部星細胞腫
視床星細胞腫	視神経膠腫	脂腺癌
歯肉癌	脂肪肉腫	斜台部脊索腫
縦隔癌	縦隔脂肪肉腫	縦隔神経芽腫
縦隔胚細胞腫瘍	縦隔卵黄のう腫瘍	縦隔リンパ節転移
十二指腸悪性ガストリノーマ	十二指腸悪性ソマトスタチノーマ	十二指腸カルチノイド
十二指腸癌	十二指腸消化管間質腫瘍	十二指腸神経内分泌癌
十二指腸神経内分泌腫瘍	十二指腸乳頭癌	十二指腸乳頭部癌
十二指腸平滑筋肉腫	絨毛癌	手関節部滑膜肉腫
主気管支の悪性腫瘍	術後乳癌	手部悪性線維性組織球腫
手部横紋筋肉腫	手部滑膜肉腫	手部淡明細胞肉腫
手部類上皮肉腫	上衣芽細胞腫	上衣腫
小陰唇癌	上咽頭癌	上咽頭脂肪肉腫
上顎悪性エナメル上皮腫	上顎癌	上顎結節部癌
上顎骨悪性腫瘍	上顎骨肉腫	上顎歯肉癌
上顎歯肉頬移行部癌	上顎洞癌	松果体悪性腫瘍
松果体芽腫	松果体胚細胞腫瘍	松果体部膠芽腫
松果体未分化胚細胞腫	上眼瞼基底細胞癌	上眼瞼皮膚癌
上眼瞼有棘細胞癌	上行結腸カルチノイド	上行結腸癌
上行結腸平滑筋肉腫	上口唇基底細胞癌	上口唇皮膚癌
上口唇有棘細胞癌	小細胞肺癌	上肢悪性腫瘍
上唇癌	上唇赤唇部癌	小唾液腺癌
小腸カルチノイド	小腸癌	小腸脂肪肉腫
小腸消化管間質腫瘍	小腸平滑筋肉腫	上部食道癌
上部胆管癌	上葉小細胞肺癌	上葉肺癌
上葉肺腺癌	上葉肺大細胞癌	上葉肺扁平上皮癌
上葉非小細胞肺癌	上腕悪性線維性組織球腫	上腕悪性軟部腫瘍
上腕横紋筋肉腫	上腕滑膜肉腫	上腕脂肪肉腫
上腕線維肉腫	上腕淡明細胞肉腫	上腕胞巣状軟部肉腫
上腕類上皮肉腫	食道悪性間葉系腫瘍	食道悪性黒色腫
食道横紋筋肉腫	食道顆粒細胞腫	食道カルチノイド
食道癌	食道癌骨転移	食道癌肉腫
食道基底細胞癌	食道偽肉腫	食道脂肪肉腫
食道消化管間質腫瘍	食道小細胞癌	食道腺癌
食道腺様のう胞癌	食道粘表皮癌	食道表在癌
食道平滑筋肉腫	食道未分化癌	痔瘻癌
腎悪性腫瘍	腎盂癌	腎盂腺癌
腎盂乳頭状癌	腎盂尿路上皮癌	腎盂扁平上皮癌
腎カルチノイド	腎癌	腎癌骨転移
神経芽腫	神経膠腫	神経線維肉腫
進行性前立腺癌	進行乳癌	唇交連癌
腎細胞癌	腎周囲脂肪肉腫	心臓悪性腫瘍
心臓横紋筋肉腫	心臓血管肉腫	心臓脂肪肉腫
心臓線維肉腫	心臓粘液肉腫	腎肉腫
膵芽腫	膵癌	膵管癌
膵管内管状腺癌	膵管内乳頭粘液性腺癌	膵脂肪肉腫
膵漿液性のう胞腺癌	膵腺房細胞癌	膵臓癌骨転移
膵体部癌	膵頭部カルチノイド	膵頭部癌
膵内胆管癌	膵粘液性のう胞腺癌	膵尾部癌
髄膜癌腫症	髄膜白血病	スキルス胃癌
星細胞腫	精索脂肪肉腫	精索肉腫
星状芽細胞腫	精上皮腫	成人Ｔ細胞白血病骨髄浸潤
精巣横紋筋肉腫	精巣癌	精巣奇形癌
精巣奇形腫	精巣絨毛癌	精巣上体癌
精巣胎児性癌	精巣肉腫	精巣胚細胞腫瘍
精巣卵黄のう腫瘍	精巣卵のう腫瘍	精母細胞腫
声門下癌	声門癌	声門上癌
脊髄播種	脊椎転移	舌縁癌
舌下腺癌	舌下面癌	舌癌
舌根部癌	舌脂肪肉腫	舌尖癌
舌背癌	線維脂肪肉腫	線維肉腫
前縦隔悪性腫瘍	全身性転移性癌	前頭洞癌
前頭部転移性腫瘍	前頭葉悪性腫瘍	前頭葉膠芽腫
前頭葉神経膠腫	前頭葉星細胞腫	前頭葉退形成性星細胞腫
前立腺横紋筋肉腫	前立腺癌	前立腺癌骨転移
前立腺癌再発	前立腺小細胞癌	前立腺神経内分泌癌
前立腺肉腫	前腕悪性線維性組織球腫	前腕悪性軟部腫瘍
前腕横紋筋肉腫	前腕滑膜肉腫	前腕線維肉腫
前腕胞巣状軟部肉腫	前腕類上皮肉腫	早期胃癌
早期食道癌	総胆管癌	側頭部転移性腫瘍
側頭葉悪性腫瘍	側頭葉膠芽腫	側頭葉神経膠腫
側頭葉星細胞腫	側頭葉退形成性星細胞腫	側頭葉毛様細胞性星細胞腫

た

第４脳室上衣腫	大陰唇癌	退形成性上衣腫
退形成性星細胞腫	胎児性癌	胎児性精巣腫瘍
大腿骨転移性骨腫瘍	大唾液腺癌	大腸カルチノイド
大腸癌	大腸癌骨転移	大腸肉腫
大腸粘液癌	大動脈周囲リンパ節転移	大脳悪性腫瘍
大脳深部神経膠腫	大脳深部転移性腫瘍	大網脂肪肉腫
大網消化管間質腫瘍	唾液腺癌	多発性癌転移
多発性骨髄腫骨髄浸潤	多発性神経膠腫	胆管癌
男性性器癌	胆のうカルチノイド	胆のう癌
胆のう管癌	胆のう肉腫	淡明細胞肉腫
腟悪性黒色腫	腟癌	中咽頭癌
中咽頭側壁癌	中咽頭肉腫	中耳悪性腫瘍
中縦隔悪性腫瘍	虫垂カルチノイド	虫垂癌
虫垂杯細胞カルチノイド	中脳神経膠腫	肘部滑膜肉腫
中部食道癌	肘部線維肉腫	中部胆管癌
肘部類上皮肉腫	中葉小細胞肺癌	中葉肺癌
中葉肺腺癌	中葉肺大細胞癌	中葉肺扁平上皮癌
中葉非小細胞肺癌	腸間膜悪性腫瘍	腸間膜脂肪肉腫
腸間膜消化管間質腫瘍	腸間膜肉腫	腸間膜平滑筋肉腫
蝶形骨洞癌	腸骨リンパ節転移	聴神経膠腫
直腸Ｓ状部結腸癌	直腸悪性黒色腫	直腸カルチノイド
直腸癌	直腸癌骨転移	直腸癌術後再発
直腸癌穿孔	直腸脂肪肉腫	直腸消化管間質腫瘍
直腸平滑筋肉腫	手軟部悪性腫瘍	転移性下顎癌

	転移性肝癌	転移性肝腫瘍	転移性胸膜腫瘍
	転移性口腔癌	転移性黒色腫	転移性骨腫瘍
	転移性縦隔腫瘍	転移性十二指腸癌	転移性腫瘍
	転移性消化器腫瘍	転移性上顎癌	転移性小腸腫瘍
	転移性腎腫瘍	転移性膵腫瘍	転移性舌癌
	転移性頭蓋骨腫瘍	転移性脳腫瘍	転移性肺癌
	転移性肺腫瘍	転移性脾腫瘍	転移性皮膚腫瘍
	転移性副腎腫瘍	転移性腹壁腫瘍	転移性扁平上皮癌
	転移性卵巣癌	テント上下転移性腫瘍	頭蓋骨悪性腫瘍
	頭蓋骨骨肉腫	頭蓋底骨肉腫	頭蓋底脊索腫
	頭蓋内胚細胞腫瘍	頭蓋部脊索腫	頭頚部癌
	透析腎癌	頭頂葉悪性腫瘍	頭頂葉膠芽腫
	頭頂葉神経膠腫	頭頂葉星細胞腫	頭部悪性線維性組織球腫
	頭部横紋筋肉腫	頭部滑膜肉腫	頭部基底細胞癌
	頭部血管肉腫	頭部脂腺癌	頭部脂肪肉腫
	頭部軟部組織悪性腫瘍	頭部皮膚癌	頭部メルケル細胞癌
な	頭部有棘細胞癌	頭部隆起性皮膚線維肉腫	内耳癌
	軟口蓋癌	軟骨肉腫	軟部悪性巨細胞腫
	軟部組織悪性腫瘍	肉腫	乳癌
	乳癌・HER2過剰発現	乳癌骨転移	乳癌再発
	乳癌皮膚転移	乳房外パジェット病	乳房下外側部乳癌
	乳房下内側部乳癌	乳房脂肪肉腫	乳房上外側部乳癌
	乳房上内側部乳癌	乳房中央部乳癌	乳房肉腫
	尿管癌	尿管口部膀胱癌	尿管尿路上皮癌
	尿道傍腺の悪性腫瘍	尿膜管癌	粘液性のう胞腺癌
	脳幹悪性腫瘍	脳幹膠芽腫	脳幹神経膠腫
	脳幹部星細胞腫	脳室悪性腫瘍	脳室上衣腫
は	脳神経悪性腫瘍	脳胚細胞腫瘍	肺芽腫
	肺カルチノイド	肺癌	肺癌骨転移
	肺癌肉腫	肺癌による閉塞性肺炎	肺腺癌
	肺腺扁平上皮癌	肺腺様のう胞癌	肺大細胞癌
	肺大細胞神経内分泌癌	肺肉腫	肺粘表皮癌
	肺扁平上皮癌	肺胞上皮癌	肺未分化癌
	肺門部小細胞癌	肺門部腺癌	肺門部大細胞癌
	肺門部肺癌	肺門部非小細胞癌	肺門部扁平上皮癌
	肺門リンパ節転移	馬尾上衣腫	バレット食道癌
	パンコースト症候群	鼻咽腔癌	鼻腔癌
	脾脂肪肉腫	非小細胞肺癌	鼻前庭癌
	鼻中隔癌	脾の悪性腫瘍	皮膚悪性腫瘍
	皮膚悪性線維性組織球腫	皮膚癌	皮膚脂肪肉腫
	皮膚線維肉腫	皮膚白血病	皮膚付属器癌
	びまん性星細胞腫	脾門部リンパ節転移	披裂喉頭蓋ひだ喉頭面癌
	副咽頭間隙悪性腫瘍	腹腔内リンパ節の悪性腫瘍	腹腔リンパ節転移
	副甲状腺悪性腫瘍	副甲状腺癌	副腎悪性腫瘍
	副腎癌	副腎神経芽腫	副腎髄質の悪性腫瘍
	副腎皮質癌	副腎皮質の悪性腫瘍	副鼻腔癌
	腹部悪性腫瘍	腹部食道癌	腹部神経芽腫
	腹膜悪性腫瘍	腹膜癌	ぶどう膜悪性黒色腫
	噴門癌	平滑筋肉腫	扁桃窩癌
	扁桃癌	扁桃肉腫	膀胱円蓋部膀胱癌
	膀胱癌	膀胱頚部膀胱癌	膀胱後壁部膀胱癌
	膀胱三角部膀胱癌	膀胱前壁部膀胱癌	膀胱側壁部膀胱癌
	膀胱肉腫	膀胱尿路上皮癌	膀胱扁平上皮癌
	傍骨性骨肉腫	紡錘形細胞肉腫	胞巣状軟部肉腫
ま	乏突起神経膠腫	末期癌	末梢神経悪性腫瘍
	脈絡膜悪性黒色腫	メルケル細胞癌	盲腸カルチノイド
	盲腸癌	毛包癌	網膜芽細胞腫
	網膜膠腫	毛様細胞性星細胞腫	毛様体悪性腫瘍
や	ユーイング肉腫	有棘細胞癌	幽門癌
ら	幽門前庭部癌	腰椎転移	卵管癌
	卵巣カルチノイド	卵巣癌	卵巣癌全身転移
	卵巣癌肉腫	卵巣絨毛癌	卵巣胎児性癌
	卵巣肉腫	卵巣胚細胞腫瘍	卵巣未分化胚細胞腫
	卵巣卵黄のう腫瘍	卵巣類皮のう胞癌	隆起性皮膚線維肉腫
	輪状後部癌	リンパ管肉腫	リンパ性白血病骨髄浸潤
	類上皮肉腫	肋骨転移	
△	悪性腫瘍合併性皮膚筋炎	悪性腫瘍に伴う貧血	イートン・ランバート症候群
	癌関連網膜症	癌性悪液質	癌性ニューロミオパチー
	癌性貧血	癌性ミエロパチー	腫瘍随伴症候群
	上皮腫	脊索腫	転移性骨腫瘍による大腿骨骨折
	内胚葉洞腫瘍	胚細胞腫	卵黄のう腫瘍

用法用量　通常，成人には，1回ペンタゾシンとして25～50mgを経口投与する。なお，年齢，症状により適宜増減する。必要に応じ追加投与する場合には，3～5時間の間隔をおく。

警告　本剤を注射しないこと。

禁忌

(1)ペンタゾシン又はナロキソンに対し過敏症の既往歴のある患者
(2)頭部傷害がある患者又は頭蓋内圧が上昇している患者
(3)重篤な呼吸抑制状態にある患者及び全身状態が著しく悪化している患者

ペルタゾン錠25：あすか　25mg1錠［39円/錠］
ペンタジン錠25：第一三共　25mg1錠［40.6円/錠］

ソタコール錠40mg　規格：40mg1錠［145.5円/錠］
ソタコール錠80mg　規格：80mg1錠［274.1円/錠］
ソタロール塩酸塩　ブリストル　212

【効能効果】

生命に危険のある下記の再発性不整脈で他の抗不整脈薬が無効か，又は使用できない場合：心室頻拍，心室細動

【対応標準病名】

◎	心室細動	心室頻拍	不整脈
○	一過性心室細動	持続性心室頻拍	上室頻拍
	心室粗動	心房頻拍	洞頻脈
	トルサードドポアント	非持続性心室頻拍	頻拍症
	頻脈症	頻脈性不整脈	ブブレ症候群
	ブルガダ症候群	発作性上室頻拍	発作性心房頻拍
	発作性接合部頻拍	発作性頻拍	無脈性心室頻拍
	ランゲニールセン症候群	リエントリー性心室性不整脈	ロマノワード症候群
△	QT延長症候群	QT短縮症候群	異所性心室調律
	異所性調律	異所性拍動	遺伝性QT延長症候群
	永続性心房細動	家族性心房細動	期外収縮
	期外収縮性不整脈	呼吸性不整脈	孤立性心房細動
	持続性心房細動	術後心房細動	上室期外収縮
	徐脈頻脈症候群	心室期外収縮	心室性二段脈
	心房期外収縮	心房静止	接合部調律
	多源性心室期外収縮	多発性期外収縮	洞不整脈
	特発性QT延長症候群	二次性QT延長症候群	二段脈
	非弁膜症性心房細動	非弁膜症性発作性心房細動	頻拍型心房細動
	頻脈性心房細動	副収縮	弁膜症性心房細動
	房室接合部期外収縮	発作性心房細動	発作性頻脈性心房細動
	薬物性QT延長症候群		

効能効果に関連する使用上の注意

本剤は，他に有用な薬物療法がない心室細動あるいは心室頻拍の患者のうち

(1)心電図上で心室細動が確認されている患者
(2)心電図上で心室頻拍が確認されている患者のうちで，器質的心疾患を有するか又は心室頻拍発作時に失神，急激な血圧下

降等の血行動態の悪化の既往があるか，あるいは直流通電の処置を必要とした患者
に適用すること。

【用法用量】　通常，成人にはソタロール塩酸塩として1日80mgから投与を開始し，効果が不十分な場合は1日320mgまで漸増し，1日2回に分けて経口投与する。

【用法用量に関連する使用上の注意】　本剤の用量は治療上の有効性及び忍容性を基に個々の患者に応じて増減することが望ましい。ただし，本剤による催不整脈は投与初期ばかりでなく増量時にも起こるおそれがあるので，用量の調整は徐々に行うこと。なお，増量する場合は心電図，特にQT時間のモニタリングが出来るように，適切な期間(1～2週間)投与した後に行い，不整脈のコントロールに必要な用量以上の投与を避けるようにすること。QT時間の延長(0.55秒以上)あるいはPQの延長，徐脈，血圧低下，心拡大等の異常所見が認められた場合には直ちに減量又は投与を中止すること。

【警告】　外国の持続性心室頻拍又は心室細動の患者を対象とした臨床試験において，Torsades de pointesを4.1%(56/1,363)に発現し，その危険性は用量依存的に発現するQT時間の延長に伴い増大するとの報告があるので，【用法用量】，【使用上の注意】を特に留意し，Torsades de pointesを含む新たな不整脈の発現に十分注意すること。
なお，本剤の使用にあたっては，添付文書を熟読すること。

【禁忌】
(1)心原性ショックの患者
(2)重度のうっ血性心不全の患者
(3)重篤な腎障害(クレアチニン・クリアランス＜10mL/min)のある患者
(4)高度の洞性徐脈(50拍/分未満，高度の洞不全)のある患者
(5)高度の刺激伝導障害(II～III度の房室ブロック，高度の洞房ブロック等)のある患者
(6)気管支喘息，気管支痙攣のおそれのある患者
(7)先天性又は後天性のQT延長症候群の患者
(8)本剤に対する重篤な過敏症の既往歴のある患者
(9)心筋抑制のある麻酔薬(シクロプロパン等)を投与中の患者
(10)アミオダロン塩酸塩(注射)，バルデナフィル塩酸塩水和物，モキシフロキサシン塩酸塩，トレミフェンクエン酸塩又はフィンゴリモド塩酸塩を投与中の患者

【併用禁忌】

薬剤名等	臨床症状・措置方法	機序・危険因子
心筋抑制のある麻酔薬(シクロプロパン等)	循環不全を来すおそれがあるので，併用しないこと。	相加的に作用(交感神経抑制作用)を増強させる。
アミオダロン塩酸塩(注射)(アンカロン注) バルデナフィル塩酸塩水和物(レビトラ) モキシフロキサシン塩酸塩(アベロックス) トレミフェンクエン酸塩(フェアストン) フィンゴリモド塩酸塩(イムセラ，ジレニア)	QT延長を増強し，心室性頻拍(Torsades de pointesを含む)等を起こすおそれがある。	相加的にQTを延長させる。

ソニアス配合錠HD　規格：1錠[138.5円/錠]
ソニアス配合錠LD　規格：1錠[74.3円/錠]
グリメピリド　ピオグリタゾン塩酸塩　武田薬品　396

【効能効果】
2型糖尿病：ただし，ピオグリタゾン塩酸塩及びグリメピリドの併用による治療が適切と判断される場合に限る。

【対応標準病名】

◎	2型糖尿病		
○	2型糖尿病・眼合併症あり	2型糖尿病・関節合併症あり	2型糖尿病・腎合併症あり
	2型糖尿病・神経学的合併症あり	2型糖尿病・多発糖尿病性合併症あり	2型糖尿病・糖尿病性合併症あり
	2型糖尿病・糖尿病性合併症なし	2型糖尿病・末梢循環合併症あり	安定型糖尿病
	インスリン抵抗性糖尿病	若年2型糖尿病	妊娠中の耐糖能低下
△	2型糖尿病・ケトアシドーシス合併あり	2型糖尿病・昏睡合併あり	2型糖尿病黄斑症
	2型糖尿病性アシドーシス	2型糖尿病性アセトン血症	2型糖尿病性壊疽
	2型糖尿病性黄斑浮腫	2型糖尿病性潰瘍	2型糖尿病性眼筋麻痺
	2型糖尿病性肝障害	2型糖尿病性関節症	2型糖尿病性筋萎縮症
	2型糖尿病性血管障害	2型糖尿病性ケトアシドーシス	2型糖尿病性高コレステロール血症
	2型糖尿病性虹彩炎	2型糖尿病性骨症	2型糖尿病性昏睡
	2型糖尿病性自律神経ニューロパチー	2型糖尿病性神経因性膀胱	2型糖尿病性神経痛
	2型糖尿病性腎硬化症	2型糖尿病性腎症	2型糖尿病性腎症第1期
	2型糖尿病性腎症第2期	2型糖尿病性腎症第3期	2型糖尿病性腎症第3期A
	2型糖尿病性腎症第3期B	2型糖尿病性腎症第4期	2型糖尿病性腎症第5期
	2型糖尿病性腎不全	2型糖尿病性水疱	2型糖尿病性精神障害
	2型糖尿病性そう痒症	2型糖尿病性多発ニューロパチー	2型糖尿病性単ニューロパチー
	2型糖尿病性中心性網膜症	2型糖尿病性低血糖性昏睡	2型糖尿病性動脈硬化症
	2型糖尿病性動脈閉塞症	2型糖尿病性ニューロパチー	2型糖尿病性白内障
	2型糖尿病性皮膚障害	2型糖尿病性浮腫性硬化症	2型糖尿病性末梢血管症
	2型糖尿病性末梢血管障害	2型糖尿病性末梢神経障害	2型糖尿病性ミオパチー
	2型糖尿病性網膜症	増殖性糖尿病性網膜症・2型糖尿病	糖尿病

【効能効果に関連する使用上の注意】
(1)本剤を2型糖尿病治療の第一選択薬として用いないこと。
(2)本剤LD(ピオグリタゾン/グリメピリドとして15mg/1mg)については，原則として，既にピオグリタゾンとして1日15mg及びグリメピリド1日1mgを併用し状態が安定している場合，あるいはピオグリタゾンとして1日15mg又はグリメピリド1日1mgの単剤の治療により効果不十分な場合に，使用を検討すること。
(3)本剤HD(ピオグリタゾン/グリメピリドとして30mg/3mg)については，原則として，既にピオグリタゾンとして1日30mg及びグリメピリド1日3mgを併用し状態が安定している場合，あるいはグリメピリド1日3mgの単剤の治療により効果不十分な場合に，使用を検討すること。
(4)ピオグリタゾン塩酸塩の治療により効果不十分な場合の本剤使用に関する臨床試験を実施しておらず，有効性及び安全性に関する成績は限られている。
(5)本剤投与中において，本剤の投与がピオグリタゾン塩酸塩及びグリメピリドの各単剤の併用よりも適切であるか慎重に判断すること。

【用法用量】　通常，成人には1日1回1錠(ピオグリタゾン/グリメピリドとして15mg/1mg又は30mg/3mg)を朝食前又は朝食後に経口投与する。

【用法用量に関連する使用上の注意】
ピオグリタゾンによる浮腫やグリメピリドによる低血糖等の副作用が発現するおそれがあるので，ピオグリタゾン及びグリメピリドの各単剤の用法用量及び以下を考慮して，患者毎に本剤の用量を決めること。
(1)ピオグリタゾンの投与により浮腫が比較的女性に多く報告されているので，グリメピリド1日1mg単剤の治療により効果不十分な女性に投与する場合は，浮腫の発現に留意し，ピオグリタゾン/グリメピリドとして1日1回15mg/1mgから投与を開始することが望ましい。
(2)一般に高齢者では生理機能が低下しているので，グリメピリド1日1mg単剤の治療により効果不十分な高齢者に投与す

る場合は，ピオグリタゾン/グリメピリドとして1日1回15mg/1mg から投与を開始することが望ましい。

(3)グリメピリド1日3mg単剤の治療により効果不十分な場合は，浮腫，低血糖等に注意し，ピオグリタゾンとして1日30mgを上乗せすることが適切であるか慎重に検討すること。

(4)ピオグリタゾンとして1日30mg単剤の治療により効果不十分な場合は，原則としてグリメピリドの開始用量(1日0.5～1mg)から各単剤の併用療法を行うこと。

警告 重篤かつ遷延性の低血糖症を起こすことがある。用法用量，使用上の注意に特に留意すること。

禁忌

(1)心不全の患者及び心不全の既往歴のある患者
(2)重篤な肝又は腎機能障害のある患者
(3)重症ケトーシス，糖尿病性昏睡又は前昏睡，1型糖尿病の患者
(4)重症感染症，手術前後，重篤な外傷のある患者
(5)下痢，嘔吐等の胃腸障害のある患者
(6)妊婦又は妊娠している可能性のある婦人
(7)本剤の成分又はスルホンアミド系薬剤に対し過敏症の既往歴のある患者

ゾビラックス顆粒40%

規格：40%1g[370.7円/g]

アシクロビル　グラクソ・スミスクライン　625

【効能効果】

[成人]

単純疱疹
造血幹細胞移植における単純ヘルペスウイルス感染症(単純疱疹)の発症抑制
帯状疱疹

[小児]

単純疱疹
造血幹細胞移植における単純ヘルペスウイルス感染症(単純疱疹)の発症抑制
帯状疱疹
水痘
性器ヘルペスの再発抑制

【対応標準病名】

◎	水痘	性器ヘルペス	帯状疱疹
	単純ヘルペス	ヘルペスウイルス感染症	
○	陰茎ヘルペス	陰のうヘルペス	陰部ヘルペス
	壊疽性帯状疱疹	円板状角膜炎	外陰部帯状疱疹
	外陰部ヘルペス	角膜帯状疱疹	カポジ水痘様発疹症
	カポジ皮膚炎	眼瞼帯状疱疹	眼瞼単純ヘルペス
	眼瞼ヘルペス	眼部帯状疱疹	眼部単純ヘルペス
	顔面帯状疱疹	顔面ヘルペス	急性網膜壊死
	胸部帯状疱疹	胸部ヘルペス	桐沢型ぶどう膜炎
	躯幹帯状疱疹	頚部ヘルペス	劇症帯状疱疹
	原発性ヘルペスウイルス性口内炎	口角ヘルペス	口腔帯状疱疹
	口腔ヘルペス	口唇ヘルペス	後頭部帯状疱疹
	肛門ヘルペス	再発性単純ヘルペス	再発性ヘルペスウイルス性口内炎
	樹枝状角膜炎	樹枝状角膜潰瘍	小水疱性皮膚炎
	水痘・帯状疱疹ウイルス感染母体より出生した児	水痘後急性扁桃炎	水痘性角結膜炎
	水痘性角膜炎	水痘脳炎	先天性水痘症候群
	先天性ヘルペスウイルス感染症	帯状疱疹後三叉神経痛	帯状疱疹後膝神経節炎
	帯状疱疹後神経痛	帯状疱疹後多発性ニューロパチー	帯状疱疹神経炎
	帯状疱疹性外耳炎	帯状疱疹性角結膜炎	帯状疱疹性強膜炎
	帯状疱疹性結膜炎	帯状疱疹性虹彩炎	帯状疱疹性虹彩毛様体炎
	帯状疱疹性髄膜炎	帯状疱疹性髄膜脳炎	帯状疱疹性脊髄炎
	帯状疱疹性脳炎	帯状疱疹性脳脊髄炎	単純口唇ヘルペス
	単純ヘルペスウイルス感染母体より出生した児	地図状角膜炎	直腸ヘルペス
	鼻下部ヘルペス	汎発性帯状疱疹	汎発性ヘルペス
	不全型ハント症候群	ヘルペスウイルス髄膜炎	ヘルペスウイルス性咽頭炎
	ヘルペスウイルス性外陰腟炎	ヘルペスウイルス性外耳炎	ヘルペスウイルス性角結膜炎
	ヘルペスウイルス性肝炎	ヘルペスウイルス性虹彩炎	ヘルペスウイルス性虹彩毛様体炎
	ヘルペスウイルス性湿疹	ヘルペスウイルス性歯肉口内炎	ヘルペスウイルス性髄膜脳炎
	ヘルペスウイルス性前部ぶどう膜炎	ヘルペスウイルス性腟炎	ヘルペスウイルス性敗血症
	ヘルペスウイルス性ひょう疽	ヘルペスウイルス性網脈絡膜炎	ヘルペスウイルス脊髄炎
	ヘルペスウイルス脳脊髄炎	ヘルペス角膜炎	ヘルペス口内炎
	ヘルペス脳炎	辺縁系脳炎	耳帯状疱疹
	耳ヘルペス	腰殿部帯状疱疹	腰腹帯状疱疹
△	鶏痘	三叉神経帯状疱疹	水痘後脊髄炎
	水痘後脳脊髄炎	水痘髄膜炎	水痘肺炎
	成人水痘	帯状疱疹後ケロイド形成	ハント症候群

※ 適応外使用可

・原則として，「アシクロビル【内服薬】」を「ボルテゾミブ使用時の管理」,「造血幹細胞移植時の管理」に対して処方した場合，当該使用事例を審査上認める。
・原則として，内服用「アシクロビル」を「水痘」に対し処方した場合，当該使用事例を審査上認める。
・原則として，内服用「アシクロビル」を単純ヘルペスウイルス感染症である「ヘルペス性歯肉口内炎」に対し処方した場合，当該使用事例を審査上認める。
・原則として，内服用又は注射用の「アシクロビル」を単純ヘルペスウイルス又は水痘・帯状疱疹ウイルス感染症である「角膜ヘルペス，角膜内皮炎，桐沢型ぶどう膜炎」に対し処方した場合，当該使用事例を審査上認める。

効能効果に関連する使用上の注意

(1)小児の性器ヘルペスの再発抑制においては，体重40kg以上に限り投与すること。
(2)成人における性器ヘルペスの再発抑制に対する適応はない。

用法用量

[成人]

単純疱疹：通常，成人には1回アシクロビルとして200mgを1日5回経口投与する。

造血幹細胞移植における単純ヘルペスウイルス感染症(単純疱疹)の発症抑制：通常，成人には1回アシクロビルとして200mgを1日5回造血幹細胞移植施行7日前より施行後35日まで経口投与する。

帯状疱疹：通常，成人には1回アシクロビルとして800mgを1日5回経口投与する。

なお，年齢，症状により適宜増減する。

[小児]

単純疱疹：通常，小児には体重1kg当たり1回アシクロビルとして20mgを1日4回経口投与する。ただし，1回最高用量は200mgとする。

造血幹細胞移植における単純ヘルペスウイルス感染症(単純疱疹)の発症抑制：通常，小児には体重1kg当たり1回アシクロビルとして20mgを1日4回造血幹細胞移植施行7日前より施行後35日まで経口投与する。ただし，1回最高用量は200mgとする。

帯状疱疹：通常，小児には体重1kg当たり1回アシクロビルとして20mgを1日4回経口投与する。ただし，1回最高用量は800mgとする。

水痘：通常，小児には体重1kg当たり1回アシクロビルとして20mgを1日4回経口投与する。ただし，1回最高用量は800mgとする。

性器ヘルペスの再発抑制：通常，小児には体重1kg当たり1回アシクロビルとして20mgを1日4回経口投与する。ただし，

1回最高用量は200mgとする。
なお，年齢，症状により適宜増減する。

用法用量に関連する使用上の注意

腎障害のある患者又は腎機能の低下している患者，高齢者では，精神神経系の副作用があらわれやすいので，投与間隔を延長するなど注意すること。なお，本剤の投与間隔の目安は下表のとおりである(参考)[注]。なお，腎障害を有する小児患者における本剤の投与量，投与間隔調節の目安は確立していない。

クレアチニンクリアランス(mL/min/1.73m^2)	単純疱疹の治療	帯状疱疹の治療
＞25	1回200mgを1日5回	1回800mgを1日5回
10～25	1回200mgを1日5回	1回800mgを1日3回
＜10	1回200mgを1日2回	1回800mgを1日2回

注)外国人における成績である。

禁忌　本剤の成分あるいはバラシクロビル塩酸塩に対し過敏症の既往歴のある患者

アシクロビルDS80%「サワイ」：沢井　80%1g[246.1円/g]，アシクロビル顆粒40%「CH」：長生堂　40%1g[81.3円/g]，アシクロビル顆粒40%「CHOS」：シー・エイチ・オー　40%1g[81.3円/g]，アシクロビル顆粒40%「JG」：日本ジェネリック　40%1g[81.3円/g]，アシクロビル顆粒40%「サワイ」：沢井　40%1g[81.3円/g]，アシクロビル顆粒40%「タカタ」：高田　40%1g[135.3円/g]，アシクロビル顆粒40%「テバ」：大正薬品　40%1g[81.3円/g]，アシクロビル顆粒40%「トーワ」：東和　40%1g[81.3円/g]，アシクロビルシロップ8%「タカタ」：高田　8%1mL[35.6円/mL]，アシクロビン顆粒40%：日医工　40%1g[81.3円/g]，アストリックドライシロップ80%：日本化薬　80%1g[246.1円/g]，ビクロックス顆粒40%：小林化工　40%1g[135.3円/g]，ビクロックスシロップ8%：小林化工　8%1mL[35.6円/mL]

ゾビラックス錠200　規格：200mg1錠[239.1円/錠]
ゾビラックス錠400　規格：400mg1錠[371.1円/錠]
アシクロビル　グラクソ・スミスクライン　625

【効能効果】

[成人]
単純疱疹
造血幹細胞移植における単純ヘルペスウイルス感染症(単純疱疹)の発症抑制
帯状疱疹

[小児]
単純疱疹
造血幹細胞移植における単純ヘルペスウイルス感染症(単純疱疹)の発症抑制
帯状疱疹
性器ヘルペスの再発抑制

【対応標準病名】

◎	性器ヘルペス	帯状疱疹	単純ヘルペス
	ヘルペスウイルス感染症		
○	陰茎ヘルペス	陰のうヘルペス	陰部ヘルペス
	壊疽性帯状疱疹	円板状角膜炎	外陰部帯状疱疹
	外陰部ヘルペス	角膜帯状疱疹	カポジ水痘様発疹症
	カポジ皮膚炎	眼瞼帯状疱疹	眼瞼単純ヘルペス
	眼瞼ヘルペス	眼部帯状疱疹	眼部単純ヘルペス
	顔面帯状疱疹	顔面ヘルペス	急性網膜壊死
	胸部帯状疱疹	胸部ヘルペス	桐沢型ぶどう膜炎
	躯幹帯状疱疹	頚部ヘルペス	劇症帯状疱疹
	原発性ヘルペスウイルス性口内炎	口角ヘルペス	口腔帯状疱疹
	口腔ヘルペス	口唇ヘルペス	後頭部帯状疱疹
	肛門ヘルペス	再発性単純ヘルペス	再発性ヘルペスウイルス性口内炎
	樹枝状角膜炎	樹枝状角膜潰瘍	小水疱性皮膚炎
	水痘・帯状疱疹ウイルス感染母体より出生した児	先天性ヘルペスウイルス感染症	帯状疱疹後三叉神経痛
	帯状疱疹後膝神経節炎	帯状疱疹後神経痛	帯状疱疹後多発性ニューロパチー
	帯状疱疹神経炎	帯状疱疹性外耳炎	帯状疱疹性角結膜炎
	帯状疱疹性強膜炎	帯状疱疹性結膜炎	帯状疱疹性虹彩炎
	帯状疱疹性虹彩毛様体炎	帯状疱疹性髄膜炎	帯状疱疹性髄膜脳炎
	帯状疱疹性脊髄炎	帯状疱疹性脳炎	帯状疱疹性脳脊髄炎
	単純口唇ヘルペス	単純ヘルペスウイルス感染母体より出生した児	地図状角膜炎
	直腸ヘルペス	鼻下部ヘルペス	汎発性帯状疱疹
	汎発性ヘルペス	不全型ハント症候群	ヘルペスウイルス髄膜炎
	ヘルペスウイルス性咽頭炎	ヘルペスウイルス性外陰腟炎	ヘルペスウイルス性外耳炎
	ヘルペスウイルス性角結膜炎	ヘルペスウイルス性肝炎	ヘルペスウイルス性虹彩炎
	ヘルペスウイルス性虹彩毛様体炎	ヘルペスウイルス性湿疹	ヘルペスウイルス性歯肉口内炎
	ヘルペスウイルス性髄膜脳炎	ヘルペスウイルス性前部ぶどう膜炎	ヘルペスウイルス性腟炎
	ヘルペスウイルス性敗血症	ヘルペスウイルス性ひょう疽	ヘルペスウイルス性網脈絡膜炎
	ヘルペスウイルス脊髄炎	ヘルペスウイルス脳脊髄炎	ヘルペス角膜炎
	ヘルペス口内炎	ヘルペス脳炎	辺縁系脳炎
	耳帯状疱疹	耳ヘルペス	腰殿部帯状疱疹
	腰腹帯状疱疹		
△	三叉神経帯状疱疹	帯状疱疹後ケロイド形成	ハント症候群

※　**適応外使用可**
・原則として，「アシクロビル【内服薬】」を「ボルテゾミブ使用時の管理」，「造血幹細胞移植時の管理」に対して処方した場合，当該使用事例を審査上認める。
・原則として，内服用「アシクロビル」を「水痘」に対し処方した場合，当該使用事例を審査上認める。
・原則として，内服用「アシクロビル」を単純ヘルペスウイルス感染症である「ヘルペス性歯肉口内炎」に対し処方した場合，当該使用事例を審査上認める。
・原則として，内服用又は注射用の「アシクロビル」を単純ヘルペスウイルス又は水痘・帯状疱疹ウイルス感染症である「角膜ヘルペス，角膜内皮炎，桐沢型ぶどう膜炎」に対し処方した場合，当該使用事例を審査上認める。

効能効果に関連する使用上の注意

(1)小児の性器ヘルペスの再発抑制においては，体重40kg以上に限り投与すること。
(2)成人における性器ヘルペスの再発抑制に対する適応はない。

用法用量

[成人]
単純疱疹：通常，成人には1回アシクロビルとして200mgを1日5回経口投与する。
造血幹細胞移植における単純ヘルペスウイルス感染症(単純疱疹)の発症抑制：通常，成人には1回アシクロビルとして200mgを1日5回造血幹細胞移植施行7日前より施行後35日まで経口投与する。
帯状疱疹：通常，成人には1回アシクロビルとして800mgを1日5回経口投与する。
なお，年齢，症状により適宜増減する。

[小児]
単純疱疹：通常，小児には体重1kg当たり1回アシクロビルとして20mgを1日4回経口投与する。ただし，1回最高用量は200mgとする。
造血幹細胞移植における単純ヘルペスウイルス感染症(単純疱疹)の発症抑制：通常，小児には体重1kg当たり1回アシクロビルとして20mgを1日4回造血幹細胞移植施行7日前より施行後35日まで経口投与する。ただし，1回最高用量は200mg

とする。
帯状疱疹：通常，小児には体重1kg当たり1回アシクロビルとして20mgを1日4回経口投与する。ただし，1回最高用量は800mgとする。
性器ヘルペスの再発抑制：通常，小児には体重1kg当たり1回アシクロビルとして20mgを1日4回経口投与する。ただし，1回最高用量は200mgとする。
なお，年齢，症状により適宜増減する。

用法用量に関連する使用上の注意
腎障害のある患者又は腎機能の低下している患者，高齢者では，精神神経系の副作用があらわれやすいので，投与間隔を延長するなど注意すること。なお，本剤の投与間隔の目安は下表のとおりである(参考)[注)]。なお，腎障害を有する小児患者における本剤の投与量，投与間隔調節の目安は確立していない。

クレアチニンクリアランス (mL/min/1.73m²)	単純疱疹の治療	帯状疱疹の治療
＞25	1回200mgを1日5回	1回800mgを1日5回
10〜25	1回200mgを1日5回	1回800mgを1日3回
＜10	1回200mgを1日2回	1回800mgを1日2回

注)外国人における成績である。

禁忌　本剤の成分あるいはバラシクロビル塩酸塩に対し過敏症の既往歴のある患者

アシクロビル錠200mg「CH」：長生堂　200mg1錠[50.1円/錠]，アシクロビル錠200mg「TCK」：辰巳化学　200mg1錠[50.1円/錠]，アシクロビル錠200mg「サワイ」：沢井　200mg1錠[50.1円/錠]，アシクロビル錠200mg「テバ」：大正薬品　200mg1錠[50.1円/錠]，アシクロビル錠200mg「トーワ」：東和　200mg1錠[50.1円/錠]，アシクロビル錠200mg「ファイザー」：マイラン製薬　200mg1錠[50.1円/錠]，アシクロビル錠400mg「CH」：長生堂　400mg1錠[71.8円/錠]，アシクロビル錠400mg「TCK」：辰巳化学　400mg1錠[71.8円/錠]，アシクロビル錠400mg「サワイ」：沢井　400mg1錠[71.8円/錠]，アシクロビル錠400mg「テバ」：大正薬品　400mg1錠[71.8円/錠]，アシクロビル錠400mg「トーワ」：東和　400mg1錠[71.8円/錠]，アシクロビル錠400mg「ファイザー」：マイラン製薬　400mg1錠[71.8円/錠]，アシクロビン錠200：日医工　200mg1錠[50.1円/錠]，アシクロビン錠400：日医工　400mg1錠[71.8円/錠]，アシビル内服ゼリー200mg：日医工　200mg1包[182.8円/包]，アシロミン錠200：メディサ　200mg1錠[89.9円/錠]，アシロミン錠400：メディサ　400mg1錠[71.8円/錠]，ビクロックス錠200：小林化工　200mg1錠[50.1円/錠]，ビクロックス錠400：小林化工　400mg1錠[71.8円/錠]，ビルヘキサル錠200mg：サンド　200mg1錠[50.1円/錠]，ビルヘキサル錠400mg：サンド　400mg1錠[71.8円/錠]

ソフィアA配合錠
規格：1錠[8.2円/錠]
ノルエチステロン　メストラノール　あすか　248

【効能効果】

月経周期異常(稀発，頻発，不順)，無月経，月経量異常，月経困難症，月経前緊張症，更年期障害，機能性不妊症，機能性子宮出血，月経周期変更

【対応標準病名】

◎	異常月経	過少月経	過多月経
	機能性子宮出血	機能性不妊症	希発月経
	月経困難症	月経前症候群	月経不順
	更年期症候群	頻発月経	無月経症
○	下垂体性無月経	過長月経	器質性月経困難症
	機能性月経困難症	機能性性器出血	機能性無月経
	月経異常	月経前浮腫	月経前片頭痛
	月経中間期出血	月経痛	月経モリミナ
	原発性希発月経	原発性月経困難症	原発性無月経
	更年期出血	更年期神経症	更年期性浮腫
	更年期無月経	高プロラクチン血症性無月経	子宮性無月経
	子宮不正出血	思春期月経異常	思春期月経過多
	思春期出血	視床下部性無月経	若年性子宮機能出血
	若年性子宮出血	授乳性無月経	心因性無月経
	神経性食欲不振症無月経	人工的閉経後症候群	精神性無月経
	遷延性月経	続発性希発月経	続発性月経困難症
	続発性無月経	第1度無月経	第2度無月経
	体重減少性無月経	血の道症	中枢性無月経
	乳汁漏出無月経症候群	排卵期出血	不規則月経
	閉経	閉経期障害	閉経後出血
	閉経後症候群	膜様月経困難症	
△	萎縮性腟炎	陰部痛	エストロジェン欠乏性腟炎
	器質性性器出血	頚管性不妊症	月経随伴性気胸
	月経性歯肉炎	原発性不妊症	骨盤内うっ血症候群
	子宮性不妊症	女性不妊症	性器出血
	性交痛	性交疼痛症	続発性不妊症
	腟痙	排卵障害	排卵痛
	不妊症	閉経後萎縮性腟炎	無排卵月経
	無排卵症	卵管機能異常	卵管狭窄症
	卵管性不妊症	卵管閉塞	卵巣性不妊症
	卵巣痛		

用法用量
月経周期異常，無月経，月経量異常，月経困難症，月経前緊張症，更年期障害，機能性不妊症：通常1日1錠を経口投与する。
月経周期変更，機能性子宮出血：通常1日2〜4錠を1〜2回に経口投与する。
ただし，症状，年齢により適宜増減する。

禁忌
(1)エストロゲン依存性悪性腫瘍(例えば，乳癌，子宮内膜癌)及びその疑いのある患者
(2)未治療の子宮内膜増殖症のある患者
(3)血栓性静脈炎，肺塞栓症又はその既往歴のある患者
(4)重篤な肝障害のある患者
(5)妊婦又は妊娠している可能性のある女性
(6)脂質代謝異常のある患者

ソフィアC配合錠
規格：1錠[13.6円/錠]
ノルエチステロン　メストラノール　あすか　248

【効能効果】

機能性子宮出血，無月経，月経量異常(過少月経，過多月経)，月経周期異常(稀発月経，多発月経)，月経困難症，卵巣機能不全による不妊症

【対応標準病名】

◎	異常月経	過少月経	過多月経
	機能性子宮出血	希発月経	月経困難症
	女性不妊症	頻発月経	不妊症
	無月経症	卵巣機能不全	卵巣性不妊症
○	黄体機能不全	下垂体性無月経	過長月経
	器質性月経困難症	機能性月経困難症	機能性性器出血
	機能性無月経	頚管性不妊症	月経異常
	月経前症候群	月経中間期出血	月経痛
	月経不順	月経モリミナ	原発性希発月経
	原発性月経困難症	原発性不妊症	原発性無月経
	原発性卵巣機能低下症	更年期出血	更年期卵巣機能低下症
	高プロラクチン血症性無月経	産褥卵巣機能低下症	子宮性不妊症
	子宮性無月経	子宮不正出血	思春期月経異常
	思春期月経過多	思春期出血	視床下部性無月経
	視床下部性卵巣機能低下	若年性子宮機能出血	若年性子宮出血

	授乳性無月経	心因性無月経	神経性食欲不振症無月経
	精神性無月経	性腺機能低下症	遷延性月経
	早発閉経	早発卵巣不全	続発性希発月経
	続発性月経困難症	続発性不妊症	続発性無月経
	第１度無月経	第２度無月経	体重減少性無月経
	中枢性無月経	乳汁漏出無月経症候群	排卵期出血
	排卵障害	不規則月経	膜様月経困難症
	無排卵月経	無排卵症	卵管機能異常
	卵管狭窄症	卵管性不妊症	卵管閉塞
	卵巣機能異常	卵巣機能障害	卵巣欠落症状
	卵巣性無月経	卵巣発育不全	
△	アンドロゲン過剰症	陰部痛	エストロジェン過剰症
	エストロジェン産生腫瘍	器質性性器出血	機能性不妊症
	月経随伴性気胸	月経性歯肉炎	月経前浮腫
	月経前片頭痛	骨盤内うっ血症候群	性器出血
	性機能亢進症	性交痛	性交疼痛症
	多のう胞性卵巣	多のう胞性卵巣症候群	排卵痛
	晩発閉経	卵巣機能亢進症	卵巣痛

用法用量

機能性子宮出血，無月経：通常成人１日１〜２錠を７〜10日間連続投与する。

月経量異常（過少月経，過多月経），月経周期異常（稀発月経，多発月経），月経困難症：通常成人１日１錠を月経周期第５日より約３週間連続投与する。

卵巣機能不全による不妊症：通常成人１日１錠を月経周期第５日より約３週間連続投与し，次の周期に妊娠の成立を期す。

禁忌

(1)エストロゲン依存性悪性腫瘍（例えば，乳癌，子宮内膜癌）及びその疑いのある患者
(2)血栓性静脈炎，肺塞栓症又はその既往歴のある患者
(3)重篤な肝障害のある患者
(4)妊婦又は妊娠している可能性のある女性
(5)脂質代謝異常のある患者

ゾフランザイディス4　規格：4mg1錠［1255.1円/錠］

オンダンセトロン　グラクソ・スミスクライン　239

【効能効果】

抗悪性腫瘍剤（シスプラチン等）投与に伴う消化器症状（悪心，嘔吐）

【対応標準病名】

◎	化学療法に伴う嘔吐症		
○ あ	Ｓ状結腸癌	悪性エナメル上皮腫	悪性下垂体腫瘍
	悪性褐色細胞腫	悪性顆粒細胞腫	悪性間葉腫
	悪性奇形腫	悪性胸腺腫	悪性グロームス腫瘍
	悪性血管外皮腫	悪性甲状腺腫	悪性骨腫瘍
	悪性縦隔腫瘍	悪性腫瘍	悪性腫瘍合併性皮膚筋炎
	悪性腫瘍に伴う貧血	悪性神経膠腫	悪性髄膜腫
	悪性脊髄髄膜腫	悪性線維性組織球腫	悪性虫垂粘液瘤
	悪性停留精巣	悪性頭蓋咽頭腫	悪性脳腫瘍
	悪性末梢神経鞘腫	悪性葉状腫瘍	悪性リンパ腫骨髄浸潤
	胃悪性黒色腫	イートン・ランバート症候群	胃カルチノイド
	胃癌	胃管癌	胃癌骨転移
	胃癌末期	胃脂肪肉腫	胃重複癌
	胃進行癌	胃体部癌	胃底部癌
	遺伝性大腸癌	遺伝性非ポリポーシス大腸癌	胃肉腫
	胃幽門部癌	陰核癌	陰茎癌
	陰茎亀頭部癌	陰茎体部癌	陰茎肉腫
	陰茎包皮部癌	咽頭癌	咽頭肉腫
	陰のう癌	陰のう内脂肪肉腫	ウイルムス腫瘍
	エクリン汗孔癌	炎症性乳癌	延髄神経膠腫
	嘔気	横行結腸癌	嘔吐症
か	横紋筋肉腫	悪心	外陰悪性黒色腫
	外陰悪性腫瘍	外陰癌	外陰部パジェット病
	外耳道癌	回腸癌	海綿芽細胞腫
	回盲部癌	下咽頭癌	下咽頭後部癌
	下咽頭肉腫	下顎悪性エナメル上皮腫	下顎骨悪性腫瘍
	下顎歯肉癌	下顎歯肉頬移行部癌	下眼瞼有棘細胞癌
	顎下腺癌	顎下部悪性腫瘍	角膜の悪性腫瘍
	下行結腸癌	下肢悪性腫瘍	下唇癌
	下唇赤唇部癌	仮声帯癌	滑膜腫
	滑膜肉腫	下部食道癌	下部胆管癌
	下葉肺癌	カルチノイド	癌
	肝悪性腫瘍	眼窩悪性腫瘍	肝外胆管癌
	眼窩神経芽腫	肝カルチノイド	肝癌
	肝癌骨転移	癌関連網膜症	眼瞼皮膚の悪性腫瘍
	肝細胞癌	癌性悪液質	癌性胸膜炎
	癌性ニューロパチー	癌性ニューロミオパチー	癌性貧血
	癌性ミエロパチー	汗腺癌	顔面悪性腫瘍
	肝門部癌	肝門部胆管癌	気管癌
	気管支癌	気管支リンパ節転移	基底細胞癌
	臼後部癌	嗅神経芽腫	嗅神経上皮腫
	胸腔内リンパ節の悪性腫瘍	橋神経膠腫	胸腺カルチノイド
	胸腺癌	胸腺腫	胸椎転移
	頬粘膜癌	胸部下部食道癌	胸部上部食道癌
	胸部食道癌	胸部中部食道癌	胸膜悪性腫瘍
	胸膜脂肪肉腫	巨大後腹膜脂肪肉腫	空腸癌
	クルッケンベルグ腫瘍	クロム親和性芽細胞腫	頚動脈小体悪性腫瘍
	頚部悪性腫瘍	頚部癌	頚部原発腫瘍
	頚部脂肪肉腫	頚部食道癌	頚部神経芽腫
	頚部肉腫	頚部皮膚悪性腫瘍	血管肉腫
	結腸癌	結腸脂肪肉腫	結腸の悪性腫瘍
	肩甲部脂肪肉腫	原始神経外胚葉腫瘍	原線維性星細胞腫
	原発性肝癌	原発性骨腫瘍	原発性脳腫瘍
	原発性肺癌	原発不明癌	口蓋癌
	口蓋垂癌	膠芽腫	口腔悪性黒色腫
	口腔癌	口腔前庭癌	口腔底癌
	硬口蓋癌	後縦隔悪性腫瘍	甲状腺悪性腫瘍
	甲状腺癌	甲状腺癌骨転移	甲状腺髄様癌
	甲状腺乳頭癌	甲状腺未分化癌	甲状腺濾胞癌
	甲状軟骨の悪性腫瘍	口唇癌	口唇境界部癌
	口唇赤唇部癌	口唇皮膚悪性腫瘍	口底癌
	喉頭蓋癌	喉頭蓋前面癌	喉頭蓋谷癌
	喉頭癌	後頭部転移性腫瘍	後頭葉悪性腫瘍
	後腹膜悪性腫瘍	後腹膜脂肪肉腫	肛門悪性黒色腫
	肛門癌	肛門管癌	肛門部癌
	肛門扁平上皮癌	骨悪性線維性組織球腫	骨原性肉腫
	骨髄性白血病骨髄浸潤	骨髄転移	骨線維肉腫
	骨転移癌	骨軟骨肉腫	骨肉腫
	骨盤転移	骨盤内リンパ節転移	骨盤内リンパ節の悪性腫瘍
さ	骨膜性骨肉腫	鰓原性癌	残胃癌
	耳介癌	耳下腺癌	耳下部肉腫
	耳管癌	色素性基底細胞癌	子宮癌
	子宮癌骨転移	子宮癌再発	子宮癌肉腫
	子宮体癌	子宮体癌再発	子宮内膜癌
	子宮内膜間質肉腫	子宮肉腫	篩骨洞癌
	視神経膠腫	脂腺癌	歯肉癌
	脂肪肉腫	縦隔癌	縦隔脂肪肉腫
	縦隔神経芽腫	縦隔リンパ節転移	習慣性嘔吐
	十二指腸カルチノイド	十二指腸癌	十二指腸乳頭癌
	十二指腸乳頭部癌	十二指腸平滑筋肉腫	絨毛癌

	主気管支の悪性腫瘍	術後乳癌	腫瘍随伴症候群
	上衣芽細胞腫	上衣腫	小陰唇癌
	上咽頭癌	上咽頭脂肪肉腫	上顎悪性エナメル上皮腫
	上顎癌	上顎結節部癌	上顎骨悪性腫瘍
	上顎歯肉癌	上顎歯肉頬移行部癌	上顎洞癌
	松果体悪性腫瘍	松果体芽腫	松果体未分化胚細胞腫
	上行結腸カルチノイド	上行結腸癌	上行結腸平滑筋肉腫
	小細胞肺癌	上肢悪性腫瘍	上唇癌
	上唇赤唇部癌	小唾液腺癌	小腸癌
	小腸脂肪肉腫	上皮腫	上部食道癌
	上部胆管癌	上葉肺癌	上腕脂肪肉腫
	食道悪性黒色腫	食道横紋筋肉腫	食道カルチノイド
	食道癌	食道癌骨転移	食道癌肉腫
	食道基底細胞癌	食道脂肪肉腫	食道小細胞癌
	食道腺癌	食道腺様のう胞癌	食道粘表皮癌
	食道表在癌	食道平滑筋肉腫	食道未分化癌
	痔瘻癌	腎悪性腫瘍	腎盂癌
	腎盂乳頭状癌	腎癌	腎癌骨転移
	神経芽腫	神経膠腫	神経線維肉腫
	進行乳癌	唇交連癌	腎細胞癌
	腎周囲脂肪肉腫	心臓悪性腫瘍	心臓横紋筋肉腫
	心臓血管肉腫	心臓脂肪肉腫	心臓線維肉腫
	心臓粘液肉腫	腎肉腫	膵芽腫
	膵癌	膵管癌	膵管内管状腺癌
	膵管内乳頭粘液性腺癌	膵脂肪肉腫	膵漿液性のう胞腺癌
	膵腺房細胞癌	膵臓癌骨転移	膵体部癌
	膵頭部癌	膵内胆管癌	膵粘液性のう胞腺癌
	膵尾部癌	髄膜癌腫症	髄膜白血病
	スキルス胃癌	星細胞腫	精索脂肪肉腫
	精索肉腫	星状芽細胞腫	精上皮腫
	成人T細胞白血病骨髄浸潤	精巣癌	精巣奇形癌
	精巣奇形腫	精巣絨毛癌	精巣上体癌
	精巣胎児性癌	精巣肉腫	精巣卵黄のう腫瘍
	精母細胞腫	声門下癌	声門癌
	声門上癌	脊索腫	脊髄播種
	脊椎転移	舌縁癌	舌下腺癌
	舌下面癌	舌癌	舌根部癌
	舌脂肪肉腫	舌尖癌	舌背癌
	線維脂肪肉腫	線維肉腫	前縦隔悪性腫瘍
	全身性転移性癌	前頭洞癌	前頭部転移性腫瘍
	前頭葉悪性腫瘍	前立腺癌	前立腺癌骨転移
	前立腺神経内分泌癌	前立腺肉腫	早期胃癌
	早期食道癌	総胆管癌	側頭部転移性腫瘍
た	側頭葉悪性腫瘍	側頭葉膠芽腫	大陰唇癌
	退形成性星細胞腫	胎児性癌	胎児性精巣腫瘍
	大腿骨転移性骨腫瘍	大唾液腺癌	大腸カルチノイド
	大腸癌	大腸癌骨転移	大腸肉腫
	大腸粘液癌	大脳悪性腫瘍	大脳深部神経膠腫
	大脳深部転移性腫瘍	大網脂肪肉腫	唾液腺癌
	多発性癌転移	多発性骨髄腫骨髄浸潤	多発性神経膠腫
	胆管癌	胆汁性嘔吐	男性性器癌
	胆のう癌	胆のう管癌	胆のう肉腫
	腟悪性黒色腫	腟癌	中咽頭癌
	中咽頭側壁癌	中咽頭肉腫	中耳悪性腫瘍
	中縦隔悪性腫瘍	虫垂カルチノイド	虫垂癌
	中脳神経膠腫	中部食道癌	中部胆管癌
	中葉肺癌	腸間膜悪性腫瘍	腸間膜脂肪肉腫
	腸間膜肉腫	蝶形骨洞癌	聴神経膠腫
	直腸S状部結腸癌	直腸悪性黒色腫	直腸カルチノイド
	直腸癌	直腸癌骨転移	直腸癌術後再発
	直腸癌穿孔	直腸脂肪肉腫	手軟部悪性腫瘍
	転移性下顎癌	転移性肝癌	転移性肝腫瘍
	転移性胸膜腫瘍	転移性口腔癌	転移性黒色腫

	転移性骨腫瘍	転移性縦隔腫瘍	転移性十二指腸癌
	転移性腫瘍	転移性消化器腫瘍	転移性上顎癌
	転移性小腸腫瘍	転移性腎腫瘍	転移性膵腫瘍
	転移性舌癌	転移性頭蓋骨腫瘍	転移性脳腫瘍
	転移性肺癌	転移性肺腫瘍	転移性脾腫瘍
	転移性皮膚腫瘍	転移性副腎腫瘍	転移性扁平上皮癌
	転移性卵巣癌	テント上下転移性腫瘍	頭蓋骨悪性腫瘍
	頭蓋部脊索腫	頭頚部癌	頭頂葉悪性腫瘍
	頭部脂肪肉腫	頭部軟部組織悪性腫瘍	頭部皮膚癌
な	内耳癌	内胚葉洞腫瘍	軟口蓋癌
	軟骨肉腫	軟部悪性巨細胞腫	軟部組織悪性腫瘍
	肉腫	乳癌	乳癌・HER2過剰発現
	乳癌骨転移	乳癌再発	乳癌皮膚転移
	乳房外パジェット病	乳房下外側部乳癌	乳房下内側部乳癌
	乳房脂肪肉腫	乳房上外側部乳癌	乳房上内側部乳癌
	乳房中央部乳癌	乳房肉腫	尿管癌
	尿管口部膀胱癌	尿道傍腺の悪性腫瘍	尿膜管癌
	粘液性のう胞腺癌	脳幹悪性腫瘍	脳幹神経膠腫
	脳室悪性腫瘍	脳神経悪性腫瘍	脳胚細胞腫瘍
は	肺芽腫	肺カルチノイド	肺癌
	肺癌骨転移	肺癌肉腫	肺癌による閉塞性肺炎
	胚細胞腫	肺腺癌	肺腺扁平上皮癌
	肺腺様のう胞癌	肺大細胞癌	肺大細胞神経内分泌癌
	肺肉腫	肺粘表皮癌	肺扁平上皮癌
	肺胞上皮癌	肺未分化癌	肺門部肺癌
	馬尾上衣腫	バレット食道癌	反復性嘔吐
	鼻咽腔癌	鼻腔癌	脾脂肪肉腫
	非小細胞肺癌	鼻前庭癌	鼻中隔癌
	脾の悪性腫瘍	皮膚悪性腫瘍	皮膚悪性線維性組織球腫
	皮膚癌	皮膚脂肪肉腫	皮膚線維肉腫
	皮膚白血病	皮膚付属器癌	腹腔内リンパ節の悪性腫瘍
	腹腔リンパ節転移	副甲状腺悪性腫瘍	副甲状腺癌
	副腎悪性腫瘍	副腎癌	副腎髄質の悪性腫瘍
	副腎皮質癌	副腎皮質の悪性腫瘍	副鼻腔癌
	腹部悪性腫瘍	腹部食道癌	腹部神経芽腫
	腹膜悪性腫瘍	腹膜癌	ぶどう膜悪性黒色腫
	噴門癌	平滑筋肉腫	扁桃窩癌
	扁桃癌	扁桃肉腫	膀胱円蓋部膀胱癌
	膀胱癌	膀胱頚部膀胱癌	膀胱後壁部膀胱癌
	膀胱三角部膀胱癌	膀胱前壁部膀胱癌	膀胱側壁部膀胱癌
	膀胱肉腫	傍骨性骨肉腫	紡錘形細胞肉腫
ま	胞巣状軟部肉腫	乏突起神経膠腫	末期癌
	末梢神経悪性腫瘍	脈絡膜悪性黒色腫	メルケル細胞癌
	盲腸カルチノイド	盲腸癌	毛包癌
	網膜芽細胞腫	網膜膠腫	毛様細胞性星細胞腫
や	毛様体悪性腫瘍	ユーイング肉腫	有棘細胞癌
	幽門癌	幽門前庭部癌	腰椎転移
ら	卵黄のう腫瘍	卵管癌	卵巣癌
	卵巣癌全身転移	卵巣絨毛癌	卵巣胎児性癌
	卵巣肉腫	卵巣未分化胚細胞腫	卵巣類皮のう胞癌
	隆起性皮膚線維肉腫	輪状後部癌	リンパ管肉腫
	リンパ性白血病骨髄浸潤	肋骨転移	
△	アセトン血性嘔吐症	術後悪心	食後悪心
	食道顆粒細胞腫	食道偽肉腫	中枢性嘔吐症
	特発性嘔吐症	脳性嘔吐	反芻
	糞便性嘔吐		

用法用量

通常，成人にはオンダンセトロンを1回4mg，1日1回経口投与する。なお，年齢，症状により適宜増量する。

また，効果不十分な場合には，同用量の注射液を投与できる。

本剤は，通常，錠剤が服用しにくい場合や水分摂取制限が必要な場合に使用する。

禁忌 本剤の成分に対して過敏症の既往歴のある患者

ゾフラン錠2　規格：2mg1錠[832.9円/錠]
ゾフラン錠4　規格：4mg1錠[1246.2円/錠]
ゾフラン小児用シロップ0.05%　規格：0.05%1mL[372.5円/mL]
オンダンセトロン塩酸塩水和物　グラクソ・スミスクライン　239

【効 能 効 果】

抗悪性腫瘍剤(シスプラチン等)投与に伴う消化器症状(悪心，嘔吐)

【対応標準病名】

◎	化学療法に伴う嘔吐症		
○ あ	S状結腸癌	悪性エナメル上皮腫	悪性下垂体腫瘍
	悪性褐色細胞腫	悪性顆粒細胞腫	悪性間葉腫
	悪性奇形腫	悪性胸腺腫	悪性グロームス腫瘍
	悪性血管外皮腫	悪性甲状腺腫	悪性骨腫瘍
	悪性縦隔腫瘍	悪性腫瘍	悪性腫瘍合併性皮膚筋炎
	悪性腫瘍に伴う貧血	悪性神経膠腫	悪性髄膜腫
	悪性脊髄髄膜腫	悪性線維性組織球腫	悪性虫垂粘液瘤
	悪性停留精巣	悪性頭蓋咽頭腫	悪性脳腫瘍
	悪性末梢神経鞘腫	悪性葉状腫瘍	悪性リンパ腫骨髄浸潤
	胃悪性黒色腫	イートン・ランバート症候群	胃カルチノイド
	胃癌	胃管癌	胃癌骨転移
	胃癌末期	胃脂肪肉腫	胃重複癌
	胃進行癌	胃体部癌	胃底部癌
	遺伝性大腸癌	遺伝性非ポリポーシス大腸癌	胃肉腫
	胃幽門部癌	陰核癌	陰茎癌
	陰茎亀頭部癌	陰茎体部癌	陰茎肉腫
	陰茎包皮部癌	咽頭癌	咽頭肉腫
	陰のう癌	陰のう内脂肪肉腫	ウイルムス腫瘍
	エクリン汗孔癌	炎症性乳癌	延髄神経膠腫
	嘔気	横行結腸癌	嘔吐症
か	横紋筋肉腫	悪心	外陰悪性黒色腫
	外陰悪性腫瘍	外陰癌	外陰部パジェット病
	外耳道癌	回腸癌	海綿芽細胞腫
	回盲部癌	下咽頭癌	下咽頭後部癌
	下咽頭肉腫	下顎悪性エナメル上皮腫	下顎骨悪性腫瘍
	下顎歯肉癌	下顎歯肉頬移行部癌	下眼瞼有棘細胞癌
	顎下腺癌	顎下部悪性腫瘍	角膜の悪性腫瘍
	下行結腸癌	下肢悪性腫瘍	下唇癌
	下唇赤唇部癌	仮声帯癌	滑膜腫
	滑膜肉腫	下部食道癌	下部胆管癌
	下葉肺癌	カルチノイド	癌
	肝悪性腫瘍	眼窩悪性腫瘍	肝外胆管癌
	眼窩神経芽腫	肝カルチノイド	肝癌
	肝癌骨転移	癌関連網膜症	眼瞼皮膚の悪性腫瘍
	肝細胞癌	癌性悪液質	癌性胸膜炎
	癌性ニューロパチー	癌性ニューロミオパチー	癌性貧血
	癌性ミエロパチー	汗腺癌	顔面悪性腫瘍
	肝門部癌	肝門部胆管癌	気管癌
	気管支癌	気管支リンパ節転移	基底細胞癌
	臼後部癌	嗅神経芽腫	嗅神経上皮腫
	胸腔内リンパ節の悪性腫瘍	橋神経膠腫	胸腺カルチノイド
	胸腺癌	胸腺腫	胸椎転移
	頬粘膜癌	胸部下部食道癌	胸部上部食道癌
	胸部食道癌	胸部中部食道癌	胸膜悪性腫瘍
	胸膜脂肪肉腫	巨大後腹膜脂肪肉腫	空腸癌
	クルッケンベルグ腫瘍	クロム親和性芽細胞腫	頚動脈小体悪性腫瘍
	頚部悪性腫瘍	頚部癌	頚部原発腫瘍
	頚部脂肪肉腫	頚部食道癌	頚部神経芽腫
	頚部肉腫	頚部皮膚悪性腫瘍	血管肉腫
	結腸癌	結腸脂肪肉腫	結膜の悪性腫瘍
	肩甲部脂肪肉腫	原始神経外胚葉腫瘍	原線維性星細胞腫
	原発性肝癌	原発性骨腫瘍	原発性脳腫瘍
	原発性肺癌	原発不明癌	口蓋癌
	口蓋垂癌	膠芽腫	口腔悪性黒色腫
	口腔癌	口腔前庭癌	口腔底癌
	硬口蓋癌	後縦隔悪性腫瘍	甲状腺悪性腫瘍
	甲状腺癌	甲状腺癌骨転移	甲状腺髄様癌
	甲状腺乳頭癌	甲状腺未分化癌	甲状腺濾胞癌
	甲状軟骨の悪性腫瘍	口唇癌	口唇境界部癌
	口唇赤唇部癌	口唇皮膚悪性腫瘍	口底癌
	喉頭蓋癌	喉頭蓋前面癌	喉頭蓋谷癌
	喉頭癌	後頭部転移性腫瘍	後頭葉悪性腫瘍
	後腹膜悪性腫瘍	後腹膜脂肪肉腫	肛門悪性黒色腫
	肛門癌	肛門管癌	肛門部癌
	肛門扁平上皮癌	骨悪性線維性組織球腫	骨原性肉腫
	骨髄性白血病骨髄浸潤	骨髄転移	骨線維肉腫
	骨転移癌	骨軟骨肉腫	骨肉腫
	骨盤転移	骨盤内リンパ節転移	骨盤内リンパ節の悪性腫瘍
さ	骨膜性骨肉腫	鰓原性癌	残胃癌
	耳介癌	耳下腺癌	耳下部肉腫
	耳管癌	色素性基底細胞癌	子宮癌
	子宮癌骨転移	子宮癌再発	子宮癌肉腫
	子宮体癌	子宮体癌再発	子宮内膜癌
	子宮内膜間質肉腫	子宮肉腫	篩骨洞癌
	視神経膠腫	脂腺癌	歯肉癌
	脂肪肉腫	縦隔癌	縦隔脂肪肉腫
	縦隔神経芽腫	縦隔リンパ節転移	習慣性嘔吐
	十二指腸カルチノイド	十二指腸癌	十二指腸乳頭癌
	十二指腸乳頭部癌	十二指腸平滑筋肉腫	絨毛癌
	主気管支の悪性腫瘍	術後乳癌	腫瘍随伴症候群
	上衣芽細胞腫	上衣腫	小陰唇癌
	上咽頭癌	上咽頭脂肪肉腫	上顎悪性エナメル上皮腫
	上顎癌	上顎結節部癌	上顎骨悪性腫瘍
	上顎歯肉癌	上顎歯肉頬移行部癌	上顎洞癌
	松果体悪性腫瘍	松果体芽腫	松果体未分化胚細胞腫
	上行結腸カルチノイド	上行結腸癌	上行結腸平滑筋肉腫
	小細胞肺癌	上肢悪性腫瘍	上唇癌
	上唇赤唇部癌	小唾液腺癌	小腸癌
	小腸脂肪肉腫	上皮腫	上部食道癌
	上部胆管癌	上葉肺癌	上腕脂肪肉腫
	食道悪性黒色腫	食道横紋筋肉腫	食道カルチノイド
	食道癌	食道癌骨転移	食道癌肉腫
	食道基底細胞癌	食道脂肪肉腫	食道小細胞癌
	食道腺癌	食道腺様のう胞癌	食道粘表皮癌
	食道表在癌	食道平滑筋肉腫	食道未分化癌
	痔瘻癌	腎悪性腫瘍	腎盂癌
	腎盂乳頭状癌	腎癌	腎癌骨転移
	神経芽腫	神経膠腫	神経線維肉腫
	進行乳癌	唇交連癌	腎細胞癌
	腎周囲脂肪肉腫	心臓悪性腫瘍	心臓横紋筋肉腫
	心臓血管肉腫	心臓脂肪肉腫	心臓線維肉腫
	心臓粘液肉腫	腎肉腫	膵芽腫
	膵癌	膵管癌	膵管内管状腺癌
	膵管内乳頭粘液性腺癌	膵脂肪肉腫	膵漿液性のう胞腺癌
	膵腺房細胞癌	膵臓癌骨転移	膵体部癌
	膵頭部癌	膵内胆管癌	膵粘液性のう胞腺癌
	膵尾部癌	髄膜癌腫症	髄膜白血病
	スキルス胃癌	星細胞腫	精索脂肪肉腫
	精索肉腫	星状芽細胞腫	精上皮腫
	成人T細胞白血病骨髄浸潤	精巣癌	精巣奇形癌
	精巣奇形腫	精巣絨毛癌	精巣上体癌

	精巣胎児性癌	精巣肉腫	精巣卵のう腫瘍
	精母細胞腫	声門下癌	声門癌
	声門上癌	脊索腫	脊髄播種
	脊椎転移	舌縁癌	舌下腺癌
	舌下面癌	舌癌	舌根部癌
	舌脂肪肉腫	舌尖癌	舌背癌
	線維脂肪肉腫	線維肉腫	前縦隔悪性腫瘍
	全身性転移性癌	前頭洞癌	前頭部転移性腫瘍
	前頭葉悪性腫瘍	前立腺癌	前立腺癌骨転移
	前立腺神経内分泌癌	前立腺肉腫	早期胃癌
	早期食道癌	総胆管癌	側頭部転移性腫瘍
た	側頭葉悪性腫瘍	側頭葉膠芽腫	大陰唇癌
	退形成性星細胞腫	胎児性癌	胎児性精巣腫瘍
	大腿骨転移性骨腫瘍	大唾液腺癌	大腸カルチノイド
	大腸癌	大腸癌骨転移	大腸肉腫
	大腸粘液癌	大脳悪性腫瘍	大脳深部神経膠腫
	大脳深部転移性腫瘍	大網脂肪肉腫	唾液腺癌
	多発性癌転移	多発性骨髄腫骨髄浸潤	多発性神経膠腫
	胆管癌	胆汁性嘔吐	男性性器癌
	胆のう癌	胆のう管癌	胆のう肉腫
	腟悪性黒色腫	腟癌	中咽頭癌
	中咽頭側壁癌	中咽頭肉腫	中耳悪性腫瘍
	中縦隔悪性腫瘍	虫垂カルチノイド	虫垂癌
	中脳神経膠腫	中部食道癌	中部胆管癌
	中葉肺癌	腸間膜悪性腫瘍	腸間膜脂肪肉腫
	腸間膜肉腫	蝶形骨洞癌	聴神経膠腫
	直腸Ｓ状部結腸癌	直腸悪性黒色腫	直腸カルチノイド
	直腸癌	直腸癌骨転移	直腸癌術後再発
	直腸癌穿孔	直腸脂肪肉腫	手軟部悪性腫瘍
	転移性下顎癌	転移性肝癌	転移性肝腫瘍
	転移性胸膜腫瘍	転移性口腔癌	転移性黒色腫
	転移性骨腫瘍	転移性縦隔腫瘍	転移性十二指腸癌
	転移性腫瘍	転移性消化器腫瘍	転移性上顎癌
	転移性小腸腫瘍	転移性腎腫瘍	転移性膵腫瘍
	転移性舌癌	転移性頭蓋骨腫瘍	転移性脳腫瘍
	転移性肺癌	転移性肺腫瘍	転移性脾腫瘍
	転移性皮膚腫瘍	転移性副腎腫瘍	転移性扁平上皮癌
	転移性卵巣癌	テント上下転移性腫瘍	頭蓋骨悪性腫瘍
	頭蓋部脊索腫	頭頸部癌	頭頂葉悪性腫瘍
	頭部脂肪肉腫	頭部軟部組織悪性腫瘍	頭部皮膚癌
な	内耳癌	内胚葉洞腫瘍	軟口蓋癌
	軟骨肉腫	軟部悪性巨細胞腫	軟部組織悪性腫瘍
	肉腫	乳癌	乳癌・HER2 過剰発現
	乳癌骨転移	乳癌再発	乳癌皮膚転移
	乳房外パジェット病	乳房下外側部乳癌	乳房下内側部乳癌
	乳房脂肪肉腫	乳房上外側部乳癌	乳房上内側部乳癌
	乳房中央部乳癌	乳房肉腫	尿管癌
	尿管口部膀胱癌	尿道傍腺の悪性腫瘍	尿膜管癌
	粘液性のう胞腺癌	脳幹悪性腫瘍	脳幹神経膠腫
	脳室悪性腫瘍	脳神経悪性腫瘍	脳胚細胞腫瘍
は	肺芽腫	肺カルチノイド	肺癌
	肺癌骨転移	肺癌肉腫	肺癌による閉塞性肺炎
	胚細胞腫	肺腺癌	肺腺扁平上皮癌
	肺腺様のう胞癌	肺大細胞癌	肺大細胞神経内分泌癌
	肺肉腫	肺粘表皮癌	肺扁平上皮癌
	肺胞上皮癌	肺未分化癌	肺門部肺癌
	馬尾上衣腫	バレット食道癌	反復性嘔吐
	鼻咽腔癌	鼻腔癌	脾脂肪肉腫
	非小細胞肺癌	鼻前庭癌	鼻中隔癌
	脾の悪性腫瘍	皮膚悪性腫瘍	皮膚悪性線維性組織球腫
	皮膚癌	皮膚脂肪肉腫	皮膚線維肉腫
	皮膚白血病	皮膚付属器癌	腹腔内リンパ節の悪性腫瘍
	腹腔リンパ節転移	副甲状腺悪性腫瘍	副甲状腺癌
	副腎悪性腫瘍	副腎癌	副腎髄質の悪性腫瘍
	副腎皮質癌	副腎皮質の悪性腫瘍	副鼻腔癌
	腹部悪性腫瘍	腹部食道癌	腹部神経芽腫
	腹膜悪性腫瘍	腹膜癌	ぶどう膜悪性黒色腫
	噴門癌	平滑筋肉腫	扁桃窩癌
	扁桃癌	扁桃肉腫	膀胱円蓋部膀胱癌
	膀胱癌	膀胱頸部膀胱癌	膀胱後壁部膀胱癌
	膀胱三角部膀胱癌	膀胱前壁部膀胱癌	膀胱側壁部膀胱癌
	膀胱肉腫	傍骨性骨肉腫	紡錘形細胞肉腫
ま	胞巣状軟部肉腫	乏突起神経膠腫	末期癌
	末梢神経悪性腫瘍	脈絡膜悪性黒色腫	メルケル細胞癌
	盲腸カルチノイド	盲腸癌	毛包癌
	網膜芽細胞腫	網膜膠腫	毛様細胞性星細胞腫
や	毛様体悪性腫瘍	ユーイング肉腫	有棘細胞癌
	幽門癌	幽門前庭部癌	腰椎転移
ら	卵黄のう腫瘍	卵管癌	卵巣癌
	卵巣癌全身転移	卵巣絨毛癌	卵巣胎児性癌
	卵巣肉腫	卵巣未分化胚細胞腫	卵巣類皮のう胞癌
	隆起性皮膚線維肉腫	輪状後部癌	リンパ管肉腫
	リンパ性白血病骨髄浸潤	肋骨転移	
△	アセトン血性嘔吐症	術後悪心	食後悪心
	食道顆粒細胞腫	食道偽肉腫	中枢性嘔吐症
	特発性嘔吐症	脳性嘔吐	反芻
	糞便性嘔吐		

用法用量
〔錠〕：通常，成人にはオンダンセトロンとして1回4mg，1日1回経口投与する。なお，年齢，症状により適宜増減する。また，効果不十分な場合には，同用量の注射液を投与できる。
〔小児用シロップ〕：通常，小児にはオンダンセトロンとして1回2.5mg/m^2(シロップとして5mL/m^2)，1日1回経口投与する。なお，年齢，症状により適宜増減するが，最大1回4mg(シロップとして8mL)とする。また，効果不十分な場合には，同用量の注射液(2.5mg/m^2)を投与できる。
禁忌　本剤の成分に対して過敏症の既往歴のある患者

ソブリアードカプセル100mg

規格：100mg1カプセル[13122.8円/カプセル]
シメプレビルナトリウム　ヤンセン　625

【効能効果】

セログループ1(ジェノタイプⅠ(1a)又はⅡ(1b))のＣ型慢性肝炎における次のいずれかのウイルス血症の改善
(1)血中 HCV RNA 量が高値の未治療患者
(2)インターフェロンを含む治療法で無効又は再燃となった患者

【対応標準病名】

◎	Ｃ型慢性肝炎	ウイルス血症	
○	Ｃ型肝炎	Ｃ型肝炎ウイルス感染	Ｃ型肝炎合併妊娠
	Ｃ型肝硬変		

効能効果に関連する使用上の注意
(1)本剤の使用にあたっては，血中 HCV RNA が陽性であること，及び組織像又は肝予備能，血小板数等により，肝硬変でないことを確認すること。
(2)未治療患者に用いる場合は，血中 HCV RNA 量が RT-PCR 法で5.0LogIU/mL 以上に相当することを確認すること。
(3)インターフェロンを含む治療法のうち，他のプロテアーゼ阻害剤による既治療例に対する投与経験はない。これらの患者に対しては，ウイルス性肝疾患の治療に十分な知識・経験を持つ医師が前治療の種類，前治療に対する反応性，耐性変異の有無，患者の忍容性等を考慮した上で，本剤投与の可否を判断すること。

用法用量　通常，成人にはシメプレビルとして100mgを1日1回経口投与し，投与期間は12週間とする。本剤は，ペグインター

フェロン　アルファ-2a(遺伝子組換え)又はペグインターフェロン　アルファ-2b(遺伝子組換え)，及びリバビリンと併用すること。

用法用量に関連する使用上の注意

(1)本剤の単独投与は行わないこと。

(2)本剤は，ペグインターフェロン　アルファ-2a(遺伝子組換え)又はペグインターフェロン　アルファ-2b(遺伝子組換え)，及びリバビリンと併用するが，最初の12週間は3剤併用投与し，続く12週間はペグインターフェロン　アルファ-2a(遺伝子組換え)又はペグインターフェロン　アルファ-2b(遺伝子組換え)，及びリバビリンによる2剤併用投与を実施すること。なお，患者の治療歴や背景因子，及び初期の治療効果に応じて，この2剤併用投与を更に24週間投与することを考慮する。ただし，本剤と併用する場合，ペグインターフェロン　アルファ-2a(遺伝子組換え)又はペグインターフェロン　アルファ-2b(遺伝子組換え)，及びリバビリンの総投与期間は48週を超えないこと。

(3)治療中の抗ウイルス効果が不十分な場合，薬剤耐性ウイルスが出現していることがあるため，治療中止を考慮すること。

(4)副作用や治療効果不十分等により本剤を中止した場合には，本剤の投与を再開しないこと。

(5)ペグインターフェロン　アルファ-2a(遺伝子組換え)，ペグインターフェロン　アルファ-2b(遺伝子組換え)及びリバビリンの投与量は，各製品の添付文書に定められた用法用量に従うこと。併用にあたっては，投与開始前に各製品の添付文書に定められた臨床検査値基準を満たしていることを確認すること。また，投与中に各製品の用量調節や投与中止を必要とする副作用が発現した場合には，各製品の添付文書を参照すること。

警告

(1)本剤は，ウイルス性肝疾患の治療に十分な知識・経験を持つ医師のもとで，本剤の投与が適切と判断される患者に対してのみ投与すること。

(2)本剤投与により血中ビリルビン値が著しく上昇し，肝機能障害，腎機能障害等を発現し，死亡に至った症例が報告されているので，次の事項に注意すること。

①本剤投与中は定期的に血中ビリルビン値を測定すること。

②血中ビリルビン値の持続的な上昇等の異常が認められた場合には投与を中止し，適切な処置を行うこと。

③本剤投与中止後も血中ビリルビン値が上昇することがあるので，患者の状態を注意深く観察すること。

④患者に対し，本剤投与後に眼球・皮膚の黄染，褐色尿，全身倦怠感等がみられた場合は，直ちに受診するよう指導すること。

禁忌

(1)本剤の成分に対して過敏症の既往歴のある患者

(2)エファビレンツ，リファンピシン，リファブチンを投与中の患者

併用禁忌

薬剤名等	臨床症状・措置方法	機序・危険因子
エファビレンツ ストックリン リファンピシン リファジン等 リファブチン ミコブティン	本剤の血漿中濃度が著しく低下し，本剤の効果が減弱する。	これらの薬剤の強いCYP3A(4)誘導作用により，本剤の代謝が促進される。

ゾーミッグRM錠2.5mg　規格：2.5mg1錠[960.8円/錠]
ゾーミッグ錠2.5mg　規格：2.5mg1錠[960.8円/錠]
ゾルミトリプタン　アストラゼネカ　216

【効能効果】

片頭痛

【対応標準病名】

◎	片頭痛		
○	眼筋麻痺性片頭痛	眼性片頭痛	持続性片頭痛
	典型片頭痛	脳底動脈性片頭痛	普通型片頭痛
	片麻痺性片頭痛	網膜性片頭痛	

効能効果に関連する使用上の注意

(1)本剤は，国際頭痛学会による片頭痛診断基準により，「前兆のない片頭痛」あるいは「前兆のある片頭痛」と診断が確定された場合にのみ使用すること。特に次のような患者は，クモ膜下出血等の脳血管障害や他の原因による頭痛の可能性があるので，本剤投与前に問診，診察，検査を十分に行い，頭痛の原因を確認してから投与すること。

①今までに片頭痛と診断が確定したことのない患者

②片頭痛と診断されたことはあるが，片頭痛に通常みられる症状や経過とは異なった頭痛及び随伴症状のある患者

(2)家族性片麻痺性片頭痛，孤発性片麻痺性片頭痛，脳底型片頭痛あるいは眼筋麻痺性片頭痛の患者には投与しないこと。

用法用量　通常，成人にはゾルミトリプタンとして1回2.5mgを片頭痛の頭痛発現時に経口投与する。
なお，効果が不十分な場合には，追加投与をすることができるが，前回の投与から2時間以上あけること。
また，2.5mgの経口投与で効果が不十分であった場合には，次回片頭痛発現時から5mgを経口投与することができる。
ただし，1日の総投与量を10mg以内とすること。

用法用量に関連する使用上の注意

(1)本剤は片頭痛の頭痛発現時に限り使用し，予防的に使用しないこと。

(2)本剤投与により全く効果が認められない場合は，その発作に対して追加投与をしないこと。このような場合は，再検査の上，頭痛の原因を確認すること。

禁忌

(1)本剤の成分に対し過敏症の既往歴のある患者

(2)心筋梗塞の既往歴のある患者，虚血性心疾患又はその症状・兆候のある患者，異型狭心症(冠動脈攣縮)のある患者

(3)脳血管障害や一過性脳虚血性発作の既往のある患者

(4)末梢血管障害を有する患者

(5)コントロールされていない高血圧症の患者

(6)エルゴタミン，エルゴタミン誘導体含有製剤，あるいは他の$5\text{-}HT_{1B/1D}$受容体作動薬を投与中の患者

(7)モノアミン酸化酵素阻害剤(MAO阻害剤)を投与中，あるいは投与中止2週間以内の患者

併用禁忌

薬剤名等	臨床症状・措置方法	機序・危険因子
エルゴタミン 酒石酸エルゴタミン・無水カフェイン・イソプロピルアンチピリン(クリアミン) エルゴタミン誘導体含有製剤 メシル酸ジヒドロエルゴタミン(ジヒデルゴット)， マレイン酸エルゴメトリン(エルゴメトリンF)， マレイン酸メチルエルゴメトリン(メテルギン)	血圧の上昇又は血管攣縮が増強されるおそれがある。本剤投与後にエルゴタミンあるいはエルゴタミン誘導体含有製剤を投与する場合，もしくはその逆の場合は，それぞれ24時間以内に投与しないこと。	$5\text{-}HT_{1B/1D}$受容体作動薬との薬理的相加作用により，相互に作用(血管収縮作用)を増強させる。
$5\text{-}HT_{1B/1D}$受容体作動薬 コハク酸スマトリプタン(イミグラン)， 臭化水素酸エレトリプタン(レルパックス)， 安息香酸リザトリプタン(マクサルト)， ナラトリプタン塩酸塩(アマージ)	血圧の上昇又は血管攣縮が増強されるおそれがある。本剤投与後に他の$5\text{-}HT_{1B/1D}$受容体作動薬を投与する場合，もしくはその逆の場合は，それぞれ24時間以内に投与しないこと。	併用により相互に作用を増強させる。
MAO阻害剤	本剤及び活性代謝物	A型MAO阻害剤によ

	の消失半減期($t_{1/2}$)が延長し，血中濃度－時間曲線下面積(AUC)が増加するおそれがあるので，MAO 阻害剤を投与中あるいは投与中止２週間以内の患者には本剤を投与しないこと。	り本剤の代謝が阻害され，本剤の作用が増強される可能性が考えられる。

ゾルミトリプタンOD錠2.5mg「JG」：日本ジェネリック　－[－]，ゾルミトリプタンOD錠2.5mg「アメル」：共和薬品　－[－]，ゾルミトリプタンOD錠2.5mg「タカタ」：高田　－[－]，ゾルミトリプタンOD錠2.5mg「トーワ」：東和　－[－]，ゾルミトリプタンOD錠2.5mg「日医工」：日医工　－[－]，ゾルミトリプタンOD錠2.5mg「日新」：日新－山形　－[－]，ゾルミトリプタンOD錠2.5mg「ファイザー」：マイラン製薬　－[－]

ソメリン細粒1%　規格：1%1g[28.2円/g]
ソメリン錠5mg　規格：5mg1錠[18.6円/錠]
ソメリン錠10mg　規格：10mg1錠[27.8円/錠]
ハロキサゾラム　第一三共　112

【効 能 効 果】

不眠症

【対応標準病名】

◎	不眠症		
○	睡眠障害	睡眠相後退症候群	睡眠リズム障害
	不規則睡眠		
△	レム睡眠行動障害		

用法用量　ハロキサゾラムとして，通常成人１回５～10mgを就寝前に経口投与する。
なお，年齢，症状により適宜増減する。

用法用量に関連する使用上の注意　不眠症には，就寝の直前に服用させること。また，服用して就寝した後，睡眠途中において一時的に起床して仕事等をする可能性があるときは服用させないこと。

禁忌
(1)本剤の成分に対し過敏症の既往歴のある患者
(2)急性狭隅角緑内障のある患者
(3)重症筋無力症の患者

原則禁忌　肺性心，肺気腫，気管支喘息及び脳血管障害の急性期などで呼吸機能が高度に低下している場合

ソラナックス0.4mg錠　規格：0.4mg1錠[9.2円/錠]
ソラナックス0.8mg錠　規格：0.8mg1錠[15.5円/錠]
アルプラゾラム　ファイザー　112

コンスタン0.4mg錠，コンスタン0.8mg錠を参照(P369)

ソランタール錠50mg　規格：50mg1錠[9.6円/錠]
ソランタール錠100mg　規格：100mg1錠[12.8円/錠]
チアラミド塩酸塩　アステラス　114

【効 能 効 果】

(1)各科領域の手術後並びに外傷後の鎮痛・消炎
(2)下記疾患の鎮痛・消炎
関節炎，腰痛症，頸肩腕症候群，骨盤内炎症，軟産道損傷，乳房うっ積，帯状疱疹，多形滲出性紅斑，膀胱炎，副睾丸炎，前眼部炎症，智歯周囲炎
(3)抜歯後の鎮痛・消炎
(4)下記疾患の鎮痛
急性上気道炎

【対応標準病名】

◎	外傷	関節炎	急性上気道炎
	頸肩腕症候群	骨盤内炎症性疾患	挫傷
	挫創	術後疼痛	精巣上体炎
	創傷	帯状疱疹	多形滲出性紅斑
	智歯周囲炎	乳房うっ滞	抜歯後疼痛
	分娩時軟産道損傷	膀胱炎	腰痛症
	裂傷	裂創	
○	DIP 関節炎	IP 関節炎	MP 関節炎
	MRSA 術後創部感染	MRSA 膀胱炎	PIP 関節炎
あ	亜急性関節炎	アキレス腱筋腱移行部断裂	アキレス腱挫傷
	アキレス腱挫創	アキレス腱切創	アキレス腱断裂
	アキレス腱部分断裂	足異物	足開放創
	足挫創	足切創	亜脱臼
	圧挫傷	圧挫創	圧迫骨折
	圧迫神経炎	アレルギー性関節炎	アレルギー性膀胱炎
	犬咬創	陰茎開放創	陰茎挫創
	陰茎折症	陰茎ヘルペス	陰茎裂創
	咽頭開放創	咽頭気管炎	咽頭喉頭炎
	咽頭創傷	咽頭扁桃炎	陰のう開放創
	陰のうヘルペス	陰のう裂創	陰部切創
	陰部ヘルペス	会陰部化膿創	会陰部血腫
	会陰裂傷	壊疽性帯状疱疹	円板状角膜炎
	横隔膜損傷	横骨折	汚染擦過創
か	汚染創	外陰開放創	外陰血腫
	外陰部挫創	外陰部切創	外陰部帯状疱疹
	外陰部ヘルペス	外陰部裂傷	外耳開放創
	外耳道創傷	外耳部外傷性異物	外耳部割創
	外耳部貫通創	外耳部咬創	外耳部挫傷
	外耳部挫創	外耳部擦過創	外耳部刺創
	外耳部切創	外耳部創傷	外耳部打撲傷
	外耳部虫刺傷	外傷後遺症	外傷性一過性麻痺
	外傷性異物	外傷性横隔膜ヘルニア	外傷性眼球ろう
	外傷性咬合	外傷性虹彩離断	外傷性硬膜動静脈瘻
	外傷性耳出血	外傷性視神経症	外傷性食道破裂
	外傷性脊髄出血	外傷性切断	外傷性動静脈瘻
	外傷性動脈血腫	外傷性動脈瘤	外傷性乳び胸
	外傷性脳圧迫	外傷性脳圧迫・頭蓋内に達する開放創合併あり	外傷性脳圧迫・頭蓋内に達する開放創合併なし
	外傷性脳症	外傷性破裂	外傷性皮下血腫
	外耳裂創	開腹術後愁訴	開放骨折
	開放性外傷性脳圧迫	開放性陥没骨折	開放性胸膜損傷
	開放性脱臼	開放性脱臼骨折	開放性脳挫創
	開放性脳底部挫傷	開放性びまん性脳損傷	開放性粉砕骨折
	開放創	潰瘍性歯肉炎	潰瘍性膀胱炎
	下咽頭創傷	下顎開放創	下顎割創
	下顎貫通創	下顎口唇挫創	下顎咬創
	下顎挫傷	下顎挫創	下顎擦過創
	下顎刺創	下顎切創	下顎創傷
	下顎打撲傷	下顎部挫傷	下顎部打撲傷
	下顎裂創	踵裂創	顎関節部開放創
	顎関節部割創	顎関節部貫通創	顎関節部咬創
	顎関節部挫傷	顎関節部挫創	顎関節部擦過創
	顎関節部刺創	顎関節部切創	顎関節部創傷
	顎関節部打撲傷	顎関節部裂創	顎部挫傷
	顎部打撲傷	角膜挫創	角膜切傷
	角膜切創	角膜創傷	角膜帯状疱疹
	角膜破裂	角膜裂傷	下腿汚染創
	下腿開放創	下腿挫創	下腿切創
	下腿皮膚欠損創	下腿裂創	肩関節炎
	割創	カテーテル感染症	カテーテル敗血症
	化膿性歯周炎	化膿性歯肉炎	下背部ストレイン
	カポジ水痘様発疹症	カポジ皮膚炎	眼黄斑部裂孔

ソ

眼窩創傷	眼窩部挫創	眼窩裂傷
眼球結膜裂傷	眼球損傷	眼球破裂
眼球裂傷	眼瞼外傷性異物	眼瞼外傷性腫脹
眼瞼開放創	眼瞼割創	眼瞼貫通創
眼瞼咬創	眼瞼挫創	眼瞼擦過創
眼瞼刺創	眼瞼切創	眼瞼創傷
眼瞼帯状疱疹	眼瞼単純ヘルペス	眼瞼虫刺傷
眼瞼ヘルペス	眼瞼裂創	環指圧挫傷
環指挫傷	環指挫創	環指切創
間質性膀胱炎	環指剥皮創	環指皮膚欠損創
眼周囲部外傷性腫脹	眼周囲部開放創	眼周囲部割創
眼周囲部貫通創	眼周囲部咬創	眼周囲部挫創
眼周囲部擦過創	眼周囲部刺創	眼周囲部切創
眼周囲部創傷	眼周囲部虫刺傷	眼周囲部裂創
関節骨折	関節挫傷	関節症
関節打撲	関節内骨折	完全骨折
完全脱臼	貫通刺創	貫通銃創
貫通性挫滅創	貫通創	眼部外傷性異物
眼部外傷性腫脹	眼部開放創	眼部割創
眼部貫通創	眼部咬創	眼部挫創
眼部擦過創	眼部刺創	眼部切創
眼部創傷	眼部帯状疱疹	眼部単純ヘルペス
眼部虫刺傷	眼部裂創	陥没骨折
顔面汚染創	顔面外傷性異物	顔面開放創
顔面割創	顔面貫通創	顔面咬創
顔面挫傷	顔面挫創	顔面擦過創
顔面刺創	顔面切創	顔面創傷
顔面搔創	顔面損傷	顔面帯状疱疹
顔面多発開放創	顔面多発割創	顔面多発貫通創
顔面多発咬創	顔面多発挫傷	顔面多発挫創
顔面多発擦過創	顔面多発刺創	顔面多発切創
顔面多発創傷	顔面多発打撲傷	顔面多発虫刺傷
顔面多発裂創	顔面打撲傷	顔面皮膚欠損創
顔面ヘルペス	顔面裂創	急性咽頭喉頭炎
急性咽頭扁桃炎	急性化膿性根尖性歯周炎	急性化膿性歯根膜炎
急性関節炎	急性口蓋扁桃炎	急性骨盤腹膜炎
急性歯冠周囲炎	急性子宮傍結合織炎	急性歯周炎
急性歯肉炎	急性出血性膀胱炎	急性精巣上体炎
急性単純性根尖性歯周炎	急性単純性膀胱炎	急性膀胱炎
急性網膜壊死	急性腰痛症	急速進行性歯周炎
胸管損傷	胸鎖関節炎	頬粘膜咬傷
頬粘膜咬創	胸部汚染創	胸部外傷
頬部開放創	頬部割創	頬部貫通創
頬部咬創	頬部挫傷	胸部挫創
頬部挫創	頬部擦過創	頬部刺創
胸部食道損傷	胸部切創	頬部切創
頬部創傷	胸部損傷	胸部帯状疱疹
頬部打撲傷	胸部皮膚欠損創	頬部皮膚欠損創
胸部ヘルペス	頬部裂創	胸壁開放創
胸壁刺創	強膜切創	強膜創傷
胸膜損傷・胸腔に達する開放創合併あり	強膜裂傷	胸膜裂創
胸肋関節炎	棘刺創	魚咬創
距踵関節炎	巨大産道血腫	桐沢型ぶどう膜炎
亀裂骨折	筋筋膜性腰痛症	筋損傷
筋断裂	筋肉内血腫	躯幹帯状疱疹
屈曲骨折	頚管破裂	頚肩腕障害
脛骨顆部割創	頚頭蓋症候群	頚部開放創
頚部挫創	頚部食道開放創	頚部切創
頚部皮膚欠損創	頚部ヘルペス	劇症帯状疱疹
血管切断	血管損傷	結膜創傷
結膜裂傷	限局型若年性歯周炎	肩鎖関節炎
腱切創	腱損傷	腱断裂

原発性ヘルペスウイルス性口内炎	腱部分断裂	腱裂傷
高位腟裂傷	高エネルギー外傷	口蓋挫傷
口蓋切創	口蓋裂創	口角部挫創
口角部裂創	口角ヘルペス	口腔外傷性腫脹
口腔開放創	口腔割創	口腔挫傷
口腔挫創	口腔擦過創	口腔刺創
口腔切創	口腔創傷	口腔帯状疱疹
口腔打撲傷	口腔粘膜咬傷	口腔粘膜咬創
口腔ヘルペス	口腔裂創	後頚部交感神経症候群
口唇外傷性異物	口唇外傷性腫脹	口唇開放創
口唇割創	口唇貫通創	口唇咬傷
口唇咬創	口唇挫傷	口唇挫創
口唇擦過創	口唇刺創	口唇切創
口唇創傷	口唇打撲傷	口唇虫刺傷
口唇ヘルペス	口唇裂創	溝創
咬創	喉頭外傷	喉頭損傷
後頭部外傷	後頭部割創	後頭部挫傷
後頭部挫創	後頭部切創	後頭部帯状疱疹
後頭部打撲傷	後頭部裂創	後発性関節炎
広汎型若年性歯周炎	広範性軸索損傷	広汎性神経損傷
後方脱臼	硬膜損傷	硬膜裂傷
肛門ヘルペス	肛門裂創	股関節炎
骨折	骨盤結合織炎	骨盤死腔炎
骨盤膿瘍	骨盤部感染性リンパのう胞	骨盤腹膜炎
骨盤部裂創	根性腰痛症	根側歯周膿瘍
昆虫咬創	昆虫刺傷	コントル・クー損傷
細菌性膀胱炎	再発性単純ヘルペス	再発性ヘルペスウイルス性口内炎
採皮創	坐骨神経根炎	坐骨神経痛
坐骨単神経根炎	擦過創	挫滅傷
挫滅創	産科的会陰血腫	産科的外陰血腫
産科的外傷	産科的骨盤血腫	産科的腟血腫
産科的尿道損傷	産科的尾骨損傷	産科的膀胱損傷
三叉神経帯状疱疹	産褥性乳瘤	産道血腫
耳介外傷性異物	耳介外傷性腫脹	耳介開放創
耳介割創	耳介貫通創	耳介咬創
耳介挫傷	耳介挫創	耳介擦過創
耳介刺創	耳介切創	耳介創傷
耳介打撲傷	耳介虫刺傷	趾開放創
耳介裂創	耳下腺部打撲	趾化膿創
歯冠周囲炎	歯冠周囲膿瘍	趾関節炎
指間切創	趾間切創	子宮癌術後後遺症
子宮頚管裂傷	子宮頚部環状剥離	子宮周囲炎
子宮周囲膿瘍	子宮破裂	子宮不全内反症
子宮不全破裂	子宮付属器癒着	子宮傍組織炎
刺咬症	歯根膜下膿瘍	趾挫創
示指 MP 関節挫傷	示指 PIP 開放創	示指割創
示指化膿創	示指挫傷	示指挫創
示指刺創	四肢静脈損傷	示指切創
四肢動脈損傷	示指皮膚欠損創	歯周炎
歯周症	歯周膿瘍	思春期性歯肉炎
耳前部挫創	刺創	歯痛
膝蓋部挫創	膝下部挫創	膝窩部銃創
膝関節炎	膝関節部異物	膝関節部挫創
膝部異物	膝部開放創	膝部割創
膝部咬創	膝部挫創	膝部切創
膝部裂創	歯肉炎	歯肉挫傷
歯肉切創	歯肉膿瘍	歯肉裂創
若年性歯周炎	斜骨折	射創
尺骨近位端骨折	尺骨鉤状突起骨折	手圧挫傷
縦骨折	重症多形滲出性紅斑・急性期	銃創
重複骨折	手関節炎	手関節挫滅傷
手関節挫滅創	手関節掌側部挫創	手関節部挫創

さ

	手関節部切創	手関節部創傷	手関節部裂創
	手指圧挫傷	手指汚染創	手指開放創
	手指関節炎	手指咬創	種子骨開放骨折
	種子骨骨折	手指挫傷	手指挫創
	手指挫滅傷	手指挫滅創	手指刺創
	樹枝状角膜炎	樹枝状角膜潰瘍	手指切創
	手指打撲傷	手指剥皮創	手指皮下血腫
	手指皮膚欠損創	手術創部膿瘍	手掌挫創
	手掌刺創	手掌切創	手掌剥皮創
	手掌皮膚欠損創	出血性膀胱炎	術後横隔膜下膿瘍
	術後合併症	術後感染症	術後髄膜炎
	術後創部感染	術後膿瘍	術後腹腔内膿瘍
	術後腹壁膿瘍	術後腰痛	術創部痛
	手背皮膚欠損創	手背部挫創	手背部切創
	手部汚染創	上顎挫傷	上顎擦過創
	上顎切創	上顎打撲傷	上顎部裂創
	上口唇挫傷	踵骨部挫滅創	小指咬創
	小指挫傷	小指挫創	小指切創
	硝子体切断	小指皮膚欠損創	上唇小帯裂創
	小水疱性皮膚炎	掌蹠膿疱症性骨関節炎	上腕汚染創
	上腕貫通銃創	上腕挫創	上腕皮膚欠損創
	上腕部開放創	食道損傷	処女膜裂傷
	女性急性骨盤蜂巣炎	女性慢性骨盤蜂巣炎	ショパール関節炎
	神経根炎	神経根ひきぬき損傷	神経切断
	神経叢損傷	神経叢不全損傷	神経損傷
	神経断裂	針刺創	靱帯ストレイン
	靱帯損傷	靱帯断裂	靱帯捻挫
	靱帯裂傷	水疱性多形紅斑	スティーブンス・ジョンソン症候群
	ストレイン	性器ヘルペス	精巣開放創
	精巣上体膿瘍	精巣精巣上体炎	精巣膿瘍
	精巣破裂	精巣蜂巣炎	声門外傷
	脊髄神経根症	脊椎痛	舌開放創
	舌下顎挫創	舌咬傷	舌咬創
	舌挫創	舌刺創	舌切創
	切創	舌創傷	切断
	舌扁桃炎	舌裂創	前額部外傷性異物
	前額部外傷性腫脹	前額部開放創	前額部割創
	前額部貫通創	前額部咬創	前額部挫創
	前額部擦過創	前額部刺創	前額部切創
	前額部創傷	前額部虫刺傷	前額部虫刺症
	前額部皮膚欠損創	前額部裂創	前胸部挫創
	前頚頭頂部挫創	仙骨部挫創	仙骨部皮膚欠損創
	前思春期性歯周炎	線状骨折	全身擦過創
	穿通創	前頭部割創	前頭部挫傷
	前頭部挫創	前頭部切創	前頭部打撲傷
	前頭部皮膚欠損創	前方脱臼	前腕汚染創
	前腕開放創	前腕咬創	前腕挫創
	前腕刺創	前腕切創	前腕皮膚欠損創
	前腕裂創	爪下異物	爪下挫滅傷
	爪下挫滅創	早期発症型歯周炎	創傷感染症
	増殖性関節炎	増殖性歯肉炎	搔創
	創部膿瘍	足関節炎	足関節内果部挫創
	足関節部挫創	足底異物	足底部咬創
	足底部刺創	足底部皮膚欠損創	側頭部割創
	側頭部挫創	側頭部切創	側頭部打撲傷
	足背部挫創	足背部切創	足部汚染創
	側腹部咬創	側腹部挫創	側腹壁開放創
	足部皮膚欠損創	足部裂創	鼡径部開放創
た	鼡径部切創	損傷	第5趾皮膚欠損創
	帯状疱疹後三叉神経痛	帯状疱疹後膝神経節炎	帯状疱疹後神経痛
	帯状疱疹後多発性ニューロパチー	帯状疱疹神経炎	帯状疱疹性角結膜炎
	帯状疱疹性強膜炎	帯状疱疹性結膜炎	帯状疱疹性虹彩炎
	帯状疱疹性虹彩毛様体炎	大腿汚染創	大腿咬創

	大腿挫創	大腿皮膚欠損創	大腿部開放創
	大腿部刺創	大腿部切創	大腿裂創
	大転子部挫創	ダグラス窩膿瘍	多形紅斑
	多形紅斑性関節障害	脱臼	脱臼骨折
	多発性外傷	多発性開放創	多発性関節炎
	多発性咬創	多発性切創	多発性穿刺創
	多発性裂創	打撲割創	打撲血腫
	打撲挫創	打撲擦過創	打撲傷
	単関節炎	単純口唇ヘルペス	単純性関節炎
	単純性歯周炎	単純性歯肉炎	単純脱臼
	単純ヘルペス	恥骨結合炎	地図状角膜炎
	腟開放創	腟断端炎	腟裂傷
	中隔部肉芽形成	肘関節炎	肘関節骨折
	肘関節挫創	肘関節脱臼骨折	肘関節内骨折
	肘関節部開放創	中指咬創	中指挫傷
	中指挫創	中指刺創	中指切創
	中指皮膚欠損創	中手骨関節部挫創	虫垂炎術後残膿瘍
	中枢神経系損傷	肘頭骨折	中毒性表皮壊死症
	肘部挫創	肘部切創	肘部皮膚欠損創
	直腸ヘルペス	痛風性関節炎	手開放創
	手咬創	手挫創	手刺創
	手切創	転位性骨折	殿部開放創
	殿部咬創	殿部刺創	殿部切創
	殿部痛	殿部皮膚欠損創	殿部裂創
	頭頂部挫傷	頭頂部挫創	頭頂部擦過創
	頭頂部切創	頭頂部打撲傷	頭頂部裂創
	頭皮外傷性腫脹	頭皮開放創	頭皮剥離
	頭皮表在損傷	頭部異物	頭部外傷性皮下異物
	頭部開放創	頭部割創	頭部頚部挫傷
	頭部頚部挫創	頭部頚部打撲傷	頭部挫傷
	頭部挫創	頭部擦過創	頭部刺創
	頭部切創	頭部多発開放創	頭部多発割創
	頭部多発咬創	頭部多発挫傷	頭部多発挫創
	頭部多発擦過創	頭部多発刺創	頭部多発切創
	頭部多発創傷	頭部多発打撲傷	頭部多発裂創
	頭部打撲	頭部打撲傷	動物咬創
	頭部皮膚欠損創	頭部裂創	動脈損傷
な	特殊性歯周炎	特発性関節脱臼	軟口蓋挫創
	軟口蓋創傷	軟口蓋破裂	難治性歯周炎
	肉離れ	乳癌術後後遺症	乳汁うっ滞症
	乳汁分泌不全	乳汁漏出症	尿管切石術後感染症
	尿膜管膿瘍	猫咬創	捻挫
	脳挫傷	脳挫傷・頭蓋内に達する開放創合併あり	脳挫傷・頭蓋内に達する開放創合併なし
	脳挫創	脳挫創・頭蓋内に達する開放創合併あり	脳挫創・頭蓋内に達する開放創合併なし
	脳手術後遺症	脳腫瘍摘出術後遺症	脳損傷
	脳対側損傷	脳直撃損傷	脳底部挫傷
	脳底部挫傷・頭蓋内に達する開放創合併あり	脳底部挫傷・頭蓋内に達する開放創合併なし	脳裂傷
は	背部痛	剥離骨折	剥離性歯肉炎
	抜歯後感染	抜歯創瘻孔形成	鼻下部ヘルペス
	バレー・リュー症候群	破裂骨折	ハント症候群
	汎発性帯状疱疹	反復性膀胱炎	鼻下擦過創
	皮下静脈損傷	皮下損傷	鼻根部打撲挫創
	鼻根部裂創	膝汚染創	膝皮膚欠損創
	皮神経挫傷	非水疱性多形紅斑	鼻前庭部挫創
	鼻尖部挫創	肥大性歯肉炎	非特異性関節炎
	鼻部外傷性異物	鼻部外傷性腫脹	鼻部開放創
	眉部割創	鼻部割創	鼻部貫通創
	腓腹筋挫創	皮膚欠損創	鼻部咬創
	鼻部挫傷	鼻部挫創	鼻部擦過創
	鼻部刺創	鼻部切創	鼻部創傷
	皮膚損傷	鼻部打撲傷	鼻部虫刺傷
	皮膚剥脱創	鼻部皮膚欠損創	鼻部裂創

	びまん性脳損傷・頭蓋内に達する開放創合併あり	びまん性脳損傷・頭蓋内に達する開放創合併なし	眉毛部割創
	眉毛部裂創	病的骨折	表皮剥離
	鼻翼部切創	鼻翼部裂創	びらん性歯肉炎
	びらん性膀胱炎	フェニトイン歯肉増殖症	複雑性歯周炎
	複雑性歯肉炎	複雑脱臼	副鼻腔炎術後症
	副鼻腔開放創	腹部汚染創	腹部刺創
	腹部皮膚欠損創	腹壁開放創	腹壁縫合糸膿瘍
	不全型ハント症候群	不全骨折	粉砕骨折
	分娩後子宮内反症	分娩後子宮破裂	分娩時会陰裂傷
	分娩前子宮破裂	分娩中子宮破裂	閉鎖性外傷性脳圧迫
	閉鎖性骨折	閉鎖性脱臼	閉鎖性脳挫創
	閉鎖性脳底部挫傷	閉鎖性びまん性脳損傷	ヘルペスウイルス感染症
	ヘルペスウイルス性咽頭炎	ヘルペスウイルス性外陰腟炎	ヘルペスウイルス性外耳炎
	ヘルペスウイルス性角結膜炎	ヘルペスウイルス性虹彩炎	ヘルペスウイルス性虹彩毛様体炎
	ヘルペスウイルス性湿疹	ヘルペスウイルス性歯肉口内炎	ヘルペスウイルス性前部ぶどう膜炎
	ヘルペスウイルス性腟炎	ヘルペスウイルス性網脈絡膜炎	ヘルペス角膜炎
	ヘルペス口内炎	辺縁性化膿性歯根膜炎	辺縁性歯周組織炎
	膀胱後部膿瘍	膀胱三角部炎	縫合糸膿瘍
	膀胱周囲炎	膀胱周囲膿瘍	縫合部膿瘍
	放射線出血性膀胱炎	放射線性膀胱炎	萌出性歯肉炎
	包皮挫創	包皮切創	包皮裂創
	母指咬創	母指挫傷	母指挫創
	母趾挫創	母指示指間切創	母指刺創
	母指切創	母指打撲挫創	母指打撲傷
	母指皮膚欠損創	母趾皮膚欠損創	母指末節部挫創
ま	末梢血管外傷	末梢神経損傷	慢性萎縮性老人性歯肉炎
	慢性化膿性根尖性歯周炎	慢性関節炎	慢性骨盤腹膜炎
	慢性再発性膀胱炎	慢性歯冠周囲炎	慢性子宮傍結合織炎
	慢性歯周炎	慢性歯周膿瘍	慢性歯肉炎
	慢性精巣上体炎	慢性複雑性膀胱炎	慢性辺縁性歯周炎急性発作
	慢性辺縁性歯周炎軽度	慢性辺縁性歯周炎重度	慢性辺縁性歯周炎中等度
	慢性膀胱炎	眉間部挫創	眉間部裂創
	耳後部挫創	耳後部打撲傷	耳帯状疱疹
	耳ヘルペス	盲管銃創	網膜振盪
や	網脈絡膜裂傷	モンテジア骨折	腰仙部神経根炎
	腰痛坐骨神経痛症候群	腰殿部帯状疱疹	腰殿部痛
	腰腹帯状疱疹	腰部神経根炎	腰部切創
ら	腰部打撲挫創	ライエル症候群	ライエル症候群型薬疹
	らせん骨折	卵管癒着	離開骨折
	リスフラン関節炎	涙管損傷	涙管断裂
	涙道損傷	ループス膀胱炎	轢過創
	裂離	裂離骨折	連鎖球菌性上気道感染
	若木骨折		

△	BCG 副反応	外耳部外傷性腫脹	外耳部外傷性皮下異物
	外耳部皮下血腫	外耳部皮下出血	下顎外傷性異物
	下顎皮下血腫	下顎部皮膚欠損創	顎関節部皮下血腫
	顎堤増大	かぜ	眼瞼外傷性皮下異物
	眼周囲部外傷性異物	眼周囲部外傷性皮下異物	関節血腫
	眼部外傷性皮下異物	感冒	顔面多発皮下血腫
	顔面多発皮下出血	顔面皮下血腫	胸腺損傷
	頬部外傷性異物	頬部皮下血腫	金属歯冠修復過高
	金属歯冠修復粗造	金属歯冠修復脱離	金属歯冠修復低位
	金属歯冠修復破損	金属歯冠修復不適合	頚椎不安定症
	血腫	血性乳汁	口腔外傷性異物
	口腔内血腫	口唇外傷性皮下異物	口唇皮下血腫
	口唇皮下出血	擦過皮下血腫	産科的創傷の血腫
	耳介外傷性皮下異物	耳介皮下血腫	耳介皮下出血
	子宮圧痕	縦隔血腫	術後敗血症
	授乳異常	授乳困難	上顎皮下血腫
	上腕神経痛	精巣炎	前額部外傷性皮下異物
	創傷はえ幼虫症	側頭部皮下血腫	打撲皮下血腫
	殿部異物	疼痛	頭皮下血腫
	頭部外傷性皮下気腫	頭部血腫	頭部多発皮下血腫
	頭部打撲血腫	頭部虫刺傷	頭部皮下異物
	頭部皮下血腫	頭部皮下出血	軟口蓋血腫
	乳汁分泌異常	背部圧迫感	抜歯後出血
	皮下異物	皮下血腫	非熱傷性水疱
	鼻部外傷性皮下異物	眉部血腫	鼻部皮下血腫
	鼻部皮下出血	鼻部皮膚剥離創	びまん性脳損傷
	腹壁異物	ブラックアイ	帽状腱膜下出血
	薬物性ショック	腰腹痛	

用法用量

(1)効能効果の(1)～(3)の場合：通常，成人にはチアラミド塩酸塩として，1回110.2mg(チアラミドとして100mg)を1日3回経口投与する。なお，年齢，症状により適宜増減する。

(2)効能効果の(4)の場合：通常，成人にはチアラミド塩酸塩として，1回110.2mg(チアラミドとして100mg)を頓用する。なお，年齢，症状により適宜増減する。ただし，原則として1日2回までとし，1日最大330.6mg(チアラミドとして300mg)を限度とする。

禁忌

(1)消化性潰瘍のある患者
(2)重篤な血液の異常のある患者
(3)重篤な肝障害のある患者
(4)重篤な腎障害のある患者
(5)本剤の成分に対し過敏症の既往歴のある患者
(6)アスピリン喘息(非ステロイド性消炎鎮痛剤等による喘息発作の誘発)又はその既往歴のある患者

ソリターT配合顆粒2号　規格：4g1包[34.4円/包]

クエン酸ナトリウム水和物　塩化カリウム　塩化ナトリウム　炭酸マグネシウム　無水リン酸二水素ナトリウム　エイワイ　322

【効 能 効 果】

軽症又は中等症の体液異常喪失時の電解質の補給・補正

【対応標準病名】

該当病名なし

用法用量　本剤1包(4.0g)を用時100mLの水又は微温湯に攪拌溶解する。通常成人1回100mLを1日数回患者の口渇に応じて経口投与する。小児には1回20～100mLを1日8～10回(2～3時間毎)経口投与する。
なお，年齢，症状により適宜増減する。

禁忌

(1)腸管閉塞，腸穿孔，小腸機能障害のある患者
(2)重篤な腎障害のある患者
(3)激しい嘔吐のある患者

ソリターT配合顆粒3号　規格：4g1包[34.4円/包]

クエン酸ナトリウム水和物　塩化カリウム　塩化ナトリウム　炭酸マグネシウム　無水リン酸二水素ナトリウム　エイワイ　322

【効 能 効 果】

軽症又は中等症の脱水症及び手術後の回復期における電解質の補給・維持

【対応標準病名】

◎	脱水症		
○	血液量減少	高張性脱水症	混合性脱水
	細胞外液欠乏症	水分欠乏症	体液量減少症
	低張性脱水症		

用法用量 本剤1包(4.0g)を用時100mLの水又は微温湯に撹拌溶解する。通常成人1回100mLを1日数回患者の口渇に応じて経口投与する。小児には1回20～100mLを1日8～10回(2～3時間毎)経口投与する。
なお，年齢，症状により適宜増減する。

禁忌
(1)腸管閉塞，腸穿孔，小腸機能障害のある患者
(2)重篤な腎障害のある患者
(3)激しい嘔吐のある患者

ゾリンザカプセル100mg

規格：100mg1カプセル[5618.9円/カプセル]
ボリノスタット MSD 429

【効能効果】

皮膚T細胞性リンパ腫

【対応標準病名】

◎	皮膚T細胞リンパ腫		
○	Tゾーンリンパ腫	菌状息肉症	セザリー症候群
	皮下脂肪織炎様T細胞リンパ腫	皮膚原発性γδT細胞リンパ腫	皮膚原発性未分化大細胞リンパ腫
	末梢性T細胞リンパ腫		
△	ALK陰性未分化大細胞リンパ腫	悪性リンパ腫	血管免疫芽球性T細胞リンパ腫
	種痘様水疱症様リンパ腫	皮膚原発性CD30陽性T細胞リンパ増殖性疾患	末梢性T細胞リンパ腫・詳細不明
	レンネルトリンパ腫		

効能効果に関連する使用上の注意
(1)「臨床成績」の項の内容を熟知し，本剤の有効性及び安全性を十分に理解した上で，適応患者の選択を行うこと。
(2)本剤以外の治療の実施についても慎重に検討した上で，適応患者の選択を行うこと。
(3)本剤の皮膚以外の病変(内臓等)に対する有効性は確立していない。

用法用量 通常，成人にはボリノスタットとして1日1回400mgを食後経口投与する。なお，患者の状態により適宜減量する。

用法用量に関連する使用上の注意
(1)全身投与による他の抗悪性腫瘍剤との併用について，有効性及び安全性は確立していない。
(2)本剤の投与については，以下の基準を目安に，休薬，減量又は投与中止の判断を行うこと。
海外第II相試験(001試験)の休薬，減量又は投与中止基準：

＜休薬＞ NCI CTCAE ver.3.0Grade3又は4の毒性が認められた場合，Grade1以下に回復するまで，最大2週間休薬する。休薬に至った毒性がGrade1以下に回復した後減量して再開する。ただし，Grade3の貧血及び血小板減少症は，休薬は必須ではない。
＜用量変更＞ 投与量の減量は，下記に示した方法に従って実施する。 1回目の用量変更：1日1回300mg 2回目の用量変更：1日1回300mg5日間投与後2日間休薬
＜投与中止＞ 休薬に至った毒性が2週間以上Grade1以下まで回復しない場合，又は2回目の用量変更を実施したにもかかわらず，再度，休薬を必要とする毒性が認められた場合，投与を中止する。

警告 本剤の投与にあたっては，緊急時に十分対応できる医療施設において，がん化学療法に十分な知識・経験を持つ医師のもとで，本剤の投与が適切と判断される症例についてのみ実施すること。また，治療開始に先立ち，患者又はその家族に有効性及び危険性を十分説明し，同意を得てから投与すること。

禁忌
(1)本剤の成分に対し過敏症の既往歴のある患者
(2)重度の肝障害患者

ソルファ25mg錠
ソルファ50mg錠

規格：25mg1錠[45.9円/錠]
規格：50mg1錠[66円/錠]
アンレキサノクス 武田薬品 449

【効能効果】

(1)気管支喘息
(2)アレルギー性鼻炎

【対応標準病名】

◎	アレルギー性鼻炎	気管支喘息	
○	アスピリン喘息	アトピー性喘息	アレルギー性気管支炎
	アレルギー性鼻咽頭炎	アレルギー性鼻結膜炎	アレルギー性副鼻腔炎
	イネ科花粉症	運動誘発性喘息	外因性喘息
	カモガヤ花粉症	気管支喘息合併妊娠	季節性アレルギー性鼻炎
	血管運動性鼻炎	混合型喘息	小児喘息
	小児喘息性気管支炎	職業喘息	スギ花粉症
	ステロイド依存性喘息	咳喘息	喘息性気管支炎
	通年性アレルギー性鼻炎	難治性喘息	乳児喘息
	非アトピー性喘息	ヒノキ花粉症	ブタクサ花粉症
	夜間性喘息		
△	花粉症	感染型気管支喘息	

用法用量
(1)気管支喘息の場合：通常，成人には症状に応じて1回アンレキサノクスとして25～50mgを1日3回，朝，夕及び就寝前に経口投与する。
(2)アレルギー性鼻炎の場合：通常，成人には症状に応じて1回アンレキサノクスとして25～50mgを1日3回，朝，昼及び夕に経口投与する。

ソレトン錠80

規格：80mg1錠[19.2円/錠]
ザルトプロフェン 日本ケミファ 114

【効能効果】

下記疾患並びに症状の消炎・鎮痛：関節リウマチ，変形性関節症，腰痛症，肩関節周囲炎，頸肩腕症候群
手術後，外傷後並びに抜歯後の消炎・鎮痛

【対応標準病名】

◎	外傷	肩関節周囲炎	関節リウマチ
	頸肩腕症候群	挫傷	挫創
	手指変形性関節症	術後疼痛	全身性変形性関節症
	創傷	抜歯後疼痛	変形性肩関節症
	変形性関節症	変形性胸鎖関節症	変形性肩鎖関節症
	変形性股関節症	変形性膝関節症	変形性手関節症
	変形性足関節症	変形性肘関節症	変形性中手関節症
	母指CM関節変形性関節症	腰痛症	裂傷
	裂創		
○	CM関節変形性関節症	DIP関節変形性関節症	MRSA術後創部感染
あ	PIP関節変形性関節症	RS3PE症候群	アキレス腱筋腱移行部断裂
	アキレス腱挫傷	アキレス腱挫創	アキレス腱切創
	アキレス腱断裂	アキレス腱部分断裂	足異物
	足開放創	足挫創	足切創
	亜脱臼	圧挫傷	圧挫創
	圧迫骨折	圧迫神経炎	一過性関節症
	一側性外傷後股関節症	一側性外傷後膝関節症	一側性形成不全性股関節症
	一側性原発性股関節症	一側性原発性膝関節症	一側性続発性股関節症
	一側性続発性膝関節症	犬咬創	陰茎開放創
	陰茎挫創	陰茎折症	陰茎裂創
	咽頭開放創	咽頭創傷	陰のう開放創
	陰のう裂創	陰部切創	会陰部化膿創

会陰裂傷	遠位橈尺関節変形性関節症	炎症性多発性関節障害
横隔膜損傷	横骨折	汚染擦過創
汚染創	外陰開放創	外陰部挫創
外陰部切創	外陰部裂傷	外耳開放創
外耳道創傷	外耳部外傷性異物	外耳部外傷性腫脹
外耳部外傷性皮下異物	外耳部割創	外耳部貫通創
外耳部咬創	外耳部挫傷	外耳部挫創
外耳部擦過創	外耳部刺創	外耳部切創
外耳部創傷	外耳部打撲傷	外耳部虫刺傷
外耳部皮下血腫	外耳部皮下出血	外傷後遺症
外傷後股関節症	外傷後膝関節症	外傷性一過性麻痺
外傷性異物	外傷性横隔膜ヘルニア	外傷性肩関節症
外傷性眼球ろう	外傷性関節症	外傷性関節障害
外傷性咬合	外傷性虹彩離断	外傷性硬膜動静脈瘻
外傷性股関節症	外傷性耳出血	外傷性視神経症
外傷性膝関節症	外傷性手関節症	外傷性食道破裂
外傷性脊髄出血	外傷性切断	外傷性足関節症
外傷性肘関節症	外傷性動静脈瘻	外傷性動脈血腫
外傷性動脈瘤	外傷性乳び胸	外傷性脳圧迫
外傷性脳圧迫・頭蓋内に達する開放創合併あり	外傷性脳圧迫・頭蓋内に達する開放創合併なし	外傷性脳症
外傷性破裂	外傷性皮下血腫	外傷性母指CM関節症
外耳裂創	回旋腱板症候群	開腹術後愁訴
開放骨折	開放性外傷性脳圧迫	開放性陥没骨折
開放性胸膜損傷	開放性脱臼	開放性脱臼骨折
開放性脳挫創	開放性脳底部挫傷	開放性びまん性脳損傷
開放性粉砕骨折	開放創	下咽頭創傷
下顎外傷性異物	下顎開放創	下顎割創
下顎貫通創	下顎口唇挫創	下顎咬創
下顎挫傷	下顎挫創	下顎擦過創
下顎刺創	下顎切創	下顎創傷
下顎打撲傷	下顎皮下血腫	下顎部挫傷
下顎部打撲傷	下顎部皮膚欠損創	下顎裂創
踵関節症	踵裂創	顎関節部開放創
顎関節部割創	顎関節部貫通創	顎関節部咬創
顎関節部挫傷	顎関節部挫創	顎関節部擦過創
顎関節部刺創	顎関節部切創	顎関節部創傷
顎関節部打撲傷	顎関節部皮下血腫	顎関節部裂創
顎部挫傷	顎部打撲傷	角膜挫創
角膜切傷	角膜切創	角膜創傷
角膜破裂	角膜裂傷	下腿汚染創
下腿開放創	下腿挫創	下腿切創
下腿皮膚欠損創	下腿裂創	肩インピンジメント症候群
肩滑液包炎	肩関節異所性骨化	肩関節腱板炎
肩関節硬結性腱炎	肩関節症	肩周囲炎
肩石灰性腱炎	割創	下背部ストレイン
眼黄斑部裂孔	眼窩創傷	眼窩部挫創
眼窩裂傷	眼球結膜裂傷	眼球損傷
眼球破裂	眼球裂傷	眼瞼外傷性異物
眼瞼外傷性腫脹	眼瞼外傷性皮下異物	眼瞼開放創
眼瞼割創	眼瞼貫通創	眼瞼咬創
眼瞼挫創	眼瞼擦過創	眼瞼刺創
眼瞼切創	眼瞼創傷	眼瞼虫刺傷
眼瞼裂創	環指圧挫傷	環指挫傷
環指挫創	環指切創	環指剥皮創
環指皮膚欠損創	眼周囲部外傷性異物	眼周囲部外傷性腫脹
眼周囲部外傷性皮下異物	眼周囲部開放創	眼周囲部割創
眼周囲部貫通創	眼周囲部咬創	眼周囲部挫創
眼周囲部擦過創	眼周囲部刺創	眼周囲部切創
眼周囲部創傷	眼周囲部虫刺傷	眼周囲部裂創
関節血腫	関節骨折	関節挫傷
関節症	関節打撲	関節内骨折

関節リウマチ・顎関節	関節リウマチ・肩関節	関節リウマチ・胸椎
関節リウマチ・頚椎	関節リウマチ・股関節	関節リウマチ・指関節
関節リウマチ・趾関節	関節リウマチ・膝関節	関節リウマチ・手関節
関節リウマチ・脊椎	関節リウマチ・足関節	関節リウマチ・肘関節
関節リウマチ・腰椎	完全骨折	完全脱臼
貫通刺創	貫通銃創	貫通性挫滅創
貫通創	眼部外傷性異物	眼部外傷性腫脹
眼部外傷性皮下異物	眼部開放創	眼部割創
眼部貫通創	眼部咬創	眼部挫創
眼部擦過創	眼部刺創	眼部切創
眼部創傷	眼部虫刺傷	眼部裂創
陥没骨折	顔面汚染創	顔面外傷性異物
顔面開放創	顔面割創	顔面貫通創
顔面咬創	顔面挫傷	顔面挫創
顔面擦過創	顔面刺創	顔面切創
顔面創傷	顔面搔創	顔面損傷
顔面多発開放創	顔面多発割創	顔面多発貫通創
顔面多発咬創	顔面多発挫傷	顔面多発挫創
顔面多発擦過創	顔面多発刺創	顔面多発切創
顔面多発創傷	顔面多発打撲傷	顔面多発虫刺傷
顔面多発皮下血腫	顔面多発皮下出血	顔面多発裂創
顔面打撲傷	顔面皮下血腫	顔面皮膚欠損創
顔面裂創	急性腰痛症	急速破壊型股関節症
胸管損傷	胸腺損傷	頬粘膜咬傷
頬粘膜咬創	胸部汚染創	胸部外傷
頬部外傷性異物	頬部開放創	頬部割創
頬部貫通創	頬部咬創	頬部挫傷
胸部挫創	頬部挫創	頬部擦過創
頬部刺創	胸部食道損傷	胸部切創
頬部切創	頬部創傷	胸部損傷
頬部打撲傷	頬部皮下血腫	胸部皮膚欠損創
頬部皮膚欠損創	頬部裂創	胸壁開放創
胸壁刺創	強膜切創	強膜創傷
胸膜損傷・胸腔に達する開放創合併あり	強膜裂傷	胸膜裂創
棘刺創	棘上筋症候群	棘上筋石灰化症
魚咬創	亀裂骨折	筋筋膜性腰痛症
筋損傷	筋断裂	筋肉内血腫
屈曲骨折	頚管破裂	頚肩腕障害
脛骨顆部割創	形成不全性股関節症	頚頭蓋症候群
頚部開放創	頚部挫創	頚部食道開放創
頚部切創	頚部皮膚欠損創	血管切断
血管損傷	血腫	血清反応陰性関節リウマチ
結膜創傷	結膜裂傷	肩甲周囲炎
腱切創	腱損傷	腱断裂
原発性関節症	原発性股関節症	原発性膝関節症
原発性全身性関節症	原発性変形性関節症	原発性母指CM関節症
肩部痛	腱部分断裂	腱裂傷
高エネルギー外傷	口蓋挫傷	口蓋切創
口蓋裂創	口角部挫創	口角部裂創
口腔外傷性異物	口腔外傷性腫脹	口腔開放創
口腔割創	口腔挫傷	口腔挫創
口腔擦過創	口腔刺創	口腔切創
口腔創傷	口腔打撲傷	口腔内血腫
口腔粘膜咬傷	口腔粘膜咬創	口腔裂創
後頚部交感神経症候群	口唇外傷性異物	口唇外傷性腫脹
口唇外傷性皮下異物	口唇開放創	口唇割創
口唇貫通創	口唇咬傷	口唇咬創
口唇挫傷	口唇挫創	口唇擦過創
口唇刺創	口唇切創	口唇創傷
口唇打撲傷	口唇虫刺傷	口唇皮下血腫
口唇皮下出血	口唇裂創	溝創
咬創	喉頭外傷	喉頭損傷
後頭部外傷	後頭部割創	後頭部挫傷

	後頭部挫創	後頭部切創	後頭部打撲傷
	後頭部裂創	広範性軸索損傷	広汎性神経損傷
	後方脱臼	硬膜損傷	硬膜裂傷
	肛門裂創	股関節症	骨折
	骨盤部裂創	根性腰痛症	昆虫咬創
さ	昆虫刺傷	コントル・クー損傷	採皮創
	坐骨神経根炎	坐骨神経痛	坐骨単神経根炎
	擦過創	擦過皮下血腫	挫滅傷
	挫滅創	産科的創傷の血腫	耳介外傷性異物
	耳介外傷性腫脹	耳介外傷性皮下異物	耳介開放創
	耳介割創	耳介貫通創	耳介咬創
	耳介挫傷	耳介挫創	耳介擦過創
	耳介刺創	耳介切創	耳介創傷
	耳介打撲傷	耳介虫刺傷	耳介皮下血腫
	耳介皮下出血	趾開放創	耳介裂創
	耳下腺部打撲	趾化膿創	趾関節症
	指間切創	趾間切創	子宮癌術後後遺症
	子宮頚管裂傷	子宮頚部環状剥離	刺咬症
	趾挫創	示指 MP 関節挫傷	示指 PIP 開放創
	示指割創	示指化膿創	示指挫傷
	示指挫創	示指刺創	四肢静脈損傷
	示指切創	四肢動脈損傷	示指皮膚欠損創
	耳前部挫創	刺創	膝蓋部挫創
	膝下部挫創	膝窩部銃創	膝関節症
	膝関節部異物	膝関節部挫創	膝部異物
	膝部開放創	膝部割創	膝部咬創
	膝部挫創	膝部切創	膝部裂創
	歯肉挫傷	歯肉切創	歯肉裂創
	尺側偏位	斜骨折	射創
	尺骨近位端骨折	尺骨鉤状突起骨折	手圧挫傷
	縦隔血腫	縦骨折	銃創
	重複骨折	手関節挫滅傷	手関節挫滅創
	手関節症	手関節掌側部挫創	手関節部挫創
	手関節部切創	手関節部創傷	手関節部裂創
	手根関節症	手指圧挫傷	手指汚染創
	手指開放創	手指咬創	種子骨開放骨折
	種子骨骨折	手指挫傷	手指挫創
	手指挫滅傷	手指挫滅創	手指刺創
	手指切創	手指打撲傷	手指剥皮創
	手指皮下血腫	手指皮膚欠損創	手術創部膿瘍
	手掌挫創	手掌刺創	手掌切創
	手掌剥皮創	手掌皮膚欠損創	術後横隔膜下膿瘍
	術後合併症	術後髄膜炎	術後創部感染
	術後膿瘍	術後腹腔内膿瘍	術後腹壁膿瘍
	術後腰痛	術創部痛	手背皮膚欠損創
	手背部挫創	手背部切創	手部汚染創
	上顎挫傷	上顎擦過創	上顎切創
	上顎打撲傷	上顎皮下血腫	上顎部裂創
	上口唇挫傷	踵骨部挫滅創	小指咬創
	小指挫傷	小指挫創	小指切創
	硝子体切断	小指皮膚欠損創	上唇小帯裂創
	上腕汚染創	上腕貫通銃創	上腕挫創
	上腕二頭筋腱炎	上腕二頭筋腱鞘炎	上腕皮膚欠損創
	上腕部開放創	食道損傷	処女膜裂傷
	神経原性関節症	神経根炎	神経根ひきぬき損傷
	神経切断	神経叢損傷	神経叢不全損傷
	神経損傷	神経断裂	針刺創
	靱帯ストレイン	靱帯損傷	靱帯断裂
	靱帯捻挫	靱帯裂傷	ストレイン
	成人スチル病	精巣開放創	精巣破裂
	声門外傷	脊髄神経根症	脊椎痛
	脊椎麻酔後頭痛	舌開放創	舌下顎挫創
	舌咬傷	舌咬創	舌挫創
	舌刺創	舌切創	切創

	舌創傷	切断	舌裂創
	前額部外傷性異物	前額部外傷性腫脹	前額部外傷性皮下異物
	前額部開放創	前額部割創	前額部貫通創
	前額部咬創	前額部挫創	前額部擦過創
	前額部刺創	前額部切創	前額部創傷
	前額部虫刺傷	前額部虫刺症	前額部皮膚欠損創
	前額部裂創	前胸部挫創	前頚頭頂部挫創
	仙骨部挫創	仙骨部皮膚欠損創	線状骨折
	全身擦過創	穿通創	先天性股関節脱臼治療後亜脱臼
	前頭部割創	前頭部挫傷	前頭部挫創
	前頭部切創	前頭部打撲傷	前頭部皮膚欠損創
	前方脱臼	前腕汚染創	前腕開放創
	前腕咬創	前腕挫創	前腕刺創
	前腕切創	前腕皮膚欠損創	前腕裂創
	爪下異物	爪下挫滅傷	爪下挫滅創
	創傷感染症	創傷はえ幼虫症	掻創
	創部膿瘍	足関節症	足関節内果部挫創
	足関節部挫創	足底異物	足底部咬創
	足底部刺創	足底部皮膚欠損創	側頭部割創
	側頭部挫創	側頭部切創	側頭部打撲傷
	側頭部皮下血腫	足背部挫創	足背部切創
	続発性関節症	続発性股関節症	続発性膝関節症
	続発性多発性関節症	続発性母指 CM 関節症	足部汚染創
	側腹部咬創	側腹部挫創	側腹壁開放創
	足部皮膚欠損創	足部裂創	鼡径部開放創
た	鼡径部切創	第 5 趾皮膚欠損創	大腿汚染創
	大腿咬創	大腿挫創	大腿皮膚欠損創
	大腿部開放創	大腿部刺創	大腿部切創
	大腿裂創	大転子部挫創	脱臼
	脱臼骨折	多発性外傷	多発性開放創
	多発性関節症	多発性咬創	多発性切創
	多発性穿刺創	多発性リウマチ性関節炎	多発性裂創
	打撲割創	打撲血腫	打撲挫創
	打撲擦過創	打撲傷	打撲皮下血腫
	単純脱臼	腟開放創	腟断端炎
	腟裂傷	肘関節骨折	肘関節挫創
	肘関節症	肘関節脱臼骨折	肘関節内骨折
	肘関節部開放創	中指咬創	中指挫傷
	中指挫創	中指刺創	中指切創
	中指皮膚欠損創	中手骨関節部挫創	虫垂炎術後残膿瘍
	中枢神経系損傷	肘頭骨折	肘部挫創
	肘部切創	肘部皮膚欠損創	手開放創
	手咬創	手挫創	手刺創
	手切創	転位性骨折	殿部異物
	殿部開放創	殿部咬創	殿部刺創
	殿部切創	殿部痛	殿部皮膚欠損創
	殿部裂創	頭頂部挫傷	頭頂部挫創
	頭頂部擦過創	頭頂部切創	頭頂部打撲傷
	頭頂部裂創	疼痛	頭皮外傷性腫脹
	頭皮開放創	頭皮下血腫	頭皮剥離
	頭皮表在損傷	頭部異物	頭部外傷性皮下異物
	頭部外傷性皮下気腫	頭部開放創	頭部割創
	頭部頚部挫傷	頭部頚部挫創	頭部頚部打撲傷
	頭部血腫	頭部挫傷	頭部挫創
	頭部擦過創	頭部刺創	頭部切創
	頭部多発開放創	頭部多発割創	頭部多発咬創
	頭部多発挫傷	頭部多発挫創	頭部多発擦過創
	頭部多発刺創	頭部多発切創	頭部多発創傷
	頭部多発打撲傷	頭部多発皮下血腫	頭部多発裂創
	頭部打撲	頭部打撲血腫	頭部打撲傷
	頭部虫刺傷	動物咬創	頭部皮下異物
	頭部皮下血腫	頭部皮下出血	頭部皮膚欠損創
	頭部裂創	動脈損傷	特発性関節脱臼

な	軟口蓋血腫	軟口蓋挫創	軟口蓋創傷
	軟口蓋破裂	肉離れ	二次性変形性関節症
	乳癌術後後遺症	尿管切石術後感染症	猫咬創
	捻挫	脳挫傷	脳挫傷・頭蓋内に達する開放創合併あり
	脳挫傷・頭蓋内に達する開放創合併なし	脳挫創	脳挫創・頭蓋内に達する開放創合併あり
	脳挫創・頭蓋内に達する開放創合併なし	脳手術後遺症	脳腫瘍摘出術後遺症
	脳損傷	脳対側損傷	脳直撃損傷
	脳底部挫傷	脳底部挫傷・頭蓋内に達する開放創合併あり	脳底部挫傷・頭蓋内に達する開放創合併なし
は	脳裂傷	背部痛	剥離骨折
	抜歯後感染	バレー・リュー症候群	破裂骨折
	皮下異物	皮下血腫	鼻下擦過創
	皮下静脈損傷	皮下損傷	鼻根部打撲挫創
	鼻根部裂創	膝汚染創	膝皮膚欠損創
	皮神経挫傷	鼻前庭部挫創	鼻尖部挫創
	非熱傷性水疱	鼻部外傷性異物	鼻部外傷性腫脹
	鼻部外傷性皮下異物	鼻部開放創	眉部割創
	鼻部割創	鼻部貫通創	腓腹筋挫創
	眉部血腫	皮膚欠損創	鼻部咬創
	鼻部挫傷	鼻部挫創	鼻部擦過創
	鼻部刺創	鼻部切創	鼻部創傷
	皮膚損傷	鼻部打撲傷	鼻部虫刺傷
	皮膚剥脱創	鼻部皮下血腫	鼻部皮下出血
	鼻部皮膚欠損創	鼻部皮膚剥離創	鼻部裂創
	びまん性脳損傷	びまん性脳損傷・頭蓋内に達する開放創合併あり	びまん性脳損傷・頭蓋内に達する開放創合併なし
	眉毛部割創	眉毛部裂創	病的骨折
	表皮剥離	鼻翼部切創	鼻翼部裂創
	びらん性関節症	複雑脱臼	副鼻腔炎術後症
	副鼻腔開放創	腹部汚染創	腹部刺創
	腹部皮膚欠損創	腹壁異物	腹壁開放創
	腹壁縫合糸膿瘍	ブシャール結節	不全骨折
	ブラックアイ	粉砕骨折	分娩時会陰裂傷
	分娩時軟産道損傷	閉鎖性外傷性脳圧迫	閉鎖性骨折
	閉鎖性脱臼	閉鎖性脳挫創	閉鎖性脳底部挫傷
	閉鎖性びまん性脳損傷	ヘーガース結節	ヘバーデン結節
	縫合糸膿瘍	縫合部膿瘍	帽状腱膜下出血
	包皮挫創	包皮切創	包皮裂創
	母指 CM 関節症	母指関節症	母指咬創
	母指挫傷	母指挫創	母趾挫創
	母指示指間切創	母指刺創	母指切創
	母指打撲挫創	母指打撲傷	母指皮膚欠損創
ま	母趾皮膚欠損創	母指末節部挫創	末梢血管外傷
	末梢神経損傷	眉間部挫創	眉間部裂創
	耳後部挫創	耳後部打撲傷	ムチランス変形
	盲管銃創	網膜振盪	網脈絡膜裂傷
や	モンテジア骨折	野球肩	癒着性肩関節包炎
	腰仙部神経根炎	腰痛坐骨神経痛症候群	腰殿部痛
	腰部神経根炎	腰部切創	腰部打撲挫創
ら	らせん骨折	リウマチ性滑液包炎	リウマチ性皮下結節
	リウマチ様関節炎	離開骨折	両側性外傷後股関節症
	両側性外傷後膝関節症	両側性外傷性母指 CM 関節症	両側性形成不全性股関節症
	両側性原発性股関節症	両側性原発性膝関節症	両側性原発性母指 CM 関節症
	両側性続発性股関節症	両側性続発性膝関節症	両側性続発性母指 CM 関節症
	涙管損傷	涙管断裂	涙道損傷
	轢過創	裂離	裂離骨折
わ	老人性関節炎	老年性股関節症	若木骨折
△	BCG 副反応	カテーテル感染症	カテーテル敗血症
	金属歯冠修復過高	金属歯冠修復粗造	金属歯冠修復脱離
	金属歯冠修復低位	金属歯冠修復破損	金属歯冠修復不適合
	頚椎不安定症	術後感染症	術後敗血症
	上腕神経痛	損傷	背部圧迫感
	腰腹痛		

用法用量　通常，成人に1回1錠(ザルトプロフェンとして80mg)，1日3回経口投与する。
頓用の場合は，1回1～2錠(ザルトプロフェンとして80～160mg)を経口投与する。

禁忌

(1)消化性潰瘍のある患者
(2)重篤な血液の異常のある患者
(3)重篤な肝障害のある患者
(4)重篤な腎障害のある患者
(5)重篤な心機能不全のある患者
(6)本剤の成分に対し過敏症の既往歴のある患者
(7)アスピリン喘息(非ステロイド性消炎鎮痛剤等により誘発される喘息発作)又はその既往歴のある患者

ペオン錠80：ゼリア新薬　80mg1錠[19.2円/錠]
ザルトプロフェン錠80mg「YD」：陽進堂[10.9円/錠]，ザルトプロフェン錠80mg「サワイ」：沢井[10.9円/錠]，ザルトプロフェン錠80mg「テバ」：テバ製薬[10.9円/錠]，ザルトプロフェン錠80mg「日医工」：日医工[10.9円/錠]，ザルトプロフェン錠80「タツミ」：辰巳化学[9.6円/錠]，ソレング錠80：キョーリンリメディオ[10.9円/錠]，ペレトン錠80mg：東和[10.9円/錠]

ソロンカプセル100　規格：100mg1カプセル[13.6円/カプセル]
ソロン細粒20%　規格：20%1g[26.2円/g]
ソロン錠50　規格：50mg1錠[7.9円/錠]
ソファルコン　大正　232

【効 能 効 果】

下記疾患の胃粘膜病変(びらん，出血，発赤，浮腫)の改善
　急性胃炎，慢性胃炎の急性増悪期
胃潰瘍

【対応標準病名】

◎	胃潰瘍	胃出血	胃びらん
	急性胃炎	急性びらん性胃炎	出血性胃炎
	慢性胃炎		
○	NSAID 胃潰瘍	アルコール性胃炎	アレルギー性胃炎
	胃炎	胃潰瘍瘢痕	胃空腸周囲炎
	胃周囲炎	胃十二指腸炎	萎縮性胃炎
	萎縮性化生性胃炎	胃穿孔	胃蜂窩織炎
	急性胃潰瘍	急性胃潰瘍穿孔	急性胃粘膜病変
	急性出血性胃潰瘍	再発性胃潰瘍	残胃潰瘍
	出血性胃潰瘍	術後胃潰瘍	術後残胃胃炎
	消化管出血	上部消化管出血	心因性胃潰瘍
	神経性胃炎	ステロイド潰瘍	ステロイド潰瘍穿孔
	ストレス性胃潰瘍	穿孔性胃潰瘍	穿通性胃潰瘍
	多発胃潰瘍	多発性出血性胃潰瘍	中毒性胃炎
	デュラフォイ潰瘍	吐下血	吐血
	難治性胃潰瘍	肉芽腫性胃炎	表層性胃炎
	びらん性胃炎	ヘリコバクター・ピロリ胃炎	放射線胃炎
	慢性胃潰瘍	慢性胃潰瘍活動期	メネトリエ病
	薬剤性胃潰瘍	疣状胃炎	
△	胃腸疾患	胃粘膜過形成	急性出血性胃潰瘍穿孔
	出血性胃潰瘍穿孔	腸出血	反応性リンパ組織増生症

用法用量　通常，成人にはソファルコンとして1回100mgを1日3回経口投与する。
なお，年齢，症状により適宜増減する。

ソファルコン細粒10%「YD」：陽進堂　10%1g[9円/g]，ソファルコン細粒10%「サワイ」：沢井　10%1g[9円/g]，ソファルコン細粒10%「トーワ」：東和　10%1g[9円/g]，ソファルコン細粒20%「JG」：長生堂　20%1g[14.2円/g]，ソファルコン細粒

20%「TYK」：大正薬品　20%1g[14.2円/g]，ソファルコン細粒20%「YD」：陽進堂　20%1g[12.2円/g]，ソファルコン細粒20%「サワイ」：沢井　20%1g[14.2円/g]，ソファルコン細粒20%「トーワ」：東和　20%1g[14.2円/g]，トファルコンカプセル100mg：キョーリンリメディオ　100mg1カプセル[9.2円/カプセル]，トファルコン細粒20%：キョーリンリメディオ　20%1g[14.2円/g]，トファルコン錠50mg：キョーリンリメディオ　50mg1錠[5.6円/錠]，ラビンカプセル100mg：辰巳化学　100mg1カプセル[9.2円/カプセル]，ラビン細粒20%：辰巳化学　20%1g[12.2円/g]，ラビン錠50mg：辰巳化学　50mg1錠[5.6円/錠]

ダイアート錠30mg　規格：30mg1錠[22.7円/錠]
ダイアート錠60mg　規格：60mg1錠[34.5円/錠]
アゾセミド　三和化学　213

【効 能 効 果】
心性浮腫（うっ血性心不全），腎性浮腫，肝性浮腫

【対応標準病名】

◎	うっ血性心不全	肝性浮腫	腎性浮腫
	心臓性浮腫		
○	右室不全	右心不全	下肢浮腫
	下腿浮腫	下半身浮腫	下腹部浮腫
	顔面浮腫	急性心不全	限局性浮腫
	高度浮腫	左室不全	左心不全
	四肢浮腫	上肢浮腫	上腕浮腫
	心筋不全	心原性肺水腫	心臓性呼吸困難
	心臓喘息	心不全	全身性浮腫
	足部浮腫	末梢性浮腫	慢性うっ血性心不全
	慢性心不全	両心不全	
△	一過性浮腫	中毒性浮腫	特発性浮腫
	内分泌性浮腫	浮腫	麻痺側浮腫

用法用量　通常成人１日１回アゾセミドとして60mgを経口投与する。なお，年齢・症状により適宜増減する。

禁忌
(1)無尿の患者
(2)肝性昏睡の患者
(3)体液中のナトリウム，カリウムが明らかに減少している患者
(4)スルフォンアミド誘導体に対し過敏症の既往歴のある患者

ダイタリック錠30mg：長生堂　30mg1錠[12.2円/錠]，ダイタリック錠60mg：長生堂　60mg1錠[18.5円/錠]

ダイアモックス錠250mg　規格：250mg1錠[27.1円/錠]
アセタゾラミド　三和化学　213

【効 能 効 果】
緑内障，てんかん（他の抗てんかん薬で効果不十分な場合に付加），肺気腫における呼吸性アシドーシスの改善，心性浮腫，肝性浮腫，月経前緊張症，メニエル病及びメニエル症候群，睡眠時無呼吸症候群

【対応標準病名】

◎	肝性浮腫	月経前症候群	呼吸性アシドーシス
	心臓性浮腫	睡眠時無呼吸症候群	てんかん
	肺気腫	メニエール症候群	メニエール病
	緑内障		
○	悪性緑内障	アトニー性非特異性てんかん発作	アブサンス
	アルコールてんかん	医原性緑内障	右室不全
	右心不全	うっ血性心不全	ウンベルリヒトてんかん
	外傷性隅角解離	外傷性緑内障	回転性めまい
	開放隅角緑内障	蝸牛型メニエール病	家族性痙攣
	過分泌緑内障	間代性痙攣	急性炎症性緑内障
	急性心不全	急性閉塞隅角緑内障	急性緑内障発作
	強直間代発作	局所性痙攣	局所性てんかん
	偽落屑症候群	偽緑内障	痙性めまい
	血管新生緑内障	月経前浮腫	原発開放隅角緑内障
	原発性緑内障	原発閉塞隅角症	原発閉塞隅角緑内障
	高眼圧症	光原性てんかん	後天性てんかん
	混合型緑内障	左室不全	左心不全
	色素性緑内障	視神経乳頭陥凹拡大	持続性部分てんかん
	ジャクソンてんかん	若年性アブサンスてんかん	若年性ミオクローヌスてんかん
	出血性緑内障	術後てんかん	症候性早期ミオクローヌス性脳症
	症候性てんかん	焦点性知覚性発作	焦点性てんかん
	小児期アブサンスてんかん	自律神経てんかん	心筋不全
	心原性肺水腫	進行性ミオクローヌスてんかん	心臓性呼吸困難
	心臓喘息	心不全	水晶体原性緑内障
	水晶体のう緑内障	水晶体融解緑内障	睡眠喪失てんかん
	ステロイド緑内障	ストレスてんかん	正常眼圧緑内障
	精神運動発作	前庭型メニエール病	前庭障害
	前頭葉てんかん	側頭葉てんかん	続発性緑内障
	体知覚性発作	遅発性てんかん	聴覚性発作
	聴覚反射てんかん	定型欠神発作	てんかん合併妊娠
	てんかん小発作	てんかん性自動症	てんかん大発作
	てんかん単純部分発作	てんかん複雑部分発作	点頭てんかん
	頭位眼振	内リンパ水腫	難治性てんかん
	乳児重症ミオクロニーてんかん	乳児点頭痙攣	脳炎後てんかん
	拝礼発作	反応性てんかん	ヒプサルスミア
	腹部てんかん	部分てんかん	平衡異常
	片側痙攣片麻痺てんかん症候群	ポスナーシュロスマン症候群	末梢前庭障害
	慢性うっ血性心不全	慢性開放角緑内障	慢性心不全
	慢性単性緑内障	ミオクローヌスてんかん	無水晶体性緑内障
	迷路性めまい	めまい症候群	モーア症候群
	薬物てんかん	薬物誘発性緑内障	溶血緑内障
	ラフォラ疾患	両心不全	良性新生児痙攣
	良性乳児ミオクローヌスてんかん	緑内障性乳頭陥凹	レノックス・ガストー症候群
△	アシドーシス	萎縮性肺気腫	一過性浮腫
	一側性肺気腫	下肢浮腫	下腿浮腫
	下半身浮腫	下腹部浮腫	顔面浮腫
	気腫性肺のう胞	巨大気腫性肺のう胞	月経前片頭痛
	ケトアシドーシス	ケトン血性嘔吐症	限局性浮腫
	高塩素性アシドーシス	高度浮腫	四肢浮腫
	耳性めまい	上肢浮腫	小葉間肺気腫
	上腕浮腫	腎性浮腫	全身性浮腫
	前庭神経炎	前庭性運動失調症	足部浮腫
	体位性めまい	代謝性アシドーシス	代償性アシドーシス
	代償性呼吸性アシドーシス	代償性代謝性アシドーシス	炭酸過剰性アシドーシス
	中心小葉性肺気腫	中枢性睡眠時無呼吸	中毒性浮腫
	特発性過眠症	特発性浮腫	内分泌性浮腫
	乳酸アシドーシス	乳児ケトアシドーシス	肺胞性肺気腫
	汎小葉性肺気腫	非呼吸性アシドーシス	ピルビン酸血症
	浮腫	ブラ性肺気腫	閉塞性睡眠時無呼吸
	閉塞性肺気腫	マクロード症候群	末梢性浮腫
	末梢性めまい症	麻痺側浮腫	慢性肺気腫
	慢性閉塞隅角緑内障	薬物性アシドーシス	良性発作性頭位めまい症
	良性発作性めまい	レム睡眠行動障害	レルモワイエ症候群
	老人性肺気腫		

用法用量
(1)緑内障：通常，成人にはアセタゾラミドとして１日

250～1,000mg を分割経口投与する。

(2)てんかん（他の抗てんかん薬で効果不十分な場合に付加）：通常，成人にはアセタゾラミドとして1日250～750mg を分割経口投与する。

(3)肺気腫における呼吸性アシドーシスの改善，心性浮腫，肝性浮腫：通常，成人にはアセタゾラミドとして1日1回250～500mg を経口投与する。

(4)月経前緊張症：通常，成人にはアセタゾラミドとして1日1回125～375mg を月経前5～10日間又は症状が発現した日から経口投与する。

(5)メニエル病及びメニエル症候群：通常，成人にはアセタゾラミドとして1日1回250～750mg を経口投与する。

(6)睡眠時無呼吸症候群：通常，成人にはアセタゾラミドとして1日250～500mg を分割経口投与する。

なお，いずれの場合も，年齢，症状により適宜増減する。

禁忌

(1)次の患者には投与しないこと

①本剤の成分又はスルホンアミド系薬剤に対し過敏症の既往歴のある患者

②肝硬変等の進行した肝疾患又は高度の肝機能障害のある患者

③無尿，急性腎不全の患者

④高クロール血症性アシドーシス，体液中のナトリウム・カリウムが明らかに減少している患者，副腎機能不全・アジソン病の患者

(2)次の患者には長期投与しないこと

慢性閉塞隅角緑内障の患者

タ

ダイアモックス末　規格：1g[117.9円/g]

アセタゾラミド　三和化学　213

【効能効果】

緑内障，てんかん（他の抗てんかん薬で効果不十分な場合に付加），肺気腫における呼吸性アシドーシスの改善，心性浮腫，肝性浮腫，月経前緊張症，メニエル病及びメニエル症候群

【対応標準病名】

◎	肝性浮腫	月経前症候群	呼吸性アシドーシス
	心臓性浮腫	てんかん	肺気腫
	メニエール症候群	メニエール病	緑内障
○	悪性緑内障	アトニー性非特異性てんかん発作	アブサンス
	アルコールてんかん	医原性緑内障	右室不全
	右心不全	うっ血性心不全	ウンベルリヒトてんかん
	外傷性隅角解離	外傷性緑内障	回転性めまい
	開放隅角緑内障	蝸牛型メニエール病	家族性痙攣
	過分泌緑内障	間代性痙攣	急性炎症性緑内障
	急性心不全	急性閉塞隅角緑内障	急性緑内障発作
	強直間代発作	局所性痙攣	局所性てんかん
	偽落屑症候群	偽緑内障	痙性めまい
	血管新生緑内障	月経前浮腫	原発開放隅角緑内障
	原発性緑内障	原発閉塞隅角症	原発閉塞隅角緑内障
	高眼圧症	光原性てんかん	後天性てんかん
	混合型緑内障	左室不全	左心不全
	色素性緑内障	視神経乳頭陥凹拡大	持続性部分てんかん
	ジャクソンてんかん	若年性アブサンスてんかん	若年性ミオクローヌスてんかん
	出血性緑内障	術後てんかん	症候性早期ミオクローヌス性脳症
	症候性てんかん	焦点性知覚性発作	焦点性てんかん
	小児期アブサンスてんかん	自律神経てんかん	心筋不全
	心原性肺水腫	進行性ミオクローヌスてんかん	心臓性呼吸困難
	心臓喘息	心不全	水晶体原性緑内障
	水晶体のう緑内障	水晶体融解緑内障	睡眠喪失てんかん
	ステロイド緑内障	ストレスてんかん	正常眼圧緑内障
	精神運動発作	前庭型メニエール病	前庭障害
	前頭葉てんかん	側頭葉てんかん	続発性緑内障
	体知覚性発作	遅発性てんかん	聴覚性発作
	聴覚反射てんかん	定型欠神発作	てんかん合併妊娠
	てんかん小発作	てんかん性自動症	てんかん大発作
	てんかん単純部分発作	てんかん複雑部分発作	点頭てんかん
	頭位眼振	内リンパ水腫	難治性てんかん
	乳児重症ミオクロニーてんかん	乳児点頭痙攣	脳炎後てんかん
	拝礼発作	反応性てんかん	ヒプサルスミア
	腹部てんかん	部分てんかん	平衡異常
	片側痙攣片麻痺てんかん症候群	ポスナーシュロスマン症候群	末梢前庭障害
	慢性うっ血性心不全	慢性開放角緑内障	慢性心不全
	慢性単性緑内障	ミオクローヌスてんかん	無水晶体性緑内障
	迷路性めまい	めまい症候群	モーア症候群
	薬物てんかん	薬物誘発性緑内障	溶血緑内障
	ラフォラ疾患	両心不全	良性新生児痙攣
	良性乳児ミオクローヌスてんかん	緑内障性乳頭陥凹	レノックス・ガストー症候群
△	アシドーシス	萎縮性肺気腫	一過性浮腫
	一側性肺気腫	下肢浮腫	下腿浮腫
	下半身浮腫	下腹部浮腫	顔面浮腫
	気腫性肺のう胞	巨大気腫性肺のう胞	月経前片頭痛
	ケトアシドーシス	ケトン血性嘔吐症	限局性浮腫
	高塩素性アシドーシス	高度浮腫	四肢浮腫
	耳性めまい	上肢浮腫	小葉間肺気腫
	上腕浮腫	腎性浮腫	全身性浮腫
	前庭神経炎	前庭性運動失調症	足部浮腫
	体位性めまい	代謝性アシドーシス	代償性アシドーシス
	代償性呼吸性アシドーシス	代償性代謝性アシドーシス	炭酸過剰性アシドーシス
	中心小葉性肺気腫	中毒性浮腫	特発性浮腫
	内分泌性浮腫	乳酸アシドーシス	乳児ケトアシドーシス
	肺胞性肺気腫	汎小葉性肺気腫	非呼吸性アシドーシス
	ピルビン酸血症	浮腫	ブラ性肺気腫
	閉塞性肺気腫	マクロード症候群	末梢性浮腫
	末梢性めまい症	麻痺側浮腫	慢性肺気腫
	慢性閉塞隅角緑内障	薬物性アシドーシス	良性発作性頭位めまい症
	良性発作性めまい	レルモワイエ症候群	老人性肺気腫

用法用量

(1)緑内障：通常，成人にはアセタゾラミドとして1日250～1,000mg を分割経口投与する。

(2)てんかん（他の抗てんかん薬で効果不十分な場合に付加）：通常，成人にはアセタゾラミドとして1日250～750mg を分割経口投与する。

(3)肺気腫における呼吸性アシドーシスの改善，心性浮腫，肝性浮腫：通常，成人にはアセタゾラミドとして1日1回250～500mg を経口投与する。

(4)月経前緊張症：通常，成人にはアセタゾラミドとして1日1回125～375mg を月経前5～10日間又は症状が発現した日から経口投与する。

(5)メニエル病及びメニエル症候群：通常，成人にはアセタゾラミドとして1日1回250～750mg を経口投与する。

なお，いずれの場合も，年齢，症状により適宜増減する。

禁忌

(1)次の患者には投与しないこと

①本剤の成分又はスルホンアミド系薬剤に対し過敏症の既往歴のある患者

②肝硬変等の進行した肝疾患又は高度の肝機能障害のある患者

③無尿，急性腎不全の患者

④高クロール血症性アシドーシス，体液中のナトリウム・カリウムが明らかに減少している患者，副腎機能不全・アジソン病の患者

(2)次の患者には長期投与しないこと
慢性閉塞隅角緑内障の患者

タイケルブ錠250mg　規格：250mg1錠［1667円/錠］
ラパチニブトシル酸塩水和物　グラクソ・スミスクライン　429

【効能効果】

HER2過剰発現が確認された手術不能又は再発乳癌

【対応標準病名】

◎	乳癌・HER2過剰発現	乳癌再発	
△	悪性葉状腫瘍	炎症性乳癌	胸膜播種
	骨髄転移	骨転移癌	術後乳癌
	進行乳癌	乳癌	乳腺腋窩尾部乳癌
	乳頭部乳癌	乳房下外側部乳癌	乳房下内側部乳癌
	乳房境界部乳癌	乳房上外側部乳癌	乳房上内側部乳癌
	乳房中央部乳癌	乳房パジェット病	乳輪部乳癌
	末期癌		

効能効果に関連する使用上の注意
(1)「臨床成績」の項の内容を十分に理解した上で，適応患者の選択を行うこと。
(2)十分な経験を有する病理医又は検査施設における検査により，HER2過剰発現が確認された患者に投与すること。
(3)本剤の投与を行う場合には，アントラサイクリン系抗悪性腫瘍剤，タキサン系抗悪性腫瘍剤及びトラスツズマブ(遺伝子組換え)による化学療法後の増悪もしくは再発例を対象とすること。
(4)本剤の術前・術後補助化学療法における有効性及び安全性は確立していない。
(5)初回化学療法における本剤を含む他の抗悪性腫瘍剤との併用療法に関して，有効性及び安全性は確立していない。

用法用量　カペシタビンとの併用において，通常，成人にはラパチニブとして1250mgを1日1回，食事の1時間以上前又は食後1時間以降に経口投与する。なお，患者の状態により適宜減量する。

用法用量に関連する使用上の注意
(1)本剤を含むがん化学療法は，「臨床成績」の項の内容，特に，用法用量及び用量調節方法を十分に理解した上で行うこと。
(2)本剤を単剤で使用した場合の有効性及び安全性は確立していない。
(3)食後に本剤を投与した場合，Cmax及びAUCが上昇するとの報告がある。食事の影響を避けるため食事の前後1時間以内の服用は避けること。
(4)1回の投与量を1日2回に分割投与した場合，AUCが上昇するとの報告があるので，分割投与しないこと。
(5)副作用により，本剤を休薬，減量又は中止する場合には，副作用の症状，重症度等に応じて以下の基準を考慮すること。
＜海外臨床試験(EGF100151試験)における本剤の休薬，減量及び中止基準＞
駆出率低下及び間質性肺炎による休薬，減量及び中止基準(*A)

<table>
<tr><th>有害事象</th><th>発現回数</th><th colspan="3">処置</th></tr>
<tr><td rowspan="4">無症候性の駆出率低下注1)</td><td rowspan="2">1回目</td><td rowspan="2">投与継続(1〜2週後に再検)</td><td colspan="2">回復：投与継続</td></tr>
<tr><td>持続：休薬(3週以内に再検)</td><td>回復：1000mg/日に減量して再開可能
持続：中止</td></tr>
<tr><td>2回目(減量前)</td><td colspan="3">1回目に準じる</td></tr>
<tr><td>2回目(減量後)</td><td colspan="3">中止</td></tr>
<tr><td>症候性の駆出率低下(Grade3，4)</td><td>—</td><td colspan="3">中止</td></tr>
<tr><td>間質性肺炎</td><td>—</td><td colspan="3">中止</td></tr>
</table>

(Grade3，4)

注1)LVEFがベースラインから20%以上低下かつ施設基準値を下回った場合
肝機能検査値異常による休薬，減量及び中止基準(*B)

有害事象		処置
総ビリルビン	ALT	
＞2.0×ULN(直接ビリルビン＞35%注2))	＞3.0×ULN	中止
上記以外	＞8.0×ULN	休薬(2週後に再検)有効性が得られている場合，1000mg/日に減量して再開可能
	＞5.0×ULN注3)(無症候性にて2週間継続)	
	＞3.0×ULN(症候性注4))	
	＞3.0×ULN(無症候性)	継続(1週間ごとに再検)ALT＞3.0×ULNが4週間継続した場合は中止
—	≦3.0×ULN	継続

注2)測定していない場合は＞35%とみなす
注3)ALT＞5.0×ULN発現時点で3日以内に再検し，その後1週間毎に検査
注4)肝炎又は過敏症の徴候・症状(疲労，嘔気，嘔吐，右上腹部の痛みあるいは圧痛，発熱，発疹又は好酸球増加)のいずれかの発現もしくは増悪
好中球数，血小板数，ヘモグロビン，クレアチニン及びクレアチニンクリアランス検査値異常による休薬，減量及び中止基準(*C)

有害事象	処置
500/mm^3≦Neu＜1000/mm^3	休薬(Grade1以下に回復するまで最大14日間可能)した後，1回目：減量せず再開　2〜3回目：減量せず又は1000mg/日に減量して再開
25000/mm^3≦Pt＜75000/mm^3	
6.5g/dL≦Hb＜9.0g/dL注5)	
1.5mg/dL＜Cre≦6×ULN	
CCr＜40mL/min	
Neu＜500/mm^3	休薬(Grade1以下に回復するまで最大14日間可能)した後，減量，継続，再開等は事象毎に判断
Pt＜25000/mm^3	
Hb＜6.5g/dL注5)	
Cre＞6×ULN	

注5)輸血時は輸血後の数値
上記*A〜*C以外の有害事象発現時の休薬，減量及び中止基準

有害事象	処置
Grade2	1〜2回目：減量せず継続　3回目：減量せず又は1000mg/日に減量して継続　4回目：1000mg/日に減量して継続
Grade3	休薬(Grade1以下に回復するまで最大14日間可能)した後，発現回数にかかわらず，減量せず又は1000mg/日に減量して再開可能
Grade4	休薬(Grade1以下に回復するまで最大14日間可能)した後，減量，継続，再開等は事象毎に判断

GradeはNCI CTCAE(ver3.0)による。
ULN：施設基準値上限
カペシタビンの用量調節基準については「臨床成績」の項参照

警告
(1)本剤を含むがん化学療法は，緊急時に十分対応できる医療施設において，がん化学療法に十分な知識・経験を持つ医師のもとで本療法が適切と判断される症例についてのみ実施すること。また治療開始に先立ち，患者又はその家族に有効性及び危険性を十分説明し，同意を得てから投与すること。

(2)重篤な肝機能障害があらわれることがあり，死亡に至った例も報告されているので，本剤投与開始前及び投与中は定期的に肝機能検査を行い，患者の状態を十分に観察すること。本剤投与中に重篤な肝機能障害がみられた場合には，本剤の投与を中止する等の適切な処置を行うこと。
(3)間質性肺炎，肺臓炎等の間質性肺疾患があらわれ，死亡に至った例も報告されているので，初期症状(息切れ，呼吸困難，咳嗽，発熱等)の確認及び胸部X線検査の実施等，観察を十分に行うこと。異常が認められた場合には，投与を中止する等の適切な処置を行うこと。
なお，本剤の使用にあたっては，本剤及び併用薬剤の添付文書を熟読すること。

禁忌

(1)本剤の成分に対し過敏症の既往歴のある患者
(2)妊婦又は妊娠している可能性のある婦人

ダイドロネル錠200
規格：200mg1錠[401.7円/錠]
エチドロン酸二ナトリウム　大日本住友　399

【効能効果】

(1)骨粗鬆症
(2)下記状態における初期及び進行期の異所性骨化の抑制
脊髄損傷後，股関節形成術後
(3)骨ページェット病

【対応標準病名】

◎	骨粗鬆症	骨パジェット病	脊髄損傷後遺症
○	頚髄損傷後遺症	頚椎骨粗鬆症	頚椎骨粗鬆症・病的骨折あり
	骨粗鬆症・骨盤部病的骨折あり	骨粗鬆症・脊椎病的骨折あり	骨粗鬆症・前腕病的骨折あり
	骨粗鬆症・大腿部病的骨折あり	骨粗鬆症・多発病的骨折あり	骨粗鬆症・病的骨折あり
	若年性骨粗鬆症	若年性骨粗鬆症・病的骨折あり	若年性骨パジェット病
	術後吸収不良性骨粗鬆症	術後吸収不良性骨粗鬆症・病的骨折あり	ステロイド性骨粗鬆症
	ステロイド性骨粗鬆症・病的骨折あり	ステロイド性脊椎圧迫骨折	脊椎骨粗鬆症・病的骨折あり
	特発性骨粗鬆症	特発性骨粗鬆症・病的骨折あり	特発性若年性骨粗鬆症
	二次性骨粗鬆症	二次性骨粗鬆症・病的骨折あり	廃用性骨粗鬆症
	廃用性骨粗鬆症・病的骨折あり	閉経後骨粗鬆症・骨盤部病的骨折あり	閉経後骨粗鬆症・脊椎病的骨折あり
	閉経後骨粗鬆症・前腕病的骨折あり	閉経後骨粗鬆症・大腿部病的骨折あり	閉経後骨粗鬆症・多発病的骨折あり
	閉経後骨粗鬆症・病的骨折あり	薬物誘発性骨粗鬆症	薬物誘発性骨粗鬆症・病的骨折あり
	卵巣摘出術後骨粗鬆症	卵巣摘出術後骨粗鬆症・病的骨折あり	老年性骨粗鬆症
	老年性骨粗鬆症・病的骨折あり		
△	環椎椎弓骨折	軸椎横突起骨折	軸椎椎弓骨折
	軸椎椎体骨折	歯突起開放骨折	歯突起骨折
	上腕骨滑車骨折	上腕骨近位端病的骨折	上腕骨骨幹部病的骨折
	上腕骨小結節骨折	上腕骨らせん骨折	脊髄神経叢損傷後遺症
	脊椎骨粗鬆症	頭蓋骨パジェット病	剥離骨折
	閉経後骨粗鬆症	らせん骨折	裂離骨折

効能効果に関連する使用上の注意

(1)骨粗鬆症の場合：本剤の適用にあたっては，日本骨代謝学会の診断基準等を参考に骨粗鬆症と確定診断された患者を対象とすること。
(2)骨ページェット病の場合：本剤の適用にあたっては，日本骨粗鬆症学会の「骨Paget病の診断と治療ガイドライン」等を参考に骨ページェット病と確定診断された患者を対象とすること。

用法用量

(1)骨粗鬆症
本剤の吸収をよくするため，服薬前後2時間は食物の摂取を避けること。
通常，成人には，エチドロン酸二ナトリウムとして200mgを1日1回，食間に経口投与する。投与期間は2週間とする。再投与までの期間は10〜12週間として，これを1クールとして周期的間歇投与を行う。
なお，重症の場合(骨塩量の減少の程度が強い患者あるいは骨粗鬆症による安静時自発痛および日常生活の運動時痛が非常に強い患者)には400mgを1日1回，食間に経口投与することができる。投与期間は2週間とする。再投与までの期間は10〜12週間として，これを1クールとして周期的間歇投与を行う。
なお，年齢，症状により適宜増減できるが，1日400mgを超えないこと。
(2)下記状態における初期及び進行期の異所性骨化の抑制
脊髄損傷後，股関節形成術後
本剤の吸収をよくするため，服薬前後2時間は食物の摂取を避けること。
通常，成人には，エチドロン酸二ナトリウムとして800〜1000mgを1日1回，食間に経口投与する。
なお，年齢，症状により適宜増減する。
(3)骨ページェット病
本剤の吸収をよくするため，服薬前後2時間は食物の摂取を避けること。
通常，成人には，エチドロン酸二ナトリウムとして200mgを1日1回，食間に経口投与する。
なお，年齢，症状により適宜増減できるが，1日1000mgを超えないこと。

用法用量に関連する使用上の注意

(1)骨粗鬆症の場合
①本剤は骨の代謝回転を抑制し，骨形成の過程で類骨の石灰化遅延を起こすことがある。この作用は投与量と投与期間に依存しているので，用法(周期的間歇投与：2週間投与・10〜12週間休薬)及び用量を遵守するとともに，患者に用法用量を遵守するよう指導すること。
② 400mg投与にあたっては以下の点を十分考慮すること。
(a)骨塩量の減少の程度が強い患者〔例えばDXA法(QDR)で0.650g/cm^{2}未満を目安とする〕であること。
(b)骨粗鬆症による安静時自発痛および日常生活の運動時痛が非常に強い患者であること。
③ 1日400mgを投与する場合は，200mg投与に比べ腹部不快感等の消化器系副作用があらわれやすいので，慎重に投与すること。
(2)下記状態における初期及び進行期の異所性骨化の抑制
脊髄損傷後，股関節形成術後　の場合：通常用量(800〜1000mg/日：15〜20mg/kg相当)の場合，投与期間は3ヵ月を超えないこと。
(3)骨ページェット病の場合
①本剤は骨の代謝回転を抑制し，骨形成の過程で類骨の石灰化遅延を起こすことがある。この作用は，投与量と投与期間に依存しているので，次のことを守ること。
通常用量(200mg/日：2.5〜5mg/kg相当)の場合，投与期間は6ヵ月を超えないこと。
また200mg/日の投与量を超える場合，投与期間は3ヵ月を超えないこと。
②再治療は少なくとも3ヵ月の休薬期間をおき，生化学所見，症状あるいはその他の所見で，症状の進行が明らかな場合にのみ行うこと。

禁忌

(1)重篤な腎障害のある患者
(2)骨軟化症の患者
(3)妊婦又は妊娠している可能性のある婦人
(4)小児
(5)本剤に対し過敏症の既往歴のある患者

ダイピン錠1mg　規格：1mg1錠[7.4円/錠]
N－メチルスコポラミンメチル硫酸塩　第一三共　124

【効 能 効 果】

次の疾患時の痙攣性疼痛
胃炎，胃潰瘍，十二指腸潰瘍

【対応標準病名】

◎	胃炎	胃潰瘍	胃痙攣
	胃十二指腸潰瘍	痙性胃炎	十二指腸潰瘍
	疼痛	有痛性筋痙攣	
○	胃十二指腸炎	胃十二指腸潰瘍瘢痕	クッシング潰瘍
	痙攣	再発性十二指腸潰瘍	術後胃潰瘍
	術後胃十二指腸潰瘍	術後十二指腸潰瘍	ストレス潰瘍
	ストレス性胃潰瘍	ストレス性十二指腸潰瘍	穿通性胃潰瘍
	穿通性十二指腸潰瘍	多発胃潰瘍	多発性十二指腸潰瘍
	多発性出血性胃潰瘍	デュラフォイ潰瘍	難治性十二指腸潰瘍
	慢性胃潰瘍活動期	慢性十二指腸潰瘍活動期	薬剤性胃潰瘍
△	NSAID 胃潰瘍	NSAID 十二指腸潰瘍	アルコール性胃炎
	アレルギー性胃炎	胃うっ血	胃運動亢進症
	胃液分泌過多	胃潰瘍瘢痕	胃拡張
	胃機能亢進	胃憩室症	胃軸捻症
	萎縮性胃炎	萎縮性化生性胃炎	胃砂時計状狭窄
	胃穿孔	胃前庭部毛細血管拡張症	胃腸運動機能障害
	胃特発性破裂	胃粘膜過形成	胃びらん
	胃壁軟化症	胃蜂窩織炎	過酸症
	機能的幽門狭窄	急性胃炎	急性胃潰瘍
	急性胃潰瘍穿孔	急性胃腸障害	急性胃粘膜病変
	急性十二指腸潰瘍	急性十二指腸潰瘍穿孔	急性出血性胃潰瘍
	急性出血性胃潰瘍穿孔	急性出血性十二指腸潰瘍	急性出血性十二指腸潰瘍穿孔
	急性疼痛	急性びらん性胃炎	痙攣発作
	再発性胃潰瘍	残胃潰瘍	持続痛
	十二指腸潰瘍瘢痕	十二指腸球後部潰瘍	十二指腸穿孔
	十二指腸破裂	十二指腸びらん	出血性胃炎
	出血性胃潰瘍	出血性胃潰瘍穿孔	出血性十二指腸潰瘍
	出血性十二指腸潰瘍穿孔	術後残胃胃炎	術後幽門狭窄
	心因性胃潰瘍	神経性胃炎	ステロイド潰瘍
	ステロイド潰瘍穿孔	成人肥厚性幽門狭窄症	穿孔性胃潰瘍
	穿孔性十二指腸潰瘍	中毒性胃炎	難治性胃潰瘍
	難治性疼痛	肉芽腫性胃炎	肥厚性幽門狭窄症
	表層性胃炎	びらん性胃炎	ヘリコバクター・ピロリ胃炎
	放射線胃炎	慢性胃炎	慢性胃潰瘍
	慢性十二指腸潰瘍	メネトリエ病	薬物胃障害
	疣状胃炎	幽門狭窄症	幽門痙攣
	幽門閉鎖		

用法用量　通常成人1回1～2錠(N-メチルスコポラミンメチル硫酸塩として1～2mg)，1日3～4回経口投与する。
年齢，症状により適宜増減する。

禁忌
(1)緑内障の患者
(2)前立腺肥大による排尿障害のある患者
(3)重篤な心疾患のある患者
(4)麻痺性イレウスの患者
(5)本剤の成分に対し過敏症の既往歴のある患者

タウリン散98%「大正」　規格：98%1g[9.5円/g]
タウリン　大正　211,391

【効 能 効 果】

(1)高ビリルビン血症(閉塞性黄疸を除く)における肝機能の改善
(2)うっ血性心不全

【対応標準病名】

◎	うっ血性心不全	高ビリルビン血症	
○	急性心不全	左室不全	左心不全
	心筋不全	心原性肺水腫	新生児黄疸
	新生児重症黄疸	新生児生理的黄疸	新生児遷延性黄疸
	心臓性呼吸困難	心臓喘息	心不全
	慢性うっ血性心不全	慢性心不全	両心不全
△	1型糖尿病性アセトン血症	2型糖尿病性アセトン血症	Euthyroid Sick 症候群
	アセトン血症	右室不全	右心不全
	血液ガス値異常	高炭酸ガス血症	高窒素血症
	高乳酸血症	高尿酸尿症	新生児肝炎
	心臓性浮腫	早産に関連する新生児黄疸	続発性高尿酸血症
	低炭酸ガス血症	糖尿病性アセトン血症	濃縮胆汁症候群
	母乳性黄疸		

用法用量　タウリンとして，成人1回1gを1日3回食後に経口投与する。なお，うっ血性心不全に用いる場合，本剤は強心利尿剤で十分な効果が認められないときに，それと併用すること。

ダオニール錠1.25mg　規格：1.25mg1錠[7.7円/錠]
ダオニール錠2.5mg　規格：2.5mg1錠[13.3円/錠]
グリベンクラミド　サノフィ　396

オイグルコン錠1.25mg，オイグルコン錠2.5mgを参照(P209)

タカヂアスターゼ原末　規格：1g[6.2円/g]
タカヂアスターゼ　第一三共　233

【効 能 効 果】

主として炭水化物の消化異常症状の改善

【対応標準病名】

◎	消化不良症		
○	機能性ディスペプシア	急性消化不良症	消化不良性下痢
	ディスペプシア		
△	乳幼児胃腸障害		

用法用量　タカヂアスターゼとして，通常成人1回0.2～0.3gを1日3回食後に経口投与する。
なお，年齢，症状により適宜増減する。

タカベンス錠25mg　規格：25mg1錠[5.6円/錠]
メリロートエキス　高田　255

【効 能 効 果】

痔核の症状(出血，疼痛，腫脹，痒感)の緩解
外傷・手術に伴う軟部腫脹の緩解

【対応標準病名】

◎	外傷	痔核	出血性痔核
	そう痒	疼痛	
○	炎症性外痔核	炎症性内痔核	外痔核
	外痔びらん	潰瘍性外痔核	潰瘍性痔核
	潰瘍性内痔核	嵌頓痔核	胸部外傷
	胸部損傷	血栓性外痔核	血栓性痔核
	血栓性内痔核	喉頭外傷	喉頭損傷
	挫創	残遺痔核皮膚弁	出血性外痔核
	出血性内痔核	損傷	脱出性外痔核
	脱出性痔核	脱出性内痔核	多発性外傷
	内痔核		
△	圧痛	外痔ポリープ	外傷後遺症
	外傷性視神経症	外傷性皮下血腫	顔面損傷
	急性疼痛	限局性そう痒症	銃自殺未遂
	症候性そう痒症	創傷	打撲割創
	打撲血腫	打撲挫創	打撲擦過創

	打撲傷	打撲皮下血腫	直腸静脈瘤
	飛び降り自殺未遂	飛び込み自殺未遂	鈍痛
	爆死自殺未遂	非特異性そう痒症	皮膚そう痒症
	放散痛	裂傷	裂創

用法用量　通常，成人メリロートエキスとして1日量75〜300mg(3〜12錠)を1日3回に分けて経口投与する。
なお，年齢，症状により適宜増減する。

タガメット細粒20%　規格：20%1g[22円/g]
タガメット錠200mg　規格：200mg1錠[20.1円/錠]
タガメット錠400mg　規格：400mg1錠[29.6円/錠]
シメチジン　大日本住友　232

【効能効果】

胃潰瘍，十二指腸潰瘍，吻合部潰瘍，Zollinger-Ellison症候群，逆流性食道炎，上部消化管出血(消化性潰瘍，急性ストレス潰瘍，出血性胃炎による)
下記疾患の胃粘膜病変(びらん，出血，発赤，浮腫)の改善：急性胃炎，慢性胃炎の急性増悪期

【対応標準病名】

◎	胃潰瘍	胃十二指腸潰瘍	胃出血
	胃びらん	逆流性食道炎	急性胃炎
	急性びらん性胃炎	十二指腸潰瘍	出血性胃炎
	上部消化管出血	ストレス潰瘍	ゾリンジャー・エリソン症候群
	吻合部潰瘍	慢性胃炎	
○	NSAID胃潰瘍	NSAID十二指腸潰瘍	アルコール性胃炎
	アレルギー性胃炎	胃炎	胃潰瘍瘢痕
	胃十二指腸炎	胃十二指腸潰瘍瘢痕	維持療法の必要な術後難治性逆流性食道炎
	維持療法の必要な難治性逆流性食道炎	胃穿孔	急性胃潰瘍
	急性胃潰瘍穿孔	急性胃粘膜病変	急性十二指腸潰瘍
	急性十二指腸潰瘍穿孔	急性出血性胃潰瘍	急性出血性胃潰瘍穿孔
	急性出血性十二指腸潰瘍	急性出血性十二指腸潰瘍穿孔	クッシング潰瘍
	高ガストリン血症	再発性胃潰瘍	再発性十二指腸潰瘍
	残胃潰瘍	十二指腸炎	十二指腸潰瘍瘢痕
	十二指腸球後部潰瘍	十二指腸穿孔	十二指腸びらん
	出血性胃潰瘍	出血性胃潰瘍穿孔	出血性十二指腸潰瘍
	出血性十二指腸潰瘍穿孔	出血性吻合部潰瘍	術後胃潰瘍
	術後胃十二指腸潰瘍	術後逆流性食道炎	術後残胃胃炎
	術後十二指腸潰瘍	術後難治性逆流性食道炎	消化管出血
	心因性胃潰瘍	ステロイド潰瘍	ステロイド潰瘍穿孔
	ストレス性胃潰瘍	ストレス性十二指腸潰瘍	穿孔性胃潰瘍
	穿孔性十二指腸潰瘍	穿孔性吻合部潰瘍	穿通性胃潰瘍
	穿通性十二指腸潰瘍	多発胃潰瘍	多発性十二指腸潰瘍
	多発性出血性胃潰瘍	中毒性胃炎	デュラフォイ潰瘍
	吐下血	難治性胃潰瘍	難治性逆流性食道炎
	難治性十二指腸潰瘍	難治性吻合部潰瘍	表層性胃炎
	びらん性胃炎	びらん性十二指腸炎	ヘリコバクター・ピロリ胃炎
	放射線胃炎	慢性胃潰瘍	慢性胃潰瘍活動期
	慢性十二指腸潰瘍	慢性十二指腸潰瘍活動期	メネトリエ病
	薬剤性胃潰瘍		
△	NSAID胃潰瘍	胃空腸周囲炎	胃周囲炎
	萎縮性胃炎	萎縮性化生性胃炎	胃食道逆流症
	胃腸疾患	胃粘膜過形成	胃蜂窩織炎
	十二指腸周囲炎	十二指腸乳頭炎	消化管狭窄
	消化管障害	神経性胃炎	腸出血
	吐血	肉芽腫性胃炎	反応性リンパ組織増生症
	非びらん性胃食道逆流症	慢性十二指腸炎	疣状胃炎

用法用量

(1)胃潰瘍，十二指腸潰瘍：通常，成人にはシメチジンとして1日800mgを2回(朝食後及び就寝前)に分割して経口投与する。また，1日量を4回(毎食後及び就寝前)に分割もしくは1回(就寝前)投与することもできる。なお，年齢・症状により適宜増減する。

(2)吻合部潰瘍，Zollinger-Ellison症候群，逆流性食道炎，上部消化管出血(消化性潰瘍，急性ストレス潰瘍，出血性胃炎による)
通常，成人にはシメチジンとして1日800mgを2回(朝食後及び就寝前)に分割して経口投与する。また，1日量を4回(毎食後及び就寝前)に分割して投与することもできる。なお，年齢・症状により適宜増減する。
ただし，上部消化管出血の場合には，通常注射剤で治療を開始し，内服可能となった後は経口投与に切りかえる。

(3)下記疾患の胃粘膜病変(びらん，出血，発赤，浮腫)の改善
急性胃炎，慢性胃炎の急性増悪期：通常，成人にはシメチジンとして1日400mgを2回(朝食後及び就寝前)に分割して経口投与する。また，1日量を1回(就寝前)投与することもできる。なお，年齢・症状により適宜増減する。

用法用量に関連する使用上の注意

(1)腎障害のある患者では，血中濃度が持続するので，次の表を参考にして投与量を減ずるか投与間隔をあけて使用すること。

クレアチニンクリアランス	タガメット投与量
0〜4mL/min	1回200mg1日1回(24時間間隔)
5〜29mL/min	1回200mg1日2回(12時間間隔)
30〜49mL/min	1回200mg1日3回(8時間間隔)
50mL/min以上	1回200mg1日4回(6時間間隔)

(2)シメチジンは血液透析により除去されるため，血液透析を受けている患者に投与する場合は，透析後に投与すること。なお，腹膜透析においては，シメチジンの除去率はわずか(投与量の約5%以下)である。

禁忌　シメチジンに対し過敏症の既往歴のある患者

アルキオーネ錠200mg：イセイ　200mg1錠[5.6円/錠]，アルキオーネ錠400mg：イセイ　400mg1錠[5.8円/錠]，シメチジン細粒20%「タナベ」：長生堂　20%1g[6.2円/g]，シメチジン細粒20%「トーワ」：東和　20%1g[6.2円/g]，シメチジン錠200mg「JG」：日本ジェネリック　200mg1錠[5.6円/錠]，シメチジン錠200mg「NP」：ニプロ　200mg1錠[5.6円/錠]，シメチジン錠200mg「TCK」：辰巳化学　200mg1錠[5.6円/錠]，シメチジン錠200mg「YD」：陽進堂　200mg1錠[5.6円/錠]，シメチジン錠200mg「クニヒロ」：皇漢堂　200mg1錠[5.6円/錠]，シメチジン錠200mg「サワイ」：沢井　200mg1錠[5.6円/錠]，シメチジン錠200mg「タナベ」：長生堂　200mg1錠[5.6円/錠]，シメチジン錠200mg「トーワ」：東和　200mg1錠[5.6円/錠]，シメチジン錠200mg「日医工」：日医工　200mg1錠[5.6円/錠]，シメチジン錠400mg「JG」：日本ジェネリック　400mg1錠[5.8円/錠]，シメチジン錠400mg「NP」：ニプロ　400mg1錠[5.8円/錠]，シメチジン錠400mg「TCK」：辰巳化学　400mg1錠[5.8円/錠]，シメチジン錠400mg「YD」：陽進堂　400mg1錠[5.8円/錠]，シメチジン錠400mg「クニヒロ」：皇漢堂　400mg1錠[5.8円/錠]，シメチジン錠400mg「サワイ」：沢井　400mg1錠[5.8円/錠]，シメチジン錠400mg「タナベ」：長生堂　400mg1錠[5.8円/錠]，シメチジン錠400mg「トーワ」：東和　400mg1錠[5.8円/錠]，シメチジン錠400mg「日医工」：日医工　400mg1錠[5.8円/錠]，ストマチジン錠200mg：大正薬品　200mg1錠[5.6円/錠]，ストマチジン錠400mg：大正薬品　400mg1錠[5.8円/錠]，チスタメット細粒20%：鶴原　20%1g[6.2円/g]，チスタメット錠200mg：鶴原　200mg1錠[5.6円/錠]，チスタメット錠400mg：鶴原　400mg1錠[5.8円/錠]，ファルジン錠200mg：キョーリンリメディオ　200mg1錠[5.6円/錠]，ファルジン錠400mg：キョーリンリメディオ　400mg1錠[5.8円/錠]

ダクチル錠50mg　規格：50mg1錠[7.1円/錠]
ピペリドレート塩酸塩　キッセイ　124

【効 能 効 果】

下記疾患における痙攣性疼痛
　胃・十二指腸潰瘍，胃炎，腸炎，胆石症，胆のう炎，胆道ジスキネジー
切迫流・早産における諸症状の改善

【対応標準病名】

◎	胃炎	胃潰瘍	胃痙攣
	胃十二指腸潰瘍	痙性胃炎	痙攣
	十二指腸潰瘍	切迫早産	切迫流産
	胆道ジスキネジア	胆のう炎	胆のう結石症
	腸炎	疼痛	有痛性筋痙攣
○	NSAID十二指腸潰瘍	遺残胆石症	胃十二指腸潰瘍瘢痕
	壊疽性胆のう炎	嵌頓性胆石症	急性化膿性胆のう炎
	急性気腫性胆のう炎	急性十二指腸潰瘍	急性出血性十二指腸潰瘍
	急性胆のう炎	急性疼痛	クッシング潰瘍
	再発性十二指腸潰瘍	持続痛	術後胃潰瘍
	術後胃十二指腸潰瘍	術後十二指腸潰瘍	心因性胃潰瘍
	心因性疼痛	ストレス潰瘍	ストレス性胃潰瘍
	ストレス性十二指腸潰瘍	前陣痛	穿通性胃潰瘍
	穿通性十二指腸潰瘍	総胆管結石	総胆管結石性胆管炎
	総胆管結石性胆のう炎	多発胃潰瘍	多発性十二指腸潰瘍
	多発性出血性胃潰瘍	胆管結石症	胆管結石性胆管炎
	胆管結石性胆のう炎	胆管胆のう炎	胆泥
	胆道結石	胆のう壊疽	胆のう胆管結石症
	胆のう膿瘍	デュラフォイ潰瘍	難治性十二指腸潰瘍
	難治性疼痛	妊娠初期の出血	妊娠満37週以後の偽陣痛
	妊娠満37週以前の偽陣痛	慢性胃潰瘍活動期	慢性十二指腸潰瘍
	慢性十二指腸潰瘍活動期	慢性胆のう炎	薬剤性胃潰瘍
	疣状胃炎	幽門痙攣	
△	NSAID胃潰瘍	S状結腸炎	アルコール性胃炎
	アレルギー性胃炎	胃うっ血	胃運動機能障害
	胃運動亢進症	胃液分泌過多	胃潰瘍瘢痕
	胃拡張	胃機能亢進	胃軸捻症
	萎縮性胃炎	萎縮性化生性胃炎	胃穿孔
	胃腸運動機能障害	胃腸炎	胃腸機能異常
	胃腸機能減退	胃粘膜過形成	胃びらん
	胃壁軟化症	胃蜂窩織炎	炎症性腸疾患
	開口障害	回腸炎	牙関緊急
	過酸症	下肢痙攣	カタル性胃腸炎
	肝外閉塞性黄疸	感染性胃腸炎	感染性下痢症
	感染性大腸炎	感染性腸炎	間代強直性痙攣
	肝内胆管拡張症	感冒性胃腸炎	感冒性大腸炎
	感冒性腸炎	急性胃炎	急性胃潰瘍
	急性胃潰瘍穿孔	急性胃腸炎	急性胃腸障害
	急性胃粘膜病変	急性痙攣	急性十二指腸潰瘍穿孔
	急性出血性胃潰瘍	急性出血性胃潰瘍穿孔	急性出血性十二指腸潰瘍穿孔
	急性大腸炎	急性腸炎	急性びらん性胃炎
	筋痙縮	筋痙直	痙攣発作
	下痢症	抗生物質起因性大腸炎	抗生物質起因性腸炎
	こむら返り	コレステロール結石	再発性胃潰瘍
	残胃潰瘍	四肢筋痙攣	四肢痙攣
	四肢痙攣発作	十二指腸潰瘍瘢痕	十二指腸球後部潰瘍
	十二指腸穿孔	十二指腸乳頭狭窄	十二指腸びらん
	出血性胃炎	出血性胃潰瘍	出血性胃潰瘍穿孔
	出血性十二指腸潰瘍	出血性十二指腸潰瘍穿孔	出血性大腸炎
	出血性腸炎	術後残胃胃炎	ステロイド潰瘍
	ステロイド潰瘍穿孔	穿孔性胃潰瘍	穿孔性十二指腸潰瘍
	総胆管拡張症	大腸炎	多発胆石症
	胆管萎縮	胆管潰瘍	胆管拡張症
	胆管癒着	胆石性急性胆のう炎	胆石性膵炎
	胆石性胆のう炎	胆石仙痛	胆道機能異常
	胆道閉鎖	胆のう管結石症	胆のう周囲炎
	胆のう周囲膿瘍	中毒性胃炎	腸カタル
	難治性胃潰瘍	難治性乳児下痢症	肉芽腫性胃炎
	乳児下痢	肥厚性幽門狭窄症	皮膚疼痛症
	表層性胃炎	びらん性胃炎	ビリルビン結石
	不随意痙攣性運動	ヘリコバクター・ピロリ胃炎	放射線胃炎
	慢性胃炎	慢性胃潰瘍	無痛性胆石症
	メネトリエ病	薬物胃障害	

用法用量　ピペリドレート塩酸塩として，通常成人1日150～200mgを3～4回に分割経口投与する。
なお，年齢，症状により適宜増減する。

禁忌
(1)緑内障の患者
(2)前立腺肥大による排尿障害のある患者
(3)重篤な心疾患のある患者
(4)麻痺性イレウスの患者
(5)本剤に対し過敏症の既往歴のある患者

ダクチラン錠50mg：杏林[6.6円/錠]

ダクルインザ錠60mg　規格：60mg1錠[9186円/錠]
ダクラタスビル塩酸塩　ブリストル　625

【効 能 効 果】

セログループ1(ジェノタイプ1)のC型慢性肝炎又はC型代償性肝硬変における次のいずれかのウイルス血症の改善
(1)インターフェロンを含む治療法に不適格の未治療あるいは不耐容の患者
(2)インターフェロンを含む治療法で無効となった患者

【対応標準病名】

◎	C型代償性肝硬変	C型慢性肝炎	ウイルス血症
○	C型肝炎	C型肝炎ウイルス感染	C型肝炎合併妊娠
	C型肝硬変	C型非代償性肝硬変	代償性肝硬変

効能効果に関連する使用上の注意
(1)本剤の使用に際しては，HCV RNAが陽性であることを確認すること。また，組織像又は肝予備能，血小板数等により，非代償性肝硬変でないことを確認すること。
(2)ウイルス性肝疾患の治療に十分な知識・経験を持つ医師が臨床成績の内容を熟知した上で，投与の可否を判断すること。

用法用量　通常，成人にはダクラタスビルとして1回60mgを1日1回経口投与する。
本剤はアスナプレビルと併用し，投与期間は24週間とする。

用法用量に関連する使用上の注意
(1)投与開始時は，本剤及びアスナプレビルを同時に投与し，投与開始後は用量の変更及び投与の中断をしないこと。ただし，副作用の発現により投与の継続が困難な場合には，本剤及びアスナプレビルを同時に中断すること。投与再開の可否については，リスクとベネフィットを考慮して慎重に判断し，投与を再開する場合は，本剤及びアスナプレビルを同時に再開すること。
(2)本剤投与中は，血中HCV RNA量を測定すること。ウイルス学的ブレイクスルー(投与中に血中HCV RNA量が最低値から1 $\log_{10}$を超えて増加)が発現した場合は，本剤及びアスナプレビルの投与中止を考慮すること。

警告　本剤は，ウイルス性肝疾患の治療に十分な知識・経験を持つ医師のもとで，本剤の投与が適切と判断される患者に対してのみ投与すること。

禁忌
(1)本剤の成分に対し過敏症の既往歴のある患者

(2)次の薬剤を使用中の患者：リファンピシン，リファブチン，フェニトイン，カルバマゼピン，フェノバルビタール，デキサメタゾン全身投与，セイヨウオトギリソウ(St.John's Wort，セント・ジョーンズ・ワート)含有食品
(3)妊婦又は妊娠している可能性のある婦人

併用禁忌

薬剤名等	臨床症状・措置方法	機序・危険因子
リファンピシン(リファジン) リファブチン(ミコブティン) フェニトイン(アレビアチン) カルバマゼピン(テグレトール) フェノバルビタール(フェノバール) デキサメタゾン全身投与(デカドロン) セイヨウオトギリソウ(St.John's Wort，セント・ジョーンズ・ワート)含有食品	本剤の血中濃度が低下し，治療効果を減弱させるおそれがある。	これらの薬剤の強力なCYP3A4の誘導作用により，本剤の代謝が促進される。

タケキャブ錠10mg　規格：10mg1錠[160.1円/錠]
タケキャブ錠20mg　規格：20mg1錠[240.2円/錠]
ボノプラザンフマル酸塩　武田薬品　232

【効　能　効　果】

(1)胃潰瘍，十二指腸潰瘍，逆流性食道炎，低用量アスピリン投与時における胃潰瘍又は十二指腸潰瘍の再発抑制，非ステロイド性抗炎症薬投与時における胃潰瘍又は十二指腸潰瘍の再発抑制
(2)下記におけるヘリコバクター・ピロリの除菌の補助：胃潰瘍，十二指腸潰瘍，胃MALTリンパ腫，特発性血小板減少性紫斑病，早期胃癌に対する内視鏡的治療後胃，ヘリコバクター・ピロリ感染胃炎

【対応標準病名】

◎	NSAID胃潰瘍	NSAID十二指腸潰瘍	胃MALTリンパ腫
	胃潰瘍	胃十二指腸潰瘍	逆流性食道炎
	十二指腸潰瘍	早期胃癌	早期胃癌EMR後
	早期胃癌ESD後	特発性血小板減少性紫斑病	ヘリコバクター・ピロリ胃炎
	ヘリコバクター・ピロリ感染症		
○	KIT(CD117)陽性胃消化管間質腫瘍	アルコール性胃炎	胃潰瘍瘢痕
	胃癌	胃空腸周囲炎	胃原発絨毛癌
	胃周囲炎	胃十二指腸潰瘍瘢痕	萎縮性胃炎
	萎縮性化生性胃炎	胃消化管間質腫瘍	胃小弯部癌
	維持療法の必要な術後難治性逆流性食道炎	維持療法の必要な難治性逆流性食道炎	胃穿孔
	胃前庭部癌	胃体部癌	胃大弯部癌
	胃底部癌	胃胚細胞腫瘍	胃びらん
	胃蜂窩織炎	胃幽門部癌	エバンス症候群
	急性胃炎	急性胃潰瘍	急性胃潰瘍穿孔
	急性胃粘膜病変	急性十二指腸潰瘍	急性十二指腸潰瘍穿孔
	急性出血性胃潰瘍	急性出血性胃潰瘍穿孔	急性出血性十二指腸潰瘍
	急性出血性十二指腸潰瘍穿孔	急性特発性血小板減少性紫斑病	急性びらん性胃炎
	クッシング潰瘍	再発性胃潰瘍	再発性十二指腸潰瘍
	残胃潰瘍	十二指腸潰瘍瘢痕	十二指腸球後部潰瘍
	十二指腸穿孔	十二指腸びらん	出血性胃炎
	出血性胃潰瘍	出血性胃潰瘍穿孔	出血性十二指腸潰瘍
	出血性十二指腸潰瘍穿孔	術後胃潰瘍	術後胃十二指腸潰瘍
	術後逆流性食道炎	術後十二指腸潰瘍	術後難治性逆流性食道炎
	心因性胃潰瘍	ステロイド潰瘍	ステロイド潰瘍穿孔
	ストレス潰瘍	ストレス性胃潰瘍	ストレス性十二指腸潰瘍
	穿孔性胃潰瘍	穿孔性十二指腸潰瘍	穿通性胃潰瘍
	穿通性十二指腸潰瘍	早期胃癌術後	多発胃潰瘍
	多発性十二指腸潰瘍	多発性出血性胃潰瘍	デュラフォイ潰瘍
	特発性血小板減少性紫斑病合併妊娠	難治性胃潰瘍	難治性逆流性食道炎
	難治性十二指腸潰瘍	表層性胃炎	噴門癌
	慢性胃炎	慢性胃潰瘍	慢性胃潰瘍活動期
	慢性十二指腸潰瘍	慢性十二指腸潰瘍活動期	慢性特発性血小板減少性紫斑病
	薬剤性胃潰瘍	幽門癌	幽門前庭部癌

効能効果に関連する使用上の注意

低用量アスピリン投与時における胃潰瘍又は十二指腸潰瘍の再発抑制の場合：血栓・塞栓の形成抑制のために低用量のアスピリンを継続投与している患者を投与対象とし，投与開始に際しては，胃潰瘍又は十二指腸潰瘍の既往を確認すること。
非ステロイド性抗炎症薬投与時における胃潰瘍又は十二指腸潰瘍の再発抑制の場合：関節リウマチ，変形性関節症等における疼痛管理等のために非ステロイド性抗炎症薬を長期継続投与している患者を投与対象とし，投与開始に際しては，胃潰瘍又は十二指腸潰瘍の既往を確認すること。
ヘリコバクター・ピロリの除菌の補助の場合
(1)進行期胃MALTリンパ腫に対するヘリコバクター・ピロリ除菌治療の有効性は確立していない。
(2)特発性血小板減少性紫斑病に対しては，ガイドライン等を参照し，ヘリコバクター・ピロリ除菌治療が適切と判断される症例にのみ除菌治療を行うこと。
(3)早期胃癌に対する内視鏡的治療後胃以外には，ヘリコバクター・ピロリ除菌治療による胃癌の発症抑制に対する有効性は確立していない。
(4)ヘリコバクター・ピロリ感染胃炎に用いる際には，ヘリコバクター・ピロリが陽性であること及び内視鏡検査によりヘリコバクター・ピロリ感染胃炎であることを確認すること。

用法用量

(1)胃潰瘍，十二指腸潰瘍の場合：通常，成人にはボノプラザンとして1回20mgを1日1回経口投与する。なお，通常，胃潰瘍では8週間まで，十二指腸潰瘍では6週間までの投与とする。
(2)逆流性食道炎の場合
通常，成人にはボノプラザンとして1回20mgを1日1回経口投与する。なお，通常4週間までの投与とし，効果不十分の場合は8週間まで投与することができる。
さらに，再発・再燃を繰り返す逆流性食道炎の維持療法においては，1回10mgを1日1回経口投与するが，効果不十分の場合は，1回20mgを1日1回経口投与することができる。
(3)低用量アスピリン投与時における胃潰瘍又は十二指腸潰瘍の再発抑制の場合：通常，成人にはボノプラザンとして1回10mgを1日1回経口投与する。
(4)非ステロイド性抗炎症薬投与時における胃潰瘍又は十二指腸潰瘍の再発抑制の場合：通常，成人にはボノプラザンとして1回10mgを1日1回経口投与する。
(5)ヘリコバクター・ピロリの除菌の補助の場合
通常，成人にはボノプラザンとして1回20mg，アモキシシリン水和物として1回750mg(力価)及びクラリスロマイシンとして1回200mg(力価)の3剤を同時に1日2回，7日間経口投与する。なお，クラリスロマイシンは，必要に応じて適宜増量することができる。ただし，1回400mg(力価)1日2回を上限とする。
プロトンポンプインヒビター，アモキシシリン水和物及びクラリスロマイシンの3剤投与によるヘリコバクター・ピロリの除菌治療が不成功の場合は，これに代わる治療として，通常，成人にはボノプラザンとして1回20mg，アモキシシリン水和物として1回750mg(力価)及びメトロニダゾールとして1回250mgの3剤を同時に1日2回，7日間経口投与する。

禁忌

(1)本剤の成分に対し過敏症の既往歴のある患者
(2)アタザナビル硫酸塩，リルピビリン塩酸塩を投与中の患者

併用禁忌

薬剤名等	臨床症状・措置方法	機序・危険因子
アタザナビル硫酸塩（レイアタッツ）	アタザナビル硫酸塩の作用を減弱するおそれがある。	本剤の胃酸分泌抑制作用によりアタザナビル硫酸塩の溶解性が低下し，アタザナビルの血中濃度が低下する可能性がある。
リルピビリン塩酸塩（エジュラント）	リルピビリン塩酸塩の作用を減弱するおそれがある。	本剤の胃酸分泌抑制作用によりリルピビリン塩酸塩の吸収が低下し，リルピビリンの血中濃度が低下する可能性がある。

タケプロンOD錠15　規格：15mg1錠[89.3円/錠]
タケプロンカプセル15　規格：15mg1カプセル[89.3円/カプセル]
ランソプラゾール　武田薬品　232

【効能効果】

(1)胃潰瘍，十二指腸潰瘍，吻合部潰瘍，逆流性食道炎，Zollinger-Ellison症候群，非びらん性胃食道逆流症，低用量アスピリン投与時における胃潰瘍又は十二指腸潰瘍の再発抑制，非ステロイド性抗炎症薬投与時における胃潰瘍又は十二指腸潰瘍の再発抑制
(2)下記におけるヘリコバクター・ピロリの除菌の補助：胃潰瘍，十二指腸潰瘍，胃MALTリンパ腫，特発性血小板減少性紫斑病，早期胃癌に対する内視鏡的治療後胃，ヘリコバクター・ピロリ感染胃炎

【対応標準病名】

◎	NSAID胃潰瘍	NSAID十二指腸潰瘍	胃MALTリンパ腫
	胃潰瘍	胃十二指腸潰瘍	逆流性食道炎
	十二指腸潰瘍	早期胃癌	早期胃癌EMR後
	早期胃癌ESD後	ゾリンジャー・エリソン症候群	特発性血小板減少性紫斑病
	非びらん性胃食道逆流症	吻合部潰瘍	ヘリコバクター・ピロリ胃炎
	ヘリコバクター・ピロリ感染症		
○	胃潰瘍瘢痕	胃十二指腸潰瘍瘢痕	胃食道逆流症
	維持療法の必要な術後難治性逆流性食道炎	維持療法の必要な難治性逆流性食道炎	胃穿孔
	急性胃潰瘍	急性胃潰瘍穿孔	急性胃粘膜病変
	急性十二指腸潰瘍	急性十二指腸潰瘍穿孔	急性出血性胃潰瘍
	急性出血性十二指腸潰瘍	急性出血性十二指腸潰瘍穿孔	クッシング潰瘍
	高ガストリン血症	再発性胃潰瘍	再発性十二指腸潰瘍
	残胃潰瘍	十二指腸潰瘍瘢痕	十二指腸球後部潰瘍
	十二指腸穿孔	十二指腸びらん	出血性胃潰瘍
	出血性十二指腸潰瘍	出血性十二指腸潰瘍穿孔	出血性吻合部潰瘍
	術後胃潰瘍	術後胃十二指腸潰瘍	術後逆流性食道炎
	術後十二指腸潰瘍	術後難治性逆流性食道炎	心因性胃潰瘍
	ステロイド潰瘍	ステロイド潰瘍穿孔	ストレス潰瘍
	ストレス性胃潰瘍	ストレス性十二指腸潰瘍	穿孔性胃潰瘍
	穿孔性十二指腸潰瘍	穿孔性吻合部潰瘍	穿通性胃潰瘍
	穿通性十二指腸潰瘍	多発胃潰瘍	多発性十二指腸潰瘍
	多発性出血性胃潰瘍	デュラフォイ潰瘍	特発性血小板減少性紫斑病合併妊娠
	難治性胃潰瘍	難治性逆流性食道炎	難治性十二指腸潰瘍
	難治性吻合部潰瘍	慢性胃潰瘍	慢性胃潰瘍活動期
	慢性十二指腸潰瘍	慢性十二指腸潰瘍活動期	薬剤性胃潰瘍
△	アルコール性胃炎	胃炎	胃十二指腸炎
	胃びらん	エバンス症候群	急性胃炎
	急性出血性胃潰瘍穿孔	急性特発性血小板減少性紫斑病	急性びらん性胃炎
	十二指腸炎	出血性胃炎	出血性胃潰瘍穿孔
	術後残胃胃炎	神経性胃炎	早期胃癌術後
	島細胞過形成症	びらん性十二指腸炎	慢性十二指腸炎
	慢性特発性血小板減少性紫斑病		

効能効果に関連する使用上の注意

低用量アスピリン投与時における胃潰瘍又は十二指腸潰瘍の再発抑制の場合：血栓・塞栓の形成抑制のために低用量のアスピリンを継続投与している患者を投与対象とし，投与開始に際しては，胃潰瘍又は十二指腸潰瘍の既往を確認すること。
非ステロイド性抗炎症薬投与時における胃潰瘍又は十二指腸潰瘍の再発抑制の場合：関節リウマチ，変形性関節症等における疼痛管理等のために非ステロイド性抗炎症薬を長期継続投与している患者を投与対象とし，投与開始に際しては，胃潰瘍又は十二指腸潰瘍の既往を確認すること。
ヘリコバクター・ピロリの除菌の補助の場合
(1)進行期胃MALTリンパ腫に対するヘリコバクター・ピロリ除菌治療の有効性は確立していない。
(2)特発性血小板減少性紫斑病に対しては，ガイドライン等を参照し，ヘリコバクター・ピロリ除菌治療が適切と判断される症例にのみ除菌治療を行うこと。
(3)早期胃癌に対する内視鏡的治療後胃以外には，ヘリコバクター・ピロリ除菌治療による胃癌の発症抑制に対する有効性は確立していない。
(4)ヘリコバクター・ピロリ感染胃炎に用いる際には，ヘリコバクター・ピロリが陽性であること及び内視鏡検査によりヘリコバクター・ピロリ感染胃炎であることを確認すること。

用法用量

(1)胃潰瘍，十二指腸潰瘍，吻合部潰瘍，Zollinger-Ellison症候群の場合：通常，成人にはランソプラゾールとして1回30mgを1日1回経口投与する。なお，通常，胃潰瘍，吻合部潰瘍では8週間まで，十二指腸潰瘍では6週間までの投与とする。
(2)逆流性食道炎の場合：通常，成人にはランソプラゾールとして1回30mgを1日1回経口投与する。なお，通常8週間までの投与とする。さらに，再発・再燃を繰り返す逆流性食道炎の維持療法においては，1回15mgを1日1回経口投与するが，効果不十分の場合は，1日1回30mgを経口投与することができる。
(3)非びらん性胃食道逆流症の場合：通常，成人にはランソプラゾールとして1回15mgを1日1回経口投与する。なお，通常4週間までの投与とする。
(4)低用量アスピリン投与時における胃潰瘍又は十二指腸潰瘍の再発抑制の場合：通常，成人にはランソプラゾールとして1回15mgを1日1回経口投与する。
(5)非ステロイド性抗炎症薬投与時における胃潰瘍又は十二指腸潰瘍の再発抑制の場合：通常，成人にはランソプラゾールとして1回15mgを1日1回経口投与する。
(6)ヘリコバクター・ピロリの除菌の補助の場合：通常，成人にはランソプラゾールとして1回30mg，アモキシシリン水和物として1回750mg(力価)及びクラリスロマイシンとして1回200mg(力価)の3剤を同時に1日2回，7日間経口投与する。なお，クラリスロマイシンは，必要に応じて適宜増量することができる。ただし，1回400mg(力価)1日2回を上限とする。
プロトンポンプインヒビター，アモキシシリン水和物及びクラリスロマイシンの3剤投与によるヘリコバクター・ピロリの除菌治療が不成功の場合は，これに代わる治療として，通常，成人にはランソプラゾールとして1回30mg，アモキシシリン水和物として1回750mg(力価)及びメトロニダゾールとして1回250mgの3剤を同時に1日2回，7日間経口投与する。

用法用量に関連する使用上の注意

(1)逆流性食道炎の維持療法において，1日1回30mgの投与は，1日1回15mg投与中に再発した例など15mgでは効果が不十分な場合に限る。

(2)〔OD錠のみ〕本剤は口腔内で崩壊するが，口腔の粘膜から吸収されることはないため，唾液又は水で飲み込むこと。

禁忌

(1)本剤の成分に対する過敏症の既往歴のある患者

(2)アタザナビル硫酸塩，リルピビリン塩酸塩を投与中の患者

併用禁忌

薬剤名等	臨床症状・措置方法	機序・危険因子
アタザナビル硫酸塩(レイアタッツ)	アタザナビル硫酸塩の作用を減弱するおそれがある。	本剤の胃酸分泌抑制作用によりアタザナビル硫酸塩の溶解性が低下し，アタザナビルの血中濃度が低下することがある。
リルピビリン塩酸塩(エジュラント)	リルピビリン塩酸塩の作用を減弱するおそれがある。	本剤の胃酸分泌抑制作用によりリルピビリン塩酸塩の吸収が低下し，リルピビリンの血中濃度が低下することがある。

タイプロトンカプセル15mg：大正薬品　15mg1カプセル[34.8円/カプセル]，タピゾールカプセル15：テバ製薬　15mg1カプセル[34.8円/カプセル]，ランソプラゾールOD錠15mg「DK」：大興　15mg1錠[34.8円/錠]，ランソプラゾールOD錠15mg「JG」：日本ジェネリック　15mg1錠[34.8円/錠]，ランソプラゾールOD錠15mg「ケミファ」：シオノ　15mg1錠[34.8円/錠]，ランソプラゾールOD錠15mg「サワイ」：沢井　15mg1錠[50.6円/錠]，ランソプラゾールOD錠15mg「テバ」：テバ製薬　15mg1錠[34.8円/錠]，ランソプラゾールOD錠15mg「トーワ」：東和　15mg1錠[50.6円/錠]，ランソプラゾールOD錠15mg「日医工」：日医工　15mg1錠[34.8円/錠]，ランソプラゾールカプセル15mg「JG」：大興　15mg1カプセル[34.8円/カプセル]，ランソプラゾールカプセル15mg「MED」：メディサ　15mg1カプセル[50.6円/カプセル]，ランソプラゾールカプセル15mg「アメル」：共和薬品　15mg1カプセル[34.8円/カプセル]，ランソプラゾールカプセル15mg「ケミファ」：シオノ　15mg1カプセル[34.8円/カプセル]，ランソプラゾールカプセル15mg「サワイ」：沢井　15mg1カプセル[50.6円/カプセル]，ランソプラゾールカプセル15mg「タカタ」：高田　15mg1カプセル[34.8円/カプセル]，ランソプラゾールカプセル15mg「トーワ」：東和　15mg1カプセル[50.6円/カプセル]，ランソプラゾールカプセル15mg「日医工」：日医工　15mg1カプセル[34.8円/カプセル]

タケプロンOD錠30　規格：30mg1錠[155.7円/錠]
タケプロンカプセル30　規格：30mg1カプセル[155.7円/カプセル]
ランソプラゾール　武田薬品　232

【効能効果】

(1)胃潰瘍，十二指腸潰瘍，吻合部潰瘍，逆流性食道炎，Zollinger-Ellison症候群

(2)下記におけるヘリコバクター・ピロリの除菌の補助：胃潰瘍，十二指腸潰瘍，胃MALTリンパ腫，特発性血小板減少性紫斑病，早期胃癌に対する内視鏡的治療後胃，ヘリコバクター・ピロリ感染胃炎

【対応標準病名】

◎	胃MALTリンパ腫	胃潰瘍	胃十二指腸潰瘍
	逆流性食道炎	十二指腸潰瘍	早期胃癌
	早期胃癌EMR後	早期胃癌ESD後	ゾリンジャー・エリソン症候群
	特発性血小板減少性紫斑病	吻合部潰瘍	ヘリコバクター・ピロリ胃炎
	ヘリコバクター・ピロリ感染症		
○	NSAID胃潰瘍	NSAID十二指腸潰瘍	胃潰瘍瘢痕
	胃十二指腸潰瘍瘢痕	胃食道逆流症	維持療法の必要な術後難治性逆流性食道炎
	維持療法の必要な難治性逆流性食道炎	胃穿孔	急性胃潰瘍
	急性胃潰瘍穿孔	急性胃粘膜病変	急性十二指腸潰瘍
	急性十二指腸潰瘍穿孔	急性出血性胃潰瘍	急性出血性十二指腸潰瘍
	急性出血性十二指腸潰瘍穿孔	クッシング潰瘍	高ガストリン血症
	再発性胃潰瘍	再発性十二指腸潰瘍	残胃潰瘍
	十二指腸潰瘍瘢痕	十二指腸球後部潰瘍	十二指腸穿孔
	十二指腸びらん	出血性胃潰瘍	出血性十二指腸潰瘍
	出血性十二指腸潰瘍穿孔	出血性吻合部潰瘍	術後胃潰瘍
	術後胃十二指腸潰瘍	術後逆流性食道炎	術後十二指腸潰瘍
	術後難治性逆流性食道炎	心因性胃潰瘍	ステロイド潰瘍
	ステロイド潰瘍穿孔	ストレス潰瘍	ストレス性胃潰瘍
	ストレス性十二指腸潰瘍	穿孔性胃潰瘍	穿孔性十二指腸潰瘍
	穿孔性吻合部潰瘍	穿通性胃潰瘍	穿通性十二指腸潰瘍
	多発胃潰瘍	多発性十二指腸潰瘍	多発性出血性胃潰瘍
	デュラフォイ潰瘍	特発性血小板減少性紫斑病合併妊娠	難治性胃潰瘍
	難治性逆流性食道炎	難治性十二指腸潰瘍	難治性吻合部潰瘍
	慢性胃潰瘍	慢性胃潰瘍活動期	慢性十二指腸潰瘍
	慢性十二指腸潰瘍活動期	薬剤性胃潰瘍	
△	アルコール性胃炎	胃炎	胃十二指腸炎
	胃びらん	エバンス症候群	急性胃炎
	急性出血性胃潰瘍穿孔	急性特発性血小板減少性紫斑病	急性びらん性胃炎
	十二指腸炎	出血性胃炎	出血性胃潰瘍穿孔
	術後残胃胃炎	神経性胃炎	早期胃癌術後
	島細胞過形成症	非びらん性胃食道逆流症	びらん性十二指腸炎
	慢性十二指腸炎	慢性特発性血小板減少性紫斑病	

効能効果に関連する使用上の注意

ヘリコバクター・ピロリの除菌の補助の場合

(1)進行期胃MALTリンパ腫に対するヘリコバクター・ピロリ除菌治療の有効性は確立していない。

(2)特発性血小板減少性紫斑病に対しては，ガイドライン等を参照し，ヘリコバクター・ピロリ除菌治療が適切と判断される症例にのみ除菌治療を行うこと。

(3)早期胃癌に対する内視鏡的治療後胃以外には，ヘリコバクター・ピロリ除菌治療による胃癌の発症抑制に対する有効性は確立していない。

(4)ヘリコバクター・ピロリ感染胃炎に用いる際には，ヘリコバクター・ピロリが陽性であること及び内視鏡検査によりヘリコバクター・ピロリ感染胃炎であることを確認すること。

用法用量

(1)胃潰瘍，十二指腸潰瘍，吻合部潰瘍，Zollinger-Ellison症候群の場合：通常，成人にはランソプラゾールとして1回30mgを1日1回経口投与する。なお，通常，胃潰瘍，吻合部潰瘍では8週間まで，十二指腸潰瘍では6週間までの投与とする。

(2)逆流性食道炎の場合：通常，成人にはランソプラゾールとして1回30mgを1日1回経口投与する。なお，通常8週間までの投与とする。さらに，再発・再燃を繰り返す逆流性食道炎の維持療法においては，1回15mgを1日1回経口投与するが，効果不十分の場合は，1日1回30mgを経口投与することができる。

(3)ヘリコバクター・ピロリの除菌の補助の場合：通常，成人にはランソプラゾールとして1回30mg，アモキシシリン水和物として1回750mg(力価)及びクラリスロマイシンとして1回200mg(力価)の3剤を同時に1日2回，7日間経口投与する。なお，クラリスロマイシンは，必要に応じて適宜増量すること

ができる。ただし，1回400mg(力価)1日2回を上限とする。
プロトンポンプインヒビター，アモキシシリン水和物及びクラリスロマイシンの3剤投与によるヘリコバクター・ピロリの除菌治療が不成功の場合は，これに代わる治療として，通常，成人にはランソプラゾールとして1回30mg，アモキシシリン水和物として1回750mg(力価)及びメトロニダゾールとして1回250mgの3剤を同時に1日2回，7日間経口投与する。

用法用量に関連する使用上の注意

(1)逆流性食道炎の維持療法において，1日1回30mgの投与は，1日1回15mg投与中に再発した例など15mgでは効果が不十分な場合に限る。
(2)〔OD錠のみ〕本剤は口腔内で崩壊するが，口腔の粘膜から吸収されることはないため，唾液又は水で飲み込むこと。

禁忌

(1)本剤の成分に対する過敏症の既往歴のある患者
(2)アタザナビル硫酸塩，リルピビリン塩酸塩を投与中の患者

併用禁忌

薬剤名等	臨床症状・措置方法	機序・危険因子
アタザナビル硫酸塩(レイアタッツ)	アタザナビル硫酸塩の作用を減弱するおそれがある。	本剤の胃酸分泌抑制作用によりアタザナビル硫酸塩の溶解性が低下し，アタザナビルの血中濃度が低下することがある。
リルピビリン塩酸塩(エジュラント)	リルピビリン塩酸塩の作用を減弱するおそれがある。	本剤の胃酸分泌抑制作用によりリルピビリン塩酸塩の吸収が低下し，リルピビリンの血中濃度が低下することがある。

タイプロトンカプセル30mg：大正薬品　30mg1カプセル[61.8円/カプセル]，タピゾールカプセル30：テバ製薬　30mg1カプセル[61.8円/カプセル]，ランソプラゾールOD錠30mg「DK」：大興　30mg1錠[61.8円/錠]，ランソプラゾールOD錠30mg「JG」：日本ジェネリック　30mg1錠[61.8円/錠]，ランソプラゾールOD錠30mg「ケミファ」：シオノ　30mg1錠[61.8円/錠]，ランソプラゾールOD錠30mg「サワイ」：沢井　30mg1錠[88.2円/錠]，ランソプラゾールOD錠30mg「テバ」：テバ製薬　30mg1錠[61.8円/錠]，ランソプラゾールOD錠30mg「トーワ」：東和　30mg1錠[88.2円/錠]，ランソプラゾールOD錠30mg「日医工」：日医工　30mg1錠[61.8円/錠]，ランソプラゾールカプセル30mg「JG」：大興　30mg1カプセル[61.8円/カプセル]，ランソプラゾールカプセル30mg「MED」：メディサ　30mg1カプセル[88.2円/カプセル]，ランソプラゾールカプセル30mg「アメル」：共和薬品　30mg1カプセル[61.8円/カプセル]，ランソプラゾールカプセル30mg「ケミファ」：シオノ　30mg1カプセル[61.8円/カプセル]，ランソプラゾールカプセル30mg「サワイ」：沢井　30mg1カプセル[88.2円/カプセル]，ランソプラゾールカプセル30mg「タカタ」：高田　30mg1カプセル[61.8円/カプセル]，ランソプラゾールカプセル30mg「トーワ」：東和　30mg1カプセル[88.2円/カプセル]，ランソプラゾールカプセル30mg「日医工」：日医工　30mg1カプセル[61.8円/カプセル]

タケルダ配合錠

規格：1錠[89.3円/錠]
アスピリン　ランソプラゾール　武田薬品　339

【効能効果】

下記疾患又は術後における血栓・塞栓形成の抑制(胃潰瘍又は十二指腸潰瘍の既往がある患者に限る)
(1)狭心症(慢性安定狭心症，不安定狭心症)，心筋梗塞，虚血性脳血管障害(一過性脳虚血発作(TIA)，脳梗塞)
(2)冠動脈バイパス術(CABG)あるいは経皮経管冠動脈形成術(PTCA)施行後

【対応標準病名】

◎	PTCA術後	安定狭心症	一過性脳虚血発作
	冠動脈バイパス術後	狭心症	虚血性脳血管障害
	血栓性脳梗塞	血栓塞栓症	心筋梗塞
	塞栓性脳梗塞	脳虚血症	脳梗塞
	不安定狭心症		
○	ACバイパス術後	ST上昇型急性心筋梗塞	アテローム血栓性脳梗塞
	アテローム血栓性脳梗塞・急性期	アテローム血栓性脳梗塞・慢性期	安静時狭心症
	異型狭心症	右室自由壁破裂	延髄梗塞
	延髄梗塞・急性期	延髄梗塞・慢性期	可逆性虚血性神経障害
	冠状動脈血栓症	冠状動脈血栓塞栓症	冠状動脈口閉鎖
	冠状動脈瘤破裂	冠動脈ステント植え込み状態	冠攣縮性狭心症
	奇異性脳塞栓症	急性右室梗塞	急性下後壁心筋梗塞
	急性下側壁心筋梗塞	急性下壁心筋梗塞	急性貫壁性心筋梗塞
	急性基部側壁心筋梗塞	急性高位側壁心筋梗塞	急性後基部心筋梗塞
	急性後側部心筋梗塞	急性広範前壁心筋梗塞	急性後壁心筋梗塞
	急性後壁中隔心筋梗塞	急性心筋梗塞	急性心尖部側壁心筋梗塞
	急性心内膜下梗塞	急性前側壁心筋梗塞	急性前壁心筋梗塞
	急性前壁心尖部心筋梗塞	急性前壁中隔心筋梗塞	急性側壁心筋梗塞
	急性中隔心筋梗塞	橋梗塞	橋梗塞・急性期
	橋梗塞・慢性期	狭心症3枝病変	虚血性脳卒中
	血栓性小脳梗塞	腱索断裂・急性心筋梗塞に合併	後大脳動脈狭窄
	後大脳動脈血栓症	後大脳動脈症候群	後大脳動脈塞栓症
	後大脳動脈閉塞症	コレステロール塞栓症	再発性脳梗塞
	左室自由壁破裂	矢状静脈洞血栓症	出血性脳梗塞
	小窩性卒中	小脳梗塞	小脳卒中症候群
	小脳動脈狭窄	小脳動脈血栓症	小脳動脈塞栓症
	小脳動脈閉塞	静脈血栓性脳梗塞	静脈性脳梗塞
	初発労作型狭心症	心原性小脳梗塞	心原性脳塞栓症
	心室中隔穿孔・急性心筋梗塞に合併	心室内血栓症・急性心筋梗塞に合併	心尖部血栓症・急性心筋梗塞に合併
	心臓破裂	心破裂・急性心筋梗塞に合併	心房中隔穿孔・急性心筋梗塞に合併
	心房内血栓症・急性心筋梗塞に合併	心膜血腫・急性心筋梗塞に合併	ステント植え込み状態
	前大脳動脈狭窄	前大脳動脈血栓症	前大脳動脈症候群
	前大脳動脈塞栓症	前大脳動脈閉塞症	穿通枝梗塞
	増悪労作型狭心症	塞栓性梗塞	塞栓性小脳梗塞
	塞栓性小脳梗塞・急性期	塞栓性小脳梗塞・慢性期	塞栓性脳梗塞・急性期
	塞栓性脳梗塞・慢性期	多発性小脳梗塞	多発性脳梗塞
	多発性ラクナ梗塞	中大脳動脈狭窄症	中大脳動脈血栓症
	中大脳動脈症候群	中大脳動脈塞栓症	中大脳動脈閉塞症
	動脈血栓症	動脈塞栓症	乳頭筋断裂・急性心筋梗塞に合併
	乳頭筋不全症・急性心筋梗塞に合併	脳幹梗塞	脳幹梗塞・急性期
	脳幹梗塞・慢性期	脳血管閉塞性脳梗塞	脳血管攣縮
	脳血管攣縮による脳梗塞	脳梗塞・急性期	脳梗塞・慢性期
	脳静脈血栓症	脳静脈洞血栓症	脳底動脈先端症候群
	脳動脈解離による脳梗塞	脳動脈狭窄症	脳動脈閉塞症
	脳動脈攣縮	脳軟化症	非Q波心筋梗塞
	非ST上昇型心筋梗塞	皮質枝梗塞	皮質静脈血栓症
	微小血管性狭心症	分水界梗塞	慢性動脈閉塞症
	無症候性多発性脳梗塞	無症候性脳梗塞	無症候性ラクナ梗塞
	夜間狭心症	ラクナ梗塞	労作時兼安静時狭心症
	労作性狭心症	ワレンベルグ症候群	

用法用量　通常，成人には1日1回1錠(アスピリン/ランソプラゾールとして100mg/15mg)を経口投与する。

禁忌

(1)本剤の成分又はサリチル酸系製剤に対する過敏症の既往歴のあ

タ

る患者
(2)アタザナビル硫酸塩，リルピビリン塩酸塩を投与中の患者
(3)消化性潰瘍のある患者
(4)出血傾向のある患者
(5)アスピリン喘息(非ステロイド性消炎鎮痛剤等による喘息発作の誘発)又はその既往歴のある患者
(6)出産予定日12週以内の妊婦

併用禁忌

薬剤名等	臨床症状・措置方法	機序・危険因子
アタザナビル硫酸塩(レイアタッツ)	アタザナビル硫酸塩の作用を減弱するおそれがある。	ランソプラゾールの胃酸分泌抑制作用によりアタザナビル硫酸塩の溶解性が低下し，アタザナビルの血中濃度が低下することがある。
リルピビリン塩酸塩(エジュラント)	リルピビリン塩酸塩の作用を減弱するおそれがある。	ランソプラゾールの胃酸分泌抑制作用によりリルピビリン塩酸塩の吸収が低下し，リルピビリンの血中濃度が低下することがある。

タシグナカプセル150mg　規格：150mg1カプセル[3617円/カプセル]
タシグナカプセル200mg　規格：200mg1カプセル[4738.8円/カプセル]

ニロチニブ塩酸塩水和物　ノバルティス　429

【効能効果】

慢性期又は移行期の慢性骨髄性白血病

【対応標準病名】

◎	慢性骨髄性白血病移行期	慢性骨髄性白血病慢性期	
○	白血病	慢性骨髄性白血病	慢性骨髄性白血病急性転化
△	BCR－ABL1陽性Bリンパ芽球性白血病	BCR－ABL1陽性Bリンパ芽球性白血病/リンパ腫	Bリンパ芽球性白血病
	Bリンパ芽球性白血病/リンパ腫	E2A－PBX1陽性Bリンパ芽球性白血病	E2A－PBX1陽性Bリンパ芽球性白血病/リンパ腫
	IL3－IGH陽性Bリンパ芽球性白血病	好塩基球性白血病	好酸球性白血病
	好中球性白血病	骨髄性白血病	骨髄性白血病骨髄浸潤
	骨髄単球性白血病	若年性骨髄単球性白血病	赤白血病
	単球性白血病	非定型慢性骨髄性白血病	慢性骨髄単球性白血病
	慢性単球性白血病	慢性白血病	慢性リンパ性白血病

効能効果に関連する使用上の注意

(1)染色体検査又は遺伝子検査により慢性骨髄性白血病と診断された患者に使用すること。
(2)【臨床成績】の項の内容を熟知し，本剤の有効性及び安全性を十分に理解した上で，適応患者の選択を行うこと。
(3)イマチニブ抵抗性の慢性骨髄性白血病患者に対する本剤の投与は，イマチニブで効果不十分又はイマチニブに忍容性のない患者を対象とすること。
(4)イマチニブに忍容性のない患者に本剤を投与する際には，慎重に経過観察を行い，副作用発現に注意すること。

用法用量　通常，成人にはニロチニブとして1回400mgを食事の1時間以上前又は食後2時間以降に1日2回，12時間毎を目安に経口投与する。ただし，初発の慢性期の慢性骨髄性白血病の場合には，1回投与量は300mgとする。なお，患者の状態により適宜減量する。

用法用量に関連する使用上の注意

(1)本剤の用法用量は，【臨床成績】の項の内容を熟知した上で，患者の状態や化学療法歴に応じて選択すること。
(2)他の抗悪性腫瘍剤との併用について，有効性及び安全性は確立していない。
(3)食後に本剤を投与した場合，本剤の血中濃度が増加するとの報告がある。食事の影響を避けるため食事の1時間前から食後2時間までの間の服用は避けること。
(4)副作用により，本剤を休薬，減量又は中止する場合には，副作用の症状，重症度等に応じて以下の基準を考慮すること。
①血液系の副作用と投与量調節の基準
本剤の投与中に白血病に関連しない好中球減少，血小板減少，貧血(ヘモグロビン低下)が認められた場合は，次表を参考に投与量を調節すること。

	休薬・減量基準	投与量調節
300mg1日2回投与中の初発の慢性期の慢性骨髄性白血病(CML)	好中球数＜1,000/mm^3 又は 血小板数＜50,000/mm^3 又は ヘモグロビン＜8.0g/dL	1. 好中球数1,500/mm^3以上又は血小板数75,000/mm^3以上又はヘモグロビン10.0g/dL以上に回復するまで休薬する。 2. 2週間以内に回復した場合は，300mg1日2回の用量で再開する。 3. 2週間以内に回復しなかった場合は，患者の状態により，400mg1日1回に減量する。
400mg1日2回投与中のイマチニブ抵抗性の慢性期CML	好中球数＜1,000/mm^3 又は 血小板数＜50,000/mm^3	1. 好中球数1,000/mm^3以上又は血小板数50,000/mm^3以上に回復するまで休薬する。 2. 2週間以内に回復した場合は，400mg1日2回の用量で再開する。 3. 2週間以内に回復しなかった場合は，患者の状態により，400mg1日1回に減量する。
400mg1日2回投与中のイマチニブ抵抗性の移行期CML	好中球数＜500/mm^3 又は 血小板数＜10,000/mm^3	1. 好中球数1,000/mm^3以上又は血小板数20,000/mm^3以上に回復するまで休薬する。 2. 2週間以内に回復した場合は，400mg1日2回の用量で再開する。 3. 2週間以内に回復しなかった場合は，患者の状態により，400mg1日1回に減量する。

②非血液系の副作用と投与量調節の基準
本剤の投与中に肝機能検査値(ビリルビン，AST(GOT)，ALT(GPT))，膵機能検査値(リパーゼ)の上昇，QT間隔延長及びその他の非血液系の副作用が認められた場合は，次表を参考に投与量を調節すること。
初発の慢性期の慢性骨髄性白血病

	休薬・減量基準	投与量調節
肝機能検査値(ビリルビン，AST(GOT)，ALT(GPT))	ビリルビン値＞施設正常値上限の1.5倍かつ≦3倍 又は AST値，ALT値＞施設正常値上限の2.5倍かつ≦5倍	1. ビリルビン値が施設正常値上限の1.5倍未満に，AST，ALT値が2.5倍未満に低下するまで本剤を休薬する。 2. 300mg1日2回の用量で再開する。
	ビリルビン値＞施設正常値上限の3倍 又は AST値，ALT値＞施設正常値上限の5倍	1. ビリルビン値が施設正常値上限の1.5倍未満に，AST，ALT値が2.5倍未満に低下するまで本剤を休薬する。 2. 400mg1日1回に減量して再開する。
膵機能検査値(リパーゼ)	リパーゼ値＞施設正常値上限の2倍	1. リパーゼ値が施設正常値上限の1.5倍未満に低下するまで本剤を休薬する。 2. 400mg1日1回に減量して再開する。
QT間隔延長	480msec以上の延長	1. 本剤を休薬する。 2. 2週間以内に，450msec未満かつベースライン値からの延長が20msec以内に回復

		した場合は，300mg1日2回の用量で再開する。 2週間の休薬以降も，450msec以上の場合は，本剤の投与を中止する。 3. 投与を再開した後に，再度，450msec以上の延長が認められた場合は，本剤の投与を中止する。
グレード2のその他の非血液系の副作用が発現した場合は，グレード1以下に回復するまで，本剤を休薬すること。投与を再開する場合には，300mg1日2回の用量で再開する。 グレード3以上のその他の非血液系の副作用が発現した場合は，グレード1以下に回復するまで，本剤を休薬すること。投与を再開する場合には，400mg1日1回に減量するなど注意すること(グレードはNCI-CTCに準じる)。		

イマチニブ抵抗性の慢性期又は移行期の慢性骨髄性白血病

	休薬・減量基準	投与量調節
肝機能検査値(ビリルビン，AST(GOT)，ALT(GPT))	ビリルビン値＞施設正常値上限の3倍 又は AST値，ALT値＞施設正常値上限の5倍	1. ビリルビン値が施設正常値上限の1.5倍未満に，AST，ALT値が2.5倍未満に低下するまで本剤を休薬する。 2. 400mg1日1回に減量して再開する。
膵機能検査値(リパーゼ)	リパーゼ値＞施設正常値上限の2倍	1. リパーゼ値が施設正常値上限の1.5倍未満に低下するまで本剤を休薬する。 2. 400mg1日1回に減量して再開する。
QT間隔延長	480msec以上の延長	1. 本剤を休薬する。 2. 2週間以内に，450msec未満かつベースライン値からの延長が20msec以内に回復した場合は，400mg1日2回の用量で再開する。 2週間の休薬以降も，450msec以上480msec未満の場合は，400mg1日1回に減量して再開する。 3. 400mg1日1回に減量して再開した後に，再度，480msec以上の延長が認められた場合は，本剤の投与を中止する。
グレード3以上のその他の非血液系の副作用が発現した場合は，グレード1以下に回復するまで，本剤を休薬すること。投与を再開する場合には，400mg1日1回に減量するなど注意すること(グレードはNCI-CTCに準じる)。		

警告
(1)本剤は，緊急時に十分対応できる医療施設において，造血器悪性腫瘍の治療に対して十分な知識・経験を持つ医師のもとで，本剤の投与が適切と判断される症例についてのみ投与すること。また，本剤による治療開始に先立ち，患者又はその家族に有効性及び危険性を十分に説明し，同意を得てから投与を開始すること。
(2)本剤投与後にQT間隔延長が認められており，心タンポナーデによる死亡も報告されているので，患者の状態を十分に観察すること。

禁忌
(1)本剤の成分に対し過敏症の既往歴のある患者
(2)妊婦又は妊娠している可能性のある婦人

タチオン散20%　規格：20%1g[31.1円/g]
タチオン錠50mg　規格：50mg1錠[10.3円/錠]
タチオン錠100mg　規格：100mg1錠[16.1円/錠]
グルタチオン　長生堂　392

【効 能 効 果】
薬物中毒，アセトン血性嘔吐症(自家中毒，周期性嘔吐症)，金属中毒，妊娠悪阻，妊娠高血圧症候群

【対応標準病名】

◎	アセトン血性嘔吐症	悪阻	金属中毒
	妊娠高血圧症候群	薬物中毒症	
○	HELLP症候群	亜鉛中毒	アンチモン中毒
	イタイイタイ病	医薬品中毒	ウェルニッケ脳症を伴う妊娠悪阻
	カドミウム中毒	急性薬物中毒	金属熱
	金属の毒作用	銀沈着症	クロム中毒
	軽症妊娠悪阻	軽症妊娠高血圧症候群	混合型妊娠高血圧症候群
	重症妊娠悪阻	重症妊娠高血圧症候群	純粋型妊娠高血圧症候群
	水銀中毒	水銀中毒性振戦	錫中毒
	早発型妊娠高血圧症候群	脱水を伴う妊娠悪阻	炭水化物欠乏症を伴う妊娠悪阻
	遅発型妊娠高血圧症候群	電解質異常を伴う妊娠悪阻	銅中毒
	鉛中毒	鉛中毒性振戦	妊娠後期嘔吐
	妊娠高血圧症	妊娠高血圧腎症	妊娠中一過性高血圧症
	反復性嘔吐	ビスマス中毒	ビタミン欠乏症を伴う妊娠悪阻
	ベリリウム中毒	マグネシウム中毒	慢性薬物中毒
	水俣病	有機水銀中毒	
△	嘔気	嘔吐症	悪心
	化学療法に伴う嘔吐症	金属アレルギー	産後高血圧症
	習慣性嘔吐	食後悪心	胆汁性嘔吐
	中枢性嘔吐症	特発性嘔吐症	脳性嘔吐
	反芻	糞便性嘔吐	

用法用量　還元型グルタチオンとして，通常成人1回50〜100mgを1日1〜3回経口投与する。
なお，年齢，症状により適宜増減する。

ランデールチオン錠100mg：鶴原　100mg1錠[7.6円/錠]

タナドーパ顆粒75%　規格：75%1g[454.1円/g]
ドカルパミン　田辺三菱　211

【効 能 効 果】
塩酸ドパミン注射液，塩酸ドブタミン注射液等の少量静脈内持続点滴療法(5μg/kg/min未満)からの離脱が困難な循環不全で，少量静脈内持続点滴療法から経口剤への早期離脱を必要とする場合

【対応標準病名】

◎	急性循環不全		
○	一次性ショック	一過性ショック	エンドトキシン性ショック
	急性ショック	出血性ショック	循環血液量減少性ショック
	ショック	心原性ショック	デンタルショック
	二次性ショック	末梢循環不全	
△	脊髄性ショック	疼痛性ショック	

用法用量　通常，成人にはドカルパミンとして1日量2250mg(本剤3g)を3回に分けて経口投与する。なお，年齢，症状により適宜増減する。

禁忌　褐色細胞腫の患者

タナトリル錠2.5 規格：2.5mg1錠[36.4円/錠]
タナトリル錠5 規格：5mg1錠[59.9円/錠]
イミダプリル塩酸塩 田辺三菱 214

【効 能 効 果】

高血圧症，腎実質性高血圧症
1型糖尿病に伴う糖尿病性腎症

【対応標準病名】

◎	1型糖尿病・腎合併症あり	高血圧症	腎実質性高血圧症
	糖尿病性腎症	本態性高血圧症	
○	1型糖尿病性腎硬化症	1型糖尿病性腎症	1型糖尿病性腎症第1期
	1型糖尿病性腎症第2期	1型糖尿病性腎症第3期	1型糖尿病性腎症第3期A
	1型糖尿病性腎症第3期B	1型糖尿病性腎症第4期	1型糖尿病性腎症第5期
	1型糖尿病性腎不全	悪性高血圧症	ウイルス性糖尿病・腎合併症あり
	褐色細胞腫	褐色細胞腫性高血圧症	緩徐進行1型糖尿病・腎合併症あり
	境界型高血圧症	キンメルスチール・ウイルソン症候群	クロム親和性細胞腫
	高血圧性緊急症	高血圧性腎疾患	高血圧性脳内出血
	高血圧切迫症	高レニン性高血圧症	若年高血圧症
	若年性境界型高血圧症	収縮期高血圧症	術中異常高血圧症
	心因性高血圧症	腎性高血圧症	新生児高血圧症
	膵性糖尿病・腎合併症あり	ステロイド糖尿病・腎合併症あり	低レニン性高血圧症
	糖尿病性腎硬化症	糖尿病性腎不全	内分泌性高血圧症
	二次性高血圧症	二次性糖尿病・腎合併症あり	副腎性高血圧症
	薬剤性糖尿病・腎合併症あり		
△	1型糖尿病	HELLP症候群	緩徐進行1型糖尿病
	軽症妊娠高血圧症候群	混合型妊娠高血圧症候群	産後高血圧症
	重症妊娠高血圧症候群	純粋型妊娠高血圧症候群	腎血管性高血圧症
	早発型妊娠高血圧症候群	遅発型妊娠高血圧症候群	糖尿病
	糖尿病合併症	妊娠高血圧症	妊娠高血圧症候群
	妊娠高血圧腎症	妊娠中一過性高血圧症	不安定型糖尿病
	副腎腺腫	副腎のう腫	副腎皮質のう腫
	良性副腎皮質腫瘍		

用法用量

(1)高血圧症，腎実質性高血圧症：通常，成人にはイミダプリル塩酸塩として5～10mgを1日1回経口投与する。なお，年齢，症状により適宜増減する。ただし，重症高血圧症，腎障害を伴う高血圧症又は腎実質性高血圧症の患者では2.5mgから投与を開始することが望ましい。
(2)1型糖尿病に伴う糖尿病性腎症：通常，成人にはイミダプリル塩酸塩として5mgを1日1回経口投与する。ただし，重篤な腎障害を伴う患者では2.5mgから投与を開始することが望ましい。

用法用量に関連する使用上の注意　クレアチニンクリアランスが30mL/分以下，又は血清クレアチニンが3mg/dL以上の重篤な腎機能障害のある患者では，投与量を半量にするか，若しくは投与間隔をのばすなど慎重に投与すること。

禁忌

(1)本剤の成分に対し，過敏症の既往歴のある患者
(2)血管浮腫の既往歴のある患者(アンジオテンシン変換酵素阻害剤等の薬剤による血管浮腫，遺伝性血管浮腫，後天性血管浮腫，特発性血管浮腫等)
(3)デキストラン硫酸固定化セルロース，トリプトファン固定化ポリビニルアルコール又はポリエチレンテレフタレートを用いた吸着器によるアフェレーシスを施行中の患者
(4)アクリロニトリルメタリルスルホン酸ナトリウム膜(AN69)を用いた血液透析施行中の患者
(5)妊婦又は妊娠している可能性のある婦人
(6)アリスキレンフマル酸塩を投与中の糖尿病患者(ただし，他の降圧治療を行ってもなお血圧のコントロールが著しく不良の患者を除く)

併用禁忌

薬剤名等	臨床症状・措置方法	機序・危険因子
デキストラン硫酸固定化セルロース，トリプトファン固定化ポリビニルアルコール又はポリエチレンテレフタレートを用いた吸着器によるアフェレーシスの施行 リポソーバー イムソーバTR セルソーバ 等	ショックを起こすことがある。	陰性に荷電したデキストラン硫酸固定化セルロース，トリプトファン固定化ポリビニルアルコール又はポリエチレンテレフタレートにより血中キニン系の産生が亢進し，さらに本剤によりブラジキニンの代謝が妨げられて，ブラジキニンが蓄積すると考えられる。
アクリロニトリルメタリルスルホン酸ナトリウム膜を用いた透析(AN69)	アナフィラキシーを発現することがある。	多価イオン体であるAN69により血中キニン系の産生が亢進し，さらに本剤によりブラジキニンの代謝が妨げられて，ブラジキニンが蓄積すると考えられる。

イミダプリル塩酸塩錠2.5mg「DSEP」：第一三共エスファ 2.5mg1錠[20円/錠]，イミダプリル塩酸塩錠2.5mg「JG」：日本ジェネリック 2.5mg1錠[20円/錠]，イミダプリル塩酸塩錠2.5mg「PH」：キョーリンリメディオ 2.5mg1錠[20円/錠]，イミダプリル塩酸塩錠2.5mg「TCK」：辰巳化学 2.5mg1錠[15.7円/錠]，イミダプリル塩酸塩錠2.5mg「TYK」：大正薬品 2.5mg1錠[15.7円/錠]，イミダプリル塩酸塩錠2.5mg「YD」：陽進堂 2.5mg1錠[20円/錠]，イミダプリル塩酸塩錠2.5mg「オーハラ」：大原薬品 2.5mg1錠[15.7円/錠]，イミダプリル塩酸塩錠2.5mg「ガレン」：日医工ファーマ 2.5mg1錠[15.7円/錠]，イミダプリル塩酸塩錠2.5mg「ケミファ」：メディサ 2.5mg1錠[20円/錠]，イミダプリル塩酸塩錠2.5mg「サワイ」：沢井 2.5mg1錠[20円/錠]，イミダプリル塩酸塩錠2.5mg「タイヨー」：テバ製薬 2.5mg1錠[20円/錠]，イミダプリル塩酸塩錠2.5mg「トーワ」：東和 2.5mg1錠[15.7円/錠]，イミダプリル塩酸塩錠2.5mg「日医工」：日医工 2.5mg1錠[15.7円/錠]，イミダプリル塩酸塩錠2.5mg「ファイザー」：ファイザー 2.5mg1錠[15.7円/錠]，イミダプリル塩酸塩錠2.5mg「マイラン」：マイラン製薬 2.5mg1錠[15.7円/錠]，イミダプリル塩酸塩錠5mg「DSEP」：第一三共エスファ 5mg1錠[35.6円/錠]，イミダプリル塩酸塩錠5mg「JG」：日本ジェネリック 5mg1錠[35.6円/錠]，イミダプリル塩酸塩錠5mg「PH」：キョーリンリメディオ 5mg1錠[27.8円/錠]，イミダプリル塩酸塩錠5mg「TCK」：辰巳化学 5mg1錠[27.8円/錠]，イミダプリル塩酸塩錠5mg「TYK」：大正薬品 5mg1錠[27.8円/錠]，イミダプリル塩酸塩錠5mg「YD」：陽進堂 5mg1錠[27.8円/錠]，イミダプリル塩酸塩錠5mg「オーハラ」：大原薬品 5mg1錠[27.8円/錠]，イミダプリル塩酸塩錠5mg「ガレン」：日医工ファーマ 5mg1錠[35.6円/錠]，イミダプリル塩酸塩錠5mg「ケミファ」：メディサ 5mg1錠[35.6円/錠]，イミダプリル塩酸塩錠5mg「サワイ」：沢井 5mg1錠[35.6円/錠]，イミダプリル塩酸塩錠5mg「タイヨー」：テバ製薬 5mg1錠[35.6円/錠]，イミダプリル塩酸塩錠5mg「トーワ」：東和 5mg1錠[35.6円/錠]，イミダプリル塩酸塩錠5mg「日医工」：日医工 5mg1錠[35.6円/錠]，イミダプリル塩酸塩錠5mg「ファイザー」：ファイザー 5mg1錠[27.8円/錠]，イミダプリル塩酸塩錠5mg「マイラン」：マイラン製薬 5mg1錠[27.8円/錠]

タナトリル錠10　規格：10mg1錠[123.6円/錠]
イミダプリル塩酸塩　田辺三菱　214

【効能効果】

高血圧症，腎実質性高血圧症

【対応標準病名】

◎	高血圧症	腎実質性高血圧症	本態性高血圧症
○	悪性高血圧症	褐色細胞腫	褐色細胞腫性高血圧症
	境界型高血圧症	クロム親和性細胞腫	高血圧性緊急症
	高血圧性腎疾患	高血圧性脳内出血	高血圧切迫症
	高レニン性高血圧症	若年高血圧症	若年性境界型高血圧症
	収縮期高血圧症	術中異常高血圧症	心因性高血圧症
	腎性高血圧症	新生児高血圧症	低レニン性高血圧症
	内分泌性高血圧症	二次性高血圧症	副腎性高血圧症
△	HELLP症候群	軽症妊娠高血圧症候群	混合型妊娠高血圧症候群
	産後高血圧症	重症妊娠高血圧症候群	純粋型妊娠高血圧症候群
	腎血管性高血圧症	早発型妊娠高血圧症候群	遅発型妊娠高血圧症候群
	妊娠高血圧症	妊娠高血圧症候群	妊娠高血圧腎症
	妊娠中一過性高血圧症	副腎腺腫	副腎のう腫
	副腎皮質のう腫	良性副腎皮質腫瘍	

用法用量　通常，成人にはイミダプリル塩酸塩として5〜10mgを1日1回経口投与する。なお，年齢，症状により適宜増減する。ただし，重症高血圧症，腎障害を伴う高血圧症又は腎実質性高血圧症の患者では2.5mgから投与を開始することが望ましい。

用法用量に関連する使用上の注意　クレアチニンクリアランスが30mL/分以下，又は血清クレアチニンが3mg/dL以上の重篤な腎機能障害のある患者では，投与量を半量にするか，若しくは投与間隔をのばすなど慎重に投与すること。

禁忌

(1)本剤の成分に対し，過敏症の既往歴のある患者
(2)血管浮腫の既往歴のある患者(アンジオテンシン変換酵素阻害剤等の薬剤による血管浮腫，遺伝性血管浮腫，後天性血管浮腫，特発性血管浮腫等)
(3)デキストラン硫酸固定化セルロース，トリプトファン固定化ポリビニルアルコール又はポリエチレンテレフタレートを用いた吸着器によるアフェレーシスを施行中の患者
(4)アクリロニトリルメタリルスルホン酸ナトリウム膜(AN69)を用いた血液透析施行中の患者
(5)妊婦又は妊娠している可能性のある婦人
(6)アリスキレンフマル酸塩を投与中の糖尿病患者(ただし，他の降圧治療を行ってもなお血圧のコントロールが著しく不良の患者を除く)

併用禁忌

薬剤名等	臨床症状・措置方法	機序・危険因子
デキストラン硫酸固定化セルロース，トリプトファン固定化ポリビニルアルコール又はポリエチレンテレフタレートを用いた吸着器によるアフェレーシスの施行 リポソーバー イムソーバTR セルソーバ 等	ショックを起こすことがある。	陰性に荷電したデキストラン硫酸固定化セルロース，トリプトファン固定化ポリビニルアルコール又はポリエチレンテレフタレートにより血中キニン系の産生が亢進し，さらに本剤によりブラジキニンの代謝が妨げられて，ブラジキニンが蓄積すると考えられる。
アクリロニトリルメタリルスルホン酸ナトリウム膜を用いた透析(AN69)	アナフィラキシーを発現することがある。	多価イオン体であるAN69により血中キニン系の産生が亢進し，さらに本剤によりブラジキニンの代謝が妨げられて，ブラジキニンが蓄積すると考えられる。

イミダプリル塩酸塩錠10mg「DSEP」：第一三共エスファ[71.2円/錠]，イミダプリル塩酸塩錠10mg「JG」：日本ジェネリック[71.2円/錠]，イミダプリル塩酸塩錠10mg「PH」：キョーリンリメディオ[56.5円/錠]，イミダプリル塩酸塩錠10mg「TCK」：辰巳化学[56.5円/錠]，イミダプリル塩酸塩錠10mg「TYK」：大正薬品[56.5円/錠]，イミダプリル塩酸塩錠10mg「YD」：陽進堂[56.5円/錠]，イミダプリル塩酸塩錠10mg「オーハラ」：大原薬品[56.5円/錠]，イミダプリル塩酸塩錠10mg「ガレン」：日医工ファーマ[56.5円/錠]，イミダプリル塩酸塩錠10mg「ケミファ」：メディサ[71.2円/錠]，イミダプリル塩酸塩錠10mg「サワイ」：沢井[71.2円/錠]，イミダプリル塩酸塩錠10mg「タイヨー」：テバ製薬[71.2円/錠]，イミダプリル塩酸塩錠10mg「トーワ」：東和[71.2円/錠]，イミダプリル塩酸塩錠10mg「日医工」：日医工[71.2円/錠]，イミダプリル塩酸塩錠10mg「ファイザー」：ファイザー[56.5円/錠]，イミダプリル塩酸塩錠10mg「マイラン」：マイラン製薬[56.5円/錠]

タフマックE配合カプセル　規格：1カプセル[6.5円/カプセル]
タフマックE配合顆粒　規格：1g[11.8円/g]
オノテース　オノプローゼA　ジアスターゼ　ジアスメン　セルロシンA.P.　パンクレアチン　ボンラーゼ　ポリパーゼ　モルシン　小野薬品　233

【効能効果】

消化異常症状の改善

【対応標準病名】

◎	消化不良症		
○	機能性ディスペプシア	急性消化不良症	消化不良性下痢
	ディスペプシア		
△	乳幼児胃腸障害		

用法用量　通常成人1回タフマックE配合カプセルは1〜2カプセルを，タフマックE配合顆粒は0.5〜1gを1日2〜3回食後に経口投与する。なお，年齢，症状により適宜増減する。

禁忌

(1)本剤の成分に対し過敏症の既往歴のある患者
(2)ウシ又はブタたん白質に対し過敏症の既往歴のある患者

アリーゼS配合錠：前田薬品　1錠[5.6円/錠]，エクセラーゼ配合カプセル：Meiji Seika　1カプセル[5.6円/カプセル]，エクセラーゼ配合顆粒：Meiji Seika　1g[10.1円/g]，エクセラーゼ配合錠：Meiji Seika　1錠[5.6円/錠]，エンテラーゼ配合錠：前田薬品　1錠[5.6円/錠]，オーネスN配合顆粒：鶴原　1g[18.5円/g]，オーネスSP配合カプセル：鶴原　1カプセル[5.6円/カプセル]，オーネスST配合錠：鶴原　1錠[5.6円/錠]，ケイラーゼAカプセル：三恵薬品　1カプセル[5.6円/カプセル]，ケイラーゼS顆粒：三恵薬品　1g[10.7円/g]，サニアーゼ配合錠：イセイ　1錠[5.6円/錠]，ネオ・エフラーゼ配合カプセル：シオエ　1カプセル[5.6円/カプセル]，ハイフル配合顆粒：丸石　1g[10.7円/g]，パスターゼSA配合顆粒：長生堂　1g[10.7円/g]，フェルターゼ配合カプセル：佐藤薬品　1カプセル[5.9円/カプセル]，フェンラーゼ配合カプセル：日医工　1カプセル[5.6円/カプセル]，ボルトミー配合錠：全星薬品　1錠[5.4円/錠]，マックターゼ配合錠：沢井　1錠[5.6円/錠]，ヨウラーゼE配合顆粒：陽進堂　1g[8.8円/g]

タベジール散0.1%　規格：0.1%1g[9.3円/g]
タベジール散1%　規格：1%1g[81.3円/g]
タベジール錠1mg　規格：1mg1錠[8.3円/錠]
クレマスチンフマル酸塩　ノバルティス　441

【効能効果】

アレルギー性皮膚疾患(蕁麻疹，湿疹，皮膚炎，そう痒症)
アレルギー性鼻炎

【対応標準病名】

◎	アレルギー性じんま疹	アレルギー性鼻炎	アレルギー性皮膚炎
	湿疹	じんま疹	そう痒
	皮膚炎	皮膚そう痒症	
○	LE 型薬疹	足湿疹	アスピリンじんま疹
	アレルギー性鼻咽頭炎	アレルギー性鼻結膜炎	アレルギー性副鼻腔炎
	異汗症	異汗性湿疹	イネ科花粉症
	陰のう湿疹	陰のうそう痒症	陰部間擦疹
	会陰部肛囲湿疹	腋窩湿疹	温熱じんま疹
	外陰部そう痒症	外陰部皮膚炎	家族性寒冷自己炎症症候群
	化膿性皮膚疾患	貨幣状湿疹	カモガヤ花粉症
	間擦疹	感染性皮膚炎	汗疱
	汗疱性湿疹	顔面急性皮膚炎	寒冷じんま疹
	機械性じんま疹	季節性アレルギー性鼻炎	丘疹状湿疹
	急性湿疹	亀裂性湿疹	頚部皮膚炎
	血管運動性鼻炎	結節性痒疹	限局性そう痒症
	肛囲間擦疹	紅斑性間擦疹	紅斑性湿疹
	肛門湿疹	肛門そう痒症	固定薬疹
	コリン性じんま疹	しいたけ皮膚炎	自家感作性皮膚炎
	自己免疫性じんま疹	湿疹様発疹	紫斑型薬疹
	周期性再発性じんま疹	手指湿疹	出血性じんま疹
	症候性そう痒症	食物性皮膚炎	人工肛門部皮膚炎
	人工じんま疹	新生児皮膚炎	振動性じんま疹
	スギ花粉症	ステロイド皮膚炎	ステロイド誘発性皮膚症
	制癌剤皮膚炎	赤色湿疹	接触じんま疹
	全身湿疹	全身薬疹	中毒疹
	通年性アレルギー性鼻炎	手湿疹	冬期湿疹
	透析皮膚そう痒症	頭部湿疹	特発性じんま疹
	乳房皮膚炎	妊娠湿疹	妊婦性皮膚炎
	白色粃糠疹	鼻背部湿疹	汎発性皮膚そう痒症
	鼻前庭部湿疹	非特異性そう痒症	ヒノキ花粉症
	皮膚描記性じんま疹	ピリン疹	ブタクサ花粉症
	扁平湿疹	慢性湿疹	慢性じんま疹
	薬疹	薬物性口唇炎	薬物性じんま疹
	落屑性湿疹	鱗状湿疹	老年性そう痒症
△	花粉症	手足症候群	

用法用量　通常成人1日量クレマスチンとして2mgを朝晩2回に分けて経口投与する。なお，年齢・症状により適宜増減する。

禁忌

(1)本剤の成分に対し過敏症の既往歴のある患者
(2)緑内障の患者
(3)前立腺肥大等下部尿路に閉塞性疾患のある患者
(4)狭窄性消化性潰瘍又は幽門十二指腸閉塞のある患者

インベスタン錠1mg：日医工　1mg1錠[5円/錠]，クレマスチン錠1mg「YD」：陽進堂　1mg1錠[5円/錠]，テルギンG錠1mg：高田　1mg1錠[5円/錠]，ベナンジール錠1mg：イセイ　1mg1錠[5円/錠]，マルスチン錠1mg：東和　1mg1錠[5円/錠]

タベジールシロップ0.01%　規格：0.01%10mL[3.18円/mL]

クレマスチンフマル酸塩　ノバルティス　441

【効能効果】

アレルギー性皮膚疾患(蕁麻疹，湿疹，皮膚炎，そう痒症)
アレルギー性鼻炎，感冒等上気道炎に伴うくしゃみ・鼻汁・咳嗽

【対応標準病名】

◎	アレルギー性じんま疹	アレルギー性鼻炎	アレルギー性皮膚炎
	かぜ	感冒	急性上気道炎
	くしゃみ	湿疹	じんま疹
	咳	そう痒	鼻汁
	皮膚炎	皮膚そう痒症	鼻漏
○	LE 型薬疹	足湿疹	アスピリンじんま疹
	アトピー咳嗽	アレルギー性咳嗽	アレルギー性鼻咽頭炎
	アレルギー性鼻結膜炎	アレルギー性副鼻腔炎	異汗症
	異汗性湿疹	イネ科花粉症	咽頭気管炎
	咽頭喉頭炎	陰のう湿疹	陰のうそう痒症
	陰部間擦疹	うっ血性鼻炎	会陰部肛囲湿疹
	腋窩湿疹	温熱じんま疹	外陰部そう痒症
	外陰部皮膚炎	家族性寒冷自己炎症症候群	カタル性咳
	カタル性鼻炎	化膿性皮膚疾患	貨幣状湿疹
	カモガヤ花粉症	間擦疹	乾性咳
	感染後咳嗽	感染性鼻炎	感染性皮膚炎
	汗疱	汗疱性湿疹	顔面急性皮膚炎
	寒冷じんま疹	機械性じんま疹	季節性アレルギー性鼻炎
	丘疹状湿疹	急性咽頭喉頭炎	急性湿疹
	急性鼻咽頭炎	急性鼻炎	亀裂性湿疹
	頚部皮膚炎	血管運動性鼻炎	結節性痒疹
	限局性そう痒症	肛囲間擦疹	紅斑性間擦疹
	紅斑性湿疹	肛門湿疹	肛門そう痒症
	固定薬疹	コリン性じんま疹	しいたけ皮膚炎
	自家感作性皮膚炎	自己免疫性じんま疹	湿疹様発疹
	湿性咳	紫斑型薬疹	周期性再発性じんま疹
	手指湿疹	出血性じんま疹	症候性そう痒症
	食物性皮膚炎	人工肛門部皮膚炎	人工じんま疹
	新生児皮膚炎	振動性じんま疹	スギ花粉症
	ステロイド皮膚炎	ステロイド誘発性皮膚症	制癌剤皮膚炎
	赤色湿疹	接触じんま疹	遷延性咳嗽
	全身湿疹	全身薬疹	中毒疹
	通年性アレルギー性鼻炎	手湿疹	冬期湿疹
	透析皮膚そう痒症	頭部湿疹	特発性じんま疹
	乳房皮膚炎	妊娠湿疹	妊娠中感冒
	妊婦性皮膚炎	白色粃糠疹	鼻背部湿疹
	汎発性皮膚そう痒症	鼻炎	鼻前庭部湿疹
	非特異性そう痒症	ヒノキ花粉症	皮膚描記性じんま疹
	ピリン疹	ブタクサ花粉症	閉塞性鼻炎
	扁平湿疹	慢性湿疹	慢性じんま疹
	薬疹	薬物性口唇炎	薬物性じんま疹
	落屑性湿疹	鱗状湿疹	連鎖球菌性上気道感染
	老年性そう痒症		
△	咽頭扁桃炎	花粉症	急性咽頭扁桃炎
	急性口蓋扁桃炎	好酸球増多性鼻炎	水様性鼻漏
	舌扁桃炎	手足症候群	粘液性鼻漏
	膿性鼻閉	慢性咳嗽	夜間咳

用法用量

通常1日20mL(クレマスチンとして2mg)を2回に分けて経口投与する。
用量は患者の症状，年齢，体重などにより適宜増減することができる。
幼小児に対する標準的な用量として，下記の1日用量がすすめられる。

年齢	タベジールシロップ0.01%の1日用量
1歳以上3歳未満	4mL
3歳以上5歳未満	5mL
5歳以上8歳未満	7mL
8歳以上11歳未満	10mL
11歳以上15歳未満	13mL

1歳未満の乳児に使用する場合には，体重，症状などを考慮して適宜投与量を決める。

禁忌

(1)本剤の成分に対し過敏症の既往歴のある患者

(2)緑内障の患者
(3)前立腺肥大等下部尿路に閉塞性疾患のある患者
(4)狭窄性消化性潰瘍又は幽門十二指腸閉塞のある患者

インベスタンシロップ0.01%：日医工　0.01%10mL[1.73円/mL]，インベスタンドライシロップ(0.1%)：日医工　0.1%1g[10円/g]，クレマニルドライシロップ0.1%：サンド　0.1%1g[10円/g]，クレ・ママレットドライシロップ0.1%：昭和薬化工　0.1%1g[10円/g]，テルギンGドライシロップ0.1%：高田　0.1%1g[10円/g]，マスレチンシロップ0.01%：シオエ　0.01%10mL[1.31円/mL]

タペンタ錠25mg　規格：25mg1錠[108.7円/錠]
タペンタ錠50mg　規格：50mg1錠[206.3円/錠]
タペンタ錠100mg　規格：100mg1錠[391.7円/錠]
タペンタドール塩酸塩　ヤンセン　821

【効能効果】
中等度から高度の疼痛を伴う各種癌における鎮痛

【対応標準病名】

◎	悪性腫瘍	癌	癌性疼痛
○	ALK融合遺伝子陽性非小細胞肺癌	EGFR遺伝子変異陽性非小細胞肺癌	KIT(CD117)陽性胃消化管間質腫瘍
	KIT(CD117)陽性結腸消化管間質腫瘍	KIT(CD117)陽性小腸消化管間質腫瘍	KIT(CD117)陽性食道消化管間質腫瘍
	KIT(CD117)陽性直腸消化管間質腫瘍	KRAS遺伝子野生型結腸癌	KRAS遺伝子野生型直腸癌
あ	S状結腸癌	悪性エナメル上皮腫	悪性下垂体腫瘍
	悪性褐色細胞腫	悪性顆粒細胞腫	悪性間葉腫
	悪性奇形腫	悪性胸腺腫	悪性グロームス腫瘍
	悪性血管外皮腫	悪性甲状腺腫	悪性骨腫瘍
	悪性縦隔腫瘍	悪性腫瘍合併性皮膚筋炎	悪性腫瘍に伴う貧血
	悪性神経膠腫	悪性髄膜腫	悪性脊髄髄膜腫
	悪性線維性組織球腫	悪性虫垂粘液瘤	悪性停留精巣
	悪性頭蓋咽頭腫	悪性脳腫瘍	悪性末梢神経鞘腫
	悪性葉状腫瘍	悪性リンパ腫骨髄浸潤	鞍上部胚細胞腫瘍
	胃悪性間葉系腫瘍	胃悪性黒色腫	イートン・ランバート症候群
	胃カルチノイド	胃癌	胃癌・HER2過剰発現
	胃管癌	胃癌骨転移	胃癌末期
	胃原発絨毛癌	胃脂肪肉腫	胃重複癌
	胃消化管間質腫瘍	胃進行癌	胃前庭部癌
	胃体部癌	胃底部癌	遺伝性大腸癌
	遺伝性非ポリポーシス大腸癌	胃肉腫	胃胚細胞腫瘍
	胃平滑筋肉腫	胃幽門部癌	陰核癌
	陰茎悪性黒色腫	陰茎癌	陰茎亀頭部癌
	陰茎体部癌	陰茎肉腫	陰茎パジェット病
	陰茎包皮部癌	陰茎有棘細胞癌	咽頭癌
	咽頭肉腫	陰のう悪性黒色腫	陰のう癌
	陰のう内脂肪肉腫	陰のうパジェット病	陰のう有棘細胞癌
	ウイルムス腫瘍	エクリン汗孔癌	炎症性乳癌
	延髄神経膠腫	延髄星細胞腫	横行結腸癌
か	横紋筋肉腫	外陰悪性黒色腫	外陰悪性腫瘍
	外陰癌	外陰部パジェット病	外陰部有棘細胞癌
	外耳道癌	回腸カルチノイド	回腸癌
	回腸消化管間質腫瘍	海綿芽細胞腫	回盲部癌
	下咽頭癌	下咽頭後部癌	下咽頭肉腫
	下顎悪性エナメル上皮腫	下顎骨悪性腫瘍	下顎骨肉腫
	下顎歯肉癌	下顎歯肉頬移行部癌	下顎部横紋筋肉腫
	下眼瞼基底細胞癌	下眼瞼皮膚癌	下眼瞼有棘細胞癌
	顎下腺癌	顎下部悪性腫瘍	角膜の悪性腫瘍
	下行結腸癌	下口唇基底細胞癌	下口唇皮膚癌
	下口唇有棘細胞癌	下肢悪性腫瘍	下唇癌
	下唇赤唇部癌	仮声帯癌	滑膜腫
	滑膜肉腫	下部食道癌	下部胆管癌
	下葉小細胞肺癌	下葉肺癌	下葉肺腺癌
	下葉肺大細胞癌	下葉肺扁平上皮癌	下葉非小細胞肺癌
	カルチノイド	肝悪性腫瘍	眼窩悪性腫瘍
	肝外胆管癌	眼窩横紋筋肉腫	眼角基底細胞癌
	眼角皮膚癌	眼角有棘細胞癌	眼窩神経芽腫
	肝カルチノイド	肝癌	肝癌骨転移
	癌関連網膜症	眼瞼脂腺癌	眼瞼皮膚の悪性腫瘍
	眼瞼メルケル細胞癌	肝細胞癌	肝細胞癌破裂
	癌性悪液質	癌性胸水	癌性胸膜炎
	癌性持続痛	癌性突出痛	癌性ニューロパチー
	癌性ニューロミオパチー	癌性貧血	癌性ミエロパチー
	汗腺癌	顔面悪性腫瘍	顔面横紋筋肉腫
	肝門部癌	肝門部胆管癌	気管癌
	気管支カルチノイド	気管支癌	気管支リンパ節転移
	基底細胞癌	臼後部癌	嗅神経芽腫
	嗅神経上皮腫	胸腔内リンパ節の悪性腫瘍	橋神経膠腫
	胸腺カルチノイド	胸腺癌	胸腺腫
	胸椎転移	頬粘膜癌	頬部横紋筋肉腫
	胸部下部食道癌	頬部血管肉腫	胸部上部食道癌
	胸部食道癌	胸部中部食道癌	胸膜悪性腫瘍
	胸膜脂肪肉腫	胸膜播種	去勢抵抗性前立腺癌
	巨大後腹膜脂肪肉腫	空腸カルチノイド	空腸癌
	空腸消化管間質腫瘍	クルッケンベルグ腫瘍	クロム親和性芽細胞腫
	頚動脈小体悪性腫瘍	頚部悪性腫瘍	頚部悪性線維性組織球腫
	頚部悪性軟部腫瘍	頚部横紋筋肉腫	頚部滑膜肉腫
	頚部癌	頚部基底細胞癌	頚部血管肉腫
	頚部原発腫瘍	頚部脂腺癌	頚部脂肪肉腫
	頚部食道癌	頚部神経芽腫	頚部肉腫
	頚部皮膚悪性腫瘍	頚部皮膚癌	頚部メルケル細胞癌
	頚部有棘細胞癌	頚部隆起性皮膚線維肉腫	血管肉腫
	結腸癌	結腸脂肪肉腫	結腸消化管間質腫瘍
	結膜の悪性腫瘍	限局性前立腺癌	肩甲部脂肪肉腫
	原始神経外胚葉腫瘍	原線維性星細胞腫	原発性悪性脳腫瘍
	原発性肝癌	原発性骨腫瘍	原発性脳腫瘍
	原発性肺癌	原発不明癌	肩部悪性線維性組織球腫
	肩部横紋筋肉腫	肩部滑膜肉腫	肩部線維肉腫
	肩部淡明細胞肉腫	肩部胞巣状軟部肉腫	口蓋癌
	口蓋垂癌	膠芽腫	口腔悪性黒色腫
	口腔癌	口腔前庭癌	口腔底癌
	硬口蓋癌	後縦隔悪性腫瘍	甲状腺悪性腫瘍
	甲状腺癌	甲状腺癌骨転移	甲状腺髄様癌
	甲状腺乳頭癌	甲状腺未分化癌	甲状腺濾胞癌
	甲状軟骨の悪性腫瘍	口唇癌	口唇境界部癌
	口唇赤唇部癌	口唇皮膚悪性腫瘍	口唇メルケル細胞癌
	口底癌	喉頭蓋癌	喉頭蓋前面癌
	喉頭蓋谷癌	喉頭癌	後頭部転移性腫瘍
	後頭葉悪性腫瘍	後頭葉膠芽腫	後頭葉神経膠腫
	膠肉腫	項部基底細胞癌	後腹膜悪性腫瘍
	後腹膜悪性線維性組織球腫	後腹膜横紋筋肉腫	後腹膜血管肉腫
	後腹膜脂肪肉腫	後腹膜神経芽腫	後腹膜線維肉腫
	後腹膜胚細胞腫瘍	後腹膜平滑筋肉腫	後腹膜リンパ節転移
	項部皮膚癌	項部メルケル細胞癌	項部有棘細胞癌
	肛門悪性黒色腫	肛門癌	肛門管癌
	肛門部癌	肛門扁平上皮癌	骨悪性線維性組織球腫
	骨原性肉腫	骨髄性白血病骨髄浸潤	骨髄転移
	骨線維肉腫	骨転移癌	骨軟骨肉腫
	骨肉腫	骨盤転移	骨盤内リンパ節転移
さ	骨盤内リンパ節の悪性腫瘍	骨膜性骨肉腫	鰓原性癌

残胃癌	耳介癌	耳介メルケル細胞癌
耳下腺癌	耳下部肉腫	耳管癌
色素性基底細胞癌	子宮癌	子宮癌骨転移
子宮癌再発	子宮癌肉腫	子宮体癌
子宮体癌再発	子宮内膜癌	子宮内膜間質肉腫
子宮肉腫	子宮平滑筋肉腫	篩骨洞癌
視床下部星細胞腫	視床星細胞腫	視神経膠腫
脂腺癌	歯肉癌	脂肪肉腫
斜台部脊索腫	縦隔癌	縦隔脂肪肉腫
縦隔神経芽腫	縦隔胚細胞腫瘍	縦隔卵黄のう腫瘍
縦隔リンパ節転移	十二指腸悪性ガストリノーマ	十二指腸悪性ソマトスタチノーマ
十二指腸カルチノイド	十二指腸癌	十二指腸消化管間質腫瘍
十二指腸神経内分泌癌	十二指腸乳頭癌	十二指腸乳頭部癌
十二指腸平滑筋肉腫	絨毛癌	手関節部滑膜肉腫
主気管支の悪性腫瘍	術後乳癌	手部悪性線維性組織球腫
手部横紋筋肉腫	手部滑膜肉腫	手部淡明細胞肉腫
手部類上皮肉腫	腫瘍随伴症候群	上衣芽細胞腫
上衣腫	小陰唇癌	上咽頭癌
上咽頭脂肪肉腫	上顎悪性エナメル上皮腫	上顎癌
上顎結節部癌	上顎骨悪性腫瘍	上顎骨骨肉腫
上顎歯肉癌	上顎歯肉頬移行部癌	上顎洞癌
松果体悪性腫瘍	松果体芽腫	松果体胚細胞腫瘍
松果体部膠芽腫	松果体未分化胚細胞腫	上眼瞼基底細胞癌
上眼瞼皮膚癌	上眼瞼有棘細胞癌	上行結腸カルチノイド
上行結腸癌	上行結腸平滑筋肉腫	上口唇基底細胞癌
上口唇皮膚癌	上口唇有棘細胞癌	小細胞肺癌
上肢悪性腫瘍	上唇癌	上唇赤唇部癌
小唾液腺癌	小腸カルチノイド	小腸癌
小腸脂肪肉腫	小腸消化管間質腫瘍	小腸平滑筋肉腫
上皮腫	上部食道癌	上部胆管癌
上葉小細胞肺癌	上葉肺癌	上葉肺腺癌
上葉肺大細胞癌	上葉肺扁平上皮癌	上葉非小細胞肺癌
上腕悪性線維性組織球腫	上腕悪性軟部腫瘍	上腕横紋筋肉腫
上腕滑膜肉腫	上腕脂肪肉腫	上腕線維肉腫
上腕淡明細胞肉腫	上腕胞巣状軟部肉腫	上腕類上皮肉腫
食道悪性間葉系腫瘍	食道悪性黒色腫	食道横紋筋肉腫
食道カルチノイド	食道癌	食道癌骨転移
食道癌肉腫	食道基底細胞癌	食道偽肉腫
食道脂肪肉腫	食道消化管間質腫瘍	食道小細胞癌
食道腺癌	食道腺様のう胞癌	食道粘表皮癌
食道表在癌	食道平滑筋肉腫	食道未分化癌
痔瘻癌	腎悪性腫瘍	腎盂癌
腎盂腺癌	腎盂乳頭状癌	腎盂尿路上皮癌
腎盂扁平上皮癌	腎カルチノイド	腎癌
腎癌骨転移	神経芽腫	神経膠腫
神経線維肉腫	進行性前立腺癌	進行乳癌
唇交連癌	腎細胞癌	腎周囲脂肪肉腫
心臓悪性腫瘍	心臓横紋筋肉腫	心臓血管肉腫
心臓脂肪肉腫	心臓線維肉腫	心臓粘液肉腫
腎肉腫	膵芽腫	膵癌
膵管癌	膵管内管状腺癌	膵管内乳頭粘液性腺癌
膵脂肪肉腫	膵漿液性のう胞腺癌	膵腺房細胞癌
膵臓癌骨転移	膵体部癌	膵頭部カルチノイド
膵頭部癌	膵内胆管癌	膵粘液性のう胞腺癌
膵尾部癌	髄膜癌腫症	髄膜白血病
スキルス胃癌	星細胞腫	精索脂肪肉腫
精索肉腫	星状芽細胞腫	精上皮腫
成人Ｔ細胞白血病骨髄浸潤	精巣横紋筋肉腫	精巣癌
精巣奇形癌	精巣奇形腫	精巣絨毛癌
精巣上体癌	精巣胎児性癌	精巣肉腫
精巣胚細胞腫瘍	精巣卵黄のう腫瘍	精巣卵のう腫瘍

精母細胞腫	声門下癌	声門癌
声門上癌	脊索腫	脊髄播種
脊椎転移	舌縁癌	舌下腺癌
舌下面癌	舌癌	舌根部癌
舌脂肪肉腫	舌尖癌	舌背癌
線維脂肪肉腫	線維肉腫	前縦隔悪性腫瘍
全身性転移性癌	前頭洞癌	前頭部転移性腫瘍
前頭葉悪性腫瘍	前頭葉膠芽腫	前頭葉神経膠腫
前頭葉星細胞腫	前頭葉退形成性星細胞腫	前立腺横紋筋肉腫
前立腺癌	前立腺癌骨転移	前立腺癌再発
前立腺小細胞癌	前立腺神経内分泌癌	前立腺肉腫
前腕悪性線維性組織球腫	前腕悪性軟部腫瘍	前腕横紋筋肉腫
前腕滑膜肉腫	前腕線維肉腫	前腕胞巣状軟部肉腫
前腕類上皮肉腫	早期胃癌	早期食道癌
総胆管癌	側頭部転移性腫瘍	側頭葉悪性腫瘍
側頭葉膠芽腫	側頭葉神経膠腫	側頭葉星細胞腫

た

側頭葉退形成性星細胞腫	側頭葉毛様細胞性星細胞腫	第４脳室上衣腫
大陰唇癌	退形成性上衣腫	退形成性星細胞腫
胎児性癌	胎児性精巣腫瘍	大腿骨転移性骨腫瘍
大唾液腺癌	大腸カルチノイド	大腸癌
大腸癌骨転移	大腸肉腫	大腸粘液癌
大動脈周囲リンパ節転移	大脳悪性腫瘍	大脳深部神経膠腫
大脳深部転移性腫瘍	大網脂肪肉腫	大網消化管間質腫瘍
唾液腺癌	多発性癌転移	多発性骨髄腫骨髄浸潤
多発性神経膠腫	胆管癌	男性性器癌
胆のうカルチノイド	胆のう癌	胆のう管癌
胆のう肉腫	淡明細胞肉腫	腟悪性黒色腫
腟癌	中咽頭癌	中咽頭側壁癌
中咽頭肉腫	中耳悪性腫瘍	中縦隔悪性腫瘍
虫垂癌	虫垂杯細胞カルチノイド	中脳神経膠腫
肘部滑膜肉腫	中部食道癌	肘部線維肉腫
中部胆管癌	肘部類上皮肉腫	中葉小細胞肺癌
中葉肺癌	中葉肺腺癌	中葉肺大細胞癌
中葉肺扁平上皮癌	中葉非小細胞肺癌	腸間膜悪性腫瘍
腸間膜脂肪肉腫	腸間膜消化管間質腫瘍	腸間膜肉腫
腸間膜平滑筋肉腫	蝶形骨洞癌	腸骨リンパ節転移
聴神経膠腫	直腸Ｓ状部結腸癌	直腸悪性黒色腫
直腸カルチノイド	直腸癌	直腸癌骨転移
直腸癌術後再発	直腸癌穿孔	直腸脂肪肉腫
直腸消化管間質腫瘍	直腸平滑筋肉腫	手軟部悪性腫瘍
転移性下顎癌	転移性肝癌	転移性肝腫瘍
転移性胸膜腫瘍	転移性口腔癌	転移性黒色腫
転移性骨腫瘍	転移性骨腫瘍による大腿骨骨折	転移性縦隔腫瘍
転移性十二指腸癌	転移性腫瘍	転移性消化器腫瘍
転移性上顎癌	転移性小腸腫瘍	転移性腎腫瘍
転移性膵腫瘍	転移性舌癌	転移性頭蓋骨腫瘍
転移性脳腫瘍	転移性肺癌	転移性肺腫瘍
転移性脾腫瘍	転移性皮膚腫瘍	転移性副腎腫瘍
転移性腹壁腫瘍	転移性扁平上皮癌	転移性卵巣癌
テント上下転移性腫瘍	頭蓋骨悪性腫瘍	頭蓋骨骨肉腫
頭蓋底骨肉腫	頭蓋底脊索腫	頭蓋内胚細胞腫瘍
頭蓋部脊索腫	頭頚部癌	透析腎癌
頭頂葉悪性腫瘍	頭頂葉膠芽腫	頭頂葉神経膠腫
頭頂葉星細胞腫	頭部悪性線維性組織球腫	頭部横紋筋肉腫
頭部滑膜肉腫	頭部基底細胞癌	頭部血管肉腫
頭部脂腺癌	頭部脂肪肉腫	頭部軟部組織悪性腫瘍
頭部皮膚癌	頭部メルケル細胞癌	頭部有棘細胞癌

な

頭部隆起性皮膚線維肉腫	内耳癌	内胚葉洞腫瘍
軟口蓋癌	軟骨肉腫	軟部悪性巨細胞腫
軟部組織悪性腫瘍	肉腫	乳癌

タ

	乳癌・HER2過剰発現	乳癌骨転移	乳癌再発
	乳癌皮膚転移	乳房外パジェット病	乳房下外側部乳癌
	乳房下内側部乳癌	乳房脂肪肉腫	乳房上外側部乳癌
	乳房上内側部乳癌	乳房中央部乳癌	乳房肉腫
	尿管癌	尿管口部膀胱癌	尿管尿路上皮癌
	尿道傍腺の悪性腫瘍	尿膜管癌	粘液性のう胞腺癌
	脳幹悪性腫瘍	脳幹膠芽腫	脳幹神経膠腫
	脳幹部星細胞腫	脳室悪性腫瘍	脳室上衣腫
は	脳神経悪性腫瘍	脳胚細胞腫瘍	肺芽腫
	肺カルチノイド	肺癌	肺癌骨転移
	肺癌肉腫	肺癌による閉塞性肺炎	胚細胞腫
	肺腺癌	肺腺扁平上皮癌	肺腺様のう胞癌
	肺大細胞癌	肺大細胞神経内分泌癌	肺肉腫
	肺粘表皮癌	肺扁平上皮癌	肺胞上皮癌
	肺未分化癌	肺門部小細胞癌	肺門部腺癌
	肺門部大細胞癌	肺門部肺癌	肺門部非小細胞癌
	肺門部扁平上皮癌	肺門リンパ節転移	馬尾上衣腫
	バレット食道癌	バンコースト症候群	鼻咽腔癌
	鼻腔癌	脾脂肪肉腫	非小細胞肺癌
	鼻前庭癌	鼻中隔癌	脾の悪性腫瘍
	皮膚悪性腫瘍	皮膚悪性線維性組織球腫	皮膚癌
	皮膚脂肪肉腫	皮膚線維肉腫	皮膚白血病
	皮膚付属器癌	びまん性星細胞腫	脾門部リンパ節転移
	披裂喉頭蓋ひだ喉頭面癌	副咽頭間隙悪性腫瘍	腹腔内リンパ節の悪性腫瘍
	腹腔リンパ節転移	副甲状腺悪性腫瘍	副甲状腺癌
	副腎悪性腫瘍	副腎癌	副腎神経芽腫
	副腎髄質の悪性腫瘍	副腎皮質癌	副腎皮質の悪性腫瘍
	副鼻腔癌	腹部悪性腫瘍	腹部食道癌
	腹部神経芽腫	腹膜悪性腫瘍	腹膜癌
	ぶどう膜悪性黒色腫	噴門癌	平滑筋肉腫
	扁桃窩癌	扁桃癌	扁桃肉腫
	膀胱円蓋部膀胱癌	膀胱癌	膀胱頚部膀胱癌
	膀胱後壁部膀胱癌	膀胱三角部膀胱癌	膀胱前壁部膀胱癌
	膀胱側壁部膀胱癌	膀胱肉腫	膀胱尿路上皮癌
	膀胱扁平上皮癌	傍骨性骨肉腫	紡錘形細胞肉腫
ま	胞巣状軟部肉腫	乏突起神経膠腫	末期癌
	末梢神経悪性腫瘍	脈絡膜悪性黒色腫	メルケル細胞癌
	盲腸カルチノイド	盲腸癌	毛包癌
	網膜芽細胞腫	網膜膠腫	毛様細胞性星細胞腫
や	毛様体悪性腫瘍	ユーイング肉腫	有棘細胞癌
	幽門癌	幽門前庭部癌	腰椎転移
ら	卵黄のう腫瘍	卵管癌	卵巣カルチノイド
	卵巣癌	卵巣癌全身転移	卵巣癌肉腫
	卵巣絨毛癌	卵巣胎児性癌	卵巣肉腫
	卵巣胚細胞腫瘍	卵巣未分化胚細胞腫	卵巣卵黄のう腫瘍
	卵巣類皮のう胞癌	隆起性皮膚線維肉腫	輪状後部癌
	リンパ管肉腫	リンパ性白血病骨髄浸潤	類上皮肉腫
	肋骨転移		

効能効果に関連する使用上の注意　本剤は，非オピオイド鎮痛剤で治療困難な場合にのみ使用すること。

用法用量　通常，成人にはタペンタドールとして1日50～400mgを2回に分けて経口投与する。なお，症状により適宜増減する。

用法用量に関連する使用上の注意

(1)初回投与

本剤投与開始前のオピオイド鎮痛剤による治療の有無を考慮し，本剤の1日投与量を決め，2分割して12時間ごとに投与すること。

①オピオイド鎮痛剤を使用していない患者に本剤を投与する場合には，タペンタドールとして25mg1日2回より開始すること。

②他のオピオイド鎮痛剤から本剤に変更する場合には，前治療薬の投与量等を考慮し，投与量を決めること。本剤の1日投与量は，タペンタドールとして，オキシコドン徐放錠1日投与量の5倍を目安とするが，初回投与量として400mg/日を超える用量は推奨されない(タペンタドールとして400mg/日を超える用量を初回投与量とした使用経験はない)。

③フェンタニル経皮吸収型製剤から本剤へ変更する場合には，フェンタニル経皮吸収型製剤剥離後にフェンタニルの血中濃度が50%に減少するまで17時間以上かかることから，剥離直後の本剤の使用は避け，本剤の使用を開始するまでに，フェンタニルの血中濃度が適切な濃度に低下するまでの時間をあけるとともに，本剤の低用量から投与することを考慮すること。

(2)疼痛増強時：本剤服用中に疼痛が増強した場合や鎮痛効果が得られている患者で突出痛(一時的にあらわれる強い痛み)が発現した場合には，直ちに速放性オピオイド鎮痛剤の追加投与(レスキュー)により鎮痛を図ること。

(3)増量

本剤投与開始後は患者の状態を観察し，適切な鎮痛効果が得られ副作用が最小となるよう用量調整を行うこと。50mg/日から100mg/日への増量の場合を除き増量の目安は，使用量の25～50%増とする。増量は，投与開始又は前回の増量から3日目以降とすることが望ましい。

なお，1日投与量が500mgを超える使用に関する成績は得られていないため，治療上の有益性が危険性を上回ると判断される場合のみ投与すること。

(4)減量：連用中における急激な減量は，退薬症候があらわれることがあるので行わないこと。副作用等により減量する場合は，患者の状態を観察しながら慎重に行うこと。

(5)投与の中止：本剤の投与を必要としなくなった場合には，退薬症候の発現を防ぐために徐々に減量すること。

禁忌

(1)重篤な呼吸抑制のある患者，重篤な慢性閉塞性肺疾患の患者

(2)気管支喘息発作中の患者

(3)麻痺性イレウスの患者

(4)アルコール，睡眠剤，中枢性鎮痛剤，又は向精神薬による急性中毒患者

(5)モノアミン酸化酵素阻害剤を投与中の患者及び投与中止後14日以内の患者

(6)出血性大腸炎の患者

(7)本剤の成分に対し過敏症の既往歴のある患者

原則禁忌　感染性下痢患者

併用禁忌

薬剤名等	臨床症状・措置方法	機序・危険因子
モノアミン酸化酵素阻害剤 セレギリン (エフピー)	心血管系副作用が増強されるおそれがある。モノアミン酸化酵素阻害剤を投与中の患者及び投与中止14日以内の患者には投与しないこと。	相加的に作用が増強されると考えられる。

タミフルカプセル75　規格：75mg1カプセル[317.9円/カプセル]
タミフルドライシロップ3%　規格：3%1g[244円/g]
オセルタミビルリン酸塩　中外　625

【効 能 効 果】

A型又はB型インフルエンザウイルス感染症及びその予防

【対応標準病名】

◎	インフルエンザA型	インフルエンザB型	
○	インフルエンザ(H5N1)	インフルエンザAソ連型	インフルエンザA香港型
	鳥インフルエンザ(H5N1)		
△	インフルエンザ	インフルエンザ(H1N1)2009	鳥インフルエンザ

鳥インフルエンザ (H7N9)	

効能効果に関連する使用上の注意

(1)治療に用いる場合には，A型又はB型インフルエンザウイルス感染症と診断された患者のみが対象となるが，抗ウイルス薬の投与がA型又はB型インフルエンザウイルス感染症の全ての患者に対しては必須ではないことを踏まえ，患者の状態を十分観察した上で，本剤の使用の必要性を慎重に検討すること。特に，幼児及び高齢者に比べて，その他の年代ではインフルエンザによる死亡率が低いことを考慮すること。

(2)予防に用いる場合には，原則として，インフルエンザウイルス感染症を発症している患者の同居家族又は共同生活者である下記の者を対象とする。

①高齢者(65歳以上)

②慢性呼吸器疾患又は慢性心疾患患者

③代謝性疾患患者(糖尿病等)

④腎機能障害患者

(3)1歳未満の患児(低出生体重児，新生児，乳児)に対する安全性及び有効性は確立していない。

(4)本剤はA型又はB型インフルエンザウイルス感染症以外の感染症には効果がない。

(5)本剤は細菌感染症には効果がない。

用法用量

〔カプセル〕

(1)治療に用いる場合：通常，成人及び体重37.5kg以上の小児にはオセルタミビルとして1回75mgを1日2回，5日間経口投与する。

(2)予防に用いる場合

成人：通常，オセルタミビルとして1回75mgを1日1回，7〜10日間経口投与する。

(3)体重37.5kg以上の小児：通常，オセルタミビルとして1回75mgを1日1回，10日間経口投与する。

〔ドライシロップ〕

(1)治療に用いる場合

①成人：通常，オセルタミビルとして1回75mgを1日2回，5日間，用時懸濁して経口投与する。

②幼小児：通常，オセルタミビルとして1回2mg/kg(ドライシロップ剤として66.7mg/kg)を1日2回，5日間，用時懸濁して経口投与する。ただし，1回最高用量はオセルタミビルとして75mgとする。

(2)予防に用いる場合

①成人：通常，オセルタミビルとして1回75mgを1日1回，7〜10日間，用時懸濁して経口投与する。

②幼小児：通常，オセルタミビルとして1回2mg/kg(ドライシロップ剤として66.7mg/kg)を1日1回，10日間，用時懸濁して経口投与する。ただし，1回最高用量はオセルタミビルとして75mgとする。

用法用量に関連する使用上の注意

(1)治療に用いる場合には，インフルエンザ様症状の発現から2日以内に投与を開始すること。

(2)予防に用いる場合には，次の点に注意して使用すること。

①インフルエンザウイルス感染症患者に接触後2日以内に投与を開始すること。

②インフルエンザウイルス感染症に対する予防効果は，本剤を連続して服用している期間のみ持続する。

(3)成人の腎機能障害患者では，血漿中濃度が増加するので，腎機能の低下に応じて，次のような投与法を目安とすること(外国人における成績による)。小児等の腎機能障害患者での使用経験はない。

〔ドライシロップ〕

クレアチニンクリアランス(mL/分)	投与法	
	治療	予防
Ccr＞30	1回75mg　1日2回	1回75mg　1日1回
10＜Ccr≦30	1回75mg　1日1回	1回75mg　隔日又は1回30mg　1日1回
Ccr≦10	推奨用量は確立していない	

Ccr：クレアチニンクリアランス

<参考>

〔ドライシロップのみ〕

国外では，幼小児における本剤のクリアランス能を考慮し，以下に示す体重群別固定用量が用いられている。

体重	固定用量※
15kg以下	1回30mg
15kgを超え23kg以下	1回45mg
23kgを超え40kg以下	1回60mg
40kgを超える	1回75mg

※用量(mg)はオセルタミビルとして治療に用いる場合は1日2回，予防に用いる場合は1日1回

警告

(1)本剤の使用にあたっては，本剤の必要性を慎重に検討すること。

(2)10歳以上の未成年の患者においては，因果関係は不明であるものの，本剤の服用後に異常行動を発現し，転落等の事故に至った例が報告されている。このため，この年代の患者には，合併症，既往歴等からハイリスク患者と判断される場合を除いては，原則として本剤の使用を差し控えること。

また，小児・未成年者については，万が一の事故を防止するための予防的な対応として，本剤による治療が開始された後は，[1]異常行動の発現のおそれがあること，[2]自宅において療養を行う場合，少なくとも2日間，保護者等は小児・未成年者が一人にならないよう配慮することについて患者・家族に対し説明を行うこと。

なお，インフルエンザ脳症等によっても，同様の症状が現れるとの報告があるので，上記と同様の説明を行うこと。

(3)インフルエンザウイルス感染症の予防の基本はワクチンによる予防であり，本剤の予防使用はワクチンによる予防に置き換わるものではない。

禁忌　本剤の成分に対し過敏症の既往歴のある者

ダラシンカプセル75mg　規格：75mg1カプセル[17.3円/カプセル]
ダラシンカプセル150mg　規格：150mg1カプセル[23.4円/カプセル]
クリンダマイシン塩酸塩　ファイザー　611

【効 能 効 果】

〈適応菌種〉クリンダマイシンに感性のブドウ球菌属，レンサ球菌属，肺炎球菌

〈適応症〉表在性皮膚感染症，深在性皮膚感染症，慢性膿皮症，咽頭・喉頭炎，扁桃炎，急性気管支炎，肺炎，慢性呼吸器病変の二次感染，涙嚢炎，麦粒腫，外耳炎，中耳炎，副鼻腔炎，顎骨周辺の蜂巣炎，顎炎，猩紅熱

【対応標準病名】

◎	咽頭炎	咽頭喉頭炎	外耳炎
	急性気管支炎	喉頭炎	歯性顎炎
	猩紅熱	中耳炎	肺炎
	麦粒腫	皮膚感染症	副鼻腔炎
	扁桃炎	蜂窩織炎	蜂巣炎
	慢性膿皮症	涙のう炎	
○あ	亜急性気管支炎	亜急性涙のう炎	悪性外耳炎
	足蜂巣炎	アレルギー性外耳道炎	異型猩紅熱
	咽頭痛	咽頭膿瘍	咽頭扁桃炎
	インフルエンザ菌気管支炎	インフルエンザ菌喉頭炎	インフルエンザ菌性咽頭炎
	ウォーケス篩骨洞炎	会陰部蜂巣炎	腋窩蜂巣炎
	壊死性外耳炎	壊疽性咽頭炎	オトガイ下膿瘍
か	外耳湿疹	外耳道真珠腫	外耳道肉芽腫
	外耳道膿瘍	外耳道閉塞性角化症	外耳道蜂巣炎
	外傷性穿孔性中耳炎	外傷性中耳炎	外麦粒腫

	潰瘍性咽頭炎	下咽頭炎	下顎骨壊死
	下顎骨炎	下顎骨骨髄炎	下顎骨骨膜炎
	下顎骨骨膜下膿瘍	下顎骨周囲炎	下顎骨周囲膿瘍
	化学性急性外耳炎	下顎膿瘍	下顎部蜂巣炎
	下眼瞼蜂巣炎	顎下部膿瘍	顎骨炎
	顎骨骨髄炎	顎骨骨膜炎	下肢蜂巣炎
	ガス壊疽	下腿蜂巣炎	肩蜂巣炎
	カタル性咽頭炎	化膿性喉頭炎	化膿性口内炎
	化膿性爪囲炎	化膿性中耳炎	化膿性副鼻腔炎
	眼瞼蜂巣炎	感染性咽頭炎	感染性外耳炎
	顔面蜂巣炎	乾酪性副鼻腔炎	気管支肺炎
	偽猩紅熱	偽膜性気管支炎	偽膜性喉頭炎
	偽膜性扁桃炎	急性アデノイド咽頭炎	急性アデノイド扁桃炎
	急性咽頭炎	急性咽頭喉頭炎	急性咽頭扁桃炎
	急性壊疽性喉頭炎	急性壊疽性扁桃炎	急性外耳炎
	急性潰瘍性喉頭炎	急性潰瘍性扁桃炎	急性顎骨骨髄炎
	急性顎骨骨膜炎	急性化膿性咽頭炎	急性化膿性外耳炎
	急性化膿性下顎骨炎	急性化膿性上顎骨炎	急性化膿性中耳炎
	急性化膿性扁桃炎	急性気管気管支炎	急性光線性外耳炎
	急性喉頭炎	急性喉頭気管気管支炎	急性湿疹性外耳炎
	急性声帯炎	急性声門下喉頭炎	急性接触性外耳炎
	急性腺窩性扁桃炎	急性中耳炎	急性肺炎
	急性反応性外耳炎	急性反復性気管支炎	急性浮腫性喉頭炎
	急性扁桃炎	急性リンパ管炎	急性涙のう炎
	頬部蜂巣炎	胸壁蜂巣炎	胸膜肺炎
	グラデニーゴ症候群	クラミジア肺炎	クループ性気管支炎
	頚部膿疱	頚部蜂巣炎	限局性外耳道炎
	口蓋垂炎	口蓋膿瘍	口腔上顎洞瘻
	口腔底膿瘍	口腔底蜂巣炎	口腔膿瘍
	口底膿瘍	口底蜂巣炎	喉頭蓋軟骨膜炎
	喉頭周囲炎	喉頭蜂巣炎	広汎性フレグモーネ
さ	股関節部蜂巣炎	鼓室内水腫	臍周囲炎
	再発性中耳炎	臍部蜂巣炎	耳介周囲湿疹
	耳介部皮膚炎	耳介蜂巣炎	篩骨洞炎
	歯性上顎洞炎	歯性副鼻腔炎	膝部蜂巣炎
	趾ひょう疽	習慣性アンギナ	習慣性扁桃炎
	手指ひょう疽	出血性外耳炎	出血性中耳炎
	術後性中耳炎	術後性慢性中耳炎	上咽頭炎
	上顎骨炎	上顎骨骨髄炎	上顎骨骨膜炎
	上顎骨骨膜下膿瘍	上顎洞炎	上眼瞼蜂巣炎
	猩紅熱性心筋炎	上鼓室化膿症	小児肺炎
	小児副鼻腔炎	小膿疱性皮膚炎	上腕蜂巣炎
	深在性フレグモーネ	滲出性気管支炎	新生児上顎骨骨髄炎
	新生児中耳炎	水疱性中耳炎	舌下隙膿瘍
	舌扁桃炎	腺窩性アンギナ	穿孔性中耳炎
	前頭洞炎	前腕蜂巣炎	爪囲炎
	爪下膿瘍	爪床炎	増殖性化膿性口内炎
	足関節部蜂巣炎	足背蜂巣炎	鼡径部蜂巣炎
た	体幹蜂巣炎	大腿部蜂巣炎	大葉性肺炎
	多発性膿疱症	単純性中耳炎	中耳炎性顔面神経麻痺
	肘部蜂巣炎	蝶形骨洞炎	沈下性肺炎
	陳旧性中耳炎	手蜂巣炎	殿部蜂巣炎
な	頭皮蜂巣炎	内麦粒腫	乳児肺炎
は	膿皮症	膿疱	肺炎球菌性咽頭炎
	肺炎球菌性気管支炎	敗血症性咽頭炎	敗血症性肺炎
	敗血症性皮膚炎	背部蜂巣炎	鼻壊疽
	鼻蜂巣炎	汎副鼻腔炎	鼻咽頭膿瘍
	鼻咽頭蜂巣炎	非感染性急性外耳炎	鼻せつ
	びまん性外耳炎	ひょう疽	鼻翼膿瘍
	腹壁蜂巣炎	ぶどう球菌性咽頭炎	扁桃性アンギナ
ま	蜂巣炎性咽頭炎	マイボーム腺炎	慢性咽喉頭炎
	慢性外耳炎	慢性顎骨炎	慢性顎骨骨髄炎
	慢性化膿性穿孔性中耳炎	慢性化膿性中耳炎	慢性耳管鼓室化膿性中耳炎
	慢性上鼓室乳突洞化膿性中耳炎	慢性穿孔性中耳炎	慢性中耳炎
	慢性中耳炎急性増悪	慢性中耳炎後遺症	慢性中耳炎術後再燃
	慢性副鼻腔炎	慢性副鼻腔炎急性増悪	慢性副鼻腔膿瘍
	慢性扁桃炎	慢性涙のう炎	無熱性肺炎
ら	良性慢性化膿性中耳炎	緑膿菌性外耳炎	涙のう周囲炎
	涙のう周囲膿瘍	連鎖球菌気管支炎	連鎖球菌性アンギナ
	連鎖球菌性咽頭炎	連鎖球菌性喉頭炎	老人性肺炎
△	RSウイルス気管支炎	アレルギー性副鼻腔炎	アンギナ
	胃蜂窩織炎	陰茎炎	陰茎膿瘍
	咽頭気管炎	咽頭チフス	インフルエンザ菌性喉頭気管炎
	ウイルス性咽頭炎	ウイルス性気管支炎	エコーウイルス気管支炎
	外耳道痛	海綿体炎	海綿体膿瘍
	顎腐骨	眼窩下膿瘍	眼窩骨髄炎
	眼窩骨膜炎	眼窩膿瘍	感染性喉頭気管炎
	偽膜性咽頭炎	急性眼窩炎	急性喉頭蓋膿瘍
	急性喉頭気管炎	急性子宮傍結合織炎	結核性中耳炎
	好酸球性蜂巣炎	紅色陰癬	喉頭壊死
	喉頭蓋膿瘍	喉頭潰瘍	喉頭軟骨膜炎
	コクサッキーウイルス気管支炎	猩紅熱性中耳炎	女性急性骨盤蜂巣炎
	女性慢性骨盤蜂巣炎	精巣上体膿瘍	精巣膿瘍
	精巣蜂巣炎	テノンのう炎	敗血症性気管支炎
	鼻入口部膿瘍	鼻壊死	鼻潰瘍
	パラインフルエンザウイルス気管支炎	鼻腔内膿瘍	鼻前庭せつ
	鼻中隔壊死	鼻中隔潰瘍	鼻中隔膿瘍
	鼻中隔びらん	非定型肺炎	びまん性肺炎
	副鼻腔真菌症	ぶどう球菌性扁桃炎	閉塞性肺炎
	扁桃チフス	放射線性下顎骨骨髄炎	放射線性顎骨壊死
	放射線性化膿性顎骨壊死	マイコプラズマ気管支炎	膜性咽頭炎
	慢性子宮傍結合織炎	慢性放射線性顎骨壊死	慢性涙小管炎
	ライノウイルス気管支炎	淋菌性咽頭炎	涙小管炎
	涙小管のう胞	連鎖球菌性喉頭気管炎	連鎖球菌性扁桃炎

用法用量　通常，成人はクリンダマイシン塩酸塩として1回150mg(力価)を6時間ごとに経口投与，重症感染症には1回300mg(力価)を8時間ごとに経口投与する。
小児には体重1kgにつき，1日量15mg(力価)を3～4回に分けて経口投与，重症感染症には体重1kgにつき1日量20mg(力価)を3～4回に分けて経口投与する。ただし，年齢，体重，症状等に応じて適宜増減する。

用法用量に関連する使用上の注意　本剤の使用にあたっては，耐性菌の発現等を防ぐため，原則として感受性を確認し，疾病の治療上必要な最小限の期間の投与にとどめること。

禁忌　本剤の成分又はリンコマイシン系抗生物質に対し過敏症の既往歴のある患者

併用禁忌

薬剤名等	臨床症状・措置方法	機序・危険因子
エリスロマイシン(エリスロシン等)	併用しても本剤の効果があらわれないと考えられる。	細菌のリボゾーム50S Subunitへの親和性が本剤より高い。

タリオンOD錠5mg　規格：5mg1錠[41円/錠]
タリオンOD錠10mg　規格：10mg1錠[49.9円/錠]
タリオン錠5mg　規格：5mg1錠[41円/錠]
タリオン錠10mg　規格：10mg1錠[49.9円/錠]
ベポタスチンベシル酸塩　田辺三菱　449

【効 能 効 果】

アレルギー性鼻炎
蕁麻疹，皮膚疾患に伴う瘙痒(湿疹・皮膚炎，痒疹，皮膚瘙痒症)

【対応標準病名】

◎	アレルギー性鼻炎	湿疹	じんま疹
	そう痒	皮膚炎	皮膚そう痒症
	痒疹		
○	亜急性痒疹	足湿疹	アスピリンじんま疹
	アレルギー性じんま疹	アレルギー性鼻咽頭炎	アレルギー性鼻結膜炎
	アレルギー性副鼻腔炎	異汗症	異汗性湿疹
	イネ科花粉症	陰のう湿疹	陰のうそう痒症
	陰部間擦疹	会陰部肛囲湿疹	腋窩湿疹
	温熱じんま疹	外陰部そう痒症	外陰部皮膚炎
	家族性寒冷自己炎症症候群	化膿性皮膚疾患	貨幣状湿疹
	カモガヤ花粉症	間擦疹	感染性皮膚炎
	汗疱	汗疱性湿疹	顔面急性皮膚炎
	寒冷じんま疹	機械性じんま疹	季節性アレルギー性鼻炎
	丘疹状湿疹	丘疹状じんま疹	急性湿疹
	急性痒疹	亀裂性湿疹	頚部皮膚炎
	血管運動性鼻炎	結節性痒疹	限局性神経皮膚炎
	限局性そう痒症	肛囲間擦疹	紅斑性間擦疹
	紅斑性湿疹	肛門湿疹	肛門そう痒症
	コリン性じんま疹	自家感作性皮膚炎	色素性痒疹
	自己免疫性じんま疹	湿疹様発疹	周期性再発性じんま疹
	手指湿疹	出血性じんま疹	症候性そう痒症
	人工肛門部皮膚炎	人工じんま疹	新生児皮膚炎
	振動性じんま疹	スギ花粉症	赤色湿疹
	接触じんま疹	全身湿疹	苔癬
	多形慢性痒疹	単純苔癬	通年性アレルギー性鼻炎
	手湿疹	冬期湿疹	透析皮膚そう痒症
	頭部湿疹	特発性じんま疹	乳房皮膚炎
	妊娠湿疹	妊娠性痒疹	妊婦性皮膚炎
	白色粃糠疹	鼻背部湿疹	汎発性皮膚そう痒症
	鼻前庭部湿疹	ビダール苔癬	非特異性そう痒症
	ヒノキ花粉症	皮膚描記性じんま疹	ブタクサ花粉症
	ヘブラ痒疹	扁平湿疹	慢性湿疹
	慢性じんま疹	慢性痒疹	薬物性じんま疹
	落屑性湿疹	鱗状湿疹	類苔癬
	老年性そう痒症		
△	花粉症		

用法用量　通常，成人にはベポタスチンベシル酸塩として1回10mgを1日2回経口投与する。なお，年齢，症状により適宜増減する。

用法用量に関連する使用上の注意　〔OD錠のみ〕：本剤は口腔内で速やかに崩壊することから唾液のみ(水なし)でも服用可能であるが，口腔粘膜からの吸収により効果発現を期待する製剤ではないため，崩壊後は唾液又は水で飲み込むこと。

禁忌　本剤の成分に対し過敏症の既往歴のある患者

タリビッド錠100mg　規格：100mg1錠[81.3円/錠]
オフロキサシン　第一三共　624

【効 能 効 果】

〈適応菌種〉本剤に感性のブドウ球菌属，レンサ球菌属，肺炎球菌，腸球菌属，淋菌，らい菌，大腸菌，赤痢菌，チフス菌，パラチフス菌，シトロバクター属，肺炎桿菌，エンテロバクター属，セラチア属，プロテウス属，モルガネラ・モルガニー，プロビデンシア属，インフルエンザ菌，緑膿菌，アシネトバクター属，カンピロバクター属，ペプトストレプトコッカス属，トラコーマクラミジア(クラミジア・トラコマティス)

〈適応症〉表在性皮膚感染症，深在性皮膚感染症，リンパ管・リンパ節炎，慢性膿皮症，外傷・熱傷及び手術創等の二次感染，乳腺炎，肛門周囲膿瘍，咽頭・喉頭炎，扁桃炎，急性気管支炎，肺炎，慢性呼吸器病変の二次感染，膀胱炎，腎盂腎炎，前立腺炎(急性症，慢性症)，精巣上体炎(副睾丸炎)，尿道炎，子宮頸管炎，胆嚢炎，胆管炎，感染性腸炎，腸チフス，パラチフス，バルトリン腺炎，子宮内感染，子宮付属器炎，涙嚢炎，麦粒腫，瞼板腺炎，角膜炎(角膜潰瘍を含む)，中耳炎，副鼻腔炎，歯周組織炎，歯冠周囲炎，顎炎，ハンセン病

【対応標準病名】

◎	咽頭炎	咽頭喉頭炎	外傷
	角膜炎	角膜潰瘍	感染性腸炎
	急性気管支炎	急性細菌性前立腺炎	喉頭炎
	肛門周囲膿瘍	挫創	歯冠周囲炎
	子宮頸管炎	子宮内感染症	子宮付属器炎
	歯根のう胞	歯周炎	歯髄炎
	歯性顎炎	術後創部感染	腎盂腎炎
	精巣上体炎	前立腺炎	創傷
	創傷感染症	胆管炎	胆のう炎
	中耳炎	腸チフス	乳腺炎
	尿道炎	熱傷	肺炎
	麦粒腫	パラチフス	バルトリン腺炎
	ハンセン病	皮膚感染症	副鼻腔炎
	扁桃炎	膀胱炎	マイボーム腺炎
	慢性前立腺炎	慢性膿皮症	リンパ管炎
	リンパ節炎	涙のう炎	裂傷
	裂創		
○	I群ハンセン病	MRSA膀胱炎	S状結腸炎
あ	亜急性気管支炎	亜急性リンパ管炎	亜急性涙のう炎
	足第1度熱傷	足第2度熱傷	足第3度熱傷
	足熱傷	アルカリ腐蝕	アレルギー性角膜炎
	アレルギー性膀胱炎	アンギナ	胃腸炎
	胃腸管熱傷	胃熱傷	陰茎第1度熱傷
	陰茎第2度熱傷	陰茎第3度熱傷	陰茎熱傷
	咽頭気管炎	咽頭チフス	咽頭痛
	咽頭熱傷	咽頭扁桃炎	陰のう第1度熱傷
	陰のう第2度熱傷	陰のう第3度熱傷	陰のう熱傷
	インフルエンザ菌気管支炎	インフルエンザ菌喉頭炎	インフルエンザ菌性咽頭炎
	インフルエンザ菌性喉頭気管炎	う蝕第3度慢性化膿性根尖性歯周炎	栄養障害性角膜炎
	会陰第1度熱傷	会陰第2度熱傷	会陰第3度熱傷
	会陰熱傷	エーベルト病	腋窩第1度熱傷
	腋窩第2度熱傷	腋窩第3度熱傷	腋窩熱傷
	壊疽性咽頭炎	壊疽性胆細管炎	壊疽性胆のう炎
か	炎症性腸疾患	外陰第1度熱傷	外陰第2度熱傷
	外陰第3度熱傷	外陰熱傷	外傷性角膜炎
	外傷性角膜潰瘍	外傷性穿孔性中耳炎	外傷性中耳炎
	外傷性乳び胸	回腸炎	外麦粒腫
	潰瘍性咽頭炎	潰瘍性膀胱炎	下咽頭炎
	下咽頭熱傷	化学外傷	下顎骨壊死
	下顎骨炎	下顎骨骨髄炎	下顎骨骨膜炎
	下顎骨骨膜下膿瘍	下顎骨周囲炎	下顎骨周囲膿瘍
	下顎熱傷	下顎膿瘍	下顎部第1度熱傷
	下顎部第2度熱傷	下顎部第3度熱傷	下眼瞼蜂巣炎
	角結膜炎	角結膜びらん	角結膜腐蝕
	顎骨炎	顎骨骨髄炎	顎骨骨膜炎
	顎腐骨	角膜アルカリ化学熱傷	角膜酸化学熱傷
	角膜酸性熱傷	角膜上皮びらん	角膜穿孔
	角膜中心潰瘍	角膜内皮炎	角膜熱傷
	角膜膿瘍	角膜パンヌス	角膜びらん
	角膜腐蝕	下肢第1度熱傷	下肢第2度熱傷
	下肢第3度熱傷	下肢熱傷	下尖性霰粒腫
	下腿足部熱傷	下腿熱傷	下腿部第1度熱傷
	下腿部第2度熱傷	下腿部第3度熱傷	カタル性胃腸炎
	カタル性咽頭炎	カタル性角膜潰瘍	化膿性角膜炎
	化膿性喉頭炎	化膿性霰粒腫	化膿性歯周炎
	化膿性中耳炎	化膿性乳腺炎	化膿性副鼻腔炎
	下半身第1度熱傷	下半身第2度熱傷	下半身第3度熱傷

下半身熱傷	下腹部第１度熱傷	下腹部第２度熱傷
下腹部第３度熱傷	貨幣状角膜炎	眼化学熱傷
眼窩膿瘍	眼球熱傷	眼瞼化学熱傷
眼瞼第１度熱傷	眼瞼第２度熱傷	眼瞼第３度熱傷
眼瞼熱傷	眼瞼蜂巣炎	間質性膀胱炎
眼周囲化学熱傷	眼周囲第１度熱傷	眼周囲第２度熱傷
眼周囲第３度熱傷	乾性角結膜炎	乾性角膜炎
感染性胃腸炎	感染性咽頭炎	感染性角膜炎
感染性角膜潰瘍	感染性下痢症	感染性喉頭気管炎
感染性大腸炎	肝内胆細管炎	眼熱傷
感冒性胃腸炎	感冒性大腸炎	感冒性腸炎
顔面損傷	顔面第１度熱傷	顔面第２度熱傷
顔面第３度熱傷	顔面熱傷	気管支肺炎
気管熱傷	気腫性腎盂腎炎	気道熱傷
偽膜性咽頭炎	偽膜性気管支炎	偽膜性喉頭炎
偽膜性扁桃炎	逆行性胆管炎	急性アデノイド咽頭炎
急性アデノイド扁桃炎	急性胃腸炎	急性咽頭炎
急性咽頭喉頭炎	急性壊疽性喉頭炎	急性壊疽性扁桃炎
急性潰瘍性喉頭炎	急性潰瘍性扁桃炎	急性角結膜炎
急性顎骨骨髄炎	急性顎骨骨膜炎	急性角膜炎
急性化膿性咽頭炎	急性化膿性下顎骨炎	急性化膿性根尖性歯周炎
急性化膿性歯根膜炎	急性化膿性上顎骨炎	急性化膿性胆管炎
急性化膿性胆のう炎	急性化膿性中耳炎	急性化膿性扁桃炎
急性気管気管支炎	急性気腫性胆のう炎	急性喉頭炎
急性喉頭気管炎	急性喉頭気管気管支炎	急性霰粒腫
急性歯冠周囲炎	急性歯周炎	急性歯肉炎
急性出血性膀胱炎	急性精巣上体炎	急性声帯炎
急性声門下喉頭炎	急性腺窩性扁桃炎	急性大腸炎
急性胆管炎	急性胆細管炎	急性単純性根尖性歯周炎
急性単純性膀胱炎	急性胆のう炎	急性中耳炎
急性腸炎	急性乳腺炎	急性尿道炎
急性肺炎	急性反復性気管支炎	急性浮腫性喉頭炎
急性付属器炎	急性閉塞性化膿性胆管炎	急性扁桃炎
急性膀胱炎	急性卵管炎	急性卵巣炎
急性涙のう炎	胸腔熱傷	狭窄性胆管炎
胸部外傷	胸部上腕熱傷	胸部損傷
胸部第１度熱傷	頬部第１度熱傷	胸部第２度熱傷
頬部第２度熱傷	胸部第３度熱傷	頬部第３度熱傷
胸部熱傷	巨大フリクテン	躯幹薬傷
グラデニーゴ症候群	クループ性気管支炎	頸部第１度熱傷
頸部第２度熱傷	頸部第３度熱傷	頸部熱傷
頸部膿疱	血管性パンヌス	結節性眼炎
結節性結膜炎	結膜熱傷	結膜のうアルカリ化学熱傷
結膜のう酸化学熱傷	結膜腐蝕	下痢症
肩甲間部第１度熱傷	肩甲間部第２度熱傷	肩甲間部第３度熱傷
肩甲間部熱傷	肩甲部第１度熱傷	肩甲部第２度熱傷
肩甲部第３度熱傷	肩甲部熱傷	原発性硬化性胆管炎
肩部第１度熱傷	肩部第２度熱傷	肩部第３度熱傷
高位筋間膿瘍	硬化性角膜炎	口腔上顎洞瘻
口腔第１度熱傷	口腔第２度熱傷	口腔第３度熱傷
口腔熱傷	口唇第１度熱傷	口唇第２度熱傷
口唇第３度熱傷	口唇熱傷	光線眼症
喉頭外傷	喉頭周囲炎	喉頭損傷
喉頭熱傷	肛門括約筋内膿瘍	肛門第１度熱傷
肛門第２度熱傷	肛門第３度熱傷	肛門熱傷
コーガン症候群	鼓室内水腫	根尖性歯周炎

さ

根側歯周膿瘍	細菌性膀胱炎	臍周囲炎
細胆管炎	再発性胆管炎	再発性中耳炎
再発性尿道炎	坐骨直腸窩膿瘍	散在性表層角膜炎
蚕蝕性角膜潰瘍	酸腐蝕	霰粒腫
紫外線角結膜炎	紫外線角膜炎	耳介部第１度熱傷
耳介部第２度熱傷	耳介部第３度熱傷	歯冠周囲膿瘍
子宮頚外膜炎	子宮頚内膜炎	子宮熱傷
篩骨洞炎	歯根膜下膿瘍	四肢挫傷
四肢第１度熱傷	四肢第２度熱傷	四肢第３度熱傷
四肢熱傷	歯周膿瘍	糸状角膜炎
歯性上顎洞炎	歯性副鼻腔炎	歯槽骨腐骨
趾第１度熱傷	趾第２度熱傷	趾第３度熱傷
実質性角膜炎	湿疹性パンヌス	膝部第１度熱傷
膝部第２度熱傷	膝部第３度熱傷	歯肉膿瘍
趾熱傷	習慣性アンギナ	十二指腸総胆管炎
手関節部第１度熱傷	手関節部第２度熱傷	手関節部第３度熱傷
手指第１度熱傷	手指第２度熱傷	手指第３度熱傷
手指端熱傷	手指熱傷	手術創部膿瘍
手掌第１度熱傷	手掌第２度熱傷	手掌第３度熱傷
手掌熱傷	手掌皮膚欠損創	出血性角膜炎
出血性大腸炎	出血性中耳炎	出血性腸炎
出血性膀胱炎	術後横隔膜下膿瘍	術後感染症
術後腎盂腎炎	術後髄膜炎	術後性中耳炎
術後性慢性中耳炎	術後胆管炎	術後膿瘍
術後敗血症	術後腹腔内膿瘍	術後腹壁膿瘍
手背第１度熱傷	手背第２度熱傷	手背第３度熱傷
手背熱傷	手背皮膚欠損創	上咽頭炎
上顎骨炎	上顎骨骨髄炎	上顎骨骨膜炎
上顎骨骨膜下膿瘍	上顎洞炎	上眼瞼蜂巣炎
上行性腎盂腎炎	上鼓室化膿症	上肢第１度熱傷
上肢第２度熱傷	上肢第３度熱傷	上肢熱傷
焼身自殺未遂	上尖性霰粒腫	小児肺炎
小児副鼻腔炎	小膿疱性皮膚炎	上半身第１度熱傷
上半身第２度熱傷	上半身第３度熱傷	上半身熱傷
踵部第１度熱傷	踵部第２度熱傷	踵部第３度熱傷
上腕第１度熱傷	上腕第２度熱傷	上腕第３度熱傷
上腕熱傷	食道熱傷	真菌性角膜潰瘍
神経栄養性角結膜炎	進行性角膜潰瘍	滲出性気管支炎
浸潤性表層角膜炎	新生児上顎骨骨髄炎	新生児中耳炎
深層角膜炎	水疱性中耳炎	星状角膜炎
精巣炎	精巣上体膿瘍	精巣精巣上体炎
精巣熱傷	精巣膿瘍	精巣蜂巣炎
ゼーミッシュ潰瘍	石化性角膜炎	雪眼炎
舌熱傷	前額部第１度熱傷	前額部第２度熱傷
前額部第３度熱傷	腺窩性アンギナ	前胸部第１度熱傷
前胸部第２度熱傷	前胸部第３度熱傷	前胸部熱傷
穿孔性角膜潰瘍	穿孔性中耳炎	線状角膜炎
全身挫傷	全身第１度熱傷	全身第２度熱傷
全身第３度熱傷	全身熱傷	前頭洞炎
腺病性パンヌス	前房蓄膿性角膜炎	前立腺膿瘍
前腕手部熱傷	前腕第１度熱傷	前腕第２度熱傷
前腕第３度熱傷	前腕熱傷	早期発症型歯周炎
創部膿瘍	足関節第１度熱傷	足関節第２度熱傷
足関節第３度熱傷	足関節熱傷	側胸部第１度熱傷
側胸部第２度熱傷	側胸部第３度熱傷	足底熱傷
足底部第１度熱傷	足底部第２度熱傷	足底部第３度熱傷
足背部第１度熱傷	足背部第２度熱傷	足背部第３度熱傷
側腹部第１度熱傷	側腹部第２度熱傷	側腹部第３度熱傷
鼡径部第１度熱傷	鼡径部第２度熱傷	鼡径部第３度熱傷

た

鼡径部熱傷	第１度熱傷	第１度腐蝕
第２度熱傷	第２度腐蝕	第３度熱傷
第３度腐蝕	第４度熱傷	体幹第１度熱傷
体幹第２度熱傷	体幹第３度熱傷	体幹熱傷
大腿汚染創	大腿熱傷	大腿皮膚欠損創
大腿部第１度熱傷	大腿部第２度熱傷	大腿部第３度熱傷
大腸炎	体表面積 10％未満の熱傷	体表面積 10 － 19％の熱傷
体表面積 20 － 29％の熱傷	体表面積 30 － 39％の熱傷	体表面積 40 － 49％の熱傷
体表面積 50 － 59％の熱傷	体表面積 60 － 69％の熱傷	体表面積 70 － 79％の熱傷

タ

	体表面積80－89%の熱傷	体表面積90%以上の熱傷	大葉性肺炎
	多発性外傷	多発性昆虫咬創	多発性挫傷
	多発性擦過創	多発性第1度熱傷	多発性第2度熱傷
	多発性第3度熱傷	多発性熱傷	多発性膿疱症
	多発性表在損傷	胆管胆のう炎	胆管膿瘍
	単純性角膜潰瘍	単純性歯周炎	単純性中耳炎
	胆のう壊疽	胆のう周囲炎	胆のう周囲膿瘍
	胆のう膿瘍	智歯周囲炎	腟断端炎
	腟熱傷	チフス性胆のう炎	中耳炎性顔面神経麻痺
	虫垂炎術後残膿瘍	肘部第1度熱傷	肘部第2度熱傷
	肘部第3度熱傷	腸炎	腸カタル
	腸間膜リンパ節炎	蝶形骨洞炎	腸チフス性関節炎
	腸チフス性心筋炎	腸チフス性心内膜炎	腸チフス性髄膜炎
	腸チフス性肺炎	直腸肛門周囲膿瘍	陳旧性中耳炎
	低位筋間膿瘍	手第1度熱傷	手第2度熱傷
	手第3度熱傷	手熱傷	殿部第1度熱傷
	殿部第2度熱傷	殿部第3度熱傷	殿部熱傷
	頭部第1度熱傷	頭部第2度熱傷	頭部第3度熱傷
な	頭部熱傷	兎眼性角膜炎	内麦粒腫
	内部尿路性器の熱傷	軟口蓋熱傷	難治性乳児下痢症
	乳児下痢	乳児肺炎	乳腺膿瘍
	乳腺瘻孔	乳頭潰瘍	乳頭周囲炎
	乳頭びらん	乳頭部第1度熱傷	乳頭部第2度熱傷
	乳頭部第3度熱傷	乳房炎症性疾患	乳房潰瘍
	乳房第1度熱傷	乳房第2度熱傷	乳房第3度熱傷
	乳房熱傷	乳房膿瘍	乳房よう
	乳輪下膿瘍	乳輪部第1度熱傷	乳輪部第2度熱傷
	乳輪部第3度熱傷	尿管切石術後感染症	尿細管間質性腎炎
	尿道口炎	尿道周囲炎	尿膜管膿瘍
	妊娠中の子宮頚管炎	膿皮症	膿疱
は	肺炎球菌性咽頭炎	肺炎球菌性気管支炎	敗血症性気管支炎
	敗血症性肺炎	敗血症性皮膚炎	肺熱傷
	背部第1度熱傷	背部第2度熱傷	背部第3度熱傷
	背部熱傷	抜歯後感染	パラチフスA
	パラチフスB	パラチフスC	パラチフス熱関節炎
	バルトリン腺膿瘍	半身第1度熱傷	半身第2度熱傷
	半身第3度熱傷	反復性角膜潰瘍	反復性膀胱炎
	汎副鼻腔炎	非性病性尿道炎	非定型肺炎
	非特異性腸間膜リンパ節炎	非特異性尿道炎	非特異性リンパ節炎
	鼻部第1度熱傷	鼻部第2度熱傷	鼻部第3度熱傷
	鼻部皮膚欠損創	びまん性肺炎	びまん性表層角膜炎
	表在性角膜炎	表在性点状角膜炎	びらん性膀胱炎
	非淋菌性尿道炎	フィラメント状角膜炎	匐行性角膜潰瘍
	複雑性歯周炎	腹部第1度熱傷	腹部第2度熱傷
	腹部第3度熱傷	腹部熱傷	腹壁縫合糸膿瘍
	腐蝕	ぶどう球菌性咽頭炎	フリクテン性角結膜炎
	フリクテン性角膜炎	フリクテン性角膜潰瘍	フリクテン性結膜炎
	フリクテン性パンヌス	辺縁角膜炎	辺縁性化膿性歯根膜炎
	辺縁性歯周組織炎	辺縁フリクテン	扁桃性アンギナ
	扁桃チフス	膀胱後部膿瘍	膀胱三角部炎
	縫合糸膿瘍	膀胱周囲炎	膀胱周囲膿瘍
	膀胱尿道炎	縫合部膿瘍	放射線性下顎骨骨髄炎
	放射線性顎骨壊死	放射線性化膿性顎骨壊死	放射線性熱傷
	放射線性膀胱炎	母指球部第1度熱傷	母指球部第2度熱傷
	母指球部第3度熱傷	母指第1度熱傷	母指第2度熱傷
ま	母指第3度熱傷	母指熱傷	慢性咽喉頭炎
	慢性角結膜炎	慢性顎骨炎	慢性顎骨骨髄炎
	慢性化膿性根尖性歯周炎	慢性化膿性穿孔性中耳炎	慢性化膿性中耳炎
	慢性細菌性前立腺炎	慢性再発性膀胱炎	慢性耳管鼓室化膿性中耳炎
	慢性歯冠周囲炎	慢性歯周炎	慢性歯周膿瘍
	慢性上鼓室乳突洞化膿性中耳炎	慢性精巣上体炎	慢性穿孔性中耳炎
	慢性前立腺炎急性増悪	慢性胆管炎	慢性胆細管炎
	慢性胆のう炎	慢性中耳炎	慢性中耳炎急性増悪
	慢性中耳炎後遺症	慢性中耳炎術後再燃	慢性尿道炎
	慢性複雑性膀胱炎	慢性副鼻腔炎	慢性副鼻腔炎急性増悪
	慢性副鼻腔膿瘍	慢性付属器炎	慢性辺縁性歯周炎急性発作
	慢性辺縁性歯周炎軽度	慢性辺縁性歯周炎重度	慢性辺縁性歯周炎中等度
	慢性扁桃炎	慢性膀胱炎	慢性放射線性顎骨壊死
	慢性卵管炎	慢性卵巣炎	慢性リンパ管炎
	慢性リンパ節炎	慢性涙小管炎	慢性涙のう炎
	耳後部リンパ節炎	耳後部リンパ腺炎	脈絡網膜熱傷
や	無熱性肺炎	薬傷	薬物性角結膜炎
	薬物性角膜炎	腰部第1度熱傷	腰部第2度熱傷
ら	腰部第3度熱傷	腰部熱傷	卵管炎
	卵管周囲炎	卵管卵巣膿瘍	卵管留水症
	卵管留膿症	卵巣炎	卵巣周囲炎
	卵巣膿瘍	卵巣卵管周囲炎	良性慢性化膿性中耳炎
	淋菌性子宮頚管炎	淋菌性バルトリン腺膿瘍	輪紋状角膜炎
	涙小管炎	涙のう周囲炎	涙のう周囲膿瘍
	連鎖球菌気管支炎	連鎖球菌性咽頭炎	連鎖球菌性喉頭炎
	連鎖球菌性喉頭気管炎	連鎖球菌性扁桃炎	老人性肺炎

△	BB型ハンセン病	BKウイルス腎症	BL型ハンセン病
	BT型ハンセン病	LL型ハンセン病	MRSA術後創部感染
あ	TT型ハンセン病	アキレス腱筋腱移行部断裂	アキレス腱挫傷
	アキレス腱挫創	アキレス腱切創	アキレス腱断裂
	アキレス腱部分断裂	足異物	足開放創
	足挫創	足切創	亜脱臼
	圧挫傷	圧挫創	圧迫骨折
	圧迫神経炎	アレルギー性副鼻腔炎	医原性気胸
	一部性歯髄炎	犬咬創	陰茎開放創
	陰茎挫創	陰茎折症	陰茎裂創
	咽頭開放創	咽頭創傷	陰のう開放創
	陰のう裂創	陰部切創	ウイルス性咽頭炎
	ウイルス性扁桃炎	う蝕第2度単純性歯髄炎	う蝕第3度急性化膿性根尖性歯周炎
	う蝕第3度急性化膿性歯髄炎	う蝕第3度急性単純性根尖性歯周炎	う蝕第3度歯髄壊死
	う蝕第3度歯髄壊疽	う蝕第3度慢性壊疽性歯髄炎	う蝕第3度慢性潰瘍性歯髄炎
	う蝕第3度慢性増殖性歯髄炎	会陰部化膿創	会陰裂傷
	壊死性潰瘍性歯周炎	壊死性潰瘍性歯肉炎	壊疽性歯髄炎
	壊疽性歯肉炎	円板状角膜炎	横隔膜損傷
	横骨折	汚染擦過創	汚染創
か	外陰開放創	外陰部挫創	外陰部切創
	外陰部裂傷	外耳開放創	外耳道創傷
	外耳部外傷性異物	外耳部外傷性腫脹	外耳部外傷性皮下異物
	外耳部割創	外耳部貫通創	外耳部咬創
	外耳部挫傷	外耳部挫創	外耳部擦過創
	外耳部刺創	外耳部切創	外耳部創傷
	外耳部打撲傷	外耳部虫刺傷	外耳部皮下血腫
	外耳部皮下出血	外傷後早期合併症	外傷性一過性麻痺
	外傷性異物	外傷性横隔膜ヘルニア	外傷性眼球ろう
	外傷性空気塞栓症	外傷性咬合	外傷性虹彩離断
	外傷性硬膜動静脈瘻	外傷性歯根膜炎	外傷性耳出血
	外傷性歯髄炎	外傷性脂肪塞栓症	外傷性縦隔気腫
	外傷性食道破裂	外傷性脊髄出血	外傷性切断
	外傷性動静脈瘻	外傷性動脈血腫	外傷性動脈瘤
	外傷性脳圧迫	外傷性脳圧迫・頭蓋内に達する開放創合併あり	外傷性脳圧迫・頭蓋内に達する開放創合併なし
	外傷性脳症	外傷性破裂	外傷性皮下気腫
	外傷性皮下血腫	外耳裂創	外歯瘻
	開放骨折	開放性外傷性脳圧迫	開放性陥没骨折
	開放性胸膜損傷	開放性脱臼	開放性脱臼骨折

開放性脳挫創	開放性脳損傷髄膜炎	開放性脳底部挫傷
開放性びまん性脳損傷	開放性粉砕骨折	開放創
潰瘍性歯肉炎	下咽頭創傷	下顎外傷性異物
下顎開放創	下顎割創	下顎貫通創
下顎口唇挫創	下顎咬創	下顎挫傷
下顎挫創	下顎擦過創	下顎刺創
下顎切創	下顎創傷	下顎打撲傷
下顎皮下血腫	下顎部挫傷	下顎部打撲傷
下顎部皮膚欠損創	下顎裂創	踵裂創
顎関節部開放創	顎関節部割創	顎関節部貫通創
顎関節部咬創	顎関節部挫傷	顎関節部挫創
顎関節部擦過創	顎関節部刺創	顎関節部切創
顎関節部創傷	顎関節部打撲傷	顎関節部皮下血腫
顎関節部裂創	顎部挫傷	顎部打撲傷
角膜挫創	角膜切傷	角膜切創
角膜創傷	角膜破裂	角膜裂傷
下肢リンパ浮腫	下腿汚染創	下腿開放創
下腿挫創	下腿切創	下腿皮膚欠損創
下腿裂創	割創	カテーテル感染症
カテーテル敗血症	化膿性歯肉炎	化膿性リンパ節炎
カリエスのない歯髄炎	眼黄斑部裂孔	眼窩創傷
眼窩部挫創	眼窩裂傷	眼球結膜裂傷
眼球損傷	眼球破裂	眼球裂傷
眼瞼外傷性異物	眼瞼外傷性腫脹	眼瞼外傷性皮下異物
眼瞼開放創	眼瞼割創	眼瞼貫通創
眼瞼咬創	眼瞼挫創	眼瞼擦過創
眼瞼刺創	眼瞼切創	眼瞼創傷
眼瞼虫刺傷	眼瞼裂創	環指圧挫傷
環指挫傷	環指挫創	環指切創
環指剥皮創	環指皮膚欠損創	眼周囲部外傷性異物
眼周囲部外傷性腫脹	眼周囲部外傷性皮下異物	眼周囲部開放創
眼周囲部割創	眼周囲部貫通創	眼周囲部咬創
眼周囲部挫創	眼周囲部擦過創	眼周囲部刺創
眼周囲部切創	眼周囲部創傷	眼周囲部虫刺傷
眼周囲部裂創	関節血腫	関節骨折
関節挫傷	関節打撲	完全骨折
完全脱臼	貫通刺創	貫通銃創
貫通性挫滅創	貫通創	眼部外傷性異物
眼部外傷性腫脹	眼部外傷性皮下異物	眼部開放創
眼部割創	眼部貫通創	眼部咬創
眼部挫創	眼部擦過創	眼部刺創
眼部切創	眼部創傷	眼部虫刺傷
眼部裂創	陥没骨折	顔面汚染創
顔面外傷性異物	顔面開放創	顔面割創
顔面貫通創	顔面咬創	顔面挫傷
顔面挫創	顔面擦過創	顔面刺創
顔面切創	顔面創傷	顔面掻創
顔面多発開放創	顔面多発割創	顔面多発貫通創
顔面多発咬創	顔面多発挫傷	顔面多発挫創
顔面多発擦過創	顔面多発刺創	顔面多発切創
顔面多発創傷	顔面多発打撲傷	顔面多発虫刺傷
顔面多発皮下血腫	顔面多発皮下出血	顔面多発裂創
顔面打撲傷	顔面皮下血腫	顔面皮膚欠損創
顔面裂創	乾酪性副鼻腔炎	偽膜性アンギナ
急性一部性化膿性歯髄炎	急性一部性単純性歯髄炎	急性壊疽性歯髄炎
急性化膿性歯髄炎	急性化膿性辺縁性歯根膜炎	急性根尖性歯周炎
急性歯髄炎	急性歯槽膿瘍	急性全部性化膿性歯髄炎
急性全部性単純性歯髄炎	急性単純性歯髄炎	急性涙腺炎
急速進行性歯周炎	胸管損傷	胸腺損傷
頬粘膜咬傷	頬粘膜咬創	胸部汚染創
頬部外傷性異物	頬部開放創	頬部割創

頬部貫通創	頬部咬創	頬部挫傷
胸部挫創	頬部挫創	頬部擦過創
頬部刺創	胸部食道損傷	胸部切創
頬部切創	頬部創傷	頬部打撲傷
胸部皮下気腫	頬部皮下血腫	胸部皮膚欠損創
頬部皮膚欠損創	頬部裂創	胸壁開放創
胸壁刺創	強膜切創	強膜創傷
胸膜損傷・胸腔に達する開放創合併あり	胸膜肺炎	強膜裂傷
胸膜裂創	棘刺創	魚咬創
亀裂骨折	筋損傷	筋断裂
筋肉内血腫	空気塞栓症	屈曲骨折
クラミジア肺炎	頚管破裂	脛骨顆部割創
頚部開放創	頚部挫創	頚部食道開放創
頚部切創	頚部皮膚欠損創	頚部リンパ節炎
血管切断	血管損傷	血行性歯髄炎
血腫	結膜創傷	結膜裂傷
限局型若年性歯周炎	腱切創	腱損傷
腱断裂	腱部分断裂	腱裂傷
高エネルギー外傷	口蓋挫傷	口蓋切創
口蓋裂創	口角部挫創	口角部裂創
口腔外傷性異物	口腔外傷性腫脹	口腔開放創
口腔割創	口腔挫傷	口腔挫創
口腔擦過創	口腔刺創	口腔切創
口腔創傷	口腔打撲傷	口腔内血腫
口腔粘膜咬傷	口腔粘膜咬創	口腔裂創
好酸球性中耳炎	後出血	紅色陰癬
口唇外傷性異物	口唇外傷性腫脹	口唇外傷性皮下異物
口唇開放創	口唇割創	口唇貫通創
口唇咬傷	口唇咬創	口唇挫傷
口唇挫創	口唇擦過創	口唇刺創
口唇切創	口唇創傷	口唇打撲傷
口唇虫刺傷	口唇皮下血腫	口唇皮下出血
口唇裂創	抗生物質起因性大腸炎	抗生物質起因性腸炎
溝創	咬創	後頭部外傷
後頭部割創	後頭部挫傷	後頭部挫創
後頭部切創	後頭部打撲傷	後頭部裂創
広汎型若年性歯周炎	広範性軸索損傷	広汎性神経損傷
後方脱臼	硬膜損傷	硬膜裂傷
肛門裂創	コクサッキーウイルス気管支炎	骨折
骨盤部裂創	根尖周囲のう胞	根尖周囲膿瘍
根尖肉芽腫	根尖膿瘍	昆虫咬創
さ 昆虫刺傷	コントル・クー損傷	採皮創
挫傷	擦過創	擦過皮下血腫
挫滅傷	挫滅創	残髄炎
残存性歯根のう胞	耳介外傷性異物	耳介外傷性腫脹
耳介外傷性皮下異物	耳介開放創	耳介割創
耳介貫通創	耳介咬創	耳介挫傷
耳介挫創	耳介擦過創	耳介刺創
耳介切創	耳介創傷	耳介打撲傷
耳介虫刺傷	耳介皮下血腫	耳介皮下出血
趾開放創	耳介裂創	耳下腺部打撲
趾化膿創	指間切創	趾間切創
子宮頚管裂傷	子宮頚部環状剥離	刺咬症
趾挫創	示指 MP 関節挫傷	示指 PIP 開放創
示指割創	示指化膿創	示指挫傷
示指挫創	示指刺創	四肢静脈損傷
示指切創	四肢動脈損傷	示指皮膚欠損創
歯周症	歯周のう胞	思春期性歯肉炎
歯髄壊死	歯髄壊疽	歯髄充血
歯髄露出	耳前部挫創	刺創
歯槽膿瘍	膝蓋部挫創	膝下部挫創
膝窩部銃創	膝関節部異物	膝関節部挫創
膝部異物	膝部開放創	膝部割創

タ

タ

膝部咬創	膝部挫創	膝部切創
膝部裂創	歯肉炎	歯肉挫傷
歯肉切創	歯肉裂創	脂肪塞栓症
若年性歯周炎	斜骨折	射創
尺骨近位端骨折	尺骨鉤状突起骨折	手圧挫傷
縦隔血腫	習慣性扁桃炎	縦骨折
銃自殺未遂	銃創	重複骨折
手関節挫滅傷	手関節挫滅創	手関節掌側部挫創
手関節部挫創	手関節部切創	手関節部創傷
手関節部裂創	手指圧挫傷	手指汚染創
手指開放創	手指咬創	種子骨開放骨折
種子骨骨折	手指挫傷	手指挫創
手指挫滅傷	手指挫滅創	手指刺創
樹枝状角膜炎	樹枝状角膜潰瘍	手指切創
手指打撲傷	手指剥皮創	手指皮下血腫
手指皮膚欠損創	手術創離開	手掌挫創
手掌刺創	手掌切創	手掌剥皮創
術後血腫	術後出血性ショック	術後消化管出血性ショック
術後ショック	術後皮下気腫	手背部挫創
手背部切創	手部汚染創	上顎挫傷
上顎擦過創	上顎切創	上顎打撲傷
上顎皮下血腫	上顎部裂創	上口唇挫傷
上行性歯髄炎	症候性流涙症	踵骨部挫滅創
小指咬創	小指挫傷	小指挫創
小指切創	硝子体切断	小指皮膚欠損創
上肢リンパ浮腫	上唇小帯裂創	上腕汚染創
上腕貫通銃創	上腕挫創	上腕皮膚欠損創
上腕部開放創	食道損傷	処女膜裂傷
神経根ひきぬき損傷	神経切断	神経叢損傷
神経叢不全損傷	神経損傷	神経断裂
針刺創	靱帯ストレイン	靱帯損傷
靱帯断裂	靱帯捻挫	靱帯裂傷
心内異物	ストレイン	生検後出血
精巣開放創	精巣破裂	声門外傷
舌開放創	舌下顎挫創	舌咬傷
舌咬創	舌挫創	舌刺創
舌切創	切創	舌創傷
切断	舌扁桃炎	舌裂創
前額部外傷性異物	前額部外傷性腫脹	前額部外傷性皮下異物
前額部開放創	前額部割創	前額部貫通創
前額部咬創	前額部挫創	前額部擦過創
前額部刺創	前額部切創	前額部創傷
前額部虫刺傷	前額部虫刺症	前額部皮膚欠損創
前額部裂創	前胸部挫創	前額頭頂部挫創
仙骨部挫創	仙骨部皮膚欠損創	前思春期性歯周炎
線状骨折	全身擦過創	穿通創
前頭部割創	前頭部挫傷	前頭部挫創
前頭部切創	前頭部打撲傷	前頭部皮膚欠損創
全部性歯髄炎	前方脱臼	前立腺痛
前腕汚染創	前腕開放創	前腕咬創
前腕挫創	前腕刺創	前腕切創
前腕皮膚欠損創	前腕裂創	爪下異物
爪下挫滅傷	爪下挫滅創	増殖性化膿性口内炎
増殖性歯肉炎	搔創	足関節内果部挫創
足関節部挫創	足底異物	足底部咬創
足底部刺創	足底部皮膚欠損創	側頭部割創
側頭部挫創	側頭部切創	側頭部打撲傷
側頭部皮下血腫	足背部挫創	足背部切創
足部汚染創	側腹部咬創	側腹部挫創
側腹壁開放創	足部皮膚欠損創	足部裂創
鼡径部開放創	鼡径部切創	損傷
た 第5趾皮膚欠損創	大腿咬創	大腿挫創
大腿部開放創	大腿部刺創	大腿部切創
大腿裂創	大転子部挫創	脱臼

脱臼骨折	多発性開放創	多発性咬創
多発性切創	多発性穿刺創	多発性裂創
打撲割創	打撲血腫	打撲挫創
打撲擦過創	打撲傷	打撲皮下血腫
単純性歯肉炎	単純脱臼	地図状角膜炎
腟開放創	腟断端出血	腟壁縫合不全
腟裂傷	中隔部肉芽形成	肘関節骨折
肘関節挫創	肘関節脱臼骨折	肘関節部開放創
中指咬創	中指挫傷	中指挫創
中指刺創	中指切創	中指皮膚欠損創
中手骨関節部挫創	中枢神経系損傷	肘頭骨折
肘部挫創	肘部切創	肘部皮膚欠損創
直腸周囲膿瘍	沈下性肺炎	手開放創
手咬創	手挫創	手刺創
手切創	転位性骨折	殿部異物
殿部開放創	殿部咬創	殿部刺創
殿部切創	殿部皮膚欠損創	殿部裂創
頭頂部挫傷	頭頂部挫創	頭頂部擦過創
頭頂部切創	頭頂部打撲傷	頭頂部裂創
頭皮外傷性腫脹	頭皮開放創	頭皮下血腫
頭皮剥離	頭皮表在損傷	頭部異物
頭部外傷性皮下異物	頭部外傷性皮下気腫	頭部開放創
頭部割創	頭部頚部挫傷	頭部頚部挫創
頭部頚部打撲傷	頭部血腫	頭部挫傷
頭部挫創	頭部擦過創	頭部刺創
頭部切創	頭部多発開放創	頭部多発割創
頭部多発咬創	頭部多発挫傷	頭部多発挫創
頭部多発擦過創	頭部多発刺創	頭部多発切創
頭部多発創傷	頭部多発打撲傷	頭部多発皮下血腫
頭部多発裂創	頭部打撲	頭部打撲血腫
頭部打撲傷	頭部虫刺傷	動物咬創
頭部皮下異物	頭部皮下血腫	頭部皮下出血
頭部皮膚欠損創	頭部裂創	動脈損傷
特殊性歯周炎	特発性関節脱臼	飛び降り自殺未遂
な 飛び込み自殺未遂	内視鏡検査中腸穿孔	内歯瘻
軟口蓋血腫	軟口蓋挫創	軟口蓋創傷
軟口蓋破裂	難治性歯周炎	肉離れ
乳腺内異物	乳房異物	尿道症候群
妊娠中の子宮内感染	妊娠中の性器感染症	猫咬創
捻挫	脳挫傷	脳挫傷・頭蓋内に達する開放創合併あり
脳挫傷・頭蓋内に達する開放創合併なし	脳挫創	脳挫創・頭蓋内に達する開放創合併あり
脳挫創・頭蓋内に達する開放創合併なし	脳損傷	脳対側損傷
脳直撃損傷	脳底部挫傷	脳底部挫傷・頭蓋内に達する開放創合併あり
は 脳底部挫傷・頭蓋内に達する開放創合併なし	脳裂傷	敗血症性咽頭炎
爆死自殺未遂	剥離骨折	剥離性歯肉炎
抜歯後出血	バルトリン腺のう胞	破裂骨折
ハンセン病性関節炎	ハンセン病性筋炎	ハンセン病ニューロパチー
皮下異物	皮下気腫	皮下血腫
鼻下擦過創	皮下静脈損傷	皮下損傷
鼻根部打撲挫創	鼻根部裂創	膝汚染創
膝皮膚欠損創	皮神経挫傷	鼻前庭部挫創
鼻尖部挫創	肥大性歯肉炎	非熱傷性水疱
鼻部外傷性異物	鼻部外傷性腫脹	鼻部外傷性皮下異物
鼻部開放創	眉部割創	鼻部割創
鼻部貫通創	腓腹筋挫創	眉部血腫
皮膚欠損創	鼻部咬創	鼻部挫傷
鼻部挫創	鼻部擦過創	鼻部刺創
鼻部切創	鼻部創傷	皮膚損傷
鼻部打撲傷	鼻部虫刺傷	皮膚剥脱創
鼻部皮下血腫	鼻部皮下出血	鼻部皮膚剥離創

	鼻部裂創	びまん性脳損傷	びまん性脳損傷・頭蓋内に達する開放創合併あり
	びまん性脳損傷・頭蓋内に達する開放創合併なし	眉毛部割創	眉毛部裂創
	表皮剥離	鼻翼部切創	鼻翼部裂創
	びらん性歯肉炎	フェニトイン歯肉増殖症	複雑性歯肉炎
	複雑脱臼	伏針	副鼻腔開放創
	副鼻腔真菌症	腹部汚染創	腹部刺創
	腹部皮膚欠損創	腹壁異物	腹壁開放創
	腹壁創し開	腹壁縫合不全	不全骨折
	ぶどう球菌性扁桃炎	ブラックアイ	粉砕骨折
	分娩時会陰裂傷	分娩時軟産道損傷	閉鎖性外傷性脳圧迫
	閉鎖性骨折	閉鎖性脱臼	閉鎖性脳挫創
	閉鎖性脳底部挫傷	閉鎖性びまん性脳損傷	閉塞性肺炎
	縫合不全	縫合不全出血	放射線出血性膀胱炎
	萌出性歯肉炎	帽状腱膜下出血	包皮挫創
	包皮切創	包皮裂創	母指咬創
	母指挫傷	母指挫創	母趾挫創
	母指示指間切創	母指刺創	母指切創
	母指打撲挫創	母指打撲傷	母指皮膚欠損創
ま	母趾皮膚欠損創	母指末節部挫創	マイコプラズマ気管支炎
	膜性咽頭炎	末梢血管外傷	末梢神経損傷
	慢性萎縮性老人性歯肉炎	慢性壊疽性歯髄炎	慢性開放性歯髄炎
	慢性潰瘍性歯髄炎	慢性根尖性歯周炎	慢性歯髄炎
	慢性歯槽膿瘍	慢性歯肉炎	慢性増殖性歯髄炎
	慢性単純性歯髄炎	慢性非細菌性前立腺炎	慢性閉鎖性歯髄炎
	慢性涙腺炎	眉間部挫創	眉間部裂創
	耳後部挫創	耳後部打撲傷	盲管銃創
	網膜振盪	網脈絡膜裂傷	モンテジア骨折
ら	腰部切創	腰部打撲挫創	らい性結節性紅斑
	らせん骨折	離開骨折	淋菌性咽頭炎
	涙管腫	涙管損傷	涙管断裂
	涙小管のう胞	涙小管瘻	涙腺炎
	涙道損傷	涙道瘻	涙のう瘻
	轢過創	裂離	裂離骨折
わ	連鎖球菌性アンギナ	若木骨折	ワンサンアンギナ
	ワンサン気管支炎	ワンサン扁桃炎	

用法用量
通常，成人に対して，オフロキサシンとして1日300～600mg(3～6錠)を2～3回に分割して経口投与する。ハンセン病については，オフロキサシンとして1日400～600mg(4～6錠)を2～3回に分割して経口投与する。なお，感染症の種類及び症状により適宜増減する。ハンセン病については，原則として他の抗ハンセン病剤と併用する。
腸チフス，パラチフスについては，オフロキサシンとして1回200mg(2錠)を1日4回，14日間経口投与する。

用法用量に関連する使用上の注意　本剤の使用にあたっては，耐性菌の発現等を防ぐため，原則として感受性を確認し，疾病の治療上必要な最小限の期間の投与にとどめること。

禁忌
(1)本剤の成分又はレボフロキサシン水和物に対し過敏症の既往歴のある患者
(2)妊婦又は妊娠している可能性のある婦人
(3)小児等

オーハラキシン錠100mg：大原薬品[36.4円/錠]，オフロキサシン錠100mg「JG」：長生堂[20.9円/錠]，オフロキサシン錠100mg「サワイ」：沢井[36.4円/錠]，オフロキサシン錠100mg「ツルハラ」：鶴原[20.9円/錠]，オフロキサシン錠100mg「テバ」：大正薬品[20.9円/錠]，タツミキシン錠100mg：辰巳化学[20.9円/錠]，タリフロン錠100mg：東和[36.4円/錠]，フロキン錠100mg：イセイ[20.9円/錠]

タルセバ錠25mg　規格：25mg1錠[1978.3円/錠]
タルセバ錠100mg　規格：100mg1錠[7272.5円/錠]
エルロチニブ塩酸塩　中外　429

【効 能 効 果】
(1)切除不能な再発・進行性で，がん化学療法施行後に増悪した非小細胞肺癌
(2) *EGFR*遺伝子変異陽性の切除不能な再発・進行性で，がん化学療法未治療の非小細胞肺癌
(3)治癒切除不能な膵癌

【対応標準病名】

◎	EGFR遺伝子変異陽性非小細胞肺癌	癌	膵癌
	非小細胞肺癌		
○	ALK融合遺伝子陽性非小細胞肺癌	下葉非小細胞肺癌	上葉非小細胞肺癌
	膵管癌	膵管内管状腺癌	膵管内乳頭粘液性腺癌
	膵漿液性のう胞腺癌	膵腺房細胞癌	膵体部癌
	膵頭部癌	膵粘液性のう胞腺癌	膵尾部癌
	中葉非小細胞肺癌	肺癌	肺大細胞癌
	肺門部非小細胞癌		
△	VIP産生腫瘍	悪性インスリノーマ	悪性腫瘍
	悪性膵内分泌腫瘍	悪性ソマトスタチノーマ	下葉肺癌
	下葉肺腺癌	下葉肺大細胞癌	下葉肺扁平上皮癌
	気管支カルチノイド	気管支癌	胸膜播種
	原発性肺癌	後腹膜リンパ節転移	細気管支肺胞上皮癌
	主気管支の悪性腫瘍	上葉小細胞肺癌	上葉肺癌
	上葉肺腺癌	上葉肺大細胞癌	上葉肺扁平上皮癌
	膵芽腫	膵頚部癌	膵脂肪肉腫
	膵体尾部癌	膵頭部カルチノイド	大動脈周囲リンパ節転移
	中葉小細胞肺癌	中葉肺癌	中葉肺腺癌
	中葉肺大細胞癌	中葉肺扁平上皮癌	腸骨リンパ節転移
	肺芽腫	肺カルチノイド	肺癌肉腫
	肺癌による閉塞性肺炎	肺腺癌	肺腺扁平上皮癌
	肺腺様のう胞癌	肺大細胞神経内分泌癌	肺肉腫
	肺粘表皮癌	肺扁平上皮癌	肺胞上皮癌
	肺未分化癌	肺門部腺癌	肺門部大細胞癌
	肺門部肺癌	肺門部扁平上皮癌	肺門リンパ節転移
	パンコースト症候群	脾門部リンパ節転移	

効能効果に関連する使用上の注意
(1)非小細胞肺癌及び膵癌に対する術後補助化学療法として本剤を使用した場合の有効性及び安全性は確立していない。
(2) *EGFR*遺伝子変異陽性の切除不能な再発・進行性で，がん化学療法未治療の非小細胞肺癌の場合には，臨床試験に組み入れられた患者の遺伝子変異の種類等について，【臨床成績】の項の内容を熟知し，本剤の有効性及び安全性を十分に理解した上で，適応患者の選択を行うこと。
(3)治癒切除不能な膵癌に対して本剤を使用する場合には，【臨床成績】の項の内容を熟知し，国内臨床試験に組み入れられた患者背景や本剤の有効性及び安全性を十分に理解した上で適応患者の選択を慎重に行うこと。

用法用量
(1)非小細胞肺癌の場合：通常，成人にはエルロチニブとして150mgを食事の1時間以上前又は食後2時間以降に1日1回経口投与する。なお，患者の状態により適宜減量する。
(2)治癒切除不能な膵癌の場合：ゲムシタビンとの併用において，通常，成人にはエルロチニブとして100mgを食事の1時間以上前又は食後2時間以降に1日1回経口投与する。なお，患者の状態により適宜減量する。

用法用量に関連する使用上の注意
(1)副作用の発現により用量を変更する場合には，50mgずつ減量すること。

タ

(2)高脂肪，高カロリーの食後に本剤を投与した場合，AUC が増加するとの報告がある。食事の影響を避けるため食事の 1 時間前から食後 2 時間までの間の服用は避けること。
(3)非小細胞肺癌では，他の抗悪性腫瘍剤との併用について，有効性及び安全性は確立していない。
(4)治癒切除不能な膵癌では，本剤をゲムシタビン以外の抗悪性腫瘍剤との併用で使用した場合や本剤を化学放射線療法として使用した場合の有効性及び安全性は確立していない。
(5)治癒切除不能な膵癌に対して本剤を使用する場合には，【臨床成績】の項の内容を十分に理解した上で行うこと。
(6)治癒切除不能な膵癌に対して本剤を使用する場合には，膵癌を対象とした国内第 II 相臨床試験(JO20302/JO21097 試験)の基準を目安として，休薬，減量又は中止を考慮すること。
膵癌を対象とした国内第 II 相臨床試験における休薬減量基準(一部改変)

非血液毒性

副作用	Grade	休薬基準[a]	投与再開時の用量
間質性肺疾患	Grade は問わない	疑われる症状が発現した場合には，直ちに休薬，その後 CT 検査を含めた適切な検査を実施し，医学的に間質性肺疾患と判断した場合には投与中止	医学的に間質性肺疾患と判断されなかった場合には，同一用量で投与再開
角膜炎	2	2 週間以上継続する場合は Grade 1 以下になるまで休薬	同一用量で再開。ただし，主治医判断で 50mg に減量して再開可能。
	3	Grade 1 以下になるまで休薬	50mg で再開
下痢	2	その症状が忍容できない場合は Grade 1 以下に回復するまで休薬	同一用量で再開。ただし，主治医判断で 50mg に減量して再開可能。
	3	Grade 1 以下になるまで休薬	50mg で再開
発疹(ざ瘡/ざ瘡様)	2	その症状が忍容できない場合は Grade 1 以下に回復するまで休薬	同一用量で再開。ただし，主治医判断で 50mg に減量して再開可能。
	3	Grade 1 以下になるまで休薬。ただし，主治医が継続投与可能と判断した場合は同一用量で投与可能。	50mg で再開
AST 又は ALT	3	Grade 2 以下になるまで休薬	50mg で再開
上記以外の非血液毒性	2	4 週間以上継続した場合は Grade 1 以下になるまで休薬。ただし，主治医が継続投与可能と判断した場合は同一用量で投与可能。	50mg で再開
	3	Grade 1 以下になるまで休薬。ただし，主治医が継続投与可能と判断した場合は同一用量で投与可能。	50mg で再開
全ての非血液毒性[b]	4	投与の中止	―

血液毒性

副作用	休薬基準[a]	投与再開時の用量
Grade 4 の血液毒性	Grade 2 以下になるまで休薬	同一用量で再開

Grade は CTCAE v3.0 により評価
本剤減量後の増量は行わない。
50mg で再開した後に規定された副作用が再び発現した場合には，投与を中止する。
a)いずれの場合も 3 週間以上の連続した休薬で回復しない場合には，投与を中止する。
b)重篤又は致死的となる可能性がないと主治医が判断した場合を除く。

警告
(1)本剤は，緊急時に十分に対応できる医療施設において，がん化学療法に十分な知識・経験を持つ医師のもとで，添付文書を参照して，適切と判断される症例についてのみ投与すること。適応患者の選択にあたっては，本剤及び併用薬剤の添付文書を参照して十分に注意すること。また，治療開始に先立ち，患者又はその家族に本剤の有効性及び危険性(特に，間質性肺疾患の初期症状，服用中の注意事項，死亡に至った症例があること等に関する情報)，非小細胞肺癌，膵癌の治療法等について十分に説明し，同意を得てから投与すること。
(2)本剤の投与により間質性肺疾患があらわれることがあるので，初期症状(息切れ，呼吸困難，咳嗽，発熱等)の確認及び胸部 X 線検査の実施等，観察を十分に行うこと。異常が認められた場合には投与を中止し，適切な処置を行うこと。また，国内臨床試験において，間質性肺疾患により死亡に至った症例があることから，治療初期は入院又はそれに準ずる管理の下で，間質性肺疾患等の重篤な副作用発現に関する観察を十分に行うこと。
(3)膵癌を対象とした本剤とゲムシタビンとの併用療法の国内臨床試験における間質性肺疾患の発現率(8.5%)は，海外第 III 相試験(3.5%)や，非小細胞肺癌を対象とした本剤単独療法の国内臨床試験(5.3%)及び二次治療以降の特定使用成績調査(全例調査)(4.3%)と比べて高いこと等から，膵癌に使用する場合には，【臨床成績】の項の国内臨床試験における対象患者を参照して，本剤の有効性及び危険性を十分に理解した上で，投与の可否を慎重に判断するとともに，以下の点も注意すること。
①本剤投与開始前に，胸部 CT 検査及び問診を実施し，間質性肺疾患の合併又は既往歴がないことを確認した上で，投与の可否を慎重に判断すること。
②本剤投与開始後は，胸部 CT 検査及び胸部 X 線検査をそれぞれ定期的に実施し，肺の異常所見の有無を十分に観察すること。

禁忌　本剤の成分に対し過敏症の既往歴のある患者

タルセバ錠150mg　規格：150mg1錠[10642.6円/錠]
エルロチニブ塩酸塩　中外　429

【効能効果】

(1)切除不能な再発・進行性で，がん化学療法施行後に増悪した非小細胞肺癌
(2) *EGFR* 遺伝子変異陽性の切除不能な再発・進行性で，がん化学療法未治療の非小細胞肺癌

【対応標準病名】

◎	EGFR 遺伝子変異陽性非小細胞肺癌	癌	非小細胞肺癌
○	ALK 融合遺伝子陽性非小細胞肺癌	下葉非小細胞肺癌	上葉非小細胞肺癌
	中葉非小細胞肺癌	肺癌	肺大細胞癌
	肺門部非小細胞癌		
△	悪性腫瘍	下葉肺癌	下葉肺腺癌
	下葉肺大細胞癌	下葉肺扁平上皮癌	気管支カルチノイド
	気管支癌	胸膜播種	原発性肺癌
	後腹膜リンパ節転移	細気管支肺胞上皮癌	主気管支の悪性腫瘍
	上葉肺癌	上葉肺腺癌	上葉肺大細胞癌

上葉肺扁平上皮癌	大動脈周囲リンパ節転移	中葉小細胞肺癌
中葉肺癌	中葉肺腺癌	中葉肺大細胞癌
中葉肺扁平上皮癌	腸骨リンパ節転移	肺芽腫
肺カルチノイド	肺癌肉腫	肺癌による閉塞性肺炎
肺腺癌	肺腺扁平上皮癌	肺腺様のう胞癌
肺大細胞神経内分泌癌	肺肉腫	肺粘表皮癌
肺扁平上皮癌	肺胞上皮癌	肺未分化癌
肺門部腺癌	肺門部大細胞癌	肺門部肺癌
肺門部扁平上皮癌	肺門リンパ節転移	パンコースト症候群
脾門部リンパ節転移		

効能効果に関連する使用上の注意

(1)術後補助化学療法として本剤を使用した場合の有効性及び安全性は確立していない。
(2) *EGFR* 遺伝子変異陽性の切除不能な再発・進行性で，がん化学療法未治療の非小細胞肺癌の場合には，臨床試験に組み入れられた患者の遺伝子変異の種類等について，【臨床成績】の項の内容を熟知し，本剤の有効性及び安全性を十分に理解した上で，適応患者の選択を行うこと。

用法用量　通常，成人にはエルロチニブとして150mgを食事の1時間以上前又は食後2時間以降に1日1回経口投与する。なお，患者の状態により適宜減量する。

用法用量に関連する使用上の注意

(1)副作用の発現により用量を変更する場合には，50mgずつ減量すること。
(2)高脂肪，高カロリーの食後に本剤を投与した場合，AUCが増加するとの報告がある。食事の影響を避けるため食事の1時間前から食後2時間までの間の服用は避けること。
(3)他の抗悪性腫瘍剤との併用について，有効性及び安全性は確立していない。

警告

(1)本剤は，緊急時に十分に対応できる医療施設において，がん化学療法に十分な知識・経験を持つ医師のもとで，添付文書を参照して，適切と判断される症例についてのみ投与すること。また，治療開始に先立ち，患者又はその家族に本剤の有効性及び危険性(特に，間質性肺疾患の初期症状，服用中の注意事項，死亡に至った症例があること等に関する情報)，非小細胞肺癌の治療法等について十分に説明し，同意を得てから投与すること。
(2)本剤の投与により間質性肺疾患があらわれることがあるので，初期症状(息切れ，呼吸困難，咳嗽，発熱等)の確認及び胸部X線検査の実施等，観察を十分に行うこと。異常が認められた場合には投与を中止し，適切な処置を行うこと。また，国内臨床試験において，間質性肺疾患により死亡に至った症例があることから，治療初期は入院又はそれに準ずる管理の下で，間質性肺疾患等の重篤な副作用発現に関する観察を十分に行うこと。

禁忌　本剤の成分に対し過敏症の既往歴のある患者

ダルメートカプセル15

規格：15mg1カプセル[10.8円/カプセル]

フルラゼパム塩酸塩　共和薬品　112

【効能効果】

(1)不眠症
(2)麻酔前投薬

【対応標準病名】

◎	不眠症		
○	睡眠障害	睡眠相後退症候群	睡眠リズム障害
	不規則睡眠		
△	レム睡眠行動障害		

用法用量　通常成人1回，1～2カプセルを就寝前または手術前に経口投与する。ただし，フルラゼパム塩酸塩として，10～30mgとする。
なお，年齢・症状により，適宜増減する。

用法用量に関連する使用上の注意　不眠症には，就寝の直前に服用させること。また，服用して就寝した後，睡眠途中において一時的に起床して仕事等をする可能性があるときは服用させないこと。

禁忌

(1)本剤の成分又はベンゾジアゼピン系薬剤に対し過敏症の既往歴のある患者
(2)急性狭隅角緑内障の患者
(3)重症筋無力症の患者
(4)リトナビルを投与中の患者

原則禁忌　肺性心，肺気腫，気管支喘息及び脳血管障害の急性期等で呼吸機能が高度に低下している患者

併用禁忌

薬剤名等	臨床症状・措置方法	機序・危険因子
リトナビル(ノービア)	過度の鎮静や呼吸抑制を起こすおそれがある。	リトナビルのチトクロームP450に対する競合的阻害作用により，併用した場合，本剤の血中濃度が大幅に上昇することが予測される。

ダレンカプセル1mg

規格：1mg1カプセル[36.8円/カプセル]

ダレンカプセル2mg

規格：2mg1カプセル[47.5円/カプセル]

エメダスチンフマル酸塩　MSD　449

【効能効果】

アレルギー性鼻炎，
蕁麻疹，湿疹・皮膚炎，皮膚瘙痒症，痒疹

【対応標準病名】

◎	アレルギー性鼻炎	湿疹	じんま疹
	皮膚炎	皮膚そう痒症	痒疹
○	亜急性痒疹	足湿疹	アスピリンじんま疹
	アレルギー性じんま疹	アレルギー性鼻咽頭炎	アレルギー性鼻結膜炎
	アレルギー性副鼻腔炎	異汗症	異汗性湿疹
	イネ科花粉症	陰のう湿疹	陰のうそう痒症
	陰部間擦疹	会陰部肛囲湿疹	腋窩湿疹
	温熱じんま疹	外陰部そう痒症	外陰部皮膚炎
	家族性寒冷自己炎症症候群	化膿性皮膚疾患	貨幣状湿疹
	カモガヤ花粉症	間擦疹	感染性皮膚炎
	汗疱	汗疱性湿疹	顔面急性皮膚炎
	寒冷じんま疹	機械性じんま疹	季節性アレルギー性鼻炎
	丘疹状湿疹	丘疹状じんま疹	急性湿疹
	急性痒疹	亀裂性湿疹	頚部皮膚炎
	血管運動性鼻炎	結節性痒疹	限局性そう痒症
	肛囲間擦疹	紅斑性間擦疹	紅斑性湿疹
	肛門湿疹	肛門そう痒症	コリン性じんま疹
	自家感作性皮膚炎	色素性痒疹	自己免疫性じんま疹
	湿疹様発疹	周期性再発性じんま疹	手指湿疹
	出血性じんま疹	症候性そう痒症	人工肛門部皮膚炎
	人工じんま疹	新生児皮膚炎	振動性じんま疹
	スギ花粉症	赤色湿疹	接触じんま疹
	全身湿疹	そう痒	多形慢性痒疹
	通年性アレルギー性鼻炎	手湿疹	冬期湿疹
	透析皮膚そう痒症	頭部湿疹	特発性じんま疹
	乳房皮膚炎	妊娠湿疹	妊娠性痒疹
	妊婦性皮膚炎	白色粃糠疹	鼻背部湿疹
	汎発性皮膚そう痒症	鼻前庭部湿疹	非特異性そう痒症
	ヒノキ花粉症	皮膚描記性じんま疹	ブタクサ花粉症
	ヘブラ痒疹	扁平湿疹	慢性湿疹
	慢性じんま疹	慢性痒疹	薬物性じんま疹
	落屑性湿疹	鱗状湿疹	老年性そう痒症
△	花粉症		

用法用量　通常，成人にはエメダスチンフマル酸塩として1回1～2mgを1日2回，朝食後及び就寝前に経口投与する。

レミカットカプセル1mg：興和　1mg1カプセル[36.8円/カプセル]
レミカットカプセル2mg：興和　2mg1カプセル[47.5円/カプセル]
エメロミンカプセル1mg：東和　1mg1カプセル[29.1円/カプセル]，エメロミンカプセル2mg：東和　2mg1カプセル[34.8円/カプセル]

炭酸マグネシウム

規格：10g[1.2円/g]
炭酸マグネシウム　山善　234,235

【効 能 効 果】

(1)下記疾患における制酸作用と症状の改善
胃・十二指腸潰瘍，胃炎(急・慢性胃炎，薬剤性胃炎を含む)，上部消化管機能異常(神経性食思不振，いわゆる胃下垂症，胃酸過多症を含む)
(2)便秘症

【対応標準病名】

◎	胃炎	胃潰瘍	胃下垂
	胃十二指腸潰瘍	過酸症	急性胃炎
	十二指腸潰瘍	消化管障害	神経性食欲不振症
	便秘症	慢性胃炎	
○	NSAID 胃潰瘍	NSAID 十二指腸潰瘍	アルコール性胃炎
	アレルギー性胃炎	胃潰瘍瘢痕	胃空腸周囲炎
	胃周囲炎	胃十二指腸炎	胃十二指腸潰瘍瘢痕
	萎縮性胃炎	萎縮性化生性胃炎	胃穿孔
	胃蜂窩織炎	急性胃潰瘍	急性胃潰瘍穿孔
	急性胃粘膜病変	急性十二指腸潰瘍	急性出血性胃潰瘍
	急性出血性十二指腸潰瘍	急性びらん性胃炎	クッシング潰瘍
	痙攣性便秘	再発性胃潰瘍	再発性十二指腸潰瘍
	残胃潰瘍	弛緩性便秘症	習慣性便秘
	十二指腸潰瘍瘢痕	十二指腸球後部潰瘍	十二指腸穿孔
	出血性胃炎	出血性胃潰瘍	出血性十二指腸潰瘍
	術後胃潰瘍	術後胃十二指腸潰瘍	術後残胃胃炎
	術後十二指腸潰瘍	食事性便秘	心因性胃潰瘍
	神経性胃炎	ステロイド潰瘍	ステロイド潰瘍穿孔
	ストレス潰瘍	ストレス性胃潰瘍	ストレス性十二指腸潰瘍
	穿孔性胃潰瘍	穿孔性十二指腸潰瘍	穿通性胃潰瘍
	穿通性十二指腸潰瘍	多発胃潰瘍	多発性十二指腸潰瘍
	多発性出血性胃潰瘍	単純性便秘	中毒性胃炎
	腸管麻痺性便秘	直腸性便秘	デュラフォイ潰瘍
	難治性胃潰瘍	難治性十二指腸潰瘍	肉芽腫性胃炎
	乳幼児便秘	妊産婦便秘	表層性胃炎
	びらん性胃炎	ヘリコバクター・ピロリ胃炎	便通異常
	慢性胃潰瘍	慢性胃潰瘍活動期	慢性十二指腸潰瘍
	慢性十二指腸潰瘍活動期	メネトリエ病	薬剤性胃潰瘍
△	胃うっ血	胃運動機能障害	胃運動亢進症
	胃液欠乏	胃液分泌過多	胃拡張
	胃機能亢進	胃狭窄	胃痙攣
	胃軸捻症	胃十二指腸嵌頓	胃腫瘤
	胃切除後癒着	胃腸運動機能障害	胃腸機能異常
	胃腸機能減退	胃腸虚弱	胃腸疾患
	胃粘膜過形成	胃のう胞	胃びらん
	胃壁軟化症	機能性嘔吐	機能性便秘症
	急性胃腸障害	急性十二指腸潰瘍穿孔	急性出血性胃潰瘍穿孔
	急性出血性十二指腸潰瘍穿孔	痙性胃炎	結腸アトニー
	重症便秘症	十二指腸腫瘤	十二指腸びらん
	出血性胃潰瘍穿孔	出血性十二指腸潰瘍穿孔	術後便秘
	消化不良症	神経性嘔吐症	摂食障害
	大腸機能障害	大腸ジスキネジア	腸アトニー
	腸管運動障害	腸機能障害	腸ジスキネジア
	瀑状胃	反応性リンパ組織増生症	非定型神経性無食欲症
	噴門狭窄	放射線胃炎	薬物胃障害
	痃状胃炎		

用法用量

制酸剤として使用する場合：炭酸マグネシウムとして，通常成人1日2gを数回に分割経口投与する。
緩下剤として使用する場合：炭酸マグネシウムとして，通常成人1日3～8gを頓用又は数回に分割経口投与する。
なお，年令・症状により適宜増減する。

重質炭酸マグネシウム「日医工」：日医工[1.2円/g]，炭酸マグネシウム「ケンエー」：健栄[1.37円/g]，炭酸マグネシウム「ニッコー」：日興[1.2円/g]

ダントリウムカプセル25mg

規格：25mg1カプセル[25円/カプセル]
ダントロレンナトリウム水和物　アステラス　122

【効 能 効 果】

(1)下記疾患に伴う痙性麻痺：脳血管障害後遺症，脳性麻痺，外傷後遺症(頭部外傷，脊髄損傷)，頸部脊椎症，後縦靱帯骨化症，脊髄小脳変性症，痙性脊髄麻痺，脊髄炎，脊髄症，筋萎縮性側索硬化症，多発性硬化症，スモン(SMON)，潜水病
(2)全身こむら返り病
(3)悪性症候群

【対応標準病名】

◎	悪性症候群	外傷後遺症	筋萎縮性側索硬化症
	痙性脊髄麻痺	痙性麻痺	頚椎症
	減圧症	後縦靱帯骨化症	スモン
	脊髄炎	脊髄症	脊髄小脳変性症
	脊髄損傷	脊髄損傷後遺症	全身こむらがえり病
	潜水夫麻痺	多発性硬化症	頭部外傷
	頭部外傷後遺症	頭部損傷	脳性麻痺
○ あ	亜急性小脳変性症	圧迫性脊髄炎	アテトーシス型脳性麻痺
	アルコール性脳症	アルコール性脳変性	アルパース病
	運動失調性脳性麻痺	運動ニューロン疾患	運動麻痺
	遠位型脊髄性筋萎縮症	黄色靱帯骨化症	横断性脊髄症
か	開口障害	外傷	外傷性頚動脈海綿静脈洞瘻
	外傷性頚部症候群	外傷性鼓膜穿孔	外傷性中耳腔出血
	外傷性てんかん	外傷早期てんかん	牙関緊急
	下肢痙攣	下肢挫傷後遺症	仮性球麻痺
	家族性筋萎縮性側索硬化症	家族性脊髄性筋萎縮症	化膿性脊髄炎
	化膿性脳髄膜炎	感染後脳炎	感染後脳脊髄炎
	完全麻痺	間代強直性痙攣	顔面骨骨折後遺症
	急性音響性外傷	急性痙攣	急性散在性脳脊髄炎
	急性上行性脊髄炎	急性小脳性失調症	急性脊髄炎
	急性多発性硬化症	球麻痺	胸腔内部損傷後遺症
	胸髄症	胸椎黄色靱帯骨化症	胸椎後縦靱帯骨化症
	胸椎骨折後遺症	胸椎前縦靱帯骨化症	胸椎陳旧性圧迫骨折
	胸部血管損傷後遺症	胸部打撲後遺症	筋痙縮
	筋痙直	躯幹擦過創	頚開放創後遺症
	頚髄症	頚髄損傷後遺症	頚椎黄色靱帯骨化症
	頚椎後縦靱帯骨化症	頚椎症性神経根症	頚椎症性脊髄症
	頚椎前縦靱帯骨化症	頚椎脱臼後遺症	頚椎陳旧性圧迫骨折
	頚椎椎間板損傷	頚椎捻挫後遺症	頚部外傷後遺症
	頚部血管損傷後遺症	頚部挫傷後遺症	痙攣
	血管性脊髄症	限局性脳萎縮症	肩甲腓骨型脊髄性筋萎縮症

	硬化性脊髄炎	後脊髄動脈症候群	硬膜下血腫術後後遺症
	骨盤血管損傷後遺症	骨盤帯末梢神経損傷後遺症	鼓膜外傷後遺症
	鼓膜損傷	鼓膜裂傷	こむら返り
さ	混合型脳性麻痺症候群	弛緩型脳性麻痺	弛緩性麻痺
	四肢開放創後遺症	四肢筋痙攣	四肢痙攣
	四肢痙攣発作	ジスキネジア性脳性麻痺	若年性一側性上肢筋萎縮症
	若年性進行性球麻痺	重症頭部外傷	重複性アテトーシス
	小児片麻痺	小脳萎縮	小脳変性症
	神経根損傷後遺症	神経障害性脊椎障害	進行性球麻痺
	靱帯骨化症	髄膜脊髄炎	髄膜脳炎
	脊髄横断損傷	脊髄過敏症	脊髄挫傷
	脊髄疾患	脊髄神経根損傷	脊髄神経叢損傷後遺症
	脊髄振盪	脊髄髄膜炎	脊髄性筋萎縮症
	脊髄性筋萎縮症Ⅰ型	脊髄性筋萎縮症Ⅱ型	脊髄性筋萎縮症Ⅲ型
	脊髄性筋萎縮症Ⅳ型	脊髄性片麻痺	脊髄多発性硬化症
	脊髄中心管周囲症候群	脊髄痛	脊髄不全損傷
	脊髄不全麻痺	脊髄麻痺	脊椎萎縮
	脊椎過敏症	脊椎骨折後遺症	脊椎症性ミエロパチー
	脊椎損傷	脊椎脱臼	脊椎打撲傷
	脊椎捻挫	前縦靱帯骨化症	前脊髄動脈圧迫症候群
	先天性アテトーシス	先天性痙性麻痺	先天性四肢麻痺
	先天性対麻痺	先天性舞踏病	先天性片麻痺
	前頭側頭葉型認知症	側頭部外傷	続発性脳炎
た	体幹圧挫損傷	体幹開放創後遺症	体幹骨折後遺症
	体幹擦過創	体幹神経損傷後遺症	体幹損傷
	体幹表在損傷	多発性外傷後遺症	多発性脊髄神経根炎
	遅発性てんかん	陳旧性胸腰椎圧迫骨折	陳旧性頚椎捻挫
	陳旧性骨盤骨折	陳旧性椎体圧迫骨折	陳旧性腰椎骨折
	陳旧性腰椎脱臼骨折	陳旧性肋骨骨折	椎骨動脈圧迫症候群
	頭蓋骨骨折後遺症	頭蓋内損傷後遺症	頭開放創後遺症
	頭頚部外傷	頭頚部挫傷後遺症	頭部血管損傷
	頭部血管損傷後遺症	頭部挫傷後遺症	頭部多発損傷
な	頭部打撲後遺症	乳児片麻痺	脳炎
	脳外傷後遺症	脳幹多発性硬化症	脳挫傷後遺症
	脳室炎	脳神経損傷後遺症	脳性対麻痺
は	脳性両麻痺	脳脊髄炎	背筋挫傷
	背部挫傷	背部擦過創	背部損傷
	背部打撲傷	鼻骨陳旧性骨折	非穿通性頭部外傷
	ピック病	フォア・アラジュアニン症候群	腹部血管損傷後遺症
	不随意痙攣性運動	不全麻痺	フロアン症候群
ま	閉鎖性頭部外傷	変形性頚椎症	慢性脊髄炎
	慢性脳炎	無症候性多発性硬化症	むちうち後遺症
や	むちうち損傷	薬物誘発性多発ニューロパチー	有痛性筋痙攣
	腰椎黄色靱帯骨化症	腰椎後縦靱帯骨化症	腰椎陳旧性圧迫骨折
	腰部挫傷後遺症	腰部脊髄症	腰部捻挫後遺症
ら	予防接種後脳炎	予防接種後脳脊髄炎	リー症候群
	リットル病	両側性アテトーシス	レビー小体型認知症
	老人性脳変性		
△	亜急性壊死性ミエロパチー	圧挫後遺症	アルコール性小脳性運動失調症
	アルコール性ミオパチー	一過性脊髄虚血	炎症性ミオパチー
	延髄空洞症	外耳損傷	外耳道外傷
	外耳道損傷	外傷性外リンパ瘻	外傷性切断後遺症
	外傷性内耳損傷	外傷性瘢痕ケロイド	外鼻外傷
	眼瞼外傷	関節脱臼後遺症	関節捻挫後遺症
	顔面損傷	顔面軟部組織外傷	急性中毒性小脳失調症
	胸椎障害	頬粘膜外傷	頚椎骨軟骨症
	頚椎椎間関節のう腫	腱損傷後遺症	口蓋外傷
	口蓋垂外傷	口腔底外傷	口腔内損傷
	口唇外傷	口底外傷	骨折後遺症
	挫傷後遺症	シートベルト損傷	軸椎歯突起後方偽腫瘍
	四肢血管損傷後遺症	刺創感染	症候性炎症性ミオパチー
	神経損傷後遺症	水痘脳炎	ステロイドミオパチー
	青色鼓膜	脊髄圧迫症	脊髄萎縮
	脊髄円錐症候群	脊髄空洞症	脊髄係留症候群
	脊髄血腫	脊髄梗塞	脊髄硬膜外血腫
	脊髄硬膜外出血	脊髄硬膜下出血	脊髄出血
	脊髄性間欠性跛行	脊髄性ショック	脊髄性膀胱機能障害
	脊髄動脈症候群	脊髄軟化症	脊髄浮腫
	脊柱管内出血	脊椎疾患	脊椎障害
	舌外傷	潜函病性骨壊死	前脊髄動脈症候群
	創部化膿	大脳萎縮症	単純型顔面外傷
	中毒性小脳失調症	中毒性脊髄症	中毒性ミオパチー
	陳旧性圧迫骨折	陳旧性骨折	頭蓋骨損傷
	頭皮外傷	頭皮損傷	頭部外傷1型
	頭部挫創	頭部打撲	特発性頚椎硬膜外血腫
	軟口蓋外傷	軟口蓋損傷	捻挫後遺症
	鼻外傷	鼻損傷	馬尾性間欠性跛行
	鼻咽腔天蓋部損傷	副鼻腔損傷	放射線脊髄症
	ミオパチー	ミノール病	耳損傷
	薬物誘発性ミエロパチー	薬物誘発性ミオパチー	腰髄圧迫症
	腰椎椎間関節のう腫		

用法用量

(1)痙性麻痺及び全身こむら返り病：通常，成人にはダントロレンナトリウム水和物として1日1回25mgより投与を始め，1週毎に25mgずつ増量し(1日2～3回に分割投与)維持量を決定する。ただし，1日最高投与量は150mgとし3回に分割投与する。

(2)悪性症候群：ダントロレンナトリウム水和物注射剤の静脈内投与後，継続投与が必要で経口投与が可能な場合，通常，成人にはダントロレンナトリウム水和物として1回25mg又は50mgを1日3回経口投与する。なお，年齢，症状により適宜増減する。

禁忌

(1)閉塞性肺疾患あるいは心疾患により，著しい心肺機能低下のみられる患者

(2)筋無力症状のある患者

(3)肝疾患のある患者

(4)本剤の成分に対し過敏症の既往歴のある患者

タンニン酸アルブミンシオエ　規格：1g[7.6円/g]

タンニン酸アルブミン　シオエ　231

【効能効果】

下痢症

【対応標準病名】

◎	下痢症		
○	S状結腸炎	胃腸炎	炎症性腸疾患
	回腸炎	カタル性胃腸炎	感染性胃腸炎
	感染性下痢症	感染性大腸炎	感染性腸炎
	感冒性胃腸炎	感冒性大腸炎	感冒性腸炎
	急性胃腸炎	急性大腸炎	急性腸炎
	出血性腸炎	大腸炎	腸炎
	腸カタル	難治性乳児下痢症	乳児下痢
△	機能性下痢	抗生物質起因性大腸炎	抗生物質起因性腸炎
	出血性大腸炎		

用法用量　タンニン酸アルブミンとして，通常成人1日3～4gを3～4回に分割経口投与する。
なお，年齢，症状により適宜増減する。

禁忌

(1)出血性大腸炎の患者

(2)牛乳アレルギーのある患者

(3)本剤に対し過敏症の既往歴のある患者

タ

原則禁忌　細菌性下痢患者

併用禁忌

薬剤名等	臨床症状・措置方法	機序・危険因子
経口鉄剤（フェロミア，フェロ・グラデュメット，インクレミンシロップ，フェルムカプセル）	併用により相互に作用が減弱することがあるので，併用をしないこと。	鉄と結合しタンニン酸鉄となり，タンニン酸による収斂作用が減弱する。

タンナルビン「ホエイ」：マイラン製薬[6.9円/g]，タンナルビン「ヨシダ」：吉田[7.6円/g]，タンニン酸アルブミン：東洋製化[7.6円/g]，タンニン酸アルブミン「NikP」：日医工[6.9円/g]，タンニン酸アルブミン「ケンエー」：健栄[7.2円/g]，タンニン酸アルブミン原末「マルイシ」：丸石[7.2円/g]，タンニン酸アルブミン「三恵」：三恵薬品[7.2円/g]，タンニン酸アルブミン「ニッコー」：日興[6.9円/g]，タンニン酸アルブミン「メタル」：中北薬品[6.9円/g]，タンニン酸アルブミン「ヤマゼン」M：山善[7.2円/g]

タンボコール錠50mg　規格：50mg1錠[81.9円/錠]
タンボコール錠100mg　規格：100mg1錠[138.9円/錠]
フレカイニド酢酸塩　エーザイ　212

【効　能　効　果】

下記の状態で他の抗不整脈薬が使用できないか，又は無効の場合
成人：頻脈性不整脈（発作性心房細動・粗動，心室性）
小児：頻脈性不整脈（発作性心房細動・粗動，発作性上室性，心室性）

【対応標準病名】

◎	心房粗動	頻脈症	頻脈性不整脈
	不整脈	発作性心房細動	発作性頻脈性心房細動
○	一過性心房粗動	永続性心房細動	三段脈
	術後心房細動	上室頻拍	心室期外収縮
	心室性二段脈	心室頻拍	心房細動
	心房頻拍	絶対性不整脈	多源性心室期外収縮
	洞頻脈	トルサードドポアント	非持続性心室頻拍
	非弁膜症性発作性心房細動	頻拍型心房細動	頻拍症
	頻脈性心房細動	ブブレ症候群	発作性上室頻拍
	発作性心房頻拍	発作性接合部頻拍	発作性頻拍
	慢性心房細動	リエントリー性心室性不整脈	
△	QT延長症候群	QT短縮症候群	異所性心室調律
	異所性心房調律	異所性調律	一過性心室細動
	遺伝性QT延長症候群	呼吸性不整脈	臍傍悸
	徐脈性心房細動	徐脈頻脈症候群	心下悸
	心室細動	心室粗動	心拍異常
	心房静止	動悸	洞不整脈
	特発性QT延長症候群	二次性QT延長症候群	副収縮
	ブルガダ症候群	房室接合部期外収縮	薬物性QT延長症候群

効能効果に関連する使用上の注意　小児等に本剤を使用する場合，小児等の不整脈治療に熟練した医師が監督すること。基礎心疾患のある心房粗動及び心室頻拍では，有益性がリスクを上回ると判断される場合にのみ投与すること。

用法用量

成人

(1)頻脈性不整脈（発作性心房細動・粗動）：通常，成人にはフレカイニド酢酸塩として1日100mgから投与を開始し，効果が不十分な場合は200mgまで増量し，1日2回に分けて経口投与する。なお，年齢，症状により適宜減量する。

(2)頻脈性不整脈（心室性）：通常，成人にはフレカイニド酢酸塩として1日100mgから投与を開始し，効果が不十分な場合は200mgまで増量し，1日2回に分けて経口投与する。なお，年齢，症状により適宜増減する。

小児

頻脈性不整脈（発作性心房細動・粗動，発作性上室性，心室性）

通常，6ヵ月以上の乳児，幼児及び小児にはフレカイニド酢酸塩として1日50～100mg/m^2（体表面積）を，1日2～3回に分けて経口投与する。なお，年齢，症状により適宜増減する。ただし，1日最高用量は200mg/m^2とする。

通常，6ヵ月未満の乳児にはフレカイニド酢酸塩として1日50mg/m^2（体表面積）を，1日2～3回に分けて経口投与する。なお，年齢，症状により適宜増減する。ただし，1日最高用量は200mg/m^2とする。

禁忌

(1)うっ血性心不全のある患者
(2)高度の房室ブロック，高度の洞房ブロックのある患者
(3)心筋梗塞後の無症候性心室性期外収縮あるいは非持続型心室頻拍のある患者
(4)妊婦又は妊娠している可能性のある婦人
(5)リトナビルを投与中の患者
(6)ミラベグロンを投与中の患者
(7)テラプレビルを投与中の患者

併用禁忌

薬剤名等	臨床症状・措置方法	機序・危険因子
リトナビル（ノービア）	不整脈，血液障害，痙攣等の重篤な副作用を起こすおそれがある。	リトナビルのチトクローム P450に対する競合的阻害作用により，併用した場合，本剤の血中濃度が大幅に上昇することが予測される。
ミラベグロン（ベタニス）	QTが延長し，心室性不整脈（torsades de pointesを含む）等を起こすおそれがある。	本剤並びにミラベグロンは催不整脈作用を有する。また，ミラベグロンのチトクローム P450（CYP2D6）阻害作用により，本剤の血中濃度が上昇するおそれがある。
テラプレビル（テラビック）		本剤並びにテラプレビルはQT延長作用を有する。

チアトンカプセル5mg　規格：5mg1カプセル[9.1円/カプセル]
チアトンカプセル10mg　規格：10mg1カプセル[15.2円/カプセル]
チアトン顆粒2%　規格：2%1g[30.9円/g]
チキジウム臭化物　アボット　123

【効　能　効　果】

下記疾患における痙攣並びに運動機能亢進
胃炎，胃・十二指腸潰瘍，腸炎，過敏性大腸症候群，胆のう・胆道疾患，尿路結石症

【対応標準病名】

◎	胃運動亢進症	胃炎	胃潰瘍
	胃痙攣	胃十二指腸潰瘍	過敏性腸症候群
	痙性胃炎	痙攣	十二指腸潰瘍
	胆道疾患	腸炎	尿路結石症
○	NSAID十二指腸潰瘍	胃運動機能障害	胃十二指腸炎
	胃十二指腸潰瘍瘢痕	胃腸機能異常	胃腸機能減退
	胃びらん	壊疽性胆細管炎	肝内胆管狭窄
	肝内胆細管炎	逆行性胆管炎	急性胃腸障害
	急性化膿性胆管炎	急性十二指腸潰瘍	急性十二指腸潰瘍穿孔
	急性出血性胃潰瘍穿孔	急性出血性十二指腸潰瘍	急性出血性十二指腸潰瘍穿孔
	急性胆管炎	急性胆細管炎	急性閉塞性化膿性胆管炎
	狭窄性胆管炎	クッシング潰瘍	痙攣発作
	結石性腎盂腎炎	下痢型過敏性腸症候群	原発性硬化性胆管炎
	後天性胆管狭窄症	混合型過敏性腸症候群	細胆管炎
	再発性十二指腸潰瘍	再発性胆管炎	珊瑚状結石

	自己免疫性胆管炎	十二指腸総胆管炎	出血性胃潰瘍穿孔
	出血性十二指腸潰瘍穿孔	術後胃潰瘍	術後胃十二指腸潰瘍
	術後十二指腸潰瘍	術後胆管炎	心因性胃潰瘍
	腎盂結石症	神経性胃炎	腎結石自排
	腎結石症	腎砂状結石	腎尿管結石
	ストレス潰瘍	ストレス性胃潰瘍	ストレス性十二指腸潰瘍
	穿通性胃潰瘍	穿通性十二指腸潰瘍	総胆管狭窄症
	総胆管閉塞症	多発胃潰瘍	多発性十二指腸潰瘍
	多発性出血性胃潰瘍	多発性腎結石	胆管炎
	胆管狭窄症	胆管閉塞症	胆汁うっ滞
	デュラフォイ潰瘍	難治性十二指腸潰瘍	尿管結石症
	尿道結石症	閉塞性黄疸	慢性胃潰瘍活動期
	慢性十二指腸潰瘍	慢性十二指腸潰瘍活動期	慢性胆管炎
	慢性胆細管炎	ミリッチ症候群	薬剤性胃潰瘍
	疣状胃炎		
△	NSAID 胃潰瘍	S 状結腸炎	アルコール性胃炎
	アレルギー性胃炎	胃うっ血	胃液欠乏
	胃液分泌過多	胃潰瘍瘢痕	胃機能亢進
	胃軸捻症	萎縮性胃炎	萎縮性化生性胃炎
	胃穿孔	胃腸運動機能障害	胃腸炎
	胃腸虚弱	胃粘膜過形成	胃壁軟化症
	胃蜂窩織炎	炎症性腸疾患	回腸炎
	過酸症	カタル性胃腸炎	感染性胃腸炎
	感染性下痢症	感染性大腸炎	感染性腸炎
	感冒性胃腸炎	感冒性大腸炎	感冒性腸炎
	機能性嘔吐	急性胃炎	急性胃潰瘍
	急性胃潰瘍穿孔	急性胃腸炎	急性胃粘膜病変
	急性出血性胃潰瘍	急性大腸炎	急性腸炎
	急性びらん性胃炎	下痢症	抗生物質起因性大腸炎
	抗生物質起因性腸炎	再発性胃潰瘍	残胃潰瘍
	十二指腸潰瘍瘢痕	十二指腸球後部潰瘍	十二指腸穿孔
	十二指腸びらん	出血性胃炎	出血性胃潰瘍
	出血性十二指腸潰瘍	出血性大腸炎	出血性腸炎
	術後残胃胃炎	ステロイド潰瘍	ステロイド潰瘍穿孔
	穿孔性胃潰瘍	穿孔性十二指腸潰瘍	大腸炎
	胆管ポリープ	中毒性胃炎	腸カタル
	低酸症	難治性胃潰瘍	難治性乳児下痢症
	肉芽腫性胃炎	乳児下痢	反応性リンパ組織増生症
	肥厚性幽門狭窄症	表層性胃炎	びらん性胃炎
	ヘリコバクター・ピロリ胃炎	放射線胃炎	慢性胃炎
	慢性胃潰瘍	無酸症	メネトリエ病
	薬物胃障害		

用法用量　チキジウム臭化物として，通常成人１回５～10mgを１日３回経口投与する。なお，年齢，症状により適宜増減する。

禁忌

(1)緑内障の患者
(2)前立腺肥大による排尿障害のある患者
(3)重篤な心疾患のある患者
(4)麻痺性イレウスの患者
(5)本剤の成分に対し過敏症の既往歴のある患者

チキジウム臭化物カプセル5mg「ツルハラ」：鶴原　5mg1カプセル[6.4円/カプセル]，チキジウム臭化物カプセル5mg「トーワ」：東和　5mg1カプセル[6.4円/カプセル]，チキジウム臭化物カプセル10mg「ツルハラ」：鶴原　10mg1カプセル[6.4円/カプセル]，チキジウム臭化物カプセル10mg「トーワ」：東和　10mg1カプセル[6.4円/カプセル]，チキジウム臭化物顆粒2%「ツルハラ」：鶴原　2%1g[12.1円/g]，チワンカプセル5：沢井　5mg1カプセル[6.4円/カプセル]，チワンカプセル10：沢井　10mg1カプセル[6.4円/カプセル]

チオデロンカプセル5mg
規格：5mg1カプセル[97.2円/カプセル]
メピチオスタン　塩野義　249

【効能効果】

透析施行中の腎性貧血，乳癌

【対応標準病名】

◎	腎性貧血	腎透析合併症	乳癌
○	悪性葉状腫瘍	炎症性乳癌	術後乳癌
	進行乳癌	透析低血圧症	乳癌・HER2 過剰発現
	乳癌骨転移	乳癌再発	乳癌皮膚転移
	乳腺腋窩尾部乳癌	乳房下外側部乳癌	乳房下内側部乳癌
	乳房境界部乳癌	乳房上外側部乳癌	乳房上内側部乳癌
	乳房中央部乳癌	乳房肉腫	乳房パジェット病
	乳輪部乳癌		
△	腎性無尿	腎不全	正球性正色素性貧血
	乳頭部乳癌	乳房脂肪肉腫	貧血

用法用量　通常，成人にはメピチオスタンとして１日20mgを２回に分けて経口投与する。
症状により適宜増減する。
なお，透析施行中の腎性貧血に対しては，投与開始後３ヵ月目頃に効果判定を行い，有効な場合は投与を継続する。その後，末梢血液像の改善及び貧血症状の有無等により適宜減量又は休薬する。

禁忌

(1)アンドロゲン依存性悪性腫瘍(例えば前立腺癌，男子乳癌)及びその疑いのある患者
(2)妊婦又は妊娠している可能性のある婦人

チオラ錠100
規格：100mg1錠[10.2円/錠]
チオプロニン　マイラン製薬　391

【効能効果】

慢性肝疾患における肝機能の改善，初期老人性皮質白内障，水銀中毒時の水銀排泄増加，シスチン尿症

【対応標準病名】

◎	肝疾患	肝障害	シスチン尿症
	水銀中毒	皮質性加齢性白内障	慢性肝炎
○	過熟白内障	家族性シスチン尿症	活動性慢性肝炎
	加齢性白内障	肝機能障害	冠状加齢性白内障
	肝性胸水	後のう下白内障	脂肪肝
	腎性シスチン症	成熟白内障	遷延性肝炎
	前のう下白内障	点状加齢性白内障	のう下加齢性白内障
	非アルコール性脂肪性肝炎	非腎性シスチン症	慢性肝炎増悪
	慢性持続性肝炎	慢性非活動性肝炎	水俣病
	有機水銀中毒	老人性初発白内障	
△	アミノ酸異常	アミノ酸代謝異常症	アミノ酸尿症
	核硬化症性白内障	核性白内障	褐色白内障
	肝疾患に伴う貧血	金属中毒	グリシン尿症
	グルタル酸血症１型	後極白内障	後天性アミノ酸代謝障害
	シスチン結石	シスチン症	腎性アミノ酸尿
	新生児型非ケトン性高グリシン血症	水銀中毒性振戦	前極白内障
	層状白内障	多発性肝血管腫	点状白内障
	ハートナップ病	ファンコニー症候群	プロリン尿症
	モリブデン補酵素欠損症	ロウ症候群	ロウ症候群緑内障

効能効果に関連する使用上の注意　シスチン尿症：飲水療法及び尿アルカリ化療法で，尿中シスチン濃度の飽和溶解度(一般に250mg/L)未満に保てない場合に，本剤の使用を検討すること。１日尿量2.5Lの場合，１日尿中シスチン排泄量の目安は600mgである。

用法用量

効能効果	用法用量
慢性肝疾患における肝機能の改善	チオプロニンとして，通常成人1回100mg（本剤1錠）を1日3回経口投与する。 なお，年齢，症状により適宜増減する。
初期老人性皮質白内障	チオプロニンとして1回100〜200mg（本剤1〜2錠）を1日1〜2回経口投与する。 なお，症状に応じて適宜増減してもよい。
水銀中毒時の水銀排泄増加	チオプロニンとして1回100〜200mg（本剤1〜2錠）を1日3回経口投与する。 なお，症状に応じて適宜増減してもよい。
シスチン尿症	チオプロニンとして，通常，成人には1回100mg（本剤1錠）から開始し，1日4回（食後および就寝前）経口投与する。最大量は1回500mg（1日2,000mg）とする。 通常，小児には1日量として100mg（本剤1錠）から開始し，最大量として1日40mg/kgとする。 ただし，成人最大量（1日2,000mg，本剤20錠）を超えないものとする。

用法用量に関連する使用上の注意

シスチン尿症

(1)用量（漸増）は，尿中シスチン排泄量に基づき設定すること。

(2)成人では1日尿量が2.5L以上になるよう飲水することが望ましい。また，小児では，尿量が多くなるよう飲水することが望ましい。

禁忌　本剤の成分に対し過敏症の既往歴のある患者

チガソンカプセル10　規格：10mg1カプセル[245.6円/カプセル]
チガソンカプセル25　規格：25mg1カプセル[626.6円/カプセル]
エトレチナート　中外　311

【効能効果】

諸治療が無効かつ重症な下記疾患

乾癬群（尋常性乾癬，膿疱性乾癬，乾癬性紅皮症，関節症性乾癬），魚鱗癬群（尋常性魚鱗癬，水疱型先天性魚鱗癬様紅皮症，非水疱型先天性魚鱗癬様紅皮症），掌蹠角化症，ダリエー病，掌蹠膿疱症，毛孔性紅色粃糠疹及び紅斑性角化症，口腔白板症，口腔乳頭腫及び口腔扁平苔癬

【対応標準病名】

◎	乾癬	乾癬性関節炎	乾癬性紅皮症
	魚鱗癬	口腔腫瘍	口腔白板症
	口腔扁平苔癬	ジベルばら色粃糠疹	掌蹠角化症
	掌蹠膿疱症	尋常性乾癬	尋常性魚鱗癬
	水疱型先天性魚鱗癬様紅皮症	ダリエー病	膿疱性乾癬
	非水疱性先天性魚鱗癬様紅皮症	毛孔性紅色粃糠疹	
○	咽頭腫瘍	ウイルソン紅色苔癬	過角化症
	角化棘細胞腫	顎下腺腫瘍	角質増殖症
	乾癬性脊椎炎	顔面尋常性乾癬	頬粘膜白板症
	屈曲部乾癬	口蓋腫瘍	口腔紅板症
	口腔底腫瘍	硬口蓋白板症	口唇腫瘍
	口底腫瘍	口底白板症	後天性魚鱗癬
	紅板症	固定性扁豆状角化症	コロジオン児
	四肢乾癬	四肢尋常性乾癬	四肢毛孔性紅色粃糠疹
	歯肉腫瘍	歯肉白板症	上口唇皮下腫瘍
	掌蹠膿疱症性骨関節炎	小児汎発性膿疱性乾癬	進行性指掌角皮症
	水疱性扁平苔癬	舌下腺腫瘍	舌根部腫瘍
	舌腫瘍	舌白板症	線状魚鱗癬
	全身の尋常性乾癬	全身毛孔性紅色粃糠疹	唾液腺腫瘍
	単純性魚鱗癬	滴状乾癬	点状角化症
	点状乾癬	道化師様胎児	頭部尋常性乾癬
	遠山連圏状粃糠疹	軟口蓋白板症	ニコチン性口蓋白色角化症
	ニコチン性口内炎	乳頭腫	ネザートン症候群
	熱帯扁平苔癬	破壊性関節炎	白色水腫
	伴性魚鱗癬	汎発性膿疱性乾癬	皮角
	粃糠疹	肥厚性扁平苔癬	扁平苔癬
	胞状異角化症	毛孔角化症	毛状白板症
	葉状魚鱗癬	腰部尋常性乾癬	
△	青色ゴムまり様母斑症候群	遺伝性掌蹠角化症	いぼ状表皮異形成
	いぼ性口腔粘膜黄色腫	咽頭腫瘤	インドゴム様皮膚
	円板状乾癬	下咽頭腫瘍	角皮症
	家族性良性慢性天疱瘡	化膿性口腔粘膜肉芽腫	汗孔角化症
	偽黄色腫	偽性黄色腫	急性汎発性膿疱性乾癬
	頬粘膜腫瘍	局面状乾癬	口蓋乳頭過形成
	口角炎	口角口唇炎	口角びらん
	口腔内腫瘤	口腔粘膜の刺激性過形成	好酸球性口腔粘膜肉芽腫
	紅皮症	コロイドのう胞	混合腫瘍
	細菌疹	耳下腺腫瘍	耳下腺腫瘤
	手掌角皮症	手掌紋異常	脂漏性乾癬
	神経細胞腫	舌腫瘤	舌粘膜下線維症
	腺腫性ポリープ	先天性角化異常症	先天性色素異常症
	足底角化症	多形性腺腫	弾性線維性偽黄色腫症
	弾力線維性仮性黄色腫	土肥氏鱗状毛のう角皮症	ネーゲリ病
	脳回転状皮膚	パピヨン・ルフェブル症候群	鼻咽頭腫瘍
	被角血管腫	皮膚弛緩症	皮膚掌紋異常
	びまん性乾癬	副咽頭間隙腫瘍	副皮膚弁
	ブルーム症候群	扁桃腫瘍	扁平苔癬様角化症
	胞状腺腫	疱疹状膿痂疹	ポリープ
	ミベリー氏汗孔角化症	毛孔性苔癬	良性家族性天疱瘡
	良性腫瘍	類皮のう胞	ロトムンド・トムソン症候群
	濾胞性乾癬		

用法用量　通常成人は寛解導入量エトレチナートとして1日40〜50mgを2〜3回に分けて2〜4週間経口投与する。1日最高用量は75mgまでとする。その後，症状に応じて寛解維持量エトレチナートとして1日10〜30mgを1〜3回に分けて経口投与する。

幼・小児では寛解導入量エトレチナートとして1日体重1kgあたり1.0mgを1〜3回に分けて2〜4週間経口投与する。その後，症状に応じて寛解維持量エトレチナートとして1日体重1kgあたり0.6〜0.8mgを1〜3回に分けて経口投与する。

なお，年齢，体重，症状により適宜増減する。

警告　本剤には催奇形性があるので，妊婦又は妊娠している可能性のある婦人には投与しないこと。また，妊娠する可能性のある婦人には投与しないことを原則とするが，やむを得ず投与する場合には使用上の注意を厳守すること

禁忌

(1)妊婦又は妊娠している可能性のある婦人

(2)本剤の成分に対し過敏症の既往歴のある患者

(3)肝障害のある患者

(4)腎障害のある患者

(5)ビタミンA製剤を投与中の患者

(6)ビタミンA過剰症の患者

原則禁忌　妊娠する可能性のある婦人

併用禁忌

薬剤名等	臨床症状・措置方法	機序・危険因子
ビタミンA製剤 （チョコラA　等）	ビタミンAの正常血中濃度には影響を及ぼさないが，ビタミンA過剰症と類似した副作用症状があらわれることがある。	本剤はビタミンA様作用を示すため，ビタミンA様作用が増強される。

チスタニン糖衣錠100mg
規格：100mg1錠[9.2円/錠]
Ｌ－エチルシステイン塩酸塩　田辺三菱　223

【効 能 効 果】

(1)次の各種疾患の去痰
①急・慢性気管支炎，肺結核
②手術後の喀痰喀出困難
(2)慢性副鼻腔炎の排膿

【対応標準病名】

◎	喀痰喀出困難	急性気管支炎	肺結核
	慢性気管支炎	慢性副鼻腔炎	
○	RSウイルス気管支炎	亜急性気管支炎	アレルギー性副鼻腔炎
	異常喀痰	インフルエンザ菌気管支炎	ウイルス性気管支炎
	エコーウイルス気管支炎	潰瘍性粟粒結核	喀痰
	過剰喀痰	活動性肺結核	化膿性副鼻腔炎
	乾酪性肺炎	乾酪性副鼻腔炎	気管結核
	気管支結核	偽膜性気管支炎	急性気管気管支炎
	急性喉頭気管気管支炎	急性粟粒結核	急性反復性気管支炎
	クループ性気管支炎	結核	結核性喀血
	結核性気管支拡張症	結核性気胸	結核性空洞
	結核性肺線維症	結核性肺膿瘍	結節性肺結核
	硬化性肺結核	口腔上顎洞瘻	好酸球性副鼻腔炎
	喉頭結核	コクサッキーウイルス気管支炎	篩骨洞炎
	歯性上顎洞炎	歯性副鼻腔炎	上顎洞炎
	小児副鼻腔炎	滲出性気管支炎	潜在性結核感染症
	前頭洞炎	粟粒結核	多剤耐性結核
	蝶形骨洞炎	膿性痰	肺炎球菌性気管支炎
	肺炎結核	肺結核・鏡検確認あり	肺結核・組織学的確認あり
	肺結核・培養のみ確認あり	肺結核腫	敗血症性気管支炎
	肺門結核	播種性結核	パラインフルエンザウイルス気管支炎
	汎副鼻腔炎	ヒトメタニューモウイルス気管支炎	副鼻腔炎
	副鼻腔真菌症	マイコプラズマ気管支炎	慢性気管炎
	慢性気管気管支炎	慢性気管支漏	慢性副鼻腔炎急性増悪
	慢性副鼻腔膿瘍	ライノウイルス気管支炎	連鎖球菌気管支炎
	老人性気管支炎		
△	珪肺結核	結核後遺症	塵肺結核
	陳旧性胸膜炎	陳旧性肺結核	肺結核後遺症
	肺結核術後	肺門リンパ節結核	

用法用量　通常，1回1錠(L－エチルシステイン塩酸塩100mg)を1日3回経口投与する。
なお，年齢・症状により適宜増減する。

チニダゾール錠200mg「F」
規格：200mg1錠[46円/錠]
チニダゾール錠500mg「F」
規格：500mg1錠[122.7円/錠]
チニダゾール　富士製薬　641

【効 能 効 果】

トリコモナス症(腟トリコモナスによる感染症)

【対応標準病名】

◎	トリコモナス症	トリコモナス腟炎	
○	子宮頸部トリコモナス症	トリコモナス外陰炎	トリコモナス性外陰腟炎
	トリコモナス性帯下	トリコモナス膀胱炎	尿路性器トリコモナス症
△	トリコモナス性精のう炎	トリコモナス性前立腺炎	トリコモナス尿道炎

用法用量
〔錠200mg〕：チニダゾールとして，通常成人1クールとして1回200mg，1日2回，7日間経口投与する。又はチニダゾールとして，通常成人2,000mgを1回経口投与しても良い。
〔錠500mg〕：チニダゾールとして，通常成人2,000mgを1回経口投与する。
投薬終了後，腟トリコモナスを検出した場合は，投薬終了時より少なくとも1週間ぐらいの間隔を置いて再投与する。

禁忌
(1)本剤の成分に対し過敏症の既往歴のある患者
(2)血液疾患のある患者
(3)脳，脊髄に器質的疾患のある患者
(4)妊婦(3ヵ月以内)又は妊娠している可能性のある患者

チノカプセル125
規格：125mg1カプセル[19.3円/カプセル]
ケノデオキシコール酸　藤本　236

【効 能 効 果】

外殻石灰化を認めないコレステロール系胆石の溶解

【対応標準病名】

◎	コレステロール結石		
○	遺残胆石症	嵌頓性胆石症	総胆管結石
	多発胆石症	胆管結石症	胆泥
	胆のう管結石症	胆のう結石症	無痛性胆石症
△	肝仙痛	肝内結石症	総胆管結石性胆管炎
	総胆管結石性胆のう炎	胆管結石性胆管炎	胆管結石性胆のう炎
	胆石性急性胆のう炎	胆石性膵炎	胆石性胆のう炎
	胆石仙痛	胆道結石	胆のう胆管結石症
	ビリルビン結石		

用法用量　通常，成人にはケノデオキシコール酸として，300～400mgを1日2～3回に分割経口投与する。なお，年齢，症状により適宜増減するが，1日最高投与量は600mgとする。

禁忌
(1)重篤な胆道・膵障害のある患者
(2)重篤な肝障害のある患者
(3)肝・胆道系に閉塞性病変のある患者
(4)妊婦又は妊娠している可能性のある婦人

チバセン錠2.5mg
規格：2.5mg1錠[40.1円/錠]
チバセン錠5mg
規格：5mg1錠[55.1円/錠]
チバセン錠10mg
規格：10mg1錠[116.7円/錠]
ベナゼプリル塩酸塩　ノバルティス　214

【効 能 効 果】

高血圧症

【対応標準病名】

◎	高血圧症	本態性高血圧症	
○	悪性高血圧症	褐色細胞腫	褐色細胞腫性高血圧症
	境界型高血圧症	クロム親和性細胞腫	高血圧性緊急症
	高血圧性腎疾患	高血圧性脳内出血	高血圧切迫症
	高レニン性高血圧症	若年高血圧症	若年性境界型高血圧症
	収縮期高血圧症	心因性高血圧症	低レニン性高血圧症
	内分泌性高血圧症	二次性高血圧症	副腎性高血圧症
△	HELLP症候群	軽症妊娠高血圧症候群	混合型妊娠高血圧症候群
	産後高血圧症	重症妊娠高血圧症候群	術中異常高血圧症
	純粋型妊娠高血圧症候群	腎血管性高血圧症	腎実質性高血圧症
	腎性高血圧症	新生児高血圧症	早発型妊娠高血圧症候群
	遅発型妊娠高血圧症候群	妊娠高血圧症	妊娠高血圧症候群
	妊娠高血圧腎症	妊娠中一過性高血圧症	副腎腺腫
	副腎のう腫	副腎皮質のう腫	良性副腎皮質腫瘍

用法用量　通常，成人にはベナゼプリル塩酸塩として5～10mgを1日1回経口投与する。

なお，年齢，症状により適宜増減する。
ただし，重症高血圧症又は腎障害を伴う高血圧症の患者では2.5mg から投与を開始することが望ましい。
用法用量に関連する使用上の注意　クレアチニンクリアランスが 30mL/分以下，又は血清クレアチニン値が 3mg/dL 以上の重篤な腎機能障害のある患者では，投与量を減らすなど慎重に投与すること。
禁忌
(1)本剤の成分に対し過敏症の既往歴のある患者
(2)血管浮腫の既往歴のある患者(アンジオテンシン変換酵素阻害剤等の薬剤による血管浮腫，遺伝性血管浮腫，後天性血管浮腫，特発性血管浮腫等)
(3)デキストラン硫酸固定化セルロース，トリプトファン固定化ポリビニルアルコール又はポリエチレンテレフタレートを用いた吸着器によるアフェレーシスを施行中の患者
(4)アクリロニトリルメタリルスルホン酸ナトリウム膜(AN69)を用いた血液透析施行中の患者
(5)妊婦又は妊娠している可能性のある婦人
(6)アリスキレンを投与中の糖尿病患者(ただし，他の降圧治療を行ってもなおお血圧のコントロールが著しく不良の患者を除く)
併用禁忌

薬剤名等	臨床症状・措置方法	機序・危険因子
デキストラン硫酸固定化セルロース，トリプトファン固定化ポリビニルアルコール又はポリエチレンテレフタレートを用いた吸着器によるアフェレーシスの施行 リポソーバー イムソーバTR セルソーバ	ショックを起こすことがある。	陰性に荷電したデキストラン硫酸固定化セルロース，トリプトファン固定化ポリビニルアルコール又はポリエチレンテレフタレートにより血中キニン系の代謝が亢進し，本剤によりブラジキニン代謝が妨げられ蓄積すると考えられている。
アクリロニトリルメタリルスルホン酸ナトリウム膜(AN69)を用いた血液透析	アナフィラキシーを発現することがある。	多価イオン体であるAN69により血中キニン系の代謝が亢進し，本剤によりブラジキニン代謝が妨げられ蓄積すると考えられている。

タツジピン錠2.5mg：辰巳化学　2.5mg1錠[10.3円/錠]，タツジピン錠5mg：辰巳化学　5mg1錠[16.3円/錠]，タツジピン錠10mg：辰巳化学　10mg1錠[41.5円/錠]，ベナゼプリル塩酸塩錠2.5mg「サワイ」：沢井　2.5mg1錠[13.1円/錠]，ベナゼプリル塩酸塩錠5mg「サワイ」：沢井　5mg1錠[25.9円/錠]，ベナゼプリル塩酸塩錠10mg「サワイ」：沢井　10mg1錠[41.5円/錠]

チャンピックス錠0.5mg　規格：0.5mg1錠[136.4円/錠]
チャンピックス錠1mg　規格：1mg1錠[244.2円/錠]
バレニクリン酒石酸塩　ファイザー　799

【効 能 効 果】

ニコチン依存症の喫煙者に対する禁煙の補助

【対応標準病名】

◎ ニコチン依存症

効能効果に関連する使用上の注意
(1)ニコチン依存症の診断については，ニコチン依存症に係わるスクリーニングテスト(TDS)により診断すること。
(2)本剤の使用にあたっては，患者に禁煙意志があることを確認すること。
用法用量　通常，成人にはバレニクリンとして第1～3日目は0.5mg を1日1回食後に経口投与，第4～7日目は0.5mg を1日2回朝夕食後に経口投与，第8日目以降は1mg を1日2回朝夕食後に経口投与する。
なお，本剤の投与期間は12週間とする。
用法用量に関連する使用上の注意
(1)本剤は原則として，他の禁煙補助薬と併用しないこと。
(2)患者が禁煙を開始する日を設定すること。その日から1週間前に本剤の投与を始めること。
(3)本剤による12週間の禁煙治療により禁煙に成功した患者に対して，長期間の禁煙をより確実にするために，必要に応じ，本剤をさらに延長して投与することができる。その場合にはバレニクリンとして1mg を1日2回，朝夕食後に12週間投与すること。
(4)最初の12週間の投与期間中に禁煙に成功しなかった患者や投与終了後に再喫煙した患者で，再度本剤を用いた禁煙治療を実施する場合には，過去の禁煙失敗の要因を明らかにし，それらの要因への対処を行った後のみに，本剤の投与を開始すること。
(5)本剤の忍容性に問題がある場合には，0.5mg1日2回に減量することができる。
(6)重度の腎機能障害患者(クレアチニン・クリアランス推定値：30mL/分未満)の場合，0.5mg1日1回で投与を開始し，その後必要に応じ，最大0.5mg1日2回に増量すること。
警告　禁煙は治療の有無を問わず様々な症状を伴うことが報告されており，基礎疾患として有している精神疾患の悪化を伴うことがある。本剤との因果関係は明らかではないが，抑うつ気分，不安，焦燥，興奮，行動又は思考の変化，精神障害，気分変動，攻撃的行動，敵意，自殺念慮及び自殺が報告されているため，本剤を投与する際には患者の状態を十分に観察すること。
禁忌　本剤の成分に対し過敏症の既往歴のある患者

チョコラA錠1万単位　規格：10,000単位1錠[8円/錠]
ビタミンA　サンノーバ　311

【効 能 効 果】

ビタミンA欠乏症の治療(夜盲症，結膜乾燥症，角膜乾燥症，角膜軟化症)
下記疾患のうち，ビタミンAの欠乏または代謝障害が関与すると推定される場合
角化性皮膚疾患

【対応標準病名】

◎	過角化症	ビタミンA欠乏症	ビタミンA欠乏性角膜乾燥症
	ビタミンA欠乏性角膜軟化症	ビタミンA欠乏性結膜乾燥症	夜盲症
○	角化棘細胞腫	乾皮症	顔面毛包性紅斑黒皮症
	後天性魚鱗癬	固定性扁豆状角化症	掌蹠角化症
	進行性指掌角皮症	点状角化症	皮角
	皮脂欠乏症	皮脂欠乏性湿疹	胞状異角化症
	毛孔角化症	老人性乾皮症	
△	小口病	角質増殖症	乾性角結膜炎
	視覚障害	視力障害	ビタミンA欠乏性角膜潰瘍
	ビタミンA欠乏性眼疾患	ビタミンA欠乏性夜盲	

用法用量　治療の目的には，ビタミンAとして通常成人1日10,000～100,000ビタミンA単位を経口投与する。なお，年齢，症状により適宜増減する。
なお，ビタミンAとして通常成人1日3,000～100,000ビタミンA単位である。
禁忌
(1)エトレチナート製剤を投与中の患者
(2)トレチノイン製剤を投与中の患者
(3)タミバロテン製剤を投与中の患者
(4)妊娠3カ月以内又は妊娠を希望する婦人へのビタミンA5,000IU/日以上の投与(ビタミンA欠乏症の婦人は除く)
併用禁忌

薬剤名等	臨床症状・措置方法	機序・危険因子
エトレチナート(チガソン)	ビタミンAの正常血中濃度には影響を及ぼさないが，ビタミンA過剰症と類似した副作用症状があらわ	エトレチナートのビタミンA様作用により，ビタミンAの作用が増強される。

	れることがある。	
トレチノイン（ベサノイド）	ビタミンＡ過剰症と類似した副作用症状を起こすおそれがある。	トレチノインはビタミンＡの活性代謝物である。
タミバロテン（アムノレイク）		タミバロテンはビタミンＡと同じレチノイドである。

チョコラA滴0.1万単位/滴　規格：30,000単位1mL[54.4円/mL]
レチノールパルミチン酸エステル　サンノーバ　311

【効 能 効 果】

ビタミンＡ欠乏症の予防および治療（夜盲症，結膜乾燥症，角膜乾燥症，角膜軟化症）

ビタミンＡの需要が増大し，食事からの摂取が，不十分な際の補給（妊産婦，授乳婦，乳幼児，消耗性疾患など）

下記疾患のうち，ビタミンＡの欠乏または代謝障害が関与すると推定される場合

角化性皮膚疾患

【対応標準病名】

◎	過角化症	ビタミンＡ欠乏症	ビタミンＡ欠乏性角膜乾燥症
	ビタミンＡ欠乏性角膜軟化症	ビタミンＡ欠乏性結膜乾燥症	夜盲症
○	角化棘細胞腫	乾皮症	顔面毛包性紅斑黒皮症
	後天性魚鱗癬	固定性扁豆状角化症	掌蹠角化症
	進行性指掌角皮症	点状角化症	皮角
	皮脂欠乏症	皮脂欠乏性湿疹	胞状異角化症
	毛孔角化症	老人性乾皮症	
△	小口病	角質増殖症	乾性角結膜炎
	視覚障害	視力障害	ビタミンＡ欠乏性角膜潰瘍
	ビタミンＡ欠乏性眼疾患	ビタミンＡ欠乏性夜盲	

用法用量

補給の目的には，通常成人，１日２～４滴（ビタミンＡとして，2,000～4,000ビタミンＡ単位）を経口投与する。

なお，年令により適宜減量する。

治療の目的には，通常成人，１日３～100滴（ビタミンＡとして，3,000～100,000ビタミンＡ単位）を経口投与する。

なお，年令・症状により適宜増減する。

禁忌

(1)エトレチナート製剤を投与中の患者
(2)トレチノイン製剤を投与中の患者
(3)タミバロテン製剤を投与中の患者
(4)妊娠３カ月以内又は妊娠を希望する婦人へのビタミンA5,000IU/日以上の投与（ビタミンＡ欠乏症の婦人は除く）

併用禁忌

薬剤名等	臨床症状・措置方法	機序・危険因子
エトレチナート（チガソン）	ビタミンＡの正常血中濃度には影響を及ぼさないが，ビタミンＡ過剰症と類似した副作用症状があらわれることがある。	エトレチナートのビタミンＡ様作用により，ビタミンＡの作用が増強される。
トレチノイン（ベサノイド）	ビタミンＡ過剰症と類似した副作用症状を起こすおそれがある。	トレチノインはビタミンＡの活性代謝物である。
タミバロテン（アムノレイク）		タミバロテンはビタミンＡと同じレチノイドである。

チョコラA末1万単位/g　規格：10,000単位1g[16.4円/g]
ビタミンＡ　サンノーバ　311

【効 能 効 果】

ビタミンＡ欠乏症の予防および治療（夜盲症，結膜乾燥症，角膜乾燥症，角膜軟化症）

ビタミンＡの需要が増大し，食事からの摂取が不十分な際の補給（妊産婦，授乳婦，乳幼児，消耗性疾患など）

下記疾患のうち，ビタミンＡの欠乏または代謝障害が関与すると推定される場合

角化性皮膚疾患

【対応標準病名】

◎	過角化症	ビタミンＡ欠乏症	ビタミンＡ欠乏性角膜乾燥症
	ビタミンＡ欠乏性角膜軟化症	ビタミンＡ欠乏性結膜乾燥症	夜盲症
○	角化棘細胞腫	乾皮症	顔面毛包性紅斑黒皮症
	後天性魚鱗癬	固定性扁豆状角化症	掌蹠角化症
	進行性指掌角皮症	点状角化症	皮角
	皮脂欠乏症	皮脂欠乏性湿疹	胞状異角化症
	毛孔角化症	老人性乾皮症	
△	小口病	角質増殖症	乾性角結膜炎
	視覚障害	視力障害	ビタミンＡ欠乏性角膜潰瘍
	ビタミンＡ欠乏性眼疾患	ビタミンＡ欠乏性夜盲	

用法用量　補給の目的には，通常成人，１日0.2～0.4g（ビタミンＡとして，2,000～4,000ビタミンＡ単位）を３回に分けて経口投与する。なお，年令により適宜減量する。

治療の目的には，通常成人，１日0.3～10g（ビタミンＡとして，3,000～100,000ビタミンＡ単位）を３回に分けて経口投与する。なお，年令，症状により適宜増減する。

禁忌

(1)エトレチナート製剤を投与中の患者
(2)トレチノイン製剤を投与中の患者
(3)タミバロテン製剤を投与中の患者
(4)妊娠３カ月以内又は妊娠を希望する婦人へのビタミンA5,000IU/日以上の投与（ビタミンＡ欠乏症の婦人は除く）

併用禁忌

薬剤名等	臨床症状・措置方法	機序・危険因子
エトレチナート（チガソン）	ビタミンＡの正常血中濃度には影響を及ぼさないが，ビタミンＡ過剰症と類似した副作用症状があらわれることがある。	エトレチナートのビタミンＡ様作用により，ビタミンＡの作用が増強される。
トレチノイン（ベサノイド）	ビタミンＡ過剰症と類似した副作用症状を起こすおそれがある。	トレチノインはビタミンＡの活性代謝物である。
タミバロテン（アムノレイク）		タミバロテンはビタミンＡと同じレチノイドである。

チラーヂンS散0.01%　規格：0.01%1g[58円/g]
レボチロキシンナトリウム水和物　あすか　243

【効 能 効 果】

乳幼児甲状腺機能低下症

【対応標準病名】

◎	甲状腺機能低下症		
○	一過性甲状腺機能低下症	下垂体性甲状腺機能低下症	感染後甲状腺機能低下症
	原発性甲状腺機能低下症	甲状腺欠損	甲状腺切除性悪液質
	甲状腺無形成	後天性甲状腺萎縮	若年性甲状腺機能低下症

チ

	先天性甲状腺萎縮	先天性甲状腺機能低下症	続発性甲状腺機能低下症
	二次性甲状腺機能低下症	粘液水腫	粘液水腫性昏睡
	放射線甲状腺機能低下症	ホフマン症候群	薬剤性甲状腺機能低下症
△	甲状腺機能低下に伴う貧血	三次性甲状腺機能低下症	視床下部性甲状腺機能低下症
	低 T3 症候群		

用法用量　通常，乳幼児にはレボチロキシンナトリウムとして1回10μg/kg(本剤100mg/kg)を1日1回経口投与する。
未熟児に対しては1回5μg/kg(本剤50mg/kg)から投与を開始して8日目から1回10μg/kg(本剤100mg/kg)を1日1回経口投与する。
なお，年齢，症状により適宜増減する。

禁忌　新鮮な心筋梗塞のある患者

チラーヂンS錠12.5μg　規格：12.5μg1錠[9.6円/錠]
チラーヂンS錠25μg　規格：25μg1錠[9.6円/錠]
チラーヂンS錠50μg　規格：50μg1錠[9.6円/錠]
チラーヂンS錠75μg　規格：75μg1錠[9.6円/錠]
チラーヂンS錠100μg　規格：100μg1錠[11.4円/錠]
レボチロキシンナトリウム水和物　あすか　243

【効 能 効 果】

粘液水腫，クレチン病，甲状腺機能低下症(原発性及び下垂体性)，甲状腺腫

【対応標準病名】

◎	下垂体性甲状腺機能低下症	クレチン病	原発性甲状腺機能低下症
	甲状腺機能低下症	甲状腺腫	二次性甲状腺機能低下症
	粘液水腫		
○	異所性甲状腺腫	一過性甲状腺機能低下症	感染後甲状腺機能低下症
	結節性甲状腺腫	結節性非中毒性甲状腺腫	甲状腺過形成
	甲状腺欠損	甲状腺切除性悪液質	甲状腺無形成
	後天性甲状腺萎縮	混合型先天性ヨード欠乏症候群	三次性甲状腺機能低下症
	思春期甲状腺腫	視床下部性甲状腺機能低下症	若年性甲状腺機能低下症
	縦隔甲状腺腫	神経型先天性ヨード欠乏症候群	舌根部甲状腺腫
	腺腫様甲状腺腫	先天性甲状腺萎縮	先天性甲状腺機能低下症
	先天性ヨード欠乏症候群	続発性甲状腺機能低下症	地方病性クレチン病
	粘液水腫型先天性ヨード欠乏症候群	粘液水腫性昏睡	非中毒性甲状腺腫
	びまん性甲状腺腫	放射線甲状腺機能低下症	ホフマン症候群
	薬剤性甲状腺機能低下症		
△	甲状腺機能低下に伴う貧血	甲状腺のう胞	多結節性甲状腺腫
	多発性甲状腺のう胞	単純性結節性甲状腺腫	単純性甲状腺腫
	低 T3 症候群	非中毒性多結節性甲状腺腫	非中毒性単結節性甲状腺腫
	非中毒性びまん性甲状腺腫		

用法用量　レボチロキシンナトリウムとして通常，成人25〜400μgを1日1回経口投与する。
一般に，投与開始量には25〜100μg，維持量には100〜400μgを投与することが多い。
なお，年齢，症状により適宜増減する。

禁忌　新鮮な心筋梗塞のある患者

レボチロキシンNa錠25μg「サンド」：サンド　25μg1錠[9.6円/錠]，レボチロキシンNa錠50μg「サンド」：サンド　50μg1錠[9.6円/錠]

チラーヂン末　規格：1g[99.4円/g]
乾燥甲状腺　あすか　243

【効 能 効 果】

粘液水腫，クレチン病，甲状腺機能低下症(原発性及び下垂体性)，甲状腺腫，慢性甲状腺炎，甲状腺機能障害による習慣性流産及び不妊症

【対応標準病名】

◎	下垂体性甲状腺機能低下症	クレチン病	原発性甲状腺機能低下症
	甲状腺機能障害	甲状腺機能低下症	甲状腺腫
	習慣流産	女性不妊症	二次性甲状腺機能低下症
	粘液水腫	不妊症	慢性甲状腺炎
○	異所性甲状腺腫	一過性甲状腺機能低下症	感染後甲状腺機能低下症
	結節性甲状腺腫	結節性非中毒性甲状腺腫	甲状腺炎
	甲状腺過形成	甲状腺機能異常	甲状腺欠損
	甲状腺疾患	甲状腺切除性悪液質	甲状腺のう胞
	甲状腺無形成	後天性甲状腺萎縮	混合型先天性ヨード欠乏症候群
	三次性甲状腺機能低下症	自己免疫性甲状腺炎	思春期甲状腺腫
	視床下部性甲状腺機能低下症	若年性甲状腺機能低下症	縦隔甲状腺腫
	神経型先天性ヨード欠乏症候群	舌根部甲状腺腫	線維性甲状腺腫
	腺腫様甲状腺腫	先天性甲状腺萎縮	先天性甲状腺機能低下症
	先天性ヨード欠乏症候群	続発性甲状腺機能低下症	多結節性甲状腺腫
	多発性甲状腺のう胞	単純性結節性甲状腺腫	単純性甲状腺腫
	地方病性クレチン病	粘液水腫型先天性ヨード欠乏症候群	粘液水腫性昏睡
	橋本病	非中毒性甲状腺腫	非中毒性多結節性甲状腺腫
	非中毒性単結節性甲状腺腫	非中毒性びまん性甲状腺腫	びまん性甲状腺腫
	放射線甲状腺機能低下症	放射線性甲状腺炎	ホフマン症候群
	無痛性甲状腺炎	薬剤性甲状腺機能低下症	
△	Euthyroid Sick 症候群	TBG 異常症	TBG 欠損症
	TBG 低下症	TSH 受容体異常症	亜急性甲状腺炎
	カルシトニンの分泌過多	機能性不妊症	巨細胞性甲状腺炎
	頚管性不妊症	原発性不妊症	甲状腺 C 細胞過形成症
	甲状腺機能低下に伴う貧血	甲状腺梗塞	甲状腺周囲炎
	甲状腺出血	甲状腺ホルモン不応症	子宮性不妊症
	続発性不妊症	低 T3 症候群	肉芽腫性甲状腺炎
	排卵障害	ハシトキシコーシス	非化膿性甲状腺炎
	びまん性先天性甲状腺腫	ペンドレッド症候群	ホルモン合成障害性甲状腺腫
	無排卵月経	無排卵症	薬剤性甲状腺機能障害
	卵管機能異常	卵管狭窄症	卵管性不妊症
	卵管閉塞	卵巣性不妊症	レフェトフ症候群

用法用量　乾燥甲状腺として通常，成人1日15〜40mgから開始し，維持量として1日40〜200mgを経口投与する。
なお，年齢，症状により適宜増減する。

禁忌　新鮮な心筋梗塞のある患者

5mcgチロナミン錠　規格：5μg1錠[9.6円/錠]
25mcgチロナミン錠　規格：25μg1錠[11.7円/錠]
リオチロニンナトリウム　武田薬品　243

【効能効果】

粘液水腫，クレチン症，甲状腺機能低下症(原発性及び下垂体性)，慢性甲状腺炎，甲状腺腫

【対応標準病名】

◎	下垂体性甲状腺機能低下症	クレチン病	原発性甲状腺機能低下症
	甲状腺機能低下症	甲状腺腫	二次性甲状腺機能低下症
	粘液水腫	慢性甲状腺炎	
○	異所性甲状腺腫	一過性甲状腺機能低下症	感染後甲状腺機能低下症
	結節性甲状腺腫	結節性非中毒性甲状腺腫	甲状腺過形成
	甲状腺欠損	甲状腺切除性悪液質	甲状腺無形成
	後天性甲状腺萎縮	混合型先天性ヨード欠乏症候群	三次性甲状腺機能低下症
	自己免疫性甲状腺炎	思春期甲状腺腫	視床下部性甲状腺機能低下症
	若年性甲状腺機能低下症	縦隔甲状腺腫	神経型先天性ヨード欠乏症候群
	舌根部甲状腺腫	線維性甲状腺腫	腺腫様甲状腺腫
	先天性甲状腺萎縮	先天性甲状腺機能低下症	先天性ヨード欠乏症候群
	続発性甲状腺機能低下症	多結節性甲状腺腫	単純性結節性甲状腺腫
	地方病性クレチン病	粘液水腫型先天性ヨード欠乏症候群	粘液水腫性昏睡
	橋本病	非中毒性甲状腺腫	非中毒性多結節性甲状腺腫
	非中毒性単結節性甲状腺腫	非中毒性びまん性甲状腺腫	びまん性甲状腺腫
	放射線甲状腺機能低下症	ホフマン症候群	無痛性甲状腺炎
	薬剤性甲状腺機能低下症		
△	亜急性甲状腺炎	急性化膿性甲状腺炎	急性甲状腺炎
	巨細胞性甲状腺炎	甲状腺炎	甲状腺機能低下に伴う貧血
	甲状腺周囲炎	甲状腺のう胞	多発性甲状腺のう胞
	単純性甲状腺腫	低T3症候群	肉芽腫性甲状腺炎
	ハシトキシコーシス	非化膿性甲状腺炎	びまん性先天性甲状腺腫
	放射線性甲状腺炎		

用法用量　リオチロニンナトリウムとして，通常成人初回量は1日5～25μgとし，1～2週間間隔で少しずつ増量する。
維持量は1日25～75μgとする。なお，年齢，症状により適宜増減する。

禁忌　新鮮な心筋梗塞のある患者

沈降炭酸カルシウム「日医工」　規格：10g[0.72円/g]
沈降炭酸カルシウム　日医工　234

【効能効果】

下記疾患における制酸作用と症状の改善：胃・十二指腸潰瘍，胃炎(急・慢性胃炎，薬剤性胃炎を含む)，上部消化管機能異常(神経性食思不振，いわゆる胃下垂症，胃酸過多症を含む)

【対応標準病名】

◎	胃炎	胃潰瘍	胃下垂
	胃十二指腸潰瘍	過酸症	急性胃炎
	十二指腸潰瘍	消化管障害	神経性食欲不振症
	慢性胃炎		
○	NSAID胃潰瘍	NSAID十二指腸潰瘍	アルコール性胃炎
	アレルギー性胃炎	胃潰瘍瘢痕	胃空腸周囲炎
	胃周囲炎	胃十二指腸炎	胃十二指腸潰瘍瘢痕
	萎縮性胃炎	萎縮性化生性胃炎	胃穿孔
	胃蜂窩織炎	急性胃潰瘍	急性胃潰瘍穿孔
	急性胃粘膜病変	急性十二指腸潰瘍	急性出血性胃潰瘍
	急性出血性十二指腸潰瘍	急性びらん性胃炎	クッシング潰瘍
	再発性胃潰瘍	再発性十二指腸潰瘍	残胃潰瘍
	十二指腸潰瘍瘢痕	十二指腸球後部潰瘍	十二指腸穿孔
	出血性胃炎	出血性胃潰瘍	出血性十二指腸潰瘍
	術後胃潰瘍	術後胃十二指腸潰瘍	術後残胃胃炎
	術後十二指腸潰瘍	心因性胃潰瘍	神経性胃炎
	ステロイド潰瘍	ステロイド潰瘍穿孔	ストレス潰瘍
	ストレス性胃潰瘍	ストレス性十二指腸潰瘍	穿孔性胃潰瘍
	穿孔性十二指腸潰瘍	穿通性胃潰瘍	穿通性十二指腸潰瘍
	多発胃潰瘍	多発性十二指腸潰瘍	多発性出血性胃潰瘍
	中毒性胃炎	デュラフォイ潰瘍	難治性胃潰瘍
	難治性十二指腸潰瘍	肉芽腫性胃炎	表層性胃炎
	びらん性胃炎	ヘリコバクター・ピロリ胃炎	放射線胃炎
	慢性胃潰瘍	慢性胃潰瘍活動期	慢性十二指腸潰瘍
	慢性十二指腸潰瘍活動期	メネトリエ病	薬剤性胃潰瘍
	疣状胃炎		
△	胃うっ血	胃運動機能障害	胃運動亢進症
	胃液分泌過多	胃拡張	胃機能亢進
	胃狭窄	胃痙攣	胃軸捻症
	胃十二指腸嵌頓	胃腫瘤	胃切除後癒着
	胃腸運動機能障害	胃腸機能異常	胃腸機能減退
	胃腸虚弱	胃腸疾患	胃粘膜過形成
	胃のう胞	胃びらん	胃壁軟化症
	機能性嘔吐	急性胃拡張	急性胃腸障害
	急性十二指腸潰瘍穿孔	急性出血性胃潰瘍穿孔	急性出血性十二指腸潰瘍穿孔
	痙性胃炎	十二指腸腫瘤	十二指腸びらん
	出血性胃潰瘍穿孔	出血性十二指腸潰瘍穿孔	消化不良症
	神経性嘔吐症	摂食障害	瀑状胃
	反応性リンパ組織増生症	非定型神経性無食欲症	噴門狭窄
	無酸症	薬物胃障害	

用法用量　沈降炭酸カルシウムとして，通常成人1日1～3gを3～4回に分割経口投与する。なお，年齢，症状により適宜増減する。

禁忌　甲状腺機能低下症又は副甲状腺機能亢進症の患者

炭カル錠500「KN」：小林化工　500mg1錠[5.8円/錠]，炭カル錠500mg「旭化成」：旭化成　500mg1錠[5.8円/錠]，炭カル錠「ヨシダ」250mg：吉田　250mg1錠[5.8円/錠]，炭カル錠「ヨシダ」500mg：吉田　500mg1錠[5.8円/錠]，沈降炭酸カルシウム恵美須：恵美須薬品　10g[0.95円/g]，沈降炭酸カルシウム「ケンエー」：健栄　10g[0.95円/g]，沈降炭酸カルシウム「コザカイ・M」：小堺　10g[0.86円/g]，沈降炭酸カルシウム「司生堂」：司生堂　10g[0.72円/g]，沈降炭酸カルシウム「ヤマゼン」M：山善　10g[0.78円/g]，沈降炭酸カルシウム「ヨシダ」：吉田　10g[0.95円/g]

ツインラインNF配合経腸用液
規格：10mL(混合調製後の内用液として)[0.89円/mL]
経腸成分栄養剤(消化態)　イーエヌ大塚　325

【効能効果】

一般に，手術後患者の栄養保持に用いることができるが，特に長期にわたり，経口的食事摂取が困難な場合の経管栄養補給に使用する。

【対応標準病名】

◎	摂食機能障害		
△	異常腸音	胃内停水	回盲部腫瘤
	下腹部腫瘤	胸脇苦満	筋性防御

口苦	口腔内異常感症	口腔内感覚異常症
口内痛	後腹膜腫瘤	黒色便
骨盤内腫瘤	臍部腫瘤	しぶり腹
小腹拘急	小腹硬満	上腹部腫瘤
小腹不仁	食道異物感	心下急
心下痞	心下痞堅	心下痞硬
心窩部振水音	心窩部不快	蠕動亢進
大量便	腸音欠如	腸音亢進
腸間膜腫瘤	つかえ感	粘液便
排便習慣の変化	排便障害	腹腔内腫瘤
腹皮拘急	腹部腫脹	腹部腫瘤
腹部板状硬	腹部不快感	便異常
便色異常	便潜血	膀胱直腸障害
緑色便		

用法用量　通常，A液200mLとB液200mLを用時混合し，成人標準量として1日1,200～2,400mL（1,200～2,400kcal）を鼻腔チューブ，胃瘻又は腸瘻より胃，十二指腸又は空腸に1日12～24時間かけて投与する。投与速度は75～125mL/時間とする。経口摂取可能な場合は1回又は数回に分けて経口投与することもできる。

また，投与開始時は，通常1日当たり400mL（400kcal）を低速度（約50mL/時間）で投与し，臨床症状に注意しながら増量して3～7日で標準投与量に達するようにする。

なお，年齢，体重，症状により投与量，投与濃度，投与速度を適宜増減する。

用法用量に関連する使用上の注意　小児への投与

約0.4kcal/mLの濃度より投与を開始し，臨床症状を注意深く観察しながら，徐々に濃度を上昇させること。

なお，標準濃度は0.7～0.8kcal/mLとする。

禁忌

(1)本剤の成分に対し過敏症の既往歴のある患者
(2)高度の肝・腎障害のある患者
(3)重症糖尿病などの糖代謝異常のある患者
(4)イレウスのある患者
(5)肝性昏睡又は肝性昏睡のおそれのある患者
(6)急性膵炎の患者
(7)先天性アミノ酸代謝異常の患者
(8)腸管の機能が残存していない患者

ツベルミン錠100mg　規格：100mg1錠［154円/錠］

エチオナミド　Meiji Seika　622

【効 能 効 果】

〈適応菌種〉本剤に感性の結核菌
〈適応症〉肺結核及びその他の結核症

【対応標準病名】

◎	結核	肺結核	
○あ	S状結腸結核	胃結核	陰茎結核
か	咽頭結核	陰のう結核	外陰結核
	回腸結核	回盲部結核	潰瘍性粟粒結核
	顎下部結核	肩関節結核	活動性肺結核
	肝結核	眼結核	眼瞼結核
	関節結核	乾酪性肺炎	急性粟粒結核
	胸腺結核	胸椎結核	胸腰椎結核
	筋肉結核	筋膜結核	空腸結核
	くも膜結核	頸椎結核	珪肺結核
	頸部リンパ節結核	結核腫	結核初期感染
	結核疹	結核性アジソン病	結核性咳嗽
	結核性角結膜炎	結核性角膜炎	結核性角膜強膜炎
	結核性喀血	結核性滑膜炎	結核性気管支拡張症
	結核性気胸	結核性胸膜炎	結核性空洞
	結核性腱滑膜炎	結核性瞼板炎	結核性硬化症
	結核性硬結性紅斑	結核性虹彩炎	結核性虹彩毛様体炎
	結核性硬膜炎	結核性骨髄炎	結核性女性骨盤炎症性疾患
	結核性痔瘻	結核性腎盂炎	結核性腎盂腎炎
	結核性心筋症	結核性髄膜炎	結核性精管炎
	結核性脊柱後弯症	結核性脊柱前弯症	結核性脊柱側弯症
	結核性線維症	結核性前立腺炎	結核性多発ニューロパチー
	結核性低アドレナリン症	結核性動脈炎	結核性動脈内膜炎
	結核性軟膜炎	結核性膿胸	結核性膿腎症
	結核性脳脊髄炎	結核性脳動脈炎	結核性脳膿瘍
	結核性膿瘍	結核性肺線維症	結核性肺膿瘍
	結核性発熱	結核性貧血	結核性腹水
	結核性腹膜炎	結核性ぶどう膜炎	結核性脈絡網膜炎
	結核性網膜炎	結核性卵管炎	結核性卵巣炎
	結核性卵巣のう胞	結核性リンパ節炎	結節性肺結核
	結膜結核	口蓋垂結核	硬化性肺結核
	広間膜結核	口腔結核	口腔粘膜結核
	甲状腺結核	口唇結核	肛門結核
さ	骨結核	骨盤結核	耳管結核
	子宮結核	耳結核	縦隔結核
	十二指腸結核	小腸結核	初感染結核
	食道結核	心筋結核	神経系結核
	腎結核	尋常性狼瘡	心内膜結核
	塵肺結核	深部カリエス	心膜結核
	髄膜結核腫	性器結核	精索結核
	精巣結核	精巣上体結核	精のう結核
	脊髄結核	脊髄結核腫	脊髄膜結核
	脊椎結核	線維乾酪性心膜炎	潜在性結核感染症
た	前立腺結核	粟粒結核	大腸結核
	唾液腺結核	ダグラス窩結核	多剤耐性結核
	胆のう結核	腸間膜リンパ節結核	腸間膜リンパ節陳旧性結核
	腸結核	直腸結核	陳旧性骨結核
	陳旧性腎結核	陳旧性腸結核	陳旧性肺結核
な	難治結核	尿管結核	尿道球腺結核
	尿道結核	尿路結核	脳結核
は	脳結核腫	脳脊髄膜結核	肺炎結核
	肺結核・鏡検確認あり	肺結核・組織学的確認あり	肺結核・培養のみ確認あり
	肺結核腫	肺門結核	肺門リンパ節結核
	播種性結核	鼻咽頭結核	泌尿器結核
	皮膚結核	皮膚腺病	皮膚粟粒結核
	皮膚疣状結核	副腎結核	副鼻腔結核
ま	腹壁冷膿瘍	膀胱結核	脈絡膜結核
	腰椎結核		
△	咽頭流注膿瘍	壊疽性丘疹状結核疹	潰瘍性狼瘡
	結核後遺症	結核性血胸	結核性下痢
	結核性髄膜炎後遺症	結核性中耳炎	結核性膀胱炎後遺症
	硬化性狼瘡	股関節結核後遺症	骨盤腹膜癒着
	腎石灰化症	脊椎カリエス後遺症	仙骨部膿瘍
	陳旧性胸椎カリエス	陳旧性腰椎カリエス	肺結核後遺症
	肺結核術後	肋骨カリエス	

用法用量　通常成人は，エチオナミドとして最初1日0.3g，以後漸次増量して0.5～0.7gを1～3回に分けて経口投与する。年齢，症状により適宜増減する。

なお，原則として他の抗結核薬と併用すること。

ツルバダ配合錠　規格：1錠［3863.6円/錠］

エムトリシタビン　テノホビルジソプロキシルフマル酸塩　日本たばこ　625

【効 能 効 果】

HIV-1感染症

【対応標準病名】

◎	HIV－1感染症		
○	AIDS	AIDS 関連症候群	HIV 感染
	HIV 感染症	後天性免疫不全症候群	新生児 HIV 感染症
△	HIV－2感染症		

用法用量　通常，成人には1回1錠(エムトリシタビンとして200mg 及びテノホビル　ジソプロキシルフマル酸塩として300mg を含有)を1日1回経口投与する。なお，投与に際しては必ず他の抗 HIV 薬と併用すること。

用法用量に関連する使用上の注意

(1)本剤はエムトリシタビン及びテノホビル　ジソプロキシルフマル酸塩の固定用量を含有する配合剤であるので，エムトリシタビン又はテノホビル　ジソプロキシルフマル酸塩の個別の用法用量の調節が必要な患者には，個別のエムトリシタビン製剤(エムトリバカプセル 200mg)又はテノホビル　ジソプロキシルフマル酸塩製剤(ビリアード錠 300mg，以下「テノホビル製剤」と略す)を用いること。なお，エムトリシタビン製剤及びテノホビル製剤の使用にあたっては，それぞれの製品添付文書を熟読すること。

(2)本剤に加えてエムトリシタビン製剤又はテノホビル製剤を併用投与しないこと。

(3)腎機能障害のある患者では，エムトリシタビン製剤及びテノホビル製剤の薬物動態試験においてエムトリシタビンとテノホビルの血中濃度が上昇したとの報告があるので，腎機能の低下に応じて，次の投与方法を目安とする(外国人における薬物動態試験成績による)。

クレアチニンクリアランス(CLcr)	投与方法
50mL/min 以上	本剤1錠を1日1回投与
30～49mL/min	本剤1錠を2日間に1回投与
30mL/min 未満又は血液透析患者	本剤は投与せず，エムトリシタビン製剤及びテノホビル製剤により，個別に用法用量の調節を行う

警告　B 型慢性肝炎を合併している患者では，本剤の投与中止により，B 型慢性肝炎が再燃するおそれがあるので，本剤の投与を中断する場合には十分注意すること。特に非代償性の場合，重症化するおそれがあるので注意すること。

禁忌　本剤の成分に対し過敏症の既往歴のある患者

デアメリンS錠250mg

規格：250mg1錠[28.4円/錠]

グリクロピラミド　杏林　396

【効 能 効 果】

インスリン非依存型糖尿病(ただし，食事療法・運動療法のみで十分な効果が得られない場合に限る。)

【対応標準病名】

◎	2型糖尿病		
○	2型糖尿病・眼合併症あり	2型糖尿病・関節合併症あり	2型糖尿病・腎合併症あり
	2型糖尿病・神経学的合併症あり	2型糖尿病・多発糖尿病性合併症あり	2型糖尿病・糖尿病性合併症あり
	2型糖尿病・糖尿病性合併症なし	2型糖尿病・末梢循環合併症あり	安定型糖尿病
	若年2型糖尿病	増殖性糖尿病性網膜症・2型糖尿病	妊娠中の耐糖能低下
△	2型糖尿病・ケトアシドーシス合併あり	2型糖尿病・昏睡合併あり	2型糖尿病黄斑症
	2型糖尿病性アシドーシス	2型糖尿病性アセトン血症	2型糖尿病性壊疽
	2型糖尿病性黄斑浮腫	2型糖尿病性潰瘍	2型糖尿病性眼筋麻痺
	2型糖尿病性肝障害	2型糖尿病性関節症	2型糖尿病性筋萎縮症
	2型糖尿病性血管障害	2型糖尿病性ケトアシドーシス	2型糖尿病性高コレステロール血症
	2型糖尿病性虹彩炎	2型糖尿病性骨症	2型糖尿病性昏睡
	2型糖尿病性自律神経ニューロパチー	2型糖尿病性神経因性膀胱	2型糖尿病性神経痛
	2型糖尿病性腎硬化症	2型糖尿病性腎症	2型糖尿病性腎症第1期
	2型糖尿病性腎症第2期	2型糖尿病性腎症第3期	2型糖尿病性腎症第3期A
	2型糖尿病性腎症第3期B	2型糖尿病性腎症第4期	2型糖尿病性腎症第5期
	2型糖尿病性腎不全	2型糖尿病性水疱	2型糖尿病性精神障害
	2型糖尿病性そう痒症	2型糖尿病性多発ニューロパチー	2型糖尿病性単ニューロパチー
	2型糖尿病性中心性網膜症	2型糖尿病性低血糖性昏睡	2型糖尿病性動脈硬化症
	2型糖尿病性動脈閉塞症	2型糖尿病性ニューロパチー	2型糖尿病性白内障
	2型糖尿病性皮膚障害	2型糖尿病性浮腫性硬化症	2型糖尿病性末梢血管症
	2型糖尿病性末梢血管障害	2型糖尿病性末梢神経障害	2型糖尿病性ミオパチー
	2型糖尿病性網膜症	インスリン抵抗性糖尿病	糖尿病
	糖尿病合併症		

用法用量　通常，1日量グリクロピラミドとして 125～250mg を経口投与し，必要に応じ適宜増量して維持量を決定する。ただし，1日最高投与量は 500mg とする。

投与方法は，1回投与の場合は朝食前又は後，2回投与の場合は朝夕それぞれ食前又は後に経口投与する。

警告　重篤かつ遷延性の低血糖症を起こすことがある。用法用量，使用上の注意に特に留意すること。

禁忌

(1)重症ケトーシス，糖尿病性昏睡又は前昏睡，インスリン依存型糖尿病の患者

(2)重篤な肝又は腎機能障害のある患者

(3)重症感染症，手術前後，重篤な外傷のある患者

(4)下痢，嘔吐等の胃腸障害のある患者

(5)本剤の成分又はスルホンアミド系薬剤に対し過敏症の既往歴のある患者

(6)妊婦又は妊娠している可能性のある婦人

ディアコミットカプセル250mg

規格：250mg1カプセル[521.6円/カプセル]

ディアコミットドライシロップ分包250mg

規格：250mg1包[521.6円/包]

ディアコミットドライシロップ分包500mg

規格：500mg1包[1044.1円/包]

スチリペントール　Meiji Seika　113

【効 能 効 果】

クロバザム及びバルプロ酸ナトリウムで十分な効果が認められない Dravet 症候群患者における間代発作又は強直間代発作に対するクロバザム及びバルプロ酸ナトリウムとの併用療法

【対応標準病名】

◎	強直間代発作	乳児重症ミオクロニーてんかん	
○	アトニー性非特異性てんかん発作	家族性痙攣	間代性痙攣
	ジャクソンてんかん	若年性ミオクローヌスてんかん	症候性早期ミオクローヌス性脳症
	進行性ミオクローヌスてんかん	てんかん	てんかん合併妊娠
	てんかん小発作	てんかん大発作	難治性てんかん
	ヒプサルスミア	ミオクローヌスてんかん	モーア症候群
	ラフォラ疾患	レノックス・ガストー症候群	
△	アブサンス	アルコールてんかん	ウンベルリヒトてんかん
	局所性痙攣	局所性てんかん	光原性てんかん
	後天性てんかん	持続性部分てんかん	若年性アブサンスてんかん
	術後てんかん	症候性てんかん	焦点性知覚性発作
	焦点性てんかん	小児期アブサンスてんかん	自律神経てんかん

睡眠喪失てんかん	ストレスてんかん	精神運動発作
前頭葉てんかん	側頭葉てんかん	体知覚性発作
遅発性てんかん	聴覚性発作	聴覚反射てんかん
定型欠神発作	てんかん性自動症	てんかん単純部分発作
てんかん複雑部分発作	点頭てんかん	乳児点頭痙攣
脳炎後てんかん	拝礼発作	反応性てんかん
腹部てんかん	部分てんかん	片側痙攣片麻痺てんかん症候群
薬物てんかん	良性新生児痙攣	良性乳児ミオクローヌスてんかん

用法用量　通常，1歳以上の患者には，スチリペントールとして1日50mg/kgを1日2～3回に分割して食事中又は食直後に経口投与する。投与は1日20mg/kgから開始し，1週間以上の間隔をあけ10mg/kgずつ増量する。ただし，体重50kg以上の患者には，スチリペントールとして1日1000mgから投与を開始し，1週間以上の間隔をあけ500mgずつ増量する。
なお，1日最大投与量は50mg/kg又は2500mgのいずれか低い方を超えないこととする。

用法用量に関連する使用上の注意

(1)本剤は単独では投与せず，クロバザム及びバルプロ酸ナトリウムと併用して投与すること。
(2)本剤はクロバザム及びバルプロ酸ナトリウムの代謝を阻害するため，本剤の投与開始又は増量により食欲減退，傾眠，ふらつき等が認められた場合には，各薬剤の血中濃度推移等を確認し，クロバザム及びバルプロ酸ナトリウムの減量についても考慮すること。
(3)本剤の吸収は食事の影響を受けやすく，有効性及び安全性は食事中又は食直後投与により確認されていることから，必ず食事中又は食直後に服用するよう指導すること。
(4)カプセル剤ではドライシロップ剤と比較してCmaxが低くなるので，切り替える場合には，血中濃度を測定するなど，患者の状態を十分に観察すること。
(5)肝機能障害又は腎機能障害を有する患者に投与する場合には，低用量から開始し，本剤及び併用抗てんかん薬の血中濃度測定を行い，患者の状態を慎重に観察しながら徐々に増量すること。
(6)ドライシロップ剤は用時懸濁して経口投与すること。

禁忌　本剤の成分に対し過敏症の既往歴のある患者

ティーエスワン配合OD錠T20　規格：20mg1錠(テガフール相当量)[605.1円/錠]
ティーエスワン配合OD錠T25　規格：25mg1錠(テガフール相当量)[729.1円/錠]
ティーエスワン配合カプセルT20　規格：20mg1カプセル(テガフール相当量)[605.1円/カプセル]
ティーエスワン配合カプセルT25　規格：25mg1カプセル(テガフール相当量)[729.1円/カプセル]
ティーエスワン配合顆粒T20　規格：20mg1包(テガフール相当量)[773円/包]
ティーエスワン配合顆粒T25　規格：25mg1包(テガフール相当量)[927.8円/包]
オテラシルカリウム　ギメラシル　テガフール　大鵬薬品　422

【効能効果】

胃癌，結腸・直腸癌，頭頸部癌，非小細胞肺癌，手術不能又は再発乳癌，膵癌，胆道癌

【対応標準病名】

◎	胃癌	咽頭癌	咽頭上皮内癌
	下咽頭癌	下咽頭後部癌	下顎歯肉癌
	下顎歯肉頬移行部癌	顎下腺癌	下口唇基底細胞癌
	下口唇皮膚癌	下口唇有棘細胞癌	下唇癌
	下唇赤唇部癌	頬粘膜癌	頬粘膜上皮内癌
	頚皮膚上皮内癌	頚部癌	頚部基底細胞癌
	頚部転移性腺癌	頚部皮膚癌	頚部有棘細胞癌
	結腸癌	口蓋癌	口蓋上皮内癌
	口蓋垂癌	口腔癌	口腔上皮内癌
	口腔前庭癌	口腔底癌	口腔底上皮内癌
	硬口蓋癌	甲状腺癌	甲状腺癌骨転移
	甲状腺髄様癌	甲状腺乳頭癌	甲状腺未分化癌
	甲状腺濾胞癌	口唇癌	口唇境界部癌
	口唇上皮内癌	口唇赤唇部癌	口唇皮膚上皮内癌
	口底癌	口底上皮内癌	喉頭蓋癌
	喉頭蓋前面癌	喉頭蓋谷癌	喉頭癌
	喉頭上皮内癌	耳下腺癌	篩骨洞癌
	歯肉癌	歯肉上皮内癌	上咽頭癌
	上咽頭後壁癌	上咽頭上壁癌	上咽頭前壁癌
	上咽頭側壁癌	上顎歯肉癌	上顎歯肉頬移行部癌
	上顎洞癌	上顎洞上皮内癌	上口唇基底細胞癌
	上口唇皮膚癌	上口唇有棘細胞癌	上唇癌
	上唇赤唇部癌	小唾液腺癌	唇交連癌
	膵癌	正中型口腔底癌	正中型口底癌
	声門下癌	声門癌	声門上癌
	舌縁癌	舌下腺癌	舌下面癌
	舌下面上皮内癌	舌癌	舌根部癌
	舌上皮内癌	舌尖癌	舌背癌
	側方型口腔底癌	側方型口底癌	大唾液腺癌
	唾液腺癌	胆道癌	中咽頭癌
	中咽頭後壁癌	中咽頭側壁癌	直腸癌
	転移性口腔癌	転移性舌癌	転移性鼻腔癌
	頭頚部癌	頭皮上皮内癌	頭部基底細胞癌
	頭部皮膚癌	頭部有棘細胞癌	軟口蓋癌
	乳癌	乳癌再発	鼻咽腔癌
	鼻腔癌	非小細胞肺癌	副甲状腺癌
	副鼻腔癌	扁桃窩癌	扁桃癌
	梨状陥凹癌	輪状後部癌	
○	EGFR遺伝子変異陽性非小細胞肺癌	KIT(CD117)陽性胃消化管間質腫瘍	KIT(CD117)陽性結腸消化管間質腫瘍
	KIT(CD117)陽性直腸消化管間質腫瘍	KRAS遺伝子野生型結腸癌	KRAS遺伝子野生型直腸癌
	S状結腸癌	胃癌・HER2過剰発現	胃管癌
	胃癌骨転移	胃消化管間質腫瘍	胃進行癌
	胃前庭部癌	炎症性乳癌	横行結腸癌
	回盲部癌	下顎部メルケル細胞癌	顎下部悪性腫瘍
	下行結腸癌	下葉肺癌	下葉非小細胞肺癌
	眼角基底細胞癌	眼角皮膚癌	眼角有棘細胞癌
	眼瞼メルケル細胞癌	顔面メルケル細胞癌	気管支癌
	頬部メルケル細胞癌	頚部メルケル細胞癌	結腸消化管間質腫瘍
	原発性肺癌	口唇メルケル細胞癌	項部メルケル細胞癌
	細気管支肺胞上皮癌	残胃癌	耳介メルケル細胞癌
	十二指腸乳頭部癌	術後乳癌	上顎癌
	上行結腸癌	上葉肺癌	上葉非小細胞肺癌
	進行乳癌	膵芽腫	膵管癌
	膵管内管状腺癌	膵管内乳頭粘液性腺癌	膵漿液性のう胞腺癌
	膵腺房細胞癌	膵体部癌	膵頭部癌
	膵粘液性のう胞腺癌	膵尾部癌	スキルス胃癌
	前額部メルケル細胞癌	前頭洞癌	総胆管癌
	大腸癌	大腸粘液癌	胆管癌
	虫垂癌	中葉肺癌	中葉非小細胞肺癌
	蝶形骨洞癌	直腸S状部結腸癌	直腸癌骨転移
	直腸癌術後再発	直腸消化管間質腫瘍	転移性篩骨洞癌
	転移性上顎洞癌	転移性前頭洞癌	転移性蝶形骨洞癌
	転移性副鼻腔癌	頭部メルケル細胞癌	乳癌皮膚転移
	肺癌	肺腺癌	肺腺扁平上皮癌
	肺腺様のう胞癌	肺大細胞癌	肺大細胞神経内分泌癌
	肺粘表皮癌	肺扁平上皮癌	肺胞上皮癌
	肺門部肺癌	肺門部非小細胞癌	噴門癌
	盲腸癌		
△あ	ALK融合遺伝子陽性非小細胞肺癌	VIP産生腫瘍	悪性インスリノーマ

悪性エナメル上皮腫	悪性ガストリノーマ	悪性グルカゴノーマ
悪性甲状腺腫	悪性膵内分泌腫瘍	悪性ソマトスタチノーマ
悪性虫垂粘液癌	悪性葉状腫瘍	胃悪性間葉系腫瘍
胃癌末期	胃原発絨毛癌	胃脂肪肉腫
胃重複癌	胃小弯部癌	胃体部癌
胃大弯部癌	胃底部癌	遺伝性大腸癌
遺伝性非ポリポーシス大腸癌	胃平滑筋肉腫	胃幽門部癌
咽頭腫瘍	腋窩基底細胞癌	腋窩皮膚癌
腋窩有棘細胞癌	エクリン汗孔癌	外耳道癌
下咽頭披裂喉頭蓋ひだ癌	下顎悪性エナメル上皮腫	下顎骨悪性腫瘍
下顎部基底細胞癌	下顎部皮膚癌	下顎部有棘細胞癌
下眼瞼基底細胞癌	下眼瞼皮膚癌	下眼瞼有棘細胞癌
下肢皮膚癌	仮声帯癌	下腿基底細胞癌
下腿皮膚癌	下腿有棘細胞癌	下部胆管癌
下葉肺腺癌	下葉肺大細胞癌	下葉肺扁平上皮癌
肝外胆管癌	眼瞼脂腺癌	眼瞼皮膚の悪性腫瘍
環指基底細胞癌	環指皮膚癌	環指有棘細胞癌
汗腺癌	顔面悪性腫瘍	顔面基底細胞癌
顔面脂腺癌	顔面皮膚癌	顔面有棘細胞癌
顔面隆起性皮膚線維肉腫	肝門部胆管癌	肝弯曲部癌
気管癌	基底細胞癌	臼後部癌
嗅神経芽腫	嗅神経上皮腫	胸部基底細胞癌
頬部基底細胞癌	胸部皮膚癌	頬部皮膚癌
胸部有棘細胞癌	頬部有棘細胞癌	頬部隆起性皮膚線維肉腫
頚部悪性腫瘍	頚部原発腫瘍	頚部脂腺癌
頚部皮膚悪性腫瘍	頚部隆起性皮膚線維肉腫	結腸脂肪肉腫
肩部基底細胞癌	肩部皮膚癌	肩部有棘細胞癌
口蓋弓癌	甲状腺悪性腫瘍	甲状軟骨の悪性腫瘍
口唇皮膚悪性腫瘍	項部基底細胞癌	項部皮膚癌
項部有棘細胞癌	肛門部基底細胞癌	肛門部皮膚癌
肛門部有棘細胞癌	鰓原性癌	臍部基底細胞癌
臍部皮膚癌	臍部有棘細胞癌	耳介癌
耳管癌	色素性基底細胞癌	示指基底細胞癌
示指皮膚癌	示指有棘細胞癌	脂腺癌
耳前部基底細胞癌	耳前部皮膚癌	耳前部有棘細胞癌
膝部基底細胞癌	膝部皮膚癌	膝部有棘細胞癌
十二指腸乳頭癌	主気管支の悪性腫瘍	手掌基底細胞癌
手掌皮膚癌	手掌有棘細胞癌	手背皮膚癌
手背部基底細胞癌	手背有棘細胞癌	手部基底細胞癌
手部皮膚癌	手部有棘細胞癌	上顎結節部癌
上眼瞼基底細胞癌	上眼瞼皮膚癌	上眼瞼有棘細胞癌
上行結腸カルチノイド	上行結腸平滑筋肉腫	小指基底細胞癌
小指皮膚癌	上肢皮膚癌	小指有棘細胞癌
踵部基底細胞癌	上部胆管癌	踵部皮膚癌
踵部有棘細胞癌	上葉小細胞肺癌	上葉肺腺癌
上葉肺大細胞癌	上葉肺扁平上皮癌	上腕基底細胞癌
上腕皮膚癌	上腕有棘細胞癌	食道癌骨転移
膵頚部癌	膵脂肪肉腫	膵臓癌骨転移
膵体尾部癌	膵内胆管癌	前額部基底細胞癌
前額部皮膚癌	前額部有棘細胞癌	前胸部基底細胞癌
前胸部皮膚癌	前胸部有棘細胞癌	仙骨部基底細胞癌
仙骨部皮膚癌	仙骨部有棘細胞癌	前腕基底細胞癌
前腕皮膚癌	前腕有棘細胞癌	早期胃癌
側胸部基底細胞癌	側胸部皮膚癌	側胸部有棘細胞癌
足底基底細胞癌	足底皮膚癌	足底有棘細胞癌
足背基底細胞癌	足背皮膚癌	足背有棘細胞癌
足部基底細胞癌	足部皮膚癌	足部有棘細胞癌
鼡径部基底細胞癌	鼡径部皮膚癌	鼡径部有棘細胞癌
第2趾基底細胞癌	第2趾皮膚癌	第2趾有棘細胞癌
第3趾基底細胞癌	第3趾皮膚癌	第3趾有棘細胞癌
第4趾基底細胞癌	第4趾皮膚癌	第4趾有棘細胞癌
第5趾基底細胞癌	第5趾皮膚癌	第5趾有棘細胞癌
大腿基底細胞癌	大腿皮膚癌	大腿有棘細胞癌
大腸癌骨転移	胆のう癌	胆のう管癌
中咽頭肉腫	中耳悪性腫瘍	中指基底細胞癌
中指皮膚癌	中指有棘細胞癌	肘部基底細胞癌
中部胆管癌	肘部皮膚癌	肘部有棘細胞癌
中葉肺腺癌	中葉肺大細胞癌	中葉肺扁平上皮癌
直腸癌穿孔	直腸脂肪肉腫	直腸平滑筋肉腫
殿部基底細胞癌	殿部皮膚癌	殿部有棘細胞癌
頭部脂腺癌	頭部隆起性皮膚線維肉腫	内耳癌
乳癌・HER2過剰発現	乳癌骨転移	乳腺腋窩尾部乳癌
乳頭基底細胞癌	乳頭皮膚癌	乳頭部乳癌
乳頭有棘細胞癌	乳房下外側部乳癌	乳房下内側部乳癌
乳房境界部乳癌	乳房脂肪肉腫	乳房上外側部乳癌
乳房上内側部乳癌	乳房中央部乳癌	乳房パジェット病
乳輪部乳癌	肺癌骨転移	肺癌による閉塞性肺炎
背部基底細胞癌	背部皮膚癌	背部有棘細胞癌
肺未分化癌	肺門部腺癌	肺門部大細胞癌
肺門部扁平上皮癌	パンコースト症候群	鼻尖基底細胞癌
鼻前庭癌	鼻尖皮膚癌	鼻尖有棘細胞癌
鼻中隔癌	脾の悪性腫瘍	鼻背基底細胞癌
鼻背皮膚癌	鼻背有棘細胞癌	皮膚悪性腫瘍
皮膚癌	鼻部基底細胞癌	鼻部皮膚癌
鼻部有棘細胞癌	鼻翼基底細胞癌	鼻翼皮膚癌
鼻翼有棘細胞癌	披裂喉頭蓋ひだ下咽頭面癌	披裂喉頭蓋ひだ喉頭面癌
脾弯曲部癌	副咽頭間隙悪性腫瘍	副甲状腺悪性腫瘍
腹部基底細胞癌	腹部皮膚癌	腹部有棘細胞癌
母指基底細胞癌	母趾基底細胞癌	母指皮膚癌
母趾皮膚癌	母指有棘細胞癌	母趾有棘細胞癌
メルケル細胞癌	盲腸カルチノイド	幽門癌
幽門前庭部癌	腰部基底細胞癌	腰部皮膚癌
腰部有棘細胞癌		

※ **適応外使用可**
原則として「テガフール・ギメラシル・オテラシルカリウム【内服薬】」を「食道癌」に対し処方した場合，当該使用事例を審査上認める。

効能効果に関連する使用上の注意

(1)結腸・直腸癌，頭頸部癌，非小細胞肺癌，膵癌，胆道癌の場合：術後補助化学療法として，本剤の有効性及び安全性は確立していない。
(2)非小細胞肺癌の場合：非小細胞肺癌における本剤単剤での使用については，有効性及び安全性は確立していない。
(3)手術不能又は再発乳癌の場合
①術前・術後補助化学療法として，本剤の有効性及び安全性は確立していない。
②本剤の投与を行う場合には，アントラサイクリン系抗悪性腫瘍剤及びタキサン系抗悪性腫瘍剤を含む化学療法後の増悪若しくは再発例を対象とすること。
③初回化学療法における本剤を含む他の抗悪性腫瘍剤との併用療法に関して，有効性及び安全性は確立していない。

用法用量

通常，成人には初回投与量(1回量)を体表面積に合せて次の基準量とし，朝食後及び夕食後の1日2回，28日間連日経口投与し，その後14日間休薬する。これを1クールとして投与を繰り返す。

体表面積	初回基準量(テガフール相当量)
1.25m²未満	40mg/回
1.25m²以上～1.5m²未満	50mg/回
1.5m²以上	60mg/回

なお，患者の状態により適宜増減する。増減量の段階を40mg，50mg，60mg，75mg/回とする。増量は本剤の投与によると判断される臨床検査値異常(血液検査，肝・腎機能検査)及び消化器症状が発現せず，安全性に問題がなく，増量できると判断される場

合に初回基準量から一段階までとし，75mg/回を限度とする。また，減量は通常，一段階ずつ行い，最低投与量は40mg/回とする。

用法用量に関連する使用上の注意

(1)通常，患者の状態に合せ増減する場合，次の用量を参考とする。

減量	初回基準量	増量
休薬	40mg/回	50mg/回
休薬＜－40mg/回	50mg/回	60mg/回
休薬＜－40mg/回＜－50mg/回	60mg/回	75mg/回

なお，増量する場合は1クール毎とし，一段階の増量にとどめること。

(2)治療上やむを得ず休薬期間を短縮する必要がある場合には，本剤の投与によると判断される臨床検査値異常(血液検査，肝・腎機能検査)及び消化器症状が発現せず，安全性に問題がないことを確認した上で実施すること。ただし，その場合であっても少なくとも7日間の休薬期間を設けること。なお，手術不能又は再発乳癌においては休薬期間の短縮を行った場合の安全性は確立していない。

(3)骨髄抑制，劇症肝炎等の重篤な副作用を回避するために各クール開始前及び投与期間中は2週間に1回以上，臨床検査(血液検査，肝・腎機能検査等)を行うなど，患者の状態を十分に観察すること。異常が認められた場合には休薬期間の延長，上記に準じた減量，投与中止等の適切な処置を行うこと。特に1クール目及び増量時には頻回に臨床検査を実施すること。

(4)基礎的検討(ラット)において空腹時投与ではオテラシルカリウムのバイオアベイラビリティが変化し，フルオロウラシルのリン酸化が抑制されて抗腫瘍効果の減弱が起こることが予想されるので食後投与とすること。

(5)非小細胞肺癌においては，後期臨床第II相試験(本剤21日間連日経口投与に，シスプラチン60mg/m^{2}を第8日目に投与)で用いられた用法用量以外の有効性及び安全性は確立していない。

(6)本剤と胸部又は腹部放射線療法との併用に関しては有効性及び安全性は確立していない。

警告

(1)本剤を含むがん化学療法は，緊急時に十分対応できる医療施設において，がん化学療法に十分な知識・経験を持つ医師のもとで本療法が適切と判断される症例についてのみ実施すること。適応患者の選択にあたっては，各併用薬剤の添付文書を参照して十分注意すること。また，治療開始に先立ち，患者又はその家族に有効性及び危険性を十分説明し，同意を得てから投与すること。

(2)本剤は従来の経口フルオロウラシル系薬剤とは投与制限毒性(Dose Limiting Toxicity，DLT)が骨髄抑制という点で異なり，特に臨床検査値に十分注意する必要がある。頻回に臨床検査を実施すること。

(3)劇症肝炎等の重篤な肝障害が起こることがあるので，定期的に肝機能検査を行うなど観察を十分に行い，肝障害の早期発見に努めること。肝障害の前兆又は自覚症状と考えられる食欲不振を伴う倦怠感等の発現に十分に注意し，黄疸(眼球黄染)があらわれた場合には直ちに投与を中止し，適切な処置を行うこと。

(4)他のフッ化ピリミジン系抗悪性腫瘍剤，これらの薬剤との併用療法(ホリナート・テガフール・ウラシル療法等)，あるいは抗真菌剤フルシトシンとの併用により，重篤な血液障害等の副作用が発現するおそれがあるので，併用を行わないこと。

(5)本剤使用にあたっては添付文書を熟読し，用法用量を厳守して投与すること。

禁忌

(1)本剤の成分に対し重篤な過敏症の既往歴のある患者
(2)重篤な骨髄抑制のある患者
(3)重篤な腎障害のある患者
(4)重篤な肝障害のある患者
(5)他のフッ化ピリミジン系抗悪性腫瘍剤(これらの薬剤との併用療法を含む)を投与中の患者
(6)フルシトシンを投与中の患者
(7)妊婦又は妊娠している可能性のある婦人

併用禁忌

薬剤名等	臨床症状・措置方法	機序・危険因子
フッ化ピリミジン系抗悪性腫瘍剤 フルオロウラシル(5-FU等) テガフール・ウラシル配合剤(ユーエフティ等) テガフール(フトラフール等) ドキシフルリジン(フルツロン) カペシタビン(ゼローダ) ホリナート・テガフール・ウラシル療法(ユーゼル・ユーエフティ等) レボホリナート・フルオロウラシル療法(アイソボリン・5-FU等) フッ化ピリミジン系抗真菌剤 フルシトシン(アンコチル)	併用により早期に重篤な血液障害や下痢，口内炎等の消化管障害等が発現するおそれがある。 なお，本剤投与中止後においても少なくとも7日間はこれらの薬剤(療法)を投与しないこと。また，これらの薬剤の投与中止後に本剤を投与する場合にはこれらの薬剤の影響を考慮し，適切な間隔をあけてから本剤の投与を開始すること。	本剤中のギメラシルにより，併用されたフルオロウラシルあるいは併用されたこれらフッ化ピリミジンから生成されたフルオロウラシルの異化代謝が阻害され，著しく血中フルオロウラシル濃度が上昇する。

EEエスワン配合錠T20：エルメッドエーザイ　20mg1錠(テガフール相当量)[369.8円/錠]，EEエスワン配合錠T25：エルメッドエーザイ　25mg1錠(テガフール相当量)[446.3円/錠]，エスエーワン配合カプセルT20：沢井　20mg1カプセル(テガフール相当量)[369.8円/カプセル]，エスエーワン配合カプセルT25：沢井　25mg1カプセル(テガフール相当量)[446.3円/カプセル]，エスエーワン配合顆粒T20：沢井　－[－]，エスエーワン配合顆粒T25：沢井　－[－]，エスワンエヌピー配合カプセルT20：ニプロ　20mg1カプセル(テガフール相当量)[369.8円/カプセル]，エスワンエヌピー配合カプセルT25：ニプロ　25mg1カプセル(テガフール相当量)[446.3円/カプセル]，エスワンケーケー配合錠T20：小林化工　20mg1錠(テガフール相当量)[369.8円/錠]，エスワンケーケー配合錠T25：小林化工　25mg1錠(テガフール相当量)[446.3円/錠]，エスワンメイジ配合カプセルT20：Meiji Seika　20mg1カプセル(テガフール相当量)[369.8円/カプセル]，エスワンメイジ配合カプセルT25：Meiji Seika　25mg1カプセル(テガフール相当量)[446.3円/カプセル]，エヌケーエスワン配合カプセルT20：日本化薬　20mg1カプセル(テガフール相当量)[369.8円/カプセル]，エヌケーエスワン配合カプセルT25：日本化薬　25mg1カプセル(テガフール相当量)[446.3円/カプセル]，エヌケーエスワン配合顆粒T20：日本化薬　－[－]，エヌケーエスワン配合顆粒T25：日本化薬　－[－]，テノックス配合カプセルT20：あすか　20mg1カプセル(テガフール相当量)[369.8円/カプセル]，テノックス配合カプセルT25：あすか　25mg1カプセル(テガフール相当量)[446.3円/カプセル]，テメラール配合カプセルT20：共和薬品　20mg1カプセル(テガフール相当量)[369.8円/カプセル]，テメラール配合カプセルT25：共和薬品　25mg1カプセル(テガフール相当量)[446.3円/カプセル]

ディオバンOD錠20mg	規格：20mg1錠[32.3円/錠]
ディオバンOD錠40mg	規格：40mg1錠[58.5円/錠]
ディオバンOD錠80mg	規格：80mg1錠[109.1円/錠]
ディオバンOD錠160mg	規格：160mg1錠[212.6円/錠]
ディオバン錠20mg	規格：20mg1錠[32.3円/錠]
ディオバン錠40mg	規格：40mg1錠[58.5円/錠]
ディオバン錠80mg	規格：80mg1錠[109.1円/錠]
ディオバン錠160mg	規格：160mg1錠[212.6円/錠]
バルサルタン	ノバルティス　214

【効 能 効 果】

高血圧症

【対応標準病名】

◎	高血圧症	本態性高血圧症	
○	悪性高血圧症	褐色細胞腫	褐色細胞腫性高血圧症
	境界型高血圧症	クロム親和性細胞腫	高血圧性緊急症
	高血圧性腎疾患	高血圧性脳内出血	高血圧切迫症
	高レニン性高血圧症	若年高血圧症	若年性境界型高血圧症
	収縮期高血圧症	術中異常高血圧症	心因性高血圧症
	腎血管性高血圧症	腎実質性高血圧症	腎性高血圧症
	低レニン性高血圧症	内分泌性高血圧症	二次性高血圧症
	副腎性高血圧症		
△	HELLP 症候群	軽症妊娠高血圧症候群	混合型妊娠高血圧症候群
	産後高血圧症	重症妊娠高血圧症候群	純粋型妊娠高血圧症候群
	新生児高血圧症	早発型妊娠高血圧症候群	遅発型妊娠高血圧症候群
	透析シャント静脈高血圧症	妊娠高血圧症	妊娠高血圧症候群
	妊娠高血圧腎症	妊娠中一過性高血圧症	副腎腺腫
	副腎のう腫	副腎皮質のう腫	良性副腎皮質腫瘍

用法用量

通常，成人にはバルサルタンとして40～80mgを1日1回経口投与する。なお，年齢，症状に応じて適宜増減するが，1日160mgまで増量できる。

通常，6歳以上の小児には，バルサルタンとして，体重35kg未満の場合，20mgを，体重35kg以上の場合，40mgを1日1回経口投与する。なお，年齢，体重，症状により適宜増減する。ただし，1日最高用量は，体重35kg未満の場合，40mgとする。

用法用量に関連する使用上の注意

(1)〔OD錠のみ〕：本剤は口腔内で崩壊するが，口腔粘膜から吸収されることはないため，唾液又は水で飲み込むこと。

(2)国内においては小児に対して，1日80mgを超える使用経験がない。

禁忌

(1)本剤の成分に対し過敏症の既往歴のある患者

(2)妊婦又は妊娠している可能性のある婦人

(3)アリスキレンを投与中の糖尿病患者(ただし，他の降圧治療を行ってもなお血圧のコントロールが著しく不良の患者を除く)

バルサルタンOD錠20mg「トーワ」：東和　20mg1錠[15.7円/錠]，バルサルタンOD錠40mg「トーワ」：東和　40mg1錠[29.3円/錠]，バルサルタンOD錠80mg「トーワ」：東和　80mg1錠[54.6円/錠]，バルサルタンOD錠160mg「トーワ」：東和　160mg1錠[81.9円/錠]，バルサルタン錠20mg「AA」：あすかActavis　20mg1錠[15.7円/錠]，バルサルタン錠20mg「DK」：大興　20mg1錠[15.7円/錠]，バルサルタン錠20mg「DSEP」：第一三共エスファ　20mg1錠[15.7円/錠]，バルサルタン錠20mg「EE」：エルメッドエーザイ　20mg1錠[15.7円/錠]，バルサルタン錠20mg「FFP」：富士フイルム　20mg1錠[15.7円/錠]，バルサルタン錠20mg「JG」：日本ジェネリック　20mg1錠[15.7円/錠]，バルサルタン錠20mg「KN」：小林化工　20mg1錠[15.7円/錠]，バルサルタン錠20mg「KOG」：興和　20mg1錠[15.7円/錠]，バルサルタン錠20mg「SN」：シオノ　20mg1錠[15.7円/錠]，バルサルタン錠20mg「TCK」：辰巳化学　20mg1錠[15.7円/錠]，バルサルタン錠20mg「YD」：陽進堂　20mg1錠[15.7円/錠]，バルサルタン錠20mg「ZE」：全星薬品　20mg1錠[15.7円/錠]，バルサルタン錠20mg「アメル」：共和薬品　20mg1錠[15.7円/錠]，バルサルタン錠20mg「イセイ」：イセイ　20mg1錠[15.7円/錠]，バルサルタン錠20mg「オーハラ」：大原薬品　20mg1錠[15.7円/錠]，バルサルタン錠20mg「科研」：ダイト　20mg1錠[15.7円/錠]，バルサルタン錠20mg「杏林」：キョーリンリメディオ　20mg1錠[15.7円/錠]，バルサルタン錠20mg「ケミファ」：日本ケミファ　20mg1錠[15.7円/錠]，バルサルタン錠20mg「サノフィ」：日本薬品工業　20mg1錠[15.7円/錠]，バルサルタン錠20mg「サワイ」：沢井　20mg1錠[15.7円/錠]，バルサルタン錠20mg「サンド」：サンド　20mg1錠[15.7円/錠]，バルサルタン錠20mg「タカタ」：高田　20mg1錠[15.7円/錠]，バルサルタン錠20mg「タナベ」：田辺三菱　20mg1錠[15.7円/錠]，バルサルタン錠20mg「ツルハラ」：鶴原　20mg1錠[15.7円/錠]，バルサルタン錠20mg「テバ」：テバ製薬　20mg1錠[15.7円/錠]，バルサルタン錠20mg「トーワ」：東和　20mg1錠[15.7円/錠]，バルサルタン錠20mg「日医工」：日医工　20mg1錠[15.7円/錠]，バルサルタン錠20mg「日新」：日新－山形　20mg1錠[15.7円/錠]，バルサルタン錠20mg「ニプロ」：ニプロ　20mg1錠[15.7円/錠]，バルサルタン錠20mg「ファイザー」：ファイザー　20mg1錠[15.7円/錠]，バルサルタン錠20mg「明治」：Meiji Seika　20mg1錠[15.7円/錠]，バルサルタン錠20mg「モチダ」：持田　20mg1錠[15.7円/錠]，バルサルタン錠40mg「AA」：あすかActavis　40mg1錠[29.3円/錠]，バルサルタン錠40mg「DK」：大興　40mg1錠[29.3円/錠]，バルサルタン錠40mg「DSEP」：第一三共エスファ　40mg1錠[29.3円/錠]，バルサルタン錠40mg「EE」：エルメッドエーザイ　40mg1錠[29.3円/錠]，バルサルタン錠40mg「FFP」：富士フイルム　40mg1錠[29.3円/錠]，バルサルタン錠40mg「JG」：日本ジェネリック　40mg1錠[29.3円/錠]，バルサルタン錠40mg「KN」：小林化工　40mg1錠[29.3円/錠]，バルサルタン錠40mg「KOG」：興和　40mg1錠[29.3円/錠]，バルサルタン錠40mg「SN」：シオノ　40mg1錠[29.3円/錠]，バルサルタン錠40mg「TCK」：辰巳化学　40mg1錠[29.3円/錠]，バルサルタン錠40mg「YD」：陽進堂　40mg1錠[29.3円/錠]，バルサルタン錠40mg「ZE」：全星薬品　40mg1錠[29.3円/錠]，バルサルタン錠40mg「アメル」：共和薬品　40mg1錠[29.3円/錠]，バルサルタン錠40mg「イセイ」：イセイ　40mg1錠[29.3円/錠]，バルサルタン錠40mg「オーハラ」：大原薬品　40mg1錠[29.3円/錠]，バルサルタン錠40mg「科研」：ダイト　40mg1錠[29.3円/錠]，バルサルタン錠40mg「杏林」：キョーリンリメディオ　40mg1錠[29.3円/錠]，バルサルタン錠40mg「ケミファ」：日本ケミファ　40mg1錠[29.3円/錠]，バルサルタン錠40mg「サノフィ」：日本薬品工業　40mg1錠[29.3円/錠]，バルサルタン錠40mg「サワイ」：沢井　40mg1錠[29.3円/錠]，バルサルタン錠40mg「サンド」：サンド　40mg1錠[29.3円/錠]，バルサルタン錠40mg「タカタ」：高田　40mg1錠[29.3円/錠]，バルサルタン錠40mg「タナベ」：田辺三菱　40mg1錠[29.3円/錠]，バルサルタン錠40mg「ツルハラ」：鶴原　40mg1錠[29.3円/錠]，バルサルタン錠40mg「テバ」：テバ製薬　40mg1錠[29.3円/錠]，バルサルタン錠40mg「トーワ」：東和　40mg1錠[29.3円/錠]，バルサルタン錠40mg「日医工」：日医工　40mg1錠[29.3円/錠]，バルサルタン錠40mg「日新」：日新－山形　40mg1錠[29.3円/錠]，バルサルタン錠40mg「ニプロ」：ニプロ　40mg1錠[29.3円/錠]，バルサルタン錠40mg「ファイザー」：ファイザー　40mg1錠[29.3円/錠]，バルサルタン錠40mg「明治」：Meiji Seika　40mg1錠[29.3円/錠]，バルサルタン錠40mg「モチダ」：持田　40mg1錠[29.3円/錠]，バルサルタン錠80mg「AA」：あすかActavis　80mg1錠[54.6円/錠]，バルサルタン錠80mg「DK」：大興　80mg1錠[54.6円/錠]，バルサルタン錠80mg「DSEP」：第一三共エスファ　80mg1錠[54.6円/錠]，バルサルタン錠80mg「EE」：エルメッドエーザイ　80mg1錠[54.6円/錠]，バルサルタン錠80mg「FFP」：富士フイルム　80mg1錠[54.6円/錠]，バルサルタン錠80mg「JG」：日本ジェネリック　80mg1錠[54.6円/錠]，バルサルタン錠80mg「KN」：小林化工　80mg1錠[54.6円/錠]，バルサルタン錠80mg「KOG」：興和　80mg1錠[54.6円/錠]，バルサルタン錠80mg「SN」：シオノ　80mg1錠[54.6円/錠]，バルサルタン錠80mg「TCK」：辰巳化学　80mg1錠[54.6円/錠]，バルサルタン錠80mg「YD」：陽進堂　80mg1錠[54.6円/錠]，バルサルタン錠80mg「ZE」：全星薬品　80mg1錠[54.6円/錠]，バルサルタン錠80mg「アメル」：共和薬品　80mg1錠[54.6円/錠]，バルサルタン錠80mg「イセイ」：イセイ　80mg1錠[54.6円/錠]，バルサルタン錠80mg「オーハラ」：大原薬品　80mg1錠[54.6円/錠]，バルサルタン錠80mg「科研」：ダイト　80mg1錠[54.6円/錠]，バルサルタン錠80mg「杏林」：キョーリンリメディオ　80mg1錠[54.6円/錠]，バルサルタン錠80mg「ケミファ」：日本ケミファ　80mg1錠[54.6円/錠]，バルサルタン錠80mg「サノフィ」：日本薬品工業　80mg1錠[54.6円/錠]，バルサルタン錠80mg「サワイ」：沢井　80mg1錠[54.6円/錠]，バルサルタン錠80mg「サンド」：サンド　80mg1錠[54.6円/錠]，バルサルタン錠80mg「タカタ」：高田　80mg1錠[54.6円/錠]，バルサルタン錠80mg「タナベ」：田辺三菱　80mg1錠[54.6円/錠]，バルサルタン錠80mg「ツルハラ」：鶴原　80mg1錠[54.6円/錠]，バルサルタン錠80mg「テバ」：テバ製薬　80mg1錠[54.6円/錠]，バルサルタン錠80mg「トーワ」：東和　80mg1錠[54.6円/錠]，バルサルタン錠80mg「日医工」：日医工　80mg1錠[54.6円/錠]，バルサルタン錠80mg「日新」：日新－山形　80mg1錠[54.6円/錠]，バルサルタン錠80mg「ニプロ」：ニプロ　80mg1錠[54.6円/錠]，バルサルタン錠80mg「ファイザー」：ファイザー　80mg1錠[54.6円/錠]，バルサルタン錠80mg「明治」：Meiji Seika　80mg1錠[54.6円/錠]，バルサルタン錠80mg「モチダ」：持田　80mg1錠[54.6円/錠]，バルサルタン錠160mg「AA」：あすかActavis　160mg1錠[81.9円/錠]，バルサルタン錠160mg「DK」：大興　160mg1錠[81.9円/錠]，バルサルタン錠160mg「DSEP」：第一三共エスファ　160mg1錠[81.9円/錠]，バルサルタン錠160mg「EE」：エルメッドエーザイ　160mg1錠[81.9円/錠]，バルサルタン錠160mg「FFP」：富士フイルム　160mg1錠[81.9円/錠]，バルサルタン錠160mg「JG」：日本ジェネリック　160mg1錠[81.9円/錠]，バルサルタン錠160mg「KN」：小林化工　160mg1錠[81.9円/錠]，バルサルタン錠160mg「KOG」：興和　160mg1錠[81.9円/錠]，バルサルタン錠160mg「SN」：シオノ　160mg1錠[81.9円/錠]，バルサルタン錠160mg「TCK」：辰巳化学　160mg1錠[81.9円/錠]，バルサルタン錠160mg「YD」：陽進堂　160mg1錠[81.9円/錠]，バルサルタン錠160mg「ZE」：全星薬品　160mg1錠[81.9円/錠]，バルサルタン錠160mg「アメル」：共和薬品　160mg1錠[81.9円/錠]，バルサルタン錠160mg「イセイ」：イセイ　160mg1錠[81.9円/錠]，バルサルタン錠160mg「オーハラ」：大原薬品　160mg1錠[81.9円/錠]，バルサルタン錠160mg「科研」：ダイト　160mg1錠[81.9円/錠]，バルサルタン錠160mg「杏林」：キョーリンリメディオ　160mg1錠[81.9円/錠]，バルサルタン錠160mg「ケミファ」：日本ケミファ　160mg1錠[81.9円/錠]，バルサルタン錠160mg「サノフィ」：日本薬品工業　160mg1錠[81.9円/錠]，バルサルタン錠160mg「サワイ」：沢井　160mg1錠[81.9円/錠]，バルサルタン錠160mg「サンド」：サンド　160mg1錠[81.9円/錠]，バルサルタン錠160mg「タカタ」：高田　160mg1錠[81.9円/錠]，バルサルタン錠160mg「タナベ」：田辺三菱　160mg1錠[81.9円/錠]，バルサルタン錠160mg「ツルハラ」：鶴原　160mg1錠[81.9円/錠]，バルサルタン錠160mg「テバ」：テバ製薬　160mg1錠[81.9円/錠]，バルサルタン錠160mg「トーワ」：東和　160mg1錠[81.9円/錠]，バルサルタン錠160mg「日医工」：日医工　160mg1錠[81.9円/錠]，バルサルタン錠160mg「日新」：日新－山形　160mg1錠[81.9円/錠]，バルサルタン錠160mg「ニプロ」：ニプロ　160mg1錠[81.9円/錠]，バルサルタン錠160mg「ファイザー」：ファイザー　160mg1錠[81.9円/錠]，バルサルタン錠160mg「明治」：Meiji Seika　160mg1錠[81.9円/錠]，バルサルタン錠160mg「モチダ」：持田　160mg1錠[81.9円/錠]

ディナゲストOD錠1mg　規格：1mg1錠[475.5円/錠]
ディナゲスト錠1mg　規格：1mg1錠[475.5円/錠]
ジエノゲスト　持田　249

【効 能 効 果】

子宮内膜症

【対応標準病名】

◎	子宮内膜症		
○	外性子宮内膜症	骨盤子宮内膜症	子宮腺筋症
	腸の子宮内膜症	チョコレートのう胞	卵管子宮内膜症
	卵巣子宮内膜症	卵巣子宮内膜症のう胞	

用法用量　通常，成人にはジエノゲストとして1日2mgを2回に分け，月経周期2～5日目より経口投与する。

用法用量に関連する使用上の注意

(1)治療に際しては妊娠していないことを確認し，必ず月経周期2～5日目より投与を開始すること。また，治療期間中は非ホルモン性の避妊をさせること。
(2)〔OD錠のみ〕：本剤は口腔内で崩壊するが，口腔粘膜からの吸収による効果発現を期待する製剤ではないため，唾液又は水で飲み込むこと。

禁忌

(1)診断のつかない異常性器出血のある患者
(2)妊婦又は妊娠している可能性のある婦人
(3)本剤の成分に対し過敏症の既往歴のある患者

ディレグラ配合錠　規格：1錠[63.2円/錠]
フェキソフェナジン塩酸塩　塩酸プソイドエフェドリン
サノフィ　449

【効 能 効 果】

アレルギー性鼻炎

【対応標準病名】

◎	アレルギー性鼻炎		
○	アレルギー性鼻咽頭炎	アレルギー性鼻結膜炎	アレルギー性副鼻腔炎
	イネ科花粉症	花粉症	カモガヤ花粉症
	季節性アレルギー性鼻炎	血管運動性鼻炎	スギ花粉症
	通年性アレルギー性鼻炎	ヒノキ花粉症	ブタクサ花粉症

効能効果に関連する使用上の注意　鼻閉症状が中等症以上の場合に本剤の使用を検討すること。

用法用量　通常，成人及び12歳以上の小児には1回2錠(フェキソフェナジン塩酸塩として60mg及び塩酸プソイドエフェドリンとして120mg)を1日2回，朝及び夕の空腹時に経口投与する。

用法用量に関連する使用上の注意　塩酸プソイドエフェドリンは主として腎臓を経て尿中に排泄されるので，腎機能障害のある患者では適宜減量すること。

禁忌

(1)本剤の成分及び塩酸プソイドエフェドリンと化学構造が類似する化合物(エフェドリン塩酸塩又はメチルエフェドリン塩酸塩を含有する製剤)に対し過敏症の既往歴のある患者
(2)重症の高血圧の患者
(3)重症の冠動脈疾患の患者
(4)狭隅角緑内障の患者
(5)尿閉のある患者
(6)交感神経刺激薬による不眠，めまい，脱力，振戦，不整脈等の既往歴のある患者

テオドール顆粒20%　規格：20%1g[20.9円/g]
テオドール錠50mg　規格：50mg1錠[7.4円/錠]
テオドールシロップ2%　規格：2%1mL[10.9円/mL]
テオドールドライシロップ20%　規格：20%1g[96.7円/g]
テオフィリン　田辺三菱　225

【効能効果】

気管支喘息，喘息性(様)気管支炎

【対応標準病名】

◎	気管支喘息	喘息性気管支炎	
○	アスピリン喘息	アトピー性喘息	アレルギー性気管支炎
	運動誘発性喘息	外因性喘息	気管支喘息合併妊娠
	混合型喘息	小児喘息	小児喘息性気管支炎
	職業喘息	ステロイド依存性喘息	咳喘息
	難治性喘息	乳児喘息	非アトピー性喘息
	夜間性喘息		
△	感染型気管支喘息	心因性喘息	

効能効果に関連する使用上の注意　喘息性(様)気管支炎：発熱を伴うことが多く，他の治療薬による治療の優先を考慮すること(テオフィリン投与中に発現した痙攣の報告は，発熱した乳幼児に多い)。

用法用量

〔顆粒，錠〕：通常，テオフィリンとして，成人1回200mgを，小児1回100～200mgを，1日2回，朝及び就寝前に経口投与する。また，気管支喘息については，テオフィリンとして成人1回400mg(本剤2g)を，1日1回就寝前に経口投与することもできる。なお，年齢，症状により適宜増減する。

〔シロップ〕：通常，小児にテオフィリンとして，1回4～8mg/kgを，1日2回，朝及び就寝前に経口投与する。なお，開始用量は年齢，症状，合併症等を考慮のうえ決定し，臨床症状等を確認しながら適宜増減する。

〔ドライシロップ〕：通常，小児にテオフィリンとして，1回4～8mg/kgを，1日2回，朝及び就寝前に経口投与する。なお，開始用量は年齢，症状，合併症等を考慮のうえ決定し，臨床症状等を確認しながら適宜増減する。本剤は通常，用時，水に懸濁して投与するが，顆粒のまま投与することもできる。

用法用量に関連する使用上の注意

本剤投与中は，臨床症状等の観察や血中濃度のモニタリングを行うなど慎重に投与すること。なお，小児の気管支喘息に投与する場合の投与量，投与方法等については，学会のガイドライン※等，最新の情報を参考に投与すること。

※日本小児アレルギー学会：小児気管支喘息治療・管理ガイドライン2012

(1)テオフィリン1回投与量の目安(通常の用法は，1日2回投与とされている)

年齢	テオフィリン1回投与量の目安
6ヵ月未満	原則として投与しない
6ヵ月～1歳未満	3mg/kg
1歳～2歳未満	4～5mg/kg
2歳～15歳	4～5mg/kg

(2)注意すべき投与対象等：2歳以上の重症持続型の患児を除き，他剤で効果不十分な場合などに，患児の状態(発熱，痙攣等)等を十分に観察するなど適用を慎重に検討し投与する。なお，2歳未満の熱性痙攣やてんかんなどのけいれん性疾患のある児には原則として推奨されない。

禁忌　本剤又は他のキサンチン系薬剤に対し重篤な副作用の既往歴のある患者

スロービッドカプセル50mg：サンド　50mg1カプセル[7.4円/カプセル]，テオフィリン錠50mg「TYK」：大正薬品　50mg1錠[7.4円/錠]，テオフィリン徐放DS小児用20%「トーワ」：東和　20%1g[58.3円/g]，テオフィリン徐放錠50mg「サワイ」：沢井　50mg1錠[7.4円/錠]，テオフィリン徐放錠50mg「ツルハラ」：鶴原　50mg1錠[7.4円/錠]，テオフィリン徐放錠50mg「日医工」：日医工　50mg1錠[7.4円/錠]，テオフィリン徐放ドライシロップ小児用20%「サワイ」：沢井　20%1g[58.3円/g]，テオフィリン徐放ドライシロップ小児用20%「日医工」：日医工　20%1g[38円/g]，テオフィリンドライシロップ20%「タカタ」：高田　20%1g[38円/g]，テルバンスDS20%：メディサ　20%1g[58.3円/g]

テオドール錠100mg　規格：100mg1錠[11.1円/錠]
テオドール錠200mg　規格：200mg1錠[17.2円/錠]
テオフィリン　田辺三菱　225

【効能効果】

気管支喘息，喘息性(様)気管支炎，慢性気管支炎，肺気腫

【対応標準病名】

◎	気管支喘息	喘息性気管支炎	肺気腫
	慢性気管支炎		
○	アスピリン喘息	アトピー性喘息	アレルギー性気管支炎
	萎縮性肺気腫	一側性肺気腫	運動誘発性喘息
	外因性喘息	気管支喘息合併妊娠	気腫性肺のう胞
	巨大気腫性肺のう胞	混合型喘息	小児喘息
	小児喘息性気管支炎	小葉間肺気腫	職業喘息
	ステロイド依存性喘息	咳喘息	中心小葉性肺気腫
	難治性喘息	乳児喘息	肺胞性肺気腫
	汎小葉性肺気腫	非アトピー性喘息	ブラ性肺気腫
	閉塞性肺気腫	マクロード症候群	慢性気管炎
	慢性気管気管支炎	慢性気管支漏	慢性肺気腫
	夜間性喘息	老人性気管支炎	老人性肺気腫
△	感染型気管支喘息	心因性喘息	

効能効果に関連する使用上の注意

テオドール錠100mgの場合

(錠200mgは小児に対する用法用量を有していない)

喘息性(様)気管支炎：発熱を伴うことが多く，他の治療薬による治療の優先を考慮すること(テオフィリン投与中に発現した痙攣の報告は，発熱した乳幼児に多い)。

用法用量

〔テオドール錠100mg〕：通常，テオフィリンとして，成人1回200mg(本剤2錠)を，小児1回100～200mg(本剤1～2錠)を，1日2回，朝及び就寝前に経口投与する。また，気管支喘息については，テオフィリンとして成人1回400mg(本剤4錠)を，1日1回就寝前に経口投与することもできる。なお，年齢，症状に応じ適宜増減する。

〔テオドール錠200mg〕：通常，テオフィリンとして，成人1回200mg(本剤1錠)を，1日2回，朝及び就寝前に経口投与する。また，気管支喘息については，テオフィリンとして成人1回400mg(本剤2錠)を，1日1回就寝前に経口投与することもできる。なお，年齢，症状に応じ適宜増減する。

用法用量に関連する使用上の注意

テオドール錠100mgの場合

(錠200mgは小児に対する用法用量を有していない)

本剤投与中は，臨床症状等の観察や血中濃度のモニタリングを行うなど慎重に投与すること。

なお，小児の気管支喘息に投与する場合の投与量，投与方法等については，学会のガイドライン※等，最新の情報を参考に投与すること。

※日本小児アレルギー学会：小児気管支喘息治療・管理ガイドライン2012

(1)テオフィリン1回投与量の目安(通常の用法は，1日2回投与とされている)

年齢	テオフィリン1回投与量の目安
6ヵ月未満	原則として投与しない
6ヵ月～1歳未満	3mg/kg

1 歳～2 歳未満	4～5mg/kg
2 歳～15 歳	4～5mg/kg

(2)注意すべき投与対象等：2 歳以上の重症持続型の患児を除き，他剤で効果不十分な場合などに，患児の状態(発熱，痙攣等)等を十分に観察するなど適用を慎重に検討し投与する。なお，2 歳未満の熱性痙攣やてんかんなどのけいれん性疾患のある児には原則として推奨されない。

禁忌　本剤又は他のキサンチン系薬剤に対し重篤な副作用の既往歴のある患者

スロービッドカプセル100mg：サンド　100mg1カプセル[12.1円/カプセル]，スロービッドカプセル200mg：サンド　200mg1カプセル[18.5円/カプセル]，チルミン錠100：鶴原　100mg1錠[5.6円/錠]，チルミン錠200mg：鶴原　200mg1錠[5.8円/錠]，テオフィリン錠100mg「TYK」：大正薬品　100mg1錠[5.6円/錠]，テオフィリン錠100mg「アメル」：共和薬品　100mg1錠[5.6円/錠]，テオフィリン錠200mg「TYK」：大正薬品　200mg1錠[5.8円/錠]，テオフィリン錠200mg「アメル」：共和薬品　200mg1錠[5.8円/錠]，テオフィリン徐放錠100mg「サワイ」：沢井　100mg1錠[5.6円/錠]，テオフィリン徐放錠100mg「日医工」：日医工　100mg1錠[5.6円/錠]，テオフィリン徐放錠200mg「サワイ」：沢井　200mg1錠[5.8円/錠]，テオフィリン徐放錠200mg「日医工」：日医工　200mg1錠[5.8円/錠]

テオロング顆粒50%　規格：50%1g[39.6円/g]
テオロング錠50mg　規格：50mg1錠[7.4円/錠]
テオロング錠100mg　規格：100mg1錠[12.1円/錠]
テオロング錠200mg　規格：200mg1錠[18.5円/錠]
テオフィリン　エーザイ　225

【効能効果】
気管支喘息，喘息性(様)気管支炎，慢性気管支炎，肺気腫

【対応標準病名】

◎	気管支喘息	喘息性気管支炎	肺気腫
	慢性気管支炎		
○	アスピリン喘息	アトピー性喘息	アレルギー性気管支炎
	萎縮性肺気腫	一側性肺気腫	運動誘発性喘息
	外因性喘息	気管支喘息合併妊娠	気腫性肺のう胞
	巨大気腫性肺のう胞	混合型喘息	小児喘息
	小児喘息性気管支炎	小葉間肺気腫	職業喘息
	ステロイド依存性喘息	咳喘息	中心小葉性肺気腫
	難治性喘息	乳児喘息	肺胞性肺気腫
	汎小葉性肺気腫	非アトピー性喘息	ブラ性肺気腫
	閉塞性肺気腫	マクロード症候群	慢性気管炎
	慢性気管気管支炎	慢性気管支漏	慢性肺気腫
	夜間性喘息	老人性気管支炎	老人性肺気腫
△	感染型気管支喘息	心因性喘息	

効能効果に関連する使用上の注意
テオロング錠 50mg・錠 100mg・顆粒 50%の場合
(錠 200mg は小児に対する用法用量を有していない)
喘息性(様)気管支炎：発熱を伴うことが多く，他の治療薬による治療の優先を考慮すること〔テオフィリン投与中に発現した痙攣の報告は，発熱した乳幼児に多い〕。

用法用量
〔顆粒 50%，錠 50mg，錠 100mg〕：通常テオフィリンとして成人には 1 回 200mg を，小児には 1 回 100～200mg を，1 日 2 回，朝及び就寝前に経口投与する。なお，年齢，症状により適宜増減する。
〔錠 200mg〕：通常テオフィリンとして成人には 1 回 200mg を 1 日 2 回，朝及び就寝前に経口投与する。なお，年齢，症状により適宜増減する。

用法用量に関連する使用上の注意
テオロング錠 50mg・錠 100mg・顆粒 50%の場合
(錠 200mg は小児に対する用法用量を有していない)
本剤投与中は，臨床症状等の観察や血中濃度のモニタリングを行うなど慎重に投与すること。
なお，小児の気管支喘息に投与する場合の投与量，投与方法等については，学会のガイドライン※等，最新の情報を参考に投与すること。
※日本小児アレルギー学会：小児気管支喘息治療・管理ガイドライン 2012
(1)テオフィリン 1 回投与量の目安(通常の用法は，1 日 2 回投与とされている)

年齢	テオフィリン 1 回投与量の目安
6ヵ月未満	原則として投与しない
6ヵ月～1 歳未満	3mg/kg
1 歳～2 歳未満	4～5mg/kg
2 歳～15 歳	4～5mg/kg

(2)注意すべき投与対象等：2 歳以上の重症持続型の患児を除き，他剤で効果不十分な場合などに，患児の状態(発熱，痙攣等)等を十分に観察するなど適用を慎重に検討し投与する。なお，2 歳未満の熱性痙攣やてんかんなどのけいれん性疾患のある児には原則として推奨されない。

禁忌　本剤又は他のキサンチン系薬剤に対し重篤な副作用の既往歴のある患者

スロービッドカプセル100mg：サンド　100mg1カプセル[12.1円/カプセル]，スロービッドカプセル200mg：サンド　200mg1カプセル[18.5円/カプセル]，スロービッド顆粒20%：サンド　20%1g[20.7円/g]，チルミン錠100：鶴原　100mg1錠[5.6円/錠]，チルミン錠200mg：鶴原　200mg1錠[5.8円/錠]，テオフィリン錠100mg「TYK」：大正薬品　100mg1錠[5.6円/錠]，テオフィリン錠100mg「アメル」：共和薬品　100mg1錠[5.6円/錠]，テオフィリン錠200mg「TYK」：大正薬品　200mg1錠[5.8円/錠]，テオフィリン錠200mg「アメル」：共和薬品　200mg1錠[5.8円/錠]，テオフィリン徐放錠100mg「サワイ」：沢井　100mg1錠[5.6円/錠]，テオフィリン徐放錠100mg「日医工」：日医工　100mg1錠[5.6円/錠]，テオフィリン徐放錠200mg「サワイ」：沢井　200mg1錠[5.8円/錠]，テオフィリン徐放錠200mg「日医工」：日医工　200mg1錠[5.8円/錠]

デカドロンエリキシル0.01%　規格：0.01%1mL[4.2円/mL]
デキサメタゾン　日医工　245

【効能効果】
内分泌疾患：慢性副腎皮質機能不全(原発性，続発性，下垂体性，医原性)，急性副腎皮質機能不全(副腎クリーゼ)，副腎性器症候群，亜急性甲状腺炎，甲状腺中毒症〔甲状腺(中毒性)クリーゼ〕，甲状腺疾患に伴う悪性眼球突出症，ACTH 単独欠損症，特発性低血糖症，下垂体抑制試験
リウマチ性疾患：関節リウマチ，若年性関節リウマチ(スチル病を含む)，リウマチ熱(リウマチ性心炎を含む)，リウマチ性多発筋痛，強直性脊椎炎(リウマチ性脊椎炎)
膠原病：エリテマトーデス(全身性及び慢性円板状)，全身性血管炎(大動脈炎症候群，結節性動脈周囲炎，多発性動脈炎，ヴェゲナ肉芽腫症を含む)，多発性筋炎(皮膚筋炎)，強皮症
腎疾患：ネフローゼ及びネフローゼ症候群
心疾患：うっ血性心不全
アレルギー性疾患：気管支喘息，喘息性気管支炎(小児喘息性気管支炎を含む)，薬剤その他の化学物質によるアレルギー・中毒(薬疹，中毒疹を含む)，血清病
血液疾患：紫斑病(血小板減少性及び血小板非減少性)，再生不良性貧血，白血病(急性白血病，慢性骨髄性白血病の急性転化，慢性リンパ性白血病)(皮膚白血病を含む)，溶血性貧血(免疫性又は免疫性機序の疑われるもの)，顆粒球減少症(本態性，続発性)
消化器疾患：潰瘍性大腸炎，限局性腸炎，重症消耗性疾患の全身状態の改善(癌末期，スプルーを含む)

肝疾患：劇症肝炎(臨床的に重症とみなされるものを含む)，胆汁うっ滞型急性肝炎，慢性肝炎(活動型，急性再燃型，胆汁うっ滞型)(但し，一般的治療に反応せず肝機能の著しい異常が持続する難治性のものに限る)，肝硬変(活動型，難治性腹水を伴うもの，胆汁うっ滞を伴うもの)
肺疾患：サルコイドーシス(但し，両側肺門リンパ節腫脹のみの場合を除く)，びまん性間質性肺炎(肺線維症)(放射線肺臓炎を含む)
重症感染症：重症感染症(化学療法と併用する)
結核性疾患：肺結核(粟粒結核，重症結核に限る)(抗結核剤と併用する)，結核性髄膜炎(抗結核剤と併用する)，結核性胸膜炎(抗結核剤と併用する)，結核性腹膜炎(抗結核剤と併用する)，結核性心のう炎(抗結核剤と併用する)
神経疾患：脳脊髄炎(脳炎，脊髄炎を含む)(但し，一次性脳炎の場合は頭蓋内圧亢進症状がみられ，かつ他剤で効果が不十分なときに短期間用いること)，末梢神経炎(ギランバレー症候群を含む)，筋強直症，重症筋無力症，多発性硬化症(視束脊髄炎を含む)，小舞踏病，顔面神経麻痺，脊髄蜘網膜炎
悪性腫瘍：悪性リンパ腫(リンパ肉腫症，細網肉腫症，ホジキン病，皮膚細網症，菌状息肉症)及び類似疾患(近縁疾患)，好酸性肉芽腫，乳癌の再発転移
外科疾患：副腎摘除，副腎皮質機能不全患者に対する外科的侵襲，侵襲後肺水腫，臓器・組織移植，蛇毒・昆虫毒(重症の虫さされを含む)，原因不明の発熱
産婦人科疾患：卵管整形術後の癒着防止
泌尿器科疾患：前立腺癌(他の療法が無効な場合)，陰茎硬結
皮膚科疾患：★湿疹・皮膚炎群(急性湿疹，亜急性湿疹，慢性湿疹，接触皮膚炎，貨幣状湿疹，自家感作性皮膚炎，アトピー皮膚炎，乳・幼・小児湿疹，ビダール苔癬，その他の神経皮膚炎，脂漏性皮膚炎，進行性指掌角皮症，その他の手指の皮膚炎，陰部あるいは肛門湿疹，耳介及び外耳道の湿疹・皮膚炎，鼻前庭及び鼻翼周辺の湿疹・皮膚炎など)(但し，重症例以外は極力投与しないこと)，★痒疹群(小児ストロフルス，蕁麻疹様苔癬，固定蕁麻疹を含む)(但し，重症例に限る。また，固定蕁麻疹は局注が望ましい)，蕁麻疹(慢性例を除く)(重症例に限る)，★乾癬及び類症〔尋常性乾癬(重症例)，関節症性乾癬，乾癬性紅皮症，膿疱性乾癬，稽留性肢端皮膚炎，疱疹状膿痂疹，ライター症候群〕，★掌蹠膿疱症(重症例に限る)，★扁平苔癬(重症例に限る)，成年性浮腫性硬化症，紅斑症(★多形滲出性紅斑，結節性紅斑)(但し，多形滲出性紅斑の場合は重症例に限る)，アナフィラクトイド紫斑(単純型，シェーンライン型，ヘノッホ型)(重症例に限る)，ウェーバークリスチャン病，粘膜皮膚眼症候群〔開口部びらん性外皮症，スチブンス・ジョンソン病，皮膚口内炎，フックス症候群，ベーチェット病(眼症状のない場合)，リップシュッツ急性陰門潰瘍〕，レイノー病，★円形脱毛症(悪性型に限る)，天疱瘡群(尋常性天疱瘡，落葉状天疱瘡，Senear-Usher 症候群，増殖性天疱瘡)，デューリング疱疹状皮膚炎(類天疱瘡，妊娠性疱疹を含む)，先天性表皮水疱症，帯状疱疹(重症例に限る)，★紅皮症(ヘブラ紅色粃糠疹を含む)，顔面播種状粟粒性狼瘡(重症例に限る)，アレルギー性血管炎及びその類症(急性痘瘡様苔癬状粃糠疹を含む)，潰瘍性慢性膿皮症，新生児スクレレーマ
眼科疾患：内眼・視神経・眼窩・眼筋の炎症性疾患の対症療法(ブドウ膜炎，網脈絡膜炎，網膜血管炎，視神経炎，眼窩炎性偽腫瘍，眼窩漏斗尖端部症候群，眼筋麻痺)，外眼部及び前眼部の炎症性疾患の対症療法で点眼が不適当又は不十分な場合(眼瞼炎，結膜炎，角膜炎，強膜炎，虹彩毛様体炎)，眼科領域の術後炎症
耳鼻咽喉科疾患：急性・慢性中耳炎，滲出性中耳炎・耳管狭窄症，メニエル病及びメニエル症候群，急性感音性難聴，血管運動(神経)性鼻炎，アレルギー性鼻炎，花粉症(枯草熱)，進行性壊疽性鼻炎，喉頭炎・喉頭浮腫，耳鼻咽喉科領域の手術後の後療法，嗅覚障害，急性・慢性(反復性)唾液腺炎
歯科・口腔外科疾患：難治性口内炎及び舌炎(局所療法で治癒しないもの)
＜注釈＞★印(適応の左肩)：★印の附されている適応に対しては，外用剤を用いても効果が不十分な場合あるいは十分な効果を期待し得ないと推定される場合にのみ用いることとされたものを示す。

【対応標準病名】

◎あ	ACTH 単独欠損症	亜急性甲状腺炎	悪性組織球症
	悪性リンパ腫	アトピー性皮膚炎	アナフィラクトイド紫斑
	アレルギー性血管炎	アレルギー性鼻炎	医原性副腎皮質機能低下症
	医薬品中毒	陰のう湿疹	ウェーバ・クリスチャン病
	ウェジナー肉芽腫症	うっ血性心不全	会陰部肛囲湿疹
	壊疽性鼻炎	円形脱毛症	円板状エリテマトーデス
か	外陰潰瘍	外耳炎	外耳湿疹
	潰瘍性大腸炎	潰瘍性慢性膿皮症	角膜炎
	活動性慢性肝炎	花粉症	貨幣状湿疹
	顆粒球減少症	感音難聴	眼窩炎性偽腫瘍
	眼窩先端部症候群	眼筋麻痺	眼瞼炎
	肝硬変症	関節リウマチ	乾癬
	乾癬性関節炎	乾癬性紅皮症	顔面神経麻痺
	顔面播種状粟粒性狼瘡	気管支喘息	嗅覚障害
	急性肝炎	急性湿疹	急性中耳炎
	急性痘瘡状苔癬状粃糠疹	急性白血病	急性痒疹
	強直性脊椎炎	強皮症	強膜炎
	拒絶反応	ギラン・バレー症候群	筋強直
	菌状息肉症	クローン病	形成性陰茎硬化症
	稽留性肢端皮膚炎	劇症肝炎	結核性胸膜炎
	結核性髄膜炎	結核性腹膜炎	血管運動性鼻炎
	血小板減少性紫斑病	血清病	結節性紅斑
	結節性多発動脈炎	結節性痒疹	結膜炎
	虹彩毛様体炎	好酸球性肉芽腫	甲状腺クリーゼ
	甲状腺中毒症	甲状腺中毒性眼球突出症	喉頭炎
	喉頭浮腫	紅斑症	紅斑性天疱瘡
	紅皮症	肛門湿疹	昆虫毒
さ	再生不良性貧血	細網肉腫	サルコイドーシス
	シェーンライン・ヘノッホ紫斑病	耳介部皮膚炎	自家感作性皮膚炎
	耳管狭窄症	視神経炎	視神経脊髄炎
	刺虫症	湿疹	紫斑病
	若年性関節リウマチ	重症感染症	重症筋無力症
	ジューリング病	手指湿疹	掌蹠膿疱症
	小児湿疹	小児喘息性気管支炎	小舞踏病
	脂漏性皮膚炎	進行性指掌角皮症	滲出性中耳炎
	尋常性乾癬	尋常性天疱瘡	新生児皮膚硬化症
	心膜結核	じんま疹	スチル病
	スティーブンス・ジョンソン症候群	スプルー	脊髄炎
	脊髄膜炎	脊椎炎	舌炎
	接触皮膚炎	全身性エリテマトーデス	喘息性気管支炎
	先天性表皮水疱症	前立腺癌	増殖性天疱瘡
た	続発性副腎皮質機能低下症	粟粒結核	帯状疱疹
	大動脈炎症候群	唾液腺炎	多形滲出性紅斑
	多発性筋炎	多発性硬化症	胆汁うっ滞性肝炎
	胆汁性肝硬変	中毒疹	低血糖
な	転移性腫瘍	天疱瘡	難治性口内炎
	難治性腹水	乳癌再発	乳児皮膚炎

テ

	ネフローゼ症候群	脳炎	脳脊髄炎
は	膿疱性乾癬	肺結核	肺水腫
	肺線維症	白血病	鼻前庭部湿疹
	ビダール苔癬	皮膚炎	皮膚筋炎
	皮膚白血病	びまん性間質性肺炎	副腎クリーゼ
	副腎性器症候群	副腎皮質機能低下症	ぶどう膜炎
	不明熱	ベーチェット病	ヘビ毒
	ヘブラ粃糠疹	扁平苔癬	放射線肺炎
ま	疱疹状膿痂疹	ホジキンリンパ腫	末期癌
	末梢神経炎	慢性肝炎	慢性骨髄性白血病急性転化
	慢性湿疹	慢性唾液腺炎	慢性中耳炎
	慢性リンパ性白血病	メニエール症候群	メニエール病
	毛孔性紅色粃糠疹	網膜血管炎	網脈絡膜炎
や	薬疹	薬物過敏症	薬物中毒症
ら	溶血性貧血	痒疹	ライター症候群
	落葉状天疱瘡	卵管癒着	リウマチ性心炎
	リウマチ性心臓炎	リウマチ性多発筋痛	リウマチ熱
	リンパ芽球性リンパ腫	類天疱瘡	レイノー病
○	21ハイドロキシラーゼ欠損症	ABO因子不適合輸血	ALK陰性未分化大細胞リンパ腫
	ALK陽性大細胞型B細胞性リンパ腫	ALK陽性未分化大細胞リンパ腫	ANCA関連血管炎
	BCR－ABL1陽性Bリンパ芽球性白血病	BCR－ABL1陽性Bリンパ芽球性白血病/リンパ腫	BCR－ABL1陽性Bリンパ芽球性リンパ腫
	B型肝硬変	B細胞性前リンパ球性白血病	B細胞リンパ腫
	Bリンパ芽球性白血病	Bリンパ芽球性白血病/リンパ腫	Bリンパ芽球性リンパ腫
	CCR4陽性成人T細胞白血病リンパ腫	C型劇症肝炎	E2A－PBX1陽性Bリンパ芽球性白血病
	E2A－PBX1陽性Bリンパ芽球性白血病/リンパ腫	E2A－PBX1陽性Bリンパ芽球性リンパ腫	GVHD・骨髄移植後
	GVHD・臍帯血移植後	GVHD・末梢血幹細胞移植後	HHV8多中心性キャッスルマン病随伴大細胞型B細胞性リンパ腫
	IL3－IGH陽性Bリンパ芽球性白血病	IL3－IGH陽性Bリンパ芽球性白血病/リンパ腫	IL3－IGH陽性Bリンパ芽球性リンパ腫
	LE型薬疹	LE蝶形皮疹	LE皮疹
	MALTリンパ腫	MLL再構成型Bリンパ芽球性白血病	MLL再構成型Bリンパ芽球性白血病/リンパ腫
	MLL再構成型Bリンパ芽球性リンパ腫	Rh因子不適合輸血	SLE眼底
	TEL－AML1陽性Bリンパ芽球性白血病	TEL－AML1陽性Bリンパ芽球性白血病/リンパ腫	TEL－AML1陽性Bリンパ芽球性リンパ腫
	T細胞性前リンパ球白血病	T細胞性大顆粒リンパ球白血病	T細胞組織球豊富型大細胞型B細胞性リンパ腫
	Tゾーンリンパ腫	Tリンパ芽球性白血病	Tリンパ芽球性白血病/リンパ腫
あ	Tリンパ芽球性リンパ腫	アカントアメーバ角膜炎	亜急性アレルギー性中耳炎
	亜急性肝炎	亜急性血性中耳炎	亜急性結膜炎
	亜急性虹彩炎	亜急性虹彩毛様体炎	亜急性漿液ムチン性中耳炎
	亜急性前部ぶどう膜炎	亜急性皮膚エリテマトーデス	亜急性ムコイド中耳炎
	亜急性毛様体炎	亜急性痒疹	悪液質アフタ
	悪性外耳炎	悪性組織球症性関節症	悪性肥満細胞腫
	悪性リンパ腫骨髄浸潤	アグレッシブNK細胞白血病	足湿疹
	アシャール・チール症候群	アスピリンじんま疹	アスピリン喘息
	アスピリン不耐症	圧迫性脊髄炎	アトピー性角結膜炎
	アトピー性紅皮症	アトピー性湿疹	アトピー性神経皮膚炎

	アトピー性喘息	アフタ性口内炎	アルコール性多発ニューロパチー
	アレルギー性外耳道炎	アレルギー性角膜炎	アレルギー性眼瞼炎
	アレルギー性眼瞼縁炎	アレルギー性気管支炎	アレルギー性結膜炎
	アレルギー性口内炎	アレルギー性じんま疹	アレルギー性接触皮膚炎
	アレルギー性中耳炎	アレルギー性鼻咽頭炎	アレルギー性鼻結膜炎
	アレルギー性皮膚炎	アレルギー性副鼻腔炎	アレルギー性ぶどう膜炎
	胃悪性リンパ腫	イエンセン病	異汗性湿疹
	胃クローン病	異型輸血後ショック	胃サルコイドーシス
	胃十二指腸クローン病	萎縮型加齢黄斑変性	萎縮性角結膜炎
	萎縮性肝硬変	異常腹水	移植拒絶における腎尿細管間質性障害
	移植歯不全	移植片拒絶	移植片対宿主病
	異所性中毒性甲状腺腫	イソギンチャク毒	一過性甲状腺機能亢進症
	一側性感音難聴	一側性混合性難聴	遺伝性血小板減少症
	イネ科花粉症	陰唇潰瘍	インターフェロン網膜症
	陰部潰瘍	陰部間擦疹	インフルエンザ菌喉頭炎
	インフルエンザ菌性喉頭気管炎	ウイルス肝炎感染後関節障害	ウイルス性肝炎
	ウイルス性口内炎	ウイルス性ブドウ膜炎	ウイルソン紅色苔癬
	ウェーバー・コケイン型単純性表皮水疱症	ウェジナー肉芽腫症性呼吸器障害	右室不全
	右心不全	うっ血性肝炎	うっ血性紫斑病
	海ヘビ毒	運動誘発性喘息	栄養障害型表皮水疱症
	栄養障害性角膜炎	栄養性肝硬変	腋窩湿疹
	壊死後性肝硬変	壊死性外耳炎	壊死性強膜炎
	壊死性血管炎	壊疽性口内炎	壊疽性帯状疱疹
	壊疽性膿皮症	エバンス症候群	エリテマトーデス
	炎症後肺線維症	炎症性角化症	炎症性眼窩うっ血
	炎症性多発性関節障害	炎症性乳癌	遠心性環状紅斑
	遠心性丘疹性紅斑	円板状乾癬	横断性脊髄症
	黄斑部血管走行異常	黄斑部術後浮腫	黄斑部浮腫
	温式自己免疫性溶血性貧血	温熱じんま疹	温熱性紅斑
か	カーンズ・セイアー症候群	外因性喘息	外陰膿瘍
	外陰部帯状疱疹	外陰部皮膚炎	外陰部びらん
	外陰ベーチェット病	外眼筋不全麻痺	外眼筋麻痺
	外耳道真珠腫	外耳道肉芽腫	外耳道膿瘍
	外耳道閉塞性角化症	外耳道蜂巣炎	外耳部虫刺傷
	外傷性角膜炎	外傷性角膜潰瘍	外傷性穿孔性中耳炎
	外傷性中耳炎	海水浴皮膚炎	回腸クローン病
	外直筋麻痺	外転神経萎縮	外転神経根性麻痺
	外転神経不全麻痺	外転神経麻痺	潰瘍性眼瞼炎
	潰瘍性口内炎	潰瘍性粟粒結核	潰瘍性大腸炎・左側大腸炎型
	潰瘍性大腸炎・全大腸炎型	潰瘍性大腸炎・直腸S状結腸炎型	潰瘍性大腸炎・直腸炎型
	潰瘍性大腸炎合併妊娠	潰瘍性大腸炎再燃	潰瘍性大腸炎性若年性関節炎
	過角化症	化学性急性外耳炎	化学性結膜炎
	化学性皮膚炎	蝸牛型メニエール病	蝸牛神経性難聴
	芽球増加を伴う不応性貧血	芽球増加を伴う不応性貧血－1	芽球増加を伴う不応性貧血－2
	角化棘細胞腫	顎下腺炎	顎下腺管炎
	角結膜炎	角結膜びらん	角質増殖症
	角膜移植拒絶反応	角膜潰瘍	角膜虹彩炎
	角膜上皮びらん	角膜穿孔	角膜帯状疱疹
	角膜中心潰瘍	角膜内皮炎	角膜膿瘍
	角膜パンヌス	角膜びらん	角膜腐蝕
	下行性視神経炎	カサバッハ・メリット症候群	下斜筋不全麻痺
	下斜筋麻痺	下垂体性TSH分泌亢進症	下垂体性甲状腺機能亢進症
	家族性寒冷自己炎症症候群	家族性溶血性貧血	カタル性角膜潰瘍
	カタル性眼炎	カタル性結膜炎	カタル性口内炎

カタル性舌炎	下直筋不全麻痺	下直筋麻痺
滑車神経萎縮	滑車神経麻痺	活動期潰瘍性大腸炎
活動性肺結核	化膿性角膜炎	化膿性結膜炎
化膿性虹彩炎	化膿性喉頭炎	化膿性耳下腺炎
化膿性脊髄炎	化膿性唾液腺炎	化膿性中耳炎
化膿性脳髄膜炎	化膿性皮膚疾患	化膿性ぶどう膜炎
化膿性網膜炎	化膿性毛様体炎	過敏性血管炎
貨幣状角膜炎	カモガヤ花粉症	顆粒球肉腫
肝移植拒絶反応	肝移植不全	肝炎
眼炎	肝炎後肝硬変	肝炎後再生不良性貧血
眼窩悪性リンパ腫	緩解期潰瘍性大腸炎	眼窩炎
眼窩下膿瘍	眼窩筋炎	眼角部眼瞼炎
眼角部眼瞼縁結膜炎	眼窩骨髄炎	眼窩骨膜炎
眼窩膿瘍	眼窩蜂巣炎	癌関連網膜症
眼球突出症	眼球突出性眼筋麻痺	眼筋型重症筋無力症
眼筋不全麻痺	眼瞼縁炎	眼瞼縁結膜炎
眼瞼乾皮症	眼瞼結膜炎	眼瞼帯状疱疹
眼瞼虫刺傷	眼瞼皮膚炎	眼瞼びらん
眼瞼瘻孔	肝硬化症	間擦疹
肝サルコイドーシス	眼サルコイドーシス	間質性視神経炎
間質性肺炎	眼周囲部虫刺傷	環状紅斑
環状鉄芽球を伴う不応性貧血	癌性悪液質	乾性角結膜炎
乾性角膜炎	肝性腹水	眼性類天疱瘡
関節型若年性特発性関節炎	関節リウマチ・顎関節	関節リウマチ・肩関節
関節リウマチ・胸椎	関節リウマチ・頚椎	関節リウマチ・股関節
関節リウマチ・指関節	関節リウマチ・趾関節	関節リウマチ・膝関節
関節リウマチ・手関節	関節リウマチ・脊椎	関節リウマチ・足関節
関節リウマチ・肘関節	関節リウマチ・腰椎	関節リウマチ性間質性肺炎
肝線維症	感染型気管支喘息	感染後脳脊髄炎
感染性外耳炎	感染性角膜炎	感染性角膜潰瘍
乾癬性関節炎・肩関節	乾癬性関節炎・股関節	乾癬性関節炎・指関節
乾癬性関節炎・膝関節	乾癬性関節炎・手関節	乾癬性関節炎・仙腸関節
乾癬性関節炎・足関節	乾癬性関節炎・肘関節	感染性喉頭気管炎
感染性口内炎	乾癬性脊椎炎	乾燥性口内炎
眼底動脈蛇行症	肝内胆管狭窄	肝肉芽腫
肝脾Ｔ細胞リンパ腫	乾皮症	眼部帯状疱疹
眼部虫刺傷	汗疱性湿疹	顔面急性皮膚炎
顔面痙攣	顔面痙攣症	顔面昆虫螫
顔面神経障害	顔面神経不全麻痺	顔面尋常性乾癬
顔面帯状疱疹	顔面多発虫刺傷	顔面半側萎縮症
顔面ミオキミア	顔面毛包性紅斑黒皮症	乾酪性肺炎
寒冷凝集素症	寒冷じんま疹	寒冷溶血素症候群
機械性じんま疹	機械的溶血性貧血	気管結核
気管支結核	気管支喘息合併妊娠	義歯性潰瘍
義歯性口内炎	偽性円形脱毛症	偽性甲状腺機能亢進症
偽性髄膜炎	季節性アレルギー性結膜炎	季節性アレルギー性鼻炎
偽膜性結膜炎	偽膜性喉頭炎	偽膜性口内炎
嗅覚異常	嗅覚過敏	嗅覚減弱
嗅覚脱失	嗅覚味覚障害	球後視神経炎
丘疹紅皮症	丘疹状紅斑	丘疹状湿疹
丘疹状じんま疹	急性アレルギー性中耳炎	急性移植片対宿主病
急性ウイルス性肝炎	急性壊疽性喉頭炎	急性外耳炎
急性潰瘍性喉頭炎	急性潰瘍性大腸炎	急性角結膜炎
急性角膜炎	急性化膿性外耳炎	急性化膿性顎下腺炎
急性化膿性耳下腺炎	急性化膿性中耳炎	急性肝萎縮
急性眼窩うっ血	急性眼窩炎	急性間質性肺炎
急性肝不全	急性巨核芽球性白血病	急性拒絶反応
急性激症型潰瘍性大腸炎	急性血性中耳炎	急性結膜炎
急性虹彩炎	急性虹彩毛様体炎	急性光線性外耳炎
急性喉頭炎	急性喉頭気管炎	急性骨髄性白血病

急性骨髄単球性白血病	急性散在性脳脊髄炎	急性耳下腺炎
急性視神経炎	急性湿疹性外耳炎	急性漿液ムチン性中耳炎
急性上行性脊髄炎	急性小脳性失調症	急性滲出性中耳炎
急性心不全	急性声帯炎	急性声門下喉頭炎
急性脊髄炎	急性接触性外耳炎	急性前骨髄球性白血病
急性前部ぶどう膜炎	急性粟粒結核	急性多発性硬化症
急性単球性白血病	急性低音障害型感音難聴	急性特発性血小板減少性紫斑病
急性乳児湿疹	急性肺水腫	急性反応性外耳炎
急性汎発性膿疱性乾癬	急性非化膿性中耳炎	急性浮腫性喉頭炎
急性ムコイド中耳炎	急性毛様体炎	急性薬物中毒
急性薬物誘発性間質性肺障害	急性リウマチ熱	急性リウマチ熱性輪状紅斑
急性リンパ性白血病	急性濾胞性結膜炎	嗅粘膜性嗅覚障害
嗅盲	キュットネル腫瘍	胸腔内リンパ節結核・菌確認あり
胸腔内リンパ節結核・組織学的確認あり	胸腺腫合併重症筋無力症	胸腺摘出後重症筋無力症
強直性脊椎炎性呼吸器障害	強直脊椎炎性虹彩毛様体炎	強皮症性ミオパチー
胸部昆虫螫	胸部帯状疱疹	強膜潰瘍
強膜拡張症	強膜ぶどう腫	局在性脈絡膜炎
局在性網膜炎	局在性網脈絡膜炎	局面状乾癬
巨細胞性甲状腺炎	去勢抵抗性前立腺癌	巨大血小板性血小板減少症
巨大乳頭結膜炎	巨大フリクテン	亀裂性湿疹
筋サルコイドーシス	近視性脈絡膜新生血管	近視性網膜症
キンドラー症候群	筋ヘルニア	空腸クローン病
躯幹帯状疱疹	くすぶり型白血病	屈曲部乾癬
屈曲部湿疹	グッドパスチャー症候群	クモ毒
くも膜炎	くも膜結核	クラゲ毒
グラデニーゴ症候群	クラミジア結膜炎	グルーイヤー
グレーブス病	クレスト症候群	クローン病性若年性関節炎
クロロキン網膜症	形質芽球性リンパ腫	形質細胞白血病
軽症潰瘍性大腸炎	軽症再生不良性貧血	珪肺結核
頚部悪性リンパ腫	頚部虫刺症	頚部皮膚炎
稽留性肢端皮膚炎汎発型	劇症型潰瘍性大腸炎	劇症帯状疱疹
結核性喀血	結核性気管支拡張症	結核性気胸
結核性胸膜炎・菌確認あり	結核性胸膜炎・組織学的確認あり	結核性空洞
結核性血胸	結核性硬膜炎	結核性軟膜炎
結核性膿胸	結核性肺線維症	結核性肺膿瘍
結核性腹水	血管拡張性環状紫斑症	血管性パンヌス
血管内大細胞型Ｂ細胞性リンパ腫	血管ベーチェット病	血管免疫芽球性Ｔ細胞リンパ腫
血小板減少症	血清反応陰性関節リウマチ	血性腹水
血清発疹	結節硬化型古典的ホジキンリンパ腫	結節虹彩炎
結節性眼炎	結節性肝硬変	結節性結膜炎
結節性紅斑性関節障害	結節性肺結核	結節性リンパ球優位型ホジキンリンパ腫
結腸悪性リンパ腫	結膜潰瘍	結膜びらん
結膜濾胞症	限局型ウェジナー肉芽腫症	限局性円板状エリテマトーデス
限局性外耳道炎	限局性神経皮膚炎	限局性滲出性網脈絡膜炎
限局性前立腺癌	原発性血小板減少症	原発性甲状腺機能亢進症
原発性滲出性リンパ腫	原発性胆汁性肝硬変	原発性ヘルペスウイルス性口内炎
顕微鏡的多発血管炎	高２倍体性Ｂリンパ芽球性白血病	高２倍体性Ｂリンパ芽球性白血病/リンパ腫
高２倍体性Ｂリンパ芽球性リンパ腫	肛囲間擦疹	高インスリン血症
好塩基球性白血病	甲殻動物毒	硬化性角膜炎
硬化性脊髄炎	硬化性舌炎	硬化性肺結核
交感神経性眼筋麻痺	後極ぶどう膜腫	口腔感染症
口腔褥瘡性潰瘍	口腔帯状疱疹	口腔ベーチェット病

テ

テ

口腔ヘルペス	口腔扁平苔癬	高血圧性眼底
高血圧性虹彩毛様体炎	高血圧性視神経網膜症	高血圧性網膜症
虹彩異色	虹彩異色性毛様体炎	虹彩炎
好酸球性中耳炎	好酸球性白血病	後耳介神経炎
高脂血症性網膜症	甲状腺悪性リンパ腫	甲状腺炎
甲状腺眼症	甲状腺機能亢進症	甲状腺機能正常型グレーブス病
甲状腺中毒症性関節障害	甲状腺中毒症性筋無力症候群	甲状腺中毒症性心筋症
甲状腺中毒性昏睡	甲状腺中毒性四肢麻痺	甲状腺中毒性周期性四肢麻痺
甲状腺中毒性心不全	甲状腺中毒性ミオパチー	口唇アフタ
口唇虫刺傷	光線眼症	交代性舞踏病
好中球 G6PD 欠乏症	好中球減少症	好中球性白血病
後天性魚鱗癬	後天性筋緊張症	後天性胆管狭窄症
後天性表皮水疱症	後天性溶血性貧血	喉頭結核
喉頭周囲炎	後頭部帯状疱疹	口内炎
広汎性円形脱毛症	紅斑性間擦疹	紅斑性湿疹
紅皮症型薬疹	後部強膜炎	後部ぶどう腫
後部毛様体炎	硬膜炎	後迷路性難聴
肛門クローン病	高齢者 EBV 陽性びまん性大細胞型 B 細胞性リンパ腫	コーガン症候群
コーツ病	呼吸細気管支炎関連性間質性肺疾患	呼吸性嗅覚障害
鼓室内水腫	骨悪性リンパ腫	骨移植拒絶反応
骨移植不全	骨サルコイドーシス	骨髄異形成症候群
骨髄移植拒絶反応	骨髄性白血病	骨髄性白血病骨髄浸潤
骨髄単球性白血病	骨髄低形成	骨髄低形成血小板減少症
骨盤死腔炎	骨盤腹膜癒着	コッホ・ウィークス菌性結膜炎
固定薬疹	古典的ホジキンリンパ腫	孤立性アフタ
コリン性じんま疹	混合型肝硬変	混合型喘息
混合型白血病	混合細胞型古典的ホジキンリンパ腫	混合性嗅覚障害

さ

混合性難聴	昆虫刺傷	細菌疹
細菌性結膜炎	最重症再生不良性貧血	再植歯不全
再燃緩解型潰瘍性大腸炎	再発性アフタ	再発性中耳炎
再発性ヘルペスウイルス性口内炎	再膨張性肺水腫	錯嗅
左室不全	左心不全	サソリ毒
サルコイドーシス性虹彩毛様体炎	サルコイドーシス性ぶどう膜炎	サルコイド関節障害
サルコイド筋炎	サルコイド心筋炎	サルコイドミオパチー
散在性表層角膜炎	散在性脈絡膜炎	散在性網膜炎
散在性網脈絡膜炎	三叉神経帯状疱疹	三叉神経痛
蚕蝕性角膜潰瘍	しいたけ皮膚炎	シェーンライン・ヘノッホ紫斑病性関節炎
耳介周囲湿疹	紫外線角結膜炎	紫外線角膜炎
耳介虫刺傷	耳介蜂巣炎	耳下腺炎
耳下腺管炎	耳管圧迫	耳管鼓室炎
耳管閉塞症	色素性痒疹	子宮付属器癒着
軸性視神経炎	自己赤血球感作症候群	自己免疫性肝炎
自己免疫性肝硬変	自己免疫性甲状腺炎	自己免疫性好中球減少症
自己免疫性じんま疹	自己免疫性溶血性貧血	四肢乾癬
四肢小児湿疹	四肢尋常性乾癬	四肢虫刺症
四肢毛孔性紅色粃糠疹	糸状角膜炎	指状嵌入細胞肉腫
視神経周囲炎	視神経症	視神経障害
視神経髄膜炎	視神経乳頭炎	視神経網膜炎
視神経網膜障害	持続性色素異常性紅斑	刺虫アレルギー
実質性角膜炎	膝状神経節炎	湿疹性眼瞼炎
湿疹性眼瞼皮膚炎	湿疹性パンヌス	湿疹続発性紅皮症
紫斑型薬疹	紫斑病腎炎	尺側偏位
若年型重症筋無力症	若年性関節炎	若年性強直性脊椎炎
若年性骨髄単球性白血病	若年性再発性網膜硝子体出血	若年性多発性関節炎

若年性多発性動脈炎	若年性特発性関節炎	若年性ヘルペス状皮膚炎
シャルコー肝硬変	縦隔悪性リンパ腫	縦隔原発大細胞型 B 細胞性リンパ腫
周期性 ACTH・ADH 放出症候群	周期性血小板減少症	周期性好中球減少症
周期性再発性じんま疹	重症潰瘍性大腸炎	重症再生不良性貧血
重症多形滲出性紅斑・急性期	十二指腸悪性リンパ腫	十二指腸クローン病
周辺性ぶどう膜炎	周辺性網脈絡膜炎	周辺部ぶどう膜炎
周辺部脈絡膜炎	しゅさ性眼瞼炎	手掌紅斑
出血性外耳炎	出血性角膜炎	出血性虹彩炎
出血性口内炎	出血性じんま疹	出血性中耳炎
出血性網膜炎	出血性網膜色素上皮剥離	術後急性肝炎
術後結膜炎	術後虹彩炎	術後性耳下腺炎
術後性中耳炎	術後性慢性中耳炎	術後乳癌
術後溶血性貧血	種痘様水疱症様リンパ腫	主婦湿疹
腫瘍随伴性天疱瘡	腫瘤型筋サルコイドーシス	春季カタル
小陰唇膿瘍	漿液性虹彩炎	漿液性網膜炎
漿液性網膜色素上皮剥離	上眼窩裂症候群	少関節型若年性関節炎
上強膜炎	小結節性肝硬変	症候性原発性胆汁性肝硬変
上行性視神経炎	症候性紫斑病	上鼓室化膿症
硝子体黄斑牽引症候群	上斜筋不全麻痺	上斜筋麻痺
掌蹠角化症	掌蹠膿疱症性骨関節炎	小唾液腺炎
小腸悪性リンパ腫	小腸クローン病	小腸大腸クローン病
上直筋不全麻痺	上直筋麻痺	小児 EBV 陽性 T 細胞リンパ増殖性疾患
小児アトピー性湿疹	小児遺伝性無顆粒球症	小児外陰腟炎
小児乾燥型湿疹	小児丘疹性先端皮膚炎	小児急性リンパ性白血病
小児骨髄異形成症候群	小児全身性 EBV 陽性 T 細胞リンパ増殖性疾患	小児喘息
小児特発性低血糖症	小児ネフローゼ症候群	小児汎発性膿疱性乾癬
睫毛性眼瞼炎	小リンパ球性リンパ腫	初回発作型潰瘍性大腸炎
職業性皮膚炎	職業喘息	食物性皮膚炎
女性化副腎腫瘍	脂漏性眼瞼炎	脂漏性乾癬
脂漏性乳児皮膚炎	腎移植急性拒絶反応	腎移植拒絶反応
腎移植不全	腎移植慢性拒絶反応	人為的甲状腺中毒症
心因性喘息	真菌性角膜潰瘍	真菌性髄膜炎
心筋不全	神経栄養性角結膜炎	神経サルコイドーシス
神経性難聴	神経ベーチェット病	心原性肺水腫
人工肛門部皮膚炎	人工じんま疹	進行性角膜潰瘍
進行性前立腺癌	進行性難聴	深在性エリテマトーデス
心サルコイドーシス	腎サルコイドーシス	滲出型加齢黄斑変性
滲出性紅斑型中毒疹	滲出性腹水	滲出性網膜炎
滲出性網膜症	浸潤性表層角膜炎	新生児中耳炎
新生児皮下脂肪壊死症	新生児皮脂漏	新生児皮膚炎
腎性網膜症	心臓悪性リンパ腫	心臓移植拒絶反応
心臓移植不全	深層角膜炎	心臓性呼吸困難
心臓性浮腫	心臓喘息	振動性じんま疹
心肺移植拒絶反応	心肺移植不全	塵肺結核
心不全	膵移植拒絶反応	膵移植不全
水晶体原性虹彩毛様体炎	水痘・帯状疱疹ウイルス感染母体より出生した児	水疱性口内炎
水疱性多形紅斑	水疱性中耳炎	水疱性扁平苔癬
水疱性類天疱瘡	髄膜炎	髄膜炎菌性心膜炎
髄膜結核腫	髄膜脊髄炎	髄膜脳炎
睡眠薬副作用	スギ花粉症	ステロイド依存性潰瘍性大腸炎
ステロイド依存性クローン病	ステロイド依存性喘息	ステロイド依存性ネフローゼ症候群
ステロイド抵抗性ネフローゼ症候群	ステロイド皮膚炎	ステロイド誘発性皮膚症
ステロイド離脱症候群	スモン	制癌剤皮膚炎

星状角膜炎	星状網膜症	成人Ｔ細胞白血病骨髄浸潤
成人Ｔ細胞白血病リンパ腫	成人Ｔ細胞白血病リンパ腫・急性型	成人Ｔ細胞白血病リンパ腫・くすぶり型
成人Ｔ細胞白血病リンパ腫・慢性型	成人Ｔ細胞白血病リンパ腫・リンパ腫型	成人アトピー性皮膚炎
精巣悪性リンパ腫	声門下浮腫	声門上浮腫
声門浮腫	ゼーミッシュ潰瘍	赤芽球ろう
石化性角膜炎	赤色湿疹	脊髄髄膜炎
脊髄多発性硬化症	脊髄膜結核	咳喘息
脊椎周囲炎	赤道ぶどう腫	赤白血病
セザリー症候群	節外性NK/T細胞リンパ腫・鼻型	舌潰瘍
舌下腺炎	雪眼炎	赤血球破砕症候群
接合部型先天性表皮水疱症	接触眼瞼皮膚炎	接触じんま疹
接触性眼瞼結膜炎	接触性口内炎	節足動物毒
舌乳頭炎	舌膿瘍	舌びらん
セリアック病	遷延性肝炎	遷延性虹彩炎
全外眼筋麻痺	前額部虫刺傷	前額部虫刺症
穿孔性角膜潰瘍	穿孔性中耳炎	線状角膜炎
線状苔癬	線状網膜炎	全身型ウェジナー肉芽腫症
全身型若年性特発性関節炎	全身型重症筋無力症	全身湿疹
全身性エリテマトーデス性呼吸器障害	全身性エリテマトーデス性心膜炎	全身性エリテマトーデス性脳動脈炎
全身性エリテマトーデス性ミオパチー	全身性エリテマトーデス脊髄炎	全身性エリテマトーデス脳炎
全身性エリテマトーデス脳脊髄炎	全身性強皮症	全身性強皮症性呼吸器障害
全身性紫斑病	全身性転移性癌	全身の尋常性乾癬
全身毛孔性紅色粃糠疹	全身薬疹	前庭型メニエール病
先天性外転神経麻痺	先天性筋強直症	先天性筋無緊張症
先天性好中球減少症	先天性再生不良性貧血	先天性赤芽球ろう
先天性低形成貧血	先天性ネフローゼ症候群	先天性パラミオトニア
先天性副腎過形成	先天性副腎性器症候群	腺病性パンヌス
前房蓄膿	前房蓄膿性角膜炎	前房蓄膿性虹彩炎
前立腺横紋筋肉腫	前立腺癌再発	前立腺小細胞癌
前立腺神経内分泌癌	前立腺肉腫	前リンパ球性白血病
造影剤ショック	増殖性化膿性口内炎	増殖性硝子体網膜症
増殖性網膜炎	総胆管狭窄症	総胆管閉塞症
側頭動脈炎	続発性血小板減少症	続発性血小板減少性紫斑病
続発性虹彩炎	続発性虹彩毛様体炎	続発性紫斑病
続発性胆汁性肝硬変	続発性脳炎	続発性舞踏病

た

続発性ぶどう膜炎	大アフタ	大陰唇膿瘍
体幹虫刺症	大結節性肝硬変	体質性再生不良性貧血
代償性肝硬変	帯状脱毛症	帯状疱疹後ケロイド形成
帯状疱疹後三叉神経痛	帯状疱疹後膝神経節炎	帯状疱疹後神経痛
帯状疱疹後多発性ニューロパチー	帯状疱疹神経炎	帯状疱疹性角結膜炎
帯状疱疹性強膜炎	帯状疱疹性結膜炎	帯状疱疹性虹彩炎
帯状疱疹性虹彩毛様体炎	苔癬	苔癬状類乾癬
大腸悪性リンパ腫	大腸クローン病	唾液腺管炎
多形紅斑	多形紅斑性関節障害	多形慢性痒疹
多巣性運動ニューロパチー	多中心性細網組織球症	多発性乾癬性関節炎
多発性癌転移	多発性筋炎性呼吸器障害	多発性血管炎
多発性血管炎重複症候群	多発性口内炎	多発性神経炎
多発性神経障害	多発性神経脊髄炎	多発性脊髄神経根炎
多発性リウマチ性関節炎	多発ニューロパチー	胆管狭窄症
胆管閉塞症	単球減少症	単球性白血病
胆細管性肝硬変	胆汁うっ滞	単純性角膜潰瘍
単純性顔面粃糠疹	単純性紫斑病	単純性中耳炎
単純性表皮水疱症	単純苔癬	男性化副腎腫瘍

蛋白病	単葉性肝硬変	致死型表皮水疱症
地図状口内炎	地図状脈絡膜炎	腟潰瘍
チビエルジュ・ワイゼンバッハ症候群	チャドクガ皮膚炎	中隔性肝硬変
中間部ぶどう膜炎	中耳炎	中耳炎後遺症
中耳炎性顔面神経麻痺	虫刺性皮膚炎	中心性脈絡膜炎
中心性脈絡網膜症	中心性網膜炎	中心性網膜症
中心性網脈絡膜炎	虫垂クローン病	中枢神経系原発びまん性大細胞型Ｂ細胞性リンパ腫
中枢神経ループス	中枢性顔面神経麻痺	中枢性嗅覚障害
中枢性難聴	中等症潰瘍性大腸炎	中等症再生不良性貧血
中毒性甲状腺腫	中毒性好中球減少症	中毒性紅斑
中毒性視神経炎	中毒性多結節性甲状腺腫	中毒性単結節性甲状腺腫
中毒性ニューロパチー	中毒性表皮壊死症	中毒性溶血性貧血
腸移植拒絶反応	腸移植不全	腸管症関連Ｔ細胞リンパ腫
腸管ベーチェット病	腸間膜リンパ節結核	直腸悪性リンパ腫
直腸クローン病	陳旧性顔面神経麻痺	陳旧性虹彩炎
陳旧性虹彩毛様体炎	陳旧性中耳炎	通常型間質性肺炎
通年性アレルギー性結膜炎	通年性アレルギー性鼻炎	手足症候群
低２倍体性Ｂリンパ芽球性白血病	低２倍体性Ｂリンパ芽球性白血病/リンパ腫	低２倍体性Ｂリンパ芽球性リンパ腫
低アルドステロン症	低形成性白血病	低形成性貧血
低血糖発作	低補体血症性血管炎	低レニン性低アルドステロン症
滴状乾癬	滴状類乾癬	手湿疹
テノンのう炎	デビス紫斑	転移性黒色腫
転移性扁平上皮癌	点状角化症	点状乾癬
デンスデポジット病ネフローゼ症候群	動眼神経萎縮	動眼神経炎
動眼神経根性麻痺	動眼神経不全麻痺	動眼神経麻痺
冬期湿疹	頭部湿疹	頭部脂漏
頭部尋常性乾癬	頭部虫刺傷	頭部粃糠疹
島ベータ細胞過形成症	動脈硬化性眼底	動脈硬化性眼底所見
トカゲ毒	兎眼性角膜炎	特発性眼筋麻痺
特発性肝硬変	特発性間質性肺炎	特発性器質化肺炎
特発性血小板減少性紫斑病	特発性血小板減少性紫斑病合併妊娠	特発性好中球減少症
特発性喉頭肉芽腫	特発性再生不良性貧血	特発性じんま疹
特発性肺線維症	特発性副腎性器障害	特発性傍中心窩毛細血管拡張症
特発性末梢性顔面神経麻痺	特発性脈絡膜新生血管	特発性溶血性貧血
毒物性眼瞼炎	トッド肝硬変	突発性嗅覚障害

な

ドルーゼン	内因性湿疹	内因性ぶどう膜炎
内直筋麻痺	内リンパ水腫	難治性喘息
難治性ネフローゼ症候群	難治性ぶどう膜炎	軟膜炎
肉芽腫性肝炎	肉芽腫性甲状腺炎	ニコチン性口内炎
二次性甲状腺機能亢進症	二次性再生不良性貧血	二次性ネフローゼ症候群
二次性白血球減少症	乳痂	乳癌
乳癌・HER2過剰発現	乳癌骨転移	乳癌皮膚転移
乳児赤芽球ろう	乳児喘息	乳腺腋窩尾部乳癌
乳頭部乳癌	乳頭網膜炎	乳房下外側部乳癌
乳房下内側部乳癌	乳房境界部乳癌	乳房脂肪肉腫
乳房上外側部乳癌	乳房上内側部乳癌	乳房中央部乳癌
乳房肉腫	乳房パジェット病	乳房皮膚炎
乳輪部乳癌	妊娠湿疹	妊娠性疱疹
妊娠性痒疹	妊婦性皮膚炎	熱帯性スプルー
熱帯扁平苔癬	粘液膿性結膜炎	念珠状紅色苔癬
脳悪性リンパ腫	脳幹多発性硬化症	膿胸関連リンパ腫
脳室炎	脳脊髄膜結核	のう胞様黄斑浮腫

は

ノートナーゲル症候群	バーキット白血病	バーキットリンパ腫
肺移植拒絶反応	肺移植不全	肺炎結核
肺結核・鏡検確認あり	肺結核・組織学的確認あり	肺結核・培養のみ確認あり

肺結核腫	肺好酸球性肉芽腫症	肺サルコイドーシス
梅毒性心膜炎	梅毒性髄膜炎	肺門結核
肺門リンパ節結核	破壊性関節炎	白色粃糠疹
拍動性眼球突出症	白内障術後結膜炎	剥離性間質性肺炎
剥離性皮膚炎	ハシトキシコーシス	橋本病
播種性結核	バセドウ病	バセドウ病眼症
バセドウ病術後再発	白血球減少症	白血病性関節症
白血病性網膜症	発熱性好中球減少症	鼻背部湿疹
ハブ咬傷	パラミオトニア	バリズム
パリノー結膜炎	パリノー結膜腺症候群	パリノー症候群
汎血球減少症	瘢痕性類天疱瘡	斑点状網膜症
ハンド・シューラー・クリスチャン病	ハント症候群	汎発性帯状疱疹
汎発性脱毛症	汎発性膿疱性乾癬	反復性角膜潰瘍
反復性虹彩炎	反復性虹彩毛様体炎	反復性耳下腺炎
反復性前部ぶどう膜炎	反復性前房蓄膿	反復性多発性神経炎
反復性毛様体炎	脾B細胞性リンパ腫/白血病・分類不能型	脾悪性リンパ腫
非アトピー性喘息	鼻炎	非外傷性尺側手根屈筋断裂
皮角	皮下脂肪織炎様T細胞リンパ腫	非化膿性甲状腺炎
非化膿性中耳炎	非感染性急性外耳炎	鼻腔サルコイドーシス
粃糠疹	肥厚性扁平苔癬	皮脂欠乏症
皮脂欠乏性湿疹	非自己免疫性溶血性貧血	皮質聾
微小血管障害性溶血性貧血	微小変化型ネフローゼ症候群	非心原性肺水腫
非水疱性多形紅斑	ヒスチオサイトーシスX	脾性好中球減少症
鼻性視神経炎	非代償性肝硬変	非定型的白血病
非定型慢性骨髄性白血病	非特異性間質性肺炎	非特異的反応性肝炎
ヒトデ毒	ヒノキ花粉症	脾びまん性赤脾髄小B細胞性リンパ腫
皮膚移植拒絶反応	皮膚移植不全	皮膚エリテマトーデス
皮膚筋炎性呼吸器障害	皮膚結節性多発動脈炎	皮膚原発性CD30陽性T細胞リンパ増殖性疾患
皮膚原発性γδT細胞リンパ腫	皮膚原発性未分化大細胞リンパ腫	皮膚原発びまん性大細胞型B細胞リンパ腫・下肢型
皮膚サルコイドーシス	皮膚粟粒結核	鼻部虫刺傷
皮膚描記性じんま疹	脾辺縁帯リンパ腫	非ホジキンリンパ腫
肥満細胞性白血病	びまん性外耳炎	びまん性乾癬
びまん性管内増殖性糸球体腎炎ネフローゼ症候群	びまん性神経皮膚炎	びまん性大細胞型・バーキット中間型分類不能B細胞性リンパ腫
びまん性大細胞型・ホジキン中間型分類不能B細胞性リンパ腫	びまん性大細胞型B細胞性リンパ腫	びまん性中毒性甲状腺腫
びまん性肺胞傷害	びまん性表層角膜炎	びまん性膜性糸球体腎炎ネフローゼ症候群
びまん性脈絡膜炎	表在性角膜炎	表在性舌炎
表在性点状角膜炎	ビリグラフィンショック	ピリン疹
頻回再発型ネフローゼ症候群	貧血網膜症	ファンコニー貧血
フィラメント状角膜炎	封入体筋炎	フォークト・小柳・原田病
フォークト・小柳病	匐行性角膜潰瘍	副腎萎縮
副腎皮質機能低下に伴う貧血	副腎皮質ホルモン剤副作用	腹部虫刺傷
不全型ハント症候群	不全型ベーチェット病	ブタクサ花粉症
フックス異色毛様体炎	不適合輸血反応	ぶどう球菌性眼瞼炎
舞踏病	舞踏病様運動	ぶどう膜角膜炎
ぶどう膜耳下腺熱	ブラジル天疱瘡	プランマー病
フリクテン性角結膜炎	フリクテン性角膜炎	フリクテン性角膜潰瘍
フリクテン性結膜炎	フリクテン性パンヌス	分類不能型骨髄異形成症候群
ヘアリー細胞白血病	ヘアリー細胞白血病亜型	閉塞性黄疸
閉塞性肝硬変	閉塞性髄膜炎	ベドナーアフタ

ペニエ痒疹	ペニシリンアレルギー	ペニシリンショック
ヘパリン起因性血小板減少症	ヘビ咬傷	ヘブラ痒疹
ヘルペス口内炎	ヘルリッツ型接合部型表皮水疱症	辺縁角膜炎
辺縁フリクテン	扁桃悪性リンパ腫	扁平湿疹
扁平苔癬様角化症	蜂刺症	放射線胸膜炎
放射線性口内炎	放射線性肺線維症	放射線性貧血
放射線網膜症	胞状異角化症	疱疹状天疱瘡
発作性運動誘発舞踏アテトーシス	発作性ジストニア性舞踏アテトーシス	ポリープ状脈絡膜血管症

ま

本態性再生不良性貧血	麻疹様紅斑	麻酔ショック
末梢神経障害	末梢神経性嗅覚障害	末梢性T細胞リンパ腫
末梢性T細胞リンパ腫・詳細不明	末梢性顔面神経麻痺	麻痺性斜視
慢性NK細胞リンパ増殖性疾患	慢性アレルギー性中耳炎	慢性移植片対宿主病
慢性うっ血性心不全	慢性炎症関連びまん性大細胞型B細胞性リンパ腫	慢性炎症性脱髄性多発神経炎
慢性外耳炎	慢性顎下腺炎	慢性角結膜炎
慢性カタル性結膜炎	慢性化膿性穿孔性中耳炎	慢性化膿性中耳炎
慢性肝炎増悪	慢性拒絶反応	慢性結膜炎
慢性虹彩毛様体炎	慢性骨髄性白血病	慢性骨髄性白血病移行期
慢性骨髄性白血病慢性期	慢性骨髄単球性白血病	慢性耳下腺炎
慢性耳管鼓室カタル	慢性耳管鼓室化膿性中耳炎	慢性持続型潰瘍性大腸炎
慢性持続性肝炎	慢性漿液性中耳炎	慢性漿液ムチン性中耳炎
慢性上鼓室乳突洞化膿性中耳炎	慢性進行性外眼筋麻痺症候群	慢性滲出性中耳炎
慢性心不全	慢性じんま疹	慢性髄膜炎
慢性脊髄炎	慢性舌炎	慢性穿孔性中耳炎
慢性苔癬状粃糠疹	慢性単球性白血病	慢性中耳炎急性増悪
慢性中耳炎後遺症	慢性中耳炎術後再燃	慢性特発性血小板減少性紫斑病
慢性乳児湿疹	慢性脳炎	慢性白血病
慢性非活動性肝炎	慢性非化膿性中耳炎	慢性表在性舌炎
慢性本態性好中球減少症候群	慢性ムコイド中耳炎	慢性網膜症
慢性薬物中毒	慢性薬物誘発性間質性肺障害	慢性痒疹
慢性リウマチ性冠状動脈炎	慢性良性顆粒球減少症	慢性濾胞性結膜炎
マントル細胞リンパ腫	ミクリッツ病	未分化大細胞リンパ腫
耳帯状疱疹	脈絡膜炎	ミラーフィッシャー症候群
ミリッチ症候群	ムカデ咬創	無顆粒球症
無顆粒球性アンギナ	無嗅覚症	ムコイド中耳炎
ムコーズス中耳炎	無症候性原発性胆汁性肝硬変	無症候性多発性硬化症
ムチランス変形	無痛性甲状腺炎	ムンプス髄膜炎
迷路性難聴	迷路性めまい	メラー舌炎
メルカーソン・ローゼンタール症候群	毛孔角化症	毛細管脆弱症
毛細血管脆弱症	毛虫皮膚炎	毛包眼瞼炎
網膜うっ血	網膜炎	網膜血管周囲炎
網膜血管腫状増殖	網膜血管障害	網膜血管鞘形成
網膜血管新生	網膜血管攣縮症	網膜血栓性静脈炎
網膜細動脈瘤	網膜症	網膜障害
網膜静脈炎	網膜静脈周囲炎	網膜静脈蛇行症
網膜静脈怒張	網膜静脈分枝閉塞症による黄斑浮腫	網膜静脈閉塞症による黄斑浮腫
網膜滲出斑	網膜中心静脈閉塞症による黄斑浮腫	網膜浮腫
網膜毛細血管瘤	毛様体炎	モラックス・アクセンフェルド結膜炎

や

門脈周囲性肝硬変	門脈性肝硬変	夜間性喘息
夜間低血糖症	薬剤性過敏症症候群	薬剤性顆粒球減少症
薬剤性間質性肺炎	薬剤性血小板減少性紫斑病	薬剤性酵素欠乏性貧血

	薬剤性再生不良性貧血	薬剤性自己免疫性溶血性貧血	薬剤性溶血性貧血
	薬剤誘発性過敏性血管炎	薬剤誘発性天疱瘡	薬剤誘発性ループス
	薬物性角結膜炎	薬物性角膜炎	薬物性眼瞼炎
	薬物性結膜炎	薬物性口唇炎	薬物性ショック
	薬物性じんま疹	薬物性接触性皮膚炎	薬物誘発性多発ニューロパチー
	薬物誘発性舞踏病	優性栄養障害型先天性表皮水疱症	輸血関連急性肺障害
	輸血後 GVHD	輸血後肝炎	輸血後肝障害
	輸血後じんま疹	輸血によるショック	癒着性くも膜炎
	腰殿部帯状疱疹	腰腹帯状疱疹	腰部尋常性乾癬
	腰麻ショック	ヨード過敏症	ヨードショック
ら	予防接種後脳炎	予防接種後脳脊髄炎	ライエル症候群
	ライエル症候群型薬疹	落屑性湿疹	ランゲルハンス細胞組織球症
	卵巣癌全身転移	リウマチ性滑液包炎	リウマチ性環状紅斑
	リウマチ性虹彩炎	リウマチ性心筋炎	リウマチ性心疾患
	リウマチ性心臓弁膜症	リウマチ性心不全	リウマチ性心弁膜炎
	リウマチ性皮下結節	リウマチ様関節炎	リウマトイド脊椎炎
	リガ・フェーデ病	リブマン・サックス心内膜炎	リポイド肝炎
	流行性結膜炎	両心不全	良性移動性舌炎
	良性粘膜類天疱瘡	良性慢性化膿性中耳炎	両側性感音難聴
	両側性高音障害急墜型感音難聴	両側性高音障害漸傾型感音難聴	両側性混合性難聴
	緑膿菌性外耳炎	淋菌性心膜炎	鱗状湿疹
	輪状網膜症	リンパ球減少型古典的ホジキンリンパ腫	リンパ球性間質性肺炎
	リンパ球豊富型古典的ホジキンリンパ腫	リンパ形質細胞性リンパ腫	リンパ性白血病
	リンパ性白血病骨髄浸潤	リンパ節サルコイドーシス	輪紋状角膜炎
	類苔癬	ループス胸膜炎	ループス腎炎
	ループス腸炎	ループス肺臓炎	ループス膀胱炎
	レイノー現象	レイノー症候群	劣性栄養障害型先天性表皮水疱症
	レッテラー・ジーベ病	連鎖球菌性喉頭炎	連鎖球菌性喉頭気管炎
	連鎖球菌性膿痂疹	レンネルトリンパ腫	老人性乾皮症
	老人性紫斑	老人性舞踏病	濾出性腹水
	濾胞樹状細胞腫瘍	濾胞性乾癬	濾胞性リンパ腫
△	4 型尿細管性アシドーシス	ALK 融合遺伝子陽性非小細胞肺癌	B 型慢性肝炎
	C 型急性肝炎	FSH 単独欠損症	LH 単独欠損症
	RS3PE 症候群	S 状結腸結核	TSH 単独欠損症
あ	悪性奇形腫	悪性高熱症	悪性腫瘍
	悪性腫瘍合併性皮膚筋炎	悪性腫瘍に伴う貧血	悪性葉状腫瘍
	アジソン病	アレルギー性肉芽腫性血管炎	鞍上部胚細胞腫瘍
	イートン・ランバート症候群	異汗症	胃結核
	医原性低血糖症	胃原発絨毛癌	異所性 GHRH 産生腫瘍
	胃胚細胞腫瘍	陰茎疾患	インスリン異常症
	インスリン自己免疫症候群	インスリン低血糖	インスリン分泌異常症
	壊死性潰瘍性歯周炎	壊死性潰瘍性歯肉炎	壊疽性歯肉炎
	延髄星細胞腫	横紋筋融解	往来寒熱
か	悪寒発熱	外眼筋ミオパチー	外耳道痛
	回腸結核	回転性めまい	回盲部結核
	夏期熱	顎下部結核	下垂体機能低下症
	下垂体機能低下に伴う貧血	下垂体障害	下垂体性男子性腺機能低下症
	下垂体性不妊症	下垂体性卵巣機能低下	下葉小細胞肺癌
	下葉肺腺癌	下葉肺大細胞癌	下葉肺扁平上皮癌
	下葉非小細胞肺癌	カルチノイド	カルマン症候群
	川崎病	川崎病性冠動脈瘤	川崎病による虚血性心疾患
	癌	眼窩うっ血	眼窩エキノコックス
	眼窩血腫	眼窩内異物	眼窩浮腫

	眼球偏位	眼筋内異物	肝結核
	間欠性眼球突出症	肝細胞癌破裂	カンジダ性口角びらん
	カンジダ性口内炎	癌性ニューロパチー	癌性ニューロミオパチー
	癌性貧血	癌性ミエロパチー	感染後脳炎
	感染性皮膚炎	完全脱毛症	肝内胆汁うっ滞
	汗疱	飢餓熱	偽膜性アンギナ
	木村病	球後異物	急性偽膜性カンジダ症
	急性熱性皮膚リンパ節症候群	胸腺結核	胸椎炎
	頬粘膜粘液のう胞	頬粘膜白板症	強膜疾患
	胸膜播種	筋肉結核	筋膜結核
	空腸結核	クラミジア腹膜炎	痙性めまい
	頚椎炎	頚部脂腺癌	頚部隆起性皮膚線維肉腫
	稽留熱	ゲオトリクム症	ゲオトリクム性口内炎
	結核性下痢	結核性痔瘻	結核性心筋症
	結核性動脈炎	結核性動脈内膜炎	結核性脳動脈炎
	結核性貧血	結膜化膿性肉芽腫	ケトン性低血糖症
	原線維性星細胞腫	原発不明癌	口蓋垂結核
	口蓋粘液のう胞	硬化性腹膜炎	口腔カンジダ症
	口腔結核	口腔紅板症	口腔粘膜結核
	口腔白板症	膠原病性心膜炎	硬口蓋白板症
	溝状舌	甲状腺結核	甲状腺周囲炎
	口唇カンジダ症	口唇結核	口底白板症
	喉頭狭窄症	喉頭閉塞	膠肉腫
	高熱	紅板症	後腹膜胚細胞腫瘍
	肛門結核	コクサッキー心膜炎	骨盤部感染性リンパのう胞
さ	ゴナドトロピン単独欠損症	ゴナドトロピン分泌異常	サルモネラ髄膜炎
	産褥期鉄欠乏性貧血	シーハン症候群	自己免疫性副腎炎
	視床下部星細胞腫	視床星細胞腫	耳性めまい
	持続熱	弛張熱	湿疹様発疹
	歯肉カンジダ症	歯肉白板症	ジフテリア腹膜炎
	若年性皮膚筋炎	縦隔胚細胞腫瘍	縦隔卵黄のう腫瘍
	重症熱性血小板減少症候群	十二指腸悪性ガストリノーマ	十二指腸悪性ソマトスタチノーマ
	十二指腸結核	術後発熱	腫瘍随伴症候群
	松果体胚細胞腫瘍	松果体部膠芽腫	小腸結核
	上皮腫	上葉小細胞肺癌	上葉肺腺癌
	上葉肺大細胞癌	上葉肺扁平上皮癌	上葉非小細胞肺癌
	上腕三頭筋断裂	上腕三頭筋不全断裂	食道結核
	心筋結核	神経炎	神経梅毒髄膜炎
	進行乳癌	心内膜結核	膵性腹水
	水痘脳炎	膵内分泌障害	水疱症
	水疱性口内炎ウイルス病	髄膜炎菌性髄膜炎	髄膜白血病
	正球性正色素性貧血	星細胞腫	成人スチル病
	精巣胚細胞腫瘍	精巣卵黄のう腫瘍	成長ホルモン単独欠損症
	成長ホルモン分泌不全	成長ホルモン分泌不全性低身長症	脊索腫
	舌下隙膿瘍	舌カンジダ症	赤血球造血刺激因子製剤低反応性貧血
	舌切除後遺症	舌粘液のう胞	舌白板症
	線維乾酪性心膜炎	潜在性結核感染症	全身こむらがえり病
	全身性脱毛症	仙腸関節炎	前庭障害
	前庭神経炎	前庭性運動失調症	先天性難聴
	先天性聾	先天梅毒髄膜炎	前頭葉星細胞腫
	前頭葉退形成性星細胞腫	早発アドレナルキ	側頭葉星細胞腫
	側頭葉退形成性星細胞腫	側頭葉毛様細胞性星細胞腫	続発性下垂体機能低下症
た	第 2 期梅毒髄膜炎	体位性めまい	退形成性星細胞腫
	胎児性癌	大腸結核	唾液腺結核
	蛇行状脱毛症	多剤耐性結核	胆管ポリープ
	炭疽髄膜炎	胆のう結核	腟部びらん
	中葉小細胞肺癌	中葉肺腺癌	中葉肺大細胞癌

	中葉肺扁平上皮癌	中葉非小細胞肺癌	腸結核
	超高熱	直腸結核	陳旧性肺結核
	低血糖性脳症	低ゴナドトロピン性性腺機能低下症	転移性皮膚腫瘍
	頭位眼振	頭蓋内胚細胞腫瘍	島細胞過形成症
	透析腎癌	頭頂葉星細胞腫	頭部脂腺癌
	頭部隆起性皮膚線維肉腫	特発性アルドステロン症	特発性下垂体機能低下症
な	突発性発熱	内胚葉洞腫瘍	軟口蓋白板症
	肉芽腫性下垂体炎	ニコチン性口蓋白色角化症	二次性白血病
	尿毒症性心膜炎	ネズミチフス菌腹膜炎	脳幹部星細胞腫
は	肺癌による閉塞性肺炎	胚細胞腫	梅毒性腹膜炎
	肺門部小細胞癌	肺門部腺癌	肺門部大細胞癌
	肺門部非小細胞癌	肺門部扁平上皮癌	白色水腫
	発熱	汎下垂体機能低下症	晩期先天梅毒性髄膜炎
	晩期梅毒性髄膜炎	微熱	被のう性腹膜硬化症
	びまん性星細胞腫	披裂喉頭蓋ひだ喉頭面癌	貧血
	副咽頭間隙悪性腫瘍	複合下垂体ホルモン欠損症	副腎梗塞
	副腎出血	副腎石灰化症	腹水症
	平衡異常	ヘルペスウイルス性咽頭炎	ヘルペスウイルス性歯肉口内炎
	放射線口腔乾燥症	放射線唾液分泌障害	ポリオウイルス髄膜炎
ま	本態性音声振戦症	本態性高体温症	末梢性めまい症
	末梢前庭障害	末梢動脈疾患	マムシ咬傷
	慢性感染性貧血	慢性微熱	慢性リウマチ性縦隔心膜炎
	慢性リウマチ性心筋心膜炎	慢性リウマチ性心膜炎	めまい症候群
や	免疫芽球性リンパ節症	毛様細胞性星細胞腫	輸血後鉄過剰症
ら	輸血反応	腰椎炎	ライム病髄膜炎
	卵黄のう腫瘍	卵巣胚細胞腫瘍	卵巣卵黄のう腫瘍
	リウマチ性癒着性心膜炎	リステリア性髄膜炎	良性発作性頭位めまい症
	良性発作性めまい	淋菌性口内炎	淋菌性髄膜炎
	淋菌性腹膜炎	リンパ腫	レプトスピラ性髄膜炎
わ	レルモワイエ症候群	ローラン症候群	ワンサンアンギナ
	ワンサン気管支炎	ワンサン扁桃炎	

※　**適応外使用可**
原則として，「デキサメタゾン【内服薬】」を「急性閉塞性喉頭炎(クループ症候群)」に対して処方した場合，当該使用事例を審査上認める。

用法用量　デキサメタゾンとして，通常成人1日0.5～8mg(本剤5～80mL)を1～4回に分割経口投与する。小児には1日0.15～4mg(本剤1.5～40mL)を1～4回に分割経口投与する。
なお，年齢，症状により適宜増減する。

禁忌
(1)本剤の成分に対し過敏症の既往歴のある患者
(2)ジスルフィラム又はシアナミドを投与中の患者

原則禁忌
(1)有効な抗菌剤の存在しない感染症，全身の真菌症の患者
(2)消化性潰瘍の患者
(3)精神病の患者
(4)結核性疾患の患者
(5)単純疱疹性角膜炎の患者
(6)後嚢白内障の患者
(7)緑内障の患者
(8)高血圧症の患者
(9)電解質異常のある患者
(10)血栓症の患者
(11)最近行った内臓の手術創のある患者
(12)急性心筋梗塞を起こした患者
(13)コントロール不良の糖尿病の患者

併用禁忌

薬剤名等	臨床症状・措置方法	機序・危険因子
ジスルフィラム：ノックビン シアナミド：シアナマイド	急性ジスルフィラム・シアナミドーアルコール反応(顔面潮紅，血圧降下，胸部圧迫感，心悸亢進，頻脈，悪心，嘔吐，頭痛，失神，めまい，痙攣，呼吸困難，視力低下等)があらわれることがある。	本剤はエタノールを含有しているため，ジスルフィラム・シアナミドーアルコール反応を起こすことがある。

デキサメサゾンエリキシル0.01%「ニッシン」：日新－山形[1.7円/mL]

デカドロン錠0.5mg　規格：0.5mg1錠[5.6円/錠]
デカドロン錠4mg　規格：4mg1錠[37.8円/錠]
デキサメタゾン　日医工　245

【効能効果】

内分泌疾患：慢性副腎皮質機能不全(原発性，続発性，下垂体性，医原性)，急性副腎皮質機能不全(副腎クリーゼ)，副腎性器症候群，亜急性甲状腺炎，甲状腺中毒症〔甲状腺(中毒性)クリーゼ〕，甲状腺疾患に伴う悪性眼球突出症，ACTH単独欠損症，特発性低血糖症，下垂体抑制試験
リウマチ性疾患：関節リウマチ，若年性関節リウマチ(スチル病を含む)，リウマチ熱(リウマチ性心炎を含む)，リウマチ性多発筋痛，強直性脊椎炎(リウマチ性脊椎炎)
膠原病：エリテマトーデス(全身性及び慢性円板状)，全身性血管炎(大動脈炎症候群，結節性動脈周囲炎，多発性動脈炎，ヴェゲナ肉芽腫症を含む)，多発性筋炎(皮膚筋炎)，強皮症
腎疾患：ネフローゼ及びネフローゼ症候群
心疾患：うっ血性心不全
アレルギー性疾患：気管支喘息，喘息性気管支炎(小児喘息性気管支炎を含む)，薬剤その他の化学物質によるアレルギー・中毒(薬疹，中毒疹を含む)，血清病
血液疾患：紫斑病(血小板減少性及び血小板非減少性)，再生不良性貧血，白血病(急性白血病，慢性骨髄性白血病の急性転化，慢性リンパ性白血病)(皮膚白血病を含む)，溶血性貧血(免疫性又は免疫性機序の疑われるもの)，顆粒球減少症(本態性，続発性)
消化器疾患：潰瘍性大腸炎，限局性腸炎，重症消耗性疾患の全身状態の改善(癌末期，スプルーを含む)
肝疾患：劇症肝炎(臨床的に重症とみなされるものを含む)，胆汁うっ滞型急性肝炎，慢性肝炎(活動型，急性再燃型，胆汁うっ滞型)(但し，一般的治療に反応せず肝機能の著しい異常が持続する難治性のものに限る)，肝硬変(活動型，難治性腹水を伴うもの，胆汁うっ滞を伴うもの)
肺疾患：サルコイドーシス(但し，両側肺門リンパ節腫脹のみの場合を除く)，びまん性間質性肺炎(肺線維症)(放射線肺臓炎を含む)
重症感染症：重症感染症(化学療法と併用する)
結核性疾患：肺結核(粟粒結核，重症結核に限る)(抗結核剤と併用する)，結核性髄膜炎(抗結核剤と併用する)，結核性胸膜炎(抗結核剤と併用する)，結核性腹膜炎(抗結核剤と併用する)，結核性心のう炎(抗結核剤と併用する)
神経疾患：脳脊髄炎(脳炎，脊髄炎を含む)(但し，一次性脳炎の場合は頭蓋内圧亢進症状がみられ，かつ他剤で効果が不十分なときに短期間用いること)，末梢神経炎(ギランバレー症候群を含む)，筋強直症，重症筋無力症，多発性硬化症(視束脊髄炎を含む)，小舞踏病，顔面神経麻痺，脊髄蜘網膜炎
悪性腫瘍：悪性リンパ腫(リンパ肉腫症，細網肉腫症，ホジキン病，皮膚細網症，菌状息肉症)及び類似疾患(近縁疾患)，好酸性肉芽腫，乳癌の再発転移
抗悪性腫瘍剤(シスプラチンなど)投与に伴う消化器症状(悪心・嘔吐)
外科疾患：副腎摘除，副腎皮質機能不全患者に対する外科的侵襲，侵襲後肺水腫，臓器・組織移植，蛇毒・昆虫毒(重症の虫さされを含む)，原因不明の発熱
産婦人科疾患：卵管整形術後の癒着防止
泌尿器科疾患：前立腺癌(他の療法が無効な場合)，陰茎硬結

皮膚科疾患：★湿疹・皮膚炎群(急性湿疹，亜急性湿疹，慢性湿疹，接触皮膚炎，貨幣状湿疹，自家感作性皮膚炎，アトピー皮膚炎，乳・幼・小児湿疹，ビダール苔癬，その他の神経皮膚炎，脂漏性皮膚炎，進行性指掌角皮症，その他の手指の皮膚炎，陰部あるいは肛門湿疹，耳介及び外耳道の湿疹・皮膚炎，鼻前庭及び鼻翼周辺の湿疹・皮膚炎など)(但し，重症例以外は極力投与しないこと)，★痒疹群(小児ストロフルス，蕁麻疹様苔癬，固定蕁麻疹を含む)(但し，重症例に限る。また，固定蕁麻疹は局注が望ましい)，蕁麻疹(慢性例を除く)(重症例に限る)，★乾癬及び類症〔尋常性乾癬(重症例)，関節症性乾癬，乾癬性紅皮症，膿疱性乾癬，稽留性肢端皮膚炎，疱疹状膿痂疹，ライター症候群〕，★掌蹠膿疱症(重症例に限る)，★扁平苔癬(重症例に限る)，成年性浮腫性硬化症，紅斑症(★多形滲出性紅斑，結節性紅斑)(但し，多形滲出性紅斑の場合は重症例に限る)，アナフィラクトイド紫斑(単純型，シェーンライン型，ヘノッホ型)(重症例に限る)，ウェーバークリスチャン病，粘膜皮膚眼症候群〔開口部びらん性外皮症，スチブンス・ジョンソン病，皮膚口内炎，フックス症候群，ベーチェット病(眼症状のない場合)，リップシュッツ急性陰門潰瘍〕，レイノー病，★円形脱毛症(悪性型に限る)，天疱瘡群(尋常性天疱瘡，落葉状天疱瘡，Senear-Usher 症候群，増殖性天疱瘡)，デューリング疱疹状皮膚炎(類天疱瘡，妊娠性疱疹を含む)，先天性表皮水疱症，帯状疱疹(重症例に限る)，★紅皮症(ヘブラ紅色粃糠疹を含む)，顔面播種状粟粒性狼瘡(重症例に限る)，アレルギー性血管炎及びその類症(急性痘瘡様苔癬状粃糠疹を含む)，潰瘍性慢性膿皮症，新生児スクレレーマ

眼科疾患：内眼・視神経・眼窩・眼筋の炎症性疾患の対症療法(ブドウ膜炎，網脈絡膜炎，網膜血管炎，視神経炎，眼窩炎性偽腫瘍，眼窩漏斗尖端部症候群，眼筋麻痺)，外眼部及び前眼部の炎症性疾患の対症療法で点眼が不適当又は不十分な場合(眼瞼炎，結膜炎，角膜炎，強膜炎，虹彩毛様体炎)，眼科領域の術後炎症

耳鼻咽喉科疾患：急性・慢性中耳炎，滲出性中耳炎・耳管狭窄症，メニエル病及びメニエル症候群，急性感音性難聴，血管運動(神経)性鼻炎，アレルギー性鼻炎，花粉症(枯草熱)，進行性壊疽性鼻炎，喉頭炎・喉頭浮腫，耳鼻咽喉科領域の手術後の後療法，嗅覚障害，急性・慢性(反復性)唾液腺炎

歯科・口腔外科疾患：難治性口内炎及び舌炎(局所療法で治癒しないもの)

<注釈>★印(適応の左肩)：★印の附されている適応に対しては，外用剤を用いても効果が不十分な場合あるいは十分な効果を期待し得ないと推定される場合にのみ用いることとされたものを示す。

【対応標準病名】

◎あ	ACTH 単独欠損症	亜急性甲状腺炎	悪性組織球症
	悪性リンパ腫	アトピー性皮膚炎	アナフィラクトイド紫斑
	アレルギー性血管炎	アレルギー性鼻炎	医原性副腎皮質機能低下症
	医薬品中毒	陰のう湿疹	ウェーバ・クリスチャン病
	ウェジナー肉芽腫症	うっ血性心不全	会陰部肛囲湿疹
	壊疽性鼻炎	円形脱毛症	円板状エリテマトーデス
か	外陰潰瘍	外耳炎	外耳湿疹
	潰瘍性大腸炎	潰瘍性慢性膿皮症	化学療法に伴う嘔吐症
	角膜炎	活動性慢性肝炎	花粉症
	貨幣状湿疹	顆粒球減少症	感音難聴
	眼窩炎性偽腫瘍	眼窩先端部症候群	眼筋麻痺
	眼瞼炎	肝硬変症	関節リウマチ
	乾癬	乾癬性関節炎	乾癬性紅皮症
	顔面神経麻痺	顔面播種状粟粒性狼瘡	気管支喘息
	嗅覚障害	急性肝炎	急性湿疹
	急性中耳炎	急性痘瘡状苔癬状粃糠疹	急性白血病
	急性痒疹	強直性脊椎炎	強皮症
	強膜炎	拒絶反応	ギラン・バレー症候群
	筋強直	菌状息肉症	クローン病
	形成性陰茎硬化症	稽留性肢端皮膚炎	劇症肝炎
	結核性胸膜炎	結核性髄膜炎	結核性腹膜炎
	血管運動性鼻炎	血小板減少性紫斑病	血清病
	結節性紅斑	結節性多発動脈炎	結節性痒疹
	結膜炎	虹彩毛様体炎	好酸球性肉芽腫
	甲状腺クリーゼ	甲状腺中毒症	甲状腺中毒性眼球突出症
	喉頭炎	喉頭浮腫	紅斑症
	紅斑性天疱瘡	紅皮症	肛門湿疹
さ	昆虫毒	再生不良性貧血	細網肉腫
	サルコイドーシス	シェーンライン・ヘノッホ紫斑病	耳介部皮膚炎
	自家感作性皮膚炎	耳管狭窄症	視神経炎
	視神経脊髄炎	刺虫症	湿疹
	紫斑病	若年性関節リウマチ	重症感染症
	重症筋無力症	ジューリング病	手指湿疹
	掌蹠膿疱症	小児湿疹	小児喘息性気管支炎
	小舞踏病	脂漏性皮膚炎	進行性指掌角皮症
	滲出性中耳炎	尋常性乾癬	尋常性天疱瘡
	新生児皮膚硬化症	心膜結核	じんま疹
	スチル病	スティーブンス・ジョンソン症候群	スプルー
	脊髄炎	脊髄膜炎	脊椎炎
	舌炎	接触皮膚炎	全身性エリテマトーデス
	喘息性気管支炎	先天性表皮水疱症	前立腺癌
	増殖性天疱瘡	続発性副腎皮質機能低下症	粟粒結核
た	帯状疱疹	大動脈炎症候群	唾液腺炎
	多形滲出性紅斑	多発性筋炎	多発性硬化症
	胆汁うっ滞性肝炎	胆汁性肝硬変	中毒疹
	低血糖	転移性腫瘍	天疱瘡
な	難治性口内炎	難治性腹水	乳癌再発
	乳児皮膚炎	ネフローゼ症候群	脳炎
は	脳脊髄炎	膿疱性乾癬	肺結核
	肺水腫	肺線維症	白血病
	鼻前庭部湿疹	ビダール苔癬	皮膚炎
	皮膚筋炎	皮膚白血病	びまん性間質性肺炎
	副腎クリーゼ	副腎性器症候群	副腎皮質機能低下症
	ぶどう膜炎	不明熱	ベーチェット病
	ヘビ毒	ヘブラ粃糠疹	扁平苔癬
	放射線肺炎	疱疹状膿痂疹	ホジキンリンパ腫
ま	末期癌	末梢神経炎	慢性肝炎
	慢性骨髄性白血病急性転化	慢性湿疹	慢性唾液腺炎
	慢性中耳炎	慢性リンパ性白血病	メニエール症候群
	メニエール病	毛孔性紅色粃糠疹	網膜血管炎
や	網脈絡膜炎	薬疹	薬物過敏症
	薬物中毒症	溶血性貧血	痒疹
ら	ライター症候群	落葉状天疱瘡	卵管癒着
	リウマチ性心炎	リウマチ性心臓炎	リウマチ性多発筋痛
	リウマチ熱	リンパ芽球性リンパ腫	類天疱瘡
	レイノー病		

○

21 ハイドロキシラーゼ欠損症	ABO 因子不適合輸血	ALK 陰性未分化大細胞リンパ腫
ALK 陽性大細胞型 B 細胞性リンパ腫	ALK 陽性未分化大細胞リンパ腫	ANCA 関連血管炎
BCR － ABL1 陽性 B リンパ芽球性白血病	BCR － ABL1 陽性 B リンパ芽球性白血病/リンパ腫	BCR － ABL1 陽性 B リンパ芽球性リンパ腫
B 型肝硬変	B 細胞性前リンパ球性白血病	B 細胞リンパ腫
B リンパ芽球性白血病	B リンパ芽球性白血病/リンパ腫	B リンパ芽球性リンパ腫
CCR4 陽性成人 T 細胞白血病リンパ腫	C 型劇症肝炎	E2A － PBX1 陽性 B リンパ芽球性白血病
E2A － PBX1 陽性 B リンパ芽球性白血病/リンパ腫	E2A － PBX1 陽性 B リンパ芽球性リンパ腫	GVHD・骨髄移植後
GVHD・臍帯血移植後	GVHD・末梢血幹細胞移植後	HHV8 多中心性キャッスルマン病随伴大細胞型 B 細胞性リンパ腫
IL3 － IGH 陽性 B リンパ芽球性白血病	IL3 － IGH 陽性 B リンパ芽球性白血病/リンパ腫	IL3 － IGH 陽性 B リンパ芽球性リンパ腫
LE 型薬疹	LE 蝶形皮疹	LE 皮疹
MALT リンパ腫	MLL 再構成型 B リンパ芽球性白血病	MLL 再構成型 B リンパ芽球性白血病/リンパ腫
MLL 再構成型 B リンパ芽球性リンパ腫	Rh 因子不適合輸血	SLE 眼底
S 状結腸癌	TEL － AML1 陽性 B リンパ芽球性白血病	TEL － AML1 陽性 B リンパ芽球性白血病/リンパ腫
TEL － AML1 陽性 B リンパ芽球性リンパ腫	T 細胞性前リンパ球白血病	T 細胞性大顆粒リンパ球白血病
T 細胞組織球豊富型大細胞型 B 細胞性リンパ腫	T ゾーンリンパ腫	T リンパ芽球性白血病

あ

T リンパ芽球性白血病/リンパ腫	T リンパ芽球性リンパ腫	アカントアメーバ角膜炎
亜急性アレルギー性中耳炎	亜急性肝炎	亜急性血性中耳炎
亜急性結膜炎	亜急性虹彩炎	亜急性虹彩毛様体炎
亜急性漿液ムチン性中耳炎	亜急性前部ぶどう膜炎	亜急性皮膚エリテマトーデス
亜急性ムコイド中耳炎	亜急性毛様体炎	亜急性痒疹
悪液質アフタ	悪性エナメル上皮腫	悪性外耳炎
悪性下垂体腫瘍	悪性褐色細胞腫	悪性顆粒細胞腫
悪性間葉腫	悪性奇形腫	悪性胸腺腫
悪性グロームス腫瘍	悪性血管外皮腫	悪性甲状腺腫
悪性骨腫瘍	悪性縦隔腫瘍	悪性腫瘍
悪性神経膠腫	悪性髄膜腫	悪性脊髄髄膜腫
悪性線維性組織球腫	悪性組織球症性関節症	悪性虫垂粘液瘤
悪性停留精巣	悪性頭蓋咽頭腫	悪性脳腫瘍
悪性肥満細胞腫	悪性末梢神経鞘腫	悪性葉状腫瘍
悪性リンパ腫骨髄浸潤	アグレッシブ NK 細胞白血病	足湿疹
アシャール・チール症候群	アスピリンじんま疹	アスピリン喘息
アスピリン不耐症	アセトン血性嘔吐症	圧迫性脊髄炎
アトピー性角結膜炎	アトピー性紅皮症	アトピー性湿疹
アトピー性神経皮膚炎	アトピー性喘息	アフタ性口内炎
アルコール性多発ニューロパチー	アレルギー性外耳道炎	アレルギー性角膜炎
アレルギー性眼瞼炎	アレルギー性眼瞼縁炎	アレルギー性気管支炎
アレルギー性結膜炎	アレルギー性口内炎	アレルギー性じんま疹
アレルギー性接触皮膚炎	アレルギー性中耳炎	アレルギー性鼻咽頭炎
アレルギー性鼻結膜炎	アレルギー性皮膚炎	アレルギー性副鼻腔炎
アレルギー性ぶどう膜炎	胃悪性黒色腫	胃悪性リンパ腫
イートン・ランバート症候群	イエンセン病	胃カルチノイド
胃癌	胃管癌	胃癌骨転移
異汗性湿疹	胃癌末期	胃クローン病
異型輸血後ショック	胃サルコイドーシス	胃脂肪肉腫
胃十二指腸クローン病	胃重複癌	萎縮型加齢黄斑変性
萎縮性角結膜炎	萎縮性肝硬変	異常腹水
移植拒絶における腎尿細管間質性障害	移植歯不全	移植片拒絶
移植片対宿主病	異所性中毒性甲状腺腫	胃進行癌
イソギンチャク毒	胃体部癌	一過性甲状腺機能亢進症
一側性感音難聴	一側性混合性難聴	胃底部癌
遺伝性血小板減少症	遺伝性大腸癌	遺伝性非ポリポーシス大腸癌
胃肉腫	イネ科花粉症	胃幽門部癌
陰核癌	陰茎癌	陰茎亀頭部癌
陰茎体部癌	陰茎肉腫	陰茎包皮部癌
陰唇潰瘍	インターフェロン網膜症	咽頭癌
咽頭肉腫	陰のう癌	陰のう内脂肪肉腫
陰部潰瘍	陰部間擦疹	インフルエンザ菌喉頭炎
インフルエンザ菌性喉頭気管炎	ウイルス肝炎感染後関節障害	ウイルス性肝炎
ウイルス性口内炎	ウイルス性ぶどう膜炎	ウイルソン紅色苔癬
ウイルムス腫瘍	ウェーバー・コケイン型単純性表皮水疱症	ウェジナー肉芽腫症性呼吸器障害
右室不全	右心不全	うっ血性肝炎
うっ血性紫斑病	海ヘビ毒	運動誘発性喘息
栄養障害型表皮水疱症	栄養障害性角膜炎	栄養性肝硬変
腋窩湿疹	エクリン汗孔癌	壊死後性肝硬変
壊死性外耳炎	壊死性強膜炎	壊死性血管炎
壊疽性口内炎	壊疽性帯状疱疹	壊疽性膿皮症
エバンス症候群	エリテマトーデス	炎症後肺線維症
炎症性角化症	炎症性眼窩うっ血	炎症性多発性関節障害
炎症性乳癌	遠心性環状紅斑	遠心性丘疹性紅斑
延髄神経膠腫	円板状乾癬	嘔気
横行結腸癌	横断性脊髄症	嘔吐症
黄斑部血管走行異常	黄斑部術後浮腫	黄斑部浮腫
横紋筋肉腫	悪心	温式自己免疫性溶血性貧血

か

温熱じんま疹	温熱性紅斑	カーンズ・セイアー症候群
外陰悪性黒色腫	外陰悪性腫瘍	外陰癌
外因性喘息	外陰膿瘍	外陰部帯状疱疹
外陰部パジェット病	外陰部皮膚炎	外陰部びらん
外陰ベーチェット病	外眼筋不全麻痺	外眼筋麻痺
外耳道癌	外耳道真珠腫	外耳道肉芽腫
外耳道膿瘍	外耳道閉塞性角化症	外耳道蜂巣炎
外耳部虫刺傷	外傷性角膜炎	外傷性角膜潰瘍
外傷性穿孔性中耳炎	外傷性中耳炎	海水浴皮膚炎
回腸癌	回腸クローン病	外直筋麻痺
外転神経萎縮	外転神経根性麻痺	外転神経不全麻痺
外転神経麻痺	海綿芽細胞腫	回盲部癌
潰瘍性眼瞼炎	潰瘍性口内炎	潰瘍性粟粒結核
潰瘍性大腸炎・左側大腸炎型	潰瘍性大腸炎・全大腸炎型	潰瘍性大腸炎・直腸 S 状結腸炎型
潰瘍性大腸炎・直腸炎型	潰瘍性大腸炎合併妊娠	潰瘍性大腸炎再燃
潰瘍性大腸炎性若年性関節炎	下咽頭癌	下咽頭後部癌
下咽頭肉腫	下顎悪性エナメル上皮腫	過角化症
下顎骨悪性腫瘍	下顎歯肉癌	下顎歯肉頬移行部癌
化学性急性外耳炎	化学性結膜炎	化学性皮膚炎
下眼瞼有棘細胞癌	蝸牛型メニエール病	蝸牛神経性難聴
芽球増加を伴う不応性貧血	芽球増加を伴う不応性貧血－1	芽球増加を伴う不応性貧血－2
角化棘細胞腫	顎下腺炎	顎下腺癌
顎下腺管炎	顎下部悪性腫瘍	角結膜炎
角結膜びらん	角質増殖症	角膜移植拒絶反応
角膜潰瘍	角膜虹彩炎	角膜上皮びらん
角膜穿孔	角膜帯状疱疹	角膜中心潰瘍
角膜内皮炎	角膜の悪性腫瘍	角膜膿瘍
角膜パンヌス	角膜びらん	角膜腐蝕

テ

下行結腸癌	下行性視神経炎	カサバッハ・メリット症候群
下肢悪性腫瘍	下斜筋不全麻痺	下斜筋麻痺
下唇癌	下唇赤唇部癌	下垂体性 TSH 分泌亢進症
下垂体性甲状腺機能亢進症	仮声帯癌	家族性寒冷自己炎症症候群
家族性溶血性貧血	カタル性角膜潰瘍	カタル性眼炎
カタル性結膜炎	カタル性口内炎	カタル性舌炎
下直筋不全麻痺	下直筋麻痺	滑車神経萎縮
滑車神経麻痺	活動期潰瘍性大腸炎	活動性肺結核
滑膜腫	滑膜肉腫	化膿性角膜炎
化膿性結膜炎	化膿性虹彩炎	化膿性喉頭炎
化膿性耳下腺炎	化膿性脊髄炎	化膿性唾液腺炎
化膿性中耳炎	化膿性脳髄膜炎	化膿性皮膚疾患
化膿性ぶどう膜炎	化膿性網膜炎	化膿性毛様体炎
過敏性血管炎	下部食道癌	下部胆管癌
貨幣状角膜炎	カモガヤ花粉症	下葉肺癌
顆粒球肉腫	肝悪性腫瘍	肝移植拒絶反応
肝移植不全	肝炎	眼炎
肝炎後肝硬変	肝炎後再生不良性貧血	眼窩悪性腫瘍
眼窩悪性リンパ腫	緩解期潰瘍性大腸炎	肝外胆管癌
眼窩炎	眼窩下膿瘍	眼窩筋炎
眼角部眼瞼炎	眼角部眼瞼縁結膜炎	眼窩骨髄炎
眼窩骨膜炎	眼窩神経芽腫	眼窩膿瘍
眼窩蜂巣炎	肝カルチノイド	肝癌
肝癌骨転移	癌関連網膜症	眼球突出症
眼球突出性眼筋麻痺	眼筋型重症筋無力症	眼筋不全麻痺
眼瞼縁炎	眼瞼縁結膜炎	眼瞼乾皮症
眼瞼結膜炎	眼瞼帯状疱疹	眼瞼虫刺傷
眼瞼皮膚炎	眼瞼皮膚の悪性腫瘍	眼瞼びらん
眼瞼瘻孔	肝硬化症	肝細胞癌
間擦疹	肝サルコイドーシス	眼サルコイドーシス
間質性視神経炎	間質性肺炎	眼周囲部虫刺傷
環状紅斑	環状鉄芽球を伴う不応性貧血	癌性悪液質
乾性角結膜炎	乾性角膜炎	癌性胸膜炎
癌性ニューロパチー	癌性ニューロミオパチー	癌性貧血
肝性腹水	癌性ミエロパチー	眼性類天疱瘡
関節型若年性特発性関節炎	関節リウマチ・顎関節	関節リウマチ・肩関節
関節リウマチ・胸椎	関節リウマチ・頚椎	関節リウマチ・股関節
関節リウマチ・指関節	関節リウマチ・趾関節	関節リウマチ・膝関節
関節リウマチ・手関節	関節リウマチ・脊椎	関節リウマチ・足関節
関節リウマチ・肘関節	関節リウマチ・腰椎	関節リウマチ性間質性肺炎
肝線維症	感染型気管支喘息	汗腺癌
感染後脳脊髄炎	感染性外耳炎	感染性角膜炎
感染性角膜潰瘍	乾癬性関節炎・肩関節	乾癬性関節炎・股関節
乾癬性関節炎・指関節	乾癬性関節炎・膝関節	乾癬性関節炎・手関節
乾癬性関節炎・仙腸関節	乾癬性関節炎・足関節	乾癬性関節炎・肘関節
感染性喉頭気管炎	感染性口内炎	乾癬性脊椎炎
乾燥性口内炎	眼底動脈蛇行症	肝内胆管狭窄
肝肉芽腫	肝脾 T 細胞リンパ腫	乾皮症
眼部帯状疱疹	眼部虫刺傷	汗疱性湿疹
顔面悪性腫瘍	顔面急性皮膚炎	顔面痙攣
顔面痙攣症	顔面昆虫螫	顔面神経障害
顔面神経不全麻痺	顔面尋常性乾癬	顔面帯状疱疹
顔面多発虫刺傷	顔面半側萎縮症	顔面ミオキミア
顔面毛包性紅斑黒皮症	肝門部癌	肝門部胆管癌
乾酪性肺炎	寒冷凝集素症	寒冷じんま疹
寒冷溶血素症候群	機械性じんま疹	機械的溶血性貧血
気管癌	気管結核	気管支癌
気管支結核	気管支喘息合併妊娠	気管支リンパ節転移
義歯性潰瘍	義歯性口内炎	偽性円形脱毛症

偽性甲状腺機能亢進症	偽性髄膜炎	季節性アレルギー性結膜炎
季節性アレルギー性鼻炎	基底細胞癌	偽膜性結膜炎
偽膜性喉頭炎	偽膜性口内炎	嗅覚異常
嗅覚過敏	嗅覚減弱	嗅覚脱失
嗅覚味覚障害	球後視神経炎	臼後部癌
嗅神経芽腫	嗅神経上皮腫	丘疹紅皮症
丘疹状紅斑	丘疹状湿疹	丘疹状じんま疹
急性アレルギー性中耳炎	急性移植片対宿主病	急性ウイルス性肝炎
急性壊疽性喉頭炎	急性外耳炎	急性潰瘍性喉頭炎
急性潰瘍性大腸炎	急性角結膜炎	急性角膜炎
急性化膿性外耳炎	急性化膿性顎下腺炎	急性化膿性耳下腺炎
急性化膿性中耳炎	急性肝萎縮	急性眼窩うっ血
急性眼窩炎	急性間質性肺炎	急性肝不全
急性巨核芽球性白血病	急性拒絶反応	急性激症型潰瘍性大腸炎
急性血性中耳炎	急性結膜炎	急性虹彩炎
急性虹彩毛様体炎	急性光線性外耳炎	急性喉頭炎
急性喉頭気管炎	急性骨髄性白血病	急性骨髄単球性白血病
急性散在性脳脊髄炎	急性耳下腺炎	急性視神経炎
急性湿疹性外耳炎	急性漿液ムチン性中耳炎	急性上行性脊髄炎
急性小脳性失調症	急性滲出性中耳炎	急性心不全
急性声帯炎	急性声門下喉頭炎	急性脊髄炎
急性接触性外耳炎	急性前骨髄球性白血病	急性前部ぶどう膜炎
急性粟粒結核	急性多発性硬化症	急性単球性白血病
急性低音障害型感音難聴	急性特発性血小板減少性紫斑病	急性乳児湿疹
急性肺水腫	急性反応性外耳炎	急性汎発性膿疱性乾癬
急性非化膿性中耳炎	急性浮腫性喉頭炎	急性ムコイド中耳炎
急性毛様体炎	急性薬物中毒	急性薬物誘発性間質性肺障害
急性リウマチ熱	急性リウマチ熱性輪状紅斑	急性リンパ性白血病
急性濾胞性結膜炎	嗅粘膜性嗅覚障害	嗅盲
キュットネル腫瘍	胸腔内リンパ節結核・菌確認あり	胸腔内リンパ節結核・組織学的確認あり
胸腔内リンパ節の悪性腫瘍	橋神経膠腫	胸腺カルチノイド
胸腺癌	胸腺腫	胸腺腫合併重症筋無力症
胸腺摘出後重症筋無力症	強直性脊椎炎性呼吸器障害	強直脊椎炎性虹彩毛様体炎
胸椎転移	頬粘膜癌	強皮症性ミオパチー
胸部下部食道癌	胸部昆虫螫	胸部上部食道癌
胸部食道癌	胸部帯状疱疹	胸部中部食道癌
胸膜悪性腫瘍	強膜潰瘍	強膜拡張症
胸膜脂肪肉腫	強膜ぶどう腫	局在性脈絡膜炎
局在性網膜炎	局在性網脈絡膜炎	局面状乾癬
巨細胞性甲状腺炎	去勢抵抗性前立腺癌	巨大血小板性血小板減少症
巨大後腹膜脂肪肉腫	巨大乳頭結膜炎	巨大フリクテン
亀裂性湿疹	筋サルコイドーシス	近視性脈絡膜新生血管
近視性網膜症	キンドラー症候群	筋ヘルニア
空腸癌	空腸クローン病	躯幹帯状疱疹
くすぶり型白血病	屈曲部乾癬	屈曲部湿疹
グッドパスチャー症候群	クモ毒	くも膜炎
くも膜結核	クラゲ毒	グラデニーゴ症候群
クラミジア結膜炎	グルーイヤー	クルッケンベルグ腫瘍
グレーブス病	クレスト症候群	クローン病性若年性関節炎
クロム親和性芽細胞腫	クロロキン網膜症	形質芽球性リンパ腫
形質細胞白血病	軽症潰瘍性大腸炎	軽症再生不良性貧血
頚動脈小体悪性腫瘍	珪肺結核	頚部悪性腫瘍
頚部悪性リンパ腫	頚部癌	頚部原発腫瘍
頚部脂肪肉腫	頚部食道癌	頚部神経芽腫
頚部虫刺症	頚部肉腫	頚部皮膚悪性腫瘍

頚部皮膚炎	稽留性肢端皮膚炎汎発型	劇症型潰瘍性大腸炎
劇症帯状疱疹	結核性喀血	結核性気管支拡張症
結核性気胸	結核性胸膜炎・菌確認あり	結核性胸膜炎・組織学的確認あり
結核性空洞	結核性血胸	結核性硬膜炎
結核性軟膜炎	結核性膿胸	結核性肺線維症
結核性肺膿瘍	結核性腹水	血管拡張性環状紫斑症
血管性パンヌス	血管内大細胞型Ｂ細胞性リンパ腫	血管肉腫
血管ベーチェット病	血管免疫芽球性Ｔ細胞リンパ腫	血小板減少症
血清反応陰性関節リウマチ	血性腹水	血清発疹
結節硬化型古典的ホジキンリンパ腫	結節虹彩炎	結節性眼炎
結節性肝硬変	結節性結膜炎	結節性紅斑性関節障害
結節性肺結核	結節性リンパ球優位型ホジキンリンパ腫	結腸悪性リンパ腫
結腸癌	結腸脂肪肉腫	結膜潰瘍
結膜の悪性腫瘍	結膜びらん	結膜濾胞症
限局型ウェジナー肉芽腫症	限局性円板状エリテマトーデス	限局性外耳道炎
限局性神経皮膚炎	限局性滲出性網脈絡膜炎	限局性前立腺癌
肩甲部脂肪肉腫	原始神経外胚葉腫瘍	原線維性星細胞腫
原発性肝癌	原発性血小板減少症	原発性甲状腺機能亢進症
原発性骨腫瘍	原発性滲出性リンパ腫	原発性胆汁性肝硬変
原発性脳腫瘍	原発性肺癌	原発性ヘルペスウイルス性口内炎
原発不明癌	顕微鏡的多発血管炎	高２倍体性Ｂリンパ芽球性白血病
高２倍体性Ｂリンパ芽球性白血病/リンパ腫	高２倍体性Ｂリンパ芽球性リンパ腫	肛囲間擦疹
高インスリン血症	好塩基球性白血病	口蓋癌
口蓋垂癌	甲殻動物毒	膠芽腫
硬化性角膜炎	硬化性脊髄炎	硬化性舌炎
硬化性肺結核	交感神経性眼筋麻痺	後極ぶどう膜腫
口腔悪性黒色腫	口腔癌	口腔感染症
口腔褥瘡性潰瘍	口腔前庭癌	口腔帯状疱疹
口腔底癌	口腔ベーチェット病	口腔ヘルペス
口腔扁平苔癬	高血圧性眼底	高血圧性虹彩毛様体炎
高血圧性視神経網膜症	高血圧性網膜症	硬口蓋癌
虹彩異色	虹彩異色性毛様体炎	虹彩炎
好酸球性中耳炎	好酸球性白血病	後耳介神経炎
高脂血症性網膜症	後縦隔悪性腫瘍	甲状腺悪性腫瘍
甲状腺悪性リンパ腫	甲状腺炎	甲状腺癌
甲状腺癌骨転移	甲状腺眼症	甲状腺機能亢進症
甲状腺機能正常型グレーブス病	甲状腺髄様癌	甲状腺中毒症性関節障害
甲状腺中毒症性筋無力症候群	甲状腺中毒症性心筋症	甲状腺中毒性昏睡
甲状腺中毒性四肢麻痺	甲状腺中毒性周期性四肢麻痺	甲状腺中毒性心不全
甲状腺中毒性ミオパチー	甲状腺乳頭癌	甲状腺未分化癌
甲状腺濾胞癌	甲状軟骨の悪性腫瘍	口唇アフタ
口唇癌	口唇境界部癌	口唇赤唇部癌
口唇虫刺傷	口唇皮膚悪性腫瘍	光線眼症
交代性舞踏病	好中球 G6PD 欠乏症	好中球減少症
好中球性白血病	口底癌	後天性魚鱗癬
後天性筋緊張症	後天性胆管狭窄症	後天性表皮水疱症
後天性溶血性貧血	喉頭蓋癌	喉頭蓋前面癌
喉頭蓋谷癌	喉頭癌	喉頭結核
喉頭周囲炎	後頭部帯状疱疹	後頭部転移性腫瘍
後頭葉悪性腫瘍	口内炎	広汎性円形脱毛症
紅斑性間擦疹	紅斑性湿疹	紅皮症型薬疹
後部強膜炎	後腹膜悪性腫瘍	後腹膜脂肪肉腫
後部ぶどう腫	後部毛様体炎	硬膜炎
後迷路性難聴	肛門悪性黒色腫	肛門癌

肛門管癌	肛門クローン病	肛門部癌
肛門扁平上皮癌	高齢者 EBV 陽性びまん性大細胞型Ｂ細胞性リンパ腫	コーガン症候群
コーツ病	呼吸細気管支炎関連性間質性肺疾患	呼吸性嗅覚障害
鼓室内水腫	骨悪性線維性組織球腫	骨悪性リンパ腫
骨移植拒絶反応	骨移植不全	骨原性肉腫
骨サルコイドーシス	骨髄異形成症候群	骨髄移植拒絶反応
骨髄性白血病	骨髄性白血病骨髄浸潤	骨髄単球性白血病
骨髄低形成	骨髄低形成血小板減少症	骨髄転移
骨線維肉腫	骨転移癌	骨軟骨肉腫
骨肉腫	骨盤死腔炎	骨盤転移
骨盤内リンパ節転移	骨盤内リンパ節の悪性腫瘍	骨盤腹膜癒着
コッホ・ウィークス菌性結膜炎	骨膜性骨肉腫	固定薬疹
古典的ホジキンリンパ腫	孤立性アフタ	コリン性じんま疹
混合型肝硬変	混合型喘息	混合型白血病
混合細胞型古典的ホジキンリンパ腫	混合性嗅覚障害	混合性難聴
昆虫刺傷	細菌疹	細菌性結膜炎
鰓原性癌	最重症再生不良性貧血	再植歯不全
再燃緩解型潰瘍性大腸炎	再発性アフタ	再発性中耳炎
再発性ヘルペスウイルス性口内炎	再膨張性肺水腫	錯嗅
左室不全	左心不全	サソリ毒
サルコイドーシス性虹彩毛様体炎	サルコイドーシス性ぶどう膜炎	サルコイド関節障害
サルコイド筋炎	サルコイド心筋炎	サルコイドミオパチー
残胃癌	散在性表層角膜炎	散在性脈絡膜炎
散在性網膜炎	散在性網脈絡膜炎	三叉神経帯状疱疹
三叉神経痛	蚕蝕性角膜潰瘍	しいたけ皮膚炎
シェーンライン・ヘノッホ紫斑病性関節炎	耳介癌	耳介周囲湿疹
紫外線角結膜炎	紫外線角膜炎	耳介虫刺傷
耳介蜂巣炎	耳下腺炎	耳下腺癌
耳下腺管炎	耳下部肉腫	耳管圧迫
耳管癌	耳管鼓室炎	耳管閉塞症
色素性基底細胞癌	色素性痒疹	子宮癌
子宮癌骨転移	子宮癌再発	子宮癌肉腫
子宮体癌	子宮体癌再発	子宮内膜癌
子宮内膜間質肉腫	子宮肉腫	子宮付属器癒着
軸性視神経炎	自己赤血球感作症候群	篩骨洞癌
自己免疫性肝炎	自己免疫性肝硬変	自己免疫性甲状腺炎
自己免疫性好中球減少症	自己免疫性じんま疹	自己免疫性溶血性貧血
四肢乾癬	四肢小児湿疹	四肢尋常性乾癬
四肢虫刺症	四肢毛孔性紅色粃糠疹	糸状角膜炎
指状嵌入細胞肉腫	視神経膠腫	視神経周囲炎
視神経症	視神経障害	視神経髄膜炎
視神経乳頭炎	視神経網膜炎	視神経網膜障害
脂腺癌	持続性色素異常性紅斑	刺虫アレルギー
実質性角膜炎	膝状神経節炎	湿疹性眼瞼炎
湿疹性眼瞼皮膚炎	湿疹性パンヌス	湿疹続発性紅皮症
歯肉癌	紫斑型薬疹	紫斑病腎炎
脂肪肉腫	尺側偏位	若年型重症筋無力症
若年性関節炎	若年性強直性脊椎炎	若年性骨髄単球性白血病
若年性再発性網膜硝子体出血	若年性多発性関節炎	若年性多発性動脈炎
若年性特発性関節炎	若年性ヘルペス状皮膚炎	シャルコー肝硬変
縦隔悪性リンパ腫	縦隔癌	縦隔原発大細胞型Ｂ細胞性リンパ腫
縦隔脂肪肉腫	縦隔神経芽腫	縦隔リンパ節転移
習慣性嘔吐	周期性 ACTH・ADH 放出症候群	周期性血小板減少症
周期性好中球減少症	周期性再発性じんま疹	重症潰瘍性大腸炎

重症再生不良性貧血	重症多形滲出性紅斑・急性期	十二指腸悪性リンパ腫
十二指腸カルチノイド	十二指腸癌	十二指腸クローン病
十二指腸乳頭癌	十二指腸乳頭部癌	十二指腸平滑筋肉腫
周辺性ぶどう膜炎	周辺性網脈絡膜炎	周辺部ぶどう膜炎
周辺部脈絡膜炎	絨毛癌	主気管支の悪性腫瘍
しゅさ性眼瞼炎	手掌紅斑	出血性外耳炎
出血性角膜炎	出血性虹彩炎	出血性口内炎
出血性じんま疹	出血性中耳炎	出血性網膜炎
出血性網膜色素上皮剥離	術後悪心	術後急性肝炎
術後結膜炎	術後虹彩炎	術後性耳下腺炎
術後性中耳炎	術後性慢性中耳炎	術後乳癌
術後溶血性貧血	種痘様水疱症様リンパ腫	主婦湿疹
腫瘍随伴性天疱瘡	腫瘤型筋サルコイドーシス	春季カタル
上衣芽細胞腫	上衣腫	小陰唇癌
小陰唇膿瘍	上咽頭癌	上咽頭脂肪肉腫
漿液性虹彩炎	漿液性網膜炎	漿液性網膜色素上皮剥離
上顎悪性エナメル上皮腫	上顎癌	上顎結節部癌
上顎骨悪性腫瘍	上顎歯肉癌	上顎歯肉頬移行部癌
上顎洞癌	松果体悪性腫瘍	松果体芽腫
松果体未分化胚細胞腫	上眼窩裂症候群	少関節型若年性関節炎
上強膜炎	小結節性肝硬変	上行結腸カルチノイド
上行結腸癌	上行結腸平滑筋肉腫	症候性原発性胆汁性肝硬変
上行性視神経炎	症候性紫斑病	上鼓室化膿症
小細胞肺癌	上肢悪性腫瘍	硝子体黄斑牽引症候群
上斜筋不全麻痺	上斜筋麻痺	上唇癌
上唇赤唇部癌	掌蹠角化症	掌蹠膿疱症性骨関節炎
小唾液腺炎	小唾液腺癌	小腸悪性リンパ腫
小腸癌	小腸クローン病	小腸脂肪肉腫
小腸大腸クローン病	上直筋不全麻痺	上直筋麻痺
小児 EBV 陽性 T 細胞リンパ増殖性疾患	小児アトピー性湿疹	小児遺伝性無顆粒球症
小児外陰腟炎	小児乾燥型湿疹	小児丘疹性先端皮膚炎
小児急性リンパ性白血病	小児骨髄異形成症候群	小児全身性 EBV 陽性 T 細胞リンパ増殖性疾患
小児喘息	小児特発性低血糖症	小児ネフローゼ症候群
小児汎発性膿疱性乾癬	上部食道癌	上部胆管癌
睫毛性眼瞼炎	上葉肺癌	小リンパ球性リンパ腫
上腕脂肪肉腫	初回発作型潰瘍性大腸炎	職業性皮膚炎
職業喘息	食後悪心	食道悪性黒色腫
食道横紋筋肉腫	食道顆粒細胞腫	食道カルチノイド
食道癌	食道癌骨転移	食道癌肉腫
食道基底細胞癌	食道偽肉腫	食道脂肪肉腫
食道小細胞癌	食道腺癌	食道腺様のう胞癌
食道粘表皮癌	食道表在癌	食道平滑筋肉腫
食道未分化癌	食物性皮膚炎	女性化副腎腫瘍
痔瘻癌	脂漏性眼瞼炎	脂漏性乾癬
脂漏性乳児皮膚炎	腎悪性腫瘍	腎移植急性拒絶反応
腎移植拒絶反応	腎移植不全	腎移植慢性拒絶反応
人為的甲状腺中毒症	心因性喘息	腎盂癌
腎盂乳頭状癌	腎癌	腎癌骨転移
真菌性角膜潰瘍	真菌性髄膜炎	心筋不全
神経栄養性角結膜炎	神経芽腫	神経膠腫
神経サルコイドーシス	神経性難聴	神経線維肉腫
神経ベーチェット病	心原性肺水腫	人工肛門部皮膚炎
人工じんま疹	進行性角膜潰瘍	進行性前立腺癌
進行性難聴	進行乳癌	唇交連癌
深在性エリテマトーデス	腎細胞癌	心サルコイドーシス
腎サルコイドーシス	腎周囲脂肪肉腫	滲出型加齢黄斑変性
滲出性紅斑型中毒疹	滲出性腹水	滲出性網膜炎

滲出性網膜症	浸潤性表層角膜炎	新生児中耳炎
新生児皮下脂肪壊死症	新生児皮脂漏	新生児皮膚炎
腎性網膜症	心臓悪性腫瘍	心臓悪性リンパ腫
心臓移植拒絶反応	心臓移植不全	心臓横紋筋肉腫
深層角膜炎	心臓血管肉腫	心臓脂肪肉腫
心臓性呼吸困難	心臓性浮腫	心臓線維肉腫
心臓喘息	心臓粘液肉腫	振動性じんま疹
腎肉腫	心肺移植拒絶反応	心肺移植不全
塵肺結核	心不全	膵移植拒絶反応
膵移植不全	膵芽腫	膵癌
膵管癌	膵管内管状腺癌	膵管内乳頭粘液性腺癌
膵脂肪肉腫	膵漿液性のう胞腺癌	水晶体原性虹彩毛様体炎
膵腺房細胞癌	膵臓癌骨転移	膵体部癌
水痘・帯状疱疹ウイルス感染母体より出生した児	膵頭部癌	膵内胆管癌
膵粘液性のう胞腺癌	膵尾部癌	水疱性口内炎
水疱性多形紅斑	水疱性中耳炎	水疱性扁平苔癬
水疱性類天疱瘡	髄膜炎	髄膜炎菌性心膜炎
髄膜癌腫症	髄膜結核腫	髄膜脊髄炎
髄膜脳炎	髄膜白血病	睡眠薬副作用
スギ花粉症	スキルス胃癌	ステロイド依存性潰瘍性大腸炎
ステロイド依存性クローン病	ステロイド依存性喘息	ステロイド依存性ネフローゼ症候群
ステロイド抵抗性ネフローゼ症候群	ステロイド皮膚炎	ステロイド誘発性皮膚症
ステロイド離脱症候群	スモン	制癌剤皮膚炎
星細胞腫	精索脂肪肉腫	精索肉腫
星状角膜炎	星状芽細胞腫	精上皮腫
星状網膜症	成人T細胞白血病骨髄浸潤	成人T細胞白血病リンパ腫
成人T細胞白血病リンパ腫・急性型	成人T細胞白血病リンパ腫・くすぶり型	成人T細胞白血病リンパ腫・慢性型
成人T細胞白血病リンパ腫・リンパ腫型	成人アトピー性皮膚炎	精巣悪性リンパ腫
精巣癌	精巣奇形癌	精巣奇形腫
精巣絨毛癌	精巣上体癌	精巣胎児性癌
精巣肉腫	精巣卵のう腫瘍	精母細胞腫
声門下癌	声門下浮腫	声門癌
声門上癌	声門上浮腫	声門浮腫
ゼーミッシュ潰瘍	赤芽球ろう	石化性角膜炎
赤色湿疹	脊髄髄膜炎	脊髄多発性硬化症
脊髄播種	脊髄膜結核	咳喘息
脊椎周囲炎	脊椎転移	赤道ぶどう腫
赤白血病	セザリー症候群	舌縁癌
節外性 NK/T 細胞リンパ腫・鼻型	舌潰瘍	舌下腺炎
舌下腺癌	舌下面癌	舌癌
雪眼炎	赤血球破砕症候群	接合部型先天性表皮水疱症
舌根部癌	舌脂肪肉腫	接触眼瞼皮膚炎
接触じんま疹	接触性眼瞼結膜炎	接触性口内炎
舌尖癌	節足動物毒	舌乳頭炎
舌膿瘍	舌背癌	舌びらん
セリアック病	線維脂肪肉腫	線維肉腫
遷延性肝炎	遷延性虹彩炎	全外眼筋麻痺
前額部虫刺傷	前額部虫刺症	穿孔性角膜潰瘍
穿孔性中耳炎	前縦隔悪性腫瘍	線状角膜炎
線状苔癬	線状網膜炎	全身型ウェジナー肉芽腫症
全身型若年性特発性関節炎	全身型重症筋無力症	全身湿疹
全身性エリテマトーデス性呼吸器障害	全身性エリテマトーデス性心膜炎	全身性エリテマトーデス性脳動脈炎
全身性エリテマトーデス性ミオパチー	全身性エリテマトーデス脊髄炎	全身性エリテマトーデス脳炎
全身性エリテマトーデス脳脊髄炎	全身性強皮症	全身性強皮症性呼吸器障害
全身性紫斑病	全身性転移性癌	全身の尋常性乾癬

	全身毛孔性紅色粃糠疹	全身薬疹	前庭型メニエール病
	先天性外転神経麻痺	先天性筋強直症	先天性筋無緊張症
	先天性好中球減少症	先天性再生不良性貧血	先天性赤芽球ろう
	先天性低形成貧血	先天性ネフローゼ症候群	先天性パラミオトニア
	先天性副腎過形成	先天性副腎性器症候群	前頭洞癌
	前頭部転移性腫瘍	前頭葉悪性腫瘍	腺病性パンヌス
	前房蓄膿	前房蓄膿性角膜炎	前房蓄膿性虹彩炎
	前立腺横紋筋肉腫	前立腺癌骨転移	前立腺癌再発
	前立腺小細胞癌	前立腺神経内分泌癌	前立腺肉腫
	前リンパ球性白血病	造影剤ショック	早期胃癌
	早期食道癌	増殖性化膿性口内炎	増殖性硝子体網膜症
	増殖性網膜炎	総胆管癌	総胆管狭窄症
	総胆管閉塞症	側頭動脈炎	側頭部転移性腫瘍
	側頭葉悪性腫瘍	側頭葉膠芽腫	続発性血小板減少症
	続発性血小板減少性紫斑病	続発性虹彩炎	続発性虹彩毛様体炎
	続発性紫斑病	続発性胆汁性肝硬変	続発性脳炎
た	続発性舞踏病	続発性ぶどう膜炎	大アフタ
	大陰唇癌	大陰唇膿瘍	体幹虫刺症
	退形成性星細胞腫	大結節性肝硬変	胎児性癌
	胎児性精巣腫瘍	体質性再生不良性貧血	代償性肝硬変
	帯状脱毛症	帯状疱疹後ケロイド形成	帯状疱疹後三叉神経痛
	帯状疱疹後膝神経節炎	帯状疱疹後神経痛	帯状疱疹後多発性ニューロパチー
	帯状疱疹神経炎	帯状疱疹性角結膜炎	帯状疱疹性強膜炎
	帯状疱疹性結膜炎	帯状疱疹性虹彩炎	帯状疱疹性虹彩毛様体炎
	苔癬	苔癬状類乾癬	大腿骨転移性骨腫瘍
	大唾液腺癌	大腸悪性リンパ腫	大腸カルチノイド
	大腸癌	大腸癌骨転移	大腸クローン病
	大腸肉腫	大腸粘液癌	大脳悪性腫瘍
	大脳深部神経膠腫	大脳深部転移性腫瘍	大網脂肪肉腫
	唾液腺癌	唾液腺管炎	多形紅斑
	多形紅斑性関節障害	多形慢性痒疹	多巣性運動ニューロパチー
	多中心性細網組織球症	多発性乾癬性関節炎	多発性癌転移
	多発性筋炎性呼吸器障害	多発性血管炎	多発性血管炎重複症候群
	多発性口内炎	多発性骨髄腫骨髄浸潤	多発性神経炎
	多発性神経膠腫	多発性神経障害	多発性神経脊髄炎
	多発性脊髄神経根炎	多発性リウマチ性関節炎	多発ニューロパチー
	胆管癌	胆管狭窄症	胆管閉塞症
	単球減少症	単球性白血病	胆細管性肝硬変
	胆汁うっ滞	胆汁性嘔吐	単純性角膜潰瘍
	単純性顔面粃糠疹	単純性紫斑病	単純性中耳炎
	単純性表皮水疱症	単純苔癬	男性化副腎腫瘍
	男性性器癌	胆のう癌	胆のう管癌
	胆のう肉腫	蛋白病	単葉性肝硬変
	致死型表皮水疱症	地図状口内炎	地図状脈絡膜炎
	腟悪性黒色腫	腟潰瘍	腟癌
	チビエルジュ・ワイゼンバッハ症候群	チャドクガ皮膚炎	中咽頭癌
	中咽頭側壁癌	中咽頭肉腫	中隔性肝硬変
	中間部ぶどう膜炎	中耳悪性腫瘍	中耳炎
	中耳炎後遺症	中耳炎性顔面神経麻痺	虫刺性皮膚炎
	中縦隔悪性腫瘍	中心性脈絡膜炎	中心性脈絡網膜症
	中心性網膜炎	中心性網膜症	中心性網脈絡膜炎
	虫垂カルチノイド	虫垂癌	虫垂クローン病
	中枢神経系原発びまん性大細胞型B細胞性リンパ腫	中枢神経ループス	中枢性嘔吐症
	中枢性顔面神経麻痺	中枢性嗅覚障害	中枢性難聴
	中等症潰瘍性大腸炎	中等症再生不良性貧血	中毒性甲状腺腫
	中毒性好中球減少症	中毒性紅斑	中毒性視神経炎
	中毒性多結節性甲状腺腫	中毒性単結節性甲状腺腫	中毒性ニューロパチー

	中毒性表皮壊死症	中毒性溶血性貧血	中脳神経膠腫
	中部食道癌	中部胆管癌	中葉肺癌
	腸移植拒絶反応	腸移植不全	腸管症関連T細胞リンパ腫
	腸管ベーチェット病	腸間膜悪性腫瘍	腸間膜脂肪肉腫
	腸間膜肉腫	腸間膜リンパ節結核	蝶形骨洞癌
	聴神経膠腫	直腸S状部結腸癌	直腸悪性黒色腫
	直腸悪性リンパ腫	直腸カルチノイド	直腸癌
	直腸癌骨転移	直腸癌術後再発	直腸癌穿孔
	直腸クローン病	直腸脂肪肉腫	陳旧性顔面神経麻痺
	陳旧性虹彩炎	陳旧性虹彩毛様体炎	陳旧性中耳炎
	通常型間質性肺炎	通年性アレルギー性結膜炎	通年性アレルギー性鼻炎
	手足症候群	低2倍体性Bリンパ芽球性白血病	低2倍体性Bリンパ芽球性白血病/リンパ腫
	低2倍体性Bリンパ芽球性リンパ腫	低アルドステロン症	低形成性白血病
	低形成性貧血	低血糖発作	低補体血症性血管炎
	低レニン性低アルドステロン症	滴状乾癬	滴状類乾癬
	手湿疹	手軟部悪性腫瘍	テノンのう炎
	デビス紫斑	転移性下顎癌	転移性肝癌
	転移性肝腫瘍	転移性胸膜腫瘍	転移性口腔癌
	転移性黒色腫	転移性骨腫瘍	転移性縦隔腫瘍
	転移性十二指腸癌	転移性消化器腫瘍	転移性上顎癌
	転移性小腸腫瘍	転移性腎腫瘍	転移性膵腫瘍
	転移性舌癌	転移性頭蓋骨腫瘍	転移性脳腫瘍
	転移性肺癌	転移性肺腫瘍	転移性脾腫瘍
	転移性皮膚腫瘍	転移性副腎腫瘍	転移性扁平上皮癌
	転移性卵巣癌	点状角化症	点状乾癬
	デンスデポジット病ネフローゼ症候群	テント上下転移性腫瘍	頭蓋骨悪性腫瘍
	頭蓋部脊索腫	動眼神経萎縮	動眼神経炎
	動眼神経根性麻痺	動眼神経不全麻痺	動眼神経麻痺
	冬期湿疹	頭頚部癌	頭頂葉悪性腫瘍
	頭部湿疹	頭部脂肪肉腫	頭部脂漏
	頭部尋常性乾癬	頭部虫刺傷	頭部軟部組織悪性腫瘍
	頭部粃糠疹	頭部皮膚癌	島ベータ細胞過形成症
	動脈硬化性眼底	動脈硬化性眼底所見	トカゲ毒
	兎眼性角膜炎	特発性嘔吐症	特発性眼筋麻痺
	特発性肝硬変	特発性間質性肺炎	特発性器質化肺炎
	特発性血小板減少性紫斑病	特発性血小板減少性紫斑病合併妊娠	特発性好中球減少症
	特発性喉頭肉芽腫	特発性再生不良性貧血	特発性じんま疹
	特発性肺線維症	特発性副腎性器障害	特発性傍中心窩毛細血管拡張症
	特発性末梢性顔面神経麻痺	特発性脈絡膜新生血管	特発性溶血性貧血
	毒物性眼瞼炎	トッド肝硬変	突発性嗅覚障害
な	ドルーゼン	内因性湿疹	内因性ぶどう膜炎
	内耳癌	内直筋麻痺	内リンパ水腫
	軟口蓋癌	軟骨肉腫	難治性喘息
	難治性ネフローゼ症候群	難治性ぶどう膜炎	軟部悪性巨細胞腫
	軟部組織悪性腫瘍	軟膜炎	肉芽腫性肝炎
	肉芽腫性甲状腺炎	肉腫	ニコチン性口内炎
	二次性甲状腺機能亢進症	二次性再生不良性貧血	二次性ネフローゼ症候群
	二次性白血球減少症	乳痂	乳癌
	乳癌・HER2過剰発現	乳癌骨転移	乳癌皮膚転移
	乳児赤芽球ろう	乳児喘息	乳腺腋窩尾部乳癌
	乳頭部乳癌	乳頭網膜炎	乳房外パジェット病
	乳房下外側部乳癌	乳房下内側部乳癌	乳房境界部乳癌
	乳房脂肪肉腫	乳房上外側部乳癌	乳房上内側部乳癌
	乳房中央部乳癌	乳房肉腫	乳房パジェット病
	乳房皮膚炎	乳輪部乳癌	尿管癌
	尿管口部膀胱癌	尿道傍腺の悪性腫瘍	尿膜管癌
	妊娠湿疹	妊娠性疱疹	妊娠性痒疹

	妊婦性皮膚炎	熱帯性スプルー	熱帯扁平苔癬
	粘液性のう胞腺癌	粘液膿性結膜炎	念珠状紅色苔癬
	脳悪性リンパ腫	脳幹悪性腫瘍	脳幹神経膠腫
	脳幹多発性硬化症	膿胸関連リンパ腫	脳室悪性腫瘍
	脳室炎	脳神経悪性腫瘍	脳性嘔吐
	脳脊髄膜結核	脳胚細胞腫瘍	のう胞様黄斑浮腫
は	ノートナーゲル症候群	バーキット白血病	バーキットリンパ腫
	肺移植拒絶反応	肺移植不全	肺炎結核
	肺芽腫	肺カルチノイド	肺癌
	肺癌骨転移	肺癌肉腫	肺癌による閉塞性肺炎
	肺結核・鏡検確認あり	肺結核・組織学的確認あり	肺結核・培養のみ確認あり
	肺結核腫	肺好酸球性肉芽腫症	胚細胞腫
	肺サルコイドーシス	肺腺癌	肺腺扁平上皮癌
	肺腺様のう胞癌	肺大細胞癌	肺大細胞神経内分泌癌
	梅毒性心膜炎	梅毒性髄膜炎	肺肉腫
	肺粘表皮癌	肺扁平上皮癌	肺胞上皮癌
	肺未分化癌	肺門結核	肺門部肺癌
	肺門リンパ節結核	破壊性関節炎	白色粃糠疹
	拍動性眼球突出症	白内障術後結膜炎	剥離性間質性肺炎
	剥離性皮膚炎	ハシトキシコーシス	橋本病
	播種性結核	バセドウ病	バセドウ病眼症
	バセドウ病術後再発	白血球減少症	白血病性関節症
	白血病性網膜症	発熱性好中球減少症	鼻背部湿疹
	馬尾上衣腫	ハブ咬傷	パラミオトニア
	バリズム	パリノー結膜炎	パリノー結膜腺症候群
	パリノー症候群	バレット食道癌	汎血球減少症
	瘢痕性類天疱瘡	斑点状網膜症	ハンド・シューラー・クリスチャン病
	ハント症候群	汎発性帯状疱疹	汎発性脱毛症
	汎発性膿疱性乾癬	反復性角膜潰瘍	反復性虹彩炎
	反復性虹彩毛様体炎	反復性耳下腺炎	反復性前部ぶどう膜炎
	反復性前房蓄膿	反復性多発性神経炎	反復性毛様体炎
	脾B細胞性リンパ腫/白血病・分類不能型	脾悪性リンパ腫	非アトピー性喘息
	鼻咽腔癌	鼻炎	非外傷性尺側手根屈筋断裂
	皮角	皮下脂肪織炎様T細胞リンパ腫	非化膿性甲状腺炎
	非化膿性中耳炎	非感染性急性外耳炎	鼻腔癌
	鼻腔サルコイドーシス	粃糠疹	肥厚性扁平苔癬
	皮脂欠乏症	皮脂欠乏性湿疹	非自己免疫性溶血性貧血
	皮質聾	脾脂肪肉腫	微小血管障害性溶血性貧血
	非小細胞肺癌	微小変化型ネフローゼ症候群	非心原性肺水腫
	非水疱性多形紅斑	ヒスチオサイトーシスX	脾性好中球減少症
	鼻性視神経炎	鼻前庭癌	非代償性肝硬変
	鼻中隔癌	非定型的白血病	非定型慢性骨髄性白血病
	非特異性間質性肺炎	非特異的反応性肝炎	ヒトデ毒
	脾の悪性腫瘍	ヒノキ花粉症	脾びまん性赤脾髄小B細胞性リンパ腫
	皮膚悪性腫瘍	皮膚悪性線維性組織球腫	皮膚移植拒絶反応
	皮膚移植不全	皮膚エリテマトーデス	皮膚癌
	皮膚筋炎性呼吸器障害	皮膚結節性多発動脈炎	皮膚原発性CD30陽性T細胞リンパ増殖性疾患
	皮膚原発性γδT細胞リンパ腫	皮膚原発性未分化大細胞リンパ腫	皮膚原発びまん性大細胞型B細胞リンパ腫・下肢型
	皮膚サルコイドーシス	皮膚脂肪肉腫	皮膚線維肉腫
	皮膚粟粒結核	鼻部虫刺傷	皮膚描記性じんま疹
	皮膚付属器癌	脾辺縁帯リンパ腫	非ホジキンリンパ腫
	肥満細胞性白血病	びまん性外耳炎	びまん性乾癬
	びまん性管内増殖性糸球体腎炎ネフローゼ症候群	びまん性神経皮膚炎	びまん性大細胞型・バーキット中間型分類不能B細胞性リンパ腫

	びまん性大細胞型・ホジキン中間型分類不能B細胞性リンパ腫	びまん性大細胞型B細胞性リンパ腫	びまん性中毒性甲状腺腫
	びまん性肺胞傷害	びまん性表層角膜炎	びまん性膜性糸球体腎炎ネフローゼ症候群
	びまん性脈絡膜炎	表在性角膜炎	表在性舌炎
	表在性点状角膜炎	ピリグラフィンショック	ピリン疹
	頻回再発型ネフローゼ症候群	貧血網膜症	ファンコニー貧血
	フィラメント状角膜炎	封入体筋炎	フォークト・小柳・原田病
	フォークト・小柳病	腹腔内リンパ節の悪性腫瘍	腹腔リンパ節転移
	副甲状腺悪性腫瘍	副甲状腺癌	匐行性角膜潰瘍
	副腎悪性腫瘍	副腎萎縮	副腎癌
	副腎髄質の悪性腫瘍	副腎皮質癌	副腎皮質機能低下に伴う貧血
	副腎皮質の悪性腫瘍	副腎皮質ホルモン剤副作用	副鼻腔癌
	腹部悪性腫瘍	腹部食道癌	腹部神経芽腫
	腹部虫刺傷	腹膜悪性腫瘍	腹膜癌
	不全型ハント症候群	不全型ベーチェット病	ブタクサ花粉症
	フックス異色毛様体炎	不適合輸血反応	ぶどう球菌性眼瞼炎
	舞踏病	舞踏病様運動	ぶどう膜悪性黒色腫
	ぶどう膜角膜炎	ぶどう膜耳下腺熱	ブラジル天疱瘡
	プランマー病	フリクテン性角結膜炎	フリクテン性角膜炎
	フリクテン性角膜潰瘍	フリクテン性結膜炎	フリクテン性パンヌス
	糞便性嘔吐	噴門癌	分類不能型骨髄異形成症候群
	ヘアリー細胞白血病	ヘアリー細胞白血病亜型	平滑筋肉腫
	閉塞性黄疸	閉塞性肝硬変	閉塞性髄膜炎
	ベドナーアフタ	ベニエ痒疹	ペニシリンアレルギー
	ペニシリンショック	ヘパリン起因性血小板減少症	ヘビ咬傷
	ヘブラ痒疹	ヘルペス口内炎	ヘルリッツ型接合部型表皮水疱症
	辺縁角膜炎	辺縁フリクテン	扁桃悪性リンパ腫
	扁桃窩癌	扁桃癌	扁桃肉腫
	扁平湿疹	扁平苔癬様角化症	膀胱円蓋部膀胱癌
	膀胱癌	膀胱頚部膀胱癌	膀胱後壁部膀胱癌
	膀胱三角部膀胱癌	膀胱前壁部膀胱癌	膀胱側壁部膀胱癌
	膀胱肉腫	傍骨性骨肉腫	蜂刺症
	放射線胸膜炎	放射線性口内炎	放射線性肺線維症
	放射線性貧血	放射線網膜症	胞状異角化症
	疱疹状天疱瘡	紡錘形細胞肉腫	胞巣状軟部肉腫
	乏突起神経膠腫	発作性運動誘発舞踏アテトーシス	発作性ジストニア性舞踏アテトーシス
ま	ポリープ状脈絡膜血管症	本態性再生不良性貧血	麻疹様紅斑
	麻酔ショック	末梢神経悪性腫瘍	末梢神経障害
	末梢神経性嗅覚障害	末梢性T細胞リンパ腫	末梢性T細胞リンパ腫・詳細不明
	末梢性顔面神経麻痺	麻痺性斜視	慢性NK細胞リンパ増殖性疾患
	慢性アレルギー性中耳炎	慢性移植片対宿主病	慢性うっ血性心不全
	慢性炎症関連びまん性大細胞型B細胞性リンパ腫	慢性炎症性脱髄性多発神経炎	慢性外耳炎
	慢性顎下腺炎	慢性角結膜炎	慢性カタル性結膜炎
	慢性化膿性穿孔性中耳炎	慢性化膿性中耳炎	慢性肝炎増悪
	慢性拒絶反応	慢性結膜炎	慢性虹彩毛様体炎
	慢性骨髄性白血病	慢性骨髄性白血病移行期	慢性骨髄性白血病慢性期
	慢性骨髄単球性白血病	慢性耳下腺炎	慢性耳管鼓室カタル
	慢性耳管鼓室化膿性中耳炎	慢性持続型潰瘍性大腸炎	慢性持続性肝炎
	慢性漿液性中耳炎	慢性漿液ムチン性中耳炎	慢性上鼓室乳突洞化膿性中耳炎
	慢性進行性外眼筋麻痺症候群	慢性滲出性中耳炎	慢性心不全
	慢性じんま疹	慢性髄膜炎	慢性脊髄炎

	慢性舌炎	慢性穿孔性中耳炎	慢性苔癬状粃糠疹
	慢性単球性白血病	慢性中耳炎急性増悪	慢性中耳炎後遺症
	慢性中耳炎術後再燃	慢性特発性血小板減少性紫斑病	慢性乳児湿疹
	慢性脳炎	慢性白血病	慢性非活動性肝炎
	慢性非化膿性中耳炎	慢性表在性舌炎	慢性本態性好中球減少症症候群
	慢性ムコイド中耳炎	慢性網膜症	慢性薬物中毒
	慢性薬物誘発性間質性肺障害	慢性痒疹	慢性リウマチ性冠状動脈炎
	慢性良性顆粒球減少症	慢性濾胞性結膜炎	マントル細胞リンパ腫
	ミクリッツ病	未分化大細胞リンパ腫	耳帯状疱疹
	脈絡膜悪性黒色腫	脈絡膜炎	ミラーフィッシャー症候群
	ミリッチ症候群	ムカデ咬創	無顆粒球症
	無顆粒球性アンギナ	無嗅覚症	ムコイド中耳炎
	ムコーズス中耳炎	無症候性原発性胆汁性肝硬変	無症候性多発性硬化症
	ムチランス変形	無痛性甲状腺炎	ムンプス髄膜炎
	迷路性難聴	迷路性めまい	メラー舌炎
	メルカーソン・ローゼンタール症候群	メルケル細胞癌	毛孔角化症
	毛細管脆弱症	毛細血管脆弱症	毛虫皮膚炎
	盲腸カルチノイド	盲腸癌	毛包癌
	毛包眼瞼炎	網膜うっ血	網膜炎
	網膜芽細胞腫	網膜血管周囲炎	網膜血管腫状増殖
	網膜血管障害	網膜血管鞘形成	網膜血管新生
	網膜血管攣縮症	網膜血栓性静脈炎	網膜膠腫
	網膜細動脈瘤	網膜症	網膜障害
	網膜静脈炎	網膜静脈周囲炎	網膜静脈蛇行症
	網膜静脈怒張	網膜静脈分枝閉塞症による黄斑浮腫	網膜静脈閉塞症による黄斑浮腫
	網膜滲出斑	網膜中心静脈閉塞症による黄斑浮腫	網膜浮腫
	網膜毛細血管瘤	毛様細胞性星細胞腫	毛様体悪性腫瘍
	毛様体炎	モラックス・アクセンフェルド結膜炎	門脈周囲性肝硬変
や	門脈性肝硬変	夜間性喘息	夜間低血糖症
	薬剤性過敏症症候群	薬剤性顆粒球減少症	薬剤性間質性肺炎
	薬剤性血小板減少性紫斑病	薬剤性酵素欠乏性貧血	薬剤性再生不良性貧血
	薬剤性自己免疫性溶血性貧血	薬剤性溶血性貧血	薬剤誘発性過敏性血管炎
	薬剤誘発性天疱瘡	薬剤誘発性ループス	薬物性角結膜炎
	薬物性角膜炎	薬物性眼瞼炎	薬物性結膜炎
	薬物性口唇炎	薬物性ショック	薬物性じんま疹
	薬物性接触性皮膚炎	薬物誘発性多発ニューロパチー	薬物誘発性舞踏病
	ユーイング肉腫	有棘細胞癌	優性栄養障害型先天性表皮水疱症
	幽門癌	幽門前庭部癌	輸血関連急性肺障害
	輸血後 GVHD	輸血後肝炎	輸血後肝障害
	輸血後じんま疹	輸血によるショック	癒着性くも膜炎
	腰椎転移	腰殿部帯状疱疹	腰腹帯状疱疹
	腰部尋常性乾癬	腰麻ショック	ヨード過敏症
	ヨードショック	予防接種後脳炎	予防接種後脳脊髄炎
ら	ライエル症候群	ライエル症候群型薬疹	落屑性湿疹
	卵黄のう腫瘍	卵管癌	ランゲルハンス細胞組織球症
	卵巣癌	卵巣癌全身転移	卵巣絨毛癌
	卵巣胎児性癌	卵巣肉腫	卵巣未分化胚細胞腫
	卵巣類皮のう胞癌	リウマチ性滑液包炎	リウマチ性環状紅斑
	リウマチ性虹彩炎	リウマチ性心筋炎	リウマチ性心疾患
	リウマチ性心臓弁膜症	リウマチ性心不全	リウマチ性心弁膜炎
	リウマチ性皮下結節	リウマチ様関節炎	リウマトイド脊椎炎
	リガ・フェーデ病	リブマン・サックス心内膜炎	リポイド肝炎
	隆起性皮膚線維肉腫	流行性結膜炎	両心不全
	良性移動性舌炎	良性粘膜類天疱瘡	良性慢性化膿性中耳炎
	両側性感音難聴	両側性高音障害急墜型感音難聴	両側性高音障害漸傾型感音難聴

	両側性混合性難聴	緑膿菌性外耳炎	淋菌性心膜炎
	輪状後部癌	鱗状湿疹	輪状網膜症
	リンパ管肉腫	リンパ球減少型古典的ホジキンリンパ腫	リンパ球性間質性肺炎
	リンパ球豊富型古典的ホジキンリンパ腫	リンパ形質細胞性リンパ腫	リンパ性白血病
	リンパ性白血病骨髄浸潤	リンパ節サルコイドーシス	輪紋状角膜炎
	類苔癬	ループス胸膜炎	ループス腎炎
	ループス腸炎	ループス肺臓炎	ループス膀胱炎
	レイノー現象	レイノー症候群	劣性栄養障害型先天性表皮水疱症
	レッテラー・ジーベ病	連鎖球菌性喉頭炎	連鎖球菌性喉頭気管炎
	連鎖球菌性膿痂疹	レンネルトリンパ腫	老人性乾皮症
	老人性紫斑	老人性舞踏病	濾出性腹水
	肋骨転移	濾胞樹状細胞腫瘍	濾胞性乾癬
	濾胞性リンパ腫		
△	4 型尿細管性アシドーシス	ALK 融合遺伝子陽性非小細胞肺癌	B 型慢性肝炎
	C 型急性肝炎	FSH 単独欠損症	LH 単独欠損症
	RS3PE 症候群	S 状結腸結核	TSH 単独欠損症
あ	悪性高熱症	悪性腫瘍合併性皮膚筋炎	悪性腫瘍に伴う貧血
	アジソン病	アレルギー性肉芽腫性血管炎	鞍上部胚細胞腫瘍
	異汗症	胃結核	医原性低血糖症
	胃原発絨毛癌	異所性 GHRH 産生腫瘍	胃胚細胞腫瘍
	陰茎疾患	インスリン異常症	インスリン自己免疫症候群
	インスリン低血糖	インスリン分泌異常症	壊死性潰瘍性歯周炎
	壊死性潰瘍性歯肉炎	壊疽性歯肉炎	延髄星細胞腫
	横紋筋融解	往来寒熱	悪寒発熱
か	外眼筋ミオパチー	外耳道癌	回腸結核
	回転性めまい	回盲部結核	夏期熱
	顎下部結核	下垂体機能低下症	下垂体機能低下に伴う貧血
	下垂体障害	下垂体性男子性腺機能低下症	下垂体性不妊症
	下垂体性卵巣機能低下	下葉小細胞肺癌	下葉肺腺癌
	下葉肺大細胞癌	下葉肺扁平上皮癌	下葉非小細胞肺癌
	カルチノイド	カルマン症候群	川崎病
	川崎病性冠動脈瘤	川崎病による虚血性心疾患	癌
	眼窩うっ血	眼窩エキノコックス	眼窩血腫
	眼窩内異物	眼窩浮腫	眼球偏位
	眼筋内異物	肝結核	間欠性眼球突出症
	肝細胞癌破裂	カンジダ性口角びらん	カンジダ性口内炎
	感染後脳炎	感染性皮膚炎	完全脱毛症
	肝内胆汁うっ滞	汗疱	飢餓熱
	偽膜性アンギナ	木村病	球後異物
	急性偽膜性カンジダ症	急性熱性皮膚リンパ節症候群	胸腺結核
	胸椎炎	頬粘膜粘液のう胞	頬粘膜白板症
	強膜疾患	胸膜播種	筋肉結核
	筋膜結核	空腸結核	クラミジア腹膜炎
	痙性めまい	頚椎炎	頚部脂腺癌
	頚部隆起性皮膚線維肉腫	稽留熱	ゲオトリクム症
	ゲオトリクム性口内炎	結核性下痢	結核性痔瘻
	結核性心筋症	結核性動脈炎	結核性動脈内膜炎
	結核性脳動脈炎	結核性貧血	結膜化膿性肉芽腫
	ケトン性低血糖症	口蓋垂結核	口蓋粘液のう胞
	硬化性腹膜炎	口腔カンジダ症	口腔結核
	口腔紅板症	口腔粘膜結核	口腔白板症
	膠原病性心膜炎	硬口蓋白板症	溝状舌
	甲状腺結核	甲状腺周囲炎	口唇カンジダ症
	口唇結核	口底白板症	喉頭狭窄症
	喉頭閉塞	膠肉腫	高熱
	紅板症	後腹膜胚細胞腫瘍	肛門結核

	コクサッキー心膜炎	骨盤部感染性リンパのう胞	ゴナドトロピン単独欠損症
さ	ゴナドトロピン分泌異常	サルモネラ髄膜炎	産褥期鉄欠乏性貧血
	シーハン症候群	自己免疫性副腎炎	視床下部星細胞腫
	視床星細胞腫	耳性めまい	持続熱
	弛張熱	湿疹様発疹	歯肉カンジダ症
	歯肉白板症	ジフテリア腹膜炎	若年性皮膚筋炎
	縦隔胚細胞腫瘍	縦隔卵黄のう腫瘍	重症熱性血小板減少症候群
	十二指腸悪性ガストリノーマ	十二指腸悪性ソマトスタチノーマ	十二指腸結核
	術後発熱	腫瘍随伴症候群	松果体胚細胞腫瘍
	松果体部膠芽腫	小腸結核	上皮腫
	上葉小細胞肺癌	上葉肺腺癌	上葉肺大細胞癌
	上葉肺扁平上皮癌	上葉非小細胞肺癌	上腕三頭筋断裂
	上腕三頭筋不全断裂	食道結核	心筋結核
	神経炎	神経梅毒髄膜炎	心内膜結核
	膵性腹水	水痘脳炎	膵内分泌障害
	水疱症	水疱性口内炎ウイルス病	髄膜炎菌性髄膜炎
	正球性正色素性貧血	成人スチル病	精巣胚細胞腫瘍
	精巣卵黄のう腫瘍	成長ホルモン単独欠損症	成長ホルモン分泌不全
	成長ホルモン分泌不全性低身長症	脊索腫	舌下腺膿瘍
	舌カンジダ症	赤血球造血刺激因子製剤低反応性貧血	舌切除後遺症
	舌粘液のう胞	舌白板症	線維乾酪性心膜炎
	潜在性結核感染症	全身こむらがえり病	全身性脱毛症
	仙腸関節炎	前庭障害	前庭神経炎
	前庭性運動失調症	先天性難聴	先天性聾
	先天梅毒髄膜炎	前頭葉星細胞腫	前頭葉退形成性星細胞腫
	早発アドレナルキ	側頭葉星細胞腫	側頭葉退形成性星細胞腫
た	側頭葉毛様細胞性星細胞腫	続発性下垂体機能低下症	第2期梅毒髄膜炎
	体位性めまい	大腸結核	唾液腺結核
	蛇行状脱毛症	多剤耐性結核	胆管ポリープ
	炭疽髄膜炎	胆のう結核	腟部びらん
	中葉小細胞肺癌	中葉肺腺癌	中葉肺大細胞癌
	中葉肺扁平上皮癌	中葉非小細胞肺癌	腸結核
	超高熱	直腸結核	陳旧性肺結核
	低血糖性脳症	低ゴナドトロピン性性腺機能低下症	頭位眼振
	頭蓋内胚細胞腫瘍	島細胞過形成症	透析腎癌
	頭頂葉星細胞腫	頭部脂腺癌	頭部隆起性皮膚線維肉腫
	特発性アルドステロン症	特発性下垂体機能低下症	突発性発熱
な	内胚葉洞腫瘍	軟口蓋白板症	肉芽腫性下垂体炎
	ニコチン性口蓋白色角化症	二次性白血病	尿毒症性心膜炎
は	ネズミチフス菌腹膜炎	脳幹部星細胞腫	梅毒性腹膜炎
	肺門部小細胞癌	肺門部腺癌	肺門部大細胞癌
	肺門部非小細胞癌	肺門部扁平上皮癌	白色水腫
	発熱	汎下垂体機能低下症	晩期先天梅毒性髄膜炎
	晩期梅毒性髄膜炎	反芻	反復性嘔吐
	微熱	被のう性腹膜硬化症	びまん性星細胞腫
	披裂喉頭蓋ひだ喉頭面癌	貧血	副咽頭間隙悪性腫瘍
	複合下垂体ホルモン欠損症	副腎梗塞	副腎出血
	副腎石灰化症	腹水症	平衡異常
	ヘルペスウイルス性咽頭炎	ヘルペスウイルス性歯肉口内炎	放射線口腔乾燥症
	放射線唾液分泌障害	ポリオウイルス髄膜炎	本態性音声振戦症
ま	本態性高体温症	末梢性めまい症	末梢前庭障害
	末梢動脈疾患	マムシ咬傷	慢性感染性貧血
	慢性微熱	慢性リウマチ性縦隔心膜炎	慢性リウマチ性心筋心膜炎
	慢性リウマチ性心膜炎	めまい症候群	免疫芽球性リンパ節症
や	輸血後鉄過剰症	輸血反応	腰椎炎
ら	ライム病髄膜炎	卵巣胚細胞腫瘍	卵巣卵黄のう腫瘍
	リウマチ性癒着性心膜炎	リステリア性髄膜炎	良性発作性頭位めまい症
	良性発作性めまい	淋菌性口内炎	淋菌性髄膜炎
	淋菌性腹膜炎	リンパ腫	レプトスピラ性髄膜炎
わ	レルモワイエ症候群	ローラン症候群	ワンサンアンギナ
	ワンサン気管支炎	ワンサン扁桃炎	

※ **適応外使用可**
原則として，「デキサメタゾン【内服薬】」を「急性閉塞性喉頭炎(クループ症候群)」に対して処方した場合，当該使用事例を審査上認める。

用法用量
(1)デキサメタゾンとして，通常成人1日0.5～8mgを1～4回に分割経口投与する。
なお，年齢，症状により適宜増減する。
(2)抗悪性腫瘍剤(シスプラチンなど)投与に伴う消化器症状(悪心・嘔吐)の場合
通常，成人にはデキサメタゾンとして1日4～20mgを1～2回に分割経口投与する。
ただし，1日最大20mgまでとする。

禁忌　本剤の成分に対し過敏症の既往歴のある患者

原則禁忌
(1)有効な抗菌剤の存在しない感染症，全身の真菌症の患者
(2)消化性潰瘍の患者
(3)精神病の患者
(4)結核性疾患の患者
(5)単純疱疹性角膜炎の患者
(6)後嚢白内障の患者
(7)緑内障の患者
(8)高血圧症の患者
(9)電解質異常のある患者
(10)血栓症の患者
(11)最近行った内臓の手術創のある患者
(12)急性心筋梗塞を起こした患者
(13)コントロール不良の糖尿病の患者

テグレトール細粒50%　規格：50%1g[26円/g]
テグレトール錠100mg　規格：100mg1錠[7.6円/錠]
テグレトール錠200mg　規格：200mg1錠[12.1円/錠]
カルバマゼピン　ノバルティス　113,117

【効能効果】
(1)精神運動発作，てんかん性格及びてんかんに伴う精神障害，てんかんの痙攣発作：強直間代発作(全般痙攣発作，大発作)
(2)躁病，躁うつ病の躁状態，統合失調症の興奮状態
(3)三叉神経痛

【対応標準病名】

◎	強直間代発作	痙攣発作	興奮状態
	三叉神経痛	精神運動発作	躁うつ病
	躁状態	てんかん	てんかん性精神病
	てんかん大発作	統合失調症	
○	2型双極性障害	アルコールてんかん	うつ病
	うつ病型統合失調感情障害	ウンベルリヒトてんかん	延髄性うつ病
	外傷後遺症性うつ病	型分類困難な統合失調症	仮面うつ病
	寛解中の双極性感情障害	寛解中の反復性うつ病性障害	間代性痙攣
	器質性混合性感情障害	器質性双極性障害	器質性躁病性障害
	偽神経症性統合失調症	急性統合失調症	急性統合失調症性エピソード
	急性統合失調症様精神病性障害	境界型統合失調症	強直性痙攣
	局所性痙攣	局所性てんかん	緊張型統合失調症

	軽症うつ病エピソード	軽症反復性うつ病性障害	軽躁病
	痙攣	痙攣重積発作	光原性てんかん
	後天性てんかん	混合性不安抑うつ障害	三叉神経過敏症
	産褥期うつ状態	思春期うつ病	持続性部分てんかん
	ジャクソンてんかん	若年性アブサンスてんかん	若年性ミオクローヌスてんかん
	周期性精神病	術後てんかん	循環型躁うつ病
	症候性痙攣発作	症候性てんかん	情緒不安定状態
	焦点性知覚性発作	焦点性てんかん	小児期アブサンスてんかん
	小児期型統合失調症	小児痙攣性疾患	自律神経てんかん
	心気性うつ病	進行性ミオクローヌスてんかん	睡眠喪失てんかん
	ストレスてんかん	精神運動興奮状態	精神病症状を伴う重症うつ病エピソード
	精神病症状を伴う躁病	精神病症状を伴わない重症うつ病エピソード	前駆期統合失調症
	潜在性統合失調症	全身痙攣	全身痙攣発作
	双極性感情障害	双極性感情障害・軽躁病エピソード	双極性感情障害・混合性エピソード
	双極性感情障害・精神病症状を伴う重症うつ病エピソード	双極性感情障害・精神病症状を伴う躁病エピソード	双極性感情障害・精神病症状を伴わない躁病エピソード
	躁病性昏迷	躁病発作	側頭葉てんかん
	体感症性統合失調症	退行期うつ病	大後頭三叉神経症候群
	体知覚性発作	短期統合失調症様障害	単極性うつ病
	単極性躁病	単発反応性うつ病	遅発性てんかん
	遅発性統合失調症	中等症うつ病エピソード	中等症反復性うつ病性障害
	聴覚性発作	聴覚反射てんかん	てんかん合併妊娠
	てんかん小発作	てんかん性自動症	てんかん様発作
	点頭てんかん	統合失調症型障害	統合失調症症状を伴う急性錯乱
	統合失調症症状を伴う急性多形性精神病性障害	統合失調症症状を伴う類循環精神病	統合失調症症状を伴わない急性錯乱
	統合失調症症状を伴わない急性多形性精神病性障害	統合失調症症状を伴わない類循環精神病	統合失調症性パーソナリティ障害
	統合失調症性反応	統合失調症様状態	特発性三叉神経痛
	内因性うつ病	難治性てんかん	乳児痙攣
	乳児重症ミオクロニーてんかん	乳児点頭痙攣	脳炎後てんかん
	破瓜型統合失調症	反応性うつ病	反応性興奮
	反応性てんかん	反復心因性うつ病	反復性うつ病
	反復性気分障害	反復性心因性抑うつ精神病	反復性精神病性うつ病
	反復性躁病エピソード	非定型うつ病	ヒプサルスミア
	不安うつ病	腹部てんかん	部分てんかん
	片側痙攣片麻痺てんかん症候群	ミオクローヌスてんかん	無熱性痙攣
	妄想型統合失調症	モレル・クレペリン病	薬物てんかん
	抑うつ神経症	抑うつ性パーソナリティ障害	良性乳児ミオクローヌスてんかん
△	1型糖尿病性精神障害	2型糖尿病性精神障害	アトニー性非特異性てんかん発作
	アブサンス	易刺激性	一過性痙攣発作
	易怒性	延髄外側症候群	落ち込み
	オトガイ神経麻痺	下顎神経痛	下歯槽神経麻痺
	家族性痙攣	過敏症	眼窩上神経痛
	感情鈍麻	感染症後うつ病	気うつ
	器質性うつ病性障害	器質性解離性障害	器質性気分障害
	器質性緊張病性障害	器質性幻覚症	器質性情緒不安定性障害
	器質性精神障害	器質性脳症候群	器質性の妄想状態および幻覚妄想状態
	器質性不安障害	器質性妄想性障害	気分変調症
	軽度認知障害	激越	原発性認知症
	後下小脳動脈閉塞症	高次脳機能障害	残遺型統合失調症
	三叉神経障害	三叉神経痛第1・2・3枝領域	三叉神経痛第1・2枝領域
	三叉神経痛第1枝領域	三叉神経痛第2・3枝領域	三叉神経痛第2枝領域
	三叉神経痛第3枝領域	三叉神経麻痺	子宮全摘術後愁訴
	自殺傾向	自閉的精神病質	上下眼窩神経痛
	症候性三叉神経痛	症候性精神障害	症候性早期ミオクローヌス性脳症
	上小脳動脈閉塞症	情緒障害	情緒性ショック
	衝動	小児シゾイド障害	小脳卒中症候群
	小脳動脈狭窄	小脳動脈血栓症	小脳動脈塞栓症
	小脳動脈閉塞	初老期精神病	初老期認知症
	初老期妄想状態	神経過敏	神経質
	神経症性抑うつ状態	神経性緊張	神経痛性頭痛
	心配	精神病症状を伴わない躁病	前下小脳動脈閉塞症
	全身性エリテマトーデス精神病	前頭葉てんかん	双極性感情障害・軽症のうつ病エピソード
	双極性感情障害・精神病症状を伴わない重症うつ病エピソード	双極性感情障害・中等症のうつ病エピソード	多幸症
	単純型統合失調症	定型欠神発作	敵意
	テタニー様発作	てんかん単純部分発作	てんかん複雑部分発作
	統合失調症型パーソナリティ障害	統合失調症後抑うつ	糖尿病性精神障害
	頭部外傷後精神障害	動脈硬化性うつ病	動脈硬化性精神障害
	内分泌性精神障害	泣き入りひきつけ	二次性認知症
	認知症	脳血管性精神障害	脳出血後遺性精神障害
	ノロウイルス性胃腸炎に伴う痙攣	拝礼発作	反復性短期うつ病エピソード
	非アルコール性器質性幻覚状態	ひきつけ	非定型顔面痛
	皮膚寄生虫妄想	不穏状態	暴力行為
	発作性顔面痛症候群	夢幻精神病	モーア症候群
	有痛性チック	幼児痙攣	ラフォラ疾患
	良性新生児痙攣	レイダー症候群	レノックス・ガストー症候群
	老年期うつ病	老年期認知症	老年期認知症妄想型
	老年期認知症抑うつ型	老年期妄想状態	老年精神病
	ロタウイルス性胃腸炎に伴う痙攣	ワレンベルグ症候群	

※ **適応外使用可**

・原則として,「カルバマゼピン」を「抗痙攣薬の神経因性疼痛,各種神経原性疼痛,がん性疼痛」に対し処方した場合,当該使用事例を審査上認める。

・原則として,「カルバマゼピン【内服薬】」を「多発性硬化症に伴う異常感覚・疼痛」,「頭部神経痛」,「頸部神経痛」に対して処方した場合,当該使用事例を審査上認める。

用法用量

(1)精神運動発作,てんかん性格及びてんかんに伴う精神障害,てんかんの痙攣発作:強直間代発作(全般痙攣発作,大発作)の場合:カルバマゼピンとして通常,成人には最初1日量200～400mgを1～2回に分割経口投与し,至適効果が得られるまで(通常1日600mg)徐々に増量する。症状により1日1,200mgまで増量することができる。小児に対しては,年齢,症状に応じて,通常1日100～600mgを分割経口投与する。

(2)躁病,躁うつ病の躁状態,統合失調症の興奮状態の場合:カルバマゼピンとして通常,成人には最初1日量200～400mgを1～2回に分割経口投与し,至適効果が得られるまで(通常1日600mg)徐々に増量する。症状により1日1,200mgまで増量することができる。

(3)三叉神経痛の場合:カルバマゼピンとして通常,成人には最初1日量200～400mgからはじめ,通常1日600mgまでを分割経口投与するが,症状により1日800mgまで増量することができる。小児に対しては,年齢,症状に応じて適宜減量する。

禁忌

(1)本剤の成分又は三環系抗うつ剤に対し過敏症の既往歴のある患者

(2)重篤な血液障害のある患者

(3)第II度以上の房室ブロック,高度の徐脈(50拍/分未満)のある患者

(4)ボリコナゾール,タダラフィル(アドシルカ),リルピビリンを

投与中の患者
(5)ポルフィリン症の患者

併用禁忌

薬剤名等	臨床症状・措置方法	機序・危険因子
ボリコナゾール(ブイフェンド) タダラフィル(アドシルカ) リルピビリン(エジュラント)	これらの薬剤の血中濃度が減少し作用が減弱するおそれがある。	本剤の代謝酵素誘導作用によりこれらの薬剤の代謝が促進される。

カルバマゼピン細粒50%「アメル」：共和薬品　50%1g[17.2円/g]，カルバマゼピン錠100mg「アメル」：共和薬品　100mg1錠[5.6円/錠]，カルバマゼピン錠200mg「アメル」：共和薬品　200mg1錠[7.7円/錠]，レキシン50%細粒：藤永　50%1g[17.2円/g]，レキシン錠100mg：藤永　100mg1錠[5.6円/錠]，レキシン錠200mg：藤永　200mg1錠[7.7円/錠]

テシプール錠1mg
規格：1mg1錠[16.4円/錠]
セチプチリンマレイン酸塩　持田　117

【効 能 効 果】

うつ病・うつ状態

【対応標準病名】

◎	うつ状態	うつ病	
○	うつ病型統合失調感情障害	遷延性うつ病	外傷後遺症性うつ病
	仮面うつ病	寛解中の反復性うつ病性障害	感染症後うつ病
	器質性うつ病性障害	軽症うつ病エピソード	軽症反復性うつ病性障害
	混合性不安抑うつ障害	産褥期うつ状態	思春期うつ病
	循環型躁うつ病	心気性うつ病	神経症性抑うつ状態
	精神病症状を伴う重症うつ病エピソード	精神病症状を伴わない重症うつ病エピソード	躁うつ病
	双極性感情障害・軽症のうつ病エピソード	双極性感情障害・精神病症状を伴う重症うつ病エピソード	双極性感情障害・精神病症状を伴わない重症うつ病エピソード
	双極性感情障害・中等症のうつ病エピソード	退行期うつ病	単極性うつ病
	単発反応性うつ病	中等症うつ病エピソード	中等症反復性うつ病性障害
	動脈硬化性うつ病	内因性うつ病	反応性うつ病
	反復心因性うつ病	反復性うつ病	反復性心因性抑うつ精神病
	反復性精神病性うつ病	反復性短期うつ病エピソード	非定型うつ病
	不安うつ病	抑うつ神経症	抑うつ性パーソナリティ障害
	老年期うつ病	老年期認知症抑うつ型	
△	2型双極性障害	器質性気分障害	器質性混合性感情障害
	器質性双極性障害	器質性躁病性障害	気分変調症
	原発性認知症	周期性精神病	初老期精神病
	初老期認知症	初老期妄想状態	双極性感情障害
	単極性躁病	二次性認知症	認知症
	反復性気分障害	反復性躁病エピソード	老年期認知症
	老年期認知症妄想型	老年期妄想状態	老年精神病

効能効果に関連する使用上の注意　抗うつ剤の投与により，24歳以下の患者で，自殺念慮，自殺企図のリスクが増加するとの報告があるため，本剤の投与にあたっては，リスクとベネフィットを考慮すること。

用法用量　セチプチリンマレイン酸塩として，通常成人1日3mgを初期用量とし，1日6mgまで漸増し，分割経口投与する。なお，年齢，症状により適宜増減する。

禁忌　モノアミン酸化酵素阻害剤を投与中の患者

併用禁忌

薬剤名等	臨床症状・措置方法	機序・危険因子
モノアミン酸化酵素(MAO)阻害剤	発汗，不穏，全身痙攣，異常高熱，昏睡等があらわれるおそれがある。MAO阻害剤の投与を受けた患者にセチプチリンマレイン酸塩を投与する場合には，少なくとも2週間の間隔をおき，また，セチプチリンマレイン酸塩からMAO阻害剤に切り替えるときは，2～3日間の間隔をおくことが望ましい。	三環系抗うつ剤では，MAO阻害剤による抗うつ剤の代謝阻害及び抗うつ剤のモノアミン取込み阻害作用によるアドレナリン受容体感受性の増大等によりこれらの症状が発現すると考えられている。

セチプチリンマレイン酸塩錠1mg「サワイ」：沢井[6.3円/錠]

デジレル錠25
規格：25mg1錠[18.1円/錠]
デジレル錠50
規格：50mg1錠[31.7円/錠]
トラゾドン塩酸塩　ファイザー　117

【効 能 効 果】

うつ病・うつ状態

【対応標準病名】

◎	うつ状態	うつ病	
○	うつ病型統合失調感情障害	遷延性うつ病	外傷後遺症性うつ病
	仮面うつ病	寛解中の反復性うつ病性障害	感染症後うつ病
	器質性うつ病性障害	器質性気分障害	器質性混合性感情障害
	器質性双極性障害	器質性躁病性障害	軽症うつ病エピソード
	軽症反復性うつ病性障害	混合性不安抑うつ障害	産褥期うつ状態
	思春期うつ病	循環型躁うつ病	心気性うつ病
	神経症性抑うつ状態	精神病症状を伴う重症うつ病エピソード	精神病症状を伴わない重症うつ病エピソード
	躁うつ病	双極性感情障害・軽症のうつ病エピソード	双極性感情障害・精神病症状を伴う重症うつ病エピソード
	双極性感情障害・精神病症状を伴わない重症うつ病エピソード	双極性感情障害・中等症のうつ病エピソード	退行期うつ病
	単極性うつ病	単発反応性うつ病	中等症うつ病エピソード
	中等症反復性うつ病性障害	動脈硬化性うつ病	内因性うつ病
	反応性うつ病	反復心因性うつ病	反復性うつ病
	反復性心因性抑うつ精神病	反復性精神病性うつ病	反復性短期うつ病エピソード
	非定型うつ病	不安うつ病	抑うつ神経症
	抑うつ性パーソナリティ障害	老年期うつ病	老年期認知症抑うつ型
△	2型双極性障害	気分変調症	原発性認知症
	周期性精神病	初老期精神病	初老期認知症
	初老期妄想状態	双極性感情障害	単極性躁病
	二次性認知症	認知症	反復性気分障害
	反復性躁病エピソード	老年期認知症	老年期認知症妄想型
	老年期妄想状態	老年精神病	

効能効果に関連する使用上の注意　抗うつ剤の投与により，24歳以下の患者で，自殺念慮，自殺企図のリスクが増加するとの報告があるため，本剤の投与にあたっては，リスクとベネフィットを考慮すること。

用法用量　トラゾドン塩酸塩として，通常，成人には1日75～100mgを初期用量とし，1日200mgまで増量し，1～数回に分割経口投与する。なお，年齢，症状により適宜増減する。

禁忌
(1)本剤の成分に対し過敏症の既往歴のある患者
(2)サキナビルメシル酸塩を投与中の患者

併用禁忌

薬剤名等	臨床症状・措置方法	機序・危険因子
サキナビルメシル酸塩 (インビラーゼ)	本剤の血中濃度が増加し，重篤な心血管系の副作用(QT延長等)を起こすおそれがある。	CYP3A4阻害作用により本剤の代謝が阻害される。

レスリン錠25：MSD　25mg1錠[18.1円/錠]
レスリン錠50：MSD　50mg1錠[31.7円/錠]
トラゾドン塩酸塩錠25mg「アメル」：共和薬品　25mg1錠[8.1円/錠]，トラゾドン塩酸塩錠50mg「アメル」：共和薬品　50mg1錠[14.1円/錠]

デソパン錠60mg
規格：60mg1錠[642.9円/錠]
トリロスタン　持田　249

【効能効果】

(1)特発性アルドステロン症
(2)手術適応とならない原発性アルドステロン症及びクッシング症候群
上記疾患におけるアルドステロン及びコルチゾール分泌過剰状態の改善並びにそれに伴う諸症状の改善

【対応標準病名】

◎	クッシング症候群	原発性アルドステロン症	特発性アルドステロン症
○	ACTH 産生下垂体腺腫	ACTH 産生腫瘍	CRH 産生腫瘍
	アルコール性偽性クッシング症候群	異所性 ACTH 産生腫瘍	ギッテルマン症候群
	クッシング病	高アルドステロン症	続発性アルドステロン症
	ネルソン症候群	バーター症候群	副腎皮質機能亢進症
	薬物誘発性クッシング症候群		
△	続発性副腎皮質機能低下症	低アルドステロン症	低レニン性低アルドステロン症
	副腎萎縮	副腎梗塞	副腎出血
	副腎石灰化症	副腎皮質機能低下症	副腎皮質機能低下に伴う貧血

用法用量　通常，成人には初期投与量として1日トリロスタンとして240mg(4錠)を3～4回に分割投与する。維持量として1日240mg～480mg(4～8錠)を3～4回に分割投与する。
なお，年齢，症状により適宜増減する。
禁忌　妊婦又は妊娠している可能性のある婦人

デタントールR錠3mg
デタントールR錠6mg
規格：3mg1錠[47.5円/錠]
規格：6mg1錠[91.7円/錠]
ブナゾシン塩酸塩　エーザイ　214

【効能効果】

高血圧症

【対応標準病名】

◎	高血圧症	本態性高血圧症	
○	悪性高血圧症	褐色細胞腫	褐色細胞腫性高血圧症
	境界型高血圧症	クロム親和性細胞腫	高血圧性緊急症
	高血圧性腎疾患	高血圧性脳内出血	高血圧切迫症
	高レニン性高血圧症	若年高血圧症	若年性境界型高血圧症
	収縮期高血圧症	心因性高血圧症	腎血管性高血圧症
	腎実質性高血圧症	腎性高血圧症	低レニン性高血圧症
	内分泌性高血圧症	二次性高血圧症	二次性肺高血圧症
	副腎性高血圧症	慢性血栓塞栓性肺高血圧症	
△	HELLP 症候群	軽症妊娠高血圧症候群	混合型妊娠高血圧症候群
	産後高血圧症	重症妊娠高血圧症候群	純粋型妊娠高血圧症候群
	新生児高血圧症	早発型妊娠高血圧症候群	遅発型妊娠高血圧症候群
	特発性肺動脈性肺高血圧症	妊娠・分娩・産褥の既存の二次性高血圧症	妊娠・分娩・産褥の既存の本態性高血圧症
	妊娠高血圧症	妊娠高血圧症候群	妊娠高血圧腎症
	妊娠中一過性高血圧症	肺静脈閉塞症	肺毛細血管腫症
	副腎腺腫	副腎のう腫	副腎皮質のう腫
	良性副腎皮質腫瘍		

用法用量　通常，成人にはブナゾシン塩酸塩として1日1回3～9mgを経口投与する。ただし，1日1回3mgから開始し，1日最高投与量は9mgまでとする。
禁忌　本剤の成分に対し過敏症の既往歴のある患者

デタントール錠0.5mg
デタントール錠1mg
規格：0.5mg1錠[13.9円/錠]
規格：1mg1錠[24.8円/錠]
ブナゾシン塩酸塩　エーザイ　214

【効能効果】

本態性高血圧症，腎性高血圧症，褐色細胞腫による高血圧症

【対応標準病名】

◎	褐色細胞腫性高血圧症	高血圧症	腎性高血圧症
	本態性高血圧症		
○	悪性高血圧症	褐色細胞腫	境界型高血圧症
	クロム親和性細胞腫	高血圧性緊急症	高血圧性脳内出血
	高血圧切迫症	高レニン性高血圧症	若年高血圧症
	若年性境界型高血圧症	収縮期高血圧症	腎血管性高血圧症
	腎実質性高血圧症	低レニン性高血圧症	二次性高血圧症
	副腎腺腫		
△	副腎のう腫	副腎皮質のう腫	良性副腎皮質腫瘍

用法用量　通常成人には，ブナゾシン塩酸塩として1日1.5mgより投与を始め，効果が不十分な場合は1日3～6mgに漸増し，1日2～3回に分割し食後経口投与する。なお，年齢，症状により適宜増減するが，1日最高投与量は12mgまでとする。
禁忌　本剤の成分に対し過敏症の既往歴のある患者

テトラミド錠10mg
テトラミド錠30mg
規格：10mg1錠[16.1円/錠]
規格：30mg1錠[45.1円/錠]
ミアンセリン塩酸塩　MSD　117

【効能効果】

うつ病・うつ状態

【対応標準病名】

◎	うつ状態	うつ病	
○	うつ病型統合失調感情障害	延髄性うつ病	外傷後遺症性うつ病
	仮面うつ病	寛解中の反復性うつ病性障害	感染症後うつ病
	器質性うつ病性障害	軽症うつ病エピソード	軽症反復性うつ病性障害
	混合性不安抑うつ障害	産褥期うつ状態	思春期うつ病
	循環型躁うつ病	心気性うつ病	神経症性抑うつ状態
	精神病症状を伴う重症うつ病エピソード	精神病症状を伴わない重症うつ病エピソード	躁うつ病
	双極性感情障害・軽症のうつ病エピソード	双極性感情障害・精神病症状を伴う重症うつ病エピソード	双極性感情障害・精神病症状を伴わない重症うつ病エピソード
	双極性感情障害・中等症のうつ病エピソード	退行期うつ病	単極性うつ病
	単発反応性うつ病	中等症うつ病エピソード	中等症反復性うつ病性障害
	動脈硬化性うつ病	内因性うつ病	反応性うつ病
	反復心因性うつ病	反復性うつ病	反復性心因性抑うつ精神病
	反復性精神病性うつ病	反復性短期うつ病エピソード	非定型うつ病
	不安うつ病	抑うつ神経症	抑うつ性パーソナリティ障害
	老年期うつ病	老年期認知症抑うつ型	
△	2型双極性障害	器質性気分障害	器質性混合性感情障害
	器質性双極性障害	器質性躁病性障害	気分変調症
	周期性精神病	双極性感情障害	単極性躁病
	反復性気分障害	反復性躁病エピソード	

効能効果に関連する使用上の注意　抗うつ剤の投与により，24歳以下の患者で，自殺念慮，自殺企図のリスクが増加するとの報

告があるため，本剤の投与にあたっては，リスクとベネフィットを考慮すること。

用法用量　ミアンセリン塩酸塩として，通常成人1日30mgを初期用量とし，1日60mgまで増量し，分割経口投与する。
また，上記用量は1日1回夕食後あるいは就寝前に投与できる。
なお，年齢，症状により適宜増減する。

禁忌
(1)本剤の成分に対し過敏症の既往歴のある患者
(2)MAO阻害剤を投与中の患者

併用禁忌

薬剤名等	臨床症状・措置方法	機序・危険因子
MAO阻害剤	発汗，不穏，全身痙攣，異常高熱，昏睡等があらわれるおそれがある［MAO阻害剤の投与を受けた患者に本剤を投与する場合には，少なくとも2週間の間隔をおき，また，本剤からMAO阻害剤に切りかえるときは，2〜3日間の間隔をおくことが望ましい。］。	機序は不明であるが，以下のような説がある。 中枢性アドレナリン受容体の感受性の増強 神経外アミン総量のMAO阻害剤による増加および本剤によるモノアミン作動性神経終末におけるアミン取り込み阻害 MAO阻害剤(ヒドララジン型)による本剤の代謝酵素阻害作用

デトルシトールカプセル2mg
規格：2mg1カプセル［115円/カプセル］
デトルシトールカプセル4mg
規格：4mg1カプセル［194.8円/カプセル］

酒石酸トルテロジン　ファイザー　259

【効能効果】

過活動膀胱における尿意切迫感，頻尿及び切迫性尿失禁

【対応標準病名】

◎	過活動膀胱	切迫性尿失禁	頻尿症
○	遺尿症	多尿	特発性多尿症
	尿失禁症	反射性尿失禁	腹圧性尿失禁
	膀胱機能障害	夜間遺尿	夜間多尿
	夜間頻尿症		
△	溢流性尿失禁	非神経因性過活動膀胱	膀胱ヘルニア

効能効果に関連する使用上の注意
(1)過活動膀胱と類似した症状を示す尿路感染症，尿路結石，前立腺癌，膀胱癌等の疾患を有する場合は，その治療を行うこと。
(2)前立腺肥大症における過活動膀胱の症状は，前立腺肥大症の治療により消失又は軽減することがあるので，前立腺肥大症の治療を優先すること。

用法用量　通常，成人には酒石酸トルテロジンとして4mgを1日1回経口投与する。
なお，患者の忍容性に応じて減量する。

用法用量に関連する使用上の注意　腎障害がある患者，肝障害がある患者，又はマクロライド系抗生物質及びアゾール系抗真菌薬等のチトクロムP450分子種(CYP3A4)阻害薬を併用している患者においては，トルテロジン及びDD01(薬理活性を有するトルテロジン水酸化代謝物)の血清中濃度が増加する可能性があるので，酒石酸トルテロジンとして2mgを1日1回経口投与する。

禁忌
(1)尿閉(慢性尿閉に伴う溢流性尿失禁を含む)を有する患者
(2)眼圧が調節できない閉塞隅角緑内障の患者
(3)重篤な心疾患のある患者
(4)麻痺性イレウスのある患者
(5)胃アトニー又は腸アトニーのある患者
(6)重症筋無力症の患者
(7)本剤の成分に対し過敏症の既往歴のある患者

テナキシル錠1mg
規格：1mg1錠［12.9円/錠］
テナキシル錠2mg
規格：2mg1錠［24.8円/錠］

インダパミド　アルフレッサファーマ　214

【効能効果】

本態性高血圧症

【対応標準病名】

◎	高血圧症	本態性高血圧症	
○	悪性高血圧症	境界型高血圧症	高血圧性緊急症
	高血圧性脳内出血	高血圧切迫症	高レニン性高血圧症
	若年高血圧症	若年性境界型高血圧症	収縮期高血圧症
	心因性高血圧症	低レニン性高血圧症	
△	HELLP症候群	褐色細胞腫	褐色細胞腫性高血圧症
	クロム親和性細胞腫	軽症妊娠高血圧症候群	混合型妊娠高血圧症候群
	産後高血圧症	重症妊娠高血圧症候群	術中異常高血圧症
	純粋型妊娠高血圧症候群	腎血管性高血圧症	腎実質性高血圧症
	腎性高血圧症	新生児高血圧症	早発型妊娠高血圧症候群
	遅発型妊娠高血圧症候群	内分泌性高血圧症	二次性高血圧症
	妊娠高血圧症	妊娠高血圧症候群	妊娠高血圧腎症
	妊娠中一過性高血圧症	副腎性高血圧症	副腎腺腫
	副腎のう腫	副腎皮質のう腫	良性副腎皮質腫瘍

用法用量　インダパミドとして，通常成人1日1回2mgを朝食後経口投与する。なお，年齢，症状により適宜増減する。
ただし，少量から投与を開始して徐々に増量すること。

禁忌
(1)無尿の患者
(2)急性腎不全の患者
(3)体液中のナトリウム・カリウムが明らかに減少している患者
(4)チアジド系薬剤又はその類似化合物(例えばクロルタリドン等のスルフォンアミド誘導体)に対して過敏症の既往歴のある患者

ナトリックス錠1：京都薬品　1mg1錠［12円/錠］
ナトリックス錠2：京都薬品　2mg1錠［22.6円/錠］

テネリア錠20mg
規格：20mg1錠［186.8円/錠］

テネリグリプチン臭化水素酸塩水和物　田辺三菱　396

【効能効果】

2型糖尿病

【対応標準病名】

◎	2型糖尿病		
○	2型糖尿病・眼合併症あり	2型糖尿病・関節合併症あり	2型糖尿病・ケトアシドーシス合併あり
	2型糖尿病・昏睡合併あり	2型糖尿病・腎合併症あり	2型糖尿病・神経学的合併症あり
	2型糖尿病・多発糖尿病性合併症あり	2型糖尿病・糖尿病性合併症あり	2型糖尿病・糖尿病性合併症なし
	2型糖尿病・末梢循環合併症あり	2型糖尿病黄斑症	2型糖尿病性アシドーシス
	2型糖尿病性アセトン血症	2型糖尿病性壊疽	2型糖尿病性黄斑浮腫
	2型糖尿病性潰瘍	2型糖尿病性眼筋麻痺	2型糖尿病性肝障害
	2型糖尿病性関節症	2型糖尿病性筋萎縮症	2型糖尿病性血管障害
	2型糖尿病性ケトアシドーシス	2型糖尿病性高コレステロール血症	2型糖尿病性虹彩炎
	2型糖尿病性骨症	2型糖尿病性昏睡	2型糖尿病性自律神経ニューロパチー
	2型糖尿病性神経因性膀胱	2型糖尿病性神経痛	2型糖尿病性腎硬化症
	2型糖尿病性腎症	2型糖尿病性腎症第1期	2型糖尿病性腎症第2期
	2型糖尿病性腎症第3期	2型糖尿病性腎症第3期A	2型糖尿病性腎症第3期B

2型糖尿病性腎症第4期	2型糖尿病性腎症第5期	2型糖尿病性腎不全
2型糖尿病性水疱	2型糖尿病性精神障害	2型糖尿病性そう痒症
2型糖尿病性多発ニューロパチー	2型糖尿病性単ニューロパチー	2型糖尿病性中心性網膜症
2型糖尿病性低血糖性昏睡	2型糖尿病性動脈硬化症	2型糖尿病性動脈閉塞症
2型糖尿病性ニューロパチー	2型糖尿病性白内障	2型糖尿病性皮膚障害
2型糖尿病性浮腫性硬化症	2型糖尿病性末梢血管症	2型糖尿病性末梢血管障害
2型糖尿病性末梢神経障害	2型糖尿病性ミオパチー	2型糖尿病性網膜症
安定型糖尿病	インスリン抵抗性糖尿病	若年2型糖尿病
増殖性糖尿病性網膜症・2型糖尿病		

用法用量　通常，成人にはテネリグリプチンとして20mgを1日1回経口投与する。なお，効果不十分な場合には，経過を十分に観察しながら40mg1日1回に増量することができる。

禁忌

(1)本剤の成分に対し過敏症の既往歴のある患者
(2)重症ケトーシス，糖尿病性昏睡又は前昏睡，1型糖尿病の患者
(3)重症感染症，手術前後，重篤な外傷のある患者

テノゼット錠300mg　規格：300mg1錠[996.5円/錠]

テノホビルジソプロキシルフマル酸塩

グラクソ・スミスクライン　625

【効能効果】

B型肝炎ウイルスの増殖を伴い肝機能の異常が確認されたB型慢性肝疾患におけるB型肝炎ウイルスの増殖抑制

【対応標準病名】

◎	B型慢性肝炎
○	B型肝硬変

効能効果に関連する使用上の注意　本剤投与開始に先立ち，HBV-DNA定量により，ウイルスの増殖を確認すること。

用法用量　通常，成人にはテノホビル　ジソプロキシルフマル酸塩として1回300mgを1日1回経口投与する。

用法用量に関連する使用上の注意

(1)本剤は，投与中止により肝機能の悪化若しくは肝炎の重症化を起こすことがある。本内容を患者に説明し，患者が自己の判断で投与を中止しないように十分指導すること。
(2)本剤の投与開始時期，投与期間，併用薬，他の抗ウイルス剤に対する耐性がみられた患者への使用等については，国内外のガイドライン等を参考にすること。
(3)本剤の有効成分であるテノホビル　ジソプロキシルフマル酸塩を含む製剤と併用しないこと。
(4)腎機能障害患者では，本剤の血中濃度が上昇するので，腎機能の低下に応じて次の投与方法を目安とする(外国人による薬物動態試験成績による)。

クレアチニンクリアランス	投与方法
50mL/min以上	300mgを1日1回
30～49mL/min	300mgを2日に1回
10～29mL/min	300mgを3～4日に1回
血液透析患者	300mgを7日に1回注)又は累積約12時間の透析終了後に300mgを投与

注)血液透析実施後。なお，クレアチニンクリアランスが10mL/min未満で，透析を行っていない患者における薬物動態は検討されていない。

警告　本剤を含むB型肝炎に対する治療を終了した患者で，肝炎の重度の急性増悪が報告されている。
そのため，B型肝炎に対する治療を終了する場合には，投与終了後少なくとも数ヵ月間は患者の臨床症状と臨床検査値の観察を十分に行うこと。経過に応じて，B型肝炎に対する再治療が必要となることもある。

禁忌　本剤の成分に対し過敏症の既往歴のある患者

デノタスチュアブル配合錠　規格：1錠[20.9円/錠]

コレカルシフェロール　炭酸マグネシウム　沈降炭酸カルシウム

日東薬品　321

【効能効果】

RANKL阻害剤(デノスマブ(遺伝子組換え)等)投与に伴う低カルシウム血症の治療及び予防

【対応標準病名】

◎	低カルシウム血症		
△	カルシウム代謝障害	原発性低リン血症くる病	酸ホスファターゼ欠損症
	低カルシウム性白内障	低ホスファターゼ症	低マグネシウム血症
	テタニー性白内障	ビタミンD依存症	ビタミンD依存症I型
	ビタミンD依存症II型	ビタミンD抵抗性くる病	本態性低マグネシウム血症
	マグネシウム欠乏性テタニー	無機質欠乏症	無機質代謝障害
	リン代謝障害		

用法用量　通常，1日1回2錠を経口投与する。なお，患者の状態又は臨床検査値に応じて適宜増減する。

用法用量に関連する使用上の注意

(1)血清補正カルシウム値が高値な場合は投薬を避け，血清補正カルシウム値が正常化した後に，本剤の投与を開始又は再開すること。
(2)多発性骨髄腫による骨病変及び固形癌骨転移による骨病変におけるデノスマブ(遺伝子組換え)投与時の重篤な低カルシウム血症の発現を軽減するため本剤を投与する場合は，毎日少なくとも1日1回2錠投与すること。
(3)本剤は，かみ砕くか，口中で溶かして服用すること。

禁忌

(1)本剤の成分に対し過敏症の既往歴のある患者
(2)高カルシウム血症の患者

テノーミン錠25　規格：25mg1錠[54.8円/錠]
テノーミン錠50　規格：50mg1錠[92.5円/錠]

アテノロール　アストラゼネカ　212

【効能効果】

本態性高血圧症(軽症～中等症)
狭心症
頻脈性不整脈(洞性頻脈，期外収縮)

【対応標準病名】

◎	期外収縮	狭心症	高血圧症
	洞頻脈	頻脈症	頻脈性不整脈
	不整脈	本態性高血圧症	
○	悪性高血圧症	安静時狭心症	安定狭心症
	異型狭心症	異所性拍動	冠攣縮性狭心症
	期外収縮性不整脈	境界型高血圧症	狭心症3枝病変
	高血圧性緊急症	高血圧性腎疾患	高血圧切迫症
	高レニン性高血圧症	三段脈	若年高血圧症
	若年性境界型高血圧症	収縮期高血圧症	上室期外収縮
	初発労作型狭心症	腎血管性高血圧症	心室期外収縮
	腎実質性高血圧症	心室性二段脈	腎性高血圧症
	心房期外収縮	接合部調律	増悪労作型狭心症
	多源性心室期外収縮	多発性期外収縮	低レニン性高血圧症
	トルサードドポアント	内分泌性高血圧症	二次性高血圧症
	二段脈	頻拍症	不安定狭心症
	副収縮	副腎性高血圧症	房室接合部期外収縮
	夜間狭心症	労作時兼安静時狭心症	労作性狭心症
△	HELLP症候群	QT延長症候群	QT短縮症候群

異所性心室調律	異所性心房調律	異所性調律
一過性心室細動	遺伝性 QT 延長症候群	褐色細胞腫
褐色細胞腫性高血圧症	起立性調律障害	クロム親和性細胞腫
軽症妊娠高血圧症候群	高血圧性脳内出血	呼吸性不整脈
混合型妊娠高血圧症候群	産後高血圧症	重症妊娠高血圧症候群
術中異常高血圧症	純粋型妊娠高血圧症候群	徐脈頻脈症候群
心因性高血圧症	心室細動	心室粗動
新生児高血圧症	心拍異常	心房静止
早発型妊娠高血圧症候群	遅発型妊娠高血圧症候群	洞不整脈
特発性 QT 延長症候群	二次性 QT 延長症候群	妊娠高血圧症
妊娠高血圧症候群	妊娠高血圧腎症	妊娠中一過性高血圧症
微小血管性狭心症	副腎腺腫	副腎のう腫
副腎皮質のう腫	ブルガダ症候群	薬物性 QT 延長症候群
良性副腎皮質腫瘍		

※ **適応外使用可**
原則として，「アテノロール【内服薬】」を「小児の頻脈性不整脈(洞性頻脈，期外収縮)」に対して「0.5～2mg/kg を1日1回」処方した場合及び「20歳未満で体重が成人と同等の者の頻脈性不整脈(洞性頻脈，期外収縮)」に対して「25～100mg を1日1回」処方した場合，当該使用事例を審査上認める。

用法用量　通常成人にはアテノロールとして 50mg を1日1回経口投与する。なお，年齢，症状により，適宜増減できるが，最高量は1日1回 100mg までとする。

用法用量に関連する使用上の注意　褐色細胞腫の患者では，本剤投与により急激に血圧が上昇することがあるので本剤を単独で投与しないこと。褐色細胞腫の患者に投与する場合には，α遮断剤で初期治療を行った後に本剤を投与し，常にα遮断剤を併用すること。

禁忌
(1)本剤の成分に対し過敏症の既往歴のある患者
(2)糖尿病性ケトアシドーシス，代謝性アシドーシスのある患者
(3)高度又は症状を呈する徐脈，房室ブロック(II，III 度)，洞房ブロック，洞不全症候群のある患者
(4)心原性ショックのある患者
(5)肺高血圧による右心不全のある患者
(6)うっ血性心不全のある患者
(7)低血圧症の患者
(8)重度の末梢循環障害のある患者(壊疽等)
(9)未治療の褐色細胞腫の患者

アテノロール錠25mg「JG」：長生堂　25mg1錠[5.8円/錠]，アテノロール錠25mg「NikP」：日医工ファーマ　25mg1錠[5.8円/錠]，アテノロール錠25mg「NP」：ニプロ　25mg1錠[5.8円/錠]，アテノロール錠25mg「イセイ」：イセイ　25mg1錠[5.8円/錠]，アテノロール錠25mg「サワイ」：沢井　25mg1錠[5.8円/錠]，アテノロール錠25mg「タイヨー」：テバ製薬　25mg1錠[5.8円/錠]，アテノロール錠25mg「ツルハラ」：鶴原　25mg1錠[5.8円/錠]，アテノロール錠25mg「トーワ」：東和　25mg1錠[5.8円/錠]，アテノロール錠25mg「日医工」：日医工　25mg1錠[5.8円/錠]，アテノロール錠25mg「日新」：日新－山形　25mg1錠[5.8円/錠]，アテノロール錠25mg「ファイザー」：ファイザー　25mg1錠[5.8円/錠]，アテノロール錠50mg「JG」：長生堂　50mg1錠[7円/錠]，アテノロール錠50mg「NikP」：日医工ファーマ　50mg1錠[7円/錠]，アテノロール錠50mg「NP」：ニプロ　50mg1錠[7円/錠]，アテノロール錠50mg「イセイ」：イセイ　50mg1錠[7円/錠]，アテノロール錠50mg「サワイ」：沢井　50mg1錠[7円/錠]，アテノロール錠50mg「タイヨー」：テバ製薬　50mg1錠[7円/錠]，アテノロール錠50mg「ツルハラ」：鶴原　50mg1錠[7円/錠]，アテノロール錠50mg「トーワ」：東和　50mg1錠[7円/錠]，アテノロール錠50mg「日医工」：日医工　50mg1錠[7円/錠]，アテノロール錠50mg「日新」：日新－山形　50mg1錠[7円/錠]，アテノロール錠50mg「ファイザー」：ファイザー　50mg1錠[7円/錠]，アテノロールドライシロップ10%「EMEC」：サンノーバ　10%1g[57.8円/g]，アルセノール錠25：原沢　25mg1錠[5.8円/錠]，アルセノール錠50：原沢　50mg1錠[7円/錠]，アルマイラー錠25：大正薬品　25mg1錠[5.8円/錠]，アルマイラー錠50：大正薬品　50mg1錠[7円/錠]，クシセミン錠25mg：辰巳化学　25mg1錠[5.8円/錠]，クシセミン錠50mg：辰巳化学　50mg1錠[7円/錠]，テノミロール錠25mg：小林化工　25mg1錠[5.8円/錠]，テノミロール錠50mg：小林化工　50mg1錠[7円/錠]

デパケンR錠100mg　規格：100mg1錠[11.2円/錠]
デパケンR錠200mg　規格：200mg1錠[18.4円/錠]
デパケン細粒20%　規格：20%1g[16.8円/g]
デパケン細粒40%　規格：40%1g[24.8円/g]
デパケン錠100mg　規格：100mg1錠[9.9円/錠]
デパケン錠200mg　規格：200mg1錠[14.6円/錠]
デパケンシロップ5%　規格：5%1mL[7.6円/mL]
バルプロ酸ナトリウム　協和発酵キリン　113,117

【効能効果】
(1)各種てんかん(小発作・焦点発作・精神運動発作ならびに混合発作)およびてんかんに伴う性格行動障害(不機嫌・易怒性等)の治療
(2)躁病および躁うつ病の躁状態の治療
(3)片頭痛発作の発症抑制

【対応標準病名】

◎	易怒性	焦点性てんかん	性格障害
	精神運動発作	躁うつ病	躁状態
	素行障害	てんかん	てんかん小発作
	不機嫌	片頭痛	
○	2型双極性障害	易刺激性	眼筋麻痺性片頭痛
	眼性片頭痛	器質性双極性障害	器質性躁病性障害
	強直間代発作	軽躁病	興奮状態
	持続性片頭痛	ジャクソンてんかん	若年性ミオクローヌスてんかん
	周期性精神病	術後てんかん	自律神経てんかん
	進行性ミオクローヌスてんかん	精神病症状を伴う躁病	双極性感情障害
	双極性感情障害・軽躁病エピソード	双極性感情障害・精神病症状を伴う躁病エピソード	双極性感情障害・精神病症状を伴わない躁病エピソード
	躁病発作	側頭葉てんかん	単極性躁病
	定型欠神発作	てんかん合併妊娠	てんかん性自動症
	てんかん大発作	てんかん単純部分発作	てんかん複雑部分発作
	典型片頭痛	難治性てんかん	乳児重症ミオクロニーてんかん
	乳児点頭痙攣	脳炎後てんかん	脳底動脈性片頭痛
	拝礼発作	反復性うつ病	反復性躁病エピソード
	ヒプサルスミア	普通型片頭痛	部分てんかん
	片麻痺性片頭痛	ミオクローヌスてんかん	網膜性片頭痛
	良性乳児ミオクローヌスてんかん		
△	アトニー性非特異性てんかん発作	アブサンス	アルコールてんかん
	うつ病	うつ病型統合失調感情障害	ウンベルリヒトてんかん
	延髄外側症候群	延髄性うつ病	外傷後遺症性うつ病
	家族性痙攣	家庭限局性素行障害	過敏症
	仮面うつ病	寛解中の反復性うつ病性障害	感染症後うつ病
	間代性痙攣	気うつ	器質性うつ病性障害
	器質性気分障害	器質性混合性感情障害	気分変調症
	局所性痙攣	局所性てんかん	軽症うつ病エピソード

軽症反復性うつ病性障害	原発性認知症	後下小脳動脈閉塞症
光原性てんかん	後天性てんかん	混合性不安抑うつ障害
産褥期うつ状態	思春期うつ病	持続性部分てんかん
若年性アブサンスてんかん	集団型素行障害	循環型躁うつ病
症候性早期ミオクローヌス性脳症	症候性てんかん	上小脳動脈閉塞症
焦点性知覚性発作	小児期アブサンスてんかん	小児期素行障害
少年非行	小脳卒中症候群	小脳動脈狭窄
小脳動脈血栓症	小脳動脈塞栓症	小脳動脈閉塞
初老期精神病	初老期認知症	初老期妄想状態
心気性うつ病	神経症性抑うつ状態	睡眠喪失てんかん
ストレスてんかん	精神病症状を伴う重症うつ病エピソード	精神病症状を伴わない重症うつ病エピソード
精神病症状を伴わない躁病	前下小脳動脈閉塞症	前頭葉てんかん
躁病性昏迷	怠学	退行期うつ病
対人関係障害	体知覚性発作	代理ミュンヒハウゼン症候群
単極性うつ病	単発反応性うつ病	遅発性てんかん
中等症うつ病エピソード	中等症反復性うつ病性障害	聴覚性発作
聴覚反射てんかん	点頭てんかん	動脈硬化性うつ病
内因性うつ病	二次性認知症	認知症
反抗挑戦性障害	反応性うつ病	反応性興奮
反応性てんかん	反復心因性うつ病	反復性気分障害
反復性心因性抑うつ精神病	反復性精神病性うつ病	反復性短期うつ病エピソード
非社会化型素行障害	非定型うつ病	病的感動性性格
不安うつ病	腹部てんかん	不登校
片側痙攣片麻痺てんかん症候群	補償神経症	ミュンヒハウゼン症候群
薬物てんかん	抑うつ神経症	抑うつ性パーソナリティ障害
ラフォラ疾患	良性新生児痙攣	レノックス・ガストー症候群
老年期うつ病	老年期認知症	老年期認知症妄想型
老年期認知症抑うつ型	老年期妄想状態	老年精神病
ワレンベルグ症候群		

効能効果に関連する使用上の注意　効能効果(3)の場合：本剤は，片頭痛発作の急性期治療のみでは日常生活に支障をきたしている患者にのみ投与すること。

用法用量

〔R 錠〕

効能効果(1)，(2)の場合：通常1日量バルプロ酸ナトリウムとして400～1,200mg を1日1～2回に分けて経口投与する。ただし，年齢・症状に応じ適宜増減する。

効能効果(3)の場合：通常1日量バルプロ酸ナトリウムとして400～800mg を1日1～2回に分けて経口投与する。なお，年齢・症状に応じ適宜増減するが，1日量として1,000mg を超えないこと。

〔細粒，錠，シロップ〕

効能効果(1)，(2)の場合：通常1日量バルプロ酸ナトリウムとして400～1,200mg を1日2～3回に分けて経口投与する。ただし，年齢・症状に応じ適宜増減する。

効能効果(3)の場合：通常1日量バルプロ酸ナトリウムとして400～800mg を1日2～3回に分けて経口投与する。なお，年齢・症状に応じ適宜増減するが，1日量として1,000mg を超えないこと。

禁忌

(1)重篤な肝障害のある患者

(2)本剤投与中はカルバペネム系抗生物質(パニペネム・ベタミプロン，メロペネム水和物，イミペネム水和物・シラスタチンナトリウム，ビアペネム，ドリペネム水和物，テビペネム　ピボキシル)を併用しないこと。

(3)尿素サイクル異常症の患者

原則禁忌　妊婦又は妊娠している可能性のある婦人

併用禁忌

薬剤名等	臨床症状・措置方法	機序・危険因子
カルバペネム系抗生物質 パニペネム・ベタミプロン(カルベニン) メロペネム水和物(メロペン) イミペネム水和物・シラスタチンナトリウム(チエナム) ビアペネム(オメガシン) ドリペネム水和物(フィニバックス) テビペネム　ピボキシル(オラペネム)	てんかんの発作が再発することがある。	バルプロ酸の血中濃度が低下する。

エピレナート錠100mg：藤永　100mg1錠[9.1円/錠]，エピレナート錠200mg：藤永　200mg1錠[11.8円/錠]，エピレナートシロップ5%：藤永　5%1mL[6.7円/mL]，バルプロ酸Na錠100mg「TCK」：辰巳化学　100mg1錠[9.1円/錠]，バルプロ酸Na錠200mg「TCK」：辰巳化学　200mg1錠[6.1円/錠]，バルプロ酸Na徐放B錠100mg「トーワ」：東和　100mg1錠[7.9円/錠]，バルプロ酸Na徐放B錠200mg「トーワ」：東和　200mg1錠[12.1円/錠]，バルプロ酸ナトリウムSR錠100mg「アメル」：共和薬品　100mg1錠[7.9円/錠]，バルプロ酸ナトリウムSR錠200mg「アメル」：共和薬品　200mg1錠[12.1円/錠]，バルプロ酸ナトリウム細粒20%「EMEC」：小林化工　20%1g[11.9円/g]，バルプロ酸ナトリウム細粒40%「EMEC」：小林化工　40%1g[17.9円/g]，バルプロ酸ナトリウム錠100mg「アメル」：共和薬品　100mg1錠[9.1円/錠]，バルプロ酸ナトリウム錠200mg「アメル」：共和薬品　200mg1錠[6.1円/錠]，バルプロ酸ナトリウムシロップ5%「日医工」：日医工　5%1mL[6.7円/mL]，バレリン錠100mg：大日本住友　100mg1錠[9.1円/錠]，バレリン錠200mg：大日本住友　200mg1錠[11.8円/錠]，バレリンシロップ5%：大日本住友　5%1mL[6.7円/mL]

デパス細粒1%　規格：1%1g[119.2円/g]
デパス錠0.25mg　規格：0.25mg1錠[9円/錠]
デパス錠0.5mg　規格：0.5mg1錠[9円/錠]
デパス錠1mg　規格：1mg1錠[13円/錠]

エチゾラム　田辺三菱　117

【効 能 効 果】

(1)神経症における不安・緊張・抑うつ・神経衰弱症状・睡眠障害

(2)うつ病における不安・緊張・睡眠障害

(3)心身症(高血圧症，胃・十二指腸潰瘍)における身体症候ならびに不安・緊張・抑うつ・睡眠障害

(4)統合失調症における睡眠障害

(5)下記疾患における不安・緊張・抑うつおよび筋緊張：頸椎症，腰痛症，筋収縮性頭痛

【対応標準病名】

◎	胃潰瘍	胃十二指腸潰瘍	うつ状態
	うつ病	筋強直	筋収縮性頭痛
	頸椎症	高血圧症	十二指腸潰瘍
	心因性胃潰瘍	心因性高血圧症	神経症
	神経症性抑うつ状態	神経衰弱	心身症
	睡眠障害	統合失調症	不安うつ病
	不安緊張状態	不安神経症	本態性高血圧症
	腰痛症	抑うつ神経症	
○	2型双極性障害	HELLP 症候群	NSAID 十二指腸潰瘍
あ	悪性高血圧症	アスペルガー症候群	胃十二指腸潰瘍瘢痕
	胃神経症	胃腸神経症	うつ病型統合失調感情障害
か	延髄性うつ病	外傷後遺症性うつ病	外傷性頭痛

	型分類困難な統合失調症	下背部ストレイン	仮面うつ病
	寛解中の反復性うつ病性障害	眼性頭痛	感染症後うつ病
	器質性うつ病性障害	器質性気分障害	器質性混合性感情障害
	器質性双極性障害	器質性躁病性障害	偽神経症性統合失調症
	急性胃潰瘍	急性胃粘膜病変	急性十二指腸潰瘍
	急性出血性胃潰瘍	急性出血性胃潰瘍穿孔	急性出血性十二指腸潰瘍
	急性出血性十二指腸潰瘍穿孔	急性統合失調症	急性統合失調症性エピソード
	急性統合失調症様精神病性障害	急性腰痛症	境界型高血圧症
	境界型統合失調症	筋筋膜性腰痛症	筋ストレイン
	緊張型統合失調症	空気嚥下症	空気飢餓感
	クッシング潰瘍	軽症うつ病エピソード	軽症妊娠高血圧症候群
	軽症反復性うつ病性障害	頚椎骨軟骨症	頚椎症性神経根症
	頚椎症性脊髄症	拘禁性抑うつ状態	高血圧性脳内出血
	高血圧切迫症	後天性筋緊張症	高レニン性高血圧症
	混合型妊娠高血圧症候群	混合性頭痛	混合性不安抑うつ障害
さ	根性腰痛症	災害神経症	再発性十二指腸潰瘍
	坐骨神経根炎	坐骨神経痛	坐骨単神経根炎
	残遺型統合失調症	産後高血圧症	産褥期うつ状態
	思春期うつ病	持続性気分障害	自閉的精神病質
	若年高血圧症	若年性境界型高血圧症	社交不安障害
	収縮期高血圧症	重症妊娠高血圧症候群	十二指腸潰瘍瘢痕
	十二指腸球後部潰瘍	十二指腸穿孔	出血性胃潰瘍
	出血性十二指腸潰瘍	術後胃潰瘍	術後胃十二指腸潰瘍
	術後十二指腸潰瘍	術後神経症	循環型躁うつ病
	純粋型妊娠高血圧症候群	小児期型統合失調症	小児シゾイド障害
	小児神経症	小児心身症	職業神経症
	職業性痙攣	書痙	心因性胃アトニー
	心因性胃液分泌過多症	心因性胃痙攣	心因性下痢
	心因性失神	心気症	心気障害
	心気性うつ病	神経根炎	神経性胃腸炎
	神経性心悸亢進	腎血管性高血圧症	腎実質性高血圧症
	腎性高血圧症	新生児高血圧症	ストレス潰瘍
	ストレス性胃潰瘍	ストレス性十二指腸潰瘍	スルーダー神経痛
	青春期内閉神経症	精神神経症	精神衰弱
	精神病症状を伴う重症うつ病エピソード	精神病症状を伴わない重症うつ病エピソード	脊髄神経根症
	脊椎関節症	脊椎症	脊椎症性ミエロパチー
	脊椎痛	前駆期統合失調症	穿孔性胃潰瘍
	穿孔性十二指腸潰瘍	潜在性統合失調症	前脊髄動脈圧迫症候群
	穿通性胃潰瘍	穿通性十二指腸潰瘍	先天性筋強直症
	先天性パラミオトニア	全般性不安障害	躁うつ病
	挿間性発作性不安	双極性感情障害・軽症のうつ病エピソード	双極性感情障害・精神病症状を伴う重症うつ病エピソード
	双極性感情障害・精神病症状を伴わない重症うつ病エピソード	双極性感情障害・中等症のうつ病エピソード	早発型妊娠高血圧症候群
た	体感症性統合失調症	退行期うつ病	多発胃潰瘍
	多発性十二指腸潰瘍	多発性出血性胃潰瘍	多発性神経症
	短期統合失調症様障害	単極性うつ病	単純型統合失調症
	単発反応性うつ病	遅発型妊娠高血圧症候群	遅発性統合失調症
	中等症うつ病エピソード	中等症反復性うつ病性障害	椎骨動脈圧迫症候群
	低レニン性高血圧症	デュラフォイ潰瘍	殿部痛
	統合失調症型障害	統合失調症型パーソナリティ障害	統合失調症後抑うつ
	統合失調症症状を伴う急性錯乱	統合失調症症状を伴う急性多形性精神病性障害	統合失調症症状を伴う類循環精神病
	統合失調症性パーソナリティ障害	統合失調症性反応	統合失調症様状態
な	動脈硬化性うつ病	トロサ・ハント症候群	内因性うつ病
	内分泌性高血圧症	難治性十二指腸潰瘍	二次性高血圧症
	妊娠高血圧症	妊娠高血圧症候群	妊娠高血圧腎症
は	妊娠中一過性高血圧症	背部痛	破瓜型統合失調症
	破局発作状態	パニック障害	パニック発作
	パラミオトニア	反応性うつ病	反復心因性うつ病
	反復性うつ病	反復性気分障害	反復性心因性抑うつ精神病
	反復性精神病性うつ病	反復性短期うつ病エピソード	非定型うつ病
	不安障害	不安ヒステリー	副腎性高血圧症
	不眠症	ブリケー障害	変形性頚椎症
	変形性脊椎炎	変形性脊椎症	発作性神経症
ま	膜症神経症	慢性胃潰瘍	慢性胃潰瘍活動期
	慢性外傷後頭痛	慢性緊張性頭痛	慢性十二指腸潰瘍
	慢性十二指腸潰瘍活動期	慢性心因反応	夢幻精神病
や	妄想型統合失調症	妄想性神経症	薬剤性胃潰瘍
	薬物誘発性頭痛	幼児神経症	腰仙部神経根炎
	腰痛坐骨神経痛症候群	腰殿部痛	腰部神経根炎
ら	抑うつ性パーソナリティ障害	老人性神経症	老年期うつ病
	老年期認知症抑うつ型		
△	NSAID 胃潰瘍	胃潰瘍瘢痕	異形恐怖
	異常絞扼反射	胃穿孔	胃びらん
	咽喉頭異常感症	咽頭異常感症	肩こり
	カタプレキシー	過眠	気分循環症
	気分変調症	急性胃潰瘍穿孔	急性十二指腸潰瘍穿孔
	恐怖症性不安障害	筋疲労	筋ヘルニア
	クライネ・レヴィン症候群	頚肩部筋肉痛	頚部筋肉痛
	原発性認知症	高所恐怖症	項背部筋痛
	項部筋肉痛	再発性胃潰瘍	残胃潰瘍
	疾病恐怖症	社会不安障害	周期嗜眠症
	周期性精神病	醜形恐怖症	十二指腸びらん
	出血性胃潰瘍穿孔	出血性十二指腸潰瘍穿孔	常習性吃逆
	上腕神経痛	食道神経症	初老期精神病
	初老期認知症	初老期妄想状態	心因性鼓腸
	心因性消化不良症	心因性心悸亢進	心因性心血管障害
	神経性胃炎	身体化障害	身体表現性障害
	身体表現性自律神経機能低下	睡眠時無呼吸症候群	睡眠相後退症候群
	睡眠リズム障害	ステロイド潰瘍	ステロイド潰瘍穿孔
	挿間性緊張性頭痛	双極性感情障害	多訴性症候群
	脱力発作	多発性心身性障害	単極性躁病
	中枢性睡眠時無呼吸	統合失調症症状を伴わない急性錯乱	統合失調症症状を伴わない急性多形性精神病性障害
	統合失調症症状を伴わない類循環精神病	特発性過眠症	内臓神経症
	ナルコレプシー	難治性胃潰瘍	二次性認知症
	認知症	背部圧迫感	反復性躁病エピソード
	ヒステリー球	不規則睡眠	不定愁訴症
	分類困難な身体表現性障害	ベーアド病	慢性疲労症候群
	モレル・クレペリン病	腰腹痛	レム睡眠行動障害
	老年期認知症	老年期認知症妄想型	老年期妄想状態
	老年精神病		

用法用量

神経症，うつ病の場合：通常，成人にはエチゾラムとして1日3mgを3回に分けて経口投与する。

心身症，頚椎症，腰痛症，筋収縮性頭痛の場合：通常，成人にはエチゾラムとして1日1.5mgを3回に分けて経口投与する。

睡眠障害に用いる場合：通常，成人にはエチゾラムとして1日1～3mgを就寝前に1回経口投与する。

なお，いずれの場合も年齢，症状により適宜増減するが，高齢者には，エチゾラムとして1日1.5mgまでとする。

禁忌

(1)急性狭隅角緑内障の患者

(2)重症筋無力症の患者

エチゾラム細粒1%「JG」：長生堂　1%1g[26.8円/g]，エチゾラム錠0.25mg「EMEC」：サンノーバ　0.25mg1錠[6.2円/錠]，エチゾラム錠0.25mg「JG」：長生堂　0.25mg1錠[6.2円/錠]，エチゾラム錠0.25mg「KN」：小林化工　0.25mg1錠[5.8円/錠]，エチゾラム錠0.25mg「NP」：ニプロ　0.25mg1錠[5.8円/錠]，エチゾラム錠0.25mg「SW」：メディサ　0.25mg1錠[6.2円/錠]，エチゾラム錠0.25mg「TCK」：辰巳化学　－[－]，エチゾラム錠0.25mg「アメル」：共和薬品　－[－]，エチゾラム錠0.25mg「オーハラ」：大原薬品　－[－]，エチゾラム錠0.25mg「ツルハラ」：鶴原　0.25mg1錠[5.8円/錠]，エチゾラム錠0.25mg「トーワ」：東和　－[－]，エチゾラム錠0.25mg「日医工」：日医工　－[－]，エチゾラム錠0.25mg「日新」：日新－山形　0.25mg1錠[6.2円/錠]，エチゾラム錠0.5mg「EMEC」：サンノーバ　0.5mg1錠[6.3円/錠]，エチゾラム錠0.5mg「JG」：長生堂　0.5mg1錠[6.3円/錠]，エチゾラム錠0.5mg「KN」：小林化工　0.5mg1錠[6円/錠]，エチゾラム錠0.5mg「NP」：ニプロ　0.5mg1錠[6.3円/錠]，エチゾラム錠0.5mg「SW」：メディサ　0.5mg1錠[6.3円/錠]，エチゾラム錠0.5mg「TCK」：辰巳化学　0.5mg1錠[6.3円/錠]，エチゾラム錠0.5mg「アメル」：共和薬品　0.5mg1錠[6円/錠]，エチゾラム錠0.5mg「オーハラ」：大原薬品　0.5mg1錠[6.3円/錠]，エチゾラム錠0.5mg「ツルハラ」：鶴原　0.5mg1錠[6円/錠]，エチゾラム錠0.5mg「トーワ」：東和　0.5mg1錠[6円/錠]，エチゾラム錠0.5mg「日医工」：日医工　0.5mg1錠[6.3円/錠]，エチゾラム錠0.5mg「日新」：日新－山形　0.5mg1錠[6.3円/錠]，エチゾラム錠1mg「EMEC」：サンノーバ　1mg1錠[6.4円/錠]，エチゾラム錠1mg「JG」：長生堂　1mg1錠[6.4円/錠]，エチゾラム錠1mg「KN」：小林化工　1mg1錠[6.4円/錠]，エチゾラム錠1mg「NP」：ニプロ　1mg1錠[6.4円/錠]，エチゾラム錠1mg「SW」：メディサ　1mg1錠[6.4円/錠]，エチゾラム錠1mg「TCK」：辰巳化学　1mg1錠[6.4円/錠]，エチゾラム錠1mg「アメル」：共和薬品　1mg1錠[6.4円/錠]，エチゾラム錠1mg「オーハラ」：大原薬品　1mg1錠[6.4円/錠]，エチゾラム錠1mg「ツルハラ」：鶴原　1mg1錠[6.4円/錠]，エチゾラム錠1mg「トーワ」：東和　1mg1錠[6.4円/錠]，エチゾラム錠1mg「日医工」：日医工　1mg1錠[6.4円/錠]，エチゾラム錠1mg「日新」：日新－山形　1mg1錠[6.4円/錠]，デゾラム錠0.5mg：大正薬品　0.5mg1錠[6.3円/錠]，デゾラム錠1mg：大正薬品　1mg1錠[6.4円/錠]，パルギン錠0.5mg：藤永　0.5mg1錠[6.3円/錠]，パルギン錠1mg：藤永　1mg1錠[9.6円/錠]

テビケイ錠50mg　規格：50mg1錠[3262.6円/錠]
ドルテグラビルナトリウム　ヴィーブ　625

【効 能 効 果】

HIV 感染症

【対応標準病名】

◎	HIV 感染症		
○	AIDS	AIDS 関連症候群	HIV－1 感染症
	HIV－2 感染症	HIV 感染	後天性免疫不全症候群
	新生児 HIV 感染症		

効能効果に関連する使用上の注意　本剤による治療にあたっては，患者の治療歴及び可能な場合には薬剤耐性検査(遺伝子型解析あるいは表現型解析)を参考にすること。

用法用量

通常，成人には以下の用法用量で経口投与する。本剤は，食事の有無にかかわらず投与できる。投与に際しては，必ず他の抗 HIV 薬と併用すること。

(1)未治療患者，インテグラーゼ阻害薬以外の抗 HIV 薬による治療経験のある患者：ドルテグラビルとして 50mg を 1 日 1 回経口投与する。

(2)インテグラーゼ阻害薬に対する耐性を有する患者：ドルテグラビルとして 50mg を 1 日 2 回経口投与する。

なお，12 歳以上及び体重 40kg 以上の未治療，インテグラーゼ阻害薬以外の抗 HIV 薬による治療経験がある小児患者には，ドルテグラビルとして 50mg を 1 日 1 回経口投与できる。

用法用量に関連する使用上の注意　本剤による治療は，抗 HIV 療法に十分な経験を持つ医師のもとで開始すること。

禁忌　本剤の成分に対し過敏症の既往歴のある患者

デプロメール錠25　規格：25mg1錠[36.1円/錠]
デプロメール錠50　規格：50mg1錠[62.2円/錠]
デプロメール錠75　規格：75mg1錠[85.7円/錠]
フルボキサミンマレイン酸塩　Meiji Seika　117

【効 能 効 果】

うつ病・うつ状態，強迫性障害，社会不安障害

【対応標準病名】

◎	うつ状態	うつ病	強迫性障害
	社会不安障害		
○	うつ病型統合失調感情障害	延髄性うつ病	外傷後遺症性うつ病
	仮面うつ病	寛解中の反復性うつ病性障害	感染症後うつ病
	器質性うつ病性障害	器質性躁病性障害	気分変調症
	強迫神経症	軽症うつ病エピソード	軽症反復性うつ病性障害
	混合性不安抑うつ障害	産褥期うつ状態	思春期うつ病
	社会恐怖症	社交不安障害	循環型躁うつ病
	心気性うつ病	神経症性抑うつ状態	赤面恐怖症
	躁うつ病	双極性感情障害・軽症のうつ病エピソード	双極性感情障害・精神病症状を伴う重症うつ病エピソード
	双極性感情障害・精神病症状を伴わない重症うつ病エピソード	双極性感情障害・中等症のうつ病エピソード	退行期うつ病
	対人恐怖症	単極性うつ病	単発反応性うつ病
	中等症うつ病エピソード	中等症反復性うつ病性障害	動脈硬化性うつ病
	内因性うつ病	反応性うつ病	反復心因性うつ病
	反復性うつ病	反復性気分障害	反復性心因性抑うつ精神病
	反復性精神病性うつ病	反復性短期うつ病エピソード	非定型うつ病
	広場恐怖症	不安うつ病	抑うつ神経症
	抑うつ性パーソナリティ障害	老年期うつ病	老年期認知症抑うつ型
△	2 型双極性障害	器質性気分障害	器質性混合性感情障害
	器質性双極性障害	強迫思考	原発性認知症
	周期性精神病	主として強迫思考または反復思考	初老期精神病
	初老期認知症	初老期妄想状態	神経症
	精神病症状を伴う重症うつ病エピソード	精神病症状を伴わない重症うつ病エピソード	双極性感情障害
	単極性躁病	二次性認知症	認知症
	反復思考	反復性躁病エピソード	不潔恐怖症
	老年期認知症	老年期認知症妄想型	老年期妄想状態
	老年精神病		

効能効果に関連する使用上の注意

(1)抗うつ剤の投与により，24 歳以下の患者で，自殺念慮，自殺企図のリスクが増加するとの報告があるため，本剤の投与にあたっては，リスクとベネフィットを考慮すること。

(2)社会不安障害の診断は，DSM※等の適切な診断基準に基づき慎重に実施し，基準を満たす場合にのみ投与すること。

※ DSM：American Psychiatric Association(米国精神医学会)の Diagnostic and Statistical Manual of Mental Disorders(精神疾患の診断・統計マニュアル)

(3)類薬において，海外で実施された 18 歳以下の大うつ病性障害患者を対象としたプラセボ対照臨床試験において有効性が確認できなかったとの報告がある。本剤を 18 歳未満の大うつ病性

障害患者に投与する際には適応を慎重に検討すること。
用法用量　通常，成人にはフルボキサミンマレイン酸塩として，1日50mgを初期用量とし，1日150mgまで増量し，1日2回に分割して経口投与する。
なお，年齢・症状に応じて適宜増減する。
用法用量に関連する使用上の注意　本剤の投与量は必要最小限となるよう，患者ごとに慎重に観察しながら調節すること。
禁忌
(1)本剤の成分に対し過敏症の既往歴のある患者
(2)モノアミン酸化酵素(MAO)阻害剤を投与中あるいは投与中止後2週間以内の患者
(3)ピモジド，チザニジン塩酸塩，ラメルテオンを投与中の患者
併用禁忌

薬剤名等	臨床症状・措置方法	機序・危険因子
モノアミン酸化酵素(MAO)阻害剤 セレギリン塩酸塩(エフピー)	両薬剤の作用が増強されることがあるので，MAO阻害剤の中止後，本剤を投与する場合は，2週間以上の間隔をあけること。また，本剤投与後MAO阻害剤に切り替える場合は，少なくとも1週間以上の間隔をあけること。なお，本剤の類薬とMAO阻害剤との併用によりセロトニン症候群があらわれたとの報告※がある。	脳内セロトニン濃度が高まるためと考えられる。
ピモジド(オーラップ)	ピモジドの血中濃度が上昇又は半減期が延長することにより，QT延長，心室性不整脈(torsades de pointesを含む)等の心血管系の副作用が発現するおそれがある。	本剤は，肝臓で酸化的に代謝されるこれらの薬剤の代謝を阻害し，血中濃度を上昇させると考えられる。
チザニジン塩酸塩(テルネリン)	チザニジンの血中濃度が上昇又は半減期が延長することにより，著しい血圧低下等の副作用が発現するおそれがある。	
ラメルテオン(ロゼレム)	ラメルテオンの最高血中濃度，AUCが顕著に上昇するとの報告があり，併用により同剤の作用が強くあらわれるおそれがある。	

※：外国報告

ルボックス錠25：アッヴィ　25mg1錠[36.1円/錠]
ルボックス錠50：アッヴィ　50mg1錠[62.2円/錠]
ルボックス錠75：アッヴィ　75mg1錠[85.7円/錠]

フルボキサミンマレイン酸塩錠25mg「CH」：長生堂　25mg1錠[21.5円/錠]，フルボキサミンマレイン酸塩錠25mg「EMEC」：エルメッドエーザイ　25mg1錠[21.5円/錠]，フルボキサミンマレイン酸塩錠25mg「FFP」：シオノ　25mg1錠[21.5円/錠]，フルボキサミンマレイン酸塩錠25mg「JG」：大興　25mg1錠[21.5円/錠]，フルボキサミンマレイン酸塩錠25mg「NP」：ニプロ　25mg1錠[17.6円/錠]，フルボキサミンマレイン酸塩錠25mg「TCK」：辰巳化学　25mg1錠[21.5円/錠]，フルボキサミンマレイン酸塩錠25mg「TYK」：大正薬品　25mg1錠[21.5円/錠]，フルボキサミンマレイン酸塩錠25mg「YD」：陽進堂　25mg1錠[21.5円/錠]，フルボキサミンマレイン酸塩錠25mg「アメル」：共和薬品　25mg1錠[17.6円/錠]，フルボキサミンマレイン酸塩錠25mg「杏林」：キョーリンリメディオ　25mg1錠[21.5円/錠]，フルボキサミンマレイン酸塩錠25mg「サワイ」：沢井　25mg1錠[21.5円/錠]，フルボキサミンマレイン酸塩錠25mg「タカタ」：高田　25mg1錠[21.5円/錠]，フルボキサミンマレイン酸塩錠25mg「トーワ」：東和　25mg1錠[21.5円/錠]，フルボキサミンマレイン酸塩錠25mg「日医工」：日医工　25mg1錠[17.6円/錠]，フルボキサミンマレイン酸塩錠25mg「ファイザー」：ファイザー　25mg1錠[17.6円/錠]，フルボキサミンマレイン酸塩錠50mg「CH」：長生堂　50mg1錠[35.2円/錠]，フルボキサミンマレイン酸塩錠50mg「EMEC」：エルメッドエーザイ　50mg1錠[35.2円/錠]，フルボキサミンマレイン酸塩錠50mg「FFP」：シオノ　50mg1錠[35.2円/錠]，フルボキサミンマレイン酸塩錠50mg「JG」：大興　50mg1錠[35.2円/錠]，フルボキサミンマレイン酸塩錠50mg「NP」：ニプロ　50mg1錠[35.2円/錠]，フルボキサミンマレイン酸塩錠50mg「TCK」：辰巳化学　50mg1錠[35.2円/錠]，フルボキサミンマレイン酸塩錠50mg「TYK」：大正薬品　50mg1錠[35.2円/錠]，フルボキサミンマレイン酸塩錠50mg「YD」：陽進堂　50mg1錠[35.2円/錠]，フルボキサミンマレイン酸塩錠50mg「アメル」：共和薬品　50mg1錠[29.7円/錠]，フルボキサミンマレイン酸塩錠50mg「杏林」：キョーリンリメディオ　50mg1錠[35.2円/錠]，フルボキサミンマレイン酸塩錠50mg「サワイ」：沢井　50mg1錠[35.2円/錠]，フルボキサミンマレイン酸塩錠50mg「タカタ」：高田　50mg1錠[35.2円/錠]，フルボキサミンマレイン酸塩錠50mg「トーワ」：東和　50mg1錠[35.2円/錠]，フルボキサミンマレイン酸塩錠50mg「日医工」：日医工　50mg1錠[35.2円/錠]，フルボキサミンマレイン酸塩錠50mg「ファイザー」：ファイザー　50mg1錠[35.2円/錠]，フルボキサミンマレイン酸塩錠75mg「CH」：長生堂　75mg1錠[52.2円/錠]，フルボキサミンマレイン酸塩錠75mg「EMEC」：エルメッドエーザイ　75mg1錠[52.2円/錠]，フルボキサミンマレイン酸塩錠75mg「FFP」：シオノ　75mg1錠[52.2円/錠]，フルボキサミンマレイン酸塩錠75mg「JG」：大興　75mg1錠[52.2円/錠]，フルボキサミンマレイン酸塩錠75mg「NP」：ニプロ　75mg1錠[52.2円/錠]，フルボキサミンマレイン酸塩錠75mg「TCK」：辰巳化学　75mg1錠[52.2円/錠]，フルボキサミンマレイン酸塩錠75mg「TYK」：大正薬品　75mg1錠[52.2円/錠]，フルボキサミンマレイン酸塩錠75mg「YD」：陽進堂　75mg1錠[39円/錠]，フルボキサミンマレイン酸塩錠75mg「アメル」：共和薬品　75mg1錠[39円/錠]，フルボキサミンマレイン酸塩錠75mg「杏林」：キョーリンリメディオ　75mg1錠[52.2円/錠]，フルボキサミンマレイン酸塩錠75mg「サワイ」：沢井　75mg1錠[52.2円/錠]，フルボキサミンマレイン酸塩錠75mg「タカタ」：高田　75mg1錠[52.2円/錠]，フルボキサミンマレイン酸塩錠75mg「トーワ」：東和　75mg1錠[52.2円/錠]，フルボキサミンマレイン酸塩錠75mg「日医工」：日医工　75mg1錠[39円/錠]，フルボキサミンマレイン酸塩錠75mg「ファイザー」：ファイザー　75mg1錠[52.2円/錠]

デベルザ錠20mg

規格：20mg1錠[205.5円/錠]
トホグリフロジン水和物　興和　396

アプルウェイ錠20mgを参照(P73)

テモダールカプセル20mg

規格：20mg1カプセル[3370.1円/カプセル]

テモダールカプセル100mg

規格：100mg1カプセル[16859.2円/カプセル]
テモゾロミド　MSD　421

【効能効果】

悪性神経膠腫

【対応標準病名】

◎	悪性神経膠腫		
○	悪性脳腫瘍	海綿芽細胞腫	原始神経外胚葉腫瘍
	原線維性星細胞腫	原発性悪性脳腫瘍	原発性脳腫瘍
	膠芽腫	上衣芽細胞腫	上衣腫
	神経膠腫	星細胞腫	星状芽細胞腫

	退形成性上衣腫	退形成性星細胞腫	多発性神経膠腫
	頭蓋部脊索腫	脳胚細胞腫瘍	乏突起神経膠腫
	毛様細胞性星細胞腫		
△	鞍上部胚細胞腫瘍	延髄神経膠腫	延髄星細胞腫
	橋神経膠腫	後頭葉悪性腫瘍	後頭葉膠芽腫
	後頭葉神経膠腫	膠肉腫	視床下部星細胞腫
	視床星細胞腫	小脳膠芽腫	小脳上衣腫
	小脳神経膠腫	小脳髄芽腫	小脳星細胞腫
	小脳毛様細胞性星細胞腫	髄芽腫	前頭葉悪性腫瘍
	前頭葉膠芽腫	前頭葉神経膠腫	前頭葉星細胞腫
	前頭葉退形成性星細胞腫	側頭葉悪性腫瘍	側頭葉膠芽腫
	側頭葉神経膠腫	側頭葉星細胞腫	側頭葉退形成性星細胞腫
	側頭葉毛様細胞性星細胞腫	第4脳室上衣腫	大脳悪性腫瘍
	大脳深部神経膠腫	中脳神経膠腫	頭蓋底脊索腫
	頭蓋内胚細胞腫瘍	頭頂葉悪性腫瘍	頭頂葉膠芽腫
	頭頂葉神経膠腫	頭頂葉星細胞腫	脳幹悪性腫瘍
	脳幹膠芽腫	脳幹神経膠腫	脳幹部星細胞腫
	脳室悪性腫瘍	脳室上衣腫	びまん性星細胞腫

用法用量

(1)初発の場合

放射線照射との併用にて，通常，成人ではテモゾロミドとして1回75mg/m²(体表面積)を1日1回連日42日間，経口投与し，4週間休薬する。

その後，本剤単独にて，テモゾロミドとして1回150mg/m²を1日1回連日5日間，経口投与し，23日間休薬する。この28日を1クールとし，次クールでは1回200mg/m²に増量することができる。

(2)再発の場合：通常，成人ではテモゾロミドとして1回150mg/m²(体表面積)を1日1回連日5日間，経口投与し，23日間休薬する。この28日を1クールとし，次クールで1回200mg/m²に増量することができる。

用法用量に関連する使用上の注意

(1)一般的注意

①本剤は空腹時に投与することが望ましい。

②本剤と他の抗悪性腫瘍剤との併用療法に関して，有効性及び安全性は確立していない。

(2)初発の場合

放射線照射との併用時

①本剤の投与開始にあたっては次の条件をすべて満たすこと。

(a)好中球数が1,500/mm³以上

(b)血小板数が100,000/mm³以上

②少なくとも週1回の頻度で血液検査を実施し，本剤継続の可否を判断すること。以下の副作用発現時は投与量の増減を行わず，下記の基準に基づき休薬又は中止すること。

項目	継続基準	休薬基準	中止基準
好中球数	1,500/mm³以上	500/mm³以上，1,500/mm³未満	500/mm³未満
血小板数	100,000/mm³以上	10,000/mm³以上，100,000/mm³未満	10,000/mm³未満
非血液学的な副作用注1)(NCI-CTC Grade)	Grade 1以下	中等度の副作用(Grade 2)	重度又は生命を脅かす副作用(Grade 3又は4)

注1)脱毛，悪心，嘔吐は含まない。

③放射線照射の中断により放射線治療期間が延長した場合，②の継続基準の条件を満たしたときに限り，42日間連日経口投与を最長49日まで延長することができる。

放射線照射後の単剤投与時

①本剤の投与開始にあたっては次の条件をすべて満たすこと。

(a)好中球数が1,500/mm³以上

(b)血小板数が100,000/mm³以上

②第1クールの期間中，次の条件をすべて満たした場合に限り，第2クールで投与量を200mg/m²/日に増量すること。なお，第2クール開始時に増量できなかった場合，それ以後のクールでは増量しないこと。

(a)好中球数の最低値が1,500/mm³以上

(b)血小板数の最低値が100,000/mm³以上

(c)脱毛，悪心，嘔吐を除く非血液学的な副作用の程度がGrade 2(中等度)以下

③各クールの期間中，血液検査を適切な時期に実施し，好中球数及び血小板数の最低値に基づいて次クールでの用量調整の必要性について判断すること。なお，好中球数及び血小板数が最低値に達するのは本剤投与後22日以降と比較的遅いことが知られている。また，各クールの開始にあたっては，適切な時期に血液検査を実施し，好中球数が1,500/mm³以上，血小板数が100,000/mm³以上になるまで投与を開始しないこと。

④各クール開始にあたっては，直前のクールにおいて次の場合には本剤を50mg/m²減量とすること。

(a)好中球数の最低値が1,000/mm³未満

(b)血小板数の最低値が50,000/mm³未満

(c)脱毛，悪心，嘔吐を除くGrade 3の非血液学的な副作用が出現した場合

⑤次の場合は本剤の投与を中止すること。

(a)脱毛，悪心，嘔吐を除くGrade 4の非血液学的な副作用が出現した場合

(b)100mg/m²/日未満に減量が必要となった場合

(c)脱毛，悪心，嘔吐を除く，減量後に直前のクールと同じGrade 3の非血液学的な副作用が再度出現した場合

(3)再発の場合

①本剤の投与開始にあたっては次の条件をすべて満たすこと。

(a)好中球数が1,500/mm³以上

(b)血小板数が100,000/mm³以上

②第1クール以後，次の条件をすべて満たした場合に限り，次クールの投与量を200mg/m²/日に増量することができる。

(a)好中球数の最低値が1,500/mm³以上

(b)血小板数の最低値が100,000/mm³以上

③各クールの期間中，血液検査を適切な時期に実施し，好中球数及び血小板数の最低値に基づいて次クールでの用量調整の必要性について判断すること。なお，好中球数及び血小板数が最低値に達するのは本剤投与後22日以降と比較的遅いことが知られている。また，各クールの開始にあたっては，適切な時期に血液検査を実施し，好中球数が1,500/mm³以上，血小板数が100,000/mm³以上になるまで投与を開始しないこと。

④各クール開始にあたっては，直前のクールにおいて次の場合には本剤を50mg/m²減量とすること。

(a)好中球数の最低値が1,000/mm³未満

(b)血小板数の最低値が50,000/mm³未満

(c)脱毛，悪心，嘔吐を除くGrade 3の非血液学的な副作用が出現した場合

⑤100mg/m²/日未満に減量が必要となった場合は本剤の投与を中止すること。

警告

(1)本剤による治療は，緊急時に十分対応できる医療施設において，がん化学療法に十分な知識・経験を持つ医師のもとで，本療法が適切と判断される症例についてのみ実施すること。また，治療開始に先立ち，患者又はその家族に有効性及び危険性を十分説明し，同意を得てから投与すること。

(2)本剤と放射線照射を併用する場合に，重篤な副作用や放射線照射による合併症が発現する可能性があるため，放射線照射とがん化学療法の併用治療に十分な知識・経験を持つ医師のもとで実施すること。

(3)本剤の投与後にニューモシスチス肺炎が発生することがあるた

め，適切な措置の実施を考慮すること。

禁忌

(1)本剤又はダカルバジンに対し過敏症の既往歴のある患者
(2)妊婦又は妊娠している可能性のある婦人

デュファストン錠5mg　規格：5mg1錠[38円/錠]
ジドロゲステロン　アボット　247

【効能効果】

切迫流早産，習慣性流早産，無月経，月経周期異常（稀発月経，多発月経），月経困難症，機能性子宮出血，黄体機能不全による不妊症，子宮内膜症

【対応標準病名】

◎	異常月経	黄体機能不全	機能性子宮出血
	希発月経	月経困難症	子宮内膜症
	自然早産	習慣流産	女性不妊症
	切迫早産	切迫流産	頻発月経
	不妊症	無月経症	
○	外性子宮内膜症	過少月経	下垂体性無月経
	過多月経	過長月経	器質性月経困難症
	機能性月経困難症	機能性性器出血	機能性無月経
	頚管性不妊症	月経異常	月経性歯肉炎
	月経中間期出血	月経痛	月経不順
	月経モリミナ	原発性希発月経	原発性月経困難症
	原発性不妊症	原発性無月経	原発性卵巣機能低下症
	更年期出血	更年期卵巣機能低下症	高プロラクチン血症性無月経
	骨盤子宮内膜症	産褥卵巣機能低下症	子宮性不妊症
	子宮性無月経	子宮腺筋症	子宮不正出血
	思春期月経異常	思春期月経過多	思春期出血
	視床下部性無月経	若年性子宮機能出血	若年性子宮出血
	心因性無月経	神経性食欲不振症無月経	精神性無月経
	性腺機能低下症	遷延性月経	早発卵巣不全
	続発性希発月経	続発性月経困難症	続発性不妊症
	続発性無月経	第１度無月経	第２度無月経
	体重減少性無月経	中枢性無月経	腸の子宮内膜症
	チョコレートのう胞	乳汁漏出無月経症候群	妊娠満37週以前の偽陣痛
	排卵期出血	排卵障害	不規則月経
	膜様月経困難症	無排卵月経	無排卵症
	卵管機能異常	卵管狭窄症	卵管子宮内膜症
	卵管性不妊症	卵管閉塞	卵巣機能不全
	卵巣欠落症状	卵巣子宮内膜症	卵巣子宮内膜症のう胞
	卵巣性不妊症	卵巣発育不全	
△	アンドロゲン過剰症	陰部痛	エストロジェン過剰症
	エストロジェン産生腫瘍	器質性性器出血	機能性不妊症
	月経随伴性気胸	月経前症候群	月経前浮腫
	月経前片頭痛	骨盤内うっ血症候群	視床下部性卵巣機能低下
	絨毛膜下血腫	授乳性無月経	性器出血
	性機能亢進症	早発閉経	多のう胞性卵巣
	多のう胞性卵巣症候群	妊娠初期の出血	妊娠満37週以後の偽陣痛
	排卵痛	晩発閉経	卵巣機能異常
	卵巣機能亢進症	卵巣機能障害	卵巣性無月経
	卵巣痛		

用法用量　ジドロゲステロンとして，通常成人１日5～15mg（1～3錠）を1～3回に分割経口投与する。子宮内膜症には１日5～20mg（1～4錠）を経口投与する。

禁忌　重篤な肝障害・肝疾患を有する患者

テラナス錠5　規格：5mg1錠[33.5円/錠]
塩酸ロメリジン　MSD　219

【効能効果】

片頭痛

【対応標準病名】

◎	片頭痛		
○	眼筋麻痺性片頭痛	眼性片頭痛	持続性片頭痛
	典型片頭痛	脳底動脈性片頭痛	普通型片頭痛
	片麻痺性片頭痛	網膜性片頭痛	

用法用量　通常，成人にはロメリジン塩酸塩として１回5mgを１日２回，朝食後及び夕食後あるいは就寝前に経口投与する。なお，症状に応じて適宜増減するが，１日投与量として20mgを超えないこと。

禁忌

(1)本剤の成分に対し過敏症の既往歴のある患者
(2)頭蓋内出血又はその疑いのある患者
(3)脳梗塞急性期の患者
(4)妊婦又は妊娠している可能性のある婦人

ミグシス錠5mg：ファイザー　5mg1錠[33.5円/錠]

テラビック錠250mg　規格：250mg1錠[1429.6円/錠]
テラプレビル　田辺三菱　625

【効能効果】

(1)セログループ1（ジェノタイプⅠ(1a)又はⅡ(1b)）のＣ型慢性肝炎における次のいずれかのウイルス血症の改善
①血中HCV RNA量が高値の未治療患者
②インターフェロンを含む治療法により無効又は再燃となった患者
(2)セログループ2（ジェノタイプⅢ(2a)又はⅣ(2b)）のＣ型慢性肝炎におけるインターフェロン製剤の単独療法，又はリバビリンとの併用療法で無効又は再燃となった患者のウイルス血症の改善

【対応標準病名】

◎	Ｃ型慢性肝炎	ウイルス血症	
○	Ｃ型肝炎	Ｃ型肝炎ウイルス感染	Ｃ型肝炎合併妊娠
	Ｃ型肝硬変		
△	慢性ウイルス肝炎		

効能効果に関連する使用上の注意

(1)本剤の使用に際しては，HCV RNAが陽性であることを確認すること。
(2)血中HCV RNA量が高値の未治療患者に用いる場合は，血中HCV RNA量がRT-PCR法で5.0LogIU/mL以上に相当することを確認すること。
(3)Ｃ型慢性肝炎におけるウイルス血症の改善への本剤の使用にあたっては，自己免疫性肝炎，アルコール性肝炎等その他の慢性肝疾患でないこと，肝不全を伴わないことを確認する。また，組織像又は肝予備能，血小板数等により肝硬変でないことを確認すること。
(4)インターフェロンを含む治療法のうち，他のプロテアーゼ阻害剤による既治療例に対する投与経験はない。これらの患者に対しては，ウイルス性肝疾患の治療に十分な知識・経験を持つ医師が前治療の種類，前治療に対する反応性，耐性変異の有無，患者の忍容性等を考慮した上で，本剤投与の可否を判断すること。

用法用量

通常，成人には，テラプレビルとして１回750mgを１日３回食後経口投与し，投与期間は12週間とする。
本剤は，ペグインターフェロン　アルファ-2b（遺伝子組換え）及びリバビリンと併用すること。

用法用量に関連する使用上の注意

(1)本剤の単独投与は行わないこと。

(2)本剤は12週間を超えて投与した際の有効性及び安全性は確立していない。

(3)本剤，ペグインターフェロン　アルファ-2b(遺伝子組換え)及びリバビリンを併用する場合には，3剤併用投与で治療を開始し，本剤投与終了後，引き続きペグインターフェロン　アルファ-2b(遺伝子組換え)及びリバビリンによる2剤併用を実施する。なお，本剤と併用するペグインターフェロン　アルファ-2b(遺伝子組換え)及びリバビリンは24週間を超えて投与した場合の有効性及び安全性は確立していない。

(4)本剤を空腹時に服用した場合は，十分な血中濃度が得られないため，必ず食後に服用するように患者に指導すること。また，投与間隔等を調節するよう，以下の内容も踏まえて患者に指導すること。

①低脂肪食の食後に本剤を投与した場合，高脂肪食の食後に投与した場合に比べて血漿中濃度が低下するとの報告がある。

②臨床試験において本剤の有効性及び安全性は食後にて8時間間隔投与で検討されている。

(5)高齢者，腎機能障害，高血圧，糖尿病の患者では，重篤な腎機能障害の発現リスクが高くなるおそれがあるため，本剤の開始用量の減量を考慮すること。なお，減量によりHCV RNA陰性化率が低くなる可能性があることから，リスクとベネフィットを十分に勘案すること。

(6)ペグインターフェロン　アルファ-2b(遺伝子組換え)は，通常，成人には，1回1.5μg/kgを週1回皮下投与する。

(7)リバビリンは，通常，成人には，下記の用法用量で経口投与する。

患者の体重	リバビリンの投与量		
	1日投与量	朝食後	夕食後
60kg以下	600mg	200mg	400mg
60kgを超え80kg以下	800mg	400mg	400mg
80kgを超える	1,000mg	400mg	600mg

リバビリンの投与に際しては，患者の状態を考慮し，減量，中止等の適切な処置を行うこと。特に，投与開始前のヘモグロビン濃度が13g/dL未満の患者には，リバビリンの投与量を200mg減量し，下記の用法用量で経口投与する。

患者の体重	投与開始前のヘモグロビン濃度が13g/dL未満の患者のリバビリンの投与量		
	1日投与量	朝食後	夕食後
60kg以下	400mg	200mg	200mg
60kgを超え80kg以下	600mg	200mg	400mg
80kgを超える	800mg	400mg	400mg

(8)本剤とペグインターフェロン　アルファ-2b(遺伝子組換え)及びリバビリンを併用するにあたっては，ヘモグロビン濃度が12g/dL以上であることが望ましい。また，投与中にヘモグロビン濃度の低下が認められた場合には，下記を参考にリバビリンの用量を調節，あるいは本剤，ペグインターフェロン　アルファ-2b(遺伝子組換え)及びリバビリンの投与を中止すること。なお，リバビリンの最低用量は200mg/日までとする。

ヘモグロビン濃度	リバビリン	ペグインターフェロン　アルファ-2b(遺伝子組換え)	本剤
12g/dL未満に減少	200mg減量：1,000mg/日投与の場合は400mg減量	用量変更なし	
10g/dL未満に減少	200mg減量		
8.5g/dL未満に減少	投与中止	投与中止	投与中止

上記の基準に加えて，ヘモグロビン濃度が1週間以内に1g/dL以上減少し，その値が13g/dL未満の場合は，リバビリンを更に200mg減量する。

(9)本剤とペグインターフェロン　アルファ-2b(遺伝子組換え)及びリバビリンを併用するにあたっては，白血球数が4,000/mm^{3}以上又は好中球数が1,500/mm^{3}以上，血小板数が100,000/mm^{3}以上であることが望ましい。また，投与中に白血球数，好中球数又は血小板数の低下が認められた場合には，下記を参考にペグインターフェロン　アルファ-2b(遺伝子組換え)の用量を調節，あるいは本剤，ペグインターフェロン　アルファ-2b(遺伝子組換え)及びリバビリンの投与を中止すること。

検査項目	数値	リバビリン	ペグインターフェロン　アルファ-2b(遺伝子組換え)	本剤
白血球数	1,500/mm^{3}未満に減少	用量変更なし	半量に減量	用量変更なし
好中球数	750/mm^{3}未満に減少			
血小板数	80,000/mm^{3}未満に減少			
白血球数	1,000/mm^{3}未満に減少	投与中止	投与中止	投与中止
好中球数	500/mm^{3}未満に減少			
血小板数	50,000/mm^{3}未満に減少			

(10)投与開始前のヘモグロビン濃度が14g/dL未満，好中球数が2,000/mm^{3}未満あるいは血小板数が120,000/mm^{3}未満の患者，高齢者及び女性ではペグインターフェロン　アルファ-2b(遺伝子組換え)及びリバビリンの減量を要する頻度が高くなる傾向が認められるので，投与開始から2週間は原則入院させること。

警告

(1)本剤は，ウイルス性肝疾患の治療に十分な知識・経験を持つ医師のもとで，本剤の投与が適切と判断される患者に対してのみ投与すること。

(2)本剤は，ペグインターフェロン　アルファ-2b(遺伝子組換え)及びリバビリンとの併用投与により，中毒性表皮壊死融解症(Toxic Epidermal Necrolysis：TEN)，皮膚粘膜眼症候群(Stevens-Johnson症候群)，薬剤性過敏症症候群(Drug-induced hypersensitivity syndrome：DIHS)等の全身症状を伴う重篤な皮膚障害が発現するおそれがあることから次の事項に注意すること。なお，本剤は皮膚科医と連携して使用すること。

①重篤な皮膚障害は本剤投与期間中に発現する場合が多いので，当該期間中は特に観察を十分に行うこと。

②重篤な皮膚障害，又は以下の症状を伴う発疹が発現した場合には，投与を中止するなど適切な処置を行うこと。

発熱，水疱，表皮剥離，粘膜のびらん・潰瘍，結膜炎等の眼病変，顔面や四肢等の腫脹，リンパ節腫脹，又は全身倦怠感

③投与中止後も症状が増悪又は遷延するおそれがあるので患者の状態を十分観察すること。

禁忌

(1)本剤の成分に対し過敏症の既往歴のある患者

(2)本剤の服用により重篤な皮膚障害が発現したことのある患者

(3)コントロールの困難な心疾患(心筋梗塞，心不全，不整脈等)のある患者

(4)異常ヘモグロビン症(サラセミア，鎌状赤血球性貧血等)の患者

(5)下記の薬剤を使用中の患者

①抗不整脈薬のうち次の薬剤：キニジン硫酸塩水和物，ベプリジル塩酸塩水和物，フレカイニド酢酸塩，プロパフェノン塩酸塩，アミオダロン塩酸塩

②麦角アルカロイド：エルゴタミン酒石酸塩，ジヒドロエルゴタミンメシル酸塩，エルゴメトリンマレイン酸塩，メチルエルゴメトリンマレイン酸塩

③ HMG-CoA 還元酵素阻害剤のうち次の薬剤：ロバスタチン（国内未承認），シンバスタチン，アトルバスタチンカルシウム水和物
④ PDE5 阻害剤のうち次の薬剤：バルデナフィル塩酸塩水和物，シルデナフィルクエン酸塩（肺高血圧症を適応とする場合），タダラフィル（肺高血圧症を適応とする場合）
⑤その他：ピモジド，トリアゾラム，アルフゾシン（国内未承認），ブロナンセリン，コルヒチン（肝臓又は腎臓に障害のある患者に使用する場合），リファンピシン

併用禁忌

薬剤名等	臨床症状・措置方法	機序・危険因子
キニジン硫酸塩水和物 （硫酸キニジン） ベプリジル塩酸塩水和物 （ベプリコール） フレカイニド酢酸塩 （タンボコール） プロパフェノン塩酸塩 （プロノン等） アミオダロン塩酸塩 （アンカロン） ピモジド （オーラップ）	これら薬剤による重篤な又は生命に危険を及ぼすような事象（不整脈，血液障害，血管攣縮等）が起こるおそれがある。	本剤のチトクローム P450 に対する阻害作用により，これらの薬剤の代謝が阻害され血中濃度が上昇し，作用の増強や相加的な QT 延長を起こすおそれがある。
エルゴタミン酒石酸塩 （クリアミン） ジヒドロエルゴタミンメシル酸塩 （ジヒデルゴット等） エルゴメトリンマレイン酸塩 （エルゴメトリンマレイン酸塩） メチルエルゴメトリンマレイン酸塩 （メテルギン等）	これら薬剤の血中濃度が上昇し，末梢血管攣縮，虚血等の重篤な又は生命に危険を及ぼすような事象が起こるおそれがある。	本剤の CYP3A4/5 に対する阻害作用により，これらの薬剤の代謝が阻害される。
トリアゾラム （ハルシオン等）	トリアゾラムの代謝が抑制され，過度の鎮静や呼吸抑制等が起こるおそれがある。	
ロバスタチン （国内未承認） シンバスタチン （リポバス等） アトルバスタチンカルシウム水和物 （リピトール，カデュエット）	本剤 750mg1 日 3 回を 6 日間服用後，アトルバスタチンカルシウム水和物 20mg1 日 1 回を併用したとき，アトルバスタチンの AUC が 7.9 倍に上昇した。 これらの薬剤の血中濃度が上昇し，重篤な又は生命に危険を及ぼすような事象（横紋筋融解症を含むミオパシー等）が起こるおそれがある。	
アルフゾシン （国内未承認） バルデナフィル塩酸塩水和物 （レビトラ） シルデナフィルクエン酸塩 （肺高血圧症を適応とする場合） （レバチオ） タダラフィル （肺高血圧症を適応とする場合） （アドシルカ）	これら薬剤の血中濃度が上昇し，低血圧や不整脈を起こすおそれがある。	
ブロナンセリン （ロナセン）	ブロナンセリンの血中濃度が上昇し，作用が増強するおそれがある。	
コルヒチン （肝臓又は腎臓に障害のある患者に使用する場合） （コルヒチン）	コルヒチンの血中濃度が上昇するおそれがある。	
リファンピシン （アプテシン，リファジン，リマクタン等）	リファンピシン 600mg1 日 1 回を 7 日間服用後，本剤 750mg1 日 1 回を併用したとき，本剤の AUC が 92%低下した。 本剤の効果が減弱するおそれがある。	リファンピシンの CYP3A4 に対する誘導作用により，本剤の代謝が促進される。

デルティバ錠50mg　規格：50mg1錠［6125円/錠］
デラマニド　大塚　622

【効 能 効 果】

〈適応菌種〉本剤に感性の結核菌
〈適応症〉多剤耐性肺結核

【対応標準病名】

◎	多剤耐性結核	肺結核	
○あ	S 状結腸結核	胃結核	陰茎結核
	咽頭結核	咽頭流注膿瘍	陰のう結核
か	壊疽性丘疹状結核疹	外陰結核	回腸結核
	回盲部結核	潰瘍性粟粒結核	潰瘍性狼瘡
	顎下部結核	肩関節結核	活動性肺結核
	肝結核	眼結核	眼瞼結核
	関節結核	乾酪性肺炎	気管結核
	気管支結核	急性粟粒結核	胸腔内リンパ節結核・菌確認あり
	胸腔内リンパ節結核・組織学的確認あり	胸水結核菌陽性	胸腺結核
	胸椎結核	胸腰椎結核	筋肉結核
	筋膜結核	空腸結核	くも膜結核
	頚椎結核	珪肺結核	頚部リンパ節結核
	結核	結核腫	結核初期感染
	結核疹	結核性アジソン病	結核性咳嗽
	結核性角結膜炎	結核性角膜炎	結核性角膜強膜炎
	結核性喀血	結核性滑膜炎	結核性気管支拡張症
	結核性気胸	結核性胸膜炎	結核性胸膜炎・菌確認あり
	結核性胸膜炎・組織学的確認あり	結核性空洞	結核性血胸
	結核性下痢	結核性腱滑膜炎	結核性瞼板炎
	結核性硬化症	結核性硬結性紅斑	結核性虹彩炎
	結核性虹彩毛様体炎	結核性硬膜炎	結核性骨髄炎
	結核性女性骨盤炎症性疾患	結核性痔瘻	結核性腎盂炎
	結核性腎盂腎炎	結核性心筋症	結核性髄膜炎
	結核性精管炎	結核性脊柱後弯症	結核性脊柱前弯症
	結核性脊柱側弯症	結核性線維症	結核性前立腺炎
	結核性多発ニューロパチー	結核性中耳炎	結核性低アドレナリン症
	結核性動脈炎	結核性動脈内膜炎	結核性軟膜炎
	結核性膿胸	結核性膿腎症	結核性脳脊髄炎
	結核性脳動脈炎	結核性脳膿瘍	結核性膿瘍
	結核性肺線維症	結核性肺膿瘍	結核性発熱
	結核性貧血	結核性腹水	結核性腹膜炎
	結核性ぶどう膜炎	結核性脈絡網膜炎	結核性網膜炎
	結核性卵管炎	結核性卵巣炎	結核性卵巣のう胞
	結核性リンパ節炎	結節性肺結核	結膜結核
	口蓋垂結核	硬化性肺結核	硬化性狼瘡
	広間膜結核	口腔結核	口腔粘膜結核
	甲状腺結核	口唇結核	喉頭結核
	肛門結核	骨結核	骨盤結核
さ	骨盤腹膜癒着	耳管結核	子宮結核
	耳結核	縦隔結核	十二指腸結核
	小腸結核	初感染結核	食道結核
	心筋結核	神経系結核	腎結核
	尋常性狼瘡	心内膜結核	塵肺結核
	深部カリエス	心膜結核	髄液結核菌陽性

	髄膜結核腫	性器結核	精索結核
	精巣結核	精巣上体結核	精のう結核
	脊髄結核	脊髄結核腫	脊髄膜結核
	脊椎結核	線維乾酪性心膜炎	仙骨部膿瘍
	潜在性結核感染症	先天性結核	前立腺結核
	粟粒結核	大腸結核	唾液腺結核
	ダグラス窩結核	胆のう結核	腸間膜リンパ節結核
	腸結核	直腸結核	難治結核
	尿管結核	尿道球腺結核	尿道結核
	尿路結核	脳結核	脳結核腫
	脳脊髄膜結核	肺炎結核	肺結核・鏡検確認あり
	肺結核・組織学的確認あり	肺結核・培養のみ確認あり	肺結核腫
	肺門結核	肺門リンパ節結核	播種性結核
	パスツレラ症	鼻咽頭結核	泌尿器結核
	皮膚結核	皮膚腺病	皮膚粟粒結核
	皮膚疣状結核	副腎結核	副鼻腔結核
	腹壁冷膿瘍	膀胱結核	脈絡膜結核
	腰椎結核	レフレル症候群	肋骨カリエス

効能効果に関連する使用上の注意　本剤の投与によりQT延長があらわれるおそれがあるので，QT延長のある患者，あるいはQT延長を起こしやすい患者等への投与については，リスクとベネフィットを考慮して本剤投与の適応を慎重に判断すること。

用法用量　通常，成人にはデラマニドとして1回100mgを1日2回朝，夕に食後経口投与する。

用法用量に関連する使用上の注意

(1)本剤の使用にあたっては，耐性菌の発現を防ぐため，原則として他の抗結核薬及び本剤に対する感受性(耐性)を確認し，感受性を有する既存の抗結核薬3剤以上に本剤を上乗せして併用すること。

(2)臨床試験において継続して6箇月を超える使用経験はないため，本剤を長期に使用する場合は，リスクとベネフィットを考慮して投与の継続を慎重に判断すること。

(3)空腹時に本剤を投与した場合，食後投与と比較してCmax及びAUCの低下が認められることから，空腹時投与を避けること。

警告

(1)本剤に対する耐性菌発現を防ぐため，結核症の治療に十分な知識と経験を持つ医師又はその指導のもとで投与し，適正使用に努めること。

(2)本剤の投与によりQT延長があらわれるおそれがあるので，投与開始前及び投与中は定期的に心電図検査等を行い，リスクとベネフィットを考慮して本剤の投与を慎重に判断すること。

禁忌

(1)本剤の成分に対し過敏症の既往歴のある患者

(2)妊婦又は妊娠している可能性のある婦人

テルネリン顆粒0.2%　規格：0.2%1g[36.7円/g]
テルネリン錠1mg　規格：1mg1錠[16.7円/錠]
チザニジン塩酸塩　ノバルティス　124

【効能効果】

(1)下記疾患による筋緊張状態の改善：頸肩腕症候群，腰痛症

(2)下記疾患による痙性麻痺：脳血管障害，痙性脊髄麻痺，頸部脊椎症，脳性(小児)麻痺，外傷後遺症(脊髄損傷，頭部外傷)，脊髄小脳変性症，多発性硬化症，筋萎縮性側索硬化症

【対応標準病名】

◎	外傷後遺症	筋萎縮性側索硬化症	筋強直
	頸肩腕症候群	痙性脊髄麻痺	痙性麻痺
	頸椎症	脊髄小脳変性症	脊髄損傷
	脊髄損傷後遺症	多発性硬化症	頭部外傷
	頭部外傷後遺症	頭部損傷	脳血管障害
	脳性麻痺	腰痛症	
○	外傷性頸動脈海綿静脈洞瘻	外傷性てんかん	外傷早期てんかん
	家族性筋萎縮性側索硬化症	急性多発性硬化症	頸肩腕障害
	頸椎骨軟骨症	頸頭蓋症候群	原発性側索硬化症
	後頸部交感神経症候群	硬膜下血腫術後後遺症	孤発性筋萎縮性側索硬化症
	鼓膜外傷後遺症	シートベルト損傷	ジスキネジア性脳性麻痺
	若年性進行性球麻痺	重症頭部外傷	脊髄横断損傷
	脊髄血腫	脊髄硬膜外血腫	脊髄挫傷
	脊髄神経根損傷	脊髄振盪	脊髄性筋萎縮症Ⅰ型
	脊髄性筋萎縮症Ⅱ型	脊髄性筋萎縮症Ⅲ型	脊髄性筋萎縮症Ⅳ型
	脊髄性ショック	脊髄不全損傷	脊髄麻痺
	先天性アテトーシス	側頭部外傷	体幹圧挫損傷
	単純型顔面外傷	頭蓋骨骨折後遺症	頭蓋内損傷後遺症
	頭開放創後遺症	頭頸部外傷	頭部外傷1型
	頭部血管損傷	頭部血管損傷後遺症	頭部挫創
	頭部多発損傷	頭部打撲	脳外傷後遺症
	脳挫傷後遺症	脳神経損傷後遺症	バレー・リュー症候群
	非穿通性頭部外傷	閉塞性脳血管障害	変形性頸椎症
	リットル病	両側性アテトーシス	
△	亜急性小脳変性症	アテトーシス型脳性麻痺	アルコール性小脳性運動失調症
	ウェーバー症候群	運動失調性脳性麻痺	運動ニューロン疾患
	運動麻痺	外耳損傷	外耳道外傷
	外耳道損傷	外傷	外傷性外リンパ瘻
	外傷性頸部症候群	外傷性鼓膜穿孔	外傷性中耳腔出血
	外傷性内耳損傷	外鼻外傷	仮性球麻痺
	肩こり	下背部ストレイン	眼瞼外傷
	完全麻痺	顔面骨骨折後遺症	顔面損傷
	顔面軟部組織外傷	急性音響性外傷	急性中毒性小脳失調症
	急性腰痛症	球麻痺	頬粘膜外傷
	筋筋膜性腰痛症	頸髄損傷後遺症	頸椎症性神経根症
	頸椎症性脊髄症	頸椎椎間板損傷	頸椎不安定症
	肩甲上腕筋萎縮	腱損傷後遺症	口蓋外傷
	口蓋垂外傷	口腔底外傷	口腔内損傷
	口唇外傷	口底外傷	後天性筋緊張症
	骨折後遺症	鼓膜損傷	鼓膜裂傷
	混合型脳性麻痺症候群	根性腰痛症	坐骨神経痛
	挫傷後遺症	三角筋拘縮	弛緩型脳性麻痺
	弛緩性麻痺	四肢血管損傷後遺症	矢状静脈洞血栓症
	尺側手根屈筋不全断裂	若年性一側性上肢筋萎縮症	重複性アテトーシス
	上交叉性片麻痺	上肢筋萎縮	小児片麻痺
	小児もやもや病	小脳萎縮	小脳変性症
	上腕三頭筋断裂	上腕三頭筋不全断裂	神経損傷後遺症
	進行性球麻痺	青色鼓膜	成人もやもや病
	脊髄神経叢損傷後遺症	脊髄性筋萎縮症	脊髄多発性硬化症
	脊椎症性ミエロパチー	脊椎損傷	舌外傷
	前脊髄動脈圧迫症候群	先天性筋強直症	先天性痙性麻痺
	先天性四肢麻痺	先天性対麻痺	先天性パラミオトニア
	先天性舞踏病	先天性片麻痺	僧帽筋部筋萎縮
	体幹損傷	大脳萎縮症	遅発性てんかん
	中毒性小脳失調症	椎骨動脈圧迫症候群	殿部痛
	頭蓋骨損傷	頭皮外傷	頭皮損傷
	頭部挫傷後遺症	頭部打撲後遺症	軟口蓋外傷
	軟口蓋損傷	乳児片麻痺	捻挫後遺症
	脳幹卒中症候群	脳幹多発性硬化症	脳静脈洞血栓症
	脳性対麻痺	脳性両麻痺	背部損傷
	鼻外傷	鼻損傷	パラミオトニア
	鼻咽腔天蓋部損傷	非外傷性尺側手根屈筋断裂	鼻骨陳旧性骨折
	副鼻腔損傷	不全麻痺	閉鎖性頭部外傷
	ベネディクト症候群	放射線脳壊死	耳損傷
	ミヤール・ギュブレール症候群	無症候性多発性硬化症	むちうち損傷
	腰痛坐骨神経痛症候群	腰殿部痛	腰腹痛

※ **適応外使用可**
原則として，「チザニジン塩酸塩【内服薬】」を「緊張型頭痛」に対して処方した場合，当該使用事例を審査上認める。

用法用量
(1)筋緊張状態の改善の場合：通常成人には，チザニジンとして3mgを1日3回に分けて食後に経口投与する。なお，年齢，症状により適宜増減する。
(2)痙性麻痺の場合：通常成人には，チザニジンとして1日3mg(顆粒剤の場合1.5g)より投与を始め，効果をみながら1日6〜9mgまで漸増し，1日3回に分けて食後に経口投与する。なお，年齢，症状により適宜増減する。

禁忌
(1)本剤の成分に対し過敏症の既往歴のある患者
(2)フルボキサミン又はシプロフロキサシンを投与中の患者
(3)重篤な肝障害のある患者

併用禁忌

薬剤名等	臨床症状・措置方法	機序・危険因子
フルボキサミン(ルボックス，デプロメール) シプロフロキサシン(シプロキサン等)	フルボキサミン又はシプロフロキサシンとの併用により，本剤の血中濃度が上昇し，AUCがそれぞれ33倍，10倍に上昇したとの報告がある。臨床症状として，著しい血圧低下，傾眠，めまい及び精神運動能力の低下等があらわれることがあるので併用しないこと。	これらの薬剤がCYP1A2を阻害し，本剤の血中濃度を上昇させると考えられる。

ギボンズ錠1mg：キョーリンリメディオ　1mg1錠[5.9円/錠]，チザニジン顆粒0.2%「日医工」：日医工　0.2%1g[13.2円/g]，チザニジン錠1mg「JG」：長生堂　1mg1錠[5.9円/錠]，チザニジン錠1mg「NP」：ニプロ　1mg1錠[5.9円/錠]，チザニジン錠1mg「アメル」：共和薬品　1mg1錠[5.9円/錠]，チザニジン錠1mg「サワイ」：沢井　1mg1錠[5.9円/錠]，チザニジン錠1mg「ツルハラ」：鶴原　1mg1錠[5.6円/錠]，チザニジン錠1mg「テバ」：テバ製薬　1mg1錠[5.9円/錠]，チザニジン錠1mg「トーワ」：東和　1mg1錠[5.6円/錠]，チザニジン錠1mg「日医工」：日医工　1mg1錠[5.6円/錠]，チザネリン錠1mg：大正薬品　1mg1錠[5.9円/錠]，テルザニン錠1mg：日新－山形　1mg1錠[5.9円/錠]，モトナリン錠1mg：日本薬品工業　1mg1錠[5.9円/錠]

デルパント配合顆粒　規格：1g[5.9円/g]

ニコチン酸アミド　パントテン酸カルシウム　ピリドキシン塩酸塩　リボフラビン　陽進堂　317

【効 能 効 果】

下記疾患のうち，本剤に含まれるビタミン類の欠乏又は代謝障害が関与すると推定される場合
湿疹・皮膚炎群
効果がないのに月余にわたって漫然と使用すべきでない。

【対応標準病名】

◎	湿疹	ビタミン欠乏症	皮膚炎
○	妊娠湿疹	妊婦性皮膚炎	複合ビタミン欠乏症
△	足湿疹	陰のう湿疹	会陰部肛囲湿疹
	腋窩湿疹	外陰部皮膚炎	顔面急性皮膚炎
	丘疹状湿疹	急性湿疹	亀裂性湿疹
	頚部皮膚炎	紅斑性湿疹	肛門湿疹
	手指湿疹	人工肛門部皮膚炎	新生児皮膚炎
	赤色湿疹	全身湿疹	手湿疹
	頭部湿疹	乳房皮膚炎	鼻背部湿疹
	鼻前庭部湿疹	扁平湿疹	慢性湿疹
	落屑性湿疹	鱗状湿疹	

用法用量　通常成人1日0.5〜2.0gを1〜3回に分割経口投与する。
なお，年齢，症状により適宜増減する。

テルロン錠0.5　規格：0.5mg1錠[138.2円/錠]

テルグリド　バイエル薬品　119

【効 能 効 果】

高プロラクチン血性排卵障害
高プロラクチン血性下垂体腺腫(外科的処置を必要としない場合に限る)
乳汁漏出症
産褥性乳汁分泌抑制

【対応標準病名】

◎	高プロラクチン血症	産褥性乳汁分泌抑制	乳汁漏出症
	排卵障害	プロラクチン産生下垂体腺腫	
○	下垂体性無月経	下垂体腺腫	キアリ・フロンメル症候群
	高プロラクチン血症性無月経	産褥性乳瘤	授乳性無月経
	潜在性高プロラクチン血症	選択的乳汁分泌抑制	続発性乳汁分泌抑制
	治療的乳汁分泌抑制	乳汁うっ滞症	乳汁分泌異常
	乳汁分泌抑制	乳汁漏出無月経症候群	乳房うっ滞
	プロラクチン分泌異常症	プロラクチン分泌過剰症	薬剤性高プロラクチン血症
△	下垂体巨大腺腫	下垂体微小腺腫	下垂体良性腫瘍
	血性乳汁	授乳異常	フォルベス・アルブライト症候群
	プロラクチン産生腫瘍	無排卵月経	無排卵症
	卵巣性不妊症		

用法用量　通常，1回1錠(テルグリドとして0.5mg)を1日2回食後に経口投与する。なお，症状により適宜増減する。

禁忌
(1)麦角製剤に対し過敏症の既往歴のある患者
(2)妊娠高血圧症候群の患者
(3)産褥期高血圧の患者

テルグリド錠0.5「F」：富士製薬[92.8円/錠]

ドグマチールカプセル50mg

規格：50mg1カプセル[15.3円/カプセル]

ドグマチール細粒10%　規格：10%1g[24.3円/g]

ドグマチール細粒50%　規格：50%1g[68.7円/g]

ドグマチール錠50mg　規格：50mg1錠[15.3円/錠]

スルピリド　アステラス　117,232

【効 能 効 果】

胃・十二指腸潰瘍，統合失調症，うつ病・うつ状態

【対応標準病名】

◎	胃潰瘍	胃十二指腸潰瘍	うつ状態
	うつ病	十二指腸潰瘍	統合失調症
○	NSAID胃潰瘍	NSAID十二指腸潰瘍	アスペルガー症候群
	胃潰瘍瘢痕	胃十二指腸潰瘍瘢痕	胃穿孔
	うつ病型統合失調感情障害	延髄性うつ病	外傷後遺症性うつ病
	型分類困難な統合失調症	仮面うつ病	寛解中の反復性うつ病性障害
	感染症後うつ病	器質性うつ病性障害	器質性気分障害
	器質性混合性感情障害	器質性双極性障害	器質性躁病性障害
	偽神経症性統合失調症	急性胃潰瘍	急性胃潰瘍穿孔
	急性胃粘膜病変	急性十二指腸潰瘍	急性十二指腸潰瘍穿孔
	急性出血性胃潰瘍	急性出血性胃潰瘍穿孔	急性出血性十二指腸潰瘍
	急性出血性十二指腸潰瘍穿孔	急性統合失調症	急性統合失調症性エピソード

	急性統合失調症様精神病性障害	境界型統合失調症	緊張型統合失調症
	クッシング潰瘍	軽症うつ病エピソード	軽症反復性うつ病性障害
	混合性不安抑うつ障害	再発性胃潰瘍	再発性十二指腸潰瘍
	残胃潰瘍	残遺型統合失調症	産褥期うつ状態
	思春期うつ病	自閉的精神病質	十二指腸潰瘍瘢痕
	出血性胃潰瘍	出血性胃潰瘍穿孔	出血性十二指腸潰瘍
	出血性十二指腸潰瘍穿孔	術後胃潰瘍	術後胃十二指腸潰瘍
	術後十二指腸潰瘍	循環型躁うつ病	小児期型統合失調症
	小児シゾイド障害	心因性胃潰瘍	心気性うつ病
	神経症性抑うつ状態	ステロイド潰瘍	ステロイド潰瘍穿孔
	ストレス潰瘍	ストレス性胃潰瘍	ストレス性十二指腸潰瘍
	精神病症状を伴う重症うつ病エピソード	精神病症状を伴わない重症うつ病エピソード	前駆期統合失調症
	穿孔性十二指腸潰瘍	潜在性統合失調症	穿通性胃潰瘍
	穿通性十二指腸潰瘍	躁うつ病	双極性感情障害・軽症のうつ病エピソード
	双極性感情障害・精神病症状を伴う重症うつ病エピソード	双極性感情障害・精神病症状を伴わない重症うつ病エピソード	双極性感情障害・中等症のうつ病エピソード
	体感症性統合失調症	退行期うつ病	多発胃潰瘍
	多発性十二指腸潰瘍	多発性出血性胃潰瘍	短期統合失調症様障害
	単極性うつ病	単純型統合失調症	単発反応性うつ病
	遅発性統合失調症	中等症うつ病エピソード	中等症反復性うつ病性障害
	デュラフォイ潰瘍	統合失調症型障害	統合失調症型パーソナリティ障害
	統合失調症後抑うつ	統合失調症症状を伴う急性錯乱	統合失調症症状を伴う急性多形性精神病性障害
	統合失調症症状を伴う類循環精神病	統合失調症性パーソナリティ障害	統合失調症性反応
	統合失調症様状態	動脈硬化性うつ病	内因性うつ病
	難治性胃潰瘍	難治性十二指腸潰瘍	破瓜型統合失調症
	反応性うつ病	反復心因性うつ病	反復性うつ病
	反復性気分障害	反復性心因性抑うつ精神病	反復性精神病性うつ病
	反復性短期うつ病エピソード	非定型うつ病	不安うつ病
	慢性胃潰瘍	慢性胃潰瘍活動期	慢性十二指腸潰瘍
	慢性十二指腸潰瘍活動期	妄想型統合失調症	モレル・クレペリン病
	薬剤性胃潰瘍	抑うつ神経症	抑うつ性パーソナリティ障害
	老年期うつ病	老年期認知症抑うつ型	
△	2型双極性障害	胃びらん	気分変調症
	原発性認知症	十二指腸球後部潰瘍	十二指腸穿孔
	十二指腸びらん	初老期精神病	初老期認知症
	初老期妄想状態	穿孔性胃潰瘍	双極性感情障害
	単極性躁病	統合失調症症状を伴わない急性錯乱	統合失調症症状を伴わない急性多形性精神病性障害
	統合失調症症状を伴わない類循環精神病	二次性認知症	認知症
	反復性躁病エピソード	夢幻精神病	老年期認知症
	老年期認知症妄想型	老年期妄想状態	老年精神病

用法用量

(1)胃・十二指腸潰瘍
スルピリドとして，通常成人1日150mgを3回に分割経口投与する。
なお症状により適宜増減する。
(2)統合失調症：スルピリドとして，通常成人1日300～600mgを分割経口投与する。なお年齢，症状により適宜増減するが，1日1,200mgまで増量することができる。
(3)うつ病・うつ状態：スルピリドとして，通常成人1日150～300mgを分割経口投与する。なお年齢，症状により適宜増減するが，1日600mgまで増量することができる。

禁忌

(1)本剤の成分に対し過敏症の既往歴のある患者
(2)プロラクチン分泌性の下垂体腫瘍(プロラクチノーマ)の患者
(3)褐色細胞腫の疑いのある患者

ミラドールカプセル50mg：バイエル薬品　50mg1カプセル[10.4円/カプセル]
ミラドール細粒10%：バイエル薬品　10%1g[19円/g]
ミラドール細粒50%：バイエル薬品　50%1g[56.6円/g]
ミラドール錠50：バイエル薬品　50mg1錠[10.4円/錠]

スルピリドカプセル50mg「TCK」：辰巳化学　50mg1カプセル[6.3円/カプセル]，スルピリドカプセル50mg「イセイ」：イセイ　50mg1カプセル[6.3円/カプセル]，スルピリド細粒10%「アメル」：共和薬品　10%1g[6.2円/g]，スルピリド細粒50%「アメル」：共和薬品　50%1g[17.1円/g]，スルピリド錠50mg「CH」：長生堂　50mg1錠[6.3円/錠]，スルピリド錠50mg「TCK」：辰巳化学　50mg1錠[6.3円/錠]，スルピリド錠50mg(TYK)：大正薬品　50mg1錠[6.3円/錠]，スルピリド錠50mg「アメル」：共和薬品　50mg1錠[6.3円/錠]，スルピリド錠50mg「サワイ」：沢井　50mg1錠[6.3円/錠]，スルピリドカプセル50mg「TCK」：辰巳化学　50mg1カプセル[6.3円/カプセル]

ドグマチール錠100mg　規格：100mg1錠[18.3円/錠]
ドグマチール錠200mg　規格：200mg1錠[25.8円/錠]
スルピリド　アステラス　117

アビリット錠100mg，アビリット錠200mgを参照(P67)

トクレススパンスールカプセル30mg
規格：30mg1カプセル[11.3円/カプセル]
ペントキシベリンクエン酸塩　大日本住友　222

【効能効果】

下記疾患に伴う咳嗽
感冒，喘息性気管支炎，気管支喘息，急性気管支炎，慢性気管支炎，肺結核，上気道炎(咽喉頭炎，鼻カタル)

【対応標準病名】

◎	咽頭喉頭炎	かぜ	カタル性鼻炎
	感冒	気管支喘息	急性気管支炎
	急性上気道炎	結核性咳嗽	咳
	喘息性気管支炎	肺結核	慢性気管支炎
○	RSウイルス気管支炎	亜急性気管支炎	アスピリン喘息
	アトピー性喘息	アレルギー性気管支炎	萎縮性咽頭炎
	咽頭気管炎	咽頭扁桃炎	インフルエンザ菌気管支炎
	ウイルス性気管支炎	運動誘発性喘息	エコーウイルス気管支炎
	外因性喘息	潰瘍性粟粒結核	カタル性咳
	活動性肺結核	化膿性鼻炎	顆粒性咽頭炎
	乾性咳	感染型気管支喘息	感染性鼻炎
	乾燥性咽頭炎	乾酪性肺炎	気管結核
	気管支結核	気管支喘息合併妊娠	偽膜性気管支炎
	急性咽頭喉頭炎	急性咽頭扁桃炎	急性気管気管支炎
	急性口蓋扁桃炎	急性喉頭気管気管支炎	急性粟粒結核
	急性反復性気管支炎	急性鼻咽頭炎	急性鼻炎
	胸水結核菌陽性	クループ性気管支炎	結核
	結核後遺症	結核腫	結核性喀血
	結核性気管支拡張症	結核性気胸	結核性空洞
	結核性硬化症	結核性線維症	結核性膿瘍
	結核性肺線維症	結核性肺膿瘍	結核性発熱
	血管運動性鼻炎	結節性肺結核	硬化性肺結核
	喉頭結核	コクサッキーウイルス気管支炎	混合型喘息
	湿性咳	小児喘息	小児喘息性気管支炎
	職業喘息	心因性喘息	滲出性気管支炎
	ステロイド依存性喘息	咳失神	咳喘息
	舌扁桃炎	潜在性結核感染症	先天性結核

	粟粒結核	難治結核	難治性喘息
	乳児喘息	妊娠中感冒	肺炎球菌性気管支炎
	肺炎結核	肺結核・鏡検確認あり	肺結核・組織学的確認あり
	肺結核・培養のみ確認あり	肺結核腫	敗血症性気管支炎
	肺門結核	播種性結核	パラインフルエンザウイルス気管支炎
	非アトピー性喘息	鼻炎	肥大性咽頭炎
	閉塞性鼻炎	マイコプラズマ気管支炎	慢性咽喉頭炎
	慢性咽頭炎	慢性咽頭カタル	慢性咽頭痛
	慢性咳嗽	慢性潰瘍性鼻咽頭炎	慢性化膿性鼻咽頭炎
	慢性気管炎	慢性気管気管支炎	慢性気管支漏
	慢性鼻咽頭炎	慢性鼻炎	夜間性喘息
	夜間咳	ライノウイルス気管支炎	連鎖球菌気管支炎
	連鎖球菌性上気道感染	老人性気管支炎	濾胞性咽頭炎
△	萎縮性鼻炎	うっ血性鼻炎	潰瘍性鼻炎
	乾燥性鼻炎	珪肺結核	好酸球増多性鼻炎
	臭鼻症	塵肺結核	多剤耐性結核
	陳旧性肺結核	肉芽腫性鼻炎	肺結核後遺症
	肺結核術後	肺門リンパ節結核	肥厚性鼻炎

用法用量　通常成人，1日2〜4カプセルを2〜3回に分割経口投与する。(ただし，ペントキシベリンクエン酸塩としての通常の1日量は15〜120mgである。)
なお，年齢，症状により適宜増減する。

禁忌　緑内障のある患者

トスキサシン錠75mg　規格：75mg1錠[91.7円/錠]
トスキサシン錠150mg　規格：150mg1錠[116.8円/錠]
トスフロキサシントシル酸塩水和物　アボット　624

オゼックス錠75，オゼックス錠150を参照(P222)

ドパストンカプセル250mg
規格：250mg1カプセル[22.7円/カプセル]
ドパストン散98.5%
規格：98.5%1g[65.6円/g]
レボドパ　大原薬品　116

【効 能 効 果】

パーキンソン病，パーキンソン症候群

【対応標準病名】

◎	パーキンソン症候群	パーキンソン病	
○	一側性パーキンソン症候群	家族性パーキンソン病	家族性パーキンソン病Yahr1
	家族性パーキンソン病Yahr2	家族性パーキンソン病Yahr3	家族性パーキンソン病Yahr4
	家族性パーキンソン病Yahr5	若年性パーキンソン症候群	若年性パーキンソン病
	若年性パーキンソン病Yahr3	若年性パーキンソン病Yahr4	若年性パーキンソン病Yahr5
	続発性パーキンソン症候群	動脈硬化性パーキンソン症候群	脳炎後パーキンソン症候群
	脳血管障害性パーキンソン症候群	パーキンソン病Yahr1	パーキンソン病Yahr2
	パーキンソン病Yahr3	パーキンソン病Yahr4	パーキンソン病Yahr5
	パーキンソン病の認知症	梅毒性パーキンソン症候群	薬剤性パーキンソン症候群
△	LGL症候群	WPW症候群	アーガイル・ロバートソン瞳孔
	痙性梅毒性運動失調症	頸性神経梅毒	シャルコー関節
	神経原性関節症	神経障害性脊椎障害	神経梅毒髄膜炎
	進行性運動性運動失調症	進行麻痺	脊髄ろう
	脊髄ろう性関節炎	早期興奮症候群	ニューロパチー性関節炎
	脳脊髄梅毒	脳梅毒	梅毒性痙性脊髄麻痺
	梅毒性視神経萎縮	梅毒性髄膜炎	梅毒性聴神経炎
	晩期梅毒性球後視神経炎	晩期梅毒性視神経萎縮	晩期梅毒性髄膜炎
	晩期梅毒性多発ニューロパチー	晩期梅毒性聴神経炎	晩期梅毒脊髄炎
	晩期梅毒脳炎	晩期梅毒脳脊髄炎	

用法用量　通常成人レボドパとして1日量250〜750mgを1〜3回に分けて食後直ちに経口投与する。
その後2〜3日毎に1日量として250mg宛増量し，症例毎に最適投与量を定め維持量とする(標準維持量1日1.5〜3.5g)。
なお，年齢，症状に応じて適宜増減する。

禁忌
(1)閉塞隅角緑内障の患者
(2)本剤の成分に対し過敏症の既往歴のある患者
(3)非選択的モノアミン酸化酵素阻害剤投与中の患者

併用禁忌

薬剤名等	臨床症状・措置方法	機序・危険因子
非選択的モノアミン酸化酵素阻害剤	血圧上昇等を起こすおそれがある。	レボドパから変換して産生されたドパミン，ノルアドレナリンの分解が非選択的モノアミン酸化酵素阻害剤によって抑制され，これが体内に蓄積されるためと考えられている。

ドパゾール錠200mg　規格：200mg1錠[19円/錠]
レボドパ　第一三共　116

【効 能 効 果】

パーキンソン氏病・パーキンソン症候群に伴う下記の諸症状の治療及び予防：寡動〜無動，筋強剛，振戦，日常生活動作障害，仮面様顔貌，歩行障害，言語障害，姿勢異常，突進現象，膏様顔，書字障害，精神症状，唾液分泌過剰

【対応標準病名】

◎	言語障害	姿勢異常	書字障害
	振戦	唾液分泌過多	パーキンソン症候群
	パーキンソン病	歩行障害	
○	一側上肢振戦	一側性パーキンソン症候群	うちわ歩行
	家族性パーキンソン病	家族性パーキンソン病Yahr1	家族性パーキンソン病Yahr2
	家族性パーキンソン病Yahr3	家族性パーキンソン病Yahr4	家族性パーキンソン病Yahr5
	間欠性振戦	小刻み歩行	細動性振戦
	四肢振戦	持続性振戦	若年性パーキンソン症候群
	若年性パーキンソン病	若年性パーキンソン病Yahr3	若年性パーキンソン病Yahr4
	若年性パーキンソン病Yahr5	手指振戦	振戦発作
	静止時振戦	続発性パーキンソン症候群	そとわ歩行
	頭部振戦	動脈硬化性パーキンソン症候群	特異的書字障害
	脳炎後パーキンソン症候群	脳血管障害性パーキンソン症候群	パーキンソン病Yahr1
	パーキンソン病Yahr2	パーキンソン病Yahr3	パーキンソン病Yahr4
	パーキンソン病Yahr5	梅毒性パーキンソン症候群	半側振戦
	歩行異常	歩行困難	歩容異常
	薬剤性パーキンソン症候群		
△	LGL症候群	WPW症候群	アーガイル・ロバートソン瞳孔
	足どり不安定	アテトーシス	異常頭部運動
	異常不随意運動	一側性アテトーシス	ウェルニッケ失語症
	運動器不安定症	学習障害	学習能力の混合性障害
	学習能力の特異的発達障害	片こと	感覚性失語症

計算障害	痙性梅毒性運動失調症	痙性歩行
ゲルストマン症候群	言語発達遅滞	顕性神経梅毒
構音障害	失調性歩行	シャルコー関節
受容性言語障害	小脳性歩行失調	神経原性関節症
神経障害性脊椎障害	神経梅毒髄膜炎	進行性運動性運動失調症
進行麻痺	脊髄ろう	脊髄ろう性関節炎
先天性聴覚無知覚症	早期興奮症候群	唾液分泌障害
特異的会話構音障害	特異的読字障害	特殊学習困難
特殊書読遅滞	内転歩行	内反歩行
ニューロパチー性関節炎	脳脊髄梅毒	脳梅毒
パーキンソン病の認知症	梅毒性痙性脊髄麻痺	梅毒性視神経萎縮
梅毒性髄膜炎	梅毒性聴神経炎	跛行
発達性計算障害	発達性構音障害	発達性読字障害
発達性表出性書字障害	晩期梅毒性球後視神経炎	晩期梅毒性視神経萎縮
晩期梅毒性髄膜炎	晩期梅毒性多発ニューロパチー	晩期梅毒性聴神経炎
晩期梅毒脊髄炎	晩期梅毒脳炎	晩期梅毒脳脊髄炎
反射性痙攣	表出性言語障害	不随意運動症
ふるえ	本態性振戦	麻痺性歩行
よろめき歩行	ラリング	ランドウ・クレフナー症候群
老年性振戦		

用法用量　通常成人，初回量1日1～3錠（レボドパとして0.2～0.6g）を1～3回に分けて，食後に経口投与し，2～3日毎に1日量1～2錠（レボドパとして0.2～0.4g）を漸増し，2～4週間後に維持量として1日10～18錠（レボドパとして2.0～3.6g）を経口投与する。
年齢，症状に応じ適宜増減する。

禁忌
(1)閉塞隅角緑内障の患者
(2)本剤の成分に対し過敏症の既往歴のある患者
(3)非選択的モノアミン酸化酵素阻害薬投与中の患者

併用禁忌

薬剤名等	臨床症状・措置方法	機序・危険因子
非選択的モノアミン酸化酵素阻害薬	血圧上昇，頭痛，ほてり等の高血圧症状があらわれるおそれがある。非選択的モノアミン酸化酵素阻害薬の投与中及び中止後少なくとも2週間は本剤の投与を避ける。	非選択的モノアミン酸化酵素阻害薬により，カテコールアミンの代謝が阻害され濃度が上昇し，冠血管のα受容体を刺激する。

トビエース錠4mg　規格：4mg1錠［196.2円/錠］
トビエース錠8mg　規格：8mg1錠［294.6円/錠］
フェソテロジンフマル酸塩　ファイザー　259

【効能効果】
過活動膀胱における尿意切迫感，頻尿及び切迫性尿失禁

【対応標準病名】

◎	過活動膀胱	切迫性尿失禁	頻尿症
△	尿失禁症	反射性尿失禁	非神経因性過活動膀胱
	腹圧性尿失禁	膀胱機能障害	夜間頻尿症

効能効果に関連する使用上の注意
(1)本剤を適用する際，十分な問診により臨床症状を確認するとともに，類似の症状を呈する疾患（尿路感染症，尿路結石，膀胱癌や前立腺癌などの下部尿路における新生物等）があることに留意し，尿検査等により除外診断を実施すること。なお，必要に応じて専門的な検査も考慮すること。
(2)下部尿路閉塞疾患（前立腺肥大症等）を合併している患者では，それに対する治療を優先させること。

用法用量　通常，成人にはフェソテロジンフマル酸塩として4mgを1日1回経口投与する。なお，症状に応じて1日1回8mgまで増量できる。

用法用量に関連する使用上の注意　重度の腎障害（クレアチニンクリアランス30mL/min未満）のある患者，中等度の肝障害のある患者（Child-Pugh分類B），又は強力なチトクロムP450（CYP）3A4阻害薬を投与中の患者では，本剤の活性代謝物トルテロジン5-ヒドロキシメチル体（5-HMT）の血漿中濃度が上昇する可能性があるので，1日投与量はフェソテロジンフマル酸塩として4mgとし，8mgへの増量は行わないものとする。

禁忌
(1)尿閉を有する患者
(2)眼圧が調節できない閉塞隅角緑内障の患者
(3)幽門，十二指腸又は腸管が閉塞している患者及び麻痺性イレウスのある患者
(4)胃アトニー又は腸アトニーのある患者
(5)重症筋無力症の患者
(6)重度の肝障害のある患者（Child-Pugh分類C）
(7)重篤な心疾患の患者
(8)本剤の成分あるいは酒石酸トルテロジンに対して過敏症の既往歴のある患者

トピナ細粒10%　規格：10%1g［191.9円/g］
トピナ錠25mg　規格：25mg1錠［63.9円/錠］
トピナ錠50mg　規格：50mg1錠［105.6円/錠］
トピナ錠100mg　規格：100mg1錠［172.4円/錠］
トピラマート　協和発酵キリン　113

【効能効果】
他の抗てんかん薬で十分な効果が認められないてんかん患者の部分発作（二次性全般化発作を含む）に対する抗てんかん薬との併用療法

【対応標準病名】

◎	焦点性てんかん	てんかん	
○	家族性痙攣	強直間代発作	後天性てんかん
	ジャクソンてんかん	若年性ミオクローヌスてんかん	術後てんかん
	症候性早期ミオクローヌス性脳症	症候性てんかん	進行性ミオクローヌスてんかん
	定型欠神発作	てんかん合併妊娠	てんかん大発作
	てんかん単純部分発作	てんかん複雑部分発作	点頭てんかん
	乳児重症ミオクロニーてんかん	乳児点頭痙攣	脳炎後てんかん
	拝礼発作	ヒプサルスミア	ミオクローヌスてんかん
	薬物てんかん	良性乳児ミオクローヌスてんかん	レノックス・ガストー症候群
△	アトニー性非特異性てんかん発作	アブサンス	アルコールてんかん
	ウンベルリヒトてんかん	間代性痙攣	局所性痙攣
	局所性てんかん	光原性てんかん	持続性部分てんかん
	若年性アブサンスてんかん	焦点性知覚性発作	小児期アブサンスてんかん
	自律神経てんかん	睡眠喪失てんかん	ストレスてんかん
	精神運動発作	前頭葉てんかん	側頭葉てんかん
	体知覚性発作	遅発性てんかん	聴覚性発作
	聴覚反射てんかん	てんかん小発作	てんかん性自動症
	難治性てんかん	反応性てんかん	腹部てんかん
	部分てんかん	片側痙攣片麻痺てんかん症候群	ラフォラ疾患
	良性新生児痙攣		

用法用量
成人
通常，成人にはトピラマートとして1回量50mgを1日1回又は1日2回の経口投与で開始する。以後，1週間以上の間隔をあけて漸増し，維持量として1日量200～400mgを2回に分割経口投与する。

なお，症状により適宜増減するが，1日最高投与量は600mgまでとする。

小児：通常，2歳以上の小児にはトピラマートとして1日量1mg/kgの経口投与で開始し，2週間以上の間隔をあけて1日量2mg/kgに増量する。以後，2週間以上の間隔をあけて1日量として2mg/kg以下ずつ漸増し，維持量として1日量6mg/kgを経口投与する。症状により適宜増減するが，1日最高投与量は9mg/kg又は600mgのいずれか少ない投与量までとする。なお，いずれも1日2回に分割して経口投与すること。

用法用量に関連する使用上の注意

(1)海外では，成人てんかん患者を対象とした試験において1日量50mgで開始し，1週間ごとに50mgずつ増量するなど，開始用量及び増量幅を低減することで，投与初期の有害事象発現率が低下したとの報告があることから，本剤の投与開始にあたっては，患者の状態に応じて，成人には1日1回50mgから開始すること又は増量幅を1日100mgではなく1日50mgに低減することについても考慮すること。

(2)本剤は他の抗てんかん薬と併用して使用すること。

(3)本剤は主として腎臓より排泄されるため，腎機能障害のある患者では，本剤のクリアランスが低下することがあるので，クレアチニンクリアランスが70mL/分未満の場合には，投与量を半量にするなど慎重に投与すること。

禁忌　本剤の成分に対し過敏症の既往歴のある患者

トピロリック錠20mg　規格：20mg1錠[20.8円/錠]
トピロリック錠40mg　規格：40mg1錠[39.3円/錠]
トピロリック錠60mg　規格：60mg1錠[56.7円/錠]
トピロキソスタット　富士薬品　394

ウリアデック錠20mg，ウリアデック錠40mg，ウリアデック錠60mgを参照(P162)

ドプスOD錠100mg　規格：100mg1錠[70.8円/錠]
ドプスOD錠200mg　規格：200mg1錠[130.6円/錠]
ドプス細粒20%　規格：20%1g[132.3円/g]
ドロキシドパ　大日本住友　116

【効　能　効　果】

(1)パーキンソン病(Yahr重症度ステージIII)におけるすくみ足，たちくらみの改善

(2)下記疾患における起立性低血圧，失神，たちくらみの改善：シャイドレーガー症候群，家族性アミロイドポリニューロパチー

(3)起立性低血圧を伴う血液透析患者における下記症状の改善：めまい・ふらつき・たちくらみ，倦怠感，脱力感

【対応標準病名】

◎	家族性アミロイドポリニューロパチー	起立性眩暈	起立性低血圧症
	倦怠感	失神	シャイ・ドレーガー症候群
	脱力感	パーキンソン病Yahr3	めまい
○	AHアミロイドーシス	ALアミロイドーシス	アミロイドーシス
	アミロイド性自律神経ニューロパチー	アミロイドニューロパチー	アミロイドポリニューロパチー
	一過性低血圧症	一側性パーキンソン症候群	易疲労感
	下肢倦怠感	家族性アミロイドーシス	家族性アミロイドニューロパチー
	家族性パーキンソン病	家族性パーキンソン病Yahr1	家族性パーキンソン病Yahr2
	家族性パーキンソン病Yahr3	家族性パーキンソン病Yahr4	家族性パーキンソン病Yahr5
	虚弱	起立性調節障害	血管迷走神経性失神
	若年性パーキンソン症候群	若年性パーキンソン病	若年性パーキンソン病Yahr3
	若年性パーキンソン病Yahr4	若年性パーキンソン病Yahr5	心身過労状態
	心臓性失神	衰弱	全身倦怠感
	全身性身体消耗	続発性パーキンソン症候群	卒倒
	体位性失神	体位性低血圧症	単純性失神
	低血圧症	動脈硬化性パーキンソン症候群	トランスサイレチン型家族性アミロイドポリニューロパチー
	二次性起立性低血圧症	脳炎後パーキンソン症候群	脳血管障害性パーキンソン症候群
	パーキンソン症候群	パーキンソン病	パーキンソン病Yahr1
	パーキンソン病Yahr2	パーキンソン病Yahr4	パーキンソン病Yahr5
	排尿性失神	疲労感	平衡障害
	慢性弱質	めまい感	めまい症
	めまい発作	薬剤性パーキンソン症候群	よろめき感
	労作性失神	老人性TTRアミロイドーシス	ワゴトニーによる低血圧症
△	1型糖尿病性神経痛	1型糖尿病性多発ニューロパチー	1型糖尿病性末梢神経障害
	2型糖尿病性多発ニューロパチー	2型糖尿病性末梢神経障害	アーガイル・ロバートソン瞳孔
	回転性めまい	下肢脱力感	家族性自律神経異常症
	下腿脱力	眼前暗黒	気虚
	虚脱	筋脱力	筋力低下
	痙性梅毒性運動失調症	頚性めまい	頚部痙直
	頚部硬直	血管運動神経障害	血管緊張低下性失神
	限局性アミロイドーシス	顕性神経梅毒	交感神経緊張亢進
	項部硬直	四肢運動障害	四肢筋力低下
	四肢脱力	四肢脱力感	シャルコー関節
	上肢筋力低下	上肢脱力	除脳硬直
	除皮質硬直	自律神経炎	自律神経過敏症
	自律神経失調症	自律神経症	自律神経障害
	自律神経性ニューロパチー	自律神経反射性疼痛	神経原性関節症
	神経障害性脊椎障害	神経性弱質	神経調節性失神
	神経梅毒髄膜炎	進行性運動性運動失調症	進行麻痺
	成長痛	脊髄ろう	脊髄ろう性関節炎
	全身違和感	続発性アミロイドーシス	体力低下
	多系統萎縮症	透析アミロイドーシス	糖尿病性多発ニューロパチー
	糖尿病性末梢神経障害	特殊運動障害	特発性低血圧症
	特発性末梢自律神経ニューロパチー	突発性めまい	ニューロパチー性関節炎
	脳機能低下	脳脊髄梅毒	脳梅毒
	梅毒性痙性脊髄麻痺	梅毒性視神経萎縮	梅毒性髄膜炎
	梅毒性聴神経炎	梅毒性パーキンソン症候群	晩期梅毒性球後視神経炎
	晩期梅毒性視神経萎縮	晩期梅毒性髄膜炎	晩期梅毒性多発ニューロパチー
	晩期梅毒性聴神経炎	晩期梅毒脊髄炎	晩期梅毒脳炎
	晩期梅毒脳脊髄炎	汎自律神経失調症	副交感神経緊張症
	本態性自律神経症	本態性低血圧症	マックル・ウエルズ症候群
	末梢自律神経過敏	末梢自律神経ニューロパチー	無力症
	夜間めまい		

効能効果に関連する使用上の注意

(1)パーキンソン病への適用にあたっては，次の点に十分留意すること。

①Yahr重症度分類でステージIIIと判定された患者であること。

②他剤の治療効果が不十分で，すくみ足又はたちくらみが認められる患者にのみ本剤の投与を考慮すること。

(2)血液透析患者への適用にあたっては，次の点に十分留意すること。

透析終了後の起立時に収縮期血圧が15mmHg以上低下する患

者であること。なお，本薬の作用機序は不明であり，治療後の血圧低下の減少度は個体内変動を超えるものではない。

用法用量

効能効果(1)の場合：通常成人に対し，ドロキシドパとして1日量100mg，1日1回の経口投与より始め，隔日に100mgずつ増量，最適投与量を定め維持量とする(標準維持量は1日600mg，1日3回分割投与)。なお，年齢，症状により適宜増減するが，1日900mgを超えないこととする。
効能効果(2)の場合：通常成人に対し，ドロキシドパとして1日量200〜300mgを2〜3回に分けて経口投与より始め，数日から1週間毎に1日量100mgずつ増量，最適投与量を定め維持量とする(標準維持量は1日300〜600mg，1日3回分割投与)。なお，年齢，症状により適宜増減するが，1日900mgを超えないこととする。
効能効果(3)の場合：通常成人に対し，ドロキシドパとして1回量200〜400mgを透析開始30分から1時間前に経口投与する。なお，年齢，症状により適宜減量する。1回量は400mgを超えないこととする。

用法用量に関連する使用上の注意

(1)パーキンソン病への適用にあたっては，効果が認められない場合には，漫然と投与しないよう注意すること。
(2)血液透析患者への適用にあたっては，1ヵ月間投与しても効果が認められない場合には，投与を中止すること。
(3) OD錠(口腔内崩壊錠)は口腔内で崩壊するが，口腔粘膜から吸収されることはないため，唾液又は水で飲み込むこと。

禁忌

(1)本剤に対し過敏症の患者
(2)閉塞隅角緑内障の患者
(3)本剤を投与中の患者には，ハロタン等のハロゲン含有吸入麻酔剤を投与しないこと
(4)イソプレナリン等のカテコールアミン製剤を投与中の患者
(5)妊婦又は妊娠している可能性のある婦人
(6)重篤な末梢血管病変(糖尿病性壊疽等)のある血液透析患者

原則禁忌

(1)コカイン中毒の患者
(2)心室性頻拍のある患者

併用禁忌

薬剤名等	臨床症状・措置方法	機序・危険因子
ハロタン等のハロゲン含有吸入麻酔剤	頻脈，心室細動の危険が増大する。	ハロゲン含有吸入麻酔剤は，心筋のノルアドレナリンに対する感受性を高める。
イソプレナリン等のカテコールアミン製剤 イソメニール プロタノール等	不整脈，場合により心停止を起こすおそれがある。	相加的に作用(心臓刺激作用)を増加させる。

ドロキシドパカプセル100mg「アメル」：共和薬品　100mg1カプセル[47円/カプセル]，ドロキシドパカプセル100mg「日医工」：日医工　100mg1カプセル[47円/カプセル]，ドロキシドパカプセル100mg「マイラン」：マイラン製薬　100mg1カプセル[47円/カプセル]，ドロキシドパカプセル200mg「アメル」：共和薬品　200mg1カプセル[87.8円/カプセル]，ドロキシドパカプセル200mg「日医工」：日医工　200mg1カプセル[87.8円/カプセル]，ドロキシドパカプセル200mg「マイラン」：マイラン製薬　200mg1カプセル[87.8円/カプセル]，ドロキシドパ細粒20%「マイラン」：マイラン製薬　20%1g[87.5円/g]

トフラニール錠10mg　規格：10mg1錠[9.6円/錠]
トフラニール錠25mg　規格：25mg1錠[9.9円/錠]
イミプラミン塩酸塩　アルフレッサファーマ　117

【効 能 効 果】

精神科領域におけるうつ病・うつ状態
遺尿症(昼・夜)

【対応標準病名】

◎	うつ状態	うつ病	昼間遺尿症
	夜間遺尿		
○	遺尿症	うつ病型統合失調感情障害	外傷後遺症性うつ病
	仮面うつ病	寛解中の反復性うつ病性障害	感染症後うつ病
	器質性うつ病性障害	軽症うつ病エピソード	軽症反復性うつ病性障害
	混合性不安抑うつ障害	思春期うつ病	小児夜尿症
	心気性うつ病	精神病症状を伴う重症うつ病エピソード	精神病症状を伴わない重症うつ病エピソード
	全遺尿	双極性感情障害・軽症のうつ病エピソード	双極性感情障害・精神病症状を伴う重症うつ病エピソード
	双極性感情障害・精神病症状を伴わない重症うつ病エピソード	双極性感情障害・中等症のうつ病エピソード	退行期うつ病
	単極性うつ病	単発反応性うつ病	中等症うつ病エピソード
	中等症反復性うつ病性障害	動脈硬化性うつ病	内因性うつ病
	尿失禁症	反応性うつ病	反復心因性うつ病
	反復性うつ病	反復性心因性抑うつ精神病	反復性精神病性うつ病
	反復性短期うつ病エピソード	非器質性遺尿症	非定型うつ病
	不安うつ病	夜尿症	抑うつ神経症
	抑うつ性パーソナリティ障害	老年期うつ病	
△	気分変調症	神経症性抑うつ状態	反復性気分障害

※　**適応外使用可**
・原則として，「イミプラミン塩酸塩【内服薬】」を「末梢性神経障害性疼痛」に対して処方した場合，当該使用事例を審査上認める。
・原則として，「イミプラミン塩酸塩【内服薬】」を「慢性疼痛におけるうつ病・うつ状態」に対し処方した場合，当該使用事例を審査上認める。

効能効果に関連する使用上の注意　抗うつ剤の投与により，24歳以下の患者で，自殺念慮，自殺企図のリスクが増加するとの報告があるため，本剤の投与にあたっては，リスクとベネフィットを考慮すること。

用法用量

〔トフラニール錠10mg〕
(1)うつ病・うつ状態治療の場合：イミプラミン塩酸塩として，通常成人1日30〜70mgを初期用量とし，1日200mgまで漸増し，分割経口投与する。まれに300mgまで増量することもある。なお，年齢，症状により適宜減量する。
(2)遺尿症治療の場合：通常学童は1日量30〜50mgを1〜2回経口投与する。ただし，症状および年齢に応じ適宜増減する。
〔トフラニール錠25mg〕
(1)うつ病・うつ状態治療の場合：イミプラミン塩酸塩として，通常成人1日25〜75mgを初期用量とし，1日200mgまで漸増し，分割経口投与する。まれに300mgまで増量することもある。なお，年齢，症状により適宜減量する。
(2)遺尿症治療の場合：通常幼児は1日量25mgを1回，学童は1日量25〜50mgを1〜2回経口投与する。ただし，症状および年齢に応じ適宜増減する。

禁忌

(1)緑内障のある患者
(2)本剤の成分又は三環系抗うつ剤に対し過敏症の既往歴のある患者
(3)心筋梗塞の回復初期の患者
(4)尿閉(前立腺疾患等)のある患者
(5) MAO阻害剤(セレギリン)を投与中あるいは投与中止後2週間以内の患者
(6) QT延長症候群のある患者

併用禁忌

薬剤名等	臨床症状・措置方法	機序・危険因子
MAO阻害剤	発汗，不穏，全身痙攣，	本剤は活性アミンのシ

セレギリン（エフピー）	異常高熱，昏睡等があらわれることがある。MAO 阻害剤の投与を受けた患者に本剤を投与する場合には，少なくとも 2 週間の間隔をおき，また本剤から MAO 阻害剤に切り替えるときには，2〜3 日間の間隔をおくことが望ましい。	ナプス内への取り込みを阻害して，受容体の感受性を増強する。

イミドール糖衣錠(10)：田辺三菱　10mg1錠[9.6円/錠]，イミドール糖衣錠(25)：田辺三菱　25mg1錠[9.9円/錠]

ドーフル散　規格：1g[275.4円/g]
アヘン　トコン散　武田薬品　811

【効 能 効 果】

(1)各種呼吸器疾患における鎮咳・去痰
(2)激しい疼痛時における鎮痛・鎮静
(3)激しい下痢症状の改善及び手術後等の腸管蠕動運動の抑制

【対応標準病名】

◎	下痢症	疼痛	
○	S 状結腸炎	胃腸炎	炎症性腸疾患
	開胸術後疼痛症候群	回腸炎	カタル性胃腸炎
	癌性持続痛	癌性疼痛	癌性突出痛
	感染性胃腸炎	感冒性大腸炎	感冒性腸炎
	急性胃腸炎	急性大腸炎	急性腸炎
	術後疼痛	神経障害性疼痛	大腸炎
	中枢神経障害性疼痛	腸カタル	突出痛
	難治性疼痛	難治性乳児下痢症	乳児下痢
	末梢神経障害性疼痛	慢性疼痛	
△	圧痛	感染性下痢症	感染性大腸炎
	感染性腸炎	感冒性胃腸炎	機能性下痢
	抗生物質起因性大腸炎	抗生物質起因性腸炎	持続痛
	出血性大腸炎	出血性腸炎	術創部痛
	身体痛	全身痛	腸炎
	鈍痛	皮膚疼痛症	放散痛

用法用量　通常，成人には，1 回 0.3g，1 日 1g を経口投与する。なお，年齢，症状により適宜増減する。

禁忌
(1)重篤な呼吸抑制のある患者
(2)気管支喘息発作中の患者
(3)重篤な肝障害のある患者
(4)慢性肺疾患に続発する心不全の患者
(5)痙攣状態（てんかん重積症，破傷風，ストリキニーネ中毒）にある患者
(6)急性アルコール中毒の患者
(7)アヘンアルカロイドに対し過敏症の患者
(8)出血性大腸炎の患者

原則禁忌　細菌性下痢のある患者

トミロン細粒小児用10%　規格：100mg1g[101.2円/g]
セフテラムピボキシル　富山化学　613

【効 能 効 果】

(1)小児
〈適応菌種〉セフテラムに感性のレンサ球菌属，肺炎球菌，大腸菌，クレブシエラ属，プロテウス属，モルガネラ・モルガニー，プロビデンシア属，インフルエンザ菌
〈適応症〉咽頭・喉頭炎，扁桃炎（扁桃周囲炎，扁桃周囲膿瘍を含む），急性気管支炎，肺炎，膀胱炎，腎盂腎炎，中耳炎，副鼻腔炎，猩紅熱
(2)成人（嚥下困難等により錠剤の使用が困難な場合）
〈適応菌種〉セフテラムに感性のレンサ球菌属，肺炎球菌，淋菌，大腸菌，シトロバクター属，クレブシエラ属，エンテロバクター属，セラチア属，プロテウス属，モルガネラ・モルガニー，プロビデンシア属，インフルエンザ菌，ペプトストレプトコッカス属
〈適応症〉咽頭・喉頭炎，扁桃炎（扁桃周囲炎，扁桃周囲膿瘍を含む），急性気管支炎，肺炎，慢性呼吸器病変の二次感染，膀胱炎，腎盂腎炎，尿道炎，バルトリン腺炎，子宮内感染，子宮付属器炎，中耳炎，副鼻腔炎，歯周組織炎，歯冠周囲炎，顎炎

【対応標準病名】

◎	咽頭炎	咽頭喉頭炎	急性気管支炎
	喉頭炎	歯冠周囲炎	子宮内感染症
	子宮付属器炎	歯根のう胞	歯周炎
	歯髄炎	歯性顎炎	猩紅熱
	腎盂腎炎	中耳炎	尿道炎
	肺炎	バルトリン腺炎	副鼻腔炎
	扁桃炎	扁桃周囲炎	扁桃周囲膿瘍
	膀胱炎		
○ あ	亜急性気管支炎	アンギナ	異型猩紅熱
	一部性歯髄炎	咽頭気管炎	咽頭チフス
	咽頭扁桃炎	インフルエンザ菌気管支炎	インフルエンザ菌喉頭炎
	インフルエンザ菌性咽頭炎	インフルエンザ菌性喉頭気管炎	う蝕第 2 度単純性歯髄炎
	う蝕第 3 度急性化膿性根尖性歯周炎	う蝕第 3 度急性化膿性歯髄炎	う蝕第 3 度急性単純性根尖性歯周炎
	う蝕第 3 度歯髄壊死	う蝕第 3 度歯髄壊疽	う蝕第 3 度慢性壊疽性歯髄炎
	う蝕第 3 度慢性潰瘍性歯髄炎	う蝕第 3 度慢性化膿性根尖性歯周炎	う蝕第 3 度慢性増殖性歯髄炎
	壊死性潰瘍性歯周炎	壊死性潰瘍性歯肉炎	壊疽性咽頭炎
	壊疽性歯髄炎	壊疽性歯肉炎	壊疽性扁桃周囲炎
か	外傷性歯根膜炎	外傷性歯髄炎	外傷性穿孔性中耳炎
	外傷性中耳炎	潰瘍性咽頭炎	潰瘍性歯肉炎
	潰瘍性膀胱炎	下咽頭炎	カウパー腺膿瘍
	下顎骨壊死	下顎骨炎	下顎骨骨髄炎
	下顎骨骨膜炎	下顎骨骨膜下膿瘍	下顎骨周囲炎
	下顎骨周囲膿瘍	下顎歯槽骨炎	下顎膿瘍
	顎骨炎	顎骨骨髄炎	顎骨骨膜炎
	カタル性咽頭炎	化膿性喉頭炎	化膿性歯周炎
	化膿性歯槽骨炎	化膿性歯肉炎	化膿性中耳炎
	化膿性副鼻腔炎	化膿性扁桃周囲炎	カリエスのない歯髄炎
	間質性膀胱炎	感染性咽頭炎	感染性喉頭気管炎
	乾酪性副鼻腔炎	気管支肺炎	気腫性腎盂腎炎
	偽猩紅熱	偽膜性アンギナ	偽膜性咽頭炎
	偽膜性気管支炎	偽膜性喉頭炎	偽膜性扁桃炎
	急性アデノイド咽頭炎	急性アデノイド扁桃炎	急性一部性化膿性歯髄炎
	急性一部性単純性歯髄炎	急性咽頭炎	急性咽頭喉頭炎
	急性咽頭扁桃炎	急性壊疽性喉頭炎	急性壊疽性歯髄炎
	急性壊疽性扁桃炎	急性潰瘍性喉頭炎	急性潰瘍性扁桃炎
	急性顎骨骨髄炎	急性顎骨骨膜炎	急性化膿性咽頭炎
	急性化膿性下顎骨炎	急性化膿性根尖性歯周炎	急性化膿性歯根膜炎
	急性化膿性歯髄炎	急性化膿性上顎骨炎	急性化膿性中耳炎
	急性化膿性辺縁性歯根膜炎	急性化膿性扁桃炎	急性気管気管支炎
	急性口蓋扁桃炎	急性喉頭炎	急性喉頭気管炎
	急性喉頭気管気管支炎	急性根尖性歯周炎	急性歯冠周囲炎
	急性歯周炎	急性歯髄炎	急性歯槽骨炎
	急性歯槽膿瘍	急性歯肉炎	急性出血性膀胱炎
	急性上気道炎	急性声帯炎	急性声門下喉頭炎
	急性腺窩性扁桃炎	急性全部性化膿性歯髄炎	急性全部性単純性歯髄炎
	急性単純性根尖性歯周炎	急性単純性歯髄炎	急性単純性膀胱炎
	急性中耳炎	急性尿道炎	急性肺炎
	急性反復性気管支炎	急性浮腫性喉頭炎	急性付属器炎

	急性扁桃炎	急性膀胱炎	急性卵管炎
	急性卵巣炎	急速進行性歯周炎	胸膜肺炎
	グラデニーゴ症候群	クラミジア肺炎	クループ性気管支炎
	血行性歯髄炎	限局型若年性歯周炎	口腔上顎洞瘻
	喉頭周囲炎	広汎型若年性歯周炎	鼓室内水腫
	根尖周囲膿瘍	根尖性歯周炎	根尖肉芽腫
さ	根尖膿瘍	根側歯周膿瘍	細菌性膀胱炎
	再発性中耳炎	再発性尿道炎	残髄炎
	歯冠周囲膿瘍	篩骨洞炎	歯根膜下膿瘍
	歯周症	歯周膿瘍	思春期性歯肉炎
	歯髄壊死	歯髄壊疽	歯性上顎洞炎
	歯性副鼻腔炎	歯性扁桃周囲膿瘍	歯槽骨炎
	歯槽骨膜炎	歯槽膿瘍	歯肉炎
	歯肉膿瘍	若年性歯周炎	習慣性アンギナ
	習慣性扁桃炎	出血性中耳炎	出血性膀胱炎
	術後腎盂腎炎	術後性中耳炎	術後性慢性中耳炎
	上咽頭炎	上顎骨炎	上顎骨骨髄炎
	上顎骨骨膜炎	上顎骨骨膜下膿瘍	上顎歯槽骨炎
	上顎洞炎	上行性歯髄炎	上行性腎盂腎炎
	猩紅熱性心筋炎	猩紅熱性中耳炎	上鼓室化膿症
	小児肺炎	小児副鼻腔炎	滲出性気管支炎
	新生児上顎骨骨髄炎	新生児中耳炎	水疱性咽頭炎
	水疱性中耳炎	スキーン腺膿瘍	舌扁桃炎
	腺窩性アンギナ	穿孔性中耳炎	前思春期性歯周炎
	前頭洞炎	全部性歯髄炎	早期発症型歯周炎
た	増殖性歯肉炎	大葉性肺炎	単純性歯周炎
	単純性歯肉炎	単純性中耳炎	智歯周囲炎
	緻密性歯槽骨炎	中隔部肉芽形成	中耳炎性顔面神経麻痺
	蝶形骨洞炎	沈下性肺炎	陳旧性中耳炎
な	特殊性歯周炎	難治性歯周炎	乳児肺炎
	尿細管間質性腎炎	尿道口炎	尿道口膿瘍
	尿道周囲炎	尿道周囲膿瘍	尿道症候群
	尿道膿瘍	尿膜管膿瘍	妊娠中の子宮内感染
は	妊娠中の性器感染症	妊娠中の尿路性器感染症	肺炎球菌性咽頭炎
	肺炎球菌性気管支炎	敗血症性咽頭炎	敗血症性気管支炎
	敗血症性肺炎	剥離性歯肉炎	抜歯窩治癒不全
	抜歯後歯槽骨炎	バルトリン腺膿瘍	反復性膀胱炎
	汎副鼻腔炎	非性病性尿道炎	肥大性歯肉炎
	非特異性尿道炎	びまん性肺炎	びらん性歯肉炎
	びらん性膀胱炎	非淋菌性尿道炎	複雑性歯周炎
	複雑性歯肉炎	副鼻腔真菌症	ぶどう球菌性咽頭炎
	ぶどう球菌性扁桃炎	プラーク性歯肉炎	閉塞性肺炎
	辺縁性化膿性歯根膜炎	辺縁性歯周組織炎	扁桃性アンギナ
	扁桃膿瘍	蜂窩織炎性アンギナ	膀胱後部膿瘍
	膀胱三角部炎	膀胱周囲炎	膀胱周囲膿瘍
ま	膀胱尿道炎	萌出性歯肉炎	膜性咽頭炎
	慢性萎縮性老人性歯肉炎	慢性咽喉頭炎	慢性壊疽性歯髄炎
	慢性開放性歯髄炎	慢性潰瘍性歯髄炎	慢性顎骨炎
	慢性顎骨骨髄炎	慢性化膿性根尖性歯周炎	慢性化膿性穿孔性中耳炎
	慢性化膿性中耳炎	慢性根尖性歯周炎	慢性再発性膀胱炎
	慢性耳管鼓室化膿性中耳炎	慢性歯冠周囲炎	慢性歯周炎
	慢性歯周膿瘍	慢性歯髄炎	慢性歯槽膿瘍
	慢性歯肉炎	慢性上鼓室乳突洞化膿性中耳炎	慢性穿孔性中耳炎
	慢性増殖性歯髄炎	慢性単純性歯髄炎	慢性中耳炎
	慢性中耳炎急性増悪	慢性中耳炎後遺症	慢性中耳炎術後再燃
	慢性尿道炎	慢性複雑性膀胱炎	慢性副鼻腔炎
	慢性副鼻腔炎急性増悪	慢性副鼻腔膿瘍	慢性付属器炎
	慢性閉鎖性歯髄炎	慢性辺縁性歯周炎急性発作	慢性辺縁性歯周炎軽度
	慢性辺縁性歯周炎重度	慢性辺縁性歯周炎中等度	慢性扁桃炎
	慢性膀胱炎	慢性卵管炎	慢性卵巣炎
ら	無熱性肺炎	卵管炎	卵管周囲炎
	卵管卵巣膿瘍	卵管留膿症	卵巣炎
	卵巣周囲炎	卵巣膿瘍	卵巣卵管周囲炎
	リトレー腺膿瘍	良性慢性化膿性中耳炎	連鎖球菌気管支炎
	連鎖球菌性アンギナ	連鎖球菌性咽頭炎	連鎖球菌性喉頭炎
	連鎖球菌性喉頭気管炎	連鎖球菌性上気道感染	連鎖球菌性扁桃炎
わ	老人性肺炎	ワンサンアンギナ	ワンサン気管支炎
	ワンサン扁桃炎		

△	BK ウイルス腎症	MRSA 膀胱炎	RS ウイルス気管支炎
	アデノウイルス咽頭炎	アレルギー性副鼻腔炎	アレルギー性膀胱炎
	一側性顎関節突起過形成	一側性顎関節突起形成不全	咽頭痛
	ウイルス性咽頭炎	ウイルス性気管支炎	ウイルス性扁桃炎
	エコーウイルス気管支炎	エンテロウイルス性リンパ結節性咽頭炎	開花性セメント質骨異形成症
	外歯瘻	下顎頭過形成	下顎隆起
	顎関節突起欠如	顎骨外骨症	顎骨線維性骨異形成症
	顎痛	顎腐骨	急性カタル性気管炎
	急性気管炎	巨細胞肉芽腫	結核性中耳炎
	口蓋隆起	咬筋肥大症	好酸球性中耳炎
	好酸球性副鼻腔炎	コクサッキーウイルス咽頭炎	コクサッキーウイルス気管支炎
	骨瘤	根管異常	根管狭窄
	根管穿孔	根管側壁穿孔	根管内異物
	根尖周囲のう胞	根分岐部病変	残存性歯根のう胞
	歯根膜ポリープ	歯周のう胞	歯髄充血
	歯髄出血	歯髄露出	歯槽骨鋭縁
	失活歯	出血性気管炎	神経痛性歯痛
	髄室側壁穿孔	髄床底穿孔	静止性骨空洞
	象牙粒	第 2 象牙質	ドライソケット
	内歯瘻	妊娠中の子宮頸管炎	妊娠中の腎感染症
	妊娠中の尿道感染症	妊娠中の膀胱感染症	妊娠中の無症候性細菌尿
	肺ノカルジア症	パラインフルエンザウイルス気管支炎	バルトリン腺のう胞
	非定型肺炎	フェニトイン歯肉増殖症	不規則象牙質
	ヘルペスウイルス性咽頭炎	ヘルペスウイルス性歯肉口内炎	扁桃チフス
	放散性歯痛	放射線出血性膀胱炎	放射線性下顎骨骨髄炎
	放射線性顎骨壊死	放射線性化膿性顎骨壊死	放射線性膀胱炎
	マイコプラズマ気管支炎	慢性放射線性顎骨壊死	無歯歯
	ライノウイルス気管支炎	卵管留水症	淋菌性咽頭炎
	淋菌性バルトリン腺膿瘍	ループス膀胱炎	連鎖球菌気管炎

用法用量

(1)小児：通常，小児に対しては，セフテラム　ピボキシルとして1日量9～18mg(力価)/kgを3回に分割して経口投与する。

(2)成人(嚥下困難等により錠剤の使用が困難な場合)

咽頭・喉頭炎，扁桃炎(扁桃周囲炎，扁桃周囲膿瘍を含む)，急性気管支炎，膀胱炎，腎盂腎炎，バルトリン腺炎，子宮内感染，子宮付属器炎の場合：通常，セフテラム　ピボキシルとして成人1日150～300mg(力価)を3回に分割して食後経口投与する。

肺炎，慢性呼吸器病変の二次感染，尿道炎，中耳炎，副鼻腔炎，歯周組織炎，歯冠周囲炎，顎炎の場合：通常，セフテラム　ピボキシルとして成人1日300～600mg(力価)を3回に分割して食後経口投与する。

なお，年齢及び症状に応じて適宜増減する。

用法用量に関連する使用上の注意

(1)高度の腎障害のある患者には，投与量・投与間隔の適切な調節をするなど慎重に投与すること。

(2)本剤の使用にあたっては，耐性菌の発現等を防ぐため，原則として感受性を確認し，疾病の治療上必要な最小限の期間の投与にとどめること。

(3)本剤は小児用製剤であるが，嚥下困難等により錠剤の服用が困難な場合には成人に使用することができる。なお，その場合にはトミロン錠(成人)のデータを参照すること。
禁忌 本剤の成分によるショックの既往歴のある患者
原則禁忌 本剤の成分又はセフェム系抗生物質に対し過敏症の既往歴のある患者

セフテラムピボキシル細粒小児用10%「日医工」：日医工[61円/g]，テラミロン細粒小児用10%：東和[61円/g]

トミロン錠50 規格：50mg1錠[32.8円/錠]
トミロン錠100 規格：100mg1錠[39.9円/錠]
セフテラムピボキシル 富山化学 613

【効 能 効 果】

〈適応菌種〉セフテラムに感性のレンサ球菌属，肺炎球菌，淋菌，大腸菌，シトロバクター属，クレブシエラ属，エンテロバクター属，セラチア属，プロテウス属，モルガネラ・モルガニー，プロビデンシア属，インフルエンザ菌，ペプトストレプトコッカス属
〈適応症〉
(1)咽頭・喉頭炎，扁桃炎(扁桃周囲炎，扁桃周囲膿瘍を含む)，急性気管支炎，肺炎，慢性呼吸器病変の二次感染
(2)膀胱炎，腎盂腎炎，尿道炎
(3)バルトリン腺炎，子宮内感染，子宮付属器炎
(4)中耳炎，副鼻腔炎
(5)歯周組織炎，歯冠周囲炎，顎炎

【対応標準病名】

◎	咽頭炎	咽頭喉頭炎	急性気管支炎
	喉頭炎	歯冠周囲炎	子宮内感染症
	子宮付属器炎	歯根のう胞	歯周炎
	歯髄炎	歯性顎炎	腎盂腎炎
	中耳炎	尿道炎	肺炎
	バルトリン腺炎	副鼻腔炎	扁桃炎
	扁桃周囲炎	扁桃周囲膿瘍	膀胱炎
○ あ	亜急性気管支炎	アンギナ	咽頭気管炎
	咽頭扁桃炎	インフルエンザ菌気管支炎	インフルエンザ菌喉頭炎
	インフルエンザ菌性咽頭炎	インフルエンザ菌性喉頭気管炎	う蝕第３度急性化膿性根尖性歯周炎
	う蝕第３度急性単純性根尖性歯周炎	う蝕第３度慢性化膿性根尖性歯周炎	壊死性潰瘍性歯周炎
	壊死性潰瘍性歯肉炎	壊疽性咽頭炎	壊疽性歯肉炎
か	壊疽性扁桃周囲炎	外傷性穿孔性中耳炎	外傷性中耳炎
	潰瘍性咽頭炎	潰瘍性歯肉炎	潰瘍性膀胱炎
	下咽頭炎	下顎骨壊死	下顎骨炎
	下顎骨骨髄炎	下顎骨骨膜炎	下顎骨骨膜下膿瘍
	下顎骨周囲炎	下顎骨周囲膿瘍	下顎膿瘍
	顎骨炎	顎骨骨髄炎	顎骨骨膜炎
	カタル性咽頭炎	化膿性喉頭炎	化膿性歯周炎
	化膿性歯肉炎	化膿性中耳炎	化膿性副鼻腔炎
	化膿性扁桃周囲炎	感染性咽頭炎	感染性喉頭気管炎
	気管支肺炎	気腫性腎盂腎炎	偽膜性アンギナ
	偽膜性咽頭炎	偽膜性気管支炎	偽膜性喉頭炎
	偽膜性扁桃炎	急性アデノイド咽頭炎	急性アデノイド扁桃炎
	急性咽頭炎	急性咽頭喉頭炎	急性咽頭扁桃炎
	急性壊疽性喉頭炎	急性壊疽性扁桃炎	急性潰瘍性喉頭炎
	急性潰瘍性扁桃炎	急性顎骨骨髄炎	急性顎骨骨膜炎
	急性化膿性咽頭炎	急性化膿性下顎骨炎	急性化膿性根尖性歯周炎
	急性化膿性歯根膜炎	急性化膿性上顎骨炎	急性化膿性中耳炎
	急性化膿性辺縁性歯根膜炎	急性化膿性扁桃炎	急性気管気管支炎
	急性喉頭炎	急性喉頭気管炎	急性喉頭気管気管支炎
	急性根尖性歯周炎	急性歯冠周囲炎	急性歯周炎
	急性歯槽膿瘍	急性歯肉炎	急性出血性膀胱炎
	急性声帯炎	急性声門下喉頭炎	急性腺窩性扁桃炎
	急性単純性根尖性歯周炎	急性単純性膀胱炎	急性中耳炎
	急性尿道炎	急性肺炎	急性反復性気管支炎
	急性浮腫性喉頭炎	急性付属器炎	急性扁桃炎
	急性膀胱炎	急性卵管炎	急性卵巣炎
	急速進行性歯周炎	胸膜肺炎	グラデニーゴ症候群
	クラミジア肺炎	クループ性気管支炎	限局型若年性歯周炎
	口腔上顎洞瘻	喉頭周囲炎	広汎型若年性歯周炎
	鼓室内水腫	根尖周囲膿瘍	根尖性歯周炎
さ	根尖膿瘍	根側歯周膿瘍	細菌性膀胱炎
	再発性中耳炎	再発性尿道炎	歯冠周囲膿瘍
	篩骨洞炎	歯根膜下膿瘍	歯周症
	歯周膿瘍	思春期性歯肉炎	歯性上顎洞炎
	歯性副鼻腔炎	歯性扁桃周囲膿瘍	歯槽膿瘍
	歯肉炎	歯肉膿瘍	若年性歯周炎
	習慣性アンギナ	習慣性扁桃炎	出血性中耳炎
	出血性膀胱炎	術後腎盂腎炎	術後性中耳炎
	術後性慢性中耳炎	上咽頭炎	上顎骨炎
	上顎骨骨髄炎	上顎骨骨膜炎	上顎骨骨膜下膿瘍
	上顎洞炎	上行性腎盂腎炎	上鼓室化膿症
	小児肺炎	小児副鼻腔炎	滲出性気管支炎
	新生児上顎骨骨髄炎	新生児中耳炎	水疱性中耳炎
	舌扁桃炎	腺窩性アンギナ	穿孔性中耳炎
	前思春期性歯周炎	前頭洞炎	早期発症型歯周炎
た	増殖性歯肉炎	大葉性肺炎	単純性歯周炎
	単純性歯肉炎	単純性中耳炎	智歯周囲炎
	中隔部肉芽形成	中耳炎性顔面神経麻痺	蝶形骨洞炎
	沈下性肺炎	陳旧性中耳炎	特殊性歯周炎
な	難治性歯周炎	乳児肺炎	尿細管間質性腎炎
	尿道口炎	尿道周囲炎	尿膜管膿瘍
は	妊娠中の子宮内感染	妊娠中の性器感染症	肺炎球菌性咽頭炎
	肺炎球菌性気管支炎	敗血症性咽頭炎	敗血症性肺炎
	剥離性歯肉炎	バルトリン腺膿瘍	反復性膀胱炎
	汎副鼻腔炎	非性病性尿道炎	肥大性歯肉炎
	非特異性尿道炎	びまん性肺炎	びらん性歯肉炎
	びらん性膀胱炎	非淋菌性尿道炎	複雑性歯周炎
	複雑性歯肉炎	ぶどう球菌性咽頭炎	ぶどう球菌性扁桃炎
	閉塞性肺炎	辺縁性化膿性歯根膜炎	辺縁性歯周組織炎
	扁桃性アンギナ	扁桃膿瘍	蜂窩織炎性アンギナ
	膀胱後部膿瘍	膀胱三角部炎	膀胱周囲炎
	膀胱周囲膿瘍	膀胱尿道炎	萌出性歯肉炎
ま	膜性咽頭炎	慢性萎縮性老人性歯肉炎	慢性咽喉頭炎
	慢性顎骨炎	慢性顎骨骨髄炎	慢性化膿性根尖性歯周炎
	慢性化膿性穿孔性中耳炎	慢性化膿性中耳炎	慢性根尖性歯周炎
	慢性再発性膀胱炎	慢性耳管鼓室化膿性中耳炎	慢性歯冠周囲炎
	慢性歯周炎	慢性歯周膿瘍	慢性歯槽膿瘍
	慢性歯肉炎	慢性上鼓室乳突洞化膿性中耳炎	慢性穿孔性中耳炎
	慢性中耳炎	慢性中耳炎急性増悪	慢性中耳炎後遺症
	慢性中耳炎術後再燃	慢性尿道炎	慢性複雑性膀胱炎
	慢性副鼻腔炎	慢性副鼻腔炎急性増悪	慢性副鼻腔膿瘍
	慢性付属器炎	慢性辺縁性歯周炎急性発作	慢性辺縁性歯周炎軽度
	慢性辺縁性歯周炎重度	慢性辺縁性歯周炎中等度	慢性扁桃炎
	慢性膀胱炎	慢性卵管炎	慢性卵巣炎
ら	無熱性肺炎	卵管炎	卵管周囲炎
	卵管卵巣膿瘍	卵管留膿症	卵巣炎
	卵巣周囲炎	卵巣膿瘍	卵巣卵管周囲炎
	良性慢性化膿性中耳炎	淋菌性バルトリン腺膿瘍	連鎖球菌気管支炎
	連鎖球菌性アンギナ	連鎖球菌性咽頭炎	連鎖球菌性喉頭炎
	連鎖球菌性喉頭気管炎	連鎖球菌性扁桃炎	老人性肺炎
△	BK ウイルス腎症	MRSA 膀胱炎	RS ウイルス気管支炎

アレルギー性副鼻腔炎	アレルギー性膀胱炎	一部性歯髄炎
咽頭チフス	咽頭痛	ウイルス性咽頭炎
ウイルス性気管支炎	ウイルス性扁桃炎	う蝕第２度単純性歯髄炎
う蝕第３度急性化膿性歯髄炎	う蝕第３度歯髄壊死	う蝕第３度歯髄壊疽
う蝕第３度慢性壊疽性歯髄炎	う蝕第３度慢性潰瘍性歯髄炎	う蝕第３度慢性増殖性歯髄炎
エコーウイルス気管支炎	壊疽性歯髄炎	外傷性歯根膜炎
外傷性歯髄炎	外歯瘻	顎腐骨
カリエスのない歯髄炎	間質性膀胱炎	乾酪性副鼻腔炎
急性一部性化膿性歯髄炎	急性一部性単純性歯髄炎	急性壊疽性歯髄炎
急性化膿性歯髄炎	急性歯髄炎	急性全部性化膿性歯髄炎
急性全部性単純性歯髄炎	急性単純性歯髄炎	結核性中耳炎
血行性歯髄炎	コクサッキーウイルス気管支炎	根尖周囲のう胞
根尖肉芽腫	根分岐部病変	残髄炎
残存性歯根のう胞	歯周のう胞	歯髄壊死
歯髄壊疽	歯髄充血	歯髄露出
上行性歯髄炎	水疱性咽頭炎	全部性歯髄炎
内歯瘻	尿道症候群	妊娠中の子宮頸管炎
敗血症性気管支炎	パラインフルエンザウイルス気管支炎	バルトリン腺のう胞
非定型肺炎	フェニトイン歯肉増殖症	副鼻腔真菌症
プラーク性歯肉炎	ヘルペスウイルス性歯肉口内炎	扁桃チフス
放射線出血性膀胱炎	放射線性下顎骨骨髄炎	放射線性顎骨壊死
放射線性化膿性顎骨壊死	放射線性膀胱炎	マイコプラズマ気管支炎
慢性壊疽性歯髄炎	慢性開放性歯髄炎	慢性潰瘍性歯髄炎
慢性歯髄炎	慢性増殖性歯髄炎	慢性単純性歯髄炎
慢性閉鎖性歯髄炎	慢性放射線性顎骨壊死	ライノウイルス気管支炎
卵管留水症	淋菌性咽頭炎	ワンサンアンギナ
ワンサン気管支炎	ワンサン扁桃炎	

用法用量
咽頭・喉頭炎，扁桃炎(扁桃周囲炎，扁桃周囲膿瘍を含む)，急性気管支炎，膀胱炎，腎盂腎炎，バルトリン腺炎，子宮内感染，子宮付属器炎の場合：通常，セフテラム　ピボキシルとして成人１日 150〜300mg(力価)を３回に分割して食後経口投与する。
肺炎，慢性呼吸器病変の二次感染，尿道炎，中耳炎，副鼻腔炎，歯周組織炎，歯冠周囲炎，顎炎の場合：通常，セフテラム　ピボキシルとして成人１日 300〜600mg(力価)を３回に分割して食後経口投与する。
なお，年齢及び症状に応じて適宜増減する。

用法用量に関連する使用上の注意
(1)高度の腎障害のある患者には，投与量・投与間隔の適切な調節をするなど慎重に投与すること。
(2)本剤の使用にあたっては，耐性菌の発現等を防ぐため，原則として感受性を確認し，疾病の治療上必要な最小限の期間の投与にとどめること。

禁忌　本剤の成分によるショックの既往歴のある患者

原則禁忌　本剤の成分又はセフェム系抗生物質に対し過敏症の既往歴のある患者

ドミン錠0.4
規格：0.4mg1錠[148.4円/錠]
タリペキソール塩酸塩　日本ベーリンガー　116

【効 能 効 果】

パーキンソン病

【対応標準病名】

◎	パーキンソン病		
○	一側性パーキンソン症候群	家族性パーキンソン病	家族性パーキンソン病 Yahr1
	家族性パーキンソン病 Yahr2	家族性パーキンソン病 Yahr3	家族性パーキンソン病 Yahr4
	家族性パーキンソン病 Yahr5	若年性パーキンソン症候群	若年性パーキンソン病
	若年性パーキンソン病 Yahr3	若年性パーキンソン病 Yahr4	若年性パーキンソン病 Yahr5
	続発性パーキンソン症候群	動脈硬化性パーキンソン症候群	脳炎後パーキンソン症候群
	脳血管障害性パーキンソン症候群	パーキンソン症候群	パーキンソン病 Yahr1
	パーキンソン病 Yahr2	パーキンソン病 Yahr3	パーキンソン病 Yahr4
	パーキンソン病 Yahr5	パーキンソン病の認知症	梅毒性パーキンソン症候群
	薬剤性パーキンソン症候群		
△	アーガイル・ロバートソン瞳孔	痙性梅毒性運動失調症	顕性神経梅毒
	シャルコー関節	神経原性関節症	神経障害性脊椎障害
	神経梅毒髄膜炎	進行性運動性運動失調症	進行麻痺
	脊髄ろう	脊髄ろう性関節炎	ニューロパチー性関節炎
	脳脊髄梅毒	脳梅毒	梅毒性痙性脊髄麻痺
	梅毒性視神経萎縮	梅毒性髄膜炎	梅毒性聴神経炎
	晩期梅毒性球後視神経炎	晩期梅毒性視神経萎縮	晩期梅毒性髄膜炎
	晩期梅毒性多発ニューロパチー	晩期梅毒性聴神経炎	晩期梅毒脊髄炎
	晩期梅毒脳炎	晩期梅毒脳脊髄炎	

用法用量　通常，成人にはタリペキソール塩酸塩として１日１回 0.2mg 又は 0.4mg を夕食後に経口投与から始め，経過を観察しながら１週間毎に１日量として 0.4mg ずつ漸増し，維持量(標準１日 1.2mg〜3.6mg)を定める。１日量がタリペキソール塩酸塩として 0.8mg の場合は２回に分けて朝食後及び夕食後に，1.2mg 以上の場合は３回に分けて毎食後経口投与する。
なお，年齢，症状により適宜増減する。

禁忌
(1)妊婦又は妊娠している可能性のある婦人
(2)本剤の成分又はクロニジン塩酸塩に対し過敏症の既往歴のある患者

ドメナン錠100mg
規格：100mg1錠[68.4円/錠]
ドメナン錠200mg
規格：200mg1錠[111.9円/錠]
オザグレル塩酸塩水和物　キッセイ　449

【効 能 効 果】

気管支喘息

【対応標準病名】

◎	気管支喘息		
○	アスピリン喘息	アトピー性喘息	アレルギー性気管支炎
	運動誘発性喘息	外因性喘息	気管支喘息合併妊娠
	混合型喘息	小児喘息	小児喘息性気管支炎
	職業喘息	ステロイド依存性喘息	咳喘息
	喘息性気管支炎	難治性喘息	乳児喘息
	非アトピー性喘息	夜間性喘息	
△	感染型気管支喘息		

用法用量　通常，成人にはオザグレル塩酸塩水和物として１日量 400mg(100mg 錠４錠又は 200mg 錠２錠)を朝食後及び就寝前の２回に分けて経口投与する。
なお，年齢，症状により適宜増減する。

禁忌
(1)小児等
(2)本剤の成分に対し過敏症の既往歴のある患者

ベガ錠100mg：小野薬品　100mg1錠[70.4円/錠]
ベガ錠200mg：小野薬品　200mg1錠[121.2円/錠]
オザグレル錠100「KN」：小林化工　100mg1錠[38.4円/錠]，オザグレル錠200「KN」：小林化工　200mg1錠[58.4円/錠]

トライコア錠53.3mg　規格：53.3mg1錠［30.3円/錠］
トライコア錠80mg　規格：80mg1錠［39.5円/錠］
フェノフィブラート　アボット　218

【効 能 効 果】

高脂血症（家族性を含む）

【対応標準病名】

◎	家族性高リポ蛋白血症 2a 型	家族性高リポ蛋白血症 2b 型	家族性高リポ蛋白血症 3 型
	家族性高リポ蛋白血症 4 型	家族性高リポ蛋白血症 5 型	家族性複合型高脂血症
	高脂血症	高リポ蛋白血症	
○	1 型糖尿病性高コレステロール血症	2 型糖尿病性高コレステロール血症	家族性高コレステロール血症
	家族性高コレステロール血症・ヘテロ接合体	家族性高コレステロール血症・ホモ接合体	家族性高トリグリセライド血症
	家族性高リポ蛋白血症 1 型	結節性黄色腫	高 LDL 血症
	高カイロミクロン血症	高コレステロール血症	高コレステロール血症性黄色腫
	高トリグリセライド血症	混合型高脂質血症	脂質異常症
	脂質代謝異常	食事性高脂血症	先天性脂質代謝異常
	糖尿病性高コレステロール血症	二次性高脂血症	本態性高コレステロール血症
	本態性高脂血症		
△	高 HDL 血症	多中心性細網組織球症	

効能効果に関連する使用上の注意

(1)総コレステロールのみが高い高脂血症（IIa 型）に対し，第一選択薬とはしないこと。

(2)カイロミクロンが高い高脂血症（I 型）に対する効果は検討されていない。

用法用量　通常，成人にはフェノフィブラートとして1日1回106.6mg〜160mg を食後経口投与する。

なお，年齢，症状により適宜減量する。1日 160mg を超える用量は投与しないこと。

用法用量に関連する使用上の注意

(1)総コレステロール及びトリグリセライドの両方が高い高脂血症（IIb 及び III 型）には，1日投与量を 106.6mg より開始すること。なお，これらの高脂血症患者において，高血圧，喫煙等の虚血性心疾患のリスクファクターを有し，より高い治療目標値を設定する必要のある場合には1日投与量を 159.9mg〜160mg注）とすること。

注）159.9mg は 53.3mg 錠を3錠，160mg は 80mg 錠を2錠用いる。

(2)トリグリセライドのみが高い高脂血症（IV 及び V 型）には，1日投与量 53.3mg においても低下効果が認められているので，1日投与量を 53.3mg より開始すること。

(3)肝機能検査に異常のある患者又は肝障害の既往歴のある患者には，1日投与量を 53.3mg より開始すること。

(4)急激な腎機能の悪化を伴う横紋筋融解症があらわれることがあるので，投与にあたっては患者の腎機能を検査し，血清クレアチニン値が 2.5mg/dL 以上の場合には投与を中止し，血清クレアチニン値が 1.5mg/dL 以上 2.5mg/dL 未満の場合は 53.3mg から投与を開始するか，投与間隔を延長して使用すること。

(5)本剤はフェノフィブラートの吸収を高めるため，固体分散体化した製剤であり，本剤 106.6mg（53.3mg 製剤2錠）は微粉化フェノフィブラートカプセル製剤 134mg と，また本剤 160mg（80mg 製剤2錠）は微粉化フェノフィブラートカプセル製剤 200mg と生物学的に同等である。

禁忌

(1)本剤の成分に対して過敏症の既往歴のある患者

(2)肝障害のある患者

(3)中等度以上の腎機能障害のある患者（目安として血清クレアチニン値が 2.5mg/dL 以上）

(4)胆のう疾患のある患者

(5)妊婦又は妊娠している可能性のある女性，授乳婦

原則禁忌　腎機能に関する臨床検査値に異常が認められる患者に，本剤と HMG-CoA 還元酵素阻害薬を併用する場合には，治療上やむを得ないと判断される場合にのみ併用すること。

原則併用禁忌

腎機能に関する臨床検査値に異常が認められる患者では原則として併用しないこととするが，治療上やむを得ないと判断される場合にのみ慎重に併用すること。

薬剤名等	臨床症状・措置方法	機序・危険因子
HMG-CoA 還元酵素阻害薬 プラバスタチンナトリウム シンバスタチン フルバスタチンナトリウム　等	急激な腎機能悪化を伴う横紋筋融解症があらわれやすい。やむを得ず併用する場合には，本剤を少量から投与開始するとともに，定期的に腎機能検査等を実施し，自覚症状（筋肉痛，脱力感）の発現，CK（CPK）の上昇，血中及び尿中ミオグロビン上昇並びに血清クレアチニン上昇等の腎機能の悪化を認めた場合は直ちに投与を中止すること。	危険因子：腎機能に関する臨床検査値に異常が認められる患者 機序は不明であるが，フィブラート系薬剤と HMG-CoA 還元酵素阻害薬の併用で，それぞれの薬剤単独投与時に比べて併用時に横紋筋融解症発現の危険性が高まるという報告がある。

リピディル錠53.3mg：あすか　53.3mg1錠［30.3円/錠］
リピディル錠80mg：あすか　80mg1錠［39.5円/錠］

トラクリア錠62.5mg　規格：62.5mg1錠［4495円/錠］
ボセンタン水和物　アクテリオン　219

【効 能 効 果】

肺動脈性肺高血圧症（WHO 機能分類クラス II，III 及び IV）
WHO 機能分類は NYHA（New York Heart Association）心機能分類を肺高血圧症に準用したものである。

【対応標準病名】

◎	肺動脈性肺高血圧症		
○	新生児遷延性肺高血圧症	特発性肺動脈性肺高血圧症	二次性肺高血圧症
	肺高血圧症	肺性心	肺性心疾患
	慢性血栓塞栓性肺高血圧症	慢性肺性心	
△	肺静脈閉塞症	肺毛細血管腫症	

効能効果に関連する使用上の注意　原発性肺高血圧症及び膠原病に伴う肺高血圧症以外の肺動脈性肺高血圧症における有効性・安全性は確立していない。

用法用量　通常，成人には，投与開始から4週間は，ボセンタンとして1回 62.5mg を1日2回朝夕食後に経口投与する。投与5週目から，ボセンタンとして1回 125mg を1日2回朝夕食後に経口投与する。

なお，用量は患者の症状，忍容性などに応じ適宜増減するが，最大1日 250mg までとする。

用法用量に関連する使用上の注意

(1)本剤投与中に，AST（GOT）又は ALT（GPT）値が基準値上限の3倍を超えた場合，用量調節と肝機能検査を以下の基準を参考に行うこと。

AST（GOT）/ALT（GPT）値	投与法と肝機能検査の実施時期
＞3及び≦5×ULN	減量又は投与を中止する。その後少なくとも2週間毎に AST，ALT 値を測定し，それらが治療前値に回復した場合は，適宜投与を継続又は再開＊する。
＞5及び≦8×ULN	投与を中止する。その後少なくとも2週間毎に AST，ALT 値を測定し，それらが治療前値に回復した場合は，投与の再開＊を考慮する。
＞8×ULN	投与を中止し再投与してはならない。

ULN：基準値上限

＊：再投与する場合は，開始用量から始めること。AST，ALT値は3日以内に確認し，2週間後に再度確認後，上記の投与法と肝機能検査の実施時期を参考にして投与する。

(2) AST，ALT値の上昇が肝障害の臨床症状，例えば，嘔気，嘔吐，発熱，腹痛，黄疸，嗜眠又は疲労，インフルエンザ様症状(関節痛，筋痛，発熱)などを伴う場合，又はビリルビン値が基準値上限の2倍以上の場合は投与を中止すること。

(3)体重40kg未満の患者では忍容性を考慮し，投与5週目以降もボセンタンとして1回62.5mgを1日2回朝夕食後に経口投与することを考慮するなど，増量は慎重に検討すること。

警告　本剤投与により肝機能障害が発現するため，肝機能検査を必ず投与前に行い，投与中においても，少なくとも1ヵ月に1回実施すること。なお，投与開始3ヵ月間は2週に1回の検査が望ましい。肝機能検査値の異常が認められた場合はその程度及び臨床症状に応じて，減量及び投与中止など適切な処置をとること。

禁忌

(1)妊婦又は妊娠している可能性のある婦人
(2)中等度あるいは重度の肝障害のある患者
(3)シクロスポリン又はタクロリムスを投与中の患者
(4)グリベンクラミドを投与中の患者
(5)本剤及び本剤の成分に過敏症の既往歴のある患者

併用禁忌

薬剤名等	臨床症状・措置方法	機序・危険因子
シクロスポリン(サンディミュン，ネオーラル)， タクロリムス(プログラフ)	(1)本剤の血中濃度が急激に上昇し，本剤の副作用が発現するおそれがある。 (2)本剤との併用により，シクロスポリン，タクロリムスの血中濃度が低下し，効果が減弱するおそれがある。	(1)シクロスポリンのCYP3A4活性阻害作用及び輸送タンパク質阻害による肝細胞への取込み阻害により，本剤の血中濃度を上昇させる。 タクロリムスは主にCYP3A4で代謝され，シクロスポリンと同等以上に本剤の血中濃度を上昇させる可能性がある。 (2)本剤のCYP3A4誘導作用により，シクロスポリン，タクロリムスの血中濃度を低下させる。
グリベンクラミド(オイグルコン，ダオニール)	本剤との併用により，肝酵素値上昇の発現率が2倍に増加した。	本剤との併用により，胆汁酸塩の排泄を競合的に阻害し，肝細胞内に胆汁酸塩の蓄積をもたらす。一部の胆汁酸塩の肝毒性作用により，二次的にトランスアミナーゼの上昇をもたらす可能性がある。

トラゼンタ錠5mg

リナグリプチン

規格：5mg1錠[188.4円/錠]
日本ベーリンガー　396

【効 能 効 果】

2型糖尿病

【対応標準病名】

◎	2型糖尿病		
○	2型糖尿病・眼合併症あり	2型糖尿病・関節合併症あり	2型糖尿病・腎合併症あり
	2型糖尿病・神経学的合併症あり	2型糖尿病・多発糖尿病性合併症あり	2型糖尿病・糖尿病性合併症あり
	2型糖尿病・糖尿病性合併症なし	2型糖尿病・末梢循環合併症あり	安定型糖尿病
	インスリン抵抗性糖尿病	若年2型糖尿病	
△	2型糖尿病・ケトアシドーシス合併あり	2型糖尿病・昏睡合併あり	2型糖尿病黄斑症
	2型糖尿病合併妊娠	2型糖尿病性アシドーシス	2型糖尿病性アセトン血症
	2型糖尿病性壊疽	2型糖尿病性黄斑浮腫	2型糖尿病性潰瘍
	2型糖尿病性眼筋麻痺	2型糖尿病性肝障害	2型糖尿病性関節症
	2型糖尿病性筋萎縮症	2型糖尿病性血管障害	2型糖尿病性ケトアシドーシス
	2型糖尿病性高コレステロール血症	2型糖尿病性虹彩炎	2型糖尿病性骨症
	2型糖尿病性自律神経ニューロパチー	2型糖尿病性神経因性膀胱	2型糖尿病性神経痛
	2型糖尿病性腎硬化症	2型糖尿病性腎症	2型糖尿病性腎症第1期
	2型糖尿病性腎症第2期	2型糖尿病性腎症第3期	2型糖尿病性腎症第3期A
	2型糖尿病性腎症第3期B	2型糖尿病性腎症第4期	2型糖尿病性腎症第5期
	2型糖尿病性腎不全	2型糖尿病性水疱	2型糖尿病性精神障害
	2型糖尿病性そう痒症	2型糖尿病性多発ニューロパチー	2型糖尿病性単ニューロパチー
	2型糖尿病性中心性網膜症	2型糖尿病性動脈硬化症	2型糖尿病性動脈閉塞症
	2型糖尿病性ニューロパチー	2型糖尿病性白内障	2型糖尿病性皮膚障害
	2型糖尿病性浮腫性硬化症	2型糖尿病性末梢血管症	2型糖尿病性末梢血管障害
	2型糖尿病性末梢神経障害	2型糖尿病性ミオパチー	2型糖尿病性網膜症
	ウイルス性糖尿病	ウイルス性糖尿病・眼合併症あり	ウイルス性糖尿病・腎合併症あり
	ウイルス性糖尿病・神経学的合併症あり	ウイルス性糖尿病・多発糖尿病性合併症あり	ウイルス性糖尿病・糖尿病性合併症あり
	ウイルス性糖尿病・糖尿病性合併症なし	ウイルス性糖尿病・末梢循環合併症あり	栄養不良関連糖尿病
	キンメルスチール・ウイルソン症候群	高血糖高浸透圧症候群	膵性糖尿病
	膵性糖尿病・眼合併症あり	膵性糖尿病・腎合併症あり	膵性糖尿病・神経学的合併症あり
	膵性糖尿病・多発糖尿病性合併症あり	膵性糖尿病・糖尿病性合併症あり	膵性糖尿病・糖尿病性合併症なし
	膵性糖尿病・末梢循環合併症あり	ステロイド糖尿病	ステロイド糖尿病・眼合併症あり
	ステロイド糖尿病・腎合併症あり	ステロイド糖尿病・神経学的合併症あり	ステロイド糖尿病・多発糖尿病性合併症あり
	ステロイド糖尿病・糖尿病性合併症あり	ステロイド糖尿病・糖尿病性合併症なし	ステロイド糖尿病・末梢循環合併症あり
	増殖性糖尿病性網膜症	増殖性糖尿病性網膜症・2型糖尿病	糖尿病
	糖尿病黄斑症	糖尿病黄斑浮腫	糖尿病性壊疽
	糖尿病性潰瘍	糖尿病性眼筋麻痺	糖尿病性肝障害
	糖尿病性関節症	糖尿病性筋萎縮症	糖尿病性血管障害
	糖尿病性高コレステロール血症	糖尿病性虹彩炎	糖尿病性骨症
	糖尿病性自律神経ニューロパチー	糖尿病性神経因性膀胱	糖尿病性神経痛
	糖尿病性腎硬化症	糖尿病性腎症	糖尿病性腎不全
	糖尿病性水疱	糖尿病性精神障害	糖尿病性そう痒症
	糖尿病性多発ニューロパチー	糖尿病性単ニューロパチー	糖尿病性中心性網膜症
	糖尿病性動脈硬化症	糖尿病性動脈閉塞症	糖尿病性ニューロパチー
	糖尿病性白内障	糖尿病性皮膚障害	糖尿病性浮腫性硬化症
	糖尿病性末梢血管症	糖尿病性末梢血管障害	糖尿病性末梢神経障害
	糖尿病網膜症	二次性糖尿病	二次性糖尿病・眼合併症あり
	二次性糖尿病・腎合併症あり	二次性糖尿病・神経学的合併症あり	二次性糖尿病・多発糖尿病性合併症あり
	二次性糖尿病・糖尿病性合併症あり	二次性糖尿病・糖尿病性合併症なし	二次性糖尿病・末梢循環合併症あり
	妊娠中の糖尿病	妊娠糖尿病	薬剤性糖尿病
	薬剤性糖尿病・眼合併症あり	薬剤性糖尿病・腎合併症あり	薬剤性糖尿病・神経学的合併症あり
	薬剤性糖尿病・多発糖尿病性合併症あり	薬剤性糖尿病・糖尿病性合併症あり	薬剤性糖尿病・糖尿病性合併症なし
	薬剤性糖尿病・末梢循環合併症あり		

用法用量　通常，成人にはリナグリプチンとして5mgを1日1回経口投与する。

禁忌

(1)本剤の成分に対し過敏症の既往歴のある患者
(2)糖尿病性ケトアシドーシス，糖尿病性昏睡又は前昏睡，1型糖尿病の患者
(3)重症感染症，手術前後，重篤な外傷のある患者

トラベルミン配合錠
規格：1錠[5.9円/錠]
ジフェンヒドラミンサリチル酸塩　ジプロフィリン　サンノーバ　133

【効能効果】

下記の疾患又は状態に伴う悪心・嘔吐・めまい
動揺病，メニエール症候群

【対応標準病名】

◎	嘔吐症	悪心	動揺病
	メニエール症候群	メニエール病	めまい
○	アセトン血性嘔吐症	嘔気	化学療法に伴う嘔吐症
	蝸牛型メニエール病	車酔い	頸性めまい
	航空機酔い	習慣性嘔吐	食後悪心
	前庭型メニエール病	胆汁性嘔吐	中枢性嘔吐症
	低音性めまい	特発性嘔吐症	突発性めまい
	内リンパ水腫	脳性嘔吐	反芻
	反復性嘔吐	船酔い	糞便性嘔吐
	平衡障害	迷路性めまい	めまい感
	めまい症	めまい発作	夜間めまい
	よろめき感	レルモワイエ症候群	
△	回転性めまい	痙性めまい	耳性めまい
	前庭障害	前庭神経炎	前庭性運動失調症
	頭位眼振	平衡異常	末梢性めまい症
	末梢前庭障害	めまい症候群	

用法用量　通常成人1回1錠を経口投与する。
必要により1日3～4回経口投与する。
なお，年齢，症状により適宜増減する。

禁忌
(1)緑内障の患者
(2)前立腺肥大等下部尿路に閉塞性疾患のある患者

ドラマミン錠50mg
規格：50mg1錠[11.5円/錠]
ジメンヒドリナート　陽進堂　133

【効能効果】

下記の疾患又は状態に伴う悪心・嘔吐・眩暈
動揺病，メニエール症候群，放射線宿酔
手術後の悪心・嘔吐

【対応標準病名】

◎	嘔吐症	悪心	術後悪心
	動揺病	放射線宿酔	メニエール症候群
	メニエール病	めまい	
○	アセトン血性嘔吐症	嘔気	化学療法に伴う嘔吐症
	蝸牛型メニエール病	急性アルコール中毒	車酔い
	頸性めまい	航空機酔い	習慣性嘔吐
	宿酔	食後悪心	前庭型メニエール病
	胆汁性嘔吐	単純酩酊	中枢性嘔吐症
	特発性嘔吐症	突発性めまい	内リンパ水腫
	脳性嘔吐	反芻	反復性嘔吐
	病的酩酊	複雑酩酊	船酔い
	糞便性嘔吐	平衡障害	迷路性めまい
	めまい感	めまい症	めまい発作
	夜間めまい	よろめき感	
△	胃切除後消化障害	胃切除後症候群	回転性めまい
	後期ダンピング症候群	耳性めまい	術後イレウス
	術後吸収不良	術後癒着性イレウス	消化管術後後遺症
	舌切除後遺症	前庭障害	前庭神経炎
	前庭性運動失調症	早期ダンピング症候群	胆のう摘出後症候群
	ダンピング症候群	虫垂切除後後遺症	低音性めまい
	平衡異常	放射線外傷	末梢性めまい症
	末梢前庭障害	迷走神経切離後症候群	めまい症候群
	レルモワイエ症候群		

用法用量　ジメンヒドリナートとして，通常，成人1回50mg(1錠)を1日3～4回経口投与する。
予防のためには，その30分から1時間前に1回50～100mg(1～2錠)を経口投与する。ただし原則として1日200mg(4錠)を超えないこと。
なお，年齢，症状により適宜増減する。

禁忌
(1)モノアミン酸化酵素阻害剤を使用中の患者
(2)ジフェニルメタン系薬剤(ジメンヒドリナート，塩酸メクリジン等)に対し過敏症の患者

併用禁忌

薬剤名等	臨床症状・措置方法	機序・危険因子
モノアミン酸化酵素阻害剤	本剤の抗コリン作用が持続・増強される。	モノアミン酸化酵素阻害剤が本剤の代謝速度を遅らせることによる。

トラマールOD錠25mg
規格：25mg1錠[38.6円/錠]
トラマールOD錠50mg
規格：50mg1錠[67.8円/錠]
トラマールカプセル25mg
規格：25mg1カプセル[38.6円/カプセル]
トラマールカプセル50mg
規格：50mg1カプセル[67.8円/カプセル]
トラマドール塩酸塩　日本新薬　114

【効能効果】

非オピオイド鎮痛剤で治療困難な下記疾患における鎮痛
疼痛を伴う各種癌
慢性疼痛

【対応標準病名】

◎	悪性腫瘍	癌	癌性疼痛
	慢性疼痛		
○	EGFR遺伝子変異陽性非小細胞肺癌	KIT (CD117) 陽性胃消化管間質腫瘍	KIT (CD117) 陽性結腸消化管間質腫瘍
	KIT (CD117) 陽性小腸消化管間質腫瘍	KIT (CD117) 陽性食道消化管間質腫瘍	KIT (CD117) 陽性直腸消化管間質腫瘍
	KRAS遺伝子野生型結腸癌	KRAS遺伝子野生型直腸癌	圧痛
	胃癌骨転移	胃消化管間質腫瘍	胃前庭部癌
	陰茎悪性黒色腫	陰茎有棘細胞癌	陰のう悪性黒色腫
	陰のう有棘細胞癌	外陰部有棘細胞癌	開胸術後疼痛症候群
	回腸消化管間質腫瘍	眼角基底細胞癌	眼角皮膚癌
	眼角有棘細胞癌	肝癌骨転移	眼瞼脂腺癌
	眼瞼メルケル細胞癌	癌性胸水	癌性持続痛
	癌性突出痛	求心路遮断痛	胸椎転移
	去勢抵抗性前立腺癌	空腸消化管間質腫瘍	頸部メルケル細胞癌
	結腸消化管間質腫瘍	限局性前立腺癌	原発性悪性脳腫瘍
	甲状腺癌骨転移	口唇メルケル細胞癌	後腹膜神経芽腫
	項部メルケル細胞癌	骨転移癌	骨盤転移
	耳介メルケル細胞癌	子宮癌骨転移	持続痛
	十二指腸消化管間質腫瘍	小腸消化管間質腫瘍	食道癌骨転移
	食道消化管間質腫瘍	腎癌骨転移	神経障害性疼痛
	進行性前立腺癌	身体痛	膵臓癌骨転移
	脊椎転移	全身痛	前立腺癌骨転移
	前立腺癌再発	退形成性上衣腫	大腿骨転移性骨腫瘍
	大腸癌骨転移	大網消化管間質腫瘍	中枢神経障害性疼痛
	腸間膜消化管間質腫瘍	直腸癌骨転移	直腸消化管間質腫瘍
	転移性骨腫瘍による大腿骨骨折	転移性腹壁腫瘍	疼痛
	頭部メルケル細胞癌	突出痛	鈍痛
	難治性疼痛	乳癌骨転移	肺癌骨転移
	皮膚疼痛症	副腎神経芽腫	放散痛
	末梢神経障害性疼痛	腰椎転移	肋骨転移
△あ	ALK融合遺伝子陽性非小細胞肺癌	S状結腸癌	悪性エナメル上皮腫
	悪性下垂体腫瘍	悪性褐色細胞腫	悪性顆粒細胞腫
	悪性間葉腫	悪性奇形腫	悪性胸腺腫
	悪性グロームス腫瘍	悪性血管外皮腫	悪性甲状腺腫

悪性骨腫瘍	悪性縦隔腫瘍	悪性腫瘍合併性皮膚筋炎
悪性腫瘍に伴う貧血	悪性神経膠腫	悪性髄膜腫
悪性脊髄髄膜腫	悪性線維性組織球腫	悪性虫垂粘液瘤
悪性停留精巣	悪性頭蓋咽頭腫	悪性脳腫瘍
悪性末梢神経鞘腫	悪性葉状腫瘍	悪性リンパ腫骨髄浸潤
鞍上部胚細胞腫瘍	胃悪性間葉系腫瘍	胃悪性黒色腫
イートン・ランバート症候群	胃カルチノイド	胃癌
胃癌・HER2過剰発現	胃管癌	胃癌末期
胃原発絨毛癌	胃脂肪肉腫	胃重複癌
胃進行癌	胃体部癌	胃底部癌
遺伝性大腸癌	遺伝性非ポリポーシス大腸癌	胃肉腫
胃胚細胞腫瘍	胃平滑筋肉腫	胃幽門部癌
陰核癌	陰茎癌	陰茎亀頭部癌
陰茎体部癌	陰茎肉腫	陰茎パジェット病
陰茎包皮部癌	咽頭癌	咽頭肉腫
陰のう癌	陰のう内脂肪肉腫	陰のうパジェット病
ウイルムス腫瘍	エクリン汗孔癌	炎症性乳癌
延髄神経膠腫	延髄星細胞腫	横行結腸癌

か

横紋筋肉腫	外陰悪性黒色腫	外陰悪性腫瘍
外陰癌	外陰部パジェット病	外耳道癌
回腸カルチノイド	回腸癌	海綿芽細胞腫
回盲部癌	下咽頭癌	下咽頭後部癌
下咽頭肉腫	下顎悪性エナメル上皮腫	下顎骨悪性腫瘍
下顎骨骨肉腫	下顎歯肉癌	下顎歯肉頬移行部癌
下顎部横紋筋肉腫	下眼瞼基底細胞癌	下眼瞼皮膚癌
下眼瞼有棘細胞癌	顎下腺癌	顎下部悪性腫瘍
角膜の悪性腫瘍	下行結腸癌	下口唇基底細胞癌
下口唇皮膚癌	下口唇有棘細胞癌	下肢悪性腫瘍
下唇癌	下唇赤唇部癌	仮声帯癌
滑膜腫	滑膜肉腫	下部食道癌
下部胆管癌	下葉小細胞肺癌	下葉肺癌
下葉肺腺癌	下葉肺大細胞癌	下葉肺扁平上皮癌
下葉非小細胞肺癌	カルチノイド	肝悪性腫瘍
眼窩悪性腫瘍	肝外胆管癌	眼窩横紋筋肉腫
眼窩神経芽腫	肝カルチノイド	肝癌
癌関連網膜症	眼瞼皮膚の悪性腫瘍	肝細胞癌
肝細胞癌破裂	癌性悪液質	癌性胸膜炎
癌性ニューロパチー	癌性ニューロミオパチー	癌性貧血
癌性ミエロパチー	汗腺癌	顔面悪性腫瘍
顔面横紋筋肉腫	肝門部癌	肝門部胆管癌
気管癌	気管支カルチノイド	気管支癌
気管支リンパ節転移	基底細胞癌	臼後部癌
嗅神経芽腫	嗅神経上皮腫	急性疼痛
胸腔内リンパ節の悪性腫瘍	橋神経膠腫	胸腺カルチノイド
胸腺癌	胸腺腫	頬粘膜癌
頬部横紋筋肉腫	胸部下部食道癌	頬部血管肉腫
胸部上部食道癌	胸部食道癌	胸部中部食道癌
胸膜悪性腫瘍	胸膜脂肪肉腫	胸膜播種
巨大後腹膜脂肪肉腫	空腸カルチノイド	空腸癌
クルッケンベルグ腫瘍	クロム親和性芽細胞腫	頚動脈小体悪性腫瘍
頚部悪性腫瘍	頚部悪性線維性組織球腫	頚部悪性軟部腫瘍
頚部横紋筋肉腫	頚部滑膜肉腫	頚部癌
頚部基底細胞癌	頚部血管肉腫	頚部原発腫瘍
頚部脂腺癌	頚部脂肪肉腫	頚部食道癌
頚部神経芽腫	頚部肉腫	頚部皮膚悪性腫瘍
頚部皮膚癌	頚部有棘細胞癌	頚部隆起性皮膚線維肉腫
血管肉腫	結腸癌	結腸脂肪肉腫
結腸の悪性腫瘍	肩甲部脂肪肉腫	原始神経外胚葉腫瘍
原線維性星細胞腫	原発性肝癌	原発性骨腫瘍
原発性脳腫瘍	原発性肺癌	原発不明癌

肩部悪性線維性組織球腫	肩部横紋筋肉腫	肩部滑膜肉腫
肩部線維肉腫	肩部淡明細胞肉腫	肩部胞巣状軟部肉腫
口蓋癌	口蓋垂癌	膠芽腫
口腔悪性黒色腫	口腔癌	口腔前庭癌
口腔底癌	硬口蓋癌	後縦隔悪性腫瘍
甲状腺悪性腫瘍	甲状腺癌	甲状腺髄様癌
甲状腺乳頭癌	甲状腺未分化癌	甲状腺濾胞癌
甲状軟骨の悪性腫瘍	口唇癌	口唇境界部癌
口唇赤唇部癌	口唇皮膚悪性腫瘍	口底癌
喉頭蓋癌	喉頭蓋前面癌	喉頭蓋谷癌
喉頭癌	後頭部転移性腫瘍	後頭葉悪性腫瘍
後頭葉膠芽腫	後頭葉神経膠腫	膠肉腫
項部基底細胞癌	後腹膜悪性腫瘍	後腹膜悪性線維性組織球腫
後腹膜横紋筋肉腫	後腹膜血管肉腫	後腹膜脂肪肉腫
後腹膜線維肉腫	後腹膜胚細胞腫瘍	後腹膜平滑筋肉腫
後腹膜リンパ節転移	項部皮膚癌	項部有棘細胞癌
肛門悪性黒色腫	肛門癌	肛門管癌
肛門部癌	肛門扁平上皮癌	骨悪性線維性組織球腫
骨原性肉腫	骨髄性白血病骨髄浸潤	骨髄転移
骨線維肉腫	骨軟骨肉腫	骨肉腫
骨盤内リンパ節転移	骨盤内リンパ節の悪性腫瘍	骨膜性骨肉腫

さ

鰓原性癌	残胃癌	耳介癌
耳下腺癌	耳下部肉腫	耳管癌
色素性基底細胞癌	子宮癌	子宮癌再発
子宮癌肉腫	子宮体癌	子宮体癌再発
子宮内膜癌	子宮内膜間質肉腫	子宮肉腫
子宮平滑筋肉腫	篩骨洞癌	視床下部星細胞腫
視床星細胞腫	視神経膠腫	脂腺癌
歯肉癌	脂肪肉腫	斜台部脊索腫
縦隔癌	縦隔脂肪肉腫	縦隔神経芽腫
縦隔胚細胞腫瘍	縦隔卵黄のう腫瘍	縦隔リンパ節転移
十二指腸悪性ガストリノーマ	十二指腸悪性ソマトスタチノーマ	十二指腸カルチノイド
十二指腸癌	十二指腸神経内分泌癌	十二指腸乳頭癌
十二指腸乳頭部癌	十二指腸平滑筋肉腫	絨毛癌
手関節部滑膜肉腫	主気管支の悪性腫瘍	術後乳癌
手部悪性線維性組織球腫	手部横紋筋肉腫	手部滑膜肉腫
手部淡明細胞肉腫	手部類上皮肉腫	腫瘍随伴症候群
上衣芽細胞腫	上衣腫	小陰唇癌
上咽頭癌	上咽頭脂肪肉腫	上顎悪性エナメル上皮腫
上顎癌	上顎結節部癌	上顎骨悪性腫瘍
上顎骨骨肉腫	上顎歯肉癌	上顎歯肉頬移行部癌
上顎洞癌	松果体悪性腫瘍	松果体芽腫
松果体胚細胞腫瘍	松果体部膠芽腫	松果体未分化胚細胞腫
上眼瞼基底細胞癌	上眼瞼皮膚癌	上眼瞼有棘細胞癌
上行結腸カルチノイド	上行結腸癌	上行結腸平滑筋肉腫
上口唇基底細胞癌	上口唇皮膚癌	上口唇有棘細胞癌
小細胞肺癌	上肢悪性腫瘍	上唇癌
上唇赤唇部癌	小唾液腺癌	小腸カルチノイド
小腸癌	小腸脂肪肉腫	小腸平滑筋肉腫
上皮腫	上部食道癌	上部胆管癌
上葉小細胞肺癌	上葉肺癌	上葉肺腺癌
上葉肺大細胞癌	上葉肺扁平上皮癌	上葉非小細胞肺癌
上腕悪性線維性組織球腫	上腕悪性軟部腫瘍	上腕横紋筋肉腫
上腕滑膜肉腫	上腕脂肪肉腫	上腕線維肉腫
上腕淡明細胞肉腫	上腕胞巣状軟部肉腫	上腕類上皮肉腫
食道悪性間葉系腫瘍	食道悪性黒色腫	食道横紋筋肉腫
食道カルチノイド	食道癌	食道癌肉腫
食道基底細胞癌	食道偽肉腫	食道脂肪肉腫
食道小細胞癌	食道腺癌	食道腺様のう胞癌
食道粘表皮癌	食道表在癌	食道平滑筋肉腫

	食道未分化癌	痔瘻癌	腎悪性腫瘍
	腎盂癌	腎盂腺癌	腎盂乳頭状癌
	腎盂尿路上皮癌	腎盂扁平上皮癌	腎カルチノイド
	腎癌	神経芽腫	神経膠腫
	神経線維肉腫	進行乳癌	唇交連癌
	腎細胞癌	腎周囲脂肪肉腫	心臓悪性腫瘍
	心臓横紋筋肉腫	心臓血管肉腫	心臓脂肪肉腫
	心臓線維肉腫	心臓粘液肉腫	腎肉腫
	膵芽腫	膵癌	膵管癌
	膵管内管状腺癌	膵管内乳頭粘液性腺癌	膵脂肪肉腫
	膵漿液性のう胞腺癌	膵腺房細胞癌	膵体部癌
	膵頭部カルチノイド	膵頭部癌	膵内胆管癌
	膵粘液性のう胞腺癌	膵尾部癌	髄膜癌腫症
	髄膜白血病	スキルス胃癌	星細胞腫
	精索脂肪肉腫	精索肉腫	星状芽細胞腫
	精上皮腫	成人Ｔ細胞白血病骨髄浸潤	精巣横紋筋肉腫
	精巣癌	精巣奇形癌	精巣奇形腫
	精巣絨毛癌	精巣上体癌	精巣胎児性癌
	精巣肉腫	精巣胚細胞腫瘍	精巣卵黄のう腫瘍
	精巣卵のう腫瘍	精母細胞腫	声門下癌
	声門癌	声門上癌	脊索腫
	脊髄播種	舌縁癌	舌下腺癌
	舌下面癌	舌癌	舌根部癌
	舌脂肪肉腫	舌尖癌	舌背癌
	線維脂肪肉腫	線維肉腫	前縦隔悪性腫瘍
	全身性転移性癌	前頭洞癌	前頭部転移性腫瘍
	前頭葉悪性腫瘍	前頭葉膠芽腫	前頭葉神経膠腫
	前頭葉星細胞腫	前頭葉退形成性星細胞腫	前立腺横紋筋肉腫
	前立腺癌	前立腺小細胞癌	前立腺神経内分泌癌
	前立腺肉腫	前腕悪性線維性組織球腫	前腕悪性軟部腫瘍
	前腕横紋筋肉腫	前腕滑膜肉腫	前腕線維肉腫
	前腕胞巣状軟部肉腫	前腕類上皮肉腫	早期胃癌
	早期食道癌	総胆管癌	側頭部転移性腫瘍
	側頭葉悪性腫瘍	側頭葉膠芽腫	側頭葉神経膠腫
	側頭葉星細胞腫	側頭葉退形成性星細胞腫	側頭葉毛様細胞性星細胞腫
た	第４脳室上衣腫	大陰唇癌	退形成性星細胞腫
	胎児性癌	胎児性精巣腫瘍	大唾液腺癌
	大腸カルチノイド	大腸癌	大腸肉腫
	大腸粘液癌	大動脈周囲リンパ節転移	大脳悪性腫瘍
	大脳深部神経膠腫	大脳深部転移性腫瘍	大網脂肪肉腫
	唾液腺癌	多発性癌転移	多発性骨髄腫骨髄浸潤
	多発性神経膠腫	胆管癌	男性性器癌
	胆のうカルチノイド	胆のう癌	胆のう管癌
	胆のう肉腫	淡明細胞肉腫	腟悪性黒色腫
	腟癌	中咽頭癌	中咽頭側壁癌
	中咽頭肉腫	中耳悪性腫瘍	中縦隔悪性腫瘍
	虫垂癌	虫垂杯細胞カルチノイド	中脳神経膠腫
	肘部滑膜肉腫	中部食道癌	肘部線維肉腫
	中部胆管癌	肘部類上皮肉腫	中葉小細胞肺癌
	中葉肺癌	中葉肺腺癌	中葉肺大細胞癌
	中葉肺扁平上皮癌	中葉非小細胞肺癌	腸間膜悪性腫瘍
	腸間膜脂肪肉腫	腸間膜肉腫	腸間膜平滑筋肉腫
	蝶形骨洞癌	腸骨リンパ節転移	聴神経膠腫
	直腸Ｓ状部結腸癌	直腸悪性黒色腫	直腸カルチノイド
	直腸癌	直腸癌術後再発	直腸癌穿孔
	直腸脂肪肉腫	直腸平滑筋肉腫	手軟部悪性腫瘍
	転移性下顎癌	転移性肝癌	転移性肝腫瘍
	転移性胸膜腫瘍	転移性口腔癌	転移性黒色腫
	転移性骨腫瘍	転移性縦隔腫瘍	転移性十二指腸癌
	転移性腫瘍	転移性消化器腫瘍	転移性上顎癌
	転移性小腸腫瘍	転移性腎腫瘍	転移性膵腫瘍

	転移性舌癌	転移性頭蓋骨腫瘍	転移性脳腫瘍
	転移性肺癌	転移性肺腫瘍	転移性脾腫瘍
	転移性皮膚腫瘍	転移性副腎腫瘍	転移性扁平上皮癌
	転移性卵巣癌	テント上下転移性腫瘍	頭蓋骨悪性腫瘍
	頭蓋骨骨肉腫	頭蓋底骨肉腫	頭蓋底脊索腫
	頭蓋内胚細胞腫瘍	頭蓋部脊索腫	頭頚部癌
	透析腎癌	頭頂葉悪性腫瘍	頭頂葉膠芽腫
	頭頂葉神経膠腫	頭頂葉星細胞腫	頭部悪性線維性組織球腫
	頭部横紋筋肉腫	頭部滑膜肉腫	頭部基底細胞癌
	頭部血管肉腫	頭部脂腺癌	頭部脂肪肉腫
	頭部軟部組織悪性腫瘍	頭部皮膚癌	頭部有棘細胞癌
な	頭部隆起性皮膚線維肉腫	内耳癌	内胚葉洞腫瘍
	軟口蓋癌	軟骨肉腫	軟部悪性巨細胞腫
	軟部組織悪性腫瘍	肉腫	乳癌
	乳癌・HER2 過剰発現	乳癌再発	乳癌皮膚転移
	乳房外パジェット病	乳房下外側部乳癌	乳房下内側部乳癌
	乳房脂肪肉腫	乳房上外側部乳癌	乳房上内側部乳癌
	乳房中央部乳癌	乳房肉腫	尿管癌
	尿管口部膀胱癌	尿管尿路上皮癌	尿道傍腺の悪性腫瘍
	尿膜管癌	粘液性のう胞腺癌	脳幹悪性腫瘍
	脳幹膠芽腫	脳幹神経膠腫	脳幹部星細胞腫
	脳室悪性腫瘍	脳室上衣腫	脳神経悪性腫瘍
は	脳胚細胞腫瘍	肺芽腫	肺カルチノイド
	肺癌	肺癌肉腫	肺癌による閉塞性肺炎
	胚細胞腫	肺腺癌	肺腺扁平上皮癌
	肺腺様のう胞癌	肺大細胞癌	肺大細胞神経内分泌癌
	肺肉腫	肺粘表皮癌	肺扁平上皮癌
	肺胞上皮癌	肺未分化癌	肺門部小細胞癌
	肺門部腺癌	肺門部大細胞癌	肺門部肺癌
	肺門部非小細胞癌	肺門部扁平上皮癌	肺門リンパ節転移
	馬尾上衣腫	バレット食道癌	パンコースト症候群
	鼻咽腔癌	鼻腔癌	脾脂肪肉腫
	非小細胞肺癌	鼻前庭癌	鼻中隔癌
	脾の悪性腫瘍	皮膚悪性腫瘍	皮膚悪性線維性組織球腫
	皮膚癌	皮膚脂肪肉腫	皮膚線維肉腫
	皮膚白血病	皮膚付属器癌	びまん性星細胞腫
	脾門部リンパ節転移	披裂喉頭蓋ひだ喉頭面癌	副咽頭間隙悪性腫瘍
	腹腔内リンパ節の悪性腫瘍	腹腔リンパ節転移	副甲状腺悪性腫瘍
	副甲状腺癌	副腎悪性腫瘍	副腎癌
	副腎髄質の悪性腫瘍	副腎皮質癌	副腎皮質の悪性腫瘍
	副鼻腔癌	腹部悪性腫瘍	腹部食道癌
	腹部神経芽腫	腹膜悪性腫瘍	腹膜癌
	ぶどう膜悪性黒色腫	噴門癌	平滑筋肉腫
	扁桃窩癌	扁桃癌	扁桃肉腫
	膀胱円蓋部膀胱癌	膀胱癌	膀胱頚部膀胱癌
	膀胱後壁部膀胱癌	膀胱三角部膀胱癌	膀胱前壁部膀胱癌
	膀胱側壁部膀胱癌	膀胱肉腫	膀胱尿路上皮癌
	膀胱扁平上皮癌	傍骨性骨肉腫	紡錘形細胞肉腫
ま	胞巣状軟部肉腫	乏突起神経膠腫	末期癌
	末梢神経悪性腫瘍	脈絡膜悪性黒色腫	メルケル細胞癌
	盲腸カルチノイド	盲腸癌	毛包癌
	網膜芽細胞腫	網膜膠腫	毛様細胞性星細胞腫
や	毛様体悪性腫瘍	ユーイング肉腫	有棘細胞癌
ら	幽門癌	幽門前庭部癌	卵黄のう腫瘍
	卵管癌	卵巣カルチノイド	卵巣癌
	卵巣癌全身転移	卵巣癌肉腫	卵巣絨毛癌
	卵巣胎児性癌	卵巣肉腫	卵巣胚細胞腫瘍
	卵巣未分化胚細胞腫	卵巣卵黄のう腫瘍	卵巣類皮のう胞癌
	隆起性皮膚線維肉腫	輪状後部癌	リンパ管肉腫
	リンパ性白血病骨髄浸潤	類上皮肉腫	

効能効果に関連する使用上の注意　慢性疼痛患者においては，

その原因となる器質的病変，心理的・社会的要因，依存リスクを含めた包括的な診断を行い，本剤の投与の適否を慎重に判断すること。

用法用量　通常，成人にはトラマドール塩酸塩として1日100～300mgを4回に分割経口投与する。なお，症状に応じて適宜増減する。ただし1回100mg，1日400mgを超えないこととする。

用法用量に関連する使用上の注意

⑴初回投与量：本剤を初回投与する場合は，1回25mgから開始することが望ましい。

⑵投与間隔：4～6時間ごとの定時に経口投与すること。ただし，生活時間帯に合わせて投与間隔を調整することも可能とする。

⑶増量及び減量：本剤投与開始後は患者の状態を観察し，適切な鎮痛効果が得られ副作用が最小となるよう用量調整を行うこと。増量・減量の目安は，1回25mg(1日100mg)ずつ行うことが望ましい。

⑷がん疼痛患者における疼痛増強時の臨時追加投与(レスキュー・ドーズ)：本剤服用中に疼痛が増強した場合や鎮痛効果が得られている患者で突出痛が発現した場合は，直ちに本剤の臨時追加投与を行って鎮痛を図ること。本剤の臨時追加投与の1回投与量は，定時投与中の本剤の1日量の1/8～1/4を経口投与すること。

⑸投与の継続：慢性疼痛患者において，本剤投与開始後4週間を経過してもなお期待する効果が得られない場合は，他の適切な治療への変更を検討すること。また，定期的に症状及び効果を確認し，投与の継続の必要性について検討すること。

⑹投与の中止

①本剤の投与を必要としなくなった場合は，退薬症候の発現を防ぐために徐々に減量すること。

②がん疼痛患者において，本剤の1日の定時投与量が300mgで鎮痛効果が不十分となった場合，本剤の投与を中止し，モルヒネ等の強オピオイド鎮痛剤への変更を考慮すること。その場合には，定時投与量の1/5の用量の経口モルヒネを初回投与量の目安とすることが望ましい。また，経口モルヒネ以外の強オピオイド鎮痛剤に変更する場合は，経口モルヒネとの換算で投与量を求めることが望ましい。

⑺高齢者への投与：75歳以上の高齢者では，本剤の血中濃度が高い状態で持続し，作用及び副作用が増強するおそれがあるので，1日300mgを超えないことが望ましい。

⑻[OD錠のみ]服用時の注意：本剤は口腔内で崩壊するが，口腔粘膜からの吸収により効果発現を期待する製剤ではないため，唾液又は水で飲み込むこと。

禁忌

⑴本剤の成分に対し過敏症の既往歴のある患者

⑵アルコール，睡眠剤，鎮痛剤，オピオイド鎮痛剤又は向精神薬による急性中毒患者

⑶モノアミン酸化酵素阻害剤を投与中の患者，又は投与中止後14日以内の患者

⑷治療により十分な管理がされていないてんかん患者

併用禁忌

薬剤名等	臨床症状・措置方法	機序・危険因子
モノアミン酸化酵素阻害剤 セレギリン塩酸塩 エフピー	外国において，セロトニン症候群(錯乱，激越，発熱，発汗，運動失調，反射異常亢進，ミオクローヌス，下痢等)を含む中枢神経系(攻撃的行動，固縮，痙攣，昏睡，頭痛)，呼吸器系(呼吸抑制)及び心血管系(低血圧，高血圧)の重篤な副作用が報告されている。モノアミン酸化酵素阻害剤を投与中の患者及び投与中止後14日以内の患者には投与しないこと。また，本剤投与中止後にモノアミン酸化酵素阻害剤の投与を開始する場合には，2～3日間の間隔をあけることが望ましい。	相加的に作用が増強され，また，中枢神経のセロトニンが蓄積すると考えられる。

トラムセット配合錠　規格：1錠[70.1円/錠]

アセトアミノフェン　トラマドール塩酸塩　ヤンセン　114

【効能効果】

非オピオイド鎮痛剤で治療困難な下記疾患における鎮痛
非がん性慢性疼痛
抜歯後の疼痛

【対応標準病名】

◎	抜歯後疼痛	慢性疼痛	
○	開胸術後疼痛症候群	癌性持続痛	癌性疼痛
	癌性突出痛	求心路遮断痛	持続痛
	神経障害性疼痛	中枢神経障害性疼痛	突出痛
	難治性疼痛	末梢神経障害性疼痛	
△	圧痛	急性疼痛	術後疼痛
	術創部痛	身体痛	全身痛
	疼痛	鈍痛	皮膚疼痛症
	放散痛		

効能効果に関連する使用上の注意　慢性疼痛患者においては，その原因となる器質的病変，心理的・社会的要因，依存リスクを含めた包括的な診断を行い，本剤の投与の適否を慎重に判断すること。

用法用量

非がん性慢性疼痛

通常，成人には，1回1錠，1日4回経口投与する。投与間隔は4時間以上空けること。

なお，症状に応じて適宜増減するが，1回2錠，1日8錠を超えて投与しないこと。また，空腹時の投与は避けることが望ましい。

抜歯後の疼痛

通常，成人には，1回2錠を経口投与する。

なお，追加投与する場合には，投与間隔を4時間以上空け，1回2錠，1日8錠を超えて投与しないこと。また，空腹時の投与は避けることが望ましい。

用法用量に関連する使用上の注意

⑴投与の継続：慢性疼痛患者において，本剤投与開始後4週間を経過してもなお期待する効果が得られない場合は，他の適切な治療への変更を検討すること。また，定期的に症状及び効果を確認し，投与の継続の必要性について検討すること。

⑵投与の中止：慢性疼痛患者において，本剤の投与を必要としなくなった場合は，退薬症候の発現を防ぐために徐々に減量すること。

警告

⑴本剤により重篤な肝障害が発現するおそれがあることに注意し，アセトアミノフェンの1日総量が1500mg(本剤4錠)を超す高用量で長期投与する場合には，定期的に肝機能等を確認するなど，慎重に投与すること。

⑵本剤とトラマドール又はアセトアミノフェンを含む他の薬剤(一般用医薬品を含む)との併用により，過量投与に至るおそれがあることから，これらの薬剤との併用を避けること。

禁忌

⑴アルコール，睡眠剤，鎮痛剤，オピオイド鎮痛剤又は向精神薬による急性中毒患者

⑵モノアミン酸化酵素阻害剤を投与中の患者，又は投与中止後14日以内の患者

⑶治療により十分な管理がされていないてんかん患者

⑷消化性潰瘍のある患者

⑸重篤な血液の異常のある患者

⑹重篤な肝障害のある患者

(7)重篤な腎障害のある患者
(8)重篤な心機能不全のある患者
(9)アスピリン喘息(非ステロイド製剤による喘息発作の誘発)又はその既往歴のある患者
(10)本剤の成分に対し過敏症の既往歴のある患者

併用禁忌

薬剤名等	臨床症状・措置方法	機序・危険因子
モノアミン酸化酵素阻害剤 セレギリン塩酸塩 エフピー	外国において，セロトニン症候群(錯乱，激越，発熱，発汗，運動失調，反射異常亢進，ミオクローヌス，下痢等)を含む中枢神経系(攻撃的行動，固縮，痙攣，昏睡，頭痛)，呼吸器系(呼吸抑制)及び心血管系(低血圧，高血圧)の重篤な副作用が報告されている。モノアミン酸化酵素阻害剤を投与中の患者及び投与中止後14日以内の患者には投与しないこと。また，本剤投与中止後にモノアミン酸化酵素阻害剤の投与を開始する場合には，2〜3日間の間隔を空けることが望ましい。	相加的に作用が増強され，また，中枢神経のセロトニンが蓄積すると考えられる。

ドラール錠15
ドラール錠20

規格：15mg1錠[98.5円/錠]
規格：20mg1錠[116.6円/錠]
クアゼパム　久光　112

【効能効果】

(1)不眠症
(2)麻酔前投薬

【対応標準病名】

◎	不眠症		
○	睡眠障害	睡眠リズム障害	
△	睡眠相後退症候群	不規則睡眠	レム睡眠行動障害

用法用量

不眠症	通常，成人にはクアゼパムとして1回20mgを就寝前に経口投与する。 なお，年齢，症状，疾患により適宜増減するが，1日最高量は30mgとする。
麻酔前投薬	手術前夜：通常，成人にはクアゼパムとして1回15〜30mgを就寝前に経口投与する。 なお，年齢，症状，疾患により適宜増減するが，1日最高量は30mgとする。

用法用量に関連する使用上の注意　不眠症には，就寝の直前に服用させること。また，服用して就寝した後，睡眠途中において一時的に起床して仕事等をする可能性があるときは服用させないこと。

禁忌

(1)本剤の成分に対し過敏症の既往歴のある患者
(2)急性閉塞隅角緑内障のある患者
(3)重症筋無力症のある患者
(4)睡眠時無呼吸症候群の患者
(5)リトナビルを投与中の患者

原則禁忌　肺性心，肺気腫，気管支喘息及び脳血管障害の急性期等で呼吸機能が高度に低下している場合

併用禁忌

薬剤名等	臨床症状・措置方法	機序・危険因子
食物	過度の鎮静や呼吸抑制を起こすおそれがある。	難溶性薬物である本剤は，胃内容物の残留によって吸収性が向上し，未変化体及びその代謝物の血漿中濃度が空腹時の2〜3倍に高まることが報告されている。
リトナビル (ノービア)		リトナビルのチトクロームP450に対する競合的阻害作用により，併用した場合，本剤の血中濃度が大幅に上昇することが予測される。

クアゼパム錠15mg「MNP」：日新－山形　15mg1錠[57.4円/錠]，クアゼパム錠15mg「YD」：陽進堂　15mg1錠[44.5円/錠]，クアゼパム錠15mg「アメル」：共和薬品　15mg1錠[44.5円/錠]，クアゼパム錠15mg「サワイ」：沢井　15mg1錠[44.5円/錠]，クアゼパム錠15mg「トーワ」：東和　15mg1錠[57.4円/錠]，クアゼパム錠15mg「日医工」：日医工　15mg1錠[57.4円/錠]，クアゼパム錠20mg「MNP」：日新－山形　20mg1錠[67.4円/錠]，クアゼパム錠20mg「YD」：陽進堂　20mg1錠[54.5円/錠]，クアゼパム錠20mg「アメル」：共和薬品　20mg1錠[54.5円/錠]，クアゼパム錠20mg「サワイ」：沢井　20mg1錠[54.5円/錠]，クアゼパム錠20mg「トーワ」：東和　20mg1錠[67.4円/錠]，クアゼパム錠20mg「日医工」：日医工　20mg1錠[67.4円/錠]

トランコロンP配合錠

規格：1錠[5.6円/錠]
フェノバルビタール　メペンゾラート臭化物　アステラス　123

【効能効果】

過敏大腸症(イリタブルコロン)

【対応標準病名】

◎	過敏性腸症候群		
○	下痢型過敏性腸症候群	混合型過敏性腸症候群	便秘型過敏性腸症候群

用法用量　通常成人1回2錠を1日3回経口投与する。なお，年齢，症状により適宜増減する。

禁忌

(1)緑内障のある患者
(2)前立腺肥大による排尿障害のある患者
(3)重篤な心疾患のある患者
(4)麻痺性イレウスのある患者
(5)本剤又はバルビツール酸系薬剤に対し過敏症の既往歴のある患者
(6)急性間欠性ポルフィリン症のある患者
(7)ボリコナゾール，タダラフィル(アドシルカ)，リルピビリンを投与中の患者

併用禁忌

薬剤名等	臨床症状・措置方法	機序・危険因子
ボリコナゾール (ブイフェンド) タダラフィル (アドシルカ) リルピビリン (エジュラント)	これらの薬剤の代謝が促進され，血中濃度が低下するおそれがある。	本剤中のフェノバルビタールの肝薬物代謝酵素(CYP3A4)誘導作用による。

トランコロン錠7.5mg

規格：7.5mg1錠[5.6円/錠]
メペンゾラート臭化物　アステラス　123

【効能効果】

過敏大腸症(イリタブルコロン)

【対応標準病名】

◎	過敏性腸症候群		
○	下痢型過敏性腸症候群	混合型過敏性腸症候群	便秘型過敏性腸症候群

用法用量　メペンゾラート臭化物として，通常成人1回15mg(2錠)を1日3回経口投与する。
なお年齢，症状により適宜増減する。

禁忌

(1)緑内障のある患者
(2)前立腺肥大による排尿障害のある患者

(3)重篤な心疾患のある患者
(4)麻痺性イレウスのある患者
(5)本剤の成分に対し過敏症の既往歴のある患者

メペンゾラート臭化物錠7.5mg「ツルハラ」：鶴原［5.6円/錠］

トランサミンカプセル250mg　規格：250mg1カプセル［10.4円/カプセル］
トランサミン散50%　規格：50%1g［18.2円/g］
トランサミン錠250mg　規格：250mg1錠［10.4円/錠］
トランサミン錠500mg　規格：500mg1錠［19.2円/錠］
トラネキサム酸　第一三共　332,449

【効 能 効 果】

(1)全身性線溶亢進が関与すると考えられる出血傾向(白血病，再生不良性貧血，紫斑病等，及び手術中・術後の異常出血)
(2)局所線溶亢進が関与すると考えられる異常出血(肺出血，鼻出血，性器出血，腎出血，前立腺手術中・術後の異常出血)
(3)下記疾患における紅斑・腫脹・そう痒等の症状
湿疹及びその類症，蕁麻疹，薬疹・中毒疹
(4)下記疾患における咽頭痛・発赤・充血・腫脹等の症状
扁桃炎，咽喉頭炎
(5)口内炎における口内痛及び口内粘膜アフター

【対応標準病名】

◎	アフタ性口内炎	咽頭喉頭炎	咽頭痛
	咽頭発赤	口内炎	口内痛
	紅斑症	紅斑性湿疹	再生不良性貧血
	湿疹	紫斑病	出血
	出血傾向	腎出血	じんま疹
	性器出血	線溶亢進	前立腺出血
	そう痒	中毒疹	肺出血
	白血病	鼻出血症	扁桃炎
	薬疹		
○ あ	LE 型薬疹	足湿疹	アスピリンじんま疹
	アレルギー性口内炎	アレルギー性じんま疹	アンギナ
	異汗性湿疹	陰茎出血	咽喉出血
	咽後膿瘍	咽頭炎	咽頭気管炎
	咽頭周囲膿瘍	咽頭出血	咽頭膿瘍
	咽頭扁桃炎	陰のう湿疹	陰のうそう痒症
	陰のう内出血	陰部間擦疹	ウイルス性咽頭炎
	ウイルス性口内炎	ウイルス性扁桃炎	会陰部肛囲湿疹
	腋窩湿疹	壊疽性咽頭炎	遠心性環状紅斑
	遠心性丘疹性紅斑	温熱じんま疹	温熱性紅斑
か	外陰部出血	外陰部そう痒症	外陰部皮膚炎
	潰瘍性咽頭炎	潰瘍性口内炎	下咽頭炎
	カタル性咽頭炎	カタル性口内炎	化膿性口内炎
	化膿性皮膚疾患	貨幣状湿疹	肝炎後再生不良性貧血
	間擦疹	環状紅斑	感染性咽頭炎
	感染性口内炎	感染性皮膚炎	乾燥性口内炎
	汗疱性湿疹	顔面急性皮膚炎	寒冷じんま疹
	機械性じんま疹	気管支出血	気管内出血
	義歯性口内炎	器質性性器出血	気道出血
	機能性子宮出血	機能性性器出血	偽膜性咽頭炎
	偽膜性口内炎	偽膜性扁桃炎	丘疹状紅斑
	丘疹状湿疹	急性アデノイド咽頭炎	急性アデノイド扁桃炎
	急性咽頭炎	急性咽頭喉頭炎	急性咽頭扁桃炎
	急性壊疽性扁桃炎	急性潰瘍性扁桃炎	急性化膿性咽頭炎
	急性化膿性扁桃炎	急性口蓋扁桃炎	急性湿疹
	急性上気道炎	急性腺窩性扁桃炎	急性大量出血
	急性白血病	急性扁桃炎	凝固因子欠乏症
	局所出血	亀裂性湿疹	軽症再生不良性貧血
	頚部皮膚炎	血液凝固異常	血小板減少性紫斑病
	結節性痒疹	限局性そう痒症	原発性ヘルペスウイルス性口内炎
	肛囲間擦疹	口腔感染症	口腔褥瘡性潰瘍
	口腔内異常感症	口腔内感覚異常症	口腔ヘルペス
	後出血	口唇アフタ	後天性第 XIII 因子欠乏症
	喉頭出血	紅斑性間擦疹	肛門湿疹
	肛門そう痒症	骨髄低形成	固定薬疹
さ	孤立性アフタ	コリン性じんま疹	最重症再生不良性貧血
	再発性アフタ	再発性ヘルペスウイルス性口内炎	しいたけ皮膚炎
	シェーンライン・ヘノッホ紫斑病	シェーンライン・ヘノッホ紫斑病性関節炎	自家感作性皮膚炎
	子宮出血	子宮不正出血	実質性臓器出血
	湿疹様発疹	紫斑型薬疹	紫斑病腎炎
	若年性子宮機能出血	習慣性アンギナ	習慣性鼻出血
	周期性再発性じんま疹	重症再生不良性貧血	手指湿疹
	手掌紅斑	出血性口内炎	出血性じんま疹
	上咽頭炎	症候性紫斑病	症候性そう痒症
	小動脈出血	静脈出血	食物性皮膚炎
	人工肛門部皮膚炎	人工じんま疹	腎周囲出血
	滲出性紅斑型中毒疹	新生児皮膚炎	振動性じんま疹
	水疱性口内炎	ステロイド皮膚炎	ステロイド誘発性皮膚症
	制癌剤皮膚炎	精索血腫	声帯出血
	赤芽球ろう	赤色湿疹	接触じんま疹
	接触性口内炎	舌扁桃炎	腺窩性アンギナ
	全身湿疹	全身薬疹	先天性血液凝固因子異常
	先天性再生不良性貧血	先天性赤芽球ろう	先天性低形成貧血
	増殖性化膿性口内炎	続発性血小板減少性紫斑病	続発性紫斑病
た	大アフタ	体質性再生不良性貧血	多発性口内炎
	多量出血	地図状口内炎	中等症再生不良性貧血
	中毒性紅斑	低形成性白血病	低形成性貧血
	手湿疹	冬期湿疹	頭部湿疹
	動脈性出血	特発性血小板減少性紫斑病	特発性血小板減少性紫斑病合併妊娠
	特発性再生不良性貧血	特発性腎出血	特発性じんま疹
な	特発性鼻出血	突発性咽頭出血	内出血
	難治性口内炎	二次性再生不良性貧血	乳児赤芽球ろう
	乳房皮膚炎	妊娠湿疹	妊婦性皮膚炎
は	肺炎球菌性咽頭炎	敗血症性咽頭炎	肺胞出血
	白色粃糠疹	播種性血管内凝固	鼻血
	鼻背部湿疹	汎血球減少症	汎発性皮膚そう痒症
	鼻咽頭膿瘍	鼻咽頭蜂巣炎	鼻前庭部湿疹
	鼻中隔出血	非定型的白血病	非特異性そう痒症
	皮膚炎	皮膚そう痒症	皮膚描記性じんま疹
	ピリン疹	ファンコニー貧血	不正性器出血
	ぶどう球菌性咽頭炎	ぶどう球菌性扁桃炎	ベドナーアフタ
	ヘルペス口内炎	扁桃性アンギナ	扁桃チフス
	扁平湿疹	放射線性口内炎	放射線性貧血
	蜂巣炎性咽頭炎	発赤	本態性再生不良性貧血
ま	膜性咽頭炎	慢性湿疹	慢性上気道炎
	慢性じんま疹	慢性白血病	慢性扁桃炎
や	薬剤性血小板減少性紫斑病	薬剤性再生不良性貧血	薬物性口唇炎
ら	薬物性じんま疹	落屑性湿疹	卵管留血腫
	リウマチ性環状紅斑	淋菌性咽頭炎	鱗状湿疹
	連鎖球菌性アンギナ	連鎖球菌性咽頭炎	連鎖球菌性上気道感染
	連鎖球菌性扁桃炎	老年性そう痒症	
△	ALK 陽性未分化大細胞リンパ腫	BCR － ABL1 陽性 B リンパ芽球性白血病	BCR － ABL1 陽性 B リンパ芽球性白血病/リンパ腫
	B 細胞性前リンパ球性白血病	B リンパ芽球性白血病	B リンパ芽球性白血病/リンパ腫
	CCR4 陽性成人 T 細胞白血病リンパ腫	E2A － PBX1 陽性 B リンパ芽球性白血病	E2A － PBX1 陽性 B リンパ芽球性白血病/リンパ腫

IL3－IGH 陽性 B リンパ芽球性白血病	IL3－IGH 陽性 B リンパ芽球性白血病/リンパ腫	MLL 再構成型 B リンパ芽球性白血病
MLL 再構成型 B リンパ芽球性白血病/リンパ腫	Ph 陽性急性リンパ性白血病	TEL－AML1 陽性 B リンパ芽球性白血病
TEL－AML1 陽性 B リンパ芽球性白血病/リンパ腫	T 細胞性前リンパ球白血病	T 細胞性大顆粒リンパ球白血病
T リンパ芽球性白血病	T リンパ芽球性白血病/リンパ腫	悪性リンパ腫骨髄浸潤
アグレッシブ NK 細胞白血病	アデノウイルス咽頭炎	アデノウイルス扁桃炎
アナフィラクトイド紫斑	アレルギー性血尿	アレルギー性皮膚炎
アンチトロンビン欠乏症	異汗症	異常血小板
遺伝性血小板減少症	陰茎炎	陰茎潰瘍
陰茎膿瘍	陰茎びらん	咽頭蓋のう胞
咽頭潰瘍	咽頭角化症	咽頭狭窄症
咽頭収縮筋麻痺	咽頭腫瘤	咽頭上皮過形成症
咽頭チフス	咽頭のう腫	咽頭のう胞
咽頭浮腫	咽頭麻痺	インフルエンザ菌性咽頭炎
陰門疾患	うっ血性紫斑病	壊死性潰瘍性歯周炎
壊死性潰瘍性歯肉炎	壊疽性口内炎	壊疽性歯肉炎
エバンス症候群	円形血小板症	エンテロウイルス性リンパ結節性咽頭炎
黄体血腫	海綿体炎	海綿体膿瘍
芽球増加を伴う不応性貧血	芽球増加を伴う不応性貧血－1	芽球増加を伴う不応性貧血－2
カサバッハ・メリット症候群	家族性寒冷自己炎症症候群	下腿発赤
顆粒球肉腫	カンジダ性口角びらん	カンジダ性口内炎
環状鉄芽球を伴う不応性貧血	乾癬性紅皮症	乾燥性閉鎖性亀頭炎
肝脾 T 細胞リンパ腫	汗疱	亀頭炎
亀頭部潰瘍	亀頭部びらん	亀頭包皮炎
機能低下性子宮出血	偽膜性アンギナ	丘疹紅皮症
急性偽膜性カンジダ症	急性巨核芽球性白血病	急性骨髄性白血病
急性骨髄単球性白血病	急性前骨髄球性白血病	急性単球性白血病
急性リンパ性白血病	頬粘膜白板症	巨大血小板症候群
巨大血小板性血小板減少症	くすぶり型白血病	グレイ血小板症候群
形質細胞白血病	ゲオトリクム症	ゲオトリクム性口内炎
劇症紫斑病	血管拡張性環状紫斑症	血管内大細胞型 B 細胞性リンパ腫
月経中間期出血	血小板機能異常症	血小板機能低下
血小板減少症	血小板障害症	血小板放出機構異常症
血小板無力症	血尿	血尿症候群
原発性血小板減少症	顕微鏡的血尿	高 2 倍体性 B リンパ芽球性白血病
高 2 倍体性 B リンパ芽球性白血病/リンパ腫	好塩基球性白血病	口蓋垂結核
広間膜裂傷症候群	口腔カンジダ症	口腔結核
口腔紅板症	口腔粘膜結核	口腔白板症
硬口蓋白板症	好酸球性白血病	口唇カンジダ症
口唇結核	好中球性白血病	口底白板症
後天性血小板機能低下	後天性無フィブリノゲン血症	更年期出血
紅板症	紅皮症	紅皮症型薬疹
コクサッキーウイルス咽頭炎	骨髄異形成症候群	骨髄性白血病
骨髄性白血病骨髄浸潤	骨髄性類白血病反応	骨髄単球性白血病
骨髄低形成血小板減少症	混合型白血病	子宮広間膜内血腫
自己赤血球感作症候群	自己免疫性じんま疹	四肢出血斑
思春期月経異常	思春期月経過多	思春期出血
持続性色素異常性紅斑	歯肉カンジダ症	歯肉白板症
若年性骨髄単球性白血病	若年性子宮出血	習慣性扁桃炎
周期性血小板減少症	出血性黄体のう胞	出血性卵胞のう胞
上気道出血	小児 EBV 陽性 T 細胞リンパ増殖性疾患	小児急性リンパ性白血病
小児骨髄異形成症候群	小児全身性 EBV 陽性 T 細胞リンパ増殖性疾患	消費性凝固障害
食道異物感	腎血尿	腎後性血尿
腎障害	腎性血尿	水痘後急性扁桃炎
水疱性咽頭炎	水疱性口内炎ウイルス病	髄膜白血病
正球性正色素性貧血	性交後出血	成人 T 細胞白血病骨髄浸潤
成人 T 細胞白血病リンパ腫	成人 T 細胞白血病リンパ腫・急性型	成人 T 細胞白血病リンパ腫・くすぶり型
成人 T 細胞白血病リンパ腫・慢性型	成人 T 細胞白血病リンパ腫・リンパ腫型	赤白血病
節外性 NK/T 細胞リンパ腫・鼻型	舌カンジダ症	赤血球造血刺激因子製剤低反応性貧血
舌白板症	線維素溶解性紫斑病	全身性紫斑病
先天性血小板機能低下	先天性第 XI 因子欠乏症	先天性プラスミノゲン欠損症
前リンパ球性白血病	続発性血小板減少症	続発性線維素溶解性障害
単球性白血病	単球性類白血病反応	単純性紫斑病
腸管症関連 T 細胞リンパ腫	つかえ感	手足症候群
低 2 倍体性 B リンパ芽球性白血病	低 2 倍体性 B リンパ芽球性白血病/リンパ腫	デビス紫斑
透析皮膚そう痒症	軟口蓋白板症	肉眼的血尿
ニコチン性口蓋白色角化症	ニコチン性口内炎	二次性白血病
尿管炎	尿管感染	バーキット白血病
排卵期出血	白血病性関節症	脾 B 細胞性リンパ腫/白血病・分類不能型
鼻咽頭のう胞	鼻咽頭浮腫	非定型慢性骨髄性白血病
脾びまん性赤脾髄小 B 細胞性リンパ腫	皮膚白血病	肥満細胞性白血病
貧血	プラスマ細胞増加症	分類不能型骨髄異形成症候群
ヘアリー細胞白血病	ヘアリー細胞白血病亜型	ヘパリン起因性血小板減少症
ベルナール・スーリエ症候群	ヘルペスウイルス性咽頭炎	ヘルペスウイルス性歯肉口内炎
放射線咽頭炎	包皮炎	麻疹様紅斑
慢性 NK 細胞リンパ増殖性疾患	慢性咽喉頭炎	慢性骨髄性白血病
慢性骨髄性白血病移行期	慢性骨髄性白血病急性転化	慢性骨髄性白血病慢性期
慢性骨髄単球性白血病	慢性腎臓病ステージ G1	慢性腎臓病ステージ G2
慢性単球性白血病	慢性リンパ性白血病	無症候性血尿
薬剤性過敏症症候群	卵管破裂	卵巣出血
卵巣破裂	卵胞出血	淋菌性口内炎
リンパ球性類白血病反応	リンパ性白血病	リンパ性白血病骨髄浸潤
類白血病反応	老人性紫斑	老年性出血
ローゼンタール病	ワンサンアンギナ	ワンサン気管支炎
ワンサン扁桃炎		

用法用量 トラネキサム酸として，通常成人 1 日 750～2,000mg を 3～4 回に分割経口投与する。なお，年齢，症状により適宜増減する。

禁忌 トロンビンを投与中の患者

併用禁忌

薬剤名等	臨床症状・措置方法	機序・危険因子
トロンビン	血栓形成傾向があらわれるおそれがある。	血栓形成を促進する作用があり，併用により血栓形成傾向が増大する。

トラネキサム酸カプセル250mg「トーワ」：東和　250mg1カプセル[9.9円/カプセル]，トラネキサム酸細粒50％「ツルハラ」：鶴原　50％1g[7.6円/g]，トラネキサム酸錠250mg「YD」：陽進堂　250mg1錠[9.9円/錠]，トラネキサム酸錠250mg「三恵」：三恵薬品　250mg1錠[9.9円/錠]，トラネキサム酸錠500mg

「YD」：陽進堂　500mg1錠[9.3円/錠]，プレタスミン細粒50%：辰巳化学　50%1g[7.6円/g]，ヘキサトロンカプセル250mg：日本新薬　250mg1カプセル[9.9円/カプセル]，リカバリンカプセル250mg：旭化成　250mg1カプセル[9.9円/カプセル]

トランサミンシロップ5%　規格：5%1mL[4.3円/mL]
トラネキサム酸　ニプロパッチ　332,449

【効能効果】

(1)全身性線溶亢進が関与すると考えられる出血傾向(白血病，再生不良性貧血，紫斑病等，および手術中・術後の異常出血)
(2)局所線溶亢進が関与すると考えられる異常出血(肺出血，鼻出血，性器出血，腎出血，前立腺手術中・術後の異常出血)
(3)下記疾患における紅斑・腫脹・瘙痒等の症状
湿疹およびその類症，蕁麻疹，薬疹・中毒疹
(4)下記疾患における咽頭痛・発赤・充血・腫脹等の症状
扁桃炎，咽喉頭炎
(5)口内炎における口内痛および口内粘膜アフター

【対応標準病名】

◎	アフタ性口内炎	咽頭喉頭炎	咽頭痛
	咽頭発赤	口内炎	口内痛
	紅斑症	紅斑性湿疹	再生不良性貧血
	湿疹	紫斑病	出血
	出血傾向	腎出血	じんま疹
	性器出血	線溶亢進	前立腺出血
	そう痒	中毒疹	肺出血
	白血病	鼻出血症	扁桃炎
	薬疹		
○ あ	LE型薬疹	足湿疹	アスピリンじんま疹
	アレルギー性口内炎	アレルギー性じんま疹	アンギナ
	異汗性湿疹	陰茎出血	咽喉出血
	咽後膿瘍	咽頭炎	咽頭気管炎
	咽頭周囲膿瘍	咽頭出血	咽頭膿瘍
	咽頭扁桃炎	陰のう湿疹	陰のうそう痒症
	陰のう内出血	陰部間擦疹	ウイルス性咽頭炎
	ウイルス性口内炎	ウイルス性扁桃炎	会陰部肛囲湿疹
	腋窩湿疹	壊疽性咽頭炎	遠心性環状紅斑
	遠心性丘疹性紅斑	温熱じんま疹	温熱性紅斑
か	外陰部出血	外陰部そう痒症	外陰部皮膚炎
	潰瘍性咽頭炎	潰瘍性口内炎	下咽頭炎
	カタル性咽頭炎	カタル性口内炎	化膿性口内炎
	化膿性皮膚疾患	貨幣状湿疹	肝炎後再生不良性貧血
	間擦疹	環状紅斑	感染性咽頭炎
	感染性口内炎	感染性皮膚炎	乾燥性口内炎
	汗疱性湿疹	顔面急性皮膚炎	寒冷じんま疹
	機械性じんま疹	気管支出血	気管内出血
	義歯性口内炎	器質性性器出血	気道出血
	機能性子宮出血	機能性性器出血	偽膜性咽頭炎
	偽膜性口内炎	偽膜性扁桃炎	丘疹状紅斑
	丘疹状湿疹	急性アデノイド咽頭炎	急性アデノイド扁桃炎
	急性咽頭炎	急性咽頭喉頭炎	急性咽頭扁桃炎
	急性壊疽性扁桃炎	急性潰瘍性扁桃炎	急性化膿性咽頭炎
	急性化膿性扁桃炎	急性口蓋扁桃炎	急性湿疹
	急性上気道炎	急性腺窩性扁桃炎	急性大量出血
	急性白血病	急性扁桃炎	凝固因子欠乏症
	局所出血	亀裂性湿疹	軽症再生不良性貧血
	頚部皮膚炎	血液凝固異常	血小板減少性紫斑病
	結節性痒疹	限局性そう痒症	原発性ヘルペスウイルス性口内炎
	肛囲間擦疹	口腔感染症	口腔褥瘡性潰瘍
	口腔内異常感症	口腔内感覚異常症	口腔ヘルペス
	後出血	口唇アフタ	後天性第XIII因子欠乏症
	喉頭出血	紅斑性間擦疹	肛門湿疹
	肛門そう痒症	骨髄低形成	固定薬疹
さ	孤立性アフタ	コリン性じんま疹	最重症再生不良性貧血
	再発性アフタ	再発性ヘルペスウイルス性口内炎	しいたけ皮膚炎
	シェーンライン・ヘノッホ紫斑病	シェーンライン・ヘノッホ紫斑病性関節炎	自家感作性皮膚炎
	子宮出血	子宮不正出血	実質性臓器出血
	湿疹様発疹	紫斑型薬疹	紫斑病腎炎
	若年性子宮機能出血	習慣性アンギナ	習慣性鼻出血
	周期性再発性じんま疹	重症再生不良性貧血	手指湿疹
	手掌紅斑	出血性口内炎	出血性じんま疹
	上咽頭炎	症候性紫斑病	症候性そう痒症
	小動脈出血	静脈出血	食物性皮膚炎
	人工肛門部皮膚炎	人工じんま疹	腎周囲出血
	滲出性紅斑型中毒疹	新生児皮膚炎	振動性じんま疹
	水疱性口内炎	ステロイド皮膚炎	ステロイド誘発性皮膚症
	制癌剤皮膚炎	精索血腫	声帯出血
	赤芽球ろう	赤色湿疹	接触じんま疹
	接触性口内炎	舌扁桃炎	腺窩性アンギナ
	全身湿疹	全身薬疹	先天性血液凝固因子異常
	先天性再生不良性貧血	先天性赤芽球ろう	先天性低形成貧血
	増殖性化膿性口内炎	続発性血小板減少性紫斑病	続発性紫斑病
た	大アフタ	体質性再生不良性貧血	多発性口内炎
	多量出血	地図状口内炎	中等症再生不良性貧血
	中毒性紅斑	低形成性白血病	低形成性貧血
	手湿疹	冬期湿疹	頭部湿疹
	動脈性出血	特発性血小板減少性紫斑病	特発性血小板減少性紫斑病合併妊娠
	特発性再生不良性貧血	特発性腎出血	特発性じんま疹
な	特発性鼻出血	突発性咽頭出血	内出血
	難治性口内炎	二次性再生不良性貧血	乳児赤芽球ろう
	乳房皮膚炎	妊娠湿疹	妊婦性皮膚炎
は	肺炎球菌性咽頭炎	敗血症性咽頭炎	肺胞出血
	白色粃糠疹	播種性血管内凝固	鼻血
	鼻背部湿疹	汎血球減少症	汎発性皮膚そう痒症
	鼻咽頭膿瘍	鼻咽頭蜂巣炎	鼻前庭部湿疹
	鼻中隔出血	非定型的白血病	非特異性そう痒症
	皮膚炎	皮膚そう痒症	皮膚描記性じんま疹
	ビリン疹	ファンコニー貧血	不正性器出血
	ぶどう球菌性咽頭炎	ぶどう球菌性扁桃炎	ベドナーアフタ
	ヘルペス口内炎	扁桃性アンギナ	扁桃チフス
	扁平湿疹	放射線性口内炎	放射線性貧血
	蜂巣炎性咽頭炎	発赤	本態性再生不良性貧血
ま	膜性咽頭炎	慢性湿疹	慢性上気道炎
	慢性じんま疹	慢性白血病	慢性扁桃炎
や	薬剤性血小板減少性紫斑病	薬剤性再生不良性貧血	薬物性口唇炎
ら	薬物性じんま疹	落屑性湿疹	卵管留血腫
	リウマチ性環状紅斑	淋菌性咽頭炎	鱗状湿疹
	連鎖球菌性アンギナ	連鎖球菌性咽頭炎	連鎖球菌性上気道感染
	連鎖球菌性扁桃炎	老年性そう痒症	
△	ALK陽性未分化大細胞リンパ腫	BCR－ABL1陽性Bリンパ芽球性白血病	BCR－ABL1陽性Bリンパ芽球性白血病/リンパ腫
	B細胞性前リンパ球性白血病	Bリンパ芽球性白血病	Bリンパ芽球性白血病/リンパ腫
	CCR4陽性成人T細胞白血病リンパ腫	E2A－PBX1陽性Bリンパ芽球性白血病	E2A－PBX1陽性Bリンパ芽球性白血病/リンパ腫
	IL3－IGH陽性Bリンパ芽球性白血病	IL3－IGH陽性Bリンパ芽球性白血病/リンパ腫	MLL再構成型Bリンパ芽球性白血病
	MLL再構成型Bリンパ芽球性白血病/リンパ腫	Ph陽性急性リンパ性白血病	TEL－AML1陽性Bリンパ芽球性白血病

	TEL－AML1陽性Bリンパ芽球性白血病/リンパ腫	T細胞性前リンパ球白血病	T細胞性大顆粒リンパ球白血病
あ	Tリンパ芽球性白血病	Tリンパ芽球性白血病/リンパ腫	悪性リンパ腫骨髄浸潤
	アグレッシブNK細胞白血病	アデノウイルス咽頭炎	アデノウイルス扁桃炎
	アナフィラクトイド紫斑	アレルギー性血尿	アレルギー性皮膚炎
	アンチトロンビン欠乏症	異汗症	異常血小板
	遺伝性血小板減少症	陰茎炎	陰茎潰瘍
	陰茎膿瘍	陰茎びらん	咽頭蓋のう胞
	咽頭潰瘍	咽頭角化症	咽頭狭窄症
	咽頭収縮筋麻痺	咽頭腫瘤	咽頭上皮過形成症
	咽頭チフス	咽頭のう腫	咽頭のう胞
	咽頭浮腫	咽頭麻痺	インフルエンザ菌性咽頭炎
	陰門疾患	うっ血性紫斑病	壊死性潰瘍性歯周炎
	壊死性潰瘍性歯肉炎	壊疽性口内炎	壊疽性歯肉炎
	エバンス症候群	円形血小板症	エンテロウイルス性リンパ結節性咽頭炎
か	黄体血腫	海綿体炎	海綿体膿瘍
	芽球増加を伴う不応性貧血	芽球増加を伴う不応性貧血－1	芽球増加を伴う不応性貧血－2
	カサバッハ・メリット症候群	家族性寒冷自己炎症症候群	下腿発赤
	顆粒球肉腫	カンジダ性口角びらん	カンジダ性口内炎
	環状鉄芽球を伴う不応性貧血	乾癬性紅皮症	乾燥性閉鎖性亀頭炎
	肝脾T細胞リンパ腫	汗疱	亀頭炎
	亀頭部潰瘍	亀頭部びらん	亀頭包皮炎
	機能低下性子宮出血	偽膜性アンギナ	丘疹紅皮症
	急性偽膜性カンジダ症	急性巨核芽球性白血病	急性骨髄性白血病
	急性骨髄単球性白血病	急性前骨髄球性白血病	急性単球性白血病
	急性リンパ性白血病	頬粘膜白板症	巨大血小板症候群
	巨大血小板性血小板減少症	くすぶり型白血病	グレイ血小板症候群
	形質細胞白血病	ゲオトリクム症	ゲオトリクム性口内炎
	劇症紫斑病	血管拡張性環状紫斑症	血管内大細胞型B細胞性リンパ腫
	月経中間期出血	血小板機能異常症	血小板機能低下
	血小板減少症	血小板障害症	血小板放出機構異常症
	血小板無力症	血尿	血尿症候群
	原発性血小板減少症	顕微鏡的血尿	高2倍体性Bリンパ芽球性白血病
	高2倍体性Bリンパ芽球性白血病/リンパ腫	好塩基球性白血病	口蓋垂結核
	広間膜裂傷症候群	口腔カンジダ症	口腔結核
	口腔紅板症	口腔粘膜結核	口腔白板症
	硬口蓋白板症	好酸球性白血病	口唇カンジダ症
	口唇結核	好中球性白血病	口底白板症
	後天性血小板機能低下	後天性無フィブリノゲン血症	更年期出血
	紅板症	紅皮症	紅皮症型薬疹
	コクサッキーウイルス咽頭炎	骨髄異形成症候群	骨髄性白血病
	骨髄性白血病骨髄浸潤	骨髄性類白血病反応	骨髄単球性白血病
さ	骨髄低形成血小板減少症	混合型白血病	子宮広間膜内血腫
	自己赤血球感作症候群	自己免疫性じんま疹	四肢出血斑
	思春期月経異常	思春期月経過多	思春期出血
	持続性色素異常性紅斑	歯肉カンジダ症	歯肉白板症
	若年性骨髄単球性白血病	若年性子宮出血	習慣性扁桃炎
	周期性血小板減少症	出血性黄体のう胞	出血性卵胞のう胞
	上気道出血	小児EBV陽性T細胞リンパ増殖性疾患	小児急性リンパ性白血病
	小児骨髄異形成症候群	小児全身性EBV陽性T細胞リンパ増殖性疾患	消費性凝固障害
	食道異物感	腎血尿	腎後性血尿
	腎障害	腎性血尿	水痘後急性扁桃炎
	水疱性咽頭炎	水疱性口内炎ウイルス病	髄膜白血病
	正球性正色素性貧血	性交後出血	成人T細胞白血病骨髄浸潤
	成人T細胞白血病リンパ腫	成人T細胞白血病リンパ腫・急性型	成人T細胞白血病リンパ腫・くすぶり型
	成人T細胞白血病リンパ腫・慢性型	成人T細胞白血病リンパ腫・リンパ腫型	赤白血病
	節外性NK/T細胞リンパ腫・鼻型	舌カンジダ症	赤血球造血刺激因子製剤低反応性貧血
	舌白板症	線維素溶解性紫斑病	全身性紫斑病
	先天性血小板機能低下	先天性第XI因子欠乏症	先天性プラスミノゲン欠損症
	前リンパ球性白血病	続発性血小板減少症	続発性線維素溶解性障害
た	単球性白血病	単球性類白血病反応	単純性紫斑病
	腸管症関連T細胞リンパ腫	つかえ感	手足症候群
	低2倍体性Bリンパ芽球性白血病	低2倍体性Bリンパ芽球性白血病/リンパ腫	デビス紫斑
な	透析皮膚そう痒症	軟口蓋白板症	肉眼的血尿
	ニコチン性口蓋白色角化症	ニコチン性口内炎	二次性白血病
は	尿管炎	尿管感染	バーキット白血病
	排卵期出血	白血病性関節症	脾B細胞性リンパ腫/白血病・分類不能型
	鼻咽頭のう胞	鼻咽頭浮腫	非定型慢性骨髄性白血病
	脾びまん性赤脾髄小B細胞性リンパ腫	皮膚白血病	肥満細胞性白血病
	貧血	プラスマ細胞増加症	分類不能型骨髄異形成症候群
	ヘアリー細胞白血病	ヘアリー細胞白血病亜型	ヘパリン起因性血小板減少症
	ベルナール・スーリエ症候群	ヘルペスウイルス性咽頭炎	ヘルペスウイルス性歯肉口内炎
ま	放射線咽頭炎	包皮炎	麻疹様紅斑
	慢性NK細胞リンパ増殖性疾患	慢性咽喉頭炎	慢性骨髄性白血病
	慢性骨髄性白血病移行期	慢性骨髄性白血病急性転化	慢性骨髄性白血病慢性期
	慢性骨髄単球性白血病	慢性腎臓病ステージG1	慢性腎臓病ステージG2
	慢性単球性白血病	慢性リンパ性白血病	無症候性血尿
ら	薬剤性過敏症症候群	卵管破裂	卵巣出血
	卵巣破裂	卵胞出血	淋菌性口内炎
	リンパ球性類白血病反応	リンパ性白血病	リンパ性白血病骨髄浸潤
	類白血病反応	老人性紫斑	老年性出血
わ	ローゼンタール病	ワンサンアンギナ	ワンサン気管支炎
	ワンサン扁桃炎		

用法用量

トラネキサム酸として通常下記1日量を3～4回に分割経口投与する。なお，症状により適宜増減する。

（1日投与量）

年齢	1日量(mg)	1日量(mL)
～1歳	75～200	1.5～4
2～3歳	150～350	3～7
4～6歳	250～650	5～13
7～14歳	400～1,000	8～20
15歳～	750～2,000	15～40

禁忌　トロンビンを投与中の患者

併用禁忌

薬剤名等	臨床症状・措置方法	機序・危険因子
トロンビン	血栓形成傾向があらわれるおそれがある。	血栓形成を促進する作用があり，併用により血栓形成傾向が増大する。

トラネキサム酸シロップ5%「タイヨー」：テバ製薬[3.4円/mL]

トランデート錠50mg 規格：50mg1錠[17.4円/錠]
トランデート錠100mg 規格：100mg1錠[32.3円/錠]
ラベタロール塩酸塩 グラクソ・スミスクライン 214

【効 能 効 果】

本態性高血圧症
褐色細胞腫による高血圧症

【対応標準病名】

◎	褐色細胞腫性高血圧症	高血圧症	本態性高血圧症
○	悪性高血圧症	褐色細胞腫	境界型高血圧症
	クロム親和性細胞腫	高血圧性緊急症	高血圧性脳内出血
	高血圧切迫症	高レニン性高血圧症	若年高血圧症
	若年性境界型高血圧症	収縮期高血圧症	低レニン性高血圧症
	副腎腺腫		
△	副腎のう腫	副腎皮質のう腫	良性副腎皮質腫瘍

用法用量 通常，成人にはラベタロール塩酸塩として1日150mgより投与を開始し，効果不十分な場合には1日450mgまで漸増し，1日3回に分割，経口投与する。
なお，年齢・症状により適宜増減する。

禁忌
(1)糖尿病性ケトアシドーシス，代謝性アシドーシスのある患者
(2)高度の徐脈(著しい洞性徐脈)，房室ブロック(II，III度)，洞房ブロックのある患者
(3)
①心原性ショックの患者
②肺高血圧による右心不全のある患者
③うっ血性心不全のある患者

(4)本剤の成分に対して過敏症の既往歴のある患者
(5)気管支喘息，気管支痙攣のおそれのある患者

ラベタロール塩酸塩錠50mg「トーワ」：東和 50mg1錠[6.1円/錠]，ラベタロール塩酸塩錠100mg「トーワ」：東和 100mg1錠[9.6円/錠]，レスポリート錠50mg：鶴原 50mg1錠[6.1円/錠]，レスポリート錠100mg：鶴原 100mg1錠[10.9円/錠]

トリキュラー錠21 規格：－[－]
トリキュラー錠28 規格：－[－]
エチニルエストラジオール レボノルゲストレル バイエル薬品 254

【効 能 効 果】

避妊

【対応標準病名】

該当病名なし

効能効果に関連する使用上の注意 経口避妊剤使用開始1年間の飲み忘れを含めた一般的使用における失敗率は9%との報告がある。

用法用量

販売名	用法用量
トリキュラー錠21	1日1錠を毎日一定の時刻に定められた順に従って(赤褐色糖衣錠から開始する)21日間連続投与し，7日間休薬する。 以上28日間を投与1周期とし，出血が終わっているか続いているかにかかわらず29日目から次の周期の錠剤を投与し，以後同様に繰り返す。
トリキュラー錠28	1日1錠を毎日一定の時刻に定められた順に従って(赤褐色糖衣錠から開始する)28日間連続投与する。 以上28日間を投与1周期とし，出血が終わっているか続いているかにかかわらず29日目から次の周期の錠剤を投与し，以後同様に繰り返す。

用法用量に関連する使用上の注意
(1)毎日一定の時刻に服用させること。
(2)服用開始日：経口避妊剤を初めて服用させる場合，月経第1日目から服用を開始させる。服用開始日が月経第1日目から遅れた場合，飲みはじめの最初の1週間は他の避妊法を併用させること。

禁忌
(1)本剤の成分に対し過敏性素因のある女性
(2)エストロゲン依存性悪性腫瘍(例えば，乳癌，子宮内膜癌)，子宮頸癌及びその疑いのある患者
(3)診断の確定していない異常性器出血のある患者
(4)血栓性静脈炎，肺塞栓症，脳血管障害，冠動脈疾患又はその既往歴のある患者
(5)35歳以上で1日15本以上の喫煙者
(6)前兆(閃輝暗点，星型閃光等)を伴う片頭痛の患者
(7)肺高血圧症又は心房細動を合併する心臓弁膜症の患者，亜急性細菌性心内膜炎の既往歴のある心臓弁膜症の患者
(8)血管病変を伴う糖尿病患者(糖尿病性腎症，糖尿病性網膜症等)
(9)血栓性素因のある女性
(10)抗リン脂質抗体症候群の患者
(11)手術前4週以内，術後2週以内，産後4週以内及び長期間安静状態の患者
(12)重篤な肝障害のある患者
(13)肝腫瘍のある患者
(14)脂質代謝異常のある患者
(15)高血圧のある患者(軽度の高血圧の患者を除く)
(16)耳硬化症の患者
(17)妊娠中に黄疸，持続性瘙痒症又は妊娠ヘルペスの既往歴のある患者
(18)妊婦又は妊娠している可能性のある女性
(19)授乳婦
(20)骨成長が終了していない可能性がある女性

ラベルフィーユ21錠：富士製薬[－]，ラベルフィーユ28錠：富士製薬[－]

トリクロリールシロップ10% 規格：10%1mL[11.5円/mL]
トリクロホスナトリウム アルフレッサファーマ 112

【効 能 効 果】

不眠症
脳波・心電図検査等における睡眠

【対応標準病名】

◎	不眠症		
○	睡眠障害	睡眠相後退症候群	睡眠リズム障害
	不規則睡眠		
△	レム睡眠行動障害		

用法用量 トリクロホスナトリウムとして，通常成人1回1～2g(シロップとして10～20mL)を就寝前又は検査前に経口投与する。幼小児は年齢により適宜減量する。なお，患者の年齢及び状態，目的等を考慮して，20～80mg/kg(シロップとして0.2～0.8mL/kg)を標準とし，総量2g(シロップとして20mL)を超えないようにする。

禁忌
(1)本剤の成分又は抱水クロラールに対して過敏症の既往歴のある患者
(2)急性間けつ性ポルフィリン症の患者

トリテレン・カプセル50mg

規格：50mg1カプセル［10.4円/カプセル］
トリアムテレン　京都薬品　213

【効 能 効 果】

高血圧症（本態性，腎性等）
心性浮腫（うっ血性心不全），腎性浮腫，肝性浮腫

【対応標準病名】

◎	うっ血性心不全	肝性浮腫	高血圧症
	腎性高血圧症	腎性浮腫	心臓性浮腫
	本態性高血圧症		
○	悪性高血圧症	右室不全	右心不全
	下肢浮腫	下腿浮腫	褐色細胞腫
	褐色細胞腫性高血圧症	下半身浮腫	下腹部浮腫
	顔面浮腫	急性心不全	境界型高血圧症
	クロム親和性細胞腫	限局性浮腫	高血圧性緊急症
	高血圧性腎疾患	高血圧性脳内出血	高血圧切迫症
	高度浮腫	高レニン性高血圧症	左室不全
	左心不全	四肢浮腫	若年高血圧症
	若年性境界型高血圧症	収縮期高血圧症	術中異常高血圧症
	上肢浮腫	上腕浮腫	心筋不全
	腎血管性高血圧症	心原性肺水腫	腎実質性高血圧症
	心臓性呼吸困難	心臓喘息	心不全
	全身性浮腫	足部浮腫	低レニン性高血圧症
	内分泌性高血圧症	二次性高血圧症	副腎性高血圧症
	末梢性浮腫	慢性うっ血性心不全	慢性心不全
	両心不全		
△	HELLP症候群	一過性浮腫	軽症妊娠高血圧症候群
	混合型妊娠高血圧症候群	産後高血圧症	重症妊娠高血圧症候群
	純粋型妊娠高血圧症候群	心因性高血圧症	新生児高血圧症
	早発型妊娠高血圧症候群	遅発型妊娠高血圧症候群	中毒性浮腫
	特発性浮腫	内分泌性浮腫	妊娠高血圧症
	妊娠高血圧症候群	妊娠高血圧腎症	妊娠中一過性高血圧症
	副腎腺腫	副腎のう腫	副腎皮質のう腫
	浮腫	麻痺側浮腫	良性副腎皮質腫瘍

用法用量　トリアムテレンとして，通常成人1日90～200mg（2～4カプセル）を2～3回に分割経口投与する。
なお，年齢，症状により適宜増減する。

禁忌
(1)無尿の患者
(2)急性腎不全の患者
(3)高カリウム血症の患者
(4)腎結石及びその既往歴のある患者
(5)インドメタシン又はジクロフェナクを投与中の患者
(6)テルフェナジン又はアステミゾールを投与中の患者

併用禁忌

薬剤名等	臨床症状・措置方法	機序・危険因子
インドメタシン インテバン等 ジクロフェナク ボルタレン等	急性腎不全があらわれることがある。	プロスタグランジン合成阻害作用により，本剤の腎血流量低下作用が増強される。 腎障害のある患者への投与には注意すること。

トリノシン顆粒10%

規格：10%1g［19.2円/g］
アデノシン三リン酸二ナトリウム水和物　トーアエイヨー　399

アデホスコーワ顆粒10%を参照（P59）

トリノシン腸溶錠20mg　規格：20mg1錠［5.6円/錠］
トリノシン腸溶錠60mg　規格：60mg1錠［9.4円/錠］

アデノシン三リン酸二ナトリウム水和物　トーアエイヨー　399

アデホスコーワ腸溶錠20，アデホスコーワ腸溶錠60を参照（P60）

トリプタノール錠10　規格：10mg1錠［9.6円/錠］
トリプタノール錠25　規格：25mg1錠［9.6円/錠］

アミトリプチリン塩酸塩　日医工　117

【効 能 効 果】

精神科領域におけるうつ病・うつ状態，夜尿症

【対応標準病名】

◎	うつ状態	うつ病	夜尿症
○	うつ病型統合失調感情障害	延髄性うつ病	外傷後遺症性うつ病
	仮面うつ病	寛解中の反復性うつ病性障害	感染症後うつ病
	器質性うつ病性障害	器質性気分障害	器質性混合性感情障害
	器質性双極性障害	器質性躁病性障害	気分変調症
	軽症うつ病エピソード	軽症反復性うつ病性障害	混合性不安抑うつ障害
	産褥期うつ状態	思春期うつ病	循環型躁うつ病
	心気性うつ病	神経症性抑うつ状態	精神病症状を伴う重症うつ病エピソード
	精神病症状を伴わない重症うつ病エピソード	全遺尿	躁うつ病
	双極性感情障害・軽症のうつ病エピソード	双極性感情障害・精神病症状を伴う重症うつ病エピソード	双極性感情障害・精神病症状を伴わない重症うつ病エピソード
	双極性感情障害・中等症のうつ病エピソード	退行期うつ病	単極性うつ病
	単発反応性うつ病	昼間遺尿症	中等症うつ病エピソード
	中等症反復性うつ病性障害	動脈硬化性うつ病	内因性うつ病
	反応性うつ病	反復心因性うつ病	反復性うつ病
	反復性気分障害	反復性心因性抑うつ精神病	反復性精神病性うつ病
	反復性短期うつ病エピソード	非器質性遺尿症	非定型うつ病
	不安うつ病	抑うつ神経症	抑うつ性パーソナリティ障害
	老年期うつ病	老年期認知症抑うつ型	
△	2型双極性障害	原発性認知症	周期性精神病
	初老期精神病	初老期認知症	初老期妄想状態
	双極性感情障害	単極性躁病	二次性認知症
	認知症	反復性躁病エピソード	老年期認知症
	老年期認知症妄想型	老年期妄想状態	老年精神病

※　適応外使用可
・原則として，「アミトリプチリン塩酸塩【内服薬】」を「片頭痛」，「緊張型頭痛」に対して処方した場合，当該使用事例を審査上認める。
・原則として，「アミトリプチリン塩酸塩【内服薬】」を「慢性疼痛におけるうつ病・うつ状態」に対し処方した場合，当該使用事例を審査上認める。

効能効果に関連する使用上の注意　抗うつ剤の投与により，24歳以下の患者で，自殺念慮，自殺企図のリスクが増加するとの報告があるため，本剤の投与にあたっては，リスクとベネフィットを考慮すること。

用法用量
うつ病・うつ状態
　アミトリプチリン塩酸塩として，通常成人1日30～75mgを初期用量とし，1日150mgまで漸増し，分割経口投与する。まれに300mgまで増量することもある。
　なお，年齢，症状により適宜減量する。
夜尿症
　アミトリプチリン塩酸塩として，1日10～30mgを就寝前に経

口投与する。
なお，年齢，症状により適宜減量する。

禁忌

(1)緑内障のある患者
(2)三環系抗うつ剤に対し過敏症の患者
(3)心筋梗塞の回復初期の患者
(4)尿閉(前立腺疾患等)のある患者
(5)モノアミン酸化酵素阻害剤(セレギリン)を投与中あるいは投与中止後2週間以内の患者

併用禁忌

薬剤名等	臨床症状・措置方法	機序・危険因子
モノアミン酸化酵素阻害剤： セレギリン (エフピー)	発汗，不穏，全身痙攣，異常高熱，昏睡等があらわれることがある。なお，モノアミン酸化酵素阻害剤の投与を受けた患者に本剤を投与する場合には，少なくとも2週間の間隔をおき，また本剤からモノアミン酸化酵素阻害剤に切りかえるときには，2～3日間の間隔をおくことが望ましい。	モノアミン酸化酵素阻害剤は本剤の代謝を阻害する。また，本剤は活性アミンのシナプス内への取り込みを阻害する。

アミトリプチリン塩酸塩錠10mg「サワイ」：沢井　10mg1錠[9.6円/錠]，アミトリプチリン塩酸塩錠25mg「サワイ」：沢井　25mg1錠[9.6円/錠]

トリモール細粒2%　規格：2%1g[42.7円/g]
トリモール錠2mg　規格：2mg1錠[5.8円/錠]
ピロヘプチン塩酸塩　長生堂　116

【効 能 効 果】

パーキンソン症候群

【対応標準病名】

◎	パーキンソン症候群		
○	一側性パーキンソン症候群	家族性パーキンソン病	家族性パーキンソン病Yahr1
	家族性パーキンソン病Yahr2	家族性パーキンソン病Yahr3	家族性パーキンソン病Yahr4
	家族性パーキンソン病Yahr5	若年性パーキンソン症候群	若年性パーキンソン病
	若年性パーキンソン病Yahr3	若年性パーキンソン病Yahr4	若年性パーキンソン病Yahr5
	続発性パーキンソン症候群	動脈硬化性パーキンソン症候群	脳炎後パーキンソン症候群
	脳血管障害性パーキンソン症候群	パーキンソン病	パーキンソン病Yahr1
	パーキンソン病Yahr2	パーキンソン病Yahr3	パーキンソン病Yahr4
	パーキンソン病Yahr5	梅毒性パーキンソン症候群	薬剤性パーキンソン症候群
△	アーガイル・ロバートソン瞳孔	痙性梅毒性運動失調症	顕性神経梅毒
	シャルコー関節	神経原性関節症	神経障害性脊椎障害
	神経梅毒髄膜炎	進行性運動性運動失調症	進行麻痺
	脊髄ろう	脊髄ろう性関節炎	ニューロパチー性関節炎
	脳脊髄梅毒	脳梅毒	パーキンソン病の認知症
	梅毒性痙性脊髄麻痺	梅毒性視神経萎縮	梅毒性髄膜炎
	梅毒性聴神経炎	晩期梅毒性球後視神経炎	晩期梅毒性視神経萎縮
	晩期梅毒性髄膜炎	晩期梅毒性多発ニューロパチー	晩期梅毒性聴神経炎
	晩期梅毒脊髄炎	晩期梅毒脳炎	晩期梅毒脳脊髄炎

効能効果に関連する使用上の注意　抗パーキンソン剤はフェノチアジン系薬剤，レセルピン誘導体等による口周部等の不随意運動(遅発性ジスキネジア)を通常軽減しない。場合によってはこのような症状を増悪顕性化させることがあるので注意すること。

用法用量

〔細粒〕：通常成人には1日量として0.3～0.6gを1日3回に分けて食後に経口投与する。なお，年齢，症状に応じて適宜増減する。
〔錠剤〕：通常成人には1日量として3～6錠を1日3回に分けて食後に経口投与する。なお，年齢，症状に応じて適宜増減する。

禁忌

(1)緑内障の患者
(2)本剤の成分に対し過敏症の既往歴のある患者
(3)重症筋無力症の患者
(4)前立腺肥大等尿路に閉塞性疾患のある患者

トリラホン散1%　規格：1%1g[10.1円/g]
トリラホン錠2mg　規格：2mg1錠[9.6円/錠]
トリラホン錠4mg　規格：4mg1錠[9.6円/錠]
トリラホン錠8mg　規格：8mg1錠[9.6円/錠]
ペルフェナジン　共和薬品　117

【効 能 効 果】

統合失調症，術前・術後の悪心・嘔吐，メニエル症候群(眩暈，耳鳴)

【対応標準病名】

◎	嘔吐症	悪心	耳鳴症
	術後悪心	統合失調症	メニエール症候群
	メニエール病	めまい	
○	胃切除後消化障害	胃切除後症候群	化学療法に伴う嘔吐症
	蝸牛型メニエール病	型分類困難な統合失調症	感音性耳鳴
	器質性めまい	偽神経症性統合失調症	急性統合失調症
	急性統合失調症性エピソード	急性統合失調症様精神病性障害	境界型統合失調症
	緊張型統合失調症	頚性耳鳴	頚性めまい
	痙性めまい	残遺型統合失調症	自覚的耳鳴
	耳性めまい	小脳血管性めまい	前駆期統合失調症
	潜在性統合失調症	前庭型メニエール病	前庭障害
	前庭神経炎	体位性めまい	体感症性統合失調症
	短期統合失調症様障害	単純型統合失調症	ダンピング症候群
	遅発性統合失調症	中枢性めまい症	頭位変換性めまい
	頭位めまい症	統合失調症型障害	統合失調症型パーソナリティ障害
	統合失調症後抑うつ	統合失調症症状を伴う急性錯乱	統合失調症症状を伴う急性多形性精神病性障害
	統合失調症症状を伴う類循環精神病	統合失調症性パーソナリティ障害	統合失調症性反応
	統合失調症様状態	頭部外傷性耳鳴	突発性めまい
	内耳性耳鳴症	内リンパ水腫	破瓜型統合失調症
	反復性嘔吐	平衡異常	平衡障害
	ボニエ症候群	末梢前庭障害	無症候性耳鳴
	無難聴性耳鳴	迷走神経切離後症候群	迷路性めまい
	めまい感	めまい症	めまい症候群
	めまい発作	妄想型統合失調症	夜間めまい
	よろめき感	良性発作性頭位めまい症	良性発作性めまい
	レルモワイエ症候群		
△	アセトン血性嘔吐症	一時的いき値移動	一過性虚血性難聴
	嘔気	回転性めまい	後期ダンピング症候群
	錯聴	自声強調	習慣性嘔吐
	食後悪心	前庭性運動失調症	早期ダンピング症候群
	胆汁性嘔吐	中枢性嘔吐症	中枢性眼振
	中枢性頭位眼振	聴覚異常	聴覚過敏
	聴覚補充現象	頭位眼振	特発性嘔吐症
	脳性嘔吐	反芻	複聴
	糞便性嘔吐	末梢性めまい症	夢幻精神病
	モレル・クレペリン病		

用法用量　ペルフェナジンとして，通常成人1日6～24mgを

分割経口投与する。精神科領域において用いる場合には，通常成人1日6〜48mgを分割経口投与する。なお，年齢，症状により適宜増減する。

禁忌

(1)昏睡状態，循環虚脱状態の患者
(2)バルビツール酸誘導体・麻酔剤等の中枢神経抑制剤の強い影響下にある患者
(3)アドレナリンを投与中の患者
(4)フェノチアジン系化合物及びその類似化合物に対し過敏症の患者

原則禁忌　皮質下部の脳障害(脳炎，脳腫瘍，頭部外傷後遺症等)の疑いがある患者

併用禁忌

薬剤名等	臨床症状・措置方法	機序・危険因子
アドレナリン(ボスミン)	アドレナリンの作用を逆転させ，血圧降下を起こすことがある。	アドレナリンのα作用が遮断され，β作用が優位になることがある。

ドルコール錠250mg　規格：250mg1錠[55.9円/錠]
ピペミド酸水和物　日医工　624

【効能効果】

〈適応菌種〉ピペミド酸に感性の大腸菌，赤痢菌，シトロバクター属，クレブシエラ属，エンテロバクター属，プロテウス属，腸炎ビブリオ，緑膿菌
〈適応症〉膀胱炎，腎盂腎炎，前立腺炎(急性症，慢性症)，感染性腸炎，中耳炎，副鼻腔炎

【対応標準病名】

◎	感染性腸炎	急性細菌性前立腺炎	腎盂腎炎
	前立腺炎	中耳炎	副鼻腔炎
	膀胱炎	慢性前立腺炎	
○	MRSA膀胱炎	S状結腸炎	アレルギー性膀胱炎
	胃腸炎	炎症性腸疾患	外傷性穿孔性中耳炎
	外傷性中耳炎	回腸炎	潰瘍性膀胱炎
	カタル性胃腸炎	化膿性中耳炎	化膿性副鼻腔炎
	間質性膀胱炎	感染性胃腸炎	感染性下痢症
	感染性大腸炎	感冒性胃腸炎	感冒性大腸炎
	感冒性腸炎	急性胃腸炎	急性化膿性中耳炎
	急性出血性膀胱炎	急性大腸炎	急性単純性膀胱炎
	急性中耳炎	急性腸炎	急性膀胱炎
	グラデニーゴ症候群	下痢症	口腔上顎洞瘻
	鼓室内水腫	細菌性膀胱炎	再発性中耳炎
	篩骨洞炎	歯性上顎洞炎	歯性副鼻腔炎
	出血性大腸炎	出血性中耳炎	出血性腸炎
	出血性膀胱炎	術後腎盂腎炎	術後性中耳炎
	術後性慢性中耳炎	上顎洞炎	上行性腎盂腎炎
	上鼓室化膿症	小児副鼻腔炎	新生児中耳炎
	水疱性中耳炎	穿孔性中耳炎	前頭洞炎
	前立腺膿瘍	大腸炎	単純性中耳炎
	中耳炎性顔面神経麻痺	腸炎	腸カタル
	蝶形骨洞炎	陳旧性中耳炎	難治性乳児下痢症
	乳児下痢	尿細管間質性腎炎	尿膜管膿瘍
	反復性膀胱炎	汎副鼻腔炎	びらん性膀胱炎
	膀胱後部膿瘍	膀胱三角部炎	膀胱周囲炎
	膀胱周囲膿瘍	放射線性膀胱炎	慢性化膿性穿孔性中耳炎
	慢性化膿性中耳炎	慢性細菌性前立腺炎	慢性再発性膀胱炎
	慢性耳管鼓室化膿性中耳炎	慢性上鼓室乳突洞化膿性中耳炎	慢性穿孔性中耳炎
	慢性前立腺炎急性増悪	慢性中耳炎	慢性中耳炎急性増悪
	慢性中耳炎後遺症	慢性中耳炎術後再燃	慢性複雑性膀胱炎
	慢性副鼻腔炎	慢性副鼻腔炎急性増悪	慢性副鼻腔膿瘍
	慢性膀胱炎	良性慢性化膿性中耳炎	
△	BKウイルス腎症	アレルギー性副鼻腔炎	乾酪性副鼻腔炎
	気腫性腎盂腎炎	結核性中耳炎	抗生物質起因性大腸炎
	抗生物質起因性腸炎	前立腺痛	副鼻腔真菌症
	放射線出血性膀胱炎	慢性非細菌性前立腺炎	

用法用量

膀胱炎，腎盂腎炎，前立腺炎(急性症，慢性症)の場合：ピペミド酸として，通常，成人に1日500〜2,000mgを3〜4回に分割経口投与する。
感染性腸炎，中耳炎，副鼻腔炎の場合：通常，成人に1日1,500〜2,000mgを3〜4回に分割経口投与する。
なお，症状により適宜増減する。

用法用量に関連する使用上の注意　本剤の使用にあたっては，耐性菌の発現等を防ぐため，原則として感受性を確認し，疾病の治療上必要な最小限の期間の投与にとどめること。

禁忌

(1)本剤の成分に対し過敏症の既往歴のある患者
(2)妊婦又は妊娠している可能性のある婦人
(3)小児

ピペミド酸錠250mg「YD」：陽進堂[7.3円/錠]

ドルナー錠20μg　規格：20μg1錠[61.8円/錠]
ベラプロストナトリウム　東レ　339

【効能効果】

(1)慢性動脈閉塞症に伴う潰瘍，疼痛及び冷感の改善
(2)原発性肺高血圧症

【対応標準病名】

◎	疼痛	肺動脈性肺高血圧症	冷え症
	慢性動脈閉塞症		
○	腋窩動脈血栓症	下肢急性動脈閉塞症	下肢慢性動脈閉塞症
	肝動脈血栓症	肝動脈塞栓症	急性疼痛
	血栓塞栓症	鎖骨下動脈閉塞症	持続痛
	重症虚血肢	上肢急性動脈閉塞症	上肢慢性動脈閉塞症
	塞栓性梗塞	大腿動脈閉塞症	大動脈血栓症
	大動脈塞栓症	腸骨動脈血栓症	腸骨動脈塞栓症
	動脈血栓症	動脈塞栓症	特発性肺動脈性肺高血圧症
	難治性疼痛	肺高血圧症	肺静脈閉塞症
	肺性心	肺性心疾患	肺毛細血管腫症
	腹部大動脈血栓症	腹部大動脈塞栓症	末梢動脈塞栓症
	慢性肺性心	ルリッシュ症候群	連鎖球菌症候群
△	圧痛	エンドトキシン血症	悪寒
	悪寒戦慄	コレステロール塞栓症	神経障害性疼痛
	身体痛	全身性炎症反応症候群	全身痛
	多臓器不全	中枢神経障害性疼痛	鈍痛
	乳幼児突発性危急事態	皮膚疼痛症	放散痛
	末梢神経障害性疼痛		

効能効果に関連する使用上の注意

原発性肺高血圧症
(1)原発性肺高血圧症と診断された患者にのみ使用すること。
(2)本剤は経口投与であるため，重症度の高い患者等では効果が得られにくい場合がある。循環動態あるいは臨床症状の改善が見られない場合は，注射剤や他の治療に切り替えるなど適切な処置を行うこと。

用法用量

(1)慢性動脈閉塞症に伴う潰瘍，疼痛及び冷感の改善：通常，成人には，ベラプロストナトリウムとして1日120μgを3回に分けて食後に経口投与する。
(2)原発性肺高血圧症：通常，成人には，ベラプロストナトリウムとして1日60μgを3回に分けて食後に経口投与することから開始し，症状(副作用)を十分観察しながら漸次増量する。増量する場合には，投与回数を1日3〜4回とし，最高用量を1日

180μg とする。

用法用量に関連する使用上の注意　原発性肺高血圧症：原発性肺高血圧症は薬物療法に対する忍容性が患者によって異なることが知られており，本剤の投与にあたっては，投与を少量より開始し，増量する場合は患者の状態を十分に観察しながら行うこと。

禁忌

(1)出血している患者(血友病，毛細血管脆弱症，上部消化管出血，尿路出血，喀血，眼底出血等)

(2)妊婦又は妊娠している可能性のある婦人

プロサイリン錠20：科研　20μg1錠［61.8円/錠］

プロスタリン錠20μg：共和薬品　20μg1錠［24.4円/錠］，プロルナー錠20μg：日医工　20μg1錠［24.4円/錠］，プロルナー錠40μg：日医工　40μg1錠［51.6円/錠］，ベラストリン錠20μg：大正薬品　20μg1錠［24.4円/錠］，ベラプロストNa錠20μg「AFP」：シオノ　20μg1錠［35.1円/錠］，ベラプロストNa錠20μg「YD」：陽進堂　20μg1錠［24.4円/錠］，ベラプロストNa錠20μg「オーハラ」：大原薬品　20μg1錠［24.4円/錠］，ベラプロストNa錠20μg「サワイ」：沢井　20μg1錠［24.4円/錠］，ベラプロストNa錠20μg「テバ」：テバ製薬　20μg1錠［24.4円/錠］，ベラプロストNa錠20μg「トーワ」：東和　20μg1錠［24.4円/錠］，ベラプロストNa錠20μg「ファイザー」：ファイザー　20μg1錠［24.4円/錠］，ベラプロストNa錠40μg「YD」：陽進堂　40μg1錠［51.6円/錠］，ベラプロストNa錠40μg「テバ」：テバ製薬　40μg1錠［51.6円/錠］，ベラプロストNa錠40μg「トーワ」：東和　40μg1錠［51.6円/錠］，ベラプロストナトリウム錠20μg「F」：富士製薬　20μg1錠［24.4円/錠］，ベラプロストナトリウム錠20μg「JG」：長生堂　20μg1錠［35.1円/錠］，ベルナール錠20μg：旭化成　20μg1錠［24.4円/錠］

トレドミン錠12.5mg　規格：12.5mg1錠［19.8円/錠］
トレドミン錠15mg　規格：15mg1錠［23円/錠］
トレドミン錠25mg　規格：25mg1錠［33.4円/錠］
トレドミン錠50mg　規格：50mg1錠［56.4円/錠］

ミルナシプラン塩酸塩　旭化成　117

【効 能 効 果】

うつ病・うつ状態

【対応標準病名】

◎	うつ状態	うつ病	
○	うつ病型統合失調感情障害	延髄性うつ病	外傷後遺症性うつ病
	仮面うつ病	寛解中の反復性うつ病性障害	感染症後うつ病
	器質性うつ病性障害	器質性躁病性障害	軽症うつ病エピソード
	軽症反復性うつ病性障害	混合性不安抑うつ障害	産褥期うつ状態
	思春期うつ病	循環型躁うつ病	心気性うつ病
	神経症性抑うつ状態	精神病症状を伴う重症うつ病エピソード	精神病症状を伴わない重症うつ病エピソード
	躁うつ病	双極性感情障害・軽症のうつ病エピソード	双極性感情障害・精神病症状を伴う重症うつ病エピソード
	双極性感情障害・精神病症状を伴わない重症うつ病エピソード	双極性感情障害・中等症のうつ病エピソード	退行期うつ病
	単極性うつ病	単発反応性うつ病	中等症うつ病エピソード
	中等症反復性うつ病性障害	動脈硬化性うつ病	内因性うつ病
	反応性うつ病	反復心因性うつ病	反復性うつ病
	反復性心因性抑うつ精神病	反復性精神病性うつ病	反復性短期うつ病エピソード
	非定型うつ病	不安うつ病	抑うつ神経症
	抑うつ性パーソナリティ障害	老年期うつ病	老年期認知症抑うつ型
△	2型双極性障害	器質性気分障害	器質性混合性感情障害
	器質性双極性障害	気分変調症	周期性精神病
	双極性感情障害	単極性躁病	反復性気分障害
	反復性躁病エピソード		

効能効果に関連する使用上の注意

(1)抗うつ剤の投与により，24歳以下の患者で，自殺念慮，自殺企図のリスクが増加するとの報告があるため，本剤の投与にあたっては，リスクとベネフィットを考慮すること。

(2)本剤の有効性は，四環系抗うつ薬(ミアンセリン塩酸塩)と同等と判断されているものの，三環系抗うつ薬(イミプラミン塩酸塩)との非劣性は検証されていないため，投与に際しては，リスクとベネフィットを勘案すること。

(3)類薬において，海外で実施された18歳以下の大うつ病性障害患者を対象としたプラセボ対照臨床試験において有効性が確認できなかったとの報告がある。本剤を18歳未満の大うつ病性障害患者に投与する際には適応を慎重に検討すること。

用法用量　通常，成人には，ミルナシプラン塩酸塩として1日25mgを初期用量とし，1日100mgまで漸増し，1日2～3回に分けて食後に経口投与する。なお，年齢，症状により適宜増減する。ただし，高齢者には，1日25mgを初期用量とし，1日60mgまで漸増し，1日2～3回に分けて食後に経口投与する。

禁忌

(1)本剤の成分に対し過敏症の既往歴のある患者

(2)モノアミン酸化酵素阻害剤を投与中の患者

(3)尿閉(前立腺疾患等)のある患者

併用禁忌

薬剤名等	臨床症状・措置方法	機序・危険因子
モノアミン酸化酵素阻害剤 セレギリン塩酸塩 (エフピー)	他の抗うつ剤で併用により発汗，不穏，全身痙攣，異常高熱，昏睡等の症状があらわれることが報告されている。モノアミン酸化酵素阻害剤の投与を受けた患者に本剤を投与する場合には，少なくとも2週間の間隔をおき，また，本剤からモノアミン酸化酵素阻害剤に切り替えるときは2～3日間の間隔をおくことが望ましい。	主にモノアミン酸化酵素阻害剤による神経外アミン総量の増加及び抗うつ剤によるモノアミン作動性神経終末におけるアミン再取り込み阻害によると考えられている。

ミルナシプラン塩酸塩錠12.5mg「AFP」：アルフレッサファーマ　12.5mg1錠［13.6円/錠］，ミルナシプラン塩酸塩錠12.5mg「JG」：日本ジェネリック　12.5mg1錠［13.6円/錠］，ミルナシプラン塩酸塩錠12.5mg「NP」：ニプロ　12.5mg1錠［13.6円/錠］，ミルナシプラン塩酸塩錠12.5mg「TYK」：大正薬品　12.5mg1錠［13.6円/錠］，ミルナシプラン塩酸塩錠12.5mg「アメル」：共和薬品　12.5mg1錠［13.6円/錠］，ミルナシプラン塩酸塩錠12.5mg「サワイ」：沢井　12.5mg1錠［13.6円/錠］，ミルナシプラン塩酸塩錠12.5mg「タイヨー」：テバ製薬　12.5mg1錠［13.6円/錠］，ミルナシプラン塩酸塩錠12.5mg「トーワ」：東和　12.5mg1錠［13.6円/錠］，ミルナシプラン塩酸塩錠12.5mg「日医工」：日医工　12.5mg1錠［13.6円/錠］，ミルナシプラン塩酸塩錠12.5mg「マイラン」：マイラン製薬　12.5mg1錠［13.6円/錠］，ミルナシプラン塩酸塩錠15mg「AFP」：アルフレッサファーマ　15mg1錠［14.3円/錠］，ミルナシプラン塩酸塩錠15mg「JG」：日本ジェネリック　15mg1錠［14.3円/錠］，ミルナシプラン塩酸塩錠15mg「NP」：ニプロ　15mg1錠［14.3円/錠］，ミルナシプラン塩酸塩錠15mg「TYK」：大正薬品　15mg1錠［14.3円/錠］，ミルナシプラン塩酸塩錠15mg「アメル」：共和薬品　15mg1錠［14.3円/錠］，ミルナシプラン塩酸塩錠15mg「サワイ」：沢井　15mg1錠［14.3円/錠］，ミルナシプラン塩酸塩錠15mg「タイヨー」：テバ製薬　15mg1錠［14.3円/錠］，ミルナシプラン塩酸塩錠15mg「トーワ」：東和　15mg1錠［14.3円/錠］，ミルナシプラン塩酸塩錠15mg「日医工」：日医工　15mg1錠［14.3円/錠］，ミルナシプラン塩酸塩錠15mg「マイラン」：マイラン製薬　15mg1錠［14.3円/錠］，ミルナシプラン塩酸塩錠25mg「AFP」：アルフレッサファーマ　25mg1錠［21円/錠］，ミ

ルナシプラン塩酸塩錠25mg「JG」：日本ジェネリック　25mg1錠[21円/錠]，ミルナシプラン塩酸塩錠25mg「NP」：ニプロ　25mg1錠[14.7円/錠]，ミルナシプラン塩酸塩錠25mg「TYK」：大正薬品　25mg1錠[21円/錠]，ミルナシプラン塩酸塩錠25mg「アメル」：共和薬品　25mg1錠[21円/錠]，ミルナシプラン塩酸塩錠25mg「サワイ」：沢井　25mg1錠[21円/錠]，ミルナシプラン塩酸塩錠25mg「タイヨー」：テバ製薬　25mg1錠[21円/錠]，ミルナシプラン塩酸塩錠25mg「トーワ」：東和　25mg1錠[21円/錠]，ミルナシプラン塩酸塩錠25mg「日医工」：日医工　25mg1錠[21円/錠]，ミルナシプラン塩酸塩錠25mg「マイラン」：マイラン製薬　25mg1錠[21円/錠]，ミルナシプラン塩酸塩錠50mg「AFP」：アルフレッサファーマ　50mg1錠[36.3円/錠]，ミルナシプラン塩酸塩錠50mg「JG」：日本ジェネリック　50mg1錠[36.3円/錠]，ミルナシプラン塩酸塩錠50mg「NP」：ニプロ　50mg1錠[36.3円/錠]，ミルナシプラン塩酸塩錠50mg「TYK」：大正薬品　50mg1錠[36.3円/錠]，ミルナシプラン塩酸塩錠50mg「アメル」：共和薬品　50mg1錠[36.3円/錠]，ミルナシプラン塩酸塩錠50mg「サワイ」：沢井　50mg1錠[36.3円/錠]，ミルナシプラン塩酸塩錠50mg「タイヨー」：テバ製薬　50mg1錠[36.3円/錠]，ミルナシプラン塩酸塩錠50mg「トーワ」：東和　50mg1錠[36.3円/錠]，ミルナシプラン塩酸塩錠50mg「日医工」：日医工　50mg1錠[36.3円/錠]，ミルナシプラン塩酸塩錠50mg「マイラン」：マイラン製薬　50mg1錠[36.3円/錠]

トレーランG液50g　規格：150mL1瓶[144.6円/瓶]
トレーランG液75g　規格：225mL1瓶[206.4円/瓶]

デンプン部分加水分解物　エイワイ　729

【効能効果】

糖尿病診断時の糖負荷試験に用いる。

【対応標準病名】

該当病名なし

用法用量　ブドウ糖として，通常成人1回50g(トレーランG液50g　1瓶)，75g(トレーランG液75g　1瓶)，又は100g(トレーランG液50g　2瓶)を経口投与する。小児には体重kg当り1.75g(トレーランG液50g又はトレーランG液75gとして5.25mL)を経口投与する。

トレリーフOD錠25mg　規格：25mg1錠[1115.9円/錠]
トレリーフ錠25mg　規格：25mg1錠[1115.9円/錠]

ゾニサミド　大日本住友　116

【効能効果】

パーキンソン病(レボドパ含有製剤に他の抗パーキンソン病薬を使用しても十分に効果が得られなかった場合)

【対応標準病名】

◎	パーキンソン病		
○	一側性パーキンソン症候群	家族性パーキンソン病	家族性パーキンソン病Yahr1
	家族性パーキンソン病Yahr2	家族性パーキンソン病Yahr3	家族性パーキンソン病Yahr4
	家族性パーキンソン病Yahr5	若年性パーキンソン症候群	若年性パーキンソン病
	若年性パーキンソン病Yahr3	若年性パーキンソン病Yahr4	若年性パーキンソン病Yahr5
	続発性パーキンソン症候群	動脈硬化性パーキンソン症候群	脳炎後パーキンソン症候群
	脳血管障害性パーキンソン症候群	パーキンソン症候群	パーキンソン病Yahr1
	パーキンソン病Yahr2	パーキンソン病Yahr3	パーキンソン病Yahr4
	パーキンソン病Yahr5	薬剤性パーキンソン症候群	
△	パーキンソン病の認知症		

用法用量

本剤は，レボドパ含有製剤と併用する。

通常，成人にゾニサミドとして，1日1回25mgを経口投与する。なお，パーキンソン病における症状の日内変動(wearing-off現象)の改善には，1日1回50mgを経口投与する。

用法用量に関連する使用上の注意

(1)ゾニサミドをてんかん(本剤の承認外効能効果)の治療目的で投与する場合には，てんかんの効能効果を有する製剤(エクセグラン等)を用法用量どおりに投与すること。

(2)本剤の1日50mg投与において，1日25mg投与時を上回るon時の運動機能の改善効果は確認されていない。

(3)〔OD錠のみ〕：本剤は口腔内で崩壊するが，口腔粘膜からの吸収により効果発現を期待する製剤ではないため，唾液又は水で飲み込むこと。

禁忌

(1)妊婦又は妊娠している可能性のある婦人

(2)本剤の成分に対して過敏症の既往歴のある患者

トロペロン細粒1%　規格：1%1g[135.3円/g]
トロペロン錠0.5mg　規格：0.5mg1錠[8.3円/錠]
トロペロン錠1mg　規格：1mg1錠[15.2円/錠]
トロペロン錠3mg　規格：3mg1錠[41.7円/錠]

チミペロン　第一三共　117

【効能効果】

統合失調症

【対応標準病名】

◎	統合失調症		
○	アスペルガー症候群	型分類困難な統合失調症	偽神経症性統合失調症
	急性統合失調症	急性統合失調症性エピソード	急性統合失調症様精神病性障害
	境界型統合失調症	緊張型統合失調症	残遺型統合失調症
	自閉的精神病質	小児期型統合失調症	小児シゾイド障害
	前駆期統合失調症	潜在性統合失調症	体感症性統合失調症
	短期統合失調症様障害	単純型統合失調症	遅発性統合失調症
	統合失調症型障害	統合失調症型パーソナリティ障害	統合失調症後抑うつ
	統合失調症症状を伴う急性錯乱	統合失調症症状を伴う急性多形性精神病性障害	統合失調症症状を伴う類循環精神病
	統合失調症性パーソナリティ障害	統合失調症性反応	統合失調症様状態
	破瓜型統合失調症	妄想型統合失調症	
△	統合失調症症状を伴わない急性錯乱	統合失調症症状を伴わない急性多形性精神病性障害	統合失調症症状を伴わない類循環精神病
	夢幻精神病	モレル・クレペリン病	

用法用量　チミペロンとして，1日0.5～3mgよりはじめ徐々に増量し，通常成人1日3～12mgを分割経口投与する。

なお，年齢，症状により適宜増減する。

禁忌

(1)昏睡状態の患者

(2)バルビツール酸誘導体等の中枢神経抑制薬の強い影響下にある患者

(3)重症の心不全患者

(4)パーキンソン病のある患者

(5)本剤の成分又はブチロフェノン系化合物に対し過敏症の既往歴のある患者

(6)アドレナリンを投与中の患者

(7)妊婦又は妊娠している可能性のある婦人

併用禁忌

薬剤名等	臨床症状・措置方法	機序・危険因子
アドレナリン ボスミン	アドレナリンの作用を反転させ，重篤な血圧低下を起こすことがある。	アドレナリンはアドレナリン作動性α及びβ刺激薬であるが，本剤のα遮断作用により，

		β刺激作用が優位となり，血圧降下作用が増強されると考えられている。

チミペロン細粒1%「アメル」：共和薬品　1%1g[49.6円/g]，チミペロン錠0.5mg「アメル」：共和薬品　0.5mg1錠[6.5円/錠]，チミペロン錠1mg「アメル」：共和薬品　1mg1錠[6.5円/錠]，チミペロン錠3mg「アメル」：共和薬品　3mg1錠[18円/錠]

ナイキサン錠100mg
規格：100mg1錠[7.9円/錠]

ナプロキセン　田辺三菱　114

【効 能 効 果】

(1)下記疾患の消炎，鎮痛，解熱
関節リウマチ，変形性関節症，痛風発作，強直性脊椎炎，腰痛症，肩関節周囲炎，頸肩腕症候群，腱・腱鞘炎，月経困難症，帯状疱疹
(2)外傷後並びに手術後の消炎，鎮痛
(3)歯科・口腔外科領域における抜歯並びに小手術後の消炎，鎮痛

【対応標準病名】

◎	外傷	肩関節周囲炎	関節リウマチ
	強直性脊椎炎	頚肩腕症候群	月経困難症
	腱炎	腱鞘炎	挫傷
	挫創	手指変形性関節症	術後疼痛
	全身性変形性関節症	創傷	帯状疱疹
	痛風発作	抜歯後疼痛	変形性肩関節症
	変形性関節症	変形性胸鎖関節症	変形性肩鎖関節症
	変形性股関節症	変形性膝関節症	変形性手関節症
	変形性足関節症	変形性肘関節症	変形性中手関節症
	母指CM関節変形性関節症	腰痛症	裂傷
	裂創		
○	CM関節変形性関節症	DIP関節変形性関節症	MRSA術後創部感染
あ	PIP関節変形性関節症	RS3PE症候群	アキレス腱筋腱移行部断裂
	アキレス腱腱鞘炎	アキレス腱挫傷	アキレス腱挫創
	アキレス腱切創	アキレス腱断裂	アキレス腱部石灰化症
	アキレス腱部分断裂	アキレス周囲膿瘍	足異物
	足開放創	足滑液のう炎	足挫創
	足切創	亜脱臼	圧挫傷
	圧挫創	圧迫骨折	圧迫神経炎
	一過性関節症	一側性外傷後股関節症	一側性外傷後膝関節症
	一側性形成不全性股関節症	一側性原発性股関節症	一側性原発性膝関節症
	一側性続発性股関節症	一側性続発性膝関節症	犬咬創
	陰茎開放創	陰茎挫創	陰茎折症
	陰茎ヘルペス	陰茎裂創	咽頭開放創
	咽頭創傷	陰のう開放創	陰のうヘルペス
	陰のう裂創	陰部切創	陰部ヘルペス
	会陰部化膿創	会陰裂傷	壊疽性帯状疱疹
	遠位橈尺関節変形性関節症	炎症性多発性関節障害	円板状角膜炎
	横隔膜損傷	横骨折	汚染擦過創
か	汚染創	外陰開放創	外陰部挫創
	外陰部切創	外陰部帯状疱疹	外陰部ヘルペス
	外陰部裂傷	外耳開放創	外耳道創傷
	外耳部外傷性腫脹	外耳部割創	外耳部貫通創
	外耳部咬創	外耳部挫傷	外耳部挫創
	外耳部擦過創	外耳部刺創	外耳部切創
	外耳部創傷	外耳部打撲傷	外耳部虫刺傷
	外傷後遺症	外傷後股関節症	外傷後膝関節症
	外傷性一過性麻痺	外傷性異物	外傷性横隔膜ヘルニア
	外傷性肩関節症	外傷性眼球ろう	外傷性関節症
	外傷性関節障害	外傷性咬合	外傷性虹彩離断
	外傷性硬膜動静脈瘻	外傷性股関節症	外傷性視神経症
	外傷性膝関節症	外傷性手関節症	外傷性食道破裂
	外傷性脊髄出血	外傷性切断	外傷性足関節症
	外傷性肘関節症	外傷性動静脈瘻	外傷性動脈血腫
	外傷性動脈瘤	外傷性乳び胸	外傷性脳圧迫
	外傷性脳圧迫・頭蓋内に達する開放創合併あり	外傷性脳圧迫・頭蓋内に達する開放創合併なし	外傷性脳症
	外傷性破裂	外傷性皮下血腫	外傷性母指CM関節症
	外耳裂創	回旋腱板症候群	外側上顆炎
	開腹術後愁訴	開放骨折	開放性外傷性脳圧迫
	開放性陥没骨折	開放性胸膜損傷	開放性脱臼
	開放性脱臼骨折	開放性脳挫創	開放性脳底部挫傷
	開放性びまん性脳損傷	開放性粉砕骨折	開放創
	下咽頭創傷	下顎開放創	下顎割創
	下顎貫通創	下顎口唇挫創	下顎咬創
	下顎挫傷	下顎挫創	下顎擦過創
	下顎刺創	下顎切創	下顎創傷
	下顎打撲傷	下顎部挫傷	下顎部打撲傷
	下顎部皮膚欠損創	下顎裂創	踵関節症
	踵裂創	顎関節部開放創	顎関節部割創
	顎関節部貫通創	顎関節部咬創	顎関節部挫傷
	顎関節部挫創	顎関節部擦過創	顎関節部刺創
	顎関節部切創	顎関節部創傷	顎関節部打撲傷
	顎関節部裂創	顎部挫傷	顎部打撲傷
	角膜挫創	角膜切傷	角膜切創
	角膜創傷	角膜帯状疱疹	角膜破裂
	角膜裂傷	下肢腱腱鞘炎	下腿汚染創
	下腿開放創	下腿挫創	下腿切創
	下腿皮膚欠損創	下腿裂創	肩インピンジメント症候群
	肩滑液包炎	肩関節異所性骨化	肩関節腱板炎
	肩関節硬結性腱炎	肩関節症	肩関節痛風
	肩周囲炎	肩石灰性腱炎	割創
	滑膜炎	化膿性腱鞘炎	下背部ストレイン
	カポジ水痘様発疹症	カポジ皮膚炎	眼黄斑部裂孔
	眼窩創傷	眼窩部挫創	眼窩裂傷
	眼球結膜裂傷	眼球損傷	眼球破裂
	眼球裂傷	眼瞼外傷性腫脹	眼瞼開放創
	眼瞼割創	眼瞼貫通創	眼瞼咬創
	眼瞼挫創	眼瞼擦過創	眼瞼刺創
	眼瞼切創	眼瞼創傷	眼瞼帯状疱疹
	眼瞼単純ヘルペス	眼瞼虫刺傷	眼瞼ヘルペス
	眼瞼裂創	環指圧挫傷	環指化膿性腱鞘炎
	環指屈筋腱腱鞘炎	環指腱鞘炎	環指挫傷
	環指挫創	環指切創	環指剥皮創
	環指ばね指	環指皮膚欠損創	眼周囲部外傷性異物
	眼周囲部外傷性腫脹	眼周囲部開放創	眼周囲部割創
	眼周囲部貫通創	眼周囲部咬創	眼周囲部挫創
	眼周囲部擦過創	眼周囲部刺創	眼周囲部切創
	眼周囲部創傷	眼周囲部虫刺傷	眼周囲部裂創
	関節血腫	関節骨折	関節挫傷
	関節周囲炎	関節症	関節打撲
	関節内骨折	関節包炎	関節リウマチ・顎関節
	関節リウマチ・肩関節	関節リウマチ・胸椎	関節リウマチ・頚椎
	関節リウマチ・股関節	関節リウマチ・指関節	関節リウマチ・趾関節
	関節リウマチ・膝関節	関節リウマチ・手関節	関節リウマチ・脊椎
	関節リウマチ・足関節	関節リウマチ・肘関節	関節リウマチ・腰椎
	完全骨折	完全脱臼	貫通刺創
	貫通銃創	貫通性挫滅創	貫通創
	眼部外傷性腫脹	眼部開放創	眼部割創
	眼部貫通創	眼部咬創	眼部挫創
	眼部擦過創	眼部刺創	眼部切創
	眼部創傷	眼部帯状疱疹	眼部単純ヘルペス

眼部虫刺傷	眼部裂創	陥没骨折
顔面汚染創	顔面開放創	顔面割創
顔面貫通創	顔面咬創	顔面挫傷
顔面挫創	顔面擦過創	顔面刺創
顔面切創	顔面創傷	顔面掻創
顔面損傷	顔面帯状疱疹	顔面多発開放創
顔面多発割創	顔面多発貫通創	顔面多発咬創
顔面多発挫傷	顔面多発挫創	顔面多発擦過創
顔面多発刺創	顔面多発切創	顔面多発創傷
顔面多発打撲傷	顔面多発虫刺傷	顔面多発裂創
顔面打撲傷	顔面皮膚欠損創	顔面ヘルペス
顔面裂創	器質性月経困難症	機能性月経困難症
急性網膜壊死	急性腰痛症	急速破壊型股関節症
胸管損傷	狭窄性腱鞘炎	強直性脊椎炎性呼吸器障害
頬粘膜咬傷	頬粘膜咬創	胸部汚染創
胸部外傷	頬部開放創	頬部割創
頬部貫通創	頬部咬創	頬部挫傷
胸部挫創	頬部挫創	頬部擦過創
頬部刺創	胸部食道損傷	胸部切創
頬部切創	頬部創傷	胸部損傷
胸部帯状疱疹	頬部打撲傷	胸部皮膚欠損創
頬部皮膚欠損創	胸部ヘルペス	頬部裂創
胸壁開放創	胸壁刺創	強膜切創
強膜創傷	胸膜損傷・胸腔に達する開放創合併あり	強膜裂傷
胸膜裂創	棘刺創	棘上筋症候群
棘上筋石灰化症	魚咬創	桐沢型ぶどう膜炎
亀裂骨折	筋筋膜性腰痛症	筋損傷
筋断裂	筋肉内血腫	躯幹帯状疱疹
屈曲骨折	頚管破裂	頚肩腕障害
脛骨顆部割創	形成不全性股関節症	頚頭蓋症候群
頚部開放創	頚部挫創	頚部食道開放創
頚部切創	頚部皮膚欠損創	頚部ヘルペス
劇症帯状疱疹	血管切断	血管損傷
月経性歯肉炎	月経痛	月経モリミナ
血腫	血清反応陰性関節リウマチ	結膜創傷
結膜裂傷	肩甲周囲炎	腱切創
腱損傷	腱断裂	原発性関節症
原発性月経困難症	原発性股関節症	原発性膝関節症
原発性全身性関節症	原発性痛風	原発性ヘルペスウイルス性口内炎
原発性変形性関節症	原発性母指 CM 関節症	腱付着部炎
腱付着部症	肩部痛	腱部分断裂
腱裂傷	高エネルギー外傷	口蓋挫傷
口蓋切創	口蓋裂創	口角部挫創
口角部裂創	口角ヘルペス	口腔外傷性腫脹
口腔開放創	口腔割創	口腔挫傷
口腔挫創	口腔擦過創	口腔刺創
口腔切創	口腔創傷	口腔帯状疱疹
口腔打撲傷	口腔粘膜咬傷	口腔粘膜咬創
口腔ヘルペス	口腔裂創	後頚部交感神経症候群
口唇外傷性腫脹	口唇開放創	口唇割創
口唇貫通創	口唇咬傷	口唇咬創
口唇挫傷	口唇挫創	口唇擦過創
口唇刺創	口唇切創	口唇創傷
口唇打撲傷	口唇虫刺傷	口唇ヘルペス
口唇裂創	溝創	咬創
喉頭外傷	喉頭損傷	後頭部外傷
後頭部割創	後頭部挫傷	後頭部挫創
後頭部切創	後頭部帯状疱疹	後頭部打撲傷
後頭部裂創	広範性軸索損傷	広汎性神経損傷
後方脱臼	硬膜損傷	硬膜裂傷
肛門ヘルペス	肛門裂創	股関節症

	骨折	骨盤部裂創	根性腰痛症
	昆虫咬創	昆虫刺傷	コントル・クー損傷
さ	再発性単純ヘルペス	再発性ヘルペスウイルス性口内炎	採皮創
	坐骨神経根炎	坐骨神経痛	坐骨単神経根炎
	擦過創	擦過皮下血腫	挫滅傷
	挫滅創	産科的創傷の血腫	三叉神経帯状疱疹
	耳介外傷性腫脹	耳介開放創	耳介割創
	耳介貫通創	耳介咬創	耳介挫傷
	耳介挫創	耳介擦過創	耳介刺創
	耳介切創	耳介創傷	耳介打撲傷
	耳介虫刺傷	趾開放創	耳介裂創
	耳下腺部打撲	趾化膿創	趾関節症
	指間切創	趾間切創	子宮癌術後後遺症
	子宮頚管裂傷	子宮頚部環状剥離	刺咬症
	趾挫創	示指 MP 関節挫傷	示指 PIP 開放創
	示指割創	示指化膿性腱鞘炎	示指化膿創
	示指屈筋腱腱鞘炎	示指腱鞘炎	示指挫傷
	示指挫創	示指刺創	四肢静脈損傷
	示指切創	四肢動脈損傷	示指ばね指
	示指皮膚欠損創	趾伸筋腱腱鞘炎	耳前部挫創
	刺創	膝蓋部挫創	膝下部挫創
	膝窩部銃創	膝関節滑膜炎	膝関節症
	膝関節部挫創	膝部異物	膝部開放創
	膝部割創	膝部腱膜炎	膝部咬創
	膝部挫創	膝部切創	膝部裂創
	歯肉挫傷	歯肉切創	歯肉裂創
	尺側偏位	斜骨折	射創
	尺骨近位端骨折	尺骨鉤状突起骨折	手圧挫傷
	縦隔血腫	縦骨折	銃創
	重複骨折	手関節挫滅傷	手関節挫滅創
	手関節周囲炎	手関節症	手関節掌側部挫創
	手関節部腱鞘炎	手関節部挫創	手関節部切創
	手関節部創傷	手関節部裂創	手根関節症
	手指圧挫傷	手指汚染創	手指開放創
	手指腱鞘炎	手指咬創	種子骨開放骨折
	種子骨骨折	手指挫傷	手指挫創
	手指挫滅傷	手指挫滅創	手指刺創
	樹枝状角膜炎	樹枝状角膜潰瘍	手指切創
	手指打撲傷	手指剥皮創	手指皮下血腫
	手指皮膚欠損創	手術創部膿瘍	手掌挫創
	手掌刺創	手掌切創	手掌剥皮創
	手掌皮膚欠損創	術後横隔膜下膿瘍	術後合併症
	術後感染症	術後髄膜炎	術後創部感染
	術後膿瘍	術後腹腔内膿瘍	術後腹壁膿瘍
	術後腰痛	術創部痛	手背皮膚欠損創
	手背部挫創	手背部切創	手部汚染創
	手部腱鞘炎	漿液性滑膜炎	上顎挫傷
	上顎擦過創	上顎切創	上顎打撲傷
	上顎部裂創	上口唇挫傷	踵骨滑液包炎
	踵骨棘	踵骨部挫滅創	小指化膿性腱鞘炎
	小指屈筋腱腱鞘炎	小指腱鞘炎	小指咬創
	小指挫傷	小指挫創	小指切創
	硝子体切断	小指ばね指	小指皮膚欠損創
	上唇小帯裂創	小水疱性皮膚炎	上腕汚染創
	上腕貫通銃創	上腕挫創	上腕三頭筋腱鞘炎
	上腕二頭筋腱炎	上腕二頭筋腱鞘炎	上腕皮膚欠損創
	上腕部開放創	食道損傷	処女膜裂傷
	神経原性関節症	神経根炎	神経根ひきぬき損傷
	神経切断	神経叢損傷	神経叢不全損傷
	神経損傷	神経断裂	針刺創
	靱帯炎	靱帯ストレイン	靱帯損傷
	靱帯断裂	靱帯捻挫	靱帯裂傷
	ストレイン	性器ヘルペス	成人スチル病
	精巣開放創	精巣破裂	声門外傷

脊髄神経根症	脊椎痛	脊椎麻酔後頭痛
石灰性腱炎	舌開放創	舌下顎挫創
舌咬傷	舌咬創	舌挫創
舌刺創	舌切創	切創
舌創傷	切断	舌裂創
前額部外傷性腫脹	前額部開放創	前額部割創
前額部貫通創	前額部咬創	前額部挫創
前額部擦過創	前額部刺創	前額部切創
前額部創傷	前額部虫刺傷	前額部虫刺症
前額部皮膚欠損創	前額部裂創	前胸部挫創
前頚頭頂部挫創	仙骨部挫創	仙骨部皮膚欠損創
線状骨折	全身擦過創	穿通創
先天性股関節脱臼治療後亜脱臼	先天性ヘルペスウイルス感染症	前頭部割創
前頭部挫傷	前頭部挫創	前頭部切創
前頭部打撲傷	前頭部皮膚欠損創	前方脱臼
前腕汚染創	前腕開放創	前腕咬創
前腕挫創	前腕刺創	前腕切創
前腕皮膚欠損創	前腕部腱鞘炎	前腕裂創
爪下挫滅傷	爪下挫滅創	創傷感染症
掻創	創部膿瘍	足関節周囲炎
足関節症	足関節内果部挫創	足関節部腱鞘炎
足関節部挫創	足底筋腱付着部炎	足底部咬創
足底部刺創	足底部皮膚欠損創	側頭部割創
側頭部挫創	側頭部切創	側頭部打撲傷
足背腱鞘炎	足背部挫創	足背部切創
続発性関節症	続発性月経困難症	続発性股関節症
続発性膝関節症	続発性多発性関節症	続発性痛風
続発性母指 CM 関節症	足部汚染創	足部屈筋腱腱鞘炎
側腹部咬創	側腹部挫創	側腹壁開放創
足部皮膚欠損創	足部裂創	鼡径部開放創

た

鼡径部切創	損傷	第 5 趾皮膚欠損創
帯状疱疹後三叉神経痛	帯状疱疹後膝神経節炎	帯状疱疹後神経痛
帯状疱疹後多発性ニューロパチー	帯状疱疹神経炎	帯状疱疹性角結膜炎
帯状疱疹性強膜炎	帯状疱疹性結膜炎	帯状疱疹性虹彩炎
帯状疱疹性虹彩毛様体炎	帯状疱疹性髄膜炎	大腿汚染創
大腿咬創	大腿挫創	大腿皮膚欠損創
大腿部開放創	大腿部刺創	大腿部切創
大腿裂創	大転子部挫創	脱臼
脱臼骨折	多発性外傷	多発性開放創
多発性関節症	多発性咬創	多発性切創
多発性穿刺創	多発性リウマチ性関節炎	多発性裂創
打撲割創	打撲血腫	打撲挫創
打撲擦過創	打撲傷	打撲皮下血腫
単純口唇ヘルペス	単純脱臼	単純ヘルペス
弾発母趾	地図状角膜炎	腟開放創
腟断端炎	腟裂傷	肘関節滑膜炎
肘関節骨折	肘関節挫創	肘関節症
肘関節脱臼骨折	肘関節内骨折	肘関節部開放創
中指化膿性腱鞘炎	中指屈筋腱腱鞘炎	中指腱鞘炎
中指咬創	中指挫傷	中指挫創
中指刺創	中指切創	中指ばね指
中指皮膚欠損創	中手骨関節部挫創	虫垂炎術後残膿瘍
中枢神経系損傷	中足骨痛症	肘頭骨棘
肘頭骨折	肘部挫創	肘部切創
肘部皮膚欠損創	直腸ヘルペス	痛風
痛風腎	痛風性関節炎	痛風性関節症
定型痛風	手開放創	手化膿性腱鞘炎
手屈筋腱腱鞘炎	手咬創	手挫創
手刺創	手伸筋腱腱鞘炎	手切創
テニス肘	転位性骨折	伝染性単核症髄膜炎
殿部開放創	殿部咬創	殿部刺創
殿部切創	殿部痛	殿部皮膚欠損創
殿部裂創	ドゥ・ケルバン腱鞘炎	橈骨茎状突起腱鞘炎
橈側手根屈筋腱鞘炎	頭頂部挫傷	頭頂部挫創
頭頂部擦過創	頭頂部切創	頭頂部打撲傷
頭頂部裂創	頭皮外傷性腫脹	頭皮開放創
頭皮下血腫	頭皮剥離	頭皮表在損傷
頭部外傷性皮下異物	頭部外傷性皮下気腫	頭部開放創
頭部割創	頭部頚部挫傷	頭部頚部挫創
頭部頚部打撲傷	頭部挫傷	頭部挫創
頭部擦過創	頭部刺創	頭部切創
頭部多発開放創	頭部多発割創	頭部多発咬創
頭部多発挫傷	頭部多発挫創	頭部多発擦過創
頭部多発刺創	頭部多発切創	頭部多発創傷
頭部多発打撲傷	頭部多発裂創	頭部打撲
頭部打撲傷	頭部虫刺傷	動物咬創
頭部皮膚欠損創	頭部裂創	動脈損傷

な

特発性関節脱臼	内側上顆炎	鉛痛風
軟口蓋挫創	軟口蓋創傷	軟口蓋破裂
肉離れ	二次性変形性関節症	乳癌術後後遺症
尿管切石術後感染症	猫咬創	捻挫
脳挫傷	脳挫傷・頭蓋内に達する開放創合併あり	脳挫傷・頭蓋内に達する開放創合併なし
脳挫創	脳挫創・頭蓋内に達する開放創合併あり	脳挫創・頭蓋内に達する開放創合併なし
脳手術後遺症	脳腫瘍摘出術後遺症	脳損傷
脳対側損傷	脳直撃損傷	脳底部挫傷
脳底部挫傷・頭蓋内に達する開放創合併あり	脳底部挫傷・頭蓋内に達する開放創合併なし	脳裂傷

は

背部痛	剥離骨折	抜歯後感染
鼻下部ヘルペス	ばね指	バレー・リュー症候群
破裂骨折	ハント症候群	汎発性帯状疱疹
汎発性ヘルペス	皮下異物	皮下血腫
鼻下擦過創	皮下静脈損傷	皮下損傷
鼻根部打撲挫創	鼻根部裂創	膝汚染創
膝皮膚欠損創	肘周囲炎	皮神経挫傷
鼻前庭部挫創	鼻尖部挫創	非特異性慢性滑膜炎
非熱傷性水疱	鼻部外傷性腫脹	鼻部開放創
眉部割創	鼻部割創	鼻部貫通創
腓腹筋挫創	皮膚欠損創	鼻部咬創
鼻部挫傷	鼻部挫創	鼻部擦過創
鼻部刺創	鼻部切創	鼻部創傷
皮膚損傷	鼻部打撲傷	鼻部虫刺傷
皮膚剥脱創	鼻部皮膚欠損創	鼻部皮膚剥離創
鼻部裂創	びまん性脳損傷・頭蓋内に達する開放創合併あり	びまん性脳損傷・頭蓋内に達する開放創合併なし
眉毛部割創	眉毛部裂創	病的骨折
表皮剥離	鼻翼部切創	鼻翼部裂創
びらん性関節症	複雑脱臼	副鼻腔炎術後症
副鼻腔開放創	腹部汚染創	腹部刺創
腹部皮膚欠損創	腹壁開放創	腹壁縫合糸膿瘍
ブシャール結節	不全型ハント症候群	不全骨折
粉砕骨折	分娩時会陰裂傷	分娩時軟産道損傷
閉鎖性外傷性脳圧迫	閉鎖性骨折	閉鎖性脱臼
閉鎖性脳挫創	閉鎖性脳底部挫傷	閉鎖性びまん性脳損傷
ヘーガース結節	ヘバーデン結節	ヘルペスウイルス感染症
ヘルペスウイルス髄膜炎	ヘルペスウイルス性咽頭炎	ヘルペスウイルス性外陰腟炎
ヘルペスウイルス性外耳炎	ヘルペスウイルス性角結膜炎	ヘルペスウイルス性虹彩炎
ヘルペスウイルス性虹彩毛様体炎	ヘルペスウイルス性湿疹	ヘルペスウイルス性歯肉口内炎
ヘルペスウイルス性髄膜脳炎	ヘルペスウイルス性前部ぶどう膜炎	ヘルペスウイルス性腟炎
ヘルペスウイルス性ひょう疽	ヘルペスウイルス性網脈絡膜炎	ヘルペスウイルス脊髄炎
ヘルペスウイルス脳脊髄炎	ヘルペス角膜炎	ヘルペス口内炎

	ヘルペス脳炎	辺縁系脳炎	縫合糸膿瘍
	縫合部膿瘍	包皮挫創	包皮切創
	包皮裂創	母指 CM 関節症	母指化膿性腱鞘炎
	母指関節症	母指狭窄性腱鞘炎	母指屈筋腱腱鞘炎
	母指腱鞘炎	母指咬創	母指挫傷
	母指挫創	母趾挫創	母指示指間切創
	母指刺創	母指切創	母指打撲挫創
	母指打撲傷	母指ばね指	母指皮膚欠損創
ま	母趾皮膚欠損創	母指末節部挫創	膜様月経困難症
	末梢血管外傷	末梢神経損傷	慢性アキレス腱腱鞘炎
	慢性滑膜炎症	眉間部挫創	眉間部裂創
	耳後部挫創	耳後部打撲傷	耳帯状疱疹
	耳ヘルペス	ムチランス変形	盲管銃創
	網膜振盪	網脈絡膜裂傷	モンテジア骨折
や	野球肩	野球肘	薬剤性痛風
	癒着性肩関節包炎	腰仙部神経根炎	腰痛坐骨神経痛症候群
	腰殿部帯状疱疹	腰殿部痛	腰腹帯状疱疹
	腰部神経根炎	腰部切創	腰部打撲挫創
ら	らせん骨折	リウマチ性滑液包炎	リウマチ性皮下結節
	リウマチ様関節炎	リウマトイド脊椎炎	離開骨折
	両側性外傷後股関節症	両側性外傷後膝関節症	両側性外傷性母指 CM 関節症
	両側性形成不全性股関節症	両側性原発性股関節症	両側性原発性膝関節症
	両側性原発性母指 CM 関節症	両側性続発性股関節症	両側性続発性膝関節症
	両側性続発性母指 CM 関節症	涙管損傷	涙管断裂
	涙道損傷	轢過創	裂離
	裂離骨折	老人性関節炎	老年性股関節症
	若木骨折		
△	BCG 副反応	外耳部外傷性異物	外耳部外傷性皮下異物
	外耳部皮下血腫	外耳部皮下出血	外傷性耳出血
	下顎外傷性異物	下顎皮下血腫	顎関節部皮下血腫
	カテーテル感染症	カテーテル敗血症	眼瞼外傷性異物
	眼瞼外傷性皮下異物	眼周囲部外傷性皮下異物	眼部外傷性異物
	眼部外傷性皮下異物	顔面外傷性異物	顔面多発皮下血腫
	顔面多発皮下出血	顔面皮下血腫	胸腺損傷
	強直脊椎炎性虹彩毛様体炎	頬部外傷性異物	頬部皮下血腫
	金属歯冠修復過高	金属歯冠修復粗造	金属歯冠修復脱離
	金属歯冠修復低位	金属歯冠修復破損	金属歯冠修復不適合
	頚椎不安定症	月経前症候群	月経前浮腫
	月経前片頭痛	腱鞘巨細胞腫	口腔外傷性異物
	口腔内血腫	口唇外傷性異物	口唇外傷性皮下異物
	口唇皮下血腫	口唇皮下出血	骨盤内うっ血症候群
	耳介外傷性異物	耳介外傷性皮下異物	耳介皮下血腫
	耳介皮下出血	膝関節部異物	術後敗血症
	上顎皮下血腫	上腕神経痛	前額部外傷性異物
	前額部外傷性皮下異物	爪下異物	創傷はえ幼虫症
	足底異物	側頭部皮下血腫	痛風結節
	殿部異物	疼痛	頭部異物
	頭部血腫	頭部多発皮下血腫	頭部打撲血腫
	頭部皮下異物	頭部皮下血腫	頭部皮下出血
	軟口蓋血腫	背部圧迫感	鼻部外傷性異物
	鼻部外傷性皮下異物	眉部血腫	鼻部皮下血腫
	鼻部皮下出血	びまん性脳損傷	腹壁異物
	ブラックアイ	帽状腱膜下出血	腰腹痛
	卵巣痛		

※ **適応外使用可**
原則として，「ナプロキセン【内服薬】」を「顎関節症の関節痛」に対して処方した場合，当該使用事例を審査上認める。

用法用量　通常，成人にはナプロキセンとして1日量300～600mg(本剤3～6錠)を2～3回に分け，なるべく空腹時をさけて経口投与する。痛風発作には初回400～600mg(本剤4～6錠)を経口投与する。頓用する場合及び外傷後並びに術後初回には300mg(本剤3錠)を経口投与する。
なお，年齢，症状により適宜増減する。

禁忌
(1)消化性潰瘍のある患者
(2)重篤な血液の異常のある患者
(3)重篤な肝障害のある患者
(4)重篤な腎障害のある患者
(5)重篤な心機能不全のある患者
(6)重篤な高血圧症の患者
(7)本剤の成分又は他の非ステロイド性消炎鎮痛剤に対し過敏症の既往歴のある患者
(8)アスピリン喘息(非ステロイド性消炎鎮痛剤等により誘発される喘息発作)又はその既往歴のある患者
(9)妊娠後期の婦人

ナイクリン散10%　規格：10%1g[6.2円/g]
ナイクリン錠50mg　規格：50mg1錠[7.3円/錠]
ニコチン酸　トーアエイヨー　313

【効能効果】

(1)ニコチン酸欠乏症の予防及び治療(ペラグラなど)
(2)ニコチン酸の需要が増大し食事からの摂取が不十分な際の補給(消耗性疾患，妊産婦，授乳婦，はげしい肉体労働時など)
(3)下記疾患のうちニコチン酸の欠乏又は代謝障害が関与すると推定される場合
①口角炎，口内炎，舌炎
②接触皮膚炎，急・慢性湿疹，光線過敏性皮膚炎
③メニエル症候群
④末梢循環障害(レイノー病，四肢冷感，凍瘡，凍傷)
⑤耳鳴，難聴
(上記(3)に対して，効果がないのに月余にわたって漫然と使用すべきでない。)

【対応標準病名】

◎	急性湿疹	口角炎	口内炎
	耳鳴症	舌炎	接触皮膚炎
	凍傷	凍瘡	ナイアシン欠乏症
	難聴	日光過敏性皮膚炎	冷え症
	ペラグラ	末梢循環障害	慢性湿疹
	メニエール症候群	レイノー病	
○	悪液質アフタ	足湿疹	アフタ性口内炎
	アルコール性ペラグラ	異汗性湿疹	遺伝性難聴
	陰のう湿疹	会陰部肛囲湿疹	腋窩湿疹
	外陰部皮膚炎	下肢血行障害	下肢末梢循環障害
	カタル性舌炎	貨幣状湿疹	感音性耳鳴
	間欠性跛行	汗疱性湿疹	顔面急性皮膚炎
	丘疹状湿疹	亀裂性湿疹	形質細胞性口唇炎
	軽度難聴	頚部皮膚炎	血管運動性肢端感覚異常症
	口角口唇炎	口角びらん	硬化性舌炎
	口唇アフタ	口唇炎	口唇潰瘍
	口唇色素沈着症	口唇粘液のう胞	口唇びらん
	紅斑性湿疹	肛門湿疹	孤立性アフタ
	再発性アフタ	自覚的耳鳴	四肢末梢循環障害
	耳性めまい	肢端紅痛症	趾端循環障害
	肢端チアノーゼ	湿疹	手指湿疹
	主婦湿疹	職業性難聴	職業性皮膚炎
	人工肛門部皮膚炎	新生児皮膚炎	水疱性口唇炎
	赤色湿疹	舌潰瘍	接触性口唇炎
	舌乳頭炎	舌びらん	全身湿疹
	腺性口唇炎	続発性ペラグラ	大アフタ
	聴覚障害	聴覚消失	手湿疹

	冬期湿疹	頭部湿疹	動脈硬化性間欠性跛行
	動脈攣縮	内耳性耳鳴症	内リンパ水腫
	肉芽腫性口唇炎	乳房皮膚炎	妊娠湿疹
	妊婦性皮膚炎	剥離性口唇炎	鼻背部湿疹
	鼻前庭部湿疹	皮膚炎	表在性舌炎
	ブルートウ症候群	ベドナーアフタ	ペラグラ性脳症
	ペラグラ性皮膚炎	扁平湿疹	末梢循環不全
	末梢性血管攣縮	慢性舌炎	慢性表在性舌炎
	無症候性耳鳴	無難聴性耳鳴	迷路性めまい
	メニエール病	メラー舌炎	落屑性湿疹
	リガ・フェーデ病	鱗状湿疹	レイノー現象
	レイノー症候群	レルモワイエ症候群	
△	足凍傷	アレルギー性口内炎	アレルギー性接触皮膚炎
	一時的いき値移動	ウイルス性口内炎	腕の表在性凍傷
	壊死性潰瘍性歯周炎	壊死性潰瘍性歯肉炎	壊疽性口内炎
	壊疽性歯肉炎	エンドトキシン血症	悪寒
	悪寒戦慄	お血	音響外傷
	潰瘍性口内炎	化学性皮膚炎	蝸牛型メニエール病
	カタル性口内炎	カナマイ難聴	カンジダ性口角びらん
	カンジダ性口内炎	感染性口内炎	乾燥性口内炎
	顔面凍傷	気逆	気血両虚
	義歯性口内炎	器質性難聴	偽性ペラグラ
	気滞	偽膜性口内炎	急性偽膜性カンジダ症
	頬粘膜白板症	頚性耳鳴	頚部の表在性凍傷
	ゲオトリクム症	ゲオトリクム性口内炎	高音障害型難聴
	口蓋垂結核	口腔カンジダ症	口腔感染症
	口腔結核	口腔紅板症	口腔褥瘡性潰瘍
	口腔粘膜結核	口腔白板症	硬口蓋白板症
	溝状舌	口唇カンジダ症	口唇結核
	口唇部膿瘍	口唇麻痺	口唇瘻
	口底白板症	後天性聾唖	高度難聴
	紅板症	錯聴	ざんごう足
	自家感作性皮膚炎	自声強調	肢端知覚異常
	湿疹様発疹	歯肉カンジダ症	歯肉白板症
	出血性口内炎	手背凍傷	職業性聴力損失
	水毒	水疱性口内炎	水疱性口内炎ウイルス病
	ストマイ難聴	舌カンジダ症	接触性口内炎
	舌切除後遺症	舌膿瘍	舌白板症
	全身性炎症反応症候群	前庭型メニエール病	全聾
	第1度凍傷	第2度凍傷	第3度凍傷
	第4度凍傷	体幹凍傷	多形日光疹
	多臓器不全	多発性口内炎	多発性凍傷
	多発性表在性凍傷	地図状口内炎	中等度難聴
	中毒性難聴	聴覚異常	聴覚過敏
	聴覚補充現象	聴神経萎縮	聴神経炎
	聴神経障害	低音障害型難聴	手凍傷
	頭部外傷性耳鳴	頭部の表在性凍傷	特発性両側性感音難聴
	突発性難聴	軟口蓋白板症	難治性口内炎
	ニコチン性口蓋白色角化症	ニコチン性口内炎	日光じんま疹
	乳幼児突発性危急事態	白色水腫	反復性聴力障害
	光接触皮膚炎	表在性凍傷	フォアダイス病
	複聴	平衡異常	ヘルペスウイルス性歯肉口内炎
	ベルロック皮膚炎	片側聾	放射線性口内炎
	末梢性めまい症	末梢動脈疾患	耳疾患
	めまい症候群	薬物性接触性皮膚炎	薬物性光アレルギー性反応
	薬物性光毒性反応	淋菌性口内炎	聾
	聾唖		

用法用量　ニコチン酸として，通常成人1日25～200mgを経口投与する。
なお，年齢，症状により適宜増減する。

禁忌
(1)本剤に対し過敏症の既往歴のある患者
(2)重症低血圧又は動脈出血のある患者

ナイスタチン錠50万単位「明治」　規格：50万単位1錠[39.7円/錠]
ナイスタチン　Meiji Seika　617

【効 能 効 果】

〈有効菌種〉カンジダ
〈適応症〉消化管カンジダ症

【対応標準病名】

◎	消化管カンジダ症		
○	カンジダ症	カンジダ性口角びらん	カンジダ性口唇炎
	カンジダ性口内炎	口腔カンジダ症	口唇カンジダ症
	肛門カンジダ症	食道カンジダ症	新生児カンジダ症
	舌カンジダ症	全身性カンジダ症	腸管カンジダ症
△	HIV カンジダ病	カンジダ感染母体より出生した児	急性偽膜性カンジダ症

用法用量　ナイスタチンとして，通常成人1回50万単位を1日3回経口投与する。
なお，年齢，症状により適宜増減する。

ナウゼリンOD錠5　規格：5mg1錠[10.5円/錠]
ナウゼリンOD錠10　規格：10mg1錠[16.3円/錠]
ナウゼリン細粒1%　規格：1%1g[17.3円/g]
ナウゼリン錠5　規格：5mg1錠[10.5円/錠]
ナウゼリン錠10　規格：10mg1錠[16.3円/錠]
ドンペリドン　協和発酵キリン　239

【効 能 効 果】

下記疾患および薬剤投与時の消化器症状(悪心，嘔吐，食欲不振，腹部膨満，上腹部不快感，腹痛，胸やけ，噯気)

成人
(1)慢性胃炎，胃下垂症，胃切除後症候群
(2)抗悪性腫瘍剤またはレボドパ製剤投与時

小児
(1)周期性嘔吐症，上気道感染症
(2)抗悪性腫瘍剤投与時

【対応標準病名】

◎	アセトン血性嘔吐症	胃下垂	胃切除後症候群
	嘔吐症	おくび	悪心
	化学療法に伴う嘔吐症	急性上気道炎	食欲不振
	腹痛症	腹部不快感	腹部膨満
	慢性胃炎	胸やけ	
○	アルコール性胃炎	アレルギー性胃炎	胃運動機能障害
	胃炎	胃空腸周囲炎	胃周囲炎
	胃十二指腸炎	萎縮性胃炎	萎縮性化生性胃炎
	胃切除後消化障害	胃腸機能異常	胃腸機能減退
	胃痛	胃内ガス貯留	噯気
	回盲部痛	下腹痛	急性胃炎
	急性胃拡張	急性びらん性胃炎	鼓腸
	臍下部痛	臍周囲痛	持続性臍仙痛
	持続腹痛	習慣性嘔吐	周期性腹痛
	出血性胃炎	術後悪心	術後吸収不良
	術後残胃胃炎	消化管術後後遺症	小児仙痛
	上腹部痛	食後悪心	心窩部痛
	仙痛	側腹部痛	胆汁性嘔吐
	ダンピング症候群	中毒性胃炎	肉芽腫性胃炎
	乳幼児仙痛	脳性嘔吐	反復性嘔吐
	反復性臍仙痛	反復性腹痛	表層性胃炎

	びらん性胃炎	腹部圧痛	ヘリコバクター・ピロリ胃炎
	放射線胃炎	迷走神経切離後症候群	メネトリエ病
	疣状胃炎		
△	胃うっ血	胃運動亢進症	胃液欠乏
	胃液分泌過多	胃拡張	胃機能亢進
	胃狭窄	胃憩室症	胃痙攣
	胃軸捻症	胃十二指腸嵌頓	胃腫瘤
	異常腸音	胃砂時計状狭窄	胃切除後癒着
	胃前庭部毛細血管拡張症	胃腸運動機能障害	胃腸虚弱
	胃特発性破裂	胃内停水	胃粘膜過形成
	胃粘膜下腫瘤	胃のう胞	胃壁軟化症
	胃蜂窩織炎	咽頭気管炎	咽頭喉頭炎
	咽頭扁桃炎	外陰部痛	過酸症
	ガス痛	かぜ	感冒
	機能性嘔吐	機能的幽門狭窄	急性胃腸障害
	急性胃粘膜病変	急性咽頭喉頭炎	急性咽頭扁桃炎
	急性口蓋扁桃炎	急性腹症	胸脇苦満
	痙性胃炎	口渇症	後期ダンピング症候群
	口苦	口腔内異常感症	口腔内感覚異常症
	黒色便	骨盤痛	坐骨部痛
	しぶり腹	十二指腸炎	十二指腸周囲炎
	十二指腸腫瘤	十二指腸乳頭炎	十二指腸破裂
	術後イレウス	術後嚥下障害	術後胆管炎
	術後腸管癒着	術後幽門狭窄	術後癒着性イレウス
	小腹急結	小腹拘急	小腹硬満
	小腹不仁	食道異物感	心下急
	心下痞	心下痞堅	心下痞硬
	心窩部振水音	心窩部不快	成人肥厚性幽門狭窄症
	摂食機能障害	舌扁桃炎	蠕動亢進
	早期ダンピング症候群	鼡径部痛	大量便
	多飲症	虫垂仙痛	中枢性嘔吐症
	腸音欠如	腸音亢進	腸骨窩部痛
	腸骨部痛	腸上皮化生	腸仙痛
	つかえ感	低酸症	特発性嘔吐症
	粘液便	排便習慣の変化	排便障害
	瀑状胃	反芻	反応性リンパ組織増生症
	びらん性十二指腸炎	腹皮拘急	腹壁痛
	糞便性嘔吐	噴門狭窄	便異常
	便色異常	便潜血	放屁
	慢性十二指腸炎	無酸症	薬物胃障害
	幽門狭窄症	幽門痙攣	緑色便
	連鎖球菌性上気道感染		

【用法用量】
成人：通常，ドンペリドンとして1回10mgを1日3回食前に経口投与する。ただし，レボドパ製剤投与時にはドンペリドンとして1回5～10mgを1日3回食前に経口投与する。なお，年令，症状により適宜増減する。
小児：通常，ドンペリドンとして1日1.0～2.0mg/kgを1日3回食前に分けて経口投与する。なお，年令，体重，症状により適宜増減する。ただし，1日投与量はドンペリドンとして30mgを超えないこと。また，6才以上の場合はドンペリドンとして1日最高用量は1.0mg/kgを限度とすること。

【用法用量に関連する使用上の注意】〔OD錠〕：本剤は口腔内で崩壊するが，口腔粘膜からは吸収されないため，唾液又は水で飲み込むこと。

【禁忌】
(1)本剤の成分に対し過敏症の既往歴のある患者
(2)妊婦又は妊娠している可能性のある婦人
(3)消化管出血，機械的イレウス，消化管穿孔の患者
(4)プロラクチン分泌性の下垂体腫瘍(プロラクチノーマ)の患者

ドンペリドン錠5mg「EMEC」：サンノーバ　5mg1錠[5.8円/錠]，ドンペリドン錠5mg「JG」：長生堂　5mg1錠[5.6円/錠]，ドンペリドン錠5mg「TYK」：大正薬品　5mg1錠[5.6円/錠]，ドンペリドン錠5mg「YD」：陽進堂　5mg1錠[5.6円/錠]，ドンペリドン錠5mg「アメル」：共和薬品　5mg1錠[5.6円/錠]，ドンペリドン錠5mg「サワイ」：沢井　5mg1錠[5.6円/錠]，ドンペリドン錠5mg「タイヨー」：テバ製薬　5mg1錠[5.6円/錠]，ドンペリドン錠5mg「ツルハラ」：鶴原　5mg1錠[5.8円/錠]，ドンペリドン錠5mg「日医工」：日医工　5mg1錠[5.8円/錠]，ドンペリドン錠5mg「日新」：日新－山形　5mg1錠[5.8円/錠]，ドンペリドン錠10mg「EMEC」：サンノーバ　10mg1錠[5.8円/錠]，ドンペリドン錠10mg「JG」：長生堂　10mg1錠[5.6円/錠]，ドンペリドン錠10mg「TYK」：大正薬品　10mg1錠[5.8円/錠]，ドンペリドン錠10mg「YD」：陽進堂　10mg1錠[5.8円/錠]，ドンペリドン錠10mg「アメル」：共和薬品　10mg1錠[5.6円/錠]，ドンペリドン錠10mg「サワイ」：沢井　10mg1錠[5.8円/錠]，ドンペリドン錠10mg「タイヨー」：テバ製薬　10mg1錠[5.6円/錠]，ドンペリドン錠10mg「ツルハラ」：鶴原　10mg1錠[5.6円/錠]，ドンペリドン錠10mg「日医工」：日医工　10mg1錠[5.8円/錠]，ドンペリドン錠10mg「日新」：日新－山形　10mg1錠[5.8円/錠]，ナシロビン錠5：日医工ファーマ　5mg1錠[5.8円/錠]，ナシロビン錠10：日医工ファーマ　10mg1錠[5.8円/錠]，ハドドリン錠「5」：辰巳化学　5mg1錠[5.6円/錠]，ハドドリン錠「10」：辰巳化学　10mg1錠[5.6円/錠]，ペロリック錠5mg：東和　5mg1錠[5.8円/錠]，ペロリック錠10mg：東和　10mg1錠[5.6円/錠]

ナウゼリンドライシロップ1%
規格：1%1g[38.4円/g]
ドンペリドン　協和発酵キリン　239

【効能効果】

下記疾患および薬剤投与時の消化器症状(悪心，嘔吐，食欲不振，腹部膨満，腹痛)
小児
(1)周期性嘔吐症，乳幼児下痢症，上気道感染症
(2)抗悪性腫瘍剤投与時

【対応標準病名】

◎	アセトン血性嘔吐症	嘔吐症	悪心
	化学療法に伴う嘔吐症	急性上気道炎	食欲不振
	乳児冬期下痢症	腹痛症	腹部膨満
○	アデノウイルス腸炎	胃内ガス貯留	ウイルス性胃腸炎
	ウイルス性下痢	ウイルス性腸炎	エンテロウイルス腸炎
	嘔気	おくび	回盲部痛
	下腹痛	鼓腸	臍下部痛
	臍周囲痛	持続性臍仙痛	持続腹痛
	習慣性嘔吐	周期性腹痛	小児仙痛
	仙痛	側腹部痛	鼡径部痛
	胆汁性嘔吐	腸仙痛	伝染性下痢症
	乳幼児仙痛	ノロウイルス性胃腸炎	ノロウイルス性腸炎
	反復性嘔吐	反復性臍仙痛	反復性腹痛
	腹部圧痛	流行性嘔吐症	
△	胃痛	咽頭気管炎	咽頭喉頭炎
	咽頭扁桃炎	ウイルス性胃腸炎に伴う痙攣	ガス痛
	かぜ	感冒	急性咽頭喉頭炎
	急性咽頭扁桃炎	急性口蓋扁桃炎	急性腹症
	術後悪心	小腹急結	上腹部痛
	食後悪心	心窩部痛	舌扁桃炎
	虫垂仙痛	中枢性嘔吐症	腸骨窩部痛
	特発性嘔吐症	脳性嘔吐	ノロウイルス性胃腸炎に伴う痙攣
	白色便性下痢症	反芻	腹壁痛
	糞便性嘔吐	放屁	連鎖球菌性上気道感染

	ロタウイルス感染症	ロタウイルス性胃腸炎	ロタウイルス性胃腸炎に伴う痙攣
	ロタウイルス性腸炎		

用法用量　小児

通常，ドンペリドンとして１日1.0～2.0mg/kgを用時水で懸濁し，１日３回食前に分けて経口投与する。

なお，年令，体重，症状により適宜増減する。

ただし，１日投与量はドンペリドンとして30mgを超えないこと。

また，６才以上の場合はドンペリドンとして１日最高用量は1.0mg/kgを限度とすること。

禁忌

(1)本剤の成分に対し過敏症の既往歴のある患者
(2)妊婦又は妊娠している可能性のある婦人
(3)消化管出血，機械的イレウス，消化管穿孔の患者
(4)プロラクチン分泌性の下垂体腫瘍(プロラクチノーマ)の患者

ドンペリドンDS小児用1%「サワイ」：沢井[12円/g]，ドンペリドンドライシロップ小児用1%「日医工」：日医工[6.7円/g]

ナゼアOD錠0.1mg　規格：0.1mg1錠[1317.2円/錠]
ラモセトロン塩酸塩　アステラス　239

【効 能 効 果】

抗悪性腫瘍剤(シスプラチン等)投与に伴う消化器症状(悪心，嘔吐)

【対応標準病名】

◎	化学療法に伴う嘔吐症		
○あ	S状結腸癌	悪性エナメル上皮腫	悪性下垂体腫瘍
	悪性褐色細胞腫	悪性顆粒細胞腫	悪性間葉腫
	悪性奇形腫	悪性胸腺腫	悪性グロームス腫瘍
	悪性血管外皮腫	悪性甲状腺腫	悪性骨腫瘍
	悪性縦隔腫瘍	悪性腫瘍	悪性腫瘍合併性皮膚筋炎
	悪性腫瘍に伴う貧血	悪性神経膠腫	悪性髄膜腫
	悪性脊髄髄膜腫	悪性線維性組織球腫	悪性虫垂粘液瘤
	悪性停留精巣	悪性頭蓋咽頭腫	悪性脳腫瘍
	悪性末梢神経鞘腫	悪性葉状腫瘍	悪性リンパ腫骨髄浸潤
	アセトン血性嘔吐症	胃悪性黒色腫	イートン・ランバート症候群
	胃カルチノイド	胃癌	胃管癌
	胃癌骨転移	胃癌末期	胃脂肪肉腫
	胃重複癌	胃進行癌	胃体部癌
	胃底部癌	遺伝性大腸癌	遺伝性非ポリポーシス大腸癌
	胃肉腫	胃幽門部癌	陰核癌
	陰茎癌	陰茎亀頭部癌	陰茎体部癌
	陰茎肉腫	陰茎包皮部癌	咽頭癌
	咽頭肉腫	陰のう癌	陰のう内脂肪肉腫
	ウイルムス腫瘍	エクリン汗孔癌	炎症性乳癌
	延髄神経膠腫	嘔気	横行結腸癌
	嘔吐症	横紋筋肉腫	悪心
か	外陰悪性黒色腫	外陰悪性腫瘍	外陰癌
	外陰部パジェット病	外耳道癌	回腸癌
	海綿芽細胞腫	回盲部癌	下咽頭癌
	下咽頭後部癌	下咽頭肉腫	下顎悪性エナメル上皮腫
	下顎骨悪性腫瘍	下顎歯肉癌	下顎歯肉頬移行部癌
	下眼瞼有棘細胞癌	顎下腺癌	顎下部悪性腫瘍
	角膜の悪性腫瘍	下行結腸癌	下肢悪性腫瘍
	下唇癌	下唇赤唇部癌	仮声帯癌
	滑膜腫	滑膜肉腫	下部食道癌
	下部胆管癌	下葉肺癌	カルチノイド
	癌	肝悪性腫瘍	眼窩悪性腫瘍
	肝外胆管癌	眼窩神経芽腫	肝カルチノイド
	肝癌	肝癌骨転移	癌関連網膜症
	眼瞼皮膚の悪性腫瘍	肝細胞癌	癌性悪液質
	癌性胸膜炎	癌性ニューロパチー	癌性ニューロミオパチー
	癌性貧血	癌性ミエロパチー	汗腺癌
	顔面悪性腫瘍	肝門部癌	肝門部胆管癌
	気管癌	気管支癌	気管支リンパ節転移
	基底細胞癌	臼後部癌	嗅神経芽腫
	嗅神経上皮腫	胸腔内リンパ節の悪性腫瘍	橋神経膠腫
	胸腺カルチノイド	胸腺癌	胸腺腫
	胸椎転移	頬粘膜癌	胸部下部食道癌
	胸部上部食道癌	胸部食道癌	胸部中部食道癌
	胸膜悪性腫瘍	胸膜脂肪肉腫	巨大後腹膜脂肪肉腫
	空腸癌	クルッケンベルグ腫瘍	クロム親和性芽細胞腫
	頸動脈小体悪性腫瘍	頸部悪性腫瘍	頸部癌
	頸部原発腫瘍	頸部脂肪肉腫	頸部食道癌
	頸部神経芽腫	頸部肉腫	頸部皮膚悪性腫瘍
	血管肉腫	結腸癌	結腸脂肪肉腫
	結膜の悪性腫瘍	肩甲部脂肪肉腫	原始神経外胚葉腫瘍
	原線維性星細胞腫	原発性肝癌	原発性骨腫瘍
	原発性脳腫瘍	原発性肺癌	原発不明癌
	口蓋癌	口蓋垂癌	膠芽腫
	口腔悪性黒色腫	口腔癌	口腔前庭癌
	口腔底癌	硬口蓋癌	後縦隔悪性腫瘍
	甲状腺悪性腫瘍	甲状腺癌	甲状腺癌骨転移
	甲状腺髄様癌	甲状腺乳頭癌	甲状腺未分化癌
	甲状腺濾胞癌	甲状軟骨の悪性腫瘍	口唇癌
	口唇境界部癌	口唇赤唇部癌	口唇皮膚悪性腫瘍
	口底癌	喉頭蓋癌	喉頭蓋前面癌
	喉頭蓋谷癌	喉頭癌	後頭部転移性腫瘍
	後頭葉悪性腫瘍	後腹膜悪性腫瘍	後腹膜脂肪肉腫
	肛門悪性黒色腫	肛門癌	肛門管癌
	肛門部癌	肛門扁平上皮癌	骨悪性線維性組織球腫
	骨原性肉腫	骨髄性白血病骨髄浸潤	骨髄転移
	骨線維肉腫	骨転移癌	骨軟骨肉腫
	骨肉腫	骨盤転移	骨盤内リンパ節転移
さ	骨盤内リンパ節の悪性腫瘍	骨膜性骨肉腫	鰓原性癌
	残胃癌	耳介癌	耳下腺癌
	耳下部肉腫	耳管癌	色素性基底細胞癌
	子宮癌	子宮癌骨転移	子宮癌再発
	子宮癌肉腫	子宮体癌	子宮体癌再発
	子宮内膜癌	子宮内膜間質肉腫	子宮肉腫
	篩骨洞癌	視神経膠腫	脂腺癌
	歯肉癌	脂肪肉腫	縦隔癌
	縦隔脂肪肉腫	縦隔神経芽腫	縦隔リンパ節転移
	習慣性嘔吐	十二指腸カルチノイド	十二指腸癌
	十二指腸乳頭癌	十二指腸乳頭部癌	十二指腸平滑筋肉腫
	絨毛癌	主気管支の悪性腫瘍	術後乳癌
	腫瘍随伴症候群	上衣芽細胞腫	上衣腫
	小陰唇癌	上咽頭癌	上咽頭脂肪肉腫
	上顎悪性エナメル上皮腫	上顎癌	上顎結節部癌
	上顎骨悪性腫瘍	上顎歯肉癌	上顎歯肉頬移行部癌
	上顎洞癌	松果体悪性腫瘍	松果体芽腫
	松果体未分化胚細胞腫	上行結腸カルチノイド	上行結腸癌
	上行結腸平滑筋肉腫	小細胞肺癌	上肢悪性腫瘍
	上唇癌	上唇赤唇部癌	小唾液腺癌
	小腸癌	小腸脂肪肉腫	上皮腫
	上部食道癌	上部胆管癌	上葉肺癌
	上腕脂肪肉腫	食後悪心	食道悪性黒色腫
	食道横紋筋肉腫	食道カルチノイド	食道癌
	食道癌骨転移	食道癌肉腫	食道基底細胞癌
	食道脂肪肉腫	食道小細胞癌	食道腺癌

	食道腺様のう胞癌	食道粘表皮癌	食道表在癌
	食道平滑筋肉腫	食道未分化癌	痔瘻癌
	腎悪性腫瘍	腎盂癌	腎盂乳頭状癌
	腎癌	腎癌骨転移	神経芽腫
	神経膠腫	神経線維肉腫	進行乳癌
	唇交連癌	腎細胞癌	腎周囲脂肪肉腫
	心臓悪性腫瘍	心臓横紋筋肉腫	心臓血管肉腫
	心臓脂肪肉腫	心臓線維肉腫	心臓粘液肉腫
	腎肉腫	膵芽腫	膵癌
	膵管癌	膵管内管状腺癌	膵管内乳頭粘液性腺癌
	膵脂肪肉腫	膵漿液性のう胞腺癌	膵腺房細胞癌
	膵臓癌骨転移	膵体部癌	膵頭部癌
	膵内胆管癌	膵粘液性のう胞腺癌	膵尾部癌
	髄膜癌腫症	髄膜白血病	スキルス胃癌
	星細胞腫	精索脂肪肉腫	精索肉腫
	星状芽細胞腫	精上皮腫	成人T細胞白血病骨髄浸潤
	精巣癌	精巣奇形癌	精巣奇形腫
	精巣絨毛癌	精巣上体癌	精巣胎児性癌
	精巣肉腫	精巣卵のう腫瘍	精母細胞腫
	声門下癌	声門癌	声門上癌
	脊索腫	脊髄播種	脊椎転移
	舌縁癌	舌下腺癌	舌下面癌
	舌癌	舌根部癌	舌脂肪肉腫
	舌尖癌	舌背癌	線維脂肪肉腫
	線維肉腫	前縦隔悪性腫瘍	全身性転移性癌
	前頭洞癌	前頭部転移性腫瘍	前頭葉悪性腫瘍
	前立腺癌	前立腺癌骨転移	前立腺神経内分泌癌
	前立腺肉腫	早期胃癌	早期食道癌
	総胆管癌	側頭部転移性腫瘍	側頭葉悪性腫瘍
た	側頭葉膠芽腫	大陰唇癌	退形成性星細胞腫
	胎児性癌	胎児性精巣腫瘍	大腿骨転移性骨腫瘍
	大唾液腺癌	大腸カルチノイド	大腸癌
	大腸癌骨転移	大腸肉腫	大腸粘液癌
	大脳悪性腫瘍	大脳深部神経膠腫	大脳深部転移性腫瘍
	大網脂肪肉腫	唾液腺癌	多発性癌転移
	多発性骨髄腫骨髄浸潤	多発性神経膠腫	胆管癌
	胆汁性嘔吐	男性性器癌	胆のう癌
	胆のう管癌	胆のう肉腫	腟悪性黒色腫
	腟癌	中咽頭癌	中咽頭側壁癌
	中咽頭肉腫	中耳悪性腫瘍	中縦隔悪性腫瘍
	虫垂カルチノイド	虫垂癌	中枢性嘔吐症
	中脳神経膠腫	中部食道癌	中部胆管癌
	中葉肺癌	腸間膜悪性腫瘍	腸間膜脂肪肉腫
	腸間膜肉腫	蝶形骨洞癌	聴神経膠腫
	直腸S状部結腸癌	直腸悪性黒色腫	直腸カルチノイド
	直腸癌	直腸癌骨転移	直腸癌術後再発
	直腸癌穿孔	直腸脂肪肉腫	手軟部悪性腫瘍
	転移性下顎癌	転移性肝癌	転移性肝腫瘍
	転移性胸膜腫瘍	転移性口腔癌	転移性黒色腫
	転移性骨腫瘍	転移性縦隔腫瘍	転移性十二指腸癌
	転移性腫瘍	転移性消化器腫瘍	転移性上顎癌
	転移性小腸腫瘍	転移性腎腫瘍	転移性膵腫瘍
	転移性舌癌	転移性頭蓋骨腫瘍	転移性脳腫瘍
	転移性肺癌	転移性肺腫瘍	転移性脾腫瘍
	転移性皮膚腫瘍	転移性副腎腫瘍	転移性扁平上皮癌
	転移性卵巣癌	テント上下転移性腫瘍	頭蓋骨悪性腫瘍
	頭蓋部脊索腫	頭頸部癌	頭頂葉悪性腫瘍
	頭部脂肪肉腫	頭部軟部組織悪性腫瘍	頭部皮膚癌
な	特発性嘔吐症	内耳癌	内胚葉洞腫瘍
	軟口蓋癌	軟骨肉腫	軟部悪性巨細胞腫
	軟部組織悪性腫瘍	肉腫	乳癌
	乳癌・HER2過剰発現	乳癌骨転移	乳癌再発
	乳癌皮膚転移	乳房外パジェット病	乳房下外側部乳癌
	乳房下内側部乳癌	乳房脂肪肉腫	乳房上外側部乳癌
	乳房上内側部乳癌	乳房中央部乳癌	乳房肉腫
	尿管癌	尿管口部膀胱癌	尿道傍腺の悪性腫瘍
	尿膜管癌	粘液性のう胞腺癌	脳幹悪性腫瘍
	脳幹神経膠腫	脳室悪性腫瘍	脳神経悪性腫瘍
は	脳性嘔吐	脳胚細胞腫瘍	肺芽腫
	肺カルチノイド	肺癌	肺癌骨転移
	肺癌肉腫	肺癌による閉塞性肺炎	胚細胞腫
	肺腺癌	肺腺扁平上皮癌	肺腺様のう胞癌
	肺大細胞癌	肺大細胞神経内分泌癌	肺肉腫
	肺粘表皮癌	肺扁平上皮癌	肺胞上皮癌
	肺未分化癌	肺門部肺癌	馬尾上衣腫
	バレット食道癌	反芻	反復性嘔吐
	鼻咽腔癌	鼻腔癌	脾脂肪肉腫
	非小細胞肺癌	鼻前庭癌	鼻中隔癌
	脾の悪性腫瘍	皮膚悪性腫瘍	皮膚悪性線維性組織球腫
	皮膚癌	皮膚脂肪肉腫	皮膚線維肉腫
	皮膚白血病	皮膚付属器癌	腹腔内リンパ節の悪性腫瘍
	腹腔リンパ節転移	副甲状腺悪性腫瘍	副甲状腺癌
	副腎悪性腫瘍	副腎癌	副腎髄質の悪性腫瘍
	副腎皮質癌	副腎皮質の悪性腫瘍	副鼻腔癌
	腹部悪性腫瘍	腹部食道癌	腹部神経芽腫
	腹膜悪性腫瘍	腹膜癌	ぶどう膜悪性黒色腫
	糞便性嘔吐	噴門癌	平滑筋肉腫
	扁桃窩癌	扁桃癌	扁桃肉腫
	膀胱円蓋部膀胱癌	膀胱癌	膀胱頸部膀胱癌
	膀胱後壁部膀胱癌	膀胱三角部膀胱癌	膀胱前壁部膀胱癌
	膀胱側壁部膀胱癌	膀胱肉腫	傍骨性骨肉腫
	紡錘形細胞肉腫	胞巣状軟部肉腫	乏突起神経膠腫
ま	末期癌	末梢神経悪性腫瘍	脈絡膜悪性黒色腫
	メルケル細胞癌	盲腸カルチノイド	盲腸癌
	毛包癌	網膜芽細胞腫	網膜膠腫
や	毛様細胞性星細胞腫	毛様体悪性腫瘍	ユーイング肉腫
	有棘細胞癌	幽門癌	幽門前庭部癌
ら	腰椎転移	卵黄のう腫瘍	卵管癌
	卵巣癌	卵巣癌全身転移	卵巣絨毛癌
	卵巣胎児性癌	卵巣肉腫	卵巣未分化胚細胞腫
	卵巣類皮のう胞癌	隆起性皮膚線維肉腫	輪状後部癌
	リンパ管肉腫	リンパ性白血病骨髄浸潤	肋骨転移
△	術後悪心	食道顆粒細胞腫	食道偽肉腫

用法用量 通常，成人にはラモセトロン塩酸塩として0.1mgを1日1回経口投与する。なお，年齢，症状により適宜増減する。

用法用量に関連する使用上の注意

(1)本剤は，抗悪性腫瘍剤の投与1時間前に投与する。

(2)癌化学療法の各クールにおいて，本剤の投与期間は5日間以内とする。

禁忌 本剤の成分に対し過敏症の既往歴のある患者

ナディック錠30mg　規格：30mg1錠[59.2円/錠]
ナディック錠60mg　規格：60mg1錠[95.4円/錠]
ナドロール　大日本住友　212,214

【効 能 効 果】

本態性高血圧症(軽症～中等症)，狭心症，頻脈性不整脈

【対応標準病名】

◎	狭心症	高血圧症	頻脈症
	頻脈性不整脈	不整脈	本態性高血圧症
○	QT延長症候群	QT短縮症候群	悪性高血圧症
	安静時狭心症	安定狭心症	異所性心室調律
	異所性心房調律	異所性調律	異所性拍動
	一過性心室細動	遺伝性QT延長症候群	冠攣縮性狭心症
	期外収縮	期外収縮性不整脈	境界型高血圧症

	狭心症 3 枝病変	高血圧切迫症	高レニン性高血圧症
	三段脈	若年高血圧症	若年性境界型高血圧症
	収縮期高血圧症	上室期外収縮	初発労作型狭心症
	心室期外収縮	心室細動	心室性二段脈
	心室粗動	心房期外収縮	心房静止
	接合部調律	増悪労作型狭心症	多源性心室期外収縮
	多発性期外収縮	低レニン性高血圧症	洞頻脈
	洞不整脈	特発性 QT 延長症候群	トルサードドポアント
	二次性 QT 延長症候群	二段脈	微小血管性狭心症
	頻拍症	不安定狭心症	ブルガダ症候群
	房室接合部期外収縮	夜間狭心症	薬物性 QT 延長症候群
	労作時兼安静時狭心症	労作性狭心症	
△	異型狭心症	起立性調律障害	高血圧性脳内出血
	呼吸性不整脈	徐脈頻脈症候群	心拍異常
	副収縮		

用法用量　ナドロールとして，通常成人に 1 回 30～60mg を 1 日 1 回経口投与する。
なお，年齢，症状により適宜増減する。

用法用量に関連する使用上の注意

(1)褐色細胞腫の患者では，本剤の単独投与により急激に血圧が上昇することがあるので，α-遮断剤で初期治療を行った後に本剤を投与し，常にα-遮断剤を併用すること。

(2)腎障害のある患者では血中濃度が高値になることがあるので，クレアチニンクリアランス値が 50mL/分，糸球体ろ過値が 50mL/分以下の場合は，投与間隔を延長するなど慎重に投与すること。

禁忌

(1)気管支喘息，気管支痙れん，慢性閉塞性肺疾患のおそれのある患者
(2)糖尿病性ケトアシドーシス，代謝性アシドーシスのある患者
(3)高度の徐脈(著しい洞性徐脈)，房室ブロック(II，III 度)，洞房ブロック，洞不全症候群のある患者
(4)心原性ショックの患者
(5)肺高血圧による右心不全のある患者
(6)うっ血性心不全のある患者
(7)異型狭心症の患者
(8)未治療の褐色細胞腫の患者
(9)妊婦又は妊娠している可能性のある婦人

ナトリックス錠1　規格：1mg1錠[12円/錠]
ナトリックス錠2　規格：2mg1錠[22.6円/錠]
インダパミド　京都薬品　214

テナキシル錠 1mg，テナキシル錠 2mg を参照(P613)

ニコチン酸アミド散10%「ゾンネ」　規格：10%1g[11.9円/g]
ニコチン酸アミド　ゾンネボード　313

【効 能 効 果】

(1)ニコチン酸欠乏症の予防及び治療(ペラグラなど)，ニコチン酸の需要が増大し，食事からの摂取が不十分な際の補給(消耗性疾患，妊産婦，授乳婦，はげしい肉体労働時など)
(2)下記の疾患のうちニコチン酸の欠乏又は代謝障害が関与すると推定される場合
口角炎，口内炎，舌炎，接触皮膚炎，急・慢性湿疹，光線過敏性皮膚炎，メニエル症候群，末梢循環障害(レイノー病，四肢冷感，凍瘡，凍傷)，耳鳴，難聴
(2)の適応(効能効果)に対して，効果がないのに月余にわたって漫然と使用すべきでない。

【対応標準病名】

◎	急性湿疹	口角炎	口内炎
	耳鳴症	舌炎	接触皮膚炎
	凍傷	凍瘡	ナイアシン欠乏症
	難聴	日光過敏性皮膚炎	冷え症
	ペラグラ	末梢循環障害	慢性湿疹
	メニエール症候群	レイノー病	
○	アフタ性口内炎	異汗性湿疹	貨幣状湿疹
	汗疱性湿疹	血管運動性肢端感覚異常症	口唇アフタ
	口唇色素沈着症	孤立性アフタ	再発性アフタ
	四肢末梢循環障害	耳性めまい	肢端紅痛症
	趾端循環障害	肢端チアノーゼ	続発性ペラグラ
	大アフタ	冬期湿疹	妊娠湿疹
	妊婦性皮膚炎	ブルートウ症候群	ベドナーアフタ
	ペラグラ性脳症	ペラグラ性皮膚炎	末梢循環不全
	メニエール病	レルモワイエ症候群	
△あ	悪液質アフタ	足湿疹	足凍傷
	アルコール性ペラグラ	アレルギー性口内炎	アレルギー性接触皮膚炎
	一時的いき値移動	遺伝性難聴	陰のう湿疹
	ウイルス性口内炎	腕の表在性凍傷	会陰部肛囲湿疹
	腋窩湿疹	壊死性潰瘍性歯周炎	壊死性潰瘍性歯肉炎
	壊疽性口内炎	壊疽性歯肉炎	エンドトキシン血症
	悪寒	悪寒戦慄	お血
か	音響外傷	外陰部皮膚炎	潰瘍性口内炎
	化学性皮膚炎	蝸牛型メニエール病	下肢血行障害
	下肢末梢循環障害	カタル性口内炎	カタル性舌炎
	カナマイ難聴	感音性耳鳴	間欠性跛行
	カンジダ性口角びらん	カンジダ性口内炎	感染性口内炎
	乾燥性口内炎	顔面急性皮膚炎	顔面凍傷
	義歯性潰瘍	義歯性口内炎	器質性難聴
	偽性ペラグラ	偽膜性口内炎	丘疹状湿疹
	急性偽膜性カンジダ症	頬粘膜白板症	亀裂性湿疹
	形質細胞性口唇炎	頚性耳鳴	軽度難聴
	頚部の表在性凍傷	頚部皮膚炎	ゲオトリクム症
	ゲオトリクム性口内炎	高音障害型難聴	口蓋垂結核
	口角口唇炎	口角びらん	硬化性舌炎
	口腔カンジダ症	口腔感染症	口腔結核
	口腔紅板症	口腔褥瘡性潰瘍	口腔粘膜結核
	口腔白板症	硬口蓋白板症	溝状舌
	口唇炎	口唇潰瘍	口唇カンジダ症
	口唇結核	口唇粘液のう胞	口唇びらん
	口唇部膿瘍	口唇麻痺	口唇瘻
	口底白板症	後天性聾唖	高度難聴
	紅板症	紅斑性湿疹	肛門湿疹
さ	錯聴	ざんごう足	自家感作性皮膚炎
	自覚的耳鳴	自声強調	肢端知覚異常
	湿疹	湿疹様発疹	歯肉カンジダ症
	歯肉白板症	手指湿疹	出血性口内炎
	手背凍傷	主婦湿疹	職業性聴力損失
	職業性難聴	職業性皮膚炎	人工肛門部皮膚炎
	新生児皮膚炎	水疱性口唇炎	水疱性口内炎
	水疱性口内炎ウイルス病	スチール症候群	ストマイ難聴
	赤色湿疹	舌潰瘍	舌カンジダ症
	接触性口唇炎	接触性口内炎	舌切除後遺症
	舌乳頭炎	舌膿瘍	舌白板症
	舌びらん	全身湿疹	全身性炎症反応症候群
	腺性口唇炎	前庭型メニエール病	全聾
た	第 1 度凍傷	第 2 度凍傷	第 3 度凍傷
	第 4 度凍傷	体幹凍傷	多形日光疹
	多臓器不全	多発性口内炎	多発性凍傷
	多発性表在性凍傷	地図状口内炎	中等度難聴
	中毒性難聴	聴覚異常	聴覚過敏

	聴覚障害	聴覚消失	聴覚補充現象
	聴神経萎縮	聴神経炎	聴神経障害
	低音障害型難聴	手湿疹	手凍傷
	頭部外傷性耳鳴	頭部湿疹	頭部の表在性凍傷
	動脈硬化性間欠性跛行	動脈攣縮	特発性両側性感音難聴
な	突発性難聴	内耳性耳鳴症	内リンパ水腫
	軟口蓋白板症	難治性口内炎	肉芽腫性口唇炎
	ニコチン性口蓋白色角化症	ニコチン性口内炎	日光じんま疹
は	乳房皮膚炎	乳幼児突発性危急事態	白色水腫
	剥離性口唇炎	鼻背部湿疹	反復性聴力障害
	光接触皮膚炎	鼻前庭部湿疹	皮膚炎
	表在性舌炎	表在性凍傷	フォアダイス病
	複聴	平衡異常	ヘルペスウイルス性歯肉口内炎
	ベルロック皮膚炎	片側聾	扁平湿疹
ま	放射線性口内炎	末梢性血管攣縮	末梢性めまい症
	末梢動脈疾患	慢性舌炎	慢性表在性舌炎
	耳疾患	無症候性耳鳴	無難聴性耳鳴
	迷路性めまい	めまい症候群	メラー舌炎
や	薬物性接触性皮膚炎	薬物性光アレルギー性反応	薬物性光毒性反応
ら	落屑性湿疹	リガ・フェーデ病	淋菌性口内炎
	鱗状湿疹	レイノー現象	レイノー症候群
	聾	聾唖	

用法用量　ニコチン酸アミドとして通常成人1日25〜200mgを経口投与する。なお，年齢，症状により適宜増減する。

ニシスタゴンカプセル50mg
規格：50mg1カプセル[215.9円/カプセル]
ニシスタゴンカプセル150mg
規格：150mg1カプセル[571.1円/カプセル]

システアミン酒石酸塩　マイラン製薬　392

【効能効果】

腎性シスチン症

【対応標準病名】

◎	腎性シスチン症		
○	家族性シスチン尿症	シスチン結石	シスチン症
	シスチン尿症		

効能効果に関連する使用上の注意　本剤は角膜へのシスチンの蓄積による症状の改善は期待できない。

用法用量　通常，12歳未満の患者又は体重50kg未満の患者には，システアミンとして1日$1.3g/m^2$(体表面積)，体重50kgを超える12歳以上の患者には，システアミンとして1日2gを4回に分割し経口投与する。

投与は少量より開始し，4〜6週間以上かけて上記用量まで漸増する。

なお，患者の状態に応じて適宜増減するが，1日$1.95g/m^2$(体表面積)を上限とする。

用法用量に関連する使用上の注意

(1)開始用量は推奨維持投与量の1/4〜1/6量を目安とし，患者の状態，腎機能検査値(血中クレアチニン，クレアチニンクリアランス等)，白血球中シスチン濃度等を参考に用量を漸増して，維持用量を設定する。

(2)維持用量設定後も，定期的に患者の状態，腎機能検査値(血中クレアチニン，クレアチニンクリアランス等)，白血球中シスチン濃度等を確認し，用量の調節を行うこと。

(3)他のシステアミン製剤(システアミン塩酸塩，システアミン)において1日$1.95g/m^2$(体表面積)を超える高用量で治療された小児に，エーラース・ダンロス症候群様の症状が認められたとの報告があるので，高用量投与時には注意すること。

(4)白血球中シスチン濃度を測定する際には，以下の点に留意すること。

①本剤投与5〜6時間後をめどに測定すること。

②高脂肪食摂取後又は高蛋白食摂取後に投与した場合，絶食時投与よりもCmax及びAUCが低下したとの報告があるため，食事の影響を考慮すること。

禁忌　システアミン又はペニシラミンに対し過敏症の既往歴のある患者

ニッパスカルシウム顆粒100%
規格：1g[29.9円/g]
ニッパスカルシウム錠(0.25g)
規格：250mg1錠[17.6円/錠]

パラアミノサリチル酸カルシウム水和物　田辺三菱　622

【効能効果】

〈適応菌種〉パラアミノサリチル酸に感性の結核菌

〈適応症〉肺結核及びその他の結核症

【対応標準病名】

◎	結核	肺結核	
○ あ	S状結腸結核	胃結核	陰茎結核
	咽頭結核	陰のう結核	壊疽性丘疹状結核疹
か	外陰結核	回腸結核	回盲部結核
	潰瘍性粟粒結核	顎下部結核	肩関節結核
	活動性肺結核	肝結核	眼結核
	眼瞼結核	関節結核	乾酪性肺炎
	急性粟粒結核	胸腺結核	胸椎結核
	胸腰椎結核	筋肉結核	筋膜結核
	空腸結核	くも膜結核	頚椎結核
	珪肺結核	頚部リンパ節結核	結核腫
	結核初期感染	結核疹	結核性アジソン病
	結核性咳嗽	結核性角結膜炎	結核性角膜炎
	結核性角膜強膜炎	結核性喀血	結核性滑膜炎
	結核性気管支拡張症	結核性気胸	結核性胸膜炎
	結核性空洞	結核性血胸	結核性腱滑膜炎
	結核性瞼板炎	結核性硬化症	結核性硬結性紅斑
	結核性虹彩炎	結核性虹彩毛様体炎	結核性硬膜炎
	結核性骨髄炎	結核性痔瘻	結核性腎盂炎
	結核性腎盂腎炎	結核性心筋症	結核性髄膜炎
	結核性精管炎	結核性脊柱後弯症	結核性脊柱前弯症
	結核性脊柱側弯症	結核性線維症	結核性前立腺炎
	結核性低アドレナリン症	結核性動脈炎	結核性動脈内膜炎
	結核性軟膜炎	結核性膿胸	結核性膿腎症
	結核性脳脊髄炎	結核性脳動脈炎	結核性脳膿瘍
	結核性膿瘍	結核性肺線維症	結核性肺膿瘍
	結核性発熱	結核性貧血	結核性腹水
	結核性腹膜炎	結核性ぶどう膜炎	結核性脈絡網膜炎
	結核性網膜炎	結核性卵管炎	結核性卵巣炎
	結核性卵巣のう胞	結節性肺結核	結膜結核
	口蓋垂結核	硬化性肺結核	広間膜結核
	口腔結核	口腔粘膜結核	甲状腺結核
	口唇結核	肛門結核	骨結核
さ	骨盤結核	耳管結核	子宮結核
	耳結核	縦隔結核	十二指腸結核
	小腸結核	初感染結核	食道結核
	心筋結核	神経系結核	腎結核
	心内膜結核	塵肺結核	深部カリエス
	心膜結核	性器結核	精索結核
	精巣結核	精巣上体結核	精のう結核
	脊髄結核	脊髄結核腫	脊髄膜結核
	脊椎結核	潜在性結核感染症	前立腺結核
た	粟粒結核	大腸結核	唾液腺結核
	ダグラス窩結核	多剤耐性結核	胆のう結核
	腸間膜リンパ節結核	腸結核	直腸結核
な	陳旧性肺結核	難治結核	尿管結核
	尿道球腺結核	尿道結核	尿路結核
	脳結核	脳結核腫	脳脊髄膜結核

は	肺炎結核	肺結核・鏡検確認あり	肺結核・組織学的確認あり
	肺結核・培養のみ確認あり	肺結核腫	肺門結核
	肺門リンパ節結核	播種性結核	鼻咽頭結核
	泌尿器結核	皮膚結核	皮膚粟粒結核
	皮膚疣状結核	副腎結核	副鼻腔結核
や	膀胱結核	脈絡膜結核	腰椎結核
	肋骨カリエス		
△	咽頭流注膿瘍	潰瘍性狼瘡	結核後遺症
	結核性下痢	結核性女性骨盤炎症性疾患	結核性髄膜炎後遺症
	結核性多発ニューロパチー	結核性中耳炎	結核性膀胱炎後遺症
	結核性リンパ節炎	硬化性狼瘡	股関節結核後遺症
	骨盤腹膜癒着	尋常性狼瘡	腎石灰化症
	髄膜結核腫	脊椎カリエス後遺症	線維乾酪性心膜炎
	仙骨部膿瘍	腸間膜リンパ節陳旧性結核	陳旧性胸椎カリエス
	陳旧性骨結核	陳旧性腎結核	陳旧性腸結核
	陳旧性腰椎カリエス	肺結核後遺症	肺結核術後
	皮膚腺病	腹壁冷膿瘍	

用法用量　通常成人には，パラアミノサリチル酸カルシウム水和物として1日量10～15gを2～3回に分けて経口投与する。
年齢，症状により適宜増減する。
なお，他の抗結核薬と併用することが望ましい。

用法用量に関連する使用上の注意　本剤の使用にあたっては，耐性菌の発現等を防ぐため，原則として感受性を確認し，疾病の治療上必要な最小限の期間の投与にとどめること。

禁忌　高カルシウム血症の患者

ニトログリセリン舌下錠0.3mg「NK」

規格：0.3mg1錠[15.9円/錠]

ニトログリセリン　日本化薬　217

【効能効果】

狭心症，心筋梗塞，心臓喘息，アカラジアの一時的緩解

【対応標準病名】

◎	狭心症	食道アカラシア	心筋梗塞
	心臓喘息		
○	ST上昇型急性心筋梗塞	安静時狭心症	安定狭心症
	異型狭心症	うっ血性心不全	冠状動脈血栓症
	冠状動脈血栓塞栓症	冠状動脈口閉鎖	冠攣縮性狭心症
	急性右室梗塞	急性下後壁心筋梗塞	急性下側壁心筋梗塞
	急性下壁心筋梗塞	急性貫壁性心筋梗塞	急性基部側壁心筋梗塞
	急性高位側壁心筋梗塞	急性後基部心筋梗塞	急性後側部心筋梗塞
	急性広範前壁心筋梗塞	急性後壁心筋梗塞	急性後壁中隔心筋梗塞
	急性心筋梗塞	急性心尖部側壁心筋梗塞	急性心内膜下梗塞
	急性心不全	急性前側壁心筋梗塞	急性前壁心筋梗塞
	急性前壁心尖部心筋梗塞	急性前壁中隔心筋梗塞	急性側壁心筋梗塞
	急性中隔心筋梗塞	狭心症3枝病変	腱索断裂・急性心筋梗塞に合併
	左室不全	左心不全	初発労作型狭心症
	心筋不全	心原性肺水腫	心室中隔穿孔・急性心筋梗塞に合併
	心室内血栓症・急性心筋梗塞に合併	心尖部血栓症・急性心筋梗塞に合併	心臓性呼吸困難
	心破裂・急性心筋梗塞に合併	心不全	心房中隔穿孔・急性心筋梗塞に合併
	心房内血栓症・急性心筋梗塞に合併	心膜血腫・急性心筋梗塞に合併	増悪労作型狭心症
	乳頭筋断裂・急性心筋梗塞に合併	乳頭筋不全症・急性心筋梗塞に合併	非Q波心筋梗塞
	非ST上昇型心筋梗塞	不安定狭心症	慢性うっ血性心不全
	慢性心不全	夜間狭心症	両心不全
	労作時兼安静時狭心症	労作性狭心症	
△	巨大食道	食道拡張症	食道弛緩症
	食道障害	食道通過障害	陳旧性心筋梗塞
	微小血管性狭心症		

用法用量　ニトログリセリンとして，通常成人0.3～0.6mg(本剤1～2錠)を舌下投与する。狭心症に対し投与後，数分間で効果のあらわれない場合には，更に0.3～0.6mg(本剤1～2錠)を追加投与する。
なお，年齢，症状により適宜増減する。

禁忌

(1)重篤な低血圧又は心原性ショックの患者
(2)閉塞隅角緑内障の患者
(3)頭部外傷又は脳出血の患者
(4)高度な貧血の患者
(5)硝酸・亜硝酸エステル系薬剤に対し過敏症の既往歴のある患者
(6)ホスホジエステラーゼ5阻害作用を有する薬剤(シルデナフィルクエン酸塩，バルデナフィル塩酸塩水和物，タダラフィル)又はグアニル酸シクラーゼ刺激作用を有する薬剤(リオシグアト)を投与中の患者

併用禁忌

薬剤名等	臨床症状・措置方法	機序・危険因子
ホスホジエステラーゼ5阻害作用を有する薬剤 シルデナフィルクエン酸塩(バイアグラ，レバチオ) バルデナフィル塩酸塩水和物(レビトラ) タダラフィル(シアリス，アドシルカ，ザルティア)	併用により，降圧作用を増強することがある。	本剤はcGMPの産生を促進し，一方，ホスホジエステラーゼ5阻害作用を有する薬剤はcGMPの分解を抑制することから，両剤の併用によりcGMPの増大を介する本剤の降圧作用が増強する。
グアニル酸シクラーゼ刺激作用を有する薬剤 リオシグアト(アデムパス)		本剤とグアニル酸シクラーゼ刺激作用を有する薬剤は，ともにcGMPの産生を促進することから，両剤の併用によりcGMPの増大を介する本剤の降圧作用が増強する。

ニトロペン舌下錠0.3mg：日本化薬[14.3円/錠]

ニトロールRカプセル20mg

規格：20mg1カプセル[15.4円/カプセル]

硝酸イソソルビド　エーザイ　217

【効能効果】

狭心症，心筋梗塞(急性期を除く)，その他の虚血性心疾患

【対応標準病名】

◎	狭心症	虚血性心疾患	心筋梗塞
○	安静時狭心症	安定狭心症	異型狭心症
	冠状動脈アテローム性硬化症	冠状動脈炎	冠状動脈狭窄症
	冠状動脈血栓症	冠状動脈血栓塞栓症	冠状動脈硬化症
	冠状動脈口閉鎖	冠状動脈性心疾患	冠状動脈閉塞症
	冠状動脈瘤	冠動静脈瘻	冠動脈硬化性心疾患
	冠動脈疾患	冠攣縮性狭心症	狭心症3枝病変
	虚血性心筋症	初発労作型狭心症	心筋虚血
	心室中隔瘤	心室瘤	心房瘤
	増悪労作型狭心症	陳旧性下壁心筋梗塞	陳旧性後壁心筋梗塞
	陳旧性心筋梗塞	陳旧性前壁心筋梗塞	陳旧性前壁中隔心筋梗塞
	陳旧性側壁心筋梗塞	動脈硬化性冠不全	微小血管性狭心症
	不安定狭心症	慢性冠状動脈不全	無症候性心筋虚血
	夜間狭心症	労作時兼安静時狭心症	労作性狭心症
△	ST上昇型急性心筋梗塞	冠動脈拡張	冠動脈石灰化
	急性右室梗塞	急性下後壁心筋梗塞	急性下側壁心筋梗塞
	急性下壁心筋梗塞	急性貫壁性心筋梗塞	急性基部側壁心筋梗塞

急性高位側壁心筋梗塞	急性後基部心筋梗塞	急性後側部心筋梗塞
急性広範前壁心筋梗塞	急性後壁心筋梗塞	急性後壁中隔心筋梗塞
急性心筋梗塞	急性心尖部側壁心筋梗塞	急性心内膜下梗塞
急性前側壁心筋梗塞	急性前壁心筋梗塞	急性前壁心尖部心筋梗塞
急性前壁中隔心筋梗塞	急性側壁心筋梗塞	急性中隔心筋梗塞
腱索断裂・急性心筋梗塞に合併	心室中隔穿孔・急性心筋梗塞に合併	心室内血栓症・急性心筋梗塞に合併
心尖部血栓症・急性心筋梗塞に合併	心破裂・急性心筋梗塞に合併	心房中隔穿孔・急性心筋梗塞に合併
心房内血栓症・急性心筋梗塞に合併	心膜血腫・急性心筋梗塞に合併	乳頭筋断裂・急性心筋梗塞に合併
乳頭筋不全症・急性心筋梗塞に合併	非Q波心筋梗塞	非ST上昇型心筋梗塞

効能効果に関連する使用上の注意　本剤は狭心症の発作寛解を目的とした治療には不適であるので，この目的のためには速効性の硝酸・亜硝酸エステル系薬剤を使用すること。

用法用量　通常成人は，1回1カプセル（硝酸イソソルビドとして20mg）を1日2回，経口投与する。
なお，年齢・症状により適宜増減する。

禁忌

(1)重篤な低血圧又は心原性ショックのある患者
(2)閉塞隅角緑内障の患者
(3)頭部外傷又は脳出血のある患者
(4)高度な貧血のある患者
(5)硝酸・亜硝酸エステル系薬剤に対し過敏症の既往歴のある患者
(6)ホスホジエステラーゼ5阻害作用を有する薬剤（シルデナフィルクエン酸塩，バルデナフィル塩酸塩水和物，タダラフィル）又はグアニル酸シクラーゼ刺激作用を有する薬剤（リオシグアト）を投与中の患者

併用禁忌

薬剤名等	臨床症状・措置方法	機序・危険因子
ホスホジエステラーゼ5阻害作用を有する薬剤 シルデナフィルクエン酸塩 （バイアグラ，レバチオ） バルデナフィル塩酸塩水和物 （レビトラ） タダラフィル （シアリス，アドシルカ，ザルティア）	併用により，降圧作用を増強することがある。	本剤はcGMPの産生を促進し，一方，ホスホジエステラーゼ5阻害作用を有する薬剤はcGMPの分解を抑制することから，両剤の併用によりcGMPの増大を介する本剤の降圧作用が増強する。
グアニル酸シクラーゼ刺激作用を有する薬剤 リオシグアト （アデムパス）		本剤とグアニル酸シクラーゼ刺激作用を有する薬剤は，ともにcGMPの産生を促進することから，両剤の併用によりcGMPの増大を介する本剤の降圧作用が増強する。

イソコロナールRカプセル20mg：佐藤薬品[5.8円/カプセル]，カリアントSRカプセル20mg：全星薬品[5.8円/カプセル]

ニトロール錠5mg
規格：5mg1錠[9.6円/錠]
硝酸イソソルビド　エーザイ　217

【効 能 効 果】

狭心症，心筋梗塞，その他の虚血性心疾患

【対応標準病名】

◎	狭心症	虚血性心疾患	心筋梗塞
○	ST上昇型急性心筋梗塞	安静時狭心症	安定狭心症
	異型狭心症	冠状動脈アテローム性硬化症	冠状動脈炎
	冠状動脈狭窄症	冠状動脈血栓症	冠状動脈血栓塞栓症
	冠状動脈硬化症	冠状動脈口閉鎖	冠状動脈性心疾患
	冠状動脈閉塞症	冠状動脈瘤	冠動静脈瘻
	冠動脈硬化性心疾患	冠動脈疾患	冠攣縮性狭心症
	急性右室梗塞	急性下後壁心筋梗塞	急性下側壁心筋梗塞
	急性下壁心筋梗塞	急性貫壁性心筋梗塞	急性基部側壁心筋梗塞
	急性高位側壁心筋梗塞	急性後基部心筋梗塞	急性後側部心筋梗塞
	急性広範前壁心筋梗塞	急性後壁心筋梗塞	急性後壁中隔心筋梗塞
	急性心尖部側壁心筋梗塞	急性心内膜下梗塞	急性前側壁心筋梗塞
	急性前壁心筋梗塞	急性前壁心尖部心筋梗塞	急性前壁中隔心筋梗塞
	急性側壁心筋梗塞	急性中隔心筋梗塞	狭心症3枝病変
	虚血性心筋症	腱索断裂・急性心筋梗塞に合併	初発労作型狭心症
	心筋虚血	心室中隔穿孔・急性心筋梗塞に合併	心室中隔瘤
	心室内血栓症・急性心筋梗塞に合併	心室瘤	心尖部血栓症・急性心筋梗塞に合併
	心破裂・急性心筋梗塞に合併	心房中隔穿孔・急性心筋梗塞に合併	心房内血栓症・急性心筋梗塞に合併
	心房瘤	心膜血腫・急性心筋梗塞に合併	増悪労作型狭心症
	陳旧性下壁心筋梗塞	陳旧性後壁心筋梗塞	陳旧性心筋梗塞
	陳旧性前壁心筋梗塞	陳旧性前壁中隔心筋梗塞	陳旧性側壁心筋梗塞
	動脈硬化性冠不全	乳頭筋断裂・急性心筋梗塞に合併	乳頭筋不全症・急性心筋梗塞に合併
	非Q波心筋梗塞	非ST上昇型心筋梗塞	微小血管性狭心症
	不安定狭心症	慢性冠状動脈不全	無症候性心筋虚血
	夜間狭心症	労作時兼安静時狭心症	労作性狭心症
△	冠動脈拡張	冠動脈石灰化	急性心筋梗塞

用法用量

（経口）
通常成人は，1回1～2錠（硝酸イソソルビドとして1回5～10mg）を1日3～4回経口投与する。
なお，年齢，症状により適宜増減する。

（舌下）
狭心発作時には，通常成人1回1～2錠（硝酸イソソルビドとして1回5～10mg）を舌下投与する。
狭心発作時以外には，通常成人1回1～2錠（硝酸イソソルビドとして5～10mg）を1日3～4回舌下投与する。
なお，年齢，症状により適宜増減する。

禁忌

(1)重篤な低血圧又は心原性ショックのある患者
(2)閉塞隅角緑内障の患者
(3)頭部外傷又は脳出血のある患者
(4)高度な貧血のある患者
(5)硝酸・亜硝酸エステル系薬剤に対し過敏症の既往歴のある患者
(6)ホスホジエステラーゼ5阻害作用を有する薬剤（シルデナフィルクエン酸塩，バルデナフィル塩酸塩水和物，タダラフィル）又はグアニル酸シクラーゼ刺激作用を有する薬剤（リオシグアト）を投与中の患者

併用禁忌

薬剤名等	臨床症状・措置方法	機序・危険因子
ホスホジエステラーゼ5阻害作用を有する薬剤 シルデナフィルクエン酸塩 （バイアグラ，レバチオ） バルデナフィル塩酸塩水和物 （レビトラ） タダラフィル （シアリス，アドシルカ，ザルティア）	併用により，降圧作用を増強することがある。	本剤はcGMPの産生を促進し，一方，ホスホジエステラーゼ5阻害作用を有する薬剤はcGMPの分解を抑制することから，両剤の併用によりcGMPの増大を介する本剤の降圧作用が増強する。
グアニル酸シクラーゼ刺激作用を有する薬剤 リオシグアト （アデムパス）		本剤とグアニル酸シクラーゼ刺激作用を有する薬剤は，ともにcGMPの産生を促進することから，両剤の併用によりcGMPの増大を介する本剤の降圧作用が増強する。

ニバジール錠2mg　規格：2mg1錠[16.6円/錠]
ニバジール錠4mg　規格：4mg1錠[30.9円/錠]
ニルバジピン　アステラス　214

【効 能 効 果】

本態性高血圧症

【対応標準病名】

◎	高血圧症	本態性高血圧症	
○	悪性高血圧症	境界型高血圧症	高血圧性緊急症
	高血圧性脳内出血	高血圧切迫症	高レニン性高血圧症
	若年高血圧症	若年性境界型高血圧症	収縮期高血圧症
	低レニン性高血圧症		

用法用量　ニルバジピンとして，通常，成人には1回2～4mgを1日2回経口投与する。

禁忌

(1)頭蓋内出血で止血が完成していないと推定される患者
(2)脳卒中急性期で頭蓋内圧が亢進している患者
(3)妊婦又は妊娠している可能性のある婦人
(4)本剤の成分に対し過敏症の既往歴のある患者

トーワジール錠2mg：東和　2mg1錠[9.6円/錠]，トーワジール錠4mg：東和　4mg1錠[15.8円/錠]，ナフトジール錠2：テバ製薬　2mg1錠[9.6円/錠]，ナフトジール錠4：テバ製薬　4mg1錠[14.7円/錠]，ニルバジピン錠2mg「JG」：日本ジェネリック　2mg1錠[9.6円/錠]，ニルバジピン錠2mg「サワイ」：沢井　2mg1錠[9.6円/錠]，ニルバジピン錠2mg「日医工」：日医工　2mg1錠[9.6円/錠]，ニルバジピン錠4mg「JG」：日本ジェネリック　4mg1錠[14.7円/錠]，ニルバジピン錠4mg「サワイ」：沢井　4mg1錠[14.7円/錠]，ニルバジピン錠4mg「日医工」：日医工　4mg1錠[14.7円/錠]

ニ

ニフラン錠75mg　規格：75mg1錠[12円/錠]
プラノプロフェン　田辺三菱　114

【効 能 効 果】

(1)下記疾患ならびに症状の消炎・鎮痛
　関節リウマチ，変形性関節症，腰痛症，頚肩腕症候群，歯根膜炎，痛風発作
(2)下記疾患の解熱・鎮痛
　急性上気道炎(急性気管支炎を伴う急性上気道炎を含む)
(3)外傷後，小手術後ならびに抜歯後の消炎・鎮痛

【対応標準病名】

◎	外傷	関節リウマチ	急性気管支炎
	急性上気道炎	頚肩腕症候群	根尖性歯周炎
	挫傷	挫創	手指変形性関節症
	術後疼痛	全身性変形性関節症	創傷
	痛風発作	抜歯後疼痛	変形性肩関節症
	変形性関節症	変形性胸鎖関節症	変形性肩鎖関節症
	変形性股関節症	変形性膝関節症	変形性手関節症
	変形性足関節症	変形性肘関節症	変形性中手関節症
	母指CM関節変形性関節症	腰痛症	裂傷
	裂創		
○	CM関節変形性関節症	DIP関節変形性関節症	MRSA術後創部感染
	PIP関節変形性関節症	RS3PE症候群	RSウイルス気管支炎
あ	亜急性気管支炎	アキレス腱筋腱移行部断裂	アキレス腱挫傷
	アキレス腱挫創	アキレス腱切創	アキレス腱断裂
	アキレス腱部分断裂	足異物	足開放創
	足挫創	足切創	亜脱臼
	圧挫傷	圧挫創	圧迫骨折
	圧迫神経炎	一過性関節症	一側性外傷後股関節症
	一側性外傷後膝関節症	一側性形成不全性股関節症	一側性原発性股関節症
	一側性原発性膝関節症	一側性続発性股関節症	一側性続発性膝関節症
	犬咬創	陰茎開放創	陰茎挫創
	陰茎折症	陰茎裂創	咽頭開放創
	咽頭気管炎	咽頭喉頭炎	咽頭創傷
	咽頭扁桃炎	陰のう開放創	陰のう裂創
	陰部切創	インフルエンザ菌気管支炎	ウイルス性気管支炎
	う蝕第3度急性化膿性根尖性歯周炎	う蝕第3度急性単純性根尖性歯周炎	う蝕第3度慢性化膿性根尖性歯周炎
	会陰部化膿創	会陰裂傷	エコーウイルス気管支炎
	壊死性潰瘍性歯周炎	壊死性潰瘍性歯肉炎	壊疽性歯肉炎
	遠位橈尺関節変形性関節症	炎症性多発性関節障害	横隔膜損傷
	横骨折	汚染擦過創	汚染創
か	外陰開放創	外陰部挫創	外陰部切創
	外陰部裂傷	外耳開放創	外耳道創傷
	外耳部外傷性異物	外耳部外傷性腫脹	外耳部外傷性皮下異物
	外耳部割創	外耳部貫通創	外耳部咬創
	外耳部挫傷	外耳部挫創	外耳部擦過創
	外耳部刺創	外耳部切創	外耳部創傷
	外耳部打撲傷	外耳部虫刺傷	外耳部皮下血腫
	外耳部皮下出血	外傷後遺症	外傷後股関節症
	外傷後膝関節症	外傷性一過性麻痺	外傷性異物
	外傷性横隔膜ヘルニア	外傷性肩関節症	外傷性眼球ろう
	外傷性関節症	外傷性関節障害	外傷性咬合
	外傷性虹彩離断	外傷性硬膜動静脈瘻	外傷性股関節症
	外傷性歯根膜炎	外傷性耳出血	外傷性視神経症
	外傷性膝関節症	外傷性手関節症	外傷性食道破裂
	外傷性脊髄出血	外傷性切断	外傷性足関節症
	外傷性肘関節症	外傷性動静脈瘻	外傷性動脈血腫
	外傷性動脈瘤	外傷性乳び胸	外傷性脳圧迫
	外傷性脳圧迫・頭蓋内に達する開放創合併あり	外傷性脳圧迫・頭蓋内に達する開放創合併なし	外傷性脳症
	外傷性破裂	外傷性皮下血腫	外傷性母指CM関節症
	外耳裂創	外歯瘻	開腹術後愁訴
	開放骨折	開放性外傷性脳圧迫	開放性陥没骨折
	開放性胸膜損傷	開放性脱臼	開放性脱臼骨折
	開放性脳挫創	開放性脳底部挫傷	開放性びまん性脳損傷
	開放性粉砕骨折	開放創	潰瘍性歯肉炎
	下咽頭創傷	下顎外傷性異物	下顎開放創
	下顎割創	下顎貫通創	下顎口唇挫創
	下顎咬創	下顎挫傷	下顎挫創
	下顎擦過創	下顎刺創	下顎切創
	下顎創傷	下顎打撲傷	下顎皮下血腫
	下顎部挫傷	下顎部打撲傷	下顎部皮膚欠損創
	下顎裂創	踵関節症	踵裂創
	顎関節部開放創	顎関節部割創	顎関節部貫通創
	顎関節部咬創	顎関節部挫傷	顎関節部挫創
	顎関節部擦過創	顎関節部刺創	顎関節部切創
	顎関節部創傷	顎関節部打撲傷	顎関節部皮下血腫
	顎関節部裂創	顎部挫傷	顎部打撲傷
	角膜挫創	角膜切傷	角膜切創
	角膜創傷	角膜破裂	角膜裂傷
	下腿汚染創	下腿開放創	下腿挫創
	下腿切創	下腿皮膚欠損創	下腿裂創
	肩関節症	肩関節痛風	割創
	化膿性歯周炎	化膿性歯肉炎	下背部ストレイン
	眼黄斑部裂孔	眼窩創傷	眼窩部挫創
	眼窩裂傷	眼球結膜裂傷	眼球損傷
	眼球破裂	眼球裂傷	眼瞼外傷性異物
	眼瞼外傷性腫脹	眼瞼外傷性皮下異物	眼瞼開放創
	眼瞼割創	眼瞼貫通創	眼瞼咬創

眼瞼挫創	眼瞼擦過創	眼瞼刺創
眼瞼切創	眼瞼創傷	眼瞼虫刺傷
眼瞼裂創	環指圧挫傷	環指挫傷
環指挫創	環指切創	環指剥皮創
環指皮膚欠損創	眼周囲部外傷性異物	眼周囲部外傷性腫脹
眼周囲部外傷性皮下異物	眼周囲部開放創	眼周囲部割創
眼周囲部貫通創	眼周囲部咬創	眼周囲部挫創
眼周囲部擦過創	眼周囲部刺創	眼周囲部切創
眼周囲部創傷	眼周囲部虫刺傷	眼周囲部裂創
関節血腫	関節骨折	関節挫傷
関節症	関節打撲	関節内骨折
関節リウマチ・顎関節	関節リウマチ・肩関節	関節リウマチ・胸椎
関節リウマチ・頚椎	関節リウマチ・股関節	関節リウマチ・指関節
関節リウマチ・趾関節	関節リウマチ・膝関節	関節リウマチ・手関節
関節リウマチ・脊椎	関節リウマチ・足関節	関節リウマチ・肘関節
関節リウマチ・腰椎	完全骨折	完全脱臼
貫通刺創	貫通銃創	貫通性挫滅創
貫通創	眼部外傷性異物	眼部外傷性腫脹
眼部外傷性皮下異物	眼部開放創	眼部割創
眼部貫通創	眼部咬創	眼部挫創
眼部擦過創	眼部刺創	眼部切創
眼部創傷	眼部虫刺傷	眼部裂創
陥没骨折	顔面汚染創	顔面外傷性異物
顔面開放創	顔面割創	顔面貫通創
顔面咬創	顔面挫傷	顔面挫創
顔面擦過創	顔面刺創	顔面切創
顔面創傷	顔面掻創	顔面損傷
顔面多発開放創	顔面多発割創	顔面多発貫通創
顔面多発咬創	顔面多発挫傷	顔面多発挫創
顔面多発擦過創	顔面多発刺創	顔面多発切創
顔面多発創傷	顔面多発打撲傷	顔面多発虫刺傷
顔面多発皮下血腫	顔面多発皮下出血	顔面多発裂創
顔面打撲傷	顔面皮下血腫	顔面皮膚欠損創
顔面裂創	偽膜性気管支炎	急性咽頭喉頭炎
急性咽頭扁桃炎	急性化膿性根尖性歯周炎	急性化膿性歯根膜炎
急性化膿性辺縁性歯根膜炎	急性気管気管支炎	急性口蓋扁桃炎
急性喉頭気管気管支炎	急性根尖性歯周炎	急性歯冠周囲炎
急性歯周炎	急性歯槽膿瘍	急性歯肉炎
急性単純性根尖性歯周炎	急性反復性気管支炎	急性腰痛症
急速進行性歯周炎	急速破壊型股関節症	胸管損傷
胸腺損傷	頬粘膜咬傷	頬粘膜咬創
胸部汚染創	胸部外傷	頬部外傷性異物
頬部開放創	頬部割創	頬部貫通創
頬部咬創	頬部挫傷	胸部挫創
頬部挫創	頬部擦過創	頬部刺創
胸部食道損傷	胸部切創	頬部切創
頬部創傷	胸部損傷	頬部打撲傷
頬部皮下血腫	胸部皮膚欠損創	頬部皮膚欠損創
頬部裂創	胸壁開放創	胸壁刺創
強膜切創	強膜創傷	胸膜損傷・胸腔に達する開放創合併あり
強膜裂傷	胸膜裂創	棘刺創
魚咬創	亀裂骨折	筋筋膜性腰痛症
筋損傷	筋断裂	筋肉内血腫
屈曲骨折	クループ性気管支炎	頚管破裂
頚肩腕障害	脛骨顆部割創	形成不全性股関節症
頚頭蓋症候群	頚部開放創	頚部挫創
頚部食道開放創	頚部切創	頚部皮膚欠損創
血管切断	血管損傷	血腫
血清反応陰性関節リウマチ	結膜創傷	結膜裂傷
限局型若年性歯周炎	腱切創	腱損傷
腱断裂	原発性関節症	原発性股関節症
原発性膝関節症	原発性全身性関節症	原発性痛風
原発性変形性関節症	原発性母指 CM 関節症	腱部分断裂
腱裂傷	高エネルギー外傷	口蓋挫傷
口蓋切創	口蓋裂創	口角部挫創
口角部裂創	口腔外傷性異物	口腔外傷性腫脹
口腔開放創	口腔割創	口腔挫傷
口腔挫創	口腔擦過創	口腔刺創
口腔切創	口腔創傷	口腔打撲傷
口腔内血腫	口腔粘膜咬傷	口腔粘膜咬創
口腔裂創	後頚部交感神経症候群	口唇外傷性異物
口唇外傷性腫脹	口唇外傷性皮下異物	口唇開放創
口唇割創	口唇貫通創	口唇咬傷
口唇咬創	口唇挫傷	口唇挫創
口唇擦過創	口唇刺創	口唇切創
口唇創傷	口唇打撲傷	口唇虫刺傷
口唇皮下血腫	口唇皮下出血	口唇裂創
溝創	咬創	喉頭外傷
喉頭損傷	後頭部外傷	後頭部割創
後頭部挫傷	後頭部挫創	後頭部切創
後頭部打撲傷	後頭部裂創	広汎型若年性歯周炎
広範性軸索損傷	広汎性神経損傷	後方脱臼
硬膜損傷	硬膜裂傷	肛門裂創
股関節症	コクサッキーウイルス気管支炎	骨折
骨盤部裂創	根性腰痛症	根尖周囲膿瘍
根尖肉芽腫	根尖膿瘍	根側歯周膿瘍
昆虫咬創	昆虫刺傷	コントル・クー損傷
採皮創	坐骨神経根炎	坐骨神経痛
坐骨単神経根炎	擦過創	擦過皮下血腫
挫滅傷	挫滅創	産科的創傷の血腫
耳介外傷性異物	耳介外傷性腫脹	耳介外傷性皮下異物
耳介開放創	耳介割創	耳介貫通創
耳介咬創	耳介挫傷	耳介挫創
耳介擦過創	耳介刺創	耳介切創
耳介創傷	耳介打撲傷	耳介虫刺傷
耳介皮下血腫	耳介皮下出血	趾開放創
耳介裂創	耳下腺部打撲	趾化膿創
歯冠周囲炎	歯冠周囲膿瘍	趾関節症
指間切創	趾間切創	子宮癌術後後遺症
子宮頚管裂傷	子宮頚部環状剥離	刺咬症
歯根膜下膿瘍	趾挫創	示指 MP 関節挫傷
示指 PIP 開放創	示指割創	示指化膿創
示指挫傷	示指挫創	示指刺創
四肢静脈損傷	示指切創	四肢動脈損傷
示指皮膚欠損創	歯周炎	歯周症
歯周膿瘍	思春期性歯肉炎	耳前部挫創
刺創	歯槽膿瘍	膝蓋部挫創
膝下部挫創	膝窩部銃創	膝関節症
膝関節部異物	膝関節部挫創	膝部異物
膝部開放創	膝部割創	膝部咬創
膝部挫創	膝部切創	膝部裂創
歯肉炎	歯肉挫傷	歯肉切創
歯肉膿瘍	歯肉裂創	尺側偏位
若年性歯周炎	斜骨折	射創
尺骨近位端骨折	尺骨鉤状突起骨折	手圧挫傷
縦隔血腫	縦骨折	銃創
重複骨折	手関節挫滅傷	手関節挫滅創
手関節症	手関節掌側部挫創	手関節部挫創
手関節部切創	手関節部創傷	手関節部裂創
手根関節症	手指圧挫傷	手指汚染創
手指開放創	手指咬創	種子骨開放骨折
種子骨骨折	手指挫傷	手指挫創
手指挫滅傷	手指挫滅創	手指刺創
手指切創	手指打撲傷	手指剥皮創

さ

	手指皮下血腫	手指皮膚欠損創	手術創部膿瘍
	手掌挫創	手掌刺創	手掌切創
	手掌剥皮創	手掌皮膚欠損創	術後横隔膜下膿瘍
	術後合併症	術後創部感染	術後膿瘍
	術後腹腔内膿瘍	術後腹壁膿瘍	術後腰痛
	術創部痛	手背皮膚欠損創	手背部挫創
	手背部切創	手部汚染創	上顎挫傷
	上顎擦過創	上顎切創	上顎打撲傷
	上顎皮下血腫	上顎部裂創	上口唇挫傷
	踵骨部挫滅創	小指咬創	小指挫傷
	小指挫創	小指切創	硝子体切断
	小指皮膚欠損創	上唇小帯裂創	上腕汚染創
	上腕貫通銃創	上腕挫創	上腕皮膚欠損創
	上腕部開放創	食道損傷	処女膜裂傷
	神経原性関節症	神経根炎	神経根ひきぬき損傷
	神経切断	神経叢損傷	神経叢不全損傷
	神経損傷	神経断裂	針刺創
	滲出性気管支炎	靱帯ストレイン	靱帯損傷
	靱帯断裂	靱帯捻挫	靱帯裂傷
	ストレイン	成人スチル病	精巣開放創
	精巣破裂	声門外傷	脊髄神経根症
	脊椎痛	脊椎麻酔後頭痛	舌開放創
	舌下顎挫創	舌咬傷	舌咬創
	舌挫創	舌刺創	舌切創
	切創	舌創傷	切断
	舌扁桃炎	舌裂創	前額部外傷性異物
	前額部外傷性腫脹	前額部外傷性皮下異物	前額部開放創
	前額部割創	前額部貫通創	前額部咬創
	前額部挫創	前額部擦過創	前額部刺創
	前額部切創	前額部創傷	前額部虫刺傷
	前額部虫刺症	前額部皮膚欠損創	前額部裂創
	前胸部挫創	前頚頭頂部挫創	仙骨部挫創
	仙骨部皮膚欠損創	前思春期性歯周炎	線状骨折
	全身擦過創	穿通創	先天性股関節脱臼治療後亜脱臼
	前頭部割創	前頭部挫傷	前頭部挫創
	前頭部切創	前頭部打撲傷	前頭部皮膚欠損創
	前方脱臼	前腕汚染創	前腕開放創
	前腕咬創	前腕挫創	前腕刺創
	前腕切創	前腕皮膚欠損創	前腕裂創
	爪下異物	爪下挫滅傷	爪下挫滅創
	早期発症型歯周炎	創傷感染症	増殖性歯肉炎
	掻創	創部膿瘍	足関節症
	足関節内果部挫創	足関節部挫創	足底異物
	足底部咬創	足底部刺創	足底部皮膚欠損創
	側頭部割創	側頭部挫創	側頭部切創
	側頭部打撲傷	側頭部皮下血腫	足背部挫創
	足背部切創	続発性関節症	続発性股関節症
	続発性膝関節症	続発性多発性関節症	続発性痛風
	続発性母指 CM 関節症	足部汚染創	側腹部咬創
	側腹部挫創	側腹壁開放創	足部皮膚欠損創
	足部裂創	鼡径部開放創	鼡径部切創
た	第 5 趾皮膚欠損創	大腿汚染創	大腿咬創
	大腿挫創	大腿皮膚欠損創	大腿部開放創
	大腿部刺創	大腿部切創	大腿裂創
	大転子部挫創	脱臼	脱臼骨折
	多発性外傷	多発性開放創	多発性関節症
	多発性咬創	多発性切創	多発性穿刺創
	多発性リウマチ性関節炎	多発性裂創	打撲割創
	打撲血腫	打撲挫創	打撲擦過創
	打撲傷	打撲皮下血腫	単純性歯周炎
	単純性歯肉炎	単純脱臼	智歯周囲炎
	腟開放創	腟断端炎	腟裂傷
	中隔部肉芽形成	肘関節骨折	肘関節挫創

	肘関節症	肘関節脱臼骨折	肘関節内骨折
	肘関節部開放創	中指咬創	中指挫傷
	中指挫創	中指刺創	中指切創
	中指皮膚欠損創	中手骨関節部挫創	虫垂炎術後残膿瘍
	中枢神経系損傷	肘頭骨折	肘部挫創
	肘部切創	肘部皮膚欠損創	痛風
	痛風腎	痛風性関節炎	痛風性関節症
	定型痛風	手開放創	手咬創
	手挫創	手刺創	手切創
	転位性骨折	殿部異物	殿部開放創
	殿部咬創	殿部刺創	殿部切創
	殿部痛	殿部皮膚欠損創	殿部裂創
	頭頂部挫傷	頭頂部挫創	頭頂部擦過創
	頭頂部切創	頭頂部打撲傷	頭頂部裂創
	頭皮外傷性腫脹	頭皮開放創	頭皮下血腫
	頭皮剥離	頭皮表在損傷	頭部異物
	頭部外傷性皮下異物	頭部外傷性皮下気腫	頭部開放創
	頭部割創	頭部頚部挫傷	頭部頚部挫創
	頭部頚部打撲傷	頭部血腫	頭部挫傷
	頭部挫創	頭部擦過創	頭部刺創
	頭部切創	頭部多発開放創	頭部多発割創
	頭部多発咬創	頭部多発挫傷	頭部多発挫創
	頭部多発擦過創	頭部多発刺創	頭部多発切創
	頭部多発創傷	頭部多発打撲傷	頭部多発皮下血腫
	頭部多発裂創	頭部打撲	頭部打撲血腫
	頭部打撲傷	頭部虫刺傷	動物咬創
	頭部皮下異物	頭部皮下血腫	頭部皮下出血
	頭部皮膚欠損創	頭部裂創	動脈損傷
な	特殊性歯周炎	特発性関節脱臼	内歯瘻
	鉛痛風	軟口蓋血腫	軟口蓋挫創
	軟口蓋創傷	軟口蓋破裂	難治性歯周炎
	肉離れ	二次性変形性関節症	乳癌術後後遺症
	尿管切石術後感染症	猫咬創	捻挫
	脳挫傷	脳挫傷・頭蓋内に達する開放創合併あり	脳挫傷・頭蓋内に達する開放創合併なし
	脳挫創	脳挫創・頭蓋内に達する開放創合併あり	脳挫創・頭蓋内に達する開放創合併なし
	脳手術後遺症	脳腫瘍摘出術後遺症	脳損傷
	脳対側損傷	脳直撃損傷	脳底部挫傷
	脳底部挫傷・頭蓋内に達する開放創合併あり	脳底部挫傷・頭蓋内に達する開放創合併なし	脳裂傷
は	肺炎球菌性気管支炎	敗血症性気管支炎	背部痛
	剥離骨折	剥離性歯肉炎	抜歯後感染
	パラインフルエンザウイルス気管支炎	バレー・リュー症候群	破裂骨折
	皮下異物	皮下血腫	鼻下擦過創
	皮下静脈損傷	皮下損傷	鼻根部打撲挫創
	鼻根部裂創	膝汚染創	膝皮膚欠損創
	皮神経挫傷	鼻前庭部挫創	鼻尖部挫創
	肥大性歯肉炎	ヒトメタニューモウイルス気管支炎	非熱傷性水疱
	鼻部外傷性異物	鼻部外傷性腫脹	鼻部外傷性皮下異物
	鼻部開放創	眉部割創	鼻部割創
	鼻部貫通創	腓腹筋挫創	眉部血腫
	皮膚欠損創	鼻部咬創	鼻部挫傷
	鼻部挫創	鼻部擦過創	鼻部刺創
	鼻部切創	鼻部創傷	皮膚損傷
	鼻部打撲傷	鼻部虫刺傷	皮膚剥脱創
	鼻部皮下血腫	鼻部皮下出血	鼻部皮膚欠損創
	鼻部皮膚剥離創	鼻部裂創	びまん性脳損傷
	びまん性脳損傷・頭蓋内に達する開放創合併あり	びまん性脳損傷・頭蓋内に達する開放創合併なし	眉毛部割創
	眉毛部裂創	病的骨折	表皮剥離
	鼻翼部切創	鼻翼部裂創	びらん性関節症
	びらん性歯肉炎	フェニトイン歯肉増殖症	複雑性歯周炎
	複雑性歯肉炎	複雑脱臼	副鼻腔炎術後症

	副鼻腔開放創	腹部汚染創	腹部刺創
	腹部皮膚欠損創	腹壁異物	腹壁開放創
	腹壁縫合糸膿瘍	ブシャール結節	不全骨折
	ブラックアイ	粉砕骨折	分娩時会陰裂傷
	分娩時軟産道損傷	閉鎖性外傷性脳圧迫	閉鎖性骨折
	閉鎖性脱臼	閉鎖性脳挫創	閉鎖性脳底部挫傷
	閉鎖性びまん性脳損傷	ヘーガース結節	ヘバーデン結節
	辺縁性化膿性歯根膜炎	辺縁性歯周組織炎	縫合糸膿瘍
	縫合部膿瘍	萌出性歯肉炎	帽状腱膜下出血
	包皮挫創	包皮切創	包皮裂創
	母指CM関節症	母指関節症	母指咬創
	母指挫傷	母指挫創	母趾挫創
	母指示指間切創	母指刺創	母指切創
	母指打撲挫創	母指打撲傷	母指皮膚欠損創
ま	母趾皮膚欠損創	母指末節部挫創	マイコプラズマ気管支炎
	末梢血管外傷	末梢神経損傷	慢性萎縮性老人性歯肉炎
	慢性化膿性根尖性歯周炎	慢性根尖性歯周炎	慢性歯冠周囲炎
	慢性歯周炎	慢性歯周膿瘍	慢性歯槽膿瘍
	慢性歯肉炎	慢性辺縁性歯周炎急性発作	慢性辺縁性歯周炎軽度
	慢性辺縁性歯周炎重度	慢性辺縁性歯周炎中等度	眉間部挫創
	眉間部裂創	耳後部挫創	耳後部打撲傷
	ムチランス変形	盲管銃創	網膜振盪
や	網脈絡膜裂傷	モンテジア骨折	薬剤性痛風
	腰仙部神経根炎	腰痛坐骨神経痛症候群	腰殿部痛
	腰部神経根炎	腰部切創	腰部打撲挫創
ら	ライノウイルス気管支炎	らせん骨折	リウマチ性滑液包炎
	リウマチ性皮下結節	リウマチ様関節炎	離開骨折
	両側性外傷後股関節症	両側性外傷後膝関節症	両側性外傷性母指CM関節症
	両側性形成不全性股関節症	両側性原発性股関節症	両側性原発性膝関節症
	両側性原発性母指CM関節症	両側性続発性股関節症	両側性続発性膝関節症
	両側性続発性母指CM関節症	涙管損傷	涙管断裂
	涙道損傷	轢過創	裂離
	裂離骨折	連鎖球菌気管支炎	連鎖球菌性上気道感染
わ	老人性関節炎	老年性股関節症	若木骨折
△	BCG副反応	かぜ	カテーテル感染症
	カテーテル敗血症	感冒	金属歯冠修復過高
	金属歯冠修復粗造	金属歯冠修復脱離	金属歯冠修復低位
	金属歯冠修復破損	金属歯冠修復不適合	頚椎不安定症
	術後感染症	術後髄膜炎	術後敗血症
	上腕神経痛	象牙粒	創傷はえ幼虫症
	損傷	第2象牙質	痛風結節
	疼痛	背部圧迫感	不規則象牙質
	腰腹痛		

用法用量

効能効果(1)，(3)の場合には

プラノプロフェンとして，通常，成人1回75mgを1日3回食後に経口投与する。なお，年齢，症状により適宜増減する。頓用の場合には1回75mgを経口投与する。

痛風発作にはプラノプロフェンとして，成人1回150mg～225mgを1日3回，その後翌日から，通常，成人1回75mgを1日3回食後に経口投与する。

効能効果(2)の場合には

通常，成人にはプラノプロフェンとして，1回75mgを頓用する。なお，年齢，症状により適宜増減する。

ただし，原則として1日2回までとし，1日最大225mgを限度とする。また，空腹時の投与は避けさせることが望ましい。

禁忌

(1)消化性潰瘍のある患者
(2)重篤な血液の異常のある患者
(3)重篤な肝障害のある患者
(4)重篤な腎障害のある患者
(5)重篤な心機能不全のある患者
(6)重篤な高血圧症の患者
(7)本剤の成分に過敏症の既往歴のある患者
(8)アスピリン喘息(非ステロイド性消炎鎮痛剤等による喘息発作の誘発)又はその既往歴のある患者
(9)妊娠末期の婦人

プラノプロフェン液1.5%MEEK：小林化工　1.5%1mL[6.6円/mL]，プラノプロフェンカプセル75mg「日医工」：日医工　75mg1カプセル[7.8円/カプセル]，プラノプロフェン錠75mg「トーワ」：東和　75mg1錠[7.8円/錠]，ルポック錠75mg：キョーリンリメディオ　75mg1錠[7.8円/錠]

ニフレック配合内用剤　規格：1袋[1144.3円/袋]

塩化カリウム　塩化ナトリウム　炭酸水素ナトリウム　無水硫酸ナトリウム　味の素　799

【効能効果】

大腸内視鏡検査，バリウム注腸X線造影検査及び大腸手術時の前処置における腸管内容物の排除

【対応標準病名】

該当病名なし

用法用量

本品1袋を水に溶解して約2Lとし，溶解液とする。

通常，成人には，1回溶解液2～4Lを1時間あたり約1Lの速度で経口投与する。ただし，排泄液が透明になった時点で投与を終了し，4Lを超えての投与は行わない。

大腸内視鏡検査前処置

(1)検査当日に投与する場合：当日の朝食は絶食(水分摂取のみ可)とし，検査開始予定時間の約4時間前から投与を開始する。

(2)検査前日に投与する場合：前日の夕食後は絶食(水分摂取のみ可)とし，夕食後約1時間以上経過した後，投与を開始する。ただし，前日の朝食，昼食は残渣の少ないもの，夕食は固形物の入っていない液状食とする。

バリウム注腸X線造影検査前処置：検査当日の朝は絶食(水分摂取のみ可)とし，検査開始予定時間の約6時間前から投与を開始する。通常，成人には，溶解液の投与開始時にモサプリドクエン酸塩として20mgを溶解液(約180mL)で経口投与する。また，溶解液投与終了後，モサプリドクエン酸塩として20mgを少量の水で経口投与する。

大腸手術前処置：手術前日の昼食後は絶食(水分摂取のみ可)とし，昼食後約3時間以上経過した後，投与を開始する。

用法用量に関連する使用上の注意　排便，腹痛等の状況を確認しながら慎重に投与すること。

約1Lを投与しても排便がない場合には，腹痛，嘔気，嘔吐のないことを必ず確認したうえで投与を継続し，排便が認められるまで十分観察すること。

2Lを投与しても排便がない場合は投与を中断し，腹痛，嘔吐等がないことを確認するとともに，腹部の診察や画像検査(単純X線，超音波，CT等)を行い，投与継続の可否について，慎重に検討すること。

また，高齢者では特に時間をかけて投与すること。

本剤をバリウム注腸X線造影検査に用いる際には，2回目のモサプリドクエン酸塩水和物を投与した後はバリウム注腸X線造影検査までは飲食物の摂取を行わないこと。

警告

(1)本剤の投与により，腸管内圧上昇による腸管穿孔を起こすことがあるので，排便，腹痛等の状況を確認しながら，慎重に投与するとともに，腹痛等の消化器症状があらわれた場合は投与を中断し，腹部の診察や画像検査(単純X線，超音波，CT等)を行い，投与継続の可否について慎重に検討すること。特に，腸閉塞を疑う患者には問診，触診，直腸診，画像検査等により腸閉塞でないことを確認した後に投与するとともに，腸管狭窄，高度な便秘，腸管憩室のある患者では注意すること。

(2)本剤の投与により，ショック，アナフィラキシー等があらわれるおそれがあるので，自宅での服用に際し，特に副作用発現時の対応について，患者に説明すること。

禁忌

(1)胃腸管閉塞症及び腸閉塞の疑いのある患者
(2)腸管穿孔
(3)中毒性巨大結腸症

オーペグ配合内用剤：日医工　1袋[578.8円/袋]，スクリット配合内用剤：テバ製薬　1袋[578.8円/袋]，ニフプラス：大原薬品　1袋[729.6円/袋]，ムーベン配合内用液：日本製薬　500mL1瓶[646.5円/瓶]，ムーベン配合内用剤：日本製薬　1袋[729.6円/袋]，ロレナック配合内用剤：シオノ　1袋[578.8円/袋]

ニポラジン錠3mg　規格：3mg1錠[8.2円/錠]
ニポラジン小児用細粒0.6%　規格：0.6%1g[66.1円/g]
ニポラジン小児用シロップ0.03%　規格：0.03%1mL[6.9円/mL]
メキタジン　アルフレッサファーマ　441

ゼスラン錠3mg，ゼスラン小児用細粒0.6%，ゼスラン小児用シロップ0.03%を参照(P491)

乳酸カルシウム「ホエイ」　規格：10g[3.77円/g]
乳酸カルシウム水和物　マイラン製薬　321

【効能効果】

(1)低カルシウム血症に起因する下記症候の改善
　テタニー
(2)下記代謝性骨疾患におけるカルシウム補給
　妊婦・産婦の骨軟化症
(3)発育期におけるカルシウム補給

【対応標準病名】

◎	骨軟化症	産褥性骨軟化症	低カルシウム血症
	テタニー		
○	脊椎骨軟化症	テタニー性白内障	ビタミンD欠乏性骨軟化症
△	仮性テタニー	家族性低カルシウム尿性高カルシウム血症	カルシウム代謝障害
	高カルシウム尿症	石灰沈着症	低カルシウム性白内障
	特発性高カルシウム尿症	バーネット症候群	無機質欠乏症
	無機質代謝障害		

用法用量

乳酸カルシウム水和物として，通常成人1回1gを1日2～5回経口投与する。
なお，年齢，症状により適宜増減する。

禁忌

(1)高カルシウム血症の患者
(2)腎結石のある患者
(3)重篤な腎不全のある患者

乳酸カルシウム「NikP」：日医工[2.88円/g]，乳酸カルシウム「エビス」：日興[2.62円/g]，乳酸カルシウム「ケンエー」：健栄[3.77円/g]，乳酸カルシウム「コザカイ・M」：小堺[3.67円/g]，乳酸カルシウム<ハチ>：東洋製化[2.88円/g]，乳酸カルシウム「ヤマゼン」：山善[3.3円/g]，乳酸カルシウム水和物：シオエ[2.88円/g]，乳酸カルシウム水和物「ヨシダ」：吉田[3.77円/g]

乳石錠500mg「ファイザー」　規格：500mg1錠[5.6円/錠]
乳酸カルシウム水和物　ファイザー　321

【効能効果】

(1)低カルシウム血症に起因する下記症候の改善：テタニー
(2)下記代謝性骨疾患におけるカルシウム補給：妊婦・産婦の骨軟化症
(3)発育期におけるカルシウム補給

【対応標準病名】

◎	骨軟化症	産褥性骨軟化症	低カルシウム血症
	テタニー		
○	脊椎骨軟化症	テタニー性白内障	ビタミンD欠乏性骨軟化症
△	仮性テタニー	家族性低カルシウム尿性高カルシウム血症	カルシウム代謝障害
	高カルシウム尿症	石灰沈着症	低カルシウム性白内障
	特発性高カルシウム尿症	バーネット症候群	無機質欠乏症
	無機質代謝障害		

用法用量　乳酸カルシウム水和物として，通常成人1回1g(本剤2錠)を1日2～5回経口投与する。
なお，年齢，症状により適宜増減する。

禁忌

(1)高カルシウム血症の患者
(2)腎結石のある患者
(3)重篤な腎不全のある患者

ニューレプチル細粒10%　規格：10%1g[51.3円/g]
ニューレプチル錠5mg　規格：5mg1錠[5.6円/錠]
ニューレプチル錠10mg　規格：10mg1錠[6.8円/錠]
ニューレプチル錠25mg　規格：25mg1錠[13.1円/錠]
ニューレプチル内服液1%　規格：1%1mL[15.1円/mL]
プロペリシアジン　高田　117

【効能効果】

統合失調症

【対応標準病名】

◎	統合失調症		
○	アスペルガー症候群	型分類困難な統合失調症	偽神経症性統合失調症
	急性統合失調症	急性統合失調症性エピソード	急性統合失調症様精神病性障害
	境界型統合失調症	緊張型統合失調症	残遺型統合失調症
	自閉的精神病質	小児期型統合失調症	小児シゾイド障害
	前駆期統合失調症	潜在性統合失調症	体感症性統合失調症
	短期統合失調症様障害	単純型統合失調症	遅発性統合失調症
	統合失調症型障害	統合失調症型パーソナリティ障害	統合失調症後抑うつ
	統合失調症症状を伴う急性錯乱	統合失調症症状を伴う急性多形性精神病性障害	統合失調症症状を伴う類循環精神病
	統合失調症性パーソナリティ障害	統合失調症性反応	統合失調症様状態
	破瓜型統合失調症	夢幻精神病	妄想型統合失調症
△	統合失調症症状を伴わない急性錯乱	統合失調症症状を伴わない急性多形性精神病性障害	統合失調症症状を伴わない類循環精神病
	モレル・クレペリン病		

用法用量　通常，成人にはプロペリシアジンとして，1日10～60mgを分割経口投与する。なお，年齢，症状により適宜増減する。

禁忌

(1)昏睡状態，循環虚脱状態にある患者
(2)バルビツール酸誘導体・麻酔剤等の中枢神経抑制剤の強い影響下にある患者
(3)アドレナリンを投与中の患者

(4)フェノチアジン系化合物及びその類似化合物に対し過敏症の患者

原則禁忌　皮質下部の脳障害(脳炎，脳腫瘍，頭部外傷後遺症等)の疑いのある患者

併用禁忌

薬剤名等	臨床症状・措置方法	機序・危険因子
アドレナリン ボスミン	アドレナリンの作用を逆転させ，血圧降下を起こすことがある。	アドレナリンのα作用が遮断され，β作用が優位になることがある。

ニューロタン錠25mg　規格：25mg1錠[72円/錠]
ニューロタン錠50mg　規格：50mg1錠[136.5円/錠]
ニューロタン錠100mg　規格：100mg1錠[206.9円/錠]
ロサルタンカリウム　MSD　214

【効能効果】

(1)高血圧症

(2)高血圧及び蛋白尿を伴う2型糖尿病における糖尿病性腎症

【対応標準病名】

◎	2型糖尿病性腎症	高血圧症	蛋白尿
	本態性高血圧症		
○	2型糖尿病・腎合併症あり	2型糖尿病性腎硬化症	2型糖尿病性腎症第1期
	2型糖尿病性腎症第2期	2型糖尿病性腎症第3期	2型糖尿病性腎症第3期A
	2型糖尿病性腎症第3期B	2型糖尿病性腎症第4期	2型糖尿病性腎症第5期
	悪性高血圧症	アルブミン尿	一過性蛋白尿
	機能性蛋白尿	境界型高血圧症	高血圧性緊急症
	高血圧性腎疾患	高血圧性脳内出血	高血圧切迫症
	高レニン性高血圧症	若年高血圧症	若年性境界型高血圧症
	収縮期高血圧症	心因性高血圧症	新生児蛋白尿症
	低レニン性高血圧症	糖尿病性腎硬化症	糖尿病性腎症
	内分泌性高血圧症	二次性高血圧症	副腎性高血圧症
	ベンス・ジョーンズ蛋白尿症	無症候性蛋白尿	
△	2型糖尿病	2型糖尿病性腎不全	HELLP症候群
	安定型糖尿病	インスリン抵抗性糖尿病	軽症妊娠高血圧症候群
	混合型妊娠高血圧症候群	産後高血圧症	紫斑病腎炎
	若年2型糖尿病	重症妊娠高血圧症候群	純粋型妊娠高血圧症候群
	腎血管性高血圧症	腎実質性高血圧症	腎性高血圧症
	新生児高血圧症	腎性糖尿	早発型妊娠高血圧症候群
	遅発型妊娠高血圧症候群	糖尿病	糖尿病合併症
	糖尿病性腎不全	妊娠高血圧症	妊娠高血圧症候群
	妊娠高血圧腎症	妊娠中一過性高血圧症	妊娠糖尿病
	ループス腎炎		

効能効果に関連する使用上の注意　高血圧及び蛋白尿を伴う2型糖尿病における糖尿病性腎症の場合：高血圧及び蛋白尿(尿中アルブミン/クレアチニン比300mg/g以上)を合併しない患者における本剤の有効性及び安全性は確認されていない。

用法用量

(1)高血圧症：通常，成人にはロサルタンカリウムとして25～50mgを1日1回経口投与する。なお，年齢，症状により適宜増減するが，1日100mgまで増量できる。

(2)高血圧及び蛋白尿を伴う2型糖尿病における糖尿病性腎症：通常，成人にはロサルタンカリウムとして50mgを1日1回経口投与する。なお，血圧値をみながら1日100mgまで増量できる。ただし，過度の血圧低下を起こすおそれのある患者等では25mgから投与を開始する。

用法用量に関連する使用上の注意　高血圧及び蛋白尿を伴う2型糖尿病における糖尿病性腎症に対して，本剤を投与後，血清クレアチニン値が前回の検査値と比較して30%(あるいは1mg/dL)以上増加した場合，及び糸球体ろ過値，1/血清クレアチニン値の勾配等で評価した腎機能障害の進展速度が加速された場合は，減量あるいは投与中止を考慮すること。

禁忌

(1)本剤の成分に対し過敏症の既往歴のある患者

(2)妊婦又は妊娠している可能性のある婦人

(3)重篤な肝障害のある患者

(4)アリスキレンを投与中の糖尿病患者(ただし，他の降圧治療を行ってもなお血圧のコントロールが著しく不良の患者を除く)

ロサルタンK錠25mg「DSEP」：第一三共エスファ　25mg1錠[30.5円/錠]，ロサルタンK錠25mg「EE」：エルメッドエーザイ　25mg1錠[38.9円/錠]，ロサルタンK錠25mg「KN」：小林化工　25mg1錠[30.5円/錠]，ロサルタンK錠25mg「オーハラ」：大原薬品　25mg1錠[38.9円/錠]，ロサルタンK錠25mg「科研」：ダイト　25mg1錠[38.9円/錠]，ロサルタンK錠25mg「タカタ」：高田　25mg1錠[38.9円/錠]，ロサルタンK錠25mg「トーワ」：東和　25mg1錠[38.9円/錠]，ロサルタンK錠25mg「日新」：日新－山形　25mg1錠[30.5円/錠]，ロサルタンK錠25mg「ファイザー」：ファイザー　25mg1錠[38.9円/錠]，ロサルタンK錠25mg「明治」：Meiji Seika　25mg1錠[38.9円/錠]，ロサルタンK錠50mg「DSEP」：第一三共エスファ　50mg1錠[57.1円/錠]，ロサルタンK錠50mg「EE」：エルメッドエーザイ　50mg1錠[73円/錠]，ロサルタンK錠50mg「KN」：小林化工　50mg1錠[73円/錠]，ロサルタンK錠50mg「オーハラ」：大原薬品　50mg1錠[73円/錠]，ロサルタンK錠50mg「科研」：ダイト　50mg1錠[73円/錠]，ロサルタンK錠50mg「タカタ」：高田　50mg1錠[73円/錠]，ロサルタンK錠50mg「トーワ」：東和　50mg1錠[73円/錠]，ロサルタンK錠50mg「日新」：日新－山形　50mg1錠[73円/錠]，ロサルタンK錠50mg「ファイザー」：ファイザー　50mg1錠[73円/錠]，ロサルタンK錠50mg「明治」：Meiji Seika　50mg1錠[73円/錠]，ロサルタンK錠100mg「DSEP」：第一三共エスファ　100mg1錠[85.6円/錠]，ロサルタンK錠100mg「EE」：エルメッドエーザイ　100mg1錠[85.6円/錠]，ロサルタンK錠100mg「KN」：小林化工　100mg1錠[114.9円/錠]，ロサルタンK錠100mg「オーハラ」：大原薬品　100mg1錠[85.6円/錠]，ロサルタンK錠100mg「科研」：ダイト　100mg1錠[114.9円/錠]，ロサルタンK錠100mg「タカタ」：高田　100mg1錠[114.9円/錠]，ロサルタンK錠100mg「トーワ」：東和　100mg1錠[114.9円/錠]，ロサルタンK錠100mg「日新」：日新－山形　100mg1錠[114.9円/錠]，ロサルタンK錠100mg「ファイザー」：ファイザー　100mg1錠[114.9円/錠]，ロサルタンK錠100mg「明治」：Meiji Seika　100mg1錠[114.9円/錠]，ロサルタンカリウム錠25mg「AA」：あすかActavis　25mg1錠[30.5円/錠]，ロサルタンカリウム錠25mg「BMD」：ビオメディクス　25mg1錠[38.9円/錠]，ロサルタンカリウム錠25mg「DK」：大興　25mg1錠[30.5円/錠]，ロサルタンカリウム錠25mg「FFP」：富士フイルム　25mg1錠[30.5円/錠]，ロサルタンカリウム錠25mg「JG」：日本ジェネリック　25mg1錠[38.9円/錠]，ロサルタンカリウム錠25mg「KOG」：日本薬品工業　25mg1錠[30.5円/錠]，ロサルタンカリウム錠25mg「NP」：ニプロ　25mg1錠[30.5円/錠]，ロサルタンカリウム錠25mg「TCK」：辰巳化学　25mg1錠[38.9円/錠]，ロサルタンカリウム錠25mg「YD」：陽進堂　25mg1錠[30.5円/錠]，ロサルタンカリウム錠25mg「ZE」：全星薬品　25mg1錠[38.9円/錠]，ロサルタンカリウム錠25mg「アメル」：共和薬品　25mg1錠[30.5円/錠]，ロサルタンカリウム錠25mg「杏林」：キョーリンリメディオ　25mg1錠[30.5円/錠]，ロサルタンカリウム錠25mg「ケミファ」：日本ケミファ　25mg1錠[38.9円/錠]，ロサルタンカリウム錠25mg「サワイ」：沢井　25mg1錠[30.5円/錠]，ロサルタンカリウム錠25mg「サンド」：サンド　25mg1錠[30.5円/錠]，ロサルタンカリウム錠25mg「テバ」：テバ製薬　25mg1錠[30.5円/錠]，ロサルタンカリウム錠25mg「日医工」：日医工　25mg1錠[30.5円/錠]，ロサルタンカリウム錠25mg「本草」：本草　25mg1錠[38.9円/錠]，ロサルタ

ンカリウム錠25mg「マヤ」：摩耶堂　25mg1錠[38.9円/錠]，ロサルタンカリウム錠25mg「モチダ」：ニプロパッチ　25mg1錠[30.5円/錠]，ロサルタンカリウム錠50mg「AA」：あすかActavis　50mg1錠[73円/錠]，ロサルタンカリウム錠50mg「BMD」：ビオメディクス　50mg1錠[73円/錠]，ロサルタンカリウム錠50mg「DK」：大興　50mg1錠[57.1円/錠]，ロサルタンカリウム錠50mg「FFP」：富士フイルム　50mg1錠[57.1円/錠]，ロサルタンカリウム錠50mg「JG」：日本ジェネリック　50mg1錠[73円/錠]，ロサルタンカリウム錠50mg「KOG」：日本薬品工業　50mg1錠[57.1円/錠]，ロサルタンカリウム錠50mg「NP」：ニプロ　50mg1錠[57.1円/錠]，ロサルタンカリウム錠50mg「TCK」：辰巳化学　50mg1錠[73円/錠]，ロサルタンカリウム錠50mg「YD」：陽進堂　50mg1錠[57.1円/錠]，ロサルタンカリウム錠50mg「ZE」：全星薬品　50mg1錠[73円/錠]，ロサルタンカリウム錠50mg「アメル」：共和薬品　50mg1錠[57.1円/錠]，ロサルタンカリウム錠50mg「杏林」：キョーリンリメディオ　50mg1錠[57.1円/錠]，ロサルタンカリウム錠50mg「ケミファ」：日本ケミファ　50mg1錠[73円/錠]，ロサルタンカリウム錠50mg「サワイ」：沢井　50mg1錠[57.1円/錠]，ロサルタンカリウム錠50mg「サンド」：サンド　50mg1錠[57.1円/錠]，ロサルタンカリウム錠50mg「テバ」：テバ製薬　50mg1錠[57.1円/錠]，ロサルタンカリウム錠50mg「日医工」：日医工　50mg1錠[57.1円/錠]，ロサルタンカリウム錠50mg「本草」：本草　50mg1錠[73円/錠]，ロサルタンカリウム錠50mg「マヤ」：摩耶堂　50mg1錠[73円/錠]，ロサルタンカリウム錠50mg「モチダ」：ニプロパッチ　50mg1錠[57.1円/錠]，ロサルタンカリウム錠100mg「AA」：あすかActavis　100mg1錠[114.9円/錠]，ロサルタンカリウム錠100mg「BMD」：ビオメディクス　100mg1錠[48円/錠]，ロサルタンカリウム錠100mg「DK」：大興　100mg1錠[85.6円/錠]，ロサルタンカリウム錠100mg「FFP」：富士フイルム　100mg1錠[85.6円/錠]，ロサルタンカリウム錠100mg「JG」：日本ジェネリック　100mg1錠[85.6円/錠]，ロサルタンカリウム錠100mg「KOG」：日本薬品工業　100mg1錠[85.6円/錠]，ロサルタンカリウム錠100mg「NP」：ニプロ　100mg1錠[85.6円/錠]，ロサルタンカリウム錠100mg「TCK」：辰巳化学　100mg1錠[114.9円/錠]，ロサルタンカリウム錠100mg「YD」：陽進堂　100mg1錠[85.6円/錠]，ロサルタンカリウム錠100mg「ZE」：全星薬品　100mg1錠[48円/錠]，ロサルタンカリウム錠100mg「アメル」：共和薬品　100mg1錠[85.6円/錠]，ロサルタンカリウム錠100mg「杏林」：キョーリンリメディオ　100mg1錠[114.9円/錠]，ロサルタンカリウム錠100mg「ケミファ」：日本ケミファ　100mg1錠[114.9円/錠]，ロサルタンカリウム錠100mg「サワイ」：沢井　100mg1錠[85.6円/錠]，ロサルタンカリウム錠100mg「サンド」：サンド　100mg1錠[85.6円/錠]，ロサルタンカリウム錠100mg「テバ」：テバ製薬　100mg1錠[85.6円/錠]，ロサルタンカリウム錠100mg「日医工」：日医工　100mg1錠[85.6円/錠]，ロサルタンカリウム錠100mg「本草」：本草　100mg1錠[48円/錠]，ロサルタンカリウム錠100mg「マヤ」：摩耶堂　100mg1錠[48円/錠]，ロサルタンカリウム錠100mg「モチダ」：ニプロパッチ　100mg1錠[85.6円/錠]

ネオイスコチン原末　規格：1g[17.5円/g]
ネオイスコチン錠100mg　規格：100mg1錠[5.7円/錠]

イソニアジドメタンスルホン酸ナトリウム水和物　第一三共　622

【効能効果】

〈適応菌種〉本剤に感性の結核菌

〈適応症〉肺結核及びその他の結核症

【対応標準病名】

◎	結核	肺結核	
○ あ	S状結腸結核	胃結核	陰茎結核
か	咽頭結核	陰のう結核	外陰結核
	回腸結核	回盲部結核	潰瘍性粟粒結核
	顎下部結核	肩関節結核	活動性肺結核
	肝結核	眼結核	眼瞼結核
	関節結核	乾酪性肺炎	急性粟粒結核
	胸腺結核	胸椎結核	胸腰椎結核
	筋肉結核	筋膜結核	空腸結核
	くも膜結核	頚椎結核	珪肺結核
	頚部リンパ節結核	結核腫	結核初期感染
	結核疹	結核性咳嗽	結核性角結膜炎
	結核性角膜炎	結核性角膜強膜炎	結核性喀血
	結核性滑膜炎	結核性気管支拡張症	結核性気胸
	結核性胸膜炎	結核性空洞	結核性腱滑膜炎
	結核性瞼板炎	結核性硬化症	結核性硬結性紅斑
	結核性虹彩炎	結核性虹彩毛様体炎	結核性硬膜炎
	結核性骨髄炎	結核性女性骨盤炎症性疾患	結核性痔瘻
	結核性腎盂炎	結核性腎盂腎炎	結核性心筋症
	結核性髄膜炎	結核性精管炎	結核性脊柱後弯症
	結核性脊柱前弯症	結核性脊柱側弯症	結核性線維症
	結核性前立腺炎	結核性多発ニューロパチー	結核性動脈炎
	結核性動脈内膜炎	結核性軟膜炎	結核性膿胸
	結核性膿腎症	結核性脳脊髄炎	結核性脳動脈炎
	結核性脳膿瘍	結核性膿瘍	結核性肺線維症
	結核性肺膿瘍	結核性発熱	結核性貧血
	結核性腹水	結核性腹膜炎	結核性ぶどう膜炎
	結核性脈絡網膜炎	結核性網膜炎	結核性卵管炎
	結核性卵巣炎	結核性卵巣のう胞	結節性肺結核
	結膜結核	口蓋垂結核	硬化性肺結核
	広間膜結核	口腔結核	口腔粘膜結核
	甲状腺結核	口唇結核	肛門結核
さ	骨結核	骨盤結核	耳管結核
	子宮結核	耳結核	縦隔結核
	十二指腸結核	小腸結核	初感染結核
	食道結核	心筋結核	神経系結核
	腎結核	尋常性狼瘡	心内膜結核
	塵肺結核	深部カリエス	心膜結核
	性器結核	精索結核	精巣結核
	精巣上体結核	精のう結核	脊髄結核
	脊髄結核腫	脊髄膜結核	脊椎結核
	線維乾酪性心膜炎	潜在性結核感染症	前立腺結核
た	粟粒結核	大腸結核	唾液腺結核
	ダグラス窩結核	胆のう結核	腸間膜リンパ節結核
	腸間膜リンパ節陳旧性結核	腸結核	直腸結核
	陳旧性骨結核	陳旧性腎結核	陳旧性腸結核
な	陳旧性肺結核	難治結核	尿管結核
	尿道球腺結核	尿道結核	尿路結核
	脳結核	脳結核腫	脳脊髄膜結核
は	肺炎結核	肺結核・鏡検確認あり	肺結核・組織学的確認あり
	肺結核・培養のみ確認あり	肺結核腫	肺門結核
	肺門リンパ節結核	播種性結核	鼻咽頭結核
	泌尿器結核	皮膚結核	皮膚腺病
	皮膚粟粒結核	皮膚疣状結核	副腎結核
	副鼻腔結核	腹壁冷膿瘍	膀胱結核
	脈絡膜結核	腰椎結核	
△	咽頭流注膿瘍	壊疽性丘疹状結核疹	潰瘍性狼瘡
	結核後遺症	結核性アジソン病	結核性血胸
	結核性下痢	結核性髄膜炎後遺症	結核性中耳炎
	結核性低アドレナリン症	結核性膀胱炎後遺症	結核性リンパ節炎
	硬化性狼瘡	股関節結核後遺症	骨盤腹膜癒着
	腎石灰化症	髄膜結核腫	脊椎カリエス後遺症
	仙骨部膿瘍	多剤耐性結核	陳旧性胸椎カリエス

陳旧性腰椎カリエス	肺結核後遺症	肺結核術後
肋骨カリエス		

用法用量　通常成人は，イソニアジドメタンスルホン酸ナトリウム水和物として１日量0.4～1.0g(8～20mg/kg)を１～３回に分けて毎日又は週２日経口投与する。必要な場合には，１日量1.5gまで増量してもよい。年齢，症状により適宜増減する。なお，他の抗結核薬と併用することが望ましい。

禁忌　重篤な肝障害のある患者

ネオダルムゾル　規格：79%10mL[1.35円/mL]
硫酸バリウム　カイゲンファーマ　721

【効能効果】

消化管(大腸)撮影

【対応標準病名】

該当病名なし

用法用量

検査部位及び検査方法に応じ，本剤をそのまま又は本剤の適量に適量の水を加えて適当な濃度とし，その適量を注腸する。
通常成人は下記量を標準とする。

検査部位	検査方法	硫酸バリウム濃度(w/v%)	用量(mL)
大腸	(注腸)	20～79	200～2000

禁忌

(1)消化管の穿孔又はその疑いのある患者
(2)消化管に急性出血のある患者
(3)消化管の閉塞又はその疑いのある患者
(4)全身衰弱の強い患者
(5)硫酸バリウム製剤に対し，過敏症の既往歴のある患者

ネオドパストン配合錠L100　規格：1錠[34.3円/錠]
ネオドパストン配合錠L250　規格：1錠[87円/錠]
カルビドパ水和物　レボドパ　第一三共　116

【効能効果】

パーキンソン病，パーキンソン症候群

【対応標準病名】

◎	パーキンソン症候群	パーキンソン病	
○	一側性パーキンソン症候群	家族性パーキンソン病	家族性パーキンソン病Yahr1
	家族性パーキンソン病Yahr2	家族性パーキンソン病Yahr3	家族性パーキンソン病Yahr4
	家族性パーキンソン病Yahr5	若年性パーキンソン症候群	若年性パーキンソン病
	若年性パーキンソン病Yahr3	若年性パーキンソン病Yahr4	若年性パーキンソン病Yahr5
	続発性パーキンソン症候群	動脈硬化性パーキンソン症候群	脳炎後パーキンソン症候群
	脳血管障害性パーキンソン症候群	パーキンソン病Yahr1	パーキンソン病Yahr2
	パーキンソン病Yahr3	パーキンソン病Yahr4	パーキンソン病Yahr5
	パーキンソン病の認知症	梅毒性パーキンソン症候群	薬剤性パーキンソン症候群
△	アーガイル・ロバートソン瞳孔	痙性梅毒性運動失調症	顕性神経梅毒
	シャルコー関節	神経原性関節症	神経障害性脊椎障害
	神経梅毒髄膜炎	進行性運動性運動失調症	進行麻痺
	脊髄ろう	脊髄ろう性関節炎	ニューロパチー性関節炎
	脳脊髄梅毒	脳梅毒	梅毒性痙性脊髄麻痺
	梅毒性視神経萎縮	梅毒性髄膜炎	梅毒性聴神経炎
	晩期梅毒性球後視神経炎	晩期梅毒性視神経萎縮	晩期梅毒性髄膜炎
	晩期梅毒性多発ニューロパチー	晩期梅毒性聴神経炎	晩期梅毒脊髄炎
	晩期梅毒脳炎	晩期梅毒脳脊髄炎	

用法用量

レボドパ未服用患者
通常成人に対し，レボドパ量として１回100～125mg，１日100～300mg経口投与よりはじめ，毎日又は隔日にレボドパ量として100～125mg宛増量し，最適投与量を定め維持量(標準維持量はレボドパ量として１回200～250mg，１日３回)とする。なお，症状により適宜増減するが，レボドパ量として１日1500mgを超えないこととする。

レボドパ既服用患者：通常成人に対し，レボドパ単味製剤の服用後，少なくとも８時間の間隔をおいてから，レボドパ１日維持量の約1/5量に相当するレボドパ量を目安として初回量をきめ，１日３回に分けて経口投与する。以後，症状により適宜増減して最適投与量を定め維持量(標準維持量はレボドパ量として１回200～250mg，１日３回)とするが，レボドパ量として１日1500mgを超えないこととする。

(参考)製剤別成人投与量一覧表

レボドパ未服用患者

ネオドパストン配合錠L100	１回１錠，１日１～３錠よりはじめ，毎日又は隔日に１錠宛増量し，最適量を定め維持量(標準；１回２錠，１日３回)とする。症状により適宜増減するが１日15錠を超えないこと。
ネオドパストン配合錠L250	１回1/2錠，１日1/2錠～１錠よりはじめ，毎日又は隔日に1/2錠宛増量し，最適量を定め維持量(標準；１回１錠，１日３回)とする。症状により適宜増減するが，１日６錠を超えないこと。

レボドパ既服用患者

ネオドパストン配合錠L100	レボドパ単味製剤の服用後，少なくとも８時間の間隔をおいてから，１日維持量の約1/5量に相当するレボドパ量を目安として初回量をきめ，１日３回に分割投与する。以後，症状により適宜増減して最適量を定め維持量(標準；１回２錠，１日３回)とする。１日15錠を超えないこと。
ネオドパストン配合錠L250	レボドパ単味製剤の服用後，少なくとも８時間の間隔をおいてから，１日維持量の約1/5量に相当するレボドパ量を目安として初回量をきめ，１日３回に分割投与する。以後，症状により適宜増減して最適量を定め維持量(標準；１回１錠，１日３回)とする。１日６錠を超えないこと。

禁忌

(1)閉塞隅角緑内障の患者
(2)本剤の成分に対し過敏症の既往歴のある患者
(3)非選択的モノアミン酸化酵素阻害剤投与中の患者

併用禁忌

薬剤名等	臨床症状・措置方法	機序・危険因子
非選択的モノアミン酸化酵素阻害剤	血圧上昇等を起こすおそれがある。	レボドパから変換して産生されたドパミン，ノルアドレナリンの分解が非選択的モノアミン酸化酵素阻害剤によって抑制され，これが体内に蓄積されるためと考えられている。

メネシット配合錠100：MSD　1錠[34.3円/錠]
メネシット配合錠250：MSD　1錠[87円/錠]

カルコーパ配合錠L100：共和薬品[13円/錠]，カルコーパ配合錠L250：共和薬品[30円/錠]，ドパコール配合錠L50：ダイト[6.7円/錠]，ドパコール配合錠L100：ダイト[13円/錠]，ドパコール配合錠L250：ダイト[30円/錠]，パーキストン配合錠L100：小林化工[13円/錠]，パーキストン配合錠L250：小林化工[30円/錠]，レプリントン配合錠L100：辰巳化学[10.4円/錠]，レプリント

ン配合錠L250：辰巳化学[30円/錠]

ネオドパゾール配合錠　規格：1錠[36.3円/錠]
ベンセラジド塩酸塩　レボドパ　第一三共　116

イーシー・ドパール配合錠を参照(P129)

ネオフィリン原末　規格：1g[12.5円/g]
ネオフィリン錠100mg　規格：100mg1錠[5.9円/錠]
アミノフィリン水和物　サンノーバ　211

【効 能 効 果】

気管支喘息，喘息性(様)気管支炎，閉塞性肺疾患(肺気腫，慢性気管支炎など)における呼吸困難，肺性心，うっ血性心不全，心臓喘息(発作予防)

【対応標準病名】

◎	うっ血性心不全	気管支喘息	呼吸困難
	心臓喘息	喘息性気管支炎	肺気腫
	肺性心	肺性心疾患	慢性気管支炎
	慢性閉塞性肺疾患		
○	アスピリン喘息	アトピー性喘息	アレルギー性気管支炎
	萎縮性肺気腫	一側性肺気腫	右室不全
	右心不全	運動誘発性喘息	外因性喘息
	感染型気管支喘息	気管支喘息合併妊娠	起坐呼吸
	気腫性肺のう胞	急性心不全	巨大気腫性肺のう胞
	呼吸困難発作	混合型喘息	左室不全
	左心不全	小児喘息	小児喘息性気管支炎
	小葉間肺気腫	職業喘息	心因性喘息
	心筋不全	心原性肺水腫	心臓性呼吸困難
	心臓性浮腫	心不全	ステロイド依存性喘息
	咳喘息	中心小葉性肺気腫	特発性肺動脈性肺高血圧症
	難治性喘息	二次性肺高血圧症	乳児喘息
	肺高血圧症	肺静脈閉塞症	肺動脈性肺高血圧症
	肺胞性肺気腫	肺毛細血管腫症	汎小葉性肺気腫
	非アトピー性喘息	びまん性汎細気管支炎	ブラ性肺気腫
	閉塞性気管支炎	閉塞性細気管支炎	閉塞性肺気腫
	マクロード症候群	慢性うっ血性心不全	慢性気管炎
	慢性気管気管支炎	慢性血栓塞栓性肺高血圧症	慢性心不全
	慢性肺気腫	慢性肺性心	夜間性喘息
	両心不全	老人性気管支炎	老人性肺気腫
△	息切れ	呼吸促迫	周期性呼吸
	ぜいぜい音	喘鳴	チェーン・ストークス呼吸
	肺性呼吸困難	発作性呼吸困難	慢性気管支漏
	夜間呼吸困難	労作時呼吸困難	

用法用量　アミノフィリン水和物として，通常成人1日300～400mgを，3～4回に分割経口投与する。小児には，1回2～4mg/kgを1日3～4回経口投与する。なお，年齢，症状により適宜増減する。

禁忌　本剤又は他のキサンチン系薬剤に対し重篤な副作用の既往歴のある患者

ネオマレルミンTR錠6mg　規格：6mg1錠[5.6円/錠]
d-クロルフェニラミンマレイン酸塩　テバ製薬　441

【効 能 効 果】

(1)感冒等上気道炎に伴うくしゃみ・鼻汁・咳嗽，アレルギー性鼻炎，血管運動性鼻炎，枯草熱

(2)皮膚疾患に伴うそう痒(湿疹・皮膚炎，皮膚そう痒症)，じん麻疹

【対応標準病名】

◎	アレルギー性鼻炎	かぜ	花粉症
	感冒	急性上気道炎	くしゃみ
	血管運動性鼻炎	湿疹	じんま疹
	咳	そう痒	鼻汁
	皮膚炎	皮膚そう痒症	鼻漏
○	足湿疹	アスピリンじんま疹	アトピー咳嗽
	アレルギー性咳嗽	アレルギー性じんま疹	アレルギー性鼻咽頭炎
	アレルギー性鼻結膜炎	アレルギー性副鼻腔炎	異汗症
	異汗性湿疹	イネ科花粉症	咽頭気管炎
	咽頭喉頭炎	陰のう湿疹	陰のうそう痒症
	陰部間擦疹	うっ血性鼻炎	会陰部肛囲湿疹
	腋窩湿疹	温熱じんま疹	外陰部そう痒症
	外陰部皮膚炎	家族性寒冷自己炎症症候群	カタル性咳
	カタル性鼻炎	化膿性皮膚疾患	貨幣状湿疹
	カモガヤ花粉症	間擦疹	乾性咳
	感染後咳嗽	感染性鼻炎	感染性皮膚炎
	汗疱	汗疱性湿疹	顔面急性皮膚炎
	寒冷じんま疹	機械性じんま疹	季節性アレルギー性鼻炎
	丘疹状湿疹	急性咽頭喉頭炎	急性湿疹
	急性鼻咽頭炎	急性鼻炎	亀裂性湿疹
	頚部皮膚炎	限局性そう痒症	肛囲間擦疹
	紅斑性間擦疹	紅斑性湿疹	肛門湿疹
	肛門そう痒症	コリン性じんま疹	自家感作性皮膚炎
	自己免疫性じんま疹	湿疹様発疹	湿性咳
	周期性再発性じんま疹	手指湿疹	出血性じんま疹
	症候性そう痒症	人工肛門部皮膚炎	人工じんま疹
	新生児皮膚炎	振動性じんま疹	スギ花粉症
	赤色湿疹	接触じんま疹	遷延性咳嗽
	全身湿疹	通年性アレルギー性鼻炎	手湿疹
	冬期湿疹	透析皮膚そう痒症	頭部湿疹
	特発性じんま疹	乳房皮膚炎	妊娠湿疹
	妊娠中感冒	妊婦性皮膚炎	白色粃糠疹
	鼻背部湿疹	汎発性皮膚そう痒症	鼻炎
	鼻前庭部湿疹	非特異性そう痒症	ヒノキ花粉症
	皮膚描記性じんま疹	ブタクサ花粉症	閉塞性鼻炎
	扁平湿疹	慢性湿疹	慢性じんま疹
	薬物性じんま疹	落屑性湿疹	鱗状湿疹
	連鎖球菌性上気道感染	老年性そう痒症	
△	咽頭扁桃炎	急性咽頭扁桃炎	急性口蓋扁桃炎
	好酸球増多性鼻炎	水様性鼻漏	咳失神
	舌扁桃炎	粘液性鼻漏	膿性鼻閉
	慢性咳嗽	夜間咳	

用法用量　d-クロルフェニラミンマレイン酸塩として，通常成人1回6mgを1日2回経口投与する。なお，年齢・症状により適宜増減する。

禁忌

(1)本剤の成分又は類似化合物に対し過敏症の既往歴のある患者

(2)緑内障の患者

(3)前立腺肥大等下部尿路に閉塞性疾患のある患者

(4)低出生体重児・新生児

ネオーラル10mgカプセル
規格：10mg1カプセル[119.3円/カプセル]
ネオーラル25mgカプセル
規格：25mg1カプセル[252.2円/カプセル]
ネオーラル50mgカプセル　規格：50mg1カプセル[438円/カプセル]
ネオーラル内用液10%　規格：10%1mL[928.6円/mL]
シクロスポリン　ノバルティス　399

【効能効果】

(1)下記の臓器移植における拒絶反応の抑制：腎移植，肝移植，心移植，肺移植，膵移植，小腸移植
(2)骨髄移植における拒絶反応及び移植片対宿主病の抑制
(3)ベーチェット病(眼症状のある場合)，及びその他の非感染性ぶどう膜炎(既存治療で効果不十分であり，視力低下のおそれのある活動性の中間部又は後部の非感染性ぶどう膜炎に限る)
(4)尋常性乾癬(皮疹が全身の30%以上に及ぶものあるいは難治性の場合)，膿疱性乾癬，乾癬性紅皮症，関節症性乾癬
(5)再生不良性貧血(重症)，赤芽球癆
(6)ネフローゼ症候群(頻回再発型あるいはステロイドに抵抗性を示す場合)
(7)全身型重症筋無力症(胸腺摘出後の治療において，ステロイド剤の投与が効果不十分，又は副作用により困難な場合)
(8)アトピー性皮膚炎(既存治療で十分な効果が得られない患者)

【対応標準病名】

◎	GVHD・骨髄移植後	アトピー性皮膚炎	移植片対宿主病
	肝移植拒絶反応	乾癬性関節炎	乾癬性紅皮症
	胸腺摘出後重症筋無力症	骨髄移植拒絶反応	重症再生不良性貧血
	腎移植拒絶反応	尋常性乾癬	心臓移植拒絶反応
	膵移植拒絶反応	ステロイド抵抗性ネフローゼ症候群	赤芽球ろう
	全身型重症筋無力症	中間部ぶどう膜炎	腸移植拒絶反応
	膿疱性乾癬	肺移植拒絶反応	頻回再発型ネフローゼ症候群
	ぶどう膜炎	ベーチェット病	
○	アトピー性紅皮症	アトピー性湿疹	アトピー性神経皮膚炎
	移植片拒絶	円板状乾癬	外陰ベーチェット病
	眼筋型重症筋無力症	乾癬	乾癬性関節炎・肩関節
	乾癬性関節炎・股関節	乾癬性関節炎・指関節	乾癬性関節炎・膝関節
	乾癬性関節炎・手関節	乾癬性関節炎・仙腸関節	乾癬性関節炎・足関節
	乾癬性関節炎・肘関節	乾癬性脊椎炎	眼ベーチェット病
	顔面尋常性乾癬	急性拒絶反応	急性乳児湿疹
	急性汎発性膿疱性乾癬	局面状乾癬	拒絶反応
	筋無力症	屈曲部乾癬	屈曲部湿疹
	軽症再生不良性貧血	血管ベーチェット病	口腔ベーチェット病
	紅皮症	最重症再生不良性貧血	再生不良性貧血
	四肢乾癬	四肢小児湿疹	四肢尋常性乾癬
	重症筋無力症	小児アトピー性湿疹	小児乾燥型湿疹
	小児湿疹	小児ネフローゼ症候群	小児汎発性膿疱性乾癬
	脂漏性乾癬	腎移植急性拒絶反応	腎移植不全
	腎移植慢性拒絶反応	心臓移植不全	心肺移植拒絶反応
	心肺移植不全	ステロイド依存性ネフローゼ症候群	成人アトピー性皮膚炎
	全身の尋常性乾癬	先天性再生不良性貧血	先天性赤芽球ろう
	先天性低形成貧血	先天性ネフローゼ症候群	体質性再生不良性貧血
	多発性乾癬性関節炎	中等症再生不良性貧血	腸管ベーチェット病
	滴状乾癬	点状乾癬	デンスデポジット病ネフローゼ症候群
	頭部尋常性乾癬	特発性再生不良性貧血	内因性湿疹
	難治性ネフローゼ症候群	二次性ネフローゼ症候群	乳児赤芽球ろう
	乳児皮膚炎	ネフローゼ症候群	汎発性膿疱性乾癬
	微小変化型ネフローゼ症候群	びまん性乾癬	びまん性管内増殖性糸球体腎炎ネフローゼ症候群
	びまん性神経皮膚炎	びまん性膜性糸球体腎炎ネフローゼ症候群	ファンコニー貧血
	フォークト・小柳病	不全型ベーチェット病	フックス異色毛様体炎
	ベニエ痒疹	疱疹状膿痂疹	ポスナーシュロスマン症候群
	慢性拒絶反応	慢性乳児湿疹	腰部尋常性乾癬
	濾胞性乾癬		
△	亜急性虹彩炎	亜急性虹彩毛様体炎	亜急性前部ぶどう膜炎
	亜急性毛様体炎	アトピー性角結膜炎	アレルギー性ぶどう膜炎
	移植拒絶における腎尿細管間質性障害	オーバーラップ症候群	芽球増加を伴う不応性貧血
	芽球増加を伴う不応性貧血－1	芽球増加を伴う不応性貧血－2	角膜虹彩炎
	肝移植不全	肝炎後再生不良性貧血	環状鉄芽球を伴う不応性貧血
	急性移植片対宿主病	急性虹彩炎	急性虹彩毛様体炎
	急性前部ぶどう膜炎	急性毛様体炎	結節虹彩炎
	高血圧性虹彩毛様体炎	膠原病	虹彩異色
	虹彩異色性毛様体炎	虹彩炎	虹彩毛様体炎
	骨髄低形成	混合性結合組織病	シェーグレン症候群
	シェーグレン症候群性呼吸器障害	シェーグレン症候群ミオパチー	周辺性ぶどう膜炎
	出血性虹彩炎	術後虹彩炎	漿液性虹彩炎
	神経ベーチェット病	膵移植不全	水晶体原性虹彩毛様体炎
	正球性正色素性貧血	赤血球造血刺激因子製剤低反応性貧血	遷延性虹彩炎
	全身性自己免疫疾患	先天性筋無緊張症	続発性虹彩炎
	続発性虹彩毛様体炎	続発性ぶどう膜炎	多発性神経筋炎
	腸移植不全	陳旧性虹彩炎	陳旧性虹彩毛様体炎
	低形成性貧血	内因性ぶどう膜炎	難治性ぶどう膜炎
	二次性再生不良性貧血	肺移植不全	破壊性関節炎
	白内障術後虹彩炎	汎血球減少症	反復性虹彩炎
	反復性虹彩毛様体炎	反復性前部ぶどう膜炎	反復性毛様体炎
	貧血	ぶどう膜角膜炎	放射線性貧血
	本態性再生不良性貧血	慢性移植片対宿主病	慢性虹彩毛様体炎
	毛様体炎	薬剤性再生不良性貧血	輸血後GVHD
	リウマチ性虹彩炎		

効能効果に関連する使用上の注意

(1)ネフローゼ症候群患者に投与する場合には，副腎皮質ホルモン剤に反応はするものの頻回に再発を繰り返す患者，又は副腎皮質ホルモン剤治療に抵抗性を示す患者に限ること。
(2)再生不良性貧血に使用する場合において，本剤を16週間以上継続して投与する場合並びに寛解例で本剤投与中止後に再燃したため再投与する場合の有効性及び安全性については，十分な評価が確立していないので，患者の状態をみながら治療上の有益性が優先すると判断される場合にのみ投与すること。
(3)全身型重症筋無力症では，本剤を単独で投与した際の有効性については使用経験がなく明らかでない。
(4)アトピー性皮膚炎患者については，ステロイド外用剤やタクロリムス外用剤等の既存治療で十分な効果が得られず，強い炎症を伴う皮疹が体表面積の30%以上に及ぶ患者を対象にすること。

用法用量

(1)腎移植の場合：通常，移植1日前からシクロスポリンとして1日量9～12mg/kgを1日2回に分けて経口投与し，以後1日2mg/kgずつ減量する。維持量は1日量4～6mg/kgを標準とするが，症状により適宜増減する。
(2)肝移植の場合：通常，移植1日前からシクロスポリンとして1日量14～16mg/kgを1日2回に分けて経口投与する。以後徐々に減量し，維持量は1日量5～10mg/kgを標準とするが，症状により適宜増減する。
(3)心移植，肺移植，膵移植の場合：通常，移植1日前からシクロスポリンとして1日量10～15mg/kgを1日2回に分けて経口投与する。以後徐々に減量し，維持量は1日量2～6mg/kgを

標準とするが，症状により適宜増減する。

(4)小腸移植の場合：通常，シクロスポリンとして1日量14～16mg/kgを1日2回に分けて経口投与する。以後徐々に減量し，維持量は1日量5～10mg/kgを標準とするが，症状により適宜増減する。ただし，通常移植1日前からシクロスポリン注射剤で投与を開始し，内服可能となった後はできるだけ速やかに経口投与に切り換える。

(5)骨髄移植の場合：通常，移植1日前からシクロスポリンとして1日量6～12mg/kgを1日2回に分けて経口投与し，3～6ヵ月間継続し，その後徐々に減量し中止する。

(6)ベーチェット病及びその他の非感染性ぶどう膜炎の場合：通常，シクロスポリンとして1日量5mg/kgを1日2回に分けて経口投与を開始し，以後1ヵ月毎に1日1～2mg/kgずつ減量又は増量する。維持量は1日量3～5mg/kgを標準とするが，症状により適宜増減する。

(7)乾癬の場合：通常，1日量5mg/kgを2回に分けて経口投与する。効果がみられた場合は1ヵ月毎に1日1mg/kgずつ減量し，維持量は1日量3mg/kgを標準とする。なお，症状により適宜増減する。

(8)再生不良性貧血の場合

通常，シクロスポリンとして1日量6mg/kgを1日2回に分けて経口投与する。なお，症状により適宜増減する。

また，罹病期間が短い患者の方が良好な治療効果が得られる可能性があることから，目安として罹病期間が6ヵ月未満の患者を対象とすることが望ましい。

(9)ネフローゼ症候群の場合

通常，シクロスポリンとして下記の用量を1日2回に分けて経口投与する。なお，症状により適宜増減する。

①頻回再発型の症例：成人には1日量1.5mg/kgを投与する。また，小児の場合には1日量2.5mg/kgを投与する。

②ステロイドに抵抗性を示す症例：成人には1日量3mg/kgを投与する。また，小児の場合には1日量5mg/kgを投与する。

(10)全身型重症筋無力症の場合：通常，シクロスポリンとして1日量5mg/kgを1日2回に分けて経口投与する。効果がみられた場合は徐々に減量し，維持量は3mg/kgを標準とする。なお，症状により適宜増減する。

(11)アトピー性皮膚炎の場合：通常，成人にはシクロスポリンとして1日量3mg/kgを1日2回に分けて経口投与する。なお，症状により適宜増減するが1日量5mg/kgを超えないこと。

用法用量に関連する使用上の注意

(1)サンディミュンを服用している患者に本剤を切り換えて投与する場合は，原則として1：1の比(mg/kg/日)で切り換えて投与するが，シクロスポリンの血中濃度(AUC，Cmax)が上昇して副作用を発現するおそれがあるので，切り換え前後で血中濃度の測定及び臨床検査(血清クレアチニン，血圧等)を頻回に行うとともに患者の状態を十分観察し，必要に応じて投与量を調節すること。ただし，通常の開始用量(初めてサンディミュンを服用する時の投与量)より高い用量を服用している患者で，一時的に免疫抑制作用が不十分となっても病状が悪化して危険な状態に陥る可能性のない患者では，切り換え時の投与量は多くても通常の開始用量とし，血中濃度及び患者の状態に応じて投与量を調節すること。

(2)本剤の投与にあたっては血中トラフ値(trough level)を測定し，投与量を調節すること。

①臓器移植患者に投与する際には，過量投与による副作用の発現及び低用量投与による拒絶反応の発現等を防ぐため，血中濃度の測定を移植直後は頻回に行い，その後は1ヵ月に1回を目安に測定し，投与量を調節すること。

②ベーチェット病及びその他の非感染性ぶどう膜炎，乾癬，再生不良性貧血，ネフローゼ症候群，全身型重症筋無力症，アトピー性皮膚炎患者に投与する際には，副作用の発現を防ぐため，1ヵ月に1回を目安に血中濃度を測定し，投与量を調節することが望ましい。

(3)臓器移植において，3剤あるいは4剤の免疫抑制剤を組み合わせた多剤免疫抑制療法を行う場合には，本剤の初期投与量を低く設定することが可能な場合もあるが，移植患者の状態及び併用される他の免疫抑制剤の種類・投与量等を考慮して投与量を調節すること。

(4)再生不良性貧血患者に投与する際には8～16週間を目安とし，効果がみられない場合は他の適切な治療法を考慮すること。

(5)ネフローゼ症候群に対する本剤の効果は，通常，1～3ヵ月であらわれるが，3ヵ月以上継続投与しても効果があらわれない場合には投与を中止することが望ましい。また，効果がみられた場合には，その効果が維持できる用量まで減量することが望ましい。

(6)ネフローゼ症候群患者に投与する際，本剤の使用前に副腎皮質ホルモン剤が維持投与されている場合は，その維持量に本剤を上乗せすること。症状により，副腎皮質ホルモン剤は適宜減量するが，増量を行う場合には本剤の使用は一旦中止すること。

(7)アトピー性皮膚炎患者に投与する際には投与期間はできる限り短期間にとどめること。本剤の投与中は有効性及び安全性の評価を定期的に行うこと。8週間の投与でも改善がみられない場合には投与を中止すること。なお，1回の治療期間は12週間以内を目安とする。

警告

(1)臓器移植における本剤の投与は，免疫抑制療法及び移植患者の管理に精通している医師又はその指導のもとで行うこと。

(2)アトピー性皮膚炎における本剤の投与は，アトピー性皮膚炎の治療に精通している医師のもとで，患者又はその家族に有効性及び危険性を予め十分説明し，理解したことを確認した上で投与を開始すること。

(3)本剤はサンディミュン(内用液又はカプセル)と生物学的に同等ではなく，バイオアベイラビリティが向上しているので，サンディミュンから本剤に切り換える際には，シクロスポリンの血中濃度(AUC，Cmax)の上昇による副作用の発現に注意すること。特に，高用量での切り換え時には，サンディミュンの投与量を上回らないようにするなど，注意すること。なお，サンディミュンから本剤への切り換えは，十分なサンディミュン使用経験を持つ専門医のもとで行うこと。

一方，本剤からサンディミュンへの切り換えについては，シクロスポリンの血中濃度が低下することがあるので，原則として切り換えを行わないこと。特に移植患者では，用量不足によって拒絶反応が発現するおそれがある。

禁忌

(1)本剤の成分に対し過敏症の既往歴のある患者

(2)妊婦，妊娠している可能性のある婦人又は授乳婦

(3)タクロリムス(外用剤を除く)，ピタバスタチン，ロスバスタチン，ボセンタン，アリスキレンを投与中の患者

(4)肝臓又は腎臓に障害のある患者で，コルヒチンを服用中の患者

原則禁忌　神経ベーチェット病の患者

併用禁忌

薬剤名等	臨床症状・措置方法	機序・危険因子
生ワクチン(乾燥弱毒生麻しんワクチン，乾燥弱毒生風しんワクチン，経口生ポリオワクチン，乾燥BCG等)	免疫抑制下で生ワクチンを接種すると発症するおそれがあるので併用しないこと。	免疫抑制下で生ワクチンを接種すると増殖し，病原性をあらわす可能性がある。
タクロリムス(外用剤を除く)(プログラフ)	本剤の血中濃度が上昇することがある。また，腎障害等の副作用があらわれやすくなるので併用しないこと。	本剤の代謝が阻害されること及び副作用が相互に増強されると考えられる。
ピタバスタチン(リバロ) ロスバスタチン(クレストール)	これらの薬剤の血中濃度が上昇し，副作用の発現頻度が増加するおそれがある。また，横紋筋融解症等の重篤な副作用が発現するおそれがある。	本剤により，これらの薬剤の血漿中の濃度が上昇(ピタバスタチン：Cmax6.6倍，AUC4.6倍，ロスバスタチン：Cmax10.6倍，AUC7.1倍)する。
ボセンタン(トラクリア)	ボセンタンの血中濃度が急激に上昇した	本剤が，ボセンタンのCYP3A4による代謝を

	との報告があり，副作用が発現するおそれがある。また，本剤の血中濃度が約50%低下したとの報告がある。	阻害すること及び輸送蛋白質を阻害し肝細胞への取り込みを阻害することにより，ボセンタンの血中濃度が上昇すると考えられる。また，ボセンタンはCYP3A4を誘導するため，本剤の代謝が促進され，血中濃度が低下すると考えられる。
アリスキレン（ラジレス）	アリスキレンの血中濃度が上昇するおそれがある。空腹時の併用投与によりアリスキレンのCmaxが約2.5倍，AUCが約5倍に上昇した。	本剤のP糖蛋白阻害によりアリスキレンのP糖蛋白を介した排出が抑制されると考えられる。

シクロスポリンカプセル10mg「BMD」：ビオメディクス　10mg1カプセル[84.4円/カプセル]，シクロスポリンカプセル10mg「TC」：東洋カプセル　10mg1カプセル[84.4円/カプセル]，シクロスポリンカプセル10mg「トーワ」：東和　10mg1カプセル[59.9円/カプセル]，シクロスポリンカプセル10mg「日医工」：日医工　10mg1カプセル[59.9円/カプセル]，シクロスポリンカプセル10mg「ファイザー」：マイラン製薬　10mg1カプセル[84.4円/カプセル]，シクロスポリンカプセル25mg「BMD」：ビオメディクス　25mg1カプセル[150.7円/カプセル]，シクロスポリンカプセル25mg「TC」：東洋カプセル　25mg1カプセル[150.7円/カプセル]，シクロスポリンカプセル25mg「トーワ」：東和　25mg1カプセル[121.8円/カプセル]，シクロスポリンカプセル25mg「日医工」：日医工　25mg1カプセル[150.7円/カプセル]，シクロスポリンカプセル25mg「ファイザー」：マイラン製薬　25mg1カプセル[150.7円/カプセル]，シクロスポリンカプセル50mg「BMD」：ビオメディクス　50mg1カプセル[266.1円/カプセル]，シクロスポリンカプセル50mg「TC」：東洋カプセル　50mg1カプセル[266.1円/カプセル]，シクロスポリンカプセル50mg「トーワ」：東和　50mg1カプセル[210.5円/カプセル]，シクロスポリンカプセル50mg「日医工」：日医工　50mg1カプセル[210.5円/カプセル]，シクロスポリンカプセル50mg「ファイザー」：マイラン製薬　50mg1カプセル[266.1円/カプセル]

ネキシウムカプセル10mg　規格：10mg1カプセル[91.8円/カプセル]
エソメプラゾールマグネシウム水和物　アストラゼネカ　232

【効能効果】

(1)胃潰瘍，十二指腸潰瘍，吻合部潰瘍，逆流性食道炎，非びらん性胃食道逆流症，Zollinger-Ellison症候群，非ステロイド性抗炎症薬投与時における胃潰瘍又は十二指腸潰瘍の再発抑制，低用量アスピリン投与時における胃潰瘍又は十二指腸潰瘍の再発抑制

(2)下記におけるヘリコバクター・ピロリの除菌の補助：胃潰瘍，十二指腸潰瘍，胃MALTリンパ腫，特発性血小板減少性紫斑病，早期胃癌に対する内視鏡的治療後胃，ヘリコバクター・ピロリ感染胃炎

【対応標準病名】

◎	NSAID胃潰瘍	NSAID十二指腸潰瘍	胃MALTリンパ腫
	胃潰瘍	胃十二指腸潰瘍	逆流性食道炎
	十二指腸潰瘍	早期胃癌	早期胃癌EMR後
	早期胃癌ESD後	ゾリンジャー・エリソン症候群	特発性血小板減少性紫斑病
	非びらん性胃食道逆流症	吻合部潰瘍	ヘリコバクター・ピロリ胃炎
	ヘリコバクター・ピロリ感染症		
○	胃潰瘍瘢痕	胃十二指腸潰瘍瘢痕	胃食道逆流症
	維持療法の必要な術後難治性逆流性食道炎	維持療法の必要な難治性逆流性食道炎	胃穿孔
	胃びらん	急性胃潰瘍	急性胃潰瘍穿孔
	急性胃粘膜病変	急性十二指腸潰瘍	急性十二指腸潰瘍穿孔
	急性出血性胃潰瘍	急性出血性十二指腸潰瘍	急性出血性十二指腸潰瘍穿孔
	クッシング潰瘍	再発性胃潰瘍	再発性十二指腸潰瘍
	残胃潰瘍	十二指腸潰瘍瘢痕	十二指腸球後部潰瘍
	十二指腸穿孔	十二指腸びらん	出血性胃潰瘍
	出血性十二指腸潰瘍	出血性十二指腸潰瘍穿孔	出血性吻合部潰瘍
	術後胃潰瘍	術後胃十二指腸潰瘍	術後逆流性食道炎
	術後十二指腸潰瘍	術後難治性逆流性食道炎	心因性胃潰瘍
	ステロイド潰瘍	ストレス潰瘍	ストレス性胃潰瘍
	ストレス性十二指腸潰瘍	穿孔性胃潰瘍	穿孔性十二指腸潰瘍
	穿孔性吻合部潰瘍	穿通性胃潰瘍	穿通性十二指腸潰瘍
	早期胃癌術後	多発胃潰瘍	多発性十二指腸潰瘍
	多発性出血性胃潰瘍	デュラフォイ潰瘍	特発性血小板減少性紫斑病合併妊娠
	難治性胃潰瘍	難治性逆流性食道炎	難治性十二指腸潰瘍
	難治性吻合部潰瘍	慢性胃潰瘍	慢性胃潰瘍活動期
	慢性十二指腸潰瘍	慢性十二指腸潰瘍活動期	薬剤性胃潰瘍
△	アルコール性胃炎	胃炎	胃十二指腸炎
	萎縮性胃炎	萎縮性化生性胃炎	エバンス症候群
	急性胃炎	急性出血性胃潰瘍穿孔	急性特発性血小板減少性紫斑病
	急性びらん性胃炎	十二指腸炎	出血性胃炎
	出血性胃潰瘍穿孔	術後残胃胃炎	神経性胃炎
	ステロイド潰瘍穿孔	表層性胃炎	びらん性胃炎
	びらん性十二指腸炎	慢性胃炎	慢性十二指腸炎
	慢性特発性血小板減少性紫斑病	メネトリエ病	

効能効果に関連する使用上の注意

(1)非ステロイド性抗炎症薬投与時における胃潰瘍又は十二指腸潰瘍の再発抑制の場合：関節リウマチ，変形性関節症等における疼痛管理等のために非ステロイド性抗炎症薬を長期継続投与している患者を投与対象とし，投与開始に際しては，胃潰瘍又は十二指腸潰瘍の既往を確認すること。

(2)低用量アスピリン投与時における胃潰瘍又は十二指腸潰瘍の再発抑制の場合：血栓・塞栓の形成抑制のために低用量のアスピリンを継続投与している患者を投与対象とし，投与開始に際しては，胃潰瘍又は十二指腸潰瘍の既往を確認すること。

(3)ヘリコバクター・ピロリの除菌の補助の場合

①進行期胃MALTリンパ腫に対するヘリコバクター・ピロリ除菌治療の有効性は確立していない。

②特発性血小板減少性紫斑病に対しては，ガイドライン等を参照し，ヘリコバクター・ピロリ除菌治療が適切と判断される症例にのみ除菌治療を行うこと。

③早期胃癌に対する内視鏡的治療後胃以外には，ヘリコバクター・ピロリ除菌治療による胃癌の発症抑制に対する有効性は確立していない。

④ヘリコバクター・ピロリ感染胃炎に用いる際には，ヘリコバクター・ピロリが陽性であること及び内視鏡検査によりヘリコバクター・ピロリ感染胃炎であることを確認すること。

用法用量

(1)胃潰瘍，十二指腸潰瘍，吻合部潰瘍，Zollinger-Ellison症候群：通常，成人にはエソメプラゾールとして1回20mgを1日1回経口投与する。なお，通常，胃潰瘍，吻合部潰瘍では8週間まで，十二指腸潰瘍では6週間までの投与とする。

(2)逆流性食道炎
通常，成人にはエソメプラゾールとして1回20mgを1日1回経口投与する。なお，通常，8週間までの投与とする。
さらに再発・再燃を繰り返す逆流性食道炎の維持療法においては，1回10～20mgを1日1回経口投与する。

(3)非びらん性胃食道逆流症：通常，成人にはエソメプラゾールとして1回10mgを1日1回経口投与する。なお，通常，4週間までの投与とする。
(4)非ステロイド性抗炎症薬投与時における胃潰瘍又は十二指腸潰瘍の再発抑制：通常，成人にはエソメプラゾールとして1回20mgを1日1回経口投与する。
(5)低用量アスピリン投与時における胃潰瘍又は十二指腸潰瘍の再発抑制：通常，成人にはエソメプラゾールとして1回20mgを1日1回経口投与する。
(6)ヘリコバクター・ピロリの除菌の補助
通常，成人にはエソメプラゾールとして1回20mg，アモキシシリン水和物として1回750mg(力価)及びクラリスロマイシンとして1回200mg(力価)の3剤を同時に1日2回，7日間経口投与する。なお，クラリスロマイシンは，必要に応じて適宜増量することができる。ただし，1回400mg(力価)1日2回を上限とする。
プロトンポンプインヒビター，アモキシシリン水和物及びクラリスロマイシンの3剤投与によるヘリコバクター・ピロリの除菌治療が不成功の場合は，これに代わる治療として，通常，成人にはエソメプラゾールとして1回20mg，アモキシシリン水和物として1回750mg(力価)及びメトロニダゾールとして1回250mgの3剤を同時に1日2回，7日間経口投与する。

禁忌
(1)本剤の成分に対して過敏症の既往歴のある患者
(2)アタザナビル硫酸塩，リルピビリン塩酸塩を投与中の患者

併用禁忌

薬剤名等	臨床症状・措置方法	機序・危険因子
アタザナビル硫酸塩(レイアタッツ)	アタザナビル硫酸塩の作用を減弱するおそれがある。	本剤の胃酸分泌抑制作用によりアタザナビル硫酸塩の溶解性が低下し，アタザナビルの血中濃度が低下することがある。
リルピビリン塩酸塩(エジュラント)	リルピビリン塩酸塩の作用を減弱するおそれがある。	本剤の胃酸分泌抑制作用によりリルピビリン塩酸塩の吸収が低下し，リルピビリンの血中濃度が低下することがある。

ネキシウムカプセル20mg

規格：20mg1カプセル[160.1円/カプセル]
エソメプラゾールマグネシウム水和物　アストラゼネカ　232

【効能効果】

(1)胃潰瘍，十二指腸潰瘍，吻合部潰瘍，逆流性食道炎，Zollinger-Ellison症候群，非ステロイド性抗炎症薬投与時における胃潰瘍又は十二指腸潰瘍の再発抑制，低用量アスピリン投与時における胃潰瘍又は十二指腸潰瘍の再発抑制
(2)下記におけるヘリコバクター・ピロリの除菌の補助：胃潰瘍，十二指腸潰瘍，胃MALTリンパ腫，特発性血小板減少性紫斑病，早期胃癌に対する内視鏡的治療後胃，ヘリコバクター・ピロリ感染胃炎

【対応標準病名】

◎	NSAID胃潰瘍	NSAID十二指腸潰瘍	胃MALTリンパ腫
	胃潰瘍	胃十二指腸潰瘍	逆流性食道炎
	十二指腸潰瘍	早期胃癌	早期胃癌EMR後
	早期胃癌ESD後	ゾリンジャー・エリソン症候群	特発性血小板減少性紫斑病
	吻合部潰瘍	ヘリコバクター・ピロリ胃炎	ヘリコバクター・ピロリ感染症
○	胃潰瘍瘢痕	胃十二指腸潰瘍瘢痕	維持療法の必要な術後難治性逆流性食道炎
	維持療法の必要な難治性逆流性食道炎	胃穿孔	胃びらん
	急性胃潰瘍	急性胃潰瘍穿孔	急性胃粘膜病変
	急性十二指腸潰瘍	急性十二指腸潰瘍穿孔	急性出血性胃潰瘍
	急性出血性十二指腸潰瘍	急性出血性十二指腸潰瘍穿孔	クッシング潰瘍
	再発性胃潰瘍	再発性十二指腸潰瘍	残胃潰瘍
	十二指腸潰瘍瘢痕	十二指腸球後部潰瘍	十二指腸穿孔
	十二指腸びらん	出血性胃潰瘍	出血性十二指腸潰瘍
	出血性十二指腸潰瘍穿孔	出血性吻合部潰瘍	術後胃潰瘍
	術後胃十二指腸潰瘍	術後逆流性食道炎	術後十二指腸潰瘍
	術後難治性逆流性食道炎	心因性胃潰瘍	ステロイド潰瘍
	ストレス潰瘍	ストレス性胃潰瘍	ストレス性十二指腸潰瘍
	穿孔性胃潰瘍	穿孔性十二指腸潰瘍	穿孔性吻合部潰瘍
	穿通性胃潰瘍	穿通性十二指腸潰瘍	早期胃癌術後
	多発胃潰瘍	多発性十二指腸潰瘍	多発性出血性胃潰瘍
	デュラフォイ潰瘍	特発性血小板減少性紫斑病合併妊娠	難治性胃潰瘍
	難治性逆流性食道炎	難治性十二指腸潰瘍	難治性吻合部潰瘍
	慢性胃潰瘍	慢性胃潰瘍活動期	慢性十二指腸潰瘍
	慢性十二指腸潰瘍活動期	薬剤性胃潰瘍	
△	アルコール性胃炎	胃炎	胃十二指腸炎
	萎縮性胃炎	萎縮性化生性胃炎	エバンス症候群
	急性胃炎	急性出血性胃潰瘍穿孔	急性特発性血小板減少性紫斑病
	急性びらん性胃炎	十二指腸炎	出血性胃炎
	出血性胃潰瘍穿孔	術後残胃胃炎	神経性胃炎
	ステロイド潰瘍穿孔	表層性胃炎	びらん性胃炎
	びらん性十二指腸炎	慢性胃炎	慢性十二指腸炎
	慢性特発性血小板減少性紫斑病	メネトリエ病	

効能効果に関連する使用上の注意
(1)非ステロイド性抗炎症薬投与時における胃潰瘍又は十二指腸潰瘍の再発抑制の場合：関節リウマチ，変形性関節症等における疼痛管理等のために非ステロイド性抗炎症薬を長期継続投与している患者を投与対象とし，投与開始に際しては，胃潰瘍又は十二指腸潰瘍の既往を確認すること。
(2)低用量アスピリン投与時における胃潰瘍又は十二指腸潰瘍の再発抑制の場合：血栓・塞栓の形成抑制のために低用量のアスピリンを継続投与している患者を投与対象とし，投与開始に際しては，胃潰瘍又は十二指腸潰瘍の既往を確認すること。
(3)ヘリコバクター・ピロリの除菌の補助の場合
①進行期胃MALTリンパ腫に対するヘリコバクター・ピロリ除菌治療の有効性は確立していない。
②特発性血小板減少性紫斑病に対しては，ガイドライン等を参照し，ヘリコバクター・ピロリ除菌治療が適切と判断される症例にのみ除菌治療を行うこと。
③早期胃癌に対する内視鏡的治療後胃以外には，ヘリコバクター・ピロリ除菌治療による胃癌の発症抑制に対する有効性は確立していない。
④ヘリコバクター・ピロリ感染胃炎に用いる際には，ヘリコバクター・ピロリが陽性であること及び内視鏡検査によりヘリコバクター・ピロリ感染胃炎であることを確認すること。

用法用量
(1)胃潰瘍，十二指腸潰瘍，吻合部潰瘍，Zollinger-Ellison症候群：通常，成人にはエソメプラゾールとして1回20mgを1日1回経口投与する。なお，通常，胃潰瘍，吻合部潰瘍では8週間まで，十二指腸潰瘍では6週間までの投与とする。
(2)逆流性食道炎
通常，成人にはエソメプラゾールとして1回20mgを1日1回経口投与する。なお，通常，8週間までの投与とする。
さらに再発・再燃を繰り返す逆流性食道炎の維持療法においては，1回10～20mgを1日1回経口投与する。
(3)非ステロイド性抗炎症薬投与時における胃潰瘍又は十二指腸潰瘍の再発抑制：通常，成人にはエソメプラゾールとして1回20mgを1日1回経口投与する。
(4)低用量アスピリン投与時における胃潰瘍又は十二指腸潰瘍の再

発抑制：通常，成人にはエソメプラゾールとして1回20mgを1日1回経口投与する。
(5)ヘリコバクター・ピロリの除菌の補助
通常，成人にはエソメプラゾールとして1回20mg，アモキシシリン水和物として1回750mg(力価)及びクラリスロマイシンとして1回200mg(力価)の3剤を同時に1日2回，7日間経口投与する。なお，クラリスロマイシンは，必要に応じて適宜増量することができる。ただし，1回400mg(力価)1日2回を上限とする。
プロトンポンプインヒビター，アモキシシリン水和物及びクラリスロマイシンの3剤投与によるヘリコバクター・ピロリの除菌治療が不成功の場合は，これに代わる治療として，通常，成人にはエソメプラゾールとして1回20mg，アモキシシリン水和物として1回750mg(力価)及びメトロニダゾールとして1回250mgの3剤を同時に1日2回，7日間経口投与する。

禁忌
(1)本剤の成分に対して過敏症の既往歴のある患者
(2)アタザナビル硫酸塩，リルピビリン塩酸塩を投与中の患者

併用禁忌

薬剤名等	臨床症状・措置方法	機序・危険因子
アタザナビル硫酸塩（レイアタッツ）	アタザナビル硫酸塩の作用を減弱するおそれがある。	本剤の胃酸分泌抑制作用によりアタザナビル硫酸塩の溶解性が低下し，アタザナビルの血中濃度が低下することがある。
リルピビリン塩酸塩（エジュラント）	リルピビリン塩酸塩の作用を減弱するおそれがある。	本剤の胃酸分泌抑制作用によりリルピビリン塩酸塩の吸収が低下し，リルピビリンの血中濃度が低下することがある。

ネクサバール錠200mg　規格：200mg1錠[4677.1円/錠]
ソラフェニブトシル酸塩　バイエル薬品　429

【効能効果】
根治切除不能又は転移性の腎細胞癌，切除不能な肝細胞癌，根治切除不能な分化型甲状腺癌

【対応標準病名】

◎	肝細胞癌	甲状腺癌	腎細胞癌
	転移性腎腫瘍		
○	悪性甲状腺腫	肝癌	原発性肝癌
	甲状腺悪性腫瘍	甲状腺髄様癌	甲状腺乳頭癌
	甲状腺濾胞癌	腎癌	
△	ウイルムス腫瘍	肝奇形腫	肝血管肉腫
	肝細胞癌破裂	肝脂肪肉腫	肝のう胞腺癌
	肝平滑筋肉腫	胸膜播種	腎悪性腫瘍
	腎カルチノイド	腎肉腫	胎芽性肉腫
	透析腎癌		

効能効果に関連する使用上の注意
(1)根治切除不能又は転移性の腎細胞癌に対して
①サイトカイン製剤による治療歴のない根治切除不能又は転移性の腎細胞癌患者に対する本剤の有効性及び安全性は確立していない。
②本剤の術後補助化学療法における有効性及び安全性は確立していない。
(2)切除不能な肝細胞癌に対して
①局所療法(経皮的エタノール注入療法，ラジオ波焼灼療法，マイクロ波凝固療法，肝動脈塞栓療法/肝動脈化学塞栓療法，放射線療法等)の適応となる肝細胞癌患者に対する本剤の有効性及び安全性は確立していない。
②肝細胞癌に対する切除及び局所療法後の補助化学療法における本剤の有効性及び安全性は確立していない。
③肝細胞癌患者に本剤を使用する場合には，肝機能障害の程度，局所療法の適応の有無，全身化学療法歴等について，「臨床成績」の項の内容に準じて，適応患者の選択を行うこと。
(3)根治切除不能な分化型甲状腺癌に対して
①臨床試験に組み入れられた患者の病理組織型等について，「臨床成績」の項の内容を熟知し，本剤の有効性及び安全性を十分理解した上で，適応患者の選択を行うこと。
②放射性ヨウ素による治療歴のない患者に対する本剤の有効性及び安全性は確立していない。

用法用量　通常，成人にはソラフェニブとして1回400mgを1日2回経口投与する。なお，患者の状態により適宜減量する。

用法用量に関連する使用上の注意
(1)サイトカイン製剤を含む他の抗悪性腫瘍剤との併用について，有効性及び安全性は確立していない。
(2)肝細胞癌に対する局所療法との併用について，有効性及び安全性は確立していない。
(3)高脂肪食の食後に本剤を投与した場合，血漿中濃度が低下するとの報告がある。高脂肪食摂取時には食事の1時間前から食後2時間までの間を避けて服用すること。
(4)副作用により本剤を減量，休薬又は中止する場合には，副作用の症状，重症度等に応じて以下の基準を考慮すること。
①根治切除不能又は転移性の腎細胞癌，切除不能な肝細胞癌に対して
減量基準

用量調節段階	投与量
通常投与量	1回400mgを1日2回経口投与
1段階減量	1回400mgを1日1回経口投与
2段階減量	1回400mgを隔日経口投与

皮膚毒性

皮膚の副作用のグレード	発現回数	投与量の調節
グレード1：手足の皮膚の感覚障害，刺痛，痛みを伴わない腫脹や紅斑，日常生活に支障を来さない程度の不快な症状	回数問わず	本剤の投与を継続し，症状緩和のための局所療法を考慮する。
グレード2：手足の皮膚の痛みを伴う紅斑や腫脹，日常生活に支障を来す不快な症状	1回目	本剤の投与を継続し，症状緩和のための局所療法を考慮する。7日以内に改善が見られない場合は下記参照。
	7日以内に改善が見られない場合あるいは2回目又は3回目	グレード0～1に軽快するまで休薬する。本剤の投与を再開する場合は投与量を1段階下げる。(400mg1日1回又は400mg隔日1回)
	4回目	本剤の投与を中止する。
グレード3：手足の皮膚の湿性落屑，潰瘍形成，水疱形成，激しい痛み，仕事や日常生活が不可能になる重度の不快な症状	1回目又は2回目	グレード0～1に軽快するまで休薬する。本剤の投与を再開する場合は投与量を1段階下げる。(400mg1日1回又は400mg隔日1回)
	3回目	本剤の投与を中止する。

血液学的毒性

グレード	投与継続の可否	用量調節
グレード0～2	投与継続	変更なし
グレード3	投与継続	1段階下げる[b]
グレード4	グレード0～2に軽快するまで休薬[a]	1段階下げる[b]

a.30日を超える休薬が必要となり，投与の継続について臨床的に意義がないと判断された場合，投与中止とする。
b.2段階を超える減量が必要な場合，投与中止とする。
非血液学的毒性[a]

グレード	投与継続の可否	用量調節
グレード0〜2	投与継続	変更なし
グレード3	グレード0〜2に軽快するまで休薬[b]	1段階下げる[c]
グレード4	投与中止	投与中止

a. 薬物治療を行っていない嘔気/嘔吐又は下痢は除く。
b.30日を超える休薬が必要となり，投与の継続について臨床的に意義がないと判断された場合，投与中止とする。
c.2段階を超える減量が必要な場合，投与中止とする。

②根治切除不能な分化型甲状腺癌に対して
減量基準

用量調節段階	投与量
通常投与量	1回400mgを1日2回経口投与
1段階減量	1回400mgと1回200mgとを交互に12時間間隔で経口投与
2段階減量	1回200mgを1日2回経口投与
3段階減量	1回200mgを1日1回経口投与

皮膚毒性

皮膚の副作用のグレード	発現回数	投与量の調節[a]
グレード1：手足の皮膚の感覚障害，刺痛，痛みを伴わない腫脹や紅斑，日常生活に支障を来さない程度の不快な症状	回数問わず	本剤の投与を継続し，症状緩和のための局所療法を考慮する。
グレード2：手足の皮膚の痛みを伴う紅斑や腫脹，日常生活に支障を来す不快な症状	1回目	本剤の投与を継続し，症状緩和のための局所療法及び1段階減量を考慮する。 7日以内に改善が見られない場合は下記参照。
	7日以内に改善が見られない場合又は2回目	グレード0〜1に軽快するまで休薬する。 本剤の投与を再開する場合は投与量を1段階下げる。
	3回目	グレード0〜1に軽快するまで休薬する。 本剤の投与を再開する場合は投与量を2段階下げる。[b]
	4回目	本剤の投与を中止する。
グレード3：手足の皮膚の湿性落屑，潰瘍形成，水疱形成，激しい痛み，仕事や日常生活が不可能になる重度の不快な症状	1回目	グレード0〜1に軽快するまで休薬する。 本剤の投与を再開する場合は投与量を1段階下げる。
	2回目	グレード0〜1に軽快するまで休薬する。 本剤の投与を再開する場合は投与量を2段階下げる。
	3回目	本剤の投与を中止する。

a. グレード2又は3の副作用により減量し，減量後の用量でグレード2以上の副作用が少なくとも28日間認められない場合は，開始時の用量に増量することができる。
b.3段階を超える減量が必要な場合，投与中止とする。

血液学的毒性

グレード	投与継続の可否	用量調節
グレード0〜2	投与継続	変更なし
グレード3	投与継続	1段階下げる[b]
グレード4	グレード0〜2に軽快するまで休薬[a]	2段階下げる[b]

a.30日を超える休薬が必要となり，投与の継続について臨床的に意義がないと判断された場合，投与中止とする。
b.2段階を超える減量が必要な場合，投与中止とする。

非血液学的毒性[a]

グレード	発現回数	投与継続の可否	用量調節
グレード0〜1	回数問わず	投与継続	変更なし
グレード2	回数問わず	投与継続	1段階下げる[c, d]
グレード3	1回目	グレード0〜2に軽快するまで休薬[b] 7日以内に改善が見られない場合は下記参照。	1段階下げる[c, d]
	7日以内に改善が見られない場合あるいは2回目又は3回目	グレード0〜2に軽快するまで休薬[b]	2段階下げる[c, d]
	4回目	グレード0〜2に軽快するまで休薬[b]	3段階下げる[c, d]
グレード4	回数問わず	投与中止	投与中止

a. 薬物治療を行っていない嘔気/嘔吐又は下痢は除く。
b.30日を超える休薬が必要となり，投与の継続について臨床的に意義がないと判断された場合，投与中止とする。
c.2段階を超える減量が必要な場合，投与中止とする。
d. グレード2又は3の副作用により減量し，減量後の用量でグレード2以上の副作用が少なくとも28日間認められない場合は，開始時の用量に増量又は1段階増量することができる。

警告　本剤は，緊急時に十分対応できる医療施設において，がん化学療法に十分な知識・経験を持つ医師のもとで，本剤の投与が適切と判断される症例についてのみ投与すること。また，治療開始に先立ち，患者又はその家族に本剤の有効性及び危険性を十分説明し，同意を得てから投与すること。

禁忌
(1)本剤の成分に対し重篤な過敏症の既往歴のある患者
(2)妊婦又は妊娠している可能性のある女性

ネシーナ錠6.25mg　規格：6.25mg1錠[53.9円/錠]
ネシーナ錠12.5mg　規格：12.5mg1錠[100円/錠]
ネシーナ錠25mg　規格：25mg1錠[186.9円/錠]
アログリプチン安息香酸塩　武田薬品　396

【効能効果】

2型糖尿病

【対応標準病名】

◎	2型糖尿病		
○	2型糖尿病・眼合併症あり	2型糖尿病・関節合併症あり	2型糖尿病・ケトアシドーシス合併あり
	2型糖尿病・昏睡合併あり	2型糖尿病・腎合併症あり	2型糖尿病・神経学的合併症あり
	2型糖尿病・多発糖尿病性合併症あり	2型糖尿病・糖尿病性合併症あり	2型糖尿病・糖尿病性合併症なし
	2型糖尿病・末梢循環合併症あり	2型糖尿病黄斑症	2型糖尿病性アシドーシス
	2型糖尿病性アセトン血症	2型糖尿病性壊疽	2型糖尿病性黄斑浮腫
	2型糖尿病性潰瘍	2型糖尿病性眼筋麻痺	2型糖尿病性肝障害
	2型糖尿病性関節症	2型糖尿病性筋萎縮症	2型糖尿病性血管障害
	2型糖尿病性ケトアシドーシス	2型糖尿病性高コレステロール血症	2型糖尿病性虹彩炎
	2型糖尿病性骨症	2型糖尿病性昏睡	2型糖尿病性自律神経ニューロパチー
	2型糖尿病性神経因性膀胱	2型糖尿病性神経痛	2型糖尿病性腎硬化症
	2型糖尿病性腎症	2型糖尿病性腎症第1期	2型糖尿病性腎症第2期
	2型糖尿病性腎症第3期	2型糖尿病性腎症第3期A	2型糖尿病性腎症第3期B
	2型糖尿病性腎症第4期	2型糖尿病性腎症第5期	2型糖尿病性腎不全
	2型糖尿病性水疱	2型糖尿病性精神障害	2型糖尿病性そう痒症
	2型糖尿病性多発ニューロパチー	2型糖尿病性単ニューロパチー	2型糖尿病性中心性網膜症

	2型糖尿病性低血糖性昏睡	2型糖尿病性動脈硬化症	2型糖尿病性動脈閉塞症
	2型糖尿病性ニューロパチー	2型糖尿病性白内障	2型糖尿病性皮膚障害
	2型糖尿病性浮腫性硬化症	2型糖尿病性末梢血管症	2型糖尿病性末梢血管障害
	2型糖尿病性末梢神経障害	2型糖尿病性ミオパチー	2型糖尿病性網膜症
	安定型糖尿病	インスリン抵抗性糖尿病	若年2型糖尿病
	増殖性糖尿病性網膜症・2型糖尿病		
△	糖尿病		

用法用量　通常，成人にはアログリプチンとして25mgを1日1回経口投与する。

用法用量に関連する使用上の注意

中等度以上の腎機能障害患者では，排泄の遅延により本剤の血中濃度が上昇するため，腎機能の程度に応じて，投与量を適宜減量すること。

中等度以上の腎機能障害患者における投与量

	血清クレアチニン(mg/dL)※	クレアチニンクリアランス(Ccr，mL/min)	投与量
中等度腎機能障害患者	男性：1.4＜～≦2.4	30≦～＜50	12.5mg，1日1回
	女性：1.2＜～≦2.0		
高度腎機能障害患者/末期腎不全患者	男性：＞2.4	＜30	6.25mg，1日1回
	女性：＞2.0		

末期腎不全患者については，血液透析との時間関係は問わない。

※：Ccrに相当する換算値(年齢60歳，体重65kg)

禁忌

(1)重症ケトーシス，糖尿病性昏睡又は前昏睡，1型糖尿病の患者
(2)重症感染症，手術前後，重篤な外傷のある患者
(3)本剤の成分に対し過敏症の既往歴のある患者

ネルボン散1%　規格：1%1g[17.4円/g]
ネルボン錠5mg　規格：5mg1錠[11円/錠]
ネルボン錠10mg　規格：10mg1錠[17.1円/錠]

ニトラゼパム　第一三共　112,113

【効能効果】

(1)不眠症
(2)麻酔前投薬
(3)異型小発作群：点頭てんかん，ミオクロヌス発作，失立発作等
焦点性発作：焦点性けいれん発作，精神運動発作，自律神経発作等

【対応標準病名】

◎	焦点性てんかん	自律神経発作	精神運動発作
	点頭てんかん	不眠症	ミオクローヌスてんかん
○	アトニー性非特異性てんかん発作	アブサンス	アルコールてんかん
	ウンベルリヒトてんかん	家族性痙攣	間代性痙攣
	強直間代発作	局所性痙攣	局所性てんかん
	光原性てんかん	後天性てんかん	持続性部分てんかん
	ジャクソンてんかん	若年性アブサンスてんかん	若年性ミオクローヌスてんかん
	術後てんかん	症候性てんかん	焦点性知覚性発作
	小児期アブサンスてんかん	自律神経てんかん	進行性ミオクローヌスてんかん
	睡眠障害	睡眠相後退症候群	睡眠喪失てんかん
	睡眠リズム障害	ストレスてんかん	前頭葉てんかん
	側頭葉てんかん	体知覚性発作	遅発性てんかん
	聴覚反射てんかん	てんかん	てんかん合併妊娠
	てんかん小発作	てんかん性自動症	てんかん大発作
	てんかん単純部分発作	てんかん複雑部分発作	難治性てんかん
	乳児重症ミオクロニーてんかん	乳児点頭痙攣	脳炎後てんかん
	拝礼発作	反応性てんかん	ヒプサルスミア
	不規則睡眠	腹部てんかん	部分てんかん
	片側痙攣片麻痺てんかん症候群	薬物てんかん	ラフォラ疾患
	良性乳児ミオクローヌスてんかん	レノックス・ガストー症候群	
△	亜急性錯乱状態	解離性運動障害	解離性感覚障害
	解離性痙攣	解離性健忘	解離性昏迷
	解離性障害	解離性遁走	カタレプシー
	ガンサー症候群	急性精神錯乱	疾病逃避
	失立	症候性早期ミオクローヌス性脳症	心因性昏迷
	心因性錯乱	心因性失声	心因性振戦
	心因性難聴	心因性もうろう状態	心因発作
	神経性眼精疲労	多重パーソナリティ障害	聴覚性発作
	定型欠神発作	反応性錯乱	非アルコール性亜急性錯乱状態
	ヒステリー性運動失調症	ヒステリー性失声症	ヒステリー性てんかん
	ヒステリー反応	憤怒痙攣	良性新生児痙攣
	レム睡眠行動障害		

用法用量

(1)不眠症に用いる場合：通常，成人にはニトラゼパムとして1回5～10mgを就寝前に経口投与する。なお，年齢・症状により適宜増減する。
(2)麻酔前投薬の場合：通常，成人にはニトラゼパムとして1回5～10mgを就寝前又は手術前に経口投与する。なお，年齢・症状・疾患により適宜増減する。
(3)抗てんかん剤として用いる場合：通常，成人・小児ともニトラゼパムとして1日5～15mgを適宜分割投与する。なお，年齢・症状により適宜増減する。

用法用量に関連する使用上の注意　不眠症には，就寝の直前に服用させること。また，服用して就寝した後，睡眠途中において一時的に起床して仕事等をする可能性があるときは服用させないこと。

禁忌

(1)本剤の成分に対し過敏症の既往歴のある患者
(2)急性狭隅角緑内障のある患者
(3)重症筋無力症のある患者

原則禁忌　肺性心，肺気腫，気管支喘息及び脳血管障害の急性期等で呼吸機能が高度に低下している場合

ニトラゼパム錠5mg「JG」：日本ジェネリック　5mg1錠[5.4円/錠]，ニトラゼパム錠5mg「TCK」：辰巳化学　5mg1錠[5.4円/錠]，ニトラゼパム錠5mg「イセイ」：イセイ　5mg1錠[5.4円/錠]，ニトラゼパム錠5mg「ツルハラ」：鶴原　5mg1錠[5.4円/錠]，ニトラゼパム錠5mg「テバ」：テバ製薬　5mg1錠[5.4円/錠]，ニトラゼパム錠5mg「トーワ」：東和　5mg1錠[5.4円/錠]，ニトラゼパム錠10mg「JG」：日本ジェネリック　10mg1錠[5.6円/錠]，ニトラゼパム錠10mg「TCK」：辰巳化学　10mg1錠[5.6円/錠]，ニトラゼパム錠10mg「ツルハラ」：鶴原　10mg1錠[5.6円/錠]

ノアルテン錠(5mg)　規格：5mg1錠[37.1円/錠]

ノルエチステロン　塩野義　247

【効能効果】

無月経，月経周期異常(稀発月経，多発月経)，月経量異常(過少月経，過多月経)，月経困難症，卵巣機能不全症，黄体機能不全による不妊症，機能性子宮出血，月経周期の変更(短縮及び延長)

【対応標準病名】

◎	異常月経	黄体機能不全	過少月経
	過多月経	機能性子宮出血	希発月経

	月経困難症	女性不妊症	頻発月経
	不妊症	無月経症	卵巣機能不全
○	下垂体性無月経	過長月経	器質性月経困難症
	機能性月経困難症	機能性性器出血	機能性無月経
	頚管性不妊症	月経異常	月経中間期出血
	月経痛	月経不順	月経モリミナ
	原発性希発月経	原発性月経困難症	原発性不妊症
	原発性無月経	原発性卵巣機能低下症	更年期出血
	更年期卵巣機能低下症	高プロラクチン血症性無月経	産褥卵巣機能低下症
	子宮性不妊症	子宮性無月経	子宮不正出血
	思春期月経異常	思春期月経過多	思春期出血
	視床下部性無月経	視床下部性卵巣機能低下	若年性子宮機能出血
	若年性子宮出血	心因性無月経	神経性食欲不振症無月経
	精神性無月経	性腺機能低下症	遷延性月経
	早発閉経	早発卵巣不全	続発性希発月経
	続発性月経困難症	続発性不妊症	続発性無月経
	第1度無月経	第2度無月経	体重減少性無月経
	中枢性無月経	乳汁漏出無月経症候群	排卵期出血
	排卵障害	不規則月経	膜様月経困難症
	無排卵月経	無排卵症	卵管機能異常
	卵管狭窄症	卵管性不妊症	卵管閉塞
	卵巣機能障害	卵巣欠落症状	卵巣性不妊症
	卵巣発育不全		
△	アンドロゲン過剰症	陰部痛	エストロジェン過剰症
	エストロジェン産生腫瘍	器質性性器出血	機能性不妊症
	月経随伴性気胸	月経性歯肉炎	月経前症候群
	月経前浮腫	月経前片頭痛	骨盤内うっ血症候群
	授乳性無月経	性器出血	性機能亢進症
	多のう胞性卵巣	多のう胞性卵巣症候群	腟瘻
	排卵痛	晩発閉経	卵巣機能異常
	卵巣機能亢進症	卵巣性無月経	卵巣痛

用法用量　通常，成人にはノルエチステロンとして1日5～10mgを1～2回に分割経口投与する。
月経周期延長のときは1日5mgを月経予定5日前から投与し始め，月経周期延長希望日まで連続投与する。
月経周期短縮のときは1日5mgを卵胞期に投与し，数日間連続投与する。

禁忌
(1)重篤な肝障害・肝疾患のある患者
(2)妊婦又は妊娠している可能性のある婦人

ノイエルカプセル200mg　規格：200mg1カプセル[12.9円/カプセル]
ノイエル細粒40%　規格：40%1g[22.9円/g]
セトラキサート塩酸塩　第一三共エスファ　232

【効能効果】

(1)下記疾患の胃粘膜病変（びらん，出血，発赤，浮腫）の改善
　急性胃炎，慢性胃炎の急性増悪期
(2)胃潰瘍

【対応標準病名】

◎	胃潰瘍	胃出血	胃びらん
	急性胃炎	急性びらん性胃炎	出血性胃炎
	慢性胃炎		
○	NSAID胃潰瘍	NSAID十二指腸潰瘍	アルコール性胃炎
	アレルギー性胃炎	胃炎	胃潰瘍瘢痕
	胃空腸周囲炎	胃周囲炎	胃十二指腸炎
	萎縮性胃炎	萎縮性化生性胃炎	胃穿孔
	胃蜂窩織炎	急性胃潰瘍	急性胃潰瘍穿孔
	急性胃粘膜病変	急性出血性胃潰瘍	下血
	再発性胃潰瘍	残胃潰瘍	出血性胃潰瘍
	術後胃潰瘍	術後残胃胃炎	消化管出血
	上部消化管出血	心因性胃潰瘍	神経性胃炎
	ステロイド潰瘍	ステロイド潰瘍穿孔	ストレス性胃潰瘍
	穿孔性胃潰瘍	穿通性胃潰瘍	多発胃潰瘍
	多発性出血性胃潰瘍	中毒性胃炎	デュラフォイ潰瘍
	吐下血	吐血	難治性胃潰瘍
	肉芽腫性胃炎	粘血便	表層性胃炎
	びらん性胃炎	ヘリコバクター・ピロリ胃炎	放射線胃炎
	慢性胃潰瘍	慢性胃潰瘍活動期	メネトリエ病
	薬剤性胃潰瘍	疣状胃炎	
△	胃腸疾患	胃粘膜過形成	下部消化管出血
	急性出血性胃潰瘍穿孔	血便	出血性胃潰瘍穿孔
	消化管狭窄	消化管障害	腸出血
	反応性リンパ組織増生症		

用法用量　通常成人，セトラキサート塩酸塩として1回200mgを1日3～4回食後及び就寝前に経口投与する。なお，年齢，症状により適宜増減する。

エルグリルカプセル200mg：辰巳化学　200mg1カプセル[8.9円/カプセル]，セトラキサート塩酸塩カプセル200mg「YD」：陽進堂　200mg1カプセル[8.9円/カプセル]，セトラキサート塩酸塩細粒40%「YD」：陽進堂　40%1g[13円/g]，ラクマーゼカプセル200mg：東和　200mg1カプセル[8.9円/カプセル]

ノイキノン顆粒1%　規格：1%1g[19.7円/g]
ノイキノン錠5mg　規格：5mg1錠[13.8円/錠]
ノイキノン錠10mg　規格：10mg1錠[18.3円/錠]
ノイキノン糖衣錠10mg　規格：10mg1錠[18.3円/錠]
ユビデカレノン　エーザイ　211

【効能効果】

基礎治療施行中の軽度及び中等度のうっ血性心不全症状

【対応標準病名】

◎	うっ血性心不全		
○	急性心不全	左室不全	左心不全
	心筋不全	心原性肺水腫	心臓性呼吸困難
	心臓喘息	心不全	慢性心不全
	両心不全		
△	右室不全	右心不全	心臓性浮腫
	慢性うっ血性心不全		

用法用量　ユビデカレノンとして通常成人は1回10mgを1日3回食後に経口投与する。

アデリール錠5：ナガセ　5mg1錠[5.8円/錠]，アデリール錠10：ナガセ　10mg1錠[5.6円/錠]，トリデミンカプセル5mg：イセイ　5mg1カプセル[5.8円/カプセル]，トリデミン顆粒1%：イセイ　1%1g[6.3円/g]，トリデミン錠10mg：イセイ　10mg1錠[5.6円/錠]，ユビデカレノンカプセル5mg「杏林」：キョーリンリメディオ　5mg1カプセル[5.8円/カプセル]，ユビデカレノンカプセル5mg「ツルハラ」：鶴原　5mg1カプセル[5.8円/カプセル]，ユビデカレノンカプセル5mg「トーワ」：東和　5mg1カプセル[5.8円/カプセル]，ユビデカレノンカプセル5mg「日新」：日新－山形　5mg1カプセル[5.8円/カプセル]，ユビデカレノンカプセル10mg「杏林」：キョーリンリメディオ　10mg1カプセル[8.4円/カプセル]，ユビデカレノン顆粒1%「ツルハラ」：鶴原　1%1g[6.2円/g]，ユビデカレノン錠5mg「サワイ」：沢井　5mg1錠[5.8円/錠]，ユビデカレノン錠10mg「サワイ」：沢井　10mg1錠[5.6円/錠]，ユビデカレノン錠10mg「ツルハラ」：鶴原　10mg1錠[5.6円/錠]，ユビデカレノン錠10mg「トーワ」：東和　10mg1錠[5.6円/錠]，ユビデカレノン錠10mg「日新」：日新－山形　10mg1錠[5.6円/錠]

ノイチーム顆粒10%　規格：10%1g[46.4円/g]
ノイチーム細粒20%　規格：20%1g[80円/g]
ノイチーム錠10mg　規格：10mg1錠[8.4円/錠]
ノイチーム錠30mg　規格：30mg1錠[18.4円/錠]
ノイチーム錠90mg　規格：90mg1錠[32.6円/錠]
ノイチームシロップ0.5%　規格：0.5%1mL[6.2円/mL]
リゾチーム塩酸塩　サンノーバ　395

【効 能 効 果】

次の疾患の腫脹の緩解
　慢性副鼻腔炎
痰の切れが悪く，喀出回数の多い下記疾患の喀痰喀出困難
　気管支炎，気管支喘息，気管支拡張症

【対応標準病名】

◎	喀痰喀出困難	気管支炎	気管支拡張症
	気管支喘息	慢性副鼻腔炎	
○	アスピリン喘息	アトピー性喘息	アレルギー性気管支炎
	アレルギー性副鼻腔炎	異常喀痰	運動誘発性喘息
	嚥下性気管支炎	円柱状気管支拡張症	外因性喘息
	喀痰	過剰喀痰	カタル性気管支炎
	化膿性副鼻腔炎	下葉気管支拡張症	乾酪性副鼻腔炎
	限局性気管支拡張症	口腔上顎洞瘻	好酸球性副鼻腔炎
	混合型喘息	細気管支拡張症	篩骨洞炎
	歯性上顎洞炎	歯性副鼻腔炎	上顎洞炎
	小児喘息	小児喘息性気管支炎	小児副鼻腔炎
	職業喘息	ステロイド依存性喘息	咳喘息
	喘息性気管支炎	前頭洞炎	蝶形骨洞炎
	難治性喘息	乳児喘息	のう状気管支拡張症
	膿性痰	汎副鼻腔炎	非アトピー性喘息
	びまん性気管支炎	びまん性気管支拡張症	副鼻腔炎
	副鼻腔気管支症候群	慢性気管支拡張症	慢性副鼻腔炎急性増悪
	慢性副鼻腔膿瘍	夜間性喘息	
△	感染型気管支喘息	気管気管支炎	沈下性気管支炎
	フィブリン性気管支炎	膜性気管支炎	

用法用量

〔顆粒，細粒，錠〕
　通常，成人は1日リゾチーム塩酸塩として，60～270mg(力価)を3回に分けて経口投与する。
　本剤の体内での作用機序はなお解明されない点も多く，また，用量・効果の関係も必ずしも明らかにされていない。したがって漫然と投与すべきではない。
〔シロップ〕
　通常，下記の1日量を3回に分けて経口投与する。
　　2歳未満：3～6mL〔リゾチーム塩酸塩として15～30mg(力価)〕
　　2～6歳：6～8mL〔リゾチーム塩酸塩として30～40mg(力価)〕
　　7～14歳：8～12mL〔リゾチーム塩酸塩として40～60mg(力価)〕
　　なお，症状により適宜増減する。
　本剤の体内での作用機序はなお解明されない点も多く，また，用量・効果の関係も必ずしも明らかにされていない。したがって漫然と投与すべきではない。

禁忌

(1)本剤の成分に対し過敏症の既往歴のある患者
(2)卵白アレルギーのある患者

レフトーゼシロップ0.5%：シオエ　0.5%1mL[6.6円/mL]
アクディームカプセル90mg：あすか　90mg1カプセル[28.2円/カプセル]，アクディーム細粒10%：あすか　10%1g[38.5円/g]，アクディーム細粒45%：あすか　45%1g[110.2円/g]，アクディーム錠30mg：あすか　30mg1錠[14.8円/錠]，アクディームシロップ0.5%：あすか　0.5%1mL[6.2円/mL]，アクディームシロップ1%：あすか　1%1mL[8.5円/mL]，エリチーム錠30mg：イセイ　30mg1錠[5.6円/錠]，エリチームシロップ0.5%：イセイ　0.5%1mL[2.3円/mL]，塩化リゾチーム顆粒10%「イセイ」：イセイ　10%1g[6.2円/g]

ノイビタ錠「25」　規格：25mg1錠[5.6円/錠]
オクトチアミン　アイロム　312

【効 能 効 果】

(1)ビタミンB_1欠乏症の予防及び治療
(2)ビタミンB_1の需要が増大し，食事からの摂取が不十分な際の補給(消耗性疾患，甲状腺機能亢進症，妊産婦，授乳婦，はげしい肉体労働時等)
(3)ウェルニッケ脳症
(4)脚気衝心
(5)下記疾患のうち，ビタミンB_1の欠乏または代謝障害が関与すると推定される場合：神経痛，筋肉痛・関節痛，末梢神経炎・末梢神経麻痺，心筋代謝障害，便秘などの胃腸運動機能障害
(5)の適応に対して効果がないのに月余にわたって漫然と使用すべきでない。

【対応標準病名】

◎	胃腸運動機能障害	ウェルニッケ脳症	脚気心
	関節痛	筋肉痛	甲状腺機能亢進症
	心筋疾患	神経痛	ビタミンB1欠乏症
	便秘症	末梢神経炎	末梢神経障害
○	異所性中毒性甲状腺腫	脚気	脚気症候群
	脚気神経炎	乾性脚気	グレーブス病
	甲状腺眼症	甲状腺機能正常型グレーブス病	甲状腺クリーゼ
	甲状腺中毒性昏睡	産後脚気	湿性脚気
	人為的甲状腺中毒症	心筋変性症	中毒性甲状腺腫
	中毒性多結節性甲状腺腫	中毒性単結節性甲状腺腫	バセドウ病
	バセドウ病眼症	バセドウ病術後再発	びまん性中毒性甲状腺腫
	プランマー病	肋間神経痛	
△ あ	MP関節痛	胃うっ血	胃運動機能障害
	胃運動亢進症	胃液欠乏	胃液分泌過多
	胃拡張	胃下垂	胃機能亢進
	胃狭窄	胃痙攣	胃軸捻症
	胃十二指腸嵌頓	胃腫瘤	胃切除後癒着
	胃腸機能異常	胃腸機能減退	一過性甲状腺機能亢進症
	胃粘膜過形成	胃のう胞	胃壁軟化症
か	腋窩部痛	外傷性肩不安定症	顎関節痛
	過酸症	下肢関節痛	下肢筋肉痛
	下肢神経痛	下垂体性TSH分泌亢進症	下垂体性甲状腺機能亢進症
	下腿関節痛	下腿三頭筋痛	下腿神経炎
	肩関節痛症	間質性心筋炎	偽性甲状腺機能亢進症
	偽性股関節痛	機能性便秘症	急性胃腸障害
	急性胃粘膜病変	胸鎖関節痛	胸鎖乳突筋痛
	胸背部筋肉痛	胸部筋肉痛	胸腹部筋痛
	胸壁神経痛	頚肩部筋肉痛	痙性胃炎
	頚部筋肉痛	頚部神経痛	痙攣性便秘
	結腸アトニー	肩甲上神経痛	肩甲部筋肉痛
	肩鎖関節痛	原発性甲状腺機能亢進症	肩部筋痛
	甲状腺中毒症	甲状腺中毒症性関節障害	甲状腺中毒症性筋無力症候群
	甲状腺中毒症性心筋症	甲状腺中毒性眼球突出症	甲状腺中毒性四肢麻痺
	甲状腺中毒性周期性四肢麻痺	甲状腺中毒性心不全	甲状腺中毒性ミオパチー
	後頭下神経痛	後頭神経痛	後頭部神経痛
	項背部筋痛	項部筋肉痛	項部神経痛

ノ

さ	股関節痛	弛緩性便秘症	趾関節痛
	四肢神経痛	膝窩部痛	膝関節痛
	習慣性便秘	重症便秘症	十二指腸腫瘤
	十二指腸破裂	手関節痛	手指関節痛
	手指神経炎	術後便秘	上肢筋肉痛
	上肢神経痛	上腕筋肉痛	上腕三頭筋痛
	上腕神経痛	上腕二頭筋痛	食事性便秘
	心筋炎	心筋線維症	神経炎
	心疾患	スルーダー神経痛	脊椎関節痛
	線維筋痛症	仙腸関節痛	前腕筋肉痛
	前腕神経痛	僧帽筋痛	足関節痛
た	側頭部神経痛	大腿筋痛	大腿神経痛
	大腸機能障害	大腸ジスキネジア	多発性関節痛
	多発性筋肉痛	多発性神経炎	多発性神経障害
	多発性神経痛	多発ニューロパチー	単純性便秘
	肘関節痛	中指関節痛	腸アトニー
	腸管運動障害	腸管麻痺性便秘	腸機能障害
	腸ジスキネジア	直腸性便秘	殿部筋肉痛
	頭部筋肉痛	頭部神経痛	特発性神経痛
は	二次性甲状腺機能亢進症	乳幼児便秘	背部筋肉痛
	背部神経痛	反復性多発性神経炎	腓腹筋痛
	腹壁筋痛	腹壁神経痛	ペラグラ性脳症
	便通異常	母指 MP 関節痛	母趾関節痛
ま	慢性十二指腸イレウス	慢性心筋炎	慢性神経痛
や	無酸症	薬物胃障害	腰筋痛症
ら	腰背筋痛症	腰皮神経痛	肋間筋肉痛

用法用量　オクトチアミンとして，通常成人1日25～100mg(1～4錠)を経口投与する。
なお，年齢，症状により適宜増減する。

ノイロトロピン錠4単位　規格：4単位1錠[32.4円/錠]

ワクシニアウイルス接種家兎炎症皮膚抽出液　日本臓器　114

【効能効果】

帯状疱疹後神経痛，腰痛症，頸肩腕症候群，肩関節周囲炎，変形性関節症

【対応標準病名】

◎	肩関節周囲炎	頚肩腕症候群	手指変形性関節症
	全身性変形性関節症	帯状疱疹後神経痛	変形性肩関節症
	変形性関節症	変形性胸鎖関節症	変形性肩鎖関節症
	変形性股関節症	変形性膝関節症	変形性手関節症
	変形性足関節症	変形性肘関節症	変形性中手関節症
	母指 CM 関節変形性関節症	腰痛症	
○	CM 関節変形性関節症	DIP 関節変形性関節症	EB ウイルス伝染性単核症
	PIP 関節変形性関節症	一過性関節症	一側性外傷後股関節症
	一側性外傷後膝関節症	一側性形成不全性股関節症	一側性原発性股関節症
	一側性原発性膝関節症	一側性続発性股関節症	一側性続発性膝関節症
	遠位橈尺関節変形性関節症	外傷後股関節症	外傷後膝関節症
	外傷性肩関節症	外傷性関節症	外傷性関節障害
	外傷性股関節症	外傷性膝関節症	外傷性手関節症
	外傷性足関節症	外傷性肘関節症	外傷性母指 CM 関節症
	回旋腱板症候群	踵関節症	肩インピンジメント症候群
	肩滑液包炎	肩関節異所性骨化	肩関節腱板炎
	肩関節硬結性腱炎	肩関節症	肩周囲炎
	肩石灰性腱炎	関節症	急速破壊型股関節症
	棘上筋症候群	棘上筋石灰化症	頚肩腕障害
	形成不全性股関節症	肩甲周囲炎	原発性関節症
	原発性股関節症	原発性膝関節症	原発性全身性関節症
	原発性変形性関節症	原発性母指 CM 関節症	肩部痛
	股関節症	根性腰痛症	坐骨神経根炎
	坐骨神経痛	坐骨単神経根炎	三叉神経帯状疱疹
	趾関節症	膝関節症	手関節症
	手根関節症	上腕二頭筋腱炎	上腕二頭筋腱鞘炎
	神経原性関節症	神経根炎	脊髄神経根症
	脊椎痛	先天性股関節脱臼治療後亜脱臼	足関節症
	続発性関節症	続発性股関節症	続発性膝関節症
	続発性多発性関節症	続発性母指 CM 関節症	帯状疱疹後三叉神経痛
	帯状疱疹後膝神経節炎	帯状疱疹後多発性ニューロパチー	帯状疱疹神経炎
	大腿単神経根炎	多発性関節症	肘関節症
	二次性変形性関節症	背部痛	ハント症候群
	びらん性関節症	ブシャール結節	不全型ハント症候群
	ヘーガース結節	ヘバーデン結節	母指 CM 関節症
	母指関節症	耳帯状疱疹	野球肩
	癒着性肩関節包炎	腰仙部神経根炎	腰痛坐骨神経痛症候群
	腰部神経根炎	両側性外傷後股関節症	両側性外傷後膝関節症
	両側性外傷性母指 CM 関節症	両側性形成不全性股関節症	両側性原発性股関節症
	両側性原発性膝関節症	両側性原発性母指 CM 関節症	両側性続発性股関節症
	両側性続発性膝関節症	両側性続発性母指 CM 関節症	老人性関節炎
	老年性股関節症		
△	下背部ストレイン	急性腰痛症	筋筋膜性腰痛症
	頚椎不安定症	上腕神経痛	殿部痛
	背部圧迫感	腰殿部痛	腰腹痛

用法用量　通常，成人には1日4錠を朝夕2回に分けて経口投与する。なお，年齢，症状により適宜増減する。

用法用量に関連する使用上の注意　帯状疱疹後神経痛に対しては，4週間で効果の認められない場合は漫然と投薬を続けないよう注意すること。

禁忌　本剤に対し過敏症の既往歴のある患者

濃厚ブロチンコデイン配合シロップ　規格：1mL[4.1円/mL]

オウヒエキス　コデインリン酸塩水和物　第一三共　224

【効能効果】

下記疾患に伴う咳嗽及び喀痰喀出困難：急性気管支炎，感冒・上気道炎，肺結核

【対応標準病名】

◎	喀痰喀出困難	かぜ	感冒
	急性気管支炎	急性上気道炎	結核性咳嗽
	咳	肺結核	
○	RS ウイルス気管支炎	亜急性気管支炎	異常喀痰
	咽頭気管炎	咽頭喉頭炎	咽頭扁桃炎
	インフルエンザ菌気管支炎	ウイルス性気管支炎	エコーウイルス気管支炎
	潰瘍性粟粒結核	喀痰	過剰喀痰
	カタル性咳	活動性肺結核	乾性咳
	感染性鼻炎	乾酪性肺炎	気管結核
	気管支結核	偽膜性気管支炎	急性咽頭喉頭炎
	急性咽頭扁桃炎	急性気管気管支炎	急性口蓋扁桃炎
	急性喉頭気管気管支炎	急性粟粒結核	急性反復性気管支炎
	急性鼻咽頭炎	急性鼻炎	クループ性気管支炎
	珪肺結核	結核	結核後遺症
	結核腫	結核性喀血	結核性気管支拡張症
	結核性気胸	結核性空洞	結核性硬化症
	結核性線維症	結核性膿瘍	結核性肺線維症
	結核性肺膿瘍	結節性肺結核	硬化性肺結核
	喉頭結核	コクサッキーウイルス気管支炎	湿性咳
	滲出性気管支炎	塵肺結核	咳失神

	舌扁桃炎	先天性結核	粟粒結核
	多剤耐性結核	陳旧性肺結核	難治結核
	妊娠中感冒	膿性痰	肺炎球菌性気管支炎
	肺炎結核	肺結核・鏡検確認あり	肺結核・組織学的確認あり
	肺結核・培養のみ確認あり	肺結核後遺症	肺結核腫
	肺結核術後	敗血症性気管支炎	肺門結核
	肺門リンパ節結核	播種性結核	パラインフルエンザウイルス気管支炎
	ヒトメタニューモウイルス気管支炎	マイコプラズマ気管支炎	慢性咳嗽
	夜間咳	ライノウイルス気管支炎	連鎖球菌気管支炎
	連鎖球菌性上気道感染		
△	結核性発熱	潜在性結核感染症	陳旧性胸膜炎

用法用量　通常成人1回1.5～2mLを1日3回，白湯又は砂糖湯で2～3倍に薄めて，経口投与する。なお，年齢，症状により適宜増減する。

禁忌
(1)重篤な呼吸抑制のある患者
(2)気管支喘息発作中の患者
(3)重篤な肝障害のある患者
(4)慢性肺疾患に続発する心不全の患者
(5)痙攣状態(てんかん重積症，破傷風，ストリキニーネ中毒)にある患者
(6)急性アルコール中毒の患者
(7)アヘンアルカロイドに対し過敏症の患者
(8)ジスルフィラム，シアナミド，カルモフール，プロカルバジン塩酸塩を投与中の患者

併用禁忌

薬剤名等	臨床症状・措置方法	機序・危険因子
ジスルフィラム ノックビン シアナミド シアナマイド カルモフール ミフロール プロカルバジン塩酸塩	これらの薬剤とのアルコール反応(顔面潮紅，血圧降下，悪心，頻脈，めまい，呼吸困難，視力低下等)を起こすおそれがある。	本剤はエタノールを含有しているため。

サリパラ・コデイン液：丸石[3.4円/mL]

ノウリアスト錠20mg　規格：20mg1錠[782.4円/錠]
イストラデフィリン　協和発酵キリン　116

【効能効果】
レボドパ含有製剤で治療中のパーキンソン病におけるウェアリングオフ現象の改善

【対応標準病名】

◎	パーキンソン病		
○	一側性パーキンソン症候群	家族性パーキンソン病	家族性パーキンソン病Yahr1
	家族性パーキンソン病Yahr2	家族性パーキンソン病Yahr3	家族性パーキンソン病Yahr4
	家族性パーキンソン病Yahr5	若年性パーキンソン症候群	若年性パーキンソン病
	若年性パーキンソン病Yahr3	若年性パーキンソン病Yahr4	若年性パーキンソン病Yahr5
	続発性パーキンソン症候群	動脈硬化性パーキンソン症候群	脳炎後パーキンソン症候群
	脳血管障害性パーキンソン症候群	パーキンソン症候群	パーキンソン病Yahr1
	パーキンソン病Yahr2	パーキンソン病Yahr3	パーキンソン病Yahr4
	パーキンソン病Yahr5	パーキンソン病の認知症	薬剤性パーキンソン症候群

効能効果に関連する使用上の注意　レボドパ含有製剤の投与量及び投与回数の調節を行ってもウェアリングオフ現象が認められる患者に対して使用すること。

用法用量　本剤は，レボドパ含有製剤と併用する。通常，成人にはイストラデフィリンとして20mgを1日1回経口投与する。なお，症状により40mgを1日1回経口投与できる。

用法用量に関連する使用上の注意
(1)患者のオン時の運動機能の改善を期待する場合，40mgを1日1回経口投与できる。ただし，40mgでは，20mgを上回るオフ時間の短縮効果は認められていない。
(2)以下の患者では本剤の血中濃度が上昇するおそれがあるため，1日1回20mgを上限とすること。
①中等度の肝障害のある患者
②CYP3A4を強く阻害する薬剤を投与中の患者

禁忌
(1)本剤の成分に対し過敏症の既往歴のある患者
(2)妊婦又は妊娠している可能性のある婦人
(3)重度の肝障害のある患者

ノックビン原末　規格：1g[46.6円/g]
ジスルフィラム　田辺三菱　393

【効能効果】
慢性アルコール中毒に対する抗酒療法

【対応標準病名】

◎	アルコール依存症
○	アルコール性遅発性パーソナリティ障害
△	アルコール乱用

用法用量　ジスルフィラムとして，通常，1日0.1～0.5gを1～3回に分割経口投与する。
本剤を1週間投与した後に通常実施する飲酒試験の場合には，患者の平常の飲酒量の1/10以下の酒量を飲ませる。飲酒試験の結果発現する症状の程度により本剤の用量を調整し，維持量を決める。
維持量としては，通常0.1～0.2gで，毎日続けるか，あるいは1週毎に1週間の休薬期間を設ける。

禁忌
(1)重篤な心障害のある患者
(2)重篤な肝・腎障害のある患者
(3)重篤な呼吸器疾患のある患者
(4)アルコールを含む医薬品(エリキシル剤，薬用酒等)・食品(奈良漬等)・化粧品(アフターシェーブローション等)を使用又は摂取中の患者
(5)妊婦又は妊娠している可能性のある婦人

併用禁忌

薬剤名等	臨床症状・措置方法	機序・危険因子
アルコールを含む医薬品 (エリキシル剤，薬用酒等) アルコールを含む食品 (奈良漬等) アルコールを含む化粧品 (アフターシェーブローション等)	急性アルコール中毒症状(顔面潮紅，血圧降下，悪心，頻脈，めまい，呼吸困難，視力低下)があらわれる。	ジスルフィラム－アルコール反応を起こすおそれがある。

ノバミン錠5mg　規格：5mg1錠[9.6円/錠]
プロクロルペラジンマレイン酸塩　塩野義　117

【効能効果】
統合失調症，術前・術後等の悪心・嘔吐

【対応標準病名】

◎	嘔吐症	悪心	術後悪心
	統合失調症		
○	アスペルガー症候群	胃切除後消化障害	胃切除後症候群

	化学療法に伴う嘔吐症	型分類困難な統合失調症	偽神経症性統合失調症
	急性統合失調症	急性統合失調症性エピソード	急性統合失調症様精神病性障害
	境界型統合失調症	緊張型統合失調症	残遺型統合失調症
	自閉的精神病質	小児期型統合失調症	小児シゾイド障害
	前駆期統合失調症	潜在性統合失調症	体感症性統合失調症
	短期統合失調症様障害	単純型統合失調症	ダンピング症候群
	遅発性統合失調症	統合失調症型障害	統合失調症型パーソナリティ障害
	統合失調症後抑うつ	統合失調症症状を伴う急性錯乱	統合失調症症状を伴う急性多形性精神病性障害
	統合失調症症状を伴う類循環精神病	統合失調症性パーソナリティ障害	統合失調症性反応
	統合失調症様状態	破瓜型統合失調症	反復性嘔吐
	夢幻精神病	迷走神経切離後症候群	妄想型統合失調症
△	アセトン血性嘔吐症	嘔気	習慣性嘔吐
	食後悪心	胆汁性嘔吐	中枢性嘔吐症
	統合失調症症状を伴わない急性錯乱	統合失調症症状を伴わない急性多形性精神病性障害	統合失調症症状を伴わない類循環精神病
	特発性嘔吐症	脳性嘔吐	反芻
	糞便性嘔吐	モレル・クレペリン病	

用法用量

通常，成人にはプロクロルペラジンとして1日5～20mgを分割経口投与する。

精神科領域において用いる場合には，通常，成人1日15～45mgを分割経口投与する。

なお，年齢，症状により適宜増減する。

参考

　通常，幼児，小児には1回2.5mgを1日1～3回経口投与する。特に体重15kg以下の幼児，小児では1日量が7.5mgを超えないよう注意すること。

　生後6ヵ月未満の乳児への使用は避けることが望ましい。

禁忌

(1)昏睡状態，循環虚脱状態にある患者

(2)バルビツール酸誘導体・麻酔剤等の中枢神経抑制剤の強い影響下にある患者

(3)アドレナリンを投与中の患者

(4)フェノチアジン系化合物及びその類似化合物に対し過敏症の患者

原則禁忌　皮質下部の脳障害(脳炎，脳腫瘍，頭部外傷後遺症等)の疑いのある患者

併用禁忌

薬剤名等	臨床症状・措置方法	機序・危険因子
アドレナリン ボスミン	臨床症状：アドレナリンの作用を逆転させ，血圧降下を起こすことがある。	アドレナリンのα作用が遮断され，β作用が優位になることがある。

ノービア錠100mg　規格：100mg1錠[110.2円/錠]
ノービア内用液8%　規格：80mg1mL[107.8円/mL]
リトナビル　アッヴィ　625

【効能効果】

HIV感染症

【対応標準病名】

◎	HIV感染症		
○	AIDS	HIV－1感染症	HIV－2感染症
	HIV感染	後天性免疫不全症候群	新生児HIV感染症
△	AIDS関連症候群		

用法用量　通常，成人にはリトナビルとして1回600mgを1日2回食後に経口投与する。ただし，投与初日は1回300mgを1日2回，2日目，3日目は1回400mgを1日2回，4日目は1回500mgを1日2回，5日目以降は1回600mgを1日2回食後に経口投与する。投与に際しては，必ず他の抗HIV薬と併用すること。

用法用量に関連する使用上の注意

(1)本剤の投与初期において，高い血中濃度と副作用が高頻度に発現する傾向が認められている。投与初期における高い血中濃度と副作用発現を回避するため，低用量から投与を開始すること。

投与日	1回投与量	1日投与回数	1日投与量
投与初日	300mg	2回	600mg
2日目，3日目	400mg	2回	800mg
4日目	500mg	2回	1,000mg
5日目以降	600mg	2回	1,200mg

(2)〔錠のみ〕本剤の吸収に影響を与えるおそれがあるので，本剤を噛んだり砕いたりせずそのまま服用すること。

(3)本剤は他の抗HIV薬と併用すること。併用に際しては最新のガイドラインを確認すること。

(4)本剤を薬物動態学的増強因子(ブースター)として使用する場合には，併用薬の添付文書(用法用量，使用上の注意等)及び最新のガイドラインを確認すること。

禁忌

(1)本剤の成分に対し過敏症の既往歴のある患者

(2)次の薬剤を投与中の患者：キニジン硫酸塩水和物，ベプリジル塩酸塩水和物，フレカイニド酢酸塩，プロパフェノン塩酸塩，アミオダロン塩酸塩，ピモジド，ピロキシカム，アンピロキシカム，エルゴタミン酒石酸塩，ジヒドロエルゴタミンメシル酸塩，エルゴメトリンマレイン酸塩，メチルエルゴメトリンマレイン酸塩，エレトリプタン臭化水素酸塩，バルデナフィル塩酸塩水和物，シルデナフィルクエン酸塩(レバチオ)，タダラフィル(アドシルカ)，アゼルニジピン，リファブチン，ブロナンセリン，リバーロキサバン，ジアゼパム，クロラゼプ酸二カリウム，エスタゾラム，フルラゼパム塩酸塩，トリアゾラム，ミダゾラム，リオシグアト，ボリコナゾール

併用禁忌

薬剤名等	臨床症状・措置方法	機序・危険因子
キニジン硫酸塩水和物 [硫酸キニジン] ベプリジル塩酸塩水和物 [ベプリコール] フレカイニド酢酸塩 [タンボコール] プロパフェノン塩酸塩 [プロノン等] アミオダロン塩酸塩 [アンカロン等] ピモジド [オーラップ] ピロキシカム [フェルデン等] アンピロキシカム [フルカム等] エルゴタミン酒石酸塩 [クリアミン] ジヒドロエルゴタミンメシル酸塩 [ジヒデルゴット等] エルゴメトリンマレイン酸塩 [エルゴメトリン] メチルエルゴメトリンマレイン酸塩 [メテルギン等] エレトリプタン臭化水素酸塩 [レルパックス] バルデナフィル塩酸塩水和物 [レビトラ] シルデナフィルクエン酸塩 [レバチオ] タダラフィル [アドシルカ] アゼルニジピン [カルブロック等]	不整脈，血液障害，血管攣縮等，これら薬剤による重篤な又は生命に危険を及ぼすような事象が起こるおそれがあるので併用しないこと。	本剤のチトクロームP450に対する競合的阻害作用により，併用した場合これらの薬剤の血中濃度が大幅に上昇することが予測される。

リファブチン [ミコブティン] ブロナンセリン [ロナセン] リバーロキサバン [イグザレルト]		
ジアゼパム [セルシン等] クロラゼプ酸二カリウム [メンドン] エスタゾラム [ユーロジン等] フルラゼパム塩酸塩 [ダルメート等] トリアゾラム [ハルシオン等] ミダゾラム [ドルミカム等]	過度の鎮静や呼吸抑制等が起こるおそれがあるので併用しないこと。	本剤のチトクロームP450に対する競合的阻害作用により，併用した場合これらの催眠鎮静薬及び抗不安薬の血中濃度が大幅に上昇することが予測される。
リオシグアト [アデムパス]	ケトコナゾールとの併用によりリオシグアトの血中濃度が上昇し，クリアランスが低下したとの報告がある。	本剤のチトクロームP450阻害作用及びトランスポーター(P-gp, BCRP)阻害作用により同様の相互作用を発現するおそれがある。
ボリコナゾール [ブイフェンド]	ボリコナゾールの血中濃度が低下したとの報告があるので併用しないこと。	本剤のチトクロームP450の誘導作用によるものと考えられている。

ノベルジンカプセル25mg
規格：25mg1カプセル[269.5円/カプセル]
ノベルジンカプセル50mg
規格：50mg1カプセル[422.3円/カプセル]
ノベルジン錠25mg
規格：25mg1錠[269.5円/錠]
ノベルジン錠50mg
規格：50mg1錠[422.3円/錠]

酢酸亜鉛水和物　ノーベルファーマ　392

【効能効果】
ウィルソン病(肝レンズ核変性症)

【対応標準病名】

◎	ウイルソン病		
○	レンズ核変性		
△	高銅血症	銅代謝障害	無セルロプラスミン血症
	メンケス症候群		

用法用量　成人には，亜鉛として，通常1回50mgを1日3回経口投与する。なお，年齢，症状に応じて適宜増減するが，最大投与量は1日250mg(1回50mgを1日5回投与)とする。
6歳以上の小児には，亜鉛として，通常1回25mgを1日3回経口投与する。
1歳以上6歳未満の小児には，亜鉛として，通常1回25mgを1日2回経口投与する。
なお，いずれの場合も，食前1時間以上又は食後2時間以上あけて投与すること。

用法用量に関連する使用上の注意
(1)症候性のウィルソン病患者で初期治療として本剤を使用する場合，トリエンチン塩酸塩等のキレート剤と併用すること。ただし，無症候性のウィルソン病患者には初期治療として本剤単独投与でもよい。
(2)本剤とトリエンチン塩酸塩等のキレート剤を併用する場合には，1時間以上あけて投与すること。
(3)妊婦に投与する場合は，亜鉛として1回25mgに減量し，慎重に投与すること。
(4)本剤の用量を変更する場合は，尿中銅排泄量及び尿中亜鉛排泄量に応じて用量を調節すること。その際，下表を参考として慎重に用量を変更するとともに，本剤投与継続中も症状推移を勘案しながら，定期的に検査を行うこと。

項目	参考値
24時間尿中銅排泄量(スポット尿中銅濃度)	0.050～0.125mg/日(0.1μg/mg・creatinine以下)
24時間尿中亜鉛排泄量(スポット尿中亜鉛濃度)	2.0mg/日以上(1.8μg/mg・creatinine以上)

禁忌　本剤の成分に対し過敏症の既往歴のある患者

ノリトレン錠10mg
規格：10mg1錠[5.6円/錠]
ノリトレン錠25mg
規格：25mg1錠[11.3円/錠]

ノルトリプチリン塩酸塩　大日本住友　117

【効能効果】
精神科領域におけるうつ病及びうつ状態(内因性うつ病，反応性うつ病，退行期うつ病，神経症性うつ状態，脳器質性精神障害のうつ状態)

【対応標準病名】

◎	うつ状態	うつ病	器質性精神障害
	神経症性抑うつ状態	退行期うつ病	内因性うつ病
	反応性うつ病		
○	うつ病型統合失調感情障害	延髄性うつ病	外傷後遺症性うつ病
	仮面うつ病	寛解中の反復性うつ病性障害	感染症後うつ病
	器質性うつ病性障害	軽症うつ病エピソード	軽症反復性うつ病性障害
	拘禁性抑うつ状態	高次脳機能障害	混合性不安抑うつ障害
	産褥期うつ状態	持続性気分障害	循環型躁うつ病
	症候性精神障害	心気性うつ病	精神病症状を伴う重症うつ病エピソード
	精神病症状を伴わない重症うつ病エピソード	躁うつ病	双極性感情障害・軽症のうつ病エピソード
	双極性感情障害・精神病症状を伴う重症うつ病エピソード	双極性感情障害・精神病症状を伴わない重症うつ病エピソード	双極性感情障害・中等症のうつ病エピソード
	単極性うつ病	単発反応性うつ病	中等症うつ病エピソード
	中等症反復性うつ病性障害	頭部外傷後精神障害	動脈硬化性うつ病
	動脈硬化性精神障害	脳血管性精神障害	脳出血後遺性精神障害
	反復心因性うつ病	反復性うつ病	反復性気分障害
	反復性心因性抑うつ精神病	反復性精神病性うつ病	反復性躁病エピソード
	反復性短期うつ病エピソード	非定型うつ病	不安うつ病
	抑うつ神経症	老年期うつ病	老年期認知症抑うつ型
△	2型双極性障害	器質性解離性障害	器質性気分障害
	器質性混合性感情障害	器質性情緒不安定性障害	器質性双極性障害
	器質性躁病性障害	器質性脳症候群	器質性不安障害
	気分循環症	気分変調症	軽度認知障害
	原発性認知症	子宮全摘術後愁訴	思春期うつ病
	周期性精神病	初老期精神病	初老期認知症
	初老期妄想状態	全身性エリテマトーデス精神病	双極性感情障害
	単極性躁病	内分泌性精神障害	二次性認知症
	認知症	抑うつ性パーソナリティ障害	老年期認知症
	老年期認知症妄想型	老年期妄想状態	老年精神病

効能効果に関連する使用上の注意　抗うつ剤の投与により，24歳以下の患者で，自殺念慮，自殺企図のリスクが増加するとの報告があるため，本剤の投与にあたっては，リスクとベネフィットを考慮すること。

用法用量　初め1回量としてノルトリプチリン10～25mg相当量を1日3回経口投与するか，又はその1日量を2回に分けて経口投与する。その後，症状及び副作用を観察しつつ，必要ある場合は漸次増量する。
通常，最大量は1日量としてノルトリプチリン150mg相当量以内であり，これを2～3回に分けて経口投与する。

禁忌
(1)緑内障のある患者

(2)本剤の成分及び三環系抗うつ剤に対し過敏症の患者
(3)心筋梗塞の回復初期の患者
(4)尿閉(前立腺疾患等)のある患者
(5)モノアミン酸化酵素阻害剤を投与中の患者

併用禁忌

薬剤名等	臨床症状・措置方法	機序・危険因子
モノアミン酸化酵素阻害剤	発汗，不穏，全身痙れん，異常高熱，昏睡等があらわれることがある。モノアミン酸化酵素阻害剤の投与を受けた患者に本剤を投与する場合には，少なくとも2週間の間隔をおき，また本剤からモノアミン酸化酵素阻害剤に切り替えるときには，2〜3日間の間隔をおくことが望ましい。	モノアミン酸化酵素阻害剤は本剤の代謝を阻害する。また本剤は活性アミンの交感神経終末への取り込みを抑制して，受容体の感受性を増強する。

ノルバスクOD錠2.5mg　規格：2.5mg1錠[29.9円/錠]
ノルバスクOD錠5mg　規格：5mg1錠[54.5円/錠]
ノルバスクOD錠10mg　規格：10mg1錠[82.8円/錠]
ノルバスク錠2.5mg　規格：2.5mg1錠[29.9円/錠]
ノルバスク錠5mg　規格：5mg1錠[54.5円/錠]
ノルバスク錠10mg　規格：10mg1錠[82.8円/錠]
アムロジピンベシル酸塩　ファイザー　217

アムロジン OD 錠 2.5mg，アムロジン OD 錠 5mg，アムロジン OD 錠 10mg，アムロジン錠 2.5mg，アムロジン錠 5mg，アムロジン錠 10mg を参照(P86)

ノルバデックス錠10mg　規格：10mg1錠[167.7円/錠]
ノルバデックス錠20mg　規格：20mg1錠[322.4円/錠]
タモキシフェンクエン酸塩　アストラゼネカ　429

【効 能 効 果】

乳癌

【対応標準病名】

◎	乳癌		
○	術後乳癌	進行乳癌	乳癌骨転移
	乳癌再発	乳癌皮膚転移	乳房下外側部乳癌
	乳房下内側部乳癌	乳房上外側部乳癌	乳房上内側部乳癌
	乳房中央部乳癌		
△	乳癌・HER2 過剰発現	乳腺腋窩尾部乳癌	乳頭部乳癌
	乳房境界部乳癌	乳房脂肪肉腫	乳房パジェット病
	乳輪部乳癌		

用法用量
〔ノルバデックス錠 10mg〕：通常，成人にはタモキシフェンとして 1 日 20mg を 1〜2 回に分割経口投与する。なお，症状により適宜増量できるが，1 日最高量はタモキシフェンとして 40mg までとする。
〔ノルバデックス錠 20mg〕：通常，成人には 1 錠(タモキシフェンとして 20mg)を 1 日 1 回経口投与する。なお，症状により適宜増量できるが，1 日最高量は 2 錠(タモキシフェンとして 40mg)までとする。

禁忌
(1)妊婦又は妊娠している可能性のある婦人
(2)本剤の成分に対し過敏症の既往歴のある患者

タスオミン錠10mg：バイエル薬品　10mg1錠[99.3円/錠]，タスオミン錠20mg：バイエル薬品　20mg1錠[204.5円/錠]，タモキシフェン錠10mg「サワイ」：沢井　10mg1錠[42.3円/錠]，タモキシフェン錠10mg「日医工」：日医工　10mg1錠[42.3円/錠]，タモキシフェン錠10mg「バイエル」：バイエル薬品　－[－]，タモキシフェン錠10mg「明治」：メディサ　10mg1錠[74.5円/錠]，タモキシフェン錠20mg「サワイ」：沢井　20mg1錠[76.2円/錠]，タモキシフェン錠20mg「日医工」：日医工　20mg1錠[76.2円/錠]，タモキシフェン錠20mg「バイエル」：バイエル薬品　－[－]，タモキシフェン錠 20mg「明治」：メディサ　20mg1錠[141.5円/錠]

ノルモナール錠15mg　規格：15mg1錠[16.3円/錠]
トリパミド　エーザイ　214

【効 能 効 果】

本態性高血圧症

【対応標準病名】

◎	高血圧症	本態性高血圧症	
○	悪性高血圧症	境界型高血圧症	高血圧性緊急症
	高血圧性脳内出血	高血圧切迫症	高レニン性高血圧症
	若年高血圧症	若年性境界型高血圧症	収縮期高血圧症
	低レニン性高血圧症		
△	高血圧性腎疾患	妊娠・分娩・産褥の既存の本態性高血圧症	

用法用量　トリパミドとして，通常成人，1 回 15mg(1 錠)を 1 日 1〜2 回(朝食後又は朝・昼食後)経口投与する。
なお，年齢，症状により適宜増減する。

禁忌
(1)無尿の患者
(2)急性腎不全の患者
(3)体液中のナトリウム・カリウムが明らかに減少している患者
(4)チアジド系薬剤又はその類似化合物(例えばクロルタリドン等のスルホンアミド誘導体)に対し過敏症の既往歴のある患者

ノルレボ錠0.75mg　規格：－[－]
レボノルゲストレル　あすか　254

【効 能 効 果】

緊急避妊

【対応標準病名】

該当病名なし

効能効果に関連する使用上の注意
(1)本剤投与により完全に妊娠を阻止することはできない。
(2)本剤は，避妊措置に失敗した又は避妊措置を講じなかった性交後に緊急的に用いるものであり，通常の経口避妊薬のように計画的に妊娠を回避するものではない。

用法用量　性交後 72 時間以内にレボノルゲストレルとして 1.5mg を 1 回経口投与する。

用法用量に関連する使用上の注意　本剤を投与する際には，できる限り速やかに服用するよう指導すること。

禁忌
(1)本剤の成分に対し過敏症の既往歴のある女性
(2)重篤な肝障害のある患者
(3)妊婦

バイアグラ錠25mg　規格：－[－]
バイアグラ錠50mg　規格：－[－]
シルデナフィルクエン酸塩　ファイザー　259

【効 能 効 果】

勃起不全(満足な性行為を行うに十分な勃起とその維持が出来ない患者)

【対応標準病名】

◎	勃起不全	
○	性機能低下	性交不能症
△	性器反応不全	

用法用量 通常，成人には1日1回シルデナフィルとして25mg～50mgを性行為の約1時間前に経口投与する。
高齢者(65歳以上)，肝障害のある患者及び重度の腎障害(Ccr＜30mL/min)のある患者については，本剤の血漿中濃度が増加することが認められているので，25mgを開始用量とすること。
1日の投与は1回とし，投与間隔は24時間以上とすること。

警告

(1)本剤と硝酸剤あるいは一酸化窒素(NO)供与剤(ニトログリセリン，亜硝酸アミル，硝酸イソソルビド等)との併用により降圧作用が増強し，過度に血圧を下降させることがあるので，本剤投与の前に，硝酸剤あるいは一酸化窒素(NO)供与剤が投与されていないことを十分確認し，本剤投与中及び投与後においても硝酸剤あるいは一酸化窒素(NO)供与剤が投与されないよう十分注意すること。
(2)死亡例を含む心筋梗塞等の重篤な心血管系等の有害事象が報告されているので，本剤投与の前に，心血管系障害の有無等を十分確認すること。

禁忌

(1)本剤の成分に対し過敏症の既往歴のある患者
(2)硝酸剤あるいは一酸化窒素(NO)供与剤(ニトログリセリン，亜硝酸アミル，硝酸イソソルビド等)を投与中の患者
(3)心血管系障害を有するなど性行為が不適当と考えられる患者
(4)重度の肝機能障害のある患者
(5)低血圧の患者(血圧＜90/50mmHg)又は治療による管理がなされていない高血圧の患者(安静時収縮期血圧＞170mmHg又は安静時拡張期血圧＞100mmHg)
(6)脳梗塞・脳出血や心筋梗塞の既往歴が最近6ヵ月以内にある患者
(7)網膜色素変性症患者
(8)塩酸アミオダロン(経口剤)を投与中の患者

併用禁忌

薬剤名等	臨床症状・措置方法	機序・危険因子
硝酸剤及びNO供与剤 (ニトログリセリン，亜硝酸アミル，硝酸イソソルビド等)	併用により，降圧作用を増強することがある。	NOはcGMPの産生を刺激し，一方，本剤はcGMPの分解を抑制することから，両剤の併用によりcGMPの増大を介するNOの降圧作用が増強する。
塩酸アミオダロン (アンカロン錠)	塩酸アミオダロンによるQTc延長作用が増強するおそれがある。	機序不明。 類薬と塩酸アミオダロンの併用により，QTc延長があらわれるおそれがあるとの報告がある。

シルデナフィルOD錠50mgVI「トーワ」：東和[－]，シルデナフィル錠25mgVI「DK」：大興[－]，シルデナフィル錠25mgVI「FCI」：富士化学[－]，シルデナフィル錠25mgVI「SN」：シオノ[－]，シルデナフィル錠25mgVI「TCK」：辰巳化学[－]，シルデナフィル錠25mgVI「キッセイ」：キッセイ[－]，シルデナフィル錠25mgVI「テバ」：テバ製薬[－]，シルデナフィル錠50mgVI「DK」：大興[－]，シルデナフィル錠50mgVI「FCI」：富士化学[－]，シルデナフィル錠50mgVI「SN」：シオノ[－]，シルデナフィル錠50mgVI「TCK」：辰巳化学[－]，シルデナフィル錠50mgVI「YD」：陽進堂[－]，シルデナフィル錠50mgVI「あすか」：あすか[－]，シルデナフィル錠50mgVI「キッセイ」：キッセイ[－]，シルデナフィル錠50mgVI「テバ」：テバ製薬[－]

バイアスピリン錠100mg

規格：100mg1錠[5.6円/錠]

アスピリン　バイエル薬品 339

【効能効果】

(1)下記疾患における血栓・塞栓形成の抑制
狭心症(慢性安定狭心症，不安定狭心症)
心筋梗塞
虚血性脳血管障害(一過性脳虚血発作(TIA)，脳梗塞)
(2)冠動脈バイパス術(CABG)あるいは経皮経管冠動脈形成術(PTCA)施行後における血栓・塞栓形成の抑制
(3)川崎病(川崎病による心血管後遺症を含む)

【対応標準病名】

◎	PTCA術後	安定狭心症	一過性脳虚血発作
	川崎病	冠動脈バイパス術後	急性熱性皮膚リンパ節症候群
	狭心症	虚血性脳血管障害	血栓性脳梗塞
	血栓塞栓症	心筋梗塞	塞栓性脳梗塞
	脳虚血症	脳梗塞	不安定狭心症
○	ACバイパス術後	CADASIL	CARASIL
あ	ST上昇型急性心筋梗塞	アテローム血栓性脳梗塞	アテローム血栓性脳梗塞・急性期
	アテローム血栓性脳梗塞・慢性期	安静時狭心症	異型狭心症
	延髄梗塞	延髄梗塞・急性期	延髄梗塞・慢性期
か	海綿静脈洞症候群	可逆性虚血性神経障害	川崎病性冠動脈瘤
	川崎病による虚血性心疾患	冠状動脈血栓症	冠状動脈血栓塞栓症
	冠状動脈口閉鎖	冠動脈ステント植え込み状態	冠攣縮性狭心症
	奇異性脳塞栓症	急性右室梗塞	急性下後壁心筋梗塞
	急性下側壁心筋梗塞	急性下壁心筋梗塞	急性貫壁性心筋梗塞
	急性基部側壁心筋梗塞	急性高位側壁心筋梗塞	急性後基部心筋梗塞
	急性後側部心筋梗塞	急性広範前壁心筋梗塞	急性後壁心筋梗塞
	急性後壁中隔心筋梗塞	急性心筋梗塞	急性心尖部側壁心筋梗塞
	急性心内膜下梗塞	急性前側壁心筋梗塞	急性前壁心筋梗塞
	急性前壁心尖部心筋梗塞	急性前壁中隔心筋梗塞	急性側壁心筋梗塞
	急性中隔心筋梗塞	橋梗塞	橋梗塞・急性期
	橋梗塞・慢性期	狭心症3枝病変	虚血性脳卒中
	血栓性小脳梗塞	腱索断裂・急性心筋梗塞に合併	後大脳動脈狭窄
	後大脳動脈血栓症	後大脳動脈症候群	後大脳動脈塞栓症
さ	後大脳動脈閉塞症	コレステロール塞栓症	再発性脳梗塞
	重症虚血肢	出血性脳梗塞	小窩性卒中
	小児もやもや病	小脳梗塞	小脳卒中症候群
	小脳動脈狭窄	小脳動脈血栓症	小脳動脈塞栓症
	小脳動脈閉塞	静脈血栓性脳梗塞	静脈性脳梗塞
	初発労作型狭心症	心原性小脳梗塞	心原性脳塞栓症
	心室中隔穿孔・急性心筋梗塞に合併	心室内血栓症・急性心筋梗塞に合併	心尖部血栓症・急性心筋梗塞に合併
	心破裂・急性心筋梗塞に合併	心房中隔穿孔・急性心筋梗塞に合併	心房内血栓症・急性心筋梗塞に合併
	心膜血腫・急性心筋梗塞に合併	成人もやもや病	セスタンーシュネ症候群
	前大脳動脈狭窄	前大脳動脈血栓症	前大脳動脈症候群
	前大脳動脈塞栓症	前大脳動脈閉塞症	穿通枝梗塞
	増悪労作型狭心症	塞栓性梗塞	塞栓性小脳梗塞
	塞栓性小脳梗塞・急性期	塞栓性小脳梗塞・慢性期	塞栓性脳梗塞・急性期
た	塞栓性脳梗塞・慢性期	大動脈血栓症	大動脈塞栓症
	多発性小脳梗塞	多発性脳梗塞	多発性ラクナ梗塞
	中大脳動脈狭窄症	中大脳動脈血栓症	中大脳動脈症候群
	中大脳動脈塞栓症	中大脳動脈閉塞症	椎骨動脈狭窄症
	椎骨動脈血栓症	椎骨動脈塞栓症	椎骨動脈閉塞症
	椎骨脳底動脈狭窄症	動脈血栓症	動脈塞栓症
な	内頸動脈眼動脈分岐部動脈瘤	内頸動脈狭窄症	内頸動脈血栓症

	内頸動脈塞栓症	内頸動脈閉塞症	乳頭筋断裂・急性心筋梗塞に合併
	乳頭筋不全症・急性心筋梗塞に合併	脳外主幹動脈血栓症脳梗塞	脳外主幹動脈塞栓症脳梗塞
	脳外主幹動脈閉塞脳梗塞	脳幹梗塞	脳幹梗塞・急性期
	脳幹梗塞・慢性期	脳血管閉塞性脳梗塞	脳血管攣縮による脳梗塞
	脳梗塞・急性期	脳梗塞・慢性期	脳循環不全
	脳静脈血栓症	脳底動脈狭窄症	脳底動脈血栓症
	脳底動脈先端症候群	脳底動脈先端塞栓症	脳底動脈塞栓症
	脳底動脈閉塞症	脳動脈解離による脳梗塞	脳動脈狭窄症
	脳動脈循環不全	脳動脈閉塞症	脳動脈攣縮
は	脳軟化症	非Q波心筋梗塞	非ST上昇型心筋梗塞
	皮質枝梗塞	皮質静脈血栓症	不全型川崎病
ま	分水界梗塞	慢性脳動脈閉塞症	無症候性多発性脳梗塞
	無症候性脳梗塞	無症候性ラクナ梗塞	もやもや病
ら	夜間狭心症	ラクナ梗塞	労作時兼安静時狭心症
	労作性狭心症		
△	アレルギー性肉芽腫性血管炎	異種生体弁置換術後	植込型除細動器移植状態
	外頸動脈海綿静脈洞瘻	虚血性白質脳症	頚動脈ステント植え込み状態
	結節性多発動脈炎	顕微鏡的多発血管炎	鎖骨下動脈閉塞症
	矢状静脈洞血栓症	若年性多発性動脈炎	心筋梗塞後症候群
	人工血管移植後	ステント植え込み状態	僧帽弁置換術後
	多発性血管炎重複症候群	中毒性黒内障	陳旧性心筋梗塞
	同種生体弁置換術後	ドレッスラー症候群	内頚動脈海綿静脈洞瘻
	脳壊死	脳血管障害	脳血管攣縮
	脳梗塞後遺症	脳静脈洞血栓症	脳毛細血管拡張症
	微小血管性狭心症	皮膚結節性多発動脈炎	フォヴィル症候群
	腹部大動脈ステント植え込み状態	ワレンベルグ症候群	

※ **適応外使用可**
原則として，「アスピリン【内服薬】」を「網状皮斑に対して血栓・塞栓形成の抑制量程度」として処方した場合，当該使用事例を審査上認める。

用法用量

(1)狭心症(慢性安定狭心症，不安定狭心症)，心筋梗塞，虚血性脳血管障害(一過性脳虚血発作(TIA)，脳梗塞)における血栓・塞栓形成の抑制，冠動脈バイパス術(CABG)あるいは経皮経管冠動脈形成術(PTCA)施行後における血栓・塞栓形成の抑制に使用する場合
通常，成人にはアスピリンとして100mgを1日1回経口投与する。
なお，症状により1回300mgまで増量できる。

(2)川崎病(川崎病による心血管後遺症を含む)に使用する場合
急性期有熱期間は，アスピリンとして1日体重1kgあたり30～50mgを3回に分けて経口投与する。解熱後の回復期から慢性期は，アスピリンとして1日体重1kgあたり3～5mgを1回経口投与する。
なお，症状に応じて適宜増減する。

用法用量に関連する使用上の注意

(1)急性心筋梗塞ならびに脳梗塞急性期の初期治療において，抗血小板作用の発現を急ぐ場合には，初回投与時には本剤をすりつぶしたり，かみ砕いて服用すること。
(2)心筋梗塞患者及び経皮経管冠動脈形成術(PTCA)施行患者の初期治療においては，常用量の数倍を投与することが望ましい。
(3)原則として川崎病の診断がつき次第，投与を開始することが望ましい。
(4)川崎病では発症後数ヵ月間，血小板凝集能が亢進しているので，川崎病の回復期において，本剤を発症後2～3ヵ月間投与し，その後断層心エコー図等の冠動脈検査で冠動脈障害が認められない場合には，本剤の投与を中止すること。冠動脈瘤を形成した症例では，冠動脈瘤の退縮が確認される時期まで投与を継続することが望ましい。
(5)川崎病の治療において，低用量では十分な血小板機能の抑制が認められない場合もあるため，適宜，血小板凝集能の測定等を考慮すること。

禁忌

(1)本剤の成分又はサリチル酸系製剤に対し過敏症の既往歴のある患者
(2)消化性潰瘍のある患者
(3)出血傾向のある患者
(4)アスピリン喘息(非ステロイド性消炎鎮痛剤等による喘息発作の誘発)又はその既往歴のある患者
(5)出産予定日12週以内の妊婦
(6)低出生体重児，新生児又は乳児

アスピリン錠100「KN」：小林化工[5.6円/錠]，アスピリン腸溶錠100mg「JG」：日本ジェネリック[5.6円/錠]，アスピリン腸溶錠100mg「タイヨー」：テバ製薬[5.6円/錠]，アスピリン腸溶錠100mg「トーワ」：東和[5.6円/錠]，アスピリン腸溶錠100mg「日医工」：日医工[5.6円/錠]，アスピリン腸溶錠100mg「ファイザー」：マイラン製薬[5.6円/錠]，ゼンアスピリン錠100：全星薬品[5.6円/錠]

バイカロン錠25mg

規格：25mg1錠[10.3円/錠]
メフルシド
田辺三菱 213

【効能効果】

(1)高血圧症(本態性，腎性)
(2)下記の慢性浮腫における利尿：心性浮腫，腎性浮腫，肝性浮腫

【対応標準病名】

◎	肝性浮腫	高血圧症	腎性高血圧症
	腎性浮腫	心臓性浮腫	浮腫
	本態性高血圧症		
○	悪性高血圧症	右室不全	右心不全
	うっ血性心不全	下肢浮腫	下腿浮腫
	褐色細胞腫	褐色細胞腫性高血圧症	下半身浮腫
	下腹部浮腫	顔面浮腫	急性心不全
	境界型高血圧症	クロム親和性細胞腫	限局性浮腫
	高血圧性緊急症	高血圧性腎疾患	高血圧性脳内出血
	高血圧切迫症	高度浮腫	高レニン性高血圧症
	左室不全	左心不全	四肢浮腫
	若年高血圧症	若年性境界型高血圧症	収縮期高血圧症
	術中異常高血圧症	上肢浮腫	上腕浮腫
	心筋不全	腎血管性高血圧症	心原性肺水腫
	腎実質性高血圧症	心臓性呼吸困難	心臓喘息
	心不全	全身性浮腫	足部浮腫
	低レニン性高血圧症	内分泌性高血圧症	二次性高血圧症
	副腎性高血圧症	末梢性浮腫	慢性うっ血性心不全
	慢性心不全	両心不全	
△	HELLP症候群	一過性浮腫	軽症妊娠高血圧症候群
	混合型妊娠高血圧症候群	産後高血圧症	重症妊娠高血圧症候群
	純粋型妊娠高血圧症候群	心因性高血圧症	新生児高血圧症
	早発型妊娠高血圧症候群	遅発型妊娠高血圧症候群	中毒性浮腫
	特発性浮腫	内分泌性浮腫	妊娠高血圧症
	妊娠高血圧症候群	妊娠高血圧腎症	妊娠中一過性高血圧症
	副腎腺腫	副腎のう腫	副腎皮質のう腫
	麻痺側浮腫	良性副腎皮質腫瘍	

用法用量 メフルシドとして，通常成人1日25～50mgを経口投与する。この1日量を朝1回投与するか，または朝，昼の2回に分けて経口投与する。なお，年齢，症状により適宜増減する。ただし，高血圧症に用いる場合には少量から投与を開始して徐々に増量すること。また，悪性高血圧に用いる場合には，通常，他の降圧剤と併用すること。

禁忌

(1)無尿，急性腎不全の患者
(2)体液中のナトリウム・カリウムが明らかに減少している患者
(3)既往にチアジド系薬剤又はその類似化合物(例えばクロルタリドン等のスルホンアミド誘導体)に対する過敏症を起こした患者
(4)肝性昏睡の患者

メフルシド錠25mg「日医工」：日医工[6円/錠]

ハイコバールカプセル500μg

規格：0.5mg1カプセル[24.2円/カプセル]

コバマミド　エーザイ　313

【効 能 効 果】

(1)ビタミン B_{12}欠乏症の予防及び治療
(2)ビタミン B_{12}の需要が増大し，食事からの摂取が不十分な際の補給(消耗性疾患，甲状腺機能亢進症，妊産婦，授乳婦等)
(3)巨赤芽球性貧血
(4)広節裂頭条虫症
(5)悪性貧血に伴う神経障害
(6)吸収不全症候群(スプルー等)
(7)下記疾患のうち，ビタミン B12 の欠乏又は代謝障害が関与すると推定される場合
　①栄養性及び妊娠性貧血
　②胃切除後の貧血
　③肝障害に伴う貧血
　④放射線による白血球減少症
　⑤神経痛
　⑥末梢神経炎，末梢神経麻痺
　⑦筋肉痛，関節痛
　⑧中枢神経障害(脊髄炎，変性疾患等)

以上(3)～(6)の効能効果及び胃切除後の貧血に対して用いる場合，経口投与によると吸収が悪いのでやむを得ぬ場合以外は注射によることが望ましい。

(7)の効能効果に対して，効果がないのに月余にわたって漫然と使用すべきでない。

【対応標準病名】

◎	悪性貧血	胃切除後巨赤芽球性貧血	胃切除後貧血
	肝疾患に伴う貧血	関節痛	吸収不良症候群
	巨赤芽球性貧血	筋肉痛	甲状腺機能亢進症
	広節裂頭条虫症	食事性貧血	神経痛
	スプルー	脊髄炎	二次性白血球減少症
	妊娠貧血症	ビタミン B12 欠乏症	ビタミン B12 欠乏性貧血
	末梢神経炎	末梢神経障害	
○	異所性中毒性甲状腺腫	遺伝性巨赤芽球性貧血	イマースルンド・グレスベック症候群
	栄養性巨赤芽球性貧血	横断性脊髄症	下垂体性甲状腺機能亢進症
	吸収不良症候群によるビタミン B12 欠乏性貧血	グレーブス病	クローン病によるビタミン B12 欠乏性貧血
	甲状腺機能正常型グレーブス病	甲状腺クリーゼ	甲状腺中毒性昏睡
	ゴバラン症候群	菜食主義者貧血	症候性巨赤芽球性貧血
	条虫症	小腸切除によるビタミン B12 欠乏性貧血	人為的甲状腺中毒症
	先天性悪性貧血	中毒性甲状腺腫	中毒性多結節性甲状腺腫
	中毒性単結節性甲状腺腫	トランスコバラミンII欠乏症	二次性甲状腺機能亢進症
	日本海裂頭条虫症	熱帯性スプルー	バセドウ病
	バセドウ病術後再発	ハンター舌炎	ビタミンB群欠乏症
	びまん性中毒性甲状腺腫	プランマー病	

△ あ	MP 関節痛	亜急性連合性脊髄変性症	圧迫性脊髄炎
	アルコール性多発ニューロパチー	胃切除後消化障害	胃切除後症候群
	一過性甲状腺機能亢進症	ウィップル病	腋窩部痛
か	外傷性肩不安定症	芽球増加を伴う不応性貧血	芽球増加を伴う不応性貧血－1
	芽球増加を伴う不応性貧血－2	顎関節痛	顎関節疼痛機能障害症候群
	下肢関節痛	下肢筋肉痛	下肢神経痛
	下垂体性 TSH 分泌亢進症	下腿関節痛	下腿三頭筋痛
	下腿神経炎	肩関節痛症	顆粒球減少症
	肝機能障害	肝疾患	肝障害
	環状鉄芽球を伴う不応性貧血	偽性甲状腺機能亢進症	偽性股関節痛
	急性上行性脊髄炎	急性脊髄炎	牛乳不耐症
	胸鎖関節痛	胸鎖乳突筋痛	胸背部筋肉痛
	胸部筋肉痛	胸腹部筋痛	胸壁神経痛
	頚肩部筋肉痛	頚部筋肉痛	頚部神経痛
	肩甲上神経痛	肩甲部筋肉痛	肩鎖関節痛
	原発性甲状腺機能亢進症	肩部筋痛	硬化性脊髄炎
	後期ダンピング症候群	高色素性貧血	甲状腺眼症
	甲状腺中毒症	甲状腺中毒性関節障害	甲状腺中毒症性筋無力症候群
	甲状腺中毒症性心筋症	甲状腺中毒性眼球突出症	甲状腺中毒性四肢麻痺
	甲状腺中毒性周期性四肢麻痺	甲状腺中毒性心不全	甲状腺中毒性ミオパチー
	好中球 G6PD 欠乏症	好中球減少症	後頭下神経痛
	後頭神経痛	後頭部神経痛	項背部筋痛
	項部筋肉痛	項部神経痛	股関節痛
さ	産褥期心臓合併症	産褥期鉄欠乏性貧血	産褥期貧血
	趾関節痛	自己免疫性好中球減少症	四肢神経痛
	膝窩部痛	膝関節痛	脂肪不耐性吸収不良症
	脂肪便	周期性好中球減少症	手関節痛
	手指関節痛	手指神経炎	術後吸収不良
	上肢筋肉痛	上肢神経痛	小児遺伝性無顆粒球症
	小児食事性貧血	上腕筋肉痛	上腕三頭筋痛
	上腕神経痛	上腕二頭筋痛	食事性葉酸欠乏性貧血
	神経炎	膵外分泌機能不全	髄膜脊髄炎
	髄膜脳炎	スルーダー神経痛	正球性正色素性貧血
	脊髄髄膜炎	脊椎関節痛	赤血球造血刺激因子製剤低反応性貧血
	セリアック病	仙腸関節痛	先天性好中球減少症
	先天性葉酸吸収不全	前腕筋肉痛	前腕神経痛
	早期ダンピング症候群	僧帽筋痛	足関節痛
た	側頭部神経痛	続発性脳炎	大球性貧血
	大腿筋痛	大腿神経痛	多発性関節痛
	多発性筋肉痛	多発性神経炎	多発性神経障害
	多発性神経痛	多発性脊髄神経根炎	多発ニューロパチー
	単球減少症	蛋白不耐性吸収不良症	蛋白漏出性胃腸症
	肘関節痛	中指関節痛	中毒性好中球減少症
	中毒性ニューロパチー	殿部筋肉痛	糖質不耐性吸収不良症
	頭部筋肉痛	頭部神経痛	特発性好中球減少症
な	特発性神経痛	妊娠期心臓合併症	妊娠性鉄欠乏性貧血
	妊娠性葉酸欠乏性貧血	脳炎	脳室炎
は	脳脊髄炎	背部筋肉痛	背部神経痛
	バセドウ病眼症	白血球減少症	発熱性好中球減少症
	パントテン酸欠乏症	反復性多発性神経炎	ビオチン欠乏症
	脾性好中球減少症	ビタミン欠乏性貧血	腓腹筋痛
	貧血	腹壁筋痛	腹壁神経痛
ま	母指 MP 関節痛	母趾関節痛	慢性神経痛
	慢性脊髄炎	慢性脳炎	慢性貧血
	慢性本態性好中球減少症候群	慢性良性顆粒球減少症	無顆粒球症
や	無顆粒球性アンギナ	盲係蹄症候群	薬剤性顆粒球減少症

	薬剤性葉酸欠乏性貧血	薬物誘発性多発ニューロパチー	腰筋痛症
	溶血性貧血に伴う葉酸欠乏症	葉酸欠乏症	葉酸欠乏性貧血
	葉酸先天代謝異常	腰背筋痛症	腰皮神経痛
	肋間筋肉痛	肋間神経痛	

用法用量　通常成人はコバマミドとして，1日1,500μg(3カプセル)までを1～3回に分けて経口投与する。
なお，年齢，症状により適宜増減する。

コバマミドカプセル250μg「ツルハラ」：鶴原　0.25mg1カプセル[5.6円/カプセル]，コバマミドカプセル500μg「トーワ」：東和　0.5mg1カプセル[5.6円/カプセル]，コバマミド錠250μg「ツルハラ」：鶴原　0.25mg1錠[5.6円/錠]

ハイシー顆粒25%　規格：25%1g[6.2円/g]
アスコルビン酸　武田薬品　314

【効能効果】

(1)ビタミンC欠乏症の予防及び治療：(壊血病，メルレル・バロー病)
(2)ビタミンCの需要が増大し，食事からの摂取が不十分な際の補給：(消耗性疾患，妊産婦，授乳婦，はげしい肉体労働時など)
(3)下記疾患のうち，ビタミンCの欠乏又は代謝障害が関与すると推定される場合
①毛細管出血(鼻出血，歯肉出血，血尿など)
②薬物中毒
③副腎皮質機能障害
④骨折時の骨基質形成・骨癒合促進
⑤肝斑・雀卵斑・炎症後の色素沈着
⑥光線過敏性皮膚炎
ビタミンC欠乏症の予防及び治療，ビタミンCの需要が増大し，食事からの摂取が不十分な際の補給以外の効能に対して，効果がないのに月余にわたって漫然と使用すべきでない。

【対応標準病名】

◎	炎症後色素沈着	肝斑	血尿
	歯肉出血	雀卵斑	日光過敏性皮膚炎
	鼻出血症	ビタミンC欠乏症	副腎皮質機能低下症
	メラー・バロウ病	毛細血管出血	薬物中毒症
○	妊娠性肝斑	皮膚色素沈着	
△	アレルギー性血尿	医薬品中毒	エプーリス
	外耳部外傷性色素沈着	外傷性色素沈着	眼瞼外傷性色素沈着
	眼周囲部外傷性色素沈着	眼部外傷性色素沈着	器質性性器出血
	機能性性器出血	急性薬物中毒	巨細胞エプーリス
	血尿症候群	顕微鏡的血尿	光線性花弁状色素斑
	黒皮症	耳介外傷性色素沈着	歯肉潰瘍
	歯肉ポリープ	習慣性鼻出血	腎血尿
	腎後性血尿	腎性血尿	性器出血
	線維性エプーリス	前額部外傷性色素沈着	先天性エプーリス
	続発性副腎皮質機能低下症	多形日光疹	低アルドステロン症
	低レニン性低アルドステロン症	特発性アルドステロン症	特発性鼻出血
	肉眼的血尿	日光じんま疹	鼻血
	ビタミンC欠乏性歯肉炎	鼻中隔出血	鼻部外傷性色素沈着
	副腎萎縮	副腎梗塞	副腎出血
	副腎石灰化症	副腎皮質機能低下に伴う貧血	慢性薬物中毒
	無症候性血尿	老人性色素斑	

用法用量　アスコルビン酸として，通常成人1日50～2,000mg(本剤として0.2～8g)を1～数回に分けて経口投与する。
なお，年齢，症状により適宜増減する。

アスコルビン酸「イワキ」：岩城　1g[8.8円/g]，アスコルビン酸顆粒「コーイチ」：紘一　－[－]，アスコルビン酸「ケンエー」：健栄　1g[8.2円/g]，アスコルビン酸原末「タケダ」：武田薬品　1g[8.2円/g]，アスコルビン酸原末「マルイシ」：丸石　1g[8.2円/g]，アスコルビン酸散「マルイシ」20%：丸石　20%1g[7.8円/g]，アスコルビン酸「ニッコー」：日興　1g[7.2円/g]，アスコルビン酸「ヤマゼン」M：山善　1g[8.8円/g]，アスコルビン酸「ヨシダ」：吉田　1g[8.8円/g]，ビタミンC散「フソー」－50mg：扶桑薬品　5%1g[7.9円/g]，ビタミンC散「フソー」－100mg：扶桑薬品　10%1g[8円/g]

バイシリンG顆粒40万単位　規格：40万単位1g[28.8円/g]
ベンジルペニシリンベンザチン水和物　MSD　611

【効能効果】

〈適応菌種〉ベンジルペニシリンに感性のレンサ球菌属，肺炎球菌，梅毒トレポネーマ
〈適応症〉リンパ管・リンパ節炎，咽頭・喉頭炎，扁桃炎，急性気管支炎，肺炎，慢性呼吸器病変の二次感染，梅毒，中耳炎，副鼻腔炎，猩紅熱，リウマチ熱の発症予防

【対応標準病名】

◎	咽頭炎	咽頭喉頭炎	急性気管支炎
	喉頭炎	猩紅熱	中耳炎
	肺炎	梅毒	副鼻腔炎
	扁桃炎	リウマチ熱	リンパ管炎
	リンパ節炎		
○ あ	亜急性気管支炎	亜急性リンパ管炎	アンギナ
	異型猩紅熱	咽頭気管炎	咽頭チフス
	咽頭扁桃炎	インフルエンザ菌気管支炎	インフルエンザ菌喉頭炎
	インフルエンザ菌性咽頭炎	インフルエンザ菌性喉頭気管炎	壊疽性咽頭炎
か	外傷性穿孔性中耳炎	外傷性中耳炎	潰瘍性咽頭炎
	下咽頭炎	カタル性咽頭炎	滑膜梅毒
	化膿性喉頭炎	化膿性中耳炎	化膿性副鼻腔炎
	化膿性リンパ節炎	眼瞼梅毒	関節リウマチ性間質性肺炎
	感染性咽頭炎	感染性喉頭気管炎	肝梅毒
	眼梅毒	気管支肺炎	偽膜性気管支炎
	偽膜性喉頭炎	偽膜性扁桃炎	急性アデノイド咽頭炎
	急性アデノイド扁桃炎	急性咽頭炎	急性咽頭喉頭炎
	急性咽頭扁桃炎	急性壊疽性喉頭炎	急性壊疽性扁桃炎
	急性潰瘍性喉頭炎	急性潰瘍性扁桃炎	急性化膿性咽頭炎
	急性化膿性中耳炎	急性化膿性扁桃炎	急性気管気管支炎
	急性喉頭炎	急性喉頭気管炎	急性喉頭気管気管支炎
	急性声帯炎	急性声門下喉頭炎	急性腺窩性扁桃炎
	急性中耳炎	急性肺炎	急性反復性気管支炎
	急性浮腫性喉頭炎	急性扁桃炎	急性リウマチ熱
	急性リウマチ熱性輪状紅斑	筋梅毒	グラデニーゴ症候群
	クループ性気管支炎	頚部リンパ節炎	顕性神経梅毒
	後期潜伏性梅毒	口腔上顎洞瘻	口腔梅毒
	好酸球性中耳炎	好酸球性副鼻腔炎	口唇梅毒
	硬性下疳	後天梅毒	喉頭周囲炎
	喉頭梅毒	鼓室内水腫	骨梅毒
さ	ゴム腫	再発性中耳炎	再発第2期梅毒
	篩骨洞炎	歯性上顎洞炎	歯性副鼻腔炎
	若年性進行麻痺	若年性脊髄ろう	習慣性アンギナ
	習慣性扁桃炎	出血性中耳炎	術後性中耳炎
	術後性慢性中耳炎	上咽頭炎	上顎洞炎
	猩紅熱性心筋炎	猩紅熱性中耳炎	上鼓室化膿症
	小児肺炎	小児副鼻腔炎	初期硬結
	神経梅毒	神経梅毒髄膜炎	心血管梅毒
	進行性運動性運動失調症	滲出性気管支炎	新生児中耳炎

ハ

	新生児梅毒	腎梅毒	水疱性咽頭炎
	水疱性中耳炎	性器下疳	脊髄ろう
	舌扁桃炎	遷延梅毒	腺窩性アンギナ
	穿孔性中耳炎	先天梅毒	先天梅毒髄膜炎
	先天梅毒性多発ニューロパチー	先天梅毒脊髄炎	先天梅毒脳炎
	先天梅毒脳脊髄炎	前頭洞炎	潜伏性早期先天梅毒
	潜伏性早期梅毒	潜伏性晩期先天梅毒	早期顕性先天梅毒
	早期先天内臓梅毒	早期先天梅毒性咽頭炎	早期先天梅毒性眼障害
	早期先天梅毒性喉頭炎	早期先天梅毒性骨軟骨障害	早期先天梅毒性肺炎
	早期先天梅毒性鼻炎	早期先天梅毒性網脈絡膜炎	早期先天皮膚粘膜梅毒
	早期先天皮膚梅毒	早期梅毒	早期梅毒性眼症
た	第１期肛門梅毒	第１期性器梅毒	第２期梅毒髄膜炎
	第２期梅毒性眼障害	第２期梅毒性筋炎	第２期梅毒性虹彩毛様体炎
	第２期梅毒性骨膜炎	第２期梅毒性女性骨盤炎症性疾患	第２期梅毒性リンパ節症
	大葉性肺炎	単純性中耳炎	遅発性梅毒
	中耳炎性顔面神経麻痺	腸間膜リンパ節炎	蝶形骨洞炎
	沈下性肺炎	陳旧性中耳炎	点状角膜炎
な	内耳梅毒	二次性網膜変性症	乳児肺炎
は	脳脊髄梅毒	脳梅毒	肺炎球菌性咽頭炎
	肺炎球菌性気管支炎	敗血症性咽頭炎	敗血症性肺炎
	梅毒腫	梅毒性角結膜炎	梅毒性角膜炎
	梅毒性滑液包炎	梅毒性乾癬	梅毒性気管炎
	梅毒性筋炎	梅毒性喉頭気管炎	梅毒性呼吸器障害
	梅毒性ゴム腫	梅毒性視神経萎縮	梅毒性心筋炎
	梅毒性心内膜炎	梅毒性心弁膜炎	梅毒性心膜炎
	梅毒性脊髄性動脈炎	梅毒性脊椎炎	梅毒性舌潰瘍
	梅毒性大動脈炎	梅毒性大動脈弁閉鎖不全症	梅毒性大動脈瘤
	梅毒性脱毛症	梅毒性聴神経炎	梅毒性動脈炎
	梅毒性動脈内膜炎	梅毒性粘膜疹	梅毒性脳動脈炎
	梅毒性パーキンソン症候群	梅毒性ばら疹	梅毒性腹膜炎
	肺梅毒	晩期先天神経梅毒	晩期先天性心血管梅毒
	晩期先天梅毒	晩期先天梅毒性間質性角膜炎	晩期先天梅毒性眼障害
	晩期先天梅毒性関節障害	晩期先天梅毒性骨軟骨障害	晩期先天梅毒性髄膜炎
	晩期先天梅毒性多発ニューロパチー	晩期先天梅毒性脳炎	晩期梅毒
	晩期梅毒性髄膜炎	汎副鼻腔炎	非特異性腸間膜リンパ節炎
	非特異性リンパ節炎	ぶどう球菌性咽頭炎	ぶどう球菌性扁桃炎
ま	閉塞性肺炎	扁桃性アンギナ	慢性咽喉頭炎
	慢性化膿性穿孔性中耳炎	慢性化膿性中耳炎	慢性耳管鼓室化膿性中耳炎
	慢性上鼓室乳突洞化膿性中耳炎	慢性穿孔性中耳炎	慢性中耳炎
	慢性中耳炎急性増悪	慢性中耳炎後遺症	慢性中耳炎術後再燃
	慢性副鼻腔炎	慢性副鼻腔炎急性増悪	慢性副鼻腔膿瘍
	慢性扁桃炎	慢性リンパ管炎	慢性リンパ節炎
	耳後部リンパ節炎	耳後部リンパ腺炎	無熱性肺炎
ら	良性慢性化膿性中耳炎	淋菌性咽頭炎	連鎖球菌気管支炎
	連鎖球菌性アンギナ	連鎖球菌性咽頭炎	連鎖球菌性喉頭炎
	連鎖球菌性喉頭気管炎	連鎖球菌性扁桃炎	老人性肺炎
△	RSウイルス気管支炎	アーガイル・ロバートソン瞳孔	アレルギー性副鼻腔炎
	咽頭痛	ウイルス性咽頭炎	ウイルス性気管支炎
	ウイルス性扁桃炎	エコーウイルス気管支炎	乾酪性副鼻腔炎
	偽猩紅熱	偽膜性咽頭炎	胸膜肺炎
	クラットン関節	クラミジア肺炎	痙性梅毒性運動失調症
	結核性中耳炎	肛門扁平コンジローマ	コクサッキーウイルス気管支炎
	シャルコー関節	神経原性関節症	神経障害性脊椎障害
	進行麻痺	脊髄ろう性関節炎	潜伏梅毒
	桑実状臼歯	ニューロパチー性関節炎	敗血症性気管支炎
	梅毒感染母体より出生した児	梅毒性鞍鼻	梅毒性痙性脊髄麻痺
	梅毒性髄膜炎	梅毒性肺動脈弁逆流症	梅毒性白斑
	梅毒性網脈絡膜炎	ハッチンソン三主徴	ハッチンソン歯
	パラインフルエンザウイルス気管支炎	晩期梅毒性滑液包炎	晩期梅毒性球後視神経炎
	晩期梅毒性視神経萎縮	晩期梅毒性上強膜炎	晩期梅毒性女性骨盤炎症性疾患
	晩期梅毒性多発ニューロパチー	晩期梅毒性聴神経炎	晩期梅毒性白斑
	晩期梅毒脊髄炎	晩期梅毒脳炎	晩期梅毒脳脊髄炎
	非定型肺炎	びまん性肺炎	副鼻腔真菌症
	扁桃チフス	扁平コンジローマ	マイコプラズマ気管支炎
	膜性咽頭炎	無症候性神経梅毒	迷路梅毒
	ライノウイルス気管支炎		

用法用量　通常，成人にはベンジルペニシリンベンザチン水和物として１回40万単位を１日２〜４回経口投与する。
梅毒に対しては，通常，成人１回40万単位を１日３〜４回経口投与する。
なお，年齢，症状により適宜増減する。

用法用量に関連する使用上の注意
(1)腎障害患者：高度の腎障害のある患者には，投与量・投与間隔の適切な調節をするなど慎重に投与すること。
(2)本剤の使用にあたっては，耐性菌の発現等を防ぐため，原則として感受性を確認し，疾病の治療上必要な最少限の期間の投与にとどめること。

禁忌　本剤の成分によるショックの既往歴のある患者
原則禁忌　本剤の成分又はペニシリン系抗生物質に対し過敏症の既往歴のある患者

ハイゼット細粒20%　規格：20%1g[34.3円/g]
ハイゼット錠25mg　規格：25mg1錠[9.8円/錠]
ハイゼット錠50mg　規格：50mg1錠[10.6円/錠]
ガンマオリザノール　大塚　112,218

【効能効果】

高脂質血症
心身症(更年期障害，過敏性腸症候群)における身体症候並びに不安・緊張・抑うつ

【対応標準病名】

◎	うつ状態	過敏性腸症候群	高脂血症
	更年期症候群	高リポ蛋白血症	心身症
	不安うつ病	不安緊張状態	不安神経症
○	２型双極性障害	胃腸神経症	咽喉頭異常感症
	咽喉頭食道神経症	咽喉頭神経症	咽頭異常感症
	陰部神経症	うつ病	うつ病型統合失調感情障害
	外傷後遺症性うつ病	家族性高コレステロール血症	家族性高コレステロール血症・ヘテロ接合体
	家族性高コレステロール血症・ホモ接合体	家族性高トリグリセライド血症	家族性高リポ蛋白血症１型
	家族性高リポ蛋白血症2a型	家族性高リポ蛋白血症2b型	家族性高リポ蛋白血症３型
	家族性高リポ蛋白血症４型	家族性高リポ蛋白血症５型	家族性複合型高脂血症
	仮面うつ病	寛解中の反復性うつ病性障害	感染症後うつ病
	器質性うつ病性障害	軽症うつ病エピソード	軽症反復性うつ病性障害
	血管運動神経症	結節性黄色腫	下痢型過敏性腸症候群
	高LDL血症	高カイロミクロン血症	高コレステロール血症
	高コレステロール血症性黄色腫	高トリグリセライド血症	更年期神経症
	肛門神経症	混合型過敏性腸症候群	混合型高脂質血症
	混合性不安抑うつ障害	産褥期うつ状態	脂質異常症
	脂質代謝異常	思春期うつ病	循環型躁うつ病
	小児心身症	食事性高脂血症	心因性嚥下困難

	心因性過換気	心因性嗅覚障害	心因性月経困難症
	心因性下痢	心因性高血圧症	心因性呼吸困難発作
	心因性鼓腸	心因性消化不良症	心因性心悸亢進
	心因性心血管障害	心因性頭痛	心因性咳
	心因性そう痒症	心因性多飲症	心因性疼痛
	心因性脳血栓反応	心因性排尿障害	心因性背部痛
	心因性発熱	心因性頻尿	心因性頻脈
	心因性腹痛	心因性不整脈	心因性便秘
	心因性めまい	心因性幽門痙攣	心気症
	心気性うつ病	神経因性排尿障害	神経循環疲労症
	神経症性抑うつ状態	神経性胃腸炎	神経性眼病
	神経性口腔異常	神経性耳痛	神経性耳鳴
	神経性食道通過障害	神経性心悸亢進	神経性多汗症
	心身症型自律神経失調症	心臓血管神経症	心臓神経症
	心臓神経痛	心臓性神経衰弱症	身体型疼痛障害
	身体表現性自律神経機能低下	性器神経症	精神病症状を伴う重症うつ病エピソード
	精神病症状を伴わない重症うつ病エピソード	先天性脂質代謝異常	全般性不安障害
	躁うつ病	挿間性発作性不安	双極性感情障害・軽症のうつ病エピソード
	双極性感情障害・精神病症状を伴う重症うつ病エピソード	双極性感情障害・精神病症状を伴わない重症うつ病エピソード	双極性感情障害・中等症のうつ病エピソード
	単極性うつ病	単発反応性うつ病	中等症うつ病エピソード
	中等症反復性うつ病性障害	動脈硬化性うつ病	内因性うつ病
	内臓神経症	二次性高脂血症	尿膀胱神経症
	脳血管運動神経症	パニック障害	パニック発作
	反応性うつ病	反復心因性うつ病	反復性うつ病
	反復性心因性抑うつ精神病	反復性精神病性うつ病	反復性躁病エピソード
	反復性短期うつ病エピソード	鼻咽腔異常感症	ヒステリー球
	不安障害	不安ヒステリー	腹部神経症
	便秘型過敏性腸症候群	本態性高コレステロール血症	本態性高脂血症
	抑うつ神経症	抑うつ性パーソナリティ障害	老年期うつ病
	老年期認知症妄想型	老年期認知症抑うつ型	
△	異形恐怖	異常絞扼反射	胃神経症
	延髄外側症候群	延髄性うつ病	過換気症候群
	器質性気分障害	器質性混合性感情障害	器質性双極性障害
	器質性躁病性障害	偽性斜頸	気分変調症
	空気嚥下症	空気飢餓感	原発性認知症
	後下小脳動脈閉塞症	口腔心身症	更年期性浮腫
	更年期無月経	持続性身体表現性疼痛障害	疾病恐怖症
	周期性精神病	醜形恐怖症	常習性吃逆
	上小脳動脈閉塞症	小脳卒中症候群	小脳動脈狭窄
	小脳動脈血栓症	小脳動脈塞栓症	小脳動脈閉塞
	食道神経症	初老期精神病	初老期認知症
	初老期妄想状態	心因性あくび	心因性胃アトニー
	心因性胃液分泌過多症	心因性胃痙攣	心因性視野障害
	心因性しゃっくり	心因性視力障害	心因性舌痛症
	心気障害	身体化障害	身体表現性障害
	精神痛	前下小脳動脈閉塞症	双極性感情障害
	退行期うつ病	多訴性症候群	多中心性細網組織球症
	多発性心身性障害	単極性躁病	血の道症
	二次性認知症	認知症	歯ぎしり
	破局発作状態	反復性気分障害	非定型うつ病
	鼻内異常感	不定愁訴症	ブリケー障害
	分類困難な身体表現性障害	閉経	閉経後症候群
	膀胱過敏症	老年期認知症	老年期妄想状態
	老年精神病	ワレンベルグ症候群	

用法用量

高脂質血症にはガンマオリザノールとして，通常成人1日300mgを3回に分けて食後に経口投与する。

心身症における身体症候並びに不安・緊張・抑うつにはガンマオリザノールとして，通常成人1日10～50mgを経口投与する。

なお，年齢，症状により適宜増減する。ただし，過敏性腸症候群に用いる場合は，1日最高50mgまでとする。

γ－パルトックスン細粒20%：鶴原　20%1g[6.2円/g]，γ－パルトックスン錠50mg：鶴原　50mg1錠[5.6円/錠]，オルル細粒20%：東和　20%1g[6.2円/g]，オルル錠50：東和　50mg1錠[5.6円/錠]，ガンマオリザノール細粒20%「YD」：陽進堂　20%1g[6.2円/g]

ハイチオール散32%　規格：32%1g[12.1円/g]
ハイチオール錠40　規格：40mg1錠[5.6円/錠]
ハイチオール錠80　規格：80mg1錠[5.6円/錠]
Lーシステイン　久光　399

【効能効果】

(1)湿疹，蕁麻疹，薬疹，中毒疹，尋常性痤瘡，多形滲出性紅斑
(2)放射線障害による白血球減少症

【対応標準病名】

◎	湿疹	尋常性ざ瘡	じんま疹
	多形滲出性紅斑	中毒疹	白血球減少症
	薬疹		
○	LE型薬疹	足湿疹	アスピリンじんま疹
	アレルギー性じんま疹	異汗性湿疹	陰のう湿疹
	陰部間擦疹	会陰部肛囲湿疹	腋窩湿疹
	温熱じんま疹	外陰部皮膚炎	家族性寒冷自己炎症症候群
	化膿性皮膚疾患	貨幣状湿疹	顆粒球減少症
	間擦疹	感染性皮膚炎	汗疱性湿疹
	顔面急性皮膚炎	顔面ざ瘡	顔面尋常性ざ瘡
	寒冷じんま疹	機械性じんま疹	丘疹状湿疹
	急性湿疹	亀裂性湿疹	頚部皮膚炎
	結節性痒疹	肛囲間擦疹	口囲ざ瘡
	好中球減少症	紅斑性間擦疹	紅斑性湿疹
	紅皮症型薬疹	肛門湿疹	固定薬疹
	コリン性じんま疹	ざ瘡	ざ瘡様発疹
	しいたけ皮膚炎	自家感作性皮膚炎	自己免疫性じんま疹
	湿疹様発疹	若年性女子表皮剥離性ざ瘡	周期性再発性じんま疹
	重症多形滲出性紅斑・急性期	集簇性ざ瘡	手指湿疹
	出血性じんま疹	小児ざ瘡	食物性皮膚炎
	人工肛門部皮膚炎	人工じんま疹	新生児ざ瘡
	新生児皮膚炎	振動性じんま疹	ステロイドざ瘡
	ステロイド皮膚炎	赤色湿疹	接触じんま疹
	全身湿疹	粟粒性壊死性ざ瘡	多形紅斑
	単球減少症	手足症候群	手湿疹
	冬期湿疹	痘瘡性ざ瘡	頭部湿疹
	特発性じんま疹	二次性白血球減少症	乳房皮膚炎
	妊娠湿疹	妊婦性皮膚炎	熱帯性ざ瘡
	膿痂疹性ざ瘡	膿疱性ざ瘡	白色粃糠疹
	鼻背部湿疹	鼻前庭部湿疹	皮膚炎
	皮膚描記性じんま疹	扁平湿疹	慢性湿疹
	慢性じんま疹	無顆粒球症	面皰
	薬剤性過敏症症候群	薬物性口唇炎	薬物性じんま疹
	落屑性湿疹	鱗状湿疹	
△	アレルギー性皮膚炎	異汗症	汗疱
	好中球G6PD欠乏症	自己免疫性好中球減少症	紫斑型薬疹
	周期性好中球減少症	小児遺伝性無顆粒球症	ステロイド誘発性皮膚症
	制癌剤皮膚炎	全身薬疹	先天性好中球減少症
	多形紅斑性関節障害	中毒性好中球減少症	中毒性表皮壊死症
	特発性好中球減少症	発熱性好中球減少症	脾性好中球減少症

	ピリン疹	慢性本態性好中球減少症症候群	慢性良性顆粒球減少症
	無顆粒球性アンギナ	薬剤性顆粒球減少症	ライエル症候群

用法用量

(1)湿疹，蕁麻疹，薬疹，中毒疹，尋常性痤瘡，多形滲出性紅斑に対しては，通常成人L-システインとして1回80mgを1日2～3回経口投与する。なお，年齢・症状により適宜増減する。

(2)放射線障害による白血球減少症に対しては，通常成人L-システインとして1回160mgを1日3回経口投与する。なお，年齢・症状により適宜増減する。

エコラン錠80mg：三和化学　80mg1錠[5.6円/錠]

ハイトラシン錠0.25mg　規格：0.25mg1錠[11.8円/錠]
ハイトラシン錠0.5mg　規格：0.5mg1錠[19.6円/錠]
ハイトラシン錠1mg　規格：1mg1錠[35.5円/錠]
ハイトラシン錠2mg　規格：2mg1錠[70.2円/錠]

テラゾシン塩酸塩水和物　アボット　214

【効能効果】

(1)本態性高血圧症，腎性高血圧症，褐色細胞腫による高血圧症
(2)前立腺肥大症に伴う排尿障害

【対応標準病名】

◎	褐色細胞腫性高血圧症	高血圧症	腎性高血圧症
	前立腺肥大症	排尿障害	本態性高血圧症
○	褐色細胞腫	境界型高血圧症	クロム親和性細胞腫
	高血圧性緊急症	高血圧性脳内出血	高血圧切迫症
	高レニン性高血圧症	若年高血圧症	若年性境界型高血圧症
	収縮期高血圧症	腎血管性高血圧症	腎実質性高血圧症
	前立腺症	低レニン性高血圧症	二次性高血圧症
	排尿困難	副腎腺腫	
△	悪性高血圧症	残尿感	前立腺線維腫
	遅延性排尿	尿線断裂	尿線微弱
	尿道痛	排尿時灼熱感	副腎のう腫
	副腎皮質のう腫	膀胱直腸障害	膀胱痛
	良性副腎皮質腫瘍		

用法用量

(1)本態性高血圧症，腎性高血圧症，褐色細胞腫による高血圧症

テラゾシンとして通常，成人1日0.5mg(1回0.25mg1日2回)より投与を始め，効果が不十分な場合は1日1～4mgに漸増し，1日2回に分割経口投与する。

なお，年齢，症状により適宜増減するが，1日最高投与量は8mgまでとする。

(2)前立腺肥大症に伴う排尿障害

テラゾシンとして通常，成人1日1mg(1回0.5mg1日2回)より投与を始め，1日2mgに漸増し，1日2回に分割経口投与する。

なお，症状により適宜増減する。

禁忌　本剤の成分に対し過敏症の既往歴のある患者

バソメット錠0.25mg：田辺三菱　0.25mg1錠[11.8円/錠]
バソメット錠0.5mg：田辺三菱　0.5mg1錠[19.6円/錠]
バソメット錠1mg：田辺三菱　1mg1錠[35.5円/錠]
バソメット錠2mg：田辺三菱　2mg1錠[70.2円/錠]

ハイドレアカプセル500mg

規格：500mg1カプセル[318.3円/カプセル]

ヒドロキシカルバミド　ブリストル　422

【効能効果】

慢性骨髄性白血病，本態性血小板血症，真性多血症

【対応標準病名】

◎	真性赤血球増加症	本態性血小板血症	慢性骨髄性白血病
○	白血病	非定型慢性骨髄性白血病	慢性骨髄性白血病慢性期
	慢性白血病		
△	くすぶり型白血病	形質細胞白血病	好塩基球性白血病
	好酸球性白血病	好中球性白血病	骨髄異形成症候群
	骨髄性白血病	骨髄性白血病骨髄浸潤	骨髄増殖性疾患
	骨髄単球性白血病	若年性骨髄単球性白血病	症候性貧血
	小児骨髄異形成症候群	髄膜白血病	成人T細胞白血病骨髄浸潤
	赤白血病	単球性白血病	単球増加症
	バーキット白血病	白赤芽球症	白血球増加症
	脾性貧血	皮膚白血病	肥満細胞性白血病
	プラスマ細胞増加症	本態性白血球増多症	慢性NK細胞リンパ増殖性疾患
	慢性骨髄性白血病移行期	慢性骨髄性白血病急性転化	慢性骨髄単球性白血病
	慢性単球性白血病	無リンパ球症	
※	適応外使用可 ・原則として，「ヒドロキシカルバミド」を「真性赤血球増多症，本態性血小板血症，慢性骨髄単球性白血病」に対し処方した場合，当該使用事例を審査上認める。 ・原則として，「ヒドロキシカルバミド【内服薬】」を「急性骨髄性白血病」に対して処方した場合，当該使用事例を審査上認める。		

用法用量　ヒドロキシカルバミドとして，通常成人1日500mg～2,000mgを1～3回に分けて経口投与する。寛解後の維持には1日500mg～1,000mgを1～2回に分けて経口投与する。なお，血液所見，症状，年齢，体重により初回量，維持量を適宜増減する。

警告　本剤は，緊急時に十分対応できる医療施設において，造血器悪性腫瘍の治療に対して十分な知識・経験を持つ医師のもとで，本剤の投与が適切と判断される症例についてのみ投与すること。また，本剤による治療開始に先立ち，患者又はその家族に有効性及び危険性を十分に説明し，同意を得てから投与を開始すること。

禁忌

(1)本剤の成分に対し過敏症の既往歴のある患者
(2)妊婦又は妊娠している可能性のある婦人

バイナス錠50mg　規格：50mg1錠[110円/錠]
バイナス錠75mg　規格：75mg1錠[138.3円/錠]

ラマトロバン　バイエル薬品　449

【効能効果】

アレルギー性鼻炎

【対応標準病名】

◎	アレルギー性鼻炎		
○	アレルギー性鼻咽頭炎	アレルギー性鼻結膜炎	アレルギー性副鼻腔炎
	イネ科花粉症	カモガヤ花粉症	季節性アレルギー性鼻炎
	血管運動性鼻炎	スギ花粉症	通年性アレルギー性鼻炎
	ヒノキ花粉症	ブタクサ花粉症	
△	花粉症		

用法用量　通常，成人にはラマトロバンとして1回75mgを1日2回，朝食後及び夕食後(又は就寝前)に経口投与する。

用法用量に関連する使用上の注意　高齢者には低用量(100mg/日)から投与を開始するなど注意すること。

禁忌　本剤の成分に対し過敏症の既往歴のある患者

ハイパジールコーワ錠3　規格：3mg1錠[38.6円/錠]
ハイパジールコーワ錠6　規格：6mg1錠[71.2円/錠]
ニプラジロール　興和　214

【効 能 効 果】

本態性高血圧症(軽症～中等症)，狭心症

【対応標準病名】

◎	狭心症	高血圧症	本態性高血圧症
○	悪性高血圧症	安静時狭心症	安定狭心症
	異型狭心症	冠攣縮性狭心症	境界型高血圧症
	狭心症 3 枝病変	高血圧性緊急症	高血圧性脳内出血
	高血圧切迫症	高レニン性高血圧症	若年高血圧症
	若年性境界型高血圧症	収縮期高血圧症	初発労作型狭心症
	増悪労作型狭心症	低レニン性高血圧症	不安定狭心症
	夜間狭心症	労作時兼安静時狭心症	労作性狭心症
△	微小血管性狭心症		

用法用量　通常成人にはニプラジロールとして，1日6～12mgを1日2回に分割経口投与する。
なお，年齢，症状により適宜増減するが，最高用量は1日18mgとする。

用法用量に関連する使用上の注意　褐色細胞腫の患者では，β遮断薬の単独投与により急激に血圧が上昇することがあるので，α遮断薬で初期治療を行った後に本剤を投与し，常にα遮断薬を併用すること。

禁忌

(1)高度の徐脈(著しい洞性徐脈)，房室ブロック(II，III度)，洞房ブロックのある患者
(2)糖尿病性ケトアシドーシス，代謝性アシドーシスのある患者
(3)気管支喘息，気管支痙攣のおそれのある患者
(4)心原性ショックのある患者
(5)肺高血圧による右心不全のある患者
(6)うっ血性心不全のある患者
(7)未治療の褐色細胞腫の患者
(8)妊婦又は妊娠している可能性のある婦人
(9)ホスホジエステラーゼ5阻害作用を有する薬剤(シルデナフィルクエン酸塩，バルデナフィル塩酸塩水和物，タダラフィル)又はグアニル酸シクラーゼ刺激作用を有する薬剤(リオシグアト)を投与中の患者

併用禁忌

薬剤名等	臨床症状・措置方法	機序・危険因子
ホスホジエステラーゼ5阻害作用を有する薬剤 シルデナフィルクエン酸塩 (バイアグラ) (レバチオ) バルデナフィル塩酸塩水和物 (レビトラ) タダラフィル (シアリス) (アドシルカ) (ザルティア)	併用により，降圧作用を増強することがある。	本剤はcGMPの産生を促進し，一方，ホスホジエステラーゼ5阻害作用を有する薬剤はcGMPの分解を抑制することから，両剤の併用によりcGMPの増大を介する本剤の降圧作用が増強する。
グアニル酸シクラーゼ刺激作用を有する薬剤 リオシグアト (アデムパス)		本剤とグアニル酸シクラーゼ刺激作用を有する薬剤は，ともにcGMPの産生を促進することから，両剤の併用によりcGMPの増大を介する本剤の降圧作用が増強する。

ハイペン錠100mg　規格：100mg1錠[19.7円/錠]
ハイペン錠200mg　規格：200mg1錠[27.6円/錠]
エトドラク　日本新薬　114

オステラック錠100，オステラック錠200を参照(P217)

ハイボン細粒10%　規格：10%1g[13.8円/g]
ハイボン細粒20%　規格：20%1g[17.3円/g]
ハイボン錠20mg　規格：20mg1錠[5.6円/錠]
リボフラビン酪酸エステル　田辺三菱　313

【効 能 効 果】

(1)高コレステロール血症
(2)ビタミン B_2 欠乏症の予防及び治療。
(3)下記疾患のうち，ビタミン B_2 の欠乏又は代謝障害が関与すると推定される場合。
口角炎，口唇炎，舌炎，脂漏性湿疹，結膜炎，びまん性表層角膜炎
(4)ビタミン B_2 の需要が増大し，食事からの摂取が不十分な際の補給(消耗性疾患，妊産婦，授乳婦，はげしい肉体労働時等)。

高コレステロール血症及びビタミン B_2 の欠乏又は代謝障害が関与すると推定される場合の適応に対して，効果がないのに月余にわたって漫然と使用しないこと。

【対応標準病名】

◎	結膜炎	口角炎	高コレステロール血症
	口唇炎	脂漏性皮膚炎	舌炎
	ビタミンB2欠乏症	びまん性表層角膜炎	リボフラビン欠乏症
○	1型糖尿病性高コレステロール血症	2型糖尿病性高コレステロール血症	家族性複合型高脂血症
	クラミジア結膜炎	口唇色素沈着症	ゴパラン症候群
	食事性高脂血症	脂漏性乳児皮膚炎	新生児皮脂漏
	糖尿病性高コレステロール血症	頭部脂漏	二次性高脂血症
	ビタミンB群欠乏症		
△	亜急性結膜炎	悪液質アフタ	アトピー性角結膜炎
	アレルギー性角膜炎	アレルギー性結膜炎	萎縮性角結膜炎
	栄養障害性角膜炎	外傷性角膜炎	化学性結膜炎
	角結膜炎	角結膜びらん	角膜炎
	角膜上皮びらん	角膜内皮炎	角膜びらん
	角膜腐蝕	家族性高コレステロール血症	家族性高コレステロール血症・ヘテロ接合体
	家族性高コレステロール血症・ホモ接合体	家族性高リポ蛋白血症2a型	カタル性眼炎
	カタル性結膜炎	カタル性舌炎	化膿性角膜炎
	化膿性結膜炎	貨幣状角膜炎	眼炎
	眼角部眼瞼縁結膜炎	眼瞼縁結膜炎	眼瞼結膜炎
	乾性角結膜炎	乾性角膜炎	季節性アレルギー性結膜炎
	偽膜性結膜炎	急性角結膜炎	急性角膜炎
	急性結膜炎	急性濾胞性結膜炎	巨大乳頭結膜炎
	形質細胞性口唇炎	結膜潰瘍	結膜化膿性肉芽腫
	結膜びらん	結膜濾胞症	高HDL血症
	高LDL血症	口角口唇炎	口角びらん
	硬化性舌炎	高コレステロール血症性黄色腫	高脂血症
	溝状舌	口唇潰瘍	口唇粘液のう胞
	口唇びらん	口唇部膿瘍	口唇麻痺
	口唇瘻	光線眼症	高リポ蛋白血症
	コッホ・ウィークス菌性結膜炎	細菌性結膜炎	散在性表層角膜炎
	紫外線角膜炎	脂質異常症	脂質代謝異常
	糸状角膜炎	出血性角膜炎	術後結膜炎
	春季カタル	神経栄養性角結膜炎	浸潤性表層角膜炎
	唇裂術後	水疱性口唇炎	星状角膜炎

	正中菱形舌炎	石化性角膜炎	舌潰瘍
	雪眼炎	接触性眼瞼結膜炎	接触性口唇炎
	舌切除後遺症	舌乳頭炎	舌膿瘍
	舌びらん	線状角膜炎	腺性口唇炎
	先天性脂質代謝異常	多中心性細網組織球症	地図状舌
	通年性アレルギー性結膜炎	兎眼性角膜炎	肉芽腫性口唇炎
	粘液膿性結膜炎	白内障術後結膜炎	剥離性限局性舌炎
	剥離性口唇炎	剥離性舌炎	パリノー結膜炎
	パリノー結膜腺症候群	表在性角膜炎	表在性舌炎
	表在性点状角膜炎	フィラメント状角膜炎	フォアダイス病
	辺縁角膜炎	辺縁フリクテン	本態性高コレステロール血症
	本態性高脂血症	慢性角結膜炎	慢性カタル性結膜炎
	慢性結膜炎	慢性舌炎	慢性表在性舌炎
	慢性濾胞性結膜炎	メラー舌炎	モラックス・アクセンフェルド結膜炎
	薬物性角膜炎	薬物性結膜炎	リガ・フェーデ病
	流行性結膜炎	良性移動性舌炎	輪紋状角膜炎

用法用量
リボフラビン酪酸エステルとして，通常，成人1日5～20mgを2～3回に分割経口投与する。
高コレステロール血症には，通常，成人1日60～120mgを2～3回に分割経口投与する。
なお，年齢，症状により適宜増減する。

ミタンB₂錠20mg：キョーリンリメディオ　20mg1錠[5.4円/錠]，リボフラビン酪酸エステル顆粒10%「イセイ」：イセイ　10%1g[6.2円/g]，リボフラビン酪酸エステル細粒10%「ツルハラ」：鶴原　10%1g[6.2円/g]，リボフラビン酪酸エステル錠20mg「イセイ」：イセイ　20mg1錠[5.4円/錠]，リボフラビン酪酸エステル錠20mg「ツルハラ」：鶴原　20mg1錠[5.4円/錠]

ハイボン錠40mg
規格：40mg1錠[6円/錠]
リボフラビン酪酸エステル　田辺三菱　313

【効能効果】
高コレステロール血症
効果がないのに月余にわたって漫然と使用しないこと。

【対応標準病名】

◎	高コレステロール血症		
○	1型糖尿病性高コレステロール血症	2型糖尿病性高コレステロール血症	家族性複合型高脂血症
	食事性高脂血症	糖尿病性高コレステロール血症	二次性高脂血症
△	家族性高コレステロール血症	家族性高コレステロール血症・ヘテロ接合体	家族性高コレステロール血症・ホモ接合体
	家族性高リポ蛋白血症2a型	高HDL血症	高LDL血症
	高コレステロール血症性黄色腫	高脂血症	高リポ蛋白血症
	脂質異常症	脂質代謝異常	先天性脂質代謝異常
	多中心性細網組織球症	本態性高コレステロール血症	本態性高脂血症

用法用量　リボフラビン酪酸エステルとして，通常，成人1日60～120mg(1.5～3錠)を2～3回に分割経口投与する。
なお，年齢，症状により適宜増減する。

バイミカード錠5mg
規格：5mg1錠[39.6円/錠]
バイミカード錠10mg
規格：10mg1錠[78.6円/錠]
ニソルジピン　バイエル薬品　217

【効能効果】
(1)高血圧症，腎実質性高血圧症，腎血管性高血圧症
(2)狭心症，異型狭心症

【対応標準病名】

◎	異型狭心症	狭心症	高血圧症
	腎血管性高血圧症	腎実質性高血圧症	本態性高血圧症
○	悪性高血圧症	安静時狭心症	安定狭心症
	褐色細胞腫	褐色細胞腫性高血圧症	冠攣縮性狭心症
	境界型高血圧症	狭心症3枝病変	クロム親和性細胞腫
	高血圧性緊急症	高血圧性腎疾患	高血圧性脳内出血
	高血圧切迫症	高レニン性高血圧症	若年高血圧症
	若年性境界型高血圧症	収縮期高血圧症	術中異常高血圧症
	初発労作型狭心症	心因性高血圧症	腎性高血圧症
	増悪労作型狭心症	低レニン性高血圧症	内分泌性高血圧症
	二次性高血圧症	微小血管性狭心症	不安定狭心症
	副腎性高血圧症	夜間狭心症	労作時兼安静時狭心症
	労作性狭心症		
△	HELLP症候群	軽症妊娠高血圧症候群	混合型妊娠高血圧症候群
	産後高血圧症	重症妊娠高血圧症候群	純粋型妊娠高血圧症候群
	新生児高血圧症	早発型妊娠高血圧症候群	遅発型妊娠高血圧症候群
	妊娠高血圧症	妊娠高血圧症候群	妊娠高血圧腎症
	妊娠中一過性高血圧症	副腎腺腫	副腎のう腫
	副腎皮質のう腫	良性副腎皮質腫瘍	

用法用量
(1)高血圧症，腎実質性高血圧症，腎血管性高血圧症：通常，成人にはニソルジピンとして5～10mgを1日1回経口投与する。
(2)狭心症，異型狭心症：通常，成人にはニソルジピンとして10mgを1日1回経口投与する。症状に応じ適宜増減する。

禁忌
(1)本剤の成分に対し過敏症の既往歴のある患者
(2)妊婦又は妊娠している可能性のある婦人
(3)心原性ショックの患者
(4)イトラコナゾール，ミコナゾールを投与中の患者

併用禁忌

薬剤名等	臨床症状・措置方法	機序・危険因子
イトラコナゾール イトリゾール等 ミコナゾール フロリード等	これらの薬剤との併用により，本剤の血中濃度が上昇し，本剤の作用が増強されるおそれがある。	これらの薬剤が，CYP3A4を阻害し，本剤の初回通過効果及びクリアランスを低下させるためと考えられている。

ニソルジピン錠5mg「YD」：陽進堂　5mg1錠[13.7円/錠]，ニソルジピン錠5mg「トーワ」：東和　5mg1錠[13.7円/錠]，ニソルジピン錠10mg「YD」：陽進堂　10mg1錠[28.9円/錠]，ニソルジピン錠10mg「トーワ」：東和　10mg1錠[28.9円/錠]，ニノバルシン錠5mg：長生堂　5mg1錠[8.6円/錠]，ニノバルシン錠10mg：長生堂　10mg1錠[21.1円/錠]，リオハード錠5mg：テバ製薬　5mg1錠[13.7円/錠]，リオハード錠10mg：テバ製薬　10mg1錠[21.1円/錠]

バイロテンシン錠5mg
規格：5mg1錠[35.8円/錠]
バイロテンシン錠10mg
規格：10mg1錠[65円/錠]
ニトレンジピン　田辺三菱　217

【効能効果】
(1)高血圧症，腎実質性高血圧症
(2)狭心症

【対応標準病名】

◎	狭心症	高血圧症	腎実質性高血圧症
	本態性高血圧症		
○	悪性高血圧症	安静時狭心症	安定狭心症
	異型狭心症	褐色細胞腫	褐色細胞腫性高血圧症
	冠攣縮性狭心症	境界型高血圧症	狭心症3枝病変
	クロム親和性細胞腫	高血圧性緊急症	高血圧性腎疾患
	高血圧性脳内出血	高血圧切迫症	高レニン性高血圧症

	若年高血圧症	若年性境界型高血圧症	収縮期高血圧症
	術中異常高血圧症	初発労作型狭心症	心因性高血圧症
	腎血管性高血圧症	腎性高血圧症	増悪労作型狭心症
	低レニン性高血圧症	内分泌性高血圧症	二次性高血圧症
	不安定狭心症	副腎性高血圧症	夜間狭心症
	労作時兼安静時狭心症	労作性狭心症	
△	HELLP 症候群	軽症妊娠高血圧症候群	混合型妊娠高血圧症候群
	産後高血圧症	重症妊娠高血圧症候群	純粋型妊娠高血圧症候群
	新生児高血圧症	早発型妊娠高血圧症候群	遅発型妊娠高血圧症候群
	妊娠高血圧症	妊娠高血圧症候群	妊娠高血圧腎症
	妊娠中一過性高血圧症	微小血管性狭心症	副腎腺腫
	副腎のう腫	副腎皮質のう腫	良性副腎皮質腫瘍

用法用量
(1)高血圧症，腎実質性高血圧症
ニトレンジピンとして，通常，成人1回5～10mgを1日1回経口投与する。
なお，年齢，症状に応じ適宜増減する。
(2)狭心症
ニトレンジピンとして，通常，成人1回10mgを1日1回経口投与する。
なお，年齢，症状に応じ適宜増減する。

禁忌　妊婦又は妊娠している可能性のある婦人

エカテリシン錠5：全星薬品　5mg1錠[9.6円/錠]，エカテリシン錠10：全星薬品　10mg1錠[9.9円/錠]，シェトラゾーナ錠5mg：日新－山形　5mg1錠[9.6円/錠]，シェトラゾーナ錠10mg：日新－山形　10mg1錠[9.9円/錠]，ドスペロピン錠5：東和　5mg1錠[9.6円/錠]，ドスペロピン錠10：東和　10mg1錠[9.9円/錠]，ニトプレス錠5mg：共和薬品　5mg1錠[9.6円/錠]，ニトプレス錠10mg：共和薬品　10mg1錠[9.9円/錠]，ニトレンジピン錠5mg「NP」：ニプロ　5mg1錠[9.6円/錠]，ニトレンジピン錠5mg「オーハラ」：大原薬品　5mg1錠[9.6円/錠]，ニトレンジピン錠5mg「サワイ」：沢井　5mg1錠[9.6円/錠]，ニトレンジピン錠5mg「三和」：三和化学　5mg1錠[9.6円/錠]，ニトレンジピン錠5mg「日医工」：日医工　5mg1錠[9.6円/錠]，ニトレンジピン錠10mg「NP」：ニプロ　10mg1錠[9.9円/錠]，ニトレンジピン錠10mg「オーハラ」：大原薬品　10mg1錠[9.9円/錠]，ニトレンジピン錠10mg「サワイ」：沢井　10mg1錠[9.9円/錠]，ニトレンジピン錠10mg「三和」：三和化学　10mg1錠[9.9円/錠]，ニトレンジピン錠10mg「日医工」：日医工　10mg1錠[9.9円/錠]，ニルジピン錠5：キョーリンリメディオ　5mg1錠[9.6円/錠]，ニルジピン錠10：キョーリンリメディオ　10mg1錠[9.9円/錠]，バイニロード錠5mg：大正薬品　5mg1錠[9.6円/錠]，バイニロード錠10mg：大正薬品　10mg1錠[9.9円/錠]，バロジピン錠5：テバ製薬　5mg1錠[9.6円/錠]，バロジピン錠10：テバ製薬　10mg1錠[9.9円/錠]

パキシルCR錠12.5mg　規格：12.5mg1錠[101.2円/錠]
パキシルCR錠25mg　規格：25mg1錠[176.4円/錠]
パロキセチン塩酸塩水和物　グラクソ・スミスクライン　117

【効能効果】
うつ病・うつ状態

【対応標準病名】

◎	うつ状態	うつ病	
○	うつ病型統合失調感情障害	延髄性うつ病	外傷後遺症性うつ病
	仮面うつ病	寛解中の反復性うつ病性障害	感染症後うつ病
	器質性うつ病性障害	軽症うつ病エピソード	軽症反復性うつ病性障害
	混合性不安抑うつ障害	産褥期うつ状態	思春期うつ病
	循環型躁うつ病	心気性うつ病	神経症性抑うつ状態
	精神病症状を伴う重症うつ病エピソード	精神病症状を伴わない重症うつ病エピソード	躁うつ病
	双極性感情障害・軽症のうつ病エピソード	双極性感情障害・精神病症状を伴う重症うつ病エピソード	双極性感情障害・精神病症状を伴わない重症うつ病エピソード
	双極性感情障害・中等症のうつ病エピソード	退行期うつ病	単極性うつ病
	単発反応性うつ病	中等症うつ病エピソード	中等症反復性うつ病性障害
	動脈硬化性うつ病	内因性うつ病	反応性うつ病
	反復心因性うつ病	反復性うつ病	反復性心因性抑うつ精神病
	反復性精神病性うつ病	反復性躁病エピソード	反復性短期うつ病エピソード
	非定型うつ病	不安うつ病	抑うつ神経症
	抑うつ性パーソナリティ障害	老年期うつ病	老年期認知症抑うつ型
△	2型双極性障害	器質性気分障害	器質性混合性感情障害
	器質性双極性障害	器質性躁病性障害	気分変調症
	原発性認知症	周期性精神病	初老期精神病
	初老期認知症	初老期妄想状態	双極性感情障害
	単極性躁病	二次性認知症	認知症
	反復性気分障害	老年期認知症	老年期認知症妄想型
	老年期妄想状態	老年精神病	

効能効果に関連する使用上の注意　抗うつ剤の投与により，24歳以下の患者で，自殺念慮，自殺企図のリスクが増加するとの報告があるため，本剤の投与にあたっては，リスクとベネフィットを考慮すること。

用法用量　通常，成人には1日1回夕食後，初期用量としてパロキセチン12.5mgを経口投与し，その後1週間以上かけて1日用量として25mgに増量する。なお，年齢，症状により1日50mgを超えない範囲で適宜増減するが，いずれも1日1回夕食後に投与することとし，増量は1週間以上の間隔をあけて1日用量として12.5mgずつ行うこと。

用法用量に関連する使用上の注意　本剤の投与量は必要最小限となるよう，患者ごとに慎重に観察しながら調節すること。なお，肝障害及び高度の腎障害のある患者では，血中濃度が上昇することがあるので特に注意すること。

警告　海外で実施した7～18歳の大うつ病性障害患者を対象としたプラセボ対照試験において有効性が確認できなかったとの報告，また，自殺に関するリスクが増加するとの報告もあるので，本剤を18歳未満の大うつ病性障害患者に投与する際には適応を慎重に検討すること。

禁忌
(1)本剤の成分に対し過敏症の既往歴のある患者
(2)MAO阻害剤を投与中あるいは投与中止後2週間以内の患者
(3)ピモジドを投与中の患者

併用禁忌

薬剤名等	臨床症状・措置方法	機序・危険因子
MAO阻害剤 セレギリン塩酸塩 エフピー	セロトニン症候群があらわれることがある。MAO阻害剤を投与中あるいは投与中止後2週間以内の患者には投与しないこと。また，本剤の投与中止後2週間以内にMAO阻害剤の投与を開始しないこと。	脳内セロトニン濃度が高まると考えられている。
ピモジド オーラップ	QT延長，心室性不整脈(torsades de pointesを含む)等の重篤な心臓血管系の副作用があらわれるおそれがある。	ピモジド(2mg)との併用により，ピモジドの血中濃度が上昇したことが報告されている。本剤が肝臓の薬物代謝酵素CYP2D6を阻害することによると考えられる。

パキシル錠5mg　規格：5mg1錠[57.5円/錠]
パキシル錠10mg　規格：10mg1錠[100.5円/錠]
パキシル錠20mg　規格：20mg1錠[175.3円/錠]
パロキセチン塩酸塩水和物　グラクソ・スミスクライン　117

【効能効果】

うつ病・うつ状態，パニック障害，強迫性障害，社会不安障害，外傷後ストレス障害

【対応標準病名】

◎	うつ状態	うつ病	強迫性障害
	社会不安障害	心的外傷後ストレス障害	パニック障害
○	うつ病型統合失調感情障害	延髄性うつ病	外傷後遺症性うつ病
	仮面うつ病	寛解中の反復性うつ病性障害	感染症後うつ病
	器質性うつ病性障害	強迫思考	強迫神経症
	軽症うつ病エピソード	軽症反復性うつ病性障害	混合性不安抑うつ障害
	産褥期うつ状態	思春期うつ病	社会恐怖症
	社交不安障害	重度ストレス反応	主として強迫思考または反復思考
	循環型躁うつ病	心気性うつ病	神経症性抑うつ状態
	精神病症状を伴う重症うつ病エピソード	精神病症状を伴わない重症うつ病エピソード	赤面恐怖症
	躁うつ病	挿間性発作性不安	双極性感情障害・軽症のうつ病エピソード
	双極性感情障害・精神病症状を伴う重症うつ病エピソード	双極性感情障害・精神病症状を伴わない重症うつ病エピソード	双極性感情障害・中等症のうつ病エピソード
	退行期うつ病	対人恐怖症	単極性うつ病
	単発反応性うつ病	中等症うつ病エピソード	中等症反復性うつ病性障害
	動脈硬化性うつ病	内因性うつ病	破局発作状態
	パニック発作	反応性うつ病	反復心因性うつ病
	反復性うつ病	反復性心因性抑うつ精神病	反復性精神病性うつ病
	反復性躁病エピソード	反復性短期うつ病エピソード	非定型うつ病
	広場恐怖症	不安うつ病	不安緊張状態
	抑うつ神経症	抑うつ性パーソナリティ障害	老年期うつ病
	老年期認知症抑うつ型		
△	2型双極性障害	器質性気分障害	器質性混合性感情障害
	器質性双極性障害	器質性躁病性障害	気分変調症
	強迫行為	原発性認知症	周期性精神病
	初老期精神病	初老期認知症	初老期妄想状態
	神経症	全般性不安障害	双極性感情障害
	単極性躁病	二次性認知症	認知症
	反復思考	反復性気分障害	不安障害
	不安神経症	不安ヒステリー	不潔恐怖症
	老年期認知症	老年期認知症妄想型	老年期妄想状態
	老年精神病		

効能効果に関連する使用上の注意

(1)抗うつ剤の投与により，24歳以下の患者で，自殺念慮，自殺企図のリスクが増加するとの報告があるため，本剤の投与にあたっては，リスクとベネフィットを考慮すること。

(2)社会不安障害及び外傷後ストレス障害の診断は，DSM*等の適切な診断基準に基づき慎重に実施し，基準を満たす場合にのみ投与すること。

*DSM：American Psychiatric Association(米国精神医学会)のDiagnostic and Statistical Manual of Mental Disorders(精神疾患の診断・統計マニュアル)

用法用量

うつ病・うつ状態：通常，成人には1日1回夕食後，パロキセチンとして20〜40mgを経口投与する。投与は1回10〜20mgより開始し，原則として1週ごとに10mg/日ずつ増量する。なお，症状により1日40mgを超えない範囲で適宜増減する。

パニック障害：通常，成人には1日1回夕食後，パロキセチンとして30mgを経口投与する。投与は1回10mgより開始し，原則として1週ごとに10mg/日ずつ増量する。なお，症状により1日30mgを超えない範囲で適宜増減する。

強迫性障害：通常，成人には1日1回夕食後，パロキセチンとして40mgを経口投与する。投与は1回20mgより開始し，原則として1週ごとに10mg/日ずつ増量する。なお，症状により1日50mgを超えない範囲で適宜増減する。

社会不安障害：通常，成人には1日1回夕食後，パロキセチンとして20mgを経口投与する。投与は1回10mgより開始し，原則として1週ごとに10mg/日ずつ増量する。なお，症状により1日40mgを超えない範囲で適宜増減する。

外傷後ストレス障害：通常，成人には1日1回夕食後，パロキセチンとして20mgを経口投与する。投与は1回10〜20mgより開始し，原則として1週ごとに10mg/日ずつ増量する。なお，症状により1日40mgを超えない範囲で適宜増減する。

用法用量に関連する使用上の注意

(1)本剤の投与量は必要最小限となるよう，患者ごとに慎重に観察しながら調節すること。なお，肝障害及び高度の腎障害のある患者では，血中濃度が上昇することがあるので特に注意すること。

(2)外傷後ストレス障害患者においては，症状の経過を十分に観察し，本剤を漫然と投与しないよう，定期的に本剤の投与継続の要否について検討すること。

警告　海外で実施した7〜18歳の大うつ病性障害患者を対象としたプラセボ対照試験において有効性が確認できなかったとの報告，また，自殺に関するリスクが増加するとの報告もあるので，本剤を18歳未満の大うつ病性障害患者に投与する際には適応を慎重に検討すること。

禁忌

(1)本剤の成分に対し過敏症の既往歴のある患者
(2)MAO阻害剤を投与中あるいは投与中止後2週間以内の患者
(3)ピモジドを投与中の患者

併用禁忌

薬剤名等	臨床症状・措置方法	機序・危険因子
MAO阻害剤 セレギリン塩酸塩 エフピー	セロトニン症候群があらわれることがある。MAO阻害剤を投与中あるいは投与中止後2週間以内の患者には投与しないこと。また，本剤の投与中止後2週間以内にMAO阻害剤の投与を開始しないこと。	脳内セロトニン濃度が高まると考えられている。
ピモジド オーラップ	QT延長，心室性不整脈(torsades de pointesを含む)等の重篤な心臓血管系の副作用があらわれるおそれがある。	ピモジド(2mg)と本剤との併用により，ピモジドの血中濃度が上昇したことが報告されている。本剤が肝臓の薬物代謝酵素CYP2D6を阻害することによると考えられる。

パロキセチンOD錠5mg「トーワ」：東和　5mg1錠[31.2円/錠]，パロキセチンOD錠10mg「トーワ」：東和　10mg1錠[53.9円/錠]，パロキセチンOD錠20mg「トーワ」：東和　20mg1錠[93.8円/錠]，パロキセチン錠5mg「AA」：あすかActavis　5mg1錠[25円/錠]，パロキセチン錠5mg「DK」：大興　5mg1錠[25円/錠]，パロキセチン錠5mg「DSEP」：第一三共エスファ　5mg1錠[25円/錠]，パロキセチン錠5mg「EE」：エルメッドエーザイ　5mg1錠[31.2円/錠]，パロキセチン錠5mg「F」：富士製薬　5mg1錠[25円/錠]，パロキセチン錠5mg「FFP」：富士フイルムファーマ　5mg1錠[25円/錠]，パロキセチン錠5mg「JG」：日本ジェネリック　5mg1錠[31.2円/錠]，パロキセチン錠5mg「KN」：小林化工　5mg1錠[31.2円/錠]，パロキセチン錠5mg「KO」：寿　5mg1錠[25円/錠]，パロキセチン錠5mg「KOG」：日本薬品工業　5mg1錠[25円/錠]，パロキセチン錠5mg「NP」：ニプロ　5mg1錠[25円/錠]，パロキセチン錠5mg「TCK」：辰巳

化学　5mg1錠[31.2円/錠]，パロキセチン錠5mg「TSU」：鶴原　5mg1錠[31.2円/錠]，パロキセチン錠5mg「YD」：陽進堂　5mg1錠[31.2円/錠]，パロキセチン錠5mg「アメル」：共和薬品　5mg1錠[25円/錠]，パロキセチン錠5mg「オーハラ」：大原薬品　5mg1錠[31.2円/錠]，パロキセチン錠5mg「科研」：ダイト　5mg1錠[31.2円/錠]，パロキセチン錠5mg「ケミファ」：日本ケミファ　5mg1錠[31.2円/錠]，パロキセチン錠5mg「サワイ」：沢井　5mg1錠[25円/錠]，パロキセチン錠5mg「サンド」：サンド　5mg1錠[25円/錠]，パロキセチン錠5mg「タカタ」：高田　5mg1錠[31.2円/錠]，パロキセチン錠5mg「タナベ」：田辺三菱　5mg1錠[25円/錠]，パロキセチン錠5mg「テバ」：テバ製薬　5mg1錠[25円/錠]，パロキセチン錠5mg「トーワ」：東和　5mg1錠[31.2円/錠]，パロキセチン錠5mg「日医工」：日医工　5mg1錠[25円/錠]，パロキセチン錠5mg「日新」：日新－山形　5mg1錠[31.2円/錠]，パロキセチン錠5mg「ファイザー」：ファイザー　5mg1錠[31.2円/錠]，パロキセチン錠5mg「明治」：Meiji Seika　5mg1錠[31.2円/錠]，パロキセチン錠10mg「AA」：あすかActavis　10mg1錠[42.9円/錠]，パロキセチン錠10mg「DK」：大興　10mg1錠[42.9円/錠]，パロキセチン錠10mg「DSEP」：第一三共エスファ　10mg1錠[42.9円/錠]，パロキセチン錠10mg「EE」：エルメッドエーザイ　10mg1錠[42.9円/錠]，パロキセチン錠10mg「F」：富士製薬　10mg1錠[42.9円/錠]，パロキセチン錠10mg「FFP」：富士フイルムファーマ　10mg1錠[42.9円/錠]，パロキセチン錠10mg「JG」：日本ジェネリック　10mg1錠[42.9円/錠]，パロキセチン錠10mg「KN」：小林化工　10mg1錠[42.9円/錠]，パロキセチン錠10mg「KO」：寿　10mg1錠[42.9円/錠]，パロキセチン錠10mg「KOG」：日本薬品工業　10mg1錠[42.9円/錠]，パロキセチン錠10mg「NP」：ニプロ　10mg1錠[42.9円/錠]，パロキセチン錠10mg「TCK」：辰巳化学　10mg1錠[53.9円/錠]，パロキセチン錠10mg「TSU」：鶴原　10mg1錠[53.9円/錠]，パロキセチン錠10mg「YD」：陽進堂　10mg1錠[53.9円/錠]，パロキセチン錠10mg「アメル」：共和薬品　10mg1錠[42.9円/錠]，パロキセチン錠10mg「オーハラ」：大原薬品　10mg1錠[53.9円/錠]，パロキセチン錠10mg「科研」：ダイト　10mg1錠[53.9円/錠]，パロキセチン錠10mg「ケミファ」：日本ケミファ　10mg1錠[53.9円/錠]，パロキセチン錠10mg「サワイ」：沢井　10mg1錠[42.9円/錠]，パロキセチン錠10mg「サンド」：サンド　10mg1錠[42.9円/錠]，パロキセチン錠10mg「タカタ」：高田　10mg1錠[42.9円/錠]，パロキセチン錠10mg「タナベ」：田辺三菱　10mg1錠[42.9円/錠]，パロキセチン錠10mg「テバ」：テバ製薬　10mg1錠[42.9円/錠]，パロキセチン錠10mg「トーワ」：東和　10mg1錠[53.9円/錠]，パロキセチン錠10mg「日医工」：日医工　10mg1錠[42.9円/錠]，パロキセチン錠10mg「日新」：日新－山形　10mg1錠[53.9円/錠]，パロキセチン錠10mg「ファイザー」：ファイザー　10mg1錠[53.9円/錠]，パロキセチン錠10mg「明治」：Meiji Seika　10mg1錠[53.9円/錠]，パロキセチン錠20mg「AA」：あすかActavis　20mg1錠[74.3円/錠]，パロキセチン錠20mg「DK」：大興　20mg1錠[74.3円/錠]，パロキセチン錠20mg「DSEP」：第一三共エスファ　20mg1錠[74.3円/錠]，パロキセチン錠20mg「EE」：エルメッドエーザイ　20mg1錠[93.8円/錠]，パロキセチン錠20mg「F」：富士製薬　20mg1錠[74.3円/錠]，パロキセチン錠20mg「FFP」：富士フイルムファーマ　20mg1錠[74.3円/錠]，パロキセチン錠20mg「JG」：日本ジェネリック　20mg1錠[93.8円/錠]，パロキセチン錠20mg「KN」：小林化工　20mg1錠[93.8円/錠]，パロキセチン錠20mg「KO」：寿　20mg1錠[93.8円/錠]，パロキセチン錠20mg「KOG」：日本薬品工業　20mg1錠[74.3円/錠]，パロキセチン錠20mg「NP」：ニプロ　20mg1錠[74.3円/錠]，パロキセチン錠20mg「TCK」：辰巳化学　20mg1錠[93.8円/錠]，パロキセチン錠20mg「TSU」：鶴原　20mg1錠[93.8円/錠]，パロキセチン錠20mg「YD」：陽進堂　20mg1錠[93.8円/錠]，パロキセチン錠20mg「アメル」：共和薬品　20mg1錠[74.3円/錠]，パロキセチン錠20mg「オーハラ」：大原薬品　20mg1錠[93.8円/錠]，パロキセチン錠20mg「科研」：ダイト　20mg1錠[93.8円/錠]，パロキセチン錠20mg「ケミファ」：日本ケミファ　20mg1錠[93.8円/錠]，パロキセチン錠20mg「サワイ」：沢井　20mg1錠[74.3円/錠]，パロキセチン錠20mg「サンド」：サンド　20mg1錠[74.3円/錠]，パロキセチン錠20mg「タカタ」：高田　20mg1錠[74.3円/錠]，パロキセチン錠20mg「タナベ」：田辺三菱　20mg1錠[74.3円/錠]，パロキセチン錠20mg「テバ」：テバ製薬　20mg1錠[74.3円/錠]，パロキセチン錠20mg「トーワ」：東和　20mg1錠[93.8円/錠]，パロキセチン錠20mg「日医工」：日医工　20mg1錠[74.3円/錠]，パロキセチン錠20mg「日新」：日新－山形　20mg1錠[93.8円/錠]，パロキセチン錠20mg「ファイザー」：ファイザー　20mg1錠[93.8円/錠]，パロキセチン錠20mg「明治」：Meiji Seika　20mg1錠[93.8円/錠]

バキソカプセル10　規格：10mg1カプセル[9.9円/カプセル]
バキソカプセル20　規格：20mg1カプセル[15.9円/カプセル]
ピロキシカム　富山化学　114

【効 能 効 果】

下記疾患並びに症状の消炎，鎮痛
- 関節リウマチ
- 変形性関節症
- 腰痛症
- 肩関節周囲炎
- 頸肩腕症候群

【対応標準病名】

◎	肩関節周囲炎	関節リウマチ	頸肩腕症候群
	手指変形性関節症	全身性変形性関節症	変形性肩関節症
	変形性関節症	変形性胸鎖関節症	変形性肩鎖関節症
	変形性股関節症	変形性膝関節症	変形性手関節症
	変形性足関節症	変形性肘関節症	変形性中手関節症
	母指CM関節変形性関節症	腰痛症	
○	CM関節変形性関節症	DIP関節変形性関節症	PIP関節変形性関節症
	RS3PE症候群	一側性外傷後股関節症	一側性外傷後膝関節症
	一側性形成不全性股関節症	一側性原発性股関節症	一側性原発性膝関節症
	一側性続発性股関節症	一側性続発性膝関節症	遠位橈尺関節変形性関節症
	炎症性多発性関節障害	外傷後股関節症	外傷後膝関節症
	外傷性肩関節症	外傷性関節症	外傷性関節障害
	外傷性股関節症	外傷性膝関節症	外傷性手関節症
	外傷性足関節症	外傷性肘関節症	外傷性母指CM関節症
	回旋腱板症候群	踵関節症	肩インピンジメント症候群
	肩滑液包炎	肩関節異所性骨化	肩関節腱板炎
	肩関節硬結性腱炎	肩関節症	肩周囲炎
	肩石灰性腱炎	下背部ストレイン	関節症
	関節リウマチ・顎関節	関節リウマチ・肩関節	関節リウマチ・胸椎
	関節リウマチ・頚椎	関節リウマチ・股関節	関節リウマチ・指関節
	関節リウマチ・趾関節	関節リウマチ・膝関節	関節リウマチ・手関節
	関節リウマチ・脊椎	関節リウマチ・足関節	関節リウマチ・肘関節
	関節リウマチ・腰椎	急性腰痛症	急速破壊型股関節症
	棘上筋症候群	棘上筋石灰化症	筋筋膜性腰痛症
	頚肩腕障害	形成不全性股関節症	頚頭蓋症候群
	血清反応陰性関節リウマチ	肩甲周囲炎	原発性関節症
	原発性股関節症	原発性膝関節症	原発性全身性関節症
	原発性変形性関節症	原発性母指CM関節症	肩部痛
	後頚部交感神経症候群	股関節症	根性腰痛症
	坐骨神経根炎	坐骨神経痛	坐骨単神経根炎
	趾関節症	膝関節症	尺側偏位

ハ

	手関節症	手根関節症	上腕二頭筋腱炎
	上腕二頭筋腱鞘炎	神経根炎	成人スチル病
	脊髄神経根症	脊椎痛	先天性股関節脱臼治療後亜脱臼
	足関節症	続発性関節症	続発性股関節症
	続発性膝関節症	続発性多発性関節症	続発性母指 CM 関節症
	多発性関節症	多発性リウマチ性関節炎	肘関節症
	殿部痛	二次性変形性関節症	背部痛
	バレー・リュー症候群	びらん性関節症	ブシャール結節
	ヘーガース結節	ヘバーデン結節	母指 CM 関節症
	母指関節症	ムチランス変形	野球肩
	癒着性肩関節包炎	腰仙部神経根炎	腰痛坐骨神経痛症候群
	腰殿部痛	腰部神経根炎	リウマチ性滑液包炎
	リウマチ性皮下結節	リウマチ様関節炎	両側性外傷後股関節症
	両側性外傷後膝関節症	両側性外傷性母指 CM 関節症	両側性形成不全性股関節症
	両側性原発性股関節症	両側性原発性膝関節症	両側性原発性母指 CM 関節症
	両側性続発性股関節症	両側性続発性膝関節症	両側性続発性母指 CM 関節症
	老人性関節炎	老年性股関節症	
△	一過性関節症	頚椎不安定症	上腕神経痛
	神経原性関節症	背部圧迫感	腰腹痛

効能効果に関連する使用上の注意

(1)腰痛症，肩関節周囲炎，頸肩腕症候群に対し本剤を用いる場合には，慢性期のみに投与すること。

(2)本剤は，他の非ステロイド性消炎鎮痛剤の治療効果が不十分と考えられる患者のみに投与すること。

用法用量　通常，成人にはピロキシカムとして，20mg を1日1回食後に経口投与する。

なお，年齢，症状により適宜減量する。

用法用量に関連する使用上の注意

(1)本剤は1日最大 20mg までの投与とすること。

(2)本剤の投与に際しては，その必要性を明確に把握し，少なくとも投与後2週間を目処に治療継続の再評価を行い，漫然と投与し続けることのないよう注意すること。

禁忌

(1)リトナビルを投与中の患者

(2)消化性潰瘍のある患者

(3)重篤な血液の異常のある患者

(4)重篤な肝障害のある患者

(5)重篤な腎障害のある患者

(6)重篤な心機能不全のある患者

(7)重篤な高血圧症のある患者

(8)妊娠末期の患者

(9)本剤の成分に対し過敏症の既往歴のある患者

(10)アスピリン喘息(非ステロイド性消炎鎮痛剤等による喘息発作の誘発)又はその既往歴のある患者

併用禁忌

薬剤名等	臨床症状・措置方法	機序・危険因子
リトナビル［ノービア］	本剤の血中濃度が大幅に上昇し，重篤な副作用を起こすおそれがある。	リトナビルのチトクローム P450 に対する阻害作用によると考えられる。

パルパシンカプセル10：東和　10mg1カプセル[5.6円/カプセル]，パルパシンカプセル20：東和　20mg1カプセル[5.6円/カプセル]，ピロキシカムカプセル10mg「ツルハラ」：鶴原　10mg1カプセル[5.6円/カプセル]，ピロキシカムカプセル20mg「ツルハラ」：鶴原　20mg1カプセル[5.6円/カプセル]

パーキン散10%

規格：10%1g[12.6円/g]

プロフェナミンヒベンズ酸塩　田辺三菱　116

【効能効果】

向精神薬投与によるパーキンソン症候群

【対応標準病名】

◎	薬剤性パーキンソン症候群		
○	パーキンソン症候群	パーキンソン病	パーキンソン病 Yahr1
	パーキンソン病 Yahr2	パーキンソン病 Yahr3	パーキンソン病 Yahr4
	パーキンソン病 Yahr5		
△	LGL 症候群	WPW 症候群	アーガイル・ロバートソン瞳孔
	一側性パーキンソン症候群	家族性パーキンソン病	家族性パーキンソン病 Yahr1
	家族性パーキンソン病 Yahr2	家族性パーキンソン病 Yahr3	家族性パーキンソン病 Yahr4
	家族性パーキンソン病 Yahr5	痙性梅毒性運動失調症	顕性神経梅毒
	若年性パーキンソン症候群	シャルコー関節	神経原性関節症
	神経障害性脊椎障害	神経梅毒髄膜炎	進行性運動性運動失調症
	進行麻痺	脊髄ろう	脊髄ろう性関節炎
	早期興奮症候群	ニューロパチー性関節炎	脳脊髄梅毒
	脳梅毒	梅毒性痙性脊髄麻痺	梅毒性視神経萎縮
	梅毒性髄膜炎	梅毒性聴神経炎	梅毒性パーキンソン症候群
	晩期梅毒性球後視神経炎	晩期梅毒性視神経萎縮	晩期梅毒性髄膜炎
	晩期梅毒性多発ニューロパチー	晩期梅毒性聴神経炎	晩期梅毒脊髄炎
	晩期梅毒脳炎	晩期梅毒脳脊髄炎	

効能効果に関連する使用上の注意　抗パーキンソン剤はフェノチアジン系化合物，ブチロフェノン系化合物，レセルピン誘導体等による口周部等の不随意運動(遅発性ジスキネジア)を通常軽減しない。場合によってはこのような症状を増悪，顕性化させることがある。

用法用量　通常成人に対して最初1回0.1g(散として0.1g，プロフェナミン塩酸塩としては10mg)宛1日4回の経口投与より始め，2～3日毎に1回投与量を0.1g(プロフェナミン塩酸塩として10mg)宛増量し，2週目の終りには1回0.5g(プロフェナミン塩酸塩として50mg)宛1日4回経口投与する。

症状のはげしい場合にはさらに増量し，1日量5～6g(プロフェナミン塩酸塩として500～600mg)を数回に分割経口投与する。

なお，年齢・症状に応じて適宜増減する。

禁忌

(1)緑内障の患者

(2)本剤並びに他のフェノチアジン系化合物に対し過敏症の患者

(3)重症筋無力症の患者

(4)前立腺肥大等尿路に閉塞性疾患のある患者

パーキン糖衣錠(10)

規格：10mg1錠[6円/錠]

パーキン糖衣錠(50)

規格：50mg1錠[6円/錠]

プロフェナミン塩酸塩　田辺三菱　116

【効能効果】

(1)特発性パーキンソニズム

(2)その他のパーキンソニズム(脳炎後，動脈硬化性)

(3)薬物性パーキンソニズム

【対応標準病名】

◎	動脈硬化性パーキンソン症候群	脳炎後パーキンソン症候群	パーキンソン症候群

	パーキンソン病	薬剤性パーキンソン症候群	
○	一側性パーキンソン症候群	家族性パーキンソン病	家族性パーキンソン病Yahr1
	家族性パーキンソン病Yahr2	家族性パーキンソン病Yahr3	家族性パーキンソン病Yahr4
	家族性パーキンソン病Yahr5	若年性パーキンソン症候群	若年性パーキンソン病
	若年性パーキンソン病Yahr3	若年性パーキンソン病Yahr4	若年性パーキンソン病Yahr5
	続発性パーキンソン症候群	脳血管障害性パーキンソン症候群	パーキンソン病Yahr1
	パーキンソン病Yahr2	パーキンソン病Yahr3	パーキンソン病Yahr4
	パーキンソン病Yahr5		
△	LGL 症候群	WPW 症候群	アーガイル・ロバートソン瞳孔
	悪性症候群	痙性梅毒性運動失調症	顕性神経梅毒
	シャルコー関節	神経原性関節症	神経障害性脊椎障害
	神経梅毒髄膜炎	進行性運動性運動失調症	進行麻痺
	脊髄ろう	脊髄ろう性関節炎	早期興奮症候群
	ニューロパチー性関節炎	脳脊髄梅毒	脳梅毒
	パーキンソン病の認知症	梅毒性痙性脊髄麻痺	梅毒性視神経萎縮
	梅毒性髄膜炎	梅毒性聴神経炎	梅毒性パーキンソン症候群
	晩期梅毒性球後視神経炎	晩期梅毒性視神経萎縮	晩期梅毒性髄膜炎
	晩期梅毒性多発ニューロパチー	晩期梅毒性聴神経炎	晩期梅毒脊髄炎
	晩期梅毒脳炎	晩期梅毒脳脊髄炎	

効能効果に関連する使用上の注意　抗パーキンソン剤はフェノチアジン系化合物，ブチロフェノン系化合物，レセルピン誘導体等による口周部等の不随意運動（遅発性ジスキネジア）を通常軽減しない。場合によってはこのような症状を増悪，顕性化させることがある。

用法用量　プロフェナミン塩酸塩として，通常成人1日40〜200mgを分割経口投与する。重症の場合は1日500〜600mgまで増量してもよい。なお，年齢，症状により適宜増減する。

禁忌

(1)緑内障の患者

(2)本剤並びに他のフェノチアジン系化合物に対し過敏症の患者

(3)重症筋無力症の患者

(4)前立腺肥大等尿路に閉塞性疾患のある患者

バクシダール錠100mg　規格：100mg1錠[40.2円/錠]
バクシダール錠200mg　規格：200mg1錠[63円/錠]
ノルフロキサシン　杏林　624

【効 能 効 果】

〈適応菌種〉本剤に感性のブドウ球菌属，レンサ球菌属，肺炎球菌，腸球菌属，淋菌，炭疽菌，大腸菌，赤痢菌，サルモネラ属，チフス菌，パラチフス菌，シトロバクター属，クレブシエラ属，エンテロバクター属，セラチア属，プロテウス属，モルガネラ・モルガニー，プロビデンシア・レットゲリ，コレラ菌，腸炎ビブリオ，インフルエンザ菌，緑膿菌，野兎病菌，カンピロバクター属

〈適応症〉表在性皮膚感染症，深在性皮膚感染症，慢性膿皮症，咽頭・喉頭炎，扁桃炎，急性気管支炎，膀胱炎，腎盂腎炎，前立腺炎（急性症，慢性症），尿道炎，胆嚢炎，胆管炎，感染性腸炎，腸チフス，パラチフス，コレラ，中耳炎，副鼻腔炎，炭疽，野兎病

【対応標準病名】

◎	咽頭炎	咽頭喉頭炎	感染性腸炎
	急性気管支炎	急性細菌性前立腺炎	喉頭炎
	コレラ	腎盂腎炎	前立腺炎
	胆管炎	炭疽	胆のう炎
	中耳炎	腸チフス	尿道炎
	パラチフス	皮膚感染症	副鼻腔炎
	扁桃炎	膀胱炎	慢性前立腺炎
	慢性膿皮症	野兎病	
○あ	MRSA 膀胱炎	S 状結腸炎	亜急性気管支炎
	アジアコレラ	アレルギー性膀胱炎	アンギナ
	胃腸炎	胃腸炭疽	咽頭気管炎
	咽頭チフス	咽頭痛	咽頭扁桃炎
	インフルエンザ菌気管支炎	インフルエンザ菌喉頭炎	インフルエンザ菌性咽頭炎
	インフルエンザ菌性喉頭気管炎	エーベルト病	壊疽性咽頭炎
	壊疽性胆細管炎	壊疽性胆のう炎	エルトールコレラ
か	炎症性腸疾患	外傷性穿孔性中耳炎	外傷性中耳炎
	回腸炎	潰瘍性咽頭炎	潰瘍性膀胱炎
	下咽頭炎	カタル性胃腸炎	カタル性咽頭炎
	化膿性喉頭炎	化膿性中耳炎	化膿性副鼻腔炎
	間質性膀胱炎	感染性胃腸炎	感染性咽頭炎
	感染性下痢症	感染性喉頭気管炎	感染性大腸炎
	肝内胆細管炎	感冒性胃腸炎	感冒性大腸炎
	感冒性腸炎	眼野兎病	偽性コレラ
	偽膜性気管支炎	偽膜性喉頭炎	偽膜性扁桃炎
	逆行性胆管炎	急性アデノイド咽頭炎	急性アデノイド扁桃炎
	急性胃腸炎	急性咽頭炎	急性咽頭喉頭炎
	急性壊疽性喉頭炎	急性壊疽性扁桃炎	急性潰瘍性喉頭炎
	急性潰瘍性扁桃炎	急性化膿性咽頭炎	急性化膿性胆管炎
	急性化膿性胆のう炎	急性化膿性中耳炎	急性化膿性扁桃炎
	急性気管気管支炎	急性気腫性胆のう炎	急性喉頭炎
	急性喉頭気管炎	急性喉頭気管気管支炎	急性出血性膀胱炎
	急性声帯炎	急性声門下喉頭炎	急性腺窩性扁桃炎
	急性大腸炎	急性胆管炎	急性胆細管炎
	急性単純性膀胱炎	急性胆のう炎	急性中耳炎
	急性腸炎	急性尿道炎	急性反復性気管支炎
	急性浮腫性喉頭炎	急性閉塞性化膿性胆管炎	急性扁桃炎
	急性膀胱炎	狭窄性胆管炎	グラデニーゴ症候群
	クループ性気管支炎	頚部膿疱	下痢症
	原発性硬化性胆管炎	口腔上顎洞瘻	喉頭周囲炎
さ	鼓室内水腫	細菌性膀胱炎	臍周囲炎
	細胆管炎	再発性胆管炎	再発性中耳炎
	再発性尿道炎	篩骨洞炎	歯性上顎洞炎
	歯性副鼻腔炎	習慣性アンギナ	十二指腸総胆管炎
	出血性大腸炎	出血性中耳炎	出血性腸炎
	出血性膀胱炎	術後腎盂腎炎	術後性中耳炎
	術後性慢性中耳炎	術後胆管炎	上咽頭炎
	上顎洞炎	上行性腎盂腎炎	上鼓室化膿症
	小児副鼻腔炎	小膿疱性皮膚炎	滲出性気管支炎
	真性コレラ	新生児中耳炎	水疱性中耳炎
	舌扁桃炎	腺窩性アンギナ	穿孔性中耳炎
	全身性野兎病	前頭洞炎	前立腺膿瘍
た	大腸炎	多発性膿疱症	胆管胆のう炎
	胆管膿瘍	単純性中耳炎	炭疽髄膜炎
	炭疽敗血症	胆のう壊疽	胆のう周囲炎
	胆のう周囲膿瘍	胆のう膿瘍	チフス性胆のう炎
	中耳炎性顔面神経麻痺	腸炎	腸カタル
	蝶形骨洞炎	腸チフス性関節炎	腸チフス性心筋炎
	腸チフス性心内膜炎	腸チフス性髄膜炎	腸チフス性肺炎
な	陳旧性中耳炎	ツラレミアリンパ節炎	難治性乳児下痢症
	乳児下痢	尿細管間質性腎炎	尿道口炎
	尿道周囲炎	尿膜管膿瘍	膿皮症
は	膿疱	肺炎球菌性咽頭炎	肺炎球菌性気管支炎
	敗血症性気管支炎	敗血症性皮膚炎	肺炭疽
	肺野兎病	パラチフス A	パラチフス B

	パラチフスC	パラチフス熱関節炎	反復性膀胱炎
	汎副鼻腔炎	非性病性尿道炎	非特異性尿道炎
	皮膚炭疽	びらん性膀胱炎	非淋菌性尿道炎
	腹部野兎病	ぶどう球菌性咽頭炎	ぶどう球菌性扁桃炎
	扁桃性アンギナ	扁桃チフス	膀胱後部膿瘍
	膀胱三角部炎	膀胱周囲炎	膀胱周囲膿瘍
ま	膀胱尿道炎	放射線性膀胱炎	マイコプラズマ気管支炎
	慢性咽喉頭炎	慢性化膿性穿孔性中耳炎	慢性化膿性中耳炎
	慢性細菌性前立腺炎	慢性再発性膀胱炎	慢性耳管鼓室化膿性中耳炎
	慢性上鼓室乳突洞化膿性中耳炎	慢性穿孔性中耳炎	慢性前立腺炎急性増悪
	慢性胆管炎	慢性胆細管炎	慢性胆のう炎
	慢性中耳炎	慢性中耳炎後遺症	慢性中耳炎術後再燃
	慢性尿道炎	慢性複雑性膀胱炎	慢性副鼻腔炎
	慢性副鼻腔炎急性増悪	慢性副鼻腔膿瘍	慢性扁桃炎
ら	慢性膀胱炎	良性慢性化膿性中耳炎	連鎖球菌気管支炎
	連鎖球菌性アンギナ	連鎖球菌性咽頭炎	連鎖球菌性喉頭炎
	連鎖球菌性喉頭気管炎	連鎖球菌性扁桃炎	
△	BKウイルス腎症	RSウイルス気管支炎	アレルギー性副鼻腔炎
	ウイルス性咽頭炎	ウイルス性気管支炎	ウイルス性扁桃炎
	エコーウイルス気管支炎	乾酪性副鼻腔炎	気腫性腎盂腎炎
	偽膜性咽頭炎	結核性中耳炎	紅色陰癬
	抗生物質起因性大腸炎	抗生物質起因性腸炎	コクサッキーウイルス気管支炎
	習慣性扁桃炎	前立腺痛	増殖性化膿性口内炎
	尿道症候群	敗血症性咽頭炎	パラインフルエンザウイルス気管支炎
	放射線出血性膀胱炎	膜性咽頭炎	慢性非細菌性前立腺炎
	ライノウイルス気管支炎	淋菌性咽頭炎	

用法用量　ノルフロキサシンとして，通常成人1回100～200mgを1日3～4回経口投与する。
なお，症状により適宜増減する。
ただし，腸チフス，パラチフスの場合は，ノルフロキサシンとして1回400mgを1日3回，14日間経口投与する。

用法用量に関連する使用上の注意

(1)本剤の使用にあたっては，耐性菌の発現等を防ぐため，原則として感受性を確認し，疾病の治療上必要な最小限の期間の投与にとどめること。
なお，長期投与が必要となる場合には，経過観察を十分行うこと。
(2)腸チフス，パラチフスにおける用量では，他の感染症に対する用量と比較して国内投与経験が少ないため，頻回に臨床検査を行う等患者の状態を十分に観察すること。
(3)炭疽の発症及び進展抑制には，類薬であるシプロフロキサシンについて米国疾病管理センター(CDC)が，60日間の投与を推奨している。

禁忌

(1)本剤の成分に対し過敏症の既往歴のある患者
(2)次の薬剤を投与中の患者：フェンブフェン，フルルビプロフェンアキセチル，フルルビプロフェン
(3)妊婦又は妊娠している可能性のある婦人：ただし，妊婦又は妊娠している可能性のある婦人に対しては，炭疽及び野兎病に限り，治療上の有益性を考慮して投与すること。

併用禁忌

薬剤名等	臨床症状・措置方法	機序・危険因子
フェンブフェン フルルビプロフェンアキセチル ロピオン	痙攣を起こすことがある。 痙攣が発現した場合は，気道確保，抗痙攣薬の使用等適切な処置を行い，投与を中止する。	ニューキノロン系抗菌剤によるGABA受容体結合阻害作用が，非ステロイド性消炎鎮痛剤により増強されると考えられている。
フルルビプロフェン フロベン等	フルルビプロフェンの類似化合物(フルルビプロフェンアキセチル)との併用で痙攣を起こすことがあるとの報告がある。 痙攣が発現した場合は，気道確保，抗痙攣薬の使用等適切な処置を行い，投与を中止する。	

キサフロール錠100：沢井　100mg1錠[5.8円/錠]，キサフロール錠200：沢井　200mg1錠[7.1円/錠]，ノルフロキサシン錠100mg「EMEC」：エルメッドエーザイ　100mg1錠[5.8円/錠]，ノルフロキサシン錠100mg「YD」：陽進堂　100mg1錠[5.8円/錠]，ノルフロキサシン錠100mg「ツルハラ」：鶴原　100mg1錠[5.8円/錠]，ノルフロキサシン錠200mg「EMEC」：エルメッドエーザイ　200mg1錠[7.1円/錠]，ノルフロキサシン錠200mg「YD」：陽進堂　200mg1錠[7.1円/錠]，ノルフロキサシン錠200mg「ツルハラ」：鶴原　200mg1錠[7.1円/錠]，バスティーン錠100mg：全星薬品　100mg1錠[5.8円/錠]，バスティーン錠200mg：全星薬品　200mg1錠[7.1円/錠]

バクタ配合顆粒　規格：1g[77.4円/g]
バクタ配合錠　規格：1錠[74.6円/錠]

スルファメトキサゾール　トリメトプリム　塩野義　629

【効 能 効 果】

(1)一般感染症
〈適応菌種〉スルファメトキサゾール/トリメトプリムに感性の腸球菌属，大腸菌，赤痢菌，チフス菌，パラチフス菌，シトロバクター属，クレブシエラ属，エンテロバクター属，プロテウス属，モルガネラ・モルガニー，プロビデンシア・レットゲリ，インフルエンザ菌
〈適応症〉
①肺炎，慢性呼吸器病変の二次感染
②複雑性膀胱炎，腎盂腎炎
③感染性腸炎，腸チフス，パラチフス
(2)ニューモシスチス肺炎の治療及び発症抑制
〈適応菌種〉ニューモシスチス・イロベチー
〈適応症〉ニューモシスチス肺炎，ニューモシスチス肺炎の発症抑制

【対応標準病名】

◎	感染性腸炎	腎盂腎炎	腸チフス
	ニューモシスチス肺炎	肺炎	パラチフス
	慢性複雑性膀胱炎		
○	S状結腸炎	胃腸炎	咽頭チフス
	エーベルト病	炎症性腸疾患	回腸炎
	カタル性胃腸炎	感染性胃腸炎	感染性下痢症
	感染性大腸炎	感冒性胃腸炎	感冒性大腸炎
	感冒性腸炎	気管支肺炎	急性胃腸炎
	急性大腸炎	急性腸炎	急性肺炎
	下痢症	細菌性膀胱炎	出血性大腸炎
	出血性腸炎	術後腎盂腎炎	上行性腎盂腎炎
	小児肺炎	大腸炎	大葉性肺炎
	チフス性胆のう炎	腸炎	腸カタル
	腸チフス性関節炎	腸チフス性心筋炎	腸チフス性心内膜炎
	腸チフス性髄膜炎	腸チフス性肺炎	難治性乳児下痢症
	乳児下痢	乳児肺炎	ニューモシスティス症
	尿細管間質性腎炎	尿膜管膿瘍	敗血症性肺炎
	パラチフスA	パラチフスB	パラチフスC
	パラチフス熱関節炎	びまん性肺炎	扁桃チフス
	膀胱後部膿瘍	膀胱周囲炎	膀胱周囲膿瘍
	慢性再発性膀胱炎	慢性膀胱炎	無熱性肺炎
	老人性肺炎		
△	BKウイルス腎症	MRSA膀胱炎	アレルギー性膀胱炎
	潰瘍性膀胱炎	気腫性腎盂腎炎	胸膜肺炎

	クラミジア肺炎	抗生物質起因性大腸炎	抗生物質起因性腸炎
	出血性膀胱炎	沈下性肺炎	反復性膀胱炎
	非定型肺炎	びらん性膀胱炎	閉塞性肺炎
	膀胱炎	放射線出血性膀胱炎	
※	**適応外使用可** 原則として，「スルファメトキサゾール・トリメトプリム【内服薬】」を「ノカルジア症」に対して処方した場合，当該使用事例を審査上認める。		

効能効果に関連する使用上の注意

(1)他剤耐性菌による上記適応症において，他剤が無効又は使用できない場合に投与すること。
(2)ニューモシスチス肺炎の発症抑制は，ニューモシスチス肺炎の発症リスクを有する患者(免疫抑制剤が投与されている患者，免疫抑制状態の患者，ニューモシスチス肺炎の既往歴がある患者等)を対象とすること。

用法用量

〔バクタ配合顆粒〕
効能効果(1)の場合：通常，成人には1日量4gを2回に分割し，経口投与する。ただし，年齢，症状に応じて適宜増減する。
効能効果(2)の場合
(1)治療に用いる場合
通常，成人には1日量9～12gを3～4回に分割し，経口投与する。
通常，小児にはトリメトプリムとして1日量15～20mg/kgを3～4回に分割し，経口投与する。
ただし，年齢，症状に応じて適宜増減する。
(2)発症抑制に用いる場合
通常，成人には1日1回1～2gを連日又は週3日経口投与する。
通常，小児にはトリメトプリムとして1日量4～8mg/kgを2回に分割し，連日又は週3日経口投与する。
〔バクタ配合錠〕
効能効果(1)の場合：通常，成人には1日量4錠を2回に分割し，経口投与する。ただし，年齢，症状に応じて適宜増減する。
効能効果(2)の場合
(1)治療に用いる場合
通常，成人には1日量9～12錠を3～4回に分割し，経口投与する。
通常，小児にはトリメトプリムとして1日量15～20mg/kgを3～4回に分割し，経口投与する。
ただし，年齢，症状に応じて適宜増減する。
(2)発症抑制に用いる場合
通常，成人には1日1回1～2錠を連日又は週3日経口投与する。
通常，小児にはトリメトプリムとして1日量4～8mg/kgを2回に分割し，連日又は週3日経口投与する。

用法用量に関連する使用上の注意

(1)本剤の使用にあたっては，耐性菌の発現等を防ぐため，原則として感受性を確認し，疾病の治療上必要な最小限の期間の投与にとどめること。
(2)ニューモシスチス肺炎における小児の用法用量については，国内外の各種ガイドライン等，最新の情報を参考にして投与すること。
(3)腎障害のある患者には，下表を目安に投与量を調節し，慎重に投与すること。
Ccrを指標とした用量調節の目安

Ccr(mL/min)	推奨用量
30＜Ccr	通常用量
15≦Ccr≦30	通常の1/2量
Ccr＜15	投与しないことが望ましい

Ccr：クレアチニンクリアランス

警告　血液障害，ショック等の重篤な副作用が起こることがあるので，他剤が無効又は使用できない場合にのみ投与を考慮すること。

禁忌

(1)本剤の成分又はサルファ剤に対し過敏症の既往歴のある患者
(2)妊婦又は妊娠している可能性のある婦人
(3)低出生体重児，新生児
(4)グルコース-6-リン酸脱水素酵素(G-6-PD)欠乏患者

原則禁忌

(1)血液障害又はその既往歴のある患者
(2)本人又は両親，兄弟が気管支喘息，発疹，蕁麻疹等のアレルギー症状を起こしやすい体質を有する患者又は他の薬剤に対し過敏症の既往歴のある患者

バクトラミン配合顆粒：中外　1g[59.8円/g]
バクトラミン配合錠：中外　1錠[57.8円/錠]
ダイフェン配合顆粒：鶴原　1g[17.7円/g]，ダイフェン配合錠：鶴原　1錠[15円/錠]

バクトラミン配合顆粒　規格：1g[59.8円/g]
バクトラミン配合錠　規格：1錠[57.8円/錠]
スルファメトキサゾール　トリメトプリム　中外　629

バクタ配合顆粒，バクタ配合錠を参照(P701)

パシーフカプセル30mg　規格：30mg1カプセル[800.4円/カプセル]
パシーフカプセル60mg　規格：60mg1カプセル[1452.1円/カプセル]
パシーフカプセル120mg
規格：120mg1カプセル[2698.2円/カプセル]
モルヒネ塩酸塩水和物　武田薬品　811

【効 能 効 果】

中等度から高度の疼痛を伴う各種癌における鎮痛

【対応標準病名】

◎	悪性腫瘍	癌	癌性疼痛
○	ALK融合遺伝子陽性非小細胞肺癌	EGFR遺伝子変異陽性非小細胞肺癌	KIT(CD117)陽性胃消化管間質腫瘍
	KIT(CD117)陽性結腸消化管間質腫瘍	KIT(CD117)陽性小腸消化管間質腫瘍	KIT(CD117)陽性食道消化管間質腫瘍
	KIT(CD117)陽性直腸消化管間質腫瘍	KRAS遺伝子野生型結腸癌	KRAS遺伝子野生型直腸癌
あ	S状結腸癌	悪性エナメル上皮腫	悪性下垂体腫瘍
	悪性褐色細胞腫	悪性顆粒細胞腫	悪性間葉腫
	悪性奇形腫	悪性胸腺腫	悪性グロームス腫瘍
	悪性血管外皮腫	悪性甲状腺腫	悪性骨腫瘍
	悪性縦隔腫瘍	悪性神経膠腫	悪性髄膜腫
	悪性脊髄髄膜腫	悪性線維性組織球腫	悪性虫垂粘液瘤
	悪性停留精巣	悪性頭蓋咽頭腫	悪性脳腫瘍
	悪性末梢神経鞘腫	悪性葉状腫瘍	悪性リンパ腫骨髄浸潤
	鞍上部胚細胞腫瘍	胃悪性間葉系腫瘍	胃悪性黒色腫
	胃カルチノイド	胃癌	胃癌・HER2過剰発現
	胃管癌	胃癌骨転移	胃癌末期
	胃原発絨毛癌	胃脂肪肉腫	胃重複癌
	胃消化管間質腫瘍	胃進行癌	胃前庭部癌
	胃体部癌	胃底部癌	遺伝性大腸癌
	遺伝性非ポリポーシス大腸癌	胃肉腫	胃胚細胞腫瘍
	胃平滑筋肉腫	胃幽門部癌	陰核癌
	陰茎悪性黒色腫	陰茎癌	陰茎亀頭部癌
	陰茎体部癌	陰茎肉腫	陰茎パジェット病
	陰茎包皮部癌	陰茎有棘細胞癌	咽頭癌
	咽頭肉腫	陰のう悪性黒色腫	陰のう癌
	陰のう内脂肪肉腫	陰のうパジェット病	陰のう有棘細胞癌
	ウイルムス腫瘍	エクリン汗孔癌	炎症性乳癌
	延髄神経膠腫	延髄星細胞腫	横行結腸癌
か	横紋筋肉腫	外陰悪性黒色腫	外陰悪性腫瘍
	外陰癌	外陰部パジェット病	外陰部有棘細胞癌
	外耳道癌	回腸カルチノイド	回腸癌

回腸消化管間質腫瘍	海綿芽細胞腫	回盲部癌
下咽頭癌	下咽頭後部癌	下咽頭肉腫
下顎悪性エナメル上皮腫	下顎骨悪性腫瘍	下顎骨骨肉腫
下顎歯肉癌	下顎歯肉頬移行部癌	下顎部横紋筋肉腫
下眼瞼基底細胞癌	下眼瞼皮膚癌	下眼瞼有棘細胞癌
顎下腺癌	顎下部悪性腫瘍	角膜の悪性腫瘍
下行結腸癌	下口唇基底細胞癌	下口唇皮膚癌
下口唇有棘細胞癌	下肢悪性腫瘍	下唇癌
下唇赤唇部癌	仮声帯癌	滑膜腫
滑膜肉腫	下部食道癌	下部胆管癌
下葉小細胞肺癌	下葉肺癌	下葉肺腺癌
下葉肺大細胞癌	下葉肺扁平上皮癌	下葉非小細胞肺癌
肝悪性腫瘍	眼窩悪性腫瘍	肝外胆管癌
眼窩横紋筋肉腫	眼角基底細胞癌	眼角皮膚癌
眼角有棘細胞癌	眼窩神経芽腫	肝カルチノイド
肝癌	肝癌骨転移	眼瞼脂腺癌
眼瞼皮膚の悪性腫瘍	眼瞼メルケル細胞癌	肝細胞癌
肝細胞癌破裂	癌性胸水	癌性胸膜炎
癌性持続痛	癌性突出痛	汗腺癌
顔面悪性腫瘍	顔面横紋筋肉腫	肝門部癌
肝門部胆管癌	気管癌	気管支カルチノイド
気管支癌	気管支リンパ節転移	基底細胞癌
臼後部癌	嗅神経芽腫	嗅神経上皮腫
胸腔内リンパ節の悪性腫瘍	橋神経膠腫	胸腺カルチノイド
胸腺癌	胸腺腫	胸椎転移
頬粘膜癌	頬部横紋筋肉腫	胸部下部食道癌
頬部血管肉腫	胸部上部食道癌	胸部食道癌
胸部中部食道癌	胸膜悪性腫瘍	胸膜脂肪肉腫
胸膜播種	去勢抵抗性前立腺癌	巨大後腹膜脂肪肉腫
空腸カルチノイド	空腸癌	空腸消化管間質腫瘍
クルッケンベルグ腫瘍	クロム親和性芽細胞腫	頚動脈小体悪性腫瘍
頚部悪性腫瘍	頚部悪性線維性組織球腫	頚部悪性軟部腫瘍
頚部横紋筋肉腫	頚部滑膜肉腫	頚部癌
頚部基底細胞癌	頚部血管肉腫	頚部原発腫瘍
頚部脂腺癌	頚部脂肪肉腫	頚部食道癌
頚部神経芽腫	頚部肉腫	頚部皮膚悪性腫瘍
頚部皮膚癌	頚部メルケル細胞癌	頚部有棘細胞癌
頚部隆起性皮膚線維肉腫	血管肉腫	結腸癌
結腸脂肪肉腫	結腸消化管間質腫瘍	結膜の悪性腫瘍
限局性前立腺癌	肩甲部脂肪肉腫	原始神経外胚葉腫瘍
原線維性星細胞腫	原発性悪性脳腫瘍	原発性肝癌
原発性骨腫瘍	原発性脳腫瘍	原発性肺癌
原発不明癌	肩部悪性線維性組織球腫	肩部横紋筋肉腫
肩部滑膜肉腫	肩部線維肉腫	肩部淡明細胞肉腫
肩部胞巣状軟部肉腫	口蓋癌	口蓋垂癌
膠芽腫	口腔悪性黒色腫	口腔癌
口腔前庭癌	口腔底癌	硬口蓋癌
後縦隔悪性腫瘍	甲状腺悪性腫瘍	甲状腺癌
甲状腺癌骨転移	甲状腺髄様癌	甲状腺乳頭癌
甲状腺未分化癌	甲状腺濾胞癌	甲状軟骨の悪性腫瘍
口唇癌	口唇境界部癌	口唇赤唇部癌
口唇皮膚悪性腫瘍	口唇メルケル細胞癌	口底癌
喉頭蓋癌	喉頭蓋前面癌	喉頭蓋谷癌
喉頭癌	後頭部転移性腫瘍	後頭葉悪性腫瘍
後頭葉膠芽腫	後頭葉神経膠腫	膠肉腫
項部基底細胞癌	後腹膜悪性腫瘍	後腹膜悪性線維性組織球腫
後腹膜横紋筋肉腫	後腹膜血管肉腫	後腹膜脂肪肉腫
後腹膜神経芽腫	後腹膜線維肉腫	後腹膜胚細胞腫瘍
後腹膜平滑筋肉腫	後腹膜リンパ節転移	項部皮膚癌
項部メルケル細胞癌	項部有棘細胞癌	肛門悪性黒色腫
肛門癌	肛門管癌	肛門部癌

さ

肛門扁平上皮癌	骨悪性線維性組織球腫	骨原性肉腫
骨髄性白血病骨髄浸潤	骨髄転移	骨線維肉腫
骨転移癌	骨軟骨肉腫	骨肉腫
骨盤転移	骨盤内リンパ節転移	骨盤内リンパ節の悪性腫瘍
骨膜性骨肉腫	鰓原性癌	残胃癌
耳介癌	耳介メルケル細胞癌	耳下腺癌
耳下部肉腫	耳管癌	色素性基底細胞癌
子宮癌	子宮癌骨転移	子宮癌再発
子宮癌肉腫	子宮体癌	子宮体癌再発
子宮内膜癌	子宮内膜間質肉腫	子宮肉腫
子宮平滑筋肉腫	篩骨洞癌	視床下部星細胞腫
視床星細胞腫	視神経膠腫	脂腺癌
歯肉癌	脂肪肉腫	斜台部脊索腫
縦隔癌	縦隔脂肪肉腫	縦隔神経芽腫
縦隔胚細胞腫瘍	縦隔卵黄のう腫瘍	縦隔リンパ節転移
十二指腸悪性ガストリノーマ	十二指腸悪性ソマトスタチノーマ	十二指腸カルチノイド
十二指腸癌	十二指腸消化管間質腫瘍	十二指腸神経内分泌癌
十二指腸神経内分泌腫瘍	十二指腸乳頭癌	十二指腸乳頭部癌
十二指腸平滑筋肉腫	絨毛癌	手関節部滑膜肉腫
主気管支の悪性腫瘍	術後乳癌	手部悪性線維性組織球腫
手部横紋筋肉腫	手部滑膜肉腫	手部淡明細胞肉腫
手部類上皮肉腫	上衣芽細胞腫	上衣腫
小陰唇癌	上咽頭癌	上咽頭脂肪肉腫
上顎悪性エナメル上皮腫	上顎癌	上顎結節部癌
上顎骨悪性腫瘍	上顎骨骨肉腫	上顎歯肉癌
上顎歯肉頬移行部癌	上顎洞癌	松果体悪性腫瘍
松果体芽腫	松果体胚細胞腫瘍	松果体部膠芽腫
松果体未分化胚細胞腫	上眼瞼基底細胞癌	上眼瞼皮膚癌
上眼瞼有棘細胞癌	上行結腸カルチノイド	上行結腸癌
上行結腸平滑筋肉腫	上口唇基底細胞癌	上口唇皮膚癌
上口唇有棘細胞癌	小細胞肺癌	上肢悪性腫瘍
上唇癌	上唇赤唇部癌	小唾液腺癌
小腸カルチノイド	小腸癌	小腸脂肪肉腫
小腸消化管間質腫瘍	小腸平滑筋肉腫	上皮腫
上部食道癌	上部胆管癌	上葉小細胞肺癌
上葉肺癌	上葉肺腺癌	上葉肺大細胞癌
上葉肺扁平上皮癌	上葉非小細胞肺癌	上腕悪性線維性組織球腫
上腕悪性軟部腫瘍	上腕横紋筋肉腫	上腕滑膜肉腫
上腕脂肪肉腫	上腕線維肉腫	上腕淡明細胞肉腫
上腕胞巣状軟部肉腫	上腕類上皮肉腫	食道悪性間葉系腫瘍
食道悪性黒色腫	食道横紋筋肉腫	食道カルチノイド
食道癌	食道癌骨転移	食道癌肉腫
食道基底細胞癌	食道偽肉腫	食道脂肪肉腫
食道消化管間質腫瘍	食道小細胞癌	食道腺癌
食道腺様のう胞癌	食道粘表皮癌	食道表在癌
食道平滑筋肉腫	食道未分化癌	痔瘻癌
腎悪性腫瘍	腎盂癌	腎盂腺癌
腎盂乳頭状癌	腎盂尿路上皮癌	腎盂扁平上皮癌
腎カルチノイド	腎癌	腎癌骨転移
神経芽腫	神経膠腫	神経障害性疼痛
神経線維肉腫	進行性前立腺癌	進行乳癌
唇交連癌	腎細胞癌	腎周囲脂肪肉腫
心臓悪性腫瘍	心臓横紋筋肉腫	心臓血管肉腫
心臓脂肪肉腫	心臓線維肉腫	心臓粘液肉腫
腎肉腫	膵芽腫	膵癌
膵管癌	膵管内管状腺癌	膵管内乳頭粘液性腺癌
膵脂肪肉腫	膵漿液性のう胞腺癌	膵腺房細胞癌
膵臓癌骨転移	膵体部癌	膵頭部カルチノイド
膵頭部癌	膵内胆管癌	膵粘液性のう胞腺癌
膵尾部癌	髄膜癌腫症	髄膜白血病

	スキルス胃癌	星細胞腫	精索脂肪肉腫
	精索肉腫	星状芽細胞腫	精上皮腫
	成人T細胞白血病骨髄浸潤	精巣横紋筋肉腫	精巣癌
	精巣奇形癌	精巣奇形腫	精巣絨毛癌
	精巣上体癌	精巣胎児性癌	精巣肉腫
	精巣胚細胞腫瘍	精巣卵黄のう腫瘍	精巣卵のう腫瘍
	精母細胞腫	声門下癌	声門癌
	声門上癌	脊索腫	脊髄播種
	脊椎転移	舌縁癌	舌下腺癌
	舌下面癌	舌癌	舌根部癌
	舌脂肪肉腫	舌尖癌	舌背癌
	線維脂肪肉腫	線維肉腫	前縦隔悪性腫瘍
	全身性転移性癌	前頭洞癌	前頭部転移性腫瘍
	前頭葉悪性腫瘍	前頭葉膠芽腫	前頭葉神経膠腫
	前頭葉星細胞腫	前頭葉退形成性星細胞腫	前立腺横紋筋肉腫
	前立腺癌	前立腺癌骨転移	前立腺癌再発
	前立腺小細胞癌	前立腺神経内分泌癌	前立腺肉腫
	前腕悪性線維性組織球腫	前腕悪性軟部腫瘍	前腕横紋筋肉腫
	前腕滑膜肉腫	前腕線維肉腫	前腕胞巣状軟部肉腫
	前腕類上皮肉腫	早期胃癌	早期食道癌
	総胆管癌	側頭部転移性腫瘍	側頭葉悪性腫瘍
	側頭葉膠芽腫	側頭葉神経膠腫	側頭葉星細胞腫
た	側頭葉退形成性星細胞腫	側頭葉毛様細胞性星細胞腫	第４脳室上衣腫
	大陰唇癌	退形成性上衣腫	退形成性星細胞腫
	胎児性癌	胎児性精巣腫瘍	大腿骨転移性骨腫瘍
	大唾液腺癌	大腸カルチノイド	大腸癌
	大腸癌骨転移	大腸肉腫	大腸粘液癌
	大動脈周囲リンパ節転移	大脳悪性腫瘍	大脳深部神経膠腫
	大脳深部転移性腫瘍	大網脂肪肉腫	大網消化管間質腫瘍
	唾液腺癌	多発性癌転移	多発性骨髄腫骨髄浸潤
	多発性神経膠腫	胆管癌	男性性器癌
	胆のうカルチノイド	胆のう癌	胆のう管癌
	胆のう肉腫	淡明細胞肉腫	腟悪性黒色腫
	腟癌	中咽頭癌	中咽頭側壁癌
	中咽頭肉腫	中耳悪性腫瘍	中縦隔悪性腫瘍
	虫垂癌	虫垂杯細胞カルチノイド	中脳神経膠腫
	肘部滑膜肉腫	中部食道癌	肘部線維肉腫
	中部胆管癌	肘部類上皮肉腫	中葉小細胞肺癌
	中葉肺癌	中葉肺腺癌	中葉肺大細胞癌
	中葉肺扁平上皮癌	中葉非小細胞肺癌	腸間膜悪性腫瘍
	腸間膜脂肪肉腫	腸間膜消化管間質腫瘍	腸間膜肉腫
	腸間膜平滑筋肉腫	蝶形骨洞癌	腸骨リンパ節転移
	聴神経膠腫	直腸Ｓ状部結腸癌	直腸悪性黒色腫
	直腸カルチノイド	直腸癌	直腸癌骨転移
	直腸癌術後再発	直腸癌穿孔	直腸脂肪肉腫
	直腸消化管間質腫瘍	直腸平滑筋肉腫	手軟部悪性腫瘍
	転移性下顎癌	転移性肝癌	転移性肝腫瘍
	転移性胸膜腫瘍	転移性口腔癌	転移性黒色腫
	転移性骨腫瘍	転移性骨腫瘍による大腿骨骨折	転移性縦隔腫瘍
	転移性十二指腸癌	転移性腫瘍	転移性消化器腫瘍
	転移性上顎癌	転移性小腸腫瘍	転移性腎腫瘍
	転移性膵腫瘍	転移性舌癌	転移性頭蓋骨腫瘍
	転移性脳腫瘍	転移性肺癌	転移性肺腫瘍
	転移性脾腫瘍	転移性皮膚腫瘍	転移性副腎腫瘍
	転移性腹壁腫瘍	転移性扁平上皮癌	転移性卵巣癌
	テント上下転移性腫瘍	頭蓋骨悪性腫瘍	頭蓋骨骨肉腫
	頭蓋底骨肉腫	頭蓋底脊索腫	頭蓋内胚細胞腫瘍
	頭蓋部脊索腫	頭頚部癌	透析腎癌
	頭頂葉悪性腫瘍	頭頂葉膠芽腫	頭頂葉神経膠腫
	頭頂葉星細胞腫	疼痛	頭部悪性線維性組織球腫
	頭部横紋筋肉腫	頭部滑膜肉腫	頭部基底細胞癌
	頭部血管肉腫	頭部脂腺癌	頭部脂肪肉腫
	頭部軟部組織悪性腫瘍	頭部皮膚癌	頭部メルケル細胞癌
	頭部有棘細胞癌	頭部隆起性皮膚線維肉腫	突出痛
な	内耳癌	内胚葉洞腫瘍	軟口蓋癌
	軟骨肉腫	難治性疼痛	軟部悪性巨細胞腫
	軟部組織悪性腫瘍	肉腫	乳癌
	乳癌・HER2過剰発現	乳癌骨転移	乳癌再発
	乳癌皮膚転移	乳房外パジェット病	乳房下外側部乳癌
	乳房下内側部乳癌	乳房脂肪肉腫	乳房上外側部乳癌
	乳房上内側部乳癌	乳房中央部乳癌	乳房肉腫
	尿管癌	尿管口部膀胱癌	尿管尿路上皮癌
	尿道傍腺の悪性腫瘍	尿膜管癌	粘液性のう胞腺癌
	脳幹悪性腫瘍	脳幹膠芽腫	脳幹神経膠腫
	脳幹部星細胞腫	脳室悪性腫瘍	脳室上衣腫
は	脳神経悪性腫瘍	脳胚細胞腫瘍	肺芽腫
	肺カルチノイド	肺癌	肺癌骨転移
	肺癌肉腫	肺癌による閉塞性肺炎	胚細胞腫
	肺腺癌	肺腺扁平上皮癌	肺腺様のう胞癌
	肺大細胞癌	肺大細胞神経内分泌癌	肺肉腫
	肺粘表皮癌	肺扁平上皮癌	肺胞上皮癌
	肺未分化癌	肺門部小細胞癌	肺門部腺癌
	肺門部大細胞癌	肺門部肺癌	肺門部非小細胞癌
	肺門部扁平上皮癌	肺門リンパ節転移	馬尾上衣腫
	バレット食道癌	パンコースト症候群	鼻咽腔癌
	鼻腔癌	脾脂肪肉腫	非小細胞肺癌
	鼻前庭癌	鼻中隔癌	脾の悪性腫瘍
	皮膚悪性腫瘍	皮膚悪性線維性組織球腫	皮膚癌
	皮膚脂肪肉腫	皮膚線維肉腫	皮膚白血病
	皮膚付属器癌	びまん性星細胞腫	脾門部リンパ節転移
	披裂喉頭蓋ひだ喉頭面癌	副咽頭間隙悪性腫瘍	腹腔内リンパ節の悪性腫瘍
	腹腔リンパ節転移	副甲状腺悪性腫瘍	副甲状腺癌
	副腎悪性腫瘍	副腎癌	副腎神経芽腫
	副腎髄質の悪性腫瘍	副腎皮質癌	副腎皮質の悪性腫瘍
	副鼻腔癌	腹部悪性腫瘍	腹部食道癌
	腹部神経芽腫	腹膜悪性腫瘍	腹膜癌
	ぶどう膜悪性黒色腫	噴門癌	平滑筋肉腫
	扁桃窩癌	扁桃癌	扁桃肉腫
	膀胱円蓋部膀胱癌	膀胱癌	膀胱頚部膀胱癌
	膀胱後壁部膀胱癌	膀胱三角部膀胱癌	膀胱前壁部膀胱癌
	膀胱側壁部膀胱癌	膀胱肉腫	膀胱尿路上皮癌
	膀胱扁平上皮癌	傍骨性骨肉腫	紡錘形細胞肉腫
ま	胞巣状軟部肉腫	乏突起神経膠腫	末期癌
	末梢神経悪性腫瘍	末梢神経障害性疼痛	慢性疼痛
	脈絡膜悪性黒色腫	メルケル細胞癌	盲腸カルチノイド
	盲腸癌	毛包癌	網膜芽細胞腫
	網膜膠腫	毛様細胞性星細胞腫	毛様体悪性腫瘍
や	ユーイング肉腫	有棘細胞癌	幽門癌
ら	幽門前庭部癌	腰椎転移	卵黄のう腫瘍
	卵管癌	卵巣カルチノイド	卵巣癌
	卵巣癌全身転移	卵巣癌肉腫	卵巣絨毛癌
	卵巣胎児性癌	卵巣肉腫	卵巣胚細胞腫瘍
	卵巣未分化胚細胞腫	卵巣卵黄のう腫瘍	卵巣類皮のう胞癌
	隆起性皮膚線維肉腫	輪状後部癌	リンパ管肉腫
	リンパ性白血病骨髄浸潤	類上皮肉腫	肋骨転移
△	悪性腫瘍合併性皮膚筋炎	悪性腫瘍に伴う貧血	圧痛
	イートン・ランバート症候群	カルチノイド	癌関連網膜症
	癌性悪液質	癌性ニューロパチー	癌性ニューロミオパチー
	癌性貧血	癌性ミエロパチー	持続痛
	術創部痛	腫瘍随伴症候群	身体痛

	全身痛	中枢神経障害性疼痛	鈍痛
	皮膚疼痛症	放散痛	
※	適応外使用可 原則として，「モルヒネ塩酸塩【内服薬】・【注射薬】・【外用薬】」を「筋萎縮性側索硬化症(ALS)」，「筋ジストロフィーの呼吸困難時の除痛」に対して処方した場合，当該使用事例を審査上認める。		

効能効果に関連する使用上の注意　本剤は持続性癌疼痛治療剤であり，疼痛増強時や突発性の疼痛が発現した場合の追加投与(レスキュードーズ)には使用しないこと。

用法用量　通常，成人にはモルヒネ塩酸塩水和物として1日30～120mgを1日1回経口投与する。なお，年齢，症状により適宜増減する。

用法用量に関連する使用上の注意

(1)初回投与
本剤の投与開始前のオピオイド系鎮痛薬による治療の有無を考慮して初回投与量を設定することとし，すでに治療されている場合にはその投与量及び鎮痛効果の持続を考慮して副作用の発現に注意しながら適宜投与量を調節すること。
①モルヒネ硫酸塩徐放剤から本剤へ変更する場合：モルヒネ硫酸塩徐放剤の1日投与量と同量を，本剤の1日投与量の目安とすること。
②オキシコドン塩酸塩徐放剤から本剤へ変更する場合：オキシコドン塩酸塩徐放剤1日投与量の1.5倍量を，本剤の1日投与量の目安とすること。
③経皮フェンタニル貼付剤から本剤へ変更する場合：経皮フェンタニル貼付剤剥離後にフェンタニルの血中濃度が50%に減少するまで17時間以上かかることから，剥離直後の本剤の使用は避け，本剤の使用を開始するまでに，フェンタニルの血中濃度が適切な濃度に低下するまでの時間をあけるとともに，本剤の低用量から投与することを考慮すること。
(2)疼痛増強時：本剤服用中に疼痛が増強した場合や鎮痛効果が得られている患者で突発性の疼痛が発現した場合は，直ちにモルヒネ速溶性製剤の追加投与(レスキュードーズ：1日投与量の6分の1量を目安とする)を行い鎮痛を図ること。
(3)増量：本剤投与開始後は患者の状態を観察し，適切な鎮痛効果が得られ副作用が最小となるよう用量調節を行うこととし，増量する場合は1日あたり30mg増あるいは30～50%増とする。
(4)減量：連用中における急激な減量は，退薬症候があらわれることがあるので行わないこと。副作用等により減量する場合は，患者の状態を観察しながら慎重に行うこと。
(5)投与の中止：本剤の投与を必要としなくなった場合には，退薬症候の発現を防ぐために徐々に減量すること。

禁忌
(1)重篤な呼吸抑制のある患者
(2)気管支喘息発作中の患者
(3)重篤な肝障害のある患者
(4)慢性肺疾患に続発する心不全の患者
(5)痙攣状態(てんかん重積症，破傷風，ストリキニーネ中毒)にある患者
(6)急性アルコール中毒の患者
(7)アヘンアルカロイドに対し過敏症の患者
(8)出血性大腸炎の患者

原則禁忌　細菌性下痢のある患者

バスタレルF細粒1%　規格：1%1g[20.9円/g]
バスタレルF錠3mg　規格：3mg1錠[7.4円/錠]
トリメタジジン塩酸塩　京都薬品　217

【効能効果】

狭心症，心筋梗塞(急性期を除く)，その他の虚血性心疾患

【対応標準病名】

◎	狭心症	虚血性心疾患	心筋梗塞
○	安静時狭心症	安定狭心症	異型狭心症
	冠状動脈アテローム性硬化症	冠状動脈炎	冠状動脈狭窄症
	冠状動脈血栓症	冠状動脈血栓塞栓症	冠状動脈硬化症
	冠状動脈口閉鎖	冠状動脈性心疾患	冠状動脈閉塞症
	冠状動脈瘤	冠動脈硬化性心疾患	冠動脈疾患
	冠攣縮性狭心症	急性心内膜下梗塞	狭心症3枝病変
	虚血性心筋症	初発労作型狭心症	心筋虚血
	心室中隔瘤	心室瘤	心房瘤
	増悪労作型狭心症	陳旧性下壁心筋梗塞	陳旧性後壁心筋梗塞
	陳旧性心筋梗塞	陳旧性前壁心筋梗塞	陳旧性前壁中隔心筋梗塞
	陳旧性側壁心筋梗塞	動脈硬化性冠不全	不安定狭心症
	慢性冠状動脈不全	無症候性心筋虚血	夜間狭心症
	労作時兼安静時狭心症	労作性狭心症	
△	ST上昇型急性心筋梗塞	冠動脈拡張	冠動脈石灰化
	急性右室梗塞	急性下後壁心筋梗塞	急性下側壁心筋梗塞
	急性下壁心筋梗塞	急性貫壁性心筋梗塞	急性基部側壁心筋梗塞
	急性高位側壁心筋梗塞	急性後基部心筋梗塞	急性後側部心筋梗塞
	急性広範前壁心筋梗塞	急性後壁心筋梗塞	急性後壁中隔心筋梗塞
	急性心筋梗塞	急性心尖部側壁心筋梗塞	急性前側壁心筋梗塞
	急性前壁心筋梗塞	急性前壁心尖部心筋梗塞	急性前壁中隔心筋梗塞
	急性側壁心筋梗塞	急性中隔心筋梗塞	腱索断裂・急性心筋梗塞に合併
	心室中隔穿孔・急性心筋梗塞に合併	心室内血栓症・急性心筋梗塞に合併	心尖部血栓症・急性心筋梗塞に合併
	心破裂・急性心筋梗塞に合併	心房中隔穿孔・急性心筋梗塞に合併	心房内血栓症・急性心筋梗塞に合併
	心膜血腫・急性心筋梗塞に合併	乳頭筋断裂・急性心筋梗塞に合併	乳頭筋不全症・急性心筋梗塞に合併
	非Q波心筋梗塞	非ST上昇型心筋梗塞	微小血管性狭心症

用法用量　トリメタジジン塩酸塩として，通常成人1回3mgを1日3回経口投与する。
なお，年齢，症状により適宜増減する。

パセトシンカプセル125　規格：125mg1カプセル[10.3円/カプセル]
パセトシンカプセル250　規格：250mg1カプセル[10.3円/カプセル]
パセトシン錠250　規格：250mg1錠[10.7円/錠]
アモキシシリン水和物　協和発酵キリン　613

サワシリンカプセル125，サワシリンカプセル250，サワシリン錠250を参照(P397)

パセトシン細粒10%　規格：100mg1g[10.4円/g]
アモキシシリン水和物　協和発酵キリン　613

サワシリン細粒10%を参照(P403)

パーセリン錠25mg　規格：25mg1錠[109.6円/錠]
アリルエストレノール　MSD　247

【効能効果】

前立腺肥大症

【対応標準病名】

◎	前立腺肥大症	
○	前立腺症	前立腺線維腫

用法用量　通常，成人にはアリルエストレノールとして1回25mg(1錠)を1日2回経口投与する。

禁忌　重篤な肝障害・肝疾患のある患者

アランダール錠25：大正薬品[29.4円/錠]，アリルエストレノール錠25mg「サワイ」：沢井[29.4円/錠]，コバレノール錠25：小

ハ

林化工[29.4円/錠]，ペリアス錠25mg：日本新薬[56.3円/錠]，メイエストン錠25：東和[29.4円/錠]

バソメット錠0.25mg　規格：0.25mg1錠[11.8円/錠]
バソメット錠0.5mg　規格：0.5mg1錠[19.6円/錠]
バソメット錠1mg　規格：1mg1錠[35.5円/錠]
バソメット錠2mg　規格：2mg1錠[70.2円/錠]
テラゾシン塩酸塩水和物　田辺三菱　214

ハイトラシン錠0.25mg，ハイトラシン錠0.5mg，ハイトラシン錠1mg，ハイトラシン錠2mgを参照(P693)

ハチミツ「ケンエー」　規格：10g[1.28円/g]
ハチミツ　健栄　714

【効能効果】

矯味の目的で，または丸剤の結合剤，栄養剤として調剤に用いる。また，皮膚・粘膜の保護剤として用いる。

【対応標準病名】

該当病名なし

ハチミツ：小堺，タツミ薬品，山善，日本養蜂[1.19円/g]

バップフォー細粒2%　規格：2%1g[159円/g]
バップフォー錠10　規格：10mg1錠[71.5円/錠]
バップフォー錠20　規格：20mg1錠[122.5円/錠]
プロピベリン塩酸塩　大鵬薬品　259

【効能効果】

(1)下記疾患又は状態における頻尿，尿失禁：神経因性膀胱，神経性頻尿，不安定膀胱，膀胱刺激状態(慢性膀胱炎，慢性前立腺炎)
(2)過活動膀胱における尿意切迫感，頻尿及び切迫性尿失禁

【対応標準病名】

◎	過活動膀胱	心因性頻尿	神経因性膀胱
	切迫性尿失禁	尿失禁症	非神経因性過活動膀胱
	頻尿症	膀胱炎	慢性前立腺炎
	慢性膀胱炎		
○	アレルギー性膀胱炎	溢流性尿失禁	潰瘍性膀胱炎
	間質性膀胱炎	急性細菌性前立腺炎	急性出血性膀胱炎
	急性単純性膀胱炎	急性膀胱炎	細菌性膀胱炎
	弛緩性神経因性膀胱	出血性膀胱炎	自律性神経因性膀胱
	心因性排尿障害	神経因性排尿障害	前立腺炎
	尿膀胱神経症	反射性神経因性膀胱	反射性尿失禁
	反復性膀胱炎	びらん性膀胱炎	腹圧性尿失禁
	膀胱三角部炎	放射線性膀胱炎	慢性再発性膀胱炎
	慢性複雑性膀胱炎	無抑制性神経因性膀胱	夜間頻尿症
△	1型糖尿病性神経因性膀胱	2型糖尿病性神経因性膀胱	MRSA膀胱炎
	萎縮膀胱	胃神経症	遺尿症
	陰部神経症	術後膀胱機能低下	小児夜尿症
	性器神経症	多尿	昼間遺尿症
	低緊張性膀胱	糖尿病性神経因性膀胱	特発性多尿症
	内臓神経症	尿膜管膿瘍	ヒステリー球
	膀胱過敏症	膀胱機能障害	膀胱後部膿瘍
	膀胱周囲炎	膀胱周囲膿瘍	膀胱直腸障害
	膀胱ヘルニア	放射線出血性膀胱炎	慢性細菌性前立腺炎
	慢性非細菌性前立腺炎	夜間遺尿	夜間多尿

効能効果に関連する使用上の注意
(1)本剤を適用する際，十分な問診により臨床症状を確認するとともに，類似の症状を呈する疾患(尿路感染症，尿路結石，膀胱癌や前立腺癌等の下部尿路における新生物等)があることに留意し，尿検査等により除外診断を実施すること。なお，必要に応じて専門的な検査も考慮すること。
(2)下部尿路閉塞疾患(前立腺肥大症等)を合併している患者では，それに対する治療を優先させること。

用法用量　通常，成人にはプロピベリン塩酸塩として20mgを1日1回食後経口投与する。
年齢，症状により適宜増減するが，効果不十分の場合は，20mgを1日2回まで増量できる。

用法用量に関連する使用上の注意　20mgを1日1回投与で効果不十分であり，かつ安全性に問題がない場合に増量を検討すること。

禁忌
(1)幽門，十二指腸又は腸管が閉塞している患者
(2)胃アトニー又は腸アトニーのある患者
(3)尿閉を有する患者
(4)閉塞隅角緑内障の患者
(5)重症筋無力症の患者
(6)重篤な心疾患の患者

塩酸プロピベリン錠10「KN」：小林化工　10mg1錠[41.1円/錠]，塩酸プロピベリン錠10mg「SKK」：三和化学　10mg1錠[41.1円/錠]，塩酸プロピベリン錠10mg「SW」：沢井　10mg1錠[28.2円/錠]，塩酸プロピベリン錠10mg「アメル」：共和薬品　10mg1錠[28.2円/錠]，塩酸プロピベリン錠10「タツミ」：辰巳化学　10mg1錠[28.2円/錠]，塩酸プロピベリン錠20「KN」：小林化工　20mg1錠[49.8円/錠]，塩酸プロピベリン錠20mg「SKK」：三和化学　20mg1錠[70.1円/錠]，塩酸プロピベリン錠20mg「SW」：沢井　20mg1錠[49.8円/錠]，塩酸プロピベリン錠20mg「アメル」：共和薬品　20mg1錠[49.8円/錠]，塩酸プロピベリン錠20「タツミ」：辰巳化学　20mg1錠[31円/錠]，ノーラガード錠10mg：東和　10mg1錠[41.1円/錠]，ノーラガード錠20mg：東和　20mg1錠[70.1円/錠]，バップベリン錠10mg：大正薬品　10mg1錠[28.2円/錠]，バップベリン錠20mg：大正薬品　20mg1錠[49.8円/錠]，プロピベリン塩酸塩錠10mg「F」：富士製薬　10mg1錠[28.2円/錠]，プロピベリン塩酸塩錠10mg「JG」：長生堂　10mg1錠[18.3円/錠]，プロピベリン塩酸塩錠10mg「NS」：日新－山形　10mg1錠[28.2円/錠]，プロピベリン塩酸塩錠10mg「YD」：陽進堂　10mg1錠[28.2円/錠]，プロピベリン塩酸塩錠10mg「タカタ」：高田　10mg1錠[28.2円/錠]，プロピベリン塩酸塩錠10mg「タナベ」：田辺三菱　10mg1錠[18.3円/錠]，プロピベリン塩酸塩錠10mg「日医工」：日医工　10mg1錠[41.1円/錠]，プロピベリン塩酸塩錠20mg「F」：富士製薬　20mg1錠[49.8円/錠]，プロピベリン塩酸塩錠20mg「JG」：長生堂　20mg1錠[31円/錠]，プロピベリン塩酸塩錠20mg「NS」：日新－山形　20mg1錠[49.8円/錠]，プロピベリン塩酸塩錠20mg「YD」：陽進堂　20mg1錠[49.8円/錠]，プロピベリン塩酸塩錠20mg「タカタ」：高田　20mg1錠[49.8円/錠]，プロピベリン塩酸塩錠20mg「タナベ」：田辺三菱　20mg1錠[49.8円/錠]，プロピベリン塩酸塩錠20mg「日医工」：日医工　20mg1錠[49.8円/錠]，ペニフォー錠10：キョーリンリメディオ　10mg1錠[18.3円/錠]，ペニフォー錠20：キョーリンリメディオ　20mg1錠[31円/錠]，ベンズフォー錠10mg：メディサ　10mg1錠[41.1円/錠]，ベンズフォー錠20mg：メディサ　20mg1錠[70.1円/錠]，ミクトノーム錠10mg：あすか　10mg1錠[41.1円/錠]，ミクトノーム錠20mg：あすか　20mg1錠[70.1円/錠]，ユリロシン錠10：ダイト　10mg1錠[28.2円/錠]，ユリロシン錠20：ダイト　20mg1錠[49.8円/錠]

パナルジン細粒10%　規格：10%1g[62.5円/g]
パナルジン錠100mg　規格：100mg1錠[55.1円/錠]
チクロピジン塩酸塩　サノフィ　339

【効能効果】

(1)血管手術および血液体外循環に伴う血栓・塞栓の治療ならびに

血流障害の改善
(2)慢性動脈閉塞症に伴う潰瘍，疼痛および冷感などの阻血性諸症状の改善
(3)虚血性脳血管障害（一過性脳虚血発作（TIA），脳梗塞）に伴う血栓・塞栓の治療
(4)クモ膜下出血術後の脳血管攣縮に伴う血流障害の改善

【対応標準病名】

◎	一過性脳虚血発作	虚血性脳血管障害	くも膜下出血
	血栓性脳梗塞	血栓塞栓症	塞栓性脳梗塞
	疼痛	脳虚血症	脳血管攣縮
	脳梗塞	冷え症	慢性動脈閉塞症
○	CADASIL	CARASIL	IC－PC動脈瘤破裂によるくも膜下出血
	アテローム血栓性脳梗塞	アテローム血栓性脳梗塞・急性期	アテローム血栓性脳梗塞・慢性期
	腋窩動脈血栓症	延髄梗塞	延髄梗塞・急性期
	延髄梗塞・慢性期	海綿静脈洞症候群	可逆性虚血性神経障害
	下肢急性動脈閉塞症	下肢慢性動脈閉塞症	奇異性脳塞栓症
	橋梗塞	橋梗塞・急性期	橋梗塞・慢性期
	虚血性脳卒中	くも膜下出血後遺症	血栓性小脳梗塞
	後交通動脈瘤破裂によるくも膜下出血	後大脳動脈狭窄	後大脳動脈血栓症
	後大脳動脈症候群	後大脳動脈塞栓症	後大脳動脈閉塞症
	後大脳動脈瘤破裂によるくも膜下出血	再発性脳梗塞	鎖骨下動脈閉塞症
	矢状静脈洞血栓症	重症虚血肢	出血性脳梗塞
	小窩性卒中	上肢急性動脈閉塞症	上肢慢性動脈閉塞症
	小児もやもや病	小脳梗塞	小脳卒中症候群
	小脳動脈狭窄	小脳動脈血栓症	小脳動脈塞栓症
	小脳動脈閉塞	静脈血栓性脳梗塞	心原性小脳梗塞
	心原性脳塞栓症	髄膜出血	成人もやもや病
	セスタンーシュネ症候群	切迫脳卒中	前交通動脈瘤破裂によるくも膜下出血
	前大脳動脈狭窄	前大脳動脈血栓症	前大脳動脈症候群
	前大脳動脈塞栓症	前大脳動脈閉塞症	前大脳動脈瘤破裂によるくも膜下出血
	穿通枝梗塞	先天性脳動脈瘤破裂	塞栓性梗塞
	塞栓性小脳梗塞	塞栓性小脳梗塞・急性期	塞栓性小脳梗塞・慢性期
	塞栓性脳梗塞・急性期	塞栓性脳梗塞・慢性期	大腿動脈閉塞症
	大動脈血栓症	大動脈塞栓症	多発性小脳梗塞
	多発性脳梗塞	多発性ラクナ梗塞	中大脳動脈狭窄症
	中大脳動脈血栓症	中大脳動脈症候群	中大脳動脈塞栓症
	中大脳動脈閉塞症	中大脳動脈瘤破裂によるくも膜下出血	腸骨動脈血栓症
	腸骨動脈塞栓症	椎骨動脈狭窄症	椎骨動脈血栓症
	椎骨動脈塞栓症	椎骨動脈閉塞症	椎骨動脈瘤破裂によるくも膜下出血
	椎骨脳底動脈狭窄症	頭蓋内動脈瘤破裂によるくも膜下出血	動脈血栓症
	動脈塞栓症	特発性くも膜下出血	内頚動脈眼動脈分岐部動脈瘤
	内頚動脈狭窄症	内頚動脈血栓症	内頚動脈塞栓症
	内頚動脈閉塞症	内頚動脈瘤破裂によるくも膜下出血	脳外主幹動脈血栓症脳梗塞
	脳外主幹動脈塞栓症脳梗塞	脳外主幹動脈閉塞脳梗塞	脳幹梗塞
	脳幹梗塞・急性期	脳幹梗塞・慢性期	脳血管障害
	脳血管閉塞性脳梗塞	脳血管攣縮による脳梗塞	脳梗塞・急性期
	脳梗塞・慢性期	脳循環不全	脳静脈血栓症
	脳静脈洞血栓症	脳底動脈狭窄症	脳底動脈血栓症
	脳底動脈先端塞栓症	脳底動脈塞栓症	脳底動脈閉塞症
	脳底動脈瘤破裂によるくも膜下出血	脳動静脈奇形破裂	脳動静脈奇形破裂によるくも膜下出血
	脳動脈解離による脳梗塞	脳動脈狭窄症	脳動脈閉塞症
	脳動脈瘤破裂	脳動脈攣縮	破裂性椎骨動脈解離
	破裂性内頚動脈解離	皮質枝梗塞	皮質静脈血栓症
	腹部大動脈血栓症	腹部大動脈塞栓症	分水界梗塞
	末梢動脈塞栓症	無症候性多発性脳梗塞	無症候性脳梗塞
	無症候性ラクナ梗塞	もやもや病	ラクナ梗塞
	ルリッシュ症候群	ワレンベルグ症候群	
△	圧痛	エンドトキシン血症	お血
	外頚動脈海綿静脈洞瘻	肝動脈血栓症	肝動脈塞栓症
	虚血性白質脳症	コレステロール塞栓症	持続痛
	静脈性脳梗塞	神経障害性疼痛	身体痛
	全身痛	多臓器不全	中枢神経障害性疼痛
	中毒性黒内障	鈍痛	内頚動脈海綿静脈洞瘻
	乳幼児突発性危急事態	脳壊死	脳梗塞後遺症
	脳底動脈先端症候群	脳動脈循環不全	脳軟化症
	脳毛細血管拡張症	皮膚疼痛症	フォヴィル症候群
	放散痛	放射線脳壊死	末梢神経障害性疼痛

※ **適応外使用可**
・原則として，「チクロピジン塩酸塩」を「冠動脈ステント留置後の血栓予防」に対し処方した場合，当該使用事例を審査上認める。
・原則として，「チクロピジン塩酸塩【内服薬】」を「心筋梗塞」に対して処方した場合，当該使用事例を審査上認める。

用法用量

(1)血管手術および血液体外循環に伴う血栓・塞栓の治療ならびに血流障害の改善には，チクロピジン塩酸塩として，通常成人1日200～300mgを2～3回に分けて食後に経口投与する。
(2)慢性動脈閉塞症に伴う潰瘍，疼痛および冷感などの阻血性諸症状の改善には，チクロピジン塩酸塩として，通常成人1日300～600mgを2～3回に分けて食後に経口投与する。
(3)虚血性脳血管障害に伴う血栓・塞栓の治療には，チクロピジン塩酸塩として，通常成人1日200～300mgを2～3回に分けて食後に経口投与する。なお，1日200mgの場合には1回に投与することもできる。
(4)クモ膜下出血術後の脳血管攣縮に伴う血流障害の改善には，チクロピジン塩酸塩として，通常成人1日300mgを3回に分けて食後に経口投与する。

なお，年齢，症状により適宜増減する。

用法用量に関連する使用上の注意

(1)投与開始後2ヵ月間は，原則として1回2週間分を処方すること。
(2)手術の場合には，出血を増強するおそれがあるので，10～14日前に投与を中止すること。ただし，血小板機能の抑制作用が求められる場合を除く。

警告

血栓性血小板減少性紫斑病（TTP），無顆粒球症，重篤な肝障害等の重大な副作用が主に投与開始後2ヵ月以内に発現し，死亡に至る例も報告されている。

(1)投与開始後2ヵ月間は，特に上記副作用の初期症状の発現に十分留意し，原則として2週に1回，血球算定（白血球分画を含む），肝機能検査を行い，上記副作用の発現が認められた場合には，ただちに投与を中止し，適切な処置を行うこと。本剤投与中は，定期的に血液検査を行い，上記副作用の発現に注意すること。
(2)本剤投与中，患者の状態から血栓性血小板減少性紫斑病，顆粒球減少，肝障害の発現等が疑われた場合には，投与を中止し，必要に応じて血液像もしくは肝機能検査を実施し，適切な処置を行うこと。
(3)本剤の投与にあたっては，あらかじめ上記副作用が発生する場合があることを患者に説明するとともに，下記について患者を指導すること。
①投与開始後2ヵ月間は定期的に血液検査を行う必要があるので，原則として2週に1回，来院すること。
②副作用を示唆する症状があらわれた場合には，ただちに医師等に連絡し，指示に従うこと。
(4)投与開始後2ヵ月間は，原則として1回2週間分を処方すること。

禁忌

(1)出血している患者（血友病，毛細血管脆弱症，消化管潰瘍，尿路

出血，喀血，硝子体出血等）
(2)重篤な肝障害のある患者
(3)白血球減少症の患者
(4)チクロピジン塩酸塩による白血球減少症の既往歴のある患者
(5)チクロピジン塩酸塩に対し過敏症の既往歴のある患者
原則禁忌　肝障害のある患者

ジルペンダー錠100mg：日新－山形　100mg1錠[6.4円/錠]，チクロピジン塩酸塩細粒10%「サワイ」：沢井　10%1g[20.5円/g]，チクロピジン塩酸塩錠100mg「KN」：小林化工　100mg1錠[6.4円/錠]，チクロピジン塩酸塩錠100mg「NP」：ニプロ　100mg1錠[6.4円/錠]，チクロピジン塩酸塩錠100mg「TCK」：辰巳化学　100mg1錠[6.4円/錠]，チクロピジン塩酸塩錠100mg「YD」：陽進堂　100mg1錠[6.4円/錠]，チクロピジン塩酸塩錠100mg「杏林」：キョーリンリメディオ　100mg1錠[6.4円/錠]，チクロピジン塩酸塩錠100mg「サワイ」：メディサ　100mg1錠[6.4円/錠]，チクロピジン塩酸塩錠100mg「タイヨー」：テバ製薬　100mg1錠[6.4円/錠]，チクロピジン塩酸塩錠100mg「トーワ」：東和　100mg1錠[6.4円/錠]，ニチステート細粒10%：日医工　10%1g[20.5円/g]，ニチステート錠100mg：日医工　100mg1錠[6.4円/錠]，マイトジン錠100mg：鶴原　100mg1錠[6.4円/錠]

バナン錠100mg　規格：100mg1錠[75.9円/錠]
セフポドキシムプロキセチル　第一三共　613

【効能効果】

〈適応菌種〉セフポドキシムに感性のブドウ球菌属，レンサ球菌属，肺炎球菌，淋菌，モラクセラ（ブランハメラ）・カタラーリス，大腸菌，シトロバクター属，クレブシエラ属，エンテロバクター属，プロテウス属，プロビデンシア属，インフルエンザ菌，ペプトストレプトコッカス属
〈適応症〉表在性皮膚感染症，深在性皮膚感染症，リンパ管・リンパ節炎，慢性膿皮症，乳腺炎，肛門周囲膿瘍，咽頭・喉頭炎，扁桃炎（扁桃周囲炎，扁桃周囲膿瘍を含む），急性気管支炎，肺炎，慢性呼吸器病変の二次感染，膀胱炎，腎盂腎炎，尿道炎，バルトリン腺炎，中耳炎，副鼻腔炎，歯周組織炎，歯冠周囲炎，顎炎

【対応標準病名】

◎	咽頭炎	咽頭喉頭炎	急性気管支炎
	喉頭炎	肛門周囲膿瘍	歯冠周囲炎
	歯根のう胞	歯周炎	歯髄炎
	歯性顎炎	腎盂腎炎	中耳炎
	乳腺炎	尿道炎	肺炎
	バルトリン腺炎	皮膚感染症	副鼻腔炎
	扁桃炎	扁桃周囲炎	扁桃周囲膿瘍
	膀胱炎	慢性膿皮症	リンパ管炎
	リンパ節炎		
○あ	MRSA 膀胱炎	亜急性気管支炎	亜急性リンパ管炎
	アレルギー性膀胱炎	アンギナ	咽頭気管炎
	咽頭扁桃炎	インフルエンザ菌気管支炎	インフルエンザ菌喉頭炎
	インフルエンザ菌性咽頭炎	インフルエンザ菌性喉頭気管炎	う蝕第３度急性化膿性根尖性歯周炎
	う蝕第３度急性単純性根尖性歯周炎	う蝕第３度歯髄壊死	う蝕第３度歯髄壊疽
	う蝕第３度慢性化膿性根尖性歯周炎	壊死性潰瘍性歯周炎	壊死性潰瘍性歯肉炎
	壊疽性咽頭炎	壊疽性歯肉炎	壊疽性扁桃周囲炎
か	外傷性穿孔性中耳炎	外傷性中耳炎	潰瘍性咽頭炎
	潰瘍性歯肉炎	潰瘍性膀胱炎	下咽頭炎
	下顎骨壊死	下顎骨炎	下顎骨骨髄炎
	下顎骨骨膜炎	下顎骨骨膜下膿瘍	下顎骨周囲炎
	下顎骨周囲膿瘍	下顎膿瘍	顎骨炎
	顎骨骨髄炎	顎骨骨膜炎	カタル性咽頭炎
	化膿性喉頭炎	化膿性歯周炎	化膿性歯肉炎
	化膿性中耳炎	化膿性乳腺炎	化膿性副鼻腔炎
	化膿性扁桃周囲炎	化膿性リンパ節炎	感染性咽頭炎
	感染性喉頭気管炎	気管支肺炎	気腫性腎盂腎炎
	偽膜性アンギナ	偽膜性咽頭炎	偽膜性気管支炎
	偽膜性喉頭炎	偽膜性扁桃炎	急性アデノイド咽頭炎
	急性アデノイド扁桃炎	急性一部性化膿性歯髄炎	急性咽頭炎
	急性咽頭喉頭炎	急性咽頭扁桃炎	急性壊疽性喉頭炎
	急性壊疽性歯髄炎	急性壊疽性扁桃炎	急性潰瘍性喉頭炎
	急性潰瘍性扁桃炎	急性顎骨骨髄炎	急性顎骨骨膜炎
	急性化膿性咽頭炎	急性化膿性下顎骨炎	急性化膿性根尖性歯周炎
	急性化膿性歯根膜炎	急性化膿性歯髄炎	急性化膿性上顎骨炎
	急性化膿性中耳炎	急性化膿性辺縁性歯根膜炎	急性化膿性扁桃炎
	急性気管気管支炎	急性喉頭炎	急性喉頭気管炎
	急性喉頭気管気管支炎	急性根尖性歯周炎	急性歯冠周囲炎
	急性歯周炎	急性歯槽膿瘍	急性歯肉炎
	急性出血性膀胱炎	急性声帯炎	急性声門下喉頭炎
	急性腺窩性扁桃炎	急性全部性化膿性歯髄炎	急性単純性根尖性歯周炎
	急性単純性膀胱炎	急性中耳炎	急性乳腺炎
	急性尿道炎	急性肺炎	急性反復性気管支炎
	急性浮腫性喉頭炎	急性扁桃炎	急性膀胱炎
	急速進行性歯周炎	胸膜肺炎	グラデニーゴ症候群
	クラミジア肺炎	クループ性気管支炎	頚部膿疱
	頚部リンパ節炎	限局型若年性歯周炎	高位筋間膿瘍
	口腔上顎洞瘻	喉頭周囲炎	広汎型若年性歯周炎
	肛門括約筋内膿瘍	鼓室内水腫	根尖周囲膿瘍
	根尖性歯周炎	根尖肉芽腫	根尖膿瘍
さ	根側歯周膿瘍	細菌性膀胱炎	臍周囲炎
	再発性中耳炎	再発性尿道炎	坐骨直腸窩膿瘍
	歯冠周囲膿瘍	篩骨洞炎	歯根膜下膿瘍
	歯周症	歯周膿瘍	思春期性歯肉炎
	歯髄壊死	歯髄壊疽	歯性上顎洞炎
	歯性副鼻腔炎	歯性扁桃周囲膿瘍	歯槽膿瘍
	歯肉炎	歯肉膿瘍	若年性歯周炎
	習慣性アンギナ	習慣性扁桃炎	出血性中耳炎
	出血性膀胱炎	術後腎盂腎炎	術後性中耳炎
	術後性慢性中耳炎	上咽頭炎	上顎骨炎
	上顎骨骨髄炎	上顎骨骨膜炎	上顎骨骨膜下膿瘍
	上顎洞炎	上行性腎盂腎炎	上鼓室化膿症
	小児肺炎	小児副鼻腔炎	小膿疱性皮膚炎
	滲出性気管支炎	新生児上顎骨骨髄炎	新生児中耳炎
	水疱性中耳炎	舌扁桃炎	腺窩性アンギナ
	穿孔性中耳炎	前思春期性歯周炎	前頭洞炎
	早期発症型歯周炎	増殖性化膿性口内炎	増殖性歯肉炎
た	大葉性肺炎	多発性膿疱症	単純性歯周炎
	単純性歯肉炎	単純性中耳炎	智歯周囲炎
	中耳炎性顔面神経麻痺	腸間膜リンパ節炎	蝶形骨洞炎
	直腸肛門周囲膿瘍	直腸周囲膿瘍	沈下性肺炎
	陳旧性中耳炎	低位筋間膿瘍	特殊性歯周炎
な	難治性歯周炎	乳児肺炎	乳腺膿瘍
	乳腺瘻孔	乳頭周囲炎	乳頭びらん
	乳房炎症性疾患	乳房潰瘍	乳房膿瘍
	乳房よう	乳輪下膿瘍	尿細管間質性腎炎
	尿道口炎	尿道周囲炎	尿膜管膿瘍
は	膿皮症	膿疱	肺炎球菌性咽頭炎
	肺炎球菌性気管支炎	敗血症性咽頭炎	敗血症性肺炎
	敗血症性皮膚炎	剥離性歯肉炎	バルトリン腺膿瘍
	反復性膀胱炎	汎副鼻腔炎	非性病性尿道炎
	肥大性歯肉炎	非特異性腸間膜リンパ節炎	非特異性尿道炎
	非特異性リンパ節炎	びまん性肺炎	びらん性歯肉炎
	びらん性膀胱炎	非淋菌性尿道炎	複雑性歯周炎
	複雑性歯肉炎	ぶどう球菌性咽頭炎	ぶどう球菌性扁桃炎

	閉塞性肺炎	辺縁性化膿性歯根膜炎	辺縁性歯周組織炎
	扁桃性アンギナ	扁桃膿瘍	蜂窩織炎性アンギナ
	膀胱後部膿瘍	膀胱三角部炎	膀胱周囲炎
	膀胱周囲膿瘍	膀胱尿道炎	萌出性歯肉炎
ま	膜性咽頭炎	慢性咽喉頭炎	慢性壊疽性歯髄炎
	慢性開放性歯髄炎	慢性顎骨炎	慢性顎骨骨髄炎
	慢性化膿性根尖性歯周炎	慢性化膿性穿孔性中耳炎	慢性化膿性中耳炎
	慢性根尖性歯周炎	慢性再発性膀胱炎	慢性耳管鼓室化膿性中耳炎
	慢性歯冠周囲炎	慢性歯周炎	慢性歯周膿瘍
	慢性歯肉炎	慢性上鼓室乳突洞化膿性中耳炎	慢性穿孔性中耳炎
	慢性中耳炎	慢性中耳炎急性増悪	慢性中耳炎後遺症
	慢性中耳炎術後再燃	慢性尿道炎	慢性複雑性膀胱炎
	慢性副鼻腔炎	慢性副鼻腔炎急性増悪	慢性副鼻腔膿瘍
	慢性辺縁性歯周炎急性発作	慢性辺縁性歯周炎軽度	慢性辺縁性歯周炎重度
	慢性辺縁性歯周炎中等度	慢性扁桃炎	慢性膀胱炎
	慢性リンパ管炎	慢性リンパ節炎	耳後部リンパ節炎
ら	耳後部リンパ腺炎	無熱性肺炎	良性慢性化膿性中耳炎
	淋菌性バルトリン腺膿瘍	連鎖球菌気管支炎	連鎖球菌性アンギナ
	連鎖球菌性咽頭炎	連鎖球菌性喉頭炎	連鎖球菌性喉頭気管炎
わ	連鎖球菌性扁桃炎	老人性肺炎	ワンサンアンギナ
	ワンサン気管支炎	ワンサン扁桃炎	
△	BK ウイルス腎症	RS ウイルス気管支炎	アレルギー性副鼻腔炎
	一部性歯髄炎	咽頭チフス	咽頭痛
	ウイルス性咽頭炎	ウイルス性気管支炎	ウイルス性扁桃炎
	う蝕第２度単純性歯髄炎	う蝕第３度急性化膿性歯髄炎	う蝕第３度慢性壊疽性歯髄炎
	う蝕第３度慢性潰瘍性歯髄炎	う蝕第３度慢性増殖性歯髄炎	エコーウイルス気管支炎
	壊疽性歯髄炎	外傷性歯根膜炎	外傷性歯髄炎
	外歯瘻	顎腐骨	カリエスのない歯髄炎
	間質性膀胱炎	乾酪性副鼻腔炎	急性一部性単純性歯髄炎
	急性歯髄炎	急性全部性単純性歯髄炎	急性単純性歯髄炎
	結核性中耳炎	血行性歯髄炎	紅色陰癬
	コクサッキーウイルス気管支炎	根尖周囲のう胞	残髄炎
	残存性歯根のう胞	歯周のう胞	歯髄充血
	歯髄露出	上下肢リンパ浮腫	上行性歯髄炎
	全部性歯髄炎	中隔部肉芽形成	内歯瘻
	乳頭潰瘍	尿道症候群	敗血症性気管支炎
	パラインフルエンザウイルス気管支炎	バルトリン腺のう胞	非定型肺炎
	フェニトイン歯肉増殖症	扁桃チフス	放射線出血性膀胱炎
	放射線性下顎骨骨髄炎	放射線性顎骨壊死	放射線性化膿性顎骨壊死
	放射線性膀胱炎	マイコプラズマ気管支炎	慢性萎縮性老人性歯肉炎
	慢性潰瘍性歯髄炎	慢性歯髄炎	慢性歯槽膿瘍
	慢性増殖性歯髄炎	慢性単純性歯髄炎	慢性閉鎖性歯髄炎
	慢性放射線性顎骨壊死	ライノウイルス気管支炎	淋菌性咽頭炎
	リンパ浮腫		

用法用量　通常，成人にはセフポドキシム　プロキセチルとして１回 100mg(力価)を１日２回食後経口投与する。
なお，年齢及び症状に応じて適宜増減するが，重症又は効果不十分と思われる症例には，１回 200mg(力価)を１日２回食後経口投与する。

用法用量に関連する使用上の注意
(1)高度の腎障害のある患者には，投与量・投与間隔の適切な調節をするなど慎重に投与すること。
(2)本剤の使用にあたっては，原則として感受性を確認し，疾病の治療上必要な最小限の期間の投与にとどめること。

禁忌　本剤の成分によるショックの既往歴のある患者

原則禁忌　本剤の成分又はセフェム系抗生物質に対し過敏症の既往歴のある患者

セフポドキシムプロキセチル錠100mg「JG」：長生堂[43.3円/錠]，セフポドキシムプロキセチル錠100mg「サワイ」：沢井[43.3円/錠]，セフポドキシムプロキセチル錠100mg「タイヨー」：テバ製薬[43.3円/錠]，セフポドキシムプロキセチル錠100mg「トーワ」：東和[43.3円/錠]，セフポドキシムプロキセチル錠100「TCK」：辰巳化学[36.6円/錠]

バナンドライシロップ5%　規格：50mg1g[74円/g]
セフポドキシムプロキセチル　第一三共　613

【効能効果】

〈適応菌種〉セフポドキシムに感性のブドウ球菌属，レンサ球菌属，肺炎球菌，モラクセラ(ブランハメラ)・カタラーリス，大腸菌，シトロバクター属，クレブシエラ属，エンテロバクター属，プロテウス属，プロビデンシア属，インフルエンザ菌
〈適応症〉表在性皮膚感染症，深在性皮膚感染症，リンパ管・リンパ節炎，慢性膿皮症，咽頭・喉頭炎，扁桃炎(扁桃周囲炎，扁桃周囲膿瘍を含む)，急性気管支炎，肺炎，膀胱炎，腎盂腎炎，中耳炎，副鼻腔炎，猩紅熱

【対応標準病名】

◎	咽頭炎	咽頭喉頭炎	急性気管支炎
	喉頭炎	猩紅熱	腎盂腎炎
	中耳炎	肺炎	皮膚感染症
	副鼻腔炎	扁桃炎	扁桃周囲炎
	扁桃周囲膿瘍	膀胱炎	慢性膿皮症
	リンパ管炎	リンパ節炎	
○あ	MRSA 膀胱炎	亜急性気管支炎	亜急性リンパ管炎
	アレルギー性膀胱炎	アンギナ	異型猩紅熱
	咽頭気管炎	咽頭扁桃炎	インフルエンザ菌気管支炎
	インフルエンザ菌喉頭炎	インフルエンザ菌性咽頭炎	インフルエンザ菌性喉頭気管炎
か	壊疽性咽頭炎	壊疽性扁桃周囲炎	外傷性穿孔性中耳炎
	外傷性中耳炎	潰瘍性咽頭炎	潰瘍性膀胱炎
	下咽頭炎	カタル性咽頭炎	化膿性喉頭炎
	化膿性中耳炎	化膿性副鼻腔炎	化膿性扁桃周囲炎
	化膿性リンパ節炎	感染性咽頭炎	感染性喉頭気管炎
	気管支肺炎	気腫性腎盂腎炎	偽猩紅熱
	偽膜性咽頭炎	偽膜性気管支炎	偽膜性喉頭炎
	偽膜性扁桃炎	急性アデノイド咽頭炎	急性アデノイド扁桃炎
	急性咽頭炎	急性咽頭喉頭炎	急性咽頭扁桃炎
	急性壊疽性喉頭炎	急性壊疽性扁桃炎	急性潰瘍性喉頭炎
	急性潰瘍性扁桃炎	急性化膿性咽頭炎	急性化膿性中耳炎
	急性化膿性扁桃炎	急性気管気管支炎	急性喉頭炎
	急性喉頭気管炎	急性喉頭気管気管支炎	急性出血性膀胱炎
	急性声帯炎	急性声門下喉頭炎	急性腺窩性扁桃炎
	急性単純性膀胱炎	急性中耳炎	急性肺炎
	急性反復性気管支炎	急性浮腫性喉頭炎	急性扁桃炎
	急性膀胱炎	胸膜肺炎	グラデニーゴ症候群
	クラミジア肺炎	クループ性気管支炎	頸部膿瘍
	頸部リンパ節炎	口腔上顎洞瘻	喉頭周囲炎
さ	鼓室内水腫	細菌性膀胱炎	臍周囲炎
	再発性中耳炎	篩骨洞炎	歯性上顎洞炎
	歯性副鼻腔炎	歯性扁桃周囲膿瘍	習慣性アンギナ
	習慣性扁桃炎	出血性中耳炎	出血性膀胱炎
	術後腎盂腎炎	術後性中耳炎	術後性慢性中耳炎
	上咽頭炎	上顎洞炎	上行性腎盂腎炎
	猩紅熱性心筋炎	猩紅熱性中耳炎	上鼓室化膿症
	小児肺炎	小児副鼻腔炎	小膿疱性皮膚炎
	滲出性気管支炎	新生児中耳炎	水疱性中耳炎
	舌扁桃炎	腺窩性アンギナ	穿孔性中耳炎

ハ

た	前頭洞炎	増殖性化膿性口内炎	大葉性肺炎
	多発性膿疱症	単純性中耳炎	中耳炎性顔面神経麻痺
	腸間膜リンパ節炎	蝶形骨洞炎	沈下性肺炎
な	陳旧性中耳炎	乳児肺炎	尿細管間質性腎炎
	尿膜管膿瘍	膿皮症	膿疱
は	肺炎球菌性咽頭炎	肺炎球菌性気管支炎	敗血症性咽頭炎
	敗血症性肺炎	敗血症性皮膚炎	反復性膀胱炎
	汎副鼻腔炎	非特異性腸間膜リンパ節炎	非特異性リンパ節炎
	びまん性肺炎	びらん性膀胱炎	ぶどう球菌性咽頭炎
	ぶどう球菌性扁桃炎	閉塞性肺炎	扁桃性アンギナ
	扁桃膿瘍	蜂窩織炎性アンギナ	膀胱後部膿瘍
	膀胱三角部炎	膀胱周囲炎	膀胱周囲膿瘍
ま	膜性咽頭炎	慢性咽喉頭炎	慢性化膿性穿孔性中耳炎
	慢性化膿性中耳炎	慢性再発性膀胱炎	慢性耳管鼓室化膿性中耳炎
	慢性上鼓室乳突洞化膿性中耳炎	慢性穿孔性中耳炎	慢性中耳炎
	慢性中耳炎急性増悪	慢性中耳炎後遺症	慢性中耳炎術後再燃
	慢性複雑性膀胱炎	慢性副鼻腔炎	慢性副鼻腔炎急性増悪
	慢性副鼻腔膿瘍	慢性扁桃炎	慢性膀胱炎
	慢性リンパ管炎	慢性リンパ節炎	耳後部リンパ節炎
ら	耳後部リンパ腺炎	無熱性肺炎	良性慢性化膿性中耳炎
	連鎖球菌気管支炎	連鎖球菌性アンギナ	連鎖球菌性咽頭炎
	連鎖球菌性喉頭炎	連鎖球菌性喉頭気管炎	連鎖球菌性扁桃炎
	老人性肺炎		
△	BK ウイルス腎症	RS ウイルス気管支炎	アレルギー性副鼻腔炎
	咽頭チフス	咽頭痛	ウイルス性咽頭炎
	ウイルス性気管支炎	ウイルス性扁桃炎	エコーウイルス気管支炎
	間質性膀胱炎	乾酪性副鼻腔炎	結核性中耳炎
	紅色陰癬	コクサッキーウイルス気管支炎	上下肢リンパ浮腫
	敗血症性気管支炎	パラインフルエンザウイルス気管支炎	非定型肺炎
	扁桃チフス	放射線出血性膀胱炎	放射線性膀胱炎
	マイコプラズマ気管支炎	ライノウイルス気管支炎	淋菌性咽頭炎
	リンパ浮腫		

用法用量　通常，幼小児に対しては，セフポドキシム　プロキセチルとして1回3mg(力価)/kgを1日2～3回，用時懸濁して経口投与する。
なお，年齢，体重，症状等に応じて適宜増減するが，重症又は効果不十分と思われる症例には，1回4.5mg(力価)/kgを1日3回経口投与する。

用法用量に関連する使用上の注意

(1)高度の腎障害のある患者には，投与量・投与間隔の適切な調節をするなど慎重に投与すること。
(2)本剤の使用にあたっては，原則として感受性を確認し，疾病の治療上必要な最小限の期間の投与にとどめること。

禁忌　本剤の成分によるショックの既往歴のある患者

原則禁忌　本剤の成分又はセフェム系抗生物質に対し過敏症の既往歴のある患者

セフポドキシムプロキセチルDS小児用5%「サワイ」：沢井[44.6円/g]

バニヘップカプセル150mg

規格：150mg1カプセル[2812円/カプセル]

バニプレビル　　MSD　625

【効 能 効 果】

セログループ1(ジェノタイプⅠ(1a)又はⅡ(1b))のC型慢性肝炎における次のいずれかのウイルス血症の改善
(1)血中HCV RNA量が高値の未治療患者
(2)インターフェロンを含む治療法で無効又は再燃となった患者

【対応標準病名】

◎	C型慢性肝炎	ウイルス血症	
○	C型肝炎	C型肝炎ウイルス感染	C型肝炎合併妊娠
	C型肝硬変		

効能効果に関連する使用上の注意

(1)本剤の使用にあたっては，血中HCV RNAが陽性であること，及び組織像又は肝予備能，血小板数等により，肝硬変でないことを確認すること。
(2)血中HCV RNA量が高値の未治療患者に用いる場合は，血中HCV RNA量がRT-PCR法で5.0LogIU/mL以上に相当することを確認すること。
(3)インターフェロンを含む治療法のうち，他のプロテアーゼ阻害剤による既治療例に対する投与経験はない。これらの患者に対しては，ウイルス性肝疾患の治療に十分な知識・経験を持つ医師が前治療の種類，前治療に対する反応性，耐性変異の有無，患者の忍容性等を考慮した上で，本剤投与の可否を判断すること。

用法用量

本剤は，ペグインターフェロン　アルファ-2b(遺伝子組換え)及びリバビリンと併用すること。
(1)血中HCV RNA量が高値の未治療患者，あるいはインターフェロンを含む治療法で再燃となった患者に使用する場合：通常，成人にはバニプレビルとして1回300mgを1日2回，12週間経口投与する。
(2)インターフェロンを含む治療法で無効となった患者に使用する場合：通常，成人にはバニプレビルとして1回300mgを1日2回，24週間経口投与する。

用法用量に関連する使用上の注意

(1)本剤の単独投与は行わないこと。
(2)本剤，ペグインターフェロン　アルファ-2b(遺伝子組換え)及びリバビリンを併用する場合は，3剤併用投与で治療を開始する。本剤を血中HCV RNA量が高値の未治療患者，あるいはインターフェロンを含む治療法で再燃となった患者に使用する場合，最初の12週間は3剤併用投与し，続く12週間はペグインターフェロン　アルファ-2b(遺伝子組換え)及びリバビリンによる2剤併用投与を実施すること。本剤をインターフェロンを含む治療法で無効となった患者に使用する場合，24週間3剤併用投与を実施すること。なお，本剤，ペグインターフェロン　アルファ-2b(遺伝子組換え)及びリバビリンを，24週間を超えて併用投与した際の有効性及び安全性は確立していない。
(3)治療中の抗ウイルス効果が不十分な場合，潜在的に又は新たに誘発された薬剤耐性ウイルスが出現していることがあるので，治療中止を考慮すること。
(4)ペグインターフェロン　アルファ-2b(遺伝子組換え)及びリバビリンの投与量は，各製品の添付文書に定められた用法用量に従うこと。併用にあたっては，投与開始前に各製品の添付文書に定められた臨床検査値基準を満たしていることを確認すること。また，投与中に各製品の用量調節や投与中止を必要とする副作用が発現した場合には，各製品の添付文書を参照すること。なお，白血球数，好中球数，血小板数については以下の5.を参照すること。
(5)本剤とペグインターフェロン　アルファ-2b(遺伝子組換え)及びリバビリンを併用するにあたっては，白血球数が4,000/mm^{3}以上又は好中球数が1,500/mm^{3}以上，血小板数が100,000/mm^{3}以上であることが望ましい。また，投与中に白血球数，好中球数又は血小板数の低下が認められた場合には，下記を参考にペグインターフェロン　アルファ-2b(遺伝子組換え)の用量を調節，あるいは本剤，ペグインターフェロン　アルファ-2b(遺伝子組換え)及びリバビリンの投与を中止すること。

検査項目	数値	リバビリン	ペグインターフェロン　アルファ-2b(遺伝子組換え)	本剤
白血球数	1,500/mm³未満に減少	用量変更なし	減量＊	用量変更なし
好中球数	750/mm³未満に減少			
血小板数	80,000/mm³未満に減少			
白血球数	1,000/mm³未満に減少	投与中止	投与中止	投与中止
好中球数	500/mm³未満に減少			
血小板数	50,000/mm³未満に減少			

＊：ペグインターフェロン　アルファ-2b(遺伝子組換え)の減量時用量

体重(kg)	第1段階(1.0μg/kg)			第2段階(0.5μg/kg)		
	投与量(μg)	使用バイアル	液量(mL)	投与量(μg)	使用バイアル	液量(mL)
35～45	40	50μg/0.5mL用	0.4	20	50μg/0.5mL用	0.2
46～60	50		0.5	25		0.25
61～75	70	100μg/0.5mL用	0.35	35		0.35
76～90	80		0.4	40		0.4
91～120	100		0.5	50		0.5

警告　本剤は，ウイルス性肝疾患の治療に十分な知識・経験を持つ医師のもとで，本剤の投与が適切と判断される患者に対してのみ投与すること。

禁忌

(1)本剤の成分に対して過敏症の既往歴のある患者
(2)重度の肝機能障害(Child-Pugh C)のある患者
(3)下記の薬剤を投与中の患者
リファンピシン，リファブチン，カルバマゼピン，フェニトイン，フェノバルビタール，セイヨウオトギリソウ(St.John's Wort：セント・ジョーンズ・ワート)含有食品，コビシスタット含有製剤，インジナビル，イトラコナゾール，リトナビル，ボリコナゾール，クラリスロマイシン，ネルフィナビル，サキナビル，シクロスポリン，アタザナビル，ロピナビル・リトナビル，エルトロンボパグ

併用禁忌

薬剤名等	臨床症状・措置方法	機序・危険因子
リファンピシン(リファジン)	併用初期に肝トランスポーターの阻害によりバニプレビルの血中濃度が上昇するおそれがある。バニプレビルを高用量で投与したとき，悪心，嘔吐，下痢の発現増加の報告がある。また，併用継続により代謝酵素が誘導され，併用初期よりもバニプレビルの血中濃度が低下するおそれがある。	リファンピシン併用中は OATP1B1 及び OATP1B3 阻害作用により，バニプレビルの肝取込みが抑制される。また，リファンピシンは反復投与により CYP3A 誘導作用を発現するためバニプレビルの代謝が亢進される。
リファブチン(ミコブティン) カルバマゼピン(テグレトール) フェニトイン(アレビアチン) フェノバルビタール(フェノバール) セイヨウオトギリソウ(St.John's Wort：セント・ジョーンズ・ワート)含有食品	併用によりバニプレビルの血中濃度を低下させ，効果を減弱させるおそれがある。	これら薬物あるいは食品の CYP3A 誘導作用によりバニプレビルの代謝が亢進される。
コビシスタット含有製剤(スタリビルド) インジナビル(クリキシバン) イトラコナゾール(イトリゾール) リトナビル(ノービア) ボリコナゾール(ブイフェンド) クラリスロマイシン(クラリス，クラリシッド) ネルフィナビル(ビラセプト) サキナビル(インビラーゼ)	併用によりバニプレビルの血中濃度が上昇するおそれがある。バニプレビルを高用量で投与したとき，悪心，嘔吐，下痢の発現増加の報告がある。	これら薬物の CYP3A に対する阻害作用により，バニプレビルの代謝が抑制される。
シクロスポリン(サンディミュン，ネオーラル) アタザナビル(レイアタッツ) ロピナビル・リトナビル(カレトラ) エルトロンボパグ(レボレード)		これら薬物の OATP1B1 及び/又は OATP1B3 阻害作用により，バニプレビルの肝取込みが抑制される。

パパベリン塩酸塩「ヨシダ」　規格：1g[45.5円/g]
パパベリン塩酸塩　吉田　124

【効　能　効　果】

下記疾患に伴う内臓平滑筋の痙攣症状
　胃炎，胆道(胆管・胆のう)系疾患
急性動脈塞栓，末梢循環障害，冠循環障害における血管拡張と症状の改善

【対応標準病名】

◎	胃炎	胃痙攣	痙性胃炎
	痙攣	胆道疾患	動脈塞栓症
	末梢循環障害		
○	アルコール性胃炎	アレルギー性胃炎	胃十二指腸炎
	萎縮性胃炎	萎縮性化生性胃炎	胃びらん
	腋窩動脈血栓症	壊疽性胆細管炎	下肢急性動脈閉塞症
	下肢慢性動脈閉塞症	肝外閉塞性黄疸	肝動脈血栓症
	肝動脈塞栓症	肝内胆管拡張症	肝内胆管狭窄
	肝内胆細管炎	逆行性胆管炎	急性胃炎
	急性化膿性胆管炎	急性胆管炎	急性胆細管炎
	急性びらん性胃炎	急性閉塞性化膿性胆管炎	狭窄性胆管炎
	血管運動性肢端感覚異常症	原発性硬化性胆管炎	後天性胆管狭窄症
	細胆管炎	再発性胆管炎	鎖骨下動脈閉塞症
	四肢末梢循環障害	肢端紅痛症	趾端循環障害
	肢端チアノーゼ	肢端知覚異常	重症虚血肢
	十二指腸総胆管炎	十二指腸乳頭狭窄	上肢急性動脈閉塞症
	上肢慢性動脈閉塞症	神経性胃炎	スチール症候群
	全身性閉塞性血栓血管炎	総胆管拡張症	総胆管狭窄症
	総胆管閉塞症	大腿動脈閉塞症	大動脈血栓症
	大動脈塞栓症	胆管炎	胆管狭窄症
	胆管閉塞症	胆汁うっ滞	胆道ジスキネジア
	中毒性胃炎	腸骨動脈血栓症	腸骨動脈塞栓症
	バージャー病	表層性胃炎	腹部大動脈血栓症
	腹部大動脈塞栓症	ブルートウ症候群	閉塞性黄疸
	閉塞性血栓血管炎	ヘリコバクター・ピロリ胃炎	末梢動脈塞栓症
	慢性胃炎	慢性胆管炎	慢性胆細管炎
	ミリッチ症候群	メネトリエ病	疣状胃炎
	ルリッシュ症候群	レイノー現象	レイノー症候群
	レイノー病		
△	胃うっ血	胃運動機能障害	胃運動亢進症
	胃液分泌過多	胃拡張	胃機能亢進
	胃軸捻症	胃腸運動機能障害	胃腸機能異常
	胃腸機能減退	胃特発性破裂	胃粘膜過形成

胃のう胞	胃壁軟化症	胃蜂窩織炎
オディ括約筋収縮	過酸症	下肢血行障害
下肢末梢循環障害	間欠性跛行	急性胃腸障害
急性胃粘膜病変	痙攣発作	血栓塞栓症
コレステロール塞栓症	十二指腸破裂	出血性胃炎
術後残胃胃炎	塞栓性梗塞	胆管萎縮
胆管潰瘍	胆管拡張症	胆管ポリープ
胆管癒着	胆道機能異常	胆道閉鎖
動脈血栓症	動脈硬化性間欠性跛行	動脈攣縮
肉芽腫性胃炎	肥厚性幽門狭窄症	びらん性胃炎
放射線胃炎	末梢循環不全	末梢性血管攣縮
末梢動脈疾患	慢性動脈閉塞症	薬物胃障害
連鎖球菌症候群		

用法用量　パパベリン塩酸塩として，通常，成人1日200mgを3～4回に分割経口投与する。なお，年齢，症状により適宜増減する。

禁忌　本剤に対し過敏症の既往歴のある患者

バファリン配合錠A81　規格：81mg1錠[5.6円/錠]

アスピリン　ジヒドロキシアルミニウムアミノアセタート　炭酸マグネシウム　ライオン　339

【効能効果】

(1)下記疾患における血栓・塞栓形成の抑制
　狭心症(慢性安定狭心症，不安定狭心症)
　心筋梗塞
　虚血性脳血管障害(一過性脳虚血発作(TIA)，脳梗塞)
(2)冠動脈バイパス術(CABG)あるいは経皮経管冠動脈形成術(PTCA)施行後における血栓・塞栓形成の抑制
(3)川崎病(川崎病による心血管後遺症を含む)

【対応標準病名】

◎	PTCA術後	安定狭心症	一過性脳虚血発作
	川崎病	冠動脈バイパス術後	急性熱性皮膚リンパ節症候群
	狭心症	虚血性脳血管障害	血栓性脳梗塞
	血栓塞栓症	心筋梗塞	塞栓性脳梗塞
	脳虚血症	脳梗塞	不安定狭心症
○	ACバイパス術後	CADASIL	CARASIL
あ	ST上昇型急性心筋梗塞	アテローム血栓性脳梗塞	アテローム血栓性脳梗塞・急性期
	アテローム血栓性脳梗塞・慢性期	安静時狭心症	異型狭心症
	ウィリス動脈輪周囲炎	延髄梗塞	延髄梗塞・急性期
か	延髄梗塞・慢性期	海綿静脈洞症候群	可逆性虚血性神経障害
	川崎病性冠動脈瘤	川崎病による虚血性心疾患	冠状動脈血栓症
	冠状動脈血栓塞栓症	冠状動脈口閉鎖	冠動脈ステント植え込み状態
	冠攣縮性狭心症	奇異性脳塞栓症	急性右室梗塞
	急性下後壁心筋梗塞	急性下側壁心筋梗塞	急性下壁心筋梗塞
	急性貫壁性心筋梗塞	急性基部側壁心筋梗塞	急性高位側壁心筋梗塞
	急性後基部心筋梗塞	急性後側部心筋梗塞	急性広範前壁心筋梗塞
	急性後壁心筋梗塞	急性後壁中隔心筋梗塞	急性心筋梗塞
	急性心尖部側壁心筋梗塞	急性心内膜下梗塞	急性前側壁心筋梗塞
	急性前壁心筋梗塞	急性前壁心尖部心筋梗塞	急性前壁中隔心筋梗塞
	急性側壁心筋梗塞	急性中隔心筋梗塞	橋梗塞
	橋梗塞・急性期	橋梗塞・慢性期	狭心症3枝病変
	虚血性脳卒中	虚血性白質脳症	血栓性小脳梗塞
	腱索断裂・急性心筋梗塞に合併	後大脳動脈狭窄	後大脳動脈血栓症
	後大脳動脈症候群	後大脳動脈塞栓症	後大脳動脈閉塞症
さ	コレステロール塞栓症	再発性脳梗塞	鎖骨下動脈閉塞症
	出血性脳梗塞	小窩性卒中	小児もやもや病
	小脳梗塞	小脳卒中症候群	小脳動脈狭窄
	小脳動脈血栓症	小脳動脈塞栓症	小脳動脈閉塞
	静脈血栓性脳梗塞	静脈性脳梗塞	初発労作型狭心症
	心原性小脳梗塞	心原性脳塞栓症	心室中隔穿孔・急性心筋梗塞に合併
	心室内血栓症・急性心筋梗塞に合併	心尖部血栓症・急性心筋梗塞に合併	心破裂・急性心筋梗塞に合併
	心房中隔穿孔・急性心筋梗塞に合併	心房内血栓症・急性心筋梗塞に合併	心膜血腫・急性心筋梗塞に合併
	成人もやもや病	セスタンーシュネ症候群	切迫脳卒中
	前大脳動脈狭窄	前大脳動脈血栓症	前大脳動脈症候群
	前大脳動脈塞栓症	前大脳動脈閉塞症	穿通枝梗塞
	増悪労作型狭心症	塞栓性梗塞	塞栓性小脳梗塞
	塞栓性小脳梗塞・急性期	塞栓性小脳梗塞・慢性期	塞栓性脳梗塞・急性期
た	塞栓性脳梗塞・慢性期	大動脈血栓症	大動脈塞栓症
	多発性小脳梗塞	多発性脳梗塞	多発性ラクナ梗塞
	中大脳動脈狭窄症	中大脳動脈血栓症	中大脳動脈症候群
	中大脳動脈塞栓症	中大脳動脈閉塞症	陳旧性心筋梗塞
	椎骨動脈狭窄症	椎骨動脈血栓症	椎骨動脈塞栓症
	椎骨動脈閉塞症	椎骨脳底動脈狭窄症	動脈血栓症
な	動脈塞栓症	内頚動脈狭窄症	内頚動脈血栓症
	内頚動脈塞栓症	内頚動脈閉塞症	乳頭筋断裂・急性心筋梗塞に合併
	乳頭筋不全症・急性心筋梗塞に合併	脳外主幹動脈血栓症脳梗塞	脳外主幹動脈塞栓症脳梗塞
	脳外主幹動脈閉塞脳梗塞	脳幹梗塞	脳幹梗塞・急性期
	脳幹梗塞・慢性期	脳血管障害	脳血管閉塞性脳梗塞
	脳血管攣縮	脳血管攣縮による脳梗塞	脳梗塞・急性期
	脳梗塞・慢性期	脳梗塞後遺症	脳循環不全
	脳静脈血栓症	脳底動脈狭窄症	脳底動脈血栓症
	脳底動脈先端症候群	脳底動脈先端塞栓症	脳底動脈塞栓症
	脳底動脈閉塞症	脳動脈炎	脳動脈解離による脳梗塞
	脳動脈狭窄症	脳動脈循環不全	脳動脈閉塞症
は	脳軟化症	非Q波心筋梗塞	非ST上昇型心筋梗塞
	皮質枝梗塞	皮質静脈血栓症	フォヴィル症候群
ま	不全型川崎病	分水界梗塞	慢性動脈閉塞症
	無症候性多発性脳梗塞	無症候性脳梗塞	無症候性ラクナ梗塞
ら	もやもや病	夜間狭心症	ラクナ梗塞
わ	労作時兼安静時狭心症	労作性狭心症	ワレンベルグ症候群
△	アレルギー性肉芽腫性血管炎	異種生体弁置換術後	右室自由壁破裂
	外頚動脈海綿静脈洞瘻	頚動脈ステント植え込み状態	結節性多発動脈炎
	顕微鏡的多発血管炎	左室自由壁破裂	矢状静脈洞血栓症
	若年性多発性動脈炎	重症虚血肢	心筋梗塞後症候群
	人工血管移植後	心臓破裂	ステント植え込み状態
	僧帽弁置換術後	多発性血管炎重複症候群	中毒性黒内障
	同種生体弁置換術後	ドレッスラー症候群	内頚動脈海綿静脈洞瘻
	内頚動脈眼動脈分岐部動脈瘤	脳壊死	脳静脈洞血栓症
	脳動脈攣縮	脳毛細血管拡張症	微小血管性狭心症
	皮膚結節性多発動脈炎	腹部大動脈ステント植え込み状態	

用法用量
(1)狭心症(慢性安定狭心症，不安定狭心症)，心筋梗塞，虚血性脳血管障害(一過性脳虚血発作(TIA)，脳梗塞)における血栓・塞栓形成の抑制，冠動脈バイパス術(CABG)あるいは経皮経管冠動脈形成術(PTCA)施行後における血栓・塞栓形成の抑制に使用する場合：通常，成人には1錠(アスピリンとして81mg)を1回量として，1日1回経口投与する。なお，症状により1回4錠(アスピリンとして324mg)まで増量できる。
(2)川崎病(川崎病による心血管後遺症を含む)に使用する場合：急性期有熱期間は，アスピリンとして1日体重1kgあたり30～50mgを3回に分けて経口投与する。解熱後の回復期から慢性期は，アスピリンとして1日体重1kgあたり3～5mgを1

回経口投与する。なお，症状に応じて適宜増減する。

用法用量に関連する使用上の注意

(1)空腹時の投与は避けることが望ましい。
(2)心筋梗塞及び経皮経管冠動脈形成術に対する投与に際しては，初期投与量として維持量の数倍が必要とされていることに留意すること。
(3)原則として川崎病の診断がつき次第，投与を開始することが望ましい。
(4)川崎病では発症後数ヵ月間，血小板凝集能が亢進しているので，川崎病の回復期において，本剤を発症後2～3ヵ月間投与し，その後断層心エコー図等の冠動脈検査で冠動脈障害が認められない場合には，本剤の投与を中止すること。冠動脈瘤を形成した症例では，冠動脈瘤の退縮が確認される時期まで投与を継続することが望ましい。
(5)川崎病の治療において，低用量では十分な血小板機能の抑制が認められない場合もあるため，適宜，血小板凝集能の測定等を考慮すること。

禁忌

(1)本剤及び本剤の成分又はサリチル酸系製剤に対し過敏症の既往歴のある患者
(2)消化性潰瘍のある患者
(3)出血傾向のある患者
(4)アスピリン喘息(非ステロイド性消炎鎮痛剤等による喘息発作の誘発)又はその既往歴のある患者
(5)出産予定日12週以内の妊婦
(6)低出生体重児，新生児又は乳児

アスファネート配合錠A81：中北薬品[5.6円/錠]，ニトギス配合錠A81：シオノ[5.6円/錠]，バッサミン配合錠A81：テバ製薬[5.6円/錠]，ファモター配合錠A81：鶴原[5.6円/錠]

バファリン配合錠A330　規格：330mg1錠[5.7円/錠]

アスピリン　ジヒドロキシアルミニウムアミノアセテート　炭酸マグネシウム　ライオン　114

【効能効果】

頭痛，歯痛，月経痛，感冒の解熱，関節リウマチ，リウマチ熱，症候性神経痛

【対応標準病名】

◎	かぜ	関節リウマチ	感冒
	月経痛	歯根のう胞	歯周炎
	歯髄炎	歯痛	神経痛
	頭痛	リウマチ熱	
○あ	RS3PE 症候群	足炎	一部性歯髄炎
	う蝕第2度単純性歯髄炎	う蝕第3度急性化膿性根尖性歯周炎	う蝕第3度急性化膿性歯髄炎
	う蝕第3度急性単純性根尖性歯周炎	う蝕第3度歯髄壊死	う蝕第3度歯髄壊疽
	う蝕第3度慢性壊疽性歯髄炎	う蝕第3度慢性潰瘍性歯髄炎	う蝕第3度慢性化膿性根尖性歯周炎
	う蝕第3度慢性増殖性歯髄炎	壊死性潰瘍性歯周炎	壊死性潰瘍性歯肉炎
	壊疽性歯髄炎	壊疽性歯肉炎	炎症性頭痛
か	炎症性多発性関節障害	外傷性歯根膜炎	外傷性歯髄炎
	外歯瘻	潰瘍性歯肉炎	踵痛
	下肢神経痛	下肢痛	下腿神経炎
	下腿痛	化膿性歯周炎	化膿性歯肉炎
	カリエスのない歯髄炎	環指痛	関節リウマチ・顎関節
	関節リウマチ・肩関節	関節リウマチ・胸椎	関節リウマチ・頚椎
	関節リウマチ・股関節	関節リウマチ・指関節	関節リウマチ・趾関節
	関節リウマチ・膝関節	関節リウマチ・手関節	関節リウマチ・脊椎
	関節リウマチ・足関節	関節リウマチ・肘関節	関節リウマチ・腰椎
	感染性鼻炎	器質性月経困難症	機能性月経困難症
	急性一部性化膿性歯髄炎	急性一部性単純性歯髄炎	急性壊疽性歯髄炎
	急性化膿性根尖性歯周炎	急性化膿性歯根膜炎	急性化膿性歯髄炎
	急性化膿性辺縁性歯根膜炎	急性根尖性歯周炎	急性歯冠周囲炎
	急性歯周炎	急性歯髄炎	急性歯槽膿瘍
	急性歯肉炎	急性全部性化膿性歯髄炎	急性全部性単純性歯髄炎
	急性単純性根尖性歯周炎	急性単純性歯髄炎	急性鼻咽頭炎
	急性リウマチ熱	急性リウマチ熱性輪状紅斑	急速進行性歯周炎
	頬部痛	胸壁神経痛	頚部神経痛
	月経困難症	月経モリミナ	血行性歯髄炎
	血清反応陰性関節リウマチ	限局型若年性歯周炎	肩甲上神経痛
	原発性月経困難症	後足部痛	後頭下神経痛
	後頭神経痛	後頭部神経痛	後頭部痛
	広汎型若年性歯周炎	項部神経痛	股痛
	混合性頭痛	根尖周囲のう胞	根尖周囲膿瘍
	根尖性歯周炎	根尖肉芽腫	根尖膿瘍
さ	根側歯周膿瘍	根分岐部病変	残髄炎
	残存性歯根のう胞	歯冠周囲炎	歯冠周囲膿瘍
	歯根膜下膿瘍	四肢神経痛	四肢痛
	示指痛	四肢末端痛	歯周症
	歯周のう胞	歯周膿瘍	思春期性歯肉炎
	歯髄壊死	歯髄壊疽	歯性顔面痛
	歯槽膿瘍	趾痛	歯肉炎
	歯肉膿瘍	若年性歯周炎	習慣性頭痛
	手指神経炎	手指痛	手背部痛
	手部痛	上行性歯髄炎	上肢筋肉痛
	上肢神経痛	小指痛	上肢痛
	上腕神経痛	上腕痛	神経炎
	神経痛性歯痛	頭重感	成人スチル病
	前思春期性歯周炎	前足部痛	前頭部痛
	全部性歯髄炎	前腕神経痛	前腕痛
	早期発症型歯周炎	増殖性歯肉炎	足痛
	足底部痛	側頭部神経痛	側頭部痛
た	足背痛	続発性月経困難症	大腿神経痛
	大腿痛	大腿内側部痛	多発性リウマチ性関節炎
	単純性歯周炎	単純性歯肉炎	智歯周囲炎
	中隔部肉芽形成	中指痛	中足部痛
	頭頚部痛	頭頂部痛	頭部神経痛
なは	特殊性歯周炎	特発性神経痛	内歯瘻
	難治性歯周炎	妊娠中感冒	背部神経痛
	剥離性歯肉炎	肥大性歯肉炎	非定型歯痛
	腓腹部痛	びらん性歯肉炎	複雑性歯周炎
	複雑性歯肉炎	腹壁神経痛	プラーク性歯肉炎
	ヘルペスウイルス性歯肉口内炎	辺縁性化膿性歯根膜炎	辺縁性歯周組織炎
	放散性歯痛	萌出性歯肉炎	母指球部痛
	母指痛	母趾痛	発作性頭痛
ま	膜様月経困難症	慢性萎縮性老人性歯肉炎	慢性壊疽性歯髄炎
	慢性開放性歯髄炎	慢性潰瘍性歯髄炎	慢性化膿性根尖性歯周炎
	慢性根尖性歯周炎	慢性歯冠周囲炎	慢性歯周炎
	慢性歯周膿瘍	慢性歯髄炎	慢性歯槽膿瘍
	慢性歯肉炎	慢性神経痛	慢性増殖性歯髄炎
	慢性単純性歯髄炎	慢性閉鎖性歯髄炎	慢性辺縁性歯周炎急性発作
	慢性辺縁性歯周炎軽度	慢性辺縁性歯周炎重度	慢性辺縁性歯周炎中等度
やら	ムチランス変形	薬物誘発性頭痛	腰皮神経痛
	リウマチ性滑液包炎	リウマチ性皮下結節	リウマチ様関節炎
	肋間神経痛		
△	足異物	下腿筋肉内異物残留	関節リウマチ性間質性肺炎
	顔面痛	偽膜性アンギナ	急性鼻炎
	胸部筋肉内異物残留	頚性頭痛	月経性歯肉炎

月経前症候群	月経前浮腫	月経前片頭痛
牽引性頭痛	肩部筋肉内異物残留	骨盤内うっ血症候群
根管異常	根管狭窄	根管穿孔
根管側壁穿孔	根管内異物	歯根膜ポリープ
歯髄充血	歯髄出血	歯髄露出
失活歯	膝関節部異物	膝部異物
膝部筋肉内異物残留	尺側偏位	手掌筋肉内異物残留
上腕筋肉内異物残留	髄室側壁穿孔	髄床底穿孔
全身的原因による歯の脱落	前腕筋肉内異物残留	爪下異物
象牙粒	足底異物	足底筋肉内異物残留
足部筋肉内異物残留	第2象牙質	大腿筋肉内異物残留
殿部異物	殿部筋肉内異物残留	頭部異物
背部筋肉内異物残留	歯の動揺	不規則象牙質
伏針	腹壁異物	無髄歯
腰部筋肉内異物残留	卵巣痛	ワンサンアンギナ
ワンサン気管支炎	ワンサン扁桃炎	

用法用量

(1)頭痛，歯痛，月経痛，感冒の解熱：通常，成人1回2錠，1日2回経口投与する。
(2)関節リウマチ，リウマチ熱，症候性神経痛：通常，成人1回2〜4錠，1日2〜3回経口投与する。
なお，いずれの場合も年齢，症状により適宜増減する。

禁忌

(1)本剤及び本剤の成分又はサリチル酸系製剤に対し過敏症の既往歴のある患者
(2)消化性潰瘍のある患者
(3)重篤な血液の異常のある患者
(4)重篤な肝障害のある患者
(5)重篤な腎障害のある患者
(6)重篤な心機能不全のある患者
(7)アスピリン喘息(非ステロイド性消炎鎮痛剤等による喘息発作の誘発)又はその既往歴のある患者
(8)出産予定日12週以内の妊婦

イスキア配合錠A330：シオノ［5.6円/錠］

バラクルード錠0.5mg　規格：0.5mg1錠［1061.8円/錠］
エンテカビル水和物　ブリストル　625

【効 能 効 果】

B型肝炎ウイルスの増殖を伴い肝機能の異常が確認されたB型慢性肝疾患におけるB型肝炎ウイルスの増殖抑制

【対応標準病名】

◎	B型慢性肝炎
○	B型肝硬変
△	慢性ウイルス肝炎

効能効果に関連する使用上の注意　本剤投与開始に先立ち，HBV DNA，HBV DNAポリメラーゼあるいはHBe抗原により，ウイルスの増殖を確認すること。

用法用量　本剤は，空腹時(食後2時間以降かつ次の食事の2時間以上前)に経口投与する。
通常，成人にはエンテカビルとして0.5mgを1日1回経口投与する。
なお，ラミブジン不応(ラミブジン投与中にB型肝炎ウイルス血症が認められる又はラミブジン耐性変異ウイルスを有するなど)患者には，エンテカビルとして1mgを1日1回経口投与することが推奨される。

用法用量に関連する使用上の注意

(1)本剤は，投与中止により肝機能の悪化もしくは肝炎の重症化を起こすことがある。本内容を患者に説明し，患者が自己の判断で投与を中止しないように十分指導すること。
(2)本剤は食事の影響により吸収率が低下するので，空腹時(食後2時間以降かつ次の食事の2時間以上前)に投与すること。
(3)腎機能障害患者では，高い血中濃度が持続するおそれがあるので，下表を参考にして，クレアチニンクリアランスが50mL/min未満の患者並びに血液透析又は持続携行式腹膜透析を施行されている患者では，投与間隔の調節が必要である。

腎機能障害患者における用法用量の目安

クレアチニンクリアランス(mL/min)	通常用量	ラミブジン不応患者
30以上50未満	0.5mgを2日に1回	1mgを2日に1回
10以上30未満	0.5mgを3日に1回	1mgを3日に1回
10未満	0.5mgを7日に1回	1mgを7日に1回
血液透析[注)]又は持続携行式腹膜透析(CAPD)患者	0.5mgを7日に1回	1mgを7日に1回

注)血液透析日は透析後に投与する。

警告　本剤を含むB型肝炎に対する治療を終了した患者で，肝炎の急性増悪が報告されている。
そのため，B型肝炎に対する治療を終了する場合には，投与終了後少なくとも数ヵ月間は患者の臨床症状と臨床検査値の観察を十分に行うこと。経過に応じて，B型肝炎に対する再治療が必要となることもある。

禁忌　本剤の成分に対し過敏症の既往歴のある患者

パラプロスト配合カプセル　規格：1カプセル［8.7円/カプセル］
L－アラニン　L－グルタミン酸　グリシン　陽進堂　251

【効 能 効 果】

前立腺肥大に伴う排尿障害，残尿および残尿感，頻尿

【対応標準病名】

◎	残尿感	前立腺肥大症	排尿障害
	頻尿症		
○	前立腺症	前立腺線維腫	遅延性排尿
	特発性多尿症	尿線断裂	尿線微弱
	排尿困難	夜間多尿	夜間頻尿症
△	多尿	尿道痛	排尿時灼熱感
	膀胱直腸障害	膀胱痛	

用法用量　通常1回2カプセル，1日3回経口投与する。なお，症状により適宜増減する。

パラミヂンカプセル300mg　規格：300mg1カプセル［16円/カプセル］
ブコローム　あすか　114

【効 能 効 果】

(1)手術後及び外傷後の炎症及び腫脹の緩解
(2)下記疾患の消炎，鎮痛，解熱
　関節リウマチ，変形性関節症
　膀胱炎
　多形滲出性紅斑
　急性副鼻腔炎，急性中耳炎
　子宮付属器炎
(3)痛風の高尿酸血症の是正

【対応標準病名】

◎	関節リウマチ	急性中耳炎	急性副鼻腔炎
	高尿酸血症	子宮付属器炎	手指変形性関節症
	全身性変形性関節症	多形滲出性紅斑	痛風
	変形性肩関節症	変形性関節症	変形性胸鎖関節症
	変形性肩鎖関節症	変形性股関節症	変形性膝関節症
	変形性手関節症	変形性足関節症	変形性肘関節症
	変形性中手関節症	膀胱炎	母指CM関節変形性関節症
○	CM関節変形性関節症	DIP関節変形性関節症	MRSA膀胱炎
あ	PIP関節変形性関節症	RS3PE症候群	アレルギー性副鼻腔炎

	アレルギー性膀胱炎	一側性外傷後股関節症	一側性外傷後膝関節症
	一側性形成不全性股関節症	一側性原発性股関節症	一側性原発性膝関節症
	一側性続発性股関節症	一側性続発性膝関節症	遠位橈尺関節変形性関節症
か	炎症性多発性関節障害	外傷後股関節症	外傷後膝関節症
	外傷性肩関節症	外傷性関節症	外傷性関節障害
	外傷性股関節症	外傷性膝関節症	外傷性手関節症
	外傷性穿孔性中耳炎	外傷性足関節症	外傷性肘関節症
	外傷性中耳炎	外傷性母指CM関節症	潰瘍性膀胱炎
	踵関節症	肩関節症	肩関節痛風
	化膿性中耳炎	間質性膀胱炎	関節症
	関節リウマチ・顎関節	関節リウマチ・肩関節	関節リウマチ・胸椎
	関節リウマチ・頚椎	関節リウマチ・股関節	関節リウマチ・指関節
	関節リウマチ・趾関節	関節リウマチ・膝関節	関節リウマチ・手関節
	関節リウマチ・脊椎	関節リウマチ・足関節	関節リウマチ・肘関節
	関節リウマチ・腰椎	急性化膿性中耳炎	急性篩骨洞炎
	急性出血性膀胱炎	急性上顎洞炎	急性前頭洞炎
	急性単純性膀胱炎	急性蝶形骨洞炎	急性汎副鼻腔炎
	急性副鼻腔蓄膿症	急性付属器炎	急性膀胱炎
	急性卵管炎	急性卵巣炎	急速破壊型股関節症
	グラデニーゴ症候群	形成不全性股関節症	血清反応陰性関節リウマチ
	原発性関節症	原発性股関節症	原発性膝関節症
	原発性全身性関節症	原発性痛風	原発性変形性関節症
	原発性母指CM関節症	股関節症	鼓室内水腫
さ	細菌性膀胱炎	再発性中耳炎	趾関節症
	膝関節症	尺側偏位	重症多形滲出性紅斑・急性期
	手関節症	手根関節症	出血性中耳炎
	出血性膀胱炎	術後性中耳炎	術後性慢性中耳炎
	上鼓室化膿症	神経原性関節症	新生児中耳炎
	腎性低尿酸血症	水疱性多形紅斑	水疱性中耳炎
	スティーブンス・ジョンソン症候群	成人スチル病	穿孔性中耳炎
	先天性股関節脱臼治療後亜脱臼	足関節症	続発性関節症
	続発性股関節症	続発性膝関節症	続発性多発性関節症
た	続発性痛風	続発性母指CM関節症	多形紅斑
	多形紅斑性関節障害	多発性関節症	多発性リウマチ性関節炎
	単純性中耳炎	肘関節症	中耳炎
	中耳炎性顔面神経麻痺	中毒性表皮壊死症	痛風結節
	痛風腎	痛風性関節炎	痛風性関節症
な	痛風発作	定型痛風	二次性変形性関節症
は	尿膜管膿瘍	反復性膀胱炎	非水疱性多形紅斑
	びらん性関節症	びらん性膀胱炎	ブシャール結節
	ヘーガース結節	ヘバーデン結節	膀胱後部膿瘍
	膀胱三角部炎	膀胱周囲炎	膀胱周囲膿瘍
	放射線出血性膀胱炎	放射線性膀胱炎	母指CM関節症
ま	母指関節症	慢性化膿性穿孔性中耳炎	慢性化膿性中耳炎
	慢性再発性膀胱炎	慢性耳管鼓室化膿性中耳炎	慢性上鼓室乳突洞化膿性中耳炎
	慢性穿孔性中耳炎	慢性中耳炎	慢性中耳炎術後再燃
	慢性複雑性膀胱炎	慢性付属器炎	慢性膀胱炎
	慢性卵管炎	慢性卵巣炎	無症候性高尿酸血症
ら	ムチランス変形	薬剤性痛風	ライエル症候群
	ライエル症候群型薬疹	卵管炎	卵管周囲炎
	卵管卵巣膿瘍	卵管留水症	卵管留膿症
	卵巣炎	卵巣周囲炎	卵巣膿瘍
	卵巣卵管周囲炎	リウマチ性滑液包炎	リウマチ性皮下結節
	リウマチ様関節炎	良性慢性化膿性中耳炎	両側性外傷後股関節症
	両側性外傷後膝関節症	両側性外傷性母指CM関節症	両側性形成不全性股関節症
	両側性原発性股関節症	両側性原発性膝関節症	両側性原発性母指CM関節症
	両側性続発性股関節症	両側性続発性膝関節症	両側性続発性母指CM関節症
	ループス膀胱炎	レッシュ・ナイハン症候群	老人性関節炎
	老年性股関節症		
△	一過性関節症	結核性中耳炎	陳旧性中耳炎
	低尿酸血症	鉛痛風	慢性中耳炎後遺症

用法用量　ブコロームとして，通常成人1日600～1,200mg(2～4カプセル)を2～4回に分割経口投与する。ただし，リウマチ疾患には1日900～1,200mg(3～4カプセル)，痛風の高尿酸血症の是正には1日300～900mg(1～3カプセル)とする。
なお，年齢，症状により適宜増減する。

禁忌

(1)消化性潰瘍のある患者
(2)重篤な血液の異常のある患者
(3)重篤な肝障害のある患者
(4)重篤な腎障害のある患者
(5)本剤の成分に対し過敏症の患者
(6)アスピリン喘息(非ステロイド性消炎鎮痛剤等による喘息発作の誘発)又はその既往歴のある患者

パリエット錠5mg　規格：5mg1錠[70.5円/錠]
パリエット錠10mg　規格：10mg1錠[132.6円/錠]
ラベプラゾールナトリウム　エーザイ　232

【効 能 効 果】

胃潰瘍，十二指腸潰瘍，吻合部潰瘍，逆流性食道炎，Zollinger-Ellison症候群，非びらん性胃食道逆流症，低用量アスピリン投与時における胃潰瘍又は十二指腸潰瘍の再発抑制
下記におけるヘリコバクター・ピロリの除菌の補助：胃潰瘍，十二指腸潰瘍，胃MALTリンパ腫，特発性血小板減少性紫斑病，早期胃癌に対する内視鏡的治療後胃，ヘリコバクター・ピロリ感染胃炎

【対応標準病名】

◎	胃MALTリンパ腫	胃潰瘍	胃十二指腸潰瘍
	逆流性食道炎	十二指腸潰瘍	早期胃癌
	早期胃癌EMR後	早期胃癌ESD後	ゾリンジャー・エリソン症候群
	特発性血小板減少性紫斑病	非びらん性胃食道逆流症	吻合部潰瘍
	ヘリコバクター・ピロリ胃炎	ヘリコバクター・ピロリ感染症	
○	NSAID胃潰瘍	NSAID十二指腸潰瘍	胃潰瘍瘢痕
	胃十二指腸潰瘍瘢痕	胃食道逆流症	維持療法の必要な術後難治性逆流性食道炎
	胃穿孔	急性胃潰瘍	急性胃潰瘍穿孔
	急性胃粘膜病変	急性十二指腸潰瘍	急性十二指腸潰瘍穿孔
	急性出血性胃潰瘍	急性出血性十二指腸潰瘍	急性出血性十二指腸潰瘍穿孔
	クッシング潰瘍	高ガストリン血症	再発性胃潰瘍
	再発性十二指腸潰瘍	残胃潰瘍	十二指腸潰瘍瘢痕
	十二指腸球後部潰瘍	十二指腸穿孔	出血性胃潰瘍
	出血性十二指腸潰瘍	出血性十二指腸潰瘍穿孔	出血性吻合部潰瘍
	術後胃潰瘍	術後胃十二指腸潰瘍	術後十二指腸潰瘍
	心因性胃潰瘍	ステロイド潰瘍	ステロイド潰瘍穿孔
	ストレス潰瘍	ストレス性胃潰瘍	ストレス性十二指腸潰瘍
	穿孔性胃潰瘍	穿孔性十二指腸潰瘍	穿孔性吻合部潰瘍
	穿通性胃潰瘍	穿通性十二指腸潰瘍	多発胃潰瘍
	多発性十二指腸潰瘍	多発性出血性胃潰瘍	デュラフォイ潰瘍
	特発性血小板減少性紫斑病合併妊娠	難治性胃潰瘍	難治性逆流性食道炎
	難治性十二指腸潰瘍	難治性吻合部潰瘍	慢性胃潰瘍
	慢性胃潰瘍活動期	慢性十二指腸潰瘍	慢性十二指腸潰瘍活動期

	薬剤性胃潰瘍		
△	アルコール性胃炎	アレルギー性胃炎	胃炎
	胃空腸周囲炎	胃周囲炎	胃十二指腸炎
	萎縮性胃炎	萎縮性化生性胃炎	維持療法の必要な難治性逆流性食道炎
	胃粘膜過形成	胃びらん	胃蜂窩織炎
	エバンス症候群	急性胃炎	急性出血性胃潰瘍穿孔
	急性特発性血小板減少性紫斑病	急性びらん性胃炎	十二指腸炎
	十二指腸周囲炎	十二指腸乳頭炎	十二指腸びらん
	出血性胃炎	出血性胃潰瘍穿孔	術後逆流性食道炎
	術後残胃胃炎	術後難治性逆流性食道炎	神経性胃炎
	早期胃癌術後	中毒性胃炎	腸上皮化生
	島細胞過形成症	肉芽腫性胃炎	反応性リンパ組織増生症
	表層性胃炎	びらん性胃炎	びらん性十二指腸炎
	放射線胃炎	慢性胃炎	慢性十二指腸炎
	慢性特発性血小板減少性紫斑病	メネトリエ病	疣状胃炎

効能効果に関連する使用上の注意

(1)本剤の投与が胃癌による症状を隠蔽することがあるので，悪性でないことを確認のうえ投与すること(胃MALTリンパ腫，早期胃癌に対する内視鏡的治療後胃におけるヘリコバクター・ピロリの除菌の補助を除く)。
(2)低用量アスピリン投与時における胃潰瘍又は十二指腸潰瘍の再発抑制の場合：血栓・塞栓の形成抑制のために低用量アスピリンを継続投与している患者を投与対象とし，投与開始に際しては，胃潰瘍又は十二指腸潰瘍の既往を確認すること。
(3)ヘリコバクター・ピロリの除菌の補助の場合
①進行期胃MALTリンパ腫に対するヘリコバクター・ピロリ除菌治療の有効性は確立していない。
②特発性血小板減少性紫斑病に対しては，ガイドライン等を参照し，ヘリコバクター・ピロリ除菌治療が適切と判断される症例にのみ除菌治療を行うこと。
③早期胃癌に対する内視鏡的治療後胃以外には，ヘリコバクター・ピロリ除菌治療による胃癌の発症抑制に対する有効性は確立していない。
④ヘリコバクター・ピロリ感染胃炎に用いる際には，ヘリコバクター・ピロリが陽性であること及び内視鏡検査によりヘリコバクター・ピロリ感染胃炎であることを確認すること。

用法用量

胃潰瘍，十二指腸潰瘍，吻合部潰瘍，Zollinger-Ellison症候群：通常，成人にはラベプラゾールナトリウムとして1回10mgを1日1回経口投与するが，病状により1回20mgを1日1回経口投与することができる。なお，通常，胃潰瘍，吻合部潰瘍では8週間まで，十二指腸潰瘍では6週間までの投与とする。

逆流性食道炎

逆流性食道炎の治療においては，通常，成人にはラベプラゾールナトリウムとして1回10mgを1日1回経口投与するが，病状により1回20mgを1日1回経口投与することができる。なお，通常，8週間までの投与とする。また，プロトンポンプインヒビターによる治療で効果不十分な場合，1回10mg又は1回20mgを1日2回，さらに8週間経口投与することができる。ただし，1回20mg1日2回投与は重度の粘膜傷害を有する場合に限る。

再発・再燃を繰り返す逆流性食道炎の維持療法においては，通常，成人にはラベプラゾールナトリウムとして1回10mgを1日1回経口投与する。

非びらん性胃食道逆流症：通常，成人にはラベプラゾールナトリウムとして1回10mgを1日1回経口投与する。なお，通常，4週間までの投与とする。

低用量アスピリン投与時における胃潰瘍又は十二指腸潰瘍の再発抑制：通常，成人にはラベプラゾールナトリウムとして1回5mgを1日1回経口投与するが，効果不十分の場合は1回10mgを1日1回経口投与することができる。

ヘリコバクター・ピロリの除菌の補助

通常，成人にはラベプラゾールナトリウムとして1回10mg，アモキシシリン水和物として1回750mg(力価)及びクラリスロマイシンとして1回200mg(力価)の3剤を同時に1日2回，7日間経口投与する。

なお，クラリスロマイシンは，必要に応じて適宜増量することができる。ただし，1回400mg(力価)1日2回を上限とする。

プロトンポンプインヒビター，アモキシシリン水和物及びクラリスロマイシンの3剤投与によるヘリコバクター・ピロリの除菌治療が不成功の場合は，これに代わる治療として，通常，成人にはラベプラゾールナトリウムとして1回10mg，アモキシシリン水和物として1回750mg(力価)及びメトロニダゾールとして1回250mgの3剤を同時に1日2回，7日間経口投与する。

用法用量に関連する使用上の注意

(1)胃潰瘍，十二指腸潰瘍，吻合部潰瘍，Zollinger-Ellison症候群の治療において，病状が著しい場合及び再発性・難治性の場合に1回20mgを1日1回投与することができる。
(2)逆流性食道炎の治療において，病状が著しい場合及び再発性・難治性の場合に1回20mgを1日1回投与することができる(再発・再燃を繰り返す逆流性食道炎の維持療法，プロトンポンプインヒビターによる治療で効果不十分な場合は除く)。また，プロトンポンプインヒビターによる治療で効果不十分な患者に対し1回10mg又は1回20mgを1日2回，さらに8週間投与する場合は，内視鏡検査で逆流性食道炎が治癒していないことを確認すること。なお，本剤1回20mgの1日2回投与は，内視鏡検査で重度の粘膜傷害を確認した場合に限る。

禁忌

(1)本剤の成分に対し過敏症の既往歴のある患者
(2)アタザナビル硫酸塩，リルピビリン塩酸塩を投与中の患者

併用禁忌

薬剤名等	臨床症状・措置方法	機序・危険因子
アタザナビル硫酸塩(レイアタッツ)	アタザナビルの作用が減弱するおそれがある。	本剤の胃酸分泌抑制作用により，胃内pHが上昇し，アタザナビルの溶解性が低下し，アタザナビルの血中濃度が低下するおそれがある。
リルピビリン塩酸塩(エジュラント)	リルピビリン塩酸塩の作用を減弱するおそれがある。	本剤の胃酸分泌抑制作用により，胃内pHが上昇し，リルピビリン塩酸塩の吸収が低下し，リルピビリンの血中濃度が低下することがある。

ラベプラゾールNa錠10mg「AA」：あすか　10mg1錠[81.9円/錠]，ラベプラゾールNa錠10mg「BMD」：ビオメディクス　10mg1錠[81.9円/錠]，ラベプラゾールNa錠10mg「JG」：日本ジェネリック　10mg1錠[81.9円/錠]，ラベプラゾールNa錠10mg「TYK」：大正薬品　10mg1錠[81.9円/錠]，ラベプラゾールNa錠10mg「YD」：陽進堂　10mg1錠[81.9円/錠]，ラベプラゾールNa錠10mg「アメル」：共和薬品　10mg1錠[81.9円/錠]，ラベプラゾールNa錠10mg「杏林」：キョーリンリメディオ　10mg1錠[81.9円/錠]，ラベプラゾールNa錠10mg「サワイ」：沢井　10mg1錠[81.9円/錠]，ラベプラゾールNa錠10mg「トーワ」：東和　10mg1錠[81.9円/錠]，ラベプラゾールNa錠10mg「日新」：日新－山形　10mg1錠[81.9円/錠]，ラベプラゾールNa錠10mg「ファイザー」：ファイザー　10mg1錠[81.9円/錠]，ラベプラゾールNa塩錠10mg「オーハラ」：大原薬品　10mg1錠[81.9円/錠]，ラベプラゾールNa塩錠10mg「明治」：Meiji Seika　10mg1錠[81.9円/錠]，ラベプラゾールナトリウム錠10mg「CHOS」：シー・エイチ・オー　10mg1錠[59.4円/錠]，ラベプラゾールナトリウム錠10mg「FFP」：シオノ　10mg1錠[81.9円/錠]，ラベプラゾールナトリウム錠10mg「NP」：ニプロ　10mg1錠[59.4円/錠]，ラベプラゾールナトリウム錠10mg「TCK」：辰巳化学　10mg1錠[81.9円/錠]，ラベプラゾールナ

トリウム錠10mg「科研」：ダイト　10mg1錠[81.9円/錠]，ラベプラゾールナトリウム錠10mg「ケミファ」：日本ケミファ　10mg1錠[81.9円/錠]，ラベプラゾールナトリウム錠10mg「サンド」：サンド　10mg1錠[59.4円/錠]，ラベプラゾールナトリウム錠10mg「ゼリア」：ゼリア新薬　10mg1錠[81.9円/錠]，ラベプラゾールナトリウム錠10mg「タイヨー」：大興　10mg1錠[59.4円/錠]，ラベプラゾールナトリウム錠10mg「日医工」：日医工　10mg1錠[81.9円/錠]

パリエット錠20mg　規格：20mg1錠[249.5円/錠]
ラベプラゾールナトリウム　エーザイ　232

【効 能 効 果】

胃潰瘍，十二指腸潰瘍，吻合部潰瘍，逆流性食道炎，Zollinger-Ellison 症候群

【対応標準病名】

◎	胃潰瘍	胃十二指腸潰瘍	逆流性食道炎
	十二指腸潰瘍	ゾリンジャー・エリソン症候群	吻合部潰瘍
○	NSAID 胃潰瘍	NSAID 十二指腸潰瘍	胃潰瘍瘢痕
	胃十二指腸潰瘍瘢痕	維持療法の必要な術後難治性逆流性食道炎	胃穿孔
	急性胃潰瘍	急性胃潰瘍穿孔	急性胃粘膜病変
	急性十二指腸潰瘍	急性十二指腸潰瘍穿孔	急性出血性胃潰瘍
	急性出血性十二指腸潰瘍	急性出血性十二指腸潰瘍穿孔	クッシング潰瘍
	高ガストリン血症	再発性胃潰瘍	再発性十二指腸潰瘍
	残胃潰瘍	十二指腸潰瘍瘢痕	十二指腸球後部潰瘍
	十二指腸穿孔	出血性胃潰瘍	出血性十二指腸潰瘍
	出血性十二指腸潰瘍穿孔	出血性吻合部潰瘍	術後胃潰瘍
	術後胃十二指腸潰瘍	術後十二指腸潰瘍	ステロイド潰瘍
	ステロイド潰瘍穿孔	ストレス潰瘍	ストレス性胃潰瘍
	ストレス性十二指腸潰瘍	穿孔性胃潰瘍	穿孔性十二指腸潰瘍
	穿孔性吻合部潰瘍	穿通性胃潰瘍	穿通性十二指腸潰瘍
	多発胃潰瘍	多発性十二指腸潰瘍	多発性出血性胃潰瘍
	デュラフォイ潰瘍	難治性胃潰瘍	難治性逆流性食道炎
	難治性十二指腸潰瘍	難治性吻合部潰瘍	慢性胃潰瘍
	慢性胃潰瘍活動期	慢性十二指腸潰瘍	慢性十二指腸潰瘍活動期
	薬剤性胃潰瘍		
△	胃食道逆流症	維持療法の必要な難治性逆流性食道炎	胃びらん
	急性出血性胃潰瘍穿孔	十二指腸びらん	出血性胃潰瘍穿孔
	術後逆流性食道炎	術後難治性逆流性食道炎	心因性胃潰瘍
	神経性胃炎	島細胞過形成症	非びらん性胃食道逆流症

効能効果に関連する使用上の注意　本剤の投与が胃癌による症状を隠蔽することがあるので，悪性でないことを確認のうえ投与すること。

用法用量

胃潰瘍，十二指腸潰瘍，吻合部潰瘍，Zollinger-Ellison 症候群：通常，成人にはラベプラゾールナトリウムとして1回10mgを1日1回経口投与するが，病状により1回20mgを1日1回経口投与することができる。なお，通常，胃潰瘍，吻合部潰瘍では8週間まで，十二指腸潰瘍では6週間までの投与とする。

逆流性食道炎：逆流性食道炎の治療においては，通常，成人にはラベプラゾールナトリウムとして1回10mgを1日1回経口投与するが，病状により1回20mgを1日1回経口投与することができる。なお，通常，8週間までの投与とする。また，プロトンポンプインヒビターによる治療で効果不十分な場合，1回10mg又は1回20mgを1日2回，さらに8週間経口投与することができる。ただし，1回20mg1日2回投与は重度の粘膜傷害を有する場合に限る。

用法用量に関連する使用上の注意

(1)胃潰瘍，十二指腸潰瘍，吻合部潰瘍，Zollinger-Ellison 症候群の治療において，病状が著しい場合及び再発性・難治性の場合に1回20mgを1日1回投与することができる。

(2)逆流性食道炎の治療において，病状が著しい場合及び再発性・難治性の場合に1回20mgを1日1回投与することができる（再発・再燃を繰り返す逆流性食道炎の維持療法，プロトンポンプインヒビターによる治療で効果不十分な場合は除く）。また，プロトンポンプインヒビターによる治療で効果不十分な患者に対し1回10mg又は1回20mgを1日2回，さらに8週間投与する場合は，内視鏡検査で逆流性食道炎が治癒していないことを確認すること。なお，本剤1回20mgの1日2回投与は，内視鏡検査で重度の粘膜傷害を確認した場合に限る。

禁忌

(1)本剤の成分に対し過敏症の既往歴のある患者

(2)アタザナビル硫酸塩，リルピビリン塩酸塩を投与中の患者

併用禁忌

薬剤名等	臨床症状・措置方法	機序・危険因子
アタザナビル硫酸塩（レイアタッツ）	アタザナビルの作用が減弱するおそれがある。	本剤の胃酸分泌抑制作用により，胃内pHが上昇し，アタザナビルの溶解性が低下し，アタザナビルの血中濃度が低下するおそれがある。
リルピビリン塩酸塩（エジュラント）	リルピビリン塩酸塩の作用を減弱するおそれがある。	本剤の胃酸分泌抑制作用により，胃内pHが上昇し，リルピビリン塩酸塩の吸収が低下し，リルピビリンの血中濃度が低下することがある。

ラベプラゾールNa錠20mg「AA」：あすか[156.7円/錠]，ラベプラゾールNa錠20mg「BMD」：ビオメディクス[156.7円/錠]，ラベプラゾールNa錠20mg「JG」：日本ジェネリック[156.7円/錠]，ラベプラゾールNa錠20mg「TYK」：大正薬品[156.7円/錠]，ラベプラゾールNa錠20mg「YD」：陽進堂[156.7円/錠]，ラベプラゾールNa錠20mg「アメル」：共和薬品[156.7円/錠]，ラベプラゾールNa錠20mg「杏林」：キョーリンリメディオ[118.2円/錠]，ラベプラゾールNa錠20mg「サワイ」：沢井[156.7円/錠]，ラベプラゾールNa錠20mg「トーワ」：東和[156.7円/錠]，ラベプラゾールNa錠20mg「日新」：日新－山形[156.7円/錠]，ラベプラゾールNa錠20mg「ファイザー」：ファイザー[156.7円/錠]，ラベプラゾールNa塩錠20mg「オーハラ」：大原薬品[156.7円/錠]，ラベプラゾールNa塩錠20mg「明治」：Meiji Seika[156.7円/錠]，ラベプラゾールナトリウム錠20mg「CHOS」：シー・エイチ・オー[156.7円/錠]，ラベプラゾールナトリウム錠20mg「FFP」：シオノ[156.7円/錠]，ラベプラゾールナトリウム錠20mg「NP」：ニプロ[118.2円/錠]，ラベプラゾールナトリウム錠20mg「TCK」：辰巳化学[156.7円/錠]，ラベプラゾールナトリウム錠20mg「科研」：ダイト[156.7円/錠]，ラベプラゾールナトリウム錠20mg「ケミファ」：日本ケミファ[156.7円/錠]，ラベプラゾールナトリウム錠20mg「サンド」：サンド[118.2円/錠]，ラベプラゾールナトリウム錠20mg「ゼリア」：ゼリア新薬[156.7円/錠]，ラベプラゾールナトリウム錠20mg「タイヨー」：大興[118.2円/錠]，ラベプラゾールナトリウム錠20mg「日医工」：日医工[118.2円/錠]

バリキサ錠450mg　規格：450mg1錠[3027円/錠]
バルガンシクロビル塩酸塩　田辺三菱　625

【効 能 効 果】

下記におけるサイトメガロウイルス感染症

(1)後天性免疫不全症候群

(2)臓器移植（造血幹細胞移植も含む）

(3)悪性腫瘍

【対応標準病名】

◎	AIDS	悪性腫瘍	後天性免疫不全症候群
	サイトメガロウイルス感染症		
○	AIDS関連症候群	HIV－1感染症	HIV－2感染症
	HIV感染	HIV感染症	HIVサイトメガロウイルス感染症
	サイトメガロウイルス感染症合併妊娠	サイトメガロウイルス感染母体より出生した児	サイトメガロウイルス性肝炎
	サイトメガロウイルス性膵炎	サイトメガロウイルス性単核症	サイトメガロウイルス脊髄炎
	サイトメガロウイルス腸炎	サイトメガロウイルス脳炎	サイトメガロウイルス脳脊髄炎
	サイトメガロウイルス肺炎	サイトメガロウイルス網脈絡膜炎	新生児HIV感染症
	先天性サイトメガロウイルス感染症		
△ あ	ALK融合遺伝子陽性非小細胞肺癌	S状結腸癌	悪性エナメル上皮腫
	悪性下垂体腫瘍	悪性褐色細胞腫	悪性顆粒細胞腫
	悪性間葉腫	悪性奇形腫	悪性胸腺腫
	悪性グロームス腫瘍	悪性血管外皮腫	悪性甲状腺腫
	悪性骨腫瘍	悪性縦隔腫瘍	悪性腫瘍合併性皮膚筋炎
	悪性腫瘍に伴う貧血	悪性神経膠腫	悪性髄膜腫
	悪性脊髄髄膜腫	悪性線維性組織球腫	悪性虫垂粘液瘤
	悪性停留精巣	悪性頭蓋咽頭腫	悪性脳腫瘍
	悪性末梢神経鞘腫	悪性葉状腫瘍	悪性リンパ腫骨髄浸潤
	鞍上部胚細胞腫瘍	胃悪性黒色腫	イートン・ランバート症候群
	胃カルチノイド	胃癌	胃管癌
	胃癌骨転移	胃癌末期	胃原発絨毛癌
	胃脂肪肉腫	胃重複癌	胃進行癌
	胃体部癌	胃底部癌	遺伝性大腸癌
	遺伝性非ポリポーシス大腸癌	胃肉腫	胃胚細胞腫瘍
	胃幽門部癌	陰核癌	陰茎癌
	陰茎亀頭部癌	陰茎体部癌	陰茎肉腫
	陰茎包皮部癌	咽頭癌	咽頭肉腫
	陰のう癌	陰のう内脂肪肉腫	ウイルムス腫瘍
	エクリン汗孔癌	炎症性乳癌	延髄神経膠腫
	延髄星細胞腫	エンテロウイルス腸炎	横行結腸癌
か	横紋筋肉腫	外陰悪性黒色腫	外陰悪性腫瘍
	外陰癌	外陰部パジェット病	外耳道癌
	回腸癌	海綿芽細胞腫	回盲部癌
	下咽頭癌	下咽頭後部癌	下咽頭肉腫
	下顎悪性エナメル上皮腫	下顎骨悪性腫瘍	下顎歯肉癌
	下顎歯肉頬移行部癌	下眼瞼有棘細胞癌	顎下腺癌
	顎下部悪性腫瘍	角膜の悪性腫瘍	下行結腸癌
	下肢悪性腫瘍	下唇癌	下唇赤唇部癌
	仮声帯癌	滑膜腫	滑膜肉腫
	下部食道癌	下部胆管癌	下葉小細胞肺癌
	下葉肺癌	下葉肺腺癌	下葉肺大細胞癌
	下葉肺扁平上皮癌	下葉非小細胞肺癌	カルチノイド
	癌	肝悪性腫瘍	眼窩悪性腫瘍
	肝外胆管癌	眼窩神経芽腫	肝カルチノイド
	肝癌	肝癌骨転移	癌関連網膜症
	眼瞼皮膚の悪性腫瘍	肝細胞癌	癌性悪液質
	癌性胸膜炎	癌性ニューロパチー	癌性ニューロミオパチー
	癌性貧血	癌性ミエロパチー	汗腺癌
	顔面悪性腫瘍	肝門部癌	肝門部胆管癌
	気管癌	気管支癌	気管支リンパ節転移
	基底細胞癌	臼後部癌	嗅神経芽腫
	嗅神経上皮腫	胸腔内リンパ節の悪性腫瘍	橋神経膠腫
	胸腺カルチノイド	胸腺癌	胸腺腫
	胸椎転移	頬粘膜癌	胸部下部食道癌
	胸部上部食道癌	胸部食道癌	胸部中部食道癌
	胸膜悪性腫瘍	胸膜脂肪肉腫	胸膜播種
	巨大後腹膜脂肪肉腫	空腸癌	クルッケンベルグ腫瘍
	クロム親和性芽細胞腫	頚動脈小体悪性腫瘍	頚部悪性腫瘍
	頚部癌	頚部原発腫瘍	頚部脂腺癌
	頚部脂肪肉腫	頚部食道癌	頚部神経芽腫
	頚部肉腫	頚部皮膚悪性腫瘍	頚部隆起性皮膚線維肉腫
	血管肉腫	結腸癌	結腸脂肪肉腫
	結膜の悪性腫瘍	肩甲部脂肪肉腫	原始神経外胚葉腫瘍
	原線維性星細胞腫	原発性肝癌	原発性骨腫瘍
	原発性脳腫瘍	原発性肺癌	原発不明癌
	口蓋癌	口蓋垂癌	膠芽腫
	口腔悪性黒色腫	口腔癌	口腔前庭癌
	口腔底癌	硬口蓋癌	後縦隔悪性腫瘍
	甲状腺悪性腫瘍	甲状腺癌	甲状腺癌骨転移
	甲状腺髄様癌	甲状腺乳頭癌	甲状腺未分化癌
	甲状腺濾胞癌	甲状軟骨の悪性腫瘍	口唇癌
	口唇境界部癌	口唇赤唇部癌	口唇皮膚悪性腫瘍
	口底癌	喉頭蓋癌	喉頭蓋前面癌
	喉頭蓋谷癌	喉頭癌	後頭部転移性腫瘍
	後頭葉悪性腫瘍	膠肉腫	後腹膜悪性腫瘍
	後腹膜脂肪肉腫	後腹膜胚細胞腫瘍	肛門悪性黒色腫
	肛門癌	肛門管癌	肛門部癌
	肛門扁平上皮癌	骨悪性線維性組織球腫	骨原性肉腫
	骨髄性白血病骨髄浸潤	骨髄転移	骨線維肉腫
	骨転移癌	骨軟骨肉腫	骨肉腫
	骨盤転移	骨盤内リンパ節転移	骨盤内リンパ節の悪性腫瘍
さ	骨膜性骨肉腫	鰓原性癌	残胃癌
	耳介癌	耳下腺癌	耳下部肉腫
	耳管癌	色素性基底細胞癌	子宮癌
	子宮癌骨転移	子宮癌再発	子宮癌肉腫
	子宮体癌	子宮体癌再発	子宮内膜癌
	子宮内膜間質肉腫	子宮肉腫	篩骨洞癌
	視床下部星細胞腫	視床星細胞腫	視神経膠腫
	視神経網膜炎	脂腺癌	歯肉癌
	脂肪肉腫	縦隔癌	縦隔脂肪肉腫
	縦隔神経芽腫	縦隔胚細胞腫瘍	縦隔卵黄のう腫瘍
	縦隔リンパ節転移	十二指腸悪性ガストリノーマ	十二指腸悪性ソマトスタチノーマ
	十二指腸カルチノイド	十二指腸癌	十二指腸乳頭癌
	十二指腸乳頭部癌	十二指腸平滑筋肉腫	絨毛癌
	主気管支の悪性腫瘍	術後乳癌	腫瘍随伴症候群
	上衣芽細胞腫	上衣腫	小陰唇癌
	上咽頭癌	上咽頭脂肪肉腫	上顎悪性エナメル上皮腫
	上顎癌	上顎結節部癌	上顎骨悪性腫瘍
	上顎歯肉癌	上顎歯肉頬移行部癌	上顎洞癌
	松果体悪性腫瘍	松果体芽腫	松果体胚細胞腫瘍
	松果体部膠芽腫	松果体未分化胚細胞腫	上行結腸カルチノイド
	上行結腸癌	上行結腸平滑筋肉腫	小細胞肺癌
	上肢悪性腫瘍	上唇癌	上唇赤唇部癌
	小唾液腺癌	小腸癌	小腸脂肪肉腫
	上皮腫	上部食道癌	上部胆管癌
	上葉小細胞肺癌	上葉肺癌	上葉肺腺癌
	上葉肺大細胞癌	上葉肺扁平上皮癌	上葉非小細胞肺癌
	上腕脂肪肉腫	食道悪性黒色腫	食道横紋筋肉腫
	食道顆粒細胞腫	食道カルチノイド	食道癌
	食道癌骨転移	食道癌肉腫	食道基底細胞癌
	食道偽肉腫	食道脂肪肉腫	食道小細胞癌
	食道腺癌	食道腺様のう胞癌	食道粘表皮癌
	食道表在癌	食道平滑筋肉腫	食道未分化癌
	痔瘻癌	腎悪性腫瘍	腎盂癌
	腎盂乳頭状癌	腎癌	腎癌骨転移

	神経芽腫	神経膠腫	神経線維肉腫
	進行乳癌	唇交連癌	腎細胞癌
	腎周囲脂肪肉腫	心臓悪性腫瘍	心臓横紋筋肉腫
	心臓血管肉腫	心臓脂肪肉腫	心臓線維肉腫
	心臓粘液肉腫	腎肉腫	膵芽腫
	膵癌	膵管癌	膵管内管状腺癌
	膵管内乳頭粘液性腺癌	膵脂肪肉腫	膵漿液性のう胞腺癌
	膵腺房細胞癌	膵臓癌骨転移	膵体部癌
	膵頭部癌	膵内胆管癌	膵粘液性のう胞腺癌
	膵尾部癌	髄膜癌腫症	髄膜白血病
	スキルス胃癌	星細胞腫	精索脂肪肉腫
	精索肉腫	星状芽細胞腫	精上皮腫
	成人Ｔ細胞白血病骨髄浸潤	精巣癌	精巣奇形癌
	精巣奇形腫	精巣絨毛癌	精巣上体癌
	精巣胎児性癌	精巣肉腫	精巣胚細胞腫瘍
	精巣卵黄のう腫瘍	精巣卵のう腫瘍	精母細胞腫
	声門下癌	声門癌	声門上癌
	脊索腫	脊髄播種	脊椎転移
	舌縁癌	舌下腺癌	舌下面癌
	舌癌	舌根部癌	舌脂肪肉腫
	舌尖癌	舌背癌	線維脂肪肉腫
	線維肉腫	前縦隔悪性腫瘍	線状網膜炎
	全身性転移性癌	前頭洞癌	前頭部転移性腫瘍
	前頭葉悪性腫瘍	前頭葉星細胞腫	前頭葉退形成性星細胞腫
	前立腺癌	前立腺癌骨転移	前立腺神経内分泌癌
	前立腺肉腫	早期胃癌	早期食道癌
	増殖性網膜炎	総胆管癌	側頭部転移性腫瘍
	側頭葉悪性腫瘍	側頭葉膠芽腫	側頭葉星細胞腫
た	側頭葉退形成性星細胞腫	側頭葉毛様細胞性星細胞腫	大陰唇癌
	退形成性星細胞腫	胎児性癌	胎児性精巣腫瘍
	大腿骨転移性骨腫瘍	大唾液腺癌	大腸カルチノイド
	大腸癌	大腸癌骨転移	大腸肉腫
	大腸粘液癌	大脳悪性腫瘍	大脳深部神経膠腫
	大脳深部転移性腫瘍	大網脂肪肉腫	唾液腺癌
	多発性癌転移	多発性骨髄腫骨髄浸潤	多発性神経膠腫
	胆管癌	男性性器癌	胆のう癌
	胆のう管癌	胆のう肉腫	腟悪性黒色腫
	腟癌	中咽頭癌	中咽頭側壁癌
	中咽頭肉腫	中耳悪性腫瘍	中縦隔悪性腫瘍
	虫垂カルチノイド	虫垂癌	中脳神経膠腫
	中部食道癌	中部胆管癌	中葉小細胞肺癌
	中葉肺癌	中葉肺腺癌	中葉肺大細胞癌
	中葉肺扁平上皮癌	中葉非小細胞肺癌	腸間膜悪性腫瘍
	腸間膜脂肪肉腫	腸間膜肉腫	蝶形骨洞癌
	聴神経膠腫	直腸Ｓ状部結腸癌	直腸悪性黒色腫
	直腸カルチノイド	直腸癌	直腸癌骨転移
	直腸癌術後再発	直腸癌穿孔	直腸脂肪肉腫
	手軟部悪性腫瘍	転移性下顎癌	転移性肝癌
	転移性肝腫瘍	転移性胸膜腫瘍	転移性口腔癌
	転移性黒色腫	転移性骨腫瘍	転移性縦隔腫瘍
	転移性十二指腸癌	転移性腫瘍	転移性消化器腫瘍
	転移性上顎癌	転移性小腸腫瘍	転移性腎腫瘍
	転移性膵腫瘍	転移性舌癌	転移性頭蓋骨腫瘍
	転移性脳腫瘍	転移性肺癌	転移性肺腫瘍
	転移性脾腫瘍	転移性皮膚腫瘍	転移性副腎腫瘍
	転移性扁平上皮癌	転移性卵巣癌	テント上下転移性腫瘍
	頭蓋骨悪性腫瘍	頭蓋内胚細胞腫瘍	頭蓋部脊索腫
	頭頚部癌	透析腎癌	頭頂葉悪性腫瘍
	頭頂葉星細胞腫	頭部汗腺癌	頭部脂肪肉腫
	頭部軟部組織悪性腫瘍	頭部皮膚癌	頭部隆起性皮膚線維肉腫
な	内耳癌	内胚葉洞腫瘍	軟口蓋癌
	軟骨肉腫	軟部悪性巨細胞腫	軟部組織悪性腫瘍
	肉腫	乳癌	乳癌・HER2過剰発現
	乳癌骨転移	乳癌再発	乳癌皮膚転移
	乳房外パジェット病	乳房下外側部乳癌	乳房下内側部乳癌
	乳房脂肪肉腫	乳房上外側部乳癌	乳房上内側部乳癌
	乳房中央部乳癌	乳房肉腫	尿管癌
	尿管口部膀胱癌	尿道傍腺の悪性腫瘍	尿膜管癌
	粘液性のう胞腺癌	脳幹悪性腫瘍	脳幹神経膠腫
	脳幹部星細胞腫	脳室悪性腫瘍	脳神経悪性腫瘍
は	脳胚細胞腫瘍	肺芽腫	肺カルチノイド
	肺癌	肺癌骨転移	肺癌肉腫
	肺癌による閉塞性肺炎	胚細胞腫	肺腺癌
	肺腺扁平上皮癌	肺腺様のう胞癌	肺大細胞癌
	肺大細胞神経内分泌癌	肺肉腫	肺粘表皮癌
	肺扁平上皮癌	肺胞上皮癌	肺未分化癌
	肺門部小細胞癌	肺門部腺癌	肺門部大細胞癌
	肺門部肺癌	肺門部非小細胞癌	肺門部扁平上皮癌
	馬尾上衣腫	バレット食道癌	鼻咽腔癌
	鼻腔癌	脾脂肪肉腫	非小細胞肺癌
	鼻前庭癌	鼻中隔癌	脾の悪性腫瘍
	皮膚悪性腫瘍	皮膚悪性線維性組織球腫	皮膚癌
	皮膚脂肪肉腫	皮膚線維肉腫	皮膚白血病
	皮膚付属器癌	びまん性星細胞腫	披裂喉頭蓋ひだ喉頭面癌
	副咽頭間隙悪性腫瘍	腹腔内リンパ節の悪性腫瘍	腹腔リンパ節転移
	副甲状腺悪性腫瘍	副甲状腺癌	副腎悪性腫瘍
	副腎癌	副腎髄質の悪性腫瘍	副腎皮質癌
	副腎皮質の悪性腫瘍	副鼻腔癌	腹部悪性腫瘍
	腹部食道癌	腹部神経芽腫	腹膜悪性腫瘍
	腹膜癌	ぶどう膜悪性黒色腫	噴門癌
	平滑筋肉腫	扁桃窩癌	扁桃癌
	扁桃肉腫	膀胱円蓋部膀胱癌	膀胱癌
	膀胱頚部膀胱癌	膀胱後壁部膀胱癌	膀胱三角部膀胱癌
	膀胱前壁部膀胱癌	膀胱側壁部膀胱癌	膀胱肉腫
	傍骨性骨肉腫	紡錘形細胞肉腫	胞巣状軟部肉腫
ま	乏突起神経膠腫	末期癌	末梢神経悪性腫瘍
	脈絡膜悪性黒色腫	脈絡膜炎	メルケル細胞癌
	盲腸カルチノイド	盲腸癌	毛包癌
	網膜芽細胞腫	網膜膠腫	網脈絡膜炎
や	毛様細胞性星細胞腫	毛様体悪性腫瘍	ユーイング肉腫
	有棘細胞癌	幽門癌	幽門前庭部癌
ら	腰椎転移	卵黄のう腫瘍	卵管癌
	卵巣癌	卵巣癌全身転移	卵巣絨毛癌
	卵巣胎児性癌	卵巣肉腫	卵巣胚細胞腫瘍
	卵巣未分化胚細胞腫	卵巣卵黄のう腫瘍	卵巣類皮のう胞癌
	隆起性皮膚線維肉腫	輪状後部癌	リンパ管肉腫
	リンパ性白血病骨髄浸潤	肋骨転移	

効能効果に関連する使用上の注意

(1)本剤の投与による重篤な副作用が報告されているので，サイトメガロウイルス感染が確認された患者において，治療上の有益性が危険性を上回ると判断される場合にのみ投与すること。

(2)本剤のサイトメガロウイルス感染予防の使用目的に対する安全性は確立されていない。

用法用量

＜初期治療＞：通常，成人にはバルガンシクロビルとして１回900mg(450mg錠２錠)を１日２回，食後に21日間経口投与する。

＜維持治療＞：通常，成人にはバルガンシクロビルとして１回900mg(450mg錠２錠)を１日１回，食後に経口投与する。

用法用量に関連する使用上の注意

(1)過量投与にならないよう定められた投与量を投与すること。

(2)初期治療について，21日間を超える本剤投与の有効性及び安全性に関する情報は得られていないので，21日間を超える投与は，治療上の有益性が危険性を上回ると判断される場合のみに限ること。

(3)サイトメガロウイルス血症の陰性化を確認した場合には，初期治療を終了すること。
(4)サイトメガロウイルス網膜炎の投与期間については，国内外の学会のガイドライン等，最新の情報を参考にすること。
(5)維持治療は，治療上の有益性が危険性を上回ると判断される場合にのみ行い，不必要な長期投与は避けること。
(6)維持治療中に症状が悪化した場合は，初期治療に戻る等考慮すること。
(7)本剤投与中，好中球減少($500/mm^3$未満)，血小板減少($25,000/mm^3$未満)又はヘモグロビン減少(8g/dL未満)等，著しい骨髄抑制が認められた場合は，骨髄機能が回復するまで休薬すること。これより軽度の好中球減少($500〜1,000/mm^3$)及び血小板減少($25,000〜50,000/mm^3$)の場合は減量すること。
(8)本剤は食後に投与すること。外国において，本剤を食後に投与した場合，ガンシクロビルの平均$AUC_{0\text{-}24h}$が約30%，平均C_{max}が約14%上昇したとの報告がある。
(9)腎障害のある患者，腎機能の低下している患者では，消失半減期が延長されるので，血清クレアチニン及びクレアチニンクリアランスに注意し，本剤の投与量を調整すること。参考までに外国での標準的な本剤の減量の目安を下表に示す。

クレアチニンクリアランス(mL/min)	バリキサ錠450mgの用法用量	
	初期治療	維持治療
≧60	1回900mgを1日2回	1回900mgを1日1回
40〜59	1回450mgを1日2回	1回450mgを1日1回
25〜39	1回450mgを1日1回	1回450mgを1日おき(2日に1回)
10〜24	1回450mgを1日おき(2日に1回)	1回450mgを週2回

推定クレアチニンクリアランスは血清クレアチニン値を用い下の式で算出すること。
男性の場合＝((140－年齢[年])×(体重[kg]))/((72)×(血清クレアチニン値[mg/dL]))
女性の場合＝0.85×男性の値
(10)クレアチニンクリアランスが10mL/min未満の血液透析を受けている患者には，ガンシクロビル製剤の静脈内投与を行うこと。

警告
(1)本剤及び本剤の活性代謝物であるガンシクロビルの投与により，重篤な白血球減少，好中球減少，貧血，血小板減少，汎血球減少，再生不良性貧血及び骨髄抑制があらわれるので，頻回に血液学的検査を行うなど，患者の状態を十分に観察し，慎重に投与すること。
(2)本剤の活性代謝物であるガンシクロビルを用いた動物実験において，一時的又は不可逆的な精子形成機能障害を起こすこと及び妊孕性低下が報告されていること，また，ヒトにおいて精子形成機能障害を起こすおそれがあることを患者に説明し慎重に投与すること。
(3)本剤の活性代謝物であるガンシクロビルを用いた動物実験において，催奇形性，遺伝毒性及び発がん性のあることが報告されているので，本剤も同様の作用があると考えられることを患者に説明し慎重に投与すること。

禁忌
(1)好中球数$500/mm^3$未満又は血小板数$25,000/mm^3$未満等，著しい骨髄抑制が認められる患者
(2)バルガンシクロビル，ガンシクロビル又は本剤の成分，バルガンシクロビル，ガンシクロビルと化学構造が類似する化合物(アシクロビル，バラシクロビル等)に対する過敏症の既往歴のある患者
(3)妊婦又は妊娠している可能性のある婦人

バリコンミール
規格：99%10g[1.5円/g]
硫酸バリウム　堀井薬品　721

【効能効果】
食道・胃・十二指腸二重造影撮影

【対応標準病名】
該当病名なし

用法用量
本剤100gに対し水18〜26mLを加えて200W/V%〜240W/V%の濃度の懸濁液とし，その適量を経口投与する。
通常，成人は下記量を標準とする。

検査部位	検査方法	硫酸バリウム濃度(W/V%)	用量(mL)
食道	二重造影	200〜240	30〜50
胃・十二指腸	二重造影	200〜240	200〜230

禁忌
(1)消化管の穿孔又はその疑いのある患者
(2)消化管に急性出血のある患者
(3)消化管の閉塞又はその疑いのある患者
(4)全身衰弱の強い患者
(5)硫酸バリウム製剤に対し，過敏症の既往歴のある患者

ネオバルギンEHD：カイゲンファーマ　99.0%10g[1.35円/g]，ネオバルギンUHD：カイゲンファーマ　98.5%10g[1.35円/g]，バリコンクMX：カイゲンファーマ　99.4%10g[1.49円/g]，バリテスターA240散：伏見　98.5%10g[1.46円/g]，バリトゲンSHD：伏見　99.0%10g[1.46円/g]，バリトップHD：カイゲンファーマ　99%10g[1.49円/g]，バリブライトCL：カイゲンファーマ　99.1%10g[1.49円/g]，バリブライトLV：カイゲンファーマ　99.5%10g[1.49円/g]，硫酸バリウム散97.5%「ホリイ」：堀井薬品　97.5%10g[1.5円/g]，硫酸バリウム散98.8%「ホリイ」：堀井薬品　98.8%10g[1.5円/g]，硫酸バリウム散99.1%「共成」：カイゲンファーマ　99.1%10g[1.35円/g]

ハリゾン錠100mg
規格：100mg1錠[30.9円/錠]
アムホテリシンB　富士製薬　617

【効能効果】
消化管におけるカンジダ異常増殖

【対応標準病名】

◎	消化管カンジダ症		
○	HIVカンジダ病	カンジダ性口角びらん	カンジダ性口唇炎
	カンジダ性口内炎	急性偽膜性カンジダ症	口腔カンジダ症
	口唇カンジダ症	肛門カンジダ症	歯肉カンジダ症
	食道カンジダ症	舌カンジダ症	全身性カンジダ症
	腸管カンジダ症		
△	カンジダ感染母体より出生した児	カンジダ症	新生児カンジダ症

用法用量　通常成人1回1錠〔アムホテリシンBとして100mg(力価)〕を1日2〜4回食後経口投与する。
なお年齢，症状により適宜増減する。

禁忌　本剤の成分に対し過敏症の既往歴のある患者

バリトップCT
規格：1.5%300mL1瓶[269.8円/瓶]
硫酸バリウム　カイゲンファーマ　721

【効能効果】
コンピューター断層撮影における上部消化管造影

【対応標準病名】
該当病名なし

用法用量　通常，成人には本剤1回300mL(硫酸バリウムとして4.5g)を検査前5〜20分に経口投与する。

禁忌
(1)消化管の穿孔又はその疑いのある患者
(2)消化管に急性出血のある患者
(3)消化管の閉塞又はその疑いのある患者

バルコーゼ顆粒75%　規格：1g[6.2円/g]
カルメロースナトリウム　サンノーバ　235

【効能効果】

便秘症

【対応標準病名】

◎	便秘症		
○	機能性便秘症	痙攣性便秘	弛緩性便秘症
	習慣性便秘	重症便秘症	術後便秘
	食事性便秘	単純性便秘	腸管麻痺性便秘
	直腸性便秘	乳幼児便秘	妊産婦便秘
△	結腸アトニー	大腸機能障害	大腸ジスキネジア
	腸アトニー	腸管運動障害	腸機能障害
	腸ジスキネジア	便通異常	盲腸アトニー

用法用量　カルメロースナトリウムとして，通常成人1日1.5〜6g(本剤2.0〜8.0g)を，多量の水とともに，3回に分割経口投与する。
なお，年齢，症状により適宜増減する。

禁忌
(1)急性腹症が疑われる患者
(2)重症の硬結便のある患者

カルメロースナトリウム原末「マルイシ」：丸石[7.2円/g]

ハルシオン0.125mg錠　規格：0.125mg1錠[10.2円/錠]
ハルシオン0.25mg錠　規格：0.25mg1錠[14.7円/錠]
トリアゾラム　ファイザー　112

【効能効果】

(1)不眠症
(2)麻酔前投薬

【対応標準病名】

◎	不眠症		
○	睡眠障害	睡眠相後退症候群	睡眠リズム障害
	不規則睡眠		
△	レム睡眠行動障害		

用法用量
(1)不眠症：通常成人には1回トリアゾラムとして0.25mgを就寝前に経口投与する。高度な不眠症には0.5mgを投与することができる。なお，年齢・症状・疾患などを考慮して適宜増減するが，高齢者には1回0.125mg〜0.25mgまでとする。
(2)麻酔前投薬
手術前夜：通常成人には1回トリアゾラムとして0.25mgを就寝前に経口投与する。なお，年齢・症状・疾患などを考慮し，必要に応じ0.5mgを投与することができる。

用法用量に関連する使用上の注意
(1)本剤に対する反応には個人差があり，また，眠気，めまい，ふらつき及び健忘等は用量依存的にあらわれるので，本剤を投与する場合には少量(1回0.125mg以下)から投与を開始すること。やむを得ず増量する場合は観察を十分に行いながら慎重に行うこと。ただし，0.5mgを超えないこととし，症状の改善に伴って減量に努めること。
(2)不眠症には，就寝の直前に服用させること。また，服用して就寝した後，患者が起床して活動を開始するまでに十分な睡眠時間がとれなかった場合，又は睡眠途中において一時的に起床して仕事等を行った場合などにおいて健忘があらわれたとの報告があるので，薬効が消失する前に活動を開始する可能性があるときは服用させないこと。

警告　本剤の服用後に，もうろう状態，睡眠随伴症状(夢遊症状等)があらわれることがある。また，入眠までの，あるいは中途覚醒時の出来事を記憶していないことがあるので注意すること。

禁忌
(1)本剤に対し過敏症の既往歴のある患者
(2)急性狭隅角緑内障のある患者
(3)重症筋無力症の患者
(4)次の薬剤を投与中の患者：イトラコナゾール，フルコナゾール，ホスフルコナゾール，ボリコナゾール，ミコナゾール，HIVプロテアーゼ阻害剤(インジナビル，リトナビル等)，エファビレンツ，テラプレビル

原則禁忌　肺性心，肺気腫，気管支喘息及び脳血管障害の急性期等で呼吸機能が高度に低下している患者

併用禁忌

薬剤名等	臨床症状・措置方法	機序・危険因子
イトラコナゾール(イトリゾール) フルコナゾール(ジフルカン) ホスフルコナゾール(プロジフ) ボリコナゾール(ブイフェンド) ミコナゾール(フロリード) HIVプロテアーゼ阻害剤 インジナビル(クリキシバン) リトナビル(ノービア)　等 エファビレンツ(ストックリン) テラプレビル(テラビック)	本剤の血中濃度が上昇し，作用の増強及び作用時間の延長が起こるおそれがある。	本剤とこれらの薬剤の代謝酵素が同じ(CYP3A4)であるため，本剤の代謝が阻害される。

アスコマーナ錠0.125mg：日新－山形　0.125mg1錠[5.6円/錠]，アスコマーナ錠0.25：日新－山形　0.25mg1錠[5.8円/錠]，トリアゾラム錠0.125mg「CH」：長生堂　0.125mg1錠[5.6円/錠]，トリアゾラム錠0.125mg「EMEC」：サンノーバ　0.125mg1錠[5.6円/錠]，トリアゾラム錠0.125mg「JG」：大興　0.125mg1錠[5.6円/錠]，トリアゾラム錠0.125mg「KN」：小林化工　0.125mg1錠[5.6円/錠]，トリアゾラム錠0.125mg「TCK」：辰巳化学　0.125mg1錠[5.6円/錠]，トリアゾラム錠0.125mg「テバ」：テバ製薬　0.125mg1錠[5.6円/錠]，トリアゾラム錠0.125mg「日医工」：日医工　0.125mg1錠[5.6円/錠]，トリアゾラム錠0.25mg「CH」：長生堂　0.25mg1錠[5.8円/錠]，トリアゾラム錠0.25mg「EMEC」：サンノーバ　0.25mg1錠[5.8円/錠]，トリアゾラム錠0.25mg「JG」：大興　0.25mg1錠[5.8円/錠]，トリアゾラム錠0.25mg「KN」：小林化工　0.25mg1錠[5.8円/錠]，トリアゾラム錠0.25mg「TCK」：辰巳化学　0.25mg1錠[5.8円/錠]，トリアゾラム錠0.25mg「テバ」：テバ製薬　0.25mg1錠[5.8円/錠]，トリアゾラム錠0.25mg「日医工」：日医工　0.25mg1錠[5.8円/錠]，ハルラック錠0.125mg：富士薬品　0.125mg1錠[5.6円/錠]，ハルラック錠0.25mg：富士薬品　0.25mg1錠[5.8円/錠]

パルタンM錠0.125mg　規格：0.125mg1錠[9.9円/錠]
メチルエルゴメトリンマレイン酸塩　持田　253

【効能効果】

子宮収縮の促進並びに子宮出血の予防及び治療の目的で次の場合に使用する。
胎盤娩出後，子宮復古不全，流産，人工妊娠中絶

【対応標準病名】

◎	子宮出血	子宮退縮不全	人工妊娠中絶
	流産		
○	完全流産	自然流産	進行流産
	性器出血	治療的流産	不正性器出血

	不全流産		
△	器質性性器出血	機能性性器出血	機能低下性子宮出血
	子宮肥大	若年性子宮機能出血	

用法用量　メチルエルゴメトリンマレイン酸塩として，通常成人１回0.125〜0.25mgを１日２〜４回経口投与する。
なお，症状により適宜増減する。

禁忌

(1)妊婦又は妊娠している可能性のある婦人
(2)児頭娩出前
(3)本剤又は麦角アルカロイドに対し過敏症の既往歴のある患者
(4)重篤な虚血性心疾患又はその既往歴のある患者
(5)敗血症の患者
(6) HIVプロテアーゼ阻害剤(リトナビル，インジナビル，ネルフィナビル，サキナビル，アタザナビル，ホスアンプレナビル，ダルナビル)，エファビレンツ，アゾール系抗真菌薬(イトラコナゾール，ボリコナゾール)，テラプレビル，5-$HT_{1B/1D}$受容体作動薬(スマトリプタン，ゾルミトリプタン，エレトリプタン，リザトリプタン)，エルゴタミン，ジヒドロエルゴタミンを投与中の患者

併用禁忌

薬剤名等	臨床症状・措置方法	機序・危険因子
HIVプロテアーゼ阻害剤 リトナビル ノービア 等 インジナビル クリキシバン ネルフィナビル ビラセプト サキナビル インビラーゼ アタザナビル レイアタッツ ホスアンプレナビル レクシヴァ ダルナビル プリジスタ・プリジスタナイーブ エファビレンツ ストックリン アゾール系抗真菌薬 イトラコナゾール イトリゾール 等 ボリコナゾール ブイフェンド テラプレビル テラビック	本剤の血中濃度が上昇し，血管攣縮等の重篤な副作用を起こすおそれがある。	本剤での報告はないが，CYP3A4の競合阻害により，本剤の代謝が阻害されるおそれがある。
5-$HT_{1B/1D}$受容体作動薬 スマトリプタン イミグラン ゾルミトリプタン ゾーミッグ エレトリプタン レルパックス リザトリプタン マクサルト エルゴタミン クリアミン ジヒドロエルゴタミン ジヒデルゴット 等	血圧上昇又は血管攣縮が増強されるおそれがある。なお，5-$HT_{1B/1D}$受容体作動薬と本剤を前後して投与する場合は24時間以上の間隔をあけて投与すること。	これらの薬剤との薬理的相加作用により，相互に作用(血管収縮作用)を増強させる。

メチルエルゴメトリン錠0.125mg「あすか」：あすか　0.125mg1錠[9.9円/錠]
メテルギン錠0.125mg：ノバルティス　0.125mg1錠[9.9円/錠]
メチルエルゴメトリンマレイン酸塩錠0.125mg「F」：富士製薬 [9.6円/錠]

バルトレックス顆粒50%　規格：50%1g[451.8円/g]
バルトレックス錠500　規格：500mg1錠[436円/錠]

バラシクロビル塩酸塩

グラクソ・スミスクライン　625

【効　能　効　果】

単純疱疹
造血幹細胞移植における単純ヘルペスウイルス感染症(単純疱疹)の発症抑制
帯状疱疹
水痘
性器ヘルペスの再発抑制

【対応標準病名】

◎	水痘	性器ヘルペス	帯状疱疹
	単純ヘルペス	ヘルペスウイルス感染症	
○	陰茎ヘルペス	陰のうヘルペス	陰部ヘルペス
	壊疽性帯状疱疹	円板状角膜炎	外陰部帯状疱疹
	外陰部ヘルペス	角膜帯状疱疹	カポジ水痘様発疹症
	カポジ皮膚炎	眼瞼帯状疱疹	眼瞼単純ヘルペス
	眼瞼ヘルペス	眼部帯状疱疹	眼部単純ヘルペス
	顔面帯状疱疹	顔面ヘルペス	急性網膜壊死
	胸部帯状疱疹	胸部ヘルペス	桐沢型ぶどう膜炎
	躯幹帯状疱疹	頚部ヘルペス	劇症帯状疱疹
	原発性ヘルペスウイルス性口内炎	口角ヘルペス	口腔帯状疱疹
	口腔ヘルペス	口唇ヘルペス	後頭部帯状疱疹
	肛門ヘルペス	再発性単純ヘルペス	再発性ヘルペスウイルス性口内炎
	三叉神経帯状疱疹	樹枝状角膜炎	樹枝状角膜潰瘍
	小水疱性皮膚炎	水痘・帯状疱疹ウイルス感染母体より出生した児	水痘後急性扁桃炎
	水痘後脊髄炎	水痘後脳脊髄炎	水痘髄膜炎
	水痘性角結膜炎	水痘性角膜炎	水痘脳炎
	水痘肺炎	成人水痘	先天性水痘症候群
	先天性ヘルペスウイルス感染症	帯状疱疹後三叉神経痛	帯状疱疹後膝神経節炎
	帯状疱疹後神経痛	帯状疱疹後多発性ニューロパチー	帯状疱疹神経炎
	帯状疱疹性外耳炎	帯状疱疹性角結膜炎	帯状疱疹性強膜炎
	帯状疱疹性結膜炎	帯状疱疹性虹彩炎	帯状疱疹性虹彩毛様体炎
	帯状疱疹性髄膜炎	帯状疱疹性髄膜脳炎	帯状疱疹性脊髄炎
	帯状疱疹性脳炎	帯状疱疹性脳脊髄炎	単純口唇ヘルペス
	単純ヘルペスウイルス感染母体より出生した児	地図状角膜炎	直腸ヘルペス
	鼻下部ヘルペス	ハント症候群	汎発性帯状疱疹
	汎発性ヘルペス	不全型ハント症候群	ヘルペスウイルス髄膜炎
	ヘルペスウイルス性咽頭炎	ヘルペスウイルス性外陰腟炎	ヘルペスウイルス性外耳炎
	ヘルペスウイルス性角結膜炎	ヘルペスウイルス性肝炎	ヘルペスウイルス性虹彩炎
	ヘルペスウイルス性虹彩毛様体炎	ヘルペスウイルス性湿疹	ヘルペスウイルス性歯肉口内炎
	ヘルペスウイルス性髄膜脳炎	ヘルペスウイルス性前部ぶどう膜炎	ヘルペスウイルス性腟炎
	ヘルペスウイルス性敗血症	ヘルペスウイルス性ひょう疽	ヘルペスウイルス性網脈絡膜炎
	ヘルペスウイルス脊髄炎	ヘルペスウイルス脳脊髄炎	ヘルペス角膜炎
	ヘルペス口内炎	ヘルペス脳炎	辺縁系脳炎
	耳帯状疱疹	耳ヘルペス	腰殿部帯状疱疹
	腰腹帯状疱疹		
△	鶏痘		

※ **適応外使用可**
・原則として，「バラシクロビル塩酸塩【内服薬】」を「急性網膜壊死」，「ヘルペスウイルス性虹彩炎」に対して処方した場合，当該使用事例を審査上認める。
・原則として，「バラシクロビル塩酸塩【内服薬】」を「特発性末梢性顔面神経麻痺（ベル麻痺）」に対して処方した場合，当該使用事例を審査上認める。

効能効果に関連する使用上の注意　性器ヘルペスの再発抑制に対する本剤の投与により，セックスパートナーへの感染を抑制することが認められている。ただし，本剤投与中もセックスパートナーへの感染リスクがあるため，コンドームの使用等が推奨される。

用法用量
［成人］
単純疱疹：通常，成人にはバラシクロビルとして１回500mgを１日２回経口投与する。
造血幹細胞移植における単純ヘルペスウイルス感染症（単純疱疹）の発症抑制：通常，成人にはバラシクロビルとして１回500mgを１日２回造血幹細胞移植施行７日前より施行後35日まで経口投与する。
帯状疱疹：通常，成人にはバラシクロビルとして１回1000mgを１日３回経口投与する。
水痘：通常，成人にはバラシクロビルとして１回1000mgを１日３回経口投与する。
性器ヘルペスの再発抑制：通常，成人にはバラシクロビルとして１回500mgを１日１回経口投与する。なお，HIV感染症の患者（CD4リンパ球数100/mm^{3}以上）にはバラシクロビルとして１回500mgを１日２回経口投与する。
［小児］
〔顆粒〕
単純疱疹：通常，体重10kg未満の小児には体重1kg当たりバラシクロビルとして１回25mgを１日３回，体重10kg以上の小児には体重1kg当たりバラシクロビルとして１回25mgを１日２回経口投与する。ただし，１回最高用量は500mgとする。
造血幹細胞移植における単純ヘルペスウイルス感染症（単純疱疹）の発症抑制：通常，体重10kg未満の小児には体重1kg当たりバラシクロビルとして１回25mgを１日３回，体重10kg以上の小児には体重1kg当たりバラシクロビルとして１回25mgを１日２回造血幹細胞移植施行７日前より施行後35日まで経口投与する。ただし，１回最高用量は500mgとする。
帯状疱疹：通常，小児には体重1kg当たりバラシクロビルとして１回25mgを１日３回経口投与する。ただし，１回最高用量は1000mgとする。
水痘：通常，小児には体重1kg当たりバラシクロビルとして１回25mgを１日３回経口投与する。ただし，１回最高用量は1000mgとする。
性器ヘルペスの再発抑制：通常，体重40kg以上の小児にはバラシクロビルとして１回500mgを１日１回経口投与する。なお，HIV感染症の患者（CD4リンパ球数100/mm^{3}以上）にはバラシクロビルとして１回500mgを１日２回経口投与する。
〔錠〕
単純疱疹：通常，体重40kg以上の小児にはバラシクロビルとして１回500mgを１日２回経口投与する。
造血幹細胞移植における単純ヘルペスウイルス感染症（単純疱疹）の発症抑制：通常，体重40kg以上の小児にはバラシクロビルとして１回500mgを１日２回造血幹細胞移植施行７日前より施行後35日まで経口投与する。
帯状疱疹：通常，体重40kg以上の小児にはバラシクロビルとして１回1000mgを１日３回経口投与する。
水痘：通常，体重40kg以上の小児にはバラシクロビルとして１回1000mgを１日３回経口投与する。
性器ヘルペスの再発抑制：通常，体重40kg以上の小児にはバラシクロビルとして１回500mgを１日１回経口投与する。なお，HIV感染症の患者（CD4リンパ球数100/mm^{3}以上）にはバラシクロビルとして１回500mgを１日２回経口投与する。

用法用量に関連する使用上の注意
(1)免疫正常患者において，性器ヘルペスの再発抑制に本剤を使用している際に再発が認められた場合には，１回500mg1日１回投与（性器ヘルペスの再発抑制に対する用法用量）から１回500mg1日２回投与（単純疱疹の治療に対する用法用量）に変更すること。治癒後は必要に応じ１回500mg1日１回投与（性器ヘルペスの再発抑制に対する用法用量）の再開を考慮すること。また，再発抑制に対して本剤を投与しているにもかかわらず頻回に再発を繰り返すような患者に対しては，症状に応じて１回250mg1日２回又は１回1000mg1日１回投与に変更することを考慮すること。
(2)腎障害のある患者又は腎機能の低下している患者，高齢者では，精神神経系の副作用があらわれやすいので，投与間隔を延長するなど注意すること。なお，本剤の投与量及び投与間隔の目安は下表のとおりである。また，血液透析を受けている患者に対しては，患者の腎機能，体重又は臨床症状に応じ，クレアチニンクリアランス10mL/min未満の目安よりさらに減量（250mgを24時間毎等）することを考慮すること。また，血液透析日には透析後に投与すること。なお，腎障害を有する小児患者における本剤の投与量，投与間隔調節の目安は確立していない。

	クレアチニンクリアランス（mL/min）			
	≧50	30～49	10～29	＜10
単純疱疹/造血幹細胞移植における単純ヘルペスウイルス感染症（単純疱疹）の発症抑制	500mgを12時間毎	500mgを12時間毎	500mgを24時間毎	500mgを24時間毎
帯状疱疹/水痘	1000mgを8時間毎	1000mgを12時間毎	1000mgを24時間毎	500mgを24時間毎
性器ヘルペスの再発抑制	500mgを24時間毎 なお，HIV感染症の患者（CD4リンパ球数100/mm^{3}以上）には，500mgを12時間毎	500mgを24時間毎 なお，HIV感染症の患者（CD4リンパ球数100/mm^{3}以上）には，500mgを12時間毎	250mgを24時間毎 なお，HIV感染症の患者（CD4リンパ球数100/mm^{3}以上）には，500mgを24時間毎	250mgを24時間毎 なお，HIV感染症の患者（CD4リンパ球数100/mm^{3}以上）には，500mgを24時間毎

肝障害のある患者でもバラシクロビルは十分にアシクロビルに変換される。なお，肝障害のある患者での臨床使用経験は限られている。

禁忌　本剤の成分あるいはアシクロビルに対し過敏症の既往歴のある患者

バラシクロビル顆粒50%「MEEK」：小林化工　50%1g［291.7円/g］，バラシクロビル顆粒50%「トーワ」：東和　50%1g［291.7円/g］，バラシクロビル顆粒50%「日医工」：日医工　50%1g［291.7円/g］，バラシクロビル顆粒50%「明治」：Meiji Seika　50%1g［291.7円/g］，バラシクロビル錠500mg「CEO」：セオリアファーマ　500mg1錠［242.2円/錠］，バラシクロビル錠500mg「DK」：大興　500mg1錠［242.2円/錠］，バラシクロビル錠500mg「DSEP」：第一三共エスファ　500mg1錠［242.2円/錠］，バラシクロビル錠500mg「EE」：エルメッドエーザイ　500mg1錠［242.2円/錠］，バラシクロビル錠500mg「F」：富士製薬　500mg1錠［242.2円/錠］，バラシクロビル錠500mg「FFP」：富士フイルム　500mg1錠［242.2円/錠］，バラシクロビル錠500mg「JG」：日本ジェネリック　500mg1錠［242.2円/錠］，バラシクロビル錠500mg「KOG」：興和　500mg1錠［242.2円/錠］，バラシクロビル錠500mg「MEEK」：小林化工　500mg1錠［242.2円/錠］，バラシクロビル錠500mg「NP」：ニプロ　500mg1錠［242.2円/錠］，バラシクロビル錠500mg「PP」：ポーラ　500mg1錠［242.2円/錠］，バラシクロビル錠500mg「TCK」：辰巳化学　500mg1錠[242.2円/錠]，バラシクロビル錠500mg「YD」：陽進堂　500mg1錠[242.2円/錠]，バラシクロビル錠500mg「アメル」：共和薬品　500mg1錠[242.2円/錠]，バラシクロビル錠500mg「イワキ」：岩城　500mg1錠[242.2円/錠]，バラシクロビル錠500mg「オーハラ」：エール　500mg1錠[242.2円/錠]，バラシクロビル錠500mg「科研」：シオノ　500mg1錠[242.2円/錠]，バラシクロビル錠500mg「杏林」：キョーリンリメディオ　500mg1錠[242.2円/錠]，バラシクロビル錠500mg「ケミファ」：日本ケミファ　500mg1錠[242.2円/錠]，バラシクロビル錠500mg「サトウ」：佐藤　500mg1錠[242.2円/錠]，バラシクロビル錠500mg「サワイ」：沢井　500mg1錠[242.2円/錠]，バラシクロビル錠500mg「三和」：三和化学　500mg1錠[242.2円/錠]，バラシクロビル錠500mg「ツルハラ」：鶴原　500mg1錠[242.2円/錠]，バラシクロビル錠500mg「テバ」：テバ製薬　500mg1錠[242.2円/錠]，バラシクロビル錠500mg「トーワ」：東和　500mg1錠[242.2円/錠]，バラシクロビル錠500mg「日医工」：日医工　500mg1錠[242.2円/錠]，バラシクロビル錠500mg「日本臓器」：東洋カプセル　500mg1錠[242.2円/錠]，バラシクロビル錠500mg「ファイザー」：ファイザー　500mg1錠[242.2円/錠]，バラシクロビル錠500mg「明治」：Meiji Seika　500mg1錠[242.2円/錠]，バラシクロビル錠500mg「わかもと」：わかもと　500mg1錠[242.2円/錠]，バラシクロビル粒状錠500mg「モチダ」：持田　500mg1包[282.6円/包]

ハルナールD錠0.1mg　規格：0.1mg1錠[68.5円/錠]
ハルナールD錠0.2mg　規格：0.2mg1錠[134.1円/錠]
タムスロシン塩酸塩　アステラス　259

【効能効果】

前立腺肥大症に伴う排尿障害

【対応標準病名】

◎	前立腺肥大症	排尿障害	
○	残尿感	前立腺症	遅延性排尿
	尿溢出	排尿困難	
△	前立腺線維腫	尿線断裂	尿線微弱
	尿道痛	排尿時灼熱感	膀胱直腸障害
	膀胱痛		

用法用量　通常，成人にはタムスロシン塩酸塩として0.2mgを1日1回食後に経口投与する。
なお，年齢，症状により適宜増減する。

禁忌　本剤の成分に対し過敏症の既往歴のある患者

塩酸タムスロシンカプセル0.1mg「アメル」：共和薬品　0.1mg1カプセル[29.3円/カプセル]，塩酸タムスロシンカプセル0.2mg「アメル」：共和薬品　0.2mg1カプセル[36円/カプセル]，塩酸タムスロシン錠0.1「EK」：小林化工　0.1mg1錠[38.5円/錠]，塩酸タムスロシン錠0.2「EK」：小林化工　0.2mg1錠[72円/錠]，タムスロシン塩酸塩OD錠0.1mg「CH」：長生堂　0.1mg1錠[38.5円/錠]，タムスロシン塩酸塩OD錠0.1mg「TYK」：大正薬品　0.1mg1錠[29.3円/錠]，タムスロシン塩酸塩OD錠0.1mg「アメル」：共和薬品　0.1mg1錠[29.3円/錠]，タムスロシン塩酸塩OD錠0.1mg「ケミファ」：日本薬品工業　0.1mg1錠[29.3円/錠]，タムスロシン塩酸塩OD錠0.1mg「サワイ」：沢井　0.1mg1錠[29.3円/錠]，タムスロシン塩酸塩OD錠0.1mg「トーワ」：東和　0.1mg1錠[38.5円/錠]，タムスロシン塩酸塩OD錠0.1mg「日医工」：日医工　0.1mg1錠[29.3円/錠]，タムスロシン塩酸塩OD錠0.1mg「日新」：日新－山形　0.1mg1錠[29.3円/錠]，タムスロシン塩酸塩OD錠0.1mg「ファイザー」：ファイザー　0.1mg1錠[19.9円/錠]，タムスロシン塩酸塩OD錠0.1mg「明治」：Meiji Seika　0.1mg1錠[29.3円/錠]，タムスロシン塩酸塩OD錠0.2mg「CH」：長生堂　0.2mg1錠[58.2円/錠]，タムスロシン塩酸塩OD錠0.2mg「TYK」：大正薬品　0.2mg1錠[58.2円/錠]，タムスロシン塩酸塩OD錠0.2mg「アメル」：共和薬品　0.2mg1錠[36円/錠]，タムスロシン塩酸塩OD錠0.2mg「ケミファ」：日本薬品工業　0.2mg1錠[72円/錠]，タムスロシン塩酸塩OD錠0.2mg「サワイ」：沢井　0.2mg1錠[58.2円/錠]，タムスロシン塩酸塩OD錠0.2mg「トーワ」：東和　0.2mg1錠[72円/錠]，タムスロシン塩酸塩OD錠0.2mg「日医工」：日医工　0.2mg1錠[58.2円/錠]，タムスロシン塩酸塩OD錠0.2mg「日新」：日新－山形　0.2mg1錠[58.2円/錠]，タムスロシン塩酸塩OD錠0.2mg「ファイザー」：ファイザー　0.2mg1錠[36円/錠]，タムスロシン塩酸塩OD錠0.2mg「明治」：Meiji Seika　0.2mg1錠[36円/錠]，タムスロシン塩酸塩カプセル0.1mg「MED」：メディサ　0.1mg1カプセル[38.5円/カプセル]，タムスロシン塩酸塩カプセル0.1mg「TCK」：辰巳化学　0.1mg1カプセル[29.3円/カプセル]，タムスロシン塩酸塩カプセル0.1mg「TYK」：大正薬品　0.1mg1カプセル[29.3円/カプセル]，タムスロシン塩酸塩カプセル0.1mg「オーハラ」：大原薬品　0.1mg1カプセル[29.3円/カプセル]，タムスロシン塩酸塩カプセル0.1mg「ケミファ」：日本薬品工業　0.1mg1カプセル[29.3円/カプセル]，タムスロシン塩酸塩カプセル0.1mg「サワイ」：沢井　0.1mg1カプセル[29.3円/カプセル]，タムスロシン塩酸塩カプセル0.1mg「日医工」：日医工　0.1mg1カプセル[29.3円/カプセル]，タムスロシン塩酸塩カプセル0.2mg「MED」：メディサ　0.2mg1カプセル[72円/カプセル]，タムスロシン塩酸塩カプセル0.2mg「TCK」：辰巳化学　0.2mg1カプセル[36円/カプセル]，タムスロシン塩酸塩カプセル0.2mg「TYK」：大正薬品　0.2mg1カプセル[58.2円/カプセル]，タムスロシン塩酸塩カプセル0.2mg「オーハラ」：大原薬品　0.2mg1カプセル[58.2円/カプセル]，タムスロシン塩酸塩カプセル0.2mg「ケミファ」：日本薬品工業　0.2mg1カプセル[72円/カプセル]，タムスロシン塩酸塩カプセル0.2mg「サワイ」：沢井　0.2mg1カプセル[58.2円/カプセル]，タムスロシン塩酸塩カプセル0.2mg「日医工」：日医工　0.2mg1カプセル[58.2円/カプセル]，ハラナシンカプセル0.1mg：日新－山形　0.1mg1カプセル[29.3円/カプセル]，ハラナシンカプセル0.2mg：日新－山形　0.2mg1カプセル[58.2円/カプセル]，パルナックカプセル0.1mg：テバ製薬　0.1mg1カプセル[29.3円/カプセル]，パルナックカプセル0.2mg：テバ製薬　0.2mg1カプセル[58.2円/カプセル]，ハルリーブカプセル0.1mg：シオノ　0.1mg1カプセル[29.3円/カプセル]，ハルリーブカプセル0.2mg：シオノ　0.2mg1カプセル[36円/カプセル]，ハロネロールカプセル0.1mg：長生堂　0.1mg1カプセル[38.5円/カプセル]，ハロネロールカプセル0.2mg：長生堂　0.2mg1カプセル[58.2円/カプセル]，リストリームOD錠0.1mg：あすか　0.1mg1錠[38.5円/錠]，リストリームOD錠0.2mg：あすか　0.2mg1錠[72円/錠]

バルネチール細粒50%　規格：50%1g[129.9円/g]
バルネチール錠50　規格：50mg1錠[15円/錠]
バルネチール錠100　規格：100mg1錠[28円/錠]
バルネチール錠200　規格：200mg1錠[52.4円/錠]
スルトプリド塩酸塩　バイエル薬品　117

【効能効果】

躁病，統合失調症の興奮及び幻覚・妄想状態

【対応標準病名】

◎	幻覚	幻覚妄想状態	興奮状態
	躁状態	統合失調症	妄想性障害
○	アスペルガー症候群	型分類困難な統合失調症	関係念慮
	関係妄想	偽神経症性統合失調症	急性統合失調症
	急性統合失調症性エピソード	急性統合失調症様精神病性障害	境界型統合失調症
	緊張型統合失調症	軽躁病	激越
	幻視	幻聴	好訴パラノイア

	誇大妄想	残遺型統合失調症	サンデル病
	自己視線恐怖	自己臭恐怖	持続性妄想性障害
	嫉妬妄想	自閉的精神病質	情緒不安定状態
	小児期型統合失調症	小児シゾイド障害	心気妄想
	精神病症状を伴う躁病	前駆期統合失調症	潜在性統合失調症
	躁病性昏迷	躁病発作	体感症性統合失調症
	退行期妄想状態	短期統合失調症様障害	単極性躁病
	単純型統合失調症	知的障害性精神病	遅発性統合失調症
	統合失調症型障害	統合失調症型パーソナリティ障害	統合失調症後抑うつ
	統合失調症症状を伴う急性錯乱	統合失調症症状を伴う急性多形性精神病性障害	統合失調症症状を伴う類循環精神病
	統合失調症性パーソナリティ障害	統合失調症性反応	統合失調症様状態
	破瓜型統合失調症	パラノイア	被害妄想
	非定型精神病	不穏状態	慢性幻覚精神病
	妄想型統合失調症	妄想性醜形恐怖症	
△	口臭ノイローゼ	精神病症状を伴わない躁病	統合失調症症状を伴わない急性錯乱
	統合失調症症状を伴わない急性多形性精神病性障害	統合失調症症状を伴わない類循環精神病	反応性興奮
	夢幻精神病	モレル・クレペリン病	

用法用量　スルトプリドとして，通常，成人1日300～600mgを分割経口投与する。
なお，年齢・症状により適宜増減するが，1日1,800mgまで増量することができる。

禁忌
(1)本剤の成分に対し過敏症の既往歴のある患者
(2)昏睡状態の患者
(3)バルビツール酸誘導体等の中枢神経抑制剤の強い影響下にある患者
(4)重症の心不全患者
(5)パーキンソン病の患者
(6)脳障害(脳炎，脳腫瘍，頭部外傷後遺症等)の疑いのある患者
(7)プロラクチン分泌性の下垂体腫瘍(プロラクチノーマ)の患者
(8)QT延長を起こすことが知られている薬剤(イミプラミン，ピモジド等)を投与中の患者

併用禁忌

薬剤名等	臨床症状・措置方法	機序・危険因子
QT延長を起こすことが知られている薬剤 イミプラミン(トフラニール) ピモジド(オーラップ)等	QT延長，心室性不整脈等の重篤な副作用を起こすおそれがある。	本剤及びこれらの薬剤でQT延長，心室性不整脈が報告されており，併用によりQT延長作用が増強するおそれがある。

スタドルフ細粒50%：共和薬品　50%1g[31円/g]，スタドルフ錠50mg：共和薬品　50mg1錠[5.6円/錠]，スタドルフ錠100mg：共和薬品　100mg1錠[8.3円/錠]，スタドルフ錠200mg：共和薬品　200mg1錠[13円/錠]，バチール錠50mg：全星薬品　50mg1錠[5.6円/錠]，バチール錠100mg：全星薬品　100mg1錠[8.3円/錠]，バチール錠200mg：全星薬品　200mg1錠[13円/錠]

バルビタール「ホエイ」
規格：1g[9.8円/g]
バルビタール　マイラン製薬　112

【効能効果】
不眠症(他剤が無効な場合)
不安緊張状態の鎮静(他剤が無効な場合)

【対応標準病名】

◎	不安緊張状態	不眠症	
○	混合性不安抑うつ障害	睡眠障害	睡眠相後退症候群
	睡眠リズム障害	全般性不安障害	パニック障害
	パニック発作	不安うつ病	不安障害
	不安神経症	不規則睡眠	
△	挿間性発作性不安	破局発作状態	不安ヒステリー
	レム睡眠行動障害		

用法用量
(1)不眠症の場合
バルビタールとして，通常成人1回0.3～0.4gを就寝前に経口投与する。
なお，年齢，症状により適宜増減する。
(2)不安緊張状態の鎮静の場合
バルビタールとして，通常成人1日0.6gを2回に分割して経口投与する。
なお，年齢，症状により適宜増減する。

用法用量に関連する使用上の注意　不眠症には，就寝の直前に服用させること。また，服用して就寝した後，睡眠途中において一時的に起床して仕事等をする可能性があるときは服用させないこと。

禁忌
(1)バルビツール酸系化合物に対し過敏症の既往歴のある患者
(2)ボリコナゾールを投与中の患者

原則禁忌
(1)心障害のある患者
(2)肝障害，腎障害のある患者
(3)呼吸機能の低下している患者
(4)急性間欠性ポルフィリン症の患者
(5)薬物過敏症の患者

併用禁忌

薬剤名等	臨床症状・措置方法	機序・危険因子
ボリコナゾール ブイフェンド	ボリコナゾールの代謝が促進され，血中濃度が低下するおそれがある。	本剤の肝薬物代謝酵素誘導作用による。

バレオンカプセル100mg
規格：100mg1カプセル[61.9円/カプセル]
バレオン錠200mg
規格：200mg1錠[108.3円/錠]
塩酸ロメフロキサシン　アボット　624

【効能効果】
〈適応菌種〉ロメフロキサシンに感性のブドウ球菌属，レンサ球菌属，肺炎球菌，腸球菌属，淋菌，モラクセラ(ブランハメラ)・カタラーリス，大腸菌，赤痢菌，サルモネラ属，シトロバクター属，クレブシエラ属，エンテロバクター属，セラチア属，プロテウス属，モルガネラ・モルガニー，プロビデンシア属，インフルエンザ菌，緑膿菌，アシネトバクター属，カンピロバクター属，ペプトストレプトコッカス属
〈適応症〉
(1)表在性皮膚感染症，深在性皮膚感染症，リンパ管・リンパ節炎，慢性膿皮症
(2)外傷・熱傷および手術創等の二次感染，乳腺炎，肛門周囲膿瘍
(3)骨髄炎，関節炎
(4)急性気管支炎，肺炎，肺膿瘍，慢性呼吸器病変の二次感染
(5)膀胱炎，腎盂腎炎，前立腺炎(急性症，慢性症)，尿道炎
(6)感染性腸炎
(7)バルトリン腺炎，子宮内感染，子宮付属器炎
(8)眼瞼膿瘍，涙嚢炎，麦粒腫，瞼板腺炎，角膜炎(角膜潰瘍を含む)
(9)中耳炎，副鼻腔炎
(10)歯周組織炎，歯冠周囲炎，顎炎

【対応標準病名】

◎	外傷	角膜炎	角膜潰瘍
	関節炎	感染性腸炎	急性気管支炎
	急性細菌性前立腺炎	肛門周囲膿瘍	骨髄炎
	挫創	歯冠周囲炎	子宮内感染症
	子宮付属器炎	歯根のう胞	歯周炎

歯髄炎	歯性顎炎	術後創部感染
腎盂腎炎	前立腺炎	創傷
創傷感染症	中耳炎	乳腺炎
尿道炎	熱傷	肺炎
肺膿瘍	麦粒腫	バルトリン腺炎
皮膚感染症	副鼻腔炎	膀胱炎
マイボーム腺炎	慢性前立腺炎	慢性膿皮症
リンパ管炎	リンパ節炎	涙のう炎
裂傷	裂創	

DIP 関節炎	IP 関節炎	MP 関節炎
MRSA 骨髄炎	MRSA 肺化膿症	MRSA 膀胱炎
PIP 関節炎	S 状結腸炎	亜急性関節炎
亜急性気管支炎	亜急性骨髄炎	亜急性リンパ管炎
亜急性涙のう炎	足第 1 度熱傷	足第 2 度熱傷
足第 3 度熱傷	足熱傷	アルカリ腐蝕
アレルギー性角膜炎	アレルギー性膀胱炎	胃腸炎
胃腸管熱傷	胃熱傷	陰茎第 1 度熱傷
陰茎第 2 度熱傷	陰茎第 3 度熱傷	陰茎熱傷
咽頭熱傷	陰のう第 1 度熱傷	陰のう第 2 度熱傷
陰のう第 3 度熱傷	陰のう熱傷	インフルエンザ菌気管支炎
う蝕第 3 度急性化膿性根尖性歯周炎	う蝕第 3 度急性単純性根尖性歯周炎	う蝕第 3 度慢性化膿性根尖性歯周炎
栄養障害性角膜炎	会陰第 1 度熱傷	会陰第 2 度熱傷
会陰第 3 度熱傷	会陰熱傷	会陰部化膿創
腋窩第 1 度熱傷	腋窩第 2 度熱傷	腋窩第 3 度熱傷
腋窩熱傷	壊死性潰瘍性歯周炎	壊死性潰瘍性歯肉炎
壊疽性歯肉炎	炎症性腸疾患	円板状角膜炎
汚染擦過創	外陰第 1 度熱傷	外陰第 2 度熱傷
外陰第 3 度熱傷	外陰熱傷	外傷性角膜炎
外傷性角膜潰瘍	外傷性穿孔性中耳炎	外傷性中耳炎
回腸炎	外麦粒腫	開放性大腿骨骨髄炎
開放性脳損傷髄膜炎	潰瘍性歯肉炎	潰瘍性膀胱炎
下咽頭熱傷	化学外傷	下顎骨壊死
下顎骨炎	下顎骨骨髄炎	下顎骨骨膜炎
下顎骨骨膜下膿瘍	下顎骨周囲炎	下顎骨周囲膿瘍
下顎熱傷	下顎膿瘍	下顎部第 1 度熱傷
下顎部第 2 度熱傷	下顎部第 3 度熱傷	下眼瞼蜂巣炎
角結膜炎	角結膜びらん	角結膜腐蝕
顎骨炎	顎骨骨髄炎	顎骨骨膜炎
顎腐骨	角膜アルカリ化学熱傷	角膜酸化学熱傷
角膜酸性熱傷	角膜上皮びらん	角膜穿孔
角膜中心潰瘍	角膜内皮炎	角膜熱傷
角膜膿瘍	角膜パンヌス	角膜びらん
角膜腐蝕	下肢第 1 度熱傷	下肢第 2 度熱傷
下肢第 3 度熱傷	下肢熱傷	下尖性霰粒腫
下腿骨骨髄炎	下腿骨慢性骨髄炎	下腿足部熱傷
下腿熱傷	下腿複雑骨折後骨髄炎	下腿部第 1 度熱傷
下腿部第 2 度熱傷	下腿部第 3 度熱傷	肩関節炎
カタル性胃腸炎	カタル性角膜潰瘍	カテーテル感染症
カテーテル敗血症	化膿性角膜炎	化膿性骨髄炎
化膿性霰粒腫	化膿性歯周炎	化膿性歯肉炎
化膿性中耳炎	化膿性乳腺炎	化膿性副鼻腔炎
下半身第 1 度熱傷	下半身第 2 度熱傷	下半身第 3 度熱傷
下半身熱傷	下腹部第 1 度熱傷	下腹部第 2 度熱傷
下腹部第 3 度熱傷	貨幣状角膜炎	眼化学熱傷
眼窩骨髄炎	眼窩膿瘍	眼球熱傷
眼瞼化学熱傷	眼瞼第 1 度熱傷	眼瞼第 2 度熱傷
眼瞼第 3 度熱傷	眼瞼熱傷	眼瞼蜂巣炎
環指骨髄炎	間質性膀胱炎	眼周囲化学熱傷
眼周囲第 1 度熱傷	眼周囲第 2 度熱傷	眼周囲第 3 度熱傷
乾性角結膜炎	乾性角膜炎	関節症
感染性胃腸炎	感染性角膜炎	感染性角膜潰瘍
感染性下痢症	感染性大腸炎	眼熱傷
感冒性胃腸炎	感冒性大腸炎	感冒性腸炎

顔面損傷	顔面第 1 度熱傷	顔面第 2 度熱傷
顔面第 3 度熱傷	顔面熱傷	気管支肺炎
気管熱傷	気腫性腎盂腎炎	気道熱傷
偽膜性アンギナ	偽膜性気管支炎	急性胃腸炎
急性角結膜炎	急性顎骨骨髄炎	急性顎骨骨膜炎
急性角膜炎	急性化膿性下顎骨炎	急性化膿性脛骨骨髄炎
急性化膿性骨髄炎	急性化膿性根尖性歯周炎	急性化膿性歯根膜炎
急性化膿性上顎骨炎	急性化膿性中耳炎	急性化膿性辺縁性歯根膜炎
急性関節炎	急性気管気管支炎	急性脛骨骨髄炎
急性血行性骨髄炎	急性喉頭気管気管支炎	急性骨髄炎
急性根尖性歯周炎	急性霰粒腫	急性歯冠周囲炎
急性歯周炎	急性歯肉炎	急性出血性膀胱炎
急性大腸炎	急性単純性根尖性歯周炎	急性単純性膀胱炎
急性中耳炎	急性腸炎	急性乳腺炎
急性尿道炎	急性肺炎	急性反復性気管支炎
急性付属器炎	急性膀胱炎	急性卵管炎
急性卵巣炎	急性涙のう炎	急速進行性歯周炎
胸腔熱傷	胸骨骨髄炎	胸鎖関節炎
胸椎骨髄炎	胸部外傷	胸部上腕熱傷
胸部損傷	胸部第 1 度熱傷	頬部第 1 度熱傷
胸部第 2 度熱傷	頬部第 2 度熱傷	胸部第 3 度熱傷
頬部第 3 度熱傷	胸部熱傷	胸肋関節炎
距骨骨髄炎	距踵関節炎	巨大フリクテン
躯幹薬傷	グラデニーゴ症候群	クループ性気管支炎
脛骨骨髄炎	脛骨骨膜炎	脛骨乳児骨髄炎
脛骨慢性化膿性骨髄炎	脛骨慢性骨髄炎	頚椎骨髄炎
頚部第 1 度熱傷	頚部第 2 度熱傷	頚部第 3 度熱傷
頚部熱傷	頚部膿疱	血管性パンヌス
血行性脛骨骨髄炎	血行性骨髄炎	血行性大腿骨骨髄炎
結節性眼炎	結節性結膜炎	結膜熱傷
結膜のうアルカリ化学熱傷	結膜のう酸化学熱傷	結膜腐蝕
下痢症	嫌気性骨髄炎	限局型若年性歯周炎
肩甲間部第 1 度熱傷	肩甲間部第 2 度熱傷	肩甲間部第 3 度熱傷
肩甲間部熱傷	肩甲骨周囲炎	肩甲部第 1 度熱傷
肩甲部第 2 度熱傷	肩甲部第 3 度熱傷	肩甲部熱傷
肩鎖関節炎	肩部第 1 度熱傷	肩部第 2 度熱傷
肩部第 3 度熱傷	高位筋間膿瘍	硬化性角膜炎
硬化性骨髄炎	口腔上顎洞瘻	口腔第 1 度熱傷
口腔第 2 度熱傷	口腔第 3 度熱傷	口腔熱傷
紅色陰癬	口唇第 1 度熱傷	口唇第 2 度熱傷
口唇第 3 度熱傷	口唇熱傷	光線眼症
喉頭外傷	喉頭損傷	喉頭熱傷
広汎型若年性歯周炎	肛門括約筋内膿瘍	肛門第 1 度熱傷
肛門第 2 度熱傷	肛門第 3 度熱傷	肛門熱傷
コーガン症候群	股関節炎	鼓室内水腫
骨炎	骨顆炎	骨幹炎
骨周囲炎	骨髄炎後遺症	骨髄肉芽腫
骨盤化膿性骨髄炎	骨膜炎	骨膜下膿瘍
骨膜骨髄炎	骨膜のう炎	根尖性歯周炎
根尖肉芽腫	根側歯周膿瘍	細菌性骨髄炎
細菌性膀胱炎	臍周囲炎	再発性中耳炎
再発性尿道炎	坐骨骨炎	坐骨直腸窩膿瘍
散在性表層角膜炎	蚕蝕性角膜潰瘍	酸腐蝕
霰粒腫	紫外線角結膜炎	紫外線角膜炎
耳介部第 1 度熱傷	耳介部第 2 度熱傷	耳介部第 3 度熱傷
趾化膿創	歯冠周囲膿瘍	趾関節炎
子宮熱傷	指骨炎	趾骨炎
指骨髄炎	趾骨髄炎	篩骨洞炎
歯根膜下膿瘍	示指化膿創	四肢挫傷
四肢第 1 度熱傷	四肢第 2 度熱傷	四肢第 3 度熱傷
四肢熱傷	歯周症	歯周膿瘍
思春期性歯肉炎	糸状角膜炎	歯性上顎洞炎

	歯性副鼻腔炎	歯槽骨腐骨	趾第１度熱傷
	趾第２度熱傷	趾第３度熱傷	膝蓋骨化膿性骨髄炎
	膝蓋骨骨髄炎	膝関節炎	実質性角膜炎
	湿疹性パンヌス	膝部第１度熱傷	膝部第２度熱傷
	膝部第３度熱傷	歯肉炎	歯肉膿瘍
	趾熱傷	若年性歯周炎	尺骨遠位部骨髄炎
	縦隔膿瘍	手関節炎	手関節部第１度熱傷
	手関節部第２度熱傷	手関節部第３度熱傷	手指関節炎
	種子骨炎	樹枝状角膜炎	樹枝状角膜潰瘍
	手指第１度熱傷	手指第２度熱傷	手指第３度熱傷
	手指端熱傷	手指熱傷	手術創部膿瘍
	手掌第１度熱傷	手掌第２度熱傷	手掌第３度熱傷
	手掌熱傷	出血性角膜炎	出血性大腸炎
	出血性中耳炎	出血性腸炎	出血性膀胱炎
	術後横隔膜下膿瘍	術後感染症	術後骨髄炎
	術後腎盂腎炎	術後髄膜炎	術後性中耳炎
	術後性慢性中耳炎	術後膿瘍	術後敗血症
	術後腹腔内膿瘍	術後腹壁膿瘍	手背第１度熱傷
	手背第２度熱傷	手背第３度熱傷	手背熱傷
	上顎骨炎	上顎骨骨髄炎	上顎骨骨膜炎
	上顎骨骨膜下膿瘍	上顎洞炎	上眼瞼蜂巣炎
	上行性腎盂腎炎	上鼓室化膿症	踵骨炎
	踵骨骨髄炎	上肢第１度熱傷	上肢第２度熱傷
	上肢第３度熱傷	上肢熱傷	焼身自殺未遂
	上尖性霰粒腫	小児肺炎	小児副鼻腔炎
	小膿疱性皮膚炎	上半身第１度熱傷	上半身第２度熱傷
	上半身第３度熱傷	上半身熱傷	踵部第１度熱傷
	踵部第２度熱傷	踵部第３度熱傷	上腕骨骨髄炎
	上腕第１度熱傷	上腕第２度熱傷	上腕第３度熱傷
	上腕熱傷	食道熱傷	ショパール関節炎
	真菌性角膜潰瘍	神経栄養性角結膜炎	進行性角膜潰瘍
	滲出性気管支炎	浸潤性表層角膜炎	新生児上顎骨骨髄炎
	新生児中耳炎	深層角膜炎	水疱性中耳炎
	星状角膜炎	精巣熱傷	ゼーミッシュ潰瘍
	石化性角膜炎	脊椎骨髄炎	雪眼炎
	舌熱傷	前額部第１度熱傷	前額部第２度熱傷
	前額部第３度熱傷	前胸部第１度熱傷	前胸部第２度熱傷
	前胸部第３度熱傷	前胸部熱傷	穿孔性角膜潰瘍
	穿孔性中耳炎	前思春期性歯周炎	線状角膜炎
	全身挫傷	全身第１度熱傷	全身第２度熱傷
	全身第３度熱傷	全身熱傷	前頭洞炎
	腺病性パンヌス	前房蓄膿性角膜炎	前立腺膿瘍
	前腕骨髄炎	前腕手部熱傷	前腕第１度熱傷
	前腕第２度熱傷	前腕第３度熱傷	前腕熱傷
	早期発症型歯周炎	増殖性関節炎	増殖性骨膜炎
	増殖性歯肉炎	創部膿瘍	足関節炎
	足関節第１度熱傷	足関節第２度熱傷	足関節第３度熱傷
	足関節熱傷	側胸部第１度熱傷	側胸部第２度熱傷
	側胸部第３度熱傷	足底熱傷	足底部第１度熱傷
	足底部第２度熱傷	足底部第３度熱傷	足背部第１度熱傷
	足背部第２度熱傷	足背部第３度熱傷	側腹部第１度熱傷
	側腹部第２度熱傷	側腹部第３度熱傷	足部骨髄炎
	鼡径部第１度熱傷	鼡径部第２度熱傷	鼡径部第３度熱傷
た	鼡径部熱傷	第１度熱傷	第１度腐蝕
	第２度熱傷	第２度腐蝕	第３度熱傷
	第３度腐蝕	第４度熱傷	体幹第１度熱傷
	体幹第２度熱傷	体幹第３度熱傷	体幹熱傷
	大腿骨骨髄炎	大腿骨膿瘍	大腿骨膜炎
	大腿骨慢性化膿性骨髄炎	大腿骨慢性骨髄炎	大腿熱傷
	大腿部第１度熱傷	大腿部第２度熱傷	大腿部第３度熱傷
	大腸炎	体表面積10％未満の熱傷	体表面積10－19％の熱傷
	体表面積20－29％の熱傷	体表面積30－39％の熱傷	体表面積40－49％の熱傷

	体表面積50－59％の熱傷	体表面積60－69％の熱傷	体表面積70－79％の熱傷
	体表面積80－89％の熱傷	体表面積90％以上の熱傷	大葉性肺炎
	多発性外傷	多発性関節炎	多発性昆虫咬創
	多発性挫傷	多発性擦過創	多発性第１度熱傷
	多発性第２度熱傷	多発性第３度熱傷	多発性熱傷
	多発性膿疱症	多発性表在損傷	単関節炎
	単純性角膜潰瘍	単純性関節炎	単純性歯周炎
	単純性歯肉炎	単純性中耳炎	恥骨結合炎
	恥骨骨炎	恥骨骨膜炎	智歯周囲炎
	地図状角膜炎	腟断端炎	腟熱傷
	肘関節炎	肘関節慢性骨髄炎	中耳炎性顔面神経麻痺
	中手骨膿瘍	虫垂炎術後残膿瘍	肘部第１度熱傷
	肘部第２度熱傷	肘部第３度熱傷	腸炎
	腸カタル	腸間膜リンパ節炎	蝶形骨洞炎
	腸骨骨髄炎	直腸肛門周囲膿瘍	直腸周囲膿瘍
	陳旧性中耳炎	低位筋間膿瘍	手第１度熱傷
	手第２度熱傷	手第３度熱傷	手熱傷
	殿部第１度熱傷	殿部第２度熱傷	殿部第３度熱傷
	殿部熱傷	頭蓋骨骨髄炎	橈骨骨髄炎
	頭部第１度熱傷	頭部第２度熱傷	頭部第３度熱傷
	頭部熱傷	兎眼性角膜炎	特殊性歯周炎
な	内麦粒腫	内部尿路性器の熱傷	軟口蓋熱傷
	難治性歯周炎	難治性乳児下痢症	乳児下痢
	乳児肺炎	乳腺膿瘍	乳腺瘻孔
	乳頭潰瘍	乳頭周囲炎	乳頭びらん
	乳頭部第１度熱傷	乳頭部第２度熱傷	乳頭部第３度熱傷
	乳房炎症性疾患	乳房潰瘍	乳房第１度熱傷
	乳房第２度熱傷	乳房第３度熱傷	乳房熱傷
	乳房膿瘍	乳房よう	乳輪下膿瘍
	乳輪部第１度熱傷	乳輪部第２度熱傷	乳輪部第３度熱傷
	尿管切石術後感染症	尿細管間質性腎炎	尿道口炎
	尿道周囲炎	尿膜管膿瘍	妊娠中の子宮内感染
	妊娠中の性器感染症	膿皮症	膿疱
は	肺炎球菌性気管支炎	肺化膿症	敗血症性気管支炎
	敗血症性骨髄炎	敗血症性肺炎	敗血症性皮膚炎
	肺熱傷	背部第１度熱傷	背部第２度熱傷
	背部第３度熱傷	背部熱傷	剥離性歯肉炎
	抜歯後感染	バルトリン腺膿瘍	半身第１度熱傷
	半身第２度熱傷	半身第３度熱傷	反復性角膜潰瘍
	反復性膀胱炎	汎副鼻腔炎	腓骨骨髄炎
	尾骨骨髄炎	非性病性尿道炎	非定型肺炎
	非特異骨髄炎	非特異性関節炎	非特異性腸間膜リンパ節炎
	非特異性尿道炎	非特異性リンパ節炎	鼻部第１度熱傷
	鼻部第２度熱傷	鼻部第３度熱傷	びまん性肺炎
	びまん性表層角膜炎	表在性角膜炎	表在性点状角膜炎
	びらん性歯肉炎	びらん性膀胱炎	非淋菌性尿道炎
	フィラメント状角膜炎	匐行性角膜潰瘍	複雑性歯周炎
	腹部第１度熱傷	腹部第２度熱傷	腹部第３度熱傷
	腹部熱傷	腹壁縫合糸膿瘍	腐蝕
	ぶどう球菌性肺膿瘍	フリクテン性角結膜炎	フリクテン性角膜炎
	フリクテン性角膜潰瘍	フリクテン性結膜炎	フリクテン性パンヌス
	ブロディー骨膿瘍	辺縁角膜炎	辺縁性化膿性歯根膜炎
	辺縁性歯周組織炎	辺縁フリクテン	膀胱後部膿瘍
	膀胱三角部炎	縫合糸膿瘍	膀胱周囲炎
	膀胱周囲膿瘍	膀胱尿道炎	縫合部膿瘍
	放射線出血性膀胱炎	放射線性下顎骨骨髄炎	放射線性顎骨壊死
	放射線性化膿性顎骨壊死	放射線性熱傷	放射線性膀胱炎
	母指球部第１度熱傷	母指球部第２度熱傷	母指球部第３度熱傷
	母指骨髄炎	母趾骨髄炎	母指第１度熱傷
	母指第２度熱傷	母指第３度熱傷	母指熱傷
ま	マイコプラズマ気管支炎	慢性角結膜炎	慢性顎骨炎

	慢性顎骨骨髄炎	慢性化膿性骨髄炎	慢性化膿性根尖性歯周炎
	慢性化膿性穿孔性中耳炎	慢性化膿性中耳炎	慢性関節炎
	慢性血行性骨髄炎	慢性骨髄炎	慢性根尖性歯周炎
	慢性細菌性前立腺炎	慢性再発性膀胱炎	慢性耳管鼓室化膿性中耳炎
	慢性歯冠周囲炎	慢性歯周炎	慢性歯周膿瘍
	慢性上鼓室乳突洞化膿性中耳炎	慢性穿孔性中耳炎	慢性前立腺炎急性増悪
	慢性多発性骨髄炎	慢性中耳炎	慢性中耳炎急性増悪
	慢性中耳炎後遺症	慢性中耳炎術後再燃	慢性尿道炎
	慢性肺化膿症	慢性非細菌性前立腺炎	慢性複雑性膀胱炎
	慢性副鼻腔炎	慢性副鼻腔炎急性増悪	慢性副鼻腔膿瘍
	慢性付属器炎	慢性辺縁性歯周炎軽度	慢性辺縁性歯周炎重度
	慢性辺縁性歯周炎中等度	慢性膀胱炎	慢性放射線性顎骨壊死
	慢性卵管炎	慢性卵巣炎	慢性リンパ管炎
	慢性リンパ節炎	慢性涙小管炎	慢性涙のう炎
	耳後部リンパ節炎	耳後部リンパ腺炎	脈絡網膜熱傷
や	無熱性肺炎	薬傷	薬物性角結膜炎
	薬物性角膜炎	腰椎骨髄炎	腰部第 1 度熱傷
	腰部第 2 度熱傷	腰部第 3 度熱傷	腰部熱傷
ら	卵管炎	卵管周囲炎	卵管卵巣膿瘍
	卵管留水症	卵管留膿症	卵巣炎
	卵巣周囲炎	卵巣膿瘍	卵巣卵管周囲炎
	リスフラン関節炎	良性慢性化膿性中耳炎	淋菌性バルトリン腺膿瘍
	輪紋状角膜炎	涙小管炎	涙のう周囲炎
	涙のう周囲膿瘍	連鎖球菌気管支炎	老人性肺炎
	肋骨骨髄炎	肋骨周囲炎	

△あ	BK ウイルス腎症	MRSA 術後創部感染	アカントアメーバ角膜炎
	アキレス腱筋腱移行部断裂	アキレス腱挫傷	アキレス腱挫創
	アキレス腱切創	アキレス腱断裂	アキレス腱部分断裂
	足異物	足開放創	足挫創
	足切創	亜脱臼	圧挫傷
	圧挫創	圧迫骨折	圧迫神経炎
	アレルギー性副鼻腔炎	医原性気胸	一部性歯髄炎
	犬咬創	陰茎開放創	陰茎挫創
	陰茎折症	陰茎裂創	咽頭開放創
	咽頭創傷	陰のう開放創	陰のう裂創
	陰部切創	う蝕第 2 度単純性歯髄炎	う蝕第 3 度急性化膿性歯髄炎
	う蝕第 3 度歯髄壊死	う蝕第 3 度歯髄壊疽	う蝕第 3 度慢性壊疽性歯髄炎
	う蝕第 3 度慢性潰瘍性歯髄炎	う蝕第 3 度慢性増殖性歯髄炎	会陰裂傷
	壊死性肺炎	壊疽性歯髄炎	横隔膜損傷
か	横骨折	汚染創	外陰開放創
	外陰部挫創	外陰部切創	外陰部裂傷
	外耳開放創	外耳道創傷	外耳部外傷性異物
	外耳部外傷性腫脹	外耳部外傷性皮下異物	外耳部割創
	外耳部貫通創	外耳部咬創	外耳部挫傷
	外耳部挫創	外耳部擦過創	外耳部刺創
	外耳部切創	外耳部創傷	外耳部打撲傷
	外耳部虫刺傷	外耳部皮下血腫	外耳部皮下出血
	外傷後早期合併症	外傷性一過性麻痺	外傷性異物
	外傷性横隔膜ヘルニア	外傷性眼球ろう	外傷性咬合
	外傷性虹彩離断	外傷性硬膜動静脈瘻	外傷性歯根膜炎
	外傷性耳出血	外傷性歯髄炎	外傷性食道破裂
	外傷性脊髄出血	外傷性切断	外傷性動静脈瘻
	外傷性動脈血腫	外傷性動脈瘤	外傷性乳び胸
	外傷性脳圧迫	外傷性脳圧迫・頭蓋内に達する開放創合併あり	外傷性脳圧迫・頭蓋内に達する開放創合併なし
	外傷性脳症	外傷性破裂	外傷性皮下血腫
	外耳裂創	外歯瘻	開放骨折
	開放性外傷性脳圧迫	開放性陥没骨折	開放性胸膜損傷

開放性脱臼	開放性脱臼骨折	開放性脳挫創
開放性脳底部挫傷	開放性びまん性脳損傷	開放性粉砕骨折
開放創	下咽頭創傷	下顎外傷性異物
下顎開放創	下顎割創	下顎貫通創
下顎口唇挫創	下顎咬創	下顎挫傷
下顎挫創	下顎擦過創	下顎刺創
下顎切創	下顎創傷	下顎打撲傷
下顎皮下血腫	下顎部挫傷	下顎部打撲傷
下顎部皮膚欠損創	下顎裂創	踵裂創
顎関節部開放創	顎関節部割創	顎関節部貫通創
顎関節部咬創	顎関節部挫傷	顎関節部挫創
顎関節部擦過創	顎関節部刺創	顎関節部切創
顎関節部創傷	顎関節部打撲傷	顎関節部皮下血腫
顎関節部裂創	顎部挫傷	顎部打撲傷
角膜挫創	角膜切傷	角膜切創
角膜創傷	角膜破裂	角膜裂傷
下腿汚染創	下腿開放創	下腿挫創
下腿切創	下腿皮膚欠損創	下腿裂創
割創	化膿性リンパ節炎	カリエスのない歯髄炎
眼黄斑部裂孔	眼窩創傷	眼窩部挫創
眼窩裂傷	眼球結膜裂傷	眼球損傷
眼球破裂	眼球裂傷	眼瞼外傷性異物
眼瞼外傷性腫脹	眼瞼外傷性皮下異物	眼瞼開放創
眼瞼割創	眼瞼貫通創	眼瞼咬創
眼瞼挫創	眼瞼擦過創	眼瞼刺創
眼瞼切創	眼瞼創傷	眼瞼虫刺傷
眼瞼裂創	環指圧挫傷	環指挫傷
環指挫創	環指切創	環指剥皮創
環指皮膚欠損創	眼周囲部外傷性異物	眼周囲部外傷性腫脹
眼周囲部外傷性皮下異物	眼周囲部開放創	眼周囲部割創
眼周囲部貫通創	眼周囲部咬創	眼周囲部挫創
眼周囲部擦過創	眼周囲部刺創	眼周囲部切創
眼周囲部創傷	眼周囲部虫刺傷	眼周囲部裂創
関節血腫	関節骨折	関節挫傷
関節打撲	完全骨折	完全脱臼
貫通刺創	貫通銃創	貫通性挫滅創
貫通創	眼部外傷性異物	眼部外傷性腫脹
眼部外傷性皮下異物	眼部開放創	眼部割創
眼部貫通創	眼部咬創	眼部挫創
眼部擦過創	眼部刺創	眼部切創
眼部創傷	眼部虫刺傷	眼部裂創
陥没骨折	顔面汚染創	顔面外傷性異物
顔面開放創	顔面割創	顔面貫通創
顔面咬創	顔面挫傷	顔面挫創
顔面擦過創	顔面刺創	顔面切創
顔面創傷	顔面掻創	顔面多発開放創
顔面多発割創	顔面多発貫通創	顔面多発咬創
顔面多発挫傷	顔面多発挫創	顔面多発擦過創
顔面多発刺創	顔面多発切創	顔面多発創傷
顔面多発打撲傷	顔面多発虫刺傷	顔面多発皮下血腫
顔面多発皮下出血	顔面多発裂創	顔面打撲傷
顔面皮下血腫	顔面皮膚欠損創	顔面裂創
乾酪性副鼻腔炎	急性一部性化膿性歯髄炎	急性一部性単純性歯髄炎
急性壊疽性歯髄炎	急性化膿性歯髄炎	急性歯髄炎
急性歯槽膿瘍	急性全部性化膿性歯髄炎	急性全部性単純性歯髄炎
急性単純性歯髄炎	急性涙腺炎	胸管損傷
胸腺損傷	頬粘膜咬傷	頬粘膜咬創
胸部汚染創	頬部外傷性異物	頬部開放創
頬部割創	頬部貫通創	頬部咬創
頬部挫傷	胸部挫創	頬部挫創
頬部擦過創	頬部刺創	胸部食道損傷
胸部切創	頬部切創	頬部創傷
頬部打撲傷	頬部皮下血腫	胸部皮膚欠損創

頬部皮膚欠損創	頬部裂創	胸壁開放創
胸壁刺創	強膜切創	強膜創傷
胸膜損傷・胸腔に達する開放創合併あり	胸膜肺炎	強膜裂傷
胸膜裂創	棘刺創	魚咬創
亀裂骨折	筋損傷	筋断裂
筋肉内血腫	屈曲骨折	クラミジア肺炎
頚管破裂	脛骨顆部割創	頚部開放創
頚部挫創	頚部食道開放創	頚部切創
頚部皮膚欠損創	頚部リンパ節炎	結核性骨髄炎
血管切断	血管損傷	血行性歯髄炎
血腫	結膜創傷	結膜裂傷
腱切創	腱損傷	腱断裂
腱部分断裂	腱裂傷	高エネルギー外傷
口蓋挫傷	口蓋切創	口蓋裂創
口角部挫創	口角部裂創	口腔外傷性異物
口腔外傷性腫脹	口腔開放創	口腔割創
口腔挫傷	口腔挫創	口腔擦過創
口腔刺創	口腔切創	口腔創傷
口腔打撲傷	口腔内血腫	口腔粘膜咬傷
口腔粘膜咬創	口腔裂創	好酸球性中耳炎
後出血	口唇外傷性異物	口唇外傷性腫脹
口唇外傷性皮下異物	口唇開放創	口唇割創
口唇貫通創	口唇咬傷	口唇咬創
口唇挫傷	口唇挫創	口唇擦過創
口唇刺創	口唇切創	口唇創傷
口唇打撲傷	口唇虫刺傷	口唇皮下血腫
口唇皮下出血	口唇裂創	溝創
咬創	後頭部外傷	後頭部割創
後頭部挫傷	後頭部挫創	後頭部切創
後頭部打撲傷	後頭部裂創	広範性軸索損傷
広汎性神経損傷	後方脱臼	硬膜損傷
硬膜裂傷	肛門裂創	骨折
骨盤部裂創	根管異常	根管狭窄
根管穿孔	根管側壁穿孔	根管内異物
根尖周囲のう胞	根尖周囲膿瘍	根尖膿瘍
昆虫咬創	昆虫刺傷	コントル・クー損傷
さ 採皮創	挫傷	擦過創
擦過皮下血腫	挫滅傷	挫滅創
サルモネラ骨髄炎	残髄炎	残存性歯根のう胞
耳介外傷性異物	耳介外傷性腫脹	耳介外傷性皮下異物
耳介開放創	耳介割創	耳介貫通創
耳介咬創	耳介挫傷	耳介挫創
耳介擦過創	耳介刺創	耳介切創
耳介創傷	耳介打撲傷	耳介虫刺傷
耳介皮下血腫	耳介皮下出血	趾開放創
耳介裂創	耳下腺部打撲	指間切創
趾間切創	子宮頚管裂傷	子宮頚部環状剥離
刺咬症	歯根膜ポリープ	趾挫創
示指 MP 関節挫傷	示指 PIP 開放創	示指割創
示指挫傷	示指挫創	示指刺創
四肢静脈損傷	示指切創	四肢動脈損傷
示指皮膚欠損創	歯周のう胞	歯髄壊死
歯髄壊疽	歯髄充血	歯髄出血
歯髄露出	耳前部挫創	刺創
歯槽膿瘍	膝蓋部挫創	失活歯
膝下部挫創	膝窩部銃創	膝関節部異物
膝関節部挫創	膝部異物	膝部開放創
膝部割創	膝部咬創	膝部挫創
膝部切創	膝部裂創	歯肉挫傷
歯肉切創	歯肉裂創	斜骨折
射創	尺骨近位端骨折	尺骨鉤状突起骨折
手圧挫傷	縦隔血腫	縦骨折
銃自殺未遂	銃創	重複骨折
手関節挫滅傷	手関節挫滅創	手関節掌側部挫創

手関節部挫創	手関節部切創	手関節部創傷
手関節部裂創	手指圧挫傷	手指汚染創
手指開放創	手指咬創	種子骨開放骨折
種子骨骨折	手指挫傷	手指挫創
手指挫滅傷	手指挫滅創	手指刺創
手指切創	手指打撲傷	手指剥皮創
手指皮下血腫	手指皮膚欠損創	手術創離開
手掌挫創	手掌刺創	手掌切創
手掌剥皮創	手掌皮膚欠損創	術後血腫
術後皮下気腫	手背皮膚欠損創	手背部挫創
手背部切創	手部汚染創	上顎挫傷
上顎擦過創	上顎切創	上顎打撲傷
上顎皮下血腫	上顎部裂創	上口唇挫傷
上行性歯髄炎	踵骨部挫滅創	小指咬創
小指挫傷	小指挫創	小指切創
硝子体切断	小指皮膚欠損創	上唇小帯裂創
上腕汚染創	上腕貫通銃創	上腕挫創
上腕皮膚欠損創	上腕部開放創	食道損傷
処女膜裂傷	神経根ひきぬき損傷	神経切断
神経叢損傷	神経叢不全損傷	神経損傷
神経断裂	神経痛性歯痛	針刺創
靱帯ストレイン	靱帯損傷	靱帯断裂
靱帯捻挫	靱帯裂傷	心内異物
髄室側壁穿孔	髄床底穿孔	ストレイン
生検後出血	精巣開放創	精巣破裂
声門外傷	舌開放創	舌下顎挫創
舌咬傷	舌咬創	舌挫創
舌刺創	舌切創	切創
舌創傷	切断	舌裂創
前額部外傷性異物	前額部外傷性腫脹	前額部外傷性皮下異物
前額部開放創	前額部割創	前額部貫通創
前額部咬創	前額部挫創	前額部擦過創
前額部刺創	前額部切創	前額部創傷
前額部虫刺傷	前額部虫刺症	前額部皮膚欠損創
前額部裂創	前胸部挫創	前頚頭頂部挫創
仙骨部挫創	仙骨部皮膚欠損創	線状骨折
全身擦過創	穿通創	前頭部割創
前頭部挫傷	前頭部挫創	前頭部切創
前頭部打撲傷	前頭部皮膚欠損創	全部性歯髄炎
前方脱臼	前立腺痛	前腕汚染創
前腕開放創	前腕咬創	前腕挫創
前腕刺創	前腕切創	前腕皮膚欠損創
前腕裂創	爪下異物	爪下挫滅傷
爪下挫滅創	象牙粒	増殖性化膿性口内炎
掻創	足関節内果部挫創	足関節部挫創
足底異物	足底部咬創	足底部刺創
足底部皮膚欠損創	側頭部割創	側頭部挫創
側頭部切創	側頭部打撲傷	側頭部皮下血腫
足背部挫創	足背部切創	足部汚染創
側腹部咬創	側腹部挫創	側腹壁開放創
足部皮膚欠損創	足部裂創	鼡径部開放創
た 鼡径部切創	損傷	第 2 象牙質
第 5 趾皮膚欠損創	大腿汚染創	大腿咬創
大腿挫創	大腿皮膚欠損創	大腿部開放創
大腿部刺創	大腿部切創	大腿裂創
大転子部挫創	脱臼	脱臼骨折
多発性開放創	多発性咬創	多発性切創
多発性穿刺創	多発性裂創	打撲割創
打撲血腫	打撲挫創	打撲擦過創
打撲傷	打撲皮下血腫	単純脱臼
腟開放創	腟断端出血	腟壁縫合不全
腟裂傷	中隔部肉芽形成	肘関節骨折
肘関節挫創	肘関節脱臼骨折	肘関節部開放創
中指咬創	中指挫傷	中指挫創

中指刺創	中指切創	中指皮膚欠損創
中手骨関節部挫創	中枢神経系損傷	肘頭骨折
肘部挫創	肘部切創	肘部皮膚欠損創
沈下性肺炎	痛風性関節炎	手開放創
手咬創	手挫創	手刺創
手切創	転位性骨折	殿部異物
殿部開放創	殿部咬創	殿部刺創
殿部切創	殿部皮膚欠損創	殿部裂創
頭頂部挫傷	頭頂部挫創	頭頂部擦過創
頭頂部切創	頭頂部打撲傷	頭頂部裂創
頭皮外傷性腫脹	頭皮開放創	頭皮下血腫
頭皮剥離	頭皮表在損傷	頭部異物
頭部外傷性皮下異物	頭部外傷性皮下気腫	頭部開放創
頭部割創	頭部頚部挫傷	頭部頚部挫創
頭部頚部打撲傷	頭部血腫	頭部挫傷
頭部挫創	頭部擦過創	頭部刺創
頭部切創	頭部多発開放創	頭部多発割創
頭部多発咬創	頭部多発挫傷	頭部多発挫創
頭部多発擦過創	頭部多発刺創	頭部多発切創
頭部多発創傷	頭部多発打撲傷	頭部多発皮下血腫
頭部多発裂創	頭部打撲	頭部打撲血腫
頭部打撲傷	頭部虫刺傷	動物咬創
頭部皮下異物	頭部皮下血腫	頭部皮下出血
頭部皮膚欠損創	頭部裂創	動脈損傷
特発性関節脱臼	飛び降り自殺未遂	飛び込み自殺未遂
な		
内視鏡検査中腸穿孔	内歯瘻	軟口蓋血腫
軟口蓋挫創	軟口蓋創傷	軟口蓋破裂
肉離れ	乳腺内異物	乳房異物
尿道症候群	妊娠中の子宮頚管炎	猫咬創
捻挫	脳挫傷	脳挫傷・頭蓋内に達する開放創合併あり
脳挫傷・頭蓋内に達する開放創合併なし	脳挫創	脳挫創・頭蓋内に達する開放創合併あり
脳挫創・頭蓋内に達する開放創合併なし	脳損傷	脳対側損傷
脳直撃損傷	脳底部挫傷	脳底部挫傷・頭蓋内に達する開放創合併あり
は		
脳底部挫傷・頭蓋内に達する開放創合併なし	脳裂傷	肺壊疽
肺炎合併肺膿瘍	爆死自殺未遂	剥離骨折
抜歯後出血	バルトリン腺のう胞	破裂骨折
皮下異物	皮下血腫	鼻下擦過創
皮下静脈損傷	皮下損傷	非結核性抗酸菌性骨髄炎
鼻根部打撲挫創	鼻根部裂創	膝汚染創
膝皮膚欠損創	皮神経挫傷	鼻前庭部挫創
鼻尖部挫創	肥大性歯肉炎	非熱傷性水疱
鼻部外傷性異物	鼻部外傷性腫脹	鼻部外傷性皮下異物
鼻部開放創	眉部割創	鼻部割創
鼻部貫通創	腓腹筋挫創	眉部血腫
皮膚欠損創	鼻部咬創	鼻部挫傷
鼻部挫創	鼻部擦過創	鼻部刺創
鼻部切創	鼻部創傷	皮膚損傷
鼻部打撲傷	鼻部虫刺傷	皮膚剥脱創
鼻部皮下血腫	鼻部皮下出血	鼻部皮膚欠損創
鼻部皮膚剥離創	鼻部裂創	びまん性脳損傷
びまん性脳損傷・頭蓋内に達する開放創合併あり	びまん性脳損傷・頭蓋内に達する開放創合併なし	眉毛部割創
眉毛部裂創	表皮剥離	鼻翼部切創
鼻翼部裂創	フェニトイン歯肉増殖症	不規則象牙質
複雑性歯肉炎	複雑脱臼	伏針
副鼻腔開放創	腹部汚染創	腹部刺創
腹部皮膚欠損創	腹壁異物	腹壁開放創
腹壁創し開	腹壁縫合不全	不全骨折
ブラックアイ	粉砕骨折	分娩時会陰裂傷
分娩時軟産道損傷	閉鎖性外傷性脳圧迫	閉鎖性骨折
閉鎖性脱臼	閉鎖性脳挫創	閉鎖性脳底部挫傷
閉鎖性びまん性脳損傷	閉塞性肺炎	縫合不全
縫合不全出血	放散性歯痛	萌出性歯肉炎
帽状腱膜下出血	包皮挫創	包皮切創
包皮裂創	母指咬創	母指挫傷
母指挫創	母趾挫創	母指示指間切創
母指刺創	母指切創	母指打撲挫創
母指打撲傷	母指皮膚欠損創	母趾皮膚欠損創
ま		
母指末節部挫創	末梢血管外傷	末梢神経損傷
慢性萎縮性老人性歯肉炎	慢性壊疽性歯髄炎	慢性開放性歯髄炎
慢性潰瘍性歯髄炎	慢性歯髄炎	慢性歯槽膿瘍
慢性歯肉炎	慢性増殖性歯髄炎	慢性単純性歯髄炎
慢性閉鎖性歯髄炎	慢性辺縁性歯周炎急性発作	慢性涙腺炎
眉間部挫創	眉間部裂創	耳後部挫創
耳後部打撲傷	無髄歯	盲管銃創
網膜振盪	網脈絡膜裂傷	モンテジア骨折
ら		
腰部切創	腰部打撲挫創	らせん骨折
離開骨折	淋菌性骨髄炎	涙管腫
涙管損傷	涙管断裂	涙小管のう胞
涙小管瘻	涙腺炎	涙道損傷
涙道瘻	涙のう瘻	轢過創
わ		
裂離	裂離骨折	若木骨折
ワンサンアンギナ	ワンサン気管支炎	ワンサン扁桃炎

用法用量　通常，成人にはロメフロキサシンとして1回100～200mgを1日2～3回経口投与する。
なお，感染症の種類及び症状により適宜増減する。

用法用量に関連する使用上の注意　本剤の使用にあたっては，耐性菌の発現等を防ぐため，原則として感受性を確認し，疾病の治療上必要な最少限の期間の投与にとどめること。

禁忌

(1)本剤の成分に対し過敏症の既往歴のある患者
(2)フルルビプロフェンアキセチル又はフルルビプロフェンを投与中の患者
(3)妊婦又は妊娠している可能性のある婦人
(4)小児

併用禁忌

薬剤名等	臨床症状・措置方法	機序・危険因子
フルルビプロフェンアキセチル［ロピオン］	臨床症状：痙攣を起こすおそれがある。	機序：ニューキノロン系抗菌剤のGABA受容体結合阻害作用が，非ステロイド性消炎鎮痛剤との併用により増強され，痙攣が誘発されると考えられている。危険因子：てんかん等の痙攣性疾患又はこれらの既往歴のある患者，腎障害のある患者
フルルビプロフェン［フロベン等］	臨床症状：フルルビプロフェンアキセチルとの併用により，痙攣を起こすおそれがあるとの報告がある。	

ロメバクトカプセル100mg：塩野義　100mg1カプセル[101.7円/カプセル]

バロスパースW　　規格：97％10g[1.5円/g]
硫酸バリウム　　堀井薬品　721

【効 能 効 果】

消化管撮影

【対応標準病名】

該当病名なし

用法用量

検査部位及び検査方法に応じ，本剤の適量に適量の水を加えて適当な濃度とし，その適量を経口投与又は注腸する。
通常，成人は下記量を標準とする。

検査部位	検査方法	硫酸バリウム濃度(W/V%)	用量(mL)

食道	（経口）	50～200	10～150
胃・十二指腸	（経口） 充盈 レリーフ 二重造影	30～200	10～300
小腸	（経口）	30～150	100～300
大腸	（注腸）	20～130	200～2000

禁忌
⑴消化管の穿孔又はその疑いのある患者
⑵消化管に急性出血のある患者
⑶消化管の閉塞又はその疑いのある患者
⑷全身衰弱の強い患者
⑸硫酸バリウム製剤に対し，過敏症の既往歴のある患者

ウムブラMD：伏見 99.36％10g［1.46円/g］，ネオバルギンHD：カイゲンファーマ 98.6％10g［1.35円/g］，ネオバルギンS：カイゲンファーマ 98.47％10g［1.37円/g］，バムスターG75：カイゲンファーマ 75％10mL［1.33円/mL］，バムスターS100：カイゲンファーマ 100％10mL［1.35円/mL］，バムスターS130：カイゲンファーマ 130％10mL［1.88円/mL］，バムスターS200：カイゲンファーマ 200％10mL［2.96円/mL］，バリトゲン：伏見 98.47％10g［1.46円/g］，バリトゲンHD：伏見 98.6％10g［1.46円/g］，バリトゲン－デラックス：伏見 97.98％10g［1.46円/g］，バリトップ120：カイゲンファーマ 10mL［2.77円/mL］，バリトップP：カイゲンファーマ 94.6％10g［1.49円/g］，バリトップゾル150：カイゲンファーマ 150％10mL［2.71円/mL］，バリブライトP：カイゲンファーマ 98％10g［1.49円/g］，バリブライトR：カイゲンファーマ 120％10mL［2.12円/mL］，バリブライトゾル180：カイゲンファーマ 180％10mL［3.34円/mL］

バロス発泡顆粒

規格：1g［15.6円/g］
酒石酸 炭酸水素ナトリウム　堀井薬品 721

【効能効果】
胃および十二指腸の透視・撮影の造影補助

【対応標準病名】
該当病名なし

用法用量 透視開始に際して，造影剤投与開始直前あるいは投与開始後，年齢，胃内容積の個人差，造影の体位に応じて，約100～400mLの炭酸ガスの発生量に相当する量を，少量の水または，造影剤と共に経口投与する。

禁忌
⑴消化管の穿孔又はその疑いのある患者
⑵消化管に急性出血のある患者

バックス発泡顆粒：カイゲンファーマ［11.9円/g］，バリエース発泡顆粒：伏見［12.3円/g］，バルギン発泡顆粒：カイゲンファーマ［12円/g］，バロス発泡顆粒－S：堀井薬品［17.3円/g］

パーロデル錠2.5mg

規格：2.5mg1錠［109.5円/錠］
ブロモクリプチンメシル酸塩　ノバルティス 116

【効能効果】
末端肥大症
下垂体性巨人症
乳汁漏出症
産褥性乳汁分泌抑制
高プロラクチン血性排卵障害
高プロラクチン血性下垂体腺腫（外科的処置を必要としない場合に限る）
パーキンソン症候群

【対応標準病名】

◎	下垂体性巨人症	高プロラクチン血症	産褥性乳汁分泌抑制
	先端巨大症	乳汁漏出症	パーキンソン症候群
	排卵障害	プロラクチン産生下垂体腺腫	
○	一側性パーキンソン症候群	下垂体機能亢進症	下垂体腺腫
	下垂体前葉過形成	下垂体良性腫瘍	家族性パーキンソン病
	家族性パーキンソン病Yahr1	家族性パーキンソン病Yahr2	家族性パーキンソン病Yahr3
	家族性パーキンソン病Yahr4	家族性パーキンソン病Yahr5	キアリ・フロンメル症候群
	巨人症	高プロラクチン血症性無月経	若年性パーキンソン症候群
	若年性パーキンソン病	若年性パーキンソン病Yahr3	若年性パーキンソン病Yahr4
	若年性パーキンソン病Yahr5	授乳困難	潜在性高プロラクチン血症
	選択的乳汁分泌抑制	続発性乳汁分泌抑制	続発性パーキンソン症候群
	治療的乳汁分泌抑制	動脈硬化性パーキンソン症候群	乳汁うっ滞症
	乳汁分泌異常	乳汁分泌過少症	乳汁分泌欠如
	乳汁分泌不全	乳汁分泌抑制	乳汁漏出無月経症候群
	乳房うっ滞	脳炎後パーキンソン症候群	脳血管障害性パーキンソン症候群
	パーキンソン病	パーキンソン病Yahr1	パーキンソン病Yahr2
	パーキンソン病Yahr3	パーキンソン病Yahr4	パーキンソン病Yahr5
	パーキンソン病の認知症	梅毒性パーキンソン症候群	プロラクチン産生腫瘍
	プロラクチン分泌異常症	プロラクチン分泌過剰症	無排卵症
	薬剤性高プロラクチン血症	薬剤性パーキンソン症候群	
△	ACTH産生下垂体腺腫	ACTH産生腫瘍	FSH産生下垂体腺腫
	TSH産生下垂体腺腫	アーガイル・ロバートソン瞳孔	下垂体巨大腺腫
	下垂体性無月経	下垂体微小腺腫	クッシング病
	痙性梅毒性運動失調症	顕性神経梅毒	ゴナドトロピン産生下垂体腺腫
	産褥性乳瘤	シャルコー関節	授乳異常
	授乳性無月経	女性不妊症	神経原性関節症
	神経障害性脊椎障害	神経梅毒髄膜炎	進行性運動性運動失調症
	進行麻痺	成長ホルモン産生下垂体腺腫	脊髄ろう
	脊髄ろう性関節炎	ニューロパチー性関節炎	脳脊髄梅毒
	脳梅毒	梅毒性痙性脊髄麻痺	梅毒性視神経萎縮
	梅毒性髄膜炎	梅毒性聴神経炎	晩期梅毒性球後視神経炎
	晩期梅毒性視神経萎縮	晩期梅毒性髄膜炎	晩期梅毒性多発ニューロパチー
	晩期梅毒性聴神経炎	晩期梅毒脊髄炎	晩期梅毒脳炎
	晩期梅毒脳脊髄炎	非機能性下垂体腺腫	フォルベス・アルブライト症候群
	マリー症候群	無排卵月経	卵管機能異常
	卵巣性不妊症		

用法用量
末端肥大症，下垂体性巨人症：通常，ブロモクリプチンとして1日2.5mg～7.5mgを2～3回に分けて食直後に経口投与する。
なお，年齢，症状に応じ適宜増減する。
乳汁漏出症，産褥性乳汁分泌抑制，高プロラクチン血性排卵障害，高プロラクチン血性下垂体腺腫（外科的処置を必要としない場合に限る）：通常，ブロモクリプチンとして1日1回2.5mgを夕食直後に経口投与し，効果をみながら1日5.0～7.5mgまで漸増し，2～3回に分けて食直後に経口投与する。
なお，年齢，症状に応じ適宜増減する。
パーキンソン症候群：通常，ブロモクリプチンとして1日1回1.25mg又は2.5mgを朝食直後に経口投与から始め，1又は2週

毎に1日量として2.5mgずつ増量し，維持量(標準1日15.0～22.5mg)を定める。1日量はブロモクリプチンとして5.0mgの場合は朝食及び夕食直後に，7.5mg以上の場合は毎食直後に分けて経口投与する。
なお，年齢，症状により適宜増減する。

禁忌

(1)本剤の成分又は麦角アルカロイドに対し過敏症の既往歴のある患者
(2)妊娠高血圧症候群の患者
(3)産褥期高血圧の患者
(4)心エコー検査により，心臓弁尖肥厚，心臓弁可動制限及びこれらに伴う狭窄等の心臓弁膜の病変が確認された患者及びその既往のある患者

アップノールB錠2.5mg：高田[67.4円/錠]，コーパデル錠2.5mg：共和薬品[19.7円/錠]，デパロ錠2.5mg：東和[19.7円/錠]，パドパリン錠2.5mg：寿[47円/錠]，ブロモクリプチン錠2.5mg「F」：富士製薬[19.7円/錠]，ブロモクリプチン錠2.5mg「フソー」：ダイト[47円/錠]，メーレーン錠2.5mg：辰巳化学[19.7円/錠]

パンオピン

規格：1g[1346.9円/g]

アヘンアルカロイド塩酸塩　武田薬品　811

【効 能 効 果】

(1)激しい疼痛時における鎮痛・鎮静・鎮痙
(2)激しい咳嗽発作における鎮咳
(3)激しい下痢症状の改善及び手術後等の腸管蠕動運動の抑制

【対応標準病名】

◎	下痢症	咳	疼痛
○	S状結腸炎	アトピー咳嗽	アレルギー性咳嗽
	炎症性腸疾患	カタル性咳	癌性持続痛
	乾性咳	癌性疼痛	癌性突出痛
	感染後咳嗽	感染性胃腸炎	感冒性大腸炎
	急性胃腸炎	急性大腸炎	急性腸炎
	湿性咳	出血性腸炎	神経障害性疼痛
	遷延性咳嗽	中枢神経障害性疼痛	突出痛
	難治性疼痛	難治性乳児下痢症	末梢神経障害性疼痛
	慢性咳嗽	慢性疼痛	夜間咳
△	圧痛	胃腸炎	開胸術後疼痛症候群
	回腸炎	カタル性胃腸炎	感染性下痢症
	感染性大腸炎	感染性腸炎	感冒性胃腸炎
	感冒性腸炎	機能性下痢	抗生物質起因性大腸炎
	抗生物質起因性腸炎	持続痛	術後疼痛
	術創部痛	身体痛	咳失神
	全身痛	大腸炎	腸炎
	腸カタル	鈍痛	乳児下痢
	皮膚疼痛症	放散痛	

用法用量　通常，成人には1回10mg，1日30mgを経口投与する。
なお，年齢，症状により適宜増減する。

禁忌

(1)重篤な呼吸抑制のある患者
(2)気管支喘息発作中の患者
(3)重篤な肝障害のある患者
(4)慢性肺疾患に続発する心不全の患者
(5)痙攣状態(てんかん重積症，破傷風，ストリキニーネ中毒)にある患者
(6)急性アルコール中毒の患者
(7)アヘンアルカロイドに対し過敏症の患者
(8)出血性大腸炎の患者

原則禁忌　細菌性下痢のある患者

パンクレアチン「ケンエー」

規格：1g[7.2円/g]

パンクレアチン　健栄　233

【効 能 効 果】

消化異常症状の改善

【対応標準病名】

◎	消化不良症		
○	機能性ディスペプシア	急性消化不良症	消化不良性下痢
	ディスペプシア	乳幼児胃腸障害	

用法用量　パンクレアチンとして，通常成人1回1gを1日3回食後に経口投与する。
なお，年齢，症状により適宜増減する。

禁忌

(1)本剤に対し過敏症の既往歴のある患者
(2)ウシ又はブタたん白質に対し過敏症の既往歴のある患者

パンクレアチン：東洋製化[7.4円/g]，パンクレアチン「エビス」：日興[7.2円/g]，パンクレアチン原末「マルイシ」：丸石[7.2円/g]，パンクレアチン「三恵」：三恵薬品[7.4円/g]，パンクレアチンシオエ：シオエ[7.4円/g]，パンクレアチン「日医工」：日医工[6.9円/g]，パンクレアチン「ホエイ」：マイラン製薬[7.2円/g]，パンクレアチン「ヤマゼン」M：山善[7.4円/g]，パンクレアチン「ヨシダ」：吉田[8.9円/g]

パンスポリンT錠100

規格：100mg1錠[42.5円/錠]

パンスポリンT錠200

規格：200mg1錠[60.2円/錠]

セフォチアムヘキセチル塩酸塩　武田薬品　613

【効 能 効 果】

〈適応菌種〉セフォチアムに感性のブドウ球菌属，レンサ球菌属，肺炎球菌，淋菌，モラクセラ(ブランハメラ)・カタラーリス，大腸菌，シトロバクター属，クレブシエラ属，プロテウス・ミラビリス，インフルエンザ菌

〈適応症〉

表在性皮膚感染症，深在性皮膚感染症，リンパ管・リンパ節炎，慢性膿皮症，外傷・熱傷及び手術創等の二次感染
乳腺炎，肛門周囲膿瘍
咽頭・喉頭炎，扁桃炎，急性気管支炎，肺炎，慢性呼吸器病変の二次感染
膀胱炎，腎盂腎炎，尿道炎
涙嚢炎，麦粒腫，瞼板腺炎，角膜炎(角膜潰瘍を含む)
中耳炎，副鼻腔炎

【対応標準病名】

◎	咽頭炎	咽頭喉頭炎	外傷
	角膜炎	角膜潰瘍	急性気管支炎
	喉頭炎	肛門周囲膿瘍	挫創
	術後創部感染	腎盂腎炎	創傷
	創傷感染症	中耳炎	乳腺炎
	尿道炎	熱傷	肺炎
	麦粒腫	皮膚感染症	副鼻腔炎
	扁桃炎	膀胱炎	マイボーム腺炎
	慢性膿皮症	リンパ管炎	リンパ節炎
	涙のう炎	裂傷	裂創
○あ	MRSA膀胱炎	亜急性気管支炎	亜急性リンパ管炎
	亜急性涙のう炎	足開放創	足第1度熱傷
	足第2度熱傷	足第3度熱傷	足熱傷
	アルカリ腐蝕	アレルギー性膀胱炎	アンギナ
	胃腸管熱傷	犬咬創	胃熱傷
	陰茎開放創	陰茎第1度熱傷	陰茎第2度熱傷
	陰茎第3度熱傷	陰茎熱傷	咽頭開放創
	咽頭気管炎	咽頭創傷	咽頭熱傷
	咽頭扁桃炎	陰のう開放創	陰のう第1度熱傷

	陰のう第２度熱傷	陰のう第３度熱傷	陰のう熱傷
	インフルエンザ菌気管支炎	インフルエンザ菌喉頭炎	インフルエンザ菌性咽頭炎
	インフルエンザ菌性喉頭気管炎	栄養障害性角膜炎	会陰第１度熱傷
	会陰第２度熱傷	会陰第３度熱傷	会陰熱傷
	会陰部化膿創	腋窩第１度熱傷	腋窩第２度熱傷
	腋窩第３度熱傷	腋窩熱傷	壊疽性咽頭炎
	横隔膜損傷	汚染擦過創	汚染創
か	外陰開放創	外陰第１度熱傷	外陰第２度熱傷
	外陰第３度熱傷	外陰熱傷	外耳開放創
	外耳道創傷	外耳部外傷性異物	外耳部割創
	外耳部貫通創	外耳部咬創	外耳部挫創
	外耳部刺創	外耳部創傷	外傷性異物
	外傷性角膜炎	外傷性角膜潰瘍	外傷性食道破裂
	外傷性穿孔性中耳炎	外傷性中耳炎	外傷性脳圧迫・頭蓋内に達する開放創合併あり
	外傷性破裂	外耳裂創	外麦粒腫
	開放骨折	開放性外傷性脳圧迫	開放性陥没骨折
	開放性胸膜損傷	開放性脱臼骨折	開放性脳挫創
	開放性脳損傷髄膜炎	開放性脳底部挫傷	開放性びまん性脳損傷
	開放性粉砕骨折	開放創	潰瘍性咽頭炎
	潰瘍性膀胱炎	下咽頭炎	下咽頭創傷
	下咽頭熱傷	化学外傷	下顎外傷性異物
	下顎開放創	下顎割創	下顎貫通創
	下顎咬創	下顎挫創	下顎刺創
	下顎創傷	下顎熱傷	下顎部第１度熱傷
	下顎部第２度熱傷	下顎部第３度熱傷	下顎裂創
	下眼瞼蜂巣炎	角結膜炎	角結膜びらん
	角結膜腐蝕	角膜アルカリ化学熱傷	角膜酸化学熱傷
	角膜酸性熱傷	角膜上皮びらん	角膜穿孔
	角膜中心潰瘍	角膜内皮炎	角膜熱傷
	角膜膿瘍	角膜パンヌス	角膜びらん
	角膜腐蝕	下肢第１度熱傷	下肢第２度熱傷
	下肢第３度熱傷	下肢熱傷	下腿開放創
	下腿足部熱傷	下腿熱傷	下腿部第１度熱傷
	下腿部第２度熱傷	下腿部第３度熱傷	カタル性咽頭炎
	カタル性角膜潰瘍	割創	化膿性角膜炎
	化膿性喉頭炎	化膿性中耳炎	化膿性乳腺炎
	化膿性副鼻腔炎	化膿性リンパ節炎	下半身第１度熱傷
	下半身第２度熱傷	下半身第３度熱傷	下半身熱傷
	下腹部第１度熱傷	下腹部第２度熱傷	下腹部第３度熱傷
	貨幣状角膜炎	眼化学熱傷	眼球熱傷
	眼瞼外傷性異物	眼瞼開放創	眼瞼化学熱傷
	眼瞼割創	眼瞼貫通創	眼瞼咬創
	眼瞼挫創	眼瞼刺創	眼瞼創傷
	眼瞼第１度熱傷	眼瞼第２度熱傷	眼瞼第３度熱傷
	眼瞼熱傷	眼瞼蜂巣炎	眼瞼裂創
	眼周囲化学熱傷	眼周囲第１度熱傷	眼周囲第２度熱傷
	眼周囲第３度熱傷	眼周囲部外傷性異物	眼周囲部開放創
	眼周囲部割創	眼周囲部貫通創	眼周囲部咬創
	眼周囲部挫創	眼周囲部刺創	眼周囲部創傷
	眼周囲部裂創	乾性角結膜炎	乾性角膜炎
	感染性咽頭炎	感染性角膜炎	感染性角膜潰瘍
	感染性喉頭気管炎	貫通刺創	貫通銃創
	貫通創	眼熱傷	眼部外傷性異物
	眼部割創	眼部貫通創	眼部咬創
	眼部挫創	眼部刺創	眼部創傷
	眼部裂創	顔面損傷	顔面第１度熱傷
	顔面第２度熱傷	顔面第３度熱傷	顔面熱傷
	気管支肺炎	気管熱傷	気腫性腎盂腎炎
	気道熱傷	偽膜性咽頭炎	偽膜性気管支炎
	偽膜性喉頭炎	偽膜性扁桃炎	急性アデノイド咽頭炎
	急性アデノイド扁桃炎	急性咽頭炎	急性咽頭喉頭炎
	急性咽頭扁桃炎	急性壊疽性喉頭炎	急性壊疽性扁桃炎

	急性潰瘍性喉頭炎	急性潰瘍性扁桃炎	急性角結膜炎
	急性角膜炎	急性化膿性咽頭炎	急性化膿性中耳炎
	急性化膿性扁桃炎	急性気管気管支炎	急性喉頭炎
	急性喉頭気管炎	急性喉頭気管気管支炎	急性出血性膀胱炎
	急性声帯炎	急性声門下喉頭炎	急性腺窩性扁桃炎
	急性単純性膀胱炎	急性中耳炎	急性乳腺炎
	急性尿道炎	急性肺炎	急性反復性気管支炎
	急性浮腫性喉頭炎	急性扁桃炎	急性膀胱炎
	急性涙のう炎	胸管損傷	胸腔熱傷
	胸腺損傷	胸部外傷	頬部外傷性異物
	頬部開放創	頬部割創	頬部貫通創
	頬部咬創	頬部挫創	頬部刺創
	胸部上腕熱傷	胸部食道損傷	頬部創傷
	胸部損傷	胸部第１度熱傷	頬部第１度熱傷
	胸部第２度熱傷	頬部第２度熱傷	胸部第３度熱傷
	頬部第３度熱傷	胸部熱傷	頬部裂創
	胸壁開放創	胸膜損傷・胸腔に達する開放創合併あり	胸膜肺炎
	棘刺創	魚咬創	巨大フリクテン
	躯幹薬傷	グラデニーゴ症候群	クラミジア肺炎
	クループ性気管支炎	頚部開放創	頚部食道開放創
	頚部第１度熱傷	頚部第２度熱傷	頚部第３度熱傷
	頚部熱傷	頚部膿疱	頚部リンパ節炎
	血管性パンヌス	結節性眼炎	結節性結膜炎
	結膜熱傷	結膜のうアルカリ化学熱傷	結膜のう酸化学熱傷
	結膜腐蝕	肩甲間部第１度熱傷	肩甲間部第２度熱傷
	肩甲間部第３度熱傷	肩甲間部熱傷	肩甲部第１度熱傷
	肩甲部第２度熱傷	肩甲部第３度熱傷	肩甲部熱傷
	肩部第１度熱傷	肩部第２度熱傷	肩部第３度熱傷
	高位筋間膿瘍	高エネルギー外傷	口蓋切創
	口蓋裂創	口角部挫創	口角部裂創
	硬化性角膜炎	口腔開放創	口腔割創
	口腔挫創	口腔刺創	口腔上顎洞瘻
	口腔創傷	口腔第１度熱傷	口腔第２度熱傷
	口腔第３度熱傷	口腔熱傷	口腔粘膜咬創
	口腔裂創	口唇外傷性異物	口唇開放創
	口唇割創	口唇貫通創	口唇咬創
	口唇挫創	口唇刺創	口唇創傷
	口唇第１度熱傷	口唇第２度熱傷	口唇第３度熱傷
	口唇熱傷	口唇裂創	光線眼症
	溝創	咬創	喉頭外傷
	喉頭周囲炎	喉頭損傷	喉頭熱傷
	肛門括約筋内膿瘍	肛門第１度熱傷	肛門第２度熱傷
	肛門第３度熱傷	肛門熱傷	コーガン症候群
さ	鼓室内水腫	細菌性膀胱炎	臍周囲炎
	再発性中耳炎	再発性尿道炎	坐骨直腸窩膿瘍
	散在性表層角膜炎	蚕蝕性角膜潰瘍	酸腐蝕
	耳介外傷性異物	耳介開放創	耳介割創
	耳介貫通創	耳介咬創	耳介挫創
	耳介刺創	紫外線角結膜炎	紫外線角膜炎
	耳介創傷	耳介部第１度熱傷	耳介部第２度熱傷
	耳介部第３度熱傷	趾開放創	耳介裂創
	子宮熱傷	刺咬症	篩骨洞炎
	示指 PIP 開放創	示指化膿創	四肢挫傷
	四肢第１度熱傷	四肢第２度熱傷	四肢第３度熱傷
	四肢熱傷	糸状角膜炎	歯性上顎洞炎
	歯性副鼻腔炎	耳前部挫創	刺創
	趾第１度熱傷	趾第２度熱傷	趾第３度熱傷
	膝窩部銃創	実質性角膜炎	湿疹性パンヌス
	膝部開放創	膝部咬創	膝部第１度熱傷
	膝部第２度熱傷	膝部第３度熱傷	歯肉切創
	歯肉裂創	趾熱傷	射創
	習慣性アンギナ	習慣性扁桃炎	銃自殺未遂
	銃創	手関節部第１度熱傷	手関節部第２度熱傷

	手関節部第３度熱傷	手指開放創	手指咬創
	種子骨開放骨折	手指第１度熱傷	手指第２度熱傷
	手指第３度熱傷	手指端熱傷	手指熱傷
	手術創部膿瘍	手掌第１度熱傷	手掌第２度熱傷
	手掌第３度熱傷	手掌熱傷	出血性角膜炎
	出血性中耳炎	出血性膀胱炎	術後横隔膜下膿瘍
	術後腎盂腎炎	術後性中耳炎	術後性慢性中耳炎
	術後膿瘍	術後腹腔内膿瘍	術後腹壁膿瘍
	手背第１度熱傷	手背第２度熱傷	手背第３度熱傷
	手背熱傷	上咽頭炎	上顎洞炎
	上眼瞼蜂巣炎	上行性腎盂腎炎	上鼓室化膿症
	小指咬創	上肢第１度熱傷	上肢第２度熱傷
	上肢第３度熱傷	上肢熱傷	焼身自殺未遂
	小児肺炎	小児副鼻腔炎	小膿疱性皮膚炎
	上半身第１度熱傷	上半身第２度熱傷	上半身第３度熱傷
	上半身熱傷	踵部第１度熱傷	踵部第２度熱傷
	踵部第３度熱傷	上腕貫通銃創	上腕第１度熱傷
	上腕第２度熱傷	上腕第３度熱傷	上腕熱傷
	上腕部開放創	食道損傷	食道熱傷
	神経栄養性角結膜炎	進行性角膜潰瘍	針刺創
	滲出性気管支炎	浸潤性表層角膜炎	新生児中耳炎
	深層角膜炎	水疱性中耳炎	星状角膜炎
	精巣開放創	精巣熱傷	声門外傷
	ゼーミッシュ潰瘍	石化性角膜炎	舌開放創
	雪眼炎	舌挫創	切断
	舌熱傷	舌扁桃炎	前額部外傷性異物
	前額部開放創	前額部割創	前額部貫通創
	前額部咬創	前額部挫創	前額部刺創
	前額部創傷	前額部第１度熱傷	前額部第２度熱傷
	前額部第３度熱傷	前額部裂創	腺窩性アンギナ
	前胸部第１度熱傷	前胸部第２度熱傷	前胸部第３度熱傷
	前胸部熱傷	穿孔性角膜潰瘍	穿孔性中耳炎
	線状角膜炎	全身挫傷	全身第１度熱傷
	全身第２度熱傷	全身第３度熱傷	全身熱傷
	穿通創	前頭洞炎	腺病性パンヌス
	前房蓄膿性角膜炎	前腕開放創	前腕咬創
	前腕手部熱傷	前腕第１度熱傷	前腕第２度熱傷
	前腕第３度熱傷	前腕熱傷	増殖性化膿性口内炎
	創部膿瘍	足関節第１度熱傷	足関節第２度熱傷
	足関節第３度熱傷	足関節熱傷	側胸部第１度熱傷
	側胸部第２度熱傷	側胸部第３度熱傷	足底熱傷
	足底部咬創	足底部第１度熱傷	足底部第２度熱傷
	足底部第３度熱傷	足背部第１度熱傷	足背部第２度熱傷
	足背部第３度熱傷	側腹部咬創	側腹部第１度熱傷
	側腹部第２度熱傷	側腹部第３度熱傷	側腹壁開放創
	鼡径部開放創	鼡径部第１度熱傷	鼡径部第２度熱傷
た	鼡径部第３度熱傷	鼡径部熱傷	第１度熱傷
	第１度腐蝕	第２度熱傷	第２度腐蝕
	第３度熱傷	第３度腐蝕	第４度熱傷
	体幹第１度熱傷	体幹第２度熱傷	体幹第３度熱傷
	体幹熱傷	大腿熱傷	大腿部第１度熱傷
	大腿部第２度熱傷	大腿部第３度熱傷	体表面積10%未満の熱傷
	体表面積10－19%の熱傷	体表面積20－29%の熱傷	体表面積30－39%の熱傷
	体表面積40－49%の熱傷	体表面積50－59%の熱傷	体表面積60－69%の熱傷
	体表面積70－79%の熱傷	体表面積80－89%の熱傷	体表面積90%以上の熱傷
	大葉性肺炎	多発性外傷	多発性開放創
	多発性咬創	多発性昆虫咬創	多発性挫傷
	多発性擦過創	多発性穿刺創	多発性第１度熱傷
	多発性第２度熱傷	多発性第３度熱傷	多発性熱傷
	多発性膿疱症	多発性表在損傷	打撲割創
	打撲挫創	単純性角膜潰瘍	単純性中耳炎
	腟開放創	腟熱傷	肘関節部開放創
	中耳炎性顔面神経麻痺	中指咬創	虫垂炎術後残膿瘍
	肘部第１度熱傷	肘部第２度熱傷	肘部第３度熱傷
	腸間膜リンパ節炎	蝶形骨洞炎	直腸肛門周囲膿瘍
	直腸周囲膿瘍	沈下性肺炎	陳旧性中耳炎
	低位筋間膿瘍	手開放創	手咬創
	手第１度熱傷	手第２度熱傷	手第３度熱傷
	手熱傷	殿部開放創	殿部咬創
	殿部第１度熱傷	殿部第２度熱傷	殿部第３度熱傷
	殿部熱傷	頭皮開放創	頭部開放創
	頭部第１度熱傷	頭部第２度熱傷	頭部第３度熱傷
	動物咬創	頭部熱傷	兎眼性角膜炎
な	飛び降り自殺未遂	内麦粒腫	内部尿路性器の熱傷
	軟口蓋熱傷	乳児肺炎	乳腺膿瘍
	乳腺瘻孔	乳頭周囲炎	乳頭びらん
	乳頭部第１度熱傷	乳頭部第２度熱傷	乳頭部第３度熱傷
	乳房炎症性疾患	乳房潰瘍	乳房第１度熱傷
	乳房第２度熱傷	乳房第３度熱傷	乳房熱傷
	乳房膿瘍	乳房よう	乳輪下膿瘍
	乳輪部第１度熱傷	乳輪部第２度熱傷	乳輪部第３度熱傷
	尿道口炎	尿道周囲炎	尿膜管膿瘍
	猫咬創	脳挫傷・頭蓋内に達する開放創合併あり	脳挫創・頭蓋内に達する開放創合併あり
	脳底部挫傷・頭蓋内に達する開放創合併あり	膿皮症	膿疱
は	肺炎球菌性咽頭炎	肺炎球菌性気管支炎	敗血症性咽頭炎
	敗血症性肺炎	敗血症性皮膚炎	肺熱傷
	背部第１度熱傷	背部第２度熱傷	背部第３度熱傷
	背部熱傷	爆死自殺未遂	抜歯後感染
	半身第１度熱傷	半身第２度熱傷	半身第３度熱傷
	反復性角膜潰瘍	反復性膀胱炎	汎副鼻腔炎
	鼻根部打撲挫創	鼻根部裂創	非性病性尿道炎
	鼻前庭部挫創	鼻尖部挫創	非特異性腸間膜リンパ節炎
	非特異性尿道炎	非特異性リンパ節炎	鼻部外傷性異物
	鼻部開放創	眉部割創	鼻部割創
	鼻部貫通創	皮膚欠損創	鼻部咬創
	鼻部挫創	鼻部刺創	鼻部創傷
	鼻部第１度熱傷	鼻部第２度熱傷	鼻部第３度熱傷
	皮膚剥脱創	鼻部裂創	びまん性脳損傷・頭蓋内に達する開放創合併あり
	びまん性肺炎	びまん性表層角膜炎	眉毛部割創
	眉毛部裂創	表在性角膜炎	表在性点状角膜炎
	鼻翼部切創	鼻翼部裂創	びらん性膀胱炎
	非淋菌性尿道炎	フィラメント状角膜炎	匐行性角膜潰瘍
	伏針	副鼻腔開放創	腹部刺創
	腹部第１度熱傷	腹部第２度熱傷	腹部第３度熱傷
	腹部熱傷	腹壁開放創	腹壁縫合糸膿瘍
	腐蝕	ぶどう球菌性咽頭炎	フリクテン性角結膜炎
	フリクテン性角膜炎	フリクテン性角膜潰瘍	フリクテン性結膜炎
	フリクテン性パンヌス	閉塞性肺炎	辺縁角膜炎
	辺縁フリクテン	扁桃性アンギナ	膀胱後部膿瘍
	膀胱三角部炎	縫合糸膿瘍	膀胱周囲炎
	膀胱周囲膿瘍	膀胱尿道炎	縫合部膿瘍
	放射線性熱傷	母指球部第１度熱傷	母指球部第２度熱傷
	母指球部第３度熱傷	母指咬創	母指第１度熱傷
	母指第２度熱傷	母指第３度熱傷	母指熱傷
ま	膜性咽頭炎	慢性咽喉頭炎	慢性角結膜炎
	慢性化膿性穿孔性中耳炎	慢性化膿性中耳炎	慢性再発性膀胱炎
	慢性耳管鼓室化膿性中耳炎	慢性上鼓室乳突洞化膿性中耳炎	慢性穿孔性中耳炎
	慢性中耳炎	慢性中耳炎急性増悪	慢性中耳炎後遺症
	慢性中耳炎術後再燃	慢性尿道炎	慢性複雑性膀胱炎
	慢性副鼻腔炎	慢性副鼻腔炎急性増悪	慢性副鼻腔膿瘍
	慢性扁桃炎	慢性膀胱炎	慢性リンパ管炎
	慢性リンパ節炎	慢性涙小管炎	慢性涙のう炎

	眉間部挫創	眉間部裂創	耳後部挫創
	耳後部リンパ節炎	耳後部リンパ腺炎	脈絡網膜熱傷
や	無熱性肺炎	盲管銃創	薬傷
	薬物性角膜炎	腰部第 1 度熱傷	腰部第 2 度熱傷
ら	腰部第 3 度熱傷	腰部熱傷	良性慢性化膿性中耳炎
	淋菌性咽頭炎	輪紋状角膜炎	涙小管炎
	涙のう周囲炎	涙のう周囲膿瘍	連鎖球菌気管支炎
	連鎖球菌性アンギナ	連鎖球菌性咽頭炎	連鎖球菌性喉頭炎
	連鎖球菌性喉頭気管炎	老人性肺炎	
△あ	BK ウイルス腎症	RS ウイルス気管支炎	アカントアメーバ角膜炎
	アキレス腱挫傷	アキレス腱挫創	アキレス腱切創
	足異物	足挫創	足切創
	圧挫傷	圧挫創	アレルギー性角膜炎
	アレルギー性副鼻腔炎	医原性気胸	陰茎挫創
	陰茎折症	陰茎裂創	咽頭チフス
	咽頭痛	陰のう裂創	陰部切創
	ウイルス性咽頭炎	ウイルス性気管支炎	ウイルス性表層角膜炎
	会陰裂傷	エコーウイルス気管支炎	円板状角膜炎
か	外陰部挫創	外陰部切創	外陰部裂傷
	外耳部外傷性腫脹	外耳部外傷性皮下異物	外耳部挫傷
	外耳部擦過創	外耳部切創	外耳部打撲傷
	外耳部虫刺傷	外耳部皮下血腫	外耳部皮下出血
	外傷後早期合併症	外傷性横隔膜ヘルニア	外傷性眼球ろう
	外傷性空気塞栓症	外傷性咬合	外傷性虹彩離断
	外傷性耳出血	外傷性脂肪塞栓症	外傷性縦隔気腫
	外傷性切断	外傷性乳び胸	外傷性脳症
	外傷性皮下気腫	下顎口唇挫創	下顎挫傷
	下顎擦過創	下顎切創	下顎打撲傷
	下顎皮下血腫	下顎部挫傷	下顎部打撲傷
	下顎部皮膚欠損創	踵裂創	顎関節部開放創
	顎関節部割創	顎関節部貫通創	顎関節部咬創
	顎関節部挫傷	顎関節部挫創	顎関節部擦過創
	顎関節部刺創	顎関節部切創	顎関節部創傷
	顎関節部打撲傷	顎関節部皮下血腫	顎関節部裂創
	顎部挫傷	顎部打撲傷	角膜挫創
	角膜切傷	角膜切創	角膜創傷
	角膜帯状疱疹	角膜破裂	角膜裂傷
	下腿汚染創	下腿挫創	下腿切創
	下腿皮膚欠損創	下腿裂創	カテーテル感染症
	カテーテル敗血症	眼窩創傷	眼窩部挫創
	眼窩裂傷	眼球結膜裂傷	眼球損傷
	眼球破裂	眼球裂傷	眼瞼外傷性皮下異物
	眼瞼擦過創	眼瞼切創	眼瞼虫刺傷
	環指圧挫傷	環指挫傷	環指挫創
	環指切創	間質性膀胱炎	環指剥皮創
	環指皮膚欠損創	眼周囲部外傷性皮下異物	眼周囲部擦過創
	眼周囲部切創	眼周囲部虫刺傷	関節血腫
	関節挫傷	貫通性挫滅創	眼部外傷性皮下異物
	眼部開放創	眼部擦過創	眼部切創
	眼部虫刺傷	顔面汚染創	顔面外傷性異物
	顔面開放創	顔面割創	顔面貫通創
	顔面咬創	顔面挫傷	顔面挫創
	顔面擦過創	顔面刺創	顔面切創
	顔面創傷	顔面搔創	顔面多発開放創
	顔面多発割創	顔面多発貫通創	顔面多発咬創
	顔面多発挫傷	顔面多発挫創	顔面多発擦過創
	顔面多発刺創	顔面多発切創	顔面多発創傷
	顔面多発打撲傷	顔面多発虫刺傷	顔面多発皮下血腫
	顔面多発皮下出血	顔面多発裂創	顔面打撲傷
	顔面皮下血腫	顔面皮膚欠損創	顔面裂創
	乾酪性副鼻腔炎	頬粘膜咬傷	頬粘膜咬創
	胸部汚染創	頬部挫傷	胸部挫創

	頬部擦過創	胸部切創	頬部切創
	頬部打撲傷	胸部皮下気腫	頬部皮下血腫
	胸部皮膚欠損創	頬部皮膚欠損創	胸壁刺創
	強膜切創	強膜創傷	強膜裂傷
	胸膜裂創	頚管破裂	脛骨顆部割創
	頚部挫創	頚部切創	頚部皮膚欠損創
	結核性角結膜炎	結核性角膜炎	結核性角膜強膜炎
	結核性中耳炎	結膜創傷	結膜裂傷
	口蓋挫傷	口腔外傷性異物	口腔外傷性腫脹
	口腔挫傷	口腔擦過創	口腔切創
	口腔打撲傷	口腔内血腫	口腔粘膜咬傷
	後出血	紅色陰癬	口唇外傷性腫脹
	口唇外傷性皮下異物	口唇咬傷	口唇挫傷
	口唇擦過創	口唇切創	口唇打撲傷
	口唇虫刺傷	口唇皮下血腫	口唇皮下出血
	後頭部外傷	後頭部割創	後頭部挫傷
	後頭部挫創	後頭部切創	後頭部裂創
	硬膜損傷	硬膜裂傷	肛門裂創
	コクサッキーウイルス気管支炎	骨盤部裂創	昆虫咬創
さ	昆虫刺傷	採皮創	挫傷
	擦過創	擦過皮下血腫	挫滅傷
	挫滅創	耳介外傷性腫脹	耳介外傷性皮下異物
	耳介挫傷	耳介擦過創	耳介切創
	耳介打撲傷	耳介虫刺傷	耳介皮下血腫
	耳介皮下出血	耳下腺部打撲	趾化膿創
	指間切創	趾間切創	子宮頚管裂傷
	子宮頚部環状剥離	趾挫創	示指 MP 関節挫傷
	示指割創	示指挫傷	示指挫創
	示指刺創	示指切創	示指皮膚欠損創
	膝蓋部挫創	膝下部挫創	膝関節部異物
	膝関節部挫創	膝部異物	膝部割創
	膝部挫創	膝部切創	膝部裂創
	歯肉挫傷	手圧挫傷	縦隔血腫
	手関節挫滅傷	手関節挫滅創	手関節掌側部挫創
	手関節部挫創	手関節部切創	手関節部創傷
	手関節部裂創	手指圧挫傷	手指汚染創
	手指挫傷	手指挫創	手指挫滅傷
	手指挫滅創	手指刺創	樹枝状角膜炎
	樹枝状角膜潰瘍	手指切創	手指剥皮創
	手指皮膚欠損創	手術創離開	手掌挫創
	手掌刺創	手掌切創	手掌剥皮創
	手掌皮膚欠損創	術後感染症	術後血腫
	術後消化管出血性ショック	術後ショック	術後髄膜炎
	術後敗血症	手背皮膚欠損創	手背部挫創
	手背部切創	手部汚染創	上顎挫傷
	上顎擦過創	上顎切創	上顎打撲傷
	上顎皮下血腫	上顎部裂創	上下肢リンパ浮腫
	上口唇挫傷	踵骨部挫滅創	小指挫傷
	小指挫創	小指切創	小指皮膚欠損創
	上唇小帯裂創	上腕汚染創	上腕挫創
	上腕皮膚欠損創	処女膜裂傷	真菌性角膜潰瘍
	心内異物	水痘性角結膜炎	水痘性角膜炎
	精巣破裂	舌下顎挫創	舌咬傷
	舌咬創	舌刺創	舌切創
	切創	舌創傷	舌裂創
	前額部外傷性皮下異物	前額部擦過創	前額部切創
	前額部虫刺傷	前額部虫刺症	前額部皮膚欠損創
	前胸部挫創	前頚頭頂部挫創	仙骨部挫創
	仙骨部皮膚欠損創	全身擦過創	前頭部割創
	前頭部挫傷	前頭部挫創	前頭部切創
	前頭部皮膚欠損創	前腕汚染創	前腕挫創
	前腕刺創	前腕切創	前腕皮膚欠損創
	前腕裂創	爪下異物	爪下挫滅傷

	爪下挫滅創	搔創	足関節内果部挫創
	足関節部挫創	足底異物	足底部刺創
	足底部皮膚欠損創	側頭部割創	側頭部挫創
	側頭部切創	足背部挫創	足背部切創
	足部汚染創	側腹部挫創	足部皮膚欠損創
	足部裂創	鼡径部切創	損傷
た	第5趾皮膚欠損創	帯状疱疹性角結膜炎	大腿汚染創
	大腿咬創	大腿挫創	大腿皮膚欠損創
	大腿部開放創	大腿部刺創	大腿部切創
	大腿裂創	大転子部挫創	多発性切創
	多発性裂創	打撲擦過創	地図状角膜炎
	腟断端炎	腟断端出血	腟壁縫合不全
	腟裂傷	肘関節挫創	中指挫傷
	中指挫創	中指刺創	中指切創
	中指皮膚欠損創	中手骨関節部挫創	肘部挫創
	肘部切創	肘部皮膚欠損創	手挫創
	手刺創	手切創	点状角膜炎
	殿部異物	殿部刺創	殿部切創
	殿部皮膚欠損創	殿部裂創	頭頂部挫傷
	頭頂部挫創	頭頂部擦過創	頭頂部切創
	頭頂部裂創	頭皮剥離	頭皮表在損傷
	頭部異物	頭部外傷性皮下異物	頭部外傷性皮下気腫
	頭部割創	頭部頚部挫傷	頭部頚部挫創
	頭部挫傷	頭部挫創	頭部擦過創
	頭部刺創	頭部切創	頭部多発開放創
	頭部多発割創	頭部多発咬創	頭部多発挫傷
	頭部多発挫創	頭部多発擦過創	頭部多発刺創
	頭部多発切創	頭部多発創傷	頭部多発打撲傷
	頭部多発皮下血腫	頭部多発裂創	頭部虫刺傷
	頭部皮下異物	頭部皮膚欠損創	頭部裂創
な	トキソプラズマ角膜炎	飛び込み自殺未遂	内視鏡検査中腸穿孔
	軟口蓋血腫	軟口蓋挫創	軟口蓋創傷
	軟口蓋破裂	乳腺内異物	乳頭潰瘍
	乳房異物	尿管切石術後感染症	尿細管間質性腎炎
	尿道症候群	脳挫傷	脳挫創
	脳損傷	脳対側損傷	脳直撃損傷
は	脳底部挫傷	脳裂傷	敗血症性気管支炎
	梅毒性角結膜炎	梅毒性角膜炎	パラインフルエンザウイルス気管支炎
	晩期先天梅毒性間質性角膜炎	皮下異物	皮下気腫
	鼻下擦過創	膝汚染創	膝皮膚欠損創
	ビタミンＡ欠乏性角膜潰瘍	ビタミンＡ欠乏性角膜乾燥症	ビタミンＡ欠乏性角膜軟化症
	非定型肺炎	非熱傷性水疱	鼻部外傷性腫脹
	鼻部外傷性皮下異物	腓腹筋挫創	鼻部挫傷
	鼻部擦過創	鼻部切創	皮膚損傷
	鼻部打撲傷	鼻部虫刺傷	鼻部皮下血腫
	鼻部皮下出血	鼻部皮膚欠損創	鼻部皮膚剥離創
	びまん性脳損傷	表皮剥離	副鼻腔真菌症
	腹部汚染創	腹部皮膚欠損創	腹壁異物
	腹壁創し開	腹壁縫合不全	ブラックアイ
	分娩時会陰裂傷	分娩時軟産道損傷	ヘルペス角膜炎
	扁桃チフス	縫合不全	縫合不全出血
	放射線出血性膀胱炎	放射線性膀胱炎	包皮挫創
	包皮切創	包皮裂創	母指挫傷
	母指挫創	母趾挫創	母指示指間切創
	母指刺創	母指切創	母指打撲挫創
	母指皮膚欠損創	母趾皮膚欠損創	母指末節部挫創
ま	マイコプラズマ気管支炎	麻疹性角結膜炎	麻疹性角膜炎
	麻疹性結膜炎	耳後部打撲傷	網脈絡膜裂傷
や	薬物性角結膜炎	腰部切創	腰部打撲挫創
ら	ライノウイルス気管支炎	流行性角結膜炎	リンパ浮腫
	涙管損傷	涙管断裂	涙小管のう胞
	涙道損傷	轢過創	裂離

用法用量

(1)表在性皮膚感染症，深在性皮膚感染症，リンパ管・リンパ節炎，慢性膿皮症，外傷・熱傷及び手術創等の二次感染，乳腺炎，肛門周囲膿瘍，咽頭・喉頭炎，扁桃炎，急性気管支炎，肺炎，腎盂腎炎，膀胱炎，尿道炎，涙嚢炎，麦粒腫，瞼板腺炎，角膜炎(角膜潰瘍を含む)，中耳炎，副鼻腔炎の場合：通常，成人にはセフォチアム　ヘキセチル塩酸塩として1日300～600mg(力価)を3回に分割して経口投与する。

(2)慢性呼吸器病変の二次感染の場合：通常，成人にはセフォチアム　ヘキセチル塩酸塩として1日600～1200mg(力価)を3回に分割して経口投与する。

なお，年齢及び症状に応じて適宜増減するが，重症又は効果不十分と思われる症例には1日1200mg(力価)を3回に分割して経口投与する。

用法用量に関連する使用上の注意

(1)高度の腎障害のある患者には，投与量・投与間隔の適切な調節をするなど慎重に投与すること。

(2)本剤の使用にあたっては，耐性菌の発現等を防ぐため，原則として感受性を確認し，疾病の治療上必要な最少限の期間の投与にとどめること。

禁忌　本剤の成分又はセフォチアム塩酸塩によるショックの既往歴のある患者

原則禁忌　本剤の成分又はセフェム系抗生物質に対し過敏症の既往歴のある患者

パントシン細粒50%　規格：50%1g[33.8円/g]
パントシン散20%　規格：20%1g[17円/g]
パントシン錠30　規格：30mg1錠[5.6円/錠]
パントシン錠60　規格：60mg1錠[7.4円/錠]
パントシン錠100　規格：100mg1錠[9.7円/錠]
パントシン錠200　規格：200mg1錠[19.6円/錠]

パンテチン　第一三共エスファ　313

【効能効果】

(1)パントテン酸欠乏症の予防及び治療

(2)パントテン酸の需要が増大し，食事からの摂取が不十分な際の補給

(消耗性疾患，甲状腺機能亢進症，妊産婦，授乳婦など)

(3)下記疾患のうち，パントテン酸の欠乏又は代謝障害が関与すると推定される場合

①高脂血症

②弛緩性便秘

③ストレプトマイシン及びカナマイシンによる副作用の予防及び治療

④急・慢性湿疹

⑤血液疾患の血小板数ならびに出血傾向の改善

なお，(3)の適応に対して，効果がないのに月余にわたって漫然と使用すべきでない。

【対応標準病名】

◎	急性湿疹	血小板減少症	高脂血症
	甲状腺機能亢進症	高リポ蛋白血症	弛緩性便秘症
	出血傾向	パントテン酸欠乏症	慢性湿疹
○	足湿疹	異汗性湿疹	異所性中毒性甲状腺腫
	一過性甲状腺機能亢進症	陰のう湿疹	会陰部肛囲湿疹
	腋窩湿疹	下垂体性甲状腺機能亢進症	カナマイ難聴
	貨幣状湿疹	汗疱性湿疹	偽性甲状腺機能亢進症
	丘疹状湿疹	巨大血小板性血小板減少症	亀裂性湿疹
	グレーブス病	原発性甲状腺機能亢進症	甲状腺機能正常型グレーブス病

	甲状腺クリーゼ	甲状腺中毒性眼球突出症	甲状腺中毒性昏睡
	甲状腺中毒性周期性四肢麻痺	紅斑性湿疹	肛門湿疹
	ゴパラン症候群	湿疹	周期性血小板減少症
	手指湿疹	人為的甲状腺中毒症	ストマイ難聴
	赤色湿疹	全身湿疹	中毒性甲状腺腫
	中毒性多結節性甲状腺腫	中毒性単結節性甲状腺腫	腸管麻痺性便秘
	手湿疹	冬期湿疹	頭部湿疹
	二次性甲状腺機能亢進症	妊産婦便秘	妊娠湿疹
	妊婦性皮膚炎	バセドウ病	バセドウ病術後再発
	鼻背部湿疹	鼻前庭部湿疹	ビタミンＢ群欠乏症
	皮膚炎	びまん性中毒性甲状腺腫	プランマー病
	便秘症	扁平湿疹	本態性高脂血症
	落屑性湿疹	鱗状湿疹	老年性出血
△	1型糖尿病性高コレステロール血症	2型糖尿病性高コレステロール血症	亜急性連合性脊髄変性症
	アンチトロンビン欠乏症	外陰部皮膚炎	下垂体性 TSH 分泌亢進症
	家族性高コレステロール血症	家族性高コレステロール血症・ヘテロ接合体	家族性高コレステロール血症・ホモ接合体
	家族性高トリグリセライド血症	家族性高リポ蛋白血症1型	家族性高リポ蛋白血症2a型
	家族性高リポ蛋白血症2b型	家族性高リポ蛋白血症3型	家族性高リポ蛋白血症4型
	家族性高リポ蛋白血症5型	家族性複合型高脂血症	顔面急性皮膚炎
	機能性便秘症	凝固因子欠乏症	頚部皮膚炎
	痙攣性便秘	血液凝固異常	結節性黄色腫
	結腸アトニー	高 LDL 血症	高カイロミクロン血症
	高コレステロール血症	高コレステロール血症性黄色腫	甲状腺眼症
	甲状腺中毒症	甲状腺中毒症性関節障害	甲状腺中毒症性筋無力症候群
	甲状腺中毒症性心筋症	甲状腺中毒性四肢麻痺	甲状腺中毒性心不全
	甲状腺中毒性ミオパチー	高トリグリセライド血症	混合型高脂質血症
	自家感作性皮膚炎	四肢出血斑	脂質異常症
	脂質代謝異常	湿疹様発疹	習慣性便秘
	重症便秘症	術後便秘	食事性高脂血症
	食事性便秘	人工肛門部皮膚炎	新生児皮膚炎
	先天性血液凝固因子異常	先天性脂質代謝異常	先天性第 XI 因子欠乏症
	先天性プラスミノゲン欠損症	続発性血小板減少症	大腸機能障害
	大腸ジスキネジア	多中心性細網組織球症	単純性便秘
	腸アトニー	腸管運動障害	腸機能障害
	腸ジスキネジア	直腸性便秘	糖尿病性高コレステロール血症
	特発性血小板減少性紫斑病	二次性高脂血症	乳房皮膚炎
	乳幼児便秘	バセドウ病眼症	ビオチン欠乏症
	ビタミン B12 欠乏症	便通異常	本態性高コレステロール血症
	葉酸欠乏症	葉酸先天代謝異常	ローゼンタール病

用法用量

通常，成人にはパンテチンとして１日 30～180mg を１～３回に分けて経口投与する。
血液疾患，弛緩性便秘には，パンテチンとして１日 300～600mg を１～３回に分けて経口投与する。
高脂血症には，パンテチンとして１日 600mg を３回に分けて経口投与する。
なお，年齢，症状により適宜増減する。

パルトックス細粒20%：鶴原　20%1g[6.2円/g]，パルトックス錠30mg：鶴原　30mg1錠[5.6円/錠]，パルトックス錠60mg：鶴原　60mg1錠[5.6円/錠]，パンテチン細粒20%「KN」：小林化工　20%1g[6.2円/g]，パンテチン細粒50%「KN」：小林化工　50%1g[11.9円/g]，パンテチン散20%「テバ」：大正薬品　20%1g[6.2円/g]，パンテチン錠100mg「YD」：陽進堂　100mg1錠[5.6円/錠]，パンテチン錠シオエ100：シオエ　100mg1錠[5.6円/錠]

パントテン酸カルシウム散10%「マルイシ」

規格：10%1g[6.2円/g]

パントテン酸カルシウム　丸石　313

【効 能 効 果】

(1)パントテン酸欠乏症の予防及び治療，パントテン酸の需要が増大し，食事からの摂取が不十分な際の補給（消耗性疾患，甲状腺機能亢進症，妊産婦，授乳婦など）
(2)下記疾患のうち，パントテン酸の欠乏または代謝障害が関与すると推定される場合（なお，効果がないのに月余にわたって漫然と使用すべきでない。）
ストレプトマイシン及びカナマイシンによる副作用の予防及び治療，接触皮膚炎，急・慢性湿疹，弛緩性便秘

【対応標準病名】

◎	急性湿疹	甲状腺機能亢進症	弛緩性便秘症
	接触皮膚炎	パントテン酸欠乏症	慢性湿疹
○	異汗性湿疹	異所性中毒性甲状腺腫	一過性甲状腺機能亢進症
	下垂体性甲状腺機能亢進症	カナマイ難聴	貨幣状湿疹
	汗疱性湿疹	偽性甲状腺機能亢進症	グレーブス病
	痙攣性便秘	原発性甲状腺機能亢進症	甲状腺機能正常型グレーブス病
	甲状腺クリーゼ	甲状腺中毒性眼球突出症	甲状腺中毒性昏睡
	甲状腺中毒性周期性四肢麻痺	ゴパラン症候群	習慣性便秘
	食事性便秘	人為的甲状腺中毒症	ストマイ難聴
	単純性便秘	中毒性甲状腺腫	中毒性多結節性甲状腺腫
	中毒性単結節性甲状腺腫	腸管麻痺性便秘	直腸性便秘
	冬期湿疹	二次性甲状腺機能亢進症	乳幼児便秘
	妊娠湿疹	妊婦性皮膚炎	バセドウ病
	バセドウ病術後再発	ビタミンＢ群欠乏症	びまん性中毒性甲状腺腫
	プランマー病	便通異常	便秘症
△	亜急性連合性脊髄変性症	足湿疹	アレルギー性接触皮膚炎
	陰のう湿疹	会陰部肛囲湿疹	腋窩湿疹
	外陰部皮膚炎	化学性皮膚炎	下垂体性 TSH 分泌亢進症
	顔面急性皮膚炎	機能性便秘症	丘疹状湿疹
	亀裂性湿疹	頚部皮膚炎	結腸アトニー
	甲状腺眼症	甲状腺中毒症	甲状腺中毒症性関節障害
	甲状腺中毒症性筋無力症候群	甲状腺中毒症性心筋症	甲状腺中毒性四肢麻痺
	甲状腺中毒性心不全	甲状腺中毒性ミオパチー	紅斑性湿疹
	肛門湿疹	自家感作性皮膚炎	湿疹
	湿疹様発疹	重症便秘症	手指湿疹
	術後便秘	主婦湿疹	職業性皮膚炎
	人工肛門部皮膚炎	新生児皮膚炎	赤色湿疹
	全身湿疹	大腸機能障害	大腸ジスキネジア
	腸アトニー	腸管運動障害	腸機能障害
	腸ジスキネジア	手湿疹	頭部湿疹
	乳房皮膚炎	バセドウ病眼症	鼻背部湿疹
	ビオチン欠乏症	鼻前庭部湿疹	ビタミン B12 欠乏症
	皮膚炎	扁平湿疹	薬物性接触性皮膚炎
	葉酸欠乏症	葉酸先天代謝異常	落屑性湿疹
	鱗状湿疹		

用法用量　通常，成人にはパントテン酸カルシウムとして１日 10～200mg（本剤：0.1～2g）を１～３回に分割経口投与する。

なお，年齢，症状により適宜増減する。

パントテン酸カルシウム「ヤマゼン」：山善　1g[9円/g]

調剤用パンビタン末

規格：1g[6.2円/g]
ビタミン剤〔総合〕
武田薬品　317

【効能効果】

本剤に含まれるビタミン類の需要が増大し，食事からの摂取が不十分な際の補給
（消耗性疾患，妊産婦，授乳婦など）
効果がないのに月余にわたって漫然と使用すべきでない。

【対応標準病名】

該当病名なし

用法用量　通常成人1日1～2gを経口投与する。
なお，年齢，症状により適宜増減する。

禁忌　妊娠3ヵ月以内又は妊娠を希望する婦人へのビタミンA5,000IU/日以上の投与(ビタミンA欠乏症の婦人は除く)

ビアサン

規格：1g[6.2円/g]
l-メントール　ケイヒ　ゲンチアナ　サンショウ　ショウキョウ　炭酸水素ナトリウム
本草　233

【効能効果】

下記消化器症状の改善
　食欲不振，胃部不快感，胃もたれ，嘔気・嘔吐

【対応標準病名】

◎	嘔気	嘔吐症	食欲不振
○	反復性嘔吐		
△	アセトン血性嘔吐症	異常体重減少	悪心
	化学療法に伴う嘔吐症	経口摂取困難	習慣性嘔吐
	食後悪心	体重減少	胆汁性嘔吐
	中枢性嘔吐症	特発性嘔吐症	脳性嘔吐
	反芻	糞便性嘔吐	やせ

用法用量　通常成人1回1.1～1.5gを1日3回経口投与する。
なお，年齢，症状により適宜増減する。

禁忌　ナトリウム摂取の制限を必要とする患者

ビオスミン配合散

規格：1g[6.2円/g]
ビフィズス菌　ラクトミン
ビオフェルミン　231

【効能効果】

腸内菌叢の異常による諸症状の改善

【対応標準病名】

◎	胃腸炎	下痢症	便通異常
	便秘症		
○	S状結腸炎	炎症性腸疾患	回腸炎
	カタル性胃腸炎	感染性胃腸炎	感染性下痢症
	感染性大腸炎	感染性腸炎	感冒性胃腸炎
	感冒性大腸炎	感冒性腸炎	機能性下痢
	機能性便秘症	急性胃腸炎	急性大腸炎
	急性腸炎	巨大S状結腸症	巨大結腸
	痙攣性便秘	抗生物質起因性大腸炎	抗生物質起因性腸炎
	弛緩性便秘症	習慣性便秘	重症便秘症
	出血性大腸炎	出血性腸炎	術後便秘
	食事性便秘	大腸炎	大腸機能障害
	単純性便秘	腸炎	腸カタル
	腸管麻痺性便秘	腸機能障害	直腸性便秘
	特発性巨大結腸症	難治性乳児下痢症	乳児下痢
	乳幼児便秘		
△	一過性肛門周囲痛	結腸アトニー	肛門痙攣
	大腸ジスキネジア	中毒性巨大結腸	腸アトニー
	腸管運動障害	腸ジスキネジア	盲腸アトニー

用法用量　通常，成人1日3～6gを3回に分割経口投与する。
なお，年齢，症状により適宜増減する。

レベニンS散：わかもと[6.2円/g]

ビオスリー配合散
ビオスリー配合錠

規格：1g[6.2円/g]
規格：1錠[5.6円/錠]
ラクトミン　糖化菌　酪酸菌
東亜薬品工業　231

【効能効果】

腸内菌叢の異常による諸症状の改善

【対応標準病名】

◎	胃腸炎	下痢症	便通異常
	便秘症		
○	S状結腸炎	炎症性腸疾患	回腸炎
	カタル性胃腸炎	感染性胃腸炎	感染性下痢症
	感染性大腸炎	感染性腸炎	感冒性胃腸炎
	感冒性大腸炎	感冒性腸炎	機能性下痢
	機能性便秘症	急性胃腸炎	急性大腸炎
	急性腸炎	巨大S状結腸症	巨大結腸
	痙攣性便秘	抗生物質起因性大腸炎	抗生物質起因性腸炎
	弛緩性便秘症	習慣性便秘	重症便秘症
	出血性大腸炎	出血性腸炎	術後便秘
	食事性便秘	大腸炎	大腸機能障害
	単純性便秘	腸炎	腸カタル
	腸管麻痺性便秘	腸機能障害	直腸性便秘
	特発性巨大結腸症	難治性乳児下痢症	乳児下痢
	乳幼児便秘		
△	一過性肛門周囲痛	結腸アトニー	肛門痙攣
	大腸ジスキネジア	中毒性巨大結腸	腸アトニー
	腸管運動障害	腸ジスキネジア	盲腸アトニー

用法用量

〔ビオスリー配合散〕：通常成人1日1.5～3gを3回に分割経口投与する。なお，年齢，症状により適宜増減する。
〔ビオスリー配合錠〕：通常成人1日3～6錠を3回に分割経口投与する。なお，年齢，症状により適宜増減する。

ビオタミン散10%

規格：－[－]
ベンフォチアミン
第一三共　312

【効能効果】

(1)ビタミンB_1欠乏症の予防及び治療
(2)ビタミンB_1の需要が増大し，食事からの摂取が不十分な際の補給(消耗性疾患，甲状腺機能亢進症，妊産婦，授乳婦，はげしい肉体労働時など)
(3)ウェルニッケ脳症
(4)脚気衝心
(5)下記疾患のうち，ビタミンB_1の欠乏又は代謝障害が関与すると推定される場合
神経痛
筋肉痛・関節痛
末梢神経炎，末梢神経麻痺
心筋代謝障害
便秘などの胃腸運動機能障害
注：(5)の適応に対しては，効果がないのに月余にわたって漫然と使用すべきでない。

【対応標準病名】

◎	胃腸運動機能障害	ウェルニッケ脳症	脚気心
	関節痛	筋肉痛	甲状腺機能亢進症
	心筋疾患	神経痛	ビタミンB1欠乏症
	便秘症	末梢神経炎	末梢神経障害

○	異所性中毒性甲状腺腫	脚気	脚気症候群
	脚気神経炎	乾性脚気	グレーブス病
	甲状腺眼症	甲状腺機能正常型グレーブス病	甲状腺クリーゼ
	甲状腺中毒性昏睡	産後脚気	湿性脚気
	人為的甲状腺中毒症	心筋変性症	中毒性甲状腺腫
	中毒性多結節性甲状腺腫	中毒性単結節性甲状腺腫	バセドウ病
	バセドウ病眼症	バセドウ病術後再発	びまん性中毒性甲状腺腫
	プランマー病	肋間神経痛	
△ あ	MP 関節痛	亜急性連合性脊髄変性症	アルコール性多発ニューロパチー
	胃うっ血	胃運動機能障害	胃運動亢進症
	胃液欠乏	胃液分泌過多	胃拡張
	胃下垂	胃機能亢進	胃狭窄
	胃痙攣	胃軸捻症	胃十二指腸嵌頓
	胃腫瘤	胃石症	胃切除後癒着
	胃腸機能異常	胃腸機能減退	胃腸虚弱
	一過性甲状腺機能亢進症	胃粘膜過形成	胃粘膜下腫瘤
	胃のう胞	胃壁軟化症	腋窩部痛
か	外傷性肩不安定症	顎関節痛	顎関節疼痛機能障害症候群
	過酸症	下肢関節痛	下肢筋肉痛
	下肢神経痛	下垂体性 TSH 分泌亢進症	下垂体性甲状腺機能亢進症
	下腿関節痛	下腿三頭筋痛	下腿神経炎
	肩関節痛症	間質性心筋炎	偽性甲状腺機能亢進症
	偽性股関節痛	機能性嘔吐	機能性便秘症
	急性胃腸障害	急性胃粘膜病変	胸鎖関節痛
	胸鎖乳突筋痛	胸背部筋肉痛	胸部筋肉痛
	胸腹部筋痛	胸壁神経痛	頚肩部筋肉痛
	痙性胃炎	頚部筋肉痛	頚部神経痛
	痙攣性便秘	結腸アトニー	肩甲上神経痛
	肩甲部筋肉痛	肩鎖関節痛	原発性甲状腺機能亢進症
	肩部筋痛	甲状腺中毒症	甲状腺中毒性関節障害
	甲状腺中毒症性筋無力症候群	甲状腺中毒症性心筋症	甲状腺中毒性眼球突出症
	甲状腺中毒性四肢麻痺	甲状腺中毒性周期性四肢麻痺	甲状腺中毒性心不全
	甲状腺中毒性ミオパチー	後頭下神経痛	後頭神経痛
	後頭部神経痛	項背部筋痛	項部筋肉痛
さ	項部神経痛	股関節痛	弛緩性便秘症
	趾関節痛	四肢神経痛	膝窩部痛
	膝関節痛	習慣性便秘	重症便秘症
	十二指腸腫瘤	手関節痛	手指関節痛
	手指神経炎	術後便秘	上肢筋肉痛
	上肢神経痛	上腕筋肉痛	上腕三頭筋痛
	上腕神経痛	上腕二頭筋痛	食事性便秘
	心筋炎	心筋線維症	神経炎
	スルーダー神経痛	脊椎関節痛	線維筋痛症
	仙腸関節痛	前腕筋肉痛	前腕神経痛
	僧帽筋痛	足関節痛	側頭部神経痛
た	大腿筋痛	大腿神経痛	大腸機能障害
	大腸ジスキネジア	多発性関節痛	多発性筋肉痛
	多発性神経炎	多発性神経障害	多発性神経痛
	多発ニューロパチー	単純性便秘	肘関節痛
	中指関節痛	腸アトニー	腸管運動障害
	腸管麻痺性便秘	腸機能障害	腸ジスキネジア
	直腸性便秘	低酸症	殿部筋肉痛
	頭部筋肉痛	頭部神経痛	特発性神経痛
は	二次性甲状腺機能亢進症	乳幼児便秘	背部筋肉痛
	背部神経痛	反復性多発性神経炎	肥厚性幽門狭窄症
	腓腹筋痛	腹壁筋痛	腹壁神経痛
	ペラグラ性脳症	便通異常	母指 MP 関節痛
ま	母趾関節痛	慢性心筋炎	慢性神経痛
や	無酸症	盲腸アトニー	薬物胃障害
	腰筋痛症	腰背筋痛症	腰皮神経痛
	肋間筋肉痛		

用法用量　チアミン塩化物塩酸塩として，通常成人1日5～100mgを経口投与する。
なお，年齢，症状により適宜増減する。

ビオチン散0.2%「フソー」　規格：0.2%1g[10.6円/g]
ビオチン　扶桑薬品　319

【効 能 効 果】

急・慢性湿疹，小児湿疹，接触皮膚炎，脂漏性湿疹，尋常性痤瘡

【対応標準病名】

◎	急性湿疹	小児湿疹	脂漏性皮膚炎
	尋常性ざ瘡	接触皮膚炎	慢性湿疹
○	足湿疹	アトピー性湿疹	アレルギー性接触皮膚炎
	陰のう湿疹	会陰部肛囲湿疹	腋窩湿疹
	顔面急性皮膚炎	顔面ざ瘡	顔面尋常性ざ瘡
	丘疹状湿疹	急性乳児湿疹	亀裂性湿疹
	屈曲部湿疹	口囲ざ瘡	紅斑性湿疹
	肛門湿疹	ざ瘡	ざ瘡様発疹
	四肢小児湿疹	湿疹	若年性女子表皮剥離性ざ瘡
	集簇性ざ瘡	手指湿疹	主婦湿疹
	小児アトピー性湿疹	小児乾燥型湿疹	小児ざ瘡
	脂漏性乳児皮膚炎	新生児ざ瘡	新生児皮脂漏
	ステロイドざ瘡	赤色湿疹	粟粒性壊死性ざ瘡
	単純性顔面粃糠疹	手湿疹	痘瘡性ざ瘡
	頭部湿疹	頭部脂漏	頭部粃糠疹
	内因性湿疹	乳痂	乳房皮膚炎
	妊娠湿疹	妊婦性皮膚炎	熱帯性ざ瘡
	膿痂疹性ざ瘡	膿疱性ざ瘡	鼻背部湿疹
	粃糠疹	ベニエ痒疹	扁平湿疹
	慢性乳児湿疹	面皰	薬物性接触性皮膚炎
	落屑性湿疹	鱗状湿疹	
△	アトピー性角結膜炎	アトピー性神経皮膚炎	アトピー性皮膚炎
	外陰部皮膚炎	海水浴皮膚炎	化学性皮膚炎
	頚部皮膚炎	職業性皮膚炎	人工肛門部皮膚炎
	新生児皮膚炎	成人アトピー性皮膚炎	全身湿疹
	乳児皮膚炎	鼻前庭部湿疹	皮膚炎
	びまん性神経皮膚炎		

※ **適応外使用可**
原則として，「ビオチン」を「ビオチン依存性マルチプルカルボキシラーゼ欠損症」に対し処方した場合，当該使用事例を審査上認める。

用法用量　ビオチンとして通常成人1日0.5～2mg（本剤0.25～1g）を1～3回に分割経口投与する。
なお，年齢，症状により適宜増減する。

ビオチン散0.2%「ホエイ」：東洋製化　0.2%1g[7.6円/g]，ビオチン・ドライシロップ0.1%「ホエイ」：東洋製化　0.1%1g[6.3円/g]

ビオフェルミンR散　規格：1g[6.2円/g]
ビオフェルミンR錠　規格：1錠[5.8円/錠]
耐性乳酸菌　ビオフェルミン　231

【効 能 効 果】

下記抗生物質，化学療法剤投与時の腸内菌叢の異常による諸症状の改善
ペニシリン系，セファロスポリン系，アミノグリコシド系，マクロライド系，テトラサイクリン系，ナリジクス酸

【対応標準病名】

◎	抗生物質起因性大腸炎	抗生物質起因性腸炎	
○	S状結腸炎	胃腸炎	炎症性腸疾患
	回腸炎	カタル性胃腸炎	感染性胃腸炎
	感染性下痢症	感染性大腸炎	感染性腸炎
	感冒性胃腸炎	感冒性大腸炎	感冒性腸炎
	急性胃腸炎	急性大腸炎	急性腸炎
	下痢症	出血性大腸炎	出血性腸炎
	大腸炎	腸炎	腸カタル
	難治性乳児下痢症	乳児下痢	

用法用量　通常，成人1日3g又は3錠を3回に分割経口投与する。
なお，年齢，症状により適宜増減する。

ビオフェルミン配合散

規格：1g[6.2円/g]
ラクトミン　糖化菌　ビオフェルミン　231

【効 能 効 果】

腸内菌叢の異常による諸症状の改善

【対応標準病名】

◎	胃腸炎	下痢症	便通異常
	便秘症		
○	S状結腸炎	炎症性腸疾患	回腸炎
	カタル性胃腸炎	感染性胃腸炎	感染性下痢症
	感染性大腸炎	感染性腸炎	感冒性胃腸炎
	感冒性大腸炎	感冒性腸炎	機能性下痢
	機能性便秘症	急性胃腸炎	急性大腸炎
	急性腸炎	巨大S状結腸症	巨大結腸
	痙攣性便秘	抗生物質起因性大腸炎	抗生物質起因性腸炎
	弛緩性便秘症	習慣性便秘	重症便秘症
	出血性大腸炎	出血性腸炎	術後便秘
	食事性便秘	大腸炎	大腸機能障害
	単純性便秘	腸炎	腸カタル
	腸管麻痺性便秘	腸機能障害	直腸性便秘
	特発性巨大結腸症	難治性乳児下痢症	乳児下痢
	乳幼児便秘		
△	一過性肛門周囲痛	結腸アトニー	肛門痙攣
	大腸ジスキネジア	中毒性巨大結腸	腸アトニー
	腸管運動障害	腸ジスキネジア	盲腸アトニー

用法用量　通常，成人1日3～9gを3回に分割経口投与する。
なお，年齢，症状により適宜増減する。

アタバニン散：日東薬品[6.2円/g]，ビオヂアスミンF－2散：日東薬品[6.2円/g]，ビオラクト原末：三恵薬品[6.2円/g]，フソウラクトミン末：扶桑薬品[6.2円/g]，ラクトミン散「イセイ」：イセイ[6.2円/g]，ラクトミン末「マルイシ」：丸石[6.2円/g]

ビオプテン顆粒2.5%
ビオプテン顆粒10%

規格：2.5%0.4g1包[3690円/包]
規格：10%1g1包[36900円/包]
サプロプテリン塩酸塩　第一三共　399

【効 能 効 果】

(1)ジヒドロビオプテリン合成酵素欠損，ジヒドロプテリジン還元酵素欠損に基づく高フェニルアラニン血症(異型高フェニルアラニン血症)における血清フェニルアラニン値の低下
(2)テトラヒドロビオプテリン反応性フェニルアラニン水酸化酵素欠損に基づく高フェニルアラニン血症(テトラヒドロビオプテリン反応性高フェニルアラニン血症)における血清フェニルアラニン値の低下

【対応標準病名】

◎	BH4反応性高フェニルアラニン血症	高フェニルアラニン血症
○	古典的フェニルケトン尿症	フェニルケトン尿症
△	芳香族アミノ酸代謝障害	母性フェニルケトン尿症
※	適応外使用可 原則として，「サプロプテリン塩酸塩」を「BH4反応性フェニルアラニン水酸化酵素異常症」に対し処方した場合，当該使用事例を審査上認める。	

効能効果に関連する使用上の注意
(1)異型高フェニルアラニン血症：本剤は，確定診断によりジヒドロビオプテリン合成酵素欠損症，ジヒドロプテリジン還元酵素欠損症に特定されたものに投与すること。
(2)テトラヒドロビオプテリン反応性高フェニルアラニン血症：本剤は，テトラヒドロビオプテリン負荷試験等による鑑別診断にて，テトラヒドロビオプテリン反応性高フェニルアラニン血症と特定されたものに投与すること。

用法用量
(1)異型高フェニルアラニン血症：通常，サプロプテリン塩酸塩として1日2～5mg/kgを1～3回に分割経口投与するが，血清フェニルアラニン値が正常域に維持される用量をもって，有効維持量とする。
(2)テトラヒドロビオプテリン反応性高フェニルアラニン血症：通常，サプロプテリン塩酸塩として1日10mg/kg(1～3回に分割経口投与)から投与を開始し，臨床症状等の観察を行いながら，年齢に相応した血清フェニルアラニン値の目標値に維持される用量をもって，有効維持量とする。

用法用量に関連する使用上の注意
テトラヒドロビオプテリン反応性高フェニルアラニン血症
(1)原則として1日20mg/kgを超える投与は行わないこと。
(2)公表されている治療指針の年齢に相応した血清フェニルアラニン値の維持範囲を治療の目標値とすること。

ビオラクチス散

規格：1g[6.2円/g]
カゼイ菌　ヤクルト　231

【効 能 効 果】

腸内菌叢の異常による諸症状の改善

【対応標準病名】

◎	胃腸炎	下痢症	便通異常
	便秘症		
○	S状結腸炎	炎症性腸疾患	回腸炎
	カタル性胃腸炎	感染性胃腸炎	感染性下痢症
	感染性大腸炎	感染性腸炎	感冒性胃腸炎
	感冒性大腸炎	感冒性腸炎	機能性下痢
	機能性便秘症	急性胃腸炎	急性大腸炎
	急性腸炎	巨大S状結腸症	巨大結腸
	痙攣性便秘	抗生物質起因性大腸炎	抗生物質起因性腸炎
	弛緩性便秘症	習慣性便秘	重症便秘症
	出血性大腸炎	出血性腸炎	術後便秘
	食事性便秘	大腸炎	大腸機能障害
	単純性便秘	腸炎	腸カタル
	腸管麻痺性便秘	腸機能障害	直腸性便秘
	特発性巨大結腸症	難治性乳児下痢症	乳児下痢
	乳幼児便秘		
△	一過性肛門周囲痛	結腸アトニー	肛門痙攣
	大腸ジスキネジア	中毒性巨大結腸	腸アトニー
	腸管運動障害	腸ジスキネジア	盲腸アトニー

用法用量　通常成人1日3.0gを3回に分割経口投与する。なお，年齢，症状により適宜増減する。

ピーガード錠20mg　規格：20mg1錠[512.3円/錠]
ピーガード錠30mg　規格：30mg1錠[745.6円/錠]
ピーガード錠60mg　規格：60mg1錠[1366円/錠]
ピーガード錠120mg　規格：120mg1錠[2527.5円/錠]
モルヒネ硫酸塩水和物　田辺三菱製薬工場　811

【効能効果】

中等度から高度の疼痛を伴う各種癌における鎮痛

【対応標準病名】

◎	悪性腫瘍	癌	癌性疼痛
○	ALK融合遺伝子陽性非小細胞肺癌	EGFR遺伝子変異陽性非小細胞肺癌	KIT(CD117)陽性胃消化管間質腫瘍
	KIT(CD117)陽性結腸消化管間質腫瘍	KIT(CD117)陽性小腸消化管間質腫瘍	KIT(CD117)陽性食道消化管間質腫瘍
	KIT(CD117)陽性直腸消化管間質腫瘍	KRAS遺伝子野生型結腸癌	KRAS遺伝子野生型直腸癌
あ	S状結腸癌	悪性エナメル上皮腫	悪性下垂体腫瘍
	悪性褐色細胞腫	悪性顆粒細胞腫	悪性間葉腫
	悪性奇形腫	悪性胸腺腫	悪性グロームス腫瘍
	悪性血管外皮腫	悪性甲状腺腫	悪性骨腫瘍
	悪性縦隔腫瘍	悪性神経膠腫	悪性髄膜腫
	悪性脊髄髄膜腫	悪性線維性組織球腫	悪性虫垂粘液瘤
	悪性停留精巣	悪性頭蓋咽頭腫	悪性脳腫瘍
	悪性末梢神経鞘腫	悪性葉状腫瘍	悪性リンパ腫骨髄浸潤
	鞍上部胚細胞腫瘍	胃悪性間葉系腫瘍	胃悪性黒色腫
	胃癌	胃癌・HER2過剰発現	胃管癌
	胃癌骨転移	胃癌末期	胃原発絨毛癌
	胃脂肪肉腫	胃重複癌	胃消化管間質腫瘍
	胃進行癌	胃前庭部癌	胃体部癌
	胃底部癌	遺伝性大腸癌	遺伝性非ポリポーシス大腸癌
	胃肉腫	胃胚細胞腫瘍	胃平滑筋肉腫
	胃幽門部癌	陰核癌	陰茎悪性黒色腫
	陰茎癌	陰茎亀頭部癌	陰茎体部癌
	陰茎肉腫	陰茎パジェット病	陰茎包皮部癌
	陰茎有棘細胞癌	咽頭癌	咽頭肉腫
	陰のう悪性黒色腫	陰のう癌	陰のう内脂肪肉腫
	陰のうパジェット病	陰のう有棘細胞癌	ウイルムス腫瘍
	エクリン汗孔癌	炎症性乳癌	延髄神経膠腫
	延髄星細胞腫	横行結腸癌	横紋筋肉腫
か	外陰悪性黒色腫	外陰悪性腫瘍	外陰癌
	外陰部パジェット病	外陰部有棘細胞癌	外耳道癌
	回腸癌	回腸消化管間質腫瘍	海綿芽細胞腫
	回盲部癌	下咽頭癌	下咽頭後部癌
	下咽頭肉腫	下顎悪性エナメル上皮腫	下顎骨悪性腫瘍
	下顎骨骨肉腫	下顎歯肉癌	下顎歯肉頬移行部癌
	下顎部横紋筋肉腫	下眼瞼基底細胞癌	下眼瞼皮膚癌
	下眼瞼有棘細胞癌	顎下腺癌	顎下部悪性腫瘍
	角膜の悪性腫瘍	下行結腸癌	下口唇基底細胞癌
	下口唇皮膚癌	下口唇有棘細胞癌	下肢悪性腫瘍
	下唇癌	下唇赤唇部癌	仮声帯癌
	滑膜肉腫	下部食道癌	下部胆管癌
	下葉小細胞肺癌	下葉肺癌	下葉肺腺癌
	下葉肺大細胞癌	下葉肺扁平上皮癌	下葉非小細胞肺癌
	肝悪性腫瘍	眼窩悪性腫瘍	肝外胆管癌
	眼窩横紋筋肉腫	眼角基底細胞癌	眼角皮膚癌
	眼角有棘細胞癌	眼窩神経芽腫	肝癌
	肝癌骨転移	眼瞼脂腺癌	眼瞼皮膚の悪性腫瘍
	眼瞼メルケル細胞癌	肝細胞癌	肝細胞癌破裂
	癌性胸水	癌性胸膜炎	癌性持続痛
	癌性突出痛	汗腺癌	顔面悪性腫瘍
	顔面横紋筋肉腫	肝門部癌	肝門部胆管癌
	気管癌	気管支癌	気管支リンパ節転移
	基底細胞癌	臼後部癌	嗅神経芽腫
	嗅神経上皮腫	胸腔内リンパ節の悪性腫瘍	橋神経膠腫
	胸腺癌	胸椎転移	頬粘膜癌
	頬部横紋筋肉腫	胸部下部食道癌	頬部血管肉腫
	胸部上部食道癌	胸部食道癌	胸部中部食道癌
	胸膜悪性腫瘍	胸膜脂肪肉腫	胸膜播種
	去勢抵抗性前立腺癌	巨大後腹膜脂肪肉腫	空腸癌
	空腸消化管間質腫瘍	クルッケンベルグ腫瘍	クロム親和性芽細胞腫
	頸動脈小体悪性腫瘍	頸部悪性腫瘍	頸部悪性線維性組織球腫
	頸部悪性軟部腫瘍	頸部横紋筋肉腫	頸部滑膜肉腫
	頸部癌	頸部基底細胞癌	頸部血管肉腫
	頸部原発腫瘍	頸部脂腺癌	頸部脂肪肉腫
	頸部食道癌	頸部神経芽腫	頸部肉腫
	頸部皮膚悪性腫瘍	頸部皮膚癌	頸部メルケル細胞癌
	頸部有棘細胞癌	頸部隆起性皮膚線維肉腫	血管肉腫
	結腸癌	結腸脂肪肉腫	結腸消化管間質腫瘍
	結膜の悪性腫瘍	限局性前立腺癌	肩甲部脂肪肉腫
	原始神経外胚葉腫瘍	原線維性星細胞腫	原発性悪性脳腫瘍
	原発性肝癌	原発性骨腫瘍	原発性脳腫瘍
	原発性肺癌	原発不明癌	肩部悪性線維性組織球腫
	肩部横紋筋肉腫	肩部滑膜肉腫	肩部線維肉腫
	肩部淡明細胞肉腫	肩部胞巣状軟部肉腫	口蓋癌
	口蓋垂癌	膠芽腫	口腔悪性黒色腫
	口腔癌	口腔前庭癌	口腔底癌
	硬口蓋癌	後縦隔悪性腫瘍	甲状腺悪性腫瘍
	甲状腺癌	甲状腺癌骨転移	甲状腺髄様癌
	甲状腺乳頭癌	甲状腺未分化癌	甲状腺濾胞癌
	甲状軟骨の悪性腫瘍	口唇癌	口唇境界部癌
	口唇赤唇部癌	口唇皮膚悪性腫瘍	口唇メルケル細胞癌
	口底癌	喉頭蓋癌	喉頭蓋前面癌
	喉頭蓋谷癌	喉頭癌	後頭部転移性腫瘍
	後頭葉悪性腫瘍	後頭葉膠芽腫	後頭葉神経膠腫
	膠肉腫	項部基底細胞癌	後腹膜悪性腫瘍
	後腹膜悪性線維性組織球腫	後腹膜横紋筋肉腫	後腹膜血管肉腫
	後腹膜脂肪肉腫	後腹膜神経芽腫	後腹膜線維肉腫
	後腹膜胚細胞腫瘍	後腹膜平滑筋肉腫	後腹膜リンパ節転移
	項部皮膚癌	項部メルケル細胞癌	項部有棘細胞癌
	肛門悪性黒色腫	肛門癌	肛門管癌
	肛門部癌	肛門扁平上皮癌	骨悪性線維性組織球腫
	骨原性肉腫	骨髄性白血病骨髄浸潤	骨髄転移
	骨線維肉腫	骨転移癌	骨軟骨肉腫
	骨肉腫	骨盤転移	骨盤内リンパ節転移
さ	骨盤内リンパ節の悪性腫瘍	骨膜性骨肉腫	鰓原性癌
	残胃癌	耳介癌	耳介メルケル細胞癌
	耳下腺癌	耳下部肉腫	耳管癌
	色素性基底細胞癌	子宮癌	子宮癌骨転移
	子宮癌再発	子宮癌肉腫	子宮体癌
	子宮体癌再発	子宮内膜癌	子宮内膜間質肉腫
	子宮肉腫	子宮平滑筋肉腫	篩骨洞癌
	視床下部星細胞腫	視床星細胞腫	視神経膠腫
	脂腺癌	歯肉癌	脂肪肉腫
	斜台部脊索腫	縦隔癌	縦隔脂肪肉腫
	縦隔神経芽腫	縦隔胚細胞腫瘍	縦隔卵黄のう腫瘍
	縦隔リンパ節転移	十二指腸悪性ガストリノーマ	十二指腸悪性ソマトスタチノーマ
	十二指腸癌	十二指腸消化管間質腫瘍	十二指腸神経内分泌癌
	十二指腸乳頭癌	十二指腸乳頭部癌	十二指腸平滑筋肉腫
	絨毛癌	手関節部滑膜肉腫	主気管支の悪性腫瘍
	術後乳癌	手部悪性線維性組織球腫	手部横紋筋肉腫
	手部滑膜肉腫	手部淡明細胞肉腫	手部類上皮肉腫
	上衣芽細胞腫	上衣腫	小陰唇癌

	上咽頭癌	上咽頭脂肪肉腫	上顎悪性エナメル上皮腫
	上顎癌	上顎結節部癌	上顎骨悪性腫瘍
	上顎骨骨肉腫	上顎歯肉癌	上顎歯肉頬移行部癌
	上顎洞癌	松果体悪性腫瘍	松果体芽腫
	松果体胚細胞腫瘍	松果体部膠芽腫	松果体未分化胚細胞腫
	上眼瞼基底細胞癌	上眼瞼皮膚癌	上眼瞼有棘細胞癌
	上行結腸癌	上行結腸平滑筋肉腫	上口唇基底細胞癌
	上口唇皮膚癌	上口唇有棘細胞癌	小細胞肺癌
	上肢悪性腫瘍	上唇癌	上唇赤唇部癌
	小唾液腺癌	小腸癌	小腸脂肪肉腫
	小腸消化管間質腫瘍	小腸平滑筋肉腫	上皮腫
	上部食道癌	上部胆管癌	上葉小細胞肺癌
	上葉肺癌	上葉肺腺癌	上葉肺大細胞癌
	上葉肺扁平上皮癌	上葉非小細胞肺癌	上腕悪性線維性組織球腫
	上腕悪性軟部腫瘍	上腕横紋筋肉腫	上腕滑膜肉腫
	上腕脂肪肉腫	上腕線維肉腫	上腕淡明細胞肉腫
	上腕胞巣状軟部肉腫	上腕類上皮肉腫	食道悪性間葉系腫瘍
	食道悪性黒色腫	食道横紋筋肉腫	食道癌
	食道癌骨転移	食道癌肉腫	食道基底細胞癌
	食道偽肉腫	食道脂肪肉腫	食道消化管間質腫瘍
	食道小細胞癌	食道腺癌	食道腺様のう胞癌
	食道粘表皮癌	食道表在癌	食道平滑筋肉腫
	食道未分化癌	痔瘻癌	腎悪性腫瘍
	腎盂癌	腎盂腺癌	腎盂乳頭状癌
	腎盂尿路上皮癌	腎盂扁平上皮癌	腎癌
	腎癌骨転移	神経芽腫	神経膠腫
	神経線維肉腫	進行性前立腺癌	進行乳癌
	唇交連癌	腎細胞癌	腎周囲脂肪肉腫
	心臓悪性腫瘍	心臓横紋筋肉腫	心臓血管肉腫
	心臓脂肪肉腫	心臓線維肉腫	心臓粘液肉腫
	腎肉腫	膵芽腫	膵癌
	膵管癌	膵管内管状腺癌	膵管内乳頭粘液性腺癌
	膵脂肪肉腫	膵漿液性のう胞腺癌	膵腺房細胞癌
	膵臓癌骨転移	膵体部癌	膵頭部癌
	膵内胆管癌	膵粘液性のう胞腺癌	膵尾部癌
	髄膜癌腫症	髄膜白血病	スキルス胃癌
	星細胞腫	精索脂肪肉腫	精索肉腫
	星状芽細胞腫	精上皮腫	成人T細胞白血病骨髄浸潤
	精巣横紋筋肉腫	精巣癌	精巣奇形癌
	精巣奇形腫	精巣絨毛癌	精巣上体癌
	精巣胎児性癌	精巣肉腫	精巣胚細胞腫瘍
	精巣卵黄のう腫瘍	精巣卵のう腫瘍	精母細胞腫
	声門下癌	声門癌	声門上癌
	脊索腫	脊髄播種	脊椎転移
	舌縁癌	舌下腺癌	舌下面癌
	舌癌	舌根部癌	舌脂肪肉腫
	舌尖癌	舌背癌	線維脂肪肉腫
	線維肉腫	前縦隔悪性腫瘍	全身性転移性癌
	全身癌	前頭洞癌	前頭部転移性腫瘍
	前頭葉悪性腫瘍	前頭葉膠芽腫	前頭葉神経膠腫
	前頭葉星細胞腫	前頭葉退形成性星細胞腫	前立腺横紋筋肉腫
	前立腺癌	前立腺癌骨転移	前立腺癌再発
	前立腺小細胞癌	前立腺神経内分泌癌	前立腺肉腫
	前腕悪性線維性組織球腫	前腕悪性軟部腫瘍	前腕横紋筋肉腫
	前腕滑膜肉腫	前腕線維肉腫	前腕胞巣状軟部肉腫
	前腕類上皮肉腫	早期胃癌	早期食道癌
	総胆管癌	側頭部転移性腫瘍	側頭葉悪性腫瘍
	側頭葉膠芽腫	側頭葉神経膠腫	側頭葉星細胞腫
た	側頭葉退形成性星細胞腫	側頭葉毛様細胞性星細胞腫	第4脳室上衣腫
	大陰唇癌	退形成性上衣腫	退形成性星細胞腫
	胎児性癌	胎児性精巣腫瘍	大腿骨転移性骨腫瘍

	大唾液腺癌	大腸癌	大腸癌骨転移
	大腸肉腫	大腸粘液癌	大動脈周囲リンパ節転移
	大脳悪性腫瘍	大脳深部神経膠腫	大脳深部転移性腫瘍
	大網脂肪肉腫	大網消化管間質腫瘍	唾液腺癌
	多発性癌転移	多発性骨髄腫骨髄浸潤	多発性神経膠腫
	胆管癌	男性性器癌	胆のう癌
	胆のう管癌	胆のう肉腫	淡明細胞肉腫
	腟悪性黒色腫	腟癌	中咽頭癌
	中咽頭側壁癌	中咽頭肉腫	中耳悪性腫瘍
	中縦隔悪性腫瘍	虫垂癌	中脳神経膠腫
	肘部滑膜肉腫	中部食道癌	肘部線維肉腫
	中部胆管癌	肘部類上皮肉腫	中葉小細胞肺癌
	中葉肺癌	中葉肺腺癌	中葉肺大細胞癌
	中葉肺扁平上皮癌	中葉非小細胞肺癌	腸間膜悪性腫瘍
	腸間膜脂肪肉腫	腸間膜消化管間質腫瘍	腸間膜肉腫
	腸間膜平滑筋肉腫	蝶形骨洞癌	腸骨リンパ節転移
	聴神経膠腫	直腸S状部結腸癌	直腸悪性黒色腫
	直腸癌	直腸癌骨転移	直腸癌術後再発
	直腸癌穿孔	直腸脂肪肉腫	直腸消化管間質腫瘍
	直腸平滑筋肉腫	手軟部悪性腫瘍	転移性下顎癌
	転移性肝癌	転移性肝腫瘍	転移性胸膜腫瘍
	転移性口腔癌	転移性黒色腫	転移性骨腫瘍
	転移性骨腫瘍による大腿骨骨折	転移性縦隔腫瘍	転移性十二指腸癌
	転移性腫瘍	転移性消化器腫瘍	転移性上顎癌
	転移性小腸腫瘍	転移性腎腫瘍	転移性膵腫瘍
	転移性舌癌	転移性頭蓋骨腫瘍	転移性脳腫瘍
	転移性肺癌	転移性肺腫瘍	転移性脾腫瘍
	転移性皮膚腫瘍	転移性副腎腫瘍	転移性腹壁腫瘍
	転移性扁平上皮癌	転移性卵巣癌	テント上下転移性腫瘍
	頭蓋骨悪性腫瘍	頭蓋骨肉腫	頭蓋底骨肉腫
	頭蓋底脊索腫	頭蓋内胚細胞腫瘍	頭蓋部脊索腫
	頭頚部癌	透析腎癌	頭頂葉悪性腫瘍
	頭頂葉膠芽腫	頭頂葉神経膠腫	頭頂葉星細胞腫
	疼痛	頭部悪性線維性組織球腫	頭部横紋筋肉腫
	頭部滑膜肉腫	頭部基底細胞癌	頭部血管肉腫
	頭部脂腺癌	頭部脂肪肉腫	頭部軟部組織悪性腫瘍
	頭部皮膚癌	頭部メルケル細胞癌	頭部有棘細胞癌
な	頭部隆起性皮膚線維肉腫	突出癌	内耳癌
	内胚葉洞腫瘍	軟口蓋癌	軟骨肉腫
	難治性疼痛	軟部悪性巨細胞腫	軟部組織悪性腫瘍
	肉腫	乳癌	乳癌・HER2過剰発現
	乳癌骨転移	乳癌再発	乳癌皮膚転移
	乳房外パジェット病	乳房下外側部乳癌	乳房下内側部乳癌
	乳房脂肪肉腫	乳房上外側部乳癌	乳房上内側部乳癌
	乳房中央部乳癌	乳房肉腫	尿管癌
	尿管口部膀胱癌	尿管尿路上皮癌	尿道傍腺の悪性腫瘍
	尿膜管癌	粘液性のう胞腺癌	脳幹悪性腫瘍
	脳幹膠芽腫	脳幹神経膠腫	脳幹部星細胞腫
	脳室悪性腫瘍	脳室上衣腫	脳神経悪性腫瘍
は	脳胚細胞腫瘍	肺芽腫	肺癌
	肺癌骨転移	肺癌肉腫	胚細胞腫
	肺腺癌	肺腺扁平上皮癌	肺腺様のう胞癌
	肺大細胞癌	肺大細胞神経内分泌癌	肺肉腫
	肺粘表皮癌	肺扁平上皮癌	肺胞上皮癌
	肺未分化癌	肺門部小細胞癌	肺門部腺癌
	肺門部大細胞癌	肺門部肺癌	肺門部非小細胞癌
	肺門部扁平上皮癌	肺門リンパ節転移	馬尾上衣腫
	バレット食道癌	パンコースト症候群	鼻咽腔癌
	鼻腔癌	脾脂肪肉腫	非小細胞肺癌
	鼻前庭癌	鼻中隔癌	脾の悪性腫瘍
	皮膚悪性腫瘍	皮膚悪性線維性組織球腫	皮膚癌

	皮膚脂肪肉腫	皮膚線維肉腫	皮膚白血病
	皮膚付属器癌	びまん性星細胞腫	脾門部リンパ節転移
	披裂喉頭蓋ひだ喉頭面癌	副咽頭間隙悪性腫瘍	腹腔内リンパ節の悪性腫瘍
	腹腔リンパ節転移	副甲状腺悪性腫瘍	副甲状腺癌
	副腎悪性腫瘍	副腎癌	副腎神経芽腫
	副腎髄質の悪性腫瘍	副腎皮質癌	副腎皮質の悪性腫瘍
	副鼻腔癌	腹部悪性腫瘍	腹部食道癌
	腹部神経芽腫	腹膜悪性腫瘍	腹膜癌
	ぶどう膜悪性黒色腫	噴門癌	平滑筋肉腫
	扁桃窩癌	扁桃癌	扁桃肉腫
	膀胱円蓋部膀胱癌	膀胱癌	膀胱頚部膀胱癌
	膀胱後壁部膀胱癌	膀胱三角部膀胱癌	膀胱前壁部膀胱癌
	膀胱側壁部膀胱癌	膀胱肉腫	膀胱尿路上皮癌
	膀胱扁平上皮癌	傍骨性骨肉腫	紡錘形細胞肉腫
ま	胞巣状軟部肉腫	乏突起神経膠腫	末期癌
	末梢神経悪性腫瘍	慢性疼痛	脈絡膜悪性黒色腫
	メルケル細胞癌	盲腸癌	毛包癌
	網膜芽細胞腫	網膜膠腫	毛様細胞性星細胞腫
や	毛様体悪性腫瘍	ユーイング肉腫	有棘細胞癌
	幽門癌	幽門前庭部癌	腰椎転移
ら	卵黄のう腫瘍	卵管癌	卵巣癌
	卵巣癌全身転移	卵巣癌肉腫	卵巣絨毛癌
	卵巣胎児性癌	卵巣肉腫	卵巣胚細胞腫瘍
	卵巣未分化胚細胞腫	卵巣卵黄のう腫瘍	卵巣類皮のう胞癌
	隆起性皮膚線維肉腫	輪状後部癌	リンパ管肉腫
	リンパ性白血病骨髄浸潤	類上皮肉腫	肋骨転移
△	悪性腫瘍合併性皮膚筋炎	悪性腫瘍に伴う貧血	圧痛
	イートン・ランバート症候群	胃カルチノイド	回腸カルチノイド
	滑膜腫	カルチノイド	肝カルチノイド
	癌関連網膜症	癌性悪液質	癌性ニューロパチー
	癌性ニューロミオパチー	癌性貧血	癌性ミエロパチー
	気管支カルチノイド	胸腺カルチノイド	胸腺腫
	空腸カルチノイド	持続痛	十二指腸カルチノイド
	術創部痛	腫瘍随伴症候群	上行結腸カルチノイド
	小腸カルチノイド	食道カルチノイド	腎カルチノイド
	神経障害性疼痛	身体痛	膵頭部カルチノイド
	大腸カルチノイド	胆のうカルチノイド	虫垂杯細胞カルチノイド
	中枢神経障害性疼痛	直腸カルチノイド	鈍痛
	肺カルチノイド	肺癌による閉塞性肺炎	皮膚疼痛症
	放散痛	末梢神経障害性疼痛	盲腸カルチノイド
	卵巣カルチノイド		
※	**適応外使用可** 原則として，「モルヒネ硫酸塩【内服薬】」を「筋萎縮性側索硬化症（ALS）」，「筋ジストロフィーの呼吸困難時の除痛」に対して処方した場合，当該使用事例を審査上認める。		

用法用量　通常，成人にはモルヒネ硫酸塩水和物として1日20～120mgを1日1回食間に経口投与する。なお，症状に応じて適宜増減する。

用法用量に関連する使用上の注意

(1)投与方法：本剤投与後1時間は，食事を控えること。海外において，本剤の高脂肪食摂取20分後投与では，空腹時投与と比べてモルヒネの血漿中濃度が低下，Tmaxが延長し，また，軽食摂取60分前投与では影響を受けなかったが，軽食摂取30分前投与では空腹時投与と比べて血漿中濃度が低下した。

(2)他剤からの切り替え

①他のオピオイド製剤から本剤へ変更する場合には，前投与製剤の投与量及び鎮痛効果の持続時間を考慮して，副作用の発現に注意しながら，適宜用量を調節すること。

②経皮フェンタニル貼付剤から本剤へ変更する場合には，経皮フェンタニル貼付剤剥離後にフェンタニルの血中濃度が50%に減少するまで17時間以上かかることから，剥離直後の本剤の使用は避け，本剤の使用を開始するまでに，フェンタニルの血中濃度が適切な濃度に低下するまでの時間を空けるとともに，本剤の低用量から投与することを考慮すること。

(3)疼痛増強時：本剤は持続性製剤であり，本剤服用中に突発性の疼痛が発現した場合は，速溶性製剤を用いて除痛を行うことが望ましい。

(4)減量：連用中における急激な減量は，退薬症候があらわれることがあるので行わないこと。副作用等により減量する場合は，患者の状態を観察しながら慎重に行うこと。

(5)投与の中止：本剤の投与を必要としなくなった場合には，退薬症候の発現を防ぐために徐々に減量すること。

禁忌

(1)重篤な呼吸抑制のある患者
(2)気管支喘息発作中の患者
(3)重篤な肝障害のある患者
(4)慢性肺疾患に続発する心不全の患者
(5)痙攣状態（てんかん重積症，破傷風，ストリキニーネ中毒）にある患者
(6)急性アルコール中毒の患者
(7)本剤の成分又はアヘンアルカロイドに対し過敏症の既往歴のある患者
(8)出血性大腸炎の患者

原則禁忌　細菌性下痢のある患者

ビクシリンS配合錠　規格：(250mg)1錠[25.7円/錠]

アンピシリン水和物　クロキサシリンナトリウム水和物
Meiji Seika　619

【効能効果】

〈適応菌種〉アンピシリン/クロキサシリンに感性のブドウ球菌属，レンサ球菌属，肺炎球菌，腸球菌属，大腸菌，プロテウス・ミラビリス，インフルエンザ菌
〈適応症〉肺炎，肺膿瘍，慢性呼吸器病変の二次感染

【対応標準病名】

◎	肺炎	肺膿瘍	
○	気管支肺炎	急性肺炎	小児肺炎
	大葉性肺炎	沈下性肺炎	乳児肺炎
	肺化膿症	敗血症性肺炎	びまん性肺炎
	ぶどう球菌性肺膿瘍	慢性肺化膿症	無熱性肺炎
	老人性肺炎		
△	MRSA肺化膿症	胸膜肺炎	クラミジア肺炎
	非定型肺炎		

用法用量　通常，成人1回合剤（アンピシリン水和物・クロキサシリンナトリウム水和物）として250mg（力価）～500mg（力価）を6時間ごとに経口投与する。
ただし，年齢，症状により適宜増減する。

用法用量に関連する使用上の注意

(1)本剤の使用にあたっては，耐性菌の発現等を防ぐため，原則として感受性を確認し，疾病の治療上必要な最小限の期間の投与にとどめること。
(2)高度の腎障害のある患者には，投与間隔をあけて使用すること。

禁忌

(1)本剤の成分によるショックの既往歴のある患者
(2)伝染性単核症のある患者（アンピシリン）

原則禁忌　本剤の成分又はペニシリン系抗生物質に対し過敏症の既往歴のある患者

ビクシリンカプセル250mg

規格：250mg1カプセル[20.6円/カプセル]
アンピシリン水和物　Meiji Seika　613

【効能効果】

〈適応菌種〉本剤に感性のブドウ球菌属，レンサ球菌属，肺炎球

菌，腸球菌属，淋菌，炭疽菌，放線菌，大腸菌，赤痢菌，プロテウス・ミラビリス，インフルエンザ菌，梅毒トレポネーマ

〈適応症〉表在性皮膚感染症，深在性皮膚感染症，リンパ管・リンパ節炎，慢性膿皮症，外傷・熱傷及び手術創等の二次感染，乳腺炎，骨髄炎，咽頭・喉頭炎，扁桃炎，急性気管支炎，肺炎，肺膿瘍，膿胸，慢性呼吸器病変の二次感染，膀胱炎，腎盂腎炎，淋菌感染症，梅毒，腹膜炎，肝膿瘍，感染性腸炎，子宮内感染，眼瞼膿瘍，麦粒腫，角膜炎（角膜潰瘍を含む），中耳炎，副鼻腔炎，歯周組織炎，歯冠周囲炎，顎炎，抜歯創・口腔手術創の二次感染，猩紅熱，炭疽，放線菌症

【対応標準病名】

◎	咽頭炎	咽頭喉頭炎	外傷
	角膜炎	角膜潰瘍	感染性腸炎
	肝膿瘍	急性気管支炎	喉頭炎
	骨髄炎	挫創	歯冠周囲炎
	子宮内感染症	歯根のう胞	歯周炎
	歯髄炎	歯性顎炎	術後創部感染
	猩紅熱	腎盂腎炎	創傷
	創傷感染症	炭疽	中耳炎
	乳腺炎	熱傷	膿胸
	肺炎	梅毒	肺膿瘍
	麦粒腫	抜歯後感染	皮膚感染症
	副鼻腔炎	腹膜炎	扁桃炎
	膀胱炎	放線菌症	慢性膿皮症
	リンパ管炎	リンパ節炎	淋病
	裂傷	裂創	
○ あ	MRSA 膀胱炎	S 状結腸炎	アカントアメーバ角膜炎
	亜急性気管支炎	亜急性骨髄炎	亜急性リンパ管炎
	足開放創	足挫創	足切創
	足第1度熱傷	足第2度熱傷	足第3度熱傷
	足熱傷	アルカリ腐蝕	アレルギー性角膜炎
	アレルギー性副鼻腔炎	アレルギー性膀胱炎	アンギナ
	異型猩紅熱	一部性歯髄炎	胃腸炎
	胃腸管熱傷	胃腸炭疽	犬咬創
	胃熱傷	陰茎開放創	陰茎挫創
	陰茎第1度熱傷	陰茎第2度熱傷	陰茎第3度熱傷
	陰茎熱傷	陰茎裂創	咽頭気管炎
	咽頭チフス	咽頭熱傷	咽頭扁桃炎
	陰のう開放創	陰のう第1度熱傷	陰のう第2度熱傷
	陰のう第3度熱傷	陰のう熱傷	陰のう裂創
	陰部切創	インフルエンザ菌気管支炎	インフルエンザ菌喉頭炎
	インフルエンザ菌性咽頭炎	インフルエンザ菌性喉頭気管炎	う蝕第2度単純性歯髄炎
	う蝕第3度急性化膿性根尖性歯周炎	う蝕第3度急性化膿性歯髄炎	う蝕第3度急性単純性根尖性歯周炎
	う蝕第3度歯髄壊死	う蝕第3度歯髄壊疽	う蝕第3度慢性壊疽性歯髄炎
	う蝕第3度慢性潰瘍性歯髄炎	う蝕第3度慢性化膿性根尖性歯周炎	う蝕第3度慢性増殖性歯髄炎
	栄養障害性角膜炎	会陰第1度熱傷	会陰第2度熱傷
	会陰第3度熱傷	会陰熱傷	会陰部化膿創
	会陰裂傷	腋窩第1度熱傷	腋窩第2度熱傷
	腋窩第3度熱傷	腋窩熱傷	壊死性潰瘍性歯周炎
	壊死性潰瘍性歯肉炎	壊疽性咽頭炎	壊疽性歯髄炎
	壊疽性歯肉炎	炎症性腸疾患	横隔膜下膿瘍
	横隔膜下腹膜炎	汚染擦過創	汚染創
か	外陰開放創	外陰第1度熱傷	外陰第2度熱傷
	外陰第3度熱傷	外陰熱傷	外陰部挫創
	外陰部切創	外陰部裂傷	外耳部外傷性皮下異物
	外耳部挫傷	外耳部切創	外傷性角膜炎
	外傷性角膜潰瘍	外傷性歯根膜炎	外傷性歯髄炎
	外傷性穿孔性中耳炎	外傷性中耳炎	外傷性脳圧迫・頭蓋内に達する開放創合併あり
	外傷性破裂	回腸炎	外麦粒腫
	開放性外傷性脳圧迫	開放性胸膜損傷	開放性大腿骨骨髄炎
	開放性脳挫創	開放性脳底部挫傷	開放性びまん性脳損傷
	開放創	潰瘍性咽頭炎	潰瘍性膀胱炎
	下咽頭炎	下咽頭熱傷	化学外傷
	下顎開放創	下顎割創	下顎貫通創
	下顎咬創	下顎骨壊死	下顎骨炎
	下顎骨骨髄炎	下顎骨骨膜炎	下顎骨骨膜下膿瘍
	下顎骨周囲炎	下顎骨周囲膿瘍	下顎挫傷
	下顎挫創	下顎刺創	下顎切創
	下顎創傷	下顎熱傷	下顎膿瘍
	下顎部挫傷	下顎部第1度熱傷	下顎部第2度熱傷
	下顎部第3度熱傷	下顎部皮膚欠損創	下顎裂創
	踵裂創	下眼瞼蜂巣炎	顎関節部開放創
	顎関節部割創	顎関節部貫通創	顎関節部咬創
	顎関節部挫傷	顎関節部挫創	顎関節部刺創
	顎関節部切創	顎関節部創傷	顎関節部裂創
	角結膜炎	角結膜びらん	角結膜腐蝕
	顎骨炎	顎骨骨髄炎	顎骨骨膜炎
	顎部挫傷	顎放線菌症	角膜アルカリ化学熱傷
	角膜酸化学熱傷	角膜酸性熱傷	角膜上皮びらん
	角膜穿孔	角膜中心潰瘍	角膜内皮炎
	角膜熱傷	角膜膿瘍	角膜パンヌス
	角膜びらん	角膜腐蝕	下肢第1度熱傷
	下肢第2度熱傷	下肢第3度熱傷	下肢熱傷
	下腿汚染創	下腿開放創	下腿骨骨髄炎
	下腿骨慢性骨髄炎	下腿挫創	下腿切創
	下腿足部熱傷	下腿熱傷	下腿複雑骨折後骨髄炎
	下腿部第1度熱傷	下腿部第2度熱傷	下腿部第3度熱傷
	下腿裂創	カタル性胃腸炎	カタル性咽頭炎
	カタル性角膜潰瘍	割創	化膿性角膜炎
	化膿性肝膿瘍	化膿性喉頭炎	化膿性骨髄炎
	化膿性歯周炎	化膿性中耳炎	化膿性乳腺炎
	化膿性副鼻腔炎	化膿性腹膜炎	化膿性リンパ節炎
	下半身第1度熱傷	下半身第2度熱傷	下半身第3度熱傷
	下半身熱傷	下腹部第1度熱傷	下腹部第2度熱傷
	下腹部第3度熱傷	貨幣状角膜炎	カリエスのない歯髄炎
	眼化学熱傷	肝下膿瘍	眼球熱傷
	眼瞼化学熱傷	眼瞼切創	眼瞼第1度熱傷
	眼瞼第2度熱傷	眼瞼第3度熱傷	眼瞼熱傷
	眼瞼蜂巣炎	環指圧挫傷	環指骨髄炎
	環指挫傷	環指挫創	環指切創
	環指剥皮創	肝周囲炎	眼周囲化学熱傷
	眼周囲第1度熱傷	眼周囲第2度熱傷	眼周囲第3度熱傷
	肝周囲膿瘍	眼周囲部切創	乾性角結膜炎
	乾性角膜炎	関節挫傷	感染性胃腸炎
	感染性咽頭炎	感染性角膜潰瘍	感染性下痢症
	感染性喉頭気管炎	感染性大腸炎	貫通刺創
	貫通銃創	貫通創	眼熱傷
	眼部切創	感冒性胃腸炎	感冒性大腸炎
	感冒性腸炎	顔面汚染創	顔面開放創
	顔面割創	顔面貫通創	顔面咬創
	顔面挫傷	顔面挫創	顔面刺創
	顔面切創	顔面創傷	顔面掻創
	顔面損傷	顔面第1度熱傷	顔面第2度熱傷
	顔面第3度熱傷	顔面多発開放創	顔面多発割創
	顔面多発貫通創	顔面多発咬創	顔面多発挫傷
	顔面多発挫創	顔面多発刺創	顔面多発切創
	顔面多発創傷	顔面多発裂創	顔面熱傷
	顔面皮膚欠損創	顔面裂創	乾酪性副鼻腔炎
	気管支食道瘻	気管支肺炎	気管食道瘻
	気管支瘻膿胸	気管熱傷	気腫性腎盂腎炎
	偽猩紅熱	気道熱傷	偽膜性アンギナ
	偽膜性咽頭炎	偽膜性気管支炎	偽膜性喉頭炎
	偽膜性扁桃炎	急性アデノイド咽頭炎	急性アデノイド扁桃炎

急性一部性化膿性歯髄炎	急性一部性単純性歯髄炎	急性胃腸炎
急性咽頭炎	急性咽頭喉頭炎	急性壊疽性喉頭炎
急性壊疽性歯髄炎	急性壊疽性扁桃炎	急性潰瘍性喉頭炎
急性潰瘍性扁桃炎	急性角結膜炎	急性顎骨骨髄炎
急性顎骨骨膜炎	急性角膜炎	急性化膿性咽頭炎
急性化膿性下顎骨炎	急性化膿性脛骨骨髄炎	急性化膿性骨髄炎
急性化膿性根尖性歯周炎	急性化膿性歯根膜炎	急性化膿性歯髄炎
急性化膿性上顎骨炎	急性化膿性中耳炎	急性化膿性辺縁性歯根膜炎
急性化膿性扁桃炎	急性気管気管支炎	急性脛骨骨髄炎
急性血行性骨髄炎	急性限局性腹膜炎	急性喉頭炎
急性喉頭気管炎	急性喉頭気管気管支炎	急性骨髄炎
急性骨盤腹膜炎	急性根尖性歯周炎	急性歯冠周囲炎
急性歯周炎	急性歯髄炎	急性歯槽膿瘍
急性歯肉炎	急性出血性膀胱炎	急性声帯炎
急性声門下喉頭炎	急性腺窩性扁桃炎	急性全部性化膿性歯髄炎
急性全部性単純性歯髄炎	急性大腸炎	急性単純性根尖性歯周炎
急性単純性歯髄炎	急性単純性膀胱炎	急性中耳炎
急性腸炎	急性乳腺炎	急性肺炎
急性汎発性腹膜炎	急性反復性気管支炎	急性腹膜炎
急性浮腫性喉頭炎	急性扁桃炎	急性膀胱炎
急性淋菌性尿道炎	急速進行性歯周炎	胸腔熱傷
胸骨骨髄炎	胸椎骨髄炎	頬粘膜咬傷
頬粘膜咬創	胸部汚染創	胸部外傷
頬部外傷性異物	頬部開放創	頬部割創
頬部貫通創	頬部咬創	頬部挫傷
胸部挫創	頬部挫創	頬部刺創
胸部上腕熱傷	胸部切創	頬部切創
頬部創傷	胸部損傷	胸部第1度熱傷
頬部第1度熱傷	胸部第2度熱傷	頬部第2度熱傷
胸部第3度熱傷	頬部第3度熱傷	胸部熱傷
頬部皮膚欠損創	頬部裂創	胸壁開放創
胸壁刺創	胸膜損傷・胸腔に達する開放創合併あり	胸膜肺炎
胸膜裂創	胸膜瘻	棘刺創
魚咬創	距骨骨髄炎	巨大フリクテン
躯幹薬傷	グラデニーゴ症候群	クラミジア肺炎
クループ性気管支炎	頸管破裂	脛骨顆部割創
脛骨骨髄炎	脛骨骨膜炎	脛骨乳児骨髄炎
脛骨慢性化膿性骨髄炎	脛骨慢性骨髄炎	頸椎骨髄炎
頸部開放創	頸部挫創	頸部切創
頸部第1度熱傷	頸部第2度熱傷	頸部第3度熱傷
頸部熱傷	頸部膿疱	頸部リンパ節炎
結核性中耳炎	血管性パンヌス	血行性脛骨骨髄炎
血行性骨髄炎	血行性歯髄炎	血行性大腿骨骨髄炎
結節性眼炎	結節性結膜炎	結膜熱傷
結膜のうアルカリ化学熱傷	結膜のう酸化学熱傷	結膜腐蝕
下痢症	嫌気性骨髄炎	限局型若年性歯周炎
限局性膿胸	限局性腹膜炎	肩甲間部第1度熱傷
肩甲間部第2度熱傷	肩甲間部第3度熱傷	肩甲間部熱傷
肩甲骨周囲炎	肩甲部第1度熱傷	肩甲部第2度熱傷
肩甲部第3度熱傷	肩甲部熱傷	原発性腹膜炎
肩部第1度熱傷	肩部第2度熱傷	肩部第3度熱傷
高エネルギー外傷	口蓋挫傷	硬化性角膜炎
硬化性骨髄炎	後期潜伏性梅毒	口腔外傷性異物
口腔挫傷	口腔上顎洞瘻	口腔切創
口腔第1度熱傷	口腔第2度熱傷	口腔第3度熱傷
口腔熱傷	口腔粘膜咬傷	口腔粘膜咬創
口唇外傷性異物	口唇外傷性皮下異物	口唇開放創
口唇割創	口唇貫通創	口唇咬傷
口唇咬創	口唇挫傷	口唇挫創
口唇刺創	口唇切創	口唇創傷

さ

口唇第1度熱傷	口唇第2度熱傷	口唇第3度熱傷
口唇熱傷	口唇裂創	光線眼症
溝創	咬創	後天梅毒
喉頭外傷	喉頭周囲炎	喉頭損傷
喉頭熱傷	後頭部割創	後頭部挫傷
後頭部挫創	後頭部切創	後頭部裂創
広汎型若年性歯周炎	後腹膜炎	後腹膜膿瘍
肛門第1度熱傷	肛門第2度熱傷	肛門第3度熱傷
肛門熱傷	肛門淋菌感染	肛門裂創
コーガン症候群	鼓室内水腫	骨炎
骨顆炎	骨幹炎	骨周囲炎
骨髄炎後遺症	骨盤化膿性骨髄炎	骨盤直腸窩膿瘍
骨盤腹膜炎	骨盤部裂創	骨膜炎
骨膜下膿瘍	骨膜骨髄炎	骨膜のう炎
根尖周囲膿瘍	根尖性歯周炎	根尖膿瘍
根側歯周膿瘍	細菌性肝膿瘍	細菌性骨髄炎
細菌性腹膜炎	細菌性膀胱炎	臍周囲炎
再発性中耳炎	再発第2期梅毒	坐骨骨炎
挫傷	サルモネラ骨髄炎	散在性表層角膜炎
蚕蝕性角膜潰瘍	残髄炎	酸腐蝕
耳介外傷性異物	耳介外傷性皮下異物	耳介開放創
耳介割創	耳介貫通創	耳介咬創
耳介挫傷	耳介挫創	耳介刺創
耳介切創	紫外線角結膜炎	紫外線角膜炎
耳介創傷	耳介部第1度熱傷	耳介部第2度熱傷
耳介部第3度熱傷	趾開放創	耳介裂創
歯冠周囲膿瘍	指間切創	趾間切創
子宮頚管裂傷	子宮頚部環状剥離	子宮熱傷
刺咬症	指骨炎	趾骨炎
指骨髄炎	趾骨髄炎	篩骨洞炎
歯根膜下膿瘍	趾挫創	示指MP関節挫傷
示指PIP開放創	示指割創	示指化膿創
四肢挫傷	示指挫傷	示指挫創
示指刺創	示指切創	四肢第1度熱傷
四肢第2度熱傷	四肢第3度熱傷	四肢熱傷
歯周症	歯周膿瘍	糸状角膜炎
歯髄壊死	歯髄壊疽	歯性上顎洞炎
歯性副鼻腔炎	耳前部挫創	刺創
歯槽膿瘍	趾第1度熱傷	趾第2度熱傷
趾第3度熱傷	膝蓋骨化膿性骨髄炎	膝蓋骨骨髄炎
膝蓋部挫創	膝下部挫創	膝窩部銃創
膝関節部挫創	実質性角膜炎	湿疹性パンヌス
膝部開放創	膝部割創	膝部咬創
膝部挫創	膝部切創	膝部第1度熱傷
膝部第2度熱傷	膝部第3度熱傷	膝部裂創
歯肉挫傷	歯肉膿瘍	趾熱傷
若年性歯周炎	射創	尺骨遠位部骨髄炎
手圧挫傷	習慣性アンギナ	習慣性扁桃炎
銃自殺未遂	銃創	十二指腸穿孔腹膜炎
手関節挫滅傷	手関節挫滅創	手関節掌側部挫創
手関節部挫創	手関節部切創	手関節部創傷
手関節部第1度熱傷	手関節部第2度熱傷	手関節部第3度熱傷
手関節部裂創	手指圧挫傷	手指汚染創
手指開放創	手指咬創	種子骨炎
手指挫傷	手指挫創	手指挫滅傷
手指挫滅創	手指刺創	手指切創
手指第1度熱傷	手指第2度熱傷	手指第3度熱傷
手指端熱傷	手指熱傷	手指剥皮創
手術創部膿瘍	手掌挫創	手掌刺創
手掌切創	手掌第1度熱傷	手掌第2度熱傷
手掌第3度熱傷	手掌熱傷	手掌剥皮創
出血性角膜炎	出血性大腸炎	出血性中耳炎
出血性腸炎	出血性膀胱炎	術後横隔膜下膿瘍
術後骨髄炎	術後腎盂腎炎	術後性中耳炎

術後性慢性中耳炎	術後膿瘍	術後腹腔内膿瘍
術後腹壁膿瘍	術後腹膜炎	手背第１度熱傷
手背第２度熱傷	手背第３度熱傷	手背熱傷
手背部挫創	手背部切創	手部汚染創
シュロッフェル腫瘤	上咽頭炎	上顎骨炎
上顎骨骨髄炎	上顎骨骨膜炎	上顎骨骨膜下膿瘍
上顎挫傷	上顎切創	上顎洞炎
上顎部裂創	上眼瞼蜂巣炎	上口唇挫傷
上行性歯髄炎	上行性腎盂腎炎	猩紅熱性心筋炎
猩紅熱性中耳炎	上鼓室化膿症	踵骨炎
踵骨骨髄炎	踵骨部挫滅創	小指咬創
小指挫傷	小指挫創	小指切創
上肢第１度熱傷	上肢第２度熱傷	上肢第３度熱傷
上肢熱傷	焼身自殺未遂	上唇小帯裂創
小児肺炎	小児副鼻腔炎	小膿疱性皮膚炎
上半身第１度熱傷	上半身第２度熱傷	上半身第３度熱傷
上半身熱傷	踵部第１度熱傷	踵部第２度熱傷
踵部第３度熱傷	上腕汚染創	上腕貫通銃創
上腕骨骨髄炎	上腕挫創	上腕第１度熱傷
上腕第２度熱傷	上腕第３度熱傷	上腕熱傷
上腕部開放創	食道気管支瘻	食道気管瘻
食道熱傷	処女膜裂傷	神経栄養性角結膜炎
進行性角膜潰瘍	針刺創	滲出性気管支炎
滲出性腹膜炎	浸潤性表層角膜炎	新生児上顎骨骨髄炎
新生児中耳炎	新生児膿漏眼	新生児梅毒
深層角膜炎	膵臓性腹膜炎	水疱性咽頭炎
水疱性中耳炎	星状角膜炎	精巣開放創
精巣熱傷	精巣破裂	ゼーミッシュ潰瘍
石化性角膜炎	脊椎骨髄炎	雪眼炎
舌咬傷	切創	切断
舌熱傷	舌扁桃炎	遷延梅毒
前額部外傷性異物	前額部開放創	前額部割創
前額部貫通創	前額部咬創	前額部挫創
前額部刺創	前額部切創	前額部創傷
前額部第１度熱傷	前額部第２度熱傷	前額部第３度熱傷
前額部皮膚欠損創	前額部裂創	腺窩性アンギナ
前胸部挫創	前胸部第１度熱傷	前胸部第２度熱傷
前胸部第３度熱傷	前胸部熱傷	前頚頭頂部挫創
穿孔性角膜潰瘍	穿孔性中耳炎	穿孔性腹腔内膿瘍
穿孔性腹膜炎	仙骨部挫創	前思春期性歯周炎
線状角膜炎	全身挫傷	全身第１度熱傷
全身第２度熱傷	全身第３度熱傷	全身熱傷
穿通創	先天梅毒	前頭洞炎
前頭部割創	前頭部挫傷	前頭部挫創
前頭部切創	全膿胸	腺病性パンヌス
潜伏性早期先天梅毒	潜伏性早期梅毒	潜伏性晩期先天梅毒
潜伏梅毒	全部性歯髄炎	前房蓄膿性角膜炎
前腕汚染創	前腕開放創	前腕咬創
前腕骨髄炎	前腕挫創	前腕刺創
前腕手部熱傷	前腕切創	前腕第１度熱傷
前腕第２度熱傷	前腕第３度熱傷	前腕熱傷
前腕裂創	爪下挫滅傷	爪下挫滅創
早期顕性先天梅毒	早期先天内臓梅毒	早期梅毒
早期発症型歯周炎	増殖性骨膜炎	創部膿瘍
足関節第１度熱傷	足関節第２度熱傷	足関節第３度熱傷
足関節内果部挫創	足関節熱傷	足関節部挫創
側胸部第１度熱傷	側胸部第２度熱傷	側胸部第３度熱傷
足底熱傷	足底部咬創	足底部刺創
足底部第１度熱傷	足底部第２度熱傷	足底部第３度熱傷
側頭部割創	側頭部挫創	側頭部切創
足背部挫創	足背部切創	足背部第１度熱傷
足背部第２度熱傷	足背部第３度熱傷	足部汚染創
側腹部咬創	側腹部挫創	側腹部第１度熱傷
側腹部第２度熱傷	側腹部第３度熱傷	側腹壁開放創

	足部骨髄炎	足部裂創	鼡径部開放創
	鼡径部切創	鼡径部第１度熱傷	鼡径部第２度熱傷
	鼡径部第３度熱傷	鼡径部熱傷	損傷
た	第１度熱傷	第１度腐蝕	第２度熱傷
	第２度腐蝕	第３度熱傷	第３度腐蝕
	第４度熱傷	体幹第１度熱傷	体幹第２度熱傷
	体幹第３度熱傷	体幹熱傷	大腿汚染創
	大腿咬創	大腿骨骨髄炎	大腿骨膿瘍
	大腿骨膜炎	大腿骨慢性化膿性骨髄炎	大腿骨慢性骨髄炎
	大腿挫創	大腿熱傷	大腿部開放創
	大腿部刺創	大腿部切創	大腿部第１度熱傷
	大腿部第２度熱傷	大腿部第３度熱傷	大腿裂創
	大腸炎	大腸放線菌症	大転子部挫創
	体表面積 10%未満の熱傷	体表面積 10 − 19%の熱傷	体表面積 20 − 29%の熱傷
	体表面積 30 − 39%の熱傷	体表面積 40 − 49%の熱傷	体表面積 50 − 59%の熱傷
	体表面積 60 − 69%の熱傷	体表面積 70 − 79%の熱傷	体表面積 80 − 89%の熱傷
	体表面積 90%以上の熱傷	大網膿瘍	大葉性肺炎
	多発性外傷	多発性開放創	多発性肝膿瘍
	多発性咬創	多発性昆虫咬創	多発性挫傷
	多発性擦過創	多発性漿膜炎	多発性切創
	多発性穿刺創	多発性第１度熱傷	多発性第２度熱傷
	多発性第３度熱傷	多発性腸間膜膿瘍	多発性熱傷
	多発性膿疱症	多発性表在損傷	多発性裂創
	打撲割創	打撲挫創	胆管炎性肝膿瘍
	胆汁性腹膜炎	単純性角膜潰瘍	単純性歯周炎
	単純性中耳炎	炭疽髄膜炎	炭疽敗血症
	恥骨骨炎	恥骨骨膜炎	智歯周囲炎
	腟開放創	腟熱傷	腟裂傷
	肘関節挫創	肘関節部開放創	肘関節慢性骨髄炎
	中耳炎性顔面神経麻痺	中指咬創	中指挫傷
	中指挫創	中指刺創	中指切創
	中手骨関節部挫創	中手骨膿瘍	虫垂炎術後残膿瘍
	肘部挫創	肘部切創	肘部第１度熱傷
	肘部第２度熱傷	肘部第３度熱傷	腸炎
	腸カタル	腸間膜脂肪織炎	腸間膜膿瘍
	腸間膜リンパ節炎	蝶形骨洞炎	腸骨窩膿瘍
	腸骨骨髄炎	腸穿孔腹膜炎	腸腰筋膿瘍
	直腸淋菌感染	沈下性肺炎	陳旧性中耳炎
	手開放創	手咬創	手挫創
	手刺創	手切創	手第１度熱傷
	手第２度熱傷	手第３度熱傷	手熱傷
	殿部開放創	殿部咬創	殿部刺創
	殿部切創	殿部第１度熱傷	殿部第２度熱傷
	殿部第３度熱傷	殿部熱傷	殿部裂創
	頭蓋骨骨髄炎	橈骨骨髄炎	頭頂部挫創
	頭頂部切創	頭頂部裂創	頭皮開放創
	頭部開放創	頭部割創	頭部頚部挫傷
	頭部頚部挫創	頭部挫創	頭部刺創
	頭部第１度熱傷	頭部第２度熱傷	頭部第３度熱傷
	頭部多発開放創	頭部多発割創	頭部多発咬創
	頭部多発挫傷	頭部多発挫創	頭部多発刺創
	頭部多発切創	頭部多発創傷	頭部多発裂創
	動物咬創	頭部熱傷	頭部裂創
	兎眼性角膜炎	特殊性歯周炎	飛び降り自殺未遂
な	飛び込み自殺未遂	内麦粒腫	内部尿路性器の熱傷
	軟口蓋熱傷	難治性歯周炎	難治性乳児下痢症
	乳児下痢	乳児肺炎	乳腺膿瘍
	乳腺瘻孔	乳頭周囲炎	乳頭びらん
	乳頭部第１度熱傷	乳頭部第２度熱傷	乳頭部第３度熱傷
	乳房炎症性疾患	乳房潰瘍	乳房第１度熱傷
	乳房第２度熱傷	乳房第３度熱傷	乳房熱傷

	乳房膿瘍	乳房よう	乳輪下膿瘍
	乳輪部第１度熱傷	乳輪部第２度熱傷	乳輪部第３度熱傷
	尿細管間質性腎炎	尿膜管膿瘍	妊娠中の子宮内感染
	妊娠中の性器感染症	猫咬創	脳挫傷・頭蓋内に達する開放創合併あり
	脳挫創・頭蓋内に達する開放創合併あり	脳底部挫傷・頭蓋内に達する開放創合併あり	膿皮症
は	膿疱	肺炎球菌性咽頭炎	肺炎球菌性気管支炎
	肺炎球菌性腹膜炎	肺化膿症	敗血症性咽頭炎
	敗血症性骨髄炎	敗血症性肺炎	敗血症性皮膚炎
	肺穿孔	肺炭疽	梅毒感染母体より出生した児
	肺熱傷	背部第１度熱傷	背部第２度熱傷
	背部第３度熱傷	背部熱傷	肺放線菌症
	肺瘻	爆死自殺未遂	晩期先天梅毒
	晩期梅毒	半身第１度熱傷	半身第２度熱傷
	半身第３度熱傷	汎発性化膿性腹膜炎	反復性角膜潰瘍
	反復性膀胱炎	汎副鼻腔炎	腓骨骨髄炎
	尾骨骨髄炎	鼻根部打撲挫創	鼻根部裂創
	膝汚染創	鼻前庭部挫創	鼻尖部挫創
	非特異骨髄炎	非特異性腸間膜リンパ節炎	非特異性リンパ節炎
	鼻部外傷性異物	鼻部開放創	眉部割創
	鼻部割創	鼻部貫通創	腓腹筋挫創
	鼻部咬創	鼻部挫傷	鼻部挫創
	鼻部刺創	鼻部切創	鼻部創傷
	鼻部第１度熱傷	鼻部第２度熱傷	鼻部第３度熱傷
	皮膚炭疽	皮膚剥脱創	鼻部皮膚欠損創
	皮膚放線菌症	鼻部裂創	びまん性脳損傷・頭蓋内に達する開放創合併あり
	びまん性肺炎	びまん性表層角膜炎	眉毛部割創
	眉毛部裂創	表在性角膜炎	表在性点状角膜炎
	鼻翼部切創	鼻翼部裂創	びらん性膀胱炎
	フィラメント状角膜炎	腹腔骨盤部膿瘍	腹腔内遺残膿瘍
	腹腔内膿瘍	匐行性角膜潰瘍	複雑性歯周炎
	伏針	副鼻腔開放創	腹部汚染創
	腹部刺創	腹部第１度熱傷	腹部第２度熱傷
	腹部第３度熱傷	腹部熱傷	腹壁開放創
	腹壁縫合糸膿瘍	腐蝕	ぶどう球菌性咽頭炎
	ぶどう球菌性胸膜炎	ぶどう球菌性肺膿瘍	プラーク性歯肉炎
	フリクテン性角結膜炎	フリクテン性角膜炎	フリクテン性角膜潰瘍
	フリクテン性結膜炎	フリクテン性パンヌス	ブロディー骨膿瘍
	分娩時会陰裂傷	分娩時軟産道損傷	辺縁角膜炎
	辺縁性化膿性歯根膜炎	辺縁性歯周組織炎	辺縁フリクテン
	扁桃性アンギナ	扁桃チフス	膀胱後部膿瘍
	膀胱三角部炎	縫合糸膿瘍	膀胱周囲炎
	膀胱周囲膿瘍	縫合部膿瘍	放射線性熱傷
	萌出性歯肉炎	放線菌症性敗血症	包皮挫創
	包皮切創	包皮裂創	母指球部第１度熱傷
	母指球部第２度熱傷	母指球部第３度熱傷	母指咬創
	母指骨髄炎	母趾骨髄炎	母指挫傷
	母指挫創	母趾挫創	母指刺創
	母指切創	母指第１度熱傷	母指第２度熱傷
	母指第３度熱傷	母指打撲挫創	母指熱傷
ま	母指末節部挫創	マイボーム腺炎	膜性咽頭炎
	慢性咽喉頭炎	慢性壊疽性歯髄炎	慢性開放性歯髄炎
	慢性潰瘍性歯髄炎	慢性角結膜炎	慢性顎骨炎
	慢性化膿性骨髄炎	慢性化膿性根尖性歯周炎	慢性化膿性穿孔性中耳炎
	慢性化膿性中耳炎	慢性血行性骨髄炎	慢性骨盤腹膜炎
	慢性根尖性歯周炎	慢性再発性膀胱炎	慢性耳管鼓室化膿性中耳炎
	慢性歯冠周囲炎	慢性歯周炎	慢性歯周膿瘍
	慢性歯髄炎	慢性歯槽膿瘍	慢性歯肉炎
	慢性上鼓室乳突洞化膿性中耳炎	慢性穿孔性中耳炎	慢性増殖性歯髄炎
	慢性多発性骨髄炎	慢性単純性歯髄炎	慢性中耳炎

	慢性中耳炎急性増悪	慢性中耳炎後遺症	慢性中耳炎術後再燃
	慢性膿胸	慢性肺化膿症	慢性複雑性膀胱炎
	慢性副鼻腔炎	慢性副鼻腔炎急性増悪	慢性副鼻腔膿瘍
	慢性腹膜炎	慢性閉鎖性歯髄炎	慢性辺縁性歯周炎急性発作
	慢性辺縁性歯周炎軽度	慢性辺縁性歯周炎重度	慢性辺縁性歯周炎中等度
	慢性扁桃炎	慢性膀胱炎	慢性淋菌性尿道炎
	慢性リンパ管炎	眉間部挫創	眉間部裂創
	耳後部挫創	耳後部リンパ節炎	耳後部リンパ腺炎
	脈絡網膜熱傷	無熱性肺炎	迷路梅毒
	盲管銃創	盲腸後部膿瘍	門脈炎性肝膿瘍
や	薬傷	薬物性角結膜炎	薬物性角膜炎
	腰椎骨髄炎	腰部切創	腰部第１度熱傷
	腰部第２度熱傷	腰部第３度熱傷	腰部打撲挫創
ら	腰部熱傷	良性慢性化膿性中耳炎	淋菌性咽頭炎
	淋菌性外陰炎	淋菌性外陰腟炎	淋菌性滑膜炎
	淋菌性関節炎	淋菌性亀頭炎	淋菌性結膜炎
	淋菌性腱滑膜炎	淋菌性虹彩毛様体炎	淋菌性口内炎
	淋菌性骨髄炎	淋菌性子宮頸管炎	淋菌性女性骨盤炎
	淋菌性心筋炎	淋菌性心内膜炎	淋菌性心膜炎
	淋菌性髄膜炎	淋菌性精巣炎	淋菌性精巣上体炎
	淋菌性前立腺炎	淋菌性腟炎	淋菌性尿道炎
	淋菌性尿道狭窄	淋菌性脳膿瘍	淋菌性肺炎
	淋菌性敗血症	淋菌性バルトリン腺膿瘍	淋菌性腹膜炎
	淋菌性膀胱炎	淋菌性卵管炎	輪紋状角膜炎
	涙管損傷	涙管断裂	涙道損傷
	連鎖球菌気管支炎	連鎖球菌性アンギナ	連鎖球菌性咽頭炎
	連鎖球菌性喉頭炎	連鎖球菌性喉頭気管炎	老人性肺炎
	肋骨骨髄炎	肋骨周囲炎	
△	BK ウイルス腎症	MRSA 骨髄炎	MRSA 膿胸
	MRSA 肺化膿症	MRSA 腹膜炎	RS ウイルス気管支炎
あ	アーガイル・ロバートソン瞳孔	アキレス腱筋腱移行部断裂	アキレス腱挫傷
	アキレス腱挫創	アキレス腱切創	アキレス腱断裂
	アキレス腱部分断裂	足異物	亜脱臼
	圧挫傷	圧挫創	圧迫骨折
	圧迫神経炎	陰茎折症	咽頭痛
	ウイルス性気管支炎	エコーウイルス気管支炎	横骨折
か	外耳部外傷性腫脹	外耳部擦過創	外耳部打撲傷
	外耳部虫刺傷	外耳部皮下血腫	外耳部皮下出血
	外傷性一過性麻痺	外傷性咬合	外傷性硬膜動静脈瘻
	外傷性脊髄出血	外傷性切断	外傷性動静脈瘻
	外傷性動脈血腫	外傷性動脈瘤	外傷性乳び胸
	外傷性脳圧迫	外傷性脳圧迫・頭蓋内に達する開放創合併なし	外傷性脳症
	外傷性皮下血腫	外歯瘻	開放骨折
	開放性陥没骨折	開放性脱臼	開放性脱臼骨折
	開放性粉砕骨折	下顎擦過創	下顎打撲傷
	下顎皮下血腫	下顎部打撲傷	顎関節部擦過創
	顎関節部打撲傷	顎関節部皮下血腫	顎堤増大
	顎腐骨	顎部打撲傷	下腿皮膚欠損創
	滑膜梅毒	カテーテル感染症	カテーテル敗血症
	眼黄斑部裂孔	眼窩部挫創	眼窩裂傷
	眼瞼外傷性腫脹	眼瞼外傷性皮下異物	眼瞼擦過創
	眼瞼虫刺傷	眼瞼梅毒	間質性膀胱炎
	環指皮膚欠損創	眼周囲部外傷性腫脹	眼周囲部外傷性皮下異物
	眼周囲部擦過創	眼周囲部虫刺傷	関節血腫
	関節骨折	関節打撲	完全骨折
	感染性角膜炎	完全脱臼	貫通性挫滅創
	肝肉芽腫	肝梅毒	眼梅毒
	眼部外傷性腫脹	眼部外傷性皮下異物	眼部擦過創
	眼部虫刺傷	陥没骨折	顔面擦過創
	顔面多発擦過創	顔面多発打撲傷	顔面多発虫刺傷

	顔面多発皮下血腫	顔面多発皮下出血	顔面打撲傷
	顔面皮下血腫	頬部擦過創	頬部打撲傷
	頬部皮下血腫	胸部皮膚欠損創	亀裂骨折
	筋損傷	筋断裂	筋肉内血腫
	筋梅毒	屈曲骨折	クラットン関節
	痙性梅毒性運動失調症	頚部皮膚欠損創	血管切断
	血管損傷	血腫	血性腹膜炎
	顕性神経梅毒	腱切創	腱損傷
	腱断裂	腱部分断裂	腱裂傷
	口腔外傷性腫脹	口腔擦過創	口腔打撲傷
	口腔内血腫	口腔梅毒	口唇外傷性腫脹
	口唇擦過創	口唇打撲傷	口唇虫刺傷
	口唇梅毒	口唇皮下血腫	口唇皮下出血
	硬性下疳	抗生物質起因性大腸炎	抗生物質起因性腸炎
	喉頭梅毒	後頭部外傷	後頭部打撲傷
	広範性軸索損傷	広汎性神経損傷	後方脱臼
	硬膜損傷	硬膜裂傷	肛門扁平コンジローマ
	コクサッキーウイルス気管支炎	骨髄肉芽腫	骨折
	骨梅毒	ゴム腫	根管異常
	根管狭窄	根管穿孔	根管側壁穿孔
	根管内異物	根尖周囲のう胞	昆虫咬創
	昆虫刺傷	コントル・クー損傷	根分岐部病変
さ	採皮創	擦過創	擦過皮下血腫
	挫滅傷	挫滅創	残存性歯根のう胞
	耳介外傷性腫脹	耳介擦過創	耳介打撲傷
	耳介虫刺傷	耳介皮下血腫	耳介皮下出血
	耳下腺部打撲	歯根膜ポリープ	四肢静脈損傷
	四肢動脈損傷	示指皮膚欠損創	歯周のう胞
	歯髄充血	歯髄出血	歯髄露出
	歯痛	失活歯	膝関節部異物
	膝部異物	若年性進行麻痺	若年性脊髄ろう
	斜骨折	尺骨近位端骨折	尺骨鉤状突起骨折
	縦骨折	重複骨折	種子骨開放骨折
	種子骨骨折	手指打撲傷	手指皮下血腫
	手指皮膚欠損創	手掌皮膚欠損創	術後感染症
	術後髄膜炎	術後敗血症	術後皮下気腫
	手背皮膚欠損創	上顎擦過創	上顎打撲傷
	上顎皮下血腫	硝子体切断	小指皮膚欠損創
	上腕皮膚欠損創	初期硬結	真菌性角膜潰瘍
	神経根ひきぬき損傷	神経切断	神経叢損傷
	神経叢不全損傷	神経損傷	神経断裂
	神経痛性歯痛	神経梅毒	神経梅毒髄膜炎
	心血管梅毒	進行麻痺	靱帯ストレイン
	靱帯損傷	靱帯断裂	靱帯捻挫
	靱帯裂傷	心内異物	腎梅毒
	髄室側壁穿孔	髄床底穿孔	ストレイン
	性器下疳	前額部外傷性腫脹	前額部外傷性皮下異物
	前額部擦過創	前額部虫刺傷	前額部虫刺症
	仙骨部皮膚欠損創	線状骨折	全身擦過創
	先天梅毒髄膜炎	先天梅毒性多発ニューロパチー	先天梅毒脊髄炎
	先天梅毒脳炎	先天梅毒脳脊髄炎	前頭部打撲傷
	前頭部皮膚欠損創	前方脱臼	前腕皮膚欠損創
	爪下異物	早期先天梅毒性咽頭炎	早期先天梅毒性眼障害
	早期先天梅毒性喉頭炎	早期先天梅毒性骨軟骨障害	早期先天梅毒性肺炎
	早期先天梅毒性鼻炎	早期先天梅毒性網脈絡膜炎	早期先天皮膚粘膜梅毒
	早期先天皮膚梅毒	早期梅毒性眼症	桑実状臼歯
	増殖性化膿性口内炎	掻創	足底異物
	足底部皮膚欠損創	側頭部打撲傷	側頭部皮下血腫
た	足部皮膚欠損創	咀嚼障害	第2期肛門梅毒
	第1期性器梅毒	第2期梅毒髄膜炎	第2期梅毒性眼障害
	第2期梅毒性筋炎	第2期梅毒性虹彩毛様体炎	第2期梅毒性骨膜炎

	第2期梅毒性女性骨盤炎症性疾患	第2期梅毒性リンパ節症	第5趾皮膚欠損創
	大腿皮膚欠損創	脱臼	脱臼骨折
	打撲血腫	打撲擦過創	打撲傷
	打撲皮下血腫	単純脱臼	腟断端炎
	遅発性梅毒	中隔部肉芽形成	肘関節骨折
	肘関節脱臼骨折	中指皮膚欠損創	中枢神経系損傷
	肘頭骨折	肘部皮膚欠損創	腸間膜脂肪壊死
	転位性骨折	点状角膜炎	殿部異物
	殿部皮膚欠損創	頭頂部挫傷	頭頂部擦過創
	頭頂部打撲傷	頭皮外傷性腫脹	頭皮下血腫
	頭皮剥離	頭皮表在損傷	頭部異物
	頭部外傷性皮下異物	頭部外傷性皮下気腫	頭部頚部打撲傷
	頭部血腫	頭部挫傷	頭部擦過創
	頭部切創	頭部多発擦過創	頭部多発打撲傷
	頭部多発皮下血腫	頭部打撲	頭部打撲血腫
	頭部打撲傷	頭部虫刺傷	頭部皮下異物
	頭部皮下血腫	頭部皮下出血	頭部皮膚欠損創
な	動脈損傷	特発性関節脱臼	内耳梅毒
	内歯瘻	軟口蓋血腫	肉離れ
	二次性網膜変性症	乳腺内異物	乳頭潰瘍
	乳房異物	尿管切石術後感染症	尿性腹膜炎
	妊娠中の子宮頚管炎	捻挫	脳挫傷
	脳挫傷・頭蓋内に達する開放創合併なし	脳挫創	脳挫創・頭蓋内に達する開放創合併なし
	脳脊髄梅毒	脳損傷	脳対側損傷
	脳直撃損傷	脳底部挫傷	脳底部挫傷・頭蓋内に達する開放創合併なし
は	脳梅毒	脳裂傷	敗血症性気管支炎
	梅毒血清反応陽性	梅毒腫	梅毒性鞍鼻
	梅毒性角結膜炎	梅毒性角膜炎	梅毒性滑液包炎
	梅毒性乾癬	梅毒性気管炎	梅毒性筋炎
	梅毒性痙性脊髄麻痺	梅毒性喉頭気管炎	梅毒性呼吸器障害
	梅毒性ゴム腫	梅毒性視神経萎縮	梅毒性心筋炎
	梅毒性心内膜炎	梅毒性心弁膜炎	梅毒性心膜炎
	梅毒性髄膜炎	梅毒性脊髄性動脈炎	梅毒性脊椎炎
	梅毒性舌潰瘍	梅毒性大動脈炎	梅毒性大動脈弁閉鎖不全症
	梅毒性大動脈瘤	梅毒性脱毛症	梅毒性聴神経炎
	梅毒性動脈炎	梅毒性動脈内膜炎	梅毒性粘膜疹
	梅毒性脳動脈炎	梅毒性パーキンソン症候群	梅毒性肺動脈弁逆流症
	梅毒性白斑	梅毒性ばら疹	梅毒性腹膜炎
	梅毒性網脈絡膜炎	肺梅毒	剥離骨折
	抜歯後出血	抜歯後疼痛	抜歯創瘻孔形成
	ハッチンソン三主徴	ハッチンソン歯	パラインフルエンザウイルス気管支炎
	破裂骨折	晩期先天神経梅毒	晩期先天性心血管梅毒
	晩期先天梅毒性間質性角膜炎	晩期先天梅毒性眼障害	晩期先天梅毒性関節障害
	晩期先天梅毒性骨軟骨障害	晩期先天梅毒性髄膜炎	晩期先天梅毒性多発ニューロパチー
	晩期先天梅毒性脳炎	晩期梅毒性滑液包炎	晩期梅毒性球後視神経炎
	晩期梅毒性視神経萎縮	晩期梅毒性上強膜炎	晩期梅毒性女性骨盤炎症性疾患
	晩期梅毒性髄膜炎	晩期梅毒性多発ニューロパチー	晩期梅毒性聴神経炎
	晩期梅毒性白斑	晩期梅毒脊髄炎	晩期梅毒脳炎
	晩期梅毒脳脊髄炎	皮下異物	皮下血腫
	鼻下擦過創	皮下静脈損傷	皮下損傷
	非結核性抗酸菌性骨髄炎	膝皮膚欠損創	皮神経挫傷
	非定型肺炎	非熱傷性水疱	鼻部外傷性腫脹
	鼻部外傷性皮下異物	眉部血腫	皮膚欠損創
	鼻部擦過創	皮膚損傷	鼻部打撲傷
	鼻部虫刺傷	鼻部皮下血腫	鼻部皮下出血
	鼻部皮膚剥離創	びまん性脳損傷	びまん性脳損傷・頭蓋内に達する開放創合併なし

	表皮剥離	フィブリン性腹膜炎	不規則歯槽突起
	複雑脱臼	腹部皮膚欠損創	腹壁異物
	不全骨折	粉砕骨折	閉鎖性外傷性脳圧迫
	閉鎖性骨折	閉鎖性脱臼	閉鎖性脳挫創
	閉鎖性脳底部挫傷	閉鎖性びまん性脳損傷	ヘルペスウイルス性歯肉口内炎
	扁平コンジローマ	放散性歯痛	放射線出血性膀胱炎
	放射線性下顎骨骨髄炎	放射線性顎骨壊死	放射線性化膿性顎骨壊死
	放射線性膀胱炎	帽状腱膜下出血	母指示指間切創
	母指打撲傷	母指皮膚欠損創	母趾皮膚欠損創
ま	マイコプラズマ気管支炎	末梢血管外傷	末梢神経損傷
	慢性顎骨骨髄炎	慢性骨髄炎	慢性放射線性顎骨壊死
	慢性リンパ節炎	耳後部打撲傷	無症候性神経梅毒
	無髄歯	網膜振盪	モンテジア骨折
ら	ライノウイルス気管支炎	らせん骨折	離開骨折
	轢過創	裂離	裂離骨折
	若木骨折		

用法用量　通常，成人には1回アンピシリン水和物として250～500mg(力価)を，1日4～6回経口投与する。
なお，年齢，症状に応じて適宜増減する。

用法用量に関連する使用上の注意
(1)本剤の使用にあたっては，耐性菌の発現等を防ぐため，原則として感受性を確認し，疾病の治療上必要な最小限の期間の投与にとどめること。
(2)高度の腎障害のある患者には，投与間隔をあけて使用すること。

禁忌
(1)本剤の成分によるショックの既往歴のある患者
(2)伝染性単核症のある患者

原則禁忌　本剤の成分又はペニシリン系抗生物質に対し過敏症の既往歴のある患者

ビクシリンドライシロップ10%
規格：100mg1g[13.1円/g]
アンピシリン水和物　Meiji Seika　613

【効能効果】

〈適応菌種〉本剤に感性のブドウ球菌属，レンサ球菌属，肺炎球菌，腸球菌属，淋菌，炭疽菌，放線菌，大腸菌，赤痢菌，プロテウス・ミラビリス，インフルエンザ菌
〈適応症〉表在性皮膚感染症，深在性皮膚感染症，リンパ管・リンパ節炎，慢性膿皮症，外傷・熱傷及び手術創等の二次感染，乳腺炎，骨髄炎，咽頭・喉頭炎，扁桃炎，急性気管支炎，肺炎，肺膿瘍，膿胸，慢性呼吸器病変の二次感染，膀胱炎，腎盂腎炎，淋菌感染症，腹膜炎，肝膿瘍，感染性腸炎，子宮内感染，眼瞼膿瘍，麦粒腫，角膜炎(角膜潰瘍を含む)，中耳炎，副鼻腔炎，歯周組織炎，歯冠周囲炎，顎炎，抜歯創・口腔手術創の二次感染，猩紅熱，炭疽，放線菌症

【対応標準病名】

◎	咽頭炎	咽頭喉頭炎	外傷
	角膜炎	角膜潰瘍	感染性腸炎
	肝膿瘍	急性気管支炎	喉頭炎
	骨髄炎	挫創	歯冠周囲炎
	子宮内感染症	歯根のう胞	歯周炎
	歯髄炎	歯性顎炎	術後創部感染
	猩紅熱	腎盂腎炎	創傷
	創傷感染症	炭疽	中耳炎
	乳腺炎	熱傷	膿胸
	肺炎	肺膿瘍	麦粒腫
	抜歯後感染	皮膚感染症	副鼻腔炎
	腹膜炎	扁桃炎	膀胱炎
	放線菌症	慢性膿皮症	リンパ管炎
	リンパ節炎	淋病	裂傷
	裂創		

○あ	MRSA膀胱炎	S状結腸炎	アカントアメーバ角膜炎
	亜急性気管支炎	亜急性骨髄炎	亜急性リンパ管炎
	足開放創	足挫創	足切創
	足第1度熱傷	足第2度熱傷	足第3度熱傷
	足熱傷	アルカリ腐蝕	アレルギー性角膜炎
	アレルギー性副鼻腔炎	アレルギー性膀胱炎	アンギナ
	異型猩紅熱	一部性歯髄炎	胃腸炎
	胃腸管熱傷	胃腸炭疽	犬咬創
	胃熱傷	陰茎開放創	陰茎挫創
	陰茎第1度熱傷	陰茎第2度熱傷	陰茎第3度熱傷
	陰茎熱傷	陰茎裂創	咽頭気管炎
	咽頭チフス	咽頭熱傷	咽頭扁桃炎
	陰のう開放創	陰のう第1度熱傷	陰のう第2度熱傷
	陰のう第3度熱傷	陰のう熱傷	陰のう裂創
	陰部切創	インフルエンザ菌気管支炎	インフルエンザ菌喉頭炎
	インフルエンザ菌性咽頭炎	インフルエンザ菌性喉頭気管炎	う蝕第2度単純性歯髄炎
	う蝕第3度急性化膿性根尖性歯周炎	う蝕第3度急性化膿性歯髄炎	う蝕第3度急性単純性根尖性歯周炎
	う蝕第3度歯髄壊死	う蝕第3度歯髄壊疽	う蝕第3度慢性壊疽性歯髄炎
	う蝕第3度慢性潰瘍性歯髄炎	う蝕第3度慢性化膿性根尖性歯周炎	う蝕第3度慢性増殖性歯髄炎
	栄養障害性角膜炎	会陰第1度熱傷	会陰第2度熱傷
	会陰第3度熱傷	会陰熱傷	会陰部化膿創
	会陰裂傷	腋窩第1度熱傷	腋窩第2度熱傷
	腋窩第3度熱傷	腋窩熱傷	壊死性潰瘍性歯周炎
	壊死性潰瘍性歯肉炎	壊疽性咽頭炎	壊疽性歯髄炎
	壊疽性歯肉炎	炎症性腸疾患	横隔膜下膿瘍
	横隔膜下腹膜炎	汚染擦過創	汚染創
か	外陰開放創	外陰第1度熱傷	外陰第2度熱傷
	外陰第3度熱傷	外陰熱傷	外陰部挫創
	外陰部切創	外陰部裂傷	外耳部外傷性皮下異物
	外耳部挫傷	外耳部切創	外傷性角膜炎
	外傷性角膜潰瘍	外傷性歯根膜炎	外傷性歯髄炎
	外傷性穿孔性中耳炎	外傷性中耳炎	外傷性脳圧迫・頭蓋内に達する開放創合併あり
	外傷性破裂	回腸炎	外麦粒腫
	開放性外傷性脳圧迫	開放性胸膜損傷	開放性大腿骨骨髄炎
	開放性脳挫創	開放性脳底部挫傷	開放性びまん性脳損傷
	開放創	潰瘍性咽頭炎	潰瘍性膀胱炎
	下咽頭炎	下咽頭熱傷	化学外傷
	下顎開放創	下顎割創	下顎貫通創
	下顎咬創	下顎骨壊死	下顎骨炎
	下顎骨骨髄炎	下顎骨骨膜炎	下顎骨骨膜下膿瘍
	下顎骨周囲炎	下顎骨周囲膿瘍	下顎挫傷
	下顎挫創	下顎刺創	下顎切創
	下顎創傷	下顎熱傷	下顎膿瘍
	下顎部挫傷	下顎部第1度熱傷	下顎部第2度熱傷
	下顎部第3度熱傷	下顎部皮膚欠損創	下顎裂創
	踵裂創	下眼瞼蜂巣炎	顎関節部開放創
	顎関節部割創	顎関節部貫通創	顎関節部咬創
	顎関節部挫傷	顎関節部挫創	顎関節部刺創
	顎関節部切創	顎関節部創傷	顎関節部裂創
	角結膜炎	角結膜びらん	角結膜腐蝕
	顎骨炎	顎骨骨髄炎	顎骨骨膜炎
	顎部挫傷	顎放線菌症	角膜アルカリ化学熱傷
	角膜酸化学熱傷	角膜酸性熱傷	角膜上皮びらん
	角膜穿孔	角膜中心潰瘍	角膜内皮炎
	角膜熱傷	角膜膿瘍	角膜パンヌス
	角膜びらん	角膜腐蝕	下肢第1度熱傷
	下肢第2度熱傷	下肢第3度熱傷	下肢熱傷
	下腿汚染創	下腿開放創	下腿骨骨髄炎
	下腿骨慢性骨髄炎	下腿挫創	下腿切創

下腿足部熱傷	下腿熱傷	下腿複雑骨折後骨髄炎
下腿部第1度熱傷	下腿部第2度熱傷	下腿部第3度熱傷
下腿裂創	カタル性胃腸炎	カタル性咽頭炎
カタル性角膜潰瘍	割創	化膿性角膜炎
化膿性肝膿瘍	化膿性喉頭炎	化膿性骨髄炎
化膿性歯周炎	化膿性中耳炎	化膿性乳腺炎
化膿性副鼻腔炎	化膿性腹膜炎	化膿性リンパ節炎
下半身第1度熱傷	下半身第2度熱傷	下半身第3度熱傷
下半身熱傷	下腹部第1度熱傷	下腹部第2度熱傷
下腹部第3度熱傷	貨幣状角膜炎	カリエスのない歯髄炎
眼化学熱傷	肝下膿瘍	眼球熱傷
眼瞼化学熱傷	眼瞼切創	眼瞼第1度熱傷
眼瞼第2度熱傷	眼瞼第3度熱傷	眼瞼熱傷
眼瞼蜂巣炎	環指圧挫傷	環指骨髄炎
環指挫傷	環指挫創	環指切創
環指剥皮創	肝周囲炎	眼周囲化学熱傷
眼周囲第1度熱傷	眼周囲第2度熱傷	眼周囲第3度熱傷
肝周囲膿瘍	眼周囲部切創	乾性角結膜炎
乾性角膜炎	関節挫傷	感染性胃腸炎
感染性咽頭炎	感染性角膜潰瘍	感染性下痢症
感染性喉頭気管炎	感染性大腸炎	貫通刺創
貫通銃創	貫通創	眼熱傷
眼部切創	感冒性胃腸炎	感冒性大腸炎
感冒性腸炎	顔面汚染創	顔面開放創
顔面割創	顔面貫通創	顔面咬創
顔面挫傷	顔面挫創	顔面刺創
顔面切創	顔面創傷	顔面掻創
顔面損傷	顔面第1度熱傷	顔面第2度熱傷
顔面第3度熱傷	顔面多発開放創	顔面多発割創
顔面多発貫通創	顔面多発咬創	顔面多発挫傷
顔面多発挫創	顔面多発刺創	顔面多発切創
顔面多発創傷	顔面多発裂創	顔面熱傷
顔面皮膚欠損創	顔面裂創	乾酪性副鼻腔炎
気管支食道瘻	気管支肺炎	気管食道瘻
気管支瘻膿胸	気管熱傷	気腫性腎盂腎炎
偽猩紅熱	気道熱傷	偽膜性アンギナ
偽膜性咽頭炎	偽膜性気管支炎	偽膜性喉頭炎
偽膜性扁桃炎	急性アデノイド咽頭炎	急性アデノイド扁桃炎
急性一部性化膿性歯髄炎	急性一部性単純性歯髄炎	急性胃腸炎
急性咽頭炎	急性咽頭喉頭炎	急性壊疽性喉頭炎
急性壊疽性歯髄炎	急性壊疽性扁桃炎	急性潰瘍性喉頭炎
急性潰瘍性扁桃炎	急性角結膜炎	急性顎骨骨髄炎
急性顎骨骨膜炎	急性角膜炎	急性化膿性咽頭炎
急性化膿性下顎骨炎	急性化膿性脛骨骨髄炎	急性化膿性骨髄炎
急性化膿性根尖性歯周炎	急性化膿性歯根膜炎	急性化膿性歯髄炎
急性化膿性上顎骨炎	急性化膿性中耳炎	急性化膿性辺縁性歯根膜炎
急性化膿性扁桃炎	急性気管気管支炎	急性脛骨骨髄炎
急性血行性骨髄炎	急性限局性腹膜炎	急性喉頭炎
急性喉頭気管炎	急性喉頭気管気管支炎	急性骨髄炎
急性骨盤腹膜炎	急性根尖性歯周炎	急性歯冠周囲炎
急性歯周炎	急性歯髄炎	急性歯槽膿瘍
急性歯肉炎	急性出血性膀胱炎	急性声帯炎
急性声門下喉頭炎	急性腺窩性扁桃炎	急性全部性化膿性歯髄炎
急性全部性単純性歯髄炎	急性大腸炎	急性単純性根尖性歯周炎
急性単純性歯髄炎	急性単純性膀胱炎	急性中耳炎
急性腸炎	急性乳腺炎	急性肺炎
急性汎発性腹膜炎	急性反復性気管支炎	急性腹膜炎
急性浮腫性喉頭炎	急性扁桃炎	急性膀胱炎
急性淋菌性尿道炎	急速進行性歯周炎	胸腔熱傷
胸骨骨髄炎	胸椎骨髄炎	頬粘膜咬傷
頬粘膜咬創	胸部汚染創	胸部外傷

頬部外傷性異物	頬部開放創	頬部割創
頬部貫通創	頬部咬創	頬部挫傷
胸部挫創	頬部挫創	頬部刺創
胸部上腕熱傷	胸部切創	頬部切創
頬部創傷	胸部損傷	胸部第1度熱傷
頬部第1度熱傷	胸部第2度熱傷	頬部第2度熱傷
胸部第3度熱傷	頬部第3度熱傷	胸部熱傷
頬部皮膚欠損創	頬部裂創	胸壁開放創
胸壁刺創	胸膜損傷・胸腔に達する開放創合併あり	胸膜肺炎
胸膜裂創	胸膜瘻	棘刺創
魚咬創	距骨骨髄炎	巨大フリクテン
躯幹薬傷	グラデニーゴ症候群	クラミジア肺炎
クループ性気管支炎	頚管破裂	脛骨顆部割創
脛骨骨髄炎	脛骨骨膜炎	脛骨乳児骨髄炎
脛骨慢性化膿性骨髄炎	脛骨慢性骨髄炎	頚椎骨髄炎
頚部開放創	頚部挫創	頚部切創
頚部第1度熱傷	頚部第2度熱傷	頚部第3度熱傷
頚部熱傷	頚部膿疱	頚部リンパ節炎
結核性中耳炎	血管性パンヌス	血行性脛骨骨髄炎
血行性骨髄炎	血行性歯髄炎	血行性大腿骨骨髄炎
結節性眼炎	結節性結膜炎	結膜熱傷
結膜のうアルカリ化学熱傷	結膜のう酸化学熱傷	結膜腐蝕
下痢症	嫌気性骨髄炎	限局型若年性歯周炎
限局性膿胸	限局性腹膜炎	肩甲間部第1度熱傷
肩甲間部第2度熱傷	肩甲間部第3度熱傷	肩甲間部熱傷
肩甲骨周囲炎	肩甲部第1度熱傷	肩甲部第2度熱傷
肩甲部第3度熱傷	肩甲部熱傷	原発性腹膜炎
肩部第1度熱傷	肩部第2度熱傷	肩部第3度熱傷
高エネルギー外傷	口蓋挫傷	硬化性角膜炎
硬化性骨髄炎	口腔外傷性異物	口腔挫傷
口腔上顎洞瘻	口腔切創	口腔第1度熱傷
口腔第2度熱傷	口腔第3度熱傷	口腔熱傷
口腔粘膜咬傷	口腔粘膜咬創	口唇外傷性異物
口唇外傷性皮下異物	口唇開放創	口唇割創
口唇貫通創	口唇咬傷	口唇咬創
口唇挫傷	口唇挫創	口唇刺創
口唇切創	口唇創傷	口唇第1度熱傷
口唇第2度熱傷	口唇第3度熱傷	口唇熱傷
口唇裂創	光線眼症	溝創
咬創	喉頭外傷	喉頭周囲炎
喉頭損傷	喉頭熱傷	後頭部割創
後頭部挫傷	後頭部挫創	後頭部切創
後頭部裂創	広汎型若年性歯周炎	後腹膜炎
後腹膜膿瘍	肛門第1度熱傷	肛門第2度熱傷
肛門第3度熱傷	肛門熱傷	肛門淋菌感染
肛門裂創	コーガン症候群	鼓室内水腫
骨炎	骨顆炎	骨幹炎
骨周囲炎	骨髄炎後遺症	骨盤化膿性骨髄炎
骨盤直腸窩膿瘍	骨盤腹膜炎	骨盤部裂創
骨膜炎	骨膜下膿瘍	骨膜骨髄炎
骨膜のう炎	根尖周囲膿瘍	根尖性歯周炎
根尖膿瘍	根側歯周膿瘍	細菌性肝膿瘍
細菌性骨髄炎	細菌性腹膜炎	細菌性膀胱炎
臍周囲炎	再発性中耳炎	坐骨骨炎
挫傷	サルモネラ骨髄炎	散在性表層角膜炎
蚕蝕性角膜潰瘍	残髄炎	酸腐蝕
耳介外傷性異物	耳介外傷性皮下異物	耳介開放創
耳介割創	耳介貫通創	耳介咬創
耳介挫傷	耳介挫創	耳介刺創
耳介切創	紫外線角結膜炎	紫外線角膜炎
耳介創傷	耳介部第1度熱傷	耳介部第2度熱傷
耳介部第3度熱傷	趾開放創	耳介裂創
歯冠周囲膿瘍	指間切創	趾間切創

子宮頚管裂傷	子宮頚部環状剥離	子宮熱傷
刺咬症	指骨炎	趾骨炎
指骨髄炎	趾骨髄炎	篩骨洞炎
歯根膜下膿瘍	趾挫創	示指MP関節挫傷
示指PIP開放創	示指割創	示指化膿創
四肢挫傷	示指挫傷	示指挫創
示指刺創	示指切創	四肢第1度熱傷
四肢第2度熱傷	四肢第3度熱傷	四肢熱傷
歯周症	歯周膿瘍	糸状角膜炎
歯髄壊死	歯髄壊疽	歯性上顎洞炎
歯性副鼻腔炎	耳前部挫創	刺創
歯槽膿瘍	趾第1度熱傷	趾第2度熱傷
趾第3度熱傷	膝蓋骨化膿性骨髄炎	膝蓋骨骨髄炎
膝蓋部挫創	膝下部挫創	膝窩部銃創
膝関節部挫創	実質性角膜炎	湿疹性パンヌス
膝部開放創	膝部割創	膝部咬創
膝部挫創	膝部切創	膝部第1度熱傷
膝部第2度熱傷	膝部第3度熱傷	膝部裂創
歯肉挫傷	歯肉膿瘍	趾熱傷
若年性歯周炎	射創	尺骨遠位部骨髄炎
手圧挫傷	習慣性アンギナ	習慣性扁桃炎
銃自殺未遂	銃創	十二指腸穿孔腹膜炎
手関節挫滅傷	手関節挫滅創	手関節掌側部挫創
手関節部挫創	手関節部切創	手関節部創傷
手関節部第1度熱傷	手関節部第2度熱傷	手関節部第3度熱傷
手関節部裂創	手指圧挫傷	手指汚染創
手指開放創	手指咬創	種子骨炎
手指挫傷	手指挫創	手指挫滅傷
手指挫滅創	手指刺創	手指切創
手指第1度熱傷	手指第2度熱傷	手指第3度熱傷
手指端熱傷	手指熱傷	手指剥皮創
手術創部膿瘍	手掌挫創	手掌刺創
手掌切創	手掌第1度熱傷	手掌第2度熱傷
手掌第3度熱傷	手掌熱傷	手掌剥皮創
出血性角膜炎	出血性大腸炎	出血性中耳炎
出血性腸炎	出血性膀胱炎	術後横隔膜下膿瘍
術後骨髄炎	術後腎盂腎炎	術後性中耳炎
術後性慢性中耳炎	術後膿瘍	術後腹腔内膿瘍
術後腹壁膿瘍	術後腹膜炎	手背第1度熱傷
手背第2度熱傷	手背第3度熱傷	手背熱傷
手背部挫創	手背部切創	手部汚染創
シュロッフェル腫瘤	上咽頭炎	上顎骨炎
上顎骨骨髄炎	上顎骨骨膜炎	上顎骨骨膜下膿瘍
上顎挫傷	上顎切創	上顎洞炎
上顎部裂創	上眼瞼蜂巣炎	上口唇挫傷
上行性歯髄炎	上行性腎盂腎炎	猩紅熱性心筋炎
猩紅熱性中耳炎	上鼓室化膿症	踵骨炎
踵骨骨髄炎	踵骨部挫滅創	小指咬創
小指挫傷	小指挫創	小指切創
上肢第1度熱傷	上肢第2度熱傷	上肢第3度熱傷
上肢熱傷	焼身自殺未遂	上唇小帯裂創
小児肺炎	小児副鼻腔炎	小膿疱性皮膚炎
上半身第1度熱傷	上半身第2度熱傷	上半身第3度熱傷
上半身熱傷	踵部第1度熱傷	踵部第2度熱傷
踵部第3度熱傷	上腕汚染創	上腕貫通銃創
上腕骨骨髄炎	上腕挫創	上腕第1度熱傷
上腕第2度熱傷	上腕第3度熱傷	上腕熱傷
上腕部開放創	食道気管支瘻	食道気管瘻
食道熱傷	処女膜裂傷	神経栄養性角結膜炎
進行性角膜潰瘍	針刺創	滲出性気管支炎
滲出性腹膜炎	浸潤性表層角膜炎	新生児上顎骨骨髄炎
新生児中耳炎	新生児膿漏眼	深層角膜炎
膵臓性腹膜炎	水疱性咽頭炎	水疱性中耳炎
星状角膜炎	精巣開放創	精巣熱傷

精巣破裂	ゼーミッシュ潰瘍	石化性角膜炎
脊椎骨髄炎	雪眼炎	舌咬傷
切創	切断	舌熱傷
舌扁桃炎	前額部外傷性異物	前額部開放創
前額部割創	前額部貫通創	前額部咬創
前額部挫創	前額部刺創	前額部切創
前額部創傷	前額部第1度熱傷	前額部第2度熱傷
前額部第3度熱傷	前額部皮膚欠損創	前額部裂創
腺窩性アンギナ	前胸部挫創	前胸部第1度熱傷
前胸部第2度熱傷	前胸部第3度熱傷	前胸部熱傷
前頚頭頂部挫創	穿孔性角膜潰瘍	穿孔性中耳炎
穿孔性腹腔内膿瘍	穿孔性腹膜炎	仙骨部挫創
前思春期性歯周炎	線状角膜炎	全身挫傷
全身第1度熱傷	全身第2度熱傷	全身第3度熱傷
全身熱傷	穿通創	前頭洞炎
前頭部割創	前頭部挫傷	前頭部挫創
前頭部切創	全膿胸	腺病性パンヌス
全部性歯髄炎	前房蓄膿性角膜炎	前腕汚染創
前腕開放創	前腕咬創	前腕骨髄炎
前腕挫創	前腕刺創	前腕手部熱傷
前腕切創	前腕第1度熱傷	前腕第2度熱傷
前腕第3度熱傷	前腕熱傷	前腕裂創
爪下挫滅傷	爪下挫滅創	早期発症型歯周炎
増殖性骨膜炎	創部膿瘍	足関節第1度熱傷
足関節第2度熱傷	足関節第3度熱傷	足関節内果部挫創
足関節熱傷	足関節部挫創	側胸部第1度熱傷
側胸部第2度熱傷	側胸部第3度熱傷	足底熱傷
足底部咬創	足底部刺創	足底部第1度熱傷
足底部第2度熱傷	足底部第3度熱傷	側頭部割創
側頭部挫創	側頭部切創	足背部挫創
足背部切創	足背部第1度熱傷	足背部第2度熱傷
足背部第3度熱傷	足部汚染創	側腹部咬創
側腹部挫創	側腹部第1度熱傷	側腹部第2度熱傷
側腹部第3度熱傷	側腹壁開放創	足部骨髄炎
足部裂創	鼡径部開放創	鼡径部切創
鼡径部第1度熱傷	鼡径部第2度熱傷	鼡径部第3度熱傷
鼡径部熱傷	損傷	第1度熱傷
第1度腐蝕	第2度熱傷	第2度腐蝕
第3度熱傷	第3度腐蝕	第4度熱傷
体幹第1度熱傷	体幹第2度熱傷	体幹第3度熱傷
体幹熱傷	大腿汚染創	大腿咬創
大腿骨骨髄炎	大腿骨膿瘍	大腿骨膜炎
大腿骨慢性化膿性骨髄炎	大腿骨慢性骨髄炎	大腿挫創
大腿熱傷	大腿部開放創	大腿部刺創
大腿部切創	大腿部第1度熱傷	大腿部第2度熱傷
大腿部第3度熱傷	大腿裂創	大腸炎
大腸放線菌症	大転子部挫創	体表面積10%未満の熱傷
体表面積10－19%の熱傷	体表面積20－29%の熱傷	体表面積30－39%の熱傷
体表面積40－49%の熱傷	体表面積50－59%の熱傷	体表面積60－69%の熱傷
体表面積70－79%の熱傷	体表面積80－89%の熱傷	体表面積90%以上の熱傷
大網膿瘍	大葉性肺炎	多発性外傷
多発性開放創	多発性肝膿瘍	多発性咬創
多発性昆虫咬創	多発性挫傷	多発性擦過創
多発性漿膜炎	多発性切創	多発性穿刺創
多発性第1度熱傷	多発性第2度熱傷	多発性第3度熱傷
多発性腸間膜膿瘍	多発性熱傷	多発性膿疱症
多発性表在損傷	多発性裂創	打撲割創
打撲挫創	胆管炎性肝膿瘍	胆汁性腹膜炎
単純性角膜潰瘍	単純性歯周炎	単純性中耳炎
炭疽髄膜炎	炭疽敗血症	恥骨骨炎
恥骨骨膜炎	智歯周囲炎	腟開放創

た

	腟熱傷	腟裂傷	肘関節挫創
	肘関節部開放創	肘関節慢性骨髄炎	中耳炎性顔面神経麻痺
	中指咬創	中指挫傷	中指挫創
	中指刺創	中指切創	中手骨関節部挫創
	中手骨膿瘍	虫垂炎術後残膿瘍	肘部挫創
	肘部切創	肘部第１度熱傷	肘部第２度熱傷
	肘部第３度熱傷	腸炎	腸カタル
	腸間膜脂肪織炎	腸間膜膿瘍	腸間膜リンパ節炎
	蝶形骨洞炎	腸骨窩膿瘍	腸骨骨髄炎
	腸穿孔腹膜炎	腸腰筋膿瘍	直腸淋菌感染
	沈下性肺炎	陳旧性中耳炎	手開放創
	手咬創	手挫創	手刺創
	手切創	手第１度熱傷	手第２度熱傷
	手第３度熱傷	手熱傷	殿部開放創
	殿部咬創	殿部刺創	殿部切創
	殿部第１度熱傷	殿部第２度熱傷	殿部第３度熱傷
	殿部熱傷	殿部裂創	頭蓋骨骨髄炎
	橈骨骨髄炎	頭頂部挫創	頭頂部切創
	頭頂部裂創	頭皮開放創	頭部開放創
	頭部割創	頭部頚部挫傷	頭部頚部挫創
	頭部挫創	頭部刺創	頭部第１度熱傷
	頭部第２度熱傷	頭部第３度熱傷	頭部多発開放創
	頭部多発割創	頭部多発咬創	頭部多発挫傷
	頭部多発挫創	頭部多発刺創	頭部多発切創
	頭部多発創傷	頭部多発裂創	動物咬創
	頭部熱傷	頭部裂創	兎眼性角膜炎
	特殊性歯周炎	飛び降り自殺未遂	飛び込み自殺未遂
な	内麦粒腫	内部尿路性器の熱傷	軟口蓋熱傷
	難治性歯周炎	難治性乳児下痢症	乳児下痢
	乳児肺炎	乳腺膿瘍	乳腺瘻孔
	乳頭周囲炎	乳頭びらん	乳頭部第１度熱傷
	乳頭部第２度熱傷	乳頭部第３度熱傷	乳房炎症性疾患
	乳房潰瘍	乳房第１度熱傷	乳房第２度熱傷
	乳房第３度熱傷	乳房熱傷	乳房膿瘍
	乳房よう	乳輪下膿瘍	乳輪部第１度熱傷
	乳輪部第２度熱傷	乳輪部第３度熱傷	尿細管間質性腎炎
	尿膜管膿瘍	妊娠中の子宮内感染	妊娠中の性器感染症
	猫咬創	脳挫傷・頭蓋内に達する開放創合併あり	脳挫創・頭蓋内に達する開放創合併あり
	脳底部挫傷・頭蓋内に達する開放創合併あり	膿皮症	膿疱
は	肺炎球菌性咽頭炎	肺炎球菌性気管支炎	肺炎球菌性腹膜炎
	肺化膿症	敗血症性咽頭炎	敗血症性骨髄炎
	敗血症性肺炎	敗血症性皮膚炎	肺穿孔
	肺炭疽	肺熱傷	背部第１度熱傷
	背部第２度熱傷	背部第３度熱傷	背部熱傷
	肺放線菌症	肺瘻	爆死自殺未遂
	半身第１度熱傷	半身第２度熱傷	半身第３度熱傷
	汎発性化膿性腹膜炎	反復性角膜潰瘍	反復性膀胱炎
	汎副鼻腔炎	腓骨骨髄炎	尾骨骨髄炎
	鼻根部打撲挫創	鼻根部裂創	膝汚染創
	鼻前庭部挫創	鼻尖部挫創	非特異骨髄炎
	非特異性腸間膜リンパ節炎	非特異性リンパ節炎	鼻部外傷性異物
	鼻部開放創	眉部割創	鼻部割創
	鼻部貫通創	腓腹筋挫創	鼻部咬創
	鼻部挫傷	鼻部挫創	鼻部刺創
	鼻部切創	鼻部創傷	鼻部第１度熱傷
	鼻部第２度熱傷	鼻部第３度熱傷	皮膚炭疽
	皮膚剥脱創	鼻部皮膚欠損創	皮膚放線菌症
	鼻部裂創	びまん性脳損傷・頭蓋内に達する開放創合併あり	びまん性肺炎
	びまん性表層角膜炎	眉毛部割創	眉毛部裂創
	表在性角膜炎	表在性点状角膜炎	鼻翼部切創
	鼻翼部裂創	びらん性膀胱炎	フィラメント状角膜炎

	腹腔骨盤部膿瘍	腹腔内遺残膿瘍	腹腔内膿瘍
	匐行性角膜潰瘍	複雑性歯周炎	伏針
	副鼻腔開放創	腹部汚染創	腹部刺創
	腹部第１度熱傷	腹部第２度熱傷	腹部第３度熱傷
	腹部熱傷	腹壁開放創	腹壁縫合糸膿瘍
	腐蝕	ぶどう球菌性咽頭炎	ぶどう球菌性胸膜炎
	ぶどう球菌性肺膿瘍	プラーク性歯肉炎	フリクテン性角結膜炎
	フリクテン性角膜炎	フリクテン性角膜潰瘍	フリクテン性結膜炎
	フリクテン性パンヌス	ブロディー骨膿瘍	分娩時会陰裂傷
	分娩時軟産道損傷	辺縁角膜炎	辺縁性化膿性歯根膜炎
	辺縁性歯周組織炎	辺縁フリクテン	扁桃性アンギナ
	扁桃チフス	膀胱後部膿瘍	膀胱三角部炎
	縫合糸膿瘍	膀胱周囲炎	膀胱周囲膿瘍
	縫合部膿瘍	放射線性熱傷	萌出性歯肉炎
	放線菌症性敗血症	包皮挫創	包皮切創
	包皮裂創	母指球部第１度熱傷	母指球部第２度熱傷
	母指球部第３度熱傷	母指咬創	母指骨髄炎
	母趾骨髄炎	母指挫傷	母指挫創
	母趾挫創	母指刺創	母指切創
	母指第１度熱傷	母指第２度熱傷	母指第３度熱傷
	母指打撲挫創	母指熱傷	母指末節部挫創
ま	マイボーム腺炎	膜性咽頭炎	慢性咽喉頭炎
	慢性壊疽性歯髄炎	慢性開放性歯髄炎	慢性潰瘍性歯髄炎
	慢性角結膜炎	慢性顎骨炎	慢性化膿性骨髄炎
	慢性化膿性根尖性歯周炎	慢性化膿性穿孔性中耳炎	慢性化膿性中耳炎
	慢性血行性骨髄炎	慢性骨盤腹膜炎	慢性根尖性歯周炎
	慢性再発性膀胱炎	慢性耳管鼓室化膿性中耳炎	慢性歯冠周囲炎
	慢性歯周炎	慢性歯周膿瘍	慢性歯髄炎
	慢性歯槽膿瘍	慢性歯肉炎	慢性上鼓室乳突洞化膿性中耳炎
	慢性穿孔性中耳炎	慢性増殖性歯髄炎	慢性多発性骨髄炎
	慢性単純性歯髄炎	慢性中耳炎	慢性中耳炎急性増悪
	慢性中耳炎後遺症	慢性中耳炎術後再燃	慢性膿胸
	慢性肺化膿症	慢性複雑性膀胱炎	慢性副鼻腔炎
	慢性副鼻腔炎急性増悪	慢性副鼻腔膿瘍	慢性腹膜炎
	慢性閉鎖性歯髄炎	慢性辺縁性歯周炎急性発作	慢性辺縁性歯周炎軽度
	慢性辺縁性歯周炎重度	慢性辺縁性歯周炎中等度	慢性扁桃炎
	慢性膀胱炎	慢性淋菌性尿道炎	慢性リンパ管炎
	眉間部挫創	眉間部裂創	耳後部挫創
	耳後部リンパ節炎	耳後部リンパ腺炎	脈絡網膜熱傷
	無熱性肺炎	盲管銃創	盲腸後部膿瘍
や	門脈炎性肝膿瘍	薬傷	薬物性角結膜炎
	薬物性角膜炎	腰椎骨髄炎	腰部切創
	腰部第１度熱傷	腰部第２度熱傷	腰部第３度熱傷
ら	腰部打撲挫創	腰部熱傷	良性慢性化膿性中耳炎
	淋菌性咽頭炎	淋菌性外陰炎	淋菌性外陰腟炎
	淋菌性滑膜炎	淋菌性関節炎	淋菌性亀頭炎
	淋菌性結膜炎	淋菌性腱滑膜炎	淋菌性虹彩毛様体炎
	淋菌性口内炎	淋菌性骨髄炎	淋菌性子宮頚管炎
	淋菌性女性骨盤炎	淋菌性心筋炎	淋菌性心内膜炎
	淋菌性心膜炎	淋菌性髄膜炎	淋菌性精巣炎
	淋菌性精巣上体炎	淋菌性前立腺炎	淋菌性腟炎
	淋菌性尿道炎	淋菌性尿道狭窄	淋菌性脳膿瘍
	淋菌性肺炎	淋菌性敗血症	淋菌性バルトリン腺膿瘍
	淋菌性腹膜炎	淋菌性膀胱炎	淋菌性卵管炎
	輪紋状角膜炎	涙管損傷	涙管断裂
	涙道損傷	連鎖球菌気管支炎	連鎖球菌性アンギナ
	連鎖球菌性咽頭炎	連鎖球菌性喉頭炎	連鎖球菌性喉頭気管炎
	老人性肺炎	肋骨骨髄炎	肋骨周囲炎
△	BK ウイルス腎症	MRSA 骨髄炎	MRSA 膿胸
	MRSA 肺化膿症	MRSA 腹膜炎	RS ウイルス気管支炎

あ	アキレス腱筋腱移行部断裂	アキレス腱挫傷	アキレス腱挫創
	アキレス腱切創	アキレス腱断裂	アキレス腱部分断裂
	足異物	亜脱臼	圧挫傷
	圧挫創	圧迫骨折	圧迫神経炎
	陰茎折症	咽頭痛	ウイルス性気管支炎
か	エコーウイルス気管支炎	横骨折	外耳部外傷性腫脹
	外耳部擦過創	外耳部打撲傷	外耳部虫刺傷
	外耳部皮下血腫	外耳部皮下出血	外傷性一過性麻痺
	外傷性咬合	外傷性硬膜動静脈瘻	外傷性脊髄出血
	外傷性切断	外傷性動静脈瘻	外傷性動脈血腫
	外傷性動脈瘤	外傷性乳び胸	外傷性脳圧迫
	外傷性脳圧迫・頭蓋内に達する開放創合併なし	外傷性脳症	外傷性皮下血腫
	外歯瘻	開放骨折	開放性陥没骨折
	開放性脱臼	開放性脱臼骨折	開放性粉砕骨折
	下顎擦過創	下顎打撲傷	下顎皮下血腫
	下顎部打撲傷	顎関節部擦過創	顎関節部打撲傷
	顎関節部皮下血腫	顎堤増大	顎腐骨
	顎部打撲傷	下腿皮膚欠損創	カテーテル感染症
	カテーテル敗血症	眼黄斑部裂孔	眼窩部挫創
	眼窩裂傷	眼瞼外傷性腫脹	眼瞼外傷性皮下異物
	眼瞼擦過創	眼瞼虫刺傷	間質性膀胱炎
	環指皮膚欠損創	眼周囲部外傷性腫脹	眼周囲部外傷性皮下異物
	眼周囲部擦過創	眼周囲部虫刺傷	関節血腫
	関節骨折	関節打撲	完全骨折
	感染性角膜炎	完全脱臼	貫通性挫滅創
	肝肉芽腫	眼部外傷性腫脹	眼部外傷性皮下異物
	眼部擦過創	眼部虫刺傷	陥没骨折
	顔面擦過創	顔面多発擦過創	顔面多発打撲傷
	顔面多発虫刺傷	顔面多発皮下血腫	顔面多発皮下出血
	顔面打撲傷	顔面皮下血腫	頬部擦過創
	頬部打撲傷	頬部皮下血腫	胸部皮膚欠損創
	亀裂骨折	筋損傷	筋断裂
	筋肉内血腫	屈曲骨折	頚部皮膚欠損創
	血管切断	血管損傷	血腫
	血性腹膜炎	腱切創	腱損傷
	腱断裂	腱部分断裂	腱裂傷
	口腔外傷性腫脹	口腔擦過創	口腔打撲傷
	口腔内血腫	口唇外傷性腫脹	口唇擦過創
	口唇打撲傷	口唇虫刺傷	口唇皮下血腫
	口唇皮下出血	抗生物質起因性大腸炎	抗生物質起因性腸炎
	後頭部外傷	後頭部打撲傷	広範性軸索損傷
	広汎性神経損傷	後方脱臼	硬膜損傷
	硬膜裂傷	コクサッキーウイルス気管支炎	骨髄肉芽腫
	骨折	根管異常	根管狭窄
	根管穿孔	根管側壁穿孔	根管内異物
	根尖周囲のう胞	昆虫咬創	昆虫刺傷
さ	コントル・クー損傷	根分岐部病変	採皮創
	擦過創	擦過皮下血腫	挫滅傷
	挫滅創	残存性歯根のう胞	耳介外傷性腫脹
	耳介擦過創	耳介打撲傷	耳介虫刺傷
	耳介皮下血腫	耳介皮下出血	耳下腺部打撲
	歯根膜ポリープ	四肢静脈損傷	四肢動脈損傷
	示指皮膚欠損創	歯周のう胞	歯髄充血
	歯髄出血	歯髄露出	歯痛
	失活歯	膝関節部異物	膝部異物
	斜骨折	尺骨近位端骨折	尺骨鉤状突起骨折
	縦骨折	重複骨折	種子骨開放骨折
	種子骨骨折	手指打撲傷	手指皮下血腫
	手指皮膚欠損創	手掌皮膚欠損創	術後感染症
	術後髄膜炎	術後敗血症	術後皮下気腫
	手背皮膚欠損創	上顎擦過創	上顎打撲傷

	上顎皮下血腫	硝子体切断	小指皮膚欠損創
	上腕皮膚欠損創	真菌性角膜潰瘍	神経根ひきぬき損傷
	神経切断	神経叢損傷	神経叢不全損傷
	神経損傷	神経断裂	神経痛性歯痛
	靱帯ストレイン	靱帯損傷	靱帯断裂
	靱帯捻挫	靱帯裂傷	心内異物
	髄室側壁穿孔	髄床底穿孔	ストレイン
	前額部外傷性腫脹	前額部外傷性皮下異物	前額部擦過創
	前額部虫刺傷	前額部虫刺症	仙骨部皮膚欠損創
	線状骨折	全身擦過創	前頭部打撲傷
	前頭部皮膚欠損創	前方脱臼	前腕皮膚欠損創
	爪下異物	増殖性化膿性口内炎	掻創
	足底異物	足底部皮膚欠損創	側頭部打撲傷
	側頭部皮下血腫	足部皮膚欠損創	咀嚼障害
た	第 5 趾皮膚欠損創	大腿皮膚欠損創	脱臼
	脱臼骨折	打撲血腫	打撲擦過創
	打撲傷	打撲皮下血腫	単純脱臼
	腟断端炎	中隔部肉芽形成	肘関節部骨折
	肘関節脱臼骨折	中指皮膚欠損創	中枢神経系損傷
	肘頭骨折	肘部皮膚欠損創	腸間膜脂肪壊死
	転位性骨折	殿部異物	殿部皮膚欠損創
	頭頂部挫傷	頭頂部擦過創	頭頂部打撲傷
	頭皮外傷性腫脹	頭皮下血腫	頭皮剥離
	頭皮表在損傷	頭部異物	頭部外傷性皮下異物
	頭部外傷性皮下気腫	頭部頚部打撲傷	頭部血腫
	頭部挫傷	頭部擦過創	頭部切創
	頭部多発擦過創	頭部多発打撲傷	頭部多発皮下血腫
	頭部打撲	頭部打撲血腫	頭部打撲傷
	頭部虫刺傷	頭部皮下異物	頭部皮下血腫
	頭部皮下出血	頭部皮膚欠損創	動脈損傷
な	特発性関節脱臼	内歯瘻	軟口蓋血腫
	肉離れ	乳腺内異物	乳頭潰瘍
	乳房異物	尿管切石術後感染症	尿性腹膜炎
	妊娠中の子宮頚管炎	捻挫	脳挫傷
	脳挫傷・頭蓋内に達する開放創合併なし	脳挫創	脳挫創・頭蓋内に達する開放創合併なし
	脳損傷	脳対側損傷	脳直撃損傷
	脳底部挫傷	脳底部挫傷・頭蓋内に達する開放創合併なし	脳裂傷
は	敗血症性気管支炎	剥離骨折	抜歯後出血
	抜歯後疼痛	抜歯創瘻孔形成	パラインフルエンザウイルス気管支炎
	破裂骨折	皮下異物	皮下血腫
	鼻下擦過創	皮下静脈損傷	皮下損傷
	非結核性抗酸菌性骨髄炎	膝皮膚欠損創	皮神経挫傷
	非定型肺炎	非熱傷性水疱	鼻部外傷性腫脹
	鼻部外傷性皮下異物	眉部血腫	皮膚欠損創
	鼻部擦過創	皮膚損傷	鼻部打撲傷
	鼻部虫刺傷	鼻部皮下血腫	鼻部皮下出血
	鼻部皮膚剥離創	びまん性脳損傷	びまん性脳損傷・頭蓋内に達する開放創合併なし
	表皮剥離	フィブリン性腹膜炎	不規則歯槽突起
	複雑脱臼	腹部皮膚欠損創	腹壁異物
	不全骨折	粉砕骨折	閉鎖性外傷性脳圧迫
	閉鎖性骨折	閉鎖性脱臼	閉鎖性脳挫創
	閉鎖性脳底部挫傷	閉鎖性びまん性脳損傷	ヘルペスウイルス性歯肉口内炎
	放散性歯痛	放射線出血性膀胱炎	放射線性下顎骨骨髄炎
	放射線性顎骨壊死	放射線性化膿性顎骨壊死	放射線性膀胱炎
	帽状腱膜下出血	母指示指間切創	母指打撲傷
ま	母指皮膚欠損創	母趾皮膚欠損創	マイコプラズマ気管支炎
	末梢血管外傷	末梢神経損傷	慢性顎骨骨髄炎
	慢性骨髄炎	慢性放射線性顎骨壊死	慢性リンパ節炎
	耳後部打撲傷	無髄歯	網膜振盪

ら	モンテジア骨折	ライノウイルス気管支炎	らせん骨折
	離開骨折	轢過創	裂離
	裂離骨折	若木骨折	

用法用量　用時溶解し，通常成人には1回本剤2.5～5g［アンピシリン水和物として250～500mg(力価)］を1日4～6回経口投与する。

小児には体重1kg当り本剤0.25～0.5g［アンピシリン水和物として25～50mg(力価)］を1日量とし，4回に分けて経口投与する。

なお，年齢，症状により適宜増減する。

用法用量に関連する使用上の注意

(1)本剤の使用にあたっては，耐性菌の発現等を防ぐため，原則として感受性を確認し，疾病の治療上必要な最小限の期間の投与にとどめること。

(2)高度の腎障害のある患者には，投与間隔をあけて使用すること。

禁忌

(1)本剤の成分によるショックの既往歴のある患者

(2)伝染性単核症のある患者

原則禁忌　本剤の成分又はペニシリン系抗生物質に対し過敏症の既往歴のある患者

ピコダルム顆粒1%

規格：1%1g［23.5円/g］

ピコスルファートナトリウム水和物　日新－山形　235

【効能効果】

(1)各種便秘症

(2)術後排便補助

(3)造影剤(硫酸バリウム)投与後の排便促進

(4)手術前における腸管内容物の排除

(5)大腸検査(X線・内視鏡)前処置における腸管内容物の排除

【対応標準病名】

◎	便秘症		
○	機能性便秘症	痙攣性便秘	弛緩性便秘症
	習慣性便秘	重症便秘症	術後便秘
	食事性便秘	単純性便秘	腸管麻痺性便秘
	直腸性便秘	乳幼児便秘	妊産婦便秘
△	結腸アトニー	大腸機能障害	大腸ジスキネジア
	腸アトニー	腸管運動障害	腸機能障害
	腸ジスキネジア	便通異常	

用法用量

(1)各種便秘症の場合

通常，成人に対して1日1回0.5～0.75g(ピコスルファートナトリウム水和物として5.0～7.5mg)を経口投与する。

小児に対しては1日1回，次の基準で経口投与する。

年齢	6ヵ月以下	7～12ヵ月	1～3歳	4～6歳	7～15歳
用量	0.1g (1.0mg)	0.15g (1.5mg)	0.3g (3.0mg)	0.35g (3.5mg)	0.5g (5.0mg)

(ピコスルファートナトリウム水和物として)

(2)術後排便補助の場合：通常，成人に対して1日1回0.5～0.75g(ピコスルファートナトリウム水和物として5.0～7.5mg)を経口投与する。

(3)造影剤(硫酸バリウム)投与後の排便促進の場合：通常，成人に対して0.3～0.75g(ピコスルファートナトリウム水和物として3.0～7.5mg)を経口投与する。

(4)手術前における腸管内容物の排除の場合：通常，成人に対して0.7g(ピコスルファートナトリウム水和物として7.0mg)を経口投与する。

(5)大腸検査(X線・内視鏡)前処置における腸管内容物の排除の場合：通常，成人に対して検査予定時間の10～15時間前に15g(ピコスルファートナトリウム水和物として150mg)を経口投与する。

なお，年齢，症状により適宜増減する。

禁忌

(1)急性腹症が疑われる患者

(2)本剤の成分に対して過敏症の既往歴のある患者

(3)腸管に閉塞のある患者又はその疑いのある患者(大腸検査前処置に用いる場合)

ビジクリア配合錠

規格：1錠［56.4円/錠］

リン酸二水素ナトリウム一水和物　無水リン酸水素二ナトリウム　ゼリア新薬　799

【効能効果】

大腸内視鏡検査の前処置における腸管内容物の排除

【対応標準病名】

該当病名なし

用法用量　通常，成人には大腸内視鏡検査開始の4～6時間前から本剤を1回あたり5錠ずつ，約200mLの水とともに15分毎に計10回(計50錠)経口投与する。

用法用量に関連する使用上の注意

(1)大腸内視鏡検査前日の夕食は翌日の経口投与開始12時間前までに終了させ，夕食後は，大腸内視鏡検査終了まで絶食(水分［水，お茶等］摂取のみ可)とする。

(2)本剤の服用に要する時間は，2時間30分である。また，本剤は排泄液の状態で服用継続の可否を判断するのではなく，用法用量に従い，規定用量を服用すること。

(3)海外で類薬の投与により，著明な体液移動，高度の電解質異常，及び不整脈をきたし死亡に至ったとの報告がある。このような所見は，腎不全又は腸管穿孔を有する症例の他，誤用又は過量投与の症例で認められているので本剤の投与の際には用法用量を遵守すること。

(4)高齢者に投与する際には，1回あたりの5錠を小分けし，15分間をかけて約200mLの水で投与すること。投与中は十分に観察し，異常が認められた場合は投与を中止すること。

警告

(1)重篤な事象として，急性腎不全，急性リン酸腎症(腎石灰沈着症)があらわれることがある。このような事象が発現した場合には，永続的な腎機能障害に至ることが多く，また，長期にわたり透析が必要となることもあるため，予め十分な問診・観察を行い，以下の高リスクに該当する患者への投与は，慎重に行うこと。特に，高血圧症の高齢者には，本剤を投与しないこと。

①高齢者

②高血圧症の患者

③循環血液量の減少，腎疾患，活動期の大腸炎のある患者

④腎血流量・腎機能に影響を及ぼす薬剤(利尿剤，アンジオテンシン変換酵素阻害薬，アンジオテンシン受容体拮抗薬，NSAIDs等)を使用している患者

(2)本剤の投与により重篤な不整脈やけいれん等の有害事象が発生するおそれがあるので本剤の適用に際しては，以下の点について予め十分確認してから投与すること。

①心疾患，腎疾患，電解質異常(脱水，又は利尿剤使用に伴う二次性電解質異常など)を疑わせる所見のないこと

②電解質濃度に影響を及ぼし得る薬剤を服用中でないこと

③QT延長をきたすおそれのある薬剤を服用中でないこと

④血清電解質濃度が正常値であること

(3)類薬において，腸管内圧上昇による腸管穿孔が認められていることから，排便，腹痛等の状況を確認しながら，慎重に投与するとともに，腹痛等の消化器症状があらわれた場合は投与を中断し，腹部の診察や画像検査(単純X線，超音波，CT等)を行い，投与継続の可否について慎重に検討すること。特に，腸閉塞を疑う患者には問診，触診，直腸診，画像検査等により腸閉塞でないことを確認した後に投与するとともに，腸管狭窄，高度な便秘，腸管憩室のある患者では注意すること。

禁忌

(1)透析患者を含む重篤な腎機能障害のある患者，急性リン酸腎症のある患者

(2)高血圧症の高齢者
(3)うっ血性心不全又は不安定狭心症の患者
(4)QT 延長症候群，重篤な心室性不整脈を有する患者
(5)腹水を伴う疾患を合併する患者
(6)胃腸管閉塞症又は胃腸管閉塞症の疑いのある患者
(7)腸管穿孔又は腸管穿孔の疑いのある患者
(8)中毒性巨大結腸症の患者
(9)本剤の成分に対して過敏症の既往歴のある患者

ビ・シフロール錠0.125mg　規格：0.125mg1錠[48.8円/錠]
ビ・シフロール錠0.5mg　規格：0.5mg1錠[166.5円/錠]
プラミペキソール塩酸塩水和物　日本ベーリンガー　116,119

【効 能 効 果】
(1)パーキンソン病
(2)中等度から高度の特発性レストレスレッグス症候群(下肢静止不能症候群)

【対応標準病名】

◎	下肢静止不能症候群	パーキンソン病	
○	一側性パーキンソン症候群	家族性パーキンソン病	家族性パーキンソン病Yahr1
	家族性パーキンソン病Yahr2	家族性パーキンソン病Yahr3	家族性パーキンソン病Yahr4
	家族性パーキンソン病Yahr5	若年性パーキンソン症候群	若年性パーキンソン病
	若年性パーキンソン病Yahr3	若年性パーキンソン病Yahr4	若年性パーキンソン病Yahr5
	続発性パーキンソン症候群	動脈硬化性パーキンソン症候群	脳炎後パーキンソン症候群
	脳血管障害性パーキンソン症候群	パーキンソン症候群	パーキンソン病Yahr1
	パーキンソン病Yahr2	パーキンソン病Yahr3	パーキンソン病Yahr4
	パーキンソン病Yahr5	パーキンソン病の認知症	梅毒性パーキンソン症候群
	薬剤性パーキンソン症候群		
△	アーガイル・ロバートソン瞳孔	痙性梅毒性運動失調症	顕性神経梅毒
	シャルコー関節	神経原性関節症	神経障害性脊椎障害
	神経梅毒髄膜炎	進行性運動性運動失調症	進行麻痺
	脊髄ろう	脊髄ろう性関節炎	ニューロパチー性関節炎
	脳脊髄梅毒	脳梅毒	梅毒性痙性脊髄麻痺
	梅毒性視神経萎縮	梅毒性髄膜炎	梅毒性聴神経炎
	晩期梅毒性球後視神経炎	晩期梅毒性視神経萎縮	晩期梅毒性髄膜炎
	晩期梅毒性多発ニューロパチー	晩期梅毒性聴神経炎	晩期梅毒脊髄炎
	晩期梅毒脳炎	晩期梅毒脳脊髄炎	薬物誘発性振戦
	薬物誘発性舞踏病		

効能効果に関連する使用上の注意　レストレスレッグス症候群(下肢静止不能症候群)の診断は，国際レストレスレッグス症候群研究グループの診断基準及び重症度スケールに基づき慎重に実施し，基準を満たす場合にのみ投与すること。

用法用量
(1)パーキンソン病：通常，成人にはプラミペキソール塩酸塩水和物として1日量0.25mgからはじめ，2週目に1日量を0.5mgとし，以後経過を観察しながら，1週間毎に1日量として0.5mgずつ増量し，維持量(標準1日量1.5〜4.5mg)を定める。1日量がプラミペキソール塩酸塩水和物として1.5mg未満の場合は2回に分割して朝夕食後に，1.5mg以上の場合は3回に分割して毎食後経口投与する。なお，年齢，症状により適宜増減ができるが，1日量は4.5mgを超えないこと。
(2)中等度から高度の特発性レストレスレッグス症候群(下肢静止不能症候群)：通常，成人にはプラミペキソール塩酸塩水和物として0.25mgを1日1回就寝2〜3時間前に経口投与する。投与は1日0.125mgより開始し，症状に応じて1日0.75mgを超えない範囲で適宜増減するが，増量は1週間以上の間隔をあけて行うこと。

用法用量に関連する使用上の注意
(1)パーキンソン病
①本剤の投与は，少量から開始し，幻覚等の精神症状，消化器症状，血圧等の観察を十分に行い，慎重に維持量(標準1日量1.5〜4.5mg)まで増量すること。
②腎機能障害患者に対する投与法
本剤は主に尿中に未変化体のまま排泄される。腎機能障害患者(クレアチニンクリアランスが50mL/min未満)に本剤を投与すると，腎クリアランスの低下により本剤の消失半減期が延長するため，次のような投与法を目安に投与回数を調節し腎機能に注意しながら慎重に漸増すること。なお，腎機能障害患者に対する最大1日量及び最大1回量は下表のとおりとする。また，透析患者あるいは非常に高度な腎機能障害患者での十分な使用経験はないので，このような患者に対しては状態を観察しながら慎重に投与すること。

クレアチニンクリアランス(mL/min)	投与法	初回1日投与量	最大1日量
クレアチニンクリアランス≧50	1日量として1.5mg未満：1日2回投与	0.125mg×2回	4.5mg(1.5mg×3回)
	1日量として1.5mg以上：1日3回投与		
50＞クレアチニンクリアランス≧20	1日2回投与	0.125mg×2回	2.25mg(1.125mg×2回)
20＞クレアチニンクリアランス	1日1回投与	0.125mg×1回	1.5mg(1.5mg×1回)

(2)中等度から高度の特発性レストレスレッグス症候群(下肢静止不能症候群)：特発性レストレスレッグス症候群における1日最大投与量(0.75mg)は，パーキンソン病患者よりも低いため，クレアチニンクリアランスが20mL/min以上の腎機能障害患者では減量の必要はないが，透析中あるいはクレアチニンクリアランスが20mL/min未満の高度な腎機能障害患者における本剤の有効性及び安全性は確立していないため，これらの患者に対する本剤の投与については，治療上の有益性と危険性を考慮して慎重に判断すること。

警告　前兆のない突発的睡眠及び傾眠等がみられることがあり，また突発的睡眠等により自動車事故を起こした例が報告されているので，患者に本剤の突発的睡眠及び傾眠等についてよく説明し，本剤服用中には，自動車の運転，機械の操作，高所作業等危険を伴う作業に従事させないよう注意すること。

禁忌
(1)妊婦又は妊娠している可能性のある婦人
(2)本剤の成分に対し過敏症の既往歴のある患者

プラミペキソール塩酸塩OD錠0.125mg「トーワ」：東和　0.125mg1錠[24.3円/錠]，プラミペキソール塩酸塩OD錠0.5mg「トーワ」：東和　0.5mg1錠[83.8円/錠]，プラミペキソール塩酸塩錠0.125mg「AA」：あすかActavis　0.125mg1錠[24.3円/錠]，プラミペキソール塩酸塩錠0.125mg「DSEP」：第一三共エスファ　0.125mg1錠[24.3円/錠]，プラミペキソール塩酸塩錠0.125mg「EE」：エルメッドエーザイ　0.125mg1錠[24.3円/錠]，プラミペキソール塩酸塩錠0.125mg「FFP」：富士フイルム　0.125mg1錠[24.3円/錠]，プラミペキソール塩酸塩錠0.125mg「JG」：日本ジェネリック　0.125mg1錠[28.5円/錠]，プラミペキソール塩酸塩錠0.125mg「KO」：寿　0.125mg1錠[24.3円/錠]，プラミペキソール塩酸塩錠0.125mg「MEEK」：小林化工　0.125mg1錠[24.3円/錠]，プラミペキソール塩酸塩錠0.125mg「SN」：シオノ　0.125mg1錠[28.5円/錠]，プラミペキソール塩酸塩錠0.125mg「TCK」：辰巳化学　0.125mg1錠[28.5円/錠]，プラミペキソール塩酸塩錠0.125mg「YD」：陽進堂　0.125mg1錠[24.3円/錠]，プラミペキソール塩酸塩錠0.125mg「アメル」：共和薬品　0.125mg1錠[24.3円/錠]，プラ

ヒ

ミペキソール塩酸塩錠0.125mg「サワイ」：沢井　0.125mg1錠[24.3円/錠]，プラミペキソール塩酸塩錠0.125mg「タカタ」：高田　0.125mg1錠[24.3円/錠]，プラミペキソール塩酸塩錠0.125mg「日医工」：日医工　0.125mg1錠[24.3円/錠]，プラミペキソール塩酸塩錠0.125mg「日新」：日新－山形　0.125mg1錠[24.3円/錠]，プラミペキソール塩酸塩錠0.125mg「ファイザー」：マイラン製薬　0.125mg1錠[24.3円/錠]，プラミペキソール塩酸塩錠0.125mg「明治」：Meiji Seika　0.125mg1錠[24.3円/錠]，プラミペキソール塩酸塩錠0.5mg「AA」：あすかActavis　0.5mg1錠[83.8円/錠]，プラミペキソール塩酸塩錠0.5mg「DSEP」：第一三共エスファ　0.5mg1錠[83.8円/錠]，プラミペキソール塩酸塩錠0.5mg「EE」：エルメッドエーザイ　0.5mg1錠[83.8円/錠]，プラミペキソール塩酸塩錠0.5mg「FFP」：富士フイルム　0.5mg1錠[83.8円/錠]，プラミペキソール塩酸塩錠0.5mg「JG」：日本ジェネリック　0.5mg1錠[96.2円/錠]，プラミペキソール塩酸塩錠0.5mg「KO」：寿　0.5mg1錠[83.8円/錠]，プラミペキソール塩酸塩錠0.5mg「MEEK」：小林化工　0.5mg1錠[83.8円/錠]，プラミペキソール塩酸塩錠0.5mg「SN」：シオノ　0.5mg1錠[83.8円/錠]，プラミペキソール塩酸塩錠0.5mg「TCK」：辰巳化学　0.5mg1錠[96.2円/錠]，プラミペキソール塩酸塩錠0.5mg「YD」：陽進堂　0.5mg1錠[83.8円/錠]，プラミペキソール塩酸塩錠0.5mg「アメル」：共和薬品　0.5mg1錠[83.8円/錠]，プラミペキソール塩酸塩錠0.5mg「サワイ」：沢井　0.5mg1錠[83.8円/錠]，プラミペキソール塩酸塩錠0.5mg「タカタ」：高田　0.5mg1錠[83.8円/錠]，プラミペキソール塩酸塩錠0.5mg「日医工」：日医工　0.5mg1錠[83.8円/錠]，プラミペキソール塩酸塩錠0.5mg「日新」：日新－山形　0.5mg1錠[83.8円/錠]，プラミペキソール塩酸塩錠0.5mg「ファイザー」：マイラン製薬　0.5mg1錠[83.8円/錠]，プラミペキソール塩酸塩錠0.5mg「明治」：Meiji Seika　0.5mg1錠[83.8円/錠]

ヒスロンH錠200mg　規格：200mg1錠[285.3円/錠]
メドロキシプロゲステロン酢酸エステル　協和発酵キリン　247

【効 能 効 果】

乳癌
子宮体癌(内膜癌)

【対応標準病名】

◎	子宮体癌	子宮内膜癌	乳癌
○	炎症性乳癌	子宮癌	子宮癌再発
	子宮峡部癌	子宮体癌再発	子宮底癌
	術後乳癌	進行乳癌	乳癌骨転移
	乳癌再発	乳癌皮膚転移	乳腺腋窩尾部乳癌
	乳頭部乳癌	乳房下外側部乳癌	乳房下内側部乳癌
	乳房境界部乳癌	乳房上外側部乳癌	乳房上内側部乳癌
	乳房中央部乳癌	乳輪部乳癌	
△	後腹膜胚細胞腫瘍	子宮癌肉腫	子宮腟部癌
	子宮肉腫	縦隔胚細胞腫瘍	縦隔卵黄のう腫瘍
	乳癌・HER2過剰発現	乳房脂肪肉腫	乳房パジェット病
	卵巣胚細胞腫瘍	卵巣卵黄のう腫瘍	

用法用量　乳癌には，メドロキシプロゲステロン酢酸エステルとして通常成人1日600～1200mgを3回に分けて経口投与する。
子宮体癌(内膜癌)には，メドロキシプロゲステロン酢酸エステルとして通常成人1日400～600mgを2～3回に分けて経口投与する。
なお，症状により適宜増減する。

警告　本剤の投与中に重篤な動・静脈血栓症が発現し，死亡に至った報告がある。

禁忌
(1)血栓症を起こすおそれの高い次の患者
①手術後1週間以内の患者
②脳梗塞，心筋梗塞，血栓静脈炎等の血栓性疾患又はその既往歴のある患者
③動脈硬化症の患者
④心臓弁膜症，心房細動，心内膜炎，重篤な心不全等の心疾患のある患者
⑤ホルモン剤(黄体ホルモン，卵胞ホルモン，副腎皮質ホルモン等)を投与されている患者
(2)妊婦又は妊娠している可能性のある婦人
(3)本剤の成分に対し過敏症の既往歴のある患者
(4)診断未確定の性器出血，尿路出血，乳房病変のある患者
(5)重篤な肝障害のある患者
(6)高カルシウム血症の患者

併用禁忌

薬剤名等	臨床症状・措置方法	機序・危険因子
ホルモン剤 黄体ホルモン 卵胞ホルモン 副腎皮質ホルモン等	血栓症を起こすおそれが高くなる。	ともに血栓症をおこすおそれがある。

プロゲストン錠200：富士製薬[135.3円/錠]

ヒスロン錠5　規格：5mg1錠[37.5円/錠]
メドロキシプロゲステロン酢酸エステル　協和発酵キリン　247

【効 能 効 果】

無月経，月経周期異常(稀発月経，多発月経)，月経量異常(過少月経，過多月経)，機能性子宮出血，黄体機能不全による不妊症，切迫流早産，習慣性流早産

【対応標準病名】

◎	異常月経	黄体機能不全	過少月経
	過多月経	機能性子宮出血	希発月経
	自然早産	習慣流産	女性不妊症
	切迫早産	切迫流産	頻発月経
	不妊症	無月経症	
○	下垂体性無月経	過長月経	器質性性器出血
	機能性性器出血	機能性無月経	頸管性不妊症
	月経異常	月経中間期出血	月経不順
	原発性希発月経	原発性不妊症	原発性無月経
	原発性卵巣機能低下症	更年期出血	更年期卵巣機能低下症
	高プロラクチン血症性無月経	産褥卵巣機能低下症	子宮性不妊症
	子宮性無月経	子宮不正出血	思春期月経異常
	思春期月経過多	思春期出血	視床下部性無月経
	若年性子宮機能出血	若年性子宮出血	心因性無月経
	神経性食欲不振症無月経	精神性無月経	性腺機能低下症
	遷延性月経	早発閉経	早発卵巣不全
	続発性希発月経	続発性不妊症	続発性無月経
	第1度無月経	第2度無月経	体重減少性無月経
	中枢性無月経	乳汁漏出無月経症候群	妊娠満37週以前の偽陣痛
	排卵期出血	排卵障害	不規則月経
	無排卵月経	無排卵症	卵巣機能不全
	卵巣欠落症状	卵巣性不妊症	卵巣発育不全
△	アンドロゲン過剰症	エストロジェン過剰症	エストロジェン産生腫瘍
	機能性不妊症	視床下部性卵巣機能低下	絨毛膜下血腫
	授乳性無月経	性器出血	性機能亢進症
	多のう胞性卵巣	多のう胞性卵巣症候群	妊娠初期の出血
	晩発閉経	卵管機能異常	卵管狭窄症
	卵管性不妊症	卵管閉塞	卵巣機能異常
	卵巣機能亢進症	卵巣機能障害	卵巣性無月経

用法用量　メドロキシプロゲステロン酢酸エステルとして，通常成人1日2.5～15mgを1～3回に分割経口投与する。

禁忌
(1)脳梗塞，心筋梗塞，血栓静脈炎等の血栓性疾患又はその既往歴

のある患者
(2)重篤な肝障害・肝疾患のある患者
(3)診断未確定の性器出血，尿路出血のある患者
(4)稽留流産
(5)本剤の成分に対し過敏症の既往歴のある患者

プロゲストン錠5mg：富士製薬[20.3円/錠]

ピーゼットシー散1%　規格：1%1g[10.4円/g]
ペルフェナジンフェンジゾ酸塩　田辺三菱　117

【効 能 効 果】

統合失調症，術前・術後の悪心・嘔吐，メニエル症候群(眩暈，耳鳴)

【対応標準病名】

◎	嘔吐症	悪心	耳鳴症
	術後悪心	統合失調症	メニエール症候群
	メニエール病	めまい	
○	アスペルガー症候群	胃切除後消化障害	胃切除後症候群
	蝸牛型メニエール病	型分類困難な統合失調症	感音性耳鳴
	偽神経症性統合失調症	急性統合失調症	急性統合失調症性エピソード
	急性統合失調症様精神病性障害	境界型統合失調症	緊張型統合失調症
	頚性耳鳴	頚性めまい	残遺型統合失調症
	自覚的耳鳴	自閉的精神病質	小児期型統合失調症
	小児シゾイド障害	前駆期統合失調症	潜在性統合失調症
	前庭型メニエール病	体感症性統合失調症	短期統合失調症様障害
	単純型統合失調症	ダンピング症候群	遅発性統合失調症
	統合失調症型障害	統合失調症型パーソナリティ障害	統合失調症後抑うつ
	統合失調症症状を伴う急性錯乱	統合失調症症状を伴う急性多形性精神病性障害	統合失調症症状を伴う類循環精神病
	統合失調症性パーソナリティ障害	統合失調症性反応	統合失調症様状態
	頭部外傷性耳鳴	突発性めまい	内耳性耳鳴症
	破瓜型統合失調症	反復性嘔吐	平衡障害
	夢幻精神病	無症候性耳鳴	無難聴性耳鳴
	迷走神経切離後症候群	迷路性めまい	めまい感
	めまい症	めまい発作	妄想型統合失調症
	夜間めまい		
△	アセトン血性嘔吐症	嘔気	回転性めまい
	化学療法に伴う嘔吐症	習慣性嘔吐	食後悪心
	胆汁性嘔吐	中枢性嘔吐症	聴覚異常
	統合失調症症状を伴わない急性錯乱	統合失調症症状を伴わない急性多形性精神病性障害	統合失調症症状を伴わない類循環精神病
	特発性嘔吐症	内リンパ水腫	脳性嘔吐
	反芻	糞便性嘔吐	末梢性めまい症
	耳疾患	モレル・クレペリン病	よろめき感

用法用量　ペルフェナジンとして，通常成人1日6～24mg(散として0.6～2.4g)を分割経口投与する。精神科領域において用いる場合には，通常成人1日6～48mg(散として0.6～4.8g)を分割経口投与する。
なお，年齢，症状により適宜増減する。

禁忌
(1)昏睡状態，循環虚脱状態の患者
(2)バルビツール酸誘導体・麻酔剤等の中枢神経抑制剤の強い影響下にある患者
(3)アドレナリンを投与中の患者
(4)フェノチアジン系化合物及びその類似化合物に対し過敏症の患者

原則禁忌　皮質下部の脳障害(脳炎，脳腫瘍，頭部外傷後遺症等)の疑いがある患者

併用禁忌

薬剤名等	臨床症状・措置方法	機序・危険因子
アドレナリン(ボスミン)	アドレナリンの作用を逆転させ，重篤な血圧降下を起こすことがある。	アドレナリンはアドレナリン作動性α，β-受容体の刺激剤であり，本剤のα-受容体遮断作用により，β-受容体刺激作用が優位となり，血圧降下作用が増強される。

ピーゼットシー糖衣錠2mg　規格：2mg1錠[9.2円/錠]
ピーゼットシー糖衣錠4mg　規格：4mg1錠[9.2円/錠]
ピーゼットシー糖衣錠8mg　規格：8mg1錠[9.6円/錠]
ペルフェナジンマレイン酸塩　田辺三菱　117

【効 能 効 果】

統合失調症，術前・術後の悪心・嘔吐，メニエル症候群(眩暈，耳鳴)

【対応標準病名】

◎	嘔吐症	悪心	耳鳴症
	術後悪心	統合失調症	メニエール症候群
	メニエール病	めまい	
○	アスペルガー症候群	胃切除後消化障害	胃切除後症候群
	化学療法に伴う嘔吐症	蝸牛型メニエール病	型分類困難な統合失調症
	感音性耳鳴	偽神経症性統合失調症	急性統合失調症
	急性統合失調症性エピソード	急性統合失調症様精神病性障害	境界型統合失調症
	緊張型統合失調症	頚性耳鳴	頚性めまい
	残遺型統合失調症	自覚的耳鳴	自閉的精神病質
	小児期型統合失調症	小児シゾイド障害	前駆期統合失調症
	潜在性統合失調症	前庭型メニエール病	体感症性統合失調症
	短期統合失調症様障害	単純型統合失調症	ダンピング症候群
	遅発性統合失調症	統合失調症型障害	統合失調症型パーソナリティ障害
	統合失調症後抑うつ	統合失調症症状を伴う急性錯乱	統合失調症症状を伴う急性多形性精神病性障害
	統合失調症症状を伴う類循環精神病	統合失調症性パーソナリティ障害	統合失調症性反応
	統合失調症様状態	頭部外傷性耳鳴	突発性めまい
	内耳性耳鳴症	破瓜型統合失調症	反復性嘔吐
	平衡障害	夢幻精神病	無症候性耳鳴
	無難聴性耳鳴	迷走神経切離後症候群	迷路性めまい
	めまい感	めまい症	めまい発作
	妄想型統合失調症	夜間めまい	
△	アセトン血性嘔吐症	嘔気	回転性めまい
	後期ダンピング症候群	習慣性嘔吐	食後悪心
	早期ダンピング症候群	胆汁性嘔吐	中枢性嘔吐症
	聴覚異常	統合失調症症状を伴わない急性錯乱	統合失調症症状を伴わない急性多形性精神病性障害
	統合失調症症状を伴わない類循環精神病	特発性嘔吐症	内リンパ水腫
	脳性嘔吐	反芻	糞便性嘔吐
	末梢性めまい症	耳疾患	モレル・クレペリン病
	よろめき感		

用法用量　ペルフェナジンとして，通常成人1日6～24mgを分割経口投与する。精神科領域において用いる場合には，通常成人1日6～48mgを分割経口投与する。
なお，年齢，症状により適宜増減する。

禁忌
(1)昏睡状態，循環虚脱状態の患者
(2)バルビツール酸誘導体・麻酔剤等の中枢神経抑制剤の強い影響下にある患者
(3)アドレナリンを投与中の患者
(4)フェノチアジン系化合物及びその類似化合物に対し過敏症の患

者

原則禁忌　皮質下部の脳障害(脳炎, 脳腫瘍, 頭部外傷後遺症等)の疑いがある患者

併用禁忌

薬剤名等	臨床症状・措置方法	機序・危険因子
アドレナリン(ボスミン)	アドレナリンの作用を逆転させ，重篤な血圧降下を起こすことがある。	アドレナリンはアドレナリン作動性α，β-受容体の刺激剤であり，本剤のα-受容体遮断作用により，β-受容体刺激作用が優位となり，血圧降下作用が増強される。

ビソルボン細粒2%　規格：2%1g[20.4円/g]
ビソルボン錠4mg　規格：4mg1錠[5.7円/錠]
ビソルボンシロップ0.08%　規格：0.08%1mL[4円/mL]
ブロムヘキシン塩酸塩　日本ベーリンガー　223

【効能効果】

下記疾患の去痰：急性気管支炎，慢性気管支炎，肺結核，塵肺症，手術後

【対応標準病名】

◎	急性気管支炎	塵肺症	肺結核
	慢性気管支炎		
○	RSウイルス気管支炎	亜急性気管支炎	インフルエンザ菌気管支炎
	ウイルス性気管支炎	エコーウイルス気管支炎	潰瘍性粟粒結核
	活動性肺結核	乾酪性肺炎	気管結核
	気管支結核	偽膜性気管支炎	急性気管気管支炎
	急性喉頭気管気管支炎	急性粟粒結核	急性反復性気管支炎
	クループ性気管支炎	珪肺結核	結核後遺症
	結核性喀血	結核性気管支拡張症	結核性気胸
	結核性空洞	結核性肺線維症	結核性肺膿瘍
	結節性肺結核	硬化性肺結核	喉頭結核
	コクサッキーウイルス気管支炎	滲出性気管支炎	塵肺結核
	先天性結核	粟粒結核	多剤耐性結核
	肺炎球菌性気管支炎	肺炎結核	肺結核・鏡検確認あり
	肺結核・組織学的確認あり	肺結核・培養のみ確認あり	肺結核後遺症
	肺結核腫	肺結核術後	敗血症性気管支炎
	肺門結核	肺門リンパ節結核	播種性結核
	パラインフルエンザウイルス気管支炎	ヒトメタニューモウイルス気管支炎	マイコプラズマ気管支炎
	慢性気管炎	慢性気管気管支炎	慢性気管支漏
	ライノウイルス気管支炎	連鎖球菌気管支炎	老人性気管支炎
△	潜在性結核感染症	陳旧性肺結核	

用法用量　通常成人には1回ブロムヘキシン塩酸塩として4mgを1日3回経口投与する。なお，年齢，症状により適宜増減する。

禁忌　本剤の成分に対し過敏症の既往歴のある患者

フルペン錠4mg：沢井　4mg1錠[5円/錠]，ブロムヘキシン塩酸塩錠4mg「イセイ」：イセイ　4mg1錠[5円/錠]，ブロムヘキシン塩酸塩錠4mg「クニヒロ」：皇漢堂　4mg1錠[5円/錠]，ブロムヘキシン塩酸塩錠4mg「日医工」：日医工　4mg1錠[5円/錠]，ブロムヘキシン塩酸塩シロップ0.08%「イセイ」：イセイ　0.08%1mL[1.3円/mL]，ブロムヘキシン塩酸塩シロップ0.2%「タイヨー」：テバ製薬　0.2%1mL[1.6円/mL]，レベルボン錠4mg：東和　4mg1錠[5円/錠]，レベルボンシロップ0.08%：東和　0.08%1mL[1.3円/mL]

ビタノイリンカプセル25　規格：1カプセル[7.2円/カプセル]
ビタノイリンカプセル50　規格：1カプセル[13.8円/カプセル]
ヒドロキソコバラミン酢酸塩　ピリドキサールリン酸エステル水和物　フルスルチアミン塩酸塩　リボフラビン　武田薬品　317

【効能効果】

(1)本剤に含まれるビタミン類の需要が増大し，食事からの摂取が不十分な際の補給(消耗性疾患，妊産婦，授乳婦など)
(2)下記疾患のうち，本剤に含まれるビタミン類の欠乏又は代謝障害が関与すると推定される場合
①神経痛
②筋肉痛・関節痛
③末梢神経炎・末梢神経麻痺
効果がないのに月余にわたって漫然と使用すべきでない。

【対応標準病名】

◎	関節痛	筋肉痛	神経痛
	ビタミン欠乏症	末梢神経炎	末梢神経障害
○	複合ビタミン欠乏症		
△	MP関節痛	腋窩部痛	外傷性肩不安定症
	下肢関節痛	下肢筋肉痛	下肢神経痛
	下腿関節痛	下腿三頭筋痛	下腿神経炎
	肩関節痛症	偽性股関節痛	胸鎖関節痛
	胸鎖乳突筋痛	胸背部筋肉痛	胸部筋肉痛
	胸腹部筋痛	胸壁神経痛	頚肩部筋肉痛
	頚性頭痛	頚部筋肉痛	頚部神経痛
	頚部痛	肩甲上神経痛	肩甲部筋肉痛
	肩鎖関節痛	肩部筋痛	後頭下神経痛
	後頭神経痛	後頭部神経痛	項背部筋痛
	項部筋肉痛	項部神経痛	項部痛
	股関節痛	趾関節痛	四肢神経痛
	膝窩部痛	膝関節痛	手関節痛
	手指関節痛	手指神経炎	上肢筋肉痛
	上肢神経痛	上腕筋肉痛	上腕三頭筋痛
	上腕神経痛	上腕二頭筋痛	神経炎
	スルーダー神経痛	脊椎関節痛	仙腸関節痛
	前腕筋肉痛	前腕神経痛	僧帽筋痛
	足関節痛	側頭部神経痛	大腿筋痛
	大腿神経痛	多発性関節痛	多発性筋肉痛
	多発性神経炎	多発性神経痛	多発ニューロパチー
	肘関節痛	中指関節痛	殿部筋肉痛
	頭部筋肉痛	頭部神経痛	特発性神経痛
	背部筋肉痛	背部神経痛	反復性多発性神経炎
	腓腹筋痛	腹壁筋痛	腹壁神経痛
	母指MP関節痛	母趾関節痛	慢性神経痛
	腰筋痛症	腰背筋痛症	腰皮神経痛
	肋間筋肉痛	肋間神経痛	

用法用量

〔ビタノイリンカプセル25〕：通常成人1日1～4カプセルを経口投与する。なお，年齢，症状により適宜増減する。
〔ビタノイリンカプセル50〕：通常成人1日1～2カプセルを経口投与する。なお，年齢，症状により適宜増減する。

アリチア配合錠：マイラン製薬　1錠[5.6円/錠]，ジアイナミックスカプセル：鶴原　1カプセル[5.4円/カプセル]，シグマビタン配合カプセルB25：東和　1カプセル[5.4円/カプセル]，ダイメジンスリービー配合カプセル25：日医工　1カプセル[5.4円/カプセル]，トリドセラン配合錠：シオノ　1錠[11円/錠]，ノイロビタン配合錠：アステラス　1錠[5.7円/錠]，ビタダン配合錠：メディサ　1錠[9円/錠]，ビタマル配合錠：沢井　1錠[9円/錠]，ビタメジン配合カプセルB25：第一三共　1カプセル[5.6円/カプセル]，ビタメジン配合カプセルB50：第一三共　1カプセル[9.5円/カプセル]，ビタメジン配合散：第一三共　1g[27.1円/g]

ビタミンB$_6$散10%「マルイシ」　規格：10%1g[22.9円/g]
ピリドキシン塩酸塩　丸石　313

アデロキシン散10%を参照(P62)

ビタミンB$_6$錠30mg「F」　規格：30mg1錠[5.6円/錠]
ピリドキシン塩酸塩　富士製薬　313

【効 能 効 果】

(1)ビタミンB$_6$欠乏症の予防および治療(薬物投与によるものを含む。例えば，イソニアジド)
(2)ビタミンB$_6$の需要が増大し，食事からの摂取が不十分な際の補給(消耗性疾患，妊産婦，授乳婦等)
(3)ビタミンB$_6$依存症(ビタミンB$_6$反応性貧血等)
(4)下記疾患のうち，ビタミンB$_6$の欠乏または代謝障害が関与すると推定される場合
①口角炎，口唇炎，舌炎
②急・慢性湿疹，脂漏性湿疹，接触皮膚炎
③末梢神経炎
④放射線障害(宿酔)
ただし，(4)の効能効果に対して，効果がないのに月余にわたって漫然と使用すべきでない。

【対応標準病名】

◎	急性湿疹	口角炎	口唇炎
	脂漏性皮膚炎	舌炎	接触皮膚炎
	ビタミンB6欠乏症	ピリドキシン欠乏症	ピリドキシン反応性貧血
	放射線宿酔	末梢神経炎	慢性湿疹
○	異汗性湿疹	貨幣状湿疹	汗疱性湿疹
	口唇色素沈着症	ゴバラン症候群	主婦湿疹
	職業性皮膚炎	脂漏性乳児皮膚炎	新生児皮脂漏
	多発性神経炎	多発ニューロパチー	冬期湿疹
	頭部脂漏	妊娠湿疹	妊婦性皮膚炎
	反復性多発性神経炎	ビタミンB群欠乏症	末梢神経障害
△	悪液質アフタ	足湿疹	アルコール性多発ニューロパチー
	アレルギー性接触皮膚炎	陰のう湿疹	会陰部肛囲湿疹
	腋窩湿疹	外陰部皮膚炎	カタル性舌炎
	環状鉄芽球を伴う不応性貧血	顔面急性皮膚炎	丘疹状湿疹
	亀裂性湿疹	形質細胞性口唇炎	頚部皮膚炎
	口角口唇炎	口角びらん	硬化性舌炎
	溝状舌	口唇潰瘍	口唇粘液のう胞
	口唇びらん	口唇部膿瘍	口唇麻痺
	口唇瘻	紅斑性湿疹	肛門湿疹
	自家感作性皮膚炎	湿疹	湿疹様発疹
	手指湿疹	小児食事性貧血	食事性貧血
	神経炎	人工肛門部皮膚炎	新生児皮膚炎
	唇裂術後	水疱性口唇炎	正球性正色素性貧血
	赤色湿疹	舌潰瘍	赤血球造血刺激因子製剤低反応性貧血
	接触性口唇炎	舌切除後遺症	舌乳頭炎
	舌膿瘍	舌びらん	全身湿疹
	腺性口唇炎	多発性神経障害	中毒性ニューロパチー
	手湿疹	鉄芽球性貧血	頭部湿疹
	肉芽腫性口唇炎	乳房皮膚炎	剥離性口唇炎
	鼻背部湿疹	鼻前庭部湿疹	ビタミン欠乏性貧血
	皮膚炎	表在性舌炎	貧血
	フォアダイス病	扁平湿疹	慢性舌炎
	慢性表在性舌炎	慢性貧血	メラー舌炎
	薬物性接触性皮膚炎	薬物誘発性多発ニューロパチー	落屑性湿疹
	リガ・フェーデ病	鱗状湿疹	

用法用量　ピリドキシン塩酸塩として，通常成人1日10～100mgを経口投与する。なお，年齢，症状により適宜増減する。きわめてまれであるが，依存症の場合には，より大量を用いる必要のある場合もある。

用法用量に関連する使用上の注意　依存症に大量を用いる必要のある場合は観察を十分に行いながら投与すること。特に新生児，乳幼児への投与は少量から徐々に増量し，症状に適合した投与量に到達させること。

ヒダントールD配合錠　規格：1錠[6円/錠]
ヒダントールE配合錠　規格：1錠[5.7円/錠]
ヒダントールF配合錠　規格：1錠[5.8円/錠]
フェニトイン　フェノバルビタール　藤永　113

【効 能 効 果】

てんかんのけいれん発作：強直間代発作(全般けいれん発作，大発作)，焦点発作(ジャクソン型発作を含む)
自律神経発作，精神運動発作

【対応標準病名】

◎	強直間代発作	痙攣発作	ジャクソンてんかん
	焦点性てんかん	自律神経発作	精神運動発作
	てんかん	てんかん大発作	
○	間代性痙攣	強直性痙攣	痙攣重積発作
	後天性てんかん	術後てんかん	全身痙攣
	全身痙攣発作	前頭葉てんかん	遅発性てんかん
	てんかん合併妊娠	てんかん小発作	てんかん性自動症
	てんかん単純部分発作	てんかん複雑部分発作	てんかん様発作
	乳児重症ミオクロニーてんかん	脳炎後てんかん	部分てんかん
△	亜急性錯乱状態	アトニー性非特異性てんかん発作	アブサンス
	アルコールてんかん	一過性痙攣発作	ウンベルリヒトてんかん
	解離性運動障害	解離性感覚障害	解離性痙攣
	解離性健忘	解離性昏迷	解離性障害
	解離性遁走	家族性痙攣	カタレプシー
	ガンサー症候群	急性精神錯乱	局所性痙攣
	局所性てんかん	痙攣	光原性てんかん
	持続性部分てんかん	疾病逃避	失立
	若年性アブサンスてんかん	若年性ミオクローヌスてんかん	症候性痙攣発作
	症候性早期ミオクローヌス性脳症	症候性てんかん	焦点性知覚性発作
	小児期アブサンスてんかん	小児痙攣性疾患	自律神経てんかん
	心因性昏迷	心因性錯乱	心因性失声
	心因性振戦	心因性難聴	心因性もうろう状態
	心因発作	神経性眼精疲労	進行性ミオクローヌスてんかん
	睡眠喪失てんかん	ストレスてんかん	側頭葉てんかん
	体知覚性発作	多重パーソナリティ障害	聴覚性発作
	聴覚反射てんかん	定型欠神発作	テタニー様発作
	点頭てんかん	泣き入りひきつけ	難治性てんかん
	乳児痙攣	乳児点頭痙攣	熱性痙攣
	ノロウイルス性胃腸炎に伴う痙攣	拝礼発作	反応性錯乱
	反応性てんかん	非アルコール性亜急性錯乱状態	ひきつけ
	ヒステリー性運動失調症	ヒステリー性失声症	ヒステリー性てんかん
	ヒステリー反応	ヒプサルスミア	腹部てんかん
	憤怒痙攣	片側痙攣片麻痺てんかん症候群	ミオクローヌスてんかん
	無熱性痙攣	モーア症候群	薬物てんかん
	幼児痙攣	ラフォラ疾患	良性新生児痙攣
	良性乳児ミオクローヌスてんかん	レノックス・ガストー症候群	ロタウイルス性胃腸炎に伴う痙攣

用法用量　通常成人1日6～12錠を分割経口投与する。なお，年齢，症状により適宜増減する。

用法用量に関連する使用上の注意 眼振，構音障害，運動失調，眼筋麻痺等の症状はフェニトインの過量投与の徴候であることが多いので，このような症状があらわれた場合には，至適有効量まで徐々に減量すること。用量調整をより適切に行うためには，フェニトインの血中濃度測定を行うことが望ましい。

禁忌

(1)本剤の成分，ヒダントイン系化合物又はバルビツール酸系化合物に対して過敏症の患者
(2)重篤な心障害のある患者
(3)重篤な肝障害，腎障害のある患者
(4)重篤な肺障害のある患者
(5)急性間欠性ポルフィリン症の患者
(6)ボリコナゾール，タダラフィル(アドシルカ)，リルピビリンを投与中の患者

併用禁忌

薬剤名等	臨床症状・措置方法	機序・危険因子
ボリコナゾール(ブイフェンド)	(1)フェニトインの血中濃度が上昇することがある。(2)ボリコナゾールの代謝が促進され，血中濃度が低下することがある。	(1)ボリコナゾールが肝代謝を抑制する。(2)フェニトイン，フェノバルビタールの肝薬物代謝酵素(CYP3A4)誘導作用による。
タダラフィル(アドシルカ)リルピビリン(エジュラント)	これらの薬剤の代謝が促進され，血中濃度が低下することがある。	フェニトイン，フェノバルビタールの肝薬物代謝酵素(CYP3A4)誘導作用による。

ビットサン

規格：1g[6.2円/g]

ゲンチアナ ジアスターゼ 炭酸水素ナトリウム 本草 233

【効 能 効 果】

下記消化器症状の改善
食欲不振，胃部不快感，胃もたれ，嘔気・嘔吐

【対応標準病名】

◎	嘔気	嘔吐症	食欲不振
○	悪心	反復性嘔吐	
△	アセトン血性嘔吐症	異常体重減少	化学療法に伴う嘔吐症
	経口摂取困難	習慣性嘔吐	食後悪心
	体重減少	胆汁性嘔吐	中枢性嘔吐症
	特発性嘔吐症	脳性嘔吐	反芻
	糞便性嘔吐	やせ	

用法用量 通常成人1回1.2～1.4gを1日3回食後経口投与する。
なお，年齢，症状により適宜増減する。

禁忌 ナトリウム摂取の制限を必要とする患者

重散：三恵薬品[6.2円/g]

ヒデルギン錠2mg

規格：2mg1錠[21.9円/錠]

ヒデルギン舌下錠1mg

規格：1mg1錠[12.9円/錠]

ジヒドロエルゴトキシンメシル酸塩 ノバルティス 219

【効 能 効 果】

下記に伴う随伴症状
頭部外傷後遺症
高血圧症(本剤の降圧作用はゆるやかであるので，高血圧症に用いるのは以下の場合に限る)
(1)高年齢の患者に用いる場合
(2)利尿降圧剤投与により十分な降圧作用が得られない患者に併用する場合
下記に伴う末梢循環障害
ビュルガー病，閉塞性動脈硬化症，動脈塞栓・血栓症，レイノー病及びレイノー症候群，肢端紫藍症，凍瘡・凍傷，間欠性跛行

【対応標準病名】

◎	間欠性跛行	高血圧症	肢端チアノーゼ
	凍傷	凍瘡	頭部外傷後遺症
	動脈血栓症	動脈塞栓症	バージャー病
	閉塞性血栓血管炎	閉塞性動脈硬化症	本態性高血圧症
	末梢循環障害	レイノー症候群	レイノー病
○	下肢血行障害	下肢末梢循環障害	結節状石灰化大動脈狭窄症
	高血圧性腎疾患	ゴールドブラット腎	腎動脈アテローム硬化症
	腎動脈狭窄症	成人型大動脈縮窄症	石灰沈着性大動脈狭窄症
	大動脈アテローム硬化症	大動脈硬化症	大動脈石灰化症
	動脈硬化性間欠性跛行	動脈攣縮	末梢性血管攣縮
	レイノー現象		
△	HELLP症候群	悪性高血圧症	足凍傷
	アテローム動脈硬化症	腕の表在性凍傷	腋窩動脈血栓症
	外傷性頚部症候群	外傷性てんかん	外傷早期てんかん
	下肢急性動脈閉塞症	下肢閉塞性動脈硬化症	下肢慢性動脈閉塞症
	褐色細胞腫	褐色細胞腫性高血圧症	肝動脈血栓症
	肝動脈塞栓症	顔面骨骨折後遺症	顔面凍傷
	境界型高血圧症	クロム親和性細胞腫	軽症妊娠高血圧症候群
	頚部の表在性凍傷	血管運動性肢端感覚異常症	血栓塞栓症
	高血圧性脳内出血	高血圧切迫症	硬膜下血腫術後後遺症
	高レニン性高血圧症	鼓膜外傷後遺症	コレステロール塞栓症
	混合型妊娠高血圧症候群	細動脈硬化症	ざんごう足
	産後高血圧症	四肢末梢循環障害	肢端紅痛症
	趾端循環障害	肢端知覚異常	若年高血圧症
	若年性境界型高血圧症	収縮期高血圧症	重症虚血肢
	重症妊娠高血圧症候群	手背凍傷	純粋型妊娠高血圧症候群
	上肢急性動脈閉塞症	上肢慢性動脈閉塞症	心因性高血圧症
	腎血管性高血圧症	腎実質性高血圧症	腎性高血圧症
	新生児高血圧症	スチール症候群	全身性閉塞性血栓血管炎
	早発型妊娠高血圧症候群	塞栓性梗塞	第1度凍傷
	第2度凍傷	第3度凍傷	第4度凍傷
	体幹凍傷	大腿動脈閉塞症	大動脈血栓症
	大動脈塞栓症	多発性凍傷	多発性表在性凍傷
	遅発型妊娠高血圧症候群	遅発性てんかん	腸骨動脈血栓症
	腸骨動脈塞栓症	低レニン性高血圧症	手凍傷
	頭蓋骨骨折後遺症	頭蓋内損傷後遺症	頭開放創後遺症
	凍死自殺未遂	糖尿病性動脈硬化症	頭部血管損傷後遺症
	頭部挫傷後遺症	頭部打撲後遺症	頭部の表在性凍傷
	動脈硬化症	動脈硬化性壊疽	動脈硬化性閉塞性血管炎
	動脈硬化性網膜症	内分泌性高血圧症	二次性高血圧症
	妊娠高血圧症	妊娠高血圧症候群	妊娠高血圧腎症
	妊娠中一過性高血圧症	脳外傷後遺症	脳挫傷後遺症
	脳神経損傷後遺症	鼻骨陳旧性骨折	表在性凍傷
	副腎性高血圧症	副腎腺腫	副腎のう腫
	副腎皮質のう腫	腹部大動脈血栓症	腹部大動脈塞栓症
	ブルートウ症候群	閉塞性血管炎	閉塞性動脈内膜炎
	末梢循環不全	末梢動脈硬化症	末梢動脈疾患
	末梢動脈塞栓症	慢性動脈閉塞症	むちうち損傷
	メンケベルグ硬化症	良性副腎皮質腫瘍	ルリッシュ症候群
	連鎖球菌症候群		

用法用量 ジヒドロエルゴトキシンメシル酸塩として，通常成人1日0.75～3mgを経口投与又は舌下投与する。
なお，年齢・症状により適宜増減する。

禁忌

(1)本剤の成分又は麦角アルカロイドに対し過敏症の既往歴のある患者
(2)心エコー検査により，心臓弁尖肥厚，心臓弁可動制限及びこれ

らに伴う狭窄等の心臓弁膜の病変が確認された患者及びその既往のある患者

ジヒドロエルゴトキシンメシル酸塩錠1mg「トーワ」：東和　1mg1錠［5.6円/錠］，ジヒドロエルゴトキシンメシル酸塩錠1mg「日医工」：日医工　1mg1錠［5.6円/錠］，ジヒドロエルゴトキシンメシル酸塩錠2mg「トーワ」：東和　2mg1錠［5.8円/錠］，ジヒドロエルゴトキシンメシル酸塩錠2mg「日医工」：日医工　2mg1錠［5.8円/錠］，バソラックス錠1mg：マイラン製薬　1mg1錠［5.6円/錠］，バソラックス錠2mg：マイラン製薬　2mg1錠［5.8円/錠］

ピドキサール錠10mg　規格：10mg1錠［5.6円/錠］
ピドキサール錠20mg　規格：20mg1錠［5.9円/錠］
ピドキサール錠30mg　規格：30mg1錠［10.2円/錠］

ピリドキサールリン酸エステル水和物　中外　313

【効能効果】

(1)下記疾患のうち，ビタミンB_6の欠乏又は代謝障害が関与すると推定される場合
口角炎，口唇炎，舌炎，口内炎，急・慢性湿疹，脂漏性湿疹，接触皮膚炎，アトピー皮膚炎，尋常性痤瘡，末梢神経炎，放射線障害(宿酔)
(2)ビタミンB_6の需要が増大し，食事からの摂取が不十分な際の補給(消耗性疾患，妊産婦，授乳婦等)
(3)ビタミンB_6依存症(ビタミンB_6反応性貧血等)
(4)ビタミンB_6欠乏症の予防及び治療(薬物投与によるものを含む。例えばイソニアジド)

なお，上記適応(効能効果)のうち，「ビタミンB_6の欠乏又は代謝障害が関与すると推定される場合」の疾患に対して，効果がないのに月余にわたって漫然と使用すべきでない。

【対応標準病名】

◎	アトピー性皮膚炎	急性湿疹	口角炎
	口唇炎	口内炎	脂漏性皮膚炎
	尋常性ざ瘡	舌炎	接触皮膚炎
	ビタミンB6欠乏症	ピリドキシン欠乏症	ピリドキシン反応性貧血
	放射線宿酔	末梢神経炎	慢性湿疹
○	アフタ性口内炎	異汗性湿疹	貨幣状湿疹
	汗疱性湿疹	口唇アフタ	口唇色素沈着症
	ゴバラン症候群	孤立性アフタ	再発性アフタ
	脂漏性乳児皮膚炎	新生児皮脂漏	大アフタ
	冬期湿疹	頭部湿疹	頭部脂漏
	妊娠湿疹	妊婦性皮膚炎	ビタミンB群欠乏症
	ベドナーアフタ	末梢神経障害	
△ あ	悪液質アフタ	足湿疹	アトピー性湿疹
	アトピー性神経皮膚炎	アルコール性多発ニューロパチー	アレルギー性口内炎
	アレルギー性接触皮膚炎	胃結核	陰のう湿疹
	ウイルス性口内炎	会陰部肛囲湿疹	腋窩湿疹
	壊死性潰瘍性歯周炎	壊死性潰瘍性歯肉炎	壊疽性口内炎
か	壊疽性歯肉炎	外陰部皮膚炎	潰瘍性口内炎
	顎下部結核	カタル性口内炎	カタル性舌炎
	肝結核	カンジダ性口角びらん	カンジダ性口内炎
	感染性口内炎	乾燥性口内炎	顔面急性皮膚炎
	顔面ざ瘡	顔面尋常性ざ瘡	義歯性口内炎
	偽膜性口内炎	丘疹状湿疹	急性偽膜性カンジダ症
	急性乳児湿疹	胸腺結核	頬粘膜白板症
	亀裂性湿疹	筋肉結核	筋膜結核
	屈曲部湿疹	形質細胞性口唇炎	頚部皮膚炎
	ゲオトリクム性口内炎	結核性貧血	口囲ざ瘡
	口蓋垂結核	口角口唇炎	口角びらん
	硬化性舌炎	口腔カンジダ症	口腔感染症
	口腔結核	口腔紅板症	口腔粘膜結核
	口腔白板症	硬口蓋白板症	甲状腺結核
	口唇潰瘍	口唇カンジダ症	口唇結核
	口唇粘液のう胞	口唇びらん	口唇部膿瘍
	口唇麻痺	口唇瘻	口底白板症
	紅板症	紅斑性湿疹	肛門湿疹
さ	ざ瘡	ざ瘡様発疹	自家感作性皮膚炎
	四肢小児湿疹	湿疹	湿疹様発疹
	歯肉カンジダ症	歯肉白板症	若年性女子表皮剥離性ざ瘡
	集簇性ざ瘡	手指湿疹	出血性口内炎
	主婦湿疹	小児アトピー性湿疹	小児乾燥型湿疹
	小児ざ瘡	小児湿疹	小児食事性貧血
	職業性皮膚炎	食事性貧血	食道結核
	心筋結核	神経炎	人工肛門部皮膚炎
	新生児ざ瘡	新生児皮膚炎	心内膜結核
	心膜結核	唇裂術後	水疱性口唇炎
	水疱性口内炎	水疱性口内炎ウイルス病	ステロイドざ瘡
	正球性正色素性貧血	成人アトピー性皮膚炎	赤色湿疹
	舌潰瘍	舌カンジダ症	赤血球造血刺激因子製剤低反応性貧血
	接触性口唇炎	接触性口内炎	舌乳頭炎
	舌膿瘍	舌白板症	舌びらん
	線維乾酪性心膜炎	全身湿疹	腺性口唇炎
た	粟粒性壊死性ざ瘡	唾液腺結核	多発性口内炎
	多発性神経炎	多発性神経障害	多発ニューロパチー
	胆のう結核	地図状口内炎	中毒性ニューロパチー
	手湿疹	鉄芽球性貧血	痘瘡性ざ瘡
な	内因性湿疹	軟口蓋白板症	難治性口内炎
	肉芽腫性口唇炎	ニコチン性口蓋白色角化症	ニコチン性口内炎
	乳児皮膚炎	乳房皮膚炎	熱帯性ざ瘡
は	膿痂疹性ざ瘡	膿疱性ざ瘡	白色水腫
	剥離性口唇炎	鼻背部湿疹	反復性多発性神経炎
	鼻前庭部湿疹	ビタミン欠乏性貧血	皮膚炎
	びまん性神経皮膚炎	表在性舌炎	貧血
	フォアダイス病	ベニエ痒疹	ヘルペスウイルス性歯肉口内炎
ま	扁平湿疹	放射線性口内炎	慢性舌炎
	慢性乳児湿疹	慢性表在性舌炎	慢性貧血
や	メラー舌炎	面皰	薬物性接触性皮膚炎
ら	薬物誘発性多発ニューロパチー	落屑性湿疹	リガ・フェーデ病
	淋菌性口内炎	鱗状湿疹	

用法用量　ピリドキサールリン酸エステル水和物として，通常，成人1日10～60mgを1～3回に分割経口投与する。
なお，年齢，症状により適宜増減する。
極めてまれであるが，依存症の場合には，より大量を用いる必要のある場合もある。

用法用量に関連する使用上の注意　依存症に大量を用いる必要のある場合は観察を十分に行いながら投与すること。特に新生児，乳幼児への投与は少量から徐々に増量し，症状に適合した投与量に到達させること。

ピリドキサール錠10mg「イセイ」：イセイ　10mg1錠［5.6円/錠］，ピリドキサール錠30mg「イセイ」：イセイ　30mg1錠［5.6円/錠］，リボビックス錠10mg：鶴原　10mg1錠［5.6円/錠］，リボビックス錠20mg：鶴原　20mg1錠［5.6円/錠］，リボビックス錠30mg：鶴原　30mg1錠［5.6円/錠］，リン酸ピリドキサール錠30：小林化工　30mg1錠［5.6円/錠］

ヒ

ヒドロクロロチアジドOD錠12.5mg「トーワ」
規格：12.5mg1錠[5.6円/錠]
ヒドロクロロチアジド錠12.5mg「トーワ」
規格：12.5mg1錠[5.6円/錠]
ヒドロクロロチアジド錠25mg「トーワ」
規格：25mg1錠[5.6円/錠]

ヒドロクロロチアジド　東和　213,214

【効 能 効 果】

高血圧症(本態性，腎性等)，悪性高血圧，心性浮腫(うっ血性心不全)，腎性浮腫，肝性浮腫，月経前緊張症，薬剤(副腎皮質ホルモン，フェニルブタゾン等)による浮腫

【対応標準病名】

◎	悪性高血圧症	うっ血性心不全	肝性浮腫
	月経前症候群	高血圧症	腎性高血圧症
	腎性浮腫	心臓性浮腫	浮腫
	本態性高血圧症		
○	一過性浮腫	右室不全	右心不全
	下肢浮腫	下腿浮腫	褐色細胞腫
	褐色細胞腫性高血圧症	下半身浮腫	下腹部浮腫
	顔面浮腫	急性心不全	境界型高血圧症
	クロム親和性細胞腫	月経前浮腫	月経前片頭痛
	限局性浮腫	高血圧性緊急症	高血圧性腎疾患
	高血圧切迫症	高度浮腫	高レニン性高血圧症
	左室不全	左心不全	四肢浮腫
	若年高血圧症	若年性境界型高血圧症	収縮期高血圧症
	術中異常高血圧症	上肢浮腫	上腕浮腫
	心因性高血圧症	心筋不全	腎血管性高血圧症
	心原性肺水腫	腎実質性高血圧症	心臓性呼吸困難
	心臓喘息	心不全	全身性浮腫
	足部浮腫	中毒性浮腫	低レニン性高血圧症
	特発性浮腫	内分泌性高血圧症	内分泌性浮腫
	二次性高血圧症	副腎性高血圧症	末梢性浮腫
	麻痺側浮腫	慢性うっ血性心不全	慢性心不全
	両心不全		
△	HELLP症候群	軽症妊娠高血圧症候群	月経性歯肉炎
	高血圧性脳内出血	骨盤内うっ血症候群	混合型妊娠高血圧症候群
	産後高血圧症	重症妊娠高血圧症候群	純粋型妊娠高血圧症候群
	新生児高血圧症	早発型妊娠高血圧症候群	遅発型妊娠高血圧症候群
	透析シャント静脈高血圧症	妊娠・分娩・産褥の既存の二次性高血圧症	妊娠・分娩・産褥の既存の本態性高血圧症
	妊娠高血圧症	妊娠高血圧症候群	妊娠高血圧腎症
	妊娠中一過性高血圧症	副腎腺腫	副腎のう腫
	副腎皮質のう腫	良性副腎皮質腫瘍	
※	適応外使用可 原則として，「ヒドロクロロチアジド」を「腎性尿崩症」に対し処方した場合，当該使用事例を審査上認める。		

用法用量　通常，成人にはヒドロクロロチアジドとして1回25～100mgを1日1～2回経口投与する。
なお，年齢，症状により適宜増減する。
ただし，高血圧症に用いる場合には少量から投与を開始して徐々に増量すること。また，悪性高血圧に用いる場合には，通常，他の降圧剤と併用すること。

禁忌
(1)無尿の患者
(2)急性腎不全の患者
(3)体液中のナトリウム・カリウムが明らかに減少している患者
(4)チアジド系薬剤又はその類似化合物(例えばクロルタリドン等のスルフォンアミド誘導体)に対する過敏症の既往歴のある患者

ビビアント錠20mg
規格：20mg1錠[118.6円/錠]

バゼドキシフェン酢酸塩　ファイザー　399

【効 能 効 果】

閉経後骨粗鬆症

【対応標準病名】

◎	閉経後骨粗鬆症		
○	骨粗鬆症	特発性若年性骨粗鬆症	閉経後骨粗鬆症・骨盤部病的骨折あり
	閉経後骨粗鬆症・脊椎病的骨折あり	閉経後骨粗鬆症・前腕病的骨折あり	閉経後骨粗鬆症・大腿部病的骨折あり
	閉経後骨粗鬆症・多発病的骨折あり	閉経後骨粗鬆症・病的骨折あり	
△	眼窩内側壁骨折	眼窩内壁骨折	眼窩吹き抜け骨折
	環椎椎弓骨折	軸椎横突起骨折	軸椎椎弓骨折
	軸椎椎体骨折	篩骨板骨折	歯突起開放骨折
	歯突起骨折	上腕骨滑車骨折	上腕骨近位端病的骨折
	上腕骨骨幹部病的骨折	上腕骨小結節骨折	上腕骨らせん骨折
	人工股関節周囲骨折	人工膝関節周囲骨折	前頭蓋底骨折
	前頭骨線状骨折	側頭骨線状骨折	中頭蓋底骨折
	頭蓋円蓋部線状骨折	剥離骨折	らせん骨折
	裂離骨折		

用法用量　通常，バゼドキシフェンとして，1日1回20mgを経口投与する。

禁忌
(1)深部静脈血栓症，肺塞栓症，網膜静脈血栓症等の静脈血栓塞栓症のある患者又はその既往歴のある患者
(2)長期不動状態(術後回復期，長期安静期等)にある患者
(3)抗リン脂質抗体症候群の患者
(4)妊婦又は妊娠している可能性のある婦人及び授乳婦
(5)本剤の成分に対し過敏症の既往歴のある患者

ビブラマイシン錠50mg
規格：50mg1錠[12.3円/錠]
ビブラマイシン錠100mg
規格：100mg1錠[21.6円/錠]

ドキシサイクリン塩酸塩水和物　ファイザー　615

【効 能 効 果】

〈適応菌種〉ドキシサイクリンに感性のブドウ球菌属，レンサ球菌属，肺炎球菌，淋菌，炭疽菌，大腸菌，赤痢菌，肺炎桿菌，ペスト菌，コレラ菌，ブルセラ属，Q熱リケッチア(コクシエラ・ブルネティ)，クラミジア属
〈適応症〉表在性皮膚感染症，深在性皮膚感染症，リンパ管・リンパ節炎，慢性膿皮症，外傷・熱傷及び手術創等の二次感染，乳腺炎，骨髄炎，咽頭・喉頭炎，扁桃炎，急性気管支炎，肺炎，慢性呼吸器病変の二次感染，膀胱炎，腎盂腎炎，前立腺炎(急性症，慢性症)，尿道炎，淋菌感染症，感染性腸炎，コレラ，子宮内感染，子宮付属器炎，眼瞼膿瘍，涙嚢炎，麦粒腫，角膜炎(角膜潰瘍を含む)，中耳炎，副鼻腔炎，歯冠周囲炎，化膿性唾液腺炎，猩紅熱，炭疽，ブルセラ症，ペスト，Q熱，オウム病

【対応標準病名】

◎	Q熱	咽頭炎	咽頭喉頭炎
	オウム病	外傷	角膜炎
	角膜潰瘍	化膿性唾液腺炎	感染性腸炎
	急性気管支炎	急性細菌性前立腺炎	喉頭炎
	骨髄炎	コレラ	挫創
	歯冠周囲炎	子宮内感染症	子宮付属器炎
	術後創部感染	猩紅熱	腎盂腎炎
	前立腺炎	創傷	創傷感染症
	炭疽	中耳炎	乳腺炎
	尿道炎	熱傷	肺炎
	麦粒腫	皮膚感染症	副鼻腔炎
	ブルセラ症	ペスト	扁桃炎
	膀胱炎	慢性前立腺炎	慢性膿皮症

ヒ

リンパ管炎	リンパ節炎	淋病
涙のう炎	裂傷	裂創

○
あ

MRSA膀胱炎	S状結腸炎	亜急性気管支炎
亜急性骨髄炎	亜急性リンパ管炎	亜急性涙のう炎
アジアコレラ	足開放創	足挫創
足切創	足第1度熱傷	足第2度熱傷
足第3度熱傷	足熱傷	圧挫傷
圧挫創	アルカリ腐蝕	アレルギー性角膜炎
アレルギー性膀胱炎	アンギナ	異型猩紅熱
胃腸炎	胃腸管熱傷	胃腸炭疽
胃熱傷	陰茎開放創	陰茎挫創
陰茎折症	陰茎第1度熱傷	陰茎第2度熱傷
陰茎第3度熱傷	陰茎熱傷	陰茎裂創
咽頭気管炎	咽頭チフス	咽頭痛
咽頭熱傷	咽頭扁桃炎	陰のう開放創
陰のう第1度熱傷	陰のう第2度熱傷	陰のう第3度熱傷
陰のう熱傷	陰のう裂創	陰部切創
インフルエンザ菌気管支炎	インフルエンザ菌喉頭炎	インフルエンザ菌性咽頭炎
インフルエンザ菌性喉頭気管炎	栄養障害性角膜炎	会陰第1度熱傷
会陰第2度熱傷	会陰第3度熱傷	会陰熱傷
会陰部化膿創	会陰裂傷	腋窩第1度熱傷
腋窩第2度熱傷	腋窩第3度熱傷	腋窩熱傷
壊疽性咽頭炎	エルトールコレラ	炎症性腸疾患

か

オウム病肺炎	汚染擦過創	外陰開放創
外陰第1度熱傷	外陰第2度熱傷	外陰第3度熱傷
外陰熱傷	外陰部挫創	外陰部切創
外陰部裂傷	外耳部外傷性皮下異物	外耳部挫傷
外耳部擦過創	外耳部切創	外耳部虫刺傷
外傷性角膜炎	外傷性角膜潰瘍	外傷性切断
外傷性穿孔性中耳炎	外傷性中耳炎	外傷性乳び胸
外傷性脳圧迫・頭蓋内に達する開放創合併あり	回腸炎	外麦粒腫
開放骨折	開放性外傷性脳圧迫	開放性陥没骨折
開放性胸膜損傷	開放性大腿骨骨髄炎	開放性脱臼骨折
開放性脳挫創	開放性脳損傷髄膜炎	開放性脳底部挫傷
開放性びまん性脳損傷	開放性粉砕骨折	潰瘍性咽頭炎
潰瘍性歯肉炎	潰瘍性膀胱炎	下咽頭炎
下咽頭熱傷	化学外傷	下顎骨骨髄炎
下顎挫傷	下顎擦過創	下顎切創
下顎熱傷	下顎部挫傷	下顎部第1度熱傷
下顎部第2度熱傷	下顎部第3度熱傷	下顎部皮膚欠損創
踵裂創	下眼瞼蜂巣炎	顎下腺炎
顎下腺管炎	顎下腺膿瘍	顎関節部挫傷
顎関節部擦過創	顎関節部切創	角結膜炎
角結膜びらん	角結膜腐蝕	顎骨骨髄炎
顎部挫傷	角膜アルカリ化学熱傷	角膜酸化学熱傷
角膜酸性熱傷	角膜上皮びらん	角膜穿孔
角膜中心潰瘍	角膜内皮炎	角膜熱傷
角膜膿瘍	角膜パンヌス	角膜びらん
角膜腐蝕	下肢第1度熱傷	下肢第2度熱傷
下肢第3度熱傷	下肢熱傷	下腿汚染創
下腿開放創	下腿骨骨髄炎	下腿骨慢性骨髄炎
下腿挫創	下腿切創	下腿足部熱傷
下腿熱傷	下腿皮膚欠損創	下腿複雑骨折後骨髄炎
下腿部第1度熱傷	下腿部第2度熱傷	下腿部第3度熱傷
下腿裂創	カタル性胃腸炎	カタル性咽頭炎
カタル性角膜潰瘍	化膿性角膜炎	化膿性喉頭炎
化膿性骨髄炎	化膿性耳下腺炎	化膿性歯周炎
化膿性歯肉炎	化膿性中耳炎	化膿性乳腺炎
化膿性副鼻腔炎	下半身第1度熱傷	下半身第2度熱傷
下半身第3度熱傷	下半身熱傷	下腹部第1度熱傷
下腹部第2度熱傷	下腹部第3度熱傷	貨幣状角膜炎
眼化学熱傷	眼窩骨髄炎	眼球熱傷
眼瞼外傷性皮下異物	眼瞼化学熱傷	眼瞼擦過創
眼瞼切創	眼瞼第1度熱傷	眼瞼第2度熱傷
眼瞼第3度熱傷	眼瞼虫刺傷	眼瞼熱傷
眼瞼蜂巣炎	環指圧挫傷	環指骨髄炎
環指挫傷	環指挫創	環指切創
間質性膀胱炎	環指剥皮創	環指皮膚欠損創
眼周囲化学熱傷	眼周囲第1度熱傷	眼周囲第2度熱傷
眼周囲第3度熱傷	眼周囲部外傷性皮下異物	眼周囲部擦過創
眼周囲部切創	眼周囲部虫刺傷	乾性角結膜炎
乾性角膜炎	関節血腫	関節挫傷
感染性胃腸炎	感染性咽頭炎	感染性角膜炎
感染性角膜潰瘍	感染性下痢症	感染性喉頭気管炎
感染性大腸炎	貫通性挫滅創	眼熱傷
眼部外傷性皮下異物	眼部擦過創	眼部切創
眼部虫刺傷	感冒性胃腸炎	感冒性大腸炎
感冒性腸炎	顔面汚染創	顔面挫傷
顔面擦過創	顔面切創	顔面損傷
顔面第1度熱傷	顔面第2度熱傷	顔面第3度熱傷
顔面多発挫傷	顔面多発擦過創	顔面多発切創
顔面多発虫刺傷	顔面熱傷	顔面皮膚欠損創
気管支肺炎	気管支ペスト	気管熱傷
気腫性腎盂腎炎	偽猩紅熱	偽性コレラ
気道熱傷	偽膜性咽頭炎	偽膜性喉頭炎
偽膜性扁桃炎	急性アデノイド咽頭炎	急性アデノイド扁桃炎
急性胃腸炎	急性咽頭炎	急性咽頭喉頭炎
急性咽頭扁桃炎	急性壊疽性喉頭炎	急性壊疽性扁桃炎
急性潰瘍性喉頭炎	急性潰瘍性扁桃炎	急性角結膜炎
急性顎骨骨髄炎	急性角膜炎	急性化膿性咽頭炎
急性化膿性顎下腺炎	急性化膿性脛骨骨髄炎	急性化膿性骨髄炎
急性化膿性耳下腺炎	急性化膿性歯根膜炎	急性化膿性中耳炎
急性化膿性扁桃炎	急性気管気管支炎	急性脛骨骨髄炎
急性血行性骨髄炎	急性喉頭炎	急性喉頭気管炎
急性喉頭気管気管支炎	急性骨髄炎	急性耳下腺炎
急性歯冠周囲炎	急性歯周炎	急性歯肉炎
急性出血性膀胱炎	急性声帯炎	急性声門下喉頭炎
急性腺窩性扁桃炎	急性大腸炎	急性単純性根尖性歯周炎
急性単純性膀胱炎	急性中耳炎	急性腸炎
急性乳腺炎	急性尿道炎	急性肺炎
急性反復性気管支炎	急性浮腫性喉頭炎	急性付属器炎
急性扁桃炎	急性膀胱炎	急性卵管炎
急性卵巣炎	急性淋菌性尿道炎	急性涙のう炎
急速進行性歯周炎	キュットネル腫瘍	胸腔熱傷
胸骨骨髄炎	胸椎骨髄炎	頬粘膜咬傷
頬粘膜咬創	胸部汚染創	胸部外傷
頬部挫傷	胸部挫創	頬部擦過創
胸部上腕熱傷	胸部切創	頬部切創
胸部損傷	胸部第1度熱傷	頬部第1度熱傷
胸部第2度熱傷	頬部第2度熱傷	胸部第3度熱傷
頬部第3度熱傷	胸部熱傷	胸部皮膚欠損創
頬部皮膚欠損創	胸壁開放創	胸壁刺創
胸膜損傷・胸腔に達する開放創合併あり	胸膜裂創	距骨骨髄炎
巨大フリクテン	躯幹薬傷	グラデニーゴ症候群
クループ性気管支炎	頸管破裂	脛骨顆部割創
脛骨骨髄炎	脛骨骨膜炎	脛骨乳児骨髄炎
脛骨慢性化膿性骨髄炎	脛骨慢性骨髄炎	軽症腺ペスト
頸椎骨髄炎	頸部開放創	頸部挫創
頸部切創	頸部第1度熱傷	頸部第2度熱傷
頸部第3度熱傷	頸部熱傷	頸部膿疱
頸部皮膚欠損創	血管性パンヌス	血行性脛骨骨髄炎
血行性骨髄炎	血行性大腿骨骨髄炎	血腫
結節性眼炎	結節性結膜炎	結膜熱傷

結膜のうアルカリ化学熱傷	結膜のう酸化学熱傷	結膜腐蝕
下痢症	嫌気性骨髄炎	限局型若年性歯周炎
肩甲間部第1度熱傷	肩甲間部第2度熱傷	肩甲間部第3度熱傷
肩甲間部熱傷	肩甲骨周囲炎	肩甲部第1度熱傷
肩甲部第2度熱傷	肩甲部第3度熱傷	肩甲部熱傷
原発性肺ペスト	肩部第1度熱傷	肩部第2度熱傷
肩部第3度熱傷	高エネルギー外傷	口蓋挫傷
硬化性角膜炎	硬化性骨髄炎	口腔外傷性異物
口腔挫傷	口腔擦過創	口腔上顎洞瘻
口腔切創	口腔第1度熱傷	口腔第2度熱傷
口腔第3度熱傷	口腔熱傷	口腔粘膜咬傷
紅色陰癬	口唇外傷性皮下異物	口唇咬傷
口唇挫傷	口唇擦過創	口唇切創
口唇第1度熱傷	口唇第2度熱傷	口唇第3度熱傷
口唇虫刺傷	口唇熱傷	光線眼症
喉頭外傷	喉頭周囲炎	喉頭損傷
喉頭熱傷	後頭部割創	後頭部挫傷
後頭部挫創	後頭部切創	後頭部裂創
広汎型若年性歯周炎	肛門第1度熱傷	肛門第2度熱傷
肛門第3度熱傷	肛門熱傷	肛門淋菌感染
肛門裂創	コーガン症候群	鼓室内水腫
骨炎	骨顆炎	骨幹炎
骨周囲炎	骨髄炎後遺症	骨髄肉芽腫
骨盤化膿性骨髄炎	骨盤部裂創	骨膜炎
骨膜下膿瘍	骨膜骨髄炎	骨膜のう炎
根側歯周膿瘍	昆虫咬創	昆虫刺傷
細菌性骨髄炎	細菌性膀胱炎	臍周囲炎
再発性中耳炎	再発性尿道炎	採皮創
坐骨骨炎	挫傷	擦過創
擦過皮下血腫	挫滅傷	挫滅創
散在性表層角膜炎	蚕蝕性角膜潰瘍	酸腐蝕
耳介外傷性皮下異物	耳介挫傷	耳介擦過創
耳介切創	紫外線角結膜炎	紫外線角膜炎
耳介虫刺傷	耳介部第1度熱傷	耳介部第2度熱傷
耳介部第3度熱傷	趾開放創	耳下腺炎
耳下腺管炎	耳下腺膿瘍	趾化膿創
歯冠周囲膿瘍	趾間切創	子宮頚管裂傷
子宮頚部環状剥離	子宮熱傷	指骨炎
趾骨炎	指骨髄炎	趾骨髄炎
篩骨洞炎	歯根膜下膿瘍	趾挫創
示指MP関節挫傷	示指PIP開放創	示指割創
示指化膿創	四肢挫傷	示指挫傷
示指挫創	示指刺創	示指切創
四肢第1度熱傷	四肢第2度熱傷	四肢第3度熱傷
四肢熱傷	示指皮膚欠損創	歯周炎
歯周膿瘍	思春期性歯肉炎	糸状角膜炎
歯性上顎洞炎	歯性副鼻腔炎	趾第1度熱傷
趾第2度熱傷	趾第3度熱傷	膝蓋骨化膿性骨髄炎
膝蓋骨骨髄炎	膝蓋部挫創	膝下部挫創
膝窩部銃創	膝関節部挫創	実質性角膜炎
湿疹性パンヌス	膝部開放創	膝部割創
膝部咬創	膝部挫創	膝部切創
膝部第1度熱傷	膝部第2度熱傷	膝部第3度熱傷
膝部裂創	歯肉炎	歯肉挫傷
歯肉膿瘍	趾熱傷	若年性歯周炎
尺骨遠位部骨髄炎	手圧挫傷	習慣性アンギナ
習慣性扁桃炎	銃自殺未遂	手関節挫滅傷
手関節挫滅創	手関節部切創	手関節部第1度熱傷
手関節部第2度熱傷	手関節部第3度熱傷	手関節部裂創
手指圧挫傷	手指汚染創	手指開放創
手指咬創	種子骨炎	種子骨開放骨折
手指挫傷	手指挫創	手指挫滅傷
手指挫滅創	手指刺創	手指切創
手指第1度熱傷	手指第2度熱傷	手指第3度熱傷

手指端熱傷	手指熱傷	手指剥皮創
手指皮膚欠損創	手術創部膿瘍	手術創離開
手掌第1度熱傷	手掌第2度熱傷	手掌第3度熱傷
手掌熱傷	手掌皮膚欠損創	出血性角膜炎
出血性大腸炎	出血性中耳炎	出血性腸炎
出血性膀胱炎	術後横隔膜下膿瘍	術後骨髄炎
術後腎盂腎炎	術後性耳下腺炎	術後性中耳炎
術後性慢性中耳炎	術後膿瘍	術後腹腔内膿瘍
術後腹壁膿瘍	手背第1度熱傷	手背第2度熱傷
手背第3度熱傷	手背熱傷	手背皮膚欠損創
手部汚染創	上咽頭炎	上顎骨骨髄炎
上顎挫傷	上顎擦過創	上顎切創
上顎洞炎	上眼瞼蜂巣炎	上口唇挫傷
上行性腎盂腎炎	猩紅熱性心筋炎	猩紅熱性中耳炎
上鼓室化膿症	踵骨炎	踵骨骨髄炎
踵骨部挫滅創	小指咬創	小指挫傷
小指挫創	小指切創	上肢第1度熱傷
上肢第2度熱傷	上肢第3度熱傷	上肢熱傷
小指皮膚欠損創	焼身自殺未遂	上唇小帯裂創
小唾液腺炎	小児肺炎	小児副鼻腔炎
小膿疱性皮膚炎	上半身第1度熱傷	上半身第2度熱傷
上半身第3度熱傷	上半身熱傷	踵部第1度熱傷
踵部第2度熱傷	踵部第3度熱傷	上腕汚染創
上腕貫通銃創	上腕骨骨髄炎	上腕挫創
上腕第1度熱傷	上腕第2度熱傷	上腕第3度熱傷
上腕熱傷	上腕皮膚欠損創	上腕部開放創
食道熱傷	処女膜裂傷	真菌性角膜潰瘍
神経栄養性角結膜炎	進行性角膜潰瘍	滲出性気管支炎
浸潤性表層角膜炎	真性コレラ	新生児上顎骨骨髄炎
新生児中耳炎	新生児膿漏眼	深層角膜炎
水疱性中耳炎	星状角膜炎	精巣開放創
精巣熱傷	精巣破裂	ゼーミッシュ潰瘍
石化性角膜炎	脊椎骨髄炎	舌下腺炎
舌下腺膿瘍	雪眼炎	舌咬傷
切創	舌熱傷	舌扁桃炎
前額部外傷性皮下異物	前額部擦過創	前額部切創
前額部第1度熱傷	前額部第2度熱傷	前額部第3度熱傷
前額部虫刺傷	前額部虫刺症	前額部皮膚欠損創
腺窩性アンギナ	前胸部挫創	前胸部第1度熱傷
前胸部第2度熱傷	前胸部第3度熱傷	前胸部熱傷
穿孔性角膜潰瘍	穿孔性中耳炎	仙骨部挫創
仙骨部皮膚欠損創	前思春期性歯周炎	線状角膜炎
全身挫傷	全身擦過創	全身第1度熱傷
全身第2度熱傷	全身第3度熱傷	全身熱傷
前頭洞炎	前頭部割創	前頭部挫傷
前頭部挫創	前頭部切創	前頭部皮膚欠損創
腺病性パンヌス	腺ペスト	前房蓄膿性角膜炎
前立腺膿瘍	前腕汚染創	前腕開放創
前腕咬創	前腕骨髄炎	前腕挫創
前腕刺創	前腕手部熱傷	前腕切創
前腕第1度熱傷	前腕第2度熱傷	前腕第3度熱傷
前腕熱傷	前腕皮膚欠損創	前腕裂創
爪下挫滅傷	爪下挫滅創	早期発症型歯周炎
増殖性化膿性口内炎	増殖性骨膜炎	増殖性歯肉炎
掻創	創部膿瘍	足関節第1度熱傷
足関節第2度熱傷	足関節第3度熱傷	足関節内果部挫創
足関節熱傷	足関節部挫創	側胸部第1度熱傷
側胸部第2度熱傷	側胸部第3度熱傷	足底熱傷
足底部咬創	足底部刺創	足底部第1度熱傷
足底部第2度熱傷	足底部第3度熱傷	足底部皮膚欠損創
側頭部割創	側頭部挫創	側頭部切創
足背部挫創	足背部切創	足背部第1度熱傷
足背部第2度熱傷	足背部第3度熱傷	続発性肺ペスト
足部汚染創	側腹部咬創	側腹部挫創

	側腹部第1度熱傷	側腹部第2度熱傷	側腹部第3度熱傷
	側腹壁開放創	足部骨髄炎	足部皮膚欠損創
	足部裂創	鼡径部開放創	鼡径部切創
	鼡径部第1度熱傷	鼡径部第2度熱傷	鼡径部第3度熱傷
た	鼡径部熱傷	損傷	第1度熱傷
	第1度腐蝕	第2度熱傷	第2度腐蝕
	第3度熱傷	第3度腐蝕	第4度熱傷
	第5趾皮膚欠損創	体幹第1度熱傷	体幹第2度熱傷
	体幹第3度熱傷	体幹熱傷	大腿汚染創
	大腿骨骨髄炎	大腿骨膿瘍	大腿骨膜炎
	大腿骨慢性化膿性骨髄炎	大腿骨慢性骨髄炎	大腿熱傷
	大腿皮膚欠損創	大腿部第1度熱傷	大腿部第2度熱傷
	大腿部第3度熱傷	大腸炎	体表面積10%未満の熱傷
	体表面積10－19%の熱傷	体表面積20－29%の熱傷	体表面積30－39%の熱傷
	体表面積40－49%の熱傷	体表面積50－59%の熱傷	体表面積60－69%の熱傷
	体表面積70－79%の熱傷	体表面積80－89%の熱傷	体表面積90%以上の熱傷
	大葉性肺炎	唾液腺炎	唾液腺管炎
	唾液腺膿瘍	多発性外傷	多発性開放創
	多発性咬創	多発性昆虫咬創	多発性挫傷
	多発性擦過創	多発性切創	多発性穿刺創
	多発性第1度熱傷	多発性第2度熱傷	多発性第3度熱傷
	多発性熱傷	多発性膿疱症	多発性表在損傷
	多発性裂創	打撲擦過創	単純性角膜潰瘍
	単純性歯周炎	単純性歯肉炎	単純性中耳炎
	炭疽髄膜炎	炭疽敗血症	恥骨骨炎
	恥骨骨膜炎	智歯周囲炎	地中海熱
	腟開放創	腟熱傷	腟壁縫合不全
	腟裂傷	肘関節挫創	肘関節部開放創
	肘関節慢性骨髄炎	中耳炎性顔面神経麻痺	中指咬創
	中指挫傷	中指挫創	中指刺創
	中指切創	中指皮膚欠損創	中手骨膿瘍
	虫垂炎術後残膿瘍	肘部挫創	肘部切創
	肘部第1度熱傷	肘部第2度熱傷	肘部第3度熱傷
	肘部皮膚欠損創	腸炎	腸カタル
	腸間膜リンパ節炎	蝶形骨洞炎	腸骨骨髄炎
	直腸淋菌感染	沈下性肺炎	陳旧性中耳炎
	手開放創	手咬創	手挫創
	手刺創	手切創	手第1度熱傷
	手第2度熱傷	手第3度熱傷	手熱傷
	殿部開放創	殿部咬創	殿部刺創
	殿部切創	殿部第1度熱傷	殿部第2度熱傷
	殿部第3度熱傷	殿部熱傷	殿部皮膚欠損創
	殿部裂創	頭蓋骨骨髄炎	橈骨骨髄炎
	頭頂部挫傷	頭頂部挫創	頭頂部擦過創
	頭頂部切創	頭頂部裂創	頭皮開放創
	頭皮剥離	頭皮表在損傷	頭部外傷性皮下異物
	頭部外傷性皮下気腫	頭部開放創	頭部割創
	頭部頚部挫傷	頭部頚部挫創	頭部挫傷
	頭部挫創	頭部擦過創	頭部刺創
	頭部切創	頭部第1度熱傷	頭部第2度熱傷
	頭部第3度熱傷	頭部多発挫傷	頭部多発擦過創
	頭部多発切創	頭部虫刺傷	頭部熱傷
	頭部皮膚欠損創	頭部裂創	兎眼性角膜炎
	特殊性歯周炎	飛び降り自殺未遂	飛び込み自殺未遂
な	内麦粒腫	内部尿路性器の熱傷	軟口蓋血腫
	軟口蓋熱傷	難治性歯周炎	難治性乳児下痢症
	乳児下痢	乳児肺炎	乳腺膿瘍
	乳腺瘻孔	乳頭周囲炎	乳頭びらん
	乳頭部第1度熱傷	乳頭部第2度熱傷	乳頭部第3度熱傷
	乳房炎症性疾患	乳房潰瘍	乳房第1度熱傷
	乳房第2度熱傷	乳房第3度熱傷	乳房熱傷

	乳房膿瘍	乳房よう	乳輪下膿瘍
	乳輪部第1度熱傷	乳輪部第2度熱傷	乳輪部第3度熱傷
	尿細管間質性腎炎	尿道口炎	尿道周囲炎
	尿膜管膿瘍	脳挫傷・頭蓋内に達する開放創合併あり	脳挫創・頭蓋内に達する開放創合併あり
	脳底部挫傷・頭蓋内に達する開放創合併あり	膿皮症	膿疱
は	肺炎球菌性咽頭炎	肺炎球菌性気管支炎	敗血症性咽頭炎
	敗血症性気管支炎	敗血症性骨髄炎	敗血症性肺炎
	敗血症性皮膚炎	肺炭疽	肺熱傷
	背部第1度熱傷	背部第2度熱傷	背部第3度熱傷
	背部熱傷	肺ペスト	爆死自殺未遂
	剥離性歯肉炎	抜歯後感染	バング熱
	半身第1度熱傷	半身第2度熱傷	半身第3度熱傷
	反復性角膜潰瘍	反復性耳下腺炎	反復性膀胱炎
	汎副鼻腔炎	鼻下擦過創	腓骨骨髄炎
	尾骨骨髄炎	膝汚染創	膝皮膚欠損創
	非性病性尿道炎	肥大性歯肉炎	非定型肺炎
	非特異骨髄炎	非特異性腸間膜リンパ節炎	非特異性尿道炎
	非特異性リンパ節炎	鼻部外傷性皮下異物	腓腹筋挫創
	皮膚結合織ペスト	鼻部挫傷	鼻部擦過創
	鼻部切創	皮膚損傷	鼻部第1度熱傷
	鼻部第2度熱傷	鼻部第3度熱傷	皮膚炭疽
	鼻部虫刺傷	鼻部皮膚欠損創	鼻部皮膚剥離創
	びまん性脳損傷・頭蓋内に達する開放創合併あり	びまん性肺炎	びまん性表層角膜炎
	表在性角膜炎	表在性点状角膜炎	表皮剥離
	びらん性歯肉炎	びらん性膀胱炎	非淋菌性尿道炎
	フィラメント状角膜炎	匐行性角膜潰瘍	複雑性歯周炎
	複雑性歯肉炎	腹部汚染創	腹部刺創
	腹部第1度熱傷	腹部第2度熱傷	腹部第3度熱傷
	腹部熱傷	腹部皮膚欠損創	腹壁開放創
	腹壁創し開	腹壁縫合糸膿瘍	腹壁縫合不全
	腐蝕	ブタ流産菌病	ぶどう球菌性咽頭炎
	ぶどう球菌性扁桃炎	フリクテン性角結膜炎	フリクテン性角膜炎
	フリクテン性角膜潰瘍	フリクテン性結膜炎	フリクテン性パンヌス
	ブルセラ症性脊椎炎	ブロディー骨膿瘍	分娩時会陰裂傷
	分娩時軟産道損傷	閉塞性肺炎	ペスト髄膜炎
	ペスト敗血症	辺縁角膜炎	辺縁性化膿性歯根膜炎
	辺縁性歯周組織炎	辺縁フリクテン	扁桃性アンギナ
	膀胱後部膿瘍	膀胱三角部炎	縫合糸膿瘍
	膀胱周囲炎	膀胱周囲膿瘍	膀胱尿道炎
	縫合不全	縫合部膿瘍	放射線性熱傷
	放射線性膀胱炎	萌出性歯肉炎	包皮挫創
	包皮切創	包皮裂創	母指球部第1度熱傷
	母指球部第2度熱傷	母指球部第3度熱傷	母指咬創
	母指骨髄炎	母趾骨髄炎	母指挫傷
	母指挫創	母趾挫創	母指刺創
	母指切創	母指第1度熱傷	母指第2度熱傷
	母指第3度熱傷	母指打撲挫創	母指熱傷
	母指皮膚欠損創	母趾皮膚欠損創	母指末節部挫創
ま	マイコプラズマ気管支炎	マイボーム腺炎	膜性咽頭炎
	マルタ熱	慢性咽喉頭炎	慢性顎下腺炎
	慢性角結膜炎	慢性顎骨骨髄炎	慢性化膿性骨髄炎
	慢性化膿性穿孔性中耳炎	慢性化膿性中耳炎	慢性血行性骨髄炎
	慢性骨髄炎	慢性細菌性前立腺炎	慢性再発性膀胱炎
	慢性耳下腺炎	慢性耳管鼓室化膿性中耳炎	慢性歯冠周囲炎
	慢性歯周炎	慢性歯周膿瘍	慢性歯肉炎
	慢性上鼓室乳突洞化膿性中耳炎	慢性穿孔性中耳炎	慢性前立腺炎急性増悪
	慢性唾液腺炎	慢性多発性骨髄炎	慢性中耳炎
	慢性中耳炎急性増悪	慢性中耳炎後遺症	慢性中耳炎術後再燃
	慢性尿道炎	慢性複雑性膀胱炎	慢性副鼻腔炎

	慢性副鼻腔炎急性増悪	慢性副鼻腔膿瘍	慢性付属器炎
	慢性辺縁性歯周炎急性発作	慢性辺縁性歯周炎軽度	慢性辺縁性歯周炎重度
	慢性辺縁性歯周炎中等度	慢性扁桃炎	慢性膀胱炎
	慢性卵管炎	慢性卵巣炎	慢性淋菌性尿道炎
	慢性リンパ管炎	慢性リンパ節炎	慢性涙小管炎
	慢性涙のう炎	耳後部リンパ節炎	耳後部リンパ腺炎
	脈絡網膜熱傷	無症候性ペスト	無熱性肺炎
や	薬傷	薬物性角結膜炎	薬物性角膜炎
	腰椎骨髄炎	腰部切創	腰部第１度熱傷
	腰部第２度熱傷	腰部第３度熱傷	腰部打撲挫創
ら	腰部熱傷	卵管炎	卵管周囲炎
	卵管卵巣膿瘍	卵管留膿症	卵巣炎
	卵巣周囲炎	卵巣膿瘍	卵巣卵管周囲炎
	流産熱	良性慢性化膿性中耳炎	淋菌性咽頭炎
	淋菌性外陰炎	淋菌性外陰腟炎	淋菌性滑膜炎
	淋菌性関節炎	淋菌性亀頭炎	淋菌性結膜炎
	淋菌性腱滑膜炎	淋菌性虹彩毛様体炎	淋菌性口内炎
	淋菌性骨髄炎	淋菌性子宮頚管炎	淋菌性女性骨盤炎
	淋菌性心筋炎	淋菌性心内膜炎	淋菌性心膜炎
	淋菌性髄膜炎	淋菌性精巣炎	淋菌性精巣上体炎
	淋菌性前立腺炎	淋菌性腟炎	淋菌性尿道炎
	淋菌性尿道狭窄	淋菌性脳膿瘍	淋菌性肺炎
	淋菌性敗血症	淋菌性バルトリン腺膿瘍	淋菌性腹膜炎
	淋菌性膀胱炎	淋菌性卵管炎	輪紋状角膜炎
	涙小管炎	涙のう周囲炎	涙のう周囲膿瘍
	轢過創	裂離	連鎖球菌気管支炎
	連鎖球菌性アンギナ	連鎖球菌性咽頭炎	連鎖球菌性喉頭炎
	連鎖球菌性喉頭気管炎	連鎖球菌性扁桃炎	老人性肺炎
	肋骨骨髄炎	肋骨周囲炎	
△	BK ウイルス腎症	MRSA 骨髄炎	MRSA 術後創部感染
あ	RS ウイルス気管支炎	アカントアメーバ角膜炎	アキレス腱筋腱移行部断裂
	アキレス腱挫傷	アキレス腱挫創	アキレス腱切創
	アキレス腱断裂	アキレス腱部分断裂	足異物
	亜脱臼	圧迫骨折	圧迫神経炎
	アレルギー性副鼻腔炎	医原性気胸	犬咬創
	咽頭開放創	咽頭創傷	ウイルス性咽頭炎
	ウイルス性気管支炎	ウイルス性表層角膜炎	ウイルス性扁桃炎
	エキノコックス性骨髄炎	エコーウイルス気管支炎	円板状角膜炎
	横隔膜損傷	横骨折	汚染創
か	外耳開放創	外耳道創傷	外耳部外傷性異物
	外耳部外傷性腫脹	外耳部割創	外耳部貫通創
	外耳部咬創	外耳部挫創	外耳部刺創
	外耳部創傷	外耳部打撲傷	外耳部皮下血腫
	外耳部皮下出血	外傷後早期合併症	外傷性一過性麻痺
	外傷性異物	外傷性横隔膜ヘルニア	外傷性眼球ろう
	外傷性空気塞栓症	外傷性咬合	外傷性虹彩離断
	外傷性硬膜動静脈瘻	外傷性耳出血	外傷性脂肪塞栓症
	外傷性縦隔気腫	外傷性食道破裂	外傷性脊髄出血
	外傷性動静脈瘻	外傷性動脈血腫	外傷性動脈瘤
	外傷性脳圧迫	外傷性脳圧迫・頭蓋内に達する開放創合併なし	外傷性脳症
	外傷性破裂	外傷性皮下気腫	外傷性皮下血腫
	外耳裂創	開放性脱臼	開放創
	下咽頭創傷	下顎外傷性異物	下顎開放創
	下顎割創	下顎貫通創	下顎口唇挫創
	下顎咬創	下顎挫創	下顎刺創
	下顎創傷	下顎打撲傷	下顎皮下血腫
	下顎部打撲傷	下顎裂創	顎関節部開放創
	顎関節部割創	顎関節部貫通創	顎関節部咬創
	顎関節部挫創	顎関節部刺創	顎関節部創傷
	顎関節部打撲傷	顎関節部皮下血腫	顎関節部裂創

	顎部打撲傷	角膜挫創	角膜切傷
	角膜切創	角膜創傷	角膜破裂
	角膜裂傷	下肢リンパ浮腫	割創
	カテーテル感染症	カテーテル敗血症	化膿性リンパ節炎
	眼黄斑部裂孔	眼窩創傷	眼窩部挫創
	眼窩裂傷	眼球結膜裂傷	眼球損傷
	眼球破裂	眼球裂傷	眼瞼外傷性異物
	眼瞼外傷性腫脹	眼瞼開放創	眼瞼割創
	眼瞼貫通創	眼瞼咬創	眼瞼挫創
	眼瞼刺創	眼瞼創傷	眼瞼裂創
	眼周囲部外傷性異物	眼周囲部外傷性腫脹	眼周囲部開放創
	眼周囲部割創	眼周囲部貫通創	眼周囲部咬創
	眼周囲部挫創	眼周囲部刺創	眼周囲部創傷
	眼周囲部裂創	関節骨折	関節打撲
	完全骨折	完全脱臼	貫通刺創
	貫通銃創	貫通創	眼部外傷性異物
	眼部外傷性腫脹	眼部開放創	眼部割創
	眼部貫通創	眼部咬創	眼部挫創
	眼部刺創	眼部創傷	眼部裂創
	陥没骨折	顔面外傷性異物	顔面開放創
	顔面割創	顔面貫通創	顔面咬創
	顔面挫創	顔面刺創	顔面創傷
	顔面掻創	顔面多発開放創	顔面多発割創
	顔面多発貫通創	顔面多発咬創	顔面多発挫創
	顔面多発刺創	顔面多発創傷	顔面多発打撲傷
	顔面多発皮下血腫	顔面多発皮下出血	顔面多発裂創
	顔面打撲傷	顔面皮下血腫	顔面裂創
	乾酪性副鼻腔炎	偽膜性気管支炎	急性化膿性根尖性歯周炎
	胸管損傷	胸腺損傷	頬部外傷性異物
	頬部開放創	頬部割創	頬部貫通創
	頬部咬創	頬部挫創	頬部刺創
	胸部食道損傷	頬部創傷	頬部打撲傷
	胸部皮下気腫	頬部皮下血腫	頬部裂創
	強膜切創	強膜創傷	胸膜肺炎
	強膜裂傷	棘刺創	魚咬創
	亀裂骨折	筋損傷	筋断裂
	筋肉内血腫	屈曲骨折	クラミジア肺炎
	頚部食道開放創	頚部リンパ節炎	血管切断
	血管損傷	結膜創傷	結膜裂傷
	腱切創	腱損傷	腱断裂
	腱部分断裂	腱裂傷	口蓋切創
	口蓋裂創	口角部挫創	口角部裂創
	口腔外傷性腫脹	口腔開放創	口腔割創
	口腔挫創	口腔刺創	口腔創傷
	口腔打撲傷	口腔内血腫	口腔粘膜咬創
	口腔裂創	後出血	口唇外傷性異物
	口唇外傷性腫脹	口唇開放創	口唇割創
	口唇貫通創	口唇咬創	口唇挫創
	口唇刺創	口唇創傷	口唇打撲傷
	口唇皮下血腫	口唇皮下出血	口唇裂創
	抗生物質起因性大腸炎	抗生物質起因性腸炎	溝創
	咬創	後頭部外傷	後頭部打撲傷
	広範性軸索損傷	広汎性神経損傷	後方脱臼
	硬膜損傷	硬膜裂傷	コクサッキーウイルス気管支炎
さ	骨折	コントル・クー損傷	サルモネラ骨髄炎
	耳介外傷性異物	耳介外傷性腫脹	耳介開放創
	耳介割創	耳介貫通創	耳介咬創
	耳介挫創	耳介刺創	耳介創傷
	耳介打撲傷	耳介皮下血腫	耳介皮下出血
	耳介裂創	耳下腺部打撲	指間切創
	刺咬症	四肢静脈損傷	四肢動脈損傷
	歯周症	耳前部挫創	刺創
	膝関節部異物	膝部異物	歯肉切創

	歯肉裂創	斜骨折	射創
	尺骨近位端骨折	尺骨鉤状突起骨折	縦隔血腫
	縦骨折	銃創	重複骨折
	手関節掌側部挫創	手関節部挫創	手関節部創傷
	種子骨骨折	樹枝状角膜炎	樹枝状角膜潰瘍
	手指打撲傷	手指皮下血腫	手掌挫創
	手掌刺創	手掌切創	手掌剥皮創
	術後感染症	術後血腫	術後消化管出血性ショック
	術後ショック	術後髄膜炎	術後敗血症
	術後皮下気腫	手背部挫創	手背部切創
	上顎打撲傷	上顎皮下血腫	上顎部裂創
	硝子体切断	上肢リンパ浮腫	食道損傷
	神経根ひきぬき損傷	神経切断	神経叢損傷
	神経叢不全損傷	神経損傷	神経断裂
	針刺創	靱帯ストレイン	靱帯損傷
	靱帯断裂	靱帯捻挫	靱帯裂傷
	心内異物	水痘性角結膜炎	水痘性角膜炎
	ストレイン	声門外傷	舌開放創
	舌下顎挫創	舌咬創	舌挫創
	舌刺創	舌切創	舌創傷
	切断	舌裂創	前額部外傷性異物
	前額部外傷性腫脹	前額部開放創	前額部割創
	前額部貫通創	前額部咬創	前額部挫創
	前額部刺創	前額部創傷	前額部裂創
	前額頭頂部挫創	線状骨折	穿通創
	先天性乳び胸	前頭部打撲傷	前方脱臼
	前立腺痛	爪下異物	足底異物
た	側頭部打撲傷	側頭部皮下血腫	帯状疱疹性角結膜炎
	大腿咬創	大腿挫創	大腿部開放創
	大腿部刺創	大腿部切創	大腿裂創
	大転子部挫創	脱臼	脱臼骨折
	打撲割創	打撲血腫	打撲挫創
	打撲傷	打撲皮下血腫	単純脱臼
	地図状角膜炎	腟断端炎	腟断端出血
	中隔部肉芽形成	肘関節骨折	肘関節脱臼骨折
	中手骨関節部挫創	中枢神経系損傷	肘頭骨折
	転位性骨折	点状角膜炎	殿部異物
	頭頂部打撲傷	頭皮外傷性腫脹	頭皮下血腫
	頭部異物	頭部頚部打撲傷	頭部血腫
	頭部多発開放創	頭部多発割創	頭部多発咬創
	頭部多発挫創	頭部多発刺創	頭部多発創傷
	頭部多発打撲傷	頭部多発皮下血腫	頭部多発裂創
	頭部打撲	頭部打撲血腫	頭部打撲傷
	動物咬創	頭部皮下異物	頭部皮下血腫
	頭部皮下出血	動脈損傷	トキソプラスマ角膜炎
な	特発性関節脱臼	内視鏡検査中腸穿孔	軟口蓋挫創
	軟口蓋創傷	軟口蓋破裂	肉離れ
	乳腺内異物	乳頭潰瘍	乳房異物
	尿管切石術後感染症	尿道症候群	妊娠中の子宮頚管炎
	妊娠中の子宮内感染	妊娠中の性器感染症	猫咬創
	捻挫	脳挫傷	脳挫傷・頭蓋内に達する開放創合併なし
	脳挫創	脳挫創・頭蓋内に達する開放創合併なし	脳損傷
	脳対側損傷	脳直撃損傷	脳底部挫傷
は	脳底部挫傷・頭蓋内に達する開放創合併なし	脳裂傷	梅毒性角結膜炎
	梅毒性角膜炎	剥離骨折	パラインフルエンザウイルス気管支炎
	破裂骨折	晩期先天梅毒性間質性角膜炎	皮下異物
	皮下気腫	皮下血腫	皮下静脈損傷
	皮下損傷	非結核性抗酸菌性骨髄炎	鼻根部打撲挫創
	鼻根部裂創	皮神経挫傷	鼻前庭部挫創
	鼻尖部挫創	ビタミンA欠乏性角膜潰瘍	非熱傷性水疱
	鼻部外傷性異物	鼻部外傷性腫脹	鼻部開放創
	眉部割創	鼻部割創	鼻部貫通創
	眉部血腫	皮膚欠損創	鼻部咬創
	鼻部挫創	鼻部刺創	鼻部創傷
	鼻部打撲傷	皮膚剥脱創	鼻部皮下血腫
	鼻部皮下出血	鼻部裂創	びまん性脳損傷
	びまん性脳損傷・頭蓋内に達する開放創合併なし	眉毛部割創	眉毛部裂創
	鼻翼部切創	鼻翼部裂創	フェニトイン歯肉増殖症
	複雑脱臼	伏針	副鼻腔開放創
	腹壁異物	不全骨折	ブラックアイ
	粉砕骨折	閉鎖性外傷性脳圧迫	閉鎖性骨折
	閉鎖性脱臼	閉鎖性脳挫創	閉鎖性脳底部挫傷
	閉鎖性びまん性脳損傷	扁桃チフス	縫合不全出血
	放射線出血性膀胱炎	放射線性下顎骨骨髄炎	帽状腱膜下出血
ま	母指示指間切創	母指打撲傷	麻疹性角結膜炎
	末梢血管外傷	末梢神経損傷	慢性萎縮性老人性歯肉炎
	慢性化膿性根尖性歯周炎	慢性非細菌性前立腺炎	眉間部挫創
	眉間部裂創	耳後部挫創	耳後部打撲傷
	盲管銃創	網膜振盪	網脈絡膜裂傷
ら	モンテジア骨折	ライノウイルス気管支炎	らせん骨折
	卵管留水症	離開骨折	流行性角結膜炎
	涙管損傷	涙管断裂	涙小管のう胞
わ	涙道損傷	裂離骨折	若木骨折

※ **適応外使用可**
原則として，「ドキシサイクリン塩酸塩水和物【内服薬】」を「熱帯熱マラリア」，「レプトスピラ症」，「リケッチア感染症」，「ライム病等のボレリア属感染症」，「日本紅斑熱」，「つつが虫病」に対して処方した場合，当該使用事例を審査上認める。

効能効果に関連する使用上の注意
(1)胎児に一過性の骨発育不全，歯牙の着色・エナメル質形成不全を起こすことがある。また，動物実験（ラット）で胎児毒性が認められているので，妊婦又は妊娠している可能性のある婦人には治療上の有益性が危険性を上回ると判断される場合にのみ投与すること。
(2)小児等（特に歯牙形成期にある8歳未満の小児等）に投与した場合，歯牙の着色・エナメル質形成不全，また，一過性の骨発育不全を起こすことがあるので，他の薬剤が使用できないか，無効の場合にのみ適用を考慮すること。

用法用量 通常成人は初日ドキシサイクリン塩酸塩水和物として1日量200mg（力価）を1回又は2回に分けて経口投与し，2日目よりドキシサイクリン塩酸塩水和物として1日量100mg（力価）を1回に経口投与する。なお，感染症の種類及び症状により適宜増減する。

用法用量に関連する使用上の注意
(1)本剤の使用にあたっては，耐性菌の発現等を防ぐため，原則として感受性を確認し，疾病の治療上必要な最少限の期間の投与にとどめること。
(2)本剤を炭疽，コレラ，ペスト，ブルセラ症，Q熱に使用する際には，投与開始時期，投与量，投与期間，併用薬等について国内外の学会のガイドライン等，最新の情報を参考にし，投与すること。
(3)炭疽については，体重45kg以上の小児においては，成人と同量を投与できる。体重45kg未満の小児においては体重換算に基づき適切な量を投与すること。
(4)炭疽の発症及び進展抑制には，米国疾病管理センター（CDC）が，60日間の投与を推奨している。

禁忌 本剤の成分又はテトラサイクリン系抗生物質に対し過敏症の既往歴のある患者

ヒ

ビフロキシン配合錠

規格：1錠[5.8円/錠]

ピリドキシン塩酸塩 リボフラビン ゾンネボード 317

【効能効果】

下記疾患のうち，本剤に含まれるビタミン類の欠乏又は代謝障害が関与すると推定される場合

　湿疹・皮膚炎群，口唇炎・口角炎・口内炎

上記の適応（効能効果）に対して，効果がないのに月余にわたって漫然と使用すべきでない。

【対応標準病名】

◎	口角炎	口唇炎	口内炎
	湿疹	ビタミン欠乏症	皮膚炎
○	アフタ性口内炎	口唇アフタ	口唇色素沈着症
	孤立性アフタ	再発性アフタ	大アフタ
	妊娠湿疹	妊婦性皮膚炎	複合ビタミン欠乏症
	ベドナーアフタ		
△	足湿疹	アレルギー性口内炎	陰のう湿疹
	ウイルス性口内炎	会陰部肛囲湿疹	腋窩湿疹
	壊死性潰瘍性歯周炎	壊死性潰瘍性歯肉炎	壊疽性口内炎
	壊疽性歯肉炎	外陰部皮膚炎	潰瘍性口内炎
	カタル性口内炎	カンジダ性口角びらん	カンジダ性口内炎
	感染性口内炎	乾燥性口内炎	顔面急性皮膚炎
	義歯性口内炎	偽膜性口内炎	丘疹状湿疹
	急性偽膜性カンジダ症	急性湿疹	頬粘膜白板症
	亀裂性湿疹	形質細胞性口唇炎	頚部皮膚炎
	ゲオトリクム症	ゲオトリクム性口内炎	口蓋垂結核
	口角口唇炎	口角びらん	口腔カンジダ症
	口腔感染症	口腔結核	口腔紅板症
	口腔粘膜結核	口腔白板症	硬口蓋白板症
	口唇潰瘍	口唇カンジダ症	口唇結核
	口唇粘液のう胞	口唇びらん	口唇部膿瘍
	口唇麻痺	口唇瘻	口底白板症
	紅板症	紅斑性湿疹	肛門湿疹
	歯肉カンジダ症	歯肉白板症	手指湿疹
	出血性口内炎	人工肛門部皮膚炎	新生児皮膚炎
	水疱性口唇炎	水疱性口内炎	水疱性口内炎ウイルス病
	赤色湿疹	舌カンジダ症	接触性口唇炎
	接触性口内炎	舌白板症	全身湿疹
	腺性口唇炎	多発性口内炎	地図状口内炎
	手湿疹	頭部湿疹	軟口蓋白板症
	肉芽腫性口唇炎	ニコチン性口蓋白色角化症	ニコチン性口内炎
	乳房皮膚炎	白色水腫	剥離性口唇炎
	鼻背部湿疹	鼻前庭部湿疹	フォアダイス病
	ヘルペスウイルス性歯肉口内炎	扁平湿疹	放射線性口内炎
	慢性湿疹	落屑性湿疹	淋菌性口内炎
	鱗状湿疹		

用法用量　通常成人1日3～6錠を1～3回に分割経口投与する。なお，年齢，症状により適宜増減する。

ヒベルナ散10%

規格：10%1g[6.2円/g]

ヒベンズ酸プロメタジン 田辺三菱 441

【効能効果】

(1)振せん麻痺，パーキンソニスム

(2)麻酔前投薬，人工（薬物）冬眠

(3)感冒等上気道炎に伴うくしゃみ・鼻汁・咳嗽，枯草熱，アレルギー性鼻炎

(4)皮膚疾患に伴う瘙痒（湿疹・皮膚炎，皮膚瘙痒症，薬疹，中毒疹），じん麻疹，血管運動性浮腫

(5)動揺病

【対応標準病名】

◎	アレルギー性鼻炎	かぜ	花粉症
	感冒	急性上気道炎	くしゃみ
	血管神経性浮腫	湿疹	じんま疹
	咳	そう痒	中毒疹
	動揺病	パーキンソン症候群	パーキンソン病
	鼻汁	皮膚炎	皮膚そう痒症
	鼻漏	薬疹	
○	LE型薬疹	足湿疹	アスピリンじんま疹
	アトピー咳嗽	アレルギー	アレルギー性咳嗽
	アレルギー性じんま疹	アレルギー性鼻咽頭炎	アレルギー性鼻結膜炎
	アレルギー性副鼻腔炎	アレルギー性浮腫	異汗症
	異汗性湿疹	一側性パーキンソン症候群	イネ科花粉症
	咽頭気管炎	咽頭喉頭炎	陰のう湿疹
	陰のうそう痒症	陰部間擦疹	うっ血性鼻炎
	会陰部肛囲湿疹	腋窩湿疹	温熱じんま疹
	外陰部そう痒症	外陰部皮膚炎	家族性寒冷自己炎症症候群
	家族性パーキンソン病	家族性パーキンソン病Yahr1	家族性パーキンソン病Yahr2
	家族性パーキンソン病Yahr3	家族性パーキンソン病Yahr4	家族性パーキンソン病Yahr5
	カタル性咳	カタル性鼻炎	化膿性皮膚疾患
	貨幣状湿疹	カモガヤ花粉症	間擦疹
	乾性咳	感染後咳嗽	感染性鼻炎
	感染性皮膚炎	汗疱	汗疱性湿疹
	顔面急性皮膚炎	寒冷じんま疹	機械性じんま疹
	季節性アレルギー性鼻炎	丘疹状湿疹	急性咽頭喉頭炎
	急性湿疹	急性鼻咽頭炎	急性鼻炎
	亀裂性湿疹	クインケ浮腫	頚部皮膚炎
	血管運動性鼻炎	結節性痒疹	限局性そう痒症
	肛囲間擦疹	紅斑性間擦疹	紅斑性湿疹
	紅皮症型薬疹	肛門湿疹	肛門そう痒症
	固定薬疹	コリン性じんま疹	しいたけ皮膚炎
	自家感作性皮膚炎	自己免疫性じんま疹	湿疹様発疹
	湿性咳	紫斑型薬疹	若年性パーキンソン症候群
	若年性パーキンソン病	若年性パーキンソン病Yahr3	若年性パーキンソン病Yahr4
	若年性パーキンソン病Yahr5	周期性再発性じんま疹	手指湿疹
	出血性じんま疹	症候性そう痒症	食物アレルギー
	食物依存性運動誘発アナフィラキシー	食物性皮膚炎	人工肛門部皮膚炎
	人工じんま疹	新生児皮膚炎	振動性じんま疹
	スギ花粉症	ステロイド皮膚炎	ステロイド誘発性皮膚症
	制癌剤皮膚炎	赤色湿疹	接触じんま疹
	遷延性咳嗽	全身湿疹	全身薬疹
	続発性パーキンソン症候群	通年性アレルギー性鼻炎	手湿疹
	冬期湿疹	透析皮膚そう痒症	頭部湿疹
	動脈硬化性パーキンソン症候群	特発性じんま疹	乳房皮膚炎
	妊娠湿疹	妊娠中感冒	妊婦性皮膚炎
	脳炎後パーキンソン症候群	脳血管障害性パーキンソン症候群	パーキンソン病Yahr1
	パーキンソン病Yahr2	パーキンソン病Yahr3	パーキンソン病Yahr4
	パーキンソン病Yahr5	白色粃糠疹	鼻背部湿疹
	汎発性皮膚そう痒症	鼻炎	鼻前庭部湿疹
	非特異性そう痒症	ヒノキ花粉症	皮膚描記性じんま疹
	ピリン疹	ブタクサ花粉症	閉塞性鼻炎
	扁平湿疹	慢性湿疹	慢性じんま疹
	薬剤性過敏症症候群	薬剤性パーキンソン症候群	薬物性口唇炎
	薬物性じんま疹	落屑性湿疹	鱗状湿疹

	連鎖球菌性上気道感染	老年性そう痒症	
△	アレルギー性皮膚炎	咽頭アレルギー	咽頭扁桃炎
	急性咽頭扁桃炎	急性局所性浮腫	急性口蓋扁桃炎
	急性本態性浮腫	巨大じんま疹	車酔い
	航空機酔い	好酸球増多性鼻炎	周期性浮腫
	水様性鼻漏	舌扁桃炎	手足症候群
	低音性めまい	粘液性鼻漏	膿性鼻閉
	パーキンソン病の認知症	船酔い	慢性咳嗽
	夜間咳		

効能効果に関連する使用上の注意　抗パーキンソン剤はフェノチアジン系化合物，ブチロフェノン系化合物等による口周部等の不随意運動(遅発性ジスキネジア)を通常軽減しない。場合によっては，このような症状を増悪，顕性化させることがある。

用法用量　プロメタジン塩酸塩として通常成人1回5～25mg(散として0.05～0.25g)を，1日1～3回経口投与する。振せん麻痺，パーキンソニスムには1日25～200mg(散として0.25～2g)を適宜分割経口投与する。
なお，年齢，症状により適宜増減する。

禁忌
(1)フェノチアジン系化合物又はその類似化合物に対し過敏症の既往歴のある患者
(2)昏睡状態の患者
(3)バルビツール酸誘導体・麻酔剤等の中枢神経抑制剤の強い影響下にある患者
(4)緑内障の患者
(5)前立腺肥大等下部尿路に閉塞性疾患のある患者
(6)2歳未満の乳幼児

ヒベルナ糖衣錠5mg　規格：5mg1錠[5.6円/錠]
ヒベルナ糖衣錠25mg　規格：25mg1錠[5.6円/錠]
プロメタジン塩酸塩　田辺三菱　441

【効能効果】

(1)振せん麻痺，パーキンソニスム
(2)麻酔前投薬，人工(薬物)冬眠
(3)感冒等上気道炎に伴うくしゃみ・鼻汁・咳嗽，枯草熱，アレルギー性鼻炎
(4)皮膚疾患に伴う瘙痒(湿疹・皮膚炎，皮膚瘙痒症，薬疹，中毒疹)，じん麻疹，血管運動性浮腫
(5)動揺病

【対応標準病名】

◎	アレルギー性鼻炎	かぜ	花粉症
	感冒	急性上気道炎	くしゃみ
	血管神経性浮腫	湿疹	じんま疹
	咳	そう痒	中毒疹
	動揺病	パーキンソン症候群	パーキンソン病
	鼻汁	皮膚炎	皮膚そう痒症
	鼻漏	薬疹	
○	LE型薬疹	足湿疹	アスピリンじんま疹
	アトピー咳嗽	アレルギー	アレルギー性咳嗽
	アレルギー性じんま疹	アレルギー性鼻咽頭炎	アレルギー性鼻結膜炎
	アレルギー性副鼻腔炎	アレルギー性浮腫	異汗症
	異汗性湿疹	一側性パーキンソン症候群	イネ科花粉症
	咽頭アレルギー	咽頭気管炎	咽頭喉頭炎
	陰のう湿疹	陰のうそう痒症	陰部間擦疹
	うっ血性鼻炎	会陰部肛囲湿疹	腋窩湿疹
	温熱じんま疹	外陰部そう痒症	外陰部皮膚炎
	家族性寒冷自己炎症症候群	家族性パーキンソン病	家族性パーキンソン病Yahr1
	家族性パーキンソン病Yahr2	家族性パーキンソン病Yahr3	家族性パーキンソン病Yahr4
	家族性パーキンソン病Yahr5	カタル性咳	カタル性鼻炎
	化膿性皮膚疾患	貨幣状湿疹	カモガヤ花粉症
	間擦疹	乾性咳	感染後咳嗽
	感染性鼻炎	感染性皮膚炎	汗疱
	汗疱性湿疹	顔面急性皮膚炎	寒冷じんま疹
	機械性じんま疹	季節性アレルギー性鼻炎	丘疹状湿疹
	急性咽頭喉頭炎	急性湿疹	急性鼻咽頭炎
	急性鼻炎	亀裂性湿疹	クインケ浮腫
	頚部皮膚炎	血管運動性鼻炎	結節性痒疹
	限局性そう痒症	肛囲間擦疹	紅斑性間擦疹
	紅斑性湿疹	紅皮症型薬疹	肛門湿疹
	肛門そう痒症	固定薬疹	コリン性じんま疹
	しいたけ皮膚炎	自家感作性皮膚炎	自己免疫性じんま疹
	湿疹様発疹	湿性咳	紫斑型薬疹
	若年性パーキンソン症候群	若年性パーキンソン病	若年性パーキンソン病Yahr3
	若年性パーキンソン病Yahr4	若年性パーキンソン病Yahr5	周期性再発性じんま疹
	手指湿疹	出血性じんま疹	症候性そう痒症
	食物アレルギー	食物依存性運動誘発アナフィラキシー	食物性皮膚炎
	人工肛門部皮膚炎	人工じんま疹	新生児皮膚炎
	振動性じんま疹	スギ花粉症	ステロイド皮膚炎
	ステロイド誘発性皮膚症	制癌剤皮膚炎	赤色湿疹
	接触じんま疹	遷延性咳嗽	全身湿疹
	全身薬疹	続発性パーキンソン症候群	通年性アレルギー性鼻炎
	手湿疹	冬期湿疹	透析皮膚そう痒症
	頭部湿疹	動脈硬化性パーキンソン症候群	特発性じんま疹
	乳房皮膚炎	妊娠湿疹	妊娠中感冒
	妊婦性皮膚炎	脳炎後パーキンソン症候群	脳血管障害性パーキンソン症候群
	パーキンソン病Yahr1	パーキンソン病Yahr2	パーキンソン病Yahr3
	パーキンソン病Yahr4	パーキンソン病Yahr5	白色粃糠疹
	鼻背部湿疹	汎発性皮膚そう痒症	鼻炎
	鼻前庭部湿疹	非特異性そう痒症	ヒノキ花粉症
	皮膚描記性じんま疹	ピリン疹	ブタクサ花粉症
	閉塞性鼻炎	扁平湿疹	慢性湿疹
	慢性じんま疹	薬剤性過敏症症候群	薬剤性パーキンソン症候群
	薬物性口唇炎	薬物性じんま疹	落屑性湿疹
	鱗状湿疹	連鎖球菌性上気道感染	老年性そう痒症
△	アレルギー性皮膚炎	咽頭扁桃炎	急性咽頭扁桃炎
	急性局所性浮腫	急性口蓋扁桃炎	急性本態性浮腫
	巨大じんま疹	車酔い	航空機酔い
	好酸球増多性鼻炎	周期性浮腫	水様性鼻漏
	咳失神	舌扁桃炎	手足症候群
	低音性めまい	粘液性鼻漏	膿性鼻閉
	パーキンソン病の認知症	船酔い	慢性咳嗽
	夜間咳		

効能効果に関連する使用上の注意　抗パーキンソン剤はフェノチアジン系化合物，ブチロフェノン系化合物等による口周部等の不随意運動(遅発性ジスキネジア)を通常軽減しない。場合によっては，このような症状を増悪，顕性化させることがある。

用法用量　プロメタジン塩酸塩として，通常成人1回5～25mgを，1日1～3回経口投与する。振せん麻痺，パーキンソニスムには1日25～200mgを，適宜分割経口投与する。
なお，年齢，症状により適宜増減する。

禁忌
(1)フェノチアジン系化合物又はその類似化合物に対し過敏症の既往歴のある患者
(2)昏睡状態の患者
(3)バルビツール酸誘導体・麻酔剤等の中枢神経抑制剤の強い影響

下にある患者
(4)緑内障の患者
(5)前立腺肥大等下部尿路に閉塞性疾患のある患者
(6)2歳未満の乳幼児

ヒポカ5mgカプセル　規格：5mg1カプセル[34.8円/カプセル]
ヒポカ10mgカプセル　規格：10mg1カプセル[56.9円/カプセル]
ヒポカ15mgカプセル　規格：15mg1カプセル[82円/カプセル]
バルニジピン塩酸塩　アステラス　214

【効能効果】

高血圧症，腎実質性高血圧症，腎血管性高血圧症

【対応標準病名】

◎	高血圧症	腎血管性高血圧症	腎実質性高血圧症
	本態性高血圧症		
○	悪性高血圧症	褐色細胞腫	褐色細胞腫性高血圧症
	境界型高血圧症	クロム親和性細胞腫	高血圧性緊急症
	高血圧性腎疾患	高血圧性脳内出血	高血圧切迫症
	高レニン性高血圧症	若年高血圧症	若年性境界型高血圧症
	収縮期高血圧症	術中異常高血圧症	心因性高血圧症
	腎性高血圧症	低レニン性高血圧症	内分泌性高血圧症
	二次性高血圧症	副腎性高血圧症	
△	HELLP 症候群	軽症妊娠高血圧症候群	混合型妊娠高血圧症候群
	産後高血圧症	重症妊娠高血圧症候群	純粋型妊娠高血圧症候群
	新生児高血圧症	早発型妊娠高血圧症候群	遅発型妊娠高血圧症候群
	透析シャント静脈高血圧症	妊娠高血圧症	妊娠高血圧症候群
	妊娠高血圧腎症	妊娠中一過性高血圧症	副腎腺腫
	副腎のう腫	副腎皮質のう腫	良性副腎皮質腫瘍

用法用量　通常，成人にはバルニジピン塩酸塩として10～15mgを1日1回朝食後に経口投与する。ただし，1日5～10mgより投与を開始し，必要に応じ漸次増量する。

禁忌　妊婦又は妊娠している可能性のある婦人

ヒマシ油「マルイシ」　規格：10mL[1.49円/mL]
ヒマシ油　丸石　235

【効能効果】

便秘症，食中毒における腸管内容物の排除，消化管検査時または手術前後における腸管内容物の排除

【対応標準病名】

◎	食中毒	便秘症	
○	弛緩性便秘症	習慣性便秘	食事性便秘
	単純性便秘	腸管麻痺性便秘	直腸性便秘
	乳幼児便秘	妊産婦便秘	
△	機能性便秘症	きのこ中毒	銀杏中毒
	痙攣性便秘	結腸アトニー	重症便秘症
	術後便秘	植物アルカロイド中毒	大腸機能障害
	大腸ジスキネジア	腸アトニー	腸管運動障害
	腸機能障害	腸ジスキネジア	便通異常

用法用量　ヒマシ油として，通常，成人は15～30mL(増量限度60mL)，小児は5～15mL，乳幼児は1～5mLを，それぞれそのまま，または水，牛乳などに浮かべて頓用する。
なお，年齢，症状により適宜増減する。

禁忌
(1)急性腹症が疑われる患者
(2)痙れん性便秘の患者
(3)重症の硬結便のある患者
(4)ヘノポジ油，メンマ等の脂溶性駆虫剤を投与中の患者
(5)燐，ナフタリンなどの脂溶性物質による中毒時

ヒマシ油FM：フヂミ製薬所[1.49円/mL]，ヒマシ油「コザカイ・M」：小堺[1.17円/mL]，ヒマシ油「司生堂」：司生堂[1.17円/mL]，ヒマシ油「東海」：東海[1.39円/mL]，ヒマシ油「日医工」：日医工[1.39円/mL]，ヒマシ油「ニッコー」：日興[1.39円/mL]，ヒマシ油「ヤマゼン」：山善[1.49円/mL]，ヒマシ油「ヨシダ」：吉田[1.49円/mL]

ビーマス配合錠　規格：1錠[5.6円/錠]
カサンスラノール　ジオクチルソジウムスルホサクシネート　日本臓器　235

【効能効果】

便秘症
腹部臓器検査時又は手術前後の腸管内容物の排除

【対応標準病名】

◎	便秘症		
○	機能性便秘症	弛緩性便秘症	習慣性便秘
	重症便秘症	術後便秘	食事性便秘
	単純性便秘	腸管麻痺性便秘	直腸性便秘
	乳幼児便秘	妊産婦便秘	
△	痙攣性便秘	結腸アトニー	大腸機能障害
	大腸ジスキネジア	腸アトニー	腸管運動障害
	腸機能障害	腸ジスキネジア	便通異常

用法用量　通常成人1回5～6錠を就寝前，又は1日6錠を2～3回に分割して，多量の水とともに経口投与する。
なお，年齢，症状により適宜増減する。

禁忌
(1)急性腹症が疑われる患者
(2)重症の硬結便のある患者
(3)痙れん性便秘の患者
(4)授乳婦

ベンコール配合錠：日医工[5.6円/錠]

ピメノールカプセル50mg　規格：50mg1カプセル[82.4円/カプセル]
ピメノールカプセル100mg　規格：100mg1カプセル[138.7円/カプセル]
ピルメノール塩酸塩水和物　ファイザー　212

【効能効果】

下記の状態で他の抗不整脈薬が使用できないか，または無効の場合：頻脈性不整脈(心室性)

【対応標準病名】

◎	頻脈症	頻脈性不整脈	不整脈
○	上室頻拍	心室期外収縮	心室性二段脈
	心室頻拍	心房頻拍	多源性心室期外収縮
	洞頻脈	トルサードドポアント	非持続性心室頻拍
	頻拍症	ブブレ症候群	発作性上室頻拍
	発作性心房頻拍	発作性接合部頻拍	発作性頻拍
	リエントリー性心室性不整脈		
△	QT 延長症候群	QT 短縮症候群	異所性心室調律
	異所性心房調律	異所性調律	一過性心室細動
	遺伝性 QT 延長症候群	呼吸性不整脈	三段脈
	徐脈頻脈症候群	心室細動	心室粗動
	心拍異常	心房静止	接合部調律
	洞不整脈	特発性 QT 延長症候群	二次性 QT 延長症候群
	副収縮	ブルガダ症候群	房室接合部期外収縮
	薬物性 QT 延長症候群		

用法用量　通常，成人にはピルメノール(遊離塩基)として1回100mgを1日2回経口投与する。
なお，年齢，症状により適宜増減する。

用法用量に関連する使用上の注意

本剤は主に腎臓より排泄される薬剤であり，腎機能の低下している患者では，半減期が延長又は血中濃度が予想以上に上昇する可能性があるので，内因性クレアチニンクリアランス(Ccr)を指標とした障害の程度に応じ投与量を減じるなど用法用量を調整すること。

(1)軽度～中等度障害例(30 ≦ Ccr ＜ 70mL/min)：半減期及び血中濃度曲線下面積は，腎機能正常例に比し，それぞれ約1.5倍，約2倍に延長・増大する。

(2)高度障害例(Ccr ＜ 30mL/min)：半減期及び血中濃度曲線下面積は，腎機能正常例に比し，それぞれ約1.5倍，約3倍に延長・増大する。

禁忌

(1)高度の房室ブロック，高度の洞房ブロックのある患者
(2)うっ血性心不全のある患者
(3)緑内障，尿貯留傾向のある患者
(4)本剤の成分に対し過敏症の既往歴のある患者
(5)バルデナフィル，モキシフロキサシン，アミオダロン(注射剤)又はトレミフェンクエン酸塩を投与中の患者

併用禁忌

薬剤名等	臨床症状・措置方法	機序・危険因子
バルデナフィル レビトラ モキシフロキサシン アベロックス アミオダロン(注射剤) アンカロン注 トレミフェンクエン酸塩 フェアストン	心室性頻拍(Torsades de pointes を含む)，QT 延長を起こすおそれがある。	併用により QT 延長作用が相加的に増強すると考えられる。

ビラセプト錠250mg　規格：250mg1錠［144.2円/錠］
ネルフィナビルメシル酸塩　日本たばこ　625

【効 能 効 果】

HIV 感染症

【対応標準病名】

◎	HIV 感染症		
○	AIDS	AIDS 関連症候群	HIV－1 感染症
	HIV－2 感染症	HIV 感染	後天性免疫不全症候群
	新生児 HIV 感染症		

用法用量　通常，成人にはネルフィナビルとして1回1,250mgを1日2回，または1回750mgを1日3回食後に経口投与する。なお，投与に際しては必ず他の抗 HIV 薬と併用すること。

用法用量に関連する使用上の注意

(1)本剤の使用法を必要以上に変更又は中止すると副作用の発現や HIV の耐性化を促進するおそれがある。
(2)ジダノシンは食間に投与されることとされているので，ジダノシンと本剤を併用する場合は，ジダノシンの投与と2時間以上の間隔を空けて投与すること。

禁忌

(1)本剤の成分に対して過敏症の既往歴がある患者
(2)トリアゾラム，ミダゾラム，アルプラゾラム，ピモジド，バッカク誘導体，アミオダロン塩酸塩及びキニジン硫酸塩水和物を投与中の患者
(3)リファンピシンを投与中の患者
(4)エレトリプタン臭化水素酸塩を投与中の患者
(5)エプレレノンを投与中の患者

併用禁忌

薬剤名等	臨床症状・措置方法	機序・危険因子
トリアゾラム (ハルシオン等) ミダゾラム (ドルミカム等) アルプラゾラム (コンスタン，ソラナックス等) ピモジド (オーラップ) バッカク誘導体 アミオダロン塩酸塩 (アンカロン等) キニジン硫酸塩水和物	本剤のチトクローム P450(CYP3A4)に対する競合により，これら薬剤の代謝が抑制され，重篤な又は生命に危険を及ぼすような事象(QT 延長，Torsade de pointes 等の不整脈や持続的な鎮静)が起こる可能性がある。	本剤のチトクローム P450(CYP3A4)に対する競合により，これら薬剤の代謝が抑制され，重篤な又は生命に危険を及ぼすような事象(QT 延長，Torsade de pointes 等の不整脈や持続的な鎮静)が起こる可能性がある。
リファンピシン (アプテシン，リファジン，リマクタン等)	本剤の血中濃度が20～30%に低下する。リファンピシンの投与を受けた患者に本剤を投与する場合には，少なくとも2週間の間隔をおくことが望ましい。	本剤の血中濃度が20～30%に低下する。リファンピシンの投与を受けた患者に本剤を投与する場合には，少なくとも2週間の間隔をおくことが望ましい。
エレトリプタン臭化水素酸塩(レルパックス)	エレトリプタンの血中濃度が上昇する可能性がある。	エレトリプタンの血中濃度が上昇する可能性がある。
エプレレノン (セララ)	エプレレノンの血中濃度が上昇する可能性がある。	エプレレノンの血中濃度が上昇する可能性がある。

ピラマイド原末　規格：1g［30.1円/g］
ピラジナミド　第一三共　622

【効 能 効 果】

〈適応菌種〉本剤に感性の結核菌
〈適応症〉肺結核及びその他の結核症

【対応標準病名】

◎	結核	肺結核	
○ あ	S 状結腸結核	胃結核	陰茎結核
	咽頭結核	陰のう結核	壊疽性丘疹状結核疹
か	外陰結核	回腸結核	回盲部結核
	潰瘍性粟粒結核	顎下部結核	肩関節結核
	活動性肺結核	肝結核	眼結核
	眼瞼結核	関節結核	乾酪性肺炎
	急性粟粒結核	胸腺結核	胸椎結核
	胸腰椎結核	筋肉結核	筋膜結核
	空腸結核	くも膜結核	頚椎結核
	珪肺結核	頚部リンパ節結核	結核後遺症
	結核腫	結核初期感染	結核疹
	結核性アジソン病	結核性咳嗽	結核性角結膜炎
	結核性角膜炎	結核性角膜強膜炎	結核性喀血
	結核性滑膜炎	結核性気管支拡張症	結核性気胸
	結核性胸膜炎	結核性空洞	結核性腱滑膜炎
	結核性瞼板炎	結核性硬化症	結核性硬結性紅斑
	結核性虹彩炎	結核性虹彩毛様体炎	結核性硬膜炎
	結核性骨髄炎	結核性女性骨盤炎症性疾患	結核性痔瘻
	結核性腎盂炎	結核性腎盂腎炎	結核性心筋症
	結核性髄膜炎	結核性精管炎	結核性脊柱後弯症
	結核性脊柱前弯症	結核性脊柱側弯症	結核性線維症
	結核性前立腺炎	結核性多発ニューロパチー	結核性低アドレナリン症
	結核性動脈炎	結核性動脈内膜炎	結核性軟膜炎
	結核性膿胸	結核性膿腎症	結核性脳脊髄炎
	結核性脳動脈炎	結核性脳膿瘍	結核性膿瘍
	結核性肺線維症	結核性肺膿瘍	結核性発熱
	結核性腹水	結核性腹膜炎	結核性ぶどう膜炎
	結核性脈絡網膜炎	結核性網膜炎	結核性卵管炎
	結核性卵巣炎	結核性卵巣のう胞	結核性リンパ節炎
	結節性肺結核	結膜結核	口蓋垂結核
	硬化性肺結核	広間膜結核	口腔結核
	口腔粘膜結核	甲状腺結核	口唇結核
	肛門結核	骨結核	骨盤結核
さ	骨盤腹膜癒着	耳管結核	子宮結核
	耳結核	縦隔結核	十二指腸結核

	小腸結核	初感染結核	食道結核
	心筋結核	神経系結核	腎結核
	尋常性狼瘡	心内膜結核	塵肺結核
	深部カリエス	心膜結核	髄膜結核腫
	性器結核	精索結核	精巣結核
	精巣上体結核	精のう結核	脊髄結核
	脊髄結核腫	脊髄膜結核	脊椎結核
	線維乾酪性心膜炎	仙骨部膿瘍	潜在性結核感染症
た	前立腺結核	粟粒結核	大腸結核
	唾液腺結核	ダグラス窩結核	多剤耐性結核
	胆のう結核	腸間膜リンパ節結核	腸結核
	直腸結核	陳旧性骨結核	陳旧性腎結核
な	陳旧性腸結核	陳旧性肺結核	難治結核
	尿管結核	尿道球腺結核	尿道結核
	尿路結核	脳結核	脳結核腫
は	脳脊髄膜結核	肺炎結核	肺結核・鏡検確認あり
	肺結核・組織学的確認あり	肺結核・培養のみ確認あり	肺結核腫
	肺門結核	肺門リンパ節結核	播種性結核
	鼻咽頭結核	泌尿器結核	皮膚結核
	皮膚腺病	皮膚粟粒結核	皮膚疣状結核
	副腎結核	副鼻腔結核	腹壁冷膿瘍
や	膀胱結核	脈絡膜結核	腰椎結核
	肋骨カリエス		
△	咽頭流注膿瘍	潰瘍性狼瘡	結核性血胸
	結核性下痢	結核性髄膜炎後遺症	結核性中耳炎
	結核性貧血	結核性膀胱炎後遺症	硬化性狼瘡
	股関節結核後遺症	腎石灰化症	脊椎カリエス後遺症
	腸間膜リンパ節陳旧性結核	陳旧性胸椎カリエス	陳旧性腰椎カリエス
	肺結核後遺症	肺結核術後	

用法用量　通常，成人は，ピラジナミドとして，1日量1.5～2.0gを1～3回に分けて経口投与する。
年齢，症状により適宜増減する。
なお，他の抗結核薬と併用すること。

用法用量に関連する使用上の注意　本剤の使用にあたっては，原則として感受性を確認し，疾病の治療上必要な最小限の期間の投与にとどめること。

禁忌　肝障害のある患者

ビラミューン錠200　規格：200mg1錠[859.4円/錠]
ネビラピン　日本ベーリンガー　625

【効能効果】

HIV-1感染症

【対応標準病名】

◎	HIV－1感染症		
○	AIDS	AIDS関連症候群	HIV感染
	HIV感染症	後天性免疫不全症候群	新生児HIV感染症
△	HIV－2感染症		

効能効果に関連する使用上の注意

(1)無症候性HIV感染症に関する治療開始の指標はCD4リンパ球数500/mm^{3}以下もしくはHIV RNA量5000copies/mL(RT-PCR法)以上との国際的な勧告がある。従って，本剤の使用にあたってはCD4リンパ球数及びHIV RNA量を確認すること。
(2)ヒト免疫不全ウイルス(HIV)は感染初期から多種多様な変異株を生じ，薬剤耐性を発現しやすいことが知られているので，本剤は他の抗HIV薬と併用すること。

用法用量　通常，成人にはネビラピンとして1回200mgを1日1回，14日間経口投与する。その後，維持量として1日400mgを2回に分割して経口投与する。なお，年齢，症状により適宜増減する。投与に際しては必ず他の抗HIV薬と併用すること。

用法用量に関連する使用上の注意

(1)本剤は少なくとも1種類の抗レトロウイルス剤(ヌクレオシド系逆転写酵素阻害剤又はHIVプロテアーゼ阻害剤)と必ず併用投与し，単独投与しないこと。
(2)HIV治療に対して種々の国際的なガイドラインが出されており，現時点では，非ヌクレオシド系逆転写酵素阻害剤である本剤でHIV治療を行う際には，2種類のヌクレオシド系逆転写酵素阻害剤との併用が推奨されている。
(3)ネビラピンは他の非ヌクレオシド系逆転写酵素阻害剤と交叉耐性を示すことがある。
(4)本剤の投与は1日200mgより開始し，1日400mgの維持量に増量するが，発疹が発現した場合には，発疹が完治するまで本剤の投与量を増量しないこと。
(5)7日間以上本剤を中止した患者に対して投与を再開する場合には，導入期の用法用量から始めること。

警告

(1)皮膚障害
本剤の投与により，中毒性表皮壊死症(Lyell症候群)，皮膚粘膜眼症候群(Stevens-Johnson症候群)，過敏症症候群を含め，重篤で致死的な皮膚障害が発現することがあるので，次の事項に注意すること。
①本剤による発疹は，投与開始後概ね18週までに(重篤な発疹は投与開始後概ね6週までに)発現する場合が多いので，当該期間中は特に観察を十分に行うこと。
②重篤な発疹，又は以下の症状を伴う発疹が発現した場合には，本剤の投与を中止すること。
発熱，水疱，口内病変，結膜炎，顔面や四肢等の腫脹，筋肉痛，関節痛，又は全身倦怠感
なお，必要に応じ，専門医を受診させるなど適切な処置を行うこと。
③投与中止後も症状が増悪するおそれがあるので，患者の状態を十分観察すること。
④本剤の投与により重篤な発疹，又は全身症状を伴う発疹が発現した患者には，再投与しないこと。

(2)肝機能障害
本剤の投与により，肝不全などの重篤で致死的な肝機能障害が発現することがあるので，次の事項に注意すること。
①投与開始に際しては肝機能検査を含む臨床検査を実施し，更に投与開始後6カ月間は少なくとも1カ月に1回，定期的かつ必要に応じて肝機能検査を行うなど，患者の状態を十分に観察すること。
②異常が認められた場合(γ-GTPを除く)には，投与を中止するなど適切な処置を行うこと。
③投与中止後も症状が増悪するおそれがあるので，患者の状態を十分観察すること。
④本剤の投与により肝機能障害が発現した患者には再投与しないこと。

禁忌

(1)本剤の成分に対し過敏症の既往歴のある患者
(2)本剤の投与により重篤な発疹，又は全身症状を伴う発疹が発現した患者
(3)重篤な肝機能障害のある患者
(4)本剤の投与により肝機能障害が発現した患者
(5)ケトコナゾール(経口剤：国内未発売)を投与中の患者
(6)経口避妊薬を投与中の患者(避妊を目的とするホルモン療法も含む)

併用禁忌

薬剤名等	臨床症状・措置方法	機序・危険因子
ケトコナゾール(経口剤：国内未発売)	併用によりケトコナゾールの血中濃度が低下し(AUCの低下：63%，Cmaxの低下：40%)，また本剤の血中濃度が上昇(15～28%)したとの報告があるので，併用しないこと。	本剤はCYP3Aを誘導し，また代謝される(自己誘導)が，ケトコナゾールは当該酵素の阻害剤である。

経口避妊薬 (避妊を目的とするホルモン療法も含む) エチニルエストラジオール ノルエチンドロン	本剤が経口避妊薬の血中濃度を低下させることがあるので，併用しないこと。(併用により，エチニルエストラジオールのAUCが20%，Cmaxが6%それぞれ低下，また，ノルエチンドロンのAUCが19%，Cmaxが16%それぞれ低下したとの報告がある。)	機序不明

ビリアード錠300mg
規格：300mg1錠[2044.8円/錠]
テノホビルジソプロキシルフマル酸塩　日本たばこ　625

【効 能 効 果】

HIV-1感染症

【対応標準病名】

◎	HIV－1感染症		
○	AIDS	AIDS関連症候群	HIV感染
	HIV感染症	後天性免疫不全症候群	新生児HIV感染症
△	HIV－2感染症		

用法用量　通常，成人にはテノホビル　ジソプロキシルフマル酸塩として1回300mg(テノホビル　ジソプロキシルとして245mg)を1日1回経口投与する。なお，投与に際しては必ず他の抗HIV薬と併用すること。

用法用量に関連する使用上の注意

腎機能障害のある患者では本剤の血中濃度が上昇するので，腎機能の低下に応じて，次の投与方法を目安とする(外国人における薬物動態試験成績による)。

クレアチニンクリアランス(CLcr)	投与方法
50mL/min以上	本剤1錠を1日1回投与
30～49mL/min	本剤1錠を2日間に1回投与
10～29mL/min	本剤1錠を1週間に2回投与
血液透析患者	本剤1錠を1週間に1回投与[注2)] 又は累積約12時間の透析終了後に本剤1錠を投与

注2)血液透析実施後

なお，CLcrが10mL/min未満で，透析を行っていない患者における薬物動態は検討されていない。

警告　B型慢性肝炎を合併している患者では，本剤の投与中止により，B型慢性肝炎が再燃するおそれがあるので，本剤の投与を中断する場合には十分注意すること。特に非代償性の場合，重症化するおそれがあるので注意すること。

禁忌　本剤の成分に対し過敏症の既往歴のある患者

ビルトリシド錠600mg
規格：600mg1錠[1260.2円/錠]
プラジカンテル　バイエル薬品　642

【効 能 効 果】

肝吸虫症，肺吸虫症，横川吸虫症

(注)：住血吸虫症に対する本剤の有用性は外国においては確立されており，WHOでは住血吸虫症の治療のエッセンシャル・ドラッグとされているが，国内における評価症例がないため，我国においては住血吸虫症に対する効能は承認されていない。

【対応標準病名】

◎	肝吸虫症	肺吸虫症	横川吸虫症
○	ウェステルマン肺吸虫症	吸虫症	宮崎肺吸虫症
△	異形吸虫症	胃盤虫症	棘口吸虫症
	ナニフィエツス症	ワトソニア症	

用法用量

肝吸虫症，肺吸虫症：プラジカンテルとして，1回20mg/kgを1日2回2日間経口投与する。

横川吸虫症：プラジカンテルとして，1回20mg/kgを1日1～2回1日経口投与する。

用法用量に関連する使用上の注意

1回投与量20mg/kgは，患者の体重に応じほぼ次の錠数になる。

体重(kg)	錠数
20～26	$\frac{3}{4}$
27～33	1
34～41	$1\frac{1}{4}$
42～48	$1\frac{1}{2}$
49～56	$1\frac{3}{4}$
57～63	2
64～70	$2\frac{1}{4}$
71～78	$2\frac{1}{2}$
79～86	$2\frac{3}{4}$

禁忌

(1)本剤の成分に対し過敏症の既往歴のある患者

(2)有鉤嚢虫(条虫)症患者

(3)リファンピシンを投与中の患者

併用禁忌

薬剤名等	臨床症状・措置方法	機序・危険因子
リファンピシン リファジン，リマクタン等	本剤の血中濃度が約100%低下することが報告されている。	リファンピシンにより代謝酵素(CYP3A4)が誘導され，本剤の代謝が促進されるためと考えられている。

ヒルナミン細粒10%
規格：10%1g[13.9円/g]
ヒルナミン散50%
規格：50%1g[69円/g]
ヒルナミン錠(5mg)
規格：5mg1錠[5.6円/錠]
ヒルナミン錠(25mg)
規格：25mg1錠[5.6円/錠]
ヒルナミン錠(50mg)
規格：50mg1錠[7.5円/錠]
レボメプロマジンマレイン酸塩　塩野義　117

【効 能 効 果】

統合失調症，躁病，うつ病における不安・緊張

【対応標準病名】

◎	うつ病	躁状態	統合失調症
	不安緊張状態	不安神経症	
○	アスペルガー症候群	うつ状態	うつ病型統合失調感情障害
	外傷後遺症性うつ病	型分類困難な統合失調症	仮面うつ病
	寛解中の反復性うつ病性障害	感染症後うつ病	器質性うつ病性障害
	偽神経症性統合失調症	急性統合失調症	急性統合失調症性エピソード
	急性統合失調症様精神病性障害	境界型統合失調症	緊張型統合失調症
	軽症うつ病エピソード	軽症反復性うつ病性障害	軽躁病
	興奮状態	混合性不安抑うつ障害	残遺型統合失調症
	産褥期うつ状態	思春期うつ病	自閉的精神病質
	循環型躁うつ病	小児期型統合失調症	小児シゾイド障害
	心気性うつ病	神経症性抑うつ状態	精神病症状を伴う重症うつ病エピソード
	精神病症状を伴う躁病	精神病症状を伴わない重症うつ病エピソード	前駆期統合失調症
	潜在性統合失調症	全般性不安障害	躁うつ病
	双極性感情障害・軽症のうつ病エピソード	双極性感情障害・精神病症状を伴う重症うつ病エピソード	双極性感情障害・精神病症状を伴わない重症うつ病エピソード
	双極性感情障害・中等症のうつ病エピソード	躁病性昏迷	躁病発作
	体感症性統合失調症	退行期うつ病	短期統合失調症様障害
	単極性うつ病	単極性躁病	単純型統合失調症

	単発反応性うつ病	遅発性統合失調症	中等症うつ病エピソード
	中等症反復性うつ病性障害	統合失調症型障害	統合失調症型パーソナリティ障害
	統合失調症後抑うつ	統合失調症症状を伴う急性錯乱	統合失調症症状を伴う急性多形性精神病性障害
	統合失調症症状を伴う類循環精神病	統合失調症性パーソナリティ障害	統合失調症性反応
	統合失調症様状態	動脈硬化性うつ病	内因性うつ病
	破瓜型統合失調症	パニック障害	パニック発作
	反応性うつ病	反復心因性うつ病	反復性うつ病
	反復性心因性抑うつ精神病	反復性精神病性うつ病	反復性短期うつ病エピソード
	非定型うつ病	不安うつ病	不安障害
	不安ヒステリー	夢幻精神病	妄想型統合失調症
	抑うつ神経症	抑うつ性パーソナリティ障害	老年期うつ病
	老年期認知症抑うつ型		
△	2型双極性障害	延髄外側症候群	延髄性うつ病
	器質性気分障害	器質性混合性感情障害	器質性双極性障害
	器質性躁病性障害	気分変調症	原発性認知症
	後下小脳動脈閉塞症	周期性精神病	上小脳動脈閉塞症
	小脳卒中症候群	小脳動脈狭窄	小脳動脈血栓症
	小脳動脈塞栓症	小脳動脈閉塞	初老期精神病
	初老期認知症	初老期妄想状態	精神病症状を伴わない躁病
	前下小脳動脈閉塞症	挿間性発作性不安	双極性感情障害
	統合失調症症状を伴わない急性錯乱	統合失調症症状を伴わない急性多形性精神病性障害	統合失調症症状を伴わない類循環精神病
	二次性認知症	認知症	破局発作状態
	反応性興奮	反復性気分障害	反復性躁病エピソード
	モレル・クレペリン病	老年期認知症	老年期認知症妄想型
	老年期妄想状態	老年精神病	ワレンベルグ症候群

用法用量　通常，成人にはレボメプロマジンとして1日25～200mgを分割経口投与する。
なお，年齢，症状により適宜増減する。

禁忌
(1)昏睡状態，循環虚脱状態にある患者
(2)バルビツール酸誘導体・麻酔剤等の中枢神経抑制剤の強い影響下にある患者
(3)アドレナリンを投与中の患者
(4)フェノチアジン系化合物及びその類似化合物に対し過敏症の患者

原則禁忌　皮質下部の脳障害(脳炎，脳腫瘍，頭部外傷後遺症等)の疑いのある患者

併用禁忌

薬剤名等	臨床症状・措置方法	機序・危険因子
アドレナリン ボスミン	臨床症状：アドレナリンの作用を逆転させ，血圧降下を起こすことがある。	アドレナリンのα作用が遮断され，β作用が優位になることがある。

レボメプロマジン細粒10%「アメル」：共和薬品　10%1g[8.7円/g]，レボメプロマジン錠25mg「アメル」：共和薬品　25mg1錠[5.6円/錠]，レボメプロマジン錠25mg「ツルハラ」：鶴原　25mg1錠[5.6円/錠]，レボメプロマジン錠50mg「アメル」：共和薬品　50mg1錠[5.6円/錠]

ピレスパ錠200mg
規格：200mg1錠[695.7円/錠]
ピルフェニドン　塩野義　399

【効能効果】

特発性肺線維症

【対応標準病名】

◎	特発性肺線維症		
○	急性間質性肺炎	特発性間質性肺炎	肺線維症
△	炎症後肺線維症	びまん性肺胞傷害	

用法用量　通常，成人にはピルフェニドンとして初期用量1回200mgを1日3回(1日600mg)食後に経口投与し，患者の状態を観察しながら1回量を200mgずつ漸増し，1回600mg(1日1800mg)まで増量する。
なお，症状により適宜増減する。

用法用量に関連する使用上の注意
(1)本剤は初期用量として1回200mg(1日600mg)から開始し，2週間を目安に1回200mgずつ漸増し，1回600mg(1日1800mg)で維持することが望ましい。
(2)胃腸障害等の発現時には必要に応じて減量又は休薬を検討すること。なお，症状が軽減した場合，1. に従い漸増し，維持用量の目安を1回400mg(1日1200mg)以上とすることが望ましい。
(3)食後投与と比べ空腹時投与では，本剤の血漿中濃度が高値を示し，副作用があらわれるおそれがあるので，食後に投与すること。

警告
(1)本剤の使用にあたっては，光遺伝毒性試験において染色体構造異常を示し，光曝露に伴う皮膚の発がんの可能性があることを患者に十分に説明し，理解したことを確認した上で投与を開始すること。
(2)本剤の使用は，特発性肺線維症の治療に精通している医師のもとで行うこと。

禁忌　本剤の成分に対し過敏症の既往歴のある患者

ピレチア細粒10%
規格：10%1g[6.2円/g]
プロメタジンメチレンジサリチル酸塩　高田　116,441

【効能効果】

(1)振戦麻痺，パーキンソニスム
(2)麻酔前投薬，人工(薬物)冬眠
(3)感冒等上気道炎に伴うくしゃみ・鼻汁・咳嗽
(4)アレルギー性鼻炎，枯草熱，血管運動性浮腫
(5)皮膚疾患に伴う瘙痒(湿疹・皮膚炎，皮膚瘙痒症，薬疹，中毒疹)，蕁麻疹
(6)動揺病

【対応標準病名】

◎	アレルギー性鼻炎	かぜ	花粉症
	感冒	急性上気道炎	くしゃみ
	血管神経性浮腫	湿疹	じんま疹
	咳	そう痒	中毒疹
	動揺病	パーキンソン症候群	パーキンソン病
	鼻汁	皮膚炎	皮膚そう痒症
	鼻漏	薬疹	
○ あ	LE型薬疹	足湿疹	アスピリンじんま疹
	アナフィラキシー	アナフィラキシーショック	アレルギー
	アレルギー性じんま疹	アレルギー性鼻咽頭炎	アレルギー性鼻結膜炎
	アレルギー性副鼻腔炎	アレルギー性浮腫	異汗性湿疹
	萎縮性咽頭炎	萎縮性鼻炎	一側性パーキンソン症候群
	イネ科花粉症	咽頭アレルギー	咽頭気管炎
	咽頭喉頭炎	咽頭扁桃炎	陰のう湿疹
	陰のうそう痒症	陰部間擦疹	うっ血性鼻炎
	会陰部肛囲湿疹	腋窩湿疹	温熱じんま疹
か	外陰部そう痒症	外陰部皮膚炎	潰瘍性鼻炎
	家族性寒冷自己炎症症候群	家族性パーキンソン病	家族性パーキンソン病Yahr1
	家族性パーキンソン病Yahr2	家族性パーキンソン病Yahr3	家族性パーキンソン病Yahr4
	家族性パーキンソン病Yahr5	カタル性咳	カタル性鼻炎
	化膿性鼻炎	化膿性皮膚疾患	貨幣状湿疹

	カモガヤ花粉症	顆粒性咽頭炎	間擦疹
	乾性咳	感染性鼻炎	感染性皮膚炎
	乾燥性咽頭炎	乾燥性鼻炎	汗疱
	汗疱性湿疹	顔面急性皮膚炎	寒冷じんま疹
	機械性じんま疹	季節性アレルギー性鼻炎	丘疹状湿疹
	急性咽頭喉頭炎	急性咽頭扁桃炎	急性口蓋扁桃炎
	急性湿疹	急性鼻咽頭炎	急性鼻炎
	亀裂性湿疹	クインケ浮腫	頚部皮膚炎
	血管運動性鼻炎	結節性痒疹	限局性そう痒症
	肛囲間擦疹	好酸球増多性鼻炎	紅斑性間擦疹
	紅斑性湿疹	紅皮症型薬疹	肛門湿疹
	肛門そう痒症	固定薬疹	コリン性じんま疹
さ	しいたけ皮膚炎	自家感作性皮膚炎	自己免疫性じんま疹
	湿疹様発疹	湿性咳	紫斑型薬疹
	若年性パーキンソン症候群	若年性パーキンソン病	若年性パーキンソン病Yahr3
	若年性パーキンソン病Yahr4	若年性パーキンソン病Yahr5	周期性再発性じんま疹
	手指湿疹	出血性じんま疹	症候性そう痒症
	食物アレルギー	食物性皮膚炎	人工肛門部皮膚炎
	人工じんま疹	新生児皮膚炎	振動性じんま疹
	スギ花粉症	ステロイド皮膚炎	ステロイド誘発性皮膚症
	制癌剤皮膚炎	赤色湿疹	接触じんま疹
	舌扁桃炎	全身湿疹	全身薬疹
た	続発性パーキンソン症候群	通年性アレルギー性鼻炎	手足症候群
	低音性めまい	手湿疹	冬期湿疹
	透析皮膚そう痒症	頭部湿疹	動脈硬化性パーキンソン症候群
な	特発性じんま疹	肉芽腫性鼻炎	乳房皮膚炎
	妊娠湿疹	妊娠中感冒	妊婦性皮膚炎
は	脳炎後パーキンソン症候群	脳血管障害性パーキンソン症候群	パーキンソン病Yahr1
	パーキンソン病Yahr2	パーキンソン病Yahr3	パーキンソン病Yahr4
	パーキンソン病Yahr5	パーキンソン病の認知症	梅毒性パーキンソン症候群
	白色粃糠疹	鼻背部湿疹	汎発性皮膚そう痒症
	鼻炎	肥厚性鼻炎	鼻前庭部湿疹
	肥大性咽頭炎	非特異性そう痒症	ヒノキ花粉症
	皮膚描記性じんま疹	ピリン疹	ブタクサ花粉症
ま	閉塞性鼻炎	扁平湿疹	慢性咽頭炎
	慢性咽頭カタル	慢性潰瘍性鼻咽頭炎	慢性化膿性鼻咽頭炎
	慢性湿疹	慢性じんま疹	慢性鼻咽頭炎
や	慢性鼻炎	薬剤性過敏症症候群	薬剤性パーキンソン症候群
ら	薬物性口唇炎	薬物性じんま疹	落屑性湿疹
	鱗状湿疹	連鎖球菌性上気道感染	老年性そう痒症
	濾胞性咽頭炎		
△	アーガイル・ロバートソン瞳孔	アレルギー性皮膚炎	異汗症
	乾燥性前鼻炎	急性局所性浮腫	急性本態性浮腫
	巨大じんま疹	車酔い	痙性梅毒性運動失調症
	顕性神経梅毒	航空機酔い	シャルコー関節
	周期性浮腫	臭鼻症	食物依存性運動誘発アナフィラキシー
	神経原性関節症	神経障害性脊椎障害	神経梅毒髄膜炎
	進行性運動性運動失調症	進行麻痺	水様性鼻漏
	脊髄ろう	脊髄ろう性関節炎	特異体質
	ニューロパチー性関節炎	粘液性鼻漏	膿性鼻閉
	脳脊髄梅毒	脳梅毒	梅毒性痙性脊髄麻痺
	梅毒性視神経萎縮	梅毒性髄膜炎	梅毒性聴神経炎
	鼻入口部膿瘍	鼻壊死	鼻壊疽
	鼻潰瘍	鼻蜂巣炎	晩期梅毒性球後視神経炎
	晩期梅毒性視神経萎縮	晩期梅毒性髄膜炎	晩期梅毒性多発ニューロパチー
	晩期梅毒性聴神経炎	晩期梅毒脊髄炎	晩期梅毒脳炎
	晩期梅毒脳脊髄炎	鼻咽頭萎縮	鼻腔内膿瘍
	鼻腔内びらん	鼻せつ	鼻前庭炎
	鼻前庭せつ	鼻前庭びらん	鼻中隔壊死
	鼻中隔潰瘍	鼻中隔軟骨膜炎	鼻中隔膿瘍
	鼻中隔びらん	鼻痛	鼻軟骨膜炎
	鼻翼膿瘍	船酔い	慢性咽頭痛
	慢性咳嗽	夜間咳	

効能効果に関連する使用上の注意　パーキンソン用剤は，フェノチアジン系化合物，ブチロフェノン系化合物等による口周部等の不随意運動(遅発性ジスキネジア)を通常軽減しない。場合によっては，このような症状を増悪，顕性化させることがある。

用法用量

通常，成人にはプロメタジン塩酸塩として1回5～25mgを1日1～3回経口投与する。

振戦麻痺，パーキンソニスムには，1日25～200mgを適宜分割経口投与する。

なお，年齢，症状により適宜増減する。

禁忌

(1)フェノチアジン系化合物及びその類似化合物に対し過敏症の既往歴のある患者

(2)昏睡状態の患者

(3)バルビツール酸誘導体・麻酔剤等の中枢神経抑制剤の強い影響下にある患者

(4)緑内障の患者

(5)前立腺肥大等下部尿路に閉塞性疾患のある患者

(6)2歳未満の乳幼児

ピレチア錠(5mg)　規格：5mg1錠[5.6円/錠]
ピレチア錠(25mg)　規格：25mg1錠[5.6円/錠]
プロメタジン塩酸塩　高田　116,441

【効能効果】

(1)振戦麻痺，パーキンソニスム

(2)麻酔前投薬，人工(薬物)冬眠

(3)感冒等上気道炎に伴うくしゃみ・鼻汁・咳嗽

(4)アレルギー性鼻炎，枯草熱，血管運動性浮腫

(5)皮膚疾患に伴う瘙痒(湿疹・皮膚炎，皮膚瘙痒症，薬疹，中毒疹)，蕁麻疹

(6)動揺病

【対応標準病名】

◎	アレルギー性鼻炎	かぜ	花粉症
	感冒	急性上気道炎	くしゃみ
	血管神経性浮腫	湿疹	じんま疹
	咳	そう痒	中毒疹
	動揺病	パーキンソン症候群	パーキンソン病
	鼻汁	皮膚炎	皮膚そう痒症
	鼻漏	薬疹	
○	LE型薬疹	足湿疹	アスピリンじんま疹
	アトピー咳嗽	アレルギー	アレルギー性咳嗽
	アレルギー性じんま疹	アレルギー性鼻咽頭炎	アレルギー性鼻結膜炎
	アレルギー性副鼻腔炎	アレルギー性浮腫	異汗症
	異汗性湿疹	一側性パーキンソン症候群	イネ科花粉症
	咽頭アレルギー	咽頭気管炎	咽頭喉頭炎
	陰のう湿疹	陰のうそう痒症	陰部間擦疹
	うっ血性鼻炎	会陰部肛囲湿疹	腋窩湿疹
	温熱じんま疹	外陰部そう痒症	外陰部皮膚炎
	家族性寒冷自己炎症症候群	家族性パーキンソン病	家族性パーキンソン病Yahr1
	家族性パーキンソン病Yahr2	家族性パーキンソン病Yahr3	家族性パーキンソン病Yahr4
	家族性パーキンソン病Yahr5	カタル性咳	カタル性鼻炎

	化膿性皮膚疾患	貨幣状湿疹	カモガヤ花粉症
	間擦疹	乾性咳	感染後咳嗽
	感染性鼻炎	感染性皮膚炎	汗疱
	汗疱性湿疹	顔面急性皮膚炎	寒冷じんま疹
	機械性じんま疹	季節性アレルギー性鼻炎	丘疹状湿疹
	急性咽頭喉頭炎	急性湿疹	急性鼻咽頭炎
	急性鼻炎	亀裂性湿疹	クインケ浮腫
	頚部皮膚炎	血管運動性鼻炎	結節性痒疹
	限局性そう痒症	肛囲間擦疹	紅斑性間擦疹
	紅斑性湿疹	紅皮症型薬疹	肛門湿疹
	肛門そう痒症	固定薬疹	コリン性じんま疹
	しいたけ皮膚炎	自家感作性皮膚炎	自己免疫性じんま疹
	湿疹様発疹	湿性咳	紫斑型薬疹
	若年性パーキンソン症候群	若年性パーキンソン病	若年性パーキンソン病Yahr3
	若年性パーキンソン病Yahr4	若年性パーキンソン病Yahr5	周期性再発性じんま疹
	手指湿疹	出血性じんま疹	症候性そう痒症
	食物アレルギー	食物依存性運動誘発アナフィラキシー	食物性皮膚炎
	人工肛門部皮膚炎	人工じんま疹	新生児皮膚炎
	振動性じんま疹	スギ花粉症	ステロイド皮膚炎
	ステロイド誘発性皮膚症	制癌剤皮膚炎	赤色湿疹
	接触じんま疹	遷延性咳嗽	全身湿疹
	全身薬疹	続発性パーキンソン症候群	通年性アレルギー性鼻炎
	手湿疹	冬期湿疹	透析皮膚そう痒症
	頭部湿疹	動脈硬化性パーキンソン症候群	特発性じんま疹
	乳房皮膚炎	妊娠湿疹	妊娠中感冒
	妊婦性皮膚炎	脳炎後パーキンソン症候群	脳血管障害性パーキンソン症候群
	パーキンソン病Yahr1	パーキンソン病Yahr2	パーキンソン病Yahr3
	パーキンソン病Yahr4	パーキンソン病Yahr5	白色粃糠疹
	鼻背部湿疹	汎発性皮膚そう痒症	鼻炎
	鼻前庭部湿疹	非特異性そう痒症	ヒノキ花粉症
	皮膚描記性じんま疹	ピリン疹	ブタクサ花粉症
	閉塞性鼻炎	扁平湿疹	慢性湿疹
	慢性じんま疹	薬剤性過敏症症候群	薬剤性パーキンソン症候群
	薬物性口唇炎	薬物性じんま疹	落屑性湿疹
	鱗状湿疹	連鎖球菌性上気道感染	老年性そう痒症
△	アレルギー性皮膚炎	咽頭扁桃炎	急性咽頭扁桃炎
	急性局所性浮腫	急性口蓋扁桃炎	急性本態性浮腫
	巨大じんま疹	車酔い	航空機酔い
	好酸球増多性鼻炎	周期性浮腫	水様性鼻漏
	咳失神	舌扁桃炎	手足症候群
	低音性めまい	粘液性鼻漏	膿性鼻閉
	パーキンソン病の認知症	船酔い	慢性咳嗽
	夜間咳		

効能効果に関連する使用上の注意　パーキンソン用剤は，フェノチアジン系化合物，ブチロフェノン系化合物等による口周部等の不随意運動(遅発性ジスキネジア)を通常軽減しない。場合によっては，このような症状を増悪，顕性化させることがある。

用法用量

通常，成人にはプロメタジン塩酸塩として1回5～25mgを1日1～3回経口投与する。

振戦麻痺，パーキンソニスムには，1日25～200mgを適宜分割経口投与する。

なお，年齢，症状により適宜増減する。

禁忌

(1)フェノチアジン系化合物及びその類似化合物に対し過敏症の既往歴のある患者

(2)昏睡状態の患者

(3)バルビツール酸誘導体・麻酔剤等の中枢神経抑制剤の強い影響下にある患者

(4)緑内障の患者

(5)前立腺肥大等下部尿路に閉塞性疾患のある患者

(6)2歳未満の乳幼児

ピレチノール　規格：1g[7.2円/g]

アセトアミノフェン　岩城　114

【効能効果】

(1)頭痛，耳痛，症候性神経痛，腰痛症，筋肉痛，打撲痛，捻挫痛，月経痛，分娩後痛，がんによる疼痛，歯痛，歯科治療後の疼痛

(2)下記疾患の解熱・鎮痛

急性上気道炎(急性気管支炎を伴う急性上気道炎を含む)

(3)小児科領域における解熱・鎮痛

【対応標準病名】

◎	癌性疼痛	急性気管支炎	急性上気道炎
	筋肉痛	月経痛	歯根のう胞
	歯周炎	歯髄炎	歯痛
	耳痛症	神経痛	頭痛
	打撲傷	疼痛	捻挫
	抜歯後疼痛	発熱	腰痛症
○	DIP関節尺側側副靱帯損傷	DIP関節側副靱帯損傷	DIP関節橈側側副靱帯損傷
	DIP関節捻挫	IP関節捻挫	MP関節尺側側副靱帯損傷
	MP関節側副靱帯損傷	MP関節橈側側副靱帯損傷	MP関節捻挫
	PIP関節尺側側副靱帯損傷	PIP関節側副靱帯損傷	PIP関節橈側側副靱帯損傷
あ	PIP関節捻挫	RSウイルス気管支炎	亜急性気管支炎
	足ストレイン	亜脱臼	一部性歯髄炎
	咽頭気管炎	咽頭喉頭炎	咽頭扁桃炎
	インフルエンザ菌気管支炎	ウイルス性気管支炎	烏口肩峰靱帯捻挫
	烏口鎖骨捻挫	烏口上腕靱帯捻挫	う蝕第2度単純性歯髄炎
	う蝕第3度急性化膿性根尖性歯周炎	う蝕第3度急性化膿性歯髄炎	う蝕第3度急性単純性根尖性歯周炎
	う蝕第3度歯髄壊死	う蝕第3度歯髄壊疽	う蝕第3度慢性壊疽性歯髄炎
	う蝕第3度慢性潰瘍性歯髄炎	う蝕第3度慢性化膿性根尖性歯周炎	う蝕第3度慢性増殖性歯髄炎
	エコーウイルス気管支炎	壊死性潰瘍性歯周炎	壊死性潰瘍性歯肉炎
	壊疽性歯髄炎	壊疽性歯肉炎	遠位脛腓靱帯捻挫
か	炎症性頭痛	悪寒発熱	外耳部打撲傷
	外傷性頚部症候群	外傷性頚部捻挫	外傷性頚部腰部症候群
	外傷性歯根膜炎	外傷性歯髄炎	外歯瘻
	外側側副靱帯捻挫	開放性脱臼	下顎部打撲傷
	夏期熱	顎関節ストレイン	顎関節捻挫
	下肢筋肉痛	下肢神経痛	下腿三頭筋痛
	下腿神経炎	肩関節腱板捻挫	肩関節捻挫
	下背部ストレイン	カリエスのない歯髄炎	眼瞼打撲傷
	環指DIP関節尺側側副靱帯損傷	環指DIP関節側副靱帯損傷	環指DIP関節橈側側副靱帯損傷
	環指MP関節尺側側副靱帯損傷	環指MP関節側副靱帯損傷	環指MP関節橈側側副靱帯損傷
	環指PIP関節尺側側副靱帯損傷	環指PIP関節側副靱帯損傷	環指PIP関節橈側側副靱帯損傷
	環軸関節捻挫	環指側副靱帯損傷	環指捻挫
	眼周囲部打撲傷	関節挫傷	関節打撲
	完全脱臼	環椎後頭関節捻挫	眼部打撲傷
	顔面多発打撲傷	顔面痛	偽膜性アンギナ
	偽膜性気管支炎	急性一部性化膿性歯髄炎	急性一部性単純性歯髄炎
	急性咽頭喉頭炎	急性咽頭扁桃炎	急性壊疽性歯髄炎
	急性化膿性根尖性歯周炎	急性化膿性歯根膜炎	急性化膿性歯髄炎

	急性化膿性辺縁性歯根膜炎	急性気管気管支炎	急性口蓋扁桃炎
	急性喉頭気管気管支炎	急性根尖性歯周炎	急性歯髄炎
	急性歯槽膿瘍	急性耳痛	急性歯肉炎
	急性全部性化膿性歯髄炎	急性全部性単純性歯髄炎	急性単純性歯髄炎
	急性反復性気管支炎	急性腰痛症	胸骨ストレイン
	胸骨捻挫	胸骨部打撲挫傷	胸鎖関節部打撲
	胸鎖関節部打撲挫傷	胸鎖乳突筋痛	胸椎ストレイン
	胸椎捻挫	胸椎部打撲	胸椎部打撲挫傷
	胸背部筋肉痛	胸部筋肉痛	胸腹部筋痛
	頬部痛	胸壁神経痛	胸肋関節部打撲
	胸肋関節部打撲挫傷	距腓靱帯捻挫	筋筋膜性腰痛症
	クループ性気管支炎	頚肩部筋肉痛	頚性頭痛
	頚椎胸椎捻挫	頚椎ストレイン	頚椎捻挫
	頚椎部打撲挫傷	脛腓関節捻挫	頚部筋肉痛
	頚部神経痛	頚部前縦靱帯捻挫	稽留熱
	頚腕捻挫	月経困難症	月経前症候群
	月経前片頭痛	月経モリミナ	血行性歯髄炎
	肩甲下筋捻挫	肩甲上神経痛	肩甲部筋肉痛
	肩鎖関節捻挫	肩部筋痛	口腔打撲傷
	甲状腺部ストレイン	甲状腺部捻挫	後頭下神経痛
	後頭神経痛	後頭部神経痛	後頭部打撲傷
	後頭部痛	高熱	項背部筋痛
	項部筋肉痛	項部神経痛	後方脱臼
	股関節捻挫	コクサッキーウイルス気管支炎	骨盤ストレイン
	骨盤捻挫	混合性頭痛	根性腰痛症
	根尖周囲のう胞	根尖周囲膿瘍	根尖性歯周炎
さ	根尖肉芽腫	根尖膿瘍	坐骨神経痛
	坐骨包靱帯ストレイン	坐骨包靱帯捻挫	三角靱帯捻挫
	残髄炎	耳介打撲傷	耳下部痛
	示指 DIP 関節尺側側副靱帯損傷	示指 DIP 関節側副靱帯損傷	示指 DIP 関節橈側側副靱帯損傷
	示指 MP 関節尺側側副靱帯損傷	示指 MP 関節側副靱帯損傷	示指 MP 関節橈側側副靱帯損傷
	示指 PIP 関節尺側側副靱帯損傷	示指 PIP 関節側副靱帯損傷	示指 PIP 関節橈側側副靱帯損傷
	四肢神経痛	示指側副靱帯損傷	示指捻挫
	耳神経痛	歯髄壊死	歯髄壊疽
	歯髄充血	歯髄露出	歯性顔面痛
	歯性耳痛	趾節間関節捻挫	歯槽膿瘍
	持続痛	持続熱	弛張熱
	膝蓋靱帯断裂	膝蓋靱帯部分断裂	膝外側側副靱帯損傷
	膝外側側副靱帯断裂	膝外側側副靱帯捻挫	膝関節捻挫
	膝内側側副靱帯損傷	膝内側側副靱帯断裂	膝内側側副靱帯捻挫
	趾捻挫	尺骨手根関節捻挫	習慣性頭痛
	手関節捻挫	手指神経炎	手指捻挫
	術後疼痛	術創部痛	上行性歯髄炎
	小指 DIP 関節尺側側副靱帯損傷	小指 DIP 関節側副靱帯損傷	小指 DIP 関節橈側側副靱帯損傷
	小指 DIP 関節捻挫	小指 MP 関節尺側側副靱帯損傷	小指 MP 関節側副靱帯損傷
	小指 MP 関節橈側側副靱帯損傷	小指 PIP 関節尺側側副靱帯損傷	小指 PIP 関節側副靱帯損傷
	小指 PIP 関節橈側側副靱帯損傷	小指 PIP 関節捻挫	小指関節捻挫
	上肢筋肉痛	上肢神経痛	小指側副靱帯損傷
	踵腓靱帯損傷	踵腓靱帯捻挫	上腕筋肉痛
	上腕三頭筋痛	上腕神経痛	上腕二頭筋痛
	ショパール関節捻挫	神経障害性疼痛	神経痛性歯痛
	滲出性気管支炎	靱帯ストレイン	靱帯損傷
	靱帯捻挫	靱帯裂傷	ストレイン
	脊椎関節痛	脊椎痛	脊椎捻挫
	舌扁桃炎	前脛腓靱帯損傷	全身痛
	仙腸関節ストレイン	仙腸関節捻挫	前頭部打撲傷
	前頭部痛	全部性歯髄炎	前方脱臼
	前腕筋肉痛	前腕神経痛	僧帽筋痛

	足関節ストレイン	足関節内側側副靱帯捻挫	足関節捻挫
	足根部捻挫	側頭部神経痛	側頭部打撲傷
	側頭部痛	足背捻挫	足部捻挫
た	大腿外側広筋不全断裂	大腿筋痛	大腿四頭筋挫傷
	大腿四頭筋断裂	大腿四頭筋肉離れ	大腿四頭筋捻挫
	大腿四頭筋部分断裂	大腿神経痛	脱臼
	多発性筋肉痛	多発性神経痛	単純脱臼
	肘関節捻挫	中指 DIP 関節尺側側副靱帯損傷	中指 DIP 関節側副靱帯損傷
	中指 DIP 関節橈側側副靱帯損傷	中指 MP 関節尺側側副靱帯損傷	中指 MP 関節側副靱帯損傷
	中指 MP 関節橈側側副靱帯損傷	中指 PIP 関節尺側側副靱帯損傷	中指 PIP 関節側副靱帯損傷
	中指 PIP 関節橈側側副靱帯損傷	中指 PIP 関節捻挫	中指側副靱帯損傷
	中指捻挫	中枢神経障害性疼痛	中足趾節関節捻挫
	殿部筋肉痛	殿部痛	頭頚部痛
	橈骨手根関節捻挫	頭頂部打撲傷	頭頂部痛
	頭部筋肉痛	頭部神経痛	頭部多発打撲傷
	頭部打撲傷	特発性関節脱臼	特発性神経痛
な	突発性発熱	内歯瘻	内側側副靱帯捻挫
は	難治性疼痛	肺炎球菌性気管支炎	敗血症性気管支炎
	背部筋肉痛	背部神経痛	背部痛
	背部捻挫	排卵痛	剥離骨折
	パラインフルエンザウイルス気管支炎	反射性耳痛	尾骨ストレイン
	尾骨捻挫	膝靱帯損傷	鼻中隔軟骨捻挫
	非定型歯痛	ヒトメタニューモウイルス気管支炎	腓腹筋痛
	鼻部打撲傷	複雑脱臼	腹壁筋痛
	腹壁神経痛	閉鎖性脱臼	放散性歯痛
	母指 IP 関節尺側側副靱帯損傷	母指 IP 関節側副靱帯損傷	母趾 IP 関節側副靱帯損傷
	母指 IP 関節橈側側副靱帯損傷	母指 MP 関節尺側側副靱帯損傷	母指 MP 関節側副靱帯損傷
	母趾 MP 関節側副靱帯損傷	母指 MP 関節橈側側副靱帯損傷	母指関節捻挫
	母指側副靱帯損傷	母趾捻挫	発作性頭痛
ま	マイコプラズマ気管支炎	膜様月経困難症	末梢神経障害性疼痛
	慢性壊疽性歯髄炎	慢性開放性歯髄炎	慢性潰瘍性歯髄炎
	慢性化膿性根尖性歯周炎	慢性根尖性歯周炎	慢性歯髄炎
	慢性歯槽膿瘍	慢性神経痛	慢性増殖性歯髄炎
	慢性単純性歯髄炎	慢性閉鎖性歯髄炎	むちうち損傷
や	野球指	薬物誘発性頭痛	腰筋痛症
	腰仙関節ストレイン	腰仙関節捻挫	腰椎ストレイン
	腰椎捻挫	腰痛坐骨神経痛症候群	腰殿部痛
ら	腰背筋痛症	腰皮神経痛	ライノウイルス気管支炎
	らせん骨折	リスフラン関節捻挫	菱形靱帯捻挫
	両側側副靱帯損傷	輪状甲状関節捻挫	輪状披裂関節捻挫
	裂離骨折	連鎖球菌気管支炎	連鎖球菌性上気道感染
	肋軟骨部打撲	肋軟骨部打撲挫傷	肋間筋肉痛
	肋骨弓部打撲	肋骨弓部打撲挫傷	肋骨ストレイン
	肋骨捻挫	肋骨部打撲	肋骨部打撲挫傷

△あ	悪性高熱症	足異物	圧痛
	陰茎挫傷	陰茎打撲傷	陰唇挫傷
	咽頭部血腫	咽頭部挫傷	陰のう血腫
	陰のう挫傷	陰部挫傷	陰部打撲傷
	会陰血腫	会陰挫傷	往来寒熱
か	汚染擦過創	外陰部挫傷	開胸術後疼痛症候群
	外耳部挫傷	外耳部皮下血腫	外耳部皮下出血
	外傷性外陰血腫	外傷性皮下血腫	開腹術後愁訴
	潰瘍性歯肉炎	下顎挫傷	下顎打撲傷
	下顎皮下血腫	下顎部挫傷	顎関節部挫傷
	顎関節部打撲傷	顎関節部皮下血腫	顎部挫傷
	顎部打撲傷	下肢挫傷	下肢打撲

かぜ	下腿筋肉内異物残留	下腿挫傷
下腿打撲傷	肩関節挫傷	肩関節打撲傷
肩頸部打撲	肩挫傷	肩打撲傷
化膿性歯周炎	化膿性歯肉炎	眼窩縁打撲傷
眼窩部打撲傷	眼球打撲傷	眼鏡様皮下出血
眼瞼挫傷	眼瞼皮下血腫	眼瞼皮下出血
環指挫傷	眼周囲部挫傷	眼周囲部皮下血腫
眼周囲部皮下出血	関節血腫	肝脾打撲傷
眼部挫傷	眼部皮下血腫	眼部皮下出血
感冒	顔面挫傷	顔面多発挫傷
顔面多発皮下血腫	顔面多発皮下出血	顔面打撲傷
顔面皮下血腫	飢餓熱	気管挫傷
急性歯冠周囲炎	急性歯周炎	急性単純性根尖性歯周炎
急性疼痛	急速進行性歯周炎	胸骨部挫傷
胸骨部打撲	胸鎖関節挫傷	胸背部挫傷
胸部筋肉内異物残留	胸腹部挫傷	胸腹部打撲傷
胸部挫傷	頬部挫傷	胸部打撲傷
頬部打撲傷	頬部皮下血腫	胸壁挫傷
胸腰椎脱臼	胸腰部挫傷	頚椎部打撲
頚部顔面胸部挫傷	頚部挫傷	頚部食道挫傷
頚部打撲傷	頚部痛	頚腰椎挫傷
月経前浮腫	血腫	牽引性頭痛
限局型若年性歯周炎	肩甲部挫傷	肩鎖関節挫傷
腱板挫傷	肩部筋肉内異物残留	口蓋挫傷
口腔挫傷	口腔内血腫	口唇挫傷
口唇打撲傷	口唇皮下血腫	口唇皮下出血
喉頭部血腫	後頭部挫傷	喉頭部挫傷
喉頭部打撲傷	広汎型若年性歯周炎	項部挫傷
項部打撲傷	項部痛	股関節打撲傷
股関節部挫傷	骨盤部挫傷	骨盤部打撲傷
根管異常	根管狭窄	根管穿孔
根管側壁穿孔	根管内異物	根側歯周膿瘍
昆虫咬創	昆虫刺傷	根分岐部病変
採皮創	坐骨結節部打撲傷	鎖骨部打撲血腫
鎖骨部打撲傷	坐骨部打撲傷	挫傷
擦過創	擦過皮下血腫	残存性歯根のう胞
耳介挫傷	耳介皮下血腫	耳介皮下出血
耳下腺部打撲	趾間挫傷	歯冠周囲炎
歯冠周囲膿瘍	子宮癌術後後遺症	歯根膜下膿瘍
歯根膜ポリープ	趾挫傷	示指 MP 関節挫傷
四肢挫傷	示指挫傷	歯周症
歯周のう胞	歯周膿瘍	思春期性歯肉炎
歯髄出血	趾爪下血腫	趾打撲傷
膝蓋骨打撲傷	膝蓋部血腫	膝蓋部挫傷
失活歯	膝関節血腫	膝関節血症
膝関節挫傷	膝関節打撲傷	膝関節部異物
膝部異物	膝部筋肉内異物残留	膝部血腫
膝部挫傷	膝部打撲傷	歯肉炎
歯肉挫傷	歯肉膿瘍	若年性歯周炎
手関節部挫傷	手関節部打撲傷	手指挫傷
手指打撲傷	手指皮下血腫	手掌筋肉内異物残留
術後発熱	術後腰痛	手背部打撲傷
手部挫傷	手部打撲傷	上顎挫傷
上顎打撲傷	上顎皮下血腫	上口唇挫傷
小指挫傷	上肢挫傷	上肢打撲傷
上腕筋肉内異物残留	上腕打撲傷	上腕部挫傷
神経炎	身体痛	腎打撲傷
髄室側壁穿孔	髄床底穿孔	頭重感
精巣挫傷	精巣打撲傷	脊椎脱臼
脊椎打撲傷	脊椎麻酔後頭痛	切創
セロトニン症候群	前額部挫傷	前額部打撲傷
前額部皮下血腫	前額部皮下出血	前胸部挫傷
前胸部打撲傷	前頚部挫傷	仙骨部挫傷
仙骨部打撲傷	前思春期性歯周炎	全身挫傷

全身擦過創	全身打撲	全身的原因による歯の脱落
前頭部挫傷	前腕筋肉内異物残留	前腕挫傷
前腕部打撲傷	爪下異物	早期発症型歯周炎
象牙粒	増殖性歯肉炎	掻創
足関節外側側副靱帯損傷	足関節挫傷	足関節打撲傷
足関節内側側副靱帯損傷	足底異物	足底筋肉内異物残留
足底部打撲傷	側頭部皮下血腫	足背部挫傷
足背部打撲傷	足部筋肉内異物残留	側腹壁部挫傷
足部挫傷	足部打撲傷	鼡径部挫傷
咀嚼障害	第 2 象牙質	大腿筋肉内異物残留
大腿挫傷	大腿大転子部挫傷	大腿打撲傷
大腿部皮下血腫	多発性挫傷	打撲割創
打撲血腫	打撲挫創	打撲擦過創
打撲皮下血腫	単純性歯周炎	単純性歯肉炎
恥骨部打撲	智歯周囲炎	腟挫傷
中隔部肉芽形成	肘関節部血腫	肘関節部挫傷
肘関節部打撲傷	中指挫傷	肘頭部挫傷
超高熱	腸骨部挫傷	腸骨部打撲傷
殿部異物	殿部筋肉内異物残留	殿部挫傷
殿部打撲傷	頭頂部挫傷	頭頂部擦過創
頭頂部背部打撲	頭皮外傷性腫脹	頭皮下血腫
頭部異物	頭部肩関節胸部挫傷	頭部胸部挫傷
頭部胸部打撲傷	頭部頚部挫傷	頭部頚部打撲傷
頭部血腫	頭部肩部打撲	頭部挫傷
頭部多発挫傷	頭部多発皮下血腫	頭部打撲
頭部打撲血腫	頭部皮下血腫	頭部皮下出血
頭部腹部打撲	頭部両大腿下腿打撲	特殊性歯周炎
鈍痛	軟口蓋血腫	難治性歯周炎
乳癌術後後遺症	脳手術後遺症	脳腫瘍摘出術後遺症
背筋挫傷	背部圧迫感	背部筋肉内異物残留
背部挫傷	背部打撲傷	剥離性歯肉炎
歯の動揺	半身打撲	皮下異物
皮下血腫	皮下損傷	尾骨部挫傷
尾骨部打撲傷	鼻根部打撲挫創	肥大性歯肉炎
微熱	非熱傷性水疱	鼻部挫傷
皮膚損傷	皮膚疼痛症	鼻部皮下血腫
鼻部皮下出血	表皮剥離	びらん性歯肉炎
披裂軟骨脱臼	不規則象牙質	複雑性歯周炎
複雑性歯肉炎	伏針	副鼻腔炎術後症
腹部挫傷	腹部打撲傷	腹壁異物
腹壁下血腫	腹壁挫傷	不明熱
プラーク性歯肉炎	ヘルペスウイルス性歯肉口内炎	辺縁性化膿性歯根膜炎
辺縁性歯周組織炎	放散痛	萌出性歯肉炎
帽状腱膜下出血	母指挫傷	母指打撲挫創
母指打撲傷	母趾打撲傷	本態性高体温症
麻酔ショック	麻酔性悪性高熱症	慢性萎縮性老人性歯肉炎
慢性歯冠周囲炎	慢性歯周炎	慢性歯周膿瘍
慢性歯肉炎	慢性微熱	慢性辺縁性歯周炎急性発作
慢性辺縁性歯周炎軽度	慢性辺縁性歯周炎重度	慢性辺縁性歯周炎中等度
耳後部打撲傷	無髄歯	腰仙部挫傷
腰仙部打撲傷	腰椎部挫傷	腰殿部挫傷
腰殿部打撲傷	腰背部挫傷	腰背部打撲傷
腰部胸部打撲	腰部筋肉内異物残留	腰腹痛
腰部頚部挫傷	腰部骨盤部挫傷	腰部挫傷
腰部打撲挫創	腰部打撲傷	予防接種後感染症
予防接種後敗血症	肋軟骨部挫傷	肋間神経痛
肋骨弓部挫傷	肋骨部挫傷	ワンサンアンギナ
ワンサン気管支炎	ワンサン扁桃炎	腕部打撲傷

用法用量

効能効果(1)の場合：通常，成人にはアセトアミノフェンとして 1

回 300～500mg，1 日 900～1500mg を経口投与する。なお，年齢，症状により適宜増減する。
効能効果(2)の場合：通常，成人にはアセトアミノフェンとして 1 回 300～500mg を頓用する。なお，年齢，症状により適宜増減する。ただし，原則として 1 日 2 回までとし，1 日最大 1500mg を限度とする。また，空腹時の投与は避けさせることが望ましい。
効能効果(3)の場合：通常，乳児，幼児及び小児にはアセトアミノフェンとして，体重 1kg あたり 1 回 10～15mg を経口投与する。投与間隔は 4～6 時間以上とし，1 日総量として 60mg/kg を限度とする。なお，年齢，症状により適宜増減する。ただし，成人の用量を超えない。また，空腹時の投与は避けさせることが望ましい。

用法用量に関連する使用上の注意

(1)乳児，幼児及び小児の 1 回投与量の目安は下記のとおり。

体重	1 回用量
5kg	アセトアミノフェンとして 50～75mg
10kg	アセトアミノフェンとして 100～150mg
20kg	アセトアミノフェンとして 200～300mg
30kg	アセトアミノフェンとして 300～450mg

(2)「小児科領域における解熱・鎮痛」の効能効果に対する 1 回あたりの最大用量はアセトアミノフェンとして 500mg，1 日あたりの最大用量はアセトアミノフェンとして 1500mg である。

警告

(1)本剤により重篤な肝障害が発現するおそれがあるので注意すること。
(2)本剤とアセトアミノフェンを含む他の薬剤(一般用医薬品を含む)との併用により，アセトアミノフェンの過量投与による重篤な肝障害が発現するおそれがあることから，これらの薬剤との併用を避けること。

禁忌

(1)消化性潰瘍のある患者
(2)重篤な血液の異常のある患者
(3)重篤な肝障害のある患者
(4)重篤な腎障害のある患者
(5)重篤な心機能不全のある患者
(6)本剤の成分に対し過敏症の既往歴のある患者
(7)アスピリン喘息(非ステロイド性消炎鎮痛剤による喘息発作の誘発)又はその既往歴のある患者

アセトアミノフェン原末「マルイシ」：丸石[7.2円/g]，アセトアミノフェン<ハチ>：東洋製化[7.2円/g]，アセトアミノフェン「ヨシダ」：吉田[8円/g]

ピロニック錠100mg　規格：100mg1錠[3056.1円/錠]
尿素(^{13}C)　大日本住友　729

【効 能 効 果】

ヘリコバクター・ピロリの感染診断

【対応標準病名】

該当病名なし

用法用量

通常，成人には尿素(^{13}C)として 100mg(1 錠)を空腹時に 1 回経口投与する。
〔標準的な^{13}C-尿素呼気試験法〕
(1)ピロニック服用前に呼気を採取する。
(2)ピロニック錠 100mg(1 錠)を，水約 50mL とともに空腹時に服用する。ただし，錠剤をつぶしたり，口腔内で噛み砕いたり，水に溶解したりせず，そのまま速やかに服用する。
(3)服用後直ちに口腔内を水で 2～3 回うがいをして吐き出し，口腔内に残存する尿素(^{13}C)を排除する。
(4)水でうがいの後は左側臥位の姿勢を 5 分間保ち，その後は座位の姿勢を保つ。
(5)ピロニック服用後所定の時間に呼気を採取する。
(6)服用前と服用後の呼気中$^{13}CO_2$($^{13}CO_2$/$^{12}CO_2$比)を測定し，その変化量($\Delta^{13}CO_2$‰)を算出し，判定する。

用法用量に関連する使用上の注意　本剤服用後の呼気採取時間は，呼気中$^{13}CO_2$の測定方法により異なる(質量分析法は服用 10 分後，赤外分光法は服用 15 分後)ので，「診断上の注意」の項を参照すること。

ユービット錠100mg：大塚　100mg1錠[3192.7円/錠]

ヒロポン　規格：－[－]
ヒロポン錠　規格：1mg1錠[295.2円/錠]
メタンフェタミン塩酸塩　大日本住友　115

【効 能 効 果】

下記疾病・症状の改善
ナルコレプシー，各種の昏睡，嗜眠，もうろう状態，インシュリンショック
うつ病・うつ状態，統合失調症の遅鈍症
手術中・手術後の虚脱状態からの回復促進および麻酔からの覚せい促進
麻酔剤，睡眠剤の急性中毒の改善

【対応標準病名】

◎	医薬品中毒	インスリンショック	うつ状態
	うつ病	急性薬物中毒	昏睡
	嗜眠	術後ショック	睡眠剤中毒
	統合失調症	ナルコレプシー	もうろう状態
	薬物中毒症		
○	アスペルガー症候群	意識混濁	意識障害
	意識消失	一過性意識障害	うつ病型統合失調感情障害
	延髄性うつ病	外傷後遺症性うつ病	型分類困難な統合失調症
	仮面うつ病	寛解中の反復性うつ病性障害	感染症後うつ病
	器質性うつ病性障害	偽神経症性統合失調症	急性意識障害
	急性統合失調症	急性統合失調症性エピソード	急性統合失調症様精神病性障害
	境界型統合失調症	緊張型統合失調症	グルテチミド中毒
	軽症うつ病エピソード	軽症反復性うつ病性障害	傾眠症
	混合性不安抑うつ障害	昏迷	残遺型統合失調症
	産褥期うつ状態	思春期うつ病	術後出血性ショック
	術後消化管出血性ショック	循環型躁うつ病	小児期型統合失調症
	心気性うつ病	神経症性抑うつ状態	深昏睡
	精神病症状を伴う重症うつ病エピソード	精神病症状を伴わない重症うつ病エピソード	遷延性意識障害
	前駆期統合失調症	潜在性統合失調症	躁うつ病
	双極性感情障害・軽症のうつ病エピソード	双極性感情障害・精神病症状を伴う重症うつ病エピソード	双極性感情障害・精神病症状を伴わない重症うつ病エピソード
	双極性感情障害・中等症のうつ病エピソード	体感症性統合失調症	退行期うつ病
	代謝性昏睡	短期統合失調症様障害	単極性うつ病
	単純型統合失調症	遅発性統合失調症	中等症うつ病エピソード
	中等症反復性うつ病性障害	低血糖昏睡	統合失調症型障害
	統合失調症型パーソナリティ障害	統合失調症後抑うつ	統合失調症症状を伴う急性錯乱
	統合失調症症状を伴う急性多形性精神病性障害	統合失調症症状を伴う類循環精神病	統合失調症性パーソナリティ障害
	統合失調症性反応	統合失調症様状態	動脈硬化性うつ病
	内因性うつ病	破瓜型統合失調症	バルビツレート中毒
	バルプロ酸中毒	半昏睡	反復心因性うつ病

	反復性うつ病	反復性心因性抑うつ精神病	反復性精神病性うつ病
	反復性短期うつ病エピソード	非定型うつ病	不安うつ病
	部分的意識喪失	ベンゾジアゼピン中毒	抱水クロラール中毒
	メタカロン中毒	妄想型統合失調症	抑うつ神経症
	抑うつ性パーソナリティ障害	老年期うつ病	老年期認知症抑うつ型
△	2型双極性障害	意識不明	延髄外側症候群
	カタプレキシー	器質性気分障害	器質性混合性感情障害
	器質性双極性障害	器質性躁病性障害	気分変調症
	原発性認知症	後下小脳動脈閉塞症	自閉的精神病質
	周期性精神病	上小脳動脈閉塞症	小脳卒中症候群
	小脳動脈狭窄	小脳動脈血栓症	小脳動脈塞栓症
	小脳動脈閉塞	植物状態	初老期精神病
	初老期認知症	初老期妄想状態	睡眠薬自殺未遂
	前下小脳動脈閉塞症	双極性感情障害	ゾピクロン中毒
	脱力発作	単極性躁病	単発反応性うつ病
	鎮静剤副作用	統合失調症症状を伴わない急性錯乱	統合失調症症状を伴わない急性多形性精神病性障害
	統合失調症症状を伴わない類循環精神病	特発性過眠症	二次性認知症
	認知症	反応性うつ病	反復性気分障害
	反復性躁病エピソード	非糖尿病性低血糖性昏睡	慢性眠剤中毒
	慢性薬物中毒	夢幻精神病	モレル・クレペリン病
	レム睡眠行動障害	老年期認知症	老年期認知症妄想型
	老年期妄想状態	老年精神病	ワレンベルグ症候群

用法用量　通常，成人には，メタンフェタミン塩酸塩として1回2.5～5mg，1日10～15mgを経口投与する。
なお，年齢，症状により適宜増減する。

禁忌

(1)モノアミン酸化酵素阻害剤投与中または投与後2週間以内の患者
(2)重篤な高血圧症，動脈硬化症の患者
(3)心疾患のある患者
(4)甲状腺機能亢進症の患者
(5)本剤の成分またはアドレナリン作動薬に対し過敏症の患者
(6)不眠症，激越状態にある患者
(7)薬物乱用の既往歴のある患者

併用禁忌

薬剤名等	臨床症状・措置方法	機序・危険因子
モノアミン酸化酵素阻害剤	高血圧クリーゼを起こすことがある。	モノアミン酸化酵素阻害剤により増加したノルアドレナリンが，本剤により神経終末から大量に遊離される。

ビンダケルカプセル20mg

規格：20mg1カプセル［57171.7円/カプセル］
タファミジスメグルミン　ファイザー　129

【効能効果】

トランスサイレチン型家族性アミロイドポリニューロパチーの末梢神経障害の進行抑制

【対応標準病名】

◎	トランスサイレチン型家族性アミロイドポリニューロパチー	末梢神経障害

効能効果に関連する使用上の注意

(1)重症度の高い患者（歩行に介助が必要な患者等）における有効性及び安全性は確立していない。
(2)トランスサイレチンのV30M変異型以外の変異を有する患者における有効性及び安全性は確立していない。
(3)肝移植後の患者における有効性及び安全性は確立していない。

用法用量　通常，成人にはタファミジスメグルミンとして1回20mgを1日1回経口投与する。

禁忌　本剤の成分に対し過敏症の既往歴のある患者

ファスティック錠30

規格：30mg1錠［18.7円/錠］

ファスティック錠90

規格：90mg1錠［46.6円/錠］
ナテグリニド　味の素　396

スターシス錠30mg，スターシス錠90mgを参照（P469）

ファムビル錠250mg

規格：250mg1錠［489.9円/錠］
ファムシクロビル　旭化成　625

【効能効果】

単純疱疹
帯状疱疹

【対応標準病名】

◎	帯状疱疹	単純ヘルペス	
○	陰茎ヘルペス	陰のうヘルペス	陰部ヘルペス
	壊疽性帯状疱疹	外陰部帯状疱疹	外陰部ヘルペス
	角膜帯状疱疹	眼瞼帯状疱疹	眼瞼単純ヘルペス
	眼瞼ヘルペス	眼部帯状疱疹	眼部単純ヘルペス
	顔面帯状疱疹	顔面ヘルペス	胸部帯状疱疹
	胸部ヘルペス	躯幹帯状疱疹	頚部ヘルペス
	劇症帯状疱疹	原発性ヘルペスウイルス性口内炎	口角ヘルペス
	口腔帯状疱疹	口腔ヘルペス	口唇ヘルペス
	後頭部帯状疱疹	肛門ヘルペス	再発性単純ヘルペス
	再発性ヘルペスウイルス性口内炎	三叉神経帯状疱疹	小水疱性皮膚炎
	水痘・帯状疱疹ウイルス感染母体より出生した児	性器ヘルペス	帯状疱疹後三叉神経痛
	帯状疱疹後膝神経節炎	帯状疱疹後神経痛	帯状疱疹後多発性ニューロパチー
	帯状疱疹神経炎	帯状疱疹性外耳炎	帯状疱疹性角結膜炎
	帯状疱疹性強膜炎	帯状疱疹性結膜炎	帯状疱疹性虹彩炎
	帯状疱疹性虹彩毛様体炎	帯状疱疹性髄膜炎	帯状疱疹性髄膜脳炎
	帯状疱疹性脊髄炎	帯状疱疹性脳炎	帯状疱疹性脳脊髄炎
	単純口唇ヘルペス	直腸ヘルペス	鼻下部ヘルペス
	ハント症候群	汎発性帯状疱疹	汎発性ヘルペス
	不全型ハント症候群	ヘルペスウイルス感染症	ヘルペスウイルス性咽頭炎
	ヘルペスウイルス性外陰腟炎	ヘルペスウイルス性外耳炎	ヘルペスウイルス性湿疹
	ヘルペスウイルス性歯肉口内炎	ヘルペスウイルス性腟炎	ヘルペスウイルス性敗血症
	ヘルペスウイルス性ひょう疽	ヘルペス口内炎	耳帯状疱疹
	耳ヘルペス	腰殿部帯状疱疹	腰腹帯状疱疹
△	円板状角膜炎	急性網膜壊死	桐沢型ぶどう膜炎
	樹枝状角膜炎	樹枝状角膜潰瘍	単純ヘルペスウイルス感染母体より出生した児
	地図状角膜炎	ヘルペスウイルス髄膜炎	ヘルペスウイルス性角結膜炎
	ヘルペスウイルス性肝炎	ヘルペスウイルス性虹彩炎	ヘルペスウイルス性虹彩毛様体炎
	ヘルペスウイルス性髄膜脳炎	ヘルペスウイルス性前部ぶどう膜炎	ヘルペスウイルス性網脈絡膜炎
	ヘルペスウイルス脊髄炎	ヘルペスウイルス脳脊髄炎	ヘルペス角膜炎
	ヘルペス脳炎	辺縁系脳炎	

用法用量

単純疱疹：通常，成人にはファムシクロビルとして1回250mgを1日3回経口投与する。
帯状疱疹：通常，成人にはファムシクロビルとして1回500mgを1日3回経口投与する。

用法用量に関連する使用上の注意

腎機能障害患者

腎機能障害のある患者では投与間隔をあけて減量することが望ましい。腎機能に応じた本剤の投与量及び投与間隔の目安は下表のとおりである。

腎機能に応じた本剤の減量の目安注)

クレアチニンクリアランス（mL/分）	単純疱疹の治療	帯状疱疹の治療
≧60	1回250mgを1日3回	1回500mgを1日3回
40-59		1回500mgを1日2回
20-39	1回250mgを1日2回	1回500mgを1日1回
＜20	1回250mgを1日1回	1回250mgを1日1回

注）外国人における成績をもとに設定した。

血液透析患者：血液透析患者には本剤250mgを透析直後に投与する。なお，次回透析前に追加投与は行わない。

禁忌　本剤の成分に対し過敏症の既往歴のある患者

ファロム錠150mg　規格：150mg1錠［65円/錠］
ファロム錠200mg　規格：200mg1錠［66.1円/錠］
ファロペネムナトリウム水和物　マルホ　613

【効能効果】

〈適応菌種〉ファロペネムに感性のブドウ球菌属，レンサ球菌属，肺炎球菌，腸球菌属，モラクセラ（ブランハメラ）・カタラーリス，大腸菌，シトロバクター属，クレブシエラ属，エンテロバクター属，プロテウス・ミラビリス，インフルエンザ菌，ペプトストレプトコッカス属，バクテロイデス属，プレボテラ属，アクネ菌

〈適応症〉表在性皮膚感染症，深在性皮膚感染症，リンパ管・リンパ節炎，慢性膿皮症，ざ瘡（化膿性炎症を伴うもの），外傷・熱傷及び手術創等の二次感染，乳腺炎，肛門周囲膿瘍，咽頭・喉頭炎，扁桃炎，急性気管支炎，肺炎，肺膿瘍，膀胱炎，腎盂腎炎，前立腺炎（急性症，慢性症），精巣上体炎（副睾丸炎），バルトリン腺炎，子宮内感染，子宮付属器炎，涙嚢炎，麦粒腫，瞼板腺炎，角膜炎（角膜潰瘍を含む），外耳炎，中耳炎，副鼻腔炎，歯周組織炎，歯冠周囲炎，顎炎

【対応標準病名】

◎	咽頭炎	咽頭喉頭炎	外耳炎
	外傷	角膜炎	角膜潰瘍
	急性気管支炎	急性細菌性前立腺炎	喉頭炎
	肛門周囲膿瘍	ざ瘡	挫創
	歯冠周囲炎	子宮内感染症	子宮付属器炎
	歯根のう胞	歯周炎	歯髄炎
	歯性顎炎	術後創部感染	腎盂腎炎
	精巣上体炎	前立腺炎	創傷
	創傷感染症	中耳炎	乳腺炎
	熱傷	肺炎	肺膿瘍
	麦粒腫	バルトリン腺炎	皮膚感染症
	副鼻腔炎	扁桃炎	膀胱炎
	マイボーム腺炎	慢性前立腺炎	慢性膿皮症
	リンパ管炎	リンパ節炎	涙のう炎
	裂傷	裂創	
○あ	MRSA膀胱炎	亜急性気管支炎	亜急性リンパ管炎
	亜急性涙のう炎	悪性外耳炎	足開放創
	足挫創	足切創	足第１度熱傷
	足第２度熱傷	足第３度熱傷	足熱傷
	圧挫傷	圧挫創	アルカリ腐蝕
	アレルギー性膀胱炎	アンギナ	一部性歯髄炎
	胃腸管熱傷	胃熱傷	陰茎開放創
	陰茎挫創	陰茎折症	陰茎第１度熱傷
	陰茎第２度熱傷	陰茎第３度熱傷	陰茎熱傷
	陰茎裂創	咽頭気管炎	咽頭熱傷
	咽頭扁桃炎	陰のう開放創	陰のう第１度熱傷
	陰のう第２度熱傷	陰のう第３度熱傷	陰のう熱傷
	陰のう裂創	陰部切創	インフルエンザ菌気管支炎
	インフルエンザ菌喉頭炎	インフルエンザ菌性咽頭炎	インフルエンザ菌性喉頭気管炎
	う蝕第２度単純性歯髄炎	う蝕第３度急性化膿性根尖性歯周炎	う蝕第３度急性化膿性歯髄炎
	う蝕第３度急性単純性根尖性歯周炎	う蝕第３度歯髄壊死	う蝕第３度歯髄壊疽
	う蝕第３度慢性壊疽性歯髄炎	う蝕第３度慢性潰瘍性歯髄炎	う蝕第３度慢性化膿性根尖性歯周炎
	う蝕第３度慢性増殖性歯髄炎	会陰第１度熱傷	会陰第２度熱傷
	会陰第３度熱傷	会陰熱傷	会陰部化膿創
	会陰裂傷	腋窩第１度熱傷	腋窩第２度熱傷
	腋窩第３度熱傷	腋窩熱傷	壊死性潰瘍性歯周炎
	壊死性潰瘍性歯肉炎	壊死性肺炎	壊疽性咽頭炎
か	壊疽性歯髄炎	壊疽性歯肉炎	外陰開放創
	外陰第１度熱傷	外陰第２度熱傷	外陰第３度熱傷
	外陰熱傷	外陰部挫創	外陰部切創
	外陰部裂傷	外耳湿疹	外耳道真珠腫
	外耳道膿瘍	外耳道蜂巣炎	外耳部外傷性皮下異物
	外耳部挫傷	外耳部擦過創	外耳部切創
	外耳部虫刺傷	外傷性角膜炎	外傷性角膜潰瘍
	外傷性歯根膜炎	外傷性歯髄炎	外傷性縦隔気腫
	外傷性切断	外傷性穿孔性中耳炎	外傷性中耳炎
	外傷性乳び胸	外傷性脳圧迫・頭蓋内に達する開放創合併あり	外傷性瘢痕ケロイド
	外傷性皮下気腫	外麦粒腫	開放骨折
	開放性外傷性脳圧迫	開放性陥没骨折	開放性胸膜損傷
	開放性脱臼骨折	開放性脳挫創	開放性脳損傷髄膜炎
	開放性脳底部挫傷	開放性びまん性脳損傷	開放性粉砕骨折
	潰瘍性咽頭炎	潰瘍性歯肉炎	潰瘍性膀胱炎
	下咽頭炎	下咽頭熱傷	化学外傷
	下顎骨壊死	下顎骨炎	下顎骨骨髄炎
	下顎骨骨膜炎	下顎骨骨膜下膿瘍	下顎骨周囲炎
	下顎骨周囲膿瘍	下顎挫傷	下顎擦過創
	下顎切創	下顎熱傷	下顎膿瘍
	下顎部挫傷	下顎部第１度熱傷	下顎部第２度熱傷
	下顎部第３度熱傷	下顎部皮膚欠損創	踵裂創
	下眼瞼蜂巣炎	顎関節部挫傷	顎関節部擦過創
	顎関節部切創	角結膜炎	角結膜びらん
	角結膜腐蝕	顎骨炎	顎骨骨髄炎
	顎骨骨膜炎	顎部挫傷	角膜アルカリ化学熱傷
	角膜酸化学熱傷	角膜酸性熱傷	角膜上皮びらん
	角膜穿孔	角膜中心潰瘍	角膜内皮炎
	角膜熱傷	角膜膿瘍	角膜パンヌス
	角膜びらん	角膜腐蝕	下肢第１度熱傷
	下肢第２度熱傷	下肢第３度熱傷	下肢熱傷
	下腿汚染創	下腿開放創	下腿挫創
	下腿切創	下腿足部熱傷	下腿熱傷
	下腿皮膚欠損創	下腿部第１度熱傷	下腿部第２度熱傷
	下腿部第３度熱傷	下腿裂創	カタル性咽頭炎
	カタル性角膜潰瘍	カテーテル感染症	カテーテル敗血症
	化膿性角膜炎	化膿性喉頭炎	化膿性歯周炎
	化膿性歯肉炎	化膿性中耳炎	化膿性乳腺炎
	化膿性副鼻腔炎	化膿性リンパ節炎	下半身第１度熱傷
	下半身第２度熱傷	下半身第３度熱傷	下半身熱傷
	下腹部第１度熱傷	下腹部第２度熱傷	下腹部第３度熱傷
	貨幣状角膜炎	カリエスのない歯髄炎	眼化学熱傷
	眼球熱傷	眼瞼外傷性腫脹	眼瞼外傷性皮下異物
	眼瞼化学熱傷	眼瞼擦過創	眼瞼切創
	眼瞼第１度熱傷	眼瞼第２度熱傷	眼瞼第３度熱傷
	眼瞼虫刺傷	眼瞼熱傷	眼瞼蜂巣炎

環指圧挫傷	環指挫傷	環指挫創
環指切創	環指剥皮創	環指皮膚欠損創
眼周囲化学熱傷	眼周囲第1度熱傷	眼周囲第2度熱傷
眼周囲第3度熱傷	眼周囲部外傷性腫脹	眼周囲部外傷性皮下異物
眼周囲部擦過創	眼周囲部切創	眼周囲部虫刺傷
乾性角結膜炎	乾性角膜炎	関節血腫
関節挫傷	感染性咽頭炎	感染性外耳炎
感染性角膜潰瘍	感染性喉頭気管炎	貫通性挫滅創
眼熱傷	眼部外傷性腫脹	眼部外傷性皮下異物
眼部擦過創	眼部切創	眼部虫刺傷
顔面汚染創	顔面挫傷	顔面ざ瘡
顔面擦過創	顔面切創	顔面損傷
顔面第1度熱傷	顔面第2度熱傷	顔面第3度熱傷
顔面多発挫傷	顔面多発擦過創	顔面多発切創
顔面多発虫刺傷	顔面熱傷	顔面皮膚欠損創
乾酪性副鼻腔炎	気管支肺炎	気管熱傷
気腫性腎盂腎炎	気道熱傷	偽膜性アンギナ
偽膜性咽頭炎	偽膜性気管支炎	偽膜性喉頭炎
偽膜性扁桃炎	急性アデノイド咽頭炎	急性アデノイド扁桃炎
急性一部性化膿性歯髄炎	急性一部性単純性歯髄炎	急性咽頭炎
急性咽頭喉頭炎	急性咽頭扁桃炎	急性壊疽性喉頭炎
急性壊疽性歯髄炎	急性壊疽性扁桃炎	急性外耳炎
急性潰瘍性喉頭炎	急性潰瘍性扁桃炎	急性角結膜炎
急性顎骨骨髄炎	急性顎骨骨膜炎	急性角膜炎
急性化膿性咽頭炎	急性化膿性外耳炎	急性化膿性下顎骨炎
急性化膿性根尖性歯周炎	急性化膿性歯根膜炎	急性化膿性歯髄炎
急性化膿性上顎骨炎	急性化膿性中耳炎	急性化膿性辺縁性歯根膜炎
急性化膿性扁桃炎	急性気管気管支炎	急性喉頭炎
急性喉頭気管炎	急性喉頭気管気管支炎	急性根尖性歯周炎
急性歯冠周囲炎	急性歯周炎	急性歯髄炎
急性歯槽膿瘍	急性湿疹性外耳炎	急性歯肉炎
急性出血性膀胱炎	急性精巣上体炎	急性声帯炎
急性声門下喉頭炎	急性接触性外耳炎	急性腺窩性扁桃炎
急性全部性化膿性歯髄炎	急性全部性単純性歯髄炎	急性単純性根尖性歯周炎
急性単純性歯髄炎	急性単純性膀胱炎	急性中耳炎
急性乳腺炎	急性肺炎	急性反応性外耳炎
急性反復性気管支炎	急性浮腫性喉頭炎	急性付属器炎
急性扁桃炎	急性膀胱炎	急性卵管炎
急性卵巣炎	急性涙のう炎	急速進行性歯周炎
胸腔熱傷	頬粘膜咬傷	頬粘膜咬創
胸部汚染創	胸部外傷	頬部挫傷
胸部挫創	頬部擦過創	胸部上腕熱傷
胸部切創	頬部切創	胸部損傷
胸部第1度熱傷	頬部第1度熱傷	胸部第2度熱傷
頬部第2度熱傷	胸部第3度熱傷	頬部第3度熱傷
胸部熱傷	胸部皮膚欠損創	頬部皮膚欠損創
胸壁開放創	胸壁刺創	胸膜損傷・胸腔に達する開放創合併あり
胸膜肺炎	胸膜裂創	巨大フリクテン
躯幹薬傷	グラデニーゴ症候群	クラミジア肺炎
クループ性気管支炎	頚管破裂	脛骨顆部割創
頚部開放創	頚部挫創	頚部切創
頚部第1度熱傷	頚部第2度熱傷	頚部第3度熱傷
頚部熱傷	頚部膿疱	頚部皮膚欠損創
頚部リンパ節炎	血管性パンヌス	血行性歯髄炎
血腫	結節性眼炎	結節性結膜炎
結膜熱傷	結膜のうアルカリ化学熱傷	結膜のう酸化学熱傷
結膜腐蝕	限局型若年性歯周炎	限局性外耳道炎
肩甲間部第1度熱傷	肩甲間部第2度熱傷	肩甲間部第3度熱傷
肩甲間部熱傷	肩甲部第1度熱傷	肩甲部第2度熱傷
肩甲部第3度熱傷	肩甲部熱傷	肩部第1度熱傷

肩部第2度熱傷	肩部第3度熱傷	高位筋間膿瘍
口囲ざ瘡	高エネルギー外傷	口蓋挫傷
口腔外傷性異物	口腔外傷性腫脹	口腔挫傷
口腔擦過創	口腔上顎洞瘻	口腔切創
口腔第1度熱傷	口腔第2度熱傷	口腔第3度熱傷
口腔内血腫	口腔熱傷	口腔粘膜咬傷
口唇外傷性腫脹	口唇外傷性皮下異物	口唇咬傷
口唇挫傷	口唇擦過創	口唇切創
口唇第1度熱傷	口唇第2度熱傷	口唇第3度熱傷
口唇虫刺傷	口唇熱傷	光線眼症
喉頭外傷	喉頭周囲炎	喉頭損傷
喉頭熱傷	後頭部割創	後頭部挫傷
後頭部挫創	後頭部切創	後頭部裂創
広汎型若年性歯周炎	肛門括約筋内膿瘍	肛門第1度熱傷
肛門第2度熱傷	肛門第3度熱傷	肛門熱傷
肛門裂創	コーガン症候群	鼓室内水腫
骨盤部裂創	根尖周囲膿瘍	根尖性歯周炎
根尖膿瘍	根側歯周膿瘍	昆虫咬創
昆虫刺傷	細菌性膀胱炎	臍周囲炎

さ

再発性中耳炎	採皮創	坐骨直腸窩膿瘍
挫傷	ざ瘡様発疹	擦過創
擦過皮下血腫	挫滅傷	挫滅創
散在性表層角膜炎	蚕蝕性角膜潰瘍	残髄炎
酸腐蝕	耳介外傷性皮下異物	耳介挫傷
耳介擦過創	耳介周囲湿疹	耳介切創
紫外線角結膜炎	紫外線角膜炎	耳介虫刺傷
耳介部第1度熱傷	耳介部第2度熱傷	耳介部第3度熱傷
耳介部皮膚炎	趾開放創	耳介蜂巣炎
趾化膿創	歯冠周囲膿瘍	趾間切創
子宮頚管裂傷	子宮頚部環状剥離	子宮熱傷
篩骨洞炎	歯根膜下膿瘍	趾挫創
示指MP関節挫傷	示指PIP開放創	示指割創
示指化膿創	四肢挫傷	示指挫傷
示指挫創	示指刺創	示指切創
四肢第1度熱傷	四肢第2度熱傷	四肢第3度熱傷
四肢熱傷	示指皮膚欠損創	歯周症
歯周膿瘍	思春期性歯肉炎	糸状角膜炎
歯髄壊死	歯髄壊疽	歯髄充血
歯髄露出	歯性上顎洞炎	歯性副鼻腔炎
歯槽膿瘍	趾第1度熱傷	趾第2度熱傷
趾第3度熱傷	膝蓋部挫創	膝下部挫創
膝窩部銃創	膝関節部挫創	実質性角膜炎
湿疹性パンヌス	膝部開放創	膝部割創
膝部咬創	膝部挫創	膝部切創
膝部第1度熱傷	膝部第2度熱傷	膝部第3度熱傷
膝部裂創	歯肉炎	歯肉挫傷
歯肉膿瘍	趾熱傷	若年性歯周炎
若年性女子表皮剥離性ざ瘡	手圧挫傷	縦隔膿瘍
習慣性アンギナ	習慣性扁桃炎	銃自殺未遂
集簇性ざ瘡	手関節挫滅傷	手関節挫滅創
手関節部切創	手関節部第1度熱傷	手関節部第2度熱傷
手関節部第3度熱傷	手関節部裂創	手指圧挫傷
手指汚染創	手指開放創	手指咬創
種子骨開放骨折	手指挫傷	手指挫創
手指挫滅傷	手指挫滅創	手指刺創
手指切創	手指第1度熱傷	手指第2度熱傷
手指第3度熱傷	手指打撲傷	手指端熱傷
手指熱傷	手指剥皮創	手指皮下血腫
手指皮膚欠損創	手術創部膿瘍	手術創離開
手掌第1度熱傷	手掌第2度熱傷	手掌第3度熱傷
手掌熱傷	手掌皮膚欠損創	出血性外耳炎
出血性角膜炎	出血性中耳炎	出血性膀胱炎
術後横隔膜下膿瘍	術後感染症	術後腎盂腎炎
術後髄膜炎	術後性中耳炎	術後性慢性中耳炎

	術後膿瘍	術後敗血症	術後腹腔内膿瘍
	術後腹壁膿瘍	手背第 1 度熱傷	手背第 2 度熱傷
	手背第 3 度熱傷	手背熱傷	手背皮膚欠損創
	手部汚染創	上咽頭炎	上顎骨炎
	上顎骨骨髄炎	上顎骨骨膜炎	上顎骨骨膜下膿瘍
	上顎挫傷	上顎擦過創	上顎切創
	上顎洞炎	上眼瞼蜂巣炎	上口唇挫傷
	上行性歯髄炎	上行性腎盂腎炎	上鼓室化膿症
	踵骨部挫滅創	小指咬創	小指挫傷
	小指挫創	小指切創	上肢第 1 度熱傷
	上肢第 2 度熱傷	上肢第 3 度熱傷	上肢熱傷
	小指皮膚欠損創	焼身自殺未遂	上唇小帯裂創
	小児ざ瘡	小児肺炎	小児副鼻腔炎
	小膿疱性皮膚炎	上半身第 1 度熱傷	上半身第 2 度熱傷
	上半身第 3 度熱傷	上半身熱傷	踵部第 1 度熱傷
	踵部第 2 度熱傷	踵部第 3 度熱傷	上腕汚染創
	上腕貫通銃創	上腕挫創	上腕第 1 度熱傷
	上腕第 2 度熱傷	上腕第 3 度熱傷	上腕熱傷
	上腕皮膚欠損創	上腕部開放創	食道熱傷
	処女膜裂傷	進行性角膜潰瘍	滲出性気管支炎
	浸潤性表層角膜炎	新生児ざ瘡	新生児上顎骨骨髄炎
	新生児中耳炎	深層角膜炎	水疱性中耳炎
	ステロイドざ瘡	星状角膜炎	精巣炎
	精巣開放創	精巣上体膿瘍	精巣精巣上体炎
	精巣熱傷	精巣膿瘍	精巣破裂
	精巣蜂巣炎	ゼーミッシュ潰瘍	雪眼炎
	舌咬傷	切創	舌熱傷
	舌扁桃炎	前額部外傷性腫脹	前額部外傷性皮下異物
	前額部擦過創	前額部切創	前額部第 1 度熱傷
	前額部第 2 度熱傷	前額部第 3 度熱傷	前額部虫刺傷
	前額部虫刺症	前額部皮膚欠損創	腺窩性アンギナ
	前胸部挫創	前胸部第 1 度熱傷	前胸部第 2 度熱傷
	前胸部第 3 度熱傷	前胸部熱傷	穿孔性角膜潰瘍
	穿孔性中耳炎	仙骨部挫創	仙骨部皮膚欠損創
	前思春期性歯周炎	線状角膜炎	全身挫傷
	全身擦過創	全身第 1 度熱傷	全身第 2 度熱傷
	全身第 3 度熱傷	全身熱傷	前頭洞炎
	前頭部割創	前頭部挫傷	前頭部挫創
	前頭部切創	前頭部皮膚欠損創	腺病性パンヌス
	全部性歯髄炎	前房蓄膿性角膜炎	前立腺膿瘍
	前腕汚染創	前腕開放創	前腕咬創
	前腕挫創	前腕刺創	前腕手部熱傷
	前腕切創	前腕第 1 度熱傷	前腕第 2 度熱傷
	前腕第 3 度熱傷	前腕熱傷	前腕皮膚欠損創
	前腕裂創	爪下挫滅傷	爪下挫滅創
	早期発症型歯周炎	増殖性化膿性口内炎	増殖性歯肉炎
	掻創	創部化膿	創部膿瘍
	足関節第 1 度熱傷	足関節第 2 度熱傷	足関節第 3 度熱傷
	足関節内果部挫創	足関節熱傷	足関節部挫創
	側胸部第 1 度熱傷	側胸部第 2 度熱傷	側胸部第 3 度熱傷
	足底熱傷	足底部咬創	足底部刺創
	足底部第 1 度熱傷	足底部第 2 度熱傷	足底部第 3 度熱傷
	足底部皮膚欠損創	側頭部割創	側頭部挫創
	側頭部切創	足背部挫創	足背部切創
	足背部第 1 度熱傷	足背部第 2 度熱傷	足背部第 3 度熱傷
	足部汚染創	側腹部咬創	側腹部挫創
	側腹部第 1 度熱傷	側腹部第 2 度熱傷	側腹部第 3 度熱傷
	側腹壁開放創	足部皮膚欠損創	足部裂創
	粟粒性壊死性ざ瘡	鼡径部開放創	鼡径部切創
	鼡径部第 1 度熱傷	鼡径部第 2 度熱傷	鼡径部第 3 度熱傷
た	鼡径部熱傷	損傷	第 1 度熱傷
	第 1 度腐蝕	第 2 度熱傷	第 2 度腐蝕
	第 3 度熱傷	第 3 度腐蝕	第 4 度熱傷
	第 5 趾皮膚欠損創	体幹第 1 度熱傷	体幹第 2 度熱傷
	体幹第 3 度熱傷	体幹熱傷	大腿汚染創
	大腿熱傷	大腿皮膚欠損創	大腿部第 1 度熱傷
	大腿部第 2 度熱傷	大腿部第 3 度熱傷	体表面積 10%未満の熱傷
	体表面積 10 − 19%の熱傷	体表面積 20 − 29%の熱傷	体表面積 30 − 39%の熱傷
	体表面積 40 − 49%の熱傷	体表面積 50 − 59%の熱傷	体表面積 60 − 69%の熱傷
	体表面積 70 − 79%の熱傷	体表面積 80 − 89%の熱傷	体表面積 90%以上の熱傷
	大葉性肺炎	多発性外傷	多発性開放創
	多発性咬創	多発性昆虫咬創	多発性挫傷
	多発性擦過創	多発性切創	多発性穿刺創
	多発性第 1 度熱傷	多発性第 2 度熱傷	多発性第 3 度熱傷
	多発性熱傷	多発性膿疱症	多発性表在損傷
	多発性裂創	打撲擦過創	単純性角膜潰瘍
	単純性歯周炎	単純性歯肉炎	単純性中耳炎
	智歯周囲炎	腟開放創	腟断端炎
	腟熱傷	腟壁縫合不全	腟裂傷
	肘関節挫創	肘関節部開放創	中耳炎性顔面神経麻痺
	中指咬創	中指挫傷	中指挫創
	中指刺創	中指切創	中指皮膚欠損創
	虫垂炎術後残膿瘍	肘部挫創	肘部切創
	肘部第 1 度熱傷	肘部第 2 度熱傷	肘部第 3 度熱傷
	肘部皮膚欠損創	腸間膜リンパ節炎	蝶形骨洞炎
	直腸肛門周囲膿瘍	直腸周囲膿瘍	沈下性肺炎
	陳旧性中耳炎	低位筋間膿瘍	手開放創
	手咬創	手挫創	手刺創
	手切創	手第 1 度熱傷	手第 2 度熱傷
	手第 3 度熱傷	手熱傷	殿部開放創
	殿部咬創	殿部刺創	殿部切創
	殿部第 1 度熱傷	殿部第 2 度熱傷	殿部第 3 度熱傷
	殿部熱傷	殿部皮膚欠損創	殿部裂創
	痘瘡性ざ瘡	頭頂部挫傷	頭頂部挫創
	頭頂部擦過創	頭頂部切創	頭頂部裂創
	頭皮外傷性腫脹	頭皮開放創	頭皮剥離
	頭皮表在損傷	頭部外傷性皮下異物	頭部外傷性皮下気腫
	頭部開放創	頭部割創	頭部頚部挫傷
	頭部頚部挫創	頭部血腫	頭部挫傷
	頭部挫創	頭部擦過創	頭部刺創
	頭部切創	頭部第 1 度熱傷	頭部第 2 度熱傷
	頭部第 3 度熱傷	頭部多発挫傷	頭部多発擦過創
	頭部多発切創	頭部虫刺傷	頭部熱傷
	頭部皮膚欠損創	頭部裂創	兎眼性角膜炎
	特殊性歯周炎	飛び降り自殺未遂	飛び込み自殺未遂
な	内麦粒腫	内部尿路性器の熱傷	軟口蓋血腫
	軟口蓋熱傷	難治性歯周炎	乳児肺炎
	乳腺膿瘍	乳腺瘻孔	乳頭周囲炎
	乳頭びらん	乳頭部第 1 度熱傷	乳頭部第 2 度熱傷
	乳頭部第 3 度熱傷	乳房炎症性疾患	乳房潰瘍
	乳房第 1 度熱傷	乳房第 2 度熱傷	乳房第 3 度熱傷
	乳房熱傷	乳房膿瘍	乳房よう
	乳輪下膿瘍	乳輪部第 1 度熱傷	乳輪部第 2 度熱傷
	乳輪部第 3 度熱傷	尿管切石術後感染症	尿細管間質性腎炎
	尿膜管膿瘍	妊娠中の子宮内感染	妊娠中の性器感染症
	熱帯性ざ瘡	捻挫後遺症	膿痂疹性ざ瘡
	脳挫傷・頭蓋内に達する開放創合併あり	脳挫創・頭蓋内に達する開放創合併あり	脳底部挫傷・頭蓋内に達する開放創合併あり
	膿皮症	膿疱	膿疱性ざ瘡
は	肺壊疽	肺炎合併肺膿瘍	肺炎球菌性咽頭炎
	肺炎球菌性気管支炎	肺化膿症	敗血症性咽頭炎
	敗血症性肺炎	敗血症性皮膚炎	肺熱傷
	背部第 1 度熱傷	背部第 2 度熱傷	背部第 3 度熱傷
	背部熱傷	爆死自殺未遂	剥離性歯肉炎
	抜歯後感染	半身第 1 度熱傷	半身第 2 度熱傷
	半身第 3 度熱傷	反復性角膜潰瘍	反復性膀胱炎

フ

	汎副鼻腔炎	鼻下擦過創	膝汚染創
	膝皮膚欠損創	肥大性歯肉炎	非特異性腸間膜リンパ節炎
	非特異性リンパ節炎	鼻部外傷性腫脹	鼻部外傷性皮下異物
	腓腹筋挫創	鼻部挫傷	鼻部擦過創
	鼻部切創	皮膚損傷	鼻部第１度熱傷
	鼻部第２度熱傷	鼻部第３度熱傷	鼻部虫刺傷
	鼻部皮膚欠損創	鼻部皮膚剥離創	びまん性外耳炎
	びまん性脳損傷・頭蓋内に達する開放創合併あり	びまん性肺炎	びまん性表層角膜炎
	表在性角膜炎	表在性点状角膜炎	表皮剥離
	びらん性歯肉炎	びらん性膀胱炎	フィラメント状角膜炎
	匐行性角膜潰瘍	複雑性歯周炎	複雑性歯肉炎
	腹部汚染創	腹部刺創	腹部第１度熱傷
	腹部第２度熱傷	腹部第３度熱傷	腹部熱傷
	腹部皮膚欠損創	腹壁開放創	腹壁創し開
	腹壁縫合糸膿瘍	腹壁縫合不全	腐蝕
	ぶどう球菌性咽頭炎	ぶどう球菌性肺膿瘍	ぶどう球菌性扁桃炎
	フリクテン性角結膜炎	フリクテン性角膜炎	フリクテン性角膜潰瘍
	フリクテン性結膜炎	フリクテン性パンヌス	分娩時会陰裂傷
	分娩時軟産道損傷	閉塞性肺炎	辺縁角膜炎
	辺縁性化膿性歯根膜炎	辺縁性歯周組織炎	辺縁フリクテン
	扁桃性アンギナ	膀胱後部膿瘍	膀胱三角部炎
	縫合糸膿瘍	膀胱周囲炎	膀胱周囲膿瘍
	縫合不全	縫合部膿瘍	放射線性熱傷
	萌出性歯肉炎	包皮挫創	包皮切創
	包皮裂創	母指球部第１度熱傷	母指球部第２度熱傷
	母指球部第３度熱傷	母指咬創	母指挫傷
	母指挫創	母趾挫創	母指刺創
	母指切創	母指第１度熱傷	母指第２度熱傷
	母指第３度熱傷	母指打撲挫創	母指打撲傷
	母指熱傷	母指皮膚欠損創	母趾皮膚欠損創
ま	母指末節部挫創	膜性咽頭炎	慢性萎縮性老人性歯肉炎
	慢性咽喉頭炎	慢性壊疽性歯髄炎	慢性外耳炎
	慢性開放性歯髄炎	慢性潰瘍性歯髄炎	慢性角結膜炎
	慢性顎骨炎	慢性顎骨骨髄炎	慢性化膿性根尖性歯周炎
	慢性化膿性穿孔性中耳炎	慢性化膿性中耳炎	慢性根尖性歯周炎
	慢性細菌性前立腺炎	慢性再発性膀胱炎	慢性耳管鼓室化膿性中耳炎
	慢性歯冠周囲炎	慢性歯周炎	慢性歯周膿瘍
	慢性歯髄炎	慢性歯槽膿瘍	慢性歯肉炎
	慢性上鼓室乳突洞化膿性中耳炎	慢性精巣上体炎	慢性穿孔性中耳炎
	慢性前立腺炎急性増悪	慢性増殖性歯髄炎	慢性単純性歯髄炎
	慢性中耳炎	慢性中耳炎急性増悪	慢性中耳炎後遺症
	慢性中耳炎術後再燃	慢性肺化膿症	慢性複雑性膀胱炎
	慢性副鼻腔炎	慢性副鼻腔炎急性増悪	慢性副鼻腔膿瘍
	慢性付属器炎	慢性閉鎖性歯髄炎	慢性辺縁性歯周炎急性発作
	慢性辺縁性歯周炎軽度	慢性辺縁性歯周炎重度	慢性辺縁性歯周炎中等度
	慢性扁桃炎	慢性膀胱炎	慢性卵管炎
	慢性卵巣炎	慢性リンパ管炎	慢性リンパ節炎
	慢性涙小管炎	慢性涙のう炎	耳後部リンパ節炎
	耳後部リンパ腺炎	脈絡網膜熱傷	無熱性肺炎
や	面皰	薬傷	薬物性角膜炎
	腰部切創	腰部第１度熱傷	腰部第２度熱傷
	腰部第３度熱傷	腰部打撲挫創	腰部熱傷
ら	卵管炎	卵管周囲炎	卵管卵巣膿瘍
	卵管留膿症	卵巣炎	卵巣周囲炎
	卵巣膿瘍	卵巣卵管周囲炎	良性慢性化膿性中耳炎
	輪紋状角膜炎	涙管損傷	涙管断裂
	涙小管炎	涙道損傷	轢過創
	裂離	連鎖球菌気管支炎	連鎖球菌性アンギナ

	連鎖球菌性咽頭炎	連鎖球菌性喉頭炎	連鎖球菌性喉頭気管炎
わ	連鎖球菌性扁桃炎	老人性肺炎	ワンサンアンギナ
	ワンサン気管支炎	ワンサン扁桃炎	

△	BK ウイルス腎症	MRSA 術後創部感染	MRSA 肺化膿症
あ	RS ウイルス気管支炎	アキレス腱筋腱移行部断裂	アキレス腱挫傷
	アキレス腱挫創	アキレス腱切創	アキレス腱断裂
	アキレス腱部分断裂	足異物	亜脱臼
	圧挫後遺症	圧迫骨折	圧迫神経炎
	アレルギー性外耳道炎	アレルギー性角膜炎	アレルギー性副鼻腔炎
	医原性気胸	犬咬創	咽頭開放創
	咽頭創傷	咽頭チフス	咽頭痛
	ウイルス性咽頭炎	ウイルス性気管支炎	ウイルス性表層角膜炎
	ウイルス性扁桃炎	栄養障害性角膜炎	エコーウイルス気管支炎
	壊死性外耳炎	円板状角膜炎	横隔膜損傷
	横骨折	汚染擦過創	汚染創
か	外耳開放創	外耳道創傷	外耳道痛
	外耳道肉芽腫	外耳道閉塞性角化症	外耳部外傷性異物
	外耳部外傷性腫脹	外耳部割創	外耳部貫通創
	外耳部咬創	外耳部挫傷	外耳部刺創
	外耳部創傷	外耳部打撲傷	外耳部皮下血腫
	外耳部皮下出血	外傷後遺症	外傷後早期合併症
	外傷性一過性麻痺	外傷性異物	外傷性横隔膜ヘルニア
	外傷性眼球ろう	外傷性空気塞栓症	外傷性咬合
	外傷性虹彩離断	外傷性硬膜動静脈瘻	外傷性耳出血
	外傷性脂肪塞栓症	外傷性食道破裂	外傷性脊髄出血
	外傷性切断後遺症	外傷性動静脈瘻	外傷性動脈血腫
	外傷性動脈瘤	外傷性脳圧迫	外傷性脳圧迫・頭蓋内に達する開放創合併なし
	外傷性脳症	外傷性破裂	外傷性皮下血腫
	外耳裂創	外歯瘻	開放性脱臼
	開放創	下咽頭創傷	下顎外傷性異物
	下顎開放創	下顎割創	下顎貫通創
	下顎口唇挫創	下顎咬創	下顎挫傷
	下顎刺創	化学性急性外耳炎	下顎創傷
	下顎打撲傷	下顎頭過形成	下顎皮下血腫
	下顎部打撲傷	下顎裂創	顎関節部開放創
	顎関節部割創	顎関節部貫通創	顎関節部咬創
	顎関節部挫創	顎関節部刺創	顎関節部創傷
	顎関節部打撲傷	顎関節部皮下血腫	顎関節部裂創
	顎腐骨	顎部打撲傷	角膜挫創
	角膜切傷	角膜切創	角膜創傷
	角膜帯状疱疹	角膜破裂	角膜裂傷
	下肢リンパ浮腫	割創	過労性脛部痛
	眼黄斑部裂孔	眼窩創傷	眼窩部挫創
	眼窩裂傷	眼球結膜裂傷	眼球損傷
	眼球破裂	眼球裂傷	眼瞼外傷性異物
	眼瞼開放創	眼瞼割創	眼瞼貫通創
	眼瞼咬創	眼瞼挫創	眼瞼刺創
	眼瞼創傷	眼瞼裂創	間質性膀胱炎
	眼周囲部外傷性異物	眼周囲部開放創	眼周囲部割創
	眼周囲部貫通創	眼周囲部咬創	眼周囲部挫創
	眼周囲部刺創	眼周囲部創傷	眼周囲部裂創
	関節骨折	関節脱臼後遺症	関節打撲
	関節捻挫後遺症	完全骨折	感染性角膜炎
	完全脱臼	貫通刺創	貫通銃創
	貫通創	眼部外傷性異物	眼部開放創
	眼部割創	眼部貫通創	眼部咬創
	眼部挫創	眼部刺創	眼部創傷
	眼部裂創	陥没骨折	顔面外傷性異物
	顔面開放創	顔面割創	顔面貫通創
	顔面咬創	顔面挫創	顔面刺創
	顔面尋常性ざ瘡	顔面創傷	顔面掻創
	顔面多発開放創	顔面多発割創	顔面多発貫通創

顔面多発咬創	顔面多発挫創	顔面多発刺創
顔面多発創傷	顔面多発打撲傷	顔面多発皮下血腫
顔面多発皮下出血	顔面多発裂創	顔面打撲傷
顔面皮下血腫	顔面裂創	急性光線性外耳炎
胸管損傷	胸腺損傷	頬部外傷性異物
頬部開放創	頬部割創	頬部貫通創
頬部咬創	頬部挫創	頬部刺創
胸部食道損傷	頬部創傷	頬部打撲傷
胸部皮下気腫	頬部皮下血腫	頬部裂創
強膜切創	強膜創傷	強膜裂傷
棘刺創	魚咬創	亀裂骨折
筋損傷	筋断裂	筋肉内血腫
屈曲骨折	頚部食道開放創	結核性角結膜炎
結核性角膜炎	結核性角膜強膜炎	結核性中耳炎
血管切断	血管損傷	結膜創傷
結膜裂傷	腱切創	腱損傷
腱損傷後遺症	腱断裂	腱部分断裂
腱裂傷	口蓋切創	口蓋裂創
口角部挫創	口角部裂創	硬化性角膜炎
口腔開放創	口腔割創	口腔挫創
口腔刺創	口腔創傷	口腔打撲傷
口腔粘膜咬創	口腔裂創	後出血
紅色陰癬	口唇外傷性異物	口唇開放創
口唇割創	口唇貫通創	口唇咬創
口唇挫創	口唇刺創	口唇創傷
口唇打撲傷	口唇皮下血腫	口唇皮下出血
口唇裂創	溝創	咬創
後頭部外傷	後頭部打撲傷	広範性軸索損傷
広汎性神経損傷	後方脱臼	硬膜損傷
硬膜裂傷	コクサッキーウイルス気管支炎	骨折
骨折後遺症	根尖周囲のう胞	根尖肉芽腫

さ

コントル・クー損傷	挫傷後遺症	残存性歯根のう胞
耳介外傷性異物	耳介外傷性腫脹	耳介開放創
耳介割創	耳介貫通創	耳介咬創
耳介挫創	耳介刺創	耳介創傷
耳介打撲傷	耳介皮下血腫	耳介皮下出血
耳介裂創	耳下腺部打撲	指間切創
刺咬症	四肢血管損傷後遺症	四肢静脈損傷
四肢動脈損傷	歯周のう胞	耳前部挫創
刺創	刺創感染	膝関節部異物
膝部異物	歯肉切創	歯肉裂創
斜骨折	射創	尺骨近位端骨折
尺骨鉤状突起骨折	縦隔血腫	縦骨折
銃創	重複骨折	手関節掌側部挫創
手関節部挫創	手関節部創傷	種子骨骨折
樹枝状角膜炎	樹枝状角膜潰瘍	手掌挫創
手掌刺創	手掌切創	手掌剥皮創
術後血腫	術後消化管出血性ショック	術後ショック
術後皮下気腫	手背部挫創	手背部切創
上顎打撲傷	上顎皮下血腫	上顎部裂創
硝子体切断	上肢リンパ浮腫	食道損傷
真菌性角膜潰瘍	神経栄養性角結膜炎	神経根ひきぬき損傷
神経切断	神経叢損傷	神経叢不全損傷
神経損傷	神経損傷後遺症	神経断裂
針刺創	尋常性ざ瘡	靱帯ストレイン
靱帯損傷	靱帯断裂	靱帯捻挫
靱帯裂傷	心内異物	水痘性角結膜炎
水痘性角膜炎	ストレイン	声門外傷
石化性角膜炎	舌開放創	舌下顎挫創
舌咬創	舌挫創	舌刺創
舌切創	舌創傷	切断
舌裂創	前額部外傷性異物	前額部開放創
前額部割創	前額部貫通創	前額部咬創
前額部挫創	前額部刺創	前額部創傷
前額部裂創	前額頭頂部挫創	線状骨折
穿通創	先天性乳び胸	前頭部打撲傷
前方脱臼	前立腺痛	爪下異物
象牙粒	足底異物	側頭部打撲傷

た

側頭部皮下血腫	第２象牙質	帯状疱疹性角結膜炎
大腿咬創	大腿挫創	大腿部開放創
大腿部刺創	大腿部切創	大腿裂創
大転子部挫創	脱臼	脱臼骨折
打撲割創	打撲血腫	打撲挫創
打撲傷	打撲皮下血腫	単純脱臼
地図状角膜炎	腟断端出血	中隔部肉芽形成
肘関節骨折	肘関節脱臼骨折	中手骨関節部挫創
中枢神経系損傷	肘頭骨折	陳旧性圧迫骨折
陳旧性骨折	転位性骨折	点状角膜炎
殿部異物	頭頂部打撲傷	頭皮下血腫
頭部異物	頭部頚部打撲傷	頭部多発開放創
頭部多発割創	頭部多発咬創	頭部多発挫創
頭部多発刺創	頭部多発創傷	頭部多発打撲傷
頭部多発皮下血腫	頭部多発裂創	頭部打撲
頭部打撲血腫	頭部打撲傷	動物咬創
頭部皮下異物	頭部皮下血腫	頭部皮下出血
動脈損傷	トキソプラズマ角膜炎	特発性関節脱臼

な

内視鏡検査中腸穿孔	内歯瘻	軟口蓋挫創
軟口蓋創傷	軟口蓋破裂	肉離れ
乳腺内異物	乳頭潰瘍	乳房異物
妊娠中の子宮頚管炎	猫咬創	捻挫
脳挫傷	脳挫傷・頭蓋内に達する開放創合併なし	脳挫創
脳挫創・頭蓋内に達する開放創合併なし	脳損傷	脳対側損傷
脳直撃損傷	脳底部挫傷	脳底部挫傷・頭蓋内に達する開放創合併なし

は

脳裂傷	敗血症性気管支炎	梅毒性角結膜炎
梅毒性角膜炎	剥離骨折	パラインフルエンザウイルス気管支炎
バルトリン腺のう胞	バルトリン腺膿瘍	破裂骨折
晩期先天梅毒性間質性角膜炎	皮下異物	皮下気腫
皮下血腫	皮下静脈損傷	皮下損傷
非感染性急性外耳炎	鼻根部打撲挫創	鼻根部裂創
皮神経挫傷	鼻前庭部挫創	鼻尖部挫創
ビタミンＡ欠乏性角膜潰瘍	ビタミンＡ欠乏性角膜乾燥症	ビタミンＡ欠乏性角膜軟化症
非定型肺炎	非熱傷性水疱	鼻部外傷性異物
鼻部開放創	眉部割創	鼻部割創
鼻部貫通創	眉部血腫	皮膚欠損創
鼻部咬創	鼻部挫創	鼻部刺創
鼻部創傷	鼻部打撲傷	皮膚剥脱創
鼻部皮下血腫	鼻部皮下出血	鼻部裂創
びまん性脳損傷	びまん性脳損傷・頭蓋内に達する開放創合併なし	眉毛部割創
眉毛部裂創	鼻翼部切創	鼻翼部裂創
フェニトイン歯肉増殖症	不規則象牙質	複雑脱臼
伏針	副鼻腔開放創	腹壁異物
不全骨折	ブラックアイ	粉砕骨折
閉鎖性外傷性脳圧迫	閉鎖性骨折	閉鎖性脱臼
閉鎖性脳挫創	閉鎖性脳底部挫傷	閉鎖性びまん性脳損傷
扁桃チフス	縫合不全出血	放射線出血性膀胱炎
放射線性下顎骨骨髄炎	放射線性顎骨壊死	放射線性化膿性顎骨壊死
放射線性膀胱炎	帽状腱膜下出血	母指示指間切創

ま

マイコプラズマ気管支炎	麻疹性角結膜炎	麻疹性角膜炎
麻疹性結膜炎	末梢血管外傷	末梢神経損傷
慢性非細菌性前立腺炎	慢性放射線性顎骨壊死	眉間部挫創
眉間部裂創	耳後部挫創	耳後部打撲傷

	盲管銃創	網膜振盪	網脈絡膜裂傷
ら	モンテジア骨折	薬物性角結膜炎	ライノウイルス気管支炎
	らせん骨折	卵管留水症	離開骨折
	流行性角結膜炎	緑膿菌性外耳炎	淋菌性咽頭炎
	淋菌性バルトリン腺膿瘍	涙小管のう胞	涙のう周囲炎
わ	涙のう周囲膿瘍	裂離骨折	若木骨折

用法用量

[表在性皮膚感染症，深在性皮膚感染症，リンパ管・リンパ節炎，慢性膿皮症，ざ瘡(化膿性炎症を伴うもの)，外傷・熱傷及び手術創等の二次感染，乳腺炎，肛門周囲膿瘍，咽頭・喉頭炎，扁桃炎，急性気管支炎，膀胱炎(単純性に限る)，バルトリン腺炎，子宮内感染，子宮付属器炎，涙嚢炎，麦粒腫，瞼板腺炎，角膜炎(角膜潰瘍を含む)，外耳炎，歯周組織炎，歯冠周囲炎，顎炎の場合]：通常，成人にはファロペネムナトリウム水和物として１回150mg～200mg(力価)を１日３回経口投与する。

[肺炎，肺膿瘍，膀胱炎(単純性を除く)，腎盂腎炎，前立腺炎(急性症，慢性症)，精巣上体炎(副睾丸炎)，中耳炎，副鼻腔炎の場合]：通常，成人にはファロペネムナトリウム水和物として１回200mg～300mg(力価)を１日３回経口投与する。

なお，年齢及び症状に応じて適宜増減する。

用法用量に関連する使用上の注意　本剤の使用にあたっては，耐性菌の発現等を防ぐため，原則として感受性を確認し，疾病の治療上必要な最小限の期間の投与にとどめること。

禁忌　本剤の成分によるショックの既往歴のある患者

原則禁忌　本剤の成分に対し過敏症の既往歴のある患者

ファロムドライシロップ小児用10%　規格：100mg1g[160.9円/g]
ファロペネムナトリウム水和物　マルホ　613

【効能効果】

〈適応菌種〉ファロペネムに感性のブドウ球菌属，レンサ球菌属，肺炎球菌，腸球菌属，モラクセラ(ブランハメラ)・カタラーリス，大腸菌，シトロバクター属，クレブシエラ属，プロテウス・ミラビリス，インフルエンザ菌，百日咳菌

〈適応症〉表在性皮膚感染症，深在性皮膚感染症，リンパ管・リンパ節炎，慢性膿皮症，咽頭・喉頭炎，扁桃炎，急性気管支炎，肺炎，膀胱炎，腎盂腎炎，中耳炎，副鼻腔炎，歯周組織炎，猩紅熱，百日咳

【対応標準病名】

◎	咽頭炎	咽頭喉頭炎	急性気管支炎
	喉頭炎	歯根のう胞	歯周炎
	歯髄炎	猩紅熱	腎盂腎炎
	中耳炎	肺炎	皮膚感染症
	百日咳	副鼻腔炎	扁桃炎
	膀胱炎	慢性膿皮症	リンパ管炎
	リンパ節炎		
○ あ	MRSA 膀胱炎	亜急性気管支炎	亜急性リンパ管炎
	アレルギー性膀胱炎	アンギナ	異型猩紅熱
	一部性歯髄炎	咽頭気管炎	咽頭扁桃炎
	インフルエンザ菌気管支炎	インフルエンザ菌喉頭炎	インフルエンザ菌性咽頭炎
	インフルエンザ菌性喉頭気管炎	う蝕第2度単純性歯髄炎	う蝕第3度急性化膿性根尖性歯周炎
	う蝕第3度急性化膿性歯髄炎	う蝕第3度急性単純性根尖性歯周炎	う蝕第3度歯髄壊死
	う蝕第3度歯髄壊疽	う蝕第3度慢性壊疽性歯髄炎	う蝕第3度慢性潰瘍性歯髄炎
	う蝕第3度慢性化膿性根尖性歯周炎	う蝕第3度慢性増殖性歯髄炎	壊死性潰瘍性歯周炎
	壊死性潰瘍性歯肉炎	壊疽性咽頭炎	壊疽性歯髄炎
か	壊疽性歯肉炎	外傷性歯根膜炎	外傷性歯髄炎
	外傷性穿孔性中耳炎	外傷性中耳炎	潰瘍性咽頭炎
	潰瘍性膀胱炎	下咽頭炎	カタル性咽頭炎
	化膿性喉頭炎	化膿性歯周炎	化膿性中耳炎
	化膿性副鼻腔炎	化膿性リンパ節炎	カリエスのない歯髄炎
	感染性咽頭炎	感染性喉頭気管炎	乾酪性副鼻腔炎
	気管支肺炎	気腫性腎盂腎炎	偽猩紅熱
	偽膜性アンギナ	偽膜性咽頭炎	偽膜性気管支炎
	偽膜性喉頭炎	偽膜性扁桃炎	急性アデノイド咽頭炎
	急性アデノイド扁桃炎	急性一部性化膿性歯髄炎	急性一部性単純性歯髄炎
	急性咽頭炎	急性咽頭喉頭炎	急性咽頭扁桃炎
	急性壊疽性喉頭炎	急性壊疽性歯髄炎	急性壊疽性扁桃炎
	急性潰瘍性喉頭炎	急性潰瘍性扁桃炎	急性化膿性咽頭炎
	急性化膿性根尖性歯周炎	急性化膿性歯根膜炎	急性化膿性歯髄炎
	急性化膿性中耳炎	急性化膿性辺縁性歯根膜炎	急性化膿性扁桃炎
	急性気管気管支炎	急性喉頭炎	急性喉頭気管炎
	急性喉頭気管気管支炎	急性根尖性歯周炎	急性歯冠周囲炎
	急性歯周炎	急性歯髄炎	急性歯槽膿瘍
	急性出血性膀胱炎	急性声帯炎	急性声門下喉頭炎
	急性腺窩性扁桃炎	急性全部性化膿性歯髄炎	急性全部性単純性歯髄炎
	急性単純性根尖性歯周炎	急性単純性歯髄炎	急性単純性膀胱炎
	急性中耳炎	急性肺炎	急性反復性気管支炎
	急性浮腫性喉頭炎	急性扁桃炎	急性膀胱炎
	急速進行性歯周炎	胸膜肺炎	グラデニーゴ症候群
	クラミジア肺炎	クループ性気管支炎	頸部膿疱
	頸部リンパ節炎	血行性歯髄炎	限局型若年性歯周炎
	口腔上顎洞瘻	喉頭周囲炎	広汎型若年性歯周炎
	鼓室内水腫	根尖周囲膿瘍	根尖性歯周炎
さ	根尖膿瘍	根側歯周膿瘍	細菌性膀胱炎
	臍周囲炎	再発性中耳炎	残髄炎
	歯冠周囲炎	歯冠周囲膿瘍	篩骨洞炎
	歯根膜下膿瘍	歯周症	歯周膿瘍
	歯髄壊死	歯髄壊疽	歯髄充血
	歯髄露出	歯性上顎洞炎	歯性副鼻腔炎
	歯槽膿瘍	歯肉膿瘍	若年性歯周炎
	習慣性アンギナ	習慣性扁桃炎	出血性中耳炎
	出血性膀胱炎	術後腎盂腎炎	術後性中耳炎
	術後性慢性中耳炎	上咽頭炎	上顎洞炎
	上行性歯髄炎	上行性腎盂腎炎	上鼓室化膿症
	小児肺炎	小児副鼻腔炎	小膿疱性皮膚炎
	滲出性気管支炎	新生児中耳炎	水疱性中耳炎
	舌扁桃炎	腺窩性アンギナ	穿孔性中耳炎
	前思春期性歯周炎	前頭洞炎	全部性歯髄炎
た	早期発症型歯周炎	増殖性化膿性口内炎	大葉性肺炎
	多発性膿疱症	単純性歯周炎	単純性中耳炎
	智歯周囲炎	中耳炎性顔面神経麻痺	腸間膜リンパ節炎
	蝶形骨洞炎	沈下性肺炎	陳旧性中耳炎
な	特殊性歯周炎	難治性歯周炎	乳児肺炎
	尿細管間質性腎炎	尿膜管膿瘍	膿皮症
は	膿疱	肺炎球菌性咽頭炎	肺炎球菌性気管支炎
	敗血症性咽頭炎	敗血症性肺炎	敗血症性皮膚炎
	反復性膀胱炎	汎副鼻腔炎	非特異性腸間膜リンパ節炎
	非特異性リンパ節炎	びまん性肺炎	びらん性膀胱炎
	複雑性歯周炎	ぶどう球菌性咽頭炎	ぶどう球菌性扁桃炎
	閉塞性肺炎	辺縁性化膿性歯根膜炎	辺縁性歯周組織炎
	扁桃性アンギナ	膀胱後部膿瘍	膀胱三角部炎
ま	膀胱周囲炎	膀胱周囲膿瘍	膜性咽頭炎
	慢性咽喉頭炎	慢性壊疽性歯髄炎	慢性開放性歯髄炎
	慢性潰瘍性歯髄炎	慢性化膿性根尖性歯周炎	慢性化膿性穿孔性中耳炎
	慢性化膿性中耳炎	慢性根尖性歯周炎	慢性再発性膀胱炎
	慢性耳管鼓室化膿性中耳炎	慢性歯冠周囲炎	慢性歯周炎
	慢性歯周膿瘍	慢性歯髄炎	慢性歯槽膿瘍
	慢性上鼓室乳突洞化膿性中耳炎	慢性穿孔性中耳炎	慢性増殖性歯髄炎

	慢性単純性歯髄炎	慢性中耳炎	慢性中耳炎急性増悪
	慢性中耳炎後遺症	慢性中耳炎術後再燃	慢性複雑性膀胱炎
	慢性副鼻腔炎	慢性副鼻腔炎急性増悪	慢性副鼻腔膿瘍
	慢性閉鎖性歯髄炎	慢性辺縁性歯周炎急性発作	慢性辺縁性歯周炎軽度
	慢性辺縁性歯周炎重度	慢性辺縁性歯周炎中等度	慢性扁桃炎
	慢性膀胱炎	慢性リンパ管炎	慢性リンパ節炎
	耳後部リンパ節炎	耳後部リンパ腺炎	無熱性肺炎
ら	良性慢性化膿性中耳炎	連鎖球菌気管支炎	連鎖球菌性アンギナ
	連鎖球菌性咽頭炎	連鎖球菌性喉頭炎	連鎖球菌性喉頭気管炎
わ	連鎖球菌性扁桃炎	老人性肺炎	ワンサンアンギナ
	ワンサン気管支炎	ワンサン扁桃炎	
△	BK ウイルス腎症	RS ウイルス気管支炎	アレルギー性副鼻腔炎
	咽頭チフス	咽頭痛	ウイルス性咽頭炎
	ウイルス性気管支炎	ウイルス性扁桃炎	エコーウイルス気管支炎
	外歯瘻	下肢リンパ浮腫	間質性膀胱炎
	結核性中耳炎	紅色陰癬	コクサッキーウイルス気管支炎
	根尖周囲のう胞	根尖肉芽腫	残存性歯根のう胞
	歯周のう胞	猩紅熱性心筋炎	猩紅熱性中耳炎
	上肢リンパ浮腫	先天性乳び胸	象牙粒
	第 2 象牙質	中隔部肉芽形成	内歯瘻
	敗血症性気管支炎	パラインフルエンザウイルス気管支炎	非定型肺炎
	不規則象牙質	扁桃チフス	放射線出血性膀胱炎
	放射線性膀胱炎	マイコプラズマ気管支炎	ライノウイルス気管支炎
	淋菌性咽頭炎		

用法用量　通常，小児に対してファロペネムナトリウム水和物として1回5mg(力価)/kgを1日3回，用時溶解して経口投与する。
なお，年齢，体重及び症状に応じて適宜増減する。増量の場合は1回10mg(力価)/kgを上限とする。

用法用量に関連する使用上の注意

(1)本剤の使用にあたっては，耐性菌の発現等を防ぐため，原則として感受性を確認し，疾病の治療上必要な最小限の期間の投与にとどめること。
(2)患者の状態等によって投与量を増量する場合であっても，1回10mg(力価)/kgを超えないこととし，慎重に行うこと。
(3)年長児への投薬にあたっては，成人での上限用量の1回300mg(力価)，1日3回(1日900mg(力価))を超えないよう留意すること。

禁忌　本剤の成分によるショックの既往歴のある患者

原則禁忌　本剤の成分に対し過敏症の既往歴のある患者

ファンギゾンシロップ100mg/mL　規格：100mg1mL[53.6円/mL]
アムホテリシンB　ブリストル　617

【効 能 効 果】

消化管におけるカンジダ異常増殖

【対応標準病名】

◎	消化管カンジダ症		
○	HIV カンジダ病	カンジダ性口角びらん	カンジダ性口唇炎
	カンジダ性口内炎	急性偽膜性カンジダ症	口腔カンジダ症
	口唇カンジダ症	肛門カンジダ症	歯肉カンジダ症
	食道カンジダ症	舌カンジダ症	全身性カンジダ症
	腸管カンジダ症		
△	カンジダ感染母体より出生した児	カンジダ症	新生児カンジダ症

用法用量　通常小児に対し1回0.5～1mL〔アムホテリシンBとして50～100mg(力価)〕を1日2～4回食後経口投与する。

禁忌　本剤の成分に対し過敏症の既往歴のある患者

ハリゾンシロップ100mg/mL：富士製薬[42.7円/mL]

フィズリン錠30mg　規格：30mg1錠[8984円/錠]
モザバプタン塩酸塩　大塚　213

【効 能 効 果】

異所性抗利尿ホルモン産生腫瘍による抗利尿ホルモン不適合分泌症候群における低ナトリウム血症の改善(既存治療で効果不十分な場合に限る)

【対応標準病名】

◎	異所性 ADH 産生腫瘍	抗利尿ホルモン不適合分泌症候群	低ナトリウム血症
○	異所性ホルモン産生腫瘍	偽性低アルドステロン症	急性希釈性低ナトリウム血症
	ナトリウム欠乏症	ナトリウム欠乏性脱水	
△	血液量過多	食塩欠乏性脱水症	脱水型低ナトリウム血症
	低浸透圧血症	電解質異常	電解質平衡異常
	特発性低身長症	浮腫型低ナトリウム血症	本態性低ナトリウム血症
	慢性希釈性低ナトリウム血症		

効能効果に関連する使用上の注意

(1)本剤の適用は，異所性抗利尿ホルモン産生腫瘍による抗利尿ホルモン不適合分泌症候群と診断された患者に限定すること。診断にあたっては，最新の「厚生労働科学研究費補助金　難治性疾患克服研究事業　間脳下垂体機能障害に関する調査研究班　バソプレシン分泌過剰症(SIADH)の診断の手引き」を参照すること。
(2)本剤の投与は，可能な限りの水分制限を実施しても効果不十分な患者に限定すること。なお，本剤投与中も水分制限を継続すること。

用法用量　通常，成人にはモザバプタン塩酸塩として30mgを1日1回食後に経口投与する。

用法用量に関連する使用上の注意

(1)投与開始3日間で有効性が認められた場合に限り，引き続き7日間まで継続投与することができる。
(2)悪心，嘔気・嘔吐等のため，食事を摂取せずに本剤を投与する場合，食後投与に比べ血中濃度が上昇し，作用が強くあらわれるおそれがある。
(3)夜間の排尿を避けるため，朝食後又は昼食後に投与することが望ましい。

警告

(1)本剤の投与は，抗利尿ホルモン不適合分泌症候群(syndrome of inappropriate secretion of antidiuretic hormone：SIADH)の治療に十分な知識と経験を有する医師のもと，異所性抗利尿ホルモン産生腫瘍によるSIADHと診断された患者にのみ行うこと。
(2)本剤による治療は対症療法であり，水分制限を試みた上で，必要と判断された場合にのみ行うこと。
(3)本剤投与時は，急激な血清ナトリウム濃度の上昇により，橋中心髄鞘崩壊症を来すおそれがあるので，医師の監視下におき，血清ナトリウム濃度の推移等を注意深く観察し，急激な血清ナトリウム濃度の上昇がみられた場合には必要な処置をとること。特に，本剤投与開始日には血清ナトリウム濃度を頻回に測定すること。
(4)本剤により生殖細胞に染色体異常を誘発する可能性が報告されているので，妊娠する可能性のある婦人に投与する場合には，避妊をさせること。

禁忌

(1)本剤の成分又は類似化合物(トルバプタン等)に対し過敏症の既往歴のある患者
(2)妊婦又は妊娠している可能性のある婦人

ブイフェンド錠50mg　規格：50mg1錠［1139.2円/錠］
ブイフェンド錠200mg　規格：200mg1錠［3505円/錠］
ブイフェンドドライシロップ2800mg
規格：40mg1mL（懸濁後の内用液として）［1328.3円/mL］
ボリコナゾール　ファイザー　617

【効 能 効 果】

下記の重症又は難治性真菌感染症
(1)侵襲性アスペルギルス症，肺アスペルギローマ，慢性壊死性肺アスペルギルス症
(2)カンジダ血症，食道カンジダ症，カンジダ腹膜炎，気管支・肺カンジダ症
(3)クリプトコックス髄膜炎，肺クリプトコックス症
(4)フサリウム症
(5)スケドスポリウム症

【対応標準病名】

◎	カンジダ症	急性肺クリプトコッカス症	クリプトコッカス性髄膜炎
	食道カンジダ症	侵襲性肺アスペルギルス症	スケドスポリウム症
	肺アスペルギローマ	肺カンジダ症	腹膜炎
	フサリウム症	慢性壊死性肺アスペルギルス症	
○	HIV カンジダ病	MRSA 腹膜炎	アスペルギルス腫
	アスペルギルス症	アスペルギルス症性外耳炎	アレルギー性気管支肺アスペルギルス症
	アレルギー性気管支肺カンジダ症	アレルギー性気管支肺真菌症	陰部真菌症
	会陰部カンジダ症	腋窩カンジダ症	横隔膜下膿瘍
	横隔膜下腹膜炎	外陰真菌症	外陰部カンジダ症
	外陰部腟カンジダ症	外耳道真菌症	角膜真菌症
	化膿性腹膜炎	肝下膿瘍	カンジダ感染母体より出生した児
	カンジダ性間擦疹	カンジダ性亀頭炎	カンジダ性口角びらん
	カンジダ性口唇炎	カンジダ性口内炎	カンジダ性股関節炎
	カンジダ性指間びらん	カンジダ性趾間びらん	カンジダ性膝関節炎
	カンジダ性湿疹	カンジダ性心内膜炎	カンジダ性髄膜炎
	カンジダ性肉芽腫	カンジダ性尿道炎	カンジダ性敗血症
	カンジダ性膀胱炎	関節リウマチ性間質性肺炎	顔面真菌性湿疹
	気管支真菌症	急性偽膜性カンジダ症	急性限局性腹膜炎
	急性汎発性腹膜炎	急性腹膜炎	クリプトコッカス症
	クリプトコッカス性脳髄膜炎	限局性腹膜炎	肛囲カンジダ症
	口腔カンジダ症	口唇カンジダ症	後腹膜炎
	後腹膜膿瘍	肛門カンジダ症	骨盤直腸窩膿瘍
	指間カンジダ症	趾間カンジダ症	糸状菌症
	耳内真菌症	歯肉カンジダ症	十二指腸穿孔腹膜炎
	消化管カンジダ症	食道真菌症	真菌血症
	真菌症	真菌症性関節炎	真菌症性筋炎
	真菌性外陰腟炎	真菌性髄膜炎	真菌性腟炎
	深在性真菌症	深在性皮膚真菌症	新生児カンジダ症
	髄液クリプトコッカス陽性	膵臓性腹膜炎	舌カンジダ症
	穿孔性腹腔内膿瘍	穿孔性腹膜炎	全身性カンジダ症
	大網膿瘍	多発性腸間膜膿瘍	腟カンジダ症
	腸管カンジダ症	腸間膜膿瘍	腸骨窩膿瘍
	腸穿孔腹膜炎	腸腰筋膿瘍	爪カンジダ症
	爪周囲カンジダ症	殿部カンジダ症	尿路カンジダ症
	脳クリプトコッカス症	肺アスペルギルス症	肺炎球菌性腹膜炎
	肺真菌症	播種性アスペルギルス症	播種性クリプトコッカス症
	汎発性化膿性腹膜炎	汎発性皮膚カンジダ症	汎発性皮膚真菌症
	皮膚カンジダ症	皮膚真菌症	日和見真菌症
	腹腔骨盤部膿瘍	腹腔内遺残膿瘍	腹腔内膿瘍
	副鼻腔アスペルギローマ	副鼻腔真菌症	扁桃アスペルギルス症
	慢性皮膚粘膜カンジダ症	慢性腹膜炎	耳真菌症
	盲腸後部膿瘍		
△	炎症性大網癒着	乾酪性副鼻腔炎	血性腹膜炎
	原発性腹膜炎	骨クリプトコッカス症	術後腹膜炎
	食道炎	真菌性角膜潰瘍	滲出性腹膜炎
	多発性漿膜炎	中耳真菌症	皮膚クリプトコッカス症
	フィブリン性腹膜炎		

効能効果に関連する使用上の注意　カンジダ感染の治療については，他の抗真菌剤が無効あるいは忍容性に問題があると考えられる場合に本剤の使用を考慮すること。

用法用量

成人（体重 40kg 以上）	通常，ボリコナゾールとして初日は 1 回 300mg を 1 日 2 回，2 日目以降は 1 回 150mg 又は 1 回 200mg を 1 日 2 回食間に経口投与する。なお，症状に応じて又は効果不十分の場合には，増量できるが，初日投与量の上限は 1 回 400mg1 日 2 回，2 日目以降投与量の上限は 1 回 300mg1 日 2 回までとする。
成人（体重 40kg 未満）	通常，ボリコナゾールとして初日は 1 回 150mg を 1 日 2 回，2 日目以降は 1 回 100mg を 1 日 2 回食間に経口投与する。なお，症状に応じて又は効果不十分の場合には 2 日目以降の投与量を 1 回 150mg1 日 2 回まで増量できる。
小児（2 歳以上 12 歳未満及び 12 歳以上で体重 50kg 未満）	ボリコナゾール注射剤による治療を行った後，通常，ボリコナゾールとして 1 回 9mg/kg を 1 日 2 回食間に経口投与する。なお，効果不十分の場合には 1mg/kg ずつ増量し，忍容性が不十分の場合には 1mg/kg ずつ減量する（最大投与量として 350mg を用いた場合は 50mg ずつ減量する）。 ただし，1 回 350mg1 日 2 回を上限とする。
小児（12 歳以上で体重 50kg 以上）	ボリコナゾール注射剤による治療を行った後，通常，ボリコナゾールとして 1 回 200mg を 1 日 2 回食間に経口投与する。なお，効果不十分の場合には 1 回 300mg1 日 2 回まで増量できる。

用法用量に関連する使用上の注意

(1)注射剤からボリコナゾールの投与を開始した成人患者において，経口投与可能であると医師が判断した場合は，錠剤又はドライシロップに切り替えることができる。なお，小児においては，症状の改善がみられ，経口投与可能であると医師が判断した場合に，錠剤又はドライシロップに切り替えることができるが，投与開始から 1 週間未満で注射剤から経口剤に変更した際の有効性及び安全性は検討されていないため慎重に判断すること。
(2)腎機能障害のある患者で注射剤の投与ができない成人患者に対しては，錠剤又はドライシロップを使用すること。
(3)軽度～中等度の肝機能低下（Child Pugh 分類クラス A，B の肝硬変に相当）がある患者では投与初日は通常の初日投与量とし，2 日目以降は通常の 2 日目以降投与量の半量とすること。
(4)投与期間中は血中濃度をモニタリングすることが望ましい。
(5)小児で用量を増減する時には，患者の状態を十分に観察し，効果及び副作用の発現を考慮して，治療上必要な最小限の増量又は減量にとどめること。ただし，原則として，投与開始後及び増量後，少なくとも 3 日間は増量しないこと。
(6)［ドライシロップのみ］
懸濁液調製法：本剤は 1 瓶について 46mL の水を加えて懸濁すると濃度は 40mg/mL となる。

警告

(1)本剤の使用にあたっては，感染症の治療に十分な知識と経験を

フ

持つ医師又はその指導のもとで，重症又は難治性の真菌感染症患者を対象に行うこと。
(2)重篤な肝障害があらわれることがあるので，投与にあたっては，観察を十分に行い，肝機能検査を定期的に行うこと。異常が認められた場合には投与を中止し，適切な処置を行うこと。
(3)羞明，霧視，視覚障害等の症状があらわれ，本剤投与中止後も症状が持続することがある。本剤投与中及び投与中止後もこれらの症状が回復するまでは，自動車の運転等危険を伴う機械の操作には従事させないように十分注意すること。

禁忌

(1)次の薬剤を投与中の患者：リファンピシン，リファブチン，エファビレンツ，リトナビル，カルバマゼピン，長時間作用型バルビツール酸誘導体，ピモジド，キニジン硫酸塩水和物，麦角アルカロイド(エルゴタミン含有製剤)，トリアゾラム
(2)本剤の成分に対して過敏症の既往歴のある患者
(3)妊婦又は妊娠している可能性のある患者

併用禁忌

薬剤名等	臨床症状・措置方法	機序・危険因子
リファンピシン(リマクタン，アプテシン，リファジン)	リファンピシンとの併用により，本剤のCmaxは93%，AUCは，96%減少した。	リファンピシンは，本剤の代謝酵素(CYP3A4)を誘導する。
リファブチン(ミコブティン)	リファブチンとの併用により，本剤のCmaxは69%，AUCは78%減少した。	リファブチンは，本剤の代謝酵素(CYP3A4)を誘導する。
リファブチン(ミコブティン)	本剤との併用によりリファブチンのCmaxは3.0倍，AUCは4.3倍増加した。	本剤はリファブチンの代謝酵素(CYP3A4)を阻害する。
エファビレンツ(ストックリン)	エファビレンツとの併用により，本剤のCmaxは61%，AUCは77%減少した。	エファビレンツは，本剤の代謝酵素(CYP2C19及びCYP2C9)を誘導する。
エファビレンツ(ストックリン)	本剤との併用によりエファビレンツのCmaxは1.4倍，AUCは1.4倍増加した。	本剤はエファビレンツの代謝酵素(CYP3A4)を阻害する。
リトナビル(ノービア) リトナビル含有製剤(カレトラ)	リトナビルとの併用により，本剤のCmaxは66%，AUCは82%減少した。	リトナビルは，本剤の代謝酵素(CYP2C19及びCYP2C9)を誘導する。
カルバマゼピン(テグレトール) 長時間作用型バルビツール酸誘導体 バルビタール，フェノバルビタール	これらの薬剤との併用により，本剤の代謝が促進され血中濃度が減少するおそれがある。	これらの薬剤は，本剤の代謝酵素(CYP3A4)を誘導する。
ピモジド(オーラップ) キニジン硫酸塩水和物(硫酸キニジン)	本剤との併用により，これらの薬剤の血中濃度が増加し，QT延長，心室性不整脈(torsades de pointesを含む)などの心血管系の副作用を引き起こすおそれがある。	本剤はこれらの薬剤の代謝酵素(CYP3A4)を阻害する。
麦角アルカロイド エルゴタミン(エルゴタミン酒石酸塩，ジヒドロエルゴタミンメシル酸塩)含有製剤(クリアミン配合錠，ジヒデルゴット)	本剤との併用により，これらの薬剤の血中濃度が増加し，麦角中毒を引き起こすおそれがある。	本剤はこれら薬剤の代謝酵素(CYP3A4)を阻害する。
トリアゾラム(ハルシオン)	本剤との併用により，トリアゾラムの血中濃度が増加し，作用の増強や作用時間延長を引き起こすおそれがある。	本剤はトリアゾラムの代謝酵素(CYP3A4)を阻害する。

フェアストン錠40　規格：40mg1錠[374.1円/錠]
フェアストン錠60　規格：60mg1錠[563.7円/錠]
トレミフェンクエン酸塩　日本化薬　429

【効能効果】

閉経後乳癌

【対応標準病名】

◎	乳癌		
○	炎症性乳癌	術後乳癌	進行乳癌
	乳癌再発		
△	乳癌・HER2過剰発現	乳腺腋窩尾部乳癌	乳頭部乳癌
	乳房下外側部乳癌	乳房下内側部乳癌	乳房境界部乳癌
	乳房脂肪肉腫	乳房上外側部乳癌	乳房上内側部乳癌
	乳房中央部乳癌	乳房パジェット病	乳輪部乳癌
※	適応外使用可 原則として，「トレミフェンクエン酸塩」を「閉経前乳癌」に対し処方した場合，当該使用事例を審査上認める。		

用法用量　通常，成人にはトレミフェンとして40mgを1日1回経口投与する。
また，既治療例(薬物療法及び放射線療法などに無効例)に対しては，通常成人にトレミフェンとして120mgを1日1回経口投与する。
なお，症状により適宜増減する。

禁忌

(1)妊婦又は妊娠している可能性のある婦人及び授乳婦
(2)QT延長又はその既往歴のある患者(先天性QT延長症候群等)
(3)低カリウム血症のある患者
(4)クラスIA(キニジン，プロカインアミド等)又はクラスIII(アミオダロン，ソタロール等)の抗不整脈薬を投与中の患者

併用禁忌

薬剤名等	臨床症状・措置方法	機序・危険因子
クラスIA抗不整脈薬 キニジン，プロカインアミド等 クラスIII抗不整脈薬 アミオダロン，ソタロール等	QT延長を増強し，心室性頻拍(Torsade de pointesを含む)等を起こすおそれがある。	これらの薬剤はいずれもQT間隔を延長させるおそれがあるため。

トレミフェン錠40mg「サワイ」：メディサ　40mg1錠[227.3円/錠]，トレミフェン錠60mg「サワイ」：メディサ　60mg1錠[336.1円/錠]

フェナゾックスカプセル50mg
規格：50mg1カプセル[17.4円/カプセル]
アンフェナクナトリウム水和物　Meiji Seika　114

【効能効果】

下記の疾患並びに症状の消炎・鎮痛：関節リウマチ，変形性関節症，腰痛症，肩関節周囲炎，頸肩腕症候群，顎関節症
手術後，外傷後並びに抜歯後の消炎・鎮痛

【対応標準病名】

◎	外傷	顎関節症	肩関節周囲炎
	関節リウマチ	頸肩腕症候群	挫傷
	挫創	手指変形性関節症	術後疼痛
	全身性変形性関節症	創傷	抜歯後疼痛
	変形性肩関節症	変形性関節症	変形性胸鎖関節症
	変形性肩鎖関節症	変形性股関節症	変形性膝関節症
	変形性手関節症	変形性足関節症	変形性肘関節症
	変形性中手関節症	母指CM関節変形性関節症	腰痛症
	裂傷	裂創	
○	CM関節変形性関節症	DIP関節変形性関節症	MRSA術後創部感染

フ

あ	PIP 関節変形性関節症	RS3PE 症候群	アキレス腱筋腱移行部断裂
	アキレス腱挫傷	アキレス腱挫創	アキレス腱切創
	アキレス腱断裂	アキレス腱部分断裂	足開放創
	足挫創	足切創	亜脱臼
	圧挫傷	圧挫創	圧迫骨折
	圧迫神経炎	一過性関節症	一側性外傷後股関節症
	一側性外傷後膝関節症	一側性形成不全性股関節症	一側性原発性股関節症
	一側性原発性膝関節症	一側性続発性股関節症	一側性続発性膝関節症
	犬咬創	陰茎開放創	陰茎挫創
	陰茎折症	陰茎裂創	咽頭開放創
	咽頭創傷	陰のう開放創	陰のう裂創
	陰部切創	会陰部化膿創	会陰裂傷
	遠位橈尺関節変形性関節症	炎症性開口障害	炎症性多発性関節障害
	横隔膜損傷	横骨折	汚染擦過創
か	汚染創	外陰開放創	外陰部挫創
	外陰部切創	外陰部裂傷	外耳開放創
	外耳道創傷	外耳部外傷性腫脹	外耳部割創
	外耳部貫通創	外耳部咬創	外耳部挫傷
	外耳部挫創	外耳部擦過創	外耳部刺創
	外耳部切創	外耳部創傷	外耳部打撲傷
	外耳部虫刺傷	外傷後遺症	外傷後股関節症
	外傷後膝関節症	外傷性一過性麻痺	外傷性横隔膜ヘルニア
	外傷性顎関節炎	外傷性肩関節症	外傷性眼球ろう
	外傷性関節症	外傷性関節障害	外傷性咬合
	外傷性虹彩離断	外傷性硬膜動静脈瘻	外傷性股関節症
	外傷性視神経症	外傷性膝関節症	外傷性手関節症
	外傷性食道破裂	外傷性脊髄出血	外傷性切断
	外傷性足関節症	外傷性肘関節症	外傷性動静脈瘻
	外傷性動脈血腫	外傷性動脈瘤	外傷性乳び胸
	外傷性脳圧迫	外傷性脳圧迫・頭蓋内に達する開放創合併あり	外傷性脳圧迫・頭蓋内に達する開放創合併なし
	外傷性脳症	外傷性破裂	外傷性母指 CM 関節症
	外耳裂創	回旋腱板症候群	開放骨折
	開放性外傷性脳圧迫	開放性陥没骨折	開放性胸膜損傷
	開放性脱臼	開放性脱臼骨折	開放性脳挫創
	開放性脳底部挫傷	開放性びまん性脳損傷	開放性粉砕骨折
	開放創	下咽頭創傷	下顎開放創
	下顎割創	下顎貫通創	下顎口唇挫創
	下顎咬創	下顎挫傷	下顎挫創
	下顎擦過創	下顎刺創	下顎切創
	下顎創傷	下顎打撲傷	下顎部挫傷
	下顎部打撲傷	下顎部皮膚欠損創	下顎裂創
	踵関節症	踵裂創	顎関節炎
	顎関節強直症	顎関節痛	顎関節痛障害
	顎関節疼痛機能障害症候群	顎関節部開放創	顎関節部割創
	顎関節部貫通創	顎関節部咬創	顎関節部挫傷
	顎関節部挫創	顎関節部擦過創	顎関節部刺創
	顎関節部切創	顎関節部創傷	顎関節部打撲傷
	顎関節部裂創	顎部挫傷	顎部打撲傷
	角膜挫創	角膜切傷	角膜切創
	角膜創傷	角膜破裂	角膜裂傷
	下腿汚染創	下腿開放創	下腿挫創
	下腿切創	下腿皮膚欠損創	下腿裂創
	肩インピンジメント症候群	肩滑液包炎	肩関節腱板炎
	肩関節硬結性腱炎	肩関節症	肩周囲炎
	肩石灰性腱炎	割創	化膿性顎関節炎
	下背部ストレイン	眼黄斑部裂孔	眼窩創傷
	眼窩部挫創	眼窩裂傷	眼球結膜裂傷
	眼球損傷	眼球破裂	眼球裂傷
	眼瞼外傷性腫脹	眼瞼外傷性皮下異物	眼瞼開放創
	眼瞼割創	眼瞼貫通創	眼瞼咬創

眼瞼挫創	眼瞼擦過創	眼瞼刺創
眼瞼切創	眼瞼創傷	眼瞼虫刺傷
眼瞼裂創	環指圧挫傷	環指挫傷
環指挫創	環指切創	環指剥皮創
環指皮膚欠損創	眼周囲部外傷性異物	眼周囲部外傷性腫脹
眼周囲部開放創	眼周囲部割創	眼周囲部貫通創
眼周囲部咬創	眼周囲部挫創	眼周囲部擦過創
眼周囲部刺創	眼周囲部切創	眼周囲部創傷
眼周囲部虫刺傷	眼周囲部裂創	関節骨折
関節挫傷	関節症	関節打撲
関節内骨折	関節リウマチ・顎関節	関節リウマチ・肩関節
関節リウマチ・胸椎	関節リウマチ・頚椎	関節リウマチ・股関節
関節リウマチ・指関節	関節リウマチ・趾関節	関節リウマチ・膝関節
関節リウマチ・手関節	関節リウマチ・脊椎	関節リウマチ・足関節
関節リウマチ・肘関節	関節リウマチ・腰椎	完全骨折
完全脱臼	貫通刺創	貫通銃創
貫通性挫滅創	貫通創	眼部外傷性異物
眼部外傷性腫脹	眼部外傷性皮下異物	眼部開放創
眼部割創	眼部貫通創	眼部咬創
眼部挫創	眼部擦過創	眼部刺創
眼部切創	眼部創傷	眼部虫刺傷
眼部裂創	陥没骨折	顔面汚染創
顔面外傷性異物	顔面開放創	顔面割創
顔面貫通創	顔面咬創	顔面挫傷
顔面挫創	顔面擦過創	顔面刺創
顔面切創	顔面創傷	顔面搔創
顔面損傷	顔面多発開放創	顔面多発割創
顔面多発貫通創	顔面多発咬創	顔面多発挫傷
顔面多発挫創	顔面多発擦過創	顔面多発刺創
顔面多発切創	顔面多発創傷	顔面多発打撲傷
顔面多発虫刺傷	顔面多発裂創	顔面打撲傷
顔面皮膚欠損創	顔面裂創	急性顎関節炎
急性腰痛症	急速破壊型股関節症	胸管損傷
胸腺損傷	頬粘膜咬傷	頬粘膜咬創
胸部汚染創	胸部外傷	頬部開放創
頬部割創	頬部貫通創	頬部咬創
頬部挫傷	胸部挫創	頬部挫創
頬部擦過創	頬部刺創	胸部食道損傷
胸部切創	頬部切創	頬部創傷
胸部損傷	頬部打撲傷	胸部皮膚欠損創
頬部皮膚欠損創	頬部裂創	胸壁開放創
胸壁刺創	強膜切創	強膜創傷
胸膜損傷・胸腔に達する開放創合併あり	強膜裂傷	胸膜裂創
棘刺創	棘上筋症候群	魚咬創
亀裂骨折	筋筋膜性腰痛症	筋損傷
筋断裂	筋肉内血腫	屈曲骨折
頚管破裂	頚肩腕障害	脛骨顆部割創
形成不全性股関節症	頚頭蓋症候群	頚部開放創
頚部挫創	頚部食道開放創	頚部切創
頚部皮膚欠損創	血管切断	血管損傷
血清反応陰性関節リウマチ	結膜創傷	結膜裂傷
肩甲周囲炎	腱切創	腱損傷
腱断裂	原発性関節症	原発性股関節症
原発性膝関節症	原発性全身性関節症	原発性変形性関節症
原発性母指 CM 関節症	肩部痛	腱部分断裂
腱裂傷	高エネルギー外傷	口蓋挫傷
口蓋切創	口蓋裂創	口角部挫創
口角部裂創	口腔外傷性異物	口腔外傷性腫脹
口腔開放創	口腔割創	口腔挫傷
口腔挫創	口腔擦過創	口腔刺創
口腔切創	口腔創傷	口腔打撲傷
口腔粘膜咬傷	口腔粘膜咬創	口腔裂創
後頚部交感神経症候群	口唇外傷性腫脹	口唇外傷性皮下異物

口唇開放創	口唇割創	口唇貫通創
口唇咬傷	口唇咬創	口唇挫傷
口唇挫創	口唇擦過創	口唇刺創
口唇切創	口唇創傷	口唇打撲傷
口唇虫刺傷	口唇裂創	溝創
咬創	喉頭外傷	喉頭損傷
後頭部外傷	後頭部割創	後頭部挫傷
後頭部挫創	後頭部切創	後頭部打撲傷
後頭部裂創	広範性軸索損傷	広汎性神経損傷
後方脱臼	硬膜損傷	硬膜裂傷
肛門裂創	股関節症	骨折
骨盤部裂創	根性腰痛症	昆虫咬創

さ

昆虫刺傷	コントル・クー損傷	採皮創
坐骨神経根炎	坐骨神経痛	坐骨単神経根炎
擦過創	挫滅傷	挫滅創
耳介外傷性腫脹	耳介外傷性皮下異物	耳介開放創
耳介割創	耳介貫通創	耳介咬創
耳介挫傷	耳介挫創	耳介擦過創
耳介刺創	耳介切創	耳介創傷
耳介打撲傷	耳介虫刺傷	趾開放創
耳介裂創	耳下腺部打撲	趾化膿創
趾関節症	指間切創	趾間切創
子宮癌術後後遺症	子宮頚管裂傷	子宮頚部環状剥離
刺咬症	趾挫創	示指 MP 関節挫傷
示指 PIP 開放創	示指割創	示指化膿創
示指挫傷	示指挫創	示指刺創
四肢静脈損傷	示指切創	四肢動脈損傷
示指皮膚欠損創	耳前部挫創	刺創
膝蓋部挫創	膝下部挫創	膝窩部銃創
膝関節症	膝関節部異物	膝関節部挫創
膝部異物	膝部開放創	膝部割創
膝部咬創	膝部挫創	膝部切創
膝部裂創	歯肉挫傷	歯肉切創
歯肉裂創	尺側偏位	斜骨折
射創	尺骨近位端骨折	尺骨鉤状突起骨折
手圧挫傷	習慣性顎関節亜脱臼	縦骨折
銃創	重複骨折	手関節挫滅傷
手関節挫滅創	手関節症	手関節掌側部挫創
手関節部挫創	手関節部切創	手関節部創傷
手関節部裂創	手根関節症	手指圧挫傷
手指汚染創	手指開放創	手指咬創
種子骨開放骨折	種子骨骨折	手指挫傷
手指挫創	手指挫滅傷	手指挫滅創
手指刺創	手指切創	手指打撲傷
手指剥皮創	手指皮下血腫	手指皮膚欠損創
手術創部膿瘍	手掌挫創	手掌刺創
手掌切創	手掌剥皮創	手掌皮膚欠損創
術後横隔膜下膿瘍	術後合併症	術後感染症
術後髄膜炎	術後創部感染	術後膿瘍
術後腰痛	術創部痛	手背皮膚欠損創
手背部挫創	手背部切創	手部汚染創
上顎挫傷	上顎擦過創	上顎切創
上顎打撲傷	上顎部裂創	上口唇挫傷
踵骨部挫滅創	小指咬創	小指挫傷
小指挫創	小指切創	硝子体切断
小指皮膚欠損創	上唇小帯裂創	上腕汚染創
上腕貫通銃創	上腕挫創	上腕二頭筋腱炎
上腕二頭筋腱鞘炎	上腕皮膚欠損創	上腕部開放創
食道損傷	処女膜裂傷	神経原性関節症
神経根炎	神経根ひきぬき損傷	神経切断
神経叢損傷	神経叢不全損傷	神経損傷
神経断裂	針刺創	靱帯ストレイン
靱帯損傷	靱帯断裂	靱帯捻挫
靱帯裂傷	ストレイン	成人スチル病

精巣開放創	精巣破裂	声門外傷
脊髄神経根症	脊椎痛	脊椎麻酔後頭痛
舌開放創	舌下顎挫創	舌咬傷
舌咬創	舌挫創	舌刺創
舌切創	切創	舌創傷
切断	舌裂創	前額部外傷性腫脹
前額部外傷性皮下異物	前額部開放創	前額部割創
前額部貫通創	前額部咬創	前額部挫創
前額部擦過創	前額部刺創	前額部切創
前額部創傷	前額部虫刺傷	前額部虫刺症
前額部皮膚欠損創	前額部裂創	前胸部挫創
前頚頭頂部挫創	仙骨部挫創	仙骨部皮膚欠損創
線状骨折	全身擦過創	穿通創
先天性股関節脱臼治療後亜脱臼	前頭部割創	前頭部挫傷
前頭部挫創	前頭部切創	前頭部打撲傷
前頭部皮膚欠損創	前方脱臼	前腕汚染創
前腕開放創	前腕咬創	前腕挫創
前腕刺創	前腕切創	前腕皮膚欠損創
前腕裂創	爪下挫滅傷	爪下挫滅創
創傷感染症	創傷はえ幼虫症	搔創
創部膿瘍	足関節症	足関節内果部挫創
足関節部挫創	足底部咬創	足底部刺創
足底部皮膚欠損創	側頭部割創	側頭部挫創
側頭部切創	側頭部打撲傷	足背部挫創
足背部切創	続発性関節症	続発性股関節症
続発性膝関節症	続発性多発性関節症	続発性母指 CM 関節症
足部汚染創	側腹部咬創	側腹部挫創
側腹壁開放創	足部皮膚欠損創	足部裂創
鼡径部開放創	鼡径部切創	咀嚼筋痛障害

た

損傷	第 5 趾皮膚欠損創	大腿汚染創
大腿咬創	大腿挫創	大腿皮膚欠損創
大腿部開放創	大腿部刺創	大腿部切創
大腿裂創	大転子部挫創	脱臼
脱臼骨折	多発性外傷	多発性開放創
多発性関節症	多発性咬創	多発性切創
多発性穿刺創	多発性リウマチ性関節炎	多発性裂創
打撲割創	打撲血腫	打撲挫創
打撲擦過創	打撲傷	打撲皮下血腫
単純脱臼	腟開放創	腟裂傷
肘関節骨折	肘関節挫創	肘関節症
肘関節脱臼骨折	肘関節内骨折	肘関節部開放創
中指咬創	中指挫傷	中指挫創
中指刺創	中指切創	中指皮膚欠損創
中手骨関節部挫創	虫垂炎術後残膿瘍	中枢神経系損傷
肘頭骨折	肘部挫創	肘部切創
肘部皮膚欠損創	陳旧性顎関節脱臼	手開放創
手咬創	手挫創	手刺創
手切創	転位性骨折	殿部開放創
殿部咬創	殿部刺創	殿部切創
殿部痛	殿部皮膚欠損創	殿部裂創
頭頂部挫傷	頭頂部挫創	頭頂部擦過創
頭頂部切創	頭頂部打撲傷	頭頂部裂創
疼痛	頭皮外傷性腫脹	頭皮開放創
頭皮剥離	頭皮表在損傷	頭部異物
頭部外傷性皮下異物	頭部外傷性皮下気腫	頭部開放創
頭部割創	頭部頚部挫傷	頭部頚部挫創
頭部頚部打撲傷	頭部挫傷	頭部挫創
頭部擦過創	頭部刺創	頭部切創
頭部多発開放創	頭部多発割創	頭部多発咬創
頭部多発挫傷	頭部多発挫創	頭部多発擦過創
頭部多発刺創	頭部多発切創	頭部多発創傷
頭部多発打撲傷	頭部多発裂創	頭部打撲
頭部打撲血腫	頭部打撲傷	頭部虫刺傷

	動物咬創	頭部皮下出血	頭部皮膚欠損創
	頭部裂創	動脈損傷	特発性関節脱臼
な	軟口蓋挫創	軟口蓋創傷	軟口蓋破裂
	肉離れ	二次性変形性関節症	乳癌術後後遺症
	尿管切石術後感染症	猫咬創	捻挫
	脳挫傷	脳挫傷・頭蓋内に達する開放創合併あり	脳挫傷・頭蓋内に達する開放創合併なし
	脳挫創	脳挫創・頭蓋内に達する開放創合併あり	脳挫創・頭蓋内に達する開放創合併なし
	脳手術後遺症	脳腫瘍摘出術後遺症	脳損傷
	脳対側損傷	脳直撃損傷	脳底部挫傷
	脳底部挫傷・頭蓋内に達する開放創合併あり	脳底部挫傷・頭蓋内に達する開放創合併なし	脳裂傷
は	背部痛	剥離骨折	抜歯後感染
	バレー・リュー症候群	破裂骨折	鼻下擦過創
	皮下静脈損傷	皮下損傷	鼻根部打撲挫創
	鼻根部裂創	膝汚染創	膝皮膚欠損創
	皮神経挫傷	鼻前庭部挫創	鼻尖部挫創
	鼻部外傷性腫脹	鼻部開放創	眉部割創
	鼻部割創	鼻部貫通創	非復位性顎関節円板障害
	腓腹筋挫創	皮膚欠損創	鼻部咬創
	鼻部挫傷	鼻部挫創	鼻部擦過創
	鼻部刺創	鼻部切創	鼻部創傷
	皮膚損傷	鼻部打撲傷	鼻部虫刺傷
	皮膚剥脱創	鼻部皮膚欠損創	鼻部皮膚剥離創
	鼻部裂創	びまん性脳損傷	びまん性脳損傷・頭蓋内に達する開放創合併あり
	びまん性脳損傷・頭蓋内に達する開放創合併なし	眉毛部割創	眉毛部裂創
	病的骨折	表皮剥離	鼻翼部切創
	鼻翼部裂創	びらん性関節症	復位性顎関節円板障害
	複雑脱臼	副鼻腔術後症	副鼻腔開放創
	腹部汚染創	腹部刺創	腹部皮膚欠損創
	腹壁開放創	腹壁縫合糸膿瘍	ブシャール結節
	不全骨折	ブラックアイ	粉砕骨折
	分娩時会陰裂傷	分娩時軟産道損傷	閉鎖性外傷性脳圧迫
	閉鎖性骨折	閉鎖性脱臼	閉鎖性脳挫創
	閉鎖性脳底部挫傷	閉鎖性びまん性脳損傷	ヘーガース結節
	ヘバーデン結節	変形性顎関節症	縫合糸膿瘍
	縫合部膿瘍	包皮挫創	包皮切創
	包皮裂創	母指 CM 関節症	母指関節症
	母指咬創	母指挫傷	母指挫創
	母趾挫創	母指示指間切創	母指刺創
	母指切創	母指打撲挫創	母指打撲傷
	母指皮膚欠損創	母趾皮膚欠損創	母指末節部挫創
ま	末梢血管外傷	末梢神経損傷	慢性顎関節炎
	眉間部挫創	眉間部裂創	耳後部挫創
	耳後部打撲傷	ムチランス変形	盲管銃創
	網膜振盪	網脈絡膜裂傷	モンテジア骨折
や	野球肩	癒着性肩関節包炎	腰仙部神経根炎
	腰痛坐骨神経痛症候群	腰殿部痛	腰部神経根炎
ら	腰部切創	腰部打撲挫創	らせん骨折
	リウマチ性滑液包炎	リウマチ性皮下結節	リウマチ様関節炎
	離開骨折	両側性外傷後股関節症	両側性外傷後膝関節症
	両側性外傷性母指 CM 関節症	両側性形成不全性股関節症	両側性原発性股関節症
	両側性原発性膝関節症	両側性原発性母指 CM 関節症	両側性続発性股関節症
	両側性続発性膝関節症	両側性続発性母指 CM 関節症	涙管損傷
	涙管断裂	涙道損傷	轢過創
	裂離	裂離骨折	老人性関節炎
	老年性股関節症	若木骨折	
△	BCG 副反応	MP 関節痛	足異物
	腋窩部痛	開咬	開口不全
	外耳部外傷性異物	外耳部外傷性皮下異物	外耳部皮下血腫
	外耳部皮下出血	外傷性異物	外傷性耳出血
	外傷性皮下血腫	下顎右側偏位	下顎外傷性異物
	下顎左側偏位	下顎水平埋伏智歯	下顎皮下血腫
	顎関節雑音	顎関節部皮下血腫	下肢関節痛
	下腿関節痛	肩関節異所性骨化	肩関節結核
	肩関節痛症	肩関節痛風	カテーテル感染症
	カテーテル敗血症	眼瞼外傷性異物	眼周囲部外傷性皮下異物
	関節結核	関節血腫	関節痛
	完全水平埋伏智歯	顔面多発皮下血腫	顔面多発皮下出血
	顔面皮下血腫	偽性股関節痛	臼歯部開咬
	胸鎖関節痛	胸椎結核	頬部外傷性異物
	頬部皮下血腫	胸腰椎結核	棘上筋石灰化症
	筋性開口障害	金属歯冠修復過高	金属歯冠修復粗造
	金属歯冠修復脱離	金属歯冠修復低位	金属歯冠修復破損
	金属歯冠修復不適合	頚椎結核	頚椎不安定症
	痙攣性開口障害	結核性滑膜炎	結核性腱滑膜炎
	結核性骨髄炎	結核性脊柱後弯症	結核性脊柱前弯症
	結核性脊柱側弯症	血腫	肩鎖関節痛
	口腔内血腫	咬合平面の異常	口唇外傷性異物
	口唇皮下血腫	口唇皮下出血	股関節痛
	コステン症候群	骨結核	骨盤結核
	擦過皮下血腫	産科的創傷の血腫	耳介外傷性異物
	耳介皮下血腫	耳介皮下出血	趾関節痛
	膝窩部痛	膝関節痛	縦隔血腫
	習慣性顎関節脱臼	手関節痛	手指関節痛
	術後敗血症	術後腹腔内膿瘍	術後腹壁膿瘍
	上顎右側偏位	上顎左側偏位	上顎皮下血腫
	上腕神経痛	深部カリエス	水平智歯
	水平埋伏歯	水平埋伏智歯	脊椎関節痛
	脊椎結核	前額部外傷性異物	仙骨部膿瘍
	前歯部開咬	前歯部反対咬合	仙腸関節痛
	爪下異物	叢生	足関節痛
	足底異物	側頭部皮下血腫	多発性関節痛
	膣断端炎	肘関節痛	中指関節痛
	低位咬合	挺出歯	殿部異物
	頭皮下血腫	頭部血腫	頭部多発皮下血腫
	頭部皮下異物	頭部皮下血腫	軟口蓋血腫
	背部圧迫感	皮下異物	皮下血腫
	非熱傷性水疱	鼻部外傷性異物	鼻部外傷性皮下異物
	眉部血腫	鼻部皮下血腫	鼻部皮下出血
	腹壁異物	帽状腱膜下出血	母指 MP 関節痛
	母趾関節痛	腰椎結核	腰腹痛
	肋骨カリエス		

用法用量 通常成人は，アンフェナクナトリウム水和物として1日200mgを4回に分け毎食後及び就寝前に経口投与する。

頓用する場合は1回50mgを経口投与する。

なお，年齢，症状により適宜増減する。

禁忌

(1)消化性潰瘍のある患者

(2)重篤な血液の異常のある患者

(3)重篤な肝障害のある患者

(4)重篤な腎障害のある患者

(5)重篤な心機能不全のある患者

(6)本剤の成分に対し過敏症の既往歴のある患者

(7)アスピリン喘息(非ステロイド性消炎鎮痛剤等による喘息発作の誘発)又はその既往歴のある患者

(8)妊婦又は妊娠している可能性のある婦人

フェニルアラニン除去ミルク配合散「雪印」

規格：1g[10.1円/g]

フェニルアラニン除去ミルク　雪印メグミルク　327

【効 能 効 果】

フェニルケトン尿症

【対応標準病名】

◎	フェニルケトン尿症		
○	BH4反応性高フェニルアラニン血症	高フェニルアラニン血症	古典的フェニルケトン尿症
	母性フェニルケトン尿症		

用法用量

通常，本剤を用時に，溶解濃度が15～20(w/v%)になるように温湯(70～80℃)に溶解し，よく攪拌後経口投与する。

血中フェニルアラニン濃度を定期的に測定しながら，本剤の投与量を定める。

用法用量に関連する使用上の注意

本剤の投与量の目安は，乳児期：60～100g/日，幼児期前半(1～2歳)：100～120g/日，幼児期後半(3～5歳)：120～150g/日，学童期前半(6～9歳)：150～200g/日，学童期後半及びそれ以後：200～250g/日とするが，医師の指示により適宜増減する。

治療開始に際しては，下表の摂取フェニルアラニン量を一応の目安とし，空腹時血中フェニルアラニン濃度が，乳児期～幼児期前半では2～4mg/dL，幼児期後半～小学生前半では2～6mg/dL，小学生後半では2～8mg/dL，中学生以後では2～10mg/dLに維持されるように摂取フェニルアラニン量を定める。

摂取フェニルアラニン量(目安)

年齢	摂取フェニルアラニン量(mg/kg体重/日)
0～3箇月	70～50
3～6箇月	60～40
6～12箇月	50～30
1～2歳	40～20
2～3歳	35～20
3歳以後	35～15

本剤の計量は，秤を用いて量ることが望ましいが，簡易的に計量する場合は，添付の計量用スプーンを用いる。計量用スプーンの内容量はスリキリ1杯で約3gである。濃度別調製は下表を参照し溶解する。

調乳濃度(w/v%)	秤とり量	出来上がり(mL)	溶液100mL中の組成						
			フェニルアラニン(mg)	たん白質(g)	脂肪(g)	炭水化物(g)	灰分(g)	エネルギー(kcal)
15	15g(スプーン5杯)	100	0	2.37	2.57	9.06	0.55	68.7
16	16g	100	0	2.53	2.74	9.67	0.59	73.3
17	17g	100	0	2.69	2.91	10.27	0.63	77.9
18	18g(スプーン6杯)	100	0	2.84	3.08	10.88	0.66	82.4
19	19g	100	0	3.00	3.25	11.48	0.70	87.0
20	20g	100	0	3.16	3.42	12.09	0.74	91.6

禁忌　フェニルケトン尿症以外の患者

フェノバールエリキシル0.4%　規格：0.4%1mL[4.5円/mL]
フェノバール原末　規格：1g[29.1円/g]
フェノバール散10%　規格：10%1g[8.5円/g]
フェノバール錠30mg　規格：30mg1錠[7.1円/錠]

フェノバルビタール　藤永　112,113

【効 能 効 果】

不眠症

不安緊張状態の鎮静

てんかんのけいれん発作：強直間代発作(全般けいれん発作，大発作)，焦点発作(ジャクソン型発作を含む)

自律神経発作，精神運動発作

【対応標準病名】

◎	強直間代発作	痙攣発作	ジャクソンてんかん
	焦点性てんかん	自律神経発作	精神運動発作
	てんかん	てんかん大発作	不安緊張状態
	不眠症		
○	アトニー性非特異性てんかん発作	アブサンス	アルコールてんかん
	一過性痙攣発作	ウンベルリヒトてんかん	家族性痙攣
	間代性痙攣	強直性痙攣	局所性痙攣
	局所性てんかん	痙攣	痙攣重積発作
	光原性てんかん	後天性てんかん	混合性不安抑うつ障害
	持続性部分てんかん	若年性アブサンスてんかん	若年性ミオクローヌスてんかん
	術後てんかん	症候性痙攣発作	症候性てんかん
	小児期アブサンスてんかん	小児痙攣性疾患	自律神経てんかん
	心因発作	進行性ミオクローヌスてんかん	睡眠障害
	睡眠相後退症候群	睡眠喪失てんかん	睡眠リズム障害
	ストレスてんかん	全身痙攣	全身痙攣発作
	全般性不安障害	側頭葉てんかん	体知覚性発作
	遅発性てんかん	聴覚反射てんかん	てんかん合併妊娠
	てんかん小発作	てんかん性自動症	てんかん単純部分発作
	てんかん複雑部分発作	てんかん様発作	点頭てんかん
	難治性てんかん	乳児痙攣	乳児重症ミオクロニーてんかん
	乳児点頭痙攣	脳炎後てんかん	拝礼発作
	パニック障害	パニック発作	反応性てんかん
	ヒプサルスミア	不安うつ病	不安神経症
	不規則睡眠	腹部てんかん	部分てんかん
	憤怒痙攣	片側痙攣片麻痺てんかん症候群	ミオクローヌスてんかん
	無熱性痙攣	薬物てんかん	幼児痙攣
	良性新生児痙攣	良性乳児ミオクローヌスてんかん	
△	亜急性錯乱状態	解離性運動障害	解離性感覚障害
	解離性痙攣	解離性健忘	解離性昏迷
	解離性障害	解離性遁走	カタレプシー
	急性精神錯乱	疾病逃避	失立
	症候性早期ミオクローヌス性脳症	焦点性知覚性発作	心因性昏迷
	心因性錯乱	心因性失声	心因性振戦
	心因性難聴	心因性もうろう状態	神経性眼精疲労
	前頭葉てんかん	挿間性発作性不安	多重パーソナリティ障害
	聴覚性発作	定型欠神発作	テタニー様発作
	転換性障害	泣き入りひきつけ	熱性痙攣
	ノロウイルス性胃腸炎に伴う痙攣	破局発作状態	反応性錯乱
	非アルコール性亜急性錯乱状態	ひきつけ	ヒステリー性運動失調症
	ヒステリー性失声症	ヒステリー性てんかん	ヒステリー反応
	不安障害	不安ヒステリー	モーア症候群
	ラフォラ疾患	レノックス・ガストー症候群	レム睡眠行動障害

	ロタウイルス性胃腸炎に伴う痙攣

用法用量
フェノバルビタールとして，通常成人1日30～200mgを1～4回に分割経口投与する。
不眠症の場合は，フェノバルビタールとして，通常成人1回30～200mgを就寝前に経口投与する。
なお，年齢，症状により適宜増減する。
用法用量に関連する使用上の注意　不眠症には，就寝の直前に服用させること。また，服用して就寝した後，睡眠途中において一時的に起床して仕事等をする可能性があるときは服用させないこと。
禁忌
〔共通(原末，散，錠，エリキシル)〕
(1)本剤の成分又はバルビツール酸系化合物に対して過敏症の患者
(2)急性間欠性ポルフィリン症の患者
(3)ボリコナゾール，タダラフィル(アドシルカ)，リルピビリンを投与中の患者
〔エリキシル〕：ジスルフィラム，シアナミド，プロカルバジン塩酸塩を投与中の患者
併用禁忌
〔共通(原末，散，錠，エリキシル)〕

薬剤名等	臨床症状・措置方法	機序・危険因子
ボリコナゾール(ブイフェンド) タダラフィル(アドシルカ) リルピビリン(エジュラント)	これらの薬剤の代謝が促進され，血中濃度が低下するおそれがある。	本剤の肝薬物代謝酵素(CYP3A4)誘導作用による。

〔エリキシル〕

薬剤名等	臨床症状・措置方法	機序・危険因子
ジスルフィラム(ノックビン) シアナミド(シアナマイド) プロカルバジン塩酸塩	これらの薬剤とのアルコール反応(顔面潮紅，血圧降下，悪心，頻脈，めまい，呼吸困難，視力低下等)を起こすおそれがある。	エリキシル剤はエタノールを含有しているため。

フェノバルビタール散10%「JG」：日本ジェネリック　10%1g[7.2円/g]，フェノバルビタール散10%「シオエ」：シオエ　10%1g[8.5円/g]，フェノバルビタール散10%「ホエイ」：マイラン製薬　10%1g[7.2円/g]，フェノバルビタール散10%「マルイシ」：丸石　10%1g[7.4円/g]，フェノバルビタール「ホエイ」：マイラン製薬　1g[29.7円/g]

フェノフィブラートカプセル67mg「KTB」
規格：67mg1カプセル[18.8円/カプセル]
フェノフィブラートカプセル100mg「KTB」
規格：100mg1カプセル[24.4円/カプセル]
フェノフィブラート　寿　218

【効能効果】
高脂血症(家族性を含む)

【対応標準病名】

◎	家族性高リポ蛋白血症2a型	家族性高リポ蛋白血症2b型	家族性高リポ蛋白血症3型
	家族性高リポ蛋白血症4型	家族性高リポ蛋白血症5型	家族性複合型高脂血症
	高脂血症	高リポ蛋白血症	
○	1型糖尿病性高コレステロール血症	2型糖尿病性高コレステロール血症	家族性高コレステロール血症
	家族性高コレステロール血症・ヘテロ接合体	家族性高コレステロール血症・ホモ接合体	家族性高トリグリセライド血症
	家族性高リポ蛋白血症1型	結節性黄色腫	高LDL血症
	高カイロミクロン血症	高コレステロール血症	高コレステロール血症性黄色腫
	高トリグリセライド血症	混合型高脂質血症	脂質異常症
	脂質代謝異常	食事性高脂血症	先天性脂質代謝異常
	糖尿病性高コレステロール血症	二次性高脂血症	本態性高コレステロール血症
	本態性高脂血症		
△	高HDL血症	多中心性細網組織球症	

効能効果に関連する使用上の注意
(1)総コレステロールのみが高い高脂血症(IIa型)に対し，第一選択薬とはしないこと。
(2)カイロミクロンが高い高脂血症(I型)に対する効果は検討されていない。
用法用量　通常，成人にはフェノフィブラートとして1日1回134mg～201mgを食後経口投与する。
なお，年齢，症状により適宜減量する。1日201mgを超える用量は投与しないこと。
用法用量に関連する使用上の注意
(1)総コレステロール及びトリグリセライドの両方が高い高脂血症(IIb及びIII型)には，1日投与量を134mgより開始すること。なお，これらの高脂血症患者において，高血圧，喫煙等の虚血性心疾患のリスクファクターを有し，より高い治療目標値を設定する必要のある場合には1日投与量を200mg～201mg注)とすること。
注)200mgは100mgカプセルを2カプセル，201mgは67mgカプセルを3カプセル用いる。
(2)トリグリセライドのみが高い高脂血症(IV及びV型)には，1日投与量67mgにおいても低下効果が認められているので，1日投与量を67mgより開始すること。
(3)肝機能検査に異常のある患者又は肝障害の既往歴のある患者には，1日投与量を67mgより開始すること。
(4)急激な腎機能の悪化を伴う横紋筋融解症があらわれることがあるので，投与にあたっては患者の腎機能を検査し，血清クレアチニン値が2.5mg/dL以上の場合には投与を中止し，血清クレアチニン値が1.5mg/dL以上2.5mg/dL未満の場合は67mgから投与を開始するか，投与間隔を延長して使用すること。
禁忌
(1)本剤の成分に対して過敏症の既往歴のある患者
(2)肝障害のある患者
(3)中等度以上の腎機能障害のある患者(目安として血清クレアチニン値が2.5mg/dL以上)
(4)胆のう疾患のある患者
(5)妊婦又は妊娠している可能性のある女性，授乳婦
原則禁忌　腎機能に関する臨床検査値に異常が認められる患者に，本剤とHMG-CoA還元酵素阻害薬を併用する場合には，治療上やむを得ないと判断される場合にのみ併用すること。
原則併用禁忌
腎機能に関する臨床検査値に異常が認められる患者では原則として併用しないこととするが，治療上やむを得ないと判断される場合にのみ慎重に併用すること。

薬剤名等	臨床症状・措置方法	機序・危険因子
HMG-CoA還元酵素阻害薬 プラバスタチンナトリウム シンバスタチン フルバスタチンナトリウム 等	急激な腎機能悪化を伴う横紋筋融解症があらわれやすい。やむを得ず併用する場合には，本剤を少量から投与開始するとともに，定期的に腎機能検査等を実施し，自覚症状(筋肉痛，脱力感)の発現，CK(CPK)の上昇，血中及び尿中ミオグロビン上昇並びに血清クレアチニン上昇等の腎機能の悪化を認めた場合は直ちに投与を中止すること。	危険因子：腎機能に関する臨床検査値に異常が認められる患者 機序は不明であるが，フィブラート系薬剤とHMG-CoA還元酵素阻害薬の併用で，それぞれの薬剤単独投与時に比べて併用時に横紋筋融解症発現の危険性が高まるという報告がある。

フェブリク錠10mg　規格：10mg1錠[32円/錠]
フェブリク錠20mg　規格：20mg1錠[58円/錠]
フェブリク錠40mg　規格：40mg1錠[109.6円/錠]
フェブキソスタット　帝人　394

【効能効果】

痛風，高尿酸血症

【対応標準病名】

◎	高尿酸血症	痛風	
○	肩関節痛風	原発性痛風	続発性痛風
	痛風結節	痛風腎	痛風性関節炎
	痛風性関節症	痛風発作	定型痛風
	無症候性高尿酸血症	薬剤性痛風	レッシュ・ナイハン症候群

効能効果に関連する使用上の注意　本剤の適用にあたっては，最新の治療指針等を参考に，薬物治療が必要とされる患者を対象とすること。

用法用量　通常，成人にはフェブキソスタットとして1日10mgより開始し，1日1回経口投与する。その後は血中尿酸値を確認しながら必要に応じて徐々に増量する。維持量は通常1日1回40mgで，患者の状態に応じて適宜増減するが，最大投与量は1日1回60mgとする。

用法用量に関連する使用上の注意　尿酸降下薬による治療初期には，血中尿酸値の急激な低下により痛風関節炎(痛風発作)が誘発されることがあるので，本剤の投与は10mg1日1回から開始し，投与開始から2週間以降に20mg1日1回，投与開始から6週間以降に40mg1日1回投与とするなど，徐々に増量すること。なお，増量後は経過を十分に観察すること。

禁忌

(1)本剤の成分に対し過敏症の既往歴のある患者
(2)メルカプトプリン水和物又はアザチオプリンを投与中の患者

併用禁忌

薬剤名等	臨床症状・措置方法	機序・危険因子
メルカプトプリン水和物 (ロイケリン) アザチオプリン (イムラン，アザニン)	骨髄抑制等の副作用を増強する可能性がある。	アザチオプリンの代謝物メルカプトプリンの代謝酵素であるキサンチンオキシダーゼの阻害により，メルカプトプリンの血中濃度が上昇することがアロプリノール(類薬)で知られている。本剤もキサンチンオキシダーゼ阻害作用をもつことから，同様の可能性がある。

フェマーラ錠2.5mg　規格：2.5mg1錠[674.1円/錠]
レトロゾール　ノバルティス　429

【効能効果】

閉経後乳癌

【対応標準病名】

◎	乳癌		
○	術後乳癌	進行乳癌	乳癌再発
△	悪性腫瘍	乳癌・HER2過剰発現	乳腺腋窩尾部乳癌
	乳頭部乳癌	乳房下外側部乳癌	乳房下内側部乳癌
	乳房境界部乳癌	乳房脂肪肉腫	乳房上外側部乳癌
	乳房上内側部乳癌	乳房中央部乳癌	乳房パジェット病
	乳輪部乳癌		

用法用量　通常，成人にはレトロゾールとして1日1回2.5mgを経口投与する。

禁忌

(1)妊婦又は妊娠している可能性のある婦人
(2)授乳婦
(3)本剤の成分に対し過敏症の既往歴のある患者

レトロゾール錠2.5mg「DSEP」：第一三共エスファ　－[－]，レトロゾール錠2.5mg「EE」：エルメッドエーザイ　－[－]，レトロゾール錠2.5mg「F」：富士製薬　－[－]，レトロゾール錠2.5mg「FFP」：富士フイルム　－[－]，レトロゾール錠2.5mg「JG」：日本ジェネリック　－[－]，レトロゾール錠2.5mg「KN」：小林化工　－[－]，レトロゾール錠2.5mg「NK」：日本化薬　－[－]，レトロゾール錠2.5mg「アメル」：共和薬品　－[－]，レトロゾール錠2.5mg「ケミファ」：ダイト　－[－]，レトロゾール錠2.5mg「サワイ」：沢井　－[－]，レトロゾール錠2.5mg「テバ」：テバ製薬　－[－]，レトロゾール錠2.5mg「トーワ」：東和　－[－]，レトロゾール錠2.5mg「日医工」：日医工　－[－]，レトロゾール錠2.5mg「ニプロ」：ニプロ　－[－]，レトロゾール錠2.5mg「ファイザー」：ファイザー　－[－]，レトロゾール錠2.5mg「明治」：Meiji Seika　－[－]，レトロゾール錠2.5mg「ヤクルト」：富士化学　－[－]

フェリセルツ散20%　規格：600mg1包[925円/包]
クエン酸鉄アンモニウム　大塚　729

【効能効果】

腹部磁気共鳴コンピューター断層撮影における下記造影
(1)消化管(胃，十二指腸，空腸)造影
(2)胆道膵管撮影時の消化管陰性造影

【対応標準病名】

該当病名なし

効能効果に関連する使用上の注意　本剤はT_1強調画像で造影効果を，T_2強調画像で陰性造影効果を示す。

用法用量

(1)消化管(胃，十二指腸，空腸)造影：通常，成人にはクエン酸鉄アンモニウムとして600mg(1包)を300mLの水に溶かし経口投与する。なお，必要に応じて1,200mg(2包)まで増量する。
(2)胆道膵管撮影時の消化管陰性造影：通常，成人にはクエン酸鉄アンモニウムとして1,200mg(2包)を150mLの水に溶かし経口投与する。

禁忌

(1)ヘモクロマトーシスなど鉄過剰症の治療を受けている患者
(2)本剤の成分又は他の鉄剤に対し過敏症の既往歴のある患者

フェルムカプセル100mg
規格：鉄100mg1カプセル[9.4円/カプセル]
フマル酸第一鉄　日医工　322

【効能効果】

鉄欠乏性貧血

【対応標準病名】

◎	鉄欠乏性貧血		
○	急性失血性貧血	産褥期鉄欠乏性貧血	出血性貧血
	術後貧血	小球性低色素性貧血	小球性貧血
	低色素性貧血	妊娠性鉄欠乏性貧血	プランマー・ヴィンソン症候群
△	胃切除後貧血	菜食主義者貧血	産褥期貧血
	思春期貧血	小児食事性貧血	食事性貧血
	正球性正色素性貧血	赤血球造血刺激因子製剤低反応性貧血	妊娠貧血症
	貧血	本態性貧血	慢性貧血
	未熟児貧血	老人性貧血	

用法用量　通常成人は1日1回1カプセルを経口投与する。

禁忌　鉄欠乏状態にない患者

フェロ・グラデュメット錠105mg　規格：1錠[9.2円/錠]
硫酸鉄　アボット　322

【効 能 効 果】

鉄欠乏性貧血

【対応標準病名】

◎	鉄欠乏性貧血		
○	急性失血性貧血	産褥期鉄欠乏性貧血	出血性貧血
	小球性低色素性貧血	小球性貧血	低色素性貧血
	妊娠性鉄欠乏性貧血	プランマー・ヴィンソン症候群	
△	胃切除後貧血	菜食主義者貧血	産褥期貧血
	思春期貧血	術後貧血	小児食事性貧血
	食事性貧血	正球性正色素性貧血	赤血球造血刺激因子製剤低反応性貧血
	妊娠貧血症	貧血	本態性貧血
	慢性貧血	未熟児貧血	老人性貧血

用法用量　鉄として，通常成人1日105～210mg(1～2錠)を1～2回に分けて，空腹時に，または副作用が強い場合には食事直後に，経口投与する。
なお，年齢，症状により適宜増減する。

禁忌　鉄欠乏状態にない患者

テツクール徐放錠100mg：あすか[8.9円/錠]

フェロベリン配合錠　規格：1錠[7.5円/錠]
ゲンノショウコ　ベルベリン塩化物水和物　MSD　231

【効 能 効 果】

下痢症

【対応標準病名】

◎	下痢症		
○	S状結腸炎	胃腸炎	炎症性腸疾患
	回腸炎	カタル性胃腸炎	感冒性胃腸炎
	感冒性大腸炎	感冒性腸炎	急性胃腸炎
	急性大腸炎	急性腸炎	大腸炎
	腸炎	腸カタル	難治性乳児下痢症
	乳児下痢		
△	感染性胃腸炎	感染性下痢症	感染性大腸炎
	感染性腸炎	機能性下痢	抗生物質起因性大腸炎
	抗生物質起因性腸炎	出血性大腸炎	出血性腸炎

用法用量　通常成人1回2錠を1日3回経口投与する。なお，年齢・症状により適宜増減する。

禁忌　出血性大腸炎の患者

原則禁忌　細菌性下痢患者

リーダイ配合錠：テバ製薬[5.6円/錠]

フェロミア顆粒8.3%　規格：1g[16.6円/g]
フェロミア錠50mg　規格：鉄50mg1錠[9.9円/錠]
クエン酸第一鉄ナトリウム　サンノーバ　322

【効 能 効 果】

鉄欠乏性貧血

【対応標準病名】

◎	鉄欠乏性貧血		
○	急性失血性貧血	産褥期鉄欠乏性貧血	出血性貧血
	小球性低色素性貧血	小球性貧血	低色素性貧血
	妊娠性鉄欠乏性貧血	プランマー・ヴィンソン症候群	
△	胃切除後貧血	菜食主義者貧血	産褥期貧血
	思春期貧血	術後貧血	小児食事性貧血
	食事性貧血	正球性正色素性貧血	赤血球造血刺激因子製剤低反応性貧血
	妊娠貧血症	貧血	本態性貧血
	慢性貧血	未熟児貧血	老人性貧血

用法用量　通常成人は，鉄として1日100～200mgを1～2回に分けて食後経口投与する。なお，年齢，症状により適宜増減する。

禁忌　鉄欠乏状態にない患者

クエン酸第一鉄Na錠50mg「JG」：日本ジェネリック　鉄50mg1錠[5.6円/錠]，クエン酸第一鉄Na錠50mg「サワイ」：沢井　鉄50mg1錠[5.6円/錠]，クエン酸第一鉄ナトリウム顆粒8.3%「ツルハラ」：鶴原　1g[7.1円/g]，クエン酸第一鉄ナトリウム錠50mg「ツルハラ」：鶴原　鉄50mg1錠[5.6円/錠]，フェニレン錠50mg：共和薬品　鉄50mg1錠[5.6円/錠]，フェネルミン錠50mg：小林化工　鉄50mg1錠[5.6円/錠]，フェロステック錠50mg：テバ製薬　鉄50mg1錠[5.6円/錠]

フオイパン錠100mg　規格：100mg1錠[95.5円/錠]
カモスタットメシル酸塩　小野薬品　399

【効 能 効 果】

(1)慢性膵炎における急性症状の緩解
(2)術後逆流性食道炎

【対応標準病名】

◎	逆流性食道炎	慢性膵炎急性増悪	
○	アルコール性慢性膵炎	維持療法の必要な術後難治性逆流性食道炎	後出血
	自己免疫性膵炎	術後逆流性食道炎	術後難治性逆流性食道炎
	膵炎	特発性慢性膵炎	難治性逆流性食道炎
	慢性再発性膵炎	慢性膵炎	
△	ERCP後膵炎	亜急性膵炎	アルコール性急性膵炎
	維持療法の必要な難治性逆流性食道炎	壊死性膵炎	化膿性膵炎
	感染性膵壊死	急性出血壊死性膵炎	急性膵壊死
	急性膵炎	限局性膵炎	再発性急性膵炎
	重症急性膵炎	術後膵炎	術後瘢痕狭窄
	膵機能異常	膵疾患	膵膿瘍
	ステロイド誘発性膵炎	胆石性膵炎	浮腫性膵炎
	吻合部狭窄	縫合部狭窄	縫合部硬結
	薬剤性膵炎		

用法用量

(1)慢性膵炎における急性症状の緩解には：通常1日量カモスタットメシル酸塩として600mgを3回に分けて経口投与する。症状により適宜増減する。
(2)術後逆流性食道炎には：通常1日量カモスタットメシル酸塩として300mgを3回に分けて食後に経口投与する。

禁忌　本剤の成分に対し過敏症の既往歴のある患者

カモスタットメシル酸塩錠100mg「JG」：日本ジェネリック[11.3円/錠]，カモスタットメシル酸塩錠100mg「NP」：ニプロ[11.3円/錠]，カモスタットメシル酸塩錠100mg「TCK」：辰巳化学[11.3円/錠]，カモスタットメシル酸塩錠100mg「アメル」：共和薬品[11.3円/錠]，カモスタットメシル酸塩錠100mg「オーハラ」：大原薬品[11.3円/錠]，カモスタットメシル酸塩錠100mg「サワイ」：メディサ[11.3円/錠]，カモスタットメシル酸塩錠100mg「ツルハラ」：鶴原[11.3円/錠]，カモスタットメシル酸塩錠100mg「テバ」：テバ製薬[11.3円/錠]，カモスタットメシル酸塩錠100mg「トーワ」：東和[11.3円/錠]，カモスタットメシル酸塩錠100mg「日医工」：日医工[11.3円/錠]，カモスタットメシル酸塩錠100mg「フソー」：ダイト[11.3円/錠]，カモタット錠100：小林化工[11.3円/錠]，メシルパン錠100：長生堂[11.3円/錠]，ラインタット錠100mg：イセイ[11.3円/錠]，リーナック錠100：前田薬品[11.3円/錠]，リビリスター錠100：大正薬品[11.3円/錠]

フォサマック錠5　規格：5mg1錠[100.9円/錠]
フォサマック錠35mg　規格：35mg1錠[646.5円/錠]
アレンドロン酸ナトリウム水和物　MSD　399

【効能効果】

骨粗鬆症

【対応標準病名】

◎	骨粗鬆症		
○	頚椎骨粗鬆症	頚椎骨粗鬆症・病的骨折あり	骨粗鬆症・骨盤部病的骨折あり
	骨粗鬆症・脊椎病的骨折あり	骨粗鬆症・前腕病的骨折あり	骨粗鬆症・大腿部病的骨折あり
	骨粗鬆症・多発病的骨折あり	骨粗鬆症・病的骨折あり	若年性骨粗鬆症
	若年性骨粗鬆症・病的骨折あり	術後吸収不良性骨粗鬆症	術後吸収不良性骨粗鬆症・病的骨折あり
	ステロイド性骨粗鬆症	ステロイド性骨粗鬆症・病的骨折あり	ステロイド性脊椎圧迫骨折
	脊椎骨粗鬆症・病的骨折あり	特発性骨粗鬆症	特発性骨粗鬆症・病的骨折あり
	特発性若年性骨粗鬆症	二次性骨粗鬆症	二次性骨粗鬆症・病的骨折あり
	廃用性骨粗鬆症	廃用性骨粗鬆症・病的骨折あり	閉経後骨粗鬆症・骨盤部病的骨折あり
	閉経後骨粗鬆症・脊椎病的骨折あり	閉経後骨粗鬆症・前腕病的骨折あり	閉経後骨粗鬆症・大腿部病的骨折あり
	閉経後骨粗鬆症・多発病的骨折あり	閉経後骨粗鬆症・病的骨折あり	薬物誘発性骨粗鬆症
	薬物誘発性骨粗鬆症・病的骨折あり	卵巣摘出術後骨粗鬆症	卵巣摘出術後骨粗鬆症・病的骨折あり
	老年性骨粗鬆症	老年性骨粗鬆症・病的骨折あり	
△	眼窩内側壁骨折	眼窩内壁骨折	眼窩吹き抜け骨折
	環椎椎弓骨折	軸椎横突起骨折	軸椎椎弓骨折
	軸椎椎体骨折	篩骨板骨折	歯突起開放骨折
	歯突起骨折	上腕骨滑車骨折	上腕骨近位端病的骨折
	上腕骨骨幹部病的骨折	上腕骨小結節骨折	上腕骨らせん骨折
	人工股関節周囲骨折	人工膝関節周囲骨折	脊椎骨粗鬆症
	前頭蓋底骨折	前頭骨線状骨折	側頭骨線状骨折
	中頭蓋底骨折	頭蓋円蓋部線状骨折	剥離骨折
	閉経後骨粗鬆症	らせん骨折	裂離骨折

効能効果に関連する使用上の注意　本剤の適用にあたっては，日本骨代謝学会の診断基準等を参考に，骨粗鬆症との診断が確定している患者を対象とすること。

用法用量

〔錠5〕：通常，成人にはアレンドロン酸として5mgを1日1回，毎朝起床時に水約180mLとともに経口投与する。なお，服用後少なくとも30分は横にならず，飲食(水を除く)並びに他の薬剤の経口摂取も避けること。

〔錠35mg〕：通常，成人にはアレンドロン酸として35mgを1週間に1回，朝起床時に水約180mLとともに経口投与する。なお，服用後少なくとも30分は横にならず，飲食(水を除く)並びに他の薬剤の経口摂取も避けること。

用法用量に関連する使用上の注意

(1)本剤は水のみで服用すること。水以外の飲み物(Ca，Mg等の含量の特に高いミネラルウォーターを含む)，食物及び他の薬剤と一緒に服用すると，吸収を抑制するおそれがある。

(2)食道及び局所への副作用の可能性を低下させるため，速やかに胃内へと到達させることが重要である。服用に際しては，以下の事項に注意すること。

①起床してすぐにコップ1杯の水(約180mL)とともに服用すること。

②口腔咽頭部に潰瘍を生じる可能性があるため，本剤を噛んだり又は口中で溶かしたりしないこと。

③本剤を服用後，少なくとも30分経ってからその日の最初の食事を摂り，食事を終えるまで横にならないこと。

④就寝時又は起床前に服用しないこと。

禁忌

(1)食道狭窄又はアカラシア(食道弛緩不能症)等の食道通過を遅延させる障害のある患者

(2)30分以上上体を起こしていることや立っていることのできない患者

(3)本剤の成分あるいは他のビスホスホネート系薬剤に対し過敏症の既往歴のある患者

(4)低カルシウム血症の患者

アレンドロン酸錠5mg「DK」：大興　5mg1錠[58.7円/錠]，アレンドロン酸錠5mg「F」：富士製薬　5mg1錠[58.7円/錠]，アレンドロン酸錠5mg「JG」：日本ジェネリック　5mg1錠[45.9円/錠]，アレンドロン酸錠5mg「SN」：シオノ　5mg1錠[58.7円/錠]，アレンドロン酸錠5mg「TCK」：辰巳化学　5mg1錠[45.9円/錠]，アレンドロン酸錠5mg「YD」：陽進堂　5mg1錠[58.7円/錠]，アレンドロン酸錠5mg「アメル」：共和薬品　5mg1錠[45.9円/錠]，アレンドロン酸錠5mg「サワイ」：沢井　5mg1錠[45.9円/錠]，アレンドロン酸錠5mg「テバ」：テバ製薬　5mg1錠[58.7円/錠]，アレンドロン酸錠5mg「トーワ」：東和　5mg1錠[58.7円/錠]，アレンドロン酸錠5mg「日医工」：日医工　5mg1錠[45.9円/錠]，アレンドロン酸錠5mg「ファイザー」：マイラン製薬　5mg1錠[45.9円/錠]，アレンドロン酸錠35mg「DK」：大興　35mg1錠[362.4円/錠]，アレンドロン酸錠35mg「F」：富士製薬　35mg1錠[362.4円/錠]，アレンドロン酸錠35mg「JG」：日本ジェネリック　35mg1錠[314.7円/錠]，アレンドロン酸錠35mg「SN」：シオノ　35mg1錠[362.4円/錠]，アレンドロン酸錠35mg「TCK」：辰巳化学　35mg1錠[362.4円/錠]，アレンドロン酸錠35mg「YD」：陽進堂　35mg1錠[362.4円/錠]，アレンドロン酸錠35mg「アメル」：共和薬品　35mg1錠[362.4円/錠]，アレンドロン酸錠35mg「サワイ」：沢井　35mg1錠[314.7円/錠]，アレンドロン酸錠35mg「テバ」：テバ製薬　35mg1錠[362.4円/錠]，アレンドロン酸錠35mg「トーワ」：東和　35mg1錠[362.4円/錠]，アレンドロン酸錠35mg「日医工」：日医工　35mg1錠[314.7円/錠]，アレンドロン酸錠35mg「ファイザー」：マイラン製薬　35mg1錠[314.7円/錠]

フォシーガ錠5mg　規格：5mg1錠[205.5円/錠]
フォシーガ錠10mg　規格：10mg1錠[308.3円/錠]
ダパグリフロジンプロピレングリコール水和物　ブリストル　396

【効能効果】

2型糖尿病

【対応標準病名】

◎	2型糖尿病		
○	2型糖尿病・眼合併症あり	2型糖尿病・関節合併症あり	2型糖尿病・ケトアシドーシス合併あり
	2型糖尿病・昏睡合併あり	2型糖尿病・腎合併症あり	2型糖尿病・神経学的合併症あり
	2型糖尿病・多発糖尿病性合併症あり	2型糖尿病・糖尿病性合併症あり	2型糖尿病・糖尿病性合併症なし
	2型糖尿病・末梢循環合併症あり	2型糖尿病黄斑症	2型糖尿病性アシドーシス
	2型糖尿病性アセトン血症	2型糖尿病性壊疽	2型糖尿病性黄斑浮腫
	2型糖尿病性潰瘍	2型糖尿病性眼筋麻痺	2型糖尿病性肝障害
	2型糖尿病性関節症	2型糖尿病性筋萎縮症	2型糖尿病性血管障害
	2型糖尿病性ケトアシドーシス	2型糖尿病性高コレステロール血症	2型糖尿病性虹彩炎
	2型糖尿病性骨症	2型糖尿病性昏睡	2型糖尿病性自律神経ニューロパチー
	2型糖尿病性神経因性膀胱	2型糖尿病性神経痛	2型糖尿病性腎硬化症
	2型糖尿病性腎症	2型糖尿病性腎症第1期	2型糖尿病性腎症第2期
	2型糖尿病性腎症第3期	2型糖尿病性腎症第3期A	2型糖尿病性腎症第3期B
	2型糖尿病性腎症第4期	2型糖尿病性腎症第5期	2型糖尿病性腎不全
	2型糖尿病性水疱	2型糖尿病性精神障害	2型糖尿病性そう痒症
	2型糖尿病性多発ニューロパチー	2型糖尿病性単ニューロパチー	2型糖尿病性中心性網膜症

	2型糖尿病性低血糖性昏睡	2型糖尿病性動脈硬化症	2型糖尿病性動脈閉塞症
	2型糖尿病性ニューロパチー	2型糖尿病性白内障	2型糖尿病性皮膚障害
	2型糖尿病性浮腫性硬化症	2型糖尿病性末梢血管症	2型糖尿病性末梢血管障害
	2型糖尿病性末梢神経障害	2型糖尿病性ミオパチー	2型糖尿病性網膜症
	安定型糖尿病	インスリン抵抗性糖尿病	若年2型糖尿病
	増殖性糖尿病性網膜症・2型糖尿病		

効能効果に関連する使用上の注意

(1)本剤は2型糖尿病と診断された患者に対してのみ使用し，1型糖尿病の患者には投与しないこと。
(2)重度の腎機能障害のある患者又は透析中の末期腎不全患者では本剤の効果が期待できないため，投与しないこと。
(3)中等度の腎機能障害のある患者では本剤の効果が十分に得られない可能性があるので投与の必要性を慎重に判断すること。

用法用量　通常，成人にはダパグリフロジンとして5mgを1日1回経口投与する。なお，効果不十分な場合には，経過を十分に観察しながら10mg1日1回に増量することができる。

禁忌

(1)本剤の成分に対し過敏症の既往歴のある患者
(2)重症ケトーシス，糖尿病性昏睡又は前昏睡の患者
(3)重症感染症，手術前後，重篤な外傷のある患者

フォスブロック錠250mg　規格：250mg1錠[30円/錠]

セベラマー塩酸塩　協和発酵キリン　219

【効能効果】

下記患者における高リン血症の改善
　透析中の慢性腎不全患者

【対応標準病名】

◎	高リン血症	慢性腎不全	
○	慢性腎臓病ステージG5	慢性腎臓病ステージG5D	
△	1型糖尿病性腎不全	2型糖尿病性腎不全	糖尿病性腎不全
	末期腎不全	慢性腎臓病ステージG3	慢性腎臓病ステージG3a
	慢性腎臓病ステージG3b	慢性腎臓病ステージG4	リン代謝障害

用法用量　通常，成人には，セベラマー塩酸塩として1回1～2gを1日3回食直前に経口投与する。
なお，年齢，症状，血清リン濃度の程度により適宜増減するが，最高用量は1日9gとする。

用法用量に関連する使用上の注意

沈降炭酸カルシウムを使用していない場合：血清リン濃度が8.0mg/dL未満の場合は1回1gから，8.0mg/dL以上の場合は1回2gから投与を開始し，その後血清リン濃度の程度により適宜増減する。
沈降炭酸カルシウムから切り替える場合：沈降炭酸カルシウムの投与量が1日3g未満の場合は1回1gから，1日3g以上の場合は1回2gから投与を開始し，その後血清リン濃度の程度により適宜増減する。
投与量の増減方法
　投与量は血清リン濃度が6.0mg/dL未満となるよう，以下の基準を目安に適宜増減する。

血清リン濃度	投与量増減方法
6.0mg/dL以上	1回0.25～0.5g(1～2錠)増量する
4.0～6.0mg/dL	投与量を維持する
4.0mg/dL未満	1回0.25～0.5g(1～2錠)減量する

禁忌

(1)本剤の成分に対し過敏症の既往歴のある患者
(2)腸閉塞の患者

レナジェル錠250mg：中外　250mg1錠[30.6円/錠]

フォリアミン散100mg/g　規格：10%1g[59.8円/g]
フォリアミン錠　規格：5mg1錠[9.6円/錠]

葉酸　日本製薬　313

【効能効果】

(1)葉酸欠乏症の予防及び治療
(2)葉酸の需要が増大し，食事からの摂取が不十分な際の補給(消耗性疾患，妊産婦，授乳婦等)
(3)吸収不全症候群(スプルー等)
(4)悪性貧血の補助療法
(5)下記疾患のうち，葉酸の欠乏又は代謝障害が関与すると推定される場合
　①栄養性貧血
　②妊娠性貧血
　③小児貧血
　④抗けいれん剤，抗マラリア剤投与に起因する貧血
(6)アルコール中毒及び肝疾患に関連する大赤血球性貧血
(7)再生不良性貧血
(8)顆粒球減少症
※(5)の効能効果に対して，効果がないのに月余にわたって漫然と使用すべきでない。

【対応標準病名】

◎	悪性貧血	アルコール依存症	顆粒球減少症
	肝疾患	吸収不良症候群	急性アルコール中毒
	再生不良性貧血	食事性葉酸欠乏性貧血	スプルー
	大球性貧血	妊娠性葉酸欠乏性貧血	貧血
	薬剤性葉酸欠乏性貧血	葉酸欠乏症	葉酸欠乏性貧血
○	栄養性巨赤芽球性貧血	肝炎後再生不良性貧血	高色素性貧血
	骨髄低形成	ゴバラン症候群	赤芽球ろう
	先天性悪性貧血	先天性再生不良性貧血	先天性赤芽球ろう
	先天性低形成貧血	先天性葉酸吸収不全	体質性再生不良性貧血
	低形成性貧血	特発性再生不良性貧血	二次性再生不良性貧血
	乳児赤芽球ろう	熱帯性スプルー	汎血球減少症
	ビタミンB群欠乏症	ビタミン欠乏性貧血	ファンコニー貧血
	放射線性貧血	本態性再生不良性貧血	薬剤性再生不良性貧血
	溶血性貧血に伴う葉酸欠乏症	葉酸先天代謝異常	
△	亜急性連合性脊髄変性症	ウィップル病	芽球増加を伴う不応性貧血
	芽球増加を伴う不応性貧血－1	芽球増加を伴う不応性貧血－2	肝機能障害
	肝疾患に伴う貧血	肝障害	環状鉄芽球を伴う不応性貧血
	牛乳不耐症	巨赤芽球性貧血	軽症再生不良性貧血
	好中球G6PD欠乏症	好中球減少症	最重症再生不良性貧血
	産褥期心臓合併症	産褥期鉄欠乏性貧血	産褥期貧血
	自己免疫性好中球減少症	思春期貧血	脂肪不耐性吸収不良症
	脂肪便	周期性好中球減少症	重症再生不良性貧血
	宿酔	症候性巨赤芽球性貧血	症候性貧血
	小児遺伝性無顆粒球症	膵外分泌機能不全	正球性正色素性貧血
	正球性貧血	正色素性貧血	赤血球造血刺激因子製剤低反応性貧血
	セリアック病	先天性好中球減少症	単球減少症
	単純酩酊	蛋白不耐性吸収不良症	蛋白漏出性胃腸症
	中等症再生不良性貧血	中毒性好中球減少症	糖質不耐性吸収不良症
	特発性好中球減少症	二次性白血球減少症	妊娠期心臓合併症
	妊娠性鉄欠乏性貧血	妊娠貧血症	白血球減少症
	発熱性好中球減少症	ハンター舌炎	パントテン酸欠乏症
	ビオチン欠乏症	脾性好中球減少症	ビタミンB12欠乏症
	ビタミンB12欠乏性貧血	病的酩酊	複雑酩酊

	本態性貧血	慢性本態性好中球減少症候群	慢性良性顆粒球減少症
	無顆粒球症	無顆粒球性アンギナ	盲係蹄症候群
	薬剤性顆粒球減少症	薬剤性酵素欠乏性貧血	老人性貧血

用法用量　葉酸として，通常成人1日5～20mg，小児1日5～10mgを2～3回に分割経口投与する。なお，年齢，症状により適宜増減する。一般に消化管に吸収障害のある場合，あるいは症状が重篤な場合は注射を行う方がよい。

複合アレビアチン配合錠

規格：1錠[6.1円/錠]

フェニトイン　フェノバルビタール　大日本住友　113

【効 能 効 果】

てんかんのけいれん発作

強直間代発作(全般けいれん発作，大発作)

焦点発作(ジャクソン型発作を含む)

自律神経発作

精神運動発作

【対応標準病名】

◎	強直間代発作	痙攣発作	ジャクソンてんかん
	焦点性てんかん	自律神経発作	精神運動発作
	てんかん	てんかん大発作	
○	間代性痙攣	強直性痙攣	痙攣重積発作
	後天性てんかん	術後てんかん	全身痙攣
	全身痙攣発作	前頭葉てんかん	遅発性てんかん
	てんかん合併妊娠	てんかん小発作	てんかん性自動症
	てんかん単純部分発作	てんかん複雑部分発作	てんかん様発作
	乳児重症ミオクロニーてんかん	脳炎後てんかん	部分てんかん
△	亜急性錯乱状態	アトニー性非特異性てんかん発作	アブサンス
	アルコールてんかん	一過性痙攣発作	ウンベルリヒトてんかん
	解離性運動障害	解離性感覚障害	解離性痙攣
	解離性健忘	解離性昏迷	解離性障害
	解離性遁走	家族性痙攣	カタレプシー
	ガンサー症候群	急性精神錯乱	局所性痙攣
	局所性てんかん	痙攣	光原性てんかん
	持続性部分てんかん	疾病逃避	失立
	若年性アブサンスてんかん	若年性ミオクローヌスてんかん	症候性痙攣発作
	症候性早期ミオクローヌス性脳症	症候性てんかん	焦点性知覚性発作
	小児期アブサンスてんかん	小児痙攣性疾患	自律神経てんかん
	心因性昏迷	心因性錯乱	心因性失声
	心因性振戦	心因性難聴	心因性もうろう状態
	心因発作	神経性眼精疲労	進行性ミオクローヌスてんかん
	睡眠喪失てんかん	ストレスてんかん	側頭葉てんかん
	体知覚性発作	多重パーソナリティ障害	聴覚性発作
	聴覚反射てんかん	定型欠神発作	テタニー様発作
	点頭てんかん	泣き入りひきつけ	難治性てんかん
	乳児痙攣	乳児点頭痙攣	熱性痙攣
	ノロウイルス性胃腸炎に伴う痙攣	拝礼発作	反応性錯乱
	反応性てんかん	非アルコール性亜急性錯乱状態	ひきつけ
	ヒステリー性運動失調症	ヒステリー性失声症	ヒステリー性てんかん
	ヒステリー反応	ヒプサルスミア	腹部てんかん
	憤怒痙攣	片側痙攣片麻痺てんかん症候群	ミオクローヌスてんかん
	無熱性痙攣	モーア症候群	薬物てんかん
	幼児痙攣	ラフォラ疾患	良性新生児痙攣
	良性乳児ミオクローヌスてんかん	レノックス・ガストー症候群	ロタウイルス性胃腸炎に伴う痙攣

用法用量　通常成人1日1～4錠を分割経口投与する。なお，年齢，症状により適宜増減する。

用法用量に関連する使用上の注意　眼振，構音障害，運動失調，眼筋麻痺等の症状はフェニトインの過量投与の徴候であることが多いので，このような症状があらわれた場合には，至適有効量まで徐々に減量すること。

用量調整をより適切に行うためには，フェニトインの血中濃度測定を行うことが望ましい。

禁忌

(1)本剤の成分，ヒダントイン系化合物またはバルビツール酸系化合物に対し過敏症の患者

(2)重篤な心障害のある患者

(3)重篤な肝障害，腎障害のある患者

(4)重篤な肺障害のある患者

(5)急性間欠性ポルフィリン症の患者

(6)ボリコナゾール，タダラフィル(アドシルカ)，リルピビリンを投与中の患者

併用禁忌

薬剤名等	臨床症状・措置方法	機序・危険因子
ボリコナゾール ブイフェンド	(1)フェニトインの血中濃度が上昇することがある。 (2)ボリコナゾールの代謝が促進され，血中濃度が低下することがある。	(1)ボリコナゾールが肝代謝を抑制する。 (2)フェニトイン，フェノバルビタールの肝薬物代謝酵素(CYP3A4)誘導による。
タダラフィル アドシルカ リルピビリン エジュラント	これらの薬剤の代謝が促進され，血中濃度が低下することがある。	フェニトイン，フェノバルビタールの肝薬物代謝酵素(CYP3A4)誘導による。

複方甘草散「スズ」

規格：1g[5.9円/g]

イオウ　ウイキョウ　カンゾウ　センナ　鈴粉末　235

【効 能 効 果】

緩下剤，常習便秘。

【対応標準病名】

◎	習慣性便秘		
○	機能性便秘症	重症便秘症	術後便秘
	大腸機能障害	腸機能障害	妊産婦便秘

用法用量　成人1回2g，1日量6gとする。

フスコデ配合錠
フスコデ配合シロップ

規格：1錠[5.6円/錠]

規格：1mL[3.5円/mL]

dl-メチルエフェドリン塩酸塩　クロルフェニラミンマレイン酸塩　ジヒドロコデインリン酸塩　アボット　222

【効 能 効 果】

下記疾患に伴う咳嗽：急性気管支炎，慢性気管支炎，感冒・上気道炎，肺炎，肺結核

【対応標準病名】

◎	かぜ	感冒	急性気管支炎
	急性上気道炎	結核性咳嗽	咳
	肺炎	肺結核	慢性気管支炎
○	RSウイルス気管支炎	亜急性気管支炎	咽頭気管炎
	咽頭喉頭炎	咽頭扁桃炎	インフルエンザ菌気管支炎
	ウイルス性気管支炎	エコーウイルス気管支炎	潰瘍性粟粒結核
	カタル性咳	活動性肺結核	乾性咳
	感染性鼻炎	乾酪性肺炎	気管結核
	気管支結核	気管支肺炎	偽膜性気管支炎
	急性咽頭喉頭炎	急性咽頭扁桃炎	急性気管気管支炎
	急性口蓋扁桃炎	急性喉頭気管気管支炎	急性粟粒結核
	急性肺炎	急性反復性気管支炎	急性鼻咽頭炎

	急性鼻炎	胸水結核菌陽性	クループ性気管支炎
	結核	結核後遺症	結核腫
	結核性喀血	結核性気管支拡張症	結核性気胸
	結核性空洞	結核性硬化症	結核性線維症
	結核性膿瘍	結核性肺線維症	結核性肺膿瘍
	結節性肺結核	硬化性肺結核	喉頭結核
	コクサッキーウイルス気管支炎	湿性咳	小児肺炎
	滲出性気管支炎	咳失神	舌扁桃炎
	潜在性結核感染症	先天性結核	粟粒結核
	大葉性肺炎	多剤耐性結核	沈下性肺炎
	難治結核	乳児肺炎	妊娠中感冒
	肺炎球菌性気管支炎	肺炎結核	肺結核・鏡検確認あり
	肺結核・組織学的確認あり	肺結核・培養のみ確認あり	肺結核腫
	敗血症性気管支炎	敗血症性肺炎	肺門結核
	播種性結核	パラインフルエンザウイルス気管支炎	非定型肺炎
	ヒトメタニューモウイルス気管支炎	びまん性肺炎	閉塞性肺炎
	マイコプラズマ気管支炎	慢性咳嗽	慢性気管支炎
	慢性気管気管支炎	慢性気管支漏	無熱性肺炎
	夜間咳	ライノウイルス気管支炎	連鎖球菌気管支炎
	連鎖球菌性上気道感染	老人性気管支炎	老人性肺炎
△	胸膜肺炎	クラミジア肺炎	珪肺結核
	結核性発熱	塵肺結核	陳旧性肺結核
	肺結核後遺症	肺結核術後	肺門リンパ節結核

用法用量

(1)〔配合錠〕：通常成人1日9錠を3回に分割経口投与する。なお，症状により適宜増減する。

(2)〔配合シロップ〕：通常成人1日10mLを3回に分割経口投与する。なお，症状により適宜増減する。

(3)乳幼小児には以下のように投与する。

12歳以上15歳未満：成人量の2/3

8歳以上12歳未満：成人量の1/2

5歳以上8歳未満：成人量の1/3

2歳以上5歳未満：成人量の1/5

2歳未満：成人量の1/10

禁忌

(1)重篤な呼吸抑制のある患者

(2)アヘンアルカロイドに対し過敏症の既往歴のある患者

(3)緑内障の患者

(4)前立腺肥大等下部尿路に閉塞性疾患のある患者

(5)カテコールアミン製剤(アドレナリン，イソプロテレノール等)を投与中の患者

併用禁忌

薬剤名等	臨床症状・措置方法	機序・危険因子
カテコールアミン製剤 アドレナリン ［ボスミン］ イソプロテレノール ［プロタノール等］ 等	臨床症状：不整脈，場合によっては心停止を起こすおそれがある。	機序：メチルエフェドリン塩酸塩及びカテコールアミン製剤はともに交感神経刺激作用を持つ。

クロフェドリンS配合散：キョーリンリメディオ　1g[6.3円/g]，クロフェドリンS配合錠：キョーリンリメディオ　1錠[5.4円/錠]，クロフェドリンS配合シロップ：キョーリンリメディオ　1mL[3.5円/mL]，ニチコデ配合散：日医工　1g[6.4円/g]，フスコブロン配合シロップ：テバ製薬　1mL[3.5円/mL]，プラコデ配合散：小林化工　1g[6.4円/g]，プラコデ配合シロップ：小林化工　1mL[3.5円/mL]，ミゼロン配合シロップ：イセイ　1mL[3.5円/mL]，ムコブロチン配合シロップ：東和　1mL[3.5円/mL]，ライトゲン配合シロップ：帝人　1mL[4円/mL]

ブスコパン錠10mg　規格：10mg1錠[7.2円/錠]

ブチルスコポラミン臭化物　日本ベーリンガー　124

【効能効果】

下記疾患における痙攣並びに運動機能亢進：胃・十二指腸潰瘍，食道痙攣，幽門痙攣，胃炎，腸炎，腸疝痛，痙攣性便秘，機能性下痢，胆のう・胆管炎，胆石症，胆道ジスキネジー，胆のう切除後の後遺症，尿路結石症，膀胱炎，月経困難症

【対応標準病名】

◎	胃運動亢進症	胃炎	胃潰瘍
	胃痙攣	胃十二指腸潰瘍	機能性下痢
	痙性胃炎	痙攣	痙攣性便秘
	月経困難症	十二指腸潰瘍	食道痙攣
	胆管炎	胆管胆のう炎	胆道ジスキネジア
	胆のう炎	胆のう結石症	胆のう摘出後症候群
	腸炎	腸仙痛	尿路結石症
	膀胱炎	幽門痙攣	
○	MRSA膀胱炎	NSAID十二指腸潰瘍	アルコール性胃炎
	アレルギー性胃炎	胃運動機能障害	胃十二指腸炎
	胃十二指腸潰瘍瘢痕	萎縮性胃炎	萎縮性化生性胃炎
	胃砂時計状狭窄	胃腸運動機能障害	胃腸機能異常
	胃腸機能減退	胃蜂窩織炎	肝内結石症
	器質性月経困難症	機能性月経困難症	機能的幽門狭窄
	急性胃炎	急性胃腸障害	急性十二指腸潰瘍
	急性十二指腸潰瘍穿孔	急性出血性胃潰瘍穿孔	急性出血性十二指腸潰瘍
	急性出血性十二指腸潰瘍穿孔	急性びらん性胃炎	クッシング潰瘍
	下痢症	原発性月経困難症	再発性十二指腸潰瘍
	珊瑚状結石	持続腹痛	周期性腹痛
	出血性胃潰瘍穿孔	出血性十二指腸潰瘍穿孔	出血性膀胱炎
	術後胃潰瘍	術後胃十二指腸潰瘍	術後十二指腸潰瘍
	術後胆管炎	術後幽門狭窄	消化管術後後遺症
	小児仙痛	心因性胃潰瘍	心因性幽門痙攣
	腎盂結石症	神経性胃炎	腎結石自排
	腎結石症	腎砂状結石	腎尿管結石
	ストレス潰瘍	ストレス性胃潰瘍	ストレス性十二指腸潰瘍
	成人肥厚性幽門狭窄症	仙痛	穿通性胃潰瘍
	穿通性十二指腸潰瘍	総胆管結石	総胆管結石性胆管炎
	総胆管結石性胆のう炎	続発性月経困難症	側腹部痛
	大腸ジスキネジア	多発胃潰瘍	多発性十二指腸潰瘍
	多発性出血性胃潰瘍	多発性腎結石	胆管結石症
	胆管結石性胆管炎	胆管結石性胆のう炎	胆泥
	胆道結石	胆のう胆管結石症	中毒性胃炎
	腸ジスキネジア	デュラフォイ潰瘍	難治性十二指腸潰瘍
	乳幼児仙痛	尿管結石症	尿道結石症
	尿膜管膿瘍	反復性腹痛	表層性胃炎
	腹痛症	腹部圧痛	ヘリコバクター・ピロリ胃炎
	放射線胃炎	慢性胃炎	慢性胃潰瘍活動期
	慢性十二指腸潰瘍	慢性十二指腸潰瘍活動期	慢性胆のう炎
	メネトリエ病	薬剤性胃潰瘍	疣状胃炎
	幽門狭窄症	幽門閉鎖	ループス膀胱炎
△ あ	NSAID胃潰瘍	S状結腸炎	アレルギー性膀胱炎
	胃うっ血	胃液欠乏	胃液分泌過多
	胃潰瘍瘢痕	胃拡張	胃機能亢進
	胃狭窄	胃憩室症	遺残胆石症
	胃軸捻症	胃神経症	胃腸炎
	胃腸虚弱	胃腸神経症	胃痛
	胃粘膜過形成	胃びらん	胃壁軟化症
	咽喉頭食道神経症	壊疽性胆細管炎	壊疽性胆のう炎
か	炎症性腸疾患	回腸炎	回盲部痛

	潰瘍性膀胱炎	過酸症	カタル性胃腸炎
	下腹痛	肝外閉塞性黄疸	間質性膀胱炎
	感染性胃腸炎	感染性下痢症	感染性大腸炎
	感染性腸炎	嵌頓性胆石症	肝内胆管拡張症
	肝内胆管狭窄	肝内胆細管炎	感冒性胃腸炎
	感冒性大腸炎	感冒性腸炎	気管食道狭窄
	機能性嘔吐	機能性便秘症	逆行性胆管炎
	急性胃潰瘍	急性胃潰瘍穿孔	急性胃腸炎
	急性胃粘膜病変	急性化膿性胆管炎	急性化膿性胆のう炎
	急性気腫性胆のう炎	急性出血性胃潰瘍	急性出血性膀胱炎
	急性大腸炎	急性胆管炎	急性胆細管炎
	急性単純性膀胱炎	急性胆のう炎	急性腸炎
	急性腹症	急性閉塞性化膿性胆管炎	急性膀胱炎
	狭窄性胆管炎	空気嚥下症	痙攣発作
	血管運動神経症	月経痛	月経モリミナ
	結石性腎盂腎炎	原発性硬化性胆管炎	後期ダンピング症候群
	抗生物質起因性大腸炎	抗生物質起因性腸炎	後天性胆管狭窄症
さ	コレステロール結石	臍下部痛	細菌性膀胱炎
	臍周囲痛	細胆管炎	再発性胃潰瘍
	再発性胆管炎	残胃潰瘍	弛緩性便秘症
	自己免疫性胆管炎	持続性臍仙痛	習慣性便秘
	重症便秘症	十二指腸潰瘍瘢痕	十二指腸球後部潰瘍
	十二指腸総胆管炎	十二指腸乳頭狭窄	十二指腸びらん
	出血性胃炎	出血性胃潰瘍	出血性十二指腸潰瘍
	出血性腸炎	術後残胃胃炎	術後便秘
	常習性吃逆	上腹部痛	食事性便秘
	食道障害	食道神経症	心因性胃アトニー
	心因性胃液分泌過多症	心因性胃痙攣	心因性下痢
	心因性鼓腸	心因性消化不良症	心窩部痛
	神経性胃腸炎	神経性食道通過障害	ステロイド潰瘍
	ステロイド潰瘍穿孔	穿孔性胃潰瘍	穿孔性十二指腸潰瘍
	早期ダンピング症候群	総胆管拡張症	総胆管狭窄症
た	総胆管閉塞症	鼡径部痛	大腸炎
	大腸機能障害	多発胆石症	胆管萎縮
	胆管潰瘍	胆管拡張症	胆管狭窄症
	胆管膿瘍	胆管閉塞症	胆管ポリープ
	胆汁うっ滞	単純性便秘	胆石性急性胆のう炎
	胆石性膵炎	胆石性胆のう炎	胆石仙痛
	胆道機能異常	胆道疾患	胆のう壊疽
	胆のう管結石症	胆のう周囲炎	胆のう周囲膿瘍
	胆のう膿瘍	虫垂仙痛	腸カタル
	腸管運動障害	腸管麻痺性便秘	腸機能障害
な	腸骨窩部痛	直腸性便秘	内臓神経症
	難治性胃潰瘍	難治性乳児下痢症	肉芽腫性胃炎
は	乳児下痢	乳幼児便秘	反復性臍仙痛
	反復性膀胱炎	肥厚性幽門狭窄症	びまん性食道痙攣
	びらん性胃炎	びらん性膀胱炎	ビリルビン結石
	腹部神経症	便通異常	便秘症
	膀胱後部膿瘍	膀胱三角部炎	膀胱周囲炎
	膀胱周囲膿瘍	放射線出血性膀胱炎	放射線性膀胱炎
ま	膜様月経困難症	慢性胃潰瘍	慢性再発性膀胱炎
	慢性胆管炎	慢性胆細管炎	慢性複雑性膀胱炎
	慢性膀胱炎	ミリッチ症候群	無痛性胆石症
	薬物胃障害	螺旋状食道	

用法用量　通常成人には1回1～2錠(ブチルスコポラミン臭化物として10～20mg)を1日3～5回経口投与する。
なお，年齢，症状により適宜増減する。

禁忌

(1)出血性大腸炎の患者
(2)緑内障の患者
(3)前立腺肥大による排尿障害のある患者
(4)重篤な心疾患のある患者
(5)麻痺性イレウスの患者
(6)本剤に対し過敏症の既往歴のある患者

原則禁忌　細菌性下痢患者

ブチブロン錠10mg：日新－山形[5.4円/錠]，ブチルスコポラミン臭化物錠10mg「YD」：陽進堂[5.4円/錠]，ブチルスコポラミン臭化物錠10mg「ツルハラ」：鶴原[5.4円/錠]，リラダン錠10mg：イセイ[5.4円/錠]

フスタゾール散10%　規格：10%1g[20.1円/g]
フスタゾール錠小児用2.5mg　規格：2.5mg1錠[5.8円/錠]

フェンジゾ酸クロペラスチン　田辺三菱　222

【効能効果】

下記疾患に伴う咳嗽
感冒，急性気管支炎，慢性気管支炎，気管支拡張症，肺結核，肺癌

【対応標準病名】

◎	かぜ	感冒	気管支拡張症
	急性気管支炎	結核性咳嗽	咳
	肺癌	肺結核	慢性気管支炎
○	ALK融合遺伝子陽性非小細胞肺癌	EGFR遺伝子変異陽性非小細胞肺癌	RSウイルス気管支炎
	亜急性気管支炎	インフルエンザ菌気管支炎	ウイルス性気管支炎
	エコーウイルス気管支炎	円柱状気管支拡張症	潰瘍性粟粒結核
	カタル性咳	活動性肺結核	下葉気管支拡張症
	下葉小細胞肺癌	下葉肺癌	下葉肺腺癌
	下葉肺大細胞癌	下葉肺扁平上皮癌	下葉非小細胞肺癌
	乾性咳	感染性鼻炎	乾酪性肺炎
	気管結核	気管支カルチノイド	気管支癌
	気管支結核	偽膜性気管支炎	急性気管気管支炎
	急性喉頭気管気管支炎	急性粟粒結核	急性反復性気管支炎
	急性鼻咽頭炎	急性鼻炎	クループ性気管支炎
	結核	結核後遺症	結核腫
	結核性喀血	結核性気管支拡張症	結核性気胸
	結核性空洞	結核性硬化症	結核性線維症
	結核性膿瘍	結核性肺線維症	結核性肺膿瘍
	結節性肺結核	限局性気管支拡張症	原発性肺癌
	硬化性肺結核	喉頭結核	コクサッキーウイルス気管支炎
	細気管支拡張症	細気管支肺胞上皮癌	湿性咳
	小細胞肺癌	上葉小細胞肺癌	上葉肺癌
	上葉肺腺癌	上葉肺大細胞癌	上葉肺扁平上皮癌
	上葉非小細胞肺癌	滲出性気管支炎	咳失神
	潜在性結核感染症	粟粒結核	多剤耐性結核
	中葉小細胞肺癌	中葉肺癌	中葉肺腺癌
	中葉肺大細胞癌	中葉肺扁平上皮癌	中葉非小細胞肺癌
	転移性肺癌	転移性肺腫瘍	難治結核
	妊娠中感冒	のう状気管支拡張症	肺炎球菌性気管支炎
	肺炎結核	肺芽腫	肺カルチノイド
	肺癌肉腫	肺癌による閉塞性肺炎	肺結核・鏡検確認あり
	肺結核・組織学的確認あり	肺結核・培養のみ確認あり	肺結核腫
	敗血症性気管支炎	肺腺癌	肺腺扁平上皮癌
	肺腺様のう胞癌	肺大細胞癌	肺大細胞神経内分泌癌
	肺肉腫	肺粘表皮癌	肺扁平上皮癌
	肺胞上皮癌	肺未分化癌	肺門結核
	肺門部小細胞癌	肺門部腺癌	肺門部大細胞癌
	肺門部肺癌	肺門部非小細胞癌	肺門部扁平上皮癌
	播種性結核	パラインフルエンザウイルス気管支炎	非小細胞肺癌
	ヒトメタニューモウイルス気管支炎	びまん性気管支拡張症	マイコプラズマ気管支炎
	慢性咳嗽	慢性気管炎	慢性気管気管支炎
	慢性気管支拡張症	慢性気管支漏	夜間咳
	ライノウイルス気管支炎	連鎖球菌気管支炎	老人性気管支炎

△	鞍上部胚細胞腫瘍	胃原発絨毛癌	胃胚細胞腫瘍
	延髄星細胞腫	肝細胞癌破裂	胸膜播種
	珪肺結核	頚部脂腺癌	頚部隆起性皮膚線維肉腫
	結核性発熱	原線維性星細胞腫	膠肉腫
	後腹膜胚細胞腫瘍	視床下部星細胞腫	視床星細胞腫
	縦隔胚細胞腫瘍	縦隔卵黄のう腫瘍	十二指腸悪性ガストリノーマ
	十二指腸悪性ソマトスタチノーマ	松果体胚細胞腫瘍	松果体部膠芽腫
	塵肺結核	星細胞腫	精巣胚細胞腫瘍
	精巣卵黄のう腫瘍	前頭葉星細胞腫	前頭葉退形成性星細胞腫
	側頭葉星細胞腫	側頭葉退形成性星細胞腫	側頭葉毛様細胞性星細胞腫
	退形成性星細胞腫	陳旧性肺結核	頭蓋内胚細胞腫瘍
	透析腎癌	頭頂葉星細胞腫	頭部脂腺癌
	頭部隆起性皮膚線維肉腫	脳幹部星細胞腫	肺結核後遺症
	肺結核術後	肺門リンパ節結核	びまん性星細胞腫
	披裂喉頭蓋ひだ喉頭面癌	副咽頭間隙悪性腫瘍	毛様細胞性星細胞腫
	卵巣胚細胞腫瘍	卵巣卵黄のう腫瘍	

用法用量

〔散 10%〕：クロペラスチン塩酸塩として，通常成人 1 日 30～60mg（本剤として 300～600mg；クロペラスチンフェンジゾ酸塩として 53.1～106.2mg）を 3 回に分割経口投与する。小児にはクロペラスチン塩酸塩として，1 日 2 歳未満 7.5mg（本剤として 75mg），2 歳以上 4 歳未満 7.5～15mg（本剤として 75～150mg），4 歳以上 7 歳未満 15～30mg（本剤として 150～300mg）を 3 回に分割経口投与する。なお，年齢，症状により適宜増減する。

〔錠小児用 2.5mg〕：クロペラスチン塩酸塩として，1 日 2 歳未満 7.5mg，2 歳以上 4 歳未満 7.5～15mg，4 歳以上 7 歳未満 15～30mg を 3 回に分割経口投与する。なお，年齢，症状により適宜増減する。

フスタゾール糖衣錠10mg　規格：10mg1錠［5.8円/錠］
クロペラスチン塩酸塩　田辺三菱　222

【効 能 効 果】

下記疾患に伴う咳嗽
　感冒，急性気管支炎，慢性気管支炎，気管支拡張症，肺結核，肺癌

【対応標準病名】

◎	かぜ	感冒	気管支拡張症
	急性気管支炎	結核性咳嗽	咳
	肺癌	肺結核	慢性気管支炎
○	ALK 融合遺伝子陽性非小細胞肺癌	EGFR 遺伝子変異陽性非小細胞肺癌	RS ウイルス気管支炎
	亜急性気管支炎	インフルエンザ菌気管支炎	ウイルス性気管支炎
	エコーウイルス気管支炎	円柱状気管支拡張症	潰瘍性粟粒結核
	カタル性咳	活動性肺結核	下葉気管支拡張症
	下葉小細胞肺癌	下葉肺癌	下葉肺腺癌
	下葉肺大細胞癌	下葉肺扁平上皮癌	下葉非小細胞肺癌
	乾性咳	感染性鼻炎	乾酪性肺炎
	気管支癌	偽膜性気管支炎	急性気管気管支炎
	急性喉頭気管気管支炎	急性粟粒結核	急性反復性気管支炎
	急性鼻咽頭炎	急性鼻炎	クループ性気管支炎
	結核	結核後遺症	結核腫
	結核初期感染	結核性喀血	結核性気管支拡張症
	結核性気胸	結核性空洞	結核性硬化症
	結核性線維症	結核性膿瘍	結核性肺線維症
	結核性肺膿瘍	結核性発熱	結節性肺結核
	限局性気管支拡張症	原発性肺癌	硬化性肺結核
	コクサッキーウイルス気管支炎	細気管支拡張症	細気管支肺胞上皮癌
	湿性咳	小細胞肺癌	上葉小細胞肺癌
	上葉肺癌	上葉肺腺癌	上葉肺大細胞癌
	上葉肺扁平上皮癌	上葉非小細胞肺癌	初感染結核
	滲出性気管支炎	咳失神	潜在性結核感染症
	先天性結核	粟粒結核	多剤耐性結核
	中葉小細胞肺癌	中葉肺癌	中葉肺腺癌
	中葉肺大細胞癌	中葉肺扁平上皮癌	中葉非小細胞肺癌
	転移性肺癌	転移性肺腫瘍	難治結核
	妊娠中感冒	のう状気管支拡張症	肺炎球菌性気管支炎
	肺炎結核	肺芽腫	肺カルチノイド
	肺癌骨転移	肺癌肉腫	肺癌による閉塞性肺炎
	肺結核・鏡検確認あり	肺結核・組織学的確認あり	肺結核・培養のみ確認あり
	肺結核腫	敗血症性気管支炎	肺腺癌
	肺腺扁平上皮癌	肺腺様のう胞癌	肺大細胞癌
	肺大細胞神経内分泌癌	肺肉腫	肺粘表皮癌
	肺扁平上皮癌	肺胞上皮癌	肺未分化癌
	肺門結核	肺門部小細胞癌	肺門部腺癌
	肺門部大細胞癌	肺門部非小細胞癌	肺門部扁平上皮癌
	播種性結核	パラインフルエンザウイルス気管支炎	非小細胞肺癌
	ヒトメタニューモウイルス気管支炎	びまん性気管支拡張症	マイコプラズマ気管支炎
	慢性咳嗽	慢性気管炎	慢性気管気管支炎
	慢性気管支拡張症	慢性気管支漏	夜間咳
	ライノウイルス気管支炎	連鎖球菌気管支炎	老人性気管支炎
△	悪性腫瘍	気管支カルチノイド	胸膜播種
	珪肺結核	縦隔胚細胞腫瘍	縦隔卵黄のう腫瘍
	塵肺結核	陳旧性肺結核	肺結核後遺症
	肺結核術後	肺非結核性抗酸菌症	肺門部肺癌
	肺門リンパ節結核	披裂喉頭蓋ひだ喉頭面癌	副咽頭間隙悪性腫瘍

用法用量　クロペラスチン塩酸塩として，通常成人 1 日 30～60mg を 3 回に分割経口投与する。小児にはクロペラスチン塩酸塩として，1 日 2 歳未満 7.5mg，2 歳以上 4 歳未満 7.5～15mg，4 歳以上 7 歳未満 15～30mg を 3 回に分割経口投与する。

なお，年齢，症状により適宜増減する。

ブドウ酒　規格：10mL［2.1円/mL］
ブドウ酒　中北薬品　329

【効 能 効 果】

食欲増進，強壮，興奮
下痢
不眠症
無塩食事療法

【対応標準病名】

◎	下痢症	興奮状態	不眠症
○	胃腸炎	炎症性腸疾患	回腸炎
	カタル性胃腸炎	感染性胃腸炎	感染性下痢症
	感染性大腸炎	感染性腸炎	感冒性腸炎
	急性胃腸炎	急性大腸炎	急性腸炎
	激越	出血性大腸炎	出血性腸炎
	情緒不安定状態	睡眠障害	睡眠相後退症候群
	睡眠リズム障害	躁病発作	大腸炎
	腸炎	腸カタル	難治性乳児下痢症
	乳児下痢	反応性興奮	不穏状態
	不規則睡眠		
△	S 状結腸炎	感冒性胃腸炎	感冒性大腸炎
	機能性下痢	抗生物質起因性大腸炎	抗生物質起因性腸炎
	精神病症状を伴う躁病	精神病症状を伴わない躁病	躁病性昏迷

	特発性過眠症	レム睡眠行動障害

用法用量　通常，成人１回１食匙(15mL)又は１酒杯(60mL)を経口投与する。
なお，年齢，症状により適宜増減する。
また，リモナーデ剤や滴剤の佐薬にも用いる。

禁忌　ジスルフィラム，シアナミド，カルモフール，プロカルバジン塩酸塩を投与中の患者

併用禁忌

薬剤名等	臨床症状・措置方法	機序・危険因子
ジスルフィラム ノックビン シアナミド シアナマイド カルモフール ミフロール プロカルバジン塩酸塩	これらの薬剤とのアルコール反応(顔面潮紅，血圧降下，悪心，頻脈，めまい，呼吸困難，視力低下等)を起こすおそれがある。	本剤はエタノールを含有しているため。

ブドウ糖　規格：10g[0.94円/g]
ブドウ糖　扶桑薬品　323

【効能効果】

(1)経口的栄養補給
(2)ブドウ糖負荷試験

【対応標準病名】

該当病名なし

用法用量
経口的栄養補給には，必要量を粉末あるいは水溶液として経口投与する。
ブドウ糖負荷試験には，通常成人１回ブドウ糖として50～100gを経口投与する。
なお，年齢，体重により適宜増減する。

禁忌　ブドウ糖吸収不良の患者

ブドウ糖：山善[0.74円/g]，ブドウ糖「ニッコー」：日興[1.34円/g]，ブドウ糖「ヨシダ」：吉田[1.23円/g]

ブドウ糖「日医工」　規格：10g[1.34円/g]
ブドウ糖　日医工　323

【効能効果】

(経口)
経口的栄養補給
ブドウ糖負荷試験
(注射)
脱水症特に水欠乏時の水補給，薬物・毒物中毒，肝疾患
循環虚脱，低血糖時の糖質補給，高カリウム血症，心疾患(GIK療法)，その他非経口的に水・エネルギー補給を必要とする場合
注射剤の溶解希釈剤

【対応標準病名】

◎	肝疾患	急性循環不全	高カリウム血症
	心疾患	脱水症	中毒
	低血糖	薬物中毒症	
○	アニリン中毒	アレルギー性肝臓症	医原性低血糖症
	医薬品中毒	インスリン自己免疫症候群	インスリン低血糖
	うっ血肝	うっ血性肝硬変	エンドトキシン性ショック
	肝下垂症	肝機能障害	肝限局性結節性過形成
	肝梗塞	肝出血	肝腫瘤
	肝障害	肝静脈閉塞症	肝腎症候群
	肝性胸水	肝臓紫斑病	肝中心静脈閉塞症
	肝のう胞	肝肺症候群	肝浮腫
	急性ニコチン中毒	急性薬物中毒	クリュヴリエ・バウムガルテン症候群
	血液量減少	ケトン性低血糖症	高インスリン血症
	高張性脱水症	混合性脱水	細胞外液欠乏症
	サリン中毒	シアン化物の毒作用	脂肪肝
	出血性ショック	循環血液量減少性ショック	小児特発性低血糖症
	ショック肝	心原性ショック	水分欠乏症
	脊髄性ショック	体液量減少症	タバコ誤飲
	中心性出血性肝壊死	低血糖性脳症	低血糖発作
	低心拍出量症候群	疼痛性ショック	島ベータ細胞過形成症
	特発性門脈圧亢進症	トリニトロトルエン中毒	ニトロベンゼン中毒
	二硫化炭素の毒作用	妊娠性急性脂肪肝	非アルコール性脂肪性肝炎
	分娩時心臓合併症	末梢循環不全	慢性薬物中毒
	門脈圧亢進症	門脈圧亢進症性胃症	門脈拡張症
	夜間低血糖症	ラテックスアレルギー	
△	アシドーシス	一次性ショック	一過性ショック
	インスリン異常症	インスリン分泌異常症	右室肥大
	化学物質過敏症	カリウム代謝異常	肝細胞癌破裂
	肝疾患に伴う貧血	間質性心筋炎	急性ショック
	急性汎心炎	巨大左心房	ケトアシドーシス
	ケトン血性嘔吐症	腱索断裂	高塩素性アシドーシス
	呼吸性アシドーシス	混合型酸塩基平衡障害	左室肥大
	酸塩基平衡異常	ショック	心炎
	心拡大	心筋炎	心筋疾患
	心筋線維症	心筋変性症	心耳血栓症
	心室内血栓症	心室瘤内血栓症	心尖部血栓症
	心臓合併症	心内血栓症	心肥大
	心房内血栓症	心房負荷	膵内分泌障害
	全身中毒症	続発性心室中隔欠損	続発性心房中隔欠損
	代謝性アシドーシス	代償性アシドーシス	代償性呼吸性アシドーシス
	代償性代謝性アシドーシス	多発性肝血管腫	炭酸過剰性アシドーシス
	電解質異常	電解質平衡異常	デンタルショック
	島細胞過形成症	毒物誤飲	二次性ショック
	乳酸アシドーシス	乳児ケトアシドーシス	乳頭筋断裂
	非呼吸性アシドーシス	ピルビン酸血症	服毒自殺未遂
	慢性心筋炎	門脈圧亢進症性胃腸症	門脈圧亢進症性腸症
	薬物性アシドーシス	両室肥大	

用法用量
経口的栄養補給：必要量を粉末あるいは水溶液として経口投与する。なお，年齢，体重により適宜増減する。
ブドウ糖負荷試験：通常成人１回ブドウ糖として50～100gを経口投与する。なお，年齢，体重により適宜増減する。
脱水症特に水欠乏時の水補給，薬物・毒物中毒，肝疾患：通常成人１回5％液500～1000mLを静脈内注射する。点滴静注する場合の速度は，ブドウ糖として0.5g/kg/hr以下とすること。なお，年齢，症状により適宜増減する。
循環虚脱，低血糖時の糖質補給，高カリウム血症，心疾患(GIK療法)，その他非経口的に水・エネルギー補給を必要とする場合：通常成人１回10～50％液20～500mLを静脈内注射する。点滴静注する場合の速度は，ブドウ糖として0.5g/kg/hr以下とすること。なお，年齢，症状により適宜増減する。
注射剤の溶解希釈剤：適量を用いる。なお，年齢，症状により適宜増減する。

禁忌
(経口)：ブドウ糖吸収不良の患者
(注射)：低張性脱水症の患者

ブドウ糖「コザカイ・M」：小堺[0.94円/g]

フトラフールカプセル200mg
規格：200mg1カプセル[143.6円/カプセル]
フトラフール腸溶顆粒50%
規格：50%1g[419.4円/g]
テガフール　大鵬薬品　422

【効 能 効 果】

消化器癌(胃癌，結腸・直腸癌)，乳癌の自覚的・他覚的症状の寛解

【対応標準病名】

◎	胃癌	結腸癌	直腸癌
	乳癌		
○	KIT (CD117) 陽性胃消化管間質腫瘍	KIT (CD117) 陽性結腸消化管間質腫瘍	KIT (CD117) 陽性小腸消化管間質腫瘍
	KIT (CD117) 陽性食道消化管間質腫瘍	KIT (CD117) 陽性直腸消化管間質腫瘍	KRAS 遺伝子野生型結腸癌
	KRAS 遺伝子野生型直腸癌	S 状結腸癌	胃癌・HER2 過剰発現
	胃管癌	胃消化管間質腫瘍	胃小弯部癌
	胃進行癌	胃前庭部癌	胃体部癌
	胃大弯部癌	胃底部癌	胃幽門部癌
	炎症性乳癌	横行結腸癌	回腸消化管間質腫瘍
	回盲部癌	下行結腸癌	空腸消化管間質腫瘍
	結腸消化管間質腫瘍	残胃癌	十二指腸消化管間質腫瘍
	十二指腸神経内分泌腫瘍	術後乳癌	上行結腸癌
	小腸消化管間質腫瘍	食道消化管間質腫瘍	進行乳癌
	早期胃癌	大腸癌	大腸粘液癌
	大網消化管間質腫瘍	虫垂癌	腸間膜消化管間質腫瘍
	直腸 S 状部結腸癌	直腸癌術後再発	直腸消化管間質腫瘍
	乳癌骨転移	乳癌再発	乳癌皮膚転移
	噴門癌	盲腸癌	幽門癌
	幽門前庭部癌		
△	悪性虫垂粘液瘤	胃悪性間葉系腫瘍	胃脂肪肉腫
	遺伝性非ポリポーシス大腸癌	胃平滑筋肉腫	回腸カルチノイド
	肝弯曲部癌	空腸カルチノイド	結腸脂肪肉腫
	十二指腸神経内分泌癌	上行結腸カルチノイド	上行結腸平滑筋肉腫
	小腸カルチノイド	小腸平滑筋肉腫	虫垂杯細胞カルチノイド
	直腸脂肪肉腫	直腸平滑筋肉腫	乳癌・HER2 過剰発現
	乳腺腋窩尾部乳癌	乳頭部乳癌	乳房下外側部乳癌
	乳房下内側部乳癌	乳房境界部乳癌	乳房脂肪肉腫
	乳房上外側部乳癌	乳房上内側部乳癌	乳房中央部乳癌
	乳房パジェット病	乳輪部乳癌	披裂喉頭蓋ひだ喉頭面癌
	脾弯曲部癌	盲腸カルチノイド	

用法用量　通常1日量としてテガフール 800mg～1200mg を1日2～4回に分けて経口投与する。年齢，症状により適宜増減する。

なお，他の抗悪性腫瘍剤または放射線との併用の場合は単独で使用する場合に準じ，適宜減量する。

警告

(1)劇症肝炎等の重篤な肝障害が起こることがあるので，定期的(特に投与開始から2ヵ月間は1ヵ月に1回以上)に肝機能検査を行うなど観察を十分に行い，肝障害の早期発見に努めること。肝障害の前兆又は自覚症状と考えられる食欲不振を伴う倦怠感等の発現に十分に注意し，黄疸(眼球黄染)があらわれた場合には直ちに投与を中止し，適切な処置を行うこと。

(2)テガフール・ギメラシル・オテラシルカリウム配合剤との併用により，重篤な血液障害等の副作用が発現するおそれがあるので，併用を行わないこと。

禁忌

(1)本剤の成分に対し重篤な過敏症の既往歴のある患者

(2)テガフール・ギメラシル・オテラシルカリウム配合剤投与中の患者及び投与中止後7日以内の患者

(3)妊婦又は妊娠している可能性のある婦人

併用禁忌

薬剤名等	臨床症状・措置方法	機序・危険因子
テガフール・ギメラシル・オテラシルカリウム配合剤 (ティーエスワン)	早期に重篤な血液障害や下痢，口内炎等の消化管障害等が発現するおそれがあるので，テガフール・ギメラシル・オテラシルカリウム配合剤投与中及び投与中止後少なくとも7日以内は本剤を投与しないこと。	ギメラシルがフルオロウラシルの異化代謝を阻害し，血中フルオロウラシル濃度が著しく上昇する。

ブフェニール顆粒94%
規格：94%1g[855.5円/g]
ブフェニール錠500mg
規格：500mg1錠[462.2円/錠]
フェニル酪酸ナトリウム　オーファンパシフィック　399

【効 能 効 果】

尿素サイクル異常症

【対応標準病名】

◎	先天性尿素サイクル異常症		
○	アルギニノコハク酸分解酵素欠損症	アルギノコハク酸尿症	カルバミルリン酸合成酵素欠損症
	高アルギニン血症	シトルリン血症	
△	アミノ酸異常	アミノ酸代謝異常症	アミノ酸尿症
	オルニチントランスカルバミラーゼ欠損症	高アンモニア血症	高オルニチン血症

効能効果に関連する使用上の注意　本剤は新生児期に発症する尿素サイクル異常症患者(出生後28日以内に発症する完全な尿素サイクル酵素欠損症患者)及び高アンモニア血症の既往を有する遅発型尿素サイクル異常症の患者に適用される。

用法用量

通常，成人及び体重20kg以上の小児にはフェニル酪酸ナトリウムとして1日あたり9.9～13.0g/m^2(体表面積)を3回～6回に分割し，食事又は栄養補給とともに若しくは食直後に経口投与する。

体重20kg未満の新生児，乳幼児及び小児にはフェニル酪酸ナトリウムとして1日あたり450～600mg/kgを3回～6回に分割し，食事又は栄養補給とともに若しくは食直後に経口投与する。

投与は少量より開始し，患者の状態，血中アンモニア濃度，血漿中アミノ酸濃度等を参考に適宜増減する。また，食事制限及び必須アミノ酸補給等の十分な栄養管理の下に投与する。

用法用量に関連する使用上の注意

(1)本剤の適用患者には食事制限(食品蛋白の摂取制限)及び必須アミノ酸補給等の十分な栄養管理の下に本剤を投与する必要があるので，食事指導を行うこと。

(2)1日あたり20g(40錠)以上の投与に関する安全性及び臨床効果は確認されていない。

(3)風邪，過激な運動，食事及び便秘等により高アンモニア血症が悪化した場合は適宜増量する。また，高アンモニア血症の急性増悪が認められた場合には他の治療法を検討すること。

禁忌　本剤の成分に対して過敏症の既往歴のある患者

ブライアン錠500mg
規格：500mg1錠[102.8円/錠]
エデト酸カルシウムニナトリウム水和物　日新－山形　392

【効 能 効 果】

鉛中毒

【対応標準病名】

◎	鉛中毒
○	鉛中毒性振戦
△	金属中毒

用法用量　エデト酸カルシウムニナトリウム水和物として，通常成人1日1～2gを2～3回に分けて，食後30分以上経ってから経口投与する。最初5～7日間服用し，その後3～7日間の休薬期

をおきこれを1クールとし，必要あれば，これを繰り返し行う。なお，年齢，症状により適宜増減する。

プラザキサカプセル75mg
規格：75mg1カプセル[136.4円/カプセル]
プラザキサカプセル110mg
規格：110mg1カプセル[239.3円/カプセル]
ダビガトランエテキシラートメタンスルホン酸塩
日本ベーリンガー　333

【効 能 効 果】

非弁膜症性心房細動患者における虚血性脳卒中及び全身性塞栓症の発症抑制

【対応標準病名】

◎	非弁膜症性心房細動		
○	アテローム血栓性脳梗塞	アテローム血栓性脳梗塞・急性期	アテローム血栓性脳梗塞・慢性期
	一過性心房粗動	永続性心房細動	延髄梗塞
	延髄梗塞・急性期	延髄梗塞・慢性期	家族性心房細動
	橋梗塞	橋梗塞・急性期	橋梗塞・慢性期
	虚血性脳卒中	血栓性小脳梗塞	血栓性脳梗塞
	後大脳動脈血栓症	後大脳動脈塞栓症	孤立性心房細動
	再発性脳梗塞	持続性心房細動	術後心房細動
	小脳梗塞	小脳動脈血栓症	小脳動脈塞栓症
	静脈血栓性脳梗塞	静脈性脳梗塞	徐脈性心房細動
	心原性小脳梗塞	心原性脳塞栓症	心房細動
	絶対性不整脈	前大脳動脈血栓症	前大脳動脈塞栓症
	穿通枝梗塞	塞栓性小脳梗塞	塞栓性小脳梗塞・急性期
	塞栓性小脳梗塞・慢性期	塞栓性脳梗塞	塞栓性脳梗塞・急性期
	塞栓性脳梗塞・慢性期	多発性小脳梗塞	多発性脳梗塞
	多発性ラクナ梗塞	中大脳動脈血栓症	中大脳動脈塞栓症
	脳幹梗塞	脳幹梗塞・急性期	脳幹梗塞・慢性期
	脳血管閉塞性脳梗塞	脳血管発作	脳梗塞
	脳梗塞・急性期	脳梗塞・慢性期	脳卒中
	脳底動脈先端症候群	皮質枝梗塞	非弁膜症性発作性心房細動
	頻拍型心房細動	頻脈性心房細動	分水界梗塞
	発作性心房細動	発作性頻脈性心房細動	慢性心房細動
	無症候性多発性脳梗塞	無症候性脳梗塞	無症候性ラクナ梗塞
	ラクナ梗塞		
△	心房粗動		

効能効果に関連する使用上の注意　本剤を人工心臓弁置換術後の抗凝固療法には使用しないこと。

用法用量　通常，成人にはダビガトランエテキシラートとして1回150mg(75mgカプセルを2カプセル)を1日2回経口投与する。なお，必要に応じて，ダビガトランエテキシラートとして1回110mg(110mgカプセルを1カプセル)を1日2回投与へ減量すること。

用法用量に関連する使用上の注意

(1)以下の患者では，ダビガトランの血中濃度が上昇するおそれがあるため，本剤1回110mg1日2回投与を考慮し，慎重に投与すること。
①中等度の腎障害(クレアチニンクリアランス30-50mL/min)のある患者
②P-糖蛋白阻害剤(経口剤)を併用している患者

(2)以下のような出血の危険性が高いと判断される患者では，本剤1回110mg1日2回投与を考慮し，慎重に投与すること。
①70歳以上の患者
②消化管出血の既往を有する患者

警告

本剤の投与により消化管出血等の出血による死亡例が認められている。本剤の使用にあたっては，出血の危険性を考慮し，本剤の投与の適否を慎重に判断すること。

本剤による出血リスクを正確に評価できる指標は確立されておらず，本剤の抗凝固作用を中和する薬剤はないため，本剤投与中は，血液凝固に関する検査値のみならず，出血や貧血等の徴候を十分に観察すること。これらの徴候が認められた場合には，直ちに適切な処置を行うこと。

禁忌

(1)本剤の成分に対し過敏症の既往歴のある患者
(2)透析患者を含む高度の腎障害(クレアチニンクリアランス30mL/min未満)のある患者
(3)出血症状のある患者，出血性素因のある患者及び止血障害のある患者
(4)臨床的に問題となる出血リスクのある器質的病変(6ヶ月以内の出血性脳卒中を含む)の患者
(5)脊椎・硬膜外カテーテルを留置している患者及び抜去後1時間以内の患者
(6)イトラコナゾール(経口剤)を投与中の患者

併用禁忌

薬剤名等	臨床症状・措置方法	機序・危険因子
P-糖蛋白阻害剤(経口剤) イトラコナゾール(経口剤)	併用によりダビガトランの血中濃度が上昇し，出血の危険性が増大することがあるので，併用しないこと。	本剤による抗凝固作用が増強することがある。

フラジール内服錠250mg
規格：250mg1錠[35.5円/錠]
メトロニダゾール
塩野義　641

【効 能 効 果】

(1)トリコモナス症(腟トリコモナスによる感染症)
(2)嫌気性菌感染症
〈適応菌種〉本剤に感性のペプトストレプトコッカス属，バクテロイデス属，プレボテラ属，ポルフィロモナス属，フソバクテリウム属，クロストリジウム属，ユーバクテリウム属
〈適応症〉
①深在性皮膚感染症
②外傷・熱傷及び手術創等の二次感染
③骨髄炎
④肺炎，肺膿瘍
⑤骨盤内炎症性疾患
⑥腹膜炎，腹腔内膿瘍
⑦肝膿瘍
⑧脳膿瘍
(3)感染性腸炎
〈適応菌種〉本剤に感性のクロストリジウム・ディフィシル
〈適応症〉感染性腸炎(偽膜性大腸炎を含む)
(4)細菌性腟症
〈適応菌種〉本剤に感性のペプトストレプトコッカス属，バクテロイデス・フラジリス，プレボテラ・ビビア，モビルンカス属，ガードネラ・バジナリス
〈適応症〉細菌性腟症
(5)ヘリコバクター・ピロリ感染症
〈適応菌種〉本剤に感性のヘリコバクター・ピロリ
〈適応症〉胃潰瘍・十二指腸潰瘍・胃MALTリンパ腫・特発性血小板減少性紫斑病・早期胃癌に対する内視鏡的治療後胃におけるヘリコバクター・ピロリ感染症，ヘリコバクター・ピロリ感染胃炎
(6)アメーバ赤痢
(7)ランブル鞭毛虫感染症

フ

【対応標準病名】

◎	アメーバ赤痢	胃 MALT リンパ腫	胃潰瘍
	胃十二指腸潰瘍	外傷	感染性腸炎
	肝膿瘍	偽膜性大腸炎	骨髄炎
	骨盤内炎症性疾患	細菌性腟症	挫創
	十二指腸潰瘍	術後創部感染	早期胃癌
	早期胃癌 EMR 後	早期胃癌 ESD 後	創傷
	創傷感染症	特発性血小板減少性紫斑病	トリコモナス症
	トリコモナス腟炎	熱傷	脳膿瘍
	肺炎	肺膿瘍	皮膚感染症
	腹腔内膿瘍	腹膜炎	ヘリコバクター・ピロリ胃炎
	ヘリコバクター・ピロリ感染症	裂傷	裂創
○あ	MRSA 腸炎	S 状結腸炎	亜急性骨髄炎
	足第 1 度熱傷	足第 2 度熱傷	足第 3 度熱傷
	足熱傷	アルカリ腐蝕	胃穿孔
	胃腸炎	胃腸管熱傷	胃熱傷
	陰茎第 1 度熱傷	陰茎第 2 度熱傷	陰茎第 3 度熱傷
	陰茎熱傷	咽頭熱傷	陰のう第 1 度熱傷
	陰のう第 2 度熱傷	陰のう第 3 度熱傷	陰のう熱傷
	会陰第 1 度熱傷	会陰第 2 度熱傷	会陰第 3 度熱傷
	会陰熱傷	腋窩第 1 度熱傷	腋窩第 2 度熱傷
	腋窩第 3 度熱傷	腋窩熱傷	エルシニア腸炎
	炎症性腸疾患	横隔膜下膿瘍	横隔膜下腹膜炎
か	外陰第 1 度熱傷	外陰第 2 度熱傷	外陰第 3 度熱傷
	外陰熱傷	回腸炎	開放性大腿骨骨髄炎
	下咽頭熱傷	化学外傷	下顎骨骨髄炎
	下顎熱傷	下顎部第 1 度熱傷	下顎部第 2 度熱傷
	下顎部第 3 度熱傷	角結膜腐蝕	角膜アルカリ化学熱傷
	角膜酸化学熱傷	角膜酸性熱傷	角膜熱傷
	下肢第 1 度熱傷	下肢第 2 度熱傷	下肢第 3 度熱傷
	下肢熱傷	下腿骨骨髄炎	下腿骨慢性骨髄炎
	下腿足部熱傷	下腿熱傷	下腿複雑骨折後骨髄炎
	下腿部第 1 度熱傷	下腿部第 2 度熱傷	下腿部第 3 度熱傷
	カタル性胃腸炎	化膿性肝膿瘍	化膿性骨髄炎
	化膿性腹膜炎	下半身第 1 度熱傷	下半身第 2 度熱傷
	下半身第 3 度熱傷	下半身熱傷	下腹部第 1 度熱傷
	下腹部第 2 度熱傷	下腹部第 3 度熱傷	眼化学熱傷
	肝下膿瘍	眼球熱傷	眼瞼化学熱傷
	眼瞼第 1 度熱傷	眼瞼第 2 度熱傷	眼瞼第 3 度熱傷
	眼瞼熱傷	環指骨髄炎	肝周囲炎
	眼周囲化学熱傷	眼周囲第 1 度熱傷	眼周囲第 2 度熱傷
	眼周囲第 3 度熱傷	肝周囲膿瘍	感染性胃腸炎
	感染性下痢症	感染性大腸炎	眼熱傷
	カンピロバクター腸炎	感冒性胃腸炎	感冒性大腸炎
	感冒性腸炎	顔面損傷	顔面第 1 度熱傷
	顔面第 2 度熱傷	顔面第 3 度熱傷	顔面熱傷
	気管熱傷	気道熱傷	偽膜性腸炎
	急性アメーバ症	急性アメーバ赤痢	急性胃潰瘍
	急性胃潰瘍穿孔	急性胃腸炎	急性顎骨骨髄炎
	急性化膿性脛骨骨髄炎	急性化膿性骨髄炎	急性脛骨骨髄炎
	急性血行性骨髄炎	急性限局性腹膜炎	急性骨髄炎
	急性骨盤腹膜炎	急性子宮傍結合織炎	急性出血性胃潰瘍
	急性大腸炎	急性腸炎	急性肺炎
	急性汎発性腹膜炎	急性腹膜炎	胸腔熱傷
	胸骨骨髄炎	胸椎骨髄炎	胸部外傷
	胸部上腕熱傷	胸部損傷	胸部第 1 度熱傷
	頬部第 1 度熱傷	胸部第 2 度熱傷	頬部第 2 度熱傷
	胸部第 3 度熱傷	頬部第 3 度熱傷	胸部熱傷
	距骨骨髄炎	躯幹薬傷	くも膜下膿瘍

	クレブシエラ腸炎	クロストリジウム・ウェルシュ腸炎	クロストリジウム・ディフィシル腸炎
	頚管破裂	脛骨骨髄炎	脛骨骨膜炎
	脛骨乳児骨髄炎	脛骨慢性化膿性骨髄炎	脛骨慢性骨髄炎
	頚椎骨髄炎	頚部第 1 度熱傷	頚部第 2 度熱傷
	頚部第 3 度熱傷	頚部熱傷	頚部膿疱
	血行性脛骨骨髄炎	血行性骨髄炎	血行性大腿骨骨髄炎
	血性腹膜炎	結膜熱傷	結膜のうアルカリ化学熱傷
	結膜のう酸化学熱傷	結膜腐蝕	下痢症
	嫌気性骨髄炎	限局性腹膜炎	肩甲間部第 1 度熱傷
	肩甲間部第 2 度熱傷	肩甲間部第 3 度熱傷	肩甲間部熱傷
	肩甲部第 1 度熱傷	肩甲部第 2 度熱傷	肩甲部第 3 度熱傷
	肩甲部熱傷	原発性腹膜炎	肩部第 1 度熱傷
	肩部第 2 度熱傷	肩部第 3 度熱傷	硬化性腹膜炎
	口腔第 1 度熱傷	口腔第 2 度熱傷	口腔第 3 度熱傷
	口腔熱傷	口唇第 1 度熱傷	口唇第 2 度熱傷
	口唇第 3 度熱傷	口唇熱傷	抗生物質起因性大腸炎
	抗生物質起因性腸炎	喉頭外傷	喉頭損傷
	喉頭熱傷	後腹膜炎	後腹膜膿瘍
	硬膜外膿瘍	硬膜下膿瘍	硬膜内膿瘍
	肛門第 1 度熱傷	肛門第 2 度熱傷	肛門第 3 度熱傷
	肛門熱傷	骨炎	骨顆炎
	骨幹炎	骨周囲炎	骨盤化膿性骨髄炎
	骨盤結合織炎	骨盤死腔炎	骨盤直腸窩膿瘍
	骨盤膿瘍	骨盤部感染性リンパのう胞	骨盤腹膜炎
	骨膜炎	骨膜下膿瘍	骨膜骨髄炎
さ	骨膜のう炎	細菌性胃腸炎	細菌性肝膿瘍
	細菌性下痢症	細菌性骨髄炎	細菌性大腸炎
	細菌性腸炎	細菌性腹膜炎	臍周囲炎
	再発性胃潰瘍	再発性十二指腸潰瘍	坐骨骨炎
	残胃潰瘍	酸腐蝕	耳介部第 1 度熱傷
	耳介部第 2 度熱傷	耳介部第 3 度熱傷	子宮頚管裂傷
	子宮頚部環状剥離	子宮頚部トリコモナス症	子宮周囲炎
	子宮周囲膿瘍	子宮熱傷	子宮傍組織炎
	指骨炎	趾骨炎	指骨髄炎
	趾骨髄炎	四肢挫傷	四肢第 1 度熱傷
	四肢第 2 度熱傷	四肢第 3 度熱傷	四肢熱傷
	趾第 1 度熱傷	趾第 2 度熱傷	趾第 3 度熱傷
	膝蓋骨化膿性骨髄炎	膝蓋骨骨髄炎	膝部第 1 度熱傷
	膝部第 2 度熱傷	膝部第 3 度熱傷	趾熱傷
	尺骨遠位部骨髄炎	十二指腸球後部潰瘍	十二指腸穿孔
	十二指腸穿孔腹膜炎	手関節部第 1 度熱傷	手関節部第 2 度熱傷
	手関節部第 3 度熱傷	種子骨炎	手指第 1 度熱傷
	手指第 2 度熱傷	手指第 3 度熱傷	手指端熱傷
	手指熱傷	手掌第 1 度熱傷	手掌第 2 度熱傷
	手掌第 3 度熱傷	手掌熱傷	出血性胃潰瘍
	出血性十二指腸潰瘍	出血性大腸炎	出血性腸炎
	術後骨髄炎	術後十二指腸潰瘍	術後腹膜炎
	手背第 1 度熱傷	手背第 2 度熱傷	手背第 3 度熱傷
	手背熱傷	シュロッフェル腫瘤	踵骨炎
	踵骨骨髄炎	上肢第 1 度熱傷	上肢第 2 度熱傷
	上肢第 3 度熱傷	上肢熱傷	焼身自殺未遂
	小膿疱性皮膚炎	上半身第 1 度熱傷	上半身第 2 度熱傷
	上半身第 3 度熱傷	上半身熱傷	踵部第 1 度熱傷
	踵部第 2 度熱傷	踵部第 3 度熱傷	上腕骨骨髄炎
	上腕第 1 度熱傷	上腕第 2 度熱傷	上腕第 3 度熱傷
	上腕熱傷	食道熱傷	女性急性骨盤蜂巣炎
	女性慢性骨盤蜂巣炎	滲出性腹膜炎	新生児上顎骨骨髄炎
	ステロイド潰瘍	ステロイド潰瘍穿孔	ストレス性十二指腸潰瘍
	精巣熱傷	脊椎骨髄炎	舌熱傷
	前額部第 1 度熱傷	前額部第 2 度熱傷	前額部第 3 度熱傷
	前胸部第 1 度熱傷	前胸部第 2 度熱傷	前胸部第 3 度熱傷

フ

	前胸部熱傷	穿孔性胃潰瘍	穿孔性十二指腸潰瘍
	穿孔性腹腔内膿瘍	穿孔性腹膜炎	全身挫傷
	全身第1度熱傷	全身第2度熱傷	全身第3度熱傷
	全身打撲	全身熱傷	穿通性胃潰瘍
	穿通性十二指腸潰瘍	前腕骨髄炎	前腕手部熱傷
	前腕第1度熱傷	前腕第2度熱傷	前腕第3度熱傷
	前腕熱傷	足関節第1度熱傷	足関節第2度熱傷
	足関節第3度熱傷	足関節熱傷	側胸部第1度熱傷
	側胸部第2度熱傷	側胸部第3度熱傷	足底熱傷
	足底部第1度熱傷	足底部第2度熱傷	足底部第3度熱傷
	足背部第1度熱傷	足背部第2度熱傷	足背部第3度熱傷
	側腹部第1度熱傷	側腹部第2度熱傷	側腹部第3度熱傷
	足部骨髄炎	鼡径部第1度熱傷	鼡径部第2度熱傷
た	鼡径部第3度熱傷	鼡径部熱傷	第1度熱傷
	第1度腐蝕	第2度熱傷	第2度腐蝕
	第3度熱傷	第3度腐蝕	第4度熱傷
	体幹第1度熱傷	体幹第2度熱傷	体幹第3度熱傷
	体幹熱傷	大腿骨骨髄炎	大腿骨膿瘍
	大腿骨膜炎	大腿骨慢性化膿性骨髄炎	大腿骨慢性骨髄炎
	大腿熱傷	大腿部第1度熱傷	大腿部第2度熱傷
	大腿部第3度熱傷	大腸炎	大腸菌食中毒
	大腸菌性腸炎	体表面積10%未満の熱傷	体表面積10－19%の熱傷
	体表面積20－29%の熱傷	体表面積30－39%の熱傷	体表面積40－49%の熱傷
	体表面積50－59%の熱傷	体表面積60－69%の熱傷	体表面積70－79%の熱傷
	体表面積80－89%の熱傷	体表面積90%以上の熱傷	大網膿瘍
	ダグラス窩膿瘍	多発胃潰瘍	多発性外傷
	多発性肝膿瘍	多発性血腫	多発性昆虫咬創
	多発性挫傷	多発性擦過創	多発性十二指腸潰瘍
	多発性出血性胃潰瘍	多発性漿膜炎	多発性第1度熱傷
	多発性第2度熱傷	多発性第3度熱傷	多発性腸間膜膿瘍
	多発性熱傷	多発性膿疱症	多発性皮下出血
	多発性非熱傷性水疱	多発性表在損傷	胆管炎性肝膿瘍
	胆汁性腹膜炎	恥骨骨炎	恥骨骨膜炎
	腟熱傷	肘関節慢性骨髄炎	中手骨膿瘍
	肘部第1度熱傷	肘部第2度熱傷	肘部第3度熱傷
	腸アメーバ症	腸炎	腸カタル
	腸管出血性大腸菌感染症	腸管組織侵襲性大腸菌感染症	腸管毒素原性大腸菌感染症
	腸間膜脂肪織炎	腸間膜膿瘍	腸骨窩膿瘍
	腸骨骨髄炎	腸穿孔腹膜炎	腸腰筋膿瘍
	手第1度熱傷	手第2度熱傷	手第3度熱傷
	手熱傷	殿部第1度熱傷	殿部第2度熱傷
	殿部第3度熱傷	殿部熱傷	頭蓋骨骨髄炎
	頭蓋内膿瘍	橈骨骨髄炎	頭頂部脳膿瘍
	頭部第1度熱傷	頭部第2度熱傷	頭部第3度熱傷
	頭部熱傷	特発性血小板減少性紫斑病合併妊娠	トリコモナス外陰炎
	トリコモナス性外陰腟炎	トリコモナス性帯下	トリコモナス尿道炎
な	内部尿路性器の熱傷	軟口蓋熱傷	難治性胃潰瘍
	難治性十二指腸潰瘍	難治性乳児下痢症	乳児下痢
	乳頭部第1度熱傷	乳頭部第2度熱傷	乳頭部第3度熱傷
	乳房第1度熱傷	乳房第2度熱傷	乳房第3度熱傷
	乳房熱傷	乳輪部第1度熱傷	乳輪部第2度熱傷
	乳輪部第3度熱傷	尿路性器トリコモナス症	熱傷性筋骨化症
は	膿疱	肺化膿症	敗血症性肺炎
	肺熱傷	背部第1度熱傷	背部第2度熱傷
	背部第3度熱傷	背部熱傷	半身第1度熱傷
	半身第2度熱傷	半身第3度熱傷	半身打撲
	汎発性化膿性腹膜炎	腓骨骨髄炎	尾骨骨髄炎
	非特異骨髄炎	鼻部第1度熱傷	鼻部第2度熱傷
	鼻部第3度熱傷	病原性大腸菌感染症	フィブリン性腹膜炎

	腹腔骨盤部膿瘍	腹腔内遺残膿瘍	腹部第1度熱傷
	腹部第2度熱傷	腹部第3度熱傷	腹部熱傷
	腹壁膿瘍	腐蝕	ブロディー骨膿瘍
	分娩時会陰裂傷	分娩時軟産道損傷	放射線性熱傷
	母指球部第1度熱傷	母指球部第2度熱傷	母指球部第3度熱傷
	母指骨髄炎	母趾骨髄炎	母指第1度熱傷
	母指第2度熱傷	母指第3度熱傷	母指熱傷
ま	慢性胃潰瘍	慢性胃潰瘍活動期	慢性化膿性骨髄炎
	慢性血行性骨髄炎	慢性骨髄炎	慢性骨盤腹膜炎
	慢性子宮傍結合織炎	慢性十二指腸潰瘍活動期	慢性多発性骨髄炎
	慢性肺化膿症	慢性腹膜炎	脈絡網膜熱傷
	無熱性肺炎	盲腸後部膿瘍	門脈炎性肝膿瘍
や	薬傷	腰椎骨髄炎	腰部第1度熱傷
	腰部第2度熱傷	腰部第3度熱傷	腰部熱傷
ら	緑膿菌性腸炎	老人性肺炎	肋骨骨髄炎
	肋骨周囲炎		
△	MRSA腹膜炎	NSAID胃潰瘍	NSAID十二指腸潰瘍
あ	アキレス腱挫傷	アキレス腱挫創	アキレス腱切創
	足異物	足開放創	足挫創
	足切創	圧挫傷	圧挫創
	胃潰瘍瘢痕	萎縮性胃炎	萎縮性化生性胃炎
	犬咬創	胃びらん	陰茎開放創
	陰茎挫創	陰茎折症	陰茎裂創
	陰のう開放創	陰のう裂創	陰部切創
	会陰部化膿創	会陰裂傷	エバンス症候群
	炎症性大網癒着	汚染擦過創	汚染創
か	外陰開放創	外陰部挫創	外陰部切創
	外陰部裂傷	外耳部外傷性皮下異物	外耳部挫傷
	外耳部擦過創	外耳部切創	外耳部打撲傷
	外耳部虫刺傷	外傷性咬合	外傷性切断
	外傷性乳び胸	外傷性脳圧迫・頭蓋内に達する開放創合併あり	外傷性脳症
	外傷性破裂	開放骨折	開放性外傷性脳圧迫
	開放性陥没骨折	開放性胸膜損傷	開放性脱臼骨折
	開放性脳挫創	開放性脳底部挫傷	開放性びまん性脳損傷
	開放性粉砕骨折	開放創	下顎開放創
	下顎割創	下顎貫通創	下顎咬創
	下顎挫傷	下顎挫創	下顎擦過創
	下顎刺創	下顎切創	下顎創傷
	下顎打撲傷	下顎部挫傷	下顎部打撲傷
	下顎部皮膚欠損創	下顎裂創	踵裂創
	顎関節部開放創	顎関節部割創	顎関節部貫通創
	顎関節部咬創	顎関節部挫傷	顎関節部挫創
	顎関節部擦過創	顎関節部刺創	顎関節部切創
	顎関節部創傷	顎関節部打撲傷	顎関節部裂創
	顎部挫傷	顎部打撲傷	下腿汚染創
	下腿開放創	下腿挫創	下腿切創
	下腿皮膚欠損創	下腿裂創	割創
	眼黄斑部裂孔	眼窩部挫創	眼窩裂傷
	眼瞼外傷性皮下異物	眼瞼擦過創	眼瞼切創
	眼瞼虫刺傷	環指圧挫傷	環指挫傷
	環指挫創	環指切創	環指剥皮創
	環指皮膚欠損創	眼周囲部外傷性皮下異物	眼周囲部擦過創
	眼周囲部切創	眼周囲部虫刺傷	関節血腫
	関節挫傷	貫通刺創	貫通銃創
	貫通性挫滅創	貫通創	眼部外傷性皮下異物
	眼部擦過創	眼部切創	眼部虫刺傷
	顔面汚染創	顔面開放創	顔面割創
	顔面貫通創	顔面咬創	顔面挫傷
	顔面挫創	顔面擦過創	顔面刺創
	顔面切創	顔面創傷	顔面搔創
	顔面多発開放創	顔面多発割創	顔面多発貫通創
	顔面多発咬創	顔面多発挫傷	顔面多発挫創

フ

顔面多発擦過創	顔面多発刺創	顔面多発切創
顔面多発創傷	顔面多発打撲傷	顔面多発虫刺傷
顔面多発裂創	顔面打撲傷	顔面皮膚欠損創
顔面裂創	気管支肺炎	急性十二指腸潰瘍
急性出血性十二指腸潰瘍	急性特発性血小板減少性紫斑病	急性汎発性発疹性膿疱症
胸椎結核	頬粘膜咬傷	頬粘膜咬創
胸部汚染創	頬部外傷性異物	頬部開放創
頬部割創	頬部貫通創	頬部咬創
頬部挫傷	胸部挫創	頬部挫創
頬部擦過創	頬部刺創	胸部切創
頬部切創	頬部創傷	頬部打撲傷
胸部皮膚欠損創	頬部皮膚欠損創	頬部裂創
胸壁開放創	胸壁刺創	胸膜損傷・胸腔に達する開放創合併あり
胸膜肺炎	胸膜裂創	胸腰椎結核
棘刺創	魚咬創	脛骨顆部割創
頚椎結核	頚部開放創	頚部挫創
頚部切創	頚部皮膚欠損創	肩甲骨周囲炎
腱切創	腱損傷	腱断裂
腱部分断裂	腱裂傷	高エネルギー外傷
口蓋挫傷	硬化性骨髄炎	口腔外傷性異物
口腔挫傷	口腔擦過創	口腔切創
口腔打撲傷	口腔内血腫	口腔粘膜咬傷
口腔粘膜咬創	紅色陰癬	口唇外傷性異物
口唇外傷性皮下異物	口唇開放創	口唇割創
口唇貫通創	口唇咬傷	口唇咬創
口唇挫傷	口唇挫創	口唇擦過創
口唇刺創	口唇切創	口唇創傷
口唇打撲傷	口唇虫刺傷	口唇裂創
溝創	咬創	後頭部外傷
後頭部割創	後頭部挫傷	後頭部挫創
後頭部切創	後頭部打撲傷	後頭部脳膿瘍
後頭部裂創	硬膜外肉芽腫	硬膜下肉芽腫
硬膜損傷	硬膜裂傷	肛門裂創
骨髄炎後遺症	骨髄肉芽腫	骨盤腹膜癒着
骨盤部裂創	昆虫咬創	昆虫刺傷

さ

採皮創	挫傷	擦過創
擦過皮下血腫	挫滅傷	挫滅創
サルモネラ骨髄炎	耳介外傷性異物	耳介外傷性皮下異物
耳介開放創	耳介割創	耳介貫通創
耳介咬創	耳介挫傷	耳介挫創
耳介擦過創	耳介刺創	耳介切創
耳介創傷	耳介打撲傷	耳介虫刺傷
趾開放創	耳介裂創	指間切創
趾間切創	子宮付属器癒着	刺咬症
趾挫創	示指 MP 関節挫傷	示指 PIP 開放創
示指割創	示指化膿創	示指挫傷
示指挫創	示指刺創	示指切創
示指皮膚欠損創	耳前部挫創	刺創
膝蓋部挫創	膝下部挫創	膝窩部銃創
膝関節部異物	膝関節部挫創	膝部異物
膝部開放創	膝部割創	膝部咬創
膝部挫創	膝部切創	膝部裂創
歯肉挫傷	射創	手圧挫傷
銃自殺未遂	銃創	十二指腸潰瘍瘢痕
十二指腸びらん	手関節挫滅傷	手関節挫滅創
手関節掌側部挫創	手関節部挫創	手関節部切創
手関節部創傷	手関節部裂創	手指圧挫傷
手指汚染創	手指開放創	手指咬創
種子骨開放骨折	手指挫傷	手指挫創
手指挫滅傷	手指挫滅創	手指刺創
手指切創	手指打撲傷	手指剥皮創
手指皮膚欠損創	手術創部膿瘍	手掌挫創
手掌刺創	手掌切創	手掌剥皮創
手掌皮膚欠損創	術後感染症	術後膿瘍
手背皮膚欠損創	手背部挫創	手背部切創
手部汚染創	上顎挫傷	上顎擦過創
上顎切創	上顎打撲傷	上顎洞穿孔
上顎部裂創	上口唇挫傷	踵骨部挫滅創
小指咬創	小指挫傷	小指挫創
小指切創	硝子体切断	小指皮膚欠損創
上唇小帯裂創	小児肺炎	小脳脳膿瘍
上腕汚染創	上腕貫通銃創	上腕挫創
上腕皮膚欠損創	上腕部開放創	処女膜裂傷
人工肛門部腸管脱出・術後早期	針刺創	膵臓性腹膜炎
精巣開放創	精巣破裂	舌咬傷
切創	切断	前額部外傷性異物
前額部外傷性皮下異物	前額部開放創	前額部割創
前額部貫通創	前額部咬創	前額部挫創
前額部擦過創	前額部刺創	前額部切創
前額部創傷	前額部虫刺傷	前額部虫刺症
前額部皮膚欠損創	前額部裂創	前胸部挫創
前頚頭頂部挫創	仙骨部挫創	仙骨部皮膚欠損創
全身擦過創	穿通創	前頭部割創
前頭部挫傷	前頭部挫創	前頭部切創
前頭部打撲傷	前頭部脳膿瘍	前頭部皮膚欠損創
前腕汚染創	前腕開放創	前腕咬創
前腕挫創	前腕刺創	前腕切創
前腕皮膚欠損創	前腕裂創	爪下異物
爪下挫滅傷	爪下挫滅創	増殖性骨膜炎
搔創	創部膿瘍	足関節内果部挫創
足関節部挫創	足底異物	足底部咬創
足底部刺創	足底部皮膚欠損創	側頭部割創
側頭部挫創	側頭部切創	側頭部打撲傷
側頭部脳膿瘍	足背部挫創	足背部切創
足部汚染創	側腹部咬創	側腹部挫創
側腹壁開放創	足部皮膚欠損創	足部裂創
鼡径部開放創	鼡径部切創	損傷

た

第 5 趾皮膚欠損創	帯下	帯下過多
大腿汚染創	大腿咬創	大腿挫創
大腿皮膚欠損創	大腿部開放創	大腿部刺創
大腿部切創	大腿裂創	大転子部挫創
大葉性肺炎	多発性開放創	多発性咬創
多発性切創	多発性穿刺創	多発性裂創
打撲割創	打撲挫創	打撲擦過創
打撲傷	腟開放創	腟狭窄症
腟血腫	腟のう胞	腟白斑症
腟閉鎖	腟癒着	腟留血症
腟裂傷	肘関節挫創	肘関節部開放創
中指咬創	中指挫傷	中指挫創
中指刺創	中指切創	中指皮膚欠損創
中手骨関節部挫創	肘部挫創	肘部切創
肘部皮膚欠損創	腸間膜脂肪壊死	沈下性肺炎
陳旧性腟裂傷	手開放創	手咬創
手挫創	手刺創	手切創
殿部異物	殿部開放創	殿部咬創
殿部刺創	殿部切創	殿部皮膚欠損創
殿部裂創	頭頂部挫傷	頭頂部挫創
頭頂部擦過創	頭頂部切創	頭頂部打撲傷
頭頂部裂創	頭皮開放創	頭皮剥離
頭皮表在損傷	頭部異物	頭部外傷性皮下異物
頭部外傷性皮下気腫	頭部開放創	頭部割創
頭部頚部挫傷	頭部頚部挫創	頭部頚部打撲傷
頭部挫傷	頭部挫創	頭部擦過創
頭部刺創	頭部切創	頭部多発開放創
頭部多発割創	頭部多発咬創	頭部多発挫傷
頭部多発挫創	頭部多発擦過創	頭部多発刺創
頭部多発切創	頭部多発創傷	頭部多発打撲傷

	頭部多発裂創	頭部打撲傷	頭部虫刺傷
	動物咬創	頭部皮下異物	頭部皮膚欠損創
	頭部裂創	飛び降り自殺未遂	飛び込み自殺未遂
	トリコモナス性精のう炎	トリコモナス性前立腺炎	トリコモナス膀胱炎
な	乳児肺炎	尿管切石術後感染症	尿性腹膜炎
	猫咬創	脳挫傷	脳挫傷・頭蓋内に達する開放創合併あり
	脳挫創	脳挫創・頭蓋内に達する開放創合併あり	脳挫創・頭蓋内に達する開放創合併なし
	脳損傷	脳直撃損傷	脳底部挫傷
	脳底部挫傷・頭蓋内に達する開放創合併あり	脳底部挫傷・頭蓋内に達する開放創合併なし	脳裂傷
は	肺炎球菌性腹膜炎	敗血症性骨髄炎	爆死自殺未遂
	皮下異物	鼻下擦過創	皮下損傷
	非結核性抗酸菌性骨髄炎	鼻根部打撲挫創	鼻根部裂創
	膝汚染創	膝皮膚欠損創	鼻前庭部挫創
	鼻尖部挫創	非定型肺炎	非熱傷性水疱
	鼻部外傷性異物	鼻部外傷性皮下異物	鼻部開放創
	眉部割創	鼻部割創	鼻部貫通創
	腓腹筋挫創	皮膚欠損創	鼻部咬創
	鼻部挫傷	鼻部挫創	鼻部擦過創
	鼻部刺創	鼻部切創	鼻部創傷
	皮膚損傷	鼻部打撲傷	鼻部虫刺傷
	皮膚剥脱創	鼻部皮膚欠損創	鼻部皮膚剥離創
	鼻部裂創	びまん性脳損傷・頭蓋内に達する開放創合併あり	びまん性肺炎
	眉毛部割創	眉毛部裂創	病的帯下
	表皮剥離	鼻翼部切創	鼻翼部裂創
	伏針	副鼻腔開放創	腹部汚染創
	腹部刺創	腹部皮膚欠損創	腹壁異物
	腹壁開放創	腹壁縫合糸膿瘍	ぶどう球菌性肺膿瘍
	閉鎖性脳底部挫傷	ペッサリー潰瘍	縫合糸膿瘍
	縫合部膿瘍	包皮挫創	包皮切創
	包皮裂創	母指咬創	母指挫傷
	母指挫創	母趾挫創	母指示指間切創
	母指刺創	母指切創	母指打撲挫創
	母指打撲傷	母指皮膚欠損創	母趾皮膚欠損創
ま	母指末節部挫創	慢性十二指腸潰瘍	慢性特発性血小板減少性紫斑病
	眉間部挫創	眉間部裂創	耳後部挫創
や	耳後部打撲傷	盲管銃創	腰椎結核
ら	腰部切創	腰部打撲挫創	卵管癒着
	淋菌性骨髄炎	涙管損傷	涙管断裂
	涙道損傷	轢過創	裂離

※ **適応外使用可**
原則として，「メトロニダゾール【内服薬】」を「プロピオン酸血症，メチルマロン酸血症」の改善とコントロールに対して処方した場合，当該使用事例を審査上認める。

効能効果に関連する使用上の注意

本剤をヘリコバクター・ピロリ感染症に用いる場合

(1)プロトンポンプインヒビター(ランソプラゾール，オメプラゾール，ラベプラゾールナトリウム又はエソメプラゾール)，アモキシシリン水和物及びクラリスロマイシン併用による除菌治療が不成功だった患者に適用すること。

(2)進行期胃 MALT リンパ腫に対するヘリコバクター・ピロリ除菌治療の有効性は確立していない。

(3)特発性血小板減少性紫斑病に対しては，ガイドライン等を参照し，ヘリコバクター・ピロリ除菌治療が適切と判断される症例にのみ除菌治療を行うこと。

(4)早期胃癌に対する内視鏡的治療後胃以外には，ヘリコバクター・ピロリ除菌治療による胃癌の発症抑制に対する有効性は確立していない。

(5)ヘリコバクター・ピロリ感染胃炎に用いる場合は，ヘリコバクター・ピロリが陽性であること及び内視鏡検査によりヘリコバクター・ピロリ感染胃炎であることを確認すること。

用法用量

(1)トリコモナス症(腟トリコモナスによる感染症)：通常，成人にはメトロニダゾールとして，1クールとして，1回250mgを1日2回，10日間経口投与する。

(2)嫌気性菌感染症：通常，成人にはメトロニダゾールとして1回500mgを1日3回又は4回経口投与する。

(3)感染性腸炎：通常，成人にはメトロニダゾールとして1回250mgを1日4回又は1回500mgを1日3回，10～14日間経口投与する。

(4)細菌性腟症：通常，成人にはメトロニダゾールとして，1回250mgを1日3回又は1回500mgを1日2回7日間経口投与する。

(5)ヘリコバクター・ピロリ感染症
アモキシシリン水和物，クラリスロマイシン及びプロトンポンプインヒビター併用によるヘリコバクター・ピロリの除菌治療が不成功の場合：通常，成人にはメトロニダゾールとして1回250mg，アモキシシリン水和物として1回750mg(力価)及びプロトンポンプインヒビターの3剤を同時に1日2回，7日間経口投与する。

(6)アメーバ赤痢
通常，成人にはメトロニダゾールとして1回500mgを1日3回10日間経口投与する。
なお，症状に応じて1回750mgを1日3回経口投与する。

(7)ランブル鞭毛虫感染症：通常，成人にはメトロニダゾールとして1回250mgを1日3回5～7日間経口投与する。

用法用量に関連する使用上の注意

(1)本剤の使用にあたっては，耐性菌の発現等を防ぐため，原則として感受性を確認し，疾病の治療上必要な最小限の期間の投与にとどめること。

(2)本剤をヘリコバクター・ピロリ感染症に用いる場合，プロトンポンプインヒビターはランソプラゾールとして1回30mg，オメプラゾールとして1回20mg，ラベプラゾールナトリウムとして1回10mg又はエソメプラゾールとして1回20mgのいずれか1剤を選択する。

禁忌

(1)既往に本剤の成分に対する過敏症を起こした患者
(2)脳，脊髄に器質的疾患のある患者(脳膿瘍の患者を除く)
(3)妊娠3ヵ月以内の婦人(有益性が危険性を上回ると判断される疾患の場合は除く)

アスゾール錠250mg：富士製薬[19.3円/錠]

ブラダロン顆粒20%　規格：20%1g[51.2円/g]
ブラダロン錠200mg　規格：200mg1錠[46円/錠]
フラボキサート塩酸塩　日本新薬　259

【効 能 効 果】

下記疾患に伴う頻尿，残尿感
神経性頻尿，慢性前立腺炎，慢性膀胱炎

【対応標準病名】

◎	残尿感	心因性頻尿	頻尿症
	慢性前立腺炎	慢性膀胱炎	
○	間質性膀胱炎	尿溢出	尿膀胱神経症
	膀胱炎	膀胱過敏症	膀胱三角部炎
	放射線性膀胱炎	慢性再発性膀胱炎	慢性非細菌性前立腺炎
	慢性複雑性膀胱炎	夜間頻尿症	
△	胃神経症	陰部神経症	急性細菌性前立腺炎
	心因性排尿障害	神経因性排尿障害	性器神経症
	前立腺炎	多尿	特発性多尿症
	内臓神経症	尿道痛	排尿時灼熱感
	鼻咽腔異常感症	ヒステリー球	鼻内異常感
	膀胱痛	放射線出血性膀胱炎	慢性細菌性前立腺炎
	夜間多尿		

フ

用法用量

〔顆粒〕：通常成人１回１g，１日３回経口投与する。年齢，症状により適宜増減する。

〔錠〕：通常成人１回１錠，１日３回経口投与する。年齢，症状により適宜増減する。

禁忌

(1)幽門，十二指腸及び腸管が閉塞している患者

(2)下部尿路に高度の通過障害のある患者

アポラキート錠200mg：東和　200mg1錠[8.6円/錠]，ウロステート錠200mg：あすか　200mg1錠[8.6円/錠]，フラボキサート塩酸塩錠200mg「TCK」：辰巳化学　200mg1錠[8.6円/錠]，フラボキサート塩酸塩錠200mg「YD」：陽進堂　200mg1錠[8.6円/錠]，フラボキサート塩酸塩錠200mg「サワイ」：沢井　200mg1錠[8.6円/錠]，フラボキサート塩酸塩錠200mg「日医工」：日医工　200mg1錠[8.6円/錠]，フラボキサート塩酸塩錠200mg「フソー」：ダイト　200mg1錠[8.6円/錠]，ルアダン錠200mg：ナガセ　200mg1錠[8.6円/錠]

プラノバール配合錠　規格：1錠[14.2円/錠]

エチニルエストラジオール　ノルゲストレル　あすか　248

【効能効果】

機能性子宮出血，月経困難症，月経周期異常（稀発月経，頻発月経），過多月経，子宮内膜症，卵巣機能不全

【対応標準病名】

◎	異常月経	過多月経	機能性子宮出血
	希発月経	月経困難症	子宮内膜症
	頻発月経	卵巣機能不全	
○	黄体機能不全	外性子宮内膜症	過少月経
	下垂体性無月経	過長月経	器質性月経困難症
	機能性月経困難症	機能性無月経	月経異常
	月経痛	月経不順	月経モリミナ
	原発性希発月経	原発性月経困難症	原発性無月経
	原発性卵巣機能低下症	更年期卵巣機能低下症	骨盤子宮内膜症
	産褥卵巣機能低下症	子宮性無月経	子宮腺筋症
	子宮不正出血	思春期月経異常	思春期月経過多
	視床下部性無月経	視床下部性卵巣機能低下	若年性子宮機能出血
	心因性無月経	神経性食欲不振症無月経	精神性無月経
	性腺機能低下症	遷延性月経	早発閉経
	早発卵巣不全	続発性希発月経	続発性月経困難症
	続発性無月経	第１度無月経	第２度無月経
	体重減少性無月経	中枢性無月経	腸の子宮内膜症
	チョコレートのう胞	不規則月経	膜様月経困難症
	無月経症	卵管子宮内膜症	卵巣機能障害
	卵巣欠落症状	卵巣子宮内膜症	卵巣子宮内膜症のう胞
	卵巣発育不全		
△	機能性性器出血	月経前症候群	月経前浮腫
	月経前片頭痛	更年期出血	若年性子宮出血
	授乳性無月経	性器出血	性機能亢進症
	排卵痛	卵巣機能異常	卵巣性無月経

用法用量

機能性子宮出血：１日１錠を７～10日間連続投与する。

月経困難症，月経周期異常（稀発月経，頻発月経），過多月経，子宮内膜症，卵巣機能不全：１日１錠を月経周期第５日より約３週間連続投与する。

禁忌

(1)血栓性静脈炎，肺塞栓症又はその既往歴のある患者

(2)エストロゲン依存性悪性腫瘍（例えば，乳癌，子宮内膜癌）及びその疑いのある患者

(3)重篤な肝障害のある患者

(4)前回妊娠中に黄疸又は持続性瘙痒症の既往歴のある患者

(5)前回の妊娠中に悪化した耳硬化症の既往歴のある患者

(6)妊娠ヘルペスの既往歴のある患者

(7)鎌状赤血球貧血のある患者

(8)デュビン・ジョンソン症候群，ローター症候群の患者

(9)脂質代謝異常のある患者

(10)妊婦又は妊娠している可能性のある女性

(11)診断の確定していない異常性器出血のある患者

フラビタン錠5mg　規格：5mg1錠[5.6円/錠]
フラビタン錠10mg　規格：10mg1錠[7.2円/錠]
フラビタンシロップ0.3%　規格：0.3%1mL[8.3円/mL]

フラビンアデニンジヌクレオチドナトリウム　トーアエイヨー　313

【効能効果】

(1)ビタミンB_2欠乏症の予防及び治療

(2)ビタミンB_2の需要が増大し，食事からの摂取が不十分な際の補給（消耗性疾患，妊産婦，授乳婦，はげしい肉体労働時など）

(3)下記疾患のうち，ビタミンB_2の欠乏又は代謝障害が関与すると推定される場合

口角炎，口唇炎，舌炎，口内炎

肛門周囲及び陰部びらん

急・慢性湿疹，脂漏性湿疹

ペラグラ

尋常性痤瘡，酒さ

日光皮膚炎

結膜炎

びまん性表層角膜炎，角膜部周擁充血，角膜脈管新生

（上記(3)に対して，効果がないのに月余にわたって漫然と使用すべきでない。）

【対応標準病名】

◎	外陰部びらん	角膜周囲充血	角膜パンヌス
	急性湿疹	結膜炎	口角炎
	口唇炎	口内炎	肛門部びらん
	しゅさ	脂漏性皮膚炎	尋常性ざ瘡
	舌炎	日光皮膚炎	ビタミンB2欠乏症
	皮膚びらん	びまん性表層角膜炎	ペラグラ
	慢性湿疹	リボフラビン欠乏症	
○	アフタ性口内炎	異汗性湿疹	壊疽性口内炎
	角結膜びらん	角膜びらん	貨幣状湿疹
	汗疱性湿疹	クラミジア結膜炎	血管性パンヌス
	口唇アフタ	口唇色素沈着症	肛門陰窩炎
	肛門炎	肛門管炎	肛門部周囲炎
	ゴパラン症候群	孤立性アフタ	再発性アフタ
	ざ瘡	湿疹性パンヌス	しゅさ鼻
	痔瘻術後肛門周囲炎	脂漏性乳児皮膚炎	新生児皮脂漏
	ステロイドしゅさ	腺病性パンヌス	大アフタ
	冬期湿疹	頭部脂漏	ナイアシン欠乏症
	難治性口内炎	妊娠湿疹	妊婦性皮膚炎
	ビタミンＢ群欠乏症	フリクテン性パンヌス	
△あ	１型糖尿病性潰瘍	２型糖尿病性潰瘍	亜急性結膜炎
	悪液質アフタ	足湿疹	アトピー性角結膜炎
	アトピー皮膚	アルコール性ペラグラ	アレルギー性角膜炎
	アレルギー性結膜炎	アレルギー性口内炎	異汗症
	萎縮性角結膜炎	遺伝性角膜ジストロフィー	いぼ性口腔粘膜黄色腫
	陰唇潰瘍	陰のう湿疹	陰部潰瘍
	陰部間擦疹	ウイルス性外陰炎	ウイルス性口内炎
	栄養障害性角膜炎	会陰部肛囲湿疹	腋窩湿疹
	壊死性潰瘍性歯周炎	壊死性潰瘍性歯肉炎	壊疽性歯肉炎
か	円錐角膜	オトガイ下膿瘍	外陰炎
	外陰潰瘍	外陰膿瘍	外陰部皮膚炎

	カイザー・フライシャー輪	外傷性角膜炎	外傷性角膜潰瘍
	潰瘍性口内炎	化学性結膜炎	顎下部膿瘍
	角結膜炎	角結膜乾燥症	角膜萎縮
	角膜炎	角膜潰瘍	角膜拡張症
	角膜乾燥症	角膜色素沈着	角膜ジストロフィー
	角膜疾患	角膜脂肪変性	角膜症
	角膜上皮欠損	角膜上皮剥離	角膜上皮びらん
	角膜浸潤	角膜穿孔	角膜知覚過敏
	角膜知覚消失	角膜知覚鈍麻	角膜着色
	角膜中心潰瘍	角膜内皮炎	角膜内皮障害
	角膜軟化	角膜膿瘍	角膜剥離
	角膜浮腫	角膜腐蝕	角膜ぶどう腫
	角膜変性症	角膜瘤	家族性角膜ジストロフィー
	カタル性角膜潰瘍	カタル性眼炎	カタル性結膜炎
	カタル性口内炎	カタル性舌炎	化膿性角膜炎
	化膿性結膜炎	化膿性口腔粘膜肉芽腫	化膿性口内炎
	化膿性皮膚疾患	貨幣状角膜炎	顆粒状角膜ジストロフィー
	眼炎	眼角部眼瞼縁結膜炎	眼瞼縁結膜炎
	眼瞼結膜炎	間擦疹	カンジダ性口角びらん
	カンジダ性口唇炎	カンジダ性口内炎	乾性角結膜炎
	乾性角膜炎	感染性角膜潰瘍	感染性口内炎
	感染性皮膚炎	乾燥性口内炎	汗疱
	顔面急性皮膚炎	顔面光線角化症	顔面ざ瘡
	顔面しゅさ	顔面尋常性ざ瘡	義歯性口内炎
	偽性ペラグラ	季節性アレルギー性結膜炎	偽膜性アンギナ
	偽膜性結膜炎	偽膜性口内炎	丘疹状湿疹
	急性外陰腟炎	急性角結膜炎	急性角膜炎
	急性偽膜性カンジダ症	急性結膜炎	急性濾胞性結膜炎
	頬粘膜白板症	鋸歯状舌	巨大乳頭結膜炎
	巨大フリクテン	亀裂性湿疹	亀裂舌
	クルーケンベルグ紡錘	形質細胞性口唇炎	頚部皮膚炎
	ゲオトリクム症	ゲオトリクム性口内炎	結節状角膜ジストロフィー
	結節性眼炎	結節性結膜炎	結膜潰瘍
	結膜化膿性肉芽腫	結膜びらん	結膜濾胞症
	限局性直腸潰瘍	肛囲間擦疹	口囲ざ瘡
	口囲湿疹	口蓋垂炎	口蓋垂結核
	口蓋乳頭過形成	口蓋膿瘍	口角口唇炎
	口角びらん	硬化性角膜炎	硬化性舌炎
	口腔アレルギー症候群	口腔カンジダ症	口腔感染症
	口腔結核	口腔紅板症	口腔出血
	口腔褥瘡性潰瘍	口腔底膿瘍	口腔底蜂巣炎
	口腔内腫瘤	口腔粘膜結核	口腔粘膜の刺激性過形成
	口腔膿瘍	口腔白板症	硬口蓋白板症
	好酸球性口腔粘膜肉芽腫	好酸球性蜂巣炎	格子状角膜変性
	溝状舌	口唇潰瘍	口唇カンジダ症
	口唇結核	口唇粘液のう胞	口唇びらん
	口唇部膿瘍	口唇麻痺	口唇瘻
	光線角化症	光線眼症	光線肉芽腫
	光線類細網症	口底膿瘍	口底白板症
	口底蜂巣炎	後天性肛門狭窄	紅板症
	紅斑性間擦疹	紅斑性湿疹	項部菱形皮膚
	肛門潰瘍	肛門括約筋不全	肛門括約筋麻痺
	肛門狭窄	肛門疾患	肛門湿疹
	肛門周囲痛	肛門出血	肛門脱
	肛門皮垂	肛門部痛	肛門ポリープ
	肛門ポリポーシス	膠様滴状角膜ジストロフィー	コーガン症候群
さ	黒毛舌	コッホ・ウィークス菌性結膜炎	細菌性結膜炎
	細菌性腟炎	細菌性腟症	再発性角膜びらん
	ざ瘡様発疹	ザルツマン結節性ジストロフィー	散在性表層角膜炎

	蚕蝕性角膜潰瘍	紫外線角結膜炎	紫外線角膜炎
	自家感作性皮膚炎	糸状角膜炎	実質性角膜炎
	湿疹	湿疹様発疹	歯肉カンジダ症
	歯肉白板症	若年環	若年性女子表皮剥離性ざ瘡
	集簇性ざ瘡	宿便性潰瘍	しゅさ性角膜炎
	しゅさ性ざ瘡	しゅさ様皮膚炎	手指湿疹
	出血性角膜炎	出血性口内炎	術後結膜炎
	春季カタル	小陰唇膿瘍	掌蹠角化腫
	小児外陰腟炎	小児ざ瘡	真菌性角膜潰瘍
	神経栄養性角結膜炎	神経性搔破	人工肛門部皮膚炎
	進行性角膜潰瘍	人工皮膚炎	浸潤性表層角膜炎
	新生児ざ瘡	新生児皮膚炎	深層角膜炎
	唇裂術後	スイート症候群	スイート病
	水疱性角膜症	水疱性口唇炎	水疱性口内炎
	水疱性口内炎ウイルス病	皺襞デスメ膜	ステロイドざ瘡
	ストーマ粘膜皮膚侵入	スモーカーメラニン沈着症	星状角膜炎
	正中菱形舌炎	ゼーミッシュ潰瘍	石化性角膜炎
	赤色湿疹	舌萎縮	舌潰瘍
	雪眼炎	舌カンジダ症	接触性眼瞼結膜炎
	接触性口唇炎	接触性口内炎	舌切除後遺症
	舌苔	舌痛症	舌乳頭萎縮
	舌乳頭炎	舌乳頭肥大	舌粘膜下線維症
	舌膿瘍	舌白板症	舌びらん
	穿孔性角膜潰瘍	穿孔性角膜軟化	線状角膜炎
	全身湿疹	腺性口唇炎	先天性顆粒状角膜変性
	前房蓄膿性角膜炎	増殖性化膿性口内炎	続発性ペラグラ
た	粟粒性壊死性ざ瘡	大陰唇膿瘍	帯状角膜症
	多発性角膜びらん	多発性口内炎	単純性角膜潰瘍
	単純性顔面粃糠疹	地図状口内炎	地図状舌
	腟炎	腟潰瘍	腟膿瘍
	腟部びらん	直腸炎	直腸潰瘍
	直腸狭窄	直腸周囲炎	直腸出血
	直腸腫瘤	直腸障害	直腸脱
	直腸痛	直腸粘膜脱	直腸びらん
	直腸ポリープ	通年性アレルギー性結膜炎	手湿疹
	デスメ瘤	テリエン周辺角膜変性	点状角質融解症
	点状角膜炎	殿部難治性皮膚潰瘍	殿部皮膚潰瘍
	痘瘡性ざ瘡	糖尿病性潰瘍	頭部湿疹
な	頭部粃糠疹	兎眼性角膜炎	軟口蓋白板症
	軟口蓋麻痺	難治性瘻孔	肉芽腫性口唇炎
	ニコチン性口蓋白色角化症	ニコチン性口内炎	乳痂
	乳房皮膚炎	尿酸角膜変性	熱帯性潰瘍
	熱帯性ざ瘡	粘液水腫性苔癬	粘液膿性結膜炎
は	膿痂疹性ざ瘡	膿疱性ざ瘡	排便後出血
	白色水腫	白色粃糠疹	白内障術後結膜炎
	剥離性限局性舌炎	剥離性口唇炎	剥離性舌炎
	ハッサル・ヘンレ疣	ハドソン・ステーリ線	鼻背部湿疹
	パリノー結膜炎	パリノー結膜腺症候群	破裂デスメ膜
	瘢痕性肛門狭窄	斑状角膜変性	パントテン酸欠乏症
	反復性角膜潰瘍	ビオチン欠乏症	粃糠疹
	鼻前庭部湿疹	ビタミンB6欠乏症	非特異性外陰炎
	非特異性直腸潰瘍	皮膚炎	皮膚潰瘍
	皮膚瘻	表在性角膜炎	表在性舌炎
	表在性点状角膜炎	病巣性口腔ムチン症	病巣性ムチン症
	ピリドキシン欠乏症	フィラメント状角膜炎	フォアダイス病
	匐行性角膜潰瘍	腹壁瘢痕部潰瘍	フックスジストロフィー
	フリクテン性角結膜炎	フリクテン性角膜炎	フリクテン性角膜潰瘍
	フリクテン性結膜炎	ベドナーアフタ	ペラグラ性脳症
	ペラグラ性皮膚炎	ヘルペスウイルス性咽頭炎	ヘルペスウイルス性歯肉口内炎
	辺縁角膜炎	辺縁フリクテン	扁平湿疹

ま	放射線性口内炎	放射線直腸炎	慢性外陰炎
	慢性角結膜炎	慢性カタル性結膜炎	慢性結膜炎
	慢性光線性皮膚炎	慢性舌炎	慢性腟炎
	慢性表在性舌炎	慢性濾胞性結膜炎	ムチン沈着症
	メラー舌炎	メラニン過剰沈着	面皰
	毛細血管拡張性肉芽腫	毛状白板症	モラックス・アクセンフェルド結膜炎
や	薬物性角結膜炎	薬物性角膜炎	薬物性結膜炎
ら	落屑性湿疹	リガ・フェーデ病	流行性結膜炎
	良性移動性舌炎	淋菌性口内炎	輪状角膜ジストロフィー
	鱗状湿疹	輪紋状角膜炎	老人環
	老人性外陰炎	老人性弛緩性皮膚	老人性弾力線維症
	ワンサン扁桃炎		

用法用量　FADとして，通常成人1日5～45mgを1～3回に分割経口投与する。なお，年齢，症状により適宜増減する。

FAD錠5mg「ツルハラ」：鶴原　5mg1錠[5.6円/錠]，FAD錠10mg「ツルハラ」：鶴原　10mg1錠[5.6円/錠]，FAD錠「15」タツミ：辰巳化学　15mg1錠[5.6円/錠]，FADシロップ0.3%「ツルハラ」：鶴原　0.3%1mL[3.2円/mL]，ワカデニンシロップ0.3%：わかもと　0.3%1mL[3.2円/mL]，ワカデニン腸溶錠5mg：わかもと　5mg1錠[5.6円/錠]，ワカデニン腸溶錠10mg：わかもと　10mg1錠[5.6円/錠]，ワカデニン腸溶錠15mg：わかもと　15mg1錠[5.6円/錠]

プラビックス錠25mg　規格：25mg1錠[112.5円/錠]
プラビックス錠75mg　規格：75mg1錠[282.7円/錠]

クロピドグレル硫酸塩　サノフィ　339

【効能効果】

(1)虚血性脳血管障害(心原性脳塞栓症を除く)後の再発抑制

(2)経皮的冠動脈形成術(PCI)が適用される下記の虚血性心疾患

急性冠症候群(不安定狭心症，非ST上昇心筋梗塞，ST上昇心筋梗塞)

安定狭心症，陳旧性心筋梗塞

(3)末梢動脈疾患における血栓・塞栓形成の抑制

【対応標準病名】

◎	ST上昇型急性心筋梗塞	安定狭心症	一過性脳虚血発作
	急性冠症候群	虚血性脳血管障害	血栓塞栓症
	陳旧性心筋梗塞	脳虚血症	脳梗塞
	非ST上昇型心筋梗塞	不安定狭心症	末梢動脈疾患
○あ	CADASIL	CARASIL	アテローム血栓性脳梗塞
	アテローム血栓性脳梗塞・急性期	アテローム血栓性脳梗塞・慢性期	安静時狭心症
	異型狭心症	一過性黒内障	腋窩動脈血栓症
	延髄梗塞	延髄梗塞・急性期	延髄梗塞・慢性期
か	可逆性虚血性神経障害	下肢急性動脈閉塞症	下肢慢性動脈閉塞症
	冠状動脈血栓症	冠状動脈血栓塞栓症	冠状動脈口閉鎖
	冠状動脈性心疾患	冠状動脈閉塞症	冠攣縮性狭心症
	奇異性脳塞栓症	急性右室梗塞	急性下後壁心筋梗塞
	急性下側壁心筋梗塞	急性下壁心筋梗塞	急性貫壁性心筋梗塞
	急性基部側壁心筋梗塞	急性高位側壁心筋梗塞	急性後基部心筋梗塞
	急性後側部心筋梗塞	急性広範前壁心筋梗塞	急性後壁心筋梗塞
	急性後壁中隔心筋梗塞	急性心筋梗塞	急性心尖部側壁心筋梗塞
	急性心内膜下梗塞	急性前側壁心筋梗塞	急性前壁心筋梗塞
	急性前壁心尖部心筋梗塞	急性前壁中隔心筋梗塞	急性側壁心筋梗塞
	急性中隔心筋梗塞	橋梗塞	橋梗塞・急性期
	橋梗塞・慢性期	狭心症	狭心症3枝病変
	虚血性心疾患	虚血性脳卒中	血栓性小脳梗塞
	血栓性脳梗塞	腱索断裂・急性心筋梗塞に合併	後大脳動脈狭窄
	後大脳動脈血栓症	後大脳動脈症候群	後大脳動脈塞栓症
さ	後大脳動脈閉塞症	再発性脳梗塞	鎖骨下動脈閉塞症
	重症虚血肢	出血性脳梗塞	小窩性卒中
	上肢急性動脈閉塞症	上肢慢性動脈閉塞症	小脳梗塞
	小脳卒中症候群	小脳動脈狭窄	小脳動脈血栓症
	小脳動脈塞栓症	小脳動脈閉塞	初発労作型狭心症
	心筋梗塞	心筋梗塞後症候群	心原性小脳梗塞
	心原性脳塞栓症	心室中隔穿孔・急性心筋梗塞に合併	心室内血栓症・急性心筋梗塞に合併
	心尖部血栓症・急性心筋梗塞に合併	心破裂・急性心筋梗塞に合併	心房中隔穿孔・急性心筋梗塞に合併
	心房内血栓症・急性心筋梗塞に合併	心膜血腫・急性心筋梗塞に合併	セスタンーシュネ症候群
	切迫脳卒中	全身性閉塞性血栓血管炎	前大脳動脈狭窄
	前大脳動脈血栓症	前大脳動脈症候群	前大脳動脈塞栓症
	前大脳動脈閉塞症	穿通枝梗塞	増悪労作型狭心症
	塞栓性小脳梗塞	塞栓性小脳梗塞・急性期	塞栓性小脳梗塞・慢性期
	塞栓性脳梗塞	塞栓性脳梗塞・急性期	塞栓性脳梗塞・慢性期
た	大腿動脈閉塞症	多発性小脳梗塞	多発性脳梗塞
	多発性ラクナ梗塞	中大脳動脈狭窄症	中大脳動脈血栓症
	中大脳動脈症候群	中大脳動脈塞栓症	中大脳動脈閉塞症
	腸骨動脈血栓症	腸骨動脈塞栓症	陳旧性下壁心筋梗塞
	陳旧性後壁心筋梗塞	陳旧性前壁心筋梗塞	陳旧性前壁中隔心筋梗塞
	陳旧性側壁心筋梗塞	椎骨動脈狭窄症	椎骨動脈血行不全
	椎骨動脈血栓症	椎骨動脈塞栓症	椎骨動脈閉塞症
	椎骨脳底動脈狭窄症	椎骨脳底動脈循環不全	ドレッスラー症候群
な	内頚動脈狭窄症	内頚動脈血栓症	内頚動脈塞栓症
	内頚動脈不全症	内頚動脈閉塞症	乳頭筋断裂・急性心筋梗塞に合併
	乳頭筋不全症・急性心筋梗塞に合併	脳壊死	脳外主幹動脈血栓症脳梗塞
	脳外主幹動脈塞栓症脳梗塞	脳外主幹動脈閉塞脳梗塞	脳幹梗塞
	脳幹梗塞・急性期	脳幹梗塞・慢性期	脳幹卒中症候群
	脳血管障害	脳血管閉塞性脳梗塞	脳血管攣縮による脳梗塞
	脳梗塞・急性期	脳梗塞・慢性期	脳梗塞後遺症
	脳循環不全	脳底動脈狭窄症	脳底動脈血栓症
	脳底動脈循環不全	脳底動脈先端症候群	脳底動脈先端塞栓症
	脳底動脈塞栓症	脳底動脈閉塞症	脳動脈解離による脳梗塞
	脳動脈狭窄症	脳動脈循環不全	脳動脈閉塞症
は	脳軟化症	バージャー病	非Q波心筋梗塞
	皮質枝梗塞	微小血管性狭心症	ブルートウ症候群
ま	分水界梗塞	閉塞性血栓血管炎	末梢動脈塞栓症
	無症候性多発性脳梗塞	無症候性脳梗塞	無症候性ラクナ梗塞
ら	夜間狭心症	ラクナ梗塞	レイノー現象
	レイノー症候群	レイノー病	労作時兼安静時狭心症
	労作性狭心症		
△	一過性全健忘症	右室自由壁破裂	外頚動脈海綿静脈洞瘻
	下肢血行障害	下肢末梢循環障害	間欠性跛行
	冠状動脈アテローム性硬化症	冠状動脈炎	冠状動脈解離
	冠状動脈狭窄症	冠状動脈硬化症	冠状動脈塞栓症
	冠状動脈不全	冠状動脈瘤	冠状動脈瘤破裂
	肝動脈血栓症	冠動脈硬化性心疾患	冠動脈疾患
	冠動脈石灰化	肝動脈塞栓症	急性虚血性心疾患
	虚血性心筋症	虚血性白質脳症	血管運動性肢端感覚異常症
	コレステロール塞栓症	鎖骨下動脈盗血症候群	左室自由壁破裂
	四肢末梢循環障害	矢状静脈洞血栓症	肢端紅痛症
	趾端循環障害	肢端チアノーゼ	肢端知覚異常
	小児もやもや病	静脈血栓性脳梗塞	静脈性脳梗塞
	心筋虚血	心室瘤	心臓破裂
	スチール症候群	成人もやもや病	塞栓性梗塞

大動脈血栓症	大動脈塞栓症	中毒性黒内障
動脈血栓症	動脈硬化性間欠性跛行	動脈硬化性冠不全
動脈塞栓症	動脈攣縮	内頚動脈海綿静脈洞瘻
内頚動脈眼動脈分岐部動脈瘤	脳血管攣縮	脳静脈洞血栓症
脳動脈攣縮	脳毛細血管拡張症	フォヴィル症候群
腹部大動脈血栓症	腹部大動脈塞栓症	末梢循環障害
末梢性血管攣縮	慢性冠状動脈不全	慢性動脈閉塞症
無症候性心筋虚血	ルリッシュ症候群	連鎖球菌症候群
ワレンベルグ症候群		

効能効果に関連する使用上の注意　経皮的冠動脈形成術(PCI)が適用される虚血性心疾患の場合：PCIが適用予定の虚血性心疾患患者への投与は可能である。冠動脈造影により，保存的治療あるいは冠動脈バイパス術が選択され，PCIを適用しない場合には，以後の投与は控えること。

用法用量

(1)虚血性脳血管障害(心原性脳塞栓症を除く)後の再発抑制の場合：通常，成人には，クロピドグレルとして75mgを1日1回経口投与するが，年齢，体重，症状によりクロピドグレルとして50mgを1日1回経口投与する。

(2)経皮的冠動脈形成術(PCI)が適用される虚血性心疾患の場合：通常，成人には，投与開始日にクロピドグレルとして300mgを1日1回経口投与し，その後，維持量として1日1回75mgを経口投与する。

(3)末梢動脈疾患における血栓・塞栓形成の抑制の場合：通常，成人には，クロピドグレルとして75mgを1日1回経口投与する。

用法用量に関連する使用上の注意

空腹時の投与は避けることが望ましい(国内第Ⅰ相臨床試験において絶食投与時に消化器症状がみられている)。

(1)虚血性脳血管障害(心原性脳塞栓症を除く)後の再発抑制の場合：出血を増強するおそれがあるので，特に出血傾向，その素因のある患者等については，50mg1日1回から投与すること。

(2)経皮的冠動脈形成術(PCI)が適用される虚血性心疾患の場合

①アスピリン(81～100mg/日)と併用すること。

②ステント留置患者への本剤投与時には該当医療機器の添付文書を必ず参照すること。

③PCI施行前にクロピドグレル75mgを少なくとも4日間投与されている場合，ローディングドーズ投与(投与開始日に300mgを投与すること)は必須ではない。

禁忌

(1)出血している患者(血友病，頭蓋内出血，消化管出血，尿路出血，喀血，硝子体出血等)

(2)本剤の成分に対し過敏症の既往歴のある患者

クロピドグレル錠25mg「AA」：あすかActavis　－[－]，クロピドグレル錠25mg「EE」：エルメッドエーザイ　－[－]，クロピドグレル錠25mg「FFP」：富士フイルム　－[－]，クロピドグレル錠25mg「JG」：日本ジェネリック　－[－]，クロピドグレル錠25mg「KN」：小林化工　－[－]，クロピドグレル錠25mg「KO」：寿　－[－]，クロピドグレル錠25mg「KOG」：興和　－[－]，クロピドグレル錠25mg「SANIK」：サノフィ・ゼンティバ　－[－]，クロピドグレル錠25mg「TCK」：辰巳化学　－[－]，クロピドグレル錠25mg「YD」：陽進堂　－[－]，クロピドグレル錠25mg「ZE」：全星薬品　－[－]，クロピドグレル錠25mg「アメル」：共和薬品　－[－]，クロピドグレル錠25mg「科研」：ダイト　－[－]，クロピドグレル錠25mg「杏林」：キョーリンリメディオ　－[－]，クロピドグレル錠25mg「ケミファ」：日本ケミファ　－[－]，クロピドグレル錠25mg「サワイ」：沢井　－[－]，クロピドグレル錠25mg「サンド」：サンド　－[－]，クロピドグレル錠25mg「三和」：日本薬品工業　－[－]，クロピドグレル錠25mg「タナベ」：田辺三菱　－[－]，クロピドグレル錠25mg「ツルハラ」：鶴原　－[－]，クロピドグレル錠25mg「テバ」：テバ製薬　－[－]，クロピドグレル錠25mg「トーワ」：東和　－[－]，クロピドグレル錠25mg「日新」：日新－山形　－[－]，クロピドグレル錠25mg「ニットー」：日東メディック　－[－]，クロピドグレル錠25mg「ニプロ」：ニプロ　－[－]，クロピドグレル錠25mg「ファイザー」：マイラン製薬　－[－]，クロピドグレル錠25mg「明治」：高田　－[－]，クロピドグレル錠25mg「モチダ」：持田　－[－]，クロピドグレル錠50mg「EE」：エルメッドエーザイ　－[－]，クロピドグレル錠50mg「KN」：小林化工　－[－]，クロピドグレル錠50mg「KOG」：興和　－[－]，クロピドグレル錠50mg「TCK」：辰巳化学　－[－]，クロピドグレル錠50mg「サワイ」：沢井　－[－]，クロピドグレル錠50mg「タナベ」：田辺三菱　－[－]，クロピドグレル錠50mg「ツルハラ」：鶴原　－[－]，クロピドグレル錠50mg「明治」：高田　－[－]，クロピドグレル錠75mg「AA」：あすかActavis　－[－]，クロピドグレル錠75mg「EE」：エルメッドエーザイ　－[－]，クロピドグレル錠75mg「FFP」：富士フイルム　－[－]，クロピドグレル錠75mg「JG」：日本ジェネリック　－[－]，クロピドグレル錠75mg「KN」：小林化工　－[－]，クロピドグレル錠75mg「KO」：寿　－[－]，クロピドグレル錠75mg「KOG」：興和　－[－]，クロピドグレル錠75mg「SANIK」：サノフィ・ゼンティバ　－[－]，クロピドグレル錠75mg「TCK」：辰巳化学　－[－]，クロピドグレル錠75mg「YD」：陽進堂　－[－]，クロピドグレル錠75mg「ZE」：全星薬品　－[－]，クロピドグレル錠75mg「アメル」：共和薬品　－[－]，クロピドグレル錠75mg「科研」：ダイト　－[－]，クロピドグレル錠75mg「杏林」：キョーリンリメディオ　－[－]，クロピドグレル錠75mg「ケミファ」：日本ケミファ　－[－]，クロピドグレル錠75mg「サワイ」：沢井　－[－]，クロピドグレル錠75mg「サンド」：サンド　－[－]，クロピドグレル錠75mg「三和」：日本薬品工業　－[－]，クロピドグレル錠75mg「タナベ」：田辺三菱　－[－]，クロピドグレル錠75mg「ツルハラ」：鶴原　－[－]，クロピドグレル錠75mg「テバ」：テバ製薬　－[－]，クロピドグレル錠75mg「トーワ」：東和　－[－]，クロピドグレル錠75mg「日新」：日新－山形　－[－]，クロピドグレル錠75mg「ニットー」：日東メディック　－[－]，クロピドグレル錠75mg「ニプロ」：ニプロ　－[－]，クロピドグレル錠75mg「ファイザー」：マイラン製薬　－[－]，クロピドグレル錠75mg「明治」：高田　－[－]，クロピドグレル錠75mg「モチダ」：持田　－[－]

フラベリック錠20mg　規格：20mg1錠[5.6円/錠]
ベンプロペリンリン酸塩　ファイザー　222

【効能効果】

下記疾患に伴う咳嗽

感冒，急性気管支炎，慢性気管支炎，肺結核，上気道炎(咽喉頭炎，鼻カタル)

【対応標準病名】

◎	咽頭喉頭炎	かぜ	カタル性鼻炎
	感冒	急性気管支炎	急性上気道炎
	結核性咳嗽	咳	肺結核
	慢性気管支炎		
○	RSウイルス気管支炎	亜急性気管支炎	萎縮性咽頭炎
	咽頭気管炎	咽頭扁桃炎	インフルエンザ菌気管支炎
	ウイルス性気管支炎	エコーウイルス気管支炎	潰瘍性粟粒結核
	カタル性咳	活動性肺結核	化膿性鼻炎
	顆粒性咽頭炎	乾性咳	感染性鼻炎
	乾燥性咽頭炎	乾燥性鼻炎	乾酪性肺炎
	気管結核	気管支結核	偽膜性気管支炎
	急性咽頭喉頭炎	急性咽頭扁桃炎	急性気管気管支炎
	急性口蓋扁桃炎	急性喉頭気管気管支炎	急性粟粒結核
	急性反復性気管支炎	急性鼻咽頭炎	急性鼻炎
	クループ性気管支炎	結核	結核腫
	結核性喀血	結核性気管支拡張症	結核性気胸
	結核性空洞	結核性膿瘍	結核性肺線維症

	結核性肺膿瘍	結核性発熱	血管運動性鼻炎
	結節性肺結核	硬化性肺結核	喉頭結核
	コクサッキーウイルス気管支炎	湿性咳	滲出性気管支炎
	咳失神	舌扁桃炎	潜在性結核感染症
	先天性結核	粟粒結核	難治結核
	妊娠中感冒	肺炎球菌性気管支炎	肺炎結核
	肺結核・鏡検確認あり	肺結核・組織学的確認あり	肺結核・培養のみ確認あり
	肺結核腫	敗血症性気管支炎	肺門結核
	播種性結核	パラインフルエンザウイルス気管支炎	鼻炎
	肥大性咽頭炎	ヒトメタニューモウイルス気管支炎	閉塞性鼻炎
	マイコプラズマ気管支炎	慢性咽喉頭炎	慢性咽頭炎
	慢性咽頭カタル	慢性咽頭痛	慢性咳嗽
	慢性潰瘍性鼻咽頭炎	慢性化膿性鼻咽頭炎	慢性気管炎
	慢性気管気管支炎	慢性気管支漏	慢性鼻咽頭炎
	慢性鼻炎	夜間咳	ライノウイルス気管支炎
	連鎖球菌気管支炎	連鎖球菌性上気道感染	老人性気管支炎
	濾胞性咽頭炎		
△	萎縮性鼻炎	うっ血性鼻炎	潰瘍性鼻炎
	珪肺結核	結核後遺症	結核性硬化症
	結核性線維症	好酸球増多性鼻炎	臭鼻症
	塵肺結核	多剤耐性結核	陳旧性肺結核
	肉芽腫性鼻炎	肺結核後遺症	肺結核術後
	肺門リンパ節結核	肥厚性鼻炎	

用法用量　ベンプロペリンとして，通常成人1回20mgを1日3回経口投与する。
なお，年齢，症状により適宜増減する。

用法用量に関連する使用上の注意　本剤をかみくだくと口腔内にしびれ感を来すので，かまずに嚥下させること。

禁忌　本剤の成分に対し過敏症の既往歴のある患者

フランドル錠20mg　規格：20mg1錠[15.7円/錠]
硝酸イソソルビド　トーアエイヨー　217

【効能効果】
狭心症，心筋梗塞(急性期を除く)，その他の虚血性心疾患

【対応標準病名】

◎	狭心症	虚血性心疾患	心筋梗塞
○	安静時狭心症	安定狭心症	異型狭心症
	冠状動脈アテローム性硬化症	冠状動脈炎	冠状動脈狭窄症
	冠状動脈血栓症	冠状動脈血栓塞栓症	冠状動脈硬化症
	冠状動脈口閉鎖	冠状動脈性心疾患	冠状動脈閉塞症
	冠状動脈瘤	冠動静脈瘻	冠動脈硬化性心疾患
	冠動脈疾患	冠攣縮性狭心症	狭心症3枝病変
	虚血性心筋症	初発労作型狭心症	心筋虚血
	心室中隔瘤	心室瘤	心房瘤
	増悪労作型狭心症	陳旧性下壁心筋梗塞	陳旧性後壁心筋梗塞
	陳旧性心筋梗塞	陳旧性前壁心筋梗塞	陳旧性前壁中隔心筋梗塞
	陳旧性側壁心筋梗塞	動脈硬化性冠不全	微小血管性狭心症
	不安定狭心症	慢性冠状動脈不全	無症候性心筋虚血
	夜間狭心症	労作時兼安静時狭心症	労作性狭心症
△	ST上昇型急性心筋梗塞	冠動脈拡張	冠動脈石灰化
	急性右室梗塞	急性下後壁心筋梗塞	急性下側壁心筋梗塞
	急性下壁心筋梗塞	急性貫壁性心筋梗塞	急性基部側壁心筋梗塞
	急性高位側壁心筋梗塞	急性後基部心筋梗塞	急性後側部心筋梗塞
	急性広範前壁心筋梗塞	急性後壁心筋梗塞	急性後壁中隔心筋梗塞
	急性心筋梗塞	急性心尖部側壁心筋梗塞	急性心内膜下梗塞
	急性前側壁心筋梗塞	急性前壁心筋梗塞	急性前壁心尖部心筋梗塞
	急性前壁中隔心筋梗塞	急性側壁心筋梗塞	急性中隔心筋梗塞
	腱索断裂・急性心筋梗塞に合併	心室中隔穿孔・急性心筋梗塞に合併	心室内血栓症・急性心筋梗塞に合併
	心尖部血栓症・急性心筋梗塞に合併	心破裂・急性心筋梗塞に合併	心房中隔穿孔・急性心筋梗塞に合併
	心房内血栓症・急性心筋梗塞に合併	心膜血腫・急性心筋梗塞に合併	乳頭筋断裂・急性心筋梗塞に合併
	乳頭筋不全症・急性心筋梗塞に合併	非Q波心筋梗塞	非ST上昇型心筋梗塞

効能効果に関連する使用上の注意　本剤は狭心症の発作寛解を目的とした治療には不適であるので，この目的のためには速効性の硝酸・亜硝酸エステル系薬剤を使用すること。

用法用量　通常，成人に対し，1回1錠(硝酸イソソルビドとして20mg)を1日2回経口投与する。なお，年齢・症状により適宜増減する。
本剤はかまずに服用すること。

禁忌
(1)重篤な低血圧又は心原性ショックのある患者
(2)閉塞隅角緑内障の患者
(3)頭部外傷又は脳出血のある患者
(4)高度な貧血のある患者
(5)硝酸・亜硝酸エステル系薬剤に対し過敏症の既往歴のある患者
(6)ホスホジエステラーゼ5阻害作用を有する薬剤(シルデナフィルクエン酸塩，バルデナフィル塩酸塩水和物，タダラフィル)又はグアニル酸シクラーゼ刺激作用を有する薬剤(リオシグアト)を投与中の患者

併用禁忌

薬剤名等	臨床症状・措置方法	機序・危険因子
ホスホジエステラーゼ5阻害作用を有する薬剤 シルデナフィルクエン酸塩 (バイアグラ，レバチオ) バルデナフィル塩酸塩水和物 (レビトラ) タダラフィル (シアリス，アドシルカ，ザルティア)	併用により，降圧作用を増強することがある。	本剤はcGMPの産生を促進し，一方，ホスホジエステラーゼ5阻害作用を有する薬剤はcGMPの分解を抑制することから，両剤の併用によりcGMPの増大を介する本剤の降圧作用が増強する。
グアニル酸シクラーゼ刺激作用を有する薬剤 リオシグアト (アデムパス)		本剤とグアニル酸シクラーゼ刺激作用を有する薬剤は，ともにcGMPの産生を促進することから，両剤の併用によりcGMPの増大を介する本剤の降圧作用が増強する。

Lーオーネスゲン錠20mg：鶴原[5.6円/錠]，ジアセラL錠20mg：東和[5.6円/錠]，硝酸イソソルビド徐放錠20mg「サワイ」：沢井[5.8円/錠]

ブリカニール錠2mg　規格：2mg1錠[6.6円/錠]
テルブタリン硫酸塩　アストラゼネカ　225

【効能効果】
下記疾患の気道閉塞性障害に基づく呼吸困難等の諸症状の緩解
気管支喘息，慢性気管支炎，喘息性気管支炎，気管支拡張症及び肺気腫

【対応標準病名】

◎	気管支拡張症	気管支喘息	気道閉塞
	呼吸困難	喘息性気管支炎	肺気腫
	慢性気管支炎		
○	アスピリン喘息	アトピー性喘息	アレルギー性気管支炎
	萎縮性肺気腫	一側性肺気腫	運動誘発性喘息
	円柱状気管支拡張症	外因性喘息	下葉気管支拡張症
	感染型気管支喘息	気管支狭窄症	気管支喘息合併妊娠
	起坐呼吸	気腫性肺のう胞	巨大気腫性肺のう胞

	限局性気管支拡張症	呼吸困難発作	呼吸促迫
	混合型喘息	細気管支拡張症	小児喘息
	小児喘息性気管支炎	小葉間肺気腫	職業喘息
	心因性喘息	ステロイド依存性喘息	咳喘息
	中心小葉性肺気腫	難治性喘息	乳児喘息
	のう状気管支拡張症	肺性呼吸困難	肺胞性肺気腫
	汎小葉性肺気腫	非アトピー性喘息	びまん性気管支拡張症
	ブラ性肺気腫	閉塞性肺気腫	発作性呼吸困難
	マクロード症候群	慢性気管炎	慢性気管気管支炎
	慢性気管支拡張症	慢性気管支漏	慢性肺気腫
	夜間呼吸困難	夜間性喘息	労作時呼吸困難
	老人性気管支炎	老人性肺気腫	
△	CO2 ナルコーシス	息切れ	気道狭窄
	急性呼吸器感染症	高炭酸ガス血症	上葉無気肺
	ぜいぜい音	喘鳴	中葉無気肺
	板状無気肺		

用法用量

通常１回量として，下記用量を１日３回経口投与する。

なお，年齢，症状に応じて適宜増減する。

成人	2 錠（4mg）
6 歳以上の小児	1 錠（2mg）
5 歳以下の幼児	1/2 錠（1mg）

（　）内：テルブタリン硫酸塩としての用量

禁忌　本剤に対し過敏症の既往歴のある患者

コンボン細粒1%：辰巳化学　1%1g［10.5円/g］，コンボン錠2mg：辰巳化学　2mg1錠［5.6円/錠］

ブリカニールシロップ0.5mg/mL

規格：0.05%1mL［6.6円/mL］

テルブタリン硫酸塩　アストラゼネカ　225

【効　能　効　果】

下記疾患の気道閉塞性障害に基づく呼吸困難等の諸症状の緩解

気管支喘息，急性気管支炎，喘息様気管支炎

【対応標準病名】

◎	気管支喘息	気道閉塞	急性気管支炎
	呼吸困難	喘息性気管支炎	
○	RS ウイルス気管支炎	亜急性気管支炎	アスピリン喘息
	アトピー性喘息	アレルギー性気管支炎	息切れ
	インフルエンザ菌気管支炎	ウイルス性気管支炎	運動誘発性喘息
	エコーウイルス気管支炎	外因性喘息	感染型気管支喘息
	気管支狭窄症	気管支喘息合併妊娠	起坐呼吸
	偽膜性気管支炎	急性気管気管支炎	急性喉頭気管気管支炎
	急性反復性気管支炎	クループ性気管支炎	呼吸困難発作
	呼吸促迫	コクサッキーウイルス気管支炎	混合型喘息
	小児喘息	小児喘息性気管支炎	職業喘息
	心因性喘息	滲出性気管支炎	ステロイド依存性喘息
	咳喘息	難治性喘息	乳児喘息
	肺炎球菌性気管支炎	敗血症性気管支炎	肺性呼吸困難
	パラインフルエンザウイルス気管支炎	非アトピー性喘息	ヒトメタニューモウイルス気管支炎
	発作性呼吸困難	マイコプラズマ気管支炎	夜間呼吸困難
	夜間性喘息	ライノウイルス気管支炎	連鎖球菌気管支炎
	労作時呼吸困難		
△	CO2 ナルコーシス	気道狭窄	急性呼吸器感染症
	高炭酸ガス血症	上葉無気肺	ぜいぜい音
	喘鳴	中葉無気肺	板状無気肺

用法用量

通常幼小児に対して，１日量として 0.45mL/kg（テルブタリン硫酸塩として 0.225mg/kg）を３回に分けて経口投与する。

なお，年齢，症状により適宜増減する。

年齢別用量の目安は１日量として次の通りである。

0.5 歳～1 歳未満	3～4mL（1.5～2mg）
1 歳～3 歳未満	4～6mL（2～3mg）
3 歳～5 歳未満	6～8mL（3～4mg）
5 歳～7 歳未満	8～10mL（4～5mg）

（　）内：テルブタリン硫酸塩としての用量

禁忌　本剤に対し過敏症の既往歴のある患者

プリジスタ錠300mg

規格：300mg1錠［442.5円/錠］

プリジスタ錠600mg

規格：600mg1錠［－］

プリジスタナイーブ錠800mg

規格：800mg1錠［1896.5円/錠］

ダルナビルエタノール付加物　ヤンセン　625

【効　能　効　果】

HIV 感染症

【対応標準病名】

◎	HIV 感染症		
○	AIDS	AIDS 関連症候群	HIV－1 感染症
	HIV－2 感染症	HIV 感染	後天性免疫不全症候群
	新生児 HIV 感染症		

効能効果に関連する使用上の注意

(1)本剤による治療にあたっては，患者の治療歴及び可能な場合には薬剤耐性検査（遺伝子型解析あるいは表現型解析）を参考にすること。

①〔プリジスタ錠 300mg/600mg〕：本剤は抗 HIV 薬の治療経験があり，少なくとも１つのダルナビル耐性関連変異を持つ HIV 感染患者に使用すること。

②〔プリジスタナイーブ錠 800mg〕：本剤は抗 HIV 薬の治療経験がない HIV 感染患者あるいはダルナビル耐性関連変異を持たない抗 HIV 薬既治療患者に使用すること。

(2)無症候性 HIV 感染症の治療開始時期は CD4 陽性リンパ球数及び血漿中 HIV RNA 量が指標とされている。本剤の使用にあたっては，患者の CD4 陽性リンパ球数及び血漿中 HIV RNA 量を確認するとともに，最新のガイドラインを確認すること。

(3)小児 HIV 感染症に対しては，本剤投与による有効性及び安全性が確立していない。

用法用量

〔プリジスタ錠 300mg/600mg〕：通常，成人にはダルナビルとして１回 600mg とリトナビル１回 100mg をそれぞれ１日２回食事中又は食直後に併用投与する。投与に際しては，必ず他の抗 HIV 薬と併用すること。

〔プリジスタナイーブ錠 800mg〕：通常，成人にはダルナビルとして１回 800mg とリトナビル１回 100mg をそれぞれ１日１回食事中又は食直後に併用投与する。投与に際しては，必ず他の抗 HIV 薬と併用すること。

用法用量に関連する使用上の注意

(1)本剤は下記を参照し使用すること。

抗 HIV 薬による治療経験がない HIV 感染患者	抗 HIV 薬による治療経験のある患者	
	ダルナビル耐性関連変異を持たない患者	少なくとも１つのダルナビル耐性関連変異を持つ患者
プリジスタナイーブ錠 800mg1 錠を１日１回投与	プリジスタナイーブ錠 800mg1 錠を１日１回投与	プリジスタ錠 300mg2 錠又はプリジスタ錠 600mg1 錠を１日２回投与

なお，抗 HIV 薬による治療経験のある患者には薬剤耐性遺伝子型検査の実施が推奨されるが，遺伝子型検査が行えない場合には，プリジスタ錠 300mg2 錠又はプリジスタ錠 600mg1 錠を１日２回投与が推奨される。

(2)本剤による治療は，抗 HIV 療法に十分な経験を持つ医師のもとで開始すること。

(3)本剤の使用に際しては，「用法用量」の記載に従い，必ず薬物動態学的増強因子（ブースター）としてリトナビルを併用するこ

フ

と。

(4)ヒト免疫不全ウイルス(HIV)は，感染初期から多種多様な変異株を生じ，薬剤耐性を発現しやすいことが知られているので，本剤は他の抗 HIV 薬と併用すること。

(5)本剤と他の抗 HIV 薬との併用療法において，因果関係が特定できない重篤な副作用が発現し，治療の継続が困難であると判断された場合には，本剤若しくは併用している他の抗 HIV 薬の一部を減量又は休薬するのではなく，原則として本剤及び併用している他の抗 HIV 薬の投与をすべて一旦中止すること。

(6)ジダノシンと併用する場合には，ジダノシンは食間に投与することとされているので，本剤及びリトナビル投与の1時間前又は2時間後にジダノシンを投与すること。

禁忌

(1)本剤の成分に対し過敏症の既往歴のある患者

(2)トリアゾラム，ミダゾラム，ピモジド，エルゴタミン，ジヒドロエルゴタミン，エルゴメトリン，メチルエルゴメトリン，バルデナフィル，ブロナンセリン，シルデナフィル(レバチオ)，タダラフィル(アドシルカ)，アゼルニジピン，リバーロキサバンを投与中の患者

(3)低出生体重児，新生児，乳児，3歳未満の幼児

併用禁忌

薬剤名等	臨床症状・措置方法	機序・危険因子
トリアゾラム ハルシオン ミダゾラム ドルミカム	これらの薬剤の血中濃度上昇により，過度の鎮静や呼吸抑制等の重篤な又は生命に危険を及ぼすような事象が起こる可能性がある。	本剤及びリトナビルのCYP3A4に対する阻害作用により，これらの薬剤の代謝が阻害される。
ピモジド オーラップ	ピモジドの血中濃度上昇により，不整脈等の重篤な又は生命に危険を及ぼすような事象が起こる可能性がある。	
エルゴタミン カフェルゴット等 ジヒドロエルゴタミン ジヒデルゴット エルゴメトリン エルゴメトリンマレイン酸塩 メチルエルゴメトリン メテルギン等	これらの薬剤の血中濃度上昇により，末梢血管痙縮，虚血等の重篤な又は生命に危険を及ぼすような事象が起こる可能性がある。	
バルデナフィル レビトラ	バルデナフィルの血中濃度が上昇し，半減期が延長するおそれがある。	
ブロナンセリン ロナセン	ブロナンセリンの血中濃度が上昇し，作用が増強するおそれがある。	
シルデナフィル レバチオ タダラフィル アドシルカ	これらの薬剤の血中濃度を上昇させるおそれがある(シルデナフィルとリトナビルとの併用により，シルデナフィルの Cmax 及び AUC がそれぞれ 3.9 倍及び 10.5 倍に増加したとの報告がある)。	
アゼルニジピン レザルタス配合錠，カルブロック	アゼルニジピンの血中濃度が上昇し，作用が増強するおそれがある。	
リバーロキサバン イグザレルト	リバーロキサバンの血中濃度が上昇し，抗凝固作用が増強されることにより，出血の危険性が増大するおそれがある。	本剤及びリトナビルのCYP3A4に対する阻害作用又はP-糖蛋白阻害作用により，リバーロキサバンの血中濃度が上昇することがある。

フリバスOD錠25mg　規格：25mg1錠[49.1円/錠]
フリバスOD錠50mg　規格：50mg1錠[99.2円/錠]
フリバスOD錠75mg　規格：75mg1錠[146.7円/錠]
フリバス錠25mg　規格：25mg1錠[49.1円/錠]
フリバス錠50mg　規格：50mg1錠[99.2円/錠]
フリバス錠75mg　規格：75mg1錠[146.7円/錠]

ナフトピジル　旭化成　259

【効 能 効 果】

前立腺肥大症に伴う排尿障害

【対応標準病名】

◎	前立腺肥大症	排尿障害	
○	残尿感	前立腺症	前立腺線維腫
	遅延性排尿	排尿困難	
△	尿溢出	尿線断裂	尿線微弱
	尿道痛	排尿時灼熱感	膀胱直腸障害
	膀胱痛		

用法用量　通常，成人にはナフトピジルとして1日1回25mgより投与を始め，効果が不十分な場合は1～2週間の間隔をおいて50～75mgに漸増し，1日1回食後経口投与する。
なお，症状により適宜増減するが，1日最高投与量は75mgまでとする。

禁忌　本剤の成分に対し過敏症の既往歴のある患者

ナフトピジルOD錠25mg「DSEP」：第一三共エスファ　－[－]，ナフトピジルOD錠25mg「EE」：エルメッドエーザイ　－[－]，ナフトピジルOD錠25mg「FFP」：富士フイルム　－[－]，ナフトピジルOD錠25mg「JG」：日本ジェネリック　－[－]，ナフトピジルOD錠25mg「KN」：小林化工　－[－]，ナフトピジルOD錠25mg「TCK」：辰巳化学　－[－]，ナフトピジルOD錠25mg「YD」：陽進堂　－[－]，ナフトピジルOD錠25mg「あすか」：あすか　－[－]，ナフトピジルOD錠25mg「杏林」：キョーリンリメディオ　－[－]，ナフトピジルOD錠25mg「ケミファ」：日本薬品工業　－[－]，ナフトピジルOD錠25mg「サワイ」：沢井　－[－]，ナフトピジルOD錠25mg「タカタ」：高田　－[－]，ナフトピジルOD錠25mg「タナベ」：田辺三菱　－[－]，ナフトピジルOD錠25mg「テバ」：テバ製薬　－[－]，ナフトピジルOD錠25mg「日医工」：日医工　－[－]，ナフトピジルOD錠25mg「日新」：日新－山形　－[－]，ナフトピジルOD錠25mg「ニットー」：日東メディック　－[－]，ナフトピジルOD錠25mg「ファイザー」：マイラン製薬　－[－]，ナフトピジルOD錠25mg「フソー」：シオノ　－[－]，ナフトピジルOD錠50mg「DSEP」：第一三共エスファ　－[－]，ナフトピジルOD錠50mg「EE」：エルメッドエーザイ　－[－]，ナフトピジルOD錠50mg「FFP」：富士フイルム　－[－]，ナフトピジルOD錠50mg「JG」：日本ジェネリック　－[－]，ナフトピジルOD錠50mg「KN」：小林化工　－[－]，ナフトピジルOD錠50mg「TCK」：辰巳化学　－[－]，ナフトピジルOD錠50mg「YD」：陽進堂　－[－]，ナフトピジルOD錠50mg「あすか」：あすか　－[－]，ナフトピジルOD錠50mg「杏林」：キョーリンリメディオ　－[－]，ナフトピジルOD錠50mg「ケミファ」：日本薬品工業　－[－]，ナフトピジルOD錠50mg「サワイ」：沢井　－[－]，ナフトピジルOD錠50mg「タカタ」：高田　－[－]，ナフトピジルOD錠50mg「タナベ」：田辺三菱　－[－]，ナフトピジルOD錠50mg「テバ」：テバ製薬　－[－]，ナフトピジルOD錠50mg「日医工」：日医工　－[－]，ナフトピジルOD錠50mg「日新」：日新－山形　－[－]，ナフトピジルOD錠50mg「ニットー」：日東メディック　－[－]，ナフトピジルOD錠50mg「ファイザー」：マイラン製薬　－[－]，ナフトピジルOD錠50mg「フソー」：シオノ　－[－]，ナフトピジルOD錠75mg「DSEP」：第一三共エスファ　－[－]，ナフトピジルOD錠75mg「EE」：エルメッドエーザイ　－[－]，ナフトピジルOD錠75mg「FFP」：富士フイルム　－[－]，ナフトピジルOD錠75mg「JG」：日本ジェネリック　－[－]，ナフトピジ

ルOD錠75mg「KN」：小林化工　－[－]，ナフトピジルOD錠75mg「TCK」：辰巳化学　－[－]，ナフトピジルOD錠75mg「YD」：陽進堂　－[－]，ナフトピジルOD錠75mg「あすか」：あすか　－[－]，ナフトピジルOD錠75mg「杏林」：キョーリンリメディオ　－[－]，ナフトピジルOD錠75mg「ケミファ」：日本薬品工業　－[－]，ナフトピジルOD錠75mg「サワイ」：沢井　－[－]，ナフトピジルOD錠75mg「タカタ」：高田　－[－]，ナフトピジルOD錠75mg「タナベ」：田辺三菱　－[－]，ナフトピジルOD錠75mg「テバ」：テバ製薬　－[－]，ナフトピジルOD錠75mg「日医工」：日医工　－[－]，ナフトピジルOD錠75mg「日新」：日新－山形　－[－]，ナフトピジルOD錠75mg「ニットー」：日東メディック　－[－]，ナフトピジルOD錠75mg「ファイザー」：マイラン製薬　－[－]，ナフトピジルOD錠75mg「フソー」：シオノ　－[－]，ナフトピジル錠25mg「EE」：エルメッドエーザイ　－[－]，ナフトピジル錠25mg「JG」：長生堂　－[－]，ナフトピジル錠25mg「KN」：小林化工　－[－]，ナフトピジル錠25mg「TCK」：辰巳化学　－[－]，ナフトピジル錠25mg「YD」：陽進堂　－[－]，ナフトピジル錠25mg「あすか」：あすか　－[－]，ナフトピジル錠25mg「杏林」：キョーリンリメディオ　－[－]，ナフトピジル錠25mg「タカタ」：高田　－[－]，ナフトピジル錠25mg「トーワ」：東和　－[－]，ナフトピジル錠25mg「日医工」：日医工　－[－]，ナフトピジル錠25mg「ファイザー」：マイラン製薬　－[－]，ナフトピジル錠50mg「EE」：エルメッドエーザイ　－[－]，ナフトピジル錠50mg「JG」：長生堂　－[－]，ナフトピジル錠50mg「KN」：小林化工　－[－]，ナフトピジル錠50mg「TCK」：辰巳化学　－[－]，ナフトピジル錠50mg「YD」：陽進堂　－[－]，ナフトピジル錠50mg「あすか」：あすか　－[－]，ナフトピジル錠50mg「杏林」：キョーリンリメディオ　－[－]，ナフトピジル錠50mg「タカタ」：高田　－[－]，ナフトピジル錠50mg「トーワ」：東和　－[－]，ナフトピジル錠50mg「日医工」：日医工　－[－]，ナフトピジル錠50mg「ファイザー」：マイラン製薬　－[－]，ナフトピジル錠75mg「EE」：エルメッドエーザイ　－[－]，ナフトピジル錠75mg「JG」：長生堂　－[－]，ナフトピジル錠75mg「KN」：小林化工　－[－]，ナフトピジル錠75mg「TCK」：辰巳化学　－[－]，ナフトピジル錠75mg「YD」：陽進堂　－[－]，ナフトピジル錠75mg「あすか」：あすか　－[－]，ナフトピジル錠75mg「杏林」：キョーリンリメディオ　－[－]，ナフトピジル錠75mg「タカタ」：高田　－[－]，ナフトピジル錠75mg「トーワ」：東和　－[－]，ナフトピジル錠75mg「日医工」：日医工　－[－]，ナフトピジル錠75mg「ファイザー」：マイラン製薬　－[－]

プリミドン細粒99.5%「日医工」　規格：99.5%1g[32.2円/g]
プリミドン錠250mg「日医工」　規格：250mg1錠[10.8円/錠]
プリミドン　日医工　113

【効能効果】

てんかんのけいれん発作
　強直間代発作(全般けいれん発作，大発作)
　焦点発作(ジャクソン型発作を含む)
精神運動発作
小型(運動)発作〔ミオクロニー発作，失立(無動)発作，点頭てんかん(幼児けい縮発作，BNSけいれん等)〕

【対応標準病名】

◎	強直間代発作	痙攣発作	ジャクソンてんかん
	焦点性てんかん	精神運動発作	てんかん
	てんかん大発作	点頭てんかん	ミオクローヌスてんかん
○	アトニー性非特異性てんかん発作	アブサンス	アルコールてんかん
	ウンベルリヒトてんかん	間代性痙攣	強直性痙攣
	局所性てんかん	痙攣	光原性てんかん
	後天性てんかん	持続性部分てんかん	若年性アブサンスてんかん
	若年性ミオクローヌスてんかん	術後てんかん	症候性早期ミオクローヌス性脳症
	症候性てんかん	小児期アブサンスてんかん	小児痙攣性疾患
	自律神経てんかん	進行性ミオクローヌスてんかん	睡眠喪失てんかん
	ストレスてんかん	全身痙攣	全身痙攣発作
	前頭葉てんかん	側頭葉てんかん	体知覚性発作
	遅発性てんかん	聴覚反射てんかん	定型欠神発作
	てんかん合併妊娠	てんかん小発作	てんかん性自動症
	てんかん単純部分発作	てんかん複雑部分発作	てんかん様発作
	難治性てんかん	乳児重症ミオクロニーてんかん	乳児点頭痙攣
	熱性痙攣	脳炎後てんかん	拝礼発作
	反応性てんかん	ヒプサルスミア	腹部てんかん
	部分てんかん	片側痙攣片麻痺てんかん症候群	無熱性痙攣
	薬物てんかん	良性新生児痙攣	良性乳児ミオクローヌスてんかん
	レノックス・ガストー症候群		
△	一過性痙攣発作	家族性痙攣	局所性痙攣
	痙攣重積発作	症候性痙攣発作	焦点性知覚性発作
	聴覚性発作	テタニー様発作	泣き入りひきつけ
	乳児痙攣	ノロウイルス性胃腸炎に伴う痙攣	ひきつけ
	モーア症候群	幼児痙攣	ラフォラ疾患
	ロタウイルス性胃腸炎に伴う痙攣		

用法用量

プリミドンとして，通常成人は治療初期3日間は1日250mgを就寝前に経口投与する。以後3日間ごとに250mgずつ増量して，症状によっては発作の消長を考慮して，1日量1,500mgまで漸増し，2〜3回に分割経口投与する。なお，必要によっては1日量2,000mgまで増量することができる。
小児に対しては，治療初期3日間は1日125mgを就寝前に経口投与する。以後3〜4日間ごとに125mgずつ増量して，次の標準投与量まで漸増し2〜3回に分割経口投与する。
　〜2歳：250〜500mg
　3〜5歳：500〜750mg
　6〜15歳：750〜1,000mg
症状によっては発作の消長を考慮して，さらに増量してもよい。

禁忌

(1)本剤の成分またはバルビツール酸系化合物に対し過敏症の患者
(2)急性間欠性ポルフィリン症の患者

プリモボラン錠5mg　規格：5mg1錠[12円/錠]
メテノロン酢酸エステル　バイエル薬品　244

【効能効果】

骨粗鬆症
下記疾患による著しい消耗状態：慢性腎疾患，悪性腫瘍，外傷，熱傷
下記疾患による骨髄の消耗状態：再生不良性貧血

【対応標準病名】

◎	悪性腫瘍	外傷	骨粗鬆症
	再生不良性貧血	腎炎	熱傷
○	EGFR遺伝子変異陽性非小細胞肺癌	KIT(CD117)陽性胃消化管間質腫瘍	KIT(CD117)陽性結腸消化管間質腫瘍
	KIT(CD117)陽性小腸消化管間質腫瘍	KIT(CD117)陽性食道消化管間質腫瘍	KIT(CD117)陽性直腸消化管間質腫瘍
	KRAS遺伝子野生型結腸癌	KRAS遺伝子野生型直腸癌	S状結腸癌
あ	悪性エナメル上皮腫	悪性下垂体腫瘍	悪性褐色細胞腫
	悪性顆粒細胞腫	悪性間葉腫	悪性奇形腫
	悪性胸腺腫	悪性グロームス腫瘍	悪性血管外皮腫

悪性甲状腺腫	悪性骨腫瘍	悪性縦隔腫瘍
悪性神経膠腫	悪性髄膜腫	悪性脊髄髄膜腫
悪性線維性組織球腫	悪性虫垂粘液瘤	悪性停留精巣
悪性頭蓋咽頭腫	悪性脳腫瘍	悪性末梢神経鞘腫
悪性葉状腫瘍	悪性リンパ腫骨髄浸潤	足第１度熱傷
足第２度熱傷	足第３度熱傷	足熱傷
圧挫傷	圧挫創	胃悪性黒色腫
胃カルチノイド	胃癌	胃管癌
胃癌骨転移	胃癌末期	胃脂肪肉腫
胃重複癌	胃消化管間質腫瘍	胃進行癌
胃前庭部癌	胃体部癌	胃腸管熱傷
胃底部癌	遺伝性大腸癌	遺伝性非ポリポーシス大腸癌
胃肉腫	胃熱傷	胃幽門部癌
陰核癌	陰茎悪性黒色腫	陰茎癌
陰茎亀頭部癌	陰茎第１度熱傷	陰茎第２度熱傷
陰茎第３度熱傷	陰茎体部癌	陰茎肉腫
陰茎熱傷	陰茎包皮部癌	陰茎有棘細胞癌
咽頭癌	咽頭肉腫	咽頭熱傷
陰のう悪性黒色腫	陰のう癌	陰のう第１度熱傷
陰のう第２度熱傷	陰のう第３度熱傷	陰のう内脂肪肉腫
陰のう熱傷	陰のう有棘細胞癌	ウイルムス腫瘍
会陰第１度熱傷	会陰第２度熱傷	会陰第３度熱傷
会陰熱傷	腋窩第１度熱傷	腋窩第２度熱傷
腋窩第３度熱傷	腋窩熱傷	エクリン汗孔癌
炎症性乳癌	延髄神経膠腫	横行結腸癌
横紋筋肉腫	外陰悪性黒色腫	外陰悪性腫瘍
外陰癌	外陰第１度熱傷	外陰第２度熱傷
外陰第３度熱傷	外陰熱傷	外陰部パジェット病
外陰部有棘細胞癌	外耳道癌	外傷性一過性麻痺
外傷性硬膜動静脈瘻	外傷性脊髄出血	外傷性切断
外傷性動静脈瘻	外傷性動脈血腫	外傷性動脈瘤
外傷性破裂	回腸癌	回腸消化管間質腫瘍
開放骨折	開放性陥没骨折	開放性脱臼骨折
開放性粉砕骨折	海綿芽細胞腫	回盲部癌
下咽頭癌	下咽頭後部癌	下咽頭肉腫
下咽頭熱傷	下顎悪性エナメル上皮腫	下顎骨悪性腫瘍
下顎歯肉癌	下顎歯肉頬移行部癌	下顎熱傷
下顎部第１度熱傷	下顎部第２度熱傷	下顎部第３度熱傷
顎下腺癌	顎下部悪性腫瘍	角結膜腐蝕
角膜アルカリ化学熱傷	角膜酸化学熱傷	角膜酸性熱傷
角膜熱傷	角膜の悪性腫瘍	下行結腸癌
下肢悪性腫瘍	下肢第１度熱傷	下肢第２度熱傷
下肢第３度熱傷	下肢熱傷	下唇癌
下唇赤唇部癌	仮声帯癌	下腿足部熱傷
下腿熱傷	下腿部第１度熱傷	下腿部第２度熱傷
下腿部第３度熱傷	割創	滑膜腫
滑膜肉腫	下半身第１度熱傷	下半身第２度熱傷
下半身第３度熱傷	下半身熱傷	下腹部第１度熱傷
下腹部第２度熱傷	下腹部第３度熱傷	下部食道癌
下部胆管癌	下葉肺癌	カルチノイド
癌	肝悪性腫瘍	肝炎後再生不良性貧血
眼窩悪性腫瘍	肝外胆管癌	眼化学熱傷
眼角基底細胞癌	眼角皮膚癌	眼角有棘細胞癌
眼窩神経芽腫	肝カルチノイド	肝癌
肝癌骨転移	眼球熱傷	眼瞼化学熱傷
眼瞼脂腺癌	眼瞼第１度熱傷	眼瞼第２度熱傷
眼瞼第３度熱傷	眼瞼熱傷	眼瞼皮膚の悪性腫瘍
眼瞼メルケル細胞癌	肝細胞癌	眼周囲化学熱傷
眼周囲第１度熱傷	眼周囲第２度熱傷	眼周囲第３度熱傷
癌性悪液質	癌性胸水	癌性胸膜炎
関節内骨折	汗腺癌	貫通刺創
貫通銃創	貫通性挫滅創	貫通創
管内性増殖性糸球体腎炎	眼熱傷	顔面悪性腫瘍

顔面損傷	顔面第１度熱傷	顔面第２度熱傷
顔面第３度熱傷	顔面熱傷	肝門部癌
肝門部胆管癌	気管癌	気管支癌
気管支リンパ節転移	気管熱傷	基底細胞癌
気道熱傷	臼後部癌	嗅神経芽腫
嗅神経上皮腫	胸腔内リンパ節の悪性腫瘍	胸腔熱傷
橋神経膠腫	胸腺カルチノイド	胸腺癌
胸腺腫	胸椎転移	頬粘膜癌
胸部外傷	胸部下部食道癌	胸部上部食道癌
胸部上腕熱傷	胸部食道癌	胸部損傷
胸部第１度熱傷	頬部第１度熱傷	胸部第２度熱傷
頬部第２度熱傷	胸部第３度熱傷	頬部第３度熱傷
胸部中部食道癌	胸部熱傷	胸膜悪性腫瘍
胸膜脂肪肉腫	去勢抵抗性前立腺癌	巨大後腹膜脂肪肉腫
筋損傷	筋断裂	筋肉内血腫
空腸癌	空腸消化管間質腫瘍	躯幹薬傷
クルッケンベルグ腫瘍	クロム親和性芽細胞腫	軽症再生不良性貧血
頚椎骨粗鬆症	頚椎骨粗鬆症・病的骨折あり	頚動脈小体悪性腫瘍
軽微糸球体変化	頚部悪性腫瘍	頚部癌
頚部原発腫瘍	頚部脂肪肉腫	頚部食道癌
頚部神経芽腫	頚部第１度熱傷	頚部第２度熱傷
頚部第３度熱傷	頚部肉腫	頚部熱傷
頚部皮膚悪性腫瘍	頚部メルケル細胞癌	頚部隆起性皮膚線維肉腫
血管切断	血管損傷	血管肉腫
結腸癌	結腸脂肪肉腫	結腸消化管間質腫瘍
結膜熱傷	結膜の悪性腫瘍	結膜のうアルカリ化学熱傷
結膜のう酸化学熱傷	結膜腐蝕	限局性前立腺癌
肩甲間部第１度熱傷	肩甲間部第２度熱傷	肩甲間部第３度熱傷
肩甲間部熱傷	肩甲部脂肪肉腫	肩甲部第１度熱傷
肩甲部第２度熱傷	肩甲部第３度熱傷	肩甲部熱傷
原始神経外胚葉腫瘍	原線維性星細胞腫	原発性悪性脳腫瘍
原発性肝癌	原発性骨腫瘍	原発性脳腫瘍
原発性肺癌	原発不明癌	肩部第１度熱傷
肩部第２度熱傷	肩部第３度熱傷	高エネルギー外傷
口蓋癌	口蓋垂癌	膠芽腫
口腔悪性黒色腫	口腔癌	口腔前庭癌
口腔第１度熱傷	口腔第２度熱傷	口腔第３度熱傷
口腔底癌	口腔熱傷	硬口蓋癌
後縦隔悪性腫瘍	甲状腺悪性腫瘍	甲状腺癌
甲状腺癌骨転移	甲状腺髄様癌	甲状腺乳頭癌
甲状腺未分化癌	甲状腺濾胞癌	甲状軟骨の悪性腫瘍
口唇癌	口唇境界部癌	口唇赤唇部癌
口唇第１度熱傷	口唇第２度熱傷	口唇第３度熱傷
口唇熱傷	口唇皮膚悪性腫瘍	口唇メルケル細胞癌
口底癌	喉頭蓋癌	喉頭外傷
喉頭蓋前面癌	喉頭蓋谷癌	喉頭癌
喉頭損傷	喉頭熱傷	後頭部転移性腫瘍
後頭葉悪性腫瘍	広汎性神経損傷	項部基底細胞癌
後腹膜悪性腫瘍	後腹膜悪性線維性組織球腫	後腹膜横紋筋肉腫
後腹膜血管肉腫	後腹膜脂肪肉腫	後腹膜神経芽腫
後腹膜線維肉腫	後腹膜胚細胞腫瘍	後腹膜平滑筋肉腫
項部皮膚癌	項部メルケル細胞癌	項部有棘細胞癌
肛門悪性黒色腫	肛門癌	肛門管癌
肛門第１度熱傷	肛門第２度熱傷	肛門第３度熱傷
肛門熱傷	肛門部癌	肛門扁平上皮癌
骨悪性線維性組織球腫	骨原性肉腫	骨髄性白血病骨髄浸潤
骨髄低形成	骨髄転移	骨線維肉腫
骨粗鬆症・骨盤部病的骨折あり	骨粗鬆症・脊椎病的骨折あり	骨粗鬆症・前腕病的骨折あり
骨粗鬆症・大腿部病的骨折あり	骨粗鬆症・多発病的骨折あり	骨粗鬆症・病的骨折あり
骨転移癌	骨軟骨肉腫	骨肉腫

さ

骨盤転移	骨盤内リンパ節転移	骨盤内リンパ節の悪性腫瘍
骨膜性骨肉腫	鰓原性癌	最重症再生不良性貧血
挫滅傷	挫滅創	残胃癌
耳介癌	耳介部第1度熱傷	耳介部第2度熱傷
耳介部第3度熱傷	耳介メルケル細胞癌	耳下腺癌
耳下部肉腫	耳管癌	色素性基底細胞癌
子宮癌	子宮癌骨転移	子宮癌再発
子宮癌肉腫	子宮体癌	子宮体癌再発
糸球体腎炎	子宮内膜癌	子宮内膜間質肉腫
子宮肉腫	子宮熱傷	篩骨洞癌
四肢静脈損傷	四肢第1度熱傷	四肢第2度熱傷
四肢第3度熱傷	四肢動脈損傷	四肢熱傷
視神経膠腫	脂腺癌	趾第1度熱傷
趾第2度熱傷	趾第3度熱傷	膝部第1度熱傷
膝部第2度熱傷	膝部第3度熱傷	歯肉癌
趾熱傷	脂肪肉腫	若年性骨粗鬆症
若年性骨粗鬆症・病的骨折あり	射創	縦隔癌
縦隔脂肪肉腫	縦隔神経芽腫	縦隔リンパ節転移
重症再生不良性貧血	銃創	十二指腸カルチノイド
十二指腸癌	十二指腸消化管間質腫瘍	十二指腸神経内分泌腫瘍
十二指腸乳頭癌	十二指腸乳頭部癌	十二指腸平滑筋肉腫
絨毛癌	手関節部第1度熱傷	手関節部第2度熱傷
手関節部第3度熱傷	主気管支の悪性腫瘍	種子骨開放骨折
手指第1度熱傷	手指第2度熱傷	手指第3度熱傷
手指端熱傷	手指熱傷	手掌第1度熱傷
手掌第2度熱傷	手掌第3度熱傷	手掌熱傷
術後吸収不良性骨粗鬆症	術後吸収不良性骨粗鬆症・病的骨折あり	術後乳癌
手背第1度熱傷	手背第2度熱傷	手背第3度熱傷
手背熱傷	上衣芽細胞腫	上衣腫
小陰唇癌	上咽頭癌	上咽頭脂肪肉腫
上顎悪性エナメル上皮腫	上顎癌	上顎結節部癌
上顎骨悪性腫瘍	上顎歯肉癌	上顎歯肉頬移行部癌
上顎洞癌	松果体悪性腫瘍	松果体芽腫
松果体未分化胚細胞腫	上行結腸カルチノイド	上行結腸癌
上行結腸平滑筋肉腫	上口唇基底細胞癌	小細胞肺癌
上肢悪性腫瘍	上肢第1度熱傷	上肢第2度熱傷
上肢第3度熱傷	上肢熱傷	上唇癌
焼身自殺未遂	上唇赤唇部癌	小唾液腺癌
小腸癌	小腸脂肪肉腫	小腸消化管間質腫瘍
上半身第1度熱傷	上半身第2度熱傷	上半身第3度熱傷
上半身熱傷	上皮腫	上部食道癌
踵部第1度熱傷	踵部第2度熱傷	踵部第3度熱傷
上部胆管癌	上葉肺癌	上腕脂肪肉腫
上腕第1度熱傷	上腕第2度熱傷	上腕第3度熱傷
上腕熱傷	食道悪性間葉系腫瘍	食道悪性黒色腫
食道横紋筋肉腫	食道顆粒細胞腫	食道カルチノイド
食道癌	食道癌骨転移	食道癌肉腫
食道基底細胞癌	食道偽肉腫	食道脂肪肉腫
食道消化管間質腫瘍	食道小細胞癌	食道腺癌
食道腺様のう胞癌	食道熱傷	食道粘表皮癌
食道表在癌	食道平滑筋肉腫	食道未分化癌
痔瘻癌	腎悪性腫瘍	腎盂癌
腎盂乳頭状癌	腎癌	腎癌骨転移
神経芽腫	神経膠腫	神経線維肉腫
進行性前立腺癌	進行乳癌	唇交連癌
腎細胞癌	腎周囲脂肪肉腫	心臓悪性腫瘍
心臓横紋筋肉腫	心臓血管肉腫	心臓脂肪肉腫
心臓線維肉腫	心臓粘液肉腫	腎肉腫
膵芽腫	膵癌	膵管癌
膵管内管状腺癌	膵管内乳頭粘液性腺癌	膵脂肪肉腫
膵漿液性のう胞腺癌	膵腺房細胞癌	膵臓癌骨転移

膵体部癌	膵頭部癌	膵内胆管癌
膵粘液性のう胞腺癌	膵尾部癌	髄膜癌腫症
髄膜白血病	スキルス胃癌	ステロイド性骨粗鬆症
ステロイド性骨粗鬆症・病的骨折あり	ステロイド性脊椎圧迫骨折	星細胞腫
精索脂肪肉腫	精索肉腫	星状芽細胞腫
精上皮腫	成人T細胞白血病骨髄浸潤	精巣癌
精巣奇形癌	精巣奇形腫	精巣絨毛癌
精巣上体癌	精巣胎児性癌	精巣肉腫
精巣熱傷	精巣卵のう腫瘍	精母細胞腫
声門下癌	声門癌	声門上癌
赤芽球ろう	脊索腫	脊髄播種
脊椎骨粗鬆症・病的骨折あり	脊椎転移	舌縁癌
舌下腺癌	舌下面癌	舌癌
舌根部癌	舌脂肪肉腫	舌尖癌
切断	舌熱傷	舌背癌
線維脂肪肉腫	線維肉腫	前額部第1度熱傷
前額部第2度熱傷	前額部第3度熱傷	前胸部第1度熱傷
前胸部第2度熱傷	前胸部第3度熱傷	前胸部熱傷
前縦隔悪性腫瘍	全身性転移性癌	全身第1度熱傷
全身第2度熱傷	全身第3度熱傷	全身熱傷
穿通創	先天性再生不良性貧血	先天性赤芽球ろう
先天性低形成貧血	前頭洞癌	前頭部転移性腫瘍
前頭葉悪性腫瘍	前立腺癌	前立腺癌骨転移
前立腺癌再発	前立腺神経内分泌癌	前立腺肉腫
前腕手部熱傷	前腕第1度熱傷	前腕第2度熱傷
前腕第3度熱傷	前腕熱傷	早期胃癌
早期食道癌	巣状糸球体硬化症	巣状糸球体腎炎
増殖性糸球体腎炎	総胆管癌	足関節第1度熱傷
足関節第2度熱傷	足関節第3度熱傷	足関節熱傷
側胸部第1度熱傷	側胸部第2度熱傷	側胸部第3度熱傷
足底熱傷	足底部第1度熱傷	足底部第2度熱傷
足底部第3度熱傷	側頭部転移性腫瘍	側頭葉悪性腫瘍
側頭葉膠芽腫	足背部第1度熱傷	足背部第2度熱傷
足背部第3度熱傷	側腹部第1度熱傷	側腹部第2度熱傷
側腹部第3度熱傷	鼡径部第1度熱傷	鼡径部第2度熱傷
鼡径部第3度熱傷	鼡径部熱傷	損傷

た

第1度熱傷	第2度熱傷	第3度熱傷
第4度熱傷	大陰唇癌	体幹第1度熱傷
体幹第2度熱傷	体幹第3度熱傷	体幹熱傷
退形成性上衣腫	退形成性星細胞腫	胎児性癌
胎児性精巣腫瘍	体質性再生不良性貧血	大腿骨転移性骨腫瘍
大腿熱傷	大腿部第1度熱傷	大腿部第2度熱傷
大腿部第3度熱傷	大唾液腺癌	大腸カルチノイド
大腸癌	大腸癌骨転移	大腸肉腫
大腸粘液癌	大脳悪性腫瘍	大脳深部神経膠腫
大脳深部転移性腫瘍	体表面積10%未満の熱傷	体表面積10－19%の熱傷
体表面積20－29%の熱傷	体表面積30－39%の熱傷	体表面積40－49%の熱傷
体表面積50－59%の熱傷	体表面積60－69%の熱傷	体表面積70－79%の熱傷
体表面積80－89%の熱傷	体表面積90%以上の熱傷	大網脂肪肉腫
大網消化管間質腫瘍	唾液腺癌	多発性外傷
多発性癌転移	多発性骨髄腫骨髄浸潤	多発性神経膠腫
多発性第1度熱傷	多発性第2度熱傷	多発性第3度熱傷
多発性熱傷	胆管癌	男性性器癌
胆のう癌	胆のう管癌	胆のう肉腫
腟悪性黒色腫	腟癌	腟熱傷
中咽頭癌	中咽頭側壁癌	中咽頭肉腫
中耳悪性腫瘍	中縦隔悪性腫瘍	虫垂カルチノイド
虫垂癌	中等症再生不良性貧血	中脳神経膠腫
中部食道癌	肘部第1度熱傷	肘部第2度熱傷
肘部第3度熱傷	中部胆管癌	中葉肺癌

	腸間膜悪性腫瘍	腸間膜脂肪肉腫	腸間膜消化管間質腫瘍
	腸間膜肉腫	蝶形骨洞癌	聴神経膠腫
	直腸Ｓ状部結腸癌	直腸悪性黒色腫	直腸カルチノイド
	直腸癌	直腸癌骨転移	直腸癌術後再発
	直腸癌穿孔	直腸脂肪肉腫	直腸消化管間質腫瘍
	低形成性貧血	手第１度熱傷	手第２度熱傷
	手第３度熱傷	手軟部悪性腫瘍	手熱傷
	転移性下顎癌	転移性肝癌	転移性肝腫瘍
	転移性胸膜腫瘍	転移性口腔癌	転移性黒色腫
	転移性骨腫瘍	転移性縦隔腫瘍	転移性十二指腸癌
	転移性腫瘍	転移性消化器腫瘍	転移性上顎癌
	転移性小腸腫瘍	転移性腎腫瘍	転移性膵腫瘍
	転移性舌癌	転移性頭蓋骨腫瘍	転移性脳腫瘍
	転移性肺癌	転移性肺腫瘍	転移性脾腫瘍
	転移性皮膚腫瘍	転移性副腎腫瘍	転移性腹壁腫瘍
	転移性扁平上皮癌	転移性卵巣癌	テント上下転移性腫瘍
	殿部第１度熱傷	殿部第２度熱傷	殿部第３度熱傷
	殿部熱傷	頭蓋骨悪性腫瘍	頭蓋部脊索腫
	頭頚部癌	頭頂葉悪性腫瘍	頭部基底細胞癌
	頭部脂腺癌	頭部脂肪肉腫	頭部第１度熱傷
	頭部第２度熱傷	頭部第３度熱傷	頭部軟部組織悪性腫瘍
	頭部熱傷	頭部皮膚癌	頭部メルケル細胞癌
	頭部有棘細胞癌	頭部隆起性皮膚線維肉腫	動脈損傷
	特発性骨粗鬆症	特発性骨粗鬆症・病的骨折あり	特発性再生不良性貧血
な	特発性若年性骨粗鬆症	内耳癌	内胚葉洞腫瘍
	内部尿路性器の熱傷	軟口蓋癌	軟口蓋熱傷
	軟骨肉腫	軟部悪性巨細胞腫	軟部組織悪性腫瘍
	肉腫	肉離れ	二次性骨粗鬆症
	二次性骨粗鬆症・病的骨折あり	二次性再生不良性貧血	乳癌
	乳癌・HER2過剰発現	乳癌骨転移	乳癌再発
	乳癌皮膚転移	乳児赤芽球ろう	乳頭部第１度熱傷
	乳頭部第２度熱傷	乳頭部第３度熱傷	乳房外パジェット病
	乳房下外側部乳癌	乳房下内側部乳癌	乳房脂肪肉腫
	乳房上外側部乳癌	乳房上内側部乳癌	乳房第１度熱傷
	乳房第２度熱傷	乳房第３度熱傷	乳房中央部乳癌
	乳房肉腫	乳房熱傷	乳輪部第１度熱傷
	乳輪部第２度熱傷	乳輪部第３度熱傷	尿管癌
	尿管口部膀胱癌	尿道傍腺の悪性腫瘍	尿膜管癌
	熱傷ショック	粘液性のう胞腺癌	脳幹悪性腫瘍
	脳幹神経膠腫	脳室悪性腫瘍	脳神経悪性腫瘍
は	脳胚細胞腫瘍	肺芽腫	肺カルチノイド
	肺癌	肺癌骨転移	肺癌肉腫
	肺癌による閉塞性肺炎	胚細胞腫	肺腺癌
	肺腺扁平上皮癌	肺腺様のう胞癌	肺大細胞癌
	肺大細胞神経内分泌癌	肺肉腫	肺熱傷
	肺粘表皮癌	背部第１度熱傷	背部第２度熱傷
	背部第３度熱傷	背部熱傷	肺扁平上皮癌
	肺胞上皮癌	肺未分化癌	肺門部肺癌
	廃用性骨粗鬆症	廃用性骨粗鬆症・病的骨折あり	馬尾上衣腫
	バレット食道癌	汎血球減少症	半月体形成性糸球体腎炎
	半身第１度熱傷	半身第２度熱傷	半身第３度熱傷
	鼻咽腔癌	皮下静脈損傷	鼻腔癌
	脾脂肪肉腫	非小細胞肺癌	鼻前庭癌
	鼻中隔癌	脾の悪性腫瘍	皮膚悪性腫瘍
	皮膚悪性線維性組織球腫	皮膚癌	皮膚脂肪肉腫
	皮膚線維肉腫	鼻部第１度熱傷	鼻部第２度熱傷
	鼻部第３度熱傷	皮膚白血病	皮膚付属器癌
	ファンコニー貧血	腹腔内リンパ節の悪性腫瘍	腹腔リンパ節転移
	副甲状腺悪性腫瘍	副甲状腺癌	副腎悪性腫瘍
	副腎癌	副腎神経芽腫	副腎髄質の悪性腫瘍
	副腎皮質癌	副腎皮質の悪性腫瘍	副鼻腔癌
	腹部悪性腫瘍	腹部食道癌	腹部神経芽腫
	腹部第１度熱傷	腹部第２度熱傷	腹部第３度熱傷
	腹部熱傷	腹膜悪性腫瘍	腹膜癌
	ぶどう膜悪性黒色腫	噴門癌	平滑筋肉腫
	閉経後骨粗鬆症・骨盤部病的骨折あり	閉経後骨粗鬆症・脊椎病的骨折あり	閉経後骨粗鬆症・前腕病的骨折あり
	閉経後骨粗鬆症・大腿部病的骨折あり	閉経後骨粗鬆症・多発病的骨折あり	閉経後骨粗鬆症・病的骨折あり
	扁桃窩癌	扁桃癌	扁桃肉腫
	膀胱円蓋部膀胱癌	膀胱癌	膀胱頚部膀胱癌
	膀胱後壁部膀胱癌	膀胱三角部膀胱癌	膀胱前壁部膀胱癌
	膀胱側壁部膀胱癌	膀胱肉腫	傍骨性骨肉腫
	放射線性熱傷	放射線性貧血	紡錘形細胞肉腫
	胞巣状軟部肉腫	乏突起神経膠腫	母指球部第１度熱傷
	母指球部第２度熱傷	母指球部第３度熱傷	母指第１度熱傷
	母指第２度熱傷	母指第３度熱傷	母指熱傷
ま	本態性再生不良性貧血	膜性糸球体腎炎	膜性増殖性糸球体腎炎
	膜性増殖性糸球体腎炎１型	膜性増殖性糸球体腎炎２型	膜性増殖性糸球体腎炎３型
	末期癌	末期腎不全	末梢神経悪性腫瘍
	慢性糸球体腎炎	慢性腎盂腎炎	慢性腎不全
	慢性尿細管間質性腎炎	慢性複雑性腎盂腎炎	脈絡膜悪性黒色腫
	脈絡網膜熱傷	メサンギウム増殖性糸球体腎炎	メルケル細胞癌
	盲管銃創	盲腸カルチノイド	盲腸癌
	毛包癌	網膜芽細胞腫	網膜膠腫
や	毛様細胞性星細胞腫	毛様体悪性腫瘍	薬剤性再生不良性貧血
	薬物誘発性骨粗鬆症	薬物誘発性骨粗鬆症・病的骨折あり	ユーイング肉腫
	有棘細胞癌	幽門癌	幽門前庭部癌
	腰椎転移	腰部第１度熱傷	腰部第２度熱傷
	腰部第３度熱傷	腰部熱傷	溶連菌感染後糸球体腎炎
ら	卵黄のう腫瘍	卵管癌	卵巣癌
	卵巣癌全身転移	卵巣絨毛癌	卵巣胎児性癌
	卵巣摘出術後骨粗鬆症	卵巣摘出術後骨粗鬆症・病的骨折あり	卵巣肉腫
	卵巣未分化胚細胞腫	卵巣類皮のう胞癌	隆起性皮膚線維肉腫
	輪状後部癌	リンパ管肉腫	リンパ性白血病骨髄浸潤
	轢過創	裂傷	裂創
	裂離	老年性骨粗鬆症	老年性骨粗鬆症・病的骨折あり
	肋骨転移		

△あ	ALK融合遺伝子陽性非小細胞肺癌	悪性腫瘍合併性皮膚筋炎	悪性腫瘍に伴う貧血
	亜脱臼	圧迫骨折	圧迫神経炎
	鞍上部胚細胞腫瘍	胃悪性間葉系腫瘍	イートン・ランバート症候群
	胃癌・HER2過剰発現	胃原発絨毛癌	犬咬創
	胃胚細胞腫瘍	胃平滑筋肉腫	陰茎パジェット病
	陰のうパジェット病	延髄星細胞腫	横骨折
か	汚染擦過創	汚染創	外傷後遺症
	外傷性異物	外傷性視神経症	外傷性皮下血腫
	回腸カルチノイド	開放性脱臼	開放創
	化学外傷	下顎骨骨肉腫	下顎部横紋筋肉腫
	下眼瞼基底細胞癌	下眼瞼皮膚癌	下眼瞼有棘細胞癌
	芽球増加を伴う不応性貧血	芽球増加を伴う不応性貧血－１	芽球増加を伴う不応性貧血－２
	下口唇基底細胞癌	下口唇皮膚癌	下口唇有棘細胞癌
	下葉小細胞肺癌	下葉肺腺癌	下葉肺大細胞癌
	下葉肺扁平上皮癌	下葉非小細胞肺癌	眼窩横紋筋肉腫
	眼窩内側壁骨折	眼窩内壁骨折	眼窩吹き抜け骨折
	癌関連網膜症	肝細胞癌破裂	環状鉄芽球を伴う不応性貧血
	癌性ニューロパチー	癌性ニューロミオパチー	癌性貧血
	癌性ミエロパチー	関節血腫	関節骨折
	関節挫傷	関節打撲	完全骨折

	完全脱臼	環椎椎弓骨折	陥没骨折
	顔面横紋筋肉腫	気管支カルチノイド	頬部横紋筋肉腫
	頬部血管肉腫	胸膜播種	棘刺創
	魚咬創	亀裂骨折	空腸カルチノイド
	屈曲骨折	頚部悪性線維性組織球腫	頚部悪性軟部腫瘍
	頚部横紋筋肉腫	頚部滑膜肉腫	頚部基底細胞癌
	頚部血管肉腫	頚部脂腺癌	頚部皮膚癌
	頚部有棘細胞癌	血腫	腱切創
	腱損傷	腱断裂	肩部悪性線維性組織球腫
	肩部横紋筋肉腫	肩部滑膜肉腫	肩部線維肉腫
	肩部淡明細胞肉腫	腱部分断裂	肩部胞巣状軟部肉腫
	腱裂傷	溝創	咬創
	後頭葉膠芽腫	後頭葉神経膠腫	膠肉腫
	広範性軸索損傷	後腹膜リンパ節転移	後方脱臼
	骨折	昆虫咬創	昆虫刺傷
さ	採皮創	挫傷	挫創
	擦過創	擦過皮下血腫	子宮平滑筋肉腫
	軸椎横突起骨折	軸椎椎弓骨折	軸椎椎体骨折
	刺咬症	篩骨板骨折	視床下部星細胞腫
	視床星細胞腫	刺創	歯突起開放骨折
	歯突起骨折	斜骨折	斜台部脊索腫
	縦隔胚細胞腫瘍	縦隔卵黄のう腫瘍	縦骨折
	銃自殺未遂	十二指腸悪性ガストリノーマ	十二指腸悪性ソマトスタチノーマ
	十二指腸神経内分泌癌	重複骨折	手関節部滑膜肉腫
	種子骨骨折	手部悪性線維性組織球腫	手部横紋筋肉腫
	手部滑膜肉腫	手部淡明細胞肉腫	手部類上皮肉腫
	腫瘍随伴症候群	上顎骨骨肉腫	松果体胚細胞腫瘍
	松果体部膠芽腫	上眼瞼基底細胞癌	上眼瞼皮膚癌
	上眼瞼有棘細胞癌	上口唇皮膚癌	上口唇有棘細胞癌
	小腸カルチノイド	小腸平滑筋肉腫	上葉小細胞肺癌
	上葉肺腺癌	上葉肺大細胞癌	上葉肺扁平上皮癌
	上葉非小細胞肺癌	上腕悪性線維性組織球腫	上腕悪性軟部腫瘍
	上腕横紋筋肉腫	上腕滑膜肉腫	上腕骨滑車骨折
	上腕骨近位端病的骨折	上腕骨骨幹部病的骨折	上腕骨小結節骨折
	上腕骨らせん骨折	上腕線維肉腫	上腕淡明細胞肉腫
	上腕胞巣状軟部肉腫	上腕類上皮肉腫	腎盂腺癌
	腎盂尿路上皮癌	腎盂扁平上皮癌	腎カルチノイド
	神経根ひきぬき損傷	神経切断	神経叢損傷
	神経叢不全損傷	神経損傷	神経断裂
	人工股関節周囲骨折	人工膝関節周囲骨折	針刺創
	腎性網膜症	靱帯ストレイン	靱帯損傷
	靱帯断裂	靱帯捻挫	靱帯裂傷
	膵頭部カルチノイド	ストレイン	正球性正色素性貧血
	精巣横紋筋肉腫	精巣胚細胞腫瘍	精巣卵黄のう腫瘍
	脊椎骨粗鬆症	赤血球造血刺激因子製剤低反応性貧血	切創
	線状骨折	全身擦過創	前頭蓋底骨折
	前頭骨線状骨折	前頭葉膠芽腫	前頭葉神経膠腫
	前頭葉星細胞腫	前頭葉退形成性星細胞腫	前方脱臼
	前立腺横紋筋肉腫	前立腺小細胞癌	前腕悪性線維性組織球腫
	前腕悪性軟部腫瘍	前腕横紋筋肉腫	前腕滑膜肉腫
	前腕線維肉腫	前腕胞巣状軟部肉腫	前腕類上皮肉腫
	創傷	掻創	側頭骨線状骨折
	側頭葉神経膠腫	側頭葉星細胞腫	側頭葉退形成性星細胞腫
た	側頭葉毛様細胞性星細胞腫	第 4 脳室上衣腫	大動脈周囲リンパ節転移
	脱臼	脱臼骨折	打撲割創
	打撲血腫	打撲挫創	打撲擦過創
	打撲傷	打撲皮下血腫	単純脱臼
	胆のうカルチノイド	淡明細胞肉腫	虫垂杯細胞カルチノイド
	中枢神経系損傷	中頭蓋底骨折	肘部滑膜肉腫
	肘部線維肉腫	肘部類上皮肉腫	中葉小細胞肺癌
	中葉肺腺癌	中葉肺大細胞癌	中葉肺扁平上皮癌
	中葉非小細胞肺癌	腸間膜平滑筋肉腫	腸骨リンパ節転移
	直腸平滑筋肉腫	転移性骨腫瘍による大腿骨骨折	転位性骨折
	頭蓋円蓋部線状骨折	頭蓋骨骨肉腫	頭蓋底骨肉腫
	頭蓋底脊索腫	頭蓋内胚細胞腫瘍	透析腎癌
	頭頂葉膠芽腫	頭頂葉神経膠腫	頭頂葉星細胞腫
	頭部悪性線維性組織球腫	頭部横紋筋肉腫	頭部滑膜肉腫
	頭部血管肉腫	動物咬創	特発性関節脱臼
な	飛び降り自殺未遂	飛び込み自殺未遂	尿管尿路上皮癌
	尿毒症性心膜炎	尿毒症性多発性ニューロパチー	尿毒症性ニューロパチー
	尿毒症性脳症	尿毒症肺	猫咬創
	捻挫	脳幹膠芽腫	脳幹部星細胞腫
は	脳室上衣腫	肺門部小細胞癌	肺門部腺癌
	肺門部大細胞癌	肺門部非小細胞癌	肺門部扁平上皮癌
	肺門リンパ節転移	爆死自殺未遂	剥離骨折
	破裂骨折	パンコースト症候群	皮下異物
	皮下血腫	皮下損傷	皮神経挫傷
	非熱傷性水疱	皮膚欠損創	皮膚損傷
	皮膚剥脱創	びまん性星細胞腫	脾門部リンパ節転移
	病的骨折	表皮剥離	披裂喉頭蓋ひだ喉頭面癌
	貧血	副咽頭間隙悪性腫瘍	複雑脱臼
	不全骨折	粉砕骨折	閉経後骨粗鬆症
	閉鎖性骨折	閉鎖性脱臼	膀胱尿路上皮癌
ま	膀胱扁平上皮癌	末梢血管外傷	末梢神経損傷
ら	薬傷	らせん骨折	卵巣カルチノイド
	卵巣癌肉腫	卵巣胚細胞腫瘍	卵巣卵黄のう腫瘍
	離開骨折	類上皮肉腫	裂離骨折
	若木骨折		

※ **適応外使用可**
原則として，「酢酸メテノロン【内服薬】」を「骨髄異形成症候群及び骨髄線維症における貧血改善」に対して処方した場合，当該使用事例を審査上認める。

用法用量　メテノロン酢酸エステルとして，通常，成人1日10～20mg を 2～3 回に分割経口投与する。なお，年齢，症状により適宜増減する。

禁忌
(1)アンドロゲン依存性悪性腫瘍(例えば，前立腺癌)及びその疑いのある患者
(2)妊婦又は妊娠している可能性のある女性

プリンペラン細粒2%　規格：2%1g[15.6円/g]
プリンペラン錠5　規格：5mg1錠[6.4円/錠]
メトクロプラミド　アステラス　239

【効 能 効 果】
(1)次の場合における消化器機能異常(悪心・嘔吐・食欲不振・腹部膨満感)
胃炎，胃・十二指腸潰瘍，胆嚢・胆道疾患，腎炎，尿毒症，乳幼児嘔吐，薬剤(制癌剤・抗生物質・抗結核剤・麻酔剤)投与時，胃内・気管内挿管時，放射線照射時，開腹術後
(2) X 線検査時のバリウムの通過促進

【対応標準病名】

◎	胃炎	胃潰瘍	胃十二指腸潰瘍
	嘔吐症	悪心	化学療法に伴う嘔吐症
	十二指腸潰瘍	消化管障害	食欲不振
	腎炎	胆道疾患	尿毒症
	腹部膨満		
○	NSAID 胃潰瘍	NSAID 十二指腸潰瘍	アルコール性胃炎

	アレルギー性胃炎	胃潰瘍瘢痕	胃十二指腸炎
	胃十二指腸潰瘍瘢痕	萎縮性胃炎	萎縮性化生性胃炎
	胃穿孔	胃内ガス貯留	壊疽性胆細管炎
	嘔気	おくび	肝内胆管狭窄
	肝内胆細管炎	逆行性胆管炎	急性胃炎
	急性胃潰瘍	急性胃潰瘍穿孔	急性胃粘膜病変
	急性十二指腸潰瘍	急性出血性胃潰瘍	急性びらん性胃炎
	クッシング潰瘍	後天性胆管狭窄症	鼓腸
	再発性胃潰瘍	再発性十二指腸潰瘍	再発性胆管炎
	残胃潰瘍	糸球体腎炎	習慣性嘔吐
	十二指腸潰瘍瘢痕	十二指腸球後部潰瘍	十二指腸穿孔
	出血性胃炎	出血性胃潰瘍	出血性十二指腸潰瘍
	術後胃潰瘍	術後胃十二指腸潰瘍	術後残胃胃炎
	術後十二指腸潰瘍	食後悪心	心因性胃潰瘍
	神経性胃炎	腎不全	ステロイド潰瘍
	ステロイド潰瘍穿孔	ストレス潰瘍	ストレス性胃潰瘍
	ストレス性十二指腸潰瘍	穿孔性胃潰瘍	穿孔性十二指腸潰瘍
	穿通性胃潰瘍	穿通性十二指腸潰瘍	多発胃潰瘍
	多発性十二指腸潰瘍	多発性出血性胃潰瘍	胆管炎
	胆汁性嘔吐	胆道機能異常	胆道ジスキネジア
	中毒性胃炎	デュラフォイ潰瘍	難治性胃潰瘍
	難治性十二指腸潰瘍	肉芽腫性胃炎	反芻
	反復性嘔吐	表層性胃炎	びらん性胃炎
	糞便性嘔吐	ヘリコバクター・ピロリ胃炎	放射線胃炎
	放屁	慢性胃炎	慢性胃潰瘍
	慢性胃潰瘍活動期	慢性十二指腸潰瘍	慢性十二指腸潰瘍活動期
	慢性胆管炎	慢性胆細管炎	ミリッチ症候群
	メネトリエ病	薬剤性胃潰瘍	疣状胃炎
	溶連菌感染後糸球体腎炎		
△	S状結腸潰瘍	S状結腸ポリープ	S状結腸瘻
	アセトン血性嘔吐症	胃運動機能障害	胃空腸周囲炎
	胃周囲炎	胃出血	胃腸疾患
	胃粘膜過形成	胃びらん	胃蜂窩織炎
	横行結腸ポリープ	下行結腸ポリープ	ガス痛
	下部消化管出血	急性化膿性胆管炎	急性十二指腸潰瘍穿孔
	急性出血性胃潰瘍穿孔	急性出血性十二指腸潰瘍	急性出血性十二指腸潰瘍穿孔
	急性胆管炎	急性胆細管炎	急性閉塞性化膿性胆管炎
	狭窄性胆管炎	下血	結腸潰瘍
	結腸ポリープ	結腸瘻	血便
	原発性硬化性胆管炎	細胆管炎	十二指腸総胆管炎
	十二指腸びらん	宿便性潰瘍	出血性胃潰瘍穿孔
	出血性十二指腸潰瘍穿孔	術後乳癌	消化管出血
	消化不良症	上行結腸ポリープ	小腸潰瘍
	小腸瘻	上部消化管出血	腎性貧血
	腎性無尿	総胆管狭窄症	総胆管閉塞症
	大腸ポリープ	胆管狭窄症	胆管閉塞症
	胆汁うっ滞	胆道閉鎖	中枢性嘔吐症
	腸潰瘍	腸出血	腸瘻
	特発性嘔吐症	吐下血	吐血
	粘血便	脳性嘔吐	半月体形成性糸球体腎炎
	反応性リンパ組織増生症	非特異性多発性小腸潰瘍	腹壁瘻孔
	糞瘻	閉塞性黄疸	盲腸潰瘍
	盲腸ポリープ	盲腸瘻	

用法用量　メトクロプラミドとして，通常成人1日7.67～23.04mg(塩酸メトクロプラミドとして10～30mg)を2～3回に分割し，食前に経口投与する。なお，年齢，症状により適宜増減する。

用法用量に関連する使用上の注意　小児では錐体外路症状が発現しやすいため，過量投与にならないよう注意すること。

禁忌

(1)本剤の成分に対し過敏症の既往歴のある患者
(2)褐色細胞腫の疑いのある患者
(3)消化管に出血，穿孔又は器質的閉塞のある患者

アノレキシノン錠5：東和　5mg1錠[5.6円/錠]，エリーテン錠5mg：高田　5mg1錠[5.6円/錠]，テルペラン錠5：あすか　5mg1錠[5.6円/錠]，テルペラン錠10：あすか　10mg1錠[6円/錠]，プラミール細粒2%：ナガセ　2%1g[6.2円/g]，プラミール錠5mg：ナガセ　5mg1錠[5.6円/錠]，ペラプリン錠5mg：テバ製薬　5mg1錠[5.6円/錠]，メトクロプラミド細粒2%「ツルハラ」：鶴原　2%1g[6.2円/g]，メトクロプラミド錠5mg「ツルハラ」：鶴原　5mg1錠[5.6円/錠]

プリンペランシロップ0.1%　規格：0.1%10mL[3.31円/mL]
塩酸メトクロプラミド　アステラス　239

【効能効果】

(1)次の場合における消化器機能異常(悪心・嘔吐・食欲不振・腹部膨満感)
胃炎，胃・十二指腸潰瘍，胆嚢・胆道疾患，腎炎，尿毒症，乳幼児嘔吐，薬剤(制癌剤・抗生物質・抗結核剤・麻酔剤)投与時，胃内・気管内挿管時，放射線照射時，開腹術後
(2)X線検査時のバリウムの通過促進

【対応標準病名】

◎	胃炎	胃潰瘍	胃十二指腸潰瘍
	嘔吐症	悪心	化学療法に伴う嘔吐症
	十二指腸潰瘍	消化管障害	食欲不振
	腎炎	胆道疾患	尿毒症
	腹部膨満		
○	NSAID胃潰瘍	NSAID十二指腸潰瘍	アルコール性胃炎
	アレルギー性胃炎	胃潰瘍瘢痕	胃十二指腸潰瘍瘢痕
	萎縮性胃炎	萎縮性化生性胃炎	胃穿孔
	胃内ガス貯留	嘔気	おくび
	急性胃炎	急性胃潰瘍	急性胃潰瘍穿孔
	急性胃粘膜病変	急性十二指腸潰瘍	急性出血性胃潰瘍
	急性びらん性胃炎	クッシング潰瘍	鼓腸
	再発性胃潰瘍	再発性十二指腸潰瘍	残胃潰瘍
	糸球体腎炎	習慣性嘔吐	十二指腸潰瘍瘢痕
	十二指腸球後部潰瘍	十二指腸穿孔	出血性胃炎
	出血性胃潰瘍	出血性十二指腸潰瘍	術後胃潰瘍
	術後胃十二指腸潰瘍	術後悪心	術後残胃胃炎
	術後十二指腸潰瘍	消化管狭窄	食後悪心
	心因性胃潰瘍	神経性胃炎	腎不全
	ステロイド潰瘍	ステロイド潰瘍穿孔	ストレス潰瘍
	ストレス性胃潰瘍	ストレス性十二指腸潰瘍	穿孔性胃潰瘍
	穿孔性十二指腸潰瘍	穿通性胃潰瘍	穿通性十二指腸潰瘍
	多発胃潰瘍	多発性十二指腸潰瘍	多発性出血性胃潰瘍
	胆汁性嘔吐	中枢性嘔吐症	中毒性胃炎
	デュラフォイ潰瘍	難治性胃潰瘍	難治性十二指腸潰瘍
	肉芽腫性胃炎	反芻	反復性嘔吐
	表層性胃炎	びらん性胃炎	ヘリコバクター・ピロリ胃炎
	放射線胃炎	放屁	慢性胃炎
	慢性胃潰瘍	慢性胃潰瘍活動期	慢性十二指腸潰瘍
	慢性十二指腸潰瘍活動期	メネトリエ病	薬剤性胃潰瘍
	疣状胃炎	溶連菌感染後糸球体腎炎	
△	アセトン血性嘔吐症	胃運動機能障害	胃空腸周囲炎
	胃周囲炎	異常体重減少	胃腸疾患
	胃粘膜過形成	胃びらん	胃蜂窩織炎
	壊疽性胆細管炎	オディ括約筋収縮	ガス痛

	肝外閉塞性黄疸	管内性増殖性糸球体腎炎	肝内胆管拡張症
	肝内胆管狭窄	肝内胆細管炎	逆行性胆管炎
	急性化膿性胆管炎	急性十二指腸潰瘍穿孔	急性出血性胃潰瘍穿孔
	急性出血性十二指腸潰瘍	急性出血性十二指腸潰瘍穿孔	急性胆管炎
	急性胆細管炎	急性閉塞性化膿性胆管炎	狭窄性胆管炎
	経口摂取困難	軽微糸球体変化	原発性硬化性胆管炎
	後天性胆管狭窄症	細胆管炎	再発性胆管炎
	十二指腸総胆管炎	十二指腸乳頭狭窄	十二指腸びらん
	出血性胃潰瘍穿孔	出血性十二指腸潰瘍穿孔	術後乳癌
	消化不良症	腎性貧血	腎性無尿
	巣状糸球体硬化症	巣状糸球体腎炎	増殖性糸球体腎炎
	総胆管拡張症	総胆管狭窄症	総胆管十二指腸瘻
	総胆管皮膚瘻	総胆管閉塞症	体重減少
	胆管萎縮	胆管炎	胆管潰瘍
	胆管拡張症	胆管狭窄症	胆管穿孔
	胆管のう胞	胆管閉塞症	胆管癒着
	胆管瘻	胆汁うっ滞	胆汁瘻
	胆道機能異常	胆道ジスキネジア	胆道閉鎖
	胆のう胞	特発性嘔吐症	脳性嘔吐
	半月体形成性糸球体腎炎	反応性リンパ組織増生症	糞便性嘔吐
	閉塞性黄疸	膜性糸球体腎炎	膜性増殖性糸球体腎炎
	膜性増殖性糸球体腎炎1型	膜性増殖性糸球体腎炎2型	膜性増殖性糸球体腎炎3型
	慢性胆管炎	慢性胆細管炎	ミリッチ症候群
	無機能腎	メサンギウム増殖性糸球体腎炎	やせ

用法用量

メトクロプラミドとして，通常成人1日7.67～23.04mg（塩酸メトクロプラミドとして10～30mg，シロップ：10～30mL）を2～3回に分割し，食前に経口投与する。

小児は，1日0.38～0.53mg/kg（塩酸メトクロプラミドとして0.5～0.7mg/kg，シロップ：0.5～0.7mL/kg）を2～3回に分割し，食前に経口投与する。

なお，年齢，症状により適宜増減する。

用法用量に関連する使用上の注意　小児では錐体外路症状が発現しやすいため，過量投与にならないよう注意すること。

禁忌

(1)本剤の成分に対し過敏症の既往歴のある患者
(2)褐色細胞腫の疑いのある患者
(3)消化管に出血，穿孔又は器質的閉塞のある患者

プラミールシロップ0.1%：ナガセ［2.2円/mL］

フルイトラン錠1mg　規格：1mg1錠［9.6円/錠］
フルイトラン錠2mg　規格：2mg1錠［9.6円/錠］
トリクロルメチアジド　塩野義　213

【効能効果】

高血圧症（本態性，腎性等），悪性高血圧，心性浮腫（うっ血性心不全），腎性浮腫，肝性浮腫，月経前緊張症

【対応標準病名】

◎	悪性高血圧症	うっ血性心不全	肝性浮腫
	月経前症候群	高血圧症	腎性高血圧症
	腎性浮腫	心臓性浮腫	本態性高血圧症
○	右室不全	右心不全	褐色細胞腫
	急性心不全	境界型高血圧症	クロム親和性細胞腫
	月経前浮腫	月経前片頭痛	高血圧性緊急症
	高血圧性腎疾患	高血圧切迫症	高レニン性高血圧症
	左室不全	左心不全	若年高血圧症
	若年性境界型高血圧症	収縮期高血圧症	術中異常高血圧症
	心因性高血圧症	心筋不全	腎血管性高血圧症
	心原性肺水腫	腎実質性高血圧症	心臓性呼吸困難
	心臓喘息	心不全	低レニン性高血圧症
	内分泌性高血圧症	二次性高血圧症	副腎性高血圧症
	慢性うっ血性心不全	慢性心不全	両心不全
△	HELLP症候群	一過性浮腫	下肢浮腫
	下腿浮腫	褐色細胞腫性高血圧症	下半身浮腫
	下腹部浮腫	顔面浮腫	軽症妊娠高血圧症候群
	月経性歯肉炎	限局性浮腫	高血圧性脳内出血
	高度浮腫	骨盤内うっ血症候群	混合型妊娠高血圧症候群
	産後高血圧症	四肢浮腫	重症妊娠高血圧症候群
	純粋型妊娠高血圧症候群	上肢浮腫	上腕浮腫
	新生児高血圧症	全身性浮腫	早発型妊娠高血圧症候群
	足部浮腫	遅発型妊娠高血圧症候群	中毒性浮腫
	透析シャント静脈高血圧症	特発性浮腫	内分泌性浮腫
	妊娠高血圧症	妊娠高血圧症候群	妊娠高血圧腎症
	妊娠中一過性高血圧症	副腎腺腫	副腎のう腫
	副腎皮質のう腫	浮腫	末梢性浮腫
	麻痺側浮腫	良性副腎皮質腫瘍	

用法用量　通常，成人にはトリクロルメチアジドとして1日2～8mgを1～2回に分割経口投与する。

なお，年齢，症状により適宜増減する。

ただし，高血圧症に用いる場合には少量から投与を開始して徐々に増量すること。また，悪性高血圧に用いる場合には，通常，他の降圧剤と併用すること。

禁忌

(1)無尿の患者
(2)急性腎不全の患者
(3)体液中のナトリウム，カリウムが明らかに減少している患者
(4)チアジド系薬剤又はその類似化合物（例えばクロルタリドン等のスルホンアミド誘導体）に対する過敏症の既往歴のある患者

クバクロン錠2mg：シオノ　2mg1錠［6円/錠］，トリクロルメチアジド錠1mg「NP」：ニプロ　1mg1錠［6.1円/錠］，トリクロルメチアジド錠2mg「JG」：日本ジェネリック　2mg1錠［6円/錠］，トリクロルメチアジド錠2mg「NP」：ニプロ　2mg1錠［6.1円/錠］，トリクロルメチアジド錠2mg「YD」：陽進堂　2mg1錠［6.1円/錠］，トリクロルメチアジド錠2mg「イセイ」：イセイ　2mg1錠［6円/錠］，トリクロルメチアジド錠2mg「タイヨー」：テバ製薬　2mg1錠［6円/錠］，トリクロルメチアジド錠2mg「ツルハラ」：鶴原　2mg1錠［6円/錠］，トリクロルメチアジド錠2mg「日医工」：日医工　2mg1錠［6.1円/錠］，トリスメン錠2mg：辰巳化学　2mg1錠［6.1円/錠］，フルトリア錠1mg：東和　1mg1錠［6.1円/錠］，フルトリア錠2mg：東和　2mg1錠［6円/錠］

フルカムカプセル13.5mg　規格：13.5mg1カプセル［42円/カプセル］
フルカムカプセル27mg　規格：27mg1カプセル［67.7円/カプセル］
アンピロキシカム　ファイザー　114

【効能効果】

下記疾患並びに症状の鎮痛，消炎
- 関節リウマチ
- 変形性関節症
- 腰痛症
- 肩関節周囲炎
- 頸肩腕症候群

【対応標準病名】

◎	肩関節周囲炎	関節リウマチ	頸肩腕症候群
	手指変形性関節症	全身性変形性関節症	変形性肩関節症
	変形性関節症	変形性胸鎖関節症	変形性肩鎖関節症
	変形性股関節症	変形性膝関節症	変形性手関節症

	変形性足関節症	変形性肘関節症	変形性中手関節症
	母指CM関節変形性関節症	腰痛症	
○	CM関節変形性関節症	DIP関節変形性関節症	PIP関節変形性関節症
	RS3PE症候群	一過性関節症	一側性外傷後股関節症
	一側性外傷後膝関節症	一側性形成不全性股関節症	一側性原発性股関節症
	一側性原発性膝関節症	一側性続発性股関節症	一側性続発性膝関節症
	遠位橈尺関節変形性関節症	炎症性多発性関節障害	外傷後股関節症
	外傷後膝関節症	外傷性肩関節症	外傷性関節症
	外傷性関節障害	外傷性股関節症	外傷性膝関節症
	外傷性手関節症	外傷性足関節症	外傷性肘関節症
	外傷性母指CM関節症	回旋腱板症候群	踵関節症
	肩インピンジメント症候群	肩滑液包炎	肩関節腱板炎
	肩関節硬結性腱炎	肩関節症	肩周囲炎
	肩石灰性腱炎	下背部ストレイン	関節症
	関節リウマチ・顎関節	関節リウマチ・肩関節	関節リウマチ・胸椎
	関節リウマチ・頚椎	関節リウマチ・股関節	関節リウマチ・指関節
	関節リウマチ・趾関節	関節リウマチ・膝関節	関節リウマチ・手関節
	関節リウマチ・脊椎	関節リウマチ・足関節	関節リウマチ・肘関節
	関節リウマチ・腰椎	急性腰痛症	急速破壊型股関節症
	棘上筋症候群	筋筋膜性腰痛症	頚肩腕障害
	形成不全性股関節症	頚頭蓋症候群	血清反応陰性関節リウマチ
	肩甲周囲炎	原発性関節症	原発性股関節症
	原発性膝関節症	原発性全身性関節症	原発性変形性関節症
	原発性母指CM関節症	肩部痛	後頚部交感神経症候群
	股関節症	根性腰痛症	坐骨神経根炎
	坐骨神経痛	坐骨単神経根炎	趾関節症
	膝関節症	尺側偏位	手関節症
	手根関節症	上腕二頭筋腱炎	上腕二頭筋腱鞘炎
	神経原性関節症	神経根炎	成人スチル病
	脊髄神経根症	脊椎痛	先天性股関節脱臼治療後亜脱臼
	足関節症	続発性関節症	続発性股関節症
	続発性膝関節症	続発性多発性関節症	続発性母指CM関節症
	多発性関節症	多発性リウマチ性関節炎	肘関節症
	殿部痛	二次性変形性関節症	背部痛
	バレー・リュー症候群	びらん性関節症	ブシャール結節
	ヘーガース結節	ヘバーデン結節	母指CM関節症
	母指関節症	ムチランス変形	野球肩
	癒着性肩関節包炎	腰仙部神経根炎	腰痛坐骨神経痛症候群
	腰殿部痛	腰部神経根炎	リウマチ性滑液包炎
	リウマチ性皮下結節	リウマチ様関節炎	両側性外傷後股関節症
	両側性外傷後膝関節症	両側性外傷性母指CM関節症	両側性形成不全性股関節症
	両側性原発性股関節症	両側性原発性膝関節症	両側性原発性母指CM関節症
	両側性続発性股関節症	両側性続発性膝関節症	両側性続発性母指CM関節症
	老人性関節炎	老年性股関節症	
△	肩関節異所性骨化	棘上筋石灰化症	頚椎不安定症
	背部圧迫感	腰腹痛	

効能効果に関連する使用上の注意

(1)腰痛症，肩関節周囲炎，頸肩腕症候群に対し本剤を用いる場合には，慢性期のみに投与すること。

(2)本剤は，他の非ステロイド性消炎鎮痛剤の治療効果が不十分と考えられる患者のみに投与すること。

用法用量　通常，成人にはアンピロキシカムとして27mgを1日1回食後に経口投与する。

なお，年齢，症状により適宜減量する。

用法用量に関連する使用上の注意

(1)本剤は1日最大27mg(ピロキシカムとして20mg)までの投与とすること。

(2)本剤の投与に際しては，その必要性を明確に把握し，少なくとも投与後2週間を目処に治療継続の再評価を行い，漫然と投与し続けることのないよう注意すること。

禁忌

(1)消化性潰瘍のある患者

(2)重篤な血液の異常のある患者

(3)重篤な肝障害のある患者

(4)重篤な腎障害のある患者

(5)重篤な心機能不全のある患者

(6)重篤な高血圧症のある患者

(7)妊娠末期の患者

(8)本剤の成分又はピロキシカムに対し過敏症の既往歴のある患者

(9)アスピリン喘息(非ステロイド性消炎鎮痛剤等による喘息発作の誘発)又はその既往歴のある患者

(10)リトナビルを投与中の患者

併用禁忌

薬剤名等	臨床症状・措置方法	機序・危険因子
リトナビル(ノービア)	本剤の活性本体であるピロキシカムの血中濃度が大幅に上昇し，不整脈，血液障害，痙攣等の重篤な副作用を起こすおそれがある。	リトナビルのチトクローム P450に対する競合的阻害作用によると考えられる。

アンピロームカプセル13.5mg：東和　13.5mg1カプセル[20.6円/カプセル]，アンピロームカプセル27mg：東和　27mg1カプセル[27.5円/カプセル]

フルスタン錠0.15　規格：0.15μg1錠[360.2円/錠]
フルスタン錠0.3　規格：0.3μg1錠[533.5円/錠]

ファレカルシトリオール　大日本住友　311

【効能効果】

(1)維持透析下の二次性副甲状腺機能亢進症

(2)副甲状腺機能低下症(腎不全におけるものを除く)における低カルシウム血症とそれに伴う諸症状(テタニー，けいれん，しびれ感，知覚異常等)の改善

(3)クル病・骨軟化症(腎不全におけるものを除く)に伴う諸症状(骨病変，骨痛，筋力低下)の改善

【対応標準病名】

◎	筋力低下	くる病	痙攣
	骨痛	骨軟化症	しびれ感
	続発性副甲状腺機能亢進症	知覚障害	低カルシウム血症
	テタニー	副甲状腺機能低下症	
○	エルゴステロール欠乏症	下肢しびれ	下肢脱力感
	仮性テタニー	家族性単発性副甲状腺機能低下症	下腿脱力
	肝性くる病	偽性副甲状腺機能低下症	偽性副甲状腺機能低下症1型
	偽性副甲状腺機能低下症2型	筋痙直	筋脱力
	痙攣発作	こむら返り	産褥性骨軟化症
	四肢運動障害	四肢筋痙攣	四肢筋力低下
	四肢しびれ	四肢脱力	四肢脱力感
	四肢端しびれ	四肢知覚異常	四肢末梢知覚異常
	手指先しびれ	術後吸収不良性骨軟化症	上肢筋力低下
	上肢しびれ	上肢脱力	上肢知覚異常
	脊椎骨軟化症	全身のしびれ感	脱力感
	低カルシウム性白内障	特発性副甲状腺機能低下症	バーネット症候群
	ビタミンD依存性くる病	ビタミンD欠乏症	ビタミンD欠乏性くる病

	ビタミンD欠乏性骨軟化症	副甲状腺機能亢進症	未熟児くる病
	腰足知覚障害	老人性骨軟化症	
△	異常触覚	異常知覚	異常頭部運動
	一側上肢振戦	咽喉頭知覚麻痺	延髄性知覚消失
	オトガイ神経知覚異常	オトガイ部知覚低下	温痛覚過敏
	温度感覚異常	温度感覚過敏	開口障害
	開口不全	外傷後骨膜下骨化	牙関緊急
	下肢痙縮	下肢痙攣	下肢知覚異常
	下肢知覚低下	下肢冷感	家族性低カルシウム尿性高カルシウム血症
	下腿知覚異常	カルシウム代謝障害	感覚異常症
	感覚運動障害	間欠性振戦	間代強直性痙攣
	蟻走感	急性痙攣	局所知覚消失
	筋痙縮	頚部痙直	頚部硬直
	高カルシウム血症	高カルシウム尿症	項部硬直
	肛門部違和感	骨萎縮	骨拘縮
	こわばり	こわばり感	細動性振戦
	視覚失認	四肢痙攣	四肢痙攣発作
	四肢振戦	持続性振戦	趾知覚異常
	手指振戦	手指知覚異常	手背知覚異常
	上肢痙縮	小児性皮質性骨増殖症	触覚鈍麻
	除脳硬直	除皮質硬直	振戦
	振戦発作	静止時振戦	成長痛
	脊髄性片側感覚消失	石灰沈着症	先端失認症
	先端知覚脱失	先端知覚麻痺	全知覚鈍麻
	足底部知覚異常	続発性骨萎縮症	体感異常
	体感消失	対性知覚麻痺	大脳性半身知覚鈍麻
	知覚機能障害	知覚神経麻痺	知覚鈍麻
	チクチク感	テタニー性白内障	手知覚異常
	頭部振戦	特殊運動障害	特発性高カルシウム尿症
	脳機能低下	半身しびれ	半身知覚障害
	半側温覚消失	半側振戦	皮膚感覚異常
	皮膚知覚過敏	皮膚知覚障害	ピリピリ感
	副甲状腺機能障害	副甲状腺クリーゼ	不随意痙攣性運動
	ふるえ	ベルゲル感覚異常	片側感覚異常
	片側感覚消失	片側感覚鈍麻	片側対性知覚麻痺
	片側知覚過敏	片側知覚不全	片側知覚麻痺
	片側痛覚過敏	片側痛覚消失	片側痛覚鈍麻
	無感覚症	無機質欠乏症	無機質代謝障害
	無触覚症	夜間異常知覚症	湯あたり
	有痛性感覚脱失	有痛性筋痙攣	老人性骨萎縮症

用法用量

(1)維持透析下の二次性副甲状腺機能亢進症の場合
通常，成人には1日1回ファレカルシトリオールとして0.3μgを経口投与する。
ただし，年齢，症状により適宜減量する。
(2)副甲状腺機能低下症，クル病・骨軟化症の場合
通常，成人には1日1回ファレカルシトリオールとして0.3～0.9μgを経口投与する。
ただし，年齢，症状，病型により適宜増減する。

用法用量に関連する使用上の注意

(1)本剤投与中にあらわれる副作用は高カルシウム血症及びそれに基づくと考えられる症状が多いので，過量投与を防ぐため，本剤投与中は，血清カルシウム値を定期的(投与初期及び増量時には少なくとも2週に1回)に測定すること。血清カルシウム値に関しては，疾患，施設の基準値等に応じた適正範囲を維持するよう，患者毎に投与量を調節すること。
高カルシウム血症を起こした場合には，直ちに休薬すること。投与を再開する場合は，血清カルシウム値が適正範囲に回復したことを確認した後に，減量して行うこと。
低アルブミン血症(血清アルブミン値が4.0g/dL未満)の場合には補正値を指標に用いることが望ましい。
補正カルシウム値算出方法：補正カルシウム値(mg/dL)＝血清カルシウム値(mg/dL)－血清アルブミン値(g/dL)＋4.0
(2)血清カルシウム値と血清リン値の積が高値の場合，異所性石灰化の増悪をきたすと報告されているので，血清カルシウム値及び血清リン値を定期的に測定し，血清カルシウム値と血清リン値の積が異常高値を認めた場合には，投与量を調節することが望ましい。
(3)維持透析下の二次性副甲状腺機能亢進症患者に投与する場合，血清PTH値，血清Al-P値の抑制が過大に発現した場合は減量するなど，投与量を調節すること。
(4)副甲状腺機能低下症及びクル病・骨軟化症の患者に投与する場合，尿中カルシウム値，尿中クレアチニン値を定期的に測定し，尿中カルシウム/クレアチニン比が正常域を超えないよう投与量を調節すること。

禁忌　本剤の成分に対し過敏症の既往歴のある患者

ホーネル錠0.15：大正　0.15μg1錠[359.3円/錠]
ホーネル錠0.3：大正　0.3μg1錠[539.9円/錠]

プルゼニド錠12mg　規格：12mg1錠[5.6円/錠]
センノシドA,B　ノバルティス　235

【効能効果】

便秘症

【対応標準病名】

◎	便秘症		
○	機能性便秘症	弛緩性便秘症	習慣性便秘
	重症便秘症	術後便秘	食事性便秘
	単純性便秘	腸管麻痺性便秘	直腸性便秘
	乳幼児便秘	妊産婦便秘	
△	結腸アトニー	大腸機能障害	大腸ジスキネジア
	腸アトニー	腸管運動障害	腸機能障害
	腸ジスキネジア	便通異常	

用法用量　センノシドA・Bとして，通常成人1日1回12～24mgを就寝前に経口投与する。
高度の便秘には，1回48mgまで増量することができる。なお，年齢，症状により適宜増減する。

禁忌

(1)本剤の成分又はセンノシド製剤に過敏症の既往歴のある患者
(2)急性腹症が疑われる患者，痙攣性便秘の患者
(3)重症の硬結便のある患者
(4)電解質失調(特に低カリウム血症)のある患者には大量投与を避けること

原則禁忌　妊婦又は妊娠している可能性のある婦人

センナリド錠12mg：サンド　12mg1錠[5円/錠]，センノサイド顆粒8%「EMEC」：サンノーバ　8%1g[13.7円/g]，センノサイド錠12mg：大正薬品　12mg1錠[5円/錠]，センノシド錠12mg「TCK」：辰巳化学　12mg1錠[5円/錠]，センノシド錠12mg「YD」：陽進堂　12mg1錠[5円/錠]，センノシド錠12mg「クニヒロ」：皇漢堂　12mg1錠[5円/錠]，センノシド錠12mg「サワイ」：沢井　12mg1錠[5円/錠]，センノシド錠12mg「セイコー」：生晃栄養　12mg1錠[5円/錠]，センノシド錠12mg「ツルハラ」：鶴原　12mg1錠[5円/錠]，センノシド錠12mg「トーワ」：東和　12mg1錠[5円/錠]，センノシド錠12mg「フソー」：扶桑薬品　12mg1錠[5円/錠]，ソルダナ錠12mg：堀井薬品　12mg1錠[5円/錠]，ソルドール錠12mg：ジェイドルフ　12mg1錠[5円/錠]，フォルセニッド錠12mg：マイラン製薬　12mg1錠[5円/錠]

フルダラ錠10mg　規格：10mg1錠[3741.7円/錠]
フルダラビンリン酸エステル　サノフィ　422

【効能効果】

(1)再発又は難治性の下記疾患
低悪性度B細胞性非ホジキンリンパ腫
マントル細胞リンパ腫

⑵貧血又は血小板減少症を伴う慢性リンパ性白血病

【対応標準病名】

◎	B 細胞リンパ腫	血小板減少症	非ホジキンリンパ腫
	貧血	慢性リンパ性白血病	マントル細胞リンパ腫
○	MALT リンパ腫	悪性リンパ腫	骨悪性リンパ腫
	症候性貧血	前リンパ球性白血病	白血病
	ヘアリー細胞白血病	慢性白血病	リンパ腫
△	ALK 陽性大細胞型 B 細胞性リンパ腫	ALK 陽性未分化大細胞リンパ腫	BCR − ABL1 陽性 B リンパ芽球性白血病
	BCR − ABL1 陽性 B リンパ芽球性白血病/リンパ腫	BCR − ABL1 陽性 B リンパ芽球性リンパ腫	B 細胞性前リンパ球性白血病
	B リンパ芽球性白血病	B リンパ芽球性白血病/リンパ腫	B リンパ芽球性リンパ腫
	CCR4 陽性成人 T 細胞白血病リンパ腫	E2A − PBX1 陽性 B リンパ芽球性白血病	E2A − PBX1 陽性 B リンパ芽球性白血病/リンパ腫
	E2A − PBX1 陽性 B リンパ芽球性リンパ腫	HHV8 多中心性キャッスルマン病随伴大細胞型 B 細胞性リンパ腫	IL3 − IGH 陽性 B リンパ芽球性白血病
	IL3 − IGH 陽性 B リンパ芽球性白血病/リンパ腫	IL3 − IGH 陽性 B リンパ芽球性リンパ腫	MLL 再構成型 B リンパ芽球性白血病
	MLL 再構成型 B リンパ芽球性白血病/リンパ腫	MLL 再構成型 B リンパ芽球性リンパ腫	TEL − AML1 陽性 B リンパ芽球性白血病
	TEL − AML1 陽性 B リンパ芽球性白血病/リンパ腫	TEL − AML1 陽性 B リンパ芽球性リンパ腫	T 細胞性前リンパ球白血病
	T 細胞性大顆粒リンパ球白血病	T 細胞組織球豊富型大細胞型 B 細胞性リンパ腫	T リンパ芽球性白血病
	T リンパ芽球性白血病/リンパ腫	T リンパ芽球性リンパ腫	悪性リンパ腫骨髄浸潤
	アグレッシブ NK 細胞白血病	胃悪性リンパ腫	芽球増加を伴う不応性貧血
	芽球増加を伴う不応性貧血－1	芽球増加を伴う不応性貧血－2	眼窩悪性リンパ腫
	環状鉄芽球を伴う不応性貧血	肝脾 T 細胞リンパ腫	急性巨核芽球性白血病
	急性骨髄性白血病	急性骨髄単球性白血病	急性前骨髄球性白血病
	急性単球性白血病	急性白血病	くすぶり型白血病
	形質芽球性リンパ腫	形質細胞白血病	頸部悪性リンパ腫
	血管内大細胞型 B 細胞性リンパ腫	結腸悪性リンパ腫	原発性滲出性リンパ腫
	高 2 倍体性 B リンパ芽球性白血病	高 2 倍体性 B リンパ芽球性白血病/リンパ腫	高 2 倍体性 B リンパ芽球性リンパ腫
	好塩基球性白血病	好酸球性白血病	甲状腺悪性リンパ腫
	好中球性白血病	高齢者 EBV 陽性びまん性大細胞型 B 細胞性リンパ腫	骨髄異形成症候群
	骨髄性白血病	骨髄性白血病骨髄浸潤	骨髄単球性白血病
	混合型白血病	若年性骨髄単球性白血病	縦隔悪性リンパ腫
	縦隔原発大細胞型 B 細胞性リンパ腫	十二指腸悪性リンパ腫	小腸悪性リンパ腫
	小児 EBV 陽性 T 細胞リンパ増殖性疾患	小児急性リンパ性白血病	小児骨髄異形成症候群
	小児全身性 EBV 陽性 T 細胞リンパ増殖性疾患	小リンパ球性リンパ腫	心臓悪性リンパ腫
	髄膜白血病	成人 T 細胞白血病骨髄浸潤	成人 T 細胞白血病リンパ腫
	成人 T 細胞白血病リンパ腫・急性型	成人 T 細胞白血病リンパ腫・くすぶり型	成人 T 細胞白血病リンパ腫・慢性型
	成人 T 細胞白血病リンパ腫・リンパ腫型	赤白血病	節外性 NK/T 細胞リンパ腫・鼻型
	大腸悪性リンパ腫	単球性白血病	中枢神経系原発びまん性大細胞型 B 細胞性リンパ腫
	腸管症関連 T 細胞リンパ腫	直腸悪性リンパ腫	低 2 倍体性 B リンパ芽球性白血病
	低 2 倍体性 B リンパ芽球性白血病/リンパ腫	低 2 倍体性 B リンパ芽球性リンパ腫	低形成性白血病
	低形成性貧血	二次性白血病	脳悪性リンパ腫
	バーキット白血病	バーキットリンパ腫	白血病性関節症
	脾 B 細胞性リンパ腫/白血病・分類不能型	脾悪性リンパ腫	非定型的白血病
	非定型慢性骨髄性白血病	脾びまん性赤脾髄小 B 細胞性リンパ腫	皮膚原発びまん性大細胞型 B 細胞リンパ腫・下肢型
	皮膚白血病	脾辺縁帯リンパ腫	肥満細胞性白血病
	びまん性大細胞型・バーキット中間型分類不能 B 細胞性リンパ腫	びまん性大細胞型・ホジキン中間型分類不能 B 細胞性リンパ腫	分類不能型骨髄異形成症候群
	ヘアリー細胞白血病亜型	扁桃悪性リンパ腫	慢性 NK 細胞リンパ増殖性疾患
	慢性炎症関連びまん性大細胞型 B 細胞性リンパ腫	慢性骨髄性白血病	慢性骨髄性白血病移行期
	慢性骨髄性白血病急性転化	慢性骨髄性白血病慢性期	慢性骨髄単球性白血病
	慢性単球性白血病	未分化大細胞リンパ腫	リンパ形質細胞性リンパ腫
	リンパ性白血病	リンパ性白血病骨髄浸潤	
※	**適応外使用可** 原則として，「フルダラビンリン酸エステル【内服薬】」を「慢性リンパ性白血病」に対し処方した場合，当該使用事例を審査上認める。		

効能効果に関連する使用上の注意　慢性リンパ性白血病において，本剤の対象は，未治療例の場合，原疾患の進展に起因する貧血又は血小板減少症を伴う慢性リンパ性白血病患者(Rai 分類でハイリスク群又は Binet 分類で B 又は C 期)であり，既治療例の場合，少なくとも一種類の標準的なアルキル化剤を含む治療に無効又は進行性の慢性リンパ性白血病患者である。

用法用量

通常，成人にはフルダラビンリン酸エステルとして，40mg/m^2(体表面積)を 1 日 1 回 5 日間連日経口投与し，23 日間休薬する。これを 1 クールとし，投与を繰り返す。

なお，体表面積により，次の投与量を 1 日用量とする。ただし，患者の状態により適宜減量する。

体表面積※(m^2)	1 日用量(1 日あたりの錠数)
0.89-1.13	40mg(4 錠)
1.14-1.38	50mg(5 錠)
1.39-1.63	60mg(6 錠)
1.64-1.88	70mg(7 錠)
1.89-2.13	80mg(8 錠)
2.14-2.38	90mg(9 錠)

※：小数点以下 2 桁に四捨五入

用法用量に関連する使用上の注意

⑴腎機能が低下している患者(クレアチニンクリアランスが 30～70mL/分)では，腎機能の低下に応じて次のような目安により投与量を減量し，安全性を確認しながら慎重に投与すること。

＜減量の目安＞

	クレアチニンクリアランス(mL/分)			1 日用量(1 日あたりの錠数)
	70	50	30	
体表面積(m^2)	0.45-0.73	0.53-0.86	0.65-1.05	20mg(2 錠)
	0.74-1.01	0.87-1.20	1.06-1.47	30mg(3 錠)
	1.02-1.30	1.21-1.54	1.48-1.88	40mg(4 錠)
	1.31-1.58	1.55-1.88	1.89-2.30	50mg(5 錠)
	1.59-1.87	1.89-2.21	2.31-2.71	60mg(6 錠)
	1.88-2.16	2.22-2.55	2.72-3.13	70mg(7 錠)
	2.17-2.44	2.56-2.89	3.14-3.54	80mg(8 錠)

⑵本剤による治療中に高度の骨髄抑制が認められた場合には，次のような目安により，適切に減量，休薬又は投与中止の判断を

行うこと。

＜投与量調整の目安＞

低悪性度Ｂ細胞性非ホジキンリンパ腫及びマントル細胞リンパ腫

骨髄機能の回復の指標	投与量の調節
好中球数 1,200/mm³以上 及び 血小板数 75,000/mm³以上	次クール開始にあたり，好中球数及び血小板数が左記の指標に回復するまで休薬する。 1 週後までに回復した場合は 40mg/m²/日で投与を継続する。 2 週後までに回復した場合は 30mg/m²/日に減量する。 2 週後までに回復しなかった場合は投与を中止する。

＜投与量調整の目安＞

慢性リンパ性白血病

骨髄機能の回復の指標	投与量の調節
好中球数 1,000/mm³以上 及び 血小板数 100,000/mm³以上	次クール開始にあたり，好中球数及び血小板数が左記の指標に回復するまで休薬する。 2 週後までに回復した場合は 40mg/m²/日で投与を継続する。 2 週後までに回復しなかった場合， －好中球数 500/mm³以上，及び血小板数 50,000/mm³以上であれば 30mg/m²/日に減量する。 －好中球数 500/mm³未満，又は血小板数 50,000/mm³未満であれば 20mg/m²/日に減量する。

(3)国内臨床試験において，本剤の６クールを超える投与での低悪性度Ｂ細胞性非ホジキンリンパ腫及びマントル細胞リンパ腫に対する有効性及び安全性は確認されていない。６クールを超えて投与を行う場合には，投与継続について慎重に判断すること。

警告

(1)本剤は，緊急時に十分対応できる医療施設において，造血器悪性腫瘍の治療に十分な知識・経験を持つ医師のもとで，本剤の投与が適切と判断される症例についてのみ投与すること。また，治療開始に先立ち，患者又はその家族に本剤の有効性及び危険性を十分説明し，同意を得てから投与すること。

(2)骨髄抑制により感染症又は出血傾向等の重篤な副作用が増悪又は発現することがあるので，頻回に臨床検査(血液検査，肝機能・腎機能検査等)を行うなど，患者の状態を十分に観察すること。

(3)遷延性のリンパ球減少により，重症の免疫不全が増悪又は発現する可能性があるので，頻回に臨床検査(血液検査等)を行うなど，免疫不全の徴候について綿密な検査を行うこと。

(4)致命的な自己免疫性溶血性貧血が報告されているので，自己免疫性溶血性貧血の既往歴の有無，クームス試験の結果に拘わらず，溶血性貧血の徴候について綿密な検査を行うこと。

(5)放射線非照射血の輸血により移植片対宿主病(GVHD:graft versus host disease)があらわれることがあるので，本剤による治療中又は治療後の患者で輸血を必要とする場合は，照射処理された血液を輸血すること。

(6)ペントスタチンとの併用により致命的な肺毒性が報告されているので併用しないこと。

なお，本剤使用にあたっては，添付文書を熟読のこと。

禁忌

(1)重篤な腎障害のある患者(クレアチニンクリアランス＜24 時間蓄尿により測定＞が 30mL/分未満の患者)

(2)妊婦又は妊娠している可能性のある女性

(3)ペントスタチンを投与中の患者

(4)フルダラビンリン酸エステルにより溶血性貧血を起こしたことのある患者

(5)本剤の成分に対し過敏症の既往歴のある患者

併用禁忌

薬剤名等	臨床症状・措置方法	機序・危険因子
ペントスタチン (コホリン)	致命的な肺毒性が発現することがある。	機序は不明

フルツロンカプセル100　規格：100mg1カプセル[179.9円/カプセル]
フルツロンカプセル200　規格：200mg1カプセル[277.3円/カプセル]
ドキシフルリジン　中外　422

【効 能 効 果】

胃癌，結腸・直腸癌，乳癌，子宮頸癌，膀胱癌

【対応標準病名】

◎	胃癌	結腸癌	子宮頸癌
	直腸癌	乳癌	膀胱癌
○	KIT (CD117) 陽性胃消化管間質腫瘍	KIT (CD117) 陽性結腸消化管間質腫瘍	KIT (CD117) 陽性直腸消化管間質腫瘍
	KRAS 遺伝子野生型結腸癌	KRAS 遺伝子野生型直腸癌	S 状結腸癌
	胃癌・HER2 過剰発現	胃管癌	胃癌骨転移
	胃消化管間質腫瘍	胃小弯部癌	胃進行癌
	胃前庭部癌	胃体部癌	胃大弯部癌
	胃底部癌	遺伝性非ポリポーシス大腸癌	胃幽門部癌
	炎症性乳癌	横行結腸癌	回盲部癌
	下行結腸癌	結腸消化管間質腫瘍	残胃癌
	子宮頸部腺癌	子宮断端癌	子宮腟部癌
	術後乳癌	上行結腸癌	進行乳癌
	スキルス胃癌	大腸癌	大腸粘液癌
	虫垂癌	直腸Ｓ状部結腸癌	直腸癌骨転移
	直腸癌術後再発	直腸消化管間質腫瘍	乳癌骨転移
	乳癌再発	乳癌皮膚転移	乳房下外側部乳癌
	乳房下内側部乳癌	乳房上外側部乳癌	乳房上内側部乳癌
	乳房中央部乳癌	噴門癌	盲腸癌
	幽門癌	幽門前庭部癌	
△	悪性腫瘍	悪性虫垂粘液瘤	胃悪性間葉系腫瘍
	胃癌末期	胃脂肪肉腫	胃重複癌
	遺伝性大腸癌	胃平滑筋肉腫	癌
	肝弯曲部癌	結腸脂肪肉腫	上行結腸カルチノイド
	上行結腸平滑筋肉腫	早期胃癌	直腸癌穿孔
	直腸脂肪肉腫	直腸平滑筋肉腫	乳癌・HER2 過剰発現
	乳腺腋窩尾部乳癌	乳頭部乳癌	乳房境界部乳癌
	乳房脂肪肉腫	乳房パジェット病	乳輪部乳癌
	尿管癌	尿管口部膀胱癌	尿道傍腺の悪性腫瘍
	尿膜管癌	脾弯曲部癌	膀胱円蓋部膀胱癌
	膀胱頚部膀胱癌	膀胱後壁部膀胱癌	膀胱三角部膀胱癌
	膀胱上皮内癌	膀胱前壁部膀胱癌	膀胱側壁部膀胱癌
	膀胱尿路上皮癌	膀胱扁平上皮癌	盲腸カルチノイド

用法用量　通常，１日量としてドキシフルリジン 800～1200mg を 3～4 回に分けて経口投与する。なお，年齢，症状により適宜増減する。

警告　テガフール・ギメラシル・オテラシルカリウム配合剤との併用により，重篤な血液障害等の副作用が発現するおそれがあるので，併用を行わないこと。

禁忌

(1)本剤の成分に対し重篤な過敏症の既往歴のある患者

(2)テガフール・ギメラシル・オテラシルカリウム配合剤投与中の患者及び投与中止後７日以内の患者

併用禁忌

薬剤名等	臨床症状・措置方法	機序・危険因子
テガフール・ギメラシル・オテラシルカリウム配合剤(ティーエスワン)	早期に重篤な血液障害や下痢，口内炎等の消化管障害等が発現するおそれがあるので，テガフール・ギメラシル・オテラシルカリウム配合剤投与中及び投与中止後少なくとも７日以内は本剤を投与しないこと。	ギメラシルがフルオロウラシルの異化代謝を阻害し，血中フルオロウラシル濃度が著しく上昇する。

ブルフェン顆粒20%　規格：20%1g[10.4円/g]
ブルフェン錠100　規格：100mg1錠[5.8円/錠]
ブルフェン錠200　規格：200mg1錠[9.5円/錠]
イブプロフェン　科研　114

【効能効果】

(1)下記疾患並びに症状の消炎・鎮痛：関節リウマチ，関節痛及び関節炎，神経痛及び神経炎，背腰痛，頸腕症候群，子宮付属器炎，月経困難症，紅斑(結節性紅斑，多形滲出性紅斑，遠心性環状紅斑)
(2)手術並びに外傷後の消炎・鎮痛
(3)下記疾患の解熱・鎮痛：急性上気道炎(急性気管支炎を伴う急性上気道炎を含む)

【対応標準病名】

◎	遠心性環状紅斑	外傷	関節炎
	関節痛	関節リウマチ	急性気管支炎
	急性上気道炎	頚肩腕症候群	月経困難症
	結節性紅斑	紅斑症	挫傷
	挫創	子宮付属器炎	術後疼痛
	神経炎	神経痛	創傷
	多形滲出性紅斑	背部痛	腰痛症
	裂傷	裂創	
○	DIP関節炎	IP関節炎	MP関節炎
	MP関節痛	MRSA術後創部感染	PIP関節炎
あ	RS3PE症候群	RSウイルス気管支炎	亜急性関節炎
	亜急性気管支炎	アキレス腱筋腱移行部断裂	アキレス腱挫傷
	アキレス腱挫創	アキレス腱切創	アキレス腱断裂
	アキレス腱部分断裂	足異物	足炎
	足開放創	足挫創	足切創
	亜脱臼	圧挫傷	圧挫創
	圧迫骨折	圧迫神経炎	アレルギー性関節炎
	犬咬創	陰茎開放創	陰茎挫創
	陰茎折症	陰茎裂創	咽頭開放創
	咽頭気管炎	咽頭喉頭炎	咽頭創傷
	咽頭扁桃炎	陰のう開放創	陰のう裂創
	陰部切創	インフルエンザ菌気管支炎	ウイルス性気管支炎
	会陰部化膿創	会陰裂傷	腋窩部痛
	エコーウイルス気管支炎	炎症性開口障害	炎症性多発性関節障害
	遠心性丘疹性紅斑	横隔膜損傷	横骨折
	汚染擦過創	汚染創	温熱性紅斑
か	外陰開放創	外陰部挫創	外陰部切創
	外陰部裂傷	外耳開放創	外耳道創傷
	外耳部外傷性異物	外耳部外傷性腫脹	外耳部外傷性皮下異物
	外耳部割創	外耳部貫通創	外耳部咬創
	外耳部挫傷	外耳部挫創	外耳部擦過創
	外耳部刺創	外耳部切創	外耳部創傷
	外耳部打撲傷	外耳部虫刺傷	外耳部皮下血腫
	外耳部皮下出血	外傷後遺症	外傷性一過性麻痺
	外傷性横隔膜ヘルニア	外傷性顎関節炎	外傷性肩不安定症
	外傷性眼球ろう	外傷性咬合	外傷性虹彩離断
	外傷性硬膜動静脈瘻	外傷性耳出血	外傷性視神経症
	外傷性食道破裂	外傷性脊髄出血	外傷性切断
	外傷性動静脈瘻	外傷性動脈血腫	外傷性動脈瘤
	外傷性乳び胸	外傷性脳圧迫	外傷性脳圧迫・頭蓋内に達する開放創合併あり
	外傷性脳圧迫・頭蓋内に達する開放創合併なし	外傷性脳症	外傷性破裂
	外傷性皮下血腫	外耳裂創	開腹術後愁訴
	開放骨折	開放性外傷性脳圧迫	開放性陥没骨折
	開放性胸膜損傷	開放性脱臼	開放性脱臼骨折
	開放性脳挫創	開放性脳底部挫傷	開放性びまん性脳損傷
	開放性粉砕骨折	開放創	下咽頭創傷
	下顎外傷性異物	下顎開放創	下顎割創
	下顎貫通創	下顎口唇挫創	下顎咬創
	下顎挫傷	下顎挫創	下顎擦過創
	下顎刺創	下顎切創	下顎創傷
	下顎打撲傷	下顎皮下血腫	下顎部挫傷
	下顎部打撲傷	下顎部皮膚欠損創	下顎裂創
	踵痛	踵裂創	顎関節炎
	顎関節強直症	顎関節症	顎関節痛
	顎関節痛障害	顎関節疼痛機能障害症候群	顎関節部開放創
	顎関節部割創	顎関節部貫通創	顎関節部咬創
	顎関節部挫傷	顎関節部挫創	顎関節部擦過創
	顎関節部刺創	顎関節部切創	顎関節部創傷
	顎関節部打撲傷	顎関節部皮下血腫	顎関節部裂創
	顎部挫傷	顎部打撲傷	角膜挫創
	角膜切傷	角膜切創	角膜創傷
	角膜破裂	角膜裂傷	下肢関節痛
	下肢神経痛	下肢痛	下腿汚染創
	下腿開放創	下腿関節痛	下腿挫創
	下腿神経炎	下腿切創	下腿痛
	下腿皮膚欠損創	下腿裂創	肩関節炎
	肩関節痛症	肩関節痛風	割創
	化膿性顎関節炎	下背部ストレイン	眼黄斑部裂孔
	眼窩創傷	眼窩部挫創	眼窩裂傷
	眼球結膜裂傷	眼球損傷	眼球破裂
	眼球裂傷	眼瞼外傷性異物	眼瞼外傷性腫脹
	眼瞼外傷性皮下異物	眼瞼開放創	眼瞼割創
	眼瞼貫通創	眼瞼咬創	眼瞼挫創
	眼瞼擦過創	眼瞼刺創	眼瞼切創
	眼瞼創傷	眼瞼虫刺傷	眼瞼裂創
	環指圧挫傷	環指挫傷	環指挫創
	環指切創	環指痛	環指剥皮創
	環指皮膚欠損創	眼周囲部外傷性異物	眼周囲部外傷性腫脹
	眼周囲部外傷性皮下異物	眼周囲部開放創	眼周囲部割創
	眼周囲部貫通創	眼周囲部咬創	眼周囲部挫創
	眼周囲部擦過創	眼周囲部刺創	眼周囲部切創
	眼周囲部創傷	眼周囲部虫刺傷	眼周囲部裂創
	環状紅斑	関節血腫	関節骨折
	関節挫傷	関節症	関節打撲
	関節内骨折	関節リウマチ・顎関節	関節リウマチ・肩関節
	関節リウマチ・胸椎	関節リウマチ・頚椎	関節リウマチ・股関節
	関節リウマチ・指関節	関節リウマチ・趾関節	関節リウマチ・膝関節
	関節リウマチ・手関節	関節リウマチ・脊椎	関節リウマチ・足関節
	関節リウマチ・肘関節	関節リウマチ・腰椎	完全骨折
	乾癬性紅皮症	完全脱臼	貫通刺創
	貫通銃創	貫通性挫滅創	貫通創
	眼部外傷性異物	眼部外傷性腫脹	眼部外傷性皮下異物
	眼部開放創	眼部割創	眼部貫通創
	眼部咬創	眼部挫創	眼部擦過創
	眼部刺創	眼部切創	眼部創傷
	眼部虫刺傷	眼部裂創	陥没骨折
	顔面汚染創	顔面外傷性異物	顔面開放創
	顔面割創	顔面貫通創	顔面咬創
	顔面挫傷	顔面挫創	顔面擦過創
	顔面刺創	顔面切創	顔面創傷
	顔面搔創	顔面損傷	顔面多発開放創
	顔面多発割創	顔面多発貫通創	顔面多発咬創
	顔面多発挫傷	顔面多発挫創	顔面多発擦過創
	顔面多発刺創	顔面多発切創	顔面多発創傷
	顔面多発打撲傷	顔面多発虫刺傷	顔面多発皮下血腫
	顔面多発皮下出血	顔面多発裂創	顔面打撲傷
	顔面皮下血腫	顔面皮膚欠損創	顔面裂創
	器質性月経困難症	偽性股関節痛	機能性月経困難症

偽膜性気管支炎	丘疹紅皮症	丘疹状紅斑
急性咽頭喉頭炎	急性咽頭扁桃炎	急性顎関節炎
急性関節炎	急性気管気管支炎	急性口蓋扁桃炎
急性喉頭気管気管支炎	急性反復性気管支炎	急性付属器炎
急性腰痛症	急性卵管炎	急性卵巣炎
胸管損傷	胸鎖関節炎	胸鎖関節痛
胸腺損傷	胸椎部痛	頬粘膜咬傷
頬粘膜咬創	胸背部痛	胸部汚染創
胸部外傷	頬部外傷性異物	頬部開放創
頬部割創	頬部貫通創	頬部咬創
頬部挫傷	胸部挫創	頬部挫創
頬部擦過創	頬部刺創	胸部食道損傷
胸部神経根炎	胸部切創	頬部切創
頬部創傷	胸部損傷	頬部打撲傷
頬部皮下血腫	胸部皮膚欠損創	頬部皮膚欠損創
頬部裂創	胸壁開放創	胸壁刺創
胸壁神経痛	強膜切創	強膜創傷
胸膜損傷・胸腔に達する開放創合併あり	強膜裂傷	胸膜裂創
胸肋関節炎	棘刺創	魚咬創
距踵関節炎	亀裂骨折	筋筋膜性腰痛症
筋損傷	筋断裂	筋肉内血腫
屈曲骨折	クループ性気管支炎	頚管破裂
頚肩腕障害	脛骨顆部割創	頚頭蓋症候群
頚背部痛	頚部炎症	頚部開放創
頚部挫創	頚部食道開放創	頚部神経根症
頚部神経痛	頚部切創	頚部痛
頚部皮膚欠損創	頚腕神経痛	血管切断
血管損傷	月経痛	月経モリミナ
血腫	血清反応陰性関節リウマチ	結節性紅斑性関節障害
結膜創傷	結膜裂傷	肩甲上神経痛
肩鎖関節炎	肩鎖関節痛	腱切創
腱損傷	腱断裂	原発性月経困難症
腱部分断裂	腱裂傷	高エネルギー外傷
口蓋挫傷	口蓋切創	口蓋裂創
口角部挫創	口角部裂創	口腔外傷性異物
口腔外傷性腫脹	口腔開放創	口腔割創
口腔挫傷	口腔挫創	口腔擦過創
口腔刺創	口腔切創	口腔創傷
口腔打撲傷	口腔内血腫	口腔粘膜咬傷
口腔粘膜咬創	口腔裂創	後頚部交感神経症候群
口唇外傷性異物	口唇外傷性腫脹	口唇外傷性皮下異物
口唇開放創	口唇割創	口唇貫通創
口唇咬傷	口唇咬創	口唇挫傷
口唇挫創	口唇擦過創	口唇刺創
口唇切創	口唇創傷	口唇打撲傷
口唇虫刺傷	口唇皮下血腫	口唇皮下出血
口唇裂創	溝創	咬創
後足部痛	喉頭外傷	後頭下神経痛
後頭神経痛	喉頭損傷	後頭部外傷
後頭部割創	後頭部挫傷	後頭部挫創
後頭部神経痛	後頭部切創	後頭部打撲傷
後頭部裂創	後発性関節炎	広範性軸索損傷
広汎性神経損傷	項部神経痛	項部痛
後方脱臼	硬膜損傷	硬膜裂傷
肛門裂創	股関節インピンジメント症候群	股関節炎
股関節痛	コクサッキーウイルス気管支炎	コステン症候群
股痛	骨折	骨盤部裂創
根性腰痛症	昆虫咬創	昆虫刺傷
さ　コントル・クー損傷	採皮創	坐骨神経根炎
坐骨神経痛	坐骨単神経根炎	擦過創
擦過皮下血腫	挫滅傷	挫滅創
産科的創傷の血腫	耳介外傷性異物	耳介外傷性腫脹

耳介外傷性皮下異物	耳介開放創	耳介割創
耳介貫通創	耳介咬創	耳介挫傷
耳介挫創	耳介擦過創	耳介刺創
耳介切創	耳介創傷	耳介打撲傷
耳介虫刺傷	耳介皮下血腫	耳介皮下出血
趾開放創	耳介裂創	耳下腺部打撲
趾化膿創	趾関節炎	指間切創
趾間切創	趾関節痛	子宮癌術後後遺症
子宮頚管裂傷	子宮頚部環状剥離	刺咬症
趾挫創	示指 MP 関節挫傷	示指 PIP 開放創
示指割創	示指化膿創	示指挫傷
示指挫創	示指刺創	四肢静脈損傷
四肢神経痛	示指切創	四肢痛
示指痛	四肢動脈損傷	示指皮膚欠損創
四肢末端痛	耳前部挫創	刺創
趾痛	膝蓋部挫創	膝下部挫創
膝窩部銃創	膝窩部痛	膝関節炎
膝関節痛	膝関節部異物	膝関節部挫創
膝部異物	膝部開放創	膝部割創
膝部咬創	膝部挫創	膝部切創
膝部裂創	歯肉挫傷	歯肉切創
歯肉裂創	尺側偏位	斜骨折
射創	尺骨近位端骨折	尺骨鉤状突起骨折
手圧挫傷	縦隔血腫	習慣性顎関節亜脱臼
習慣性顎関節脱臼	縦骨折	重症多形滲出性紅斑・急性期
銃創	重複骨折	手関節炎
手関節挫滅傷	手関節挫滅創	手関節掌側部挫創
手関節痛	手関節部挫創	手関節部切創
手関節部創傷	手関節部裂創	手指圧挫傷
手指汚染創	手指開放創	手指関節炎
手指関節痛	手指咬創	種子骨開放骨折
種子骨骨折	手指挫傷	手指挫創
手指挫滅傷	手指挫滅創	手指刺創
手指神経炎	手指切創	手指打撲傷
手指痛	手指剥皮創	手指皮下血腫
手指皮膚欠損創	手術創部膿瘍	手掌紅斑
手掌挫創	手掌刺創	手掌切創
手掌剥皮創	手掌皮膚欠損創	術後横隔膜下膿瘍
術後髄膜炎	術後創部感染	術後膿瘍
術後腹腔内膿瘍	術後腹壁膿瘍	術後腰痛
術創部痛	手背皮膚欠損創	手背部挫創
手背部切創	手背部痛	手部汚染創
手部痛	上顎挫傷	上顎擦過創
上顎切創	上顎打撲傷	上顎皮下血腫
上顎部裂創	上口唇挫傷	踵骨部挫滅創
小指咬創	小指挫傷	小指挫創
上肢神経痛	小指切創	硝子体切断
小指痛	上肢痛	小指皮膚欠損創
上唇小帯裂創	上腕汚染創	上腕貫通銃創
上腕挫創	上腕神経痛	上腕痛
上腕皮膚欠損創	上腕部開放創	食道損傷
処女膜裂傷	ショパール関節炎	神経根炎
神経根ひきぬき損傷	神経切断	神経叢損傷
神経叢不全損傷	神経損傷	神経断裂
針刺創	滲出性気管支炎	滲出性紅斑型中毒疹
靱帯ストレイン	靱帯損傷	靱帯断裂
靱帯捻挫	靱帯裂傷	水疱性多形紅斑
スティーブンス・ジョンソン症候群	ストレイン	成人スチル病
精巣開放創	精巣破裂	声門外傷
脊髄神経根症	脊椎関節痛	脊椎痛
舌開放創	舌下顎挫創	舌咬傷
舌咬創	舌挫創	舌刺創
舌切創	切創	舌創傷

	切断	舌扁桃炎	舌裂創
	前額部外傷性異物	前額部外傷性腫脹	前額部外傷性皮下異物
	前額部開放創	前額部割創	前額部貫通創
	前額部咬創	前額部挫創	前額部擦過創
	前額部刺創	前額部切創	前額部創傷
	前額部虫刺傷	前額部虫刺症	前額部皮膚欠損創
	前額部裂創	前胸部挫創	前頚頭頂部挫創
	仙骨部挫創	仙骨部皮膚欠損創	線状骨折
	全身擦過創	前足部痛	仙腸関節痛
	穿通創	前頭部割創	前頭部挫傷
	前頭部挫創	前頭部切創	前頭部打撲傷
	前頭部皮膚欠損創	前方脱臼	前腕汚染創
	前腕開放創	前腕咬創	前腕挫創
	前腕刺創	前腕神経痛	前腕切創
	前腕痛	前腕皮膚欠損創	前腕裂創
	爪下異物	爪下挫滅傷	爪下挫滅創
	創傷感染症	増殖性関節炎	掻創
	創部膿瘍	足関節インピンジメント症候群	足関節炎
	足関節後方インピンジメント症候群	足関節前方インピンジメント症候群	足関節痛
	足関節内果部挫創	足関節部挫創	足痛
	足底異物	足底部咬創	足底部刺創
	足底部痛	足底部皮膚欠損創	側頭部割創
	側頭部挫創	側頭部神経痛	側頭部切創
	側頭部打撲傷	側頭部皮下血腫	足背痛
	足背部挫創	足背部切創	続発性月経困難症
	足部汚染創	側腹部咬創	側腹部挫創
	側腹壁開放創	足部皮膚欠損創	足部裂創
	鼡径部開放創	鼡径部切創	咀嚼筋痛障害
た	第５趾皮膚欠損創	大腿汚染創	大腿咬創
	大腿挫創	大腿神経痛	大腿単神経根炎
	大腿痛	大腿内側部痛	大腿皮膚欠損創
	大腿部開放創	大腿部刺創	大腿部切創
	大腿裂創	大転子部挫創	多形紅斑
	多形紅斑性関節障害	脱臼	脱臼骨折
	多発性外傷	多発性開放創	多発性関節炎
	多発性関節痛	多発性咬創	多発性神経痛
	多発性切創	多発性穿刺創	多発性リウマチ性関節炎
	多発性裂創	打撲割創	打撲血腫
	打撲挫創	打撲擦過創	打撲傷
	打撲皮下血腫	単関節炎	単純性関節炎
	単純脱臼	恥骨結合炎	腟開放創
	腟断端炎	腟裂傷	肘関節炎
	肘関節骨折	肘関節挫創	肘関節脱臼骨折
	肘関節痛	肘関節内骨折	肘関節部開放創
	中指関節痛	中指咬創	中指挫傷
	中指挫創	中指刺創	中指切創
	中指痛	中指皮膚欠損創	中手骨関節部挫創
	虫垂炎術後残膿瘍	中枢神経系損傷	中足部痛
	肘頭骨折	中毒性紅斑	中毒性表皮壊死症
	肘部挫創	肘部切創	肘部皮膚欠損創
	陳旧性顎関節脱臼	痛風性関節炎	手開放創
	手咬創	手挫創	手刺創
	手切創	転位性骨折	殿部異物
	殿部開放創	殿部咬創	殿部刺創
	殿部切創	殿部痛	殿部皮膚欠損創
	殿部裂創	頭頂部挫傷	頭頂部挫創
	頭頂部擦過創	頭頂部切創	頭頂部打撲傷
	頭頂部裂創	頭皮外傷性腫脹	頭皮開放創
	頭皮下血腫	頭皮剥離	頭皮表在損傷
	頭部異物	頭部外傷性皮下異物	頭部外傷性皮下気腫
	頭部開放創	頭部割創	頭部頚部挫傷
	頭部頚部挫創	頭部頚部打撲傷	頭部血腫
	頭部挫傷	頭部挫創	頭部擦過創

	頭部刺創	頭部神経痛	頭部切創
	頭部多発開放創	頭部多発割創	頭部多発咬創
	頭部多発挫傷	頭部多発挫創	頭部多発擦過創
	頭部多発刺創	頭部多発切創	頭部多発創傷
	頭部多発打撲傷	頭部多発皮下血腫	頭部多発裂創
	頭部打撲	頭部打撲血腫	頭部打撲傷
	頭部虫刺傷	動物咬創	頭部皮下異物
	頭部皮下血腫	頭部皮下出血	頭部皮膚欠損創
	頭部裂創	動脈損傷	特発性関節脱臼
な	特発性神経痛	軟口蓋血腫	軟口蓋挫創
	軟口蓋創傷	軟口蓋破裂	肉離れ
	乳癌術後後遺症	尿管切石術後感染症	猫咬創
	捻挫	脳挫傷	脳挫傷・頭蓋内に達する開放創合併あり
	脳挫傷・頭蓋内に達する開放創合併なし	脳挫創	脳挫創・頭蓋内に達する開放創合併あり
	脳挫創・頭蓋内に達する開放創合併なし	脳手術後遺症	脳腫瘍摘出術後遺症
	脳損傷	脳対側損傷	脳直撃損傷
	脳底部挫傷	脳底部挫傷・頭蓋内に達する開放創合併あり	脳底部挫傷・頭蓋内に達する開放創合併なし
は	脳裂傷	肺炎球菌性気管支炎	敗血症性気管支炎
	背部圧迫感	背部神経痛	剥離骨折
	抜歯後感染	抜歯後疼痛	パラインフルエンザウイルス気管支炎
	バレー・リュー症候群	破裂骨折	皮下異物
	皮下血腫	鼻下擦過創	皮下静脈損傷
	皮下損傷	鼻根部打撲挫創	鼻根部裂創
	膝汚染創	膝皮膚欠損創	皮神経挫傷
	非水疱性多形紅斑	鼻前庭部挫創	鼻尖部挫創
	非特異性関節炎	ヒトメタニューモウイルス気管支炎	非熱傷性水疱
	鼻部外傷性異物	鼻部外傷性腫脹	鼻部外傷性皮下異物
	鼻部開放創	眉部割創	鼻部割創
	鼻部貫通創	非復位性顎関節円板障害	腓腹筋挫創
	腓腹部痛	眉部血腫	皮膚欠損創
	鼻部咬創	鼻部挫傷	鼻部挫創
	鼻部擦過創	鼻部刺創	鼻部切創
	鼻部創傷	皮膚損傷	鼻部打撲傷
	鼻部虫刺傷	皮膚剥脱創	鼻部皮下血腫
	鼻部皮下出血	鼻部皮膚欠損創	鼻部皮膚剥離創
	鼻部裂創	びまん性脳損傷	びまん性脳損傷・頭蓋内に達する開放創合併あり
	びまん性脳損傷・頭蓋内に達する開放創合併なし	眉毛部割創	眉毛部裂創
	病的骨折	表皮剥離	鼻翼部切創
	鼻翼部裂創	復位性顎関節円板障害	複雑脱臼
	副鼻腔炎術後症	副鼻腔開放創	腹部汚染創
	腹部刺創	腹部皮膚欠損創	腹壁異物
	腹壁開放創	腹壁神経痛	腹壁縫合糸膿瘍
	不全骨折	ブラックアイ	粉砕骨折
	分娩時会陰裂傷	分娩時軟産道損傷	閉鎖性外傷性脳圧迫
	閉鎖性骨折	閉鎖性脱臼	閉鎖性脳挫創
	閉鎖性脳底部挫傷	閉鎖性びまん性脳損傷	変形性顎関節症
	縫合糸膿瘍	縫合部膿瘍	帽状腱膜下出血
	包皮挫創	包皮切創	包皮裂創
	母指 MP 関節痛	母趾関節痛	母指球部痛
	母指咬創	母指挫傷	母指挫創
	母趾挫創	母指示指間切創	母指刺創
	母指切創	母指打撲挫創	母指打撲傷
	母指痛	母趾痛	母指皮膚欠損創
ま	母趾皮膚欠損創	母指末節部挫創	マイコプラズマ気管支炎
	膜様月経困難症	末梢血管外傷	末梢神経炎
	末梢神経損傷	慢性顎関節炎	慢性関節炎
	慢性神経痛	慢性付属器炎	慢性卵管炎

	慢性卵巣炎	眉間部挫創	眉間部裂創
	耳後部挫創	耳後部打撲傷	ムチランス変形
	盲管銃創	網膜振盪	網脈絡膜裂傷
や	モンテジア骨折	腰仙部神経根炎	腰痛坐骨神経痛症候群
	腰殿部痛	腰皮神経痛	腰部神経根炎
ら	腰部切創	腰部打撲挫創	ライエル症候群
	ライエル症候群型薬疹	ライノウイルス気管支炎	らせん骨折
	卵管炎	卵管周囲炎	卵管卵巣膿瘍
	卵管留水症	卵管留膿症	卵巣炎
	卵巣周囲炎	卵巣膿瘍	卵巣卵管周囲炎
	リウマチ性滑液包炎	リウマチ性環状紅斑	リウマチ性皮下結節
	リウマチ様関節炎	離開骨折	リスフラン関節炎
	涙管損傷	涙管断裂	涙道損傷
	轢過創	裂離	裂離骨折
	連鎖球菌気管支炎	連鎖球菌性上気道感染	肋間神経根炎
	肋間神経痛	若木骨折	
△	BCG 副反応	開口不全	外傷性異物
	顎関節雑音	かぜ	下腿筋肉内異物残留
	カテーテル感染症	カテーテル敗血症	関節運動障害
	関節血症	関節硬直	関節水腫
	感冒	胸部筋肉内異物残留	筋性開口障害
	金属歯冠修復過高	金属歯冠修復粗造	金属歯冠修復脱離
	金属歯冠修復低位	金属歯冠修復破損	金属歯冠修復不適合
	屈伸困難	頚性頭痛	頚椎不安定症
	痙攣性開口障害	月経性歯肉炎	月経前症候群
	月経前浮腫	月経前片頭痛	肩部筋肉内異物残留
	紅皮症	股関節異所性骨化	股関節開排制限
	骨棘	持続性色素異常性紅斑	膝関節異所性骨化
	膝関節血症	膝関節障害	膝関節水症
	膝部筋肉内異物残留	手指機能障害	手指こわばり
	手掌筋肉内異物残留	術後感染症	術後敗血症
	上腕筋肉内異物残留	スルーダー神経痛	前腕筋肉内異物残留
	創傷はえ幼虫症	足関節腫脹	足底筋肉内異物残留
	足部筋肉内異物残留	大腿筋肉内異物残留	肘関節異所性骨化
	肘関節水腫	殿部筋肉内異物残留	疼痛
	動揺肩	動揺関節	動揺手指関節
	動揺足関節	背部筋肉内異物残留	伏針
	麻疹様紅斑	腰部筋肉内異物残留	腰腹痛

用法用量

効能効果(1)(2)の場合

イブプロフェンとして，通常，成人は１日量 600mg を３回に分けて経口投与する。

小児は，

5～7 歳：1 日量　200～300mg

8～10 歳：1 日量　300～400mg

11～15 歳：1 日量　400～600mg

を３回に分けて経口投与する。

なお，年齢，症状により適宜増減する。また，空腹時の投与は避けさせることが望ましい。

効能効果(3)の場合

通常，成人にはイブプロフェンとして，1 回量 200mg を頓用する。

なお，年齢，症状により適宜増減する。ただし，原則として 1 日 2 回までとし，1 日最大 600mg を限度とする。また，空腹時の投与は避けさせることが望ましい。

禁忌

(1)消化性潰瘍のある患者
(2)重篤な血液の異常のある患者
(3)重篤な肝障害のある患者
(4)重篤な腎障害のある患者
(5)重篤な心機能不全のある患者
(6)重篤な高血圧症のある患者
(7)本剤の成分に対し過敏症の既往歴のある患者
(8)アスピリン喘息(非ステロイド性消炎鎮痛剤等による喘息発作の誘発)又はその既往歴のある患者
(9)ジドブジンを投与中の患者
(10)妊娠後期の婦人

併用禁忌

薬剤名等	臨床症状・措置方法	機序・危険因子
ジドブジン レトロビル	血友病患者において出血傾向が増強したとの報告がある。	機序は不明である。

イブプロフェン顆粒20%「タツミ」：辰巳化学　20%1g[6.2円/g]，イブプロフェン錠100mg「タイヨー」：テバ製薬　100mg1錠[5円/錠]，イブプロフェン錠100mg「タツミ」：辰巳化学　100mg1錠[5円/錠]，イブプロフェン錠200mg「タイヨー」：テバ製薬　200mg1錠[7.1円/錠]，イブプロフェン錠200mg「タツミ」：辰巳化学　200mg1錠[7.1円/錠]，ランデールン顆粒20%：鶴原　20%1g[6.2円/g]

フルメジン散0.2%　規格：0.2%1g[11.3円/g]
フルメジン糖衣錠(0.25)　規格：0.25mg1錠[5.6円/錠]
フルメジン糖衣錠(0.5)　規格：0.5mg1錠[5.6円/錠]
フルメジン糖衣錠(1)　規格：1mg1錠[7.5円/錠]

フルフェナジンマレイン酸塩　田辺三菱　117

【効 能 効 果】

統合失調症

【対応標準病名】

◎	統合失調症		
○	アスペルガー症候群	型分類困難な統合失調症	偽神経症性統合失調症
	急性統合失調症	急性統合失調症性エピソード	急性統合失調症様精神病性障害
	境界型統合失調症	緊張型統合失調症	残遺型統合失調症
	自閉的精神病質	小児期型統合失調症	小児シゾイド障害
	前駆期統合失調症	潜在性統合失調症	体感症性統合失調症
	短期統合失調症様障害	単純型統合失調症	遅発性統合失調症
	統合失調症型障害	統合失調症型パーソナリティ障害	統合失調症後抑うつ
	統合失調症症状を伴う急性錯乱	統合失調症症状を伴う急性多形性精神病性障害	統合失調症症状を伴う類循環精神病
	統合失調症性パーソナリティ障害	統合失調症性反応	統合失調症様状態
	破瓜型統合失調症	妄想型統合失調症	
△	統合失調症症状を伴わない急性錯乱	統合失調症症状を伴わない急性多形性精神病性障害	統合失調症症状を伴わない類循環精神病
	夢幻精神病	モレル・クレペリン病	

用法用量　フルフェナジンとして，通常成人１日 1～10mg を分割経口投与する。

なお，年齢・症状により適宜増減する。

禁忌

(1)昏睡状態，循環虚脱状態の患者
(2)バルビツール酸誘導体・麻酔剤等の中枢神経抑制剤の強い影響下にある患者
(3)アドレナリンを投与中の患者
(4)フェノチアジン系化合物及びその類似化合物に対し過敏症の患者

原則禁忌　皮質下部の脳障害(脳炎，脳腫瘍，頭部外傷後遺症等)の疑いがある患者

併用禁忌

薬剤名等	臨床症状・措置方法	機序・危険因子
アドレナリン (ボスミン)	アドレナリンの作用を逆転させ，重篤な血圧降下を起こすことがある。	アドレナリンはアドレナリン作動性α，β-受容体の刺激剤であり，本剤のα-受容体遮断作用により，β-受容体刺激作用が優位となり，血圧降下作用が増

		強される。

ブレーザベスカプセル100mg

規格：100mg1カプセル[10080円/カプセル]

ミグルスタット　アクテリオン　399

【効能効果】

ニーマン・ピック病Ｃ型

【対応標準病名】

◎	ニーマン・ピック病Ｃ型		
△	脂質蓄積障害性ミオパチー	スフィンゴリピドーシス	脳リピドーシスの認知症
	リピドーシス		

用法用量

通常，成人には，１回200mgを１日３回経口投与する。

小児には，下表の通り体表面積に基づき用量を調整して経口投与する。

なお，患者の状態に応じて適宜減量する。

体表面積(m^2)	用量
0.47以下	１回100mg，１日１回
0.47を超え0.73以下	１回100mg，１日２回
0.73を超え0.88以下	１回100mg，１日３回
0.88を超え1.25以下	１回200mg，１日２回
1.25を超える	１回200mg，１日３回

用法用量に関連する使用上の注意

腎機能障害のある患者においては，本剤の排泄が遅延し全身曝露量が増加するため，腎機能の程度に応じて，開始用量を下表の通りとし，その後は患者の状態に応じて用量を調整すること。

クレアチニンクリアランス(mL/min/1.73m^2)	推奨開始用量
50以上70以下	１回200mg，１日２回*
30以上50未満	１回100mg，１日２回*

*小児の患者では，(体表面積/1.8)×推奨開始用量に基づく換算を参考に用量を調整すること。

重度腎機能障害患者(クレアチニンクリアランス30mL/min/1.73m^2未満)に対する本剤の使用経験はない。

禁忌

(1)妊婦又は妊娠している可能性のある婦人

(2)本剤及び本剤の成分に対し過敏症の既往歴のある患者

プレタールOD錠50mg　規格：50mg1錠[90.4円/錠]
プレタールOD錠100mg　規格：100mg1錠[161.9円/錠]
プレタール散20%　規格：20%1g[349.2円/g]

シロスタゾール　大塚　339

【効能効果】

(1)慢性動脈閉塞症に基づく潰瘍，疼痛及び冷感等の虚血性諸症状の改善

(2)脳梗塞(心原性脳塞栓症を除く)発症後の再発抑制

【対応標準病名】

◎	疼痛	脳梗塞	冷え症
	慢性動脈閉塞症		
○	アテローム血栓性脳梗塞・急性期	アテローム血栓性脳梗塞・慢性期	腋窩動脈血栓症
	延髄梗塞	延髄梗塞・急性期	延髄梗塞・慢性期
	下肢慢性動脈閉塞症	奇異性脳塞栓症	橋梗塞
	橋梗塞・急性期	橋梗塞・慢性期	虚血性脳卒中
	血栓性小脳梗塞	血栓性脳梗塞	血栓塞栓症
	後大脳動脈狭窄	後大脳動脈血栓症	後大脳動脈症候群
	後大脳動脈塞栓症	後大脳動脈閉塞症	再発性脳梗塞
	鎖骨下動脈閉塞症	矢状静脈洞血栓症	重症虚血肢
	出血性脳梗塞	小窩性卒中	上肢慢性動脈閉塞症
	小脳梗塞	小脳卒中症候群	小脳動脈狭窄
	小脳動脈血栓症	小脳動脈塞栓症	小脳動脈閉塞
	静脈血栓性脳梗塞	心原性小脳梗塞	心原性脳塞栓症
	前大脳動脈狭窄	前大脳動脈血栓症	前大脳動脈症候群
	前大脳動脈塞栓症	前大脳動脈閉塞症	穿通枝梗塞
	塞栓性梗塞	塞栓性小脳梗塞	塞栓性小脳梗塞・急性期
	塞栓性小脳梗塞・慢性期	塞栓性脳梗塞	塞栓性脳梗塞・急性期
	塞栓性脳梗塞・慢性期	大腿動脈閉塞症	大動脈血栓症
	大動脈塞栓症	多発性小脳梗塞	多発性脳梗塞
	多発性ラクナ梗塞	中大脳動脈狭窄症	中大脳動脈血栓症
	中大脳動脈症候群	中大脳動脈塞栓症	中大脳動脈閉塞症
	腸骨動脈血栓症	腸骨動脈塞栓症	椎骨動脈狭窄症
	椎骨動脈血栓症	椎骨動脈塞栓症	椎骨動脈閉塞症
	椎骨脳底動脈狭窄症	動脈血栓症	動脈塞栓症
	内頚動脈狭窄症	内頚動脈血栓症	内頚動脈塞栓症
	内頚動脈閉塞症	脳外主幹動脈血栓症脳梗塞	脳外主幹動脈塞栓症脳梗塞
	脳外主幹動脈閉塞脳梗塞	脳幹梗塞	脳幹梗塞・急性期
	脳幹梗塞・慢性期	脳血管閉塞性脳梗塞	脳血管攣縮による脳梗塞
	脳梗塞・急性期	脳梗塞・慢性期	脳静脈血栓症
	脳静脈洞血栓症	脳底動脈狭窄症	脳底動脈血栓症
	脳底動脈循環不全	脳底動脈先端症候群	脳底動脈先端塞栓症
	脳底動脈塞栓症	脳底動脈閉塞症	脳動脈解離による脳梗塞
	脳動脈狭窄症	脳動脈閉塞症	脳軟化症
	皮質枝梗塞	皮質静脈血栓症	腹部大動脈血栓症
	腹部大動脈塞栓症	分水界梗塞	末梢動脈塞栓症
	無症候性多発性脳梗塞	無症候性脳梗塞	無症候性ラクナ梗塞
	ラクナ梗塞	ルリッシュ症候群	ワレンベルグ症候群
△	圧痛	アテローム血栓性脳梗塞	肝動脈血栓症
	肝動脈塞栓症	コレステロール塞栓症	持続痛
	静脈性脳梗塞	神経障害性疼痛	身体痛
	セスタン・シュネ症候群	全身痛	中枢神経障害性疼痛
	鈍痛	脳梗塞後遺症	皮膚疼痛症
	放散痛	末梢神経障害性疼痛	

効能効果に関連する使用上の注意　無症候性脳梗塞における本剤の脳梗塞発作の抑制効果は検討されていない。

用法用量　通常，成人には，シロスタゾールとして１回100mgを１日２回経口投与する。なお，年齢・症状により適宜増減する。

警告　本剤の投与により脈拍数が増加し，狭心症が発現することがあるので，狭心症の症状(胸痛等)に対する問診を注意深く行うこと。

禁忌

(1)出血している患者(血友病，毛細血管脆弱症，頭蓋内出血，消化管出血，尿路出血，喀血，硝子体出血等)

(2)うっ血性心不全の患者

(3)本剤の成分に対し過敏症の既往歴のある患者

(4)妊婦又は妊娠している可能性のある婦人

コートリズム錠50mg：寿　50mg1錠[57.4円/錠]，コートリズム錠100mg：寿　100mg1錠[102.7円/錠]，シロシナミン錠50mg：サンド　50mg1錠[20.6円/錠]，シロシナミン錠100mg：サンド　100mg1錠[53.5円/錠]，シロスタゾールOD錠50mg「JG」：ダイト　50mg1錠[20.6円/錠]，シロスタゾールOD錠50mg「KO」：寿　50mg1錠[57.4円/錠]，シロスタゾールOD錠50mg「ケミファ」：日本薬品工業　50mg1錠[57.4円/錠]，シロスタゾールOD錠50mg「サワイ」：沢井　50mg1錠[20.6円/錠]，シロスタゾールOD錠50mg「タカタ」：高田　50mg1錠[57.4円/錠]，シロスタゾールOD錠50mg「ツルハラ」：鶴原　50mg1錠[20.6円/錠]，シロスタゾールOD錠50mg「トーワ」：東和　50mg1錠[20.6円/錠]，シロスタゾールOD錠50mg「マイラン」：

マイラン製薬　50mg1錠[20.6円/錠]，シロスタゾールOD錠100mg「JG」：ダイト　100mg1錠[39.5円/錠]，シロスタゾールOD錠100mg「KO」：寿　100mg1錠[102.7円/錠]，シロスタゾールOD錠100mg「ケミファ」：日本薬品工業　100mg1錠[102.7円/錠]，シロスタゾールOD錠100mg「サワイ」：沢井　100mg1錠[39.5円/錠]，シロスタゾールOD錠100mg「タカタ」：高田　100mg1錠[102.7円/錠]，シロスタゾールOD錠100mg「ツルハラ」：鶴原　100mg1錠[39.5円/錠]，シロスタゾールOD錠100mg「トーワ」：東和　100mg1錠[39.5円/錠]，シロスタゾールOD錠100mg「マイラン」：マイラン製薬　100mg1錠[53.5円/錠]，シロスタゾール錠50mg「JG」：日本ジェネリック　50mg1錠[20.6円/錠]，シロスタゾール錠50mg「KN」：小林化工　50mg1錠[20.6円/錠]，シロスタゾール錠50mg「SN」：シオノ　50mg1錠[20.6円/錠]，シロスタゾール錠50mg「オーハラ」：大原薬品　50mg1錠[20.6円/錠]，シロスタゾール錠50mg「ケミファ」：日本薬品工業　50mg1錠[57.4円/錠]，シロスタゾール錠50mg「サワイ」：沢井　50mg1錠[20.6円/錠]，シロスタゾール錠50mg「ダイト」：ダイト　50mg1錠[20.6円/錠]，シロスタゾール錠50mg「タカタ」：高田　50mg1錠[57.4円/錠]，シロスタゾール錠50mg「タナベ」：長生堂　50mg1錠[20.6円/錠]，シロスタゾール錠50mg「テバ」：テバ製薬　50mg1錠[20.6円/錠]，シロスタゾール錠50mg「トーワ」：東和　50mg1錠[20.6円/錠]，シロスタゾール内錠50mg「日医工」：日医工　50mg1錠[20.6円/錠]，シロスタゾール錠50mg「マイラン」：マイラン製薬　50mg1錠[20.6円/錠]，シロスタゾール錠100mg「JG」：日本ジェネリック　100mg1錠[39.5円/錠]，シロスタゾール錠100mg「KN」：小林化工　100mg1錠[39.5円/錠]，シロスタゾール錠100mg「SN」：シオノ　100mg1錠[39.5円/錠]，シロスタゾール錠100mg「YD」：陽進堂　100mg1錠[39.5円/錠]，シロスタゾール錠100mg「オーハラ」：大原薬品　100mg1錠[39.5円/錠]，シロスタゾール錠100mg「ケミファ」：日本薬品工業　100mg1錠[102.7円/錠]，シロスタゾール錠100mg「サワイ」：沢井　100mg1錠[39.5円/錠]，シロスタゾール錠100mg「ダイト」：ダイト　100mg1錠[39.5円/錠]，シロスタゾール錠100mg「タカタ」：高田　100mg1錠[102.7円/錠]，シロスタゾール錠100mg「タナベ」：長生堂　100mg1錠[39.5円/錠]，シロスタゾール錠100mg「テバ」：テバ製薬　100mg1錠[39.5円/錠]，シロスタゾール錠100mg「トーワ」：東和　100mg1錠[39.5円/錠]，シロスタゾール錠100mg「日医工」：日医工　100mg1錠[39.5円/錠]，シロスタゾール錠100mg「マイラン」：マイラン製薬　100mg1錠[53.5円/錠]，シロスレット内服ゼリー50mg：日医工　50mg1包[65.3円/包]，シロスレット内服ゼリー100mg：日医工　100mg1包[79.7円/包]，プレトモール錠50：旭化成　50mg1錠[28.4円/錠]，プレトモール錠100：旭化成　100mg1錠[53.5円/錠]，ホルダゾール錠50：大正薬品　50mg1錠[20.6円/錠]，ホルダゾール錠100：大正薬品　100mg1錠[39.5円/錠]

ブレディニン錠25　規格：25mg1錠[163.7円/錠]
ブレディニン錠50　規格：50mg1錠[277.7円/錠]
ミゾリビン　旭化成　399

【効能効果】

(1)腎移植における拒否反応の抑制
(2)原発性糸球体疾患を原因とするネフローゼ症候群(副腎皮質ホルモン剤のみでは治療困難な場合に限る。また，頻回再発型のネフローゼ症候群を除く。)
(3)ループス腎炎(持続性蛋白尿，ネフローゼ症候群または腎機能低下が認められ，副腎皮質ホルモン剤のみでは治療困難な場合に限る。)
(4)関節リウマチ(過去の治療において，非ステロイド性抗炎症剤さらに他の抗リウマチ薬の少なくとも1剤により十分な効果の得られない場合に限る。)

【対応標準病名】

◎	関節リウマチ	糸球体腎炎	持続性蛋白尿
	腎移植拒絶反応	腎機能低下	ネフローゼ症候群
	びまん性膜性糸球体腎炎ネフローゼ症候群	ループス腎炎	
○	移植拒絶における腎尿細管間質性障害	移植片拒絶	炎症性多発性関節障害
	関節リウマチ・顎関節	関節リウマチ・肩関節	関節リウマチ・胸椎
	関節リウマチ・頚椎	関節リウマチ・股関節	関節リウマチ・指関節
	関節リウマチ・趾関節	関節リウマチ・膝関節	関節リウマチ・手関節
	関節リウマチ・脊椎	関節リウマチ・足関節	関節リウマチ・肘関節
	関節リウマチ・腰椎	管内性増殖性糸球体腎炎	急性拒絶反応
	拒絶反応	血清反応陰性関節リウマチ	尺側偏位
	小児ネフローゼ症候群	腎移植急性拒絶反応	腎移植不全
	腎移植慢性拒絶反応	腎炎	腎性蛋白尿
	ステロイド依存性ネフローゼ症候群	ステロイド抵抗性ネフローゼ症候群	先天性ネフローゼ症候群
	巣状糸球体硬化症	巣状糸球体腎炎	増殖性糸球体腎炎
	多発性リウマチ性関節炎	デンスデポジット病ネフローゼ症候群	難治性ネフローゼ症候群
	二次性ネフローゼ症候群	半月体形成性糸球体腎炎	微小変化型ネフローゼ症候群
	びまん性管内増殖性糸球体腎炎ネフローゼ症候群	頻回再発型ネフローゼ症候群	膜性糸球体腎炎
	膜性増殖性糸球体腎炎	膜性増殖性糸球体腎炎1型	膜性増殖性糸球体腎炎2型
	膜性増殖性糸球体腎炎3型	慢性拒絶反応	ムチランス変形
	メサンギウム増殖性糸球体腎炎	溶連菌感染後糸球体腎炎	リウマチ性滑液包炎
	リウマチ性皮下結節		
△	RS3PE症候群	移植片対宿主病	急性移植片対宿主病
	急性糸球体腎炎	偶発性蛋白尿	軽微糸球体変化
	高血圧性腎疾患	周期性蛋白尿症	食事性蛋白尿
	腎後性蛋白尿症	腎障害	腎前性蛋白尿症
	成人スチル病	中枢神経ループス	中毒性腎症
	尿細管性蛋白尿	慢性移植片対宿主病	慢性腎臓病
	慢性腎臓病ステージG1	慢性腎臓病ステージG2	薬剤誘発性ループス
	リウマチ様関節炎	ループス胸膜炎	ループス腸炎
	ループス肺臓炎	ループス膀胱炎	
※	**適応外使用可** 原則として，「ミゾリビン【内服薬】」を「副腎皮質ホルモン剤のみでは治療困難な場合の，腎炎における尿蛋白抑制効果又は腎組織障害の軽減」に対し処方した場合，当該使用事例を審査上認める。		

用法用量

(1)腎移植における拒否反応の抑制
通常，体重1kg当り下記量を1日量として，1日1～3回に分けて経口投与する。
初期量としてミゾリビン2～3mg相当量
維持量としてミゾリビン1～3mg相当量
しかし，本剤の耐薬量および有効量は患者によって異なるので，最適の治療効果を得るために用量の注意深い増減が必要である。

(2)原発性糸球体疾患を原因とするネフローゼ症候群(副腎皮質ホルモン剤のみでは治療困難な場合に限る。)およびループス腎炎(持続性蛋白尿，ネフローゼ症候群または腎機能低下が認められ，副腎皮質ホルモン剤のみでは治療困難な場合に限る。)
通常，成人1回ミゾリビンとして50mgを1日3回経口投与する。
ただし，腎機能の程度により減量等を考慮すること。
なお，本剤の使用以前に副腎皮質ホルモン剤が維持投与されている場合には，その維持用量に本剤を上乗せして用いる。症状により副腎皮質ホルモン剤の用量は適宜減量する。

(3)関節リウマチ

通常，成人1回ミゾリビンとして50mgを1日3回経口投与する。なお，症状により適宜増減する。

ただし，腎機能の程度により減量等を考慮すること。

用法用量に関連する使用上の注意　本剤は主として腎臓から排泄されるため，腎障害のある患者では排泄が遅延し，骨髄機能抑制等の重篤な副作用が起こることがあるので，腎機能（血清クレアチニン値等）及び年齢，体重等を考慮し，低用量から投与を開始するなど用量に留意して，患者の状態を十分に観察しながら慎重に投与すること。

禁忌

⑴本剤に対し重篤な過敏症の既往歴のある患者
⑵白血球数3,000/mm^3以下の患者
⑶妊婦又は妊娠している可能性のある婦人

併用禁忌

薬剤名等	臨床症状・措置方法	機序・危険因子
生ワクチン 乾燥弱毒生麻しんワクチン，乾燥弱毒生風しんワクチン，経口生ポリオワクチン，乾燥BCG等	ワクチン由来の感染を増強又は持続させるおそれがあるので，本剤投与中に生ワクチンを接種しないこと。	免疫機能が抑制された患者への生ワクチン接種により，感染の可能性が増加する。

ミゾリビン錠25mg「サワイ」：沢井　25mg1錠[97.3円/錠]，ミゾリビン錠25mg「ファイザー」：マイラン製薬　25mg1錠[97.3円/錠]，ミゾリビン錠50mg「サワイ」：沢井　50mg1錠[162.8円/錠]，ミゾリビン錠50mg「ファイザー」：マイラン製薬　50mg1錠[162.8円/錠]

プレドニゾロン散「タケダ」1%　規格：1%1g[8.9円/g]
プレドニゾロン錠「タケダ」5mg　規格：5mg1錠[9.6円/錠]

プレドニゾロン　武田薬品　245

【効能効果】

⑴慢性副腎皮質機能不全（原発性，続発性，下垂体性，医原性），急性副腎皮質機能不全（副腎クリーゼ），副腎性器症候群，亜急性甲状腺炎，甲状腺中毒症〔甲状腺（中毒性）クリーゼ〕，甲状腺疾患に伴う悪性眼球突出症，ACTH単独欠損症
⑵関節リウマチ，若年性関節リウマチ（スチル病を含む），リウマチ熱（リウマチ性心炎を含む），リウマチ性多発筋痛
⑶エリテマトーデス（全身性及び慢性円板状），全身性血管炎（大動脈炎症候群，結節性動脈周囲炎，多発性動脈炎，ヴェゲナ肉芽腫症を含む），多発性筋炎（皮膚筋炎），強皮症
⑷川崎病の急性期（重症であり，冠動脈障害の発生の危険がある場合）
⑸ネフローゼ及びネフローゼ症候群
⑹うっ血性心不全
⑺気管支喘息，喘息性気管支炎（小児喘息性気管支炎を含む），薬剤その他の化学物質によるアレルギー・中毒（薬疹，中毒疹を含む），血清病
⑻重症感染症（化学療法と併用する）
⑼溶血性貧血（免疫性又は免疫性機序の疑われるもの），白血病（急性白血病，慢性骨髄性白血病の急性転化，慢性リンパ性白血病）（皮膚白血病を含む），顆粒球減少症（本態性，続発性），紫斑病（血小板減少性及び血小板非減少性），再生不良性貧血，凝固因子の障害による出血性素因
⑽限局性腸炎，潰瘍性大腸炎
⑾重症消耗性疾患の全身状態の改善（癌末期，スプルーを含む）
⑿劇症肝炎（臨床的に重症とみなされるものを含む），胆汁うっ滞型急性肝炎，慢性肝炎（活動型，急性再燃型，胆汁うっ滞型）（但し，一般的治療に反応せず肝機能の著しい異常が持続する難治性のものに限る），肝硬変（活動型，難治性腹水を伴うもの，胆汁うっ滞を伴うもの）
⒀サルコイドーシス（但し，両側肺門リンパ節腫脹のみの場合を除く），びまん性間質性肺炎（肺線維症）（放射線肺臓炎を含む）
⒁肺結核（粟粒結核，重症結核に限る）（抗結核剤と併用する），結核性髄膜炎（抗結核剤と併用する），結核性胸膜炎（抗結核剤と併用する），結核性腹膜炎（抗結核剤と併用する），結核性心のう炎（抗結核剤と併用する）
⒂脳脊髄炎（脳炎，脊髄炎を含む）（但し，一次性脳炎の場合は頭蓋内圧亢進症状がみられ，かつ他剤で効果が不十分なときに短期間用いること），末梢神経炎（ギランバレー症候群を含む），筋強直症，重症筋無力症，多発性硬化症（視束脊髄炎を含む），小舞踏病，顔面神経麻痺，脊髄蜘網膜炎，デュシェンヌ型筋ジストロフィー
⒃悪性リンパ腫（リンパ肉腫症，細網肉腫症，ホジキン病，皮膚細網症，菌状息肉症）及び類似疾患（近縁疾患），多発性骨髄腫，好酸性肉芽腫，乳癌の再発転移
⒄特発性低血糖症
⒅原因不明の発熱
⒆副腎摘除，臓器・組織移植，侵襲後肺水腫，副腎皮質機能不全患者に対する外科的侵襲
⒇蛇毒・昆虫毒（重症の虫さされを含む）
(21)強直性脊椎炎（リウマチ性脊椎炎）
(22)卵管整形術後の癒着防止，副腎皮質機能障害による排卵障害
(23)前立腺癌（他の療法が無効な場合），陰茎硬結
(24)★湿疹・皮膚炎群（急性湿疹，亜急性湿疹，慢性湿疹，接触皮膚炎，貨幣状湿疹，自家感作性皮膚炎，アトピー皮膚炎，乳・幼・小児湿疹，ビダール苔癬，その他の神経皮膚炎，脂漏性皮膚炎，進行性指掌角皮症，その他の手指の皮膚炎，陰部あるいは肛門湿疹，耳介及び外耳道の湿疹・皮膚炎，鼻前庭及び鼻翼周辺の湿疹・皮膚炎など）（但し，重症例以外は極力投与しないこと），★痒疹群（小児ストロフルス，蕁麻疹様苔癬，固定蕁麻疹を含む）（但し，重症例に限る。また，固定蕁麻疹は局注が望ましい），蕁麻疹（慢性例を除く）（重症例に限る），★乾癬及び類症〔尋常性乾癬（重症例），関節症性乾癬，乾癬性紅皮症，膿疱性乾癬，稽留性肢端皮膚炎，疱疹状膿痂疹，ライター症候群〕，★掌蹠膿疱症（重症例に限る），★毛孔性紅色粃糠疹（重症例に限る），★扁平苔癬（重症例に限る），成年性浮腫性硬化症，紅斑症（★多形滲出性紅斑，結節性紅斑）（但し，多形滲出性紅斑の場合は重症例に限る），アナフィラクトイド紫斑（単純型，シェーンライン型，ヘノッホ型）（重症例に限る），ウェーバークリスチャン病，粘膜皮膚眼症候群〔開口部びらん性外皮症，スチブンス・ジョンソン病，皮膚口内炎，フックス症候群，ベーチェット病（眼症状のない場合），リップシュッツ急性陰門潰瘍〕，レイノー病，★円形脱毛症（悪性型に限る），天疱瘡群（尋常性天疱瘡，落葉状天疱瘡，Senear-Usher症候群，増殖性天疱瘡），デューリング疱疹状皮膚炎（類天疱瘡，妊娠性疱疹を含む），先天性表皮水疱症，帯状疱疹（重症例に限る），★紅皮症（ヘブラ紅色粃糠疹を含む），顔面播種状粟粒性狼瘡（重症例に限る），アレルギー性血管炎及びその類症（急性痘瘡様苔癬状粃糠疹を含む），潰瘍性慢性膿皮症，新生児スクレレーマ
(25)内眼・視神経・眼窩・眼筋の炎症性疾患の対症療法（ブドウ膜炎，網脈絡膜炎，網膜血管炎，視神経炎，眼窩炎性偽腫瘍，眼窩漏斗尖端部症候群，眼筋麻痺），外眼部及び前眼部の炎症性疾患の対症療法で点眼が不適当又は不十分な場合（眼瞼炎，結膜炎，角膜炎，強膜炎，虹彩毛様体炎），眼科領域の術後炎症
(26)急性・慢性中耳炎，滲出性中耳炎・耳管狭窄症，メニエル病及びメニエル症候群，急性感音性難聴，血管運動（神経）性鼻炎，アレルギー性鼻炎，花粉症（枯草熱），副鼻腔炎・鼻茸，進行性壊疽性鼻炎，喉頭炎・喉頭浮腫，食道の炎症（腐蝕性食道炎，直達鏡使用後）及び食道拡張術後，耳鼻咽喉科領域の手術後の後療法，難治性口内炎及び舌炎（局所療法で治癒しないもの）
(27)嗅覚障害，急性・慢性（反復性）唾液腺炎

注）★印の附されている適応に対しては，外用剤を用いても効果が不十分な場合あるいは十分な効果を期待し得ないと推定される場合にのみ用いることを示す。

【対応標準病名】

◎			
あ	ACTH単独欠損症	亜急性甲状腺炎	悪性組織球症

フ

	悪性リンパ腫	アトピー性皮膚炎	アナフィラクトイド紫斑
	アレルギー性血管炎	アレルギー性鼻炎	医原性副腎皮質機能低下症
	医薬品中毒	陰のう湿疹	ウェーバ・クリスチャン病
	ウェジナー肉芽腫症	うっ血性心不全	会陰部肛囲湿疹
	壊疽性鼻炎	円形脱毛症	円板状エリテマトーデス
か	外陰潰瘍	外耳炎	外耳湿疹
	潰瘍性大腸炎	潰瘍性慢性膿皮症	角膜炎
	活動性慢性肝炎	花粉症	貨幣状湿疹
	顆粒球減少症	川崎病	感音難聴
	眼窩炎性偽腫瘍	眼窩先端部症候群	眼筋麻痺
	眼瞼炎	肝硬変症	関節リウマチ
	乾癬	乾癬性関節炎	乾癬性紅皮症
	顔面神経麻痺	顔面播種状粟粒性狼瘡	気管支喘息
	嗅覚障害	急性肝炎	急性湿疹
	急性中耳炎	急性痘瘡状苔癬状粃糠疹	急性熱性皮膚リンパ節症候群
	急性白血病	急性痒疹	凝固因子欠乏症
	強直性脊椎炎	強皮症	強膜炎
	拒絶反応	ギラン・バレー症候群	筋強直
	菌状息肉症	クローン病	形成性陰茎硬化症
	稽留性肢端皮膚炎	劇症肝炎	結核性胸膜炎
	結核性髄膜炎	結核性腹膜炎	血管運動性鼻炎
	血小板減少性紫斑病	血清病	結節性紅斑
	結節性多発動脈炎	結節性痒疹	結膜炎
	虹彩毛様体炎	好酸球性肉芽腫	甲状腺クリーゼ
	甲状腺中毒症	甲状腺中毒性眼球突出症	喉頭炎
	喉頭浮腫	紅斑症	紅斑性天疱瘡
	紅皮症	肛門湿疹	昆虫毒
さ	再生不良性貧血	細網肉腫	サルコイドーシス
	シェーンライン・ヘノッホ紫斑病	耳介部皮膚炎	自家感作性皮膚炎
	耳管狭窄症	視神経炎	視神経脊髄炎
	刺虫症	湿疹	紫斑病
	若年性関節リウマチ	重症感染症	重症筋無力症
	ジューリング病	手指湿疹	出血傾向
	掌蹠膿疱症	小児湿疹	小児喘息性気管支炎
	小舞踏病	食道炎	脂漏性皮膚炎
	進行性指掌角皮症	滲出性中耳炎	尋常性乾癬
	尋常性天疱瘡	新生児皮膚硬化症	心膜結核
	じんま疹	スチル病	スティーブンス・ジョンソン症候群
	スプルー	脊髄炎	脊髄膜炎
	脊椎炎	舌炎	接触皮膚炎
	全身性エリテマトーデス	喘息性気管支炎	先天性表皮水疱症
	前立腺癌	増殖性天疱瘡	続発性副腎皮質機能低下症
た	粟粒結核	帯状疱疹	大動脈炎症候群
	唾液腺炎	多形滲出性紅斑	多発性筋炎
	多発性硬化症	多発性骨髄腫	胆汁うっ滞性肝炎
	胆汁性肝硬変	中毒疹	低血糖
	デュシェンヌ型筋ジストロフィー	転移性腫瘍	天疱瘡
な	難治性口内炎	難治性腹水	乳癌再発
	乳児皮膚炎	ネフローゼ症候群	脳炎
は	脳脊髄炎	膿疱性乾癬	肺結核
	肺水腫	肺線維症	排卵障害
	白血病	鼻茸	鼻前庭部湿疹
	ビダール苔癬	皮膚炎	皮膚筋炎
	皮膚白血病	びまん性間質性肺炎	副腎クリーゼ
	副腎性器症候群	副腎皮質機能低下症	副鼻腔炎
	腐食性食道炎	ぶどう膜炎	不明熱
	ベーチェット病	ヘビ毒	ヘブラ粃糠疹
	扁平苔癬	放射線肺炎	疱疹状膿痂疹
ま	ホジキンリンパ腫	末期癌	末梢神経炎
	慢性肝炎	慢性骨髄性白血病急性転化	慢性湿疹
	慢性唾液腺炎	慢性中耳炎	慢性リンパ性白血病
	メニエール症候群	メニエール病	毛孔性紅色粃糠疹
や	網膜血管炎	網脈絡膜炎	薬疹
	薬物過敏症	薬物中毒症	溶血性貧血
ら	痒疹	ライター症候群	落葉状天疱瘡
	卵管癒着	リウマチ性心炎	リウマチ性心臓炎
	リウマチ性多発筋痛	リウマチ熱	リンパ芽球性リンパ腫
	類天疱瘡	レイノー病	

○	21ハイドロキシラーゼ欠損症	ABO因子不適合輸血	ALK陰性未分化大細胞リンパ腫
	ALK陽性大細胞型B細胞性リンパ腫	ALK陽性未分化大細胞リンパ腫	ANCA関連血管炎
	BCR－ABL1陽性Bリンパ芽球性白血病	BCR－ABL1陽性Bリンパ芽球性白血病/リンパ腫	BCR－ABL1陽性Bリンパ芽球性リンパ腫
	B型肝硬変	B細胞性前リンパ球性白血病	B細胞リンパ腫
	Bリンパ芽球性白血病	Bリンパ芽球性白血病/リンパ腫	Bリンパ芽球性リンパ腫
	CCR4陽性成人T細胞白血病リンパ腫	C型急性肝炎	C型劇症肝炎
	E2A－PBX1陽性Bリンパ芽球性白血病	E2A－PBX1陽性Bリンパ芽球性白血病/リンパ腫	E2A－PBX1陽性Bリンパ芽球性リンパ腫
	GVHD・骨髄移植後	GVHD・臍帯血移植後	GVHD・末梢血幹細胞移植後
	HHV8多中心性キャッスルマン病随伴大細胞型B細胞性リンパ腫	IL3－IGH陽性Bリンパ芽球性白血病	IL3－IGH陽性Bリンパ芽球性白血病/リンパ腫
	IL3－IGH陽性Bリンパ芽球性リンパ腫	LE型薬疹	LE蝶形皮疹
	LE皮疹	MALTリンパ腫	MLL再構成型Bリンパ芽球性白血病
	MLL再構成型Bリンパ芽球性白血病/リンパ腫	MLL再構成型Bリンパ芽球性リンパ腫	POEMS症候群
	Rh因子不適合輸血	SLE眼底	TEL－AML1陽性Bリンパ芽球性白血病
	TEL－AML1陽性Bリンパ芽球性白血病/リンパ腫	TEL－AML1陽性Bリンパ芽球性リンパ腫	T細胞性前リンパ球白血病
	T細胞性大顆粒リンパ球白血病	T細胞組織球豊富型大細胞型B細胞性リンパ腫	Tゾーンリンパ腫
	Tリンパ芽球性白血病	Tリンパ芽球性白血病/リンパ腫	Tリンパ芽球性リンパ腫
あ	アカントアメーバ角膜炎	亜急性アレルギー性中耳炎	亜急性血性中耳炎
	亜急性結膜炎	亜急性虹彩炎	亜急性虹彩毛様体炎
	亜急性漿液ムチン性中耳炎	亜急性前部ぶどう膜炎	亜急性皮膚エリテマトーデス
	亜急性ムコイド中耳炎	亜急性毛様体炎	亜急性痒疹
	悪液質アフタ	悪性外耳炎	悪性組織球症性関節症
	悪性肥満細胞腫	悪性リンパ腫骨髄浸潤	アグレッシブNK細胞白血病
	足湿疹	アシャール・チール症候群	アスピリンじんま疹
	アスピリン喘息	アスピリン不耐症	圧迫性脊髄炎
	アトピー性角結膜炎	アトピー性紅皮症	アトピー性湿疹
	アトピー性神経皮膚炎	アトピー性喘息	アフタ性口内炎

フ

アルカリ性食道炎	アルコール性多発ニューロパチー	アレルギー性外耳道炎
アレルギー性角膜炎	アレルギー性眼瞼炎	アレルギー性眼瞼縁炎
アレルギー性気管支炎	アレルギー性結膜炎	アレルギー性口内炎
アレルギー性じんま疹	アレルギー性接触皮膚炎	アレルギー性中耳炎
アレルギー性鼻咽頭炎	アレルギー性鼻結膜炎	アレルギー性皮膚炎
アレルギー性副鼻腔炎	アレルギー性ぶどう膜炎	アンチトロンビンIII欠乏症
アンチトロンビン欠乏症	胃悪性リンパ腫	イエンセン病
異汗症	異汗性湿疹	胃クローン病
異型輸血後ショック	胃サルコイドーシス	胃十二指腸クローン病
萎縮型加齢黄斑変性	萎縮性角結膜炎	萎縮性肝硬変
異常血小板	異常腹水	移植拒絶における腎尿細管間質性障害
移植歯不全	移植片拒絶	移植片対宿主病
異所性中毒性甲状腺腫	イソギンチャク毒	一過性甲状腺機能亢進症
一側性感音難聴	一側性混合性難聴	遺伝性血小板減少症
イネ科花粉症	陰唇潰瘍	インターフェロン網膜症
陰部潰瘍	陰部間擦疹	インフルエンザ菌喉頭炎
インフルエンザ菌性喉頭気管炎	ウイルス性口内炎	ウイルス性ブドウ膜炎
ウイルソン紅色苔癬	ウィルブランド・ジュルゲンス血小板病	ウェーバー・コケイン型単純性表皮水疱症
ウェジナー肉芽腫症性呼吸器障害	ウォーケス篩骨洞炎	右室不全
右心不全	うっ血性肝炎	うっ血性紫斑病
海ヘビ毒	運動誘発性喘息	栄養障害型表皮水疱症
栄養障害性角膜炎	栄養性肝硬変	腋窩湿疹
壊死後性肝硬変	壊死性外耳炎	壊死性強膜炎
壊死性血管炎	壊死性食道炎	壊疽性口内炎
壊疽性帯状疱疹	壊疽性膿皮症	エバンス症候群
エリテマトーデス	円形血小板症	炎症後肺線維症
炎症性角化症	炎症性多発性関節障害	炎症性乳癌
遠心性環状紅斑	遠心性丘疹性紅斑	円板状乾癬
横断性脊髄症	黄斑部血管走行異常	黄斑部術後浮腫
黄斑部浮腫	温式自己免疫性溶血性貧血	温熱じんま疹

か

温熱性紅斑	カーンズ・セイアー症候群	外因性喘息
外陰膿瘍	外陰部帯状疱疹	外陰部皮膚炎
外陰ベーチェット病	外眼筋不全麻痺	外眼筋麻痺
外耳道真珠腫	外耳道痛	外耳道肉芽腫
外耳道膿瘍	外耳道閉塞性角化症	外耳道蜂巣炎
外耳部虫刺傷	外傷性角膜炎	外傷性角膜潰瘍
外傷性穿孔性中耳炎	外傷性中耳炎	海水浴皮膚炎
回腸クローン病	外直筋麻痺	外転神経萎縮
外転神経根性麻痺	外転神経不全麻痺	外転神経麻痺
潰瘍性眼瞼炎	潰瘍性口内炎	潰瘍性粟粒結核
潰瘍性大腸炎・左側大腸炎型	潰瘍性大腸炎・全大腸炎型	潰瘍性大腸炎・直腸S状結腸炎型
潰瘍性大腸炎・直腸炎型	潰瘍性大腸炎合併妊娠	潰瘍性大腸炎再燃
潰瘍性大腸炎性若年性関節炎	化学性急性外耳炎	化学性結膜炎
化学性食道炎	化学性皮膚炎	蝸牛型メニエール病
蝸牛神経性難聴	芽球増加を伴う不応性貧血	芽球増加を伴う不応性貧血－1
芽球増加を伴う不応性貧血－2	顎下腺炎	顎下腺管炎
角結膜炎	角結膜びらん	角膜移植拒絶反応
角膜潰瘍	角膜虹彩炎	角膜上皮びらん
角膜穿孔	角膜帯状疱疹	角膜中心潰瘍
角膜内皮炎	角膜膿瘍	角膜パンヌス
角膜びらん	角膜腐蝕	下行性視神経炎
カサバッハ・メリット症候群	下斜筋不全麻痺	下斜筋麻痺
下垂体性TSH分泌亢進症	下垂体性甲状腺機能亢進症	家族性寒冷自己炎症症候群

家族性溶血性貧血	カタル性角膜潰瘍	カタル性眼炎
カタル性結膜炎	カタル性口内炎	カタル性舌炎
下直筋不全麻痺	下直筋麻痺	滑車神経萎縮
滑車神経麻痺	活動期潰瘍性大腸炎	活動性肺結核
化膿性角膜炎	化膿性結膜炎	化膿性虹彩炎
化膿性喉頭炎	化膿性耳下腺炎	化膿性脊髄炎
化膿性唾液腺炎	化膿性中耳炎	化膿性脳髄膜炎
化膿性皮膚疾患	化膿性副鼻腔炎	化膿性ぶどう膜炎
化膿性網膜炎	化膿性毛様体炎	過敏性血管炎
貨幣状角膜炎	カモガヤ花粉症	顆粒球肉腫
川崎病性冠動脈瘤	川崎病による虚血性心疾患	肝移植拒絶反応
肝移植不全	眼炎	肝炎後肝硬変
肝炎後再生不良性貧血	眼窩悪性リンパ腫	緩解期潰瘍性大腸炎
眼窩下膿瘍	眼角部眼瞼炎	眼角部眼瞼縁結膜炎
眼窩骨髄炎	眼窩骨膜炎	眼窩膿瘍
眼窩蜂巣炎	癌関連網膜症	眼球突出症
眼球突出性眼筋麻痺	眼筋型重症筋無力症	眼筋不全麻痺
間欠性眼球突出症	眼瞼縁炎	眼瞼縁結膜炎
眼瞼乾皮症	眼瞼結膜炎	眼瞼帯状疱疹
眼瞼虫刺傷	眼瞼皮膚炎	眼瞼びらん
眼瞼瘻孔	肝硬化症	間擦疹
肝サルコイドーシス	眼サルコイドーシス	肝疾患による凝固因子欠乏
間質性視神経炎	間質性肺炎	眼周囲部虫刺傷
環状紅斑	環状鉄芽球を伴う不応性貧血	癌性悪液質
乾性角結膜炎	乾性角膜炎	肝性腹水
眼性類天疱瘡	関節型若年性特発性関節炎	関節リウマチ・顎関節
関節リウマチ・肩関節	関節リウマチ・胸椎	関節リウマチ・頚椎
関節リウマチ・股関節	関節リウマチ・指関節	関節リウマチ・趾関節
関節リウマチ・膝関節	関節リウマチ・手関節	関節リウマチ・脊椎
関節リウマチ・足関節	関節リウマチ・肘関節	関節リウマチ・腰椎
関節リウマチ性間質性肺炎	肝線維症	感染型気管支喘息
感染後脳炎	感染後脳脊髄炎	感染性外耳炎
感染性角膜潰瘍	乾癬性関節炎・肩関節	乾癬性関節炎・股関節
乾癬性関節炎・指関節	乾癬性関節炎・膝関節	乾癬性関節炎・手関節
乾癬性関節炎・仙腸関節	乾癬性関節炎・足関節	乾癬性関節炎・肘関節
感染性喉頭気管炎	感染性口内炎	感染性食道炎
乾癬性脊椎炎	乾燥性口内炎	眼底動脈蛇行症
肝内胆管狭窄	肝肉芽腫	肝脾T細胞リンパ腫
眼部帯状疱疹	眼部虫刺傷	汗疱
汗疱性湿疹	顔面急性皮膚炎	顔面昆虫螫
顔面神経不全麻痺	顔面尋常性乾癬	顔面帯状疱疹
顔面多発虫刺傷	顔面半側萎縮症	顔面ミオキミア
乾酪性肺炎	乾酪性副鼻腔炎	寒冷凝集素症
寒冷じんま疹	寒冷溶血素症候群	機械性じんま疹
機械的溶血性貧血	気管結核	気管支結核
気管支喘息合併妊娠	義歯性口内炎	偽性円形脱毛症
偽性甲状腺機能亢進症	偽性髄膜炎	季節性アレルギー性結膜炎
季節性アレルギー性鼻炎	偽膜性結膜炎	偽膜性喉頭炎
偽膜性口内炎	嗅覚異常	嗅覚過敏
嗅覚減弱	嗅覚脱失	球後視神経炎
丘疹紅皮症	丘疹状紅斑	丘疹状湿疹
丘疹状じんま疹	急性アレルギー性中耳炎	急性移植片対宿主病
急性ウイルス性肝炎	急性壊疽性喉頭炎	急性外耳炎
急性潰瘍性喉頭炎	急性潰瘍性大腸炎	急性角結膜炎
急性角膜炎	急性化膿性外耳炎	急性化膿性中耳炎
急性眼窩うっ血	急性眼窩炎	急性間質性肺炎
急性肝不全	急性巨核芽球性白血病	急性拒絶反応
急性激症型潰瘍性大腸炎	急性血性中耳炎	急性結膜炎
急性虹彩炎	急性虹彩毛様体炎	急性光線性外耳炎

急性喉頭炎	急性喉頭気管炎	急性骨髄性白血病
急性骨髄単球性白血病	急性散在性脳脊髄炎	急性視神経炎
急性湿疹性外耳炎	急性漿液ムチン性中耳炎	急性上行性脊髄炎
急性小脳性失調症	急性滲出性中耳炎	急性心不全
急性声帯炎	急性声門下喉頭炎	急性脊髄炎
急性接触性外耳炎	急性前骨髄球性白血病	急性前部ぶどう膜炎
急性粟粒結核	急性多発性硬化症	急性単球性白血病
急性低音障害型感音難聴	急性特発性血小板減少性紫斑病	急性乳児湿疹
急性肺水腫	急性反応性外耳炎	急性汎発性膿疱性乾癬
急性非化膿性中耳炎	急性浮腫性喉頭炎	急性ムコイド中耳炎
急性毛様体炎	急性薬物中毒	急性薬物誘発性間質性肺障害
急性リウマチ熱	急性リウマチ熱性輪状紅斑	急性リンパ性白血病
急性濾胞性結膜炎	嗅粘膜性嗅覚障害	嗅盲
キュットネル腫瘍	胸腔内リンパ節結核・菌確認あり	胸腔内リンパ節結核・組織学的確認あり
胸腺腫合併重症筋無力症	胸腺摘出後重症筋無力症	強直性脊椎炎性呼吸器障害
強直脊椎炎性虹彩毛様体炎	強皮症性ミオパチー	胸部昆虫螫
胸部帯状疱疹	強膜潰瘍	強膜拡張症
強膜ぶどう腫	局在性脈絡膜炎	局在性網膜炎
局在性網脈絡膜炎	局面状乾癬	巨細胞性甲状腺炎
去勢抵抗性前立腺癌	巨大血小板症候群	巨大血小板性血小板減少症
巨大乳頭結膜炎	巨大フリクテン	亀裂性湿疹
筋サルコイドーシス	近視性脈絡膜新生血管	近視性網膜症
キンドラー症候群	筋ヘルニア	空腸クローン病
躯幹帯状疱疹	くすぶり型白血病	屈曲部乾癬
屈曲部湿疹	グッドパスチャー症候群	クモ毒
くも膜炎	くも膜結核	クラゲ毒
グラデニーゴ症候群	クラミジア結膜炎	グルーイヤー
グレイ血小板症候群	グレーブス病	クレスト症候群
クローン病性若年性関節炎	クロロキン網膜症	形質芽球性リンパ腫
形質細胞性骨髄腫	形質細胞白血病	軽症潰瘍性大腸炎
軽症再生不良性貧血	珪肺結核	頚部悪性リンパ腫
頚部虫刺症	頚部皮膚炎	稽留性肢端皮膚炎汎発型
劇症型潰瘍性大腸炎	劇症帯状疱疹	血液凝固異常
結核性喀血	結核性気管支拡張症	結核性気胸
結核性胸膜炎・菌確認あり	結核性胸膜炎・組織学的確認あり	結核性空洞
結核性血胸	結核性硬膜炎	結核性心筋症
結核性動脈内膜炎	結核性軟膜炎	結核性膿胸
結核性肺線維症	結核性肺膿瘍	結核性腹水
血管拡張性環状紫斑症	血管性血友病	血管性パンヌス
血管内大細胞型 B 細胞性リンパ腫	血管ベーチェット病	血管免疫芽球性 T 細胞リンパ腫
血小板機能異常症	血小板機能低下	血小板減少症
血小板障害症	血小板放出機構異常症	血小板無力症
血清反応陰性関節リウマチ	血性腹水	血清発疹
結節硬化型古典的ホジキンリンパ腫	結節虹彩炎	結節性眼炎
結節性肝硬変	結節性結膜炎	結節性紅斑性関節障害
結節性肺結核	結節性リンパ球優位型ホジキンリンパ腫	結腸悪性リンパ腫
結膜潰瘍	結膜びらん	結膜濾胞症
限局型ウェジナー肉芽腫症	限局性円板状エリテマトーデス	限局性外耳道炎
限局性神経皮膚炎	限局性滲出性網脈絡膜炎	限局性前立腺癌
原発性血小板減少症	原発性甲状腺機能亢進症	原発性抗リン脂質抗体症候群
原発性滲出性リンパ腫	原発性胆汁性肝硬変	原発性ヘルペスウイルス性口内炎
顕微鏡的多発血管炎	高 2 倍体性 B リンパ芽球性白血病	高 2 倍体性 B リンパ芽球性白血病/リンパ腫

高 2 倍体性 B リンパ芽球性リンパ腫	肛囲間擦疹	好塩基球性白血病
甲殻動物毒	硬化性角膜炎	硬化性脊髄炎
硬化性舌炎	硬化性肺結核	交感神経性眼筋麻痺
後極ぶどう膜腫	口腔感染症	口腔上顎洞瘻
口腔褥瘡性潰瘍	口腔帯状疱疹	口腔ベーチェット病
口腔ヘルペス	口腔扁平苔癬	高血圧性眼底
高血圧性虹彩毛様体炎	高血圧性視神経網膜症	高血圧性網膜症
虹彩異色	虹彩異色性毛様体炎	虹彩炎
好酸球性食道炎	好酸球性白血病	好酸球性副鼻腔炎
後耳介神経炎	高脂血症性網膜症	甲状腺悪性リンパ腫
甲状腺炎	甲状腺眼症	甲状腺機能亢進症
甲状腺機能正常型グレーブス病	甲状腺周囲炎	甲状腺中毒症性関節障害
甲状腺中毒症性筋無力症候群	甲状腺中毒症性心筋症	甲状腺中毒性昏睡
甲状腺中毒性四肢麻痺	甲状腺中毒性周期性四肢麻痺	甲状腺中毒性心不全
甲状腺中毒性ミオパチー	口唇アフタ	口唇虫刺傷
光線眼症	交代性舞踏病	好中球 G6PD 欠乏症
好中球減少症	好中球性白血病	後天性凝固因子欠乏症
後天性魚鱗癬	後天性筋緊張症	後天性血小板機能低下
後天性第 XIII 因子欠乏症	後天性胆管狭窄症	後天性低プロトロンビン血症
後天性表皮水疱症	後天性溶血性貧血	喉頭結核
喉頭周囲炎	後頭部帯状疱疹	口内炎
広汎性円形脱毛症	紅斑性間擦疹	紅斑性湿疹
後鼻孔ポリープ	紅皮症型薬疹	高フィブリノゲン血症
後部強膜炎	後部ぶどう腫	後部毛様体炎
硬膜炎	後迷路性難聴	肛門クローン病
抗リン脂質抗体症候群	高齢者 EBV 陽性びまん性大細胞型 B 細胞性リンパ腫	コーガン症候群
コーツ病	呼吸細気管支炎関連性間質性肺疾患	呼吸性嗅覚障害
鼓室内水腫	骨悪性リンパ腫	骨移植拒絶反応
骨移植不全	骨外性形質細胞腫	骨サルコイドーシス
骨髄異形成症候群	骨髄移植拒絶反応	骨髄腫腎
骨髄性白血病	骨髄性白血病骨髄浸潤	骨髄単球性白血病
骨髄低形成	骨髄低形成血小板減少症	骨盤死腔炎
骨盤腹膜癒着	コッホ・ウィークス菌性結膜炎	固定薬疹
古典的ホジキンリンパ腫	孤立性アフタ	孤立性骨形質細胞腫
コリン性じんま疹	混合型肝硬変	混合型喘息
混合型白血病	混合細胞型古典的ホジキンリンパ腫	混合性嗅覚障害
混合性難聴	昆虫刺傷	細菌疹
細菌性結膜炎	最重症再生不良性貧血	再植歯不全
再燃緩解型潰瘍性大腸炎	再発性アフタ	再発性中耳炎
再発性ヘルペスウイルス性口内炎	再膨張性肺水腫	錯嗅
左室不全	左心不全	サソリ毒
サルコイドーシス性虹彩毛様体炎	サルコイドーシス性ぶどう膜炎	サルコイド関節障害
サルコイド筋炎	サルコイド心筋炎	サルコイドミオパチー
散在性表層角膜炎	散在性脈絡膜炎	散在性網膜炎
散在性網脈絡膜炎	三叉神経帯状疱疹	蚕蝕性角膜潰瘍
しいたけ皮膚炎	シェーンライン・ヘノッホ紫斑病性関節炎	耳介周囲湿疹
紫外線角結膜炎	紫外線角膜炎	耳介虫刺傷
耳介蜂巣炎	耳下腺炎	耳下腺管炎
耳管鼓室炎	耳管閉塞症	色素性痒疹
子宮付属器癒着	軸性視神経炎	自己赤血球感作症候群
篩骨洞炎	篩骨洞ポリープ	自己免疫性肝炎
自己免疫性肝硬変	自己免疫性甲状腺炎	自己免疫性好中球減少症
自己免疫性じんま疹	自己免疫性溶血性貧血	四肢乾癬
四肢小児湿疹	四肢尋常性乾癬	四肢虫刺症

さ

四肢毛孔性紅色粃糠疹	糸状角膜炎	指状嵌入細胞肉腫
視神経周囲炎	視神経症	視神経障害
視神経髄膜炎	視神経乳頭炎	視神経網膜炎
視神経網膜障害	歯性上顎洞炎	歯性副鼻腔炎
持続性色素異常性紅斑	刺虫アレルギー	実質性角膜炎
膝状神経節炎	湿疹性眼瞼炎	湿疹性眼瞼皮膚炎
湿疹性パンヌス	湿疹続発性紅皮症	湿疹様発疹
紫斑型薬疹	紫斑病腎炎	若年型重症筋無力症
若年性関節炎	若年性骨髄単球性白血病	若年性再発性網膜硝子体出血
若年性多発性関節炎	若年性多発性動脈炎	若年性特発性関節炎
若年性皮膚筋炎	若年性ヘルペス状皮膚炎	シャルコー肝硬変
縦隔悪性リンパ腫	縦隔原発大細胞型B細胞性リンパ腫	周期性血小板減少症
周期性好中球減少症	周期性再発性じんま疹	重症潰瘍性大腸炎
重症再生不良性貧血	重症多形滲出性紅斑・急性期	十二指腸悪性リンパ腫
十二指腸クローン病	周辺性ぶどう膜炎	周辺性網脈絡膜炎
周辺部ぶどう膜炎	周辺部脈絡膜炎	しゅさ性眼瞼炎
手掌紅斑	出血性外耳炎	出血性角膜炎
出血性虹彩炎	出血性口内炎	出血性じんま疹
出血性中耳炎	出血性鼻茸	出血性網膜炎
出血性網膜色素上皮剥離	術後結膜炎	術後虹彩炎
術後食道炎	術後性耳下腺炎	術後性中耳炎
術後性慢性中耳炎	術後乳痛	術後溶血性貧血
種痘様水疱症様リンパ腫	主婦湿疹	腫瘍随伴性天疱瘡
腫瘤型筋サルコイドーシス	循環性抗凝血因子症	春季カタル
小陰唇膿瘍	漿液性虹彩炎	漿液性網膜炎
漿液性網膜色素上皮剥離	上顎洞炎	上顎洞性後鼻孔ポリープ
上顎洞性中咽頭ポリープ	上顎洞ポリープ	消化性食道炎
上眼窩裂症候群	少関節型若年性関節炎	上強膜炎
小結節性肝硬変	症候性原発性胆汁性肝硬変	上行性視神経炎
症候性紫斑病	上鼓室化膿症	硝子体黄斑牽引症候群
上斜筋不全麻痺	上斜筋麻痺	掌蹠角化症
掌蹠膿疱症性骨関節炎	小唾液腺炎	小腸悪性リンパ腫
小腸クローン病	小腸大腸クローン病	上直筋不全麻痺
上直筋麻痺	小児EBV陽性T細胞リンパ増殖性疾患	小児アトピー性湿疹
小児遺伝性無顆粒球症	小児乾燥型湿疹	小児丘疹性先端皮膚炎
小児急性リンパ性白血病	小児骨髄異形成症候群	小児全身性EBV陽性T細胞リンパ増殖性疾患
小児喘息	小児特発性低血糖症	小児ネフローゼ症候群
小児汎発性膿疱性乾癬	小児副鼻腔炎	睫毛性眼瞼炎
小リンパ球性リンパ腫	初回発作型潰瘍性大腸炎	職業性皮膚炎
職業喘息	食物性皮膚炎	女性化副腎腫瘍
女性不妊症	脂漏性眼瞼炎	脂漏性乾癬
脂漏性乳児皮膚炎	腎移植急性拒絶反応	腎移植拒絶反応
腎移植不全	腎移植慢性拒絶反応	人為的甲状腺中毒症
心因性喘息	心筋結核	真菌性角膜潰瘍
真菌性髄膜炎	心筋不全	神経栄養性角結膜炎
神経サルコイドーシス	神経性難聴	神経ベーチェット病
心原性肺水腫	人工肛門部皮膚炎	人工じんま疹
進行性角膜潰瘍	進行性前立腺癌	進行性難聴
深在性エリテマトーデス	心サルコイドーシス	腎サルコイドーシス
滲出型加齢黄斑変性	滲出性紅斑型中毒疹	滲出性腹水
滲出性網膜炎	滲出性網膜症	浸潤性表層角膜炎
新生児中耳炎	新生児皮脂漏	新生児皮膚炎
腎性網膜症	心臓悪性リンパ腫	心臓移植拒絶反応
心臓移植不全	深層角膜炎	心臓性呼吸困難
心臓性浮腫	心臓喘息	振動性じんま疹
心内膜結核	心肺移植拒絶反応	心肺移植不全

塵肺結核	心不全	膵移植拒絶反応
膵移植不全	水晶体原性虹彩毛様体炎	水痘・帯状疱疹ウイルス感染母体より出生した児
水痘脳炎	水疱性口内炎	水疱性多形紅斑
水疱性中耳炎	水疱性扁平苔癬	水疱性類天疱瘡
髄膜炎	髄膜脊髄炎	髄膜脳炎
髄膜白血病	スギ花粉症	ステロイド依存性潰瘍性大腸炎
ステロイド依存性クローン病	ステロイド依存性喘息	ステロイド依存性ネフローゼ症候群
ステロイド抵抗性ネフローゼ症候群	ステロイド離脱症候群	スモン
制癌剤皮膚炎	正球性正色素性貧血	星状角膜炎
星状網膜症	成人T細胞白血病骨髄浸潤	成人T細胞白血病リンパ腫
成人T細胞白血病リンパ腫・急性型	成人T細胞白血病リンパ腫・くすぶり型	成人T細胞白血病リンパ腫・慢性型
成人T細胞白血病リンパ腫・リンパ腫型	成人アトピー性皮膚炎	精巣悪性リンパ腫
声門下浮腫	声門上浮腫	声門浮腫
ゼーミッシュ潰瘍	赤芽球ろう	石化性角膜炎
赤色湿疹	脊髄髄膜炎	脊髄多発性硬化症
脊髄膜結核	咳喘息	脊椎周囲炎
赤道ぶどう腫	赤白血病	セザリー症候群
節外性NK/T細胞リンパ腫・鼻型	舌潰瘍	舌下腺炎
雪眼炎	赤血球造血刺激因子製剤低反応性貧血	接合部型先天性表皮水疱症
接触眼瞼皮膚炎	接触じんま疹	接触性眼瞼結膜炎
接触性口内炎	節足動物毒	舌乳頭炎
舌膿瘍	舌びらん	セリアック病
線維乾酪性心膜炎	遷延性肝炎	遷延性虹彩炎
全外眼筋麻痺	前額部虫刺傷	前額部虫刺症
穿孔性角膜潰瘍	穿孔性中耳炎	線状角膜炎
線状苔癬	線状網膜炎	全身型ウェジナー肉芽腫症
全身型若年性特発性関節炎	全身型重症筋無力症	全身湿疹
全身性エリテマトーデス性呼吸器障害	全身性エリテマトーデス性心膜炎	全身性エリテマトーデス性脳動脈炎
全身性エリテマトーデス性ミオパチー	全身性エリテマトーデス脊髄炎	全身性エリテマトーデス脳炎
全身性エリテマトーデス脳脊髄炎	全身性強皮症	全身性強皮症性呼吸器障害
全身性紫斑病	全身性転移性癌	全身の尋常性乾癬
全身毛孔性紅色粃糠疹	全身薬疹	前庭型メニエール病
先天性外転神経麻痺	先天性筋強直症	先天性筋無緊張症
先天性血液凝固因子異常	先天性血小板機能低下	先天性好中球減少症
先天性再生不良性貧血	先天性赤芽球ろう	先天性第X因子欠乏症
先天性第XI因子欠乏症	先天性第XII因子欠乏症	先天性第XIII因子欠乏症
先天性低形成貧血	先天性ネフローゼ症候群	先天性パラミオトニア
先天性副腎過形成	先天性副腎性器症候群	先天性プラスミノゲン欠損症
先天性無フィブリノゲン血症	腺病性パンヌス	前房蓄膿
前房蓄膿性角膜炎	前房蓄膿性虹彩炎	前立腺横紋筋肉腫
前立腺癌再発	前立腺小細胞癌	前立腺神経内分泌癌
前立腺肉腫	前リンパ球性白血病	造影剤ショック
増殖性化膿性口内炎	増殖性硝子体網膜症	増殖性網膜炎
総胆管狭窄症	総胆管閉塞症	側頭動脈炎
続発性血小板減少症	続発性血小板減少性紫斑病	続発性虹彩炎
続発性虹彩毛様体炎	続発性紫斑病	続発性胆汁性肝硬変
続発性脳炎	続発性舞踏病	続発性ぶどう膜炎

た

第V因子欠乏症	第VII因子欠乏症	大アフタ
大陰唇膿瘍	体幹虫刺症	大結節性肝硬変
体質性再生不良性貧血	代償性肝硬変	帯状疱疹後ケロイド形成
帯状疱疹後三叉神経痛	帯状疱疹後膝神経節炎	帯状疱疹後神経痛

帯状疱疹後多発性ニューロパチー	帯状疱疹神経炎	帯状疱疹性角結膜炎
帯状疱疹性強膜炎	帯状疱疹性結膜炎	帯状疱疹性虹彩炎
帯状疱疹性虹彩毛様体炎	苔癬	苔癬状類乾癬
大腸悪性リンパ腫	大腸クローン病	唾液腺管炎
多形紅斑	多形紅斑性関節障害	多形慢性痒疹
多巣性運動ニューロパチー	多中心性細網組織球症	多発性乾癬性関節炎
多発性癌転移	多発性筋炎性呼吸器障害	多発性血管炎
多発性血管炎重複症候群	多発性口内炎	多発性骨髄腫性関節症
多発性神経炎	多発性神経障害	多発性神経脊髄炎
多発性脊髄神経根炎	多発性リウマチ性関節炎	多発ニューロパチー
胆管狭窄症	胆管閉塞症	単球減少症
単球性白血病	胆細管性肝硬変	胆汁うっ滞
単純性角膜潰瘍	単純性顔面粃糠疹	単純性紫斑病
単純性中耳炎	単純性表皮水疱症	単純苔癬
男性化副腎腫瘍	蛋白病	単葉性肝硬変
致死型表皮水疱症	地図状口内炎	地図状脈絡膜炎
腟潰瘍	チビエルジュ・ワイゼンバッハ症候群	チャドクガ皮膚炎
中隔性肝硬変	中間部ぶどう膜炎	中耳炎
中耳炎後遺症	中耳炎性顔面神経麻痺	虫刺性皮膚炎
中心性脈絡膜炎	中心性脈絡網膜症	中心性網膜炎
中心性網膜症	中心性網脈絡膜炎	虫垂クローン病
中枢神経系原発びまん性大細胞型Ｂ細胞性リンパ腫	中枢神経ループス	中枢性顔面神経麻痺
中枢性嗅覚障害	中枢性難聴	中等症潰瘍性大腸炎
中等症再生不良性貧血	中毒性甲状腺腫	中毒性好中球減少症
中毒性紅斑	中毒性視神経炎	中毒性多結節性甲状腺腫
中毒性単結節性甲状腺腫	中毒性ニューロパチー	中毒性表皮壊死症
中毒性溶血性貧血	腸移植拒絶反応	腸移植不全
腸管症関連Ｔ細胞リンパ腫	腸管ベーチェット病	腸間膜リンパ節結核
蝶形骨洞炎	蝶形骨洞ポリープ	直腸悪性リンパ腫
直腸クローン病	陳旧性顔面神経麻痺	陳旧性虹彩炎
陳旧性虹彩毛様体炎	陳旧性中耳炎	陳旧性肺結核
通常型間質性肺炎	通年性アレルギー性結膜炎	通年性アレルギー性鼻炎
手足症候群	低2倍体性Ｂリンパ芽球性白血病	低2倍体性Ｂリンパ芽球性白血病/リンパ腫
低2倍体性Ｂリンパ芽球性リンパ腫	低アルドステロン症	低形成性白血病
低形成性貧血	低血糖発作	低線維素血症
低補体血症性血管炎	低レニン性低アルドステロン症	滴状乾癬
滴状類乾癬	手湿疹	テノンのう炎
デビス紫斑	転移性扁平上皮癌	点状乾癬
デンスデポジット病ネフローゼ症候群	動眼神経萎縮	動眼神経炎
動眼神経根性麻痺	動眼神経不全麻痺	動眼神経麻痺
冬期湿疹	頭部湿疹	頭部脂漏
頭部尋常性乾癬	頭部虫刺傷	頭部粃糠疹
島ベータ細胞過形成症	動脈硬化性眼底	動脈硬化性眼底所見
トカゲ毒	兎眼性角膜炎	特発性眼筋麻痺
特発性肝硬変	特発性間質性肺炎	特発性器質化肺炎
特発性血小板減少性紫斑病	特発性血小板減少性紫斑病合併妊娠	特発性好中球減少症
特発性喉頭肉芽腫	特発性再生不良性貧血	特発性じんま疹
特発性肺線維症	特発性副腎性器障害	特発性傍中心窩毛細血管拡張症
特発性末梢性顔面神経麻痺	特発性脈絡膜新生血管	特発性溶血性貧血
毒物性眼瞼炎	トッド肝硬変	突発性嗅覚障害

な

ドルーゼン	内因性湿疹	内因性ブドウ膜炎
内直筋麻痺	内リンパ水腫	難治性喘息
難治性ネフローゼ症候群	難治性ぶどう膜炎	軟膜炎
肉芽腫性肝炎	肉芽腫性甲状腺炎	二次性甲状腺機能亢進症
二次性再生不良性貧血	二次性ネフローゼ症候群	二次性白血球減少症
二次性白血病	乳痂	乳癌
乳癌・HER2過剰発現	乳癌骨転移	乳癌皮膚転移
乳児赤芽球ろう	乳児喘息	乳腺腋窩尾部乳癌
乳頭部乳癌	乳頭網膜炎	乳房下外側部乳癌
乳房下内側部乳癌	乳房境界部乳癌	乳房脂肪肉腫
乳房上外側部乳癌	乳房上内側部乳癌	乳房中央部乳癌
乳房肉腫	乳房パジェット病	乳房皮膚炎
乳輪部乳癌	妊娠湿疹	妊娠性疱疹
妊娠性痒疹	妊婦性皮膚炎	熱帯性スプルー
熱帯扁平苔癬	粘液膿性結膜炎	念珠状紅色苔癬
脳悪性リンパ腫	脳幹多発性硬化症	膿胸関連リンパ腫
脳室炎	脳脊髄膜結核	のう胞様黄斑浮腫

は

ノートナーゲル症候群	バーキット白血病	バーキットリンパ腫
肺移植拒絶反応	肺移植不全	肺炎結核
肺結核・鏡検確認あり	肺結核・組織学的確認あり	肺結核・培養のみ確認あり
肺結核腫	肺好酸球性肉芽腫症	肺サルコイドーシス
梅毒性髄膜炎	肺門結核	肺門リンパ節結核
破壊性関節炎	白色粃糠疹	拍動性眼球突出症
白内障術後結膜炎	剥離性間質性肺炎	剥離性食道炎
剥離性皮膚炎	ハシトキシコーシス	橋本病
播種性結核	バセドウ病	バセドウ病眼症
バセドウ病術後再発	白血球減少症	白血病性関節症
白血病性網膜症	発熱性好中球減少症	鼻背部湿疹
ハブ咬傷	パラ血友病	パラミオトニア
バリズム	パリノー結膜炎	パリノー結膜腺症候群
パリノー症候群	汎血球減少症	瘢痕性類天疱瘡
斑点状網膜症	ハンド・シューラー・クリスチャン病	ハント症候群
汎発性帯状疱疹	汎発性膿疱性乾癬	反復性角膜潰瘍
反復性虹彩炎	反復性虹彩毛様体炎	反復性耳下腺炎
反復性前部ぶどう膜炎	反復性前房蓄膿	反復性多発性神経炎
反復性毛様体炎	汎副鼻腔炎	脾Ｂ細胞性リンパ腫/白血病・分類不能型
脾悪性リンパ腫	非アトピー性喘息	皮下脂肪織炎様Ｔ細胞リンパ腫
非化膿性甲状腺炎	非化膿性中耳炎	非感染性急性外耳炎
鼻腔サルコイドーシス	鼻腔ポリープ	粃糠疹
肥厚性扁平苔癬	非自己免疫性溶血性貧血	皮質聾
微小血管障害性溶血性貧血	微小変化型ネフローゼ症候群	非心原性肺水腫
非水疱性多形紅斑	ヒスチオサイトーシスX	脾性好中球減少症
鼻性視神経炎	非代償性肝硬変	ビタミンＫ欠乏による凝固因子欠乏
非定型的白血病	非定型慢性骨髄性白血病	非特異性間質性肺炎
非特異的反応性肝炎	ヒトデ毒	ヒノキ花粉症
脾びまん性赤脾髄小Ｂ細胞性リンパ腫	皮膚移植拒絶反応	皮膚移植不全
皮膚エリテマトーデス	皮膚筋炎性呼吸器障害	皮膚結節性多発動脈炎
皮膚原発性CD30陽性Ｔ細胞リンパ増殖性疾患	皮膚原発性γδＴ細胞リンパ腫	皮膚原発性未分化大細胞リンパ腫
皮膚原発びまん性大細胞型Ｂ細胞リンパ腫・下肢型	皮膚サルコイドーシス	皮膚粟粒結核
鼻部虫刺傷	皮膚描記性じんま疹	非分泌型骨髄腫
脾辺縁帯リンパ腫	非ホジキンリンパ腫	肥満細胞性白血病
びまん性外耳炎	びまん性乾癬	びまん性管内増殖性糸球体腎炎ネフローゼ症候群
びまん性神経皮膚炎	びまん性大細胞型・バーキット中間型分類不能Ｂ細胞性リンパ腫	びまん性大細胞型・ホジキン中間型分類不能Ｂ細胞性リンパ腫

びまん性大細胞型Ｂ細胞性リンパ腫	びまん性中毒性甲状腺腫	びまん性肺胞傷害
びまん性表層角膜炎	びまん性膜性糸球体腎炎ネフローゼ症候群	びまん性脈絡膜炎
表在性角膜炎	表在性舌炎	表在性点状角膜炎
ピリグラフィンショック	ピリン疹	頻回再発型ネフローゼ症候群
貧血網膜症	ファンコニー貧血	フィブリノゲン異常症
フィブリノゲン欠乏症	フィブリノゲン減少症	フィブリン減少症
フィラメント状角膜炎	封入体筋炎	フォークト・小柳・原田病
フォークト・小柳病	フォンウィルブランド病	匐行性角膜潰瘍
副腎萎縮	副腎梗塞	副腎出血
副腎石灰化症	副腎皮質機能低下に伴う貧血	副腎皮質ホルモン剤副作用
副鼻腔真菌症	副鼻腔ポリープ	腹部虫刺傷
不全型川崎病	不全型ハント症候群	不全型ベーチェット病
ブタクサ花粉症	フックス異色毛様体炎	不適合輸血反応
ぶどう球菌性眼瞼炎	舞踏病	舞踏病様運動
ぶどう膜角膜炎	ぶどう膜耳下腺熱	ブラジル天疱瘡
プランマー病	フリクテン性角結膜炎	フリクテン性角膜炎
フリクテン性角膜潰瘍	フリクテン性結膜炎	フリクテン性パンヌス
プレカリクレイン欠乏症	プロテインＣ欠乏症	プロテインＳ欠乏症
プロトロンビン欠乏症	分類不能型骨髄異形成症候群	ヘアリー細胞白血病
ヘアリー細胞白血病亜型	閉塞性黄疸	閉塞性肝硬変
閉塞性髄膜炎	ベドナーアフタ	ベニエ痒疹
ペニシリンアレルギー	ペニシリンショック	ヘパリン・コファクターII欠乏症
ヘパリン起因性血小板減少症	ヘビ咬傷	ヘブラ痒疹
ベルナール・スーリエ症候群	ヘルペス口内炎	ヘルリッツ型接合部型表皮水疱症
辺縁角膜炎	辺縁フリクテン	ベンスジョーンズ型多発性骨髄腫
扁桃悪性リンパ腫	扁平湿疹	扁平苔癬様角化症
蜂刺症	放射線胸膜炎	放射線口腔乾燥症
放射線食道炎	放射線性口内炎	放射線性肺線維症
放射線性貧血	放射線唾液分泌障害	放射線網膜症
胞状異角化症	疱疹状天疱瘡	発作性運動誘発舞踏アテトーシス
発作性ジストニア性舞踏アテトーシス	ポリープ状脈絡膜血管症	本態性再生不良性貧血

ま

麻疹様紅斑	麻酔ショック	末梢神経障害
末梢神経性嗅覚障害	末梢性Ｔ細胞リンパ腫	末梢性Ｔ細胞リンパ腫・詳細不明
末梢性顔面神経麻痺	末梢前庭障害	麻痺性斜視
慢性 NK 細胞リンパ増殖性疾患	慢性アレルギー性中耳炎	慢性移植片対宿主病
慢性うっ血性心不全	慢性炎症関連びまん性大細胞型Ｂ細胞性リンパ腫	慢性炎症性脱髄性多発神経炎
慢性外耳炎	慢性顎下腺炎	慢性角結膜炎
慢性カタル性結膜炎	慢性化膿性穿孔性中耳炎	慢性化膿性中耳炎
慢性肝炎増悪	慢性拒絶反応	慢性結膜炎
慢性虹彩毛様体炎	慢性骨髄性白血病	慢性骨髄性白血病移行期
慢性骨髄性白血病慢性期	慢性骨髄単球性白血病	慢性耳下腺炎
慢性耳管鼓室カタル	慢性耳管鼓室化膿性中耳炎	慢性持続型潰瘍性大腸炎
慢性漿液性中耳炎	慢性漿液ムチン性中耳炎	慢性上鼓室乳突洞化膿性中耳炎
慢性進行性外眼筋麻痺症候群	慢性滲出性中耳炎	慢性心不全
慢性じんま疹	慢性髄膜炎	慢性脊髄炎
慢性舌炎	慢性苔癬状粃糠疹	慢性単球性白血病
慢性中耳炎急性増悪	慢性中耳炎術後再燃	慢性特発性血小板減少性紫斑病
慢性乳児湿疹	慢性脳炎	慢性白血病
慢性非化膿性中耳炎	慢性表在性舌炎	慢性副鼻腔炎
慢性副鼻腔炎急性増悪	慢性副鼻腔膿瘍	慢性本態性好中球減少症症候群
慢性ムコイド中耳炎	慢性網膜症	慢性薬物誘発性間質性肺障害
慢性痒疹	慢性リウマチ性冠状動脈炎	慢性良性顆粒球減少症
慢性濾胞性結膜炎	マントル細胞リンパ腫	ミクリッツ病
未分化大細胞リンパ腫	耳帯状疱疹	脈絡膜炎
ミラーフィッシャー症候群	ミリッチ症候群	ムカデ咬創
無顆粒球症	無顆粒球性アンギナ	無嗅覚症
ムコイド中耳炎	ムコーズス中耳炎	無症候性原発性胆汁性肝硬変
無症候性骨髄腫	無症候性多発性硬化症	ムチランス変形
無痛性甲状腺炎	無排卵月経	無排卵症
無フィブリノゲン血症	ムンプス髄膜炎	迷路性難聴
迷路性めまい	メラー舌炎	メルカーソン・ローゼンタール症候群
毛細管脆弱症	毛細血管脆弱症	毛虫皮膚炎
毛包眼瞼炎	網膜うっ血	網膜炎
網膜血管周囲炎	網膜血管腫状増殖	網膜血管障害
網膜血管鞘形成	網膜血管新生	網膜血管攣縮症
網膜血栓性静脈炎	網膜細動脈瘤	網膜症
網膜静脈炎	網膜静脈周囲炎	網膜静脈蛇行症
網膜静脈怒張	網膜静脈分枝閉塞症による黄斑浮腫	網膜静脈閉塞症による黄斑浮腫
網膜滲出斑	網膜中心静脈閉塞症による黄斑浮腫	網膜浮腫
網膜毛細血管瘤	毛様体炎	モラックス・アクセンフェルド結膜炎
門脈周囲性肝硬変	門脈性肝硬変	夜間性喘息

や

夜間低血糖症	薬剤性過敏症症候群	薬剤性顆粒球減少症
薬剤性間質性肺炎	薬剤性血小板減少性紫斑病	薬剤性酵素欠乏性貧血
薬剤性再生不良性貧血	薬剤性自己免疫性溶血性貧血	薬剤性溶血性貧血
薬剤誘発性過敏性血管炎	薬剤誘発性天疱瘡	薬剤誘発性ループス
薬物性角結膜炎	薬物性角膜炎	薬物性眼瞼炎
薬物性結膜炎	薬物性口唇炎	薬物性ショック
薬物性じんま疹	薬物性接触性皮膚炎	薬物誘発性多発ニューロパチー
薬物誘発性舞踏病	優性栄養障害型先天性表皮水疱症	輸血関連急性肺障害
輸血後 GVHD	輸血後じんま疹	輸血によるショック
癒着性くも膜炎	腰椎炎	腰殿部帯状疱疹
腰腹帯状疱疹	腰部尋常性乾癬	腰麻ショック
ヨード過敏症	ヨードショック	予防接種後脳炎

ら

予防接種後脳脊髄炎	ライエル症候群	ライエル症候群型薬疹
落屑性湿疹	ランゲルハンス細胞組織球症	卵巣癌全身転移
卵巣性不妊症	リウマチ性滑液包炎	リウマチ性環状紅斑
リウマチ性虹彩炎	リウマチ性心筋炎	リウマチ性心疾患
リウマチ性心臓弁膜症	リウマチ性心不全	リウマチ性心弁膜炎
リウマチ性皮下結節	リウマチ様関節炎	リウマトイド脊椎炎
リガ・フェーデ病	リブマン・サックス心内膜炎	リポイド肝炎
流行性結膜炎	両心不全	良性移動性舌炎
良性粘膜類天疱瘡	良性慢性化膿性中耳炎	両側性感音難聴
両側性高音障害急墜型感音難聴	両側性高音障害漸傾型感音難聴	両側性混合性難聴
緑膿菌性外耳炎	鱗状湿疹	輪状網膜症
リンパ球減少型古典的ホジキンリンパ腫	リンパ球性間質性肺炎	リンパ球豊富型古典的ホジキンリンパ腫
リンパ形質細胞性リンパ腫	リンパ性白血病	リンパ性白血病骨髄浸潤
リンパ節サルコイドーシス	輪紋状角膜炎	類苔癬
ループスアンチコアグラント	ループス胸膜炎	ループス血小板減少症
ループス腎炎	ループス腸炎	ループス肺臓炎
ループス膀胱炎	レイノー現象	レイノー症候群
劣性栄養障害型先天性表皮水疱症	レッテラー・ジーベ病	連鎖球菌性喉頭炎

フ

	連鎖球菌性喉頭気管炎	連鎖球菌性膿痂疹	レンネルトリンパ腫
	老人性紫斑	老人性舞踏病	老年性出血
	ローゼンタール病	濾出性腹水	濾胞樹状細胞腫瘍
	濾胞性乾癬	濾胞性リンパ腫	
△	4型尿細管性アシドーシス	ALK 融合遺伝子陽性非小細胞肺癌	B 型慢性肝炎
	FSH 単独欠損症	LH 単独欠損症	RS3PE 症候群
あ	S 状結腸結核	TSH 単独欠損症	亜急性肝炎
	悪性奇形腫	悪性高熱症	悪性腫瘍
	悪性腫瘍合併性皮膚筋炎	悪性腫瘍に伴う貧血	悪性葉状腫瘍
	アジソン病	アレルギー性肉芽腫性血管炎	鞍上部胚細胞腫瘍
	イートン・ランバート症候群	胃結核	医原性低血糖症
	胃原発絨毛癌	異所性 GHRH 産生腫瘍	胃胚細胞腫瘍
	陰茎疾患	インスリン異常症	インスリン自己免疫症候群
	インスリン低血糖	インスリン分泌異常症	ウイルス肝炎感染後関節障害
	ウイルス性肝炎	壊死性潰瘍性歯周炎	壊死性潰瘍性歯肉炎
	壊疽性歯肉炎	炎症性眼窩うっ血	延髄星細胞腫
	横紋筋融解	往来寒熱	悪寒発熱
か	外陰部びらん	外眼筋ミオパチー	回腸結核
	回転性めまい	回盲部結核	夏期熱
	顎下部結核	下垂体機能低下症	下垂体機能低下に伴う貧血
	下垂体障害	下垂体性男子性腺機能低下症	下垂体性不妊症
	下垂体性卵巣機能低下	下葉小細胞肺癌	下葉肺腺癌
	下葉肺大細胞癌	下葉肺扁平上皮癌	下葉非小細胞肺癌
	カルチノイド	カルマン症候群	癌
	肝炎	眼窩うっ血	眼窩エキノコックス
	眼窩炎	眼窩筋炎	眼窩血腫
	眼窩内異物	眼窩浮腫	眼球偏位
	眼筋内異物	肝結核	肝細胞癌破裂
	カンジダ性口角びらん	カンジダ性口内炎	癌性ニューロパチー
	癌性ニューロミオパチー	癌性貧血	癌性ミエロパチー
	感染性角膜炎	感染性皮膚炎	完全脱毛症
	肝内胆汁うっ滞	顔面痙攣	顔面痙攣症
	顔面神経障害	飢餓熱	義歯性潰瘍
	偽膜性アンギナ	木村病	嗅覚味覚障害
	球後異物	急性化膿性顎下腺炎	急性化膿性耳下腺炎
	急性肝萎縮	急性偽膜性カンジダ症	急性耳下腺炎
	胸腺結核	胸椎炎	頬粘膜粘液のう胞
	頬粘膜白板症	強膜疾患	胸膜播種
	筋肉結核	筋膜結核	空腸結核
	頚管性不妊症	痙性めまい	頚椎炎
	頚部脂腺癌	頚部隆起性皮膚線維肉腫	稽留熱
	ゲオトリクム症	ゲオトリクム性口内炎	結核性下痢
	結核性痔瘻	結核性動脈炎	結核性脳動脈炎
	結核性貧血	結膜化膿性肉芽腫	ケトン性低血糖症
	原線維性星細胞腫	原発不明癌	高インスリン血症
	口蓋垂結核	口蓋粘液のう胞	硬化性腹膜炎
	口腔カンジダ症	口腔結核	口腔紅板症
	口腔粘膜結核	口腔白板症	膠原病性心膜炎
	硬口蓋白板症	溝状舌	甲状腺結核
	口唇カンジダ症	口唇結核	光沢苔癬
	口底白板症	喉頭狭窄症	喉頭閉塞
	膠肉腫	高熱	紅板症
	後腹膜胚細胞腫瘍	肛門結核	コクサッキー心膜炎
	骨盤部感染性リンパのう胞	ゴナドトロピン単独欠損症	ゴナドトロピン分泌異常
さ	三叉神経痛	産褥期鉄欠乏性貧血	シーハン症候群
	耳管圧迫	子宮性不妊症	自己免疫性副腎炎
	四肢出血斑	視床下部星細胞腫	視床星細胞腫

	耳性めまい	持続熱	弛張熱
	歯肉カンジダ症	歯肉白板症	尺側偏位
	若年性強直性脊椎炎	縦隔胚細胞腫瘍	縦隔卵黄のう腫瘍
	周期性 ACTH・ADH 放出症候群	重症熱性血小板減少症候群	十二指腸悪性ガストリノーマ
	十二指腸悪性ソマトスタチノーマ	十二指腸結核	術後急性肝炎
	術後発熱	腫瘍随伴症候群	松果体胚細胞腫瘍
	松果体部膠芽腫	小腸結核	小児外陰腟炎
	上皮腫	上葉小細胞肺癌	上葉肺腺癌
	上葉肺大細胞癌	上葉肺扁平上皮癌	上葉非小細胞肺癌
	上腕三頭筋断裂	上腕三頭筋不全断裂	食道カンジダ症
	食道結核	食道膿瘍	神経炎
	進行乳癌	新生児皮下脂肪壊死症	膵性腹水
	膵内分泌障害	水疱症	水疱性口内炎ウイルス病
	髄膜結核腫	睡眠薬副作用	ステロイド皮膚炎
	ステロイド誘発性皮膚症	星細胞腫	成人スチル病
	精巣胚細胞腫瘍	精巣卵黄のう腫瘍	成長ホルモン単独欠損症
	成長ホルモン分泌不全	成長ホルモン分泌不全性低身長症	脊索腫
	舌下隙膿瘍	舌カンジダ症	赤血球破砕症候群
	舌切除後遺症	舌粘液のう胞	舌白板症
	潜在性結核感染症	全身こむらがえり病	全身性脱毛症
	仙腸関節炎	前庭障害	前庭神経炎
	前庭性運動失調症	先天性難聴	先天性聾
	前頭洞炎	前頭葉星細胞腫	前頭葉退形成性星細胞腫
	早発アドレナルキ	側頭葉星細胞腫	側頭葉退形成性星細胞腫
た	側頭葉毛様細胞性星細胞腫	続発性下垂体機能低下症	体位性めまい
	退形成性星細胞腫	胎児性癌	帯状脱毛症
	大腸結核	唾液腺結核	蛇行状脱毛症
	多剤耐性結核	胆のう結核	腟部びらん
	中葉小細胞肺癌	中葉肺腺癌	中葉肺大細胞癌
	中葉肺扁平上皮癌	中葉非小細胞肺癌	腸結核
	超高熱	直腸結核	低血糖性脳症
	低ゴナドトロピン性性腺機能低下症	転移性黒色腫	転移性皮膚腫瘍
	頭位眼振	頭蓋内胚細胞腫瘍	島細胞過形成症
	透析腎癌	頭頂葉星細胞腫	頭部脂腺癌
	頭部隆起性皮膚線維肉腫	特発性アルドステロン症	特発性下垂体機能低下症
な	突発性発熱	内胚葉洞腫瘍	軟口蓋白板症
	肉芽腫性下垂体炎	ニコチン性口蓋白色角化症	ニコチン性口内炎
は	尿毒症性心膜炎	脳幹部星細胞腫	肺癌による閉塞性肺炎
	胚細胞腫	肺門部小細胞癌	肺門部腺癌
	肺門部大細胞癌	肺門部非小細胞癌	肺門部扁平上皮癌
	白色水腫	発熱	汎下垂体機能低下症
	汎発性脱毛症	鼻炎	非外傷性尺側手根屈筋断裂
	微熱	被のう性腹膜硬化症	びまん性星細胞腫
	披裂喉頭蓋ひだ喉頭面癌	貧血	副咽頭間隙悪性腫瘍
	複合下垂体ホルモン欠損症	腹水症	平衡異常
	ヘルペスウイルス性咽頭炎	ヘルペスウイルス性歯肉口内炎	本態性音声振戦症
ま	本態性高体温症	末梢性めまい症	末梢動脈疾患
	マムシ咬傷	慢性感染性貧血	慢性持続性肝炎
	慢性穿孔性中耳炎	慢性中耳炎後遺症	慢性非活動性肝炎
	慢性微熱	慢性薬物中毒	慢性リウマチ性縦隔心膜炎
	慢性リウマチ性心筋心膜炎	慢性リウマチ性心膜炎	めまい症候群
	免疫芽球性リンパ節症	網膜障害	毛様細胞性星細胞腫
や	輸血後肝炎	輸血後肝障害	輸血後鉄過剰症
ら	輸血反応	卵黄のう腫瘍	卵管性不妊症

	卵管閉塞	卵巣胚細胞腫瘍	卵巣卵黄のう腫瘍
	リウマチ性癒着性心膜炎	良性発作性頭位めまい症	良性発作性めまい
	淋菌性口内炎	リンパ腫	レルモワイエ症候群
わ	ローラン症候群	ワンサンアンギナ	ワンサン気管支炎
	ワンサン扁桃炎		
※	**適応外使用可** 原則として，「プレドニゾロン【内服薬】」を「進行性筋ジストロフィー(デュシェンヌ型・ベッカー型)」，「難治性てんかん」，「点頭てんかん」，「非けいれん性てんかん重積状態」，「群発性頭痛」に対して処方した場合，当該使用事例を審査上認める。		

用法用量

通常，成人にはプレドニゾロンとして1日5〜60mgを1〜4回に分割経口投与する。なお，年齢，症状により適宜増減する。
川崎病の急性期に用いる場合，通常，プレドニゾロンとして1日2mg/kg(最大60mg)を3回に分割経口投与する。

用法用量に関連する使用上の注意

(1)本剤の投与量，投与スケジュール，漸減中止方法等については，関連学会のガイドライン等，最新の情報を参考に投与すること。
(2)川崎病の急性期に用いる場合には，有熱期間は注射剤で治療し，解熱後に本剤に切り替えること。

警告　本剤を含むがん化学療法は，緊急時に十分対応できる医療施設において，がん化学療法に十分な知識・経験を持つ医師のもとで，本療法が適切と判断される患者についてのみ実施すること。また，治療開始に先立ち，患者又はその家族に有効性及び危険性を十分説明し，同意を得てから投与すること。

禁忌　本剤の成分に対し過敏症の既往歴のある患者

原則禁忌

(1)有効な抗菌剤の存在しない感染症，全身の真菌症の患者
(2)消化性潰瘍の患者
(3)精神病の患者
(4)結核性疾患の患者
(5)単純疱疹性角膜炎の患者
(6)後嚢白内障の患者
(7)緑内障の患者
(8)高血圧症の患者
(9)電解質異常のある患者
(10)血栓症の患者
(11)最近行った内臓の手術創のある患者
(12)急性心筋梗塞を起こした患者

プレドニゾロン錠1mg(旭化成)：旭化成　1mg1錠[8.1円/錠]，プレドニゾロン錠1「ホエイ」：マイラン製薬　1mg1錠[8.1円/錠]，プレドニゾロン錠2.5mg「NP」：ニプロ　2.5mg1錠[9.6円/錠]，プレドニゾロン錠5mg「NP」：ニプロ　5mg1錠[9.6円/錠]，プレドニゾロン錠5mg「YD」：陽進堂　5mg1錠[9.6円/錠]，プレドニゾロン錠5mg(旭化成)：旭化成　5mg1錠[9.6円/錠]，プレドニゾロン錠5mg「トーワ」：東和　5mg1錠[9.6円/錠]，プレドニゾロン錠5mg「ミタ」：キョーリンリメディオ　5mg1錠[9.6円/錠]，プレドニゾロン錠5「ホエイ」：マイラン製薬　5mg1錠[9.6円/錠]，プレドニン錠5mg：塩野義　5mg1錠[9.6円/錠]

プレマリン錠0.625mg　規格：0.625mg1錠[12.4円/錠]
結合型エストロゲン　ファイザー　247

【効能効果】

卵巣欠落症状
卵巣機能不全症
更年期障害
腟炎(老人，小児および非特異性)
機能性子宮出血

【対応標準病名】

◎	機能性子宮出血	更年期症候群	細菌性腟症
	小児外陰腟炎	腟炎	閉経後萎縮性腟炎
	卵巣機能不全	卵巣欠落症状	
○	萎縮性腟炎	エストロジェン欠乏性腟炎	黄体機能不全
	機能性性器出血	急性外陰腟炎	原発性卵巣機能低下症
	更年期神経症	更年期性浮腫	更年期無月経
	更年期卵巣機能低下症	産褥卵巣機能低下症	子宮不正出血
	視床下部性卵巣機能低下	若年性子宮機能出血	人工的閉経後症候群
	性腺機能低下症	早発閉経	早発卵巣不全
	腟膿瘍	血の道症	閉経期障害
	閉経後出血	閉経後症候群	慢性腟炎
	卵巣発育不全		
△	アンドロゲン過剰症	外陰炎	更年期出血
	細菌性腟炎	若年性子宮出血	処女膜狭窄症
	処女膜強靱	性器出血	性機能亢進症
	多のう胞性卵巣	多のう胞性卵巣症候群	腟狭窄症
	腟口狭小	腟白斑症	腟閉鎖
	腟癒着	腟留血症	晩発閉経
	非特異性外陰炎	閉経	慢性外陰炎
	卵巣機能異常	卵巣機能亢進症	卵巣機能障害
	卵巣性無月経	老人性外陰炎	

用法用量

結合型エストロゲンとして，通常成人1日0.625〜1.25mgを経口投与する。
機能性子宮出血又は腟炎に対しては，1日0.625〜3.75mgを経口投与する。
なお，年齢，症状により適宜増減する。

禁忌

(1)エストロゲン依存性腫瘍(例えば乳癌，子宮内膜癌)及びその疑いのある患者
(2)乳癌の既往歴のある患者
(3)血栓性静脈炎や肺塞栓症のある患者，又はその既往歴のある患者
(4)動脈性の血栓塞栓疾患(例えば，冠動脈性心疾患，脳卒中)又はその既往歴のある患者
(5)本剤の成分に対し過敏症の既往歴のある患者
(6)妊婦又は妊娠している可能性のある女性
(7)重篤な肝障害のある患者
(8)診断の確定していない異常性器出血のある患者
(9)未治療の子宮内膜増殖症のある患者

プレミネント配合錠HD　規格：1錠[208.4円/錠]
プレミネント配合錠LD　規格：1錠[139.7円/錠]
ヒドロクロロチアジド　ロサルタンカリウム　MSD　214

【効能効果】

高血圧症

【対応標準病名】

◎	高血圧症	本態性高血圧症	
○	悪性高血圧症	褐色細胞腫	褐色細胞腫性高血圧症
	境界型高血圧症	クロム親和性細胞腫	高血圧性緊急症
	高血圧性腎疾患	高血圧性脳内出血	高血圧切迫症
	高レニン性高血圧症	若年高血圧症	若年性境界型高血圧症
	収縮期高血圧症	術中異常高血圧症	心因性高血圧症
	腎血管性高血圧症	腎実質性高血圧症	腎性高血圧症
	低レニン性高血圧症	内分泌性高血圧症	二次性高血圧症
	副腎性高血圧症		
△	HELLP症候群	軽症妊娠高血圧症候群	混合型妊娠高血圧症候群
	産後高血圧症	重症妊娠高血圧症候群	純粋型妊娠高血圧症候群

新生児高血圧症	早発型妊娠高血圧症候群	遅発型妊娠高血圧症候群
透析シャント静脈高血圧症	妊娠・分娩・産褥の既存の二次性高血圧症	妊娠・分娩・産褥の既存の本態性高血圧症
妊娠高血圧症	妊娠高血圧症候群	妊娠高血圧腎症
妊娠中一過性高血圧症	副腎腺腫	副腎のう腫
副腎皮質のう腫	良性副腎皮質腫瘍	

効能効果に関連する使用上の注意　過度な血圧低下のおそれ等があり，本剤を高血圧治療の第一選択薬としないこと。

用法用量　成人には1日1回1錠(ロサルタンカリウム/ヒドロクロロチアジドとして50mg/12.5mg又は100mg/12.5mg)を経口投与する。
本剤は高血圧治療の第一選択薬として用いない。

用法用量に関連する使用上の注意　原則として，ロサルタンカリウム50mgで効果不十分な場合にロサルタンカリウム/ヒドロクロロチアジドとして50mg/12.5mgの投与を，ロサルタンカリウム100mg又はロサルタンカリウム/ヒドロクロロチアジドとして50mg/12.5mgで効果不十分な場合にロサルタンカリウム/ヒドロクロロチアジドとして100mg/12.5mgの投与を検討すること。

禁忌
(1)本剤の成分に対し過敏症の既往歴のある患者
(2)チアジド系薬剤又はその類似化合物(例えばクロルタリドン等のスルフォンアミド誘導体)に対する過敏症の既往歴のある患者
(3)妊婦又は妊娠している可能性のある婦人
(4)重篤な肝機能障害のある患者
(5)無尿の患者又は透析患者
(6)急性腎不全の患者
(7)体液中のナトリウム・カリウムが明らかに減少している患者
(8)アリスキレンを投与中の糖尿病患者(ただし，他の降圧治療を行ってもなおお血圧のコントロールが著しく不良の患者を除く)

ロサルヒド配合錠LD「AA」：あすかActavis[69.9円/錠]，ロサルヒド配合錠LD「DK」：大興[69.9円/錠]，ロサルヒド配合錠LD「EE」：エルメッドエーザイ[69.9円/錠]，ロサルヒド配合錠LD「EP」：ニプロパッチ[69.9円/錠]，ロサルヒド配合錠LD「FFP」：富士フイルム[69.9円/錠]，ロサルヒド配合錠LD「JG」：日本ジェネリック[69.9円/錠]，ロサルヒド配合錠LD「KN」：小林化工[69.9円/錠]，ロサルヒド配合錠LD「KO」：寿[69.9円/錠]，ロサルヒド配合錠LD「KOG」：興和[69.9円/錠]，ロサルヒド配合錠LD「SN」：シオノ[69.9円/錠]，ロサルヒド配合錠LD「TCK」：辰巳化学[69.9円/錠]，ロサルヒド配合錠LD「YD」：陽進堂[69.9円/錠]，ロサルヒド配合錠LD「アメル」：共和薬品[69.9円/錠]，ロサルヒド配合錠LD「科研」：ダイト[69.9円/錠]，ロサルヒド配合錠LD「杏林」：キョーリンリメディオ[69.9円/錠]，ロサルヒド配合錠LD「ケミファ」：日本ケミファ[69.9円/錠]，ロサルヒド配合錠LD「サワイ」：沢井[69.9円/錠]，ロサルヒド配合錠LD「サンド」：サンド[69.9円/錠]，ロサルヒド配合錠LD「三和」：三和化学[69.9円/錠]，ロサルヒド配合錠LD「タカタ」：高田[69.9円/錠]，ロサルヒド配合錠LD「タナベ」：田辺三菱[69.9円/錠]，ロサルヒド配合錠LD「ツルハラ」：鶴原[69.9円/錠]，ロサルヒド配合錠LD「テバ」：テバ製薬[69.9円/錠]，ロサルヒド配合錠LD「トーワ」：東和[69.9円/錠]，ロサルヒド配合錠LD「日医工」：日医工[69.9円/錠]，ロサルヒド配合錠LD「日新」：日新－山形[69.9円/錠]，ロサルヒド配合錠LD「ニプロ」：ニプロ[69.9円/錠]，ロサルヒド配合錠LD「ファイザー」：ファイザー[69.9円/錠]，ロサルヒド配合錠LD「明治」：Meiji Seika[69.9円/錠]，ロサルヒド配合錠LD「モチダ」：持田[69.9円/錠]

プレラン0.5mg錠　規格：0.5mg1錠[36.3円/錠]
プレラン1mg錠　規格：1mg1錠[65円/錠]
トランドラプリル　サノフィ　214

オドリック錠0.5mg，オドリック錠1mgを参照(P228)

プログラフカプセル0.5mg
規格：0.5mg1カプセル[458.1円/カプセル]
プログラフカプセル1mg　規格：1mg1カプセル[808.3円/カプセル]
タクロリムス水和物　アステラス　399

【効能効果】
(1)下記の臓器移植における拒絶反応の抑制：腎移植，肝移植，心移植，肺移植，膵移植，小腸移植
(2)骨髄移植における拒絶反応及び移植片対宿主病の抑制
(3)重症筋無力症
(4)関節リウマチ(既存治療で効果不十分な場合に限る)
(5)ループス腎炎(ステロイド剤の投与が効果不十分，又は副作用により困難な場合)
(6)難治性(ステロイド抵抗性，ステロイド依存性)の活動期潰瘍性大腸炎(中等症～重症に限る)
(7)多発性筋炎・皮膚筋炎に合併する間質性肺炎

【対応標準病名】

◎	GVHD・骨髄移植後	移植片対宿主病	活動期潰瘍性大腸炎
	肝移植拒絶反応	関節リウマチ	骨髄移植拒絶反応
	重症潰瘍性大腸炎	重症筋無力症	腎移植拒絶反応
	心臓移植拒絶反応	膵移植拒絶反応	ステロイド依存性潰瘍性大腸炎
	ステロイド抵抗性潰瘍性大腸炎	多発性筋炎性間質性肺炎	中等症潰瘍性大腸炎
	腸移植拒絶反応	肺移植拒絶反応	皮膚筋炎性間質性肺炎
	ループス腎炎		
○	移植片拒絶	炎症性多発性関節障害	潰瘍性大腸炎
	潰瘍性大腸炎・左側大腸炎型	潰瘍性大腸炎・全大腸炎型	潰瘍性大腸炎・直腸S状結腸炎型
	潰瘍性大腸炎・直腸炎型	潰瘍性大腸炎再燃	潰瘍性大腸炎性若年性関節炎
	肝移植不全	緩解期潰瘍性大腸炎	眼筋型重症筋無力症
	間質性肺炎	関節リウマチ・顎関節	関節リウマチ・肩関節
	関節リウマチ・胸椎	関節リウマチ・頚椎	関節リウマチ・股関節
	関節リウマチ・指関節	関節リウマチ・趾関節	関節リウマチ・膝関節
	関節リウマチ・手関節	関節リウマチ・脊椎	関節リウマチ・足関節
	関節リウマチ・肘関節	関節リウマチ・腰椎	急性移植片対宿主病
	急性潰瘍性大腸炎	急性拒絶反応	急性激症型潰瘍性大腸炎
	胸腺腫合併重症筋無力症	胸腺摘出後重症筋無力症	拒絶反応
	軽症潰瘍性大腸炎	劇症型潰瘍性大腸炎	再燃緩解型潰瘍性大腸炎
	尺側偏位	若年型重症筋無力症	初回発作型潰瘍性大腸炎
	腎移植急性拒絶反応	腎移植不全	腎移植慢性拒絶反応
	心臓移植不全	心肺移植拒絶反応	心肺移植不全
	全身型重症筋無力症	多発性筋炎	多発性リウマチ性関節炎
	腸移植不全	皮膚筋炎	慢性移植片対宿主病
	慢性拒絶反応	慢性持続型潰瘍性大腸炎	ムチランス変形
	薬剤誘発性ループス		
△	SLE眼底	移植拒絶における腎尿細管間質性障害	炎症後肺線維症
	潰瘍性大腸炎合併妊娠	角膜移植拒絶反応	急性間質性肺炎
	呼吸細気管支炎関連性間質性肺疾患	骨移植拒絶反応	骨移植不全
	若年性皮膚筋炎	膵移植不全	全身性エリテマトーデス性呼吸器障害

全身性エリテマトーデス性心膜炎	全身性エリテマトーデス性脳動脈炎	全身性エリテマトーデス性ミオパチー
全身性エリテマトーデス脊髄炎	全身性エリテマトーデス脳炎	全身性エリテマトーデス脳脊髄炎
先天性筋無緊張症	多発性筋炎性呼吸器障害	中枢神経ループス
通常型間質性肺炎	特発性間質性肺炎	特発性器質化肺炎
特発性肺線維症	肺移植不全	肺線維症
剥離性間質性肺炎	非特異性間質性肺炎	皮膚移植拒絶反応
皮膚移植不全	皮膚筋炎性呼吸器障害	びまん性間質性肺炎
びまん性肺胞傷害	封入体筋炎	輸血後 GVHD
リウマチ様関節炎	リブマン・サックス心内膜炎	リンパ球性間質性肺炎
ループス胸膜炎	ループス腸炎	ループス肺臓炎
ループス膀胱炎		

効能効果に関連する使用上の注意

(1)骨髄移植時の使用に際し，HLA 適合同胞間移植では本剤を第一選択薬とはしないこと。
(2)重症筋無力症では，本剤を単独で使用した場合及びステロイド剤未治療例に使用した場合の有効性及び安全性は確立していない。
(3)関節リウマチでは，過去の治療において，非ステロイド性抗炎症剤及び他の抗リウマチ薬等による適切な治療を行っても，疾患に起因する明らかな症状が残る場合に投与すること。
(4)ループス腎炎では，急性期で疾患活動性の高い時期に使用した際の本剤の有効性及び安全性は確立されていない。
(5)潰瘍性大腸炎では，治療指針等を参考に，難治性(ステロイド抵抗性，ステロイド依存性)であることを確認すること。
(6)潰瘍性大腸炎では，本剤による維持療法の有効性及び安全性は確立していない。

用法用量

腎移植の場合：通常，移植2日前よりタクロリムスとして1回0.15mg/kg を1日2回経口投与する。術後初期にはタクロリムスとして1回0.15mg/kg を1日2回経口投与し，以後，徐々に減量する。維持量は1回0.06mg/kg，1日2回経口投与を標準とするが，症状に応じて適宜増減する。

肝移植の場合：通常，初期にはタクロリムスとして1回0.15mg/kg を1日2回経口投与する。以後，徐々に減量し，維持量は1日量0.10mg/kg を標準とするが，症状に応じて適宜増減する。

心移植の場合：通常，初期にはタクロリムスとして1回0.03～0.15mg/kg を1日2回経口投与する。また，拒絶反応発現後に本剤の投与を開始する場合には，通常，タクロリムスとして1回0.075～0.15mg/kg を1日2回経口投与する。以後，症状に応じて適宜増減し，安定した状態が得られた後には，徐々に減量して有効最少量で維持する。

肺移植の場合：通常，初期にはタクロリムスとして1回0.05～0.15mg/kg を1日2回経口投与する。以後，症状に応じて適宜増減し，安定した状態が得られた後には，徐々に減量して有効最少量で維持する。

膵移植の場合：通常，初期にはタクロリムスとして1回0.15mg/kg を1日2回経口投与する。以後，徐々に減量して有効最少量で維持する。

小腸移植の場合：通常，初期にはタクロリムスとして1回0.15mg/kg を1日2回経口投与する。以後，徐々に減量して有効最少量で維持する。

骨髄移植の場合：通常，移植1日前よりタクロリムスとして1回0.06mg/kg を1日2回経口投与する。移植初期にはタクロリムスとして1回0.06mg/kg を1日2回経口投与し，以後，徐々に減量する。また，移植片対宿主病発現後に本剤の投与を開始する場合には，通常，タクロリムスとして1回0.15mg/kg を1日2回経口投与する。なお，症状に応じて適宜増減する。

なお，本剤の経口投与時の吸収は一定しておらず，患者により個人差があるので，血中濃度の高い場合の副作用並びに血中濃度が低い場合の拒絶反応及び移植片対宿主病の発現を防ぐため，患者の状況に応じて血中濃度を測定し，トラフレベル(trough level)の血中濃度を参考にして投与量を調節すること。特に移植直後あるいは投与開始直後は頻回に血中濃度測定を行うことが望ましい。なお，血中トラフ濃度が20ng/mL を超える期間が長い場合，副作用が発現しやすくなるので注意すること。

重症筋無力症の場合：通常，成人にはタクロリムスとして3mg を1日1回夕食後に経口投与する。

関節リウマチの場合：通常，成人にはタクロリムスとして3mg を1日1回夕食後に経口投与する。なお，高齢者には1.5mg を1日1回夕食後経口投与から開始し，症状により1日1回3mg まで増量できる。

ループス腎炎の場合：通常，成人にはタクロリムスとして3mg を1日1回夕食後に経口投与する。

潰瘍性大腸炎の場合：通常，成人には，初期にはタクロリムスとして1回0.025mg/kg を1日2回朝食後及び夕食後に経口投与する。以後2週間，目標血中トラフ濃度を10～15ng/mL とし，血中トラフ濃度をモニタリングしながら投与量を調節する。投与開始後2週以降は，目標血中トラフ濃度を5～10ng/mL とし投与量を調節する。

多発性筋炎・皮膚筋炎に合併する間質性肺炎の場合：通常，成人には，初期にはタクロリムスとして1回0.0375mg/kg を1日2回朝食後及び夕食後に経口投与する。以後，目標血中トラフ濃度を5～10ng/mL とし，血中トラフ濃度をモニタリングしながら投与量を調節する。

用法用量に関連する使用上の注意

(1)血液中のタクロリムスの多くは赤血球画分に分布するため，本剤の投与量を調節する際には全血中濃度を測定すること。
(2)カプセルを使用するに当たっては，次の点に留意すること。
①顆粒とカプセルの生物学的同等性は検証されていない。
②カプセルと顆粒の切り換え及び併用に際しては，血中濃度を測定することにより製剤による吸収の変動がないことを確認すること。なお，切り換えあるいは併用に伴う吸収の変動がみられた場合には，必要に応じて投与量を調節すること。
(3)高い血中濃度が持続する場合に腎障害が認められているので，血中濃度(およそ投与12時間後)をできるだけ20ng/mL 以下に維持すること。なお，骨髄移植ではクレアチニン値が投与前の25%以上上昇した場合には，本剤の25%以上の減量又は休薬等の適切な処置を考慮すること。
(4)他の免疫抑制剤との併用により，過度の免疫抑制の可能性があるため注意すること。特に，臓器移植において3剤あるいは4剤の免疫抑制剤を組み合わせた多剤免疫抑制療法を行う場合には，本剤の初期投与量を低く設定することが可能な場合もあるが，移植患者の状態及び併用される他の免疫抑制剤の種類・投与量等を考慮して調節すること。
(5)肝移植，腎移植及び骨髄移植では，市販後の調査において，承認された用量に比べ低用量を投与した成績が得られているので，投与量設定の際に考慮すること。
(6)骨髄移植では血中濃度が低い場合に移植片対宿主病が認められているので，移植片対宿主病好発時期には血中濃度をできるだけ10～20ng/mL とすること。
(7)重症筋無力症では，副作用の発現を防ぐため，投与開始3カ月間は1カ月に1回，以後は定期的におよそ投与12時間後の血中濃度を測定し，投与量を調節することが望ましい。また，本剤により十分な効果が得られた場合には，その効果が維持できる用量まで減量することが望ましい。
(8)関節リウマチでは，高齢者には，投与開始4週後まで1日1.5mg 投与として安全性を確認した上で，効果不十分例には，1日3mg に増量することが望ましい。また，増量する場合には，副作用の発現を防ぐため，およそ投与12時間後の血中濃度を測定し，投与量を調節することが望ましい。
(9)ループス腎炎では，副作用の発現を防ぐため，投与開始3カ月間は1カ月に1回，以後は定期的におよそ投与12時間後の血中濃度を測定し，投与量を調節することが望ましい。また，本剤を2カ月以上継続投与しても，尿蛋白などの腎炎臨床所見及び免疫学的所見で効果があらわれない場合には，投与を中止するか，他の治療法に変更することが望ましい。一方，本剤によ

フ

り十分な効果が得られた場合には，その効果が維持できる用量まで減量することが望ましい。
⑽肝障害あるいは腎障害のある患者では，副作用の発現を防ぐため，定期的に血中濃度を測定し，投与量を調節することが望ましい。
⑾潰瘍性大腸炎では，治療初期は頻回に血中トラフ濃度を測定し投与量を調節するため，入院又はそれに準じた管理の下で投与することが望ましい。
⑿潰瘍性大腸炎では，1日あたりの投与量の上限を0.3mg/kgとし，特に次の点に注意して用量を調節すること。
①初回投与から2週間まで
(a)初回投与後12時間及び24時間の血中トラフ濃度に基づき，1回目の用量調節を実施する。
(b)1回目の用量調節後少なくとも2日以上経過後に測定された2点の血中トラフ濃度に基づき，2回目の用量調節を実施する。
(c)2回目の用量調節から1.5日以上経過後に測定された1点の血中トラフ濃度に基づき，2週時(3回目)の用量調節を実施する。
②2週以降：投与開始後2週時(3回目)の用量調節から1週間程度後に血中トラフ濃度を測定し，用量調節を実施する。また，投与開始4週以降は4週間に1回を目安とし，定期的に血中トラフ濃度を測定することが望ましい。
③用量調節にあたっては服薬時の食事条件(食後投与/空腹時投与)が同じ血中トラフ濃度を用いる。
⒀潰瘍性大腸炎への投与にあたってはカプセル剤のみを用い，0.5mg刻みの投与量を決定すること。
⒁潰瘍性大腸炎では，2週間投与しても臨床症状の改善が認められない場合は，投与を中止すること。
⒂潰瘍性大腸炎では，通常，3カ月までの投与とすること。
⒃多発性筋炎・皮膚筋炎に合併する間質性肺炎では，1日あたりの投与量の上限を0.3mg/kgとし，血中トラフ濃度に基づき投与量を調節すること。
⒄多発性筋炎・皮膚筋炎に合併する間質性肺炎への投与にあたってはカプセル剤のみを用い，0.5mg刻みの投与量を決定すること。
⒅本剤を多発性筋炎・皮膚筋炎に合併する間質性肺炎に投与する場合，投与開始時は原則としてステロイド剤を併用すること。また，症状が安定した後にはステロイド剤の漸減を考慮すること。

警告

⑴本剤の投与において，重篤な副作用(腎不全，心不全，感染症，全身痙攣，意識障害，脳梗塞，血栓性微小血管障害，汎血球減少症等)により，致死的な経過をたどることがあるので，緊急時に十分に措置できる医療施設及び本剤についての十分な知識と経験を有する医師が使用すること。
⑵臓器移植における本剤の投与は，免疫抑制療法及び移植患者の管理に精通している医師又はその指導のもとで行うこと。
⑶関節リウマチ患者に投与する場合には，関節リウマチ治療に精通している医師のみが使用するとともに，患者に対して本剤の危険性や本剤の投与が長期にわたることなどを予め十分説明し，患者が理解したことを確認した上で投与すること。また，何らかの異常が認められた場合には，服用を中止するとともに，直ちに医師に連絡し，指示を仰ぐよう注意を与えること。
⑷ループス腎炎における本剤の投与は，ループス腎炎の治療に十分精通している医師のもとで行うこと。
⑸多発性筋炎・皮膚筋炎に合併する間質性肺炎における本剤の投与は，その治療法に十分精通している医師のもとで行うこと。
⑹顆粒とカプセルの生物学的同等性は検証されていないので，切り換え及び併用に際しては，血中濃度を測定することにより製剤による吸収の変動がないことを確認すること。

禁忌

⑴本剤の成分に対し過敏症の既往歴のある患者
⑵シクロスポリン又はボセンタン投与中の患者
⑶カリウム保持性利尿剤投与中の患者
⑷妊婦又は妊娠している可能性のある婦人

併用禁忌

薬剤名等	臨床症状・措置方法	機序・危険因子
生ワクチン 乾燥弱毒生麻しんワクチン 乾燥弱毒生風しんワクチン 経口生ポリオワクチン 等	類薬による免疫抑制下で，生ワクチン接種により発症したとの報告がある。	免疫抑制作用により発症の可能性が増加する。
シクロスポリン (サンディミュン，ネオーラル)	シクロスポリンの血中濃度が上昇し，副作用が増強されたとの報告がある。なお，シクロスポリンより本剤に切り換える場合はシクロスポリンの最終投与から24時間以上経過後に本剤の投与を開始することが望ましい。	本剤とシクロスポリンは薬物代謝酵素CYP3A4で代謝されるため，併用した場合，競合的に拮抗しシクロスポリンの代謝が阻害される。
ボセンタン (トラクリア)	ボセンタンの血中濃度が上昇し，ボセンタンの副作用が発現する可能性がある。また，本剤の血中濃度が変動する可能性がある。	本剤とボセンタンは薬物代謝酵素CYP3A4で代謝されるため，併用によりボセンタンの血中濃度が上昇する可能性がある。また，ボセンタンはCYP3A4で代謝されるとともにCYP3A4誘導作用も有するため，併用により本剤の血中濃度が変動する可能性がある。
カリウム保持性利尿剤 スピロノラクトン (アルダクトンA) カンレノ酸カリウム (ソルダクトン) トリアムテレン (トリテレン)	高カリウム血症が発現することがある。	本剤と相手薬の副作用が相互に増強される。

タクロリムスカプセル0.5mg「サンド」：ニプロパッチ　－[－]，タクロリムスカプセル0.5mg「ニプロ」：ニプロ　－[－]，タクロリムスカプセル0.5mg「ファイザー」：マイラン製薬　0.5mg1カプセル[297.5円/カプセル]，タクロリムスカプセル1mg「サンド」：ニプロパッチ　－[－]，タクロリムスカプセル1mg「ニプロ」：ニプロ　－[－]，タクロリムスカプセル1mg「ファイザー」：マイラン製薬　1mg1カプセル[519.3円/カプセル]，タクロリムス錠0.5mg「参天」：参天　0.5mg1錠[297.5円/錠]，タクロリムス錠0.5mg「トーワ」：東和　0.5mg1錠[297.5円/錠]，タクロリムス錠0.5mg「日医工」：日医工　0.5mg1錠[297.5円/錠]，タクロリムス錠1.5mg「参天」：参天　1.5mg1錠[725.6円/錠]，タクロリムス錠1.5mg「トーワ」：東和　1.5mg1錠[725.6円/錠]，タクロリムス錠1mg「参天」：参天　1mg1錠[519.3円/錠]，タクロリムス錠1mg「トーワ」：東和　1mg1錠[519.3円/錠]，タクロリムス錠1mg「日医工」：日医工　1mg1錠[519.3円/錠]，タクロリムス錠3mg「参天」：参天　3mg1錠[1281.7円/錠]，タクロリムス錠3mg「トーワ」：東和　3mg1錠[1281.7円/錠]

プログラフカプセル5mg　規格：5mg1カプセル[3094.7円/カプセル]
タクロリムス水和物　アステラス　399

【効能効果】

⑴下記の臓器移植における拒絶反応の抑制：腎移植，肝移植，心移植，肺移植，膵移植，小腸移植
⑵骨髄移植における拒絶反応及び移植片対宿主病の抑制
⑶難治性(ステロイド抵抗性，ステロイド依存性)の活動期潰瘍性大腸炎(中等症～重症に限る)

【対応標準病名】

◎	GVHD・骨髄移植後	移植片対宿主病	活動期潰瘍性大腸炎
	肝移植拒絶反応	骨髄移植拒絶反応	重症潰瘍性大腸炎
	腎移植拒絶反応	心臓移植拒絶反応	膵移植拒絶反応
	ステロイド依存性潰瘍性大腸炎	ステロイド抵抗性潰瘍性大腸炎	中等症潰瘍性大腸炎
	腸移植拒絶反応	肺移植拒絶反応	
○	移植片拒絶	潰瘍性大腸炎	潰瘍性大腸炎・左側大腸炎型
	潰瘍性大腸炎・全大腸炎型	潰瘍性大腸炎・直腸S状結腸炎型	潰瘍性大腸炎・直腸炎型
	潰瘍性大腸炎再燃	潰瘍性大腸炎性若年性関節炎	肝移植不全
	緩解期潰瘍性大腸炎	急性移植片対宿主病	急性潰瘍性大腸炎
	急性拒絶反応	急性激症型潰瘍性大腸炎	拒絶反応
	軽症潰瘍性大腸炎	劇症型潰瘍性大腸炎	再燃緩解型潰瘍性大腸炎
	初回発作型潰瘍性大腸炎	腎移植急性拒絶反応	腎移植不全
	腎移植慢性拒絶反応	心臓移植不全	心肺移植拒絶反応
	心肺移植不全	腸移植不全	慢性移植片対宿主病
	慢性拒絶反応	慢性持続型潰瘍性大腸炎	
△	移植拒絶における腎尿細管間質性障害	潰瘍性大腸炎合併妊娠	角膜移植拒絶反応
	骨移植拒絶反応	骨移植不全	膵移植不全
	肺移植不全	皮膚移植拒絶反応	皮膚移植不全
	輸血後GVHD		

効能効果に関連する使用上の注意

(1)骨髄移植時の使用に際し，HLA 適合同胞間移植では本剤を第一選択薬とはしないこと。
(2)潰瘍性大腸炎では，治療指針等を参考に，難治性(ステロイド抵抗性，ステロイド依存性)であることを確認すること。
(3)潰瘍性大腸炎では，本剤による維持療法の有効性及び安全性は確立していない。

用法用量

腎移植の場合：通常，移植2日前よりタクロリムスとして1回0.15mg/kg を1日2回経口投与する。術後初期にはタクロリムスとして1回0.15mg/kg を1日2回経口投与し，以後，徐々に減量する。維持量は1回0.06mg/kg，1日2回経口投与を標準とするが，症状に応じて適宜増減する。
肝移植の場合：通常，初期にはタクロリムスとして1回0.15mg/kg を1日2回経口投与する。以後，徐々に減量し，維持量は1日量0.10mg/kg を標準とするが，症状に応じて適宜増減する。
心移植の場合：通常，初期にはタクロリムスとして1回0.03～0.15mg/kg を1日2回経口投与する。また，拒絶反応発現後に本剤の投与を開始する場合には，通常，タクロリムスとして1回0.075～0.15mg/kg を1日2回経口投与する。以後，症状に応じて適宜増減し，安定した状態が得られた後には，徐々に減量して有効最少量で維持する。
肺移植の場合：通常，初期にはタクロリムスとして1回0.05～0.15mg/kg を1日2回経口投与する。以後，症状に応じて適宜増減し，安定した状態が得られた後には，徐々に減量して有効最少量で維持する。
膵移植の場合：通常，初期にはタクロリムスとして1回0.15mg/kg を1日2回経口投与する。以後，徐々に減量して有効最少量で維持する。
小腸移植の場合：通常，初期にはタクロリムスとして1回0.15mg/kg を1日2回経口投与する。以後，徐々に減量して有効最少量で維持する。
骨髄移植の場合：通常，移植1日前よりタクロリムスとして1回0.06mg/kg を1日2回経口投与する。移植初期にはタクロリムスとして1回0.06mg/kg を1日2回経口投与し，以後，徐々に減量する。また，移植片対宿主病発現後に本剤の投与を開始する場合には，通常，タクロリムスとして1回0.15mg/kg を1日2回経口投与する。なお，症状に応じて適宜増減する。
なお，本剤の経口投与時の吸収は一定しておらず，患者により個人差があるので，血中濃度の高い場合の副作用並びに血中濃度が低い場合の拒絶反応及び移植片対宿主病の発現を防ぐため，患者の状況に応じて血中濃度を測定し，トラフレベル(trough level)の血中濃度を参考にして投与量を調節すること。特に移植直後あるいは投与開始直後は頻回に血中濃度測定を行うことが望ましい。なお，血中トラフ濃度が20ng/mL を超える期間が長い場合，副作用が発現しやすくなるので注意すること。
潰瘍性大腸炎の場合：通常，成人には，初期にはタクロリムスとして1回0.025mg/kg を1日2回朝食後及び夕食後に経口投与する。以後2週間，目標血中トラフ濃度を10～15ng/mL とし，血中トラフ濃度をモニタリングしながら投与量を調節する。投与開始後2週以降は，目標血中トラフ濃度を5～10ng/mL とし投与量を調節する。

用法用量に関連する使用上の注意

(1)血液中のタクロリムスの多くは赤血球画分に分布するため，本剤の投与量を調節する際には全血中濃度を測定すること。
(2)カプセルを使用するに当たっては，次の点に留意すること。
①顆粒とカプセルの生物学的同等性は検証されていない。
②カプセルと顆粒の切り換え及び併用に際しては，血中濃度を測定することにより製剤による吸収の変動がないことを確認すること。なお，切り換えあるいは併用に伴う吸収の変動がみられた場合には，必要に応じて投与量を調節すること。
(3)高い血中濃度が持続する場合に腎障害が認められているので，血中濃度(およそ投与12時間後)をできるだけ20ng/mL 以下に維持すること。なお，骨髄移植ではクレアチニン値が投与前の25%以上上昇した場合には，本剤の25%以上の減量又は休薬等の適切な処置を考慮すること。
(4)他の免疫抑制剤との併用により，過度の免疫抑制の可能性があるため注意すること。特に，臓器移植において3剤あるいは4剤の免疫抑制剤を組み合わせた多剤免疫抑制療法を行う場合には，本剤の初期投与量を低く設定することが可能な場合もあるが，移植患者の状態及び併用される他の免疫抑制剤の種類・投与量等を考慮して調節すること。
(5)肝移植，腎移植及び骨髄移植では，市販後の調査において，承認された用量に比べ低用量を投与した成績が得られているので，投与量設定の際に考慮すること。
(6)骨髄移植では血中濃度が低い場合に移植片対宿主病が認められているので，移植片対宿主病好発時期には血中濃度をできるだけ10～20ng/mL とすること。
(7)肝障害あるいは腎障害のある患者では，副作用の発現を防ぐため，定期的に血中濃度を測定し，投与量を調節することが望ましい。
(8)潰瘍性大腸炎では，治療初期は頻回に血中トラフ濃度を測定し投与量を調節するため，入院又はそれに準じた管理の下で投与することが望ましい。
(9)潰瘍性大腸炎では，1日あたりの投与量の上限を0.3mg/kg とし，特に次の点に注意して用量を調節すること。(「臨床成績」の項
①初回投与から2週間まで
(a)初回投与後12時間及び24時間の血中トラフ濃度に基づき，1回目の用量調節を実施する。
(b)1回目の用量調節後少なくとも2日以上経過後に測定された2点の血中トラフ濃度に基づき，2回目の用量調節を実施する。
(c)2回目の用量調節から1.5日以上経過後に測定された1点の血中トラフ濃度に基づき，2週時(3回目)の用量調節を実施する。
②2週以降：投与開始後2週時(3回目)の用量調節から1週間程度後に血中トラフ濃度を測定し，用量調節を実施する。また，投与開始4週以降は4週間に1回を目安とし，定期的に血中トラフ濃度を測定することが望ましい。
③用量調節にあたっては服薬時の食事条件(食後投与/空腹時投与)が同じ血中トラフ濃度を用いる。

フ

⑽潰瘍性大腸炎への投与にあたってはカプセル剤のみを用い，0.5mg 刻みの投与量を決定すること。
⑾潰瘍性大腸炎では，2 週間投与しても臨床症状の改善が認められない場合は，投与を中止すること。
⑿潰瘍性大腸炎では，通常，3 カ月までの投与とすること。

警告

⑴本剤の投与において，重篤な副作用(腎不全，心不全，感染症，全身痙攣，意識障害，脳梗塞，血栓性微小血管障害，汎血球減少症等)により，致死的な経過をたどることがあるので，緊急時に十分に措置できる医療施設及び本剤についての十分な知識と経験を有する医師が使用すること。
⑵臓器移植における本剤の投与は，免疫抑制療法及び移植患者の管理に精通している医師又はその指導のもとで行うこと。
⑶顆粒とカプセルの生物学的同等性は検証されていないので，切り換え及び併用に際しては，血中濃度を測定することにより製剤による吸収の変動がないことを確認すること。

禁忌

⑴本剤の成分に対し過敏症の既往歴のある患者
⑵シクロスポリン又はボセンタン投与中の患者
⑶カリウム保持性利尿剤投与中の患者
⑷妊婦又は妊娠している可能性のある婦人

併用禁忌

薬剤名等	臨床症状・措置方法	機序・危険因子
生ワクチン 乾燥弱毒生麻しんワクチン 乾燥弱毒生風しんワクチン 経口生ポリオワクチン 等	類薬による免疫抑制下で，生ワクチン接種により発症したとの報告がある。	免疫抑制作用により発症の可能性が増加する。
シクロスポリン(サンディミュン，ネオーラル)	シクロスポリンの血中濃度が上昇し，副作用が増強されたとの報告がある。なお，シクロスポリンより本剤に切り換える場合はシクロスポリンの最終投与から 24 時間以上経過後に本剤の投与を開始することが望ましい。	本剤とシクロスポリンは薬物代謝酵素 CYP3A4 で代謝されるため，併用した場合，競合的に拮抗しシクロスポリンの代謝が阻害される。
ボセンタン(トラクリア)	ボセンタンの血中濃度が上昇し，ボセンタンの副作用が発現する可能性がある。また，本剤の血中濃度が変動する可能性がある。	本剤とボセンタンは薬物代謝酵素 CYP3A4 で代謝されるため，併用によりボセンタンの血中濃度が上昇する可能性がある。また，ボセンタンは CYP3A4 で代謝されるとともに CYP3A4 誘導作用も有するため，併用により本剤の血中濃度が変動する可能性がある。
カリウム保持性利尿剤 スピロノラクトン(アルダクトン A) カンレノ酸カリウム(ソルダクトン) トリアムテレン(トリテレン)	高カリウム血症が発現することがある。	本剤と相手薬の副作用が相互に増強される。

タクロリムスカプセル5mg「サンド」：ニプロパッチ －[－]，タクロリムスカプセル5mg「ニプロ」：ニプロ －[－]，タクロリムスカプセル5mg「ファイザー」：マイラン製薬 5mg1カプセル[1946.3円/カプセル]，タクロリムス錠5mg「参天」：参天 5mg1錠[1946.3円/錠]，タクロリムス錠5mg「トーワ」：東和 5mg1錠[1946.3円/錠]，タクロリムス錠5mg「日医工」：日医工 5mg1錠[1946.3円/錠]

プログラフ顆粒0.2mg　規格：0.2mg1包[219.9円/包]
プログラフ顆粒1mg　規格：1mg1包[810.4円/包]
タクロリムス水和物　アステラス 399

【効 能 効 果】

⑴下記の臓器移植における拒絶反応の抑制：腎移植，肝移植，心移植，肺移植，膵移植，小腸移植
⑵骨髄移植における拒絶反応及び移植片対宿主病の抑制
⑶重症筋無力症

【対応標準病名】

◎	GVHD・骨髄移植後	移植片対宿主病	肝移植拒絶反応
	骨髄移植拒絶反応	重症筋無力症	腎移植拒絶反応
	心臓移植拒絶反応	膵移植拒絶反応	腸移植拒絶反応
	肺移植拒絶反応		
○	移植片拒絶	肝移植不全	眼筋型重症筋無力症
	急性移植片対宿主病	急性拒絶反応	胸腺腫合併重症筋無力症
	胸腺摘出後重症筋無力症	拒絶反応	若年型重症筋無力症
	腎移植急性拒絶反応	腎移植不全	腎移植慢性拒絶反応
	心臓移植不全	心肺移植拒絶反応	心肺移植不全
	全身型重症筋無力症	腸移植不全	慢性移植片対宿主病
	慢性拒絶反応		
△	移植拒絶における腎尿細管間質性障害	角膜移植拒絶反応	骨移植拒絶反応
	骨移植不全	膵移植不全	先天性筋無緊張症
	肺移植不全	皮膚移植拒絶反応	皮膚移植不全
	輸血後 GVHD		

効能効果に関連する使用上の注意

⑴骨髄移植時の使用に際し，HLA 適合同胞間移植では本剤を第一選択薬とはしないこと。
⑵重症筋無力症では，本剤を単独で使用した場合及びステロイド剤未治療例に使用した場合の有効性及び安全性は確立していない。

用法用量

腎移植の場合：通常，移植 2 日前よりタクロリムスとして 1 回 0.15mg/kg を 1 日 2 回経口投与する。術後初期にはタクロリムスとして 1 回 0.15mg/kg を 1 日 2 回経口投与し，以後，徐々に減量する。維持量は 1 回 0.06mg/kg，1 日 2 回経口投与を標準とするが，症状に応じて適宜増減する。
肝移植の場合：通常，初期にはタクロリムスとして 1 回 0.15mg/kg を 1 日 2 回経口投与する。以後，徐々に減量し，維持量は 1 日量 0.10mg/kg を標準とするが，症状に応じて適宜増減する。
心移植の場合：通常，初期にはタクロリムスとして 1 回 0.03～0.15mg/kg を 1 日 2 回経口投与する。また，拒絶反応発現後に本剤の投与を開始する場合には，通常，タクロリムスとして 1 回 0.075～0.15mg/kg を 1 日 2 回経口投与する。以後，症状に応じて適宜増減し，安定した状態が得られた後には，徐々に減量して有効最少量で維持する。
肺移植の場合：通常，初期にはタクロリムスとして 1 回 0.05～0.15mg/kg を 1 日 2 回経口投与する。以後，症状に応じて適宜増減し，安定した状態が得られた後には，徐々に減量して有効最少量で維持する。
膵移植の場合：通常，初期にはタクロリムスとして 1 回 0.15mg/kg を 1 日 2 回経口投与する。以後，徐々に減量して有効最少量で維持する。
小腸移植の場合：通常，初期にはタクロリムスとして 1 回 0.15mg/kg を 1 日 2 回経口投与する。以後，徐々に減量して有効最少量で維持する。
骨髄移植の場合：通常，移植 1 日前よりタクロリムスとして 1 回 0.06mg/kg を 1 日 2 回経口投与する。移植初期にはタクロリムスとして 1 回 0.06mg/kg を 1 日 2 回経口投与し，以後，徐々に減量する。また，移植片対宿主病発現後に本剤の投与を開始する

フ

場合には，通常，タクロリムスとして1回0.15mg/kgを1日2回経口投与する。なお，症状に応じて適宜増減する。
なお，本剤の経口投与時の吸収は一定しておらず，患者により個人差があるので，血中濃度の高い場合の副作用並びに血中濃度が低い場合の拒絶反応及び移植片対宿主病の発現を防ぐため，患者の状況に応じて血中濃度を測定し，トラフレベル(trough level)の血中濃度を参考にして投与量を調節すること。特に移植直後あるいは投与開始直後は頻回に血中濃度測定を行うことが望ましい。なお，血中トラフ濃度が20ng/mLを超える期間が長い場合，副作用が発現しやすくなるので注意すること。
重症筋無力症の場合：通常，成人にはタクロリムスとして3mgを1日1回夕食後に経口投与する。

用法用量に関連する使用上の注意

(1)血液中のタクロリムスの多くは赤血球画分に分布するため，本剤の投与量を調節する際には全血中濃度を測定すること。
(2)顆粒を使用するに当たっては，次の点に留意すること。
①顆粒とカプセルの生物学的同等性は検証されていない。
②顆粒の使用は，原則として，カプセルの服用ができない場合，あるいは治療上0.5mgカプセル含量以下の投与量調節が必要な場合とすること。
③カプセルと顆粒の切り換え及び併用に際しては，血中濃度を測定することにより製剤による吸収の変動がないことを確認すること。なお，切り換えあるいは併用に伴う吸収の変動がみられた場合には，必要に応じて投与量を調節すること。
(3)高い血中濃度が持続する場合に腎障害が認められているので，血中濃度(およそ投与12時間後)をできるだけ20ng/mL以下に維持すること。なお，骨髄移植ではクレアチニン値が投与前の25%以上上昇した場合には，本剤の25%以上の減量又は休薬等の適切な処置を考慮すること。
(4)他の免疫抑制剤との併用により，過度の免疫抑制の可能性があるため注意すること。特に，臓器移植において3剤あるいは4剤の免疫抑制剤を組み合わせた多剤免疫抑制療法を行う場合には，本剤の初期投与量を低く設定することが可能な場合もあるが，移植患者の状態及び併用される他の免疫抑制剤の種類・投与量等を考慮して調節すること。
(5)肝移植，腎移植及び骨髄移植では，市販後の調査において，承認された用量に比べ低用量を投与した成績が得られているので，投与量設定の際に考慮すること。
(6)骨髄移植では血中濃度が低い場合に移植片対宿主病が認められているので，移植片対宿主病好発時期には血中濃度をできるだけ10～20ng/mLとすること。
(7)重症筋無力症では，副作用の発現を防ぐため，投与開始3カ月間は1カ月に1回，以後は定期的におよそ投与12時間後の血中濃度を測定し，投与量を調節することが望ましい。また，本剤により十分な効果が得られた場合には，その効果が維持できる用量まで減量することが望ましい。
(8)肝障害あるいは腎障害のある患者では，副作用の発現を防ぐため，定期的に血中濃度を測定し，投与量を調節することが望ましい。

警告

(1)本剤の投与において，重篤な副作用(腎不全，心不全，感染症，全身痙攣，意識障害，脳梗塞，血栓性微小血管障害，汎血球減少症等)により，致死的な経過をたどることがあるので，緊急時に十分に措置できる医療施設及び本剤についての十分な知識と経験を有する医師が使用すること。
(2)臓器移植における本剤の投与は，免疫抑制療法及び移植患者の管理に精通している医師又はその指導のもとで行うこと。
(3)顆粒とカプセルの生物学的同等性は検証されていないので，切り換え及び併用に際しては，血中濃度を測定することにより製剤による吸収の変動がないことを確認すること。

禁忌

(1)本剤の成分に対し過敏症の既往歴のある患者
(2)シクロスポリン又はボセンタン投与中の患者
(3)カリウム保持性利尿剤投与中の患者
(4)妊婦又は妊娠している可能性のある婦人

併用禁忌

薬剤名等	臨床症状・措置方法	機序・危険因子
生ワクチン 乾燥弱毒生麻しんワクチン 乾燥弱毒生風しんワクチン 経口生ポリオワクチン 等	類薬による免疫抑制下で，生ワクチン接種により発症したとの報告がある。	免疫抑制作用により発症の可能性が増加する。
シクロスポリン (サンディミュン，ネオーラル)	シクロスポリンの血中濃度が上昇し，副作用が増強されたとの報告がある。なお，シクロスポリンより本剤に切り換える場合はシクロスポリンの最終投与から24時間以上経過後に本剤の投与を開始することが望ましい。	本剤とシクロスポリンは薬物代謝酵素CYP3A4で代謝されるため，併用した場合，競合的に拮抗しシクロスポリンの代謝が阻害される。
ボセンタン (トラクリア)	ボセンタンの血中濃度が上昇し，ボセンタンの副作用が発現する可能性がある。また，本剤の血中濃度が変動する可能性がある。	本剤とボセンタンは薬物代謝酵素CYP3A4で代謝されるため，併用によりボセンタンの血中濃度が上昇する可能性がある。また，ボセンタンはCYP3A4で代謝されるとともにCYP3A4誘導作用も有するため，併用により本剤の血中濃度が変動する可能性がある。
カリウム保持性利尿剤 スピロノラクトン (アルダクトンA) カンレノ酸カリウム (ソルダクトン) トリアムテレン (トリテレン)	高カリウム血症が発現することがある。	本剤と相手薬の副作用が相互に増強される。

ブロクリン－Lカプセル5mg

規格：5mg1カプセル[28.2円/カプセル]

ブロクリン－Lカプセル15mg

規格：15mg1カプセル[68.8円/カプセル]

ピンドロール　高田　214

【効 能 効 果】

本態性高血圧症(軽症～中等症)

【対応標準病名】

◎	高血圧症	本態性高血圧症	
○	悪性高血圧症	境界型高血圧症	高血圧切迫症
	高レニン性高血圧症	若年高血圧症	若年性境界型高血圧症
	収縮期高血圧症	低レニン性高血圧症	
△	高血圧性脳内出血		

用法用量　通常，成人にはピンドロールとして15mgを1日1回朝食後に経口投与する。
なお，年齢，体重，症状によっては通常量以下に適宜減量する。

用法用量に関連する使用上の注意　褐色細胞腫の患者では，本剤の単独投与により急激に血圧が上昇することがあるので，α遮断剤で初期治療を行った後に本剤を投与し，常にα遮断剤を併用すること。

禁忌

(1)本剤の成分及び他のβ遮断剤に対し過敏症の既往歴のある患者
(2)気管支喘息，気管支痙攣のおそれのある患者
(3)糖尿病性ケトアシドーシス，代謝性アシドーシスのある患者
(4)高度の徐脈(著しい洞性徐脈)，房室ブロック(2，3度)，洞房ブロック，洞不全症候群のある患者
(5)心原性ショック，肺高血圧による右心不全，うっ血性心不全の患者
(6)異型狭心症の患者
(7)重症の末梢循環障害(壊疽等)のある患者

(8)未治療の褐色細胞腫の患者
(9)妊婦又は妊娠している可能性のある婦人
(10)チオリダジンを投与中の患者

併用禁忌

薬剤名等	臨床症状・措置方法	機序・危険因子
チオリダジン メレリル	不整脈，QT 延長等があらわれることがある。	本剤はチオリダジンの肝における酸化的な代謝を阻害し，血中濃度を上昇させると考えられている。

プロサイリン錠20　規格：20μg1錠[61.8円/錠]
ベラプロストナトリウム　科研　339

ドルナー錠 20μg を参照(P649)

プロスタグランジンE_2錠0.5mg「科研」
規格：0.5mg1錠[277.1円/錠]
ジノプロストン　科研　249

【効能効果】

妊娠末期における陣痛誘発並びに陣痛促進

【対応標準病名】

該当病名なし

用法用量

(1)通常１回１錠を１時間毎に６回，１日総量６錠(ジノプロストンとして 3mg)を１クールとし，経口投与する。
(2)体重，症状及び経過に応じ適宜増減する。
(3)本剤の投与開始後，陣痛誘発，分娩進行効果を認めたとき，本剤の投与を中止する。
(4)１日総量ジノプロストンとして１クール 3mg(6 錠)を投与し，効果の認められない場合は本剤の投与を中止し，翌日あるいは以降に投与を再開する。

警告

過強陣痛や強直性子宮収縮により，胎児仮死，子宮破裂，頸管裂傷，羊水塞栓等が起こることがあり，母体あるいは児が重篤な転帰に至った症例が報告されているので，本剤の投与にあたっては以下の事項を遵守し慎重に行うこと。
(1)母体及び胎児の状態を十分観察して，本剤の有益性及び危険性を考慮した上で，慎重に適応を判断すること。特に子宮破裂，頸管裂傷等は経産婦，帝王切開あるいは子宮切開術既往歴のある患者で起こりやすいので，注意すること。
(2)本剤は点滴注射剤に比べ調節性に欠けるので，分娩監視装置を用いて胎児の心音，子宮収縮の状態を十分に監視出来る状態で使用すること。
(3)オキシトシン，ジノプロスト($PGF_{2\alpha}$)との同時併用は行わないこと。また，前後して使用する場合も，過強陣痛を起こすおそれがあるので，十分な分娩監視を行い，慎重に投与すること。
(4)患者に本剤を用いた陣痛誘発，陣痛促進の必要性及び危険性を十分説明し，同意を得てから本剤を使用すること。
本剤の使用にあたっては，添付文書を熟読すること。

禁忌

(1)骨盤狭窄，児頭骨盤不均衡，骨盤位等の胎位異常のある患者
(2)前置胎盤
(3)常位胎盤早期剥離
(4)胎児仮死のある患者
(5)オキシトシン，ジノプロスト($PGF_{2\alpha}$)を投与中の患者

併用禁忌

薬剤名等	臨床症状・措置方法	機序・危険因子
オキシトシン アトニン-O ジノプロスト プロスタルモン・F 注射液 1000，2000	これらの薬剤と同時併用することにより過強陣痛を起こしやすい。	本剤は子宮収縮作用を有するため，類似の作用を持つ薬剤を併用することにより作用を増強する。

プロスタールL錠50mg　規格：50mg1錠[222.5円/錠]
クロルマジノン酢酸エステル　あすか　247

【効能効果】

前立腺肥大症

【対応標準病名】

◎	前立腺肥大症	
○	前立腺症	前立腺線維腫

用法用量　通常，成人にはクロルマジノン酢酸エステルとして１回 50mg(1 錠)を１日１回食後経口投与する。

禁忌　重篤な肝障害・肝疾患のある患者

クロルマジノン酢酸エステル徐放錠50mg「KN」：小林化工[56.8円/錠]，クロルマジノン酢酸エステル徐放錠50mg「三和」：三和化学[56.8円/錠]，クロルマジノン酢酸エステル徐放錠50mg「トーワ」：東和[56.8円/錠]，プレストロン徐放錠50mg：ローマン工業[73.6円/錠]

プロスタール錠25　規格：25mg1錠[101円/錠]
クロルマジノン酢酸エステル　あすか　247

【効能効果】

前立腺肥大症
前立腺癌
ただし，転移のある前立腺癌症例に対しては，他療法による治療の困難な場合に使用する。

【対応標準病名】

◎	前立腺癌	前立腺肥大症	
○	去勢抵抗性前立腺癌	限局性前立腺癌	進行性前立腺癌
	前立腺癌骨転移	前立腺癌再発	前立腺症
	前立腺小細胞癌	前立腺神経内分泌癌	前立腺線維腫
	前立腺肉腫		
△	前立腺横紋筋肉腫		

用法用量

前立腺肥大症：クロルマジノン酢酸エステルとして，１回 25mg(1 錠)を１日２回食後に経口投与する。
前立腺癌
クロルマジノン酢酸エステルとして，１回 50mg(2 錠)を１日２回食後に経口投与する。
なお，症状により適宜増減する。

禁忌　重篤な肝障害・肝疾患のある患者

エフミン錠25mg：富士製薬[37.4円/錠]，クロルマジノン酢酸エステル錠25mg「KN」：小林化工[13.3円/錠]，クロルマジノン酢酸エステル錠25mg「YD」：陽進堂[13.3円/錠]，クロルマジノン酢酸エステル錠25mg「タイヨー」：テバ製薬[13.3円/錠]，クロルマジノン酢酸エステル錠25mg「日医工」：日医工[13.3円/錠]，サキオジール錠25mg：大正薬品[13.3円/錠]，プレストロン錠25mg：ローマン工業[13.3円/錠]，プロスタット錠25mg：日本新薬[84.3円/錠]，ロンステロン錠25mg：日新－山形[37.4円/錠]

プロセキソール錠0.5mg　規格：0.5mg1錠[38.1円/錠]
エチニルエストラジオール　あすか　247

【効能効果】

前立腺癌，閉経後の末期乳癌(男性ホルモン療法に抵抗を示す場合)

【対応標準病名】

◎	前立腺癌	乳癌	
○	悪性葉状腫瘍	炎症性乳癌	去勢抵抗性前立腺癌
	限局性前立腺癌	術後乳癌	進行性前立腺癌

	進行乳癌	前立腺癌骨転移	前立腺癌再発
	前立腺神経内分泌癌	前立腺肉腫	乳癌・HER2 過剰発現
	乳癌骨転移	乳癌再発	乳癌皮膚転移
	乳腺腋窩尾部乳癌	乳頭部乳癌	乳房下外側部乳癌
	乳房下内側部乳癌	乳房境界部乳癌	乳房脂肪肉腫
	乳房上外側部乳癌	乳房上内側部乳癌	乳房中央部乳癌
	乳房肉腫	乳房パジェット病	乳輪部乳癌
△	悪性腫瘍	癌	前立腺横紋筋肉腫
	前立腺小細胞癌		

用法用量 前立腺癌，乳癌には，通常1回1～2錠を1日3回経口投与する。ただし，年齢，症状により適宜増減する。
なお，原体の再評価結果の用法用量は，前立腺癌，乳癌にはエチニルエストラジオールとして，通常成人1回0.05～1.0mgを1日3回経口投与である。

禁忌
(1)エストロゲン依存性悪性腫瘍(例えば，乳癌，子宮内膜癌)及びその疑いのある患者(治療の目的で投与する場合を除く)
(2)未治療の子宮内膜増殖症のある患者
(3)血栓性静脈炎，肺塞栓症又はその既往歴のある患者

プロタノールS錠15mg 規格：15mg1錠[26.2円/錠]
dl-イソプレナリン塩酸塩 興和 211

【効 能 効 果】

各種の高度の徐脈，殊にアダムス・ストークス症候群における発作防止

【対応標準病名】

◎	アダムス・ストークス症候群	アダムス・ストークス発作	徐脈
	ストークス・アダムス症候群		
○	徐脈性失神	徐脈性不整脈	徐脈発作
△	LGL 症候群	WPW 症候群	一過性脚ブロック
	右脚ブロック	干渉解離	完全右脚ブロック
	完全脚ブロック	脚ブロック	三枝ブロック
	三束ブロック	三段脈	心室内ブロック
	心拍異常	心ブロック	心房内ブロック
	早期興奮症候群	洞徐脈	洞停止
	洞房ブロック	二枝ブロック	二束ブロック
	非特異性心室内ブロック	不完全右脚ブロック	不完全脚ブロック
	房室解離	ランゲニールセン症候群	ロマノワード症候群

用法用量 *dl*-イソプレナリン塩酸塩として，通常成人1回15mg(1錠)を1日3～4回経口投与する。なお，年齢，症状により投与回数を適宜増減する。

禁忌
(1)特発性肥大性大動脈弁下狭窄症の患者
(2)ジギタリス中毒の患者
(3)カテコールアミン(アドレナリン等)，エフェドリン，メチルエフェドリン，メチルエフェドリンサッカリネート，オルシプレナリン，フェノテロール，ドロキシドパとの併用は避けること。

併用禁忌

薬剤名等	臨床症状・措置方法	機序・危険因子
カテコールアミン アドレナリン (ボスミン)等	重篤ないし致死的不整脈，場合によっては心停止を起こすおそれがあるので併用を避けること。	左記薬剤のβ刺激作用により，相加的に交感神経興奮作用が増強されると考えられている。
エフェドリン メチルエフェドリン (メチエフ) メチルエフェドリンサッカリネート		
オルシプレナリン (アロテック) フェノテロール (ベロテック)		
ドロキシドパ (ドプス)		

プロチアデン錠25 規格：25mg1錠[12.8円/錠]
ドスレピン塩酸塩 科研 117

【効 能 効 果】

うつ病及びうつ状態

【対応標準病名】

◎	うつ状態	うつ病	
○	うつ病型統合失調感情障害	遷延性うつ病	外傷後遺症性うつ病
	仮面うつ病	寛解中の反復性うつ病性障害	感染症後うつ病
	器質性うつ病性障害	軽症うつ病エピソード	軽症反復性うつ病性障害
	混合性不安抑うつ障害	産褥期うつ状態	思春期うつ病
	循環型躁うつ病	心気性うつ病	神経症性抑うつ状態
	精神病症状を伴う重症うつ病エピソード	精神病症状を伴わない重症うつ病エピソード	躁うつ病
	双極性感情障害・軽症のうつ病エピソード	双極性感情障害・精神病症状を伴う重症うつ病エピソード	双極性感情障害・精神病症状を伴わない重症うつ病エピソード
	双極性感情障害・中等症のうつ病エピソード	退行期うつ病	単極性うつ病
	単発反応性うつ病	中等症うつ病エピソード	中等症反復性うつ病性障害
	動脈硬化性うつ病	内因性うつ病	反応性うつ病
	反復心因性うつ病	反復性うつ病	反復性心因性抑うつ精神病
	反復性精神病性うつ病	反復性短期うつ病エピソード	非定型うつ病
	不安うつ病	抑うつ神経症	抑うつ性パーソナリティ障害
	老年期うつ病		
△	2型双極性障害	器質性気分障害	器質性混合性感情障害
	器質性双極性障害	器質性躁病性障害	気分変調症
	原発性認知症	周期性精神病	初老期精神病
	初老期認知症	初老期妄想状態	双極性感情障害
	単極性躁病	二次性認知症	認知症
	反復性気分障害	反復性躁病エピソード	老年期認知症
	老年期認知症妄想型	老年期認知症抑うつ型	老年期妄想状態
	老年精神病		

効能効果に関連する使用上の注意 抗うつ剤の投与により，24歳以下の患者で，自殺念慮，自殺企図のリスクが増加するとの報告があるため，本剤の投与にあたっては，リスクとベネフィットを考慮すること。

用法用量 通常，成人にはドスレピン塩酸塩として，1日75～150mg(3～6錠)を2～3回分割経口投与する。
なお，年齢及び症状により適宜増減する。

禁忌
(1)緑内障のある患者
(2)三環系抗うつ剤に対し過敏症の患者
(3)心筋梗塞の回復初期の患者
(4)尿閉(前立腺疾患等)のある患者
(5)モノアミン酸化酵素阻害剤を投与中の患者

併用禁忌

薬剤名等	臨床症状・措置方法	機序・危険因子
モノアミン酸化酵素阻害剤 (MAO 阻害剤)	発汗，不穏，全身痙攣，異常高熱，昏睡等があらわれることがある。MAO 阻害剤の投与を受けた患者に本剤を投与する場合には少なくとも2週間の間隔をおき，また本剤からMAO 阻害剤に切り替えるときには2～3日間の間隔をおくことが望ましい。	以下のような機序が考えられている。 [1]MAO 阻害剤が肝ミクロソーム酵素を阻害する。 [2]三環系抗うつ剤がMAO 阻害剤によって蓄積したアミン類のアドレナリン受容体に対する感受性を増大させる。

プロチンシロップ3.3%
規格：10mL［2.33円/mL］
オウヒエキス　第一三共　224

【効能効果】

下記疾患に伴う咳嗽及び喀痰喀出困難
急性気管支炎，肺炎，肺結核

【対応標準病名】

◎	喀痰喀出困難	急性気管支炎	結核性咳嗽
	咳	肺炎	肺結核
○	RSウイルス気管支炎	亜急性気管支炎	異常喀痰
	インフルエンザ菌気管支炎	ウイルス性気管支炎	エコーウイルス気管支炎
	潰瘍性粟粒結核	喀痰	過剰喀痰
	カタル性咳	活動性肺結核	乾性咳
	乾酪性肺炎	気管結核	気管支結核
	気管支肺炎	偽膜性気管支炎	急性気管気管支炎
	急性喉頭気管気管支炎	急性粟粒結核	急性肺炎
	急性反復性気管支炎	クループ性気管支炎	珪肺結核
	結核	結核後遺症	結核腫
	結核性喀血	結核性気管支拡張症	結核性気胸
	結核性空洞	結核性硬化症	結核性線維症
	結核性膿瘍	結核性肺線維症	結核性肺膿瘍
	結節性肺結核	硬化性肺結核	喉頭結核
	コクサッキーウイルス気管支炎	湿性咳	小児肺炎
	滲出性気管支炎	塵肺結核	咳失神
	先天性結核	粟粒結核	大葉性肺炎
	多剤耐性結核	沈下性肺炎	難治結核
	乳児肺炎	膿性痰	肺炎球菌性気管支炎
	肺炎結核	肺結核・鏡検確認あり	肺結核・組織学的確認あり
	肺結核・培養のみ確認あり	肺結核後遺症	肺結核腫
	肺結核術後	敗血症性気管支炎	敗血症性肺炎
	肺門結核	播種性結核	パラインフルエンザウイルス気管支炎
	非定型肺炎	ヒトメタニューモウイルス気管支炎	びまん性肺炎
	閉塞性肺炎	マイコプラズマ気管支炎	慢性咳嗽
	無熱性肺炎	夜間咳	ライノウイルス気管支炎
	連鎖球菌気管支炎	老人性肺炎	
△	胸膜肺炎	クラミジア肺炎	結核性発熱
	潜在性結核感染症	陳旧性胸膜炎	陳旧性肺結核
	肺門リンパ節結核		

用法用量　桜皮エキスとして，通常成人1回66〜132mg（2〜4mL）を1日3回経口投与する。
なお，年齢，症状により適宜増減する。

禁忌　ジスルフィラム，シアナミド，カルモフール，プロカルバジン塩酸塩を投与中の患者

併用禁忌

薬剤名等	臨床症状・措置方法	機序・危険因子
ジスルフィラム ノックビン シアナミド シアナマイド カルモフール ミフロール プロカルバジン塩酸塩	これらの薬剤とのアルコール反応（顔面潮紅，血圧降下，悪心，頻脈，めまい，呼吸困難，視力低下等）を起こすおそれがある。	本剤はエタノールを含有しているため。

サリパラ液：丸石［1.94円/mL］

プロテカジンOD錠5
規格：5mg1錠［22.9円/錠］
プロテカジンOD錠10
規格：10mg1錠［38.8円/錠］
プロテカジン錠5
規格：5mg1錠［22.9円/錠］
プロテカジン錠10
規格：10mg1錠［38.8円/錠］
ラフチジン　大鵬薬品　232

【効能効果】

(1)胃潰瘍，十二指腸潰瘍，吻合部潰瘍，逆流性食道炎
(2)下記疾患の胃粘膜病変（びらん，出血，発赤，浮腫）の改善
急性胃炎，慢性胃炎の急性増悪期
(3)麻酔前投薬

【対応標準病名】

◎	胃潰瘍	胃十二指腸潰瘍	胃出血
	胃びらん	逆流性食道炎	急性胃炎
	急性びらん性胃炎	十二指腸潰瘍	出血性胃炎
	吻合部潰瘍	慢性胃炎	
○	NSAID胃潰瘍	NSAID十二指腸潰瘍	アルコール性胃炎
	胃炎	胃潰瘍瘢痕	胃空腸周囲炎
	胃周囲炎	胃十二指腸炎	胃十二指腸潰瘍瘢痕
	維持療法の必要な術後難治性逆流性食道炎	維持療法の必要な難治性逆流性食道炎	胃穿孔
	胃蜂窩織炎	急性胃潰瘍	急性胃潰瘍穿孔
	急性胃粘膜病変	急性十二指腸潰瘍	急性出血性胃潰瘍
	急性出血性十二指腸潰瘍	クッシング潰瘍	再発性胃潰瘍
	再発性十二指腸潰瘍	残胃潰瘍	十二指腸潰瘍瘢痕
	十二指腸球後部潰瘍	十二指腸穿孔	出血性胃潰瘍
	出血性十二指腸潰瘍	出血性吻合部潰瘍	術後胃潰瘍
	術後胃十二指腸潰瘍	術後逆流性食道炎	術後残胃胃炎
	術後十二指腸潰瘍	術後難治性逆流性食道炎	消化管出血
	上部消化管出血	心因性胃潰瘍	神経性胃炎
	ステロイド潰瘍	ステロイド潰瘍穿孔	ストレス潰瘍
	ストレス性胃潰瘍	ストレス性十二指腸潰瘍	穿孔性胃潰瘍
	穿孔性十二指腸潰瘍	穿孔性吻合部潰瘍	穿通性胃潰瘍
	穿通性十二指腸潰瘍	多発胃潰瘍	多発性十二指腸潰瘍
	多発性出血性胃潰瘍	デュラフォイ潰瘍	吐下血
	吐血	難治性胃潰瘍	難治性逆流性食道炎
	難治性十二指腸潰瘍	難治性吻合部潰瘍	表層性胃炎
	びらん性胃炎	ヘリコバクター・ピロリ胃炎	放射線胃炎
	慢性胃潰瘍	慢性胃潰瘍活動期	慢性十二指腸潰瘍
	慢性十二指腸潰瘍活動期	メネトリエ病	薬剤性胃潰瘍
△	NSAID胃潰瘍	アレルギー性胃炎	萎縮性胃炎
	萎縮性化生性胃炎	胃腸疾患	胃粘膜過形成
	急性十二指腸潰瘍穿孔	急性出血性胃潰瘍穿孔	急性出血性十二指腸潰瘍穿孔
	十二指腸びらん	出血性胃潰瘍穿孔	出血性十二指腸潰瘍穿孔
	消化管狭窄	消化管障害	中毒性胃炎
	腸出血	肉芽腫性胃炎	疣状胃炎

効能効果に関連する使用上の注意　重症（ロサンゼルス分類Grade C又はD）の逆流性食道炎に対する有効性及び安全性は確立していない。

用法用量

(1)胃潰瘍，十二指腸潰瘍，吻合部潰瘍，逆流性食道炎：通常，成人にはラフチジンとして1回10mgを1日2回（朝食後，夕食後または就寝前）経口投与する。なお，年齢・症状により適宜増減する。
(2)下記疾患の胃粘膜病変（びらん，出血，発赤，浮腫）の改善
急性胃炎，慢性胃炎の急性増悪期：通常，成人にはラフチジンとして1回10mgを1日1回（夕食後または就寝前）経口投与する。なお，年齢・症状により適宜増減する。
(3)麻酔前投薬：通常，成人にはラフチジンとして1回10mgを手

術前日就寝前及び手術当日麻酔導入2時間前の2回経口投与する。

用法用量に関連する使用上の注意　透析患者では非透析時の最高血中濃度が健康人の約2倍に上昇することが報告されているので，低用量から慎重に投与すること。

禁忌　本剤の成分に対して過敏症の既往歴のある患者

ラフチジン錠5mg「AA」：あすかActavis　5mg1錠[14.3円/錠]，ラフチジン錠5mg「JG」：日本ジェネリック　5mg1錠[14.3円/錠]，ラフチジン錠5mg「TCK」：辰巳化学　5mg1錠[14.3円/錠]，ラフチジン錠5mg「YD」：陽進堂　5mg1錠[14.3円/錠]，ラフチジン錠5mg「サワイ」：沢井　5mg1錠[14.3円/錠]，ラフチジン錠5mg「テバ」：大正薬品　5mg1錠[11.3円/錠]，ラフチジン錠5mg「トーワ」：東和　5mg1錠[14.3円/錠]，ラフチジン錠5mg「日医工」：日医工　5mg1錠[14.3円/錠]，ラフチジン錠5mg「ファイザー」：ファイザー　5mg1錠[14.3円/錠]，ラフチジン錠10mg「AA」：あすかActavis　10mg1錠[24.2円/錠]，ラフチジン錠10mg「JG」：日本ジェネリック　10mg1錠[24.2円/錠]，ラフチジン錠10mg「TCK」：辰巳化学　10mg1錠[24.2円/錠]，ラフチジン錠10mg「YD」：陽進堂　10mg1錠[24.2円/錠]，ラフチジン錠10mg「サワイ」：沢井　10mg1錠[24.2円/錠]，ラフチジン錠10mg「テバ」：大正薬品　10mg1錠[24.2円/錠]，ラフチジン錠10mg「トーワ」：東和　10mg1錠[24.2円/錠]，ラフチジン錠10mg「日医工」：日医工　10mg1錠[24.2円/錠]，ラフチジン錠10mg「ファイザー」：ファイザー　10mg1錠[24.2円/錠]

25mgプロトゲン錠　規格：－[－]
ジアフェニルスルホン　田辺三菱　623

【効能効果】

〈適応菌種〉本剤に感性のらい菌
〈適応症〉ハンセン病

【対応標準病名】

◎	ハンセン病		
○	Ⅰ群ハンセン病	BB型ハンセン病	BL型ハンセン病
	BT型ハンセン病	LL型ハンセン病	TT型ハンセン病
	点状角膜炎	ハンセン病性関節炎	ハンセン病性筋炎
	ハンセン病ニューロパチー	らい性結節性紅斑	

用法用量　ジアフェニルスルホンとして，通常，成人1日75～100mgを経口投与する。原則として，他剤と併用して使用すること。なお，年齢，症状により適宜増減する。

禁忌　本剤及び類似化合物に対し過敏症の既往歴のある患者

プロトポルト錠20mg　規格：20mg1錠[5.6円/錠]
プロトポルフィリン二ナトリウム　寿　391

【効能効果】

慢性肝疾患における肝機能の改善

【対応標準病名】

◎	肝疾患	肝障害	慢性肝炎
○	活動性慢性肝炎	肝機能障害	肝性胸水
	脂肪肝	遷延性肝炎	非アルコール性脂肪性肝炎
	慢性肝炎増悪	慢性持続性肝炎	慢性非活動性肝炎
△	肝疾患に伴う貧血	多発性肝血管腫	

用法用量　プロトポルフィリン二ナトリウムとして，通常成人1回20～40mgを1日3回経口投与する。
なお，年齢，症状により適宜増減する。

プロナーゼMS　規格：20,000単位[135.7円]
プロナーゼ　科研　799

ガスチームを参照(P251)

ブロニカ顆粒10%　規格：10%1g[353.1円/g]
ブロニカ錠40　規格：40mg1錠[176.8円/錠]
ブロニカ錠80　規格：80mg1錠[275.5円/錠]
セラトロダスト　武田薬品　449

【効能効果】

気管支喘息

【対応標準病名】

◎	気管支喘息		
○	アスピリン喘息	アトピー性喘息	アレルギー性気管支炎
	運動誘発性喘息	外因性喘息	気管支喘息合併妊娠
	混合型喘息	小児喘息	小児喘息性気管支炎
	職業喘息	ステロイド依存性喘息	咳喘息
	喘息性気管支炎	難治性喘息	乳児喘息
	非アトピー性喘息	夜間性喘息	
△	感染型気管支喘息		

用法用量　通常，成人にはセラトロダストとして80mgを1日1回，夕食後に経口投与する。

用法用量に関連する使用上の注意　高齢者には低用量(40mg/日)から投与を開始するなど注意すること。

プロノン錠100mg　規格：100mg1錠[59.6円/錠]
プロノン錠150mg　規格：150mg1錠[76.9円/錠]
プロパフェノン塩酸塩　トーアエイヨー　212

【効能効果】

下記の状態で他の抗不整脈薬が使用できないか又は無効の場合：
頻脈性不整脈

【対応標準病名】

◎	頻脈症	頻脈性不整脈	不整脈
○	異所性拍動	期外収縮	期外収縮性不整脈
	上室期外収縮	上室頻拍	心室期外収縮
	心室性二段脈	心室頻拍	心房頻拍
	多源性心室期外収縮	多発性期外収縮	洞頻脈
	トルサードドポアント	非持続性心室頻拍	頻拍症
	ブブレ症候群	発作性上室頻拍	発作性心房頻拍
	発作性接合部頻拍	発作性頻拍	リエントリー性心室性不整脈
△	QT延長症候群	QT短縮症候群	異所性心室調律
	異所性心房調律	異所性調律	一過性心室細動
	遺伝性QT延長症候群	呼吸性不整脈	三段脈
	徐脈頻脈症候群	心室細動	心室粗動
	心拍異常	心房期外収縮	心房静止
	接合部調律	洞不整脈	特発性QT延長症候群
	二次性QT延長症候群	副収縮	ブルガダ症候群
	房室接合部期外収縮	薬物性QT延長症候群	

用法用量　通常，成人にはプロパフェノン塩酸塩として1回150mgを1日3回経口投与する。なお，年齢，症状により適宜増減する。

禁忌
(1)うっ血性心不全のある患者
(2)高度の房室ブロック，高度の洞房ブロックのある患者
(3)リトナビル，ミラベグロン又はテラプレビルを投与中の患者

併用禁忌

薬剤名等	臨床症状・措置方法	機序・危険因子
リトナビル（ノービア）	本剤の血中濃度が大幅に上昇し，不整脈，血液障害，痙攣等の重篤な副作用を起こすおそれがある。	リトナビルのチトクローム P450 に対する競合的阻害作用によると考えられている。
ミラベグロン（ベタニス）	QT 延長，心室性不整脈（Torsades de Pointes を含む）等を起こすおそれがある。	ともに催不整脈作用があり，またミラベグロンの CYP2D6 阻害作用により，本剤の血中濃度が上昇する可能性がある。
テラプレビル（テラビック）	重篤な又は生命に危険を及ぼすような事象（不整脈，血液障害，血管攣縮等）が起こるおそれがある。	テラプレビルのチトクローム P450 に対する阻害作用により，本剤の代謝が阻害され血中濃度が上昇し，作用の増強や相加的な QT 延長を起こすおそれがある。

プロパフェノン塩酸塩錠100mg「オーハラ」：大原薬品　100mg1錠［18.9円/錠］，プロパフェノン塩酸塩錠150mg「オーハラ」：大原薬品　150mg1錠［22.9円/錠］

プロパジール錠50mg　規格：50mg1錠［9.6円/錠］
プロピルチオウラシル　中外　243

【効能効果】

甲状腺機能亢進症

【対応標準病名】

◎	甲状腺機能亢進症		
○	異所性中毒性甲状腺腫	一過性甲状腺機能亢進症	下垂体性 TSH 分泌亢進症
	下垂体性甲状腺機能亢進症	偽性甲状腺機能亢進症	グレーブス病
	原発性甲状腺機能亢進症	甲状腺眼症	甲状腺機能正常型グレーブス病
	甲状腺クリーゼ	甲状腺中毒症	甲状腺中毒症性関節障害
	甲状腺中毒症性筋無力症候群	甲状腺中毒症性心筋症	甲状腺中毒性眼球突出症
	甲状腺中毒性昏睡	甲状腺中毒性四肢麻痺	甲状腺中毒性周期性四肢麻痺
	甲状腺中毒性心不全	甲状腺中毒性ミオパチー	人為的甲状腺中毒症
	中毒性甲状腺腫	中毒性多結節性甲状腺腫	中毒性単結節性甲状腺腫
	二次性甲状腺機能亢進症	バセドウ病	バセドウ病眼症
	バセドウ病術後再発	びまん性中毒性甲状腺腫	プランマー病

用法用量

プロピルチオウラシルとして，通常成人に対しては初期量１日300mg を 3～4 回に分割経口投与する。症状が重症のときには１日 400～600mg を使用する。機能亢進症状がほぼ消失したなら，1～4 週間ごとに漸減し，維持量１日 50～100mg を 1～2 回に分割経口投与する。

通常小児に対しては初期量 5 歳以上～10 歳未満では１日 100～200mg，10 歳以上～15 歳未満では，１日 200～300mg を 2～4 回に分割経口投与する。機能亢進症状がほぼ消失したなら，1～4 週間ごとに漸減し，維持量１日 50～100mg を 1～2 回に分割経口投与する。

通常妊婦に対しては初期量１日 150～300mg を 3～4 回に分割経口投与する。機能亢進症状がほぼ消失したなら，1～4 週間ごとに漸減し，維持量１日 50～100mg を 1～2 回に分割経口投与する。正常妊娠時の甲状腺機能検査値を低下しないよう，2 週間ごとに検査し，必要最低限量を投与する。

なお，年齢，症状により適宜増減する。

禁忌

(1)本剤に対し過敏症の既往歴のある患者

(2)本剤使用後肝機能が悪化した患者

チウラジール錠50mg：田辺三菱［9.6円/錠］

ブロバリン原末　規格：1g［9.4円/g］
ブロモバレリル尿素　日本新薬　112

【効能効果】

不眠症，不安緊張状態の鎮静

【対応標準病名】

◎	不安緊張状態	不眠症	
○	混合性不安抑うつ障害	睡眠障害	睡眠相後退症候群
	睡眠リズム障害	全般性不安障害	パニック障害
	パニック発作	不安うつ病	不安障害
	不安神経症	不規則睡眠	
△	挿間性発作性不安	破局発作状態	不安ヒステリー
	レム睡眠行動障害		

用法用量

不眠症には，ブロモバレリル尿素として，通常成人１日１回 0.5～0.8g を就寝前又は就寝時経口投与する。

不安緊張状態の鎮静には，ブロモバレリル尿素として，１日 0.6～1.0g を３回に分割経口投与する。

なお，年齢，症状により適宜増減する。

用法用量に関連する使用上の注意　不眠症には，就寝の直前に服用させること。また，服用して就寝した後，睡眠途中において一時的に起床して仕事等をする可能性があるときは服用させないこと。

禁忌　本剤に対し過敏症の患者

ブロムワレリル尿素<ハチ>：東洋製化［8.8円/g］，ブロムワレリル尿素「JG」：日本ジェネリック［9.4円/g］，ブロムワレリル尿素「三恵」：三恵薬品［8.8円/g］，ブロムワレリル尿素「ホエイ」：マイラン製薬［8.8円/g］，ブロムワレリル尿素「メタル」：中北薬品［9.4円/g］，ブロムワレリル尿素「ヤマゼン」：山善［9.4円/g］，ブロモバレリル尿素原末「マルイシ」：丸石［8.8円/g］，ブロモバレリル尿素「ヨシダ」：吉田［10.1円/g］

プロ・バンサイン錠15mg　規格：15mg1錠［11.3円/錠］
プロパンテリン臭化物　ファイザー　123

【効能効果】

下記疾患における分泌・運動亢進並びに疼痛
- 胃・十二指腸潰瘍，胃酸過多症，幽門痙攣，胃炎，腸炎，過敏大腸症（イリタブルコロン），膵炎，胆道ジスキネジー
- 夜尿症または遺尿症
- 多汗症

【対応標準病名】

◎	胃運動亢進症	胃液分泌過多	胃炎
	胃潰瘍	胃十二指腸潰瘍	遺尿症
	過酸症	過敏性腸症候群	十二指腸潰瘍
	膵炎	多汗症	胆道ジスキネジア
	腸炎	腸管運動障害	疼痛
	夜尿症	幽門痙攣	
○	ERCP 後膵炎	NSAID 十二指腸潰瘍	アルコール性急性膵炎
	胃十二指腸潰瘍瘢痕	胃砂時計状狭窄	胃びらん
	腋窩多汗症	壊死性膵炎	顔面多汗症
	機能的幽門狭窄	急性胃拡張	急性十二指腸潰瘍
	急性十二指腸潰瘍穿孔	急性出血性胃潰瘍穿孔	急性出血性十二指腸潰瘍
	急性出血性十二指腸潰瘍穿孔	急性膵炎	急性疼痛
	局所性多汗症	クッシング潰瘍	結腸アトニー
	下痢型過敏性腸症候群	原発性腋窩多汗症	原発性局所性多汗症
	原発性掌蹠多汗症	原発性全身性多汗症	混合型過敏性腸症候群

フ

	再発性急性膵炎	再発性十二指腸潰瘍	自己免疫性膵炎
	持続痛	重症急性膵炎	十二指腸炎
	十二指腸周囲炎	十二指腸乳頭炎	手掌多汗症
	出血性胃潰瘍穿孔	出血性十二指腸潰瘍穿孔	術後胃潰瘍
	術後胃十二指腸潰瘍	術後十二指腸潰瘍	術後膵炎
	術後幽門狭窄	掌蹠多汗症	小児夜尿症
	心因性胃潰瘍	心因性幽門痙攣	神経性胃炎
	ストレス潰瘍	ストレス性胃潰瘍	ストレス性十二指腸潰瘍
	成人肥厚性幽門狭窄症	全遺尿	全身性多汗症
	穿通性胃潰瘍	穿通性十二指腸潰瘍	足底多汗症
	大腸機能障害	大腸ジスキネジア	多発胃潰瘍
	多発性十二指腸潰瘍	多発性出血性胃潰瘍	胆石性膵炎
	昼間遺尿症	腸アトニー	腸機能障害
	腸ジスキネジア	デュラフォイ潰瘍	鈍痛
	難治性十二指腸潰瘍	難治性疼痛	非器質性遺尿症
	肥厚性幽門狭窄症	皮膚疼痛症	びらん性十二指腸炎
	浮腫性膵炎	噴門狭窄	便秘型過敏性腸症候群
	慢性胃潰瘍活動期	慢性十二指腸炎	慢性十二指腸潰瘍
	慢性十二指腸潰瘍活動期	慢性膵炎急性増悪	夜間遺尿
	薬剤性胃潰瘍	薬剤性膵炎	疣状胃炎
	幽門狭窄症	幽門閉鎖	
△	NSAID 胃潰瘍	S 状結腸炎	亜急性膵炎
	圧痛	アルコール性胃炎	アレルギー性胃炎
	胃うっ血	胃運動機能障害	胃潰瘍瘢痕
	胃機能亢進	胃空腸周囲炎	胃痙攣
	胃軸捻症	胃周囲炎	萎縮性胃炎
	萎縮性化生性胃炎	異常発汗	胃神経症
	胃穿孔	胃前庭部毛細血管拡張症	胃腸運動機能障害
	胃腸炎	胃腸機能異常	胃腸機能減退
	胃腸神経症	胃粘膜過形成	胃粘膜下腫瘤
	胃壁軟化症	胃蜂窩織炎	炎症性腸疾患
	回腸炎	カタル性胃腸炎	化膿性膵炎
	肝外閉塞性黄疸	感染性胃腸炎	感染性下痢症
	感染性膵壊死	感染性大腸炎	感染性腸炎
	肝内胆管拡張症	肝内胆管狭窄	感冒性胃腸炎
	感冒性大腸炎	感冒性腸炎	機能性嘔吐
	機能性便秘症	急性胃炎	急性胃潰瘍
	急性胃潰瘍穿孔	急性胃腸炎	急性胃腸障害
	急性胃粘膜病変	急性出血壊死性膵炎	急性出血性胃潰瘍
	急性膵壊死	急性大腸炎	急性腸炎
	急性びらん性胃炎	空気嚥下症	痙性胃炎
	血管運動神経症	下痢症	限局性膵炎
	抗生物質起因性大腸炎	抗生物質起因性腸炎	後天性胆管狭窄症
	再発性胃潰瘍	残胃潰瘍	重症便秘症
	十二指腸潰瘍瘢痕	十二指腸球後部潰瘍	十二指腸穿孔
	十二指腸乳頭狭窄	十二指腸びらん	出血性胃炎
	出血性胃潰瘍	出血性十二指腸潰瘍	出血性大腸炎
	出血性腸炎	術後残胃胃炎	術後便秘
	常習性吃逆	心因性胃アトニー	心因性胃液分泌過多症
	心因性胃痙攣	心因性下痢	心因性鼓腸
	心因性消化不良症	神経障害性疼痛	神経性胃腸炎
	神経性食道通過障害	身体痛	膵膿瘍
	ステロイド潰瘍	ステロイド潰瘍穿孔	ステロイド誘発性膵炎
	穿孔性胃潰瘍	穿孔性十二指腸潰瘍	全身痛
	総胆管拡張症	総胆管狭窄症	総胆管閉塞症
	代償性発汗	大腸炎	胆管萎縮
	胆管潰瘍	胆管拡張症	胆管狭窄症
	胆管閉塞症	胆汁うっ滞	胆道機能異常
	胆道疾患	胆道閉鎖	中毒性胃炎
	腸カタル	内臓神経症	難治性胃潰瘍
	難治性乳児下痢症	肉芽腫性胃炎	乳児下痢
	尿失禁症	寝汗	発汗障害
	反応性リンパ組織増生症	表層性胃炎	びらん性胃炎
	腹部神経症	閉塞性黄疸	ヘリコバクター・ピロリ胃炎
	放散痛	放射線胃炎	末梢神経障害性疼痛
	慢性胃炎	慢性胃潰瘍	ミリッチ症候群
	メネトリエ病	盲腸アトニー	薬物胃障害

用法用量　通常，成人には1回1錠(プロパンテリン臭化物として15mg)を1日3～4回経口投与する。
なお，年令，症状により適宜増減する。

禁忌
(1)緑内障の患者
(2)前立腺肥大による排尿障害のある患者
(3)重篤な心疾患のある患者
(4)麻痺性イレウスのある患者

プロピタン散10%　規格：10%1g[29.2円/g]
プロピタン錠50mg　規格：50mg1錠[14.9円/錠]
ピパンペロン塩酸塩　サンノーバ　117

【効 能 効 果】

統合失調症

【対応標準病名】

◎	統合失調症		
○	アスペルガー症候群	型分類困難な統合失調症	偽神経症性統合失調症
	急性統合失調症	急性統合失調症性エピソード	急性統合失調症様精神病性障害
	境界型統合失調症	緊張型統合失調症	残遺型統合失調症
	小児期型統合失調症	小児シゾイド障害	前駆期統合失調症
	潜在性統合失調症	体感症性統合失調症	短期統合失調症様障害
	単純型統合失調症	遅発性統合失調症	統合失調症型障害
	統合失調症型パーソナリティ障害	統合失調症後抑うつ	統合失調症症状を伴う急性錯乱
	統合失調症症状を伴う急性多形性精神病性障害	統合失調症症状を伴う類循環精神病	統合失調症性パーソナリティ障害
	統合失調症性反応	統合失調症様状態	破瓜型統合失調症
	妄想型統合失調症	モレル・クレペリン病	
△	自閉的精神病質	統合失調症症状を伴わない急性錯乱	統合失調症症状を伴わない急性多形性精神病性障害
	統合失調症症状を伴わない類循環精神病	夢幻精神病	

用法用量　通常成人には，最初の1～2週間はピパンペロン塩酸塩として1日50～150mgを，以後漸増し，1日150～600mgを3回に分けて経口投与する。なお，年齢，症状により適宜増減する。

禁忌
(1)昏睡状態の患者又はバルビツール酸誘導体等の中枢神経抑制剤の強い影響下にある患者
(2)重症の心不全患者
(3)パーキンソン病のある患者
(4)本剤の成分又はブチロフェノン系化合物に対し過敏症の既往歴のある患者
(5)アドレナリンを投与中の患者

併用禁忌

薬剤名等	臨床症状・措置方法	機序・危険因子
アドレナリン(ボスミン)	アドレナリンの作用を逆転させ，重篤な血圧降下を起こすことがある。	アドレナリンはアドレナリン作動性α，β-受容体の刺激剤であり，本剤のα-受容体遮断作用により，β-受容体刺激作用が優位となり，血圧降下作用が増強される。

プロプラノロール塩酸塩徐放カプセル60mg「サワイ」

規格：60mg1カプセル[35円/カプセル]

プロプラノロール塩酸塩　沢井　214

【効能効果】

(1)本態性高血圧症(軽症～中等症)
(2)狭心症

【対応標準病名】

◎	狭心症	高血圧症	本態性高血圧症
○	悪性高血圧症	安静時狭心症	安定狭心症
	冠攣縮性狭心症	境界型高血圧症	狭心症3枝病変
	高血圧性脳内出血	高血圧切迫症	高レニン性高血圧症
	若年高血圧症	若年性境界型高血圧症	収縮期高血圧症
	初発労作型狭心症	増悪労作型狭心症	低レニン性高血圧症
	不安定狭心症	夜間狭心症	労作時兼安静時狭心症
	労作性狭心症		
△	褐色細胞腫	褐色細胞腫性高血圧症	クロム親和性細胞腫
	微小血管性狭心症	副腎腺腫	副腎のう腫
	副腎皮質のう腫	良性副腎皮質腫瘍	

用法用量

プロプラノロール塩酸塩として1日60mg未満の経口投与で効果が不十分な場合に，下記の用法用量に基づき使用する。

(1)本態性高血圧症(軽症～中等症)に使用する場合は，通常成人1日1回1カプセル(プロプラノロール塩酸塩として60mg)を経口投与する。なお，症状により1日1回2カプセル(プロプラノロール塩酸塩として120mg)まで増量することができる。

(2)狭心症に使用する場合は，通常成人1日1回1カプセル(プロプラノロール塩酸塩として60mg)を経口投与する。

用法用量に関連する使用上の注意　褐色細胞腫の患者では，本剤投与により急激に血圧が上昇することがあるので本剤を単独で投与しないこと。褐色細胞腫の患者に投与する場合には，α遮断剤で初期治療を行った後に本剤を投与し，常にα遮断剤を併用すること。

禁忌

(1)本剤の成分に対し過敏症の既往歴のある患者
(2)気管支喘息，気管支痙攣のおそれのある患者
(3)糖尿病性ケトアシドーシス，代謝性アシドーシスのある患者
(4)高度又は症状を呈する徐脈，房室ブロック(II，III度)，洞房ブロック，洞不全症候群のある患者
(5)心原性ショックの患者
(6)肺高血圧による右心不全のある患者
(7)うっ血性心不全のある患者
(8)低血圧症の患者
(9)長期間絶食状態の患者
(10)重度の末梢循環障害のある患者(壊疽等)
(11)未治療の褐色細胞腫の患者
(12)異型狭心症の患者
(13)安息香酸リザトリプタンを投与中の患者

併用禁忌

薬剤名等	臨床症状・措置方法	機序・危険因子
安息香酸リザトリプタン(マクサルト)	リザトリプタンの消失半減期が延長，AUCが増加し，作用が増強する可能性がある。本剤投与中あるいは本剤投与中止から48時間以内の患者にはリザトリプタンを投与しないこと。	相互作用のメカニズムは解明されていないが，本剤がリザトリプタンの代謝を阻害する可能性が示唆されている。

ブロプレス錠2　規格：2mg1錠[37.5円/錠]
ブロプレス錠4　規格：4mg1錠[69.8円/錠]
ブロプレス錠8　規格：8mg1錠[135.6円/錠]

カンデサルタンシレキセチル　武田薬品　214,217

【効能効果】

(1)高血圧症
(2)腎実質性高血圧症
(3)下記の状態で，アンジオテンシン変換酵素阻害剤の投与が適切でない場合：慢性心不全(軽症～中等症)

【対応標準病名】

◎	高血圧症	腎実質性高血圧症	本態性高血圧症
	慢性心不全		
○	悪性高血圧症	右室不全	右心不全
	うっ血性心不全	褐色細胞腫	褐色細胞腫性高血圧症
	境界型高血圧症	クロム親和性細胞腫	高血圧性緊急症
	高血圧性腎疾患	高血圧性脳内出血	高血圧切迫症
	高レニン性高血圧症	左室不全	左心不全
	若年高血圧症	若年性境界型高血圧症	収縮期高血圧症
	心因性高血圧症	心筋不全	腎血管性高血圧症
	心原性肺水腫	腎性高血圧症	心臓性呼吸困難
	心臓性浮腫	心臓喘息	心不全
	低レニン性高血圧症	内分泌性高血圧症	二次性高血圧症
	副腎性高血圧症	慢性うっ血性心不全	両心不全
△	HELLP症候群	急性心不全	軽症妊娠高血圧症候群
	混合型妊娠高血圧症候群	産後高血圧症	重症妊娠高血圧症候群
	術中異常高血圧症	純粋型妊娠高血圧症候群	新生児高血圧症
	早発型妊娠高血圧症候群	遅発型妊娠高血圧症候群	妊娠高血圧症
	妊娠高血圧症候群	妊娠高血圧腎症	妊娠中一過性高血圧症
	副腎腺腫	副腎のう腫	副腎皮質のう腫
	良性副腎皮質腫瘍		

効能効果に関連する使用上の注意

慢性心不全の場合

(1)アンジオテンシン変換酵素阻害剤投与による前治療が行われていない患者における本剤の有効性は確認されておらず，本剤は，アンジオテンシン変換酵素阻害剤から切り替えて投与することを原則とする。

(2)アンジオテンシン変換酵素阻害剤の効果が不十分な患者における本剤の有効性及び安全性，並びにアンジオテンシン変換酵素阻害剤と本剤を併用した場合の有効性及び安全性は確認されていない。

用法用量

効能効果(1)の場合：通常，成人には1日1回カンデサルタン　シレキセチルとして4～8mgを経口投与し，必要に応じ12mgまで増量する。ただし，腎障害を伴う場合には，1日1回2mgから投与を開始し，必要に応じ8mgまで増量する。

効能効果(2)の場合：通常，成人には1日1回カンデサルタン　シレキセチルとして2mgから経口投与を開始し，必要に応じ8mgまで増量する。

効能効果(3)の場合：通常，成人には1日1回カンデサルタン　シレキセチルとして4mgから経口投与を開始し，必要に応じ8mgまで増量できる。なお，原則として，アンジオテンシン変換酵素阻害剤以外による基礎治療は継続すること。

用法用量に関連する使用上の注意

慢性心不全の場合

投与開始時の収縮期血圧が120mmHg未満の患者，腎障害を伴う患者，利尿剤を併用している患者，心不全の重症度の高い患者には，2mg/日から投与を開始すること。2mg/日投与は，低血圧関連の副作用に対する忍容性を確認する目的であるので4週間を超えて行わないこと。

本剤の投与により，一過性の急激な血圧低下を起こす場合があ

るので，初回投与時，及び4mg/日，8mg/日への増量時には，血圧等の観察を十分に行い，異常が認められた場合には投与を中止する等の適切な処置を行うこと。

禁忌

(1)本剤の成分に対し過敏症の既往歴のある患者
(2)妊婦又は妊娠している可能性のある婦人
(3)アリスキレンフマル酸塩を投与中の糖尿病患者(ただし，他の降圧治療を行ってもなお血圧のコントロールが著しく不良の患者を除く)

カンデサルタンOD錠2mg「EE」：エルメッドエーザイ　2mg1錠[18円/錠]，カンデサルタンOD錠2mg「KN」：小林化工　2mg1錠[18円/錠]，カンデサルタンOD錠2mg「サワイ」：沢井　2mg1錠[18円/錠]，カンデサルタンOD錠2mg「トーワ」：東和　－[－]，カンデサルタンOD錠4mg「EE」：エルメッドエーザイ　4mg1錠[34.9円/錠]，カンデサルタンOD錠4mg「KN」：小林化工　4mg1錠[34.9円/錠]，カンデサルタンOD錠4mg「サワイ」：沢井　4mg1錠[34.9円/錠]，カンデサルタンOD錠4mg「トーワ」：東和　－[－]，カンデサルタンOD錠8mg「EE」：エルメッドエーザイ　8mg1錠[67.8円/錠]，カンデサルタンOD錠8mg「KN」：小林化工　8mg1錠[67.8円/錠]，カンデサルタンOD錠8mg「サワイ」：沢井　8mg1錠[67.8円/錠]，カンデサルタンOD錠8mg「トーワ」：東和　－[－]，カンデサルタン錠2mg「BMD」：ビオメディクス　2mg1錠[18円/錠]，カンデサルタン錠2mg「DK」：大興　2mg1錠[18円/錠]，カンデサルタン錠2mg「DSEP」：第一三共エスファ　2mg1錠[18円/錠]，カンデサルタン錠2mg「EE」：エルメッドエーザイ　2mg1錠[18円/錠]，カンデサルタン錠2mg「FFP」：富士フイルム　2mg1錠[18円/錠]，カンデサルタン錠2mg「JG」：日本ジェネリック　2mg1錠[18円/錠]，カンデサルタン錠2mg「KN」：小林化工　2mg1錠[18円/錠]，カンデサルタン錠2mg「KO」：寿　2mg1錠[18円/錠]，カンデサルタン錠2mg「KOG」：興和　2mg1錠[18円/錠]，カンデサルタン錠2mg「TCK」：辰巳化学　2mg1錠[18円/錠]，カンデサルタン錠2mg「YD」：陽進堂　2mg1錠[18円/錠]，カンデサルタン錠2mg「ZE」：全星薬品　2mg1錠[18円/錠]，カンデサルタン錠2mg「あすか」：あすか　2mg1錠[21.6円/錠]，カンデサルタン錠2mg「アメル」：共和薬品　2mg1錠[18円/錠]，カンデサルタン錠2mg「イセイ」：イセイ　2mg1錠[18円/錠]，カンデサルタン錠2mg「オーハラ」：大原薬品　2mg1錠[18円/錠]，カンデサルタン錠2mg「科研」：シオノ　2mg1錠[18円/錠]，カンデサルタン錠2mg「杏林」：キョーリンリメディオ　2mg1錠[18円/錠]，カンデサルタン錠2mg「ケミファ」：日本ケミファ　2mg1錠[18円/錠]，カンデサルタン錠2mg「サノフィ」：サノフィ・ゼンティバ　2mg1錠[18円/錠]，カンデサルタン錠2mg「サワイ」：沢井　2mg1錠[18円/錠]，カンデサルタン錠2mg「サンド」：サンド　2mg1錠[18円/錠]，カンデサルタン錠2mg「三和」：三和化学　2mg1錠[18円/錠]，カンデサルタン錠2mg「ゼリア」：日本薬品工業　2mg1錠[18円/錠]，カンデサルタン錠2mg「タナベ」：田辺三菱　2mg1錠[18円/錠]，カンデサルタン錠2mg「ツルハラ」：鶴原　2mg1錠[18円/錠]，カンデサルタン錠2mg「テバ」：テバ製薬　2mg1錠[18円/錠]，カンデサルタン錠2mg「トーワ」：東和　2mg1錠[18円/錠]，カンデサルタン錠2mg「日医工」：日医工　2mg1錠[18円/錠]，カンデサルタン錠2mg「日新」：日新－山形　2mg1錠[18円/錠]，カンデサルタン錠2mg「ニプロ」：ニプロ　2mg1錠[18円/錠]，カンデサルタン錠2mg「ファイザー」：マイラン製薬　2mg1錠[18円/錠]，カンデサルタン錠2mg「明治」：Meiji Seika　2mg1錠[18円/錠]，カンデサルタン錠2mg「モチダ」：持田　2mg1錠[18円/錠]，カンデサルタン錠4mg「BMD」：ビオメディクス　4mg1錠[34.9円/錠]，カンデサルタン錠4mg「DK」：大興　4mg1錠[34.9円/錠]，カンデサルタン錠4mg「DSEP」：第一三共エスファ　4mg1錠[34.9円/錠]，カンデサルタン錠4mg「EE」：エルメッドエーザイ　4mg1錠[34.9円/錠]，カンデサルタン錠4mg「FFP」：富士フイルム　4mg1錠[34.9円/錠]，カンデサルタン錠4mg「JG」：日本ジェネリック　4mg1錠[34.9円/錠]，カンデサルタン錠4mg「KN」：小林化工　4mg1錠[34.9円/錠]，カンデサルタン錠4mg「KO」：寿　4mg1錠[34.9円/錠]，カンデサルタン錠4mg「KOG」：興和　4mg1錠[34.9円/錠]，カンデサルタン錠4mg「TCK」：辰巳化学　4mg1錠[34.9円/錠]，カンデサルタン錠4mg「YD」：陽進堂　4mg1錠[34.9円/錠]，カンデサルタン錠4mg「ZE」：全星薬品　4mg1錠[34.9円/錠]，カンデサルタン錠4mg「あすか」：あすか　4mg1錠[41.9円/錠]，カンデサルタン錠4mg「アメル」：共和薬品　4mg1錠[34.9円/錠]，カンデサルタン錠4mg「イセイ」：イセイ　4mg1錠[34.9円/錠]，カンデサルタン錠4mg「オーハラ」：大原薬品　4mg1錠[34.9円/錠]，カンデサルタン錠4mg「科研」：シオノ　4mg1錠[34.9円/錠]，カンデサルタン錠4mg「杏林」：キョーリンリメディオ　4mg1錠[34.9円/錠]，カンデサルタン錠4mg「ケミファ」：日本ケミファ　4mg1錠[34.9円/錠]，カンデサルタン錠4mg「サノフィ」：サノフィ・ゼンティバ　4mg1錠[34.9円/錠]，カンデサルタン錠4mg「サワイ」：沢井　4mg1錠[34.9円/錠]，カンデサルタン錠4mg「サンド」：サンド　4mg1錠[34.9円/錠]，カンデサルタン錠4mg「三和」：三和化学　4mg1錠[34.9円/錠]，カンデサルタン錠4mg「ゼリア」：日本薬品工業　4mg1錠[34.9円/錠]，カンデサルタン錠4mg「タナベ」：田辺三菱　4mg1錠[34.9円/錠]，カンデサルタン錠4mg「ツルハラ」：鶴原　4mg1錠[34.9円/錠]，カンデサルタン錠4mg「テバ」：テバ製薬　4mg1錠[34.9円/錠]，カンデサルタン錠4mg「トーワ」：東和　4mg1錠[34.9円/錠]，カンデサルタン錠4mg「日医工」：日医工　4mg1錠[34.9円/錠]，カンデサルタン錠4mg「日新」：日新－山形　4mg1錠[34.9円/錠]，カンデサルタン錠4mg「ニプロ」：ニプロ　4mg1錠[34.9円/錠]，カンデサルタン錠4mg「ファイザー」：マイラン製薬　4mg1錠[34.9円/錠]，カンデサルタン錠4mg「明治」：Meiji Seika　4mg1錠[34.9円/錠]，カンデサルタン錠4mg「モチダ」：持田　4mg1錠[34.9円/錠]，カンデサルタン錠8mg「BMD」：ビオメディクス　8mg1錠[67.8円/錠]，カンデサルタン錠8mg「DK」：大興　8mg1錠[67.8円/錠]，カンデサルタン錠8mg「DSEP」：第一三共エスファ　8mg1錠[67.8円/錠]，カンデサルタン錠8mg「EE」：エルメッドエーザイ　8mg1錠[67.8円/錠]，カンデサルタン錠8mg「FFP」：富士フイルム　8mg1錠[67.8円/錠]，カンデサルタン錠8mg「JG」：日本ジェネリック　8mg1錠[67.8円/錠]，カンデサルタン錠8mg「KN」：小林化工　8mg1錠[67.8円/錠]，カンデサルタン錠8mg「KO」：寿　8mg1錠[67.8円/錠]，カンデサルタン錠8mg「KOG」：興和　8mg1錠[67.8円/錠]，カンデサルタン錠8mg「TCK」：辰巳化学　8mg1錠[67.8円/錠]，カンデサルタン錠8mg「YD」：陽進堂　8mg1錠[67.8円/錠]，カンデサルタン錠8mg「ZE」：全星薬品　8mg1錠[67.8円/錠]，カンデサルタン錠8mg「あすか」：あすか　8mg1錠[81.4円/錠]，カンデサルタン錠8mg「アメル」：共和薬品　8mg1錠[67.8円/錠]，カンデサルタン錠8mg「イセイ」：イセイ　8mg1錠[67.8円/錠]，カンデサルタン錠8mg「オーハラ」：大原薬品　8mg1錠[67.8円/錠]，カンデサルタン錠8mg「科研」：シオノ　8mg1錠[67.8円/錠]，カンデサルタン錠8mg「杏林」：キョーリンリメディオ　8mg1錠[67.8円/錠]，カンデサルタン錠8mg「ケミファ」：日本ケミファ　8mg1錠[67.8円/錠]，カンデサルタン錠8mg「サノフィ」：サノフィ・ゼンティバ　8mg1錠[67.8円/錠]，カンデサルタン錠8mg「サワイ」：沢井　8mg1錠[67.8円/錠]，カンデサルタン錠8mg「サンド」：サンド　8mg1錠[67.8円/錠]，カンデサルタン錠8mg「三和」：三和化学　8mg1錠[67.8円/錠]，カンデサルタン錠8mg「ゼリア」：日本薬品工業　8mg1錠[67.8円/錠]，カンデサルタン錠8mg「タナベ」：田辺三菱　8mg1錠[67.8円/錠]，カンデサルタン錠8mg「ツルハラ」：鶴原　8mg1錠[67.8円/錠]，カンデサルタン錠8mg「テバ」：テバ製薬　8mg1錠[67.8円/錠]，カンデサルタン錠8mg「トーワ」：東和　8mg1錠[67.8円/錠]，カンデサルタン錠8mg「日医工」：日医工　8mg1錠[67.8円/錠]，カンデサルタン錠8mg「日新」：日新－山形　8mg1錠[67.8円/錠]，カンデサルタン錠8mg「ニプロ」：ニプロ　8mg1錠[67.8円/錠]，カンデサルタン錠8mg「ファイザー」：マイラン製薬

8mg1錠[67.8円/錠]，カンデサルタン錠8mg「明治」：Meiji Seika　8mg1錠[67.8円/錠]，カンデサルタン錠8mg「モチダ」：持田　8mg1錠[67.8円/錠]

ブロプレス錠12　規格：12mg1錠[208.5円/錠]
カンデサルタンシレキセチル　武田薬品　214

【効 能 効 果】

(1)高血圧症
(2)腎実質性高血圧症

【対応標準病名】

◎	高血圧症	腎実質性高血圧症	本態性高血圧症
○	悪性高血圧症	褐色細胞腫	褐色細胞腫性高血圧症
	境界型高血圧症	クロム親和性細胞腫	高血圧性緊急症
	高血圧性腎疾患	高血圧性脳内出血	高血圧切迫症
	高レニン性高血圧症	若年高血圧症	若年性境界型高血圧症
	収縮期高血圧症	心因性高血圧症	腎血管性高血圧症
	腎性高血圧症	低レニン性高血圧症	内分泌性高血圧症
	二次性高血圧症	副腎性高血圧症	
△	HELLP 症候群	軽症妊娠高血圧症候群	混合型妊娠高血圧症候群
	産後高血圧症	重症妊娠高血圧症候群	術中異常高血圧症
	純粋型妊娠高血圧症候群	新生児高血圧症	早発型妊娠高血圧症候群
	遅発型妊娠高血圧症候群	妊娠高血圧症	妊娠高血圧症候群
	妊娠高血圧腎症	妊娠中一過性高血圧症	副腎腺腫
	副腎のう腫	副腎皮質のう腫	良性副腎皮質腫瘍

用法用量

効能効果(1)の場合：通常，成人には1日1回カンデサルタン　シレキセチルとして4～8mgを経口投与し，必要に応じ12mgまで増量する。ただし，腎障害を伴う場合には，1日1回2mgから投与を開始し，必要に応じ8mgまで増量する。

効能効果(2)の場合：通常，成人には1日1回カンデサルタン　シレキセチルとして2mgから経口投与を開始し，必要に応じ8mgまで増量する。

禁忌

(1)本剤の成分に対し過敏症の既往歴のある患者
(2)妊婦又は妊娠している可能性のある婦人
(3)アリスキレンフマル酸塩を投与中の糖尿病患者(ただし，他の降圧治療を行ってもなお血圧のコントロールが著しく不良の患者を除く)

カンデサルタンOD錠12mg「EE」：エルメッドエーザイ　12mg1錠[85.9円/錠]，カンデサルタンOD錠12mg「KN」：小林化工　12mg1錠[85.9円/錠]，カンデサルタンOD錠12mg「サワイ」：沢井　12mg1錠[85.9円/錠]，カンデサルタンOD錠12mg「トーワ」：東和　－[－]，カンデサルタン錠12mg「BMD」：ビオメディクス　12mg1錠[85.9円/錠]，カンデサルタン錠12mg「DK」：大興　12mg1錠[85.9円/錠]，カンデサルタン錠12mg「DSEP」：第一三共エスファ　12mg1錠[85.9円/錠]，カンデサルタン錠12mg「EE」：エルメッドエーザイ　12mg1錠[85.9円/錠]，カンデサルタン錠12mg「FFP」：富士フイルム　12mg1錠[85.9円/錠]，カンデサルタン錠12mg「JG」：日本ジェネリック　12mg1錠[85.9円/錠]，カンデサルタン錠12mg「KN」：小林化工　12mg1錠[85.9円/錠]，カンデサルタン錠12mg「KO」：寿　12mg1錠[85.9円/錠]，カンデサルタン錠12mg「KOG」：興和　12mg1錠[85.9円/錠]，カンデサルタン錠12mg「TCK」：辰巳化学　12mg1錠[85.9円/錠]，カンデサルタン錠12mg「YD」：陽進堂　12mg1錠[85.9円/錠]，カンデサルタン錠12mg「ZE」：全星薬品　12mg1錠[85.9円/錠]，カンデサルタン錠12mg「あすか」：あすか　12mg1錠[103.2円/錠]，カンデサルタン錠12mg「アメル」：共和薬品　12mg1錠[85.9円/錠]，カンデサルタン錠12mg「イセイ」：イセイ　12mg1錠[85.9円/錠]，カンデサルタン錠12mg「オーハラ」：大原薬品　12mg1錠[85.9円/錠]，カンデサルタン錠12mg「科研」：シオノ　12mg1錠[85.9円/錠]，カンデサルタン錠12mg「杏林」：キョーリンリメディオ　12mg1錠[85.9円/錠]，カンデサルタン錠12mg「ケミファ」：日本ケミファ　12mg1錠[85.9円/錠]，カンデサルタン錠12mg「サノフィ」：サノフィ・ゼンティバ　12mg1錠[85.9円/錠]，カンデサルタン錠12mg「サワイ」：沢井　12mg1錠[85.9円/錠]，カンデサルタン錠12mg「サンド」：サンド　12mg1錠[85.9円/錠]，カンデサルタン錠12mg「三和」：三和化学　12mg1錠[85.9円/錠]，カンデサルタン錠12mg「ゼリア」：日本薬品工業　12mg1錠[85.9円/錠]，カンデサルタン錠12mg「タナベ」：田辺三菱　12mg1錠[85.9円/錠]，カンデサルタン錠12mg「ツルハラ」：鶴原　12mg1錠[85.9円/錠]，カンデサルタン錠12mg「テバ」：テバ製薬　12mg1錠[85.9円/錠]，カンデサルタン錠12mg「トーワ」：東和　12mg1錠[85.9円/錠]，カンデサルタン錠12mg「日医工」：日医工　12mg1錠[85.9円/錠]，カンデサルタン錠12mg「日新」：日新－山形　12mg1錠[85.9円/錠]，カンデサルタン錠12mg「ニプロ」：ニプロ　12mg1錠[85.9円/錠]，カンデサルタン錠12mg「ファイザー」：マイラン製薬　12mg1錠[85.9円/錠]，カンデサルタン錠12mg「明治」：Meiji Seika　12mg1錠[85.9円/錠]，カンデサルタン錠12mg「モチダ」：持田　12mg1錠[85.9円/錠]

プロペシア錠0.2mg　規格：－[－]
プロペシア錠1mg　規格：－[－]
フィナステリド　MSD　249

【効 能 効 果】

男性における男性型脱毛症の進行遅延

【対応標準病名】

◎	男性型脱毛症
○	薬物誘発性男性ホルモン性脱毛症
△	脱毛症

効能効果に関連する使用上の注意

(1)男性における男性型脱毛症のみの適応である。他の脱毛症に対する適応はない。
(2)20歳未満での安全性及び有効性は確立されていない。
(3)女性に対する適応はない。

用法用量　男性成人には，通常，フィナステリドとして0.2mgを1日1回経口投与する。なお，必要に応じて適宜増量できるが，1日1mgを上限とする。

用法用量に関連する使用上の注意　3ヵ月の連日投与により効果が発現する場合もあるが，効果が確認できるまで通常6ヵ月の連日投与が必要である。また，効果を持続させるためには継続的に服用すること。なお，増量による効果の増強は，確認されていない。

本剤を6ヵ月以上投与しても男性型脱毛症の進行遅延がみられない場合には投薬を中止すること。また，6ヵ月以上投与する場合であっても定期的に効果を確認し，継続投与の必要性について検討すること。

禁忌

(1)本剤の成分に対し過敏症の既往歴のある患者
(2)妊婦又は妊娠している可能性のある婦人及び授乳中の婦人

フィナステリド錠0.2mg「ファイザー」：ファイザー[－]，フィナステリド錠1mg「ファイザー」：ファイザー[－]

フ

プロヘパール配合錠

規格：1錠[7.4円/錠]

Lーシステイン塩酸塩水和物　イノシトール　シアノコバラミン　肝臓加水分解物　重酒石酸コリン　科研　391

【効能効果】

慢性肝疾患における肝機能の改善

【対応標準病名】

◎	肝疾患	肝障害	慢性肝炎
○	活動性慢性肝炎	肝機能障害	肝性胸水
	脂肪肝	遷延性肝炎	非アルコール性脂肪性肝炎
	慢性肝炎増悪	慢性持続性肝炎	慢性非活動性肝炎
△	肝疾患に伴う貧血	多発性肝血管腫	

用法用量　通常，成人１回１～２錠を１日３回経口投与する。

禁忌

(1)本剤の成分に対し過敏症の既往歴のある患者

(2)肝性昏睡の患者

プロベラ錠2.5mg

規格：2.5mg1錠[27.7円/錠]

メドロキシプロゲステロン酢酸エステル　ファイザー　247

【効能効果】

無月経，月経周期異常(稀発月経，多発月経)，月経量異常(過少月経，過多月経)，機能性子宮出血，黄体機能不全による不妊症，切迫流早産，習慣性流早産

【対応標準病名】

◎	異常月経	黄体機能不全	過少月経
	過多月経	機能性子宮出血	希発月経
	自然早産	習慣流産	女性不妊症
	切迫早産	切迫流産	頻発月経
	不妊症	無月経症	
○	下垂体性無月経	過長月経	器質性性器出血
	機能性性器出血	機能性無月経	頚管性不妊症
	月経異常	月経中間期出血	月経不順
	原発性希発月経	原発性不妊症	原発性無月経
	原発性卵巣機能低下症	更年期出血	更年期卵巣機能低下症
	高プロラクチン血症性無月経	産褥卵巣機能低下症	子宮性不妊症
	子宮性無月経	子宮不正出血	思春期月経異常
	思春期月経過多	思春期出血	視床下部性無月経
	若年性子宮機能出血	若年性子宮出血	心因性無月経
	神経性食欲不振症無月経	精神性無月経	性腺機能低下症
	遷延性月経	早発閉経	早発卵巣不全
	続発性希発月経	続発性不妊症	続発性無月経
	第１度無月経	第２度無月経	体重減少性無月経
	中枢性無月経	乳汁漏出無月経症候群	妊娠満 37 週以前の偽陣痛
	排卵期出血	排卵障害	不規則月経
	無排卵月経	無排卵症	卵巣機能不全
	卵巣欠落症状	卵巣性不妊症	卵巣発育不全
△	アンドロゲン過剰症	エストロジェン過剰症	エストロジェン産生腫瘍
	機能性不妊症	視床下部性卵巣機能低下	絨毛膜下血腫
	授乳性無月経	性器出血	性機能亢進症
	多のう胞性卵巣	多のう胞性卵巣症候群	妊娠初期の出血
	晩発閉経	卵管機能異常	卵管狭窄症
	卵管性不妊症	卵管閉塞	卵巣機能異常
	卵巣機能亢進症	卵巣機能障害	卵巣性無月経

用法用量　メドロキシプロゲステロン酢酸エステルとして，通常成人１日 2.5～15mg(1～6 錠)を１～3 回に分割経口投与する。

禁忌

(1)脳梗塞，心筋梗塞，血栓静脈炎等の血栓性疾患又はその既往歴のある患者

(2)重篤な肝障害・肝疾患のある患者

(3)診断未確定の性器出血，尿路出血のある患者

(4)稽留流産

(5)本剤の成分に対し過敏症の既往歴のある患者

プロゲストン錠2.5mg：富士製薬[20.3円/錠]，メドキロン錠2.5：東和[9.4円/錠]，メドロキシプロゲステロン酢酸エステル錠2.5mg「PP」：ポーラ[9.4円/錠]

フロベン顆粒8%

規格：8%1g[32.4円/g]

フロベン錠40

規格：40mg1錠[16円/錠]

フルルビプロフェン　科研　114

【効能効果】

(1)下記疾患並びに症状の鎮痛・消炎：関節リウマチ，変形性関節症，腰痛症，歯髄炎，歯根膜炎

(2)抜歯並びに歯科領域における小手術後の鎮痛・消炎

【対応標準病名】

◎	関節リウマチ	根尖性歯周炎	歯髄炎
	手指変形性関節症	術後疼痛	全身性変形性関節症
	抜歯後疼痛	変形性肩関節症	変形性関節症
	変形性胸鎖関節症	変形性肩鎖関節症	変形性股関節症
	変形性膝関節症	変形性手関節症	変形性足関節症
	変形性肘関節症	変形性中手関節症	母指 CM 関節変形性関節症
	腰痛症		
○	CM 関節変形性関節症	DIP 関節変形性関節症	PIP 関節変形性関節症
あ	RS3PE 症候群	一部性歯髄炎	一側性外傷後股関節症
	一側性外傷後膝関節症	一側性形成不全性股関節症	一側性原発性股関節症
	一側性原発性膝関節症	一側性続発性股関節症	一側性続発性膝関節症
	う蝕第２度単純性歯髄炎	う蝕第３度急性化膿性根尖性歯周炎	う蝕第３度急性化膿性歯髄炎
	う蝕第３度急性単純性根尖性歯周炎	う蝕第３度歯髄壊死	う蝕第３度歯髄壊疽
	う蝕第３度慢性壊疽性歯髄炎	う蝕第３度慢性潰瘍性歯髄炎	う蝕第３度慢性化膿性根尖性歯周炎
	う蝕第３度慢性増殖性歯髄炎	壊死性潰瘍性歯周炎	壊死性潰瘍性歯肉炎
	壊疽性歯髄炎	壊疽性歯肉炎	遠位橈尺関節変形性関節症
か	炎症性多発性関節障害	外傷後股関節症	外傷後膝関節症
	外傷性肩関節症	外傷性関節症	外傷性関節障害
	外傷性股関節症	外傷性歯根膜炎	外傷性歯髄炎
	外傷性膝関節症	外傷性手関節症	外傷性足関節症
	外傷性肘関節症	外傷性母指 CM 関節症	外歯瘻
	開腹術後愁訴	潰瘍性歯肉炎	踵関節症
	肩関節症	化膿性歯周炎	化膿性歯肉炎
	下背部ストレイン	カリエスのない歯髄炎	関節症
	関節リウマチ・顎関節	関節リウマチ・肩関節	関節リウマチ・胸椎
	関節リウマチ・頚椎	関節リウマチ・股関節	関節リウマチ・指関節
	関節リウマチ・趾関節	関節リウマチ・膝関節	関節リウマチ・手関節
	関節リウマチ・脊椎	関節リウマチ・足関節	関節リウマチ・肘関節
	関節リウマチ・腰椎	急性一部性化膿性歯髄炎	急性一部性単純性歯髄炎
	急性壊疽性歯髄炎	急性化膿性根尖性歯周炎	急性化膿性歯根膜炎
	急性化膿性歯髄炎	急性化膿性辺縁性歯根膜炎	急性根尖性歯周炎
	急性歯冠周囲炎	急性歯周炎	急性歯髄炎
	急性歯槽膿瘍	急性歯肉炎	急性全部性化膿性歯髄炎
	急性全部性単純性歯髄炎	急性単純性根尖性歯周炎	急性単純性歯髄炎
	急性腰痛症	急速進行性歯周炎	急速破壊型股関節症
	筋筋膜性腰痛症	形成不全性股関節症	血行性歯髄炎

	血清反応陰性関節リウマチ	限局型若年性歯周炎	原発性関節症
	原発性股関節症	原発性膝関節症	原発性全身性関節症
	原発性変形性関節症	原発性母指 CM 関節症	広汎型若年性歯周炎
	股関節症	根性腰痛症	根尖周囲膿瘍
	根尖肉芽腫	根尖膿瘍	根側歯周膿瘍
さ	根分岐部病変	坐骨神経根炎	坐骨神経痛
	坐骨単神経根炎	残髄炎	歯冠周囲炎
	歯冠周囲膿瘍	趾関節症	子宮癌術後後遺症
	歯根膜下膿瘍	歯周炎	歯周症
	歯周膿瘍	思春期性歯肉炎	歯髄壊死
	歯髄壊疽	歯槽膿瘍	膝関節症
	歯肉炎	歯肉膿瘍	尺側偏位
	若年性歯周炎	手関節症	手根関節症
	術後合併症	術後腰痛	術創部痛
	上行性歯髄炎	神経根炎	神経痛性歯痛
	成人スチル病	脊髄神経根症	脊椎痛
	脊椎麻酔後頭痛	前思春期性歯周炎	先天性股関節脱臼治療後亜脱臼
	全部性歯髄炎	早期発症型歯周炎	増殖性歯肉炎
	足関節症	続発性関節症	続発性股関節症
	続発性膝関節症	続発性多発性関節症	続発性母指 CM 関節症
た	多発性関節症	多発性リウマチ性関節炎	単純性歯周炎
	単純性歯肉炎	智歯周囲炎	中隔部肉芽形成
	肘関節症	殿部痛	疼痛
な	特殊性歯周炎	内歯瘻	難治性歯周炎
	二次性変形性関節症	乳癌術後後遺症	脳手術後遺症
は	脳腫瘍摘出術後遺症	背部痛	剥離性歯肉炎
	肥大性歯肉炎	びらん性関節症	びらん性歯肉炎
	フェニトイン歯肉増殖症	複雑性歯周炎	複雑性歯肉炎
	副鼻腔炎術後症	ブシャール結節	ヘーガース結節
	ヘバーデン結節	辺縁性化膿性歯根膜炎	辺縁性歯周組織炎
	放散性歯痛	萌出性歯肉炎	母指 CM 関節症
ま	母指関節症	慢性萎縮性老人性歯肉炎	慢性壊疽性歯髄炎
	慢性開放性歯髄炎	慢性潰瘍性歯髄炎	慢性化膿性根尖性歯周炎
	慢性根尖性歯周炎	慢性歯冠周囲炎	慢性歯周炎
	慢性歯周膿瘍	慢性歯髄炎	慢性歯槽膿瘍
	慢性歯肉炎	慢性増殖性歯髄炎	慢性単純性歯髄炎
	慢性閉鎖性歯髄炎	慢性辺縁性歯周炎急性発作	慢性辺縁性歯周炎軽度
	慢性辺縁性歯周炎重度	慢性辺縁性歯周炎中等度	ムチランス変形
や	腰仙部神経根炎	腰痛坐骨神経痛症候群	腰殿部痛
ら	腰部神経根炎	リウマチ性滑液包炎	リウマチ性皮下結節
	リウマチ様関節炎	両側性外傷後股関節症	両側性外傷後膝関節症
	両側性外傷性母指 CM 関節症	両側性形成不全性股関節症	両側性原発性股関節症
	両側性原発性膝関節症	両側性原発性母指 CM 関節症	両側性続発性股関節症
	両側性続発性膝関節症	両側性続発性母指 CM 関節症	老人性関節炎
	老年性股関節症		
△	一過性関節症	金属歯冠修復過高	金属歯冠修復粗造
	金属歯冠修復脱離	金属歯冠修復低位	金属歯冠修復破損
	金属歯冠修復不適合	神経原性関節症	象牙粒
	第 2 象牙質	背部圧迫感	不規則象牙質
	腰腹痛		

用法用量

〔顆粒〕：通常，成人1回0.5g，1日3回(1.5g/日，フルルビプロフェンとして120mg/日)食後経口投与する。なお，年齢，症状により適宜増減する。頓用の場合には，1回0.5～1g(フルルビプロフェンとして40～80mg)を経口投与する。

〔錠〕：通常，成人1回1錠，1日3回(3錠/日，フルルビプロフェンとして120mg/日)食後経口投与する。なお，年齢，症状により適宜増減する。頓用の場合には，1回1～2錠(フルルビプロフェンとして40～80mg)を経口投与する。

禁忌

(1)消化性潰瘍のある患者
(2)重篤な血液の異常のある患者
(3)重篤な肝障害のある患者
(4)重篤な腎障害のある患者
(5)重篤な心機能不全のある患者
(6)重篤な高血圧症のある患者
(7)本剤の成分に対し過敏症の既往歴のある患者
(8)アスピリン喘息(非ステロイド性消炎鎮痛剤等による喘息発作の誘発)又はその既往歴のある患者
(9)エノキサシン水和物，ロメフロキサシン，ノルフロキサシン，プルリフロキサシンを投与中の患者
(10)妊娠後期の婦人

併用禁忌

薬剤名等	臨床症状・措置方法	機序・危険因子
エノキサシン水和物 フルマーク ロメフロキサシン ロメバクト バレオン ノルフロキサシン バクシダール	類似化合物(フルルビプロフェン アキセチル)で併用により痙攣があらわれたとの報告がある。	ニューキノロン系抗菌剤の GABA 阻害作用が併用により増強されるためと考えられる。
プルリフロキサシン スオード	併用により痙攣があらわれるおそれがある。	

アップノン錠40mg：イセイ　40mg1錠[6.2円/錠]

プロマックD錠75　規格：75mg1錠[35.4円/錠]
プロマック顆粒15%　規格：15%1g[64.3円/g]
ポラプレジンク　ゼリア新薬　232

【効 能 効 果】

胃潰瘍

【対応標準病名】

◎	胃潰瘍		
○	NSAID 胃潰瘍	胃潰瘍瘢痕	胃穿孔
	急性胃潰瘍	急性胃潰瘍穿孔	急性胃粘膜病変
	急性出血性胃潰瘍	再発性胃潰瘍	残胃潰瘍
	出血性胃潰瘍	術後胃潰瘍	心因性胃潰瘍
	ステロイド潰瘍	ステロイド潰瘍穿孔	ストレス性胃潰瘍
	穿孔性胃潰瘍	穿通性胃潰瘍	多発胃潰瘍
	多発性出血性胃潰瘍	デュラフォイ潰瘍	難治性胃潰瘍
	慢性胃潰瘍	慢性胃潰瘍活動期	薬剤性胃潰瘍
△	NSAID 十二指腸潰瘍	胃びらん	急性出血性胃潰瘍穿孔
	出血性胃潰瘍穿孔	神経性胃炎	
※	適応外使用可 原則として，「ポラプレジンク【内服薬】」を「味覚障害」に対して処方した場合，当該使用事例を審査上認める。		

用法用量　通常，成人にはポラプレジンクとして1回75mgを1日2回朝食後及び就寝前に経口投与する。なお，年齢，症状により適宜増減する。

用法用量に関連する使用上の注意　〔D錠のみ〕：本剤は口腔内で崩壊するが，口腔粘膜から吸収されることはないため，唾液，又は水で飲み込むこと。

ポラプレジンクOD錠75mg「サワイ」：沢井　75mg1錠[22.5円/錠]，ポラプレジンク顆粒15%「CH」：長生堂　15%1g[45.5円/g]，ポラプレジンク顆粒15%「NS」：日新－山形　15%1g[45.5円/g]，ポラプレジンク顆粒15%「SN」：シオノ　15%1g[45.5円/g]，ポラプレジンク顆粒15%「YD」：陽進堂　15%1g[45.5円/g]，ポラプレジンク顆粒15%「タイヨー」：大興　15%1g[45.5円/g]，ポラプレジンク顆粒15%「ファイザー」：マイラン製薬　15%1g[45.5円/g]

フ

プロミド錠200mg　規格：200mg1錠[7.4円/錠]
プログルミド　科研　232

【効　能　効　果】

下記疾患の胃粘膜病変(糜爛，出血，発赤，浮腫)の改善：急性胃炎，慢性胃炎の急性増悪期
胃潰瘍

【対応標準病名】

◎	胃潰瘍	胃出血	胃びらん
	急性胃炎	急性びらん性胃炎	出血性胃炎
	慢性胃炎		
○	NSAID 胃潰瘍	アルコール性胃炎	アレルギー性胃炎
	胃炎	胃潰瘍瘢痕	胃空腸周囲炎
	胃周囲炎	胃十二指腸炎	胃穿孔
	胃蜂窩織炎	急性胃潰瘍	急性胃潰瘍穿孔
	急性胃粘膜病変	急性出血性胃潰瘍	再発性胃潰瘍
	残胃潰瘍	出血性胃潰瘍	術後胃潰瘍
	術後残胃胃炎	消化管出血	上部消化管出血
	心因性胃潰瘍	ステロイド潰瘍	ステロイド潰瘍穿孔
	ストレス性胃潰瘍	穿孔性胃潰瘍	穿通性胃潰瘍
	多発胃潰瘍	多発性出血性胃潰瘍	中毒性胃炎
	デュラフォイ潰瘍	吐下血	吐血
	難治性胃潰瘍	肉芽腫性胃炎	表層性胃炎
	びらん性胃炎	ヘリコバクター・ピロリ胃炎	放射線胃炎
	慢性胃潰瘍	慢性胃潰瘍活動期	メネトリエ病
	薬剤性胃潰瘍	疣状胃炎	
△	NSAID 胃潰瘍	NSAID 十二指腸潰瘍	萎縮性胃炎
	萎縮性化生性胃炎	胃腸疾患	胃粘膜過形成
	下部消化管出血	急性出血性胃潰瘍穿孔	下血
	血便	十二指腸炎	十二指腸周囲炎
	十二指腸乳頭炎	出血性胃潰瘍穿孔	消化管狭窄
	消化管障害	神経性胃炎	腸出血
	粘血便	反応性リンパ組織増生症	びらん性十二指腸炎
	慢性十二指腸炎		

用法用量　通常成人には，プログルミドとして，1日量1.2～1.6g(6～8錠)を3～4回に分けて経口投与する。
なお，年齢，症状により適宜増減する。

フロモックス錠75mg　規格：75mg1錠[54.1円/錠]
フロモックス錠100mg　規格：100mg1錠[55円/錠]
セフカペンピボキシル塩酸塩水和物　塩野義　613

【効　能　効　果】

〈適応菌種〉セフカペンに感性のブドウ球菌属，レンサ球菌属，肺炎球菌，淋菌，モラクセラ(ブランハメラ)・カタラーリス，大腸菌，シトロバクター属，クレブシエラ属，エンテロバクター属，セラチア属，プロテウス属，モルガネラ・モルガニー，プロビデンシア属，インフルエンザ菌，ペプトストレプトコッカス属，バクテロイデス属，プレボテラ属(プレボテラ・ビビアを除く)，アクネ菌

〈適応症〉

(1)表在性皮膚感染症，深在性皮膚感染症，リンパ管・リンパ節炎，慢性膿皮症
(2)外傷・熱傷及び手術創等の二次感染，乳腺炎，肛門周囲膿瘍
(3)咽頭・喉頭炎，扁桃炎(扁桃周囲炎，扁桃周囲膿瘍を含む)，急性気管支炎，肺炎，慢性呼吸器病変の二次感染
(4)膀胱炎，腎盂腎炎
(5)尿道炎，子宮頸管炎
(6)胆嚢炎，胆管炎
(7)バルトリン腺炎，子宮内感染，子宮付属器炎
(8)涙嚢炎，麦粒腫，瞼板腺炎
(9)外耳炎，中耳炎，副鼻腔炎
(10)歯周組織炎，歯冠周囲炎，顎炎

【対応標準病名】

◎	咽頭炎	咽頭喉頭炎	外耳炎
	外傷	急性気管支炎	喉頭炎
	肛門周囲膿瘍	挫創	歯冠周囲炎
	子宮頸管炎	子宮内感染症	子宮付属器炎
	歯根のう胞	歯周炎	歯髄炎
	歯性顎炎	術後創部感染	腎盂腎炎
	創傷	創傷感染症	胆管炎
	胆のう炎	中耳炎	乳腺炎
	尿道炎	熱傷	肺炎
	麦粒腫	バルトリン腺炎	皮膚感染症
	副鼻腔炎	扁桃炎	扁桃周囲炎
	扁桃周囲膿瘍	膀胱炎	マイボーム腺炎
	慢性膿皮症	リンパ管炎	リンパ節炎
	涙のう炎	裂傷	裂創
○ あ	MRSA 膀胱炎	亜急性気管支炎	亜急性リンパ管炎
	亜急性涙のう炎	悪性外耳炎	足開放創
	足第1度熱傷	足第2度熱傷	足第3度熱傷
	足熱傷	アルカリ腐蝕	アレルギー性膀胱炎
	アンギナ	胃腸管熱傷	犬咬創
	胃熱傷	陰茎開放創	陰茎第1度熱傷
	陰茎第2度熱傷	陰茎第3度熱傷	陰茎熱傷
	咽頭開放創	咽頭気管炎	咽頭創傷
	咽頭熱傷	咽頭扁桃炎	陰のう開放創
	陰のう第1度熱傷	陰のう第2度熱傷	陰のう第3度熱傷
	陰のう熱傷	インフルエンザ菌気管支炎	インフルエンザ菌喉頭炎
	インフルエンザ菌性咽頭炎	インフルエンザ菌性喉頭気管炎	う蝕第3度急性化膿性根尖性歯周炎
	う蝕第3度急性単純性根尖性歯周炎	う蝕第3度慢性化膿性根尖性歯周炎	会陰第1度熱傷
	会陰第2度熱傷	会陰第3度熱傷	会陰熱傷
	会陰部化膿創	腋窩第1度熱傷	腋窩第2度熱傷
	腋窩第3度熱傷	腋窩熱傷	壊死性潰瘍性歯周炎
	壊死性潰瘍性歯肉炎	壊疽性咽頭炎	壊疽性歯肉炎
	壊疽性胆細管炎	壊疽性胆のう炎	壊疽性扁桃周囲炎
	横隔膜損傷	汚染擦過創	汚染創
か	外陰開放創	外陰第1度熱傷	外陰第2度熱傷
	外陰第3度熱傷	外陰熱傷	外耳開放創
	外耳湿疹	外耳道真珠腫	外耳道創傷
	外耳道痛	外耳道肉芽腫	外耳道膿瘍
	外耳道閉塞性角化症	外耳道蜂巣炎	外耳部外傷性異物
	外耳部外傷性皮下異物	外耳部割創	外耳部貫通創
	外耳部咬創	外耳部挫創	外耳部刺創
	外耳部創傷	外傷性異物	外傷性横隔膜ヘルニア
	外傷性眼球ろう	外傷性虹彩離断	外傷性食道破裂
	外傷性穿孔性中耳炎	外傷性中耳炎	外傷性脳圧迫・頭蓋内に達する開放創合併あり
	外傷性破裂	外耳裂創	外麦粒腫
	開放骨折	開放性外傷性脳圧迫	開放性陥没骨折
	開放性胸膜損傷	開放性脱臼骨折	開放性脳挫創
	開放性脳損傷髄膜炎	開放性脳底部挫傷	開放性びまん性脳損傷
	開放性粉砕骨折	開放創	潰瘍性咽頭炎
	潰瘍性歯肉炎	潰瘍性膀胱炎	下咽頭炎
	下咽頭創傷	下咽頭熱傷	化学外傷
	下顎外傷性異物	下顎開放創	下顎割創
	下顎貫通創	下顎口唇挫創	下顎咬創
	下顎骨壊死	下顎骨炎	下顎骨骨髄炎
	下顎骨骨膜炎	下顎骨骨膜下膿瘍	下顎骨周囲炎
	下顎骨周囲膿瘍	下顎挫創	下顎刺創
	下顎創傷	下顎熱傷	下顎膿瘍
	下顎部第1度熱傷	下顎部第2度熱傷	下顎部第3度熱傷
	下顎裂創	下眼瞼蜂巣炎	顎関節部開放創

顎関節部割創	顎関節部貫通創	顎関節部咬創
顎関節部挫創	顎関節部刺創	顎関節部創傷
顎関節部裂創	角結膜腐蝕	顎骨炎
顎骨骨髄炎	顎骨骨膜炎	角膜アルカリ化学熱傷
角膜挫創	角膜酸化学熱傷	角膜酸性熱傷
角膜切傷	角膜切創	角膜創傷
角膜熱傷	角膜破裂	角膜裂傷
下肢第１度熱傷	下肢第２度熱傷	下肢第３度熱傷
下肢熱傷	下腿開放創	下腿足部熱傷
下腿熱傷	下腿部第１度熱傷	下腿部第２度熱傷
下腿部第３度熱傷	カタル性咽頭炎	割創
化膿性喉頭炎	化膿性歯周炎	化膿性歯肉炎
化膿性中耳炎	化膿性乳腺炎	化膿性副鼻腔炎
化膿性扁桃周囲炎	化膿性リンパ節炎	下半身第１度熱傷
下半身第２度熱傷	下半身第３度熱傷	下半身熱傷
下腹部第１度熱傷	下腹部第２度熱傷	下腹部第３度熱傷
眼化学熱傷	眼窩創傷	眼球結膜裂傷
眼球損傷	眼球熱傷	眼球破裂
眼球裂傷	眼瞼外傷性異物	眼瞼外傷性皮下異物
眼瞼開放創	眼瞼化学熱傷	眼瞼割創
眼瞼貫通創	眼瞼咬創	眼瞼挫創
眼瞼刺創	眼瞼創傷	眼瞼第１度熱傷
眼瞼第２度熱傷	眼瞼第３度熱傷	眼瞼熱傷
眼瞼蜂巣炎	眼瞼裂創	眼周囲化学熱傷
眼周囲第１度熱傷	眼周囲第２度熱傷	眼周囲第３度熱傷
眼周囲部外傷性異物	眼周囲部外傷性皮下異物	眼周囲部開放創
眼周囲部割創	眼周囲部貫通創	眼周囲部咬創
眼周囲部挫創	眼周囲部刺創	眼周囲部創傷
眼周囲部裂創	感染性咽頭炎	感染性外耳炎
感染性喉頭気管炎	貫通刺創	貫通銃創
貫通創	肝内胆細管炎	眼熱傷
眼部外傷性異物	眼部外傷性皮下異物	眼部開放創
眼部割創	眼部貫通創	眼部咬創
眼部挫創	眼部刺創	眼部創傷
眼部裂創	顔面外傷性異物	顔面開放創
顔面割創	顔面貫通創	顔面咬創
顔面挫創	顔面刺創	顔面創傷
顔面搔創	顔面損傷	顔面第１度熱傷
顔面第２度熱傷	顔面第３度熱傷	顔面多発開放創
顔面多発割創	顔面多発貫通創	顔面多発咬創
顔面多発挫創	顔面多発刺創	顔面多発創傷
顔面多発裂創	顔面熱傷	顔面裂創
乾酪性副鼻腔炎	気管支肺炎	気管熱傷
気腫性腎盂腎炎	気道熱傷	偽膜性アンギナ
偽膜性咽頭炎	偽膜性気管支炎	偽膜性喉頭炎
偽膜性扁桃炎	逆行性胆管炎	急性アデノイド咽頭炎
急性アデノイド扁桃炎	急性咽頭炎	急性咽頭喉頭炎
急性咽頭扁桃炎	急性壊疽性喉頭炎	急性壊疽性扁桃炎
急性外耳炎	急性潰瘍性喉頭炎	急性潰瘍性扁桃炎
急性顎骨骨髄炎	急性顎骨骨膜炎	急性化膿性咽頭炎
急性化膿性外耳炎	急性化膿性下顎骨炎	急性化膿性根尖性歯周炎
急性化膿性歯根膜炎	急性化膿性上顎骨炎	急性化膿性胆管炎
急性化膿性胆のう炎	急性化膿性中耳炎	急性化膿性辺縁性歯根膜炎
急性化膿性扁桃炎	急性気管気管支炎	急性気腫性胆のう炎
急性光線性外耳炎	急性喉頭炎	急性喉頭気管炎
急性喉頭気管気管支炎	急性根尖性歯周炎	急性歯冠周囲炎
急性歯周炎	急性歯槽膿瘍	急性湿疹性外耳炎
急性歯肉炎	急性出血性膀胱炎	急性声帯炎
急性声門下喉頭炎	急性接触性外耳炎	急性腺窩性扁桃炎
急性胆管炎	急性胆細管炎	急性単純性根尖性歯周炎
急性単純性膀胱炎	急性胆のう炎	急性中耳炎
急性乳腺炎	急性尿道炎	急性肺炎

急性反応性外耳炎	急性反復性気管支炎	急性浮腫性喉頭炎
急性付属器炎	急性閉塞性化膿性胆管炎	急性扁桃炎
急性膀胱炎	急性卵管炎	急性卵巣炎
急性涙のう炎	急速進行性歯周炎	胸管損傷
胸腔熱傷	狭窄性胆管炎	胸腺損傷
胸部外傷	頬部外傷性異物	頬部開放創
頬部割創	頬部貫通創	頬部咬創
頬部挫創	頬部刺創	胸部上腕熱傷
胸部食道損傷	頬部創傷	胸部損傷
胸部第１度熱傷	頬部第１度熱傷	胸部第２度熱傷
頬部第２度熱傷	胸部第３度熱傷	頬部第３度熱傷
胸部熱傷	頬部裂創	胸壁開放創
強膜切創	強膜創傷	胸膜肺炎
強膜裂傷	棘刺創	魚咬創
躯幹薬傷	グラデニーゴ症候群	クループ性気管支炎
頚部開放創	頚部食道開放創	頚部第１度熱傷
頚部第２度熱傷	頚部第３度熱傷	頚部熱傷
頚部膿疱	頚部リンパ節炎	結膜創傷
結膜熱傷	結膜のうアルカリ化学熱傷	結膜のう酸化学熱傷
結膜腐蝕	結膜裂傷	限局型若年性歯周炎
限局性外耳道炎	肩甲間部第１度熱傷	肩甲間部第２度熱傷
肩甲間部第３度熱傷	肩甲間部熱傷	肩甲部第１度熱傷
肩甲部第２度熱傷	肩甲部第３度熱傷	肩甲部熱傷
原発性硬化性胆管炎	肩部第１度熱傷	肩部第２度熱傷
肩部第３度熱傷	高位筋間膿瘍	口蓋切創
口蓋裂創	口角部挫創	口角部裂創
口腔開放創	口腔割創	口腔挫創
口腔刺創	口腔上顎洞瘻	口腔創傷
口腔第１度熱傷	口腔第２度熱傷	口腔第３度熱傷
口腔熱傷	口腔粘膜咬創	口腔裂創
口唇外傷性異物	口唇開放創	口唇割創
口唇貫通創	口唇咬創	口唇挫創
口唇刺創	口唇創傷	口唇第１度熱傷
口唇第２度熱傷	口唇第３度熱傷	口唇熱傷
口唇裂創	溝創	咬創
喉頭外傷	喉頭周囲炎	喉頭損傷
喉頭熱傷	広汎型若年性歯周炎	肛門括約筋内膿瘍
肛門第１度熱傷	肛門第２度熱傷	肛門第３度熱傷
肛門熱傷	鼓室内水腫	根尖周囲膿瘍
根尖性歯周炎	根尖膿瘍	根側歯周膿瘍
細菌性膀胱炎	臍周囲炎	細胆管炎
再発性胆管炎	再発性中耳炎	再発性尿道炎
坐骨直腸窩膿瘍	酸腐蝕	耳介外傷性異物
耳介外傷性皮下異物	耳介開放創	耳介割創
耳介貫通創	耳介咬創	耳介挫創
耳介刺創	耳介周囲湿疹	耳介創傷
耳介部第１度熱傷	耳介部第２度熱傷	耳介部第３度熱傷
耳介部皮膚炎	趾開放創	耳介蜂巣炎
耳介裂創	趾化膿創	歯冠周囲膿瘍
指間切創	子宮頚外膜炎	子宮頚内膜炎
子宮熱傷	刺咬症	篩骨洞炎
歯根膜下膿瘍	示指 PIP 開放創	示指化膿創
四肢挫傷	四肢第１度熱傷	四肢第２度熱傷
四肢第３度熱傷	四肢熱傷	歯周症
歯周膿瘍	思春期性歯肉炎	歯性上顎洞炎
歯性副鼻腔炎	歯性扁桃周囲膿瘍	耳前部挫創
刺創	歯槽膿瘍	趾第１度熱傷
趾第２度熱傷	趾第３度熱傷	膝部開放創
膝部咬創	膝部第１度熱傷	膝部第２度熱傷
膝部第３度熱傷	歯肉炎	歯肉切創
歯肉膿瘍	歯肉裂創	趾熱傷
若年性歯周炎	射創	習慣性アンギナ
習慣性扁桃炎	銃自殺未遂	銃創

さ

フ

	十二指腸総胆管炎	手関節掌側部挫創	手関節部挫創
	手関節部創傷	手関節部第1度熱傷	手関節部第2度熱傷
	手関節部第3度熱傷	手指開放創	手指咬創
	種子骨開放骨折	手指第1度熱傷	手指第2度熱傷
	手指第3度熱傷	手指端熱傷	手指熱傷
	手術創部膿瘍	手術創離開	手掌挫創
	手掌刺創	手掌切創	手掌第1度熱傷
	手掌第2度熱傷	手掌第3度熱傷	手掌熱傷
	手掌剥皮創	出血性外耳炎	出血性中耳炎
	出血性膀胱炎	術後横隔膜下膿瘍	術後腎盂腎炎
	術後性中耳炎	術後性慢性中耳炎	術後胆管炎
	術後膿瘍	術後腹腔内膿瘍	術後腹壁膿瘍
	手背第1度熱傷	手背第2度熱傷	手背第3度熱傷
	手背熱傷	手背部挫創	手背部切創
	上咽頭炎	上顎骨炎	上顎骨骨髄炎
	上顎骨骨膜炎	上顎骨骨膜下膿瘍	上顎洞炎
	上顎部裂創	上眼瞼蜂巣炎	上行性腎盂腎炎
	上鼓室化膿症	小指咬創	上肢第1度熱傷
	上肢第2度熱傷	上肢第3度熱傷	上肢熱傷
	焼身自殺未遂	小児肺炎	小児副鼻腔炎
	小膿疱性皮膚炎	上半身第1度熱傷	上半身第2度熱傷
	上半身第3度熱傷	上半身熱傷	踵部第1度熱傷
	踵部第2度熱傷	踵部第3度熱傷	上腕貫通銃創
	上腕第1度熱傷	上腕第2度熱傷	上腕第3度熱傷
	上腕熱傷	上腕部開放創	食道損傷
	食道熱傷	針刺創	滲出性気管支炎
	新生児上顎骨骨髄炎	新生児中耳炎	水疱性中耳炎
	精巣開放創	精巣熱傷	声門外傷
	舌開放創	舌下顎挫創	舌咬創
	舌挫創	舌刺創	舌切創
	舌創傷	切断	舌熱傷
	舌扁桃炎	舌裂創	前額部外傷性異物
	前額部外傷性皮下異物	前額部開放創	前額部割創
	前額部貫通創	前額部咬創	前額部挫創
	前額部刺創	前額部創傷	前額部第1度熱傷
	前額部第2度熱傷	前額部第3度熱傷	前額部裂創
	腺窩性アンギナ	前胸部第1度熱傷	前胸部第2度熱傷
	前胸部第3度熱傷	前胸部熱傷	前頭頭頂部挫創
	穿孔性中耳炎	前思春期性歯周炎	全身挫傷
	全身第1度熱傷	全身第2度熱傷	全身第3度熱傷
	全身熱傷	穿通創	前頭洞炎
	前腕開放創	前腕手部熱傷	前腕第1度熱傷
	前腕第2度熱傷	前腕第3度熱傷	前腕熱傷
	早期発症型歯周炎	増殖性化膿性口内炎	増殖性歯肉炎
	創部膿瘍	足関節第1度熱傷	足関節第2度熱傷
	足関節第3度熱傷	足関節熱傷	側胸部第1度熱傷
	側胸部第2度熱傷	側胸部第3度熱傷	足底熱傷
	足底部第1度熱傷	足底部第2度熱傷	足底部第3度熱傷
	足背部第1度熱傷	足背部第2度熱傷	足背部第3度熱傷
	側腹部咬創	側腹部第1度熱傷	側腹部第2度熱傷
	側腹部第3度熱傷	側腹壁開放創	鼡径部開放創
	鼡径部第1度熱傷	鼡径部第2度熱傷	鼡径部第3度熱傷
た	鼡径部熱傷	第1度熱傷	第1度腐蝕
	第2度熱傷	第2度腐蝕	第3度熱傷
	第3度腐蝕	第4度熱傷	体幹第1度熱傷
	体幹第2度熱傷	体幹第3度熱傷	体幹熱傷
	大腿咬創	大腿挫創	大腿熱傷
	大腿部開放創	大腿部刺創	大腿部切創
	大腿部第1度熱傷	大腿部第2度熱傷	大腿部第3度熱傷
	大腿裂創	大転子部挫創	体表面積10%未満の熱傷
	体表面積10－19%の熱傷	体表面積20－29%の熱傷	体表面積30－39%の熱傷
	体表面積40－49%の熱傷	体表面積50－59%の熱傷	体表面積60－69%の熱傷

	体表面積70－79%の熱傷	体表面積80－89%の熱傷	体表面積90%以上の熱傷
	大葉性肺炎	多発性外傷	多発性開放創
	多発性咬創	多発性昆虫咬創	多発性挫傷
	多発性擦過創	多発性穿刺創	多発性第1度熱傷
	多発性第2度熱傷	多発性第3度熱傷	多発性熱傷
	多発性膿疱症	多発性表在損傷	打撲割創
	打撲挫創	胆管胆のう炎	胆管膿瘍
	単純性歯周炎	単純性歯肉炎	単純性中耳炎
	胆のう壊疽	胆のう周囲炎	胆のう周囲膿瘍
	胆のう膿瘍	智歯周囲炎	腟開放創
	腟熱傷	腟壁縫合不全	肘関節部開放創
	中耳炎性顔面神経麻痺	中指咬創	中手骨関節部挫創
	虫垂炎術後残膿瘍	肘部第1度熱傷	肘部第2度熱傷
	肘部第3度熱傷	腸間膜リンパ節炎	蝶形骨洞炎
	直腸肛門周囲膿瘍	直腸周囲膿瘍	沈下性肺炎
	陳旧性中耳炎	低位筋間膿瘍	手開放創
	手咬創	手第1度熱傷	手第2度熱傷
	手第3度熱傷	手熱傷	殿部開放創
	殿部咬創	殿部第1度熱傷	殿部第2度熱傷
	殿部第3度熱傷	殿部熱傷	頭皮開放創
	頭部外傷性皮下異物	頭部開放創	頭部第1度熱傷
	頭部第2度熱傷	頭部第3度熱傷	頭部多発開放創
	頭部多発割創	頭部多発咬創	頭部多発挫創
	頭部多発刺創	頭部多発創傷	頭部多発裂創
	動物咬創	頭部熱傷	特殊性歯周炎
な	内麦粒腫	内部尿路性器の熱傷	軟口蓋挫創
	軟口蓋創傷	軟口蓋熱傷	軟口蓋破裂
	難治性歯周炎	乳児肺炎	乳腺膿瘍
	乳腺瘻孔	乳頭周囲炎	乳頭びらん
	乳頭部第1度熱傷	乳頭部第2度熱傷	乳頭部第3度熱傷
	乳房炎症性疾患	乳房潰瘍	乳房第1度熱傷
	乳房第2度熱傷	乳房第3度熱傷	乳房熱傷
	乳房膿瘍	乳房よう	乳輪下膿瘍
	乳輪部第1度熱傷	乳輪部第2度熱傷	乳輪部第3度熱傷
	尿細管間質性腎炎	尿道口炎	尿道周囲炎
	尿膜管膿瘍	妊娠中の子宮頚管炎	妊娠中の子宮内感染
	妊娠中の性器感染症	猫咬創	脳挫傷・頭蓋内に達する開放創合併あり
	脳挫創・頭蓋内に達する開放創合併あり	脳底部挫傷・頭蓋内に達する開放創合併あり	膿皮症
は	膿疱	肺炎球菌性咽頭炎	肺炎球菌性気管支炎
	敗血症性咽頭炎	敗血症性肺炎	敗血症性皮膚炎
	肺熱傷	背部第1度熱傷	背部第2度熱傷
	背部第3度熱傷	背部熱傷	爆死自殺未遂
	剥離性歯肉炎	抜歯後感染	バルトリン腺膿瘍
	半身第1度熱傷	半身第2度熱傷	半身第3度熱傷
	反復性膀胱炎	汎副鼻腔炎	非感染性急性外耳炎
	鼻根部打撲挫創	鼻根部裂創	非性病性尿道炎
	鼻前庭部挫創	鼻尖部挫創	肥大性歯肉炎
	非特異性腸間膜リンパ節炎	非特異性尿道炎	非特異性リンパ節炎
	鼻部外傷性異物	鼻部外傷性皮下異物	鼻部開放創
	眉部割創	鼻部割創	鼻部貫通創
	皮膚欠損創	鼻部咬創	鼻部挫創
	鼻部刺創	鼻部創傷	鼻部第1度熱傷
	鼻部第2度熱傷	鼻部第3度熱傷	皮膚剥脱創
	鼻部裂創	びまん性外耳炎	びまん性脳損傷・頭蓋内に達する開放創合併あり
	びまん性肺炎	眉毛部割創	眉毛部裂創
	鼻翼部切創	鼻翼部裂創	びらん性歯肉炎
	びらん性膀胱炎	非淋菌性尿道炎	複雑性歯周炎
	複雑性歯肉炎	伏針	副鼻腔開放創
	腹部刺創	腹部第1度熱傷	腹部第2度熱傷
	腹部第3度熱傷	腹部熱傷	腹壁開放創
	腹壁創し開	腹壁縫合糸膿瘍	腹壁縫合不全

	腐蝕	ぶどう球菌性咽頭炎	ぶどう球菌性扁桃炎
	閉塞性肺炎	辺縁性化膿性歯根膜炎	辺縁性歯周組織炎
	扁桃性アンギナ	扁桃膿瘍	蜂窩織炎性アンギナ
	膀胱後部膿瘍	膀胱三角部炎	縫合糸膿瘍
	膀胱周囲炎	膀胱周囲膿瘍	膀胱尿道炎
	縫合不全	縫合部膿瘍	放射線性熱傷
	萌出性歯肉炎	母指球部第1度熱傷	母指球部第2度熱傷
	母指球部第3度熱傷	母指咬創	母指示指間切創
	母指第1度熱傷	母指第2度熱傷	母指第3度熱傷
ま	母指熱傷	膜性咽頭炎	慢性咽喉頭炎
	慢性外耳炎	慢性化膿性根尖性歯周炎	慢性化膿性穿孔性中耳炎
	慢性化膿性中耳炎	慢性根尖性歯周炎	慢性再発性膀胱炎
	慢性耳管鼓室化膿性中耳炎	慢性歯冠周囲炎	慢性歯周炎
	慢性歯周膿瘍	慢性歯槽膿瘍	慢性歯肉炎
	慢性上鼓室乳突洞化膿性中耳炎	慢性穿孔性中耳炎	慢性胆管炎
	慢性胆細管炎	慢性胆のう炎	慢性中耳炎
	慢性中耳炎後遺症	慢性中耳炎術後再燃	慢性尿道炎
	慢性複雑性膀胱炎	慢性副鼻腔炎	慢性副鼻腔炎急性増悪
	慢性副鼻腔膿瘍	慢性付属器炎	慢性辺縁性歯周炎急性発作
	慢性辺縁性歯周炎軽度	慢性辺縁性歯周炎重度	慢性辺縁性歯周炎中等度
	慢性扁桃炎	慢性膀胱炎	慢性卵管炎
	慢性卵巣炎	慢性リンパ管炎	慢性リンパ節炎
	慢性涙のう炎	眉間部挫創	眉間部裂創
	耳後部挫創	耳後部リンパ節炎	耳後部リンパ腺炎
	脈絡網膜熱傷	無熱性肺炎	盲管銃創
や	網脈絡膜裂傷	薬傷	腰部第1度熱傷
	腰部第2度熱傷	腰部第3度熱傷	腰部熱傷
ら	卵管炎	卵管周囲炎	卵管卵巣膿瘍
	卵管留膿症	卵巣炎	卵巣周囲炎
	卵巣膿瘍	卵巣卵管周囲炎	良性慢性化膿性中耳炎
	淋菌性咽頭炎	淋菌性バルトリン腺膿瘍	涙小管炎
	連鎖球菌気管支炎	連鎖球菌性アンギナ	連鎖球菌性咽頭炎
	連鎖球菌性喉頭炎	連鎖球菌性喉頭気管炎	連鎖球菌性扁桃炎
わ	老人性肺炎	ワンサンアンギナ	ワンサン気管支炎
	ワンサン扁桃炎		
△あ	BKウイルス腎症	RSウイルス気管支炎	アキレス腱挫傷
	アキレス腱挫創	アキレス腱切創	足異物
	足挫創	足切創	圧挫傷
	圧挫創	アレルギー性外耳道炎	アレルギー性副鼻腔炎
	医原性気胸	一部性歯髄炎	陰茎挫創
	陰茎折症	陰茎裂創	咽頭チフス
	咽頭痛	陰のう裂創	陰部切創
	ウイルス性咽頭炎	ウイルス性気管支炎	ウイルス性扁桃炎
	う蝕第2度単純性歯髄炎	う蝕第3度急性化膿性歯髄炎	う蝕第3度歯髄壊死
	う蝕第3度歯髄壊疽	う蝕第3度慢性壊疽性歯髄炎	う蝕第3度慢性潰瘍性歯髄炎
	う蝕第3度慢性増殖性歯髄炎	会陰裂傷	エコーウイルス気管支炎
か	壊死性外耳炎	壊疽性歯髄炎	外陰部挫創
	外陰部切創	外陰部裂傷	外耳部外傷性腫脹
	外耳部挫傷	外耳部擦過創	外耳部切創
	外耳部打撲傷	外耳部虫刺傷	外耳部皮下血腫
	外耳部皮下出血	外傷後早期合併症	外傷性空気塞栓症
	外傷性咬合	外傷性歯根膜炎	外傷性耳出血
	外傷性歯髄炎	外傷性脂肪塞栓症	外傷性縦隔気腫
	外傷性切断	外傷性乳び胸	外傷性脳症
	外傷性皮下気腫	外歯瘻	開放性脱臼
	下顎挫傷	下顎擦過創	化学性急性外耳炎
	下顎切創	下顎打撲傷	下顎皮下血腫
	下顎部挫傷	下顎部打撲傷	下顎部皮膚欠損創

	踵裂創	顎関節部挫傷	顎関節部擦過創
	顎関節部切創	顎関節部打撲傷	顎関節部皮下血腫
	顎腐骨	顎部挫傷	顎部打撲傷
	下腿汚染創	下腿挫創	下腿切創
	下腿皮膚欠損創	下腿裂創	カテーテル感染症
	カテーテル敗血症	カリエスのない歯髄炎	眼窩部挫創
	眼窩裂傷	眼瞼擦過創	眼瞼切創
	眼瞼虫刺傷	環指圧挫傷	環指挫傷
	環指挫創	環指切創	間質性膀胱炎
	環指剥皮創	環指皮膚欠損創	眼周囲部擦過創
	眼周囲部切創	眼周囲部虫刺傷	関節血腫
	関節挫傷	貫通性挫滅創	眼部擦過創
	眼部切創	眼部虫刺傷	顔面汚染創
	顔面挫傷	顔面擦過創	顔面切創
	顔面多発挫傷	顔面多発擦過創	顔面多発切創
	顔面多発打撲傷	顔面多発虫刺傷	顔面多発皮下血腫
	顔面多発皮下出血	顔面打撲傷	顔面皮下血腫
	顔面皮膚欠損創	急性一部性化膿性歯髄炎	急性一部性単純性歯髄炎
	急性壊疽性歯髄炎	急性化膿性歯髄炎	急性歯髄炎
	急性全部性化膿性歯髄炎	急性全部性単純性歯髄炎	急性単純性歯髄炎
	急性汎発性発疹性膿疱症	頬粘膜咬傷	頬粘膜咬創
	胸部汚染創	頬部挫傷	胸部挫創
	頬部擦過創	胸部切創	頬部切創
	頬部打撲傷	胸部皮下気腫	頬部皮下血腫
	胸部皮膚欠損創	頬部皮膚欠損創	胸壁刺創
	胸膜損傷・胸腔に達する開放創合併あり	胸膜裂創	空気塞栓症
	頚管破裂	脛骨顆部割創	頚部挫創
	頚部切創	頚部皮膚欠損創	血行性歯髄炎
	高エネルギー外傷	口蓋挫傷	口腔外傷性異物
	口腔外傷性腫脹	口腔挫傷	口腔擦過創
	口腔切創	口腔打撲傷	口腔内血腫
	口腔粘膜咬傷	後出血	紅色陰癬
	口唇外傷性腫脹	口唇外傷性皮下異物	口唇咬傷
	口唇挫傷	口唇擦過創	口唇切創
	口唇打撲傷	口唇虫刺傷	口唇皮下血腫
	口唇皮下出血	後頭部外傷	後頭部割創
	後頭部挫傷	後頭部挫創	後頭部切創
	後頭部裂創	硬膜損傷	硬膜裂傷
	肛門裂創	コクサッキーウイルス気管支炎	骨盤部裂創
	根尖周囲のう胞	根尖肉芽腫	昆虫咬創
さ	昆虫刺傷	根分岐部病変	採皮創
	挫傷	擦過創	擦過皮下血腫
	挫滅傷	挫滅創	残髄炎
	残存性歯根のう胞	耳介外傷性腫脹	耳介挫傷
	耳介擦過創	耳介切創	耳介打撲傷
	耳介虫刺傷	耳介皮下血腫	耳介皮下出血
	耳下腺部打撲	趾間切創	子宮頚管裂傷
	子宮頚部環状剥離	趾挫創	示指MP関節挫傷
	示指割創	示指挫傷	示指挫創
	示指刺創	示指切創	示指皮膚欠損創
	歯周のう胞	歯髄壊死	歯髄壊疽
	歯髄充血	歯髄露出	膝蓋部挫創
	膝下部挫創	膝窩部銃創	膝関節部異物
	膝関節部挫創	膝部異物	膝部割創
	膝部挫創	膝部切創	膝部裂創
	歯肉挫傷	脂肪塞栓症	手圧挫傷
	縦隔血腫	手関節挫滅傷	手関節挫滅創
	手関節部切創	手関節部裂創	手指圧挫傷
	手指汚染創	手指挫傷	手指挫創
	手指挫滅傷	手指挫滅創	手指刺創
	手指切創	手指剥皮創	手指皮膚欠損創

手掌皮膚欠損創	術後感染症	術後血腫
術後出血性ショック	術後消化管出血性ショック	術後ショック
術後髄膜炎	術後敗血症	手背皮膚欠損創
手部汚染創	上顎挫傷	上顎擦過創
上顎切創	上顎打撲傷	上顎皮下血腫
上口唇挫傷	上行性歯髄炎	踵骨部挫滅創
小指挫傷	小指挫創	小指切創
小指皮膚欠損創	上唇小帯裂創	上腕汚染創
上腕挫創	上腕皮膚欠損創	処女膜裂傷
心内異物	水疱性咽頭炎	生検後出血
精巣破裂	舌咬傷	切創
前額部擦過創	前額部切創	前額部虫刺傷
前額部虫刺症	前額部皮膚欠損創	前胸部挫創
仙骨部挫創	仙骨部皮膚欠損創	全身擦過創
前頭部割創	前頭部挫傷	前頭部挫創
前頭部切創	前頭部皮膚欠損創	全部性歯髄炎
前腕汚染創	前腕咬創	前腕挫創
前腕刺創	前腕切創	前腕皮膚欠損創
前腕裂創	爪下異物	爪下挫滅傷
爪下挫滅創	掻創	足関節内果部挫創
足関節部挫創	足底異物	足底部咬創
足底部刺創	足底部皮膚欠損創	側頭部割創
側頭部挫創	側頭部切創	足背部挫創
足背部切創	足部汚染創	側腹部挫創
足部皮膚欠損創	足部裂創	鼡径部切創
損傷	第5趾皮膚欠損創	大腿汚染創
大腿皮膚欠損創	多発性切創	多発性裂創
打撲擦過創	胆道疾患	腟断端炎
腟断端出血	腟裂傷	中隔部肉芽形成
肘関節挫創	中指挫傷	中指挫創
中指刺創	中指切創	中指皮膚欠損創
肘部挫創	肘部切創	肘部皮膚欠損創
手挫創	手刺創	手切創
殿部異物	殿部刺創	殿部切創
殿部皮膚欠損創	殿部裂創	頭頂部挫傷
頭頂部挫創	頭頂部擦過創	頭頂部切創
頭頂部裂創	頭皮剥離	頭皮表在損傷
頭部異物	頭部外傷性皮下気腫	頭部割創
頭部頚部挫傷	頭部頚部挫創	頭部挫傷
頭部挫創	頭部擦過創	頭部刺創
頭部切創	頭部多発挫傷	頭部多発擦過創
頭部多発切創	頭部多発打撲傷	頭部多発皮下血腫
頭部虫刺傷	頭部皮下異物	頭部皮膚欠損創
頭部裂創	飛び降り自殺未遂	飛び込み自殺未遂
内視鏡検査中腸穿孔	内歯瘻	軟口蓋血腫
乳腺内異物	乳頭潰瘍	乳房異物
尿管切石術後感染症	尿道症候群	脳挫傷
脳挫創	脳損傷	脳対側損傷
脳直撃損傷	脳底部挫傷	脳裂傷
敗血症性気管支炎	抜歯後出血	パラインフルエンザウイルス気管支炎
バルトリン腺のう胞	皮下異物	皮下気腫
鼻下擦過創	膝汚染創	膝皮膚欠損創
非定型肺炎	非熱傷性水疱	鼻部外傷性腫脹
腓腹筋挫創	鼻部挫傷	鼻部擦過創
鼻部切創	皮膚損傷	鼻部打撲傷
鼻部虫刺傷	鼻部皮下血腫	鼻部皮下出血
鼻部皮膚欠損創	鼻部皮膚剥離創	びまん性脳損傷
表皮剥離	フェニトイン歯肉増殖症	副鼻腔真菌症
腹部汚染創	腹部皮膚欠損創	腹壁異物
プラーク性歯肉炎	ブラックアイ	分娩時会陰裂傷
分娩時軟産道損傷	扁桃チフス	縫合不全出血
放射線出血性膀胱炎	放射線性下顎骨骨髄炎	放射線性顎骨壊死
放射線性化膿性顎骨壊死	放射線性膀胱炎	包皮挫創
包皮切創	包皮裂創	母指挫傷
母指挫創	母趾挫創	母指刺創
母指切創	母指打撲挫創	母指皮膚欠損創
母趾皮膚欠損創	母指末節部挫創	マイコプラズマ気管支炎
慢性萎縮性老人性歯肉炎	慢性壊疽性歯髄炎	慢性開放性歯髄炎
慢性潰瘍性歯髄炎	慢性顎骨炎	慢性顎骨骨髄炎
慢性歯髄炎	慢性増殖性歯髄炎	慢性単純性歯髄炎
慢性中耳炎急性増悪	慢性閉鎖性歯髄炎	慢性放射線性顎骨壊死
耳後部打撲傷	腰部切創	腰部打撲挫創
ライノウイルス気管支炎	卵管留水症	緑膿菌性外耳炎
淋菌性子宮頚管炎	涙管損傷	涙管断裂
涙道損傷	涙のう周囲炎	涙のう周囲膿瘍
轢過創	裂離	

用法用量 通常，成人にはセフカペン　ピボキシル塩酸塩水和物として1回100mg(力価)を1日3回食後経口投与する。
なお，年齢及び症状に応じて適宜増減するが，難治性又は効果不十分と思われる症例には1回150mg(力価)を1日3回食後経口投与する。

用法用量に関連する使用上の注意 本剤の使用にあたっては，耐性菌の発現等を防ぐため，原則として感受性を確認し，疾病の治療上必要な最小限の期間の投与にとどめること。

禁忌 本剤の成分によるショックの既往歴のある患者

原則禁忌 本剤の成分又はセフェム系抗生物質に対し過敏症の既往歴のある患者

セフカペンピボキシル塩酸塩錠75mg「CH」：長生堂　75mg1錠[34.6円/錠]，セフカペンピボキシル塩酸塩錠75mg「TCK」：辰巳化学　75mg1錠[34.6円/錠]，セフカペンピボキシル塩酸塩錠75mg「YD」：陽進堂　75mg1錠[34.6円/錠]，セフカペンピボキシル塩酸塩錠75mg「サワイ」：沢井　75mg1錠[34.6円/錠]，セフカペンピボキシル塩酸塩錠75mg「トーワ」：シー・エイチ・オー　75mg1錠[34.6円/錠]，セフカペンピボキシル塩酸塩錠75mg「日医工」：日医工　75mg1錠[34.6円/錠]，セフカペンピボキシル塩酸塩錠75mg「ファイザー」：マイラン製薬　75mg1錠[34.6円/錠]，セフカペンピボキシル塩酸塩錠100mg「CH」：長生堂　100mg1錠[34.6円/錠]，セフカペンピボキシル塩酸塩錠100mg「TCK」：辰巳化学　100mg1錠[34.6円/錠]，セフカペンピボキシル塩酸塩錠100mg「YD」：陽進堂　100mg1錠[34.6円/錠]，セフカペンピボキシル塩酸塩錠100mg「サワイ」：沢井　100mg1錠[34.6円/錠]，セフカペンピボキシル塩酸塩錠100mg「トーワ」：シー・エイチ・オー　100mg1錠[34.6円/錠]，セフカペンピボキシル塩酸塩錠100mg「日医工」：日医工　100mg1錠[34.6円/錠]，セフカペンピボキシル塩酸塩錠100mg「ファイザー」：マイラン製薬　100mg1錠[34.6円/錠]

フロモックス小児用細粒100mg

規格：100mg1g[185.1円/g]

セフカペンピボキシル塩酸塩水和物　塩野義　613

【効能効果】

(1)小児

〈適応菌種〉セフカペンに感性のブドウ球菌属，レンサ球菌属，肺炎球菌，モラクセラ(ブランハメラ)・カタラーリス，大腸菌，シトロバクター属，クレブシエラ属，エンテロバクター属，セラチア属，プロテウス属，モルガネラ・モルガニー，プロビデンシア属，インフルエンザ菌，ペプトストレプトコッカス属，バクテロイデス属，プレボテラ属(プレボテラ・ビビアを除く)，アクネ菌

〈適応症〉

①表在性皮膚感染症，深在性皮膚感染症，リンパ管・リンパ節炎，慢性膿皮症

②咽頭・喉頭炎，扁桃炎(扁桃周囲炎，扁桃周囲膿瘍を含む)，

急性気管支炎，肺炎
③膀胱炎，腎盂腎炎
④中耳炎，副鼻腔炎
⑤猩紅熱

(2)成人（嚥下困難等により錠剤の使用が困難な場合）

〈適応菌種〉セフカペンに感性のブドウ球菌属，レンサ球菌属，肺炎球菌，淋菌，モラクセラ（ブランハメラ）・カタラーリス，大腸菌，シトロバクター属，クレブシエラ属，エンテロバクター属，セラチア属，プロテウス属，モルガネラ・モルガニー，プロビデンシア属，インフルエンザ菌，ペプトストレプトコッカス属，バクテロイデス属，プレボテラ属（プレボテラ・ビビアを除く），アクネ菌

〈適応症〉
①表在性皮膚感染症，深在性皮膚感染症，リンパ管・リンパ節炎，慢性膿皮症
②外傷・熱傷及び手術創等の二次感染，乳腺炎，肛門周囲膿瘍
③咽頭・喉頭炎，扁桃炎（扁桃周囲炎，扁桃周囲膿瘍を含む），急性気管支炎，肺炎，慢性呼吸器病変の二次感染
④膀胱炎，腎盂腎炎
⑤尿道炎，子宮頸管炎
⑥胆嚢炎，胆管炎
⑦バルトリン腺炎，子宮内感染，子宮付属器炎
⑧涙嚢炎，麦粒腫，瞼板腺炎
⑨外耳炎，中耳炎，副鼻腔炎
⑩歯周組織炎，歯冠周囲炎，顎炎

【対応標準病名】

◎	咽頭炎	咽頭喉頭炎	外耳炎
	外傷	急性気管支炎	喉頭炎
	肛門周囲膿瘍	挫創	歯冠周囲炎
	子宮頸管炎	子宮内感染症	子宮付属器炎
	歯根のう胞	歯周炎	歯髄炎
	歯性顎炎	術後創部感染	猩紅熱
	腎盂腎炎	創傷	創傷感染症
	胆管炎	胆のう炎	中耳炎
	乳腺炎	尿道炎	熱傷
	肺炎	麦粒腫	バルトリン腺炎
	皮膚感染症	副鼻腔炎	扁桃炎
	扁桃周囲炎	扁桃周囲膿瘍	膀胱炎
	マイボーム腺炎	慢性膿皮症	リンパ管炎
	リンパ節炎	涙のう炎	裂傷
	裂創		
○あ	MRSA膀胱炎	亜急性気管支炎	亜急性リンパ管炎
	亜急性涙のう炎	悪性外耳炎	足開放創
	足挫創	足切創	足第1度熱傷
	足第2度熱傷	足第3度熱傷	足熱傷
	圧挫傷	圧挫創	アルカリ腐蝕
	アレルギー性膀胱炎	アンギナ	一部性歯髄炎
	胃腸管熱傷	犬咬創	胃熱傷
	陰茎開放創	陰茎挫創	陰茎折症
	陰茎第1度熱傷	陰茎第2度熱傷	陰茎第3度熱傷
	陰茎熱傷	陰茎裂創	咽頭開放創
	咽頭気管炎	咽頭創傷	咽頭チフス
	咽頭痛	咽頭熱傷	咽頭扁桃炎
	陰のう開放創	陰のう第1度熱傷	陰のう第2度熱傷
	陰のう第3度熱傷	陰のう熱傷	陰のう裂創
	陰部切創	インフルエンザ菌気管支炎	インフルエンザ菌喉頭炎
	インフルエンザ菌性咽頭炎	インフルエンザ菌性喉頭気管炎	う蝕第2度単純性歯髄炎
	う蝕第3度急性化膿性根尖性歯周炎	う蝕第3度急性化膿性歯髄炎	う蝕第3度急性単純性根尖性歯周炎
	う蝕第3度歯髄壊死	う蝕第3度歯髄壊疽	う蝕第3度慢性壊疽性歯髄炎
	う蝕第3度慢性潰瘍性歯髄炎	う蝕第3度慢性化膿性根尖性歯周炎	う蝕第3度慢性増殖性歯髄炎
	会陰第1度熱傷	会陰第2度熱傷	会陰第3度熱傷
	会陰熱傷	会陰部化膿創	会陰裂傷
	腋窩第1度熱傷	腋窩第2度熱傷	腋窩第3度熱傷
	腋窩熱傷	壊死性外耳炎	壊死性潰瘍性歯周炎
	壊死性潰瘍性歯肉炎	壊疽性咽頭炎	壊疽性歯髄炎
	壊疽性歯肉炎	壊疽性胆細管炎	壊疽性胆のう炎
	壊疽性扁桃周囲炎	横隔膜損傷	汚染擦過創
か	汚染創	外陰開放創	外陰第1度熱傷
	外陰第2度熱傷	外陰第3度熱傷	外陰熱傷
	外陰部挫創	外陰部切創	外陰部裂傷
	外耳開放創	外耳湿疹	外耳道真珠腫
	外耳道創傷	外耳道膿瘍	外耳道閉塞性角化症
	外耳道蜂巣炎	外耳部外傷性異物	外耳部外傷性皮下異物
	外耳部割創	外耳部貫通創	外耳部咬創
	外耳部挫傷	外耳部挫創	外耳部擦過創
	外耳部刺創	外耳部切創	外耳部創傷
	外耳部虫刺傷	外傷性異物	外傷性眼球ろう
	外傷性虹彩離断	外傷性歯根膜炎	外傷性耳出血
	外傷性歯髄炎	外傷性食道破裂	外傷性切断
	外傷性穿孔性中耳炎	外傷性中耳炎	外傷性脳圧迫・頭蓋内に達する開放創合併あり
	外傷性破裂	外耳裂創	外麦粒腫
	開放性外傷性脳圧迫	開放性胸膜損傷	開放性脳挫創
	開放性脳損傷髄膜炎	開放性脳底部挫傷	開放性びまん性脳損傷
	開放創	潰瘍性咽頭炎	潰瘍性歯肉炎
	潰瘍性膀胱炎	下咽頭炎	下咽頭創傷
	下咽頭熱傷	化学外傷	下顎外傷性異物
	下顎開放創	下顎割創	下顎貫通創
	下顎口唇挫創	下顎咬創	下顎骨壊死
	下顎骨炎	下顎骨骨髄炎	下顎骨骨膜炎
	下顎骨骨膜下膿瘍	下顎骨周囲炎	下顎骨周囲膿瘍
	下顎挫傷	下顎挫創	下顎擦過創
	下顎刺創	下顎歯槽骨炎	化学性急性外耳炎
	下顎切創	下顎創傷	下顎熱傷
	下顎膿瘍	下顎部挫傷	下顎部第1度熱傷
	下顎部第2度熱傷	下顎部第3度熱傷	下顎部皮膚欠損創
	下顎裂創	踵裂創	下眼瞼蜂巣炎
	顎関節部開放創	顎関節部割創	顎関節部貫通創
	顎関節部咬創	顎関節部挫傷	顎関節部挫創
	顎関節部擦過創	顎関節部刺創	顎関節部切創
	顎関節部創傷	顎関節部裂創	角結膜腐蝕
	顎骨炎	顎骨骨髄炎	顎骨骨膜炎
	顎部挫傷	角膜アルカリ化学熱傷	角膜挫創
	角膜酸化学熱傷	角膜酸性熱傷	角膜切傷
	角膜切創	角膜創傷	角膜熱傷
	角膜破裂	角膜裂傷	下肢第1度熱傷
	下肢第2度熱傷	下肢第3度熱傷	下肢熱傷
	下尖性霰粒腫	下腿汚染創	下腿開放創
	下腿挫創	下腿切創	下腿足部熱傷
	下腿熱傷	下腿皮膚欠損創	下腿部第1度熱傷
	下腿部第2度熱傷	下腿部第3度熱傷	下腿裂創
	カタル性咽頭炎	割創	化膿性喉頭炎
	化膿性霰粒腫	化膿性歯周炎	化膿性歯槽骨炎
	化膿性歯肉炎	化膿性中耳炎	化膿性乳腺炎
	化膿性副鼻腔炎	化膿性扁桃周囲炎	化膿性リンパ節炎
	下半身第1度熱傷	下半身第2度熱傷	下半身第3度熱傷
	下半身熱傷	下腹部第1度熱傷	下腹部第2度熱傷
	下腹部第3度熱傷	カリエスのない歯髄炎	眼化学熱傷
	眼窩創傷	眼球結膜裂傷	眼球損傷
	眼球熱傷	眼球破裂	眼球裂傷
	眼瞼外傷性異物	眼瞼外傷性皮下異物	眼瞼開放創
	眼瞼化学熱傷	眼瞼割創	眼瞼貫通創

フ

眼瞼咬創	眼瞼挫創	眼瞼擦過創
眼瞼刺創	眼瞼切創	眼瞼創傷
眼瞼第１度熱傷	眼瞼第２度熱傷	眼瞼第３度熱傷
眼瞼虫刺傷	眼瞼熱傷	眼瞼蜂巣炎
眼瞼裂創	環指圧挫傷	環指挫傷
環指挫創	環指切創	間質性膀胱炎
環指剥皮創	環指皮膚欠損創	眼周囲化学熱傷
眼周囲第１度熱傷	眼周囲第２度熱傷	眼周囲第３度熱傷
眼周囲部外傷性異物	眼周囲部外傷性皮下異物	眼周囲部開放創
眼周囲部割創	眼周囲部貫通創	眼周囲部咬創
眼周囲部挫創	眼周囲部擦過創	眼周囲部刺創
眼周囲部切創	眼周囲部創傷	眼周囲部虫刺傷
眼周囲部裂創	関節挫傷	感染性咽頭炎
感染性外耳炎	感染性喉頭気管炎	貫通刺創
貫通銃創	貫通性挫滅創	貫通創
肝内胆細管炎	眼熱傷	眼部外傷性異物
眼部外傷性皮下異物	眼部開放創	眼部割創
眼部貫通創	眼部咬創	眼部挫創
眼部擦過創	眼部刺創	眼部切創
眼部創傷	眼部虫刺傷	眼部裂創
顔面汚染創	顔面外傷性異物	顔面開放創
顔面割創	顔面貫通創	顔面咬創
顔面挫傷	顔面挫創	顔面擦過創
顔面刺創	顔面切創	顔面創傷
顔面搔創	顔面損傷	顔面第１度熱傷
顔面第２度熱傷	顔面第３度熱傷	顔面多発開放創
顔面多発割創	顔面多発貫通創	顔面多発咬創
顔面多発挫傷	顔面多発挫創	顔面多発擦過創
顔面多発刺創	顔面多発切創	顔面多発創傷
顔面多発虫刺傷	顔面多発裂創	顔面熱傷
顔面皮膚欠損創	顔面裂創	乾酪性副鼻腔炎
気管支肺炎	気管熱傷	気腫性腎盂腎炎
気道熱傷	偽膜性アンギナ	偽膜性咽頭炎
偽膜性気管支炎	偽膜性喉頭炎	偽膜性扁桃炎
逆行性胆管炎	急性アデノイド咽頭炎	急性アデノイド扁桃炎
急性一部性化膿性歯髄炎	急性一部性単純性歯髄炎	急性咽頭炎
急性咽頭喉頭炎	急性咽頭扁桃炎	急性壊疽性喉頭炎
急性壊疽性歯髄炎	急性壊疽性扁桃炎	急性外耳炎
急性潰瘍性喉頭炎	急性潰瘍性扁桃炎	急性顎骨骨髄炎
急性顎骨骨膜炎	急性化膿性咽頭炎	急性化膿性外耳炎
急性化膿性下顎骨炎	急性化膿性根尖性歯周炎	急性化膿性歯根膜炎
急性化膿性歯髄炎	急性化膿性上顎骨炎	急性化膿性胆管炎
急性化膿性胆のう炎	急性化膿性中耳炎	急性化膿性辺縁性歯根膜炎
急性化膿性扁桃炎	急性気管気管支炎	急性気腫性胆のう炎
急性口蓋扁桃炎	急性光線性外耳炎	急性喉頭炎
急性喉頭気管炎	急性喉頭気管気管支炎	急性根尖性歯周炎
急性霰粒腫	急性歯冠周囲炎	急性歯周炎
急性歯髄炎	急性歯槽骨炎	急性歯槽膿瘍
急性湿疹性外耳炎	急性歯肉炎	急性出血性膀胱炎
急性上気道炎	急性声帯炎	急性声門下喉頭炎
急性接触性外耳炎	急性腺窩性扁桃炎	急性全部性化膿性歯髄炎
急性全部性単純性歯髄炎	急性胆管炎	急性胆細管炎
急性単純性根尖性歯周炎	急性単純性歯髄炎	急性単純性膀胱炎
急性胆のう炎	急性中耳炎	急性乳腺炎
急性尿道炎	急性肺炎	急性反応性外耳炎
急性汎発性発疹性膿疱症	急性反復性気管支炎	急性浮腫性喉頭炎
急性付属器炎	急性閉塞性化膿性胆管炎	急性扁桃炎
急性膀胱炎	急性卵管炎	急性卵巣炎
急性涙腺炎	急性涙のう炎	急速進行性歯周炎

胸管損傷	胸腔熱傷	狭窄性胆管炎
胸腺損傷	頬粘膜咬傷	頬粘膜咬創
胸部汚染創	胸部外傷	頬部外傷性異物
頬部開放創	頬部割創	頬部貫通創
頬部咬創	頬部挫傷	胸部挫創
頬部挫創	頬部擦過創	頬部刺創
胸部上腕熱傷	胸部食道損傷	胸部切創
頬部切創	頬部創傷	胸部損傷
胸部第１度熱傷	頬部第１度熱傷	胸部第２度熱傷
頬部第２度熱傷	胸部第３度熱傷	頬部第３度熱傷
胸部熱傷	胸部皮膚欠損創	頬部皮膚欠損創
頬部裂創	胸壁開放創	胸壁刺創
強膜切創	強膜創傷	胸膜損傷・胸腔に達する開放創合併あり
胸膜肺炎	強膜裂傷	胸膜裂創
棘刺創	魚咬創	躯幹薬傷
グラデニーゴ症候群	クループ性気管支炎	頚管破裂
脛骨顆部割創	頚部開放創	頚部挫創
頚部食道開放創	頚部切創	頚部第１度熱傷
頚部第２度熱傷	頚部第３度熱傷	頚部熱傷
頚部膿疱	頚部皮膚欠損創	頚部リンパ節炎
血行性歯髄炎	結膜創傷	結膜熱傷
結膜のうアルカリ化学熱傷	結膜のう酸化学熱傷	結膜腐蝕
結膜裂傷	限局型若年性歯周炎	肩甲間部第１度熱傷
肩甲間部第２度熱傷	肩甲間部第３度熱傷	肩甲間部熱傷
肩甲部第１度熱傷	肩甲部第２度熱傷	肩甲部第３度熱傷
肩甲部熱傷	原発性硬化性胆管炎	肩部第１度熱傷
肩部第２度熱傷	肩部第３度熱傷	高位筋間膿瘍
高エネルギー外傷	口蓋挫傷	口蓋切創
口蓋裂創	口角部挫創	口角部裂創
口腔外傷性異物	口腔開放創	口腔割創
口腔挫傷	口腔挫創	口腔擦過創
口腔刺創	口腔上顎洞瘻	口腔切創
口腔創傷	口腔第１度熱傷	口腔第２度熱傷
口腔第３度熱傷	口腔熱傷	口腔粘膜咬傷
口腔粘膜咬創	口腔裂創	紅色陰癬
口唇外傷性異物	口唇外傷性皮下異物	口唇開放創
口唇割創	口唇貫通創	口唇咬傷
口唇咬創	口唇挫傷	口唇挫創
口唇擦過創	口唇刺創	口唇切創
口唇創傷	口唇第１度熱傷	口唇第２度熱傷
口唇第３度熱傷	口唇虫刺傷	口唇熱傷
口唇裂創	溝創	咬創
喉頭外傷	喉頭周囲炎	喉頭損傷
喉頭熱傷	後頭部割創	後頭部挫傷
後頭部挫創	後頭部切創	後頭部裂創
広汎型若年性歯周炎	肛門括約筋内膿瘍	肛門第１度熱傷
肛門第２度熱傷	肛門第３度熱傷	肛門熱傷
肛門裂創	骨盤部裂創	根尖周囲膿瘍
根尖性歯周炎	根尖肉芽腫	根尖膿瘍
根側歯周膿瘍	昆虫咬創	昆虫刺傷
細菌性膀胱炎	臍周囲炎	細胆管炎
再発性胆管炎	再発性中耳炎	再発性尿道炎
採皮創	坐骨直腸窩膿瘍	挫傷
擦過創	挫滅傷	挫滅創
産科的創傷の血腫	残髄炎	酸腐蝕
霰粒腫	耳介外傷性異物	耳介外傷性皮下異物
耳介開放創	耳介割創	耳介貫通創
耳介咬創	耳介挫傷	耳介挫創
耳介擦過創	耳介刺創	耳介周囲湿疹
耳介切創	耳介創傷	耳介虫刺傷
耳介部第１度熱傷	耳介部第２度熱傷	耳介部第３度熱傷
耳介部皮膚炎	趾開放創	耳介蜂巣炎
耳介裂創	趾化膿創	歯冠周囲膿瘍

指間切創	趾間切創	子宮頚外膜炎
子宮頚管裂傷	子宮頚内膜炎	子宮頚部環状剥離
子宮熱傷	刺咬症	篩骨洞炎
歯根膜下膿瘍	趾挫創	示指 MP 関節挫傷
示指 PIP 開放創	示指割創	示指化膿創
四肢挫傷	示指挫傷	示指挫創
示指刺創	示指切創	四肢第 1 度熱傷
四肢第 2 度熱傷	四肢第 3 度熱傷	四肢熱傷
示指皮膚欠損創	歯周症	歯周膿瘍
思春期性歯肉炎	歯髄壊死	歯髄壊疽
歯性上顎洞炎	歯性副鼻腔炎	歯性扁桃周囲膿瘍
耳前部挫創	刺創	歯槽骨炎
歯槽骨膜炎	歯槽膿瘍	趾第 1 度熱傷
趾第 2 度熱傷	趾第 3 度熱傷	膝蓋部挫創
膝下部挫創	膝窩部銃創	膝関節部挫創
膝部開放創	膝部割創	膝部咬創
膝部挫創	膝部切創	膝部第 1 度熱傷
膝部第 2 度熱傷	膝部第 3 度熱傷	膝部裂創
歯肉炎	歯肉挫傷	歯肉切創
歯肉膿瘍	歯肉裂創	趾熱傷
若年性歯周炎	射創	手圧挫傷
縦隔血腫	習慣性アンギナ	習慣性扁桃炎
銃創	十二指腸総胆管炎	手関節挫滅傷
手関節挫滅創	手関節掌側部挫創	手関節部挫創
手関節部切創	手関節部創傷	手関節部第 1 度熱傷
手関節部第 2 度熱傷	手関節部第 3 度熱傷	手関節部裂創
手指圧挫傷	手指汚染創	手指開放創
手指咬創	手指挫傷	手指挫創
手指挫滅傷	手指挫滅創	手指刺創
手指切創	手指第 1 度熱傷	手指第 2 度熱傷
手指第 3 度熱傷	手指端熱傷	手指熱傷
手指剥皮創	手指皮膚欠損創	手術創部膿瘍
手術創離開	手掌挫創	手掌刺創
手掌切創	手掌第 1 度熱傷	手掌第 2 度熱傷
手掌第 3 度熱傷	手掌熱傷	手掌剥皮創
手掌皮膚欠損創	出血性外耳炎	出血性中耳炎
出血性膀胱炎	術後横隔膜下膿瘍	術後腎盂腎炎
術後性中耳炎	術後性慢性中耳炎	術後胆管炎
術後膿瘍	術後腹腔内膿瘍	術後腹壁膿瘍
手背第 1 度熱傷	手背第 2 度熱傷	手背第 3 度熱傷
手背熱傷	手背皮膚欠損創	手背部挫創
手背部切創	手部汚染創	上咽頭炎
上顎骨炎	上顎骨骨髄炎	上顎骨骨膜炎
上顎骨骨膜下膿瘍	上顎挫傷	上顎擦過創
上顎歯槽骨炎	上顎切創	上顎洞炎
上顎部裂創	上眼瞼蜂巣炎	上口唇挫傷
上行性歯髄炎	上行性腎盂腎炎	猩紅熱性心筋炎
猩紅熱性中耳炎	上鼓室化膿症	踵骨部挫滅創
小指咬創	小指挫傷	小指挫創
小指切創	上肢第 1 度熱傷	上肢第 2 度熱傷
上肢第 3 度熱傷	上肢熱傷	小指皮膚欠損創
焼身自殺未遂	上唇小帯裂創	上尖性霰粒腫
小児肺炎	小児副鼻腔炎	小膿疱性皮膚炎
上半身第 1 度熱傷	上半身第 2 度熱傷	上半身第 3 度熱傷
上半身熱傷	踵部第 1 度熱傷	踵部第 2 度熱傷
踵部第 3 度熱傷	上腕汚染創	上腕貫通銃創
上腕挫創	上腕第 1 度熱傷	上腕第 2 度熱傷
上腕第 3 度熱傷	上腕熱傷	上腕皮膚欠損創
上腕部開放創	食道損傷	食道熱傷
処女膜裂傷	針刺創	滲出性気管支炎
新生児上顎骨骨髄炎	新生児中耳炎	水痘後急性扁桃炎
水疱性咽頭炎	水疱性中耳炎	精巣開放創
精巣熱傷	精巣破裂	声門外傷
舌開放創	舌下顎挫創	舌咬傷

舌咬創	舌挫創	舌刺創
舌切創	切創	舌創傷
切断	舌熱傷	舌扁桃炎
舌裂創	前額部外傷性異物	前額部外傷性皮下異物
前額部開放創	前額部割創	前額部貫通創
前額部咬創	前額部挫創	前額部擦過創
前額部刺創	前額部切創	前額部創傷
前額部第 1 度熱傷	前額部第 2 度熱傷	前額部第 3 度熱傷
前額部虫刺傷	前額部虫刺症	前額部皮膚欠損創
前額部裂創	腺窩性アンギナ	前胸部挫創
前胸部第 1 度熱傷	前胸部第 2 度熱傷	前胸部第 3 度熱傷
前胸部熱傷	前頚頭頂部挫創	穿孔性中耳炎
仙骨部挫創	仙骨部皮膚欠損創	前思春期性歯周炎
全身挫傷	全身擦過創	全身第 1 度熱傷
全身第 2 度熱傷	全身第 3 度熱傷	全身熱傷
穿通創	前頭洞炎	前頭部割創
前頭部挫傷	前頭部挫創	前頭部切創
前頭部皮膚欠損創	全部性歯髄炎	前腕汚染創
前腕開放創	前腕咬創	前腕挫創
前腕刺創	前腕手部熱傷	前腕切創
前腕第 1 度熱傷	前腕第 2 度熱傷	前腕第 3 度熱傷
前腕熱傷	前腕皮膚欠損創	前腕裂創
爪下挫滅傷	爪下挫滅創	早期発症型歯周炎
増殖性化膿性口内炎	増殖性歯肉炎	掻創
創部膿瘍	足関節第 1 度熱傷	足関節第 2 度熱傷
足関節第 3 度熱傷	足関節内果部挫創	足関節熱傷
足関節部挫創	側胸部第 1 度熱傷	側胸部第 2 度熱傷
側胸部第 3 度熱傷	足底熱傷	足底部咬創
足底部刺創	足底部第 1 度熱傷	足底部第 2 度熱傷
足底部第 3 度熱傷	足底部皮膚欠損創	側頭部割創
側頭部挫創	側頭部切創	足背部挫創
足背部切創	足背部第 1 度熱傷	足背部第 2 度熱傷
足背部第 3 度熱傷	足部汚染創	側腹部咬創
側腹部挫創	側腹部第 1 度熱傷	側腹部第 2 度熱傷
側腹部第 3 度熱傷	側腹壁開放創	足部皮膚欠損創
足部裂創	鼡径部開放創	鼡径部切創
鼡径部第 1 度熱傷	鼡径部第 2 度熱傷	鼡径部第 3 度熱傷

た

鼡径部熱傷	損傷	第 1 度熱傷
第 1 度腐蝕	第 2 度熱傷	第 2 度腐蝕
第 3 度熱傷	第 3 度腐蝕	第 4 度熱傷
第 5 趾皮膚欠損創	体幹第 1 度熱傷	体幹第 2 度熱傷
体幹第 3 度熱傷	体幹熱傷	大腿汚染創
大腿咬創	大腿挫創	大腿熱傷
大腿皮膚欠損創	大腿部開放創	大腿部刺創
大腿部切創	大腿部第 1 度熱傷	大腿部第 2 度熱傷
大腿部第 3 度熱傷	大腿裂創	大転子部挫創
体表面積 10%未満の熱傷	体表面積 10 － 19%の熱傷	体表面積 20 － 29%の熱傷
体表面積 30 － 39%の熱傷	体表面積 40 － 49%の熱傷	体表面積 50 － 59%の熱傷
体表面積 60 － 69%の熱傷	体表面積 70 － 79%の熱傷	体表面積 80 － 89%の熱傷
体表面積 90%以上の熱傷	大葉性肺炎	多発性外傷
多発性開放創	多発性咬創	多発性昆虫咬創
多発性挫傷	多発性擦過創	多発性切創
多発性穿刺創	多発性第 1 度熱傷	多発性第 2 度熱傷
多発性第 3 度熱傷	多発性熱傷	多発性膿疱症
多発性表在損傷	多発性裂創	打撲割創
打撲挫創	打撲擦過創	胆管胆のう炎
胆管膿瘍	単純性歯周炎	単純性歯肉炎
単純性中耳炎	胆のう壊疽	胆のう周囲炎
胆のう周囲膿瘍	胆のう膿瘍	智歯周囲炎
腟開放創	腟熱傷	腟壁縫合不全
腟裂傷	緻密性歯槽骨炎	肘関節挫創
肘関節内骨折	肘関節部開放創	中指咬創

	中指挫傷	中指挫創	中指刺創
	中指切創	中指皮膚欠損創	中手骨関節部挫創
	虫垂炎術後残膿瘍	肘部挫創	肘部切創
	肘部第 1 度熱傷	肘部第 2 度熱傷	肘部第 3 度熱傷
	肘部皮膚欠損創	腸間膜リンパ節炎	蝶形骨洞炎
	直腸肛門周囲膿瘍	直腸周囲膿瘍	沈下性肺炎
	陳旧性中耳炎	低位筋間膿瘍	手開放創
	手咬創	手挫創	手刺創
	手切創	手第 1 度熱傷	手第 2 度熱傷
	手第 3 度熱傷	手熱傷	殿部開放創
	殿部咬創	殿部刺創	殿部切創
	殿部第 1 度熱傷	殿部第 2 度熱傷	殿部第 3 度熱傷
	殿部熱傷	殿部皮膚欠損創	殿部裂創
	頭頂部挫傷	頭頂部挫創	頭頂部擦過創
	頭頂部切創	頭頂部裂創	頭皮開放創
	頭皮表在損傷	頭部外傷性皮下異物	頭部外傷性皮下気腫
	頭部開放創	頭部割創	頭部頚部挫傷
	頭部頚部挫創	頭部挫傷	頭部挫創
	頭部擦過創	頭部刺創	頭部切創
	頭部第 1 度熱傷	頭部第 2 度熱傷	頭部第 3 度熱傷
	頭部多発開放創	頭部多発割創	頭部多発咬創
	頭部多発挫傷	頭部多発挫創	頭部多発擦過創
	頭部多発刺創	頭部多発切創	頭部多発創傷
	頭部多発裂創	頭部虫刺傷	動物咬創
	頭部熱傷	頭部皮膚欠損創	頭部裂創
な	特殊性歯周炎	ドライソケット	内麦粒腫
	内部尿路性器の熱傷	軟口蓋挫創	軟口蓋創傷
	軟口蓋熱傷	軟口蓋破裂	難治性歯周炎
	乳児肺炎	乳腺膿瘍	乳腺瘻孔
	乳頭周囲炎	乳頭びらん	乳頭部第 1 度熱傷
	乳頭部第 2 度熱傷	乳頭部第 3 度熱傷	乳房炎症性疾患
	乳房潰瘍	乳房第 1 度熱傷	乳房第 2 度熱傷
	乳房第 3 度熱傷	乳房熱傷	乳房膿瘍
	乳房よう	乳輪下膿瘍	乳輪部第 1 度熱傷
	乳輪部第 2 度熱傷	乳輪部第 3 度熱傷	尿道口炎
	尿道口膿瘍	尿道周囲炎	尿道周囲膿瘍
	尿道膿瘍	尿膜管膿瘍	妊娠中の子宮頚管炎
	妊娠中の子宮内感染	妊娠中の性器感染症	妊娠中の尿路性器感染症
	猫咬創	脳挫傷・頭蓋内に達する開放創合併あり	脳挫創・頭蓋内に達する開放創合併あり
	脳底部挫傷・頭蓋内に達する開放創合併あり	膿皮症	膿疱
は	肺炎球菌性咽頭炎	肺炎球菌性気管支炎	敗血症性咽頭炎
	敗血症性気管支炎	敗血症性肺炎	敗血症性皮膚炎
	肺熱傷	背部第 1 度熱傷	背部第 2 度熱傷
	背部第 3 度熱傷	背部熱傷	剥離性歯肉炎
	抜歯窩治癒不全	抜歯後感染	抜歯後歯槽骨炎
	バルトリン腺膿瘍	半身第 1 度熱傷	半身第 2 度熱傷
	半身第 3 度熱傷	反復性膀胱炎	汎副鼻腔炎
	鼻下擦過創	鼻根部打撲挫創	鼻根部裂創
	膝汚染創	膝皮膚欠損創	非性病性尿道炎
	鼻前庭部挫創	鼻尖部挫創	肥大性歯肉炎
	非定型肺炎	非特異性腸間膜リンパ節炎	非特異性尿道炎
	非特異性リンパ節炎	鼻部外傷性異物	鼻部外傷性皮下異物
	鼻部開放創	眉部割創	鼻部割創
	鼻部貫通創	腓腹筋挫創	皮膚欠損創
	鼻部咬創	鼻部挫傷	鼻部挫創
	鼻部擦過創	鼻部刺創	鼻部切創
	鼻部創傷	皮膚損傷	鼻部第 1 度熱傷
	鼻部第 2 度熱傷	鼻部第 3 度熱傷	鼻部虫刺傷
	皮膚剥脱創	鼻部皮膚欠損創	鼻部皮膚剥離創
	鼻部裂創	びまん性外耳炎	びまん性脳損傷・頭蓋内に達する開放創合併あり
	びまん性肺炎	眉毛部割創	眉毛部裂創

	表皮剥離	鼻翼部切創	鼻翼部裂創
	びらん性歯肉炎	びらん性膀胱炎	非淋菌性尿道炎
	複雑性歯周炎	複雑性歯肉炎	伏針
	副鼻腔開放創	腹部汚染創	腹部刺創
	腹部第 1 度熱傷	腹部第 2 度熱傷	腹部第 3 度熱傷
	腹部熱傷	腹部皮膚欠損創	腹壁開放創
	腹壁創し開	腹壁縫合糸膿瘍	腹壁縫合不全
	腐蝕	ぶどう球菌性咽頭炎	ぶどう球菌性扁桃炎
	プラーク性歯肉炎	ブラックアイ	分娩時会陰裂傷
	分娩時軟産道損傷	閉塞性肺炎	辺縁性化膿性歯根膜炎
	辺縁性歯周組織炎	扁桃性アンギナ	扁桃チフス
	扁桃膿瘍	蜂窩織炎性アンギナ	膀胱後部膿瘍
	膀胱三角部炎	縫合糸膿瘍	膀胱周囲炎
	膀胱周囲膿瘍	膀胱尿道炎	縫合不全
	縫合部膿瘍	放射線性熱傷	放射線性膀胱炎
	萌出性歯肉炎	包皮挫創	包皮切創
	包皮裂創	母指球部第 1 度熱傷	母指球部第 2 度熱傷
	母指球部第 3 度熱傷	母指咬創	母指挫傷
	母指挫創	母趾挫創	母指示指間切創
	母指刺創	母指切創	母指第 1 度熱傷
	母指第 2 度熱傷	母指第 3 度熱傷	母指打撲挫創
	母指熱傷	母指皮膚欠損創	母趾皮膚欠損創
ま	母指末節部挫創	膜性咽頭炎	慢性萎縮性老人性歯肉炎
	慢性咽喉頭炎	慢性壊疽性歯髄炎	慢性外耳炎
	慢性開放性歯髄炎	慢性潰瘍性歯髄炎	慢性化膿性根尖性歯周炎
	慢性化膿性穿孔性中耳炎	慢性化膿性中耳炎	慢性根尖性歯周炎
	慢性再発性膀胱炎	慢性耳管鼓室化膿性中耳炎	慢性歯冠周囲炎
	慢性歯周炎	慢性歯周膿瘍	慢性歯髄炎
	慢性歯槽膿瘍	慢性歯肉炎	慢性上鼓室乳突洞化膿性中耳炎
	慢性穿孔性中耳炎	慢性増殖性歯髄炎	慢性胆管炎
	慢性胆細管炎	慢性単純性歯髄炎	慢性胆のう炎
	慢性中耳炎	慢性中耳炎急性増悪	慢性中耳炎後遺症
	慢性中耳炎術後再燃	慢性尿道炎	慢性複雑性膀胱炎
	慢性副鼻腔炎	慢性副鼻腔炎急性増悪	慢性副鼻腔膿瘍
	慢性付属器炎	慢性閉鎖性歯髄炎	慢性辺縁性歯周炎急性発作
	慢性辺縁性歯周炎軽度	慢性辺縁性歯周炎重度	慢性辺縁性歯周炎中等度
	慢性扁桃炎	慢性膀胱炎	慢性卵管炎
	慢性卵巣炎	慢性リンパ管炎	慢性リンパ節炎
	慢性涙小管炎	慢性涙腺炎	慢性涙のう炎
	眉間部挫創	眉間部裂創	耳後部挫創
	耳後部リンパ節炎	耳後部リンパ腺炎	脈絡網膜熱傷
	無熱性肺炎	盲管銃創	網脈絡膜裂傷
や	薬傷	腰部切創	腰部第 1 度熱傷
	腰部第 2 度熱傷	腰部第 3 度熱傷	腰部打撲挫創
ら	腰部熱傷	卵管炎	卵管周囲炎
	卵管卵巣膿瘍	卵管留膿症	卵巣炎
	卵巣周囲炎	卵巣膿瘍	卵巣卵管周囲炎
	良性慢性化膿性中耳炎	淋菌性咽頭炎	淋菌性バルトリン腺膿瘍
	涙小管炎	涙腺炎	轢過創
	裂離	連鎖球菌気管支炎	連鎖球菌性アンギナ
	連鎖球菌性咽頭炎	連鎖球菌性喉頭炎	連鎖球菌性喉頭気管炎
	連鎖球菌性上気道感染	連鎖球菌性扁桃炎	老人性肺炎
わ	ワンサンアンギナ	ワンサン気管支炎	ワンサン扁桃炎
△	BK ウイルス腎症	ESWL 後腎皮膜下血腫	RS ウイルス気管支炎
あ	アキレス腱筋腱移行部断裂	アキレス腱挫傷	アキレス腱挫創
	アキレス腱切創	アキレス腱断裂	アキレス腱部分断裂
	足異物	亜脱臼	圧迫骨折
	圧迫神経炎	アデノウイルス咽頭炎	アデノウイルス扁桃炎
	アレルギー性外耳道炎	アレルギー性副鼻腔炎	医原性気胸

	一側性顎関節突起過形成	一側性顎関節突起形成不全	ウイルス性咽頭炎
	ウイルス性気管支炎	ウイルス性扁桃炎	エコーウイルス気管支炎
	エンテロウイルス性リンパ結節性咽頭炎	横骨折	オディ括約筋収縮
か	開花性セメント質骨異形成症	開胸術後疼痛症候群	外耳道痛
	外耳道肉芽腫	外耳部外傷性腫脹	外耳部打撲傷
	外耳部皮下血腫	外耳部皮下出血	外傷後早期合併症
	外傷性一過性麻痺	外傷性横隔膜ヘルニア	外傷性空気塞栓症
	外傷性咬合	外傷性硬膜動静脈瘻	外傷性コンパートメント症候群
	外傷性脂肪塞栓症	外傷性縦隔気腫	外傷性出血性ショック
	外傷性ショック	外傷性脊髄出血	外傷性動静脈瘻
	外傷性動脈血腫	外傷性動脈瘤	外傷性乳び胸
	外傷性脳圧迫	外傷性脳圧迫・頭蓋内に達する開放創合併なし	外傷性脳症
	外傷性皮下気腫	外傷性皮下血腫	外傷性無尿
	外歯瘻	開放骨折	開放性陥没骨折
	開放性脱臼	開放性脱臼骨折	開放性粉砕骨折
	カウパー腺膿瘍	下顎打撲傷	下顎頭過形成
	下顎皮下血腫	下顎部打撲傷	下顎隆起
	顎関節突起欠如	顎関節部打撲傷	顎関節部皮下血腫
	顎骨外骨症	顎骨線維性骨異形成症	顎痛
	顎腐骨	顎部打撲傷	下肢リンパ浮腫
	カテーテル感染症	カテーテル敗血症	過労性脛部痛
	眼黄斑部裂孔	肝外閉塞性黄疸	眼窩膿瘍
	眼窩部挫創	眼窩裂傷	眼瞼外傷性腫脹
	眼周囲部外傷性腫脹	関節血腫	関節骨折
	関節打撲	完全骨折	完全脱臼
	肝内胆管拡張症	肝内胆管狭窄	眼部外傷性腫脹
	陥没骨折	顔面アテローム切除後遺症	顔面多発打撲傷
	顔面多発皮下血腫	顔面多発皮下出血	顔面打撲傷
	顔面皮下血腫	急性気管炎	頬部打撲傷
	胸部皮下気腫	頬部皮下血腫	巨細胞肉芽腫
	亀裂骨折	筋損傷	筋断裂
	筋肉内血腫	空気塞栓症	屈曲骨折
	クラミジア肺炎	結核性中耳炎	血管切断
	血管損傷	血腫	ケルビズム
	限局性外耳道炎	腱切創	腱損傷
	腱断裂	腱部分断裂	腱裂傷
	口蓋隆起	咬筋肥大症	口腔外傷性腫脹
	口腔打撲傷	口腔内血腫	口腔粘膜下気腫
	好酸球性中耳炎	好酸球性副鼻腔炎	後出血
	口唇外傷性腫脹	口唇打撲傷	口唇皮下血腫
	口唇皮下出血	後天性胆管狭窄症	後頭部外傷
	後頭部打撲傷	広範性軸索損傷	広汎性神経損傷
	後方脱臼	硬膜損傷	硬膜裂傷
	コクサッキーウイルス咽頭炎	コクサッキーウイルス気管支炎	鼓室内水腫
	骨折	骨瘤	根管異常
	根管狭窄	根管穿孔	根管側壁穿孔
	根管内異物	根尖周囲のう胞	コントル・クー損傷
さ	コンパートメント症候群	根分岐部病変	擦過皮下血腫
	挫滅症候群	残存性歯根のう胞	耳介外傷性腫脹
	耳介打撲傷	耳介皮下血腫	耳介皮下出血
	耳下腺部打撲	自己免疫性胆管炎	歯根膜ポリープ
	四肢静脈損傷	四肢動脈損傷	歯周のう胞
	歯髄充血	歯髄出血	歯髄露出
	歯槽骨鋭縁	失活歯	膝関節部異物
	膝部異物	脂肪塞栓症	斜骨折
	尺骨近位端骨折	尺骨鉤状突起骨折	縦骨折
	銃自殺未遂	十二指腸乳頭狭窄	重複骨折
	種子骨開放骨折	種子骨骨折	手指打撲傷

	手指皮下血腫	手術創肉芽腫	出血性気管炎
	術後異物体内遺残	術後合併症	術後感染症
	術後空気塞栓症	術後血腫	術後出血性ショック
	術後消化管出血性ショック	術後ショック	術後髄膜炎
	術後穿孔	術後低蛋白血症	術後敗血症
	術後瘢痕狭窄	術後皮下気腫	術後閉塞
	術後癒着	術後瘻孔形成	術中異常高血圧症
	上顎打撲傷	上顎洞穿孔	上顎皮下血腫
	上下肢リンパ浮腫	症候性流涙症	硝子体切断
	上肢リンパうっ滞	上肢リンパ浮腫	処置後血管合併症
	神経根ひきぬき損傷	神経切断	神経叢損傷
	神経叢不全損傷	神経損傷	神経断裂
	神経痛性歯痛	人工肛門部腸管脱出・術後早期	靱帯ストレイン
	靱帯損傷	靱帯断裂	靱帯捻挫
	靱帯裂傷	心内異物	髄室側壁穿孔
	水晶体核落下	髄床底穿孔	スキーン腺膿瘍
	ストレイン	生検後出血	静止性骨空洞
	前額部外傷性腫脹	線状骨折	先天性特発性乳び腹水
	先天性乳び胸	前頭部打撲傷	前方脱臼
	爪下異物	象牙粒	創傷はえ幼虫症
	総胆管拡張症	総胆管狭窄症	総胆管十二指腸瘻
	総胆管皮膚瘻	総胆管閉塞症	足底異物
	側頭部打撲傷	側頭部皮下血腫	阻血性拘縮
た	第2象牙質	脱臼	脱臼骨折
	打撲血腫	打撲傷	打撲皮下血腫
	胆管萎縮	胆管潰瘍	胆管拡張症
	胆管狭窄症	胆管穿孔	胆管のう胞
	胆管閉塞症	胆管ポリープ	胆管癒着
	胆管瘻	胆汁うっ滞	胆汁瘻
	単純脱臼	胆道機能異常	胆道ジスキネジア
	胆道疾患	胆道閉鎖	胆のう胞
	腟断端炎	腟断端出血	腟断端肉芽
	中隔部肉芽形成	肘関節骨折	肘関節脱臼骨折
	中耳炎性顔面神経麻痺	虫垂切除術後腹壁瘢痕部瘻孔	中枢神経系損傷
	肘頭骨折	転位性骨折	殿部異物
	頭頂部打撲傷	頭皮外傷性腫脹	頭皮下血腫
	頭皮剥離	頭部異物	頭部頚部打撲傷
	頭部血腫	頭部多発打撲傷	頭部多発皮下血腫
	頭部打撲	頭部打撲血腫	頭部打撲傷
	頭部皮下異物	頭部皮下血腫	頭部皮下出血
	動脈損傷	特発性関節脱臼	飛び降り自殺未遂
な	飛び込み自殺未遂	ドライアイ	内視鏡検査中腸穿孔
	内歯瘻	軟口蓋血腫	肉離れ
	乳腺内異物	乳頭潰瘍	乳び胸
	乳び性陰のう水瘤	乳び性腹水	乳房異物
	尿管切石術後感染症	尿細管間質性腎炎	尿道症候群
	妊娠中の腎感染症	妊娠中の尿道感染症	妊娠中の膀胱感染症
	妊娠中の無症候性細菌尿	熱傷ショック	捻挫
	脳挫傷	脳挫傷・頭蓋内に達する開放創合併なし	脳挫創
	脳挫創・頭蓋内に達する開放創合併なし	脳損傷	脳対側損傷
	脳直撃損傷	脳底部挫傷	脳底部挫傷・頭蓋内に達する開放創合併なし
は	脳裂傷	肺ノカルジア症	爆死自殺未遂
	剥離骨折	抜歯後出血	抜歯創瘻孔形成
	歯の口底迷入	歯の上顎洞迷入	歯の迷入
	パラインフルエンザウイルス気管支炎	バルトリン腺のう胞	破裂骨折
	皮下異物	皮下気腫	皮下血腫
	皮下静脈損傷	皮下損傷	非感染性急性外耳炎
	皮神経挫傷	非熱傷性水疱	鼻部外傷性腫脹
	眉部血腫	鼻部打撲傷	鼻部皮下血腫

	鼻部皮下出血	びまん性脳損傷	びまん性脳損傷・頭蓋内に達する開放創合併なし
	鼻涙管狭窄症	鼻涙管結石	鼻涙管閉鎖症
	フェニトイン歯肉増殖症	フォルクマン阻血性拘縮	不規則象牙質
	複雑脱臼	副鼻腔真菌症	腹壁異物
	不全骨折	吻合部狭窄	粉砕骨折
	閉鎖性外傷性脳圧迫	閉鎖性骨折	閉鎖性脱臼
	閉鎖性脳挫創	閉鎖性脳底部挫傷	閉鎖性びまん性脳損傷
	閉塞性黄疸	ヘルペスウイルス性咽頭炎	ヘルペスウイルス性歯肉口内炎
	縫合部狭窄	縫合部硬結	縫合不全出血
	放散性歯痛	放射線出血性膀胱炎	放射線性下顎骨骨髄炎
	放射線性顎骨壊死	放射線性化膿性顎骨壊死	帽状腱膜下出血
ま	母指打撲傷	マイコプラズマ気管支炎	末梢血管外傷
	末梢神経損傷	慢性顎骨炎	慢性顎骨骨髄炎
	慢性放射線性顎骨壊死	耳後部打撲傷	無菌性腹膜炎
	無髄歯	網膜振盪	モンテジア骨折
ら	ライノウイルス気管支炎	らせん骨折	卵管留水症
	離開骨折	リトレー腺膿瘍	リポメラニン性細網症
	流涙	緑膿菌性外耳炎	淋菌性子宮頚管炎
	リンパ浮腫	リンパ瘤	涙液分泌過多
	涙液分泌不全	涙管腫	涙管損傷
	涙管断裂	涙小管狭窄	涙小管結石症
	涙小管のう胞	涙小管閉塞症	涙小管瘻
	涙腺萎縮	涙腺粘液のう胞	涙腺のう腫
	涙腺肥大	涙点外反	涙点閉塞症
	涙道狭窄	涙道損傷	涙道閉塞症
	涙道瘻	涙のう周囲炎	涙のう周囲膿瘍
	涙のう瘻	ループス膀胱炎	裂離骨折
	連鎖球菌気管支炎	若木骨折	

用法用量

(1)小児

通常，小児にはセフカペン　ピボキシル塩酸塩水和物として1回3mg(力価)/kgを1日3回食後経口投与する。

なお，年齢，体重及び症状に応じて適宜増減する。

(2)成人(嚥下困難等により錠剤の使用が困難な場合)

通常，成人にはセフカペン　ピボキシル塩酸塩水和物として1回100mg(力価)を1日3回食後経口投与する。

なお，年齢及び症状に応じて適宜増減するが，難治性又は効果不十分と思われる症例には1回150mg(力価)を1日3回食後経口投与する。

用法用量に関連する使用上の注意

(1)本剤の使用にあたっては，耐性菌の発現等を防ぐため，原則として感受性を確認し，疾病の治療上必要な最小限の期間の投与にとどめること。

(2)本剤は小児用製剤であるが，嚥下困難等により錠剤の使用が困難な場合には成人に使用することができる。その場合は，フロモックス錠の添付文書を参照すること。

禁忌　本剤の成分によるショックの既往歴のある患者

原則禁忌　本剤の成分又はセフェム系抗生物質に対し過敏症の既往歴のある患者

セフカペンピボキシル塩酸塩細粒10%小児用「日医工」：日医工[117.9円/g]，セフカペンピボキシル塩酸塩細粒小児用10%「CH」：長生堂[117.9円/g]，セフカペンピボキシル塩酸塩細粒小児用10%「JG」：日本ジェネリック[117.9円/g]，セフカペンピボキシル塩酸塩細粒小児用10%「YD」：陽進堂[117.9円/g]，セフカペンピボキシル塩酸塩細粒小児用10%「トーワ」：東和[117.9円/g]，セフカペンピボキシル塩酸塩細粒小児用10%「ファイザー」：マイラン製薬[117.9円/g]，セフカペンピボキシル塩酸塩小児用細粒100mg「TCK」：辰巳化学[117.9円/g]，セフカペンピボキシル塩酸塩小児用細粒10%「サワイ」：沢井[117.9円/g]

フロリードゲル経口用2%　規格：2%1g[101.6円/g]
ミコナゾール　持田　629

【効能効果】

カンジダ属による下記感染症：口腔カンジダ症，食道カンジダ症

【対応標準病名】

◎	口腔カンジダ症	食道カンジダ症	
○	カンジダ感染母体より出生した児	カンジダ症	カンジダ性口角びらん
	カンジダ性口唇炎	カンジダ性口内炎	急性偽膜性カンジダ症
	口唇カンジダ症	歯肉カンジダ症	消化管カンジダ症
	新生児カンジダ症	舌カンジダ症	全身性カンジダ症
	腸管カンジダ症		
△	HIVカンジダ病	食道炎	

用法用量

(1)口腔カンジダ症：通常，成人にはミコナゾールとして1日200〜400mg(ミコナゾールゲル10〜20g)を4回(毎食後及び就寝前)に分け，口腔内にまんべんなく塗布する。なお，病巣が広範囲に存在する場合には，口腔内にできるだけ長く含んだ後，嚥下する。

(2)食道カンジダ症：通常，成人にはミコナゾールとして1日200〜400mg(ミコナゾールゲル10〜20g)を4回(毎食後及び就寝前)に分け，口腔内に含んだ後，少量ずつ嚥下する。

用法用量に関連する使用上の注意　本剤の投与期間は原則として14日間とする。なお，本剤を7日間投与しても症状の改善がみられない場合には本剤の投与を中止し，他の適切な療法に切り替えること。

禁忌

(1)本剤の成分に対し過敏症の既往歴のある患者

(2)ピモジド，キニジン，トリアゾラム，シンバスタチン，アゼルニジピン，ニソルジピン，ブロナンセリン，エルゴタミン酒石酸塩，ジヒドロエルゴタミンメシル酸塩，リバーロキサバン，アスナプレビルを投与中の患者

(3)妊婦又は妊娠している可能性のある婦人

併用禁忌

薬剤名等	臨床症状・措置方法	機序・危険因子
ピモジド オーラップ	ピモジドによるQT延長，心室性不整脈(torsades de pointesを含む)等の重篤な心臓血管系の副作用があらわれるおそれがある。	ミコナゾールがピモジドの代謝酵素であるチトクロームP-450を阻害することによると考えられる。
キニジン 硫酸キニジン	キニジンによるQT延長等があらわれるおそれがある。	ミコナゾールがこれらの薬剤の代謝酵素であるチトクロームP-450を阻害することによると考えられる。
トリアゾラム ハルシオン	トリアゾラムの作用の増強及び作用時間の延長があらわれるおそれがある。	
シンバスタチン リポバス	シンバスタチンによる横紋筋融解症があらわれるおそれがある。	
アゼルニジピン カルブロック レザルタス配合錠 ニソルジピン バイミカード ブロナンセリン ロナセン	これらの薬剤の血中濃度が上昇するおそれがある。	
エルゴタミン酒石酸塩 クリアミン配合錠等 ジヒドロエルゴタミンメシル酸塩 ジヒデルゴット等	これらの薬剤の血中濃度が上昇し，血管攣縮等の重篤な副作用があらわれるおそれがある。	
リバーロキサバン イグザレルト	リバーロキサバンの血中濃度が上昇し，抗凝固作用が増強され	

	ることにより，出血の危険性が増大するおそれがある。	
アスナプレビル スンベプラ	アスナプレビルの血中濃度が上昇し，肝臓に関連した有害事象が発現又は重症化するおそれがある。	

フロリネフ錠0.1mg　規格：0.1mg1錠[345.3円/錠]
フルドロコルチゾン酢酸エステル　ブリストル　245

【効能効果】

塩喪失型先天性副腎皮質過形成症
塩喪失型慢性副腎皮質機能不全(アジソン病)

【対応標準病名】

◎	アジソン病	先天性副腎過形成	副腎皮質機能低下症
○	21ハイドロキシラーゼ欠損症	自己免疫性副腎炎	先天性副腎性器症候群
	続発性副腎皮質機能低下症	低アルドステロン症	低レニン性低アルドステロン症
	特発性副腎性器障害	副腎皮質機能低下に伴う貧血	
△	4型尿細管性アシドーシス	アシャール・チール症候群	医原性副腎皮質機能低下症
	女性化副腎腫瘍	ステロイド離脱症候群	男性化副腎腫瘍
	特発性アルドステロン症	副腎萎縮	副腎クリーゼ
	副腎梗塞	副腎出血	副腎性器症候群
	副腎石灰化症		

用法用量　フルドロコルチゾン酢酸エステルとして，通常1日0.02～0.1mgを2～3回に分けて経口投与する。
なお，新生児，乳児に対しては0.025～0.05mgより投与を開始することとし，年齢，症状により適宜増減する。

用法用量に関連する使用上の注意　年齢により感受性が変化するので，特に新生児・乳児期から血清電解質，レニン活性，血圧等を定期的に測定し，至適投与量に注意すること。

禁忌　本剤の成分に対し過敏症の既往歴のある患者

原則禁忌

(1)高血圧症の患者
(2)有効な抗菌剤の存在しない感染症，全身の真菌症の患者
(3)消化性潰瘍の患者
(4)精神病の患者
(5)結核性疾患の患者
(6)単純疱疹性角膜炎の患者
(7)後嚢白内障の患者
(8)緑内障の患者
(9)血栓症の患者
(10)最近行った内臓の手術創のある患者
(11)急性心筋梗塞を起こした患者

プロレナール錠5μg　規格：5μg1錠[61.7円/錠]
リマプロストアルファデクス　大日本住友　219

オパルモン錠5μgを参照(P234)

ベイスンOD錠0.2　規格：0.2mg1錠[38.2円/錠]
ベイスン錠0.2　規格：0.2mg1錠[38.2円/錠]
ボグリボース　武田薬品　396

【効能効果】

糖尿病の食後過血糖の改善(ただし，食事療法・運動療法を行っている患者で十分な効果が得られない場合，又は食事療法・運動療法に加えて経口血糖降下剤若しくはインスリン製剤を使用している患者で十分な効果が得られない場合に限る)
耐糖能異常における2型糖尿病の発症抑制(ただし，食事療法・運動療法を十分に行っても改善されない場合に限る)

【対応標準病名】

◎	2型糖尿病	耐糖能異常	糖尿病
○	2型糖尿病・眼合併症あり	2型糖尿病・関節合併症あり	2型糖尿病・腎合併症あり
	2型糖尿病・神経学的合併症あり	2型糖尿病・多発糖尿病性合併症あり	2型糖尿病・糖尿病性合併症あり
	2型糖尿病・糖尿病性合併症なし	2型糖尿病・末梢循環合併症あり	安定型糖尿病
	若年2型糖尿病	増殖性糖尿病性網膜症・2型糖尿病	妊娠中の耐糖能低下
△	1型糖尿病	1型糖尿病・眼合併症あり	1型糖尿病・関節合併症あり
	1型糖尿病・腎合併症あり	1型糖尿病・神経学的合併症あり	1型糖尿病・多発糖尿病性合併症あり
	1型糖尿病・糖尿病性合併症あり	1型糖尿病・糖尿病性合併症なし	1型糖尿病・末梢循環合併症あり
	2型糖尿病・ケトアシドーシス合併あり	2型糖尿病・昏睡合併あり	2型糖尿病黄斑症
	2型糖尿病合併妊娠	2型糖尿病性アシドーシス	2型糖尿病性アセトン血症
	2型糖尿病性壊疽	2型糖尿病性黄斑浮腫	2型糖尿病性潰瘍
	2型糖尿病性眼筋麻痺	2型糖尿病性肝障害	2型糖尿病性関節症
	2型糖尿病性筋萎縮症	2型糖尿病性血管障害	2型糖尿病性ケトアシドーシス
	2型糖尿病性高コレステロール血症	2型糖尿病性虹彩炎	2型糖尿病性骨症
	2型糖尿病性自律神経ニューロパチー	2型糖尿病性神経因性膀胱	2型糖尿病性神経痛
	2型糖尿病性腎硬化症	2型糖尿病性腎症	2型糖尿病性腎症第1期
	2型糖尿病性腎症第2期	2型糖尿病性腎症第3期	2型糖尿病性腎症第3期A
	2型糖尿病性腎症第3期B	2型糖尿病性腎症第4期	2型糖尿病性腎症第5期
	2型糖尿病性腎不全	2型糖尿病性水疱	2型糖尿病性精神障害
	2型糖尿病性そう痒症	2型糖尿病性多発ニューロパチー	2型糖尿病性単ニューロパチー
	2型糖尿病性中心性網膜症	2型糖尿病性動脈硬化症	2型糖尿病性動脈閉塞症
	2型糖尿病性ニューロパチー	2型糖尿病性白内障	2型糖尿病性皮膚障害
	2型糖尿病性浮腫性硬化症	2型糖尿病性末梢血管症	2型糖尿病性末梢血管障害
	2型糖尿病性末梢神経障害	2型糖尿病性ミオパチー	2型糖尿病性網膜症
あ	インスリン抵抗性糖尿病	インスリンレセプター異常症	ウイルス性糖尿病
	ウイルス性糖尿病・眼合併症あり	ウイルス性糖尿病・昏睡合併あり	ウイルス性糖尿病・腎合併症あり
	ウイルス性糖尿病・神経学的合併症あり	ウイルス性糖尿病・多発糖尿病性合併症あり	ウイルス性糖尿病・糖尿病性合併症あり
	ウイルス性糖尿病・糖尿病性合併症なし	ウイルス性糖尿病・末梢循環合併症あり	栄養不良関連糖尿病
か	化学的糖尿病	緩徐進行1型糖尿病	緩徐進行1型糖尿病・眼合併症あり
	緩徐進行1型糖尿病・関節合併症あり	緩徐進行1型糖尿病・腎合併症あり	緩徐進行1型糖尿病・神経学的合併症あり
	緩徐進行1型糖尿病・多発糖尿病性合併症あり	緩徐進行1型糖尿病・糖尿病性合併症なし	緩徐進行1型糖尿病・末梢循環合併症あり
	境界型糖尿病	キンメルスチール・ウイルソン症候群	高血糖高浸透圧症候群
さ	膵性糖尿病	膵性糖尿病・眼合併症あり	膵性糖尿病・昏睡合併あり
	膵性糖尿病・腎合併症あり	膵性糖尿病・神経学的合併症あり	膵性糖尿病・多発糖尿病性合併症あり
	膵性糖尿病・糖尿病性合併症あり	膵性糖尿病・糖尿病性合併症なし	膵性糖尿病・末梢循環合併症あり
	膵全摘後二次性糖尿病	ステロイド糖尿病	ステロイド糖尿病・眼合併症あり
	ステロイド糖尿病・昏睡合併あり	ステロイド糖尿病・腎合併症あり	ステロイド糖尿病・神経学的合併症あり
	ステロイド糖尿病・多発糖尿病性合併症あり	ステロイド糖尿病・糖尿病性合併症あり	ステロイド糖尿病・糖尿病性合併症なし
	ステロイド糖尿病・末梢循環合併症あり	潜在性糖尿病	前糖尿病
た	増殖性糖尿病性網膜症	増殖性糖尿病性網膜症・1型糖尿病	糖尿病・糖尿病性合併症なし
	糖尿病黄斑症	糖尿病黄斑浮腫	糖尿病合併症

	糖尿病性壊疽	糖尿病性潰瘍	糖尿病性眼筋麻痺
	糖尿病性肝障害	糖尿病性関節症	糖尿病性筋萎縮症
	糖尿病性血管障害	糖尿病性高コレステロール血症	糖尿病性虹彩炎
	糖尿病性骨症	糖尿病性自律神経ニューロパチー	糖尿病性神経因性膀胱
	糖尿病性神経痛	糖尿病性腎硬化症	糖尿病性腎症
	糖尿病性腎不全	糖尿病性水疱	糖尿病性精神障害
	糖尿病性そう痒症	糖尿病性多発ニューロパチー	糖尿病性単ニューロパチー
	糖尿病性中心性網膜症	糖尿病性動脈硬化症	糖尿病性動脈閉塞症
	糖尿病性ニューロパチー	糖尿病性白内障	糖尿病性皮膚障害
	糖尿病性浮腫性硬化症	糖尿病性末梢血管症	糖尿病性末梢血管障害
な	糖尿病性末梢神経障害	糖尿病網膜症	二次性糖尿病
	二次性糖尿病・眼合併症あり	二次性糖尿病・昏睡合併あり	二次性糖尿病・腎合併症あり
	二次性糖尿病・神経学的合併症あり	二次性糖尿病・多発糖尿病性合併症あり	二次性糖尿病・糖尿病性合併症あり
	二次性糖尿病・糖尿病性合併症なし	二次性糖尿病・末梢循環合併症あり	妊娠中の糖尿病
は	妊娠糖尿病	不安定型糖尿病	ぶどう糖負荷試験異常
や	薬剤性糖尿病	薬剤性糖尿病・眼合併症あり	薬剤性糖尿病・昏睡合併あり
	薬剤性糖尿病・腎合併症あり	薬剤性糖尿病・神経学的合併症あり	薬剤性糖尿病・多発糖尿病性合併症あり
	薬剤性糖尿病・糖尿病性合併症あり	薬剤性糖尿病・糖尿病性合併症なし	薬剤性糖尿病・末梢循環合併症あり

効能効果に関連する使用上の注意　耐糖能異常における２型糖尿病の発症抑制の場合：本剤の適用は，耐糖能異常（空腹時血糖が126mg/dL 未満かつ 75g 経口ブドウ糖負荷試験の血糖２時間値が140～199mg/dL）と判断され，糖尿病発症抑制の基本である食事療法・運動療法を3～6ヵ月間行っても改善されず，かつ高血圧症，脂質異常症（高トリグリセリド血症，低 HDL コレステロール血症等），肥満（Body Mass Index：BMI 25kg/m^{2}以上），２親等以内の糖尿病家族歴のいずれかを有する場合に限定すること。

用法用量

⑴糖尿病の食後過血糖の改善の場合：通常，成人にはボグリボースとして１回 0.2mg を１日３回毎食直前に経口投与する。なお，効果不十分な場合には，経過を十分に観察しながら１回量を 0.3mg まで増量することができる。

⑵耐糖能異常における２型糖尿病の発症抑制の場合：通常，成人にはボグリボースとして１回 0.2mg を１日３回毎食直前に経口投与する。

用法用量に関連する使用上の注意

耐糖能異常における２型糖尿病の発症抑制の場合：本剤投与中は適切な間隔で血糖管理に関する検査を行い，常に投与継続の必要性に注意すること。

〔OD 錠のみ〕：本剤は口腔内で崩壊するが，口腔の粘膜から吸収されることはないため，唾液又は水で飲み込むこと。

禁忌

⑴重症ケトーシス，糖尿病性昏睡又は前昏睡の患者

⑵重症感染症，手術前後，重篤な外傷のある患者

⑶本剤の成分に対する過敏症の既往歴のある患者

ベグリラートOD錠0.2mg：大正薬品［16.6円/錠］，ベグリラート錠0.2mg：大正薬品［16.6円/錠］，ボグリボースOD錠0.2mg「MED」：メディサ［20.3円/錠］，ボグリボースOD錠0.2mg「MEEK」：小林化工［20.3円/錠］，ボグリボースOD錠0.2mg「ケミファ」：シオノ［16.6円/錠］，ボグリボースOD錠0.2mg「サワイ」：沢井［16.6円/錠］，ボグリボースOD錠0.2mg「タイヨー」：テバ製薬［16.6円/錠］，ボグリボースOD錠0.2mg「タカタ」：高田［16.6円/錠］，ボグリボースOD錠0.2mg「トーワ」：東和［20.3円/錠］，ボグリボースOD錠0.2mg「日医工」：日医工［16.6円/錠］，ボグリボースOD錠0.2mg「マイラン」：マイラン製薬［16.6円/錠］，ボグリボースODフィルム0.2「QQ」：救急薬品［20.3円/錠］，ボグリボース錠0.2mg「JG」：長生堂［16.6円/錠］，ボグリボース錠0.2mg「MED」：メディサ［20.3円/錠］，ボグリボース錠0.2mg「MEEK」：小林化工［20.3円/錠］，ボグリボース錠0.2mg「NP」：ニプロ［16.6円/錠］，ボグリボース錠0.2mg「NS」：日新－山形［16.6円/錠］，ボグリボース錠0.2mg「YD」：陽進堂［16.6円/錠］，ボグリボース錠0.2mg「杏林」：キョーリンリメディオ［16.6円/錠］，ボグリボース錠0.2mg「ケミファ」：日本薬品工業［20.3円/錠］，ボグリボース錠0.2mg「サワイ」：沢井［16.6円/錠］，ボグリボース錠0.2mg「タイヨー」：テバ製薬［16.6円/錠］，ボグリボース錠0.2mg「タカタ」：高田［16.6円/錠］，ボグリボース錠0.2mg「トーワ」：東和［20.3円/錠］，ボグリボース錠0.2mg「日医工」：日医工［16.6円/錠］，ボグリボース錠0.2mg「ファイザー」：ファイザー［16.6円/錠］，ボグリボース錠0.2「OME」：大原薬品［16.6円/錠］，ボグリボース錠0.2「タツミ」：辰巳化学［16.6円/錠］

ベイスンOD錠0.3　規格：0.3mg1錠［51.9円/錠］
ベイスン錠0.3　規格：0.3mg1錠［51.9円/錠］
ボグリボース　武田薬品　396

【効能効果】

糖尿病の食後過血糖の改善（ただし，食事療法・運動療法を行っている患者で十分な効果が得られない場合，又は食事療法・運動療法に加えて経口血糖降下剤若しくはインスリン製剤を使用している患者で十分な効果が得られない場合に限る）

【対応標準病名】

◎	糖尿病		
○	２型糖尿病・眼合併症あり	２型糖尿病・関節合併症あり	２型糖尿病・腎合併症あり
	２型糖尿病・神経学的合併症あり	２型糖尿病・多発糖尿病性合併症あり	２型糖尿病・糖尿病性合併症あり
	２型糖尿病・糖尿病性合併症なし	２型糖尿病・末梢循環合併症あり	若年２型糖尿病
	増殖性糖尿病性網膜症・２型糖尿病	妊娠中の耐糖能低下	
△	１型糖尿病	１型糖尿病・眼合併症あり	１型糖尿病・関節合併症あり
	１型糖尿病・腎合併症あり	１型糖尿病・神経学的合併症あり	１型糖尿病・多発糖尿病性合併症あり
	１型糖尿病・糖尿病性合併症あり	１型糖尿病・糖尿病性合併症なし	１型糖尿病・末梢循環合併症あり
	２型糖尿病	２型糖尿病・ケトアシドーシス合併あり	２型糖尿病・昏睡合併あり
	２型糖尿病黄斑症	２型糖尿病合併妊娠	２型糖尿病性アシドーシス
	２型糖尿病性アセトン血症	２型糖尿病性壊疽	２型糖尿病性黄斑浮腫
	２型糖尿病性潰瘍	２型糖尿病性眼筋麻痺	２型糖尿病性肝障害
	２型糖尿病性関節症	２型糖尿病性筋萎縮症	２型糖尿病性血管障害
	２型糖尿病性ケトアシドーシス	２型糖尿病性高コレステロール血症	２型糖尿病性虹彩炎
	２型糖尿病性骨症	２型糖尿病性自律神経ニューロパチー	２型糖尿病性神経因性膀胱
	２型糖尿病性神経痛	２型糖尿病性腎硬化症	２型糖尿病性腎症
	２型糖尿病性腎症第１期	２型糖尿病性腎症第２期	２型糖尿病性腎症第３期
	２型糖尿病性腎症第３期Ａ	２型糖尿病性腎症第３期Ｂ	２型糖尿病性腎症第４期
	２型糖尿病性腎症第５期	２型糖尿病性腎不全	２型糖尿病性水疱
	２型糖尿病性精神障害	２型糖尿病性そう痒症	２型糖尿病性多発ニューロパチー
	２型糖尿病性単ニューロパチー	２型糖尿病性中心性網膜症	２型糖尿病性動脈硬化症
	２型糖尿病性動脈閉塞症	２型糖尿病性ニューロパチー	２型糖尿病性白内障
	２型糖尿病性皮膚障害	２型糖尿病性浮腫性硬化症	２型糖尿病性末梢血管症
	２型糖尿病性末梢血管障害	２型糖尿病性末梢神経障害	２型糖尿病性ミオパチー
あ	２型糖尿病性網膜症	安定型糖尿病	インスリン抵抗性糖尿病
	インスリンレセプター異常症	ウイルス性糖尿病	ウイルス性糖尿病・眼合併症あり
	ウイルス性糖尿病・昏睡合併あり	ウイルス性糖尿病・腎合併症あり	ウイルス性糖尿病・神経学的合併症あり

	ウイルス性糖尿病・多発糖尿病性合併症あり	ウイルス性糖尿病・糖尿病性合併症あり	ウイルス性糖尿病・糖尿病性合併症なし
か	ウイルス性糖尿病・末梢循環合併症あり	栄養不良関連糖尿病	化学的糖尿病
	緩徐進行１型糖尿病	緩徐進行１型糖尿病・眼合併症あり	緩徐進行１型糖尿病・関節合併症あり
	緩徐進行１型糖尿病・腎合併症あり	緩徐進行１型糖尿病・神経学的合併症あり	緩徐進行１型糖尿病・多発糖尿病性合併症あり
	緩徐進行１型糖尿病・糖尿病性合併症なし	緩徐進行１型糖尿病・末梢循環合併症あり	境界型糖尿病
さ	キンメルスチール・ウイルソン症候群	高血糖高浸透圧症候群	膵性糖尿病
	膵性糖尿病・眼合併症あり	膵性糖尿病・昏睡合併あり	膵性糖尿病・腎合併症あり
	膵性糖尿病・神経学的合併症あり	膵性糖尿病・多発糖尿病性合併症あり	膵性糖尿病・糖尿病性合併症あり
	膵性糖尿病・糖尿病性合併症なし	膵性糖尿病・末梢循環合併症あり	膵全摘後二次性糖尿病
	ステロイド糖尿病	ステロイド糖尿病・眼合併症あり	ステロイド糖尿病・昏睡合併あり
	ステロイド糖尿病・腎合併症あり	ステロイド糖尿病・神経学的合併症あり	ステロイド糖尿病・多発糖尿病性合併症あり
	ステロイド糖尿病・糖尿病性合併症あり	ステロイド糖尿病・糖尿病性合併症なし	ステロイド糖尿病・末梢循環合併症あり
	潜在性糖尿病	前糖尿病	増殖性糖尿病性網膜症
た	増殖性糖尿病性網膜症・１型糖尿病	耐糖能異常	糖尿病・糖尿病性合併症なし
	糖尿病黄斑症	糖尿病黄斑浮腫	糖尿病合併症
	糖尿病性壊疽	糖尿病性潰瘍	糖尿病性眼筋麻痺
	糖尿病性肝障害	糖尿病性関節症	糖尿病性筋萎縮症
	糖尿病性血管障害	糖尿病性高コレステロール血症	糖尿病性虹彩炎
	糖尿病性骨症	糖尿病性自律神経ニューロパチー	糖尿病性神経因性膀胱
	糖尿病性神経痛	糖尿病性腎硬化症	糖尿病性腎症
	糖尿病性腎不全	糖尿病性水疱	糖尿病性精神障害
	糖尿病性そう痒症	糖尿病性多発ニューロパチー	糖尿病性単ニューロパチー
	糖尿病性中心性網膜症	糖尿病性動脈硬化症	糖尿病性動脈閉塞症
	糖尿病性ニューロパチー	糖尿病性白内障	糖尿病性皮膚障害
	糖尿病性浮腫性硬化症	糖尿病性末梢血管症	糖尿病性末梢血管障害
な	糖尿病性末梢神経障害	糖尿病網膜症	二次性糖尿病
	二次性糖尿病・眼合併症あり	二次性糖尿病・昏睡合併あり	二次性糖尿病・腎合併症あり
	二次性糖尿病・神経学的合併症あり	二次性糖尿病・多発糖尿病性合併症あり	二次性糖尿病・糖尿病性合併症あり
	二次性糖尿病・糖尿病性合併症なし	二次性糖尿病・末梢循環合併症あり	妊娠中の糖尿病
は	妊娠糖尿病	不安定型糖尿病	ぶどう糖負荷試験異常
や	薬剤性糖尿病	薬剤性糖尿病・眼合併症あり	薬剤性糖尿病・昏睡合併あり
	薬剤性糖尿病・腎合併症あり	薬剤性糖尿病・神経学的合併症あり	薬剤性糖尿病・多発糖尿病性合併症あり
	薬剤性糖尿病・糖尿病性合併症あり	薬剤性糖尿病・糖尿病性合併症なし	薬剤性糖尿病・末梢循環合併症あり

用法用量　通常，成人にはボグリボースとして１回 0.2mg を１日３回毎食直前に経口投与する。なお，効果不十分な場合には，経過を十分に観察しながら１回量を 0.3mg まで増量することができる。

用法用量に関連する使用上の注意　〔OD 錠のみ〕：本剤は口腔内で崩壊するが，口腔の粘膜から吸収されることはないため，唾液又は水で飲み込むこと。

禁忌

(1)重症ケトーシス，糖尿病性昏睡又は前昏睡の患者
(2)重症感染症，手術前後，重篤な外傷のある患者
(3)本剤の成分に対する過敏症の既往歴のある患者

ベグリラートOD錠0.3mg：大正薬品[23.5円/錠]，ベグリラート錠0.3mg：大正薬品[23.5円/錠]，ボグリボースOD錠0.3mg「MED」：メディサ[28.8円/錠]，ボグリボースOD錠0.3mg「MEEK」：小林化工[23.5円/錠]，ボグリボースOD錠0.3mg「ケミファ」：シオノ[23.5円/錠]，ボグリボースOD錠0.3mg「サワイ」：沢井[23.5円/錠]，ボグリボースOD錠0.3mg「タイヨー」：テバ製薬[23.5円/錠]，ボグリボースOD錠0.3mg「タカタ」：高田[23.5円/錠]，ボグリボースOD錠0.3mg「トーワ」：東和[28.8円/錠]，ボグリボースOD錠0.3mg「日医工」：日医工[23.5円/錠]，ボグリボースOD錠0.3mg「マイラン」：マイラン製薬[23.5円/錠]，ボグリボースODフィルム0.3「QQ」：救急薬品[28.8円/錠]，ボグリボース錠0.3mg「JG」：長生堂[23.5円/錠]，ボグリボース錠0.3mg「MED」：メディサ[28.8円/錠]，ボグリボース錠0.3mg「MEEK」：小林化工[23.5円/錠]，ボグリボース錠0.3mg「NP」：ニプロ[23.5円/錠]，ボグリボース錠0.3mg「NS」：日新－山形[23.5円/錠]，ボグリボース錠0.3mg「YD」：陽進堂[23.5円/錠]，ボグリボース錠0.3mg「杏林」：キョーリンリメディオ[23.5円/錠]，ボグリボース錠0.3mg「ケミファ」：日本薬品工業[28.8円/錠]，ボグリボース錠0.3mg「サワイ」：沢井[23.5円/錠]，ボグリボース錠0.3mg「タイヨー」：テバ製薬[23.5円/錠]，ボグリボース錠0.3mg「タカタ」：高田[23.5円/錠]，ボグリボース錠0.3mg「トーワ」：東和[28.8円/錠]，ボグリボース錠0.3mg「日医工」：日医工[23.5円/錠]，ボグリボース錠0.3mg「ファイザー」：ファイザー[23.5円/錠]，ボグリボース錠0.3「OME」：大原薬品[23.5円/錠]，ボグリボース錠0.3「タツミ」：辰巳化学[23.5円/錠]

ペオン錠80
規格：80mg1錠[19.2円/錠]
ザルトプロフェン　ゼリア新薬　114

ソレトン錠 80 を参照(P541)

ベガ錠100mg
ベガ錠200mg
規格：100mg1錠[70.4円/錠]
規格：200mg1錠[121.2円/錠]
オザグレル塩酸塩水和物　小野薬品　449

ドメナン錠 100mg，ドメナン錠 200mg を参照(P634)

ペクタイト錠50mg
ペクタイト錠100mg
規格：50mg1錠[5.4円/錠]
規格：100mg1錠[8円/錠]
L－メチルシステイン塩酸塩　キッセイ　223

【効 能 効 果】

(1)下記疾患の去痰
感冒，気管支喘息，急性気管支炎，慢性気管支炎，気管支拡張症，肺結核，上気道炎(咽頭炎，喉頭炎)，けい肺
(2)慢性副鼻腔炎の排膿

【対応標準病名】

◎	咽頭炎	かぜ	感冒
	気管支拡張症	気管支喘息	急性気管支炎
	急性上気道炎	珪肺症	喉頭炎
	肺結核	慢性気管支炎	慢性副鼻腔炎
○	RS ウイルス気管支炎	亜急性気管支炎	アスピリン喘息
	アデノウイルス咽頭炎	アトピー性喘息	アレルギー性気管支炎
	咽頭気管炎	咽頭喉頭炎	咽頭チフス
	咽頭扁桃炎	インフルエンザ菌気管支炎	インフルエンザ菌喉頭炎
	インフルエンザ菌性咽頭炎	インフルエンザ菌性喉頭気管炎	ウイルス性咽頭炎
	ウイルス性気管支炎	運動誘発性喘息	エコーウイルス気管支炎
	壊疽性咽頭炎	円柱状気管支拡張症	エンテロウイルス性リンパ結節性咽頭炎
	外因性喘息	潰瘍性咽頭炎	潰瘍性粟粒結核
	下咽頭炎	カタル性咽頭炎	活動性肺結核
	化膿性喉頭炎	化膿性副鼻腔炎	下葉気管支拡張症
	感染性咽頭炎	感染性喉頭気管炎	感染性鼻炎
	乾酪性肺炎	気管結核	気管支結核
	気管支喘息合併妊娠	偽膜性咽頭炎	偽膜性気管支炎
	偽膜性喉頭炎	急性咽頭炎	急性咽頭喉頭炎

	急性咽頭扁桃炎	急性壊疽性喉頭炎	急性潰瘍性喉頭炎
	急性化膿性咽頭炎	急性気管気管支炎	急性口蓋扁桃炎
	急性喉頭炎	急性喉頭気管炎	急性喉頭気管気管支炎
	急性声帯炎	急性声門下喉頭炎	急性粟粒結核
	急性反復性気管支炎	急性鼻咽頭炎	急性鼻炎
	急性浮腫性喉頭炎	クループ性気管支炎	結核性喀血
	結核性気管支拡張症	結核性気胸	結核性空洞
	結核性肺線維症	結核性肺膿瘍	結節性肺結核
	限局性気管支拡張症	硬化性肺結核	口腔上顎洞瘻
	好酸球性副鼻腔炎	喉頭結核	喉頭周囲炎
	コクサッキーウイルス咽頭炎	コクサッキーウイルス気管支炎	混合型喘息
	細気管支拡張症	篩骨洞炎	歯性上顎洞炎
	歯性副鼻腔炎	上咽頭炎	上顎洞炎
	小児喘息	小児喘息性気管支炎	小児副鼻腔炎
	職業喘息	滲出性気管支炎	水疱性咽頭炎
	ステロイド依存性喘息	咳喘息	石粉症
	舌扁桃炎	喘息性気管支炎	前頭洞炎
	粟粒結核	多剤耐性結核	蝶形骨洞炎
	難治性喘息	乳児喘息	妊娠中感冒
	のう状気管支拡張症	肺炎球菌性咽頭炎	肺炎球菌性気管支炎
	肺炎結核	肺結核・鏡検確認あり	肺結核・組織学的確認あり
	肺結核・培養のみ確認あり	肺結核腫	敗血症性咽頭炎
	敗血症性気管支炎	肺門結核	播種性結核
	パラインフルエンザウイルス気管支炎	汎副鼻腔炎	非アトピー性喘息
	ヒトメタニューモウイルス気管支炎	びまん性気管支拡張症	副鼻腔炎
	副鼻腔真菌症	ぶどう球菌性咽頭炎	ヘルペスウイルス性咽頭炎
	マイコプラズマ気管支炎	膜性咽頭炎	慢性気管炎
	慢性気管気管支炎	慢性気管支拡張症	慢性気管支漏
	慢性副鼻腔炎急性増悪	慢性副鼻腔膿瘍	夜間性喘息
	ライノウイルス気管支炎	淋菌性咽頭炎	連鎖球菌気管支炎
	連鎖球菌性アンギナ	連鎖球菌性咽頭炎	連鎖球菌性喉頭炎
	連鎖球菌性喉頭気管炎	連鎖球菌性上気道感染	老人性気管支炎
△	アレルギー性副鼻腔炎	アンギナ	咽頭痛
	感染型気管支喘息	乾酪性副鼻腔炎	珪肺結核
	結核後遺症	塵肺結核	潜在性結核感染症
	陳旧性肺結核	肺結核後遺症	肺結核術後
	肺門リンパ節結核		

用法用量　通常成人，L−メチルシステイン塩酸塩として１回100mg を１日３回経口投与する。
なお，年令，症状により適宜増減する。

禁忌　本剤に対し過敏症の既往歴のある患者

ゼオチン錠100mg：トーアエイヨー　100mg1錠［10.9円/錠］

ベゲタミン−A配合錠　規格：1錠［7.9円/錠］
ベゲタミン−B配合錠　規格：1錠［6.3円/錠］

クロルプロマジン塩酸塩　フェノバルビタール　プロメタジン塩酸塩　塩野義　117

【効 能 効 果】

下記疾患における鎮静催眠：統合失調症，老年精神病，躁病，うつ病又はうつ状態，神経症

【対応標準病名】

◎	うつ状態	うつ病	神経症
	躁状態	統合失調症	老年精神病
○	アスペルガー症候群	うつ病型統合失調感情障害	延髄性うつ病
	外傷後遺症性うつ病	型分類困難な統合失調症	仮面うつ病
	寛解中の反復性うつ病性障害	感染症後うつ病	器質性うつ病性障害
	偽神経症性統合失調症	急性統合失調症	急性統合失調症性エピソード
	急性統合失調症様精神病性障害	境界型統合失調症	緊張型統合失調症
	軽症うつ病エピソード	軽症反復性うつ病性障害	軽躁病
	興奮状態	混合性不安抑うつ障害	災害神経症
	残遺型統合失調症	産褥期うつ状態	思春期うつ病
	自閉的精神病質	周期性精神病	術後神経症
	小児期型統合失調症	小児シゾイド障害	小児神経症
	職業神経症	食道神経症	初老期精神病
	初老期妄想状態	心因性失神	心気性うつ病
	神経症性抑うつ状態	神経衰弱	青春期内閉神経症
	精神神経症	精神病症状を伴う躁病	前駆期統合失調症
	潜在性統合失調症	双極性感情障害・軽症のうつ病エピソード	双極性感情障害・中等症のうつ病エピソード
	躁病性昏迷	躁病発作	体感症性統合失調症
	退行期うつ病	多発性神経症	短期統合失調症様障害
	単極性うつ病	単極性躁病	単純型統合失調症
	単発反応性うつ病	遅発性統合失調症	中等症うつ病エピソード
	中等症反復性うつ病性障害	統合失調症型障害	統合失調症型パーソナリティ障害
	統合失調症後抑うつ	統合失調症症状を伴う急性錯乱	統合失調症症状を伴う急性多形性精神病性障害
	統合失調症症状を伴う類循環精神病	統合失調症性パーソナリティ障害	統合失調症性反応
	統合失調症様状態	動脈硬化性うつ病	内因性うつ病
	破瓜型統合失調症	反応性うつ病	反復心因性うつ病
	反復性うつ病	反復性気分障害	反復性心因性抑うつ精神病
	反復性精神病性うつ病	反復性短期うつ病エピソード	非定型うつ病
	不安うつ病	ベーアド病	発作性神経症
	慢性心因反応	妄想型統合失調症	妄想性神経症
	モレル・クレペリン病	幼児神経症	抑うつ神経症
	抑うつ性パーソナリティ障害	老人性神経症	老年期うつ病
	老年期認知症抑うつ型	老年期妄想状態	
△	2型双極性障害	器質性気分障害	器質性混合性感情障害
	器質性双極性障害	器質性躁病性障害	気分変調症
	恐怖症性不安障害	原発性認知症	高所恐怖症
	社会不安障害	社交不安障害	循環型躁うつ病
	職業性痙攣	書痙	初老期認知症
	精神衰弱	精神病症状を伴う重症うつ病エピソード	精神病症状を伴わない重症うつ病エピソード
	精神病症状を伴わない躁病	躁うつ病	双極性感情障害
	双極性感情障害・精神病症状を伴う重症うつ病エピソード	双極性感情障害・精神病症状を伴わない重症うつ病エピソード	統合失調症症状を伴わない急性錯乱
	統合失調症症状を伴わない急性多形性精神病性障害	統合失調症症状を伴わない類循環精神病	二次性認知症
	認知症	反復性躁病エピソード	夢幻精神病
	老年期認知症	老年期認知症妄想型	

用法用量
鎮静には，通常，成人１日3～4錠を分割経口投与する。
催眠には，通常，成人１日1～2錠を就寝前に経口投与する。
なお，年齢，症状により適宜増減する。

禁忌
(1)昏睡状態，循環虚脱状態にある患者
(2)バルビツール酸誘導体・麻酔剤等の中枢神経抑制剤の強い影響下にある患者
(3)アドレナリンを投与中の患者
(4)ボリコナゾール，タダラフィル(アドシルカ)，リルピビリン，ダクラタスビル，アスナプレビル，バニプレビルを投与中の患者
(5)フェノチアジン系化合物及びその類似化合物，バルビツール酸

系化合物に対し過敏症の既往歴のある患者
(6)2歳未満の乳幼児

原則禁忌　皮質下部の脳障害(脳炎，脳腫瘍，頭部外傷後遺症等)の疑いのある患者

併用禁忌

薬剤名等	臨床症状・措置方法	機序・危険因子
アドレナリン ボスミン	臨床症状：アドレナリンの作用を逆転させ，血圧降下を起こすことがある。	クロルプロマジンによりアドレナリンのα作用が遮断され，β作用が優位になることがある。
ボリコナゾール ブイフェンド タダラフィル アドシルカ リルピビリン エジュラント ダクラタスビル ダクルインザ アスナプレビル スンベプラ バニプレビル バニヘップ	これらの薬剤の代謝が促進され，血中濃度が低下するおそれがある。	フェノバルビタールの肝薬物代謝酵素(CYP3A4)誘導作用による。

ベサコリン散5%

規格：5%1g[14.6円/g]
ベタネコール塩化物　サンノーバ　123

【効能効果】

消化管機能低下のみられる下記疾患
慢性胃炎
迷走神経切断後
手術後及び分娩後の腸管麻痺
麻痺性イレウス
手術後，分娩後及び神経因性膀胱などの低緊張性膀胱による排尿困難(尿閉)

【対応標準病名】

◎	術後排尿障害	消化管障害	心因性排尿障害
	神経因性膀胱	腸麻痺	低緊張性膀胱
	尿閉	排尿困難	麻痺性イレウス
	慢性胃炎	迷走神経切離後症候群	
○	1型糖尿病性神経因性膀胱	2型糖尿病性神経因性膀胱	アルコール性胃炎
	アレルギー性胃炎	胃運動機能障害	胃炎
	胃空腸周囲炎	萎縮性胃炎	萎縮性化生性胃炎
	胃蜂窩織炎	イレウス	急性胃炎
	急性びらん性胃炎	弛緩性神経因性膀胱	出血性胃炎
	術後残胃胃炎	術後膀胱機能低下	消化不良症
	自律性神経因性膀胱	遅延性排尿	中毒性胃炎
	糖尿病性神経因性膀胱	肉芽腫性胃炎	反応性リンパ組織増生症
	表層性胃炎	びらん性胃炎	ヘリコバクター・ピロリ胃炎
	放射線胃炎	メネトリエ病	疣状胃炎
△	亜イレウス	胃周囲炎	胃神経症
	胃切除後消化障害	胃切除後症候群	胃腸疾患
	胃腸神経症	陰部神経症	炎症性大網癒着
	完全尿閉	偽性イレウス	空気嚥下症
	痙性イレウス	血管運動神経症	後期ダンピング症候群
	残尿感	残留卵巣症候群	子宮筋腫摘出後遺症
	術後イレウス	術後悪心	術後吸収不良
	術後癒着性イレウス	小腸麻痺	心因性頻尿
	神経因性排尿障害	心身症型自律神経失調症	身体表現性自律神経機能低下
	性器神経症	早期ダンピング症候群	大腸麻痺
	ダンピング症候群	内臓神経症	尿うっ滞
	尿線断裂	尿線微弱	尿膀胱神経症
	排尿障害	反射性神経因性膀胱	非神経因性過活動膀胱
	不完全尿閉	糞便性イレウス	包茎術後変形
	膀胱過敏症	膀胱タンポナーデ	膀胱直腸障害
	無抑制性神経因性膀胱		

用法用量　ベタネコール塩化物として，通常成人1日30～50mgを3～4回に分けて経口投与する。
なお，年齢，症状により適宜増減する。

禁忌
(1)甲状腺機能亢進症の患者
(2)気管支喘息の患者
(3)消化管及び膀胱頸部に閉塞のある患者
(4)消化性潰瘍の患者
(5)妊婦又は妊娠している可能性のある婦人
(6)冠動脈閉塞のある患者
(7)強度の徐脈のある患者
(8)てんかんのある患者
(9)パーキンソニズムのある患者

ベザトールSR錠100mg　規格：100mg1錠[24.3円/錠]
ベザトールSR錠200mg　規格：200mg1錠[36.9円/錠]

ベザフィブラート　キッセイ　218

【効能効果】

高脂血症(家族性を含む)

【対応標準病名】

◎	家族性高リポ蛋白血症2a型	家族性高リポ蛋白血症2b型	家族性高リポ蛋白血症3型
	家族性高リポ蛋白血症4型	家族性高リポ蛋白血症5型	家族性複合型高脂血症
	高脂血症	高リポ蛋白血症	
○	1型糖尿病性高コレステロール血症	2型糖尿病性高コレステロール血症	家族性高コレステロール血症
	家族性高コレステロール血症・ヘテロ接合体	家族性高コレステロール血症・ホモ接合体	家族性高トリグリセライド血症
	家族性高リポ蛋白血症1型	結節性黄色腫	高LDL血症
	高カイロミクロン血症	高コレステロール血症	高コレステロール血症性黄色腫
	高トリグリセライド血症	混合型高脂質血症	脂質異常症
	脂質代謝異常	食事性高脂血症	先天性脂質代謝異常
	糖尿病性高コレステロール血症	二次性高脂血症	本態性高コレステロール血症
	本態性高脂血症		
△	高HDL血症	多中心性細網組織球症	

用法用量　通常，成人にはベザフィブラートとして1日400mgを2回に分けて朝夕食後に経口投与する。
なお，腎機能障害を有する患者及び高齢者に対しては適宜減量すること。

用法用量に関連する使用上の注意
本剤は主として腎臓を経て尿中に排泄されるので，腎機能障害のある患者への投与には十分注意する必要がある。投与にあたっては，下表の血清クレアチニン値に応じて減量すること。
また，高齢者では，加齢により腎機能の低下を認める一方で，筋肉量の低下から血清クレアチニン値の上昇が軽微であるため，下表のクレアチニンクリアランスに応じた投与量の調節を行うこと。
なお，投与量はクレアチニンクリアランスの実測値より設定することが望ましいが，患者の身体状況等を勘案し，実測することが困難である場合には，例えばクレアチニンクリアランスと高い相関性が得られる下記の安田の推定式を用いる等により，用量の設定を行うこと。
男性：(176－年齢)×体重/(100×血清クレアチニン値)
女性：(158－年齢)×体重/(100×血清クレアチニン値)

血清クレアチニン値	クレアチニンクリアランス	投与量
Scr≦1.5mg/dL	60mL/分≦Ccr	400mg/日 (200mg×2)
1.5mg/dL＜Scr＜	50mL/分＜Ccr＜60mL/分	200mg/日

2.0mg/dL		(200mg × 1)

Scr：血清クレアチニン値
Ccr：クレアチニンクリアランス

禁忌
(1)人工透析患者(腹膜透析を含む)
(2)腎不全などの重篤な腎疾患のある患者
(3)血清クレアチニン値が2.0mg/dL 以上の患者
(4)本剤の成分に対し過敏症の既往歴のある患者
(5)妊婦又は妊娠している可能性のある婦人

原則禁忌　腎機能に関する臨床検査値に異常が認められる患者に，本剤とHMG-CoA還元酵素阻害薬を併用する場合には，治療上やむを得ないと判断される場合にのみ併用すること。

原則併用禁忌
腎機能に関する臨床検査値に異常が認められる患者では原則として併用しないこととするが，治療上やむを得ないと判断される場合にのみ慎重に併用すること。

薬剤名等	臨床症状・措置方法	機序・危険因子
HMG-CoA 還元酵素阻害薬 プラバスタチンナトリウム シンバスタチン フルバスタチンナトリウム 等	急激な腎機能悪化を伴う横紋筋融解症があらわれやすい。やむを得ず併用する場合には，本剤を少量から投与を開始するとともに，定期的に腎機能検査等を実施し，自覚症状(筋肉痛，脱力感)の発現，CK(CPK)の上昇，血中及び尿中ミオグロビン上昇並びに血清クレアチニン上昇等の腎機能の悪化を認めた場合は直ちに投与を中止すること。	本剤は主として腎臓を経て排泄されるため，腎機能に関する臨床検査値に異常が認められる患者では本剤の血中濃度が上昇しやすい。このような患者に本剤とHMG-CoA還元酵素阻害薬を併用すると横紋筋融解症が発現しやすいので原則として併用しないこと。

ベザリップ錠100mg：中外　100mg1錠[24.3円/錠]
ベザリップ錠200mg：中外　200mg1錠[40.4円/錠]

ベザフィブラートSR錠100mg「サワイ」：沢井　100mg1錠[7.7円/錠]，ベザフィブラートSR錠100mg「日医工」：日医工　100mg1錠[7.7円/錠]，ベザフィブラートSR錠200mg「サワイ」：沢井　200mg1錠[9.9円/錠]，ベザフィブラートSR錠200mg「日医工」：日医工　200mg1錠[9.9円/錠]，ベザフィブラート徐放錠100mg「JG」：長生堂　100mg1錠[7.7円/錠]，ベザフィブラート徐放錠100mg「ZE」：全星薬品　100mg1錠[7.7円/錠]，ベザフィブラート徐放錠100mg「トーワ」：東和　100mg1錠[7.7円/錠]，ベザフィブラート徐放錠200mg「JG」：長生堂　200mg1錠[9.9円/錠]，ベザフィブラート徐放錠200mg「ZE」：全星薬品　200mg1錠[9.9円/錠]，ベザフィブラート徐放錠200mg「トーワ」：東和　200mg1錠[9.9円/錠]，ベザレックスSR錠100：メディサ　100mg1錠[9.9円/錠]，ベザレックスSR錠200：メディサ　200mg1錠[15.9円/錠]，ベスタリットL錠100：テバ製薬　100mg1錠[7.7円/錠]，ベスタリットL錠200：テバ製薬　200mg1錠[9.9円/錠]，ミデナールL錠100：シオノ　100mg1錠[7.7円/錠]，ミデナールL錠200：シオノ　200mg1錠[9.9円/錠]

ベサノイドカプセル10mg

規格：10mg1カプセル[717.6円/カプセル]

トレチノイン　中外　429

【効能効果】

急性前骨髄球性白血病

【対応標準病名】

◎	急性前骨髄球性白血病		
○	白血病		
△	急性骨髄性白血病	急性骨髄単球性白血病	急性白血病
	くすぶり型白血病	好中球性白血病	骨髄異形成症候群
	骨髄性白血病	骨髄性白血病骨髄浸潤	骨髄単球性白血病
	混合型白血病	小児骨髄異形成症候群	髄膜白血病
	低形成性白血病	二次性白血病	白血病性関節症
	非定型的白血病	皮膚白血病	分類不能型骨髄異形成症候群
	慢性白血病		

用法用量　通常，成人には寛解導入療法としてトレチノイン1日60～80mg(45mg/m^2)を3回に分けて食後経口投与する。
なお，年齢，症状により適宜増減する。

警告
(1)本剤には催奇形性があるので，妊婦又は妊娠している可能性のある婦人には投与しないこと。また，妊娠する可能性のある婦人には投与しないことを原則とするが，やむを得ず投与する場合には使用上の注意を厳守すること。
(2)本剤はレチノイン酸症候群等の副作用が起こることがあるので，緊急時に十分処置できる医療施設及びがん化学療法に十分な経験をもつ医師のもとで，本剤が適切と判断される症例についてのみ使用すること。

禁忌
(1)妊婦又は妊娠している可能性のある婦人
(2)本剤の成分に対し過敏症の既往歴のある患者
(3)肝障害のある患者
(4)腎障害のある患者
(5)ビタミンA製剤を投与中の患者
(6)ビタミンA過剰症の患者

原則禁忌　妊娠する可能性のある婦人

併用禁忌

薬剤名等	臨床症状・措置方法	機序・危険因子
ビタミンA製剤 (チョコラA　等)	ビタミンA過剰症と類似した副作用症状を起こすおそれがある。	本剤はビタミンAの活性代謝物である。

ベザリップ錠100mg　規格：100mg1錠[24.3円/錠]
ベザリップ錠200mg　規格：200mg1錠[40.4円/錠]

ベザフィブラート　中外　218

ベザトールSR錠100mg，ベザトールSR錠200mgを参照(P875)

ベシケアOD錠2.5mg　規格：2.5mg1錠[115.8円/錠]
ベシケアOD錠5mg　規格：5mg1錠[194.8円/錠]
ベシケア錠2.5mg　規格：2.5mg1錠[115.8円/錠]
ベシケア錠5mg　規格：5mg1錠[194.8円/錠]

コハク酸ソリフェナシン　アステラス　259

【効能効果】

過活動膀胱における尿意切迫感，頻尿及び切迫性尿失禁

【対応標準病名】

◎	過活動膀胱	切迫性尿失禁	頻尿症
○	溢流性尿失禁	遺尿症	多尿
	特発性多尿症	尿失禁症	反射性尿失禁
	膀胱機能障害	夜間遺尿	夜間多尿
	夜間頻尿症		
△	非神経因性過活動膀胱	腹圧性尿失禁	膀胱ヘルニア

効能効果に関連する使用上の注意
(1)本剤を適用する際，十分な問診により臨床症状を確認するとともに，類似の症状を呈する疾患(尿路感染症，尿路結石，膀胱癌や前立腺癌などの下部尿路における新生物等)があることに留意し，尿検査等により除外診断を実施すること。なお，必要に応じて専門的な検査も考慮すること。
(2)下部尿路閉塞疾患(前立腺肥大症等)を合併している患者では，それに対する治療(α_1遮断薬等)を優先させること。

用法用量　通常，成人にはコハク酸ソリフェナシンとして5mg

を１日１回経口投与する。
なお，年齢，症状により適宜増減するが，１日最高投与量は10mgまでとする。

用法用量に関連する使用上の注意

(1)中等度の肝機能障害患者（Child-Pugh 分類 B）への投与は１日１回2.5mgから開始し，慎重に投与する。投与量の上限は１日１回5mgまでとする。軽度の肝機能障害患者（Child-Pugh 分類 A）への投与は１日１回5mgから開始し，増量に際しては副作用発現に留意し，患者の状態を十分に観察しながら慎重に行うこと。
(2)重度の腎機能障害患者（クレアチニンクリアランス 30mL/min 未満）への投与は１日１回2.5mgから開始し，慎重に投与する。投与量の上限は１日１回5mgまでとする。軽度及び中等度の腎機能障害患者（クレアチニンクリアランス 30mL/min 以上かつ 80mL/min 以下）への投与は１日１回5mgから開始し，増量に際しては副作用発現に留意し，患者の状態を十分に観察しながら慎重に行うこと。

禁忌

(1)本剤の成分に対し過敏症の既往歴のある患者
(2)尿閉を有する患者
(3)閉塞隅角緑内障の患者
(4)幽門部，十二指腸又は腸管が閉塞している患者及び麻痺性イレウスのある患者
(5)胃アトニー又は腸アトニーのある患者
(6)重症筋無力症の患者
(7)重篤な心疾患の患者
(8)重度の肝機能障害患者（Child-Pugh 分類 C）

ベスタチンカプセル10mg
規格：10mg1カプセル［583.6円/カプセル］
ベスタチンカプセル30mg
規格：30mg1カプセル［1443.2円/カプセル］
ウベニメクス　日本化薬　429

【効 能 効 果】

成人急性非リンパ性白血病に対する完全寛解導入後の維持強化化学療法剤との併用による生存期間の延長。

【対応標準病名】

◎	急性骨髄性白血病	急性白血病	
○	急性骨髄単球性白血病	急性前骨髄球性白血病	白血病
△	アグレッシブ NK 細胞白血病	急性巨核芽球性白血病	急性単球性白血病
	くすぶり型白血病	髄膜白血病	赤白血病
	単球性白血病	低形成性白血病	皮膚白血病
	肥満細胞性白血病	慢性単球性白血病	

用法用量　通常，成人急性非リンパ性白血病の完全寛解導入後に維持強化化学療法剤と併用する。投与量はウベニメクスとして１日30mgを１日１回経口投与する。なお，年齢，症状により適宜増減する。

ベストン糖衣錠（25mg）
規格：25mg1錠［6.2円/錠］
ビスベンチアミン　田辺三菱　312

【効 能 効 果】

(1)ビタミン B_1 欠乏症の予防及び治療
(2)ビタミン B_1 の需要が増大し，食事からの摂取が不十分な際の補給（消耗性疾患，甲状腺機能亢進症，妊産婦，授乳婦，激しい肉体労働時等）
(3)ウェルニッケ脳炎，脚気衝心
(4)下記疾患のうちビタミン B_1 の欠乏又は代謝障害が関与すると推定される場合
①神経痛
②筋肉痛・関節痛
③末梢神経炎・末梢神経麻痺
④便秘等の胃腸運動機能障害
（効果がないのに月余にわたって漫然と使用すべきでない）

【対応標準病名】

◎	胃腸運動機能障害	ウェルニッケ脳症	脚気心
	関節痛	筋肉痛	甲状腺機能亢進症
	神経痛	ビタミン B1 欠乏症	便秘症
	末梢神経炎	末梢神経障害	
○	異所性中毒性甲状腺腫	脚気	脚気症候群
	脚気神経炎	乾性脚気	グレーブス病
	甲状腺眼症	甲状腺機能正常型グレーブス病	甲状腺クリーゼ
	甲状腺中毒性昏睡	産後脚気	湿性脚気
	人為的甲状腺中毒症	中毒性甲状腺腫	中毒性多結節性甲状腺腫
	中毒性単結節性甲状腺腫	バセドウ病	バセドウ病眼症
	バセドウ病術後再発	びまん性中毒性甲状腺腫	プランマー病
	肋間神経痛		
△ あ	MP 関節痛	亜急性連合性脊髄変性症	アルコール性多発ニューロパチー
	胃うっ血	胃運動機能障害	胃運動亢進症
	胃液欠乏	胃液分泌過多	胃拡張
	胃下垂	胃機能亢進	胃狭窄
	胃痙攣	胃軸捻症	胃十二指腸嵌頓
	胃腫瘤	胃石症	胃切除後癒着
	胃腸機能異常	胃腸機能減退	胃腸虚弱
	一過性甲状腺機能亢進症	胃粘膜過形成	胃のう胞
か	胃壁軟化症	腋窩部痛	外傷性肩不安定症
	顎関節痛	過酸症	下肢関節痛
	下肢筋肉痛	下肢神経痛	下垂体性 TSH 分泌亢進症
	下垂体性甲状腺機能亢進症	下腿関節痛	下腿三頭筋痛
	下腿神経炎	肩関節痛症	偽性甲状腺機能亢進症
	偽性股関節痛	機能性便秘症	急性胃腸障害
	急性胃粘膜病変	胸鎖関節痛	胸鎖乳突筋痛
	胸背部筋肉痛	胸部筋肉痛	胸腹部筋痛
	胸壁神経痛	頚肩部筋肉痛	痙性胃炎
	頚部筋肉痛	頚部神経痛	痙攣性便秘
	結腸アトニー	肩甲上神経痛	肩甲部筋肉痛
	肩鎖関節痛	原発性甲状腺機能亢進症	肩部筋痛
	甲状腺中毒症	甲状腺中毒症性関節障害	甲状腺中毒症性筋無力症候群
	甲状腺中毒症性心筋症	甲状腺中毒性眼球突出症	甲状腺中毒性四肢麻痺
	甲状腺中毒性周期性四肢麻痺	甲状腺中毒性心不全	甲状腺中毒性ミオパチー
	後頭下神経痛	後頭神経痛	後頭部神経痛
	項背部筋痛	項部筋肉痛	項部神経痛
さ	股関節痛	弛緩性便秘症	趾関節痛
	四肢神経痛	膝窩部痛	膝関節痛
	習慣性便秘	重症便秘症	十二指腸腫瘤
	手関節痛	手指関節痛	手指神経炎
	術後便秘	上肢筋肉痛	上肢神経痛
	上腕筋肉痛	上腕三頭筋痛	上腕神経痛
	上腕二頭筋痛	食事性便秘	神経炎
	スルーダー神経痛	脊椎関節痛	線維筋痛症
	仙腸関節痛	前腕筋肉痛	前腕神経痛
	僧帽筋痛	足関節痛	側頭部神経痛
た	大腿筋痛	大腿神経痛	大腸機能障害
	大腸ジスキネジア	多発性関節痛	多発性筋肉痛
	多発性神経炎	多発性神経障害	多発性神経痛
	多発ニューロパチー	単純性便秘	肘関節痛
	中指関節痛	腸アトニー	腸管運動障害
	腸管麻痺性便秘	腸機能障害	腸ジスキネジア

	直腸性便秘	低酸症	殿部筋肉痛
	頭部筋肉痛	頭部神経痛	特発性神経痛
は	二次性甲状腺機能亢進症	乳幼児便秘	背部筋肉痛
	背部神経痛	反復性多発性神経炎	肥厚性幽門狭窄症
	腓腹筋痛	腹壁筋痛	腹壁神経痛
	ペラグラ性脳症	便通異常	母指 MP 関節痛
ま	母趾関節痛	慢性神経痛	無酸症
や	盲腸アトニー	薬物胃障害	腰筋痛症
ら	腰背筋痛症	腰皮神経痛	肋間筋肉痛

用法用量　通常成人には本剤1日量1～4錠(チアミン塩化物塩酸塩として25～100mg)を経口投与する。
なお，年齢，症状により適宜増減する。

ベタナミン錠10mg　規格：10mg1錠[13.5円/錠]
ペモリン　三和化学　117

【効能効果】

(1)軽症うつ病，抑うつ神経症
(2)次の疾患に伴う睡眠発作，傾眠傾向，精神的弛緩の改善
　ナルコレプシー，ナルコレプシーの近縁傾眠疾患

【対応標準病名】

◎	軽症うつ病エピソード	傾眠症	ナルコレプシー
	抑うつ神経症		
○	うつ状態	うつ病	うつ病型統合失調感情障害
	延髄性うつ病	外傷後遺症性うつ病	過眠
	仮面うつ病	寛解中の反復性うつ病性障害	感染症後うつ病
	器質性うつ病性障害	気分循環症	気分変調症
	クライネ・レヴィン症候群	軽症反復性うつ病性障害	拘禁性抑うつ状態
	混合性不安抑うつ障害	産褥期うつ状態	思春期うつ病
	嗜眠	周期嗜眠症	循環型躁うつ病
	心気性うつ病	神経症	神経症性抑うつ状態
	睡眠リズム障害	躁うつ病	双極性感情障害・軽症のうつ病エピソード
	双極性感情障害・精神病症状を伴う重症うつ病エピソード	双極性感情障害・精神病症状を伴わない重症うつ病エピソード	双極性感情障害・中等症のうつ病エピソード
	退行期うつ病	単極性うつ病	単発反応性うつ病
	中等症うつ病エピソード	中等症反復性うつ病性障害	動脈硬化性うつ病
	特発性過眠症	内因性うつ病	反応性うつ病
	反復心因性うつ病	反復性うつ病	反復性心因性抑うつ精神病
	反復性精神病性うつ病	反復性短期うつ病エピソード	非定型うつ病
	不安うつ病	抑うつ性パーソナリティ障害	レム睡眠行動障害
	老年期うつ病	老年期認知症抑うつ型	
△	2型双極性障害	意識混濁	カタプレキシー
	器質性気分障害	器質性混合性感情障害	器質性双極性障害
	器質性躁病性障害	原発性認知症	昏迷
	持続性気分障害	周期性精神病	初老期精神病
	初老期認知症	初老期妄想状態	睡眠障害
	精神病症状を伴う重症うつ病エピソード	精神病症状を伴わない重症うつ病エピソード	双極性感情障害
	脱力発作	単極性躁病	二次性認知症
	認知症	半昏睡	反復性気分障害
	反復性躁病エピソード	非器質性過眠症	もうろう状態
	老年期認知症	老年期認知症妄想型	老年期妄想状態
	老年精神病		

用法用量
(1)軽症うつ病，抑うつ神経症にはペモリンとして通常成人1日10～30mgを朝食後経口投与する。なお，年齢・症状により適宜増減する。
(2)ナルコレプシー，ナルコレプシーの近縁傾眠疾患にはペモリンとして通常成人1日20～200mgを朝食後，昼食後の2回に分割経口投与する。なお，年齢・症状により適宜増減する。

警告　海外の市販後報告において，重篤な肝障害を発現し死亡に至った症例も報告されていることから，投与中は定期的に血液検査等を行うこと。

禁忌
(1)過度の不安，緊張，興奮性，焦躁，幻覚，妄想症状，強迫状態，ヒステリー状態，舞踏病のある患者
(2)重篤な肝障害のある患者
(3)緑内障の患者
(4)甲状腺機能亢進のある患者
(5)不整頻拍，狭心症，動脈硬化症の患者
(6)てんかん等の痙攣性疾患の患者
(7)本剤に対し過敏症の既往歴のある患者

ベタナミン錠25mg　規格：25mg1錠[30.9円/錠]
ベタナミン錠50mg　規格：50mg1錠[59.5円/錠]
ペモリン　三和化学　117

【効能効果】

次の疾患に伴う睡眠発作，傾眠傾向，精神的弛緩の改善
　ナルコレプシー，ナルコレプシーの近縁傾眠疾患

【対応標準病名】

◎	傾眠症	ナルコレプシー	
○	過眠	クライネ・レヴィン症候群	嗜眠
	周期嗜眠症	睡眠リズム障害	特発性過眠症
	レム睡眠行動障害		
△	意識混濁	カタプレキシー	昏迷
	睡眠障害	脱力発作	半昏睡
	非器質性過眠症	もうろう状態	

用法用量　ナルコレプシー，ナルコレプシーの近縁傾眠疾患にはペモリンとして通常成人1日20～200mgを朝食後，昼食後の2回に分割経口投与する。なお，年齢・症状により適宜増減する。

警告　海外の市販後報告において，重篤な肝障害を発現し死亡に至った症例も報告されていることから，投与中は定期的に血液検査等を行うこと。

禁忌
(1)過度の不安，緊張，興奮性，焦躁，幻覚，妄想症状，強迫状態，ヒステリー状態，舞踏病のある患者
(2)重篤な肝障害のある患者
(3)緑内障の患者
(4)甲状腺機能亢進のある患者
(5)不整頻拍，狭心症，動脈硬化症の患者
(6)てんかん等の痙攣性疾患の患者
(7)本剤に対し過敏症の既往歴のある患者

ベタニス錠25mg　規格：25mg1錠[116.2円/錠]
ベタニス錠50mg　規格：50mg1錠[195.2円/錠]
ミラベグロン　アステラス　259

【効能効果】

過活動膀胱における尿意切迫感，頻尿及び切迫性尿失禁

【対応標準病名】

◎	過活動膀胱	切迫性尿失禁	頻尿症
○	尿失禁症	非神経因性過活動膀胱	膀胱機能障害
	夜間頻尿症		

効能効果に関連する使用上の注意　本剤を適用する際，十分な問診により臨床症状を確認するとともに，類似の症状を呈する疾患(尿路感染症，尿路結石，膀胱癌や前立腺癌などの下部尿路における新生物等)があることに留意し，尿検査等により除外診断を実施すること。なお，必要に応じて専門的な検査も考慮すること。

用法用量　通常，成人にはミラベグロンとして50mgを1日1回食後に経口投与する。

用法用量に関連する使用上の注意

(1)中等度の肝機能障害患者(Child - Pugh スコア7～9)への投与は1日1回25mgから開始する。

(2)重度の腎機能障害患者(eGFR15～29mL/min/1.73m^2)への投与は1日1回25mgから開始する。

警告　生殖可能な年齢の患者への本剤の投与はできる限り避けること。

禁忌

(1)本剤の成分に対し過敏症の既往歴のある患者

(2)重篤な心疾患を有する患者

(3)妊婦及び妊娠している可能性のある婦人

(4)授乳婦

(5)重度の肝機能障害患者(Child-Pugh スコア10以上)

(6)フレカイニド酢酸塩あるいはプロパフェノン塩酸塩投与中の患者

併用禁忌

薬剤名等	臨床症状・措置方法	機序・危険因子
フレカイニド酢酸塩(タンボコール) プロパフェノン塩酸塩(プロノン，ソビラール)	QT 延長，心室性不整脈(Torsades de Pointes を含む)等を起こすおそれがある。	ともに催不整脈作用があり，また本剤のCYP2D6阻害作用により，これらの薬剤の血中濃度が上昇する可能性がある。

ベックカプセル5mg　規格：5mg1カプセル[23.3円/カプセル]
ベックカプセル10mg　規格：10mg1カプセル[36.9円/カプセル]
ベック顆粒2%　規格：2%1g[73.8円/g]
アラニジピン　日医工　214

サプレスタカプセル5mg，サプレスタカプセル10mg，サプレスタ顆粒2%を参照(P388)

ベナ錠10mg　規格：10mg1錠[5.9円/錠]
ジフェンヒドラミン塩酸塩　佐藤　441

【効能効果】

蕁麻疹，皮膚疾患に伴う瘙痒(湿疹，皮膚炎)，枯草熱，アレルギー性鼻炎，血管運動性鼻炎，急性鼻炎，春季カタルに伴う瘙痒

【対応標準病名】

◎	アレルギー性鼻炎	花粉症	急性鼻炎
	血管運動性鼻炎	湿疹	春季カタル
	じんま疹	そう痒	皮膚炎
○	足湿疹	アスピリンじんま疹	アトピー性角結膜炎
	アレルギー性じんま疹	アレルギー性鼻咽頭炎	アレルギー性鼻結膜炎
	アレルギー性副鼻腔炎	異汗症	異汗性湿疹
	イネ科花粉症	陰のう湿疹	陰のうそう痒症
	陰部間擦疹	会陰部肛囲湿疹	腋窩湿疹
	温熱じんま疹	外陰部そう痒症	外陰部皮膚炎
	かぜ	家族性寒冷自己炎症症候群	カタル性眼炎
	カタル性結膜炎	化膿性皮膚疾患	貨幣状湿疹
	カモガヤ花粉症	間擦疹	感染性鼻炎
	感染性皮膚炎	感冒	汗疱
	汗疱性湿疹	顔面急性皮膚炎	寒冷じんま疹
	機械性じんま疹	季節性アレルギー性結膜炎	季節性アレルギー性鼻炎
	丘疹状湿疹	急性湿疹	急性鼻咽頭炎
	亀裂性湿疹	頚部皮膚炎	限局性そう痒症
	肛囲間擦疹	紅斑性間擦疹	紅斑性湿疹
	肛門湿疹	肛門そう痒症	コリン性じんま疹
	自家感作性皮膚炎	自己免疫性じんま疹	湿疹様発疹
	周期性再発性じんま疹	手指湿疹	出血性じんま疹
	症候性そう痒症	人工肛門部皮膚炎	人工じんま疹
	新生児皮膚炎	振動性じんま疹	スギ花粉症
	赤色湿疹	接触じんま疹	全身湿疹
	通年性アレルギー性結膜炎	通年性アレルギー性鼻炎	手湿疹
	冬期湿疹	透析皮膚そう痒症	頭部湿疹
	特発性じんま疹	乳房皮膚炎	妊娠湿疹
	妊娠中感冒	妊婦性皮膚炎	粘液膿性結膜炎
	白色粃糠疹	鼻背部湿疹	汎発性皮膚そう痒症
	鼻前庭部湿疹	非特異性そう痒症	ヒノキ花粉症
	皮膚そう痒症	皮膚描記性じんま疹	ブタクサ花粉症
	扁平湿疹	慢性カタル性結膜炎	慢性湿疹
	慢性じんま疹	薬物性じんま疹	落屑性湿疹
	鱗状湿疹	老年性そう痒症	
△	アレルギー性結膜炎	鼻炎	

用法用量　ジフェンヒドラミン塩酸塩として，通常成人1回30～50mg(3～5錠)を1日2～3回経口投与する。
なお，年齢，症状により適宜増減する。

禁忌

(1)緑内障のある患者

(2)前立腺肥大等下部尿路に閉塞性疾患のある患者

レスタミンコーワ錠10mg：興和　10mg1錠[5.9円/錠]

ベネシッド錠250mg　規格：250mg1錠[9.6円/錠]
プロベネシド　科研　394

【効能効果】

(1)痛風

(2)ペニシリン，パラアミノサリチル酸の血中濃度維持

【対応標準病名】

◎	痛風		
○	肩関節痛風	原発性痛風	続発性痛風
	痛風性関節炎	痛風性関節症	定型痛風
	薬剤性痛風		
△	痛風結節	痛風腎	痛風発作

用法用量

(1)痛風：プロベネシドとして，通常，成人1日0.5～2g(2～8錠)を分割経口投与し，その後維持量として1日1～2g(4～8錠)を2～4回に分割経口投与する。なお，年齢，症状により適宜増減する。

(2)ペニシリン，パラアミノサリチル酸の血中濃度維持：プロベネシドとして，通常，成人1日1～2g(4～8錠)を4回に分割経口投与する。なお，年齢，症状により適宜増減する。

禁忌

(1)腎臓結石症又は高度の腎障害のある患者

(2)血液障害のある患者

(3)本剤の成分に対し過敏症の既往歴のある患者

(4)2歳未満の乳児

ベネット錠2.5mg　規格：2.5mg1錠[109円/錠]
ベネット錠75mg　規格：75mg1錠[2987.3円/錠]
リセドロン酸ナトリウム水和物　武田薬品　399

アクトネル錠2.5mg，アクトネル錠75mgを参照(P27)

ベネット錠17.5mg　規格：17.5mg1錠[679.8円/錠]
リセドロン酸ナトリウム水和物　武田薬品　399

アクトネル錠17.5mgを参照(P27)

ベネトリン錠2mg　規格：2mg1錠[6.7円/錠]
サルブタモール硫酸塩
グラクソ・スミスクライン　225

【効 能 効 果】

下記疾患の気道閉塞性障害にもとづく諸症状の緩解：気管支喘息，小児喘息，肺気腫，急・慢性気管支炎，肺結核，珪肺結核

【対応標準病名】

◎	気管支喘息	気道閉塞	急性気管支炎
	珪肺結核	小児喘息	肺気腫
	肺結核	慢性気管支炎	
○	RS ウイルス気管支炎	亜急性気管支炎	アスピリン喘息
	アトピー性喘息	アレルギー性気管支炎	萎縮性肺気腫
	一側性肺気腫	インフルエンザ菌気管支炎	ウイルス性気管支炎
	運動誘発性喘息	エコーウイルス気管支炎	外因性喘息
	潰瘍性粟粒結核	活動性肺結核	感染型気管支喘息
	乾酪性肺炎	気管結核	気管支結核
	気管支喘息合併妊娠	気腫性肺のう胞	偽膜性気管支炎
	急性気管気管支炎	急性喉頭気管気管支炎	急性粟粒結核
	急性反復性気管支炎	巨大気腫性肺のう胞	クループ性気管支炎
	結核	結核後遺症	結核腫
	結核初期感染	結核性咳嗽	結核性喀血
	結核性気管支拡張症	結核性気胸	結核性胸膜炎
	結核性空洞	結核性血胸	結核性膿胸
	結核性肺線維症	結核性肺膿瘍	結節性肺結核
	硬化性肺結核	喉頭結核	コクサッキーウイルス気管支炎
	混合型喘息	小児喘息性気管支炎	小葉間肺気腫
	初感染結核	職業喘息	心因性喘息
	滲出性気管支炎	塵肺結核	ステロイド依存性喘息
	咳喘息	喘息性気管支炎	先天性結核
	粟粒結核	代償性肺気腫	中心小葉性肺気腫
	陳旧性肺結核	難治結核	難治性喘息
	乳児喘息	肺炎球菌性気管支炎	肺炎結核
	肺結核・鏡検確認あり	肺結核・組織学的確認あり	肺結核・培養のみ確認あり
	肺結核後遺症	肺結核腫	肺結核術後
	敗血症性気管支炎	肺非結核性抗酸菌症	肺胞性肺気腫
	肺門結核	肺門リンパ節結核	播種性結核
	パラインフルエンザウイルス気管支炎	汎小葉性肺気腫	非アトピー性喘息
	ヒトメタニューモウイルス気管支炎	ブラ性肺気腫	閉塞性肺気腫
	マイコプラズマ気管支炎	マクロード症候群	慢性気管炎
	慢性気管気管支炎	慢性気管支漏	慢性肺気腫
	夜間性喘息	ライノウイルス気管支炎	連鎖球菌気管支炎
	老人性気管支炎	老人性肺気腫	
△	気道狭窄	急性呼吸器感染症	上葉無気肺
	潜在性結核感染症	多剤耐性結核	中葉無気肺
	板状無気肺		

用法用量　通常成人1回2錠(サルブタモールとして4mg)1日3回経口投与し，症状の激しい場合には1回4錠(サルブタモールとして8mg)1日3回経口投与する。
なお，年齢，症状により適宜増減するが，小児の標準投与量は1日サルブタモールとして0.3mg/kgを3回に分けて経口投与する。

禁忌　本剤の成分に対して過敏症の既往歴のある患者

サルブタモール錠2mg「日医工」：日医工[5.4円/錠]

ベネトリンシロップ0.04%　規格：0.04%1mL[5.5円/mL]
サルブタモール硫酸塩
グラクソ・スミスクライン　225

【効 能 効 果】

下記疾患にもとづく気管支痙攣の緩解
気管支喘息，気管支炎，喘息様気管支炎

【対応標準病名】

◎	気管支炎	気管支痙攣	気管支喘息
	喘息性気管支炎		
○	アスピリン喘息	アトピー性喘息	アレルギー性気管支炎
	運動誘発性喘息	嚥下性気管支炎	外因性喘息
	カタル性気管支炎	感染型気管支喘息	気管気管支炎
	気管支喘息合併妊娠	混合型喘息	小児喘息
	小児喘息性気管支炎	職業喘息	心因性喘息
	ステロイド依存性喘息	咳喘息	沈下性気管支炎
	難治性喘息	乳児喘息	妊娠中気管支炎
	非アトピー性喘息	びまん性気管支炎	フィブリン性気管支炎
	副鼻腔気管支症候群	膜性気管支炎	夜間性喘息
△	気管支漏	上葉無気肺	中葉無気肺
	板状無気肺		

用法用量
通常，乳幼児に対し，1日0.75mL(サルブタモールとして0.3mg)/kgを3回に分けて経口投与する。
なお，年齢，症状により適宜増減するが，標準投与量は，通常，
1歳未満　3～6mL(サルブタモールとして1.2～2.4mg)
1～3歳未満　6～9mL(サルブタモールとして2.4～3.6mg)
3～5歳未満　9～15mL(サルブタモールとして3.6～6mg)
を1日量とし，1日3回に分けて経口投与する。

禁忌　本剤の成分に対して過敏症の既往歴のある患者

ベネン錠1mg　規格：1mg1錠[6円/錠]
トリプロリジン塩酸塩水和物
佐藤　441

【効 能 効 果】

皮膚疾患に伴う瘙痒(湿疹・皮膚炎，皮膚瘙痒症，小児ストロフルス，中毒疹)，じん麻疹，アレルギー性鼻炎，血管運動性鼻炎，感冒等上気道炎に伴うくしゃみ・鼻汁・咳嗽，急性中耳カタルに伴う耳閉塞感

【対応標準病名】

◎	アレルギー性鼻炎	かぜ	感冒
	急性上気道炎	急性滲出性中耳炎	急性痒疹
	くしゃみ	血管運動性鼻炎	湿疹
	じんま疹	咳	そう痒
	中毒疹	鼻汁	皮膚炎
	皮膚そう痒症	鼻漏	
○	LE 型薬疹	足湿疹	アスピリンじんま疹
	アトピー咳嗽	アレルギー性咳嗽	アレルギー性じんま疹
	アレルギー性中耳炎	アレルギー性鼻咽頭炎	アレルギー性鼻結膜炎
	アレルギー性副鼻腔炎	異汗症	異汗性湿疹
	イネ科花粉症	咽頭喉頭炎	陰のう湿疹
	陰のうそう痒症	陰部間擦疹	うっ血性鼻炎
	会陰部肛囲湿疹	腋窩湿疹	温熱じんま疹
	外陰部そう痒症	外陰部皮膚炎	家族性寒冷自己炎症症候群
	カタル性咳	カタル性鼻炎	化膿性皮膚疾患
	花粉症	貨幣状湿疹	カモガヤ花粉症
	間擦疹	乾性咳	感染後咳嗽
	感染性鼻炎	感染性皮膚炎	汗疱
	汗疱性湿疹	顔面急性皮膚炎	寒冷じんま疹
	機械性じんま疹	季節性アレルギー性鼻炎	丘疹状湿疹
	丘疹状じんま疹	急性アレルギー性中耳炎	急性咽頭喉頭炎

	急性血性中耳炎	急性湿疹	急性鼻咽頭炎
	急性鼻炎	急性非化膿性中耳炎	亀裂性湿疹
	頚部皮膚炎	結節性痒疹	限局性神経皮膚炎
	限局性そう痒症	肛囲間擦疹	紅斑性間擦疹
	紅斑性湿疹	紅皮症型薬疹	肛門湿疹
	肛門そう痒症	固定薬疹	コリン性じんま疹
	しいたけ皮膚炎	自家感作性皮膚炎	色素性痒疹
	自己免疫性じんま疹	湿疹様発疹	湿性咳
	紫斑型薬疹	周期性再発性じんま疹	手指湿疹
	出血性じんま疹	症候性そう痒症	食物性皮膚炎
	人工肛門部皮膚炎	人工じんま疹	滲出性中耳炎
	新生児皮膚炎	振動性じんま疹	スギ花粉症
	ステロイド皮膚炎	ステロイド誘発性皮膚症	制癌剤皮膚炎
	赤色湿疹	接触じんま疹	遷延性咳嗽
	全身湿疹	全身薬疹	苔癬
	多形慢性痒疹	単純苔癬	通年性アレルギー性鼻炎
	手湿疹	冬期湿疹	透析皮膚そう痒症
	頭部湿疹	特発性じんま疹	乳房皮膚炎
	妊娠湿疹	妊娠中感冒	妊婦性皮膚炎
	白色粃糠疹	鼻背部湿疹	汎発性皮膚そう痒症
	鼻炎	非化膿性中耳炎	鼻前庭部湿疹
	ビダール苔癬	非特異性そう痒症	ヒノキ花粉症
	皮膚描記性じんま疹	ピリン疹	ブタクサ花粉症
	閉塞性鼻炎	ヘブラ痒疹	扁平湿疹
	慢性咳嗽	慢性湿疹	慢性じんま疹
	夜間咳	薬剤性過敏症症候群	薬疹
	薬物性口唇炎	薬物性じんま疹	痒疹
	落屑性湿疹	鱗状湿疹	類苔癬
	連鎖球菌性上気道感染	老年性そう痒症	
△	アレルギー性皮膚炎	咽頭気管炎	咽頭扁桃炎
	急性咽頭扁桃炎	急性口蓋扁桃炎	急性漿液ムチン性中耳炎
	急性ムコイド中耳炎	好酸球性中耳炎	好酸球増多性鼻炎
	水様性鼻漏	舌扁桃炎	手足症候群
	粘液性鼻漏	膿性鼻閉	ムコイド中耳炎
	ムコーズス中耳炎		

用法用量

トリプロリジン塩酸塩水和物として，通常成人1回2〜3mg(本剤2〜3錠)を1日3回経口投与する。

なお，年令，症状により適宜増減する。

(1日量剤形換算)

通常成人1日量
6〜9錠

禁忌

(1)緑内障のある患者

(2)前立腺肥大等下部尿路に閉塞性疾患のある患者

ベハイドRA配合錠

規格：1錠[5.6円/錠]

カルバゾクロム　ベンチルヒドロクロロチアジド　レセルピン

杏林　214

【効 能 効 果】

高血圧症(本態性，腎性等)，悪性高血圧症

【対応標準病名】

◎	悪性高血圧症	高血圧症	腎性高血圧症
	本態性高血圧症		
○	褐色細胞腫	褐色細胞腫性高血圧症	境界型高血圧症
	クロム親和性細胞腫	高血圧性緊急症	高血圧性腎疾患
	高血圧性脳内出血	高血圧切迫症	高レニン性高血圧症
	若年高血圧症	若年性境界型高血圧症	収縮期高血圧症
	心因性高血圧症	腎血管性高血圧症	腎実質性高血圧症
	低レニン性高血圧症	内分泌性高血圧症	二次性高血圧症
	副腎性高血圧症		
△	HELLP症候群	軽症妊娠高血圧症候群	混合型妊娠高血圧症候群
	産後高血圧症	重症妊娠高血圧症候群	術中異常高血圧症
	純粋型妊娠高血圧症候群	新生児高血圧症	早発型妊娠高血圧症候群
	遅発型妊娠高血圧症候群	妊娠・分娩・産褥の既存の二次性高血圧症	妊娠・分娩・産褥の既存の本態性高血圧症
	妊娠高血圧症	妊娠高血圧症候群	妊娠高血圧腎症
	妊娠中一過性高血圧症	副腎腺腫	副腎のう腫
	副腎皮質のう腫	良性副腎皮質腫瘍	

用法用量

通常成人1回1〜2錠を1日1〜2回経口投与する。

血圧が下降し，安定化した場合は維持量として1日1〜2錠を経口投与する。

なお，年齢，症状により適宜増減する。

警告　重篤なうつ状態があらわれることがある。使用上の注意に特に留意すること。

禁忌

(1)無尿の患者

(2)急性腎不全の患者

(3)体液中のナトリウム・カリウムが明らかに減少している患者

(4)うつ病・うつ状態及びその既往歴のある患者(特に自殺傾向のあるもの)

(5)消化性潰瘍，潰瘍性大腸炎の患者

(6)チアジド系薬剤又はその類似化合物(例えばクロルタリドン等のスルフォンアミド誘導体)，ラウオルフィアアルカロイド，カルバゾクロムに対する過敏症の既往歴のある患者

(7)電気ショック療法を受けている患者

(8)テトラベナジンを投与中の患者

(9)妊婦・授乳婦

(10)テルフェナジン又はアステミゾールを投与中の患者

併用禁忌

薬剤名等	臨床症状・措置方法	機序・危険因子
電気ショック療法	重篤な反応(錯乱，嗜眠，重症の低血圧等)があらわれるおそれがある。 電気ショック療法を行う前には適切な休薬期間をおく。	レセルピンは痙攣閾値を低下させると考えられている。
テトラベナジン	相互に作用を増強することがある。 起立性低血圧等を起こすおそれがある。	本剤と類似した作用メカニズムを有する。 本剤の作用を増強するおそれがある。

ベハイド錠4mg

規格：4mg1錠[5.4円/錠]

ベンチルヒドロクロロチアジド

杏林　213

【効 能 効 果】

高血圧症(本態性，腎性等)，悪性高血圧，心性浮腫(うっ血性心不全)，腎性浮腫，肝性浮腫

【対応標準病名】

◎	悪性高血圧症	うっ血性心不全	肝性浮腫
	高血圧症	腎性高血圧症	腎性浮腫
	心臓性浮腫	本態性高血圧症	
○	右室不全	右心不全	褐色細胞腫
	褐色細胞腫性高血圧症	急性心不全	境界型高血圧症
	クロム親和性細胞腫	高血圧性緊急症	高血圧性腎疾患
	高血圧切迫症	高レニン性高血圧症	左室不全
	左心不全	若年高血圧症	若年性境界型高血圧症
	収縮期高血圧症	術中異常高血圧症	心因性高血圧症
	心筋不全	腎血管性高血圧症	心原性肺水腫
	腎実質性高血圧症	心臓性呼吸困難	心臓喘息
	心不全	低レニン性高血圧症	内分泌性高血圧症
	二次性高血圧症	副腎性高血圧症	慢性うっ血性心不全
	慢性心不全	両心不全	

△	HELLP 症候群	一過性浮腫	下肢浮腫
	下腿浮腫	下半身浮腫	下腹部浮腫
	顔面浮腫	軽症妊娠高血圧症候群	限局性浮腫
	高血圧性脳内出血	高度浮腫	混合型妊娠高血圧症候群
	産後高血圧症	四肢浮腫	重症妊娠高血圧症候群
	純粋型妊娠高血圧症候群	上肢浮腫	上腕浮腫
	新生児高血圧症	全身性浮腫	早発型妊娠高血圧症候群
	足部浮腫	遅発型妊娠高血圧症候群	中毒性浮腫
	透析シャント静脈高血圧症	特発性浮腫	内分泌性浮腫
	妊娠・分娩・産褥の既存の二次性高血圧症	妊娠・分娩・産褥の既存の本態性高血圧症	妊娠高血圧症
	妊娠高血圧症候群	妊娠高血圧腎症	妊娠中一過性高血圧症
	副腎腺腫	副腎のう腫	副腎皮質のう腫
	浮腫	末梢性浮腫	麻痺側浮腫
	良性副腎皮質腫瘍		

用法用量　通常，成人にはベンチルヒドロクロロチアジドとして，1回4〜8mg(1〜2錠)を1日2回経口投与する。
なお，年齢，症状により適宜増減する。
維持量として，1週2〜3回間歇投与する。
ただし，高血圧症に用いる場合には少量から投与を開始して徐々に増量すること。また，悪性高血圧に用いる場合には，通常，他の降圧剤と併用すること。

禁忌
(1)無尿の患者
(2)急性腎不全の患者
(3)体液中のナトリウム・カリウムが明らかに減少している患者
(4)チアジド系薬剤又はその類似化合物(例えばクロルタリドン等のスルフォンアミド誘導体)に対する過敏症の既往歴のある患者
(5)テルフェナジン又はアステミゾールを投与中の患者

ヘパンED配合内用剤　規格：10g[9.25円/g]
経腸成分栄養剤(消化態)　味の素　325

【効能効果】
肝性脳症を伴う慢性肝不全患者の栄養状態の改善

【対応標準病名】

◎	肝性脳症	慢性肝不全	
○	肝萎縮	肝壊死	肝細胞性黄疸
	肝不全		
△	肝性昏睡		

用法用量　通常，成人に1回量として1包(80g)を約250mLの常温の水又は微温湯に溶かし(約310kcal/300mL)，1日2回食事とともに経口摂取する。なお，年齢・症状に応じて適宜増減する。

用法用量に関連する使用上の注意　本剤を用いて調製した液剤は，静注してはならない。

禁忌
(1)重症糖尿病，又はステロイド大量投与の患者で糖代謝異常が疑われる場合
(2)肝障害以外のアミノ酸代謝異常のある患者

ベプシドカプセル25mg　規格：25mg1カプセル[821.1円/カプセル]
ベプシドカプセル50mg　規格：50mg1カプセル[1558円/カプセル]
エトポシド　ブリストル　424

【効能効果】
肺小細胞癌，悪性リンパ腫，子宮頸癌，がん化学療法後に増悪した卵巣癌

【対応標準病名】

◎	悪性リンパ腫	子宮頸癌	小細胞肺癌
	卵巣癌		
○	EGFR 遺伝子変異陽性非小細胞肺癌	胃悪性リンパ腫	下葉小細胞肺癌
	下葉肺癌	眼窩悪性リンパ腫	気管支癌
	頸部悪性リンパ腫	結腸悪性リンパ腫	原発性肺癌
	甲状腺悪性リンパ腫	骨悪性リンパ腫	子宮断端癌
	縦隔悪性リンパ腫	十二指腸悪性リンパ腫	小腸悪性リンパ腫
	上葉小細胞肺癌	上葉肺癌	心臓悪性リンパ腫
	精巣悪性リンパ腫	大腸悪性リンパ腫	中葉小細胞肺癌
	中葉肺癌	直腸悪性リンパ腫	脳悪性リンパ腫
	肺癌	肺門部小細胞癌	肺門部肺癌
	脾悪性リンパ腫	非ホジキンリンパ腫	扁桃悪性リンパ腫
	マントル細胞リンパ腫	免疫芽球性リンパ節症	リンパ芽球性リンパ腫
	リンパ腫	濾胞性リンパ腫	
△	ALK 融合遺伝子陽性非小細胞肺癌	ALK 陽性未分化大細胞リンパ腫	B 細胞リンパ腫
	MALT リンパ腫	胃 MALT リンパ腫	回腸カルチノイド
	下葉肺腺癌	下葉肺大細胞癌	下葉肺扁平上皮癌
	下葉非小細胞肺癌	肝細胞癌破裂	肝脾 T 細胞リンパ腫
	気管支カルチノイド	胸膜播種	空腸カルチノイド
	血管内大細胞型 B 細胞性リンパ腫	血管免疫芽球性 T 細胞リンパ腫	甲状腺 MALT リンパ腫
	後腹膜リンパ節転移	細気管支肺胞上皮癌	子宮癌肉腫
	子宮頸部腺癌	子宮腟部癌	子宮平滑筋肉腫
	十二指腸悪性ガストリノーマ	十二指腸悪性ソマトスタチノーマ	十二指腸神経内分泌癌
	小腸カルチノイド	小腸平滑筋肉腫	小児 EBV 陽性 T 細胞リンパ増殖性疾患
	小児全身性 EBV 陽性 T 細胞リンパ増殖性疾患	上葉肺腺癌	上葉肺大細胞癌
	上葉肺扁平上皮癌	上葉非小細胞肺癌	膵頭部カルチノイド
	節外性 NK/T 細胞リンパ腫・鼻型	大腸 MALT リンパ腫	大動脈周囲リンパ節転移
	胆のうカルチノイド	虫垂杯細胞カルチノイド	中葉肺腺癌
	中葉肺大細胞癌	中葉肺扁平上皮癌	中葉非小細胞肺癌
	腸管症関連 T 細胞リンパ腫	腸骨リンパ節転移	直腸 MALT リンパ腫
	直腸平滑筋肉腫	転移性骨腫瘍による大腿骨骨折	粘液性のう胞腺癌
	膿胸関連リンパ腫	肺 MALT リンパ腫	肺未分化癌
	肺門部腺癌	肺門部大細胞癌	肺門部非小細胞癌
	肺門部扁平上皮癌	パンコースト症候群	脾 B 細胞性リンパ腫/白血病・分類不能型
	脾びまん性赤脾髄小 B 細胞性リンパ腫	脾門部リンパ節転移	ヘアリー細胞白血病亜型
	末梢性 T 細胞リンパ腫	未分化大細胞リンパ腫	卵巣カルチノイド
	卵巣癌肉腫	卵巣絨毛癌	卵巣胎児性癌
	卵巣肉腫	卵巣胚細胞腫瘍	卵巣未分化胚細胞腫
	卵巣卵黄のう腫瘍	卵巣類皮のう胞癌	

※ 適応外使用可
・原則として，「エトポシド」を「卵巣癌」に対し処方した場合，当該使用事例を審査上認める。
・原則として，「エトポシド【内服薬】」を「急性白血病」，「慢性骨髄単球性白血病」に対して処方した場合，当該使用事例を審査上認める。

効能効果に関連する使用上の注意　卵巣癌に対して本剤の投与を行う場合には，白金製剤を含む化学療法施行後の症例を対象とし，白金製剤に対する感受性を考慮して本剤以外の治療法を慎重に検討した上で，本剤の投与を開始すること。

用法用量
(1)肺小細胞癌
エトポシドとして，通常成人1日175〜200mgを5日間連続経口投与し，3週間休薬する。これを1クールとし，投与を繰り返す。
なお，投与量は疾患，症状により適宜増減する。
(2)悪性リンパ腫

患者の状態に応じＡ法又はＢ法を選択する。
　Ａ法
　　エトポシドとして，通常成人１日175～200mgを５日間連続経口投与し，３週間休薬する。これを１クールとし，投与を繰り返す。
　　なお，投与量は疾患，症状により適宜増減する。
　Ｂ法
　　エトポシドとして，通常成人１日50mgを21日間連続経口投与し，1～2週間休薬する。これを１クールとし，投与を繰り返す。
　　なお，投与量は疾患，症状により適宜増減する。
(3)子宮頸癌
　エトポシドとして，通常成人１日50mgを21日間連続経口投与し，1～2週間休薬する。これを１クールとし，投与を繰り返す。
　なお，投与量は疾患，症状により適宜減量する。
(4)がん化学療法後に増悪した卵巣癌
　エトポシドとして，通常成人１日50mg/m²を21日間連続経口投与し，１週間休薬する。これを１クールとし，投与を繰り返す。
　なお，患者の状態により適宜減量する。

警告　本剤を含むがん化学療法は，緊急時に十分対応できる医療施設において，がん化学療法に十分な知識・経験を持つ医師のもとで，本療法が適切と判断される症例についてのみ実施すること。適応患者の選択にあたっては，各併用薬剤の添付文書を参照して十分注意すること。また，治療開始に先立ち，患者又はその家族に有効性及び危険性を十分説明し，同意を得てから投与すること。

禁忌
(1)重篤な骨髄抑制のある患者
(2)本剤に対する重篤な過敏症の既往歴のある患者
(3)妊婦又は妊娠している可能性のある婦人

ラステットSカプセル25mg：日本化薬　25mg1カプセル[821.1円/カプセル]
ラステットSカプセル50mg：日本化薬　50mg1カプセル[1558円/カプセル]

ヘプセラ錠10
規格：10mg1錠[1287.9円/錠]
アデホビルピボキシル
グラクソ・スミスクライン　625

【効能効果】
Ｂ型肝炎ウイルスの増殖を伴い肝機能の異常が確認されたＢ型慢性肝疾患におけるＢ型肝炎ウイルスの増殖抑制

【対応標準病名】

◎	Ｂ型慢性肝炎
○	Ｂ型肝硬変
△	慢性ウイルス肝炎

効能効果に関連する使用上の注意
(1)他の治療法等により肝機能検査値が正常範囲内に保たれている患者は本剤の対象患者とはならないので注意すること。
(2)非代償性肝硬変に対する本剤の有効性及び安全性は確立していない。

用法用量　通常，成人にはアデホビル　ピボキシルとして，１回10mgを１日１回経口投与する。

用法用量に関連する使用上の注意
(1)本剤は，投与中止により肝機能の悪化もしくは肝炎の重症化を起こすことがある。本内容を患者に説明し，患者が自己の判断で投与を中止しない様に十分指導すること。
(2)本剤の投与開始時期，投与期間，併用薬，他の抗ウイルス剤に対する耐性がみられた患者への使用等については，国内外の学会のガイドライン等，最新の情報を参考にすること。なお，ラミブジン耐性がみられた患者に対し本剤を投与する場合には，ラミブジンと本剤を併用すること。その後，ラミブジンを中止し本剤単独投与にすることは推奨されない。
(3)高用量の投与により，腎機能障害が発現する可能性があるため，「用法用量」で定められた用量を超えないこと。
(4)腎機能障害患者では，血中濃度が増大するため，本剤投与開始時のクレアチニンクリアランスに応じて，下表のとおり投与間隔の調節が必要である。
　患者の腎機能に対応する用法用量の目安(外国人データ)注1)

	クレアチニンクリアランス(mL/min)			
	≧50	30～49	10～29	血液透析患者注2)
推奨用量	10mgを１日に１回	10mgを２日に１回	10mgを３日に１回	透析後に10mgを週に１回

　注1)表中の本剤の推奨用量は単独投与した時の成績に基づくものである。なお，クレアチニンクリアランスが10mL/min未満の患者並びに腹膜透析を施行されている患者における推奨用量のデータは得られていない。
　注2)週3～5回の透析を施行したデータに基づくものである。
　なお，腎機能障害患者あるいは血液透析患者に対するラミブジンの用法用量については，ラミブジンの添付文書に記載されている「用法用量に関連する使用上の注意」を確認すること。
(5)本剤とラミブジンの併用投与において，投与量の減量が必要な場合，本剤は投与間隔を調整するのに対し，ラミブジンは投与量を調整する必要があるので注意すること。
(6)HIVに重複感染している患者に対し，本剤及びラミブジン(300mg/日)を併用投与した使用経験は限られている。

警告　本剤の投与終了後，ウイルス再増殖に伴い，肝機能の悪化もしくは肝炎の重症化が認められることがある。そのため，本剤の投与を終了する場合には，投与終了後少なくとも4ヵ月間は原則として２週間ごとに患者の臨床症状と臨床検査値(HBV-DNA，ALT(GPT)及び必要に応じ総ビリルビン)を観察し，その後も観察を続けること。
特に，免疫応答の強い患者(黄疸の既往のある患者，重度の急性増悪の既往のある患者，等)あるいは非代償性肝疾患の患者(組織学的に進展し，肝予備能が少ない患者を含む)では，投与終了後に肝炎が重症化することがあり，投与終了後の経過観察をより慎重に行う必要がある。この様な患者では本剤の投与終了が困難となり，長期にわたる治療が必要になる場合がある。

禁忌　本剤の成分に対して過敏症の既往歴のある患者

ベプリコール錠50mg
規格：50mg1錠[73.9円/錠]
ベプリコール錠100mg
規格：100mg1錠[137.7円/錠]
ベプリジル塩酸塩水和物
MSD　212

【効能効果】
(1)下記の状態で他の抗不整脈薬が使用できないか，又は無効の場合
持続性心房細動
頻脈性不整脈(心室性)
(2)狭心症

【対応標準病名】

◎	狭心症	持続性心房細動	頻脈症
	頻脈性不整脈	不整脈	
○	安静時狭心症	安定狭心症	異型狭心症
	一過性心房粗動	永続性心房細動	家族性心房細動
	冠攣縮性狭心症	狭心症３枝病変	孤立性心房細動
	術後心房細動	初発労作型狭心症	心室粗動
	心房細動	心房粗動	絶対性不整脈
	増悪労作型狭心症	洞頻脈	トルサードドポアント
	微小血管性狭心症	非弁膜症性心房細動	非弁膜症性発作性心房細動
	頻拍型心房細動	頻拍症	頻脈性心房細動
	不安定狭心症	ブルガダ症候群	弁膜症性心房細動

	発作性頻脈性心房細動	慢性心房細動	夜間狭心症
	労作時兼安静時狭心症	労作性狭心症	
△	QT 延長症候群	QT 短縮症候群	異所性心室調律
	異所性心房調律	異所性調律	一過性心室細動
	遺伝性 QT 延長症候群	呼吸性不整脈	臍傍悸
	三段脈	徐脈性心房細動	徐脈頻脈症候群
	心下悸	心室期外収縮	心室細動
	心室性二段脈	心拍異常	接合部調律
	多源性心室期外収縮	動悸	洞不整脈
	特発性 QT 延長症候群	二次性 QT 延長症候群	副収縮
	房室接合部期外収縮	発作性心房細動	薬物性 QT 延長症候群

効能効果に関連する使用上の注意

(1)持続性心房細動への適用は，基本的に心房細動の持続時間が心電図検査又は自覚症状から7日以上持続していると判断された場合とすること。

(2)持続性心房細動に適用する場合には，心房細動の停止，及びその後の洞調律の維持を目的として投与すること。

用法用量

(1)持続性心房細動

通常，成人にはベプリジル塩酸塩水和物として，1日100mgから投与を開始し，効果が不十分な場合は200mgまで増量し，1日2回に分けて経口投与する。

なお，年齢，症状により適宜減量する。

(2)頻脈性不整脈(心室性)及び狭心症

通常，成人にはベプリジル塩酸塩水和物として，1日200mgを1日2回に分けて経口投与する。

なお，年齢，症状により適宜増減する。

用法用量に関連する使用上の注意

(1)虚血性心疾患や心筋症などの器質的心疾患を有する持続性心房細動患者に投与する場合は，著明な心電図QT延長に引き続く催不整脈作用があらわれる可能性があるので，少量から開始し治療上必要な最小限にとどめるなど，投与量に十分注意するとともに頻回に心電図検査を実施すること。

(2)本剤は，血中濃度が定常状態に達するまで通常3週間を要する。このためこの間は十分な効果が発現しないことがあるので，増量が必要な場合にはこの期間を過ぎてから行うこと。本剤による催不整脈作用は投与初期ばかりでなく増量時にも起こるおそれがあるので，用量の調整は慎重に行うこと。投与開始後又は増量後，少なくとも3週間は1週間毎に診察，心電図検査を行い，心電図QT間隔の過度の延長あるいは高度の徐脈，血圧低下，心拡大等の異常所見が認められた場合には，直ちに減量又は投与を中止すること。

(3)重篤な臨床症状のため，持続性心房細動患者に1日200mgから投与を開始する場合は，原則として患者を入院させて医師の厳重な管理下に置き，患者の安全性を十分に確保すること。

(4)本剤は心房細動患者の細動停止後も，洞調律維持を目的として投与されるが，安全使用の観点から漫然と投与することを避けるため，本剤の投与開始時又は増量時から定期的に，患者の心電図や臨床症状等を十分に観察し，必要に応じて減量又は休薬についても考慮すること。

(5)本剤の投与開始後，一定期間経過後も，持続性心房細動が持続し，除細動効果が得られる可能性が低いと判断された場合には，投与を中止すること。(国内臨床試験では，本剤投与後に除細動された症例では，その殆どが投与開始後6週間以内に洞調律化を認めた。)

警告　持続性心房細動患者を対象とした国内臨床試験において，心室頻拍から死亡に至った症例がみられ，心房細動および心房粗動の患者を対象とした臨床研究において，Torsades de pointes を0.9%(4/459例)に発現したとの報告があるので，過度のQT延長，Torsades de pointes の発現に十分注意すること。

禁忌

(1)うっ血性心不全のある患者

(2)高度の刺激伝導障害(房室ブロック，洞房ブロック)のある患者

(3)著明な洞性徐脈のある患者

(4)著明なQT延長のある患者

(5)妊婦又は妊娠している可能性のある患者

(6)HIVプロテアーゼ阻害剤(リトナビル，アンプレナビル)を投与中の患者

併用禁忌

薬剤名等	臨床症状・措置方法	機序・危険因子
HIV プロテアーゼ阻害剤 リトナビル (ノービア) アンプレナビル (プローゼ)	心室頻拍等の重篤な副作用を起こすおそれがある。	チトクローム P450 に対する競合的阻害作用により，併用した場合，本剤の血中濃度が大幅に上昇することが予測される。

ヘプロニカート錠100mg「CH」

規格：100mg1錠[6.1円/錠]

ヘプロニカート　　長生堂　217

【効能効果】

(1)レイノー病・バージャー病・閉塞性動脈硬化症などの末梢循環障害

(2)凍瘡・凍傷

【対応標準病名】

◎	凍傷	凍瘡	バージャー病
	閉塞性血栓血管炎	閉塞性動脈硬化症	末梢循環障害
	レイノー病		
○	アテローム動脈硬化症	下肢血行障害	下肢閉塞性動脈硬化症
	下肢末梢循環障害	間欠性跛行	血管運動性肢端感覚異常症
	細動脈硬化症	四肢末梢循環障害	肢端紅痛症
	趾端循環障害	肢端チアノーゼ	肢端知覚異常
	全身性閉塞性血栓血管炎	動脈硬化症	動脈硬化性壊疽
	動脈硬化性間欠性跛行	動脈硬化性閉塞性血管炎	動脈攣縮
	ブルートウ症候群	閉塞性血管炎	閉塞性動脈内膜炎
	末梢性血管攣縮	末梢動脈硬化症	末梢動脈疾患
	メンケベルグ硬化症	レイノー現象	レイノー症候群
△	足凍傷	腕の表在性凍傷	顔面凍傷
	頚部の表在性凍傷	結節状石灰化大動脈狭窄症	ゴールドブラット腎
	ざんごう足	手背凍傷	腎動脈アテローム硬化症
	腎動脈狭窄症	成人型大動脈縮窄症	石灰沈着性大動脈狭窄症
	第1度凍傷	第2度凍傷	第3度凍傷
	第4度凍傷	体幹凍傷	大動脈アテローム硬化症
	大動脈硬化症	大動脈石灰化症	多発性凍傷
	多発性表在性凍傷	手凍傷	凍死自殺未遂
	糖尿病性動脈硬化症	頭部の表在性凍傷	動脈硬化性網膜症
	表在性凍傷	末梢循環不全	

用法用量　通常成人には1日量ヘプロニカートとして300〜600mg(3〜6錠)を毎食後3回に分けて経口投与する。

なお，年齢，症状により適宜増減する。

禁忌

(1)妊婦又は妊娠している可能性のある婦人

(2)本剤の成分に対し過敏症の既往歴のある患者

ペミラストン錠5mg

規格：5mg1錠[34円/錠]

ペミラストン錠10mg

規格：10mg1錠[61.2円/錠]

ペミラストンドライシロップ0.5%

規格：0.5%1g[60.4円/g]

ペミロラストカリウム　　アルフレッサファーマ　449

アレギサール錠5mg，アレギサール錠10mg，アレギサールドライシロップ0.5%を参照(P115)

ヘモクロンカプセル200mg
規格：200mg1カプセル[24.1円/カプセル]
トリベノシド　天藤　255

【効能効果】

内痔核に伴う出血・腫脹

【対応標準病名】

◎	出血性内痔核	内痔核	
○	嵌頓痔核	血栓性内痔核	痔核
	出血性痔核	脱出性痔核	
△	炎症性外痔核	炎症性内痔核	外痔核
	外痔びらん	外痔ポリープ	潰瘍性外痔核
	潰瘍性痔核	潰瘍性内痔核	血栓性外痔核
	血栓性痔核	残遺痔核皮膚弁	出血性外痔核
	脱出性内痔核	直腸静脈瘤	

用法用量　通常，成人1回1カプセル(トリベノシドとして200mg)を1日3回，食後に経口投与する。

禁忌　本剤の成分に対し過敏症の既往歴のある患者

ヘモタイトカプセル200mg：サンド[13.9円/カプセル]

ヘモナーゼ配合錠
規格：1錠[15.1円/錠]
トコフェロール酢酸エステル　ブロメライン　ジェイドルフ　255

【効能効果】

(1)痔核，裂肛の症状(出血，疼痛，腫脹，痒感)の緩解
(2)肛門部手術創

【対応標準病名】

◎	肛門出血	肛門そう痒症	肛門部痛
	痔核	出血性痔核	裂肛
○	亜急性裂肛	炎症性外痔核	炎症性内痔核
	外痔核	外痔びらん	潰瘍性外痔核
	潰瘍性痔核	潰瘍性内痔核	嵌頓痔核
	急性裂肛	血栓性外痔核	血栓性痔核
	血栓性内痔核	肛門周囲痛	肛門直腸瘻
	肛門部びらん	残遺痔核皮膚弁	出血性外痔核
	出血性内痔核	脱出性外痔核	脱出性痔核
	脱出性内痔核	直腸出血	内痔核
	排便後出血	慢性裂肛	慢性裂肛瘢痕
△	外痔ポリープ	外痔瘻	限局性そう痒症
	高位筋間痔瘻	肛門陰窩炎	肛門炎
	肛門括約筋不全	肛門括約筋麻痺	肛門管炎
	肛門疾患	肛門皮垂	肛門部周囲炎
	骨盤直腸窩痔瘻	坐骨直腸窩痔瘻	症候性そう痒症
	痔瘻	痔瘻術後肛門周囲炎	そう痒
	単純痔瘻	直腸会陰瘻	直腸炎
	直腸周囲炎	直腸腫瘤	直腸障害
	直腸静脈瘤	直腸痛	直腸皮膚瘻
	直腸瘻	低位筋間痔瘻	内痔瘻
	複雑痔瘻	慢性痔瘻	

用法用量　通常成人1回1錠を1日3〜4回経口投与する。
なお，年齢，症状により適宜増減する。

ヘモリンガル舌下錠0.18mg
規格：1錠[22.8円/錠]
静脈血管叢エキス　東菱薬品　255

【効能効果】

痔核の症状(出血，疼痛，腫脹，痒感)の緩解。

【対応標準病名】

◎	痔核	出血性痔核	そう痒
	疼痛		
○	炎症性外痔核	炎症性内痔核	外痔核
	外痔びらん	潰瘍性外痔核	潰瘍性痔核
	潰瘍性内痔核	嵌頓痔核	血栓性外痔核
	血栓性痔核	血栓性内痔核	残遺痔核皮膚弁
	出血性外痔核	出血性内痔核	脱出性外痔核
	脱出性痔核	脱出性内痔核	直腸静脈瘤
	内痔核		
△	圧痛	外痔ポリープ	急性疼痛
	限局性そう痒症	症候性そう痒症	鈍痛
	非特異性そう痒症	皮膚そう痒症	放散痛

用法用量　通常，静脈血管叢エキスとして1回0.18mg(本剤1錠)を1日3回舌下投与する。
なお，症状により適宜増減する。

ベラサスLA錠60μg
規格：60μg1錠[242.6円/錠]
ベラプロストナトリウム　科研　219

ケアロードLA錠60μgを参照(P326)

ペラゾリン細粒400mg
規格：400mg1包[2008.6円/包]

ペラゾリン細粒800mg
規格：800mg1包[3544.7円/包]
ソブゾキサン　全薬工業　429

【効能効果】

下記疾患の自覚的並びに他覚的症状の寛解
　悪性リンパ腫，成人T細胞白血病リンパ腫

【対応標準病名】

◎	悪性リンパ腫	成人T細胞白血病リンパ腫	
○	ALK陽性未分化大細胞リンパ腫	MALTリンパ腫	T細胞性大顆粒リンパ球白血病
	胃MALTリンパ腫	胃悪性リンパ腫	眼窩悪性リンパ腫
	肝脾T細胞リンパ腫	頚部悪性リンパ腫	血管内大細胞型B細胞性リンパ腫
	血管免疫芽球性T細胞リンパ腫	結腸悪性リンパ腫	甲状腺MALTリンパ腫
	甲状腺悪性リンパ腫	骨悪性リンパ腫	縦隔悪性リンパ腫
	十二指腸悪性リンパ腫	小腸悪性リンパ腫	小児EBV陽性T細胞リンパ増殖性疾患
	小児全身性EBV陽性T細胞リンパ増殖性疾患	心臓悪性リンパ腫	成人T細胞白血病骨髄浸潤
	成人T細胞白血病リンパ腫・急性型	成人T細胞白血病リンパ腫・慢性型	成人T細胞白血病リンパ腫・リンパ腫型
	精巣悪性リンパ腫	節外性NK/T細胞リンパ腫・鼻型	大腸MALTリンパ腫
	大腸悪性リンパ腫	腸管症関連T細胞リンパ腫	直腸MALTリンパ腫
	直腸悪性リンパ腫	脳悪性リンパ腫	膿胸関連リンパ腫
	肺MALTリンパ腫	脾B細胞性リンパ腫/白血病・分類不能型	脾悪性リンパ腫
	脾びまん性赤脾髄小B細胞性リンパ腫	非ホジキンリンパ腫	ヘアリー細胞白血病亜型
	扁桃悪性リンパ腫	末梢性T細胞リンパ腫	マントル細胞リンパ腫
	未分化大細胞リンパ腫	免疫芽球性リンパ節症	リンパ芽球性リンパ腫
	リンパ腫	濾胞性リンパ腫	
△	BCR－ABL1陽性Bリンパ芽球性白血病	BCR－ABL1陽性Bリンパ芽球性白血病/リンパ腫	B細胞性前リンパ球性白血病
	B細胞リンパ腫	Bリンパ芽球性白血病	Bリンパ芽球性白血病/リンパ腫
	CCR4陽性成人T細胞白血病リンパ腫	E2A－PBX1陽性Bリンパ芽球性白血病	E2A－PBX1陽性Bリンパ芽球性白血病/リンパ腫
	IL3－IGH陽性Bリンパ芽球性白血病	IL3－IGH陽性Bリンパ芽球性白血病/リンパ腫	MLL再構成型Bリンパ芽球性白血病
	MLL再構成型Bリンパ芽球性白血病/リンパ腫	TEL－AML1陽性Bリンパ芽球性白血病	TEL－AML1陽性Bリンパ芽球性白血病/リンパ腫
	T細胞性前リンパ球白血病	Tリンパ芽球性白血病	Tリンパ芽球性白血病/リンパ腫

悪性リンパ腫骨髄浸潤	アグレッシブNK細胞白血病	胃癌骨転移
異型リンパ球増加症	顆粒球肉腫	肝癌骨転移
急性巨核芽球性白血病	急性骨髄性白血病	急性骨髄単球性白血病
急性前骨髄球性白血病	急性単球性白血病	急性白血病
胸椎転移	くすぶり型白血病	形質細胞白血病
高2倍体性Bリンパ芽球性白血病	高2倍体性Bリンパ芽球性白血病/リンパ腫	好塩基球性白血病
好酸球減少症	好酸球性白血病	甲状腺癌骨転移
好中球性白血病	好中球増加症	後頭部転移性腫瘍
骨髄異形成症候群	骨髄性白血病	骨髄性白血病骨髄浸潤
骨髄性類白血病反応	骨髄単球性白血病	骨髄転移
骨転移癌	骨盤転移	混合型白血病
子宮癌骨転移	若年性骨髄単球性白血病	症候性貧血
小児急性リンパ性白血病	小児骨髄異形成症候群	食道癌骨転移
腎癌骨転移	膵臓癌骨転移	髄膜癌腫症
髄膜白血病	成人T細胞白血病リンパ腫・くすぶり型	脊髄播種
脊椎転移	赤白血病	前頭部転移性腫瘍
前立腺癌骨転移	側頭部転移性腫瘍	大腿骨転移性骨腫瘍
大腸癌骨転移	大脳深部転移性腫瘍	多発性骨髄腫骨髄浸潤
単球性白血病	単球性類白血病反応	単球増加症
直腸癌骨転移	低2倍体性Bリンパ芽球性白血病	低2倍体性Bリンパ芽球性白血病/リンパ腫
低形成性白血病	転移性下顎癌	転移性骨腫瘍
転移性骨腫瘍による大腿骨骨折	転移性上顎癌	転移性頭蓋骨腫瘍
転移性脳腫瘍	転移性皮膚腫瘍	テント上下転移性腫瘍
二次性白血病	乳癌骨転移	乳癌皮膚転移
乳児偽白血病	バーキット白血病	肺癌骨転移
白赤芽球症	白血球増加症	白血病
白血病性関節症	脾性貧血	非定型的白血病
非定型慢性骨髄性白血病	皮膚白血病	肥満細胞性白血病
プラスマ細胞増加症	分類不能型骨髄異形成症候群	ヘアリー細胞白血病
本態性白血球増多症	慢性NK細胞リンパ増殖性疾患	慢性骨髄性白血病
慢性骨髄性白血病移行期	慢性骨髄性白血病急性転化	慢性骨髄性白血病慢性期
慢性骨髄単球性白血病	慢性単球性白血病	慢性白血病
無リンパ球症	腰椎転移	リンパ球異常
リンパ球減少症	リンパ球性類白血病反応	リンパ球増加症
リンパ性白血病骨髄浸潤	リンパ組織球増多症	類白血病反応
肋骨転移		

用法用量　ソブゾキサンとして，通常成人には1日1600mgを1回又は2回に分割，5日間連続経口投与し，2～3週間休薬する。これを1クールとして投与を繰り返す。
なお，年齢，症状により適宜増減するが，病期によっては1日2400mgまで増量できる。

警告　本剤の使用に当たっては，骨髄抑制等の重篤な副作用が起こることがあるので，緊急時に十分処置できる医療施設及びがん化学療法に十分な経験をもつ医師のもとで，本剤が適切と判断される症例についてだけ行う。なお，本剤の開始に当たっては，添付文書を熟読する。また，治療開始に先立ち，患者又はその家族に有効性及び危険性を十分説明し，同意を得てから投与すること。

禁忌
(1)重篤な骨髄抑制のある患者
(2)本剤に対する重篤な過敏症の既往歴のある患者

ベラチン錠1mg　規格：1mg1錠[17.9円/錠]
ベラチンドライシロップ小児用0.1%　規格：0.1%1g[31.7円/g]
ツロブテロール塩酸塩　田辺三菱　225

【効能効果】

下記疾患の気道閉塞性障害にもとづく呼吸困難など諸症状の緩解
気管支喘息，急性気管支炎，慢性気管支炎，喘息性気管支炎，肺気腫，珪肺症，塵肺症

【対応標準病名】

◎	気管支喘息	気道閉塞	急性気管支炎
	珪肺症	呼吸困難	塵肺症
	喘息性気管支炎	肺気腫	慢性気管支炎
○	RSウイルス気管支炎	亜急性気管支炎	アスピリン喘息
	アトピー性喘息	アレルギー性気管支炎	息切れ
	萎縮性肺気腫	一側性肺気腫	インフルエンザ菌気管支炎
	ウイルス性気管支炎	運動誘発性喘息	エコーウイルス気管支炎
	外因性喘息	感染型気管支喘息	気管支喘息合併妊娠
	起坐呼吸	気腫性肺のう胞	偽膜性気管支炎
	急性気管気管支炎	急性喉頭気管気管支炎	急性反復性気管支炎
	巨大気腫性肺のう胞	クループ性気管支炎	呼吸困難発作
	呼吸促迫	コクサッキーウイルス気管支炎	混合型喘息
	小児喘息	小児喘息性気管支炎	小葉間肺気腫
	職業喘息	心因性喘息	滲出性気管支炎
	ステロイド依存性喘息	咳喘息	石粉症
	中心小葉性肺気腫	難治性喘息	乳児喘息
	肺炎球菌性気管支炎	敗血症性気管支炎	肺性呼吸困難
	肺胞性肺気腫	パラインフルエンザウイルス気管支炎	汎小葉性肺気腫
	非アトピー性喘息	ヒトメタニューモウイルス気管支炎	ブラ性肺気腫
	閉塞性肺気腫	発作性呼吸困難	マイコプラズマ気管支炎
	マクロード症候群	慢性気管炎	慢性気管気管支炎
	慢性気管支漏	慢性肺気腫	夜間呼吸困難
	夜間性喘息	ライノウイルス気管支炎	連鎖球菌気管支炎
	労作時呼吸困難	老人性気管支炎	老人性肺気腫
△	気道狭窄	急性呼吸器感染症	上葉無気肺
	ぜいぜい音	喘鳴	中葉無気肺
	板状無気肺		

用法用量
〔錠〕：通常，成人1回1錠(ツロブテロール塩酸塩として1mg)，1日2回経口投与する。ただし，年齢，症状により適宜増減する。
〔ドライシロップ〕
通常，小児に対し，ドライシロップとして，1日40mg/kg(ツロブテロール塩酸塩として0.04mg/kg)を2回に分け，用時溶解して経口投与する。ただし，年齢，症状により適宜増減する。
なお，標準投与量は，通常，下記の用量を1日2回に分け，用時溶解して経口投与する。

年齢	ドライシロップとして1日量(ツロブテロール塩酸塩として1日量)
0.5～3歳未満	0.25～0.5g(0.25～0.5mg)
3～9歳未満	0.5～1g(0.5～1mg)
9～15歳	1～2g(1～2mg)

禁忌　本剤の成分に対し過敏症の既往歴のある患者

ホクナリン錠1mg：アボット　1mg1錠[17.9円/錠]
ホクナリンドライシロップ0.1%小児用：アボット　0.1%1g[31.7円/g]

セキナリンDS小児用0.1%：東和　0.1%1g[8.8円/g]，セキナリン錠1mg：東和　1mg1錠[5.6円/錠]，ツロブテロール塩酸塩DS0.1%「オーハラ」：大原薬品　0.1%1g[8.8円/g]，ツロブテロール塩酸塩DS小児用0.1%「タカタ」：高田　0.1%1g[8.8円/g]，ツロブテロール塩酸塩錠1mg「オーハラ」：大原薬品

1mg1錠[6円/錠]

ペリアクチン散1%　規格：1%1g[7.2円/g]
ペリアクチン錠4mg　規格：4mg1錠[5.7円/錠]
ペリアクチンシロップ0.04%　規格：0.04%10mL[1.78円/mL]
シプロヘプタジン塩酸塩水和物　日医工　441

【効 能 効 果】

皮膚疾患に伴う瘙痒(湿疹・皮膚炎，皮膚瘙痒症，薬疹)，じん麻疹，血管運動性浮腫，枯草熱，アレルギー性鼻炎，血管運動性鼻炎，感冒等上気道炎に伴うくしゃみ・鼻汁・咳嗽

【対応標準病名】

◎	アレルギー性鼻炎	かぜ	花粉症
	感冒	急性上気道炎	くしゃみ
	血管運動性鼻炎	血管神経性浮腫	湿疹
	じんま疹	咳	そう痒
	鼻汁	皮膚炎	皮膚そう痒症
	鼻漏	薬疹	
○	LE 型薬疹	足湿疹	アスピリンじんま疹
	アトピー咳嗽	アレルギー	アレルギー性咳嗽
	アレルギー性じんま疹	アレルギー性鼻咽頭炎	アレルギー性鼻結膜炎
	アレルギー性皮膚炎	アレルギー性副鼻腔炎	アレルギー性浮腫
	異汗症	異汗性湿疹	イネ科花粉症
	咽頭アレルギー	咽頭気管炎	咽頭喉頭炎
	陰のう湿疹	陰のうそう痒症	陰部間擦疹
	うっ血性鼻炎	会陰部肛囲湿疹	腋窩湿疹
	温熱じんま疹	外陰部そう痒症	外陰部皮膚炎
	家族性寒冷自己炎症症候群	カタル性咳	カタル性鼻炎
	化膿性皮膚疾患	貨幣状湿疹	カモガヤ花粉症
	間擦疹	乾性咳	感染後咳嗽
	感染性鼻炎	感染性皮膚炎	汗疱
	汗疱性湿疹	顔面急性皮膚炎	寒冷じんま疹
	機械性じんま疹	季節性アレルギー性鼻炎	丘疹状湿疹
	急性咽頭喉頭炎	急性湿疹	急性鼻咽頭炎
	急性鼻炎	亀裂性湿疹	クインケ浮腫
	頚部皮膚炎	結節性痒疹	限局性そう痒症
	肛囲間擦疹	紅斑性間擦疹	紅斑性湿疹
	紅皮症型薬疹	肛門湿疹	肛門そう痒症
	固定薬疹	コリン性じんま疹	しいたけ皮膚炎
	自家感作性皮膚炎	自己免疫性じんま疹	湿疹様発疹
	湿性咳	紫斑型薬疹	周期性再発性じんま疹
	手指湿疹	出血性じんま疹	症候性そう痒症
	食物アレルギー	食物依存性運動誘発アナフィラキシー	食物性皮膚炎
	人工肛門部皮膚炎	人工じんま疹	新生児皮膚炎
	振動性じんま疹	スギ花粉症	ステロイド皮膚炎
	ステロイド誘発性皮膚症	制癌剤皮膚炎	赤色湿疹
	接触じんま疹	遷延性咳嗽	全身湿疹
	全身薬疹	中毒疹	通年性アレルギー性鼻炎
	手湿疹	冬期湿疹	透析皮膚そう痒症
	頭部湿疹	特発性じんま疹	乳房皮膚炎
	妊娠湿疹	妊娠中感冒	妊婦性皮膚炎
	白色粃糠疹	鼻背部湿疹	汎発性皮膚そう痒症
	鼻炎	鼻前庭部湿疹	非特異性そう痒症
	ヒノキ花粉症	皮膚描記性じんま疹	ビリン疹
	ブタクサ花粉症	閉塞性鼻炎	扁平湿疹
	慢性湿疹	慢性じんま疹	薬剤性過敏症症候群
	薬物性口唇炎	薬物性じんま疹	落屑性湿疹
	鱗状湿疹	連鎖球菌性上気道感染	老年性そう痒症
△	アナフィラキシー	アナフィラキシーショック	咽頭扁桃炎
	急性咽頭扁桃炎	急性局所性浮腫	急性口蓋扁桃炎
	急性本態性浮腫	巨大じんま疹	好酸球増多性鼻炎
	周期性浮腫	水様性鼻漏	舌扁桃炎
	手足症候群	粘液性鼻漏	膿性鼻閉
	慢性咳嗽	夜間咳	

用法用量

〔散，錠〕：シプロヘプタジン塩酸塩として，通常成人1回4mgを1日1～3回経口投与する。なお，年齢，症状により適宜増減する。

〔シロップ〕

シプロヘプタジン塩酸塩として，通常成人1回4mg(10mL)を1日1～3回経口投与する。なお，年齢，症状により適宜増減する。

(参考)Augsberger式による小児の1回投与量例：下記用量を1日1～3回経口投与する。

年齢	1回投与量
2～3歳	3mL
4～6歳	4mL
7～9歳	5mL
10～12歳	6.5mL

禁忌

(1)緑内障のある患者
(2)狭窄性胃潰瘍のある患者
(3)幽門十二指腸閉塞のある患者
(4)前立腺肥大等下部尿路に閉塞性疾患のある患者
(5)気管支喘息の急性発作時の患者
(6)新生児・低出生体重児
(7)老齢の衰弱した患者
(8)本剤の成分に対し過敏症の既往歴のある患者

シプロヘプタジン塩酸塩シロップ0.04%「タイヨー」：テバ製薬 0.04%10mL[0.99円/mL]

ペリシット錠125mg　規格：125mg1錠[8.9円/錠]
ペリシット錠250mg　規格：250mg1錠[14.6円/錠]
ニセリトロール　三和化学　218

【効 能 効 果】

高脂質血症の改善
下記疾患に伴う末梢循環障害の改善：ビュルガー病，閉塞性動脈硬化症，レイノー病及びレイノー症候群

【対応標準病名】

◎	高脂血症	高リポ蛋白血症	バージャー病
	閉塞性血栓血管炎	閉塞性動脈硬化症	末梢循環障害
	レイノー症候群	レイノー病	
○	1型糖尿病性高コレステロール血症	2型糖尿病性高コレステロール血症	下肢血行障害
	下肢末梢循環障害	家族性高コレステロール血症・ヘテロ接合体	家族性高コレステロール血症・ホモ接合体
	家族性高トリグリセライド血症	家族性高リポ蛋白血症4型	間欠性跛行
	高トリグリセライド血症	脂質異常症	脂質代謝異常
	先天性脂質代謝異常	糖尿病性高コレステロール血症	動脈硬化性間欠性跛行
	本態性高脂血症	レイノー現象	
△	アテローム動脈硬化症	下肢閉塞性動脈硬化症	家族性高コレステロール血症
	家族性高リポ蛋白血症1型	家族性高リポ蛋白血症2a型	家族性高リポ蛋白血症2b型
	家族性高リポ蛋白血症3型	家族性高リポ蛋白血症5型	家族性複合型高脂血症
	血管運動性肢端感覚異常症	結節状石灰化大動脈狭窄症	結節性黄色腫
	高LDL血症	高カイロミクロン血症	高コレステロール血症
	高コレステロール血症性黄色腫	ゴールドブラット腎	混合型高脂質血症
	細動脈硬化症	四肢末梢循環障害	肢端紅痛症

	趾端循環障害	肢端チアノーゼ	肢端知覚異常
	食事性高脂血症	腎動脈アテローム硬化症	腎動脈狭窄症
	スチール症候群	成人型大動脈縮窄症	石灰沈着性大動脈狭窄症
	全身性閉塞性血栓血管炎	大動脈アテローム硬化症	大動脈硬化症
	大動脈石灰化症	多中心性細網組織球症	糖尿病性動脈硬化症
	動脈硬化症	動脈硬化性壊疽	動脈硬化性閉塞性血管炎
	動脈硬化性網膜症	動脈攣縮	二次性高脂血症
	ブルートウ症候群	閉塞性血管炎	閉塞性動脈内膜炎
	本態性高コレステロール血症	末梢循環不全	末梢性血管攣縮
	末梢動脈硬化症	末梢動脈疾患	メンケベルグ硬化症

用法用量　通常，ニセリトロールとして，1日量750mgを毎食直後3回に分割経口投与する。なお，年齢・症状により適宜増減する。

禁忌

(1)重症低血圧又は動脈出血のある患者
(2)本剤に対し過敏症の既往歴のある患者

ベリチーム配合顆粒　規格：1g[12.7円/g]

濃厚パンクレアチン　ビオヂアスターゼ1000　リパーゼAP6　セルラーゼAP3

塩野義　233

【効 能 効 果】

消化異常症状の改善

【対応標準病名】

◎	消化不良症		
○	機能性ディスペプシア	急性消化不良症	消化不良性下痢
	ディスペプシア		
△	乳幼児胃腸障害		

用法用量　通常，成人1回0.4〜1gを1日3回食後に経口投与する。
なお，年齢，症状により適宜増減する。

禁忌

(1)本剤の成分に対し過敏症の既往歴のある患者
(2)ウシ又はブタ蛋白質に対し過敏症の既往歴のある患者

ベルサン　規格：1g[6.2円/g]

l-メントール　ゲンチアナ　ロートエキス　炭酸水素ナトリウム

本草　233

【効 能 効 果】

下記消化器症状の改善
食欲不振，胃部不快感，胃もたれ，嘔気・嘔吐，胃痛

【対応標準病名】

◎	胃痛	嘔気	嘔吐症
	食欲不振		
○	習慣性嘔吐	上腹部痛	心窩部痛
△	アセトン血性嘔吐症	異常体重減少	悪心
	化学療法に伴う嘔吐症	急性腹症	経口摂取困難
	持続腹痛	周期性腹痛	小児仙痛
	食後悪心	仙痛	側腹部痛
	体重減少	胆汁性嘔吐	中枢性嘔吐症
	特発性嘔吐症	乳幼児仙痛	脳性嘔吐
	反芻	反復性嘔吐	反復性腹痛
	腹痛症	腹部圧痛	腹壁痛
	糞便性嘔吐	やせ	

用法用量　通常成人1回1.5gを1日3回経口投与する。
なお，年齢，症状により適宜増減する。

禁忌

(1)ナトリウム摂取の制限を必要とする患者
(2)緑内障のある患者
(3)前立腺肥大による排尿障害のある患者
(4)重篤な心疾患のある患者
(5)麻痺性イレウスのある患者

ペルサンチン-Lカプセル150mg

規格：150mg1カプセル[40.2円/カプセル]

ジピリダモール　日本ベーリンガー　217

【効 能 効 果】

(1)ワーファリンとの併用による心臓弁置換術後の血栓・塞栓の抑制
(2)つぎの疾患における尿蛋白減少：慢性糸球体腎炎(ステロイドに抵抗性を示すネフローゼ症候群を含む)

【対応標準病名】

◎	血栓塞栓症	心臓弁置換術後	ステロイド抵抗性ネフローゼ症候群
	慢性糸球体腎炎		
○	ACバイパス術後	PTCA術後	異種生体弁置換術後
	植込型除細動器移植状態	腋窩動脈血栓症	下肢急性動脈閉塞症
	下肢慢性動脈閉塞症	肝動脈血栓症	冠動脈ステント植え込み状態
	肝動脈塞栓症	軽症慢性腎炎症候群	鎖骨下動脈閉塞症
	重症虚血肢	上肢急性動脈閉塞症	上肢慢性動脈閉塞症
	小児ネフローゼ症候群	人工血管移植後	ステント植え込み状態
	先天性ネフローゼ症候群	僧帽弁置換術後	塞栓性梗塞
	大腿動脈閉塞症	大動脈血栓症	大動脈塞栓症
	大動脈弁置換術後	腸骨動脈血栓症	腸骨動脈塞栓症
	デンスデポジット病ネフローゼ症候群	同種生体弁置換術後	動脈血栓症
	動脈塞栓症	難治性ネフローゼ症候群	二次性ネフローゼ症候群
	ネフローゼ症候群	微小変化型ネフローゼ症候群	びまん性管内増殖性糸球体腎炎ネフローゼ症候群
	びまん性膜性糸球体腎炎ネフローゼ症候群	頻回再発型ネフローゼ症候群	腹部大動脈血栓症
	腹部大動脈塞栓症	ペースメーカ植え込み後	末梢動脈塞栓症
	慢性デンスデポジット病	慢性動脈閉塞症	慢性びまん性管内増殖性糸球体腎炎
	慢性びまん性半月体形成性糸球体腎炎	慢性びまん性膜性糸球体腎炎	慢性びまん性メサンギウム増殖性糸球体腎炎
	ルリッシュ症候群		
△	冠動脈バイパス術後	頚動脈ステント植え込み状態	コレステロール塞栓症
	腹部大動脈ステント植え込み状態	連鎖球菌症候群	
※	適応外使用可 原則として，「ジピリダモール【内服薬】」を「川崎病冠動脈後遺症合併症の管理」に対して処方した場合，当該使用事例を審査上認める。		

用法用量　通常，成人にはジピリダモールとして1回150mgを1日2回経口投与する。なお，年齢，症状により適宜増減する。
尿蛋白減少を目的とする場合には，投薬開始後4週間を目標として投薬し，尿蛋白量の測定を行い，以後の投薬継続の可否を検討する。
尿蛋白量の減少が認められない場合は，投薬を中止するなど適切な処置をとること。尿蛋白量の減少が認められ投薬継続が必要な場合は，以後定期的に尿蛋白量を測定しながら投薬すること。

禁忌　本剤の成分に対し過敏症の既往歴のある患者

併用禁忌

薬剤名等	臨床症状・措置方法	機序・危険因子
アデノシン (アデノスキャン)	完全房室ブロック，心停止等が発現することがある。本剤の投与を受けた患者にアデノシン(アデノスキャン)を投与する場合には少なくとも12	本剤は体内でのアデノシンの血球，血管内皮や各臓器での取り込みを抑制し，血中アデノシン濃度を増大させることによりアデノシンの作用を増強する。

	時間の間隔をおく。もし完全房室ブロック，心停止等の症状があらわれた場合はアデノシン（アデノスキャン）の投与を中止する。	

ペルサンチン錠12.5mg　規格：12.5mg1錠[6.5円/錠]
ジピリダモール　日本ベーリンガー　217

【効 能 効 果】

狭心症，心筋梗塞（急性期を除く），その他の虚血性心疾患，うっ血性心不全

【対応標準病名】

◎	うっ血性心不全	狭心症	虚血性心疾患
	心筋梗塞		
○	安静時狭心症	安定狭心症	異型狭心症
	右室不全	右心不全	冠状動脈アテローム性硬化症
	冠状動脈炎	冠状動脈狭窄症	冠状動脈血栓症
	冠状動脈硬化症	冠状動脈性心疾患	冠状動脈閉塞症
	冠状動脈瘤	冠動静脈瘻	冠動脈硬化性心疾患
	冠動脈疾患	冠攣縮性狭心症	急性心内膜下梗塞
	急性心不全	狭心症３枝病変	虚血性心筋症
	左室不全	左心不全	初発労作型狭心症
	心筋虚血	心筋不全	心原性肺水腫
	心室中隔瘤	心室瘤	心臓性呼吸困難
	心臓喘息	心不全	心房瘤
	増悪労作型狭心症	陳旧性下壁心筋梗塞	陳旧性後壁心筋梗塞
	陳旧性心筋梗塞	陳旧性前壁心筋梗塞	陳旧性前壁中隔心筋梗塞
	陳旧性側壁心筋梗塞	動脈硬化性冠不全	微小血管性狭心症
	不安定狭心症	慢性うっ血性心不全	慢性冠状動脈不全
	慢性心不全	無症候性心筋虚血	夜間狭心症
	両心不全	労作時兼安静時狭心症	労作性狭心症
△	ST 上昇型急性心筋梗塞	冠状動脈血栓塞栓症	冠状動脈口閉鎖
	冠動脈拡張	冠動脈石灰化	急性右室梗塞
	急性下後壁心筋梗塞	急性下側壁心筋梗塞	急性下壁心筋梗塞
	急性貫壁性心筋梗塞	急性基部側壁心筋梗塞	急性高位側壁心筋梗塞
	急性後基部心筋梗塞	急性後側部心筋梗塞	急性広範前壁心筋梗塞
	急性後壁心筋梗塞	急性後壁中隔心筋梗塞	急性心筋梗塞
	急性心尖部側壁心筋梗塞	急性前側壁心筋梗塞	急性前壁心筋梗塞
	急性前壁心尖部心筋梗塞	急性前壁中隔心筋梗塞	急性側壁心筋梗塞
	急性中隔心筋梗塞	腱索断裂・急性心筋梗塞に合併	心室中隔穿孔・急性心筋梗塞に合併
	心室内血栓症・急性心筋梗塞に合併	心尖部血栓症・急性心筋梗塞に合併	心臓性浮腫
	心破裂・急性心筋梗塞に合併	心房中隔穿孔・急性心筋梗塞に合併	心房内血栓症・急性心筋梗塞に合併
	心膜血腫・急性心筋梗塞に合併	乳頭筋断裂・急性心筋梗塞に合併	乳頭筋不全症・急性心筋梗塞に合併
	非Ｑ波心筋梗塞	非 ST 上昇型心筋梗塞	
※	適応外使用可 原則として，「ジピリダモール【内服薬】」を「川崎病冠動脈後遺症合併症の管理」に対して処方した場合，当該使用事例を審査上認める。		

用法用量　ジピリダモールとして，通常成人１回25mgを１日３回経口投与する。
なお，年齢，症状により適宜増減する。

禁忌　本剤の成分に対し過敏症の既往歴のある患者

併用禁忌

薬剤名等	臨床症状・措置方法	機序・危険因子
アデノシン（アデノスキャン）	完全房室ブロック，心停止等が発現することがある。本剤の投与を受けた患者にアデノシン（アデノスキャン）を投与する場合には少なくとも12時間の間隔をおく。もし完全房室ブロック，心停止等の症状があらわれた場合はアデノシン（アデノスキャン）の投与を中止する。	本剤は体内でのアデノシンの血球，血管内皮や各臓器での取り込みを抑制し，血中アデノシン濃度を増大させることによりアデノシンの作用を増強する。

アンギナール散12.5%：長生堂　12.5%1g[25.8円/g]，アンギナール錠12.5mg：長生堂　12.5mg1錠[5.7円/錠]，ジピリダモール錠12.5mg「ツルハラ」：鶴原　12.5mg1錠[5.7円/錠]

ペルサンチン錠25mg　規格：25mg1錠[8.4円/錠]
ジピリダモール　日本ベーリンガー　217

【効 能 効 果】

(1)狭心症，心筋梗塞（急性期を除く），その他の虚血性心疾患，うっ血性心不全
(2)ワーファリンとの併用による心臓弁置換術後の血栓・塞栓の抑制
(3)つぎの疾患における尿蛋白減少：ステロイドに抵抗性を示すネフローゼ症候群

【対応標準病名】

◎	うっ血性心不全	狭心症	虚血性心疾患
	血栓塞栓症	心筋梗塞	心臓弁置換術後
	ステロイド抵抗性ネフローゼ症候群		
○	AC バイパス術後	PTCA 術後	安静時狭心症
	安定狭心症	異型狭心症	異種生体弁置換術後
	植込型除細動器移植状態	右室不全	右心不全
	腋窩動脈血栓症	下肢急性動脈閉塞症	下肢慢性動脈閉塞症
	冠状動脈アテローム性硬化症	冠状動脈炎	冠状動脈狭窄症
	冠状動脈血栓症	冠状動脈硬化症	冠状動脈性心疾患
	冠状動脈閉塞症	冠状動脈瘤	冠動静脈瘻
	肝動脈血栓症	冠動脈硬化性心疾患	冠動脈疾患
	冠動脈ステント植え込み状態	肝動脈塞栓症	冠攣縮性狭心症
	急性心内膜下梗塞	急性心不全	狭心症３枝病変
	虚血性心筋症	鎖骨下動脈閉塞症	左室不全
	左心不全	重症虚血肢	上肢急性動脈閉塞症
	上肢慢性動脈閉塞症	小児ネフローゼ症候群	初発労作型狭心症
	心筋虚血	心筋不全	心原性肺水腫
	人工血管移植後	心室中隔瘤	心室瘤
	心臓性呼吸困難	心臓喘息	心不全
	心房瘤	ステント植え込み状態	先天性ネフローゼ症候群
	増悪労作型狭心症	僧帽弁置換術後	塞栓性梗塞
	大腿動脈閉塞症	大動脈血栓症	大動脈塞栓症
	大動脈弁置換術後	腸骨動脈血栓症	腸骨動脈塞栓症
	陳旧性下壁心筋梗塞	陳旧性後壁心筋梗塞	陳旧性心筋梗塞
	陳旧性前壁心筋梗塞	陳旧性前壁中隔心筋梗塞	陳旧性側壁心筋梗塞
	デンスデポジット病ネフローゼ症候群	同種生体弁置換術後	動脈血栓症
	動脈硬化性冠不全	動脈塞栓症	難治性ネフローゼ症候群
	二次性ネフローゼ症候群	ネフローゼ症候群	微小血管性狭心症
	微小変化型ネフローゼ症候群	びまん性管内増殖性糸球体腎炎ネフローゼ症候群	びまん性膜性糸球体腎炎ネフローゼ症候群
	頻回再発型ネフローゼ症候群	不安定狭心症	腹部大動脈血栓症
	腹部大動脈塞栓症	ペースメーカ植え込み後	末梢動脈塞栓症
	慢性うっ血性心不全	慢性冠状動脈不全	慢性心不全

	慢性動脈閉塞症	無症候性心筋虚血	夜間狭心症
	両心不全	ルリッシュ症候群	労作時兼安静時狭心症
	労作性狭心症		
△	ST 上昇型急性心筋梗塞	冠状動脈血栓塞栓症	冠状動脈口閉鎖
	冠動脈拡張	冠動脈石灰化	冠動脈バイパス術後
	急性右室梗塞	急性下後壁心筋梗塞	急性下側壁心筋梗塞
	急性下壁心筋梗塞	急性貫壁性心筋梗塞	急性基部側壁心筋梗塞
	急性高位側壁心筋梗塞	急性後基部心筋梗塞	急性後側部心筋梗塞
	急性広範前壁心筋梗塞	急性後壁心筋梗塞	急性後壁中隔心筋梗塞
	急性心筋梗塞	急性心尖部側壁心筋梗塞	急性前側壁心筋梗塞
	急性前壁心筋梗塞	急性前壁心尖部心筋梗塞	急性前壁中隔心筋梗塞
	急性側壁心筋梗塞	急性中隔心筋梗塞	頚動脈ステント植え込み状態
	腱索断裂・急性心筋梗塞に合併	コレステロール塞栓症	心室中隔穿孔・急性心筋梗塞に合併
	心室内血栓症・急性心筋梗塞に合併	心尖部血栓症・急性心筋梗塞に合併	心臓性浮腫
	心破裂・急性心筋梗塞に合併	心房中隔穿孔・急性心筋梗塞に合併	心房内血栓症・急性心筋梗塞に合併
	心膜血腫・急性心筋梗塞に合併	乳頭筋断裂・急性心筋梗塞に合併	乳頭筋不全症・急性心筋梗塞に合併
	非Q波心筋梗塞	非ST上昇型心筋梗塞	腹部大動脈ステント植え込み状態
	連鎖球菌症候群		
※	適応外使用可 原則として，「ジピリダモール【内服薬】」を「川崎病冠動脈後遺症合併症の管理」に対して処方した場合，当該使用事例を審査上認める。		

用法用量

(1)狭心症，心筋梗塞，その他の虚血性心疾患，うっ血性心不全の場合

ジピリダモールとして，通常成人1回25mgを1日3回経口投与する。

なお，年齢，症状により適宜増減する。

(2)血栓・塞栓の抑制の場合

ジピリダモールとして，通常成人1日300〜400mgを3〜4回に分割経口投与する。

なお，年齢，症状により適宜増減する。

(3)尿蛋白減少を目的とする場合

ジピリダモールとして，通常成人1日300mgを3回に分割経口投与する。

なお，年齢，症状により適宜増減する。

投薬開始後，4週間を目標として投薬し，尿蛋白量の測定を行い，以後の投薬継続の可否を検討する。

尿蛋白量の減少が認められない場合は，投薬を中止するなど適切な処置をとること。

尿蛋白量の減少が認められ投薬継続が必要な場合は，以後定期的に尿蛋白量を測定しながら投薬すること。

禁忌 本剤の成分に対し過敏症の既往歴のある患者

併用禁忌

薬剤名等	臨床症状・措置方法	機序・危険因子
アデノシン(アデノスキャン)	完全房室ブロック，心停止等が発現することがある。本剤の投与を受けた患者にアデノシン(アデノスキャン)を投与する場合には少なくとも12時間の間隔をおく。もし完全房室ブロック，心停止等の症状があらわれた場合はアデノシン(アデノスキャン)の投与を中止する。	本剤は体内でのアデノシンの血球，血管内皮や各臓器での取り込みを抑制し，血中アデノシン濃度を増大させることによりアデノシンの作用を増強する。

アンギナール錠25mg：長生堂[5.7円/錠]，ジピリダモール錠25mg「ツルハラ」：鶴原[5.4円/錠]，ジピリダモール錠25mg「トーワ」：東和[5.4円/錠]，ジピリダモール錠25mg「日医工」：日医工[5.4円/錠]，ジピリダモール錠25mg「日新」：日新－山形[5.4円/錠]，ペルミルチン錠25：全星薬品[5.7円/錠]，ヨウリダモール錠25：陽進堂[5.7円/錠]

ペルサンチン錠100mg 規格：100mg1錠[23.3円/錠]

ジピリダモール 日本ベーリンガー 217

【効能効果】

(1)ワーファリンとの併用による心臓弁置換術後の血栓・塞栓の抑制

(2)つぎの疾患における尿蛋白減少：ステロイドに抵抗性を示すネフローゼ症候群

【対応標準病名】

◎	血栓塞栓症	心臓弁置換術後	ステロイド抵抗性ネフローゼ症候群
○	ACバイパス術後	PTCA術後	異種生体弁置換術後
	植込型除細動器移植状態	腋窩動脈血栓症	下肢急性動脈閉塞症
	下肢慢性動脈閉塞症	肝動脈血栓症	冠動脈ステント植え込み状態
	肝動脈塞栓症	鎖骨下動脈閉塞症	重症虚血肢
	上肢急性動脈閉塞症	上肢慢性動脈閉塞症	小児ネフローゼ症候群
	人工血管移植後	ステント植え込み状態	先天性ネフローゼ症候群
	僧帽弁置換術後	塞栓性梗塞	大腿動脈閉塞症
	大動脈血栓症	大動脈塞栓症	大動脈弁置換術後
	腸骨動脈血栓症	腸骨動脈塞栓症	デンスデポジット病ネフローゼ症候群
	同種生体弁置換術後	動脈血栓症	動脈塞栓症
	難治性ネフローゼ症候群	二次性ネフローゼ症候群	ネフローゼ症候群
	微小変化型ネフローゼ症候群	びまん性管内増殖性糸球体腎炎ネフローゼ症候群	びまん性膜性糸球体腎炎ネフローゼ症候群
	頻回再発型ネフローゼ症候群	腹部大動脈血栓症	腹部大動脈塞栓症
	ペースメーカ植え込み後	末梢動脈塞栓症	慢性動脈閉塞症
	ルリッシュ症候群		
△	冠動脈バイパス術後	頚動脈ステント植え込み状態	コレステロール塞栓症
	腹部大動脈ステント植え込み状態	連鎖球菌症候群	
※	適応外使用可 原則として，「ジピリダモール【内服薬】」を「川崎病冠動脈後遺症合併症の管理」に対して処方した場合，当該使用事例を審査上認める。		

用法用量

(1)血栓・塞栓の抑制の場合

ジピリダモールとして，通常成人1日300〜400mgを3〜4回に分割経口投与する。

なお，年齢，症状により適宜増減する。

(2)尿蛋白減少を目的とする場合

ジピリダモールとして，通常成人1日300mgを3回に分割経口投与する。なお，年齢，症状により適宜増減する。

投薬開始後，4週間を目標として投薬し，尿蛋白量の測定を行い，以後の投薬継続の可否を検討する。

尿蛋白量の減少が認められない場合は，投薬を中止するなど適切な処置をとること。

尿蛋白量の減少が認められ投薬継続が必要な場合は，以後定期的に尿蛋白量を測定しながら投薬すること。

禁忌 本剤の成分に対し過敏症の既往歴のある患者

併用禁忌

薬剤名等	臨床症状・措置方法	機序・危険因子
アデノシン(アデノスキャン)	完全房室ブロック，心停止等が発現することがある。本剤の投与を受けた患者にアデノシン(アデノス	本剤は体内でのアデノシンの血球，血管内皮や各臓器での取り込みを抑制し，血中アデノシン濃度を増大させる

	キャン)を投与する場合には少なくとも12時間の間隔をおく。もし完全房室ブロック，心停止等の症状があらわれた場合はアデノシン(アデノスキャン)の投与を中止する。	ことによりアデノシンの作用を増強する。

アンギナール錠100mg：長生堂[5.8円/錠]，ジピリダモール錠100mg「ツルハラ」：鶴原[5.8円/錠]，ジピリダモール錠100mg「トーワ」：東和[5.8円/錠]

ペルジピンLAカプセル20mg
規格：20mg1カプセル[17円/カプセル]
ペルジピンLAカプセル40mg
規格：40mg1カプセル[31.1円/カプセル]
ペルジピン散10%
規格：10%1g[93円/g]
ペルジピン錠10mg
規格：10mg1錠[11.4円/錠]
ペルジピン錠20mg
規格：20mg1錠[19.3円/錠]

ニカルジピン塩酸塩　アステラス　214

【効 能 効 果】

本態性高血圧症

【対応標準病名】

◎	高血圧症	本態性高血圧症	
○	悪性高血圧症	境界型高血圧症	高血圧性緊急症
	高血圧性脳内出血	高血圧切迫症	高レニン性高血圧症
	若年高血圧症	若年性境界型高血圧症	収縮期高血圧症
	低レニン性高血圧症		

用法用量

〔LAカプセル〕：通常成人には，本剤を1回ニカルジピン塩酸塩として20～40mg1日2回経口投与する。

〔散，錠〕：通常成人には1回ニカルジピン塩酸塩として10～20mgを1日3回経口投与する。

禁忌

(1)頭蓋内出血で止血が完成していないと推定される患者
(2)脳卒中急性期で頭蓋内圧が亢進している患者
(3)妊婦又は妊娠している可能性のある婦人

ニカルジピン塩酸塩散10%「日医工」：日医工　10%1g[19.7円/g]，ニカルジピン塩酸塩錠10mg「TCK」：辰巳化学　10mg1錠[5.6円/錠]，ニカルジピン塩酸塩錠10mg「イセイ」：イセイ　10mg1錠[5.6円/錠]，ニカルジピン塩酸塩錠10mg「サワイ」：沢井　10mg1錠[5.6円/錠]，ニカルジピン塩酸塩錠10mg「ツルハラ」：鶴原　10mg1錠[5.6円/錠]，ニカルジピン塩酸塩錠10mg「日医工」：日医工　10mg1錠[5.6円/錠]，ニカルジピン塩酸塩錠10mg「日新」：日新－山形　10mg1錠[5.6円/錠]，ニカルジピン塩酸塩錠20mg「TCK」：辰巳化学　20mg1錠[5.6円/錠]，ニカルジピン塩酸塩錠20mg「イセイ」：イセイ　20mg1錠[5.6円/錠]，ニカルジピン塩酸塩錠20mg「サワイ」：沢井　20mg1錠[5.6円/錠]，ニカルジピン塩酸塩錠20mg「ツルハラ」：鶴原　20mg1錠[5.6円/錠]，ニカルジピン塩酸塩錠20mg「日医工」：日医工　20mg1錠[5.6円/錠]，ニカルジピン塩酸塩錠20mg「日新」：日新－山形　20mg1錠[5.6円/錠]，ニカルジピン塩酸塩徐放カプセル20mg「日医工」：日医工　20mg1カプセル[5.6円/カプセル]，ニカルジピン塩酸塩徐放カプセル40mg「日医工」：日医工　40mg1カプセル[6.8円/カプセル]，ニスタジール散10%：東和　10%1g[19.7円/g]，ニスタジール錠10：東和　10mg1錠[5.6円/錠]，ニスタジール錠20：東和　20mg1錠[5.6円/錠]

ベルソムラ錠15mg
規格：15mg1錠[89.1円/錠]
ベルソムラ錠20mg
規格：20mg1錠[107.9円/錠]

スボレキサント　MSD　119

【効 能 効 果】

不眠症

【対応標準病名】

◎	不眠症		
○	睡眠障害	睡眠相後退症候群	睡眠リズム障害
	不規則睡眠		

効能効果に関連する使用上の注意　二次性不眠症に対する本剤の有効性及び安全性は確立されていない。

用法用量　通常，成人にはスボレキサントとして1日1回20mgを，高齢者には1日1回15mgを就寝直前に経口投与する。

用法用量に関連する使用上の注意

(1)本剤は就寝の直前に服用させること。また，服用して就寝した後，睡眠途中で一時的に起床して仕事等で活動する可能性があるときは服用させないこと。
(2)入眠効果の発現が遅れるおそれがあるため，本剤の食事と同時又は食直後の服用は避けること。
(3)他の不眠症治療薬と併用したときの有効性及び安全性は確立されていない。

禁忌

(1)本剤の成分に対し過敏症の既往歴のある患者
(2)CYP3Aを強く阻害する薬剤(イトラコナゾール，クラリスロマイシン，リトナビル，サキナビル，ネルフィナビル，インジナビル，テラプレビル，ボリコナゾール)を投与中の患者

併用禁忌

薬剤名等	臨床症状・措置方法	機序・危険因子
CYP3Aを強く阻害する薬剤 イトラコナゾール：イトリゾール クラリスロマイシン：クラリシッド リトナビル：ノービア サキナビル：インビラーゼ ネルフィナビル：ビラセプト インジナビル：クリキシバン テラプレビル：テラビック ボリコナゾール：ブイフェンド	本剤の作用を著しく増強させるおそれがあるため，併用しないこと。	スボレキサントの代謝酵素であるCYP3Aを強く阻害し，スボレキサントの血漿中濃度を顕著に上昇させる。

ペルタゾン錠25
規格：25mg1錠[39円/錠]

塩酸ペンタゾシン　あすか　114

ソセゴン錠25mgを参照(P525)

ヘルベッサーRカプセル100mg
規格：100mg1カプセル[44.6円/カプセル]
ヘルベッサーRカプセル200mg
規格：200mg1カプセル[94.9円/カプセル]
ヘルベッサー錠30
規格：30mg1錠[12.7円/錠]
ヘルベッサー錠60
規格：60mg1錠[23.5円/錠]

ジルチアゼム塩酸塩　田辺三菱　217

【効 能 効 果】

(1)本態性高血圧症(軽症～中等症)
(2)狭心症，異型狭心症

【対応標準病名】

◎	異型狭心症	狭心症	高血圧症
	本態性高血圧症		
○	悪性高血圧症	安静時狭心症	安定狭心症
	褐色細胞腫	褐色細胞腫性高血圧症	冠攣縮性狭心症
	境界型高血圧症	狭心症3枝病変	クロム親和性細胞腫
	高血圧性緊急症	高血圧性脳内出血	高血圧切迫症
	高レニン性高血圧症	若年高血圧症	若年性境界型高血圧症
	収縮期高血圧症	術中異常高血圧症	初発労作型狭心症
	心因性高血圧症	腎血管性高血圧症	腎実質性高血圧症
	腎性高血圧症	増悪労作型狭心症	低レニン性高血圧症
	内分泌性高血圧症	二次性高血圧症	微小血管性狭心症
	不安定狭心症	副腎性高血圧症	夜間狭心症
	労作時兼安静時狭心症	労作性狭心症	
△	HELLP症候群	軽症妊娠高血圧症候群	混合型妊娠高血圧症候群
	産後高血圧症	重症妊娠高血圧症候群	純粋型妊娠高血圧症候群
	新生児高血圧症	早発型妊娠高血圧症候群	遅発型妊娠高血圧症候群
	妊娠高血圧症	妊娠高血圧症候群	妊娠高血圧腎症
	妊娠中一過性高血圧症	副腎腺腫	副腎のう腫
	副腎皮質のう腫	良性副腎皮質腫瘍	

用法用量

〔Rカプセル〕

効能効果(1)の場合：通常，成人にはジルチアゼム塩酸塩として1日1回100～200mgを経口投与する。なお，年齢，症状により適宜増減する。

効能効果(2)の場合：通常，成人にはジルチアゼム塩酸塩として1日1回100mgを経口投与する。効果不十分な場合には，1日1回200mgまで増量することができる。

〔錠〕

効能効果(1)の場合：通常，成人にはジルチアゼム塩酸塩として1回30～60mgを1日3回経口投与する。なお，年齢，症状により適宜増減する。

効能効果(2)の場合：通常，成人にはジルチアゼム塩酸塩として1回30mgを1日3回経口投与する。効果不十分な場合には，1回60mgを1日3回まで増量することができる。

禁忌

(1)重篤なうっ血性心不全の患者
(2)2度以上の房室ブロック，洞不全症候群(持続性の洞性徐脈(50拍/分未満)，洞停止，洞房ブロック等)のある患者
(3)本剤の成分に対し過敏症の既往歴のある患者
(4)妊婦又は妊娠している可能性のある婦人

ジルチアゼム塩酸塩Rカプセル100mg「サワイ」：沢井　100mg1カプセル[15.1円/カプセル]，ジルチアゼム塩酸塩Rカプセル200mg「サワイ」：沢井　200mg1カプセル[31.4円/カプセル]，ジルチアゼム塩酸塩錠30mg「CH」：長生堂　30mg1錠[5.6円/錠]，ジルチアゼム塩酸塩錠30mg「YD」：陽進堂　30mg1錠[5.6円/錠]，ジルチアゼム塩酸塩錠30mg「ZE」：全星薬品　30mg1錠[5.6円/錠]，ジルチアゼム塩酸塩錠30mg「サワイ」：沢井　30mg1錠[5.6円/錠]，ジルチアゼム塩酸塩錠30mg「タイヨー」：テバ製薬　30mg1錠[5.6円/錠]，ジルチアゼム塩酸塩錠30mg「トーワ」：東和　30mg1錠[5.6円/錠]，ジルチアゼム塩酸塩錠30mg「日医工」：日医工　30mg1錠[5.6円/錠]，ジルチアゼム塩酸塩錠30mg「日新」：日新－山形　30mg1錠[5.6円/錠]，ジルチアゼム塩酸塩錠60mg「CH」：長生堂　60mg1錠[8.8円/錠]，ジルチアゼム塩酸塩錠60mg「YD」：陽進堂　60mg1錠[8.8円/錠]，ジルチアゼム塩酸塩錠60mg「ZE」：全星薬品　60mg1錠[8.8円/錠]，ジルチアゼム塩酸塩錠60mg「サワイ」：沢井　60mg1錠[8.8円/錠]，ジルチアゼム塩酸塩錠60mg「タイヨー」：テバ製薬　60mg1錠[8.8円/錠]，ジルチアゼム塩酸塩錠60mg「トーワ」：東和　60mg1錠[8.8円/錠]，ジルチアゼム塩酸塩錠60mg「日医工」：日医工　60mg1錠[8.8円/錠]，ジルチアゼム塩酸塩錠60mg「日新」：日新－山形　60mg1錠[5.6円/錠]，ジルチアゼム塩酸塩徐放カプセル100mg「日医工」：日医工　100mg1カプセル[15.1円/カプセル]，ジルチアゼム塩酸塩徐放カプセル200mg「日医工」：日医工　200mg1カプセル[27.9円/カプセル]，ヘマレキート錠30mg：鶴原　30mg1錠[5.6円/錠]，ヘマレキート錠60mg：鶴原　60mg1錠[8.8円/錠]，ルチアノンカプセルR100：佐藤薬品　100mg1カプセル[23.9円/カプセル]，ルチアノンカプセルR200：佐藤薬品　200mg1カプセル[31.4円/カプセル]

ペルマックス錠50µg　規格：50µg1錠[50円/錠]
ペルマックス錠250µg　規格：250µg1錠[207.4円/錠]
ペルゴリドメシル酸塩　協和発酵キリン　116

【効能効果】

パーキンソン病

【対応標準病名】

◎	パーキンソン病		
○	一側性パーキンソン症候群	家族性パーキンソン病	家族性パーキンソン病 Yahr1
	家族性パーキンソン病 Yahr2	家族性パーキンソン病 Yahr3	家族性パーキンソン病 Yahr4
	家族性パーキンソン病 Yahr5	若年性パーキンソン症候群	若年性パーキンソン病
	若年性パーキンソン病 Yahr3	若年性パーキンソン病 Yahr4	若年性パーキンソン病 Yahr5
	続発性パーキンソン症候群	動脈硬化性パーキンソン症候群	脳炎後パーキンソン症候群
	脳血管障害性パーキンソン症候群	パーキンソン症候群	パーキンソン病 Yahr1
	パーキンソン病 Yahr2	パーキンソン病 Yahr3	パーキンソン病 Yahr4
	パーキンソン病 Yahr5	パーキンソン病の認知症	梅毒性パーキンソン症候群
	薬剤性パーキンソン症候群		
△	LGL症候群	WPW症候群	アーガイル・ロバートソン瞳孔
	痙性梅毒性運動失調症	顕性神経梅毒	シャルコー関節
	神経原性関節症	神経障害性脊椎障害	神経梅毒髄膜炎
	進行性運動性運動失調症	進行麻痺	脊髄ろう
	脊髄ろう性関節炎	早期興奮症候群	ニューロパチー性関節炎
	脳脊髄梅毒	脳梅毒	梅毒性痙性脊髄麻痺
	梅毒性視神経萎縮	梅毒性髄膜炎	梅毒性聴神経炎
	晩期梅毒性球後視神経炎	晩期梅毒性視神経萎縮	晩期梅毒性髄膜炎
	晩期梅毒性多発ニューロパチー	晩期梅毒性聴神経炎	晩期梅毒脊髄炎
	晩期梅毒脳炎	晩期梅毒脳脊髄炎	
※	適応外使用可 原則として，「メシル酸ペルゴリド【内服薬】」を「L-dopa製剤の併用がないパーキンソン病」に対して処方した場合，当該使用事例を審査上認める。		

効能効果に関連する使用上の注意　非麦角製剤の治療効果が不十分又は忍容性に問題があると考えられる患者のみに投与すること。

用法用量

本剤は通常，L-dopa製剤と併用する。

通常，ペルゴリドとして1日1回50µgを夕食直後2日間投与する。以後，2ないし3日ごと，1日用量として50µgずつ増量し，第1週末には1日用量として150µgを投与する。

第2週目は1日用量として300µgより開始し，2ないし3日ごと1日用量として150µgずつ増量する。第2週末には1日用量として600µgを投与する。1日用量100µgの場合は朝食及び夕食直後に，1日用量150µg以上の場合は毎食直後に分けて経口投与する。

第3週目は1日用量750µgより開始し，以後有効性及び安全性を考慮しつつ増量し，維持量(標準1日750～1250µg)を定める。

なお，上に定める投与量増量速度は随伴症状，年齢等により適宜増減する。

用法用量に関連する使用上の注意

(1)本剤の投与は，少量から開始し，消化器症状(悪心，嘔吐等)，血圧等の観察を十分に行い，慎重に維持量まで増量すること。
(2)本剤の服用中に幻覚があらわれることがある。また，本剤を長期にわたり服用している患者で，投与を突然中止すると幻覚を誘発するおそれがあるので，中止する際には漸減すること。

禁忌

(1)既往に麦角製剤に対しての過敏症を有する患者
(2)心エコー検査により，心臓弁尖肥厚，心臓弁可動制限及びこれらに伴う狭窄等の心臓弁膜の病変が確認された患者及びその既往のある患者

ベセラール錠50μg：テバ製薬　50μg1錠[29.3円/錠]，ベセラール錠250μg：テバ製薬　250μg1錠[117.4円/錠]，ペルゴリド錠50μg「サワイ」：沢井　50μg1錠[23.3円/錠]，ペルゴリド錠50μg「ファイザー」：マイラン製薬　50μg1錠[29.3円/錠]，ペルゴリド錠250μg「サワイ」：沢井　250μg1錠[99.6円/錠]，ペルゴリド錠250μg「ファイザー」：マイラン製薬　250μg1錠[117.4円/錠]，ペルゴリン顆粒0.025%：日医工　0.025%1g[117.9円/g]，メシル酸ペルゴリド錠50μg「アメル」：共和薬品　50μg1錠[23.3円/錠]，メシル酸ペルゴリド錠250μg「アメル」：共和薬品　250μg1錠[99.6円/錠]

ベロテック錠2.5mg　規格：2.5mg1錠[19.9円/錠]
フェノテロール臭化水素酸塩　日本ベーリンガー　225

【効 能 効 果】

下記疾患の気道閉塞性障害に基づく呼吸困難など諸症状の緩解：
気管支喘息，慢性気管支炎，肺気腫，塵肺症

【対応標準病名】

◎	気管支喘息	気道閉塞	呼吸困難
	塵肺症	肺気腫	慢性気管支炎
○	アスピリン喘息	アトピー性喘息	アレルギー性気管支炎
	萎縮性肺気腫	一側性肺気腫	運動誘発性喘息
	外因性喘息	感染型気管支喘息	気管支喘息合併妊娠
	起坐呼吸	気腫性肺のう胞	巨大気腫性肺のう胞
	呼吸困難発作	呼吸促迫	混合型喘息
	小児喘息	小児喘息性気管支炎	小葉間肺気腫
	職業喘息	ステロイド依存性喘息	咳喘息
	喘息性気管支炎	中心小葉性肺気腫	難治性喘息
	乳児喘息	肺性呼吸困難	肺胞性肺気腫
	汎小葉性肺気腫	非アトピー性喘息	ブラ性肺気腫
	閉塞性肺気腫	発作性呼吸困難	マクロード症候群
	慢性気管炎	慢性気管気管支炎	慢性気管支漏
	慢性肺気腫	夜間呼吸困難	夜間性喘息
	労作時呼吸困難	老人性気管支炎	老人性肺気腫
△	CO2ナルコーシス	息切れ	気道狭窄
	急性呼吸器感染症	高炭酸ガス血症	上葉無気肺
	心因性喘息	ぜいぜい音	喘鳴
	中葉無気肺	板状無気肺	

用法用量　通常成人には１回１錠(フェノテロール臭化水素酸塩として2.5mg)を１日３回経口投与する。
なお，年齢，症状により適宜増減する。

禁忌

(1)カテコールアミン(エピネフリン，イソプロテレノール等)を投与中の患者
(2)本剤の成分に対して過敏症の既往歴のある患者

併用禁忌

薬剤名等	臨床症状・措置方法	機序・危険因子
エピネフリン製剤 エピネフリン ボスミン注 ノルエピネフリン イソプロテレノール製剤 アスプール液 メジヘラー・イソ	不整脈，場合によっては心停止を起こすおそれがある。	エピネフリン，イソプロテレノール等のカテコールアミン併用により，アドレナリン作動性神経刺激の増大が起きる。 そのため不整脈を起こすことが考えられる。

ポルボノール錠2.5mg：ローマン工業[7.7円/錠]

ベロテックシロップ0.05%　規格：0.05%1mL[8.8円/mL]
フェノテロール臭化水素酸塩　日本ベーリンガー　225

【効 能 効 果】

下記疾患の気道閉塞性障害に基づく呼吸困難など諸症状の緩解
気管支喘息，喘息性気管支炎，急性気管支炎

【対応標準病名】

◎	気管支喘息	気道閉塞	急性気管支炎
	呼吸困難	喘息性気管支炎	
○	RSウイルス気管支炎	亜急性気管支炎	アスピリン喘息
	アトピー性喘息	アレルギー性気管支炎	息切れ
	インフルエンザ菌気管支炎	ウイルス性気管支炎	運動誘発性喘息
	エコーウイルス気管支炎	外因性喘息	感染型気管支喘息
	気管支喘息合併妊娠	起坐呼吸	偽膜性気管支炎
	急性気管気管支炎	急性喉頭気管気管支炎	急性反復性気管支炎
	クループ性気管支炎	呼吸困難発作	呼吸促迫
	コクサッキーウイルス気管支炎	混合型喘息	小児喘息
	小児喘息性気管支炎	職業喘息	心因性喘息
	滲出性気管支炎	ステロイド依存性喘息	咳喘息
	難治性喘息	乳児喘息	肺炎球菌性気管支炎
	敗血症性気管支炎	肺性呼吸困難	パラインフルエンザウイルス気管支炎
	非アトピー性喘息	ヒトメタニューモウイルス気管支炎	発作性呼吸困難
	マイコプラズマ気管支炎	夜間呼吸困難	夜間性喘息
	ライノウイルス気管支炎	連鎖球菌気管支炎	労作時呼吸困難
△	CO2ナルコーシス	気道狭窄	急性呼吸器感染症
	高炭酸ガス血症	上葉無気肺	ぜいぜい音
	喘鳴	中葉無気肺	板状無気肺

用法用量

通常幼小児に対し，１日0.75mL/kg(フェノテロール臭化水素酸塩として0.375mg/kg)を３回に分けて経口投与する。
なお，年齢，症状により適宜増減するが，標準投与量(１日量)は通常，以下のとおりとし，１日３回に分けて経口投与する。

年齢	１日投与量	フェノテロール臭化水素酸塩含量
0.5～1歳未満	3～6mL	1.5～3.0mg
1～3歳未満	6～9mL	3.0～4.5mg
3～5歳未満	9～15mL	4.5～7.5mg

禁忌

(1)カテコールアミン(エピネフリン，イソプロテレノール等)を投与中の患者
(2)本剤の成分に対して過敏症の既往歴のある患者

併用禁忌

薬剤名等	臨床症状・措置方法	機序・危険因子
エピネフリン製剤 エピネフリン ボスミン注 ノルエピネフリン イソプロテレノール製剤 アスプール液 メジヘラー・イソ	不整脈，場合によっては心停止を起こすおそれがある。	エピネフリン，イソプロテレノール等のカテコールアミン併用により，アドレナリン作動性神経刺激の増大が起きる。 そのため不整脈を起こすことが考えられる。

フェノテロール臭化水素酸塩DS小児用0.5%「オーハラ」：大原薬品　0.5%1g[47.8円/g]，ポルボノールドライシロップ0.25%：高田　0.25%1g[30.9円/g]，ポルボノールドライシロップ0.5%：高田　0.5%1g[47.8円/g]，モンブルトシロップ

0.05%：日新－山形　0.05%1mL[6.4円/mL]

ペングッド錠250mg　規格：250mg1錠[11.7円/錠]
バカンピシリン塩酸塩　日医工　613

【効能効果】

〈適応菌種〉アンピシリンに感性のブドウ球菌属，レンサ球菌属，肺炎球菌，腸球菌属，淋菌，大腸菌，プロテウス・ミラビリス，インフルエンザ菌

〈適応症〉表在性皮膚感染症，深在性皮膚感染症，リンパ管・リンパ節炎，慢性膿皮症，外傷・熱傷及び手術創等の二次感染，乳腺炎，咽頭・喉頭炎，扁桃炎，急性気管支炎，肺炎，慢性呼吸器病変の二次感染，膀胱炎，腎盂腎炎，淋菌感染症，腹膜炎，子宮内感染，子宮付属器炎，眼瞼膿瘍，麦粒腫，角膜炎(角膜潰瘍を含む)，中耳炎，副鼻腔炎，歯周組織炎，歯冠周囲炎，抜歯創・口腔手術創の二次感染，猩紅熱

【対応標準病名】

◎	咽頭炎	咽頭喉頭炎	外傷
	角膜炎	角膜潰瘍	急性気管支炎
	喉頭炎	挫創	歯冠周囲炎
	子宮内感染症	子宮付属器炎	歯根のう胞
	歯周炎	歯髄炎	術後創部感染
	猩紅熱	腎盂腎炎	創傷
	創傷感染症	中耳炎	乳腺炎
	熱傷	肺炎	麦粒腫
	抜歯後感染	皮膚感染症	副鼻腔炎
	腹膜炎	扁桃炎	膀胱炎
	慢性膿皮症	リンパ管炎	リンパ節炎
	淋病	裂傷	裂創
○あ	MRSA 膀胱炎	アカントアメーバ角膜炎	亜急性気管支炎
	亜急性リンパ管炎	足第 1 度熱傷	足第 2 度熱傷
	足第 3 度熱傷	足熱傷	アルカリ腐蝕
	アレルギー性角膜炎	アレルギー性副鼻腔炎	アレルギー性膀胱炎
	アンギナ	異型猩紅熱	胃腸管熱傷
	胃熱傷	陰茎開放創	陰茎挫創
	陰茎折症	陰茎第 1 度熱傷	陰茎第 2 度熱傷
	陰茎第 3 度熱傷	陰茎熱傷	陰茎裂創
	咽頭気管炎	咽頭チフス	咽頭熱傷
	咽頭扁桃炎	陰のう開放創	陰のう第 1 度熱傷
	陰のう第 2 度熱傷	陰のう第 3 度熱傷	陰のう熱傷
	陰のう裂創	陰部切創	インフルエンザ菌気管支炎
	インフルエンザ菌喉頭炎	インフルエンザ菌性咽頭炎	インフルエンザ菌性喉頭気管炎
	う蝕第 3 度急性化膿性根尖性歯周炎	う蝕第 3 度急性単純性根尖性歯周炎	う蝕第 3 度慢性化膿性根尖性歯周炎
	栄養障害性角膜炎	会陰第 1 度熱傷	会陰第 2 度熱傷
	会陰第 3 度熱傷	会陰熱傷	会陰裂傷
	腋窩第 1 度熱傷	腋窩第 2 度熱傷	腋窩第 3 度熱傷
	腋窩熱傷	壊死性潰瘍性歯周炎	壊死性潰瘍性歯肉炎
	壊疽性咽頭炎	壊疽性歯肉炎	横隔膜下膿瘍
か	横隔膜下腹膜炎	外陰開放創	外陰第 1 度熱傷
	外陰第 2 度熱傷	外陰第 3 度熱傷	外陰熱傷
	外陰部挫創	外陰部切創	外陰部裂傷
	外耳部外傷性皮下異物	外耳部挫傷	外耳部擦過創
	外耳部切創	外傷性角膜炎	外傷性角膜潰瘍
	外傷性穿孔性中耳炎	外傷性中耳炎	外傷性乳び胸
	外傷性脳圧迫・頭蓋内に達する開放創合併あり	外麦粒腫	開放骨折
	開放性外傷性脳圧迫	開放性陥没骨折	開放性胸膜損傷
	開放性脱臼骨折	開放性脳挫創	開放性脳損傷髄膜炎
	開放性脳底部挫傷	開放性びまん性脳損傷	開放性粉砕骨折
	潰瘍性咽頭炎	潰瘍性歯肉炎	潰瘍性膀胱炎
	下咽頭炎	下咽頭熱傷	化学外傷
	下顎挫傷	下顎擦過創	下顎切創
	下顎熱傷	下顎部挫傷	下顎部第 1 度熱傷
	下顎部第 2 度熱傷	下顎部第 3 度熱傷	下眼瞼蜂巣炎
	顎関節部挫傷	顎関節部擦過創	顎関節部切創
	角結膜炎	角結膜びらん	角結膜腐蝕
	顎部挫傷	角膜アルカリ化学熱傷	角膜酸化学熱傷
	角膜酸性熱傷	角膜上皮びらん	角膜穿孔
	角膜中心潰瘍	角膜内皮炎	角膜熱傷
	角膜膿瘍	角膜パンヌス	角膜びらん
	角膜腐蝕	下肢第 1 度熱傷	下肢第 2 度熱傷
	下肢第 3 度熱傷	下肢熱傷	下腿足部熱傷
	下腿熱傷	下腿部第 1 度熱傷	下腿部第 2 度熱傷
	下腿部第 3 度熱傷	カタル性咽頭炎	カタル性角膜潰瘍
	化膿性角膜炎	化膿性喉頭炎	化膿性歯周炎
	化膿性歯肉炎	化膿性中耳炎	化膿性乳腺炎
	化膿性副鼻腔炎	化膿性腹膜炎	化膿性リンパ節炎
	下半身第 1 度熱傷	下半身第 2 度熱傷	下半身第 3 度熱傷
	下半身熱傷	下腹部第 1 度熱傷	下腹部第 2 度熱傷
	下腹部第 3 度熱傷	貨幣状角膜炎	眼化学熱傷
	肝下膿瘍	眼球熱傷	眼瞼化学熱傷
	眼瞼第 1 度熱傷	眼瞼第 2 度熱傷	眼瞼第 3 度熱傷
	眼瞼熱傷	眼瞼蜂巣炎	肝周囲炎
	眼周囲化学熱傷	眼周囲第 1 度熱傷	眼周囲第 2 度熱傷
	眼周囲第 3 度熱傷	乾性角結膜炎	乾性角膜炎
	感染性咽頭炎	感染性角膜炎	感染性角膜潰瘍
	感染性喉頭気管炎	眼熱傷	顔面挫傷
	顔面擦過創	顔面切創	顔面損傷
	顔面第 1 度熱傷	顔面第 2 度熱傷	顔面第 3 度熱傷
	顔面多発挫傷	顔面多発擦過創	顔面多発切創
	顔面多発虫刺傷	顔面熱傷	乾酪性副鼻腔炎
	気管支肺炎	気管熱傷	気腫性腎盂腎炎
	偽猩紅熱	気道熱傷	偽膜性アンギナ
	偽膜性咽頭炎	偽膜性気管支炎	偽膜性喉頭炎
	偽膜性扁桃炎	急性アデノイド咽頭炎	急性アデノイド扁桃炎
	急性咽頭炎	急性咽頭喉頭炎	急性咽頭扁桃炎
	急性壊疽性喉頭炎	急性壊疽性扁桃炎	急性潰瘍性喉頭炎
	急性潰瘍性扁桃炎	急性角結膜炎	急性角膜炎
	急性化膿性咽頭炎	急性化膿性根尖性歯周炎	急性化膿性歯根膜炎
	急性化膿性中耳炎	急性化膿性辺縁性歯根膜炎	急性化膿性扁桃炎
	急性気管気管支炎	急性限局性腹膜炎	急性喉頭炎
	急性喉頭気管炎	急性喉頭気管気管支炎	急性骨盤腹膜炎
	急性根尖性歯周炎	急性歯冠周囲炎	急性歯周炎
	急性歯槽膿瘍	急性歯肉炎	急性出血性膀胱炎
	急性声帯炎	急性声門下喉頭炎	急性腺窩性扁桃炎
	急性単純性根尖性歯周炎	急性単純性膀胱炎	急性中耳炎
	急性乳腺炎	急性肺炎	急性汎発性腹膜炎
	急性汎発性発疹性膿疱症	急性反復性気管支炎	急性腹膜炎
	急性浮腫性喉頭炎	急性付属器炎	急性扁桃炎
	急性膀胱炎	急性卵管炎	急性卵巣炎
	急性淋菌性尿道炎	急速進行性歯周炎	胸腔熱傷
	頬粘膜咬傷	胸部外傷	頬部挫傷
	頬部擦過創	胸部上腕熱傷	頬部切創
	胸部損傷	胸部第 1 度熱傷	頬部第 1 度熱傷
	胸部第 2 度熱傷	頬部第 2 度熱傷	胸部第 3 度熱傷
	頬部第 3 度熱傷	胸部熱傷	胸膜損傷・胸腔に達する開放創合併あり
	胸膜肺炎	巨大フリクテン	躯幹薬傷
	グラデニーゴ症候群	クラミジア肺炎	クループ性気管支炎
	頚部開放創	頚部挫創	頚部切創
	頚部第 1 度熱傷	頚部第 2 度熱傷	頚部第 3 度熱傷
	頚部熱傷	頚部膿疱	頚部皮膚欠損創

頚部リンパ節炎	結核性中耳炎	血管性パンヌス
結節性眼炎	結節性結膜炎	結膜熱傷
結膜のうアルカリ化学熱傷	結膜のう酸化学熱傷	結膜腐蝕
限局型若年性歯周炎	限局性腹膜炎	肩甲間部第1度熱傷
肩甲間部第2度熱傷	肩甲間部第3度熱傷	肩甲間部熱傷
肩甲部第1度熱傷	肩甲部第2度熱傷	肩甲部第3度熱傷
肩甲部熱傷	原発性腹膜炎	肩部第1度熱傷
肩部第2度熱傷	肩部第3度熱傷	口蓋挫傷
硬化性角膜炎	口腔外傷性異物	口腔挫傷
口腔擦過創	口腔上顎洞瘻	口腔切創
口腔第1度熱傷	口腔第2度熱傷	口腔第3度熱傷
口腔熱傷	口腔粘膜咬傷	口唇外傷性皮下異物
口唇咬傷	口唇挫傷	口唇擦過創
口唇切創	口唇第1度熱傷	口唇第2度熱傷
口唇第3度熱傷	口唇熱傷	光線眼症
喉頭外傷	喉頭周囲炎	喉頭損傷
喉頭熱傷	広汎型若年性歯周炎	後腹膜炎
後腹膜膿瘍	肛門第1度熱傷	肛門第2度熱傷
肛門第3度熱傷	肛門熱傷	肛門淋菌感染
肛門裂創	コーガン症候群	鼓室内水腫
骨盤死腔炎	骨盤直腸窩膿瘍	骨盤膿瘍
骨盤腹膜炎	骨盤部裂創	根尖周囲膿瘍
根尖性歯周炎	根尖肉芽腫	根尖膿瘍

さ

根側歯周膿瘍	細菌性腹膜炎	細菌性膀胱炎
臍周囲炎	再発性中耳炎	散在性表層角膜炎
蚕蝕性角膜潰瘍	酸腐蝕	耳介外傷性皮下異物
耳介挫傷	耳介擦過創	耳介切創
紫外線角結膜炎	紫外線角膜炎	耳介皮下出血
耳介部第1度熱傷	耳介部第2度熱傷	耳介部第3度熱傷
趾化膿創	歯冠周囲膿瘍	子宮熱傷
篩骨洞炎	歯根膜下膿瘍	示指PIP開放創
四肢挫傷	四肢第1度熱傷	四肢第2度熱傷
四肢第3度熱傷	四肢熱傷	歯周症
歯周膿瘍	思春期性歯肉炎	糸状角膜炎
歯性上顎洞炎	歯性副鼻腔炎	歯槽膿瘍
趾第1度熱傷	趾第2度熱傷	趾第3度熱傷
実質性角膜炎	湿疹性パンヌス	膝部第1度熱傷
膝部第2度熱傷	膝部第3度熱傷	歯肉炎
歯肉挫傷	歯肉膿瘍	趾熱傷
若年性歯周炎	習慣性アンギナ	習慣性扁桃炎
十二指腸穿孔腹膜炎	手関節部第1度熱傷	手関節部第2度熱傷
手関節部第3度熱傷	手指開放創	種子骨開放骨折
手指第1度熱傷	手指第2度熱傷	手指第3度熱傷
手指端熱傷	手指熱傷	手術創部膿瘍
手掌第1度熱傷	手掌第2度熱傷	手掌第3度熱傷
手掌熱傷	手掌皮膚欠損創	出血性角膜炎
出血性中耳炎	出血性膀胱炎	術後横隔膜下膿瘍
術後腎盂腎炎	術後性中耳炎	術後性慢性中耳炎
術後膿瘍	術後腹腔内膿瘍	術後腹壁膿瘍
術後腹膜炎	手背第1度熱傷	手背第2度熱傷
手背第3度熱傷	手背熱傷	手背皮膚欠損創
シュロッフェル腫瘤	上咽頭炎	上顎挫傷
上顎擦過創	上顎切創	上顎洞炎
上眼瞼蜂巣炎	上口唇挫傷	上行性腎盂腎炎
猩紅熱性心筋炎	猩紅熱性中耳炎	上鼓室化膿症
上肢第1度熱傷	上肢第2度熱傷	上肢第3度熱傷
上肢熱傷	焼身自殺未遂	小児肺炎
小児副鼻腔炎	小膿疱性皮膚炎	上半身第1度熱傷
上半身第2度熱傷	上半身第3度熱傷	上半身熱傷
踵部第1度熱傷	踵部第2度熱傷	踵部第3度熱傷
上腕汚染創	上腕貫通銃創	上腕挫創
上腕第1度熱傷	上腕第2度熱傷	上腕第3度熱傷
上腕熱傷	上腕皮膚欠損創	上腕部開放創
食道熱傷	処女膜裂傷	真菌性角膜潰瘍
神経栄養性角結膜炎	進行性角膜潰瘍	滲出性気管支炎
滲出性腹膜炎	浸潤性表層角膜炎	新生児中耳炎
新生児膿漏眼	深層角膜炎	膵臓性腹膜炎
水疱性咽頭炎	水疱性中耳炎	星状角膜炎
精巣開放創	精巣熱傷	精巣破裂
ゼーミッシュ潰瘍	石化性角膜炎	雪眼炎
舌咬傷	舌熱傷	舌扁桃炎
前額部第1度熱傷	前額部第2度熱傷	前額部第3度熱傷
前額部皮膚欠損創	腺窩性アンギナ	前胸部第1度熱傷
前胸部第2度熱傷	前胸部第3度熱傷	前胸部熱傷
穿孔性角膜潰瘍	穿孔性中耳炎	穿孔性腹腔内膿瘍
穿孔性腹膜炎	仙骨部挫創	仙骨部皮膚欠損創
前思春期性歯周炎	線状角膜炎	全身挫傷
全身第1度熱傷	全身第2度熱傷	全身第3度熱傷
全身熱傷	腺病性パンヌス	前房蓄膿性角膜炎
前腕汚染創	前腕開放創	前腕咬創
前腕挫創	前腕刺創	前腕手部熱傷
前腕切創	前腕第1度熱傷	前腕第2度熱傷
前腕第3度熱傷	前腕熱傷	前腕皮膚欠損創
前腕裂創	早期発症型歯周炎	増殖性化膿性口内炎
増殖性歯肉炎	創部膿瘍	足関節第1度熱傷
足関節第2度熱傷	足関節第3度熱傷	足関節熱傷
側胸部第1度熱傷	側胸部第2度熱傷	側胸部第3度熱傷
足底熱傷	足底部第1度熱傷	足底部第2度熱傷
足底部第3度熱傷	足背部第1度熱傷	足背部第2度熱傷
足背部第3度熱傷	側腹部咬創	側腹部挫創
側腹部第1度熱傷	側腹部第2度熱傷	側腹部第3度熱傷
側腹壁開放創	鼡径部開放創	鼡径部切創
鼡径部第1度熱傷	鼡径部第2度熱傷	鼡径部第3度熱傷

た

鼡径部熱傷	第1度熱傷	第1度腐蝕
第2度熱傷	第2度腐蝕	第3度熱傷
第3度腐蝕	第4度熱傷	体幹第1度熱傷
体幹第2度熱傷	体幹第3度熱傷	体幹熱傷
大腿汚染創	大腿熱傷	大腿皮膚欠損創
大腿部第1度熱傷	大腿部第2度熱傷	大腿部第3度熱傷
体表面積10%未満の熱傷	体表面積10－19%の熱傷	体表面積20－29%の熱傷
体表面積30－39%の熱傷	体表面積40－49%の熱傷	体表面積50－59%の熱傷
体表面積60－69%の熱傷	体表面積70－79%の熱傷	体表面積80－89%の熱傷
体表面積90%以上の熱傷	大網膿瘍	大葉性肺炎
多発性外傷	多発性昆虫咬創	多発性挫傷
多発性擦過創	多発性漿膜炎	多発性第1度熱傷
多発性第2度熱傷	多発性第3度熱傷	多発性腸間膜膿瘍
多発性熱傷	多発性膿疱症	多発性表在損傷
胆汁性腹膜炎	単純性角膜潰瘍	単純性歯周炎
単純性歯肉炎	単純性中耳炎	智歯周囲炎
腟開放創	腟熱傷	腟裂傷
肘関節挫創	肘関節部開放創	中耳炎性顔面神経麻痺
虫垂炎術後残膿瘍	肘部挫創	肘部切創
肘部第1度熱傷	肘部第2度熱傷	肘部第3度熱傷
肘部皮膚欠損創	腸間膜脂肪織炎	腸間膜膿瘍
腸間膜リンパ節炎	腸骨窩膿瘍	腸穿孔腹膜炎
腸腰筋膿瘍	直腸淋菌感染	沈下性肺炎
陳旧性中耳炎	手第1度熱傷	手第2度熱傷
手第3度熱傷	手熱傷	殿部開放創
殿部咬創	殿部刺創	殿部切創
殿部第1度熱傷	殿部第2度熱傷	殿部第3度熱傷
殿部熱傷	殿部皮膚欠損創	殿部裂創
頭部第1度熱傷	頭部第2度熱傷	頭部第3度熱傷
頭部多発挫傷	頭部多発擦過創	頭部多発切創
頭部熱傷	兎眼性角膜炎	特殊性歯周炎

な

内麦粒腫	内部尿路性器の熱傷	軟口蓋血腫
軟口蓋熱傷	難治性歯周炎	乳児肺炎

乳腺膿瘍	乳腺瘻孔	乳頭周囲炎
乳頭びらん	乳頭部第 1 度熱傷	乳頭部第 2 度熱傷
乳頭部第 3 度熱傷	乳房炎症性疾患	乳房潰瘍
乳房第 1 度熱傷	乳房第 2 度熱傷	乳房第 3 度熱傷
乳房熱傷	乳房膿瘍	乳房よう
乳輪下膿瘍	乳輪部第 1 度熱傷	乳輪部第 2 度熱傷
乳輪部第 3 度熱傷	尿細管間質性腎炎	尿膜管膿瘍
妊娠中の子宮内感染	妊娠中の性器感染症	脳挫傷・頭蓋内に達する開放創合併あり
脳挫創・頭蓋内に達する開放創合併あり	脳底部挫傷・頭蓋内に達する開放創合併あり	膿皮症

は

膿疱	肺炎球菌性咽頭炎	肺炎球菌性気管支炎
肺炎球菌性腹膜炎	敗血症性咽頭炎	敗血症性肺炎
敗血症性皮膚炎	梅毒性角結膜炎	梅毒性角膜炎
肺熱傷	背部第 1 度熱傷	背部第 2 度熱傷
背部第 3 度熱傷	背部熱傷	剥離性歯肉炎
晩期先天梅毒性間質性角膜炎	半身第 1 度熱傷	半身第 2 度熱傷
半身第 3 度熱傷	汎発性化膿性腹膜炎	反復性角膜潰瘍
反復性膀胱炎	汎副鼻腔炎	鼻下擦過創
肥大性歯肉炎	非特異性腸間膜リンパ節炎	非特異性リンパ節炎
鼻部外傷性皮下異物	鼻部挫傷	鼻部擦過創
鼻部切創	鼻部第 1 度熱傷	鼻部第 2 度熱傷
鼻部第 3 度熱傷	鼻部皮膚欠損創	鼻部皮膚剥離創
びまん性脳損傷・頭蓋内に達する開放創合併あり	びまん性表層角膜炎	表在性角膜炎
表在性点状角膜炎	びらん性歯肉炎	びらん性膀胱炎
フィラメント状角膜炎	腹腔骨盤部膿瘍	腹腔内遺残膿瘍
腹腔内膿瘍	匐行性角膜潰瘍	複雑性歯周炎
複雑性歯肉炎	腹部汚染創	腹部刺創
腹部第 1 度熱傷	腹部第 2 度熱傷	腹部第 3 度熱傷
腹部熱傷	腹部皮膚欠損創	腹壁開放創
腹壁縫合糸膿瘍	腐蝕	ぶどう球菌性咽頭炎
ぶどう球菌性扁桃炎	プラーク性歯肉炎	フリクテン性角結膜炎
フリクテン性角膜炎	フリクテン性角膜潰瘍	フリクテン性結膜炎
フリクテン性パンヌス	閉塞性肺炎	辺縁角膜炎
辺縁性化膿性歯根膜炎	辺縁性歯周組織炎	辺縁フリクテン
扁桃性アンギナ	膀胱後部膿瘍	膀胱三角部炎
縫合糸膿瘍	膀胱周囲炎	膀胱周囲膿瘍
縫合部膿瘍	放射線性熱傷	萌出性歯肉炎
包皮挫創	包皮切創	包皮裂創
母指球部第 1 度熱傷	母指球部第 2 度熱傷	母指球部第 3 度熱傷
母指第 1 度熱傷	母指第 2 度熱傷	母指第 3 度熱傷

ま

母指熱傷	マイボーム腺炎	膜性咽頭炎
慢性萎縮性老人性歯肉炎	慢性咽喉頭炎	慢性角結膜炎
慢性化膿性根尖性歯周炎	慢性化膿性穿孔性中耳炎	慢性化膿性中耳炎
慢性骨盤腹膜炎	慢性根尖性歯周炎	慢性再発性膀胱炎
慢性耳管鼓室化膿性中耳炎	慢性歯冠周囲炎	慢性歯周炎
慢性歯周膿瘍	慢性歯槽膿瘍	慢性歯肉炎
慢性上鼓室乳突洞化膿性中耳炎	慢性穿孔性中耳炎	慢性中耳炎
慢性中耳炎急性増悪	慢性中耳炎後遺症	慢性中耳炎術後再燃
慢性複雑性膀胱炎	慢性副鼻腔炎	慢性副鼻腔炎急性増悪
慢性副鼻腔膿瘍	慢性腹膜炎	慢性付属器炎
慢性辺縁性歯周炎急性発作	慢性辺縁性歯周炎軽度	慢性辺縁性歯周炎重度
慢性辺縁性歯周炎中等度	慢性扁桃炎	慢性膀胱炎
慢性卵管炎	慢性卵巣炎	慢性淋菌性尿道炎
慢性リンパ管炎	慢性リンパ節炎	耳後部リンパ節炎
耳後部リンパ腺炎	脈絡網膜熱傷	無熱性肺炎

や

盲腸後部膿瘍	薬傷	薬物性角結膜炎
薬物性角膜炎	腰部切創	腰部第 1 度熱傷
腰部第 2 度熱傷	腰部第 3 度熱傷	腰部打撲挫創

ら

腰部熱傷	卵管炎	卵管周囲炎
卵管卵巣膿瘍	卵管留膿症	卵巣炎
卵巣周囲炎	卵巣膿瘍	卵巣卵管周囲炎
良性慢性化膿性中耳炎	淋菌性咽頭炎	淋菌性外陰炎
淋菌性外陰腟炎	淋菌性滑膜炎	淋菌性関節炎
淋菌性亀頭炎	淋菌性結膜炎	淋菌性腱滑膜炎
淋菌性虹彩毛様体炎	淋菌性口内炎	淋菌性骨髄炎
淋菌性子宮頚管炎	淋菌性女性骨盤炎	淋菌性心筋炎
淋菌性心内膜炎	淋菌性心膜炎	淋菌性髄膜炎
淋菌性精巣炎	淋菌性精巣上体炎	淋菌性前立腺炎
淋菌性腟炎	淋菌性尿道炎	淋菌性尿道狭窄
淋菌性脳膿瘍	淋菌性肺炎	淋菌性敗血症
淋菌性バルトリン腺膿瘍	淋菌性腹膜炎	淋菌性膀胱炎
淋菌性卵管炎	輪紋状角膜炎	連鎖球菌気管支炎
連鎖球菌性アンギナ	連鎖球菌性咽頭炎	連鎖球菌性喉頭炎
連鎖球菌性喉頭気管炎	連鎖球菌性扁桃炎	老人性肺炎

わ

ワンサンアンギナ	ワンサン気管支炎	ワンサン扁桃炎

△

BK ウイルス腎症	MRSA 腹膜炎	RS ウイルス気管支炎

あ

アキレス腱筋腱移行部断裂	アキレス腱挫傷	アキレス腱挫創
アキレス腱切創	アキレス腱断裂	アキレス腱部分断裂
足異物	足開放創	足挫創
足切創	亜脱臼	圧挫傷
圧挫創	圧迫骨折	圧迫神経炎
医原性気胸	一部性歯髄炎	犬咬創
咽頭開放創	咽頭創傷	咽頭痛
ウイルス性咽頭炎	ウイルス性気管支炎	ウイルス性表層角膜炎
ウイルス性扁桃炎	う蝕第 2 度単純性歯髄炎	う蝕第 3 度急性化膿性歯髄炎
う蝕第 3 度歯髄壊死	う蝕第 3 度歯髄壊疽	う蝕第 3 度慢性壊疽性歯髄炎
う蝕第 3 度慢性潰瘍性歯髄炎	う蝕第 3 度慢性増殖性歯髄炎	会陰部化膿創
エコーウイルス気管支炎	壊疽性歯髄炎	炎症性大網癒着
円板状角膜炎	横隔膜損傷	横骨折

か

汚染擦過創	汚染創	外耳開放創
外耳道創傷	外耳部外傷性異物	外耳部外傷性腫脹
外耳部割創	外耳部貫通創	外耳部咬創
外耳部挫創	外耳部刺創	外耳部創傷
外耳部打撲傷	外耳部虫刺傷	外耳部皮下血腫
外耳部皮下出血	外傷後早期合併症	外傷性一過性麻痺
外傷性異物	外傷性横隔膜ヘルニア	外傷性眼球ろう
外傷性空気塞栓症	外傷性咬合	外傷性虹彩離断
外傷性硬膜動静脈瘻	外傷性歯根膜炎	外傷性耳出血
外傷性歯髄炎	外傷性脂肪塞栓症	外傷性縦隔気腫
外傷性食道破裂	外傷性脊髄出血	外傷性切断
外傷性動静脈瘻	外傷性動脈血腫	外傷性動脈瘤
外傷性脳圧迫	外傷性脳圧迫・頭蓋内に達する開放創合併なし	外傷性脳症
外傷性破裂	外傷性皮下気腫	外傷性皮下血腫
外耳裂創	外歯瘻	開放性脱臼
開放創	下咽頭創傷	下顎外傷性異物
下顎開放創	下顎割創	下顎貫通創
下顎口唇挫創	下顎咬創	下顎挫創
下顎刺創	下顎創傷	下顎打撲傷
下顎皮下血腫	下顎部打撲傷	下顎部皮膚欠損創
下顎裂創	踵裂創	顎関節部開放創
顎関節部割創	顎関節部貫通創	顎関節部咬創
顎関節部挫創	顎関節部刺創	顎関節部創傷
顎関節部打撲傷	顎関節部皮下血腫	顎関節部裂創
顎堤増大	顎部打撲傷	角膜挫創
角膜切傷	角膜切創	角膜創傷
角膜帯状疱疹	角膜破裂	角膜裂傷
下腿汚染創	下腿開放創	下腿挫創
下腿切創	下腿皮膚欠損創	下腿裂創

割創	カテーテル感染症	カテーテル敗血症
カリエスのない歯髄炎	眼黄斑部裂孔	眼窩創傷
眼窩部挫創	眼窩裂傷	眼球結膜裂傷
眼球損傷	眼球破裂	眼球裂傷
眼瞼外傷性異物	眼瞼外傷性腫脹	眼瞼外傷性皮下異物
眼瞼開放創	眼瞼割創	眼瞼貫通創
眼瞼咬創	眼瞼挫創	眼瞼擦過創
眼瞼刺創	眼瞼切創	眼瞼創傷
眼瞼虫刺傷	眼瞼裂創	環指圧挫傷
環指挫傷	環指挫創	環指切創
間質性膀胱炎	環指剥皮創	環指皮膚欠損創
眼周囲部外傷性異物	眼周囲部外傷性腫脹	眼周囲部外傷性皮下異物
眼周囲部開放創	眼周囲部割創	眼周囲部貫通創
眼周囲部咬創	眼周囲部挫創	眼周囲部擦過創
眼周囲部刺創	眼周囲部切創	眼周囲部創傷
眼周囲部虫刺傷	眼周囲部裂創	関節血腫
関節骨折	関節挫傷	関節打撲
完全骨折	完全脱臼	貫通刺創
貫通銃創	貫通性挫滅創	貫通創
眼部外傷性異物	眼部外傷性腫脹	眼部外傷性皮下異物
眼部開放創	眼部割創	眼部貫通創
眼部咬創	眼部挫創	眼部擦過創
眼部刺創	眼部切創	眼部創傷
眼部虫刺傷	眼部裂創	陥没骨折
顔面汚染創	顔面外傷性異物	顔面開放創
顔面割創	顔面貫通創	顔面咬創
顔面挫創	顔面刺創	顔面創傷
顔面掻創	顔面多発開放創	顔面多発割創
顔面多発貫通創	顔面多発咬創	顔面多発挫創
顔面多発刺創	顔面多発創傷	顔面多発打撲傷
顔面多発皮下血腫	顔面多発皮下出血	顔面多発裂創
顔面打撲傷	顔面皮下血腫	顔面皮膚欠損創
顔面裂創	急性一部性化膿性歯髄炎	急性一部性単純性歯髄炎
急性壊疽性歯髄炎	急性化膿性歯髄炎	急性歯髄炎
急性全部性化膿性歯髄炎	急性全部性単純性歯髄炎	急性単純性歯髄炎
胸管損傷	胸腺損傷	頬粘膜咬創
胸部汚染創	頬部外傷性異物	頬部開放創
頬部割創	頬部貫通創	頬部咬創
胸部挫創	頬部挫創	頬部刺創
胸部食道損傷	胸部切創	頬部創傷
頬部打撲傷	胸部皮下気腫	頬部皮下血腫
胸部皮膚欠損創	頬部皮膚欠損創	頬部裂創
胸壁開放創	胸壁刺創	強膜切創
強膜創傷	強膜裂傷	胸膜裂創
棘刺創	魚咬創	亀裂骨折
筋損傷	筋断裂	筋肉内血腫
屈曲骨折	頚管破裂	脛骨顆部割創
頚部食道開放創	結核性角結膜炎	結核性角膜炎
結核性角膜強膜炎	血管切断	血管損傷
血行性歯髄炎	血腫	血性腹膜炎
結膜創傷	結膜裂傷	腱切創
腱損傷	腱断裂	腱部分断裂
腱裂傷	高エネルギー外傷	口蓋切創
口蓋裂創	口角部挫創	口角部裂創
硬化性腹膜炎	口腔外傷性腫脹	口腔開放創
口腔割創	口腔挫創	口腔刺創
口腔創傷	口腔打撲傷	口腔内血腫
口腔粘膜咬創	口腔裂創	好酸球性中耳炎
後出血	紅色陰癬	口唇外傷性異物
口唇外傷性腫脹	口唇開放創	口唇割創
口唇貫通創	口唇咬創	口唇挫創
口唇刺創	口唇創傷	口唇打撲傷
口唇虫刺傷	口唇皮下血腫	口唇皮下出血

口唇裂創	溝創	咬創
後頭部外傷	後頭部割創	後頭部挫傷
後頭部挫創	後頭部切創	後頭部打撲傷
後頭部裂創	広範性軸索損傷	広汎性神経損傷
後方脱臼	硬膜損傷	硬膜裂傷
コクサッキーウイルス気管支炎	骨折	根管穿孔
根管側壁穿孔	根管内異物	根尖周囲のう胞
昆虫咬創	昆虫刺傷	コントル・クー損傷

さ

根分岐部病変	採皮創	挫傷
擦過創	擦過皮下血腫	挫滅傷
挫滅創	残髄炎	残存性歯根のう胞
耳介外傷性異物	耳介外傷性腫脹	耳介開放創
耳介割創	耳介貫通創	耳介咬創
耳介挫創	耳介刺創	耳介創傷
耳介打撲傷	耳介虫刺傷	耳介皮下血腫
趾開放創	耳介裂創	耳下腺部打撲
指間切創	趾間切創	子宮頚管裂傷
子宮頚部環状剥離	刺咬症	趾挫創
示指MP関節挫傷	示指割創	示指化膿創
示指挫傷	示指挫創	示指刺創
四肢静脈損傷	示指切創	四肢動脈損傷
示指皮膚欠損創	歯周のう胞	歯髄壊死
歯髄壊疽	歯髄充血	歯髄出血
歯髄露出	耳前部挫創	刺創
歯痛	膝蓋部挫創	膝下部挫創
膝窩部銃創	膝関節部異物	膝関節部挫創
膝部異物	膝部開放創	膝部割創
膝部咬創	膝部挫創	膝部切創
膝部裂創	歯肉切創	歯肉裂創
斜骨折	射創	尺骨近位端骨折
尺骨鉤状突起骨折	手圧挫傷	縦隔血腫
縦骨折	銃自殺未遂	銃創
重複骨折	手関節挫滅傷	手関節挫滅創
手関節掌側部挫創	手関節部挫創	手関節部切創
手関節部創傷	手関節部裂創	手指圧挫傷
手指汚染創	手指咬創	種子骨骨折
手指挫傷	手指挫創	手指挫滅傷
手指挫滅創	手指刺創	樹枝状角膜炎
樹枝状角膜潰瘍	手指切創	手指打撲傷
手指剥皮創	手指皮下血腫	手指皮膚欠損創
手術創離開	手掌挫創	手掌刺創
手掌切創	手掌剥皮創	術後感染症
術後血腫	術後消化管出血性ショック	術後ショック
術後髄膜炎	術後敗血症	術後皮下気腫
手背部挫創	手背部切創	手部汚染創
上顎打撲傷	上顎皮下血腫	上顎部裂創
上行性歯髄炎	踵骨部挫滅創	小指咬創
小指挫傷	小指挫創	小指切創
硝子体切断	小指皮膚欠損創	上唇小帯裂創
食道損傷	神経根ひきぬき損傷	神経切断
神経叢損傷	神経叢不全損傷	神経損傷
神経断裂	針刺創	靭帯ストレイン
靭帯損傷	靭帯断裂	靭帯捻挫
靭帯裂傷	心内異物	髄室側壁穿孔
髄床底穿孔	水痘性角結膜炎	水痘性角膜炎
ストレイン	声門外傷	舌開放創
舌下顎挫創	舌咬創	舌挫創
舌刺創	舌切創	切創
舌創傷	切断	舌裂創
前額部外傷性異物	前額部外傷性腫脹	前額部外傷性皮下異物
前額部開放創	前額部割創	前額部貫通創
前額部咬創	前額部挫創	前額部擦過創
前額部刺創	前額部切創	前額部創傷

前額部虫刺傷	前額部虫刺症	前額部裂創
前胸部挫創	前頚頭頂部挫創	線状骨折
全身擦過創	穿通創	前頭洞炎
前頭部割創	前頭部挫傷	前頭部挫創
前頭部切創	前頭部打撲傷	前頭部皮膚欠損創
全部性歯髄炎	前方脱臼	爪下異物
爪下挫滅傷	爪下挫滅創	掻創
足関節内果部挫創	足関節部挫創	足底異物
足底部咬創	足底部刺創	足底部皮膚欠損創
側頭部割創	側頭部挫創	側頭部切創
側頭部打撲傷	側頭部皮下血腫	足背部挫創
足背部切創	足部汚染創	足部皮膚欠損創
足部裂創	咀嚼障害	損傷

た

第5趾皮膚欠損創	帯状疱疹性角結膜炎	大腿咬創
大腿挫創	大腿部開放創	大腿部刺創
大腿部切創	大腿裂創	大転子部挫創
脱臼	脱臼骨折	多発性開放創
多発性咬創	多発性切創	多発性穿刺創
多発性裂創	打撲割創	打撲血腫
打撲挫創	打撲擦過創	打撲傷
打撲皮下血腫	単純脱臼	地図状角膜炎
腟断端炎	腟断端出血	腟壁縫合不全
中隔部肉芽形成	肘関節骨折	肘関節脱臼骨折
中指咬創	中指挫傷	中指挫創
中指刺創	中指切創	中指皮膚欠損創
中手骨関節部挫創	中枢神経系損傷	肘頭骨折
腸間膜脂肪壊死	蝶形骨洞炎	手開放創
手咬創	手挫創	手刺創
手切創	転位性骨折	点状角膜炎
殿部異物	頭頂部挫傷	頭頂部挫創
頭頂部擦過創	頭頂部切創	頭頂部打撲傷
頭頂部裂創	頭皮外傷性腫脹	頭皮開放創
頭皮下血腫	頭皮剥離	頭皮表在損傷
頭部異物	頭部外傷性皮下異物	頭部外傷性皮下気腫
頭部開放創	頭部割創	頭部頚部挫傷
頭部頚部挫創	頭部頚部打撲傷	頭部血腫
頭部挫傷	頭部挫創	頭部擦過創
頭部刺創	頭部切創	頭部多発開放創
頭部多発割創	頭部多発咬創	頭部多発挫創
頭部多発刺創	頭部多発創傷	頭部多発打撲傷
頭部多発皮下血腫	頭部多発裂創	頭部打撲
頭部打撲血腫	頭部打撲傷	頭部虫刺傷
動物咬創	頭部皮下異物	頭部皮下血腫
頭部皮下出血	頭部皮膚欠損創	頭部裂創
動脈損傷	トキソプラズマ角膜炎	特発性関節脱臼

な

飛び降り自殺未遂	飛び込み自殺未遂	内視鏡検査中腸穿孔
内歯瘻	軟口蓋挫創	軟口蓋創傷
軟口蓋破裂	肉離れ	乳腺内異物
乳頭潰瘍	乳房異物	尿管切石術後感染症
尿性腹膜炎	妊娠中の子宮頚管炎	猫咬創
捻挫	脳挫傷	脳挫傷・頭蓋内に達する開放創合併なし
脳挫創	脳挫創・頭蓋内に達する開放創合併なし	脳損傷
脳対側損傷	脳直撃損傷	脳底部挫傷

は

脳底部挫傷・頭蓋内に達する開放創合併なし	脳裂傷	敗血症性気管支炎
爆死自殺未遂	剥離骨折	抜歯後出血
抜歯後疼痛	抜歯創瘻孔形成	パラインフルエンザウイルス気管支炎
破裂骨折	皮下異物	皮下気腫
皮下血腫	皮下静脈損傷	皮下損傷
鼻根部打撲挫創	鼻根部裂創	膝汚染創
膝皮膚欠損創	皮神経挫傷	鼻前庭部挫創
鼻尖部挫創	ビタミンA欠乏性角膜潰瘍	ビタミンA欠乏性角膜乾燥症
ビタミンA欠乏性角膜軟化症	非定型肺炎	非熱傷性水疱
鼻部外傷性異物	鼻部外傷性腫脹	鼻部開放創
眉部割創	鼻部割創	鼻部貫通創
腓腹筋挫創	眉部血腫	皮膚欠損創
鼻部咬創	鼻部挫創	鼻部刺創
鼻部創傷	皮膚損傷	鼻部打撲傷
鼻部虫刺傷	皮膚剥脱創	鼻部皮下血腫
鼻部皮下出血	鼻部裂創	びまん性脳損傷
びまん性脳損傷・頭蓋内に達する開放創合併なし	びまん性肺炎	眉毛部割創
眉毛部裂創	表皮剥離	鼻翼部切創
鼻翼部裂創	フィブリン性腹膜炎	フェニトイン歯肉増殖症
不規則歯槽突起	複雑脱臼	伏針
副鼻腔開放創	副鼻腔真菌症	腹壁異物
腹壁創し開	腹壁縫合不全	不全骨折
ブラックアイ	粉砕骨折	分娩時会陰裂傷
分娩時軟産道損傷	閉鎖性外傷性脳圧迫	閉鎖性骨折
閉鎖性脱臼	閉鎖性脳挫創	閉鎖性脳底部挫傷
閉鎖性びまん性脳損傷	ヘルペス角膜炎	扁桃チフス
縫合不全	縫合不全出血	放射線出血性膀胱炎
放射線性膀胱炎	帽状腱膜下出血	母指咬創
母指挫傷	母指挫創	母趾挫創
母指示指間切創	母指刺創	母指切創
母指打撲挫創	母指打撲傷	母指皮膚欠損創

ま

母趾皮膚欠損創	母指末節部挫創	マイコプラズマ気管支炎
麻疹性角結膜炎	麻疹性角膜炎	麻疹性結膜炎
末梢血管外傷	末梢神経損傷	慢性壊疽性歯髄炎
慢性開放性歯髄炎	慢性潰瘍性歯髄炎	慢性歯髄炎
慢性増殖性歯髄炎	慢性単純性歯髄炎	慢性閉鎖性歯髄炎
眉間部挫創	眉間部裂創	耳後部挫創
耳後部打撲傷	盲管銃創	網膜振盪

ら

網脈絡膜裂傷	モンテジア骨折	ライノウイルス気管支炎
らせん骨折	卵管留水症	離開骨折
流行性角結膜炎	涙管損傷	涙管断裂
涙道損傷	轢過創	裂離
裂離骨折	若木骨折	

用法用量　通常，成人の場合，1日量500～1,000mg(力価)とし，これを3～4回に分割して経口投与する。

小児の場合は，1日量15～40mg(力価)/kgとし，これを3～4回に分割して経口投与する。

なお，年齢，症状により適宜増減する。

用法用量に関連する使用上の注意

(1)本剤の使用にあたっては，耐性菌の発現等を防ぐため，原則として感受性を確認し，疾病の治療上必要な最小限の期間の投与にとどめること。

(2)高度の腎障害のある患者には，投与量・投与間隔の適切な調整をするなど慎重に投与すること。

禁忌

(1)本剤の成分によるショックの既往歴のある患者

(2)伝染性単核症の患者

原則禁忌　本剤の成分又はペニシリン系抗生物質に対し過敏症の既往歴のある患者

ベンザリン細粒1%　規格：1%1g[18.1円/g]
ベンザリン錠2　規格：2mg1錠[5.8円/錠]
ベンザリン錠5　規格：5mg1錠[11円/錠]
ベンザリン錠10　規格：10mg1錠[17.1円/錠]
ニトラゼパム　塩野義　112,113

【効能効果】

(1)不眠症
(2)麻酔前投薬
(3)異型小発作群：点頭てんかん，ミオクロヌス発作，失立発作等
焦点性発作：焦点性痙攣発作，精神運動発作，自律神経発作等

【対応標準病名】

◎	焦点性てんかん	自律神経発作	精神運動発作
	点頭てんかん	不眠症	ミオクローヌスてんかん
○	アトニー性非特異性てんかん発作	アブサンス	アルコールてんかん
	ウンベルリヒトてんかん	家族性痙攣	間代性痙攣
	強直間代発作	局所性痙攣	局所性てんかん
	光原性てんかん	後天性てんかん	持続性部分てんかん
	ジャクソンてんかん	若年性アブサンスてんかん	若年性ミオクローヌスてんかん
	術後てんかん	症候性てんかん	焦点性知覚性発作
	小児期アブサンスてんかん	自律神経てんかん	進行性ミオクローヌスてんかん
	睡眠障害	睡眠相後退症候群	睡眠喪失てんかん
	睡眠リズム障害	ストレスてんかん	前頭葉てんかん
	側頭葉てんかん	体知覚性発作	遅発性てんかん
	聴覚反射てんかん	てんかん	てんかん合併妊娠
	てんかん小発作	てんかん性自動症	てんかん大発作
	てんかん単純部分発作	てんかん複雑部分発作	難治性てんかん
	乳児重症ミオクロニーてんかん	乳児点頭痙攣	脳炎後てんかん
	拝礼発作	反応性てんかん	ヒプサルスミア
	不規則睡眠	腹部てんかん	部分てんかん
	片側痙攣片麻痺てんかん症候群	薬物てんかん	ラフォラ疾患
	良性乳児ミオクローヌスてんかん	レノックス・ガストー症候群	
△	亜急性錯乱状態	解離性運動障害	解離性感覚障害
	解離性痙攣	解離性健忘	解離性昏迷
	解離性障害	解離性遁走	カタレプシー
	ガンサー症候群	急性精神錯乱	疾病逃避
	失立	症候性早期ミオクローヌス性脳症	心因性昏迷
	心因性錯乱	心因性失声	心因性振戦
	心因性難聴	心因性もうろう状態	心因発作
	神経性眼精疲労	多重パーソナリティ障害	聴覚性発作
	定型欠神発作	反応性錯乱	非アルコール性亜急性錯乱状態
	ヒステリー性運動失調症	ヒステリー性失声症	ヒステリー性てんかん
	ヒステリー反応	憤怒痙攣	良性新生児痙攣
	レム睡眠行動障害		

用法用量
(1)不眠症に用いる場合
通常，成人にはニトラゼパムとして1回5～10mgを就寝前に経口投与する。
なお，年齢，症状により適宜増減する。
(2)麻酔前投薬の場合
通常，成人にはニトラゼパムとして1回5～10mgを就寝前又は手術前に経口投与する。
なお，年齢，症状，疾患により適宜増減する。
(3)抗てんかん剤として用いる場合
通常，成人・小児ともニトラゼパムとして1日5～15mgを適宜分割投与する。
なお，年齢，症状により適宜増減する。

用法用量に関連する使用上の注意　不眠症には，就寝の直前に服用させること。また，服用して就寝した後，睡眠途中において一時的に起床して仕事等をする可能性があるときは服用させないこと。

禁忌
(1)本剤の成分に対し過敏症の既往歴のある患者
(2)急性狭隅角緑内障の患者
(3)重症筋無力症の患者

原則禁忌　肺性心，肺気腫，気管支喘息及び脳血管障害の急性期等で呼吸機能が高度に低下している場合

ニトラゼパム細粒1%「TCK」：辰巳化学　1%1g[6.2円/g]，ニトラゼパム錠5mg「JG」：日本ジェネリック　5mg1錠[5.4円/錠]，ニトラゼパム錠5mg「TCK」：辰巳化学　5mg1錠[5.4円/錠]，ニトラゼパム錠5mg「イセイ」：イセイ　5mg1錠[5.4円/錠]，ニトラゼパム錠5mg「ツルハラ」：鶴原　5mg1錠[5.4円/錠]，ニトラゼパム錠5mg「テバ」：テバ製薬　5mg1錠[5.4円/錠]，ニトラゼパム錠5mg「トーワ」：東和　5mg1錠[5.4円/錠]，ニトラゼパム錠10mg「JG」：日本ジェネリック　10mg1錠[5.6円/錠]，ニトラゼパム錠10mg「TCK」：辰巳化学　10mg1錠[5.6円/錠]，ニトラゼパム錠10mg「ツルハラ」：鶴原　10mg1錠[5.6円/錠]

ペンタサ錠250mg　規格：250mg1錠[50.2円/錠]
ペンタサ錠500mg　規格：500mg1錠[98.4円/錠]
メサラジン　杏林　239

【効能効果】

潰瘍性大腸炎(重症を除く)，クローン病

【対応標準病名】

◎	クローン病	軽症潰瘍性大腸炎	中等症潰瘍性大腸炎
○	胃クローン病	胃十二指腸クローン病	回腸クローン病
	潰瘍性大腸炎	潰瘍性大腸炎・左側大腸炎型	潰瘍性大腸炎・全大腸炎型
	潰瘍性大腸炎・直腸Ｓ状結腸炎型	潰瘍性大腸炎・直腸炎型	潰瘍性大腸炎合併妊娠
	潰瘍性大腸炎再燃	潰瘍性大腸炎性若年性関節炎	活動期潰瘍性大腸炎
	緩解期潰瘍性大腸炎	急性潰瘍性大腸炎	空腸クローン病
	肛門クローン病	再燃緩解型潰瘍性大腸炎	十二指腸クローン病
	小腸クローン病	小腸大腸クローン病	初回発作型潰瘍性大腸炎
	ステロイド依存性潰瘍性大腸炎	ステロイド依存性クローン病	ステロイド抵抗性潰瘍性大腸炎
	大腸クローン病	虫垂クローン病	直腸クローン病
	慢性持続型潰瘍性大腸炎		

用法用量
潰瘍性大腸炎
通常，成人にはメサラジンとして1日1,500mgを3回に分けて食後経口投与するが，寛解期には，必要に応じて1日1回の投与とすることができる。なお，年齢，症状により適宜増減するが，1日2,250mgを上限とする。
ただし，活動期には，必要に応じて1日4,000mgを2回に分けて投与することができる。
通常，小児にはメサラジンとして1日30～60mg/kgを3回に分けて食後経口投与する。なお，年齢，症状により適宜増減するが，1日2,250mgを上限とする。
クローン病
通常，成人にはメサラジンとして1日1,500mg～3,000mgを3回に分けて食後経口投与する。なお，年齢，症状により適宜減量する。
通常，小児にはメサラジンとして1日40～60mg/kgを3回に分けて食後経口投与する。なお，年齢，症状により適宜増減す

る。

用法用量に関連する使用上の注意

(1)1日4,000mgへの増量は，再燃寛解型で中等症の潰瘍性大腸炎患者(直腸炎型を除く)に対して行うよう考慮すること。

(2)1日4,000mgを，8週間を超えて投与した際の有効性及び安全性は確立していないため，患者の病態を十分観察し，漫然と1日4,000mgの投与を継続しないこと。

禁忌

(1)重篤な腎障害のある患者

(2)重篤な肝障害のある患者

(3)本剤の成分に対し過敏症の既往歴のある患者

(4)サリチル酸エステル類又はサリチル酸塩類に対する過敏症の既往歴のある患者

メサラジン錠250mg「AKP」：小林化工　250mg1錠[28.8円/錠]，メサラジン錠250mg「DK」：大興　250mg1錠[28.8円/錠]，メサラジン錠250mg「F」：富士製薬　250mg1錠[28.8円/錠]，メサラジン錠250mg「JG」：日本ジェネリック　250mg1錠[28.8円/錠]，メサラジン錠250mg「NP」：ニプロ　250mg1錠[28.8円/錠]，メサラジン錠250mg「SN」：シオノ　250mg1錠[22.5円/錠]，メサラジン錠250mg「ケミファ」：日本ケミファ　250mg1錠[28.8円/錠]，メサラジン錠250mg「サワイ」：日本薬品工業　250mg1錠[28.8円/錠]，メサラジン錠250mg「タイヨー」：テバ製薬　250mg1錠[28.8円/錠]，メサラジン錠250mg「トーワ」：東和　250mg1錠[22.5円/錠]，メサラジン錠250mg「日医工」：日医工　250mg1錠[28.8円/錠]，メサラジン錠500mg「AKP」：小林化工　500mg1錠[59.3円/錠]，メサラジン錠500mg「DK」：大興　500mg1錠[59.3円/錠]，メサラジン錠500mg「F」：富士製薬　500mg1錠[59.3円/錠]，メサラジン錠500mg「JG」：日本ジェネリック　500mg1錠[59.3円/錠]，メサラジン錠500mg「NP」：ニプロ　500mg1錠[59.3円/錠]，メサラジン錠500mg「SN」：シオノ　500mg1錠[59.3円/錠]，メサラジン錠500mg「ケミファ」：日本ケミファ　500mg1錠[59.3円/錠]，メサラジン錠500mg「サワイ」：日本薬品工業　500mg1錠[59.3円/錠]，メサラジン錠500mg「タイヨー」：テバ製薬　500mg1錠[59.3円/錠]，メサラジン錠500mg「トーワ」：東和　500mg1錠[59.3円/錠]，メサラジン錠500mg「日医工」：日医工　500mg1錠[59.3円/錠]

ペンタジン錠25
規格：25mg1錠[40.6円/錠]

塩酸ペンタゾシン　第一三共　114

ソセゴン錠25mgを参照(P525)

ペントイル錠100mg
規格：100mg1錠[7.8円/錠]

ペントイル錠200mg
規格：200mg1錠[13.1円/錠]

エモルファゾン　サンド　114

【効能効果】

(1)下記疾患並びに症状の消炎・鎮痛
腰痛症，頸肩腕症候群，肩関節周囲炎，変形性関節症，会陰裂傷

(2)手術後並びに外傷後の消炎・鎮痛

【対応標準病名】

◎	会陰裂傷	外傷	肩関節周囲炎
	頸肩腕症候群	挫傷	挫創
	手指変形性関節症	術後疼痛	全身性変形性関節症
	創傷	分娩時会陰裂傷	変形性肩関節症
	変形性関節症	変形性胸鎖関節症	変形性肩鎖関節症
	変形性股関節症	変形性膝関節症	変形性手関節症
	変形性足関節症	変形性肘関節症	変形性中手関節症
	母指CM関節変形性関節症	腰痛症	裂傷
	裂創		

○	CM関節変形性関節症	DIP関節変形性関節症	MRSA術後創部感染
あ	PIP関節変形性関節症	アキレス腱筋腱移行部断裂	アキレス腱挫傷
	アキレス腱挫創	アキレス腱切創	アキレス腱断裂
	アキレス腱部分断裂	足開放創	足挫創
	足切創	亜脱臼	圧挫傷
	圧挫創	圧迫骨折	圧迫神経炎
	一過性関節症	一側性外傷後股関節症	一側性外傷後膝関節症
	一側性形成不全性股関節症	一側性原発性股関節症	一側性原発性膝関節症
	一側性続発性股関節症	一側性続発性膝関節症	犬咬創
	陰茎開放創	陰茎挫創	陰茎折症
	陰茎裂創	咽頭開放創	咽頭創傷
	陰のう開放創	陰のう裂創	陰部切創
	会陰腟壁裂傷	会陰部化膿創	会陰裂傷第1度
	会陰裂傷第2度	会陰裂傷第3度	会陰裂傷第4度
	遠位橈尺関節変形性関節症	横隔膜損傷	横骨折
か	汚染擦過創	汚染創	外陰開放創
	外陰部挫創	外陰部切創	外陰部裂傷
	外耳開放創	外耳道創傷	外耳部外傷性腫脹
	外耳部割創	外耳部貫通創	外耳部咬創
	外耳部挫傷	外耳部挫創	外耳部擦過創
	外耳部刺創	外耳部切創	外耳部創傷
	外耳部打撲傷	外耳部虫刺傷	外傷後股関節症
	外傷後膝関節症	外傷性一過性麻痺	外傷性異物
	外傷性横隔膜ヘルニア	外傷性肩関節症	外傷性眼球ろう
	外傷性関節症	外傷性関節障害	外傷性咬合
	外傷性虹彩離断	外傷性硬膜動静脈瘻	外傷性股関節症
	外傷性耳出血	外傷性膝関節症	外傷性手関節症
	外傷性食道破裂	外傷性脊髄出血	外傷性切断
	外傷性足関節症	外傷性肘関節症	外傷性動静脈瘻
	外傷性動脈血腫	外傷性動脈瘤	外傷性乳び胸
	外傷性脳圧迫	外傷性脳圧迫・頭蓋内に達する開放創合併あり	外傷性脳圧迫・頭蓋内に達する開放創合併なし
	外傷性脳症	外傷性破裂	外傷性母指CM関節症
	外耳裂創	回旋腱板症候群	開放骨折
	開放性外傷性脳圧迫	開放性陥没骨折	開放性胸膜損傷
	開放性脱臼	開放性脱臼骨折	開放性脳挫創
	開放性脳底部挫傷	開放性びまん性脳損傷	開放性粉砕骨折
	開放創	下咽頭創傷	下顎開放創
	下顎割創	下顎貫通創	下顎口唇挫創
	下顎咬創	下顎挫傷	下顎挫創
	下顎擦過創	下顎刺創	下顎切創
	下顎創傷	下顎打撲傷	下顎部挫傷
	下顎部打撲傷	下顎部皮膚欠損創	下顎裂創
	踵関節症	踵裂創	顎関節部開放創
	顎関節部割創	顎関節部貫通創	顎関節部咬創
	顎関節部挫傷	顎関節部挫創	顎関節部擦過創
	顎関節部刺創	顎関節部切創	顎関節部創傷
	顎関節部打撲傷	顎関節部裂創	顎部挫傷
	顎部打撲傷	角膜挫創	角膜切傷
	角膜切創	角膜創傷	角膜破裂
	角膜裂傷	下腿汚染創	下腿開放創
	下腿挫創	下腿切創	下腿皮膚欠損創
	下腿裂創	肩インピンジメント症候群	肩滑液包炎
	肩関節腱板炎	肩関節硬結性腱炎	肩関節症
	肩周囲炎	肩石灰性腱炎	割創
	下背部ストレイン	眼黄斑部裂孔	眼窩創傷
	眼窩部挫創	眼窩裂傷	眼球結膜裂傷
	眼球損傷	眼球破裂	眼球裂傷
	眼瞼外傷性腫脹	眼瞼開放創	眼瞼割創
	眼瞼貫通創	眼瞼咬創	眼瞼挫創

眼瞼擦過創	眼瞼刺創	眼瞼切創
眼瞼創傷	眼瞼虫刺傷	眼瞼裂創
環指圧挫傷	環指挫傷	環指挫創
環指切創	環指剥皮創	環指皮膚欠損創
眼周囲部外傷性腫脹	眼周囲部開放創	眼周囲部割創
眼周囲部貫通創	眼周囲部咬創	眼周囲部挫創
眼周囲部擦過創	眼周囲部刺創	眼周囲部切創
眼周囲部創傷	眼周囲部虫刺傷	眼周囲部裂創
関節骨折	関節挫傷	関節症
関節打撲	関節内骨折	完全骨折
完全脱臼	貫通刺創	貫通銃創
貫通性挫滅創	貫通創	眼部外傷性腫脹
眼部開放創	眼部割創	眼部貫通創
眼部咬創	眼部挫創	眼部擦過創
眼部刺創	眼部切創	眼部創傷
眼部虫刺傷	眼部裂創	陥没骨折
顔面汚染創	顔面開放創	顔面割創
顔面貫通創	顔面咬創	顔面挫傷
顔面挫創	顔面擦過創	顔面刺創
顔面切創	顔面創傷	顔面掻創
顔面損傷	顔面多発開放創	顔面多発割創
顔面多発貫通創	顔面多発咬創	顔面多発挫傷
顔面多発挫創	顔面多発擦過創	顔面多発刺創
顔面多発切創	顔面多発創傷	顔面多発打撲傷
顔面多発虫刺傷	顔面多発裂創	顔面打撲傷
顔面皮膚欠損創	顔面裂創	急性腰痛症
急速破壊型股関節症	胸管損傷	頬粘膜咬傷
頬粘膜咬創	胸部汚染創	胸部外傷
頬部開放創	頬部割創	頬部貫通創
頬部咬創	頬部挫傷	胸部挫創
頬部挫創	頬部擦過創	頬部刺創
胸部食道損傷	胸部切創	頬部切創
頬部創傷	胸部損傷	頬部打撲傷
胸部皮膚欠損創	頬部皮膚欠損創	頬部裂創
胸壁開放創	胸壁刺創	強膜切創
強膜創傷	胸膜損傷・胸腔に達する開放創合併あり	強膜裂傷
胸膜裂創	棘刺創	棘上筋症候群
魚咬創	亀裂骨折	筋筋膜性腰痛症
筋損傷	筋断裂	筋肉内血腫
屈曲骨折	頚管破裂	頚肩腕障害
脛骨顆部割創	形成不全性股関節症	頚頭蓋症候群
頚部開放創	頚部挫創	頚部食道開放創
頚部切創	頚部皮膚欠損創	血管切断
血管損傷	結膜創傷	結膜裂傷
肩甲周囲炎	腱切創	腱損傷
腱断裂	原発性関節症	原発性股関節症
原発性膝関節症	原発性全身性関節症	原発性変形性関節症
原発性母指 CM 関節症	肩部痛	腱部分断裂
腱裂傷	高エネルギー外傷	口蓋挫傷
口蓋切創	口蓋裂創	口角部挫創
口角部裂創	口腔外傷性腫脹	口腔開放創
口腔割創	口腔挫傷	口腔挫創
口腔擦過創	口腔刺創	口腔切創
口腔創傷	口腔打撲傷	口腔粘膜咬傷
口腔粘膜咬創	口腔裂創	後頚部交感神経症候群
口唇外傷性腫脹	口唇開放創	口唇割創
口唇貫通創	口唇咬傷	口唇咬創
口唇挫傷	口唇挫創	口唇擦過創
口唇刺創	口唇切創	口唇創傷
口唇打撲傷	口唇虫刺傷	口唇裂創
溝創	咬創	喉頭外傷
喉頭損傷	後頭部外傷	後頭部割創
後頭部挫傷	後頭部挫創	後頭部切創

後頭部打撲傷	後頭部裂創	広範性軸索損傷
広汎性神経損傷	後方脱臼	硬膜損傷
硬膜裂傷	肛門裂創	股関節症
骨折	骨盤部裂創	根性腰痛症
昆虫咬創	昆虫刺傷	コントル・クー損傷

さ

採皮創	擦過創	挫滅傷
挫滅創	耳介外傷性腫脹	耳介開放創
耳介割創	耳介貫通創	耳介咬創
耳介挫傷	耳介挫創	耳介擦過創
耳介刺創	耳介切創	耳介創傷
耳介打撲傷	耳介虫刺傷	趾開放創
耳介裂創	耳下腺部打撲	趾化膿創
趾関節症	指間切創	趾間切創
子宮頚管裂傷	子宮頚部環状剥離	刺咬症
趾挫創	示指 MP 関節挫傷	示指 PIP 開放創
示指割創	示指化膿創	示指挫傷
示指挫創	示指刺創	四肢静脈損傷
示指切創	四肢動脈損傷	示指皮膚欠損創
耳前部挫創	刺創	膝蓋部挫創
膝下部挫創	膝窩部銃創	膝関節症
膝関節部挫創	膝部開放創	膝部割創
膝部咬創	膝部挫創	膝部切創
膝部裂創	歯肉挫傷	歯肉切創
歯肉裂創	斜骨折	射創
尺骨近位端骨折	尺骨鉤状突起骨折	手圧挫傷
縦骨折	銃創	重複骨折
手関節挫滅傷	手関節挫滅創	手関節症
手関節掌側部挫創	手関節部挫創	手関節部切創
手関節部創傷	手関節部裂創	手根関節症
手指圧挫傷	手指汚染創	手指開放創
手指咬創	種子骨開放骨折	種子骨骨折
手指挫傷	手指挫創	手指挫滅傷
手指挫滅創	手指刺創	手指切創
手指打撲傷	手指剥皮創	手指皮下血腫
手指皮膚欠損創	手術創部膿瘍	手掌挫創
手掌刺創	手掌切創	手掌剥皮創
手掌皮膚欠損創	術後横隔膜下膿瘍	術後感染症
術後髄膜炎	術後創部感染	術後膿瘍
術後腹腔内膿瘍	術後腹壁膿瘍	術創部痛
手背皮膚欠損創	手背部挫創	手背部切創
手部汚染創	小陰唇裂傷	上顎挫傷
上顎擦過創	上顎切創	上顎打撲傷
上顎部裂創	上口唇挫傷	踵骨部挫滅創
小指咬創	小指挫傷	小指挫創
小指切創	硝子体切断	小指皮膚欠損創
上唇小帯裂創	上腕汚染創	上腕貫通銃創
上腕挫創	上腕二頭筋腱炎	上腕二頭筋腱鞘炎
上腕皮膚欠損創	上腕部開放創	食道損傷
処女膜裂傷	神経原性関節症	神経根ひきぬき損傷
神経切断	神経叢損傷	神経叢不全損傷
神経損傷	神経断裂	針刺創
靭帯ストレイン	靭帯損傷	靭帯断裂
靭帯捻挫	靭帯裂傷	ストレイン
精巣開放創	精巣破裂	声門外傷
脊柱障害	脊椎関節痛	脊椎硬直症
脊椎痛	舌開放創	舌下顎挫創
舌咬傷	舌咬創	舌挫創
舌刺創	舌切創	切創
舌創傷	切断	舌裂創
前額部外傷性腫脹	前額部開放創	前額部割創
前額部貫通創	前額部咬創	前額部挫創
前額部擦過創	前額部刺創	前額部切創
前額部創傷	前額部虫刺傷	前額部虫刺症
前額部皮膚欠損創	前額部裂創	前胸部挫創

	前頸頭頂部挫創	仙骨痛	仙骨部挫創
	仙骨部皮膚欠損創	線状骨折	全身擦過創
	穿通創	先天性股関節脱臼治療後亜脱臼	前頭部割創
	前頭部挫傷	前頭部挫創	前頭部切創
	前頭部打撲傷	前頭部皮膚欠損創	仙部痛
	前方脱臼	前腕汚染創	前腕開放創
	前腕咬創	前腕挫創	前腕刺創
	前腕切創	前腕皮膚欠損創	前腕裂創
	爪下挫滅傷	爪下挫滅創	創傷感染症
	掻創	創部膿瘍	足関節症
	足関節内果部挫創	足関節部挫創	足底部咬創
	足底部刺創	足底部皮膚欠損創	側頭部割創
	側頭部挫創	側頭部切創	側頭部打撲傷
	足背部挫創	足背部切創	続発性関節症
	続発性股関節症	続発性膝関節症	続発性多発性関節症
	続発性母指 CM 関節症	足部汚染創	側腹部咬創
	側腹部挫創	側腹壁開放創	足部皮膚欠損創
	足部裂創	鼡径部開放創	鼡径部切創
た	損傷	第 5 趾皮膚欠損創	大腿汚染創
	大腿咬創	大腿挫創	大腿皮膚欠損創
	大腿部開放創	大腿部刺創	大腿部切創
	大腿裂創	大転子部挫創	脱臼
	脱臼骨折	多発性外傷	多発性開放創
	多発性関節症	多発性咬創	多発性切創
	多発性穿刺創	多発性裂創	打撲割創
	打撲挫創	打撲擦過創	打撲傷
	単純脱臼	腟開放創	腟断端炎
	腟裂傷	肘関節骨折	肘関節挫創
	肘関節症	肘関節脱臼骨折	肘関節内骨折
	肘関節部開放創	中指咬創	中指挫傷
	中指挫創	中指刺創	中指切創
	中指皮膚欠損創	中手骨関節部挫創	虫垂炎術後残膿瘍
	中枢神経系損傷	肘頭骨折	肘部挫創
	肘部切創	肘部皮膚欠損創	手開放創
	手咬創	手挫創	手刺創
	手切創	転位性骨折	殿部開放創
	殿部咬創	殿部刺創	殿部切創
	殿部痛	殿部皮膚欠損創	殿部裂創
	頭頂部挫傷	頭頂部挫創	頭頂部擦過創
	頭頂部切創	頭頂部打撲傷	頭頂部裂創
	疼痛	頭皮外傷性腫脹	頭皮開放創
	頭皮剥離	頭皮表在損傷	頭部外傷性皮下気腫
	頭部開放創	頭部割創	頭部頚部挫傷
	頭部頚部挫創	頭部頚部打撲傷	頭部挫傷
	頭部挫創	頭部擦過創	頭部刺創
	頭部切創	頭部多発開放創	頭部多発割創
	頭部多発咬創	頭部多発挫傷	頭部多発挫創
	頭部多発擦過創	頭部多発刺創	頭部多発切創
	頭部多発創傷	頭部多発打撲傷	頭部多発裂創
	頭部打撲	頭部打撲傷	頭部虫刺傷
	動物咬創	頭部皮膚欠損創	頭部裂創
な	動脈損傷	特発性関節脱臼	軟口蓋挫創
	軟口蓋創傷	軟口蓋破裂	肉離れ
	二次性変形性関節症	尿管切石術後感染症	猫咬創
	捻挫	脳挫傷	脳挫傷・頭蓋内に達する開放創合併あり
	脳挫傷・頭蓋内に達する開放創合併なし	脳挫創	脳挫創・頭蓋内に達する開放創合併あり
	脳挫創・頭蓋内に達する開放創合併なし	脳損傷	脳対側損傷
	脳直撃損傷	脳底部挫傷	脳底部挫傷・頭蓋内に達する開放創合併あり
は	脳底部挫傷・頭蓋内に達する開放創合併なし	脳裂傷	背部痛
	剥離骨折	抜歯後感染	抜歯後疼痛

	バレー・リュー症候群	破裂骨折	鼻下擦過創
	皮下静脈損傷	皮下損傷	尾骨痛
	尾骨部痛	鼻根部打撲挫創	鼻根部裂創
	膝汚染創	膝皮膚欠損創	皮神経挫傷
	鼻前庭部挫創	鼻尖部挫創	鼻部外傷性腫脹
	鼻部開放創	眉部割創	鼻部割創
	鼻部貫通創	腓腹筋挫創	皮膚欠損創
	鼻部咬創	鼻部挫傷	鼻部挫創
	鼻部擦過創	鼻部刺創	鼻部切創
	鼻部創傷	皮膚損傷	鼻部打撲傷
	鼻部虫刺傷	皮膚剥脱創	鼻部皮膚欠損創
	鼻部皮膚剥離創	鼻部裂創	びまん性脳損傷・頭蓋内に達する開放創合併あり
	びまん性脳損傷・頭蓋内に達する開放創合併なし	眉毛部割創	眉毛部裂創
	病的骨折	表皮剥離	鼻翼部切創
	鼻翼部裂創	びらん性関節症	複雑脱臼
	副鼻腔開放創	腹部汚染創	腹部刺創
	腹部皮膚欠損創	腹壁開放創	腹壁縫合糸膿瘍
	ブシャール結節	不全骨折	粉砕骨折
	分娩時軟産道損傷	閉鎖性外傷性脳圧迫	閉鎖性骨折
	閉鎖性脱臼	閉鎖性脳挫創	閉鎖性脳底部挫傷
	閉鎖性びまん性脳損傷	ヘーガース結節	ヘバーデン結節
	縫合糸膿瘍	縫合部膿瘍	包皮挫創
	包皮切創	包皮裂創	母指 CM 関節症
	母指関節症	母指咬創	母指挫傷
	母指挫創	母趾挫創	母指示指間切創
	母指刺創	母指切創	母指打撲挫創
	母指打撲傷	母指皮膚欠損創	母趾皮膚欠損創
ま	母指末節部挫創	末梢血管外傷	末梢神経損傷
	眉間部挫創	眉間部裂創	耳後部挫創
	耳後部打撲傷	盲管銃創	網膜振盪
や	網脈絡膜裂傷	モンテジア骨折	野球肩
	癒着性肩関節包炎	腰痛坐骨神経痛症候群	腰殿部痛
ら	腰部切創	腰部打撲挫創	らせん骨折
	離開骨折	両側性外傷後股関節症	両側性外傷後膝関節症
	両側性外傷性母指 CM 関節症	両側性形成不全性股関節症	両側性原発性股関節症
	両側性原発性膝関節症	両側性原発性母指 CM 関節症	両側性続発性股関節症
	両側性続発性膝関節症	両側性続発性母指 CM 関節症	涙管損傷
	涙管断裂	涙道損傷	轢過創
	裂離	裂離骨折	老人性関節炎
	老年性股関節症	若木骨折	

△	足異物	外耳部外傷性異物	外耳部外傷性皮下異物
	外耳部皮下血腫	外耳部皮下出血	外傷性皮下血腫
	下顎外傷性異物	下顎皮下血腫	顎関節部皮下血腫
	カテーテル感染症	カテーテル敗血症	眼瞼外傷性異物
	眼瞼外傷性皮下異物	眼周囲部外傷性異物	眼周囲部外傷性皮下異物
	関節血腫	眼部外傷性異物	眼部外傷性皮下異物
	顔面外傷性異物	顔面多発皮下血腫	顔面多発皮下出血
	顔面皮下血腫	胸腺損傷	胸椎不安定症
	頬部外傷性異物	頬部皮下血腫	金属歯冠修復過高
	金属歯冠修復粗造	金属歯冠修復脱離	金属歯冠修復低位
	金属歯冠修復破損	金属歯冠修復不適合	頚椎不安定症
	血腫	口腔外傷性異物	口腔内血腫
	口唇外傷性異物	口唇外傷性皮下異物	口唇皮下血腫
	口唇皮下出血	擦過皮下血腫	産科的創傷の血腫
	耳介外傷性異物	耳介外傷性皮下異物	耳介皮下血腫
	耳介皮下出血	膝関節部異物	膝部異物
	縦隔血腫	銃自殺未遂	術後敗血症
	上顎皮下血腫	上腕神経痛	脊椎不安定症
	前額部外傷性異物	前額部外傷性皮下異物	爪下異物

	創傷はえ幼虫症	足底異物	側頭部皮下血腫
	打撲血腫	打撲皮下血腫	殿部異物
	頭皮下血腫	頭部異物	頭部外傷性皮下異物
	頭部血腫	頭部多発皮下血腫	頭部打撲血腫
	頭部皮下異物	頭部皮下血腫	頭部皮下出血
	飛び降り自殺未遂	飛び込み自殺未遂	軟口蓋血腫
	背部圧迫感	爆死自殺未遂	皮下異物
	皮下血腫	非熱傷性水疱	鼻部外傷性異物
	鼻部外傷性皮下異物	眉部血腫	鼻部皮下血腫
	鼻部皮下出血	びまん性脳損傷	腹壁異物
	ブラックアイ	帽状腱膜下出血	腰椎不安定症
	腰腹痛		

用法用量

(1)〔ペントイル錠100mg〕：通常成人には1回2錠，1日3回経口投与する。なお，年齢，症状により適宜増減する。

(2)〔ペントイル錠200mg〕：通常成人には1回1錠，1日3回経口投与する。なお，年齢，症状により適宜増減する。

禁忌

(1)消化性潰瘍のある患者

(2)重篤な血液の異常のある患者

(3)重篤な肝障害のある患者

(4)重篤な腎障害のある患者

(5)妊婦又は妊娠している可能性のある婦人

(6)本剤の成分に対し過敏症の患者

ペントナ散1%　規格：1%1g[46円/g]
ペントナ錠4mg　規格：4mg1錠[19.8円/錠]
マザチコール塩酸塩水和物　田辺三菱　116

【効能効果】

向精神薬投与によるパーキンソン症候群

【対応標準病名】

◎	薬剤性パーキンソン症候群		
○	一側性パーキンソン症候群	パーキンソン症候群	パーキンソン病
	パーキンソン病Yahr1	パーキンソン病Yahr2	パーキンソン病Yahr3
	パーキンソン病Yahr4	パーキンソン病Yahr5	
△	家族性パーキンソン病	家族性パーキンソン病Yahr1	家族性パーキンソン病Yahr2
	家族性パーキンソン病Yahr3	家族性パーキンソン病Yahr4	家族性パーキンソン病Yahr5
	若年性パーキンソン症候群	梅毒性パーキンソン症候群	

効能効果に関連する使用上の注意　パーキンソン用剤はフェノチアジン系化合物，レセルピン誘導体等による口周部等の不随意運動(遅発性ジスキネジア)を通常軽減しない。場合によっては，このような症状を増悪顕性化させることがある。

用法用量　通常成人には，マザチコール塩酸塩水和物として1回4mgを1日3回経口投与する。年齢・症状により適宜増減する。

禁忌

(1)緑内障の患者

(2)本剤の成分に対し過敏症の患者

(3)重症筋無力症の患者

(4)前立腺肥大等尿路に閉塞性疾患のある患者

ベンフォチアミン錠25mg「トーワ」　規格：25mg1錠[5.6円/錠]
ベンフォチアミン　東和　312

【効能効果】

(1)ビタミンB_1欠乏症の予防及び治療

(2)ビタミンB_1の需要が増大し，食事からの摂取が不十分な際の補給(消耗性疾患，甲状腺機能亢進症，妊産婦，授乳婦，はげしい肉体労働時など)

(3)ウェルニッケ脳症

(4)脚気衝心

(5)下記疾患のうち，ビタミンB_1の欠乏又は代謝障害が関与すると推定される場合

神経痛

筋肉痛・関節痛

末梢神経炎，末梢神経麻痺

心筋代謝障害

便秘などの胃腸運動機能障害

注：(5)の適応に対しては，効果がないのに月余にわたって漫然と使用すべきでない。

【対応標準病名】

◎	胃腸運動機能障害	ウェルニッケ脳症	脚気心
	関節痛	筋肉痛	甲状腺機能亢進症
	心筋疾患	神経痛	ビタミンB1欠乏症
	便秘症	末梢神経炎	末梢神経障害
○	異所性中毒性甲状腺腫	脚気	脚気症候群
	脚気神経炎	乾性脚気	グレーブス病
	甲状腺眼症	甲状腺機能正常型グレーブス病	甲状腺クリーゼ
	甲状腺中毒性昏睡	産後脚気	湿性脚気
	人為的甲状腺中毒症	心筋変性症	中毒性甲状腺腫
	中毒性多結節性甲状腺腫	中毒性単結節性甲状腺腫	バセドウ病
	バセドウ病眼症	バセドウ病術後再発	びまん性中毒性甲状腺腫
	プランマー病	肋間神経痛	
△あ	MP関節痛	亜急性連合性脊髄変性症	アルコール性多発ニューロパチー
	胃うっ血	胃運動機能障害	胃運動亢進症
	胃液欠乏	胃液分泌過多	胃拡張
	胃下垂	胃機能亢進	胃狭窄
	胃痙攣	胃軸捻症	胃十二指腸嵌頓
	胃腫瘤	胃石症	胃切除後癒着
	胃腸機能異常	胃腸機能減退	胃腸虚弱
	一過性甲状腺機能亢進症	胃粘膜過形成	胃粘膜下腫瘤
	胃のう胞	胃壁軟化症	腋窩部痛
か	外傷性肩不安定症	顎関節痛	顎関節疼痛機能障害症候群
	過酸症	下肢関節痛	下肢筋肉痛
	下肢神経痛	下垂体性TSH分泌亢進症	下垂体性甲状腺機能亢進症
	下腿関節痛	下腿三頭筋痛	下腿神経炎
	肩関節痛症	間質性心筋炎	偽性甲状腺機能亢進症
	偽性股関節痛	機能性嘔吐	機能性便秘症
	急性胃腸障害	急性胃粘膜病変	胸鎖関節痛
	胸鎖乳突筋痛	胸背部筋肉痛	胸部筋肉痛
	胸腹部筋痛	胸壁神経痛	頚肩部筋肉痛
	痙性胃炎	頚部筋肉痛	頚部神経痛
	痙攣性便秘	結腸アトニー	肩甲上神経痛
	肩甲部筋肉痛	肩鎖関節痛	原発性甲状腺機能亢進症
	肩部筋痛	甲状腺中毒症	甲状腺中毒症性関節障害
	甲状腺中毒症性筋無力症候群	甲状腺中毒症性心筋症	甲状腺中毒性眼球突出症
	甲状腺中毒性四肢麻痺	甲状腺中毒性周期性四肢麻痺	甲状腺中毒性心不全
	甲状腺中毒性ミオパチー	後頭下神経痛	後頭神経痛
	後頭部神経痛	項背部筋痛	項部筋肉痛
さ	項部神経痛	股関節痛	弛緩性便秘症
	趾関節痛	四肢神経痛	膝窩部痛
	膝関節痛	習慣性便秘	重症便秘症
	十二指腸腫瘤	手関節痛	手指関節痛
	手指神経炎	術後便秘	上肢筋肉痛

	上肢神経痛	上腕筋肉痛	上腕三頭筋痛
	上腕神経痛	上腕二頭筋痛	食事性便秘
	心筋炎	心筋線維症	神経炎
	スルーダー神経痛	脊椎関節痛	線維筋痛症
	仙腸関節痛	前腕筋肉痛	前腕神経痛
	僧帽筋痛	足関節痛	側頭部神経痛
た	大腿筋痛	大腿神経痛	大腸機能障害
	大腸ジスキネジア	多発性関節痛	多発性筋肉痛
	多発性神経炎	多発性神経障害	多発性神経痛
	多発ニューロパチー	単純性便秘	肘関節痛
	中指関節痛	腸アトニー	腸管運動障害
	腸管麻痺性便秘	腸機能障害	腸ジスキネジア
	直腸性便秘	低酸症	殿部筋肉痛
	頭部筋肉痛	頭部神経痛	特発性神経痛
は	二次性甲状腺機能亢進症	乳幼児便秘	背部筋肉痛
	背部神経痛	反復性多発性神経炎	肥厚性幽門狭窄症
	腓腹筋痛	腹壁筋痛	腹壁神経痛
	ペラグラ性脳症	便通異常	母指MP関節痛
ま	母趾関節痛	慢性心筋炎	慢性神経痛
や	無酸症	盲腸アトニー	薬物胃障害
	腰筋痛症	腰背筋痛症	腰皮神経痛
	肋間筋肉痛		

用法用量　チアミン塩化物塩酸塩として，通常成人1日5～100mgを，経口投与する。
なお年齢，症状により適宜増減する。

芳香散　規格：1g[4.3円/g]
ケイヒ　サンショウ　ショウキョウ　鈴粉末　714

【効 能 効 果】

食欲不振(食欲減退)，胃部・腹部膨満感，消化不良，胃弱，食べ過ぎ(過食)，飲み過ぎ(過飲)，胸やけ，もたれ(胃もたれ)，胸つかえ，はきけ(むかつき，胃のむかつき，二日酔，悪酔のむかつき，嘔気，悪心)嘔吐。

【対応標準病名】

◎	胃腸虚弱	嘔気	嘔吐症
	悪心	宿酔	消化不良症
	食欲不振	つかえ感	腹部膨満
	胸やけ		
○	アセトン血性嘔吐症	胃運動機能障害	胃腸機能異常
	胃腸機能減退	胃内ガス貯留	おくび
	化学療法に伴う嘔吐症	ガス痛	急性アルコール中毒
	急性胃腸障害	急性消化不良症	鼓腸
	習慣性嘔吐	術後悪心	消化管障害
	消化不良性下痢	食後悪心	胆汁性嘔吐
	単純酩酊	中枢性嘔吐症	特発性嘔吐症
	脳性嘔吐	反芻	反復性嘔吐
	病的酩酊	糞便性嘔吐	放屁
△	胃うっ血	胃運動亢進症	胃液欠乏
	胃液分泌過多	胃拡張	胃下垂
	胃機能亢進	胃狭窄	胃痙攣
	胃軸捻症	胃十二指腸嵌頓	胃腫瘤
	胃石症	胃切除後癒着	胃腸運動機能障害
	胃特発性破裂	胃粘膜過形成	胃粘膜下腫瘤
	胃のう胞	胃壁軟化症	過酸症
	機能性嘔吐	機能性ディスペプシア	急性胃粘膜病変
	痙性胃炎	しぶり腹	十二指腸腫瘤
	十二指腸破裂	食道異物感	低酸症
	ディスペプシア	乳幼児胃腸障害	瀑状胃
	肥厚性幽門狭窄症	複雑酩酊	腹部不快感
	噴門狭窄	無酸症	薬物胃障害

用法用量　通常成人(15歳以上)1回0.4gを1日3回食間または食前に服用する。

ホクナリン錠1mg　規格：1mg1錠[17.9円/錠]
ホクナリンドライシロップ0.1%小児用　規格：0.1%1g[31.7円/g]
ツロブテロール塩酸塩　アボット　225

ベラチン錠1mg，ベラチンドライシロップ小児用0.1%を参照(P886)

ボシュリフ錠100mg　規格：100mg1錠[3791円/錠]
ボスチニブ水和物　ファイザー　429

【効 能 効 果】

前治療薬に抵抗性又は不耐容の慢性骨髄性白血病

【対応標準病名】

◎	慢性骨髄性白血病		
○	非定型慢性骨髄性白血病	慢性骨髄性白血病移行期	慢性骨髄性白血病急性転化
	慢性骨髄性白血病慢性期		

効能効果に関連する使用上の注意

(1)未治療の慢性骨髄性白血病に対する本剤の有効性は確立していない。
(2)染色体検査又は遺伝子検査により慢性骨髄性白血病と診断された患者に使用すること。
(3)臨床試験に組み入れられた患者の前治療歴等について，「臨床成績」の項の内容を熟知し，最新のガイドライン等を参考にして，本剤の有効性及び安全性を十分に理解した上で，本剤以外の治療の実施についても慎重に検討し，適応患者の選択を行うこと。
(4)前治療薬に不耐容の患者に本剤を投与する際には，慎重に経過観察を行い，副作用発現に注意すること。

用法用量　通常，成人にはボスチニブとして1日1回500mgを食後経口投与する。なお，患者の状態により適宜増減するが，1日1回600mgまで増量できる。

用法用量に関連する使用上の注意

(1)他の抗悪性腫瘍剤との併用について，有効性及び安全性は確立していない。
(2)本剤の血中濃度が上昇するため，肝機能障害のある患者では，減量を考慮するとともに，患者の状態をより慎重に観察し，有害事象の発現に十分注意すること。
(3)本剤の血中濃度が上昇するため，中等度以上の腎機能障害のある患者では，減量を考慮するとともに，患者の状態をより慎重に観察し，有害事象の発現に十分注意すること。
(4)本剤の増量は，重篤な(グレード[注]3以上)副作用がなく，下記のいずれかに該当する場合に限る。
　①本剤を8週間投与しても，十分な血液学的効果がみられない場合
　②本剤を12週間投与しても，十分な細胞遺伝学的効果がみられない場合
(5)本剤投与により副作用が発現した場合には，以下の基準を参考に，本剤を休薬，減量又は中止すること。
　①血液系の副作用に対する本剤の減量・休薬・中止基準

副作用	処置
好中球数が1,000/mm³未満又は血小板数が50,000/mm³未満	好中球数が1,000/mm³以上及び血小板数が50,000/mm³以上に回復するまで休薬する。 休薬後2週間以内に回復した場合は，回復後は休薬前と同一投与量で投与を再開する。2週間以降に回復した場合は，1回量を100mg減量した上で再開する。 これらの血球減少症が再発した場合，回復後1回量を100mg減量した上で再開する*。

*1日1回300mgより低い用量を投与した場合の有効性及び安全性は検討されていない。

　②非血液系の副作用に対する本剤の減量・休薬・中止基準

副作用	処置
肝トランスアミナーゼが施設正常値上限5倍超	施設正常値上限の2.5倍以下に回復するまで休薬する。回復後は400mg1日1回で投与を再開する。休薬後4週間以内に回復しない場合は投与を中止する。
肝トランスアミナーゼが施設正常値上限3倍以上，ビリルビン値が施設正常値上限2倍以上及びALPが施設正常値上限2倍未満	投与を中止する。
グレード[注)]3又は4の下痢	グレード[注)]1以下に回復するまで休薬する。回復後は，400mg1日1回で投与を再開する。
上記以外の非血液系中等度又は重度の副作用	回復するまで休薬する。回復後は，400mg1日1回で投与を再開する。必要に応じて500mg1日1回へ増量する。

注：グレードはNCI-CTCAE ver3.0による。

警告　本剤は，緊急時に十分対応できる医療施設において，造血器悪性腫瘍の治療に対して十分な知識・経験を持つ医師のもとで，本剤の投与が適切と判断される症例についてのみ投与すること。また，本剤による治療開始に先立ち，患者又はその家族に有効性及び危険性を十分に説明し，同意を得てから投与を開始すること。

禁忌

(1)本剤の成分に対し過敏症の既往歴のある患者

(2)妊婦又は妊娠している可能性のある婦人

ボースデル内用液10　規格：10mg250mL1袋［1296.6円/袋］
塩化マンガン四水和物　明治　729

【効能効果】

磁気共鳴胆道膵管撮影における消化管陰性造影

【対応標準病名】

該当病名なし

効能効果に関連する使用上の注意　本剤はT_2強調画像で陰性造影効果を示す。なお，T_1強調画像では陽性造影効果を示す。

用法用量　通常，成人には1袋250mL〔塩化マンガン四水和物36mg(マンガンとして10mg)を含む〕を経口投与する。

禁忌

(1)消化管の穿孔又はその疑いのある患者

(2)本剤の成分に対し過敏症の既往歴のある患者

ホスミシン錠250　規格：250mg1錠［39.5円/錠］
ホスミシン錠500　規格：500mg1錠［62.9円/錠］
ホスミシンドライシロップ200　規格：200mg1g［54.7円/g］
ホスミシンドライシロップ400　規格：400mg1g［84.6円/g］
ホスホマイシンカルシウム水和物　Meiji Seika　613

【効能効果】

〈適応菌種〉ホスホマイシンに感性のブドウ球菌属，大腸菌，赤痢菌，サルモネラ属，セラチア属，プロテウス属，モルガネラ・モルガニー，プロビデンシア・レットゲリ，緑膿菌，カンピロバクター属

〈適応症〉深在性皮膚感染症，膀胱炎，腎盂腎炎，感染性腸炎，涙嚢炎，麦粒腫，瞼板腺炎，中耳炎，副鼻腔炎

【対応標準病名】

◎	感染性腸炎	腎盂腎炎	中耳炎
	麦粒腫	皮膚感染症	副鼻腔炎
	膀胱炎	マイボーム腺炎	涙のう炎
○	MRSA膀胱炎	S状結腸炎	亜急性涙のう炎
	アレルギー性副鼻腔炎	胃腸炎	炎症性腸疾患
	外傷性穿孔性中耳炎	外傷性中耳炎	回腸炎
	外麦粒腫	潰瘍性膀胱炎	下眼瞼蜂巣炎
	カタル性胃腸炎	化膿性中耳炎	化膿性副鼻腔炎
	眼瞼蜂巣炎	感染性胃腸炎	感染性下痢症
	感染性大腸炎	感冒性胃腸炎	感冒性大腸炎
	感冒性腸炎	急性胃腸炎	急性化膿性中耳炎
	急性出血性膀胱炎	急性大腸炎	急性単純性膀胱炎
	急性中耳炎	急性腸炎	急性膀胱炎
	急性涙のう炎	グラデニーゴ症候群	頚部膿瘍
	下痢症	口腔上顎洞瘻	鼓室内水腫
	細菌性膀胱炎	臍周囲炎	再発性中耳炎
	篩骨洞炎	歯性上顎洞炎	歯性副鼻腔炎
	出血性大腸炎	出血性中耳炎	出血性腸炎
	出血性膀胱炎	術後腎盂腎炎	術後性中耳炎
	術後性慢性中耳炎	上顎洞炎	上眼瞼蜂巣炎
	上行性腎盂腎炎	上鼓室化膿症	小児副鼻腔炎
	小膿疱性皮膚炎	新生児中耳炎	水疱性中耳炎
	穿孔性中耳炎	前頭洞炎	増殖性化膿性口内炎
	大腸炎	多発性膿疱症	単純性中耳炎
	中耳炎性顔面神経麻痺	腸炎	腸カタル
	蝶形骨洞炎	陳旧性中耳炎	内麦粒腫
	難治性乳児下痢症	乳児下痢	尿細管間質性腎炎
	尿膜管膿瘍	膿皮症	膿疱
	敗血症性皮膚炎	反復性膀胱炎	汎副鼻腔炎
	びらん性膀胱炎	膀胱後部膿瘍	膀胱三角部炎
	膀胱周囲炎	膀胱周囲膿瘍	慢性化膿性穿孔性中耳炎
	慢性化膿性中耳炎	慢性再発性膀胱炎	慢性耳管鼓室化膿性中耳炎
	慢性上鼓室乳突洞化膿性中耳炎	慢性穿孔性中耳炎	慢性中耳炎
	慢性中耳炎急性増悪	慢性中耳炎後遺症	慢性中耳炎術後再燃
	慢性膿皮症	慢性複雑性膀胱炎	慢性副鼻腔炎
	慢性副鼻腔炎急性増悪	慢性副鼻腔膿瘍	慢性膀胱炎
	慢性涙小管炎	慢性涙のう炎	良性慢性化膿性中耳炎
	涙小管炎		
△	BKウイルス腎症	アレルギー性膀胱炎	間質性膀胱炎
	乾酪性副鼻腔炎	気腫性腎盂腎炎	結核性中耳炎
	紅色陰癬	抗生物質起因性大腸炎	抗生物質起因性腸炎
	放射線出血性膀胱炎	放射線性膀胱炎	涙小管のう胞
	涙のう周囲炎	涙のう周囲膿瘍	

用法用量

〔錠〕：通常，成人はホスホマイシンとして1日量2～3g(力価)を3～4回に分け，小児はホスホマイシンとして1日量40～120mg(力価)/kgを3～4回に分け，それぞれ経口投与する。なお，年齢，症状に応じて適宜増減する。

〔ドライシロップ〕

通常，小児はホスホマイシンとして1日量40～120mg(力価)/kgを3～4回に分け，それぞれ経口投与する。なお，年齢，症状に応じて適宜増減する。

ホスミシンドライシロップの体重あたり投与法(例)：

体重(kg)	1日投与量〔mg(力価)〕	投与法(以下の1日量を3～4回に分けて投与)	
		ホスミシンドライシロップ200	ホスミシンドライシロップ400
5	200～600	1～3g	0.5～1.5g
10	400～1,200	2～6g	1～3g
15	600～1,800	3～9g	1.5～4.5g

なお，年齢，症状に応じて適宜増減する。

用法用量に関連する使用上の注意　本剤の使用にあたっては，耐性菌の発現等を防ぐため，原則として感受性を確認し，疾病の治療上必要な最小限の期間の投与にとどめること。

ホスホマイシンカルシウムカプセル250mg「日医工」：日医工　250mg1カプセル［16.5円/カプセル］，ホスホマイシンカルシウムカプセル500mg「日医工」：日医工　500mg1カプセル［27.2円/カプセル］，ホスホマイシンカルシウムドライシロップ40%「日医工」：日医工　400mg1g［23円/g］，ホスホミンドライシロップ400：ダイト　400mg1g［28.9円/g］，ホスマイカプセル

250mg：東和　250mg1カプセル[16.5円/カプセル]，ホスマイカプセル500mg：東和　500mg1カプセル[27.2円/カプセル]

ホスリボン配合顆粒　規格：100mg1包(リンとして)[70.7円/包]
リン酸二水素ナトリウム一水和物　無水リン酸水素二ナトリウム　ゼリア新薬　322

【効 能 効 果】

低リン血症

【対応標準病名】

◎	低リン血症		
○	原発性低リン血症くる病		
△	酸ホスファターゼ欠損症	低ホスファターゼ症	ビタミンＤ依存症
	ビタミンＤ依存症Ⅰ型	ビタミンＤ依存症Ⅱ型	ビタミンＤ抵抗性くる病
	無機質欠乏症	無機質代謝障害	リン代謝障害

効能効果に関連する使用上の注意
(1)くる病や骨軟化症をきたす低リン血症の患者(原発性低リン血症性くる病・骨軟化症，Fanconi 症候群，腫瘍性骨軟化症，未熟児くる病等)に投与すること。
(2)本剤の投与により腎不全，リン酸腎症が生じる可能性があるため，重度の腎機能障害を有する患者への投与にあたっては，治療上の有益性が危険性を上回ると判断される場合にのみ投与すること。

用法用量　通常，リンとして1日あたり20～40mg/kg を目安とし，数回に分割して経口投与する。以後は患者の状態に応じて適宜増減するが，上限はリンとして1日あたり3,000mg とする。

用法用量に関連する使用上の注意
(1)血清リン濃度は服用1～2時間後に最高に達し，その後急激に低下することから，血清リン濃度を保つためには本剤の投与を分割し，1日あたりの投与回数を増やすことが望ましい。
(2)血清リン値，血清及び尿中カルシウム値，血清 ALP 値，血清 PTH 値，血清クレアチニン値等を定期的に測定し，年齢，体重，患者の状態(食事量，食事内容，臨床症状，臨床検査値，併用薬等)を十分に考慮して，用法用量の調節を行うこと。
(3)胃腸障害が出現した場合には，1回あたりの投与量を減量し，投与回数を増やすことを考慮すること。

警告　本剤と同一成分である腸管洗浄剤ビジクリア配合錠で，急性腎不全，急性リン酸腎症(腎石灰沈着症)が報告されている。本剤の用法用量はビジクリア配合錠の用法用量とは異なるものの，腎不全，リン酸腎症の発現に注意すること。
特に，重度の腎機能障害を有する患者に投与する場合には，くる病・骨軟化症の治療に十分な知識を持つ医師のもとで，本剤の投与が適切と判断される場合にのみ使用すること。

禁忌　本剤の成分に対して過敏症の既往歴のある患者

ホスレノール顆粒分包250mg　規格：250mg1包[199.6円/包]
ホスレノール顆粒分包500mg　規格：500mg1包[292.9円/包]
ホスレノールチュアブル錠250mg　規格：250mg1錠[199.6円/錠]
ホスレノールチュアブル錠500mg　規格：500mg1錠[292.9円/錠]
炭酸ランタン水和物　バイエル薬品　219

【効 能 効 果】

慢性腎臓病患者における高リン血症の改善

【対応標準病名】

◎	高リン血症	慢性腎臓病	
○	遺伝性腎疾患	後腹膜尿貯留	腎盂ポリープ
	腎機能低下	腎障害	尿管通過障害
	尿性腹水	慢性腎臓病ステージG1	慢性腎臓病ステージG2

用法用量　通常，成人にはランタンとして1日750mg を開始用量とし，1日3回に分割して食直後に経口投与する。以後，症状，血清リン濃度の程度により適宜増減するが，最高用量は1日2,250mg とする。

用法用量に関連する使用上の注意
(1)本剤投与開始時又は用量変更時には，1週間後を目安に血清リン濃度の確認を行うことが望ましい。
(2)増量を行う場合は増量幅をランタンとして1日あたりの用量で750mg までとし，1週間以上の間隔をあけて行うこと。
(3)〔チュアブル錠のみ〕：本剤は噛み砕かずに服用すると溶けにくく，腸管穿孔，イレウスを起こした例の中には噛み砕いていない例もあるので，口中で十分に噛み砕き，唾液又は少量の水で飲み込むよう指導すること。なお，噛み砕くことが困難な患者(高齢者等)には，本剤を粉砕して投与することが望ましい。

禁忌　本剤の成分に対し過敏症の既往歴のある患者

ボナロン経口ゼリー35mg　規格：35mg1包[1262.3円/包]
ボナロン錠5mg　規格：5mg1錠[100.9円/錠]
ボナロン錠35mg　規格：35mg1錠[646.5円/錠]
アレンドロン酸ナトリウム水和物　帝人　399

【効 能 効 果】

骨粗鬆症

【対応標準病名】

◎	骨粗鬆症		
○	頚椎骨粗鬆症	頚椎骨粗鬆症・病的骨折あり	骨粗鬆症・骨盤部病的骨折あり
	骨粗鬆症・脊椎病的骨折あり	骨粗鬆症・前腕病的骨折あり	骨粗鬆症・大腿部病的骨折あり
	骨粗鬆症・多発病的骨折あり	骨粗鬆症・病的骨折あり	若年性骨粗鬆症
	若年性骨粗鬆症・病的骨折あり	術後吸収不良性骨粗鬆症	術後吸収不良性骨粗鬆症・病的骨折あり
	ステロイド性骨粗鬆症	ステロイド性骨粗鬆症・病的骨折あり	ステロイド性脊椎圧迫骨折
	脊椎骨粗鬆症・病的骨折あり	特発性骨粗鬆症	特発性骨粗鬆症・病的骨折あり
	特発性若年性骨粗鬆症	二次性骨粗鬆症	二次性骨粗鬆症・病的骨折あり
	廃用性骨粗鬆症	廃用性骨粗鬆症・病的骨折あり	閉経後骨粗鬆症・骨盤部病的骨折あり
	閉経後骨粗鬆症・脊椎病的骨折あり	閉経後骨粗鬆症・前腕病的骨折あり	閉経後骨粗鬆症・大腿部病的骨折あり
	閉経後骨粗鬆症・多発病的骨折あり	閉経後骨粗鬆症・病的骨折あり	薬物誘発性骨粗鬆症
	薬物誘発性骨粗鬆症・病的骨折あり	卵巣摘出術後骨粗鬆症	卵巣摘出術後骨粗鬆症・病的骨折あり
	老年性骨粗鬆症	老年性骨粗鬆症・病的骨折あり	
△	眼窩内側壁骨折	眼窩内壁骨折	眼窩吹き抜け骨折
	環椎椎弓骨折	軸椎横突起骨折	軸椎椎弓骨折
	軸椎椎体骨折	篩骨板骨折	歯突起開放骨折
	歯突起骨折	上腕骨滑車骨折	上腕骨近位端病的骨折
	上腕骨骨幹部病的骨折	上腕骨小結節骨折	上腕骨らせん骨折
	人工股関節周囲骨折	人工膝関節周囲骨折	脊椎骨粗鬆症
	前頭蓋底骨折	前頭骨線状骨折	側頭骨線状骨折
	中頭蓋底骨折	頭蓋円蓋部線状骨折	剥離骨折
	閉経後骨粗鬆症	らせん骨折	裂離骨折

効能効果に関連する使用上の注意　本剤の適用にあたっては，日本骨代謝学会の診断基準等を参考に，骨粗鬆症との診断が確定している患者を対象とすること。

用法用量
〔経口ゼリー，錠35mg〕：通常，成人にはアレンドロン酸として35mg を1週間に1回，朝起床時に水約180mL とともに経口投与する。なお，服用後少なくとも30分は横にならず，飲食(水を除く)並びに他の薬剤の経口摂取も避けること。
〔錠5mg〕通常，成人にはアレンドロン酸として5mg を1日1回，毎朝起床時に水約180mL とともに経口投与する。なお，服用後少なくとも30分は横にならず，飲食(水を除く)並びに他の薬剤の経口摂取も避けること。

用法用量に関連する使用上の注意

(1)本剤は水のみで服用すること。水以外の飲み物(Ca，Mg 等の含量の特に高いミネラルウォーターを含む)，食物及び他の薬剤と一緒に服用すると，吸収を抑制するおそれがある。
(2)食道及び局所への副作用の可能性を低下させるため，速やかに胃内へと到達させることが重要である。服用に際しては，以下の事項に注意すること。
　①起床してすぐにコップ 1 杯の水(約 180mL)とともに服用すること。
　②〔経口ゼリー〕口腔咽頭部に潰瘍を生じる可能性があるため，本剤を噛んだり又は口中で溶かしたりしないこと。もし噛んでしまった場合はゼリー片が口腔内に残るのを防ぐため，本剤を水で飲んだ後，さらに口腔内をすすぐこと。
　③〔錠 5mg，錠 35mg〕口腔咽頭部に潰瘍を生じる可能性があるため，本剤を噛んだり又は口中で溶かしたりしないこと。
　④本剤を服用後，少なくとも 30 分経ってからその日の最初の食事を摂り，食事を終えるまで横にならないこと。
　⑤就寝時又は起床前に服用しないこと。

禁忌

(1)食道狭窄又はアカラシア(食道弛緩不能症)等の食道通過を遅延させる障害のある患者
(2) 30 分以上上体を起こしていることや立っていることのできない患者
(3)本剤の成分あるいは他のビスホスホネート系薬剤に対し過敏症の既往歴のある患者
(4)低カルシウム血症の患者

アレンドロン酸錠5mg「DK」：大興　5mg1錠[58.7円/錠]，アレンドロン酸錠5mg「F」：富士製薬　5mg1錠[58.7円/錠]，アレンドロン酸錠5mg「JG」：日本ジェネリック　5mg1錠[45.9円/錠]，アレンドロン酸錠5mg「SN」：シオノ　5mg1錠[58.7円/錠]，アレンドロン酸錠5mg「TCK」：辰巳化学　5mg1錠[45.9円/錠]，アレンドロン酸錠5mg「YD」：陽進堂　5mg1錠[58.7円/錠]，アレンドロン酸錠5mg「アメル」：共和薬品　5mg1錠[45.9円/錠]，アレンドロン酸錠5mg「サワイ」：沢井　5mg1錠[45.9円/錠]，アレンドロン酸錠5mg「テバ」：テバ製薬　5mg1錠[58.7円/錠]，アレンドロン酸錠5mg「トーワ」：東和　5mg1錠[58.7円/錠]，アレンドロン酸錠5mg「日医工」：日医工　5mg1錠[45.9円/錠]，アレンドロン酸錠5mg「ファイザー」：マイラン製薬　5mg1錠[45.9円/錠]，アレンドロン酸錠35mg「DK」：大興　35mg1錠[362.4円/錠]，アレンドロン酸錠35mg「F」：富士製薬　35mg1錠[362.4円/錠]，アレンドロン酸錠35mg「JG」：日本ジェネリック　35mg1錠[314.7円/錠]，アレンドロン酸錠35mg「SN」：シオノ　35mg1錠[362.4円/錠]，アレンドロン酸錠35mg「TCK」：辰巳化学　35mg1錠[362.4円/錠]，アレンドロン酸錠35mg「YD」：陽進堂　35mg1錠[362.4円/錠]，アレンドロン酸錠35mg「アメル」：共和薬品　35mg1錠[362.4円/錠]，アレンドロン酸錠35mg「サワイ」：沢井　35mg1錠[314.7円/錠]，アレンドロン酸錠35mg「テバ」：テバ製薬　35mg1錠[362.4円/錠]，アレンドロン酸錠35mg「トーワ」：東和　35mg1錠[362.4円/錠]，アレンドロン酸錠35mg「日医工」：日医工　35mg1錠[314.7円/錠]，アレンドロン酸錠35mg「ファイザー」：マイラン製薬　35mg1錠[314.7円/錠]

ホーネル錠0.15
ホーネル錠0.3

規格：0.15μg1錠[359.3円/錠]
規格：0.3μg1錠[539.9円/錠]
ファレカルシトリオール　大正　311

フルスタン錠 0.15，フルスタン錠 0.3 を参照(P824)

ボノテオ錠1mg
ボノテオ錠50mg

規格：1mg1錠[135.8円/錠]
規格：50mg1錠[3502.4円/錠]
ミノドロン酸水和物　アステラス　399

【効 能 効 果】

骨粗鬆症

【対応標準病名】

◎	骨粗鬆症		
○	頚椎骨粗鬆症	頚椎骨粗鬆症・病的骨折あり	骨粗鬆症・骨盤部病的骨折あり
	骨粗鬆症・脊椎病的骨折あり	骨粗鬆症・前腕病的骨折あり	骨粗鬆症・大腿部病的骨折あり
	骨粗鬆症・多発病的骨折あり	骨粗鬆症・病的骨折あり	若年性骨粗鬆症
	若年性骨粗鬆症・病的骨折あり	術後吸収不良性骨粗鬆症	術後吸収不良性骨粗鬆症・病的骨折あり
	ステロイド性骨粗鬆症	ステロイド性骨粗鬆症・病的骨折あり	脊椎骨粗鬆症
	脊椎骨粗鬆症・病的骨折あり	特発性骨粗鬆症	特発性骨粗鬆症・病的骨折あり
	特発性若年性骨粗鬆症	二次性骨粗鬆症	二次性骨粗鬆症・病的骨折あり
	廃用性骨粗鬆症	廃用性骨粗鬆症・病的骨折あり	閉経後骨粗鬆症
	閉経後骨粗鬆症・骨盤部病的骨折あり	閉経後骨粗鬆症・脊椎病的骨折あり	閉経後骨粗鬆症・前腕病的骨折あり
	閉経後骨粗鬆症・大腿部病的骨折あり	閉経後骨粗鬆症・多発病的骨折あり	閉経後骨粗鬆症・病的骨折あり
	薬物誘発性骨粗鬆症	薬物誘発性骨粗鬆症・病的骨折あり	卵巣摘出術後骨粗鬆症
	卵巣摘出術後骨粗鬆症・病的骨折あり	老年性骨粗鬆症	老年性骨粗鬆症・病的骨折あり
△	圧迫骨折	外顆偽関節症	下腿偽関節
	下腿骨折変形治癒	眼窩内側壁骨折	眼窩内壁骨折
	眼窩変形治癒骨折	環椎弓骨折	偽関節
	頬骨変形治癒骨折	胸椎骨折後遺症	胸椎陳旧性圧迫骨折
	胸椎病的骨折	胸腰椎圧迫骨折	脛骨偽関節症
	脛骨骨折変形治癒	脛骨疲労骨折	頚椎陳旧性圧迫骨折
	骨折の癒合遅延	骨盤骨折変形治癒	骨癒合不全症
	坐骨疲労骨折	軸椎横突起骨折	軸椎椎弓骨折
	軸椎椎体骨折	篩骨板骨折	膝蓋骨偽関節
	膝蓋骨骨折変形治癒	尺骨偽関節	手指骨折変形治癒
	上腕骨滑車骨折	上腕骨近位端病的骨折	上腕骨頚部変形治癒骨折
	上腕骨骨幹部病的骨折	上腕骨小結節骨折	上腕骨病的骨折
	上腕骨変形治癒骨折	上腕骨らせん骨折	人工股関節周囲骨折
	人工膝関節周囲骨折	ステロイド性脊椎圧迫骨折	脊椎圧迫骨折
	脊椎骨折	脊椎骨折後遺症	脊椎病的骨折
	脊椎疲労骨折	前頭蓋底骨折	前頭骨線状骨折
	前腕骨折後変形骨癒合	第 1・2 腰椎病的骨折	第 2 腰椎病的骨折
	第 3 腰椎病的骨折	第 4 腰椎病的骨折	第 5 腰椎病的骨折
	大腿頚部偽関節	大腿骨顆上骨折後偽関節	大腿骨偽関節
	大腿骨骨幹部偽関節	大腿骨骨幹部病的骨折	大腿骨骨折後骨癒合不全
	大腿骨上部病的骨折	大腿骨病的骨折	中頭蓋底骨折
	陳旧性胸腰椎圧迫骨折	陳旧性椎体圧迫骨折	陳旧性腰椎骨折
	陳旧性腰椎脱臼骨折	椎体圧迫骨折	手外傷後変形治癒
	橈骨偽関節	橈骨骨折後変形治癒	内顆骨折偽関節
	鼻骨変形治癒骨折	病的骨折	疲労骨折
	疲労性骨膜障害	変形治癒骨折	腰椎陳旧性圧迫骨折
	腰椎病的骨折	裂離骨折	肋骨疲労骨折

効能効果に関連する使用上の注意　本剤の適用にあたっては，日本骨代謝学会の診断基準等を参考に，骨粗鬆症との診断が確定している患者を対象とすること。

用法用量

〔錠 1mg〕：通常，成人にはミノドロン酸水和物として 1mg を 1 日 1 回，起床時に十分量(約 180mL)の水(又はぬるま湯)とともに経口投与する。なお，服用後少なくとも 30 分は横にならず，飲食

(水を除く)並びに他の薬剤の経口摂取も避けること。
〔錠50mg〕：通常，成人にはミノドロン酸水和物として50mgを4週に1回，起床時に十分量(約180mL)の水(又はぬるま湯)とともに経口投与する。なお，服用後少なくとも30分は横にならず，飲食(水を除く)並びに他の薬剤の経口摂取も避けること。

用法用量に関連する使用上の注意

投与にあたっては次の点を患者に指導すること。
(1)本剤は水(又はぬるま湯)で服用すること。水以外の飲料(Ca，Mg等の含量の特に高いミネラルウォーターを含む)，食物及び他の薬剤と一緒に服用すると，吸収を妨げることがあるので，起床後，最初の飲食前に服用し，かつ服用後少なくとも30分は水以外の飲食を避ける。
(2)食道及び局所への副作用の可能性を低下させるため，速やかに胃内へと到達させることが重要である。服用に際しては，以下の事項に注意すること。
①口腔咽頭刺激の可能性があるので，本剤を噛んだり又は口中で溶かしたりしないこと。
②十分量(約180mL)の水(又はぬるま湯)とともに服用し，服用後30分は横たわらないこと。
③就寝時又は起床前に服用しないこと。
(3)〔錠50mgのみ〕：本剤は4週に1回服用する薬剤であるため，飲み忘れないように注意すること。本剤の服用を忘れた場合は，翌日に1錠服用すること。

禁忌

(1)食道狭窄又はアカラシア(食道弛緩不能症)等の食道通過を遅延させる障害のある患者
(2)服用時に上体を30分以上起こしていることのできない患者
(3)本剤の成分あるいは他のビスホスホネート系薬剤に対し過敏症の既往歴のある患者
(4)低カルシウム血症の患者
(5)妊婦又は妊娠している可能性のある婦人

リカルボン錠1mg：小野薬品　1mg1錠[135.8円/錠]
リカルボン錠50mg：小野薬品　50mg1錠[3502.4円/錠]

ホミカエキス散「ホエイ」　規格：1g[7.2円/g]
ホミカエキス　マイラン製薬　233

【効能効果】

苦味による唾液及び胃液の分泌促進

【対応標準病名】

該当病名なし

用法用量　通常，成人1回0.2g，1日0.5gを経口投与する。なお，年齢，症状により適宜増減する。

ホミカエキス散「ニッコー」：日興[7.6円/g]，ホミカエキス散「司生堂」：司生堂[7.2円/g]

ホミカエキス「司生堂」　規格：1g[11.4円/g]
ホミカエキス　司生堂　233

【効能効果】

苦味による唾液及び胃液の分泌促進

【対応標準病名】

該当病名なし

用法用量　通常成人1回20mg，1日50mgを経口投与する。なお年齢，症状により適宜増減する。

ホミカチンキ「司生堂」　規格：10mL[4.22円/mL]
ホミカチンキ　司生堂　233

【効能効果】

苦味による唾液及び胃液の分泌促進

【対応標準病名】

該当病名なし

用法用量　通常成人1回0.5ml，1日1.5mlを経口投与する。なお年齢，症状により適宜増減する。

ホモクロミン錠10mg　規格：10mg1錠[6.5円/錠]
ホモクロルシクリジン塩酸塩　エーザイ　441

【効能効果】

皮膚疾患に伴う瘙痒(湿疹・皮膚炎，皮膚瘙痒症，薬疹，中毒疹，小児ストロフルス)，じん麻疹，アレルギー性鼻炎

【対応標準病名】

◎	アレルギー性鼻炎	急性痒疹	湿疹
	じんま疹	そう痒	中毒疹
	皮膚炎	皮膚そう痒症	薬疹
○	LE型薬疹	足湿疹	アスピリンじんま疹
	アレルギー性じんま疹	アレルギー性鼻咽頭炎	アレルギー性鼻結膜炎
	アレルギー性副鼻腔炎	異汗症	異汗性湿疹
	イネ科花粉症	陰のう湿疹	陰のうそう痒症
	陰部間擦疹	会陰部肛囲湿疹	腋窩湿疹
	温熱じんま疹	外陰部そう痒症	外陰部皮膚炎
	家族性寒冷自己炎症症候群	化膿性皮膚疾患	貨幣状湿疹
	カモガヤ花粉症	間擦疹	感染性皮膚炎
	汗疱	汗疱性湿疹	顔面急性皮膚炎
	寒冷じんま疹	機械性じんま疹	季節性アレルギー性鼻炎
	丘疹状湿疹	丘疹状じんま疹	急性湿疹
	亀裂性湿疹	頚部皮膚炎	血管運動性鼻炎
	結節性痒疹	限局性神経皮膚炎	限局性そう痒症
	肛囲間擦疹	紅斑性間擦疹	紅斑性湿疹
	紅皮症型薬疹	肛門湿疹	肛門そう痒症
	固定薬疹	コリン性じんま疹	しいたけ皮膚炎
	自家感作性皮膚炎	色素性痒疹	自己免疫性じんま疹
	湿疹様発疹	紫斑型薬疹	周期性再発性じんま疹
	手指湿疹	出血性じんま疹	症候性そう痒症
	食物性皮膚炎	人工肛門部皮膚炎	人工じんま疹
	新生児皮膚炎	振動性じんま疹	スギ花粉症
	ステロイド皮膚炎	ステロイド誘発性皮膚症	制癌剤皮膚炎
	赤色湿疹	接触じんま疹	全身湿疹
	全身薬疹	苔癬	多形慢性痒疹
	単純苔癬	通年性アレルギー性鼻炎	手湿疹
	冬期湿疹	透析皮膚そう痒症	頭部湿疹
	特発性じんま疹	乳房皮膚炎	妊娠湿疹
	妊婦性皮膚炎	白色粃糠疹	鼻背部湿疹
	汎発性皮膚そう痒症	鼻前庭部湿疹	ビダール苔癬
	非特異性そう痒症	ヒノキ花粉症	皮膚描記性じんま疹
	ピリン疹	ブタクサ花粉症	ヘブラ痒疹
	扁平湿疹	慢性湿疹	慢性じんま疹
	薬剤性過敏症症候群	薬物性口唇炎	薬物性じんま疹
	痒疹	落屑性湿疹	鱗状湿疹
	類苔癬	老年性そう痒症	
△	アレルギー性皮膚炎	花粉症	手足症候群

用法用量　通常成人，1回1～2錠(ホモクロルシクリジン塩酸塩として10～20mg)を，1日3回経口投与する。
なお，年齢，症状により適宜増減する。

禁忌
(1)緑内障の患者
(2)前立腺肥大等下部尿路に閉塞性疾患のある患者

パルファード錠10mg：イセイ[5.4円/錠]，ヒスタリジン錠10mg：東和[5.4円/錠]，ベラホルテン錠10mg：鶴原[5.4円/錠]，ホモクロルシクリジン塩酸塩錠10mg「NP」：ニプロ[5.4円/錠]，ホモクロルシクリジン塩酸塩錠10mg「ツルハラ」：鶴原[5.4円/錠]

ポラキス錠1　規格：1mg1錠[20.4円/錠]
ポラキス錠2　規格：2mg1錠[32.8円/錠]
ポラキス錠3　規格：3mg1錠[43.8円/錠]
オキシブチニン塩酸塩　サノフィ　259

【効能効果】

下記疾患又は状態における頻尿，尿意切迫感，尿失禁
神経因性膀胱
不安定膀胱(無抑制収縮を伴う過緊張性膀胱状態)

【対応標準病名】

◎	神経因性膀胱	切迫性尿失禁	尿失禁症
	非神経因性過活動膀胱	頻尿症	
○	萎縮膀胱	溢流性尿失禁	過活動膀胱
	弛緩性神経因性膀胱	自律性神経因性膀胱	低緊張性膀胱
	尿テネスムス	反射性神経因性膀胱	反射性尿失禁
	腹圧性尿失禁	膀胱機能障害	無抑制性神経因性膀胱
	夜間頻尿症		
△	1型糖尿病性神経因性膀胱	2型糖尿病性神経因性膀胱	遺尿症
	術後膀胱機能低下	小児夜尿症	多尿
	昼間遺尿症	糖尿病性神経因性膀胱	特発性多尿症
	膀胱直腸障害	膀胱ヘルニア	夜間遺尿
	夜間多尿		

用法用量　通常成人1回オキシブチニン塩酸塩として2〜3mgを1日3回経口投与する。
なお，年齢，症状により適宜増減する。

禁忌
(1)明らかな下部尿路閉塞症状である排尿困難・尿閉等を有する患者
(2)緑内障の患者
(3)重篤な心疾患のある患者
(4)麻痺性イレウスのある患者
(5)衰弱患者又は高齢者の腸アトニー，重症筋無力症の患者
(6)授乳婦
(7)本剤の成分に対し過敏症の既往歴のある患者

オキシブチニン塩酸塩錠1mg「YD」：陽進堂　1mg1錠[5.6円/錠]，オキシブチニン塩酸塩錠1mg「タイヨー」：テバ製薬　1mg1錠[5.6円/錠]，オキシブチニン塩酸塩錠1mg「テバ」：大正薬品　1mg1錠[5.6円/錠]，オキシブチニン塩酸塩錠1mg「トーワ」：東和　1mg1錠[5.6円/錠]，オキシブチニン塩酸塩錠1mg「日医工」：日医工　1mg1錠[5.6円/錠]，オキシブチニン塩酸塩錠2mg「YD」：陽進堂　2mg1錠[5.8円/錠]，オキシブチニン塩酸塩錠2mg「タイヨー」：テバ製薬　2mg1錠[5.8円/錠]，オキシブチニン塩酸塩錠2mg「テバ」：大正薬品　2mg1錠[5.8円/錠]，オキシブチニン塩酸塩錠2mg「トーワ」：東和　2mg1錠[5.8円/錠]，オキシブチニン塩酸塩錠2mg「日医工」：日医工　2mg1錠[5.8円/錠]，オキシブチニン塩酸塩錠3mg「YD」：陽進堂　3mg1錠[6.4円/錠]，オキシブチニン塩酸塩錠3mg「タイヨー」：テバ製薬　3mg1錠[6.4円/錠]，オキシブチニン塩酸塩錠3mg「テバ」：大正薬品　3mg1錠[6.4円/錠]，オキシブチニン塩酸塩錠3mg「トーワ」：東和　3mg1錠[6.4円/錠]，オキシブチニン塩酸塩錠3mg「日医工」：日医工　3mg1錠[6.4円/錠]，オリベート錠1：沢井　1mg1錠[5.6円/錠]，オリベート錠2：沢井　2mg1錠[5.8円/錠]，オリベート錠3：沢井　3mg1錠[6.4円/錠]，ポラチール1mg錠：寿　1mg1錠[5.6円/錠]，ポラチール2mg錠：寿　2mg1錠[5.8円/錠]，ポラチール3mg錠：寿　3mg1錠[6.4円/錠]

ポララミン散1%　規格：1%1g[13.3円/g]
ポララミン錠2mg　規格：2mg1錠[5.6円/錠]
ポララミンシロップ0.04%　規格：0.04%10mL[1.92円/mL]
ポララミンドライシロップ0.2%　規格：0.2%1g[5.7円/g]
d-クロルフェニラミンマレイン酸塩　高田　441

【効能効果】

蕁麻疹，血管運動性浮腫，枯草熱，皮膚疾患に伴う瘙痒(湿疹・皮膚炎，皮膚瘙痒症，薬疹)，アレルギー性鼻炎，血管運動性鼻炎，感冒等上気道炎に伴うくしゃみ・鼻汁・咳嗽

【対応標準病名】

◎	アレルギー性鼻炎	かぜ	花粉症
	感冒	急性上気道炎	くしゃみ
	血管運動性鼻炎	血管神経性浮腫	湿疹
	じんま疹	咳	そう痒
	鼻汁	皮膚炎	皮膚そう痒症
	鼻漏	薬疹	
○	LE型薬疹	足湿疹	アスピリンじんま疹
	アトピー咳嗽	アレルギー	アレルギー性咳嗽
	アレルギー性じんま疹	アレルギー性鼻咽頭炎	アレルギー性鼻結膜炎
	アレルギー性皮膚炎	アレルギー性副鼻腔炎	アレルギー性浮腫
	異汗症	異汗性湿疹	イネ科花粉症
	咽頭アレルギー	咽頭気管炎	咽頭喉頭炎
	陰のう湿疹	陰のうそう痒症	陰部間擦疹
	うっ血性鼻炎	会陰部肛囲湿疹	腋窩湿疹
	温熱じんま疹	外陰部そう痒症	外陰部皮膚炎
	家族性寒冷自己炎症症候群	カタル性咳	カタル性鼻炎
	化膿性皮膚疾患	貨幣状湿疹	カモガヤ花粉症
	間擦疹	乾性咳	感染後咳嗽
	感染性鼻炎	感染性皮膚炎	汗疱
	汗疱性湿疹	顔面急性皮膚炎	寒冷じんま疹
	機械性じんま疹	季節性アレルギー性鼻炎	丘疹状湿疹
	急性咽頭喉頭炎	急性湿疹	急性鼻咽頭炎
	急性鼻炎	亀裂性湿疹	クインケ浮腫
	頚部皮膚炎	結節性痒疹	限局性そう痒症
	肛囲間擦疹	紅斑性間擦疹	紅斑性湿疹
	紅皮症型薬疹	肛門湿疹	肛門そう痒症
	固定薬疹	コリン性じんま疹	しいたけ皮膚炎
	自家感作性皮膚炎	自己免疫性じんま疹	湿疹様発疹
	湿性咳	紫斑型薬疹	周期性再発性じんま疹
	手指湿疹	出血性じんま疹	症候性そう痒症
	食物アレルギー	食物依存性運動誘発アナフィラキシー	食物性皮膚炎
	人工肛門部皮膚炎	人工じんま疹	新生児皮膚炎
	振動性じんま疹	スギ花粉症	ステロイド皮膚炎
	ステロイド誘発性皮膚症	制癌剤皮膚炎	赤色湿疹
	接触じんま疹	遷延性咳嗽	全身湿疹
	全身薬疹	中毒疹	通年性アレルギー性鼻炎
	手湿疹	冬期湿疹	透析皮膚そう痒症
	頭部湿疹	特発性じんま疹	乳房皮膚炎
	妊娠中感冒	白色粃糠疹	鼻背部湿疹
	汎発性皮膚そう痒症	鼻炎	鼻前庭部湿疹
	非特異性そう痒症	ヒノキ花粉症	皮膚描記性じんま疹
	ピリン疹	ブタクサ花粉症	閉塞性鼻炎
	扁平湿疹	慢性湿疹	慢性じんま疹

	薬剤性過敏症症候群	薬物性口唇炎	薬物性じんま疹
	落屑性湿疹	鱗状湿疹	連鎖球菌性上気道感染
	老年性そう痒症		
△	アナフィラキシー	アナフィラキシーショック	咽頭扁桃炎
	急性咽頭扁桃炎	急性局所性浮腫	急性口蓋扁桃炎
	急性本態性浮腫	巨大じんま疹	好酸球増多性鼻炎
	周期性浮腫	水様性鼻漏	咳失神
	舌扁桃炎	手足症候群	粘液性鼻漏
	膿性鼻閉	慢性咳嗽	夜間咳

用法用量　*d*-クロルフェニラミンマレイン酸塩として，通常，成人には1回2mgを1日1～4回経口投与する。なお，年齢，症状により適宜増減する。

禁忌

(1)本剤の成分又は類似化合物に対し過敏症の既往歴のある患者
(2)緑内障の患者
(3)前立腺肥大等下部尿路に閉塞性疾患のある患者
(4)低出生体重児・新生児

d-クロルフェニラミンマレイン酸塩シロップ0.04%「トーワ」：東和　0.04%10mL[1.13円/mL]，アニミングシロップ0.04%：日新－山形　0.04%10mL[1.13円/mL]，ネオマレルミン錠2mg：テバ製薬　2mg1錠[5.6円/錠]，マゴチミンシロップ0.04%：鶴原　0.04%10mL[1.13円/mL]

ホリゾン散1%　規格：1%1g[16.1円/g]
ホリゾン錠2mg　規格：2mg1錠[5.9円/錠]
ホリゾン錠5mg　規格：5mg1錠[9.2円/錠]
ジアゼパム　丸石　112

セルシン散1%，2mgセルシン錠，5mgセルシン錠を参照(P507)

ホーリット散10%　規格：10%1g[63.7円/g]
ホーリット錠20mg　規格：20mg1錠[14.6円/錠]
ホーリット錠40mg　規格：40mg1錠[26円/錠]
オキシペルチン　第一三共　117

【効能効果】

統合失調症

【対応標準病名】

◎	統合失調症		
○	アスペルガー症候群	型分類困難な統合失調症	偽神経症性統合失調症
	急性統合失調症	急性統合失調症性エピソード	急性統合失調症様精神病性障害
	境界型統合失調症	緊張型統合失調症	残遺型統合失調症
	自閉的精神病質	小児期型統合失調症	小児シゾイド障害
	前駆期統合失調症	潜在性統合失調症	体感症性統合失調症
	短期統合失調症様障害	単純型統合失調症	遅発性統合失調症
	統合失調症型障害	統合失調症型パーソナリティ障害	統合失調症後抑うつ
	統合失調症症状を伴う急性錯乱	統合失調症症状を伴う急性多形性精神病性障害	統合失調症症状を伴う類循環精神病
	統合失調症性パーソナリティ障害	統合失調症性反応	統合失調症様状態
	破瓜型統合失調症	妄想型統合失調症	モレル・クレペリン病
△	統合失調症症状を伴わない急性錯乱	統合失調症症状を伴わない急性多形性精神病性障害	統合失調症症状を伴わない類循環精神病
	夢幻精神病		

用法用量

通常成人はオキシペルチンとして最初1回20mgを1日2～3回経口投与し，漸次増量して1回40～80mgを1日2～3回経口投与する。場合により1回100mgを1日3回経口投与する。なお，年齢，症状により適宜増減する。

40mg錠は上記の用法用量のうち，漸次増量時以降に使用する。

ポリトーゼカプセル　規格：1カプセル[8.1円/カプセル]
ポリトーゼ顆粒　規格：1g[15.1円/g]
セルラーゼAP3　ヒロダーゼ　マミターゼ　リパーゼA
濃厚パンクレアチン　武田薬品　233

【効能効果】

消化異常症状の改善

【対応標準病名】

◎	消化不良症		
○	機能性ディスペプシア	急性消化不良症	消化不良性下痢
	ディスペプシア		
△	乳幼児胃腸障害		

用法用量

〔ポリトーゼカプセル〕：通常1回1カプセルずつ1日3回食後直ちに経口投与する。なお，年齢・症状により適宜増減する。
〔ポリトーゼ顆粒〕：通常1回0.4gずつ1日3回食後直ちに経口投与する。なお，年齢・症状により適宜増減する。

禁忌

(1)本剤の成分に対し過敏症の既往歴のある患者
(2)ウシ又はブタたん白質に対し過敏症の既往歴のある患者

ポリフル細粒83.3%　規格：83.3%1g[28円/g]
ポリフル錠500mg　規格：500mg1錠[17.7円/錠]
ポリカルボフィルカルシウム　アボット　239

コロネル細粒83.3%，コロネル錠500mgを参照(P368)

ホーリン錠1mg　規格：1mg1錠[15.9円/錠]
エストリオール　あすか　247

エストリール錠1mgを参照(P170)

ボルタレンSRカプセル37.5mg
規格：37.5mg1カプセル[23.2円/カプセル]
ジクロフェナクナトリウム　同仁医薬　114

【効能効果】

下記の疾患並びに症状の消炎・鎮痛：関節リウマチ，変形性関節症，腰痛症，肩関節周囲炎，頸肩腕症候群

【対応標準病名】

◎	肩関節周囲炎	関節リウマチ	頸肩腕症候群
	手指変形性関節症	全身性変形性関節症	変形性肩関節症
	変形性関節症	変形性胸鎖関節症	変形性肩鎖関節症
	変形性股関節症	変形性膝関節症	変形性手関節症
	変形性足関節症	変形性肘関節症	変形性中手関節症
	母指CM関節変形性関節症	腰痛症	
○	CM関節変形性関節症	DIP関節変形性関節症	PIP関節変形性関節症
	RS3PE症候群	一過性関節症	一側性外傷後股関節症
	一側性外傷後膝関節症	一側性形成不全性股関節症	一側性原発性股関節症
	一側性原発性膝関節症	一側性続発性股関節症	一側性続発性膝関節症
	遠位橈尺関節変形性関節症	炎症性多発性関節障害	外傷後股関節症
	外傷後膝関節症	外傷性肩関節症	外傷性関節症
	外傷性関節障害	外傷性股関節症	外傷性膝関節症
	外傷性手関節症	外傷性足関節症	外傷性肘関節症
	外傷性母指CM関節症	回旋腱板症候群	踵関節症
	肩インピンジメント症候群	肩滑液包炎	肩関節異所性骨化

	肩関節腱板炎	肩関節硬結性腱炎	肩関節症
	肩周囲炎	肩石灰性腱炎	下背部ストレイン
	関節症	関節リウマチ・顎関節	関節リウマチ・肩関節
	関節リウマチ・胸椎	関節リウマチ・頚椎	関節リウマチ・股関節
	関節リウマチ・指関節	関節リウマチ・趾関節	関節リウマチ・膝関節
	関節リウマチ・手関節	関節リウマチ・脊椎	関節リウマチ・足関節
	関節リウマチ・肘関節	関節リウマチ・腰椎	急性腰痛症
	急速破壊型股関節症	棘上筋症候群	棘上筋石灰化症
	筋筋膜性腰痛症	頚肩腕障害	形成不全性股関節症
	頚頭蓋症候群	血清反応陰性関節リウマチ	肩甲周囲炎
	原発性関節症	原発性股関節症	原発性膝関節症
	原発性全身性関節症	原発性変形性関節症	原発性母指 CM 関節症
	肩部痛	後頚部交感神経症候群	股関節症
	根性腰痛症	坐骨神経根炎	坐骨神経痛
	坐骨単神経根炎	趾関節症	膝関節症
	尺側偏位	手関節症	手根関節症
	上腕二頭筋腱炎	上腕二頭筋腱鞘炎	神経根炎
	成人スチル病	脊髄神経根症	脊柱障害
	脊椎関節痛	脊椎硬直症	脊椎痛
	仙骨痛	先天性股関節脱臼治療後亜脱臼	仙部痛
	足関節症	続発性関節症	続発性股関節症
	続発性膝関節症	続発性多発性関節症	続発性母指 CM 関節症
	大腿単神経根炎	多発性関節症	多発性リウマチ性関節炎
	肘関節症	殿部痛	二次性変形性関節症
	背部痛	バレー・リュー症候群	尾骨痛
	尾骨部痛	びらん性関節症	ブシャール結節
	ヘーガース結節	ヘバーデン結節	母指 CM 関節症
	母指関節症	ムチランス変形	野球肩
	癒着性肩関節包炎	腰仙部神経根炎	腰痛坐骨神経痛症候群
	腰殿部痛	腰部神経根炎	リウマチ性滑液包炎
	リウマチ性皮下結節	リウマチ様関節炎	両側性外傷後股関節症
	両側性外傷後膝関節症	両側性外傷性母指 CM 関節症	両側性形成不全性股関節症
	両側性原発性股関節症	両側性原発性膝関節症	両側性原発性母指 CM 関節症
	両側性続発性股関節症	両側性続発性膝関節症	両側性続発性母指 CM 関節症
	老人性関節炎	老年性股関節症	
△	胸椎不安定症	頚椎不安定症	上腕神経痛
	神経原性関節症	脊椎不安定症	背部圧迫感
	腰椎不安定症	腰腹痛	

※ **適応外使用可**

・原則として，「ジクロフェナクナトリウム【内服薬】」を「顎関節症の関節痛」に対して処方した場合，当該使用事例を審査上認める。

・原則として，「ジクロフェナクナトリウム【内服薬】」を「尿管結石」に対し処方した場合，当該使用事例を審査上認める。

・原則として，「ジクロフェナクナトリウム【内服薬】」を「片頭痛」，「筋収縮性頭痛」に対して処方した場合，当該使用事例を審査上認める。

用法用量　通常，成人にはジクロフェナクナトリウムとして1回 37.5mg を1日2回食後に経口投与する。

禁忌

(1)消化性潰瘍のある患者
(2)重篤な血液の異常のある患者
(3)重篤な肝障害のある患者
(4)重篤な腎障害のある患者
(5)重篤な高血圧症のある患者
(6)重篤な心機能不全のある患者
(7)本剤の成分に対し過敏症の既往歴のある患者
(8)アスピリン喘息(非ステロイド性消炎鎮痛剤等により誘発される喘息発作)又はその既往歴のある患者
(9)妊婦又は妊娠している可能性のある婦人
(10)トリアムテレンを投与中の患者

併用禁忌

薬剤名等	臨床症状・措置方法	機序・危険因子
トリアムテレン(トリテレン)	急性腎不全があらわれたとの報告がある。	本剤の腎プロスタグランジン合成阻害作用により，トリアムテレンの腎障害を増大すると考えられる。

サビスミンSRカプセル37.5mg：全星薬品[7.6円/カプセル]，ジクロフェナクNa徐放カプセル37.5mg「トーワ」：東和[7.6円/カプセル]，ジクロフェナクナトリウムSRカプセル37.5mg「オーハラ」：大原薬品[7.6円/カプセル]，ダイスパスSRカプセル37.5mg：ダイト[7.6円/カプセル]，ナボールSRカプセル37.5：久光[22.7円/カプセル]

ボルタレン錠25mg　規格：25mg1錠[13.1円/錠]
ジクロフェナクナトリウム　ノバルティス　114

【効能効果】

(1)下記の疾患ならびに症状の鎮痛・消炎：関節リウマチ，変形性関節症，変形性脊椎症，腰痛症，腱鞘炎，頚肩腕症候群，神経痛，後陣痛，骨盤内炎症，月経困難症，膀胱炎，前眼部炎症，歯痛
(2)手術ならびに抜歯後の鎮痛・消炎
(3)下記疾患の解熱・鎮痛：急性上気道炎(急性気管支炎を伴う急性上気道炎を含む)

【対応標準病名】

◎	関節リウマチ	急性気管支炎	急性上気道炎
	頚肩腕症候群	月経困難症	腱鞘炎
	後陣痛	骨盤内炎症性疾患	歯根のう胞
	歯周炎	歯髄炎	歯痛
	手指変形性関節症	術後疼痛	神経痛
	全身性変形性関節症	抜歯後疼痛	変形性肩関節症
	変形性関節症	変形性胸鎖関節症	変形性肩鎖関節症
	変形性股関節症	変形性膝関節症	変形性手関節症
	変形性脊椎症	変形性足関節症	変形性肘関節症
	変形性中手関節症	膀胱炎	母指 CM 関節変形性関節症
	腰痛症		
○	CM 関節変形性関節症	DIP 関節変形性関節症	PIP 関節変形性関節症
あ	RS3PE 症候群	RS ウイルス気管支炎	亜急性気管支炎
	アキレス腱腱鞘炎	アキレス周囲膿瘍	一部性歯髄炎
	一過性関節症	一側性外傷後股関節症	一側性外傷後膝関節症
	一側性形成不全性股関節症	一側性原発性股関節症	一側性原発性膝関節症
	一側性続発性股関節症	一側性続発性膝関節症	咽頭気管炎
	咽頭喉頭炎	咽頭扁桃炎	インフルエンザ菌気管支炎
	ウイルス性気管支炎	う蝕第２度単純性歯髄炎	う蝕第３度急性化膿性根尖性歯周炎
	う蝕第３度急性化膿性歯髄炎	う蝕第３度急性単純性根尖性歯周炎	う蝕第３度歯髄壊死
	う蝕第３度歯髄壊疽	う蝕第３度慢性壊疽性歯髄炎	う蝕第３度慢性潰瘍性歯髄炎
	う蝕第３度慢性化膿性根尖性歯周炎	う蝕第３度慢性増殖性歯髄炎	会陰切開創離開
	エコーウイルス気管支炎	壊死性潰瘍性歯周炎	壊死性潰瘍性歯肉炎
	壊疽性歯髄炎	遠位橈尺関節変形性関節症	炎症性多発性関節障害
か	外傷後股関節症	外傷後膝関節症	外傷性肩関節症
	外傷性関節症	外傷性関節障害	外傷性股関節症
	外傷性歯根膜炎	外傷性歯髄炎	外傷性膝関節症
	外傷性手関節症	外傷性足関節症	外傷性肘関節症
	外傷性母指 CM 関節症	外歯瘻	潰瘍性歯肉炎

潰瘍性膀胱炎	踵関節症	下肢腱腱鞘炎
下肢神経痛	下腿神経炎	肩関節症
滑膜炎	化膿性腱鞘炎	化膿性歯周炎
化膿性歯肉炎	下背部ストレイン	カリエスのない歯髄炎
環指化膿性腱鞘炎	環指屈筋腱腱鞘炎	環指腱鞘炎
間質性膀胱炎	環指ばね指	関節周囲炎
関節症	関節包炎	関節リウマチ・顎関節
関節リウマチ・肩関節	関節リウマチ・胸椎	関節リウマチ・頚椎
関節リウマチ・股関節	関節リウマチ・指関節	関節リウマチ・趾関節
関節リウマチ・膝関節	関節リウマチ・手関節	関節リウマチ・脊椎
関節リウマチ・足関節	関節リウマチ・肘関節	関節リウマチ・腰椎
器質性月経困難症	機能性月経困難症	偽膜性気管支炎
急性一部性化膿性歯髄炎	急性一部性単純性歯髄炎	急性咽頭喉頭炎
急性咽頭扁桃炎	急性壊疽性歯髄炎	急性化膿性根尖性歯周炎
急性化膿性歯根膜炎	急性化膿性歯髄炎	急性化膿性辺縁性歯根膜炎
急性気管気管支炎	急性口蓋扁桃炎	急性喉頭気管気管支炎
急性骨盤腹膜炎	急性根尖性歯周炎	急性歯冠周囲炎
急性子宮傍結合織炎	急性歯周炎	急性歯髄炎
急性歯槽膿瘍	急性歯肉炎	急性出血性膀胱炎
急性全部性化膿性歯髄炎	急性全部性単純性歯髄炎	急性単純性根尖性歯周炎
急性単純性歯髄炎	急性単純性膀胱炎	急性反復性気管支炎
急性膀胱炎	急性腰痛症	急速進行性歯周炎
急速破壊型股関節症	狭窄性腱鞘炎	胸椎症
胸壁神経痛	筋筋膜性腰痛症	クループ性気管支炎
頚肩腕障害	形成不全性股関節症	頚椎症
頚椎症性神経根症	頚椎症性脊髄症	頚頭蓋症候群
頚部神経痛	月経性歯肉炎	血行性歯髄炎
血清反応陰性関節リウマチ	腱炎	限局型若年性歯周炎
肩甲上神経痛	原発性関節症	原発性月経困難症
原発性股関節症	原発性膝関節症	原発性全身性関節症
原発性変形性関節症	原発性母指 CM 関節症	腱付着部炎
腱付着部症	後頚部交感神経症候群	後頭下神経痛
後頭神経痛	後頭部神経痛	広汎型若年性歯周炎
項部神経痛	股関節症	コクサッキーウイルス気管支炎
骨盤結合織炎	骨盤死腔炎	骨盤膿瘍
骨盤部感染性リンパのう胞	骨盤腹膜炎	根性腰痛症
根尖周囲のう胞	根尖周囲膿瘍	根尖性歯周炎
根尖肉芽腫	根尖膿瘍	根側歯周膿瘍
さ 根分岐部病変	細菌性膀胱炎	坐骨神経根炎
坐骨神経痛	坐骨単神経根炎	産科的創傷の血腫
産後回復不全	産褥性心筋症	残髄炎
残存性歯根のう胞	歯冠周囲炎	歯冠周囲膿瘍
趾関節症	子宮周囲炎	子宮周囲膿瘍
子宮付属器癒着	子宮傍組織炎	歯根膜下膿瘍
示指化膿性腱鞘炎	示指屈筋腱腱鞘炎	示指腱鞘炎
四肢神経痛	示指ばね指	歯周症
歯周のう胞	歯周膿瘍	思春期性歯肉炎
趾伸筋腱腱鞘炎	歯髄壊死	歯髄壊疽
歯髄充血	歯髄露出	歯槽膿瘍
膝関節滑膜炎	膝関節症	膝部腱膜炎
歯肉炎	歯肉膿瘍	尺側偏位
若年性歯周炎	手関節症	手関節部腱鞘炎
手根関節症	手指腱鞘炎	手指神経炎
出血性膀胱炎	術後合併症	術創部痛
手部腱鞘炎	漿液性滑膜炎	上行性歯髄炎
小指化膿性腱鞘炎	小指屈筋腱腱鞘炎	小指腱鞘炎
上肢神経痛	小指ばね指	上腕三頭筋腱鞘炎
上腕神経痛	女性急性骨盤蜂巣炎	女性慢性骨盤蜂巣炎
神経炎	神経根炎	神経痛性歯痛
滲出性気管支炎	靭帯炎	髄室側壁穿孔

髄床底穿孔	成人スチル病	脊髄空洞症
脊髄神経根症	脊柱障害	脊椎関節症
脊椎関節痛	脊椎硬直症	脊椎症
脊椎症性ミエロパチー	脊椎痛	脊椎麻酔後頭痛
石灰性腱炎	舌扁桃炎	仙骨痛
前思春期性歯周炎	前脊髄動脈圧迫症候群	仙腸関節症
先天性股関節脱臼治療後亜脱臼	全部性歯髄炎	仙部痛
前腕神経痛	前腕部腱鞘炎	早期発症型歯周炎
増殖性歯肉炎	足関節症	足関節部腱鞘炎
側頭部神経痛	足背腱鞘炎	続発性関節症
続発性月経困難症	続発性股関節症	続発性膝関節症
続発性多発性関節症	続発性母指 CM 関節症	足部屈筋腱腱鞘炎
た 大腿神経痛	大腿単神経根炎	ダグラス窩膿瘍
多発性関節症	多発性神経痛	多発性リウマチ性関節炎
単純性歯周炎	単純性歯肉炎	弾発母趾
智歯周囲炎	腟壁血腫縫合創離開	中隔部肉芽形成
肘関節滑膜炎	肘関節症	中指化膿性腱鞘炎
中指屈筋腱腱鞘炎	中指腱鞘炎	中指ばね指
椎骨動脈圧迫症候群	帝王切開創離開	手化膿性腱鞘炎
手屈筋腱腱鞘炎	手伸筋腱腱鞘炎	殿部痛
ドゥ・ケルバン腱鞘炎	橈骨茎状突起腱鞘炎	橈側手根屈筋腱鞘炎
疼痛	頭部神経痛	特殊性歯周炎
な 特発性神経痛	内歯瘻	難治性歯周炎
は 二次性会陰裂傷	二次性変形性関節症	肺炎球菌性気管支炎
敗血症性気管支炎	背部神経痛	背部痛
排卵痛	破壊性脊椎関節症	剥離性歯肉炎
ばね指	歯の動揺	パラインフルエンザウイルス気管支炎
バレー・リュー症候群	反復性膀胱炎	尾骨痛
尾骨部痛	肥大性歯肉炎	非定型歯痛
非特異性慢性滑膜炎	ヒトメタニューモウイルス気管支炎	びらん性関節症
びらん性歯肉炎	びらん性膀胱炎	複雑性歯周炎
複雑性歯肉炎	腹壁神経痛	ブシャール結節
プラーク性歯肉炎	分娩後急性腎不全	分娩後甲状腺炎
ヘーガース結節	ヘバーデン結節	ヘルペスウイルス性歯肉口内炎
辺縁性化膿性歯根膜炎	辺縁性歯周組織炎	変形性胸椎症
変形性頚椎症	変形性脊椎炎	変形性腰椎症
膀胱後部膿瘍	膀胱三角部炎	膀胱周囲炎
膀胱周囲膿瘍	放散性歯痛	放射線出血性膀胱炎
放射線性膀胱炎	萌出性歯肉炎	母指 CM 関節症
母指化膿性腱鞘炎	母指関節症	母指狭窄性腱鞘炎
母指屈筋腱腱鞘炎	母指腱鞘炎	母指ばね指
ま マイコプラズマ気管支炎	膜様月経困難症	慢性アキレス腱腱鞘炎
慢性萎縮性老人性歯肉炎	慢性壊疽性歯髄炎	慢性開放性歯髄炎
慢性潰瘍性歯髄炎	慢性滑膜炎症	慢性化膿性根尖性歯周炎
慢性骨盤腹膜炎	慢性根尖性歯周炎	慢性再発性膀胱炎
慢性歯冠周囲炎	慢性子宮傍結合織炎	慢性歯周炎
慢性歯周膿瘍	慢性歯髄炎	慢性歯槽膿瘍
慢性歯肉炎	慢性神経痛	慢性増殖性歯髄炎
慢性単純性歯髄炎	慢性複雑性膀胱炎	慢性閉鎖性歯髄炎
慢性辺縁性歯周炎急性発作	慢性辺縁性歯周炎軽度	慢性辺縁性歯周炎重度
慢性辺縁性歯周炎中等度	慢性膀胱炎	ムチランス変形
や 腰仙部神経根炎	腰椎症	腰痛坐骨神経痛症候群
腰殿部痛	腰皮神経痛	腰部神経根炎
ら ライノウイルス気管支炎	卵管癒着	卵巣痛
リウマチ性滑液包炎	リウマチ性皮下結節	リウマチ様関節炎
両側性外傷後股関節症	両側性外傷後膝関節症	両側性外傷性母指 CM 関節症

	両側性形成不全性股関節症	両側性原発性股関節症	両側性原発性膝関節症
	両側性原発性母指CM関節症	両側性続発性股関節症	両側性続発性膝関節症
	両側性続発性母指CM関節症	連鎖球菌気管支炎	連鎖球菌性上気道感染
	老人性関節炎	老年性股関節症	肋間神経痛
△	MRSA膀胱炎	アキレス腱部石灰化症	アレルギー性膀胱炎
	壊疽性歯肉炎	顎堤異常吸収	かぜ
	感冒	偽膜性アンギナ	胸椎不安定症
	金属歯冠修復過高	金属歯冠修復粗造	金属歯冠修復脱離
	金属歯冠修復低位	金属歯冠修復破損	金属歯冠修復不適合
	頚椎不安定症	月経前症候群	月経前浮腫
	月経前片頭痛	月経痛	月経モリミナ
	腱鞘巨細胞腫	骨盤内うっ血症候群	根管異常
	根管狭窄	根管穿孔	根管側壁穿孔
	根管内異物	歯根膜ポリープ	歯髄出血
	歯槽骨吸収不全	失活歯	神経原性関節症
	スルーダー神経痛	脊椎不安定症	全身的原因による歯の脱落
	象牙粒	第2象牙質	尿膜管膿瘍
	背部圧迫感	不規則象牙質	無髄歯
	腰椎不安定症	腰腹痛	ワンサンアンギナ
	ワンサン気管支炎	ワンサン扁桃炎	

※ **適応外使用可**
- 原則として，「ジクロフェナクナトリウム【内服薬】」を「顎関節症の関節痛」に対して処方した場合，当該使用事例を審査上認める。
- 原則として，「ジクロフェナクナトリウム【内服薬】」を「尿管結石」に対し処方した場合，当該使用事例を審査上認める。
- 原則として，「ジクロフェナクナトリウム【内服薬】」を「片頭痛」，「筋収縮性頭痛」に対して処方した場合，当該使用事例を審査上認める。

用法用量
効能効果(1)，(2)の場合：通常，成人にはジクロフェナクナトリウムとして1日量75〜100mgとし原則として3回に分け経口投与する。また，頓用する場合には25〜50mgとする。なお，空腹時の投与は避けさせることが望ましい。
効能効果(3)の場合：通常，成人にはジクロフェナクナトリウムとして1回量25〜50mgを頓用する。なお，年齢，症状により適宜増減する。ただし，原則として1日2回までとし，1日最大100mgを限度とする。また，空腹時の投与は避けさせることが望ましい。

禁忌
(1)消化性潰瘍のある患者
(2)重篤な血液の異常のある患者
(3)重篤な肝障害のある患者
(4)重篤な腎障害のある患者
(5)重篤な高血圧症のある患者
(6)重篤な心機能不全のある患者
(7)本剤の成分に対し過敏症の既往歴のある患者
(8)アスピリン喘息(非ステロイド性消炎鎮痛剤等により誘発される喘息発作)又はその既往歴のある患者
(9)インフルエンザの臨床経過中の脳炎・脳症の患者
(10)妊婦又は妊娠している可能性のある婦人
(11)トリアムテレンを投与中の患者

併用禁忌

薬剤名等	臨床症状・措置方法	機序・危険因子
トリアムテレン(トリテレン)	急性腎不全があらわれたとの報告がある。	本剤の腎プロスタグランジン合成阻害作用により，トリアムテレンの腎障害を増大すると考えられる。

アデフロニック錠25mg：テバ製薬[5.6円/錠]，ジクロフェナクNa錠25mg「NP」：ニプロ[5.6円/錠]，ジクロフェナクNa錠25mg「TCK」：辰巳化学[5.6円/錠]，ジクロフェナクNa錠25mg「YD」：陽進堂[5.6円/錠]，ジクロフェナクNa錠25mg「サワイ」：沢井[5.6円/錠]，ジクロフェナクNa錠25mg「トーワ」：東和[5.6円/錠]，ダイスパス錠25mg：ダイト[5.6円/錠]，チカタレン錠25mg：イセイ[5.6円/錠]，ボラボミン錠25mg：鶴原[5.6円/錠]

ポルトラック原末　規格：1g[6.7円/g]
ラクチトール水和物　日本新薬　399

【効能効果】
非代償性肝硬変に伴う高アンモニア血症

【対応標準病名】

◎	高アンモニア血症	非代償性肝硬変	
△	アルギニノコハク酸分解酵素欠損症	アルギノコハク酸尿症	萎縮性肝硬変
	栄養性肝硬変	壊死後性肝硬変	カルバミルリン酸合成酵素欠損症
	肝炎後肝硬変	肝硬変症	結節性肝硬変
	高アルギニン血症	混合型肝硬変	シトルリン血症
	小結節性肝硬変	先天性尿素サイクル異常症	大結節性肝硬変
	代償性肝硬変	中隔性肝硬変	特発性肝硬変
	門脈周囲性肝硬変	門脈性肝硬変	

用法用量　通常，成人にはラクチトール水和物として1日量18〜36gを3回に分けて用時，水に溶解後経口投与する。
なお，本剤の投与により下痢が惹起されることがあるので，初回投与量は1日量18gとして漸増し，便通状態として1日2〜3回程度の軟便がみられる量を投与する。ただし，1日量36gを超えないこととする。

用法用量に関連する使用上の注意　水様便があらわれた場合には，減量又は投与を一時中止すること。

禁忌　ガラクトース血症の患者

ボンゾール錠100mg　規格：100mg1錠[209.8円/錠]
ダナゾール　田辺三菱　249

【効能効果】
子宮内膜症
乳腺症

【対応標準病名】

◎	子宮内膜症	乳腺症	
○	外性子宮内膜症	骨盤子宮内膜症	子宮腺筋症
	腸の子宮内膜症	チョコレートのう胞	乳腺ポリープ
	卵管子宮内膜症	卵巣子宮内膜症	卵巣子宮内膜症のう胞
△	乳頭異常分泌症		

用法用量
子宮内膜症：通常，成人にはダナゾールとして1日200〜400mgを2回に分け，月経周期第2〜5日より，約4カ月間連続経口投与する。症状により増量する。
乳腺症：通常，成人にはダナゾールとして1日200mgを2回に分け，月経周期第2〜5日より，4〜6週間連続経口投与する。

用法用量に関連する使用上の注意
女性胎児の男性化を起こすことがあるので，以下の点に留意すること。
(1)本剤の投与開始は妊娠していないことを確認し，必ず月経周期第2〜5日より行うこと。
(2)治療期間中はホルモン剤以外の方法で避妊させること。

警告　血栓症を引き起こすおそれがあるので，観察を十分に行いながら慎重に投与すること。異常が認められた場合には直ちに投与を中止し，適切な処置を行うこと。

禁忌
(1)血栓症の既往歴のある患者
(2)アンチトロンビンIII，プロテインC，プロテインSなどの凝固制御因子の欠損又は減少のある患者

(3)重篤な肝障害，肝疾患のある患者
(4)重篤な心疾患，腎疾患のある患者
(5)ポルフィリン症の患者
(6)アンドロゲン依存性腫瘍のある患者
(7)診断のつかない異常性器出血のある患者
(8)妊婦又は妊娠している可能性のある婦人
(9)授乳婦

ボンゾール錠200mg

規格：200mg1錠[392.3円/錠]
ダナゾール　田辺三菱　249

【効 能 効 果】

子宮内膜症

【対応標準病名】

◎	子宮内膜症		
○	外性子宮内膜症	骨盤子宮内膜症	子宮腺筋症
	腸の子宮内膜症	チョコレートのう胞	卵管子宮内膜症
	卵巣子宮内膜症	卵巣子宮内膜症のう胞	

用法用量　通常，成人にはダナゾールとして1日200〜400mgを2回に分け，月経周期第2〜5日より，約4カ月間連続経口投与する。症状により増量する。

用法用量に関連する使用上の注意　女性胎児の男性化を起こすことがあるので，以下の点に留意すること。
(1)本剤の投与開始は妊娠していないことを確認し，必ず月経周期第2〜5日より行うこと。
(2)治療期間中はホルモン剤以外の方法で避妊させること。

警告　血栓症を引き起こすおそれがあるので，観察を十分に行いながら慎重に投与すること。異常が認められた場合には直ちに投与を中止し，適切な処置を行うこと。

禁忌
(1)血栓症の既往歴のある患者
(2)アンチトロンビンIII，プロテインC，プロテインSなどの凝固制御因子の欠損又は減少のある患者
(3)重篤な肝障害，肝疾患のある患者
(4)重篤な心疾患，腎疾患のある患者
(5)ポルフィリン症の患者
(6)アンドロゲン依存性腫瘍のある患者
(7)診断のつかない異常性器出血のある患者
(8)妊婦又は妊娠している可能性のある婦人
(9)授乳婦

ポンタールカプセル250mg

規格：250mg1カプセル[9.3円/カプセル]

ポンタール細粒98.5%

規格：98.5%1g[26.2円/g]

ポンタール散50%

規格：50%1g[15.9円/g]

ポンタール錠250mg

規格：250mg1錠[9.3円/錠]
メフェナム酸　第一三共　114

【効 能 効 果】

(1)手術後及び外傷後の炎症及び腫脹の緩解
(2)下記疾患の消炎，鎮痛，解熱：変形性関節症，腰痛症，症候性神経痛，頭痛(他剤が無効な場合)，副鼻腔炎，月経痛，分娩後疼痛，歯痛
(3)下記疾患の解熱・鎮痛：急性上気道炎(急性気管支炎を伴う急性上気道炎を含む)

【対応標準病名】

◎	急性気管支炎	急性上気道炎	月経痛
	歯根のう胞	歯周炎	歯髄炎
	歯痛	手指変形性関節症	神経痛
	頭痛	全身性変形性関節症	疼痛
	副鼻腔炎	変形性肩関節症	変形性関節症
	変形性胸鎖関節症	変形性肩鎖関節症	変形性股関節症
	変形性膝関節症	変形性手関節症	変形性足関節症
	変形性肘関節症	変形性中手関節症	母指CM関節変形性関節症
	腰痛症		
○	CM関節変形性関節症	DIP関節変形性関節症	PIP関節変形性関節症
あ	RSウイルス気管支炎	亜急性気管支炎	足炎
	アレルギー性副鼻腔炎	一部性歯髄炎	一過性関節症
	一側性外傷後股関節症	一側性外傷後膝関節症	一側性形成不全性股関節症
	一側性原発性股関節症	一側性原発性膝関節症	一側性続発性股関節症
	一側性続発性膝関節症	咽頭気管炎	咽頭喉頭炎
	咽頭扁桃炎	インフルエンザ菌気管支炎	ウイルス性気管支炎
	う蝕第2度単純性歯髄炎	う蝕第3度急性化膿性根尖性歯周炎	う蝕第3度急性化膿性歯髄炎
	う蝕第3度急性単純性根尖性歯周炎	う蝕第3度歯髄壊死	う蝕第3度歯髄壊疽
	う蝕第3度慢性壊疽性歯髄炎	う蝕第3度慢性潰瘍性歯髄炎	う蝕第3度慢性化膿性根尖性歯周炎
	う蝕第3度慢性増殖性歯髄炎	エコーウイルス気管支炎	壊死性潰瘍性歯周炎
	壊死性潰瘍性歯肉炎	壊疽性歯髄炎	壊疽性歯肉炎
か	遠位橈尺関節変形性関節症	炎症性頭痛	外傷後股関節症
	外傷後膝関節症	外傷性肩関節症	外傷性関節症
	外傷性関節障害	外傷性股関節症	外傷性歯根膜炎
	外傷性歯髄炎	外傷性膝関節症	外傷性手関節症
	外傷性足関節症	外傷性肘関節症	外傷性母指CM関節症
	外歯瘻	潰瘍性歯肉炎	踵関節症
	踵痛	下肢神経痛	下肢痛
	下腿神経炎	下腿痛	肩関節症
	化膿性歯周炎	化膿性歯肉炎	化膿性副鼻腔炎
	下背部ストレイン	カリエスのない歯髄炎	環指痛
	関節症	乾酪性副鼻腔炎	器質性月経困難症
	機能性月経困難症	偽膜性気管支炎	急性一部性化膿性歯髄炎
	急性一部性単純性歯髄炎	急性咽頭喉頭炎	急性咽頭扁桃炎
	急性壊疽性歯髄炎	急性化膿性根尖性歯周炎	急性化膿性歯根膜炎
	急性化膿性歯髄炎	急性化膿性辺縁性歯根膜炎	急性気管気管支炎
	急性口蓋扁桃炎	急性喉頭気管気管支炎	急性根尖性歯周炎
	急性歯冠周囲炎	急性歯周炎	急性歯髄炎
	急性歯槽膿瘍	急性歯肉炎	急性全部性化膿性歯髄炎
	急性全部性単純性歯髄炎	急性単純性根尖性歯周炎	急性単純性歯髄炎
	急性反復性気管支炎	急性腰痛症	急速進行性歯周炎
	急速破壊型股関節症	頬部痛	胸壁神経痛
	筋筋膜性腰痛症	クループ性気管支炎	頚性頭痛
	形成不全性股関節症	頚部神経痛	月経困難症
	月経モリミナ	血行性歯髄炎	牽引性頭痛
	限局型若年性歯周炎	肩甲上神経痛	原発性関節症
	原発性月経困難症	原発性股関節症	原発性膝関節症
	原発性全身性関節症	原発性変形性関節症	原発性母指CM関節症
	好酸球性副鼻腔炎	後足部痛	後頭下神経痛
	後頭神経痛	後頭部神経痛	後頭部痛
	広汎型若年性歯周炎	項部神経痛	股関節症
	コクサッキーウイルス気管支炎	股痛	根管異常
	根管狭窄	根管穿孔	根管側壁穿孔
	根管内異物	混合性頭痛	根性腰痛症
	根尖周囲のう胞	根尖周囲膿瘍	根尖性歯周炎
	根尖肉芽腫	根尖膿瘍	根側歯周膿瘍
さ	根分岐部病変	坐骨神経根炎	坐骨神経痛
	坐骨単神経根炎	残髄炎	残存性歯根のう胞

歯冠周囲炎	歯冠周囲膿瘍	趾関節症
篩骨洞炎	歯根膜下膿瘍	歯根膜ポリープ
四肢神経痛	四肢痛	示指痛
四肢末端痛	歯周症	歯周のう胞
歯周膿瘍	思春期性歯肉炎	歯髄壊死
歯髄壊疽	歯髄充血	歯髄出血
歯髄露出	歯性上顎洞炎	歯性副鼻腔炎
歯槽膿瘍	趾痛	膝関節症
歯肉炎	歯肉膿瘍	若年性歯周炎
習慣性頭痛	手関節症	手根関節症
手指神経炎	手指痛	手背部痛
手部痛	上顎洞炎	上行性歯髄炎
上肢神経痛	小指痛	上肢痛
小児副鼻腔炎	上腕神経痛	上腕痛
神経炎	神経原性関節症	神経根炎
神経痛性歯痛	滲出性気管支炎	髄室側壁穿孔
髄床底穿孔	脊髄神経根症	脊椎関節痛
脊椎痛	舌扁桃炎	前思春期性歯周炎
全身的原因による歯の脱落	前足部痛	先天性股関節脱臼治療後亜脱臼
前頭洞炎	前頭部痛	全部性歯髄炎
前腕神経痛	前腕痛	早期発症型歯周炎
象牙粒	増殖性歯肉炎	足関節症
足痛	足底部痛	側頭部神経痛
側頭部痛	足背痛	続発性関節症
続発性月経困難症	続発性股関節症	続発性膝関節症
続発性多発性関節症	続発性母指 CM 関節症	第2象牙質
大腿神経痛	大腿痛	大腿内側部痛
多発性関節症	多発性神経痛	単純性歯周炎
単純性歯肉炎	智歯周囲炎	中隔部肉芽形成
肘関節症	中指痛	中足部痛
蝶形骨洞炎	殿部痛	頭頚部痛
頭頂部痛	頭部神経痛	特殊性歯周炎
特発性神経痛	内歯瘻	難治性歯周炎
二次性変形性関節症	肺炎球菌性気管支炎	敗血症性気管支炎
背部神経痛	背部痛	剥離性歯肉炎
抜歯後感染	抜歯後疼痛	抜歯創瘻孔形成
パラインフルエンザウイルス気管支炎	汎副鼻腔炎	肥大性歯肉炎
非定型歯痛	ヒトメタニューモウイルス気管支炎	腓腹部痛
びらん性関節症	びらん性歯肉炎	不規則象牙質
複雑性歯周炎	複雑性歯肉炎	副鼻腔真菌症
腹壁神経痛	ブシャール結節	プラーク性歯肉炎
ヘーガース結節	ヘバーデン結節	ヘルペスウイルス性歯肉口内炎
辺縁性化膿性歯根膜炎	辺縁性歯周組織炎	放散性歯痛
萌出性歯肉炎	母指 CM 関節症	母指関節症
母指球部痛	母指痛	母趾痛
発作性頭痛	マイコプラズマ気管支炎	膜様月経困難症
末梢神経炎	慢性萎縮性老人性歯肉炎	慢性壊疽性歯髄炎
慢性開放性歯髄炎	慢性潰瘍性歯髄炎	慢性化膿性根尖性歯周炎
慢性根尖性歯周炎	慢性歯冠周囲炎	慢性歯周炎
慢性歯周膿瘍	慢性歯髄炎	慢性歯槽膿瘍
慢性歯肉炎	慢性神経痛	慢性増殖性歯髄炎
慢性単純性歯髄炎	慢性副鼻腔炎	慢性副鼻腔炎急性増悪
慢性副鼻腔膿瘍	慢性閉鎖性歯髄炎	慢性辺縁性歯周炎急性発作
慢性辺縁性歯周炎軽度	慢性辺縁性歯周炎重度	慢性辺縁性歯周炎中等度
薬物誘発性頭痛	腰仙部神経根炎	腰痛坐骨神経痛症候群
腰殿部痛	腰皮神経痛	腰部神経根炎
ライノウイルス気管支炎	両側性外傷後股関節症	両側性外傷後膝関節症

	両側性外傷性母指CM関節症	両側性形成不全性股関節症	両側性原発性股関節症
	両側性原発性膝関節症	両側性原発性母指CM関節症	両側性続発性股関節症
	両側性続発性膝関節症	両側性続発性母指CM関節症	連鎖球菌気管支炎
	連鎖球菌性上気道感染	老人性関節炎	老年性股関節症
	肋間神経痛		
△	圧痛	顎堤異常吸収	かぜ
	感冒	顔面痛	偽膜性アンギナ
	急性疼痛	月経性歯肉炎	月経前症候群
	月経前浮腫	月経前片頭痛	骨盤内うっ血症候群
	歯性顔面痛	持続痛	失活歯
	術後疼痛	術創部痛	神経障害性疼痛
	身体痛	頭重感	全身痛
	咀嚼障害	中枢神経障害性疼痛	鈍痛
	難治性疼痛	背部圧迫感	抜歯後出血
	歯の動揺	皮膚疼痛症	放散痛
	末梢神経障害性疼痛	無髄歯	腰腹痛
	卵巣痛	ワンサンアンギナ	ワンサン気管支炎
	ワンサン扁桃炎		

用法用量

効能効果(1)，(2)の場合：メフェナム酸として，通常，成人1回500mg，その後6時間毎に1回250mgを経口投与する。なお，年齢，症状により適宜増減する。また，空腹時の投与は避けさせることが望ましい。

効能効果(3)の場合

〔カプセル，錠〕：通常，成人にはメフェナム酸として，1回500mgを頓用する。なお，年齢，症状により適宜増減する。ただし，原則1日2回までとし，1日最大1500mgを限度とすること。また，空腹時の投与は避けさせることが望ましい。

〔細粒，散〕：通常，成人にはメフェナム酸として，1回500mgを頓用する。幼小児に投与する場合には，1回6.5mg/kgを標準用量として頓用する。なお，年齢，症状により適宜増減する。ただし，原則1日2回までとし，成人に投与する場合は1日最大1500mgを限度とすること。また，空腹時の投与は避けさせることが望ましい。

禁忌

(1)消化性潰瘍のある患者
(2)重篤な血液の異常のある患者
(3)重篤な肝障害のある患者
(4)重篤な腎障害のある患者
(5)重篤な心機能不全のある患者
(6)本剤の成分に対し過敏症の既往歴のある患者
(7)アスピリン喘息(非ステロイド性消炎鎮痛剤等による喘息発作の誘発)又はその既往歴のある患者
(8)重篤な高血圧症の患者
(9)過去に本剤により下痢を起こした患者
(10)妊娠末期の婦人

ノイリトールカプセル250mg：イセイ　250mg1カプセル[5.4円/カプセル]，マイカサールカプセル250mg：東和　250mg1カプセル[5.4円/カプセル]，ルメンタールカプセル250mg：福地　－[－]

ポンタールシロップ3.25%　規格：3.25%1mL[6.4円/mL]

メフェナム酸　第一三共　114

【効能効果】

下記疾患の解熱・鎮痛

急性上気道炎(急性気管支炎を伴う急性上気道炎を含む)

【対応標準病名】

◎	急性気管支炎	急性上気道炎	
○	RS ウイルス気管支炎	亜急性気管支炎	咽頭気管炎

	咽頭喉頭炎	咽頭扁桃炎	インフルエンザ菌気管支炎
	ウイルス性気管支炎	エコーウイルス気管支炎	偽膜性気管支炎
	急性咽頭喉頭炎	急性咽頭扁桃炎	急性気管気管支炎
	急性口蓋扁桃炎	急性喉頭気管気管支炎	急性反復性気管支炎
	クループ性気管支炎	コクサッキーウイルス気管支炎	滲出性気管支炎
	舌扁桃炎	肺炎球菌性気管支炎	敗血症性気管支炎
	パラインフルエンザウイルス気管支炎	ヒトメタニューモウイルス気管支炎	マイコプラズマ気管支炎
	ライノウイルス気管支炎	連鎖球菌気管支炎	連鎖球菌性上気道感染
△	かぜ	感冒	

用法用量　通常小児1回0.2mL/kg（メフェナム酸として6.5mg/kg）を標準用量として頓用する。なお，年齢，症状により適宜増減する。ただし，原則として1日2回までとする。また，空腹時の投与は避けさせることが望ましい。

禁忌
⑴消化性潰瘍のある患者
⑵重篤な血液の異常のある患者
⑶重篤な肝障害のある患者
⑷重篤な腎障害のある患者
⑸重篤な心機能不全のある患者
⑹本剤の成分に対し過敏症の既往歴のある患者
⑺アスピリン喘息（非ステロイド性消炎鎮痛剤等による喘息発作の誘発）又はその既往歴のある患者
⑻重篤な高血圧症の患者
⑼過去に本剤により下痢を起こした患者
⑽妊娠末期の婦人

マイスタン細粒1%　規格：1%1g[37.4円/g]
マイスタン錠5mg　規格：5mg1錠[25.1円/錠]
マイスタン錠10mg　規格：10mg1錠[43.2円/錠]
クロバザム　大日本住友　113

【効能効果】
他の抗てんかん薬で十分な効果が認められないてんかんの下記発作型における抗てんかん薬との併用
部分発作：単純部分発作，複雑部分発作，二次性全般化強直間代発作
全般発作：強直間代発作，強直発作，非定型欠神発作，ミオクロニー発作，脱力発作

【対応標準病名】

◎	強直間代発作	症候性てんかん	焦点性てんかん
	脱力発作	てんかん	てんかん単純部分発作
	てんかん複雑部分発作	ミオクローヌスてんかん	
○	アトニー性非特異性てんかん発作	アブサンス	ウンベルリヒトてんかん
	家族性痙攣	間代性痙攣	局所性痙攣
	局所性てんかん	光原性てんかん	後天性てんかん
	持続性部分てんかん	ジャクソンてんかん	若年性アブサンスてんかん
	若年性ミオクローヌスてんかん	術後てんかん	症候性早期ミオクローヌス性脳症
	焦点性知覚性発作	小児期アブサンスてんかん	自律神経てんかん
	進行性ミオクローヌスてんかん	精神運動発作	前頭葉てんかん
	側頭葉てんかん	体知覚性発作	遅発性てんかん
	聴覚性発作	定型欠神発作	てんかん合併妊娠
	てんかん小発作	てんかん性自動症	てんかん大発作
	点頭てんかん	難治性てんかん	乳児重症ミオクロニーてんかん
	乳児点頭痙攣	脳炎後てんかん	拝礼発作
	ヒプサルスミア	部分てんかん	片側痙攣片麻痺てんかん症候群
	モーア症候群	ラフォラ疾患	良性新生児痙攣
	良性乳児ミオクローヌスてんかん	レノックス・ガストー症候群	
△	アルコールてんかん	カタプレキシー	睡眠喪失てんかん
	ストレスてんかん	聴覚反射てんかん	ナルコレプシー
	反応性てんかん	腹部てんかん	薬物てんかん
	レム睡眠行動障害		

用法用量
通常，成人にはクロバザムとして1日10mgの経口投与より開始し，症状に応じて徐々に増量する。維持量は1日10～30mgを1～3回に分割経口投与する。
なお，症状により適宜増減する（最高1日量は40mgまでとする）。
小児に対しては，通常クロバザムとして1日0.2mg/kgの経口投与より開始し，症状に応じて徐々に増量する。維持量は1日0.2～0.8mg/kgを1～3回に分割経口投与する。
なお，症状により適宜増減する（最高1日量は1.0mg/kgまでとする）。

用法用量に関連する使用上の注意　本剤は他の抗てんかん薬と併用して使用すること。

禁忌
⑴本剤の成分に対し過敏症の既往歴のある患者
⑵急性狭隅角緑内障の患者
⑶重症筋無力症の患者

マイスリー錠5mg　規格：5mg1錠[43.7円/錠]
マイスリー錠10mg　規格：10mg1錠[69.7円/錠]
ゾルピデム酒石酸塩　アステラス　112

【効能効果】
不眠症（統合失調症及び躁うつ病に伴う不眠症は除く）

【対応標準病名】

◎	不眠症		
○	睡眠障害	睡眠相後退症候群	睡眠リズム障害
	不規則睡眠		
△	特発性過眠症	レム睡眠行動障害	

効能効果に関連する使用上の注意　本剤の投与は，不眠症の原疾患を確定してから行うこと。なお，統合失調症あるいは躁うつ病に伴う不眠症には本剤の有効性は期待できない。

用法用量　通常，成人にはゾルピデム酒石酸塩として1回5～10mgを就寝直前に経口投与する。なお，高齢者には1回5mgから投与を開始する。年齢，症状，疾患により適宜増減するが，1日10mgを超えないこととする。

用法用量に関連する使用上の注意
⑴本剤に対する反応には個人差があり，また，もうろう状態，睡眠随伴症状（夢遊症状等）は用量依存的にあらわれるので，本剤を投与する場合には少量（1回5mg）から投与を開始すること。やむを得ず増量する場合は観察を十分に行いながら慎重に投与すること。ただし，10mgを超えないこととし，症状の改善に伴って減量に努めること。
⑵本剤を投与する場合，就寝の直前に服用させること。また，服用して就寝した後，患者が起床して活動を開始するまでに十分な睡眠時間がとれなかった場合，又は睡眠途中において一時的に起床して仕事等を行った場合などにおいて健忘があらわれたとの報告があるので，薬効が消失する前に活動を開始する可能性があるときは服用させないこと。

警告　本剤の服用後に，もうろう状態，睡眠随伴症状（夢遊症状等）があらわれることがある。また，入眠までの，あるいは中途覚醒時の出来事を記憶していないことがあるので注意すること。

禁忌
⑴本剤の成分に対し過敏症の既往歴のある患者
⑵重篤な肝障害のある患者
⑶重症筋無力症の患者

(4)急性狭隅角緑内障の患者

原則禁忌 肺性心，肺気腫，気管支喘息及び脳血管障害の急性期などで呼吸機能が高度に低下している場合

ゾルピデム酒石酸塩OD錠5mg「EE」：エルメッドエーザイ 5mg1錠[20.2円/錠]，ゾルピデム酒石酸塩OD錠5mg「KN」：小林化工 5mg1錠[20.2円/錠]，ゾルピデム酒石酸塩OD錠5mg「サワイ」：沢井 5mg1錠[20.2円/錠]，ゾルピデム酒石酸塩OD錠5mg「トーワ」：東和 5mg1錠[20.2円/錠]，ゾルピデム酒石酸塩OD錠5mg「日医工」：日医工 5mg1錠[20.2円/錠]，ゾルピデム酒石酸塩OD錠10mg「EE」：エルメッドエーザイ 10mg1錠[33.2円/錠]，ゾルピデム酒石酸塩OD錠10mg「KN」：小林化工 10mg1錠[33.2円/錠]，ゾルピデム酒石酸塩OD錠10mg「サワイ」：沢井 10mg1錠[33.2円/錠]，ゾルピデム酒石酸塩OD錠10mg「トーワ」：東和 10mg1錠[33.2円/錠]，ゾルピデム酒石酸塩OD錠10mg「日医工」：日医工 10mg1錠[33.2円/錠]，ゾルピデム酒石酸塩ODフィルム5mg「モチダ」：救急薬品 5mg1錠[24.9円/錠]，ゾルピデム酒石酸塩ODフィルム10mg「モチダ」：救急薬品 10mg1錠[41.7円/錠]，ゾルピデム酒石酸塩錠5mg「AA」：あすかActavis 5mg1錠[20.2円/錠]，ゾルピデム酒石酸塩錠5mg「AFP」：アルフレッサファーマ 5mg1錠[20.2円/錠]，ゾルピデム酒石酸塩錠5mg「DK」：大興 5mg1錠[20.2円/錠]，ゾルピデム酒石酸塩錠5mg「DSEP」：第一三共エスファ 5mg1錠[20.2円/錠]，ゾルピデム酒石酸塩錠5mg「DSP」：大日本住友 5mg1錠[20.2円/錠]，ゾルピデム酒石酸塩錠5mg「EE」：エルメッドエーザイ 5mg1錠[20.2円/錠]，ゾルピデム酒石酸塩錠5mg「F」：富士製薬 5mg1錠[20.2円/錠]，ゾルピデム酒石酸塩錠5mg「FFP」：富士フイルム 5mg1錠[20.2円/錠]，ゾルピデム酒石酸塩錠5mg「JG」：日本ジェネリック 5mg1錠[24.9円/錠]，ゾルピデム酒石酸塩錠5mg「KN」：小林化工 5mg1錠[20.2円/錠]，ゾルピデム酒石酸塩錠5mg「KOG」：東洋カプセル 5mg1錠[20.2円/錠]，ゾルピデム酒石酸塩錠5mg「NP」：ニプロ 5mg1錠[20.2円/錠]，ゾルピデム酒石酸塩錠5mg「SN」：シオノ 5mg1錠[20.2円/錠]，ゾルピデム酒石酸塩錠5mg「TCK」：辰巳化学 5mg1錠[24.9円/錠]，ゾルピデム酒石酸塩錠5mg「YD」：陽進堂 5mg1錠[20.2円/錠]，ゾルピデム酒石酸塩錠5mg「ZE」：全星薬品 5mg1錠[24.9円/錠]，ゾルピデム酒石酸塩錠5mg「ZJ」：ザイダス 5mg1錠[20.2円/錠]，ゾルピデム酒石酸塩錠5mg「アメル」：共和薬品 5mg1錠[20.2円/錠]，ゾルピデム酒石酸塩錠5mg「オーハラ」：大原薬品 5mg1錠[24.9円/錠]，ゾルピデム酒石酸塩錠5mg「杏林」：キョーリンリメディオ 5mg1錠[20.2円/錠]，ゾルピデム酒石酸塩錠5mg「ケミファ」：日本ケミファ 5mg1錠[20.2円/錠]，ゾルピデム酒石酸塩錠5mg「サワイ」：沢井 5mg1錠[20.2円/錠]，ゾルピデム酒石酸塩錠5mg「サンド」：サンド 5mg1錠[20.2円/錠]，ゾルピデム酒石酸塩錠5mg「タカタ」：高田 5mg1錠[20.2円/錠]，ゾルピデム酒石酸塩錠5mg「テバ」：大正薬品 5mg1錠[20.2円/錠]，ゾルピデム酒石酸塩錠5mg「トーワ」：東和 5mg1錠[20.2円/錠]，ゾルピデム酒石酸塩錠5mg「日医工」：日医工 5mg1錠[20.2円/錠]，ゾルピデム酒石酸塩錠5mg「日新」：日新－山形 5mg1錠[20.2円/錠]，ゾルピデム酒石酸塩錠5mg「ファイザー」：ファイザー 5mg1錠[20.2円/錠]，ゾルピデム酒石酸塩錠5mg「明治」：Meiji Seika 5mg1錠[20.2円/錠]，ゾルピデム酒石酸塩錠10mg「AA」：あすかActavis 10mg1錠[33.2円/錠]，ゾルピデム酒石酸塩錠10mg「AFP」：アルフレッサファーマ 10mg1錠[33.2円/錠]，ゾルピデム酒石酸塩錠10mg「DK」：大興 10mg1錠[33.2円/錠]，ゾルピデム酒石酸塩錠10mg「DSEP」：第一三共エスファ 10mg1錠[33.2円/錠]，ゾルピデム酒石酸塩錠10mg「DSP」：大日本住友 10mg1錠[33.2円/錠]，ゾルピデム酒石酸塩錠10mg「EE」：エルメッドエーザイ 10mg1錠[33.2円/錠]，ゾルピデム酒石酸塩錠10mg「F」：富士製薬 10mg1錠[33.2円/錠]，ゾルピデム酒石酸塩錠10mg「FFP」：富士フイルム 10mg1錠[33.2円/錠]，ゾルピデム酒石酸塩錠10mg「JG」：日本ジェネリック 10mg1錠[33.2円/錠]，ゾルピデム酒石酸塩錠10mg「KN」：小林化工 10mg1錠[33.2円/錠]，ゾルピデム酒石酸塩錠10mg「KOG」：東洋カプセル 10mg1錠[33.2円/錠]，ゾルピデム酒石酸塩錠10mg「NP」：ニプロ 10mg1錠[33.2円/錠]，ゾルピデム酒石酸塩錠10mg「SN」：シオノ 10mg1錠[33.2円/錠]，ゾルピデム酒石酸塩錠10mg「TCK」：辰巳化学 10mg1錠[41.7円/錠]，ゾルピデム酒石酸塩錠10mg「YD」：陽進堂 10mg1錠[33.2円/錠]，ゾルピデム酒石酸塩錠10mg「ZE」：全星薬品 10mg1錠[41.7円/錠]，ゾルピデム酒石酸塩錠10mg「ZJ」：ザイダス 10mg1錠[33.2円/錠]，ゾルピデム酒石酸塩錠10mg「アメル」：共和薬品 10mg1錠[33.2円/錠]，ゾルピデム酒石酸塩錠10mg「オーハラ」：大原薬品 10mg1錠[33.2円/錠]，ゾルピデム酒石酸塩錠10mg「杏林」：キョーリンリメディオ 10mg1錠[33.2円/錠]，ゾルピデム酒石酸塩錠10mg「ケミファ」：日本ケミファ 10mg1錠[33.2円/錠]，ゾルピデム酒石酸塩錠10mg「サワイ」：沢井 10mg1錠[33.2円/錠]，ゾルピデム酒石酸塩錠10mg「サンド」：サンド 10mg1錠[33.2円/錠]，ゾルピデム酒石酸塩錠10mg「タカタ」：高田 10mg1錠[33.2円/錠]，ゾルピデム酒石酸塩錠10mg「テバ」：大正薬品 10mg1錠[33.2円/錠]，ゾルピデム酒石酸塩錠10mg「トーワ」：東和 10mg1錠[33.2円/錠]，ゾルピデム酒石酸塩錠10mg「日医工」：日医工 10mg1錠[33.2円/錠]，ゾルピデム酒石酸塩錠10mg「日新」：日新－山形 10mg1錠[33.2円/錠]，ゾルピデム酒石酸塩錠10mg「ファイザー」：ファイザー 10mg1錠[33.2円/錠]，ゾルピデム酒石酸塩錠10mg「明治」：Meiji Seika 10mg1錠[33.2円/錠]，ゾルピデム酒石酸塩内用液5mg「タカタ」：高田 5mg1mL1包[122.3円/包]，ゾルピデム酒石酸塩内用液10mg「タカタ」：高田 10mg2mL1包[189.4円/包]

マイテラーゼ錠10mg
規格：10mg1錠[22.7円/錠]

アンベノニウム塩化物　アルフレッサファーマ　123

【効能効果】

重症筋無力症

【対応標準病名】

◎	重症筋無力症		
○	眼筋型重症筋無力症	胸腺腫合併重症筋無力症	胸腺摘出後重症筋無力症
	筋無力症	若年型重症筋無力症	全身型重症筋無力症
	先天性筋無緊張症		

用法用量 アンベノニウム塩化物として，通常成人1日15mgを3回に分割経口投与する。
なお，症状により適宜増減する。

禁忌
(1)本剤の成分に過敏症の既往歴のある患者
(2)消化管又は尿路の器質的閉塞のある患者
(3)迷走神経緊張症の患者
(4)脱分極性筋弛緩剤(スキサメトニウム塩化物水和物)を投与中の患者

併用禁忌

薬剤名等	臨床症状・措置方法	機序・危険因子
脱分極性筋弛緩剤 スキサメトニウム塩化物水和物 (スキサメトニウム) (レラキシン)	脱分極性筋弛緩剤の作用を増強し，全身麻酔時に持続性呼吸麻痺を起こすことがある。	本剤が脱分極性筋弛緩剤の分解を阻害する。

マグコロール
規格：250mL1瓶[410.3円/瓶]

マグコロールP
規格：1g[8円/g]

クエン酸マグネシウム　堀井薬品　721

【効能効果】

大腸検査(X線・内視鏡)前処置における腸管内容物の排除
腹部外科手術時における前処置用下剤

【対応標準病名】

該当病名なし

用法用量

〔マグコロール〕

大腸 X 線検査前処置，腹部外科手術時における前処置の場合

＜高張液投与＞：クエン酸マグネシウムとして，1 回 27～34g(本品 200～250mL)を検査予定時間の 10～15 時間前に経口投与する。なお，年齢，症状により適宜増減する。

大腸内視鏡検査前処置の場合

＜高張液投与＞：クエン酸マグネシウムとして，1 回 27～34g(本品 200～250mL)を検査予定時間の 10～15 時間前に経口投与する。なお，年齢，症状により適宜増減する。

＜等張液投与＞：クエン酸マグネシウムとして，68g(本品 500mL)を水に溶解し，全量約 1,800mL とする。通常成人 1 回 1,800mL を検査予定時間の 4 時間以上前に 200mL ずつ約 1 時間かけて経口投与する。なお，年齢，症状により適宜増減するが，2,400mL を越えての投与は行わない。

〔マグコロール P〕

大腸 X 線検査前処置，腹部外科手術時における前処置の場合

＜高張液投与＞：クエン酸マグネシウムとして，34g(本剤 50g)を水に溶解し，全量約 180mL とする。通常成人 1 回 144～180mL を検査予定時間の 10～15 時間前に経口投与する。なお，年齢，症状により適宜増減する。

大腸内視鏡検査前処置の場合

＜高張液投与＞：クエン酸マグネシウムとして，34g(本剤 50g)を水に溶解し，全量約 180mL とする。通常成人 1 回 144～180mL を検査予定時間の 10～15 時間前に経口投与する。なお，年齢，症状により適宜増減する。

＜等張液投与＞：クエン酸マグネシウムとして，68g(本剤 100g)を水に溶解し，全量約 1,800mL とする。通常成人 1 回 1,800mL を検査予定時間の 4 時間以上前に 200mL ずつ約 1 時間かけて経口投与する。なお，年齢，症状により適宜増減するが，2,400mL を越えての投与は行わない。

用法用量に関連する使用上の注意

等張液を投与する場合には，次の事項に注意すること

(1) 200mL を投与するごとに排便，腹痛等の状況を確認しながら，慎重に投与するとともに，腹痛等の消化器症状があらわれた場合は投与を中断し，腹部の診察や画像検査(単純 X 線，超音波，CT 等)を行い，投与継続の可否について，慎重に検討すること。

(2) 1.8L を投与しても排便がない場合は，投与を中断し，腹痛，嘔吐等がないことを確認するとともに，腹部の診察や画像検査(単純 X 線，超音波，CT 等)を行い，投与継続の可否について，慎重に検討すること。

(3)高齢者では特に時間をかけて投与すること。

禁忌

(1)消化管に閉塞のある患者又はその疑いのある患者及び重症の硬結便のある患者

(2)急性腹症が疑われる患者

(3)腎障害のある患者

(4)中毒性巨大結腸症の患者

マ

マクサルトRPD錠10mg　規格：10mg1錠[945.9円/錠]
マクサルト錠10mg　規格：10mg1錠[945.9円/錠]

リザトリプタン安息香酸塩　杏林　216

【効 能 効 果】

片頭痛

【対応標準病名】

◎	片頭痛		
○	眼筋麻痺性片頭痛	眼性片頭痛	持続性片頭痛
	典型片頭痛	脳底動脈性片頭痛	普通型片頭痛
	片麻痺性片頭痛	網膜性片頭痛	

効能効果に関連する使用上の注意

(1)本剤は，国際頭痛学会による片頭痛診断基準により「前兆のない片頭痛」あるいは「前兆のある片頭痛」と診断が確定された場合にのみ使用すること。特に次のような患者は，クモ膜下出血等の脳血管障害や他の原因による頭痛の可能性があるので，本剤投与前に問診，診察，検査を十分に行い，頭痛の原因を確認してから投与すること。

①今までに片頭痛と診断が確定したことのない患者

②片頭痛と診断されたことはあるが，片頭痛に通常みられる症状や経過とは異なった頭痛及び随伴症状のある患者

(2)家族性片麻痺性片頭痛，孤発性片麻痺性片頭痛，脳底型片頭痛あるいは眼筋麻痺性片頭痛の患者には投与しないこと。

用法用量　通常，成人にはリザトリプタンとして 1 回 10mg を片頭痛の頭痛発現時に経口投与する。

なお，効果が不十分な場合には，追加投与することができるが，前回の投与から 2 時間以上あけること。

ただし，1 日の総投与量を 20mg 以内とする。

用法用量に関連する使用上の注意

(1)本剤は片頭痛の頭痛発現時に限り使用し，予防的に投与しないこと。

(2)本剤投与により全く効果が認められない場合は，その発作に対して追加投与をしないこと。このような場合は，再検査の上，頭痛の原因を確認すること。

禁忌

(1)本剤の成分に対し過敏症の既往歴のある患者

(2)心筋梗塞の既往歴のある患者，虚血性心疾患又はその症状・兆候のある患者，異型狭心症(冠動脈攣縮)のある患者

(3)脳血管障害や一過性脳虚血発作の既往のある患者

(4)末梢血管障害を有する患者

(5)コントロールされていない高血圧症の患者

(6)重度の肝機能障害を有する患者

(7)血液透析中の患者

(8)エルゴタミン，エルゴタミン誘導体含有製剤，あるいは他の 5-HT$_{1B/1D}$受容体作動薬を投与中の患者

(9)モノアミン酸化酵素阻害剤(MAO 阻害剤)を投与中，あるいは投与中止 2 週間以内の患者

(10)プロプラノロール塩酸塩を投与中の患者

併用禁忌

薬剤名等	臨床症状・措置方法	機序・危険因子
エルゴタミン製剤 エルゴタミン酒石酸塩・無水カフェイン・イソプロピルアンチピリン (クリアミン) エルゴタミン誘導体含有製剤 ジヒドロエルゴタミンメシル酸塩 (ジヒデルゴット) エルゴメトリンマレイン酸塩 (エルゴメトリンマレイン酸塩「F」) メチルエルゴメトリンマレイン酸塩 (メテルギン)	血圧上昇又は血管攣縮が増強されるおそれがある。 本剤投与後にエルゴタミンあるいはエルゴタミン誘導体含有製剤を投与する場合，もしくはその逆の場合は，それぞれ 24 時間以上の間隔をあけて投与すること。	5-HT$_{1B/1D}$受容体作動薬との薬理的相加作用により，相互に作用(血管収縮作用)を増強させる。
5-HT$_{1B/1D}$受容体作動薬 スマトリプタンコハク酸塩 (イミグラン) ゾルミトリプタン (ゾーミッグ) エレトリプタン臭化水素酸塩 (レルパックス) ナラトリプタン塩酸塩 (アマージ)	血圧上昇又は血管攣縮が増強されるおそれがある。 本剤投与後に他の 5-HT$_{1B/1D}$受容体作動薬を投与する場合，もしくはその逆の場合は，それぞれ 24 時間以内に投与しないこと。	併用により相互に作用を増強させる。
MAO 阻害剤	本剤及び活性代謝物の消失半減期($t_{1/2}$)が延長し，血中濃度－時	A 型 MAO 阻害剤により本剤の代謝が阻害され，本剤の作用が増強

	間曲線下面積(AUC)が増加するので，MAO阻害剤を投与中あるいは投与中止2週間以内の患者には本剤を投与しないこと。	される可能性が考えられる。
プロプラノロール塩酸塩 （インデラル）	本剤の消失半減期($t_{1/2}$)が延長し，血中濃度－時間曲線下面積(AUC)が増加するので，プロプラノロールを投与中あるいは投与中止から次の期間が経過していない患者には本剤を投与しないこと。 錠剤：24時間， 徐放製剤：48時間	両薬剤の代謝にはA型MAOが関与するため本剤の代謝が阻害され，本剤の作用が増強される可能性がある。

マーズレンS配合顆粒　規格：1g[15.5円/g]
マーズレン配合錠0.375ES　規格：1錠[9.1円/錠]
マーズレン配合錠0.5ES　規格：1錠[11.3円/錠]
マーズレン配合錠1.0ES　規格：1錠[19.3円/錠]

L－グルタミン　アズレンスルホン酸ナトリウム水和物　寿　232

【効能効果】

下記疾患における自覚症状及び他覚所見の改善：胃潰瘍，十二指腸潰瘍，胃炎

【対応標準病名】

◎	胃炎	胃潰瘍	胃十二指腸潰瘍
	十二指腸潰瘍		
○	NSAID胃潰瘍	NSAID十二指腸潰瘍	アルコール性胃炎
	アレルギー性胃炎	胃潰瘍瘢痕	胃十二指腸炎
	胃十二指腸潰瘍瘢痕	萎縮性胃炎	萎縮性化生性胃炎
	胃穿孔	急性胃炎	急性胃潰瘍
	急性胃潰瘍穿孔	急性胃粘膜病変	急性十二指腸潰瘍
	急性出血性胃潰瘍	急性出血性十二指腸潰瘍	急性びらん性胃炎
	クッシング潰瘍	再発性胃潰瘍	再発性十二指腸潰瘍
	残胃潰瘍	十二指腸潰瘍瘢痕	十二指腸球後部潰瘍
	十二指腸穿孔	出血性胃炎	出血性胃潰瘍
	出血性十二指腸潰瘍	術後胃潰瘍	術後胃十二指腸潰瘍
	術後残胃胃炎	術後十二指腸潰瘍	心因性胃潰瘍
	神経性胃炎	ステロイド潰瘍	ステロイド潰瘍穿孔
	ストレス潰瘍	ストレス性胃潰瘍	ストレス性十二指腸潰瘍
	穿孔性胃潰瘍	穿孔性十二指腸潰瘍	穿通性胃潰瘍
	穿通性十二指腸潰瘍	多発胃潰瘍	多発性十二指腸潰瘍
	多発性出血性胃潰瘍	中毒性胃炎	デュラフォイ潰瘍
	難治性胃潰瘍	難治性十二指腸潰瘍	肉芽腫性胃炎
	表層性胃炎	びらん性胃炎	ヘリコバクター・ピロリ胃炎
	放射線胃炎	慢性胃炎	慢性胃潰瘍
	慢性胃潰瘍活動期	慢性十二指腸潰瘍	慢性十二指腸潰瘍活動期
	メネトリエ病	薬剤性胃潰瘍	疣状胃炎
△	胃空腸周囲炎	胃周囲炎	胃粘膜過形成
	胃びらん	胃蜂窩織炎	急性十二指腸潰瘍穿孔
	急性出血性胃潰瘍穿孔	急性出血性十二指腸潰瘍穿孔	十二指腸びらん
	出血性胃潰瘍穿孔	出血性十二指腸潰瘍穿孔	反応性リンパ組織増生症

用法用量

〔マーズレンS配合顆粒〕：通常成人1日1.5～2.0gを3～4回に分割経口投与する。なお，年齢，症状により適宜増減する。

〔マーズレン配合錠0.375ES〕：通常成人1日6～8錠を3～4回に分割経口投与する。なお，年齢，症状により適宜増減する。

〔マーズレン配合錠0.5ES〕：通常成人1日6錠を3回に分割経口投与する。なお，年齢，症状により適宜増減する。

〔マーズレン配合錠1.0ES〕：通常成人1日3錠を3回に分割経口投与する。なお，年齢，症状により適宜増減する。

アズクレニンS配合顆粒：長生堂　1g[6.5円/g]，アズレミン配合細粒：ニプロ　1g[6.5円/g]，アズレン・グルタミン配合細粒「EMEC」：サンノーバ　1g[6.5円/g]，アズレンスルホン酸ナトリウム・L－グルタミン配合顆粒「クニヒロ」：皇漢堂　1g[6.5円/g]，ウルクゾール配合顆粒：イセイ　1g[6.5円/g]，グリマック配合顆粒：沢井　1g[6.5円/g]，グロリアミン配合顆粒：サンド　1g[6.5円/g]，トーワズレン配合顆粒：東和　1g[6.5円/g]，ポドニンS配合顆粒：テバ製薬　1g[6.5円/g]，マナミンGA配合顆粒：鶴原　1g[6.5円/g]，メサドリンS配合顆粒：前田薬品　1g[6.5円/g]，ヨウズレンS配合顆粒：陽進堂　1g[6.5円/g]，ルフレン配合顆粒：日医工　1g[6.5円/g]

マドパー配合錠　規格：1錠[31.7円/錠]

ベンセラジド塩酸塩　レボドパ　中外　116

イーシー・ドパール配合錠を参照(P129)

マブリン散1%　規格：1%1g[125.1円/g]

ブスルファン　大原薬品　421

【効能効果】

下記疾患の自覚的並びに他覚的症状の緩解

慢性骨髄性白血病

真性多血症

【対応標準病名】

◎	真性赤血球増加症	慢性骨髄性白血病	
○	白血病	非定型慢性骨髄性白血病	慢性白血病
△	アグレッシブNK細胞白血病	急性巨核芽球性白血病	急性単球性白血病
	急性白血病	くすぶり型白血病	形質細胞白血病
	好塩基球性白血病	好酸球性白血病	好中球性白血病
	骨髄異形成症候群	骨髄性白血病	骨髄性白血病骨髄浸潤
	骨髄単球性白血病	混合型白血病	若年性骨髄単球性白血病
	小児骨髄異形成症候群	髄膜癌腫症	髄膜白血病
	赤白血病	単球性白血病	低形成性白血病
	二次性白血病	白血病性関節症	皮膚白血病
	肥満細胞性白血病	分類不能型骨髄異形成症候群	本態性白血球増多症
	慢性骨髄性白血病移行期	慢性骨髄性白血病急性転化	慢性骨髄性白血病慢性期
	慢性骨髄単球性白血病	慢性単球性白血病	
※	適応外使用可 原則として，「ブスルファン」を「造血幹細胞移植前処置」を目的に処方した場合，当該使用事例を審査上認める。		

用法用量

慢性骨髄性白血病の場合

投与法1.：ブスルファンとして，通常成人初期1日4～6mgを脾臓の縮小をみながら経口投与し，白血球数が15,000/mm^3前後に減少すれば1日2mg又はそれ以下に減量する。維持療法としては，週1回又は2週に1回1日2mgを経口投与する。

投与法2.：ブスルファンとして，通常成人最初から1日2mg又はそれ以下を経口投与し，白血球数並びに脾臓の縮小をみながら白血球数が15,000/mm^3前後になるまで投与する。維持療法としては，週1回又は2週に1回1日2mgを経口投与する。

なお，いずれの方法でも，年齢，症状により適宜増減する。

真性多血症の場合

ブスルファンとして，通常成人には1日2～4mgから経口投与し，血液所見をみながら1日6mgまで漸増する。

緩解後は減量維持する。

なお，血液所見，年齢，症状等により適宜増減する。

禁忌　本剤の成分に対し重篤な過敏症の既往歴のある患者

マ

マーベロン21　規格：－[－]
マーベロン28　規格：－[－]
エチニルエストラジオール　デソゲストレル　MSD　254

【効能効果】

避妊

【対応標準病名】

該当病名なし

効能効果に関連する使用上の注意　経口避妊剤使用開始1年間の飲み忘れを含めた一般的使用における失敗率は8％との報告がある。

用法用量

販売名	用法用量
マーベロン 21	1日1錠を毎日一定の時刻に計21日間連続経口投与し，その後7日間休薬する。同様の方法で，避妊する期間繰り返し投与する。
マーベロン 28	1日1錠を毎日一定の時刻に白色錠を21日間連続経口投与し，続けて緑色錠を7日間，合計28日間連続投与する。次周期以降は，消退出血の有無にかかわらず，引き続き白色錠より投与を開始し，28日間連続投与する。したがって，1周期目の投与開始より休薬期間は一切とらない。通常，緑色錠服用中に月経(消退出血)が発来する。

用法用量に関連する使用上の注意

(1)本剤は，他の経口避妊剤の投与が適当でないと考えられる場合に投与を考慮すること。
(2)毎日一定の時刻に服用させること。
(3)服用開始日：経口避妊剤を初めて服用させる場合，月経第1日目から服用を開始させる。服用開始日が月経第1日目から遅れた場合，飲みはじめの最初の1週間は他の避妊法を併用させること。

禁忌

(1)本剤の成分に対し過敏性素因のある女性
(2)エストロゲン依存性悪性腫瘍(例えば乳癌，子宮内膜癌)，子宮頸癌及びその疑いのある患者
(3)診断の確定していない異常性器出血のある患者
(4)血栓性静脈炎，肺塞栓症，脳血管障害，冠動脈疾患又はその既往歴のある患者
(5) 35歳以上で1日15本以上の喫煙者
(6)前兆(閃輝暗点，星型閃光等)を伴う片頭痛の患者
(7)肺高血圧症又は心房細動を合併する心臓弁膜症の患者，亜急性細菌性心内膜炎の既往歴のある心臓弁膜症の患者
(8)血管病変を伴う糖尿病患者(糖尿病性腎症，糖尿病網膜症等)
(9)血栓性素因のある女性
(10)抗リン脂質抗体症候群の患者
(11)手術前4週以内，術後2週以内，産後4週以内及び長期間安静状態の患者
(12)重篤な肝障害のある患者
(13)肝腫瘍のある患者
(14)脂質代謝異常のある患者
(15)高血圧のある患者(軽度の高血圧の患者を除く)
(16)耳硬化症の患者
(17)妊娠中に黄疸，持続性瘙痒症又は妊娠ヘルペスの既往歴のある患者
(18)妊婦又は妊娠している可能性のある女性
(19)授乳婦
(20)骨成長が終了していない可能性がある女性

ファボワール錠21：富士製薬[－]，ファボワール錠28：富士製薬[－]

マラロン配合錠　規格：1錠[498.1円/錠]
アトバコン　プログアニル塩酸塩　グラクソ・スミスクライン　641

【効能効果】

マラリア

【対応標準病名】

◎	マラリア		
○	熱帯熱マラリア	三日熱マラリア	四日熱マラリア
	卵形マラリア		
△	カメルーン熱	間欠熱	コルシカ熱
	脳性マラリア	マラリア性悪液質	

効能効果に関連する使用上の注意

(1)本剤はヒプノゾイト(マラリア原虫の休眠体)には効果がないため，マラリア原虫の休眠体が形成される三日熱マラリア及び卵形マラリアの治療に用いる場合は，再発に注意し，マラリア原虫の休眠体に対する活性を示す薬剤による治療を考慮すること。
(2)重度の腎障害のある患者に治療の目的で投与する場合，本剤の配合成分であるプログアニルの排泄が遅延し，血中濃度が上昇することで副作用が発現する危険性が高いため，他剤の投与を考慮するなど投与の可否を慎重に判断し，治療による有益性が危険性を上回ると判断される場合にのみ投与すること。

用法用量

治療

通常，成人には1日1回4錠(アトバコン/プログアニル塩酸塩として1000mg/400mg)を3日間，食後に経口投与する。

通常，小児には体重に応じてアトバコン/プログアニル塩酸塩として250mg/100mg(1錠)～1000mg/400mg(4錠)を1日1回3日間，食後に経口投与する。体重別の投与量は，下記のとおりである。

11～20kg：250mg/100mg(1錠)
21～30kg：500mg/200mg(2錠)
31～40kg：750mg/300mg(3錠)
＞40kg：1000mg/400mg(4錠)

予防：通常，成人及び体重40kgを超える小児には1日1回1錠(アトバコン/プログアニル塩酸塩として250mg/100mg)を，マラリア流行地域到着24～48時間前より開始し，流行地域滞在中及び流行地域を離れた後7日間，毎日食後に経口投与する。

用法用量に関連する使用上の注意

(1)本剤の配合成分であるアトバコンは絶食下では吸収量が低下するため，食後又は乳飲料とともに1日1回毎日定められた時刻に投与させること。
(2)下痢又は嘔吐を来している患者ではアトバコンの吸収が低下する可能性がある。本剤の投与後1時間以内に嘔吐した場合には，再投与させること。

禁忌

〔共通(治療及び予防)〕：本剤の成分に対し過敏症の既往歴のある患者
〔予防の目的で投与する場合〕：重度の腎障害のある患者

マルツエキス　規格：1g[6.2円/g]
マルツエキス分包　規格：1g[6.2円/g]
マルツエキス　高田　327

【効能効果】

乳幼児の便秘
乳幼児の発育不良時の栄養補給

【対応標準病名】

◎	乳幼児便秘		
○	痙攣性便秘	弛緩性便秘症	習慣性便秘
	食事性便秘	単純性便秘	腸管麻痺性便秘
	直腸性便秘	便秘症	

△	機能性便秘症	重症便秘症	術後便秘
	便通異常		

用法用量

1歳以上3歳未満：1回　9～15g
6ヵ月以上1歳未満：1回　6～9g
6ヵ月未満：1回　3～6g
いずれも1日2～3回経口投与する。

マレイン酸クロルフェニラミン散1%「ホエイ」

規格：1%1g[6.9円/g]
クロルフェニラミンマレイン酸塩　マイラン製薬　441

【効能効果】

(1)蕁麻疹，血管運動性浮腫，枯草熱
(2)皮膚疾患に伴うそう痒（湿疹・皮膚炎，皮膚そう痒症，薬疹），アレルギー性鼻炎，血管運動性鼻炎，感冒等上気道炎に伴うくしゃみ・鼻汁・咳嗽

【対応標準病名】

◎	アレルギー性鼻炎	かぜ	花粉症
	感冒	急性上気道炎	くしゃみ
	血管運動性鼻炎	血管神経性浮腫	湿疹
	じんま疹	咳	そう痒
	鼻汁	皮膚炎	皮膚そう痒症
	鼻漏	薬疹	
○	LE型薬疹	足湿疹	アスピリンじんま疹
	アトピー咳嗽	アレルギー	アレルギー性咳嗽
	アレルギー性じんま疹	アレルギー性鼻咽頭炎	アレルギー性鼻結膜炎
	アレルギー性皮膚炎	アレルギー性副鼻腔炎	アレルギー性浮腫
	異汗症	異汗性湿疹	イネ科花粉症
	咽頭アレルギー	咽頭気管炎	咽頭喉頭炎
	陰のう湿疹	陰のうそう痒症	陰部間擦疹
	うっ血性鼻炎	会陰部肛囲湿疹	腋窩湿疹
	温熱じんま疹	外陰部そう痒症	外陰部皮膚炎
	家族性寒冷自己炎症症候群	カタル性咳	カタル性鼻炎
	化膿性皮膚疾患	貨幣状湿疹	カモガヤ花粉症
	間擦疹	乾性咳	感染後咳嗽
	感染性鼻炎	感染性皮膚炎	汗疱
	汗疱性湿疹	顔面急性皮膚炎	寒冷じんま疹
	機械性じんま疹	季節性アレルギー性鼻炎	丘疹状湿疹
	急性咽頭喉頭炎	急性湿疹	急性鼻咽頭炎
	急性鼻炎	亀裂性湿疹	クインケ浮腫
	頚部皮膚炎	結節性痒疹	限局性そう痒症
	肛囲間擦疹	紅斑性間擦疹	紅斑性湿疹
	紅皮症型薬疹	肛門湿疹	肛門そう痒症
	固定薬疹	コリン性じんま疹	しいたけ皮膚炎
	自家感作性皮膚炎	自己免疫性じんま疹	湿疹様発疹
	湿性咳	紫斑型薬疹	周期性再発性じんま疹
	手指湿疹	出血性じんま疹	症候性そう痒症
	食物アレルギー	食物依存性運動誘発アナフィラキシー	食物性皮膚炎
	人工肛門部皮膚炎	人工じんま疹	新生児皮膚炎
	振動性じんま疹	スギ花粉症	ステロイド皮膚炎
	ステロイド誘発性皮膚症	制癌剤皮膚炎	赤色湿疹
	接触じんま疹	遷延性咳嗽	全身湿疹
	全身薬疹	中毒疹	通年性アレルギー性鼻炎
	手湿疹	冬期湿疹	透析皮膚そう痒症
	頭部湿疹	特発性じんま疹	乳房皮膚炎
	妊娠湿疹	妊娠中感冒	妊婦性皮膚炎
	白色粃糠疹	鼻背部湿疹	汎発性皮膚そう痒症
	鼻炎	鼻前庭部湿疹	非特異性そう痒症
	ヒノキ花粉症	皮膚描記性じんま疹	ピリン疹
	ブタクサ花粉症	閉塞性鼻炎	扁平湿疹
	慢性咳嗽	慢性湿疹	慢性じんま疹
	夜間咳	薬剤性過敏症症候群	薬物性口唇炎
	薬物性じんま疹	落屑性湿疹	鱗状湿疹
	連鎖球菌性上気道感染	老年性そう痒症	
△	アナフィラキシー	アナフィラキシーショック	咽頭扁桃炎
	急性咽頭扁桃炎	急性局所性浮腫	急性口蓋扁桃炎
	急性本態性浮腫	巨大じんま疹	好酸球増多性鼻炎
	周期性浮腫	水様性鼻漏	舌扁桃炎
	手足症候群	粘液性鼻漏	膿性鼻閉

用法用量　dl-クロルフェニラミンマレイン酸塩として，通常，成人1回2～6mgを1日2～4回経口投与する。
なお，年齢，症状により適宜増減する。

禁忌

(1)本剤の成分又は類似化合物に対し過敏症の既往歴のある患者
(2)緑内障の患者
(3)前立腺肥大等下部尿路に閉塞性疾患のある患者
(4)未熟児・新生児

アレルギン散1%：第一三共[8.1円/g]，クロルフェニラミンマレイン酸塩散1%「イセイ」：イセイ[6.9円/g]，クロルフェニラミンマレイン酸塩散1%「日医工」：日医工[7.2円/g]，ネオレスタミンコーワ散1%：興和[8.1円/g]，ビスミラー散1%：扶桑薬品[8.1円/g]

マロゲン錠135mg

規格：135mg1錠[6.3円/錠]
アカメガシワエキス　日本新薬　239

【効能効果】

下記疾患時における便通異常の改善：過敏結腸症(イリタブルコロン)

【対応標準病名】

◎	過敏性腸症候群	便通異常	
○	胃腸神経症	機能性下痢	機能性便秘症
	下痢型過敏性腸症候群	混合型過敏性腸症候群	弛緩性便秘症
	習慣性便秘	重症便秘症	食事性便秘
	単純性便秘	腸管麻痺性便秘	直腸性便秘
	乳幼児便秘	便秘型過敏性腸症候群	便秘症
△	痙攣性便秘	結腸アトニー	術後便秘
	大腸機能障害	大腸ジスキネジア	腸アトニー
	腸管運動障害	腸機能障害	腸ジスキネジア

用法用量　アカメガシワエキスとして，通常成人1回0.27g≪マロゲン錠：2錠≫を1日3回経口投与する。
なお，年齢，症状により適宜増減する。

禁忌

(1)急性腹症が疑われる患者
(2)痙攣性便秘の患者
(3)重症の硬結便のある患者

マーロックス懸濁用配合顆粒

規格：1g[18.2円/g]
乾燥水酸化アルミニウムゲル　水酸化マグネシウム　サノフィ　234

【効能効果】

下記疾患における制酸作用と症状の改善：胃・十二指腸潰瘍，胃炎，上部消化管機能異常

【対応標準病名】

◎	胃炎	胃潰瘍	胃十二指腸潰瘍
	十二指腸潰瘍	消化管障害	
○	NSAID胃潰瘍	NSAID十二指腸潰瘍	アルコール性胃炎
	アレルギー性胃炎	胃潰瘍瘢痕	胃十二指腸炎
	胃十二指腸潰瘍瘢痕	萎縮性胃炎	萎縮性化生性胃炎
	胃穿孔	急性胃炎	急性胃潰瘍
	急性胃潰瘍穿孔	急性胃粘膜病変	急性十二指腸潰瘍

	急性出血性胃潰瘍	急性出血性十二指腸潰瘍	急性びらん性胃炎
	クッシング潰瘍	再発性胃潰瘍	再発性十二指腸潰瘍
	残胃潰瘍	十二指腸潰瘍瘢痕	十二指腸球後部潰瘍
	十二指腸穿孔	出血性胃炎	出血性胃潰瘍
	出血性十二指腸潰瘍	術後胃潰瘍	術後胃十二指腸潰瘍
	術後残胃胃炎	術後十二指腸潰瘍	心因性胃潰瘍
	神経性胃炎	ステロイド潰瘍	ステロイド潰瘍穿孔
	ストレス潰瘍	ストレス性胃潰瘍	ストレス性十二指腸潰瘍
	穿孔性胃潰瘍	穿孔性十二指腸潰瘍	穿通性胃潰瘍
	穿通性十二指腸潰瘍	多発胃潰瘍	多発性十二指腸潰瘍
	多発性出血性胃潰瘍	中毒性胃炎	デュラフォイ潰瘍
	難治性胃潰瘍	難治性十二指腸潰瘍	肉芽腫性胃炎
	表層性胃炎	びらん性胃炎	ヘリコバクター・ピロリ胃炎
	放射線胃炎	慢性胃炎	慢性胃潰瘍
	慢性胃潰瘍活動期	慢性十二指腸潰瘍	慢性十二指腸潰瘍活動期
	メネトリエ病	薬剤性胃潰瘍	疣状胃炎
△	胃運動機能障害	胃空腸周囲炎	胃周囲炎
	胃腸疾患	胃粘膜過形成	胃びらん
	胃蜂窩織炎	急性十二指腸潰瘍穿孔	急性出血性胃潰瘍穿孔
	急性出血性十二指腸潰瘍穿孔	十二指腸びらん	出血性胃潰瘍穿孔
	出血性十二指腸潰瘍穿孔	消化不良症	反応性リンパ組織増生症

用法用量　通常成人には1日1.6g～4.8gを数回に分割し，本品1gに対し用時約10mLの水に懸濁して経口投与するか，または，そのまま経口投与する。なお，年齢・症状により適宜増減する。

禁忌　透析療法を受けている患者

アイスフラット懸濁用配合顆粒：長生堂　1g[6.4円/g]，アシドレス配合内服液：中北薬品　10mL[1.4円/mL]，タイメック配合内用液：テバ製薬　10mL[1.4円/mL]，ディクアノン懸濁用配合顆粒：日新－山形　1g[6.4円/g]，ディクアノン配合内用液：日新－山形　10mL[1.4円/mL]，マーレッジ懸濁用配合DS：東和　1g[6.4円/g]，マグテクト配合内服液：日医工　10mL[1.4円/mL]，マグテクト配合内服液分包：日医工　10mL[1.4円/mL]，マックメット懸濁用配合DS：沢井　1g[6.4円/g]，マルファ懸濁用配合顆粒：東洋製化　1g[18.2円/g]，マルファ配合内服液：東洋製化　10mL[1.4円/mL]，リタロクス懸濁用配合顆粒：鶴原　1g[6.2円/g]

ミオカーム内服液33.3%
規格：33.3%1mL[31.4円/mL]
ピラセタム　ユーシービー　119

【効能効果】

皮質性ミオクローヌスに対する抗てんかん剤などとの併用療法

【対応標準病名】

◎	ミオクローヌス	ミオクローヌスてんかん	
○	アルコールてんかん	下肢静止不能症候群	家族性痙攣
	家族性本態性ミオクローヌス	局所性痙攣	局所性てんかん
	光原性てんかん	後天性てんかん	持続性部分てんかん
	ジャクソンてんかん	若年性ミオクローヌスてんかん	術後てんかん
	症候性早期ミオクローヌス性脳症	症候性てんかん	焦点性知覚性発作
	焦点性てんかん	自律神経てんかん	進行性ミオクローヌスてんかん
	睡眠時ミオクローヌス	睡眠喪失てんかん	スティフ・マン症候群
	ストレスてんかん	精神運動発作	前頭葉てんかん
	側頭葉てんかん	体知覚性発作	多発性パラミオクローヌス
	遅発性てんかん	聴覚性発作	聴覚反射てんかん
	てんかん	てんかん合併妊娠	てんかん小発作
	てんかん性自動症	てんかん大発作	点頭てんかん
	難治性てんかん	乳児重症ミオクロニーてんかん	乳児点頭痙攣
	拝礼発作	バリズム	反応性てんかん
	ヒプサルスミア	腹部てんかん	部分てんかん
	片側痙攣片麻痺てんかん症候群	発作性運動誘発舞踏アテトーシス	発作性ジストニア性舞踏アテトーシス
	モーア症候群	薬物てんかん	薬物誘発性ミオクローヌス
	良性乳児ミオクローヌスてんかん	レノックス・ガストー症候群	
△	アトニー性非特異性てんかん発作	アブサンス	運動性振戦
	ウンベルリヒトてんかん	急性中毒性小脳失調症	強直間代発作
	交代性舞踏病	姿勢振戦	若年性アブサンスてんかん
	小児期アブサンスてんかん	小舞踏病	錐体外路系疾患
	錐体外路症候群	錐体路障害	線条体障害
	続発性舞踏病	中毒性小脳失調症	定型欠神発作
	妊娠時舞踏病	舞踏病	舞踏病様運動
	本態性音声振戦症	本態性振戦	薬物誘発性振戦
	薬物誘発性舞踏病	ラフォラ疾患	良性新生児痙攣
	老人性舞踏病		

用法用量　通常，成人は1回12mL(ピラセタムとして4g)を1日3回，3～4日間経口投与する。その後患者の状態に合わせて，1回3mL(ピラセタムとして1g)ずつ1日3回の割合で3～4日ごとに増量し，至適用量を決定し，投与を継続する。なお，1回15～21mL(ピラセタムとして5～7g)，1日3回まで漸増するが，最高量は1回21mL(ピラセタムとして7g)，1日3回までとし，症状に応じて適宜増減する。

用法用量に関連する使用上の注意

(1)ピラセタムはほぼ100%腎臓から排泄されるため，腎障害患者及び腎機能が低下している患者に対しては下記基準を参考とし投与量を調節する。

クレアチニン・クリアランス	血清クレアチニン	ピラセタム投与量
60～40mL/分	1.25～1.70mg/dL	通常量の1/2
40～20mL/分	1.7～3.0mg/dL	通常量の1/4

なお，腎クレアチニン・クリアランスが20mL/分以下の患者には禁忌である。

(2)本剤は他の抗てんかん剤などとの併用にて使用すること。

禁忌

(1)本剤の成分に対し過敏症の既往歴のある患者

(2)重症腎不全(腎クレアチニン・クリアランスが20mL/分以下)の患者

(3)脳出血が確認されている又は疑われる患者

ミオナール顆粒10%
規格：10%1g[44.5円/g]

ミオナール錠50mg
規格：50mg1錠[18.6円/錠]

エペリゾン塩酸塩　エーザイ　124

【効能効果】

(1)下記疾患による筋緊張状態の改善：頸肩腕症候群，肩関節周囲炎，腰痛症

(2)下記疾患による痙性麻痺：脳血管障害，痙性脊髄麻痺，頸部脊椎症，術後後遺症(脳・脊髄腫瘍を含む)，外傷後遺症(脊髄損傷，頭部外傷)，筋萎縮性側索硬化症，脳性小児麻痺，脊髄小脳変性症，脊髄血管障害，スモン(SMON)，その他の脳脊髄疾患

【対応標準病名】

◎	外傷後遺症	肩関節周囲炎	筋萎縮性側索硬化症
	筋強直	頸肩腕症候群	痙性脊髄麻痺
	痙性麻痺	頸椎症	血管性脊髄症

	スモン	脊髄疾患	脊髄腫瘍
	脊髄小脳変性症	脊髄損傷	脊髄損傷後遺症
	頭部外傷	頭部外傷後遺症	頭部損傷
	脳血管障害	脳疾患	脳手術後遺症
	脳腫瘍摘出術後遺症	脳性麻痺	腰痛症
○	亜急性壊死性ミエロパチー	一過性脊髄虚血	ウェーバー症候群
	外傷性てんかん	外傷早期てんかん	回旋腱板症候群
	肩関節腱板炎	肩関節硬結性腱炎	肩周囲炎
	顔面骨骨折後遺症	急性腰痛症	胸髄腫瘍
	胸椎骨折後遺症	棘上筋症候群	筋筋膜性腰痛症
	頚肩腕障害	頚髄腫瘍	頚髄損傷後遺症
	頚椎骨軟骨症	肩甲周囲炎	原発性側索硬化症
	後脊髄動脈症候群	硬膜外脊髄腫瘍	硬膜下血腫術後後遺症
	孤発性筋萎縮性側索硬化症	鼓膜外傷後遺症	根性腰痛症
	産褥期脳血管疾患合併症	ジスキネジア性脳性麻痺	若年性進行性球麻痺
	重複性アテトーシス	上腕二頭筋腱炎	上腕二頭筋腱鞘炎
	神経障害性脊椎障害	脊髄血管芽腫	脊髄梗塞
	脊髄硬膜外出血	脊髄硬膜下出血	脊髄硬膜内髄外血管芽腫
	脊髄出血	脊髄神経叢損傷後遺症	脊髄性間欠性跛行
	脊髄性筋萎縮症 I 型	脊髄性筋萎縮症 II 型	脊髄性筋萎縮症 III 型
	脊髄性筋萎縮症 IV 型	脊髄動脈症候群	脊髄浮腫
	脊柱管内出血	脊柱管内腫瘍	前脊髄動脈症候群
	先天性アテトーシス	先天性痙性麻痺	頭蓋骨骨折後遺症
	頭蓋内損傷後遺症	頭開放創後遺症	頭部血管損傷後遺症
	頭部挫傷後遺症	頭部打撲後遺症	妊娠期脳血管疾患合併症
	脳外傷後遺症	脳挫傷後遺症	脳神経損傷後遺症
	脳性麻痺合併妊娠	脳動脈解離による脳梗塞	馬尾性間欠性跛行
	バレー・リュー症候群	鼻骨陳旧性骨折	フォア・アラジュアニン症候群
	分娩時脳血管疾患合併症	ベネディクト症候群	変形性頚椎症
	ミノール病	ミヤール・ギュブレール症候群	癒着性肩関節包炎
	腰痛坐骨神経痛症候群	腰殿部痛	リットル病
	両側性アテトーシス		
△	BCG 副反応	CADASIL	CARASIL
あ	亜急性小脳変性症	アテトーシス型脳性麻痺	アルコール性小脳性運動失調症
	ウィリス動脈環動脈瘤	ウィリス動脈輪周囲炎	ウイルス感染後疲労症候群
	運動失調性脳性麻痺	運動ニューロン疾患	運動麻痺
か	延髄圧迫症候群	延髄空洞症	外頚動脈海綿静脈洞瘻
	外耳損傷	外耳道外傷	外耳道損傷
	外傷	外傷性頚動脈海綿静脈洞瘻	外傷性頚部症候群
	外傷性鼓膜穿孔	外傷性切断後遺症	外傷性中耳腔出血
	外傷性低脳圧症	外傷性内耳損傷	外傷性瘢痕ケロイド
	外鼻外傷	海綿静脈洞症候群	解離性脳動脈瘤
	仮性球麻痺	家族性筋萎縮性側索硬化症	肩こり
	下背部ストレイン	眼瞼外傷	関節脱臼後遺症
	関節捻挫後遺症	完全麻痺	顔面損傷
	顔面軟部組織外傷	偽性脳動脈瘤	気脳症
	急性音響性外傷	急性中毒性小脳失調症	急性脳症
	球麻痺	胸髄症	胸椎陳旧性圧迫骨折
	頬粘膜外傷	虚血性脳血管障害	虚血性白質脳症
	筋ストレイン	緊張性気頭症	筋疲労
	くも膜のう胞	グリオーシス	頚髄症
	頚椎症性神経根症	頚椎症性脊髄症	頚椎陳旧性圧迫骨折
	頚椎椎間板損傷	頚椎不安定症	頚頭蓋症候群
	頚動脈硬化症	腱損傷後遺症	肩部痛
	口蓋外傷	口蓋垂外傷	後下小脳動脈解離
	後下小脳動脈瘤	口腔底外傷	口腔内損傷
	後頚部交感神経症候群	高血圧性悪性脳症	高血圧性脳循環障害
	高血圧性脳症	後交通動脈瘤	口唇外傷
	後大脳動脈解離	後大脳動脈瘤	口底外傷
	後天性筋緊張症	後天性脳孔症性のう胞	後天性脳動静脈瘻
	鉤ヘルニア	硬膜動静脈瘻	骨折後遺症
	鼓膜損傷	鼓膜裂傷	混合型脳性麻痺症候群
さ	坐骨神経痛	挫傷後遺症	シートベルト損傷
	弛緩型脳性麻痺	弛緩性麻痺	四肢血管損傷後遺症
	視床下部症候群	視床症候群	矢状静脈洞血栓症
	刺創感染	尺側手根屈筋不全断裂	若年性一側性上肢筋萎縮症
	重症頭部外傷	上衣下巨細胞性星細胞腫	上衣下腫
	上交叉性片麻痺	上小脳動脈瘤	小児片麻痺
	小児もやもや病	小脳萎縮	小脳機能障害
	小脳疾患	小脳変性症	上腕三頭筋断裂
	上腕三頭筋不全断裂	シルビウス裂くも膜のう胞	神経損傷後遺症
	進行性球麻痺	進行性血管性白質脳症	青色鼓膜
	成人もやもや病	脊髄圧迫症	脊髄萎縮
	脊髄円錐症候群	脊髄横断損傷	脊髄過敏症
	脊髄空洞症	脊髄係留症候群	脊髄血腫
	脊髄硬膜外血腫	脊髄挫傷	脊髄症
	脊髄神経根損傷	脊髄振盪	脊髄性筋萎縮症
	脊髄性ショック	脊髄性膀胱機能障害	脊髄中心管周囲症候群
	脊髄痛	脊髄軟化症	脊髄不全損傷
	脊髄麻痺	脊椎骨折後遺症	脊椎損傷
	脊椎脱臼	脊椎捻挫	舌外傷
	前下小脳動脈瘤	前交通動脈瘤	前大脳動脈解離
	前大脳動脈瘤	先天性筋強直症	先天性四肢麻痺
	先天性対麻痺	先天性パラミオトニア	先天性舞踏病
	先天性片麻痺	創部化膿	側頭部外傷
た	体幹圧挫損傷	体幹損傷	大後頭孔ヘルニア
	代謝性脳症	大脳萎縮症	大脳石灰沈着症
	多発性脳動脈瘤	単純型顔面外傷	遅発性てんかん
	中心性経テントヘルニア	中大脳動脈解離	中大脳動脈瘤
	中毒性小脳失調症	中毒性脊髄症	陳旧性胸腰椎圧迫骨折
	陳旧性骨盤骨折	陳旧性椎体圧迫骨折	陳旧性腰椎骨折
	陳旧性腰椎脱臼骨折	陳旧性肋骨骨折	椎骨動脈瘤
	低酸素性脳症	テント切痕ヘルニア	殿部痛
	頭蓋骨損傷	頭蓋内圧亢進症	頭蓋内のう胞
	頭頚部外傷	頭皮外傷	頭皮損傷
	頭部外傷 1 型	頭部血管損傷	頭部挫創
	頭部多発損傷	頭部打撲	動脈硬化性脳症
	透明中隔のう胞	特発性頚椎硬膜外血腫	トルコ鞍のう胞
な	内頚動脈海綿静脈洞瘻	内頚動脈眼動脈分岐部動脈瘤	内頚動脈後交通動脈分岐部動脈瘤
	内頚動脈脳動脈瘤	軟口蓋外傷	軟口蓋損傷
	乳児片麻痺	乳頭状上衣腫	粘液乳頭状上衣腫
	捻挫後遺症	脳圧迫	脳壊死
	脳幹機能障害	脳幹卒中症候群	脳虚血症
	脳死状態	脳室拡大	脳室間腔のう胞
	脳循環不全	脳症	のう状脳動脈瘤
	脳静脈血栓症	脳静脈洞血栓症	脳性対麻痺
	脳性両麻痺	脳底動脈解離	脳底動脈瘤
	脳動静脈瘻	脳動脈炎	脳動脈硬化症
	脳動脈循環不全	脳動脈瘤	脳浮腫
は	脳ヘルニア	脳毛細血管拡張症	背部損傷
	背部皮下血腫	白質脳症	鼻外傷
	鼻損傷	馬尾神経腫瘍	パラミオトニア
	鼻咽腔天蓋部損傷	非外傷性尺側手根屈筋断裂	非外傷性低脳圧症
	皮質静脈血栓症	非穿通性頭部外傷	ビンスワンガー病
	フォヴィル症候群	副鼻腔炎術後症	副鼻腔損傷
	不全麻痺	フロアン症候群	閉鎖性頭部外傷
	閉塞性脳血管障害	ベルガ腔のう胞	放射線脊髄症

	放射線脳壊死	放射線脳症	紡錘状脳動脈瘤
ま	本態性頭蓋内圧亢進症	未破裂椎骨動脈解離	未破裂内頸動脈解離
	未破裂脳動脈瘤	耳損傷	むちうち損傷
や	もやもや病	野球肩	薬物誘発性多発ニューロパチー
	薬物誘発性ミエロパチー	腰髄圧迫症	腰椎陳旧性圧迫骨折
ら	腰腹痛	腰部脊髄症	ライ症候群
	良性筋痛性脳脊髄炎	良性くも膜下腔脳石	良性頭蓋内圧亢進症

用法用量　通常成人には1日量としてエペリゾン塩酸塩として150mgを3回に分けて食後に経口投与する。なお，年齢，症状により適宜増減する。

禁忌　本剤の成分に対し過敏症の既往歴のある患者

アチネス錠50：あすか　50mg1錠[9.2円/錠]，エペソ錠50mg：イセイ　50mg1錠[5.6円/錠]，エペナルド錠50mg：テバ製薬　50mg1錠[5.6円/錠]，エペリゾン塩酸塩錠50mg「KN」：小林化工　50mg1錠[5.6円/錠]，エペリゾン塩酸塩錠50mg「NP」：ニプロ　50mg1錠[5.6円/錠]，エペリゾン塩酸塩錠50mg「ツルハラ」：鶴原　50mg1錠[5.6円/錠]，エペリゾン塩酸塩錠50mg「トーワ」：東和　50mg1錠[5.6円/錠]，エペリゾン塩酸塩錠50mg「日医工」：日医工　50mg1錠[5.6円/錠]，エペリゾン塩酸塩錠50mg「日新」：日新－山形　50mg1錠[5.6円/錠]，エボントン錠「50」：辰巳化学　50mg1錠[5.6円/錠]，エンボイ錠50mg：キョーリンリメディオ　50mg1錠[5.6円/錠]，サンバゾン錠50mg：旭化成　50mg1錠[5.6円/錠]，ミオナベース錠50mg：寿　50mg1錠[5.6円/錠]，ミオリラーク錠50mg：共和薬品　50mg1錠[5.6円/錠]

ミカムロ配合錠AP　規格：1錠[127.3円/錠]
ミカムロ配合錠BP　規格：1錠[193.6円/錠]

アムロジピンベシル酸塩　テルミサルタン　日本ベーリンガー　214

【効 能 効 果】

高血圧症

【対応標準病名】

◎	高血圧症	本態性高血圧症	
○	悪性高血圧症	境界型高血圧症	高血圧性緊急症
	高血圧性腎疾患	高血圧性脳内出血	高血圧切迫症
	高レニン性高血圧症	若年高血圧症	若年性境界型高血圧症
	収縮期高血圧症	腎血管性高血圧症	腎実質性高血圧症
	腎性高血圧症	低レニン性高血圧症	内分泌性高血圧症
	二次性高血圧症	副腎性高血圧症	
△	妊娠・分娩・産褥の既存の二次性高血圧症	妊娠・分娩・産褥の既存の本態性高血圧症	

効能効果に関連する使用上の注意　過度な血圧低下のおそれ等があり，本剤を高血圧治療の第一選択薬としないこと。

用法用量　成人には1日1回1錠(テルミサルタン/アムロジピンとして40mg/5mg又は80mg/5mg)を経口投与する。本剤は高血圧治療の第一選択薬として用いない。

用法用量に関連する使用上の注意

(1)以下のテルミサルタンとアムロジピンベシル酸塩の用法用量を踏まえ，患者毎に本剤の適応を考慮すること。

テルミサルタン：通常，成人にはテルミサルタンとして40mgを1日1回経口投与する。ただし，1日20mgから投与を開始し漸次増量する。なお，年齢・症状により適宜増減するが，1日最大投与量は80mgまでとする。

アムロジピンベシル酸塩

高血圧症：通常，成人にはアムロジピンとして2.5～5mgを1日1回経口投与する。なお，症状に応じ適宜増減するが，効果不十分な場合には1日1回10mgまで増量することができる。

(2)ミカムロ配合錠AP(テルミサルタン/アムロジピンとして40mg/5mg)については，原則として，テルミサルタン40mg及びアムロジピン5mgを併用している場合，あるいはいずれか一方を使用し血圧コントロールが不十分な場合に，本剤への切り替えを検討すること。

(3)ミカムロ配合錠BP(テルミサルタン/アムロジピンとして80mg/5mg)については，原則として，テルミサルタン80mg及びアムロジピン5mgを併用している場合，あるいは以下のいずれかを使用し血圧コントロールが不十分な場合に，本剤への切り替えを検討すること。

①テルミサルタン80mg

②テルミサルタン40mg及びアムロジピン5mgの併用

③ミカムロ配合錠AP

(4)肝障害のある患者に投与する場合，テルミサルタン/アムロジピンとして40mg/5mgを超えて投与しないこと。

禁忌

(1)本剤の成分及びジヒドロピリジン系化合物に対し過敏症の既往歴のある患者

(2)妊婦又は妊娠している可能性のある婦人

(3)胆汁の分泌が極めて悪い患者又は重篤な肝障害のある患者

(4)アリスキレンフマル酸塩を投与中の糖尿病患者(ただし，他の降圧治療を行ってもなお血圧のコントロールが著しく不良の患者を除く)

ミカルディス錠20mg　規格：20mg1錠[66.2円/錠]
ミカルディス錠40mg　規格：40mg1錠[125円/錠]
ミカルディス錠80mg　規格：80mg1錠[189.7円/錠]

テルミサルタン　日本ベーリンガー　214

【効 能 効 果】

高血圧症

【対応標準病名】

◎	高血圧症	本態性高血圧症	
○	悪性高血圧症	褐色細胞腫	褐色細胞腫性高血圧症
	境界型高血圧症	クロム親和性細胞腫	高血圧性緊急症
	高血圧性腎疾患	高血圧性脳内出血	高血圧切迫症
	高レニン性高血圧症	若年高血圧症	若年性境界型高血圧症
	収縮期高血圧症	心因性高血圧症	腎血管性高血圧症
	腎実質性高血圧症	腎性高血圧症	低レニン性高血圧症
	内分泌性高血圧症	二次性高血圧症	副腎性高血圧症
△	HELLP症候群	軽症妊娠高血圧症候群	混合型妊娠高血圧症候群
	産後高血圧症	重症妊娠高血圧症候群	術中異常高血圧症
	純粋型妊娠高血圧症候群	新生児高血圧症	新生児遷延性肺高血圧症
	早発型妊娠高血圧症候群	遅発型妊娠高血圧症候群	妊娠高血圧症
	妊娠高血圧症候群	妊娠高血圧腎症	妊娠中一過性高血圧症
	副腎腺腫	副腎のう腫	副腎皮質のう腫
	良性副腎皮質腫瘍		

用法用量　通常，成人にはテルミサルタンとして40mgを1日1回経口投与する。ただし，1日20mgから投与を開始し漸次増量する。

なお，年齢・症状により適宜増減するが，1日最大投与量は80mgまでとする。

用法用量に関連する使用上の注意　肝障害のある患者に投与する場合，最大投与量は1日1回40mgとする。

禁忌

(1)本剤の成分に対し過敏症の既往歴のある患者

(2)妊婦又は妊娠している可能性のある婦人

(3)胆汁の分泌が極めて悪い患者又は重篤な肝障害のある患者

(4)アリスキレンフマル酸塩を投与中の糖尿病患者(ただし，他の降圧治療を行ってもなお血圧のコントロールが著しく不良の患者を除く)

ミグシス錠5mg

規格：5mg1錠[33.5円/錠]

塩酸ロメリジン　ファイザー　219

テラナス錠5を参照(P621)

ミグリステン錠20

規格：20mg1錠[13.3円/錠]

ジメトチアジンメシル酸塩　塩野義　114

【効 能 効 果】

片頭痛，緊張性頭痛

【対応標準病名】

◎	筋収縮性頭痛	片頭痛	
○	眼筋麻痺性片頭痛	眼性片頭痛	持続性片頭痛
	スルーダー神経痛	挿間性緊張性頭痛	典型片頭痛
	トロサ・ハント症候群	脳底動脈性片頭痛	普通型片頭痛
	片麻痺性片頭痛	慢性緊張性頭痛	網膜性片頭痛
△	外傷性頭痛	眼性頭痛	群発性頭痛
	血管性頭痛	混合性頭痛	慢性外傷後頭痛
	慢性群発頭痛	薬物誘発性頭痛	

用法用量　通常，成人にはジメトチアジンとして1日60mgを3回に分けて経口投与する。
重症には必要に応じジメトチアジンとして1日120mgまで増量することができる。
年齢，症状により適宜増減する。

禁忌
(1)フェノチアジン系化合物及びその類似化合物に対し過敏症の既往歴のある患者
(2)昏睡状態にある患者
(3)バルビツール酸誘導体・麻酔剤等の中枢神経抑制剤の強い影響下にある患者

ミグレニン「マルイシ」

規格：1g[9.7円/g]

ミグレニン　丸石　114

【効 能 効 果】

頭痛

【対応標準病名】

◎	頭痛		
○	炎症性頭痛	顔面痛	頬部痛
	頚性頭痛	後頭部痛	混合性頭痛
	歯性顔面痛	習慣性頭痛	頭重感
	前頭部痛	側頭部痛	頭頚部痛
	頭頂部痛	発作性頭痛	薬物誘発性頭痛
△	牽引性頭痛		

用法用量　通常成人1日1.0gを2～3回に分割経口投与する。なお，年齢，症状により適宜増減する。ただし，長期連用は避けるべきである。

禁忌　本剤又はピラゾロン系化合物(スルピリン等)に対し，過敏症の既往歴のある患者

ミグレニン「ケンエー」：健栄[7.8円/g]，ミグレニン「ホエイ」：マイラン製薬[9.7円/g]，ミグレニン「メタル」：中北薬品[7.8円/g]

ミケランLAカプセル15mg

規格：15mg1カプセル[73.3円/カプセル]

カルテオロール塩酸塩　大塚　214

【効 能 効 果】

本態性高血圧症(軽症～中等症)

【対応標準病名】

◎	高血圧症	本態性高血圧症	
○	悪性高血圧症	境界型高血圧症	高血圧性脳内出血
	高血圧切迫症	高レニン性高血圧症	若年高血圧症
	若年性境界型高血圧症	収縮期高血圧症	低レニン性高血圧症
△	HELLP症候群	褐色細胞腫	褐色細胞腫性高血圧症
	クロム親和性細胞腫	軽症妊娠高血圧症候群	混合型妊娠高血圧症候群
	産後高血圧症	重症妊娠高血圧症候群	術中異常高血圧症
	純粋型妊娠高血圧症候群	心因性高血圧症	腎血管性高血圧症
	腎実質性高血圧症	腎性高血圧症	新生児高血圧症
	早発型妊娠高血圧症候群	遅発型妊娠高血圧症候群	内分泌性高血圧症
	二次性高血圧症	妊娠高血圧症	妊娠高血圧症候群
	妊娠高血圧腎症	妊娠中一過性高血圧症	副腎性高血圧症
	副腎腺腫	副腎のう腫	副腎皮質のう腫
	良性副腎皮質腫瘍		

用法用量　通常，成人には1日1カプセル(カルテオロール塩酸塩として15mg)を朝食後に経口投与する。なお，効果が不十分な場合には1日1回2カプセル(カルテオロール塩酸塩として30mg)まで増量することができる。

用法用量に関連する使用上の注意　褐色細胞腫の患者では，本剤の単独投与により急激に血圧が上昇することがあるので，α遮断剤で初期治療を行った後に本剤を投与し，常にα遮断剤を併用すること。

禁忌
(1)本剤の成分に対し過敏症の既往歴のある患者
(2)気管支喘息，気管支痙攣のおそれのある患者
(3)糖尿病性ケトアシドーシス，代謝性アシドーシスのある患者
(4)高度の徐脈(著しい洞性徐脈)，房室ブロック(II，III度)，洞不全症候群，洞房ブロックのある患者
(5)心原性ショックの患者
(6)肺高血圧による右心不全のある患者
(7)うっ血性心不全のある患者
(8)低血圧症の患者
(9)未治療の褐色細胞腫の患者
(10)妊婦又は妊娠している可能性のある婦人

ミケラン細粒1%

規格：1%1g[35.7円/g]

カルテオロール塩酸塩　大塚　212

【効 能 効 果】

心臓神経症，不整脈(洞性頻脈，頻脈型不整脈，上室性期外収縮，心室性期外収縮)，狭心症

【対応標準病名】

◎	狭心症	上室期外収縮	心室期外収縮
	心臓神経症	洞頻脈	頻脈症
	頻脈性不整脈	不整脈	
○	QT延長症候群	安静時狭心症	安定狭心症
	異型狭心症	異所性拍動	一過性心室細動
	遺伝性QT延長症候群	冠攣縮性狭心症	期外収縮性不整脈
	狭心症3枝病変	初発労作型狭心症	心室細動
	心室性二段脈	心室粗動	心房期外収縮
	接合部調律	増悪労作型狭心症	多源性心室期外収縮
	多発性期外収縮	特発性QT延長症候群	トルサードドポアント
	二次性QT延長症候群	非持続性心室頻拍	微小血管性狭心症
	頻拍症	不安定狭心症	ブルガダ症候群
	房室接合部期外収縮	夜間狭心症	薬物性QT延長症候群
	労作時兼安静時狭心症	労作性狭心症	
△	QT短縮症候群	異所性心室調律	異所性心房調律
	異所性調律	期外収縮	起立性調律障害

呼吸性不整脈	三段脈	徐脈頻脈症候群
心因性高血圧症	心因性心悸亢進	心因性心血管障害
心因性頻脈	心因性不整脈	神経循環疲労症
神経性心悸亢進	心臓血管神経症	心拍異常
心房静止	洞結節機能低下	洞不整脈
洞不全症候群	二段脈	ヒステリー球
副収縮		

用法用量　通常，成人にはカルテオロール塩酸塩として，1日10～15mg(ミケラン細粒1%では1～1.5g)より投与をはじめ，効果が不十分な場合には30mg(ミケラン細粒1%では3g)まで漸増し，1日2～3回に分割経口投与する。なお，年齢・症状に応じ適宜増減する。

用法用量に関連する使用上の注意　褐色細胞腫の患者では，本剤の単独投与により急激に血圧が上昇することがあるので，α遮断剤で初期治療を行った後に本剤を投与し，常にα遮断剤を併用すること。

禁忌

(1)本剤の成分に対し過敏症の既往歴のある患者
(2)気管支喘息，気管支痙攣のおそれのある患者
(3)糖尿病性ケトアシドーシス，代謝性アシドーシスのある患者
(4)高度の徐脈(著しい洞性徐脈)，房室ブロック(II，III度)，洞不全症候群，洞房ブロックのある患者
(5)心原性ショックの患者
(6)肺高血圧による右心不全のある患者
(7)うっ血性心不全のある患者
(8)低血圧症の患者
(9)未治療の褐色細胞腫の患者
(10)妊婦又は妊娠している可能性のある婦人

ミケラン錠5mg

規格：5mg1錠[18.5円/錠]
カルテオロール塩酸塩　大塚　212

【効 能 効 果】

本態性高血圧症(軽症～中等症)，心臓神経症，不整脈(洞性頻脈，頻脈型不整脈，上室性期外収縮，心室性期外収縮)，狭心症

【対応標準病名】

◎	狭心症	高血圧症	上室期外収縮
	心室期外収縮	心臓神経症	洞頻脈
	頻脈症	頻脈性不整脈	不整脈
	本態性高血圧症		
○	QT延長症候群	悪性高血圧症	安静時狭心症
	安定狭心症	異型狭心症	異所性拍動
	一過性心室細動	遺伝性QT延長症候群	冠攣縮性狭心症
	期外収縮性不整脈	境界型高血圧症	狭心症3枝病変
	高血圧性脳内出血	高血圧切迫症	高レニン性高血圧症
	若年高血圧症	若年性境界型高血圧症	収縮期高血圧症
	初発労作型狭心症	心室細動	心室性二段脈
	心室粗動	心房期外収縮	接合部調律
	増悪労作型狭心症	多源性心室期外収縮	多発性期外収縮
	低レニン性高血圧症	特発性QT延長症候群	トルサードドポアント
	二次性QT延長症候群	非持続性心室頻拍	微小血管性狭心症
	頻拍症	不安定狭心症	ブルガダ症候群
	房室接合部期外収縮	夜間狭心症	薬物性QT延長症候群
	労作時兼安静時狭心症	労作性狭心症	
△	HELLP症候群	QT短縮症候群	異所性心室調律
	異所性心房調律	異所性調律	褐色細胞腫
	褐色細胞腫性高血圧症	期外収縮	起立性調律障害
	クロム親和性細胞腫	軽症妊娠高血圧症候群	呼吸性不整脈
	混合型妊娠高血圧症候群	産後高血圧症	三段脈
	重症妊娠高血圧症候群	術中異常高血圧症	純粋型妊娠高血圧症候群
	徐脈頻脈症候群	心因性高血圧症	心因性心悸亢進
	心因性心血管障害	心因性頻脈	心因性不整脈
	神経循環疲労症	神経性心悸亢進	腎血管性高血圧症
	腎実質性高血圧症	腎性高血圧症	新生児高血圧症
	心臓血管神経症	心拍異常	心房静止
	早発型妊娠高血圧症候群	遅発型妊娠高血圧症候群	洞結節機能低下
	洞不整脈	洞不全症候群	内分泌性高血圧症
	二次性高血圧症	二段脈	妊娠高血圧症
	妊娠高血圧症候群	妊娠高血圧腎症	妊娠中一過性高血圧症
	ヒステリー球	副収縮	副腎性高血圧症
	副腎腺腫	副腎のう腫	副腎皮質のう腫
	良性副腎皮質腫瘍		

用法用量　通常，成人にはカルテオロール塩酸塩として，1日10～15mgより投与をはじめ，効果が不十分な場合には30mgまで漸増し，1日2～3回に分割経口投与する。なお，年齢・症状に応じ適宜増減する。

用法用量に関連する使用上の注意　褐色細胞腫の患者では，本剤の単独投与により急激に血圧が上昇することがあるので，α遮断剤で初期治療を行った後に本剤を投与し，常にα遮断剤を併用すること。

禁忌

(1)本剤の成分に対し過敏症の既往歴のある患者
(2)気管支喘息，気管支痙攣のおそれのある患者
(3)糖尿病性ケトアシドーシス，代謝性アシドーシスのある患者
(4)高度の徐脈(著しい洞性徐脈)，房室ブロック(II，III度)，洞不全症候群，洞房ブロックのある患者
(5)心原性ショックの患者
(6)肺高血圧による右心不全のある患者
(7)うっ血性心不全のある患者
(8)低血圧症の患者
(9)未治療の褐色細胞腫の患者
(10)妊婦又は妊娠している可能性のある婦人

カルテオロール塩酸塩錠5mg「サワイ」：沢井[5.8円/錠]，カルテオロール塩酸塩錠5mg「ツルハラ」：鶴原[5.6円/錠]，カルテオロール塩酸塩錠5mg「日医工」：日医工[5.6円/錠]，カルノノン錠5mg：辰巳化学[5.6円/錠]，チオグール錠5mg：東和[5.6円/錠]，チスタロール錠5mg：鶴原[5.6円/錠]

ミコブティンカプセル150mg

規格：150mg1カプセル[774.5円/カプセル]
リファブチン　ファイザー　616

【効 能 効 果】

〈適応菌種〉本剤に感性のマイコバクテリウム属
〈適応症〉結核症，マイコバクテリウム・アビウムコンプレックス(MAC)症を含む非結核性抗酸菌症，HIV感染患者における播種性MAC症の発症抑制

【対応標準病名】

◎	HIV感染	HIV非結核性抗酸菌症	結核
	非結核性抗酸菌症		
○	AIDS	AIDS関連症候群	HIV－1感染症
	HIV－2感染症	HIV感染症	S状結腸結核
あ	胃結核	陰茎結核	咽頭結核
	咽頭流注膿瘍	陰のう結核	壊疽性丘疹状結核疹
か	外陰結核	回腸結核	回盲部結核
	潰瘍性粟粒結核	潰瘍性狼瘡	顎下部結核
	肩関節結核	活動性肺結核	肝結核
	眼結核	眼瞼結核	関節結核
	乾酪性肺炎	気管結核	気管支結核
	急性粟粒結核	胸腔内リンパ節結核・菌確認あり	胸腔内リンパ節結核・組織学的確認あり
	胸水結核菌陽性	胸腺結核	胸椎結核

	胸腰椎結核	筋肉結核	筋膜結核
	空腸結核	くも膜結核	頚椎結核
	珪肺結核	頚部リンパ節結核	結核腫
	結核初期感染	結核疹	結核性アジソン病
	結核性咳嗽	結核性角結膜炎	結核性角膜炎
	結核性角膜強膜炎	結核性喀血	結核性滑膜炎
	結核性気管支拡張症	結核性気胸	結核性胸膜炎
	結核性胸膜炎・菌確認あり	結核性胸膜炎・組織学的確認あり	結核性空洞
	結核性血胸	結核性下痢	結核性腱滑膜炎
	結核性瞼板炎	結核性硬化症	結核性硬結性紅斑
	結核性虹彩炎	結核性虹彩毛様体炎	結核性硬膜炎
	結核性骨髄炎	結核性女性骨盤炎症性疾患	結核性痔瘻
	結核性腎盂炎	結核性腎盂腎炎	結核性心筋症
	結核性髄膜炎	結核性精管炎	結核性脊柱後弯症
	結核性脊柱前弯症	結核性脊柱側弯症	結核性線維症
	結核性前立腺炎	結核性多発ニューロパチー	結核性中耳炎
	結核性低アドレナリン症	結核性動脈炎	結核性動脈内膜炎
	結核性軟膜炎	結核性膿胸	結核性膿腎症
	結核性脳脊髄炎	結核性脳動脈炎	結核性脳膿瘍
	結核性膿瘍	結核性肺線維症	結核性肺膿瘍
	結核性発熱	結核性貧血	結核性腹水
	結核性腹膜炎	結核性ぶどう膜炎	結核性脈絡網膜炎
	結核性網膜炎	結核性卵管炎	結核性卵巣炎
	結核性卵巣のう胞	結核性リンパ節炎	結節性肺結核
	結膜結核	口蓋垂結核	硬化性肺結核
	硬化性狼瘡	広間膜結核	口腔結核
	口腔粘膜結核	甲状腺結核	口唇結核
	後天性免疫不全症候群	喉頭結核	肛門結核
さ	骨結核	骨盤結核	耳管結核
	子宮結核	耳結核	縦隔結核
	十二指腸結核	小腸結核	初感染結核
	食道結核	心筋結核	神経系結核
	腎結核	尋常性狼瘡	新生児 HIV 感染症
	心内膜結核	塵肺結核	深部カリエス
	心膜結核	髄液結核菌陽性	髄膜結核腫
	性器結核	精索結核	精巣結核
	精巣上体結核	精のう結核	脊髄結核
	脊髄結核腫	脊髄膜結核	脊椎結核
	線維乾酪性心膜炎	仙骨部膿瘍	潜在性結核感染症
	先天性結核	前立腺結核	粟粒結核
た	大腸結核	唾液腺結核	ダグラス窩結核
	胆のう結核	腸間膜リンパ節結核	腸結核
な	直腸結核	難治結核	尿管結核
	尿道球腺結核	尿道結核	尿路結核
	脳結核	脳結核腫	脳脊髄膜結核
は	肺炎結核	肺結核	肺結核・鏡検確認あり
	肺結核・組織学的確認あり	肺結核・培養のみ確認あり	肺結核腫
	肺非結核性抗酸菌症	肺門結核	肺門リンパ節結核
	播種性結核	鼻咽頭結核	非結核性抗酸菌性滑膜炎
	非結核性抗酸菌性胸膜炎	非結核性抗酸菌性腱鞘炎	非結核性抗酸菌性股関節炎
	非結核性抗酸菌性骨髄炎	非結核性抗酸菌性脊椎炎	非結核性抗酸菌性皮膚潰瘍
	非結核性抗酸菌性リンパ節炎	泌尿器結核	皮膚結核
	皮膚腺病	皮膚粟粒結核	皮膚非結核性抗酸菌症
	皮膚疣状結核	副腎結核	副鼻腔結核
ま	腹壁冷膿瘍	膀胱結核	脈絡膜結核
	腰椎結核	肋骨カリエス	
△	結核後遺症	結核性髄膜炎後遺症	結核性膀胱炎後遺症
	股関節結核後遺症	骨盤腹膜癒着	腎石灰化症
	脊椎カリエス後遺症	多剤耐性結核	腸間膜リンパ節陳旧性結核
	陳旧性胸椎カリエス	陳旧性骨結核	陳旧性腎結核
	陳旧性腸結核	陳旧性肺結核	陳旧性腰椎カリエス
	肺結核後遺症	肺結核術後	

効能効果に関連する使用上の注意　本剤は，リファンピシンの使用が困難な場合に使用すること。

用法用量

結核症

通常，成人にはリファブチンとして150mg～300mgを1日1回経口投与する。

多剤耐性結核症にはリファブチンとして300mg～450mgを1日1回経口投与する。

マイコバクテリウム・アビウムコンプレックス(MAC)症を含む非結核性抗酸菌症の治療：通常，成人にはリファブチンとして300mgを1日1回経口投与する。

HIV感染患者における播種性MAC症の発症抑制：通常，成人にはリファブチンとして300mgを1日1回経口投与する。

用法用量に関連する使用上の注意

(1)本剤を使用する際には，近年，新たな臨床試験を実施していないため，投与開始時期，投与期間，併用薬等について国内外の学会のガイドライン等，最新の情報を参考にし，投与すること。

(2)「相互作用」(2)併用注意の表に示された薬剤を投与中の患者に使用する場合は，本剤の用量を表に従って調節すること。エファビレンツ等のCYP3Aを誘導する薬剤と併用する場合には，本剤の曝露量が低下する可能性があるので，ガイドライン等を参考に本剤の増量を考慮すること。

(3)1日投与量が300mgを超える場合は，副作用の発現頻度が高くなるおそれがあるので，特に注意すること。

(4)本剤の使用にあたっては，耐性菌の発現等を防ぐため，原則として感受性を確認し，疾病の治療上必要な最小限の期間の投与にとどめること。

(5)本剤をMAC症を含む非結核性抗酸菌症並びに結核症の治療に使用する際には，抗酸菌に感受性を示す他の薬剤と必ず併用すること。また，併用する薬剤の添付文書を熟読すること。

(6)重度の腎機能障害のある患者(クレアチニンクリアランスが30mL/分未満)に使用する場合は，本剤の用量を半量にすること。

禁忌

(1)本剤の成分又は他のリファマイシン系薬剤(リファンピシン)に対し過敏症の既往歴のある患者

(2)次の薬剤を投与中の患者：ボリコナゾール

併用禁忌

薬剤名等	臨床症状・措置方法	機序・危険因子
ボリコナゾール(ブイフェンド)	本剤の作用が増強するおそれがある。 また，ボリコナゾールの作用が減弱するおそれがある。	ボリコナゾールは本剤の主たる肝代謝酵素(CYP3A4)を阻害することにより，本剤の血中濃度を上昇させる。 また，本剤の肝代謝酵素(CYP3A4等)誘導作用により，ボリコナゾールの代謝を促進し，ボリコナゾールの血中濃度を低下させる。

ミコンビ配合錠AP　規格：1錠[132.2円/錠]
ミコンビ配合錠BP　規格：1錠[194円/錠]

テルミサルタン　ヒドロクロロチアジド　日本ベーリンガー　214

【効 能 効 果】

高血圧症

【対応標準病名】

◎	高血圧症	本態性高血圧症	
○	悪性高血圧症	境界型高血圧症	高血圧性緊急症
	高血圧性腎疾患	高血圧性脳内出血	高血圧切迫症
	高レニン性高血圧症	若年高血圧症	若年性境界型高血圧症

	収縮期高血圧症	腎血管性高血圧症	腎実質性高血圧症
	腎性高血圧症	低レニン性高血圧症	内分泌性高血圧症
	二次性高血圧症	副腎性高血圧症	
△	HELLP 症候群	褐色細胞腫	褐色細胞腫性高血圧症
	クロム親和性細胞腫	軽症妊娠高血圧症候群	混合型妊娠高血圧症候群
	産後高血圧症	重症妊娠高血圧症候群	純粋型妊娠高血圧症候群
	心因性高血圧症	新生児高血圧症	早発型妊娠高血圧症候群
	遅発型妊娠高血圧症候群	透析シャント静脈高血圧症	二次性肺高血圧症
	妊娠高血圧症	妊娠高血圧症候群	妊娠高血圧腎症
	妊娠中一過性高血圧症	副腎腺腫	副腎のう腫
	副腎皮質のう腫	良性副腎皮質腫瘍	

効能効果に関連する使用上の注意　過度な血圧低下のおそれ等があり，本剤を高血圧治療の第一選択薬としないこと。

用法用量　成人には1日1回1錠(テルミサルタン/ヒドロクロロチアジドとして40mg/12.5mg又は80mg/12.5mg)を経口投与する。本剤は高血圧治療の第一選択薬として用いない。

用法用量に関連する使用上の注意
(1)原則として，テルミサルタン40mgで効果不十分な場合にテルミサルタン/ヒドロクロロチアジド40mg/12.5mgの投与を，テルミサルタン80mg，又はテルミサルタン/ヒドロクロロチアジド40mg/12.5mgで効果不十分な場合にテルミサルタン/ヒドロクロロチアジド80mg/12.5mgの投与を検討すること。
(2)肝障害のある患者に投与する場合，テルミサルタン/ヒドロクロロチアジドとして40mg/12.5mgを超えて投与しないこと。

禁忌
(1)本剤の成分及びチアジド系薬剤又はその類似化合物(例えばクロルタリドン等のスルフォンアミド誘導体)に対し過敏症の既往歴のある患者
(2)妊婦又は妊娠している可能性のある婦人
(3)胆汁の分泌が極めて悪い患者又は重篤な肝障害のある患者
(4)無尿の患者又は血液透析中の患者
(5)急性腎不全の患者
(6)体液中のナトリウム・カリウムが明らかに減少している患者
(7)アリスキレンフマル酸塩を投与中の糖尿病患者(ただし，他の降圧治療を行ってもなお血圧のコントロールが著しく不良の患者を除く)

ミニプレス錠0.5mg　規格：0.5mg1錠[7.4円/錠]
ミニプレス錠1mg　規格：1mg1錠[13.4円/錠]
プラゾシン塩酸塩　ファイザー　214

【効 能 効 果】

(1)本態性高血圧症，腎性高血圧症
(2)前立腺肥大症に伴う排尿障害

【対応標準病名】

◎	高血圧症	腎性高血圧症	前立腺肥大症
	排尿障害	本態性高血圧症	
○	悪性高血圧症	境界型高血圧症	高血圧性緊急症
	高血圧性脳内出血	高レニン性高血圧症	若年高血圧症
	若年性境界型高血圧症	収縮期高血圧症	腎血管性高血圧症
	腎実質性高血圧症	前立腺症	前立腺線維腫
	遅延性排尿	低レニン性高血圧症	二次性高血圧症
	排尿困難		
△	高血圧切迫症	残尿感	尿線断裂
	尿線微弱	尿道痛	排尿時灼熱感
	膀胱直腸障害	膀胱痛	

用法用量
(1)本態性高血圧症，腎性高血圧症：プラゾシンとして通常成人1日1～1.5mg(1回0.5mg1日2～3回)より投与を始め，効果が不十分な場合は1～2週間の間隔をおいて1.5～6mgまで漸増し，1日2～3回に分割経口投与する。まれに1日15mgまで漸増することもある。なお，年齢，症状により適宜増減する。
(2)前立腺肥大症に伴う排尿障害
プラゾシンとして通常成人1日1～1.5mg(1回0.5mg1日2～3回)より投与を始め，効果が不十分な場合は1～2週間の間隔をおいて1.5～6mgまで漸増し，1日2～3回に分割経口投与する。
なお，症状により適宜増減する。

禁忌　本剤の成分に対し過敏症の既往歴のある患者

ダウナット錠0.5mg：テバ製薬　0.5mg1錠[5.4円/錠]，ダウナット錠1mg：テバ製薬　1mg1錠[5.6円/錠]

ミニリンメルトOD錠60μg　規格：60μg1錠[120.7円/錠]
デスモプレシン酢酸塩水和物　フェリング　241

【効 能 効 果】

中枢性尿崩症

【対応標準病名】

◎	中枢性尿崩症		
○	下垂体性尿崩症	家族性中枢性尿崩症	続発性中枢性尿崩症
	特発性中枢性尿崩症	二次性尿崩症	尿崩症
△	下垂体機能低下症	下垂体障害	視床下部機能障害
	続発性下垂体機能低下症	特発性下垂体機能低下症	肉芽腫性下垂体炎
	汎下垂体機能低下症	複合下垂体ホルモン欠損症	薬物誘発性下垂体機能低下症

用法用量　通常，デスモプレシンとして1回60～120μgを1日1～3回経口投与する。投与量は患者の飲水量，尿量，尿比重，尿浸透圧により適宜増減するが，1回投与量は240μgまでとし，1日投与量は720μgを超えないこと。

用法用量に関連する使用上の注意
(1)低ナトリウム血症の発現を防止するため，低用量から本剤の投与を開始すること。また，投与量の増量は慎重に行うこと。
(2)小児の中枢性尿崩症の治療において本剤60μg投与で過量投与が懸念される場合は，デスモプレシン経鼻製剤の使用を考慮すること。
(3)本剤を食後投与から食前投与に変更した場合，投与後に血漿中デスモプレシン濃度が高くなり有害事象の発現リスクが上昇する可能性があることに留意して，患者ごとに本剤の投与と食事のタイミングを検討すること。
(4)食直後投与では目的とする有効性が得られない可能性があるため，食直後の投与は避けることが望ましい。
(5)夜尿症及び中枢性尿崩症の治療における水分摂取管理の重要性を考慮し，本剤は水なしで飲むこと。なお，本剤は口の中(舌下)に入れると速やかに溶ける。

警告　デスモプレシン酢酸塩水和物を夜尿症に対し使用した患者で重篤な低ナトリウム血症による痙攣が報告されていることから，患者及びその家族に対して，水中毒(低ナトリウム血症)が発現する場合があること，水分摂取管理の重要性について十分説明・指導すること。

禁忌
(1)低ナトリウム血症の患者
(2)習慣性又は心因性多飲症の患者(尿生成量が40mL/kg/24時間を超える)
(3)心不全の既往歴又はその疑いがあり利尿薬による治療を要する患者
(4)抗利尿ホルモン不適合分泌症候群の患者
(5)中等度以上の腎機能障害のある患者(クレアチニンクリアランスが50mL/分未満)
(6)本剤の成分に対し過敏症の既往歴のある患者

ミニリンメルトOD錠120μg　規格：120μg1錠[202.7円/錠]
ミニリンメルトOD錠240μg　規格：240μg1錠[340.7円/錠]
デスモプレシン酢酸塩水和物　フェリング　241

【効 能 効 果】

(1)尿浸透圧あるいは尿比重の低下に伴う夜尿症
(2)中枢性尿崩症

【対応標準病名】

◎	中枢性尿崩症	夜尿症	
○	下垂体性尿崩症	家族性中枢性尿崩症	全遺尿
	続発性中枢性尿崩症	昼間遺尿症	特発性中枢性尿崩症
	二次性尿崩症	尿崩症	
△	下垂体機能低下症	下垂体障害	視床下部機能障害
	続発性下垂体機能低下症	特発性下垂体機能低下症	肉芽腫性下垂体炎
	汎下垂体機能低下症	非器質性遺尿症	複合下垂体ホルモン欠損症
	薬物誘発性下垂体機能低下症		

用法用量
(1)尿浸透圧あるいは尿比重の低下に伴う夜尿症：通常，1日1回就寝前にデスモプレシンとして120μgから経口投与し，効果不十分な場合は，1日1回就寝前にデスモプレシンとして240μgに増量することができる。
(2)中枢性尿崩症：通常，デスモプレシンとして1回60～120μgを1日1～3回経口投与する。投与量は患者の飲水量，尿量，尿比重，尿浸透圧により適宜増減するが，1回投与量は240μgまでとし，1日投与量は720μgを超えないこと。

用法用量に関連する使用上の注意
(1)低ナトリウム血症の発現を防止するため，低用量から本剤の投与を開始すること。また，投与量の増量は慎重に行うこと。
(2)小児の中枢性尿崩症の治療において本剤60μg投与で過量投与が懸念される場合は，デスモプレシン経鼻製剤の使用を考慮すること。
(3)本剤を食後投与から食前投与に変更した場合，投与後に血漿中デスモプレシン濃度が高くなり有害事象の発現リスクが上昇する可能性があることに留意して，患者ごとに本剤の投与と食事のタイミングを検討すること。
(4)食直後投与では目的とする有効性が得られない可能性があるため，食直後の投与は避けることが望ましい。
(5)夜尿症及び中枢性尿崩症の治療における水分摂取管理の重要性を考慮し，本剤は水なしで飲むこと。なお，本剤は口の中(舌下)に入れると速やかに溶ける。

警告　デスモプレシン酢酸塩水和物を夜尿症に対し使用した患者で重篤な低ナトリウム血症による痙攣が報告されていることから，患者及びその家族に対して，水中毒(低ナトリウム血症)が発現する場合があること，水分摂取管理の重要性について十分説明・指導すること。

禁忌
(1)低ナトリウム血症の患者
(2)習慣性又は心因性多飲症の患者(尿生成量が40mL/kg/24時間を超える)
(3)心不全の既往歴又はその疑いがあり利尿薬による治療を要する患者
(4)抗利尿ホルモン不適合分泌症候群の患者
(5)中等度以上の腎機能障害のある患者(クレアチニンクリアランスが50mL/分未満)
(6)本剤の成分に対し過敏症の既往歴のある患者

ミノアレ散66.7%　規格：66.7%1g[19.3円/g]
トリメタジオン　日医工　113

【効 能 効 果】

定型欠神発作(小発作)
小型(運動)発作〔ミオクロニー発作，失立(無動)発作，点頭てんかん(幼児けい縮発作，BNSけいれん等)〕

【対応標準病名】

◎	定型欠神発作	てんかん小発作	点頭てんかん
	ミオクローヌスてんかん		
○	アブサンス	家族性痙攣	局所性痙攣
	局所性てんかん	光原性てんかん	後天性てんかん
	持続性部分てんかん	ジャクソンてんかん	若年性アブサンスてんかん
	若年性ミオクローヌスてんかん	術後てんかん	症候性てんかん
	焦点性知覚性発作	焦点性てんかん	小児期アブサンスてんかん
	自律神経てんかん	進行性ミオクローヌスてんかん	睡眠喪失てんかん
	精神運動発作	前頭葉てんかん	側頭葉てんかん
	体知覚性発作	遅発性てんかん	聴覚性発作
	聴覚反射てんかん	てんかん	てんかん合併妊娠
	てんかん大発作	難治性てんかん	乳児重症ミオクロニーてんかん
	乳児点頭痙攣	拝礼発作	反応性てんかん
	ヒプサルスミア	腹部てんかん	部分てんかん
	片側痙攣片麻痺てんかん症候群	薬物てんかん	良性乳児ミオクローヌスてんかん
	レノックス・ガストー症候群		
△	アトニー性非特異性てんかん発作	アルコールてんかん	ウンベルリヒトてんかん
	強直間代発作	症候性早期ミオクローヌス性脳症	ストレスてんかん
	てんかん性自動症	ラフォラ疾患	良性新生児痙攣

用法用量　トリメタジオンとして，通常成人1日1.0g(散として1.5g)を毎食後3回に分割経口投与する。症状，耐薬性に応じて適宜漸増し，治療効果がみられるまで増量するが，最高1日2.0g(散として3.0g)を限度とする。
小児においては，成人量を基準として体重により決定する。
症状，耐薬性に応じて適宜増減する。

禁忌
(1)本剤の成分に対し過敏症の患者
(2)妊婦または妊娠している可能性のある婦人
(3)重篤な肝障害，腎障害のある患者
(4)重篤な血液障害のある患者
(5)網膜・視神経障害のある患者

ミノマイシンカプセル50mg
規格：50mg1カプセル[24円/カプセル]
ミノマイシンカプセル100mg
規格：100mg1カプセル[51円/カプセル]
ミノマイシン錠50mg　規格：50mg1錠[23.8円/錠]
ミノマイシン錠100mg　規格：100mg1錠[51円/錠]
ミノサイクリン塩酸塩　ファイザー　615

【効 能 効 果】

〈適応菌種〉ミノサイクリンに感性のブドウ球菌属，レンサ球菌属，肺炎球菌，腸球菌属，淋菌，炭疽菌，大腸菌，赤痢菌，シトロバクター属，クレブシエラ属，エンテロバクター属，プロテウス属，モルガネラ・モルガニー，プロビデンシア属，緑膿菌，梅毒トレポネーマ，リケッチア属(オリエンチア・ツツガムシ)，クラミジア属，肺炎マイコプラズマ(マイコプラズマ・ニューモニエ)
〈適応症〉表在性皮膚感染症，深在性皮膚感染症，リンパ管・リンパ節炎，慢性膿皮症，外傷・熱傷及び手術創等の二次感染，乳腺炎，骨髄炎，咽頭・喉頭炎，扁桃炎(扁桃周囲炎を含む)，急性気管支炎，肺炎，肺膿瘍，慢性呼吸器病変の二次感染，膀胱炎，腎盂腎炎，前立腺炎(急性症，慢性症)，精巣上体炎(副睾丸炎)，尿道炎，淋菌感染症，梅毒，腹膜炎，感染性腸炎，外陰炎，細菌性腟炎，子宮内感染，涙嚢炎，麦粒腫，外耳炎，中耳炎，副鼻腔

炎，化膿性唾液腺炎，歯周組織炎，歯冠周囲炎，上顎洞炎，顎炎，炭疽，つつが虫病，オウム病

【対応標準病名】

◎	咽頭炎	咽頭喉頭炎	オウム病
	外陰炎	外耳炎	外傷
	化膿性唾液腺炎	感染性腸炎	急性気管支炎
	急性細菌性前立腺炎	喉頭炎	骨髄炎
	細菌性腟炎	挫創	歯冠周囲炎
	子宮内感染症	歯根のう胞	歯周炎
	歯髄炎	歯性顎炎	術後創部感染
	上顎洞炎	腎盂腎炎	精巣上体炎
	前立腺炎	創傷	創傷感染症
	炭疽	中耳炎	つつが虫病
	乳腺炎	尿道炎	熱傷
	肺炎	梅毒	肺膿瘍
	麦粒腫	皮膚感染症	副鼻腔炎
	腹膜炎	扁桃炎	扁桃周囲炎
	膀胱炎	慢性前立腺炎	慢性膿皮症
	リンパ管炎	リンパ節炎	淋病
	涙のう炎	裂傷	裂創
○	MRSA術後創部感染	MRSA腹膜炎	MRSA膀胱炎
あ	S状結腸炎	アーガイル・ロバートソン瞳孔	亜急性気管支炎
	亜急性骨髄炎	亜急性リンパ管炎	亜急性涙のう炎
	悪性外耳炎	足異物	足開放創
	足挫創	足切創	足第1度熱傷
	足第2度熱傷	足第3度熱傷	足熱傷
	圧挫傷	圧挫創	アルカリ腐蝕
	アレルギー性外耳道炎	アレルギー性膀胱炎	アンギナ
	一部性歯髄炎	胃腸炎	胃腸管熱傷
	胃腸炭疽	胃熱傷	陰茎開放創
	陰茎挫創	陰茎折症	陰茎第1度熱傷
	陰茎第2度熱傷	陰茎第3度熱傷	陰茎熱傷
	陰茎裂創	陰唇潰瘍	咽頭気管炎
	咽頭チフス	咽頭痛	咽頭熱傷
	咽頭扁桃炎	陰のう開放創	陰のう第1度熱傷
	陰のう第2度熱傷	陰のう第3度熱傷	陰のう熱傷
	陰のう裂創	陰部切創	インフルエンザ菌気管支炎
	インフルエンザ菌喉頭炎	インフルエンザ菌性咽頭炎	インフルエンザ菌性喉頭気管炎
	う蝕第2度単純性歯髄炎	う蝕第3度急性化膿性根尖性歯周炎	う蝕第3度急性化膿性歯髄炎
	う蝕第3度急性単純性根尖性歯周炎	う蝕第3度慢性壊疽性歯髄炎	う蝕第3度慢性潰瘍性歯髄炎
	う蝕第3度慢性化膿性根尖性歯周炎	う蝕第3度慢性増殖性歯髄炎	会陰第1度熱傷
	会陰第2度熱傷	会陰第3度熱傷	会陰熱傷
	会陰部化膿創	会陰裂傷	腋窩第1度熱傷
	腋窩第2度熱傷	腋窩第3度熱傷	腋窩熱傷
	壊死性外耳炎	壊死性潰瘍性歯周炎	壊死性潰瘍性歯肉炎
	壊死性肺炎	壊疽性咽頭炎	壊疽性歯髄炎
	壊疽性歯肉炎	壊疽性扁桃周囲炎	炎症性腸疾患
	横隔膜下膿瘍	横隔膜下腹膜炎	オウム病肺炎
か	汚染擦過創	外陰開放創	外陰潰瘍
	外陰第1度熱傷	外陰第2度熱傷	外陰第3度熱傷
	外陰熱傷	外陰膿瘍	外陰部挫創
	外陰部切創	外陰部びらん	外陰部裂傷
	外耳湿疹	外耳道真珠腫	外耳道痛
	外耳道肉芽腫	外耳道膿瘍	外耳道閉塞性角化症
	外耳道蜂巣炎	外傷性歯根膜炎	外傷性歯髄炎
	外傷性切断	外傷性穿孔性中耳炎	外傷性中耳炎
	外傷性乳び胸	外傷性脳圧迫・頭蓋内に達する開放創合併あり	外傷性脳圧迫・頭蓋内に達する開放創合併なし
	外傷性脳症	回腸炎	外麦粒腫
	開放骨折	開放性外傷性脳圧迫	開放性陥没骨折
	開放性胸膜損傷	開放性大腿骨骨髄炎	開放性脱臼骨折
	開放性脳挫創	開放性脳損傷髄膜炎	開放性脳底部挫傷
	開放性びまん性脳損傷	開放性粉砕骨折	潰瘍性咽頭炎
	潰瘍性歯肉炎	潰瘍性膀胱炎	下咽頭炎
	下咽頭熱傷	化学外傷	下顎骨壊死
	下顎骨炎	下顎骨骨髄炎	下顎骨骨膜炎
	下顎骨骨膜下膿瘍	下顎骨周囲炎	下顎骨周囲膿瘍
	下顎挫傷	下顎擦過創	化学性急性外耳炎
	下顎切創	下顎打撲傷	下顎熱傷
	下顎膿瘍	下顎皮下血腫	下顎部挫傷
	下顎部第1度熱傷	下顎部第2度熱傷	下顎部第3度熱傷
	下顎部打撲傷	下顎部皮膚欠損創	踵裂創
	下眼瞼蜂巣炎	顎下腺炎	顎下腺管炎
	顎下腺膿瘍	顎関節部挫傷	顎関節部擦過創
	顎関節部切創	顎関節部打撲傷	顎関節部皮下血腫
	角結膜腐蝕	顎骨炎	顎骨骨髄炎
	顎骨骨膜炎	顎部挫傷	顎部打撲傷
	角膜アルカリ化学熱傷	角膜酸化学熱傷	角膜酸性熱傷
	角膜熱傷	下肢第1度熱傷	下肢第2度熱傷
	下肢第3度熱傷	下肢熱傷	下腿汚染創
	下腿開放創	下腿骨骨髄炎	下腿骨慢性骨髄炎
	下腿挫創	下腿切創	下腿足部熱傷
	下腿熱傷	下腿皮膚欠損創	下腿複雑骨折後骨髄炎
	下腿部第1度熱傷	下腿部第2度熱傷	下腿部第3度熱傷
	下腿裂創	カタル性胃腸炎	カタル性咽頭炎
	滑膜梅毒	カテーテル感染症	カテーテル敗血症
	化膿性喉頭炎	化膿性骨髄炎	化膿性耳下腺炎
	化膿性歯周炎	化膿性歯肉炎	化膿性中耳炎
	化膿性乳腺炎	化膿性副鼻腔炎	化膿性腹膜炎
	化膿性扁桃周囲炎	下半身第1度熱傷	下半身第2度熱傷
	下半身第3度熱傷	下半身熱傷	下腹部第1度熱傷
	下腹部第2度熱傷	下腹部第3度熱傷	カリエスのない歯髄炎
	眼化学熱傷	眼窩骨髄炎	肝下膿瘍
	眼球熱傷	眼瞼外傷性腫脹	眼瞼外傷性皮下異物
	眼瞼化学熱傷	眼瞼擦過創	眼瞼切創
	眼瞼第1度熱傷	眼瞼第2度熱傷	眼瞼第3度熱傷
	眼瞼虫刺傷	眼瞼熱傷	眼瞼梅毒
	眼瞼蜂巣炎	環指圧挫傷	環指骨髄炎
	環指挫傷	環指挫創	環指切創
	間質性膀胱炎	環指剥皮創	環指皮膚欠損創
	肝周囲炎	眼周囲化学熱傷	眼周囲第1度熱傷
	眼周囲第2度熱傷	眼周囲第3度熱傷	眼周囲部外傷性腫脹
	眼周囲部外傷性皮下異物	眼周囲部擦過創	眼周囲部切創
	眼周囲部虫刺傷	関節挫傷	感染性胃腸炎
	感染性咽頭炎	感染性外耳炎	感染性下痢症
	感染性喉頭気管炎	感染性大腸炎	貫通性挫滅創
	眼熱傷	肝梅毒	眼梅毒
	眼部外傷性腫脹	眼部外傷性皮下異物	眼部擦過創
	眼部切創	眼部虫刺傷	感冒性胃腸炎
	感冒性大腸炎	感冒性腸炎	顔面汚染創
	顔面挫傷	顔面擦過創	顔面切創
	顔面損傷	顔面第1度熱傷	顔面第2度熱傷
	顔面第3度熱傷	顔面多発挫傷	顔面多発擦過創
	顔面多発切創	顔面多発打撲傷	顔面多発虫刺傷
	顔面多発皮下血腫	顔面多発皮下出血	顔面打撲傷
	顔面熱傷	顔面皮下血腫	顔面皮膚欠損創
	気管支肺炎	気管熱傷	気腫性腎盂腎炎
	気道熱傷	偽膜性アンギナ	偽膜性咽頭炎
	偽膜性喉頭炎	偽膜性扁桃炎	急性アデノイド咽頭炎
	急性アデノイド扁桃炎	急性一部性化膿性歯髄炎	急性一部性単純性歯髄炎
	急性胃腸炎	急性咽頭炎	急性咽頭喉頭炎
	急性咽頭扁桃炎	急性壊疽性喉頭炎	急性壊疽性歯髄炎

急性壊疽性扁桃炎	急性外陰腟炎	急性外耳炎
急性潰瘍性喉頭炎	急性潰瘍性扁桃炎	急性顎骨骨髄炎
急性顎骨骨膜炎	急性化膿性咽頭炎	急性化膿性外耳炎
急性化膿性下顎骨炎	急性化膿性顎下腺炎	急性化膿性脛骨骨髄炎
急性化膿性骨髄炎	急性化膿性根尖性歯周炎	急性化膿性耳下腺炎
急性化膿性歯根膜炎	急性化膿性歯髄炎	急性化膿性上顎骨炎
急性化膿性中耳炎	急性化膿性辺縁性歯根膜炎	急性化膿性扁桃炎
急性気管気管支炎	急性脛骨骨髄炎	急性血行性骨髄炎
急性限局性腹膜炎	急性光線性外耳炎	急性喉頭炎
急性喉頭気管炎	急性喉頭気管気管支炎	急性骨髄炎
急性骨盤腹膜炎	急性根尖性歯周炎	急性耳下腺炎
急性歯冠周囲炎	急性歯周炎	急性歯髄炎
急性湿疹性外耳炎	急性歯肉炎	急性出血性膀胱炎
急性精巣上体炎	急性声帯炎	急性声門下喉頭炎
急性接触性外耳炎	急性腺窩性扁桃炎	急性全部性化膿性歯髄炎
急性全部性単純性歯髄炎	急性大腸炎	急性単純性根尖性歯周炎
急性単純性歯髄炎	急性単純性膀胱炎	急性中耳炎
急性腸炎	急性乳腺炎	急性尿道炎
急性肺炎	急性反応性外耳炎	急性汎発性腹膜炎
急性反復性気管支炎	急性腹膜炎	急性浮腫性喉頭炎
急性扁桃炎	急性膀胱炎	急性淋菌性尿道炎
急性涙のう炎	急速進行性歯周炎	キュットネル腫瘍
胸腔熱傷	胸骨骨髄炎	胸椎骨髄炎
頬粘膜咬傷	頬粘膜咬創	胸部汚染創
胸部外傷	頬部挫傷	胸部挫創
頬部擦過創	胸部上腕熱傷	胸部切創
頬部切創	胸部損傷	胸部第1度熱傷
頬部第1度熱傷	胸部第2度熱傷	頬部第2度熱傷
胸部第3度熱傷	頬部第3度熱傷	頬部打撲傷
胸部熱傷	頬部皮下血腫	胸部皮膚欠損創
頬部皮膚欠損創	胸壁開放創	胸壁刺創
胸膜損傷・胸腔に達する開放創合併あり	胸膜裂創	距骨骨髄炎
筋梅毒	躯幹薬傷	クラットン関節
グラデニーゴ症候群	クループ性気管支炎	脛骨顆部割創
脛骨骨髄炎	脛骨骨膜炎	脛骨乳児骨髄炎
脛骨慢性化膿性骨髄炎	脛骨慢性骨髄炎	痙性梅毒性運動失調症
頚椎骨髄炎	頚部第1度熱傷	頚部第2度熱傷
頚部第3度熱傷	頚部熱傷	頚部膿瘍
血行性脛骨骨髄炎	血行性骨髄炎	血行性歯髄炎
血行性大腿骨骨髄炎	血性腹膜炎	結膜熱傷
結膜のうアルカリ化学熱傷	結膜のう酸化学熱傷	結膜腐蝕
下痢症	嫌気性骨髄炎	限局型若年性歯周炎
限局性外耳道炎	限局性腹膜炎	肩甲間部第1度熱傷
肩甲間部第2度熱傷	肩甲間部第3度熱傷	肩甲間部熱傷
肩甲骨周囲炎	肩甲部第1度熱傷	肩甲部第2度熱傷
肩甲部第3度熱傷	肩甲部熱傷	顕性神経梅毒
原発性腹膜炎	肩部第1度熱傷	肩部第2度熱傷
肩部第3度熱傷	高エネルギー外傷	口蓋挫傷
硬化性骨髄炎	後期潜伏性梅毒	口腔外傷性異物
口腔外傷性腫脹	口腔挫傷	口腔擦過創
口腔上顎洞瘻	口腔切創	口腔第1度熱傷
口腔第2度熱傷	口腔第3度熱傷	口腔打撲傷
口腔内血腫	口腔熱傷	口腔粘膜咬傷
口腔梅毒	紅色陰癬	口唇外傷性腫脹
口唇外傷性皮下異物	口唇咬傷	口唇挫傷
口唇擦過創	口唇切創	口唇第1度熱傷
口唇第2度熱傷	口唇第3度熱傷	口唇打撲傷
口唇虫刺傷	口唇熱傷	口唇梅毒
口唇皮下血腫	口唇皮下出血	硬性下疳
後天梅毒	喉頭外傷	喉頭周囲炎
喉頭損傷	喉頭熱傷	喉頭梅毒

後頭部外傷	後頭部割創	後頭部挫創
後頭部切創	後頭部打撲傷	後頭部裂創
広汎型若年性歯周炎	後腹膜炎	後腹膜膿瘍
肛門第1度熱傷	肛門第2度熱傷	肛門第3度熱傷
肛門熱傷	肛門扁平コンジローマ	肛門淋菌感染
肛門裂創	鼓室内水腫	骨炎
骨顆炎	骨幹炎	骨周囲炎
骨髄炎後遺症	骨髄肉芽腫	骨梅毒
骨盤化膿性骨髄炎	骨盤直腸窩膿瘍	骨盤腹膜炎
骨盤部裂創	骨膜炎	骨膜下膿瘍
骨膜骨髄炎	骨膜のう炎	ゴム腫
根尖性歯周炎	根側歯周膿瘍	昆虫咬創
さ 昆虫刺傷	コントル・クー損傷	細菌性骨髄炎
細菌性腟症	細菌性腹膜炎	細菌性膀胱炎
臍周囲炎	再発性中耳炎	再発性尿道炎
再発第2期梅毒	採皮創	坐骨骨炎
挫傷	擦過創	擦過皮下血腫
挫滅傷	挫滅創	残髄炎
酸腐蝕	耳介周囲湿疹	耳介部第1度熱傷
耳介部第2度熱傷	耳介部第3度熱傷	耳介部皮膚炎
趾開放創	耳介蜂巣炎	耳下腺炎
耳下腺管炎	耳下腺膿瘍	耳下腺部打撲
趾化膿創	歯冠周囲膿瘍	趾間切創
子宮熱傷	指骨炎	趾骨炎
指骨髄炎	趾骨髄炎	篩骨洞炎
歯根膜下膿瘍	趾挫創	示指MP関節挫傷
示指PIP開放創	示指割創	示指化膿創
四肢挫傷	示指挫傷	示指挫創
示指刺創	示指切創	四肢第1度熱傷
四肢第2度熱傷	四肢第3度熱傷	四肢熱傷
示指皮膚欠損創	歯周症	歯周膿瘍
思春期性歯肉炎	歯性上顎洞炎	歯性副鼻腔炎
歯性扁桃周囲膿瘍	趾第1度熱傷	趾第2度熱傷
趾第3度熱傷	膝蓋骨化膿性骨髄炎	膝蓋骨骨髄炎
膝蓋部挫創	膝下部挫創	膝窩部銃創
膝関節部異物	膝関節部挫創	膝部異物
膝部開放創	膝部割創	膝部咬創
膝部挫創	膝部切創	膝部第1度熱傷
膝部第2度熱傷	膝部第3度熱傷	膝部裂創
歯肉炎	歯肉挫傷	歯肉膿瘍
趾熱傷	若年性歯周炎	若年性進行麻痺
若年性脊髄ろう	尺骨遠位部骨髄炎	シャルコー関節
手圧挫傷	縦隔膿瘍	習慣性アンギナ
習慣性扁桃炎	銃自殺未遂	十二指腸穿孔腹膜炎
手関節挫滅傷	手関節挫滅創	手関節部切創
手関節部第1度熱傷	手関節部第2度熱傷	手関節部第3度熱傷
手関節部裂創	手指圧挫傷	手指汚染創
手指開放創	手指咬創	種子骨炎
種子骨開放骨折	手指挫傷	手指挫創
手指挫滅傷	手指挫滅創	手指刺創
手指切創	手指第1度熱傷	手指第2度熱傷
手指第3度熱傷	手指打撲傷	手指端熱傷
手指熱傷	手指剥皮創	手指皮下血腫
手指皮膚欠損創	手術創部膿瘍	手術創離開
手掌第1度熱傷	手掌第2度熱傷	手掌第3度熱傷
手掌熱傷	手掌皮膚欠損創	出血性外耳炎
出血性大腸炎	出血性中耳炎	出血性腸炎
出血性膀胱炎	術後横隔膜下膿瘍	術後感染症
術後骨髄炎	術後腎盂腎炎	術後髄膜炎
術後性耳下腺炎	術後性中耳炎	術後性慢性中耳炎
術後膿瘍	術後敗血症	術後皮下気腫
術後腹腔内膿瘍	術後腹壁膿瘍	術後腹膜炎
手背第1度熱傷	手背第2度熱傷	手背第3度熱傷
手背熱傷	手背皮膚欠損創	手部汚染創

シュロッフェル腫瘤	小陰唇膿瘍	上咽頭炎
上顎骨炎	上顎骨骨髄炎	上顎骨骨膜炎
上顎骨骨膜下膿瘍	上顎挫傷	上顎擦過創
上顎切創	上顎打撲傷	上顎皮下血腫
上眼瞼蜂巣炎	上口唇挫傷	上行性歯髄炎
上行性腎盂腎炎	上鼓室化膿症	踵骨炎
踵骨骨髄炎	踵骨部挫滅創	小指咬創
小指挫傷	小指挫創	小指切創
上肢第１度熱傷	上肢第２度熱傷	上肢第３度熱傷
上肢熱傷	小指皮膚欠損創	焼身自殺未遂
上唇小帯裂創	小唾液腺炎	小児外陰腟炎
小児肺炎	小児副鼻腔炎	小膿疱性皮膚炎
上半身第１度熱傷	上半身第２度熱傷	上半身第３度熱傷
上半身熱傷	踵部第１度熱傷	踵部第２度熱傷
踵部第３度熱傷	上腕汚染創	上腕貫通銃創
上腕骨骨髄炎	上腕挫創	上腕第１度熱傷
上腕第２度熱傷	上腕第３度熱傷	上腕熱傷
上腕皮膚欠損創	上腕部開放創	初期硬結
食道熱傷	処女膜裂傷	神経原性関節症
神経障害性脊椎障害	神経梅毒	神経梅毒髄膜炎
心血管梅毒	進行性運動性運動失調症	進行麻痺
滲出性気管支炎	滲出性腹膜炎	新生児上顎骨骨髄炎
新生児中耳炎	新生児膿漏眼	新生児梅毒
心内異物	腎梅毒	膵臓性腹膜炎
水疱性中耳炎	性器下疳	精巣炎
精巣開放創	精巣上体膿瘍	精巣精巣上体炎
精巣熱傷	精巣膿瘍	精巣破裂
精巣蜂巣炎	脊髄ろう	脊髄ろう性関節炎
脊椎骨髄炎	舌下腺炎	舌下腺膿瘍
舌咬傷	切創	舌熱傷
舌扁桃炎	遷延梅毒	前額部外傷性腫脹
前額部外傷性皮下異物	前額部擦過創	前額部切創
前額部第１度熱傷	前額部第２度熱傷	前額部第３度熱傷
前額部虫刺傷	前額部虫刺症	前額部皮膚欠損創
腺窩性アンギナ	前胸部挫創	前胸部第１度熱傷
前胸部第２度熱傷	前胸部第３度熱傷	前胸部熱傷
穿孔性中耳炎	穿孔性腹腔内膿瘍	穿孔性腹膜炎
仙骨部挫創	仙骨部皮膚欠損創	前思春期性歯周炎
全身挫傷	全身擦過創	全身第１度熱傷
全身第２度熱傷	全身第３度熱傷	全身熱傷
先天梅毒	先天梅毒髄膜炎	先天梅毒性多発ニューロパチー
先天梅毒脊髄炎	先天梅毒脳炎	先天梅毒脳脊髄炎
前頭洞炎	前頭部割創	前頭部挫傷
前頭部挫創	前頭部切創	前頭部打撲傷
前頭部皮膚欠損創	潜伏性早期先天梅毒	潜伏性早期梅毒
潜伏性晩期先天梅毒	潜伏梅毒	全部性歯髄炎
前立腺膿瘍	前腕汚染創	前腕開放創
前腕咬創	前腕骨髄炎	前腕挫創
前腕刺創	前腕手部熱傷	前腕切創
前腕第１度熱傷	前腕第２度熱傷	前腕第３度熱傷
前腕熱傷	前腕皮膚欠損創	前腕裂創
爪下異物	爪下挫滅傷	爪下挫滅創
早期顕性先天梅毒	早期先天内臓梅毒	早期先天梅毒性咽頭炎
早期先天梅毒性眼障害	早期先天梅毒性喉頭炎	早期先天梅毒性骨軟骨障害
早期先天梅毒性肺炎	早期先天梅毒性鼻炎	早期先天梅毒性網脈絡膜炎
早期先天皮膚粘膜梅毒	早期先天皮膚梅毒	早期梅毒
早期梅毒性眼症	早期発症型歯周炎	桑実状臼歯
増殖性化膿性口内炎	増殖性骨膜炎	増殖性歯肉炎
掻創	創部膿瘍	足関節第１度熱傷
足関節第２度熱傷	足関節第３度熱傷	足関節内果部挫創
足関節熱傷	足関節部挫創	側胸部第１度熱傷
側胸部第２度熱傷	側胸部第３度熱傷	足底異物

足底熱傷	足底部咬創	足底部刺創
足底部第１度熱傷	足底部第２度熱傷	足底部第３度熱傷
足底部皮膚欠損創	側頭部割創	側頭部挫創
側頭部切創	側頭部打撲傷	側頭部皮下血腫
足背部挫創	足背部切創	足背部第１度熱傷
足背部第２度熱傷	足背部第３度熱傷	足部汚染創
側腹部咬創	側腹部挫創	側腹部第１度熱傷
側腹部第２度熱傷	側腹部第３度熱傷	側腹壁開放創
足部骨髄炎	足部皮膚欠損創	足部裂創
鼡径部開放創	鼡径部切創	鼡径部第１度熱傷
鼡径部第２度熱傷	鼡径部第３度熱傷	鼡径部熱傷

た

損傷	第１期肛門梅毒	第１期性器梅毒
第１度熱傷	第１度腐蝕	第２期梅毒髄膜炎
第２期梅毒性眼障害	第２期梅毒性筋炎	第２期梅毒性虹彩毛様体炎
第２期梅毒性骨膜炎	第２期梅毒性女性骨盤炎症性疾患	第２期梅毒性リンパ節症
第２度熱傷	第２度腐蝕	第３度熱傷
第３度腐蝕	第４度熱傷	第５趾皮膚欠損創
大陰唇膿瘍	体幹第１度熱傷	体幹第２度熱傷
体幹第３度熱傷	体幹熱傷	大腿汚染創
大腿骨骨髄炎	大腿骨膿瘍	大腿骨膜炎
大腿骨慢性化膿性骨髄炎	大腿骨慢性骨髄炎	大腿熱傷
大腿皮膚欠損創	大腿部第１度熱傷	大腿部第２度熱傷
大腿部第３度熱傷	大腸炎	体表面積10%未満の熱傷
体表面積10－19%の熱傷	体表面積20－29%の熱傷	体表面積30－39%の熱傷
体表面積40－49%の熱傷	体表面積50－59%の熱傷	体表面積60－69%の熱傷
体表面積70－79%の熱傷	体表面積80－89%の熱傷	体表面積90%以上の熱傷
大網膿瘍	大葉性肺炎	唾液腺炎
唾液腺管炎	唾液腺膿瘍	多発性外傷
多発性開放創	多発性咬創	多発性昆虫咬創
多発性挫傷	多発性擦過創	多発性漿膜炎
多発性切創	多発性穿刺創	多発性第１度熱傷
多発性第２度熱傷	多発性第３度熱傷	多発性腸間膜膿瘍
多発性熱傷	多発性膿疱症	多発性表在損傷
多発性裂創	打撲擦過創	胆汁性腹膜炎
単純性歯周炎	単純性歯肉炎	単純性中耳炎
炭疽髄膜炎	炭疽敗血症	恥骨骨炎
恥骨骨膜炎	智歯周囲炎	腟炎
腟開放創	腟潰瘍	腟断端炎
腟熱傷	腟膿瘍	腟部びらん
腟壁縫合不全	腟裂傷	遅発性梅毒
中隔部肉芽形成	肘関節挫創	肘関節部開放創
肘関節慢性骨髄炎	中耳炎性顔面神経麻痺	中指咬創
中指挫傷	中指挫創	中指刺創
中指切創	中指皮膚欠損創	中手骨膿瘍
虫垂炎術後残膿瘍	肘部挫創	肘部切創
肘部第１度熱傷	肘部第２度熱傷	肘部第３度熱傷
肘部皮膚欠損創	腸炎	腸カタル
腸間膜脂肪壊死	腸間膜脂肪織炎	腸間膜膿瘍
腸間膜リンパ節炎	蝶形骨洞炎	腸骨窩膿瘍
腸骨骨髄炎	腸穿孔腹膜炎	腸腰筋膿瘍
直腸淋菌感染	沈下性肺炎	陳旧性中耳炎
手開放創	手咬創	手挫創
手刺創	手切創	手第１度熱傷
手第２度熱傷	手第３度熱傷	手熱傷
点状角膜炎	殿部異物	殿部開放創
殿部咬創	殿部刺創	殿部切創
殿部第１度熱傷	殿部第２度熱傷	殿部第３度熱傷
殿部熱傷	殿部皮膚欠損創	殿部裂創
頭蓋骨骨髄炎	橈骨骨髄炎	頭頂部挫傷
頭頂部挫創	頭頂部擦過創	頭頂部切創

	頭頂部打撲傷	頭頂部裂創	頭皮外傷性腫脹
	頭皮開放創	頭皮下血腫	頭皮剥離
	頭皮表在損傷	頭部異物	頭部外傷性皮下異物
	頭部外傷性皮下気腫	頭部開放創	頭部割創
	頭部血腫	頭部挫傷	頭部挫創
	頭部擦過創	頭部刺創	頭部切創
	頭部第１度熱傷	頭部第２度熱傷	頭部第３度熱傷
	頭部多発挫傷	頭部多発擦過創	頭部多発切創
	頭部多発打撲傷	頭部多発皮下血腫	頭部打撲
	頭部打撲血腫	頭部打撲傷	頭部虫刺傷
	頭部熱傷	頭部皮下異物	頭部皮下血腫
	頭部皮下出血	頭部皮膚欠損創	頭部裂創
	特殊性歯周炎	飛び降り自殺未遂	飛び込み自殺未遂
な	内耳梅毒	内麦粒腫	内部尿路性器の熱傷
	軟口蓋血腫	軟口蓋熱傷	難治性歯周炎
	難治性乳児下痢症	二次性網膜変性症	乳児下痢
	乳児肺炎	乳腺内異物	乳腺膿瘍
	乳腺瘻孔	乳頭周囲炎	乳頭びらん
	乳頭部第１度熱傷	乳頭部第２度熱傷	乳頭部第３度熱傷
	乳房異物	乳房炎症性疾患	乳房潰瘍
	乳房第１度熱傷	乳房第２度熱傷	乳房第３度熱傷
	乳房熱傷	乳房膿瘍	乳房よう
	乳輪下膿瘍	乳輪部第１度熱傷	乳輪部第２度熱傷
	乳輪部第３度熱傷	ニューロパチー性関節炎	尿管切石術後感染症
	尿細管間質性腎炎	尿性腹膜炎	尿道口炎
	尿道周囲炎	尿膜管膿瘍	妊婦梅毒
	脳挫傷・頭蓋内に達する開放創合併あり	脳挫傷・頭蓋内に達する開放創合併なし	脳挫創・頭蓋内に達する開放創合併あり
	脳挫創・頭蓋内に達する開放創合併なし	脳脊髄梅毒	脳底部挫傷・頭蓋内に達する開放創合併あり
	脳底部挫傷・頭蓋内に達する開放創合併なし	脳梅毒	膿皮症
は	膿疱	肺壊疽	肺炎合併肺膿瘍
	肺炎球菌性咽頭炎	肺炎球菌性気管支炎	肺炎球菌性腹膜炎
	肺化膿症	敗血症性咽頭炎	敗血症性気管支炎
	敗血症性骨髄炎	敗血症性肺炎	敗血症性皮膚炎
	肺炭疽	梅毒感染母体より出生した児	梅毒腫
	梅毒性鞍鼻	梅毒性角結膜炎	梅毒性角膜炎
	梅毒性滑液包炎	梅毒性乾癬	梅毒性気管炎
	梅毒性筋炎	梅毒性痙性脊髄麻痺	梅毒性喉頭気管炎
	梅毒性呼吸器障害	梅毒性ゴム腫	梅毒性視神経萎縮
	梅毒性心筋炎	梅毒性心内膜炎	梅毒性心外膜炎
	梅毒性心膜炎	梅毒性脊髄性動脈炎	梅毒性脊椎炎
	梅毒性舌潰瘍	梅毒性大動脈炎	梅毒性大動脈弁閉鎖不全症
	梅毒性大動脈瘤	梅毒性脱毛症	梅毒性聴神経炎
	梅毒性動脈炎	梅毒性動脈内膜炎	梅毒性粘膜疹
	梅毒性脳動脈炎	梅毒性パーキンソン症候群	梅毒性肺動脈弁逆流症
	梅毒性白斑	梅毒性ばら疹	梅毒性腹膜炎
	肺熱傷	肺梅毒	背部第１度熱傷
	背部第２度熱傷	背部第３度熱傷	背部熱傷
	爆死自殺未遂	剥離性歯肉炎	抜歯後感染
	ハッチンソン三主徴	ハッチンソン歯	晩期先天神経梅毒
	晩期先天性心血管梅毒	晩期先天梅毒	晩期先天梅毒性間質性角膜炎
	晩期先天梅毒性眼障害	晩期先天梅毒性関節障害	晩期先天梅毒性骨軟骨障害
	晩期先天梅毒性髄膜炎	晩期先天梅毒性多発ニューロパチー	晩期先天梅毒性脳炎
	晩期梅毒	晩期梅毒性滑液包炎	晩期梅毒性球後視神経炎
	晩期梅毒性視神経萎縮	晩期梅毒性上強膜炎	晩期梅毒性女性骨盤炎症性疾患
	晩期梅毒性髄膜炎	晩期梅毒性多発ニューロパチー	晩期梅毒性聴神経炎
	晩期梅毒脊髄炎	晩期梅毒脳炎	晩期梅毒脳脊髄炎
	半身第１度熱傷	半身第２度熱傷	半身第３度熱傷

	汎発性化膿性腹膜炎	反復性耳下腺炎	反復性膀胱炎
	汎副鼻腔炎	皮下異物	皮下血腫
	鼻下擦過創	皮下損傷	非感染性急性外耳炎
	腓骨骨髄炎	尾骨骨髄炎	膝汚染創
	膝皮膚欠損創	非性病性尿道炎	肥大性歯肉炎
	非定型肺炎	非特異骨髄炎	非特異性腸間膜リンパ節炎
	非特異性尿道炎	非特異性リンパ節炎	腓腹筋挫創
	眉部血腫	皮膚損傷	鼻部第１度熱傷
	鼻部第２度熱傷	鼻部第３度熱傷	皮膚炭疽
	鼻部皮膚欠損創	びまん性外耳炎	びまん性脳損傷・頭蓋内に達する開放創合併あり
	びまん性脳損傷・頭蓋内に達する開放創合併なし	びまん性肺炎	表皮剥離
	びらん性歯肉炎	びらん性膀胱炎	非淋菌性尿道炎
	フィブリン性腹膜炎	フェニトイン歯肉増殖症	腹腔骨盤部膿瘍
	腹腔内遺残膿瘍	腹腔内膿瘍	複雑性歯周炎
	複雑性歯肉炎	腹部汚染創	腹部刺創
	腹部第１度熱傷	腹部第２度熱傷	腹部第３度熱傷
	腹部熱傷	腹部皮膚欠損創	腹壁異物
	腹壁開放創	腹壁創し開	腹壁縫合糸膿瘍
	腹壁縫合不全	腐蝕	ぶどう球菌性咽頭炎
	ぶどう球菌性肺膿瘍	ぶどう球菌性扁桃炎	ブロディー骨膿瘍
	分娩時会陰裂傷	閉鎖性外傷性脳圧迫	閉鎖性脳挫創
	閉鎖性脳底部挫傷	閉鎖性びまん性脳損傷	閉塞性肺炎
	ベジェル	辺縁性化膿性歯根膜炎	辺縁性歯周組織炎
	扁桃周囲膿瘍	扁桃性アンギナ	扁桃膿瘍
	扁平コンジローマ	蜂窩織炎性アンギナ	膀胱後部膿瘍
	膀胱三角部炎	縫合糸膿瘍	膀胱周囲炎
	膀胱周囲膿瘍	膀胱尿道炎	縫合不全
	縫合部膿瘍	放射線性下顎骨骨髄炎	放射線性顎骨壊死
	放射線性化膿性顎骨壊死	放射線性熱傷	放射線性膀胱炎
	萌出性歯肉炎	帽状腱膜下出血	包皮挫創
	包皮切創	包皮裂創	母指球部第１度熱傷
	母指球部第２度熱傷	母指球部第３度熱傷	母指咬創
	母指骨髄炎	母趾骨髄炎	母指挫傷
	母指挫創	母趾挫創	母指刺創
	母指切創	母指第１度熱傷	母指第２度熱傷
	母指第３度熱傷	母指打撲挫創	母指打撲傷
	母指熱傷	母指皮膚欠損創	母趾皮膚欠損創
ま	母指末節部挫創	マイコプラズマ気管支炎	マイボーム腺炎
	膜性咽頭炎	慢性萎縮性老人性歯肉炎	慢性咽喉頭炎
	慢性壊疽性歯髄炎	慢性外陰炎	慢性外耳炎
	慢性開放性歯髄炎	慢性潰瘍性歯髄炎	慢性顎下腺炎
	慢性顎骨炎	慢性顎骨骨髄炎	慢性化膿性骨髄炎
	慢性化膿性根尖性歯周炎	慢性化膿性穿孔性中耳炎	慢性化膿性中耳炎
	慢性血行性骨髄炎	慢性骨髄炎	慢性骨盤腹膜炎
	慢性根尖性歯周炎	慢性細菌性前立腺炎	慢性再発性膀胱炎
	慢性耳下腺炎	慢性耳管鼓室化膿性中耳炎	慢性歯冠周囲炎
	慢性歯周炎	慢性歯周膿瘍	慢性歯髄炎
	慢性歯肉炎	慢性上鼓室乳突洞化膿性中耳炎	慢性精巣上体炎
	慢性穿孔性中耳炎	慢性前立腺炎急性増悪	慢性増殖性歯髄炎
	慢性唾液腺炎	慢性多発性骨髄炎	慢性単純性歯髄炎
	慢性膣炎	慢性中耳炎	慢性中耳炎急性増悪
	慢性中耳炎後遺症	慢性中耳炎術後再燃	慢性尿道炎
	慢性肺化膿症	慢性非細菌性前立腺炎	慢性複雑性膀胱炎
	慢性副鼻腔炎	慢性副鼻腔炎急性増悪	慢性副鼻腔膿瘍
	慢性腹膜炎	慢性閉鎖性歯髄炎	慢性辺縁性歯周炎急性発作
	慢性辺縁性歯周炎軽度	慢性辺縁性歯周炎重度	慢性辺縁性歯周炎中等度

	慢性扁桃炎	慢性膀胱炎	慢性放射線性顎骨壊死
	慢性淋菌性尿道炎	慢性リンパ管炎	慢性リンパ節炎
	慢性涙小管炎	慢性涙のう炎	耳後部リンパ節炎
	耳後部リンパ腺炎	脈絡網膜熱傷	無症候性神経梅毒
や	無熱性肺炎	盲腸後部膿瘍	薬傷
	腰椎骨髄炎	腰部切創	腰部第 1 度熱傷
	腰部第 2 度熱傷	腰部第 3 度熱傷	腰部打撲挫創
ら	腰部熱傷	良性慢性化膿性中耳炎	緑膿菌性外耳炎
	淋菌性咽頭炎	淋菌性外陰炎	淋菌性外陰腟炎
	淋菌性滑膜炎	淋菌性関節炎	淋菌性亀頭炎
	淋菌性結膜炎	淋菌性腱滑膜炎	淋菌性虹彩毛様体炎
	淋菌性口内炎	淋菌性骨髄炎	淋菌性子宮頚管炎
	淋菌性女性骨盤炎	淋菌性心筋炎	淋菌性心内膜炎
	淋菌性心膜炎	淋菌性髄膜炎	淋菌性精巣炎
	淋菌性精巣上体炎	淋菌性前立腺炎	淋菌性腟炎
	淋菌性尿道炎	淋菌性尿道狭窄	淋菌性脳膿瘍
	淋菌性肺炎	淋菌性敗血症	淋菌性バルトリン腺膿瘍
	淋菌性腹膜炎	淋菌性膀胱炎	淋菌性卵管炎
	涙小管炎	涙のう周囲炎	涙のう周囲膿瘍
	轢過創	裂離	連鎖球菌気管支炎
	連鎖球菌性アンギナ	連鎖球菌性咽頭炎	連鎖球菌性喉頭炎
	連鎖球菌性喉頭気管炎	連鎖球菌性扁桃炎	老人性肺炎
わ	肋骨骨髄炎	肋骨周囲炎	ワンサンアンギナ
	ワンサン気管支炎	ワンサン扁桃炎	
△あ	BK ウイルス腎症	MRSA 骨髄炎	アキレス腱筋腱移行部断裂
	アキレス腱挫傷	アキレス腱挫創	アキレス腱切創
	アキレス腱断裂	アキレス腱部分断裂	亜脱臼
	圧迫骨折	圧迫神経炎	アレルギー性副鼻腔炎
	医原性気胸	犬咬創	咽頭開放創
	咽頭創傷	ウイルス性咽頭炎	ウイルス性扁桃炎
	う蝕第 3 度歯髄壊死	う蝕第 3 度歯髄壊疽	エキノコックス性骨髄炎
	炎症性大網癒着	横隔膜損傷	横骨折
か	汚染創	外耳開放創	外耳道創傷
	外耳部外傷性異物	外耳部外傷性腫脹	外耳部外傷性皮下異物
	外耳部割創	外耳部貫通創	外耳部咬創
	外耳部挫傷	外耳部挫創	外耳部擦過創
	外耳部刺創	外耳部切創	外耳部創傷
	外耳部打撲傷	外耳部虫刺傷	外耳部皮下血腫
	外耳部皮下出血	外傷後早期合併症	外傷性一過性麻痺
	外傷性異物	外傷性横隔膜ヘルニア	外傷性眼球ろう
	外傷性空気塞栓症	外傷性咬合	外傷性虹彩離断
	外傷性硬膜動静脈瘻	外傷性耳出血	外傷性脂肪塞栓症
	外傷性縦隔気腫	外傷性食道破裂	外傷性脊髄出血
	外傷性動静脈瘻	外傷性動脈血腫	外傷性動脈瘤
	外傷性脳圧迫	外傷性破裂	外傷性皮下気腫
	外傷性皮下血腫	外耳裂創	外歯瘻
	開放性脱臼	開放創	下咽頭創傷
	下顎外傷性異物	下顎開放創	下顎割創
	下顎貫通創	下顎口唇挫創	下顎咬創
	下顎挫創	下顎刺創	下顎創傷
	下顎頭過形成	下顎裂創	顎関節部開放創
	顎関節部割創	顎関節部貫通創	顎関節部咬創
	顎関節部挫創	顎関節部刺創	顎関節部創傷
	顎関節部裂創	顎腐骨	角膜挫創
	角膜切傷	角膜切創	角膜創傷
	角膜破裂	角膜裂傷	割創
	化膿性リンパ節炎	眼黄斑部裂孔	眼窩創傷
	眼窩部挫創	眼窩裂傷	眼球結膜裂傷
	眼球損傷	眼球破裂	眼球裂傷
	眼瞼外傷性異物	眼瞼開放創	眼瞼割創
	眼瞼貫通創	眼瞼咬創	眼瞼挫創
	眼瞼刺創	眼瞼創傷	眼瞼裂創

	眼周囲部外傷性異物	眼周囲部開放創	眼周囲部割創
	眼周囲部貫通創	眼周囲部咬創	眼周囲部挫創
	眼周囲部刺創	眼周囲部創傷	眼周囲部裂創
	関節血腫	関節骨折	関節打撲
	完全骨折	完全脱臼	貫通刺創
	貫通銃創	貫通創	眼部外傷性異物
	眼部開放創	眼部割創	眼部貫通創
	眼部咬創	眼部挫創	眼部刺創
	眼部創傷	眼部裂創	陥没骨折
	顔面外傷性異物	顔面開放創	顔面割創
	顔面貫通創	顔面咬創	顔面挫創
	顔面刺創	顔面創傷	顔面掻創
	顔面多発開放創	顔面多発割創	顔面多発貫通創
	顔面多発咬創	顔面多発挫創	顔面多発刺創
	顔面多発創傷	顔面多発裂創	顔面裂創
	乾酪性副鼻腔炎	偽膜性気管支炎	急性歯槽膿瘍
	胸管損傷	胸腺損傷	頬粘膜粘液のう胞
	頬部外傷性異物	頬部開放創	頬部割創
	頬部貫通創	頬部咬創	頬部挫創
	頬部刺創	胸部食道損傷	頬部創傷
	胸部皮下気腫	頬部裂創	強膜切創
	強膜創傷	胸膜肺炎	強膜裂傷
	棘刺創	魚咬創	亀裂骨折
	筋損傷	筋断裂	筋肉内血腫
	屈曲骨折	クラミジア肺炎	頚管破裂
	頚部開放創	頚部挫創	頚部食道開放創
	頚部切創	頚部皮膚欠損創	頚部リンパ節炎
	結核性中耳炎	血管切断	血管損傷
	血腫	結膜創傷	結膜裂傷
	腱切創	腱損傷	腱断裂
	腱部分断裂	腱裂傷	口蓋切創
	口蓋粘液のう胞	口蓋裂創	口角部挫創
	口角部裂創	口腔開放創	口腔割創
	口腔挫創	口腔刺創	口腔創傷
	口腔粘膜咬創	口腔裂創	後出血
	口唇外傷性異物	口唇開放創	口唇割創
	口唇貫通創	口唇咬創	口唇挫創
	口唇刺創	口唇創傷	口唇裂創
	抗生物質起因性大腸炎	抗生物質起因性腸炎	溝創
	咬創	後頭部挫傷	広範性軸索損傷
	広汎性神経損傷	後方脱臼	硬膜損傷
	硬膜裂傷	骨折	根管異常
	根管狭窄	根管穿孔	根管側壁穿孔
	根管内異物	根尖周囲のう胞	根尖周囲膿瘍
さ	根尖肉芽腫	根尖膿瘍	サルモネラ骨髄炎
	残存性歯根のう胞	耳介外傷性異物	耳介外傷性腫脹
	耳介外傷性皮下異物	耳介開放創	耳介割創
	耳介貫通創	耳介咬創	耳介挫傷
	耳介挫創	耳介擦過創	耳介刺創
	耳介切創	耳介創傷	耳介打撲傷
	耳介虫刺傷	耳介皮下血腫	耳介皮下出血
	耳介裂創	指間切創	子宮頚管裂傷
	子宮頚部環状剥離	刺咬症	四肢静脈損傷
	四肢動脈損傷	歯周のう胞	歯髄壊死
	歯髄壊疽	歯髄充血	歯髄出血
	歯髄露出	耳前部挫創	刺創
	歯槽膿瘍	歯肉切創	歯肉裂創
	斜骨折	射創	尺骨近位端骨折
	尺骨鉤状突起骨折	縦隔血腫	縦骨折
	銃創	重複骨折	手関節掌側部挫創
	手関節部挫創	手関節部創傷	種子骨骨折
	手掌挫創	手掌刺創	手掌切創
	手掌剥皮創	術後血腫	術後消化管出血性ショック
	術後ショック	手背部挫創	手背部切創

	上顎部裂創	硝子体切断	食道損傷
	神経根ひきぬき損傷	神経切断	神経叢損傷
	神経叢不全損傷	神経損傷	神経断裂
	神経痛性歯痛	針刺創	靱帯ストレイン
	靱帯損傷	靱帯断裂	靱帯捻挫
	靱帯裂傷	髄室側壁穿孔	髄床底穿孔
	ストレイン	声門外傷	舌開放創
	舌下顎挫創	舌咬創	舌挫創
	舌刺創	舌切創	舌創傷
	切断	舌粘液のう胞	舌裂創
	前額部外傷性異物	前額部開放創	前額部割創
	前額部貫通創	前額部咬創	前額部挫創
	前額部刺創	前額部創傷	前額部裂創
	前頚頭頂部挫創	線状骨折	穿通創
	前方脱臼	前立腺痛	象牙粒
た	第２象牙質	大腿咬創	大腿挫創
	大腿部開放創	大腿部刺創	大腿部切創
	大腿裂創	大転子部挫創	脱臼
	脱臼骨折	打撲割創	打撲血腫
	打撲挫創	打撲傷	打撲皮下血腫
	単純脱臼	腟断端出血	肘関節骨折
	肘関節脱臼骨折	中手骨関節部挫創	中枢神経系損傷
	肘頭骨折	転位性骨折	頭部頚部挫傷
	頭部頚部挫創	頭部頚部打撲傷	頭部多発開放創
	頭部多発割創	頭部多発咬創	頭部多発挫創
	頭部多発刺創	頭部多発創傷	頭部多発裂創
	動物咬創	動脈損傷	特発性関節脱臼
な	内視鏡検査中腸穿孔	内歯瘻	軟口蓋挫創
	軟口蓋創傷	軟口蓋破裂	肉離れ
	乳頭潰瘍	尿道症候群	妊娠中の子宮頚管炎
	妊娠中の子宮内感染	妊娠中の性器感染症	猫咬創
	捻挫	脳挫傷	脳挫創
	脳損傷	脳対側損傷	脳直撃損傷
は	脳底部挫傷	脳裂傷	梅毒血清反応陽性
	梅毒性髄膜炎	梅毒性網脈絡膜炎	剥離骨折
	破裂骨折	晩期梅毒性白斑	皮下気腫
	皮下静脈損傷	非結核性抗酸菌性骨髄炎	鼻根部打撲挫創
	鼻根部裂創	皮神経挫傷	鼻前庭部挫創
	鼻尖部挫創	非特異性外陰炎	非熱傷性水疱
	鼻部外傷性異物	鼻部外傷性腫脹	鼻部外傷性皮下異物
	鼻部開放創	眉部割創	鼻部割創
	鼻部貫通創	皮膚欠損創	鼻部咬創
	鼻部挫傷	鼻部挫創	鼻部擦過創
	鼻部刺創	鼻部切創	鼻部創傷
	鼻部打撲傷	鼻部虫刺傷	皮膚剥脱創
	鼻部皮下血腫	鼻部皮下出血	鼻部皮膚剥離創
	鼻部裂創	びまん性脳損傷	眉毛部割創
	眉毛部裂創	鼻翼部切創	鼻翼部裂創
	不規則象牙質	複雑脱臼	伏針
	副鼻腔開放創	不全骨折	ブラックアイ
	粉砕骨折	分娩時軟産道損傷	閉鎖性骨折
	閉鎖性脱臼	扁桃チフス	縫合不全出血
	放射線口腔乾燥症	放射線出血性膀胱炎	放射線唾液分泌障害
ま	母指示指間切創	末梢血管外傷	末梢神経損傷
	慢性歯槽膿瘍	ミクリッツ病	眉間部挫創
	眉間部裂創	耳後部挫創	耳後部打撲傷
	迷路梅毒	盲管銃創	網膜振盪
ら	網脈絡膜裂傷	モンテジア骨折	らせん骨折
	離開骨折	涙管損傷	涙管断裂
	涙小管のう胞	涙道損傷	裂離骨折
	老人性外陰炎	若木骨折	

※ **適応外使用可**
原則として，「ミノサイクリン塩酸塩【内服薬】【注射薬】」を「日本紅斑熱」に対して処方した場合，当該使用事例を審査上認める。

効能効果に関連する使用上の注意
(1)胎児に一過性の骨発育不全，歯牙の着色・エナメル質形成不全を起こすことがある。また，動物実験（ラット）で胎児毒性が認められているので，妊婦又は妊娠している可能性のある婦人には治療上の有益性が危険性を上回ると判断される場合にのみ投与すること。
(2)小児（特に歯牙形成期にある８歳未満の小児）に投与した場合，歯牙の着色・エナメル質形成不全，また，一過性の骨発育不全を起こすことがあるので，他の薬剤が使用できないか，無効の場合にのみ適用を考慮すること。

用法用量　通常成人は初回投与量をミノサイクリンとして，100～200mg（力価）とし，以後12時間ごとあるいは24時間ごとにミノサイクリンとして100mg（力価）を経口投与する。
なお，患者の年齢，体重，症状などに応じて適宜増減する。

用法用量に関連する使用上の注意
(1)本剤の使用にあたっては，耐性菌の発現等を防ぐため，原則として感受性を確認し，疾病の治療上必要な最少限の期間の投与にとどめること。
(2)炭疽の発症及び進展抑制には，類薬であるドキシサイクリンについて米国疾病管理センター（CDC）が，60日間の投与を推奨している。

禁忌　テトラサイクリン系薬剤に対し過敏症の既往歴のある患者

塩酸ミノサイクリンカプセル100「日医工」：日医工　100mg1カプセル［28.9円/カプセル］，塩酸ミノサイクリン錠50「日医工」：日医工　50mg1錠［16.2円/錠］，ミノサイクリン塩酸塩錠50mg「サワイ」：沢井　50mg1錠［16.2円/錠］，ミノサイクリン塩酸塩錠50mg「トーワ」：東和　50mg1錠［16.2円/錠］，ミノサイクリン塩酸塩錠100mg「サワイ」：沢井　100mg1錠［28.9円/錠］，ミノサイクリン塩酸塩錠100mg「トーワ」：東和　100mg1錠［28.9円/錠］

ミノマイシン顆粒2%　規格：20mg1g［19.6円/g］
ミノサイクリン塩酸塩　ファイザー　615

【効能効果】
〈適応菌種〉ミノサイクリンに感性のブドウ球菌属，レンサ球菌属，肺炎球菌，腸球菌属，炭疽菌，大腸菌，シトロバクター属，クレブシエラ属，エンテロバクター属，リケッチア属（オリエンチア・ツツガムシ），クラミジア属，肺炎マイコプラズマ（マイコプラズマ・ニューモニエ）
〈適応症〉表在性皮膚感染症，深在性皮膚感染症，リンパ管・リンパ節炎，慢性膿皮症，骨髄炎，咽頭・喉頭炎，扁桃炎，急性気管支炎，肺炎，慢性呼吸器病変の二次感染，涙嚢炎，麦粒腫，中耳炎，副鼻腔炎，化膿性唾液腺炎，歯周組織炎，感染性口内炎，猩紅熱，炭疽，つつが虫病，オウム病

【対応標準病名】

◎	咽頭炎	咽頭喉頭炎	オウム病
	化膿性唾液腺炎	感染性口内炎	急性気管支炎
	喉頭炎	骨髄炎	歯根のう胞
	歯周炎	歯髄炎	猩紅熱
	炭疽	中耳炎	つつが虫病
	肺炎	麦粒腫	皮膚感染症
	副鼻腔炎	扁桃炎	慢性膿皮症
	リンパ管炎	リンパ節炎	涙のう炎
○あ	亜急性気管支炎	亜急性骨髄炎	亜急性リンパ管炎
	亜急性涙のう炎	アンギナ	異型猩紅熱
	一部性歯髄炎	胃腸炭疽	咽頭気管炎

	咽頭チフス	咽頭痛	咽頭扁桃炎
	インフルエンザ菌気管支炎	インフルエンザ菌喉頭炎	インフルエンザ菌性咽頭炎
	インフルエンザ菌性喉頭気管炎	ウイルス性口内炎	う蝕第２度単純性歯髄炎
	う蝕第３度急性化膿性根尖性歯周炎	う蝕第３度急性化膿性歯髄炎	う蝕第３度急性単純性根尖性歯周炎
	う蝕第３度慢性壊疽性歯髄炎	う蝕第３度慢性潰瘍性歯髄炎	う蝕第３度慢性化膿性根尖性歯周炎
	う蝕第３度慢性増殖性歯髄炎	壊死性潰瘍性歯周炎	壊死性潰瘍性歯肉炎
	壊疽性咽頭炎	壊疽性口内炎	壊疽性歯髄炎
か	壊疽性歯肉炎	オウム病肺炎	外傷性歯根膜炎
	外傷性歯髄炎	外傷性穿孔性中耳炎	外傷性中耳炎
	外麦粒腫	開放性大腿骨骨髄炎	潰瘍性咽頭炎
	潰瘍性口内炎	潰瘍性歯肉炎	下咽頭炎
	下顎骨骨髄炎	下眼瞼蜂巣炎	顎下腺炎
	顎下腺管炎	顎下腺膿瘍	顎骨骨髄炎
	下腿骨骨髄炎	下腿骨慢性骨髄炎	下腿複雑骨折後骨髄炎
	カタル性咽頭炎	化膿性喉頭炎	化膿性骨髄炎
	化膿性耳下腺炎	化膿性歯周炎	化膿性歯肉炎
	化膿性中耳炎	化膿性副鼻腔炎	カリエスのない歯髄炎
	眼窩骨髄炎	眼瞼蜂巣炎	環指骨髄炎
	感染性咽頭炎	感染性喉頭気管炎	気管支肺炎
	義歯性口内炎	偽猩紅熱	偽膜性アンギナ
	偽膜性咽頭炎	偽膜性喉頭炎	偽膜性扁桃炎
	急性アデノイド咽頭炎	急性アデノイド扁桃炎	急性一部性化膿性歯髄炎
	急性一部性単純性歯髄炎	急性咽頭炎	急性咽頭喉頭炎
	急性咽頭扁桃炎	急性壊疽性喉頭炎	急性壊疽性歯髄炎
	急性壊疽性扁桃炎	急性潰瘍性喉頭炎	急性潰瘍性扁桃炎
	急性顎骨骨髄炎	急性化膿性咽頭炎	急性化膿性顎下腺炎
	急性化膿性脛骨骨髄炎	急性化膿性骨髄炎	急性化膿性根尖性歯周炎
	急性化膿性耳下腺炎	急性化膿性歯根膜炎	急性化膿性歯髄炎
	急性化膿性中耳炎	急性化膿性辺縁性歯根膜炎	急性化膿性扁桃炎
	急性気管気管支炎	急性脛骨骨髄炎	急性血行性骨髄炎
	急性喉頭炎	急性喉頭気管炎	急性喉頭気管気管支炎
	急性骨髄炎	急性根尖性歯周炎	急性耳下腺炎
	急性歯冠周囲炎	急性歯周炎	急性歯髄炎
	急性歯肉炎	急性声帯炎	急性声門下喉頭炎
	急性腺窩性扁桃炎	急性全部性化膿性歯髄炎	急性全部性単純性歯髄炎
	急性単純性根尖性歯周炎	急性単純性歯髄炎	急性中耳炎
	急性肺炎	急性反復性気管支炎	急性浮腫性喉頭炎
	急性扁桃炎	急性涙のう炎	急速進行性歯周炎
	キュットネル腫瘍	胸骨骨髄炎	胸椎骨髄炎
	距骨骨髄炎	グラデニーゴ症候群	クループ性気管支炎
	脛骨骨髄炎	脛骨骨膜炎	脛骨乳児骨髄炎
	脛骨慢性化膿性骨髄炎	脛骨慢性骨髄炎	頚椎骨髄炎
	頚部膿疱	ゲオトリクム症	ゲオトリクム性口内炎
	血行性脛骨骨髄炎	血行性骨髄炎	血行性歯髄炎
	血行性大腿骨骨髄炎	嫌気性骨髄炎	限局型若年性歯周炎
	肩甲骨周囲炎	硬化性骨髄炎	口腔感染症
	口腔上顎洞瘻	紅色陰癬	喉頭周囲炎
	口内炎	広汎型若年性歯周炎	鼓室内水腫
	骨炎	骨顆炎	骨幹炎
	骨周囲炎	骨髄炎後遺症	骨髄肉芽腫
	骨盤化膿性骨髄炎	骨膜炎	骨膜下膿瘍
	骨膜骨髄炎	骨膜のう炎	根尖性歯周炎
さ	根側歯周膿瘍	細菌性骨髄炎	臍周囲炎
	再発性中耳炎	坐骨骨炎	残髄炎
	耳下腺炎	耳下腺管炎	耳下腺膿瘍
	歯冠周囲炎	歯冠周囲膿瘍	指骨炎
	趾骨炎	指骨髄炎	趾骨髄炎
	篩骨洞炎	歯根膜下膿瘍	歯周症

	歯周膿瘍	思春期性歯肉炎	歯性上顎洞炎
	歯性副鼻腔炎	膝蓋骨化膿性骨髄炎	膝蓋骨骨髄炎
	歯肉炎	歯肉膿瘍	若年性歯周炎
	尺骨遠位部骨髄炎	習慣性アンギナ	習慣性扁桃炎
	種子骨炎	出血性中耳炎	術後骨髄炎
	術後性耳下腺炎	術後性中耳炎	術後性慢性中耳炎
	上咽頭炎	上顎骨骨髄炎	上顎洞炎
	上眼瞼蜂巣炎	上行性歯髄炎	上鼓室化膿症
	踵骨炎	踵骨骨髄炎	小唾液腺炎
	小児肺炎	小児副鼻腔炎	小膿疱性皮膚炎
	上腕骨骨髄炎	滲出性気管支炎	新生児上顎骨骨髄炎
	新生児中耳炎	水疱性口内炎	水疱性中耳炎
	脊椎骨髄炎	舌下隙膿瘍	舌下腺炎
	舌下腺膿瘍	舌扁桃炎	腺窩性アンギナ
	穿孔性中耳炎	前思春期性歯周炎	前頭洞炎
	全部性歯髄炎	前腕骨髄炎	早期発症型歯周炎
	増殖性化膿性口内炎	増殖性骨膜炎	増殖性歯肉炎
た	足部骨髄炎	大腿骨骨髄炎	大腿骨膿瘍
	大腿骨膜炎	大腿骨慢性化膿性骨髄炎	大腿骨慢性骨髄炎
	大葉性肺炎	唾液腺炎	唾液腺管炎
	唾液腺膿瘍	多発性膿疱症	単純性歯周炎
	単純性歯肉炎	単純性中耳炎	炭疽髄膜炎
	炭疽敗血症	恥骨骨炎	恥骨骨膜炎
	智歯周囲炎	中隔部肉芽形成	肘関節慢性骨髄炎
	中耳炎性顔面神経麻痺	中手骨膿瘍	腸間膜リンパ節炎
	蝶形骨洞炎	腸骨骨髄炎	沈下性肺炎
	陳旧性中耳炎	頭蓋骨骨髄炎	橈骨骨髄炎
な	特殊性歯周炎	内麦粒腫	難治性口内炎
	難治性歯周炎	乳児肺炎	膿皮症
は	膿疱	肺炎球菌性咽頭炎	肺炎球菌性気管支炎
	敗血症性咽頭炎	敗血症性気管支炎	敗血症性骨髄炎
	敗血症性肺炎	敗血症性皮膚炎	肺炭疽
	剥離性歯肉炎	反復性耳下腺炎	汎副鼻腔炎
	腓骨骨髄炎	尾骨骨髄炎	肥大性歯肉炎
	非定型肺炎	非特異骨髄炎	非特異性腸間膜リンパ節炎
	非特異性リンパ節炎	皮膚炭疽	びまん性肺炎
	びらん性歯肉炎	フェニトイン歯肉増殖症	複雑性歯周炎
	複雑性歯肉炎	ぶどう球菌性咽頭炎	ぶどう球菌性扁桃炎
	ブロディー骨膿瘍	閉塞性肺炎	辺縁性化膿性歯根膜炎
	辺縁性歯周組織炎	扁桃性アンギナ	放射線性下顎骨骨髄炎
	萌出性歯肉炎	母指骨髄炎	母趾骨髄炎
ま	マイコプラズマ気管支炎	マイボーム腺炎	膜性咽頭炎
	慢性萎縮性老人性歯肉炎	慢性咽喉頭炎	慢性壊疽性歯髄炎
	慢性開放性歯髄炎	慢性潰瘍性歯髄炎	慢性顎下腺炎
	慢性顎骨骨髄炎	慢性化膿性骨髄炎	慢性化膿性根尖性歯周炎
	慢性化膿性穿孔性中耳炎	慢性化膿性中耳炎	慢性血行性骨髄炎
	慢性骨髄炎	慢性根尖性歯周炎	慢性耳下腺炎
	慢性耳管鼓室化膿性中耳炎	慢性歯冠周囲炎	慢性歯周炎
	慢性歯周膿瘍	慢性歯髄炎	慢性歯肉炎
	慢性上鼓室乳突洞化膿性中耳炎	慢性穿孔性中耳炎	慢性増殖性歯髄炎
	慢性唾液腺炎	慢性多発性骨髄炎	慢性単純性歯髄炎
	慢性中耳炎	慢性中耳炎急性増悪	慢性中耳炎後遺症
	慢性中耳炎術後再燃	慢性副鼻腔炎	慢性副鼻腔炎急性増悪
	慢性副鼻腔膿瘍	慢性閉鎖性歯髄炎	慢性辺縁性歯周炎急性発作
	慢性辺縁性歯周炎軽度	慢性辺縁性歯周炎重度	慢性辺縁性歯周炎中等度
	慢性扁桃炎	慢性リンパ管炎	慢性リンパ節炎
	慢性涙小管炎	慢性涙のう炎	耳後部リンパ節炎
や	耳後部リンパ腺炎	無熱性肺炎	腰椎骨髄炎

ら	良性慢性化膿性中耳炎	淋菌性咽頭炎	淋菌性口内炎
	淋菌性骨髄炎	涙小管炎	涙のう周囲炎
	涙のう周囲膿瘍	連鎖球菌気管支炎	連鎖球菌性アンギナ
	連鎖球菌性咽頭炎	連鎖球菌性喉頭炎	連鎖球菌性喉頭気管炎
	連鎖球菌性扁桃炎	老人性肺炎	肋骨骨髄炎
わ	肋骨周囲炎	ワンサンアンギナ	ワンサン気管支炎
	ワンサン扁桃炎		
△	MRSA 骨髄炎	アフタ性口内炎	アレルギー性副鼻腔炎
	ウイルス性咽頭炎	ウイルス性扁桃炎	う蝕第 3 度歯髄壊死
	う蝕第 3 度歯髄壊疽	エキノコックス性骨髄炎	外歯瘻
	カタル性口内炎	化膿性リンパ節炎	カンジダ性口角びらん
	カンジダ性口内炎	乾燥性口内炎	乾酪性副鼻腔炎
	偽膜性気管支炎	偽膜性口内炎	急性偽膜性カンジダ症
	急性歯槽膿瘍	急性汎発性発疹性膿疱症	頬粘膜粘液のう胞
	頬粘膜白板症	胸膜肺炎	クラミジア肺炎
	頚部リンパ節炎	結核性中耳炎	口蓋垂結核
	口蓋粘液のう胞	口腔カンジダ症	口腔結核
	口腔紅板症	口腔褥瘡性潰瘍	口腔粘膜結核
	口腔白板症	口腔ヘルペス	硬口蓋白板症
	口唇アフタ	口唇カンジダ症	口底白板症
	紅板症	孤立性アフタ	根管異常
	根管狭窄	根管穿孔	根管側壁穿孔
	根管内異物	根尖周囲のう胞	根尖周囲膿瘍
	根尖肉芽腫	根尖膿瘍	再発性アフタ
	再発性ヘルペスウイルス性口内炎	サルモネラ骨髄炎	残存性歯根のう胞
	歯周のう胞	歯髄壊死	歯髄壊疽
	歯髄充血	歯髄出血	歯髄露出
	歯槽膿瘍	歯肉カンジダ症	歯肉白板症
	重症熱性血小板減少症候群	出血性口内炎	猩紅熱性心筋炎
	猩紅熱性中耳炎	神経痛性歯痛	髄室側壁穿孔
	髄床底穿孔	水疱性口内炎ウイルス病	舌カンジダ症
	接触性口内炎	舌粘液のう胞	舌白板症
	象牙粒	第 2 象牙質	大アフタ
	多発性口内炎	地図状口内炎	内歯瘻
	軟口蓋白板症	ニコチン性口蓋白色角化症	ニコチン性口内炎
	白色水腫	非結核性抗酸菌性骨髄炎	不規則象牙質
	ベドナーアフタ	ヘルペスウイルス性咽頭炎	ヘルペスウイルス性歯肉口内炎
	ヘルペス口内炎	扁桃チフス	放射線口腔乾燥症
	放射線性口内炎	放射線唾液分泌障害	慢性歯槽膿瘍
	ミクリッツ病	涙小管のう胞	
※	適応外使用可 原則として，「ミノサイクリン塩酸塩【内服薬】【注射薬】」を「日本紅斑熱」に対して処方した場合，当該使用事例を審査上認める。		

効能効果に関連する使用上の注意

(1)胎児に一過性の骨発育不全，歯牙の着色・エナメル質形成不全を起こすことがある。また，動物実験(ラット)で胎児毒性が認められているので，妊婦又は妊娠している可能性のある婦人には治療上の有益性が危険性を上回ると判断される場合にのみ投与すること。

(2)小児(特に歯牙形成期にある 8 歳未満の小児)に投与した場合，歯牙の着色・エナメル質形成不全，また，一過性の骨発育不全を起こすことがあるので，他の薬剤が使用できないか，無効の場合にのみ適用を考慮すること。

用法用量　通常，小児には体重 1kg あたり，本剤 0.1〜0.2g(ミノサイクリン塩酸塩として 2〜4mg(力価))を 1 日量として，12 あるいは 24 時間ごとに粉末のまま経口投与する。
なお，患者の年齢，症状などに応じて適宜増減する。
本剤は，用時水を加えてシロップ状にして用いることもできる。

用法用量に関連する使用上の注意

(1)本剤の使用にあたっては，耐性菌の発現等を防ぐため，原則として感受性を確認し，疾病の治療上必要な最少限の期間の投与にとどめること。

(2)炭疽の発症及び進展抑制には，類薬であるドキシサイクリンについて米国疾病管理センター(CDC)が，60 日間の投与を推奨している。

禁忌　テトラサイクリン系薬剤に対し過敏症の既往歴のある患者

ミノサイクリン塩酸塩顆粒2%「サワイ」：沢井[11.8円/g]

ミヤBM細粒　規格：1g[6.2円/g]
ミヤBM錠　規格：1錠[5.6円/錠]
酪酸菌　ミヤリサン　231

【効 能 効 果】

腸内菌叢の異常による諸症状の改善

【対応標準病名】

◎	胃腸炎	下痢症	便通異常
	便秘症		
○	S 状結腸炎	炎症性腸疾患	回腸炎
	カタル性胃腸炎	感染性胃腸炎	感染性下痢症
	感染性大腸炎	感染性腸炎	感冒性胃腸炎
	感冒性大腸炎	感冒性腸炎	機能性下痢
	機能性便秘症	急性胃腸炎	急性大腸炎
	急性腸炎	巨大 S 状結腸症	巨大結腸
	痙攣性便秘	抗生物質起因性大腸炎	抗生物質起因性腸炎
	弛緩性便秘症	習慣性便秘	重症便秘症
	出血性大腸炎	出血性腸炎	術後便秘
	食事性便秘	大腸炎	大腸機能障害
	単純性便秘	腸炎	腸カタル
	腸管麻痺性便秘	腸機能障害	直腸性便秘
	特発性巨大結腸症	難治性乳児下痢症	乳児下痢
	乳幼児便秘		
△	一過性肛門周囲痛	結腸アトニー	肛門痙攣
	大腸ジスキネジア	中毒性巨大結腸	腸アトニー
	腸管運動障害	腸ジスキネジア	盲腸アトニー

用法用量

〔ミヤ BM 細粒〕：通常，成人 1 日 1.5〜3g を 3 回に分割経口投与する。なお，年齢，症状により適宜増減する。
〔ミヤ BM 錠〕：通常，成人 1 日 3〜6 錠を 3 回に分割経口投与する。なお，年齢，症状により適宜増減する。

ミラドールカプセル50mg　規格：50mg1カプセル[10.4円/カプセル]
ミラドール細粒10%　規格：10%1g[19円/g]
ミラドール細粒50%　規格：50%1g[56.6円/g]
ミラドール錠50　規格：50mg1錠[10.4円/錠]
スルピリド　バイエル薬品　117,232

ドグマチールカプセル 50mg，ドグマチール細粒 10%，ドグマチール細粒 50%，ドグマチール錠 50mg を参照(P625)

ミラドール錠100　規格：100mg1錠[15.4円/錠]
ミラドール錠200　規格：200mg1錠[21.3円/錠]
スルピリド　バイエル薬品　117

アビリット錠 100mg，アビリット錠 200mg を参照(P67)

ミラペックスLA錠0.375mg 規格：0.375mg1錠[155.5円/錠]
ミラペックスLA錠1.5mg 規格：1.5mg1錠[533.7円/錠]
プラミペキソール塩酸塩水和物 日本ベーリンガー 116

【効能効果】

パーキンソン病

【対応標準病名】

◎	パーキンソン病		
○	一側性パーキンソン症候群	家族性パーキンソン病	家族性パーキンソン病Yahr1
	家族性パーキンソン病Yahr2	家族性パーキンソン病Yahr3	家族性パーキンソン病Yahr4
	家族性パーキンソン病Yahr5	若年性パーキンソン症候群	若年性パーキンソン病
	若年性パーキンソン病Yahr3	若年性パーキンソン病Yahr4	若年性パーキンソン病Yahr5
	続発性パーキンソン症候群	動脈硬化性パーキンソン症候群	脳炎後パーキンソン症候群
	脳血管障害性パーキンソン症候群	パーキンソン症候群	パーキンソン病Yahr1
	パーキンソン病Yahr2	パーキンソン病Yahr3	パーキンソン病Yahr4
	パーキンソン病Yahr5	パーキンソン病の認知症	梅毒性パーキンソン症候群
	薬剤性パーキンソン症候群		
△	アーガイル・ロバートソン瞳孔	痙性梅毒性運動失調症	顕性神経梅毒
	シャルコー関節	神経原性関節症	神経障害性脊椎障害
	神経梅毒髄膜炎	進行性運動性運動失調症	進行麻痺
	脊髄ろう	脊髄ろう性関節炎	ニューロパチー性関節炎
	脳脊髄梅毒	脳梅毒	梅毒性痙性脊髄麻痺
	梅毒性視神経萎縮	梅毒性髄膜炎	梅毒性聴神経炎
	晩期梅毒性球後視神経炎	晩期梅毒性視神経萎縮	晩期梅毒性髄膜炎
	晩期梅毒性多発ニューロパチー	晩期梅毒性聴神経炎	晩期梅毒脊髄炎
	晩期梅毒脳炎	晩期梅毒脳脊髄炎	

用法用量 通常，成人にはプラミペキソール塩酸塩水和物として1日量0.375mg1日1回食後経口投与からはじめ，2週目に1日量を0.75mgとし，以後経過を観察しながら，1週間毎に1日量として0.75mgずつ増量し，維持量(標準1日量1.5～4.5mg1日1回食後経口投与)を定める。なお，年齢，症状により適宜増減ができるが，1日量は4.5mgを超えないこと。

用法用量に関連する使用上の注意

(1)本剤の投与は，少量から開始し，幻覚等の精神症状，消化器症状，血圧等の観察を十分に行い，慎重に維持量(標準1日量1.5～4.5mg)まで増量すること。

(2)腎機能障害患者に対する投与法
腎機能障害患者(クレアチニンクリアランスが30-50mL/min)には，治療開始1週間は本剤0.375mgを隔日投与し，増量が必要な場合には患者の状態(精神症状，消化器症状，血圧等)や腎機能に注意しながら慎重に1週間毎に0.375mgずつ漸増すること。なお，最大1日量は2.25mgとする。また，透析患者を含む高度な腎機能障害患者(クレアチニンクリアランスが30mL/min未満)に対しては状態を観察しながら速放錠である「ビ・シフロール錠0.125mg，同0.5mg」を慎重に投与すること。

クレアチニンクリアランス(mL/min)	投与法	初回投与量	最大1日量
クレアチニンクリアランス≧50	1日1回投与	0.375mg×1回/日	4.5mg(4.5mg×1回)
50＞クレアチニンクリアランス≧30	治療開始1週間は隔日投与，その後は1日1回投与	0.375mg×1回を隔日投与	2.25mg(2.25mg×1回)

(3)本剤の1日1回食後投与は，できるだけ同じ時間帯に服用すること。

警告 前兆のない突発的睡眠及び傾眠等がみられることがあり，また突発的睡眠等により自動車事故を起こした例が報告されているので，患者に本剤の突発的睡眠及び傾眠等についてよく説明し，本剤服用中には，自動車の運転，機械の操作，高所作業等危険を伴う作業に従事させないよう注意すること。

禁忌

(1)妊婦又は妊娠している可能性のある婦人
(2)透析患者を含む高度な腎機能障害(クレアチニンクリアランス30mL/min未満)のある患者
(3)本剤の成分に対し過敏症の既往歴のある患者

ミリダシン錠90mg 規格：90mg1錠[13.9円/錠]
プログルメタシンマレイン酸塩 大鵬薬品 114

【効能効果】

下記疾患の消炎，鎮痛
関節リウマチ，変形性関節症，腰痛症，頸肩腕症候群，肩関節周囲炎

【対応標準病名】

◎	肩関節周囲炎	関節リウマチ	頸肩腕症候群
	手指変形性関節症	全身性変形性関節症	変形性肩関節症
	変形性関節症	変形性胸鎖関節症	変形性肩鎖関節症
	変形性股関節症	変形性膝関節症	変形性手関節症
	変形性足関節症	変形性肘関節症	変形性中手関節症
	母指CM関節変形性関節症	腰痛症	
○	CM関節変形性関節症	DIP関節変形性関節症	PIP関節変形性関節症
	RS3PE症候群	一過性関節症	一側性外傷後股関節症
	一側性外傷後膝関節症	一側性形成不全性股関節症	一側性原発性股関節症
	一側性原発性膝関節症	一側性続発性股関節症	一側性続発性膝関節症
	遠位橈尺関節変形性関節症	炎症性多発性関節障害	外傷後股関節症
	外傷後膝関節症	外傷性肩関節症	外傷性関節症
	外傷性関節障害	外傷性股関節症	外傷性膝関節症
	外傷性手関節症	外傷性足関節症	外傷性肘関節症
	外傷性母指CM関節症	回旋腱板症候群	踵関節症
	肩インピンジメント症候群	肩滑液包炎	肩関節腱板炎
	肩関節硬結性腱炎	肩関節症	肩周囲炎
	肩石灰性腱炎	下背部ストレイン	関節症
	関節リウマチ・顎関節	関節リウマチ・肩関節	関節リウマチ・胸椎
	関節リウマチ・頸椎	関節リウマチ・股関節	関節リウマチ・指関節
	関節リウマチ・趾関節	関節リウマチ・膝関節	関節リウマチ・手関節
	関節リウマチ・脊椎	関節リウマチ・足関節	関節リウマチ・肘関節
	関節リウマチ・腰椎	急性腰痛症	急速破壊型股関節症
	棘上筋症候群	筋筋膜性腰痛症	頸肩腕障害
	形成不全性股関節症	頸頭蓋症候群	血清反応陰性関節リウマチ
	肩甲周囲炎	原発性関節症	原発性股関節症
	原発性膝関節症	原発性全身性関節症	原発性変形性関節症
	原発性母指CM関節症	肩部痛	後頸部交感神経症候群
	股関節症	根性腰痛症	坐骨神経根炎
	坐骨神経痛	坐骨単神経根炎	趾関節症
	膝関節症	尺側偏位	手関節症
	手根関節症	上腕二頭筋腱炎	上腕二頭筋腱鞘炎
	神経原性関節症	神経根炎	成人スチル病
	脊髄神経根症	脊椎痛	先天性股関節脱臼治療後亜脱臼
	足関節症	続発性関節症	続発性股関節症
	続発性膝関節症	続発性多発性関節症	続発性母指CM関節症

	大腿単神経根炎	多発性関節症	多発性リウマチ性関節炎
	肘関節症	殿部痛	二次性変形性関節症
	背部痛	バレー・リュー症候群	びらん性関節症
	ブシャール結節	ヘーガース結節	ヘバーデン結節
	母指CM関節症	母指関節症	ムチランス変形
	野球肩	癒着性肩関節包炎	腰仙部神経根炎
	腰痛坐骨神経痛症候群	腰殿部痛	腰部神経根炎
	リウマチ性滑液包炎	リウマチ性皮下結節	リウマチ様関節炎
	両側性外傷後股関節症	両側性外傷後膝関節症	両側性外傷性母指CM関節症
	両側性形成不全性股関節症	両側性原発性股関節症	両側性原発性膝関節症
	両側性原発性母指CM関節症	両側性続発性股関節症	両側性続発性膝関節症
	両側性続発性母指CM関節症	老人性関節炎	老年性股関節症
△	肩関節異所性骨化	棘上筋石灰化症	頚椎不安定症
	上腕神経痛	脊柱障害	背部圧迫感
	腰腹痛		

用法用量 プログルメタシンマレイン酸塩として，通常，成人1回90mgを1日3回食直後に経口投与する。
なお，年齢，症状により適宜増減する。

禁忌
(1)消化性潰瘍のある患者
(2)重篤な血液の異常のある患者
(3)重篤な肝障害のある患者
(4)重篤な腎障害のある患者
(5)重篤な心機能不全のある患者
(6)重篤な高血圧症の患者
(7)重篤な膵炎の患者
(8)本剤の成分又はインドメタシン，サリチル酸系化合物（アスピリン等）に過敏症の既往歴のある患者
(9)アスピリン喘息（非ステロイド性消炎鎮痛剤等による喘息発作の誘発）又はその既往歴のある患者
(10)妊婦又は妊娠している可能性のある婦人
(11)トリアムテレンを投与中の患者

原則禁忌 小児

併用禁忌
本剤の活性代謝物のインドメタシンと次の医薬品との併用による相互作用が報告されているので，併用しないこと。

薬剤名等	臨床症状・措置方法	機序・危険因子
トリアムテレン（トリテレン等）	相互に副作用が増強され，急性腎不全を起こすことがある。	トリアムテレンによる腎血流量の低下に基づく腎障害のために代償的に腎でのプロスタグランジン合成が亢進されるが，インドメタシンによりそのプロスタグランジン合成が阻害されるためと考えられている。

ミルマグ錠350mg 規格：350mg1錠［5.6円/錠］
ミルマグ内用懸濁液7.2% 規格：7.2%10mL［1.85円/mL］
水酸化マグネシウム エムジーファーマ 234,235

【効 能 効 果】

(1)下記疾患における制酸作用と症状の改善：胃・十二指腸潰瘍，胃炎（急・慢性胃炎，薬剤性胃炎を含む），上部消化管機能異常（神経性食思不振，いわゆる胃下垂症，胃酸過多症を含む）
(2)便秘症

【対応標準病名】

◎	胃炎	胃潰瘍	胃下垂
	胃十二指腸潰瘍	過酸症	急性胃炎
	十二指腸潰瘍	消化管障害	神経性食欲不振症
	便秘症	慢性胃炎	
○	NSAID胃潰瘍	NSAID十二指腸潰瘍	アルコール性胃炎
	アレルギー性胃炎	胃潰瘍瘢痕	胃十二指腸炎
	胃十二指腸潰瘍瘢痕	萎縮性胃炎	萎縮性化生性胃炎
	胃穿孔	胃蜂窩織炎	急性胃潰瘍
	急性胃潰瘍穿孔	急性胃粘膜病変	急性十二指腸潰瘍
	急性出血性胃潰瘍	急性出血性十二指腸潰瘍	急性びらん性胃炎
	クッシング潰瘍	痙攣性便秘	再発性胃潰瘍
	再発性十二指腸潰瘍	残胃潰瘍	弛緩性便秘症
	習慣性便秘	十二指腸潰瘍瘢痕	十二指腸球後部潰瘍
	十二指腸穿孔	出血性胃炎	出血性胃潰瘍
	出血性十二指腸潰瘍	術後胃潰瘍	術後胃十二指腸潰瘍
	術後残胃胃炎	術後十二指腸潰瘍	食事性便秘
	神経性胃炎	ステロイド潰瘍	ステロイド潰瘍穿孔
	ストレス潰瘍	ストレス性胃潰瘍	ストレス性十二指腸潰瘍
	穿孔性胃潰瘍	穿孔性十二指腸潰瘍	穿通性胃潰瘍
	穿通性十二指腸潰瘍	多発胃潰瘍	多発性十二指腸潰瘍
	多発性出血性胃潰瘍	単純性便秘	中毒性胃炎
	腸管麻痺性便秘	直腸性便秘	デュラフォイ潰瘍
	難治性胃潰瘍	難治性十二指腸潰瘍	肉芽腫性胃炎
	乳幼児便秘	妊産婦便秘	表層性胃炎
	びらん性胃炎	ヘリコバクター・ピロリ胃炎	便通異常
	放射線胃炎	慢性胃潰瘍	慢性胃潰瘍活動期
	慢性十二指腸潰瘍	慢性十二指腸潰瘍活動期	メネトリエ病
	薬剤性胃潰瘍	疣状胃炎	
△	胃うっ血	胃運動機能障害	胃運動亢進症
	胃液欠乏	胃液分泌過多	胃拡張
	胃機能亢進	胃狭窄	胃空腸周囲炎
	胃痙攣	胃軸捻症	胃周囲炎
	胃十二指腸嵌頓	胃腫瘤	胃切除後癒着
	胃腸運動機能障害	胃腸機能異常	胃腸機能減退
	胃腸虚弱	胃腸疾患	胃粘膜過形成
	胃のう胞	胃びらん	胃壁軟化症
	機能性嘔吐	機能性便秘症	急性胃腸障害
	急性十二指腸潰瘍穿孔	急性出血性胃潰瘍穿孔	急性出血性十二指腸潰瘍穿孔
	痙性胃炎	結腸アトニー	重症便秘症
	十二指腸腫瘤	十二指腸びらん	出血性胃潰瘍穿孔
	出血性十二指腸潰瘍穿孔	術後便秘	消化不良症
	心因性胃潰瘍	神経性嘔吐症	摂食障害
	大腸機能障害	大腸ジスキネジア	腸アトニー
	腸管運動障害	腸機能障害	腸ジスキネジア
	瀑状胃	反応性リンパ組織増生症	非定型神経性無食欲症
	噴門狭窄	無酸症	薬物胃障害

用法用量
水酸化マグネシウムとして，通常成人，
(1)制酸剤としては1日0.9〜2.4gを数回に分割経口投与，
(2)緩下剤としては1日0.9〜2.1gを頓用又は数回に分割経口投与する。
なお，年齢，症状により適宜増減する。

用法用量に関連する使用上の注意 本剤は塩類下剤のため，緩下剤として投与の際，できるだけ多くの水－通常約180mL－を飲むとより効果的である。

禁忌 〔錠のみ〕：牛乳に対しアレルギーのある患者

ミルラクト細粒50% 規格：50%1g［69.4円/g］
β－ガラクトシダーゼ（ペニシリウム） 高田 233

【効 能 効 果】

(1)乳児の乳糖不耐により生じる消化不良の改善
①一次性乳糖不耐症
②二次性乳糖不耐症：単一症候性下痢症，急性消化不良症，感

冒性下痢症，白色便性下痢症，慢性下痢症，未熟児・新生児の下痢

(2)経管栄養食，経口流動食等摂取時の乳糖不耐により生じる下痢等の改善

【対応標準病名】

◎	感冒性腸炎	急性消化不良症	消化不良症
	新生児下痢症	先天性ラクターゼ欠損症	乳糖不耐症
	乳糖不耐性下痢症	白色便性下痢症	慢性下痢症
○	S状結腸炎	胃腸炎	炎症性腸疾患
	回腸炎	カタル性胃腸炎	感染性胃腸炎
	感染性下痢症	感染性大腸炎	感染性腸炎
	感冒性胃腸炎	感冒性大腸炎	急性胃腸炎
	急性大腸炎	急性腸炎	牛乳不耐症
	下痢症	抗生物質起因性大腸炎	抗生物質起因性腸炎
	習慣性下痢	出血性大腸炎	出血性腸炎
	消化不良性下痢	食事性胃腸炎	食事性下痢
	大腸炎	腸炎	腸カタル
	ディスペプシア	難治性乳児下痢症	二糖類分解酵素欠損症
	乳児下痢	乳児冬期下痢症	乳糖分解酵素欠損症
	乳幼児胃腸障害	発酵性下痢	非感染性S状結腸炎
	非感染性胃腸炎	非感染性回腸炎	非感染性空腸炎
	非感染性下痢	非感染性大腸炎	非感染性腸炎
	慢性胃腸炎	慢性大腸炎	慢性腸炎
	ロタウイルス感染症	ロタウイルス性胃腸炎	ロタウイルス性腸炎
△	アデノウイルス腸炎	アレルギー性胃腸炎	アレルギー性下痢
	ウイルス性胃腸炎	ウイルス性胃腸炎に伴う痙攣	ウイルス性下痢
	ウイルス性腸炎	エンテロウイルス腸炎	回腸のう炎
	機能性ディスペプシア	好酸球性胃腸炎	中毒性胃腸炎
	中毒性大腸炎	伝染性下痢症	ノロウイルス性胃腸炎
	ノロウイルス性胃腸炎に伴う痙攣	ノロウイルス性腸炎	閉塞性大腸炎
	放射線性大腸炎	放射線性腸炎	盲腸炎
	薬剤性大腸炎	薬剤性腸炎	流行性嘔吐症
	ループス腸炎	ロタウイルス性胃腸炎に伴う痙攣	

用法用量

(1)乳児の乳糖不耐により生じる消化不良の改善には，通常，1回0.25〜0.5g〔β-ガラクトシダーゼ(ペニシリウム)として0.125〜0.25g〕を少量の水又はお湯(50℃以上にならないこと)で溶解し，哺乳時に経口投与する。

(2)経管栄養食，経口流動食等摂取時の乳糖不耐により生じる下痢等の改善には，通常，摂取乳糖量10gに対して1g〔β-ガラクトシダーゼ(ペニシリウム)として0.5g〕を食餌と共に投与する。症状により増減する。

用法用量に関連する使用上の注意　本剤は50℃以上では酵素力価が低下するため，溶解温度に注意すること。

禁忌　本剤の成分に対し過敏症の既往歴のある患者

ミンクリア内用散布液0.8%

規格：20mL1筒［882.5円/筒］

l-メントール　日本製薬　799

【効能効果】

上部消化管内視鏡時の胃蠕動運動の抑制

【対応標準病名】

該当病名なし

効能効果に関連する使用上の注意　臨床試験成績等を踏まえ，本剤投与が適切と考えられる場合に使用すること。

用法用量　通常，本剤20mL(*l*-メントールとして160mg)を内視鏡の鉗子口より胃幽門前庭部に行きわたるように散布する。

禁忌　本剤の成分に対し過敏症の既往歴のある患者

ムコサール-Lカプセル45mg

規格：45mg1カプセル［67.7円/カプセル］

アンブロキソール塩酸塩　日本ベーリンガー　223

【効能効果】

下記疾患の去痰

急性気管支炎，気管支喘息，慢性気管支炎，気管支拡張症，肺結核，塵肺症，手術後の喀痰喀出困難

【対応標準病名】

◎	喀痰喀出困難	気管支拡張症	気管支喘息
	急性気管支炎	塵肺症	肺結核
	慢性気管支炎		
○	RSウイルス気管支炎	亜急性気管支炎	アスピリン喘息
	アトピー性喘息	アレルギー性気管支炎	異常喀痰
	インフルエンザ菌気管支炎	ウイルス性気管支炎	運動誘発性喘息
	エコーウイルス気管支炎	円柱状気管支拡張症	外因性喘息
	潰瘍性粟粒結核	喀痰	過剰喀痰
	活動性肺結核	下葉気管支拡張症	乾酪性肺炎
	気管結核	気管支結核	気管支喘息合併妊娠
	偽膜性気管支炎	急性気管気管支炎	急性喉頭気管気管支炎
	急性粟粒結核	急性反復性気管支炎	クループ性気管支炎
	珪肺結核	結核	結核後遺症
	結核腫	結核性咳嗽	結核性喀血
	結核性気管支拡張症	結核性気胸	結核性空洞
	結核性肺線維症	結核性肺膿瘍	結節性肺結核
	限局性気管支拡張症	硬化性肺結核	喉頭結核
	コクサッキーウイルス気管支炎	混合型喘息	細気管支拡張症
	小児喘息	小児喘息性気管支炎	職業喘息
	滲出性気管支炎	塵肺結核	ステロイド依存性喘息
	咳喘息	喘息性気管支炎	先天性結核
	粟粒結核	多剤耐性結核	難治結核
	難治性喘息	乳児喘息	のう状気管支拡張症
	膿性痰	肺炎球菌性気管支炎	肺炎結核
	肺結核・鏡検確認あり	肺結核・組織学的確認あり	肺結核・培養のみ確認あり
	肺結核後遺症	肺結核腫	肺結核術後
	敗血症性気管支炎	肺門結核	播種性結核
	パラインフルエンザウイルス気管支炎	非アトピー性喘息	ヒトメタニューモウイルス気管支炎
	びまん性気管支拡張症	マイコプラズマ気管支炎	慢性気管炎
	慢性気管気管支炎	慢性気管支拡張症	慢性気管支漏
	夜間性喘息	ライノウイルス気管支炎	連鎖球菌気管支炎
	老人性気管支炎		
△	感染型気管支喘息	潜在性結核感染症	陳旧性胸膜炎
	陳旧性肺結核	肺門リンパ節結核	

用法用量　通常，成人には1回1カプセル(アンブロキソール塩酸塩として45mg)を1日1回経口投与する。

禁忌　本剤の成分に対し過敏症の既往歴のある患者

アンブロキソール塩酸塩Lカプセル45mg「サワイ」：沢井　45mg1カプセル［31.5円/カプセル］，アンブロキソール塩酸塩徐放OD錠45mg「ZE」：全星薬品　45mg1錠［38.6円/錠］，アンブロキソール塩酸塩徐放OD錠45mg「サワイ」：沢井　45mg1錠［31.5円/錠］，アンブロキソール塩酸塩徐放OD錠45mg「ニプロ」：ニプロ　45mg1錠［31.5円/錠］，アンブロキソール塩酸塩徐放カプセル45mg「TCK」：辰巳化学　45mg1カプセル［31.5円/カプセル］，アンブロキソール塩酸塩徐放カプセル45mg「ZE」：全星薬品　45mg1カプセル［38.6円/カプセル］，アンブロキソール塩酸塩徐放カプセル45mg「トーワ」：東和　45mg1カプセル［31.5円/カプセル］，アンブロキソール塩酸塩徐放カプセル45mg「日医工」：日医工　45mg1カプセル［38.6円/カプセル］，ポノフェンSRカプセル45：セオリアファーマ　45mg1カプセ

ル[38.6円/カプセル]，ムコソレートLカプセル45：大正薬品　45mg1カプセル[31.5円/カプセル]

ムコスタ顆粒20%　規格：20%1g[30.9円/g]
ムコスタ錠100mg　規格：100mg1錠[16.4円/錠]
レバミピド　大塚　232

【効　能　効　果】

(1)胃潰瘍
(2)下記疾患の胃粘膜病変（びらん，出血，発赤，浮腫）の改善
急性胃炎，慢性胃炎の急性増悪期

【対応標準病名】

◎	胃潰瘍	胃出血	胃びらん
	急性胃炎	急性びらん性胃炎	出血性胃炎
	慢性胃炎		
○	NSAID 胃潰瘍	アルコール性胃炎	アレルギー性胃炎
	胃炎	胃潰瘍瘢痕	胃空腸周囲炎
	胃周囲炎	萎縮性胃炎	萎縮性化生性胃炎
	胃穿孔	胃蜂窩織炎	急性胃潰瘍
	急性胃潰瘍穿孔	急性胃粘膜病変	急性出血性胃潰瘍
	再発性胃潰瘍	残胃潰瘍	出血性胃潰瘍
	術後胃潰瘍	術後残胃胃炎	消化管出血
	上部消化管出血	ステロイド潰瘍	ステロイド潰瘍穿孔
	ストレス性胃潰瘍	穿孔性胃潰瘍	穿通性胃潰瘍
	多発胃潰瘍	多発性出血性胃潰瘍	中毒性胃炎
	デュラフォイ潰瘍	吐下血	吐血
	難治性胃潰瘍	肉芽腫性胃炎	表層性胃炎
	びらん性胃炎	ヘリコバクター・ピロリ胃炎	放射線胃炎
	慢性胃潰瘍	慢性胃潰瘍活動期	メネトリエ病
	薬剤性胃潰瘍	疣状胃炎	
△	NSAID 十二指腸潰瘍	胃十二指腸炎	胃腸疾患
	胃粘膜過形成	下部消化管出血	急性出血性胃潰瘍穿孔
	下血	血便	十二指腸炎
	十二指腸周囲炎	十二指腸乳頭炎	出血性胃潰瘍穿孔
	消化管狭窄	消化管障害	心因性胃潰瘍
	神経性胃炎	腸出血	粘血便
	反応性リンパ組織増生症	びらん性十二指腸炎	慢性十二指腸炎

用法用量
効能効果(1)の場合：通常，成人には1回レバミピドとして100mgを1日3回，朝，夕及び就寝前に経口投与する。
効能効果(2)の場合：通常，成人には1回レバミピドとして100mgを1日3回経口投与する。
禁忌　本剤の成分に対し過敏症の既往歴のある患者

レバミピドOD錠100mg「NS」：日新－山形　100mg1錠[9.9円/錠]，レバミピドOD錠100mg「YD」：陽進堂　100mg1錠[9.9円/錠]，レバミピドOD錠100mg「明治」：Meiji Seika　100mg1錠[9.9円/錠]，レバミピド顆粒20%「TCK」：辰巳化学　20%1g[21.5円/g]，レバミピド顆粒20%「TYK」：大正薬品　20%1g[21.5円/g]，レバミピド顆粒20%「あすか」：あすか　20%1g[21.5円/g]，レバミピド顆粒20%「アメル」：共和薬品　20%1g[21.5円/g]，レバミピド顆粒20%「タカタ」：高田　20%1g[21.5円/g]，レバミピド顆粒20%「日医工」：日医工　20%1g[21.5円/g]，レバミピド錠100mg「DK」：大興　100mg1錠[9.9円/錠]，レバミピド錠100mg「EMEC」：大原薬品　100mg1錠[9.9円/錠]，レバミピド錠100mg「JG」：日本ジェネリック　100mg1錠[9.9円/錠]，レバミピド錠100mg「KTB」：寿　100mg1錠[9.6円/錠]，レバミピド錠100mg「MED」：メディサ　100mg1錠[9.9円/錠]，レバミピド錠100mg「NP」：ニプロ　100mg1錠[9.9円/錠]，レバミピド錠100mg「NPI」：日本薬品工業　100mg1錠[9.9円/錠]，レバミピド錠100mg「NS」：日新－山形　100mg1錠[9.9円/錠]，レバミピド錠100mg「SN」：シオノ　100mg1錠[9.9円/錠]，レバミピド錠100mg「TCK」：辰巳化学　100mg1錠[9.9円/錠]，レバミピド錠100mg「TSU」：鶴原　100mg1錠[9.6円/錠]，レバミピド錠100mg「TYK」：大正薬品　100mg1錠[9.9円/錠]，レバミピド錠100mg「YD」：陽進堂　100mg1錠[9.9円/錠]，レバミピド錠100mg「ZE」：全星薬品　100mg1錠[9.9円/錠]，レバミピド錠100mg「あすか」：あすか　100mg1錠[9.9円/錠]，レバミピド錠100mg「アメル」：共和薬品　100mg1錠[9.9円/錠]，レバミピド錠100mg「杏林」：キョーリンリメディオ　100mg1錠[9.9円/錠]，レバミピド錠100mg「クニヒロ」：皇漢堂　100mg1錠[9.6円/錠]，レバミピド錠100mg「ケミファ」：日本ケミファ　100mg1錠[9.9円/錠]，レバミピド錠100mg「サワイ」：沢井　100mg1錠[9.9円/錠]，レバミピド錠100mg「タカタ」：高田　100mg1錠[9.9円/錠]，レバミピド錠100mg「タナベ」：田辺三菱　100mg1錠[9.6円/錠]，レバミピド錠100mg「トーワ」：東和　100mg1錠[9.9円/錠]，レバミピド錠100mg「日医工」：日医工　100mg1錠[9.9円/錠]，レバミピド錠100mg「ファイザー」：ファイザー　100mg1錠[9.9円/錠]，レバミピド錠100mg「マイラン」：マイラン製薬　100mg1錠[9.6円/錠]，レバミピド錠100mg「明治」：Meiji Seika　100mg1錠[9.9円/錠]

ムコソルバンDS3%　規格：3%1g[82.9円/g]
ムコソルバン錠15mg　規格：15mg1錠[19.3円/錠]
ムコソルバン内用液0.75%　規格：0.75%1mL[25.7円/mL]
アンブロキソール塩酸塩　帝人　223

【効　能　効　果】

(1)下記疾患の去痰
急性気管支炎，気管支喘息，慢性気管支炎，気管支拡張症，肺結核，塵肺症，手術後の喀痰喀出困難
(2)慢性副鼻腔炎の排膿

【対応標準病名】

◎	喀痰喀出困難	気管支拡張症	気管支喘息
	急性気管支炎	塵肺症	肺結核
	慢性気管支炎	慢性副鼻腔炎	
○	RS ウイルス気管支炎	亜急性気管支炎	アスピリン喘息
	アトピー性喘息	アレルギー性気管支炎	異常喀痰
	インフルエンザ菌気管支炎	ウイルス性気管支炎	運動誘発性喘息
	エコーウイルス気管支炎	円柱状気管支拡張症	外因性喘息
	潰瘍性粟粒結核	喀痰	過剰喀痰
	活動性肺結核	化膿性副鼻腔炎	下葉気管支拡張症
	乾酪性肺炎	乾酪性副鼻腔炎	気管結核
	気管支結核	気管支喘息合併妊娠	偽膜性気管支炎
	急性気管気管支炎	急性喉頭気管気管支炎	急性粟粒結核
	急性反復性気管支炎	クループ性気管支炎	珪肺結核
	結核	結核後遺症	結核腫
	結核性咳嗽	結核性喀血	結核性気管支拡張症
	結核性気胸	結核性空洞	結核性肺線維症
	結核性肺膿瘍	結節性肺結核	限局性気管支拡張症
	硬化性肺結核	口腔上顎洞瘻	好酸球性副鼻腔炎
	喉頭結核	コクサッキーウイルス気管支炎	混合型喘息
	細気管支拡張症	篩骨洞炎	歯性上顎洞炎
	歯性副鼻腔炎	上顎洞炎	小児喘息
	小児喘息性気管支炎	小児副鼻腔炎	職業喘息
	滲出性気管支炎	塵肺結核	ステロイド依存性喘息
	咳喘息	喘息性気管支炎	先天性結核
	前頭洞炎	粟粒結核	多剤耐性結核
	蝶形骨洞炎	難治結核	難治性喘息
	乳児喘息	のう状気管支拡張症	膿性痰
	肺炎球菌性気管支炎	肺炎結核	肺結核・鏡検確認あり

	肺結核・組織学的確認あり	肺結核・培養のみ確認あり	肺結核後遺症
	肺結核腫	肺結核術後	敗血症性気管支炎
	肺門結核	播種性結核	パラインフルエンザウイルス気管支炎
	汎副鼻腔炎	非アトピー性喘息	ヒトメタニューモウイルス気管支炎
	びまん性気管支拡張症	副鼻腔炎	副鼻腔真菌症
	マイコプラズマ気管支炎	慢性気管炎	慢性気管気管支炎
	慢性気管支拡張症	慢性気管支漏	慢性副鼻腔炎急性増悪
	慢性副鼻腔膿瘍	夜間性喘息	ライノウイルス気管支炎
	連鎖球菌気管支炎	老人性気管支炎	
△	感染型気管支喘息	潜在性結核感染症	陳旧性胸膜炎
	陳旧性肺結核	肺門リンパ節結核	

用法用量
〔DS3%〕：通常，成人には1回アンブロキソール塩酸塩として15.0mgを1日3回用時溶解して経口投与する。なお，年齢・症状により適宜増減する。
〔錠15mg，内用液0.75%〕：通常，成人には1回アンブロキソール塩酸塩として15.0mgを1日3回経口投与する。なお，年齢・症状により適宜増減する。

禁忌　本剤の成分に対し過敏症の既往歴のある患者

アンキソール錠15mg：わかもと　15mg1錠[5.6円/錠]，アンブロキソール塩酸塩細粒1.5%「タイヨー」：テバ製薬　1.5%1g[8.3円/g]，アンブロキソール塩酸塩錠15mg「JG」：長生堂　15mg1錠[5.6円/錠]，アンブロキソール塩酸塩錠15mg「KN」：小林化工　15mg1錠[5.6円/錠]，アンブロキソール塩酸塩錠15mg「NP」：ニプロ　15mg1錠[5.6円/錠]，アンブロキソール塩酸塩錠15mg「TCK」：辰巳化学　15mg1錠[5.6円/錠]，アンブロキソール塩酸塩錠15mg「YD」：陽進堂　15mg1錠[5.6円/錠]，アンブロキソール塩酸塩錠15mg「ZE」：全星薬品　15mg1錠[5.6円/錠]，アンブロキソール塩酸塩錠15mg「クニヒロ」：皇漢堂　15mg1錠[5.6円/錠]，アンブロキソール塩酸塩錠15mg「サワイ」：沢井　15mg1錠[5.6円/錠]，アンブロキソール塩酸塩錠15mg「タイヨー」：テバ製薬　15mg1錠[5.6円/錠]，アンブロキソール塩酸塩錠15mg「ツルハラ」：鶴原　15mg1錠[5.6円/錠]，アンブロキソール塩酸塩錠15mg「トーワ」：東和　15mg1錠[5.6円/錠]，アンブロキソール塩酸塩錠15mg「日医工」：日医工　15mg1錠[5.6円/錠]，アンブロキソール塩酸塩錠15mg「日新」：日新－山形　15mg1錠[5.6円/錠]，アンブロキソール塩酸塩内用液0.3%「日医工」：日医工　0.3%1mL[10円/mL]，アンブロキソール塩酸塩内用液0.75%「JG」：長生堂　0.75%1mL[5.8円/mL]，アンブロキソール塩酸塩内用液0.75%「タイヨー」：テバ製薬　0.75%1mL[5.8円/mL]，アンブロキソール塩酸塩内用液0.75%「ツルハラ」：鶴原　0.75%1mL[5.8円/mL]，塩酸アンブロキソール錠15mg「PH」：キョーリンリメディオ　15mg1錠[5.6円/錠]，塩酸アンブロキソール内用液0.75%「PH」：キョーリンリメディオ　0.75%1mL[5.8円/mL]，グリンクール錠15mg：日本薬品工業　15mg1錠[5.6円/錠]，コトブロール錠15mg：寿　15mg1錠[5.6円/錠]，ソロムコ錠15mg：共和薬品　15mg1錠[5.6円/錠]，ダイオリール錠15mg：ナガセ　15mg1錠[5.6円/錠]，ノンタス錠15mg：東洋製化　15mg1錠[5.6円/錠]，プルスマリンA3%DS：高田　3%1g[31.9円/g]，プルスマリンA錠15mg：ローマン工業　15mg1錠[5.6円/錠]，ポノフェン錠15mg：セオリアファーマ　15mg1錠[5.6円/錠]，ムコサール錠15mg：日本ベーリンガー　15mg1錠[12.5円/錠]，ムコソレート錠15mg：大正薬品　15mg1錠[5.6円/錠]，ムコブリン錠15mg：龍角散　15mg1錠[5.6円/錠]

ムコソルバンLカプセル45mg
規格：45mg1カプセル[67.7円/カプセル]
ムコソルバンL錠45mg
規格：－[－]
アンブロキソール塩酸塩　帝人　223

【効能効果】

下記疾患の去痰
急性気管支炎，気管支喘息，慢性気管支炎，気管支拡張症，肺結核，塵肺症，手術後の喀痰喀出困難

【対応標準病名】

◎	喀痰喀出困難	気管支拡張症	気管支喘息
	急性気管支炎	塵肺症	肺結核
	慢性気管支炎		
○	RSウイルス気管支炎	亜急性気管支炎	アスピリン喘息
	アトピー性喘息	アレルギー性気管支炎	異常喀痰
	インフルエンザ菌気管支炎	ウイルス性気管支炎	運動誘発性喘息
	エコーウイルス気管支炎	円柱状気管支拡張症	外因性喘息
	潰瘍性粟粒結核	喀痰	過剰喀痰
	活動性肺結核	下葉気管支拡張症	乾酪性肺炎
	気管結核	気管支結核	気管支喘息合併妊娠
	偽膜性気管支炎	急性気管気管支炎	急性喉頭気管気管支炎
	急性粟粒結核	急性反復性気管支炎	クループ性気管支炎
	珪肺結核	結核	結核後遺症
	結核腫	結核性咳嗽	結核性喀血
	結核性気管支拡張症	結核性気胸	結核性空洞
	結核性肺線維症	結核性肺膿瘍	結節性肺結核
	限局性気管支拡張症	硬化性肺結核	喉頭結核
	コクサッキーウイルス気管支炎	混合型喘息	細気管支拡張症
	小児喘息	小児喘息性気管支炎	職業喘息
	滲出性気管支炎	塵肺結核	ステロイド依存性喘息
	咳喘息	喘息性気管支炎	先天性結核
	粟粒結核	多剤耐性結核	難治結核
	難治性喘息	乳児喘息	のう状気管支拡張症
	膿性痰	肺炎球菌性気管支炎	肺炎結核
	肺結核・鏡検確認あり	肺結核・組織学的確認あり	肺結核・培養のみ確認あり
	肺結核後遺症	肺結核腫	肺結核術後
	敗血症性気管支炎	肺門結核	播種性結核
	パラインフルエンザウイルス気管支炎	非アトピー性喘息	ヒトメタニューモウイルス気管支炎
	びまん性気管支拡張症	マイコプラズマ気管支炎	慢性気管炎
	慢性気管気管支炎	慢性気管支拡張症	慢性気管支漏
	夜間性喘息	ライノウイルス気管支炎	連鎖球菌気管支炎
	老人性気管支炎		
△	感染型気管支喘息	潜在性結核感染症	陳旧性胸膜炎
	陳旧性肺結核	肺門リンパ節結核	

用法用量　通常，成人には1回アンブロキソール塩酸塩として45mgを1日1回経口投与する。

禁忌　本剤の成分に対し過敏症の既往歴のある患者

アンブロキソール塩酸塩Lカプセル45mg「サワイ」：沢井　45mg1カプセル[31.5円/カプセル]，アンブロキソール塩酸塩徐放OD錠45mg「ZE」：全星薬品　45mg1錠[38.6円/錠]，アンブロキソール塩酸塩徐放OD錠45mg「サワイ」：沢井　45mg1錠[31.5円/錠]，アンブロキソール塩酸塩徐放OD錠45mg「ニプロ」：ニプロ　45mg1錠[31.5円/錠]，アンブロキソール塩酸塩徐放カプセル45mg「TCK」：辰巳化学　45mg1カプセル[31.5円/カプセル]，アンブロキソール塩酸塩徐放カプセル45mg「ZE」：全星薬品　45mg1カプセル[38.6円/カプセル]，アンブロキソール塩酸塩徐放カプセル45mg「トーワ」：東和　45mg1カプセル[31.5円/カプセル]，アンブロキソール塩酸塩徐放カプセル45mg「日医工」：日医工　45mg1カプセル[38.6円/カプセル]，

ポノフェンSRカプセル45：セオリアファーマ　45mg1カプセル[38.6円/カプセル]，ムコソレートLカプセル45：大正薬品　45mg1カプセル[31.5円/カプセル]

ムコダインDS50%
規格：50%1g[33.3円/g]
Lーカルボシステイン　杏林　223

【効 能 効 果】

<成人>
(1)下記疾患の去痰
上気道炎(咽頭炎，喉頭炎)，急性気管支炎，気管支喘息，慢性気管支炎，気管支拡張症，肺結核
(2)慢性副鼻腔炎の排膿
<小児>
(1)下記疾患の去痰
上気道炎(咽頭炎，喉頭炎)，急性気管支炎，気管支喘息，慢性気管支炎，気管支拡張症，肺結核
(2)慢性副鼻腔炎の排膿
(3)滲出性中耳炎の排液

【対応標準病名】

◎	咽頭炎	気管支拡張症	気管支喘息
	急性気管支炎	急性上気道炎	喉頭炎
	小児喘息	滲出性中耳炎	肺結核
	慢性気管支炎	慢性副鼻腔炎	
○ あ	RSウイルス気管支炎	亜急性アレルギー性中耳炎	亜急性気管支炎
	亜急性血性中耳炎	亜急性漿液ムチン性中耳炎	亜急性ムコイド中耳炎
	アスピリン喘息	アデノウイルス咽頭炎	アトピー性喘息
	アレルギー性気管支炎	アレルギー性中耳炎	アレルギー性副鼻腔炎
	咽頭気管炎	咽頭喉頭炎	咽頭チフス
	咽頭扁桃炎	インフルエンザ菌気管支炎	インフルエンザ菌喉頭炎
	インフルエンザ菌性咽頭炎	インフルエンザ菌性喉頭気管炎	ウイルス性咽頭炎
	ウイルス性気管炎	ウイルス性気管支炎	運動誘発性喘息
	エコーウイルス気管支炎	壊疽性咽頭炎	円柱状気管支拡張症
か	エンテロウイルス性リンパ結節性咽頭炎	外因性喘息	潰瘍性咽頭炎
	潰瘍性粟粒結核	下咽頭炎	カタル性咽頭炎
	活動性肺結核	化膿性喉頭炎	化膿性副鼻腔炎
	下葉気管支拡張症	感染性咽頭炎	感染性喉頭気管炎
	乾酪性肺炎	乾酪性副鼻腔炎	気管結核
	気管支結核	気管支喘息合併妊娠	偽膜性咽頭炎
	偽膜性気管支炎	偽膜性喉頭炎	急性アレルギー性中耳炎
	急性咽頭炎	急性咽頭喉頭炎	急性咽頭扁桃炎
	急性壊疽性喉頭炎	急性潰瘍性喉頭炎	急性カタル性気管炎
	急性化膿性咽頭炎	急性気管炎	急性気管気管支炎
	急性血性中耳炎	急性口蓋扁桃炎	急性喉頭炎
	急性喉頭気管炎	急性喉頭気管気管支炎	急性漿液ムチン性中耳炎
	急性滲出性中耳炎	急性声帯炎	急性声門下喉頭炎
	急性粟粒結核	急性反復性気管支炎	急性非化膿性中耳炎
	急性浮腫性喉頭炎	急性ムコイド中耳炎	グルーイヤー
	クループ性気管支炎	珪肺結核	結核
	結核初期感染	結核性咳嗽	結核性喀血
	結核性気管支拡張症	結核性気胸	結核性肺線維症
	結核性肺膿瘍	結節性肺結核	限局性気管支拡張症
	硬化性肺結核	口腔上顎洞瘻	好酸球性副鼻腔炎
	喉頭結核	喉頭周囲炎	コクサッキーウイルス咽頭炎
さ	コクサッキーウイルス気管支炎	混合型喘息	細気管支拡張症
	耳管鼓室炎	篩骨洞炎	歯性上顎洞炎
	歯性副鼻腔炎	出血性気管炎	上咽頭炎
	上顎洞炎	小児喘息性気管支炎	小児副鼻腔炎
	初感染結核	職業喘息	滲出性気管支炎
	塵肺結核	水疱性咽頭炎	ステロイド依存性喘息
	咳喘息	舌扁桃炎	喘息性気管支炎
た	前頭洞炎	粟粒結核	多剤耐性結核
な	中耳炎後遺症	蝶形骨洞炎	難治性喘息
は	乳児喘息	のう状気管支拡張症	肺炎球菌性咽頭炎
	肺炎球菌性気管支炎	肺炎結核	肺結核・鏡検確認あり
	肺結核・組織学的確認あり	肺結核・培養のみ確認あり	肺結核腫
	敗血症性咽頭炎	敗血症性気管支炎	肺門結核
	播種性結核	パラインフルエンザウイルス気管支炎	汎副鼻腔炎
	非アトピー性喘息	非化膿性中耳炎	ヒトメタニューモウイルス気管支炎
	びまん性気管支拡張症	副鼻腔炎	副鼻腔真菌症
ま	ぶどう球菌性咽頭炎	ヘルペスウイルス性咽頭炎	マイコプラズマ気管支炎
	膜性咽頭炎	慢性アレルギー性中耳炎	慢性気管炎
	慢性気管気管支炎	慢性気管支拡張症	慢性気管支漏
	慢性耳管鼓室カタル	慢性漿液性中耳炎	慢性漿液ムチン性中耳炎
	慢性滲出性中耳炎	慢性非化膿性中耳炎	慢性副鼻腔炎急性増悪
	慢性副鼻腔膿瘍	慢性ムコイド中耳炎	ムコイド中耳炎
ら	ムコーズス中耳炎	夜間性喘息	ライノウイルス気管支炎
	淋菌性咽頭炎	連鎖球菌気管炎	連鎖球菌気管支炎
	連鎖球菌性アンギナ	連鎖球菌性咽頭炎	連鎖球菌性喉頭炎
	連鎖球菌性喉頭気管炎	連鎖球菌性上気道感染	老人性気管支炎
△	アンギナ	咽頭痛	かぜ
	感染型気管支喘息	感冒	胸腔内リンパ節結核・菌確認あり
	胸腔内リンパ節結核・組織学的確認あり	結核後遺症	結核性空洞
	好酸球性中耳炎	潜在性結核感染症	陳旧性肺結核
	肺結核後遺症	肺結核術後	肺門リンパ節結核

用法用量
<成人>
通常，成人にカルボシステインとして1回500mg(本剤1.0g)を用時懸濁し，1日3回経口投与する。
なお，年齢，症状により適宜増減する。
<小児>
通常，幼・小児にカルボシステインとして体重kg当たり1回10mg(本剤0.02g)を用時懸濁し，1日3回経口投与する。
なお，年齢，症状により適宜増減する。

禁忌　本剤の成分に対し過敏症の既往歴のある患者

カルボシステインDS33.3%「トーワ」：東和　33.3%1g[8.8円/g]，カルボシステインDS50%「タカタ」：高田　50%1g[12.5円/g]，カルボシステインDS50%「ツルハラ」：鶴原　50%1g[12.5円/g]，カルボシステインDS50%「トーワ」：東和　－[－]，カルボシステインドライシロップ50%「テバ」：テバ製薬　50%1g[12.5円/g]

ムコダイン錠250mg
規格：250mg1錠[8.9円/錠]
ムコダイン錠500mg
規格：500mg1錠[16円/錠]
Lーカルボシステイン　杏林　223

【効 能 効 果】

(1)下記疾患の去痰
上気道炎(咽頭炎，喉頭炎)，急性気管支炎，気管支喘息，慢性気管支炎，気管支拡張症，肺結核
(2)慢性副鼻腔炎の排膿

【対応標準病名】

◎	咽頭炎	気管支拡張症	気管支喘息
	急性気管支炎	急性上気道炎	喉頭炎

	肺結核	慢性気管支炎	慢性副鼻腔炎
○	RSウイルス気管支炎	亜急性気管支炎	アスピリン喘息
	アデノウイルス咽頭炎	アトピー性喘息	アレルギー性気管支炎
	アレルギー性副鼻腔炎	咽頭気管炎	咽頭喉頭炎
	咽頭チフス	咽頭扁桃炎	インフルエンザ菌気管支炎
	インフルエンザ菌喉頭炎	インフルエンザ菌性咽頭炎	インフルエンザ菌性喉頭気管炎
	ウイルス性咽頭炎	ウイルス性気管支炎	運動誘発性喘息
	エコーウイルス気管支炎	壊疽性咽頭炎	円柱状気管支拡張症
	エンテロウイルス性リンパ結節性咽頭炎	外因性喘息	潰瘍性咽頭炎
	潰瘍性粟粒結核	下咽頭炎	カタル性咽頭炎
	活動性肺結核	化膿性喉頭炎	化膿性副鼻腔炎
	下葉気管支拡張症	感染性咽頭炎	感染性喉頭気管炎
	乾酪性肺炎	乾酪性副鼻腔炎	気管結核
	気管支結核	気管支喘息合併妊娠	偽膜性咽頭炎
	偽膜性気管支炎	偽膜性喉頭炎	急性咽頭炎
	急性咽頭喉頭炎	急性咽頭扁桃炎	急性壊疽性喉頭炎
	急性潰瘍性喉頭炎	急性化膿性咽頭炎	急性気管気管支炎
	急性口蓋扁桃炎	急性喉頭炎	急性喉頭気管炎
	急性喉頭気管気管支炎	急性声帯炎	急性声門下喉頭炎
	急性粟粒結核	急性反復性気管支炎	急性浮腫性喉頭炎
	クループ性気管支炎	珪肺結核	結核
	結核性喀血	結核性気管支拡張症	結核性気胸
	結核性肺線維症	結核性肺膿瘍	結節性肺結核
	限局性気管支拡張症	硬化性肺結核	口腔上顎洞瘻
	好酸球性副鼻腔炎	喉頭結核	喉頭周囲炎
	コクサッキーウイルス咽頭炎	コクサッキーウイルス気管支炎	混合型喘息
	細気管支拡張症	篩骨洞炎	歯性上顎洞炎
	歯性副鼻腔炎	上咽頭炎	上顎洞炎
	小児喘息	小児喘息性気管支炎	小児副鼻腔炎
	職業喘息	滲出性気管支炎	塵肺結核
	水疱性咽頭炎	ステロイド依存性喘息	咳喘息
	舌扁桃炎	喘息性気管支炎	前頭洞炎
	粟粒結核	多剤耐性結核	蝶形骨洞炎
	難治性喘息	乳児喘息	のう状気管支拡張症
	肺炎球菌性咽頭炎	肺炎球菌性気管支炎	肺炎結核
	肺結核・鏡検確認あり	肺結核・組織学的確認あり	肺結核・培養のみ確認あり
	肺結核腫	敗血症性咽頭炎	敗血症性気管支炎
	肺門結核	播種性結核	パラインフルエンザウイルス気管支炎
	汎副鼻腔炎	非アトピー性喘息	ヒトメタニューモウイルス気管支炎
	びまん性気管支拡張症	副鼻腔炎	副鼻腔真菌症
	ぶどう球菌性咽頭炎	ヘルペスウイルス性咽頭炎	マイコプラズマ気管支炎
	膜性咽頭炎	慢性気管炎	慢性気管気管支炎
	慢性気管支拡張症	慢性気管支漏	慢性副鼻腔炎急性増悪
	慢性副鼻腔膿瘍	夜間性喘息	ライノウイルス気管支炎
	淋菌性咽頭炎	連鎖球菌気管支炎	連鎖球菌性アンギナ
	連鎖球菌性咽頭炎	連鎖球菌性喉頭炎	連鎖球菌性喉頭気管炎
	連鎖球菌性上気道感染	老人性気管支炎	
△	アンギナ	咽頭痛	かぜ
	感染型気管支喘息	感冒	結核後遺症
	結核性空洞	潜在性結核感染症	陳旧性肺結核
	肺結核後遺症	肺結核術後	肺門リンパ節結核

用法用量 カルボシステインとして，通常成人1回500mgを1日3回経口投与する。なお，年齢，症状により適宜増減する。

禁忌 本剤の成分に対し過敏症の既往歴のある患者

Cーチステン錠250mg：鶴原 250mg1錠[5.6円/錠]，Cーチステン錠500mg：鶴原 500mg1錠[7.4円/錠]，カルボシステイン錠250mg「KN」：小林化工 250mg1錠[5.6円/錠]，カルボシステイン錠250mg「サワイ」：沢井 250mg1錠[5.6円/錠]，カルボシステイン錠250mg「テバ」：テバ製薬 250mg1錠[5.6円/錠]，カルボシステイン錠250mg「トーワ」：東和 250mg1錠[5.6円/錠]，カルボシステイン錠500mg「KN」：小林化工 500mg1錠[7.4円/錠]，カルボシステイン錠500mg「サワイ」：沢井 500mg1錠[7.4円/錠]，カルボシステイン錠500mg「テバ」：テバ製薬 500mg1錠[7.4円/錠]，カルボシステイン錠500mg「トーワ」：東和 500mg1錠[8.5円/錠]，クインスロン錠250mg：辰巳化学 250mg1錠[5.6円/錠]，クインスロン錠500mg：辰巳化学 500mg1錠[7.4円/錠]，シスダイン錠250mg：大正薬品 250mg1錠[5.6円/錠]，シスダイン錠500mg：大正薬品 500mg1錠[7.4円/錠]

ムコダインシロップ5%　規格：5%1mL[6円/mL]
Lーカルボシステイン　杏林 223

【効能効果】

(1)下記疾患の去痰
上気道炎（咽頭炎，喉頭炎），急性気管支炎，気管支喘息，慢性気管支炎，気管支拡張症，肺結核
(2)慢性副鼻腔炎の排膿
(3)滲出性中耳炎の排液

【対応標準病名】

◎	咽頭炎	気管支拡張症	気管支喘息
	急性気管支炎	急性上気道炎	喉頭炎
	滲出性中耳炎	肺結核	慢性気管支炎
	慢性副鼻腔炎		
○ あ	RSウイルス気管支炎	亜急性アレルギー性中耳炎	亜急性気管支炎
	亜急性血性中耳炎	亜急性漿液ムチン性中耳炎	亜急性ムコイド中耳炎
	アスピリン喘息	アデノウイルス咽頭炎	アトピー性喘息
	アレルギー性気管支炎	アレルギー性中耳炎	アレルギー性副鼻腔炎
	咽頭気管炎	咽頭喉頭炎	咽頭チフス
	咽頭扁桃炎	インフルエンザ菌気管支炎	インフルエンザ菌喉頭炎
	インフルエンザ菌性咽頭炎	インフルエンザ菌性喉頭気管炎	ウイルス性咽頭炎
	ウイルス性気管支炎	運動誘発性喘息	エコーウイルス気管支炎
	壊疽性咽頭炎	円柱状気管支拡張症	エンテロウイルス性リンパ結節性咽頭炎
か	外因性喘息	潰瘍性咽頭炎	潰瘍性粟粒結核
	下咽頭炎	カタル性咽頭炎	活動性肺結核
	化膿性喉頭炎	化膿性副鼻腔炎	下葉気管支拡張症
	感染性咽頭炎	感染性喉頭気管炎	乾酪性肺炎
	乾酪性副鼻腔炎	気管結核	気管支結核
	気管支喘息合併妊娠	偽膜性咽頭炎	偽膜性気管支炎
	偽膜性喉頭炎	急性アレルギー性中耳炎	急性咽頭炎
	急性咽頭喉頭炎	急性咽頭扁桃炎	急性壊疽性喉頭炎
	急性潰瘍性喉頭炎	急性化膿性咽頭炎	急性気管気管支炎
	急性血性中耳炎	急性口蓋扁桃炎	急性喉頭炎
	急性喉頭気管炎	急性喉頭気管気管支炎	急性漿液ムチン性中耳炎
	急性滲出性中耳炎	急性声帯炎	急性声門下喉頭炎
	急性粟粒結核	急性反復性気管支炎	急性非化膿性中耳炎
	急性浮腫性喉頭炎	急性ムコイド中耳炎	グルーイヤー
	クループ性気管支炎	珪肺結核	結核
	結核性喀血	結核性気管支拡張症	結核性気胸
	結核性肺線維症	結核性肺膿瘍	結節性肺結核
	限局性気管支拡張症	硬化性肺結核	口腔上顎洞瘻
	好酸球性副鼻腔炎	喉頭結核	喉頭周囲炎
	コクサッキーウイルス咽頭炎	コクサッキーウイルス気管支炎	混合型喘息
さ	細気管支拡張症	耳管鼓室炎	篩骨洞炎
	歯性上顎洞炎	歯性副鼻腔炎	上咽頭炎
	上顎洞炎	小児喘息	小児喘息性気管支炎

	小児副鼻腔炎	職業喘息	滲出性気管支炎
	塵肺結核	水疱性咽頭炎	ステロイド依存性喘息
	咳喘息	舌扁桃炎	喘息性気管支炎
た	前頭洞炎	粟粒結核	多剤耐性結核
な	中耳炎後遺症	蝶形骨洞炎	難治性喘息
は	乳児喘息	のう状気管支拡張症	肺炎球菌性咽頭炎
	肺炎球菌性気管支炎	肺炎結核	肺結核・鏡検確認あり
	肺結核・組織学的確認あり	肺結核・培養のみ確認あり	肺結核腫
	敗血症性咽頭炎	敗血症性気管支炎	肺門結核
	播種性結核	パラインフルエンザウイルス気管支炎	汎副鼻腔炎
	非アトピー性喘息	非化膿性中耳炎	ヒトメタニューモウイルス気管支炎
	びまん性気管支拡張症	副鼻腔炎	副鼻腔真菌症
ま	ぶどう球菌性咽頭炎	ヘルペスウイルス性咽頭炎	マイコプラズマ気管支炎
	膜性咽頭炎	慢性アレルギー性中耳炎	慢性気管炎
	慢性気管気管支炎	慢性気管支拡張症	慢性気管支漏
	慢性耳管鼓室カタル	慢性漿液性中耳炎	慢性漿液ムチン性中耳炎
	慢性滲出性中耳炎	慢性非化膿性中耳炎	慢性副鼻腔炎急性増悪
	慢性副鼻腔膿瘍	慢性ムコイド中耳炎	ムコイド中耳炎
ら	ムコーズス中耳炎	夜間性喘息	ライノウイルス気管支炎
	淋菌性咽頭炎	連鎖球菌気管支炎	連鎖球菌性アンギナ
	連鎖球菌性咽頭炎	連鎖球菌性喉頭炎	連鎖球菌性喉頭気管炎
	連鎖球菌性上気道感染	老人性気管支炎	
△	アンギナ	咽頭痛	かぜ
	感染型気管支喘息	感冒	結核後遺症
	結核性空洞	好酸球性中耳炎	潜在性結核感染症
	陳旧性肺結核	肺結核後遺症	肺結核術後
	肺門リンパ節結核		

用法用量　通常，幼・小児に，体重kg当り，カルボシステインとして1日30mg(本剤0.6mL)を3回に分割して経口投与する。なお，年齢，体重，症状により適宜増減する。

禁忌　本剤の成分に対し過敏症の既往歴のある患者

C－チステンシロップ5%：鶴原[2.6円/mL]，カルボシステインシロップ5%「JG」：大興[2.6円/mL]，カルボシステインシロップ5%「タカタ」：高田[2.6円/mL]，カルボシステインシロップ小児用5%「テバ」：テバ製薬[2.6円/mL]，カルボシステインシロップ小児用5%「トーワ」：東和[2.6円/mL]

ムノバール2.5mg錠　規格：2.5mg1錠[19.3円/錠]
ムノバール5mg錠　規格：5mg1錠[32.6円/錠]
フェロジピン　サノフィ　214

スプレンジール錠2.5mg，スプレンジール錠5mgを参照(P481)

メイアクトMS錠100mg　規格：100mg1錠[55.6円/錠]
セフジトレンピボキシル　Meiji Seika　613

【効能効果】

〈適応菌種〉セフジトレンに感性のブドウ球菌属，レンサ球菌属，肺炎球菌，モラクセラ(ブランハメラ)・カタラーリス，大腸菌，シトロバクター属，クレブシエラ属，エンテロバクター属，セラチア属，プロテウス属，モルガネラ・モルガニー，プロビデンシア属，インフルエンザ菌，ペプトストレプトコッカス属，バクテロイデス属，プレボテラ属，アクネ菌

〈適応症〉表在性皮膚感染症，深在性皮膚感染症，リンパ管・リンパ節炎，慢性膿皮症，外傷・熱傷及び手術創等の二次感染，乳腺炎，肛門周囲膿瘍，咽頭・喉頭炎，扁桃炎(扁桃周囲炎，扁桃周囲膿瘍を含む)，急性気管支炎，肺炎，肺膿瘍，慢性呼吸器病変の二次感染，膀胱炎，腎盂腎炎，胆嚢炎，胆管炎，バルトリン腺炎，子宮内感染，子宮付属器炎，眼瞼膿瘍，涙嚢炎，麦粒腫，瞼板腺炎，中耳炎，副鼻腔炎，歯周組織炎，歯冠周囲炎，顎炎

【対応標準病名】

◎	咽頭炎	咽頭喉頭炎	外傷
	急性気管支炎	喉頭炎	肛門周囲膿瘍
	挫創	歯冠周囲炎	子宮内感染症
	子宮付属器炎	歯根のう胞	歯周炎
	歯髄炎	歯性顎炎	術後創部感染
	腎盂腎炎	創傷	創傷感染症
	胆管炎	胆のう炎	中耳炎
	乳腺炎	熱傷	肺炎
	肺膿瘍	麦粒腫	バルトリン腺炎
	皮膚感染症	副鼻腔炎	扁桃炎
	扁桃周囲炎	扁桃周囲膿瘍	膀胱炎
	マイボーム腺炎	慢性膿皮症	リンパ管炎
	リンパ節炎	涙のう炎	裂傷
	裂創		
○あ	MRSA膀胱炎	亜急性気管支炎	亜急性リンパ管炎
	亜急性涙のう炎	足開放創	足挫創
	足切創	足第1度熱傷	足第2度熱傷
	足第3度熱傷	足熱傷	アルカリ腐蝕
	アレルギー性膀胱炎	アンギナ	胃腸管熱傷
	犬咬創	胃熱傷	陰茎開放創
	陰茎挫創	陰茎第1度熱傷	陰茎第2度熱傷
	陰茎第3度熱傷	陰茎熱傷	陰茎裂創
	咽頭開放創	咽頭気管炎	咽頭創傷
	咽頭チフス	咽頭痛	咽頭熱傷
	咽頭扁桃炎	陰のう開放創	陰のう第1度熱傷
	陰のう第2度熱傷	陰のう第3度熱傷	陰のう熱傷
	陰のう裂創	陰部切創	インフルエンザ菌気管支炎
	インフルエンザ菌喉頭炎	インフルエンザ菌性咽頭炎	インフルエンザ菌性喉頭気管炎
	ウイルス性扁桃炎	う蝕第3度急性化膿性根尖性歯周炎	う蝕第3度急性単純性根尖性歯周炎
	う蝕第3度慢性化膿性根尖性歯周炎	会陰第1度熱傷	会陰第2度熱傷
	会陰第3度熱傷	会陰熱傷	会陰部化膿創
	会陰裂傷	腋窩第1度熱傷	腋窩第2度熱傷
	腋窩第3度熱傷	腋窩熱傷	壊死性潰瘍性歯周炎
	壊死性潰瘍性歯肉炎	壊死性肺炎	壊疽性咽頭炎
	壊疽性歯肉炎	壊疽性胆細管炎	壊疽性胆のう炎
	壊疽性扁桃周囲炎	横隔膜損傷	汚染擦過創
か	汚染創	外陰開放創	外陰第1度熱傷
	外陰第2度熱傷	外陰第3度熱傷	外陰熱傷
	外陰部挫創	外陰部切創	外陰部裂傷
	外耳開放創	外耳道創傷	外耳部外傷性異物
	外耳部割創	外耳部貫通創	外耳部咬創
	外耳部挫創	外耳部刺創	外耳部創傷
	外傷性異物	外傷性眼球ろう	外傷性虹彩離断
	外傷性食道破裂	外傷性穿孔性中耳炎	外傷性中耳炎
	外傷性脳圧迫・頭蓋内に達する開放創合併あり	外傷性破裂	外耳裂創
	外麦粒腫	開放骨折	開放性外傷性脳圧迫
	開放性陥没骨折	開放性胸膜損傷	開放性脱臼骨折
	開放性脳挫創	開放性脳損傷髄膜炎	開放性脳底部挫傷
	開放性びまん性脳損傷	開放性粉砕骨折	開放創
	潰瘍性咽頭炎	潰瘍性歯肉炎	潰瘍性膀胱炎
	下咽頭炎	下咽頭創傷	下咽頭熱傷
	化学外傷	下顎外傷性異物	下顎開放創
	下顎割創	下顎貫通創	下顎口唇挫創
	下顎咬創	下顎骨壊死	下顎骨炎
	下顎骨骨髄炎	下顎骨骨膜炎	下顎骨骨膜下膿瘍
	下顎骨周囲炎	下顎骨周囲膿瘍	下顎挫創
	下顎刺創	下顎創傷	下顎熱傷
	下顎膿瘍	下顎部第1度熱傷	下顎部第2度熱傷

下顎部第３度熱傷	下顎裂創	踵裂創
下眼瞼蜂巣炎	顎関節部開放創	顎関節部割創
顎関節部貫通創	顎関節部咬創	顎関節部挫創
顎関節部刺創	顎関節部創傷	顎関節部裂創
角結膜腐蝕	顎骨炎	顎骨骨髄炎
顎骨骨膜炎	角膜アルカリ化学熱傷	角膜挫創
角膜酸化学熱傷	角膜酸性熱傷	角膜切傷
角膜切創	角膜創傷	角膜熱傷
角膜破裂	角膜裂傷	下肢第１度熱傷
下肢第２度熱傷	下肢第３度熱傷	下肢熱傷
下腿汚染創	下腿開放創	下腿挫創
下腿切創	下腿足部熱傷	下腿熱傷
下腿部第１度熱傷	下腿部第２度熱傷	下腿部第３度熱傷
下腿裂創	カタル性咽頭炎	割創
化膿性喉頭炎	化膿性歯周炎	化膿性歯肉炎
化膿性中耳炎	化膿性乳腺炎	化膿性副鼻腔炎
化膿性扁桃周囲炎	化膿性リンパ節炎	下半身第１度熱傷
下半身第２度熱傷	下半身第３度熱傷	下半身熱傷
下腹部第１度熱傷	下腹部第２度熱傷	下腹部第３度熱傷
眼化学熱傷	眼窩創傷	眼球結膜裂傷
眼球損傷	眼球熱傷	眼球破裂
眼球裂傷	眼瞼外傷性異物	眼瞼開放創
眼瞼化学熱傷	眼瞼割創	眼瞼貫通創
眼瞼咬創	眼瞼挫創	眼瞼刺創
眼瞼創傷	眼瞼第１度熱傷	眼瞼第２度熱傷
眼瞼第３度熱傷	眼瞼熱傷	眼瞼蜂巣炎
眼瞼裂創	環指圧挫傷	眼周囲化学熱傷
眼周囲第１度熱傷	眼周囲第２度熱傷	眼周囲第３度熱傷
眼周囲部外傷性異物	眼周囲部開放創	眼周囲部割創
眼周囲部貫通創	眼周囲部咬創	眼周囲部挫創
眼周囲部刺創	眼周囲部創傷	眼周囲部裂創
感染性咽頭炎	感染性喉頭気管炎	貫通刺創
貫通銃創	貫通創	肝内胆細管炎
眼熱傷	眼部外傷性異物	眼部開放創
眼部割創	眼部貫通創	眼部咬創
眼部挫創	眼部刺創	眼部創傷
眼部裂創	顔面汚染創	顔面外傷性異物
顔面開放創	顔面割創	顔面貫通創
顔面咬創	顔面挫創	顔面刺創
顔面創傷	顔面掻創	顔面損傷
顔面第１度熱傷	顔面第２度熱傷	顔面第３度熱傷
顔面多発開放創	顔面多発割創	顔面多発貫通創
顔面多発咬創	顔面多発挫創	顔面多発刺創
顔面多発創傷	顔面多発裂創	顔面熱傷
顔面裂創	乾酪性副鼻腔炎	気管支肺炎
気管熱傷	気腫性腎盂腎炎	気道熱傷
偽膜性アンギナ	偽膜性咽頭炎	偽膜性気管支炎
偽膜性喉頭炎	偽膜性扁桃炎	逆行性胆管炎
急性アデノイド咽頭炎	急性アデノイド扁桃炎	急性咽頭炎
急性咽頭喉頭炎	急性咽頭扁桃炎	急性壊疽性喉頭炎
急性壊疽性扁桃炎	急性潰瘍性喉頭炎	急性潰瘍性扁桃炎
急性顎骨骨髄炎	急性顎骨骨膜炎	急性化膿性咽頭炎
急性化膿性下顎骨炎	急性化膿性根尖性歯周炎	急性化膿性歯根膜炎
急性化膿性上顎骨炎	急性化膿性胆管炎	急性化膿性胆のう炎
急性化膿性中耳炎	急性化膿性辺縁性歯根膜炎	急性化膿性扁桃炎
急性気管気管支炎	急性気腫性胆のう炎	急性喉頭炎
急性喉頭気管炎	急性喉頭気管気管支炎	急性根尖性歯周炎
急性歯冠周囲炎	急性歯周炎	急性歯槽膿瘍
急性歯肉炎	急性出血性膀胱炎	急性声帯炎
急性声門下喉頭炎	急性腺窩性扁桃炎	急性胆管炎
急性胆細管炎	急性単純性根尖性歯周炎	急性単純性膀胱炎
急性胆のう炎	急性中耳炎	急性乳腺炎

急性肺炎	急性汎発性発疹性膿疱症	急性反復性気管支炎
急性浮腫性喉頭炎	急性付属器炎	急性閉塞性化膿性胆管炎
急性扁桃炎	急性膀胱炎	急性卵管炎
急性卵巣炎	急性涙のう炎	急速進行性歯周炎
胸管損傷	胸腔熱傷	狭窄性胆管炎
胸腺損傷	胸部汚染創	胸部外傷
頬部外傷性異物	頬部開放創	頬部割創
頬部貫通創	頬部咬創	胸部挫創
頬部挫創	頬部刺創	胸部上腕熱傷
胸部食道損傷	胸部切創	頬部創傷
胸部損傷	胸部第１度熱傷	頬部第１度熱傷
胸部第２度熱傷	頬部第２度熱傷	胸部第３度熱傷
頬部第３度熱傷	胸部熱傷	頬部裂創
胸壁開放創	胸壁刺創	強膜切創
強膜創傷	胸膜損傷・胸腔に達する開放創合併あり	胸膜肺炎
強膜裂傷	胸膜裂創	棘刺創
魚咬創	躯幹薬傷	グラデニーゴ症候群
クラミジア肺炎	クループ性気管支炎	脛骨顆部割創
頚部開放創	頚部挫創	頚部食道開放創
頚部切創	頚部第１度熱傷	頚部第２度熱傷
頚部第３度熱傷	頚部熱傷	頚部膿疱
頚部リンパ節炎	結膜創傷	結膜熱傷
結膜のうアルカリ化学熱傷	結膜のう酸化学熱傷	結膜腐蝕
結膜裂傷	限局型若年性歯周炎	肩甲間部第１度熱傷
肩甲間部第２度熱傷	肩甲間部第３度熱傷	肩甲間部熱傷
肩甲部第１度熱傷	肩甲部第２度熱傷	肩甲部第３度熱傷
肩甲部熱傷	原発性硬化性胆管炎	肩部第１度熱傷
肩部第２度熱傷	肩部第３度熱傷	高位筋間膿瘍
高エネルギー外傷	口蓋切創	口蓋裂創
口角部挫創	口角部裂創	口腔開放創
口腔割創	口腔挫創	口腔刺創
口腔上顎洞瘻	口腔創傷	口腔第１度熱傷
口腔第２度熱傷	口腔第３度熱傷	口腔熱傷
口腔粘膜咬創	口腔裂創	口唇外傷性異物
口唇開放創	口唇割創	口唇貫通創
口唇咬創	口唇挫創	口唇刺創
口唇創傷	口唇第１度熱傷	口唇第２度熱傷
口唇第３度熱傷	口唇熱傷	口唇裂創
溝創	咬創	喉頭外傷
喉頭周囲炎	喉頭損傷	喉頭熱傷
後頭部挫傷	広汎型若年性歯周炎	肛門括約筋内膿瘍
肛門第１度熱傷	肛門第２度熱傷	肛門第３度熱傷
肛門熱傷	肛門裂創	鼓室内水腫
骨盤部裂創	根尖周囲膿瘍	根尖性歯周炎
根尖肉芽腫	根尖膿瘍	根側歯周膿瘍
細菌性膀胱炎	臍周囲炎	細胆管炎
再発性胆管炎	再発性中耳炎	坐骨直腸窩膿瘍
挫傷	酸腐蝕	耳介外傷性異物
耳介開放創	耳介割創	耳介貫通創
耳介咬創	耳介挫創	耳介刺創
耳介創傷	耳介部第１度熱傷	耳介部第２度熱傷
耳介部第３度熱傷	趾開放創	耳介裂創
趾化膿創	歯冠周囲膿瘍	指間切創
趾間切創	子宮熱傷	刺咬症
篩骨洞炎	歯根膜下膿瘍	趾挫創
示指化膿創	四肢挫傷	四肢第１度熱傷
四肢第２度熱傷	四肢第３度熱傷	四肢熱傷
歯周症	歯周膿瘍	思春期性歯肉炎
歯性上顎洞炎	歯性副鼻腔炎	歯性扁桃周囲膿瘍
耳前部挫創	刺創	歯槽膿瘍
趾第１度熱傷	趾第２度熱傷	趾第３度熱傷
膝蓋部挫創	膝下部挫創	膝窩部銃創

膝関節部挫創	膝部開放創	膝部割創
膝部咬創	膝部挫創	膝部切創
膝部第1度熱傷	膝部第2度熱傷	膝部第3度熱傷
膝部裂創	歯肉炎	歯肉切創
歯肉膿瘍	歯肉裂創	趾熱傷
若年性歯周炎	射創	手圧挫傷
縦隔膿瘍	習慣性アンギナ	習慣性扁桃炎
銃自殺未遂	銃創	十二指腸総胆管炎
手関節挫滅傷	手関節挫滅創	手関節掌側部挫創
手関節部挫創	手関節部切創	手関節部創傷
手関節部第1度熱傷	手関節部第2度熱傷	手関節部第3度熱傷
手関節部裂創	手指圧挫傷	手指汚染創
種子骨開放骨折	手指挫滅傷	手指挫滅創
手指第1度熱傷	手指第2度熱傷	手指第3度熱傷
手指端熱傷	手指熱傷	手術創部膿瘍
手術創離開	手掌挫創	手掌刺創
手掌切創	手掌第1度熱傷	手掌第2度熱傷
手掌第3度熱傷	手掌熱傷	手掌剥皮創
出血性中耳炎	出血性膀胱炎	術後横隔膜下膿瘍
術後腎盂腎炎	術後性中耳炎	術後性慢性中耳炎
術後胆管炎	術後膿瘍	術後腹腔内膿瘍
術後腹壁膿瘍	手背第1度熱傷	手背第2度熱傷
手背第3度熱傷	手背熱傷	手背部挫創
手背部切創	手部汚染創	上咽頭炎
上顎骨炎	上顎骨骨髄炎	上顎骨骨膜炎
上顎骨骨膜下膿瘍	上顎洞炎	上顎部裂創
上眼瞼蜂巣炎	上行性腎盂腎炎	上鼓室化膿症
踵骨部挫滅創	上肢第1度熱傷	上肢第2度熱傷
上肢第3度熱傷	上肢熱傷	焼身自殺未遂
小児肺炎	小児副鼻腔炎	小膿疱性皮膚炎
上半身第1度熱傷	上半身第2度熱傷	上半身第3度熱傷
上半身熱傷	踵部第1度熱傷	踵部第2度熱傷
踵部第3度熱傷	上腕汚染創	上腕貫通銃創
上腕挫創	上腕第1度熱傷	上腕第2度熱傷
上腕第3度熱傷	上腕熱傷	上腕部開放創
食道損傷	食道熱傷	処女膜裂傷
針刺創	滲出性気管支炎	新生児上顎骨骨髄炎
新生児中耳炎	水疱性咽頭炎	水疱性中耳炎
精巣開放創	精巣熱傷	精巣破裂
声門外傷	舌開放創	舌下顎挫創
舌咬創	舌挫創	舌刺創
舌切創	切創	舌創傷
切断	舌熱傷	舌扁桃炎
舌裂創	前額部外傷性異物	前額部開放創
前額部割創	前額部貫通創	前額部咬創
前額部挫創	前額部刺創	前額部創傷
前額部第1度熱傷	前額部第2度熱傷	前額部第3度熱傷
前額部裂創	腺窩性アンギナ	前胸部挫創
前胸部第1度熱傷	前胸部第2度熱傷	前胸部第3度熱傷
前胸部熱傷	前額頭頂部挫創	穿孔性中耳炎
仙骨部挫創	前思春期性歯周炎	全身挫傷
全身第1度熱傷	全身第2度熱傷	全身第3度熱傷
全身熱傷	穿通創	前頭洞炎
前頭部挫傷	前腕汚染創	前腕開放創
前腕咬創	前腕挫創	前腕刺創
前腕手部熱傷	前腕切創	前腕第1度熱傷
前腕第2度熱傷	前腕第3度熱傷	前腕熱傷
前腕裂創	爪下挫滅傷	爪下挫滅創
早期発症型歯周炎	増殖性化膿性口内炎	増殖性歯肉炎
創部膿瘍	足関節第1度熱傷	足関節第2度熱傷
足関節第3度熱傷	足関節内果部挫創	足関節熱傷
足関節部挫創	側胸部第1度熱傷	側胸部第2度熱傷
側胸部第3度熱傷	足底熱傷	足底部咬創
足底部刺創	足底部第1度熱傷	足底部第2度熱傷

足底部第3度熱傷	足背部挫創	足背部切創
足背部第1度熱傷	足背部第2度熱傷	足背部第3度熱傷
足部汚染創	側腹部咬創	側腹部挫創
側腹部第1度熱傷	側腹部第2度熱傷	側腹部第3度熱傷
側腹壁開放創	足部裂創	鼡径部開放創
鼡径部切創	鼡径部第1度熱傷	鼡径部第2度熱傷
鼡径部第3度熱傷	鼡径部熱傷	損傷

た

第1度熱傷	第1度腐蝕	第2度熱傷
第2度腐蝕	第3度熱傷	第3度腐蝕
第4度熱傷	体幹第1度熱傷	体幹第2度熱傷
体幹第3度熱傷	体幹熱傷	大腿汚染創
大腿咬創	大腿挫創	大腿熱傷
大腿部開放創	大腿部刺創	大腿部切創
大腿部第1度熱傷	大腿部第2度熱傷	大腿部第3度熱傷
大腿裂創	大転子部挫創	体表面積10%未満の熱傷
体表面積10－19%の熱傷	体表面積20－29%の熱傷	体表面積30－39%の熱傷
体表面積40－49%の熱傷	体表面積50－59%の熱傷	体表面積60－69%の熱傷
体表面積70－79%の熱傷	体表面積80－89%の熱傷	体表面積90%以上の熱傷
大葉性肺炎	多発性外傷	多発性開放創
多発性咬創	多発性昆虫咬創	多発性挫傷
多発性擦過創	多発性切創	多発性穿刺創
多発性第1度熱傷	多発性第2度熱傷	多発性第3度熱傷
多発性熱傷	多発性膿疱症	多発性表在損傷
多発性裂創	打撲割創	打撲挫創
胆管胆のう炎	胆管膿瘍	単純性歯周炎
単純性歯肉炎	単純性中耳炎	胆のう壊疽
胆のう周囲炎	胆のう周囲膿瘍	胆のう膿瘍
智歯周囲炎	腟開放創	腟熱傷
腟壁縫合不全	腟裂傷	中隔部肉芽形成
肘関節挫創	肘関節部開放創	中耳炎性顔面神経麻痺
中手骨関節部挫創	虫垂炎術後残膿瘍	肘部挫創
肘部切創	肘部第1度熱傷	肘部第2度熱傷
肘部第3度熱傷	腸間膜リンパ節炎	蝶形骨洞炎
直腸肛門周囲膿瘍	直腸周囲膿瘍	沈下性肺炎
陳旧性中耳炎	低位筋間膿瘍	手開放創
手咬創	手挫創	手刺創
手切創	手第1度熱傷	手第2度熱傷
手第3度熱傷	手熱傷	殿部開放創
殿部咬創	殿部刺創	殿部切創
殿部第1度熱傷	殿部第2度熱傷	殿部第3度熱傷
殿部熱傷	殿部裂創	頭頂部挫傷
頭部外傷性皮下異物	頭部頚部挫傷	頭部頚部挫創
頭部挫傷	頭部切創	頭部第1度熱傷
頭部第2度熱傷	頭部第3度熱傷	頭部多発開放創
頭部多発割創	頭部多発咬創	頭部多発挫創
頭部多発刺創	頭部多発創傷	頭部多発裂創
動物咬創	頭部熱傷	特殊性歯周炎

な

飛び降り自殺未遂	飛び込み自殺未遂	内麦粒腫
内部尿路性器の熱傷	軟口蓋挫創	軟口蓋創傷
軟口蓋熱傷	軟口蓋破裂	難治性歯周炎
乳児肺炎	乳腺膿瘍	乳腺瘻孔
乳頭周囲炎	乳頭びらん	乳頭部第1度熱傷
乳頭部第2度熱傷	乳頭部第3度熱傷	乳房炎症性疾患
乳房潰瘍	乳房第1度熱傷	乳房第2度熱傷
乳房第3度熱傷	乳房熱傷	乳房膿瘍
乳房よう	乳輪下膿瘍	乳輪部第1度熱傷
乳輪部第2度熱傷	乳輪部第3度熱傷	尿細管間質性腎炎
尿膜管膿瘍	妊娠中の子宮内感染	妊娠中の性器感染症
猫咬創	脳挫傷・頭蓋内に達する開放創合併あり	脳挫創・頭蓋内に達する開放創合併あり
脳底部挫傷・頭蓋内に達する開放創合併あり	膿皮症	膿疱

は

肺壊疽	肺炎合併肺膿瘍	肺炎球菌性咽頭炎

	肺炎球菌性気管支炎	肺化膿症	敗血症性咽頭炎
	敗血症性気管支炎	敗血症性肺炎	敗血症性皮膚炎
	肺熱傷	背部第 1 度熱傷	背部第 2 度熱傷
	背部第 3 度熱傷	背部熱傷	爆死自殺未遂
	剥離性歯肉炎	抜歯後感染	バルトリン腺膿瘍
	半身第 1 度熱傷	半身第 2 度熱傷	半身第 3 度熱傷
	反復性膀胱炎	汎副鼻腔炎	鼻根部打撲挫創
	鼻根部裂創	膝汚染創	鼻前庭部挫創
	鼻尖部挫創	肥大性歯肉炎	非特異性腸間膜リンパ節炎
	非特異性リンパ節炎	鼻部外傷性異物	鼻部開放創
	眉部割創	鼻部割創	鼻部貫通創
	腓腹筋挫創	皮膚欠損創	鼻部咬創
	鼻部挫創	鼻部刺創	鼻部創傷
	鼻部第 1 度熱傷	鼻部第 2 度熱傷	鼻部第 3 度熱傷
	皮膚剥脱創	鼻部裂創	びまん性脳損傷・頭蓋内に達する開放創合併あり
	びまん性肺炎	眉毛部割創	眉毛部裂創
	鼻翼部切創	鼻翼部裂創	びらん性歯肉炎
	びらん性膀胱炎	複雑性歯周炎	複雑性歯肉炎
	伏針	副鼻腔開放創	腹部汚染創
	腹部刺創	腹部第 1 度熱傷	腹部第 2 度熱傷
	腹部第 3 度熱傷	腹部熱傷	腹壁開放創
	腹壁創し開	腹壁縫合糸膿瘍	腹壁縫合不全
	腐蝕	ぶどう球菌性咽頭炎	ぶどう球菌性肺膿瘍
	ぶどう球菌性扁桃炎	プラーク性歯肉炎	分娩時軟産道損傷
	閉塞性肺炎	辺縁性化膿性歯根膜炎	辺縁性歯周組織炎
	扁桃性アンギナ	扁桃膿瘍	蜂窩織炎性アンギナ
	膀胱後部膿瘍	膀胱三角部炎	縫合糸膿瘍
	膀胱周囲炎	膀胱周囲膿瘍	縫合不全
	縫合部膿瘍	放射線性熱傷	萌出性歯肉炎
	包皮挫創	包皮切創	包皮裂創
	母指球部第 1 度熱傷	母指球部第 2 度熱傷	母指球部第 3 度熱傷
	母趾挫創	母指示指間切創	母指第 1 度熱傷
	母指第 2 度熱傷	母指第 3 度熱傷	母指熱傷
ま	膜性咽頭炎	慢性咽喉頭炎	慢性顎骨炎
	慢性顎骨骨髄炎	慢性化膿性根尖性歯周炎	慢性化膿性穿孔性中耳炎
	慢性化膿性中耳炎	慢性根尖性歯周炎	慢性再発性膀胱炎
	慢性耳管鼓室化膿性中耳炎	慢性歯冠周囲炎	慢性歯周炎
	慢性歯周膿瘍	慢性歯槽膿瘍	慢性歯肉炎
	慢性上鼓室乳突洞化膿性中耳炎	慢性穿孔性中耳炎	慢性胆管炎
	慢性胆細管炎	慢性胆のう炎	慢性中耳炎
	慢性中耳炎急性増悪	慢性中耳炎後遺症	慢性中耳炎術後再燃
	慢性肺化膿症	慢性複雑性膀胱炎	慢性副鼻腔炎
	慢性副鼻腔炎急性増悪	慢性副鼻腔膿瘍	慢性付属器炎
	慢性辺縁性歯周炎急性発作	慢性辺縁性歯周炎軽度	慢性辺縁性歯周炎重度
	慢性辺縁性歯周炎中等度	慢性扁桃炎	慢性膀胱炎
	慢性卵管炎	慢性卵巣炎	慢性リンパ管炎
	慢性リンパ節炎	慢性涙のう炎	眉間部挫創
	眉間部裂創	耳後部挫創	耳後部リンパ節炎
	耳後部リンパ腺炎	脈絡網膜熱傷	無熱性肺炎
や	盲管銃創	網脈絡膜裂傷	薬傷
	腰部切創	腰部第 1 度熱傷	腰部第 2 度熱傷
	腰部第 3 度熱傷	腰部打撲挫創	腰部熱傷
ら	卵管炎	卵管周囲炎	卵管卵巣膿瘍
	卵管留膿症	卵巣炎	卵巣周囲炎
	卵巣膿瘍	卵巣卵管周囲炎	良性慢性化膿性中耳炎
	涙小管炎	涙のう周囲炎	涙のう周囲膿瘍
	連鎖球菌気管支炎	連鎖球菌性アンギナ	連鎖球菌性咽頭炎
	連鎖球菌性喉頭炎	連鎖球菌性喉頭気管炎	連鎖球菌性扁桃炎
わ	老人性肺炎	ワンサンアンギナ	ワンサン気管支炎
	ワンサン扁桃炎		

△	BK ウイルス腎症	ESWL 後腎皮膜下血腫	MRSA 肺化膿症
あ	RS ウイルス気管支炎	アキレス腱筋腱移行部断裂	アキレス腱挫傷
	アキレス腱挫創	アキレス腱切創	アキレス腱断裂
	アキレス腱部分断裂	足異物	亜脱臼
	圧挫傷	圧挫創	圧迫骨折
	圧迫神経炎	アレルギー性副鼻腔炎	医原性気胸
	一部性歯髄炎	陰茎折症	ウイルス性咽頭炎
	ウイルス性気管支炎	う蝕第 2 度単純性歯髄炎	う蝕第 3 度急性化膿性歯髄炎
	う蝕第 3 度歯髄壊死	う蝕第 3 度歯髄壊疽	う蝕第 3 度慢性壊疽性歯髄炎
	う蝕第 3 度慢性潰瘍性歯髄炎	う蝕第 3 度慢性増殖性歯髄炎	エコーウイルス気管支炎
か	壊疽性歯髄炎	横骨折	外耳部外傷性腫脹
	外耳部外傷性皮下異物	外耳部挫傷	外耳部擦過創
	外耳部切創	外耳部打撲傷	外耳部虫刺傷
	外耳部皮下血腫	外耳部皮下出血	外傷後早期合併症
	外傷性一過性麻痺	外傷性横隔膜ヘルニア	外傷性空気塞栓症
	外傷性咬合	外傷性硬膜動静脈瘻	外傷性歯根膜炎
	外傷性耳出血	外傷性歯髄炎	外傷性脂肪塞栓症
	外傷性縦隔気腫	外傷性脊髄出血	外傷性切断
	外傷性動静脈瘻	外傷性動脈血腫	外傷性動脈瘤
	外傷性乳び胸	外傷性脳圧迫	外傷性脳圧迫・頭蓋内に達する開放創合併なし
	外傷性脳症	外傷性皮下気腫	外歯瘻
	開放性脱臼	下顎挫傷	下顎擦過創
	下顎切創	下顎打撲傷	下顎皮下血腫
	下顎部挫傷	下顎部打撲傷	下顎部皮膚欠損創
	顎関節部挫傷	顎関節部擦過創	顎関節部切創
	顎関節部打撲傷	顎関節部皮下血腫	顎腐骨
	顎部挫傷	顎部打撲傷	下腿皮膚欠損創
	カテーテル感染症	カテーテル敗血症	カリエスのない歯髄炎
	眼黄斑部裂孔	眼窩部挫創	眼窩裂傷
	眼瞼外傷性腫脹	眼瞼外傷性皮下異物	眼瞼擦過創
	眼瞼切創	眼瞼虫刺傷	環指挫傷
	環指挫創	環指切創	間質性膀胱炎
	環指剥皮創	環指皮膚欠損創	眼周囲部外傷性腫脹
	眼周囲部外傷性皮下異物	眼周囲部擦過創	眼周囲部切創
	眼周囲部虫刺傷	関節血腫	関節骨折
	関節挫傷	関節打撲	完全骨折
	完全脱臼	貫通性挫滅創	眼部外傷性腫脹
	眼部外傷性皮下異物	眼部擦過創	眼部切創
	眼部虫刺傷	陥没骨折	顔面挫傷
	顔面擦過創	顔面切創	顔面多発挫傷
	顔面多発擦過創	顔面多発切創	顔面多発打撲傷
	顔面多発虫刺傷	顔面多発皮下血腫	顔面多発皮下出血
	顔面打撲傷	顔面皮下血腫	顔面皮膚欠損創
	急性一部性化膿性歯髄炎	急性一部性単純性歯髄炎	急性壊疽性歯髄炎
	急性化膿性歯髄炎	急性歯髄炎	急性全部性化膿性歯髄炎
	急性全部性単純性歯髄炎	急性単純性歯髄炎	頬粘膜咬傷
	頬粘膜咬創	頬部挫傷	頬部擦過創
	頬部切創	頬部打撲傷	胸部皮下気腫
	頬部皮下血腫	胸部皮膚欠損創	頬部皮膚欠損創
	亀裂骨折	筋損傷	筋断裂
	筋肉内血腫	屈曲骨折	頸管破裂
	頸部皮膚欠損創	結核性中耳炎	血管切断
	血管損傷	血行性歯髄炎	血腫
	腱切創	腱損傷	腱断裂
	腱部分断裂	腱裂傷	口蓋挫傷
	口腔外傷性異物	口腔外傷性腫脹	口腔挫傷
	口腔擦過創	口腔切創	口腔打撲傷
	口腔内血腫	口腔粘膜下気腫	口腔粘膜咬傷

	後出血	紅色陰癬	口唇外傷性腫脹
	口唇外傷性皮下異物	口唇咬傷	口唇挫傷
	口唇擦過創	口唇切創	口唇打撲傷
	口唇虫刺傷	口唇皮下血腫	口唇皮下出血
	後頭部外傷	後頭部割創	後頭部挫創
	後頭部切創	後頭部打撲傷	後頭部裂創
	広範性軸索損傷	広汎性神経損傷	後方脱臼
	硬膜損傷	硬膜裂傷	コクサッキーウイルス気管支炎
	骨折	根管異常	根管狭窄
	根管穿孔	根管側壁穿孔	根管内異物
	根尖周囲のう胞	昆虫咬創	昆虫刺傷
さ	コントル・クー損傷	根分岐部病変	採皮創
	擦過創	擦過皮下血腫	挫滅傷
	挫滅創	残髄炎	残存性歯根のう胞
	耳介外傷性腫脹	耳介外傷性皮下異物	耳介挫傷
	耳介擦過創	耳介切創	耳介打撲傷
	耳介虫刺傷	耳介皮下血腫	耳介皮下出血
	耳下腺部打撲	子宮頚管裂傷	子宮頚部環状剥離
	自己免疫性胆管炎	歯根膜ポリープ	示指 MP 関節挫傷
	示指 PIP 開放創	示指割創	示指挫傷
	示指挫創	示指刺創	四肢静脈損傷
	示指切創	四肢動脈損傷	示指皮膚欠損創
	歯周のう胞	歯髄壊死	歯髄壊疽
	歯髄充血	歯髄出血	歯髄露出
	失活歯	膝関節部異物	膝部異物
	歯肉挫傷	斜骨折	尺骨遠位端骨折
	尺骨鉤状突起骨折	縦隔血腫	縦骨折
	重複骨折	手指開放創	手指咬創
	種子骨骨折	手指挫傷	手指挫創
	手指刺創	手指切創	手指打撲傷
	手指剥皮創	手指皮下血腫	手指皮膚欠損創
	手掌皮膚欠損創	術後感染症	術後血腫
	術後消化管出血性ショック	術後ショック	術後髄膜炎
	術後低蛋白血症	術後敗血症	術後皮下気腫
	手背皮膚欠損創	上顎挫傷	上顎擦過創
	上顎切創	上顎打撲傷	上顎洞穿孔
	上顎皮下血腫	上口唇挫傷	上行性歯髄炎
	小指咬創	小指挫傷	小指挫創
	小指切創	硝子体切断	小指皮膚欠損創
	上唇小帯裂創	上腕皮膚欠損創	神経根ひきぬき損傷
	神経切断	神経叢損傷	神経叢不全損傷
	神経損傷	神経断裂	神経痛性歯痛
	人工肛門部腸管脱出・術後早期	靱帯ストレイン	靱帯損傷
	靱帯断裂	靱帯捻挫	靱帯裂傷
	心内異物	髄室側壁穿孔	水晶体核落下
	髄床底穿孔	ストレイン	舌咬傷
	前額部外傷性腫脹	前額部外傷性皮下異物	前額部擦過創
	前額部切創	前額部虫刺傷	前額部虫刺症
	前額部皮膚欠損創	仙骨部皮膚欠損創	線状骨折
	全身擦過創	前頭部割創	前頭部挫創
	前頭部切創	前頭部打撲傷	前頭部皮膚欠損創
	全部性歯髄炎	前方脱臼	前腕皮膚欠損創
	爪下異物	搔創	足底異物
	足底部皮膚欠損創	側頭部割創	側頭部挫創
	側頭部切創	側頭部打撲傷	側頭部皮下血腫
た	足部皮膚欠損創	第 5 趾皮膚欠損創	大腿皮膚欠損創
	脱臼	脱臼骨折	打撲血腫
	打撲擦過創	打撲傷	打撲皮下血腫
	単純脱臼	胆道疾患	腟断端炎
	腟断端出血	肘関節骨折	肘関節脱臼骨折
	中指咬創	中指挫傷	中指挫創
	中指刺創	中指切創	中指皮膚欠損創
	中枢神経系損傷	肘頭骨折	肘部皮膚欠損創

	転位性骨折	殿部異物	殿部皮膚欠損創
	頭頂部挫創	頭頂部擦過創	頭頂部切創
	頭頂部打撲傷	頭頂部裂創	頭皮外傷性腫脹
	頭皮開放創	頭皮下血腫	頭皮剥離
	頭皮表在損傷	頭部異物	頭部外傷性皮下気腫
	頭部開放創	頭部割創	頭部頚部打撲傷
	頭部血腫	頭部挫創	頭部擦過創
	頭部刺創	頭部多発挫傷	頭部多発擦過創
	頭部多発切創	頭部多発打撲傷	頭部多発皮下血腫
	頭部打撲	頭部打撲血腫	頭部打撲傷
	頭部虫刺傷	頭部皮下異物	頭部皮下血腫
	頭部皮下出血	頭部皮膚欠損創	頭部裂創
な	動脈損傷	特発性関節脱臼	内視鏡検査中腸穿孔
	内歯瘻	軟口蓋血腫	肉離れ
	乳腺内異物	乳頭潰瘍	乳房異物
	尿管切石術後感染症	妊娠中の子宮頚管炎	捻挫
	脳挫傷	脳挫傷・頭蓋内に達する開放創合併なし	脳挫創
	脳挫創・頭蓋内に達する開放創合併なし	脳損傷	脳対側損傷
	脳直撃損傷	脳底部挫傷	脳底部挫傷・頭蓋内に達する開放創合併なし
は	脳裂傷	剥離骨折	パラインフルエンザウイルス気管支炎
	バルトリン腺のう胞	破裂骨折	皮下異物
	皮下気腫	皮下血腫	鼻下擦過創
	皮下静脈損傷	皮下損傷	膝皮膚欠損創
	皮神経挫傷	非定型肺炎	非熱傷性水疱
	鼻部外傷性腫脹	鼻部外傷性皮下異物	眉部血腫
	鼻部挫傷	鼻部擦過創	鼻部切創
	皮膚損傷	鼻部打撲傷	鼻部虫刺傷
	鼻部皮下血腫	鼻部皮下出血	鼻部皮膚欠損創
	鼻部皮膚剥離創	びまん性脳損傷	びまん性脳損傷・頭蓋内に達する開放創合併なし
	表皮剥離	フェニトイン歯肉増殖症	複雑脱臼
	副鼻腔真菌症	腹部皮膚欠損創	腹壁異物
	不全骨折	ブラックアイ	粉砕骨折
	分娩時会陰裂傷	閉鎖性外傷性脳圧迫	閉鎖性骨折
	閉鎖性脱臼	閉鎖性脳挫創	閉鎖性脳底部挫傷
	閉鎖性びまん性脳損傷	ヘルペスウイルス性歯肉口内炎	扁桃チフス
	縫合不全出血	放散性歯痛	放射線出血性膀胱炎
	放射線性下顎骨骨髄炎	放射線性顎骨壊死	放射線性化膿性顎骨壊死
	放射線性膀胱炎	帽状腱膜下出血	母指咬創
	母指挫傷	母指挫創	母指刺創
	母指切創	母指打撲挫創	母指打撲傷
	母指皮膚欠損創	母趾皮膚欠損創	母指末節部挫創
ま	マイコプラズマ気管支炎	末梢血管外傷	末梢神経損傷
	慢性萎縮性老人性歯肉炎	慢性壊疽性歯髄炎	慢性開放性歯髄炎
	慢性潰瘍性歯髄炎	慢性歯髄炎	慢性増殖性歯髄炎
	慢性単純性歯髄炎	慢性閉鎖性歯髄炎	慢性放射線性顎骨壊死
	耳後部打撲傷	無髄歯	網膜振盪
ら	モンテジア骨折	ライノウイルス気管支炎	らせん骨折
	卵管留水症	離開骨折	淋菌性咽頭炎
	淋菌性バルトリン腺膿瘍	涙管損傷	涙管断裂
	涙道損傷	轢過創	裂離
	裂離骨折	若木骨折	

用法用量　通常，成人にはセフジトレン　ピボキシルとして1回100mg(力価)を1日3回食後に経口投与する。
なお，年齢及び症状に応じて適宜増減するが，重症又は効果不十分と思われる場合は，1回200mg(力価)を1日3回食後に経口投与する。

用法用量に関連する使用上の注意

(1)本剤の使用にあたっては，耐性菌の発現等を防ぐため，原則として感受性を確認し，疾病の治療上必要な最小限の期間の投与にとどめること。

(2)高度の腎障害のある患者には，投与間隔をあけて使用すること。

禁忌　本剤の成分によるショックの既往歴のある患者

原則禁忌　本剤の成分又はセフェム系抗生物質に対し過敏症の既往歴のある患者

セフジトレンピボキシル錠100mg「CH」：長生堂[38.9円/錠]，
セフジトレンピボキシル錠100mg「サワイ」：沢井[38.9円/錠]，
セフジトレンピボキシル錠100mg「トーワ」：東和[38.9円/錠]，
セフジトレンピボキシル錠100mg「日医工」：日医工[38.9円/錠]

メイアクトMS小児用細粒10%

規格：100mg1g[209.4円/g]

セフジトレンピボキシル　Meiji Seika　613

【効能効果】

(1)小児

〈適応菌種〉セフジトレンに感性のブドウ球菌属，レンサ球菌属，肺炎球菌，モラクセラ(ブランハメラ)・カタラーリス，大腸菌，シトロバクター属，クレブシエラ属，エンテロバクター属，セラチア属，プロテウス属，モルガネラ・モルガニー，プロビデンシア属，インフルエンザ菌，百日咳菌，ペプトストレプトコッカス属，バクテロイデス属，プレボテラ属，アクネ菌

〈適応症〉表在性皮膚感染症，深在性皮膚感染症，リンパ管・リンパ節炎，慢性膿皮症，外傷・熱傷及び手術創等の二次感染，肛門周囲膿瘍，咽頭・喉頭炎，扁桃炎(扁桃周囲炎，扁桃周囲膿瘍を含む)，急性気管支炎，肺炎，肺膿瘍，慢性呼吸器病変の二次感染，膀胱炎，腎盂腎炎，中耳炎，副鼻腔炎，歯周組織炎，顎炎，猩紅熱，百日咳

(2)成人(嚥下困難等により錠剤の使用が困難な場合)

〈適応菌種〉セフジトレンに感性のブドウ球菌属，レンサ球菌属，肺炎球菌，モラクセラ(ブランハメラ)・カタラーリス，大腸菌，シトロバクター属，クレブシエラ属，エンテロバクター属，セラチア属，プロテウス属，モルガネラ・モルガニー，プロビデンシア属，インフルエンザ菌，ペプトストレプトコッカス属，バクテロイデス属，プレボテラ属，アクネ菌

〈適応症〉表在性皮膚感染症，深在性皮膚感染症，リンパ管・リンパ節炎，慢性膿皮症，外傷・熱傷及び手術創等の二次感染，乳腺炎，肛門周囲膿瘍，咽頭・喉頭炎，扁桃炎(扁桃周囲炎，扁桃周囲膿瘍を含む)，急性気管支炎，肺炎，肺膿瘍，慢性呼吸器病変の二次感染，膀胱炎，腎盂腎炎，胆嚢炎，胆管炎，バルトリン腺炎，子宮内感染，子宮付属器炎，眼瞼膿瘍，涙嚢炎，麦粒腫，瞼板腺炎，中耳炎，副鼻腔炎，歯周組織炎，歯冠周囲炎，顎炎

【対応標準病名】

◎	咽頭炎	咽頭喉頭炎	外傷
	急性気管支炎	喉頭炎	肛門周囲膿瘍
	挫創	歯冠周囲炎	子宮内感染症
	子宮付属器炎	歯根のう胞	歯周炎
	歯髄炎	歯性顎炎	術後創部感染
	猩紅熱	腎盂腎炎	創傷
	創傷感染症	胆管炎	胆のう炎
	中耳炎	乳腺炎	熱傷
	肺炎	肺膿瘍	麦粒腫
	バルトリン腺炎	皮膚感染症	百日咳
	副鼻腔炎	扁桃炎	扁桃周囲炎
	扁桃周囲膿瘍	膀胱炎	マイボーム腺炎
	慢性膿皮症	リンパ管炎	リンパ節炎
	涙のう炎	裂傷	裂創
○ あ	MRSA膀胱炎	亜急性気管支炎	亜急性リンパ管炎
	亜急性涙のう炎	足開放創	足挫創
	足切創	足第1度熱傷	足第2度熱傷
	足第3度熱傷	足熱傷	圧挫傷
	圧挫創	アルカリ腐蝕	アレルギー性膀胱炎
	アンギナ	一部性歯髄炎	胃腸管熱傷
	犬咬創	胃熱傷	陰茎開放創
	陰茎挫創	陰茎折症	陰茎第1度熱傷
	陰茎第2度熱傷	陰茎第3度熱傷	陰茎熱傷
	陰茎裂創	咽頭開放創	咽頭気管炎
	咽頭創傷	咽頭チフス	咽頭痛
	咽頭熱傷	咽頭扁桃炎	陰のう開放創
	陰のう第1度熱傷	陰のう第2度熱傷	陰のう第3度熱傷
	陰のう熱傷	陰のう裂創	陰部切創
	インフルエンザ菌気管支炎	インフルエンザ菌喉頭炎	インフルエンザ菌性咽頭炎
	インフルエンザ菌性喉頭気管炎	ウイルス性扁桃炎	う蝕第2度単純性歯髄炎
	う蝕第3度急性化膿性根尖性歯周炎	う蝕第3度急性化膿性歯髄炎	う蝕第3度急性単純性根尖性歯周炎
	う蝕第3度歯髄壊死	う蝕第3度歯髄壊疽	う蝕第3度慢性壊疽性歯髄炎
	う蝕第3度慢性潰瘍性歯髄炎	う蝕第3度慢性化膿性根尖性歯周炎	う蝕第3度慢性増殖性歯髄炎
	会陰第1度熱傷	会陰第2度熱傷	会陰第3度熱傷
	会陰熱傷	会陰部化膿創	会陰裂傷
	腋窩第1度熱傷	腋窩第2度熱傷	腋窩第3度熱傷
	腋窩熱傷	壊死性潰瘍性歯周炎	壊死性潰瘍性歯肉炎
	壊死性肺炎	壊疽性咽頭炎	壊疽性歯髄炎
	壊疽性歯肉炎	壊疽性胆細管炎	壊疽性胆のう炎
	壊疽性扁桃周囲炎	横隔膜損傷	汚染擦過創
か	汚染創	外陰開放創	外陰第1度熱傷
	外陰第2度熱傷	外陰第3度熱傷	外陰熱傷
	外陰部挫創	外陰部切創	外陰部裂傷
	外耳開放創	外耳道創傷	外耳部外傷性異物
	外耳部外傷性腫脹	外耳部外傷性皮下異物	外耳部割創
	外耳部貫通創	外耳部咬創	外耳部挫傷
	外耳部挫創	外耳部擦過創	外耳部刺創
	外耳部切創	外耳部創傷	外耳部虫刺傷
	外傷性異物	外傷性眼球ろう	外傷性虹彩離断
	外傷性歯根膜炎	外傷性耳出血	外傷性歯髄炎
	外傷性縦隔気腫	外傷性食道破裂	外傷性切断
	外傷性穿孔性中耳炎	外傷性中耳炎	外傷性脳圧迫・頭蓋内に達する開放創合併あり
	外傷性破裂	外傷性皮下気腫	外傷性皮下血腫
	外耳裂創	外歯瘻	外麦粒腫
	開放性外傷性脳圧迫	開放性胸膜損傷	開放性脳挫創
	開放性脳損傷髄膜炎	開放性脳底部挫傷	開放性びまん性脳損傷
	開放創	潰瘍性咽頭炎	潰瘍性歯肉炎
	潰瘍性膀胱炎	下咽頭炎	下咽頭創傷
	下咽頭熱傷	化学外傷	下顎外傷性異物
	下顎開放創	下顎割創	下顎貫通創
	下顎口唇挫創	下顎咬創	下顎骨壊死
	下顎骨炎	下顎骨骨髄炎	下顎骨骨膜炎
	下顎骨骨膜下膿瘍	下顎骨周囲炎	下顎骨周囲膿瘍
	下顎挫傷	下顎挫創	下顎擦過創
	下顎刺創	下顎切創	下顎創傷
	下顎熱傷	下顎膿瘍	下顎部挫傷
	下顎部第1度熱傷	下顎部第2度熱傷	下顎部第3度熱傷
	下顎部打撲傷	下顎部皮膚欠損創	下顎裂創
	踵裂創	下眼瞼蜂巣炎	顎関節部開放創
	顎関節部割創	顎関節部貫通創	顎関節部咬創
	顎関節部挫傷	顎関節部挫創	顎関節部擦過創
	顎関節部刺創	顎関節部切創	顎関節部創傷
	顎関節部裂創	角結膜腐蝕	顎骨炎
	顎骨骨髄炎	顎骨骨膜炎	顎部挫傷
	角膜アルカリ化学熱傷	角膜挫創	角膜酸化学熱傷
	角膜酸性熱傷	角膜切傷	角膜切創

メ

角膜創傷	角膜熱傷	角膜破裂
角膜裂傷	下肢第1度熱傷	下肢第2度熱傷
下肢第3度熱傷	下肢熱傷	下尖性霰粒腫
下腿汚染創	下腿開放創	下腿挫創
下腿切創	下腿足部熱傷	下腿熱傷
下腿皮膚欠損創	下腿部第1度熱傷	下腿部第2度熱傷
下腿部第3度熱傷	下腿裂創	カタル性咽頭炎
割創	化膿性喉頭炎	化膿性霰粒腫
化膿性歯周炎	化膿性歯肉炎	化膿性中耳炎
化膿性乳腺炎	化膿性副鼻腔炎	化膿性扁桃周囲炎
化膿性リンパ節炎	下半身第1度熱傷	下半身第2度熱傷
下半身第3度熱傷	下半身熱傷	下腹部第1度熱傷
下腹部第2度熱傷	下腹部第3度熱傷	カリエスのない歯髄炎
眼化学熱傷	眼窩創傷	眼窩膿瘍
眼球結膜裂傷	眼球損傷	眼球熱傷
眼球破裂	眼球裂傷	眼瞼外傷性異物
眼瞼外傷性腫脹	眼瞼外傷性皮下異物	眼瞼開放創
眼瞼化学熱傷	眼瞼割創	眼瞼貫通創
眼瞼咬創	眼瞼挫創	眼瞼擦過創
眼瞼刺創	眼瞼切創	眼瞼創傷
眼瞼第1度熱傷	眼瞼第2度熱傷	眼瞼第3度熱傷
眼瞼虫刺傷	眼瞼熱傷	眼瞼蜂巣炎
眼瞼裂創	環指圧挫傷	環指挫傷
環指挫創	環指切創	環指剥皮創
環指皮膚欠損創	眼周囲化学熱傷	眼周囲第1度熱傷
眼周囲第2度熱傷	眼周囲第3度熱傷	眼周囲部外傷性異物
眼周囲部外傷性腫脹	眼周囲部外傷性皮下異物	眼周囲部開放創
眼周囲部割創	眼周囲部貫通創	眼周囲部咬創
眼周囲部挫創	眼周囲部擦過創	眼周囲部刺創
眼周囲部切創	眼周囲部創傷	眼周囲部虫刺傷
眼周囲部裂創	関節血腫	関節挫傷
感染性咽頭炎	感染性喉頭気管炎	貫通刺創
貫通銃創	貫通性挫滅創	貫通創
肝内胆細管炎	眼熱傷	眼部外傷性異物
眼部外傷性腫脹	眼部外傷性皮下異物	眼部開放創
眼部割創	眼部貫通創	眼部咬創
眼部挫創	眼部擦過創	眼部刺創
眼部切創	眼部創傷	眼部虫刺傷
眼部裂創	顔面汚染創	顔面外傷性異物
顔面開放創	顔面割創	顔面貫通創
顔面咬創	顔面挫傷	顔面挫創
顔面擦過創	顔面刺創	顔面切創
顔面創傷	顔面搔創	顔面損傷
顔面第1度熱傷	顔面第2度熱傷	顔面第3度熱傷
顔面多発開放創	顔面多発割創	顔面多発貫通創
顔面多発咬創	顔面多発挫傷	顔面多発挫創
顔面多発擦過創	顔面多発刺創	顔面多発切創
顔面多発創傷	顔面多発虫刺傷	顔面多発裂創
顔面熱傷	顔面皮膚欠損創	顔面裂創
乾酪性副鼻腔炎	気管支肺炎	気管熱傷
気腫性腎盂腎炎	気道熱傷	偽膜性アンギナ
偽膜性咽頭炎	偽膜性気管支炎	偽膜性喉頭炎
偽膜性扁桃炎	逆行性胆管炎	急性アデノイド咽頭炎
急性アデノイド扁桃炎	急性一部性化膿性歯髄炎	急性一部性単純性歯髄炎
急性咽頭炎	急性咽頭喉頭炎	急性咽頭扁桃炎
急性壊疽性喉頭炎	急性壊疽性歯髄炎	急性壊疽性扁桃炎
急性潰瘍性喉頭炎	急性潰瘍性扁桃炎	急性顎骨骨髄炎
急性顎骨骨膜炎	急性化膿性咽頭炎	急性化膿性下顎骨炎
急性化膿性根尖性歯周炎	急性化膿性歯根膜炎	急性化膿性歯髄炎
急性化膿性上顎骨炎	急性化膿性胆管炎	急性化膿性胆のう炎
急性化膿性中耳炎	急性化膿性辺縁性歯根膜炎	急性化膿性扁桃炎
急性気管気管支炎	急性気腫性胆のう炎	急性口蓋扁桃炎

急性喉頭炎	急性喉頭気管炎	急性喉頭気管気管支炎
急性根尖性歯周炎	急性霰粒腫	急性歯冠周囲炎
急性歯周炎	急性歯髄炎	急性歯槽膿瘍
急性歯肉炎	急性出血性膀胱炎	急性上気道炎
急性声帯炎	急性声門下喉頭炎	急性腺窩性扁桃炎
急性全部性化膿性歯髄炎	急性全部性単純性歯髄炎	急性胆管炎
急性胆細管炎	急性単純性根尖性歯周炎	急性単純性歯髄炎
急性単純性膀胱炎	急性胆のう炎	急性中耳炎
急性乳腺炎	急性肺炎	急性汎発性発疹性膿疱症
急性反復性気管支炎	急性浮腫性喉頭炎	急性付属器炎
急性閉塞性化膿性胆管炎	急性扁桃炎	急性膀胱炎
急性卵管炎	急性卵巣炎	急性涙腺炎
急性涙のう炎	急速進行性歯周炎	胸管損傷
胸腔熱傷	狭窄性胆管炎	胸腺損傷
頬粘膜咬傷	頬粘膜咬創	胸部汚染創
胸部外傷	頬部外傷性異物	頬部開放創
頬部割創	頬部貫通創	頬部咬創
頬部挫傷	胸部挫創	頬部挫創
頬部擦過創	頬部刺創	胸部上腕熱傷
胸部食道損傷	胸部切創	頬部切創
頬部創傷	胸部損傷	胸部第1度熱傷
頬部第1度熱傷	胸部第2度熱傷	頬部第2度熱傷
胸部第3度熱傷	頬部第3度熱傷	胸部熱傷
胸部皮膚欠損創	頬部皮膚欠損創	頬部裂創
胸壁開放創	胸壁刺創	強膜切創
強膜創傷	胸膜損傷・胸腔に達する開放創合併あり	胸膜肺炎
強膜裂傷	胸膜裂創	棘刺創
魚咬創	躯幹薬傷	グラデニーゴ症候群
クラミジア肺炎	クループ性気管支炎	頸管破裂
脛骨顆部割創	頸部開放創	頸部挫創
頸部食道開放創	頸部切創	頸部第1度熱傷
頸部第2度熱傷	頸部第3度熱傷	頸部熱傷
頸部膿疱	頸部皮膚欠損創	頸部リンパ節炎
血行性歯髄炎	血腫	結膜創傷
結膜熱傷	結膜のうアルカリ化学熱傷	結膜のう酸化学熱傷
結膜腐蝕	結膜裂傷	限局型若年性歯周炎
肩甲間部第1度熱傷	肩甲間部第2度熱傷	肩甲間部第3度熱傷
肩甲間部熱傷	肩甲部第1度熱傷	肩甲部第2度熱傷
肩甲部第3度熱傷	肩甲部熱傷	原発性硬化性胆管炎
肩部第1度熱傷	肩部第2度熱傷	肩部第3度熱傷
高位筋間膿瘍	高エネルギー外傷	口蓋挫傷
口蓋切創	口蓋裂創	口角部挫創
口角部裂創	口腔外傷性異物	口腔外傷性腫脹
口腔開放創	口腔割創	口腔挫傷
口腔挫創	口腔擦過創	口腔刺創
口腔上顎洞瘻	口腔切創	口腔創傷
口腔第1度熱傷	口腔第2度熱傷	口腔第3度熱傷
口腔内血腫	口腔熱傷	口腔粘膜咬傷
口腔粘膜咬創	口腔裂創	紅色陰癬
口唇外傷性異物	口唇外傷性腫脹	口唇外傷性皮下異物
口唇開放創	口唇割創	口唇貫通創
口唇咬傷	口唇咬創	口唇挫傷
口唇挫創	口唇擦過創	口唇刺創
口唇切創	口唇創傷	口唇第1度熱傷
口唇第2度熱傷	口唇第3度熱傷	口唇虫刺傷
口唇熱傷	口唇裂創	溝創
咬創	喉頭外傷	喉頭周囲炎
喉頭損傷	喉頭熱傷	後頭部割創
後頭部挫傷	後頭部挫創	後頭部切創
後頭部裂創	広汎型若年性歯周炎	肛門括約筋内膿瘍
肛門第1度熱傷	肛門第2度熱傷	肛門第3度熱傷

	肛門熱傷	肛門裂創	鼓室内水腫
	骨盤部裂創	根尖周囲膿瘍	根尖性歯周炎
	根尖肉芽腫	根尖膿瘍	根側歯周膿瘍
	昆虫咬創	昆虫刺傷	根分岐部病変
さ	細菌性膀胱炎	臍周囲炎	細胆管炎
	再発性胆管炎	再発性中耳炎	採皮創
	坐骨直腸窩膿瘍	挫傷	擦過創
	擦過皮下血腫	挫滅傷	挫滅創
	残髄炎	酸腐蝕	霰粒腫
	耳介外傷性異物	耳介外傷性腫脹	耳介外傷性皮下異物
	耳介開放創	耳介割創	耳介貫通創
	耳介咬創	耳介挫傷	耳介挫創
	耳介擦過創	耳介刺創	耳介切創
	耳介創傷	耳介虫刺傷	耳介部第 1 度熱傷
	耳介部第 2 度熱傷	耳介部第 3 度熱傷	趾開放創
	耳介裂創	趾化膿創	歯冠周囲膿瘍
	指間切創	趾間切創	子宮頚管裂傷
	子宮頚部環状剥離	子宮熱傷	刺咬症
	篩骨洞炎	歯根膜下膿瘍	趾挫創
	示指 MP 関節挫傷	示指 PIP 開放創	示指割創
	示指化膿創	四肢挫傷	示指挫傷
	示指挫創	示指刺創	示指切創
	四肢第 1 度熱傷	四肢第 2 度熱傷	四肢第 3 度熱傷
	四肢熱傷	示指皮膚欠損創	歯周症
	歯周膿瘍	思春期性歯肉炎	歯髄壊死
	歯髄壊疽	歯髄充血	歯髄露出
	歯性上顎洞炎	歯性副鼻腔炎	歯性扁桃周囲膿瘍
	耳前部挫創	刺創	歯槽膿瘍
	趾第 1 度熱傷	趾第 2 度熱傷	趾第 3 度熱傷
	膝蓋部挫創	膝下部挫創	膝窩部銃創
	膝関節部異物	膝関節部挫創	膝部開放創
	膝部割創	膝部咬創	膝部挫創
	膝部切創	膝部第 1 度熱傷	膝部第 2 度熱傷
	膝部第 3 度熱傷	膝部裂創	歯肉炎
	歯肉挫傷	歯肉切創	歯肉膿瘍
	歯肉裂創	趾熱傷	若年性歯周炎
	射創	手圧挫傷	縦隔血腫
	縦隔膿瘍	習慣性アンギナ	習慣性扁桃炎
	銃自殺未遂	銃創	十二指腸総胆管炎
	手関節挫滅傷	手関節挫滅創	手関節掌側部挫創
	手関節部挫創	手関節部切創	手関節部創傷
	手関節部第 1 度熱傷	手関節部第 2 度熱傷	手関節部第 3 度熱傷
	手関節部裂創	手指圧挫傷	手指汚染創
	手指開放創	手指咬創	手指挫傷
	手指挫創	手指挫滅傷	手指挫滅創
	手指刺創	手指切創	手指第 1 度熱傷
	手指第 2 度熱傷	手指第 3 度熱傷	手指打撲傷
	手指端熱傷	手指熱傷	手指剥皮創
	手指皮下血腫	手指皮膚欠損創	手術創部膿瘍
	手術創離開	手掌挫創	手掌刺創
	手掌切創	手掌第 1 度熱傷	手掌第 2 度熱傷
	手掌第 3 度熱傷	手掌熱傷	手掌剥皮創
	手掌皮膚欠損創	出血性中耳炎	出血性膀胱炎
	術後横隔膜下膿瘍	術後腎盂腎炎	術後性中耳炎
	術後性慢性中耳炎	術後胆管炎	術後膿瘍
	術後腹腔内膿瘍	術後腹壁膿瘍	手背第 1 度熱傷
	手背第 2 度熱傷	手背第 3 度熱傷	手背熱傷
	手背皮膚欠損創	手背部挫創	手背部切創
	手部汚染創	上咽頭炎	上顎骨炎
	上顎骨骨髄炎	上顎骨骨膜炎	上顎骨骨膜下膿瘍
	上顎挫傷	上顎擦過創	上顎切創
	上顎洞炎	上顎洞穿孔	上顎部裂創
	上眼瞼蜂巣炎	上口唇挫傷	上行性歯髄炎
	上行性腎盂腎炎	猩紅熱性心筋炎	猩紅熱性中耳炎
	上鼓室化膿症	踵骨部挫滅創	小指咬創
	小指挫傷	小指挫創	小指切創
	上肢第 1 度熱傷	上肢第 2 度熱傷	上肢第 3 度熱傷
	上肢熱傷	小指皮膚欠損創	焼身自殺未遂
	上唇小帯裂創	上尖性霰粒腫	小児肺炎
	小児副鼻腔炎	小膿疱性皮膚炎	上半身第 1 度熱傷
	上半身第 2 度熱傷	上半身第 3 度熱傷	上半身熱傷
	踵部第 1 度熱傷	踵部第 2 度熱傷	踵部第 3 度熱傷
	上腕汚染創	上腕貫通銃創	上腕挫創
	上腕第 1 度熱傷	上腕第 2 度熱傷	上腕第 3 度熱傷
	上腕熱傷	上腕皮膚欠損創	上腕部開放創
	食道損傷	食道熱傷	処女膜裂傷
	針刺創	滲出性気管支炎	新生児上顎骨骨髄炎
	新生児中耳炎	水疱性咽頭炎	水疱性中耳炎
	精巣開放創	精巣熱傷	精巣破裂
	声門外傷	舌開放創	舌下顎挫創
	舌咬傷	舌咬創	舌挫創
	舌刺創	舌切創	切創
	舌創傷	切断	舌熱傷
	舌扁桃炎	舌裂創	前額部外傷性異物
	前額部外傷性腫脹	前額部外傷性皮下異物	前額部開放創
	前額部割創	前額部貫通創	前額部咬創
	前額部挫創	前額部擦過創	前額部刺創
	前額部切創	前額部創傷	前額部第 1 度熱傷
	前額部第 2 度熱傷	前額部第 3 度熱傷	前額部虫刺傷
	前額部虫刺症	前額部皮膚欠損創	前額部裂創
	腺窩性アンギナ	前胸部挫創	前胸部第 1 度熱傷
	前胸部第 2 度熱傷	前胸部第 3 度熱傷	前胸部熱傷
	前頚頭頂部挫創	穿孔性中耳炎	仙骨部挫創
	仙骨部皮膚欠損創	前思春期性歯周炎	全身挫傷
	全身擦過創	全身第 1 度熱傷	全身第 2 度熱傷
	全身第 3 度熱傷	全身熱傷	穿通創
	前頭洞炎	前頭部割創	前頭部挫傷
	前頭部挫創	前頭部切創	前頭部皮膚欠損創
	全部性歯髄炎	前腕汚染創	前腕開放創
	前腕咬創	前腕挫創	前腕刺創
	前腕手部熱傷	前腕切創	前腕第 1 度熱傷
	前腕第 2 度熱傷	前腕第 3 度熱傷	前腕熱傷
	前腕皮膚欠損創	前腕裂創	爪下挫滅傷
	爪下挫滅創	早期発症型歯周炎	増殖性化膿性口内炎
	増殖性歯肉炎	掻創	創部膿瘍
	足関節第 1 度熱傷	足関節第 2 度熱傷	足関節第 3 度熱傷
	足関節内果部挫創	足関節熱傷	足関節部挫創
	側胸部第 1 度熱傷	側胸部第 2 度熱傷	側胸部第 3 度熱傷
	足底熱傷	足底部咬創	足底部刺創
	足底部第 1 度熱傷	足底部第 2 度熱傷	足底部第 3 度熱傷
	足底部皮膚欠損創	側頭部割創	側頭部挫創
	側頭部切創	足背部挫創	足背部切創
	足背部第 1 度熱傷	足背部第 2 度熱傷	足背部第 3 度熱傷
	足部汚染創	側腹部咬創	側腹部挫創
	側腹部第 1 度熱傷	側腹部第 2 度熱傷	側腹部第 3 度熱傷
	側腹壁開放創	足部皮膚欠損創	足部裂創
	鼡径部開放創	鼡径部切創	鼡径部第 1 度熱傷
	鼡径部第 2 度熱傷	鼡径部第 3 度熱傷	鼡径部熱傷
た	損傷	第 1 度熱傷	第 1 度腐蝕
	第 2 度熱傷	第 2 度腐蝕	第 3 度熱傷
	第 3 度腐蝕	第 4 度熱傷	第 5 趾皮膚欠損創
	体幹第 1 度熱傷	体幹第 2 度熱傷	体幹第 3 度熱傷
	体幹熱傷	大腿汚染創	大腿咬創
	大腿挫創	大腿熱傷	大腿皮膚欠損創
	大腿部開放創	大腿部刺創	大腿部切創
	大腿部第 1 度熱傷	大腿部第 2 度熱傷	大腿部第 3 度熱傷
	大腿裂創	大転子部挫創	体表面積 10% 未満の熱傷

体表面積 10 － 19%の熱傷	体表面積 20 － 29%の熱傷	体表面積 30 － 39%の熱傷
体表面積 40 － 49%の熱傷	体表面積 50 － 59%の熱傷	体表面積 60 － 69%の熱傷
体表面積 70 － 79%の熱傷	体表面積 80 － 89%の熱傷	体表面積 90%以上の熱傷
大葉性肺炎	多発性外傷	多発性開放創
多発性咬創	多発性昆虫咬創	多発性挫傷
多発性擦過創	多発性切創	多発性穿刺創
多発性第 1 度熱傷	多発性第 2 度熱傷	多発性第 3 度熱傷
多発性熱傷	多発性膿疱症	多発性表在損傷
多発性裂創	打撲割創	打撲挫創
打撲擦過創	胆管胆のう炎	胆管膿瘍
単純性歯周炎	単純性歯肉炎	単純性中耳炎
胆のう壊疽	胆のう周囲炎	胆のう周囲膿瘍
胆のう膿瘍	智歯周囲炎	腟開放創
腟熱傷	腟壁縫合不全	腟裂傷
中隔部肉芽形成	肘関節挫創	肘関節内骨折
肘関節部開放創	中耳炎性顔面神経麻痺	中指咬創
中指挫傷	中指挫創	中指刺創
中指切創	中指皮膚欠損創	中手骨関節部挫創
虫垂炎術後残膿瘍	肘部挫創	肘部切創
肘部第 1 度熱傷	肘部第 2 度熱傷	肘部第 3 度熱傷
肘部皮膚欠損創	腸間膜リンパ節炎	蝶形骨洞炎
直腸肛門周囲膿瘍	直腸周囲膿瘍	沈下性肺炎
陳旧性中耳炎	低位筋間膿瘍	手開放創
手咬創	手挫創	手刺創
手切創	手第 1 度熱傷	手第 2 度熱傷
手第 3 度熱傷	手熱傷	殿部開放創
殿部咬創	殿部刺創	殿部切創
殿部第 1 度熱傷	殿部第 2 度熱傷	殿部第 3 度熱傷
殿部熱傷	殿部皮膚欠損創	殿部裂創
頭頂部挫傷	頭頂部挫創	頭頂部擦過創
頭頂部切創	頭頂部裂創	頭皮外傷性腫脹
頭皮開放創	頭皮剥離	頭皮表在損傷
頭部外傷性皮下異物	頭部外傷性皮下気腫	頭部開放創
頭部割創	頭部頚部挫傷	頭部頚部挫創
頭部頚部打撲傷	頭部血腫	頭部挫傷
頭部挫創	頭部擦過創	頭部刺創
頭部切創	頭部第 1 度熱傷	頭部第 2 度熱傷
頭部第 3 度熱傷	頭部多発開放創	頭部多発割創
頭部多発咬創	頭部多発挫傷	頭部多発挫創
頭部多発擦過創	頭部多発刺創	頭部多発切創
頭部多発創傷	頭部多発裂創	頭部虫刺傷
動物咬創	頭部熱傷	頭部皮膚欠損創
頭部裂創	特殊性歯周炎	飛び降り自殺未遂
な　飛び込み自殺未遂	内歯瘻	内麦粒腫
内部尿路性器の熱傷	軟口蓋血腫	軟口蓋挫創
軟口蓋創傷	軟口蓋熱傷	軟口蓋破裂
難治性歯周炎	乳児肺炎	乳腺膿瘍
乳腺瘻孔	乳頭周囲炎	乳頭びらん
乳頭部第 1 度熱傷	乳頭部第 2 度熱傷	乳頭部第 3 度熱傷
乳房炎症性疾患	乳房潰瘍	乳房第 1 度熱傷
乳房第 2 度熱傷	乳房第 3 度熱傷	乳房熱傷
乳房膿瘍	乳房よう	乳輪下膿瘍
乳輪部第 1 度熱傷	乳輪部第 2 度熱傷	乳輪部第 3 度熱傷
尿細管間質性腎炎	尿膜管膿瘍	妊娠中の子宮内感染
妊娠中の性器感染症	猫咬創	脳挫傷・頭蓋内に達する開放創合併あり
脳挫創・頭蓋内に達する開放創合併あり	脳底部挫傷・頭蓋内に達する開放創合併あり	膿皮症
は　膿疱	肺壊疽	肺炎合併肺膿瘍
肺炎球菌性咽頭炎	肺炎球菌性気管支炎	肺化膿症
敗血症性咽頭炎	敗血症性気管支炎	敗血症性肺炎
敗血症性皮膚炎	肺熱傷	背部第 1 度熱傷
背部第 2 度熱傷	背部第 3 度熱傷	背部熱傷

爆死自殺未遂	剥離性歯肉炎	抜歯後感染
バルトリン腺膿瘍	半身第 1 度熱傷	半身第 2 度熱傷
半身第 3 度熱傷	反復性膀胱炎	汎副鼻腔炎
鼻下擦過創	鼻根部打撲挫創	鼻根部裂創
膝汚染創	膝皮膚欠損創	鼻前庭部挫創
鼻尖部挫創	肥大性歯肉炎	非定型肺炎
非特異性腸間膜リンパ節炎	非特異性リンパ節炎	鼻部外傷性異物
鼻部外傷性腫脹	鼻部外傷性皮下異物	鼻部開放創
眉部割創	鼻部割創	鼻部貫通創
腓腹筋挫創	皮膚欠損創	鼻部咬創
鼻部挫傷	鼻部挫創	鼻部擦過創
鼻部刺創	鼻部切創	鼻部創傷
皮膚損傷	鼻部第 1 度熱傷	鼻部第 2 度熱傷
鼻部第 3 度熱傷	鼻部虫刺傷	皮膚剥脱創
鼻部皮膚欠損創	鼻部皮膚剥離創	鼻部裂創
びまん性脳損傷・頭蓋内に達する開放創合併あり	びまん性肺炎	眉毛部割創
眉毛部裂創	表皮剥離	鼻翼部切創
鼻翼部裂創	びらん性歯肉炎	びらん性膀胱炎
複雑性歯周炎	複雑性歯肉炎	伏針
副鼻腔開放創	腹部汚染創	腹部刺創
腹部第 1 度熱傷	腹部第 2 度熱傷	腹部第 3 度熱傷
腹部熱傷	腹部皮膚欠損創	腹壁開放創
腹壁創し開	腹壁縫合糸膿瘍	腹壁縫合不全
腐蝕	ぶどう球菌性咽頭炎	ぶどう球菌性肺膿瘍
ぶどう球菌性扁桃炎	プラーク性歯肉炎	ブラックアイ
閉塞性肺炎	辺縁性化膿性歯根膜炎	辺縁性歯周組織炎
扁桃性アンギナ	扁桃チフス	扁桃膿瘍
蜂窩織炎性アンギナ	膀胱後部膿瘍	膀胱三角部炎
縫合糸膿瘍	膀胱周囲炎	膀胱周囲膿瘍
縫合不全	縫合部膿瘍	放射線性熱傷
萌出性歯肉炎	包皮挫創	包皮切創
包皮裂創	母指球部第 1 度熱傷	母指球部第 2 度熱傷
母指球部第 3 度熱傷	母指咬創	母指挫傷
母指挫創	母趾挫創	母指示指間切創
母指刺創	母指切創	母指第 1 度熱傷
母指第 2 度熱傷	母指第 3 度熱傷	母指打撲挫創
母指打撲傷	母指熱傷	母指皮膚欠損創
ま　母趾皮膚欠損創	母指末節部挫創	膜性咽頭炎
慢性萎縮性老人性歯肉炎	慢性咽喉頭炎	慢性壊疽性歯髄炎
慢性開放性歯髄炎	慢性潰瘍性歯髄炎	慢性顎骨炎
慢性顎骨骨髄炎	慢性化膿性根尖性歯周炎	慢性化膿性穿孔性中耳炎
慢性化膿性中耳炎	慢性根尖性歯周炎	慢性再発性膀胱炎
慢性耳管鼓室化膿性中耳炎	慢性歯冠周囲炎	慢性歯周炎
慢性歯周膿瘍	慢性歯髄炎	慢性歯槽膿瘍
慢性歯肉炎	慢性上鼓室乳突洞化膿性中耳炎	慢性穿孔性中耳炎
慢性増殖性歯髄炎	慢性胆管炎	慢性胆細管炎
慢性単純性歯髄炎	慢性胆のう炎	慢性中耳炎
慢性中耳炎急性増悪	慢性中耳炎後遺症	慢性中耳炎術後再燃
慢性肺化膿症	慢性複雑性膀胱炎	慢性副鼻腔炎
慢性副鼻腔炎急性増悪	慢性副鼻腔膿瘍	慢性付属器炎
慢性閉鎖性歯髄炎	慢性辺縁性歯周炎急性発作	慢性辺縁性歯周炎軽度
慢性辺縁性歯周炎重度	慢性辺縁性歯周炎中等度	慢性扁桃炎
慢性膀胱炎	慢性卵管炎	慢性卵巣炎
慢性リンパ管炎	慢性リンパ節炎	慢性涙小管炎
慢性涙腺炎	慢性涙のう炎	眉間部挫創
眉間部裂創	耳後部挫創	耳後部打撲傷
耳後部リンパ節炎	耳後部リンパ腺炎	脈絡網膜熱傷
無熱性肺炎	盲管銃創	網脈絡膜裂傷
や　薬傷	腰部切創	腰部第 1 度熱傷

	腰部第２度熱傷	腰部第３度熱傷	腰部打撲挫創
ら	腰部熱傷	卵管炎	卵管周囲炎
	卵管卵巣膿瘍	卵管留膿症	卵巣炎
	卵巣周囲炎	卵巣膿瘍	卵巣卵管周囲炎
	良性慢性化膿性中耳炎	淋菌性咽頭炎	淋菌性バルトリン腺膿瘍
	涙管損傷	涙管断裂	涙小管炎
	涙腺炎	涙道損傷	涙のう周囲炎
	涙のう周囲膿瘍	轢過創	裂離
	連鎖球菌気管支炎	連鎖球菌性アンギナ	連鎖球菌性咽頭炎
	連鎖球菌性喉頭炎	連鎖球菌性喉頭気管炎	連鎖球菌性上気道感染
わ	連鎖球菌性扁桃炎	老人性肺炎	ワンサンアンギナ
	ワンサン気管支炎	ワンサン扁桃炎	
△	BK ウイルス腎症	ESWL 後腎皮膜下血腫	MRSA 肺化膿症
あ	RS ウイルス気管支炎	アキレス腱筋腱移行部断裂	アキレス腱挫傷
	アキレス腱挫創	アキレス腱切創	アキレス腱断裂
	アキレス腱部分断裂	足異物	亜脱臼
	圧迫骨折	圧迫神経炎	アデノウイルス咽頭炎
	アレルギー性副鼻腔炎	医原性気胸	一側性顎関節突起過形成
	一側性顎関節突起形成不全	ウイルス性咽頭炎	ウイルス性気管支炎
	エコーウイルス気管支炎	エンテロウイルス性リンパ結節性咽頭炎	横骨折
か	オディ括約筋収縮	開花性セメント質骨異形成症	開胸術後疼痛症候群
	外耳部打撲傷	外耳部皮下血腫	外耳部皮下出血
	外傷後早期合併症	外傷性一過性麻痺	外傷性横隔膜ヘルニア
	外傷性空気塞栓症	外傷性咬合	外傷性硬膜動静脈瘻
	外傷性コンパートメント症候群	外傷性脂肪塞栓症	外傷性出血性ショック
	外傷性ショック	外傷性脊髄出血	外傷性動静脈瘻
	外傷性動脈血腫	外傷性動脈瘤	外傷性乳び胸
	外傷性脳圧迫	外傷性脳圧迫・頭蓋内に達する開放創合併なし	外傷性脳症
	外傷性無尿	開放骨折	開放性陥没骨折
	開放性脱臼	開放性脱臼骨折	開放性粉砕骨折
	下顎打撲傷	下顎頭過形成	下顎皮下血腫
	下顎隆起	顎関節突起欠如	顎関節部打撲傷
	顎関節部皮下血腫	顎骨外骨症	顎骨線維性骨異形成症
	顎痛	顎腐骨	顎部打撲傷
	下肢リンパ浮腫	カテーテル感染症	カテーテル敗血症
	過労性脛部痛	眼黄斑部裂孔	肝外閉塞性黄疸
	眼窩部挫創	眼窩裂傷	間質性膀胱炎
	関節骨折	関節打撲	完全骨折
	完全脱臼	肝内胆管拡張症	肝内胆管狭窄
	陥没骨折	顔面アテローム切除後遺症	顔面多発打撲傷
	顔面多発皮下血腫	顔面多発皮下出血	顔面打撲傷
	顔面皮下血腫	偽猩紅熱	急性カタル性気管炎
	急性気管炎	頬部打撲傷	胸部皮下気腫
	頬部皮下血腫	巨細胞肉芽腫	亀裂骨折
	筋損傷	筋断裂	筋肉内血腫
	空気塞栓症	屈曲骨折	結核性中耳炎
	血管切断	血管損傷	ケルビズム
	腱切創	腱損傷	腱断裂
	腱部分断裂	腱裂傷	口蓋隆起
	咬筋肥大症	口腔打撲傷	口腔粘膜下気腫
	好酸球性中耳炎	好酸球性副鼻腔炎	後出血
	口唇打撲傷	口唇皮下血腫	口唇皮下出血
	後天性胆管狭窄症	後頭部外傷	後頭部打撲傷
	広範性軸索損傷	広汎性神経損傷	後方脱臼
	硬膜損傷	硬膜裂傷	コクサッキーウイルス咽頭炎
	コクサッキーウイルス気管支炎	骨折	骨瘤
	根管異常	根管狭窄	根管穿孔

	根管側壁穿孔	根管内異物	根尖周囲のう胞
さ	コントル・クー損傷	コンパートメント症候群	挫滅症候群
	産科的創傷の血腫	残存性歯根のう胞	耳介打撲傷
	耳介皮下血腫	耳介皮下出血	耳下腺部打撲
	自己免疫性胆管炎	歯根膜ポリープ	四肢静脈損傷
	四肢動脈損傷	歯周のう胞	歯髄出血
	歯槽骨鋭縁	失活歯	膝部異物
	脂肪塞栓症	斜骨折	尺骨近位端骨折
	尺骨鉤状突起骨折	縦骨折	十二指腸乳頭狭窄
	重複骨折	種子骨開放骨折	種子骨骨折
	手術創肉芽腫	出血性気管炎	術後異物体内遺残
	術後合併症	術後感染症	術後空気塞栓症
	術後血腫	術後出血性ショック	術後消化管出血性ショック
	術後ショック	術後髄膜炎	術後穿孔
	術後低蛋白血症	術後敗血症	術後瘢痕狭窄
	術後皮下気腫	術後閉塞	術後癒着
	術後瘻孔形成	術中異常高血圧症	上顎打撲傷
	上顎皮下血腫	上下肢リンパ浮腫	症候性流涙症
	硝子体切断	上肢リンパうっ滞	上肢リンパ浮腫
	処置後血管合併症	神経根ひきぬき損傷	神経切断
	神経叢損傷	神経叢不全損傷	神経損傷
	神経断裂	神経痛性歯痛	人工肛門部腸管脱出・術後早期
	靱帯ストレイン	靱帯損傷	靱帯断裂
	靱帯捻挫	靱帯裂傷	心内異物
	髄室側壁穿孔	水晶体核落下	髄床底穿孔
	ストレイン	生検後出血	静止性骨空洞
	線状骨折	先天性特発性乳び腹水	先天性乳び胸
	前頭部打撲傷	前方脱臼	爪下異物
	象牙粒	創傷はえ幼虫症	総胆管拡張症
	総胆管狭窄症	総胆管十二指腸瘻	総胆管皮膚瘻
	総胆管閉塞症	足底異物	側頭部打撲傷
た	側頭部皮下血腫	阻血性拘縮	第２象牙質
	脱臼	脱臼骨折	打撲血腫
	打撲傷	打撲皮下血腫	胆管萎縮
	胆管潰瘍	胆管拡張症	胆管狭窄症
	胆管穿孔	胆管のう胞	胆管閉塞症
	胆管ポリープ	胆管癒着	胆管瘻
	胆汁うっ滞	胆汁瘻	単純脱臼
	胆道機能異常	胆道ジスキネジア	胆道疾患
	胆道閉鎖	胆のう胞	腟断端炎
	腟断端出血	腟断端肉芽	肘関節骨折
	肘関節脱臼骨折	虫垂切除術腹壁瘢痕部瘻孔	中枢神経系損傷
	肘頭骨折	腸管リンパ管拡張症	転位性骨折
	殿部異物	頭頂部打撲傷	頭皮下血腫
	頭部異物	頭部多発打撲傷	頭部多発皮下血腫
	頭部打撲	頭部打撲血腫	頭部打撲傷
	頭部皮下異物	頭部皮下血腫	頭部皮下出血
	動脈損傷	特発性関節脱臼	ドライアイ
な	内視鏡検査中腸穿孔	肉離れ	乳腺内異物
	乳頭潰瘍	乳び胸	乳び性陰のう水瘤
	乳び性腹水	乳房異物	尿管切石術後感染症
	妊娠中の子宮頚管炎	妊娠中の腎感染症	妊娠中の尿道感染症
	妊娠中の尿路性器感染症	妊娠中の膀胱感染症	熱傷ショック
	捻挫	脳挫傷	脳挫傷・頭蓋内に達する開放創合併なし
	脳挫創	脳挫創・頭蓋内に達する開放創合併なし	脳損傷
	脳対側損傷	脳直撃損傷	脳底部挫傷
は	脳底部挫傷・頭蓋内に達する開放創合併なし	脳裂傷	剥離骨折
	抜歯後出血	抜歯創瘻孔形成	歯の口底迷入
	歯の上顎洞迷入	歯の迷入	パラインフルエンザウイルス気管支炎

	バルトリン腺のう胞	破裂骨折	皮下異物
	皮下気腫	皮下血腫	皮下静脈損傷
	皮下損傷	皮神経挫傷	非熱傷性水疱
	眉部血腫	鼻部打撲傷	鼻部皮下血腫
	鼻部皮下出血	びまん性脳損傷	びまん性脳損傷・頭蓋内に達する開放創合併なし
	鼻涙管狭窄症	鼻涙管結石	鼻涙管閉鎖症
	フェニトイン歯肉増殖症	フォルクマン阻血性拘縮	不規則象牙質
	複雑脱臼	副鼻腔真菌症	腹壁異物
	不全骨折	吻合部狭窄	粉砕骨折
	分娩時会陰裂傷	分娩時軟産道損傷	閉鎖性外傷性脳圧迫
	閉鎖性骨折	閉鎖性脱臼	閉鎖性脳挫創
	閉鎖性脳底部挫傷	閉鎖性びまん性脳損傷	閉塞性黄疸
	ヘルペスウイルス性咽頭炎	ヘルペスウイルス性歯肉口内炎	縫合部狭窄
	縫合部硬結	縫合不全出血	放散性歯痛
	放射線出血性膀胱炎	放射線性下顎骨骨髄炎	放射線性顎骨壊死
	放射線性化膿性顎骨壊死	放射線性膀胱炎	帽状腱膜下出血
ま	マイコプラズマ気管支炎	末梢血管外傷	末梢神経損傷
	慢性放射線性顎骨壊死	無菌性腹膜炎	無髄歯
ら	網膜振盪	モンテジア骨折	ライノウイルス気管支炎
	らせん骨折	卵管留水症	離開骨折
	リポメラニン性細網症	流涙	リンパ管拡張症
	リンパ浮腫	リンパ瘤	涙液分泌過多
	涙液分泌不全	涙管腫	涙小管狭窄
	涙小管結石症	涙小管のう胞	涙小管閉塞症
	涙小管瘻	涙腺萎縮	涙腺粘液のう胞
	涙腺のう腫	涙腺肥大	涙点外反
	涙点閉塞症	涙道狭窄	涙道閉塞症
	涙道瘻	涙のう瘻	ループス膀胱炎
わ	裂離骨折	連鎖球菌気管炎	若木骨折

用法用量

(1)小児

＜肺炎，中耳炎，副鼻腔炎の場合＞

通常，小児にはセフジトレン　ピボキシルとして１回3mg(力価)/kgを１日３回食後に経口投与する。

なお，必要に応じて１回6mg(力価)/kgまで投与できるが，成人での上限用量の１回200mg(力価)１日３回(１日600mg(力価))を超えないこととする。

＜上記以外の疾患の場合＞

通常，小児にはセフジトレン　ピボキシルとして１回3mg(力価)/kgを１日３回食後に経口投与する。

なお，年齢及び症状に応じて適宜増減するが，成人での上限用量の１回200mg(力価)１日３回(１日600mg(力価))を超えないこととする。

(2)成人(嚥下困難等により錠剤の使用が困難な場合)

通常，成人にはセフジトレン　ピボキシルとして１回100mg(力価)を１日３回食後に経口投与する。

なお，年齢及び症状に応じて適宜増減するが，重症又は効果不十分と思われる場合は，１回200mg(力価)を１日３回食後に経口投与する。

用法用量に関連する使用上の注意

(1)本剤の使用にあたっては，耐性菌の発現等を防ぐため，原則として感受性を確認し，疾病の治療上必要な最小限の期間の投与にとどめること。

(2)高度の腎障害のある患者には，投与間隔をあけて使用すること。

(3)本剤は小児用製剤であるが，嚥下困難等により錠剤の使用が困難な場合には成人に使用することができる。その場合は，メイアクトMS錠100mgの添付文書を参照すること。

禁忌　本剤の成分によるショックの既往歴のある患者

原則禁忌　本剤の成分又はセフェム系抗生物質に対し過敏症の既往歴のある患者

セフジトレンピボキシル細粒10%小児用「日医工」：日医工[122.5円/g]，セフジトレンピボキシル細粒小児用10%「トーワ」：東和[122.5円/g]，セフジトレンピボキシル小児用細粒10%「CH」：長生堂[87.9円/g]，セフジトレンピボキシル小児用細粒10%「EMEC」：メディサ[122.5円/g]，セフジトレンピボキシル小児用細粒10%「サワイ」：沢井[122.5円/g]

メイラックス細粒1%　規格：1%1g[206.6円/g]
メイラックス錠1mg　規格：1mg1錠[21.6円/錠]
メイラックス錠2mg　規格：2mg1錠[38.6円/錠]

ロフラゼプ酸エチル　Meiji Seika　112

【効能効果】

(1)神経症における不安・緊張・抑うつ・睡眠障害

(2)心身症(胃・十二指腸潰瘍，慢性胃炎，過敏性腸症候群，自律神経失調症)における不安・緊張・抑うつ・睡眠障害

【対応標準病名】

◎	胃潰瘍	胃十二指腸潰瘍	うつ状態
	過敏性腸症候群	十二指腸潰瘍	自律神経失調症
	心因性胃潰瘍	神経症	神経症性抑うつ状態
	心身症	心身症型自律神経失調症	睡眠障害
	不安うつ病	不安緊張状態	不安神経症
	慢性胃炎	抑うつ神経症	
○	2型双極性障害	アルコール性胃炎	アレルギー性胃炎
	胃炎	胃潰瘍瘢痕	胃十二指腸炎
	胃十二指腸潰瘍瘢痕	萎縮性胃炎	萎縮性化生性胃炎
	咽喉頭神経症	うつ病	うつ病型統合失調感情障害
	外傷後遺症性うつ病	仮面うつ病	寛解中の反復性うつ病性障害
	感染症後うつ病	器質性うつ病性障害	急性胃炎
	急性胃潰瘍	急性胃粘膜病変	急性十二指腸潰瘍
	急性出血性十二指腸潰瘍	急性びらん性胃炎	クッシング潰瘍
	軽症うつ病エピソード	軽症反復性うつ病性障害	血管運動神経障害
	下痢型過敏性腸症候群	拘禁性抑うつ状態	混合型過敏性腸症候群
	混合性不安抑うつ障害	再発性胃潰瘍	再発性十二指腸潰瘍
	残胃潰瘍	産褥期うつ状態	思春期うつ病
	社交不安障害	十二指腸炎	十二指腸潰瘍瘢痕
	十二指腸球後部潰瘍	出血性胃炎	出血性胃潰瘍
	出血性十二指腸潰瘍	術後胃潰瘍	術後胃十二指腸潰瘍
	術後残胃胃炎	術後十二指腸潰瘍	循環型躁うつ病
	小児心身症	自律神経症	自律神経障害
	心因性高血圧症	心因性心悸亢進	心因性頻脈
	心因性不整脈	心気性うつ病	神経衰弱
	心臓神経症	睡眠相後退症候群	睡眠リズム障害
	ストレス潰瘍	ストレス性胃潰瘍	ストレス性十二指腸潰瘍
	性器神経症	精神神経症	精神病症状を伴う重症うつ病エピソード
	精神病症状を伴わない重症うつ病エピソード	穿通性胃潰瘍	穿通性十二指腸潰瘍
	全般性不安障害	躁うつ病	双極性感情障害・軽症のうつ病エピソード
	双極性感情障害・精神病症状を伴う重症うつ病エピソード	双極性感情障害・精神病症状を伴わない重症うつ病エピソード	双極性感情障害・中等症のうつ病エピソード
	退行期うつ病	多発胃潰瘍	多発性十二指腸潰瘍
	多発性出血性胃潰瘍	多発性神経症	単極性うつ病
	単極性躁病	単発反応性うつ病	中等症うつ病エピソード
	中等症反復性うつ病性障害	中毒性胃炎	デュラフォイ潰瘍
	動脈硬化性うつ病	内因性うつ病	難治性胃潰瘍
	難治性十二指腸潰瘍	パニック障害	パニック発作

	反応性うつ病	反復心因性うつ病	反復性うつ病
	反復性心因性抑うつ精神病	反復性精神病性うつ病	反復性短期うつ病エピソード
	非定型うつ病	表層性胃炎	びらん性胃炎
	びらん性十二指腸炎	不規則睡眠	不眠症
	ヘリコバクター・ピロリ胃炎	便秘型過敏性腸症候群	発作性神経症
	本態性自律神経症	膜症神経症	慢性胃潰瘍
	慢性胃潰瘍活動期	慢性十二指腸炎	慢性十二指腸潰瘍
	慢性十二指腸潰瘍活動期	妄想性神経症	薬剤性胃潰瘍
	疣状胃炎	幼児神経症	老人性神経症
	老年期うつ病	老年期認知症抑うつ型	
△あ	NSAID胃潰瘍	胃空腸周囲炎	異形恐怖
	胃周囲炎	異常絞扼反射	胃神経症
	胃穿孔	胃腸神経症	一過性離人症候群
	胃びらん	胃蜂窩織炎	咽喉頭異常感症
	咽喉頭食道神経症	咽頭異常感症	陰部神経症
か	延髄外側症候群	延髄性うつ病	過換気症候群
	家族性自律神経異常症	カタプレキシー	過眠
	器質性気分障害	器質性混合性感情障害	器質性双極性障害
	器質性躁病性障害	偽性斜頚	気分循環症
	気分変調症	急性胃潰瘍穿孔	急性十二指腸潰瘍穿孔
	急性出血性胃潰瘍	急性出血性胃潰瘍穿孔	急性出血性十二指腸潰瘍穿孔
	恐怖症性不安障害	空気嚥下症	空気飢餓感
	クライネ・レヴィン症候群	頚動脈洞症候群	血管運動神経症
	血管緊張低下性失神	原発性認知症	後下小脳動脈閉塞症
	交感神経緊張亢進	口腔心身症	高所恐怖症
さ	肛門神経症	災害神経症	持続性気分障害
	持続性身体表現性疼痛障害	疾病恐怖症	シャイ・ドレーガー症候群
	社会不安障害	周期嗜眠症	周期性精神病
	醜形恐怖症	十二指腸周囲炎	十二指腸穿孔
	十二指腸乳頭炎	十二指腸びらん	出血性胃潰瘍穿孔
	出血性十二指腸潰瘍穿孔	術後神経症	常習性吃逆
	上小脳動脈閉塞症	小児神経症	小脳卒中症候群
	小脳動脈狭窄	小脳動脈血栓症	小脳動脈塞栓症
	小脳動脈閉塞	職業神経症	職業性痙攣
	食道神経症	書痙	初老期精神病
	初老期認知症	初老期妄想状態	自律神経炎
	自律神経過敏症	自律神経性ニューロパチー	自律神経反射性疼痛
	心因性あくび	心因性胃アトニー	心因性胃液分泌過多症
	心因性胃痙攣	心因性嚥下困難	心因性過換気
	心因性嗅覚障害	心因性月経困難症	心因性下痢
	心因性呼吸困難発作	心因性鼓腸	心因性失神
	心因性視野障害	心因性しゃっくり	心因性消化不良症
	心因性視力障害	心因性心血管障害	心因性じんま疹
	心因性頭痛	心因性咳	心因性舌痛症
	心因性そう痒症	心因性多飲症	心因性疼痛
	心因性脳血栓反応	心因性排尿障害	心因性背部痛
	心因性発熱	心因性皮膚炎	心因性頻尿
	心因性腹痛	心因性便秘	心因性めまい
	心因性幽門痙攣	心因性リウマチ	心因反応
	心気症	心気障害	神経因性排尿障害
	神経循環疲労症	神経性胃炎	神経性胃腸炎
	神経性眼病	神経性口腔異常	神経性耳痛
	神経性耳鳴	神経性食道通過障害	神経性心悸亢進
	神経性多汗症	神経調節性失神	心臓血管神経症
	心臓神経痛	心臓性神経衰弱症	身体化障害
	身体型疼痛障害	身体表現性障害	身体表現性自律神経機能低下
	睡眠時無呼吸症候群	ステロイド潰瘍	ステロイド潰瘍穿孔
	青春期内閉神経症	精神衰弱	精神痛
	前下小脳動脈閉塞症	穿孔性胃潰瘍	穿孔性十二指腸潰瘍
た	挿間性発作性不安	双極性感情障害	多系統萎縮症
	多訴性症候群	脱力発作	多発性心身性障害
	中枢性睡眠時無呼吸	特発性過眠症	特発性末梢自律神経ニューロパチー
な	内臓神経症	ナルコレプシー	肉芽腫性胃炎
	二次性認知症	尿膀胱神経症	認知症
は	脳血管運動神経症	歯ぎしり	破局発作状態
	汎自律神経失調症	反応性リンパ組織増生症	反復性気分障害
	反復性躁病エピソード	鼻咽腔異常感症	ヒステリー球
	鼻内異常感	不安障害	不安ヒステリー
	副交感神経緊張症	腹部神経症	不定愁訴症
	ブリケー障害	分類困難な身体表現性障害	膀胱過敏症
ま	放射線胃炎	ホルネル症候群	末梢自律神経過敏
	末梢自律神経ニューロパチー	慢性心因反応	慢性疲労症候群
ら	慢性離人症候群	抑うつ性パーソナリティ障害	離人・現実感喪失症候群
	離人症	レム睡眠行動障害	老年期認知症
	老年期認知症妄想型	老年期妄想状態	老年精神病
	ワレンベルグ症候群		

用法用量　通常，成人には，ロフラゼプ酸エチルとして2mgを1日1～2回に分割経口投与する。
なお，年齢，症状に応じて適宜増減する。

禁忌
(1)ベンゾジアゼピン系薬剤に対して過敏症の既往歴のある患者
(2)急性狭隅角緑内障のある患者
(3)重症筋無力症のある患者

ジメトックス錠1：日医工　1mg1錠[8円/錠]，ジメトックス錠2：日医工　2mg1錠[9.8円/錠]，ロフラゼプ酸エチル錠1mg「SN」：シオノ　1mg1錠[8円/錠]，ロフラゼプ酸エチル錠1mg「サワイ」：沢井　1mg1錠[8円/錠]，ロフラゼプ酸エチル錠1mg「トーワ」：東和　1mg1錠[8円/錠]，ロフラゼプ酸エチル錠2mg「SN」：シオノ　2mg1錠[9.8円/錠]，ロフラゼプ酸エチル錠2mg「サワイ」：沢井　2mg1錠[14.2円/錠]，ロフラゼプ酸エチル錠2mg「トーワ」：東和　2mg1錠[9.8円/錠]

メインテート錠0.625mg　規格：0.625mg1錠[22.1円/錠]
ビソプロロールフマル酸塩　田辺三菱　212

【効能効果】
次の状態で，アンジオテンシン変換酵素阻害薬又はアンジオテンシンII受容体拮抗薬，利尿薬，ジギタリス製剤等の基礎治療を受けている患者
　虚血性心疾患又は拡張型心筋症に基づく慢性心不全

【対応標準病名】

◎	虚血性心疾患	特発性拡張型心筋症	慢性心不全
○	アドリアマイシン心筋症	アルコール性心筋症	家族性心筋症
	カテコラミン心筋症	冠状動脈アテローム性硬化症	冠状動脈炎
	冠状動脈狭窄症	冠状動脈硬化症	冠状動脈性心疾患
	冠状動脈閉塞症	冠状動脈瘤	冠動静脈瘻
	冠動脈拡張	冠動脈硬化性心疾患	冠動脈疾患
	冠動脈石灰化	虚血性心筋症	心筋虚血
	心筋症	心室中隔瘤	心室瘤
	心不全	心房瘤	続発性心筋症
	陳旧性前壁心筋梗塞	動脈硬化性冠不全	特発性心筋症
	慢性冠状動脈不全	無症候性心筋虚血	薬物性心筋症
△	拡張相肥大型心筋症	拘束型心筋症	心室中部閉塞性心筋症
	心尖部肥大型心筋症	心内膜線維弾性症	特発性拘束型心筋症
	肥大型心筋症	非閉塞性肥大型心筋症	不整脈原性右室心筋症
	閉塞性肥大型心筋症		

※ **適応外使用可**
原則として，「ビソプロロールフマル酸塩【内服薬】」を「肥大型心筋症」に対して処方した場合，当該使用事例を審査上認める。

用法用量　通常，成人にはビソプロロールフマル酸塩として，1日1回0.625mg経口投与から開始する。1日1回0.625mgの用量で2週間以上経口投与し，忍容性がある場合には，1日1回1.25mgに増量する。その後忍容性がある場合には，4週間以上の間隔で忍容性をみながら段階的に増量し，忍容性がない場合は減量する。用量の増減は1回投与量を0.625，1.25，2.5，3.75又は5mgとして必ず段階的に行い，いずれの用量においても，1日1回経口投与とする。通常，維持量として1日1回1.25～5mgを経口投与する。なお，年齢，症状により，開始用量は更に低用量に，増量幅は更に小さくしてもよい。また，患者の本剤に対する反応性により，維持量は適宜増減するが，最高投与量は1日1回5mgを超えないこと。

用法用量に関連する使用上の注意
(1)褐色細胞腫の患者では，本剤の単独投与により急激に血圧が上昇することがあるので，α遮断剤で初期治療を行った後に本剤を投与し，常にα遮断剤を併用すること。
(2)慢性心不全を合併する本態性高血圧症，狭心症の患者，心室性期外収縮又は頻脈性心房細動のある患者では，慢性心不全の用法用量に従うこと。
(3)慢性心不全の場合
①慢性心不全患者に投与する場合には，必ず1日1回0.625mg又は更に低用量から開始し，忍容性を基に患者毎に維持量を設定すること。
②本剤の投与初期及び増量時は，心不全の悪化，浮腫，体重増加，めまい，低血圧，徐脈，血糖値の変動及び腎機能の悪化が起こりやすいので，観察を十分に行い，忍容性を確認すること。
③本剤の投与初期又は増量時における心不全や体液貯留の悪化(浮腫，体重増加等)を防ぐため，本剤の投与前に体液貯留の治療を十分に行うこと。心不全や体液貯留の悪化(浮腫，体重増加等)がみられ，利尿薬増量で改善がみられない場合には本剤を減量又は中止すること。低血圧，めまいなどの症状がみられ，アンジオテンシン変換酵素阻害薬や利尿薬の減量により改善しない場合には本剤を減量すること。高度な徐脈を来たした場合には，本剤を減量すること。また，これら症状が安定化するまで本剤を増量しないこと。
④本剤の投与を急に中止した場合，心不全が一過性に悪化するおそれがあるので，本剤を中止する場合には，急に投与を中止せず，原則として徐々に減量し中止すること。
⑤2週間以上休薬した後，投与を再開する場合には，「用法用量」の項に従って，低用量から開始し，段階的に増量すること。
(4)頻脈性心房細動を合併する本態性高血圧症，狭心症の患者又は心室性期外収縮のある患者に投与する場合，頻脈性心房細動の用法用量は1日1回2.5mgから開始することに留意した上で，各疾患の指標となる血圧や心拍数，症状等に応じ，開始用量を設定すること。

警告
(1)慢性心不全患者に使用する場合には，慢性心不全治療の経験が十分にある医師のもとで使用すること。
(2)慢性心不全患者に使用する場合には，投与初期及び増量時に症状が悪化することに注意し，慎重に用量調節を行うこと。

禁忌
(1)高度の徐脈(著しい洞性徐脈)，房室ブロック(II，III度)，洞房ブロック，洞不全症候群のある患者
(2)糖尿病性ケトアシドーシス，代謝性アシドーシスのある患者
(3)心原性ショックのある患者
(4)肺高血圧による右心不全のある患者
(5)強心薬又は血管拡張薬を静脈内投与する必要のある心不全患者
(6)非代償性の心不全患者
(7)重度の末梢循環障害のある患者(壊疽等)
(8)未治療の褐色細胞腫の患者
(9)妊婦又は妊娠している可能性のある婦人
(10)本剤の成分に対し過敏症の既往歴のある患者

ウェルビー錠0.625mg：サンド[9.9円/錠]，ビソプロロールフマル酸塩錠0.625mg「ZE」：全星薬品[9.9円/錠]，ビソプロロールフマル酸塩錠0.625mg「サワイ」：沢井[9.9円/錠]，ビソプロロールフマル酸塩錠0.625mg「テバ」：テバ製薬[9.9円/錠]，ビソプロロールフマル酸塩錠0.625mg「トーワ」：東和[9.9円/錠]，ビソプロロールフマル酸塩錠0.625mg「日医工」：日医工[9.9円/錠]，ビソプロロールフマル酸塩錠0.625mg「日新」：日新－山形[9.9円/錠]

メインテート錠2.5mg　規格：2.5mg1錠[67.1円/錠]
メインテート錠5mg　規格：5mg1錠[117円/錠]
ビソプロロールフマル酸塩　田辺三菱　212

【効能効果】

(1)本態性高血圧症(軽症～中等症)
(2)狭心症
(3)心室性期外収縮
(4)次の状態で，アンジオテンシン変換酵素阻害薬又はアンジオテンシンII受容体拮抗薬，利尿薬，ジギタリス製剤等の基礎治療を受けている患者
虚血性心疾患又は拡張型心筋症に基づく慢性心不全
(5)頻脈性心房細動

【対応標準病名】

◎	狭心症	虚血性心疾患	高血圧症
	心室期外収縮	特発性拡張型心筋症	頻拍型心房細動
	頻脈性心房細動	本態性高血圧症	慢性心不全
○	悪性高血圧症	アドリアマイシン心筋症	アルコール性心筋症
	安静時狭心症	安定狭心症	異型狭心症
	永続性心房細動	家族性心筋症	家族性心房細動
	カテコラミン心筋症	冠状動脈アテローム性硬化症	冠状動脈炎
	冠状動脈狭窄症	冠状動脈硬化症	冠状動脈性心疾患
	冠状動脈閉塞症	冠状動脈瘤	冠動静脈瘻
	冠動脈拡張	冠動脈硬化性心疾患	冠動脈疾患
	冠動脈石灰化	冠攣縮性狭心症	境界型高血圧症
	狭心症3枝病変	虚血性心筋症	高血圧性脳内出血
	高血圧切迫症	高レニン性高血圧症	若年高血圧症
	若年性境界型高血圧症	収縮期高血圧症	術後心房細動
	初発労作型狭心症	心筋虚血	心筋症
	心室性二段脈	心室中隔瘤	心室瘤
	心不全	心房細動	心房瘤
	増悪労作型狭心症	続発性心筋症	多源性心室期外収縮
	陳旧性前壁心筋梗塞	低レニン性高血圧症	動脈硬化性冠不全
	特発性心筋症	トルサードドポアント	非持続性心室頻拍
	非弁膜症性心房細動	非弁膜症性発作性心房細動	頻拍症
	頻脈症	頻脈性不整脈	不安定狭心症
	副収縮	弁膜症性心房細動	発作性心房細動
	発作性頻脈性心房細動	慢性冠状動脈不全	慢性心房細動
	無症候性心筋虚血	夜間狭心症	薬物性心筋症
	労作時兼安静時狭心症	労作性狭心症	
△	QT延長症候群	QT短縮症候群	異所性心室調律
	異所性心房調律	異所性調律	異所性拍動
	一過性心室細動	一過性心房粗動	遺伝性QT延長症候群
	拡張相肥大型心筋症	期外収縮	期外収縮性不整脈
	起立性調律障害	拘束型心筋症	呼吸性不整脈
	孤立性心房細動	持続性心房細動	上室期外収縮
	上室頻拍	徐脈性心房細動	徐脈頻脈症候群
	心室細動	心室粗動	心室中部閉塞性心筋症
	心室頻拍	心尖部肥大型心筋症	心内膜線維弾性症

	心房期外収縮	心房静止	心房粗動
	心房頻拍	接合部調律	絶対性不整脈
	多発性期外収縮	洞頻脈	洞不整脈
	特発性 QT 延長症候群	特発性拘束型心筋症	二次性 QT 延長症候群
	二段脈	微小血管性狭心症	肥大型心筋症
	非閉塞性肥大型心筋症	不整脈	不整脈原性右室心筋症
	ブブレ症候群	ブルガダ症候群	閉塞性肥大型心筋症
	房室接合部期外収縮	発作性上室頻拍	発作性心房頻拍
	発作性接合部頻拍	発作性頻拍	薬物性 QT 延長症候群

※ **適応外使用可**
原則として，「ビソプロロールフマル酸塩【内服薬】」を「肥大型心筋症」に対して処方した場合，当該使用事例を審査上認める。

用法用量

⑴本態性高血圧症(軽症～中等症)，狭心症，心室性期外収縮：通常，成人にはビソプロロールフマル酸塩として，5mg を1日1回経口投与する。なお，年齢，症状により適宜増減する。

⑵虚血性心疾患又は拡張型心筋症に基づく慢性心不全：通常，成人にはビソプロロールフマル酸塩として，1日1回0.625mg 経口投与から開始する。1日1回0.625mg の用量で2週間以上経口投与し，忍容性がある場合には，1日1回1.25mg に増量する。その後忍容性がある場合には，4週間以上の間隔で忍容性をみながら段階的に増量し，忍容性がない場合は減量する。用量の増減は1回投与量を0.625，1.25，2.5，3.75 又は5mg として必ず段階的に行い，いずれの用量においても，1日1回経口投与とする。通常，維持量として1日1回1.25～5mg を経口投与する。なお，年齢，症状により，開始用量は更に低用量に，増量幅は更に小さくしてもよい。また，患者の本剤に対する反応性により，維持量は適宜増減するが，最高投与量は1日1回5mg を超えないこと。

⑶頻脈性心房細動：通常，成人にはビソプロロールフマル酸塩として，1日1回2.5mg 経口投与から開始し，効果が不十分な場合には1日1回5mg に増量する。なお，年齢，症状により適宜増減するが，最高投与量は1日1回5mg を超えないこと。

用法用量に関連する使用上の注意

⑴褐色細胞腫の患者では，本剤の単独投与により急激に血圧が上昇することがあるので，α遮断剤で初期治療を行った後に本剤を投与し，常にα遮断剤を併用すること。

⑵慢性心不全を合併する本態性高血圧症，狭心症の患者，心室性期外収縮又は頻脈性心房細動のある患者では，慢性心不全の用法用量に従うこと。

⑶慢性心不全の場合

①慢性心不全患者に投与する場合には，必ず1日1回0.625mg 又は更に低用量から開始し，忍容性を基に患者毎に維持量を設定すること。

②本剤の投与初期及び増量時は，心不全の悪化，浮腫，体重増加，めまい，低血圧，徐脈，血糖値の変動及び腎機能の悪化が起こりやすいので，観察を十分に行い，忍容性を確認すること。

③本剤の投与初期又は増量時における心不全や体液貯留の悪化(浮腫，体重増加等)を防ぐため，本剤の投与前に体液貯留の治療を十分に行うこと。心不全や体液貯留の悪化(浮腫，体重増加等)がみられ，利尿薬増量で改善がみられない場合には本剤を減量又は中止すること。低血圧，めまいなどの症状がみられ，アンジオテンシン変換酵素阻害薬や利尿薬の減量により改善しない場合には本剤を減量すること。高度な徐脈を来たした場合には，本剤を減量すること。また，これら症状が安定化するまで本剤を増量しないこと。

④本剤の投与を急に中止した場合，心不全が一過性に悪化するおそれがあるので，本剤を中止する場合には，急に投与を中止せず，原則として徐々に減量し中止すること。

⑤2週間以上休薬した後，投与を再開する場合には，「用法用量」の項に従って，低用量から開始し，段階的に増量すること。

⑷頻脈性心房細動を合併する本態性高血圧症，狭心症の患者又は心室性期外収縮のある患者に投与する場合，頻脈性心房細動の用法用量は1日1回2.5mg から開始することに留意した上で，各疾患の指標となる血圧や心拍数，症状等に応じ，開始用量を設定すること。

警告

⑴慢性心不全患者に使用する場合には，慢性心不全治療の経験が十分にある医師のもとで使用すること。

⑵慢性心不全患者に使用する場合には，投与初期及び増量時に症状が悪化することに注意し，慎重に用量調節を行うこと。

禁忌

⑴高度の徐脈(著しい洞性徐脈)，房室ブロック(II，III 度)，洞房ブロック，洞不全症候群のある患者
⑵糖尿病性ケトアシドーシス，代謝性アシドーシスのある患者
⑶心原性ショックのある患者
⑷肺高血圧による右心不全のある患者
⑸強心薬又は血管拡張薬を静脈内投与する必要のある心不全患者
⑹非代償性の心不全患者
⑺重度の末梢循環障害のある患者(壊疽等)
⑻未治療の褐色細胞腫の患者
⑼妊婦又は妊娠している可能性のある婦人
⑽本剤の成分に対し過敏症の既往歴のある患者

ウェルビー錠2.5mg：サンド　2.5mg1錠[15.4円/錠]，ウェルビー錠5mg：サンド　5mg1錠[19.6円/錠]，ビソプロロールフマル酸塩錠2.5mg「ZE」：全星薬品　2.5mg1錠[15.4円/錠]，ビソプロロールフマル酸塩錠2.5mg「サワイ」：沢井　2.5mg1錠[15.4円/錠]，ビソプロロールフマル酸塩錠2.5mg「タイヨー」：テバ製薬　2.5mg1錠[15.4円/錠]，ビソプロロールフマル酸塩錠2.5mg「トーワ」：東和　2.5mg1錠[22.8円/錠]，ビソプロロールフマル酸塩錠2.5mg「日医工」：日医工　2.5mg1錠[15.4円/錠]，ビソプロロールフマル酸塩錠2.5mg「日新」：日新－山形　2.5mg1錠[15.4円/錠]，ビソプロロールフマル酸塩錠5mg「ZE」：全星薬品　5mg1錠[19.6円/錠]，ビソプロロールフマル酸塩錠5mg「サワイ」：沢井　5mg1錠[19.6円/錠]，ビソプロロールフマル酸塩錠5mg「タイヨー」：テバ製薬　5mg1錠[19.6円/錠]，ビソプロロールフマル酸塩錠5mg「トーワ」：東和　5mg1錠[45.5円/錠]，ビソプロロールフマル酸塩錠5mg「日医工」：日医工　5mg1錠[19.6円/錠]，ビソプロロールフマル酸塩錠5mg「日新」：日新－山形　5mg1錠[19.6円/錠]

メキシチールカプセル50mg
規格：50mg1カプセル[30.3円/カプセル]
メキシチールカプセル100mg
規格：100mg1カプセル[50円/カプセル]
メキシレチン塩酸塩　日本ベーリンガー　190,212

【効能効果】

⑴頻脈性不整脈(心室性)
⑵糖尿病性神経障害に伴う自覚症状(自発痛，しびれ感)の改善

【対応標準病名】

◎	しびれ感	糖尿病性ニューロパチー	頻脈症
	頻脈性不整脈	不整脈	
○	1型糖尿病性自律神経ニューロパチー	1型糖尿病性神経痛	1型糖尿病性多発ニューロパチー
	1型糖尿病性単ニューロパチー	1型糖尿病性ニューロパチー	1型糖尿病性末梢神経障害
	2型糖尿病・神経学的合併症あり	2型糖尿病性自律神経ニューロパチー	2型糖尿病性神経因性膀胱
	2型糖尿病性神経痛	2型糖尿病性多発ニューロパチー	2型糖尿病性単ニューロパチー
	2型糖尿病性ニューロパチー	2型糖尿病性末梢神経障害	2型糖尿病性ミオパチー
	QT 延長症候群	QT 短縮症候群	一過性心室細動
	遺伝性 QT 延長症候群	下肢しびれ	感覚運動障害

	緩徐進行１型糖尿病・神経学的合併症あり	呼吸性不整脈	三段脈
	四肢しびれ	四肢端しびれ	四肢知覚異常
	四肢末梢知覚異常	手指先しびれ	上肢しびれ
	上肢知覚異常	心室細動	心室粗動
	全身のしびれ感	多源性心室期外収縮	多発性期外収縮
	知覚機能障害	知覚障害	糖尿病性自律神経ニューロパチー
	糖尿病性神経因性膀胱	糖尿病性神経痛	糖尿病性多発ニューロパチー
	糖尿病性単ニューロパチー	糖尿病性末梢神経障害	洞頻脈
	特発性QT延長症候群	トルサードドポアント	二次性QT延長症候群
	二次性糖尿病・神経学的合併症あり	半身しびれ	半身知覚障害
	皮膚知覚障害	頻拍症	ブルガダ症候群
	薬物性QT延長症候群	腰足知覚障害	
△	１型糖尿病性筋萎縮症	１型糖尿病性神経因性膀胱	２型糖尿病性筋萎縮症
	異常触覚	異常知覚	異所性心室調律
	異所性心房調律	異所性調律	異所性拍動
	ウイルス性糖尿病・神経学的合併症あり	オトガイ神経知覚異常	温痛覚過敏
	温度感覚異常	温度感覚過敏	下肢知覚異常
	下肢冷感	下腿知覚異常	感覚異常症
	期外収縮	期外収縮性不整脈	蟻走感
	口腔内感覚異常症	肛門部違和感	こわばり感
	視覚失認	趾知覚異常	手指知覚異常
	手背知覚異常	上室期外収縮	心室期外収縮
	心室性二段脈	心拍異常	心房期外収縮
	心房静止	膵性糖尿病・神経学的合併症あり	ステロイド糖尿病・神経学的合併症あり
	足底部知覚異常	体感異常	チクチク感
	手知覚異常	糖尿病合併症	糖尿病性筋萎縮症
	洞不整脈	二段脈	皮膚感覚異常
	皮膚知覚過敏	ピリピリ感	副収縮
	片側感覚異常	片側知覚過敏	片側痛覚過敏
	房室接合部期外収縮	夜間異常知覚症	薬剤性糖尿病・神経学的合併症あり
	湯あたり		

※ **適応外使用可**
原則として，「メキシレチン塩酸塩【内服薬】」を「小児の頻脈性不整脈(心室性)」に対して「5～10mg/kg/日を1日3回に分けて」処方した場合，当該使用事例を審査上認める。

用法用量
(1)頻脈性不整脈(心室性)
通常，成人にはメキシレチン塩酸塩として，1日300mgより投与をはじめ，効果が不十分な場合は450mgまで増量し，1日3回に分割し食後に経口投与する。
なお，年齢，症状により適宜増減する。
(2)糖尿病性神経障害に伴う自覚症状(自発痛，しびれ感)の改善：通常，成人にはメキシレチン塩酸塩として，1日300mgを1日3回に分割し食後に経口投与する。

用法用量に関連する使用上の注意
(1)頻脈性不整脈(心室性)に投与する場合：1日用量450mgを超えて投与する場合，副作用発現の可能性が増大するので注意すること。
(2)糖尿病性神経障害に伴う自覚症状(自発痛，しびれ感)の改善を目的として投与する場合
①2週間投与しても効果が認められない場合には，投与を中止すること。
②1日300mgの用量を超えて投与しないこと。

禁忌
(1)本剤の成分に対し過敏症の既往歴のある患者
(2)重篤な刺激伝導障害(ペースメーカー未使用のII～III度房室ブロック等)のある患者

原則禁忌　糖尿病性神経障害に伴う自覚症状(自発痛，しびれ感)の改善を目的として投与する場合：重篤な心不全を合併している患者

チルミメールカプセル50mg：鶴原　50mg1カプセル[6.1円/カプセル]，チルミメールカプセル100mg：鶴原　100mg1カプセル[10.5円/カプセル]，メキシレート錠50：アイロム　50mg1錠[15.7円/錠]，メキシレート錠100：アイロム　100mg1錠[29円/錠]，メキシレチン塩酸塩カプセル50mg「JG」：長生堂　50mg1カプセル[6.1円/カプセル]，メキシレチン塩酸塩カプセル50mg「TCK」：辰巳化学　50mg1カプセル[6.1円/カプセル]，メキシレチン塩酸塩カプセル50mg「YD」：陽進堂　50mg1カプセル[6.1円/カプセル]，メキシレチン塩酸塩カプセル50mg「サワイ」：沢井　50mg1カプセル[6.1円/カプセル]，メキシレチン塩酸塩カプセル50mg「トーワ」：東和　50mg1カプセル[6.1円/カプセル]，メキシレチン塩酸塩カプセル50mg「日医工」：日医工　50mg1カプセル[6.1円/カプセル]，メキシレチン塩酸塩カプセル100mg「JG」：長生堂　100mg1カプセル[10.5円/カプセル]，メキシレチン塩酸塩カプセル100mg「TCK」：辰巳化学　100mg1カプセル[10.5円/カプセル]，メキシレチン塩酸塩カプセル100mg「YD」：陽進堂　100mg1カプセル[10.5円/カプセル]，メキシレチン塩酸塩カプセル100mg「サワイ」：沢井　100mg1カプセル[10.5円/カプセル]，メキシレチン塩酸塩カプセル100mg「トーワ」：東和　100mg1カプセル[10.5円/カプセル]，メキシレチン塩酸塩カプセル100mg「日医工」：日医工　100mg1カプセル[10.5円/カプセル]，メキシレチン塩酸塩錠50mg「杏林」：キョーリンリメディオ　50mg1錠[6.1円/錠]，メキシレチン塩酸塩錠100mg「杏林」：キョーリンリメディオ　100mg1錠[10.5円/錠]

メサフィリン配合散　規格：1g[6.2円/g]
メサフィリン配合錠　規格：1錠[5.8円/錠]
ケイ酸マグネシウム　プロパンテリン臭化物　銅クロロフィリンナトリウム　サンノーバ　232

【効能効果】
下記疾患における自覚症状及び他覚所見の改善：胃潰瘍，十二指腸潰瘍，胃炎

【対応標準病名】

◎	胃炎	胃潰瘍	胃十二指腸潰瘍
	十二指腸潰瘍		
○	NSAID胃潰瘍	NSAID十二指腸潰瘍	アルコール性胃炎
	アレルギー性胃炎	胃潰瘍瘢痕	胃十二指腸炎
	胃十二指腸潰瘍瘢痕	萎縮性胃炎	萎縮性化生性胃炎
	胃穿孔	胃蜂窩織炎	急性胃炎
	急性胃潰瘍	急性胃潰瘍穿孔	急性胃粘膜病変
	急性十二指腸潰瘍	急性出血性胃潰瘍	急性出血性十二指腸潰瘍
	急性びらん性胃炎	クッシング潰瘍	再発性胃潰瘍
	再発性十二指腸潰瘍	残胃潰瘍	十二指腸潰瘍瘢痕
	十二指腸球後部潰瘍	十二指腸穿孔	出血性胃炎
	出血性胃潰瘍	出血性十二指腸潰瘍	術後胃潰瘍
	術後胃十二指腸潰瘍	術後残胃胃炎	術後十二指腸潰瘍
	心因性胃潰瘍	神経性胃炎	ステロイド潰瘍
	ステロイド潰瘍穿孔	ストレス潰瘍	ストレス性胃潰瘍
	ストレス性十二指腸潰瘍	穿孔性胃潰瘍	穿孔性十二指腸潰瘍
	穿通性胃潰瘍	穿通性十二指腸潰瘍	多発胃潰瘍
	多発性十二指腸潰瘍	多発性出血性胃潰瘍	中毒性胃炎
	デュラフォイ潰瘍	難治性胃潰瘍	難治性十二指腸潰瘍
	肉芽腫性胃炎	表層性胃炎	びらん性胃炎
	ヘリコバクター・ピロリ胃炎	放射線胃炎	慢性胃炎
	慢性胃潰瘍	慢性胃潰瘍活動期	慢性十二指腸潰瘍
	慢性十二指腸潰瘍活動期	メネトリエ病	薬剤性胃潰瘍

メ

	疣状胃炎		
△	胃空腸周囲炎	胃周囲炎	胃粘膜過形成
	胃びらん	急性十二指腸潰瘍穿孔	急性出血性胃潰瘍穿孔
	急性出血性十二指腸潰瘍穿孔	十二指腸びらん	出血性胃潰瘍穿孔
	出血性十二指腸潰瘍穿孔	反応性リンパ組織増生症	

用法用量

〔配合散〕：通常成人1回1gを1日3〜4回経口投与する。なお，年齢，症状により適宜増減する。

〔配合錠〕：通常成人1回4錠を1日3〜4回経口投与する。なお，年齢，症状により適宜増減する。

禁忌

⑴緑内障の患者
⑵前立腺肥大による排尿障害のある患者
⑶重篤な心疾患の患者
⑷麻痺性イレウスの患者

メサペイン錠5mg　規格：5mg1錠[183.4円/錠]
メサペイン錠10mg　規格：10mg1錠[348.2円/錠]
メサドン塩酸塩　帝國　821

【効能効果】

他の強オピオイド鎮痛剤で治療困難な下記疾患における鎮痛：中等度から高度の疼痛を伴う各種癌

【対応標準病名】

◎	悪性腫瘍	癌	癌性疼痛
○	ALK融合遺伝子陽性非小細胞肺癌	EGFR遺伝子変異陽性非小細胞肺癌	KIT(CD117)陽性胃消化管間質腫瘍
	KIT(CD117)陽性結腸消化管間質腫瘍	KIT(CD117)陽性小腸消化管間質腫瘍	KIT(CD117)陽性食道消化管間質腫瘍
	KIT(CD117)陽性直腸消化管間質腫瘍	KRAS遺伝子野生型結腸癌	KRAS遺伝子野生型直腸癌
あ	S状結腸癌	悪性エナメル上皮腫	悪性下垂体腫瘍
	悪性褐色細胞腫	悪性顆粒細胞腫	悪性間葉腫
	悪性奇形腫	悪性胸腺腫	悪性グロームス腫瘍
	悪性血管外皮腫	悪性甲状腺腫	悪性骨腫瘍
	悪性縦隔腫瘍	悪性腫瘍合併性皮膚筋炎	悪性神経膠腫
	悪性髄膜腫	悪性脊髄髄膜腫	悪性線維性組織球腫
	悪性虫垂粘液瘤	悪性停留精巣	悪性頭蓋咽頭腫
	悪性脳腫瘍	悪性末梢神経鞘腫	悪性葉状腫瘍
	悪性リンパ腫骨髄浸潤	鞍上部胚細胞腫瘍	胃悪性間葉系腫瘍
	胃悪性黒色腫	胃カルチノイド	胃癌
	胃癌・HER2過剰発現	胃管癌	胃癌骨転移
	胃癌末期	胃原発絨毛癌	胃脂肪肉腫
	胃重複癌	胃消化管間質腫瘍	胃進行癌
	胃前庭部癌	胃体部癌	胃底部癌
	遺伝性大腸癌	遺伝性非ポリポーシス大腸癌	胃肉腫
	胃胚細胞腫瘍	胃平滑筋肉腫	胃幽門部癌
	陰核癌	陰茎悪性黒色腫	陰茎癌
	陰茎亀頭部癌	陰茎体部癌	陰茎肉腫
	陰茎パジェット病	陰茎包皮部癌	陰茎有棘細胞癌
	咽頭癌	咽頭肉腫	陰のう悪性黒色腫
	陰のう癌	陰のう内脂肪肉腫	陰のうパジェット病
	陰のう有棘細胞癌	ウイルムス腫瘍	エクリン汗孔癌
	炎症性乳癌	延髄神経膠腫	延髄星細胞腫
か	横行結腸癌	横紋筋肉腫	外陰悪性黒色腫
	外陰悪性腫瘍	外陰癌	外陰部パジェット病
	外陰部有棘細胞癌	外耳道癌	回腸カルチノイド
	回腸癌	回腸消化管間質腫瘍	海綿芽細胞腫
	回盲部癌	下咽頭癌	下咽頭後部癌
	下咽頭肉腫	下顎悪性エナメル上皮腫	下顎骨悪性腫瘍
	下顎骨肉腫	下顎歯肉癌	下顎歯肉頬移行部癌
	下顎部横紋筋肉腫	下眼瞼基底細胞癌	下眼瞼皮膚癌
	下眼瞼有棘細胞癌	顎下腺癌	顎下部悪性腫瘍
	角膜の悪性腫瘍	下行結腸癌	下口唇基底細胞癌
	下口唇皮膚癌	下口唇有棘細胞癌	下肢悪性腫瘍
	下唇癌	下唇赤唇部癌	仮声帯癌
	滑膜腫	滑膜肉腫	下部食道癌
	下部胆管癌	下葉小細胞肺癌	下葉肺癌
	下葉肺腺癌	下葉肺大細胞癌	下葉肺扁平上皮癌
	下葉非小細胞肺癌	カルチノイド	肝悪性腫瘍
	眼窩悪性腫瘍	肝外胆管癌	眼窩横紋筋肉腫
	眼角基底細胞癌	眼角皮膚癌	眼角有棘細胞癌
	眼窩神経芽腫	肝カルチノイド	肝癌
	肝癌骨転移	眼瞼脂腺癌	眼瞼皮膚の悪性腫瘍
	眼瞼メルケル細胞癌	肝細胞癌	肝細胞癌破裂
	癌性胸水	癌性胸膜炎	癌性持続痛
	癌性突出痛	癌性ニューロパチー	汗腺癌
	顔面悪性腫瘍	顔面横紋筋肉腫	肝門部癌
	肝門部胆管癌	気管癌	気管支カルチノイド
	気管支癌	気管支リンパ節転移	基底細胞癌
	臼後部癌	嗅神経芽腫	嗅神経上皮腫
	胸腔内リンパ節の悪性腫瘍	橋神経膠腫	胸腺カルチノイド
	胸腺癌	胸腺腫	胸椎転移
	頬粘膜癌	頬部横紋筋肉腫	胸部下部食道癌
	頬部血管肉腫	胸部上部食道癌	胸部食道癌
	胸部中部食道癌	胸膜悪性腫瘍	胸膜脂肪肉腫
	胸膜播種	去勢抵抗性前立腺癌	巨大後腹膜脂肪肉腫
	空腸カルチノイド	空腸癌	空腸消化管間質腫瘍
	クルッケンベルグ腫瘍	クロム親和性芽細胞腫	頚動脈小体悪性腫瘍
	頚部悪性腫瘍	頚部悪性線維性組織球腫	頚部悪性軟部腫瘍
	頚部横紋筋肉腫	頚部滑膜肉腫	頚部癌
	頚部基底細胞癌	頚部血管肉腫	頚部原発腫瘍
	頚部脂腺癌	頚部脂肪肉腫	頚部食道癌
	頚部神経芽腫	頚部肉腫	頚部皮膚悪性腫瘍
	頚部皮膚癌	頚部メルケル細胞癌	頚部有棘細胞癌
	頚部隆起性皮膚線維肉腫	血管肉腫	結腸癌
	結腸脂肪肉腫	結腸消化管間質腫瘍	結膜の悪性腫瘍
	限局性前立腺癌	肩甲部脂肪肉腫	原始神経外胚葉腫瘍
	原線維性星細胞腫	原発性悪性脳腫瘍	原発性肝癌
	原発性骨腫瘍	原発性脳腫瘍	原発性肺癌
	原発不明癌	肩部悪性線維性組織球腫	肩部横紋筋肉腫
	肩部滑膜肉腫	肩部線維肉腫	肩部淡明細胞肉腫
	肩部胞巣状軟部肉腫	口蓋癌	口蓋垂癌
	膠芽腫	口腔悪性黒色腫	口腔癌
	口腔前庭癌	口腔底癌	硬口蓋癌
	後縦隔悪性腫瘍	甲状腺悪性腫瘍	甲状腺癌
	甲状腺癌骨転移	甲状腺髄様癌	甲状腺乳頭癌
	甲状腺未分化癌	甲状腺濾胞癌	甲状軟骨の悪性腫瘍
	口唇癌	口唇境界部癌	口唇赤唇部癌
	口唇皮膚悪性腫瘍	口唇メルケル細胞癌	口底癌
	喉頭蓋癌	喉頭蓋前面癌	喉頭蓋谷癌
	喉頭癌	後頭部転移性腫瘍	後頭葉悪性腫瘍
	後頭葉膠芽腫	後頭葉神経膠腫	膠肉腫
	項部基底細胞癌	後腹膜悪性腫瘍	後腹膜悪性線維性組織球腫
	後腹膜横紋筋肉腫	後腹膜血管肉腫	後腹膜脂肪肉腫
	後腹膜神経芽腫	後腹膜線維肉腫	後腹膜胚細胞腫瘍
	後腹膜平滑筋肉腫	後腹膜リンパ節転移	項部皮膚癌
	項部メルケル細胞癌	項部有棘細胞癌	肛門悪性黒色腫
	肛門癌	肛門管癌	肛門部癌
	肛門扁平上皮癌	骨悪性線維性組織球腫	骨原性肉腫
	骨髄性白血病骨髄浸潤	骨髄転移	骨線維肉腫
	骨転移癌	骨軟骨肉腫	骨肉腫
	骨盤転移	骨盤内リンパ節転移	骨盤内リンパ節の悪性腫瘍

さ	骨膜性骨肉腫	鰓原性癌	残胃癌
	耳介癌	耳介メルケル細胞癌	耳下腺癌
	耳下部肉腫	耳管癌	色素性基底細胞癌
	子宮癌	子宮癌骨転移	子宮癌再発
	子宮癌肉腫	子宮体癌	子宮体癌再発
	子宮内膜癌	子宮内膜間質肉腫	子宮肉腫
	子宮平滑筋肉腫	篩骨洞癌	視床下部星細胞腫
	視床星細胞腫	視神経膠腫	脂腺癌
	歯肉癌	脂肪肉腫	斜台部脊索腫
	縦隔癌	縦隔脂肪肉腫	縦隔神経芽腫
	縦隔胚細胞腫瘍	縦隔卵黄のう腫瘍	縦隔リンパ節転移
	十二指腸悪性ガストリノーマ	十二指腸悪性ソマトスタチノーマ	十二指腸カルチノイド
	十二指腸癌	十二指腸消化管間質腫瘍	十二指腸神経内分泌癌
	十二指腸乳頭癌	十二指腸乳頭部癌	十二指腸平滑筋肉腫
	絨毛癌	手関節部滑膜肉腫	主気管支の悪性腫瘍
	術後乳癌	手部悪性線維性組織球腫	手部横紋筋肉腫
	手部滑膜肉腫	手部淡明細胞肉腫	手部類上皮肉腫
	上衣芽細胞腫	上衣腫	小陰唇癌
	上咽頭癌	上咽頭脂肪肉腫	上顎悪性エナメル上皮腫
	上顎癌	上顎結節部癌	上顎骨悪性腫瘍
	上顎骨骨肉腫	上顎歯肉癌	上顎歯肉頬移行部癌
	上顎洞癌	松果体悪性腫瘍	松果体芽腫
	松果体胚細胞腫瘍	松果体部膠芽腫	松果体未分化胚細胞腫
	上眼瞼基底細胞癌	上眼瞼皮膚癌	上眼瞼有棘細胞癌
	上行結腸カルチノイド	上行結腸癌	上行結腸平滑筋肉腫
	上口唇基底細胞癌	上口唇皮膚癌	上口唇有棘細胞癌
	小細胞肺癌	上肢悪性腫瘍	上唇癌
	上唇赤唇部癌	小唾液腺癌	小腸カルチノイド
	小腸癌	小腸脂肪肉腫	小腸消化管間質腫瘍
	小腸平滑筋肉腫	上皮腫	上部食道癌
	上部胆管癌	上葉小細胞肺癌	上葉肺癌
	上葉肺腺癌	上葉肺大細胞癌	上葉肺扁平上皮癌
	上葉非小細胞肺癌	上腕悪性線維性組織球腫	上腕悪性軟部腫瘍
	上腕横紋筋肉腫	上腕滑膜肉腫	上腕脂肪肉腫
	上腕線維肉腫	上腕淡明細胞肉腫	上腕胞巣状軟部肉腫
	上腕類上皮肉腫	食道悪性間葉系腫瘍	食道悪性黒色腫
	食道横紋筋肉腫	食道カルチノイド	食道癌
	食道癌骨転移	食道癌肉腫	食道基底細胞癌
	食道偽肉腫	食道脂肪肉腫	食道消化管間質腫瘍
	食道小細胞癌	食道腺癌	食道腺様のう胞癌
	食道粘表皮癌	食道表在癌	食道平滑筋肉腫
	食道未分化癌	痔瘻癌	腎悪性腫瘍
	腎盂癌	腎盂腺癌	腎盂乳頭状癌
	腎盂尿路上皮癌	腎盂扁平上皮癌	腎カルチノイド
	腎癌	腎癌骨転移	神経芽腫
	神経膠腫	神経線維肉腫	進行性前立腺癌
	進行乳癌	唇交連癌	腎細胞癌
	腎周囲脂肪肉腫	心臓悪性腫瘍	心臓横紋筋肉腫
	心臓血管肉腫	心臓脂肪肉腫	心臓線維肉腫
	心臓粘液肉腫	腎肉腫	膵芽腫
	膵癌	膵管癌	膵管内管状腺癌
	膵管内乳頭粘液性腺癌	膵脂肪肉腫	膵漿液性のう胞腺癌
	膵腺房細胞癌	膵臓癌骨転移	膵体部癌
	膵頭部カルチノイド	膵頭部癌	膵内胆管癌
	膵粘液性のう胞腺癌	膵尾部癌	髄膜癌腫症
	髄膜白血病	スキルス胃癌	星細胞腫
	精索脂肪肉腫	精索肉腫	星状芽細胞腫
	精上皮腫	成人Ｔ細胞白血病骨髄浸潤	精巣横紋筋肉腫
	精巣癌	精巣奇形癌	精巣奇形腫
	精巣絨毛癌	精巣上体癌	精巣胎児性癌
	精巣肉腫	精巣胚細胞腫瘍	精巣卵黄のう腫瘍

	精巣卵のう腫瘍	精母細胞腫	声門下癌
	声門癌	声門上癌	脊索腫
	脊髄播種	脊椎転移	舌縁癌
	舌下腺癌	舌下面癌	舌癌
	舌根部癌	舌脂肪肉腫	舌尖癌
	舌背癌	線維脂肪肉腫	線維肉腫
	前縦隔悪性腫瘍	全身性転移性癌	前頭洞癌
	前頭部転移性腫瘍	前頭葉悪性腫瘍	前頭葉膠芽腫
	前頭葉神経膠腫	前頭葉星細胞腫	前頭葉退形成性星細胞腫
	前立腺横紋筋肉腫	前立腺癌	前立腺癌骨転移
	前立腺癌再発	前立腺小細胞癌	前立腺神経内分泌癌
	前立腺肉腫	前腕悪性線維性組織球腫	前腕悪性軟部腫瘍
	前腕横紋筋肉腫	前腕滑膜肉腫	前腕線維肉腫
	前腕胞巣状軟部肉腫	前腕類上皮肉腫	早期胃癌
	早期食道癌	総胆管癌	側頭部転移性腫瘍
	側頭葉悪性腫瘍	側頭葉膠芽腫	側頭葉神経膠腫
	側頭葉星細胞腫	側頭葉退形成性星細胞腫	側頭葉毛様細胞性星細胞腫
た	第４脳室上衣腫	大陰唇癌	退形成性上衣腫
	退形成性星細胞腫	胎児性癌	胎児性精巣腫瘍
	大腿骨転移性骨腫瘍	大唾液腺癌	大腸カルチノイド
	大腸癌	大腸癌骨転移	大腸肉腫
	大腸粘液癌	大動脈周囲リンパ節転移	大脳悪性腫瘍
	大脳深部神経膠腫	大脳深部転移性腫瘍	大網脂肪肉腫
	大網消化管間質腫瘍	唾液腺癌	多発性癌転移
	多発性骨髄腫骨髄浸潤	多発性神経膠腫	胆管癌
	男性性器癌	胆のうカルチノイド	胆のう癌
	胆のう管癌	胆のう肉腫	淡明細胞肉腫
	腟悪性黒色腫	腟癌	中咽頭癌
	中咽頭側壁癌	中咽頭肉腫	中耳悪性腫瘍
	中縦隔悪性腫瘍	虫垂癌	虫垂杯細胞カルチノイド
	中脳神経膠腫	肘部滑膜肉腫	中部食道癌
	肘部線維肉腫	中部胆管癌	肘部類上皮肉腫
	中葉小細胞肺癌	中葉肺癌	中葉肺腺癌
	中葉肺大細胞癌	中葉肺扁平上皮癌	中葉非小細胞肺癌
	腸間膜悪性腫瘍	腸間膜脂肪肉腫	腸間膜消化管間質腫瘍
	腸間膜肉腫	腸間膜平滑筋肉腫	蝶形骨洞癌
	腸骨リンパ節転移	聴神経膠腫	直腸Ｓ状部結腸癌
	直腸悪性黒色腫	直腸カルチノイド	直腸癌
	直腸癌骨転移	直腸癌術後再発	直腸癌穿孔
	直腸脂肪肉腫	直腸消化管間質腫瘍	直腸平滑筋肉腫
	手軟部悪性腫瘍	転移性下顎癌	転移性肝癌
	転移性肝腫瘍	転移性胸膜腫瘍	転移性口腔癌
	転移性黒色腫	転移性骨腫瘍	転移性骨腫瘍による大腿骨骨折
	転移性縦隔腫瘍	転移性十二指腸癌	転移性腫瘍
	転移性消化器腫瘍	転移性上顎癌	転移性小腸腫瘍
	転移性腎腫瘍	転移性膵腫瘍	転移性舌癌
	転移性頭蓋骨腫瘍	転移性脳腫瘍	転移性肺癌
	転移性肺腫瘍	転移性脾腫瘍	転移性皮膚腫瘍
	転移性副腎腫瘍	転移性腹壁腫瘍	転移性扁平上皮癌
	転移性卵巣癌	テント上下転移性腫瘍	頭蓋骨悪性腫瘍
	頭蓋骨肉腫	頭蓋底骨肉腫	頭蓋底脊索腫
	頭蓋内胚細胞腫瘍	頭蓋部脊索腫	頭頸部癌
	透析腎癌	頭頂葉悪性腫瘍	頭頂葉膠芽腫
	頭頂葉神経膠腫	頭頂葉星細胞腫	頭部悪性線維性組織球腫
	頭部横紋筋肉腫	頭部滑膜肉腫	頭部基底細胞癌
	頭部血管肉腫	頭部脂腺癌	頭部脂肪肉腫
	頭部軟部組織悪性腫瘍	頭部皮膚癌	頭部メルケル細胞癌
	頭部有棘細胞癌	頭部隆起性皮膚線維肉腫	突出癌
な	内耳癌	内胚葉洞腫瘍	軟口蓋癌
	軟骨肉腫	軟部悪性巨細胞腫	軟部組織悪性腫瘍

	肉腫	乳癌	乳癌・HER2 過剰発現
	乳癌骨転移	乳癌再発	乳癌皮膚転移
	乳房外パジェット病	乳房下外側部乳癌	乳房下内側部乳癌
	乳房脂肪肉腫	乳房上外側部乳癌	乳房上内側部乳癌
	乳房中央部乳癌	乳房肉腫	尿管癌
	尿管口部膀胱癌	尿管尿路上皮癌	尿道傍腺の悪性腫瘍
	尿膜管癌	粘液性のう胞腺癌	脳幹悪性腫瘍
	脳幹膠芽腫	脳幹神経膠腫	脳幹部星細胞腫
	脳室悪性腫瘍	脳室上衣腫	脳神経悪性腫瘍
は	脳胚細胞腫瘍	肺芽腫	肺カルチノイド
	肺癌	肺癌骨転移	肺癌肉腫
	肺癌による閉塞性肺炎	胚細胞腫	肺腺癌
	肺腺扁平上皮癌	肺腺様のう胞癌	肺大細胞癌
	肺大細胞神経内分泌癌	肺肉腫	肺粘表皮癌
	肺扁平上皮癌	肺胞上皮癌	肺未分化癌
	肺門部小細胞癌	肺門部腺癌	肺門部大細胞癌
	肺門部肺癌	肺門部非小細胞癌	肺門部扁平上皮癌
	肺門リンパ節転移	馬尾上衣腫	バレット食道癌
	パンコースト症候群	鼻咽腔癌	鼻腔癌
	脾脂肪肉腫	非小細胞肺癌	鼻前庭癌
	鼻中隔癌	脾の悪性腫瘍	皮膚悪性腫瘍
	皮膚悪性線維性組織球腫	皮膚癌	皮膚脂肪肉腫
	皮膚線維肉腫	皮膚白血病	皮膚付属器癌
	びまん性星細胞腫	脾門部リンパ節転移	披裂喉頭蓋ひだ喉頭面癌
	副咽頭間隙悪性腫瘍	腹腔内リンパ節の悪性腫瘍	腹腔リンパ節転移
	副甲状腺悪性腫瘍	副甲状腺癌	副腎悪性腫瘍
	副腎癌	副腎神経芽腫	副腎髄質の悪性腫瘍
	副腎皮質癌	副腎皮質の悪性腫瘍	副鼻腔癌
	腹部悪性腫瘍	腹部食道癌	腹部神経芽腫
	腹膜悪性腫瘍	腹膜癌	ぶどう膜悪性黒色腫
	噴門癌	平滑筋肉腫	辺縁系脳炎
	扁桃窩癌	扁桃癌	扁桃肉腫
	膀胱円蓋部膀胱癌	膀胱癌	膀胱頚部膀胱癌
	膀胱後壁部膀胱癌	膀胱三角部膀胱癌	膀胱前壁部膀胱癌
	膀胱側壁部膀胱癌	膀胱肉腫	膀胱尿路上皮癌
	膀胱扁平上皮癌	傍骨性骨肉腫	紡錘形細胞肉腫
ま	胞巣状軟部肉腫	乏突起神経膠腫	末期癌
	末梢神経悪性腫瘍	慢性疼痛	脈絡膜悪性黒色腫
	メルケル細胞癌	盲腸カルチノイド	盲腸癌
	毛包癌	網膜芽細胞腫	網膜膠腫
や	毛様細胞性星細胞腫	毛様体悪性腫瘍	ユーイング肉腫
	有棘細胞癌	幽門癌	幽門前庭部癌
ら	腰椎転移	卵黄のう腫瘍	卵管癌
	卵巣カルチノイド	卵巣癌	卵巣癌全身転移
	卵巣癌肉腫	卵巣絨毛癌	卵巣胎児性癌
	卵巣肉腫	卵巣胚細胞腫瘍	卵巣未分化胚細胞腫
	卵巣卵黄のう腫瘍	卵巣類皮のう胞癌	隆起性皮膚線維肉腫
	輪状後部癌	リンパ管肉腫	リンパ性白血病骨髄浸潤
	類上皮肉腫	肋骨転移	
△	悪性腫瘍に伴う貧血	圧痛	イートン・ランバート症候群
	開胸術後疼痛症候群	癌関連網膜症	癌性悪液質
	癌性ニューロミオパチー	癌性貧血	癌性ミエロパチー
	急性疼痛	持続痛	腫瘍随伴症候群
	神経障害性疼痛	身体痛	全身痛
	中枢神経障害性疼痛	疼痛	鈍痛
	難治性疼痛	皮膚疼痛症	放散痛
	末梢神経障害性疼痛		

効能効果に関連する使用上の注意　本剤は，他の強オピオイド鎮痛剤の投与では十分な鎮痛効果が得られない患者で，かつオピオイド鎮痛剤の継続的な投与を必要とするがん性疼痛の管理にのみ使用すること。

用法用量

本剤は，他の強オピオイド鎮痛剤から切り替えて使用する。

通常，成人に対し初回投与量は本剤投与前に使用していた強オピオイド鎮痛剤の用法用量を勘案して，メサドン塩酸塩として1回5～15mgを1日3回経口投与する。

その後の投与量は患者の症状や状態により適宜増減する。

用法用量に関連する使用上の注意

(1)初回投与量

①本剤の薬物動態は個人差が大きく，他のオピオイド鎮痛剤との交差耐性が不完全であるため，本剤と他のオピオイド鎮痛剤の等鎮痛比は確立していない。

②初回投与量を選択する下記換算表は目安であり，換算比は本剤投与前に使用していたオピオイド鎮痛剤の投与量により大幅に異なる。患者の症状や状態，オピオイド耐性の程度，併用薬剤を考慮して適切な用量を選択し，過量投与にならないよう注意すること。

③経口モルヒネ量60mg/日未満のオピオイド鎮痛剤からの切り替えは推奨されない。

換算表(本剤1日投与量の目安)

メサドン塩酸塩(mg/日)	15mg/日(5mg/回×3回)	30mg/日(10mg/回×3回)	45mg/日(15mg/回×3回)
モルヒネ経口剤(mg/日)	60≦～≦160	160＜～≦390	390＜

(2)初回投与時

①本剤投与後少なくとも7日間は増量を行わないこと。

②フェンタニル貼付剤から本剤へ変更する場合には，フェンタニル貼付剤剥離後にフェンタニルの血中濃度が50%に減少するまで17時間以上かかることから，剥離直後の本剤の使用は避け，本剤の使用を開始するまでに，フェンタニルの血中濃度が適切な濃度に低下するまでの時間をあけるとともに，本剤の低用量から投与することを考慮すること。

(3)疼痛増強時：本剤服用中に疼痛が増強した場合や鎮痛効果が得られている患者で突発性の疼痛が発現した場合は，直ちに速放性のオピオイド製剤の追加投与(レスキュードーズ)を行い鎮痛を図ること。

(4)増量

①本剤初回投与後及び増量後少なくとも7日間は増量を行わないこと。

②鎮痛効果が得られるまで患者毎に用量調整を行うこと。鎮痛効果が得られない場合は，1日あたり本剤1日投与量の50%，1回あたり5mgを上限に増量すること。

③本剤を増量する場合には，副作用に十分注意すること。

(5)減量：連用中における急激な減量は，退薬症候があらわれることがあるので行わないこと。副作用等により減量する場合は，患者の状態を観察しながら慎重に行うこと。

(6)投与の中止：本剤の投与を中止する場合には，退薬症候の発現を防ぐために徐々に減量すること。副作用等により直ちに投与を中止する場合は，退薬症候の発現に注意すること。

警告

(1)本剤の投与は，がん性疼痛の治療に精通し，本剤のリスク等について十分な知識を持つ医師のもとで，適切と判断される症例についてのみ行うこと。

(2)QT延長や心室頻拍(Torsades de pointesを含む)，呼吸抑制等があらわれ，死亡に至る例が報告されている。重篤な副作用により，致命的な経過をたどることがあるので，治療上の有益性が危険性を上回ると判断される場合にのみ投与すること。

(3)本剤投与開始時及び増量時には，特に患者の状態を十分に観察し，副作用の発現に注意すること。本剤の薬物動態は個人差が大きく，さらに呼吸抑制は鎮痛効果よりも遅れて発現することがある。また，他のオピオイド鎮痛剤に対する耐性を有する患者では，本剤に対する交差耐性が不完全であるため，過量投与となることがある。

禁忌

(1)重篤な呼吸抑制のある患者，重篤な慢性閉塞性肺疾患の患者

(2)気管支喘息発作中の患者
(3)麻痺性イレウスの患者
(4)急性アルコール中毒の患者
(5)本剤の成分に対し過敏症の既往歴のある患者
(6)出血性大腸炎の患者

原則禁忌　細菌性下痢のある患者

メサラジン顆粒50%「AKP」　規格：50%1g[64.2円/g]
メサラジン　小林化工　239

【効能効果】

潰瘍性大腸炎(重症を除く)，クローン病

【対応標準病名】

◎	クローン病	軽症潰瘍性大腸炎	中等症潰瘍性大腸炎
○	胃クローン病	胃十二指腸クローン病	回腸クローン病
	潰瘍性大腸炎	潰瘍性大腸炎・左側大腸炎型	潰瘍性大腸炎・全大腸炎型
	潰瘍性大腸炎・直腸S状結腸炎型	潰瘍性大腸炎・直腸炎型	潰瘍性大腸炎合併妊娠
	潰瘍性大腸炎再燃	潰瘍性大腸炎性若年性関節炎	活動期潰瘍性大腸炎
	緩解期潰瘍性大腸炎	急性潰瘍性大腸炎	空腸クローン病
	肛門クローン病	再燃緩解型潰瘍性大腸炎	十二指腸クローン病
	小腸クローン病	小腸大腸クローン病	初回発作型潰瘍性大腸炎
	ステロイド依存性潰瘍性大腸炎	ステロイド依存性クローン病	ステロイド抵抗性潰瘍性大腸炎
	大腸クローン病	虫垂クローン病	直腸クローン病
	慢性持続型潰瘍性大腸炎		

用法用量

潰瘍性大腸炎

通常，成人にはメサラジンとして1日1,500mgを3回に分けて食後経口投与するが，寛解期には，必要に応じて1日1回の投与とすることができる。なお，年齢，症状により適宜増減するが，1日2,250mgを上限とする。ただし，活動期には，必要に応じて1日4,000mgを2回に分けて投与することができる。

通常，小児にはメサラジンとして1日30～60mg/kgを3回に分けて食後経口投与する。なお，年齢，症状により適宜増減するが，1日2,250mgを上限とする。

クローン病

通常，成人にはメサラジンとして1日1,500mg～3,000mgを3回に分けて食後経口投与する。なお，年齢，症状により適宜減量する。

通常，小児にはメサラジンとして1日40～60mg/kgを3回に分けて食後経口投与する。なお，年齢，症状により適宜増減する。

用法用量に関連する使用上の注意

(1)1日4,000mgへの増量は，再燃寛解型で中等症の潰瘍性大腸炎患者(直腸炎型を除く)に対して行うよう考慮すること。
(2)1日4,000mgを，8週間を超えて投与した際の有効性及び安全性は確立していないため，患者の病態を十分観察し，漫然と1日4,000mgの投与を継続しないこと。

禁忌

(1)重篤な腎障害のある患者
(2)重篤な肝障害のある患者
(3)本剤の成分に対し過敏症の既往歴のある患者
(4)サリチル酸エステル類又はサリチル酸塩類に対する過敏症の既往歴のある患者

メジコン散10%　規格：10%1g[24.9円/g]
メジコン錠15mg　規格：15mg1錠[5.6円/錠]
デキストロメトルファン臭化水素酸塩水和物　塩野義　222

【効能効果】

(1)下記疾患に伴う咳嗽：感冒，急性気管支炎，慢性気管支炎，気管支拡張症，肺炎，肺結核，上気道炎(咽喉頭炎，鼻カタル)
(2)気管支造影術及び気管支鏡検査時の咳嗽

【対応標準病名】

◎	咽頭喉頭炎	かぜ	カタル性鼻炎
	感冒	気管支拡張症	急性気管支炎
	急性上気道炎	結核性咳嗽	咳
	肺炎	肺結核	慢性気管支炎
○	RSウイルス気管支炎	亜急性気管支炎	萎縮性咽頭炎
	咽頭気管炎	咽頭扁桃炎	インフルエンザ菌気管支炎
	ウイルス性気管支炎	エコーウイルス気管支炎	円柱状気管支拡張症
	潰瘍性粟粒結核	カタル性咳	活動性肺結核
	化膿性鼻炎	下葉気管支拡張症	顆粒性咽頭炎
	乾性咳	感染性鼻炎	乾燥性咽頭炎
	乾酪性肺炎	気管結核	気管支結核
	気管支肺炎	偽膜性気管支炎	急性咽頭喉頭炎
	急性咽頭扁桃炎	急性気管気管支炎	急性口蓋扁桃炎
	急性喉頭気管気管支炎	急性粟粒結核	急性肺炎
	急性反復性気管支炎	急性鼻咽頭炎	急性鼻炎
	胸水結核菌陽性	クループ性気管支炎	結核
	結核後遺症	結核腫	結核性喀血
	結核性気管支拡張症	結核性気胸	結核性空洞
	結核性硬化症	結核性線維症	結核性膿瘍
	結核性肺線維症	結核性肺膿瘍	血管運動性鼻炎
	結節性肺結核	限局性気管支拡張症	硬化性肺結核
	喉頭結核	コクサッキーウイルス気管支炎	細気管支拡張症
	湿性咳	小児肺炎	滲出性気管支炎
	咳失神	舌扁桃炎	潜在性結核感染症
	先天性結核	粟粒結核	大葉性肺炎
	多剤耐性結核	沈下性肺炎	難治結核
	乳児肺炎	妊娠中感冒	のう状気管支拡張症
	肺炎球菌性気管支炎	肺炎結核	肺結核・鏡検確認あり
	肺結核・組織学的確認あり	肺結核・培養のみ確認あり	肺結核腫
	敗血症性気管支炎	敗血症性肺炎	肺門結核
	播種性結核	パラインフルエンザウイルス気管支炎	鼻炎
	肥大性咽頭炎	非定型肺炎	ヒトメタニューモウイルス気管支炎
	びまん性気管支拡張症	びまん性肺炎	閉塞性肺炎
	閉塞性鼻炎	マイコプラズマ気管支炎	慢性咽喉頭炎
	慢性咽頭炎	慢性咽頭カタル	慢性咽頭痛
	慢性咳嗽	慢性潰瘍性鼻咽頭炎	慢性化膿性鼻咽頭炎
	慢性気管炎	慢性気管気管支炎	慢性気管支拡張症
	慢性気管支漏	慢性鼻咽頭炎	慢性鼻炎
	無熱性肺炎	夜間咳	ライノウイルス気管支炎
	連鎖球菌気管支炎	連鎖球菌性上気道感染	老人性気管支炎
	老人性肺炎	濾胞性咽頭炎	
△	萎縮性鼻炎	うっ血性鼻炎	潰瘍性鼻炎
	乾燥性鼻炎	胸膜肺炎	クラミジア肺炎
	珪肺結核	結核性発熱	好酸球増多性鼻炎
	臭鼻症	塵肺結核	陳旧性肺結核
	肉芽腫性鼻炎	肺結核後遺症	肺結核術後
	肺門リンパ節結核	肥厚性鼻炎	

用法用量　通常，成人にはデキストロメトルファン臭化水素酸塩水和物として1回15～30mgを1日1～4回経口投与する。なお，年齢，症状により適宜増減する。

禁忌

(1)本剤の成分に対し過敏症の既往歴のある患者

(2)MAO 阻害剤投与中の患者

併用禁忌

薬剤名等	臨床症状・措置方法	機序・危険因子
MAO 阻害剤	臨床症状：セロトニン症候群(痙攣，ミオクローヌス，反射亢進，発汗，異常高熱，昏睡等)があらわれるとの報告がある。	デキストロメトルファンは中枢のセロトニン濃度を上昇させる。MAO 阻害剤はセロトニンの代謝を阻害し，セロトニンの濃度を上昇させる。併用によりセロトニンの濃度が更に高くなるおそれがある。

アストマリ細粒10%：鶴原　10%1g[9.1円/g]，アストマリ錠15mg：鶴原　15mg1錠[5.6円/錠]，シーサール散10%：東和　10%1g[9.1円/g]，シーサール錠15mg：東和　15mg1錠[5.6円/錠]，デキストロメトルファン臭化水素酸塩散10%「日医工」：日医工　10%1g[9.1円/g]，デキストロメトルファン臭化水素酸塩錠15mg「NP」：ニプロ　15mg1錠[5.6円/錠]

メジコン配合シロップ　規格：10mL[2.35円/mL]

クレゾールスルホン酸カリウム　デキストロメトルファン臭化水素酸塩水和物　塩野義　224

【効　能　効　果】

下記疾患に伴う咳嗽及び喀痰喀出困難：急性気管支炎，慢性気管支炎，感冒・上気道炎，肺結核，百日咳

【対応標準病名】

◎	喀痰喀出困難	かぜ	感冒
	急性気管支炎	急性上気道炎	結核性咳嗽
	咳	肺結核	百日咳
	慢性気管支炎		
○	RS ウイルス気管支炎	亜急性気管支炎	異常喀痰
	咽頭気管炎	咽頭喉頭炎	咽頭扁桃炎
	インフルエンザ菌気管支炎	ウイルス性気管支炎	エコーウイルス気管支炎
	潰瘍性粟粒結核	喀痰	過剰喀痰
	カタル性咳	活動性肺結核	乾性咳
	感染性鼻炎	乾酪性肺炎	気管結核
	気管支結核	偽膜性気管支炎	急性咽頭喉頭炎
	急性咽頭扁桃炎	急性気管気管支炎	急性口蓋扁桃炎
	急性喉頭気管気管支炎	急性粟粒結核	急性反復性気管支炎
	急性鼻咽頭炎	急性鼻炎	クループ性気管支炎
	珪肺結核	結核	結核後遺症
	結核腫	結核性喀血	結核性気管支拡張症
	結核性気胸	結核性空洞	結核性硬化症
	結核性線維症	結核性膿瘍	結核性肺線維症
	結核性肺膿瘍	結節性肺結核	硬化性肺結核
	喉頭結核	コクサッキーウイルス気管支炎	湿性咳
	滲出性気管支炎	塵肺結核	咳失神
	舌扁桃炎	先天性結核	粟粒結核
	多剤耐性結核	難治結核	妊娠中感冒
	膿性痰	肺炎球菌性気管支炎	肺炎結核
	肺結核・鏡検確認あり	肺結核・組織学的確認あり	肺結核・培養のみ確認あり
	肺結核後遺症	肺結核腫	肺結核術後
	敗血症性気管支炎	肺門結核	播種性結核
	パラインフルエンザウイルス気管支炎	ヒトメタニューモウイルス気管支炎	マイコプラズマ気管支炎
	慢性咳嗽	慢性気管炎	慢性気管気管支炎
	慢性気管支漏	夜間咳	ライノウイルス気管支炎
	連鎖球菌気管支炎	連鎖球菌性上気道感染	老人性気管支炎
△	結核性発熱	潜在性結核感染症	陳旧性胸膜炎
	陳旧性肺結核	肺門リンパ節結核	

用法用量　通常，成人には1日18～24mL，8～14歳1日9～16mL，3ヵ月～7歳1日3～8mLを3～4回に分割経口投与する。

なお，年齢，症状により適宜増減する。

禁忌

(1)本剤の成分に対し過敏症の既往歴のある患者

(2)MAO 阻害剤投与中の患者

併用禁忌

薬剤名等	臨床症状・措置方法	機序・危険因子
MAO 阻害剤	臨床症状：セロトニン症候群(痙攣，ミオクローヌス，反射亢進，発汗，異常高熱，昏睡等)があらわれるとの報告がある。	デキストロメトルファンは中枢のセロトニン濃度を上昇させる。MAO 阻害剤はセロトニンの代謝を阻害し，セロトニンの濃度を上昇させる。併用によりセロトニンの濃度が更に高くなるおそれがある。

メゼック配合シロップ：テバ製薬[1.45円/mL]

メスチノン錠60mg　規格：60mg1錠[26.3円/錠]

ピリドスチグミン臭化物　共和薬品　123

【効　能　効　果】

重症筋無力症

【対応標準病名】

◎	重症筋無力症		
○	眼筋型重症筋無力症	胸腺腫合併重症筋無力症	胸腺摘出後重症筋無力症
	筋無力症	若年型重症筋無力症	全身型重症筋無力症
	先天性筋無緊張症		

用法用量　通常成人1日3錠を1日3回に分けて経口投与する。

ただし，医師の監督下に症状に応じて，適宜，用量および服用回数を増減することができる。

禁忌

(1)本剤の成分に対し過敏症の既往歴のある患者

(2)消化管又は尿路の器質的閉塞のある患者

(3)迷走神経緊張症の患者

(4)脱分極性筋弛緩剤(スキサメトニウム塩化物水和物)を投与中の患者

併用禁忌

薬剤名等	臨床症状・措置方法	機序・危険因子
脱分極性筋弛緩剤スキサメトニウム塩化物水和物(レラキシン)	脱分極性筋弛緩剤の作用が増強するおそれがある。	本剤が脱分極性筋弛緩剤の代謝を阻害するためと考えられている。

メソトレキセート錠2.5mg　規格：2.5mg1錠[40.7円/錠]

メトトレキサート　ファイザー　422

【効　能　効　果】

下記疾患の自覚的並びに他覚的症状の緩解

急性白血病

慢性リンパ性白血病，慢性骨髄性白血病

絨毛性疾患(絨毛癌，破壊胞状奇胎，胞状奇胎)

【対応標準病名】

◎	急性白血病	絨毛癌	絨毛性疾患
	侵入胞状奇胎	胞状奇胎	慢性骨髄性白血病
	慢性リンパ性白血病		
○	混合型白血病	子宮付属器腫瘍合併妊娠	全胞状奇胎

	存続絨毛症	白血病	非定型慢性骨髄性白血病
	慢性骨髄性白血病移行期	慢性骨髄性白血病急性転化	慢性骨髄性白血病慢性期
	慢性白血病	卵巣絨毛癌	
△	ALK 陽性未分化大細胞リンパ腫	BCR − ABL1 陽性 B リンパ芽球性白血病	BCR − ABL1 陽性 B リンパ芽球性白血病/リンパ腫
	B 細胞性前リンパ球性白血病	B リンパ芽球性白血病	B リンパ芽球性白血病/リンパ腫
	CCR4 陽性成人 T 細胞白血病リンパ腫	E2A − PBX1 陽性 B リンパ芽球性白血病	E2A − PBX1 陽性 B リンパ芽球性白血病/リンパ腫
	IL3 − IGH 陽性 B リンパ芽球性白血病	IL3 − IGH 陽性 B リンパ芽球性白血病/リンパ腫	MLL 再構成型 B リンパ芽球性白血病
	MLL 再構成型 B リンパ芽球性白血病/リンパ腫	Ph 陽性急性リンパ性白血病	TEL − AML1 陽性 B リンパ芽球性白血病
	TEL − AML1 陽性 B リンパ芽球性白血病/リンパ腫	T 細胞性前リンパ球白血病	T 細胞性大顆粒リンパ球白血病
	T リンパ芽球性白血病	T リンパ芽球性白血病/リンパ腫	悪性リンパ腫骨髄浸潤
	アグレッシブ NK 細胞白血病	胃原発絨毛癌	顆粒球肉腫
	肝脾 T 細胞リンパ腫	急性巨核芽球性白血病	急性骨髄性白血病
	急性骨髄単球性白血病	急性前骨髄球性白血病	急性単球性白血病
	急性リンパ性白血病	くすぶり型白血病	形質細胞白血病
	血管内大細胞型 B 細胞性リンパ腫	高 2 倍体性 B リンパ芽球性白血病	高 2 倍体性 B リンパ芽球性白血病/リンパ腫
	好塩基球性白血病	好酸球性白血病	好中球性白血病
	後頭部転移性腫瘍	骨髄異形成症候群	骨髄性白血病
	骨髄性白血病骨髄浸潤	骨髄単球性白血病	骨髄転移
	若年性骨髄単球性白血病	小児 EBV 陽性 T 細胞リンパ増殖性疾患	小児急性リンパ性白血病
	小児骨髄異形成症候群	小児全身性 EBV 陽性 T 細胞リンパ増殖性疾患	髄膜癌腫症
	髄膜白血病	成人 T 細胞白血病骨髄浸潤	成人 T 細胞白血病リンパ腫
	成人 T 細胞白血病リンパ腫・急性型	成人 T 細胞白血病リンパ腫・くすぶり型	成人 T 細胞白血病リンパ腫・慢性型
	成人 T 細胞白血病リンパ腫・リンパ腫型	脊髄播種	赤白血病
	節外性 NK/T 細胞リンパ腫・鼻型	前頭部転移性腫瘍	前リンパ球性白血病
	側頭部転移性腫瘍	大脳深部転移性腫瘍	単球性白血病
	腸管症関連 T 細胞リンパ腫	低 2 倍体性 B リンパ芽球性白血病	低 2 倍体性 B リンパ芽球性白血病/リンパ腫
	低形成性白血病	転移性脳腫瘍	テント上下転移性腫瘍
	二次性白血病	バーキット白血病	白血病性関節症
	脾 B 細胞性リンパ腫/白血病・分類不能型	非定型的白血病	脾びまん性赤脾髄小 B 細胞性リンパ腫
	皮膚白血病	肥満細胞性白血病	分類不能型骨髄異形成症候群
	ヘアリー細胞白血病	ヘアリー細胞白血病亜型	慢性 NK 細胞リンパ増殖性疾患
	慢性骨髄単球性白血病	慢性単球性白血病	リンパ性白血病
	リンパ性白血病骨髄浸潤		

用法用量

白血病

メトトレキサートとして，通常，次の量を1日量として1週間に3〜6日経口投与する。

幼児：1.25〜2.5mg（1/2〜1錠）
小児：2.5〜5mg（1〜2錠）
成人：5〜10mg（2〜4錠）

絨毛性疾患

1クールを5日間とし，メトトレキサートとして，通常，成人1日10〜30mg（4〜12錠）を経口投与する。

休薬期間は，通常，7〜12日間であるが，前回の投与によって副作用があらわれた場合は，副作用が消失するまで休薬する。

なお，いずれの場合でも年齢，症状により適宜増減する。

禁忌

(1)本剤の成分に対し重篤な過敏症の既往歴のある患者
(2)肝障害のある患者
(3)腎障害のある患者
(4)胸水，腹水等のある患者

メタクト配合錠HD　規格：1錠［138円/錠］
メタクト配合錠LD　規格：1錠［74円/錠］

ピオグリタゾン塩酸塩　メトホルミン塩酸塩　武田薬品　396

【効能効果】

2型糖尿病：ただし，ピオグリタゾン塩酸塩及びメトホルミン塩酸塩の併用による治療が適切と判断される場合に限る。

【対応標準病名】

◎	2型糖尿病		
○	2型糖尿病・眼合併症あり	2型糖尿病・関節合併症あり	2型糖尿病・腎合併症あり
	2型糖尿病・神経学的合併症あり	2型糖尿病・多発糖尿病性合併症あり	2型糖尿病・糖尿病性合併症あり
	2型糖尿病・糖尿病性合併症なし	2型糖尿病・末梢循環合併症あり	安定型糖尿病
	インスリン抵抗性糖尿病	若年2型糖尿病	妊娠中の耐糖能低下
△	2型糖尿病・ケトアシドーシス合併あり	2型糖尿病・昏睡合併あり	2型糖尿病黄斑症
	2型糖尿病性アシドーシス	2型糖尿病性アセトン血症	2型糖尿病性壊疽
	2型糖尿病性黄斑浮腫	2型糖尿病性潰瘍	2型糖尿病性眼筋麻痺
	2型糖尿病性肝障害	2型糖尿病性関節症	2型糖尿病性筋萎縮症
	2型糖尿病性血管障害	2型糖尿病性ケトアシドーシス	2型糖尿病性高コレステロール血症
	2型糖尿病性虹彩炎	2型糖尿病性骨症	2型糖尿病性昏睡
	2型糖尿病性自律神経ニューロパチー	2型糖尿病性神経因性膀胱	2型糖尿病性神経痛
	2型糖尿病性腎硬化症	2型糖尿病性腎症	2型糖尿病性腎症第1期
	2型糖尿病性腎症第2期	2型糖尿病性腎症第3期	2型糖尿病性腎症第3期A
	2型糖尿病性腎症第3期B	2型糖尿病性腎症第4期	2型糖尿病性腎症第5期
	2型糖尿病性腎不全	2型糖尿病性水疱	2型糖尿病性精神障害
	2型糖尿病性そう痒症	2型糖尿病性多発ニューロパチー	2型糖尿病性単ニューロパチー
	2型糖尿病性中心性網膜症	2型糖尿病性低血糖性昏睡	2型糖尿病性動脈硬化症
	2型糖尿病性動脈閉塞症	2型糖尿病性ニューロパチー	2型糖尿病性白内障
	2型糖尿病性皮膚障害	2型糖尿病性浮腫性硬化症	2型糖尿病性末梢血管症
	2型糖尿病性末梢血管障害	2型糖尿病性末梢神経障害	2型糖尿病性ミオパチー
	2型糖尿病性網膜症	増殖性糖尿病性網膜症・2型糖尿病	糖尿病

効能効果に関連する使用上の注意

(1)本剤を2型糖尿病治療の第一選択薬として用いないこと。
(2)原則として，既にピオグリタゾン塩酸塩（ピオグリタゾンとして1日15mg又は30mg）及びメトホルミン塩酸塩（メトホルミン塩酸塩として1日500mg）を併用し状態が安定している場合，あるいはピオグリタゾン塩酸塩（ピオグリタゾンとして1日15mg又は30mg）又はメトホルミン塩酸塩（メトホルミン塩酸塩として1日500mg）単剤の治療により効果不十分な場合に，本剤の使用を検討すること。
(3)本剤投与中において，本剤の投与がピオグリタゾン塩酸塩及びメトホルミン塩酸塩の各単剤の併用よりも適切であるか慎重に判断すること。

用法用量　通常，成人には1日1回1錠（ピオグリタゾン/メトホルミン塩酸塩として15mg/500mg又は30mg/500mg）を朝食後に経口投与する。

用法用量に関連する使用上の注意　ピオグリタゾンの投与により浮腫が比較的女性に多く報告されているので，女性に投与する場合は，浮腫の発現に留意し，本剤に含まれるピオグリタゾンとしての投与量は1日1回15mgから投与を開始することが望ましい。

警告　重篤な乳酸アシドーシスを起こすことがあり，死亡に至った例も報告されている。乳酸アシドーシスを起こしやすい患者には投与しないこと。また，重篤な低血糖を起こすことがある。用法用量，使用上の注意に特に留意すること。

禁忌
(1)心不全の患者及び心不全の既往歴のある患者
(2)次に示す状態の患者
①乳酸アシドーシスの既往
②腎機能障害（軽度障害も含む）
③透析患者（腹膜透析を含む）
④ショック，心不全，心筋梗塞，肺塞栓など心血管系，肺機能に高度の障害のある患者及びその他の低酸素血症を伴いやすい状態
⑤過度のアルコール摂取者
⑥脱水症，脱水状態が懸念される下痢，嘔吐等の胃腸障害のある患者
⑦高齢者
(3)肝機能障害
(4)重症ケトーシス，糖尿病性昏睡又は前昏睡，1型糖尿病の患者
(5)重症感染症，手術前後，重篤な外傷のある患者
(6)栄養不良状態，飢餓状態，衰弱状態，脳下垂体機能不全又は副腎機能不全の患者
(7)本剤の各成分又はビグアナイド系薬剤に対し過敏症の既往歴のある患者
(8)妊婦又は妊娠している可能性のある婦人

メタコリマイシンカプセル300万単位
規格：300万単位1カプセル[60.5円/カプセル]
メタコリマイシン顆粒200万単位/g
規格：200万単位1g[44円/g]
コリスチンメタンスルホン酸ナトリウム　ポーラ　612

【効能効果】
〈適応菌種〉コリスチンに感性の大腸菌，赤痢菌
〈適応症〉感染性腸炎

【対応標準病名】

◎	感染性腸炎		
○	S状結腸炎	胃腸炎	炎症性腸疾患
	回腸炎	カタル性胃腸炎	感染性胃腸炎
	感染性下痢症	感染性大腸炎	感冒性胃腸炎
	感冒性大腸炎	感冒性腸炎	急性胃腸炎
	急性大腸炎	急性腸炎	下痢症
	出血性大腸炎	出血性腸炎	大腸炎
	腸炎	腸カタル	難治性乳児下痢症
	乳児下痢		
△	抗生物質起因性大腸炎	抗生物質起因性腸炎	

用法用量　通常，成人にはコリスチンメタンスルホン酸ナトリウムとして1回300万～600万単位を1日3～4回経口投与する。小児には1日30万～40万単位/kgを3～4回に分割経口投与する。
なお，年齢，症状により適宜増減する。ただし，小児用量は成人量を上限とする。

用法用量に関連する使用上の注意　本剤の使用にあたっては，耐性菌の発現等を防ぐため，原則として感受性を確認し，疾病の治療上必要な最少限の期間の投与にとどめること。

禁忌　ポリミキシンB又はコリスチンに対する過敏症の既往歴のある患者

メタライト250カプセル
規格：250mg1カプセル[289.7円/カプセル]
塩酸トリエンチン　ツムラ　392

【効能効果】
ウィルソン病（D-ペニシラミンに不耐性である場合）

【対応標準病名】

◎	ウイルソン病		
△	高アルミニウム血症	高銅血症	銅代謝障害
	無セルロプラスミン血症	メンケス症候群	レンズ核変性

用法用量　通常，成人1日6カプセル（塩酸トリエンチンとして1,500mg）を食前空腹時に2～4回に分割経口投与する。
なお，患者の年齢，症状及び本剤に対する反応等に応じて，1日量4～10カプセル（塩酸トリエンチンとして1,000～2,500mg）の範囲で増減する。

用法用量に関連する使用上の注意
(1)本剤は，食前1時間あるいは食後2時間以上の空腹時に服用し，他剤の服用あるいは食物の摂取から1時間以上の間隔をあけること。
(2)臨床症状の効果が十分でない場合，あるいは血清中の遊離銅濃度が20μg/dLを超える状態が続く場合には，投与量を増量すること。

メタルカプターゼカプセル50mg
規格：50mg1カプセル[37.5円/カプセル]
メタルカプターゼカプセル100mg
規格：100mg1カプセル[63.4円/カプセル]
ペニシラミン　大正　392,443

【効能効果】
(1)関節リウマチ
(2)ウイルソン病（肝レンズ核変性症）
(3)鉛・水銀・銅の中毒

【対応標準病名】

◎	ウイルソン病	関節リウマチ	水銀中毒
	銅中毒	鉛中毒	
○	関節リウマチ・顎関節	関節リウマチ・肩関節	関節リウマチ・胸椎
	関節リウマチ・頚椎	関節リウマチ・股関節	関節リウマチ・指関節
	関節リウマチ・趾関節	関節リウマチ・膝関節	関節リウマチ・手関節
	関節リウマチ・脊椎	関節リウマチ・足関節	関節リウマチ・肘関節
	関節リウマチ・腰椎	血清反応陰性関節リウマチ	高銅血症
	尺側偏位	水銀中毒性振戦	多発性リウマチ性関節炎
	銅代謝障害	鉛中毒性振戦	水俣病
	ムチランス変形	メンケス症候群	有機水銀中毒
	リウマチ性滑液包炎	リウマチ性皮下結節	レンズ核変性
△	RS3PE症候群	炎症性多発性関節障害	金属アレルギー
	金属中毒	金属の毒作用	成人スチル病
	リウマチ様関節炎		

用法用量
効能効果(1)の場合：本剤は，消炎鎮痛剤などで十分な効果が得られない場合に使用すること。通常，成人にはペニシラミンとして1回100mgを1日1～3回，食間空腹時に経口投与する。患者の年齢，体重，症状，忍容性，本剤に対する反応等に応じて適宜増減するが，一般的には成人，初期量を1日100mgとし，増量するときは4週間以上の間隔をおいて100mgずつ漸増する。維持量は効果が得られる最低用量に調節する。また，投与を再開するときは，低用量から開始すること。なお，1日300mgでは効果不十分で増量により有効性が期待される場合には，患者の状態を十分に観察しつつ1日600mgまで増量することもできる。ただし，効果が得られた後は減量して有効最少量で維持すること。
効能効果(2)の場合：通常，成人にはペニシラミンとして1日1,000mgを食前空腹時に1～数回に分けて経口投与する。なお，

患者の年齢，症状，忍容性，本剤に対する反応等に応じて，一般に１日量600〜1,400mgの範囲で増減し，また，投与法についても，連日投与，間歇投与，漸増投与法など各症例ごとに用法用量を決定する。
効能効果⑶の場合：通常，成人にはペニシラミンとして１日1,000mgを食前空腹時に数回に分けて経口投与する。なお，患者の年齢，症状，忍容性，本剤に対する反応等に応じて，一般に１日量600〜1,400mgの範囲で増減し，また，投与法についても，連日投与，間歇投与，漸増投与法など各症例ごとに用法用量を決定する。通常，小児にはペニシラミンとして１日20〜30mg/kgを食前空腹時に数回に分けて経口投与する。なお，患者の年齢，症状，忍容性，本剤に対する反応等に応じて適宜増減する。ただし，１日量は，成人の標準用量（１日1,000mg）を上限とする。

用法用量に関連する使用上の注意

慢性関節リウマチ
⑴本剤の投与は１日用量100mgの低用量から開始し，リウマチの活動性を指標として増量が必要な場合は，患者の状態を十分に観察しつつ４週間以上の間隔をおいて徐々に行うこと。また，本剤は低用量でも効果がある場合が多いので，効果が得られた後は少量（できるだけ200mg以下）で維持すること。
⑵通常，本剤は１日用量600mgを越える量を投与しても，それに応じて効果が増強する可能性は少ない。
⑶本剤は遅効性であるので（通常，効果は４週間以上投与後より発現する），本剤の効果が得られるまでは，従来より投与している消炎鎮痛剤等は継続して併用することが望ましい。ただし，本剤を6ヵ月間継続投与しても効果があらわれない場合には，投与を中止すること。

警告　無顆粒球症等の重篤な血液障害等が起こることがあるので，使用上の注意に特に留意すること。

禁忌

⑴関節リウマチ
①血液障害のある患者
②腎障害のある患者
③SLEの患者
④成長期の小児で結合組織の代謝障害のある患者
⑤金剤が投与されている患者
⑥妊婦又は妊娠している可能性のある婦人
⑵ウイルソン病（肝レンズ核変性症），鉛・水銀・銅の中毒：金剤が投与されている患者

原則禁忌

⑴関節リウマチ
①高齢者
②手術直後の患者
③骨髄機能の低下している患者
④全身状態が悪化している患者
⑤授乳婦
⑵ウイルソン病（肝レンズ核変性症），鉛・水銀・銅の中毒
①血液障害のある患者
②腎障害のある患者
③SLEの患者
④成長期の小児で結合組織の代謝障害のある患者
⑤妊婦又は妊娠している可能性のある婦人及び授乳婦

併用禁忌

薬剤名等	臨床症状・措置方法	機序・危険因子
金剤 金チオリンゴ酸ナトリウム 〔シオゾール〕 オーラノフィン 〔リドーラ〕	重篤な血液障害が発現するおそれがある。	機序不明

メタルカプターゼカプセル200mg

規格：200mg1カプセル［116.2円/カプセル］
ペニシラミン　大正　392

【効 能 効 果】

⑴ウイルソン病（肝レンズ核変性症）
⑵鉛・水銀・銅の中毒

【対応標準病名】

◎	ウイルソン病	水銀中毒	銅中毒
	鉛中毒		
○	高銅血症	水銀中毒性振戦	銅代謝障害
	鉛中毒性振戦	水俣病	メンケス症候群
	有機水銀中毒	レンズ核変性	
△	金属アレルギー	金属中毒	金属の毒作用

用法用量

効能効果⑴の場合：通常，成人にはペニシラミンとして１日1,000mgを食前空腹時に1〜数回に分けて経口投与する。なお，患者の年齢，症状，忍容性，本剤に対する反応等に応じて，一般に１日量600〜1,400mgの範囲で増減し，また，投与法についても，連日投与，間歇投与，漸増投与法など各症例ごとに用法用量を決定する。
効能効果⑵の場合：通常，成人にはペニシラミンとして１日1,000mgを食前空腹時に数回に分けて経口投与する。なお，患者の年齢，症状，忍容性，本剤に対する反応等に応じて，一般に１日量600〜1,400mgの範囲で増減し，また，投与法についても，連日投与，間歇投与，漸増投与法など各症例ごとに用法用量を決定する。通常，小児にはペニシラミンとして１日20〜30mg/kgを食前空腹時に数回に分けて経口投与する。なお，患者の年齢，症状，忍容性，本剤に対する反応等に応じて適宜増減する。ただし，１日量は，成人の標準用量（１日1,000mg）を上限とする。

警告　無顆粒球症等の重篤な血液障害等が起こることがあるので，使用上の注意に特に留意すること。

禁忌　金剤が投与されている患者

原則禁忌

⑴血液障害のある患者
⑵腎障害のある患者
⑶SLEの患者
⑷成長期の小児で結合組織の代謝障害のある患者
⑸妊婦又は妊娠している可能性のある婦人及び授乳婦

併用禁忌

薬剤名等	臨床症状・措置方法	機序・危険因子
金剤 金チオリンゴ酸ナトリウム 〔シオゾール〕 オーラノフィン 〔リドーラ〕	重篤な血液障害が発現するおそれがある。	機序不明

メチエフ散10%

規格：10%1g［8.4円/g］
dl-メチルエフェドリン塩酸塩　田辺三菱　222

【効 能 効 果】

⑴下記疾患に伴う咳嗽
気管支喘息，感冒，急性気管支炎，慢性気管支炎，肺結核，上気道炎（咽喉頭炎，鼻カタル）
⑵蕁麻疹，湿疹

【対応標準病名】

◎	咽頭喉頭炎	かぜ	カタル性鼻炎
	感冒	気管支喘息	急性気管支炎
	急性上気道炎	結核性咳嗽	湿疹
	じんま疹	咳	肺結核
	慢性気管支炎		
○ あ	RSウイルス気管支炎	亜急性気管支炎	足湿疹

	アスピリン喘息	アトピー性喘息	アレルギー性気管支炎
	アレルギー性じんま疹	異汗症	異汗性湿疹
	萎縮性咽頭炎	咽頭気管炎	咽頭結核
	咽頭扁桃炎	咽頭流注膿瘍	陰のう湿疹
	陰部間擦疹	インフルエンザ菌気管支炎	ウイルス性気管支炎
	運動誘発性喘息	会陰部肛囲湿疹	腋窩湿疹
か	エコーウイルス気管支炎	温熱じんま疹	外因性喘息
	外陰部皮膚炎	潰瘍性粟粒結核	潰瘍性狼瘡
	家族性寒冷自己炎症症候群	カタル性咳	活動性肺結核
	化膿性鼻炎	化膿性皮膚疾患	貨幣状湿疹
	顆粒性咽頭炎	間擦疹	乾性咳
	感染性鼻炎	感染性皮膚炎	乾燥性咽頭炎
	汗疱	汗疱性湿疹	乾酪性肺炎
	寒冷じんま疹	機械性じんま疹	気管結核
	気管支結核	気管支喘息合併妊娠	偽膜性気管支炎
	丘疹状湿疹	急性咽頭喉頭炎	急性咽頭扁桃炎
	急性気管気管支炎	急性口蓋扁桃炎	急性喉頭気管気管支炎
	急性湿疹	急性粟粒結核	急性反復性気管支炎
	急性鼻咽頭炎	急性鼻炎	胸腔内リンパ節結核・菌確認あり
	胸腔内リンパ節結核・組織学的確認あり	亀裂性湿疹	クループ性気管支炎
	頚部リンパ節結核	結核	結核腫
	結核初期感染	結核疹	結核性喀血
	結核性気管支拡張症	結核性気胸	結核性胸膜炎
	結核性胸膜炎・菌確認あり	結核性胸膜炎・組織学的確認あり	結核性空洞
	結核性血胸	結核性硬化症	結核性線維症
	結核性膿胸	結核性膿瘍	結核性肺線維症
	結核性肺膿瘍	結核性リンパ節炎	血管運動性鼻炎
	結節性肺結核	肛囲間擦疹	口蓋垂結核
	硬化性肺結核	硬化性狼瘡	口腔結核
	口腔粘膜結核	口唇結核	喉頭結核
	紅斑性間擦疹	紅斑性湿疹	肛門湿疹
	コクサッキーウイルス気管支炎	コリン性じんま疹	混合型喘息
さ	自家感作性皮膚炎	自己免疫性じんま疹	湿疹様発疹
	湿性咳	縦隔結核	周期性再発性じんま疹
	手指湿疹	出血性じんま疹	小児喘息
	小児喘息性気管支炎	初感染結核	職業喘息
	人工じんま疹	滲出性気管支炎	尋常性狼瘡
	新生児皮膚炎	振動性じんま疹	ステロイド依存性喘息
	咳失神	赤色湿疹	咳喘息
	接触じんま疹	舌扁桃炎	潜在性結核感染症
	全身湿疹	喘息性気管支炎	粟粒結核
た	手湿疹	冬期湿疹	頭部湿疹
な	特発性じんま疹	難治結核	難治性喘息
	乳児喘息	妊娠湿疹	妊娠中感冒
は	妊婦性皮膚炎	肺炎球菌性気管支炎	肺炎結核
	肺結核・鏡検確認あり	肺結核・組織学的確認あり	肺結核・培養のみ確認あり
	肺結核腫	敗血症性気管支炎	肺門結核
	白色粃糠疹	播種性結核	鼻背部湿疹
	パラインフルエンザウイルス気管支炎	非アトピー性喘息	鼻咽頭結核
	鼻炎	鼻前庭部湿疹	肥大性咽頭炎
	ヒトメタニューモウイルス気管支炎	皮膚粟粒結核	皮膚描記性じんま疹
	副鼻腔結核	閉塞性鼻炎	扁平湿疹
ま	マイコプラズマ気管支炎	慢性咽喉頭炎	慢性咽頭炎
	慢性咽頭カタル	慢性咽頭痛	慢性咳嗽
	慢性潰瘍性鼻咽頭炎	慢性化膿性鼻咽頭炎	慢性気管炎
	慢性気管気管支炎	慢性気管支漏	慢性湿疹
	慢性じんま疹	慢性鼻咽頭炎	慢性鼻炎
や	夜間性喘息	夜間咳	薬物性じんま疹

ら	ライノウイルス気管支炎	落屑性湿疹	鱗状湿疹
	連鎖球菌気管支炎	連鎖球菌性上気道感染	老人性気管支炎
	濾胞性咽頭炎		
△	Ｓ状結腸結核	胃結核	萎縮性鼻炎
	陰茎結核	陰のう結核	うっ血性鼻炎
	壊疽性丘疹状結核疹	外陰結核	回腸結核
	回盲部結核	潰瘍性鼻炎	顎下部結核
	肩関節結核	肝結核	眼結核
	眼瞼結核	関節結核	感染型気管支喘息
	乾燥性鼻炎	顔面急性皮膚炎	胸腺結核
	筋肉結核	筋膜結核	空腸結核
	くも膜結核	頚部皮膚炎	結核後遺症
	結核性アジソン病	結核性角結膜炎	結核性角膜炎
	結核性角膜強膜炎	結核性滑膜炎	結核性下痢
	結核性腱滑膜炎	結核性瞼板炎	結核性硬結性紅斑
	結核性虹彩炎	結核性虹彩毛様体炎	結核性硬膜炎
	結核性骨髄炎	結核性女性骨盤炎症性疾患	結核性痔瘻
	結核性腎盂炎	結核性腎盂腎炎	結核性心筋症
	結核性髄膜炎	結核性髄膜炎後遺症	結核性精管炎
	結核性脊柱後弯症	結核性脊柱前弯症	結核性脊柱側弯症
	結核性前立腺炎	結核性多発ニューロパチー	結核性中耳炎
	結核性低アドレナリン症	結核性動脈炎	結核性動脈内膜炎
	結核性軟膜炎	結核性膿腎症	結核性脳脊髄炎
	結核性脳動脈炎	結核性脳膿瘍	結核性発熱
	結核性貧血	結核性腹水	結核性腹膜炎
	結核性ぶどう膜炎	結核性膀胱炎後遺症	結核性脈絡網膜炎
	結核性網膜炎	結核性卵管炎	結核性卵巣炎
	結核性卵巣のう胞	結膜結核	広間膜結核
	好酸球増多性鼻炎	甲状腺結核	肛門結核
	骨結核	骨盤結核	骨盤腹膜癒着
	耳管結核	子宮結核	耳結核
	十二指腸結核	臭鼻症	小腸結核
	食道結核	心筋結核	神経系結核
	腎結核	人工肛門部皮膚炎	心内膜結核
	深部カリエス	心膜結核	髄膜結核腫
	性器結核	精索結核	精巣結核
	精巣上体結核	精のう結核	脊髄結核
	脊髄結核腫	脊髄膜結核	脊椎結核
	線維乾酪性心膜炎	仙骨部膿瘍	前立腺結核
	大腸結核	唾液腺結核	ダグラス窩結核
	多剤耐性結核	胆のう結核	腸間膜リンパ節結核
	腸結核	直腸結核	陳旧性肺結核
	肉芽腫性鼻炎	乳房皮膚炎	尿管結核
	尿道球腺結核	尿道結核	尿路結核
	脳結核	脳結核腫	脳脊髄膜結核
	肺結核後遺症	肺結核術後	肺門リンパ節結核
	パスツレラ症	鼻咽頭萎縮	肥厚性鼻炎
	鼻汁	泌尿器結核	皮膚炎
	皮膚結核	皮膚腺病	皮膚疣状結核
	副腎結核	腹壁冷膿瘍	膀胱結核
	脈絡膜結核	肋骨カリエス	

用法用量　メチルエフェドリン塩酸塩として，通常成人１回25〜50mg（メチエフ散10％として0.25〜0.5g）を，１日３回経口投与する。
なお，年齢，症状により適宜増減する。

禁忌　カテコールアミン製剤（アドレナリン，イソプレナリン等）を投与中の患者

併用禁忌

薬剤名等	臨床症状・措置方法	機序・危険因子
カテコールアミン製剤（アドレナリン，イソプレナリン等）	不整脈，場合によっては心停止を起こすおそれがあるので併用	相加的に作用（交感神経刺激作用）を増強させる。

	を避けること。	

dl-塩酸メチルエフェドリン散10%「メタル」：中北薬品[8.4円/g]，*dl*-メチルエフェドリン塩酸塩散10%「三恵」：三恵薬品[6.9円/g]，*dl*-メチルエフェドリン塩酸塩散10%「三和」：三和化学[6.9円/g]，*dl*-メチルエフェドリン塩酸塩散10%「マルイシ」：丸石[7.2円/g]，メチルエフェドリン散10%「フソー」：扶桑薬品[8.4円/g]，メチルホエドリン散10%：マイラン製薬[7.2円/g]

メチコバール細粒0.1%　規格：0.1%500mg1包[25.6円/包]
メチコバール錠250μg　規格：0.25mg1錠[12.8円/錠]
メチコバール錠500μg　規格：0.5mg1錠[18.6円/錠]
メコバラミン　エーザイ　313

【効 能 効 果】

末梢性神経障害

【対応標準病名】

◎	末梢神経障害		
○	多発性神経炎	多発ニューロパチー	反復性多発性神経炎
	末梢神経炎		
△	アルコール性多発ニューロパチー	多発性神経障害	中毒性ニューロパチー
	薬物誘発性多発ニューロパチー		
※	適応外使用可 ・原則として，「メコバラミン」を「ベル麻痺，突発性難聴，反回神経麻痺」に対し処方した場合，当該使用事例を審査上認める。 ・原則として，「メコバラミン【内服薬】」を「帯状疱疹」，「帯状疱疹後神経痛」に対して処方した場合，当該使用事例を審査上認める。		

効能効果に関連する使用上の注意　本剤投与で効果が認められない場合，月余にわたって漫然と使用すべきでない。

用法用量　通常，成人はメコバラミンとして1日1,500μgを3回に分けて経口投与する。ただし，年齢及び症状により適宜増減する。

ノイメチコール錠500μg：寿　0.5mg1錠[5.6円/錠]，メコバラミン錠250μg「JG」：日本ジェネリック　0.25mg1錠[5.6円/錠]，メコバラミン錠250μg「YD」：陽進堂　0.25mg1錠[5.6円/錠]，メコバラミン錠500μg「DK」：大興　0.5mg1錠[5.6円/錠]，メコバラミン錠500μg「JG」：日本ジェネリック　0.5mg1錠[5.6円/錠]，メコバラミン錠500μg「NP」：ニプロ　0.5mg1錠[5.6円/錠]，メコバラミン錠500μg「TCK」：辰巳化学　0.5mg1錠[5.6円/錠]，メコバラミン錠500μg「YD」：陽進堂　0.5mg1錠[5.6円/錠]，メコバラミン錠500（ツルハラ）：鶴原　0.5mg1錠[5.6円/錠]，メコバラミン錠500「トーワ」：東和　0.5mg1錠[5.6円/錠]，メコラミンカプセル250μg：日新－山形　0.25mg1カプセル[5.6円/カプセル]，メチクール錠500μg：沢井　0.5mg1錠[5.6円/錠]，メチコバイド錠500μg：ダイト　0.5mg1錠[5.6円/錠]，レチコラン錠250μg：東菱薬品　0.25mg1錠[5.6円/錠]，レチコラン錠500μg：東菱薬品　0.5mg1錠[5.6円/錠]

メチルエルゴメトリン錠0.125mg「あすか」
規格：0.125mg1錠[9.9円/錠]
メチルエルゴメトリンマレイン酸塩　あすか　253

パルタンM錠0.125mgを参照(P721)

メテバニール錠2mg　規格：2mg1錠[103.6円/錠]
オキシメテバノール　第一三共プロ　811

【効 能 効 果】

下記の呼吸器疾患に伴なう咳嗽
肺結核，急・慢性気管支炎，肺癌，塵肺，感冒

【対応標準病名】

◎	かぜ	感冒	急性気管支炎
	結核性咳嗽	塵肺症	咳
	肺癌	肺結核	慢性気管支炎
○	ALK融合遺伝子陽性非小細胞肺癌	EGFR遺伝子変異陽性非小細胞肺癌	RSウイルス気管支炎
	亜急性気管支炎	アトピー咳嗽	アレルギー性咳嗽
	インフルエンザ菌気管支炎	ウイルス性気管支炎	エコーウイルス気管支炎
	カタル性咳	活動性肺結核	下葉小細胞肺癌
	下葉肺癌	下葉肺腺癌	下葉肺大細胞癌
	下葉肺扁平上皮癌	下葉非小細胞肺癌	癌性胸水
	乾性咳	感染後咳嗽	乾酪性肺炎
	気管癌	気管結核	偽膜性気管支炎
	急性気管気管支炎	急性喉頭気管気管支炎	急性反復性気管支炎
	急性鼻咽頭炎	胸腔内リンパ節結核・菌確認あり	胸腔内リンパ節結核・組織学的確認あり
	クループ性気管支炎	結核	結核性喀血
	結核性気管支拡張症	結核性気胸	結核性胸膜炎・菌確認あり
	結核性胸膜炎・組織学的確認あり	結核性空洞	結核性肺線維症
	結核性肺膿瘍	結節性肺結核	原発性肺癌
	硬化性肺結核	喉頭結核	コクサッキーウイルス気管支炎
	湿性咳	主気管支の悪性腫瘍	小細胞肺癌
	上葉小細胞肺癌	上葉肺癌	上葉肺腺癌
	上葉肺大細胞癌	上葉肺扁平上皮癌	上葉非小細胞肺癌
	滲出性気管支炎	遷延性咳嗽	潜在性結核感染症
	多剤耐性結核	中葉小細胞肺癌	中葉肺癌
	中葉肺腺癌	中葉肺大細胞癌	中葉肺扁平上皮癌
	中葉非小細胞肺癌	転移性胸壁腫瘍	難治結核
	妊娠中感冒	肺炎球菌性気管支炎	肺炎結核
	肺芽腫	肺癌肉腫	肺癌による閉塞性肺炎
	肺結核・鏡検確認あり	肺結核・組織学的確認あり	肺結核・培養のみ確認あり
	肺結核腫	敗血症性気管支炎	肺腺癌
	肺腺扁平上皮癌	肺腺様のう胞癌	肺大細胞癌
	肺大細胞神経内分泌癌	肺肉腫	肺粘表皮癌
	肺扁平上皮癌	肺胞上皮癌	肺未分化癌
	肺門結核	肺門部小細胞癌	肺門部腺癌
	肺門部大細胞癌	肺門部非小細胞癌	肺門部扁平上皮癌
	パラインフルエンザウイルス気管支炎	非小細胞肺癌	ヒトメタニューモウイルス気管支炎
	副腎神経芽腫	マイコプラズマ気管支炎	慢性咳嗽
	慢性気管炎	慢性気管気管支炎	慢性気管支漏
	夜間咳	ライノウイルス気管支炎	連鎖球菌気管支炎
	老人性気管支炎		
△	感染性鼻炎	気管支カルチノイド	気管支癌
	気管支結核	急性鼻炎	珪肺結核
	結核腫	結核性硬化症	結核性線維症
	結核性膿瘍	結核性発熱	細気管支肺胞上皮癌
	塵肺結核	咳失神	陳旧性肺結核
	肺カルチノイド	肺門部肺癌	肺門リンパ節結核

用法用量　通常，成人1日3錠（オキシメテバノールとして6mg）を3回に分けて経口投与する。
なお，年齢・症状により適宜増減する。

禁忌
(1)重篤な呼吸抑制のある患者
(2)慢性肺疾患に続発する心不全の患者

(3)痙攣状態(てんかん重積症，破傷風，ストリキニーネ中毒)にある患者
(4)急性アルコール中毒の患者
(5)アヘンアルカロイドに対し過敏症の患者

メテルギン錠0.125mg　規格：0.125mg1錠[9.9円/錠]
メチルエルゴメトリンマレイン酸塩　ノバルティス　253

パルタンＭ錠0.125mg を参照(P721)

メトキシフェナミン塩酸塩錠100mg「トーワ」　規格：100mg1錠[5.6円/錠]
メトキシフェナミン塩酸塩　東和　225

【効 能 効 果】

下記疾患に伴う咳嗽：感冒，気管支喘息，急性気管支炎，慢性気管支炎，肺結核，上気道炎(咽喉頭炎，鼻カタル)

【対応標準病名】

◎	咽頭喉頭炎	かぜ	カタル性鼻炎
	感冒	気管支喘息	急性気管支炎
	急性上気道炎	結核性咳嗽	咳
	肺結核	慢性気管支炎	
○	RS ウイルス気管支炎	亜急性気管支炎	アスピリン喘息
	アトピー性喘息	アレルギー性気管支炎	萎縮性咽頭炎
	咽頭気管炎	咽頭扁桃炎	インフルエンザ菌気管支炎
	ウイルス性気管支炎	運動誘発性喘息	エコーウイルス気管支炎
	外因性喘息	潰瘍性粟粒結核	カタル性咳
	活動性肺結核	化膿性鼻炎	顆粒性咽頭炎
	乾性咳	感染性鼻炎	乾燥性咽頭炎
	乾酪性肺炎	気管結核	気管支結核
	気管支喘息合併妊娠	偽膜性気管支炎	急性咽頭喉頭炎
	急性咽頭扁桃炎	急性気管気管支炎	急性口蓋扁桃炎
	急性喉頭気管気管支炎	急性粟粒結核	急性反復性気管支炎
	急性鼻咽頭炎	急性鼻炎	クループ性気管支炎
	珪肺結核	結核後遺症	結核性喀血
	結核性気管支拡張症	結核性気胸	結核性空洞
	結核性肺線維症	結核性肺膿瘍	血管運動性鼻炎
	結節性肺結核	硬化性肺結核	喉頭結核
	コクサッキーウイルス気管支炎	混合型喘息	湿性咳
	小児喘息	小児喘息性気管支炎	職業喘息
	滲出性気管支炎	塵肺結核	ステロイド依存性喘息
	咳失神	咳喘息	舌扁桃炎
	喘息性気管支炎	先天性結核	粟粒結核
	難治性喘息	乳児喘息	妊娠中感冒
	肺炎球菌性気管支炎	肺炎結核	肺結核・鏡検確認あり
	肺結核・組織学的確認あり	肺結核・培養のみ確認あり	肺結核後遺症
	肺結核腫	肺結核術後	敗血症性気管支炎
	肺門結核	肺門リンパ節結核	播種性結核
	パラインフルエンザウイルス気管支炎	非アトピー性喘息	鼻咽頭萎縮
	鼻炎	肥厚性鼻炎	肥大性咽頭炎
	ヒトメタニューモウイルス気管支炎	閉塞性鼻炎	マイコプラズマ気管支炎
	慢性咽喉頭炎	慢性咽頭炎	慢性咽頭カタル
	慢性咽頭痛	慢性咳嗽	慢性潰瘍性鼻咽頭炎
	慢性化膿性鼻咽頭炎	慢性気管炎	慢性気管気管支炎
	慢性気管支漏	慢性鼻咽頭炎	慢性鼻炎
	夜間性喘息	夜間咳	ライノウイルス気管支炎
	連鎖球菌気管支炎	連鎖球菌性上気道感染	老人性気管支炎
	濾胞性咽頭炎		
△	萎縮性鼻炎	うっ血性鼻炎	潰瘍性鼻炎
	感染型気管支喘息	乾燥性鼻炎	結核
	結核腫	結核性硬化症	結核性線維症
	結核性膿瘍	結核性発熱	好酸球増多性鼻炎
	臭鼻症	潜在性結核感染症	多剤耐性結核
	陳旧性肺結核	難治結核	肉芽腫性鼻炎

用法用量　メトキシフェナミン塩酸塩として，通常成人１回50～100mg を１日３回または就寝時１回経口投与する。発作時にはメトキシフェナミン塩酸塩として，通常成人１回100mg を3～4 時間ごとに経口投与する。
なお，年齢，症状により適宜増減するが，１日量500mg までとする。

メトグルコ錠250mg　規格：250mg1錠[10.2円/錠]
メトグルコ錠500mg　規格：500mg1錠[19円/錠]
メトホルミン塩酸塩　大日本住友　396

【効 能 効 果】

２型糖尿病
ただし，下記のいずれかの治療で十分な効果が得られない場合に限る。
(1)食事療法・運動療法のみ
(2)食事療法・運動療法に加えてスルホニルウレア剤を使用

【対応標準病名】

◎	２型糖尿病		
○	２型糖尿病・眼合併症あり	２型糖尿病・関節合併症あり	２型糖尿病・腎合併症あり
	２型糖尿病・神経学的合併症あり	２型糖尿病・多発糖尿病性合併症あり	２型糖尿病・糖尿病性合併症あり
	２型糖尿病・糖尿病性合併症なし	２型糖尿病・末梢循環合併症あり	安定型糖尿病
	インスリン抵抗性糖尿病	若年２型糖尿病	増殖性糖尿病性網膜症・２型糖尿病
	妊娠中の耐糖能低下		
△	２型糖尿病・ケトアシドーシス合併あり	２型糖尿病・昏睡合併あり	２型糖尿病黄斑症
	２型糖尿病性アシドーシス	２型糖尿病性アセトン血症	２型糖尿病性壊疽
	２型糖尿病性黄斑浮腫	２型糖尿病性潰瘍	２型糖尿病性眼筋麻痺
	２型糖尿病性肝障害	２型糖尿病性関節症	２型糖尿病性筋萎縮症
	２型糖尿病性血管障害	２型糖尿病性ケトアシドーシス	２型糖尿病性高コレステロール血症
	２型糖尿病性虹彩炎	２型糖尿病性骨症	２型糖尿病性昏睡
	２型糖尿病性自律神経ニューロパチー	２型糖尿病性神経因性膀胱	２型糖尿病性神経痛
	２型糖尿病性腎硬化症	２型糖尿病性腎症	２型糖尿病性腎症第１期
	２型糖尿病性腎症第２期	２型糖尿病性腎症第３期	２型糖尿病性腎症第３期Ａ
	２型糖尿病性腎症第３期Ｂ	２型糖尿病性腎症第４期	２型糖尿病性腎症第５期
	２型糖尿病性腎不全	２型糖尿病性水疱	２型糖尿病性精神障害
	２型糖尿病性そう痒症	２型糖尿病性多発ニューロパチー	２型糖尿病性単ニューロパチー
	２型糖尿病性中心性網膜症	２型糖尿病性低血糖性昏睡	２型糖尿病性動脈硬化症
	２型糖尿病性動脈閉塞症	２型糖尿病性ニューロパチー	２型糖尿病性白内障
	２型糖尿病性皮膚障害	２型糖尿病性浮腫性硬化症	２型糖尿病性末梢血管症
	２型糖尿病性末梢血管障害	２型糖尿病性末梢神経障害	２型糖尿病性ミオパチー
	２型糖尿病性網膜症	糖尿病	糖尿病合併症

用法用量

通常，成人にはメトホルミン塩酸塩として１日500mg より開始し，１日2～3 回に分割して食直前又は食後に経口投与する。維持量は効果を観察しながら決めるが，通常１日750～1,500mg とする。なお，患者の状態により適宜増減するが，１日最高投与量は2,250mg までとする。
通常，10 歳以上の小児にはメトホルミン塩酸塩として１日500mg より開始し，１日2～3 回に分割して食直前又は食後に経口投与する。維持量は効果を観察しながら決めるが，通常１日

500～1,500mgとする。なお，患者の状態により適宜増減するが，1日最高投与量は2,000mgまでとする。

警告

重篤な乳酸アシドーシスを起こすことがあり，死亡に至った例も報告されている。乳酸アシドーシスを起こしやすい患者には投与しないこと。

腎機能障害又は肝機能障害のある患者，高齢者に投与する場合には，定期的に腎機能や肝機能を確認するなど慎重に投与すること。特に75歳以上の高齢者では，本剤投与の適否を慎重に判断すること。

禁忌

(1)次に示す状態の患者
　①乳酸アシドーシスの既往
　②中等度以上の腎機能障害
　③透析患者(腹膜透析を含む)
　④重度の肝機能障害
　⑤ショック，心不全，心筋梗塞，肺塞栓等心血管系，肺機能に高度の障害のある患者及びその他の低酸素血症を伴いやすい状態
　⑥過度のアルコール摂取者
　⑦脱水症，脱水状態が懸念される下痢，嘔吐等の胃腸障害のある患者
(2)重症ケトーシス，糖尿病性昏睡又は前昏睡，1型糖尿病の患者
(3)重症感染症，手術前後，重篤な外傷のある患者
(4)栄養不良状態，飢餓状態，衰弱状態，脳下垂体機能不全又は副腎機能不全の患者
(5)妊婦又は妊娠している可能性のある婦人
(6)本剤の成分又はビグアナイド系薬剤に対し過敏症の既往歴のある患者

メトホルミン塩酸塩錠250mgMT「DSEP」：第一三共エスファ　－[－]，メトホルミン塩酸塩錠250mgMT「JG」：日本ジェネリック　－[－]，メトホルミン塩酸塩錠250mgMT「TCK」：辰巳化学　－[－]，メトホルミン塩酸塩錠250mgMT「TE」：トーアエイヨー　－[－]，メトホルミン塩酸塩錠250mgMT「三和」：三和化学　－[－]，メトホルミン塩酸塩錠250mgMT「トーワ」：東和　－[－]，メトホルミン塩酸塩錠250mgMT「日医工」：日医工　－[－]，メトホルミン塩酸塩錠250mgMT「ニプロ」：ニプロ　－[－]，メトホルミン塩酸塩錠250mgMT「ファイザー」：ファイザー　－[－]，メトホルミン塩酸塩錠500mgMT「DSEP」：第一三共エスファ　－[－]，メトホルミン塩酸塩錠500mgMT「JG」：日本ジェネリック　－[－]，メトホルミン塩酸塩錠500mgMT「TCK」：辰巳化学　－[－]，メトホルミン塩酸塩錠500mgMT「TE」：トーアエイヨー　－[－]，メトホルミン塩酸塩錠500mgMT「三和」：三和化学　－[－]，メトホルミン塩酸塩錠500mgMT「ニプロ」：ニプロ　－[－]，メトホルミン塩酸塩錠500mgMT「ファイザー」：ファイザー　－[－]

メトピロンカプセル250mg

規格：250mg1カプセル[146.7円/カプセル]

メチラポン　セオリアファーマ　722,249

【効能効果】

下垂体ACTH分泌予備能の測定
クッシング症候群

【対応標準病名】

◎	クッシング症候群		
○	ACTH産生下垂体腺腫	ACTH産生腫瘍	異所性ACTH産生腫瘍
	クッシング病		
△	CRH産生腫瘍	ネルソン症候群	副腎皮質機能亢進症

用法用量

下垂体ACTH分泌予備能の測定
　通常，成人には，メチラポンとして1回500～750mgを1日6回4時間毎に経口投与する。
　小児には，1回15mg/kgに相当する量を1日6回4時間毎に経口投与するが，1回の最小量は，メチラポンとして250mgが望ましい。

クッシング症候群：通常，成人及び小児には，メチラポンとして1回250mg～1gを1日1～4回経口投与する。なお，患者の状態により適宜増減する。

用法用量に関連する使用上の注意

(1)「下垂体ACTH分泌予備能の測定」に本剤を使用する場合
　①メトピロン・テストを行う前に全ての副腎皮質ステロイド療法を中止すること。
　②尿中ステロイドの測定に影響を与える薬剤があるので，メトピロン・テスト実施期間中は，他の薬剤は投与しないことが望ましい。特に，本テストに影響の可能性がある薬剤として次のものが報告されている。
　フェニトイン，蛋白同化ステロイド，エストロゲン，クロルプロマジン，バルビツール酸誘導体，アミトリプチリン，抗甲状腺ホルモン剤，アルプラゾラム，シプロヘプタジン
　[試験法]
　第1日目：対照期-24時間尿を集め，17-ヒドロキシコルチコステロイド(17-OHCS)あるいは，17-ケトジェニックステロイド(17-KGS)を測定する。
　第2日目：ACTH負荷試験(副腎皮質機能検査)を実施する。
　第3日目及び第4日目：休薬する。
　第5日目：本剤を投与する。
　第6日目
　本剤投与後の期間-24時間尿のステロイドを測定する。本剤投与に対する最大の反応は，この日にみられる。
　(反応の判定)
　ACTH及び本剤投与に対する反応の判定は，対照期にみられるステロイド分泌と比較して，これらの薬剤に反応して生じる尿中の17-OHCSあるいは，17-KGSの増加に基づいて行われる。
　本剤の反応は，内分泌性ACTHに対する副腎の反応性に基づいているので，メトピロン・テストを行う前に投与したACTHに対して副腎の反応が弱ければ，下垂体の予備能を検査するメトピロン・テストを行っても無意味である。
　本剤に対する反応は徐々に起こるので，尿中に排泄されるステロイドが最高値に達するのは，通常本剤の投与が終った後になる。即ち，24時間にわたって，経口的に本剤を投与すると，ステロイド排泄が頂点に達するのは，本剤投与終了に引続く24時間の採尿期間中である。
　①正常反応：下垂体機能が正常な場合には，本剤投与によって，17-OHCS排泄が2～4倍に，又は17-KGS排泄が2倍に増加する。
　②正常以下の反応：ACTHに正常に反応する患者で，本剤に対する反応が正常以下の場合には，下垂体機能の低下を意味する。
　③過剰反応：本剤投与後の17-OHCS又は17-KGSの正常範囲以上の過剰排泄は，副腎過形成を伴うクッシング症候群を考えさせる。この場合には，安静時にも尿中のステロイドの排泄が増加しており，ほとんど常に，ACTHや本剤に対して過剰の反応を示す。
(2)「クッシング症候群」に本剤を使用する場合：血中・尿中コルチゾール値あるいは臨床症状に応じて用量調節を行うこと。

禁忌

(1)本剤の成分に対し過敏症の既往歴のある患者
(2)副腎皮質機能不全の患者

メトリジンD錠2mg　規格：2mg1錠[44.2円/錠]
メトリジン錠2mg　規格：2mg1錠[44.2円/錠]
ミドドリン塩酸塩　大正　216

【効能効果】

本態性低血圧，起立性低血圧

【対応標準病名】

◎	起立性低血圧症	本態性低血圧症	
○	一過性低血圧症	起立性眩暈	起立性調節障害
	体位性失神	体位性低血圧症	低血圧症
	特発性低血圧症	二次性起立性低血圧症	

用法用量

成人にはミドドリン塩酸塩として，通常1日4mgを2回に分けて経口投与する。なお，症状により適宜増減する。ただし，重症の場合は1日8mgまで増量できる。

小児にはミドドリン塩酸塩として，通常1日4mgを2回に分けて経口投与する。なお，症状により適宜増減するが，1日最高量は6mgとする。

用法用量に関連する使用上の注意　〔D錠のみ〕本剤は口腔内で崩壊するが，口腔粘膜から吸収されることはないため，唾液又は水で飲み込むこと。

禁忌

(1)甲状腺機能亢進症の患者
(2)褐色細胞腫の患者

アバルナート錠2：東和[11.2円/錠]，ナチルジン錠2mg：テバ製薬[11.2円/錠]，ミドドリン塩酸塩錠2mg「JG」：大興[11.2円/錠]，ミドドリン塩酸塩錠2mg「オーハラ」：大原薬品[16.8円/錠]，ミドドリン塩酸塩錠2mg「サワイ」：沢井[16.8円/錠]

メドロール錠2mg　規格：2mg1錠[10円/錠]
メドロール錠4mg　規格：4mg1錠[18.9円/錠]
メチルプレドニゾロン　ファイザー　245

【効能効果】

★印：外用剤を用いても効果が不十分な場合，あるいは十分な効果を期待し得ないと推定される場合にのみ用いること。

(1)内科・小児科領域

①内分泌疾患：急性副腎皮質機能不全(副腎クリーゼ)，慢性副腎皮質機能不全(原発性，続発性，下垂体性，医原性)，副腎性器症候群，亜急性甲状腺炎，甲状腺中毒症〔甲状腺(中毒性)クリーゼ〕，甲状腺疾患に伴う悪性眼球突出症，ACTH単独欠損症

②膠原病：リウマチ熱(リウマチ性心炎を含む)，エリテマトーデス(全身性及び慢性円板状)，多発性筋炎(皮膚筋炎)，全身性血管炎(大動脈炎症候群，結節性動脈周囲炎，多発性動脈炎，ヴェゲナ肉芽腫症を含む)

③アレルギー性疾患：気管支喘息，喘息性気管支炎(小児喘息性気管支炎を含む)，薬剤その他の化学物質によるアレルギー・中毒(薬疹，中毒疹を含む)，血清病，蕁麻疹(慢性例を除く)(重症例に限る)，アレルギー性血管炎及びその類症(急性痘瘡様苔癬状粃糠疹を含む)

④血液疾患：溶血性貧血(免疫性又は免疫性機序の疑われるもの)，白血病(急性白血病，慢性骨髄性白血病の急性転化，慢性リンパ性白血病)(皮膚白血病を含む)，顆粒球減少症(本態性，続発性)，紫斑病(血小板減少性及び血小板非減少性)，再生不良性貧血，凝固因子の障害による出血性素因

⑤神経疾患：脳脊髄炎(脳炎，脊髄炎を含む)(但し，一次性脳炎の場合は頭蓋内圧亢進症状がみられ，かつ他剤で効果が不十分なときに短期間用いること)，末梢神経炎(ギランバレー症候群を含む)，多発性硬化症(視束脊髄炎を含む)，小舞踏病，顔面神経麻痺，脊髄蜘網膜炎

⑥消化器疾患：限局性腸炎，潰瘍性大腸炎，劇症肝炎(臨床的に重症とみなされるものを含む)，胆汁うっ滞型急性肝炎，慢性肝炎(活動型，急性再燃型，胆汁うっ滞型)(但し，一般的治療に反応せず肝機能の著しい異常が持続する難治性のものに限る)，肝硬変(活動型，難治性腹水を伴うもの，胆汁うっ滞を伴うもの)

⑦呼吸器疾患：びまん性間質性肺炎(肺線維症)(放射線肺臓炎を含む)

⑧結核性疾患：結核性髄膜炎(抗結核剤と併用する)，結核性胸膜炎(抗結核剤と併用する)，結核性腹膜炎(抗結核剤と併用する)

⑨循環器疾患：ネフローゼ及びネフローゼ症候群，うっ血性心不全

⑩重症感染症：重症感染症(化学療法と併用する)

⑪新陳代謝疾患：特発性低血糖症

⑫その他内科的疾患：サルコイドーシス(但し，両側肺門リンパ節腫脹のみの場合を除く)，重症消耗性疾患の全身状態の改善(癌末期，スプルーを含む)，悪性リンパ腫(リンパ肉腫症，細網肉腫症，ホジキン病，皮膚細網症，菌状息肉症)及び類似疾患(近縁疾患)，好酸性肉芽腫，乳癌の再発転移

(2)外科領域：臓器・組織移植，侵襲後肺水腫，副腎皮質機能不全患者に対する外科的侵襲，蛇毒・昆虫毒(重症の虫さされを含む)

(3)整形外科領域：関節リウマチ，若年性関節リウマチ(スチル病を含む)，リウマチ性多発筋痛

(4)泌尿器科領域：前立腺癌(他の療法が無効の場合)，陰茎硬結

(5)眼科領域：内眼・視神経・眼窩・眼筋の炎症性疾患の対症療法(ブドウ膜炎，網脈絡膜炎，網膜血管炎，視神経炎，眼窩炎性偽腫瘍，眼窩漏斗尖端部症候群，眼筋麻痺)，外眼部及び前眼部の炎症性疾患の対症療法で点眼が不適当又は不十分な場合(眼瞼炎，結膜炎，角膜炎，強膜炎，虹彩毛様体炎)，眼科領域の術後炎症

(6)皮膚科領域：★湿疹・皮膚炎群(急性湿疹，亜急性湿疹，慢性湿疹，接触皮膚炎，貨幣状湿疹，自家感作性皮膚炎，アトピー皮膚炎，乳・幼・小児湿疹，ビダール苔癬，その他の神経皮膚炎，脂漏性皮膚炎，進行性指掌角皮症，その他の手指の皮膚炎，陰部あるいは肛門湿疹，耳介及び外耳道の湿疹・皮膚炎，鼻前庭及び鼻翼周辺の湿疹・皮膚炎など)(但し，重症例以外は極力投与しないこと)，★痒疹群(小児ストロフルス，蕁麻疹様苔癬，固定蕁麻疹を含む)(但し，重症例に限る。また，固定蕁麻疹は局注が望ましい)，★乾癬及び類症〔尋常性乾癬(重症例)，関節症性乾癬，乾癬性紅皮症，膿疱性乾癬，稽留性肢端皮膚炎，疱疹状膿痂疹，ライター症候群〕，★掌蹠膿疱症(重症例に限る)，★扁平苔癬(重症例に限る)，成年性浮腫硬化症，紅斑症(★多形滲出性紅斑，結節性紅斑)(但し，多形滲出性紅斑の場合は重症例に限る)，アナフィラクトイド紫斑(単純型，シェーンライン型，ヘノッホ型)，ウェーバークリスチャン病，粘膜皮膚眼症候群〔開口部びらん性外皮症，スチブンス・ジョンソン病，皮膚口内炎，フックス症候群，ベーチェット病(眼症状のない場合)，リップシュッツ急性陰門潰瘍〕，レイノー病，★円形脱毛症(悪性型に限る)，天疱瘡群(尋常性天疱瘡，落葉状天疱瘡，Senear-Usher症候群，増殖性天疱瘡)，デューリング疱疹状皮膚炎(類天疱瘡，妊娠性疱疹を含む)，先天性表皮水疱症，帯状疱疹(重症例に限る)，★紅皮症(ヘブラ紅色粃糠疹を含む)，顔面播種状粟粒性狼瘡(重症例に限る)，潰瘍性慢性膿皮症，強皮症

(7)耳鼻咽喉科領域：血管運動(神経)性鼻炎，アレルギー性鼻炎，花粉症(枯草熱)，進行性壊疽性鼻炎，耳鼻咽喉科領域の手術後の後療法，難治性口内炎及び舌炎(局所療法で治癒しないもの)

【対応標準病名】

◎あ	ACTH単独欠損症	亜急性甲状腺炎	悪性組織球症
	悪性リンパ腫	アトピー性皮膚炎	アナフィラクトイド紫斑
	アレルギー性血管炎	アレルギー性鼻炎	医原性副腎皮質機能低下症

	医薬品中毒	陰のう湿疹	ウェーバ・クリスチャン病
	ウェジナー肉芽腫症	うっ血性心不全	会陰部肛囲湿疹
	壊疽性鼻炎	円形脱毛症	円板状エリテマトーデス
か	外陰潰瘍	外耳炎	外耳湿疹
	潰瘍性大腸炎	潰瘍性慢性膿皮症	角膜炎
	活動性慢性肝炎	花粉症	貨幣状湿疹
	顆粒球減少症	眼窩炎性偽腫瘍	眼窩先端部症候群
	眼筋麻痺	眼瞼炎	肝硬変症
	関節リウマチ	乾癬	乾癬性関節炎
	乾癬性紅皮症	顔面神経麻痺	顔面播種状粟粒性狼瘡
	気管支喘息	急性肝炎	急性湿疹
	急性痘瘡状苔癬状粃糠疹	急性白血病	急性痒疹
	凝固因子欠乏症	強皮症	強膜炎
	拒絶反応	ギラン・バレー症候群	菌状息肉症
	クローン病	形成性陰茎硬化症	稽留性肢端皮膚炎
	劇症肝炎	結核性胸膜炎	結核性髄膜炎
	結核性腹膜炎	血管運動性鼻炎	血小板減少性紫斑病
	血清病	結節性紅斑	結節性多発動脈炎
	結節性痒疹	結膜炎	虹彩毛様体炎
	好酸球性肉芽腫	甲状腺クリーゼ	甲状腺中毒症
	甲状腺中毒性眼球突出症	紅斑症	紅斑性天疱瘡
	紅皮症	肛門湿疹	昆虫毒
さ	再生不良性貧血	細網肉腫	サルコイドーシス
	シェーンライン・ヘノッホ紫斑病	耳介部皮膚炎	自家感作性皮膚炎
	視神経炎	視神経脊髄炎	刺虫症
	湿疹	紫斑病	若年性関節リウマチ
	重症感染症	ジューリング病	手指湿疹
	出血傾向	掌蹠膿疱症	小児湿疹
	小児喘息性気管支炎	小舞踏病	脂漏性皮膚炎
	進行性指掌角皮症	尋常性乾癬	尋常性天疱瘡
	じんま疹	スチル病	スティーブンス・ジョンソン症候群
	スプルー	脊髄炎	脊髄膜炎
	舌炎	接触皮膚炎	全身性エリテマトーデス
	喘息性気管支炎	先天性表皮水疱症	前立腺癌
た	増殖性天疱瘡	続発性副腎皮質機能低下症	帯状疱疹
	大動脈炎症候群	多形滲出性紅斑	多発性筋炎
	多発性硬化症	胆汁うっ滞性肝炎	胆汁性肝硬変
	中毒疹	低血糖	転移性腫瘍
な	天疱瘡	難治性口内炎	難治性腹水
	乳癌再発	乳児皮膚炎	ネフローゼ症候群
	脳炎	脳脊髄炎	膿疱性乾癬
は	肺水腫	肺線維症	白血病
	鼻前庭部湿疹	ビダール苔癬	皮膚炎
	皮膚筋炎	皮膚白血病	びまん性間質性肺炎
	副腎クリーゼ	副腎性器症候群	副腎皮質機能低下症
	ぶどう膜炎	ベーチェット病	ヘビ毒
	ヘブラ粃糠疹	扁平苔癬	放射線肺炎
ま	疱疹状膿痂疹	ホジキンリンパ腫	末期癌
	末梢神経炎	慢性肝炎	慢性骨髄性白血病急性転化

	慢性湿疹	慢性リンパ性白血病	毛孔性紅色粃糠疹
や	網膜血管炎	網脈絡膜炎	薬疹
	薬物過敏症	薬物中毒症	溶血性貧血
ら	痒疹	ライター症候群	落葉状天疱瘡
	リウマチ性心炎	リウマチ性心臓炎	リウマチ性多発筋痛
	リウマチ熱	リンパ芽球性リンパ腫	類天疱瘡
	レイノー病		
○	21ハイドロキシラーゼ欠損症	ABO因子不適合輸血	ALK陰性未分化大細胞リンパ腫
	ALK陽性大細胞型B細胞性リンパ腫	ALK陽性未分化大細胞リンパ腫	ANCA関連血管炎
	BCR－ABL1陽性Bリンパ芽球性白血病	BCR－ABL1陽性Bリンパ芽球性白血病/リンパ腫	BCR－ABL1陽性Bリンパ芽球性リンパ腫
	B型肝硬変	B細胞性前リンパ球性白血病	B細胞リンパ腫
	Bリンパ芽球性白血病	Bリンパ芽球性白血病/リンパ腫	Bリンパ芽球性リンパ腫
	CCR4陽性成人T細胞白血病リンパ腫	C型急性肝炎	C型劇症肝炎
	E2A－PBX1陽性Bリンパ芽球性白血病	E2A－PBX1陽性Bリンパ芽球性白血病/リンパ腫	E2A－PBX1陽性Bリンパ芽球性リンパ腫
	GVHD・骨髄移植後	GVHD・臍帯血移植後	GVHD・末梢血幹細胞移植後
	HHV8多中心性キャッスルマン病随伴大細胞型B細胞性リンパ腫	IL3－IGH陽性Bリンパ芽球性白血病	IL3－IGH陽性Bリンパ芽球性白血病/リンパ腫
	IL3－IGH陽性Bリンパ芽球性リンパ腫	LE型薬疹	LE蝶形皮疹
	LE皮疹	MALTリンパ腫	MLL再構成型Bリンパ芽球性白血病
	MLL再構成型Bリンパ芽球性白血病/リンパ腫	MLL再構成型Bリンパ芽球性リンパ腫	Rh因子不適合輸血
	SLE眼底	TEL－AML1陽性Bリンパ芽球性白血病	TEL－AML1陽性Bリンパ芽球性白血病/リンパ腫
	TEL－AML1陽性Bリンパ芽球性リンパ腫	T細胞性前リンパ球白血病	T細胞性大顆粒リンパ球白血病
	T細胞組織球豊富型大細胞型B細胞性リンパ腫	Tゾーンリンパ腫	Tリンパ芽球性白血病
あ	Tリンパ芽球性白血病/リンパ腫	Tリンパ芽球性リンパ腫	アカントアメーバ角膜炎
	亜急性肝炎	亜急性結膜炎	亜急性虹彩炎
	亜急性虹彩毛様体炎	亜急性前部ぶどう膜炎	亜急性皮膚エリテマトーデス
	亜急性毛様体炎	亜急性痒疹	悪性外耳炎
	悪性組織球症性関節症	悪性肥満細胞腫	悪性葉状腫瘍
	悪性リンパ腫骨髄浸潤	アグレッシブNK細胞白血病	足湿疹
	アシャール・チール症候群	アスピリンじんま疹	アスピリン喘息
	アスピリン不耐症	圧迫性脊髄炎	アトピー性角結膜炎
	アトピー性紅皮症	アトピー性湿疹	アトピー性神経皮膚炎
	アトピー性喘息	アフタ性口内炎	アルコール性多発ニューロパチー
	アレルギー性外耳道炎	アレルギー性角膜炎	アレルギー性眼瞼炎
	アレルギー性眼瞼縁炎	アレルギー性気管支炎	アレルギー性結膜炎
	アレルギー性口内炎	アレルギー性じんま疹	アレルギー性接触皮膚炎
	アレルギー性鼻咽頭炎	アレルギー性鼻結膜炎	アレルギー性皮膚炎
	アレルギー性副鼻腔炎	アレルギー性ぶどう膜炎	アンチトロンビンIII欠乏症
	アンチトロンビン欠乏症	胃悪性リンパ腫	イエンセン病
	異汗性湿疹	胃クローン病	異型輸血後ショック
	胃サルコイドーシス	胃十二指腸クローン病	萎縮型加齢黄斑変性
	萎縮性角結膜炎	萎縮性肝硬変	異常腹水
	移植拒絶における腎尿細管間質性障害	移植歯不全	移植片拒絶
	移植片対宿主病	異所性中毒性甲状腺腫	イソギンチャク毒

一過性甲状腺機能亢進症	遺伝性血小板減少症	イネ科花粉症
陰唇潰瘍	インターフェロン網膜症	陰部潰瘍
陰部間擦疹	ウイルス肝炎感染後関節障害	ウイルス性肝炎
ウイルス性口内炎	ウイルス性ブドウ膜炎	ウイルソン紅色苔癬
ウィルブランド・ジュルゲンス血小板病	ウェーバー・コケイン型単純性表皮水疱症	ウェジナー肉芽腫症性呼吸器障害
右室不全	右心不全	うっ血性肝炎
うっ血性紫斑病	海ヘビ毒	運動誘発性喘息
栄養障害型表皮水疱症	栄養障害性角膜炎	栄養性肝硬変
腋窩湿疹	壊死後性肝硬変	壊死性外耳炎
壊死性強膜炎	壊死性血管炎	壊疽性口内炎
壊疽性帯状疱疹	壊疽性膿皮症	エバンス症候群
エリテマトーデス	炎症後肺線維症	炎症性角化症
炎症性多発性関節障害	炎症性乳癌	遠心性環状紅斑
遠心性丘疹性紅斑	円板状乾癬	横断性脊髄症
黄斑部血管走行異常	黄斑部術後浮腫	黄斑部浮腫
温式自己免疫性溶血性貧血	温熱じんま疹	温熱性紅斑

か

カーンズ・セイアー症候群	外因性喘息	外陰膿瘍
外陰部帯状疱疹	外陰部皮膚炎	外陰部びらん
外陰ベーチェット病	外眼筋不全麻痺	外眼筋麻痺
外耳道真珠腫	外耳道膿瘍	外耳道蜂巣炎
外耳部虫刺傷	外傷性角膜炎	外傷性角膜潰瘍
海水浴皮膚炎	回腸クローン病	外直筋麻痺
外転神経萎縮	外転神経根性麻痺	外転神経不全麻痺
外転神経麻痺	潰瘍性眼瞼炎	潰瘍性口内炎
潰瘍性大腸炎・左側大腸炎型	潰瘍性大腸炎・全大腸炎型	潰瘍性大腸炎・直腸S状結腸炎型
潰瘍性大腸炎・直腸炎型	潰瘍性大腸炎合併妊娠	潰瘍性大腸炎再燃
潰瘍性大腸炎性若年性関節炎	過角化症	化学性急性外耳炎
化学性結膜炎	化学性皮膚炎	芽球増加を伴う不応性貧血
芽球増加を伴う不応性貧血－1	芽球増加を伴う不応性貧血－2	角化棘細胞腫
角結膜炎	角結膜びらん	角質増殖症
角膜移植拒絶反応	角膜潰瘍	角膜虹彩炎
角膜上皮びらん	角膜穿孔	角膜帯状疱疹
角膜中心潰瘍	角膜内皮炎	角膜膿瘍
角膜パンヌス	角膜びらん	角膜腐蝕
下行性視神経炎	カサバッハ・メリット症候群	下斜筋不全麻痺
下斜筋麻痺	下垂体性TSH分泌亢進症	下垂体性甲状腺機能亢進症
家族性寒冷自己炎症症候群	家族性溶血性貧血	カタル性角膜潰瘍
カタル性眼炎	カタル性結膜炎	カタル性口内炎
カタル性舌炎	下直筋不全麻痺	下直筋麻痺
滑車神経萎縮	滑車神経麻痺	活動期潰瘍性大腸炎
活動性肺結核	化膿性角膜炎	化膿性結膜炎
化膿性虹彩炎	化膿性脊髄炎	化膿性脳髄膜炎
化膿性皮膚疾患	化膿性ぶどう膜炎	化膿性網膜炎
化膿性毛様体炎	過敏性血管炎	貨幣状角膜炎
カモガヤ花粉症	顆粒球肉腫	肝移植拒絶反応
肝移植不全	眼炎	肝炎後肝硬変
肝炎後再生不良性貧血	眼窩悪性リンパ腫	緩解期潰瘍性大腸炎
眼窩下膿瘍	眼角部眼瞼炎	眼角部眼瞼縁結膜炎
眼窩骨髄炎	眼窩骨膜炎	眼窩膿瘍
眼窩蜂巣炎	眼球突出症	眼球突出性眼筋麻痺
眼筋不全麻痺	眼瞼縁炎	眼瞼縁結膜炎
眼瞼乾皮症	眼瞼結膜炎	眼瞼帯状疱疹
眼瞼虫刺傷	眼瞼皮膚炎	眼瞼びらん
眼瞼瘻孔	肝硬化症	間擦疹
肝サルコイドーシス	眼サルコイドーシス	肝疾患による凝固因子欠乏
間質性視神経炎	間質性肺炎	眼周囲部虫刺傷

環状紅斑	環状鉄芽球を伴う不応性貧血	乾性角結膜炎
乾性角膜炎	肝性腹水	眼性類天疱瘡
関節型若年性特発性関節炎	関節リウマチ・顎関節	関節リウマチ・肩関節
関節リウマチ・胸椎	関節リウマチ・頚椎	関節リウマチ・股関節
関節リウマチ・指関節	関節リウマチ・趾関節	関節リウマチ・膝関節
関節リウマチ・手関節	関節リウマチ・脊椎	関節リウマチ・足関節
関節リウマチ・肘関節	関節リウマチ・腰椎	関節リウマチ性間質性肺炎
肝線維症	感染型気管支喘息	感染後脳炎
感染後脳脊髄炎	感染性外耳炎	感染性角膜炎
感染性角膜潰瘍	乾癬性関節炎・肩関節	乾癬性関節炎・股関節
乾癬性関節炎・指関節	乾癬性関節炎・膝関節	乾癬性関節炎・手関節
乾癬性関節炎・仙腸関節	乾癬性関節炎・足関節	乾癬性関節炎・肘関節
感染性口内炎	乾癬性脊椎炎	乾燥性口内炎
眼底動脈蛇行症	肝内胆管狭窄	肝内胆汁うっ滞
肝肉芽腫	肝脾T細胞リンパ腫	乾皮症
眼部帯状疱疹	眼部虫刺傷	汗疱性湿疹
顔面急性皮膚炎	顔面痙攣	顔面痙攣症
顔面昆虫螫	顔面神経不全麻痺	顔面尋常性乾癬
顔面帯状疱疹	顔面多発虫刺傷	顔面半側萎縮症
顔面ミオキミア	顔面毛包性紅斑黒皮症	乾酪性肺炎
寒冷凝集素症	寒冷じんま疹	寒冷溶血素症候群
機械性じんま疹	機械的溶血性貧血	気管結核
気管支結核	気管支喘息合併妊娠	義歯性潰瘍
義歯性口内炎	偽性甲状腺機能亢進症	偽性髄膜炎
季節性アレルギー性結膜炎	季節性アレルギー性鼻炎	偽膜性結膜炎
偽膜性口内炎	木村病	球後視神経炎
丘疹紅皮症	丘疹状紅斑	丘疹状湿疹
丘疹状じんま疹	急性移植片対宿主病	急性ウイルス性肝炎
急性外耳炎	急性潰瘍性大腸炎	急性角結膜炎
急性角膜炎	急性化膿性外耳炎	急性肝萎縮
急性眼窩うっ血	急性眼窩炎	急性間質性肺炎
急性肝不全	急性巨核芽球性白血病	急性拒絶反応
急性激症型潰瘍性大腸炎	急性結膜炎	急性虹彩炎
急性虹彩毛様体炎	急性光線性外耳炎	急性骨髄性白血病
急性骨髄単球性白血病	急性散在性脳脊髄炎	急性視神経炎
急性湿疹性外耳炎	急性上行性脊髄炎	急性小脳性失調症
急性心不全	急性脊髄炎	急性接触性外耳炎
急性前骨髄球性白血病	急性前部ぶどう膜炎	急性多発性硬化症
急性単球性白血病	急性特発性血小板減少性紫斑病	急性乳児湿疹
急性肺水腫	急性反応性外耳炎	急性汎発性膿疱性乾癬
急性毛様体炎	急性薬物中毒	急性薬物誘発性間質性肺障害
急性リウマチ熱	急性リウマチ熱性輪状紅斑	急性リンパ性白血病
急性濾胞性結膜炎	胸腔内リンパ節結核・菌確認あり	胸腔内リンパ節結核・組織学的確認あり
頬粘膜白板症	強皮症性ミオパチー	胸部昆虫螫
胸部帯状疱疹	強膜潰瘍	強膜拡張症
強膜ぶどう腫	局在性脈絡膜炎	局在性網膜炎
局在性網脈絡膜炎	局面状乾癬	巨細胞性甲状腺炎
去勢抵抗性前立腺癌	巨大血小板性血小板減少症	巨大乳頭結膜炎
巨大フリクテン	亀裂性湿疹	筋サルコイドーシス
近視性脈絡膜新生血管	近視性網膜症	キンドラー症候群
空腸クローン病	躯幹帯状疱疹	くすぶり型白血病
屈曲部乾癬	屈曲部湿疹	グッドパスチャー症候群
クモ毒	くも膜炎	くも膜結核
クラゲ毒	クラミジア結膜炎	グレーブス病
クレスト症候群	クロロキン網膜症	形質芽球性リンパ腫
形質細胞白血病	軽症潰瘍性大腸炎	軽症再生不良性貧血
頚部悪性リンパ腫	頚部虫刺症	頚部皮膚炎

稽留性肢端皮膚炎汎発型	ゲオトリクム性口内炎	劇症型潰瘍性大腸炎
劇症帯状疱疹	血液凝固異常	結核性喀血
結核性気管支拡張症	結核性気胸	結核性胸膜炎・菌確認あり
結核性胸膜炎・組織学的確認あり	結核性空洞	結核性血胸
結核性硬膜炎	結核性軟膜炎	結核性膿胸
結核性肺線維症	結核性肺膿瘍	結核性腹水
血管拡張性環状紫斑症	血管性血友病	血管性パンヌス
血管内大細胞型B細胞性リンパ腫	血管ベーチェット病	血管免疫芽球性T細胞リンパ腫
血小板減少症	血清反応陰性関節リウマチ	血性腹水
結節硬化型古典的ホジキンリンパ腫	結節虹彩炎	結節性眼炎
結節性肝硬変	結節性結膜炎	結節性紅斑性関節障害
結節性肺結核	結節性リンパ球優位型ホジキンリンパ腫	結腸悪性リンパ腫
結膜潰瘍	結膜びらん	結膜濾胞症
限局型ウェジナー肉芽腫症	限局性円板状エリテマトーデス	限局性外耳道炎
限局性神経皮膚炎	限局性滲出性網脈絡膜炎	限局性前立腺癌
原発性血小板減少症	原発性甲状腺機能亢進症	原発性抗リン脂質抗体症候群
原発性滲出性リンパ腫	原発性胆汁性肝硬変	原発性ヘルペスウイルス性口内炎
顕微鏡的多発血管炎	高2倍体性Bリンパ芽球性白血病	高2倍体性Bリンパ芽球性白血病/リンパ腫
高2倍体性Bリンパ芽球性リンパ腫	肛囲間擦疹	好塩基球性白血病
甲殻動物毒	硬化性角膜炎	硬化性脊髄炎
硬化性舌炎	硬化性肺結核	交感神経性眼筋麻痺
後極ぶどう膜腫	口腔感染症	口腔紅板症
口腔褥瘡性潰瘍	口腔帯状疱疹	口腔白板症
口腔ベーチェット病	口腔ヘルペス	口腔扁平苔癬
高血圧性眼底	高血圧性虹彩毛様体炎	高血圧性視神経網膜症
高血圧性網膜症	硬口蓋白板症	虹彩異色
虹彩異色性毛様体炎	虹彩炎	好酸球性白血病
後耳介神経炎	高脂血症性網膜症	甲状腺悪性リンパ腫
甲状腺炎	甲状腺眼症	甲状腺機能亢進症
甲状腺機能正常型グレーブス病	甲状腺中毒症性関節障害	甲状腺中毒症性筋無力症候群
甲状腺中毒症性心筋症	甲状腺中毒性昏睡	甲状腺中毒性四肢麻痺
甲状腺中毒性周期性四肢麻痺	甲状腺中毒性心不全	甲状腺中毒性ミオパチー
口唇アフタ	口唇虫刺傷	交代性舞踏病
好中球G6PD欠乏症	好中球減少症	好中球性白血病
口底白板症	後天性凝固因子欠乏症	後天性魚鱗癬
後天性第XIII因子欠乏症	後天性胆管狭窄症	後天性低プロトロンビン血症
後天性表皮水疱症	喉頭結核	後頭部帯状疱疹
口内炎	紅板症	広汎性円形脱毛症
紅斑性間擦疹	紅斑性湿疹	紅皮症型薬疹
高フィブリノゲン血症	後部強膜炎	後部ぶどう腫
後部毛様体炎	硬膜炎	肛門クローン病
抗リン脂質抗体症候群	高齢者EBV陽性びまん性大細胞型B細胞性リンパ腫	コーガン症候群
コーツ病	呼吸細気管支炎関連性間質性肺疾患	骨悪性リンパ腫
骨移植拒絶反応	骨移植不全	骨サルコイドーシス
骨髄異形成症候群	骨髄移植拒絶反応	骨髄性白血病
骨髄性白血病骨髄浸潤	骨髄単球性白血病	骨髄低形成
骨髄低形成血小板減少症	コッホ・ウィークス菌性結膜炎	固定薬疹
古典的ホジキンリンパ腫	孤立性アフタ	コリン性じんま疹
混合型肝硬変	混合型喘息	混合型白血病
混合細胞型古典的ホジキンリンパ腫	昆虫刺傷	細菌疹
細菌性結膜炎	最重症再生不良性貧血	再植歯不全

再燃緩解型潰瘍性大腸炎	再発性アフタ	再発性ヘルペスウイルス性口内炎
再膨張性肺水腫	左室不全	左心不全
サソリ毒	サルコイドーシス性虹彩毛様体炎	サルコイドーシス性ぶどう膜炎
サルコイド関節障害	サルコイド筋炎	サルコイド心筋炎
サルコイドミオパチー	散在性表層角膜炎	散在性脈絡膜炎
散在性網膜炎	散在性網脈絡膜炎	三叉神経帯状疱疹
蚕蝕性角膜潰瘍	しいたけ皮膚炎	シェーンライン・ヘノッホ紫斑病性関節炎
耳介周囲湿疹	紫外線角結膜炎	紫外線角膜炎
耳介虫刺傷	耳介蜂巣炎	色素性痒疹
軸性視神経炎	自己赤血球感作症候群	自己免疫性肝炎
自己免疫性肝硬変	自己免疫性甲状腺炎	自己免疫性好中球減少症
自己免疫性じんま疹	自己免疫性溶血性貧血	四肢乾癬
四肢小児湿疹	四肢尋常性乾癬	四肢虫刺症
四肢毛孔性紅色粃糠疹	糸状角膜炎	指状嵌入細胞肉腫
視神経周囲炎	視神経髄膜炎	視神経乳頭炎
視神経網膜炎	視神経網膜障害	持続性色素異常性紅斑
刺虫アレルギー	実質性角膜炎	膝状神経節炎
湿疹性眼瞼炎	湿疹性眼瞼皮膚炎	湿疹性パンヌス
湿疹続発性紅皮症	歯肉白板症	紫斑型薬疹
紫斑病腎炎	尺側偏位	若年性関節炎
若年性強直性脊椎炎	若年性骨髄単球性白血病	若年性再発性網膜硝子体出血
若年性多発性関節炎	若年性多発性動脈炎	若年性特発性関節炎
若年性皮膚筋炎	若年性ヘルペス状皮膚炎	シャルコー肝硬変
縦隔悪性リンパ腫	縦隔原発大細胞型B細胞性リンパ腫	周期性血小板減少症
周期性好中球減少症	周期性再発性じんま疹	重症潰瘍性大腸炎
重症再生不良性貧血	重症多形滲出性紅斑・急性期	十二指腸悪性リンパ腫
十二指腸クローン病	周辺性ぶどう膜炎	周辺性網脈絡膜炎
周辺部ぶどう膜炎	周辺部脈絡膜炎	しゅさ性眼瞼炎
手掌紅斑	出血性外耳炎	出血性角膜炎
出血性虹彩炎	出血性口内炎	出血性じんま疹
出血性網膜炎	出血性網膜色素上皮剥離	術後急性肝炎
術後結膜炎	術後虹彩炎	術後乳癌
術後溶血性貧血	種痘様水疱症様リンパ腫	主婦湿疹
腫瘍随伴性天疱瘡	腫瘤型筋サルコイドーシス	循環性抗凝血因子症
春季カタル	小陰唇膿瘍	漿液性虹彩炎
漿液性網膜炎	漿液性網膜色素上皮剥離	上眼窩裂症候群
少関節型若年性関節炎	上強膜炎	小結節性肝硬変
症候性原発性胆汁性肝硬変	上行性視神経炎	症候性紫斑病
硝子体黄斑牽引症候群	上斜筋不全麻痺	上斜筋麻痺
掌蹠角化症	掌蹠膿疱症性骨関節炎	小腸悪性リンパ腫
小腸クローン病	小腸大腸クローン病	上直筋不全麻痺
上直筋麻痺	小児EBV陽性T細胞リンパ増殖性疾患	小児アトピー性湿疹
小児遺伝性無顆粒球症	小児外陰腟炎	小児乾燥型湿疹
小児丘疹性先端皮膚炎	小児急性リンパ性白血病	小児骨髄異形成症候群
小児全身性EBV陽性T細胞リンパ増殖性疾患	小児喘息	小児特発性低血糖症
小児ネフローゼ症候群	小児汎発性膿疱性乾癬	睫毛性眼瞼炎
小リンパ球性リンパ腫	初回発作型潰瘍性大腸炎	職業性皮膚炎
職業喘息	食物性皮膚炎	女性化副腎腫瘍
脂漏性眼瞼炎	脂漏性乾癬	脂漏性乳児皮膚炎
腎移植急性拒絶反応	腎移植拒絶反応	腎移植不全
腎移植慢性拒絶反応	人為的甲状腺中毒症	心因性喘息
真菌性角膜潰瘍	真菌性髄膜炎	心筋不全
神経栄養性角結膜炎	神経サルコイドーシス	神経ベーチェット病
心原性肺水腫	人工肛門部皮膚炎	人工じんま疹

メ

さ

進行性角膜潰瘍	進行性前立腺癌	進行乳癌
深在性エリテマトーデス	心サルコイドーシス	腎サルコイドーシス
滲出型加齢黄斑変性	滲出性紅斑型中毒疹	滲出性腹水
滲出性網膜炎	滲出性網膜症	浸潤性表層角膜炎
新生児皮脂漏	新生児皮膚炎	腎性網膜症
心臓悪性リンパ腫	心臓移植拒絶反応	心臓移植不全
深層角膜炎	心臓性呼吸困難	心臓性浮腫
心臓喘息	振動性じんま疹	心肺移植拒絶反応
心肺移植不全	心不全	膵移植拒絶反応
膵移植不全	水晶体原性虹彩毛様体炎	水痘・帯状疱疹ウイルス感染母体より出生した児
水痘脳炎	水疱性口内炎	水疱性多形紅斑
水疱性扁平苔癬	水疱性類天疱瘡	髄膜炎
髄膜脊髄炎	髄膜脳炎	髄膜白血病
睡眠薬副作用	スギ花粉症	ステロイド依存性潰瘍性大腸炎
ステロイド依存性クローン病	ステロイド依存性喘息	ステロイド依存性ネフローゼ症候群
ステロイド抵抗性ネフローゼ症候群	ステロイド皮膚炎	ステロイド誘発性皮膚症
ステロイド離脱症候群	スモン	制癌剤皮膚炎
正球性正色素性貧血	星状角膜炎	星状網膜症
成人T細胞白血病骨髄浸潤	成人T細胞白血病リンパ腫	成人T細胞白血病リンパ腫・急性型
成人T細胞白血病リンパ腫・くすぶり型	成人T細胞白血病リンパ腫・慢性型	成人T細胞白血病リンパ腫・リンパ腫型
成人アトピー性皮膚炎	精巣悪性リンパ腫	ゼーミッシュ潰瘍
赤芽球ろう	石化性角膜炎	赤色湿疹
脊髄髄膜炎	脊髄多発性硬化症	脊髄膜結核
咳喘息	赤道ぶどう腫	赤白血病
セザリー症候群	節外性NK/T細胞リンパ腫・鼻型	舌潰瘍
雪眼炎	赤血球造血刺激因子製剤低反応性貧血	赤血球破砕症候群
接合部型先天性表皮水疱症	接触眼瞼皮膚炎	接触じんま疹
接触性眼瞼結膜炎	接触性口内炎	節足動物毒
舌乳頭炎	舌膿瘍	舌白板症
舌びらん	セリアック病	遷延性肝炎
遷延性虹彩炎	全外眼筋麻痺	前額部虫刺傷
前額部虫刺症	穿孔性角膜潰瘍	潜在性結核感染症
線状角膜炎	線状網膜炎	全身型ウェジナー肉芽腫症
全身型若年性特発性関節炎	全身湿疹	全身性エリテマトーデス性呼吸器障害
全身性エリテマトーデス性心膜炎	全身性エリテマトーデス性脳動脈炎	全身性エリテマトーデス性ミオパチー
全身性エリテマトーデス脊髄炎	全身性エリテマトーデス脳炎	全身性エリテマトーデス脳脊髄炎
全身性強皮症	全身性強皮症性呼吸器障害	全身性紫斑病
全身性転移性癌	全身の尋常性乾癬	全身毛孔性紅色粃糠疹
全身薬疹	先天性外転神経麻痺	先天性血液凝固因子異常
先天性好中球減少症	先天性再生不良性貧血	先天性赤芽球ろう
先天性第Ⅹ因子欠乏症	先天性第Ⅺ因子欠乏症	先天性第Ⅻ因子欠乏症
先天性第XIII因子欠乏症	先天性低形成貧血	先天性ネフローゼ症候群
先天性副腎過形成	先天性副腎性器症候群	先天性プラスミノゲン欠損症
先天性無フィブリノゲン血症	腺病性パンヌス	前房蓄膿
前房蓄膿性角膜炎	前房蓄膿性虹彩炎	前立腺横紋筋肉腫
前立腺癌再発	前立腺小細胞癌	前立腺神経内分泌癌
前立腺肉腫	前リンパ球性白血病	造影剤ショック
増殖性化膿性口内炎	増殖性硝子体網膜症	増殖性網膜炎
総胆管狭窄症	総胆管閉塞症	側頭動脈炎
続発性血小板減少症	続発性血小板減少性紫斑病	続発性虹彩炎
続発性虹彩毛様体炎	続発性紫斑病	続発性胆汁性肝硬変
続発性脳炎	続発性舞踏病	続発性ぶどう膜炎

た	第Ⅴ因子欠乏症	第Ⅶ因子欠乏症	大アフタ
	大陰唇膿瘍	体幹虫刺症	大結節性肝硬変
	体質性再生不良性貧血	代償性肝硬変	帯状疱疹後ケロイド形成
	帯状疱疹後三叉神経痛	帯状疱疹後膝神経節炎	帯状疱疹後神経痛
	帯状疱疹後多発性ニューロパチー	帯状疱疹神経炎	帯状疱疹性角結膜炎
	帯状疱疹性強膜炎	帯状疱疹性結膜炎	帯状疱疹性虹彩炎
	帯状疱疹性虹彩毛様体炎	苔癬	苔癬状類乾癬
	大腸悪性リンパ腫	大腸クローン病	多形紅斑
	多形紅斑性関節障害	多形慢性痒疹	多剤耐性結核
	多巣性運動ニューロパチー	多中心性細網組織球症	多発性乾癬性関節炎
	多発性癌転移	多発性筋炎性呼吸器障害	多発性血管炎
	多発性血管炎重複症候群	多発性口内炎	多発性神経炎
	多発性神経障害	多発性神経脊髄炎	多発性脊髄神経根炎
	多発性リウマチ性関節炎	多発ニューロパチー	胆管狭窄症
	胆管閉塞症	単球性白血病	胆細管性肝硬変
	胆汁うっ滞	単純性角膜潰瘍	単純性顔面粃糠疹
	単純性紫斑病	単純性表皮水疱症	単純苔癬
	男性化副腎腫瘍	単葉性肝硬変	致死型表皮水疱症
	地図状口内炎	地図状脈絡膜炎	腟潰瘍
	チビエルジュ・ワイゼンバッハ症候群	チャドクガ皮膚炎	中隔性肝硬変
	中間部ぶどう膜炎	中耳炎性顔面神経麻痺	虫刺性皮膚炎
	中心性脈絡膜炎	中心性脈絡網膜症	中心性網膜炎
	中心性網膜症	中心性網脈絡膜炎	虫垂クローン病
	中枢神経系原発びまん性大細胞型B細胞性リンパ腫	中枢神経ループス	中枢性顔面神経麻痺
	中等症潰瘍性大腸炎	中等症再生不良性貧血	中毒性甲状腺腫
	中毒性好中球減少症	中毒性紅斑	中毒性視神経炎
	中毒性多結節性甲状腺腫	中毒性単結節性甲状腺腫	中毒性ニューロパチー
	中毒性表皮壊死症	中毒性溶血性貧血	腸移植拒絶反応
	腸移植不全	腸管症関連T細胞リンパ腫	腸管ベーチェット病
	腸間膜リンパ節結核	直腸悪性リンパ腫	直腸クローン病
	陳旧性顔面神経麻痺	陳旧性虹彩炎	陳旧性虹彩毛様体炎
	通常型間質性肺炎	通年性アレルギー性結膜炎	通年性アレルギー性鼻炎
	手足症候群	低2倍体性Bリンパ芽球性白血病	低2倍体性Bリンパ芽球性白血病/リンパ腫
	低2倍体性Bリンパ芽球性リンパ腫	低アルドステロン症	低形成性白血病
	低形成性貧血	低血糖発作	低線維素血症
	低補体血症性血管炎	低レニン性低アルドステロン症	滴状乾癬
	滴状類乾癬	手湿疹	テノンのう炎
	デビス紫斑	転移性黒色腫	転移性扁平上皮癌
	点状角化症	点状乾癬	デンスデポジット病ネフローゼ症候群
	動眼神経萎縮	動眼神経炎	動眼神経根性麻痺
	動眼神経不全麻痺	動眼神経麻痺	冬期湿疹
	頭部湿疹	頭部脂漏	頭部尋常性乾癬
	頭部虫刺傷	頭部粃糠疹	島ベータ細胞過形成症
	動脈硬化性眼底	動脈硬化性眼底所見	トカゲ毒
	兎眼性角膜炎	特発性眼筋麻痺	特発性肝硬変
	特発性間質性肺炎	特発性器質化肺炎	特発性血小板減少性紫斑病
	特発性血小板減少性紫斑病合併妊娠	特発性好中球減少症	特発性再生不良性貧血
	特発性じんま疹	特発性肺線維症	特発性副腎性器障害
	特発性傍中心窩毛細血管拡張症	特発性末梢性顔面神経麻痺	特発性脈絡膜新生血管
	特発性溶血性貧血	毒物性眼瞼炎	トッド肝硬変
な	ドルーゼン	内因性湿疹	内因性ぶどう膜炎
	内直筋麻痺	軟口蓋白板症	難治性喘息

難治性ネフローゼ症候群	難治性ぶどう膜炎	軟膜炎
肉芽腫性肝炎	肉芽腫性甲状腺炎	ニコチン性口蓋白色角化症
ニコチン性口内炎	二次性甲状腺機能亢進症	二次性再生不良性貧血
二次性ネフローゼ症候群	二次性白血球減少症	二次性白血病
乳痂	乳癌	乳癌・HER2 過剰発現
乳癌骨転移	乳癌皮膚転移	乳児赤芽球ろう
乳児喘息	乳腺腋窩尾部乳癌	乳頭部乳癌
乳頭網膜炎	乳房下外側部乳癌	乳房下内側部乳癌
乳房境界部乳癌	乳房脂肪肉腫	乳房上外側部乳癌
乳房上内側部乳癌	乳房中央部乳癌	乳房肉腫
乳房パジェット病	乳房皮膚炎	乳輪部乳癌
妊娠湿疹	妊娠性疱疹	妊娠性痒疹
妊婦性皮膚炎	熱帯性スプルー	熱帯扁平苔癬
粘液膿性結膜炎	念珠状紅色苔癬	脳悪性リンパ腫
脳幹多発性硬化症	膿胸関連リンパ腫	脳室炎
脳脊髄膜結核	のう胞様黄斑浮腫	ノートナーゲル症候群

は

バーキット白血病	バーキットリンパ腫	肺移植拒絶反応
肺移植不全	肺炎結核	肺結核
肺結核・鏡検確認あり	肺結核・組織学的確認あり	肺結核・培養のみ確認あり
肺結核腫	肺好酸球性肉芽腫症	肺サルコイドーシス
梅毒性髄膜炎	肺門結核	肺門リンパ節結核
白色水腫	白色粃糠疹	白内障術後結膜炎
剥離性間質性肺炎	剥離性皮膚炎	ハシトキシコーシス
橋本病	バセドウ病	バセドウ病眼症
バセドウ病術後再発	白血球減少症	白血病性網膜症
発熱性好中球減少症	鼻背部湿疹	ハブ咬傷
パラ血友病	バリズム	パリノー結膜炎
パリノー結膜腺症候群	パリノー症候群	汎血球減少症
瘢痕性類天疱瘡	斑点状網膜症	ハンド・シューラー・クリスチャン病
ハント症候群	汎発性帯状疱疹	汎発性膿疱性乾癬
反復性角膜潰瘍	反復性虹彩炎	反復性虹彩毛様体炎
反復性前部ぶどう膜炎	反復性前房蓄膿	反復性多発性神経炎
反復性毛様体炎	脾 B 細胞性リンパ腫/白血病・分類不能型	脾悪性リンパ腫
非アトピー性喘息	鼻炎	皮角
皮下脂肪織炎様 T 細胞リンパ腫	非化膿性甲状腺炎	非感染性急性外耳炎
鼻腔サルコイドーシス	粃糠疹	肥厚性扁平苔癬
皮脂欠乏症	皮脂欠乏性湿疹	非自己免疫性溶血性貧血
微小変化型ネフローゼ症候群	非心原性肺水腫	非水疱性多形紅斑
ヒスチオサイトーシス X	脾性好中球減少症	鼻性視神経炎
非代償性肝硬変	ビタミン K 欠乏による凝固因子欠乏	非定型的白血病
非定型慢性骨髄性白血病	非特異性間質性肺炎	非特異的反応性肝炎
ヒトデ毒	ヒノキ花粉症	脾びまん性赤脾髄小 B 細胞性リンパ腫
皮膚移植拒絶反応	皮膚移植不全	皮膚エリテマトーデス
皮膚筋炎性呼吸器障害	皮膚結節性多発動脈炎	皮膚原発性 CD30 陽性 T 細胞リンパ増殖性疾患
皮膚原発性 γδ T 細胞リンパ腫	皮膚原発性未分化大細胞リンパ腫	皮膚原発びまん性大細胞型 B 細胞リンパ腫・下肢型
皮膚サルコイドーシス	鼻部虫刺傷	皮膚描記性じんま疹
脾辺縁帯リンパ腫	非ホジキンリンパ腫	肥満細胞性白血病
びまん性外耳炎	びまん性乾癬	びまん性管内増殖性糸球体腎炎ネフローゼ症候群
びまん性神経皮膚炎	びまん性大細胞型・バーキット中間型分類不能 B 細胞性リンパ腫	びまん性大細胞型・ホジキン中間型分類不能 B 細胞性リンパ腫
びまん性大細胞型 B 細胞性リンパ腫	びまん性中毒性甲状腺腫	びまん性肺胞傷害
びまん性表層角膜炎	びまん性膜性糸球体腎炎ネフローゼ症候群	びまん性脈絡膜炎
表在性角膜炎	表在性舌炎	表在性点状角膜炎
ビリグラフィンショック	ピリン疹	頻回再発型ネフローゼ症候群
貧血網膜症	ファンコニー貧血	フィブリノゲン異常症
フィブリノゲン欠乏症	フィブリノゲン減少症	フィブリン減少症
フィラメント状角膜炎	封入体筋炎	フォークト・小柳・原田病
フォークト・小柳病	フォンウィルブランド病	匐行性角膜潰瘍
副腎萎縮	副腎皮質機能低下に伴う貧血	副腎皮質ホルモン剤副作用
腹水症	腹部虫刺傷	不全型ハント症候群
不全型ベーチェット病	ブタクサ花粉症	フックス異色毛様体炎
不適合輸血反応	ぶどう球菌性眼瞼炎	舞踏病
舞踏病様運動	ぶどう膜角膜炎	ブラジル天疱瘡
プランマー病	フリクテン性角結膜炎	フリクテン性角膜炎
フリクテン性角膜潰瘍	フリクテン性結膜炎	フリクテン性パンヌス
プレカリクレイン欠乏症	プロテイン C 欠乏症	プロテイン S 欠乏症
プロトロンビン欠乏症	分類不能型骨髄異形成症候群	ヘアリー細胞白血病
ヘアリー細胞白血病亜型	閉塞性黄疸	閉塞性肝硬変
閉塞性髄膜炎	ベドナーアフタ	ペニシリンアレルギー
ペニシリンショック	ヘパリン・コファクターⅡ欠乏症	ヘパリン起因性血小板減少症
ヘビ咬傷	ヘブラ痒疹	ヘルペス口内炎
ヘルリッツ型接合部型表皮水疱症	辺縁角膜炎	辺縁フリクテン
扁桃悪性リンパ腫	扁平湿疹	扁平苔癬様角化症
蜂刺症	放射線胸膜炎	放射線性口内炎
放射線性肺線維症	放射線性貧血	放射線網膜症
胞状異角化症	疱疹状天疱瘡	発作性運動誘発舞踏アテトーシス
発作性ジストニア性舞踏アテトーシス	ポリープ状脈絡膜血管症	本態性再生不良性貧血

ま

麻疹様紅斑	麻酔ショック	末梢神経障害
末梢性 T 細胞リンパ腫	末梢性 T 細胞リンパ腫・詳細不明	末梢性顔面神経麻痺
末梢動脈疾患	麻痺性斜視	慢性 NK 細胞リンパ増殖性疾患
慢性移植片対宿主病	慢性うっ血性心不全	慢性炎症関連びまん性大細胞型 B 細胞性リンパ腫
慢性炎症性脱髄性多発神経炎	慢性外耳炎	慢性角結膜炎
慢性カタル性結膜炎	慢性肝炎増悪	慢性拒絶反応
慢性結膜炎	慢性虹彩毛様体炎	慢性骨髄単球性白血病
慢性持続型潰瘍性大腸炎	慢性進行性外眼筋麻痺症候群	慢性心不全
慢性じんま疹	慢性髄膜炎	慢性脊髄炎
慢性舌炎	慢性苔癬状粃糠疹	慢性単球性白血病
慢性特発性血小板減少性紫斑病	慢性乳児湿疹	慢性脳炎
慢性白血病	慢性表在性舌炎	慢性本態性好中球減少症症候群
慢性網膜症	慢性薬物中毒	慢性薬物誘発性間質性肺障害
慢性痒疹	慢性リウマチ性冠状動脈炎	慢性良性顆粒球減少症
慢性濾胞性結膜炎	マントル細胞リンパ腫	未分化大細胞リンパ腫
耳帯状疱疹	脈絡膜炎	ミラーフィッシャー症候群
ミリッチ症候群	ムカデ咬創	無顆粒球症
無症候性原発性胆汁性肝硬変	無症候性多発性硬化症	ムチランス変形
無痛性甲状腺炎	無フィブリノゲン血症	ムンプス髄膜炎
メラー舌炎	メルカーソン・ローゼンタール症候群	毛孔角化症
毛細管脆弱症	毛細血管脆弱症	毛虫皮膚炎
毛包眼瞼炎	網膜うっ血	網膜炎
網膜血管周囲炎	網膜血管腫状増殖	網膜血管障害
網膜血管鞘形成	網膜血管新生	網膜血管攣縮症

	網膜血栓性静脈炎	網膜細動脈瘤	網膜症
	網膜静脈炎	網膜静脈周囲炎	網膜静脈蛇行症
	網膜静脈怒張	網膜静脈分枝閉塞症による黄斑浮腫	網膜静脈閉塞症による黄斑浮腫
	網膜滲出斑	網膜中心静脈閉塞症による黄斑浮腫	網膜浮腫
	網膜毛細血管瘤	毛様体炎	モラックス・アクセンフェルド結膜炎
や	門脈周囲性肝硬変	門脈性肝硬変	夜間性喘息
	夜間低血糖症	薬剤性過敏症症候群	薬剤性顆粒球減少症
	薬剤性間質性肺炎	薬剤性血小板減少性紫斑病	薬剤性酵素欠乏性貧血
	薬剤性再生不良性貧血	薬剤性自己免疫性溶血性貧血	薬剤性溶血性貧血
	薬剤誘発性過敏性血管炎	薬剤誘発性天疱瘡	薬剤誘発性ループス
	薬物性角結膜炎	薬物性角膜炎	薬物性眼瞼炎
	薬物性結膜炎	薬物性口唇炎	薬物性ショック
	薬物性じんま疹	薬物性接触性皮膚炎	薬物誘発性多発ニューロパチー
	薬物誘発性舞踏病	優性栄養障害型先天性表皮水疱症	輸血関連急性肺障害
	輸血後 GVHD	輸血後肝炎	輸血後肝障害
	輸血によるショック	癒着性くも膜炎	腰殿部帯状疱疹
	腰腹帯状疱疹	腰部尋常性乾癬	腰麻ショック
	ヨード過敏症	ヨードショック	予防接種後脳炎
ら	予防接種後脳脊髄炎	ライエル症候群	ライエル症候群型薬疹
	落屑性湿疹	ランゲルハンス細胞組織球症	卵巣癌全身転移
	リウマチ性滑液包炎	リウマチ性環状紅斑	リウマチ性虹彩炎
	リウマチ性心筋炎	リウマチ性心疾患	リウマチ性心臓弁膜症
	リウマチ性心不全	リウマチ性心弁膜炎	リウマチ性皮下結節
	リウマチ様関節炎	リガ・フェーデ病	リブマン・サックス心内膜炎
	リポイド肝炎	流行性結膜炎	両心不全
	良性移動性舌炎	良性粘膜類天疱瘡	緑膿菌性外耳炎
	鱗状湿疹	輪状網膜症	リンパ球減少型古典的ホジキンリンパ腫
	リンパ球性間質性肺炎	リンパ球豊富型古典的ホジキンリンパ腫	リンパ形質細胞性リンパ腫
	リンパ性白血病	リンパ性白血病骨髄浸潤	リンパ節サルコイドーシス
	輪紋状角膜炎	類苔癬	ループスアンチコアグラント
	ループス胸膜炎	ループス血小板減少症	ループス腎炎
	ループス腸炎	ループス肺臓炎	ループス膀胱炎
	レイノー現象	レイノー症候群	劣性栄養障害型先天性表皮水疱症
	レッテラー・ジーベ病	連鎖球菌性膿痂疹	レンネルトリンパ腫
	老人性乾皮症	老人性紫斑	老人性舞踏病
	ローゼンタール病	濾出性腹水	濾胞樹状細胞腫瘍
	濾胞性乾癬	濾胞性リンパ腫	

△	4 型尿細管性アシドーシス	ALK 融合遺伝子陽性非小細胞肺癌	B 型慢性肝炎
	FSH 単独欠損症	LH 単独欠損症	RS3PE 症候群
あ	S 状結腸結核	TSH 単独欠損症	悪液質アフタ
	悪性奇形腫	悪性腫瘍	悪性腫瘍合併性皮膚筋炎
	悪性腫瘍に伴う貧血	アジソン病	アレルギー性肉芽腫性血管炎
	鞍上部胚細胞腫瘍	イートン・ランバート症候群	異汗症
	医原性低血糖症	胃原発絨毛癌	異常血小板
	異所性 GHRH 産生腫瘍	胃胚細胞腫瘍	陰茎疾患
	インスリン異常症	インスリン自己免疫症候群	インスリン低血糖
	インスリン分泌異常症	壊死性潰瘍性歯周炎	壊死性潰瘍性歯肉炎
	壊疽性歯肉炎	円形血小板症	炎症性眼窩うっ血
か	延髄星細胞腫	外眼筋ミオパチー	外耳道痛
	外耳道肉芽腫	外耳道閉塞性角化症	回腸結核
	回盲部結核	下垂体機能低下症	下垂体機能低下に伴う貧血

	下垂体障害	下垂体性男子性腺機能低下症	下垂体性不妊症
	下垂体性卵巣機能低下	下葉小細胞肺癌	下葉肺腺癌
	下葉肺大細胞癌	下葉肺扁平上皮癌	下葉非小細胞肺癌
	カルチノイド	カルマン症候群	川崎病
	川崎病性冠動脈瘤	川崎病による虚血性心疾患	癌
	肝炎	眼窩うっ血	眼窩エキノコックス
	眼窩炎	眼窩筋炎	眼窩血腫
	眼窩内異物	眼窩浮腫	癌関連網膜症
	眼球偏位	眼筋内異物	間欠性眼球突出症
	肝細胞癌破裂	カンジダ性口角びらん	カンジダ性口内炎
	癌性悪液質	癌性ニューロパチー	癌性ニューロミオパチー
	癌性貧血	癌性ミエロパチー	感染性皮膚炎
	完全脱毛症	汗疱	顔面神経障害
	偽性円形脱毛症	偽膜性アンギナ	球後異物
	急性偽膜性カンジダ症	急性熱性皮膚リンパ節症候群	強膜疾患
	胸膜播種	巨大血小板症候群	空腸結核
	クラミジア腹膜炎	グレイ血小板症候群	クローン病性若年性関節炎
	頚部脂腺癌	頚部隆起性皮膚線維肉腫	ゲオトリクム症
	結核性下痢	結核性痔瘻	血小板機能異常症
	血小板機能低下	血小板障害症	血小板放出機構異常症
	血小板無力症	血清発疹	結膜化膿性肉芽腫
	ケトン性低血糖症	原線維性星細胞腫	原発不明癌
	高インスリン血症	硬化性腹膜炎	口腔カンジダ症
	溝状舌	甲状腺周囲炎	口唇カンジダ症
	光線眼症	後天性血小板機能低下	後天性溶血性貧血
	膠肉腫	後腹膜胚細胞腫瘍	肛門結核
さ	ゴナドトロピン単独欠損症	ゴナドトロピン分泌異常	三叉神経痛
	産褥期鉄欠乏性貧血	シーハン症候群	自己免疫性副腎炎
	四肢出血斑	視床下部星細胞腫	視床星細胞腫
	視神経症	視神経障害	湿疹様発疹
	歯肉カンジダ症	ジフテリア腹膜炎	縦隔胚細胞腫瘍
	縦隔卵黄のう腫瘍	周期性 ACTH・ADH 放出症候群	重症熱性血小板減少症候群
	十二指腸悪性ガストリノーマ	十二指腸悪性ソマトスタチノーマ	十二指腸結核
	腫瘍随伴症候群	松果体胚細胞腫瘍	松果体部膠芽腫
	小腸結核	上皮腫	上葉小細胞肺癌
	上葉肺腺癌	上葉肺大細胞癌	上葉肺扁平上皮癌
	上葉非小細胞肺癌	神経炎	膵性腹水
	膵内分泌障害	水疱症	水疱性口内炎ウイルス病
	髄膜結核腫	星細胞腫	成人スチル病
	精巣胚細胞腫瘍	精巣卵黄のう腫瘍	成長ホルモン単独欠損症
	成長ホルモン分泌不全	成長ホルモン分泌不全性低身長症	脊索腫
	舌下隙膿瘍	舌カンジダ症	舌切除後遺症
	線状苔癬	全身こむらがえり病	全身性脱毛症
	先天性血小板機能低下	前頭葉星細胞腫	前頭葉退形成性星細胞腫
	早発アドレナルキ	側頭葉星細胞腫	側頭葉退形成性星細胞腫
た	側頭葉毛様細胞性星細胞腫	続発性下垂体機能低下症	退形成性星細胞腫
	胎児性癌	帯状脱毛症	大腸結核
	蛇行状脱毛症	単球減少症	蛋白病
	腟部びらん	中葉小細胞肺癌	中葉肺腺癌
	中葉肺大細胞癌	中葉肺扁平上皮癌	中葉非小細胞肺癌
	腸結核	直腸結核	低血糖性脳症
	低ゴナドトロピン性性腺機能低下症	転移性皮膚腫瘍	頭蓋内胚細胞腫瘍
	島細胞過形成症	透析腎癌	頭頂葉星細胞腫
	頭部脂腺癌	頭部隆起性皮膚線維肉腫	特発性アルドステロン症

な	特発性下垂体機能低下症	内胚葉洞腫瘍	肉芽腫性下垂体炎
は	ネズミチフス菌腹膜炎	脳幹部星細胞腫	肺癌による閉塞性肺炎
	胚細胞腫	梅毒性腹膜炎	肺門部小細胞癌
	肺門部腺癌	肺門部大細胞癌	肺門部非小細胞癌
	肺門部扁平上皮癌	破壊性関節炎	拍動性眼球突出症
	白血病性関節症	汎下垂体機能低下症	汎発性脱毛症
	微小血管障害性溶血性貧血	被のう性腹膜硬化症	びまん性星細胞腫
	披裂喉頭蓋ひだ喉頭面癌	貧血	副咽頭間隙悪性腫瘍
	複合下垂体ホルモン欠損症	副腎梗塞	副腎出血
	副腎石灰化症	ぶどう膜耳下腺熱	ベニエ痒疹
	ベルナール・スーリエ症候群	ヘルペスウイルス性咽頭炎	ヘルペスウイルス性歯肉口内炎
ま	本態性音声振戦症	マムシ咬傷	慢性感染性貧血
	慢性骨髄性白血病	慢性骨髄性白血病移行期	慢性骨髄性白血病慢性期
	慢性持続性肝炎	慢性非活動性肝炎	慢性リウマチ性縦隔心膜炎
	慢性リウマチ性心筋心膜炎	慢性リウマチ性心膜炎	無顆粒球性アンギナ
	免疫芽球性リンパ節症	網膜障害	毛様細胞性星細胞腫
や	輸血後じんま疹	輸血後鉄過剰症	輸血反応
ら	卵黄のう腫瘍	卵巣胚細胞腫瘍	卵巣卵黄のう腫瘍
	リウマチ性癒着性心膜炎	淋菌性口内炎	淋菌性腹膜炎
	リンパ腫	老年性出血	ローラン症候群
わ	ワンサンアンギナ	ワンサン気管支炎	ワンサン扁桃炎

用法用量　通常，成人にはメチルプレドニゾロンとして1日4〜48mgを1〜4回に分割経口投与する。
なお，年齢，症状により適宜増減する。

禁忌

(1)次の患者には投与しないこと：本剤の成分に対し過敏症の既往歴のある患者
(2)次の薬剤を投与しないこと：生ワクチン又は弱毒生ワクチン

原則禁忌

(1)有効な抗菌剤の存在しない感染症，全身の真菌症の患者
(2)消化性潰瘍，憩室炎の患者
(3)精神病の患者
(4)結核性疾患の患者
(5)単純疱疹性角膜炎の患者
(6)後嚢白内障の患者
(7)緑内障の患者
(8)高血圧症の患者
(9)電解質異常のある患者
(10)血栓症の患者
(11)最近行った内臓の手術創のある患者
(12)急性心筋梗塞を起こした患者

併用禁忌

薬剤名等	臨床症状・措置方法	機序・危険因子
生ワクチン又は弱毒生ワクチン（乾燥BCGワクチン等）	ワクチン株の異常増殖又は毒性の復帰があらわれるおそれがある。	免疫抑制が生じる量の副腎皮質ホルモン剤の投与を受けている患者

メネシット配合錠100　規格：1錠[34.3円/錠]
メネシット配合錠250　規格：1錠[87円/錠]

カルビドパ水和物　レボドパ　MSD　116

ネオドパストン配合錠L100，ネオドパストン配合錠L250を参照（P671）

メバロチン細粒0.5%　規格：0.5%1g[58.6円/g]
メバロチン細粒1%　規格：1%1g[107.8円/g]
メバロチン錠5　規格：5mg1錠[50.5円/錠]
メバロチン錠10　規格：10mg1錠[94.8円/錠]

プラバスタチンナトリウム　第一三共　218

【効能効果】

高脂血症
家族性高コレステロール血症

【対応標準病名】

◎	家族性高コレステロール血症	高脂血症	高リポ蛋白血症
○	1型糖尿病性高コレステロール血症	2型糖尿病性高コレステロール血症	家族性高コレステロール血症・ヘテロ接合体
	家族性高コレステロール血症・ホモ接合体	家族性高トリグリセライド血症	家族性高リポ蛋白血症1型
	家族性高リポ蛋白血症2a型	家族性高リポ蛋白血症2b型	家族性高リポ蛋白血症3型
	家族性高リポ蛋白血症4型	家族性高リポ蛋白血症5型	家族性複合型高脂血症
	結節性黄色腫	高LDL血症	高カイロミクロン血症
	高コレステロール血症	高コレステロール血症性黄色腫	高トリグリセライド血症
	混合型高脂質血症	脂質異常症	脂質代謝異常
	食事性高脂血症	先天性脂質代謝異常	糖尿病性高コレステロール血症
	二次性高脂血症	本態性高コレステロール血症	本態性高脂血症
△	多中心性細網組織球症		

用法用量　通常，成人にはプラバスタチンナトリウムとして，1日10mgを1回又は2回に分け経口投与する。なお，年齢・症状により適宜増減するが，重症の場合は1日20mgまで増量できる。

禁忌

(1)本剤の成分に対し過敏症の既往歴のある患者
(2)妊婦又は妊娠している可能性のある婦人及び授乳婦

原則禁忌　腎機能に関する臨床検査値に異常が認められる患者に，本剤とフィブラート系薬剤を併用する場合には，治療上やむを得ないと判断される場合にのみ併用すること。

原則併用禁忌

腎機能に関する臨床検査値に異常が認められる患者では原則として併用しないこととするが，治療上やむを得ないと判断される場合にのみ慎重に併用すること。

薬剤名等	臨床症状・措置方法	機序・危険因子
フィブラート系薬剤 ベザフィブラート等	急激な腎機能悪化を伴う横紋筋融解症があらわれやすい。[自覚症状（筋肉痛，脱力感）の発現，CK（CPK）上昇，血中及び尿中ミオグロビン上昇並びに血清クレアチニン上昇等の腎機能の悪化を認めた場合は直ちに投与を中止すること。]	危険因子：腎機能に関する臨床検査値に異常が認められる患者

アルセチン錠5：テバ製薬　5mg1錠[20.6円/錠]，アルセチン錠10：テバ製薬　10mg1錠[37.8円/錠]，プラバスタチンNa錠5mg「杏林」：キョーリンリメディオ　5mg1錠[13.7円/錠]，プラバスタチンNa錠10mg「杏林」：キョーリンリメディオ　10mg1錠[23円/錠]，プラバスタチンNa錠5「KN」：小林化工　5mg1錠[20.6円/錠]，プラバスタチンNa錠5mg「EE」：サンノーバ　5mg1錠[20.6円/錠]，プラバスタチンNa錠5mg「MED」：メディサ　5mg1錠[20.6円/錠]，プラバスタチンNa錠5mg「TCK」：辰巳化学　5mg1錠[20.6円/錠]，プラバスタチンNa錠5mg「アメル」：共和薬品　5mg1錠[20.6円/錠]，プラバスタチンNa錠5mg「オーハラ」：大原薬品　5mg1錠[13.7円/錠]，プラバスタチンNa錠5mg「杏林」：キョーリンリメディオ　5mg1

錠[13.7円/錠]，プラバスタチンNa錠5mg「ケミファ」：日本薬品工業　5mg1錠[27.2円/錠]，プラバスタチンNa錠5mg「サワイ」：沢井　5mg1錠[20.6円/錠]，プラバスタチンNa錠5mg「チョーセイ」：長生堂　5mg1錠[20.6円/錠]，プラバスタチンNa錠5mg「トーワ」：東和　5mg1錠[20.6円/錠]，プラバスタチンNa錠5mg「フソー」：扶桑薬品　5mg1錠[20.6円/錠]，プラバスタチンNa錠10「KN」：小林化工　10mg1錠[37.8円/錠]，プラバスタチンNa錠10mg「EE」：サンノーバ　10mg1錠[37.8円/錠]，プラバスタチンNa錠10mg「MED」：メディサ　10mg1錠[37.8円/錠]，プラバスタチンNa錠10mg「TCK」：辰巳化学　10mg1錠[37.8円/錠]，プラバスタチンNa錠10mg「アメル」：共和薬品　10mg1錠[37.8円/錠]，プラバスタチンNa錠10mg「オーハラ」：大原薬品　10mg1錠[37.8円/錠]，プラバスタチンNa錠10mg「杏林」：キョーリンリメディオ　10mg1錠[23円/錠]，プラバスタチンNa錠10mg「ケミファ」：日本薬品工業　10mg1錠[49.7円/錠]，プラバスタチンNa錠10mg「サワイ」：沢井　10mg1錠[37.8円/錠]，プラバスタチンNa錠10mg「チョーセイ」：長生堂　10mg1錠[37.8円/錠]，プラバスタチンNa錠10mg「トーワ」：東和　10mg1錠[49.7円/錠]，プラバスタチンNa錠10mg「フソー」：扶桑薬品　10mg1錠[37.8円/錠]，プラバスタチンNa塩錠5mg「KH」：マイラン製薬　5mg1錠[20.6円/錠]，プラバスタチンNa塩錠5mg「タナベ」：田辺三菱　5mg1錠[13.7円/錠]，プラバスタチンNa塩錠10mg「KH」：マイラン製薬　10mg1錠[37.8円/錠]，プラバスタチンNa塩錠10mg「タナベ」：田辺三菱　10mg1錠[23円/錠]，プラバスタチンナトリウム錠5mg「NikP」：日医工ファーマ　5mg1錠[13.7円/錠]，プラバスタチンナトリウム錠5mg「NP」：ニプロ　5mg1錠[13.7円/錠]，プラバスタチンナトリウム錠5mg「ツルハラ」：鶴原　5mg1錠[13.7円/錠]，プラバスタチンナトリウム錠5mg「日医工」：日医工　5mg1錠[20.6円/錠]，プラバスタチンナトリウム錠10mg「NikP」：日医工ファーマ　10mg1錠[23円/錠]，プラバスタチンナトリウム錠10mg「NP」：ニプロ　10mg1錠[23円/錠]，プラバスタチンナトリウム錠10mg「ツルハラ」：鶴原　10mg1錠[37.8円/錠]，プラバスタチンナトリウム錠10mg「日医工」：日医工　10mg1錠[37.8円/錠]，プラバスタチンナトリウム錠「陽進」5mg：陽進堂　5mg1錠[20.6円/錠]，プラバスタチンナトリウム錠「陽進」10mg：陽進堂　10mg1錠[37.8円/錠]，メバトルテ細粒0.5%：大正薬品　0.5%1g[30.6円/g]，メバトルテ細粒1%：大正薬品　1%1g[51.9円/g]，メバトルテ錠5：大正薬品　5mg1錠[20.6円/錠]，メバトルテ錠10：大正薬品　10mg1錠[23円/錠]，メバリッチ錠5：日新－山形　5mg1錠[20.6円/錠]，メバリッチ錠10：日新－山形　10mg1錠[37.8円/錠]，メバリリン錠5：ケミックス　5mg1錠[13.7円/錠]，メバリリン錠10：ケミックス　10mg1錠[23円/錠]，メバレクト錠5mg：東菱薬品　5mg1錠[20.6円/錠]，メバレクト錠10mg：東菱薬品　10mg1錠[37.8円/錠]

メファキン「ヒサミツ」錠275
規格：275mg1錠[851.6円/錠]
メフロキン塩酸塩　久光　641

【効能効果】
マラリア

【対応標準病名】

◎	マラリア		
○	カメルーン熱	間欠熱	コルシカ熱
	熱帯熱マラリア	脳性マラリア	マラリア性悪液質
	三日熱マラリア	四日熱マラリア	卵形マラリア

効能効果に関連する使用上の注意
(1)本剤を予防に用いる場合には，マラリアに罹患する可能性が高く，医師が必要と判断した場合に投与を考慮すること。
(2)本剤の投与は成人を対象とすること。

用法用量
治療
通常成人には，体重に応じメフロキン塩酸塩として，825mg(3錠)～1,100mg(4錠)を2回に分割して経口投与する。
30kg以上45kg未満：初回550mg(2錠)，6～8時間後に275mg(1錠)を経口投与する。
45kg以上：初回550mg(2錠)，6～8時間後に550mg(2錠)を経口投与する。
感染地(メフロキン耐性のマラリア流行地域)及び症状によって，成人には体重に応じメフロキン塩酸塩として，1,100mg(4錠)～1,650mg(6錠)を2～3回に分割して経口投与する。
30kg以上45kg未満：初回825mg(3錠)，6～8時間後に275mg(1錠)を経口投与する。
45kg以上60kg未満：初回825mg(3錠)，6～8時間後に550mg(2錠)を経口投与する。
60kg以上：初回825mg(3錠)，6～8時間後に550mg(2錠)，さらに6～8時間後に275mg(1錠)を経口投与する。
予防
通常成人には，体重に応じメフロキン塩酸塩として，206.25mg(3/4錠)～275mg(1錠)を，マラリア流行地域到着1週間前より開始し，1週間間隔(同じ曜日)で経口投与する。流行地域を離れた後4週間は経口投与する。なお，流行地域での滞在が短い場合であっても，同様に流行地域を離れた後4週間は経口投与する。
30kg以上45kg未満：206.25mg(3/4錠)
45kg以上：275mg(1錠)

用法用量に関連する使用上の注意
(1)空腹時を避けて服用させること。
(2)治療において，血液中のマラリア原虫数が投与後2日以内に顕著な減少を示さず，あるいは増加し，臨床症状が不変もしくは悪化の場合には，医師の判断で適切な薬剤に変更すること。
(3)本剤を予防に用いる場合には，副作用に留意し，投与期間は原則として12週間までとし，その後の継続投与については，副作用の発現等に留意し，定期的に検査を実施する等慎重に行うこと。

警告　本剤を予防に用いる場合には，現地のマラリア汚染状況も踏まえて，本剤の必要性を慎重に検討すること。

禁忌
(1)本剤の成分又はキニーネ等の類似化合物に対して過敏症の既往歴のある患者
(2)低出生体重児，新生児，乳児
(3)妊婦又は妊娠している可能性のある女性
(4)てんかんの患者又はその既往歴のある患者
(5)精神病の患者又はその既往歴のある患者
(6)キニーネ投与中の患者
(7)ハロファントリン(国内未承認)投与中の患者

併用禁忌

薬剤名等	臨床症状・措置方法	機序・危険因子
キニーネ及び類似化合物 キニジン，クロロキン(国内未承認)等	急性脳症候群，暗赤色尿，呼吸困難，貧血，溶血。 (少なくともキニーネ投与後12時間は，本剤を初回投与しない。また，心毒性の発現が高まるために本剤投与後2週間は，キニーネの投与を慎重に行う。)	併用投与により心臓に対して累積的に毒性を与える可能性がある。
ハロファントリン(国内未承認)	致死的なQTc間隔の延長があらわれることがある。	QTc間隔延長作用の増大。

メプチン顆粒0.01%　規格：0.01%1g[52円/g]
メプチンシロップ5μg/mL　規格：0.0005%1mL[7.9円/mL]
メプチンドライシロップ0.005%　規格：0.005%1g[72.7円/g]
メプチンミニ錠25μg　規格：0.025mg1錠[18円/錠]
プロカテロール塩酸塩水和物　大塚　225

【効能効果】

下記疾患の気道閉塞性障害に基づく呼吸困難など諸症状の緩解
気管支喘息，慢性気管支炎，肺気腫，急性気管支炎，喘息様気管支炎

【対応標準病名】

◎	気管支喘息	気道閉塞	急性気管支炎
	呼吸困難	喘息性気管支炎	肺気腫
	慢性気管支炎		
○	RS ウイルス気管支炎	亜急性気管支炎	アスピリン喘息
	アトピー性喘息	アレルギー性気管支炎	萎縮性肺気腫
	一側性肺気腫	インフルエンザ菌気管支炎	ウイルス性気管支炎
	運動誘発性喘息	エコーウイルス気管支炎	外因性喘息
	感染型気管支喘息	気管支喘息合併妊娠	起坐呼吸
	気腫性肺のう胞	偽膜性気管支炎	急性気管気管支炎
	急性喉頭気管気管支炎	急性反復性気管支炎	巨大気腫性肺のう胞
	クループ性気管支炎	呼吸困難発作	呼吸促迫
	コクサッキーウイルス気管支炎	混合型喘息	小児喘息
	小児喘息性気管支炎	小葉間肺気腫	職業喘息
	心因性喘息	滲出性気管支炎	ステロイド依存性喘息
	咳喘息	中心小葉性肺気腫	難治性喘息
	乳児喘息	肺炎球菌性気管支炎	敗血症性気管支炎
	肺性呼吸困難	肺胞性肺気腫	パラインフルエンザウイルス気管支炎
	汎小葉性肺気腫	非アトピー性喘息	ヒトメタニューモウイルス気管支炎
	ブラ性肺気腫	閉塞性肺気腫	発作性呼吸困難
	マイコプラズマ気管支炎	マクロード症候群	慢性気管炎
	慢性気管気管支炎	慢性気管支漏	慢性肺気腫
	夜間呼吸困難	夜間性喘息	ライノウイルス気管支炎
	連鎖球菌気管支炎	労作時呼吸困難	老人性気管支炎
	老人性肺気腫		
△	息切れ	気道狭窄	急性呼吸器感染症
	上葉無気肺	ぜいぜい音	喘鳴
	中葉無気肺	板状無気肺	

用法用量

〔顆粒，シロップ，ドライシロップ〕
通常，成人にはプロカテロール塩酸塩水和物として1回50μgを1日1回就寝前ないしは1日2回，朝及び就寝前に経口投与する。
6歳以上の小児にはプロカテロール塩酸塩水和物として1回25μgを1日1回就寝前ないしは1日2回，朝及び就寝前に経口投与する。
6歳未満の乳幼児にはプロカテロール塩酸塩水和物として1回1.25μg/kgを1日2回，朝及び就寝前ないしは1日3回，朝，昼及び就寝前に経口投与する。
なお，年齢，症状により適宜増減する。
＜参考＞1回投与量換算表(6歳未満の乳幼児)

体重	顆粒 1回投与量	シロップ 1回投与量	ドライシロップ 1回投与量
4kg	0.05g	1.0mL	0.1g
6kg	0.075g	1.5mL	0.15g
8kg	0.1g	2.0mL	0.2g
10kg	0.125g	2.5mL	0.25g
12kg	0.15g	3.0mL	0.3g
14kg	0.175g	3.5mL	0.35g
16kg	0.2g	4.0mL	0.4g
18kg	0.225g	4.5mL	0.45g
20kg	0.25g	5.0mL	0.5g

〔ミニ錠〕
通常，成人にはプロカテロール塩酸塩水和物として1回50μgを1日1回就寝前ないしは1日2回，朝及び就寝前に経口投与する。
6歳以上の小児にはプロカテロール塩酸塩水和物として1回25μgを1日1回就寝前ないしは1日2回，朝及び就寝前に経口投与する。
なお，年齢，症状により適宜増減する。

禁忌　本剤の成分に対し過敏症の既往歴のある患者

エステルチンドライシロップ0.01%：高田　0.01%1g[54.8円/g]，エプカロール錠25μg：東和　0.025mg1錠[5.6円/錠]，エプカロールシロップ5μg/mL：東和　0.0005%1mL[3.8円/mL]，プロカテロール塩酸塩錠25μg「サワイ」：沢井　0.025mg1錠[5.6円/錠]，プロカテロール塩酸塩錠25μg「テバ」：大正薬品　0.025mg1錠[5.6円/錠]，プロカテロール塩酸塩錠25μg「日医工」：日医工　0.025mg1錠[5.6円/錠]，プロカテロール塩酸塩シロップ5μg/mL「テバ」：大正薬品　0.0005%1mL[3.8円/mL]，プロカテロール塩酸塩シロップ5μg/mL「日医工」：日医工　0.0005%1mL[3.8円/mL]，プロカテロール塩酸塩シロップ5μg/mL「日新」：日新－山形　0.0005%1mL[3.8円/mL]，マーヨン錠「25μg」：辰巳化学　0.025mg1錠[5.6円/錠]

メプチン錠50μg　規格：0.05mg1錠[29.2円/錠]
プロカテロール塩酸塩水和物　大塚　225

【効能効果】

下記疾患の気道閉塞性障害に基づく呼吸困難など諸症状の緩解：気管支喘息，慢性気管支炎，肺気腫，急性気管支炎

【対応標準病名】

◎	気管支喘息	気道閉塞	急性気管支炎
	呼吸困難	肺気腫	慢性気管支炎
○	RS ウイルス気管支炎	亜急性気管支炎	アスピリン喘息
	アトピー性喘息	アレルギー性気管支炎	萎縮性肺気腫
	一側性肺気腫	インフルエンザ菌気管支炎	ウイルス性気管支炎
	運動誘発性喘息	エコーウイルス気管支炎	外因性喘息
	感染型気管支喘息	気管支喘息合併妊娠	起坐呼吸
	気腫性肺のう胞	偽膜性気管支炎	急性気管気管支炎
	急性喉頭気管気管支炎	急性反復性気管支炎	巨大気腫性肺のう胞
	クループ性気管支炎	呼吸困難発作	呼吸促迫
	コクサッキーウイルス気管支炎	混合型喘息	小児喘息
	小児喘息性気管支炎	小葉間肺気腫	職業喘息
	心因性喘息	滲出性気管支炎	ステロイド依存性喘息
	咳喘息	喘息性気管支炎	中心小葉性肺気腫
	難治性喘息	乳児喘息	肺炎球菌性気管支炎
	敗血症性気管支炎	肺性呼吸困難	肺胞性肺気腫
	パラインフルエンザウイルス気管支炎	汎小葉性肺気腫	非アトピー性喘息
	ヒトメタニューモウイルス気管支炎	ブラ性肺気腫	閉塞性肺気腫
	発作性呼吸困難	マイコプラズマ気管支炎	マクロード症候群
	慢性気管炎	慢性気管気管支炎	慢性気管支漏
	慢性肺気腫	夜間呼吸困難	夜間性喘息
	ライノウイルス気管支炎	連鎖球菌気管支炎	労作時呼吸困難
	老人性気管支炎	老人性肺気腫	
△	息切れ	気道狭窄	急性呼吸器感染症
	上葉無気肺	ぜいぜい音	喘鳴
	中葉無気肺	板状無気肺	

メ

用法用量　通常，成人にはプロカテロール塩酸塩水和物として1回50μg(1錠)を1日1回就寝前ないしは1日2回，朝及び就寝前に経口投与する。
なお，年齢，症状により適宜増減する。

禁忌　本剤の成分に対し過敏症の既往歴のある患者

エプカロール錠50μg：東和[5.8円/錠]，プロカテロール塩酸塩錠50μg「サワイ」：沢井[5.8円/錠]，プロカテロール塩酸塩錠50μg「テバ」：大正薬品[5.8円/錠]，プロカテロール塩酸塩錠50μg「日医工」：日医工[5.8円/錠]，マーヨン錠「50μg」：辰巳化学[5.8円/錠]

メブロン顆粒30%　　規格：30%1g[27.3円/g]
エピリゾール　　第一三共　114

【効　能　効　果】

(1)手術ならびに外傷後の消炎・鎮痛
(2)下記疾患の消炎・鎮痛
腰痛症，頸肩腕症候群，関節症，神経痛，膀胱炎，子宮付属器炎，会陰裂傷，抜歯，智歯周囲炎，歯髄炎，関節リウマチ
(3)下記疾患の鎮痛
急性上気道炎

【対応標準病名】

◎	会陰裂傷	外傷	関節症
	関節リウマチ	急性上気道炎	頸肩腕症候群
	挫傷	挫創	子宮付属器炎
	歯髄炎	術後疼痛	神経痛
	創傷	智歯周囲炎	抜歯後疼痛
	分娩時会陰裂傷	膀胱炎	腰痛症
	裂傷	裂創	
○	CM 関節変形性関節症	DIP 関節変形性関節症	MRSA 術後創部感染
	MRSA 膀胱炎	PIP 関節変形性関節症	RS3PE 症候群
あ	アキレス腱筋腱移行部断裂	アキレス腱挫傷	アキレス腱挫創
	アキレス腱切創	アキレス腱断裂	アキレス腱部分断裂
	足開放創	足挫創	足切創
	亜脱臼	圧挫傷	圧挫創
	圧迫骨折	圧迫神経炎	アレルギー性膀胱炎
	一部性歯髄炎	一過性関節症	犬咬創
	陰茎開放創	陰茎挫創	陰茎折症
	陰茎裂創	咽頭開放創	咽頭気管炎
	咽頭喉頭炎	咽頭創傷	咽頭扁桃炎
	陰のう開放創	陰のう裂創	陰部切創
	う蝕第２度単純性歯髄炎	う蝕第３度急性化膿性根尖性歯周炎	う蝕第３度急性化膿性歯髄炎
	う蝕第３度急性単純性根尖性歯周炎	う蝕第３度歯髄壊死	う蝕第３度歯髄壊疽
	う蝕第３度慢性壊疽性歯髄炎	う蝕第３度慢性潰瘍性歯髄炎	う蝕第３度慢性化膿性根尖性歯周炎
	う蝕第３度慢性増殖性歯髄炎	会陰腟壁裂傷	会陰部化膿創
	会陰裂傷第１度	会陰裂傷第２度	会陰裂傷第３度
	会陰裂傷第４度	壊疽性歯髄炎	遠位橈尺関節変形性関節症
	炎症性多発性関節障害	横隔膜損傷	横骨折
か	汚染擦過創	汚染創	外陰開放創
	外陰部挫創	外陰部切創	外陰部裂傷
	外耳開放創	外耳道創傷	外耳部外傷性異物
	外耳部外傷性腫脹	外耳部割創	外耳部貫通創
	外耳部咬創	外耳部挫傷	外耳部挫創
	外耳部擦過創	外耳部刺創	外耳部切創
	外耳部創傷	外耳部打撲傷	外耳部虫刺傷
	外傷後遺症	外傷性一過性麻痺	外傷性横隔膜ヘルニア
	外傷性肩関節症	外傷性眼球ろう	外傷性関節症
	外傷性関節障害	外傷性咬合	外傷性虹彩離断

外傷性硬膜動静脈瘻	外傷性歯根膜炎	外傷性耳出血
外傷性視神経症	外傷性歯髄炎	外傷性手関節症
外傷性食道破裂	外傷性脊髄出血	外傷性切断
外傷性足関節症	外傷性肘関節症	外傷性動静脈瘻
外傷性動脈血腫	外傷性動脈瘤	外傷性乳び胸
外傷性脳圧迫	外傷性脳圧迫・頭蓋内に達する開放創合併あり	外傷性脳圧迫・頭蓋内に達する開放創合併なし
外傷性脳症	外傷性破裂	外傷性皮下血腫
外耳裂創	開腹術後愁訴	開放骨折
開放性外傷性脳圧迫	開放性陥没骨折	開放性胸膜損傷
開放性脱臼	開放性脱臼骨折	開放性脳挫創
開放性脳底部挫傷	開放性びまん性脳損傷	開放性粉砕骨折
開放創	潰瘍性歯肉炎	潰瘍性膀胱炎
下咽頭創傷	下顎外傷性異物	下顎開放創
下顎割創	下顎貫通創	下顎口唇挫創
下顎咬創	下顎挫傷	下顎挫創
下顎擦過創	下顎刺創	下顎切創
下顎創傷	下顎打撲傷	下顎部挫傷
下顎部打撲傷	下顎部皮膚欠損創	下顎裂創
踵関節症	踵痛	踵裂創
顎関節部開放創	顎関節部割創	顎関節部貫通創
顎関節部咬創	顎関節部挫傷	顎関節部挫創
顎関節部擦過創	顎関節部刺創	顎関節部切創
顎関節部創傷	顎関節部打撲傷	顎関節部裂創
顎部挫傷	顎部打撲傷	角膜挫創
角膜切傷	角膜切創	角膜創傷
角膜破裂	角膜裂傷	下肢神経痛
下肢痛	下腿汚染創	下腿開放創
下腿挫創	下腿神経炎	下腿切創
下腿痛	下腿皮膚欠損創	下腿裂創
肩関節症	割創	化膿性歯周炎
化膿性歯肉炎	下背部ストレイン	カリエスのない歯髄炎
眼黄斑部裂孔	眼窩創傷	眼窩部挫創
眼窩裂傷	眼球結膜裂傷	眼球損傷
眼球破裂	眼球裂傷	眼瞼外傷性異物
眼瞼外傷性腫脹	眼瞼開放創	眼瞼割創
眼瞼貫通創	眼瞼咬創	眼瞼挫創
眼瞼擦過創	眼瞼刺創	眼瞼切創
眼瞼創傷	眼瞼虫刺傷	眼瞼裂創
環指圧挫傷	環指挫傷	環指挫創
環指切創	環指痛	間質性膀胱炎
環指剥皮創	環指皮膚欠損創	眼周囲部外傷性異物
眼周囲部外傷性腫脹	眼周囲部開放創	眼周囲部割創
眼周囲部貫通創	眼周囲部咬創	眼周囲部挫創
眼周囲部擦過創	眼周囲部刺創	眼周囲部切創
眼周囲部創傷	眼周囲部虫刺傷	眼周囲部裂創
関節炎	関節骨折	関節挫傷
関節打撲	関節内骨折	関節リウマチ・顎関節
関節リウマチ・肩関節	関節リウマチ・胸椎	関節リウマチ・頸椎
関節リウマチ・股関節	関節リウマチ・指関節	関節リウマチ・趾関節
関節リウマチ・膝関節	関節リウマチ・手関節	関節リウマチ・脊椎
関節リウマチ・足関節	関節リウマチ・肘関節	関節リウマチ・腰椎
完全骨折	完全脱臼	貫通刺創
貫通銃創	貫通性挫滅創	眼部外傷性異物
眼部外傷性腫脹	眼部開放創	眼部割創
眼部貫通創	眼部咬創	眼部挫創
眼部擦過創	眼部刺創	眼部切創
眼部創傷	眼部虫刺傷	眼部裂創
陥没骨折	顔面汚染創	顔面外傷性異物
顔面開放創	顔面割創	顔面貫通創
顔面咬創	顔面挫傷	顔面挫創
顔面擦過創	顔面刺創	顔面切創
顔面創傷	顔面掻創	顔面損傷
顔面多発開放創	顔面多発割創	顔面多発貫通創

顔面多発咬創	顔面多発挫傷	顔面多発挫創
顔面多発擦過創	顔面多発刺創	顔面多発切創
顔面多発創傷	顔面多発打撲傷	顔面多発虫刺傷
顔面多発裂創	顔面打撲傷	顔面皮膚欠損創
顔面裂創	急性一部性化膿性歯髄炎	急性一部性単純性歯髄炎
急性咽頭喉頭炎	急性咽頭扁桃炎	急性壊疽性歯髄炎
急性化膿性根尖性歯周炎	急性化膿性歯根膜炎	急性化膿性歯髄炎
急性化膿性辺縁性歯根膜炎	急性口蓋扁桃炎	急性根尖性歯周炎
急性歯冠周囲炎	急性歯周炎	急性歯髄炎
急性歯槽膿瘍	急性歯肉炎	急性出血性膀胱炎
急性全部性化膿性歯髄炎	急性全部性単純性歯髄炎	急性単純性根尖性歯周炎
急性単純性歯髄炎	急性単純性膀胱炎	急性付属器炎
急性膀胱炎	急性腰痛症	急性卵管炎
急性卵巣炎	急速進行性歯周炎	胸管損傷
頬粘膜咬傷	頬粘膜咬創	胸部汚染創
胸部外傷	頬部外傷性異物	頬部開放創
頬部割創	頬部貫通創	頬部咬創
頬部挫傷	胸部挫創	頬部挫創
頬部擦過創	頬部刺創	胸部食道損傷
胸部切創	頬部切創	頬部創傷
胸部損傷	頬部打撲傷	胸部皮膚欠損創
頬部皮膚欠損創	頬部裂創	胸壁開放創
胸壁刺創	胸壁神経痛	強膜切創
強膜創傷	胸膜損傷・胸腔に達する開放創合併あり	強膜裂傷
胸膜裂創	棘刺創	魚咬創
亀裂骨折	筋筋膜性腰痛症	筋損傷
筋断裂	筋肉内血腫	屈曲骨折
頚管破裂	頚肩腕障害	脛骨顆部割創
頚頭蓋症候群	頚部開放創	頚部挫創
頚部食道開放創	頚部神経痛	頚部切創
頚部皮膚欠損創	血管切断	血管損傷
血行性歯髄炎	血腫	血清反応陰性関節リウマチ
結膜創傷	結膜裂傷	限局型若年性歯周炎
肩甲上神経痛	腱切創	腱損傷
腱断裂	原発性関節症	原発性変形性関節症
腱部分断裂	腱裂傷	高エネルギー外傷
口蓋挫傷	口蓋切創	口蓋裂創
口角部挫創	口角部裂創	口腔外傷性腫脹
口腔開放創	口腔割創	口腔挫傷
口腔挫創	口腔擦過創	口腔刺創
口腔切創	口腔創傷	口腔打撲傷
口腔粘膜咬傷	口腔粘膜咬創	口腔裂創
後頚部交感神経症候群	口唇外傷性異物	口唇外傷性腫脹
口唇開放創	口唇割創	口唇貫通創
口唇咬傷	口唇咬創	口唇挫傷
口唇挫創	口唇擦過創	口唇刺創
口唇切創	口唇創傷	口唇打撲傷
口唇虫刺傷	口唇裂創	溝創
咬創	後足部痛	喉頭外傷
後頭下神経痛	後頭神経痛	喉頭損傷
後頭部外傷	後頭部割創	後頭部挫傷
後頭部挫創	後頭部神経痛	後頭部切創
後頭部打撲傷	後頭部裂創	広汎型若年性歯周炎
広範性軸索損傷	広汎性神経損傷	項部神経痛
後方脱臼	硬膜損傷	硬膜裂傷
肛門裂創	股痛	骨折
骨盤部裂創	根性腰痛症	根尖周囲膿瘍
根尖性歯周炎	根尖肉芽腫	根尖膿瘍
根側歯周膿瘍	コントル・クー損傷	細菌性膀胱炎
採皮創	坐骨神経根炎	坐骨神経痛
坐骨単神経根炎	擦過創	挫滅傷

挫滅創	残髄炎	耳介外傷性異物
耳介外傷性腫脹	耳介開放創	耳介割創
耳介貫通創	耳介咬創	耳介挫傷
耳介挫創	耳介擦過創	耳介刺創
耳介切創	耳介創傷	耳介打撲傷
耳介虫刺傷	趾開放創	耳介裂創
耳下腺部打撲	趾化膿創	歯冠周囲炎
歯冠周囲膿瘍	趾関節症	指間切創
趾間切創	子宮癌術後後遺症	子宮頚管裂傷
子宮頚部環状剥離	刺咬症	歯根膜下膿瘍
趾挫創	示指 MP 関節挫傷	示指 PIP 開放創
示指割創	示指化膿創	示指挫傷
示指挫創	示指刺創	四肢静脈損傷
四肢神経痛	示指切創	四肢痛
示指痛	四肢動脈損傷	示指皮膚欠損創
四肢末端痛	歯周炎	歯周症
歯周膿瘍	思春期性歯肉炎	歯髄壊死
歯髄壊疽	耳前部挫創	刺創
歯槽膿瘍	歯痛	趾痛
膝蓋部挫創	膝下部挫創	膝窩部銃創
膝関節部挫創	膝部異物	膝部開放創
膝部割創	膝部咬創	膝部挫創
膝部切創	膝部裂創	歯肉炎
歯肉挫傷	歯肉切創	歯肉膿瘍
歯肉裂創	尺側偏位	若年性歯周炎
斜骨折	射創	尺骨近位端骨折
尺骨鉤状突起骨折	手圧挫傷	縦骨折
銃創	重複骨折	手関節挫滅傷
手関節挫滅創	手関節症	手関節掌側部挫創
手関節部挫創	手関節部切創	手関節部創傷
手関節部裂創	手根関節症	手指圧挫傷
手指汚染創	手指開放創	手指咬創
種子骨開放骨折	種子骨骨折	手指挫傷
手指挫創	手指挫滅傷	手指挫滅創
手指刺創	手指神経炎	手指切創
手指打撲傷	手指痛	手指剥皮創
手指皮下血腫	手指皮膚欠損創	手指変形性関節症
手術創部膿瘍	手掌挫創	手掌刺創
手掌切創	手掌剥皮創	手掌皮膚欠損創
出血性膀胱炎	術後横隔膜下膿瘍	術後合併症
術後感染症	術後髄膜炎	術後創部感染
術後膿瘍	術後腹腔内膿瘍	術後腹壁膿瘍
術後腰痛	術創部痛	手背皮膚欠損創
手背部挫創	手背部切創	手背部痛
手部汚染創	手部痛	小陰唇裂傷
上顎挫傷	上顎擦過創	上顎切創
上顎打撲傷	上顎部裂創	上口唇挫傷
上行性歯髄炎	踵骨部挫滅創	小指咬創
小指挫傷	小指挫創	上肢神経痛
小指切創	硝子体切断	小指痛
上肢痛	小指皮膚欠損創	上唇小帯裂創
上腕汚染創	上腕貫通銃創	上腕挫創
上腕神経痛	上腕痛	上腕皮膚欠損創
上腕部開放創	食道損傷	処女膜裂傷
神経炎	神経原性関節症	神経根炎
神経根ひきぬき損傷	神経切断	神経叢損傷
神経叢不全損傷	神経損傷	神経断裂
神経痛性歯痛	針刺創	靱帯ストレイン
靱帯損傷	靱帯断裂	靱帯捻挫
靱帯裂傷	ストレイン	成人スチル病
精巣開放創	精巣破裂	声門外傷
脊髄神経根症	脊椎痛	脊椎麻酔後頭痛
舌開放創	舌下顎挫創	舌咬傷
舌咬創	舌挫創	舌刺創

さ

舌切創	切創	舌創傷
切断	舌扁桃炎	舌裂創
前額部外傷性異物	前額部外傷性腫脹	前額部開放創
前額部割創	前額部貫通創	前額部咬創
前額部挫創	前額部擦過創	前額部刺創
前額部切創	前額部創傷	前額部虫刺傷
前額部虫刺症	前額部皮膚欠損創	前額部裂創
前胸部挫創	前頚頭頂部挫創	仙骨部挫創
仙骨部皮膚欠損創	前思春期性歯周炎	線状骨折
全身擦過創	前足部痛	穿通創
前頭部割創	前頭部挫傷	前頭部挫創
前頭部切創	前頭部打撲傷	前頭部皮膚欠損創
全部性歯髄炎	前方脱臼	前腕汚染創
前腕開放創	前腕咬創	前腕挫創
前腕刺創	前腕神経痛	前腕切創
前腕痛	前腕皮膚欠損創	前腕裂創
爪下挫滅傷	爪下挫滅創	早期発症型歯周炎
創傷感染症	増殖性歯肉炎	掻創
創部膿瘍	足関節症	足関節内果部挫創
足関節部挫創	足痛	足底部咬創
足底部刺創	足底部痛	足底部皮膚欠損創
側頭部割創	側頭部挫創	側頭部神経痛
側頭部切創	側頭部打撲傷	側頭部皮下血腫
足背痛	足背部挫創	足背部切創
続発性関節症	足部汚染創	側腹部咬創
側腹部挫創	側腹壁開放創	足部皮膚欠損創
足部裂創	鼡径部開放創	鼡径部切創

た

損傷	第 5 趾皮膚欠損創	大腿汚染創
大腿咬創	大腿挫創	大腿神経痛
大腿痛	大腿内側部痛	大腿皮膚欠損創
大腿部開放創	大腿部刺創	大腿部切創
大腿裂創	大転子部挫創	脱臼
脱臼骨折	多発性外傷	多発性開放創
多発性咬創	多発性神経痛	多発性切創
多発性穿刺創	多発性リウマチ性関節炎	多発性裂創
打撲割創	打撲血腫	打撲挫創
打撲擦過創	打撲傷	単純性歯周炎
単純性歯肉炎	単純脱臼	腟開放創
腟断端炎	腟裂傷	中隔部肉芽形成
肘関節骨折	肘関節挫創	肘関節症
肘関節脱臼骨折	肘関節内骨折	肘関節部開放創
中指咬創	中指挫傷	中指挫創
中指刺創	中指切創	中指痛
中指皮膚欠損創	中手骨関節部挫創	虫垂炎術後残膿瘍
中枢神経系損傷	中足部痛	肘頭骨折
肘部挫創	肘部切創	肘部皮膚欠損創
手開放創	手咬創	手挫創
手刺創	手切創	転位性骨折
殿部開放創	殿部咬創	殿部刺創
殿部切創	殿部痛	殿部皮膚欠損創
殿部裂創	頭頂部挫傷	頭頂部挫創
頭頂部擦過創	頭頂部切創	頭頂部打撲傷
頭頂部裂創	疼痛	頭皮外傷性腫脹
頭皮開放創	頭皮剥離	頭皮表在損傷
頭部外傷性皮下気腫	頭部開放創	頭部割創
頭部頚部挫傷	頭部頚部挫創	頭部頚部打撲傷
頭部挫傷	頭部挫創	頭部擦過創
頭部刺創	頭部神経痛	頭部切創
頭部多発開放創	頭部多発割創	頭部多発咬創
頭部多発挫傷	頭部多発挫創	頭部多発擦過創
頭部多発刺創	頭部多発切創	頭部多発創傷
頭部多発打撲傷	頭部多発裂創	頭部打撲
頭部打撲傷	頭部虫刺傷	動物咬創
頭部皮膚欠損創	頭部裂創	動脈損傷
特殊性歯周炎	特発性関節脱臼	特発性神経痛

な

軟口蓋挫創	軟口蓋創傷	軟口蓋破裂
難治性歯周炎	肉離れ	二次性変形性関節症
乳癌術後後遺症	尿管切石術後感染症	尿膜管膿瘍
猫咬創	捻挫	脳挫傷
脳挫傷・頭蓋内に達する開放創合併あり	脳挫傷・頭蓋内に達する開放創合併なし	脳挫創
脳挫創・頭蓋内に達する開放創合併あり	脳挫創・頭蓋内に達する開放創合併なし	脳手術後遺症
脳腫瘍摘出術後遺症	脳損傷	脳対側損傷
脳直撃損傷	脳底部挫傷	脳底部挫傷・頭蓋内に達する開放創合併あり

は

脳底部挫傷・頭蓋内に達する開放創合併なし	脳裂傷	背部神経痛
背部痛	剥離骨折	剥離性歯肉炎
抜歯後感染	抜歯創瘻孔形成	バレー・リュー症候群
破裂骨折	反復性膀胱炎	鼻下擦過創
皮下静脈損傷	皮下損傷	鼻根部打撲挫創
鼻根部裂創	膝汚染創	膝皮膚欠損創
皮神経挫傷	鼻前庭部挫創	鼻尖部挫創
肥大性歯肉炎	鼻部外傷性異物	鼻部外傷性腫脹
鼻部開放創	眉部割創	鼻部割創
鼻部貫通創	腓腹筋挫創	腓腹部痛
皮膚欠損創	鼻部咬創	鼻部挫傷
鼻部挫創	鼻部擦過創	鼻部刺創
鼻部切創	鼻部創傷	皮膚損傷
鼻部打撲傷	鼻部虫刺傷	皮膚剥脱創
鼻部皮膚欠損創	鼻部皮膚剥離創	鼻部裂創
びまん性脳損傷・頭蓋内に達する開放創合併あり	びまん性脳損傷・頭蓋内に達する開放創合併なし	眉毛部割創
眉毛部裂創	病的骨折	表皮剥離
鼻翼部切創	鼻翼部裂創	びらん性歯肉炎
びらん性膀胱炎	フェニトイン歯肉増殖症	複雑性歯周炎
複雑性歯肉炎	複雑脱臼	副鼻腔炎術後症
副鼻腔開放創	腹部汚染創	腹部刺創
腹部皮膚欠損創	腹壁開放創	腹壁神経痛
腹壁縫合糸膿瘍	不全骨折	粉砕骨折
分娩時軟産道損傷	閉鎖性外傷性脳圧迫	閉鎖性骨折
閉鎖性脱臼	閉鎖性脳挫創	閉鎖性脳底部挫傷
閉鎖性びまん性脳損傷	辺縁性化膿性歯根膜炎	辺縁性歯周組織炎
変形性肩関節症	変形性関節症	変形性胸鎖関節症
変形性肩鎖関節症	変形性股関節症	変形性手関節症
変形性足関節症	変形性肘関節症	変形性中手関節症
膀胱後部膿瘍	膀胱三角部炎	縫合糸膿瘍
膀胱周囲炎	膀胱周囲膿瘍	縫合部膿瘍
放散性歯痛	放射線出血性膀胱炎	放射線性膀胱炎
萌出性歯肉炎	包皮挫創	包皮切創
包皮裂創	母指関節症	母指球部痛
母指咬創	母指挫傷	母指挫創
母趾挫創	母指示指間切創	母指刺創
母指切創	母指打撲挫創	母指打撲傷
母指痛	母趾痛	母指皮膚欠損創

ま

母趾皮膚欠損創	母指末節部挫創	末梢血管外傷
末梢神経炎	末梢神経損傷	慢性萎縮性老人性歯肉炎
慢性壊疽性歯髄炎	慢性開放性歯髄炎	慢性潰瘍性歯髄炎
慢性化膿性根尖性歯周炎	慢性根尖性歯周炎	慢性再発性膀胱炎
慢性歯冠周囲炎	慢性歯周炎	慢性歯周膿瘍
慢性歯髄炎	慢性歯槽膿瘍	慢性歯肉炎
慢性神経痛	慢性増殖性歯髄炎	慢性単純性歯髄炎
慢性複雑性膀胱炎	慢性付属器炎	慢性閉鎖性歯髄炎
慢性辺縁性歯周炎急性発作	慢性辺縁性歯周炎軽度	慢性辺縁性歯周炎重度
慢性辺縁性歯周炎中等度	慢性膀胱炎	慢性卵管炎
慢性卵巣炎	眉間部挫創	眉間部裂創

	耳後部挫創	耳後部打撲傷	ムチランス変形
	盲管銃創	網膜振盪	網脈絡膜裂傷
や	モンテジア骨折	腰仙部神経根炎	腰痛坐骨神経痛症候群
	腰殿部痛	腰皮神経痛	腰部神経根炎
ら	腰部切創	腰部打撲挫創	らせん骨折
	卵管炎	卵管周囲炎	卵管卵巣膿瘍
	卵管留水症	卵管留膿症	卵巣炎
	卵巣周囲炎	卵巣膿瘍	卵巣卵管周囲炎
	リウマチ性滑液包炎	リウマチ性皮下結節	リウマチ様関節炎
	離開骨折	涙管損傷	涙管断裂
	涙道損傷	ループス膀胱炎	轢過創
	裂離	裂離骨折	連鎖球菌性上気道感染
わ	老人性関節炎	肋間神経痛	若木骨折
△	BCG 副反応	足異物	外耳部外傷性皮下異物
	外耳部皮下血腫	外耳部皮下出血	下顎皮下血腫
	顎関節部皮下血腫	かぜ	カテーテル感染症
	カテーテル敗血症	眼瞼外傷性皮下異物	眼周囲部外傷性皮下異物
	関節血腫	眼部外傷性皮下異物	感冒
	顔面多発皮下血腫	顔面多発皮下出血	顔面皮下血腫
	胸腺損傷	頬部皮下血腫	金属歯冠修復過高
	金属歯冠修復粗造	金属歯冠修復脱離	金属歯冠修復低位
	金属歯冠修復破損	金属歯冠修復不適合	頚椎不安定症
	口腔外傷性異物	口腔内血腫	口唇外傷性皮下異物
	口唇皮下血腫	口唇皮下出血	擦過皮下血腫
	産科的創傷の血腫	耳介外傷性皮下異物	耳介皮下血腫
	耳介皮下出血	膝関節部異物	縦隔血腫
	術後敗血症	上顎皮下血腫	スルーダー神経痛
	前額部外傷性皮下異物	爪下異物	創傷はえ幼虫症
	足底異物	打撲皮下血腫	殿部異物
	頭皮下血腫	頭部異物	頭部外傷性皮下異物
	頭部血腫	頭部多発皮下血腫	頭部打撲血腫
	頭部皮下異物	頭部皮下血腫	頭部皮下出血
	軟口蓋血腫	背部圧迫感	抜歯後出血
	皮下血腫	鼻部外傷性皮下異物	眉部血腫
	鼻部皮下血腫	鼻部皮下出血	びまん性脳損傷
	腹壁異物	ブラックアイ	帽状腱膜下出血
	腰腹痛		

用法用量
通常，成人には１日量エピリゾールとして 150〜450mg を１日2〜4回に分けて経口投与する。ただし，関節リウマチにはエピリゾールとして１日量 600mg を経口投与する。
なお，年齢，症状に応じて適宜増減する。
急性上気道炎の鎮痛の場合
　通常，成人にはエピリゾールとして，１回量 50〜150mg を頓用する。なお，年齢，症状により適宜増減する。
　ただし，原則として１日２回までとし，１日最大 450mg を限度とする。

禁忌
(1)①消化性潰瘍のある患者
　②重篤な血液の異常のある患者
　③重篤な肝障害のある患者
　④重篤な腎障害のある患者
(2)本剤の成分に対し過敏症の既往歴のある患者
(3)アスピリン喘息(非ステロイド性消炎鎮痛薬等による喘息発作の誘発)又はその既往歴のある患者

メベンダゾール錠100　規格：100mg1錠［359.7円/錠］
メベンダゾール　ヤンセン　642

【効 能 効 果】
鞭虫症

【対応標準病名】

◎	鞭虫症

用法用量　通常，成人及び小児に対してはメベンダゾールとして１回 100mg を１日２回(朝・夕)３日間経口投与する。ただし，体重 20kg 以下の小児には半量にするなど，適宜減量する。
禁忌　妊婦又は妊娠している可能性のある婦人
原則禁忌　本剤の成分に対して過敏症の既往歴のある患者

メマリーOD錠5mg　規格：5mg1錠［137.7円/錠］
メマリーOD錠10mg　規格：10mg1錠［246円/錠］
メマリーOD錠20mg　規格：20mg1錠［439.7円/錠］
メマリー錠5mg　規格：5mg1錠［137.7円/錠］
メマリー錠10mg　規格：10mg1錠［246円/錠］
メマリー錠20mg　規格：20mg1錠［439.7円/錠］
メマンチン塩酸塩　第一三共　119

【効 能 効 果】
中等度及び高度アルツハイマー型認知症における認知症症状の進行抑制

【対応標準病名】

◎	アルツハイマー型認知症		
○	アルツハイマー型初老期認知症	アルツハイマー型非定型認知症	アルツハイマー型老年認知症
	アルツハイマー病	家族性アルツハイマー病	認知症
△	急性発症の血管性認知症	パーキンソン病の認知症	ハンチントン病の認知症
	皮質下認知症	皮質認知症	レビー小体型認知症

効能効果に関連する使用上の注意
(1)アルツハイマー型認知症と診断された患者にのみ使用すること。
(2)本剤がアルツハイマー型認知症の病態そのものの進行を抑制するという成績は得られていない。
(3)アルツハイマー型認知症以外の認知症性疾患において本剤の有効性は確認されていない。

用法用量　通常，成人にはメマンチン塩酸塩として１日１回5mg から開始し，１週間に 5mg ずつ増量し，維持量として１日１回 20mg を経口投与する。

用法用量に関連する使用上の注意
(1)１日１回 5mg からの漸増投与は，副作用の発現を抑える目的であるので，維持量まで増量すること。
(2)高度の腎機能障害(クレアチニンクリアランス値：30mL/min 未満)のある患者には，患者の状態を観察しながら慎重に投与し，維持量は１日１回 10mg とすること。
(3)医療従事者，家族等の管理の下で投与すること。
(4)OD 錠は口腔内で速やかに崩壊するが，口腔粘膜からの吸収により効果発現を期待する薬剤ではないため，崩壊後は唾液又は水で飲み込むこと。
禁忌　本剤の成分に対し過敏症の既往歴のある患者

メリスロン錠6mg　規格：6mg1錠［8.5円/錠］
メリスロン錠12mg　規格：12mg1錠［12.4円/錠］
ベタヒスチンメシル酸塩　エーザイ　133

【効 能 効 果】
下記の疾患に伴うめまい，めまい感：メニエール病，メニエール症候群，眩暈症

【対応標準病名】

◎	メニエール症候群	メニエール病	めまい
	めまい感	めまい症	
○	蝸牛型メニエール病	頚性めまい	前庭型メニエール病
	突発性めまい	内リンパ水腫	平衡障害

メ

	末梢性めまい症	迷路性めまい	めまい発作
	夜間めまい	よろめき感	
△	回転性めまい	痙性めまい	耳性めまい
	前庭障害	前庭神経炎	前庭性運動失調症
	頭位眼振	平衡異常	末梢前庭障害
	めまい症候群	レルモワイエ症候群	

用法用量　通常，成人はベタヒスチンメシル酸塩として1回6～12mgを1日3回食後経口投与する。なお，年齢，症状により適宜増減する。

デアノサート錠6mg：イセイ　6mg1錠[6円/錠]，デアノサート錠12mg：イセイ　12mg1錠[6.3円/錠]，ベタヒスチンメシル酸塩錠6mg「CEO」：セオリアファーマ　6mg1錠[6円/錠]，ベタヒスチンメシル酸塩錠6mg「TCK」：辰巳化学　6mg1錠[6円/錠]，ベタヒスチンメシル酸塩錠6mg「TSU」：鶴原　6mg1錠[6円/錠]，ベタヒスチンメシル酸塩錠6mg「テバ」：大正薬品　6mg1錠[6円/錠]，ベタヒスチンメシル酸塩錠6mg「トーワ」：東和　6mg1錠[6円/錠]，ベタヒスチンメシル酸塩錠6mg「日医工」：日医工　6mg1錠[6円/錠]，ベタヒスチンメシル酸塩錠12mg「CEO」：セオリアファーマ　12mg1錠[6.3円/錠]，ベタヒスチンメシル酸塩錠12mg「TCK」：辰巳化学　12mg1錠[6.3円/錠]，ベタヒスチンメシル酸塩錠12mg「TSU」：鶴原　12mg1錠[6.3円/錠]，ベタヒスチンメシル酸塩錠12mg「テバ」：大正薬品　12mg1錠[6.3円/錠]，ベタヒスチンメシル酸塩錠12mg「トーワ」：東和　12mg1錠[6.3円/錠]，ベタヒスチンメシル酸塩錠12mg「日医工」：日医工　12mg1錠[6.3円/錠]

メルカゾール錠5mg　規格：5mg1錠[9.6円/錠]

チアマゾール　中外　243

【効能効果】

甲状腺機能亢進症

【対応標準病名】

◎	甲状腺機能亢進症		
○	異所性中毒性甲状腺腫	一過性甲状腺機能亢進症	下垂体性TSH分泌亢進症
	下垂体性甲状腺機能亢進症	偽性甲状腺機能亢進症	グレーブス病
	原発性甲状腺機能亢進症	甲状腺眼症	甲状腺機能正常型グレーブス病
	甲状腺クリーゼ	甲状腺中毒症	甲状腺中毒症性関節障害
	甲状腺中毒症性筋無力症候群	甲状腺中毒症性心筋症	甲状腺中毒性眼球突出症
	甲状腺中毒性昏睡	甲状腺中毒性四肢麻痺	甲状腺中毒性周期性四肢麻痺
	甲状腺中毒性心不全	甲状腺中毒性ミオパチー	人為的甲状腺中毒症
	中毒性甲状腺腫	中毒性多結節性甲状腺腫	中毒性単結節性甲状腺腫
	二次性甲状腺機能亢進症	バセドウ病	バセドウ病眼症
	バセドウ病術後再発	びまん性中毒性甲状腺腫	プランマー病

用法用量　チアマゾールとして，通常成人に対しては初期量1日30mgを3～4回に分割経口投与する。症状が重症のときは，1日40～60mgを使用する。機能亢進症状がほぼ消失したなら，1～4週間ごとに漸減し，維持量1日5～10mgを1～2回に分割経口投与する。通常小児に対しては初期量5歳以上～10歳未満では1日10～20mg，10歳以上～15歳未満では1日20～30mgを2～4回に分割経口投与する。機能亢進症状がほぼ消失したなら，1～4週間ごとに漸減し，維持量1日5～10mgを1～2回に分割経口投与する。通常妊婦に対しては初期量1日15～30mgを3～4回に分割経口投与する。機能亢進症状がほぼ消失したなら，1～4週間ごとに漸減し，維持量1日5～10mgを1～2回に分割経口投与する。正常妊娠時の甲状腺機能検査値を低下しないよう，2週間ごとに検査し，必要最低限量を投与する。
なお，年齢，症状により適宜増減する。

警告
(1)重篤な無顆粒球症が主に投与開始後2ヶ月以内に発現し，死亡に至った症例も報告されている。少なくとも投与開始後2ヶ月間は，原則として2週に1回，それ以降も定期的に白血球分画を含めた血液検査を実施し，顆粒球の減少傾向等の異常が認められた場合には，直ちに投与を中止し，適切な処置を行うこと。また，一度投与を中止して投与を再開する場合にも同様に注意すること。
(2)本剤投与に先立ち，無顆粒球症等の副作用が発現する場合があること及びこの検査が必要であることを患者に説明するとともに，下記について患者を指導すること。
①無顆粒球症の症状(咽頭痛，発熱等)があらわれた場合には，速やかに主治医に連絡すること。
②少なくとも投与開始後2ヶ月間は原則として2週に1回，定期的な血液検査を行う必要があるので，通院すること。

禁忌　本剤に対し過敏症の既往歴のある患者

メレックス細粒0.1%　規格：0.1%1g[13.5円/g]
メレックス錠0.5mg　規格：0.5mg1錠[7.2円/錠]
メレックス錠1mg　規格：1mg1錠[13.2円/錠]

メキサゾラム　第一三共　112

【効能効果】

(1)神経症における不安・緊張・抑うつ，易疲労性，強迫・恐怖・睡眠障害
(2)心身症(胃・十二指腸潰瘍，慢性胃炎，過敏性腸症候群，高血圧症，心臓神経症，自律神経失調症)における身体症候ならびに不安・緊張・抑うつ・易疲労性・睡眠障害

【対応標準病名】

◎	胃潰瘍	胃十二指腸潰瘍	易疲労感
	うつ状態	過敏性腸症候群	強迫神経症
	強迫性障害	恐怖症性不安障害	高血圧症
	十二指腸潰瘍	自律神経失調症	心因性胃潰瘍
	心因性高血圧症	神経症	神経症性抑うつ状態
	心身症	心身症型自律神経失調症	心臓神経症
	睡眠障害	不安うつ病	不安緊張状態
	不安神経症	本態性高血圧症	慢性胃炎
	抑うつ神経症		
○	悪性高血圧症	胃炎	胃潰瘍瘢痕
	胃十二指腸潰瘍瘢痕	萎縮性胃炎	萎縮性化生性胃炎
	咽喉頭神経症	咽頭異常感症	うつ病
	うつ病型統合失調感情障害	延髄性うつ病	外傷後遺症性うつ病
	仮面うつ病	寛解中の反復性うつ病性障害	感染症後うつ病
	器質性うつ病性障害	急性胃潰瘍	急性胃粘膜病変
	境界型高血圧症	強迫行為	強迫思考
	クッシング潰瘍	軽症うつ病エピソード	軽症反復性うつ病性障害
	血管運動神経障害	下痢型過敏性腸症候群	高血圧切迫症
	高所恐怖症	混合性不安抑うつ障害	災害神経症
	再発性胃潰瘍	再発性十二指腸潰瘍	残胃潰瘍
	産褥期うつ状態	歯科治療恐怖症	思春期うつ病
	社会恐怖症	社会不安障害	若年高血圧症
	若年性境界型高血圧症	社交不安障害	収縮期高血圧症
	十二指腸潰瘍瘢痕	十二指腸球後部潰瘍	出血性胃潰瘍
	出血性十二指腸潰瘍	術後胃潰瘍	術後胃十二指腸潰瘍
	術後残胃胃炎	術後十二指腸潰瘍	術後神経症
	主として強迫思考または反復思考	小児神経症	小児心身症
	職業神経症	書痙	自律神経症
	自律神経障害	心因性心悸亢進	心因性頻脈
	心因性不整脈	心因反応	心気症

	心気性うつ病	神経衰弱	ストレス潰瘍
	ストレス性胃潰瘍	ストレス性十二指腸潰瘍	精神神経症
	精神病症状を伴う重症うつ病エピソード	精神病症状を伴わない重症うつ病エピソード	赤面恐怖症
	穿孔性十二指腸潰瘍	先端神経症	穿通性胃潰瘍
	穿通性十二指腸潰瘍	全般性不安障害	双極性感情障害・軽症のうつ病エピソード
	双極性感情障害・精神病症状を伴う重症うつ病エピソード	双極性感情障害・精神病症状を伴わない重症うつ病エピソード	双極性感情障害・中等症のうつ病エピソード
	退行期うつ病	対人恐怖症	多発胃潰瘍
	多発性十二指腸潰瘍	多発性出血性胃潰瘍	多発性心身性障害
	単一恐怖症	単極性うつ病	単純恐怖症
	単発反応性うつ病	中等症うつ病エピソード	中等症反復性うつ病性障害
	デュラフォイ潰瘍	動物恐怖	動脈硬化性うつ病
	内因性うつ病	難治性胃潰瘍	難治性十二指腸潰瘍
	パニック障害	パニック発作	反応性うつ病
	反復思考	反復心因性うつ病	反復性うつ病
	反復性心因性抑うつ精神病	反復性精神病性うつ病	反復性短期うつ病エピソード
	非定型うつ病	表層性胃炎	びらん性胃炎
	広場恐怖症	不安障害	不安ヒステリー
	不潔恐怖症	不定愁訴症	不眠症
	閉所恐怖症	ヘリコバクター・ピロリ胃炎	本態性自律神経症
	慢性胃潰瘍	慢性胃潰瘍活動期	慢性十二指腸潰瘍活動期
	薬剤性胃潰瘍	疣状胃炎	幼児神経症
	抑うつ性パーソナリティ障害	老人性神経症	老年期うつ病
	老年期認知症抑うつ型		
△	2型双極性障害	HELLP 症候群	NSAID 胃潰瘍
あ	アルコール性胃炎	アレルギー性胃炎	胃空腸周囲炎
	異形恐怖	胃周囲炎	胃十二指腸炎
	異常絞扼反射	胃神経症	胃穿孔
	胃腸神経症	一過性離人症候群	胃びらん
	胃蜂窩織炎	咽喉頭異常感症	咽喉頭食道神経症
	陰部神経症	延髄外側症候群	過換気症候群
か	下肢倦怠感	家族性自律神経異常症	カタプレキシー
	過眠	気虚	器質性気分障害
	器質性混合性感情障害	器質性双極性障害	器質性躁病性障害
	偽性斜頸	気分循環症	気分変調症
	急性胃炎	急性胃潰瘍穿孔	急性十二指腸潰瘍
	急性十二指腸潰瘍穿孔	急性出血性胃潰瘍	急性出血性胃潰瘍穿孔
	急性出血性十二指腸潰瘍	急性出血性十二指腸潰瘍穿孔	急性びらん性胃炎
	虚弱	空気嚥下症	空気飢餓感
	クライネ・レヴィン症候群	軽症妊娠高血圧症候群	頚動脈洞症候群
	血管運動神経症	血管緊張低下性失神	倦怠感
	原発性認知症	後下小脳動脈閉塞症	交感神経緊張亢進
	拘禁性抑うつ状態	口腔心身症	高血圧性腎疾患
	高血圧性脳内出血	肛門神経症	高レニン性高血圧症
さ	混合型過敏性腸症候群	混合型妊娠高血圧症候群	産後高血圧症
	持続性気分障害	持続性身体表現性疼痛障害	疾病恐怖症
	シャイ・ドレーガー症候群	周期嗜眠症	周期性精神病
	醜形恐怖症	重症妊娠高血圧症候群	十二指腸炎
	十二指腸周囲炎	十二指腸穿孔	十二指腸乳頭炎
	十二指腸びらん	出血性胃炎	出血性胃潰瘍穿孔
	出血性十二指腸潰瘍穿孔	循環型躁うつ病	純粋型妊娠高血圧症候群
	常習性吃逆	上小脳動脈閉塞症	小脳卒中症候群
	小脳動脈狭窄	小脳動脈血栓症	小脳動脈塞栓症
	小脳動脈閉塞	職業性痙攣	食道神経症
	初老期精神病	初老期認知症	初老期妄想状態
	自律神経炎	自律神経過敏症	自律神経性ニューロパチー
	自律神経反射性疼痛	心因性あくび	心因性胃アトニー
	心因性胃液分泌過多症	心因性胃痙攣	心因性嚥下困難
	心因性過換気	心因性嗅覚障害	心因性月経困難症
	心因性下痢	心因性呼吸困難発作	心因性鼓腸
	心因性失神	心因性視野障害	心因性しゃっくり
	心因性消化不良症	心因性視力障害	心因性心血管障害
	心因性じんま疹	心因性頭痛	心因性咳
	心因性舌痛症	心因性そう痒症	心因性多飲症
	心因性疼痛	心因性脳血栓反応	心因性排尿障害
	心因性背部痛	心因性発熱	心因性皮膚炎
	心因性頻尿	心因性腹痛	心因性便秘
	心因性めまい	心因性幽門痙攣	心因性リウマチ
	心気障害	神経因性排尿障害	神経循環疲労症
	神経性胃炎	神経性胃腸炎	神経性眼病
	神経性口腔異常	神経性耳痛	神経性耳鳴
	神経性弱質	神経性食道通過障害	神経性心悸亢進
	神経性多汗症	神経調節性失神	腎血管性高血圧症
	腎実質性高血圧症	心身過労状態	腎性高血圧症
	新生児高血圧症	心臓血管神経症	心臓神経痛
	心臓性神経衰弱症	身体化障害	身体型疼痛障害
	身体表現性障害	身体表現性自律神経機能低下	衰弱
	睡眠時無呼吸症候群	睡眠相後退症候群	睡眠リズム障害
	ステロイド潰瘍	ステロイド潰瘍穿孔	性器神経症
	青春期内閉神経症	精神衰弱	精神痛
	前下小脳動脈閉塞症	穿孔性胃潰瘍	全身違和感
	全身倦怠感	全身性身体消耗	躁うつ病
	挿間性発作性不安	双極性感情障害	早発型妊娠高血圧症候群
た	体力低下	多系統萎縮症	多訴性症候群
	脱力発作	多発性神経症	単極性躁病
	遅発型妊娠高血圧症候群	中枢性睡眠時無呼吸	中毒性胃炎
	低レニン性高血圧症	特発性過眠症	特発性末梢自律神経ニューロパチー
な	内臓神経症	内分泌性高血圧症	ナルコレプシー
	肉芽腫性胃炎	二次性高血圧症	二次性認知症
	尿膀胱神経症	妊娠高血圧症	妊娠高血圧症候群
	妊娠中一過性高血圧症	認知症	脳血管運動神経症
は	歯ぎしり	破局発作状態	汎自律神経失調症
	反応性リンパ組織増生症	反復性気分障害	反復性躁病エピソード
	鼻咽腔異常感症	ヒステリー球	鼻内異常感
	びらん性十二指腸炎	疲労感	不規則睡眠
	副交感神経緊張症	副腎性高血圧症	腹部神経症
	ブリケー障害	分類困難な身体表現性障害	便秘型過敏性腸症候群
	膀胱過敏症	放射線胃炎	発作性神経症
ま	ホルネル症候群	膜症神経症	末梢自律神経過敏
	末梢自律神経ニューロパチー	慢性弱質	慢性十二指腸炎
	慢性十二指腸潰瘍	慢性心因反応	慢性疲労症候群
	慢性離人症候群	無力症	妄想性神経症
ら	離人・現実感喪失症候群	離人症	レム睡眠行動障害
	老年期認知症	老年期認知症妄想型	老年期妄想状態
	老年精神病	ワレンベルグ症候群	

用法用量 通常，成人にはメキサゾラムとして1日1.5～3mgを3回に分けて経口投与する。なお，年齢・症状に応じ適宜増減するが，高齢者には1日1.5mgまでとする。

禁忌

(1)本剤の成分に対し過敏症の既往歴のある患者
(2)急性狭隅角緑内障のある患者
(3)重症筋無力症の患者

メンドンカプセル7.5mg　規格：7.5mg1カプセル[11.4円/カプセル]
クロラゼプ酸二カリウム　アボット　112

【効能効果】

神経症における不安・緊張・焦躁・抑うつ

【対応標準病名】

◎	うつ状態	神経症	神経症性抑うつ状態
	不安うつ病	不安緊張状態	不安神経症
	抑うつ神経症		
○	うつ病	混合性不安抑うつ障害	社会不安障害
	社交不安障害	食道神経症	神経衰弱
	精神神経症	全般性不安障害	退行期うつ病
	単発反応性うつ病	内因性うつ病	反応性うつ病
	非定型うつ病	抑うつ性パーソナリティ障害	
△	2型双極性障害	うつ病型統合失調感情障害	外傷後遺症性うつ病
	仮面うつ病	感染症後うつ病	器質性うつ病性障害
	器質性気分障害	器質性混合性感情障害	器質性双極性障害
	器質性躁病性障害	気分循環症	気分変調症
	恐怖症性不安障害	軽症うつ病エピソード	軽症反復性うつ病性障害
	拘禁性抑うつ状態	高所恐怖症	思春期うつ病
	持続性気分障害	循環型躁うつ病	心気性うつ病
	精神病症状を伴う重症うつ病エピソード	精神病症状を伴わない重症うつ病エピソード	躁うつ病
	挿間性発作性不安	双極性感情障害	双極性感情障害・軽症のうつ病エピソード
	双極性感情障害・精神病症状を伴う重症うつ病エピソード	双極性感情障害・精神病症状を伴わない重症うつ病エピソード	双極性感情障害・中等症のうつ病エピソード
	単極性うつ病	中等症うつ病エピソード	中等症反復性うつ病性障害
	動脈硬化性うつ病	パニック障害	パニック発作
	反復心因性うつ病	反復性うつ病	反復性気分障害
	反復性心因性抑うつ精神病	反復性精神病性うつ病	反復性短期うつ病エピソード
	不安障害	不安ヒステリー	老年期うつ病
	老年期認知症抑うつ型		

用法用量　通常，成人にはクロラゼプ酸二カリウムとして，1日9～30mgを2～4回に分けて経口投与する。
本剤の場合，1日2～4カプセル(クロラゼプ酸二カリウムとして15～30mg)を2～4回に分けて経口投与する。
なお，年齢，症状に応じ適宜増減する。

禁忌

(1)急性狭隅角緑内障のある患者
(2)重症筋無力症のある患者
(3)リトナビルを投与中の患者

併用禁忌

薬剤名等	臨床症状・措置方法	機序・危険因子
リトナビル[ノービア]	本剤の血中濃度が大幅に上昇し，過度の鎮静や呼吸抑制を起こすおそれがある。	リトナビルの肝チトクロームP-450(CYP)3Aに対する競合的阻害作用により，本剤の代謝が抑制される。

モディオダール錠100mg　規格：100mg1錠[404.2円/錠]
モダフィニル　アルフレッサファーマ　117

【効能効果】

下記疾患に伴う日中の過度の眠気
(1)ナルコレプシー
(2)持続陽圧呼吸(CPAP)療法等による気道閉塞に対する治療を実施中の閉塞性睡眠時無呼吸症候群

【対応標準病名】

◎	気道閉塞	睡眠時無呼吸症候群	ナルコレプシー
	非器質性過眠症	閉塞性睡眠時無呼吸	
○	カタプレキシー	過眠	クライネ・レヴィン症候群
	傾眠症	周期嗜眠症	睡眠障害
	睡眠リズム障害	特発性過眠症	
△	悪夢	気道狭窄	脱力発作
	非器質性睡眠・覚醒スケジュール障害	非器質性睡眠障害	非器質性不眠症
	夢遊症	レム睡眠行動障害	

効能効果に関連する使用上の注意

(1)ナルコレプシー患者に投与する場合
①本剤の適用にあたっては，米国睡眠医学会が編纂した睡眠障害国際診断分類(ICSD)などの診断基準に基づいてナルコレプシーと確定診断された患者を対象とすること。
②本剤はカタプレキシー等の日中の過度の眠気以外のナルコレプシー症状に対する効果は認められていない。
(2)閉塞性睡眠時無呼吸症候群の患者に投与する場合
①本剤の適用にあたっては，閉塞性睡眠時無呼吸症候群と診断され，CPAP療法等の気道閉塞に対する治療が3ヵ月以上適切に行われているにもかかわらず，日中の過度の眠気が残存する患者に対し，眠気の原因となる他の疾患との鑑別診断を行った上で投与すること。なお，日中の過度の眠気については，反復睡眠潜時試験(MSLT)等の客観的検査で確認した上で本剤の投与を判断すること。
②本剤は日中の過度の眠気以外の閉塞性睡眠時無呼吸症候群の症状及び気道閉塞に対する効果は認められていない。

用法用量　通常，成人にはモダフィニルとして1日1回200mgを朝に経口投与する。なお，年齢，症状により適宜増減するが，1日最大投与量は300mgまでとする。

用法用量に関連する使用上の注意　覚醒効果があるので，不眠に注意し，夕刻以後の服用は原則として避けさせること。

禁忌

(1)重篤な不整脈のある患者
(2)本剤の成分に対し過敏症の既往歴のある患者

モニラック原末　規格：1g[6.5円/g]
モニラック・シロップ65%　規格：65%1mL[6.4円/mL]
ラクツロース　中外　235,399

【効能効果】

高アンモニア血症に伴う下記症候の改善
精神神経障害，手指振戦，脳波異常
産婦人科術後の排ガス・排便の促進
小児における便秘の改善

【対応標準病名】

◎	異常脳波	高アンモニア血症	手指振戦
	乳幼児便秘	便秘症	
○	機能性便秘症	痙攣性便秘	弛緩性便秘症
	習慣性便秘	重症便秘症	術後便秘
	食事性便秘	単純性便秘	腸管麻痺性便秘
	直腸性便秘	便通異常	
△	アミノ酸異常	アミノ酸欠乏症	アミノ酸代謝異常症
	アミノ酸尿症	アルギニノコハク酸分解酵素欠損症	アルギノコハク酸尿症
	異常頭部運動	一側上肢振戦	オルニチントランスカルバミラーゼ欠損症
	カルバミルリン酸合成酵素欠損症	肝機能検査異常	間欠性振戦
	グルタル酸血症1型	グルタル酸尿症	結腸アトニー
	高アルギニン血症	高オルニチン血症	後天性アミノ酸代謝障害
	高リジン血症	細動性振戦	四肢振戦

持続性振戦	シトルリン血症	腎性アミノ酸尿
新生児型非ケトン性高グリシン血症	振戦	振戦発作
静止時振戦	先天性尿素サイクル異常症	大腸機能障害
大腸ジスキネジア	腸アトニー	腸管運動障害
腸機能障害	腸ジスキネジア	頭部振戦
半側振戦	ヒドロオキシリシン血症	ふるえ
本態性振戦	モリブデン補酵素欠損症	リジン尿性蛋白不耐症
老年性振戦		

用法用量

〔原末〕

通常，成人１日量 19.5〜39.0g を高アンモニア血症の場合３回，産婦人科術後の排ガス・排便の目的には朝夕２回に分けて経口投与する。年齢，症状により適宜増減する。

小児便秘症の場合，通常１日 0.33〜1.30g/kg を３回に分けて経口投与する。投与量は便性状により適宜増減する。

〔シロップ〕

通常，成人１日量 30〜60mL（ラクツロース（$C_{12}H_{22}O_{11}$）として 19.5〜39g）を高アンモニア血症の場合３回，産婦人科術後の排ガス・排便の目的には朝夕２回に分けて経口投与する。年齢，症状により適宜増減する。

小児便秘症の場合，通常１日 0.5〜2mL/kg（ラクツロース（$C_{12}H_{22}O_{11}$）として 325〜1300mg/kg）を３回に分けて経口投与する。投与量は便性状により適宜増減する。

禁忌　ガラクトース血症の患者

ピアーレDS95%：高田　95%1g[6.2円/g]，ピアーレシロップ65%：高田　65%1mL[4.8円/mL]，リフォロースシロップ65%：大正薬品　65%1mL[4.8円/mL]

モノフィリン原末　　規格：1g[14.4円/g]
モノフィリン錠100mg　　規格：100mg1錠[5.6円/錠]

プロキシフィリン　　日医工　211

【効 能 効 果】

気管支喘息，喘息性（様）気管支炎，うっ血性心不全

【対応標準病名】

◎	うっ血性心不全	気管支喘息	喘息性気管支炎
○	アスピリン喘息	アトピー性喘息	アレルギー性気管支炎
	右室不全	右心不全	運動誘発性喘息
	外因性喘息	感染型気管支喘息	気管支喘息合併妊娠
	急性心不全	混合型喘息	左室不全
	左心不全	小児喘息	小児喘息性気管支炎
	職業喘息	心因性喘息	心筋不全
	心原性肺水腫	心臓性呼吸困難	心臓性浮腫
	心臓喘息	心不全	ステロイド依存性喘息
	咳喘息	難治性喘息	乳児喘息
	非アトピー性喘息	慢性うっ血性心不全	慢性心不全
	夜間性喘息	両心不全	

用法用量　プロキシフィリンとして，通常成人１日 200〜300mg を２〜３回に分割経口投与する。
なお，年齢，症状により適宜増減する。

禁忌　本剤，又は他のキサンチン系薬剤に対し，重篤な副作用の既往歴のある患者

モーバー錠100mg　　規格：100mg1錠[72.4円/錠]

アクタリット　　田辺三菱　114

オークル錠 100mg を参照（P217）

モービック錠5mg　　規格：5mg1錠[37.2円/錠]
モービック錠10mg　　規格：10mg1錠[57.1円/錠]

メロキシカム　　日本ベーリンガー　114

【効 能 効 果】

下記疾患並びに症状の消炎・鎮痛

関節リウマチ，変形性関節症，腰痛症，肩関節周囲炎，頸肩腕症候群

【対応標準病名】

◎	肩関節周囲炎	関節リウマチ	頸肩腕症候群
	手指変形性関節症	全身性変形性関節症	変形性肩関節症
	変形性関節症	変形性胸鎖関節症	変形性肩鎖関節症
	変形性股関節症	変形性膝関節症	変形性手関節症
	変形性足関節症	変形性肘関節症	変形性中手関節症
	母指 CM 関節変形性関節症	腰痛症	
○	CM 関節変形性関節症	DIP 関節変形性関節症	PIP 関節変形性関節症
	RS3PE 症候群	一過性関節症	一側性外傷後股関節症
	一側性外傷後膝関節症	一側性形成不全性股関節症	一側性原発性股関節症
	一側性原発性膝関節症	一側性続発性股関節症	一側性続発性膝関節症
	遠位橈尺関節変形性関節症	炎症性多発性関節障害	外傷後股関節症
	外傷後膝関節症	外傷性肩関節症	外傷性関節症
	外傷性関節障害	外傷性股関節症	外傷性膝関節症
	外傷性手関節症	外傷性足関節症	外傷性肘関節症
	外傷性母指 CM 関節症	回旋腱板症候群	踵関節症
	肩インピンジメント症候群	肩滑液包炎	肩関節異所性骨化
	肩関節腱板炎	肩関節硬結性腱炎	肩関節症
	肩周囲炎	肩石灰性腱炎	下背部ストレイン
	関節症	関節リウマチ・頸関節	関節リウマチ・肩関節
	関節リウマチ・胸椎	関節リウマチ・頸椎	関節リウマチ・股関節
	関節リウマチ・指関節	関節リウマチ・趾関節	関節リウマチ・膝関節
	関節リウマチ・手関節	関節リウマチ・脊椎	関節リウマチ・足関節
	関節リウマチ・肘関節	関節リウマチ・腰椎	急性腰痛症
	急速破壊型股関節症	棘上筋症候群	棘上筋石灰化症
	筋筋膜性腰痛症	頸肩腕障害	形成不全性股関節症
	頸頭蓋症候群	血清反応陰性関節リウマチ	肩甲周囲炎
	原発性関節症	原発性股関節症	原発性膝関節症
	原発性全身性関節症	原発性変形性関節症	原発性母指 CM 関節症
	肩部痛	後頚部交感神経症候群	股関節症
	根性腰痛症	坐骨神経根炎	坐骨神経痛
	坐骨単神経根炎	趾関節症	膝関節症
	尺側偏位	手関節症	手根関節症
	上腕二頭筋腱炎	上腕二頭筋腱鞘炎	神経原性関節症
	神経根炎	成人スチル病	脊髄神経根症
	脊椎痛	先天性股関節脱臼治療後亜脱臼	足関節症
	続発性関節症	続発性股関節症	続発性膝関節症
	続発性多発性関節症	続発性母指 CM 関節症	多発性関節症
	多発性リウマチ性関節炎	肘関節症	殿部痛
	二次性変形性関節症	背部痛	バレー・リュー症候群
	びらん性関節症	ブシャール結節	ヘーガース結節
	ヘバーデン結節	母指 CM 関節症	母指関節症
	ムチランス変形	野球肩	癒着性肩関節包炎
	腰仙部神経根炎	腰痛坐骨神経痛症候群	腰殿部痛
	腰部神経根炎	リウマチ性滑液包炎	リウマチ性皮下結節
	リウマチ様関節炎	両側性外傷後股関節症	両側性外傷後膝関節症
	両側性外傷性母指 CM 関節症	両側性形成不全性股関節症	両側性原発性股関節症

	両側性原発性膝関節症	両側性原発性母指CM関節症	両側性続発性股関節症
	両側性続発性膝関節症	両側性続発性母指CM関節症	老人性関節炎
	老年性股関節症		
△	頚椎不安定症	上腕神経痛	背部圧迫感
	腰腹痛		

用法用量　通常，成人にはメロキシカムとして10mgを1日1回食後に経口投与する。
なお，年齢，症状により適宜増減するが，1日最高用量は15mgとする。

用法用量に関連する使用上の注意　国内において1日15mgを超える用量での安全性は確立していない(使用経験が少ない)。

禁忌
(1)消化性潰瘍のある患者
(2)重篤な血液の異常がある患者
(3)重篤な肝障害のある患者
(4)重篤な腎障害のある患者
(5)重篤な心機能不全のある患者
(6)重篤な高血圧症の患者
(7)本剤の成分，サリチル酸塩(アスピリン等)又は他の非ステロイド性消炎鎮痛剤に対して過敏症の既往歴のある患者
(8)アスピリン喘息(非ステロイド性消炎鎮痛剤等による喘息発作の誘発)又はその既往歴のある患者
(9)妊婦又は妊娠している可能性のある婦人

メロキシカム錠5mg「EMEC」：ダイト　5mg1錠[22.1円/錠]，メロキシカム錠5mg「JG」：日本ジェネリック　5mg1錠[16.3円/錠]，メロキシカム錠5mg「NP」：ニプロ　5mg1錠[16.3円/錠]，メロキシカム錠5mg「NPI」：日本薬品工業　5mg1錠[22.1円/錠]，メロキシカム錠5mg「TCK」：辰巳化学　5mg1錠[16.3円/錠]，メロキシカム錠5mg「TYK」：大正薬品　5mg1錠[16.3円/錠]，メロキシカム錠5mg「YD」：陽進堂　5mg1錠[16.3円/錠]，メロキシカム錠5mg「アメル」：共和薬品　5mg1錠[22.1円/錠]，メロキシカム錠5mg「科研」：シオノ　5mg1錠[22.1円/錠]，メロキシカム錠5mg「クニヒロ」：皇漢堂　5mg1錠[16.3円/錠]，メロキシカム錠5mg「ケミファ」：日本ケミファ　5mg1錠[22.1円/錠]，メロキシカム錠5mg「サワイ」：沢井　5mg1錠[22.1円/錠]，メロキシカム錠5mg「タイヨー」：テバ製薬　5mg1錠[22.1円/錠]，メロキシカム錠5mg「タカタ」：高田　5mg1錠[22.1円/錠]，メロキシカム錠5mg「タナベ」：田辺三菱　5mg1錠[22.1円/錠]，メロキシカム錠5mg「トーワ」：東和　5mg1錠[22.1円/錠]，メロキシカム錠5mg「日医工」：日医工　5mg1錠[22.1円/錠]，メロキシカム錠5mg「ユートク」：大興　5mg1錠[22.1円/錠]，メロキシカム錠10mg「EMEC」：ダイト　10mg1錠[34.9円/錠]，メロキシカム錠10mg「JG」：日本ジェネリック　10mg1錠[27円/錠]，メロキシカム錠10mg「NP」：ニプロ　10mg1錠[27円/錠]，メロキシカム錠10mg「NPI」：日本薬品工業　10mg1錠[34.9円/錠]，メロキシカム錠10mg「TCK」：辰巳化学　10mg1錠[27円/錠]，メロキシカム錠10mg「TYK」：大正薬品　10mg1錠[34.9円/錠]，メロキシカム錠10mg「YD」：陽進堂　10mg1錠[27円/錠]，メロキシカム錠10mg「アメル」：共和薬品　10mg1錠[34.9円/錠]，メロキシカム錠10mg「科研」：シオノ　10mg1錠[34.9円/錠]，メロキシカム錠10mg「クニヒロ」：皇漢堂　10mg1錠[27円/錠]，メロキシカム錠10mg「ケミファ」：日本ケミファ　10mg1錠[34.9円/錠]，メロキシカム錠10mg「サワイ」：沢井　10mg1錠[34.9円/錠]，メロキシカム錠10mg「タイヨー」：テバ製薬　10mg1錠[34.9円/錠]，メロキシカム錠10mg「タカタ」：高田　10mg1錠[34.9円/錠]，メロキシカム錠10mg「タナベ」：田辺三菱　10mg1錠[34.9円/錠]，メロキシカム錠10mg「トーワ」：東和　10mg1錠[34.9円/錠]，メロキシカム錠10mg「日医工」：日医工　10mg1錠[34.9円/錠]，メロキシカム錠10mg「ユートク」：大興　10mg1錠[34.9円/錠]，メロキシカム速崩錠5mg「日本臓器」：日本臓器　5mg1錠[22.1円/錠]，メロキシカム速崩錠10mg「日本臓器」：日本臓器　10mg1錠[34.9円/錠]

モビプレップ配合内用剤　規格：1袋[2371.3円/袋]

Lーアスコルビン酸ナトリウム　アスコルビン酸　マクロゴール4000　塩化カリウム　塩化ナトリウム　無水硫酸ナトリウム　味の素　799

【効能効果】

大腸内視鏡検査，大腸手術時の前処置における腸管内容物の排除

【対応標準病名】

該当病名なし

用法用量
本剤1袋を水に溶解して約2Lの溶解液とする。
通常，成人には溶解液を1時間あたり約1Lの速度で経口投与する。溶解液を約1L投与した後，水又はお茶を約0.5L飲用する。ただし，排泄液が透明になった時点で投与を終了し，投与した溶解液量の半量の水又はお茶を飲用する。排泄液が透明になっていない場合には，残りの溶解液を排泄液が透明になるまで投与し，その後，追加投与した溶解液量の半量の水又はお茶を飲用する。
なお，本剤1袋(溶解液として2L)を超える投与は行わない。
大腸内視鏡検査前処置：検査当日の朝食は絶食(水分摂取は可)とし，検査開始予定時間の約3時間以上前から投与を開始する。
大腸手術前処置：手術前日の昼食後は絶食(水分摂取は可)とし，昼食後約3時間以上経過した後，投与を開始する。

用法用量に関連する使用上の注意
(1)排便，腹痛等の状況を確認しながら慎重に投与すること。
(2)約1Lの溶解液を投与しても排便がない場合には，腹痛，嘔気，嘔吐のないことを必ず確認したうえで投与を継続し，排便が認められるまで十分観察すること。
(3)口渇時には，本剤の投与中でも水又はお茶を飲用してよいことを説明すること。特に，脱水を起こすおそれがある患者には，本剤の投与前や投与後にも，積極的に水分を摂取するよう指導すること。
(4)高齢者では特に時間をかけて投与すること。

警告
(1)本剤の投与により，腸管内圧上昇による腸管穿孔を起こすことがあるので，排便，腹痛等の状況を確認しながら，慎重に投与するとともに，腹痛等の消化器症状があらわれた場合は投与を中断し，腹部の診察や画像検査(単純X線，超音波，CT等)を行い，投与継続の可否について慎重に検討すること。特に，腸閉塞を疑う患者には問診，触診，直腸診，画像検査等により腸閉塞でないことを確認した後に投与するとともに，腸管狭窄，高度な便秘，腸管憩室のある患者では注意すること。
(2)本剤の投与により，ショック，アナフィラキシー等を起こすことがあるので，自宅での服用に際し，特に副作用発現時の対応について，患者に説明すること。

禁忌
(1)胃腸管閉塞症及び腸閉塞の疑いのある患者
(2)腸管穿孔
(3)胃排出不全
(4)中毒性巨大結腸症
(5)本剤の成分に対し過敏症の既往歴のある患者

モルヒネ塩酸塩錠10mg「DSP」　規格：10mg1錠[125.8円/錠]

モルヒネ塩酸塩水和物　大日本住友　811

【効能効果】

激しい疼痛時における鎮痛・鎮静
激しい咳嗽発作における鎮咳
激しい下痢症状の改善および手術後等の腸管蠕動運動の抑制

【対応標準病名】

◎	下痢症	咳	疼痛
○	S状結腸炎	アトピー咳嗽	アレルギー性咳嗽
	胃腸炎	炎症性腸疾患	開胸術後疼痛症候群
	回腸炎	カタル性胃腸炎	カタル性咳
	癌性持続痛	乾性咳	癌性疼痛

	癌性突出痛	感染後咳嗽	感染性胃腸炎
	感染性下痢症	感染性大腸炎	感染性腸炎
	感冒性胃腸炎	感冒性大腸炎	感冒性腸炎
	急性胃腸炎	急性大腸炎	急性腸炎
	急性疼痛	湿性咳	出血性腸炎
	術後疼痛	神経障害性疼痛	遷延性咳嗽
	大腸炎	中枢神経障害性疼痛	腸炎
	腸カタル	突出痛	難治性疼痛
	難治性乳児下痢症	乳児下痢	末梢神経障害性疼痛
	慢性咳嗽	慢性疼痛	夜間咳
△	圧痛	機能性下痢	抗生物質起因性大腸炎
	抗生物質起因性腸炎	持続痛	術創部痛
	身体痛	咳失神	全身痛
	鈍痛	皮膚疼痛症	放散痛
※	**適応外使用可** 原則として，「モルヒネ塩酸塩【内服薬】・【注射薬】・【外用薬】」を「筋萎縮性側索硬化症（ALS）」，「筋ジストロフィーの呼吸困難時の除痛」に対して処方した場合，当該使用事例を審査上認める。		

用法用量　通常，成人には，モルヒネ塩酸塩水和物として1回5～10mg，1日15mgを経口投与する。
なお，年齢，症状により適宜増減する。

禁忌
(1)重篤な呼吸抑制のある患者
(2)気管支喘息発作中の患者
(3)重篤な肝障害のある患者
(4)慢性肺疾患に続発する心不全の患者
(5)痙れん状態（てんかん重積症，破傷風，ストリキニーネ中毒）にある患者
(6)急性アルコール中毒の患者
(7)本剤の成分およびアヘンアルカロイドに対し過敏症の患者
(8)出血性大腸炎の患者

原則禁忌　細菌性下痢のある患者

モルヒネ塩酸塩水和物「シオノギ」原末：塩野義　1g[2203円/g]，モルヒネ塩酸塩水和物「第一三共」原末：第一三共プロ　1g[2203円/g]，モルヒネ塩酸塩水和物「タケダ」原末：武田薬品　1g[2203円/g]

薬用炭「日医工」

規格：1g[8.3円/g]
薬用炭　日医工　231

【効 能 効 果】

下痢症，消化管内の異常発酵による生成ガスの吸着，自家中毒・薬物中毒における吸着及び解毒

【対応標準病名】

◎	アセトン血性嘔吐症	下痢症	薬物中毒症
○	医薬品中毒	炎症性腸疾患	感染性胃腸炎
	感染性大腸炎	感染性腸炎	急性大腸炎
	急性腸炎	急性薬物中毒	大腸炎
	腸炎	腸カタル	難治性乳児下痢症
	乳児下痢	慢性薬物中毒	
△	S状結腸炎	胃腸炎	嘔気
	悪心	回腸炎	カタル性胃腸炎
	感染性下痢症	感冒性胃腸炎	感冒性大腸炎
	感冒性腸炎	機能性下痢	急性胃腸炎
	抗生物質起因性大腸炎	抗生物質起因性腸炎	出血性大腸炎
	出血性腸炎	特発性嘔吐症	反復性嘔吐

用法用量　薬用炭として，通常成人1日2～20gを数回に分割経口投与する。
なお，年齢，症状により適宜増減する。

ヤーズ配合錠

規格：1錠[253.5円/錠]，1シート[7097.8円/シート]
エチニルエストラジオールベータデクス　ドロスピレノン　バイエル薬品　248

【効 能 効 果】

月経困難症

【対応標準病名】

◎	月経困難症		
○	器質性月経困難症	機能性月経困難症	月経痛
	月経モリミナ	原発性月経困難症	続発性月経困難症
	膜様月経困難症		
△	排卵痛		

用法用量　1日1錠を毎日一定の時刻に定められた順に従って（淡赤色錠から開始する）28日間連続経口投与する。
以上28日間を投与1周期とし，出血が終わっているか続いているかにかかわらず，29日目から次の周期の錠剤を投与し，以後同様に繰り返す。

用法用量に関連する使用上の注意
(1)毎日一定の時刻に服用させること。
(2)本剤の投与にあたっては，不正性器出血の予防及びホルモン剤服用中の妊娠のリスクを最小限にとどめるため，飲み忘れ等がないよう服用方法を十分指導すること。
(3)服用開始日：本剤を初めて服用させる場合，月経第1日目から服用を開始させる。服用開始日が月経第1日目から遅れた場合，妊娠のリスクを考慮し，飲みはじめの最初の1週間はホルモン剤以外の避妊法を用いること。
(4)万一前日の飲み忘れに気付いた場合，直ちに前日の飲み忘れた錠剤を服用し，当日の錠剤も通常の服薬時刻に服用する。2日以上服薬を忘れた場合は，気付いた時点で前日分の1錠を服用し，当日の錠剤も通常の服薬時刻に服用し，その後は当初の服薬スケジュールどおり服用を継続すること。

警告
本剤の服用により，血栓症があらわれ，致死的な経過をたどることがあるので，次のような症状があらわれた場合は直ちに投与を中止し，適切な処置を行うこと。
緊急対応を要する血栓症の主な症状：下肢の急激な疼痛・腫脹，突然の息切れ，胸痛，激しい頭痛，四肢の脱力・麻痺，構語障害，急性視力障害等
患者に対しても，このような症状があらわれた場合は，直ちに服用を中止し，救急医療機関を受診するよう説明すること。

禁忌
(1)本剤の成分に対し過敏性素因のある患者
(2)エストロゲン依存性悪性腫瘍（例えば，乳癌，子宮内膜癌），子宮頸癌及びその疑いのある患者
(3)診断の確定していない異常性器出血のある患者
(4)血栓性静脈炎，肺塞栓症，脳血管障害，冠動脈疾患又はその既往歴のある患者
(5)35歳以上で1日15本以上の喫煙者
(6)前兆（閃輝暗点，星型閃光等）を伴う片頭痛の患者
(7)肺高血圧症又は心房細動を合併する心臓弁膜症の患者，亜急性細菌性心内膜炎の既往歴のある心臓弁膜症の患者
(8)血管病変を伴う糖尿病患者（糖尿病性腎症，糖尿病性網膜症等）
(9)血栓性素因のある患者
(10)抗リン脂質抗体症候群の患者
(11)手術前4週以内，術後2週以内，産後4週以内及び長期間安静状態の患者
(12)重篤な肝障害のある患者
(13)肝腫瘍のある患者
(14)脂質代謝異常のある患者
(15)高血圧のある患者（軽度の高血圧の患者を除く）
(16)耳硬化症の患者
(17)妊娠中に黄疸，持続性瘙痒症又は妊娠ヘルペスの既往歴のある患者

⒅妊婦又は妊娠している可能性のある女性
⒆授乳婦
⒇骨成長が終了していない可能性がある患者
㉑重篤な腎障害又は急性腎不全のある患者

「山善」第二リン灰　規格：10g[1.55円/g]

リン酸水素カルシウム水和物　山善　321

【効能効果】

下記疾患におけるカルシウムの補給
　くる病，骨粗鬆症，骨軟化症
妊婦，授乳時におけるカルシウム補給

【対応標準病名】

◎	くる病	骨粗鬆症	骨軟化症
○	アルミニウム骨症	エルゴステロール欠乏症	肝性くる病
	頚椎骨粗鬆症	頚椎骨粗鬆症・病的骨折あり	抗てんかん薬骨軟化症
	骨粗鬆症・骨盤部病的骨折あり	骨粗鬆症・脊椎病的骨折あり	骨粗鬆症・前腕病的骨折あり
	骨粗鬆症・大腿部病的骨折あり	骨粗鬆症・多発病的骨折あり	骨粗鬆症・病的骨折あり
	産褥性骨軟化症	若年性骨粗鬆症	若年性骨粗鬆症・病的骨折あり
	術後吸収不良性骨粗鬆症	術後吸収不良性骨粗鬆症・病的骨折あり	術後吸収不良性骨軟化症
	腫瘍性低リン血症性骨軟化症	人工透析性骨軟化症	ステロイド性骨粗鬆症
	ステロイド性骨粗鬆症・病的骨折あり	ステロイド性脊椎圧迫骨折	脊椎骨粗鬆症
	脊椎骨粗鬆症・病的骨折あり	脊椎骨軟化症	特発性骨粗鬆症
	特発性骨粗鬆症・病的骨折あり	特発性若年性骨粗鬆症	二次性骨粗鬆症
	二次性骨粗鬆症・病的骨折あり	廃用性骨粗鬆症	廃用性骨粗鬆症・病的骨折あり
	ビタミンＤ依存性くる病	ビタミンＤ欠乏症	ビタミンＤ欠乏性くる病
	ビタミンＤ欠乏性骨軟化症	閉経後骨粗鬆症	閉経後骨粗鬆症・骨盤部病的骨折あり
	閉経後骨粗鬆症・脊椎病的骨折あり	閉経後骨粗鬆症・前腕病的骨折あり	閉経後骨粗鬆症・大腿部病的骨折あり
	閉経後骨粗鬆症・多発病的骨折あり	閉経後骨粗鬆症・病的骨折あり	未熟児くる病
	ミルクマン症候群	薬剤性骨軟化症	薬物誘発性骨粗鬆症
	薬物誘発性骨粗鬆症・病的骨折あり	卵巣摘出術後骨粗鬆症	卵巣摘出術後骨粗鬆症・病的骨折あり
	老人性骨軟化症	老年性骨粗鬆症	老年性骨粗鬆症・病的骨折あり
△	眼窩内側壁骨折	眼窩内壁骨折	眼窩吹き抜け骨折
	環椎椎弓骨折	脛骨近位骨端線損傷	軸椎横突起骨折
	軸椎椎弓骨折	軸椎椎体骨折	篩骨板骨折
	歯突起開放骨折	歯突起骨折	上腕骨滑車骨折
	上腕骨近位骨端線損傷	上腕骨近位端病的骨折	上腕骨骨幹部病的骨折
	上腕骨小結節骨折	上腕骨らせん骨折	人工股関節周囲骨折
	人工膝関節周囲骨折	前頭蓋底骨折	前頭骨線状骨折
	側頭骨線状骨折	大腿骨近位骨端線損傷	中頭蓋底骨折
	頭蓋円蓋部線状骨折	橈骨近位骨端線損傷	剥離骨折
	腓骨近位骨端線損傷	らせん骨折	裂離骨折

用法用量　通常成人１日3gを３回に分割経口投与する。なお，年齢，症状により適宜増減する。

禁忌

⑴高カルシウム血症の患者
⑵腎結石のある患者
⑶重篤な腎不全のある患者

リン酸水素カルシウム「エビス」：日興[1.42円/g]，リン酸水素カルシウム「三恵」：三恵薬品[1.39円/g]，リン酸水素カルシウム水和物「ヨシダ」：吉田[1.39円/g]

ユーエフティE配合顆粒T100

規格：100mg1包（テガフール相当量）[328.8円/包]

ユーエフティE配合顆粒T150

規格：150mg1包（テガフール相当量）[488.9円/包]

ユーエフティE配合顆粒T200

規格：200mg1包（テガフール相当量）[646.7円/包]

ユーエフティ配合カプセルT100

規格：100mg1カプセル（テガフール相当量）[260.5円/カプセル]

ウラシル　テガフール　大鵬薬品　422

【効能効果】

テガフール・ウラシル通常療法
　次の疾患の自覚的並びに他覚的症状の寛解：頭頸部癌，胃癌，結腸・直腸癌，肝臓癌，胆のう・胆管癌，膵臓癌，肺癌，乳癌，膀胱癌，前立腺癌，子宮頸癌
ホリナート・テガフール・ウラシル療法：結腸・直腸癌

【対応標準病名】

◎	胃癌	咽頭癌	咽頭上皮内癌
	下咽頭癌	下咽頭後部癌	下顎歯肉癌
	下顎歯肉頬移行部癌	顎下腺癌	下口唇基底細胞癌
	下口唇皮膚癌	下口唇有棘細胞癌	下唇癌
	下唇赤唇部癌	肝癌	頬粘膜癌
	頬粘膜上皮内癌	頚皮膚上皮内癌	頚部癌
	頚部基底細胞癌	頚部転移性腺癌	頚部皮膚癌
	頚部有棘細胞癌	結腸癌	口蓋癌
	口蓋上皮内癌	口蓋垂癌	口腔癌
	口腔上皮内癌	口腔前庭癌	口腔底癌
	口腔底上皮内癌	硬口蓋癌	甲状腺癌
	甲状腺癌骨転移	甲状腺髄様癌	甲状腺乳頭癌
	甲状腺未分化癌	甲状腺濾胞癌	口唇癌
	口唇境界部癌	口唇上皮内癌	口唇赤唇部癌
	口唇皮膚上皮内癌	口底癌	口底上皮内癌
	喉頭蓋癌	喉頭蓋前面癌	喉頭蓋谷癌
	喉頭癌	喉頭上皮内癌	耳下腺癌
	子宮頸癌	篩骨洞癌	歯肉癌
	歯肉上皮内癌	上咽頭癌	上咽頭後壁癌
	上咽頭上壁癌	上咽頭前壁癌	上咽頭側壁癌
	上顎歯肉癌	上顎歯肉頬移行部癌	上顎洞癌
	上顎洞上皮内癌	上口唇基底細胞癌	上口唇皮膚癌
	上口唇有棘細胞癌	上唇癌	上唇赤唇部癌
	小唾液腺癌	唇交連癌	膵癌
	正中型口腔底癌	正中型口底癌	声門下癌
	声門癌	声門上癌	舌縁癌
	舌下腺癌	舌下面癌	舌下面上皮内癌
	舌癌	舌根部癌	舌上皮内癌
	舌尖癌	舌背癌	前立腺癌
	側方型口腔底癌	側方型口底癌	大唾液腺癌
	唾液腺癌	胆管癌	胆のう癌
	中咽頭癌	中咽頭後壁癌	中咽頭側壁癌
	直腸癌	転移性口腔癌	転移性舌癌
	転移性鼻腔癌	頭頚部癌	頭皮上皮内癌
	頭部基底細胞癌	頭部皮膚癌	頭部有棘細胞癌
	軟口蓋癌	乳癌	肺癌
	鼻咽腔癌	鼻腔癌	副甲状腺癌
	副鼻腔癌	扁桃窩癌	扁桃癌
	膀胱癌	梨状陥凹癌	輪状後部癌
○	EGFR遺伝子変異陽性非小細胞肺癌	KIT（CD117）陽性胃消化管間質腫瘍	KIT（CD117）陽性結腸消化管間質腫瘍
	KIT（CD117）陽性直腸消化管間質腫瘍	KRAS遺伝子野生型結腸癌	KRAS遺伝子野生型直腸癌
	S状結腸癌	胃癌・HER2過剰発現	胃管癌
	胃消化管間質腫瘍	胃進行癌	胃前庭部癌

	遺伝性非ポリポーシス大腸癌	炎症性乳癌	横行結腸癌
	回盲部癌	下顎部メルケル細胞癌	顎下部悪性腫瘍
	下行結腸癌	下部胆管癌	肝外胆管癌
	眼角基底細胞癌	眼角皮膚癌	眼角有棘細胞癌
	眼瞼メルケル細胞癌	肝細胞癌	顔面メルケル細胞癌
	肝門部胆管癌	気管支癌	頬部メルケル細胞癌
	去勢抵抗性前立腺癌	頚部原発腫瘍	頚部メルケル細胞癌
	結腸消化管間質腫瘍	限局性前立腺癌	原発性肝癌
	原発性肺癌	口唇メルケル細胞癌	項部メルケル細胞癌
	残胃癌	耳介メルケル細胞癌	子宮断端癌
	術後乳癌	上顎癌	上行結腸癌
	上部胆管癌	進行性前立腺癌	進行乳癌
	膵芽腫	膵管癌	膵管内管状腺癌
	膵管内乳頭粘液性腺癌	膵漿液性のう胞腺癌	膵腺房細胞癌
	膵体部癌	膵頭部癌	膵内胆管癌
	膵粘液性のう胞腺癌	膵尾部癌	スキルス胃癌
	前額部メルケル細胞癌	前立腺癌再発	前立腺肉腫
	総胆管癌	大腸癌	大腸粘液癌
	胆管細胞癌	胆道癌	胆のう管癌
	胆のう肉腫	中部胆管癌	直腸Ｓ状部結腸癌
	直腸癌術後再発	直腸消化管間質腫瘍	転移性篩骨洞癌
	転移性上顎洞癌	転移性膵腫瘍	転移性前頭洞癌
	転移性蝶形骨洞癌	転移性副鼻腔癌	頭部メルケル細胞癌
	乳癌再発	肺腺癌	肺腺扁平上皮癌
	肺腺様のう胞癌	肺大細胞癌	肺大細胞神経内分泌癌
	肺粘表皮癌	肺扁平上皮癌	肺胞上皮癌
	肺未分化癌	肺門部肺癌	非小細胞肺癌
	噴門癌	膀胱尿路上皮癌	

△あ	ALK 融合遺伝子陽性非小細胞肺癌	VIP 産生腫瘍	悪性インスリノーマ
	悪性下垂体腫瘍	悪性ガストリノーマ	悪性グルカゴノーマ
	悪性膵内分泌腫瘍	悪性ソマトスタチノーマ	悪性頭蓋咽頭腫
	悪性葉状腫瘍	胃悪性間葉系腫瘍	胃悪性黒色腫
	胃カルチノイド	胃癌骨転移	胃癌末期
	胃原発絨毛癌	胃脂肪肉腫	胃重複癌
	胃上皮内癌	胃小弯部癌	胃体部癌
	胃大弯部癌	胃底部癌	遺伝性大腸癌
	胃肉腫	胃平滑筋肉腫	胃幽門部癌
	陰核癌	陰茎癌	陰茎亀頭部癌
	陰茎体部癌	陰茎包皮部癌	咽頭腫瘍
	腋窩癌	腋窩基底細胞癌	腋窩皮膚癌
か	腋窩有棘細胞癌	エクリン汗孔癌	外陰癌
	外耳道癌	外耳道ボーエン病	回腸癌
	下咽頭披裂喉頭蓋ひだ癌	下顎部基底細胞癌	下顎部皮膚癌
	下顎部ボーエン病	下顎部有棘細胞癌	下眼瞼基底細胞癌
	下眼瞼皮膚癌	下眼瞼ボーエン病	下眼瞼有棘細胞癌
	下口唇ボーエン病	下肢悪性腫瘍	下肢皮膚癌
	仮声帯癌	下腿基底細胞癌	下腿皮膚癌
	下腿有棘細胞癌	下部食道癌	下葉小細胞肺癌
	下葉肺癌	下葉肺腺癌	下葉肺大細胞癌
	下葉肺扁平上皮癌	下葉非小細胞肺癌	肝悪性腫瘍
	眼角皮膚上皮内癌	肝芽腫	肝カルチノイド
	肝癌骨転移	肝奇形腫	肝血管肉腫
	眼瞼脂腺癌	眼瞼皮膚上皮内癌	眼瞼皮膚の悪性腫瘍
	肝細胞癌破裂	環指基底細胞癌	環指皮膚癌
	肝脂肪肉腫	環指有棘細胞癌	汗腺癌
	肝内胆管癌	肝のう胞腺癌	肝平滑筋肉腫
	顔面悪性腫瘍	顔面基底細胞癌	顔面脂腺癌
	顔面皮膚癌	顔面皮膚上皮内癌	顔面ボーエン病
	顔面有棘細胞癌	顔面隆起性皮膚線維肉腫	肝門部癌
	肝弯曲部癌	気管癌	気管支カルチノイド
	気管支上皮内癌	気管上皮内癌	基底細胞癌

	臼後部癌	嗅神経芽腫	嗅神経上皮腫
	胸部下部食道癌	胸部癌	胸部基底細胞癌
	頬部基底細胞癌	胸部上部食道癌	胸部食道癌
	胸部神経芽腫	胸部中部食道癌	胸部皮膚癌
	頬部皮膚癌	頬部ボーエン病	胸部有棘細胞癌
	頬部有棘細胞癌	頬部隆起性皮膚線維肉腫	胸膜播種
	空腸癌	頚部悪性腫瘍	頚部脂腺癌
	頚部食道癌	頚部神経芽腫	頚部皮膚悪性腫瘍
	頚部ボーエン病	頚部隆起性皮膚線維肉腫	結腸脂肪肉腫
	原発不明癌	肩部基底細胞癌	肩部皮膚癌
	肩部有棘細胞癌	口蓋弓癌	甲状軟骨の悪性腫瘍
	口唇皮膚悪性腫瘍	項部基底細胞癌	項部皮膚癌
	項部ボーエン病	項部有棘細胞癌	肛門癌
	肛門管癌	肛門部癌	肛門部基底細胞癌
	肛門部皮膚癌	肛門部有棘細胞癌	肛門扁平上皮癌
さ	骨盤部神経芽腫	混合型肝癌	細気管支肺胞上皮癌
	鰓原性癌	臍部基底細胞癌	臍部皮膚癌
	臍部有棘細胞癌	耳介癌	耳介ボーエン病
	耳管癌	色素性基底細胞癌	子宮癌骨転移
	子宮頚部腺癌	子宮腟部癌	示指基底細胞癌
	示指皮膚癌	示指有棘細胞癌	脂腺癌
	耳前部基底細胞癌	耳前部皮膚癌	耳前部ボーエン病
	耳前部有棘細胞癌	膝部基底細胞癌	膝部皮膚癌
	膝部有棘細胞癌	十二指腸乳頭癌	十二指腸乳頭部癌
	主気管支の悪性腫瘍	手掌基底細胞癌	手掌皮膚癌
	手掌有棘細胞癌	手背皮膚癌	手背部基底細胞癌
	手背有棘細胞癌	手部基底細胞癌	手部皮膚癌
	手部有棘細胞癌	腫瘍随伴症候群	小陰唇癌
	上咽頭脂肪肉腫	上顎結節部癌	上眼瞼基底細胞癌
	上眼瞼皮膚癌	上眼瞼ボーエン病	上眼瞼有棘細胞癌
	上行結腸カルチノイド	上行結腸平滑筋肉腫	上口唇ボーエン病
	小細胞肺癌	上肢悪性腫瘍	小指基底細胞癌
	小指皮膚癌	上肢皮膚癌	小指有棘細胞癌
	上皮腫	踵部基底細胞癌	上部食道癌
	踵部皮膚癌	踵部有棘細胞癌	上葉小細胞肺癌
	上葉肺癌	上葉肺腺癌	上葉肺大細胞癌
	上葉肺扁平上皮癌	上葉非小細胞肺癌	上腕基底細胞癌
	上腕皮膚癌	上腕有棘細胞癌	食道上皮内癌
	痔瘻癌	膵頚部癌	膵脂肪肉腫
	膵臓癌骨転移	膵体尾部癌	脊索腫
	舌脂肪肉腫	前額部基底細胞癌	前額部皮膚癌
	前額部ボーエン病	前額部有棘細胞癌	前胸部基底細胞癌
	前胸部皮膚癌	前胸部有棘細胞癌	仙骨部基底細胞癌
	仙骨部皮膚癌	仙骨部有棘細胞癌	全身性転移性癌
	前頭洞癌	前立腺横紋筋肉腫	前立腺癌骨転移
	前立腺小細胞癌	前立腺神経内分泌癌	前腕基底細胞癌
	前腕皮膚癌	前腕有棘細胞癌	早期胃癌
	側胸部基底細胞癌	側胸部皮膚癌	側胸部有棘細胞癌
	足底基底細胞癌	足底皮膚癌	足底有棘細胞癌
	足背基底細胞癌	足背皮膚癌	足背有棘細胞癌
	足部基底細胞癌	足部皮膚癌	足部有棘細胞癌
	鼡径部基底細胞癌	鼡径部皮膚癌	鼡径部有棘細胞癌
た	第 2 趾基底細胞癌	第 2 趾皮膚癌	第 2 趾有棘細胞癌
	第 3 趾基底細胞癌	第 3 趾皮膚癌	第 3 趾有棘細胞癌
	第 4 趾基底細胞癌	第 4 趾皮膚癌	第 4 趾有棘細胞癌
	第 5 趾基底細胞癌	第 5 趾皮膚癌	第 5 趾有棘細胞癌
	大陰唇癌	胎芽性肉腫	胎児性癌
	大腿基底細胞癌	大腿骨転移性骨腫瘍	大腿皮膚癌
	大腿有棘細胞癌	大腸カルチノイド	大腸癌骨転移
	大腸肉腫	多発性癌転移	多発性骨髄腫骨髄浸潤
	胆のうカルチノイド	腟癌	中耳悪性腫瘍
	中指基底細胞癌	中指皮膚癌	中指有棘細胞癌
	虫垂癌	肘部基底細胞癌	中部食道癌

	肘部皮膚癌	肘部有棘細胞癌	中葉小細胞肺癌
	中葉肺癌	中葉肺腺癌	中葉肺大細胞癌
	中葉肺扁平上皮癌	中葉非小細胞肺癌	蝶形骨洞癌
	直腸悪性黒色腫	直腸カルチノイド	直腸癌骨転移
	直腸癌穿孔	直腸脂肪肉腫	直腸平滑筋肉腫
	転移性下顎癌	転移性黒色腫	転移性骨腫瘍
	転移性骨腫瘍による大腿骨骨折	転移性子宮癌	転移性腫瘍
	転移性上顎癌	転移性頭蓋骨腫瘍	転移性肺癌
	転移性扁平上皮癌	殿部基底細胞癌	殿部皮膚癌
	殿部有棘細胞癌	頭部脂腺癌	頭部ボーエン病
な	頭部隆起性皮膚線維肉腫	内耳癌	内胚葉洞腫瘍
	乳癌・HER2 過剰発現	乳癌骨転移	乳腺腋窩尾部乳癌
	乳頭基底細胞癌	乳頭皮膚癌	乳頭部乳癌
	乳頭有棘細胞癌	乳房下外側部乳癌	乳房下内側部乳癌
	乳房境界部乳癌	乳房脂肪肉腫	乳房上外側部乳癌
	乳房上内側部乳癌	乳房中央部乳癌	乳房肉腫
	乳房パジェット病	乳輪部乳癌	尿管口部膀胱癌
は	尿膜管癌	肺芽腫	肺カルチノイド
	肺癌骨転移	肺癌肉腫	肺癌による閉塞性肺炎
	肺上皮内癌	肺肉腫	背部基底細胞癌
	背部皮膚癌	背部有棘細胞癌	肺門部小細胞癌
	肺門部腺癌	肺門部大細胞癌	肺門部非小細胞癌
	肺門部扁平上皮癌	バレット食道癌	パンコースト症候群
	鼻尖基底細胞癌	鼻前庭癌	鼻尖皮膚癌
	鼻尖ボーエン病	鼻尖有棘細胞癌	鼻中隔癌
	脾の悪性腫瘍	鼻背基底細胞癌	鼻背皮膚癌
	鼻背ボーエン病	鼻背有棘細胞癌	皮膚悪性腫瘍
	皮膚悪性線維性組織球腫	皮膚癌	鼻部基底細胞癌
	皮膚上皮内癌	鼻部皮膚癌	皮膚付属器癌
	鼻部ボーエン病	鼻部有棘細胞癌	鼻翼基底細胞癌
	鼻翼皮膚癌	鼻翼ボーエン病	鼻翼有棘細胞癌
	披裂喉頭蓋ひだ下咽頭面癌	披裂喉頭蓋ひだ喉頭面癌	脾弯曲部癌
	副咽頭間隙悪性腫瘍	副甲状腺悪性腫瘍	腹部悪性腫瘍
	腹部基底細胞癌	腹部食道癌	腹部神経芽腫
	腹部皮膚癌	腹部有棘細胞癌	膀胱円蓋部膀胱癌
	膀胱頚部膀胱癌	膀胱後壁部膀胱癌	膀胱三角部膀胱癌
	膀胱上皮内癌	膀胱前壁部膀胱癌	膀胱側壁部膀胱癌
	膀胱肉腫	膀胱扁平上皮癌	ボーエン病
	母指基底細胞癌	母趾基底細胞癌	母指皮膚癌
	母趾皮膚癌	母指有棘細胞癌	母趾有棘細胞癌
ま	メルケル細胞癌	盲腸癌	毛包癌
や	有棘細胞癌	幽門癌	幽門前庭部癌
	腰部基底細胞癌	腰部皮膚癌	腰部有棘細胞癌
	肋骨転移		

効能効果に関連する使用上の注意　術後補助療法におけるホリナート・テガフール・ウラシル療法の有効性及び安全性は確立していない。

用法用量

テガフール・ウラシル通常療法

通常，1日量として，テガフール 300～600mg 相当量を1日2～3回に分割経口投与する。

子宮頸癌については通常，1日量として，テガフール 600mg 相当量を1日2～3回に分割経口投与する。

他の抗悪性腫瘍剤との併用の場合は上記に準じて投与する。

ホリナート・テガフール・ウラシル療法

結腸・直腸癌に対して通常，1日量として，テガフール 300～600mg 相当量(300mg/m^{2}を基準)を1日3回に分けて(約8時間ごとに)，食事の前後1時間を避けて経口投与する。ホリナートの投与量は通常，成人にはホリナートとして 75mg を，1日3回に分けて(約8時間ごとに)，テガフール・ウラシル配合剤と同時に経口投与する。

以上を 28 日間連日経口投与し，その後7日間休薬する。これを1クールとして投与を繰り返す。

用法用量に関連する使用上の注意

ホリナート・テガフール・ウラシル療法の場合

(1)ホリナート・テガフール・ウラシル療法は食事の影響を受けるので，食事の前後1時間を避けて投与すること。

(2)1日の投与スケジュールは以下を参考とする。

体表面積(m^2)	UFT(mg/日)	1日の投与スケジュール(mg)		
		午前	午後	夜間
＜1.17	300	100	100	100
1.17–1.49	400	200	100	100
1.50–1.83	500	200	200	100
＞1.83	600	200	200	200

警告

(1)劇症肝炎等の重篤な肝障害が起こることがあるので，定期的(特に投与開始から2ヵ月間は1ヵ月に1回以上)に肝機能検査を行うなど観察を十分に行い，肝障害の早期発見に努めること。肝障害の前兆又は自覚症状と考えられる食欲不振を伴う倦怠感等の発現に十分に注意し，黄疸(眼球黄染)があらわれた場合には直ちに投与を中止し，適切な処置を行うこと。

(2)テガフール・ギメラシル・オテラシルカリウム配合剤との併用により，重篤な血液障害等の副作用が発現するおそれがあるので，併用を行わないこと。

(3)ホリナート・テガフール・ウラシル療法

①本療法は，テガフール・ウラシル配合剤の細胞毒性を増強する療法であり，本療法に関連したと考えられる死亡例が認められているので，緊急時に十分に措置できる医療施設及び癌化学療法に十分な経験を有する医師のもとで，禁忌，慎重投与の項を参照して適応患者の選択を慎重に行い実施すること。

なお，本療法の開始にあたっては，両剤の添付文書を熟読のこと。

②本療法において重篤な下痢が起こることがあり，その結果，致命的な経過をたどることがあるので，患者の状態を十分観察し，激しい腹痛，下痢等の症状があらわれた場合には，直ちに投与を中止し，適切な処置を行うこと。また，脱水症状があらわれた場合には補液等の適切な処置を行うこと。

③本療法において劇症肝炎等の重篤な肝障害，重篤な骨髄抑制が起こることがあり，その結果，致命的な経過をたどることがあるので，定期的(少なくとも1クールに1回以上，特に投与開始から2クールは，各クール開始前及び当該クール中に1回以上)に臨床検査(肝機能検査，血液検査等)を行うなど患者の状態を十分観察し，副作用の早期発見に努めること。また，肝障害の前兆又は自覚症状と考えられる食欲不振を伴う倦怠感等の発現に十分に注意し，黄疸(眼球黄染)があらわれた場合には直ちに投与を中止し，適切な処置を行うこと。

禁忌

(1)重篤な骨髄抑制のある患者

(2)重篤な下痢のある患者

(3)重篤な感染症を合併している患者

(4)本剤の成分に対し重篤な過敏症の既往歴のある患者

(5)テガフール・ギメラシル・オテラシルカリウム配合剤投与中の患者及び投与中止後7日以内の患者

(6)妊婦又は妊娠している可能性のある婦人

併用禁忌

薬剤名等	臨床症状・措置方法	機序・危険因子
テガフール・ギメラシル・オテラシルカリウム配合剤(ティーエスワン)	早期に重篤な血液障害や下痢，口内炎等の消化管障害等が発現するおそれがあるので，テガフール・ギメラシル・オテラシルカリウム配合剤投与中及び投与中止後少なくとも7日以内は本剤を投与しないこと。	ギメラシルがフルオロウラシルの異化代謝を阻害し，血中フルオロウラシル濃度が著しく上昇する。

ユーゼル錠25mg　規格：25mg1錠[2264.9円/錠]
ホリナートカルシウム　大鵬薬品　392

【効能効果】

ホリナート・テガフール・ウラシル療法：結腸・直腸癌に対するテガフール・ウラシルの抗腫瘍効果の増強

【対応標準病名】

◎	結腸癌	直腸癌	
○	KIT（CD117）陽性結腸消化管間質腫瘍	KIT（CD117）陽性直腸消化管間質腫瘍	KRAS遺伝子野生型結腸癌
	KRAS遺伝子野生型直腸癌	S状結腸癌	横行結腸癌
	下行結腸癌	肝弯曲部癌	結腸消化管間質腫瘍
	上行結腸癌	直腸S状部結腸癌	直腸癌術後再発
	直腸消化管間質腫瘍	脾弯曲部癌	
△	遺伝性大腸癌	遺伝性非ポリポーシス大腸癌	回盲部癌
	結腸脂肪肉腫	上行結腸カルチノイド	上行結腸平滑筋肉腫
	大腸カルチノイド	大腸癌	大腸肉腫
	大腸粘液癌	直腸悪性黒色腫	直腸カルチノイド
	直腸癌穿孔	直腸脂肪肉腫	直腸平滑筋肉腫
	転移性消化器腫瘍		

効能効果に関連する使用上の注意　術後補助療法におけるホリナート・テガフール・ウラシル療法の有効性及び安全性は確立していない。

用法用量　ホリナート・テガフール・ウラシル療法

通常，成人にはホリナートとして75mgを，1日3回に分けて（約8時間ごとに），テガフール・ウラシル配合剤と同時に経口投与する。

テガフール・ウラシル配合剤の投与量は，通常，1日量として，テガフール300～600mg相当量（300mg/m^{2}を基準）を1日3回に分けて（約8時間ごとに），食事の前後1時間を避けて経口投与する。

以上を28日間連日経口投与し，その後7日間休薬する。これを1クールとして投与を繰り返す。

用法用量に関連する使用上の注意　本療法は食事の影響を受けるので，食事の前後1時間を避けて投与すること。

警告

(1)ホリナート・テガフール・ウラシル療法は，テガフール・ウラシル配合剤の細胞毒性を増強する療法であり，本療法に関連したと考えられる死亡例が認められているので，緊急時に十分に措置できる医療施設及び癌化学療法に十分な経験を有する医師のもとで，禁忌，慎重投与の項を参照して適応患者の選択を慎重に行い実施すること。

なお，本療法の開始にあたっては，両剤の添付文書を熟読のこと。

(2)本療法において重篤な下痢が起こることがあり，その結果，致命的な経過をたどることがあるので，患者の状態を十分観察し，激しい腹痛，下痢等の症状があらわれた場合には，直ちに投与を中止し，適切な処置を行うこと。また，脱水症状があらわれた場合には補液等の適切な処置を行うこと。

(3)本療法において劇症肝炎等の重篤な肝障害，重篤な骨髄抑制が起こることがあり，その結果，致命的な経過をたどることがあるので，定期的（少なくとも1クールに1回以上，特に投与開始から2クールは，各クール開始前及び当該クール中に1回以上）に臨床検査（肝機能検査，血液検査等）を行うなど患者の状態を十分観察し，副作用の早期発見に努めること。また，肝障害の前兆又は自覚症状と考えられる食欲不振を伴う倦怠感等の発現に十分に注意し，黄疸（眼球黄染）があらわれた場合には直ちに投与を中止し，適切な処置を行うこと。

(4)本療法とテガフール・ギメラシル・オテラシルカリウム配合剤との併用により，重篤な血液障害等の副作用が発現するおそれがあるので，本療法との併用を行わないこと。

禁忌

(1)重篤な骨髄抑制のある患者

(2)下痢（水様便）のある患者

(3)重篤な感染症を合併している患者

(4)本剤の成分又はテガフール・ウラシル配合剤の成分に対し重篤な過敏症の既往歴のある患者

(5)テガフール・ギメラシル・オテラシルカリウム配合剤投与中の患者及び投与中止後7日以内の患者

(6)妊婦又は妊娠している可能性のある婦人

併用禁忌

薬剤名等	臨床症状・措置方法	機序・危険因子
テガフール・ギメラシル・オテラシルカリウム配合剤（ティーエスワン）	早期に重篤な血液障害や下痢，口内炎等の消化管障害等が発現するおそれがあるので，テガフール・ギメラシル・オテラシルカリウム配合剤投与中及び投与中止後少なくとも7日以内は本療法を施行しないこと。	ギメラシルがフルオロウラシルの異化代謝を阻害し，血中フルオロウラシル濃度が著しく上昇する。

ロイコボリン錠25mg：ファイザー　25mg1錠[2229.8円/錠]

ユナシン細粒小児用10%　規格：100mg1g[60.8円/g]
スルタミシリントシル酸塩水和物　ファイザー　613

【効能効果】

〈適応菌種〉スルバクタム/アンピシリンに感性のブドウ球菌属，レンサ球菌属，肺炎球菌，腸球菌属，大腸菌，プロテウス・ミラビリス，インフルエンザ菌

〈適応症〉表在性皮膚感染症，深在性皮膚感染症，リンパ管・リンパ節炎，慢性膿皮症，咽頭・喉頭炎，扁桃炎，急性気管支炎，肺炎，肺膿瘍，慢性呼吸器病変の二次感染，膀胱炎，腎盂腎炎，中耳炎，副鼻腔炎

【対応標準病名】

◎	咽頭炎	咽頭喉頭炎	急性気管支炎
	喉頭炎	腎盂腎炎	中耳炎
	肺炎	肺膿瘍	皮膚感染症
	副鼻腔炎	扁桃炎	膀胱炎
	慢性膿皮症	リンパ管炎	リンパ節炎
○あ	MRSA膀胱炎	亜急性気管支炎	亜急性リンパ管炎
	アレルギー性膀胱炎	アンギナ	咽頭気管炎
	咽頭チフス	咽頭扁桃炎	インフルエンザ菌気管支炎
	インフルエンザ菌喉頭炎	インフルエンザ菌性咽頭炎	インフルエンザ菌性喉頭気管炎
か	壊死性肺炎	壊疽性咽頭炎	外傷性穿孔性中耳炎
	外傷性中耳炎	潰瘍性咽頭炎	潰瘍性膀胱炎
	下咽頭炎	カタル性咽頭炎	化膿性喉頭炎
	化膿性中耳炎	化膿性副鼻腔炎	化膿性リンパ節炎
	感染性咽頭炎	感染性喉頭気管炎	気管支肺炎
	気腫性腎盂腎炎	偽膜性咽頭炎	偽膜性気管支炎
	偽膜性喉頭炎	偽膜性扁桃炎	急性アデノイド咽頭炎
	急性アデノイド扁桃炎	急性咽頭炎	急性咽頭喉頭炎
	急性咽頭扁桃炎	急性壊疽性喉頭炎	急性壊疽性扁桃炎
	急性潰瘍性喉頭炎	急性潰瘍性扁桃炎	急性化膿性咽頭炎
	急性化膿性中耳炎	急性化膿性扁桃炎	急性気管気管支炎
	急性喉頭炎	急性喉頭気管炎	急性喉頭気管気管支炎
	急性出血性膀胱炎	急性声帯炎	急性声門下喉頭炎
	急性腺窩性扁桃炎	急性単純性膀胱炎	急性中耳炎
	急性肺炎	急性反復性気管支炎	急性浮腫性喉頭炎
	急性扁桃炎	急性膀胱炎	胸膜肺炎
	グラデニーゴ症候群	クラミジア肺炎	クループ性気管支炎
	頚部膿瘍	頚部リンパ節炎	口腔上顎洞瘻
さ	喉頭周囲炎	鼓室内水腫	細菌性膀胱炎
	臍周囲炎	再発性中耳炎	篩骨洞炎
	歯性上顎洞炎	歯性副鼻腔炎	縦隔膿瘍

	習慣性アンギナ	習慣性扁桃炎	出血性中耳炎
	出血性膀胱炎	術後性中耳炎	術後性慢性中耳炎
	上咽頭炎	上顎洞炎	上行性腎盂腎炎
	上鼓室化膿症	小児肺炎	小児副鼻腔炎
	小膿疱性皮膚炎	滲出性気管支炎	新生児中耳炎
	水疱性中耳炎	舌扁桃炎	腺窩性アンギナ
	穿孔性中耳炎	前頭洞炎	増殖性化膿性口内炎
た	大葉性肺炎	多発性膿疱症	単純性中耳炎
	中耳炎性顔面神経麻痺	腸間膜リンパ節炎	蝶形骨洞炎
な	沈下性肺炎	陳旧性中耳炎	乳児肺炎
	尿細管間質性腎炎	尿膜管膿瘍	膿皮症
は	膿疱	肺壊疽	肺炎合併肺膿瘍
	肺炎球菌性咽頭炎	肺炎球菌性気管支炎	肺化膿症
	敗血症性咽頭炎	敗血症性肺炎	敗血症性皮膚炎
	反復性膀胱炎	汎副鼻腔炎	非特異性腸間膜リンパ節炎
	非特異性リンパ節炎	びらん性膀胱炎	ぶどう球菌性咽頭炎
	ぶどう球菌性肺膿瘍	ぶどう球菌性扁桃炎	閉塞性肺炎
	扁桃性アンギナ	膀胱後部膿瘍	膀胱三角部炎
ま	膀胱周囲炎	膀胱周囲膿瘍	膜性咽頭炎
	慢性咽喉頭炎	慢性化膿性穿孔性中耳炎	慢性化膿性中耳炎
	慢性再発性膀胱炎	慢性耳管鼓室化膿性中耳炎	慢性上鼓室乳突洞化膿性中耳炎
	慢性穿孔性中耳炎	慢性中耳炎	慢性中耳炎急性増悪
	慢性中耳炎後遺症	慢性中耳炎術後再燃	慢性肺化膿症
	慢性複雑性膀胱炎	慢性副鼻腔炎	慢性副鼻腔炎急性増悪
	慢性副鼻腔膿瘍	慢性扁桃炎	慢性膀胱炎
	慢性リンパ管炎	慢性リンパ節炎	耳後部リンパ節炎
ら	耳後部リンパ腺炎	無熱性肺炎	良性慢性化膿性中耳炎
	淋菌性咽頭炎	連鎖球菌気管支炎	連鎖球菌性アンギナ
	連鎖球菌性咽頭炎	連鎖球菌性喉頭炎	連鎖球菌性喉頭気管炎
	連鎖球菌性扁桃炎	老人性肺炎	
△	BK ウイルス腎症	MRSA 肺化膿症	RS ウイルス気管支炎
	アレルギー性副鼻腔炎	咽頭痛	ウイルス性咽頭炎
	ウイルス性気管支炎	ウイルス性扁桃炎	エコーウイルス気管支炎
	間質性膀胱炎	乾酪性副鼻腔炎	結核性中耳炎
	紅色陰癬	コクサッキーウイルス気管支炎	術後腎盂腎炎
	敗血症性気管支炎	パラインフルエンザウイルス気管支炎	非定型肺炎
	びまん性肺炎	副鼻腔真菌症	扁桃チフス
	放射線出血性膀胱炎	放射線性膀胱炎	マイコプラズマ気管支炎
	ライノウイルス気管支炎		

※ **適応外使用可**
原則として，「スルタミシリントシル酸塩水和物」を「手術創などの二次感染，顎炎，顎骨周囲蜂巣炎」に対し処方した場合，当該使用事例を審査上認める。

用法用量　通常小児に対しスルタミシリンとして，1日量15～30mg(力価)/kgとし，これを3回に分割して経口投与する。なお，年齢，症状により適宜増減する。

用法用量に関連する使用上の注意　本剤の使用にあたっては，耐性菌の発現等を防ぐため，β-ラクタマーゼ産生菌，かつアンピシリン耐性菌を確認し，疾病の治療上必要な最少限の期間の投与にとどめること。

禁忌
(1)本剤の成分によるショックの既往歴のある患者
(2)伝染性単核症の患者

原則禁忌　本剤の成分又はペニシリン系抗生物質に対し過敏症の既往歴のある患者

ユナシン錠375mg
規格：375mg1錠[58.9円/錠]
スルタミシリントシル酸塩水和物　ファイザー　613

【効 能 効 果】
〈適応菌種〉スルバクタム/アンピシリンに感性のブドウ球菌属，レンサ球菌属，肺炎球菌，腸球菌属，淋菌，大腸菌，プロテウス・ミラビリス，インフルエンザ菌
〈適応症〉表在性皮膚感染症，深在性皮膚感染症，リンパ管・リンパ節炎，慢性膿皮症，咽頭・喉頭炎，扁桃炎，急性気管支炎，肺炎，肺膿瘍，慢性呼吸器病変の二次感染，膀胱炎，腎盂腎炎，淋菌感染症，子宮内感染，涙嚢炎，角膜炎(角膜潰瘍を含む)，中耳炎，副鼻腔炎

【対応標準病名】

◎	咽頭炎	咽頭喉頭炎	角膜炎
	角膜潰瘍	急性気管支炎	喉頭炎
	子宮内感染症	腎盂腎炎	中耳炎
	肺炎	肺膿瘍	皮膚感染症
	副鼻腔炎	扁桃炎	膀胱炎
	慢性膿皮症	リンパ管炎	リンパ節炎
	淋病	涙のう炎	
○あ	MRSA 膀胱炎	亜急性気管支炎	亜急性リンパ管炎
	亜急性涙のう炎	アレルギー性角膜炎	アレルギー性膀胱炎
	アンギナ	咽頭気管炎	咽頭チフス
	咽頭扁桃炎	インフルエンザ菌気管支炎	インフルエンザ菌喉頭炎
	インフルエンザ菌性咽頭炎	インフルエンザ菌性喉頭気管炎	栄養障害性角膜炎
か	壊死性肺炎	壊疽性咽頭炎	外傷性角膜炎
	外傷性角膜潰瘍	外傷性穿孔性中耳炎	外傷性中耳炎
	潰瘍性咽頭炎	潰瘍性膀胱炎	下咽頭炎
	角結膜炎	角結膜びらん	角膜上皮びらん
	角膜穿孔	角膜中心潰瘍	角膜内皮炎
	角膜膿瘍	角膜パンヌス	角膜びらん
	角膜腐蝕	カタル性咽頭炎	カタル性角膜潰瘍
	化膿性角膜炎	化膿性喉頭炎	化膿性中耳炎
	化膿性副鼻腔炎	化膿性リンパ節炎	貨幣状角膜炎
	乾性角結膜炎	乾性角膜炎	感染性咽頭炎
	感染性角膜潰瘍	感染性喉頭気管炎	気管支肺炎
	気腫性腎盂腎炎	偽膜性咽頭炎	偽膜性気管支炎
	偽膜性喉頭炎	偽膜性扁桃炎	急性アデノイド咽頭炎
	急性アデノイド扁桃炎	急性咽頭炎	急性咽頭喉頭炎
	急性咽頭扁桃炎	急性壊疽性喉頭炎	急性壊疽性扁桃炎
	急性潰瘍性喉頭炎	急性潰瘍性扁桃炎	急性角結膜炎
	急性角膜炎	急性化膿性咽頭炎	急性化膿性中耳炎
	急性化膿性扁桃炎	急性気管気管支炎	急性喉頭炎
	急性喉頭気管炎	急性喉頭気管気管支炎	急性出血性膀胱炎
	急性声帯炎	急性声門下喉頭炎	急性腺窩性扁桃炎
	急性単純性膀胱炎	急性中耳炎	急性肺炎
	急性反復性気管支炎	急性浮腫性喉頭炎	急性扁桃炎
	急性膀胱炎	急性淋菌性尿道炎	急性涙のう炎
	胸膜肺炎	巨大フリクテン	グラデニーゴ症候群
	クラミジア肺炎	クループ性気管支炎	頚部膿疱
	頚部リンパ節炎	血管性パンヌス	結節性眼炎
	結節性結膜炎	硬化性角膜炎	口腔上顎洞瘻
	光線眼症	喉頭周囲炎	肛門淋菌感染
さ	コーガン症候群	鼓室内水腫	細菌性膀胱炎
	臍周囲炎	再発性中耳炎	散在性表層角膜炎
	蚕蝕性角膜潰瘍	紫外線角結膜炎	紫外線角膜炎
	篩骨洞炎	糸状角膜炎	歯性上顎洞炎
	歯性副鼻腔炎	実質性角膜炎	湿疹性パンヌス
	縦隔膿瘍	習慣性アンギナ	習慣性扁桃炎
	出血性角膜炎	出血性中耳炎	出血性膀胱炎
	術後性中耳炎	術後性慢性中耳炎	上咽頭炎
	上顎洞炎	上行性腎盂腎炎	上鼓室化膿症

	小児肺炎	小児副鼻腔炎	小膿疱性皮膚炎
	真菌性角膜潰瘍	神経栄養性角結膜炎	進行性角膜潰瘍
	滲出性気管支炎	浸潤性表層角膜炎	新生児中耳炎
	新生児膿漏眼	深層角膜炎	水疱性中耳炎
	星状角膜炎	ゼーミッシュ潰瘍	石化性角膜炎
	雪眼炎	舌扁桃炎	腺窩性アンギナ
	穿孔性角膜潰瘍	穿孔性中耳炎	線状角膜炎
	前頭洞炎	腺病性パンヌス	前房蓄膿性角膜炎
た	増殖性化膿性口内炎	大葉性肺炎	多発性膿疱症
	単純性角膜潰瘍	単純性中耳炎	中耳炎性顔面神経麻痺
	腸間膜リンパ節炎	蝶形骨洞炎	直腸淋菌感染
	沈下性肺炎	陳旧性中耳炎	兎眼性角膜炎
な	乳児肺炎	尿細管間質性腎炎	尿膜管膿瘍
	妊娠中の子宮内感染	妊娠中の性器感染症	膿皮症
は	膿疱	肺壊疽	肺炎合併肺膿瘍
	肺炎球菌性咽頭炎	肺炎球菌性気管支炎	肺化膿症
	敗血症性咽頭炎	敗血症性肺炎	敗血症性皮膚炎
	梅毒性角結膜炎	梅毒性角膜炎	反復性角膜潰瘍
	反復性膀胱炎	汎副鼻腔炎	非特異性腸間膜リンパ節炎
	非特異性リンパ節炎	びまん性表層角膜炎	表在性角膜炎
	表在性点状角膜炎	びらん性膀胱炎	フィラメント状角膜炎
	匐行性角膜潰瘍	ぶどう球菌性咽頭炎	ぶどう球菌性肺膿瘍
	ぶどう球菌性扁桃炎	フリクテン性角結膜炎	フリクテン性角膜炎
	フリクテン性角膜潰瘍	フリクテン性結膜炎	フリクテン性パンヌス
	閉塞性肺炎	辺縁角膜炎	辺縁フリクテン
	扁桃性アンギナ	膀胱後部膿瘍	膀胱三角部炎
ま	膀胱周囲炎	膀胱周囲膿瘍	膜性咽頭炎
	慢性咽喉頭炎	慢性角結膜炎	慢性化膿性穿孔性中耳炎
	慢性化膿性中耳炎	慢性再発性膀胱炎	慢性耳管鼓室化膿性中耳炎
	慢性上鼓室乳突洞化膿性中耳炎	慢性穿孔性中耳炎	慢性中耳炎
	慢性中耳炎急性増悪	慢性中耳炎後遺症	慢性中耳炎術後再燃
	慢性肺化膿症	慢性複雑性膀胱炎	慢性副鼻腔炎
	慢性副鼻腔炎急性増悪	慢性副鼻腔膿瘍	慢性扁桃炎
	慢性膀胱炎	慢性淋菌性尿道炎	慢性リンパ管炎
	慢性リンパ節炎	慢性涙小管炎	慢性涙のう炎
	耳後部リンパ節炎	耳後部リンパ腺炎	無熱性肺炎
ら	薬物性角結膜炎	薬物性角膜炎	良性慢性化膿性中耳炎
	淋菌性咽頭炎	淋菌性外陰炎	淋菌性外陰腟炎
	淋菌性滑膜炎	淋菌性関節炎	淋菌性亀頭炎
	淋菌性結膜炎	淋菌性腱滑膜炎	淋菌性虹彩毛様体炎
	淋菌性口内炎	淋菌性骨髄炎	淋菌性子宮頚管炎
	淋菌性女性骨盤炎	淋菌性心筋炎	淋菌性心内膜炎
	淋菌性心膜炎	淋菌性髄膜炎	淋菌性精巣炎
	淋菌性精巣上体炎	淋菌性前立腺炎	淋菌性腟炎
	淋菌性尿道炎	淋菌性尿道狭窄	淋菌性脳膿瘍
	淋菌性肺炎	淋菌性敗血症	淋菌性バルトリン腺膿瘍
	淋菌性腹膜炎	淋菌性膀胱炎	淋菌性卵管炎
	輪紋状角膜炎	涙小管炎	涙のう周囲炎
	涙のう周囲膿瘍	連鎖球菌気管支炎	連鎖球菌性アンギナ
	連鎖球菌性咽頭炎	連鎖球菌性喉頭炎	連鎖球菌性喉頭気管炎
	連鎖球菌性扁桃炎	老人性肺炎	
△	BK ウイルス腎症	MRSA 肺化膿症	RS ウイルス気管支炎
	アカントアメーバ角膜炎	アレルギー性副鼻腔炎	咽頭痛
	ウイルス性咽頭炎	ウイルス性気管支炎	ウイルス性表層角膜炎
	ウイルス性扁桃炎	エコーウイルス気管支炎	円板状角膜炎
	角膜帯状疱疹	間質性膀胱炎	感染性角膜炎
	乾酪性副鼻腔炎	結核性角結膜炎	結核性角膜炎
	結核性角膜強膜炎	結核性中耳炎	紅色陰癬
	コクサッキーウイルス気管支炎	樹枝状角膜炎	樹枝状角膜潰瘍
	術後腎盂腎炎	水痘性角結膜炎	水痘性角膜炎
	帯状疱疹性角結膜炎	地図状角膜炎	点状角膜炎
	トキソプラスマ角膜炎	妊娠中の子宮頚管炎	敗血症性気管支炎
	パラインフルエンザウイルス気管支炎	晩期先天梅毒性間質性角膜炎	ビタミン A 欠乏性角膜潰瘍
	ビタミン A 欠乏性角膜乾燥症	ビタミン A 欠乏性角膜軟化症	非定型肺炎
	びまん性肺炎	副鼻腔真菌症	ヘルペス角膜炎
	扁桃チフス	放射線出血性膀胱炎	放射線性膀胱炎
	マイコプラズマ気管支炎	麻疹性角結膜炎	麻疹性角膜炎
	麻疹性結膜炎	ライノウイルス気管支炎	流行性角結膜炎

※　**適応外使用可**
原則として，「スルタミシリントシル酸塩水和物」を「手術創などの二次感染，顎炎，顎骨周囲蜂巣炎」に対し処方した場合，当該使用事例を審査上認める。

用法用量　スルタミシリンとして，通常成人1回375mg（力価）を1日2～3回経口投与する。
なお，年齢，症状により適宜増減する。

用法用量に関連する使用上の注意　本剤の使用にあたっては，耐性菌の発現等を防ぐため，β-ラクタマーゼ産生菌，かつアンピシリン耐性菌を確認し，疾病の治療上必要な最少限の期間の投与にとどめること。

禁忌
⑴本剤の成分によるショックの既往歴のある患者
⑵伝染性単核症の患者

原則禁忌　本剤の成分又はペニシリン系抗生物質に対し過敏症の既往歴のある患者

ユニコン錠100　規格：100mg1錠［9.1円/錠］
ユニコン錠200　規格：200mg1錠［18.1円/錠］
ユニコン錠400　規格：400mg1錠［28円/錠］
テオフィリン　日医工　225

【効 能 効 果】

気管支喘息，慢性気管支炎，肺気腫

【対応標準病名】

◎	気管支喘息	肺気腫	慢性気管支炎
○	アスピリン喘息	アトピー性喘息	アレルギー性気管支炎
	萎縮性肺気腫	一側性肺気腫	運動誘発性喘息
	外因性喘息	気管支喘息合併妊娠	気腫性肺のう胞
	巨大気腫性肺のう胞	混合型喘息	小児喘息
	小児喘息性気管支炎	小葉間肺気腫	職業喘息
	ステロイド依存性喘息	咳喘息	喘息性気管支炎
	中心小葉性肺気腫	難治性喘息	乳児喘息
	肺胞性肺気腫	汎小葉性肺気腫	非アトピー性喘息
	ブラ性肺気腫	閉塞性肺気腫	マクロード症候群
	慢性気管炎	慢性気管気管支炎	慢性気管支漏
	慢性肺気腫	夜間性喘息	老人性気管支炎
	老人性肺気腫		
△	感染型気管支喘息	心因性喘息	

用法用量　通常，成人にはテオフィリンとして400mgを1日1回夕食後に経口投与する。
なお，年齢・症状により適宜増減する。

禁忌　本剤又は他のキサンチン系薬剤に対し重篤な副作用の既往歴のある患者

ユニフィルLA錠100mg：大塚　100mg1錠［13.6円/錠］
ユニフィルLA錠200mg：大塚　200mg1錠［21.9円/錠］
ユニフィルLA錠400mg：大塚　400mg1錠［35.3円/錠］
テオフィリン徐放U錠100mg「トーワ」：東和　100mg1錠［5.6円/錠］，テオフィリン徐放U錠200mg「トーワ」：東和　200mg1錠［5.8円/錠］，テオフィリン徐放U錠400mg「トーワ」：東和　400mg1錠［7.3円/錠］

ユ

ユニシア配合錠HD　規格：1錠[135.6円/錠]
ユニシア配合錠LD　規格：1錠[135.6円/錠]
アムロジピンベシル酸塩　カンデサルタンシレキセチル
武田薬品　214

【効 能 効 果】

高血圧症

【対応標準病名】

◎	高血圧症	本態性高血圧症	
○	悪性高血圧症	境界型高血圧症	高血圧性緊急症
	高血圧性腎疾患	高血圧性脳内出血	高血圧切迫症
	高レニン性高血圧症	若年高血圧症	若年性境界型高血圧症
	収縮期高血圧症	腎血管性高血圧症	腎実質性高血圧症
	腎性高血圧症	低レニン性高血圧症	内分泌性高血圧症
	二次性高血圧症	副腎性高血圧症	
△	妊娠・分娩・産褥の既存の二次性高血圧症	妊娠・分娩・産褥の既存の本態性高血圧症	

効能効果に関連する使用上の注意　過度な血圧低下のおそれ等があり，本剤を高血圧治療の第一選択薬としないこと。

用法用量　成人には1日1回1錠(カンデサルタン　シレキセチル/アムロジピンとして8mg/2.5mg又は8mg/5mg)を経口投与する。本剤は高血圧治療の第一選択薬として用いない。

用法用量に関連する使用上の注意

(1)以下のカンデサルタン　シレキセチルとアムロジピンベシル酸塩の用法用量を踏まえ，患者毎に用量を決めること。

カンデサルタン　シレキセチル

高血圧症：通常，成人には1日1回カンデサルタン　シレキセチルとして4～8mgを経口投与し，必要に応じ12mgまで増量する。ただし，腎障害を伴う場合には，1日1回2mgから投与を開始し，必要に応じ8mgまで増量する。

アムロジピンベシル酸塩

高血圧症：通常，成人にはアムロジピンとして2.5～5mgを1日1回経口投与する。なお，症状に応じ適宜増減するが，効果不十分な場合には1日1回10mgまで増量することができる。

(2)原則として，カンデサルタン　シレキセチル8mg及びアムロジピンとして2.5～5mgを併用している場合，あるいはいずれか一方を使用し血圧コントロールが不十分な場合に，本剤への切り替えを検討すること。

禁忌

(1)本剤の成分あるいは他のジヒドロピリジン系薬剤に対する過敏症の既往歴のある患者

(2)妊婦又は妊娠している可能性のある婦人

(3)アリスキレンフマル酸塩を投与中の糖尿病患者(ただし，他の降圧治療を行ってもなおトコントロールが著しく不良の患者を除く)

ユニフィルLA錠100mg　規格：100mg1錠[13.6円/錠]
ユニフィルLA錠200mg　規格：200mg1錠[21.9円/錠]
ユニフィルLA錠400mg　規格：400mg1錠[35.3円/錠]
テオフィリン　大塚　225

ユニコン錠100，ユニコン錠200，ユニコン錠400を参照(P997)

ユービット錠100mg　規格：100mg1錠[3192.7円/錠]
尿素(^{13}C)　大塚　729

ピロニック錠100mgを参照(P779)

ユベラNカプセル100mg　規格：100mg1カプセル[5.8円/カプセル]
ユベラN細粒40%　規格：40%1g[22.8円/g]
ユベラNソフトカプセル200mg　規格：200mg1カプセル[10.7円/カプセル]
トコフェロールニコチン酸エステル　エーザイ　219

【効 能 効 果】

下記に伴う随伴症状
　高血圧症
高脂質血症
下記に伴う末梢循環障害
　閉塞性動脈硬化症

【対応標準病名】

◎	高血圧症	高脂血症	高リポ蛋白血症
	閉塞性動脈硬化症	本態性高血圧症	末梢循環障害
○	家族性高リポ蛋白血症1型	褐色細胞腫	褐色細胞腫性高血圧症
	クロム親和性細胞腫	結節状石灰化大動脈狭窄症	高カイロミクロン血症
	高血圧性腎疾患	高血圧性脳内出血	高コレステロール血症
	高トリグリセライド血症	ゴールドブラット腎	心因性高血圧症
	腎血管性高血圧症	腎実質性高血圧症	腎性高血圧症
	腎動脈アテローム硬化症	腎動脈狭窄症	成人型大動脈縮窄症
	石灰沈着性大動脈狭窄症	大動脈アテローム硬化症	大動脈硬化症
	大動脈石灰化症	内分泌性高血圧症	二次性高血圧症
	二次性高脂血症	副腎性高血圧症	本態性高脂血症
△	1型糖尿病性高コレステロール血症	2型糖尿病性高コレステロール血症	HELLP症候群
	悪性高血圧症	アテローム動脈硬化症	下肢血行障害
	下肢閉塞性動脈硬化症	下肢末梢循環障害	家族性高コレステロール血症
	家族性高コレステロール血症・ヘテロ接合体	家族性高コレステロール血症・ホモ接合体	家族性高トリグリセライド血症
	家族性高リポ蛋白血症2a型	家族性高リポ蛋白血症2b型	家族性高リポ蛋白血症3型
	家族性高リポ蛋白血症4型	家族性高リポ蛋白血症5型	家族性複合型高脂血症
	間欠性跛行	境界型高血圧症	軽症妊娠高血圧症候群
	血管運動性肢端感覚異常症	結節性黄色腫	高HDL血症
	高LDL血症	高血圧切迫症	高コレステロール血症性黄色腫
	高レニン性高血圧症	混合型高脂質血症	混合型妊娠高血圧症候群
	細動脈硬化症	産後高血圧症	脂質異常症
	脂質代謝異常	四肢末梢循環障害	肢端紅痛症
	趾端循環障害	肢端チアノーゼ	肢端知覚異常
	若年高血圧症	若年性境界型高血圧症	収縮期高血圧症
	重症妊娠高血圧症候群	純粋型妊娠高血圧症候群	食事性高脂血症
	新生児高血圧症	全身性閉塞性血栓血管炎	先天性脂質代謝異常
	早発型妊娠高血圧症候群	多中心性細網組織球症	遅発型妊娠高血圧症候群
	低レニン性高血圧症	糖尿病性高コレステロール血症	動脈硬化症
	動脈硬化性壊疽	動脈硬化性間欠性跛行	動脈硬化性閉塞性血管炎
	動脈硬化性網膜症	動脈攣縮	妊娠高血圧症
	妊娠高血圧症候群	妊娠高血圧腎症	妊娠中一過性高血圧症
	バージャー病	副腎腺腫	副腎のう腫
	副腎皮質のう腫	ブルートウ症候群	閉塞性血管炎
	閉塞性血栓血管炎	閉塞性動脈内膜炎	本態性高コレステロール血症
	末梢循環不全	末梢性血管攣縮	末梢動脈硬化症
	末梢動脈疾患	メンケベルグ硬化症	良性副腎皮質腫瘍
	レイノー現象	レイノー症候群	レイノー病

用法用量　通常，成人にはトコフェロールニコチン酸エステル

として1日300～600mgを3回に分けて経口投与する。なお，年齢，症状により適宜増減する。

NEソフトカプセル200mg：東洋カプセル　200mg1カプセル[5.6円/カプセル]，トコフェロールニコチン酸エステルカプセル100mg「NP」：ニプロ　100mg1カプセル[5.4円/カプセル]，トコフェロールニコチン酸エステルカプセル200mg「YD」：陽進堂　200mg1カプセル[5.6円/カプセル]，トコフェロールニコチン酸エステルカプセル200mg「サワイ」：沢井　200mg1カプセル[5.6円/カプセル]，トコフェロールニコチン酸エステルカプセル200mg「日医工」：日医工　200mg1カプセル[5.6円/カプセル]，ニコ200ソフトカプセル：堀井薬品　200mg1カプセル[5.6円/カプセル]，バナールNカプセル100mg：東和　100mg1カプセル[5.4円/カプセル]

ユベラ顆粒20%　規格：20%1g[11円/g]
ユベラ錠50mg　規格：50mg1錠[5.6円/錠]
トコフェロール酢酸エステル　サンノーバ　315

【効 能 効 果】

(1)ビタミンＥ欠乏症の予防及び治療
(2)末梢循環障害(間歇性跛行症，動脈硬化症，静脈血栓症，血栓性静脈炎，糖尿病性網膜症，凍瘡，四肢冷感症)
(3)過酸化脂質の増加防止
(1)．以外の効能については，効果がないのに月余にわたって漫然と使用すべきではない。

【対応標準病名】

◎	間欠性跛行	血栓性静脈炎	脂質代謝異常
	静脈血栓症	凍瘡	糖尿病網膜症
	動脈硬化症	冷え症	ビタミンＥ欠乏症
	末梢循環障害	末梢動脈硬化症	
○	１型糖尿病性高コレステロール血症	１型糖尿病性中心性網膜症	１型糖尿病性網膜症
	２型糖尿病性高コレステロール血症	２型糖尿病性中心性網膜症	２型糖尿病性網膜症
	足血栓性静脈炎	アテローム動脈硬化症	下肢血行障害
	下肢血栓性静脈炎	下肢静脈血栓症	下肢静脈血栓症後遺症
	下肢末梢循環障害	家族性高コレステロール血症・ヘテロ接合体	家族性高コレステロール血症・ホモ接合体
	下腿血栓性静脈炎	下腿静脈血栓症	化膿性静脈炎
	血管運動性肢端感覚異常症	細動脈硬化症	四肢末梢循環障害
	肢端紅痛症	趾端循環障害	肢端チアノーゼ
	肢端知覚異常	手背静脈炎	上肢血栓性静脈炎
	上肢静脈炎	静脈炎	静脈周囲炎
	静脈塞栓症	静脈内膜炎	上腕血栓性静脈炎
	上腕静脈炎	前腕血栓性静脈炎	前腕静脈炎
	増殖性糖尿病性網膜症	増殖性糖尿病性網膜症・１型糖尿病	増殖性糖尿病性網膜症・２型糖尿病
	大腿血栓性静脈炎	大腿静脈炎	糖尿病黄斑症
	糖尿病性高コレステロール血症	糖尿病性中心性網膜症	動脈硬化性間欠性跛行
	動脈硬化性閉塞性血管炎	動脈攣縮	ビタミン欠乏症
	表在性静脈炎	複合ビタミン欠乏症	ブルートウ症候群
	閉塞性血管炎	閉塞性動脈硬化症	閉塞性動脈内膜炎
	末梢性血管攣縮	末梢動脈疾患	モンドール病
△	１型糖尿病黄斑症	１型糖尿病性黄斑浮腫	２型糖尿病黄斑症
	２型糖尿病性黄斑浮腫	エンドトキシン血症	悪寒
	悪寒戦慄	下肢静脈炎	下腿静脈炎
	下大静脈血栓症	急性静脈血栓症	上肢静脈血栓症
	上腕静脈血栓症	腎静脈血栓症	腎静脈塞栓症
	深部静脈血栓症	全身性炎症反応症候群	先天性脂質代謝異常
	前腕静脈血栓症	大静脈塞栓症	多臓器不全
	多中心性細網組織球症	腸骨静脈圧迫症候群	低脂血症
	糖尿病黄斑浮腫	糖尿病性壊疽	糖尿病性潰瘍
	糖尿病性眼筋麻痺	糖尿病性血管障害	糖尿病性虹彩炎
	糖尿病性動脈硬化症	糖尿病性動脈閉塞症	糖尿病性白内障
	糖尿病性末梢血管症	糖尿病性末梢血管障害	乳幼児突発性危急事態
	脳静脈血栓症	末梢循環不全	

用法用量　通常，成人には1回トコフェロール酢酸エステルとして，50～100mgを，1日2～3回経口投与する。なお，年齢，症状により適宜増減する。

トコフェロール酢酸エステルカプセル100mg「セイコー」：生晃栄養　100mg1カプセル[5.6円/カプセル]，バナール錠50mg：東和　50mg1錠[5.6円/錠]，ビタミンE錠50mg「NP」：ニプロ　50mg1錠[5.6円/錠]，ベクタンカプセル100mg：マイラン製薬　100mg1カプセル[5.6円/カプセル]，ベクタン錠50mg：ファイザー　50mg1錠[5.6円/錠]，ユベーE顆粒20%：鶴原　20%1g[6.2円/g]，ユベーE錠100mg：鶴原　100mg1錠[5.6円/錠]

ユリノーム錠25mg　規格：25mg1錠[15.1円/錠]
ユリノーム錠50mg　規格：50mg1錠[27.8円/錠]
ベンズブロマロン　鳥居薬品　394

【効 能 効 果】

下記の場合における高尿酸血症の改善：痛風，高尿酸血症を伴う高血圧症

【対応標準病名】

◎	高血圧症	高尿酸血症	痛風
	本態性高血圧症		
○	肩関節痛風	原発性痛風	続発性痛風
	痛風性関節炎	痛風性関節症	痛風発作
	定型痛風	無症候性高尿酸血症	薬剤性痛風
△	悪性高血圧症	境界型高血圧症	高血圧性腎疾患
	高血圧切迫症	高レニン性高血圧症	若年高血圧症
	若年性境界型高血圧症	収縮期高血圧症	腎血管性高血圧症
	腎実質性高血圧症	腎性高血圧症	痛風結節
	痛風腎	低レニン性高血圧症	内分泌性高血圧症
	二次性高血圧症	副腎性高血圧症	

用法用量

痛風：通常成人1日1回ベンズブロマロンとして25mgまたは50mgを経口投与し，その後維持量として1回ベンズブロマロンとして50mgを1日1～3回経口投与する。なお，年令，症状により適宜増減する。
高尿酸血症を伴う高血圧症：通常成人1回ベンズブロマロンとして50mgを1日1～3回経口投与する。なお，年令，症状により適宜増減する。

警告

(1)劇症肝炎等の重篤な肝障害が主に投与開始6ヶ月以内に発現し，死亡等の重篤な転帰に至る例も報告されているので，投与開始後少なくとも6ヶ月間は必ず，定期的に肝機能検査を行うこと。また，患者の状態を十分観察し，肝機能検査値の異常，黄疸が認められた場合には投与を中止し，適切な処置を行うこと。
(2)副作用として肝障害が発生する場合があることをあらかじめ患者に説明するとともに，食欲不振，悪心・嘔吐，全身倦怠感，腹痛，下痢，発熱，尿濃染，眼球結膜黄染等があらわれた場合には，本剤の服用を中止し，直ちに受診するよう患者に注意を行うこと。

禁忌

(1)肝障害のある患者
(2)腎結石を伴う患者，高度の腎機能障害のある患者
(3)妊婦又は妊娠している可能性のある婦人
(4)本剤の成分に対し過敏症の既往歴のある患者

ナーカリシン錠25mg：ナガセ　25mg1錠[9.2円/錠]，ナーカリシン錠50mg：ナガセ　50mg1錠[14.4円/錠]，ベンズブロマロン錠25mg「アメル」：共和薬品　25mg1錠[5.8円/錠]，ベンズ

ブロマロン錠25mg「イセイ」：イセイ　25mg1錠[5.8円/錠]，ベンズブロマロン錠25mg「杏林」：キョーリンリメディオ　25mg1錠[5.8円/錠]，ベンズブロマロン錠25mg「テバ」：テバ製薬　25mg1錠[5.8円/錠]，ベンズブロマロン錠25mg「トーワ」：東和　25mg1錠[5.8円/錠]，ベンズブロマロン錠25mg「日医工」：日医工　25mg1錠[5.8円/錠]，ベンズブロマロン錠50mg「アメル」：共和薬品　50mg1錠[7.1円/錠]，ベンズブロマロン錠50mg「イセイ」：イセイ　50mg1錠[7.1円/錠]，ベンズブロマロン錠50mg「杏林」：キョーリンリメディオ　50mg1錠[7.1円/錠]，ベンズブロマロン錠50mg「テバ」：テバ製薬　50mg1錠[7.1円/錠]，ベンズブロマロン錠50mg「トーワ」：東和　50mg1錠[7.1円/錠]，ベンズブロマロン錠50mg「日医工」：日医工　50mg1錠[7.1円/錠]，ムイロジン細粒10%：寿　10% 1g[42.7円/g]

ユリーフ錠2mg　規格：2mg1錠[41.7円/錠]
ユリーフ錠4mg　規格：4mg1錠[81.3円/錠]
シロドシン　キッセイ　259

【効 能 効 果】
前立腺肥大症に伴う排尿障害

【対応標準病名】

◎	前立腺肥大症	排尿障害	
○	残尿感	遅延性排尿	排尿困難
△	前立腺症	前立腺線維腫	尿溢出
	尿線断裂	尿線微弱	尿道痛
	排尿時灼熱感	膀胱直腸障害	膀胱痛

効能効果に関連する使用上の注意　本剤は副作用の発現率が高く，特徴的な副作用として射精障害が高頻度に認められているため，本剤の使用にあたっては，本剤のリスクを十分に検討の上，患者に対しては副作用の説明を十分に行った上で使用すること。

用法用量　通常，成人にはシロドシンとして1回4mgを1日2回朝夕食後に経口投与する。なお，症状に応じて適宜減量する。

用法用量に関連する使用上の注意　肝機能障害のある患者ではシロドシンの血漿中濃度が上昇する可能性があり，また，腎機能障害のある患者においては，シロドシンの血漿中濃度が上昇することが報告されているため，患者の状態を観察しながら低用量(1回2mg)から投与を開始するなどを考慮すること。

禁忌　本剤の成分に対し過敏症の既往歴のある患者

ユーロジン1mg錠　規格：1mg1錠[9.9円/錠]
ユーロジン2mg錠　規格：2mg1錠[15.6円/錠]
ユーロジン散1%　規格：1%1g[59.3円/g]
エスタゾラム　武田薬品　112

【効 能 効 果】
(1)不眠症
(2)麻酔前投薬

【対応標準病名】

◎	不眠症		
○	睡眠障害	睡眠相後退症候群	
△	睡眠リズム障害	不規則睡眠	レム睡眠行動障害

用法用量
本剤の用量は，年齢，症状，疾患などを考慮して適宜増減するが，一般に成人には次のように投与する。
(1)不眠症：1回エスタゾラムとして1～4mgを就寝前に経口投与する。
(2)麻酔前投薬
①手術前夜：1回エスタゾラムとして1～2mgを就寝前に経口投与する。
②麻酔前：1回エスタゾラムとして2～4mgを経口投与する。

用法用量に関連する使用上の注意　不眠症には，就寝の直前に服用させること。また，服用して就寝した後，睡眠途中において一時的に起床して仕事等をする可能性があるときは服用させないこと。

禁忌
(1)重症筋無力症の患者
(2)リトナビル(HIVプロテアーゼ阻害剤)を投与中の患者

原則禁忌　肺性心，肺気腫，気管支喘息及び脳血管障害の急性期等で呼吸機能が高度に低下している場合

併用禁忌

薬剤名等	臨床症状・措置方法	機序・危険因子
リトナビル ノービア	過度の鎮静や呼吸抑制等が起こる可能性がある。	チトクロームP450に対する競合的阻害により，本剤の血中濃度が大幅に上昇することが予測されている。

エスタゾラム錠1mg「アメル」：共和薬品　1mg1錠[7.5円/錠]，エスタゾラム錠2mg「アメル」：共和薬品　2mg1錠[12.3円/錠]

ヨウ化カリウム丸50mg「日医工」　規格：50mg1丸[5.6円/丸]
ヨウ化カリウム　日医工　322

【効 能 効 果】
甲状腺腫(甲状腺機能亢進症を伴うもの)
下記疾患に伴う喀痰喀出困難
**　慢性気管支炎，喘息**
第三期梅毒
放射性ヨウ素による甲状腺の内部被曝の予防・低減

【対応標準病名】

◎	喀痰喀出困難	気管支喘息	甲状腺機能亢進症
	甲状腺腫	晩期梅毒	慢性気管支炎
○	アスピリン喘息	アトピー性喘息	アレルギー性気管支炎
	異所性甲状腺腫	異所性中毒性甲状腺腫	一過性甲状腺機能亢進症
	運動誘発性喘息	外因性喘息	下垂体性TSH分泌亢進症
	下垂体性甲状腺機能亢進症	滑膜梅毒	眼瞼梅毒
	肝梅毒	眼梅毒	気管支喘息合併妊娠
	偽性甲状腺機能亢進症	筋梅毒	グレーブス病
	痙性梅毒性運動失調症	結節性甲状腺腫	結節性非中毒性甲状腺腫
	頸性神経梅毒	原発性甲状腺機能亢進症	後期潜伏性梅毒
	甲状腺過形成	甲状腺眼症	甲状腺クリーゼ
	甲状腺中毒症	甲状腺中毒症性関節障害	甲状腺中毒症性筋無力症候群
	甲状腺中毒症性心筋症	甲状腺中毒性眼球突出症	甲状腺中毒性昏睡
	甲状腺中毒性四肢麻痺	甲状腺中毒性周期性四肢麻痺	甲状腺中毒性心不全
	甲状腺中毒性ミオパチー	喉頭梅毒	骨梅毒
	ゴム腫	混合型喘息	思春期甲状腺腫
	シャルコー関節	縦隔甲状腺腫	小児喘息
	小児喘息性気管支炎	職業喘息	人為的甲状腺中毒症
	神経梅毒	神経梅毒髄膜炎	心血管梅毒
	進行性運動性運動失調症	進行麻痺	腎梅毒
	ステロイド依存性喘息	脊髄ろう	脊髄ろう性関節炎
	舌根部甲状腺腫	腺腫様甲状腺腫	喘息性気管支炎
	遅発性梅毒	中毒性甲状腺腫	中毒性多結節性甲状腺腫
	中毒性単結節性甲状腺腫	内耳梅毒	難治性喘息
	二次性甲状腺機能亢進症	ニューロパチー性関節炎	脳脊髄梅毒
	脳梅毒	梅毒腫	梅毒性滑液包炎
	梅毒性気管炎	梅毒性痙性脊髄麻痺	梅毒性喉頭気管炎

	梅毒性呼吸器障害	梅毒性ゴム腫	梅毒性視神経萎縮
	梅毒性心筋炎	梅毒性心内膜炎	梅毒性心弁膜炎
	梅毒性心膜炎	梅毒性髄膜炎	梅毒性脊髄性動脈炎
	梅毒性脊椎炎	梅毒性大動脈炎	梅毒性大動脈弁閉鎖不全症
	梅毒性大動脈瘤	梅毒性聴神経炎	梅毒性動脈炎
	梅毒性動脈内膜炎	梅毒性脳動脈炎	梅毒性パーキンソン症候群
	梅毒性肺動脈弁逆流症	梅毒性腹膜炎	梅毒性網脈絡膜炎
	肺梅毒	バセドウ病	バセドウ病眼症
	バセドウ病術後再発	晩期梅毒性滑液包炎	晩期梅毒性球後視神経炎
	晩期梅毒性視神経萎縮	晩期梅毒性上強膜炎	晩期梅毒性女性骨盤炎症性疾患
	晩期梅毒性髄膜炎	晩期梅毒性多発ニューロパチー	晩期梅毒性聴神経炎
	晩期梅毒性白斑	晩期梅毒脊髄炎	晩期梅毒脳炎
	晩期梅毒脳脊髄炎	非アトピー性喘息	非中毒性甲状腺腫
	びまん性甲状腺腫	びまん性中毒性甲状腺腫	プランマー病
	慢性気管炎	慢性気管気管支炎	無症候性神経梅毒
	迷路梅毒	夜間性喘息	老人性気管支炎
△	アーガイル・ロバートソン瞳孔	異常喀痰	喀痰
	過剰喀痰	感染型気管支喘息	クラットン関節
	口腔梅毒	甲状腺のう胞	口唇梅毒
	硬性下疳	後天梅毒	若年性進行麻痺
	若年性脊髄ろう	神経原性関節症	神経障害性脊椎障害
	咳喘息	遷延梅毒	先天梅毒
	先天梅毒髄膜炎	先天梅毒性多発ニューロパチー	先天梅毒脊髄炎
	先天梅毒脳炎	先天梅毒脳脊髄炎	潜伏性晩期先天梅毒
	桑実状臼歯	第１期肛門梅毒	多結節性甲状腺腫
	多発性甲状腺のう胞	単純性結節性甲状腺腫	単純性甲状腺腫
	点状角膜炎	二次性網膜変性症	乳児喘息
	膿性痰	梅毒	梅毒性鞍鼻
	梅毒性角結膜炎	梅毒性角膜炎	梅毒性乾癬
	梅毒性筋炎	梅毒性舌潰瘍	梅毒性脱毛症
	梅毒性粘膜疹	梅毒性白斑	梅毒性ばら疹
	ハッチンソン三主徴	ハッチンソン歯	晩期先天神経梅毒
	晩期先天性心血管梅毒	晩期先天梅毒	晩期先天梅毒性間質性角膜炎
	晩期先天梅毒性眼障害	晩期先天梅毒性関節障害	晩期先天梅毒性骨軟骨障害
	晩期先天梅毒性髄膜炎	晩期先天梅毒性多発ニューロパチー	晩期先天梅毒性脳炎
	非中毒性多結節性甲状腺腫	非中毒性単結節性甲状腺腫	非中毒性びまん性甲状腺腫
	ベジェル	慢性気管支漏	

用法用量

甲状腺機能亢進症を伴う甲状腺腫には，ヨウ化カリウムとして１日５～50mgを１～３回に分割経口投与する。この場合は適応を慎重に考慮すること。

なお，年齢，症状により適宜増減する。

慢性気管支炎及び喘息に伴う喀痰喀出困難並びに第三期梅毒には，ヨウ化カリウムとして通常成人１回0.1～0.5gを１日３～４回経口投与する。

なお，年齢，症状により適宜増減する。

放射性ヨウ素による甲状腺の内部被曝の予防・低減には，ヨウ化カリウムとして通常13歳以上には１回100mg，３歳以上13歳未満には１回50mg，生後１ヵ月以上３歳未満には１回32.5mg，新生児には１回16.3mgを経口投与する。

用法用量に関連する使用上の注意

(1)食直後の経口投与により，胃内容物に吸着されることがあるので，注意すること。また，制酸剤，牛乳等との併用は胃障害を軽減させることができる。

(2)放射性ヨウ素による甲状腺の内部被曝の予防・低減の場合，国等の指示に従い投与すること。

禁忌

(1)本剤の成分又はヨウ素に対し，過敏症の既往歴のある者

(2)肺結核の患者(放射性ヨウ素による甲状腺の内部被曝の予防・低減の場合を除く)

ヨウ化カリウム「日医工」　規格：1g[9.3円/g]
ヨウ化カリウム　日医工　322

【効能効果】

甲状腺腫(ヨード欠乏によるもの及び甲状腺機能亢進症を伴うもの)

下記疾患に伴う喀痰喀出困難：慢性気管支炎，喘息

第三期梅毒

放射性ヨウ素による甲状腺の内部被曝の予防・低減

【対応標準病名】

◎	喀痰喀出困難	気管支喘息	甲状腺機能亢進症
	甲状腺腫	晩期梅毒	慢性気管支炎
○	アスピリン喘息	アトピー性喘息	アレルギー性気管支炎
	異所性甲状腺腫	異所性中毒性甲状腺腫	一過性甲状腺機能亢進症
	運動誘発性喘息	外因性喘息	下垂体性甲状腺機能亢進症
	滑膜梅毒	眼瞼梅毒	肝梅毒
	眼梅毒	気管支喘息合併妊娠	偽性甲状腺機能亢進症
	筋梅毒	グレーブス病	痙性梅毒性運動失調症
	結節性甲状腺腫	結節性非中毒性甲状腺腫	顕性神経梅毒
	原発性甲状腺機能亢進症	後期潜伏性梅毒	甲状腺過形成
	甲状腺眼症	甲状腺クリーゼ	甲状腺中毒症
	甲状腺中毒症性関節障害	甲状腺中毒症性筋無力症候群	甲状腺中毒症性心筋症
	甲状腺中毒性眼球突出症	甲状腺中毒性昏睡	甲状腺中毒性四肢麻痺
	甲状腺中毒性周期性四肢麻痺	甲状腺中毒性心不全	甲状腺中毒性ミオパチー
	甲状腺のう胞	喉頭梅毒	骨梅毒
	ゴム腫	混合型喘息	思春期甲状腺腫
	シャルコー関節	縦隔甲状腺腫	小児喘息
	小児喘息性気管支炎	職業喘息	人為的甲状腺中毒症
	神経梅毒	神経梅毒髄膜炎	心血管梅毒
	進行性運動性運動失調症	進行麻痺	腎梅毒
	ステロイド依存性喘息	脊髄ろう	脊髄ろう性関節炎
	舌根部甲状腺腫	腺腫様甲状腺腫	喘息性気管支炎
	多結節性甲状腺腫	単純性結節性甲状腺腫	遅発性梅毒
	中毒性甲状腺腫	中毒性多結節性甲状腺腫	中毒性単結節性甲状腺腫
	内耳梅毒	難治性喘息	二次性甲状腺機能亢進症
	ニューロパチー性関節炎	脳脊髄梅毒	脳梅毒
	梅毒腫	梅毒性滑液包炎	梅毒性気管炎
	梅毒性痙性脊髄麻痺	梅毒性喉頭気管炎	梅毒性呼吸器障害
	梅毒性ゴム腫	梅毒性視神経萎縮	梅毒性心筋炎
	梅毒性心内膜炎	梅毒性心弁膜炎	梅毒性心膜炎
	梅毒性髄膜炎	梅毒性脊髄性動脈炎	梅毒性脊椎炎
	梅毒性大動脈炎	梅毒性大動脈弁閉鎖不全症	梅毒性大動脈瘤
	梅毒性聴神経炎	梅毒性動脈炎	梅毒性動脈内膜炎
	梅毒性脳動脈炎	梅毒性パーキンソン症候群	梅毒性肺動脈弁逆流症
	梅毒性腹膜炎	梅毒性網脈絡膜炎	肺梅毒
	バセドウ病	バセドウ病眼症	バセドウ病術後再発
	晩期梅毒性滑液包炎	晩期梅毒性球後視神経炎	晩期梅毒性視神経萎縮
	晩期梅毒性上強膜炎	晩期梅毒性女性骨盤炎症性疾患	晩期梅毒性髄膜炎
	晩期梅毒性多発ニューロパチー	晩期梅毒性聴神経炎	晩期梅毒性白斑

	晩期梅毒脊髄炎	晩期梅毒脳炎	晩期梅毒脳脊髄炎
	非アトピー性喘息	非中毒性甲状腺腫	非中毒性多結節性甲状腺腫
	非中毒性単結節性甲状腺腫	非中毒性びまん性甲状腺腫	びまん性甲状腺腫
	びまん性中毒性甲状腺腫	プランマー病	慢性気管炎
	慢性気管気管支炎	無症候性神経梅毒	迷路梅毒
	夜間性喘息	老人性気管支炎	
△	アーガイル・ロバートソン瞳孔	異常喀痰	喀痰
	過剰喀痰	下垂体性 TSH 分泌亢進症	感染型気管支喘息
	クラットン関節	口腔梅毒	口唇梅毒
	硬性下疳	後天梅毒	若年性進行麻痺
	若年性脊髄ろう	神経原性関節症	神経障害性脊椎障害
	咳喘息	遷延梅毒	先天梅毒
	先天梅毒髄膜炎	先天梅毒性多発ニューロパチー	先天梅毒脊髄炎
	先天梅毒脳炎	先天梅毒脳脊髄炎	潜伏性晩期先天梅毒
	桑実状臼歯	第1期肛門梅毒	多発性甲状腺のう胞
	単純性甲状腺腫	点状角膜炎	二次性網膜変性症
	乳児喘息	膿性痰	梅毒
	梅毒性鞍鼻	梅毒性角結膜炎	梅毒性角膜炎
	梅毒性乾癬	梅毒性筋炎	梅毒性舌潰瘍
	梅毒性脱毛症	梅毒性粘膜疹	梅毒性白斑
	梅毒性ばら疹	ハッチンソン三主徴	ハッチンソン歯
	晩期先天神経梅毒	晩期先天性心血管梅毒	晩期先天梅毒
	晩期先天梅毒性間質性角膜炎	晩期先天梅毒性眼障害	晩期先天梅毒性関節障害
	晩期先天梅毒性骨軟骨障害	晩期先天梅毒性髄膜炎	晩期先天梅毒性多発ニューロパチー
	晩期先天梅毒性脳炎	ベジェル	慢性気管支漏

用法用量

ヨード欠乏による甲状腺腫には，ヨウ化カリウムとして1日0.3～1.0mgを1～3回に分割経口投与する。

なお，年齢，症状により適宜増減する。

甲状腺機能亢進症を伴う甲状腺腫には，ヨウ化カリウムとして1日5～50mgを1～3回に分割経口投与する。

この場合は適応を慎重に考慮すること。

なお，年齢，症状により適宜増減する。

慢性気管支炎及び喘息に伴う喀痰喀出困難並びに第三期梅毒には，ヨウ化カリウムとして通常成人1回0.1～0.5gを1日3～4回経口投与する。

なお，年齢，症状により適宜増減する。

放射性ヨウ素による甲状腺の内部被曝の予防・低減には，ヨウ化カリウムとして通常13歳以上には1回100mg，3歳以上13歳未満には1回50mg，生後1ヵ月以上3歳未満には1回32.5mg，新生児には1回16.3mgを経口投与する。

用法用量に関連する使用上の注意

(1)食直後の経口投与により，胃内容物に吸着されることがあるので，注意すること。また，制酸剤，牛乳等との併用は胃障害を軽減させることができる。

(2)放射性ヨウ素による甲状腺の内部被曝の予防・低減の場合，国等の指示に従い投与すること。

禁忌

(1)本剤の成分又はヨウ素に対し，過敏症の既往歴のある者

(2)肺結核の患者(放射性ヨウ素による甲状腺の内部被曝の予防・低減の場合を除く)

ヨウ化カリウム「コザカイ・M」：小堺[8.2円/g]，ヨウ化カリウム「ニッコー」：日興[8.2円/g]，ヨウ化カリウム「ホエイ」：マイラン製薬[7.2円/g]，ヨウ化カリウム「ヤマゼン」：山善[8.2円/g]

ヨウ化ナトリウムカプセル－1号

規格：37MBq1カプセル[3240円/カプセル]

ヨウ化ナトリウムカプセル－3号

規格：111MBq1カプセル[6480円/カプセル]

ヨウ化ナトリウムカプセル－5号

規格：185MBq1カプセル[9720円/カプセル]

ヨウ化ナトリウムカプセル－30号

規格：1,110MBq1カプセル[45360円/カプセル]

ヨウ化ナトリウムカプセル－50号

規格：1,850MBq1カプセル[68040円/カプセル]

ヨウ化ナトリウム(^{131}I)　富士フイルムRI　430

【効能効果】

(1)甲状腺機能亢進症の治療

(2)甲状腺癌及び転移巣の治療

(3)シンチグラムによる甲状腺癌転移巣の発見

【対応標準病名】

◎	甲状腺癌	甲状腺機能亢進症	転移性腫瘍
○	悪性甲状腺腫	異所性中毒性甲状腺腫	一過性甲状腺機能亢進症
	下垂体性甲状腺機能亢進症	グレーブス病	原発性甲状腺機能亢進症
	甲状腺悪性腫瘍	甲状腺癌骨転移	甲状腺眼症
	甲状腺機能正常型グレーブス病	甲状腺クリーゼ	甲状腺髄様癌
	甲状腺中毒性眼球突出症	甲状腺中毒性昏睡	甲状腺乳頭癌
	甲状腺未分化癌	甲状腺濾胞癌	人為的甲状腺中毒症
	多発性癌転移	中毒性甲状腺腫	中毒性多結節性甲状腺腫
	中毒性単結節性甲状腺腫	二次性甲状腺機能亢進症	バセドウ病
	バセドウ病眼症	バセドウ病術後再発	びまん性中毒性甲状腺腫
	プランマー病	卵巣癌全身転移	
△	悪性腫瘍	下垂体性 TSH 分泌亢進症	癌
	癌関連網膜症	癌性悪液質	偽性甲状腺機能亢進症
	胸膜播種	原発不明癌	甲状腺中毒症
	甲状腺中毒症性関節障害	甲状腺中毒症性筋無力症候群	甲状腺中毒症性心筋症
	甲状腺中毒性四肢麻痺	甲状腺中毒性周期性四肢麻痺	甲状腺中毒性心不全
	甲状腺中毒性ミオパチー	腫瘍随伴症候群	全身性転移性癌
	転移性黒色腫	転移性扁平上皮癌	末期癌

用法用量

(1)バセドー病の治療：投与量は，(1)甲状腺^{131}I摂取率，(2)推定甲状腺重量，(3)有効半減期等をもとにして，適切な量(期待照射線量30～70Gy)を算定し，経口投与する。

(2)中毒性結節性甲状腺腫の治療：結節の大きさ，機能の程度，症状等により適切な量を経口投与する。

(3)甲状腺癌及び転移巣の治療：本品を1回あたり1.11～7.4GBq経口投与する。一定の期間後症状等を観察し，適宜再投与する。

(4)甲状腺癌転移巣のシンチグラム：本品18.5～370MBqを経口投与し，一定時間後に甲状腺癌転移巣のシンチグラムを得る。

ヨウレチン散0.02%

規格：200μg1g[10.2円/g]

ヨウレチン錠「50」

規格：50μg1錠[6.1円/錠]

ヨウレチン錠「100」

規格：100μg1錠[6.7円/錠]

ヨウ素レシチン　第一薬産　322

【効能効果】

(1)ヨード不足による甲状腺腫，ヨード不足による甲状腺機能低下症

(2)中心性網膜炎，網膜出血，硝子体出血・混濁，網膜中心静脈閉塞症

(3)小児気管支喘息，喘息様気管支炎

【対応標準病名】

◎	甲状腺腫	硝子体混濁	硝子体出血
	小児喘息	喘息性気管支炎	中心性網膜炎
	網膜出血	網膜中心静脈閉塞症	ヨード欠乏性甲状腺機能低下症
○	アスピリン喘息	アトピー性喘息	アレルギー性気管支炎
	運動誘発性喘息	黄斑部出血	外因性喘息
	気管支喘息	気管支喘息合併妊娠	混合型喘息
	出血性網膜炎	硝子体脱出	小児喘息性気管支炎
	職業喘息	ステロイド依存性喘息	咳喘息
	多結節性甲状腺腫	中心性網脈絡膜炎	難治性喘息
	乳児喘息	非アトピー性喘息	非中毒性多結節性甲状腺腫
	非中毒性単結節性甲状腺腫	網膜下出血	網膜色素上皮下出血
	網膜静脈血栓症	網膜静脈分枝閉塞症	網膜静脈分枝閉塞症による黄斑浮腫
	網膜静脈閉塞症	網膜静脈閉塞症による黄斑浮腫	網膜深層出血
	網膜前出血	網膜中心静脈血栓症	網膜中心静脈塞栓症
	網膜中心静脈閉塞症による黄斑浮腫	網膜表在出血	網脈絡膜出血
	夜間性喘息		
△	イエンセン病	萎縮型加齢黄斑変性	異所性甲状腺腫
	黄斑下出血	化膿性網膜炎	感染型気管支喘息
	眼底出血	局在性脈絡膜炎	局在性網膜炎
	局在性網脈絡膜炎	近視性脈絡膜新生血管	結節性甲状腺腫
	結節性非中毒性甲状腺腫	限局性滲出性網脈絡膜炎	甲状腺過形成
	甲状腺のう胞	後部硝子体剥離	思春期甲状腺腫
	視神経網膜炎	縦隔甲状腺腫	出血性網膜色素上皮剥離
	漿液性網膜炎	漿液性網膜色素上皮剥離	硝子体炎
	硝子体下出血	硝子体内結晶沈着	硝子体剥離
	硝子体変性	硝子体融解	心因性喘息
	滲出型加齢黄斑変性	星状硝子体症	舌根部甲状腺腫
	閃輝性融解	腺腫様甲状腺腫	線状網膜炎
	増殖性網膜炎	脱ヨード化障害	多発性甲状腺のう胞
	単純性結節性甲状腺腫	単純性甲状腺腫	中心性脈絡膜炎
	中心性脈絡網膜症	中心性網膜症	特発性脈絡膜新生血管
	ドルーゼン	乳頭網膜炎	非中毒性甲状腺腫
	非中毒性びまん性甲状腺腫	飛蚊症	びまん性甲状腺腫
	ポリープ状脈絡膜血管症	脈絡膜炎	網膜うっ血
	網膜炎	網膜血管腫状増殖	網膜循環障害
	網膜障害	網膜滲出斑	網膜浮腫
	網脈絡膜炎		

用法用量　通常ヨウ素として10μg/Kgを1日2〜3回に分割経口投与する。成人は1日ヨウ素量300〜600μgを1日2〜3回に分割投与する。なお，年齢，症状により適宜増減する。

禁忌　ヨード過敏症の既往歴のある患者

ヨシピリン

規格：1g[12.4円/g]

イソプロピルアンチピリン　吉田　114

【効能効果】

解熱鎮痛薬の調剤に用いる。

【対応標準病名】

該当病名なし

用法用量　解熱鎮痛薬の調剤に用いる。

禁忌　本剤又はピラゾロン系化合物(スルピリン等)に対し，過敏症の既往歴のある患者

ヨードカプセル-123

規格：3.7MBq1カプセル[3403.7円/カプセル]

ヨウ化ナトリウム(^{123}I)　日本メジフィジックス　430

【効能効果】

(1)甲状腺シンチグラフィによる甲状腺疾患の診断
(2)甲状腺摂取率による甲状腺機能の検査

【対応標準病名】

該当病名なし

用法用量

検査前1〜2週間は，ヨウ素を含む食物やヨウ素-123甲状腺摂取率に影響する薬剤は摂らせないようにする。

(1)甲状腺摂取率の測定
通常，成人には本剤3.7MBqを経口投与し，3〜24時間後に1〜3回シンチレーションカウンターで計数する。
なお，年齢，体重により適宜増減する。

(2)甲状腺シンチグラフィ
通常，成人には本剤3.7〜7.4MBqを経口投与し，3〜24時間後に1〜2回シンチレーションカメラ又はシンチレーションスキャンナで撮影又は走査することにより甲状腺シンチグラムをとる。
なお，年齢，体重により適宜増減する。

ヨーピス顆粒1%

規格：1%1g[10.1円/g]

ピコスルファートナトリウム水和物　イセイ　235

【効能効果】

(1)各種便秘症
(2)術後排便補助
(3)造影剤(硫酸バリウム)投与後の排便促進

【対応標準病名】

◎	便秘症		
○	機能性便秘症	痙攣性便秘	弛緩性便秘症
	習慣性便秘	重症便秘症	術後便秘
	食事性便秘	単純性便秘	腸管麻痺性便秘
	直腸性便秘	乳幼児便秘	妊産婦便秘
△	結腸アトニー	大腸機能障害	大腸ジスキネジア
	腸アトニー	腸管運動障害	腸機能障害
	腸ジスキネジア	便通異常	

用法用量

(1)各種便秘症には，通常，成人に対して1日1回ピコスルファートナトリウム水和物として5.0〜7.5mgを経口投与する。
(2)術後排便補助には，通常，成人に対して1日1回ピコスルファートナトリウム水和物として5.0〜7.5mgを経口投与する。
(3)造影剤(硫酸バリウム)投与後の排便促進には，通常，成人に対して1日1回ピコスルファートナトリウム水和物として3.0〜7.5mgを経口投与する。
なお，年齢，症状により適宜増減する。

禁忌

(1)急性腹症が疑われる患者
(2)本剤の成分に対して過敏症の既往歴のある患者

ラキソベロン錠2.5mg

規格：2.5mg1錠[9.2円/錠]

ピコスルファートナトリウム水和物　帝人　235

【効能効果】

(1)各種便秘症
(2)術後排便補助
(3)造影剤(硫酸バリウム)投与後の排便促進

【対応標準病名】

◎	便秘症		
○	機能性便秘症	痙攣性便秘	弛緩性便秘症
	習慣性便秘	重症便秘症	術後便秘

	食事性便秘	単純性便秘	腸管麻痺性便秘
	直腸性便秘	乳幼児便秘	妊産婦便秘
△	結腸アトニー	大腸機能障害	大腸ジスキネジア
	腸アトニー	腸管運動障害	腸機能障害
	腸ジスキネジア	便通異常	

用法用量

各種便秘症には，通常，成人に対して1日1回2～3錠を経口投与する。7～15才の小児に対して，1日1回2錠を経口投与する。
術後排便補助，造影剤(硫酸バリウム)投与後の排便促進には，通常，成人に対して1日1回2～3錠を経口投与する。
なお，年齢，症状により適宜増減する。

禁忌

(1)急性腹症が疑われる患者
(2)本剤の成分に対して過敏症の既往歴のある患者

シンラック錠2.5：岩城　2.5mg1錠[5.8円/錠]，シンラック錠7.5：岩城　7.5mg1錠[6.9円/錠]，チャルドール錠2.5mg：テバ製薬　2.5mg1錠[5.8円/錠]，ピコスルファートNa錠2.5mg「サワイ」：沢井　2.5mg1錠[5.6円/錠]，ピコスルファートナトリウム錠2.5mg「ツルハラ」：鶴原　2.5mg1錠[5.6円/錠]，ピコスルファートナトリウム錠2.5mg「日医工」：日医工　2.5mg1錠[5.6円/錠]，ピコスルファットカプセル2.5mg：東洋カプセル　2.5mg1カプセル[5.8円/カプセル]，ピコルーラカプセル2.5mg：日本薬品工業　2.5mg1カプセル[5.8円/カプセル]，ファースルー錠2.5mg：伏見　2.5mg1錠[5.6円/錠]，ヨーピス錠2.5mg：イセイ　2.5mg1錠[5.6円/錠]

ラキソベロン内用液0.75%　規格：0.75%1mL[26円/mL]

ピコスルファートナトリウム水和物　帝人　235

【効能効果】

(1)各種便秘症
(2)術後排便補助
(3)造影剤(硫酸バリウム)投与後の排便促進
(4)手術前における腸管内容物の排除
(5)大腸検査(X線・内視鏡)前処置における腸管内容物の排除

【対応標準病名】

◎	便秘症		
○	機能性便秘症	痙攣性便秘	弛緩性便秘症
	習慣性便秘	重症便秘症	術後便秘
	食事性便秘	単純性便秘	腸管麻痺性便秘
	直腸性便秘	乳幼児便秘	妊産婦便秘
△	結腸アトニー	大腸機能障害	大腸ジスキネジア
	腸アトニー	腸管運動障害	腸機能障害
	腸ジスキネジア	便通異常	

用法用量

(1)各種便秘症の場合，通常，成人に対して1日1回10～15滴(0.67～1.0mL)を経口投与する。
小児に対しては1日1回，次の基準で経口投与する。

用量＼年齢	6ヵ月以下	7～12ヵ月	1～3才	4～6才	7～15才
滴数(mL)	2(0.13)	3(0.20)	6(0.40)	7(0.46)	10(0.67)

(2)術後排便補助の場合，通常，成人に対して1日1回10～15滴(0.67～1.0mL)を経口投与する。
(3)造影剤(硫酸バリウム)投与後の排便促進の場合，通常，成人に対して6～15滴(0.40～1.0mL)を経口投与する。
(4)手術前における腸管内容物の排除の場合，通常，成人に対して14滴(0.93mL)を経口投与する。
(5)大腸検査(X線・内視鏡)前処置における腸管内容物の排除の場合，通常，成人に対して検査予定時間の10～15時間前に20mLを経口投与する。
なお，年齢，症状により適宜増減する。

禁忌

(1)急性腹症が疑われる患者
(2)本剤の成分に対して過敏症の既往歴のある患者
(3)腸管に閉塞のある患者又はその疑いのある患者(大腸検査前処置に用いる場合)

シンラック内用液0.75%：岩城[10.5円/mL]，チャルドール内用液0.75%：テバ製薬[10.5円/mL]，ピコスルファートNa内用液0.75%「トーワ」：東和[10.5円/mL]，ピコスルファートナトリウム内用液0.75%「CHOS」：シー・エイチ・オー[10.5円/mL]，ピコスルファートナトリウム内用液0.75%「JG」：長生堂[10.5円/mL]，ピコスルファートナトリウム内用液0.75%「PP」：ポーラ[10.5円/mL]，ピコスルファートナトリウム内用液0.75%「ツルハラ」：鶴原[10.5円/mL]，ピコスルファートナトリウム内用液0.75%「日医工」：日医工[10.5円/mL]，ヨーピス内用液0.75%：イセイ[10.5円/mL]，ラキソデート内用液0.75%：小林化工[10.5円/mL]

ラクツロース・シロップ60%「コーワ」

規格：60%1mL[5.8円/mL]

ラクツロース末・P　規格：1g[8.6円/g]

ラクツロース　興和　399

【効能効果】

高アンモニア血症に伴う下記症候の改善：精神神経障害，脳波異常，手指振戦

【対応標準病名】

◎	異常脳波	高アンモニア血症	手指振戦
△	アミノ酸異常	アミノ酸欠乏症	アミノ酸代謝異常症
	アミノ酸尿症	アルギニノコハク酸分解酵素欠損症	アルギノコハク酸尿症
	異常頭部運動	一側上肢振戦	オルニチントランスカルバミラーゼ欠損症
	カルバミルリン酸合成酵素欠損症	肝機能検査異常	間欠性振戦
	グルタル酸血症1型	グルタル酸尿症	高アルギニン血症
	高オルニチン血症	後天性アミノ酸代謝障害	高リジン血症
	細動性振戦	四肢振戦	持続性振戦
	シトルリン血症	腎性アミノ酸尿	新生児型非ケトン性高グリシン血症
	振戦	振戦発作	静止時振戦
	先天性尿素サイクル異常症	頭部振戦	半側振戦
	ヒドロオキシリジン血症	ふるえ	本態性振戦
	モリブデン補酵素欠損症	リジン尿性蛋白不耐症	老年性振戦

用法用量

〔シロップ〕：通常成人1日量30～60mLを2～3回に分けて経口投与する。症状により適宜増減する。なお，本剤の投与により，下痢が惹起されることがあるので少量より投与を開始して漸増し，1日2～3回の軟便がみられる量を投与する。
〔末〕：通常成人1日量18～36gを2～3回に分けて用時，水又は湯水に溶解後経口投与する。なお，本剤の投与により，下痢が惹起されることがあるので少量より投与を開始して漸増し，1日2～3回の軟便が見られる量を投与する。

禁忌　ガラクトース血症の患者

ラコールNF配合経腸用液　規格：10mL[0.84円/mL]

ラコールNF配合経腸用半固形剤　規格：10g[0.84円/g]

経腸成分栄養剤(半消化態)　イーエヌ大塚　325

【効能効果】

一般に，手術後患者の栄養保持に用いることができるが，特に長期にわたり，経口的食事摂取が困難な場合の経管栄養補給に使用する。

【対応標準病名】

◎	摂食機能障害		
△	異常腸音	胃内停水	回盲部腫瘤
	下腹部腫瘤	胸脇苦満	筋性防御
	口苦	口腔内異常感症	口腔内感覚異常症
	口内痛	後腹膜腫瘤	黒色便
	骨盤内腫瘤	臍部腫瘤	しぶり腹
	小腹拘急	小腹硬満	上腹部腫瘤
	小腹不仁	食道異物感	心下急
	心下痞	心下痞堅	心下痞硬
	心窩部振水音	心窩部不快	蠕動亢進
	大量便	腸音欠如	腸音亢進
	腸間膜腫瘤	つかえ感	粘液便
	排便習慣の変化	排便障害	腹腔内腫瘤
	腹皮拘急	腹部腫脹	腹部腫瘤
	腹部板状硬	腹部不快感	便異常
	便色異常	便潜血	膀胱直腸障害
	緑色便		

効能効果に関連する使用上の注意　経口食により十分な栄養摂取が可能となった場合には，速やかに経口食にきりかえること。

用法用量

〔配合経腸用液〕：通常，成人標準量として１日1,200～2,000mL(1,200～2,000kcal)を経鼻チューブ，胃瘻又は腸瘻より胃，十二指腸又は空腸に１日12～24時間かけて投与する。投与速度は75～125mL/時間とする。経口摂取可能な場合は１日１回又は数回に分けて経口投与することもできる。また，投与開始時は，通常１日当たり400mL(400kcal)を水で希釈(0.5kcal/mL程度)して，低速度(約100mL/時間以下)で投与し，臨床症状に注意しながら増量して3～7日で標準量に達するようにする。なお，年齢，体重，症状により投与量，投与濃度，投与速度を適宜増減する。

〔配合経腸用半固形剤〕：通常，成人標準量として１日1,200～2,000g(1,200～2,000kcal)を胃瘻より胃内に１日数回に分けて投与する。投与時間は100g当たり２～３分(300g当たり6～9分)とし，１回の最大投与量は600gとする。また，初めて投与する場合は，投与後によく観察を行い臨床症状に注意しながら増量して数日で標準量に達するようにする。なお，年齢，体重，症状により投与量，投与時間を適宜増減する。

用法用量に関連する使用上の注意　本剤は，経腸栄養剤であるため，静脈内へは投与しないこと。

禁忌

(1)本剤の成分に対し過敏症の既往歴のある患者
(2)牛乳たん白アレルギーを有する患者
(3)〔配合経腸用半固形剤〕：胃の機能が残存していない患者
(4)イレウスのある患者
(5)腸管の機能が残存していない患者
(6)高度の肝・腎障害のある患者
(7)重症糖尿病などの糖代謝異常のある患者
(8)先天性アミノ酸代謝異常の患者

ラジオカップ3.7MBq　規格：3.7MBq1カプセル[1077.4円/カプセル]
ヨウ化ナトリウム(^{131}I)　富士フイルム RI　430

【効 能 効 果】

(1)甲状腺放射性ヨウ素摂取率測定による甲状腺機能検査
(2)シンチグラムによる甲状腺疾患の診断及び甲状腺癌転移巣の発見

【対応標準病名】

該当病名なし

用法用量

(1)甲状腺放射性ヨウ素摂取率の測定：本品0.185～1.85MBqを経口投与し，一定時間後に甲状腺部の放射能を測定する。
(2)シンチグラム
本品0.74～3.7MBqを経口投与し，一定時間後にシンチグラムを得る。
甲状腺癌転移巣のシンチグラムを得る場合は，18.5～370MBqを経口投与する。

ラシックス細粒4%　規格：4%1g[16.1円/g]
ラシックス錠10mg　規格：10mg1錠[9.1円/錠]
ラシックス錠20mg　規格：20mg1錠[9.6円/錠]
ラシックス錠40mg　規格：40mg1錠[14.7円/錠]
フロセミド　サノフィ　213

【効 能 効 果】

高血圧症(本態性，腎性等)，悪性高血圧，心性浮腫(うっ血性心不全)，腎性浮腫，肝性浮腫，月経前緊張症，末梢血管障害による浮腫，尿路結石排出促進

【対応標準病名】

◎	悪性高血圧症	うっ血性心不全	肝性浮腫
	月経前症候群	高血圧症	腎性高血圧症
	腎性浮腫	心臓性浮腫	尿路結石症
	浮腫	本態性高血圧症	末梢循環障害
○	右室不全	右心不全	下肢浮腫
	下腿浮腫	褐色細胞腫	褐色細胞腫性高血圧症
	下半身浮腫	下腹部浮腫	顔面浮腫
	急性心不全	境界型高血圧症	クロム親和性細胞腫
	月経前浮腫	限局性浮腫	高血圧性緊急症
	高血圧性腎疾患	高血圧性脳内出血	高血圧切迫症
	高度浮腫	高レニン性高血圧症	左室不全
	左心不全	珊瑚状結石	四肢浮腫
	若年高血圧症	若年性境界型高血圧症	収縮期高血圧症
	術中異常高血圧症	上肢浮腫	上腕浮腫
	心因性高血圧症	腎盂結石症	心筋不全
	腎血管性高血圧症	腎結石自排	腎結石症
	心原性肺水腫	腎砂状結石	腎実質性高血圧症
	心臓性呼吸困難	心臓喘息	腎尿管結石
	心不全	全身性浮腫	足部浮腫
	多発性腎結石	低レニン性高血圧症	特発性浮腫
	内分泌性高血圧症	内分泌性浮腫	二次性高血圧症
	尿管結石症	尿道結石症	副腎性高血圧症
	末梢性浮腫	慢性うっ血性心不全	慢性心不全
	両心不全		
△	HELLP症候群	一過性浮腫	下肢血行障害
	下肢末梢循環障害	間欠性跛行	軽症妊娠高血圧症候群
	月経性歯肉炎	月経前片頭痛	結石性腎盂腎炎
	骨盤内うっ血症候群	混合型妊娠高血圧症候群	産後高血圧症
	重症妊娠高血圧症候群	純粋型妊娠高血圧症候群	新生児高血圧症
	早発型妊娠高血圧症候群	遅発型妊娠高血圧症候群	中毒性浮腫
	妊娠高血圧症	妊娠高血圧症候群	妊娠高血圧腎症
	妊娠中一過性高血圧症	副腎腺腫	副腎のう腫
	副腎皮質のう腫	末梢循環不全	末梢動脈疾患
	麻痺側浮腫	良性副腎皮質腫瘍	

用法用量　通常，成人にはフロセミドとして１日１回40～80mgを連日又は隔日経口投与する。なお，年齢，症状により適宜増減する。腎機能不全等の場合にはさらに大量に用いることもある。ただし，悪性高血圧に用いる場合には，通常，他の降圧剤と併用すること。

禁忌

(1)無尿の患者
(2)肝性昏睡の患者
(3)体液中のナトリウム，カリウムが明らかに減少している患者
(4)スルフォンアミド誘導体に対し過敏症の既往歴のある患者

フロセミド細粒4%「EMEC」：エルメッドエーザイ　4%1g[6.4円/g]，フロセミド錠10mg「NP」：ニプロ　10mg1錠[6円/錠]，

フロセミド錠20mg「JG」：日本ジェネリック　20mg1錠[6円/錠]，フロセミド錠20mg「NP」：ニプロ　20mg1錠[6円/錠]，フロセミド錠20mg「テバ」：テバ製薬　20mg1錠[6円/錠]，フロセミド錠40mg「JG」：日本ジェネリック　40mg1錠[6.3円/錠]，フロセミド錠40mg「NP」：ニプロ　40mg1錠[6.3円/錠]，フロセミド錠40mg「イセイ」：イセイ　40mg1錠[6.3円/錠]，フロセミド錠40mg「テバ」：テバ製薬　40mg1錠[6.3円/錠]，フロセミド錠40mg「トーワ」：東和　40mg1錠[6.3円/錠]

ラジレス錠150mg

規格：150mg1錠[144.9円/錠]

アリスキレンフマル酸塩　ノバルティス　214

【効 能 効 果】

高血圧症

【対応標準病名】

◎	高血圧症	本態性高血圧症	
○	悪性高血圧症	境界型高血圧症	高血圧性緊急症
	高血圧性腎疾患	高血圧性脳内出血	高血圧切迫症
	高レニン性高血圧症	若年高血圧症	若年性境界型高血圧症
	収縮期高血圧症	腎血管性高血圧症	腎実質性高血圧症
	腎性高血圧症	低レニン性高血圧症	内分泌性高血圧症
	二次性高血圧症	副腎性高血圧症	
△	HELLP 症候群	褐色細胞腫	褐色細胞腫性高血圧症
	クロム親和性細胞腫	軽症妊娠高血圧症候群	混合型妊娠高血圧症候群
	産後高血圧症	重症妊娠高血圧症候群	術中異常高血圧症
	純粋型妊娠高血圧症候群	心因性高血圧症	新生児高血圧症
	早発型妊娠高血圧症候群	遅発型妊娠高血圧症候群	透析シャント静脈高血圧症
	妊娠・分娩・産褥の既存の二次性高血圧症	妊娠・分娩・産褥の既存の本態性高血圧症	妊娠高血圧症
	妊娠高血圧症候群	妊娠高血圧腎症	妊娠中一過性高血圧症
	副腎腺腫	副腎のう腫	副腎皮質のう腫
	良性副腎皮質腫瘍		

用法用量　通常，成人にはアリスキレンとして150mgを1日1回経口投与する。

なお，効果不十分な場合は，300mgまで増量することができる。

用法用量に関連する使用上の注意

(1)本剤の投与に際しては患者ごとの背景を十分に考慮し，本剤適用の可否を慎重に判断すること。

(2)本剤服用時期は患者ごとに食後又は食前(空腹時)のいずれかに規定し，原則として毎日同じ条件で服用するよう指導すること。なお，本剤は，食前(空腹時)投与で食後投与に比べ血中濃度が高くなること等を踏まえ，食後投与での開始を考慮すること。本剤服用時期を変更する場合には症状の変化に特に注意すること。

禁忌

(1)本剤の成分に対し過敏症の既往歴のある患者

(2)妊婦又は妊娠している可能性のある婦人

(3)イトラコナゾール，シクロスポリンを投与中の患者

(4)アンジオテンシン変換酵素阻害剤又はアンジオテンシンⅡ受容体拮抗剤を投与中の糖尿病患者(ただし，アンジオテンシン変換酵素阻害剤又はアンジオテンシンⅡ受容体拮抗剤投与を含む他の降圧治療を行ってもなお血圧のコントロールが著しく不良の患者を除く)

併用禁忌

薬剤名等	臨床症状・措置方法	機序・危険因子
イトラコナゾール(イトリゾール等)	併用により本剤の血中濃度が上昇するおそれがある。併用投与(空腹時)により本剤のCmaxが約5.8倍，AUCが約6.5倍に上昇した。	本剤のP糖蛋白(Pgp)を介した排出がこれらの薬剤により抑制されると考えられる。
シクロスポリン(サンディミュン，ネオーラル等)	併用により本剤の血中濃度が上昇するおそれがある。併用投与(空腹時)により本剤のCmaxが約2.5倍，AUCが約5倍に上昇した。	

ラステットSカプセル25mg

規格：25mg1カプセル[821.1円/カプセル]

ラステットSカプセル50mg

規格：50mg1カプセル[1558円/カプセル]

エトポシド　日本化薬　424

ベプシドカプセル25mg，ベプシドカプセル50mgを参照(P882)

ラックビー微粒N

規格：1%1g[6.2円/g]

ビフィズス菌　興和　231

【効 能 効 果】

腸内菌叢の異常による諸症状の改善

【対応標準病名】

◎	胃腸炎	下痢症	便通異常
	便秘症		
○	S状結腸炎	炎症性腸疾患	回腸炎
	カタル性胃腸炎	感染性胃腸炎	感染性下痢症
	感染性大腸炎	感染性腸炎	感冒性胃腸炎
	感冒性大腸炎	感冒性腸炎	機能性下痢
	機能性便秘症	急性胃腸炎	急性大腸炎
	急性腸炎	巨大S状結腸症	巨大結腸
	痙攣性便秘	抗生物質起因性大腸炎	抗生物質起因性腸炎
	弛緩性便秘症	習慣性便秘	重症便秘症
	出血性大腸炎	出血性腸炎	術後便秘
	食事性便秘	大腸炎	大腸機能障害
	単純性便秘	腸炎	腸カタル
	腸管麻痺性便秘	腸機能障害	直腸性便秘
	特発性巨大結腸症	難治性乳児下痢症	乳児下痢
	乳幼児便秘		
△	一過性肛門周囲痛	結腸アトニー	肛門痙攣
	大腸ジスキネジア	中毒性巨大結腸	腸アトニー
	腸管運動障害	腸ジスキネジア	盲腸アトニー

用法用量　ラックビー微粒N

通常成人1日3〜6gを3回に分割経口投与する。

なお，年齢，症状により適宜増減する。

ビオフェルミン錠剤：ビオフェルミン　1錠[5.6円/錠]，ビフィスゲン散：日東薬品　2%1g[6.2円/g]，ラックビー錠：興和　1錠[6.1円/錠]

ラックメロン散2%

規格：2%1g[6.2円/g]

有胞子性乳酸菌　イセイ　231

【効 能 効 果】

腸内菌叢の異常による諸症状の改善

【対応標準病名】

◎	胃腸炎	下痢症	便通異常
	便秘症		
○	S状結腸炎	炎症性腸疾患	回腸炎
	カタル性胃腸炎	感染性胃腸炎	感染性下痢症
	感染性大腸炎	感染性腸炎	感冒性胃腸炎
	感冒性大腸炎	感冒性腸炎	機能性下痢
	機能性便秘症	急性胃腸炎	急性大腸炎
	急性腸炎	巨大S状結腸症	巨大結腸
	痙攣性便秘	抗生物質起因性大腸炎	抗生物質起因性腸炎
	弛緩性便秘症	習慣性便秘	重症便秘症

	出血性大腸炎	出血性腸炎	術後便秘
	食事性便秘	大腸炎	大腸機能障害
	単純性便秘	腸炎	腸カタル
	腸管麻痺性便秘	腸機能障害	直腸性便秘
	特発性巨大結腸症	難治性乳児下痢症	乳児下痢
	乳幼児便秘		
△	一過性肛門周囲痛	結腸アトニー	肛門痙攣
	大腸ジスキネジア	中毒性巨大結腸	腸アトニー
	腸管運動障害	腸ジスキネジア	盲腸アトニー

用法用量　通常成人１日3～6gを３回に分割経口投与する。小児は通常１日1.5～3gを３回に分割経口投与する。
なお，年齢，症状により適宜増減する。

ラディオガルダーゼカプセル500mg　規格：－[－]

ヘキサシアノ鉄(II)酸鉄(III)水和物　日本メジフィジックス　392

【効能効果】

(1)放射性セシウムによる体内汚染の軽減
(2)タリウム及びタリウム化合物による中毒

【対応標準病名】

◎	タリウム中毒
△	殺鼡剤中毒

用法用量　通常，１回６カプセル(ヘキサシアノ鉄(II)酸鉄(III)水和物として3g)を１日３回経口投与する。
なお，患者の状態，年齢，体重に応じて適宜増減する。

用法用量に関連する使用上の注意
＜放射性セシウムによる体内汚染の軽減＞
(1)治療開始後は糞便中及び尿中，又は全身の放射能をシンチレーションカウンタ等で適宜測定し，本剤の投与継続の必要性を検討すること。
(2)ゴイアニア事故における本剤の投与量を参考に，用量及び投与回数を適宜増減すること。
＜タリウム及びタリウム化合物による中毒＞：臨床症状によるほか，必要に応じて血中，尿中又は糞便中のタリウム量を測定し，本剤の投与継続の必要性を検討すること。

禁忌　本剤の成分に対し過敏症の既往歴のある患者

ラニラピッド錠0.05mg　規格：0.05mg1錠[5.6円/錠]
ラニラピッド錠0.1mg　規格：0.1mg1錠[9.5円/錠]

メチルジゴキシン　中外　211

【効能効果】

(1)次の疾患に基づくうっ血性心不全：先天性心疾患，弁膜疾患，高血圧症，虚血性心疾患(心筋梗塞，狭心症など)
(2)心房細動・粗動による頻脈，発作性上室性頻拍

【対応標準病名】

◎	うっ血性心不全	狭心症	虚血性心疾患
	高血圧症	心筋梗塞	心臓弁膜症
	心房細動	心房粗動	先天性心疾患
	頻拍型心房細動	頻脈症	頻脈性心房細動
	発作性上室頻拍	本態性高血圧症	
○	ST上昇型急性心筋梗塞	安定狭心症	一過性心房粗動
	遺伝性心房疾患	右室不全	右心不全
	永続性心房細動	家族性心房細動	冠状動脈アテローム性硬化症
	冠状動脈炎	冠状動脈狭窄症	冠状動脈血栓症
	冠状動脈血栓塞栓症	冠状動脈硬化症	冠状動脈口閉鎖
	冠状動脈閉塞症	冠動脈硬化性心疾患	冠動脈疾患
	冠動脈肺動脈起始症	急性右室梗塞	急性下後壁心筋梗塞
	急性下側壁心筋梗塞	急性下壁心筋梗塞	急性冠症候群
	急性貫壁性心筋梗塞	急性基部側壁心筋梗塞	急性高位側壁心筋梗塞
	急性後基部心筋梗塞	急性後側部心筋梗塞	急性後壁心筋梗塞
	急性後壁中隔心筋梗塞	急性心筋梗塞	急性心尖部側壁心筋梗塞
	急性心内膜下梗塞	急性心不全	急性前側壁心筋梗塞
	急性前壁心筋梗塞	急性前壁心尖部心筋梗塞	急性前壁中隔心筋梗塞
	急性側壁心筋梗塞	急性中隔心筋梗塞	狭心症３枝病変
	虚血性心筋症	孤立性心房細動	左室不全
	左心不全	持続性心室頻拍	持続性心房細動
	術後心房細動	上室頻拍	心因性高血圧症
	心筋虚血	心筋不全	心臓性浮腫
	心不全	心房頻拍	絶対性不整脈
	先天性冠状動脈異常	先天性冠状動脈瘤	先天性冠状動脈瘻
	大動脈弁下部狭窄症	チアノーゼ性先天性心疾患	陳旧性下壁心筋梗塞
	陳旧性後壁心筋梗塞	陳旧性心筋梗塞	陳旧性前壁心筋梗塞
	陳旧性前壁中隔心筋梗塞	陳旧性側壁心筋梗塞	洞頻脈
	動脈硬化性冠不全	トルサードドポアント	非Q波心筋梗塞
	非ST上昇型心筋梗塞	非弁膜症性心房細動	非弁膜症性発作性心房細動
	ブブレ症候群	弁膜炎	弁膜症性心房細動
	発作性心房細動	発作性心房頻拍	発作性接合部頻拍
	発作性頻拍	発作性頻脈性心房細動	慢性うっ血性心不全
	慢性冠状動脈不全	慢性心不全	慢性心房細動
	無症候性心筋虚血	無脈性心室頻拍	両心不全
△	HELLP症候群	悪性高血圧症	安静時狭心症
	異型狭心症	ウール病	右胸心
	右室自由壁破裂	右室二腔症	右室漏斗部狭窄
	右心症	冠状動脈性心疾患	冠動脈拡張
	冠動脈石灰化	冠攣縮性狭心症	境界型高血圧症
	軽症妊娠高血圧症候群	血栓性心内膜炎	高血圧性脳内出血
	高血圧切迫症	高レニン性高血圧症	呼吸性不整脈
	混合型妊娠高血圧症候群	臍傍悸	左胸心
	左室自由壁破裂	左心症	産後高血圧症
	三心房心	三段脈	若年高血圧症
	若年性境界型高血圧症	収縮期高血圧症	重症妊娠高血圧症候群
	純粋型妊娠高血圧症候群	初発労作型狭心症	徐脈性心房細動
	心下悸	心室頻拍	新生児高血圧症
	新生児遷延性肺高血圧症	心臓奇形	心臓血管奇形
	心臓転位症	心臓破裂	心内膜炎
	心拍異常	心房負荷	心膜腔のう胞
	心膜憩室	心膜のう胞	先天性左室憩室
	先天性心筋奇形	先天性心ブロック	先天性心膜奇形
	先天性心膜欠損症	増悪労作型狭心症	早発型妊娠高血圧症候群
	遅発型妊娠高血圧症候群	低レニン性高血圧症	動悸
	透析シャント静脈高血圧症	妊娠高血圧症	妊娠高血圧症候群
	妊娠高血圧腎症	妊娠中一過性高血圧症	肺動脈弁下狭窄症
	非持続性心室頻拍	微小血管性狭心症	頻拍症
	頻脈性不整脈	不安定狭心症	複雑心奇形
	弁膜閉鎖不全症	夜間狭心症	リエントリー性心室性不整脈
	連合弁膜症	労作時兼安静時狭心症	労作性狭心症

用法用量
(1)急速飽和療法(飽和量：0.6～1.8mg)：初回0.2～0.3mg，以後，１回0.2mgを１日３回経口投与し，十分効果のあらわれるまで続ける。なお，比較的急速飽和療法，緩徐飽和療法を行うことができる。
(2)維持療法：１日0.1～0.2mgを経口投与する。

用法用量に関連する使用上の注意　飽和療法は過量になりやすいので，緊急を要さない患者には治療開始初期から維持療法による投与も考慮すること。

禁忌
(1)房室ブロック，洞房ブロックのある患者

(2)ジギタリス中毒の患者
(3)閉塞性心筋疾患(特発性肥大性大動脈弁下狭窄等)のある患者
(4)本剤の成分又はジギタリス剤に対し過敏症の既往歴のある患者

原則禁忌

(1)本剤投与中の患者にカルシウム注射剤を投与すること。
(2)本剤投与中の患者にスキサメトニウム塩化物水和物を投与すること。

原則併用禁忌

薬剤名等	臨床症状・措置方法	機序・危険因子
カルシウム注射剤[注2)] グルコン酸カルシウム水和物 カルチコール注射液等 塩化カルシウム水和物	静注により急激に血中カルシウム濃度が上昇するとジゴキシンの毒性が急激に出現することがある。	本剤の催不整脈作用は心筋細胞内カルシウム濃度に依存すると考えられている。急激にカルシウム濃度を上昇させるような使用法は避けること。
スキサメトニウム塩化物水和物 スキサメトニウム レラキシン	併用により重篤な不整脈を起こすおそれがある。	スキサメトニウム塩化物水和物の血中カリウム増加作用又はカテコールアミン放出が原因と考えられている。

注2)カルシウム値の補正に用いる場合を除く。

メチルジゴキシン錠0.05mg「タイヨー」：テバ製薬　0.05mg1錠[5.6円/錠]，メチルジゴキシン錠0.1mg「タイヨー」：テバ製薬　0.1mg1錠[5.8円/錠]

ラパリムス錠1mg　規格：1mg1錠[1285円/錠]
シロリムス　ノーベルファーマ　429

【効能効果】

リンパ脈管筋腫症

【対応標準病名】

◎　リンパ脈管筋腫症

効能効果に関連する使用上の注意　本剤の使用にあたっては，厚生労働省難治性疾患克服研究事業呼吸不全に関する調査研究班のリンパ脈管筋腫症 lymphangioleiomyomatosis(LAM)診断基準等を参考に確定診断された患者を対象とすること。

用法用量　通常，成人にはシロリムスとして2mgを1日1回経口投与する。なお，患者の状態により適宜増減するが，1日1回4mgを超えないこと。

用法用量に関連する使用上の注意

(1)高脂肪食の摂取後に本剤を投与した場合，血中濃度が増加するとの報告がある。
安定した血中濃度を維持できるよう，本剤の投与時期は，食後又は空腹時のいずれか一定とすること。
(2)本剤のトラフ濃度や投与量の増加に伴い，間質性肺疾患の発現リスクが増加する可能性がある。間質性肺疾患が発現した場合は，症状，重症度に応じて，以下の目安を考慮し，休薬又は中止すること。
　間質性肺疾患に対する休薬・中止の目安

症状	投与の可否等
無症候性で画像所見の異常のみ	投与継続
軽度の臨床症状[注1]を認める(日常生活に支障なし)	症状が改善するまで休薬し，症状の改善を認めた場合には投与再開可能とする。
重度の臨床症状[注1]を認める(日常生活に支障があり，酸素療法を要する)	本剤の投与を中止し，原則として再開しないこと。ただし，症状が改善し，かつ治療上の有益性が危険性をうわまわると判断された場合のみ，投与中止前の半量からの投与再開可能とする。
生命を脅かす：緊急処置を要する(挿管・人工呼吸管理を要する)	投与中止

注1：咳嗽，呼吸困難，発熱等

(3)増量時，副作用の発現が疑われる場合，肝機能障害がある患者に投与する場合あるいはCYP3A4又はP-糖蛋白に影響を及ぼす薬剤と併用する場合等，本剤の血中濃度に影響を及ぼすことが予想される場合には，本剤の全血中トラフ濃度を測定し，15ng/mL以内を目安として投与量を調節すること。
(4)中等度から重度の肝機能障害がある患者では，投与量を半量から開始すること。

警告

(1)本剤は，本剤及びリンパ脈管筋腫症に十分な知識を持つ医師のもとで使用すること。
(2)本剤の投与により，間質性肺疾患が認められており，海外においては死亡に至った例が報告されている。投与に際しては咳嗽，呼吸困難，発熱等の臨床症状に注意するとともに，投与前及び投与中は定期的に胸部CT検査を実施すること。また，異常が認められた場合には適切な処置を行うとともに，投与継続の可否について慎重に検討すること。
(3)肝炎ウイルスキャリアの患者では，本剤の投与期間中に肝炎ウイルスの再活性化を生じ，肝不全から死亡に至る可能性がある。本剤の投与期間中又は投与終了後は，定期的に肝機能検査を行うなど，肝炎ウイルスの再活性化の徴候や症状の発現に注意すること。

禁忌

(1)本剤の成分又はシロリムス誘導体に対し過敏症の既往歴のある患者
(2)妊婦又は妊娠している可能性のある婦人

併用禁忌

薬剤名等	臨床症状・措置方法	機序・危険因子
生ワクチン(乾燥弱毒生麻しんワクチン，乾燥弱毒生風しんワクチン，経口生ポリオワクチン，乾燥BCG等)	免疫抑制下で生ワクチンを接種すると発症するおそれがあるので併用しないこと。	免疫抑制下で生ワクチンを接種すると増殖し，病原性をあらわす可能性がある。

ラベキュアパック400　規格：1シート[544.2円/シート]
ラベキュアパック800　規格：1シート[721.4円/シート]
アモキシシリン水和物　クラリスロマイシン　ラベプラゾールナトリウム　エーザイ　619

【効能効果】

〈適応菌種〉アモキシシリン，クラリスロマイシンに感性のヘリコバクター・ピロリ
〈適応症〉胃潰瘍・十二指腸潰瘍・胃MALTリンパ腫・特発性血小板減少性紫斑病・早期胃癌に対する内視鏡的治療後胃におけるヘリコバクター・ピロリ感染症，ヘリコバクター・ピロリ感染胃炎

【対応標準病名】

◎	胃MALTリンパ腫	胃潰瘍	胃十二指腸潰瘍
	十二指腸潰瘍	早期胃癌	早期胃癌EMR後
	早期胃癌ESD後	特発性血小板減少性紫斑病	ヘリコバクター・ピロリ胃炎
	ヘリコバクター・ピロリ感染症		
○	エバンス症候群	急性胃潰瘍	急性十二指腸潰瘍
	急性十二指腸潰瘍穿孔	急性出血性胃潰瘍	急性出血性胃潰瘍穿孔
	急性出血性十二指腸潰瘍	急性出血性十二指腸潰瘍穿孔	急性特発性血小板減少性紫斑病
	血小板減少性紫斑病	再発性胃潰瘍	再発性十二指腸潰瘍
	出血性胃潰瘍	出血性胃潰瘍穿孔	出血性十二指腸潰瘍
	出血性十二指腸潰瘍穿孔	術後十二指腸潰瘍	心因性胃潰瘍
	ストレス性十二指腸潰瘍	穿通性胃潰瘍	穿通性十二指腸潰瘍
	多発胃潰瘍	多発性十二指腸潰瘍	多発性出血性胃潰瘍
	特発性血小板減少性紫斑病合併妊娠	難治性十二指腸潰瘍	慢性胃潰瘍
	慢性胃潰瘍活動期	慢性十二指腸潰瘍	慢性十二指腸潰瘍活動期

	慢性特発性血小板減少性紫斑病	薬剤性胃潰瘍	

効能効果に関連する使用上の注意

(1)ラベプラゾールナトリウムの投与が胃癌による症状を隠蔽することがあるので，悪性でないことを確認のうえ投与すること（胃MALTリンパ腫，早期胃癌に対する内視鏡的治療後胃におけるヘリコバクター・ピロリの除菌の補助を除く）。
(2)進行期胃MALTリンパ腫に対するヘリコバクター・ピロリ除菌治療の有効性は確立していない。
(3)特発性血小板減少性紫斑病に対しては，ガイドライン等を参照し，ヘリコバクター・ピロリ除菌治療が適切と判断される症例にのみ除菌治療を行うこと。
(4)早期胃癌に対する内視鏡的治療後胃以外には，ヘリコバクター・ピロリ除菌治療による胃癌の発症抑制に対する有効性は確立していない。
(5)ヘリコバクター・ピロリ感染胃炎に用いる際には，ヘリコバクター・ピロリが陽性であること及び内視鏡検査によりヘリコバクター・ピロリ感染胃炎であることを確認すること。

用法用量　通常，成人にはラベプラゾールナトリウムとして1回10mg，アモキシシリン水和物として1回750mg（力価）及びクラリスロマイシンとして1回200mg（力価）の3剤を同時に1日2回，7日間経口投与する。
なお，クラリスロマイシンは，必要に応じて適宜増量することができる。ただし，1回400mg（力価）1日2回を上限とする。

禁忌

(1)パリエット，サワシリン及びクラリスの成分に対し過敏症の既往歴のある患者
(2)アタザナビル硫酸塩，リルピビリン塩酸塩，ピモジド，エルゴタミン含有製剤，タダラフィル〔アドシルカ〕を投与中の患者
(3)肝臓又は腎臓に障害のある患者で，コルヒチンを投与中の患者
(4)伝染性単核症の患者
(5)高度の腎障害のある患者

原則禁忌　ペニシリン系抗生物質に対し，過敏症の既往歴のある患者

併用禁忌

パリエット

薬剤名等	臨床症状・措置方法	機序・危険因子
アタザナビル硫酸塩（レイアタッツ）	アタザナビルの作用が減弱するおそれがある。	ラベプラゾールナトリウムの胃酸分泌抑制作用により，胃内pHが上昇し，アタザナビルの溶解性が低下し，アタザナビルの血中濃度が低下するおそれがある。
リルピビリン塩酸塩（エジュラント）	リルピビリン塩酸塩の作用を減弱するおそれがある。	ラベプラゾールナトリウムの胃酸分泌抑制作用により，胃内pHが上昇し，リルピビリン塩酸塩の吸収が低下し，リルピビリンの血中濃度が低下することがある。

クラリス

薬剤名等	臨床症状・措置方法	機序・危険因子
ピモジド（オーラップ）	QT延長，心室性不整脈（Torsades de pointesを含む）等の心血管系副作用が報告されている。	クラリスロマイシンのCYP3A4に対する阻害作用により，左記薬剤の代謝が阻害され，それらの血中濃度が上昇する可能性がある。
エルゴタミン（エルゴタミン酒石酸塩，ジヒドロエルゴタミンメシル酸塩）含有製剤（クリアミン）（ジヒデルゴット）	血管攣縮等の重篤な副作用を起こすおそれがある。	
タダラフィル（アドシルカ）	左記薬剤のクリアランスが高度に減少し，その作用が増強するおそれがある。	

ラベファインパック　規格：1シート［438.6円/シート］

アモキシシリン水和物　メトロニダゾール　ラベプラゾールナトリウム　エーザイ　619

【効能効果】

〈適応菌種〉アモキシシリン，メトロニダゾールに感性のヘリコバクター・ピロリ
〈適応症〉胃潰瘍・十二指腸潰瘍・胃MALTリンパ腫・特発性血小板減少性紫斑病・早期胃癌に対する内視鏡的治療後胃におけるヘリコバクター・ピロリ感染症，ヘリコバクター・ピロリ感染胃炎

【対応標準病名】

◎	胃MALTリンパ腫	胃潰瘍	胃十二指腸潰瘍
	十二指腸潰瘍	早期胃癌	早期胃癌EMR後
	早期胃癌ESD後	特発性血小板減少性紫斑病	ヘリコバクター・ピロリ胃炎
	ヘリコバクター・ピロリ感染症		
○	エバンス症候群	急性胃潰瘍	急性十二指腸潰瘍
	急性十二指腸潰瘍穿孔	急性出血性胃潰瘍	急性出血性胃潰瘍穿孔
	急性出血性十二指腸潰瘍	急性出血性十二指腸潰瘍穿孔	急性特発性血小板減少性紫斑病
	血小板減少性紫斑病	再発性胃潰瘍	再発性十二指腸潰瘍
	出血性胃潰瘍	出血性胃潰瘍穿孔	出血性十二指腸潰瘍
	出血性十二指腸潰瘍穿孔	術後十二指腸潰瘍	心因性胃潰瘍
	ストレス性十二指腸潰瘍	穿通性胃潰瘍	穿通性十二指腸潰瘍
	多発胃潰瘍	多発性十二指腸潰瘍	多発性出血性胃潰瘍
	特発性血小板減少性紫斑病合併妊娠	難治性十二指腸潰瘍	慢性胃潰瘍
	慢性胃潰瘍活動期	慢性十二指腸潰瘍	慢性十二指腸潰瘍活動期
	慢性特発性血小板減少性紫斑病	薬剤性胃潰瘍	

効能効果に関連する使用上の注意

(1)ラベプラゾールナトリウムの投与が胃癌による症状を隠蔽することがあるので，悪性でないことを確認のうえ投与すること（胃MALTリンパ腫，早期胃癌に対する内視鏡的治療後胃におけるヘリコバクター・ピロリの除菌の補助を除く）。
(2)進行期胃MALTリンパ腫に対するヘリコバクター・ピロリ除菌治療の有効性は確立していない。
(3)特発性血小板減少性紫斑病に対しては，ガイドライン等を参照し，ヘリコバクター・ピロリ除菌治療が適切と判断される症例にのみ除菌治療を行うこと。
(4)早期胃癌に対する内視鏡的治療後胃以外には，ヘリコバクター・ピロリ除菌治療による胃癌の発症抑制に対する有効性は確立していない。
(5)ヘリコバクター・ピロリ感染胃炎に用いる際には，ヘリコバクター・ピロリが陽性であること及び内視鏡検査によりヘリコバクター・ピロリ感染胃炎であることを確認すること。

用法用量　プロトンポンプインヒビター，アモキシシリン水和物及びクラリスロマイシンの3剤投与によるヘリコバクター・ピロリの除菌治療が不成功の場合：通常，成人にはラベプラゾールナトリウムとして1回10mg，アモキシシリン水和物として1回750mg（力価）及びメトロニダゾールとして1回250mgの3剤を同時に1日2回，7日間経口投与する。

禁忌

(1)パリエット，サワシリン及びフラジールの成分に対し過敏症の既往歴のある患者
(2)アタザナビル硫酸塩，リルピビリン塩酸塩を投与中の患者
(3)伝染性単核症の患者
(4)高度の腎障害のある患者
(5)脳，脊髄に器質的疾患のある患者（脳膿瘍の患者を除く）
(6)妊娠3ヵ月以内の婦人

原則禁忌 ペニシリン系抗生物質に対し，過敏症の既往歴のある患者

併用禁忌

パリエット

薬剤名等	臨床症状・措置方法	機序・危険因子
アタザナビル硫酸塩（レイアタッツ）	アタザナビルの作用が減弱するおそれがある。	ラベプラゾールナトリウムの胃酸分泌抑制作用により，胃内pHが上昇し，アタザナビルの溶解性が低下し，アタザナビルの血中濃度が低下するおそれがある。
リルピビリン塩酸塩（エジュラント）	リルピビリン塩酸塩の作用を減弱するおそれがある。	ラベプラゾールナトリウムの胃酸分泌抑制作用により，胃内pHが上昇し，リルピビリン塩酸塩の吸収が低下し，リルピビリンの血中濃度が低下することがある。

ラボナ錠50mg

規格：50mg1錠［9.1円/錠］

ペントバルビタールカルシウム　田辺三菱　112

【効能効果】

不眠症，麻酔前投薬，不安緊張状態の鎮静，持続睡眠療法における睡眠調節

【対応標準病名】

◎	不安緊張状態	不眠症	
○	混合性不安抑うつ障害	睡眠障害	睡眠相後退症候群
	睡眠リズム障害	全般性不安障害	パニック障害
	パニック発作	不安うつ病	不安障害
	不安神経症	不安ヒステリー	不規則睡眠
△	挿間性発作性不安	破局発作状態	レム睡眠行動障害

用法用量

(1)不眠症

通常，成人にはペントバルビタールカルシウムとして1回50～100mgを就寝前に経口投与する。

なお，年齢，症状により適宜増減する。

(2)麻酔前投薬

通常，成人にはペントバルビタールカルシウムとして手術前夜100～200mg，手術前1～2時間に100mgを経口投与する。

なお，年齢，症状により適宜増減する。

(3)不安緊張状態の鎮静

通常，成人にはペントバルビタールカルシウムとして1回25～50mgを1日2～3回経口投与する。

なお，年齢，症状により適宜増減する。

用法用量に関連する使用上の注意 不眠症には，就寝の直前に服用させること。また，服用して就寝した後，睡眠途中において一時的に起床して仕事等をする可能性があるときは服用させないこと。

禁忌 バルビツール酸系化合物に対し過敏症の患者

原則禁忌

(1)心障害を有する患者
(2)肝障害，腎障害を有する患者
(3)呼吸機能の低下している患者
(4)急性間歇性ポルフィリン症の患者
(5)薬物過敏症の患者

ラミクタール錠25mg

規格：25mg1錠［102.3円/錠］

ラミクタール錠100mg

規格：100mg1錠［273.8円/錠］

ラモトリギン　グラクソ・スミスクライン　113,117

【効能効果】

(1)てんかん患者の下記発作に対する単剤療法

部分発作（二次性全般化発作を含む）

強直間代発作

(2)他の抗てんかん薬で十分な効果が認められないてんかん患者の下記発作に対する抗てんかん薬との併用療法

部分発作（二次性全般化発作を含む）

強直間代発作

Lennox-Gastaut症候群における全般発作

(3)双極性障害における気分エピソードの再発・再燃抑制

【対応標準病名】

◎	強直間代発作	焦点性てんかん	双極性感情障害
	てんかん	レノックス・ガストー症候群	
○	2型双極性障害	アトニー性非特異性てんかん発作	アブサンス
	アルコールてんかん	ウンベルリヒトてんかん	家族性痙攣
	寛解中の双極性感情障害	間代性痙攣	局所性てんかん
	光原性てんかん	後天性てんかん	持続性部分てんかん
	ジャクソンてんかん	若年性アブサンスてんかん	若年性ミオクローヌスてんかん
	周期性精神病	術後てんかん	循環型躁うつ病
	症候性早期ミオクローヌス性脳症	症候性てんかん	焦点性知覚性発作
	小児期アブサンスてんかん	自律神経てんかん	進行性ミオクローヌスてんかん
	睡眠喪失てんかん	ストレスてんかん	精神運動発作
	前頭葉てんかん	躁うつ病	双極性感情障害・軽症のうつ病エピソード
	双極性感情障害・軽躁病エピソード	双極性感情障害・混合性エピソード	双極性感情障害・精神病症状を伴う重症うつ病エピソード
	双極性感情障害・精神病症状を伴う躁病エピソード	双極性感情障害・精神病症状を伴わない躁病エピソード	双極性感情障害・中等症のうつ病エピソード
	側頭葉てんかん	体知覚性発作	遅発性てんかん
	聴覚性発作	聴覚反射てんかん	定型欠神発作
	てんかん合併妊娠	てんかん小発作	てんかん性自動症
	てんかん大発作	てんかん単純部分発作	てんかん複雑部分発作
	点頭てんかん	難治性てんかん	乳児重症ミオクロニーてんかん
	乳児点頭痙攣	脳炎後てんかん	拝礼発作
	反応性てんかん	反復性躁病エピソード	ヒプサルスミア
	腹部てんかん	部分てんかん	片側痙攣片麻痺てんかん症候群
	ミオクローヌスてんかん	モーア症候群	薬物てんかん
	ラフォラ疾患	良性新生児痙攣	良性乳児ミオクローヌスてんかん
△	局所性痙攣		

効能効果に関連する使用上の注意 双極性障害の気分エピソードの急性期治療に対する本剤の有効性及び安全性は確立していない。

用法用量

てんかん患者に用いる場合

成人

単剤療法の場合：通常，ラモトリギンとして最初の2週間は1日25mgを1日1回経口投与し，次の2週間は1日50mgを1日1回経口投与し，5週目は1日100mgを1日1回又は2回に分割して経口投与する。その後は，1～2週間毎に1日量として最大100mgずつ漸増する。維持用量は1日100～200mgとし，1日1回又は2回に分割して経口投与する。症状に応じて適宜増減するが，増量は1週間以上の間隔をあけて1日量として最大100mgずつ，1日用量は最大400mgまでとし，いずれも1日1回又は2回に分割して経口投与する。

バルプロ酸ナトリウムを併用する場合：通常，ラモトリギンとして最初の2週間は1回25mgを隔日に経口投与し，次の2週間は1日25mgを1日1回経口投与する。その後は，1～2週間毎に1日量として25～50mgずつ漸増する。維持

用量は1日100〜200mgとし，1日2回に分割して経口投与する。

バルプロ酸ナトリウムを併用しない場合注1)

(1)本剤のグルクロン酸抱合を誘導する薬剤注2)を併用する場合：通常，ラモトリギンとして最初の2週間は1日50mgを1日1回経口投与し，次の2週間は1日100mgを1日2回に分割して経口投与する。その後は，1〜2週間毎に1日量として最大100mgずつ漸増する。維持用量は1日200〜400mgとし，1日2回に分割して経口投与する。

(2)(1)以外の抗てんかん薬注3)を併用する場合：単剤療法の場合に従う。

小児

バルプロ酸ナトリウムを併用する場合：通常，ラモトリギンとして最初の2週間は1日0.15mg/kgを1日1回経口投与し，次の2週間は1日0.3mg/kgを1日1回経口投与する。その後は，1〜2週間毎に1日量として最大0.3mg/kgずつ漸増する。維持用量は，バルプロ酸ナトリウムに加えて本剤のグルクロン酸抱合を誘導する薬剤注2)を併用する場合は1日1〜5mg/kgとし，本剤のグルクロン酸抱合を誘導する薬剤注2)を併用していない場合は1日1〜3mg/kgとし，1日2回に分割して経口投与する。なお，1日用量は最大200mgまでとする。

バルプロ酸ナトリウムを併用しない場合注1)

(1)本剤のグルクロン酸抱合を誘導する薬剤注2)を併用する場合：通常，ラモトリギンとして最初の2週間は1日0.6mg/kgを1日2回に分割して経口投与し，次の2週間は1日1.2mg/kgを1日2回に分割して経口投与する。その後は，1〜2週間毎に1日量として最大1.2mg/kgずつ漸増する。維持用量は1日5〜15mg/kgとし，1日2回に分割して経口投与する。なお，1日用量は最大400mgまでとする。

(2)(1)以外の抗てんかん薬注3)を併用する場合：バルプロ酸ナトリウムを併用する場合に従う。

双極性障害における気分エピソードの再発・再燃抑制に用いる場合

単剤療法の場合：通常，成人にはラモトリギンとして最初の2週間は1日25mgを1日1回経口投与，次の2週間は1日50mgを1日1回又は2回に分割して経口投与し，5週目は1日100mgを1日1回又は2回に分割して経口投与する。6週目以降は維持用量として1日200mgを1日1回又は2回に分割して経口投与する。症状に応じて適宜増減するが，増量は1週間以上の間隔をあけて1日量として最大100mgずつ，1日用量は最大400mgまでとし，いずれも1日1回又は2回に分割して経口投与する。

バルプロ酸ナトリウムを併用する場合：通常，成人にはラモトリギンとして最初の2週間は1回25mgを隔日に経口投与，次の2週間は1日25mgを1日1回経口投与し，5週目は1日50mgを1日1回又は2回に分割して経口投与する。6週目以降は維持用量として1日100mgを1日1回又は2回に分割して経口投与する。症状に応じて適宜増減するが，増量は1週間以上の間隔をあけて1日量として最大50mgずつ，1日用量は最大200mgまでとし，いずれも1日1回又は2回に分割して経口投与する。

バルプロ酸ナトリウムを併用しない場合注1)

(1)本剤のグルクロン酸抱合を誘導する薬剤注2)を併用する場合：通常，成人にはラモトリギンとして最初の2週間は1日50mgを1日1回経口投与，次の2週間は1日100mgを1日2回に分割して経口投与し，5週目は1日200mgを1日2回に分割して経口投与する。6週目は1日300mgを1日2回に分割して経口投与し，7週目以降は維持用量として1日300〜400mgを1日2回に分割して経口投与する。症状に応じて適宜増減するが，増量は1週間以上の間隔をあけて1日量として最大100mgずつ，1日用量は最大400mgまでとし，いずれも1日2回に分割して経口投与する。

(2)(1)以外の薬剤注4)を併用する場合：単剤療法の場合に従う。

注1)本剤のグルクロン酸抱合に対する影響が明らかでない薬剤を投与されている患者は，バルプロ酸ナトリウムを併用する場合の用法用量に従うこと。

注2)フェニトイン，カルバマゼピン，フェノバルビタール，プリミドン，その他本剤のグルクロン酸抱合を誘導する薬剤

注3)ゾニサミド，ガバペンチン，トピラマート，レベチラセタム，その他本剤のグルクロン酸抱合に対し影響を及ぼさない薬剤

注4)リチウム，オランザピン，アリピプラゾール，その他本剤のグルクロン酸抱合に対し影響を及ぼさない薬剤

用法用量に関連する使用上の注意

(1)発疹等の皮膚障害の発現率は，定められた用法用量を超えて投与した場合に高いことが示されているので，併用する薬剤の組み合わせに留意して，「用法用量」を遵守すること。なお，体重換算等により調節した用量に一致する錠剤の組み合わせがない場合には，調節した用量に最も近く，かつ超えない用量になるよう錠剤を組み合わせて投与すること。

(2)併用する薬剤については以下のとおり分類されるので留意すること。なお，本剤のグルクロン酸抱合に対する影響が明らかでない薬剤を投与されている患者は，バルプロ酸ナトリウムを併用する場合の用法用量に従うこと。

①本剤のグルクロン酸抱合を誘導する薬剤：フェニトイン，カルバマゼピン，フェノバルビタール，プリミドン，その他本剤のグルクロン酸抱合を誘導する薬剤

②バルプロ酸ナトリウムを併用しない場合における(1)以外の薬剤：ゾニサミド，ガバペンチン，トピラマート，レベチラセタム，リチウム，オランザピン，アリピプラゾール，その他本剤のグルクロン酸抱合に対し影響を及ぼさない薬剤

(3)本剤による発疹等の皮膚症状のために投与を中止した場合には，治療上の有益性が危険性を上回ると判断される場合以外は再投与しないこと。再投与にあたっては，いかなる理由で投与を中止した患者においても，維持用量より低い用量から漸増すること。なお，投与中止から本剤の消失半減期の5倍の期間(バルプロ酸ナトリウムを併用した時は約350時間，バルプロ酸ナトリウムを併用せず本剤のグルクロン酸抱合を誘導する薬剤を併用した時は約65時間(いずれも外国人のデータ)，バルプロ酸ナトリウムも本剤のグルクロン酸抱合を誘導する薬剤も併用しなかった時は約170時間)を経過している場合は，初回用量から「用法用量」に従って再開することが推奨される。

(4)本剤を小児てんかん患者に用いる場合には，他の抗てんかん薬と併用して使用すること。

(5)小児てんかん患者へ投与する場合に，投与初期(1〜2週)に体重換算した1日用量が1〜2mgの範囲内であった場合は2mg錠を隔日に1錠服用する。体重換算した1日用量が1mg未満の場合は本剤を服用してはならない。本剤投与中は，体重変化を観察し，必要に応じ適切に用量の変更を行うこと。なお，2〜6歳の小児の場合は維持用量の上限付近の用量が必要な場合がある。

(6)本剤投与中に，本剤のグルクロン酸抱合を阻害あるいは誘導する薬剤を投与開始又は投与中止する場合には，本剤の用量調節を考慮すること。

(7)経口避妊薬等の本剤のグルクロン酸抱合に影響を与える薬剤を併用する際には，本剤の用量調節を考慮すること。

(8)肝機能障害患者では，肝機能障害の程度に応じて，本剤のクリアランスが低下するため，本剤の投与にあたっては減量を考慮すること。

警告

本剤の投与により中毒性表皮壊死融解症(Toxic Epidermal Necrolysis：TEN)，皮膚粘膜眼症候群(Stevens-Johnson症候群)，薬剤性過敏症症候群等の全身症状を伴う重篤な皮膚障害があらわれることがあり，死亡に至った例も報告されているので，以下の事項に注意すること。

(1)用法用量を超えて本剤を投与した場合に皮膚障害の発現率が高いことから，本剤の「用法用量」を遵守すること。

①投与開始時は定められた用法用量を超えないこと。バルプロ酸ナトリウム併用時の投与開始2週間までは隔日投与にすること(成人のみ)。

②維持用量までの漸増時も定められた用法用量を超えないこと。また，増量時期を早めないこと。

(2)発疹発現時には早期に皮膚科専門医に相談し，適切な処置を行うこと。また，発疹に加え以下に示す症状があらわれた場合には重篤な皮膚障害に至ることがあるので，直ちに本剤の投与を中止すること。

発熱(38℃以上)，眼充血，口唇・口腔粘膜のびらん，咽頭痛，全身倦怠感，リンパ節腫脹　等

(3)重篤な皮膚障害の発現率は，小児において高いことが示されているので，特に注意すること。

(4)患者又は家族に対して，発疹や上記の症状があらわれた場合には直ちに受診するよう指導すること。

禁忌　本剤の成分に対し過敏症の既往歴のある患者

ラミクタール錠小児用2mg　規格：2mg1錠[17.1円/錠]
ラミクタール錠小児用5mg　規格：5mg1錠[32.7円/錠]

ラモトリギン　グラクソ・スミスクライン　113,117

【効能効果】

他の抗てんかん薬で十分な効果が認められないてんかん患者の下記発作に対する抗てんかん薬との併用療法

部分発作(二次性全般化発作を含む)

強直間代発作

Lennox-Gastaut 症候群における全般発作

【対応標準病名】

◎	強直間代発作	焦点性てんかん	てんかん
	レノックス・ガストー症候群		
○	持続性部分てんかん	てんかん合併妊娠	てんかん小発作
	てんかん大発作	てんかん単純部分発作	てんかん複雑部分発作
	部分てんかん		
△	アトニー性非特異性てんかん発作	アブサンス	アルコールてんかん
	ウンベルリヒトてんかん	家族性痙攣	間代性痙攣
	局所性痙攣	局所性てんかん	光原性てんかん
	後天性てんかん	ジャクソンてんかん	若年性アブサンスてんかん
	若年性ミオクローヌスてんかん	術後てんかん	症候性早期ミオクローヌス性脳症
	症候性てんかん	焦点性知覚性発作	小児期アブサンスてんかん
	自律神経てんかん	進行性ミオクローヌスてんかん	睡眠喪失てんかん
	ストレスてんかん	精神運動発作	前頭葉てんかん
	側頭葉てんかん	体知覚性発作	遅発性てんかん
	聴覚性発作	聴覚反射てんかん	定型欠神発作
	てんかん性自動症	点頭てんかん	難治性てんかん
	乳児重症ミオクロニーてんかん	乳児点頭痙攣	拝礼発作
	反応性てんかん	ヒプサルスミア	腹部てんかん
	片側痙攣片麻痺てんかん症候群	ミオクローヌスてんかん	薬物てんかん
	良性新生児痙攣	良性乳児ミオクローヌスてんかん	

用法用量

小児

バルプロ酸ナトリウムを併用する場合：通常，ラモトリギンとして最初の2週間は1日0.15mg/kgを1日1回経口投与し，次の2週間は1日0.3mg/kgを1日1回経口投与する。その後は，1~2週間毎に1日量として最大0.3mg/kgずつ漸増する。維持用量は，バルプロ酸ナトリウムに加えて本剤のグルクロン酸抱合を誘導する薬剤[注2)]を併用する場合は1日1~5mg/kgとし，本剤のグルクロン酸抱合を誘導する薬剤[注2)]を併用していない場合は1日1~3mg/kgとし，1日2回に分割して経口投与する。なお，1日用量は最大200mgまでとする。

バルプロ酸ナトリウムを併用しない場合[注1)]

(1)本剤のグルクロン酸抱合を誘導する薬剤[注2)]を併用する場合：通常，ラモトリギンとして最初の2週間は1日0.6mg/kgを1日2回に分割して経口投与し，次の2週間は1日1.2mg/kgを1日2回に分割して経口投与する。その後は，1~2週間毎に1日量として最大1.2mg/kgずつ漸増する。維持用量は1日5~15mg/kgとし，1日2回に分割して経口投与する。なお，1日用量は最大400mgまでとする。

(2)(1)以外の抗てんかん薬[注3)]を併用する場合：バルプロ酸ナトリウムを併用する場合に従う。

注1)本剤のグルクロン酸抱合に対する影響が明らかでない薬剤を投与されている患者は，バルプロ酸ナトリウムを併用する場合の用法用量に従うこと。

注2)フェニトイン，カルバマゼピン，フェノバルビタール，プリミドン，その他本剤のグルクロン酸抱合を誘導する薬剤

注3)ゾニサミド，ガバペンチン，トピラマート，レベチラセタム，その他本剤のグルクロン酸抱合に対し影響を及ぼさない薬剤

用法用量に関連する使用上の注意

(1)発疹等の皮膚障害の発現率は，定められた用法用量を超えて投与した場合に高いことが示されているので，併用する薬剤の組み合わせに留意して，「用法用量」を遵守すること。なお，体重換算等により調節した用量に一致する錠剤の組み合わせがない場合には，調節した用量に最も近く，かつ超えない用量になるよう錠剤を組み合わせて投与すること。

(2)併用する薬剤については以下のとおり分類されるので留意すること。なお，本剤のグルクロン酸抱合に対する影響が明らかでない薬剤を投与されている患者は，バルプロ酸ナトリウムを併用する場合の用法用量に従うこと。

①本剤のグルクロン酸抱合を誘導する薬剤：フェニトイン，カルバマゼピン，フェノバルビタール，プリミドン，その他本剤のグルクロン酸抱合を誘導する薬剤

②バルプロ酸ナトリウムを併用しない場合における(1)以外の薬剤：ゾニサミド，ガバペンチン，トピラマート，レベチラセタム，リチウム，オランザピン，アリピプラゾール，その他本剤のグルクロン酸抱合に対し影響を及ぼさない薬剤

(3)本剤による発疹等の皮膚症状のために投与を中止した場合には，治療上の有益性が危険性を上回ると判断される場合以外は再投与しないこと。再投与にあたっては，いかなる理由で投与を中止した患者においても，維持用量より低い用量から漸増すること。なお，投与中止から本剤の消失半減期の5倍の期間(バルプロ酸ナトリウムを併用した時は約350時間，バルプロ酸ナトリウムを併用せず本剤のグルクロン酸抱合を誘導する薬剤を併用した時は約65時間(いずれも外国人のデータ)，バルプロ酸ナトリウムも本剤のグルクロン酸抱合を誘導する薬剤も併用しなかった時は約170時間)を経過している場合は，初回用量から「用法用量」に従って再開することが推奨される。

(4)本剤を小児てんかん患者に用いる場合には，他の抗てんかん薬と併用して使用すること。

(5)小児てんかん患者へ投与する場合に，投与初期(1~2週)に体重換算した1日用量が1~2mgの範囲内であった場合は2mg錠を隔日に1錠服用する。体重換算した1日用量が1mg未満の場合は本剤を服用してはならない。本剤投与中は，体重変化を観察し，必要に応じ適切に用量の変更を行うこと。なお，2~6歳の小児の場合は維持用量の上限付近の用量が必要な場合がある。

(6)本剤投与中に，本剤のグルクロン酸抱合を阻害あるいは誘導する薬剤を投与開始又は投与中止する場合には，本剤の用量調節を考慮すること。

(7)経口避妊薬等の本剤のグルクロン酸抱合に影響を与える薬剤を併用する際には，本剤の用量調節を考慮すること。

(8)肝機能障害患者では，肝機能障害の程度に応じて，本剤のクリアランスが低下するため，本剤の投与にあたっては減量を考慮すること。

警告

本剤の投与により中毒性表皮壊死融解症（Toxic Epidermal Necrolysis：TEN），皮膚粘膜眼症候群（Stevens-Johnson 症候群），薬剤性過敏症症候群等の全身症状を伴う重篤な皮膚障害があらわれることがあり，死亡に至った例も報告されているので，以下の事項に注意すること。

(1)用法用量を超えて本剤を投与した場合に皮膚障害の発現率が高いことから，本剤の「用法用量」を遵守すること。

①投与開始時は定められた用法用量を超えないこと。バルプロ酸ナトリウム併用時の投与開始2週間までは隔日投与にすること（成人のみ）。

②維持用量までの漸増時も定められた用法用量を超えないこと。また，増量時期を早めないこと。

(2)発疹発現時には早期に皮膚科専門医に相談し，適切な処置を行うこと。また，発疹に加え以下に示す症状があらわれた場合には重篤な皮膚障害に至ることがあるので，直ちに本剤の投与を中止すること。

発熱（38℃以上），眼充血，口唇・口腔粘膜のびらん，咽頭痛，全身倦怠感，リンパ節腫脹　等

(3)重篤な皮膚障害の発現率は，小児において高いことが示されているので，特に注意すること。

(4)患者又は家族に対して，発疹や上記の症状があらわれた場合には直ちに受診するよう指導すること。

禁忌　本剤の成分に対し過敏症の既往歴のある患者

ラミシール錠125mg　規格：125mg1錠［202.9円/錠］

テルビナフィン塩酸塩　ノバルティス　629

【効能効果】

皮膚糸状菌（トリコフィトン属，ミクロスポルム属，エピデルモフィトン属），カンジダ属，スポロトリックス属，ホンセカエア属による下記感染症。

但し，外用抗真菌剤では治療困難な患者に限る。

(1)深在性皮膚真菌症：白癬性肉芽腫，スポロトリコーシス，クロモミコーシス

(2)表在性皮膚真菌症

白癬：爪白癬，手・足白癬，生毛部白癬，頭部白癬，ケルスス禿瘡，白癬性毛瘡，生毛部急性深在性白癬，硬毛部急性深在性白癬

手・足白癬は角質増殖型の患者及び趾間型で角化・浸軟の強い患者，生毛部白癬は感染の部位及び範囲より外用抗真菌剤を適用できない患者に限る。

カンジダ症：爪カンジダ症

【対応標準病名】

◎	足白癬	クロモミコーシス	ケルスス禿瘡
	深在性白癬	スポロトリクム症	爪カンジダ症
	爪白癬	手白癬	頭部白癬
	白癬	白癬菌性肉芽腫	白癬性毛瘡
○	足汗疱状白癬	足爪白癬	異型白癬
	角質増殖型白癬	カンジダ性間擦疹	カンジダ性指間びらん
	カンジダ性趾間びらん	カンジダ性湿疹	カンジダ性肉芽腫
	感染性白癬症	汗疱状白癬	顔面白癬
	指間カンジダ症	趾間カンジダ症	趾間汗疱状白癬
	指間白癬	趾間白癬	四肢白癬
	趾部白癬	手指爪白癬	手掌白癬
	スポロトリクム症関節炎	爪周囲カンジダ症	手汗疱状白癬
	禿瘡	トリコフィチア	肺スポロトリコーシス
	播種性スポロトリコーシス	汎発性頑癬	汎発性白癬
	汎発性皮膚カンジダ症	ひげ白癬	皮膚カンジダ症
	マジョッキ肉芽腫	慢性皮膚粘膜カンジダ症	リンパ管皮膚型スポロトリコーシス
△	HIV カンジダ病	腋窩浅在性白癬	黄癬
	渦状癬	カンジダ症	頑癬
	胸部白癬	頚部白癬	肛囲白癬
	股部頑癬	股部白癬	湿疹状白癬
	水疱性白癬	鼡径部白癬	体部白癬
	殿部白癬	皮膚糸状菌症	表在性白癬症
	腹部白癬	腰部白癬	

効能効果に関連する使用上の注意　本剤の投与は，罹患部位，重症度及び感染の範囲より本剤の内服が適切と判断される患者にのみ使用し，外用抗真菌剤で治療可能な患者には使用しないこと。

用法用量　通常，成人にはテルビナフィンとして125mgを1日1回食後に経口投与する。なお，年齢，症状により適宜増減する。

用法用量に関連する使用上の注意　本剤の投与中は随伴症状に注意し，定期的に肝機能検査及び血液検査（血球数算定，白血球分画等）を行うなど観察を十分に行うこと。

警告

重篤な肝障害（肝不全，肝炎，胆汁うっ滞，黄疸等）及び汎血球減少，無顆粒球症，血小板減少があらわれることがあり，死亡に至った例も報告されている。本剤を使用する場合には，投与前に肝機能検査及び血液検査を行い，本剤の投与中は随伴症状に注意し，定期的に肝機能検査及び血液検査を行うなど観察を十分に行うこと。

本剤の投与開始にあたっては，添付文書を熟読すること。

禁忌

(1)重篤な肝障害のある患者

(2)汎血球減少，無顆粒球症，血小板減少等の血液障害のある患者

(3)本剤の成分に対し過敏症の既往歴のある患者

ケルガー錠125mg：前田薬品［86.2円/錠］，テビーナ錠125mg：岩城［129.8円/錠］，テビナシール錠125mg：東亜薬品［86.2円/錠］，テルビー錠125mg：ダイト［86.2円/錠］，テルビナフィン錠125「MEEK」：小林化工［86.2円/錠］，テルビナフィン錠125mg「CH」：長生堂［86.2円/錠］，テルビナフィン錠125mg「F」：富士製薬［86.2円/錠］，テルビナフィン錠125mg「MED」：メディサ［129.8円/錠］，テルビナフィン錠125mg「NP」：ニプロ［86.2円/錠］，テルビナフィン錠125mg「YD」：陽進堂［86.2円/錠］，テルビナフィン錠125mg「ケミファ」：日本薬品工業［86.2円/錠］，テルビナフィン錠125mg「サワイ」：沢井［86.2円/錠］，テルビナフィン錠125mg「サンド」：サンド［86.2円/錠］，テルビナフィン錠125mg「タイヨー」：テバ製薬［86.2円/錠］，テルビナフィン錠125mg「タナベ」：田辺三菱［86.2円/錠］，テルビナフィン錠125mg「日医工」：日医工［129.8円/錠］，テルビナフィン錠125mg「ファイザー」：ファイザー［86.2円/錠］，テルビナフィン錠125「TCK」：辰巳化学［129.8円/錠］，テルミシール錠125mg：大正薬品［86.2円/錠］，ネドリール錠125mg：高田［129.8円/錠］，ビラス錠125mg：東和［129.8円/錠］，リプノール錠125mg：東菱薬品［86.2円/錠］

ランサップ400　規格：1シート［645.2円/シート］
ランサップ800　規格：1シート［831.5円/シート］

アモキシシリン水和物　クラリスロマイシン　ランソプラゾール　武田薬品　619

【効能効果】

〈適応菌種〉アモキシシリン，クラリスロマイシンに感性のヘリコバクター・ピロリ

〈適応症〉胃潰瘍・十二指腸潰瘍・胃MALTリンパ腫・特発性血小板減少性紫斑病・早期胃癌に対する内視鏡的治療後胃におけるヘリコバクター・ピロリ感染症，ヘリコバクター・ピロリ感染胃炎

【対応標準病名】

◎	胃MALTリンパ腫	胃潰瘍	胃十二指腸潰瘍
	十二指腸潰瘍	早期胃癌	早期胃癌EMR後
	早期胃癌ESD後	特発性血小板減少性紫斑病	ヘリコバクター・ピロリ胃炎
	ヘリコバクター・ピロリ感染症		
○	急性胃潰瘍	急性十二指腸潰瘍	急性出血性胃潰瘍
	急性出血性十二指腸潰瘍	再発性胃潰瘍	再発性十二指腸潰瘍
	出血性胃潰瘍	出血性十二指腸潰瘍	術後十二指腸潰瘍
	ストレス性十二指腸潰瘍	穿通性胃潰瘍	穿通性十二指腸潰瘍
	多発胃潰瘍	多発性十二指腸潰瘍	多発性出血性胃潰瘍
	特発性血小板減少性紫斑病合併妊娠	難治性十二指腸潰瘍	慢性胃潰瘍
	慢性胃潰瘍活動期	慢性十二指腸潰瘍	慢性十二指腸潰瘍活動期
	慢性特発性血小板減少性紫斑病	薬剤性胃潰瘍	
△	胃炎	エバンス症候群	急性特発性血小板減少性紫斑病
	大腸菌感染症		
※	適応外使用可 原則として，「ランソプラゾール，アモキシシリン，クラリスロマイシン【内服薬】」を「ヘリコバクター・ピロリ菌陽性の特発性血小板減少症」に対して処方した場合，当該使用事例を審査上認める。		

効能効果に関連する使用上の注意

(1)進行期胃MALTリンパ腫に対するヘリコバクター・ピロリ除菌治療の有効性は確立していない。

(2)特発性血小板減少性紫斑病に対しては，ガイドライン等を参照し，ヘリコバクター・ピロリ除菌治療が適切と判断される症例にのみ除菌治療を行うこと。

(3)早期胃癌に対する内視鏡的治療後胃以外には，ヘリコバクター・ピロリ除菌治療による胃癌の発症抑制に対する有効性は確立していない。

(4)ヘリコバクター・ピロリ感染胃炎に用いる際には，ヘリコバクター・ピロリが陽性であること及び内視鏡検査によりヘリコバクター・ピロリ感染胃炎であることを確認すること。

用法用量　通常，成人にはランソプラゾールとして1回30mg，アモキシシリン水和物として1回750mg(力価)及びクラリスロマイシンとして1回200mg(力価)の3剤を同時に1日2回，7日間経口投与する。
なお，クラリスロマイシンは，必要に応じて適宜増量することができる。ただし，1回400mg(力価)1日2回を上限とする。

禁忌

(1)タケプロン，アモリン及びクラリスの成分に対する過敏症の既往歴のある患者

(2)アタザナビル硫酸塩，リルピビリン塩酸塩，ピモジド，エルゴタミン含有製剤，タダラフィル〔アドシルカ〕を投与中の患者

(3)肝臓又は腎臓に障害のある患者で，コルヒチンを投与中の患者

(4)伝染性単核症のある患者

(5)高度の腎障害のある患者

原則禁忌　ペニシリン系抗生物質に対する過敏症の既往歴のある患者

併用禁忌

タケプロン

薬剤名等	臨床症状・措置方法	機序・危険因子
アタザナビル硫酸塩(レイアタッツ)	アタザナビル硫酸塩の作用を減弱するおそれがある。	ランソプラゾールの胃酸分泌抑制作用によりアタザナビル硫酸塩の溶解性が低下し，アタザナビルの血中濃度が低下することがある。
リルピビリン塩酸塩(エジュラント)	リルピビリン塩酸塩の作用を減弱するおそれがある。	ランソプラゾールの胃酸分泌抑制作用によりリルピビリン塩酸塩の吸収が低下し，リルピビリンの血中濃度が低下することがある。

クラリス

薬剤名等	臨床症状・措置方法	機序・危険因子
ピモジド〔オーラップ〕	QT延長，心室性不整脈(Torsades de pointesを含む)等の心血管系副作用が報告されている。	クラリスロマイシンのCYP3A4に対する阻害作用により，左記薬剤の代謝が阻害され，それらの血中濃度が上昇する可能性がある。
エルゴタミン(エルゴタミン酒石酸塩，ジヒドロエルゴタミンメシル酸塩)含有製剤〔クリアミン〕〔ジヒデルゴット〕	血管攣縮等の重篤な副作用を起こすおそれがある。	
タダラフィル〔アドシルカ〕	左記薬剤のクリアランスが高度に減少し，その作用が増強するおそれがある。	

ランツジールコーワ錠30mg　規格：30mg1錠［11.1円/錠］
アセメタシン　興和　114

【効 能 効 果】

(1)下記疾患並びに症状の消炎・鎮痛
肩関節周囲炎，腰痛症，頸肩腕症候群，変形性関節症，関節リウマチ
(2)手術後及び外傷後の消炎・鎮痛
(3)下記疾患の解熱・鎮痛
急性上気道炎(急性気管支炎を伴う急性上気道炎を含む)

【対応標準病名】

◎	外傷	肩関節周囲炎	関節リウマチ
	急性気管支炎	急性上気道炎	頸肩腕症候群
	挫傷	挫創	手指変形性関節症
	術後疼痛	全身性変形性関節症	創傷
	変形性肩関節症	変形性関節症	変形性胸鎖関節症
	変形性肩鎖関節症	変形性股関節症	変形性膝関節症
	変形性手関節症	変形性足関節症	変形性肘関節症
	変形性中手関節症	母指CM関節変形性関節症	腰痛症
	裂傷	裂創	
○	CM関節変形性関節症	DIP関節変形性関節症	MRSA術後創部感染
	PIP関節変形性関節症	RS3PE症候群	RSウイルス気管支炎
あ	アキレス腱筋腱移行部断裂	アキレス腱挫傷	アキレス腱挫創
	アキレス腱切創	アキレス腱断裂	アキレス腱部分断裂
	足異物	足開放創	足挫創
	足切創	亜脱臼	圧挫傷
	圧挫創	圧迫骨折	圧迫神経炎
	一過性関節症	一側性外傷後股関節症	一側性外傷後膝関節症
	一側性形成不全性股関節症	一側性原発性股関節症	一側性原発性膝関節症
	一側性続発性股関節症	一側性続発性膝関節症	犬咬創
	陰茎開放創	陰茎挫創	陰茎折症
	陰茎裂創	咽頭開放創	咽頭気管炎
	咽頭喉頭炎	咽頭創傷	咽頭扁桃炎
	陰のう開放創	陰のう裂創	陰部切創
	インフルエンザ菌気管支炎	ウイルス性気管支炎	会陰部化膿創
	会陰裂傷	エコーウイルス気管支炎	遠位橈尺関節変形性関節症
	炎症性多発性関節障害	横隔膜損傷	横骨折
か	汚染擦過創	汚染創	外陰開放創
	外陰部挫創	外陰部切創	外陰部裂傷

外耳開放創	外耳道創傷	外耳部外傷性腫脹
外耳部割創	外耳部貫通創	外耳部咬創
外耳部挫傷	外耳部挫創	外耳部擦過創
外耳部刺創	外耳部切創	外耳部創傷
外耳部打撲傷	外耳部虫刺傷	外傷後股関節症
外傷後膝関節症	外傷性一過性麻痺	外傷性横隔膜ヘルニア
外傷性肩関節症	外傷性眼球ろう	外傷性関節症
外傷性関節障害	外傷性咬合	外傷性虹彩離断
外傷性硬膜動静脈瘻	外傷性股関節症	外傷性膝関節症
外傷性手関節症	外傷性食道破裂	外傷性脊髄出血
外傷性切断	外傷性足関節症	外傷性肘関節症
外傷性動静脈瘻	外傷性動脈血腫	外傷性動脈瘤
外傷性乳び胸	外傷性脳圧迫	外傷性脳圧迫・頭蓋内に達する開放創合併あり
外傷性脳圧迫・頭蓋内に達する開放創合併なし	外傷性脳症	外傷性破裂
外傷性皮下血腫	外傷性母指CM関節症	外耳裂創
回旋腱板症候群	開腹術後愁訴	開放骨折
開放性外傷性脳圧迫	開放性陥没骨折	開放性胸膜損傷
開放性脱臼	開放性脱臼骨折	開放性脳挫創
開放性脳底部挫傷	開放性びまん性脳損傷	開放性粉砕骨折
開放創	下咽頭創傷	下顎開放創
下顎割創	下顎貫通創	下顎口唇挫創
下顎咬創	下顎挫傷	下顎挫創
下顎擦過創	下顎刺創	下顎切創
下顎創傷	下顎打撲傷	下顎部挫傷
下顎部打撲傷	下顎部皮膚欠損創	下顎裂創
踵関節症	踵裂創	顎関節部開放創
顎関節部割創	顎関節部貫通創	顎関節部咬創
顎関節部挫傷	顎関節部挫創	顎関節部擦過創
顎関節部刺創	顎関節部切創	顎関節部創傷
顎関節部打撲傷	顎関節部裂創	顎部挫傷
顎部打撲傷	角膜挫創	角膜切傷
角膜切創	角膜創傷	角膜破裂
角膜裂傷	下腿汚染創	下腿開放創
下腿挫創	下腿切創	下腿皮膚欠損創
下腿裂創	肩インピンジメント症候群	肩滑液包炎
肩関節異所性骨化	肩関節腱板炎	肩関節硬結性腱炎
肩関節症	肩周囲炎	肩石灰性腱炎
割創	眼黄斑部裂孔	眼窩創傷
眼窩部挫創	眼窩裂傷	眼球結膜裂傷
眼球損傷	眼球破裂	眼球裂傷
眼瞼外傷性腫脹	眼瞼開放創	眼瞼割創
眼瞼貫通創	眼瞼咬創	眼瞼挫創
眼瞼擦過創	眼瞼刺創	眼瞼切創
眼瞼創傷	眼瞼虫刺傷	眼瞼裂創
環指圧挫傷	環指挫傷	環指挫創
環指切創	環指剥皮創	環指皮膚欠損創
眼周囲部外傷性腫脹	眼周囲部開放創	眼周囲部割創
眼周囲部貫通創	眼周囲部咬創	眼周囲部挫創
眼周囲部擦過創	眼周囲部刺創	眼周囲部切創
眼周囲部創傷	眼周囲部虫刺傷	眼周囲部裂創
関節骨折	関節挫傷	関節症
関節打撲	関節内骨折	関節リウマチ・顎関節
関節リウマチ・肩関節	関節リウマチ・胸椎	関節リウマチ・頚椎
関節リウマチ・股関節	関節リウマチ・指関節	関節リウマチ・趾関節
関節リウマチ・膝関節	関節リウマチ・手関節	関節リウマチ・脊椎
関節リウマチ・足関節	関節リウマチ・肘関節	関節リウマチ・腰椎
完全骨折	完全脱臼	貫通刺創
貫通銃創	貫通性挫滅創	貫通創
眼部外傷性腫脹	眼部開放創	眼部割創
眼部貫通創	眼部咬創	眼部挫創
眼部擦過創	眼部刺創	眼部切創

眼部創傷	眼部虫刺傷	眼部裂創
陥没骨折	顔面汚染創	顔面開放創
顔面割創	顔面貫通創	顔面咬創
顔面挫傷	顔面挫創	顔面擦過創
顔面刺創	顔面切創	顔面創傷
顔面掻創	顔面損傷	顔面多発開放創
顔面多発割創	顔面多発貫通創	顔面多発咬創
顔面多発挫傷	顔面多発挫創	顔面多発擦過創
顔面多発刺創	顔面多発切創	顔面多発創傷
顔面多発打撲傷	顔面多発虫刺傷	顔面多発裂創
顔面打撲傷	顔面皮膚欠損創	顔面裂創
偽膜性気管支炎	急性咽頭喉頭炎	急性咽頭扁桃炎
急性気管気管支炎	急性口蓋扁桃炎	急性喉頭気管気管支炎
急性反復性気管支炎	急性腰痛症	急速破壊型股関節症
胸管損傷	胸腺損傷	頬粘膜咬傷
頬粘膜咬創	胸部汚染創	胸部外傷
頬部開放創	頬部割創	頬部貫通創
頬部咬創	頬部挫傷	胸部挫創
頬部挫創	頬部擦過創	頬部刺創
胸部食道損傷	胸部切創	頬部切創
頬部創傷	胸部損傷	頬部打撲傷
胸部皮膚欠損創	頬部皮膚欠損創	頬部裂創
胸壁開放創	胸壁刺創	強膜切創
強膜創傷	胸膜損傷・胸腔に達する開放創合併あり	強膜裂傷
胸膜裂創	棘刺創	棘上筋症候群
魚咬創	亀裂骨折	筋筋膜性腰痛症
金属歯冠修復破損	筋損傷	筋断裂
筋肉内血腫	屈曲骨折	クループ性気管支炎
頚管破裂	頚肩腕障害	脛骨顆部割創
形成不全性股関節症	頚頭蓋症候群	頚部開放創
頚部挫創	頚部食道開放創	頚部切創
頚部皮膚欠損創	血管切断	血管損傷
血清反応陰性関節リウマチ	結膜創傷	結膜裂傷
肩甲周囲炎	腱切創	腱損傷
腱断裂	原発性関節症	原発性股関節症
原発性膝関節症	原発性全身性関節症	原発性変形性関節症
原発性母指CM関節症	肩部痛	腱部分断裂
腱裂傷	高エネルギー外傷	口蓋挫傷
口蓋切創	口蓋裂創	口角部挫創
口角部裂創	口腔外傷性腫脹	口腔開放創
口腔割創	口腔挫傷	口腔挫創
口腔擦過創	口腔刺創	口腔切創
口腔創傷	口腔打撲傷	口腔粘膜咬傷
口腔粘膜咬創	口腔裂創	後頚部交感神経症候群
口唇外傷性腫脹	口唇開放創	口唇割創
口唇貫通創	口唇咬傷	口唇咬創
口唇挫傷	口唇挫創	口唇擦過創
口唇刺創	口唇切創	口唇創傷
口唇打撲傷	口唇虫刺傷	口唇裂創
溝創	咬創	喉頭外傷
喉頭損傷	後頭部外傷	後頭部割創
後頭部挫傷	後頭部挫創	後頭部切創
後頭部打撲傷	後頭部裂創	広範性軸索損傷
広汎性神経損傷	後方脱臼	硬膜損傷
硬膜裂傷	肛門裂創	股関節症
コクサッキーウイルス気管支炎	骨折	骨盤部裂創
根性腰痛症	昆虫咬創	昆虫刺傷
さ　コントル・クー損傷	採皮創	坐骨神経根炎
坐骨神経痛	坐骨単神経根炎	擦過創
挫滅傷	挫滅創	産科的創傷の血腫
耳介外傷性腫脹	耳介開放創	耳介割創
耳介貫通創	耳介咬創	耳介挫傷

耳介挫創	耳介擦過創	耳介刺創
耳介切創	耳介創傷	耳介打撲傷
耳介虫刺傷	趾開放創	耳介裂創
耳下腺部打撲	趾化膿創	趾関節症
指間切創	趾間切創	子宮癌術後後遺症
子宮頚管裂傷	子宮頚部環状剥離	刺咬症
趾挫創	示指 MP 関節挫傷	示指 PIP 開放創
示指割創	示指化膿創	示指挫傷
示指挫創	示指刺創	四肢静脈損傷
示指切創	四肢動脈損傷	示指皮膚欠損創
耳前部挫創	刺創	膝蓋部挫創
膝下部挫創	膝窩部銃創	膝関節症
膝関節部異物	膝関節部挫創	膝部異物
膝部開放創	膝部割創	膝部咬創
膝部挫創	膝部切創	膝部裂創
歯肉挫傷	歯肉切創	歯肉裂創
斜骨折	射創	尺骨近位端骨折
尺骨鉤状突起骨折	手圧挫傷	縦隔血腫
縦骨折	銃創	重複骨折
手関節挫滅傷	手関節挫滅創	手関節症
手関節掌側部挫創	手関節部挫創	手関節部切創
手関節部創傷	手関節部裂創	手根関節症
手指圧挫傷	手指汚染創	手指開放創
手指咬創	種子骨開放骨折	種子骨骨折
手指挫傷	手指挫創	手指挫滅傷
手指挫滅創	手指刺創	手指切創
手指打撲傷	手指剥皮創	手指皮下血腫
手指皮膚欠損創	手術創部膿瘍	手掌挫創
手掌刺創	手掌切創	手掌剥皮創
手掌皮膚欠損創	術後横隔膜下膿瘍	術後感染症
術後髄膜炎	術後創部感染	術後膿瘍
術後腹壁膿瘍	術後腰痛	術創部痛
手背皮膚欠損創	手背部挫創	手背部切創
手部汚染創	上顎挫傷	上顎擦過創
上顎切創	上顎打撲傷	上顎部裂創
上口唇挫傷	踵骨部挫滅創	小指咬創
小指挫傷	小指挫創	小指切創
硝子体切断	小指皮膚欠損創	上唇小帯裂創
上腕汚染創	上腕貫通銃創	上腕挫創
上腕二頭筋腱炎	上腕二頭筋腱鞘炎	上腕皮膚欠損創
上腕部開放創	食道損傷	処女膜裂傷
神経原性関節症	神経根炎	神経根ひきぬき損傷
神経切断	神経叢損傷	神経叢不全損傷
神経損傷	神経断裂	針刺創
滲出性気管支炎	靱帯ストレイン	靱帯損傷
靱帯断裂	靱帯捻挫	靱帯裂傷
ストレイン	成人スチル病	精巣開放創
精巣破裂	声門外傷	脊髄神経根症
脊椎痛	舌開放創	舌下顎挫創
舌咬傷	舌咬創	舌挫創
舌刺創	舌切創	切創
舌創傷	切断	舌扁桃炎
舌裂創	前額部外傷性腫脹	前額部開放創
前額部割創	前額部貫通創	前額部咬創
前額部挫創	前額部擦過創	前額部刺創
前額部切創	前額部創傷	前額部虫刺傷
前額部虫刺症	前額部皮膚欠損創	前額部裂創
前胸部挫創	前額頭頂部挫創	仙骨部挫創
仙骨部皮膚欠損創	線状骨折	全身擦過創
穿通創	先天性股関節脱臼治療後亜脱臼	前頭部割創
前頭部挫傷	前頭部挫創	前頭部切創
前頭部打撲傷	前頭部皮膚欠損創	前方脱臼
前腕汚染創	前腕開放創	前腕咬創
前腕挫創	前腕刺創	前腕切創

	前腕皮膚欠損創	前腕裂創	爪下異物
	爪下挫滅傷	爪下挫滅創	創傷感染症
	創傷はえ幼虫症	搔創	創部膿瘍
	足関節症	足関節内果部挫創	足関節部挫創
	足底異物	足底部咬創	足底部刺創
	足底部皮膚欠損創	側頭部割創	側頭部挫創
	側頭部切創	側頭部打撲傷	足背部挫創
	足背部切創	続発性関節症	続発性股関節症
	続発性膝関節症	続発性多発性関節症	続発性母指 CM 関節症
	足部汚染創	側腹部咬創	側腹部挫創
	側腹壁開放創	足部皮膚欠損創	足部裂創
	鼡径部開放創	鼡径部切創	損傷
た	第 5 趾皮膚欠損創	大腿汚染創	大腿咬創
	大腿挫創	大腿皮膚欠損創	大腿部開放創
	大腿部刺創	大腿部切創	大腿裂創
	大転子部挫創	脱臼	脱臼骨折
	多発性外傷	多発性開放創	多発性関節症
	多発性咬創	多発性切創	多発性穿刺創
	多発性リウマチ性関節炎	多発性裂創	打撲割創
	打撲挫創	打撲擦過創	打撲傷
	単純脱臼	腟開放創	腟断端炎
	腟裂傷	肘関節骨折	肘関節挫創
	肘関節症	肘関節脱臼骨折	肘関節内骨折
	肘関節部開放創	中指咬創	中指挫傷
	中指挫創	中指刺創	中指切創
	中指皮膚欠損創	中手骨関節部挫創	虫垂炎術後残膿瘍
	中枢神経系損傷	肘頭骨折	肘部挫創
	肘部切創	肘部皮膚欠損創	手開放創
	手咬創	手挫創	手刺創
	手切創	転位性骨折	殿部異物
	殿部開放創	殿部咬創	殿部刺創
	殿部切創	殿部痛	殿部皮膚欠損創
	殿部裂創	頭頂部挫傷	頭頂部挫創
	頭頂部擦過創	頭頂部切創	頭頂部打撲傷
	頭頂部裂創	頭皮外傷性腫脹	頭皮開放創
	頭皮剥離	頭皮表在損傷	頭部外傷性皮下気腫
	頭部開放創	頭部割創	頭部頚部挫傷
	頭部頚部挫創	頭部頚部打撲傷	頭部挫傷
	頭部挫創	頭部擦過創	頭部刺創
	頭部切創	頭部多発開放創	頭部多発割創
	頭部多発咬創	頭部多発挫傷	頭部多発挫創
	頭部多発擦過創	頭部多発刺創	頭部多発切創
	頭部多発創傷	頭部多発打撲傷	頭部多発裂創
	頭部打撲	頭部打撲血腫	頭部打撲傷
	頭部虫刺傷	動物咬創	頭部皮膚欠損創
	頭部裂創	動脈損傷	特発性関節脱臼
な	軟口蓋挫創	軟口蓋創傷	軟口蓋破裂
	肉離れ	二次性変形性関節症	乳癌術後後遺症
	尿管切石術後感染症	猫咬創	捻挫
	脳挫傷	脳挫傷・頭蓋内に達する開放創合併あり	脳挫傷・頭蓋内に達する開放創合併なし
	脳挫創	脳挫創・頭蓋内に達する開放創合併あり	脳挫創・頭蓋内に達する開放創合併なし
	脳手術後遺症	脳腫瘍摘出術後遺症	脳損傷
	脳対側損傷	脳直撃損傷	脳底部挫傷
	脳底部挫傷・頭蓋内に達する開放創合併あり	脳底部挫傷・頭蓋内に達する開放創合併なし	脳裂傷
は	肺炎球菌性気管支炎	敗血症性気管支炎	背部痛
	剥離骨折	抜歯後感染	抜歯後疼痛
	パラインフルエンザウイルス気管支炎	バレー・リュー症候群	破裂骨折
	鼻下擦過創	皮下静脈損傷	皮下損傷
	鼻根部打撲挫創	鼻根部裂創	膝汚染創
	膝皮膚欠損創	皮神経挫傷	鼻前庭部挫創

	鼻尖部挫創	ヒトメタニューモウイルス気管支炎	鼻部外傷性腫脹
	鼻部開放創	眉部割創	鼻部割創
	鼻部貫通創	腓腹筋挫創	皮膚欠損創
	鼻部咬創	鼻部挫傷	鼻部挫創
	鼻部擦過創	鼻部刺創	鼻部切創
	鼻部創傷	皮膚損傷	鼻部打撲傷
	鼻部虫刺傷	皮膚剥脱創	鼻部皮膚欠損創
	鼻部皮膚剥離創	鼻部裂創	びまん性脳損傷
	びまん性脳損傷・頭蓋内に達する開放創合併あり	びまん性脳損傷・頭蓋内に達する開放創合併なし	眉毛部割創
	眉毛部裂創	病的骨折	表皮剥離
	鼻翼部切創	鼻翼部裂創	びらん性関節症
	複雑脱臼	副鼻腔炎術後症	副鼻腔開放創
	腹部汚染創	腹部刺創	腹部皮膚欠損創
	腹壁異物	腹壁開放創	腹壁縫合糸膿瘍
	ブシャール結節	不全骨折	粉砕骨折
	分娩時会陰裂傷	分娩時軟産道損傷	閉鎖性外傷性脳圧迫
	閉鎖性骨折	閉鎖性脱臼	閉鎖性脳挫創
	閉鎖性脳底部挫傷	閉鎖性びまん性脳損傷	ヘーガース結節
	ヘバーデン結節	縫合糸膿瘍	縫合部膿瘍
	包皮挫創	包皮切創	包皮裂創
	母指CM関節症	母指関節症	母指咬創
	母指挫傷	母指挫創	母趾挫創
	母指示指間切創	母指刺創	母指切創
	母指打撲挫創	母指打撲傷	母指皮膚欠損創
ま	母趾皮膚欠損創	母指末節部挫創	マイコプラズマ気管支炎
	末梢血管外傷	末梢神経損傷	眉間部挫創
	眉間部裂創	耳後部挫創	耳後部打撲傷
	ムチランス変形	盲管銃創	網膜振盪
や	網脈絡膜裂傷	モンテジア骨折	野球肩
	癒着性肩関節包炎	腰仙部神経根炎	腰痛坐骨神経痛症候群
	腰殿部痛	腰部神経根炎	腰部切創
ら	腰部打撲挫創	ライノウイルス気管支炎	らせん骨折
	リウマチ性滑液包炎	リウマチ性皮下結節	リウマチ様関節炎
	離開骨折	両側性外傷後股関節症	両側性外傷後膝関節症
	両側性外傷母指CM関節症	両側性形成不全性股関節症	両側性原発性股関節症
	両側性原発性膝関節症	両側性原発性母指CM関節症	両側性続発性股関節症
	両側性続発性膝関節症	両側性続発性母指CM関節症	涙管損傷
	涙管断裂	涙道損傷	轢過創
	裂離	裂離骨折	連鎖球菌気管支炎
	連鎖球菌性上気道感染	老人性関節炎	老年性股関節症
	若木骨折		
△	BCG副反応	亜急性気管支炎	外耳部外傷性異物
	外耳部外傷性皮下異物	外耳部皮下血腫	外耳部皮下出血
	外傷後遺症	外傷性異物	外傷性耳出血
	下顎外傷性異物	下顎皮下血腫	顎関節部皮下血腫
	かぜ	カテーテル感染症	カテーテル敗血症
	下背部ストレイン	眼瞼外傷性異物	眼瞼外傷性皮下異物
	眼周囲部外傷性異物	眼周囲部外傷性皮下異物	関節血腫
	眼部外傷性異物	眼部外傷性皮下異物	感冒
	顔面外傷性異物	顔面多発皮下血腫	顔面多発皮下出血
	顔面皮下血腫	頬部外傷性異物	頬部皮下血腫
	棘上筋石灰化症	金属歯冠修復過高	金属歯冠修復粗造
	金属歯冠修復脱離	金属歯冠修復低位	金属歯冠修復不適合
	頚椎不安定症	血腫	口腔外傷性異物
	口腔内血腫	口唇外傷性異物	口唇外傷性皮下異物
	口唇皮下血腫	口唇皮下出血	擦過皮下血腫
	耳介外傷性異物	耳介外傷性皮下異物	耳介皮下血腫
	耳介皮下出血	尺側偏位	術後敗血症
	術後腹腔内膿瘍	上顎皮下血腫	上腕神経痛
	前額部外傷性異物	前額部外傷性皮下異物	側頭部皮下血腫
	打撲血腫	打撲皮下血腫	疼痛
	頭皮下血腫	頭部異物	頭部外傷性皮下異物
	頭部血腫	頭部多発皮下血腫	頭部皮下異物
	頭部皮下血腫	頭部皮下出血	軟口蓋血腫
	背部圧迫感	皮下異物	皮下血腫
	非熱傷性水疱	鼻部外傷性異物	鼻部外傷性皮下異物
	眉部血腫	鼻部皮下血腫	鼻部皮下出血
	ブラックアイ	帽状腱膜下出血	腰腹痛

用法用量

効能効果欄に記載の(1)，(2)の場合

通常，成人にはアセメタシンとして1回30mgを1日3～4回(1日量として90～120mg)経口投与する。

なお，年齢，症状により適宜増減するが，1日最高用量は180mgとする。

効能効果欄に記載の(3)の場合

通常，成人にはアセメタシンとして，1回量30mgを頓用する。なお，年齢，症状により適宜増減する。ただし，原則として1日2回までとし，1日最大90mgを限度とする。

また，空腹時の投与は避けさせることが望ましい。

禁忌

(1)消化性潰瘍のある患者
(2)重篤な血液の異常のある患者
(3)重篤な肝障害のある患者
(4)重篤な腎障害のある患者
(5)重篤な心機能不全のある患者
(6)重篤な高血圧症の患者
(7)重篤な膵炎の患者
(8)本剤の成分，インドメタシン又はサリチル酸系化合物(アスピリン等)に過敏症の患者
(9)アスピリン喘息(非ステロイド性消炎鎮痛剤等による喘息発作の誘発)又はその既往歴のある患者
(10)妊婦又は妊娠している可能性のある婦人
(11)トリアムテレンを投与中の患者

原則禁忌　小児

併用禁忌

薬剤名等	臨床症状・措置方法	機序・危険因子
トリアムテレン トリテレン等	相互に副作用が増強され，急性腎不全を起こすことがある。	トリアムテレンによる腎血流量の低下に基づく腎障害のために代償的に腎でのプロスタグランジン合成が亢進されるが，インドメタシンによりそのプロスタグランジン合成が阻害されるためと考えられている。

ランデル錠10　規格：10mg1錠[20.6円/錠]
ランデル錠20　規格：20mg1錠[35.3円/錠]
ランデル錠40　規格：40mg1錠[66.1円/錠]

エホニジピン塩酸塩エタノール付加物　ゼリア新薬　214

【効能効果】

高血圧症，腎実質性高血圧症
狭心症

【対応標準病名】

◎	狭心症	高血圧症	腎実質性高血圧症
	本態性高血圧症		
○	悪性高血圧症	安静時狭心症	安定狭心症
	異型狭心症	褐色細胞腫	褐色細胞腫性高血圧症
	冠攣縮性狭心症	境界型高血圧症	狭心症3枝病変
	クロム親和性細胞腫	高血圧性緊急症	高血圧性腎疾患
	高血圧性脳内出血	高血圧切迫症	高レニン性高血圧症
	若年高血圧症	若年性境界型高血圧症	収縮期高血圧症

	術中異常高血圧症	初発労作型狭心症	心因性高血圧症
	腎血管性高血圧症	腎性高血圧症	増悪労作型狭心症
	低レニン性高血圧症	内分泌性高血圧症	二次性高血圧症
	微小血管性狭心症	不安定狭心症	副腎性高血圧症
	夜間狭心症	労作時兼安静時狭心症	労作性狭心症
△	HELLP 症候群	軽症妊娠高血圧症候群	混合型妊娠高血圧症候群
	産後高血圧症	重症妊娠高血圧症候群	純粋型妊娠高血圧症候群
	新生児高血圧症	早発型妊娠高血圧症候群	遅発型妊娠高血圧症候群
	妊娠高血圧症	妊娠高血圧症候群	妊娠高血圧腎症
	妊娠中一過性高血圧症	副腎腺腫	副腎のう腫
	副腎皮質のう腫	良性副腎皮質腫瘍	

用法用量

高血圧症，腎実質性高血圧症

通常，成人にはエホニジピン塩酸塩エタノール付加物として1日20～40mgを1～2回分割経口投与する。

年齢，症状に応じて適宜増減する。

なお，十分な降圧効果が得られない場合でも1日最大量は60mgまでとする。

狭心症

通常，成人にはエホニジピン塩酸塩エタノール付加物として1日40mgを1回(食後)経口投与する。

年齢，症状に応じて適宜増減する。

禁忌　妊婦又は妊娠している可能性のある婦人

ランドセン細粒0.1%　規格：0.1%1g[14.9円/g]
ランドセン細粒0.5%　規格：0.5%1g[54.6円/g]
ランドセン錠0.5mg　規格：0.5mg1錠[9.1円/錠]
ランドセン錠1mg　規格：1mg1錠[15.2円/錠]
ランドセン錠2mg　規格：2mg1錠[26.5円/錠]

クロナゼパム　大日本住友　113

【効 能 効 果】

小型(運動)発作〔ミオクロニー発作，失立(無動)発作，点頭てんかん(幼児けい縮発作，BNSけいれん等)〕

精神運動発作

自律神経発作

【対応標準病名】

◎	自律神経発作	精神運動発作	点頭てんかん
	ミオクローヌスてんかん		
○	アトニー性非特異性てんかん発作	アルコールてんかん	ウンベルリヒトてんかん
	局所性痙攣	局所性てんかん	光原性てんかん
	後天性てんかん	持続性部分てんかん	ジャクソンてんかん
	若年性アブサンスてんかん	若年性ミオクローヌスてんかん	術後てんかん
	症候性早期ミオクローヌス性脳症	症候性てんかん	焦点性知覚性発作
	焦点性てんかん	小児期アブサンスてんかん	自律神経てんかん
	進行性ミオクローヌスてんかん	睡眠喪失てんかん	ストレスてんかん
	前頭葉てんかん	側頭葉てんかん	体知覚性発作
	遅発性てんかん	聴覚性発作	聴覚反射てんかん
	てんかん	てんかん合併妊娠	てんかん小発作
	てんかん性自動症	てんかん大発作	てんかん単純部分発作
	てんかん複雑部分発作	難治性てんかん	乳児重症ミオクロニーてんかん
	乳児点頭痙攣	脳炎後てんかん	拝礼発作
	反応性てんかん	ヒプサルスミア	腹部てんかん
	部分てんかん	片側痙攣片麻痺てんかん症候群	モーア症候群
	薬物てんかん	ラフォラ疾患	良性乳児ミオクローヌスてんかん
	レノックス・ガストー症候群		
△	亜急性錯乱状態	アブサンス	解離性運動障害
	解離性感覚障害	解離性痙攣	解離性健忘
	解離性昏迷	解離性障害	解離性遁走
	家族性痙攣	カタレプシー	間代性痙攣
	急性精神錯乱	強直間代発作	疾病逃避
	失立	心因性昏迷	心因性錯乱
	心因性失声	心因性振戦	心因性難聴
	心因性もうろう状態	心因発作	神経性眼精疲労
	多重パーソナリティ障害	定型欠神発作	反応性錯乱
	非アルコール性亜急性錯乱状態	ヒステリー性運動失調症	ヒステリー性失声症
	ヒステリー性てんかん	ヒステリー反応	憤怒痙攣
	良性新生児痙攣		

※　**適応外使用可**

原則として，「クロナゼパム【内服薬】」を「レム(REM)睡眠行動異常症」に対して処方した場合，当該使用事例を審査上認める。

用法用量

通常成人，小児は，初回量クロナゼパムとして，1日0.5～1mgを1～3回に分けて経口投与する。以後，症状に応じて至適効果が得られるまで徐々に増量する。通常，維持量はクロナゼパムとして1日2～6mgを1～3回に分けて経口投与する。

乳，幼児は，初回量クロナゼパムとして，1日体重1kgあたり0.025mgを1～3回に分けて経口投与する。以後，症状に応じて至適効果が得られるまで徐々に増量する。通常，維持量はクロナゼパムとして1日体重1kgあたり0.1mgを1～3回に分けて経口投与する。

なお，年齢，症状に応じて適宜増減する。

禁忌

(1)本剤の成分に対し過敏症の既往歴のある患者

(2)急性狭隅角緑内障の患者

(3)重症筋無力症の患者

リボトリール細粒0.1%：中外　0.1%1g[14.9円/g]
リボトリール細粒0.5%：中外　0.5%1g[54.6円/g]
リボトリール錠0.5mg：中外　0.5mg1錠[9.1円/錠]
リボトリール錠1mg：中外　1mg1錠[15.2円/錠]
リボトリール錠2mg：中外　2mg1錠[26.5円/錠]

ランピオンパック　規格：1シート[504.3円/シート]

アモキシシリン水和物　メトロニダゾール　ランソプラゾール　武田薬品　619

【効 能 効 果】

〈適応菌種〉アモキシシリン，メトロニダゾールに感性のヘリコバクター・ピロリ

〈適応症〉胃潰瘍・十二指腸潰瘍・胃MALTリンパ腫・特発性血小板減少性紫斑病・早期胃癌に対する内視鏡的治療後胃におけるヘリコバクター・ピロリ感染症，ヘリコバクター・ピロリ感染胃炎

【対応標準病名】

◎	胃MALTリンパ腫	胃潰瘍	胃十二指腸潰瘍
	十二指腸潰瘍	早期胃癌	早期胃癌EMR後
	早期胃癌ESD後	特発性血小板減少性紫斑病	ヘリコバクター・ピロリ胃炎
	ヘリコバクター・ピロリ感染症		
○	胃穿孔	急性胃潰瘍	急性胃潰瘍穿孔
	急性十二指腸潰瘍	急性十二指腸潰瘍穿孔	急性出血性胃潰瘍
	急性出血性十二指腸潰瘍	急性出血性十二指腸潰瘍穿孔	急性特発性血小板減少性紫斑病

	再発性胃潰瘍	再発性十二指腸潰瘍	残胃潰瘍
	十二指腸球後部潰瘍	十二指腸穿孔	出血性胃潰瘍
	出血性十二指腸潰瘍	出血性十二指腸潰瘍穿孔	術後十二指腸潰瘍
	ステロイド潰瘍	ステロイド潰瘍穿孔	ストレス性十二指腸潰瘍
	穿孔性胃潰瘍	穿孔性十二指腸潰瘍	穿通性胃潰瘍
	穿通性十二指腸潰瘍	多発胃潰瘍	多発性十二指腸潰瘍
	多発性出血性胃潰瘍	特発性血小板減少性紫斑病合併妊娠	難治性胃潰瘍
	難治性十二指腸潰瘍	慢性胃潰瘍	慢性胃潰瘍活動期
	慢性十二指腸潰瘍	慢性十二指腸潰瘍活動期	慢性特発性血小板減少性紫斑病
	薬剤性胃潰瘍		
△	NSAID 胃潰瘍	NSAID 十二指腸潰瘍	アルコール性胃炎
	アレルギー性胃炎	胃炎	胃潰瘍瘢痕
	萎縮性胃炎	萎縮性化生性胃炎	胃びらん
	胃蜂窩織炎	エバンス症候群	急性胃炎
	急性出血性胃潰瘍穿孔	急性びらん性胃炎	血小板減少性紫斑病
	十二指腸潰瘍瘢痕	十二指腸びらん	出血性胃炎
	出血性胃潰瘍穿孔	心因性胃潰瘍	早期胃癌術後
	表層性胃炎	びらん性胃炎	慢性胃炎

効能効果に関連する使用上の注意

(1)進行期胃 MALT リンパ腫に対するヘリコバクター・ピロリ除菌治療の有効性は確立していない。

(2)特発性血小板減少性紫斑病に対しては，ガイドライン等を参照し，ヘリコバクター・ピロリ除菌治療が適切と判断される症例にのみ除菌治療を行うこと。

(3)早期胃癌に対する内視鏡的治療後胃以外には，ヘリコバクター・ピロリ除菌治療による胃癌の発症抑制に対する有効性は確立していない。

(4)ヘリコバクター・ピロリ感染胃炎に用いる際には，ヘリコバクター・ピロリが陽性であること及び内視鏡検査によりヘリコバクター・ピロリ感染胃炎であることを確認すること。

用法用量　プロトンポンプインヒビター，アモキシシリン水和物及びクラリスロマイシンの3剤投与によるヘリコバクター・ピロリの除菌治療が不成功の場合：通常，成人にはランソプラゾールとして1回 30mg，アモキシシリン水和物として1回 750mg(力価)及びメトロニダゾールとして1回 250mg の3剤を同時に1日2回，7日間経口投与する。

禁忌

(1)タケプロン，アモリン及びフラジールの成分に対する過敏症の既往歴のある患者

(2)アタザナビル硫酸塩，リルピビリン塩酸塩を投与中の患者

(3)伝染性単核症のある患者

(4)高度の腎障害のある患者

(5)脳，脊髄に器質的疾患のある患者(脳膿瘍の患者を除く)

(6)妊娠3ヵ月以内の婦人

原則禁忌　ペニシリン系抗生物質に対する過敏症の既往歴のある患者

併用禁忌

タケプロン

薬剤名等	臨床症状・措置方法	機序・危険因子
アタザナビル硫酸塩(レイアタッツ)	アタザナビル硫酸塩の作用を減弱するおそれがある。	ランソプラゾールの胃酸分泌抑制作用によりアタザナビル硫酸塩の溶解性が低下し，アタザナビルの血中濃度が低下することがある。
リルピビリン塩酸塩(エジュラント)	リルピビリン塩酸塩の作用を減弱するおそれがある。	ランソプラゾールの胃酸分泌抑制作用によりリルピビリン塩酸塩の吸収が低下し，リルピビリンの血中濃度が低下することがある。

ランプレンカプセル50mg

規格：50mg1カプセル[237.6円/カプセル]

クロファジミン　サンド　623

【効 能 効 果】

〈適応菌種〉本剤に感性のらい菌

〈適応症〉ハンセン病

【対応標準病名】

◎	ハンセン病		
○	I 群ハンセン病	BB 型ハンセン病	BL 型ハンセン病
	BT 型ハンセン病	LL 型ハンセン病	TT 型ハンセン病
	ハンセン病性関節炎	ハンセン病性筋炎	ハンセン病ニューロパチー
△	らい性結節性紅斑		

用法用量

[ハンセン病(多菌型)]：通常成人には，クロファジミンとして 50mg を1日1回又は 200～300mg を週2～3回に分割して，食直後に経口投与する。年齢，症状により適宜増減する。投与期間は最低2年間とし，可能であれば皮膚塗抹陰性になるまで投与すること。原則として，他剤と併用して使用すること。

[ハンセン病(らい性結節性紅斑)]

通常成人には，クロファジミンとして 100mg を1日1回，食直後に経口投与する。らい反応が安定した場合には 100mg を週3回に減量する。

投与期間は3ヵ月以内とする。

禁忌　本剤の成分に対し過敏症の既往歴のある患者

リウマトレックスカプセル2mg

規格：2mg1カプセル[285.9円/カプセル]

メトトレキサート　ファイザー　399

【効 能 効 果】

(1)関節リウマチ

(2)関節症状を伴う若年性特発性関節炎

【対応標準病名】

◎	関節型若年性特発性関節炎	関節リウマチ	若年性特発性関節炎
○	関節リウマチ・顎関節	関節リウマチ・肩関節	関節リウマチ・胸椎
	関節リウマチ・頚椎	関節リウマチ・股関節	関節リウマチ・指関節
	関節リウマチ・趾関節	関節リウマチ・膝関節	関節リウマチ・手関節
	関節リウマチ・脊椎	関節リウマチ・足関節	関節リウマチ・肘関節
	関節リウマチ・腰椎	尺側偏位	若年性関節リウマチ
	若年性強直性脊椎炎	若年性多発性関節炎	少関節型若年性関節炎
	スチル病	全身型若年性特発性関節炎	多発性リウマチ性関節炎
	ムチランス変形		
△	若年性関節炎	リウマチ様関節炎	

用法用量

効能効果(1)の場合：通常，1週間単位の投与量をメトトレキサートとして 6mg とし，1週間単位の投与量を1回又は2～3回に分割して経口投与する。分割して投与する場合，初日から2日目にかけて12時間間隔で投与する。1回又は2回分割投与の場合は残りの6日間，3回分割投与の場合は残りの5日間は休薬する。これを1週間ごとに繰り返す。なお，患者の年齢，症状，忍容性及び本剤に対する反応等に応じて適宜増減するが，1週間単位の投与量として 16mg を超えないようにする。

効能効果(2)の場合：通常，1週間単位の投与量をメトトレキサートとして 4～10mg/m^{2}とし，1週間単位の投与量を1回又は2～3回に分割して経口投与する。分割して投与する場合，初日から2日目にかけて12時間間隔で投与する。1回又は2回分割投与の場合は残りの6日間，3回分割投与の場合は残りの5日間は休薬する。これを1週間ごとに繰り返す。なお，患者の年齢，症状，忍容性及び本剤に対する反応等に応じて適宜増減する。

用法用量に関連する使用上の注意

効能効果(1)の場合

(1)4〜8週間投与しても十分な効果が得られない場合にはメトトレキサートとして1回2〜4mgずつ増量する。増量する前には，患者の状態を十分に確認し，増量の可否を慎重に判断すること。

(2)投与量を増量すると骨髄抑制，感染症，肝機能障害等の副作用の発現の可能性が増加するので，定期的に臨床検査値を確認する等を含め患者の状態を十分に観察すること。消化器症状，肝機能障害等の副作用の予防には，葉酸の投与が有効であるとの報告がある。

効能効果(2)の場合

(1)本剤の投与にあたっては，特に副作用の発現に注意し，患者の忍容性及び治療上の効果を基に，個々の患者の状況に応じて，投与量を適切に設定すること。

(2)本剤については，成人の方が小児に比べ忍容性が低いとの報告があるので，若年性特発性関節炎の10歳代半ば以上の年齢の患者等の投与量については特に注意すること。

警告

(1)本剤の投与において，感染症，肺障害，血液障害等の重篤な副作用により，致命的な経過をたどることがあるので，緊急時に十分に措置できる医療施設及び本剤についての十分な知識とリウマチ治療の経験をもつ医師が使用すること。

(2)間質性肺炎，肺線維症等の肺障害が発現し，致命的な経過をたどることがあるので，原則として，呼吸器に精通した医師と連携して使用すること。

(3)本剤の投与に際しては，患者に対して本剤の危険性や本剤の投与が長期間にわたることを十分説明した後，患者が理解したことを確認したうえで投与を開始すること。

(4)本剤の投与に際しては，副作用の発現の可能性について患者に十分理解させ，下記の症状が認められた場合には直ちに連絡するよう注意を与えること。
発熱，咳嗽・呼吸困難等の呼吸器症状，口内炎，倦怠感

(5)使用が長期間にわたると副作用が強くあらわれ，遷延性に推移することがあるので，投与は慎重に行うこと。

(6)腎機能が低下している場合には副作用が強くあらわれることがあるため，本剤投与開始前及び投与中は腎機能検査を行うなど，患者の状態を十分観察すること。

禁忌

(1)妊婦又は妊娠している可能性のある婦人
(2)本剤の成分に対し過敏症の既往歴のある患者
(3)骨髄抑制のある患者
(4)慢性肝疾患のある患者
(5)腎障害のある患者
(6)授乳婦
(7)胸水，腹水等のある患者
(8)活動性結核の患者

トレキサメットカプセル2mg：シオノ　2mg1カプセル[135.4円/カプセル]，メトトレキサートカプセル2mg「サワイ」：沢井　2mg1カプセル[135.4円/カプセル]，メトトレキサートカプセル2mg「サンド」：サンド　2mg1カプセル[185.1円/カプセル]，メトトレキサートカプセル2mg「トーワ」：東和　2mg1カプセル[185.1円/カプセル]，メトトレキサート錠2mg「タナベ」：田辺三菱　2mg1錠[185.1円/錠]，メトレート錠2mg：参天　2mg1錠[185.1円/錠]

リオナ錠250mg　規格：250mg1錠[99.8円/錠]

クエン酸第二鉄水和物　日本たばこ　219

【効能効果】

慢性腎臓病患者における高リン血症の改善

【対応標準病名】

◎	高リン血症	慢性腎臓病	
○	遺伝性腎疾患	後腹膜尿貯留	腎盂ポリープ
	腎機能低下	腎障害	尿管通過障害
	尿性腹水	慢性腎臓病ステージG1	慢性腎臓病ステージG2

用法用量　通常，成人には，クエン酸第二鉄として1回500mgを開始用量とし，1日3回食直後に経口投与する。以後，症状，血清リン濃度の程度により適宜増減するが，最高用量は1日6,000mgとする。

用法用量に関連する使用上の注意

(1)本剤投与開始時又は用量変更時には，1〜2週間後に血清リン濃度の確認を行うことが望ましい。

(2)増量を行う場合は，増量幅をクエン酸第二鉄として1日あたりの用量で1,500mgまでとし，1週間以上の間隔をあけて行うこと。

禁忌　本剤の成分に対し過敏症の既往歴のある患者

リオベル配合錠HD　規格：1錠[270.5円/錠]
リオベル配合錠LD　規格：1錠[219.4円/錠]

アログリプチン安息香酸塩　ピオグリタゾン塩酸塩　武田薬品　396

【効能効果】

2型糖尿病：ただし，アログリプチン安息香酸塩及びピオグリタゾン塩酸塩の併用による治療が適切と判断される場合に限る。

【対応標準病名】

◎	2型糖尿病		
○	2型糖尿病・眼合併症あり	2型糖尿病・関節合併症あり	2型糖尿病・腎合併症あり
	2型糖尿病・神経学的合併症あり	2型糖尿病・多発糖尿病性合併症あり	2型糖尿病・糖尿病性合併症あり
	2型糖尿病・糖尿病性合併症なし	2型糖尿病・末梢循環合併症あり	安定型糖尿病
	インスリン抵抗性糖尿病	若年2型糖尿病	妊娠中の耐糖能低下
△	2型糖尿病・ケトアシドーシス合併あり	2型糖尿病・昏睡合併あり	2型糖尿病黄斑症
	2型糖尿病性アシドーシス	2型糖尿病性アセトン血症	2型糖尿病性壊疽
	2型糖尿病性黄斑浮腫	2型糖尿病性潰瘍	2型糖尿病性眼筋麻痺
	2型糖尿病性肝障害	2型糖尿病性関節症	2型糖尿病性筋萎縮症
	2型糖尿病性血管障害	2型糖尿病性ケトアシドーシス	2型糖尿病性高コレステロール血症
	2型糖尿病性虹彩炎	2型糖尿病性骨症	2型糖尿病性昏睡
	2型糖尿病性自律神経ニューロパチー	2型糖尿病性神経因性膀胱	2型糖尿病性神経痛
	2型糖尿病性腎硬化症	2型糖尿病性腎症	2型糖尿病性腎症第1期
	2型糖尿病性腎症第2期	2型糖尿病性腎症第3期	2型糖尿病性腎症第3期A
	2型糖尿病性腎症第3期B	2型糖尿病性腎症第4期	2型糖尿病性腎症第5期
	2型糖尿病性腎不全	2型糖尿病性水疱	2型糖尿病性精神障害
	2型糖尿病性そう痒症	2型糖尿病性多発ニューロパチー	2型糖尿病性単ニューロパチー
	2型糖尿病性中心性網膜症	2型糖尿病性低血糖性昏睡	2型糖尿病性動脈硬化症
	2型糖尿病性動脈閉塞症	2型糖尿病性ニューロパチー	2型糖尿病性白内障
	2型糖尿病性皮膚障害	2型糖尿病性浮腫性硬化症	2型糖尿病性末梢血管症
	2型糖尿病性末梢血管障害	2型糖尿病性末梢神経障害	2型糖尿病性ミオパチー
	2型糖尿病性網膜症	増殖性糖尿病性網膜症・2型糖尿病	

効能効果に関連する使用上の注意

(1)本剤を2型糖尿病治療の第一選択薬としないこと。

(2)原則として，既にアログリプチン安息香酸塩(アログリプチンとして1日25mg)及びピオグリタゾン塩酸塩(ピオグリタゾンとして1日15mg又は30mg)を併用し状態が安定している場合，あるいはピオグリタゾン塩酸塩(ピオグリタゾンとして1

日15mg又は30mg）単剤の治療により効果不十分な場合に，本剤の使用を検討すること。
(3)アログリプチン安息香酸塩の治療により効果不十分な場合の本剤使用における有効性及び安全性は確立していない。
(4)本剤投与中において，本剤の投与がアログリプチン安息香酸塩及びピオグリタゾン塩酸塩の各単剤の併用よりも適切であるか慎重に判断すること。

用法用量　通常，成人には1日1回1錠（アログリプチン/ピオグリタゾンとして25mg/15mg又は25mg/30mg）を朝食前又は朝食後に経口投与する。

用法用量に関連する使用上の注意
(1)中等度以上の腎機能障害患者（クレアチニンクリアランス値が50mL/min未満※）では，排泄の遅延によりアログリプチンの血中濃度が上昇するので本剤は使用せず，アログリプチン安息香酸塩及びピオグリタゾン塩酸塩の各単剤を併用すること。
※クレアチニンクリアランスに相当する血清クレアチニンの換算値：男性では＞1.4mg/dL，女性では＞1.2mg/dL（年齢60歳，体重65kgの場合）
(2)ピオグリタゾン塩酸塩の投与により浮腫が比較的女性に多く報告されているので，女性に投与する場合は，浮腫の発現に留意し，これまでのピオグリタゾンの投与量を考慮のうえ，アログリプチン/ピオグリタゾンとして1日1回25mg/15mgからの投与開始を検討すること。
(3)一般に高齢者では生理機能が低下しているので，高齢者に投与する場合は，これまでのピオグリタゾンの投与量を考慮のうえ，アログリプチン/ピオグリタゾンとして1日1回25mg/15mgからの投与開始を検討すること。

禁忌
(1)心不全の患者及び心不全の既往歴のある患者
(2)重症ケトーシス，糖尿病性昏睡又は前昏睡，1型糖尿病の患者
(3)重篤な肝機能障害のある患者
(4)重篤な腎機能障害のある患者
(5)重症感染症，手術前後，重篤な外傷のある患者
(6)本剤の成分に対し過敏症の既往歴のある患者
(7)妊婦又は妊娠している可能性のある婦人

リカルボン錠1mg　規格：1mg1錠[135.8円/錠]
リカルボン錠50mg　規格：50mg1錠[3502.4円/錠]
ミノドロン酸水和物　小野薬品　399

ボノテオ錠1mg，ボノテオ錠50mgを参照（P907）

リクシアナ錠15mg　規格：15mg1錠[408.8円/錠]
リクシアナ錠30mg　規格：30mg1錠[748.1円/錠]
エドキサバントシル酸塩水和物　第一三共　333

【効能効果】

(1)非弁膜症性心房細動患者における虚血性脳卒中及び全身性塞栓症の発症抑制
(2)静脈血栓塞栓症（深部静脈血栓症及び肺血栓塞栓症）の治療及び再発抑制
(3)下記の下肢整形外科手術施行患者における静脈血栓塞栓症の発症抑制
膝関節全置換術，股関節全置換術，股関節骨折手術

【対応標準病名】

◎	血栓塞栓症	静脈血栓症	静脈塞栓症
	深部静脈血栓症	肺塞栓症	肺動脈血栓症
	非弁膜症性心房細動		
○	足血栓性静脈炎	一過性心房粗動	永続性心房細動
	下肢血栓性静脈炎	下肢静脈炎	下肢静脈血栓症
	下肢静脈血栓症後遺症	家族性心房細動	下腿血栓性静脈炎
	下腿静脈炎	下腿静脈血栓症	下大静脈血栓症
	肝静脈血栓症	肝静脈塞栓症	急性静脈血栓症
	血栓性静脈炎	孤立性心房細動	コレステロール塞栓症
	持続性心房細動	術後心房細動	手背静脈炎
	上肢血栓性静脈炎	上肢静脈炎	上肢静脈血栓症
	上腕血栓性静脈炎	上腕静脈炎	上腕静脈血栓症
	食道静脈炎	徐脈性心房細動	腎静脈血栓症
	腎静脈塞栓症	心房細動	心房粗動
	絶対性不整脈	前腕血栓性静脈炎	前腕静脈炎
	前腕静脈血栓症	塞栓性梗塞	大静脈塞栓症
	大腿血栓性静脈炎	大腿静脈炎	大腿静脈血栓症
	腸骨静脈圧迫症候群	特発性慢性肺血栓塞栓症	脳静脈血栓症
	肺梗塞	肺静脈血栓症	肺静脈血栓塞栓症
	肺動脈血栓塞栓症	バッド・キアリ症候群	非弁膜症性発作性心房細動
	頻拍型心房細動	頻脈性心房細動	弁膜症性心房細動
	発作性心房細動	発作性頻脈性心房細動	慢性心房細動
	慢性肺血栓塞栓症	モンドール病	遊走性血栓性静脈炎
△	下肢急性動脈閉塞症	下肢慢性動脈閉塞症	重症虚血肢
	大腿動脈閉塞症	腸骨動脈血栓症	腸骨動脈塞栓症
	末梢動脈塞栓症		

効能効果に関連する使用上の注意
効能効果(2)の場合
(1)ショックや低血圧が遷延するような血行動態が不安定な患者又は血栓溶解剤の使用や血栓摘除術が必要な患者では，本剤は血行動態安定後に投与すること。
(2)本剤は急性期への適切な初期治療（ヘパリン投与等）がなされた後に投与すること。

用法用量
効能効果(1)，(2)の場合
通常，成人には，エドキサバンとして以下の用量を1日1回経口投与する。
体重60kg以下：30mg
体重60kg超：60mg　なお，腎機能，併用薬に応じて1日1回30mgに減量する。
効能効果(3)の場合：通常，成人には，エドキサバンとして30mgを1日1回経口投与する。

用法用量に関連する使用上の注意
効能効果(1)，(2)の場合
(1)体重60kgを超える患者のうち，次のいずれかに該当する患者には，30mgを1日1回経口投与すること。
①キニジン硫酸塩水和物，ベラパミル塩酸塩，エリスロマイシン，シクロスポリンの併用
②クレアチニンクリアランス30mL/min以上50mL/min以下
(2)クレアチニンクリアランスが15mL/min以上30mL/min未満の患者では，本剤の血中濃度が上昇することが示唆されており，これらの患者における有効性及び安全性は確立していないので，本剤投与の適否を慎重に判断すること。投与する場合は，30mgを1日1回経口投与すること。
(3)プロトロンビン時間－国際標準比（PT-INR）や活性化部分トロンボプラスチン時間（APTT）等の通常の凝固能検査は，本剤の薬効をモニタリングする指標とはならないので，臨床症状を十分に観察すること。
効能効果(3)の場合
(1)原則として，術後の入院中に限って使用すること。
(2)本剤の投与期間については，患者個々の静脈血栓塞栓症及び出血のリスクを考慮して決定すべきであり，静脈血栓塞栓症のリスク低下後に漫然と継続投与しないこと。なお，国内臨床試験において，下肢整形外科手術施行患者を対象として15日間以上投与した場合の有効性及び安全性は検討されていない。
(3)本剤の初回投与は，手術後12時間を経過し，手術創等からの出血がないことを確認してから行うこと。
(4)本剤の初回投与は，硬膜外カテーテル抜去あるいは腰椎穿刺

から少なくとも２時間を経過してから行うこと。また，初回投与以降にこれらの処置を行う場合には，前回投与から12時間以上の十分な時間をあけ，かつ，予定している次回の投与の少なくとも２時間以上前に実施すること。
(5)腎機能障害のある患者では本剤の血中濃度が上昇し，出血の危険性が増大するおそれがあるので，中等度の腎機能障害(クレアチニンクリアランス30mL/min以上50mL/min未満)のある患者では，個々の患者の静脈血栓塞栓症発現リスク及び出血リスクを評価した上で，15mg1日１回に減量することを考慮すること。
(6)プロトロンビン時間－国際標準比(PT-INR)や活性化部分トロンボプラスチン時間(APTT)等の通常の凝固能検査は，本剤の薬効をモニタリングする指標とはならないので，臨床症状を十分に観察し，出血等がみられた場合には投与を中止するなど適切な処置を行うこと。

警告

(1)本剤の投与により出血が発現し，重篤な出血の場合には，死亡に至るおそれがある。本剤の使用にあたっては，出血の危険性を考慮し，本剤投与の適否を慎重に判断すること。本剤による出血リスクを正確に評価できる指標は確立されておらず，本剤の抗凝固作用を中和する薬剤はないため，本剤投与中は，血液凝固に関する検査値のみならず，出血や貧血等の徴候を十分に観察すること。これらの徴候が認められた場合には，直ちに適切な処置を行うこと。
(2)脊椎・硬膜外麻酔あるいは腰椎穿刺等との併用により，穿刺部位に血腫が生じ，神経の圧迫による麻痺があらわれるおそれがある。併用する場合には神経障害の徴候及び症状について十分注意し，異常が認められた場合には直ちに適切な処置を行うこと。

禁忌

＜全効能共通＞
(1)本剤の成分に対し過敏症の既往歴のある患者
(2)出血している患者(頭蓋内出血，後腹膜出血又は他の重要器官における出血等)
(3)急性細菌性心内膜炎の患者
＜非弁膜症性心房細動患者における虚血性脳卒中及び全身性塞栓症の発症抑制，静脈血栓塞栓症(深部静脈血栓症及び肺血栓塞栓症)の治療及び再発抑制＞
(1)腎不全(クレアチニンクリアランス15mL/min未満)のある患者
(2)凝血異常を伴う肝疾患の患者
＜下肢整形外科手術施行患者における静脈血栓塞栓症の発症抑制＞：高度の腎機能障害(クレアチニンクリアランス30mL/min未満)のある患者

リクシアナ錠60mg　規格：60mg1錠[758.1円/錠]
エドキサバントシル酸塩水和物　第一三共　333

【効能効果】

(1)非弁膜症性心房細動患者における虚血性脳卒中及び全身性塞栓症の発症抑制
(2)静脈血栓塞栓症(深部静脈血栓症及び肺血栓塞栓症)の治療及び再発抑制

【対応標準病名】

◎	血栓塞栓症	静脈血栓症	深部静脈血栓症
	肺塞栓症	肺動脈血栓症	非弁膜症性心房細動
○	足血栓性静脈炎	一過性心房粗動	永続性心房細動
	下肢血栓性静脈炎	下肢静脈炎	下肢静脈血栓症
	下肢静脈血栓症後遺症	家族性心房細動	下腿血栓性静脈炎
	下腿静脈炎	下腿静脈血栓症	下大静脈血栓症
	肝静脈血栓症	肝静脈塞栓症	急性静脈血栓症
	血栓性静脈炎	孤立性心房細動	コレステロール塞栓症
	持続性心房細動	術後心房細動	手背静脈炎
	上肢血栓性静脈炎	上肢静脈炎	上肢静脈血栓症
	静脈塞栓症	上腕血栓性静脈炎	上腕静脈炎
	上腕静脈血栓症	食道静脈炎	徐脈性心房細動
	腎静脈血栓症	腎静脈塞栓症	心房細動
	心房粗動	絶対性不整脈	前腕血栓性静脈炎
	前腕静脈炎	前腕静脈血栓症	塞栓性梗塞
	大静脈塞栓症	大腿血栓性静脈炎	大腿静脈炎
	大腿静脈血栓症	腸骨静脈圧迫症候群	特発性慢性肺血栓塞栓症
	脳静脈血栓症	肺梗塞	肺静脈血栓症
	肺静脈血栓塞栓症	肺動脈血栓塞栓症	バッド・キアリ症候群
	非弁膜症性発作性心房細動	頻拍型心房細動	頻脈性心房細動
	弁膜症性心房細動	発作性心房細動	発作性頻脈性心房細動
	慢性心房細動	慢性肺血栓塞栓症	モンドール病
	遊走性血栓性静脈炎		

効能効果に関連する使用上の注意

効能効果(2)の場合
(1)ショックや低血圧が遷延するような血行動態が不安定な患者又は血栓溶解剤の使用や血栓摘除術が必要な患者では，本剤は血行動態安定後に投与すること。
(2)本剤は急性期への適切な初期治療(ヘパリン投与等)がなされた後に投与すること。

用法用量

通常，成人には，エドキサバンとして以下の用量を１日１回経口投与する。
体重60kg以下：30mg
体重60kg超：60mg　なお，腎機能，併用薬に応じて１日１回30mgに減量する。

用法用量に関連する使用上の注意

(1)体重60kgを超える患者のうち，次のいずれかに該当する患者には，30mgを１日１回経口投与すること。
①キニジン硫酸塩水和物，ベラパミル塩酸塩，エリスロマイシン，シクロスポリンの併用
②クレアチニンクリアランス30mL/min以上50mL/min以下
(2)クレアチニンクリアランスが15mL/min以上30mL/min未満の患者では，本剤の血中濃度が上昇することが示唆されており，これらの患者における有効性及び安全性は確立していないので，本剤投与の適否を慎重に判断すること。投与する場合は，30mgを１日１回経口投与すること。
(3)プロトロンビン時間－国際標準比(PT-INR)や活性化部分トロンボプラスチン時間(APTT)等の通常の凝固能検査は，本剤の薬効をモニタリングする指標とはならないので，臨床症状を十分に観察すること。

警告

(1)本剤の投与により出血が発現し，重篤な出血の場合には，死亡に至るおそれがある。本剤の使用にあたっては，出血の危険性を考慮し，本剤投与の適否を慎重に判断すること。本剤による出血リスクを正確に評価できる指標は確立されておらず，本剤の抗凝固作用を中和する薬剤はないため，本剤投与中は，血液凝固に関する検査値のみならず，出血や貧血等の徴候を十分に観察すること。これらの徴候が認められた場合には，直ちに適切な処置を行うこと。
(2)脊椎・硬膜外麻酔あるいは腰椎穿刺等との併用により，穿刺部位に血腫が生じ，神経の圧迫による麻痺があらわれるおそれがある。併用する場合には神経障害の徴候及び症状について十分注意し，異常が認められた場合には直ちに適切な処置を行うこと。

禁忌

＜全効能共通＞
(1)本剤の成分に対し過敏症の既往歴のある患者
(2)出血している患者(頭蓋内出血，後腹膜出血又は他の重要器官における出血等)
(3)急性細菌性心内膜炎の患者
＜非弁膜症性心房細動患者における虚血性脳卒中及び全身性塞栓

症の発症抑制，静脈血栓塞栓症（深部静脈血栓症及び肺血栓塞栓症）の治療及び再発抑制＞
(1)腎不全（クレアチニンクリアランス 15mL/min 未満）のある患者
(2)凝血異常を伴う肝疾患の患者
＜下肢整形外科手術施行患者における静脈血栓塞栓症の発症抑制＞：高度の腎機能障害（クレアチニンクリアランス 30mL/min 未満）のある患者

リザベンカプセル100mg　規格：100mg1カプセル[51.2円/カプセル]
リザベン細粒10%　規格：10%1g[54.7円/g]
リザベンドライシロップ5%　規格：5%1g[55.1円/g]
トラニラスト　キッセイ　449

【効能効果】

気管支喘息，アレルギー性鼻炎，アトピー性皮膚炎，ケロイド・肥厚性瘢痕

【対応標準病名】

◎	アトピー性皮膚炎	アレルギー性鼻炎	気管支喘息
	ケロイド	肥厚性瘢痕	
○	アスピリン喘息	アトピー性紅皮症	アトピー性湿疹
	アトピー性喘息	アトピー皮膚	アレルギー性気管支炎
	アレルギー性鼻咽頭炎	アレルギー性鼻結膜炎	アレルギー性副鼻腔炎
	イネ科花粉症	外因性喘息	カモガヤ花粉症
	気管支喘息合併妊娠	季節性アレルギー性鼻炎	血管運動性鼻炎
	ケロイド拘縮	ケロイド瘢痕	混合型喘息
	術後ケロイド瘢痕	小児喘息	小児喘息性気管支炎
	職業喘息	真性ケロイド	スギ花粉症
	ステロイド依存性喘息	咳喘息	喘息性気管支炎
	早期ケロイド	創部瘢痕ケロイド	通年性アレルギー性鼻炎
	難治性喘息	乳児喘息	熱傷後ケロイド
	熱傷後瘢痕ケロイド	熱傷後瘢痕ケロイド潰瘍	熱傷後瘢痕ケロイド拘縮
	熱傷瘢痕	非アトピー性喘息	ヒノキ花粉症
	ブタクサ花粉症	ベニエ痒疹	夜間性喘息
△	アトピー性角結膜炎	アトピー性神経皮膚炎	運動誘発性喘息
	花粉症	感染型気管支喘息	急性乳児湿疹
	屈曲部湿疹	ケロイド体質	四肢小児湿疹
	小児アトピー性湿疹	小児乾燥型湿疹	小児湿疹
	成人アトピー性皮膚炎	内因性湿疹	乳児皮膚炎
	皮膚の肥厚性障害	びまん性神経皮膚炎	慢性乳児湿疹

用法用量

〔カプセル〕：通常，成人には1回1カプセル（トラニラストとして100mg）を1日3回経口投与する。ただし，年齢，症状により適宜増減する。
〔細粒〕
通常，成人には1回1g（トラニラストとして100mg）を1日3回経口投与する。ただし，年齢，症状により適宜増減する。
通常，小児には1日量0.05g/kg（トラニラストとして5mg/kg）を3回に分けて経口投与する。ただし，年齢，症状により適宜増減する。
〔ドライシロップ〕：通常，小児には1日量0.1g/kg（トラニラストとして5mg/kg）を3回に分け，用時懸濁して経口投与する。ただし，年齢，症状により適宜増減する。

禁忌

(1)妊婦（特に約3ヵ月以内）又は妊娠している可能性のある婦人
(2)本剤の成分に対し過敏症の既往歴のある患者

トラニラストDS5%「CH」：長生堂　5%1g[9円/g]，トラニラストカプセル100mg「CH」：長生堂　100mg1カプセル[7.7円/カプセル]，トラニラストカプセル100mg「NP」：ニプロ　100mg1カプセル[7.7円/カプセル]，トラニラストカプセル100mg「タイヨー」：テバ製薬　100mg1カプセル[7.7円/カプセル]，フスチゲンカプセル100mg：イセイ　100mg1カプセル[7.7円/カプセル]，ブレクルスカプセル100mg：東和　100mg1カプセル[7.7円/カプセル]，ブレクルス細粒10%：東和　10%1g[7.8円/g]

リスパダールOD錠0.5mg　規格：0.5mg1錠[17円/錠]
リスパダールOD錠1mg　規格：1mg1錠[31.9円/錠]
リスパダールOD錠2mg　規格：2mg1錠[56.6円/錠]
リスパダール細粒1%　規格：1%1g[276.4円/g]
リスパダール錠1mg　規格：1mg1錠[31.9円/錠]
リスパダール錠2mg　規格：2mg1錠[56.6円/錠]
リスパダール錠3mg　規格：3mg1錠[79.3円/錠]
リスパダール内用液1mg/mL　規格：0.1%1mL[90.3円/mL]
リスペリドン　ヤンセン　117

【効能効果】

統合失調症

【対応標準病名】

◎	統合失調症		
○	型分類困難な統合失調症	偽神経症性統合失調症	急性統合失調症
	急性統合失調症性エピソード	急性統合失調症様精神病性障害	境界型統合失調症
	緊張型統合失調症	残遺型統合失調症	前駆期統合失調症
	潜在性統合失調症	体感性統合失調症	短期統合失調症様障害
	単純型統合失調症	遅発性統合失調症	統合失調症型障害
	統合失調症型パーソナリティ障害	統合失調症後抑うつ	統合失調症症状を伴う急性錯乱
	統合失調症症状を伴う急性多形性精神病性障害	統合失調症症状を伴う類循環精神病	統合失調症性パーソナリティ障害
	統合失調症性反応	統合失調症様状態	破瓜型統合失調症
	妄想型統合失調症	モレル・クレペリン病	
△	夢幻精神病		
※	適応外使用可 原則として，「リスペリドン【内服薬】」を「器質的疾患に伴うせん妄・精神運動興奮状態・易怒性」，「パーキンソン病に伴う幻覚」に対して処方した場合，当該使用事例を審査上認める。		

用法用量

通常，成人にはリスペリドンとして1回1mg1日2回より始め，徐々に増量する。維持量は通常1日2～6mgを原則として1日2回に分けて経口投与する。なお，年齢，症状により適宜増減する。但し，1日量は12mgをこえないこと。
参考
内用液の使用方法
(1)本剤を直接服用するか，もしくは1回の服用量を水，ジュース又は汁物に混ぜて，コップ一杯（約150mL）くらいに希釈して使用すること。なお，希釈後はなるべく速やかに使用するよう指導すること。
(2)茶葉抽出飲料（紅茶，烏龍茶，日本茶等）及びコーラは，混合すると含量が低下することがあるので，希釈して使用することは避けるよう指導すること。
(3)瓶包装品（30mL，100mL）に添付されているピペットの目盛はそれぞれ約0.5mL，1mL，1.5mL，2mL，2.5mL及び3mLに相当する。
(4)分包品（0.5mL，1mL，2mL，3mL）は，1回使い切りである。開封後は全量を速やかに服用させること。

用法用量に関連する使用上の注意

本剤の活性代謝物はパリペリドンであり，パリペリドンとの併用により作用が増強するおそれがあるため，本剤とパリペリドンを含有する経口製剤との併用は，避けること。
〔OD錠のみ〕：本剤は口腔内で速やかに崩壊することから唾液のみ（水なし）でも服用可能である。また，本剤は口腔粘膜からの吸

収により効果発現を期待する製剤ではないため，崩壊後は唾液又は水で飲み込むこと。

禁忌

(1)昏睡状態の患者
(2)バルビツール酸誘導体等の中枢神経抑制剤の強い影響下にある患者
(3)アドレナリンを投与中の患者
(4)本剤の成分及びパリペリドンに対し過敏症の既往歴のある患者

併用禁忌

薬剤名等	臨床症状・措置方法	機序・危険因子
アドレナリン ボスミン	アドレナリンの作用を逆転させ，血圧降下を起こすことがある。	アドレナリンはアドレナリン作動性α，β受容体の刺激剤であり，本剤のα受容体遮断作用によりβ受容体刺激作用が優位となり，血圧降下作用が増強される。

リスペリドンOD錠0.5mg「アメル」：共和薬品　0.5mg1錠[9.6円/錠]，リスペリドンOD錠0.5mg「サワイ」：沢井　0.5mg1錠[11.2円/錠]，リスペリドンOD錠0.5mg「タカタ」：高田　0.5mg1錠[9.6円/錠]，リスペリドンOD錠0.5mg「トーワ」：東和　0.5mg1錠[11.2円/錠]，リスペリドンOD錠0.5mg「ヨシトミ」：全星薬品　0.5mg1錠[11.2円/錠]，リスペリドンOD錠1mg「アメル」：共和薬品　1mg1錠[11.7円/錠]，リスペリドンOD錠1mg「サワイ」：沢井　1mg1錠[19.6円/錠]，リスペリドンOD錠1mg「タカタ」：高田　1mg1錠[11.7円/錠]，リスペリドンOD錠1mg「トーワ」：東和　1mg1錠[19.6円/錠]，リスペリドンOD錠1mg「ヨシトミ」：全星薬品　1mg1錠[19.6円/錠]，リスペリドンOD錠2mg「アメル」：共和薬品　2mg1錠[19.7円/錠]，リスペリドンOD錠2mg「サワイ」：沢井　2mg1錠[34.7円/錠]，リスペリドンOD錠2mg「タカタ」：高田　2mg1錠[19.7円/錠]，リスペリドンOD錠2mg「トーワ」：東和　2mg1錠[34.7円/錠]，リスペリドンOD錠2mg「ヨシトミ」：全星薬品　2mg1錠[34.7円/錠]，リスペリドンOD錠3mg「アメル」：共和薬品　3mg1錠[29.6円/錠]，リスペリドンOD錠3mg「サワイ」：沢井　3mg1錠[51.7円/錠]，リスペリドンOD錠3mg「タカタ」：高田　3mg1錠[29.6円/錠]，リスペリドンOD錠3mg「トーワ」：東和　3mg1錠[51.7円/錠]，リスペリドンOD錠3mg「ヨシトミ」：全星薬品　3mg1錠[51.7円/錠]，リスペリドン細粒1%「CH」：長生堂　1%1g[98.7円/g]，リスペリドン細粒1%「MEEK」：小林化工　1%1g[171.7円/g]，リスペリドン細粒1%「NP」：ニプロ　1%1g[171.7円/g]，リスペリドン細粒1%「アメル」：共和薬品　1%1g[98.7円/g]，リスペリドン細粒1%「オーハラ」：大原薬品　1%1g[98.7円/g]，リスペリドン細粒1%「サワイ」：沢井　1%1g[171.7円/g]，リスペリドン細粒1%「タイヨー」：テバ製薬　1%1g[98.7円/g]，リスペリドン細粒1%「タカタ」：高田　1%1g[98.7円/g]，リスペリドン細粒1%「トーワ」：東和　1%1g[98.7円/g]，リスペリドン細粒1%「日医工」：日医工　1%1g[171.7円/g]，リスペリドン細粒1%「ファイザー」：ファイザー　1%1g[98.7円/g]，リスペリドン細粒1%「ヨシトミ」：全星薬品　1%1g[171.7円/g]，リスペリドン錠0.5「MEEK」：小林化工　0.5mg1錠[9.6円/錠]，リスペリドン錠0.5mg「NP」：ニプロ　0.5mg1錠[11.2円/錠]，リスペリドン錠0.5mg「アメル」：共和薬品　0.5mg1錠[9.6円/錠]，リスペリドン錠0.5mg「クニヒロ」：皇漢堂　0.5mg1錠[9.6円/錠]，リスペリドン錠0.5mg「ファイザー」：ファイザー　0.5mg1錠[9.6円/錠]，リスペリドン錠0.5mg「ヨシトミ」：全星薬品　0.5mg1錠[11.2円/錠]，リスペリドン錠1「MEEK」：小林化工　1mg1錠[11.7円/錠]，リスペリドン錠1mg「CH」：長生堂　1mg1錠[11.7円/錠]，リスペリドン錠1mg「NP」：ニプロ　1mg1錠[11.7円/錠]，リスペリドン錠1mg「アメル」：共和薬品　1mg1錠[11.7円/錠]，リスペリドン錠1mg「クニヒロ」：皇漢堂　1mg1錠[11.7円/錠]，リスペリドン錠1mg「サワイ」：沢井　1mg1錠[19.6円/錠]，リスペリドン錠1mg「タイヨー」：テバ製薬　1mg1錠[11.7円/錠]，リスペリドン錠1mg「タカタ」：高田　1mg1錠[11.7円/錠]，リスペリドン錠1mg「トーワ」：東和　1mg1錠[19.6円/錠]，リスペリドン錠1mg「日医工」：日医工　1mg1錠[19.6円/錠]，リスペリドン錠1mg「ファイザー」：ファイザー　1mg1錠[9.9円/錠]，リスペリドン錠1mg「ヨシトミ」：全星薬品　1mg1錠[19.6円/錠]，リスペリドン錠1「オーハラ」：大原薬品　1mg1錠[11.7円/錠]，リスペリドン錠2「MEEK」：小林化工　2mg1錠[34.7円/錠]，リスペリドン錠2mg「CH」：長生堂　2mg1錠[15.7円/錠]，リスペリドン錠2mg「NP」：ニプロ　2mg1錠[19.7円/錠]，リスペリドン錠2mg「アメル」：共和薬品　2mg1錠[19.7円/錠]，リスペリドン錠2mg「クニヒロ」：皇漢堂　2mg1錠[15.7円/錠]，リスペリドン錠2mg「サワイ」：沢井　2mg1錠[34.7円/錠]，リスペリドン錠2mg「タイヨー」：テバ製薬　2mg1錠[15.7円/錠]，リスペリドン錠2mg「タカタ」：高田　2mg1錠[19.7円/錠]，リスペリドン錠2mg「トーワ」：東和　2mg1錠[34.7円/錠]，リスペリドン錠2mg「日医工」：日医工　2mg1錠[19.7円/錠]，リスペリドン錠2mg「ファイザー」：ファイザー　2mg1錠[19.7円/錠]，リスペリドン錠2mg「ヨシトミ」：全星薬品　2mg1錠[34.7円/錠]，リスペリドン錠2「オーハラ」：大原薬品　2mg1錠[19.7円/錠]，リスペリドン錠3「MEEK」：小林化工　3mg1錠[51.7円/錠]，リスペリドン錠3mg「CH」：長生堂　3mg1錠[29.6円/錠]，リスペリドン錠3mg「NP」：ニプロ　3mg1錠[51.7円/錠]，リスペリドン錠3mg「アメル」：共和薬品　3mg1錠[29.6円/錠]，リスペリドン錠3mg「クニヒロ」：皇漢堂　3mg1錠[20.5円/錠]，リスペリドン錠3mg「サワイ」：沢井　3mg1錠[51.7円/錠]，リスペリドン錠3mg「タイヨー」：テバ製薬　3mg1錠[29.6円/錠]，リスペリドン錠3mg「タカタ」：高田　3mg1錠[29.6円/錠]，リスペリドン錠3mg「トーワ」：東和　3mg1錠[51.7円/錠]，リスペリドン錠3mg「日医工」：日医工　3mg1錠[29.6円/錠]，リスペリドン錠3mg「ファイザー」：ファイザー　3mg1錠[29.6円/錠]，リスペリドン錠3mg「ヨシトミ」：全星薬品　3mg1錠[51.7円/錠]，リスペリドン錠3「オーハラ」：大原薬品　3mg1錠[51.7円/錠]，リスペリドン内用液0.5mg分包「ファイザー」：ファイザー　0.1%0.5mL1包[29.3円/包]，リスペリドン内用液1mg/mL「MEEK」：小林化工　0.1%1mL[42.1円/mL]，リスペリドン内用液1mg/mL「アメル」：共和薬品　0.1%1mL[42.1円/mL]，リスペリドン内用液1mg/mL「タカタ」：高田　0.1%1mL[42.1円/mL]，リスペリドン内用液1mg/mL「トーワ」：東和　0.1%1mL[64.5円/mL]，リスペリドン内用液1mg/mL「ヨシトミ」：同仁医薬　0.1%1mL[64.5円/mL]，リスペリドン内用液1mg分包「ファイザー」：ファイザー　0.1%1mL1包[64.5円/包]，リスペリドン内用液2mg分包「ファイザー」：ファイザー　0.1%2mL1包[88.5円/包]，リスペリドン内用液3mg分包「ファイザー」：ファイザー　0.1%3mL1包[128.3円/包]，リスペリドン内用液分包0.5mg「アメル」：共和薬品　0.1%0.5mL1包[29.3円/包]，リスペリドン内用液分包0.5mg「日医工」：日医工　0.1%0.5mL1包[29.3円/包]，リスペリドン内用液分包1mg「アメル」：共和薬品　0.1%1mL1包[64.5円/包]，リスペリドン内用液分包1mg「日医工」：日医工　0.1%1mL1包[64.5円/包]，リスペリドン内用液分包2mg「アメル」：共和薬品　0.1%2mL1包[88.5円/包]，リスペリドン内用液分包2mg「日医工」：日医工　0.1%2mL1包[88.5円/包]，リスペリドン内用液分包3mg「アメル」：共和薬品　0.1%3mL1包[128.3円/包]，リスペリドン内用液分包3mg「日医工」：日医工　0.1%3mL1包[128.3円/包]

リスミー錠1mg　規格：1mg1錠[18.9円/錠]
リスミー錠2mg　規格：2mg1錠[29.7円/錠]
リルマザホン塩酸塩水和物　塩野義　112

【効 能 効 果】

(1)不眠症
(2)麻酔前投薬

【対応標準病名】

◎	不眠症		
○	睡眠障害	睡眠相後退症候群	睡眠リズム障害
	不規則睡眠		
△	特発性過眠症	レム睡眠行動障害	

用法用量

(1)不眠症

通常，成人にはリルマザホン塩酸塩水和物として１回１～2mgを就寝前に経口投与する。

なお，年齢，疾患，症状により適宜増減するが，高齢者には１回2mgまでとする。

(2)麻酔前投薬

通常，成人にはリルマザホン塩酸塩水和物として１回2mgを就寝前又は手術前に経口投与する。

なお，年齢，疾患，症状により適宜増減するが，高齢者には１回2mgまでとする。

用法用量に関連する使用上の注意　不眠症には，就寝の直前に服用させること。また，服用して就寝した後，睡眠途中において一時的に起床して仕事等をする可能性があるときは服用させないこと。

禁忌

(1)本剤の成分に対し過敏症の既往歴のある患者
(2)急性狭隅角緑内障の患者
(3)重症筋無力症の患者

原則禁忌　肺性心，肺気腫，気管支喘息及び脳血管障害の急性期等で呼吸機能が高度に低下している場合

塩酸リルマザホン錠1「MEEK」：小林化工　1mg1錠[11.7円/錠]，塩酸リルマザホン錠2「MEEK」：小林化工　2mg1錠[18.7円/錠]

リズミック錠10mg
規格：10mg1錠[48.7円/錠]
アメジニウムメチル硫酸塩　大日本住友　219

【効 能 効 果】

本態性低血圧，起立性低血圧，透析施行時の血圧低下の改善

【対応標準病名】

◎	起立性低血圧症	透析低血圧症	本態性低血圧症
○	一過性低血圧症	起立性眩暈	体位性失神
	体位性低血圧症	特発性低血圧症	
△	起立性調節障害	腎透析合併症	低血圧症
	透析困難症	透析不均衡症候群	二次性起立性低血圧症
	薬剤性低血圧症		
※	適応外使用可 ・原則として，「アメジニウムメチル硫酸塩」を「起立性調節障害」に対し処方した場合，当該使用事例を審査上認める。 ・原則として，「アメジニウムメチル硫酸塩」を「小児の起立性調節障害」に対し処方した場合，当該使用事例を審査上認める。		

用法用量

本態性低血圧，起立性低血圧

通常，成人にはアメジニウムメチル硫酸塩として１日20mgを１日２回に分割経口投与する。

なお，年齢，症状により適宜増減する。

透析施行時の血圧低下の改善

通常，成人にはアメジニウムメチル硫酸塩として透析開始時に１回10mgを経口投与する。

なお，年齢，症状により適宜増減する。

禁忌

(1)高血圧症の患者
(2)甲状腺機能亢進症の患者
(3)褐色細胞腫のある患者
(4)狭隅角緑内障の患者
(5)残尿を伴う前立腺肥大のある患者

アメジール錠10：沢井[9.8円/錠]，アメジニウムメチル硫酸塩錠10mg「JG」：長生堂[9.8円/錠]，アメジニウムメチル硫酸塩錠10mg「KN」：小林化工[9.8円/錠]，アメジニウムメチル硫酸塩錠10mg「オーハラ」：大原薬品[9.8円/錠]，アメジニウムメチル硫酸塩錠10mg「日医工」：日医工[9.8円/錠]，アメジニウムメチル硫酸塩錠10mg「フソー」：扶桑薬品[17.2円/錠]，イピノテック錠10mg：日医工ファーマ[17.2円/錠]，メトロック錠10：東和[9.8円/錠]

リスモダンR錠150mg
規格：150mg1錠[80.4円/錠]
リン酸ジソピラミド　サノフィ　212

【効 能 効 果】

下記の状態で他の抗不整脈薬が使用できないか，又は無効の場合：頻脈性不整脈

【対応標準病名】

◎	頻脈症	頻脈性不整脈	不整脈
○	異所性拍動	期外収縮	期外収縮性不整脈
	上室期外収縮	心室期外収縮	心室性二段脈
	心房期外収縮	多源性心室期外収縮	多発性期外収縮
	洞頻脈	頻拍症	
△	QT延長症候群	QT短縮症候群	異所性心室調律
	異所性心房調律	異所性調律	一過性心室細動
	遺伝性QT延長症候群	呼吸性不整脈	臍傍悸
	三段脈	徐脈頻脈症候群	心下悸
	心室細動	心室粗動	心拍異常
	心房静止	接合部調律	動悸
	洞不整脈	特発性QT延長症候群	二次性QT延長症候群
	副収縮	ブルガダ症候群	房室接合部期外収縮
	薬物性QT延長症候群		
※	適応外使用可 原則として，「ジソピラミド」を「小児の頻脈性不整脈」に対し処方した場合，当該使用事例を審査上認める。		

用法用量　通常成人１回１錠，１日２回経口投与する。なお，年齢，症状により適宜増減する。

禁忌

(1)高度の房室ブロック，高度の洞房ブロックのある患者
(2)うっ血性心不全のある患者
(3)透析患者を含む重篤な腎機能障害のある患者
(4)高度な肝機能障害のある患者
(5)スパルフロキサシン，モキシフロキサシン塩酸塩，トレミフェンクエン酸塩，バルデナフィル塩酸塩水和物，アミオダロン塩酸塩(注射剤)又はフィンゴリモド塩酸塩を投与中の患者
(6)緑内障，尿貯留傾向のある患者
(7)本剤の成分に対し過敏症の既往歴のある患者

併用禁忌

薬剤名等	臨床症状・措置方法	機序・危険因子
スパルフロキサシン スパラ モキシフロキサシン塩酸塩 アベロックス トレミフェンクエン酸塩 フェアストン	心室性頻拍(Torsades de pointesを含む)，QT延長を起こすことがある。	併用によりQT延長作用が相加的に増強すると考えられる。
バルデナフィル塩酸塩水和物 レビトラ	QT延長を起こすことがある。	
アミオダロン塩酸塩(注射剤) アンカロン注	Torsades de pointesを起こすことがある。	
フィンゴリモド塩酸塩 イムセラ	併用によりTorsades de pointes等の重篤な不整脈を起こすお	フィンゴリモド塩酸塩の投与により心拍数が低下するため，併用に

ジレニア	それがある。	より不整脈を増強するおそれがある。

ジソピラミド徐放錠150mg「SW」：沢井[18.3円/錠]，ジソピラミド徐放錠150mg「テバ」：大正薬品[18.3円/錠]，ジソピラミドリン酸塩徐放錠150mg「トーワ」：東和[18.3円/錠]，ジソピラミドリン酸塩徐放錠150mg「日医工」：日医工[18.3円/錠]，ノルペースCR錠150mg：ファイザー[48.8円/錠]

リスモダンカプセル50mg　規格：50mg1カプセル[32円/カプセル]
リスモダンカプセル100mg　規格：100mg1カプセル[51.8円/カプセル]

ジソピラミド　サノフィ　212

【効　能　効　果】

下記の状態で他の抗不整脈薬が使用できないか，又は無効の場合
期外収縮，発作性上室性頻脈，心房細動

【対応標準病名】

◎	期外収縮	心房細動	発作性上室頻拍
○	異所性拍動	一過性心房粗動	永続性心房細動
	家族性心房細動	期外収縮性不整脈	孤立性心房細動
	持続性心室頻拍	持続性心房細動	術後心房細動
	上室期外収縮	上室頻拍	心室期外収縮
	心室性二段脈	心室頻拍	心房期外収縮
	心房粗動	心房頻拍	絶対性不整脈
	多源性心室期外収縮	多発性期外収縮	洞頻脈
	トルサードドポアント	二段脈	非持続性心室頻拍
	非弁膜症性心房細動	非弁膜症性発作性心房細動	頻拍型心房細動
	頻拍症	頻脈症	頻脈性心房細動
	頻脈性不整脈	ブブレ症候群	弁膜症性心房細動
	発作性心房細動	発作性心房頻拍	発作性接合部頻拍
	発作性頻拍	発作性頻脈性心房細動	慢性心房細動
	無脈性心室頻拍	リエントリー性心室性不整脈	
△	QT 延長症候群	QT 短縮症候群	異所性心室調律
	異所性心房調律	異所性調律	一過性心室細動
	遺伝性 QT 延長症候群	起立性調律障害	呼吸性不整脈
	徐脈性心房細動	徐脈頻脈症候群	心室細動
	心室粗動	心房静止	接合部調律
	洞不整脈	特発性 QT 延長症候群	二次性 QT 延長症候群
	副収縮	不整脈	ブルガダ症候群
	房室接合部期外収縮	薬物性 QT 延長症候群	
※	適応外使用可 原則として，「ジソピラミド」を「小児の頻脈性不整脈」に対し処方した場合，当該使用事例を審査上認める。		

用法用量　通常，成人1回100mg1日3回経口投与，症状により適宜増減する。

禁忌

(1)高度の房室ブロック，高度の洞房ブロックのある患者
(2)うっ血性心不全のある患者
(3)スパルフロキサシン，モキシフロキサシン塩酸塩，トレミフェンクエン酸塩，バルデナフィル塩酸塩水和物，アミオダロン塩酸塩(注射剤)又はフィンゴリモド塩酸塩を投与中の患者
(4)緑内障，尿貯留傾向のある患者
(5)本剤の成分に対し過敏症の既往歴のある患者

併用禁忌

薬剤名等	臨床症状・措置方法	機序・危険因子
スパルフロキサシン スパラ モキシフロキサシン塩酸塩 アベロックス トレミフェンクエン酸塩 フェアストン	心室性頻拍(Torsades de pointes を含む)，QT 延長を起こすことがある。	併用により QT 延長作用が相加的に増強すると考えられる。
バルデナフィル塩酸塩水和物 レビトラ	QT 延長を起こすことがある。	
アミオダロン塩酸塩(注射剤) アンカロン注	Torsades de pointes を起こすことがある。	
フィンゴリモド塩酸塩 イムセラ ジレニア	併用により Torsades de pointes 等の重篤な不整脈を起こすおそれがある。	フィンゴリモド塩酸塩の投与により心拍数が低下するため，併用により不整脈を増強するおそれがある。

ジソピラミドカプセル50mg「NP」：ニプロ　50mg1カプセル[15.7円/カプセル]，ジソピラミドカプセル50mg「SW」：沢井　50mg1カプセル[15.7円/カプセル]，ジソピラミドカプセル50mg「TCK」：辰巳化学　50mg1カプセル[7.4円/カプセル]，ジソピラミドカプセル50mg「タイヨー」：テバ製薬　50mg1カプセル[7.4円/カプセル]，ジソピラミドカプセル50mg「トーワ」：東和　50mg1カプセル[7.4円/カプセル]，ジソピラミドカプセル100mg「NP」：ニプロ　100mg1カプセル[8.3円/カプセル]，ジソピラミドカプセル100mg「SW」：沢井　100mg1カプセル[23円/カプセル]，ジソピラミドカプセル100mg「TCK」：辰巳化学　100mg1カプセル[8.3円/カプセル]，ジソピラミドカプセル100mg「タイヨー」：テバ製薬　100mg1カプセル[8.3円/カプセル]，ジソピラミドカプセル100mg「トーワ」：東和　100mg1カプセル[8.3円/カプセル]，ジソピランカプセル50mg：鶴原　50mg1カプセル[7.4円/カプセル]，ジソピランカプセル100mg：鶴原　100mg1カプセル[8.3円/カプセル]，ノルペースカプセル50mg：ファイザー　50mg1カプセル[15.7円/カプセル]，ノルペースカプセル100mg：ファイザー　100mg1カプセル[23円/カプセル]

リーゼ顆粒10%　規格：10%1g[109円/g]
リーゼ錠5mg　規格：5mg1錠[6.7円/錠]
リーゼ錠10mg　規格：10mg1錠[12.3円/錠]

クロチアゼパム　田辺三菱　117

【効　能　効　果】

(1)心身症(消化器疾患，循環器疾患)における身体症候ならびに不安・緊張・心気・抑うつ・睡眠障害
(2)下記疾患におけるめまい・肩こり・食欲不振
自律神経失調症
(3)麻酔前投薬

【対応標準病名】

◎	うつ状態	肩こり	食欲不振
	自律神経失調症	心気症	心気障害
	心身症	睡眠障害	不安うつ病
	不安緊張状態	不安神経症	めまい
○	異形恐怖	咽喉頭異常感症	咽喉頭神経症
	咽頭異常感症	うつ病	うつ病型統合失調感情障害
	延髄性うつ病	外傷後遺症性うつ病	家族性自律神経異常症
	仮面うつ病	寛解中の反復性うつ病性障害	感染症後うつ病
	器質性うつ病性障害	軽症うつ病エピソード	軽症反復性うつ病性障害
	頚性めまい	血管運動神経障害	血管緊張低下性失神
	混合性不安抑うつ障害	産褥期うつ状態	思春期うつ病
	疾病恐怖症	周期性精神病	醜形恐怖症
	循環型躁うつ病	小児心身症	自律神経過敏症
	自律神経症	自律神経障害	自律神経性ニューロパチー
	心気性うつ病	神経症性抑うつ状態	精神病症状を伴う重症うつ病エピソード
	全般性不安障害	躁うつ病	挿間性発作性不安

	双極性感情障害	双極性感情障害・軽症のうつ病エピソード	双極性感情障害・精神病症状を伴う重症うつ病エピソード
	双極性感情障害・精神病症状を伴わない重症うつ病エピソード	双極性感情障害・中等症のうつ病エピソード	退行期うつ病
	単極性うつ病	単発反応性うつ病	中等症うつ病エピソード
	中等症反復性うつ病性障害	動脈硬化性うつ病	突発性めまい
	内因性うつ病	破局発作状態	パニック障害
	パニック発作	汎自律神経失調症	反応性うつ病
	反復心因性うつ病	反復性うつ病	反復性気分障害
	反復性心因性抑うつ精神病	反復性精神病性うつ病	反復性躁病エピソード
	反復性短期うつ病エピソード	ヒステリー球	非定型うつ病
	不安障害	不眠症	平衡障害
	本態性自律神経症	末梢自律神経過敏	末梢自律神経ニューロパチー
	めまい症	めまい発作	夜間めまい
	抑うつ神経症	抑うつ性パーソナリティ障害	老年期うつ病
	老年期認知症抑うつ型		
△	2型双極性障害	回転性めまい	カタプレキシー
	過眠	器質性気分障害	器質性混合性感情障害
	器質性双極性障害	器質性躁病性障害	気分変調症
	クライネ・レヴィン症候群	原発性認知症	口腔心身症
	周期嗜眠症	初老期精神病	初老期認知症
	初老期妄想状態	神経調節性失神	身体表現性障害
	睡眠時無呼吸症候群	睡眠相後退症候群	睡眠リズム障害
	精神病症状を伴わない重症うつ病エピソード	脱力発作	単極性躁病
	中枢性睡眠時無呼吸	特発性過眠症	ナルコレプシー
	二次性認知症	認知症	不安ヒステリー
	不規則睡眠	副交感神経緊張症	不定愁訴症
	めまい感	よろめき感	レム睡眠行動障害
	老年期認知症	老年期認知症妄想型	老年期妄想状態
	老年精神病		

用法用量
用量は患者の年齢，症状により決定するが，通常成人にはクロチアゼパムとして1日15～30mgを1日3回に分けて経口投与する。
麻酔前投薬の場合は，就寝前または手術前にクロチアゼパムとして10～15mgを経口投与する。

禁忌
(1)急性狭隅角緑内障の患者
(2)重症筋無力症の患者

クロチアゼパム錠5mg「サワイ」：沢井　5mg1錠[5.6円/錠]，クロチアゼパム錠5mg「ツルハラ」：鶴原　5mg1錠[5.6円/錠]，クロチアゼパム錠5mg「トーワ」：東和　5mg1錠[5.6円/錠]，クロチアゼパム錠5mg「日医工」：日医工　5mg1錠[5.6円/錠]，クロチアゼパム錠10mg「サワイ」：沢井　10mg1錠[9.1円/錠]，クロチアゼパム錠10mg「ツルハラ」：鶴原　10mg1錠[9.1円/錠]，クロチアゼパム錠10mg「トーワ」：東和　10mg1錠[9.1円/錠]，クロチアゼパム錠10mg「日医工」：日医工　10mg1錠[9.1円/錠]

リタリン散1%　規格：1%1g[10.4円/g]
リタリン錠10mg　規格：10mg1錠[10円/錠]
メチルフェニデート塩酸塩　ノバルティス　117

【効　能　効　果】

ナルコレプシー

【対応標準病名】

◎	ナルコレプシー		
○	過眠	クライネ・レヴィン症候群	周期嗜眠症
	睡眠障害	睡眠リズム障害	特発性過眠症
△	カタプレキシー	脱力発作	不眠症
	レム睡眠行動障害		

用法用量　メチルフェニデート塩酸塩として，通常成人1日20～60mgを1～2回に分割経口投与する。なお，年齢，症状により適宜増減する。

警告　本剤の投与は，ナルコレプシーの診断，治療に精通し，薬物依存を含む本剤のリスク等についても十分に管理できる医師・医療機関・管理薬剤師のいる薬局のもとでのみ行うとともに，それら薬局においては，調剤前に当該医師・医療機関を確認した上で調剤を行うこと。

禁忌
(1)過度の不安，緊張，興奮性のある患者
(2)緑内障のある患者
(3)甲状腺機能亢進のある患者
(4)不整頻拍，狭心症のある患者
(5)本剤の成分に対し過敏症の既往歴のある患者
(6)運動性チック，Tourette症候群の患者又はその既往歴・家族歴のある患者
(7)重症うつ病の患者
(8)褐色細胞腫のある患者
(9)モノアミンオキシダーゼ(MAO)阻害剤を投与中又は投与中止後14日以内の患者

原則禁忌　6歳未満の幼児

併用禁忌

薬剤名等	臨床症状・措置方法	機序・危険因子
MAO阻害剤 セレギリン(エフピー)	MAO阻害剤の作用を増強させ，高血圧が起こることがある。	本剤は交感神経刺激作用を有するため。

リドーラ錠3mg　規格：3mg1錠[94.4円/錠]
オーラノフィン　グラクソ・スミスクライン　442

【効　能　効　果】

関節リウマチ(過去の治療において非ステロイド性抗炎症剤により十分な効果の得られなかったもの)

【対応標準病名】

◎	関節リウマチ		
○	炎症性多発性関節障害	関節リウマチ・顎関節	関節リウマチ・肩関節
	関節リウマチ・胸椎	関節リウマチ・頚椎	関節リウマチ・股関節
	関節リウマチ・指関節	関節リウマチ・趾関節	関節リウマチ・膝関節
	関節リウマチ・手関節	関節リウマチ・脊椎	関節リウマチ・足関節
	関節リウマチ・肘関節	関節リウマチ・腰椎	血清反応陰性関節リウマチ
	成人スチル病	多発性リウマチ性関節炎	リウマチ性滑液包炎
	リウマチ性皮下結節		
△	RS3PE症候群	尺側偏位	ムチランス変形
	リウマチ様関節炎		

用法用量　通常成人にはオーラノフィンとして1日6mg(本剤2錠)を朝食後及び夕食後の2回に分割経口投与する。なお，1日6mgを超える用量は投与しないこと。

禁忌
(1)金製剤による重篤な副作用の既往歴のある患者
(2)金製剤に対して過敏症の既往歴のある患者
(3)腎障害，肝障害，血液障害あるいは重篤な下痢，消化性潰瘍等のある患者
(4)妊婦又は妊娠している可能性のある婦人
(5)小児

グレリース錠3mg：ダイト[48.7円/錠]，リザスト錠3mg：沢井

［37.6円/錠］

リバオール散10%　規格：10%1g[23.4円/g]
リバオール錠20mg　規格：20mg1錠[5.8円/錠]
ジクロロ酢酸ジイソプロピルアミン　第一三共　391

【効能効果】

慢性肝疾患における肝機能の改善

【対応標準病名】

◎	肝疾患	肝障害	慢性肝炎
○	活動性慢性肝炎	肝機能障害	肝性胸水
	脂肪肝	遷延性肝炎	非アルコール性脂肪性肝炎
	慢性肝炎増悪	慢性持続性肝炎	慢性非活動性肝炎
△	肝細胞癌破裂	肝疾患に伴う貧血	多発性肝血管腫
	門脈圧亢進症性胃腸症	門脈圧亢進症性腸症	

用法用量　ジクロロ酢酸ジイソプロピルアミンとして，通常成人1日20～60mgを2～3回に分割経口投与する。
なお，年齢，症状により適宜増減する。

リーバクト配合顆粒　規格：4.15g1包[220.4円/包]
リーバクト配合経口ゼリー　規格：20g1個[243円/個]
L－イソロイシン　L－バリン　L－ロイシン　味の素　325

【効能効果】

食事摂取量が十分にもかかわらず低アルブミン血症を呈する非代償性肝硬変患者の低アルブミン血症の改善

【対応標準病名】

◎	低アルブミン血症	非代償性肝硬変	
○	萎縮性肝硬変	栄養性肝硬変	壊死後性肝硬変
	肝炎後肝硬変	肝硬化症	肝硬変症
	結節性肝硬変	原発性胆汁性肝硬変	混合型肝硬変
	シャルコー肝硬変	小結節性肝硬変	続発性胆汁性肝硬変
	大結節性肝硬変	代償性肝硬変	胆細管性肝硬変
	胆汁性肝硬変	単葉性肝硬変	中隔性肝硬変
	特発性肝硬変	トッド肝硬変	閉塞性肝硬変
	門脈周囲性肝硬変	門脈性肝硬変	
△	アルファ1抗トリプシン欠損症	アルファ2マクログロブリン欠損症	アルファーアンチトリプシン欠損症
	異常蛋白血症	肝線維症	酵素欠損症
	先天性無トランスフェリン血症	パイログロブリン血症	ビスアルブミン血症
	無アルブミン血症	無トランスフェリン血症	無ハプトグロブリン血症

効能効果に関連する使用上の注意

(1)本剤の適用対象となる患者は，血清アルブミン値が3.5g/dL以下の低アルブミン血症を呈し，腹水・浮腫又は肝性脳症を現有するかその既往のある非代償性肝硬変患者のうち，食事摂取量が十分にもかかわらず低アルブミン血症を呈する患者，又は，糖尿病や肝性脳症の合併等で総熱量や総蛋白(アミノ酸)量の制限が必要な患者である。糖尿病や肝性脳症の合併等がなく，かつ，十分な食事摂取が可能にもかかわらず食事摂取量が不足の場合には食事指導を行うこと。なお，肝性脳症の発現等が原因で食事摂取量不足の場合には熱量及び蛋白質(アミノ酸)を含む薬剤を投与すること。

(2)次の患者は肝硬変が高度に進行しているため本剤の効果が期待できないので投与しないこと。
①肝性脳症で昏睡度がIII度以上の患者
②総ビリルビン値が3mg/dL以上の患者
③肝臓での蛋白合成能が著しく低下した患者

用法用量

〔顆粒〕：通常，成人に1回1包を1日3回食後経口投与する。
〔経口ゼリー〕：通常，成人に1回1個を1日3回食後経口投与する。

用法用量に関連する使用上の注意

(1)本剤は分岐鎖アミノ酸のみからなる製剤で，本剤のみでは必要アミノ酸の全ては満たすことはできないので，本剤使用時には患者の状態に合わせた必要蛋白量(アミノ酸量)及び熱量(1日蛋白量40g以上，1日熱量1000kcal以上)を食事等により摂取すること。特に蛋白制限を行っている患者に用いる場合には，必要最小限の蛋白量及び熱量を確保しないと本剤の効果は期待できないだけでなく，本剤の長期投与により栄養状態の悪化を招くおそれがあるので注意すること。

(2)本剤の投与によりBUN又は血中アンモニアの異常が認められる場合，本剤の過剰投与の可能性があるので注意すること。また，長期にわたる過剰投与は栄養状態の悪化のおそれもあるので注意すること。

(3)本剤を2ヵ月以上投与しても低アルブミン血症の改善が認められない場合は，他の治療に切り替えるなど適切な処置を行うこと。

禁忌　先天性分岐鎖アミノ酸代謝異常のある患者

アミノバクト配合顆粒：日医工　4.74g1包[95.6円/包]，アミノマイラン配合顆粒：マイラン製薬　4.74g1包[95.6円/包]，コベニール配合顆粒：陽進堂　4.74g1包[95.6円/包]，ブラニュート配合顆粒：日本製薬　4.73g1包[115.8円/包]，ヘパアクト配合顆粒：東亜薬品　4.5g1包[139円/包]，リックル配合顆粒：沢井　4.74g1包[95.6円/包]，リバレバン配合顆粒：メディサ　4.74g1包[95.6円/包]，レオバクトン配合顆粒分包：長生堂　4.74g1包[95.6円/包]

リパクレオンカプセル150mg
規格：150mg1カプセル[32.5円/カプセル]
リパクレオン顆粒300mg分包　規格：300mg1包[60.7円/包]
パンクレリパーゼ　アボット　233

【効能効果】

膵外分泌機能不全における膵消化酵素の補充

【対応標準病名】

◎	膵外分泌機能不全	
○	アルコール性慢性膵炎	
△	炎症性膵のう胞	仮性膵のう胞

効能効果に関連する使用上の注意　非代償期の慢性膵炎，膵切除，膵嚢胞線維症等を原疾患とする膵外分泌機能不全により，脂肪便等の症状を呈する患者に投与すること。

用法用量　通常，パンクレリパーゼとして1回600mgを1日3回，食直後に経口投与する。
なお，患者の状態に応じて，適宜増減する。

用法用量に関連する使用上の注意　用法用量の調整に際しては，患者の年齢，体重，食事量，食事内容，食事回数等を考慮すること。

禁忌

(1)本剤の成分に対し過敏症の既往歴のある患者
(2)ブタ蛋白質に対し過敏症の既往歴のある患者

リバロOD錠1mg　規格：1mg1錠[63.2円/錠]
リバロOD錠2mg　規格：2mg1錠[119.8円/錠]
リバロOD錠4mg　規格：4mg1錠[229.4円/錠]
リバロ錠1mg　規格：1mg1錠[63.2円/錠]
リバロ錠2mg　規格：2mg1錠[119.8円/錠]
リバロ錠4mg　規格：4mg1錠[229.4円/錠]
ピタバスタチンカルシウム　興和　218

【効能効果】

高コレステロール血症，家族性高コレステロール血症

【対応標準病名】

◎	家族性高コレステロール血症	高コレステロール血症	
○	1型糖尿病性高コレステロール血症	2型糖尿病性高コレステロール血症	家族性高コレステロール血症・ヘテロ接合体
	家族性高コレステロール血症・ホモ接合体	家族性高リポ蛋白血症1型	家族性高リポ蛋白血症2a型
	家族性高リポ蛋白血症2b型	家族性高リポ蛋白血症3型	家族性複合型高脂血症
	結節性黄色腫	高LDL血症	高カイロミクロン血症
	高コレステロール血症性黄色腫	高リポ蛋白血症	混合型高脂質血症
	脂質異常症	脂質代謝異常	食事性高脂血症
	先天性脂質代謝異常	糖尿病性高コレステロール血症	二次性高脂血症
	本態性高コレステロール血症	本態性高脂血症	
△	家族性高トリグリセライド血症	家族性高リポ蛋白血症4型	家族性高リポ蛋白血症5型
	高HDL血症	高脂血症	高トリグリセライド血症
	多中心性細網組織球症		

効能効果に関連する使用上の注意

(1)適用の前に十分な検査を実施し，高コレステロール血症，家族性高コレステロール血症であることを確認した上で本剤の適用を考慮すること。

(2)家族性高コレステロール血症のうちホモ接合体については使用経験がないので，治療上やむを得ないと判断される場合のみ，LDL-アフェレーシス等の非薬物療法の補助として本剤の適用を考慮すること。

用法用量　通常，成人にはピタバスタチンカルシウムとして1～2mgを1日1回経口投与する。なお，年齢，症状により適宜増減し，LDL-コレステロール値の低下が不十分な場合には増量できるが，最大投与量は1日4mgまでとする。

用法用量に関連する使用上の注意

(1)肝障害のある患者に投与する場合には，開始投与量を1日1mgとし，最大投与量は1日2mgまでとする。

(2)本剤は投与量(全身曝露量)の増加に伴い，横紋筋融解症関連有害事象が発現するので，4mgに増量する場合には，CK(CPK)上昇，ミオグロビン尿，筋肉痛及び脱力感等の横紋筋融解症前駆症状に注意すること。

(3)〔OD錠のみ〕：本剤は口腔内で崩壊するが，口腔粘膜から吸収されることはないため，唾液又は水で飲み込むこと。

禁忌

(1)本剤の成分に対し過敏症の既往歴のある患者

(2)重篤な肝障害又は胆道閉塞のある患者

(3)シクロスポリンを投与中の患者

(4)妊婦又は妊娠している可能性のある婦人及び授乳婦

原則禁忌　腎機能に関する臨床検査値に異常が認められる患者に本剤とフィブラート系薬剤を併用する場合には，治療上やむを得ないと判断される場合に限ること。

併用禁忌

薬剤名等	臨床症状・措置方法	機序・危険因子
シクロスポリン(サンディミュン)(ネオーラル)	急激な腎機能悪化を伴う横紋筋融解症等の重篤な有害事象が発現しやすい。	シクロスポリンにより本剤の血漿中濃度が上昇(Cmax6.6倍，AUC4.6倍)する。

原則併用禁忌

腎機能に関する臨床検査値に異常が認められる患者では原則として併用しないこととする。治療上やむを得ないと判断される場合にのみ慎重に併用すること。

薬剤名等	臨床症状・措置方法	機序・危険因子
フィブラート系薬剤ベザフィブラート等	急激な腎機能悪化を伴う横紋筋融解症があらわれやすい。自覚症状(筋肉痛，脱力感)の発現，CK(CPK)上昇，血中及び尿中ミオグロビン上昇並びに血清クレアチニン上昇等の腎機能の悪化を認めた場合は直ちに投与を中止すること。	危険因子：腎機能に関する臨床検査値に異常が認められる場合

ピタバスタチンCa・OD錠1mg「MEEK」：小林化工　－[－]，ピタバスタチンCa・OD錠1mg「トーワ」：東和　1mg1錠[32.8円/錠]，ピタバスタチンCa・OD錠1mg「明治」：Meiji Seika　－[－]，ピタバスタチンCa・OD錠2mg「MEEK」：小林化工　－[－]，ピタバスタチンCa・OD錠2mg「トーワ」：東和　2mg1錠[62.2円/錠]，ピタバスタチンCa・OD錠2mg「明治」：Meiji Seika　－[－]，ピタバスタチンCa・OD錠4mg「トーワ」：東和　4mg1錠[117.9円/錠]，ピタバスタチンCa・OD錠4mg「明治」：Meiji Seika　－[－]，ピタバスタチンCa錠1mg「EE」：エルメッドエーザイ　1mg1錠[32.8円/錠]，ピタバスタチンCa錠1mg「FFP」：富士フイルム　1mg1錠[32.8円/錠]，ピタバスタチンCa錠1mg「MEEK」：小林化工　1mg1錠[32.8円/錠]，ピタバスタチンCa錠1mg「NP」：ニプロ　1mg1錠[32.8円/錠]，ピタバスタチンCa錠1mg「TCK」：辰巳化学　1mg1錠[32.8円/錠]，ピタバスタチンCa錠1mg「YD」：陽進堂　1mg1錠[32.8円/錠]，ピタバスタチンCa錠1mg「アメル」：共和薬品　1mg1錠[32.8円/錠]，ピタバスタチンCa錠1mg「科研」：ダイト　1mg1錠[32.8円/錠]，ピタバスタチンCa錠1mg「杏林」：キョーリンリメディオ　1mg1錠[32.8円/錠]，ピタバスタチンCa錠1mg「ケミファ」：日本ケミファ　1mg1錠[32.8円/錠]，ピタバスタチンCa錠1mg「サワイ」：沢井　1mg1錠[32.8円/錠]，ピタバスタチンCa錠1mg「サンド」：サンド　1mg1錠[32.8円/錠]，ピタバスタチンCa錠1mg「三和」：三和化学　1mg1錠[32.8円/錠]，ピタバスタチンCa錠1mg「タカタ」：高田　1mg1錠[32.8円/錠]，ピタバスタチンCa錠1mg「ツルハラ」：鶴原　1mg1錠[32.8円/錠]，ピタバスタチンCa錠1mg「トーワ」：東和　1mg1錠[32.8円/錠]，ピタバスタチンCa錠1mg「日新」：日新－山形　1mg1錠[32.8円/錠]，ピタバスタチンCa錠1mg「ファイザー」：ファイザー　1mg1錠[32.8円/錠]，ピタバスタチンCa錠1mg「明治」：Meiji Seika　1mg1錠[32.8円/錠]，ピタバスタチンCa錠2mg「EE」：エルメッドエーザイ　2mg1錠[62.2円/錠]，ピタバスタチンCa錠2mg「FFP」：富士フイルム　2mg1錠[62.2円/錠]，ピタバスタチンCa錠2mg「MEEK」：小林化工　2mg1錠[62.2円/錠]，ピタバスタチンCa錠2mg「NP」：ニプロ　2mg1錠[62.2円/錠]，ピタバスタチンCa錠2mg「TCK」：辰巳化学　2mg1錠[62.2円/錠]，ピタバスタチンCa錠2mg「YD」：陽進堂　2mg1錠[62.2円/錠]，ピタバスタチンCa錠2mg「アメル」：共和薬品　2mg1錠[62.2円/錠]，ピタバスタチンCa錠2mg「科研」：ダイト　2mg1錠[62.2円/錠]，ピタバスタチンCa錠2mg「杏林」：キョーリンリメディオ　2mg1錠[62.2円/錠]，ピタバスタチンCa錠2mg「ケミファ」：日本ケミファ　2mg1錠[62.2円/錠]，ピタバスタチンCa錠2mg「サワイ」：沢井　2mg1錠[62.2円/錠]，ピタバスタチンCa錠2mg「サンド」：サンド　2mg1錠[62.2円/錠]，ピタバスタチンCa錠2mg「三和」：三和化学　2mg1錠[62.2円/錠]，ピタバスタチンCa錠2mg「タカタ」：高田　2mg1錠[62.2円/錠]，ピタバスタチンCa錠2mg「ツルハラ」：鶴原　2mg1錠[62.2円/錠]，ピタバスタチンCa錠2mg「トーワ」：東和　2mg1錠[62.2円/錠]，ピタバスタチンCa錠2mg「日新」：日新－山形　2mg1錠[62.2円/錠]，ピタバスタチンCa錠2mg「ファイザー」：ファイザー　2mg1錠[62.2円/錠]，ピタバスタチンCa錠2mg「明治」：Meiji Seika　2mg1錠[62.2円/錠]，ピタバスタチンCa錠4mg「EE」：エルメッドエーザイ　4mg1錠[117.9円/錠]，ピタバスタチンCa錠4mg「FFP」：富士フイルム　4mg1錠[117.9円/錠]，ピタバスタチンCa錠4mg「MEEK」：小林化工　4mg1錠[117.9円/錠]，ピタバスタチンCa錠4mg「NP」：ニプロ　4mg1錠[117.9円/錠]，ピタバスタチンCa錠4mg「TCK」：辰巳化学　4mg1錠[118円/錠]，ピタバスタチンCa錠4mg「YD」：陽進堂　－[－]，ピタバスタチンCa錠4mg「アメル」：共和薬品　4mg1錠[117.9円/錠]，ピタバスタチンCa錠4mg「科研」：ダイト　4mg1錠[118円/錠]，ピタバスタチンCa錠4mg「杏林」：キョーリンリメディオ　4mg1錠[118円/錠]，

ピタバスタチンCa錠4mg「ケミファ」：日本ケミファ　－[－]，ピタバスタチンCa錠4mg「サワイ」：沢井　4mg1錠[117.9円/錠]，ピタバスタチンCa錠4mg「三和」：三和化学　4mg1錠[118円/錠]，ピタバスタチンCa錠4mg「タカタ」：高田　4mg1錠[117.9円/錠]，ピタバスタチンCa錠4mg「トーワ」：東和　4mg1錠[117.9円/錠]，ピタバスタチンCa錠4mg「ファイザー」：ファイザー　4mg1錠[117.9円/錠]，ピタバスタチンCa錠4mg「明治」：Meiji Seika　4mg1錠[117.9円/錠]，ピタバスタチンカルシウム錠1mg「KO」：寿　1mg1錠[32.8円/錠]，ピタバスタチンカルシウム錠1mg「ZE」：全星薬品　1mg1錠[32.8円/錠]，ピタバスタチンカルシウム錠1mg「テバ」：テバ製薬　1mg1錠[32.8円/錠]，ピタバスタチンカルシウム錠1mg「日医工」：日医工　1mg1錠[32.8円/錠]，ピタバスタチンカルシウム錠1mg「モチダ」：持田　1mg1錠[32.8円/錠]，ピタバスタチンカルシウム錠2mg「KO」：寿　2mg1錠[62.2円/錠]，ピタバスタチンカルシウム錠2mg「ZE」：全星薬品　2mg1錠[62.2円/錠]，ピタバスタチンカルシウム錠2mg「テバ」：テバ製薬　2mg1錠[62.2円/錠]，ピタバスタチンカルシウム錠2mg「日医工」：日医工　2mg1錠[62.2円/錠]，ピタバスタチンカルシウム錠2mg「モチダ」：持田　2mg1錠[62.2円/錠]，ピタバスタチンカルシウム錠4mg「KO」：寿　4mg1錠[118円/錠]，ピタバスタチンカルシウム錠4mg「ZE」：全星薬品　4mg1錠[117.9円/錠]，ピタバスタチンカルシウム錠4mg「テバ」：テバ製薬　4mg1錠[118円/錠]，ピタバスタチンカルシウム錠4mg「日医工」：日医工　4mg1錠[118円/錠]，ピタバスタチンカルシウム錠4mg「モチダ」：持田　4mg1錠[118円/錠]

リピディル錠53.3mg　規格：53.3mg1錠[30.3円/錠]
リピディル錠80mg　規格：80mg1錠[39.5円/錠]

フェノフィブラート　あすか　218

トライコア錠53.3mg，トライコア錠80mgを参照(P635)

リピトール錠5mg　規格：5mg1錠[56.5円/錠]
リピトール錠10mg　規格：10mg1錠[107.9円/錠]

アトルバスタチンカルシウム水和物　アステラス　218

【効能効果】

高コレステロール血症
家族性高コレステロール血症

【対応標準病名】

◎	家族性高コレステロール血症	高コレステロール血症	
○	1型糖尿病性高コレステロール血症	2型糖尿病性高コレステロール血症	家族性高コレステロール血症・ヘテロ接合体
	家族性高コレステロール血症・ホモ接合体	家族性高リポ蛋白血症1型	家族性高リポ蛋白血症2A型
	家族性高リポ蛋白血症2b型	家族性高リポ蛋白血症3型	家族性高リポ蛋白血症5型
	家族性複合型高脂血症	結節性黄色腫	高LDL血症
	高カイロミクロン血症	高コレステロール血症性黄色腫	高リポ蛋白血症
	混合型高脂質血症	脂質異常症	脂質代謝異常
	食事性高脂血症	先天性脂質代謝異常	糖尿病性高コレステロール血症
	二次性高脂血症	本態性高コレステロール血症	本態性高脂血症
△	家族性高トリグリセライド血症	家族性高リポ蛋白血症4型	高HDL血症
	高脂血症	高トリグリセライド血症	多中心性細網組織球症

効能効果に関連する使用上の注意

(1)適用の前に十分な検査を実施し，高コレステロール血症，家族性高コレステロール血症であることを確認した上で本剤の適用を考慮すること。

(2)家族性高コレステロール血症ホモ接合体については，LDL-アフェレーシス等の非薬物療法の補助として，あるいはそれらの治療法が実施不能な場合に本剤の適用を考慮すること。

用法用量

(1)高コレステロール血症
通常，成人にはアトルバスタチンとして10mgを1日1回経口投与する。
なお，年齢，症状により適宜増減するが，重症の場合は1日20mgまで増量できる。

(2)家族性高コレステロール血症
通常，成人にはアトルバスタチンとして10mgを1日1回経口投与する。
なお，年齢，症状により適宜増減するが，重症の場合は1日40mgまで増量できる。

禁忌

(1)本剤の成分に対し過敏症の既往歴のある患者
(2)肝代謝能が低下していると考えられる以下のような患者：急性肝炎，慢性肝炎の急性増悪，肝硬変，肝癌，黄疸
(3)妊婦又は妊娠している可能性のある婦人及び授乳婦
(4)テラプレビルを投与中の患者

原則禁忌　腎機能に関する臨床検査値に異常が認められる患者に，本剤とフィブラート系薬剤を併用する場合には，治療上やむを得ないと判断される場合にのみ併用すること。

併用禁忌

薬剤名等	臨床症状・措置方法	機序・危険因子
テラプレビル(テラビック)	アトルバスタチンのAUCが7.9倍に上昇したとの報告がある。本剤の血中濃度が上昇し，重篤な又は生命に危険を及ぼすような事象(横紋筋融解症を含むミオパチー等)が起こるおそれがある。	機序：テラプレビルによるCYP3A4の阻害が考えられている。

原則併用禁忌

腎機能に関する臨床検査値に異常が認められる患者では原則として併用しないこととするが，治療上やむを得ないと判断される場合にのみ慎重に併用すること。

薬剤名等	臨床症状・措置方法	機序・危険因子
フィブラート系薬剤 ベザフィブラート 等	急激な腎機能悪化を伴う横紋筋融解症があらわれやすい。自覚症状(筋肉痛，脱力感)の発現，CK(CPK)の上昇，血中及び尿中ミオグロビン上昇並びに血清クレアチニン上昇等の腎機能の悪化を認めた場合は直ちに投与を中止すること。	機序：フィブラート系薬剤とHMG-CoA還元酵素阻害剤との副作用誘発性の相加作用 危険因子：腎機能に関する臨床検査値に異常が認められる患者

アトルバスタチンOD錠5mg「トーワ」：東和　5mg1錠[31.6円/錠]，アトルバスタチンOD錠10mg「トーワ」：東和　10mg1錠[60.9円/錠]，アトルバスタチン錠5mg「DSEP」：第一三共エスファ　5mg1錠[24.7円/錠]，アトルバスタチン錠5mg「EE」：エルメッドエーザイ　5mg1錠[31.6円/錠]，アトルバスタチン錠5mg「JG」：日本ジェネリック　5mg1錠[31.6円/錠]，アトルバスタチン錠5mg「KN」：小林化工　5mg1錠[31.6円/錠]，アトルバスタチン錠5mg「NP」：ニプロ　5mg1錠[24.7円/錠]，アトルバスタチン錠5mg「NS」：日新－山形　5mg1錠[31.6円/錠]，アトルバスタチン錠5mg「TCK」：辰巳化学　5mg1錠[24.7円/錠]，アトルバスタチン錠5mg「TSU」：鶴原　5mg1錠[31.6円/錠]，アトルバスタチン錠5mg「TYK」：大正薬品　5mg1錠[31.6円/錠]，アトルバスタチン錠5mg「YD」：陽進堂　5mg1錠[31.6円/錠]，アトルバスタチン錠5mg「ZE」：全星薬品　5mg1錠[31.6円/錠]，アトルバスタチン錠5mg「アメル」：共和薬品　5mg1錠[31.6円/錠]，アトルバスタチン錠5mg「杏林」：キョーリンリメディオ　5mg1錠[31.6円/錠]，アトルバスタチン錠5mg「ケミファ」：日本ケミファ　5mg1錠[24.7円/錠]，ア

トルバスタチン錠5mg「サワイ」：沢井　5mg1錠[31.6円/錠]，アトルバスタチン錠5mg「サンド」：サンド　5mg1錠[24.7円/錠]，アトルバスタチン錠5mg「トーワ」：東和　5mg1錠[31.6円/錠]，アトルバスタチン錠5mg「日医工」：日医工　5mg1錠[24.7円/錠]，アトルバスタチン錠5mg「明治」：Meiji Seika　5mg1錠[31.6円/錠]，アトルバスタチン錠5mg「モチダ」：ニプロパッチ　5mg1錠[31.6円/錠]，アトルバスタチン錠10mg「DSEP」：第一三共エスファ　10mg1錠[46.5円/錠]，アトルバスタチン錠10mg「EE」：エルメッドエーザイ　10mg1錠[60.9円/錠]，アトルバスタチン錠10mg「JG」：日本ジェネリック　10mg1錠[60.9円/錠]，アトルバスタチン錠10mg「KN」：小林化工　10mg1錠[60.9円/錠]，アトルバスタチン錠10mg「NP」：ニプロ　10mg1錠[46.5円/錠]，アトルバスタチン錠10mg「NS」：日新－山形　10mg1錠[60.9円/錠]，アトルバスタチン錠10mg「TCK」：辰巳化学　10mg1錠[46.5円/錠]，アトルバスタチン錠10mg「TSU」：鶴原　10mg1錠[60.9円/錠]，アトルバスタチン錠10mg「TYK」：大正薬品　10mg1錠[60.9円/錠]，アトルバスタチン錠10mg「YD」：陽進堂　10mg1錠[60.9円/錠]，アトルバスタチン錠10mg「ZE」：全星薬品　10mg1錠[60.9円/錠]，アトルバスタチン錠10mg「アメル」：共和薬品　10mg1錠[46.5円/錠]，アトルバスタチン錠10mg「杏林」：キョーリンリメディオ　10mg1錠[60.9円/錠]，アトルバスタチン錠10mg「ケミファ」：日本ケミファ　10mg1錠[60.9円/錠]，アトルバスタチン錠10mg「サワイ」：沢井　10mg1錠[60.9円/錠]，アトルバスタチン錠10mg「サンド」：サンド　10mg1錠[46.5円/錠]，アトルバスタチン錠10mg「トーワ」：東和　10mg1錠[60.9円/錠]，アトルバスタチン錠10mg「日医工」：日医工　10mg1錠[46.5円/錠]，アトルバスタチン錠10mg「明治」：Meiji Seika　10mg1錠[60.9円/錠]，アトルバスタチン錠10mg「モチダ」：ニプロパッチ　10mg1錠[60.9円/錠]，アトルバスタチン錠20mg「日医工」：日医工　20mg1錠[69.8円/錠]

リファジンカプセル150mg

規格：150mg1カプセル[30.6円/カプセル]

リファンピシン　　第一三共　616

【効能効果】

〈適応菌種〉本剤に感性のマイコバクテリウム属

〈適応症〉肺結核及びその他の結核症，マイコバクテリウム・アビウムコンプレックス(MAC)症を含む非結核性抗酸菌症，ハンセン病

【対応標準病名】

◎	結核	肺結核	ハンセン病
	非結核性抗酸菌症		
○	I群ハンセン病	BB型ハンセン病	BL型ハンセン病
	BT型ハンセン病	HIV非結核性抗酸菌症	LL型ハンセン病
あ	S状結腸結核	TT型ハンセン病	胃結核
	陰茎結核	咽頭結核	咽頭流注膿瘍
か	陰のう結核	壊疽性丘疹状結核疹	外陰結核
	回腸結核	回盲部結核	潰瘍性粟粒結核
	潰瘍性狼瘡	顎下部結核	肩関節結核
	活動性肺結核	肝結核	眼結核
	眼瞼結核	関節結核	乾酪性肺炎
	気管結核	気管支結核	急性粟粒結核
	胸腔内リンパ節結核・菌確認あり	胸腔内リンパ節結核・組織学的確認あり	胸腺結核
	胸椎結核	胸腰椎結核	筋肉結核
	筋膜結核	空腸結核	くも膜結核
	頚椎結核	珪肺結核	頚部リンパ節結核
	結核初期感染	結核疹	結核性アジソン病
	結核性咳嗽	結核性角結膜炎	結核性角膜炎
	結核性角膜強膜炎	結核性喀血	結核性滑膜炎
	結核性気管支拡張症	結核性気胸	結核性胸膜炎
	結核性胸膜炎・菌確認あり	結核性胸膜炎・組織学的確認あり	結核性空洞
	結核性血胸	結核性下痢	結核性腱滑膜炎
	結核性瞼板炎	結核性硬化症	結核性硬結性紅斑
	結核性虹彩炎	結核性虹彩毛様体炎	結核性硬膜炎
	結核性骨髄炎	結核性女性骨盤炎症性疾患	結核性痔瘻
	結核性腎盂炎	結核性腎盂腎炎	結核性心筋症
	結核性髄膜炎	結核性精管炎	結核性脊柱後弯症
	結核性脊柱前弯症	結核性脊柱側弯症	結核性線維症
	結核性前立腺炎	結核性多発ニューロパチー	結核性低アドレナリン症
	結核性動脈炎	結核性動脈内膜炎	結核性軟膜炎
	結核性膿胸	結核性膿腎症	結核性脳脊髄炎
	結核性脳動脈炎	結核性脳膿瘍	結核性肺線維症
	結核性肺膿瘍	結核性発熱	結核性貧血
	結核性腹水	結核性腹膜炎	結核性ぶどう膜炎
	結核性脈絡網膜炎	結核性網膜炎	結核性卵管炎
	結核性卵巣炎	結核性卵巣のう胞	結核性リンパ節炎
	結節性肺結核	結膜結核	口蓋垂結核
	硬化性肺結核	硬化性狼瘡	広間膜結核
	口腔結核	口腔粘膜結核	甲状腺結核
	口唇結核	喉頭結核	肛門結核
さ	骨結核	骨盤結核	耳管結核
	子宮結核	耳結核	縦隔結核
	十二指腸結核	小腸結核	初感染結核
	食道結核	心筋結核	神経系結核
	腎結核	尋常性狼瘡	心内膜結核
	塵肺結核	深部カリエス	心膜結核
	髄膜結核腫	性器結核	精索結核
	精巣結核	精巣上体結核	精のう結核
	脊髄結核	脊髄結核腫	脊髄膜結核
	脊椎結核	線維乾酪性心膜炎	仙骨部膿瘍
	潜在性結核感染症	前立腺結核	粟粒結核
た	大腸結核	唾液腺結核	ダグラス窩結核
	胆のう結核	腸間膜リンパ節結核	腸結核
な	直腸結核	陳旧性肺結核	難治結核
	尿管結核	尿道球腺結核	尿道結核
	尿路結核	脳結核	脳結核腫
は	脳脊髄膜結核	肺炎結核	肺結核・鏡検確認あり
	肺結核・組織学的確認あり	肺結核・培養のみ確認あり	肺結核腫
	肺非結核性抗酸菌症	肺門結核	肺門リンパ節結核
	播種性結核	ハンセン病性関節炎	ハンセン病性筋炎
	ハンセン病ニューロパチー	鼻咽頭結核	非結核性抗酸菌性滑膜炎
	非結核性抗酸菌性胸膜炎	非結核性抗酸菌性腱鞘炎	非結核性抗酸菌性股関節炎
	非結核性抗酸菌性骨髄炎	非結核性抗酸菌性脊椎炎	非結核性抗酸菌性皮膚潰瘍
	非結核性抗酸菌性リンパ節炎	泌尿器結核	皮膚結核
	皮膚腺病	皮膚粟粒結核	皮膚非結核性抗酸菌症
	皮膚疣状結核	副腎結核	副鼻腔結核
ま	腹壁冷膿瘍	膀胱結核	脈絡膜結核
	腰椎結核	肋骨カリエス	
△	結核腫	結核性中耳炎	結核性膿瘍
	骨盤腹膜癒着	多剤耐性結核	点状角膜炎
	らい性結節性紅斑		

用法用量

[肺結核及びその他の結核症]

通常成人には，リファンピシンとして1回450mg(力価)〔3カプセル〕を1日1回毎日経口投与する。ただし，感性併用剤のある場合は週2日投与でもよい。

原則として朝食前空腹時投与とし，年齢，症状により適宜増減する。また，他の抗結核剤との併用が望ましい。

[MAC症を含む非結核性抗酸菌症]：通常成人には，リファンピシンとして1回450mg(力価)〔3カプセル〕を1日1回毎日経口投

与する。原則として朝食前空腹時投与とし，年齢，症状，体重により適宜増減するが，1日最大量は600mg(力価)〔4カプセル〕を超えない。

［ハンセン病］

通常成人には，リファンピシンとして1回600mg(力価)〔4カプセル〕を1か月に1～2回又は1回450mg(力価)〔3カプセル〕を1日1回毎日経口投与する。

原則として朝食前空腹時投与とし，年齢，症状により適宜増減する。また，他の抗ハンセン病剤と併用すること。

用法用量に関連する使用上の注意

(1)肺結核及びその他の結核症に対する本剤の使用にあたっては，耐性菌の発現等を防ぐため，原則として感受性を確認し，疾病の治療上必要な最小限の期間の投与にとどめること。

(2)本剤をMAC症を含む非結核性抗酸菌症に使用する際には，投与開始時期，投与期間，併用薬等について国内外の各種学会ガイドライン等，最新の情報を参考にし，投与すること。

禁忌

(1)胆道閉塞症又は重篤な肝障害のある患者

(2) HIV感染症治療薬(インジナビル硫酸塩エタノール付加物，サキナビルメシル酸塩，ネルフィナビルメシル酸塩，ホスアンプレナビルカルシウム水和物，アタザナビル硫酸塩，リルピビリン塩酸塩，エルビテグラビル又はコビシスタットを含有する製剤)，ボリコナゾール，プラジカンテル，タダラフィル(アドシルカ)，テラプレビル又はシメプレビルナトリウムを投与中の患者

(3)本剤の成分に対し過敏症の既往歴のある患者

併用禁忌

薬剤名等	臨床症状・措置方法	機序・危険因子
HIV感染症治療薬 インジナビル硫酸塩エタノール付加物 (クリキシバン) サキナビルメシル酸塩 (インビラーゼ) ネルフィナビルメシル酸塩 (ビラセプト) ホスアンプレナビルカルシウム水和物 (レクシヴァ) アタザナビル硫酸塩 (レイアタッツ)	これらの薬剤の作用が減弱するおそれがある。	本剤の肝薬物代謝酵素(CYP3A4)誘導作用により，これらの薬剤又は活性代謝物の代謝を促進し，血中濃度を1/5以下に低下させると考えられている。
HIV感染症治療薬 リルピビリン塩酸塩 (エジュラント)		本剤の肝薬物代謝酵素(CYP3A4)誘導作用により，リルピビリン塩酸塩の代謝を促進し，Cmin，Cmax及びAUC_{24}をそれぞれ89%，69%及び80%低下させると考えられている。
HIV感染症治療薬 エルビテグラビル又はコビシスタットを含有する製剤 (スタリビルド)		本剤の肝薬物代謝酵素(CYP3A4)誘導作用により，エルビテグラビル及びコビシスタットの代謝を促進し，血中濃度を低下させると考えられている。
ボリコナゾール ブイフェンド	ボリコナゾールの作用が減弱するおそれがある。	本剤の肝薬物代謝酵素(CYP3A4)誘導作用により，ボリコナゾールのCmax及びAUCをそれぞれ93%及び96%低下させると考えられている。
プラジカンテル ビルトリシド	プラジカンテルの作用が減弱するおそれがある。	本剤の肝薬物代謝酵素(CYP3A4)誘導作用により，プラジカンテルの代謝を促進し，血中濃度を約100%低下させると考えられている。
タダラフィル アドシルカ	タダラフィルの作用が減弱するおそれがある。	本剤の肝薬物代謝酵素(CYP3A4)誘導作用により，本剤(600mg/日)の併用で，タダラフィル(10mg)のCmax及びAUCをそれぞれ46%及び88%低下させると考えられている。
テラプレビル テラビック	テラプレビルの作用が減弱するおそれがある。	本剤の肝薬物代謝酵素(CYP3A4)誘導作用により，テラプレビルの代謝を促進し，AUCを92%低下させると考えられている。
シメプレビルナトリウム ソブリアード	シメプレビルナトリウムの作用が減弱するおそれがある。	本剤の肝薬物代謝酵素(CYP3A4)誘導作用により，シメプレビルナトリウムの代謝を促進し，Cmin及びAUCをそれぞれ92%及び48%低下させると考えられている。

アプテシンカプセル150mg：科研［17.6円/カプセル］，リファンピシンカプセル150mg「サンド」：サンド［17.6円/カプセル］

リフレックス錠15mg　規格：15mg1錠［171.2円/錠］
ミルタザピン　Meiji Seika　117

【効 能 効 果】

うつ病・うつ状態

【対応標準病名】

◎	うつ状態	うつ病	
○	うつ病型統合失調感情障害	外傷後遺症性うつ病	仮面うつ病
	寛解中の反復性うつ病性障害	感染症後うつ病	器質性うつ病性障害
	気分変調症	軽症うつ病エピソード	軽症反復性うつ病性障害
	混合性不安抑うつ障害	産褥期うつ状態	思春期うつ病
	循環型躁うつ病	心気性うつ病	神経症性抑うつ状態
	精神病症状を伴う重症うつ病エピソード	精神病症状を伴わない重症うつ病エピソード	躁うつ病
	双極性感情障害・軽症のうつ病エピソード	双極性感情障害・精神病症状を伴う重症うつ病エピソード	双極性感情障害・精神病症状を伴わない重症うつ病エピソード
	双極性感情障害・中等症のうつ病エピソード	退行期うつ病	単極性うつ病
	単発反応性うつ病	中等症うつ病エピソード	中等症反復性うつ病性障害
	動脈硬化性うつ病	内因性うつ病	反応性うつ病
	反復心因性うつ病	反復性うつ病	反復性気分障害
	反復性心因性抑うつ精神病	反復性精神病性うつ病	反復性躁病エピソード
	反復性短期うつ病エピソード	非定型うつ病	不安うつ病
	抑うつ神経症	抑うつ性パーソナリティ障害	老年期うつ病
	老年期認知症抑うつ型		
△	2型双極性障害	器質性気分障害	器質性混合性感情障害
	器質性双極性障害	器質性躁病性障害	原発性認知症
	周期性精神病	初老期精神病	初老期認知症
	初老期妄想状態	双極性感情障害	単極性躁病
	二次性認知症	認知症	老年期認知症
	老年期認知症妄想型	老年期妄想状態	老年精神病

効能効果に関連する使用上の注意

(1)抗うつ剤の投与により，24歳以下の患者で，自殺念慮，自殺企図のリスクが増加するとの報告があるため，本剤の投与にあたっては，リスクとベネフィットを考慮すること。

(2)海外で実施された7～17歳の大うつ病性障害患者を対象としたプラセボ対照臨床試験において有効性が確認できなかったとの報告がある。本剤を18歳未満の大うつ病性障害患者に投与する際には適応を慎重に検討すること。

用法用量　通常，成人にはミルタザピンとして1日15mgを初期用量とし，15～30mgを1日1回就寝前に経口投与する。なお，年齢，症状に応じ1日45mgを超えない範囲で適宜増減するが，

増量は１週間以上の間隔をあけて１日用量として 15mg ずつ行うこと。

用法用量に関連する使用上の注意　本剤の投与量は必要最小限となるよう，患者ごとに慎重に観察しながら投与すること。

禁忌

⑴本剤の成分に対して過敏症の既往歴のある患者

⑵MAO 阻害剤を投与中あるいは投与中止後２週間以内の患者

併用禁忌

薬剤名等	臨床症状・措置方法	機序・危険因子
MAO 阻害剤 セレギリン塩酸塩（エフピー）	セロトニン症候群があらわれることがある。MAO 阻害剤を投与中あるいは投与中止後２週間以内の患者に投与しないこと。また，本剤投与後 MAO 阻害剤に切り替える場合は，２週間以上の間隔をあけること。	脳内ノルアドレナリン，セロトニンの神経伝達が高まると考えられる。

レメロン錠15mg：MSD　15mg1錠［171.2円/錠］

リポクリン錠200　規格：200mg1錠［14.3円/錠］

クリノフィブラート　大日本住友　218

【効 能 効 果】

高脂質血症

【対応標準病名】

◎	高脂血症	高リポ蛋白血症	
○	１型糖尿病性高コレステロール血症	２型糖尿病性高コレステロール血症	家族性高コレステロール血症
	家族性高コレステロール血症・ヘテロ接合体	家族性高コレステロール血症・ホモ接合体	家族性高トリグリセライド血症
	家族性高リポ蛋白血症１型	家族性高リポ蛋白血症 2a 型	家族性高リポ蛋白血症 2b 型
	家族性高リポ蛋白血症３型	家族性高リポ蛋白血症４型	家族性高リポ蛋白血症５型
	家族性複合型高脂血症	結節性黄色腫	高 LDL 血症
	高カイロミクロン血症	高コレステロール血症	高コレステロール血症性黄色腫
	高トリグリセライド血症	混合型高脂質血症	脂質異常症
	脂質代謝異常	食事性高脂血症	先天性脂質代謝異常
	糖尿病性高コレステロール血症	二次性高脂血症	本態性高コレステロール血症
	本態性高脂血症		
△	高 HDL 血症	多中心性細網組織球症	

用法用量　通常，成人１日クリノフィブラートとして 600mg を３回に分けて経口投与する。

なお，年齢，症状により適宜増減する。

禁忌　妊婦又は妊娠している可能性のある婦人，授乳婦

原則禁忌　腎機能に関する臨床検査値に異常が認められる患者に，本剤と HMG-CoA 還元酵素阻害薬を併用する場合には，治療上やむを得ないと判断される場合にのみ併用すること。

原則併用禁忌

腎機能に関する臨床検査値に異常が認められる患者では原則として併用しないこととするが，治療上やむを得ないと判断される場合にのみ慎重に併用すること。

薬剤名等	臨床症状・措置方法	機序・危険因子
HMG-CoA 還元酵素阻害薬：プラバスタチンナトリウム　シンバスタチン　フルバスタチンナトリウム　等	急激な腎機能悪化を伴う横紋筋融解症があらわれやすい。やむを得ず併用する場合には，本剤を少量から投与開始するとともに，定期的に腎機能検査等を実施し，自覚症状（筋肉痛，脱力感）の発現 CK（CPK）の上昇，血中及び尿中ミオグロビン上昇並びに血清クレアチニン上昇等の腎機能の悪化を認めた場合は直ちに投与を中止すること。	危険因子：腎機能に関する臨床検査値に異常が認められる患者 機序は不明であるが，フィブラート系薬剤と HMG-CoA 還元酵素阻害薬の併用で，それぞれの薬剤単独投与時に比べて併用時に横紋筋融解症発現の危険性が高まるという報告がある。

リボトリール細粒0.1%　規格：0.1%1g［14.9円/g］
リボトリール細粒0.5%　規格：0.5%1g［54.6円/g］
リボトリール錠0.5mg　規格：0.5mg1錠［9.1円/錠］
リボトリール錠1mg　規格：1mg1錠［15.2円/錠］
リボトリール錠2mg　規格：2mg1錠［26.5円/錠］

クロナゼパム　中外　113

ランドセン細粒 0.1%，ランドセン細粒 0.5%，ランドセン錠 0.5mg，ランドセン錠 1mg，ランドセン錠 2mg を参照（P1018）

リポバス錠5　規格：5mg1錠［112.4円/錠］
リポバス錠10　規格：10mg1錠［221.8円/錠］
リポバス錠20　規格：20mg1錠［447.8円/錠］

シンバスタチン　MSD　218

【効 能 効 果】

高脂血症，家族性高コレステロール血症

【対応標準病名】

◎	家族性高コレステロール血症	高脂血症	高リポ蛋白血症
○	１型糖尿病性高コレステロール血症	２型糖尿病性高コレステロール血症	家族性高コレステロール血症・ヘテロ接合体
	家族性高コレステロール血症・ホモ接合体	家族性高トリグリセライド血症	家族性高リポ蛋白血症１型
	家族性高リポ蛋白血症 2A 型	家族性高リポ蛋白血症 2b 型	家族性高リポ蛋白血症３型
	家族性高リポ蛋白血症４型	家族性高リポ蛋白血症５型	家族性複合型高脂血症
	結節性黄色腫	高 LDL 血症	高カイロミクロン血症
	高コレステロール血症	高コレステロール血症性黄色腫	高トリグリセライド血症
	混合型高脂質血症	脂質異常症	脂質代謝異常
	食事性高脂血症	先天性脂質代謝異常	糖尿病性高コレステロール血症
	二次性高脂血症	本態性高コレステロール血症	本態性高脂血症
△	高 HDL 血症	多中心性細網組織球症	

用法用量　通常，成人にはシンバスタチンとして 5mg を１日１回経口投与する。なお，年齢，症状により適宜増減するが，LDL-コレステロール値の低下が不十分な場合は１日 20mg まで増量できる。

用法用量に関連する使用上の注意

⑴あらかじめ高脂血症治療の基本である食事療法を行い，更に運動療法や高血圧・喫煙等の虚血性心疾患のリスクファクターの軽減等も十分考慮すること。

⑵服用時間：コレステロールの生合成は夜間に亢進することが報告されており，本剤の臨床試験においても，朝食後に比べ，夕食後投与がより効果的であることが確認されている。したがって，本剤の適用にあたっては，１日１回夕食後投与とすることが望ましい。

禁忌

⑴本剤の成分に対し過敏症の既往歴のある患者

⑵重篤な肝障害のある患者

⑶妊婦又は妊娠している可能性のある婦人及び授乳婦

⑷イトラコナゾール，ミコナゾール，アタザナビル，サキナビルメシル酸塩，テラプレビル，コビシスタットを含有する製剤を投与中の患者

原則禁忌　腎機能に関する臨床検査値に異常が認められる患者に，本剤とフィブラート系薬剤を併用する場合には，治療上やむを得ないと判断される場合にのみ併用することとし，本剤の投与

量は10mg/日を超えないこと。

併用禁忌

薬剤名等	臨床症状・措置方法	機序・危険因子
イトラコナゾール：イトリゾール ミコナゾール：フロリード	急激な腎機能悪化を伴う横紋筋融解症があらわれやすい。	これらの薬剤はCYP3A4を阻害し，本剤の代謝が抑制される。
アタザナビル：レイアタッツ サキナビルメシル酸塩：インビラーゼ テラプレビル：テラビック コビシスタットを含有する製剤：スタリビルド	横紋筋融解症を含むミオパチー等の重篤な副作用が起きるおそれがある。	

原則併用禁忌

腎機能に関する臨床検査値に異常が認められる患者では原則として併用しないこととするが，治療上やむを得ないと判断される場合にのみ慎重に併用すること。

薬剤名等	臨床症状・措置方法	機序・危険因子
フィブラート系薬剤：ベザフィブラート等	急激な腎機能悪化を伴う横紋筋融解症があらわれやすい。やむを得ず併用する場合には，本剤の投与量は10mg/日を超えないこと。〔自覚症状（筋肉痛，脱力感）の発現，CK(CPK)上昇，血中及び尿中ミオグロビン上昇並びに血清クレアチニン上昇等の腎機能の悪化を認めた場合は直ちに投与を中止すること。〕	危険因子：腎機能に関する臨床検査値に異常が認められる患者

シンバスタチン錠5「MEEK」：小林化工　5mg1錠[44.6円/錠]，シンバスタチン錠5mg「EMEC」：サンノーバ　5mg1錠[44.6円/錠]，シンバスタチン錠5mg「MED」：沢井　5mg1錠[61.6円/錠]，シンバスタチン錠5mg「NikP」：日医工ファーマ　5mg1錠[27.6円/錠]，シンバスタチン錠5mg「SW」：メディサ　5mg1錠[44.6円/錠]，シンバスタチン錠5mg「YD」：陽進堂　5mg1錠[44.6円/錠]，シンバスタチン錠5mg「アメル」：共和薬品　5mg1錠[27.6円/錠]，シンバスタチン錠5mg「オーハラ」：大原薬品　5mg1錠[27.6円/錠]，シンバスタチン錠5mg「トーワ」：東和　5mg1錠[61.6円/錠]，シンバスタチン錠5mg「日医工」：日医工　5mg1錠[44.6円/錠]，シンバスタチン錠5mg「マイラン」：マイラン製薬　5mg1錠[44.6円/錠]，シンバスタチン錠10「MEEK」：小林化工　10mg1錠[124円/錠]，シンバスタチン錠10mg「EMEC」：サンノーバ　10mg1錠[87.6円/錠]，シンバスタチン錠10mg「MED」：沢井　10mg1錠[87.6円/錠]，シンバスタチン錠10mg「NikP」：日医工ファーマ　10mg1錠[62.6円/錠]，シンバスタチン錠10mg「SW」：メディサ　10mg1錠[124円/錠]，シンバスタチン錠10mg「YD」：陽進堂　10mg1錠[87.6円/錠]，シンバスタチン錠10mg「アメル」：共和薬品　10mg1錠[62.6円/錠]，シンバスタチン錠10mg「オーハラ」：大原薬品　10mg1錠[62.6円/錠]，シンバスタチン錠10mg「トーワ」：東和　10mg1錠[124円/錠]，シンバスタチン錠10mg「日医工」：日医工　10mg1錠[87.6円/錠]，シンバスタチン錠10mg「マイラン」：マイラン製薬　10mg1錠[62.6円/錠]，シンバスタチン錠20「MEEK」：小林化工　20mg1錠[182.3円/錠]，シンバスタチン錠20mg「EMEC」：サンノーバ　20mg1錠[182.3円/錠]，シンバスタチン錠20mg「MED」：沢井　20mg1錠[182.3円/錠]，シンバスタチン錠20mg「NikP」：日医工ファーマ　20mg1錠[121.4円/錠]，シンバスタチン錠20mg「SW」：メディサ　20mg1錠[182.3円/錠]，シンバスタチン錠20mg「YD」：陽進堂　20mg1錠[182.3円/錠]，シンバスタチン錠20mg「アメル」：共和薬品　20mg1錠[182.3円/錠]，シンバスタチン錠20mg「オーハラ」：大原薬品　20mg1錠[182.3円/錠]，シンバスタチン錠20mg「トーワ」：東和　20mg1錠[231.6円/錠]，シンバスタチン錠20mg「日医工」：日医工　20mg1錠[182.3円/錠]，シンバスタチン錠20mg「マイラン」：マイラン製薬　20mg1錠[182.3円/錠]，ラミアン錠5mg：あすか　5mg1錠[61.6円/錠]，ラミアン錠10mg：あすか　10mg1錠[124円/錠]，ラミアン錠20mg：あすか　20mg1錠[231.6円/錠]，リポザート錠5：テバ製薬　5mg1錠[27.6円/錠]，リポザート錠10：テバ製薬　10mg1錠[87.6円/錠]，リポザート錠20：テバ製薬　20mg1錠[121.4円/錠]，リポバトール錠5：キョーリンリメディオ　5mg1錠[27.6円/錠]，リポバトール錠10：キョーリンリメディオ　10mg1錠[62.6円/錠]，リポバトール錠20：キョーリンリメディオ　20mg1錠[121.4円/錠]

リーマス錠100　規格：100mg1錠[12.7円/錠]
リーマス錠200　規格：200mg1錠[20.9円/錠]
炭酸リチウム　大正　117

【効能効果】

躁病および躁うつ病の躁状態

【対応標準病名】

◎	躁うつ病	躁状態	
○	2型双極性障害	寛解中の双極性感情障害	軽躁病
	興奮状態	周期性精神病	循環型躁うつ病
	精神病症状を伴う躁病	精神病症状を伴わない躁病	双極性感情障害
	双極性感情障害・軽躁病エピソード	双極性感情障害・混合性エピソード	双極性感情障害・精神病症状を伴う重症うつ病エピソード
	双極性感情障害・精神病症状を伴う躁病エピソード	双極性感情障害・精神病症状を伴わない躁病エピソード	躁病性昏迷
	躁病発作	単極性躁病	反復性うつ病
	反復性躁病エピソード		
△	双極性感情障害・軽症のうつ病エピソード	双極性感情障害・精神病症状を伴わない重症うつ病エピソード	双極性感情障害・中等症のうつ病エピソード
	反応性興奮		

用法用量　炭酸リチウムとして，成人では通常1日400～600mgより開始し，1日2～3回に分割経口投与する。以後3日ないし1週間毎に，1日通常1200mgまでの治療量に漸増する。

改善がみられたならば症状を観察しながら，維持量1日通常200～800mgの1～3回分割経口投与に漸減する。

なお，年齢，症状により適宜増減する。

用法用量に関連する使用上の注意

過量投与による中毒を起こすことがあるので，投与初期又は用量を増量したときには維持量が決まるまでは1週間に1回をめどに，維持量の投与中には2～3ヵ月に1回をめどに，血清リチウム濃度の測定結果に基づきトラフ値※を評価しながら使用すること。なお，血清リチウム濃度を上昇させる要因（食事及び水分摂取量不足，脱水を起こしやすい状態，非ステロイド性消炎鎮痛剤等の血中濃度上昇を起こす可能性がある薬剤の併用等）や中毒の初期症状が認められる場合には，血清リチウム濃度を測定すること。

(1)血清リチウム濃度が1.5mEq/Lを超えたときは臨床症状の観察を十分に行い，必要に応じて減量又は休薬等の処置を行うこと。

(2)血清リチウム濃度が2.0mEq/Lを超えたときは過量投与による中毒を起こすことがあるので，減量又は休薬すること。

※薬物を反復投与したときの定常状態における最低血中薬物濃度のこと。血中濃度の経時的推移の中で，変動の小さい時点であり，血中濃度のモニタリングに適している。一般的に反復投与時の次回投与直前値となる。

禁忌

(1)てんかん等の脳波異常のある患者

⑵重篤な心疾患のある患者
⑶リチウムの体内貯留を起こしやすい状態にある患者
　①腎障害のある患者
　②衰弱又は脱水状態にある患者
　③発熱，発汗又は下痢を伴う疾患のある患者
　④食塩制限患者
⑷妊婦又は妊娠している可能性のある婦人

炭酸リチウム錠100mg「アメル」：共和薬品　100mg1錠[6円/錠]，炭酸リチウム錠100「ヨシトミ」：全星薬品　100mg1錠[6円/錠]，炭酸リチウム錠200mg「アメル」：共和薬品　200mg1錠[9.1円/錠]，炭酸リチウム錠200「ヨシトミ」：全星薬品　200mg1錠[9.1円/錠]，リチオマール錠100mg：藤永　100mg1錠[10.1円/錠]，リチオマール錠200mg：藤永　200mg1錠[15.8円/錠]

リマチル錠50mg　規格：50mg1錠[40.5円/錠]
リマチル錠100mg　規格：100mg1錠[67.9円/錠]
ブシラミン　参天　442

【効 能 効 果】

関節リウマチ

【対応標準病名】

◎	関節リウマチ		
○	関節リウマチ・顎関節	関節リウマチ・肩関節	関節リウマチ・胸椎
	関節リウマチ・頚椎	関節リウマチ・股関節	関節リウマチ・指関節
	関節リウマチ・趾関節	関節リウマチ・膝関節	関節リウマチ・手関節
	関節リウマチ・脊椎	関節リウマチ・足関節	関節リウマチ・肘関節
	関節リウマチ・腰椎	血清反応陰性関節リウマチ	成人スチル病
	多発性リウマチ性関節炎	リウマチ性滑液包炎	リウマチ性皮下結節
△	RS3PE 症候群	炎症性多発性関節障害	尺側偏位
	ムチランス変形	リウマチ様関節炎	

用法用量　本剤は消炎鎮痛剤などで十分な効果が得られない場合に使用すること。通常成人，1回ブシラミンとして100mgを1日3回(300mg)食後に経口投与する。なお，患者の年齢，症状，忍容性，本剤に対する反応等に応じ，また，効果の得られた後には1日量100～300mgの範囲で投与する。1日最大用量は300mgとする。

禁忌
⑴血液障害のある患者及び骨髄機能が低下している患者
⑵腎障害のある患者
⑶本剤の成分に対し過敏症の既往歴のある患者

原則禁忌
⑴手術直後の患者
⑵全身状態の悪化している患者

ブシラミン錠50mg「トーワ」：東和　50mg1錠[19.5円/錠]，ブシラミン錠50mg「日医工」：日医工　50mg1錠[19.5円/錠]，ブシラミン錠100mg「トーワ」：東和　100mg1錠[25.9円/錠]，ブシラミン錠100mg「日医工」：日医工　100mg1錠[25.9円/錠]，ブシラント錠50：小林化工　50mg1錠[25.7円/錠]，ブシラント錠100：小林化工　100mg1錠[34.7円/錠]，レマルク錠50：大正薬品　50mg1錠[19.5円/錠]，レマルク錠100：大正薬品　100mg1錠[25.9円/錠]

硫酸アトロピン「ホエイ」　規格：1g[1742.2円/g]
アトロピン硫酸塩水和物　マイラン製薬　124,131

【効 能 効 果】

経口用剤として
　胃・十二指腸潰瘍における分泌ならびに運動亢進，胃腸の痙攣性疼痛，痙攣性便秘，胆管・尿管の疝痛，有機リン系殺虫剤・副交感神経興奮剤の中毒，迷走神経性徐脈及び迷走神経性房室伝導障害
　夜尿症，その他の徐脈及び房室伝導障害
　非薬物性パーキンソニズム
　麻酔前投薬
眼科用剤として：診断または治療を目的とする散瞳と調節麻痺

【対応標準病名】

◎	胃運動亢進症	胃液分泌過多	胃潰瘍
	胃痙攣	胃十二指腸潰瘍	胃痛
	医薬品中毒	痙性胃炎	痙攣性便秘
	十二指腸潰瘍	徐脈	仙痛
	パーキンソン症候群	房室伝導障害	薬物中毒症
	夜尿症	有機リン中毒	
○	NSAID 十二指腸潰瘍	胃十二指腸潰瘍瘢痕	胃腸運動機能障害
	一側性パーキンソン症候群	ウェンケバッハ型第2度房室ブロック	家族性パーキンソン病
	家族性パーキンソン病Yahr1	家族性パーキンソン病Yahr2	家族性パーキンソン病Yahr3
	家族性パーキンソン病Yahr4	家族性パーキンソン病Yahr5	間欠性房室ブロック
	完全房室ブロック	急性十二指腸潰瘍	急性十二指腸潰瘍穿孔
	急性出血性胃潰瘍穿孔	急性出血性十二指腸潰瘍	急性出血性十二指腸潰瘍穿孔
	急性薬物中毒	クッシング潰瘍	高度房室ブロック
	臍下部痛	再発性十二指腸潰瘍	若年性パーキンソン症候群
	若年性パーキンソン病	若年性パーキンソン病Yahr3	若年性パーキンソン病Yahr4
	若年性パーキンソン病Yahr5	出血性胃潰瘍穿孔	出血性十二指腸潰瘍穿孔
	術後胃潰瘍	術後胃十二指腸潰瘍	術後十二指腸潰瘍
	小児仙痛	徐脈性失神	徐脈性不整脈
	徐脈発作	心因性胃潰瘍	ストレス潰瘍
	ストレス性胃潰瘍	ストレス性十二指腸潰瘍	穿通性胃潰瘍
	穿通性十二指腸潰瘍	続発性パーキンソン症候群	側腹部痛
	鼡径部痛	第1度房室ブロック	第2度房室ブロック
	第3度房室ブロック	多発胃潰瘍	多発性十二指腸潰瘍
	多発性出血性胃潰瘍	虫垂仙痛	腸骨窩部痛
	腸仙痛	デュラフォイ潰瘍	洞徐脈
	動脈硬化性パーキンソン症候群	難治性十二指腸潰瘍	乳幼児仙痛
	脳炎後パーキンソン症候群	脳血管障害性パーキンソン症候群	農薬中毒
	パーキンソン病	パーキンソン病Yahr1	パーキンソン病Yahr2
	パーキンソン病Yahr3	パーキンソン病Yahr4	パーキンソン病Yahr5
	梅毒性パーキンソン症候群	反復性臍仙痛	腹痛症
	便秘症	房室ブロック	慢性胃潰瘍活動期
	慢性十二指腸潰瘍	慢性十二指腸潰瘍活動期	慢性薬物中毒
	モビッツ2型第2度房室ブロック	薬剤性胃潰瘍	薬剤性パーキンソン症候群
	幽門痙攣		
△	NSAID 胃潰瘍	胃うっ血	胃潰瘍瘢痕
	胃拡張	胃機能亢進	胃軸捻症
	胃穿孔	胃粘膜過形成	胃びらん
	胃壁軟化症	回盲部痛	過酸症
	下腹痛	機能性便秘症	急性胃潰瘍
	急性胃潰瘍穿孔	急性胃粘膜病変	急性出血性胃潰瘍
	臍周囲痛	再発性胃潰瘍	残胃潰瘍
	三段脈	弛緩性便秘症	持続性臍仙痛
	持続腹痛	習慣性便秘	周期性腹痛
	重症便秘症	十二指腸潰瘍瘢痕	十二指腸球後部潰瘍
	十二指腸球部変形	十二指腸狭窄症	十二指腸穿孔
	十二指腸びらん	十二指腸閉塞	出血性胃潰瘍
	出血性十二指腸潰瘍	術後便秘	上腸間膜動脈症候群
	小腹急結	上腹部痛	食事性便秘

除草剤中毒	心窩部痛	心拍異常
ステロイド潰瘍	ステロイド潰瘍穿孔	全遺尿
穿孔性胃潰瘍	穿孔性十二指腸潰瘍	大腸機能障害
単純性便秘	昼間遺尿症	腸機能障害
直腸性便秘	難治性胃潰瘍	乳幼児便秘
パーキンソン病の認知症	パラコート肺	反復性腹痛
非器質性遺尿症	肥厚性幽門狭窄症	腹部圧痛
腹壁痛	便通異常	慢性胃潰瘍
慢性十二指腸イレウス	薬物胃障害	

用法用量

経口用剤として

アトロピン硫酸塩水和物として，通常，成人１日1.5mg を３回に分割経口投与する。

なお，年齢，症状により適宜増減する。

非薬物性パーキンソニズムの場合には，アトロピン硫酸塩水和物として，通常，成人最初１日0.5～1mg を３回に分割経口投与し，以後漸次増量する。

なお，年齢，症状により適宜増減する。

眼科用剤として

点眼液：アトロピン硫酸塩水和物として，通常，0.5～1%液を１日１～３回，１回１～２滴ずつ点眼する。

眼軟膏：アトロピン硫酸塩水和物として，通常，1%眼軟膏を１日１～３回，適量を結膜のうに塗布する。

禁忌

経口用剤として

(1)緑内障の患者

(2)前立腺肥大による排尿障害のある患者

(3)麻痺性イレウスの患者

(4)本剤に対し過敏症の既往歴のある患者

眼科用剤として：緑内障および狭隅角や前房が浅いなどの眼圧上昇の素因のある患者

硫酸ポリミキシンB錠25万単位「ファイザー」

規格：25万単位1錠[89.6円/錠]

硫酸ポリミキシンB錠100万単位「ファイザー」

規格：100万単位1錠[293.4円/錠]

ポリミキシンＢ硫酸塩　ファイザー　612

【効 能 効 果】

〈適応症〉白血病治療時の腸管内殺菌

【対応標準病名】

◎	白血病		
○	急性白血病	混合型白血病	低形成性白血病
	二次性白血病	白血病性関節症	非定型的白血病
	慢性白血病		
△	BCR − ABL1 陽性Ｂリンパ芽球性白血病	BCR − ABL1 陽性Ｂリンパ芽球性白血病/リンパ腫	Ｂ細胞性前リンパ球性白血病
	Ｂリンパ芽球性白血病	Ｂリンパ芽球性白血病/リンパ腫	CCR4 陽性成人Ｔ細胞白血病リンパ腫
	E2A − PBX1 陽性Ｂリンパ芽球性白血病	E2A − PBX1 陽性Ｂリンパ芽球性白血病/リンパ腫	IL3 − IGH 陽性Ｂリンパ芽球性白血病
	IL3 − IGH 陽性Ｂリンパ芽球性白血病/リンパ腫	MLL 再構成型Ｂリンパ芽球性白血病	MLL 再構成型Ｂリンパ芽球性白血病/リンパ腫
	Ph 陽性急性リンパ性白血病	TEL − AML1 陽性Ｂリンパ芽球性白血病	TEL − AML1 陽性Ｂリンパ芽球性白血病/リンパ腫
	Ｔ細胞性前リンパ球白血病	Ｔ細胞性大顆粒リンパ球白血病	Ｔリンパ芽球性白血病
	Ｔリンパ芽球性白血病/リンパ腫	アグレッシブ NK 細胞白血病	顆粒球肉腫
	急性巨核芽球性白血病	急性骨髄性白血病	急性骨髄単球性白血病
	急性前骨髄球性白血病	急性単球性白血病	急性リンパ性白血病
	くすぶり型白血病	形質細胞白血病	高２倍体性Ｂリンパ芽球性白血病
	高２倍体性Ｂリンパ芽球性白血病/リンパ腫	好塩基球性白血病	好酸球性白血病
	好中球性白血病	骨髄異形成症候群	骨髄性白血病
	骨髄性白血病骨髄浸潤	骨髄単球性白血病	若年性骨髄単球性白血病
	小児急性リンパ性白血病	小児骨髄異形成症候群	髄膜白血病
	成人Ｔ細胞白血病骨髄浸潤	成人Ｔ細胞白血病リンパ腫	成人Ｔ細胞白血病リンパ腫・急性型
	成人Ｔ細胞白血病リンパ腫・くすぶり型	成人Ｔ細胞白血病リンパ腫・慢性型	成人Ｔ細胞白血病リンパ腫・リンパ腫型
	赤白血病	前リンパ球性白血病	単球性白血病
	低２倍体性Ｂリンパ芽球性白血病	低２倍体性Ｂリンパ芽球性白血病/リンパ腫	バーキット白血病
	非定型慢性骨髄性白血病	皮膚白血病	肥満細胞性白血病
	分類不能型骨髄異形成症候群	ヘアリー細胞白血病	ヘアリー細胞白血病亜型
	慢性 NK 細胞リンパ増殖性疾患	慢性骨髄性白血病	慢性骨髄性白血病移行期
	慢性骨髄性白血病急性転化	慢性骨髄性白血病慢性期	慢性骨髄単球性白血病
	慢性単球性白血病	慢性リンパ性白血病	リンパ性白血病
	リンパ性白血病骨髄浸潤		

用法用量　ポリミキシンＢ硫酸塩として通常成人１日量300万単位を３回に分けて経口投与する。

用法用量に関連する使用上の注意　本剤の使用にあたっては，耐性菌の発現等を防ぐため，原則として感受性を確認し，疾病の治療上必要な最少限の期間の投与にとどめること。

禁忌　ポリミキシンＢ又はコリスチンに対し過敏症の既往歴のある患者

硫酸マグネシウム「NikP」

規格：10g[0.8円/g]

硫酸マグネシウム水和物　日医工　235

【効 能 効 果】

(経口)：便秘症

(注入)：胆石症

(注射)

低マグネシウム血症

子癇

頻脈性不整脈

【対応標準病名】

◎	子癇	胆のう結石症	低マグネシウム血症
	頻脈症	頻脈性不整脈	不整脈
	便秘症		
○	遺残胆石症	嵌頓性胆石症	機能性便秘症
	痙攣性便秘	コレステロール結石	産褥子癇
	弛緩性便秘症	子癇発作	習慣性便秘
	重症便秘症	術後便秘	食事性便秘
	総胆管結石	多発胆石症	胆管結石症
	単純性便秘	胆石仙痛	胆泥
	胆のう管結石症	腸管麻痺性便秘	直腸性便秘
	洞頻脈	乳幼児便秘	妊産婦便秘
	妊娠子癇	ビリルビン結石	頻拍症
	分娩子癇	本態性低マグネシウム血症	マグネシウム欠乏症
	マグネシウム欠乏性テタニー	無痛性胆石症	
△	QT 延長症候群	QT 短縮症候群	異所性心室調律
	異所性心房調律	異所性調律	異所性拍動
	一過性心室細動	遺伝性 QT 延長症候群	肝仙痛
	肝内結石症	期外収縮	期外収縮性不整脈
	起立性調律障害	結腸アトニー	高マグネシウム血症
	呼吸性不整脈	三段脈	上室期外収縮

	徐脈頻脈症候群	心室期外収縮	心室細動
	心室性二段脈	心室粗動	心拍異常
	心房期外収縮	心房静止	接合部調律
	総胆管結石性胆管炎	総胆管結石性胆のう炎	大腸機能障害
	大腸ジスキネジア	多源性心室期外収縮	多発性期外収縮
	胆管結石性胆管炎	胆管結石性胆のう炎	胆石性急性胆のう炎
	胆石性膵炎	胆石性胆のう炎	胆道結石
	胆のう胆管結石症	腸アトニー	腸管運動障害
	腸機能障害	腸ジスキネジア	洞不整脈
	特発性 QT 延長症候群	二次性 QT 延長症候群	二段脈
	副収縮	ブルガダ症候群	便通異常
	房室接合部期外収縮	マグネシウム代謝障害	無機質欠乏症
	無機質代謝障害	薬物性 QT 延長症候群	

用法用量

(経口)

便秘症：硫酸マグネシウム水和物として1回5～15gを多量の水とともに経口投与する。

(注入)

胆石症:25～50%溶液20～50mLを十二指腸ゾンデで注入する。

(注射)

低マグネシウム血症：硫酸マグネシウム水和物として，通常成人1日2～4gを数回に分けて筋肉内注射あるいは極めて徐々に静脈内注射し，血中マグネシウム濃度が正常になるまで継続する。なお，年齢，症状により適宜増減する。

子癇：1回10～25%溶液10～20mLを筋肉内注射あるいは徐々に静脈内注射する。なお，年齢，症状により適宜増減する。ただし，増量する場合は注意すること。

頻脈性不整脈:10%又は25%溶液を徐々に静脈内注射する。その際，硫酸マグネシウム水和物として2.5gを超えないこと。

硫酸マグネシウム「トミタ」：富田[0.8円/g]

硫酸マグネシウム「東海」

規格：10g[0.72円/g]

硫酸マグネシウム水和物　東海　235

【効能効果】

便秘症

【対応標準病名】

◎	便秘症		
○	機能性便秘症	痙攣性便秘	弛緩性便秘症
	習慣性便秘	重症便秘症	術後便秘
	食事性便秘	単純性便秘	腸管麻痺性便秘
	直腸性便秘	乳幼児便秘	妊産婦便秘
△	結腸アトニー	大腸機能障害	大腸ジスキネジア
	腸アトニー	腸管運動障害	腸機能障害
	腸ジスキネジア	便通異常	

用法用量　便秘症には，硫酸マグネシウム水和物として1回5～15gを多量の水とともに経口投与する。

硫酸マグネシウム「ヤマゼン」M

規格：10g[0.8円/g]

硫酸マグネシウム水和物　山善　235

【効能効果】

経口剤として使用する場合：便秘症
注入剤として使用する場合：胆石症

【対応標準病名】

◎	胆のう結石症	便秘症	
○	遺残胆石症	嵌頓性胆石症	機能性便秘症
	痙攣性便秘	コレステロール結石	弛緩性便秘症
	習慣性便秘	重症便秘症	術後便秘
	食事性便秘	総胆管結石	多発胆石症
	胆管結石症	単純性便秘	胆石仙痛
	胆泥	胆のう管結石症	腸管麻痺性便秘
	直腸性便秘	乳幼児便秘	妊産婦便秘
	ビリルビン結石	無痛性胆石症	
△	肝仙痛	肝内結石症	結腸アトニー
	総胆管結石性胆管炎	総胆管結石性胆のう炎	大腸機能障害
	大腸ジスキネジア	胆管結石性胆管炎	胆管結石性胆のう炎
	胆石性急性胆のう炎	胆石性膵炎	胆石性胆のう炎
	胆道結石	胆のう胆管結石症	腸アトニー
	腸管運動障害	腸機能障害	腸ジスキネジア
	便通異常		

用法用量

便秘症：便秘症には，硫酸マグネシウム水和物として1回5～15gを多量の水とともに経口投与する。

胆石症：胆石症には，25～50%溶液20～50mLを十二指腸ゾンデで注入する。

リリカカプセル25mg

規格：25mg1カプセル[77円/カプセル]

リリカカプセル75mg

規格：75mg1カプセル[128.1円/カプセル]

リリカカプセル150mg

規格：150mg1カプセル[175.9円/カプセル]

プレガバリン　ファイザー　119

【効能効果】

神経障害性疼痛，線維筋痛症に伴う疼痛

【対応標準病名】

◎	神経障害性疼痛	線維筋痛症	疼痛
○	開胸術後疼痛症候群	帯状疱疹後神経痛	中枢神経障害性疼痛
	難治性疼痛	末梢神経障害	末梢神経障害性疼痛
	慢性疼痛		
△	圧痛	癌性疼痛	急性疼痛
	結合織炎	持続痛	神経系疾患
	身体痛	全身痛	鈍痛
	皮膚疼痛症	放散痛	

効能効果に関連する使用上の注意　線維筋痛症の診断は，米国リウマチ学会の分類(診断)基準等の国際的な基準に基づき慎重に実施し，確定診断された場合にのみ投与すること。

用法用量

神経障害性疼痛：通常，成人には初期用量としてプレガバリン1日150mgを1日2回に分けて経口投与し，その後1週間以上かけて1日用量として300mgまで漸増する。なお，年齢，症状により適宜増減するが，1日最高用量は600mgを超えないこととし，いずれも1日2回に分けて経口投与する。

線維筋痛症に伴う疼痛：通常，成人には初期用量としてプレガバリン1日150mgを1日2回に分けて経口投与し，その後1週間以上かけて1日用量として300mgまで漸増した後，300～450mgで維持する。なお，年齢，症状により適宜増減するが，1日最高用量は450mgを超えないこととし，いずれも1日2回に分けて経口投与する。

用法用量に関連する使用上の注意

(1)本剤の投与を中止する場合には，少なくとも1週間以上かけて徐々に減量すること。

(2)本剤は主として未変化体が尿中に排泄されるため，腎機能が低下している患者では，血漿中濃度が高くなり副作用が発現しやすくなるおそれがあるため，患者の状態を十分に観察し，慎重に投与する必要がある。腎機能障害患者に本剤を投与する場合は，下表に示すクレアチニンクリアランス値を参考として本剤の投与量及び投与間隔を調節すること。また，血液透析を受けている患者では，クレアチニンクリアランス値に応じた1日用量に加えて，血液透析を実施した後に本剤の追加投与を行うこと。複数の用量が設定されている場合には，低用量から開始し，忍容性が確認され，効果不十分な場合に増量すること。なお，ここで示している用法用量はシミュレーション結果に基づくものであることから，各患者ごとに慎重に観察しながら，用法用量を調節すること。

リ

神経障害性疼痛

クレアチニンクリアランス（mL/min）	≧60	≧30－＜60	≧15－＜30	＜15	血液透析後の補充用量注）
1日投与量	150～600mg	75～300mg	25～150mg	25～75mg	/
初期用量	1回75mg 1日2回	1回25mg 1日3回 又は 1回75mg 1日1回	1回25mg 1日1回もしくは2回 又は 1回50mg 1日1回	1回25mg 1日1回	25又は50mg
維持量	1回150mg 1日2回	1回50mg 1日3回 又は 1回75mg 1日2回	1回75mg 1日1回	1回25又は50mg 1日1回	50又は75mg
最高投与量	1回300mg 1日2回	1回100mg 1日3回 又は 1回150mg 1日2回	1回75mg 1日2回 又は 1回150mg 1日1回	1回75mg 1日1回	100又は150mg

注：2日に1回，本剤投与6時間後から4時間血液透析を実施した場合のシミュレーション結果に基づく。

線維筋痛症に伴う疼痛

クレアチニンクリアランス（mL/min）	≧60	≧30－＜60	≧15－＜30	＜15	血液透析後の補充用量注）
1日投与量	150～450mg	75～225mg	25～150mg	25～75mg	/
初期用量	1回75mg 1日2回	1回25mg 1日3回 又は 1回75mg 1日1回	1回25mg 1日1回もしくは2回 又は 1回50mg 1日1回	1回25mg 1日1回	25又は50mg
維持量	1回150mg 1日2回	1回50mg 1日3回 又は 1回75mg 1日2回	1回75mg 1日1回	1回25又は50mg 1日1回	50又は75mg
維持量（最高投与量）	1回225mg 1日2回	1回75mg 1日3回	1回100もしくは125mg 1日1回 又は 1回75mg 1日2回	1回50又は75mg 1日1回	75又は100mg

注：2日に1回，本剤投与6時間後から4時間血液透析を実施した場合のシミュレーション結果に基づく。

禁忌　本剤の成分に対し過敏症の既往歴のある患者

リルテック錠50

規格：50mg1錠［1580.7円/錠］

リルゾール　サノフィ　119

【効能効果】

筋萎縮性側索硬化症（ALS）の治療

筋萎縮性側索硬化症（ALS）の病勢進展の抑制

【対応標準病名】

◎	筋萎縮性側索硬化症		
○	運動ニューロン疾患	遠位型脊髄性筋萎縮症	仮性球麻痺
	家族性筋萎縮性側索硬化症	家族性脊髄性筋萎縮症	球脊髄性筋萎縮症
	球麻痺	肩甲腓骨型脊髄性筋萎縮症	原発性側索硬化症
	孤発性筋萎縮性側索硬化症	若年性一側性上肢筋萎縮症	若年性進行性球麻痺
	進行性球麻痺	脊髄性筋萎縮症	脊髄性筋萎縮症Ⅰ型
	脊髄性筋萎縮症Ⅱ型	脊髄性筋萎縮症Ⅲ型	脊髄性筋萎縮症Ⅳ型
△	頚椎症性筋萎縮症		

用法用量　通常，成人には本剤を1回1錠，1日2回（朝及び夕食前），リルゾールとして1日量100mg（本剤2錠）を経口投与する。

禁忌

(1)重篤な肝機能障害のある患者

(2)本剤又は本剤の成分に対し過敏症の既往歴のある患者

(3)妊婦又は妊娠している可能性のある患者

リルゾール錠50mg「AA」：ダイト［821.7円/錠］

リンコシンカプセル250mg

規格：250mg1カプセル［22.9円/カプセル］

リンコマイシン塩酸塩水和物　ファイザー　611

【効能効果】

〈適応菌種〉リンコマイシンに感性のブドウ球菌属，レンサ球菌属，肺炎球菌，赤痢菌

〈適応症〉表在性皮膚感染症，深在性皮膚感染症，リンパ管・リンパ節炎，乳腺炎，骨髄炎，咽頭・喉頭炎，扁桃炎，急性気管支炎，肺炎，肺膿瘍，慢性呼吸器病変の二次感染，膀胱炎，腎盂腎炎，感染性腸炎，角膜炎（角膜潰瘍を含む），中耳炎，副鼻腔炎，猩紅熱

【対応標準病名】

◎	咽頭炎	咽頭喉頭炎	角膜炎
	角膜潰瘍	感染性腸炎	急性気管支炎
	喉頭炎	骨髄炎	猩紅熱
	腎盂腎炎	中耳炎	乳腺炎
	肺炎	肺膿瘍	皮膚感染症
	副鼻腔炎	扁桃炎	膀胱炎
	リンパ管炎	リンパ節炎	
○あ	MRSA膀胱炎	亜急性気管支炎	亜急性骨髄炎
	亜急性リンパ管炎	アレルギー性角膜炎	アレルギー性膀胱炎
	異型猩紅熱	咽頭気管炎	咽頭チフス
	咽頭痛	咽頭扁桃炎	インフルエンザ菌気管支炎
	インフルエンザ菌喉頭炎	インフルエンザ菌性咽頭炎	栄養障害性角膜炎
か	壊疽性咽頭炎	外傷性角膜炎	外傷性角膜潰瘍
	外傷性穿孔性中耳炎	外傷性中耳炎	開放性大腿骨骨髄炎
	潰瘍性咽頭炎	潰瘍性膀胱炎	下咽頭炎
	下顎骨骨髄炎	角結膜炎	角結膜びらん
	顎骨骨髄炎	角膜上皮びらん	角膜穿孔
	角膜中心潰瘍	角膜内皮炎	角膜膿瘍
	角膜パンヌス	角膜びらん	角膜腐蝕
	下腿骨骨髄炎	下腿骨慢性骨髄炎	下腿複雑骨折後骨髄炎
	カタル性咽頭炎	カタル性角膜潰瘍	化膿性角膜炎
	化膿性喉頭炎	化膿性骨髄炎	化膿性中耳炎
	化膿性乳腺炎	化膿性副鼻腔炎	化膿性リンパ節炎
	貨幣状角膜炎	眼窩骨髄炎	環指骨髄炎
	乾性角結膜炎	乾性角膜炎	感染性胃腸炎
	感染性咽頭炎	感染性角膜炎	感染性角膜潰瘍
	感染性下痢症	感染性大腸炎	気管支肺炎
	気腫性腎盂腎炎	偽猩紅熱	偽膜性気管支炎
	偽膜性喉頭炎	偽膜性扁桃炎	急性アデノイド咽頭炎
	急性アデノイド扁桃炎	急性胃腸炎	急性咽頭炎
	急性咽頭喉頭炎	急性咽頭扁桃炎	急性壊疽性喉頭炎
	急性壊疽性扁桃炎	急性潰瘍性喉頭炎	急性潰瘍性扁桃炎
	急性角結膜炎	急性顎骨骨髄炎	急性角膜炎
	急性化膿性咽頭炎	急性化膿性脛骨骨髄炎	急性化膿性骨髄炎
	急性化膿性中耳炎	急性化膿性扁桃炎	急性気管気管支炎
	急性脛骨骨髄炎	急性血行性骨髄炎	急性喉頭炎
	急性喉頭気管気管支炎	急性骨髄炎	急性出血性膀胱炎
	急性声帯炎	急性声門下喉頭炎	急性腺窩性扁桃炎
	急性大腸炎	急性単純性膀胱炎	急性中耳炎
	急性腸炎	急性乳腺炎	急性肺炎
	急性汎発性発疹性膿疱症	急性反復性気管支炎	急性浮腫性喉頭炎

	急性扁桃炎	急性膀胱炎	胸骨骨髄炎
	胸椎骨髄炎	距骨骨髄炎	巨大フリクテン
	グラデニーゴ症候群	クループ性気管支炎	脛骨骨髄炎
	脛骨乳児骨髄炎	脛骨慢性化膿性骨髄炎	脛骨慢性骨髄炎
	頚椎骨髄炎	頚部膿疱	頚部リンパ節炎
	血管性パンヌス	血行性脛骨骨髄炎	血行性骨髄炎
	血行性大腿骨骨髄炎	結節性眼炎	結節性結膜炎
	下痢症	嫌気性骨髄炎	硬化性角膜炎
	硬化性骨髄炎	口腔上顎洞瘻	光線眼症
	喉頭周囲炎	コーガン症候群	鼓室内水腫
	骨髄炎後遺症	骨盤化膿性骨髄炎	骨膜骨髄炎
さ	細菌性骨髄炎	細菌性膀胱炎	臍周囲炎
	再発性中耳炎	坐骨骨炎	散在性表層角膜炎
	蚕蝕性角膜潰瘍	紫外線角結膜炎	紫外線角膜炎
	指骨髄炎	趾骨髄炎	篩骨洞炎
	糸状角膜炎	歯性上顎洞炎	歯性副鼻腔炎
	膝蓋骨化膿性骨髄炎	膝蓋骨骨髄炎	実質性角膜炎
	湿疹性パンヌス	尺骨遠位部骨髄炎	縦隔膿瘍
	習慣性アンギナ	習慣性扁桃炎	出血性角膜炎
	出血性大腸炎	出血性中耳炎	出血性腸炎
	出血性膀胱炎	術後骨髄炎	術後性中耳炎
	術後性慢性中耳炎	上咽頭炎	上顎骨骨髄炎
	上顎洞炎	上行性腎盂腎炎	猩紅熱性心筋炎
	猩紅熱性中耳炎	上鼓室化膿症	踵骨骨髄炎
	小児肺炎	小児副鼻腔炎	小膿疱性皮膚炎
	上腕骨骨髄炎	真菌性角膜潰瘍	神経栄養性角結膜炎
	進行性角膜潰瘍	滲出性気管支炎	浸潤性表層角膜炎
	新生児上顎骨骨髄炎	新生児中耳炎	深層角膜炎
	水疱性中耳炎	星状角膜炎	ゼーミッシュ潰瘍
	石化性角膜炎	脊椎骨髄炎	雪眼炎
	舌扁桃炎	腺窩性アンギナ	穿孔性角膜潰瘍
	穿孔性中耳炎	線状角膜炎	前頭洞炎
	腺病性パンヌス	前房蓄膿性角膜炎	前腕骨髄炎
た	増殖性化膿性口内炎	足部骨髄炎	大腿骨骨髄炎
	大腿骨慢性化膿性骨髄炎	大腿骨慢性骨髄炎	大腸炎
	大葉性肺炎	多発性膿疱症	単純性角膜潰瘍
	単純性中耳炎	肘関節慢性骨髄炎	中耳炎性顔面神経麻痺
	腸炎	腸間膜リンパ節炎	蝶形骨洞炎
	腸骨骨髄炎	沈下性肺炎	陳旧性中耳炎
	頭蓋骨骨髄炎	橈骨骨髄炎	兎眼性角膜炎
な	難治性乳児下痢症	乳児下痢	乳児肺炎
	乳頭周囲炎	乳頭びらん	乳房炎症性疾患
	乳房潰瘍	乳房よう	乳輪下膿瘍
	尿細管間質性腎炎	尿膜管膿瘍	膿皮症
は	膿疱	肺炎球菌性咽頭炎	肺炎球菌性気管支炎
	肺化膿症	敗血症性咽頭炎	敗血症性骨髄炎
	敗血症性肺炎	敗血症性皮膚炎	反復性角膜潰瘍
	反復性膀胱炎	汎副鼻腔炎	腓骨骨髄炎
	尾骨骨髄炎	非定型肺炎	非特異骨髄炎
	非特異性腸間膜リンパ節炎	非特異性リンパ節炎	びまん性肺炎
	びまん性表層角膜炎	表在性角膜炎	表在性点状角膜炎
	びらん性膀胱炎	フィラメント状角膜炎	匐行性角膜潰瘍
	ぶどう球菌性咽頭炎	ぶどう球菌性肺膿瘍	ぶどう球菌性扁桃炎
	フリクテン性角結膜炎	フリクテン性角膜炎	フリクテン性角膜潰瘍
	フリクテン性結膜炎	フリクテン性パンヌス	辺縁角膜炎
	辺縁フリクテン	扁桃性アンギナ	膀胱後部膿瘍
	膀胱三角部炎	膀胱周囲炎	膀胱周囲膿瘍
ま	母指骨髄炎	母趾骨髄炎	慢性咽喉頭炎
	慢性角結膜炎	慢性顎骨炎	慢性顎骨骨髄炎
	慢性化膿性骨髄炎	慢性化膿性穿孔性中耳炎	慢性化膿性中耳炎
	慢性血行性骨髄炎	慢性骨髄炎	慢性再発性膀胱炎
	慢性耳管鼓室化膿性中耳炎	慢性上鼓室乳突洞化膿性中耳炎	慢性穿孔性中耳炎

	慢性多発性骨髄炎	慢性中耳炎	慢性中耳炎急性増悪
	慢性中耳炎後遺症	慢性中耳炎術後再燃	慢性膿皮症
	慢性肺化膿症	慢性複雑性膀胱炎	慢性副鼻腔炎
	慢性副鼻腔炎急性増悪	慢性副鼻腔膿瘍	慢性扁桃炎
	慢性膀胱炎	慢性リンパ管炎	慢性リンパ節炎
	耳後部リンパ節炎	耳後部リンパ腺炎	無熱性肺炎
ら	薬物性角膜炎	腰椎骨髄炎	良性慢性化膿性中耳炎
	輪紋状角膜炎	連鎖球菌気管支炎	連鎖球菌性アンギナ
	連鎖球菌性咽頭炎	連鎖球菌性喉頭炎	連鎖球菌性扁桃炎
	老人性肺炎	肋骨骨髄炎	
△	BKウイルス腎症	MRSA骨髄炎	MRSA肺化膿症
	RSウイルス気管支炎	S状結腸炎	アカントアメーバ角膜炎
	アレルギー性副鼻腔炎	アンギナ	胃腸炎
	インフルエンザ菌性喉頭気管炎	ウイルス性咽頭炎	ウイルス性気管支炎
	ウイルス性表層角膜炎	ウイルス性扁桃炎	エキノコックス性骨髄炎
	エコーウイルス気管支炎	壊死性肺炎	炎症性腸疾患
	円板状角膜炎	回腸炎	カタル性胃腸炎
	間質性膀胱炎	感染性喉頭気管炎	感冒性胃腸炎
	感冒性大腸炎	感冒性腸炎	乾酪性副鼻腔炎
	偽膜性咽頭炎	急性喉頭気管炎	胸膜肺炎
	クラミジア肺炎	脛骨骨膜炎	結核性中耳炎
	肩甲骨周囲炎	好酸球性中耳炎	好酸球性副鼻腔炎
	紅色陰癬	抗生物質起因性大腸炎	抗生物質起因性腸炎
	コクサッキーウイルス気管支炎	骨炎	骨顆炎
	骨幹炎	骨周囲炎	骨髄肉芽腫
	骨膜炎	骨膜下膿瘍	骨膜のう炎
	サルモネラ骨髄炎	指骨炎	趾骨炎
	種子骨炎	樹枝状角膜炎	樹枝状角膜潰瘍
	術後腎盂腎炎	踵骨炎	水疱性咽頭炎
	増殖性骨膜炎	大腿骨膿瘍	大腿骨骨炎
	恥骨骨炎	恥骨骨膜炎	地図状角膜炎
	中手骨膿瘍	腸カタル	トキソプラスマ角膜炎
	乳腺膿瘍	乳腺瘻孔	乳頭潰瘍
	乳房膿瘍	肺壊疽	肺炎合併肺膿瘍
	敗血症性気管支炎	梅毒性角結膜炎	梅毒性角膜炎
	パラインフルエンザウイルス気管支炎	晩期先天梅毒性間質性角膜炎	非結核性抗酸菌性骨髄炎
	ビタミンA欠乏性角膜潰瘍	副鼻腔真菌症	ブロディー骨膿瘍
	閉塞性肺炎	ヘルペスウイルス性角結膜炎	ヘルペス角膜炎
	扁桃チフス	放射線出血性膀胱炎	放射線性下顎骨骨髄炎
	放射線性膀胱炎	マイコプラズマ気管支炎	膜性咽頭炎
	薬物性角結膜炎	ライノウイルス気管支炎	流行性角結膜炎
	淋菌性咽頭炎	淋菌性骨髄炎	連鎖球菌性喉頭気管炎
	肋骨周囲炎		

用法用量　リンコマイシン塩酸塩水和物として通常成人は，1日1.5〜2g(力価)を3〜4回に分割経口投与する。小児には1日体重1kgあたり20〜30mg(力価)を3〜4回に分割経口投与する。なお，年齢，症状により適宜増減する。

用法用量に関連する使用上の注意　本剤の使用にあたっては，耐性菌の発現等を防ぐため，原則として感受性を確認し，疾病の治療上必要な最小限の期間の投与にとどめること。

禁忌　本剤の成分又はクリンダマイシンに対し過敏症の既往歴のある患者

併用禁忌

薬剤名等	臨床症状・措置方法	機序・危険因子
エリスロマイシン(エリスロシン等)	併用しても本剤の効果があらわれないと考えられる。	細菌のリボゾーム50S Subunitへの親和性が本剤より高い。

リンデロン散0.1%　規格：0.1%1g[32.8円/g]
リンデロン錠0.5mg　規格：0.5mg1錠[15.6円/錠]
リンデロンシロップ0.01%　規格：0.01%1mL[7.2円/mL]
ベタメタゾン　塩野義　245

【効能効果】

(1)内科・小児科領域
①内分泌疾患：慢性副腎皮質機能不全(原発性，続発性，下垂体性，医原性)，急性副腎皮質機能不全(副腎クリーゼ)，副腎性器症候群，亜急性甲状腺炎，甲状腺中毒症〔甲状腺(中毒性)クリーゼ〕，甲状腺疾患に伴う悪性眼球突出症，ACTH 単独欠損症，下垂体抑制試験
②リウマチ疾患：関節リウマチ，若年性関節リウマチ(スチル病を含む)，リウマチ熱(リウマチ性心炎を含む)，リウマチ性多発筋痛
③膠原病：エリテマトーデス(全身性及び慢性円板状)，全身性血管炎(大動脈炎症候群，結節性動脈周囲炎，多発性動脈炎，ヴェゲナ肉芽腫症を含む)，多発性筋炎(皮膚筋炎)，強皮症
④腎疾患：ネフローゼ及びネフローゼ症候群
⑤心疾患：うっ血性心不全
⑥アレルギー性疾患：気管支喘息，喘息性気管支炎(小児喘息性気管支炎を含む)，薬剤その他の化学物質によるアレルギー・中毒(薬疹，中毒疹を含む)，血清病
⑦重症感染症：重症感染症(化学療法と併用する)
⑧血液疾患：溶血性貧血(免疫性又は免疫性機序の疑われるもの)，白血病(急性白血病，慢性骨髄性白血病の急性転化，慢性リンパ性白血病)(皮膚白血病を含む)，顆粒球減少症(本態性，続発性)，紫斑病(血小板減少性及び血小板非減少性)，再生不良性貧血，凝固因子の障害による出血性素因
⑨消化器疾患：限局性腸炎，潰瘍性大腸炎
⑩重症消耗性疾患：重症消耗性疾患の全身状態の改善(癌末期，スプルーを含む)
⑪肝疾患：劇症肝炎(臨床的に重症とみなされるものを含む)，胆汁うっ滞型急性肝炎，慢性肝炎(活動型，急性再燃型，胆汁うっ滞型)(ただし，一般的治療に反応せず肝機能の著しい異常が持続する難治性のものに限る)，肝硬変(活動型，難治性腹水を伴うもの，胆汁うっ滞を伴うもの)
⑫肺疾患：サルコイドーシス(ただし，両側肺門リンパ節腫脹のみの場合を除く)，びまん性間質性肺炎(肺線維症)(放射線肺臓炎を含む)
⑬結核性疾患(抗結核剤と併用する)：肺結核(粟粒結核，重症結核に限る)，結核性髄膜炎，結核性胸膜炎，結核性腹膜炎，結核性心のう炎
⑭神経疾患：脳脊髄炎(脳炎，脊髄炎を含む)(ただし，一次性脳炎の場合は頭蓋内圧亢進症状がみられ，かつ他剤で効果が不十分なときに短期間用いること)，末梢神経炎(ギランバレー症候群を含む)，筋強直症，重症筋無力症，多発性硬化症(視束脊髄炎を含む)，小舞踏病，顔面神経麻痺，脊髄蜘蛛膜炎
⑮悪性腫瘍：悪性リンパ腫(リンパ肉腫症，細網肉腫症，ホジキン病，皮膚細網症，菌状息肉症)及び類似疾患(近縁疾患)，好酸性肉芽腫，乳癌の再発転移
⑯その他の内科的疾患：特発性低血糖症，原因不明の発熱
(2)外科領域：副腎摘除，臓器・組織移植，侵襲後肺水腫，副腎皮質機能不全患者に対する外科的侵襲，蛇毒・昆虫毒(重症の虫さされを含む)
(3)整形外科領域：強直性脊椎炎(リウマチ性脊椎炎)
(4)産婦人科領域：卵管整形術後の癒着防止，副腎皮質機能障害による排卵障害
(5)泌尿器科領域：前立腺癌(他の療法が無効な場合)，陰茎硬結
(6)皮膚科領域
△印の付されている効能効果に対しては，外用剤を用いても効果が不十分な場合あるいは十分な効果を期待し得ないと推定される場合にのみ用いること
△湿疹・皮膚炎群(急性湿疹，亜急性湿疹，慢性湿疹，接触皮膚炎，貨幣状湿疹，自家感作性皮膚炎，アトピー皮膚炎，乳・幼・小児湿疹，ビダール苔癬，その他の神経皮膚炎，脂漏性皮膚炎，進行性指掌角皮症，その他の手指の皮膚炎，陰部あるいは肛門湿疹，耳介及び外耳道の湿疹・皮膚炎，鼻前庭及び鼻翼周辺の湿疹・皮膚炎等)(ただし，重症例以外は極力投与しないこと)，△痒疹群(小児ストロフルス，蕁麻疹様苔癬，固定蕁麻疹を含む)(ただし，重症例に限る。また，固定蕁麻疹は局注が望ましい)，蕁麻疹(慢性例を除く)(重症例に限る)，△乾癬及び類症〔尋常性乾癬(重症例)，関節症性乾癬，乾癬性紅皮症，膿疱性乾癬，稽留性肢端皮膚炎，疱疹状膿痂疹，ライター症候群〕，△類乾癬(重症例に限る)，△掌蹠膿疱症(重症例に限る)，△毛孔性紅色粃糠疹(重症例に限る)，△扁平苔癬(重症例に限る)，成年性浮腫性硬化症，紅斑症〔△多形滲出性紅斑(重症例に限る)，結節性紅斑〕，アナフィラクトイド紫斑(単純型，シェーンライン型，ヘノッホ型)(重症例に限る)，ウェーバークリスチャン病，皮膚粘膜眼症候群〔開口部びらん性外皮症，スチブンス・ジョンソン病，皮膚口内炎，フックス症候群，ベーチェット病(眼症状のない場合)，リップシュッツ急性陰門潰瘍〕，レイノー病，△円形脱毛症(悪性型に限る)，天疱瘡群(尋常性天疱瘡，落葉状天疱瘡，Senear-Usher 症候群，増殖性天疱瘡)，デューリング疱疹状皮膚炎(類天疱瘡，妊娠性疱疹を含む)，先天性表皮水疱症，帯状疱疹(重症例に限る)，△紅皮症(ヘブラ紅色粃糠疹を含む)，顔面播種状粟粒性狼瘡(重症例に限る)，アレルギー性血管炎及びその類症(急性痘瘡様苔癬状粃糠疹を含む)，潰瘍性慢性膿皮症，新生児スクレレーマ
(7)眼科領域：内眼・視神経・眼窩・眼筋の炎症性疾患の対症療法(ブドウ膜炎，網脈絡膜炎，網膜血管炎，視神経炎，眼窩炎性偽腫瘍，眼窩漏斗尖端部症候群，眼筋麻痺)，外眼部及び前眼部の炎症性疾患の対症療法で点眼が不適当又は不十分な場合(眼瞼炎，結膜炎，角膜炎，強膜炎，虹彩毛様体炎)，眼科領域の術後炎症
(8)耳鼻咽喉科領域：急性・慢性中耳炎，滲出性中耳炎・耳管狭窄症，メニエル病及びメニエル症候群，急性感音性難聴，血管運動(神経)性鼻炎，アレルギー性鼻炎，花粉症(枯草熱)，副鼻腔炎・鼻茸，進行性壊疽性鼻炎，喉頭炎・喉頭浮腫，喉頭ポリープ・結節，食道の炎症(腐蝕性食道炎，直達鏡使用後)及び食道拡張術後，耳鼻咽喉科領域の手術後の後療法，難治性口内炎及び舌炎(局所療法で治癒しないもの)，嗅覚障害，急性・慢性(反復性)唾液腺炎

【対応標準病名】

◎あ	ACTH 単独欠損症	亜急性甲状腺炎	悪性組織球症
	悪性リンパ腫	アトピー性皮膚炎	アナフィラクトイド紫斑
	アレルギー性血管炎	アレルギー性鼻炎	医原性副腎皮質機能低下症
	医薬品中毒	陰のう湿疹	ウェーバ・クリスチャン病
	ウェジナー肉芽腫症	うっ血性心不全	会陰部肛囲湿疹
	壊疽性鼻炎	円形脱毛症	円板状エリテマトーデス
か	外陰潰瘍	外耳炎	外耳湿疹
	潰瘍性大腸炎	潰瘍性慢性膿皮症	角膜炎
	活動性慢性肝炎	花粉症	貨幣状湿疹
	顆粒球減少症	感音難聴	眼窩炎性偽腫瘍
	眼窩先端部症候群	眼筋麻痺	眼瞼炎
	肝硬変症	関節リウマチ	乾癬
	乾癬性関節炎	乾癬性紅皮症	顔面神経麻痺
	顔面播種状粟粒性狼瘡	気管支喘息	嗅覚障害
	急性肝炎	急性湿疹	急性中耳炎
	急性痘瘡状苔癬状粃糠疹	急性白血病	急性痒疹
	凝固因子欠乏症	強直性脊椎炎	強皮症

	強膜炎	拒絶反応	ギラン・バレー症候群
	筋強直	菌状息肉症	クローン病
	形成性陰茎硬化症	稽留性肢端皮膚炎	劇症肝炎
	結核性胸膜炎	結核性髄膜炎	結核性腹膜炎
	血管運動性鼻炎	血小板減少性紫斑病	血清病
	結節性紅斑	結節性多発動脈炎	結節性痒疹
	結膜炎	虹彩毛様体炎	好酸球性肉芽腫
	甲状腺クリーゼ	甲状腺中毒症	甲状腺中毒性眼球突出症
	喉頭炎	喉頭浮腫	紅斑症
	紅斑性天疱瘡	紅皮症	肛門湿疹
さ	昆虫毒	再生不良性貧血	細網肉腫
	サルコイドーシス	シェーンライン・ヘノッホ紫斑病	耳介部皮膚炎
	自家感作性皮膚炎	耳管狭窄症	視神経炎
	視神経脊髄炎	刺虫症	湿疹
	紫斑病	若年性関節リウマチ	重症感染症
	重症筋無力症	ジューリング病	手指湿疹
	出血傾向	掌蹠膿疱症	小児湿疹
	小児喘息性気管支炎	小舞踏病	食道炎
	脂漏性皮膚炎	進行性指掌角皮症	滲出性中耳炎
	尋常性乾癬	尋常性天疱瘡	新生児皮膚硬化症
	心膜結核	じんま疹	スチル病
	スティーブンス・ジョンソン症候群	スプルー	声帯結節症
	声帯ポリープ	脊髄炎	脊髄膜炎
	脊椎炎	舌炎	接触皮膚炎
	全身性エリテマトーデス	喘息性気管支炎	先天性表皮水疱症
	前立腺癌	増殖性天疱瘡	続発性副腎皮質機能低下症
た	粟粒結核	帯状疱疹	大動脈炎症候群
	唾液腺炎	多形滲出性紅斑	多発性筋炎
	多発性硬化症	胆汁うっ滞性肝炎	胆汁性肝硬変
	中毒疹	低血糖	転移性腫瘍
な	天疱瘡	難治性口内炎	難治性腹水
	乳癌再発	乳児皮膚炎	ネフローゼ症候群
	脳炎	脳脊髄炎	膿疱性乾癬
は	肺結核	肺水腫	肺線維症
	排卵障害	白血病	鼻茸
	鼻前庭部湿疹	ビダール苔癬	皮膚炎
	皮膚筋炎	皮膚白血病	びまん性間質性肺炎
	副腎クリーゼ	副腎性器症候群	副腎皮質機能低下症
	副鼻腔炎	腐食性食道炎	ぶどう膜炎
	不明熱	ベーチェット病	ヘビ毒
	ヘブラ粃糠疹	扁平苔癬	放射線肺炎
ま	疱疹状膿痂疹	ホジキンリンパ腫	末期癌
	末梢神経炎	慢性肝炎	慢性骨髄性白血病急性転化
	慢性湿疹	慢性唾液腺炎	慢性中耳炎
	慢性リンパ性白血病	メニエール症候群	メニエール病
	毛孔性紅色粃糠疹	網膜血管炎	網脈絡膜炎
や	薬疹	薬物過敏症	薬物中毒症
ら	溶血性貧血	痒疹	ライター症候群
	落葉状天疱瘡	卵管癒着	リウマチ性心炎
	リウマチ性心臓炎	リウマチ性多発筋痛	リウマチ熱
	リンパ芽球性リンパ腫	類乾癬	類天疱瘡

レイノー病

○	21ハイドロキシラーゼ欠損症	ABO因子不適合輸血	ALK陰性未分化大細胞リンパ腫
	ALK陽性大細胞型B細胞性リンパ腫	ALK陽性未分化大細胞リンパ腫	ANCA関連血管炎
	BCR－ABL1陽性Bリンパ芽球性白血病	BCR－ABL1陽性Bリンパ芽球性白血病/リンパ腫	BCR－ABL1陽性Bリンパ芽球性リンパ腫
	B型肝硬変	B細胞性前リンパ球性白血病	B細胞リンパ腫
	Bリンパ芽球性白血病	Bリンパ芽球性白血病/リンパ腫	Bリンパ芽球性リンパ腫
	CCR4陽性成人T細胞白血病リンパ腫	C型劇症肝炎	E2A－PBX1陽性Bリンパ芽球性白血病
	E2A－PBX1陽性Bリンパ芽球性白血病/リンパ腫	E2A－PBX1陽性Bリンパ芽球性リンパ腫	GVHD・骨髄移植後
	GVHD・臍帯血移植後	GVHD・末梢血幹細胞移植後	HHV8多中心性キャッスルマン病随伴大細胞型B細胞性リンパ腫
	IL3－IGH陽性Bリンパ芽球性白血病	IL3－IGH陽性Bリンパ芽球性白血病/リンパ腫	IL3－IGH陽性Bリンパ芽球性リンパ腫
	LE型薬疹	LE蝶形皮疹	LE皮疹
	MALTリンパ腫	MLL再構成型Bリンパ芽球性白血病	MLL再構成型Bリンパ芽球性白血病/リンパ腫
	MLL再構成型Bリンパ芽球性リンパ腫	Rh因子不適合輸血	SLE眼底
	TEL－AML1陽性Bリンパ芽球性白血病	TEL－AML1陽性Bリンパ芽球性白血病/リンパ腫	TEL－AML1陽性Bリンパ芽球性リンパ腫
	T細胞性前リンパ球白血病	T細胞性大顆粒リンパ球白血病	T細胞組織球豊富型大細胞型B細胞性リンパ腫
	Tゾーンリンパ腫	Tリンパ芽球性白血病	Tリンパ芽球性白血病/リンパ腫
あ	Tリンパ芽球性リンパ腫	アカントアメーバ角膜炎	亜急性アレルギー性中耳炎
	亜急性肝炎	亜急性血性中耳炎	亜急性結膜炎
	亜急性虹彩炎	亜急性虹彩毛様体炎	亜急性漿液ムチン性中耳炎
	亜急性前部ぶどう膜炎	亜急性皮膚エリテマトーデス	亜急性ムコイド中耳炎
	亜急性毛様体炎	亜急性痒疹	悪液質アフタ
	悪性外耳炎	悪性組織球症性関節症	悪性肥満細胞腫
	悪性リンパ腫骨髄浸潤	アグレッシブNK細胞白血病	足湿疹
	アジソン病	アシャール・チール症候群	アスピリンじんま疹
	アスピリン喘息	アスピリン不耐症	圧迫性脊髄炎
	アトピー性角結膜炎	アトピー性紅皮症	アトピー性湿疹
	アトピー性神経皮膚炎	アトピー性喘息	アフタ性口内炎
	アルカリ性食道炎	アルコール性多発ニューロパチー	アレルギー性外耳道炎
	アレルギー性角膜炎	アレルギー性眼瞼炎	アレルギー性眼瞼縁炎
	アレルギー性気管支炎	アレルギー性結膜炎	アレルギー性口内炎
	アレルギー性じんま疹	アレルギー性接触皮膚炎	アレルギー性中耳炎
	アレルギー性鼻咽頭炎	アレルギー性鼻結膜炎	アレルギー性皮膚炎
	アレルギー性副鼻腔炎	アレルギー性ぶどう膜炎	アンチトロンビンIII欠乏症
	アンチトロンビン欠乏症	胃悪性リンパ腫	イエンセン病
	異汗性湿疹	胃クローン病	異型輸血後ショック
	胃サルコイドーシス	胃十二指腸クローン病	萎縮型加齢黄斑変性
	萎縮性角結膜炎	萎縮性肝硬変	異常血小板
	異常腹水	移植拒絶における腎尿細管間質性障害	移植歯不全
	移植片拒絶	移植片対宿主病	異所性中毒性甲状腺腫
	イソギンチャク毒	一過性甲状腺機能亢進症	一側性感音難聴
	一側性混合性難聴	遺伝性血小板減少症	イネ科花粉症
	陰唇潰瘍	インターフェロン網膜症	陰部潰瘍
	陰部間擦疹	インフルエンザ菌喉頭炎	インフルエンザ菌性喉頭気管炎

ウイルス肝炎感染後関節障害	ウイルス性肝炎	ウイルス性口内炎
ウイルス性ブドウ膜炎	ウイルソン紅色苔癬	ウィルブランド・ジュルゲンス血小板病
ウェーバー・コケイン型単純性表皮水疱症	ウェジナー肉芽腫症性呼吸器障害	右室不全
右心不全	うっ血性肝炎	うっ血性紫斑病
海ヘビ毒	運動誘発性喘息	栄養障害型表皮水疱症
栄養障害性角膜炎	栄養性肝硬変	腋窩湿疹
壊死後性肝硬変	壊死性外耳炎	壊死性強膜炎
壊死性血管炎	壊死性食道炎	壊疽性口内炎
壊疽性帯状疱疹	壊疽性膿皮症	エバンス症候群
エリテマトーデス	円形血小板症	炎症後肺線維症
炎症性角化症	炎症性眼窩うっ血	炎症性乳癌
遠心性環状紅斑	遠心性丘疹性紅斑	円板状乾癬
横断性脊髄症	黄斑部血管走行異常	黄斑部術後浮腫
黄斑部浮腫	横紋筋融解	温式自己免疫性溶血性貧血

温熱じんま疹	温熱性紅斑	カーンズ・セイアー症候群
外因性喘息	外陰膿瘍	外陰部帯状疱疹
外陰部皮膚炎	外陰部びらん	外陰ベーチェット病
外眼筋不全麻痺	外眼筋麻痺	外耳道真珠腫
外耳道痛	外耳道肉芽腫	外耳道膿瘍
外耳道閉塞性角化症	外耳道蜂巣炎	外耳部虫刺傷
外傷性角膜炎	外傷性角膜潰瘍	外傷性穿孔性中耳炎
外傷性中耳炎	海水浴皮膚炎	回腸クローン病
外直筋麻痺	外転神経萎縮	外転神経根性麻痺
外転神経不全麻痺	外転神経麻痺	回転性めまい
潰瘍性眼瞼炎	潰瘍性口内炎	潰瘍性粟粒結核
潰瘍性大腸炎・左側大腸炎型	潰瘍性大腸炎・全大腸炎型	潰瘍性大腸炎・直腸S状結腸炎型
潰瘍性大腸炎・直腸炎型	潰瘍性大腸炎合併妊娠	潰瘍性大腸炎再燃
潰瘍性大腸炎性若年性関節炎	化学性急性外耳炎	化学性結膜炎
化学性食道炎	化学性皮膚炎	蝸牛型メニエール病
蝸牛神経性難聴	芽球増加を伴う不応性貧血	芽球増加を伴う不応性貧血－1
芽球増加を伴う不応性貧血－2	顎下腺炎	顎下腺管炎
角結膜炎	角結膜びらん	角膜移植拒絶反応
角膜潰瘍	角膜虹彩炎	角膜上皮びらん
角膜穿孔	角膜帯状疱疹	角膜中心潰瘍
角膜内皮炎	角膜膿瘍	角膜パンヌス
角膜びらん	角膜腐蝕	下行性視神経炎
カサバッハ・メリット症候群	下斜筋不全麻痺	下斜筋麻痺
下垂体性TSH分泌亢進症	下垂体性甲状腺機能亢進症	家族性寒冷自己炎症症候群
家族性溶血性貧血	下腿類乾癬	カタル性角膜潰瘍
カタル性眼炎	カタル性結膜炎	カタル性口内炎
カタル性舌炎	下直筋不全麻痺	下直筋麻痺
滑車神経萎縮	滑車神経麻痺	活動期潰瘍性大腸炎
活動性肺結核	化膿性角膜炎	化膿性結膜炎
化膿性虹彩炎	化膿性喉頭炎	化膿性耳下腺炎
化膿性脊髄炎	化膿性唾液腺炎	化膿性中耳炎
化膿性脳髄膜炎	化膿性皮膚疾患	化膿性副鼻腔炎
化膿性ぶどう膜炎	化膿性網膜炎	化膿性毛様体炎
過敏性血管炎	貨幣状角膜炎	カモガヤ花粉症
顆粒球肉腫	肝移植拒絶反応	肝移植不全
眼炎	肝炎後肝硬変	肝炎後再生不良性貧血
眼窩悪性リンパ腫	緩解期潰瘍性大腸炎	眼窩炎
眼窩下膿瘍	眼窩筋炎	眼角部眼瞼炎
眼角部眼瞼縁結膜炎	眼窩骨髄炎	眼窩骨膜炎
眼窩膿瘍	眼窩蜂巣炎	癌関連網膜症
眼球突出症	眼筋型重症筋無力症	眼筋不全麻痺
眼瞼縁炎	眼瞼縁結膜炎	眼瞼乾皮症
眼瞼結膜炎	眼瞼帯状疱疹	眼瞼虫刺傷

眼瞼皮膚炎	肝硬化症	間擦疹
肝サルコイドーシス	眼サルコイドーシス	肝疾患による凝固因子欠乏
間質性視神経炎	間質性肺炎	眼周囲部虫刺傷
環状紅斑	環状鉄芽球を伴う不応性貧血	癌性悪液質
乾性角結膜炎	乾性角膜炎	肝性腹水
眼性類天疱瘡	関節型若年性特発性関節炎	関節リウマチ・顎関節
関節リウマチ・肩関節	関節リウマチ・胸椎	関節リウマチ・頚椎
関節リウマチ・股関節	関節リウマチ・指関節	関節リウマチ・趾関節
関節リウマチ・膝関節	関節リウマチ・手関節	関節リウマチ・脊椎
関節リウマチ・足関節	関節リウマチ・肘関節	関節リウマチ・腰椎
関節リウマチ性間質性肺炎	肝線維症	感染型気管支喘息
感染後脳炎	感染後脳脊髄炎	感染性外耳炎
感染性角膜炎	感染性角膜潰瘍	乾癬性関節炎・肩関節
乾癬性関節炎・股関節	乾癬性関節炎・指関節	乾癬性関節炎・膝関節
乾癬性関節炎・手関節	乾癬性関節炎・仙腸関節	乾癬性関節炎・足関節
乾癬性関節炎・肘関節	感染性喉頭気管炎	感染性口内炎
乾癬性脊椎炎	乾燥性口内炎	眼底動脈蛇行症
肝内胆管狭窄	肝内胆汁うっ滞	肝肉芽腫
肝脾T細胞リンパ腫	眼部帯状疱疹	眼部虫刺傷
汗疱性湿疹	顔面急性皮膚炎	顔面昆虫螫
顔面神経不全麻痺	顔面尋常性乾癬	顔面帯状疱疹
顔面多発虫刺傷	顔面半側萎縮症	顔面ミオキミア
乾酪性肺炎	乾酪性副鼻腔炎	寒冷凝集素症
寒冷じんま疹	寒冷溶血素症候群	機械性じんま疹
機械的溶血性貧血	気管結核	気管支結核
気管支喘息合併妊娠	義歯性潰瘍	義歯性口内炎
偽性円形脱毛症	偽性甲状腺機能亢進症	偽性髄膜炎
季節性アレルギー性結膜炎	季節性アレルギー性鼻炎	偽膜性結膜炎
偽膜性喉頭炎	偽膜性口内炎	嗅覚異常
嗅覚過敏	嗅覚減弱	嗅覚脱失
球後視神経炎	丘疹紅皮症	丘疹状紅斑
丘疹状湿疹	丘疹状じんま疹	急性アレルギー性中耳炎
急性移植片対宿主病	急性ウイルス性肝炎	急性壊疽性喉頭炎
急性外耳炎	急性潰瘍性喉頭炎	急性潰瘍性大腸炎
急性角結膜炎	急性角膜炎	急性化膿性外耳炎
急性化膿性中耳炎	急性肝萎縮	急性眼窩うっ血
急性眼窩炎	急性間質性肺炎	急性肝不全
急性巨核芽球性白血病	急性拒絶反応	急性激症型潰瘍性大腸炎
急性血性中耳炎	急性結膜炎	急性虹彩炎
急性虹彩毛様体炎	急性光線性外耳炎	急性喉頭炎
急性喉頭気管炎	急性骨髄性白血病	急性骨髄単球性白血病
急性散在性脳脊髄炎	急性視神経炎	急性湿疹性外耳炎
急性漿液ムチン性中耳炎	急性上行性脊髄炎	急性小脳性失調症
急性滲出性中耳炎	急性心不全	急性声帯炎
急性声門下喉頭炎	急性脊髄炎	急性接触性外耳炎
急性前骨髄球性白血病	急性前部ぶどう膜炎	急性粟粒結核
急性多発性硬化症	急性単球性白血病	急性低音障害型感音難聴
急性特発性血小板減少性紫斑病	急性乳児湿疹	急性肺水腫
急性反応性外耳炎	急性汎発性膿疱性乾癬	急性非化膿性中耳炎
急性浮腫性喉頭炎	急性ムコイド中耳炎	急性毛様体炎
急性薬物中毒	急性薬物誘発性間質性肺障害	急性リウマチ熱
急性リウマチ熱性輪状紅斑	急性リンパ性白血病	急性濾胞性結膜炎
嗅粘膜性嗅覚障害	嗅盲	キュットネル腫瘍
胸腔内リンパ節結核・菌確認あり	胸腔内リンパ節結核・組織学的確認あり	胸腺腫合併重症筋無力症
胸腺摘出後重症筋無力症	強直性脊椎炎性呼吸器障害	強直脊椎炎性虹彩毛様体炎
頬粘膜白板症	強皮症性ミオパチー	胸部昆虫螫

胸部帯状疱疹	強膜潰瘍	強膜拡張症
強膜ぶどう腫	局在性脈絡膜炎	局在性網膜炎
局在性網脈絡膜炎	局面状乾癬	局面性類乾癬
巨細胞性甲状腺炎	去勢抵抗性前立腺癌	巨大血小板症候群
巨大血小板性血小板減少症	巨大乳頭結膜炎	巨大フリクテン
亀裂性湿疹	筋サルコイドーシス	近視性脈絡膜新生血管
近視性網膜症	キンドラー症候群	筋ヘルニア
空腸クローン病	躯幹帯状疱疹	躯幹類乾癬
くすぶり型白血病	屈曲部乾癬	屈曲部湿疹
グッドパスチャー症候群	クモ毒	くも膜炎
くも膜結核	クラゲ毒	グラデニーゴ症候群
クラミジア結膜炎	グルーイヤー	グレイ血小板症候群
グレーブス病	クレスト症候群	クローン病性若年性関節炎
クロロキン網膜症	形質芽球性リンパ腫	形質細胞白血病
軽症潰瘍性大腸炎	軽症再生不良性貧血	珪肺結核
頚部悪性リンパ腫	頚部虫刺症	頚部皮膚炎
稽留性肢端皮膚炎汎発型	劇症型潰瘍性大腸炎	劇症帯状疱疹
血液凝固異常	結核性喀血	結核性気管支拡張症
結核性気胸	結核性胸膜炎・菌確認あり	結核性胸膜炎・組織学的確認あり
結核性空洞	結核性血胸	結核性硬膜炎
結核性軟膜炎	結核性膿胸	結核性肺線維症
結核性肺膿瘍	結核性腹水	血管拡張性環状紫斑症
血管性血友病	血管性パンヌス	血管内大細胞型B細胞性リンパ腫
血管ベーチェット病	血管免疫芽球性T細胞リンパ腫	血小板機能異常症
血小板機能低下	血小板減少症	血小板障害症
血小板放出機構異常症	血小板無力症	血清反応陰性関節リウマチ
血性腹水	血清発疹	結節硬化型古典的ホジキンリンパ腫
結節虹彩炎	結節性眼炎	結節性肝硬変
結節性結膜炎	結節性紅斑性関節障害	結節性肺結核
結節性リンパ球優位型ホジキンリンパ腫	結腸悪性リンパ腫	結膜潰瘍
結膜びらん	結膜濾胞症	限局型ウェジナー肉芽腫症
限局性円板状エリテマトーデス	限局性外耳道炎	限局性神経皮膚炎
限局性滲出性網脈絡膜炎	限局性前立腺癌	原発性血小板減少症
原発性甲状腺機能亢進症	原発性抗リン脂質抗体症候群	原発性滲出性リンパ腫
原発性胆汁性肝硬変	原発性ヘルペスウイルス性口内炎	顕微鏡的多発血管炎
高2倍体性Bリンパ芽球性白血病	高2倍体性Bリンパ芽球性白血病/リンパ腫	高2倍体性Bリンパ芽球性リンパ腫
肛囲間擦疹	好塩基球性白血病	甲殻動物毒
硬化性角膜炎	硬化性脊髄炎	硬化性舌炎
硬化性肺結核	交感神経性眼筋麻痺	後極ぶどう膜腫
口腔紅板症	口腔上顎洞瘻	口腔褥瘡性潰瘍
口腔帯状疱疹	口腔白板症	口腔ベーチェット病
口腔ヘルペス	口腔扁平苔癬	高血圧性眼底
高血圧性虹彩毛様体炎	高血圧性視神経網膜症	高血圧性網膜症
硬口蓋白板症	虹彩異色	虹彩異色性毛様体炎
虹彩炎	好酸球性食道炎	好酸球性白血病
好酸球性副鼻腔炎	高脂血症性網膜症	甲状腺悪性リンパ腫
甲状腺炎	甲状腺眼症	甲状腺機能亢進症
甲状腺機能正常型グレーブス病	甲状腺中毒症性関節障害	甲状腺中毒症性筋無力症候群
甲状腺中毒症性心筋症	甲状腺中毒性昏睡	甲状腺中毒性四肢麻痺
甲状腺中毒性周期性四肢麻痺	甲状腺中毒性心不全	甲状腺中毒性ミオパチー
口唇アフタ	口唇虫刺傷	光線眼症
交代性舞踏病	光沢苔癬	好中球G6PD欠乏症
好中球減少症	好中球性白血病	口底白板症

後天性凝固因子欠乏症	後天性魚鱗癬	後天性筋緊張症
後天性血小板機能低下	後天性第XIII因子欠乏症	後天性胆管狭窄症
後天性低プロトロンビン血症	後天性表皮水疱症	後天性溶血性貧血
喉頭結核	喉頭周囲炎	喉頭上皮過形成
後頭部帯状疱疹	口内炎	紅板症
広汎性円形脱毛症	紅斑性間擦疹	紅斑性湿疹
後鼻孔ポリープ	紅皮症型薬疹	高フィブリノゲン血症
後部強膜炎	後部ぶどう腫	後部毛様体炎
硬膜炎	後迷路性難聴	肛門クローン病
抗リン脂質抗体症候群	高齢者EBV陽性びまん性大細胞型B細胞性リンパ腫	コーガン症候群
コーツ病	呼吸細気管支炎関連性間質性肺疾患	呼吸性嗅覚障害
鼓室内水腫	骨悪性リンパ腫	骨移植拒絶反応
骨移植不全	骨サルコイドーシス	骨髄異形成症候群
骨髄移植拒絶反応	骨髄性白血病	骨髄性白血病骨髄浸潤
骨髄単球性白血病	骨髄低形成	骨髄低形成血小板減少症
骨盤死腔炎	骨盤部感染性リンパのう胞	骨盤腹膜癒着
コッホ・ウィークス菌性結膜炎	固定薬疹	古典的ホジキンリンパ腫
孤立性アフタ	コリン性じんま疹	混合型肝硬変
混合型喘息	混合型白血病	混合細胞型古典的ホジキンリンパ腫
混合性嗅覚障害	混合性難聴	昆虫刺傷
細菌疹	細菌性結膜炎	最重症再生不良性貧血
再植歯不全	再燃緩解型潰瘍性大腸炎	再発性アフタ
再発性中耳炎	再発性ヘルペスウイルス性口内炎	再膨張性肺水腫
錯嗅	左室不全	左心不全
サソリ毒	サルコイドーシス性虹彩毛様体炎	サルコイドーシス性ぶどう膜炎
サルコイド関節障害	サルコイド筋炎	サルコイド心筋炎
サルコイドミオパチー	散在性表層角膜炎	散在性脈絡膜炎
散在性網膜炎	散在性網脈絡膜炎	三叉神経帯状疱疹
蚕蝕性角膜潰瘍	しいたけ皮膚炎	シェーンライン・ヘノッホ紫斑病性関節炎
耳介周囲湿疹	紫外線角結膜炎	紫外線角膜炎
耳介虫刺傷	耳介蜂巣炎	耳下腺炎
耳下腺管炎	耳管鼓室炎	耳管閉塞症
色素性痒疹	子宮付属器癒着	軸性視神経炎
自己赤血球感作症候群	篩骨洞炎	篩骨洞ポリープ
自己免疫性肝炎	自己免疫性肝硬変	自己免疫性甲状腺炎
自己免疫性好中球減少症	自己免疫性じんま疹	自己免疫性副腎炎
自己免疫性溶血性貧血	四肢乾癬	四肢小児湿疹
四肢尋常性乾癬	四肢虫刺症	四肢毛孔性紅色粃糠疹
糸状角膜炎	指状嵌入細胞肉腫	視神経周囲炎
視神経症	視神経障害	視神経髄膜炎
視神経乳頭炎	視神経網膜炎	視神経網膜障害
歯性上顎洞炎	歯性副鼻腔炎	耳性めまい
持続性色素異常性紅斑	刺虫アレルギー	実質性角膜炎
湿疹性眼瞼炎	湿疹性眼瞼皮膚炎	湿疹性パンヌス
湿疹続発性紅皮症	湿疹様発疹	歯肉白板症
紫斑型薬疹	紫斑病腎炎	尺側偏位
若年型重症筋無力症	若年性関節炎	若年性骨髄単球性白血病
若年性再発性網膜硝子体出血	若年性多発性関節炎	若年性多発性動脈炎
若年性特発性関節炎	若年性皮膚筋炎	若年性ヘルペス状皮膚炎
シャルコー肝硬変	縦隔悪性リンパ腫	縦隔原発大細胞型B細胞性リンパ腫
周期性血小板減少症	周期性好中球減少症	周期性再発性じんま疹
重症潰瘍性大腸炎	重症再生不良性貧血	重症多形滲出性紅斑・急性期
十二指腸悪性リンパ腫	十二指腸クローン病	周辺性ブドウ膜炎

周辺性網脈絡膜炎	周辺部ぶどう膜炎	周辺部脈絡膜炎
しゅさ性眼瞼炎	手掌紅斑	出血性外耳炎
出血性角膜炎	出血性虹彩炎	出血性口内炎
出血性じんま疹	出血性中耳炎	出血性鼻茸
出血性網膜炎	出血性網膜色素上皮剥離	術後急性肝炎
術後結膜炎	術後虹彩炎	術後性耳下腺炎
術後性中耳炎	術後性慢性中耳炎	術後乳癌
術後溶血性貧血	種痘様水疱症様リンパ腫	主婦湿疹
腫瘍随伴性天疱瘡	腫瘤型筋サルコイドーシス	循環性抗凝血因子症
春季カタル	小陰唇膿瘍	漿液性虹彩炎
漿液性網膜炎	漿液性網膜色素上皮剥離	上顎洞炎
上顎洞性後鼻孔ポリープ	上顎洞性中咽頭ポリープ	上顎洞ポリープ
上眼窩裂症候群	少関節型若年性関節炎	上強膜炎
小局面状類乾癬	小結節性肝硬変	症候性原発性胆汁性肝硬変
上行性視神経炎	症候性紫斑病	上鼓室化膿症
硝子体黄斑牽引症候群	上斜筋不全麻痺	上斜筋麻痺
掌蹠角化症	掌蹠膿疱症性骨関節炎	小唾液腺炎
小腸悪性リンパ腫	小腸クローン病	小腸大腸クローン病
上直筋不全麻痺	上直筋麻痺	小児 EBV 陽性 T 細胞リンパ増殖性疾患
小児アトピー性湿疹	小児遺伝性無顆粒球症	小児外陰腟炎
小児乾燥型湿疹	小児丘疹性先端皮膚炎	小児急性リンパ性白血病
小児骨髄異形成症候群	小児声帯結節	小児全身性 EBV 陽性 T 細胞リンパ増殖性疾患
小児喘息	小児特発性低血糖症	小児ネフローゼ症候群
小児汎発性膿疱性乾癬	小児副鼻腔炎	睫毛性眼瞼炎
小リンパ球性リンパ腫	初回発作型潰瘍性大腸炎	職業性皮膚炎
職業喘息	食道膿瘍	食物性皮膚炎
女性化副腎腫瘍	脂漏性眼瞼炎	脂漏性乾癬
脂漏性乳児皮膚炎	腎移植急性拒絶反応	腎移植拒絶反応
腎移植不全	腎移植慢性拒絶反応	人為的甲状腺中毒症
心因性喘息	真菌性角膜潰瘍	心筋不全
神経栄養性角結膜炎	神経サルコイドーシス	神経性難聴
神経ベーチェット病	心原性肺水腫	人工肛門部皮膚炎
人工じんま疹	進行性角膜潰瘍	進行性前立腺癌
進行性難聴	深在性エリテマトーデス	心サルコイドーシス
腎サルコイドーシス	滲出型加齢黄斑変性	滲出性紅斑型中毒疹
滲出性腹水	滲出性網膜炎	滲出性網膜症
浸潤性表層角膜炎	新生児中耳炎	新生児皮下脂肪壊死症
新生児皮脂漏	新生児皮膚炎	腎性網膜症
心臓悪性リンパ腫	心臓移植拒絶反応	心臓移植不全
深層角膜炎	心臓性呼吸困難	心臓性浮腫
心臓喘息	振動性じんま疹	心肺移植拒絶反応
心肺移植不全	塵肺結核	心不全
膵移植拒絶反応	膵移植不全	水晶体原性虹彩毛様体炎
水痘・帯状疱疹ウイルス感染母体より出生した児	水痘脳炎	水疱性口内炎
水疱性多形紅斑	水疱性中耳炎	水疱性扁平苔癬
水疱性類天疱瘡	髄膜炎	髄膜結核腫
髄膜脊髄炎	髄膜脳炎	髄膜白血病
睡眠薬副作用	スギ花粉症	ステロイド依存性潰瘍性大腸炎
ステロイド依存性クローン病	ステロイド依存性喘息	ステロイド依存性ネフローゼ症候群
ステロイド抵抗性ネフローゼ症候群	ステロイド皮膚炎	ステロイド離脱症候群
スモン	制癌剤皮膚炎	正球性正色素性貧血
星状角膜炎	星状網膜症	成人 T 細胞白血病骨髄浸潤
成人 T 細胞白血病リンパ腫	成人 T 細胞白血病リンパ腫・急性型	成人 T 細胞白血病リンパ腫・くすぶり型

成人 T 細胞白血病リンパ腫・慢性型	成人 T 細胞白血病リンパ腫・リンパ腫型	成人アトピー性皮膚炎
精巣悪性リンパ腫	声帯炎	声門下浮腫
声門上浮腫	声門浮腫	ゼーミッシュ潰瘍
赤芽球ろう	石化性角膜炎	赤色湿疹
脊髄髄膜炎	脊髄多発性硬化症	脊髄膜結核
咳喘息	脊椎周囲炎	赤道ぶどう腫
赤白血病	セザリー症候群	節外性 NK/T 細胞リンパ腫・鼻型
舌潰瘍	舌下腺炎	雪眼炎
赤血球造血刺激因子製剤低反応性貧血	赤血球破砕症候群	接合部型先天性表皮水疱症
接触眼瞼皮膚炎	接触じんま疹	接触性眼瞼結膜炎
接触性口内炎	節足動物毒	舌乳頭炎
舌膿瘍	舌白板症	舌びらん
セリアック病	遷延性肝炎	遷延性虹彩炎
全外眼筋麻痺	前額部虫刺傷	前額部虫刺症
穿孔性角膜潰瘍	穿孔性中耳炎	線状角膜炎
線状苔癬	線状網膜炎	全身型ウェジナー肉芽腫症
全身型若年性特発性関節炎	全身型重症筋無力症	全身湿疹
全身性エリテマトーデス性呼吸器障害	全身性エリテマトーデス性心膜炎	全身性エリテマトーデス性脳動脈炎
全身性エリテマトーデス性ミオパチー	全身性エリテマトーデス脊髄炎	全身性エリテマトーデス脳炎
全身性エリテマトーデス脳脊髄炎	全身性強皮症	全身性強皮症性呼吸器障害
全身性紫斑病	全身性転移性癌	全身の尋常性乾癬
全身毛孔性紅色粃糠疹	全身薬疹	前庭型メニエール病
前庭障害	前庭神経炎	先天性外転神経麻痺
先天性筋強直症	先天性筋無緊張症	先天性血液凝固因子異常
先天性血小板機能低下	先天性好中球減少症	先天性再生不良性貧血
先天性赤芽球ろう	先天性第 X 因子欠乏症	先天性第 XI 因子欠乏症
先天性第 XII 因子欠乏症	先天性第 XIII 因子欠乏症	先天性低形成貧血
先天性ネフローゼ症候群	先天性パラミオトニア	先天性副腎過形成
先天性副腎性器症候群	先天性プラスミノゲン欠損症	先天性無フィブリノゲン血症
前頭洞炎	腺病性パンヌス	前房蓄膿
前房蓄膿性角膜炎	前房蓄膿性虹彩炎	前立腺横紋筋肉腫
前立腺癌再発	前立腺小細胞癌	前立腺神経内分泌癌
前立腺肉腫	前リンパ球性白血病	造影剤ショック
増殖性化膿性口内炎	増殖性硝子体網膜症	増殖性網膜炎
総胆管狭窄症	総胆管閉塞症	側頭動脈炎
続発性血小板減少症	続発性血小板減少性紫斑病	続発性虹彩炎
続発性虹彩毛様体炎	続発性紫斑病	続発性胆汁性肝硬変
続発性脳炎	続発性舞踏病	続発性ぶどう膜炎

た

第 V 因子欠乏症	第 VII 因子欠乏症	大アフタ
大陰唇膿瘍	体幹虫刺症	大局面状類乾癬
大結節性肝硬変	体質性再生不良性貧血	代償性肝硬変
帯状脱毛症	帯状疱疹後ケロイド形成	帯状疱疹後三叉神経痛
帯状疱疹後膝神経節炎	帯状疱疹後神経痛	帯状疱疹後多発性ニューロパチー
帯状疱疹神経炎	帯状疱疹性角結膜炎	帯状疱疹性強膜炎
帯状疱疹性結膜炎	帯状疱疹性虹彩炎	帯状疱疹性虹彩毛様体炎
苔癬	苔癬状類乾癬	大腸悪性リンパ腫
大腸クローン病	唾液腺管炎	多形紅斑
多形紅斑性関節障害	多形慢性痒疹	多巣性運動ニューロパチー
多中心性細網組織球症	多発性乾癬性関節炎	多発性癌転移
多発性筋炎性呼吸器障害	多発性血管炎	多発性血管炎重複症候群
多発性口内炎	多発性神経炎	多発性神経障害
多発性神経脊髄炎	多発性脊髄神経根炎	多発性リウマチ性関節炎
多発ニューロパチー	胆管狭窄症	胆管閉塞症

単球性白血病	胆細管性肝硬変	胆汁うっ滞
単純性角膜潰瘍	単純性顔面粃糠疹	単純性紫斑病
単純性中耳炎	単純性表皮水疱症	単純苔癬
男性化副腎腫瘍	蛋白病	単葉性肝硬変
致死型表皮水疱症	地図状口内炎	地図状脈絡膜炎
腟潰瘍	チビエルジュ・ワイゼンバッハ症候群	チャドクガ皮膚炎
中隔性肝硬変	中間部ぶどう膜炎	中耳炎
中耳炎後遺症	中耳炎性顔面神経麻痺	虫刺性皮膚炎
中心性脈絡膜炎	中心性脈絡網膜症	中心性網膜炎
中心性網膜症	中心性網脈絡膜炎	虫垂クローン病
中枢神経系原発びまん性大細胞型B細胞性リンパ腫	中枢神経ループス	中枢性顔面神経麻痺
中枢性嗅覚障害	中枢性難聴	中等症潰瘍性大腸炎
中等症再生不良性貧血	中毒性甲状腺腫	中毒性好中球減少症
中毒性紅斑	中毒性視神経炎	中毒性多結節性甲状腺腫
中毒性単結節性甲状腺腫	中毒性ニューロパチー	中毒性表皮壊死症
中毒性溶血性貧血	腸移植拒絶反応	腸移植不全
腸管症関連T細胞リンパ腫	腸管ベーチェット病	腸間膜リンパ節結核
蝶形骨洞炎	蝶形骨洞ポリープ	直腸悪性リンパ腫
直腸クローン病	陳旧性顔面神経麻痺	陳旧性虹彩炎
陳旧性虹彩毛様体炎	陳旧性中耳炎	陳旧性肺結核
通常型間質性肺炎	通年性アレルギー性結膜炎	通年性アレルギー性鼻炎
手足症候群	低2倍体性Bリンパ芽球性白血病	低2倍体性Bリンパ芽球性白血病/リンパ腫
低2倍体性Bリンパ芽球性リンパ腫	低アルドステロン症	低形成性白血病
低形成性貧血	低血糖性脳症	低血糖発作
低線維素血症	低補体血症性血管炎	低レニン性低アルドステロン症
滴状乾癬	滴状類乾癬	手湿疹
テノンのう炎	デビス紫斑	転移性黒色腫
転移性扁平上皮癌	点状乾癬	デンスデポジット病ネフローゼ症候群
動眼神経萎縮	動眼神経炎	動眼神経根性麻痺
動眼神経不全麻痺	動眼神経麻痺	冬期湿疹
島細胞過形成症	頭部湿疹	頭部脂漏
頭部尋常性乾癬	頭部虫刺傷	頭部粃糠疹
島ベータ細胞過形成症	動脈硬化性眼底	動脈硬化性眼底所見
トカゲ毒	兎眼性角膜炎	特発性眼筋麻痺
特発性肝硬変	特発性間質性肺炎	特発性器質化肺炎
特発性血小板減少性紫斑病	特発性血小板減少性紫斑病合併妊娠	特発性好中球減少症
特発性再生不良性貧血	特発性じんま疹	特発性肺線維症
特発性副腎性器障害	特発性傍中心窩毛細血管拡張症	特発性末梢性顔面神経麻痺
特発性脈絡膜新生血管	特発性溶血性貧血	毒物性眼瞼炎
トッド肝硬変	突発性嗅覚障害	ドルーゼン
な 内因性湿疹	内因性ブドウ膜炎	内直筋麻痺
内リンパ水腫	軟口蓋白板症	難治性喘息
難治性ネフローゼ症候群	難治性ぶどう膜炎	軟膜炎
肉芽腫性下垂体炎	肉芽腫性肝炎	肉芽腫性甲状腺炎
ニコチン性口蓋白色角化症	ニコチン性口内炎	二次性甲状腺機能亢進症
二次性再生不良性貧血	二次性ネフローゼ症候群	二次性白血球減少症
二次性白血病	乳痂	乳癌
乳癌・HER2過剰発現	乳癌骨転移	乳癌皮膚転移
乳児赤芽球ろう	乳児喘息	乳腺腋窩尾部乳癌
乳頭部乳癌	乳頭網膜炎	乳房下外側部乳癌
乳房下内側部乳癌	乳房境界部乳癌	乳房脂肪肉腫
乳房上外側部乳癌	乳房上内側部乳癌	乳房中央部乳癌
乳房肉腫	乳房パジェット病	乳房皮膚炎
乳輪部乳癌	妊娠湿疹	妊娠性疱疹

妊娠性痒疹	妊婦性皮膚炎	熱帯性スプルー
熱帯扁平苔癬	粘液膿性結膜炎	念珠状紅色苔癬
脳悪性リンパ腫	脳幹多発性硬化症	膿胸関連リンパ腫
脳室炎	脳脊髄膜結核	のう胞様黄斑浮腫
は ノートナーゲル症候群	バーキット白血病	バーキットリンパ腫
肺移植拒絶反応	肺移植不全	肺炎結核
肺結核・鏡検確認あり	肺結核・組織学的確認あり	肺結核・培養のみ確認あり
肺結核腫	肺好酸球性肉芽腫症	肺サルコイドーシス
梅毒性髄膜炎	肺門結核	肺門リンパ節結核
白色水腫	白色粃糠疹	白内障術後結膜炎
剥離性間質性肺炎	剥離性食道炎	剥離性皮膚炎
ハシトキシコーシス	橋本病	播種性結核
バセドウ病	バセドウ病眼症	バセドウ病術後再発
白血球減少症	白血病性関節症	白血病性網膜症
発熱性好中球減少症	鼻背部湿疹	ハブ咬傷
バラ血友病	パラミオトニア	バリズム
パリノー結膜炎	パリノー結膜腺症候群	パリノー症候群
汎血球減少症	瘢痕性類天疱瘡	斑状類乾癬
斑点状網膜症	ハンド・シューラー・クリスチャン病	ハント症候群
汎発性膿疱性乾癬	反復性角膜潰瘍	反復性虹彩炎
反復性虹彩毛様体炎	反復性耳下腺炎	反復性前部ぶどう膜炎
反復性前房蓄膿	反復性多発性神経炎	反復性毛様体炎
汎副鼻腔炎	脾B細胞性リンパ腫/白血病・分類不能型	脾悪性リンパ腫
非アトピー性喘息	皮下脂肪織炎様T細胞リンパ腫	非化膿性甲状腺炎
非化膿性中耳炎	非感染性急性外耳炎	鼻腔サルコイドーシス
鼻腔ポリープ	粃糠疹	肥厚性扁平苔癬
非自己免疫性溶血性貧血	皮質聾	微小血管障害性溶血性貧血
微小変化型ネフローゼ症候群	非心原性肺水腫	非水疱性多形紅斑
ヒスチオサイトーシスX	脾性好中球減少症	鼻性視神経炎
非代償性肝硬変	ビタミンK欠乏による凝固因子欠乏	非定型的白血病
非定型慢性骨髄性白血病	非特異性間質性肺炎	非特異的反応性肝炎
ヒトデ毒	ヒノキ花粉症	脾びまん性赤脾髄小B細胞性リンパ腫
皮膚移植拒絶反応	皮膚移植不全	皮膚エリテマトーデス
皮膚筋炎性呼吸器障害	皮膚結節性多発動脈炎	皮膚原発性CD30陽性T細胞リンパ増殖性疾患
皮膚原発性γδT細胞リンパ腫	皮膚原発性未分化大細胞リンパ腫	皮膚原発びまん性大細胞型B細胞リンパ腫・下肢型
皮膚サルコイドーシス	皮膚粟粒結核	鼻部虫刺傷
皮膚描記性じんま疹	脾辺縁帯リンパ腫	非ホジキンリンパ腫
肥満細胞性白血病	びまん性外耳炎	びまん性乾癬
びまん性管内増殖性糸球体腎炎ネフローゼ症候群	びまん性神経皮膚炎	びまん性大細胞型・バーキット中間型分類不能B細胞性リンパ腫
びまん性大細胞型・ホジキン中間型分類不能B細胞性リンパ腫	びまん性大細胞型B細胞性リンパ腫	びまん性中毒性甲状腺腫
びまん性肺胞傷害	びまん性表層角膜炎	びまん性膜性糸球体腎炎ネフローゼ症候群
びまん性脈絡膜炎	表在性角膜炎	表在性舌炎
表在性点状角膜炎	ビリグラフィンショック	ピリン疹
頻回再発型ネフローゼ症候群	貧血網膜症	ファンコニー貧血
フィブリノゲン異常症	フィブリノゲン欠乏症	フィブリノゲン減少症
フィブリン減少症	フィラメント状角膜炎	封入体筋炎
フォークト・小柳・原田病	フォークト・小柳病	フォンウィルブランド病
匐行性角膜潰瘍	副腎萎縮	副腎梗塞
副腎皮質機能低下に伴う貧血	副腎皮質ホルモン剤副作用	副鼻腔真菌症
副鼻腔ポリープ	腹部虫刺傷	浮腫性声帯炎

不全型ハント症候群	不全型ベーチェット病	ブタクサ花粉症
フックス異色毛様体炎	不適合輸血反応	ぶどう球菌性眼瞼炎
舞踏病	舞踏病様運動	ぶどう膜角膜炎
ブラジル天疱瘡	プランマー病	フリクテン性角結膜炎
フリクテン性角膜炎	フリクテン性角膜潰瘍	フリクテン性結膜炎
フリクテン性パンヌス	プレカリクレイン欠乏症	プロテインＣ欠乏症
プロテインＳ欠乏症	プロトロンビン欠乏症	分類不能型骨髄異形成症候群
ヘアリー細胞白血病	ヘアリー細胞白血病亜型	閉塞性黄疸
閉塞性肝硬変	閉塞性髄膜炎	ベドナーアフタ
ベニエ痒疹	ペニシリンアレルギー	ペニシリンショック
ヘパリン・コファクターII欠乏症	ヘパリン起因性血小板減少症	ヘビ咬傷
ヘブラ痒疹	ベルナール・スーリエ症候群	ヘルペス口内炎
ヘルリッツ型接合部型表皮水疱症	辺縁角膜炎	辺縁フリクテン
扁桃悪性リンパ腫	扁平湿疹	扁平苔癬様角化症
蜂刺症	放射線胸膜炎	放射線性口内炎
放射線性肺線維症	放射線性貧血	放射線網膜症
胞状異角化症	疱疹状天疱瘡	発作性運動誘発舞踏アテトーシス
発作性ジストニア性舞踏アテトーシス	ポリープ状脈絡膜血管症	ポリープ様声帯

ま

本態性音声振戦症	本態性再生不良性貧血	麻疹様紅斑
麻酔ショック	末梢神経障害	末梢神経性嗅覚障害
末梢性Ｔ細胞リンパ腫	末梢性Ｔ細胞リンパ腫・詳細不明	末梢性顔面神経麻痺
末梢動脈疾患	麻痺性斜視	慢性NK細胞リンパ増殖性疾患
慢性アレルギー性中耳炎	慢性移植片対宿主病	慢性うっ血性心不全
慢性炎症関連びまん性大細胞型Ｂ細胞性リンパ腫	慢性炎症性脱髄性多発神経炎	慢性外耳炎
慢性顎下腺炎	慢性角結膜炎	慢性カタル性結膜炎
慢性化膿性穿孔性中耳炎	慢性化膿性中耳炎	慢性肝炎増悪
慢性感染性貧血	慢性拒絶反応	慢性結膜炎
慢性虹彩毛様体炎	慢性骨髄性白血病	慢性骨髄性白血病移行期
慢性骨髄性白血病慢性期	慢性骨髄単球性白血病	慢性耳下腺炎
慢性耳管鼓室カタル	慢性耳管鼓室化膿性中耳炎	慢性持続型潰瘍性大腸炎
慢性持続性肝炎	慢性漿液性中耳炎	慢性漿液ムチン性中耳炎
慢性上鼓室乳突洞化膿性中耳炎	慢性進行性外眼筋麻痺症候群	慢性滲出性中耳炎
慢性心不全	慢性じんま疹	慢性髄膜炎
慢性脊髄炎	慢性舌炎	慢性穿孔性中耳炎
慢性苔癬状粃糠疹	慢性単球性白血病	慢性中耳炎急性増悪
慢性中耳炎後遺症	慢性中耳炎術後再燃	慢性特発性血小板減少性紫斑病
慢性乳児湿疹	慢性脳炎	慢性白血病
慢性非活動性肝炎	慢性非化膿性中耳炎	慢性表在性舌炎
慢性副鼻腔炎	慢性副鼻腔炎急性増悪	慢性副鼻腔膿瘍
慢性本態性好中球減少症候群	慢性ムコイド中耳炎	慢性網膜症
慢性薬物中毒	慢性薬物誘発性間質性肺障害	慢性痒疹
慢性リウマチ性冠状動脈炎	慢性良性顆粒球減少症	慢性濾胞性結膜炎
マントル細胞リンパ腫	ミクリッツ病	未分化大細胞リンパ腫
耳帯状疱疹	脈絡膜炎	ミラーフィッシャー症候群
ミリッチ症候群	ムカデ咬創	無顆粒球症
無顆粒球性アンギナ	無嗅覚症	ムコイド中耳炎
ムコーズス中耳炎	無症候性原発性胆汁性肝硬変	無症候性多発性硬化症
ムチランス変形	無痛性甲状腺炎	無排卵月経
無排卵症	無フィブリノゲン血症	迷路性難聴
迷路性めまい	メラー舌炎	メルカーソン・ローゼンタール症候群
毛細管脆弱症	毛細血管脆弱症	網状類乾癬
毛虫皮膚炎	毛包眼瞼炎	網膜炎
網膜血管周囲炎	網膜血管腫状増殖	網膜血管障害
網膜血管鞘形成	網膜血管新生	網膜血管攣縮症
網膜血栓性静脈炎	網膜細動脈瘤	網膜症
網膜静脈炎	網膜静脈周囲炎	網膜静脈蛇行症
網膜静脈怒張	網膜静脈分枝閉塞症による黄斑浮腫	網膜静脈閉塞症による黄斑浮腫
網膜滲出斑	網膜中心静脈閉塞症による黄斑浮腫	網膜浮腫
網膜毛細血管瘤	毛様体炎	モラックス・アクセンフェルド結膜炎

や

門脈周囲性肝硬変	門脈性肝硬変	夜間性喘息
夜間低血糖症	薬剤性過敏症症候群	薬剤性顆粒球減少症
薬剤性間質性肺炎	薬剤性血小板減少性紫斑病	薬剤性酵素欠乏性貧血
薬剤性再生不良性貧血	薬剤性自己免疫性溶血性貧血	薬剤性溶血性貧血
薬剤誘発性過敏性血管炎	薬剤誘発性天疱瘡	薬剤誘発性ループス
薬物性角結膜炎	薬物性角膜炎	薬物性眼瞼炎
薬物性結膜炎	薬物性口唇炎	薬物性ショック
薬物性じんま疹	薬物性接触性皮膚炎	薬物誘発性多発ニューロパチー
薬物誘発性舞踏病	優性栄養障害型先天性表皮水疱症	輸血関連急性肺障害
輸血後GVHD	輸血後肝炎	輸血後肝障害
輸血後じんま疹	輸血によるショック	癒着性くも膜炎
腰椎炎	腰殿部帯状疱疹	腰腹帯状疱疹
腰部尋常性乾癬	腰麻ショック	ヨード過敏症
ヨードショック	予防接種後脳炎	予防接種後脳脊髄炎

ら

ライエル症候群	ライエル症候群型薬疹	落屑性湿疹
ランゲルハンス細胞組織球症	卵巣癌全身転移	卵巣性不妊症
リウマチ性滑液包炎	リウマチ性環状紅斑	リウマチ性虹彩炎
リウマチ性心筋炎	リウマチ性心疾患	リウマチ性心臓弁膜症
リウマチ性心不全	リウマチ性心弁膜炎	リウマチ性皮下結節
リウマチ様関節炎	リガ・フェーデ病	リブマン・サックス心内膜炎
リポイド肝炎	流行性結膜炎	両心不全
良性移動性舌炎	良性粘膜類天疱瘡	良性慢性化膿性中耳炎
両側性感音難聴	両側性高音障害急墜型感音難聴	両側性高音障害漸傾型感音難聴
両側性混合性難聴	緑膿菌性外耳炎	鱗状湿疹
輪状網膜症	リンパ球減少型古典的ホジキンリンパ腫	リンパ球性間質性肺炎
リンパ球豊富型古典的ホジキンリンパ腫	リンパ形質細胞性リンパ腫	リンパ性白血病
リンパ性白血病骨髄浸潤	リンパ節サルコイドーシス	輪紋状角膜炎
類苔癬	ループスアンチコアグラント	ループス胸膜炎
ループス血小板減少症	ループス腎炎	ループス腸炎
ループス肺臓炎	ループス膀胱炎	レイノー現象
レイノー症候群	劣性栄養障害型先天性表皮水疱症	レッテラー・ジーベ病
レルモワイエ症候群	連鎖球菌性喉頭炎	連鎖球菌性喉頭気管炎
レンネルトリンパ腫	老人性紫斑	老人性舞踏病
老年性出血	ローゼンタール病	濾出性腹水
濾胞樹状細胞腫瘍	濾胞性乾癬	濾胞性リンパ腫

△

4型尿細管性アシドーシス	ALK融合遺伝子陽性非小細胞肺癌	B型慢性肝炎
C型急性肝炎	FSH単独欠損症	LH単独欠損症
RS3PE症候群	S状結腸結核	TSH単独欠損症

あ

悪性奇形腫	悪性高熱症	悪性腫瘍
悪性腫瘍合併性皮膚筋炎	悪性腫瘍に伴う貧血	悪性葉状腫瘍
アレルギー性肉芽腫性血管炎	鞍上部胚細胞腫瘍	イートン・ランバート症候群
異汗症	胃結核	医原性低血糖症

	胃原発絨毛癌	萎縮性声帯炎	異所性GHRH産生腫瘍
	胃胚細胞腫瘍	陰茎疾患	インスリン異常症
	インスリン自己免疫症候群	インスリン低血糖	インスリン分泌異常症
	咽頭喉頭逆流症	ウォーケス篩骨洞炎	壊死性潰瘍性歯周炎
	壊死性潰瘍性歯肉炎	壊疽性歯肉炎	炎症性多発性関節障害
	延髄星細胞腫	往来寒熱	悪寒発熱
か	外眼筋ミオパチー	回腸結核	回盲部結核
	夏期熱	顎下部結核	下垂体機能低下症
	下垂体機能低下に伴う貧血	下垂体障害	下垂体性男子性腺機能低下症
	下垂体性不妊症	下垂体性卵巣機能低下	仮性声帯麻痺
	下葉小細胞肺癌	下葉肺腺癌	下葉肺大細胞癌
	下葉肺扁平上皮癌	下葉非小細胞肺癌	カルチノイド
	カルマン症候群	川崎病	川崎病性冠動脈瘤
	川崎病による虚血性心疾患	癌	肝炎
	眼窩うっ血	眼窩血腫	眼窩内異物
	眼窩浮腫	眼球突出性眼筋麻痺	眼球偏位
	眼筋内異物	肝結核	間欠性眼球突出症
	眼瞼びらん	眼瞼瘻孔	肝細胞癌破裂
	カンジダ性口角びらん	カンジダ性口内炎	癌性ニューロパチー
	癌性ニューロミオパチー	癌性貧血	癌性ミエロパチー
	感染性食道炎	感染性皮膚炎	完全脱毛症
	汗疱	顔面痙攣	顔面痙攣症
	顔面神経障害	飢餓熱	偽膜性アンギナ
	木村病	嗅覚味覚障害	球後異物
	丘疹症	急性化膿性顎下腺炎	急性化膿性耳下腺炎
	急性偽膜性カンジダ症	急性喉頭蓋膿瘍	急性耳下腺炎
	急性熱性皮膚リンパ節症候群	胸腺結核	胸椎炎
	頬粘膜粘液のう胞	強膜疾患	胸膜播種
	筋肉結核	筋膜結核	空腸結核
	クラミジア腹膜炎	頚管性不妊症	痙性めまい
	頚椎炎	頚部脂腺癌	頚部隆起性皮膚線維肉腫
	稽留熱	痙攣性喉頭気管炎	痙攣性発声障害
	ゲオトリクム症	ゲオトリクム性口内炎	結核性下痢
	結核性痔瘻	結核性心筋症	結核性動脈炎
	結核性動脈内膜炎	結核性脳動脈炎	結核性貧血
	結膜化膿性肉芽腫	ケトン性低血糖症	ゲルハルト症候群
	原線維性星細胞腫	原発不明癌	高インスリン血症
	口蓋垂結核	口蓋粘液のう胞	硬化性腹膜炎
	口腔カンジダ症	口腔感染症	口腔結核
	口腔粘膜結核	膠原病性心膜炎	後耳介神経炎
	溝状舌	甲状腺結核	甲状腺周囲炎
	口唇カンジダ症	口唇結核	喉頭アレルギー
	喉頭萎縮	喉頭壊死	喉頭蓋軟骨膜炎
	喉頭蓋のう胞	喉頭蓋膿瘍	喉頭潰瘍
	喉頭下垂症	喉頭機能低下	喉頭狭窄症
	喉頭痙攣	喉頭軟骨膜炎	喉頭肉芽腫
	喉頭白斑症	喉頭びらん	喉頭閉塞
	喉頭蜂巣炎	喉頭麻痺	膠肉腫
	高熱	後腹膜胚細胞腫瘍	肛門結核
	コクサッキー心膜炎	ゴナドトロピン単独欠損症	ゴナドトロピン分泌異常
さ	コルチゾール結合グロブリン異常	三叉神経痛	産褥期鉄欠乏性貧血
	シーハン症候群	耳管圧迫	子宮性不妊症
	四肢出血斑	視床下部星細胞腫	視床星細胞腫
	持続熱	弛張熱	膝状神経節炎
	歯肉カンジダ症	ジフテリア腹膜炎	若年性強直性脊椎炎
	縦隔胚細胞腫瘍	縦隔卵黄のう腫瘍	周期性ACTH・ADH放出症候群
	重症熱性血小板減少症候群	十二指腸悪性ガストリノーマ	十二指腸悪性ソマトスタチノーマ
	十二指腸結核	術後食道炎	術後発熱

	腫瘍随伴症候群	消化性食道炎	松果体胚細胞腫瘍
	松果体部膠芽腫	小腸結核	上皮腫
	上葉小細胞肺癌	上葉肺腺癌	上葉肺大細胞癌
	上葉肺扁平上皮癌	上葉非小細胞肺癌	上腕三頭筋断裂
	上腕三頭筋不全断裂	食道カンジダ症	食道結核
	女性不妊症	心筋結核	真菌性髄膜炎
	神経炎	進行乳癌	心内膜結核
	膵性腹水	膵内分泌障害	水疱症
	水疱性口内炎ウイルス病	ステロイド誘発性皮膚症	星細胞腫
	成人スチル病	精巣胚細胞腫瘍	精巣卵黄のう腫瘍
	声帯萎縮	声帯外転筋麻痺	声帯機能不全
	声帯溝症	声帯上皮過形成	声帯肉芽腫
	声帯粘膜線維症	声帯のう胞	声帯膿瘍
	声帯白斑症	声帯瘢痕形成	声帯不全麻痺
	声帯麻痺	成長ホルモン単独欠損症	成長ホルモン分泌不全
	成長ホルモン分泌不全性低身長症	脊索腫	舌下隙膿瘍
	舌カンジダ症	舌切除後遺症	舌粘液のう胞
	線維乾酪性心膜炎	潜在性結核感染症	全身こむらがえり病
	全身性脱毛症	仙腸関節炎	前庭性運動失調症
	先天性難聴	先天性聾	前頭葉星細胞腫
	前頭葉退形成性星細胞腫	早発アドレナルキ	側頭葉星細胞腫
	側頭葉退形成性星細胞腫	側頭葉毛様細胞性星細胞腫	続発性下垂体機能低下症
た	体位性めまい	退形成性星細胞腫	胎児性癌
	大腸結核	唾液腺結核	蛇行状脱毛症
	多剤耐性結核	単球減少症	胆のう結核
	腟部びらん	中葉小細胞肺癌	中葉肺腺癌
	中葉肺大細胞癌	中葉肺扁平上皮癌	中葉非小細胞肺癌
	腸結核	超高熱	直腸結核
	低ゴナドトロピン性性腺機能低下症	転移性皮膚腫瘍	頭位眼振
	頭蓋内胚細胞腫瘍	透析腎癌	頭頂葉星細胞腫
	頭部脂腺癌	頭部隆起性皮膚線維肉腫	特発性アルドステロン症
	特発性下垂体機能低下症	特発性喉頭肉芽腫	突発性発熱
な	内胚葉洞腫瘍	尿毒症性心膜炎	ネズミチフス菌腹膜炎
は	脳幹部星細胞腫	肺癌による閉塞性肺炎	胚細胞腫
	梅毒性腹膜炎	肺門部小細胞癌	肺門部腺癌
	肺門部大細胞癌	肺門部非小細胞癌	肺門部扁平上皮癌
	破壊性関節炎	拍動性眼球突出症	発熱
	汎下垂体機能低下症	汎発性帯状疱疹	汎発性脱毛症
	鼻炎	非外傷性尺側手根屈筋断裂	微熱
	被のう性腹膜硬化症	びまん性星細胞腫	披裂喉頭蓋ひだ喉頭面癌
	貧血	副咽頭間隙悪性腫瘍	複合下垂体ホルモン欠損症
	副腎炎	副腎出血	副腎髄質過形成
	副腎髄質機能亢進症	副腎石灰化症	副腎のう胞
	副腎皮質過形成症	腹水症	ぶどう膜耳下腺熱
	平衡異常	ヘルペスウイルス性咽頭炎	ヘルペスウイルス性歯肉口内炎
	放射線口腔乾燥症	放射線食道炎	放射線唾液分泌障害
ま	本態性高体温症	末梢性めまい症	末梢前庭障害
	マムシ咬傷	慢性微熱	慢性リウマチ性縦隔心膜炎
	慢性リウマチ性心筋心膜炎	慢性リウマチ性心膜炎	ムンプス髄膜炎
	めまい症候群	免疫芽球性リンパ節症	網膜うっ血
や	網膜障害	毛様細胞性星細胞腫	輸血後鉄過剰症
ら	輸血反応	卵黄のう腫瘍	卵管機能異常
	卵管狭窄症	卵管性不妊症	卵管閉塞
	卵巣胚細胞腫瘍	卵巣卵黄のう腫瘍	リウマチ性癒着性心膜炎
	リウマトイド脊椎炎	良性発作性頭位めまい症	良性発作性めまい

	淋菌性口内炎	淋菌性腹膜炎	リンパ腫
	リンパ腫様丘疹症	連鎖球菌性膿瘍疹	ローラン症候群
わ	ワンサンアンギナ	ワンサン気管支炎	ワンサン扁桃炎

用法用量

〔散剤，錠剤〕：通常，成人にはベタメタゾンとして１日0.5～8mgを1～4回に分割経口投与する。なお，年齢，症状により適宜増減する。

〔シロップ剤〕：通常，成人にはベタメタゾンとして１日0.5～8mgを1～4回に分割経口投与する。小児には，１日0.15～4mgを1～4回に分割経口投与する。なお，年齢，症状により適宜増減する。

禁忌　本剤の成分に対し過敏症の既往歴のある患者

原則禁忌

(1)有効な抗菌剤の存在しない感染症，全身の真菌症の患者
(2)消化性潰瘍の患者
(3)精神病の患者
(4)結核性疾患の患者
(5)単純疱疹性角膜炎の患者
(6)後嚢白内障の患者
(7)緑内障の患者
(8)高血圧症の患者
(9)電解質異常のある患者
(10)血栓症の患者
(11)最近行った内臓の手術創のある患者
(12)急性心筋梗塞を起こした患者

ベタメタゾン錠0.5mg「サワイ」：沢井　0.5mg1錠[6.3円/錠]，リネステロン散0.1％：扶桑薬品　0.1％1g[21.3円/g]，リネステロン錠0.5mg：扶桑薬品　0.5mg1錠[6.3円/錠]

リンラキサー錠125mg　規格：125mg1錠[10円/錠]
リンラキサー錠250mg　規格：250mg1錠[16.4円/錠]

クロルフェネシンカルバミン酸エステル　大正　122

【効能効果】

運動器疾患に伴う有痛性痙縮：腰背痛症，変形性脊椎症，椎間板ヘルニア，脊椎分離・辷り症，脊椎骨粗鬆症，頸肩腕症候群

【対応標準病名】

◎	筋痙縮	頸肩腕症候群	脊椎骨粗鬆症
	脊椎分離すべり症	椎間板ヘルニア	背部痛
	変形性脊椎症	腰痛症	
○か	横突起開放骨折	横突起骨折	下肢痙縮
	下背部ストレイン	寛骨臼開放骨折	寛骨臼骨折
	環椎開放骨折	環椎関節突起間開放骨折	環椎関節突起間骨折
	環椎骨折	環椎破裂骨折	急性腰痛症
	胸椎圧迫骨折	胸椎横突起開放骨折	胸椎横突起骨折
	胸椎開放骨折	胸椎開放性脱臼骨折	胸椎棘突起開放骨折
	胸椎棘突起骨折	胸椎骨折	胸椎骨折後遺症
	胸椎症	胸椎脱臼骨折	胸椎多発骨折
	胸椎陳旧性圧迫骨折	胸椎椎間板症	胸椎椎間板ヘルニア
	胸椎椎間板変性	胸椎椎弓開放骨折	胸椎椎弓骨折
	胸椎椎体開放骨折	胸椎椎体骨折	胸椎破裂骨折
	胸椎病的骨折	胸椎部痛	胸背部痛
	棘突起開放骨折	棘突起骨折	筋筋膜性腰痛症
	筋痙直	頸肩腕障害	頸椎圧迫骨折
	頸椎開放骨折	頸椎開放性脱臼骨折	頸椎棘突起開放骨折
	頸椎棘突起骨折	頸椎後方すべり症	頸椎骨折
	頸椎骨粗鬆症	頸椎骨粗鬆症・病的骨折あり	頸椎症
	頸椎症性神経根症	頸椎症性脊髄症	頸椎すべり症
	頸椎脱臼後遺症	頸椎脱臼骨折	頸椎多発開放骨折
	頸椎多発骨折	頸椎陳旧性圧迫骨折	頸椎椎間関節開放性脱臼骨折
	頸椎椎間関節脱臼骨折	頸椎椎弓開放骨折	頸椎椎弓骨折
	頸椎椎体開放骨折	頸椎椎体骨折	頸椎突起開放骨折
	頸椎突起骨折	頸椎捻挫後遺症	頸椎不安定症
	頸椎分離症	頸椎分離すべり症	頸椎変性すべり症
	頸頭蓋症候群	頸背部痛	頸部血管損傷後遺症
	後頸部交感神経症候群	骨粗鬆症	骨粗鬆症・骨盤部病的骨折あり
	骨粗鬆症・脊椎病的骨折あり	骨粗鬆症・多発病的骨折あり	骨粗鬆症・病的骨折あり
	骨盤開放骨折	骨盤骨折	根性腰痛症
さ	坐骨開放骨折	坐骨結節剥離骨折	坐骨骨折
	坐骨神経根炎	坐骨神経痛	坐骨単神経根炎
	シートベルト骨折	軸椎開放骨折	軸椎骨折
	歯突起開放骨折	歯突起骨折	若年性骨粗鬆症
	若年性骨粗鬆症・病的骨折あり	重複性垂直骨盤開放骨折	重複性垂直骨盤骨折
	術後吸収不良性骨粗鬆症	術後吸収不良性骨粗鬆症・病的骨折あり	シュモール結節
	神経根炎	ステロイド性骨粗鬆症	ステロイド性骨粗鬆症・病的骨折あり
	ステロイド性脊椎圧迫骨折	脊髄神経根症	脊椎圧迫骨折
	脊椎開放骨折	脊椎関節症	脊椎関節痛
	脊椎後方開放骨折	脊椎後方骨折	脊椎後方すべり症
	脊椎骨折	脊椎骨折後遺症	脊椎骨粗鬆症・病的骨折あり
	脊椎症	脊椎症性ミエロパチー	脊椎すべり症
	脊椎痛	脊椎病的骨折	脊椎疲労骨折
	脊椎分離症	脊椎変性すべり症	仙骨開放骨折
	仙骨亀裂骨折	仙骨骨折	前脊髄動脈圧迫症候群
た	仙腸関節症	第１・２胸椎病的骨折	第２腰椎病的骨折
	第３腰椎病的骨折	第４・５腰椎椎間板ヘルニア	第４・５腰椎椎間板変性
	第４腰椎椎間板変性	第４腰椎病的骨折	第５腰椎すべり症
	第５腰椎第１仙椎間椎間板変性	第５腰椎病的骨折	大腿単神経根炎
	多発性胸椎開放骨折	恥骨開放骨折	恥骨骨折
	チャンス骨折	腸骨開放骨折	腸骨骨折
	腸骨剥離骨折	陳旧性胸腰椎圧迫骨折	陳旧性骨盤骨折
	陳旧性椎体圧迫骨折	陳旧性腰椎骨折	陳旧性腰椎脱臼骨折
	椎間板症	椎間板ヘルニア性腰痛症	椎間板変形
	椎間変性症	椎弓開放骨折	椎弓骨折
	椎骨動脈圧迫症候群	椎体圧迫骨折	椎体開放骨折
	椎体開放性脱臼骨折	椎体角離断症	椎体骨折
	椎体脱臼骨折	特発性骨粗鬆症	特発性骨粗鬆症・病的骨折あり
な	特発性若年性骨粗鬆症	二次性骨粗鬆症	二次性骨粗鬆症・病的骨折あり
は	廃用性骨粗鬆症	廃用性骨粗鬆症・病的骨折あり	破壊性脊椎関節症
	バレー・リュー症候群	ハングマン骨折	尾骨開放骨折
	尾骨骨折	病的骨折	閉経後骨粗鬆症
	閉経後骨粗鬆症・骨盤部病的骨折あり	閉経後骨粗鬆症・脊椎病的骨折あり	閉経後骨粗鬆症・多発病的骨折あり
	閉経後骨粗鬆症・病的骨折あり	変形性胸椎症	変形性頸椎症
	変形性脊髄症	変形性脊椎炎	変形性腰椎症
や	マルゲーヌ骨折	薬物誘発性骨粗鬆症	薬物誘発性骨粗鬆症・病的骨折あり
	腰仙椎開放骨折	腰仙椎間板障害	腰仙椎骨折
	腰仙部神経根炎	腰椎圧迫骨折	腰椎横突起開放骨折
	腰椎横突起骨折	腰椎開放骨折	腰椎開放性脱臼骨折
	腰椎棘突起開放骨折	腰椎棘突起骨折	腰椎後方すべり症
	腰椎骨折	腰椎坐骨神経痛	腰椎シュモール結節
	腰椎症	腰椎すべり症	腰椎脱臼骨折
	腰椎陳旧性圧迫骨折	腰椎椎間板症	腰椎椎間板ヘルニア
	腰椎椎間板変性症	腰椎椎弓開放骨折	腰椎椎弓骨折
	腰椎椎体開放骨折	腰椎椎体骨折	腰椎破裂骨折
	腰椎病的骨折	腰椎不全骨折	腰椎分離症
	腰椎分離すべり症	腰椎変性すべり症	腰痛坐骨神経痛症候群

ら	腰部神経根炎	卵巣摘出術後骨粗鬆症	卵巣摘出術後骨粗鬆症・病的骨折あり
	老年性骨粗鬆症	老年性骨粗鬆症・病的骨折あり	肋間神経根炎
△	開口障害	開口不全	牙関緊急
	下肢痙攣	環軸関節回旋位固定	間代強直性痙攣
	環椎椎弓骨折	急性痙攣	胸部神経根炎
	頚性頭痛	頚椎椎間関節骨性強直	頚椎椎間板ヘルニア
	頚部炎症	頚部神経根症	頚部痛
	痙攣	頚腕神経痛	項部痛
	こむら返り	軸椎横突起骨折	軸椎椎弓骨折
	軸椎椎体骨折	四肢筋痙攣	四肢痙攣
	四肢痙攣発作	上肢痙縮	上腕骨近位端病的骨折
	上腕骨骨幹部病的骨折	脊髄空洞症	脊柱障害
	脊椎硬直症	脊椎不安定症	殿部痛
	背部圧迫感	剥離骨折	非外傷性環軸関節亜脱臼
	不随意痙攣性運動	有痛性筋痙攣	腰殿部痛
	腰腹痛	らせん骨折	裂離骨折

用法用量　通常，成人にはクロルフェネシンカルバミン酸エステルとして1回250mgを1日3回経口投与する。なお，年齢，症状により適宜増減する。

禁忌
(1)本剤及び類似化合物（メトカルバモール等）に対し，過敏症の既往歴のある患者
(2)肝障害患者

クロルフェネシンカルバミン酸エステル錠125mg「NP」：ニプロ　125mg1錠［6.2円/錠］，クロルフェネシンカルバミン酸エステル錠125mg「サワイ」：沢井　125mg1錠［6.2円/錠］，クロルフェネシンカルバミン酸エステル錠125mg「ツルハラ」：鶴原　125mg1錠［6.2円/錠］，クロルフェネシンカルバミン酸エステル錠250mg「NP」：ニプロ　250mg1錠［6.2円/錠］，クロルフェネシンカルバミン酸エステル錠250mg「サワイ」：沢井　250mg1錠［6.2円/錠］，クロルフェネシンカルバミン酸エステル錠250mg「ツルハラ」：鶴原　250mg1錠［6.2円/錠］

ルジオミール錠10mg　規格：10mg1錠［12.6円/錠］
ルジオミール錠25mg　規格：25mg1錠［25.6円/錠］
マプロチリン塩酸塩　ノバルティス　117

【効能効果】

うつ病・うつ状態

【対応標準病名】

◎	うつ状態	うつ病	
○	うつ病型統合失調感情障害	延髄性うつ病	外傷後遺症性うつ病
	仮面うつ病	寛解中の反復性うつ病性障害	感染症後うつ病
	器質性うつ病性障害	器質性躁病性障害	軽症うつ病エピソード
	軽症反復性うつ病性障害	混合性不安抑うつ障害	産褥期うつ状態
	思春期うつ病	循環型躁うつ病	心気性うつ病
	神経症性抑うつ状態	躁うつ病	双極性感情障害・軽症のうつ病エピソード
	双極性感情障害・精神病症状を伴う重症うつ病エピソード	双極性感情障害・精神病症状を伴わない重症うつ病エピソード	双極性感情障害・中等症のうつ病エピソード
	退行期うつ病	単極性うつ病	単発反応性うつ病
	中等症うつ病エピソード	中等症反復性うつ病性障害	動脈硬化性うつ病
	内因性うつ病	反応性うつ病	反復心因性うつ病
	反復性うつ病	反復性心因性抑うつ精神病	反復性精神病性うつ病
	反復性短期うつ病エピソード	非定型うつ病	不安うつ病
	抑うつ神経症	抑うつ性パーソナリティ障害	老年期うつ病
	老年期認知症抑うつ型		
△	2型双極性障害	器質性気分障害	器質性混合性感情障害
	器質性双極性障害	気分変調症	精神病症状を伴う重症うつ病エピソード
	精神病症状を伴わない重症うつ病エピソード	単極性躁病	反復性気分障害
	反復性躁病エピソード		

効能効果に関連する使用上の注意　抗うつ剤の投与により，24歳以下の患者で，自殺念慮，自殺企図のリスクが増加するとの報告があるため，本剤の投与にあたっては，リスクとベネフィットを考慮すること。

用法用量　通常成人にはマプロチリン塩酸塩として1日30〜75mgを2〜3回に分割経口投与する。また上記用量は1日1回夕食後あるいは就寝前に投与できる。
なお，年齢，症状により適宜増減する。

禁忌
(1)緑内障のある患者
(2)本剤の成分に対し過敏症の既往歴のある患者
(3)心筋梗塞の回復初期の患者
(4)てんかん等の痙攣性疾患又はこれらの既往歴のある患者
(5)尿閉（前立腺疾患等）のある患者
(6)MAO阻害剤の投与を受けている患者

併用禁忌

薬剤名等	臨床症状・措置方法	機序・危険因子
MAO阻害剤	発汗，不穏，全身痙攣，異常高熱，昏睡等があらわれることがある。MAO阻害剤の投与を受けた患者に本剤を投与する場合には，少なくとも2週間の間隔をおき，また本剤からMAO阻害剤に切り替えるときには，2〜3日間の間隔をおくことが望ましい。	本剤は活性アミンのシナプス内への取り込みを阻害して，受容体の感受性を増強する。

クロンモリン錠10mg：高田　10mg1錠［6.8円/錠］，クロンモリン錠25mg：高田　25mg1錠［14.7円/錠］，クロンモリン錠50mg：高田　50mg1錠［29円/錠］，マプロチリン塩酸塩錠10mg「アメル」：共和薬品　10mg1錠［6.8円/錠］，マプロチリン塩酸塩錠25mg「アメル」：共和薬品　25mg1錠［14.7円/錠］，マプロチリン塩酸塩錠50mg「アメル」：共和薬品　50mg1錠［29円/錠］，マプロミール錠10mg：小林化工　10mg1錠［6円/錠］，マプロミール錠25mg：小林化工　25mg1錠［12.2円/錠］，マプロミール錠50mg：小林化工　50mg1錠［29円/錠］

ルシドリール錠100mg　規格：100mg1錠［10.2円/錠］
メクロフェノキサート塩酸塩　共和薬品　119

【効能効果】

頭部外傷後遺症におけるめまい

【対応標準病名】

◎	頭部外傷後遺症	めまい	
○	外傷性頚部症候群	顔面骨骨折後遺症	頚性めまい
	鼓膜外傷後遺症	頭蓋骨骨折後遺症	頭蓋内損傷後遺症
	頭開放創後遺症	頭部血管損傷後遺症	頭部挫傷後遺症
	頭部打撲後遺症	突発性めまい	脳外傷後遺症
	脳挫傷後遺症	脳神経損傷後遺症	鼻骨陳旧性骨折
	平衡障害	むちうち損傷	めまい感
	めまい症	めまい発作	よろめき感
△	回転性めまい	末梢性めまい症	迷路性めまい
	夜間めまい		

用法用量　通常，成人にはメクロフェノキサート塩酸塩として1回100〜300mgを1日3回経口投与する。
症状により適宜増減してよい。

用法用量に関連する使用上の注意　本剤を4週間投与しても効果が認められない場合は，本剤の投与を中止すること。

ルセフィ錠2.5mg 規格：2.5mg1錠[205.5円/錠]
ルセフィ錠5mg 規格：5mg1錠[308.3円/錠]
ルセオグリフロジン水和物 大正 396

【効 能 効 果】

2型糖尿病

【対応標準病名】

◎	2型糖尿病		
○	2型糖尿病・眼合併症あり	2型糖尿病・関節合併症あり	2型糖尿病・ケトアシドーシス合併あり
	2型糖尿病・昏睡合併あり	2型糖尿病・腎合併症あり	2型糖尿病・神経学的合併症あり
	2型糖尿病・多発糖尿病性合併症あり	2型糖尿病・糖尿病性合併症あり	2型糖尿病・糖尿病性合併症なし
	2型糖尿病・末梢循環合併症あり	2型糖尿病黄斑症	2型糖尿病性アシドーシス
	2型糖尿病性アセトン血症	2型糖尿病性壊疽	2型糖尿病性黄斑浮腫
	2型糖尿病性潰瘍	2型糖尿病性眼筋麻痺	2型糖尿病性肝障害
	2型糖尿病性関節症	2型糖尿病性筋萎縮症	2型糖尿病性血管障害
	2型糖尿病性ケトアシドーシス	2型糖尿病性高コレステロール血症	2型糖尿病性虹彩炎
	2型糖尿病性骨症	2型糖尿病性昏睡	2型糖尿病性自律神経ニューロパチー
	2型糖尿病性神経因性膀胱	2型糖尿病性神経痛	2型糖尿病性腎硬化症
	2型糖尿病性腎症	2型糖尿病性腎症第1期	2型糖尿病性腎症第2期
	2型糖尿病性腎症第3期	2型糖尿病性腎症第3期A	2型糖尿病性腎症第3期B
	2型糖尿病性腎症第4期	2型糖尿病性腎症第5期	2型糖尿病性腎不全
	2型糖尿病性水疱	2型糖尿病性精神障害	2型糖尿病性そう痒症
	2型糖尿病性多発ニューロパチー	2型糖尿病性単ニューロパチー	2型糖尿病性中心性網膜症
	2型糖尿病性低血糖性昏睡	2型糖尿病性動脈硬化症	2型糖尿病性動脈閉塞症
	2型糖尿病性ニューロパチー	2型糖尿病性白内障	2型糖尿病性皮膚障害
	2型糖尿病性浮腫性硬化症	2型糖尿病性末梢血管症	2型糖尿病性末梢血管障害
	2型糖尿病性末梢神経障害	2型糖尿病性ミオパチー	2型糖尿病性網膜症
	安定型糖尿病	インスリン抵抗性糖尿病	若年2型糖尿病
	増殖性糖尿病性網膜症・2型糖尿病		

効能効果に関連する使用上の注意

(1)本剤は2型糖尿病と診断された患者に対してのみ使用し，1型糖尿病の患者には投与をしないこと。
(2)重度の腎機能障害のある患者又は透析中の末期腎不全患者では本剤の効果が期待できないため，投与しないこと。
(3)中等度の腎機能障害のある患者では本剤の効果が十分に得られない可能性があるので投与の必要性を慎重に判断すること。

用法用量 通常，成人にはルセオグリフロジンとして2.5mgを1日1回朝食前又は朝食後に経口投与する。なお，効果不十分な場合には，経過を十分に観察しながら5mg1日1回に増量することができる。

禁忌

(1)重症ケトーシス，糖尿病性昏睡又は前昏睡の患者
(2)重症感染症，手術前後，重篤な外傷のある患者
(3)本剤の成分に対し過敏症の既往歴のある患者

ルテジオン配合錠 規格：1錠[28.8円/錠]
クロルマジノン酢酸エステル メストラノール あすか 248

【効 能 効 果】

機能性子宮出血，無月経，月経量異常(過少月経，過多月経)，月経周期異常(稀発月経，多発月経)，月経困難症，月経周期の変更，卵巣機能不全による不妊症

【対応標準病名】

◎	異常月経	過少月経	過多月経
	機能性子宮出血	希発月経	月経困難症
	女性不妊症	頻発月経	不妊症
	無月経症	卵巣機能不全	卵巣性不妊症
○	黄体機能不全	下垂体性無月経	過長月経
	器質性月経困難症	機能性月経困難症	機能性性器出血
	機能性無月経	頚管性不妊症	月経異常
	月経中間期出血	月経痛	月経不順
	月経モリミナ	原発性希発月経	原発性月経困難症
	原発性不妊症	原発性無月経	原発性卵巣機能低下症
	更年期出血	更年期卵巣機能低下症	高プロラクチン血症性無月経
	産褥卵巣機能低下症	子宮性不妊症	子宮性無月経
	子宮不正出血	思春期月経異常	思春期月経過多
	思春期出血	視床下部性無月経	視床下部性卵巣機能低下
	若年性子宮機能出血	若年性子宮出血	心因性無月経
	神経性食欲不振症無月経	精神性無月経	性腺機能低下症
	遷延性月経	早発閉経	早発卵巣不全
	続発性希発月経	続発性月経困難症	続発性不妊症
	続発性無月経	第1度無月経	第2度無月経
	体重減少性無月経	中枢性無月経	乳汁漏出無月経症候群
	排卵期出血	排卵障害	不規則月経
	膜様月経困難症	無排卵月経	無排卵症
	卵管機能異常	卵管狭窄症	卵管性不妊症
	卵管閉塞	卵巣機能障害	卵巣欠落症状
	卵巣発育不全		
△	アンドロゲン過剰症	陰部痛	器質性性器出血
	機能性不妊症	月経随伴性気胸	月経性歯肉炎
	月経前症候群	月経前浮腫	月経前片頭痛
	骨盤内うっ血症候群	授乳性無月経	性器出血
	性交痛	性交疼痛症	多のう胞性卵巣
	多のう胞性卵巣症候群	腟痛	排卵痛
	卵巣機能異常	卵巣性無月経	卵巣痛

用法用量

機能性子宮出血，無月経：通常成人1日1～2錠を7～10日間連続投与する。
月経量異常(過少月経，過多月経)，月経周期異常(稀発月経，多発月経)，月経困難症：通常成人1日1錠を月経周期第5日より約3週間連続投与する。
月経周期の変更
　短縮：通常成人1日1～2錠を月経周期第5日より5日間連続投与する。
　延長：通常成人1日1錠を予定月経の3日前から延長希望日まで連続投与する。
卵巣機能不全による不妊症：通常成人1日1錠を月経周期第5日より約3週間連続投与し，次の周期に妊娠成立を期す。

禁忌

(1)エストロゲン依存性悪性腫瘍(例えば，乳癌，子宮内膜癌)及びその疑いのある患者
(2)血栓性静脈炎，肺塞栓症又はその既往歴のある患者
(3)重篤な肝障害のある患者
(4)妊婦又は妊娠している可能性のある女性
(5)脂質代謝異常のある患者

ルトラール錠2mg 規格：2mg1錠[27.2円/錠]
クロルマジノン酢酸エステル 富士製薬 247

【効 能 効 果】

無月経，月経周期異常(稀発月経，多発月経)，月経量異常(過少月経，過多月経)，月経困難症，機能性子宮出血，卵巣機能不全症，黄体機能不全による不妊症

【対応標準病名】

◎	異常月経	黄体機能不全	過少月経
	過多月経	機能性子宮出血	希発月経
	月経困難症	女性不妊症	頻発月経
	不妊症	無月経症	卵巣機能不全
○	下垂体性無月経	過長月経	器質性月経困難症
	機能性月経困難症	機能性性器出血	機能性無月経
	月経異常	月経中間期出血	月経不順
	月経モリミナ	原発性希発月経	原発性月経困難症
	原発性不妊症	原発性無月経	原発性卵巣機能低下症
	更年期出血	高プロラクチン血症性無月経	産褥卵巣機能低下症
	子宮性無月経	子宮不正出血	思春期月経異常
	思春期月経過多	思春期出血	視床下部性無月経
	視床下部性卵巣機能低下	若年性子宮機能出血	若年性子宮出血
	心因性無月経	神経性食欲不振症無月経	精神性無月経
	性腺機能低下症	遷延性月経	早発閉経
	早発卵巣不全	続発性希発月経	続発性月経困難症
	続発性不妊症	続発性無月経	第1度無月経
	第2度無月経	体重減少性無月経	中枢性無月経
	乳汁漏出無月経症候群	排卵期出血	不規則月経
	膜様月経困難症	卵巣欠落症状	卵巣性不妊症
	卵巣発育不全		
△	アンドロゲン過剰症	陰部痛	エストロジェン過剰症
	エストロジェン産生腫瘍	器質性性器出血	機能性不妊症
	頚管性不妊症	月経随伴性気胸	月経性歯肉炎
	月経前症候群	月経前浮腫	月経前片頭痛
	月経痛	骨盤内うっ血症候群	子宮性不妊症
	授乳性無月経	性器出血	性機能亢進症
	多のう胞性卵巣	多のう胞性卵巣症候群	排卵障害
	排卵痛	晩発閉経	無排卵月経
	無排卵症	卵管機能異常	卵管狭窄症
	卵管性不妊症	卵管閉塞	卵巣機能異常
	卵巣機能亢進症	卵巣機能障害	卵巣性無月経
	卵巣痛		

用法用量　通常，成人にはクロルマジノン酢酸エステルとして1日2～12mgを1～3回に分割経口投与する。

禁忌　重篤な肝障害・肝疾患のある患者

ルナベル配合錠LD　規格：1錠[336.6円/錠]
ルナベル配合錠ULD　規格：1錠[336.6円/錠]

エチニルエストラジオール　ノルエチステロン
ノーベルファーマ　248

【効 能 効 果】

月経困難症

【対応標準病名】

◎	月経困難症		
○	器質性月経困難症	機能性月経困難症	月経痛
	原発性月経困難症	続発性月経困難症	膜様月経困難症
△	月経モリミナ	排卵痛	

用法用量　1日1錠を毎日一定の時刻に21日間経口投与し，その後7日間休薬する。以上28日間を投与1周期とし，出血が終わっているか続いているかにかかわらず，29日目から次の周期の錠剤を投与し，以後同様に繰り返す。

用法用量に関連する使用上の注意
(1)毎日一定の時刻に服用させること。
(2)本剤の投与にあたっては飲み忘れ等がないよう服用方法を十分指導すること。
(3)初めて服用させる場合，原則として月経第1～5日目に服用を開始させること。
(4)万一前日の飲み忘れに気付いた場合，直ちに前日の飲み忘れた錠剤を服用し，当日の錠剤も通常の服薬時刻に服用する。2日以上服薬を忘れた場合は，気付いた時点で前日分の1錠を服用し，当日の錠剤も通常の服薬時刻に服用し，その後は当初の服薬スケジュールとおり服用を継続すること。

禁忌
(1)本剤の成分に対し過敏性素因のある患者
(2)エストロゲン依存性悪性腫瘍(例えば乳癌，子宮内膜癌)，子宮頸癌及びその疑いのある患者
(3)診断の確定していない異常性器出血のある患者
(4)血栓性静脈炎，肺塞栓症，脳血管障害，冠動脈疾患又はその既往歴のある患者
(5)35歳以上で1日15本以上の喫煙者
(6)前兆(閃輝暗点，星型閃光等)を伴う片頭痛の患者
(7)肺高血圧症又は心房細動を合併する心臓弁膜症の患者，亜急性細菌性心内膜炎の既往歴のある心臓弁膜症の患者
(8)血管病変を伴う糖尿病患者(糖尿病性腎症，糖尿病性網膜症等)
(9)血栓性素因のある患者
(10)抗リン脂質抗体症候群の患者
(11)手術前4週以内，術後2週以内，産後4週以内及び長期間安静状態の患者
(12)重篤な肝障害のある患者
(13)肝腫瘍のある患者
(14)脂質代謝異常のある患者
(15)高血圧のある患者(軽度の高血圧の患者を除く)
(16)耳硬化症の患者
(17)妊娠中に黄疸，持続性そう痒症又は妊娠ヘルペスの既往歴のある患者
(18)妊婦又は妊娠している可能性のある患者
(19)授乳婦
(20)骨成長が終了していない可能性がある患者

ルネスタ錠1mg　規格：1mg1錠[51円/錠]
ルネスタ錠2mg　規格：2mg1錠[80.9円/錠]
ルネスタ錠3mg　規格：3mg1錠[102.7円/錠]

エスゾピクロン　エーザイ　112

【効 能 効 果】

不眠症

【対応標準病名】

◎	不眠症		
○	睡眠障害	睡眠相後退症候群	睡眠リズム障害
	不規則睡眠		
△	特発性過眠症	レム睡眠行動障害	

用法用量　通常，成人にはエスゾピクロンとして1回2mgを，高齢者には1回1mgを就寝前に経口投与する。なお，症状により適宜増減するが，成人では1回3mg，高齢者では1回2mgを超えないこととする。

用法用量に関連する使用上の注意
(1)通常用量を超えて増量する場合には，患者の状態を十分に観察しながら慎重に行うこととし，症状の改善に伴って減量に努めること。
(2)本剤は就寝直前に服用させること。また，服用して就寝した後，睡眠途中で一時的に起床して仕事等で活動する可能性があるときは服用させないこと。
(3)高度の肝機能障害又は高度の腎機能障害のある患者では，1回1mgを投与することとし，患者の状態を観察しながら慎重に投与すること。なお増量する場合には，1回2mgを超えないこと。
(4)本剤は食事と同時又は食直後の服用は避けること。

警告　本剤の服用後に，もうろう状態，睡眠随伴症状(夢遊症状等)があらわれることがある。また，入眠までの，あるいは中途覚醒時の出来事を記憶していないことがあるので注意すること。

禁忌

(1)本剤の成分又はゾピクロンに対し過敏症の既往歴のある患者
(2)重症筋無力症の患者
(3)急性狭隅角緑内障の患者

原則禁忌　肺性心，肺気腫，気管支喘息及び脳血管障害の急性期等で呼吸機能が高度に低下している場合

ルネトロン錠1mg　規格：1mg1錠[24.8円/錠]

ブメタニド　第一三共　213

【効 能 効 果】

心性浮腫，腎性浮腫，肝性浮腫，癌性腹水

【対応標準病名】

◎	癌性腹水	肝性浮腫	腎性浮腫
	心臓性浮腫		
○	右室不全	右心不全	うっ血性心不全
	下肢浮腫	下腿浮腫	下半身浮腫
	下腹部浮腫	顔面浮腫	急性心不全
	限局性浮腫	高度浮腫	左室不全
	左心不全	四肢浮腫	上肢浮腫
	上腕浮腫	心筋不全	心原性肺水腫
	心臓性呼吸困難	心臓喘息	心不全
	全身性浮腫	足部浮腫	転移性肝癌
	転移性肝腫瘍	転移性十二指腸癌	転移性消化器腫瘍
	転移性小腸腫瘍	転移性膵腫瘍	転移性大腸腫瘍
	転移性直腸腫瘍	転移性脾腫瘍	末梢性浮腫
	慢性うっ血性心不全	慢性心不全	両心不全
△	一過性浮腫	癌性胸水	癌性胸膜炎
	癌性腹膜炎	胸膜播種	中毒性浮腫
	転移性胸膜腫瘍	転移性後腹膜腫瘍	転移性縦隔腫瘍
	転移性肺癌	転移性肺腫瘍	特発性浮腫
	内分泌性浮腫	肺癌による閉塞性肺炎	腹膜偽粘液腫
	腹膜転移	腹膜播種	浮腫
	麻痺側浮腫		

用法用量　通常成人1日1～2錠(ブメタニドとして1～2mg)を連日又は隔日に経口投与する。
なお，年齢，症状により適宜増減する。

禁忌

(1)肝性昏睡の患者
(2)体液中のナトリウム・カリウムが明らかに減少している患者
(3)無尿の患者

ルプラック錠4mg　規格：4mg1錠[28.7円/錠]
ルプラック錠8mg　規格：8mg1錠[44.9円/錠]

トラセミド　田辺三菱　213

【効 能 効 果】

心性浮腫，腎性浮腫，肝性浮腫

【対応標準病名】

◎	肝性浮腫	腎性浮腫	心臓性浮腫
○	右室不全	右心不全	うっ血性心不全
	下肢浮腫	下腿浮腫	下半身浮腫
	下腹部浮腫	顔面浮腫	急性心不全
	限局性浮腫	高度浮腫	左室不全
	左心不全	四肢浮腫	上肢浮腫
	上腕浮腫	心筋不全	心原性肺水腫
	心臓性呼吸困難	心臓喘息	心不全
	全身性浮腫	足部浮腫	末梢性浮腫
	慢性うっ血性心不全	慢性心不全	両心不全
△	一過性浮腫	中毒性浮腫	特発性浮腫
	内分泌性浮腫	浮腫	麻痺側浮腫

用法用量　通常，成人には，トラセミドとして，1日1回4～8mgを経口投与する。
なお，年齢，症状により適宜増減する。

禁忌

(1)無尿の患者
(2)肝性昏睡の患者
(3)体液中のナトリウム，カリウムが明らかに減少している患者
(4)本剤の成分又はスルフォンアミド誘導体に対し過敏症の既往歴のある患者

ルボックス錠25　規格：25mg1錠[36.1円/錠]
ルボックス錠50　規格：50mg1錠[62.2円/錠]
ルボックス錠75　規格：75mg1錠[85.7円/錠]

フルボキサミンマレイン酸塩　アッヴィ　117

デプロメール錠25，デプロメール錠50，デプロメール錠75を参照(P618)

ルボラボン細粒50%　規格：50%1g[6.4円/g]

L－カルボシステイン　イセイ　223

【効 能 効 果】

次記疾患の去痰
　上気道炎(咽頭炎，喉頭炎)，急性気管支炎，気管支喘息，慢性気管支炎，気管支拡張症，肺結核
慢性副鼻腔炎の排膿

【対応標準病名】

◎	咽頭炎	気管支拡張症	気管支喘息
	急性気管支炎	急性上気道炎	喉頭炎
	肺結核	慢性気管支炎	慢性副鼻腔炎
○	RSウイルス気管支炎	亜急性気管支炎	アスピリン喘息
	アデノウイルス咽頭炎	アトピー性喘息	アレルギー性気管支炎
	アレルギー性副鼻腔炎	咽頭気管炎	咽頭喉頭炎
	咽頭チフス	咽頭扁桃炎	インフルエンザ菌気管支炎
	インフルエンザ菌喉頭炎	インフルエンザ菌性咽頭炎	インフルエンザ菌性喉頭気管炎
	ウイルス性咽頭炎	ウイルス性気管支炎	運動誘発性喘息
	エコーウイルス気管支炎	壊疽性咽頭炎	円柱状気管支拡張症
	エンテロウイルス性リンパ結節性咽頭炎	外因性喘息	潰瘍性咽頭炎
	潰瘍性粟粒結核	下咽頭炎	カタル性咽頭炎
	活動性肺結核	化膿性喉頭炎	化膿性副鼻腔炎
	下葉気管支拡張症	感染性咽頭炎	感染性喉頭気管炎
	乾酪性肺炎	乾酪性副鼻腔炎	気管結核
	気管支結核	気管支喘息合併妊娠	偽膜性咽頭炎
	偽膜性気管支炎	偽膜性喉頭炎	急性咽頭炎
	急性咽頭喉頭炎	急性咽頭扁桃炎	急性壊疽性喉頭炎
	急性潰瘍性喉頭炎	急性化膿性咽頭炎	急性気管気管支炎
	急性口蓋扁桃炎	急性喉頭炎	急性喉頭気管炎
	急性喉頭気管気管支炎	急性声帯炎	急性声門下喉頭炎
	急性粟粒結核	急性反復性気管支炎	急性浮腫性喉頭炎
	クループ性気管支炎	珪肺結核	結核
	結核性喀血	結核性気管支拡張症	結核性気胸
	結核性肺線維症	結核性肺膿瘍	結節性肺結核
	限局性気管支拡張症	硬化性肺結核	口腔上顎洞瘻
	好酸球性副鼻腔炎	喉頭結核	喉頭周囲炎
	コクサッキーウイルス咽頭炎	コクサッキーウイルス気管支炎	混合型喘息
	細気管支拡張症	篩骨洞炎	歯性上顎洞炎
	歯性副鼻腔炎	上咽頭炎	上顎洞炎
	小児喘息	小児喘息性気管支炎	小児副鼻腔炎
	職業喘息	滲出性気管支炎	塵肺結核
	水疱性咽頭炎	ステロイド依存性喘息	咳喘息
	舌扁桃炎	喘息性気管支炎	前頭洞炎

	粟粒結核	多剤耐性結核	蝶形骨洞炎
	難治性喘息	乳児喘息	のう状気管支拡張症
	肺炎球菌性咽頭炎	肺炎球菌性気管支炎	肺炎結核
	肺結核・鏡検確認あり	肺結核・組織学的確認あり	肺結核・培養のみ確認あり
	肺結核腫	敗血症性咽頭炎	敗血症性気管支炎
	肺門結核	播種性結核	パラインフルエンザウイルス気管支炎
	汎副鼻腔炎	非アトピー性喘息	ヒトメタニューモウイルス気管支炎
	びまん性気管支拡張症	副鼻腔炎	副鼻腔真菌症
	ぶどう球菌性咽頭炎	ヘルペスウイルス性咽頭炎	マイコプラズマ気管支炎
	膜性咽頭炎	慢性気管炎	慢性気管気管支炎
	慢性気管支拡張症	慢性気管支漏	慢性副鼻腔炎急性増悪
	慢性副鼻腔膿瘍	夜間性喘息	ライノウイルス気管支炎
	淋菌性咽頭炎	連鎖球菌気管支炎	連鎖球菌性アンギナ
	連鎖球菌性咽頭炎	連鎖球菌性喉頭炎	連鎖球菌性喉頭気管炎
	連鎖球菌性上気道感染	老人性気管支炎	
△	アンギナ	咽頭痛	かぜ
	感染型気管支喘息	感冒	結核後遺症
	結核性空洞	潜在性結核感染症	陳旧性肺結核
	肺結核後遺症	肺結核術後	肺門リンパ節結核

用法用量　L-カルボシステインとして，通常成人1回500mg(細粒剤1g)を1日3回経口投与する。なお，年齢，症状により適宜増減する。

禁忌　本剤の成分に対し過敏症の既往歴のある患者

C－チステン細粒50%：鶴原　50%1g[6.4円/g]，カルボシステインシロップ10%「KN」：小林化工　10%1mL[6円/mL]

ルーラン錠4mg　規格：4mg1錠[19円/錠]
ルーラン錠8mg　規格：8mg1錠[35.4円/錠]
ルーラン錠16mg　規格：16mg1錠[65.9円/錠]
ペロスピロン塩酸塩水和物　大日本住友　117

【効 能 効 果】

統合失調症

【対応標準病名】

◎	統合失調症		
○	アスペルガー症候群	型分類困難な統合失調症	偽神経症性統合失調症
	急性統合失調症	急性統合失調症性エピソード	急性統合失調症様精神病性障害
	境界型統合失調症	緊張型統合失調症	残遺型統合失調症
	小児期型統合失調症	小児シゾイド障害	前駆期統合失調症
	潜在性統合失調症	体感症性統合失調症	短期統合失調症様障害
	単純型統合失調症	遅発性統合失調症	統合失調症型障害
	統合失調症型パーソナリティ障害	統合失調症後抑うつ	統合失調症症状を伴う急性錯乱
	統合失調症症状を伴う急性多形性精神病性障害	統合失調症症状を伴う類循環精神病	統合失調症性パーソナリティ障害
	統合失調症性反応	統合失調症様状態	破瓜型統合失調症
	妄想型統合失調症	モレル・クレペリン病	
△	自閉的精神病質	統合失調症症状を伴わない急性錯乱	統合失調症症状を伴わない急性多形性精神病性障害
	統合失調症症状を伴わない類循環精神病	夢幻精神病	
※	適応外使用可 原則として，「ペロスピロン塩酸塩水和物【内服薬】」を「器質的疾患に伴うせん妄・精神運動興奮状態・易怒性」に対して処方した場合，当該使用事例を審査上認める。		

用法用量　通常，ペロスピロン塩酸塩として成人1回4mg1日3回より始め，徐々に増量する。
維持量として1日12～48mgを3回に分けて食後経口投与する。なお，年齢，症状により適宜増減する。但し，1日量は48mgを超えないこと。

禁忌
(1)昏睡状態の患者
(2)バルビツール酸誘導体等の中枢神経抑制剤の強い影響下にある患者
(3)本剤の成分に対し過敏症の既往歴のある患者
(4)アドレナリンを投与中の患者

併用禁忌

薬剤名等	臨床症状・措置方法	機序・危険因子
アドレナリン ボスミン	アドレナリンの作用を逆転させ，血圧降下を起こすことがある。	アドレナリンはアドレナリン作動性α，β受容体の刺激剤であり，本剤のα受容体遮断作用により，β受容体刺激作用が優位となり，血圧降下作用が増強される。

ペロスピロン塩酸塩錠4mg「アメル」：共和薬品　4mg1錠[11.4円/錠]，ペロスピロン塩酸塩錠8mg「アメル」：共和薬品　8mg1錠[21円/錠]，ペロスピロン塩酸塩錠16mg「アメル」：共和薬品　16mg1錠[38.5円/錠]

ルリッド錠150　規格：150mg1錠[69円/錠]
ロキシスロマイシン　サノフィ　614

【効 能 効 果】

〈適応菌種〉本剤に感性のブドウ球菌属，レンサ球菌属，肺炎球菌，モラクセラ(ブランハメラ)・カタラーリス，アクネ菌，肺炎マイコプラズマ(マイコプラズマ・ニューモニエ)
〈適応症〉表在性皮膚感染症，深在性皮膚感染症，リンパ管・リンパ節炎，慢性膿皮症，ざ瘡(化膿性炎症を伴うもの)，咽頭・喉頭炎，扁桃炎，急性気管支炎，肺炎，中耳炎，副鼻腔炎，歯周組織炎，歯冠周囲炎，顎炎

【対応標準病名】

◎	咽頭炎	咽頭喉頭炎	急性気管支炎
	喉頭炎	ざ瘡	歯冠周囲炎
	歯根のう胞	歯周炎	歯髄炎
	歯性顎炎	中耳炎	肺炎
	皮膚感染症	副鼻腔炎	扁桃炎
	慢性膿皮症	リンパ管炎	リンパ節炎
○ あ	RSウイルス気管支炎	亜急性気管支炎	亜急性リンパ管炎
	アンギナ	咽頭気管炎	咽頭痛
	咽頭扁桃炎	インフルエンザ菌気管支炎	インフルエンザ菌喉頭炎
	インフルエンザ菌性咽頭炎	インフルエンザ菌性喉頭気管炎	う蝕第3度急性化膿性根尖性歯周炎
	う蝕第3度急性単純性根尖性歯周炎	う蝕第3度慢性化膿性根尖性歯周炎	壊死性潰瘍性歯周炎
	壊死性潰瘍性歯肉炎	壊疽性咽頭炎	壊疽性歯肉炎
か	外傷性穿孔性中耳炎	外傷性中耳炎	潰瘍性咽頭炎
	潰瘍性歯肉炎	下咽頭炎	下顎骨壊死
	下顎骨炎	下顎骨骨髄炎	下顎骨骨膜炎
	下顎骨骨膜下膿瘍	下顎骨周囲炎	下顎骨周囲膿瘍
	下顎膿瘍	顎骨炎	顎骨骨髄炎
	顎骨骨膜炎	カタル性咽頭炎	化膿性喉頭炎
	化膿性歯周炎	化膿性歯肉炎	化膿性中耳炎
	化膿性副鼻腔炎	化膿性リンパ節炎	感染性咽頭炎
	感染性喉頭気管炎	顔面ざ瘡	乾酪性副鼻腔炎
	気管支肺炎	偽膜性アンギナ	偽膜性咽頭炎
	偽膜性気管支炎	偽膜性喉頭炎	偽膜性扁桃炎
	急性アデノイド咽頭炎	急性アデノイド扁桃炎	急性咽頭炎
	急性咽頭喉頭炎	急性咽頭扁桃炎	急性壊疽性喉頭炎
	急性壊疽性扁桃炎	急性潰瘍性喉頭炎	急性潰瘍性扁桃炎
	急性顎骨骨髄炎	急性顎骨骨膜炎	急性化膿性咽頭炎

	急性化膿性下顎骨炎	急性化膿性根尖性歯周炎	急性化膿性歯根膜炎
	急性化膿性上顎骨炎	急性化膿性中耳炎	急性化膿性辺縁性歯根膜炎
	急性化膿性扁桃炎	急性気管気管支炎	急性口蓋扁桃炎
	急性喉頭炎	急性喉頭気管炎	急性喉頭気管気管支炎
	急性根尖性歯周炎	急性歯冠周囲炎	急性歯周炎
	急性歯槽膿瘍	急性歯肉炎	急性声帯炎
	急性声門下喉頭炎	急性腺窩性扁桃炎	急性単純性根尖性歯周炎
	急性中耳炎	急性肺炎	急性反復性気管支炎
	急性浮腫性喉頭炎	急性扁桃炎	急速進行性歯周炎
	胸膜肺炎	グラデニーゴ症候群	クループ性気管支炎
	頚部膿疱	頚部リンパ節炎	限局型若年性歯周炎
	口囲ざ瘡	口腔上顎洞瘻	紅色陰癬
	喉頭周囲炎	広汎型若年性歯周炎	鼓室内水腫
	根尖周囲膿瘍	根尖性歯周炎	根尖膿瘍
さ	根側歯周膿瘍	臍周囲炎	再発性中耳炎
	ざ瘡様発疹	歯冠周囲膿瘍	篩骨洞炎
	歯根膜下膿瘍	歯周症	歯周膿瘍
	思春期性歯肉炎	歯性上顎洞炎	歯性副鼻腔炎
	歯槽膿瘍	歯肉炎	歯肉膿瘍
	若年性歯周炎	若年性女子表皮剥離性ざ瘡	習慣性アンギナ
	習慣性扁桃炎	出血性中耳炎	術後性中耳炎
	術後性慢性中耳炎	上咽頭炎	上顎骨炎
	上顎骨骨髄炎	上顎骨骨膜炎	上顎骨骨膜下膿瘍
	上顎洞炎	上鼓室化膿症	小児ざ瘡
	小児肺炎	小児副鼻腔炎	小膿疱性皮膚炎
	滲出性気管支炎	新生児ざ瘡	新生児上顎骨骨髄炎
	新生児中耳炎	水疱性中耳炎	ステロイドざ瘡
	舌扁桃炎	腺窩性アンギナ	穿孔性中耳炎
	前思春期性歯周炎	前頭洞炎	早期発症型歯周炎
	増殖性化膿性口内炎	増殖性歯肉炎	創部化膿
た	粟粒性壊死性ざ瘡	大葉性肺炎	多発性膿疱症
	単純性歯周炎	単純性歯肉炎	単純性中耳炎
	智歯周囲炎	中耳炎性顔面神経麻痺	腸間膜リンパ節炎
	蝶形骨洞炎	沈下性肺炎	陳旧性中耳炎
な	痤瘡性ざ瘡	特殊性歯周炎	難治性歯周炎
	乳児肺炎	熱帯性ざ瘡	膿痂疹性ざ瘡
	膿皮症	膿疱	膿疱性ざ瘡
は	肺炎球菌性咽頭炎	肺炎球菌性気管支炎	敗血症性咽頭炎
	敗血症性気管支炎	敗血症性肺炎	敗血症性皮膚炎
	剥離性歯肉炎	汎副鼻腔炎	肥大性歯肉炎
	非定型肺炎	非特異性腸間膜リンパ節炎	非特異性リンパ節炎
	びまん性肺炎	びらん性歯肉炎	複雑性歯周炎
	複雑性歯肉炎	ぶどう球菌性咽頭炎	ぶどう球菌性扁桃炎
	閉塞性肺炎	辺縁性化膿性歯根膜炎	辺縁性歯周組織炎
	扁桃性アンギナ	放射線性下顎骨骨髄炎	放射線性顎骨壊死
ま	放射線性化膿性顎骨壊死	萌出性歯肉炎	マイコプラズマ気管支炎
	膜性咽頭炎	慢性萎縮性老人性歯肉炎	慢性咽喉頭炎
	慢性顎骨炎	慢性顎骨骨髄炎	慢性化膿性根尖性歯周炎
	慢性化膿性穿孔性中耳炎	慢性化膿性中耳炎	慢性根尖性歯周炎
	慢性耳管鼓室化膿性中耳炎	慢性歯冠周囲炎	慢性歯周炎
	慢性歯周膿瘍	慢性歯槽膿瘍	慢性歯肉炎
	慢性上鼓室乳突洞化膿性中耳炎	慢性穿孔性中耳炎	慢性中耳炎
	慢性中耳炎急性増悪	慢性中耳炎後遺症	慢性中耳炎術後再燃
	慢性副鼻腔炎	慢性副鼻腔炎急性増悪	慢性副鼻腔膿瘍
	慢性辺縁性歯周炎急性発作	慢性辺縁性歯周炎軽度	慢性辺縁性歯周炎重度
	慢性辺縁性歯周炎中等度	慢性扁桃炎	慢性放射線性顎骨壊死
	慢性リンパ管炎	慢性リンパ節炎	耳後部リンパ節炎
	耳後部リンパ腺炎	無熱性肺炎	面皰
ら	良性慢性化膿性中耳炎	連鎖球菌気管支炎	連鎖球菌性アンギナ
	連鎖球菌性咽頭炎	連鎖球菌性喉頭炎	連鎖球菌性喉頭気管炎
わ	連鎖球菌性扁桃炎	老人性肺炎	ワンサンアンギナ
	ワンサン気管支炎	ワンサン扁桃炎	
△	圧挫後遺症	アレルギー性副鼻腔炎	一部性歯髄炎
	咽頭チフス	ウイルス性咽頭炎	ウイルス性気管支炎
	ウイルス性扁桃炎	う蝕第２度単純性歯髄炎	う蝕第３度急性化膿性歯髄炎
	う蝕第３度歯髄壊死	う蝕第３度歯髄壊疽	う蝕第３度慢性壊疽性歯髄炎
	う蝕第３度慢性潰瘍性歯髄炎	う蝕第３度慢性増殖性歯髄炎	エコーウイルス気管支炎
	壊疽性歯髄炎	外傷後遺症	外傷性歯根膜炎
	外傷性歯髄炎	外傷性切断後遺症	外傷性瘢痕ケロイド
	外歯瘻	顎腐骨	下肢リンパ浮腫
	カリエスのない歯髄炎	関節脱臼後遺症	関節捻挫後遺症
	顔面尋常性ざ瘡	急性一部性化膿性歯髄炎	急性一部性単純性歯髄炎
	急性壊疽性歯髄炎	急性化膿性歯髄炎	急性歯髄炎
	急性全部性化膿性歯髄炎	急性全部性単純性歯髄炎	急性単純性歯髄炎
	結核性中耳炎	血行性歯髄炎	腱損傷後遺症
	コクサッキーウイルス気管支炎	骨折後遺症	根尖周囲のう胞
	根尖肉芽腫	挫傷後遺症	残髄炎
	残存性歯根のう胞	四肢血管損傷後遺症	歯周のう胞
	歯髄壊死	歯髄壊疽	歯髄充血
	歯髄露出	刺創感染	失活歯
	集簇性ざ瘡	上下肢リンパ浮腫	上行性歯髄炎
	上肢リンパ浮腫	神経損傷後遺症	神経痛性歯痛
	尋常性ざ瘡	髄室側壁穿孔	髄床底穿孔
	先天性乳び胸	全部性歯髄炎	中隔部肉芽形成
	陳旧性圧迫骨折	陳旧性骨折	内歯瘻
	捻挫後遺症	パラインフルエンザウイルス気管支炎	フェニトイン歯肉増殖症
	副鼻腔真菌症	扁桃チフス	放散性歯痛
	慢性壊疽性歯髄炎	慢性開放性歯髄炎	慢性潰瘍性歯髄炎
	慢性歯髄炎	慢性増殖性歯髄炎	慢性単純性歯髄炎
	慢性閉鎖性歯髄炎	無髄歯	ライノウイルス気管支炎
	淋菌性咽頭炎	リンパ浮腫	

用法用量 通常，成人にはロキシスロマイシンとして１日量300mg(力価)を２回に分割し，経口投与する。

用法用量に関連する使用上の注意 本剤の使用にあたっては，耐性菌の発現等を防ぐため，原則として感受性を確認し，疾病の治療上必要な最小限の期間の投与にとどめること。

禁忌

(1)本剤に対し過敏症の既往歴のある患者

(2)エルゴタミン(エルゴタミン酒石酸塩，ジヒドロエルゴタミンメシル酸塩)含有製剤を投与中の患者

併用禁忌

薬剤名等	臨床症状・措置方法	機序・危険因子
エルゴタミン(エルゴタミン酒石酸塩，ジヒドロエルゴタミンメシル酸塩)を含有する製剤(クリアミン，ジヒデルゴット等)	エルゴタミンの作用を増強させ，四肢の虚血を起こすおそれがある。	肝薬物代謝酵素が阻害され，エルゴタミンの血中濃度が上昇し，エルゴタミンの末梢血管収縮作用が増強すると考えられる。

ロキシスロマイシン錠150mg「JG」：長生堂[29.9円/錠]，ロキシスロマイシン錠150mg「MED」：メディサ[29.9円/錠]，ロキシスロマイシン錠150mg「RM」：ローマン工業[43.6円/錠]，ロキシスロマイシン錠150mg「サワイ」：沢井[29.9円/錠]，ロキシスロマイシン錠150mg「サンド」：サンド[29.9円/錠]，ロキシスロマイシン錠150mg「日医工」：日医工[29.9円/錠]，ロキシスロマイシン錠150mg「ファイザー」：ファイザー[29.9円/錠]，ロキシマイン錠150mg：東和[43.6円/錠]

レイアタッツカプセル150mg
規格：150mg1カプセル［568円/カプセル］
レイアタッツカプセル200mg
規格：200mg1カプセル［765.7円/カプセル］
アタザナビル硫酸塩　ブリストル　625

【効能効果】
HIV-1 感染症

【対応標準病名】
◎	HIV－1 感染症		
○	AIDS	AIDS 関連症候群	HIV 感染
	HIV 感染症	後天性免疫不全症候群	新生児 HIV 感染症
△	HIV－2 感染症		

効能効果に関連する使用上の注意
(1)無症候性 HIV 感染症に関する治療開始については，CD4 リンパ球数及び血漿中 HIV RNA 量が指標とされている。よって，本剤の使用にあたっては，患者の CD4 リンパ球数及び血漿中 HIV RNA 量を確認するとともに，最新のガイドラインを確認すること。
(2)ヒト免疫不全ウイルス(HIV)は感染初期から多種多様な変異株を生じ，薬剤耐性を発現しやすいことが知られているので，本剤は他の抗 HIV 薬と併用すること。

用法用量
通常，成人には以下の用法用量に従い食事中又は食直後に経口投与する。
投与に際しては必ず他の抗 HIV 薬と併用すること。
(1)抗 HIV 薬による治療経験のない患者
①アタザナビルとして 300mg とリトナビルとして 100mg をそれぞれ 1 日 1 回併用投与
②アタザナビルとして 400mg を 1 日 1 回投与
(2)抗 HIV 薬による治療経験のある患者：アタザナビルとして 300mg とリトナビルとして 100mg をそれぞれ 1 日 1 回併用投与

用法用量に関連する使用上の注意
(1)本剤による治療は，抗 HIV 療法に十分な経験を持つ医師のもとで開始すること。
(2)リトナビル 100mg を超えて併用投与した際の有効性と安全性は確立していない。リトナビルを高用量で併用投与した場合には本剤の安全性プロファイル(心伝導障害，高ビリルビン血症)に影響をあたえる可能性がある。
(3)ウイルス学的治療失敗を伴う抗 HIV 薬による治療経験のある患者に，本剤をリトナビルと併用せずに投与することは推奨されない。
(4)抗 HIV 薬による治療経験のない患者で，リトナビルの投与が適用できない患者に対しては，リトナビルと併用しない用法用量(アタザナビルとして 400mg を 1 日 1 回投与)を考慮すること。
(5)軽度～中等度の肝障害のある患者には，慎重に投与すること。中等度の肝障害患者(Child-Pugh 分類 B)には，リトナビルを併用せずに，本剤の投与量を 300mg，1 日 1 回に減量して投与することを考慮する。中等度の肝障害のある患者には，本剤とリトナビルの併用は推奨されない。重度の肝障害患者(Child-Pugh 分類 C)には，リトナビルの併用の有無にかかわらず本剤を投与しないこと。
(6)透析を施行している腎障害患者の場合，抗 HIV 薬による治療経験のない患者には，本剤をリトナビルと併用して投与すること。なお，抗 HIV 薬による治療経験のある患者には，本剤を投与しないこと。
(7)ジダノシンと併用する場合には，ジダノシンは食間に投与することとされているので，本剤を食事中又は食直後に投与後，2 時間以上の間隔をあけてジダノシンを空腹時に投与すること。
(8)本剤と他の抗 HIV 薬との併用療法において，因果関係が特定できない重篤な副作用が発現し，治療の継続が困難であると判断された場合には，原則として本剤及び併用している他の抗 HIV 薬の投与をすべて一旦中止すること。

禁忌
(1)本剤の成分に対し過敏症の既往歴のある患者
(2)重度の肝障害のある患者
(3)次の薬剤を投与中の患者：リファンピシン，イリノテカン塩酸塩水和物，ミダゾラム，トリアゾラム，ベプリジル塩酸塩水和物，エルゴタミン酒石酸塩，ジヒドロエルゴタミンメシル酸塩，エルゴメトリンマレイン酸塩，メチルエルゴメトリンマレイン酸塩，シサプリド，ピモジド，シンバスタチン，ロバスタチン(国内未発売)，インジナビル硫酸塩エタノール付加物，バルデナフィル塩酸塩水和物，ブロナンセリン，プロトンポンプ阻害剤，セイヨウオトギリソウ(St.John's Wort，セント・ジョーンズ・ワート)

原則禁忌　妊婦又は妊娠している可能性のある婦人

併用禁忌
薬剤名等	臨床症状・措置方法	機序・危険因子
リファンピシン(アプテシン，リファジン，リマクタン等)	本剤の血中濃度が低下し，本剤の効果が減弱するおそれがある。	リファンピシンがCYP3A4 を誘導することによる。
イリノテカン塩酸塩水和物	イリノテカンの副作用を増強することがある。	本剤の UGT 阻害によりイリノテカンの代謝が抑制されるおそれがある。
ミダゾラム(ドルミカム) トリアゾラム(ハルシオン等)	これらの薬剤の代謝が抑制され，重篤な又は生命に危険を及ぼすような事象(持続的又は過度の鎮静，呼吸抑制等)が起こる可能性がある。	CYP3A4 に対する競合による。
ベプリジル塩酸塩水和物(ベプリコール)	重篤な又は生命に危険を及ぼすような事象が起こる可能性がある。	
エルゴタミン酒石酸塩(カフェルゴット等) ジヒドロエルゴタミンメシル酸塩(ジヒデルゴット等) エルゴメトリンマレイン酸塩(エルゴメトリン F) メチルエルゴメトリンマレイン酸塩(メテルギン等)	これらの薬剤の代謝が抑制され，重篤な又は生命に危険を及ぼすような事象(末梢血管収縮，四肢の虚血等を特徴とする急性の毒性作用)が起こる可能性がある。	
シサプリド(アセナリン等) ピモジド(オーラップ)	これらの薬剤の代謝が抑制され，重篤な又は生命に危険を及ぼすような事象(不整脈等)が起こる可能性がある。	
シンバスタチン(リポバス等) ロバスタチン(国内未発売)	これらの薬剤の代謝が抑制され，重篤な又は生命に危険を及ぼすような事象(横紋筋融解症を含むミオパチー等)が起こる可能性がある。	
インジナビル硫酸塩エタノール付加物	本剤とインジナビルともに非抱合型高ビリルビン血症が関連している。現在，この併用に関する試験は行われていないので，インジナビルとの併用は推奨されない。	
バルデナフィル塩酸塩水和物(レビトラ)	本剤との併用に関する試験は行われていないが，バルデナフィルの血中濃度が上昇し，有害事象(低血圧，視覚障害，持続勃起症，失神等)の発現が増加するおそれがある。	
ブロナンセリン	本剤によりブロナンセリンの血中濃度が上昇し，作用が増強す	

	るおそれがある。	
プロトンポンプ阻害剤 オメプラゾール等	本剤とこれら薬剤の併用により，血中濃度が低下し，本剤の効果が減弱するおそれがある。	本剤の溶解性がpHに依存することから，胃酸分泌抑制により本剤の吸収が抑制されるおそれがある。
セイヨウオトギリソウ(St.John's Wort, セント・ジョーンズ・ワート)含有食品	本剤の代謝が促進され血中濃度が低下するおそれがあるので，本剤投与時はセイヨウオトギリソウ含有食品を摂取しないよう注意すること。	セイヨウオトギリソウにより誘導された肝薬物代謝酵素(チトクロームP450)が本剤の代謝を促進し，クリアランスを上昇させるためと考えられている。

レキソタン細粒1%　規格：1%1g[28.5円/g]
レキソタン錠1　規格：1mg1錠[5.6円/錠]
レキソタン錠2　規格：2mg1錠[6円/錠]
レキソタン錠5　規格：5mg1錠[14円/錠]
ブロマゼパム　中外　112

【効能効果】
(1)神経症における不安・緊張・抑うつ及び強迫・恐怖
(2)うつ病における不安・緊張
(3)心身症(高血圧症，消化器疾患，自律神経失調症)における身体症候並びに不安・緊張・抑うつ及び睡眠障害
(4)麻酔前投薬

【対応標準病名】

◎	うつ状態	うつ病	強迫性障害
	恐怖症性不安障害	高血圧症	自律神経失調症
	心因性高血圧症	神経症	神経症性抑うつ状態
	心身症	心身症型自律神経失調症	睡眠障害
	不安うつ病	不安緊張状態	不安神経症
	本態性高血圧症	抑うつ神経症	
○	2型双極性障害	悪性高血圧症	咽喉頭神経症
	うつ病型統合失調感情障害	延髄性うつ病	外傷後遺症性うつ病
	仮面うつ病	寛解中の反復性うつ病性障害	感染症後うつ病
	器質性うつ病性障害	気分循環症	境界型高血圧症
	強迫行為	強迫思考	強迫神経症
	軽症うつ病エピソード	軽症反復性うつ病性障害	拘禁性抑うつ状態
	高所恐怖症	混合性不安抑うつ障害	災害神経症
	産褥期うつ状態	歯科治療恐怖症	思春期うつ病
	社会恐怖症	社会不安障害	若年高血圧症
	若年性境界型高血圧症	社交不安障害	収縮期高血圧症
	術後神経症	主として強迫思考または反復思考	循環型躁うつ病
	小児神経症	小児心身症	職業神経症
	職業性痙攣	自律神経症	自律神経障害
	心因性失神	心因性頻脈	心因性不整脈
	心気症	心気障害	心気性うつ病
	神経衰弱	心臓神経症	精神神経症
	精神病症状を伴う重症うつ病エピソード	精神病症状を伴わない重症うつ病エピソード	赤面恐怖症
	先端神経症	全般性不安障害	躁うつ病
	双極性感情障害・軽症のうつ病エピソード	双極性感情障害・精神病症状を伴う重症うつ病エピソード	双極性感情障害・精神病症状を伴わない重症うつ病エピソード
	双極性感情障害・中等症のうつ病エピソード	退行期うつ病	対人恐怖症
	単一恐怖症	単極性うつ病	単極性躁病
	単純恐怖症	単発反応性うつ病	中等症うつ病エピソード
	中等症反復性うつ病性障害	動物恐怖	動脈硬化性うつ病
	内因性うつ病	パニック障害	パニック発作
	反応性うつ病	反復思考	反復心因性うつ病
	反復性うつ病	反復性心因性抑うつ精神病	反復性精神病性うつ病
	反復性躁病エピソード	反復性短期うつ病エピソード	非定型うつ病
	広場恐怖症	不安障害	不安ヒステリー
	不潔恐怖症	不眠症	閉所恐怖症
	本態性自律神経症	幼児神経症	抑うつ性パーソナリティ障害
	老人性神経症	老年期うつ病	老年期認知症妄想型
	老年期認知症抑うつ型		
△ あ	HELLP 症候群	異形恐怖	異常絞扼反射
	胃神経症	胃腸神経症	一過性離人症候群
	咽喉頭異常感症	咽喉頭食道神経症	咽頭異常感症
か	陰部神経症	延髄外側症候群	過換気症候群
	家族性自律神経異常症	カタプレキシー	褐色細胞腫
	褐色細胞腫性高血圧症	過眠	器質性気分障害
	器質性混合性感情障害	器質性双極性障害	器質性躁病性障害
	気分変調症	空気嚥下症	空気飢餓感
	クライネ・レヴィン症候群	クロム親和性細胞腫	軽症妊娠高血圧症候群
	頚動脈洞症候群	血管運動神経症	血管運動神経障害
	血管緊張低下性失神	原発性認知症	後下小脳動脈閉塞症
	交感神経緊張亢進	口腔心身症	高血圧性脳内出血
	高血圧切迫症	肛門神経症	高レニン性高血圧症
さ	混合型妊娠高血圧症候群	産後高血圧症	持続性気分障害
	持続性身体表現性疼痛障害	疾病恐怖症	シャイ・ドレーガー症候群
	周期嗜眠症	周期性精神病	醜形恐怖症
	重症妊娠高血圧症候群	純粋型妊娠高血圧症候群	常習性吃逆
	上小脳動脈閉塞症	小脳卒中症候群	小脳動脈狭窄
	小脳動脈血栓症	小脳動脈塞栓症	小脳動脈閉塞
	食道神経症	書痙	初老期精神病
	初老期認知症	初老期妄想状態	自律神経炎
	自律神経過敏症	自律神経性ニューロパチー	自律神経反射性疼痛
	心因性あくび	心因性胃アトニー	心因性胃液分泌過多症
	心因性胃痙攣	心因性過換気	心因性下痢
	心因性呼吸困難発作	心因性鼓腸	心因性視野障害
	心因性しゃっくり	心因性消化不良症	心因性視力障害
	心因性心悸亢進	心因性心血管障害	心因性頭痛
	心因性咳	心因性舌痛症	心因性多飲症
	心因性疼痛	心因性脳血栓反応	心因性排尿障害
	心因性背部痛	心因性発熱	心因性頻尿
	心因性腹痛	心因性便秘	心因性幽門痙攣
	神経因性排尿障害	神経循環疲労症	神経性胃腸炎
	神経性耳痛	神経性食道通過障害	神経性心悸亢進
	神経調節性失神	腎血管性高血圧症	腎実質性高血圧症
	腎性高血圧症	新生児高血圧症	心臓血管神経症
	心臓神経痛	心臓性神経衰弱症	身体化障害
	身体型疼痛障害	身体表現性障害	身体表現性自律神経機能低下
	睡眠時無呼吸症候群	睡眠相後退症候群	睡眠リズム障害
	性器神経症	青春期内閉神経症	精神衰弱
	精神痛	前下小脳動脈閉塞症	挿間性発作性不安
た	双極性感情障害	早発型妊娠高血圧症候群	多系統萎縮症
	多訴性症候群	脱力発作	多発性神経症
	多発性心身性障害	遅発型妊娠高血圧症候群	中枢性睡眠時無呼吸
	低レニン性高血圧症	特発性過眠症	特発性末梢自律神経ニューロパチー
な	内臓神経症	内分泌性高血圧症	ナルコレプシー
	二次性高血圧症	二次性認知症	尿膀胱神経症
	妊娠高血圧症	妊娠高血圧症候群	妊娠中一過性高血圧症
は	認知症	脳血管運動神経症	破局発作状態
	汎自律神経失調症	反復性気分障害	鼻咽腔異常感症
	ヒステリー球	鼻内異常感	不規則睡眠

	副交感神経緊張症	副腎性高血圧症	副腎腺腫
	副腎のう腫	副腎皮質のう腫	腹部神経症
	不定愁訴症	ブリケー障害	分類困難な身体表現性障害
	膀胱過敏症	発作性神経症	ホルネル症候群
ま	膜症神経症	末梢自律神経過敏	末梢自律神経ニューロパチー
	慢性心因反応	慢性疲労症候群	慢性離人症候群
ら	妄想性神経症	離人・現実感喪失症候群	離人症
	良性副腎皮質腫瘍	レム睡眠行動障害	老年期認知症
わ	老年期妄想状態	老年精神病	ワレンベルグ症候群

用法用量

(1)神経症・うつ病の場合：通常，成人にはブロマゼパムとして1日量6〜15mgを1日2〜3回に分けて経口投与する。なお，年齢，症状により適宜増減する。

(2)心身症の場合：通常，成人にはブロマゼパムとして1日量3〜6mgを1日2〜3回に分けて経口投与する。なお，年齢，症状により適宜増減する。

(3)麻酔前投薬の場合：通常，成人にはブロマゼパムとして5mgを就寝前又は手術前に経口投与する。なお，年齢，症状，疾患により適宜増減する。

禁忌

(1)本剤の成分に対し過敏症の既往歴のある患者

(2)急性狭隅角緑内障の患者

(3)重症筋無力症の患者

セニラン細粒1%：サンド　1%1g[24.8円/g]，セニラン錠1mg：サンド　1mg1錠[5.6円/錠]，セニラン錠2mg：サンド　2mg1錠[5.6円/錠]，セニラン錠3mg：サンド　3mg1錠[5.8円/錠]，セニラン錠5mg：サンド　5mg1錠[7.8円/錠]

レキップCR錠2mg　規格：2mg1錠[281.4円/錠]
レキップCR錠8mg　規格：8mg1錠[968.3円/錠]
レキップ錠0.25mg　規格：0.25mg1錠[58.4円/錠]
レキップ錠1mg　規格：1mg1錠[202.2円/錠]
レキップ錠2mg　規格：2mg1錠[375.1円/錠]

ロピニロール塩酸塩　グラクソ・スミスクライン　116

【効能効果】

パーキンソン病

【対応標準病名】

◎	パーキンソン病		
○	一側性パーキンソン症候群	家族性パーキンソン病	家族性パーキンソン病Yahr1
	家族性パーキンソン病Yahr2	家族性パーキンソン病Yahr3	家族性パーキンソン病Yahr4
	家族性パーキンソン病Yahr5	若年性パーキンソン症候群	若年性パーキンソン病
	若年性パーキンソン病Yahr3	若年性パーキンソン病Yahr4	若年性パーキンソン病Yahr5
	続発性パーキンソン症候群	動脈硬化性パーキンソン症候群	脳炎後パーキンソン症候群
	脳血管障害性パーキンソン症候群	パーキンソン症候群	パーキンソン病Yahr1
	パーキンソン病Yahr2	パーキンソン病Yahr3	パーキンソン病Yahr4
	パーキンソン病Yahr5	パーキンソン病の認知症	薬剤性パーキンソン症候群
△	アーガイル・ロバートソン瞳孔	痙性梅毒性運動失調症	顕性神経梅毒
	シャルコー関節	神経原性関節症	神経障害性脊椎障害
	神経梅毒髄膜炎	進行性運動性運動失調症	進行麻痺
	脊髄ろう	脊髄ろう性関節炎	ニューロパチー性関節炎
	脳脊髄梅毒	脳梅毒	梅毒性痙性脊髄麻痺
	梅毒性視神経萎縮	梅毒性髄膜炎	梅毒性聴神経炎
	梅毒性パーキンソン症候群	晩期梅毒性球後視神経炎	晩期梅毒性視神経萎縮
	晩期梅毒性髄膜炎	晩期梅毒性多発ニューロパチー	晩期梅毒性聴神経炎
	晩期梅毒脊髄炎	晩期梅毒脳炎	晩期梅毒脳脊髄炎

用法用量

〔CR錠2mg，CR錠8mg〕：通常，成人にはロピニロールとして1日1回2mgから始め，2週目に4mg/日とする。以後経過観察しながら，必要に応じ，2mg/日ずつ1週間以上の間隔で増量する。いずれの投与量の場合も1日1回経口投与する。なお，年齢，症状により適宜増減するが，ロピニロールとして1日量16mgを超えないこととする。

〔錠0.25mg，錠1mg，錠2mg〕：通常，成人にはロピニロールとして1回0.25mg，1日3回(1日量0.75mg)から始め，1週毎に1日量として0.75mgずつ増量し，4週目に1日量を3mgとする。以後経過観察しながら，必要に応じ，1日量として1.5mgずつ1週間以上の間隔で増量し，維持量(標準1日量3〜9mg)を定める。いずれの投与量の場合も1日3回に分け，経口投与する。なお，年齢，症状により適宜増減するが，ロピニロールとして1日量15mgを超えないこととする。

用法用量に関連する使用上の注意

(1)本剤の投与は「用法用量」に従い少量から始め，消化器症状(悪心，嘔吐等)，血圧等の観察を十分に行い，忍容性をみながら慎重に増量し患者ごとに適切な維持量を定めること。また，本剤投与中止後再投与する場合にも少量から開始することを考慮すること。

(2)一般に空腹時投与において悪心，嘔吐等の消化器症状が多く発現する可能性があるため，食後投与が望ましい。

(3)〔CR錠2mg，CR錠8mgのみ〕：本剤はできるだけ同じ時間帯に服用するよう指導すること。

警告　前兆のない突発的睡眠及び傾眠等がみられることがあり，また突発的睡眠により自動車事故を起こした例が報告されているので，患者に本剤の突発的睡眠及び傾眠等についてよく説明し，本剤服用中には，自動車の運転，機械の操作，高所作業等危険を伴う作業に従事させないよう注意すること。

禁忌

(1)本剤の成分に対し過敏症の既往歴のある患者

(2)妊婦又は妊娠している可能性のある婦人

レクサプロ錠10mg　規格：10mg1錠[218.1円/錠]

エスシタロプラムシュウ酸塩　持田　117

【効能効果】

うつ病・うつ状態

【対応標準病名】

◎	うつ状態	うつ病	
○	うつ病型統合失調感情障害	外傷後遺症性うつ病	仮面うつ病
	寛解中の反復性うつ病性障害	感染症後うつ病	器質性うつ病性障害
	気分変調症	軽症うつ病エピソード	軽症反復性うつ病性障害
	混合性不安抑うつ障害	思春期うつ病	心気性うつ病
	神経症性抑うつ状態	精神病症状を伴う重症うつ病エピソード	精神病症状を伴わない重症うつ病エピソード
	双極性感情障害・軽症のうつ病エピソード	双極性感情障害・精神病症状を伴う重症うつ病エピソード	双極性感情障害・精神病症状を伴わない重症うつ病エピソード
	双極性感情障害・中等症のうつ病エピソード	退行期うつ病	単極性うつ病
	単発反応性うつ病	中等症うつ病エピソード	中等症反復性うつ病性障害
	動脈硬化性うつ病	内因性うつ病	反応性うつ病
	反復心因性うつ病	反復性うつ病	反復性気分障害
	反復性心因性抑うつ精神病	反復性精神病性うつ病	反復性短期うつ病エピソード
	非定型うつ病	不安うつ病	抑うつ神経症

抑うつ性パーソナリティ障害	老年期うつ病

効能効果に関連する使用上の注意

(1)抗うつ剤の投与により，24歳以下の患者で，自殺念慮，自殺企図のリスクが増加するとの報告があるため，本剤の投与にあたっては，リスクとベネフィットを考慮すること。

(2)海外で実施された6～17歳の大うつ病性障害患者を対象としたプラセボ対照臨床試験において，6～11歳の患者で有効性が確認できなかったとの報告がある。本剤を12歳未満の大うつ病性障害患者に投与する際には適応を慎重に検討すること。

用法用量　通常，成人にはエスシタロプラムとして10mgを1日1回夕食後に経口投与する。なお，年齢・症状により適宜増減するが，増量は1週間以上の間隔をあけて行い，1日最高用量は20mgを超えないこととする。

用法用量に関連する使用上の注意

(1)本剤の投与量は必要最小限となるよう，患者ごとに慎重に観察しながら投与すること。

(2)肝機能障害患者，高齢者，遺伝的にCYP2C19の活性が欠損していることが判明している患者(Poor Metabolizer)では，本剤の血中濃度が上昇し，QT延長等の副作用が発現しやすいおそれがあるため，10mgを上限とすることが望ましい。また，投与に際しては患者の状態を注意深く観察し，慎重に投与すること。

禁忌

(1)本剤の成分に対し過敏症の既往歴のある患者

(2)モノアミン酸化酵素(MAO)阻害剤を投与中あるいは投与中止後14日間以内の患者

(3)ピモジドを投与中の患者

(4)QT延長のある患者(先天性QT延長症候群等)

併用禁忌

薬剤名等	臨床症状・措置方法	機序・危険因子
モノアミン酸化酵素(MAO)阻害剤 セレギリン塩酸塩 エフピー	セロトニン症候群があらわれることがある。MAO阻害剤を投与中あるいは投与中止後14日間以内の患者には投与しないこと。また，本剤投与後にMAO阻害剤を投与する場合には，14日間以上の間隔をあけること。	セロトニンの分解が阻害され，脳内セロトニン濃度が高まると考えられる。
ピモジド オーラップ	本剤のラセミ体であるシタロプラムとピモジドとの併用により，QT延長が発現したとの報告がある。	機序不明

レクシヴァ錠700　規格：700mg1錠［796.5円/錠］

ホスアンプレナビルカルシウム水和物　ヴィーブ　625

【効 能 効 果】

HIV感染症

【対応標準病名】

◎	HIV感染症		
○	AIDS	AIDS関連症候群	HIV－1感染症
	HIV感染	後天性免疫不全症候群	新生児HIV感染症
△	HIV－2感染症		

効能効果に関連する使用上の注意

(1)ヒト免疫不全ウイルス(HIV)は感染初期から多種多様な変異株を生じ，薬剤耐性を発現しやすいことが知られているので，他の抗HIV薬と併用すること。

(2)無症候性HIV感染症に関する治療開始については，CD4リンパ球数及び血漿中HIV RNA量が指標とされている。よって，本剤の使用にあたっては，患者のCD4リンパ球数及び血漿中HIV RNA量を確認するとともに，最新のガイドラインを確認すること。

用法用量

通常，成人には以下の用法用量に従い経口投与する。投与に際しては，必ず他の抗HIV薬と併用すること。

(1)抗HIV薬の治療経験がない患者

①ホスアンプレナビルとして1回700mgとリトナビル1回100mgをそれぞれ1日2回併用投与

②ホスアンプレナビルとして1回1400mgとリトナビル1回100mg又は200mgをそれぞれ1日1回併用投与

③ホスアンプレナビルとして1回1400mgを1日2回投与

(2)HIVプロテアーゼ阻害剤の投与経験がある患者：ホスアンプレナビルとして1回700mgとリトナビル1回100mgをそれぞれ1日2回併用投与

用法用量に関連する使用上の注意

(1)HIVプロテアーゼ阻害剤投与経験のある患者に対する本剤及びリトナビル1日1回併用投与は推奨されない。

(2)抗HIV薬の治療経験がない患者でリトナビルの投与が困難な患者に対しては，リトナビルと併用しない用法用量(ホスアンプレナビルとして1回1400mgを1日2回)の適用を考慮すること。

(3)ホスアンプレナビルとリトナビルの併用投与において，「用法用量」で定められた用量よりも高用量の投与により，AST(GOT)，ALT(GPT)が上昇する可能性があるため，「用法用量」で定められた用量を超えて投与しないこと。

(4)軽度又は中等度の肝機能障害患者に対し，本剤を投与する場合には，以下の用法用量にて注意して投与すること。

軽度の肝機能障害患者(Child-Pugh分類の合計点数：5～6)

①ホスアンプレナビルとして1回700mgを1日2回投与

②ホスアンプレナビルとして1回700mgを1日2回とリトナビル1回100mgを1日1回併用投与

中等度の肝機能障害患者(Child-Pugh分類の合計点数：7～9)：ホスアンプレナビルとして1回700mgを1日2回投与

(5)本剤と他の抗HIV薬との併用療法において，因果関係が特定されない重篤な副作用が発現し，治療の継続が困難であると判断された場合には，本剤若しくは併用している他の抗HIV薬の一部を減量又は休薬するのではなく，原則として本剤及び併用している他の抗HIV薬の投与をすべて一旦中止すること。

禁忌

(1)本剤の成分あるいはアンプレナビルに対して過敏症の既往歴のある患者

(2)重度の肝障害患者

(3)肝代謝酵素チトクロームP450(CYP)3A4で代謝される薬剤で治療域が狭い薬剤(ベプリジル塩酸塩水和物，シサプリド，ピモジド，トリアゾラム，ミダゾラム，エルゴタミン，ジヒドロエルゴタミン等)を投与中の患者

(4)バルデナフィル塩酸塩水和物を投与中の患者

(5)リファンピシンを投与中の患者

併用禁忌

薬剤名等	臨床症状・措置方法	機序・危険因子
治療域が狭くCYP3A4で代謝される薬剤 シサプリド(国内承認整理済) ピモジド オーラップ	これら薬剤の血中濃度が上昇し，不整脈等の重篤な又は生命に危険を及ぼすような事象が起こる可能性がある。	アンプレナビルとこれら薬剤はCYP3A4で代謝されるため，併用により代謝が競合的に阻害される。
治療域が狭くCYP3A4で代謝される薬剤 ベプリジル塩酸塩水和物 ベプリコール	ベプリジル塩酸塩水和物の血中濃度が上昇し，生命に危険を及ぼす不整脈が起こる可能性がある。	
治療域が狭くCYP3A4で代謝される薬剤 ジヒドロエルゴタミンメシル酸塩 ジヒデルゴット等 エルゴタミン酒石酸	これら薬剤の血中濃度が上昇し，末梢血管攣縮，虚血等の重篤な又は生命に危険を及ぼすような事象が起こる可能性がある。	

塩 エルゴメトリンマレイン酸塩 エルゴメトリン メチルエルゴメトリンマレイン酸塩 メテルギン等		
治療域が狭くCYP3A4で代謝される薬剤 ミダゾラム ドルミカム等 トリアゾラム ハルシオン等	これら薬剤の血中濃度が上昇し，過度の鎮静や呼吸抑制等の重篤な又は生命に危険を及ぼすような事象が起こる可能性がある。	
治療域が狭くCYP3A4で代謝される薬剤 バルデナフィル塩酸塩水和物 レビトラ	バルデナフィル塩酸塩水和物の血中濃度が上昇し，バルデナフィル塩酸塩水和物に関連する事象（低血圧，失神，視覚障害，持続勃起症等）の発現が増加する可能性がある。	
リファンピシン アプテシン，リファジン，リマクタン等	リファンピシンはアンプレナビルのCmin及びAUCをそれぞれ92%及び82%低下させるため，本剤の作用が減弱する。	リファンピシンはCYP3A4の強力な誘導剤であるため，アンプレナビルの代謝が促進される。

レクチゾール錠25mg
規格：25mg1錠［80円/錠］
ジアフェニルスルホン　田辺三菱　269,623

【効 能 効 果】

(1)持久性隆起性紅斑，ジューリング疱疹状皮膚炎，天疱瘡，類天疱瘡，色素性痒疹
(2)ハンセン病
〈適応菌種〉本剤に感性のらい菌
〈適応症〉ハンセン病

【対応標準病名】

◎	色素性痒疹	持久性隆起性紅斑	ジューリング病
	天疱瘡	ハンセン病	類天疱瘡
○	I群ハンセン病	BB型ハンセン病	BL型ハンセン病
	BT型ハンセン病	LL型ハンセン病	TT型ハンセン病
	眼性類天疱瘡	丘疹状じんま疹	急性痒疹
	紅斑性天疱瘡	腫瘍随伴性天疱瘡	尋常性天疱瘡
	水疱性類天疱瘡	増殖性天疱瘡	多形慢性痒疹
	点状角膜炎	瘢痕性類天疱瘡	ハンセン病性関節炎
	ハンセン病性筋炎	ハンセン病ニューロパチー	皮膚の血管炎
	ブラジル天疱瘡	ヘブラ痒疹	疱疹状天疱瘡
	疱疹状膿痂疹	痒疹	らい性結節性紅斑
	落葉状天疱瘡	良性粘膜類天疱瘡	
△	後天性表皮水疱症	若年性ヘルペス状皮膚炎	小水疱性皮膚炎
	水疱症	白色皮膚萎縮	皮斑様血管炎
	網状皮斑	薬剤誘発性天疱瘡	連鎖球菌性膿痂疹
※	**適応外使用可** 原則として「ジアフェニルスルホン【内服薬】」を「シェーンライン・ヘノッホ紫斑病」に対し小児に0.5～1.5mg/Kg/日，成人に50～150mg/日を処方した場合，当該使用事例を審査上認める。		

用法用量
(1)持久性隆起性紅斑，ジューリング疱疹状皮膚炎，天疱瘡，類天疱瘡，色素性痒疹：ジアフェニルスルホンとして，通常，成人1日50～100mgを2～3回に分けて経口投与する。
(2)ハンセン病
ジアフェニルスルホンとして，通常，成人1日75～100mgを経口投与する。原則として，他剤と併用して使用すること。
なお，年齢，症状により適宜増減する。

禁忌　本剤及び類似化合物に対し過敏症の既往歴のある患者

レグテクト錠333mg
規格：333mg1錠［51.5円/錠］
アカンプロサートカルシウム　日本新薬　119

【効 能 効 果】

アルコール依存症患者における断酒維持の補助

【対応標準病名】

◎	アルコール依存症		
○	アルコール幻覚症	アルコール性コルサコフ症候群	アルコール性残遺性感情障害
	アルコール性持続性認知障害	アルコール性嫉妬	アルコール性振戦せん妄
	アルコール性精神病	アルコール性せん妄	アルコール性躁病
	アルコール性多発性神経炎性精神病	アルコール性遅発性精神病性障害	アルコール性遅発性パーソナリティ障害
	アルコール性認知症	アルコール性脳症候群	アルコール性フラッシュバック
	アルコール性妄想	アルコール乱用	アルコール離脱状態
	うつ状態アルコール中毒	コルサコフ症候群	慢性アルコール性脳症候群
△	急性アルコール中毒	宿酔	単純酩酊
	病的酩酊	複雑酩酊	

効能効果に関連する使用上の注意
(1)アルコール依存症の診断は，国際疾病分類等の適切な診断基準に基づき慎重に実施し，基準を満たす場合にのみ使用すること。
(2)心理社会的治療と併用すること。
(3)断酒の意志がある患者にのみ使用すること。
(4)離脱症状がみられる患者では，離脱症状に対する治療を終了してから使用すること。［本剤は離脱症状の治療剤ではない。］

用法用量　通常，成人にはアカンプロサートカルシウムとして666mgを1日3回食後に経口投与する。

用法用量に関連する使用上の注意
(1)本剤の吸収は食事の影響を受けやすく，有効性及び安全性は食後投与により確認されているため，食後に服用するよう指導すること。
(2)本剤の投与期間は原則として24週間とすること。治療上の有益性が認められる場合にのみ投与期間を延長できるが，定期的に本剤の投与継続の要否について検討し，本剤を漫然と投与しないこと。

禁忌
(1)本剤の成分に対し過敏症の既往歴のある患者
(2)高度の腎障害のある患者

レグナイト錠300mg
規格：300mg1錠［101.3円/錠］
ガバペンチンエナカルビル　アステラス　119

【効 能 効 果】

中等度から高度の特発性レストレスレッグス症候群（下肢静止不能症候群）

【対応標準病名】

◎	下肢静止不能症候群		
△	運動性振戦	錐体外路系疾患	錐体外路症候群
	本態性音声振戦症	薬物誘発性振戦	薬物誘発性舞踏病

効能効果に関連する使用上の注意　レストレスレッグス症候群（下肢静止不能症候群）の診断は，国際レストレスレッグス症候群研究グループの診断基準及び重症度スケールに基づき慎重に実施し，基準を満たす場合にのみ投与すること。

用法用量　通常，成人にはガバペンチン　エナカルビルとして1日1回600mgを夕食後に経口投与する。

用法用量に関連する使用上の注意　中等度の腎機能障害患者（クレアチニンクリアランス30mL/min以上60mL/min未満）には1日1回300mgを投与する。軽度の腎機能障害患者（クレアチニンクリアランス60mL/min以上90mL/min未満）への投与は1日1回300mgとし，最大用量は1日1回600mgとするが，増量に際しては副作用発現に留意し，患者の状態を十分に観察しながら慎重に行うこと。

禁忌

(1)本剤の成分又はガバペンチンに対し過敏症の既往歴のある患者
(2)高度の腎機能障害患者(クレアチニンクリアランス 30mL/min 未満)

レグパラ錠25mg　規格：25mg1錠[549.8円/錠]
レグパラ錠75mg　規格：75mg1錠[1011.7円/錠]
シナカルセト塩酸塩　協和発酵キリン　399

【効 能 効 果】

(1)維持透析下の二次性副甲状腺機能亢進症
(2)下記疾患における高カルシウム血症
副甲状腺癌
副甲状腺摘出術不能又は術後再発の原発性副甲状腺機能亢進症

【対応標準病名】

◎	原発性副甲状腺機能亢進症	高カルシウム血症	続発性副甲状腺機能亢進症
	副甲状腺癌		
○	副甲状腺悪性腫瘍	副甲状腺過形成	副甲状腺機能亢進症
	副甲状腺クリーゼ	副甲状腺のう胞	
△	副甲状腺機能障害		

用法用量

効能効果(1)の場合：開始用量としては，成人には1日1回シナカルセトとして25mgを経口投与する。以後は，患者の副甲状腺ホルモン(PTH)及び血清カルシウム濃度の十分な観察のもと，1日1回25～75mgの間で適宜用量を調整し，経口投与する。ただし，PTHの改善が認められない場合には，1回100mgを上限として経口投与する。増量を行う場合は増量幅を25mgとし，3週間以上の間隔をあけて行うこと。
効能効果(2)の場合：開始用量としては，成人にはシナカルセトとして1回25mgを1日2回経口投与する。以後は，患者の血清カルシウム濃度の十分な観察のもと，1回25～75mgの間で適宜用量を調整し，1日2回経口投与する。増量を行う場合は1回の増量幅を25mgとし，2週間以上の間隔をあけて行うこと。なお，血清カルシウム濃度の改善が認められない場合は，1回75mgを1日3回又は4回まで経口投与できる。

用法用量に関連する使用上の注意

効能効果(1)の場合
(1)本剤は血中カルシウムの低下作用を有するので，血清カルシウム濃度が低値でないこと(目安として9.0mg/dL以上)を確認して投与を開始すること。
(2)血清カルシウム濃度は，本剤の開始時及び用量調整時は週1回測定し，維持期には2週に1回以上測定すること。血清カルシウム濃度が8.4mg/dL以下に低下した場合は，下表のように対応すること。

血清カルシウム値	対応			
	処置		検査	増量・再開
	本剤の投与			
8.4mg/dL以下	原則として本剤の増量は行わない。(必要に応じて本剤の減量を行う。)	カルシウム剤やビタミンD製剤の投与を考慮する。	血清カルシウム濃度を週1回以上測定する。心電図検査を実施することが望ましい。	増量する場合には，8.4mg/dL以上に回復したことを確認後，増量すること。
7.5mg/dL以下	直ちに休薬する。			再開する場合には，8.4mg/dL以上に回復したことを確認後，休薬前の用量か，それ以下の用量から再開すること。

血清カルシウム濃度の検査は，本剤の薬効及び安全性を適正に判断するために，服薬前に実施することが望ましい。また，低アルブミン血症(血清アルブミン濃度が4.0g/dL未満)の場合には，補正値*を指標に用いることが望ましい。
(3)PTHが管理目標値に維持されるように，定期的にPTHを測定すること。PTHの測定は本剤の開始時及び用量調整時(目安として投与開始から3ヶ月程度)は月2回とし，PTHがほぼ安定したことを確認した後は月1回とすることが望ましい。なお，PTHの測定は本剤の薬効及び安全性を適正に判断するために服薬前に実施することが望ましい。
効能効果(2)の場合：血清カルシウム濃度は，本剤の開始時及び用量調整時は週1回を目安に測定し，維持期には定期的に測定することが望ましい。血清カルシウム濃度が8.4mg/dL以下に低下した場合は，必要に応じて減量又は休薬し，カルシウム剤やビタミンD製剤の投与を考慮する。ただし，血清カルシウム濃度が7.5mg/dL以下に低下した場合は，直ちに休薬すること。また，低アルブミン血症(血清アルブミン濃度が4.0g/dL未満)の場合には，補正値*を指標に用いることが望ましい。
＊補正カルシウム濃度算出方法：補正カルシウム濃度(mg/dL)＝血清カルシウム濃度(mg/dL)－血清アルブミン濃度(g/dL)＋4.0

禁忌　本剤の成分に対し過敏症の既往歴のある患者

レザルタス配合錠HD　規格：1錠[150.7円/錠]
レザルタス配合錠LD　規格：1錠[80.9円/錠]
アゼルニジピン　オルメサルタンメドキソミル　第一三共　214

【効 能 効 果】

高血圧症

【対応標準病名】

◎	高血圧症	本態性高血圧症	
○	悪性高血圧症	境界型高血圧症	高血圧性緊急症
	高血圧性腎疾患	高血圧性脳内出血	高血圧切迫症
	高レニン性高血圧症	若年高血圧症	若年性境界型高血圧症
	収縮期高血圧症	腎血管性高血圧症	腎実質性高血圧症
	腎性高血圧症	低レニン性高血圧症	内分泌性高血圧症
	二次性高血圧症	副腎性高血圧症	
△	妊娠・分娩・産褥の既存の二次性高血圧症	妊娠・分娩・産褥の既存の本態性高血圧症	

効能効果に関連する使用上の注意　過度の血圧低下のおそれ等があり，本剤を高血圧治療の第一選択薬としないこと。

用法用量　通常，成人には1日1回1錠(オルメサルタン　メドキソミル／アゼルニジピンとして10mg/8mg又は20mg/16mg)を朝食後経口投与する。本剤は高血圧治療の第一選択薬として用いない。

用法用量に関連する使用上の注意

(1)以下のオルメサルタン　メドキソミルとアゼルニジピンの用法用量を踏まえ，患者毎に用量を決めること。
オルメサルタン　メドキソミル：通常，成人にはオルメサルタン　メドキソミルとして10～20mgを1日1回経口投与する。なお，1日5～10mgから投与を開始し，年齢，症状により適宜増減するが，1日最大投与量は40mgまでとする。
アゼルニジピン：通常，成人にはアゼルニジピンとして8～16mgを1日1回朝食後経口投与する。なお，1回8mgあるいは更に低用量から投与を開始し，症状により適宜増減するが，1日最大16mgまでとする。
(2)原則として，オルメサルタン　メドキソミル及びアゼルニジピンを併用している場合，あるいはいずれか一方を使用し血圧コントロールが不十分な場合に，本剤への切り替えを検討すること。
(3)原則として，増量は1つの有効成分ずつ行うこと。

禁忌

(1)本剤の成分に対し過敏症の既往歴のある患者
(2)妊婦又は妊娠している可能性のある婦人
(3)アゾール系抗真菌剤(イトラコナゾール，ミコナゾール等)，

HIV プロテアーゼ阻害剤(リトナビル，サキナビル，インジナビル等)，コビシスタットを含有する製剤を投与中の患者
(4)アリスキレンフマル酸塩を投与中の糖尿病患者(ただし，他の降圧治療を行ってもなお血圧のコントロールが著しく不良の患者を除く)

併用禁忌

薬剤名等	臨床症状・措置方法	機序・危険因子
アゾール系抗真菌剤 イトラコナゾール(イトリゾール)，ミコナゾール(フロリード) 等	イトラコナゾールとの併用によりアゼルニジピンの AUC が 2.8 倍に上昇することが報告されている。	これらの薬剤が CYP3A4 を阻害し，アゼルニジピンのクリアランスが低下すると考えられる。
HIV プロテアーゼ阻害剤 リトナビル(ノービア)，サキナビル(インビラーゼ)，インジナビル(クリキシバン) 等 コビシスタットを含有する製剤 スタリビルド	併用によりアゼルニジピンの作用が増強されるおそれがある。	

レスタス錠2mg
フルトプラゼパム　　規格：2mg1錠[20.4円/錠]　MSD　112

【効 能 効 果】

神経症における不安・緊張・抑うつ・易疲労性・睡眠障害
心身症(高血圧症，胃・十二指腸潰瘍，慢性胃炎，過敏性腸症候群)における身体症候ならびに不安・緊張・抑うつ・易疲労性・睡眠障害

【対応標準病名】

◎	胃潰瘍	胃十二指腸潰瘍	易疲労感
	うつ状態	過敏性腸症候群	高血圧症
	十二指腸潰瘍	心因性胃潰瘍	心因性高血圧症
	神経症	神経症性抑うつ状態	心身症
	睡眠障害	不安うつ病	不安緊張状態
	不安神経症	本態性高血圧症	慢性胃炎
	抑うつ神経症		
○	アレルギー性胃炎	胃炎	胃潰瘍瘢痕
	胃十二指腸潰瘍瘢痕	萎縮性胃炎	萎縮性化生性胃炎
	咽喉頭神経症	うつ病	仮面うつ病
	寛解中の反復性うつ病性障害	急性胃潰瘍	急性胃粘膜病変
	急性十二指腸潰瘍	急性出血性胃潰瘍	急性出血性十二指腸潰瘍
	境界型高血圧症	クッシング潰瘍	軽症反復性うつ病性障害
	下痢型過敏性腸症候群	口腔心身症	混合型過敏性腸症候群
	混合性不安抑うつ障害	再発性胃潰瘍	再発性十二指腸潰瘍
	残胃潰瘍	産褥期うつ状態	思春期うつ病
	若年高血圧症	若年性境界型高血圧症	社交不安障害
	収縮期高血圧症	十二指腸炎	十二指腸潰瘍瘢痕
	十二指腸球後部潰瘍	出血性胃潰瘍	出血性十二指腸潰瘍
	術後胃潰瘍	術後胃十二指腸潰瘍	術後残胃胃炎
	術後十二指腸潰瘍	小児心身症	心因性心悸亢進
	心因性頻脈	心因性不整脈	心気症
	心気性うつ病	神経衰弱	心身過労状態
	心身症型自律神経失調症	心臓神経症	睡眠リズム障害
	ストレス潰瘍	ストレス性胃潰瘍	ストレス性十二指腸潰瘍
	精神神経症	全身倦怠感	穿通性胃潰瘍
	穿通性十二指腸潰瘍	全般性不安障害	退行期うつ病
	多発胃潰瘍	多発性十二指腸潰瘍	多発性出血性胃潰瘍
	単極性うつ病	単発反応性うつ病	中等症反復性うつ病性障害
	デュラフォイ潰瘍	内因性うつ病	難治性胃潰瘍
	難治性十二指腸潰瘍	パニック障害	パニック発作
	反応性うつ病	反復心因性うつ病	反復性うつ病
	反復性心因性抑うつ精神病	反復性精神病性うつ病	非定型うつ病
	表層性胃炎	びらん性胃炎	不規則睡眠
	不眠症	ヘリコバクター・ピロリ胃炎	便秘型過敏性腸症候群
	慢性胃潰瘍	慢性胃潰瘍活動期	慢性十二指腸炎
	慢性十二指腸潰瘍	慢性十二指腸潰瘍活動期	薬剤性胃潰瘍
	疣状胃炎		
△ あ	2型双極性障害	HELLP 症候群	NSAID 胃潰瘍
	悪性高血圧症	アルコール性胃炎	胃空腸周囲炎
	異形恐怖	胃周囲炎	胃十二指腸炎
	異常絞扼反射	胃神経症	胃穿孔
	胃腸神経症	一過性離人症候群	胃びらん
	胃蜂窩織炎	咽喉頭異常感症	咽喉頭食道神経症
	咽頭異常感症	陰部神経症	うつ病型統合失調感情障害
か	延髄外側症候群	延髄性うつ病	外傷後遺症性うつ病
	過換気症候群	下肢倦怠感	カタプレキシー
	過眠	感染症後うつ病	器質性うつ病性障害
	器質性気分障害	器質性混合性感情障害	器質性双極性障害
	器質性躁病性障害	偽性斜頸	気分循環症
	気分変調症	急性胃炎	急性胃潰瘍穿孔
	急性十二指腸潰瘍穿孔	急性出血性胃潰瘍穿孔	急性出血性十二指腸潰瘍穿孔
	急性びらん性胃炎	恐怖症性不安障害	虚弱
	空気嚥下症	空気飢餓感	クライネ・レヴィン症候群
	軽症うつ病エピソード	軽症妊娠高血圧症候群	血管運動神経症
	倦怠感	原発性認知症	後下小脳動脈閉塞症
	拘禁性抑うつ状態	高血圧性脳内出血	高血圧切迫症
	高所恐怖症	肛門神経症	高レニン性高血圧症
さ	混合型妊娠高血圧症候群	災害神経症	産後高血圧症
	持続性気分障害	持続性身体表現性疼痛障害	疾病恐怖症
	社会不安障害	ジャネー病	周期嗜眠症
	周期性精神病	醜形恐怖症	重症妊娠高血圧症候群
	十二指腸周囲炎	十二指腸穿孔	十二指腸乳頭炎
	十二指腸びらん	出血性胃炎	出血性胃潰瘍穿孔
	出血性十二指腸潰瘍穿孔	術後神経症	循環型躁うつ病
	純粋型妊娠高血圧症候群	常習性吃逆	上小脳動脈閉塞症
	小児神経症	小脳卒中症候群	小脳動脈狭窄
	小脳動脈血栓症	小脳動脈塞栓症	小脳動脈閉塞
	職業神経症	職業性痙攣	食道神経症
	書痙	初老期精神病	初老期認知症
	初老期妄想状態	心因性あくび	心因性胃アトニー
	心因性胃液分泌過多症	心因性胃痙攣	心因性嚥下困難
	心因性過換気	心因性嗅覚障害	心因性月経困難症
	心因性下痢	心因性呼吸困難発作	心因性鼓腸
	心因性失神	心因性視野障害	心因性しゃっくり
	心因性消化不良症	心因性視力障害	心因性心血管障害
	心因性じんま疹	心因性頭痛	心因性咳
	心因性舌痛症	心因性そう痒症	心因性多飲症
	心因性疼痛	心因性脳血栓反応	心因性排尿障害
	心因性背部痛	心因性発熱	心因性皮膚炎
	心因性頻尿	心因性腹痛	心因性便秘
	心因性めまい	心因性幽門痙攣	心因性リウマチ
	心因反応	心気障害	神経因性排尿障害
	神経循環疲労症	神経性胃炎	神経性胃腸炎
	神経性眼病	神経性口腔異常	神経性耳痛
	神経性耳鳴	神経性弱質	神経性食道通過障害
	神経性心悸亢進	神経性多汗症	腎血管性高血圧症
	腎実質性高血圧症	腎性高血圧症	心臓血管神経症
	心臓神経痛	心臓性神経衰弱症	身体化障害

	身体型疼痛障害	身体表現性障害	身体表現性自律神経機能低下
	衰弱	睡眠時無呼吸症候群	睡眠相後退症候群
	ステロイド潰瘍	ステロイド潰瘍穿孔	性器神経症
	青春期内閉神経症	精神衰弱	精神痛
	精神病症状を伴う重症うつ病エピソード	精神病症状を伴わない重症うつ病エピソード	前下小脳動脈閉塞症
	穿孔性胃潰瘍	穿孔性十二指腸潰瘍	全身違和感
	全身性身体消耗	躁うつ病	挿間性発作性不安
	双極性感情障害	双極性感情障害・軽症のうつ病エピソード	双極性感情障害・精神病症状を伴う重症うつ病エピソード
	双極性感情障害・精神病症状を伴わない重症うつ病エピソード	双極性感情障害・中等症のうつ病エピソード	早発型妊娠高血圧症候群
た	ダート症候群	多訴性症候群	脱力発作
	多発性神経症	多発性心身性障害	単極性躁病
	遅発型妊娠高血圧症候群	中枢性睡眠時無呼吸	中等症うつ病エピソード
	中毒性胃炎	低レニン性高血圧症	動脈硬化性うつ病
な	特発性過眠症	内臓神経症	内分泌性高血圧症
	ナルコレプシー	肉芽腫性胃炎	二次性高血圧症
	二次性認知症	尿膀胱神経症	妊娠高血圧症
	妊娠高血圧症候群	妊娠中一過性高血圧症	認知症
は	脳血管運動神経症	歯ぎしり	破局発作状態
	反応性リンパ組織増生症	反復性気分障害	反復性躁病エピソード
	反復性短期うつ病エピソード	鼻咽腔異常感症	ヒステリー球
	鼻内異常感	びらん性十二指腸炎	疲労感
	不安障害	不安ヒステリー	副腎性高血圧症
	腹部神経症	不定愁訴症	ブリケー障害
	分類困難な身体表現性障害	ベーアド病	膀胱過敏症
ま	放射線胃炎	発作性神経症	膜症神経症
	慢性弱質	慢性心因反応	慢性疲労症候群
	慢性離人症候群	無力症	妄想性神経症
ら	幼児神経症	抑うつ性パーソナリティ障害	離人・現実感喪失症候群
	離人症	レム睡眠行動障害	老人性神経症
	老年期うつ病	老年期認知症	老年期認知症妄想型
	老年期認知症抑うつ型	老年期妄想状態	老年精神病
	ワレンベルグ症候群		

用法用量　通常，成人にはフルトプラゼパムとして1日2～4mgを1～2回に分割経口投与する。
なお，年齢，症状により適宜増減するが，高齢者には1日4mgまでとする。

禁忌
(1)急性狭隅角緑内障のある患者
(2)重症筋無力症の患者

レスタミンコーワ錠10mg
ジフェンヒドラミン塩酸塩
規格：10mg1錠[5.9円/錠]
興和　441

ベナ錠10mgを参照(P879)

レスプレン錠5mg
レスプレン錠20mg
レスプレン錠30mg
エプラジノン塩酸塩
規格：5mg1錠[5.6円/錠]
規格：20mg1錠[5.6円/錠]
規格：30mg1錠[6.3円/錠]
中外　224

【効 能 効 果】
下記の呼吸器疾患時の鎮咳及び去痰：肺結核，肺炎，気管支拡張症，気管支喘息，急・慢性気管支炎，上気道炎，感冒

【対応標準病名】

◎	かぜ	感冒	気管支拡張症
	気管支喘息	急性気管支炎	急性上気道炎
	肺炎	肺結核	慢性気管支炎
○	RSウイルス気管支炎	亜急性気管支炎	アスピリン喘息
	アトピー性喘息	アレルギー性気管支炎	咽頭気管炎
	咽頭喉頭炎	咽頭扁桃炎	インフルエンザ菌気管支炎
	ウイルス性気管支炎	運動誘発性喘息	エコーウイルス気管支炎
	円柱状気管支拡張症	外因性喘息	潰瘍性粟粒結核
	活動性肺結核	下葉気管支拡張症	感染性鼻炎
	乾酪性肺炎	気管結核	気管支結核
	気管支喘息合併妊娠	気管支肺炎	偽膜性気管支炎
	急性咽頭喉頭炎	急性咽頭扁桃炎	急性気管気管支炎
	急性口蓋扁桃炎	急性喉頭気管気管支炎	急性粟粒結核
	急性肺炎	急性反復性気管支炎	急性鼻咽頭炎
	急性鼻炎	クループ性気管支炎	珪肺結核
	結核後遺症	結核性喀血	結核性気管支拡張症
	結核性気胸	結核性空洞	結核性肺線維症
	結核性肺膿瘍	結節性肺結核	限局性気管支拡張症
	硬化性肺結核	喉頭結核	コクサッキーウイルス気管支炎
	混合型喘息	細気管支拡張症	小児喘息
	小児喘息性気管支炎	小児肺炎	職業喘息
	滲出性気管支炎	塵肺結核	ステロイド依存性喘息
	咳喘息	舌扁桃炎	喘息性気管支炎
	先天性結核	粟粒結核	大葉性肺炎
	多剤耐性結核	沈下性肺炎	難治性喘息
	乳児喘息	乳児肺炎	妊娠中感冒
	のう状気管支拡張症	肺炎球菌性気管支炎	肺炎結核
	肺結核・鏡検確認あり	肺結核・組織学的確認あり	肺結核・培養のみ確認あり
	肺結核後遺症	肺結核腫	肺結核術後
	敗血症性気管支炎	敗血症性肺炎	肺門結核
	播種性結核	パラインフルエンザウイルス気管支炎	非アトピー性喘息
	非定型肺炎	ヒトメタニューモウイルス気管支炎	びまん性気管支拡張症
	びまん性肺炎	閉塞性肺炎	マイコプラズマ気管支炎
	慢性気管炎	慢性気管気管支炎	慢性気管支拡張症
	慢性気管支漏	無熱性肺炎	夜間性喘息
	ライノウイルス気管支炎	連鎖球菌気管支炎	連鎖球菌性上気道感染
	老人性気管支炎	老人性肺炎	
△	感染型気管支喘息	胸膜肺炎	クラミジア肺炎
	潜在性結核感染症	陳旧性肺結核	肺門リンパ節結核

用法用量
通常，成人1日量エプラジノン塩酸塩として60～90mgを3回に分けて経口投与する。年齢・症状により適宜増減する。
幼・小児においてはエプラジノン塩酸塩として下記量を1日量として3回に分けて経口投与する。
　3歳以上　6歳未満：20～30mg
　6歳以上　10歳未満：30～45mg

レスミット錠2
レスミット錠5
メダゼパム
規格：2mg1錠[5.6円/錠]
規格：5mg1錠[5.6円/錠]
塩野義　112

【効 能 効 果】
(1)神経症における不安・緊張・抑うつ
(2)心身症(消化器疾患，循環器疾患，内分泌系疾患，自律神経失調症)における身体症候並びに不安・緊張・抑うつ

【対応標準病名】

◎	うつ状態	自律神経失調症	神経症
	神経症性抑うつ状態	心身症	心身症型自律神経失調症
	不安うつ病	不安緊張状態	不安神経症
	抑うつ神経症		

○	2型双極性障害	咽喉頭神経症	うつ病
	うつ病型統合失調感情障害	外傷後遺症性うつ病	家族性自律神経異常症
	仮面うつ病	寛解中の反復性うつ病性障害	感染症後うつ病
	器質性うつ病性障害	器質性気分障害	器質性混合性感情障害
	器質性双極性障害	器質性躁病性障害	気分変調症
	軽症うつ病エピソード	軽症反復性うつ病性障害	交感神経緊張亢進
	拘禁性抑うつ状態	混合性不安抑うつ障害	災害神経症
	産褥期うつ状態	思春期うつ病	持続性気分障害
	疾病恐怖症	社会不安障害	社交不安障害
	周期性精神病	術後神経症	循環型躁うつ病
	小児神経症	小児心身症	職業神経症
	自律神経過敏症	自律神経症	自律神経障害
	心因性高血圧症	心因性心悸亢進	心因性頻脈
	心因性不整脈	心気症	心気障害
	心気性うつ病	心臓神経症	青春期内閉神経症
	精神衰弱	精神病症状を伴う重症うつ病エピソード	精神病症状を伴わない重症うつ病エピソード
	全般性不安障害	躁うつ病	双極性感情障害
	双極性感情障害・軽症のうつ病エピソード	双極性感情障害・精神病症状を伴う重症うつ病エピソード	双極性感情障害・精神病症状を伴わない重症うつ病エピソード
	双極性感情障害・中等症のうつ病エピソード	退行期うつ病	多発性神経症
	単極性うつ病	単極性躁病	単発反応性うつ病
	中等症うつ病エピソード	中等症反復性うつ病性障害	動脈硬化性うつ病
	内因性うつ病	パニック障害	パニック発作
	汎自律神経失調症	反応性うつ病	反復心因性うつ病
	反復性うつ病	反復性気分障害	反復性心因性抑うつ精神病
	反復性精神病性うつ病	反復性躁病エピソード	反復性短期うつ病エピソード
	非定型うつ病	不安障害	不安ヒステリー
	発作性神経症	本態性自律神経症	幼児神経症
	抑うつ性パーソナリティ障害	老年期うつ病	老年期認知症
	老年期認知症妄想型	老年期妄想状態	老年精神病
△	異形恐怖	異常絞扼反射	胃神経症
	胃腸神経症	一過性離人症候群	咽喉頭異常感症
	咽喉頭食道神経症	咽頭異常感症	陰部神経症
	延髄外側症候群	延髄性うつ病	過換気症候群
	偽性斜頚	気分循環症	恐怖症性不安障害
	空気嚥下症	空気飢餓感	頚動脈洞症候群
	血管運動神経症	血管運動神経障害	血管緊張低下性失神
	原発性認知症	後下小脳動脈閉塞症	口腔心身症
	高所恐怖症	肛門神経症	持続性身体表現性疼痛障害
	シャイ・ドレーガー症候群	醜形恐怖症	常習性吃逆
	上小脳動脈閉塞症	小脳卒中症候群	小脳動脈狭窄
	小脳動脈血栓症	小脳動脈塞栓症	小脳動脈閉塞
	職業性痙攣	食道神経症	書痙
	初老期精神病	初老期認知症	初老期妄想状態
	自律神経炎	自律神経性ニューロパチー	自律神経反射性疼痛
	心因性あくび	心因性胃アトニー	心因性胃液分泌過多症
	心因性胃痙攣	心因性嚥下困難	心因性過換気
	心因性嗅覚障害	心因性月経困難症	心因性下痢
	心因性呼吸困難発作	心因性鼓腸	心因性失神
	心因性視野障害	心因性しゃっくり	心因性消化不良症
	心因性視力障害	心因性心血管障害	心因性頭痛
	心因性咳	心因性舌痛症	心因性そう痒症
	心因性多飲症	心因性疼痛	心因性脳血栓反応
	心因性排尿障害	心因性背部痛	心因性発熱
	心因性頻尿	心因性腹痛	心因性便秘
	心因性めまい	心因性幽門痙攣	神経因性排尿障害
	神経循環疲労症	神経衰弱	神経性胃腸炎
	神経性眼病	神経性口腔異常	神経性耳痛
	神経性耳鳴	神経性食道通過障害	神経性心悸亢進
	神経性多汗症	神経調節性失神	心臓血管神経症
	心臓神経痛	心臓性神経衰弱症	身体化障害
	身体型疼痛障害	身体表現性障害	身体表現性自律神経機能低下
	性器神経症	精神神経症	精神痛
	前下小脳動脈閉塞症	挿間性発作性不安	多系統萎縮症
	多訴性症候群	多発性心身性障害	特発性末梢自律神経ニューロパチー
	内臓神経症	二次性認知症	尿膀胱神経症
	認知症	脳血管運動神経症	歯ぎしり
	破局発作状態	鼻咽腔異常感症	ヒステリー球
	鼻内異常感	副交感神経緊張症	腹部神経症
	不定愁訴症	ブリケー障害	分類困難な身体表現性障害
	膀胱過敏症	ホルネル症候群	膜症神経症
	末梢自律神経過敏	末梢自律神経ニューロパチー	慢性心因反応
	慢性疲労症候群	慢性離人症候群	妄想性神経症
	離人・現実感喪失症候群	離人症	老年期認知症抑うつ型
	ワレンベルグ症候群		

用法用量　通常，成人にはメダゼパムとして1日10～30mgを経口投与する。
ただし，年齢，症状により適宜増減する。

禁忌

(1)本剤の成分に対し過敏症の既往歴のある患者
(2)急性狭隅角緑内障の患者
(3)重症筋無力症の患者

メダゼパム錠2(ツルハラ)：鶴原　2mg1錠[5.6円/錠]，メダゼパム錠5(ツルハラ)：鶴原　5mg1錠[5.6円/錠]

レスリン錠25　　規格：25mg1錠[18.1円/錠]
レスリン錠50　　規格：50mg1錠[31.7円/錠]
トラゾドン塩酸塩　　MSD　117

デジレル錠25，デジレル錠50を参照(P611)

レダコート錠4mg　　規格：4mg1錠[25.4円/錠]
トリアムシノロン　　アルフレッサファーマ　245

【効能効果】

(1)内分泌疾患：慢性副腎皮質機能不全(原発性，続発性，下垂体性，医原性)，急性副腎皮質機能不全(副腎クリーゼ)，副腎性器症候群，亜急性甲状腺炎，甲状腺中毒症[甲状腺(中毒性)クリーゼ]，副腎摘除
(2)膠原病：関節リウマチ，若年性関節リウマチ(スチル病を含む)，リウマチ熱(リウマチ性心炎を含む)，リウマチ性多発筋痛，エリテマトーデス(全身性及び慢性円板状)，全身性血管炎(大動脈炎症候群，結節性動脈周囲炎，多発性動脈炎，ヴェゲナ肉芽腫症を含む)，強皮症，成年性浮腫性硬化症，多発性筋炎(皮膚筋炎)，強直性脊椎炎(リウマチ性脊椎炎)
(3)アレルギー性疾患：気管支喘息，喘息性気管支炎(小児喘息性気管支炎を含む)，薬剤その他の化学物質によるアレルギー・中毒(薬疹，中毒疹を含む)，血清病，花粉症(枯草熱)，アレルギー性鼻炎，血管運動(神経)性鼻炎
(4)心臓疾患：うっ血性心不全
(5)神経疾患：脳脊髄炎(脳炎，脊髄炎を含む)(ただし，一次性脳炎の場合は頭蓋内圧亢進症状がみられ，かつ他剤で効果が不十分なときに短期間用いること)，多発性硬化症(視束脊髄炎を含む)，顔面神経麻痺，小舞踏病
(6)腎疾患：ネフローゼ及びネフローゼ症候群
(7)血液疾患：紫斑病(血小板減少性及び血小板非減少性)，溶血性貧血(免疫性又は免疫性機序の疑われるもの)，白血病(急性白

血病，慢性骨髄性白血病の急性転化，慢性リンパ性白血病）（皮膚白血病を含む），顆粒球減少症（本態性，続発性），悪性リンパ腫（リンパ肉腫症，細網肉腫症，ホジキン病，皮膚細網症，菌状息肉症）及び類似疾患（近縁疾患）

⑻胃腸疾患：潰瘍性大腸炎，限局性腸炎

⑼重症感染症：重症感染症（化学療法と併用する），結核性髄膜炎（抗結核剤と併用する），結核性胸膜炎（抗結核剤と併用する），結核性腹膜炎（抗結核剤と併用する）

⑽新陳代謝疾患：特発性低血糖症

⑾皮膚疾患

＜湿疹，皮膚炎＞：△湿疹・皮膚炎群（急性湿疹，亜急性湿疹，慢性湿疹，接触皮膚炎，貨幣状湿疹，自家感作性皮膚炎，アトピー皮膚炎，乳・幼・小児湿疹，ビダール苔癬，その他の神経皮膚炎，脂漏性皮膚炎，進行性指掌角皮症，その他の手指の皮膚炎，陰部あるいは肛門湿疹，耳介及び外耳道の湿疹・皮膚炎，鼻前庭及び鼻翼周辺の湿疹・皮膚炎など）（ただし，重症例以外は極力投与しないこと）

＜乾癬及び類症＞：△乾癬及び類症［尋常性乾癬（重症例），関節症性乾癬，乾癬性紅皮症，膿疱性乾癬，稽留性肢端皮膚炎，疱疹状膿痂疹，ライター症候群］

＜痒疹＞：△痒疹群（小児ストロフルス，蕁麻疹様苔癬，固定蕁麻疹を含む）（ただし，重症例に限る。また，固定蕁麻疹は局注が望ましい）

＜蕁麻疹類＞：蕁麻疹（慢性例を除く）（重症例に限る），蛇毒・昆虫毒（重症の虫さされを含む）

＜紅斑症，紫斑症＞：紅斑症（△多形滲出性紅斑，結節性紅斑）（ただし，多形滲出性紅斑の場合は重症例に限る），アナフィラクトイド紫斑（単純型，シェーンライン型，ヘノッホ型）（重症例に限る）

＜粘膜皮膚眼症候群＞：粘膜皮膚眼症候群［開口部びらん性外皮症，スチブンス・ジョンソン病，皮膚口内炎，フックス症候群，ベーチェット病（眼症状のない場合），リップシュッツ急性陰門潰瘍］

＜水疱症＞：天疱瘡群（尋常性天疱瘡，落葉状天疱瘡，Senear-Usher症候群，増殖性天疱瘡），デューリング疱疹状皮膚炎（類天疱瘡，妊娠性疱疹を含む），帯状疱疹（重症例に限る）

＜紅皮症＞：△紅皮症（ヘブラ紅色粃糠疹を含む）

＜角化症＞：△毛孔性紅色粃糠疹（重症例に限る），△扁平苔癬（重症例に限る）

＜血管性皮膚疾患＞：レイノー病

＜毛髪疾患＞：△円形脱毛症（悪性型に限る）

＜その他＞：ウェーバークリスチャン病，難治性口内炎及び舌炎（局所療法で治癒しないもの）

⑿眼科疾患

①内眼・視神経・眼窩・眼筋の炎症性疾患の対症療法（ブドウ膜炎，網脈絡膜炎，網膜血管炎，視神経炎，眼窩炎性偽腫瘍，眼窩漏斗尖端部症候群，眼筋麻痺）

②外眼部及び前眼部の炎症性疾患の対症療法で点眼が不適当又は不十分な場合（眼瞼炎，結膜炎，角膜炎，強膜炎，虹彩毛様体炎）

③眼科領域の術後炎症

⒀外科疾患：副腎皮質機能不全患者に対する外科的侵襲，侵襲後肺水腫

⒁その他：重症消耗性疾患の全身状態の改善（癌末期，スプルーを含む），前立腺癌（他の療法が無効な場合）

注）△印：外用剤を用いても効果が不十分な場合あるいは十分な効果を期待し得ないと推定される場合にのみ用いること。

【対応標準病名】

◎	亜急性甲状腺炎	悪性組織球症	悪性リンパ腫
	アトピー性皮膚炎	アナフィラクトイド紫斑	アレルギー性鼻炎
	医原性副腎皮質機能低下症	医薬品中毒	陰のう湿疹
	ウェーバ・クリスチャン病	ウェジナー肉芽腫症	うっ血性心不全
	会陰部肛囲湿疹	円形脱毛症	円板状エリテマトーデス
	外陰潰瘍	外耳炎	外耳湿疹
	潰瘍性大腸炎	角膜炎	花粉症
	貨幣状湿疹	顆粒球減少症	眼窩炎性偽腫瘍
	眼窩先端部症候群	眼筋麻痺	眼瞼炎
	関節リウマチ	乾癬	乾癬性関節炎
	乾癬性紅皮症	顔面神経麻痺	気管支喘息
	急性湿疹	急性白血病	急性痒疹
	強直性脊椎炎	強皮症	強膜炎
	菌状息肉症	クローン病	稽留性肢端皮膚炎
	結核性胸膜炎	結核性髄膜炎	結核性腹膜炎
	血管運動性鼻炎	血小板減少性紫斑病	血清病
	結節性紅斑	結節性多発動脈炎	結節性痒疹
	結膜炎	虹彩毛様体炎	甲状腺クリーゼ
	甲状腺中毒症	紅斑症	紅斑性天疱瘡
	紅皮症	肛門湿疹	昆虫毒
	細網肉腫	シェーンライン・ヘノッホ紫斑病	耳介部皮膚炎
	自家感作性皮膚炎	視神経炎	視神経脊髄炎
	刺虫症	湿疹	紫斑病
	若年性関節リウマチ	重症感染症	ジューリング病
	手指湿疹	小児湿疹	小児喘息性気管支炎
	小舞踏病	脂漏性皮膚炎	進行性指掌角皮症
	尋常性乾癬	尋常性天疱瘡	じんま疹
	スチル病	スティーブンス・ジョンソン症候群	スプルー
	脊髄炎	脊椎炎	舌炎
	接触皮膚炎	全身性エリテマトーデス	喘息性気管支炎
	前立腺癌	増殖性天疱瘡	続発性副腎皮質機能低下症
	帯状疱疹	大動脈炎症候群	多形滲出性紅斑
	多発性筋炎	多発性硬化症	中毒疹
	低血糖	天疱瘡	難治性口内炎
	乳児皮膚炎	ネフローゼ症候群	脳炎
	脳脊髄炎	膿疱性乾癬	肺水腫
	白血病	鼻前庭部湿疹	ビダール苔癬
	皮膚炎	皮膚筋炎	皮膚白血病
	副腎クリーゼ	副腎性器症候群	副腎皮質機能低下症
	ぶどう膜炎	ベーチェット病	ヘビ毒
	ヘブラ粃糠疹	扁平苔癬	疱疹状膿痂疹
	ホジキンリンパ腫	末期癌	慢性骨髄性白血病急性転化
	慢性湿疹	慢性リンパ性白血病	毛孔性紅色粃糠疹
	網膜血管炎	網脈絡膜炎	薬疹
	薬物過敏症	薬物中毒症	溶血性貧血
	痒疹	ライター症候群	落葉状天疱瘡
	リウマチ性心炎	リウマチ性心臓炎	リウマチ性多発筋痛
	リウマチ熱	リンパ芽球性リンパ腫	類天疱瘡
	レイノー病		
○	21ハイドロキシラーゼ欠損症	ABO因子不適合輸血	ALK陰性未分化大細胞リンパ腫
	ALK陽性大細胞型B細胞性リンパ腫	ALK陽性未分化大細胞リンパ腫	ANCA関連血管炎
	BCR－ABL1陽性Bリンパ芽球性白血病	BCR－ABL1陽性Bリンパ芽球性白血病/リンパ腫	BCR－ABL1陽性Bリンパ芽球性リンパ腫

B細胞性前リンパ球性白血病	B細胞リンパ腫	Bリンパ芽球性白血病
Bリンパ芽球性白血病/リンパ腫	Bリンパ芽球性リンパ腫	CCR4陽性成人T細胞白血病リンパ腫
E2A－PBX1陽性Bリンパ芽球性白血病	E2A－PBX1陽性Bリンパ芽球性白血病/リンパ腫	E2A－PBX1陽性Bリンパ芽球性リンパ腫
HHV8多中心性キャッスルマン病随伴大細胞型B細胞性リンパ腫	IL3－IGH陽性Bリンパ芽球性白血病	IL3－IGH陽性Bリンパ芽球性白血病/リンパ腫
IL3－IGH陽性Bリンパ芽球性リンパ腫	LE型薬疹	LE蝶形皮疹
LE皮疹	MALTリンパ腫	MLL再構成型Bリンパ芽球性白血病
MLL再構成型Bリンパ芽球性白血病/リンパ腫	MLL再構成型Bリンパ芽球性リンパ腫	Rh因子不適合輸血
SLE眼底	TEL－AML1陽性Bリンパ芽球性白血病	TEL－AML1陽性Bリンパ芽球性白血病/リンパ腫
TEL－AML1陽性Bリンパ芽球性リンパ腫	T細胞性前リンパ球白血病	T細胞性大顆粒リンパ球白血病
T細胞組織球豊富型大細胞型B細胞性リンパ腫	Tゾーンリンパ腫	Tリンパ芽球性白血病

あ

Tリンパ芽球性白血病/リンパ腫	Tリンパ芽球性リンパ腫	アカントアメーバ角膜炎
亜急性結膜炎	亜急性虹彩炎	亜急性虹彩毛様体炎
亜急性前部ぶどう膜炎	亜急性皮膚エリテマトーデス	亜急性毛様体炎
亜急性痒疹	悪液質アフタ	悪性外耳炎
悪性肥満細胞腫	悪性リンパ腫骨髄浸潤	アグレッシブNK細胞白血病
足湿疹	アジソン病	アシャール・チール症候群
アスピリンじんま疹	アスピリン喘息	アスピリン不耐症
圧迫性脊髄炎	アトピー性角結膜炎	アトピー性紅皮症
アトピー性湿疹	アトピー性神経皮膚炎	アトピー性喘息
アフタ性口内炎	アレルギー性外耳道炎	アレルギー性角膜炎
アレルギー性眼瞼炎	アレルギー性眼瞼縁炎	アレルギー性気管支炎
アレルギー性血管炎	アレルギー性結膜炎	アレルギー性口内炎
アレルギー性じんま疹	アレルギー性接触皮膚炎	アレルギー性鼻咽頭炎
アレルギー性鼻結膜炎	アレルギー性皮膚炎	アレルギー性副鼻腔炎
アレルギー性ぶどう膜炎	胃MALTリンパ腫	胃悪性リンパ腫
イエンセン病	異汗性湿疹	胃クローン病
異型輸血後ショック	胃十二指腸クローン病	萎縮型加齢黄斑変性
萎縮性角結膜炎	異所性中毒性甲状腺腫	イソギンチャク毒
一過性甲状腺機能亢進症	遺伝性血小板減少症	イネ科花粉症
陰唇潰瘍	インターフェロン網膜症	陰部潰瘍
陰部間擦疹	ウイルス性口内炎	ウイルス性ブドウ膜炎
ウイルソン紅色苔癬	ウェジナー肉芽腫症性呼吸器障害	右室不全
右心不全	うっ血性紫斑病	海ヘビ毒
運動誘発性喘息	栄養障害性角膜炎	腋窩湿疹
壊死性外耳炎	壊死性強膜炎	壊死性血管炎
壊疽性口内炎	壊疽性帯状疱疹	エバンス症候群
エリテマトーデス	炎症性角化症	炎症性眼窩うっ血
遠心性環状紅斑	遠心性丘疹性紅斑	円板状乾癬
横断性脊髄症	黄斑部血管走行異常	黄斑部術後浮腫
黄斑部浮腫	温式自己免疫性溶血性貧血	温熱じんま疹

か

温熱性紅斑	カーンズ・セイアー症候群	外因性喘息
外陰膿瘍	外陰部帯状疱疹	外陰部皮膚炎
外陰部びらん	外陰ベーチェット病	外眼筋不全麻痺
外眼筋麻痺	外耳道真珠腫	外耳道痛
外耳道肉芽腫	外耳道膿瘍	外耳道閉塞性角化症
外耳道蜂巣炎	外耳部虫刺傷	外傷性角膜炎
外傷性角膜潰瘍	海水浴皮膚炎	回腸クローン病
外直筋麻痺	外転神経萎縮	外転神経根性麻痺
外転神経不全麻痺	外転神経麻痺	潰瘍性眼瞼炎
潰瘍性口内炎	潰瘍性大腸炎・左側大腸炎型	潰瘍性大腸炎・全大腸炎型
潰瘍性大腸炎・直腸S状結腸炎型	潰瘍性大腸炎・直腸炎型	潰瘍性大腸炎合併妊娠
潰瘍性大腸炎再燃	潰瘍性大腸炎性若年性関節炎	過角化症
化学性急性外耳炎	化学性結膜炎	化学性皮膚炎
芽球増加を伴う不応性貧血	芽球増加を伴う不応性貧血－1	芽球増加を伴う不応性貧血－2
角化棘細胞腫	角結膜炎	角結膜びらん
角質増殖症	角膜潰瘍	角膜虹彩炎
角膜上皮びらん	角膜穿孔	角膜帯状疱疹
角膜中心潰瘍	角膜内皮炎	角膜膿瘍
角膜パンヌス	角膜びらん	角膜腐蝕
下行性視神経炎	カサバッハ・メリット症候群	下斜筋不全麻痺
下斜筋麻痺	下垂体性TSH分泌亢進症	下垂体性甲状腺機能亢進症
家族性寒冷自己炎症症候群	家族性溶血性貧血	カタル性角膜潰瘍
カタル性眼炎	カタル性結膜炎	カタル性口内炎
カタル性舌炎	下直筋不全麻痺	下直筋麻痺
滑車神経萎縮	滑車神経麻痺	活動期潰瘍性大腸炎
活動性肺結核	化膿性角膜炎	化膿性結膜炎
化膿性虹彩炎	化膿性脊髄炎	化膿性脳髄膜炎
化膿性皮膚疾患	化膿性ぶどう膜炎	化膿性網膜炎
化膿性毛様体炎	過敏性血管炎	貨幣状角膜炎
カモガヤ花粉症	顆粒球肉腫	眼炎
眼窩悪性リンパ腫	緩解期潰瘍性大腸炎	眼窩下膿瘍
眼角部眼瞼炎	眼角部眼瞼縁結膜炎	眼窩骨髄炎
眼窩骨膜炎	眼窩膿瘍	眼窩蜂巣炎
癌関連網膜症	眼筋不全麻痺	眼瞼縁炎
眼瞼縁結膜炎	眼瞼乾皮症	眼瞼結膜炎
眼瞼帯状疱疹	眼瞼虫刺傷	眼瞼皮膚炎
眼瞼びらん	眼瞼瘻孔	間擦疹
間質性視神経炎	眼周囲部虫刺傷	環状紅斑
環状鉄芽球を伴う不応性貧血	乾性角結膜炎	乾性角膜炎
眼性類天疱瘡	関節型若年性特発性関節炎	関節リウマチ・顎関節
関節リウマチ・肩関節	関節リウマチ・胸椎	関節リウマチ・頚椎
関節リウマチ・股関節	関節リウマチ・指関節	関節リウマチ・趾関節
関節リウマチ・膝関節	関節リウマチ・手関節	関節リウマチ・脊椎
関節リウマチ・足関節	関節リウマチ・肘関節	関節リウマチ・腰椎
関節リウマチ性間質性肺炎	感染型気管支喘息	感染後脳脊髄炎
感染性角膜炎	感染性角膜潰瘍	乾癬性関節炎・肩関節
乾癬性関節炎・股関節	乾癬性関節炎・指関節	乾癬性関節炎・膝関節
乾癬性関節炎・手関節	乾癬性関節炎・仙腸関節	乾癬性関節炎・足関節
乾癬性関節炎・肘関節	感染性口内炎	乾燥性口内炎
眼底動脈蛇行症	肝脾T細胞リンパ腫	乾皮症
眼部帯状疱疹	眼部虫刺傷	汗疱
汗疱性湿疹	顔面急性皮膚炎	顔面昆虫螫
顔面神経不全麻痺	顔面尋常性乾癬	顔面帯状疱疹
顔面多発虫刺傷	顔面播種状粟粒性狼瘡	顔面半側萎縮症
顔面毛包性紅斑黒皮症	乾酪性肺炎	寒冷凝集素症
寒冷じんま疹	寒冷溶血素症候群	機械性じんま疹
気管結核	気管支結核	気管支喘息合併妊娠
義歯性口内炎	偽性円形脱毛症	偽性甲状腺機能亢進症
季節性アレルギー性結膜炎	季節性アレルギー性鼻炎	偽膜性結膜炎
偽膜性口内炎	球後視神経炎	丘疹紅皮症
丘疹状紅斑	丘疹状湿疹	丘疹状じんま疹
急性外耳炎	急性潰瘍性大腸炎	急性角結膜炎
急性角膜炎	急性化膿性外耳炎	急性眼窩うっ血
急性眼窩炎	急性巨核芽球性白血病	急性激症型潰瘍性大腸炎
急性結膜炎	急性虹彩炎	急性虹彩毛様体炎

急性光線性外耳炎	急性骨髄性白血病	急性骨髄単球性白血病
急性散在性脳脊髄炎	急性視神経炎	急性湿疹性外耳炎
急性上行性脊髄炎	急性心不全	急性脊髄炎
急性接触性外耳炎	急性前骨髄球性白血病	急性前部ぶどう膜炎
急性多発性硬化症	急性単球性白血病	急性特発性血小板減少性紫斑病
急性乳児湿疹	急性肺水腫	急性反応性外耳炎
急性汎発性膿疱性乾癬	急性毛様体炎	急性薬物中毒
急性リウマチ熱	急性リウマチ熱性輪状紅斑	急性リンパ性白血病
急性濾胞性結膜炎	胸腔内リンパ節結核・菌確認あり	胸腔内リンパ節結核・組織学的確認あり
強直性脊椎炎性呼吸器障害	強直脊椎炎性虹彩毛様体炎	強皮症性ミオパチー
胸部昆虫螫	胸部帯状疱疹	強膜潰瘍
強膜拡張症	強膜ぶどう腫	局在性脈絡膜炎
局在性網膜炎	局在性網脈絡膜炎	局面状乾癬
巨細胞性甲状腺炎	去勢抵抗性前立腺癌	巨大血小板性血小板減少症
巨大乳頭結膜炎	巨大フリクテン	亀裂性湿疹
近視性脈絡膜新生血管	近視性網膜症	空腸クローン病
躯幹帯状疱疹	くすぶり型白血病	屈曲部乾癬
屈曲部湿疹	グッドパスチャー症候群	クモ毒
くも膜結核	クラゲ毒	クラミジア結膜炎
グレーブス病	クレスト症候群	クローン病性若年性関節炎
クロロキン網膜症	形質芽球性リンパ腫	形質細胞白血病
軽症潰瘍性大腸炎	頚部悪性リンパ腫	頚部虫刺症
頚部皮膚炎	稽留性肢端皮膚炎汎発型	ゲオトリクム性口内炎
劇症型潰瘍性大腸炎	劇症帯状疱疹	結核性喀血
結核性気管支拡張症	結核性気胸	結核性胸膜炎・菌確認あり
結核性胸膜炎・組織学的確認あり	結核性空洞	結核性血胸
結核性硬膜炎	結核性軟膜炎	結核性膿胸
結核性肺線維症	結核性肺膿瘍	血管拡張性環状紫斑症
血管性パンヌス	血管内大細胞型B細胞性リンパ腫	血管ベーチェット病
血管免疫芽球性T細胞リンパ腫	血小板減少症	血清反応陰性関節リウマチ
血清発疹	結節硬化型古典的ホジキンリンパ腫	結節虹彩炎
結節性眼炎	結節性結膜炎	結節性紅斑性関節障害
結節性肺結核	結節性リンパ球優位型ホジキンリンパ腫	結腸悪性リンパ腫
結膜潰瘍	結膜びらん	結膜濾胞症
限局型ウェジナー肉芽腫症	限局性円板状エリテマトーデス	限局性外耳道炎
限局性神経皮膚炎	限局性滲出性網脈絡膜炎	限局性前立腺癌
原発性血小板減少症	原発性甲状腺機能亢進症	原発性滲出性リンパ腫
原発性ヘルペスウイルス性口内炎	顕微鏡的多発血管炎	高2倍体性Bリンパ芽球性白血病
高2倍体性Bリンパ芽球性白血病/リンパ腫	高2倍体性Bリンパ芽球性リンパ腫	肛囲間擦疹
好塩基球性白血病	甲殻動物毒	硬化性角膜炎
硬化性脊髄炎	硬化性舌炎	硬化性肺結核
交感神経性眼筋麻痺	後極ぶどう膜腫	口腔感染症
口腔紅板症	口腔褥瘡性潰瘍	口腔帯状疱疹
口腔ベーチェット病	口腔ヘルペス	口腔扁平苔癬
高血圧性虹彩毛様体炎	虹彩異色	虹彩異色性毛様体炎
虹彩炎	好酸球性白血病	高脂血症性網膜症
甲状腺MALTリンパ腫	甲状腺悪性リンパ腫	甲状腺炎
甲状腺眼症	甲状腺機能亢進症	甲状腺機能正常型グレーブス病
甲状腺中毒症性関節障害	甲状腺中毒症性筋無力症候群	甲状腺中毒症性心筋症
甲状腺中毒性眼球突出症	甲状腺中毒性昏睡	甲状腺中毒性四肢麻痺

甲状腺中毒性周期性四肢麻痺	甲状腺中毒性心不全	甲状腺中毒性ミオパチー
口唇アフタ	口唇虫刺傷	光線眼症
交代性舞踏病	光沢苔癬	好中球G6PD欠乏症
好中球減少症	好中球性白血病	後天性魚鱗癬
後天性表皮水疱症	後頭部帯状疱疹	口内炎
紅板症	広汎性円形脱毛症	紅斑性間擦疹
紅斑性湿疹	紅皮症型薬疹	後部強膜炎
後部ぶどう腫	後部毛様体炎	肛門クローン病
高齢者EBV陽性びまん性大細胞型B細胞性リンパ腫	コーガン症候群	コーツ病
骨悪性リンパ腫	骨髄異形成症候群	骨髄性白血病
骨髄性白血病骨髄浸潤	骨髄単球性白血病	骨髄低形成血小板減少症
コッホ・ウィークス菌性結膜炎	固定薬疹	古典的ホジキンリンパ腫
孤立性アフタ	コリン性じんま疹	混合型喘息
混合型白血病	混合細胞型古典的ホジキンリンパ腫	昆虫刺傷
細菌性結膜炎	再燃緩解型潰瘍性大腸炎	再発性アフタ
再発性ヘルペスウイルス性口内炎	再膨張性肺水腫	左室不全
左心不全	サソリ毒	散在性表層角膜炎
散在性脈絡膜炎	散在性網膜炎	散在性網脈絡膜炎
三叉神経帯状疱疹	蚕蝕性角膜潰瘍	しいたけ皮膚炎
シェーンライン・ヘノッホ紫斑病性関節炎	耳介周囲湿疹	紫外線角結膜炎
紫外線角膜炎	耳介虫刺傷	耳介蜂巣炎
色素性痒疹	軸性視神経炎	自己赤血球感作症候群
自己免疫性甲状腺炎	自己免疫性好中球減少症	自己免疫性じんま疹
自己免疫性副腎炎	自己免疫性溶血性貧血	四肢乾癬
四肢小児湿疹	四肢尋常性乾癬	四肢虫刺症
四肢毛孔性紅色粃糠疹	糸状角膜炎	指状嵌入細胞肉腫
視神経周囲炎	視神経症	視神経乳頭炎
視神経網膜炎	視神経網膜障害	持続性色素異常性紅斑
刺虫アレルギー	実質性角膜炎	膝状神経節炎
湿疹性眼瞼炎	湿疹性眼瞼皮膚炎	湿疹性パンヌス
湿疹続発性紅皮症	紫斑型薬疹	紫斑病腎炎
尺側偏位	若年性関節炎	若年性骨髄単球性白血病
若年性再発性網膜硝子体出血	若年性多発性関節炎	若年性多発性動脈炎
若年性特発性関節炎	若年性ヘルペス状皮膚炎	縦隔悪性リンパ腫
縦隔原発大細胞型B細胞性リンパ腫	周期性ACTH・ADH放出症候群	周期性血小板減少症
周期性好中球減少症	周期性再発性じんま疹	重症潰瘍性大腸炎
重症多形滲出性紅斑・急性期	十二指腸悪性リンパ腫	十二指腸クローン病
周辺性ブドウ膜炎	周辺性網脈絡膜炎	周辺部ぶどう膜炎
周辺部脈絡膜炎	しゅさ性眼瞼炎	手掌紅斑
出血性外耳炎	出血性角膜炎	出血性虹彩炎
出血性口内炎	出血性じんま疹	出血性網膜炎
出血性網膜色素上皮剥離	術後結膜炎	術後虹彩炎
種痘様水疱症様リンパ腫	主婦湿疹	腫瘍随伴性天疱瘡
春季カタル	小陰唇膿瘍	漿液性虹彩炎
漿液性網膜炎	漿液性網膜色素上皮剥離	上眼窩裂症候群
少関節型若年性関節炎	上強膜炎	上行性視神経炎
症候性紫斑病	硝子体黄斑牽引症候群	上斜筋不全麻痺
上斜筋麻痺	掌蹠角化症	掌蹠膿疱症
小腸悪性リンパ腫	小腸クローン病	小腸大腸クローン病
上直筋不全麻痺	上直筋麻痺	小児EBV陽性T細胞リンパ増殖性疾患
小児アトピー性湿疹	小児遺伝性無顆粒球症	小児乾燥型湿疹
小児丘疹性先端皮膚炎	小児急性リンパ性白血病	小児骨髄異形成症候群

	小児全身性EBV陽性T細胞リンパ増殖性疾患	小児喘息	小児特発性低血糖症
	小児ネフローゼ症候群	小児汎発性膿疱性乾癬	睫毛性眼瞼炎
	小リンパ球性リンパ腫	初回発作型潰瘍性大腸炎	職業性皮膚炎
	職業喘息	食物性皮膚炎	女性化副腎腫瘍
	脂漏性眼瞼炎	脂漏性乾癬	脂漏性乳児皮膚炎
	人為的甲状腺中毒症	真菌性角膜潰瘍	心筋不全
	神経栄養性角結膜炎	神経ベーチェット病	心原性肺水腫
	人工肛門部皮膚炎	人工じんま疹	進行性角膜潰瘍
	進行性前立腺癌	深在性エリテマトーデス	滲出型加齢黄斑変性
	滲出性紅斑型中毒疹	滲出性網膜炎	滲出性網膜症
	浸潤性表層角膜炎	新生児皮脂漏	新生児皮膚炎
	腎性網膜症	心臓悪性リンパ腫	深層角膜炎
	心臓性呼吸困難	心臓性浮腫	心臓喘息
	振動性じんま疹	心不全	水晶体原性虹彩毛様体炎
	水痘・帯状疱疹ウイルス感染母体より出生した児	水痘脳炎	水疱性口内炎
	水疱性多形紅斑	水疱性扁平苔癬	水疱性類天疱瘡
	髄膜結核腫	髄膜脊髄炎	髄膜脳炎
	髄膜白血病	睡眠薬副作用	スギ花粉症
	ステロイド依存性潰瘍性大腸炎	ステロイド依存性クローン病	ステロイド依存性喘息
	ステロイド依存性ネフローゼ症候群	ステロイド抵抗性潰瘍性大腸炎	ステロイド抵抗性ネフローゼ症候群
	ステロイド皮膚炎	ステロイド誘発性皮膚症	ステロイド離脱症候群
	制癌剤皮膚炎	星状角膜炎	星状網膜症
	成人T細胞白血病骨髄浸潤	成人T細胞白血病リンパ腫	成人T細胞白血病リンパ腫・急性型
	成人T細胞白血病リンパ腫・くすぶり型	成人T細胞白血病リンパ腫・慢性型	成人T細胞白血病リンパ腫・リンパ腫型
	成人アトピー性皮膚炎	精巣悪性リンパ腫	ゼーミッシュ潰瘍
	石化性角膜炎	赤色湿疹	脊髄髄膜炎
	脊髄多発性硬化症	脊髄膜結核	咳喘息
	脊椎周囲炎	赤道ぶどう腫	赤白血病
	セザリー症候群	節外性NK/T細胞リンパ腫・鼻型	舌潰瘍
	雪眼炎	接触眼瞼皮膚炎	接触じんま疹
	接触性眼瞼結膜炎	接触性口内炎	舌切除後遺症
	節足動物毒	舌乳頭炎	舌膿瘍
	舌びらん	セリアック病	遷延性虹彩炎
	全外眼筋麻痺	前額部虫刺傷	前額部虫刺症
	穿孔性角膜潰瘍	線状角膜炎	線状苔癬
	線状網膜炎	全身型ウェジナー肉芽腫症	全身型若年性特発性関節炎
	全身湿疹	全身性エリテマトーデス性呼吸器障害	全身性エリテマトーデス性心膜炎
	全身性エリテマトーデス性脳動脈炎	全身性エリテマトーデス性ミオパチー	全身性エリテマトーデス脊髄炎
	全身性エリテマトーデス脳炎	全身性エリテマトーデス脳脊髄炎	全身性強皮症
	全身性強皮症性呼吸器障害	全身性紫斑病	全身性転移性癌
	全身の尋常性乾癬	全身毛孔性紅色粃糠疹	全身薬疹
	先天性外転神経麻痺	先天性好中球減少症	先天性ネフローゼ症候群
	先天性副腎過形成	先天性副腎性器症候群	腺病性パンヌス
	前房蓄膿	前房蓄膿性角膜炎	前房蓄膿性虹彩炎
	前立腺横紋筋肉腫	前立腺癌再発	前立腺小細胞癌
	前立腺神経内分泌癌	前立腺肉腫	前リンパ球性白血病
	造影剤ショック	増殖性化膿性口内炎	増殖性硝子体網膜症
	増殖性網膜炎	早発アドレナルキ	側頭動脈炎
	続発性血小板減少症	続発性血小板減少性紫斑病	続発性虹彩炎
	続発性虹彩毛様体炎	続発性紫斑病	続発性脳炎
	続発性舞踏病	続発性ぶどう膜炎	大アフタ
た	大陰唇膿瘍	体幹虫刺症	帯状脱毛症

	帯状疱疹後ケロイド形成	帯状疱疹後三叉神経痛	帯状疱疹後膝神経節炎
	帯状疱疹後神経痛	帯状疱疹後多発性ニューロパチー	帯状疱疹神経炎
	帯状疱疹性角結膜炎	帯状疱疹性強膜炎	帯状疱疹性結膜炎
	帯状疱疹性虹彩炎	帯状疱疹性虹彩毛様体炎	苔癬
	大腸MALTリンパ腫	大腸悪性リンパ腫	大腸クローン病
	多形紅斑	多形紅斑性関節障害	多形慢性痒疹
	多剤耐性結核	多発性乾癬性関節炎	多発性癌転移
	多発性筋炎性呼吸器障害	多発性血管炎	多発性血管炎重複症候群
	多発性口内炎	多発性神経脊髄炎	多発性脊髄神経根炎
	多発性リウマチ性関節炎	単球性白血病	単純性角膜潰瘍
	単純性顔面粃糠疹	単純性紫斑病	単純苔癬
	男性化副腎腫瘍	地図状口内炎	地図状脈絡膜炎
	腟潰瘍	チビエルジュ・ワイゼンバッハ症候群	チャドクガ皮膚炎
	中間部ぶどう膜炎	虫刺性皮膚炎	中心性脈絡膜炎
	中心性脈絡網膜症	中心性網膜炎	中心性網膜症
	中心性網脈絡膜炎	虫垂クローン病	中枢神経系原発びまん性大細胞型B細胞性リンパ腫
	中枢神経ループス	中枢性顔面神経麻痺	中等症潰瘍性大腸炎
	中毒性甲状腺腫	中毒性好中球減少症	中毒性紅斑
	中毒性視神経炎	中毒性多結節性甲状腺腫	中毒性単結節性甲状腺腫
	中毒性表皮壊死症	腸管症関連T細胞リンパ腫	腸管ベーチェット病
	腸間膜リンパ節結核	直腸MALTリンパ腫	直腸悪性リンパ腫
	直腸クローン病	陳旧性顔面神経麻痺	陳旧性虹彩炎
	陳旧性虹彩毛様体炎	通年性アレルギー性結膜炎	通年性アレルギー性鼻炎
	手足症候群	低2倍体性Bリンパ芽球性白血病	低2倍体性Bリンパ芽球性白血病/リンパ腫
	低2倍体性Bリンパ芽球性リンパ腫	低アルドステロン症	低形成性白血病
	低血糖性脳症	低血糖発作	低補体血症性血管炎
	低レニン性低アルドステロン症	滴状乾癬	手湿疹
	テノンのう炎	デビス紫斑	転移性黒色腫
	転移性皮膚腫瘍	転移性扁平上皮癌	点状角化症
	点状乾癬	デンスデポジット病ネフローゼ症候群	動眼神経萎縮
	動眼神経炎	動眼神経根性麻痺	動眼神経不全麻痺
	動眼神経麻痺	冬期湿疹	島細胞過形成症
	頭部湿疹	頭部脂漏	頭部尋常性乾癬
	頭部虫刺傷	頭部粃糠疹	島ベータ細胞過形成症
	動脈硬化性眼底	動脈硬化性眼底所見	トカゲ毒
	兎眼性角膜炎	特発性眼筋麻痺	特発性血小板減少性紫斑病
	特発性血小板減少性紫斑病合併妊娠	特発性好中球減少症	特発性じんま疹
	特発性副腎性器障害	特発性傍中心窩毛細血管拡張症	特発性末梢性顔面神経麻痺
	特発性脈絡膜新生血管	毒物性眼瞼炎	ドルーゼン
な	内因性湿疹	内因性ぶどう膜炎	内直筋麻痺
	難治性喘息	難治性ネフローゼ症候群	難治性ぶどう膜炎
	肉芽腫性甲状腺炎	ニコチン性口蓋白色角化症	ニコチン性口内炎
	二次性甲状腺機能亢進症	二次性ネフローゼ症候群	二次性白血球減少症
	二次性白血病	乳痂	乳癌皮膚転移
	乳児喘息	乳頭網膜炎	乳房皮膚炎
	妊娠湿疹	妊娠性疱疹	妊娠性痒疹
	妊婦性皮膚炎	熱帯性スプルー	熱帯扁平苔癬
	粘液膿性結膜炎	念珠状紅色苔癬	脳悪性リンパ腫
	脳幹多発性硬化症	膿胸関連リンパ腫	脳室炎
	脳脊髄膜結核	のう胞様黄斑浮腫	ノートナーゲル症候群
は	バーキット白血病	バーキットリンパ腫	肺MALTリンパ腫

	肺炎結核	肺結核	肺結核・鏡検確認あり
	肺結核・組織学的確認あり	肺結核・培養のみ確認あり	肺結核腫
	肺門結核	肺門リンパ節結核	白色粃糠疹
	白内障術後結膜炎	剥離性皮膚炎	ハシトキシコーシス
	橋本病	バセドウ病	バセドウ病眼症
	バセドウ病術後再発	白血球減少症	白血病性関節症
	白血病性網膜症	発熱性好中球減少症	鼻背部湿疹
	ハブ咬傷	バリズム	バリノー結膜炎
	バリノー結膜腺症候群	バリノー症候群	瘢痕性類天疱瘡
	斑点状網膜症	ハント症候群	汎発性帯状疱疹
	汎発性膿疱性乾癬	反復性角膜潰瘍	反復性虹彩炎
	反復性虹彩毛様体炎	反復性前部ぶどう膜炎	反復性前房蓄膿
	反復性毛様体炎	脾B細胞性リンパ腫/白血病・分類不能型	脾悪性リンパ腫
	非アトピー性喘息	皮角	皮下脂肪織炎様T細胞リンパ腫
	非化膿性甲状腺炎	非感染性急性外耳炎	粃糠疹
	肥厚性扁平苔癬	皮脂欠乏症	皮脂欠乏性湿疹
	微小変化型ネフローゼ症候群	非心原性肺水腫	非水疱性多形紅斑
	脾性好中球減少症	鼻性視神経炎	非定型的白血病
	非定型慢性骨髄性白血病	ヒトデ毒	ヒノキ花粉症
	脾びまん性赤脾髄小B細胞性リンパ腫	皮膚エリテマトーデス	皮膚筋炎性呼吸器障害
	皮膚結節性多発動脈炎	皮膚原発性CD30陽性T細胞リンパ増殖性疾患	皮膚原発性γδT細胞リンパ腫
	皮膚原発性未分化大細胞リンパ腫	皮膚原発びまん性大細胞型B細胞リンパ腫・下肢型	鼻部虫刺傷
	皮膚描記性じんま疹	脾辺縁帯リンパ腫	非ホジキンリンパ腫
	肥満細胞性白血病	びまん性外耳炎	びまん性乾癬
	びまん性管内増殖性糸球体腎炎ネフローゼ症候群	びまん性神経皮膚炎	びまん性大細胞型・バーキット中間型分類不能B細胞性リンパ腫
	びまん性大細胞型・ホジキン中間型分類不能B細胞性リンパ腫	びまん性大細胞型B細胞性リンパ腫	びまん性中毒性甲状腺腫
	びまん性表層角膜炎	びまん性膜性糸球体腎炎ネフローゼ症候群	びまん性脈絡膜炎
	表在性角膜炎	表在性舌炎	表在性点状角膜炎
	ビリグラフィンショック	ピリン疹	頻回再発型ネフローゼ症候群
	貧血網膜症	フィラメント状角膜炎	封入体筋炎
	フォークト・小柳・原田病	フォークト・小柳病	匐行性角膜潰瘍
	副腎萎縮	副腎梗塞	副腎石灰化症
	副腎皮質機能低下に伴う貧血	副腎皮質ホルモン剤副作用	腹部虫刺傷
	不全型ベーチェット病	ブタクサ花粉症	フックス異色毛様体炎
	不適合輸血反応	ぶどう球菌性眼瞼炎	舞踏病
	舞踏病様運動	ぶどう膜角膜炎	ブラジル天疱瘡
	プランマー病	フリクテン性角結膜炎	フリクテン性角膜炎
	フリクテン性角膜潰瘍	フリクテン性結膜炎	フリクテン性パンヌス
	分類不能型骨髄異形成症候群	ヘアリー細胞白血病	ヘアリー細胞白血病亜型
	ベドナーアフタ	ベニエ痒疹	ペニシリンアレルギー
	ペニシリンショック	ヘパリン起因性血小板減少症	ヘビ咬傷
	ヘブラ痒疹	ヘルペス口内炎	辺縁角膜炎
	辺縁フリクテン	扁桃悪性リンパ腫	扁平湿疹
	扁平苔癬様角化症	蜂刺症	放射線性口内炎
	放射線網膜症	胞状異角化症	疱疹状天疱瘡
	発作性運動誘発舞踏アテトーシス	発作性ジストニア性舞踏アテトーシス	ポリープ状脈絡膜血管症
ま	麻疹様紅斑	麻酔ショック	末梢性T細胞リンパ腫
	末梢性T細胞リンパ腫・詳細不明	末梢性顔面神経麻痺	麻痺性斜視
	慢性NK細胞リンパ増殖性疾患	慢性うっ血性心不全	慢性炎症関連びまん性大細胞型B細胞性リンパ腫

	慢性外耳炎	慢性角結膜炎	慢性カタル性結膜炎
	慢性結膜炎	慢性虹彩毛様体炎	慢性骨髄性白血病
	慢性骨髄性白血病移行期	慢性骨髄性白血病慢性期	慢性骨髄単球性白血病
	慢性持続型潰瘍性大腸炎	慢性進行性外眼筋麻痺症候群	慢性心不全
	慢性じんま疹	慢性脊髄炎	慢性舌炎
	慢性単球性白血病	慢性特発性血小板減少性紫斑病	慢性乳児湿疹
	慢性脳炎	慢性白血病	慢性表在性舌炎
	慢性本態性好中球減少症候群	慢性網膜症	慢性薬物中毒
	慢性痒疹	慢性リウマチ性冠状動脈炎	慢性リウマチ性縦隔心膜炎
	慢性リウマチ性心筋心膜炎	慢性リウマチ性心膜炎	慢性良性顆粒球減少症
	慢性濾胞性結膜炎	マントル細胞リンパ腫	未分化大細胞リンパ腫
	耳帯状疱疹	脈絡膜炎	ムカデ咬創
	無顆粒球症	無顆粒球性アンギナ	無症候性多発性硬化症
	ムチランス変形	無痛性甲状腺炎	メラー舌炎
	メルカーソン・ローゼンタール症候群	毛孔角化症	毛虫皮膚炎
	毛包眼瞼炎	網膜うっ血	網膜炎
	網膜血管周囲炎	網膜血管腫状増殖	網膜血管障害
	網膜血管鞘形成	網膜血管新生	網膜血管攣縮症
	網膜血栓性静脈炎	網膜細動脈瘤	網膜症
	網膜静脈炎	網膜静脈周囲炎	網膜静脈蛇行症
	網膜静脈怒張	網膜静脈分枝閉塞症による黄斑浮腫	網膜静脈閉塞症による黄斑浮腫
	網膜滲出斑	網膜中心静脈閉塞症による黄斑浮腫	網膜浮腫
	網膜毛細血管瘤	毛様体炎	モラックス・アクセンフェルド結膜炎
や	夜間性喘息	夜間低血糖症	薬剤性過敏症症候群
	薬剤性顆粒球減少症	薬剤性血小板減少性紫斑病	薬剤性酵素欠乏性貧血
	薬剤性自己免疫性溶血性貧血	薬剤性溶血性貧血	薬剤誘発性過敏性血管炎
	薬剤誘発性天疱瘡	薬剤誘発性ループス	薬物性角結膜炎
	薬物性角膜炎	薬物性眼瞼炎	薬物性結膜炎
	薬物性口唇炎	薬物性ショック	薬物性じんま疹
	薬物性接触性皮膚炎	薬物誘発性舞踏病	輸血関連急性肺障害
	輸血後GVHD	輸血によるショック	腰殿部帯状疱疹
	腰腹帯状疱疹	腰部尋常性乾癬	腰麻ショック
	ヨード過敏症	ヨードショック	予防接種後脳炎
	予防接種後脳脊髄炎	ライエル症候群	ライエル症候群型薬疹
ら	落屑性湿疹	卵巣癌全身転移	リウマチ性滑液包炎
	リウマチ性環状紅斑	リウマチ性虹彩炎	リウマチ性心筋炎
	リウマチ性心疾患	リウマチ性心臓弁膜症	リウマチ性心不全
	リウマチ性心弁膜炎	リウマチ性皮下結節	リウマチ性癒着性心膜炎
	リウマチ様関節炎	リガ・フェーデ病	リブマン・サックス心内膜炎
	流行性結膜炎	両心不全	良性移動性舌炎
	良性粘膜類天疱瘡	緑膿菌性外耳炎	鱗状湿疹
	輪状網膜症	リンパ球減少型古典的ホジキンリンパ腫	リンパ球豊富型古典的ホジキンリンパ腫
	リンパ形質細胞性リンパ腫	リンパ性白血病	リンパ性白血病骨髄浸潤
	輪紋状角膜炎	類苔癬	ループス胸膜炎
	ループス腎炎	ループス腸炎	ループス肺臓炎
	ループス膀胱炎	レイノー現象	レイノー症候群
	レッテラー・ジーベ病	連鎖球菌性膿痂疹	レンネルトリンパ腫
	老人性乾皮症	老人性紫斑	老人性舞踏病
	濾胞樹状細胞腫瘍	濾胞性乾癬	濾胞性リンパ腫

△	4型尿細管性アシドーシス	ALK融合遺伝子陽性非小細胞肺癌	RS3PE症候群
あ	S状結腸結核	悪性奇形腫	悪性腫瘍
	悪性腫瘍合併性皮膚筋炎	悪性腫瘍に伴う貧血	悪性組織球症性関節症
	アレルギー性肉芽腫性血管炎	鞍上部胚細胞腫瘍	イートン・ランバート症候群

	異汗症	医原性低血糖症	胃原発絨毛癌
	異所性 GHRH 産生腫瘍	胃胚細胞腫瘍	インスリン異常症
	インスリン自己免疫症候群	インスリン低血糖	インスリン分泌異常症
	壊死性潰瘍性歯周炎	壊死性潰瘍性歯肉炎	壊疽性歯肉炎
か	炎症性多発性関節障害	延髄星細胞腫	外眼筋ミオパチー
	回腸結核	回盲部結核	下葉小細胞肺癌
	下葉肺腺癌	下葉肺大細胞癌	下葉肺扁平上皮癌
	下葉非小細胞肺癌	カルチノイド	川崎病
	川崎病性冠動脈瘤	川崎病による虚血性心疾患	癌
	眼窩炎	眼窩筋炎	眼窩内異物
	眼筋内異物	肝細胞癌破裂	カンジダ性口角びらん
	カンジダ性口内炎	癌性悪液質	癌性ニューロパチー
	癌性ニューロミオパチー	癌性貧血	癌性ミエロパチー
	感染後脳炎	感染性外耳炎	乾癬性脊椎炎
	感染性皮膚炎	完全脱毛症	顔面痙攣
	顔面痙攣症	顔面神経障害	顔面ミオキミア
	機械的溶血性貧血	偽膜性アンギナ	球後異物
	急性偽膜性カンジダ症	急性小脳性失調症	急性熱性皮膚リンパ節症候群
	胸椎炎	頬粘膜白板症	強膜疾患
	胸膜播種	空腸結核	クラミジア腹膜炎
	頚椎炎	頚部脂腺癌	頚部隆起性皮膚線維肉腫
	ゲオトリクム症	結核性下痢	結核性痔瘻
	結核性腹水	結膜化膿性肉芽腫	ケトン性低血糖症
	原線維性星細胞腫	原発不明癌	高インスリン血症
	硬化性腹膜炎	口腔カンジダ症	口腔白板症
	高血圧性眼底	高血圧性視神経網膜症	高血圧性網膜症
	硬口蓋白板症	後耳介神経炎	溝状舌
	甲状腺周囲炎	口唇カンジダ症	口底白板症
	後天性溶血性貧血	喉頭結核	膠肉腫
さ	後腹膜胚細胞腫瘍	肛門結核	細菌疹
	三叉神経痛	産褥期鉄欠乏性貧血	視床下部星細胞腫
	視床星細胞腫	視神経障害	湿疹様発疹
	歯肉カンジダ症	歯肉白板症	ジフテリア腹膜炎
	若年性強直性脊椎炎	若年性皮膚筋炎	縦隔胚細胞腫瘍
	縦隔卵黄のう腫瘍	重症熱性血小板減少症候群	十二指腸悪性ガストリノーマ
	十二指腸悪性ソマトスタチノーマ	十二指腸結核	術後急性肝炎
	術後溶血性貧血	腫瘍随伴症候群	松果体胚細胞腫瘍
	松果体部膠芽腫	小腸結核	小児外陰腟炎
	上皮腫	上葉小細胞肺癌	上葉肺腺癌
	上葉肺大細胞癌	上葉肺扁平上皮癌	上葉非小細胞肺癌
	膵内分泌障害	水疱症	水疱性口内炎ウイルス病
	正球性正色素性貧血	星細胞腫	成人スチル病
	精巣胚細胞腫瘍	精巣卵黄のう腫瘍	脊索腫
	赤痢後関節障害	舌下隙膿瘍	舌カンジダ症
	赤血球造血刺激因子製剤低反応性貧血	舌白板症	潜在性結核感染症
	全身こむらがえり病	全身性脱毛症	仙腸関節炎
	前頭葉星細胞腫	前頭葉退形成性星細胞腫	側頭葉星細胞腫
た	側頭葉退形成性星細胞腫	側頭葉毛様細胞性星細胞腫	退形成性星細胞腫
	胎児性癌	大腸結核	蛇行状脱毛症
	単球減少症	蛋白病	腟部びらん
	中耳炎性顔面神経麻痺	中毒性溶血性貧血	中葉小細胞肺癌
	中葉肺腺癌	中葉肺大細胞癌	中葉肺扁平上皮癌
	中葉非小細胞肺癌	腸結核	直腸結核
	転移性腫瘍	頭蓋内胚細胞腫瘍	透析腎癌
	頭頂葉星細胞腫	頭部脂腺癌	頭部隆起性皮膚線維肉腫
な	特発性アルドステロン症	特発性溶血性貧血	内胚葉洞腫瘍
	軟口蓋白板症	ネズミチフス菌腹膜炎	脳幹部星細胞腫
は	肺癌による閉塞性肺炎	胚細胞腫	梅毒性腹膜炎
	肺門部小細胞癌	肺門部腺癌	肺門部大細胞癌
	肺門部非小細胞癌	肺門部扁平上皮癌	破壊性関節炎
	白色水腫	反応性関節障害	汎発性脱毛症
	鼻炎	非自己免疫性溶血性貧血	微小血管障害性溶血性貧血
	被のう性腹膜硬化症	びまん性星細胞腫	披裂喉頭蓋ひだ喉頭面癌
	貧血	副咽頭間隙悪性腫瘍	副腎出血
	ヘルペスウイルス性咽頭炎	ヘルペスウイルス性歯肉口内炎	本態性音声振戦症
ま	末梢動脈疾患	マムシ咬傷	慢性感染性貧血
	免疫芽球性リンパ節症	毛細管脆弱症	毛細血管脆弱症
や	網膜障害	毛様細胞性星細胞腫	輸血後肝炎
	輸血後肝障害	輸血後じんま疹	輸血後鉄過剰症
	輸血反応	腰椎炎	予防接種後関節障害
ら	卵黄のう腫瘍	卵巣胚細胞腫瘍	卵巣卵黄のう腫瘍
	リウマトイド脊椎炎	淋菌性口内炎	淋菌性腹膜炎
わ	リンパ腫	ワンサンアンギナ	ワンサン気管支炎
	ワンサン扁桃炎		

用法用量　トリアムシノロンとして，通常成人1日4〜48mg(1〜12錠)を1〜4回に分割経口投与する。なお，年齢，症状により適宜増減する。

禁忌　本剤の成分に対し過敏症の既往歴のある患者

原則禁忌

(1)有効な抗菌剤の存在しない感染症，全身の真菌症の患者
(2)消化性潰瘍の患者
(3)精神病の患者
(4)結核性疾患の患者
(5)単純疱疹性角膜炎の患者
(6)後嚢白内障の患者
(7)緑内障の患者
(8)高血圧症の患者
(9)電解質異常のある患者
(10)血栓症の患者
(11)最近行った内臓の手術創のある患者
(12)急性心筋梗塞を起こした患者

レダマイシンカプセル150mg

規格：150mg1カプセル[19.3円/カプセル]

デメチルクロルテトラサイクリン塩酸塩　ポーラ　615

【効能効果】

〈適応菌種〉デメチルクロルテトラサイクリンに感性のブドウ球菌属，レンサ球菌属，肺炎球菌，腸球菌属，淋菌，炭疽菌，大腸菌，クレブシエラ属，プロテウス属，モルガネラ・モルガニー，プロビデンシア属，インフルエンザ菌，軟性下疳菌，百日咳菌，野兎病菌，ガス壊疽菌群，ワイル病レプトスピラ，リケッチア属，クラミジア属，肺炎マイコプラズマ(マイコプラズマ・ニューモニエ)

〈適応症〉表在性皮膚感染症，深在性皮膚感染症，リンパ管・リンパ節炎，慢性膿皮症，乳腺炎，骨髄炎，咽頭・喉頭炎，扁桃炎，急性気管支炎，肺炎，肺膿瘍，慢性呼吸器病変の二次感染，膀胱炎，腎盂腎炎，尿道炎，淋菌感染症，軟性下疳，性病性(鼠径)リンパ肉芽腫，子宮内感染，涙嚢炎，外耳炎，中耳炎，副鼻腔炎，猩紅熱，炭疽，百日咳，野兎病，ガス壊疽，ワイル病，発疹チフス，発疹熱，つつが虫病

【対応標準病名】

◎	咽頭炎	咽頭喉頭炎	黄疸出血性レプトスピラ症
	外耳炎	ガス壊疽	急性気管支炎
	喉頭炎	骨髄炎	子宮内感染症
	猩紅熱	腎盂腎炎	性病性リンパ肉芽腫

レ

鼡径リンパ肉芽腫症	炭疽	中耳炎
つつが虫病	軟性下疳	乳腺炎
尿道炎	肺炎	肺膿瘍
皮膚感染症	百日咳	副鼻腔炎
扁桃炎	膀胱炎	発疹チフス
発疹熱	慢性膿皮症	野兎病
リンパ管炎	リンパ節炎	淋病
涙のう炎		

○	MRSA骨髄炎	MRSA肺化膿症	MRSA膀胱炎
あ	亜急性気管支炎	亜急性骨髄炎	亜急性リンパ管炎
	亜急性涙のう炎	悪性外耳炎	アレルギー性外耳道炎
	アレルギー性膀胱炎	アンギナ	異型猩紅熱
	胃腸炭疽	咽頭気管炎	咽頭チフス
	咽頭痛	咽頭扁桃炎	インフルエンザ菌気管支炎
	インフルエンザ菌喉頭炎	インフルニンザ菌性咽頭炎	インフルエンザ菌性喉頭気管炎
	壊死性外耳炎	壊死性肺炎	壊疽性咽頭炎
か	外耳湿疹	外耳道真珠腫	外耳道痛
	外耳道肉芽腫	外耳道膿瘍	外耳道閉塞性角化症
	外耳道蜂巣炎	外傷性穿孔性中耳炎	外傷性中耳炎
	開放性大腿骨骨髄炎	潰瘍性咽頭炎	潰瘍性膀胱炎
	下咽頭炎	下顎骨骨髄炎	化学性急性外耳炎
	下顎部蜂巣炎	顎骨骨髄炎	下腿骨骨髄炎
	下腿骨慢性骨髄炎	下腿複雑骨折後骨髄炎	カタル性咽頭炎
	化膿性喉頭炎	化膿性骨髄炎	化膿性中耳炎
	化膿性乳腺炎	化膿性副鼻腔炎	眼窩骨髄炎
	環指骨髄炎	間質性膀胱炎	感染性咽頭炎
	感染性外耳炎	感染性喉頭気管炎	顔面蜂巣炎
	眼野兎病	眼レプトスピラ症	気管支肺炎
	気腫性腎盂腎炎	偽猩紅熱	偽膜性咽頭炎
	偽膜性気管支炎	偽膜性喉頭炎	偽膜性扁桃炎
	急性アデノイド咽頭炎	急性アデノイド扁桃炎	急性咽頭炎
	急性咽頭喉頭炎	急性咽頭扁桃炎	急性壊疽性喉頭炎
	急性壊疽性扁桃炎	急性外耳炎	急性潰瘍性喉頭炎
	急性潰瘍性扁桃炎	急性顎骨骨髄炎	急性化膿性咽頭炎
	急性化膿性外耳炎	急性化膿性脛骨骨髄炎	急性化膿性骨髄炎
	急性化膿性中耳炎	急性化膿性扁桃炎	急性気管気管支炎
	急性脛骨骨髄炎	急性血行性骨髄炎	急性光線性外耳炎
	急性喉頭炎	急性喉頭気管炎	急性喉頭気管気管支炎
	急性骨髄炎	急性湿疹性外耳炎	急性出血性膀胱炎
	急性声帯炎	急性声門下喉頭炎	急性接触性外耳炎
	急性腺窩性扁桃炎	急性単純性膀胱炎	急性中耳炎
	急性乳腺炎	急性尿道炎	急性肺炎
	急性反応性外耳炎	急性反復性気管支炎	急性浮腫性喉頭炎
	急性扁桃炎	急性膀胱炎	急性淋菌性尿道炎
	急性涙のう炎	胸骨骨髄炎	胸椎骨髄炎
	頬部蜂巣炎	距骨骨髄炎	グラデニーゴ症候群
	クラミジア性リンパ肉芽腫	クループ性気管支炎	脛骨骨髄炎
	脛骨骨膜炎	脛骨乳児骨髄炎	脛骨慢性化膿性骨髄炎
	脛骨慢性骨髄炎	頚椎骨髄炎	頚部膿瘍
	血行性脛骨骨髄炎	血行性骨髄炎	血行性大腿骨骨髄炎
	嫌気性骨髄炎	限局性外耳道炎	肩甲骨周囲炎
	硬化性骨髄炎	口腔上顎洞瘻	紅色陰癬
	喉頭周囲炎	肛門淋菌感染	鼓室内水腫
	骨炎	骨顆炎	骨幹炎
	骨周囲炎	骨髄炎後遺症	骨髄肉芽腫
	骨盤化膿性骨髄炎	骨膜炎	骨膜下膿瘍
さ	骨膜骨髄炎	骨膜のう炎	細菌性骨髄炎
	細菌性膀胱炎	臍周囲炎	再発性中耳炎
	再発性尿道炎	坐骨骨炎	耳介周囲湿疹
	耳介部皮膚炎	耳介蜂巣炎	指骨炎
	趾骨炎	指骨髄炎	趾骨髄炎
	篩骨洞炎	歯性上顎洞炎	歯性副鼻腔炎
	膝蓋骨化膿性骨髄炎	膝蓋骨骨髄炎	尺骨遠位部骨髄炎
	縦隔膿瘍	習慣性アンギナ	習慣性扁桃炎
	種子骨炎	出血性外耳炎	出血性中耳炎
	出血性膀胱炎	術後骨髄炎	術後腎盂腎炎
	術後性中耳炎	術後性慢性中耳炎	上咽頭炎
	上顎骨骨髄炎	上顎洞炎	上行性腎盂腎炎
	猩紅熱性心筋炎	猩紅熱性中耳炎	上鼓室化膿症
	踵骨炎	踵骨骨髄炎	小児肺炎
	小児副鼻腔炎	小膿疱性皮膚炎	上腕骨骨髄炎
	滲出性気管支炎	新生児上顎骨骨髄炎	新生児中耳炎
	新生児膿漏眼	水疱性咽頭炎	水疱性中耳炎
	脊椎骨髄炎	舌扁桃炎	腺窩性アンギナ
	穿孔性中耳炎	全身性野兎病	前頭洞炎
	前腕骨髄炎	増殖性化膿性口内炎	増殖性骨膜炎
た	足部骨髄炎	大腿骨骨髄炎	大腿骨膿瘍
	大腿骨膜炎	大腿骨慢性化膿性骨髄炎	大腿骨慢性骨髄炎
	大葉性肺炎	多発性膿疱症	単純性中耳炎
	炭疽髄膜炎	炭疽敗血症	恥骨骨炎
	恥骨骨膜炎	チフス	チフス性心筋炎
	肘関節慢性骨髄炎	中耳炎性顔面神経麻痺	中手骨膿瘍
	腸間膜リンパ節炎	蝶形骨洞炎	腸骨骨髄炎
	直腸淋菌感染	沈下性肺炎	陳旧性中耳炎
	ツラレミアリンパ節炎	デュランド・ニコラ・ファブル病	頭蓋骨骨髄炎
な	橈骨骨髄炎	七日熱	乳児肺炎
	乳腺膿瘍	乳腺瘻孔	乳頭周囲炎
	乳頭びらん	乳房炎症性疾患	乳房潰瘍
	乳房膿瘍	乳房よう	乳輪下膿瘍
	尿細管間質性腎炎	尿道口炎	尿道周囲炎
	尿膜管膿瘍	妊娠中の子宮内感染	妊娠中の性器感染症
は	膿皮症	膿疱	肺壊疽
	肺炎合併肺膿瘍	肺炎球菌性咽頭炎	肺炎球菌性気管支炎
	肺化膿症	敗血症性咽頭炎	敗血症性気管支炎
	敗血症性骨髄炎	敗血症性肺炎	敗血症性皮膚炎
	肺炭疽	肺野兎病	反復性膀胱炎
	汎副鼻腔炎	非感染性急性外耳炎	腓骨骨髄炎
	尾骨骨髄炎	非性病性尿道炎	非定型肺炎
	非特異骨髄炎	非特異性腸間膜リンパ節炎	非特異性尿道炎
	非特異性リンパ節炎	皮膚炭疽	びまん性外耳炎
	びまん性肺炎	びらん性膀胱炎	非淋菌性尿道炎
	フォートブラッグ熱	腹部野兎病	ぶどう球菌性咽頭炎
	ぶどう球菌性肺膿瘍	ぶどう球菌性扁桃炎	ブリル病
	ブロディー骨膿瘍	閉塞性肺炎	扁桃性アンギナ
	膀胱後部膿瘍	膀胱三角部炎	膀胱周囲炎
	膀胱周囲膿瘍	膀胱尿道炎	放射線性下顎骨骨髄炎
	放射線性膀胱炎	母指骨髄炎	母趾骨髄炎
ま	マイコプラズマ気管支炎	膜性咽頭炎	慢性咽喉頭炎
	慢性外耳炎	慢性顎骨骨髄炎	慢性化膿性骨髄炎
	慢性化膿性穿孔性中耳炎	慢性化膿性中耳炎	慢性血行性骨髄炎
	慢性骨髄炎	慢性再発性膀胱炎	慢性耳管鼓室化膿性中耳炎
	慢性上鼓室乳突洞化膿性中耳炎	慢性穿孔性中耳炎	慢性多発性骨髄炎
	慢性中耳炎	慢性中耳炎急性増悪	慢性中耳炎後遺症
	慢性中耳炎術後再燃	慢性尿道炎	慢性肺化膿症
	慢性複雑性膀胱炎	慢性副鼻腔炎	慢性副鼻腔炎急性増悪
	慢性副鼻腔膿瘍	慢性扁桃炎	慢性膀胱炎
	慢性淋菌性尿道炎	慢性リンパ管炎	慢性リンパ節炎
	慢性涙小管炎	慢性涙のう炎	耳後部リンパ節炎
や	耳後部リンパ腺炎	無熱性肺炎	腰椎骨髄炎
ら	流行性発疹チフス	良性慢性化膿性中耳炎	緑膿菌性外耳炎
	淋菌性咽頭炎	淋菌性外陰炎	淋菌性外陰腟炎
	淋菌性滑膜炎	淋菌性関節炎	淋菌性亀頭炎

	淋菌性結膜炎	淋菌性腱滑膜炎	淋菌性虹彩毛様体炎
	淋菌性口内炎	淋菌性骨髄炎	淋菌性子宮頚管炎
	淋菌性女性骨盤炎	淋菌性心筋炎	淋菌性心内膜炎
	淋菌性心膜炎	淋菌性髄膜炎	淋菌性精巣炎
	淋菌性精巣上体炎	淋菌性前立腺炎	淋菌性腟炎
	淋菌性尿道炎	淋菌性尿道狭窄	淋菌性脳膿瘍
	淋菌性肺炎	淋菌性敗血症	淋菌性バルトリン腺膿瘍
	淋菌性腹膜炎	淋菌性膀胱炎	淋菌性卵管炎
	涙小管炎	涙のう周囲炎	涙のう周囲膿瘍
	レプトスピラ症	レプトスピラ性髄膜炎	連鎖球菌気管支炎
	連鎖球菌性アンギナ	連鎖球菌性咽頭炎	連鎖球菌性喉頭炎
	連鎖球菌性喉頭気管炎	連鎖球菌性扁桃炎	老人性肺炎
	肋骨骨髄炎	肋骨周囲炎	
△	BK ウイルス腎症	足蜂巣炎	アレルギー性副鼻腔炎
	胃空腸周囲炎	胃周囲炎	胃蜂窩織炎
	陰茎炎	陰茎膿瘍	咽頭喉頭逆流症
	咽頭膿瘍	ウイルス性咽頭炎	ウイルス性扁桃炎
	ウォーケス篩骨洞炎	会陰部蜂巣炎	腋窩蜂巣炎
	エキノコックス性骨髄炎	オトガイ下膿瘍	外麦粒腫
	海綿体炎	海綿体膿瘍	下眼瞼蜂巣炎
	顎下部膿瘍	下肢蜂巣炎	下肢リンパ浮腫
	下腿蜂巣炎	肩蜂巣炎	化膿性口内炎
	化膿性爪囲炎	化膿性リンパ節炎	眼窩下膿瘍
	眼窩骨膜炎	眼窩膿瘍	眼窩蜂巣炎
	眼瞼蜂巣炎	乾酪性副鼻腔炎	急性胃炎
	急性眼窩うっ血	急性眼窩炎	急性喉頭蓋膿瘍
	急性子宮傍結合織炎	急性汎発性発疹性膿疱症	急性びらん性胃炎
	急性リンパ管炎	胸壁蜂巣炎	胸膜肺炎
	クラミジア肺炎	頚部蜂巣炎	頚部リンパ節炎
	結核性骨髄炎	結核性中耳炎	口蓋垂炎
	口蓋膿瘍	口腔底膿瘍	口腔底蜂巣炎
	口腔膿瘍	好酸球性中耳炎	好酸球性副鼻腔炎
	好酸球性蜂巣炎	口底膿瘍	口底蜂巣炎
	喉頭アレルギー	喉頭萎縮	喉頭壊死
	喉頭蓋軟骨膜炎	喉頭蓋のう胞	喉頭蓋膿瘍
	喉頭潰瘍	喉頭下垂症	喉頭機能低下
	喉頭上皮過形成	喉頭軟骨膜炎	喉頭肉芽腫
	喉頭白斑症	喉頭びらん	喉頭蜂巣炎
	広汎性フレグモーネ	股関節部蜂巣炎	臍部蜂巣炎
	サルモネラ骨髄炎	膝部蜂巣炎	趾ひょう疽
	手関節部蜂巣炎	手指ひょう疽	上眼瞼蜂巣炎
	上肢リンパ浮腫	上腕蜂巣炎	女性急性骨盤蜂巣炎
	女性慢性骨盤蜂巣炎	深在性フレグモーネ	精巣上体膿瘍
	精巣膿瘍	精巣蜂巣炎	舌下隙膿瘍
	先天性乳び胸	前腕蜂巣炎	爪囲炎
	爪下膿瘍	爪床炎	足関節部蜂巣炎
	足背蜂巣炎	鼡径部蜂巣炎	体幹蜂巣炎
	大腿部蜂巣炎	肘部蜂巣炎	テノンのう炎
	手蜂巣炎	殿部蜂巣炎	頭皮蜂巣炎
	特発性喉頭肉芽腫	内麦粒腫	乳頭潰瘍
	尿道症候群	妊娠中の子宮頚管炎	背部蜂巣炎
	麦粒腫	鼻入口部膿瘍	鼻壊死
	鼻壊疽	鼻潰瘍	鼻蜂巣炎
	鼻咽頭膿瘍	鼻咽頭蜂巣炎	鼻腔内膿瘍
	非結核性抗酸菌性骨髄炎	鼻せつ	鼻前庭せつ
	鼻中隔壊死	鼻中隔潰瘍	鼻中隔膿瘍
	鼻中隔びらん	ひょう疽	鼻翼膿瘍
	腹壁蜂巣炎	扁桃チフス	蜂窩織炎
	放射線出血性膀胱炎	蜂巣炎	蜂巣炎性咽頭炎
	マイボーム腺炎	慢性子宮傍結合織炎	涙小管のう胞

効能効果に関連する使用上の注意
(1)胎児に一過性の骨発育不全，歯牙の着色・エナメル質形成不全を起こすことがある。また，動物実験（ラット）で胎児毒性が認められているので，妊婦又は妊娠している可能性のある婦人には治療上の有益性が危険性を上回ると判断される場合にのみ投与すること。
(2)小児（特に歯牙形成期にある8歳未満の小児）に投与した場合，歯牙の着色・エナメル質形成不全，また，一過性の骨発育不全を起こすことがあるので，他の薬剤が使用できないか，無効の場合にのみ適用を考慮すること。

用法用量 デメチルクロルテトラサイクリン塩酸塩として通常成人1日450～600mg（力価）を2～4回に分割経口投与する。
なお，年齢，症状により適宜増減する。

用法用量に関連する使用上の注意 本剤の使用にあたっては，耐性菌の発現等を防ぐため，原則として感受性を確認し，疾病の治療上必要な最少限の期間の投与にとどめること。

禁忌 テトラサイクリン系薬剤に対し過敏症の既往歴のある患者

レトロビルカプセル100mg

規格：100mg1カプセル［284.4円/カプセル］
ジドブジン　ヴィーブ　625

【効 能 効 果】

HIV 感染症

【対応標準病名】

◎	HIV 感染症		
○	AIDS	AIDS 関連症候群	HIV－1 感染症
	HIV－2 感染症	HIV 感染	後天性免疫不全症候群
	新生児 HIV 感染症		

効能効果に関連する使用上の注意
(1)無症候性 HIV 感染症に関する治療開始については，CD4 リンパ球数及び血漿中 HIV RNA 量が指標とされている。よって，本剤の使用にあたっては，患者の CD4 リンパ球数及び血漿中 HIV RNA 量を確認するとともに，最新のガイドラインを確認すること。
(2)ヒト免疫不全ウイルス（HIV）は感染初期から多種多様な変異株を生じ，薬剤耐性を発現しやすいことが知られているので，本剤は他の抗 HIV 薬と併用すること。

用法用量 通常，成人には他の抗 HIV 薬と併用して，ジドブジンとして1日量500～600mg を2～6回に分けて経口投与する。
なお，症状により適宜減量する。

用法用量に関連する使用上の注意
(1)本剤投与中特に著しい好中球減少（750/mm^3未満又は投与前値からの50％以上の減少）又は著しい貧血（ヘモグロビン値が7.5g/dL 未満又は投与前値からの25％以上の減少）が認められた場合は，骨髄機能が回復するまで休薬する。これより軽度の貧血（ヘモグロビン値が7.5～9.5g/dL）及び好中球減少（750～1000/mm^3）の場合は，減量する。著しい貧血がみられた場合，休薬及び減量を行っても輸血の必要な場合がある。休薬又は減量後，骨髄機能が回復した場合には，血液学的所見及び患者の耐容性に応じて徐々に通常の投与量に増量する。
(2)本剤と他の抗 HIV 薬との併用療法において，因果関係が特定されない重篤な副作用が発現し，治療の継続が困難であると判断された場合には，本剤若しくは併用している他の抗 HIV 薬の一部を減量又は休薬するのではなく，原則として本剤及び併用している他の抗 HIV 薬の投与をすべて一旦中止すること。
(3)ジドブジンとして1日量が400mg（1回100mg，1日4回投与）による有効性及び安全性が認められたとの報告はあるが，1日量が400mg 未満の用量による有効性は確認されていない。

警告 本剤の投与により骨髄抑制があらわれるので，頻回に血液学的検査を行うなど，患者の状態を十分に観察すること。

禁忌
(1)好中球数750/mm^3未満又はヘモグロビン値が7.5g/dL 未満に減少した患者（ただし原疾患である HIV 感染症に起因し，本剤又は他の抗 HIV 薬による治療経験が無いものを除く）

レ

(2)本剤の成分に対し過敏症の既往歴のある患者
(3)イブプロフェン投与中の患者

併用禁忌

薬剤名等	臨床症状・措置方法	機序・危険因子
イブプロフェン（ブルフェン等）	血友病患者において出血傾向が増強することがある。	機序は不明である。

レナジェル錠250mg　規格：250mg1錠[30.6円/錠]
セベラマー塩酸塩　中外　219

フォスブロック錠250mgを参照(P798)

レナデックス錠4mg　規格：4mg1錠[175.8円/錠]
デキサメタゾン　セルジーン　245

【効能効果】

多発性骨髄腫

【対応標準病名】

◎	多発性骨髄腫		
○	形質細胞性骨髄腫	骨外性形質細胞腫	骨髄腫腎
	孤立性骨形質細胞腫	多発性骨髄腫性関節症	非分泌型骨髄腫
	ベンスジョーンズ型多発性骨髄腫	無症候性骨髄腫	
△	POEMS症候群		

用法用量　通常，成人にはデキサメタゾンとして40mgを1日1回，4日間経口投与する。なお，投与量及び投与日数は，患者の状態及び併用する他の抗悪性腫瘍剤により適宜減ずる。

用法用量に関連する使用上の注意　本剤を単独又は他の抗悪性腫瘍剤との併用で使用する場合の投与量，投与スケジュール等については，学会のガイドライン等，最新の情報を参考に投与すること。

警告　本剤を含むがん化学療法は，緊急時に十分対応できる医療施設において，がん化学療法の治療に対して十分な知識・経験を持つ医師のもとで，本療法が適切と判断される患者についてのみ実施すること。また，治療開始に先立ち，患者又はその家族等に有効性及び危険性を十分説明し，同意を得てから投与を開始すること。

禁忌　本剤の成分に対し過敏症の既往歴のある患者

原則禁忌
(1)有効な抗菌剤の存在しない感染症，全身の真菌症の患者
(2)消化性潰瘍の患者
(3)精神病の患者
(4)結核性疾患の患者
(5)単純疱疹性角膜炎の患者
(6)後嚢白内障の患者
(7)緑内障の患者
(8)高血圧症の患者
(9)電解質異常のある患者
(10)血栓症の患者
(11)最近行った内臓の手術創のある患者
(12)急性心筋梗塞を起こした患者
(13)コントロール不良の糖尿病の患者

レニベース錠2.5　規格：2.5mg1錠[35.6円/錠]
レニベース錠5　規格：5mg1錠[66.5円/錠]
レニベース錠10　規格：10mg1錠[134.7円/錠]
エナラプリルマレイン酸塩　MSD　214,217

【効能効果】

(1)本態性高血圧症，腎性高血圧症，腎血管性高血圧症，悪性高血圧症
(2)下記の状態で，ジギタリス製剤，利尿剤等の基礎治療剤を投与しても十分な効果が認められない場合：慢性心不全（軽症～中等症）

【対応標準病名】

◎	悪性高血圧症	高血圧症	腎血管性高血圧症
	腎性高血圧症	本態性高血圧症	慢性心不全
○	右室不全	右心不全	うっ血性心不全
	境界型高血圧症	高血圧性緊急症	高血圧性心不全
	高血圧性脳内出血	高血圧切迫症	高レニン性高血圧症
	左室不全	左心不全	若年高血圧症
	若年性境界型高血圧症	収縮期高血圧症	術中異常高血圧症
	心因性高血圧症	心筋不全	心原性肺水腫
	腎実質性高血圧症	心臓性呼吸困難	心臓性浮腫
	心臓喘息	心不全	低レニン性高血圧症
	慢性うっ血性心不全	両心不全	
△	HELLP症候群	褐色細胞腫	褐色細胞腫性高血圧症
	急性心不全	クロム親和性細胞腫	軽症妊娠高血圧症候群
	混合型妊娠高血圧症候群	産後高血圧症	重症妊娠高血圧症候群
	純粋型妊娠高血圧症候群	新生児高血圧症	早発型妊娠高血圧症候群
	遅発型妊娠高血圧症候群	内分泌性高血圧症	二次性高血圧症
	妊娠高血圧症	妊娠高血圧症候群	妊娠高血圧腎症
	妊娠中一過性高血圧症	副腎性高血圧症	副腎腺腫
	副腎のう腫	副腎皮質のう腫	良性副腎皮質腫瘍
※	適応外使用可 原則として，「エナラプリルマレイン酸塩」を「小児の高血圧，小児の心不全」に対し処方した場合，当該使用事例を審査上認める。		

用法用量
(1)高血圧症
通常，成人に対しエナラプリルマレイン酸塩として5～10mgを1日1回経口投与する。
なお，年齢，症状により適宜増減する。
但し，腎性・腎血管性高血圧症又は悪性高血圧の患者では2.5mgから投与を開始することが望ましい。
通常，生後1ヵ月以上の小児には，エナラプリルマレイン酸塩として0.08mg/kgを1日1回経口投与する。
なお，年齢，症状により適宜増減する。
(2)慢性心不全（軽症～中等症）
本剤はジギタリス製剤，利尿剤等と併用すること。
通常，成人に対しエナラプリルマレイン酸塩として5～10mgを1日1回経口投与する。
なお，年齢，症状により適宜増減する。
但し，腎障害を伴う患者又は利尿剤投与中の患者では2.5mg（初回量）から投与を開始することが望ましい。

用法用量に関連する使用上の注意
(1)重篤な腎機能障害のある患者
(2)小児等に投与する場合には，1日10mgを超えないこと。

禁忌
(1)本剤の成分に対し過敏症の既往歴のある患者
(2)血管浮腫の既往歴のある患者（アンジオテンシン変換酵素阻害剤等の薬剤による血管浮腫，遺伝性血管浮腫，後天性血管浮腫，特発性血管浮腫等）
(3)デキストラン硫酸固定化セルロース，トリプトファン固定化ポリビニルアルコール又はポリエチレンテレフタレートを用いた吸着器によるアフェレーシスを施行中の患者
(4)アクリロニトリルメタリルスルホン酸ナトリウム膜（AN69）を用いた血液透析施行中の患者
(5)妊婦又は妊娠している可能性のある婦人
(6)アリスキレンを投与中の糖尿病患者（ただし，他の降圧治療を行ってもなお血圧のコントロールが著しく不良の患者を除く）

併用禁忌

薬剤名等	臨床症状・措置方法	機序・危険因子
デキストラン硫酸固定化セルロース，トリ	血圧低下，潮紅，嘔気，嘔吐，腹痛，しびれ，	陰性に荷電したデキストラン硫酸固定化セル

プトファン固定化ポリビニルアルコール又はポリエチレンテレフタレートを用いた吸着器によるアフェレーシスの施行：リポソーバー イムソーバTR セルソーバ 等	熱感，呼吸困難，頻脈等のショック症状を起こすことがある。	ロース，トリプトファン固定化ポリビニルアルコール又はポリエチレンテレフタレートにより血中キニン系の代謝が亢進し，ブラジキニン産生が増大する。更にACE阻害薬はブラジキニンの代謝を阻害するため，ブラジキニンの蓄積が起こるとの考えが報告されている。
アクリロニトリルメタリルスルホン酸ナトリウム膜を用いた透析：AN69	アナフィラキシーを発現することがある。	多価イオン体であるAN69により血中キニン系の代謝が亢進し，本剤によりブラジキニンの代謝が妨げられ蓄積すると考えられている。

エナラート細粒1%：共和薬品　1%1g[93.2円/g]，エナラート錠2.5mg：共和薬品　2.5mg1錠[9.9円/錠]，エナラート錠5mg：共和薬品　5mg1錠[12.2円/錠]，エナラート錠10mg：共和薬品　10mg1錠[24.9円/錠]，エナラプリルM錠2.5「EMEC」：サンノーバ　2.5mg1錠[14.4円/錠]，エナラプリルM錠5「EMEC」：サンノーバ　5mg1錠[22.9円/錠]，エナラプリルM錠10「EMEC」：サンノーバ　10mg1錠[24.9円/錠]，エナラプリル錠2.5MEEK：小林化工　2.5mg1錠[14.4円/錠]，エナラプリル錠5MEEK：小林化工　5mg1錠[12.2円/錠]，エナラプリル錠10MEEK：小林化工　10mg1錠[24.9円/錠]，エナラプリルマレイン酸塩錠2.5mg「CH」：長生堂　2.5mg1錠[9.9円/錠]，エナラプリルマレイン酸塩錠2.5mg「JG」：日本ジェネリック　2.5mg1錠[9.9円/錠]，エナラプリルマレイン酸塩錠2.5mg「MED」：メディサ　2.5mg1錠[9.9円/錠]，エナラプリルマレイン酸塩錠2.5mg「NikP」：日医工ファーマ　2.5mg1錠[9.9円/錠]，エナラプリルマレイン酸塩錠2.5mg「オーハラ」：大原薬品　2.5mg1錠[9.9円/錠]，エナラプリルマレイン酸塩錠2.5mg「ケミファ」：日本薬品工業　2.5mg1錠[14.4円/錠]，エナラプリルマレイン酸塩錠2.5mg「サワイ」：沢井　2.5mg1錠[9.9円/錠]，エナラプリルマレイン酸塩錠2.5mg「タイヨー」：テバ製薬　2.5mg1錠[9.9円/錠]，エナラプリルマレイン酸塩錠2.5mg「トーワ」：東和　2.5mg1錠[14.4円/錠]，エナラプリルマレイン酸塩錠2.5mg「日医工」：日医工　2.5mg1錠[9.9円/錠]，エナラプリルマレイン酸塩錠2.5mg「日新」：日新　2.5mg1錠[9.9円/錠]，エナラプリルマレイン酸塩錠2.5mg「ファイザー」：ファイザー　2.5mg1錠[14.4円/錠]，エナラプリルマレイン酸塩錠5mg「CH」：長生堂　5mg1錠[12.2円/錠]，エナラプリルマレイン酸塩錠5mg「JG」：日本ジェネリック　5mg1錠[12.2円/錠]，エナラプリルマレイン酸塩錠5mg「MED」：メディサ　5mg1錠[12.2円/錠]，エナラプリルマレイン酸塩錠5mg「NikP」：日医工ファーマ　5mg1錠[12.2円/錠]，エナラプリルマレイン酸塩錠5mg「オーハラ」：大原薬品　5mg1錠[12.2円/錠]，エナラプリルマレイン酸塩錠5mg「ケミファ」：日本薬品工業　5mg1錠[22.9円/錠]，エナラプリルマレイン酸塩錠5mg「サワイ」：沢井　5mg1錠[12.2円/錠]，エナラプリルマレイン酸塩錠5mg「タイヨー」：テバ製薬　5mg1錠[12.2円/錠]，エナラプリルマレイン酸塩錠5mg「トーワ」：東和　5mg1錠[22.9円/錠]，エナラプリルマレイン酸塩錠5mg「日医工」：日医工　5mg1錠[12.2円/錠]，エナラプリルマレイン酸塩錠5mg「日新」：日新　5mg1錠[12.2円/錠]，エナラプリルマレイン酸塩錠5mg「ファイザー」：ファイザー　5mg1錠[12.2円/錠]，エナラプリルマレイン酸塩錠10mg「CH」：長生堂　10mg1錠[24.9円/錠]，エナラプリルマレイン酸塩錠10mg「JG」：日本ジェネリック　10mg1錠[24.9円/錠]，エナラプリルマレイン酸塩錠10mg「MED」：メディサ　10mg1錠[24.9円/錠]，エナラプリルマレイン酸塩錠10mg「NikP」：日医工ファーマ　10mg1錠[24.9円/錠]，エナラプリルマレイン酸塩錠10mg「オーハラ」：大原薬品　10mg1錠[24.9円/錠]，エナラプリルマレイン酸塩錠10mg「ケミファ」：日本薬品工業　10mg1錠[24.9円/錠]，エナラプリルマレイン酸塩錠10mg「サワイ」：沢井　10mg1錠[24.9円/錠]，エナラプリルマレイン酸塩錠10mg「タイヨー」：テバ製薬　10mg1錠[24.9円/錠]，エナラプリルマレイン酸塩錠10mg「トーワ」：東和　10mg1錠[24.9円/錠]，エナラプリルマレイン酸塩錠10mg「日医工」：日医工　10mg1錠[24.9円/錠]，エナラプリルマレイン酸塩錠10mg「日新」：日新　10mg1錠[24.9円/錠]，エナラプリルマレイン酸塩錠10mg「ファイザー」：ファイザー　10mg1錠[24.9円/錠]，エナリン錠2.5mg：ダイト　2.5mg1錠[9.9円/錠]，エナリン錠5mg：ダイト　5mg1錠[12.2円/錠]，エナリン錠10mg：ダイト　10mg1錠[24.9円/錠]，スパシオール錠2.5mg：辰巳化学　2.5mg1錠[9.9円/錠]，スパシオール錠5mg：辰巳化学　5mg1錠[12.2円/錠]，スパシオール錠10mg：辰巳化学　10mg1錠[24.9円/錠]，セリース錠2.5mg：サンド　2.5mg1錠[14.4円/錠]，セリース錠5mg：サンド　5mg1錠[12.2円/錠]，セリース錠10mg：サンド　10mg1錠[24.9円/錠]，ファルプリル錠2.5：キョーリンリメディオ　2.5mg1錠[9.9円/錠]，ファルプリル錠5：キョーリンリメディオ　5mg1錠[12.2円/錠]，ファルプリル錠10：キョーリンリメディオ　10mg1錠[24.9円/錠]

レバチオ錠20mg　規格：20mg1錠[1213.5円/錠]
シルデナフィルクエン酸塩　ファイザー　219

【効能効果】

肺動脈性肺高血圧症

【対応標準病名】

◎	肺動脈性肺高血圧症		
○	新生児遷延性肺高血圧症	特発性肺動脈性肺高血圧症	二次性肺高血圧症
	肺高血圧症	慢性血栓塞栓性肺高血圧症	
△	肺静脈閉塞症	肺毛細血管腫症	

効能効果に関連する使用上の注意　肺高血圧症に関するWHO機能分類クラスⅠにおける有効性・安全性は確立されていない。

用法用量　通常，成人にはシルデナフィルとして1回20mgを1日3回経口投与する。

警告　本剤と硝酸薬あるいは一酸化窒素(NO)供与薬(ニトログリセリン，亜硝酸アミル，硝酸イソソルビド等)との併用により降圧作用が増強し，過度に血圧を下降させることがあるので，本剤投与の前に，硝酸薬あるいは一酸化窒素(NO)供与薬が投与されていないことを十分確認し，本剤投与中及び投与後においても硝酸薬あるいは一酸化窒素(NO)供与薬が投与されないよう十分注意すること。

ただし，肺動脈性肺高血圧症の治療において一酸化窒素吸入療法と本剤の併用が治療上必要と判断される場合は，緊急時に十分対応できる医療施設において，肺動脈性肺高血圧症の治療に十分な知識と経験を持つ医師のもとで，慎重に投与すること。

禁忌

(1)本剤の成分に対し過敏症の既往歴のある患者
(2)硝酸薬あるいは一酸化窒素(NO)供与薬(ニトログリセリン，亜硝酸アミル，硝酸イソソルビド等)を投与中の患者
(3)重度の肝機能障害のある患者(Child-Pugh Class C)
(4)リトナビル，ダルナビル，インジナビル，イトラコナゾール及びテラプレビルを投与中の患者
(5)塩酸アミオダロン(経口剤)を投与中の患者

併用禁忌

薬剤名等	臨床症状・措置方法	機序・危険因子
硝酸薬及びNO供与薬(ニトログリセリン，亜硝酸アミル，硝酸イソソルビド等)	併用により，降圧作用を増強することがある。	NOはcGMPの産生を刺激し，一方，本剤はcGMPの分解を抑制することから，両剤の併用によりcGMPの増大を介する降圧作用が増強する。

リトナビル (ノービア) ダルナビル (プリジスタ) インジナビル (クリキシバン) イトラコナゾール (イトリゾール) テラプレビル (テラビック)	本剤の血漿中濃度が上昇するおそれがある。 リトナビルとの併用により，本剤の血漿中濃度が上昇し，最高血漿中濃度(Cmax)及び血漿中濃度-時間曲線下面積(AUC)がそれぞれ3.9倍及び10.5倍に増加した。	CYP3A4阻害薬は本剤の代謝を阻害するおそれがある。
塩酸アミオダロン (アンカロン錠)	塩酸アミオダロンによるQTc延長作用が増強するおそれがある。	機序不明。 類薬と塩酸アミオダロンの併用により，QTc延長があらわれるおそれがあるとの報告がある。

レビトラ錠5mg　規格：－[－]
レビトラ錠10mg　規格：－[－]
レビトラ錠20mg　規格：－[－]
バルデナフィル塩酸塩水和物　バイエル薬品　259

【効 能 効 果】

勃起不全(満足な性行為を行うに十分な勃起とその維持が出来ない患者)

【対応標準病名】

◎	勃起不全
○	性機能低下　性交不能症
△	性器反応不全

用法用量　通常，成人には1日1回バルデナフィルとして10mgを性行為の約1時間前に経口投与する。10mgの投与で十分な効果が得られず，忍容性が良好と判断された器質性又は混合型勃起不全患者に対しては，20mgに増量することができる。
高齢者(65歳以上)，中等度の肝障害のある患者については，本剤の血漿中濃度が上昇することが認められているので，5mgを開始用量とし，最高用量は10mgとする。
1日の投与は1回とし，投与間隔は24時間以上とすること。

警告

(1)本剤と硝酸剤あるいは一酸化窒素(NO)供与剤(ニトログリセリン，亜硝酸アミル，硝酸イソソルビド，ニコランジル等)との併用により降圧作用が増強し，過度に血圧を下降させることがあるので，本剤投与の前に，硝酸剤あるいは一酸化窒素(NO)供与剤が投与されていないことを十分確認し，本剤投与中及び投与後においても硝酸剤あるいは一酸化窒素(NO)供与剤が投与されないよう十分注意すること。
(2)心筋梗塞等の重篤な心血管系等の有害事象が報告されているので，本剤投与の前に，心血管系障害の有無等を十分確認すること。

禁忌

(1)本剤の成分に対し過敏症の既往歴のある患者
(2)硝酸剤あるいは一酸化窒素(NO)供与剤(ニトログリセリン，亜硝酸アミル，硝酸イソソルビド，ニコランジル等)を投与中の患者
(3)心血管系障害を有するなど性行為が不適当と考えられる患者
(4)先天性のQT延長患者(QT延長症候群)，クラスIA(キニジン，プロカインアミド等)又はクラスIII(アミオダロン，ソタロール等)の抗不整脈薬を投与中の患者
(5)脳梗塞・脳出血や心筋梗塞の既往歴が最近6ヵ月以内にある患者
(6)重度の肝障害のある患者
(7)血液透析が必要な腎障害，低血圧(安静時収縮期血圧＜90mmHg)又は治療による管理がなされていない高血圧(安静時収縮期血圧＞170mmHg又は安静時拡張期血圧＞100mmHg)，不安定狭心症のある患者
(8)リオシグアト，CYP3A4を阻害する薬剤(リトナビル，インジナビル，アタザナビル，サキナビルメシル酸塩，ホスアンプレナビル，ロピナビル・リトナビル，ダルナビル，テラプレビル，ケトコナゾール(外用剤を除く)，イトラコナゾール，コビシスタットを含有する製剤)を投与中の患者
(9)網膜色素変性症患者

併用禁忌

薬剤名等	臨床症状・措置方法	機序・危険因子
硝酸剤及びNO供与剤 (ニトログリセリン，亜硝酸アミル，硝酸イソソルビド，ニコランジル等)	併用により，降圧作用を増強し，過度に血圧を下降させることがある。	NOはcGMPの産生を刺激し，一方，本剤はcGMPの分解を抑制することから，両剤の併用によりcGMPの増大を介するNOの降圧作用が増強する。
リオシグアト アデムパス	症候性低血圧を起こすことがある。	細胞内cGMP濃度が増加し，全身血圧に相加的な影響を及ぼすおそれがある。
CYP3A4を阻害する薬剤 リトナビル ノービア	本剤のAUC_{0-24}が49倍に増加し，Cmaxが13倍に上昇し，半減期が10倍に延長するとの報告がある。	CYP3A4阻害によりクリアランスが減少する。
CYP3A4を阻害する薬剤 インジナビル クリキシバン	本剤のAUCが16倍に増加し，Cmaxが7倍に上昇し，半減期が2倍に延長するとの報告がある。	
CYP3A4を阻害する薬剤 アタザナビル レイアタッツ サキナビルメシル酸塩 インビラーゼ ホスアンプレナビル レクシヴァ ロピナビル・リトナビル カレトラ ダルナビル プリジスタ	本剤の血漿中濃度が上昇し，半減期が延長するおそれがある。	
CYP3A4を阻害する薬剤 テラプレビル テラビック	本剤の血漿中濃度が上昇するおそれがある。	
CYP3A4を阻害する薬剤 ケトコナゾール(外用剤を除く) (経口剤は国内未発売) イトラコナゾール イトリゾール	本剤のAUCが10倍に増加し，Cmaxが4倍に上昇するとの報告がある。	
CYP3A4を阻害する薬剤 コビシスタットを含有する製剤 スタリビルド	本剤の血漿中濃度が上昇するおそれがある。	コビシスタットのCYP3A4阻害によりクリアランスが減少する。
クラスIA抗不整脈薬 (キニジン，プロカインアミド等) クラスIII抗不整脈薬 (アミオダロン，ソタロール等)	本剤の心臓伝導系への影響を検討する臨床薬理試験において本剤投与によるQTc延長がみられている。	これらの薬剤はいずれもQTc延長作用がみられている。本剤を併用した場合，相加的なQTc延長がみられるおそれがある。

レフトーゼ顆粒10%　規格：10%1g[59.7円/g]
レフトーゼ錠10mg　規格：10mg1錠[10.2円/錠]
レフトーゼ錠(30mg)　規格：30mg1錠[24円/錠]
レフトーゼ錠(50mg)　規格：50mg1錠[35.2円/錠]
リゾチーム塩酸塩　日本新薬　395

【効 能 効 果】

次の疾患の腫脹の緩解
慢性副鼻腔炎
痰の切れが悪く，喀出回数の多い下記疾患の喀痰喀出困難
気管支炎，気管支喘息，気管支拡張症

【対応標準病名】

◎	喀痰喀出困難	気管支炎	気管支拡張症
	気管支喘息	慢性副鼻腔炎	
○	アスピリン喘息	アトピー性喘息	アレルギー性気管支炎
	アレルギー性副鼻腔炎	異常喀痰	運動誘発性喘息
	嚥下性気管支炎	円柱状気管支拡張症	外因性喘息
	喀痰	過剰喀痰	カタル性気管支炎
	化膿性副鼻腔炎	下葉気管支拡張症	乾酪性副鼻腔炎
	限局性気管支拡張症	口腔上顎洞瘻	好酸球性副鼻腔炎
	混合型喘息	細気管支拡張症	篩骨洞炎
	歯性上顎洞炎	歯性副鼻腔炎	上顎洞炎
	小児喘息	小児喘息性気管支炎	小児副鼻腔炎
	職業喘息	ステロイド依存性喘息	咳喘息
	喘息性気管支炎	前頭洞炎	蝶形骨洞炎
	難治性喘息	乳児喘息	のう状気管支拡張症
	膿性痰	汎副鼻腔炎	非アトピー性喘息
	びまん性気管支炎	びまん性気管支拡張症	副鼻腔炎
	副鼻腔気管支症候群	慢性気管支拡張症	慢性副鼻腔炎急性増悪
	慢性副鼻腔膿瘍	夜間性喘息	
△	感染型気管支喘息	気管気管支炎	沈下性気管支炎
	フィブリン性気管支炎	膜性気管支炎	

用法用量

通常，成人は1日リゾチーム塩酸塩として，60～270mg(力価)を3回に分けて経口投与する。

本剤の体内での作用機序はなお解明されない点も多く，また，用量・効果の関係も必ずしも明らかにされていない。したがって漫然と投与すべきではない。

禁忌

(1)本剤の成分に対し過敏症の既往歴のある患者

(2)卵白アレルギーのある患者

アクディーム錠30mg：あすか　30mg1錠[14.8円/錠]，エリチーム錠30mg：イセイ　30mg1錠[5.6円/錠]，塩化リゾチーム顆粒10%「イセイ」：イセイ　10%1g[6.2円/g]

レフトーゼシロップ0.5%　規格：0.5%1mL[6.6円/mL]

リゾチーム塩酸塩　シオエ　395

ノイチームシロップ0.5%を参照(P681)

レブラミドカプセル5mg　規格：5mg1カプセル[9114.2円/カプセル]

レナリドミド水和物　セルジーン　429

【効能効果】

再発又は難治性の多発性骨髄腫

5番染色体長腕部欠失を伴う骨髄異形成症候群

【対応標準病名】

◎	5q－症候群	多発性骨髄腫	
○	ベンスジョーンズ型多発性骨髄腫		
△	1系統に異形成を伴う不応性血球減少症	POEMS症候群	RAEB－t
	芽球増加を伴う不応性貧血	芽球増加を伴う不応性貧血－1	芽球増加を伴う不応性貧血－2
	環状鉄芽球を伴う不応性貧血	形質細胞性骨髄腫	骨外性形質細胞腫
	骨髄異形成症候群	孤立性骨形質細胞腫	小児骨髄異形成症候群
	小児不応性血球減少症	多血球系異形成を伴う不応性血球減少症	非分泌型骨髄腫
	不応性血小板減少症	不応性好中球減少症	不応性貧血
	分類不能型骨髄異形成症候群	無症候性骨髄腫	

効能効果に関連する使用上の注意

再発又は難治性の多発性骨髄腫：本剤による治療は少なくとも1つの標準的な治療が無効又は治療後に再発した患者を対象とし，本剤以外の治療の実施についても慎重に検討した上で，本剤の投与を開始すること。

5番染色体長腕部欠失を伴う骨髄異形成症候群

(1)IPSS*によるリスク分類の中間-2リスク及び高リスクに対する有効性及び安全性は確立していない。

(2)「臨床成績」の項の内容を熟知し，本剤の有効性及び安全性を十分に理解した上で，適応患者の選択を行うこと。

＊International prognostic scoring system(国際予後判定システム)

用法用量

再発又は難治性の多発性骨髄腫：デキサメタゾンとの併用において，通常，成人にはレナリドミドとして1日1回25mgを21日間連日経口投与した後，7日間休薬する。これを1サイクルとして投与を繰り返す。なお，患者の状態により適宜減量する。

5番染色体長腕部欠失を伴う骨髄異形成症候群：通常，成人にはレナリドミドとして1日1回10mgを21日間連日経口投与した後，7日間休薬する。これを1サイクルとして投与を繰り返す。なお，患者の状態により適宜減量する。

用法用量に関連する使用上の注意

(1)再発又は難治性の多発性骨髄腫では，本剤を含むがん化学療法は，「臨床成績」の項の内容，特に，用法用量を十分に理解した上で行うこと。

(2)再発又は難治性の多発性骨髄腫では，本剤単独投与での有効性及び安全性は確立していない。

(3)腎機能障害患者では，本剤の血中濃度が上昇することが報告されているため，投与量及び投与間隔の調節を考慮するとともに，患者の状態をより慎重に観察し，有害事象の発現に十分注意すること。

(4)高脂肪食摂取後の投与によってAUC及びCmaxの低下が認められることから，本剤は高脂肪食摂取前後を避けて投与することが望ましい。

(5)Grade3*又は4*の副作用(血小板減少又は好中球減少を除く)が発現した場合には，本剤の休薬か中止を考慮すること。投与の再開は，患者の状態に応じて判断すること。

＊　CTCAE V 3.0

(6)血小板減少又は好中球減少が発現した場合には，下表を参照し休薬等を考慮すること。

再発又は難治性の多発性骨髄腫での血小板減少/好中球減少発現時の休薬等の目安：

	血小板数/好中球数	治療中の処置及び再開時の減量の目安
血小板減少	30,000/μL未満に減少	本剤を休薬する。 その後30,000/μL以上に回復した場合には，本剤15mgを1日1回投与で再開。
	休薬2回目以降，再度30,000/μL未満に減少	本剤を休薬する。 その後30,000/μL以上に回復した場合には，本剤を前回投与量から5mg減量して1日1回で再開。
好中球減少	1,000/μL未満に減少	本剤を休薬する。 その後1,000/μL以上に回復(但し，副作用は好中球減少のみ)した場合には，本剤25mgを1日1回投与で再開。 その後1,000/μL以上に回復(但し，好中球減少以外の副作用を認める)した場合には，本剤15mgを1日1回投与で再開。
	休薬2回目以降，再度1,000/μL未満に減少	本剤を休薬する。 その後1,000/μL以上に回復した場合には，本剤を前回投与量から5mg減量して1日1回で再開。

5番染色体長腕部欠失を伴う骨髄異形成症候群での血小板減少

レ

/好中球減少発現時の休薬等の目安：

	血小板数/好中球数	治療中の処置及び再開時の減量の目安
血小板減少	25,000/μL 未満に減少	本剤を休薬する。 次のいずれかの場合には，本剤を休薬前の用量から１用量レベル＊＊下げた用量で再開。 測定値が 50,000/μL 以上に回復した場合 ７日以上の間隔をあけて測定値が２回以上 25,000/μL から 50,000/μL であった場合
好中球減少	500/μL 未満に減少	本剤を休薬する。 測定値が 500/μL 以上に回復した場合には，本剤を休薬前の用量から１用量レベル＊＊下げた用量で再開。

＊＊再開時の用量レベル

用量レベル	本剤の用法用量
開始用量	１日１回 10mg を 21 日間連日経口投与した後，７日間休薬する。これを１サイクルとして投与を繰り返す。
用量レベル１	１日１回 5mg を連日経口投与する。
用量レベル２	２日に１回 5mg を経口投与する。
用量レベル３	１週間に２回 5mg を経口投与する。

警告

(1)本剤はサリドマイド誘導体である。本剤はヒトにおいて催奇形性を有する可能性があるため，妊婦又は妊娠している可能性のある女性患者には決して投与しないこと。
(2)本剤の胎児への曝露を避けるため，本剤の使用については，適正管理手順(以下,「本手順」)が定められているので，関係企業，医師，薬剤師等の医療関係者，患者やその家族等の全ての関係者が本手順を遵守すること。
(3)妊娠する可能性のある女性患者に投与する場合は，投与開始前に妊娠検査を行い，陰性であることを確認した上で投与を開始すること。また，投与開始予定４週間前から投与終了４週間後まで，性交渉を行う場合はパートナーと共に極めて有効な避妊法の実施を徹底(男性は必ずコンドームを着用)させ，避妊を遵守していることを十分に確認するとともに定期的に妊娠検査を行うこと。なお，本剤の投与期間中に妊娠が疑われる場合には，直ちに本剤の投与を中止し，医師等に連絡するよう患者を指導すること。
(4)本剤は精液中へ移行することから投与終了４週間後まで，性交渉を行う場合は極めて有効な避妊法の実施を徹底(男性患者は必ずコンドームを着用)させ，避妊を遵守していることを十分に確認すること。また，この期間中は妊婦との性交渉は行わせないこと。
(5)本剤の投与は，緊急時に十分対応できる医療施設において，造血器悪性腫瘍の治療に対して十分な知識・経験を持つ医師のもとで，本剤の投与が適切と判断される患者のみに行うこと。また，治療開始に先立ち，患者又はその家族等に有効性及び危険性(胎児への曝露の危険性を含む)を十分に説明し，文書で同意を得てから投与を開始すること。
(6)深部静脈血栓症及び肺塞栓症の発現が報告されているので，観察を十分に行いながら慎重に投与すること。異常が認められた場合には直ちに投与を中止し，適切な処置を行うこと。

禁忌

(1)妊婦又は妊娠している可能性のある女性患者
(2)適正管理手順を遵守できない患者
(3)本剤の成分に対し過敏症の既往歴のある患者

レベトールカプセル200mg

規格：200mg1カプセル[627.6円/カプセル]
リバビリン　MSD　625

【効能効果】

(1)インターフェロン　アルファ-2b(遺伝子組換え)，ペグインターフェロン　アルファ-2b(遺伝子組換え)又はインターフェロン　ベータとの併用による次のいずれかのＣ型慢性肝炎におけるウイルス血症の改善
①血中 HCV RNA 量が高値の患者
②インターフェロン製剤単独療法で無効の患者又はインターフェロン製剤単独療法後再燃した患者
(2)ペグインターフェロン　アルファ-2b(遺伝子組換え)との併用によるＣ型代償性肝硬変におけるウイルス血症の改善

【対応標準病名】

◎	Ｃ型代償性肝硬変	Ｃ型慢性肝炎	ウイルス血症
○	Ｃ型肝炎	Ｃ型肝炎ウイルス感染	Ｃ型肝炎合併妊娠
	Ｃ型肝硬変	Ｃ型非代償性肝硬変	代償性肝硬変
△	ウイルス感染症	ウイルス性関節炎	ウイルス性敗血症
	ウイルス性表層角膜炎	ウイルス性ぶどう膜炎	慢性ウイルス肝炎

効能効果に関連する使用上の注意

(1)本剤は，Ｃ型慢性肝炎に対してはインターフェロン　アルファ-2b(遺伝子組換え)，ペグインターフェロン　アルファ-2b(遺伝子組換え)又はインターフェロン　ベータと，Ｃ型代償性肝硬変に対してはペグインターフェロン　アルファ-2b(遺伝子組換え)と併用すること。Ｃ型慢性肝炎又はＣ型代償性肝硬変に対する本剤の単独療法は無効である。
(2)Ｃ型慢性肝炎又はＣ型代償性肝硬変におけるウイルス血症の改善に対する本剤の併用にあたっては HCV RNA が陽性であること，及び組織像又は肝予備能，血小板数等により慢性肝炎又は代償性肝硬変であることを確認すること。なお，血中 HCV RNA 量が高値のＣ型慢性肝炎に本剤を用いる場合，血中 HCV RNA 量が RT-PCR 法で 10^5IU/mL 以上又は b-DNA 法で 1Meq./mL 以上であることを確認すること。

用法用量

(1)Ｃ型慢性肝炎におけるウイルス血症の改善の場合
インターフェロン　アルファ-2b(遺伝子組換え)，ペグインターフェロン　アルファ-2b(遺伝子組換え)又はインターフェロン　ベータと併用すること。
通常，成人には，下記の用法用量のリバビリンを経口投与する。本剤の投与に際しては，患者の状態を考慮し，減量，中止等の適切な処置を行うこと。

患者の体重	リバビリンの投与量		
	１日の投与量	朝食後	夕食後
60kg 以下	600mg	200mg	400mg
60kg を超え 80kg 以下	800mg	400mg	400mg
80kg を超える	1,000mg	400mg	600mg

(2)Ｃ型代償性肝硬変におけるウイルス血症の改善の場合
ペグインターフェロン　アルファ-2b(遺伝子組換え)と併用すること。
通常，成人には，下記の用法用量のリバビリンを経口投与する。本剤の投与に際しては，患者の状態を考慮し，減量，中止等の適切な処置を行うこと。
①投与開始前のヘモグロビン濃度が 14g/dL 以上の患者

患者の体重	リバビリンの投与量		
	１日の投与量	朝食後	夕食後
60kg 以下	600mg	200mg	400mg
60kg を超え 80kg 以下	800mg	400mg	400mg
80kg を超える	1,000mg	400mg	600mg

レ

②投与開始前のヘモグロビン濃度が14g/dL未満の患者

患者の体重	リバビリンの投与量		
	1日の投与量	朝食後	夕食後
60kg以下	400mg	200mg	200mg
60kgを超え80kg以下	600mg	200mg	400mg
80kgを超える	800mg	400mg	400mg

用法用量に関連する使用上の注意

(1)C型慢性肝炎におけるウイルス血症の改善の場合
①インターフェロン　アルファ-2b(遺伝子組換え)は，通常，成人には，1日1回600万～1,000万国際単位を週6回又は週3回筋肉内に投与する。
②ペグインターフェロン　アルファ-2b(遺伝子組換え)は，通常，成人には，1回1.5μg/kgを週1回皮下投与する。
③インターフェロン　ベータは，通常，成人は1日600万国際単位で投与を開始し，投与後4週間までは連日，以後週3回静脈内投与又は点滴静注する。

(2)C型代償性肝硬変におけるウイルス血症の改善の場合，通常，成人には，ペグインターフェロン　アルファ-2b(遺伝子組換え)1回1.0μg/kgを週1回皮下投与する。

(3)本剤の投与期間は，臨床効果(HCV RNA，ALT等)及び副作用の程度を考慮しながら慎重に決定すること。特に好中球数，血小板数，ヘモグロビン濃度の推移に注意し，本剤の減量あるいは中止基準に従うこと。
①C型慢性肝炎におけるウイルス血症の改善の場合
(a)セログループ1(ジェノタイプI(1a)又はII(1b))で血中HCV RNA量が高値の患者における通常の投与期間は48週間である。インターフェロン　アルファ-2b(遺伝子組換え)又はペグインターフェロン　アルファ-2b(遺伝子組換え)との併用の場合，臨床試験の結果より，投与中止例では有効性が低下するため，減量・休薬などの処置により可能な限り48週間投与することが望ましい。なお，24週間以上の投与で効果が認められない場合，投与の中止を考慮すること。
(b)それ以外の患者における通常の投与期間は24週間である。
②ペグインターフェロン　アルファ-2b(遺伝子組換え)との併用によるC型代償性肝硬変におけるウイルス血症の改善の場合，通常の投与期間は48週間である。なお，24週間以上の投与で効果が認められない場合，投与の中止を考慮すること。

(4)本剤の使用にあたっては，下表の臨床検査値を確認することが望ましい。国内臨床試験において，リバビリンとして体重あたり1日13mg/kgを超える量を投与した場合，貧血の発現頻度の増加が認められた。なお，C型慢性肝炎に対し本剤とペグインターフェロン　アルファ-2b(遺伝子組換え)の併用に他の抗HCV剤を併用する場合には，抗HCV剤の<用法用量に関連する使用上の注意>を確認すること。

C型慢性肝炎におけるウイルス血症の改善

検査項目	投与前値
白血球数	4,000/mm³以上
血小板数	100,000/mm³以上
ヘモグロビン濃度	12g/dL以上

C型代償性肝硬変におけるウイルス血症の改善

検査項目	投与前値
好中球数	1,500/mm³以上
血小板数	70,000/mm³以上
ヘモグロビン濃度	12g/dL以上

(5)本剤とインターフェロン　アルファ-2b(遺伝子組換え)，ペグインターフェロン　アルファ-2b(遺伝子組換え)又はインターフェロン　ベータの併用投与中は，定期的に血液学的検査を実施し，好中球数，血小板数，ヘモグロビン濃度の低下が認められた場合には，下表を参考にして用量を変更すること。なお，C型慢性肝炎に対し本剤とペグインターフェロン　アルファ-2b(遺伝子組換え)の併用に他の抗HCV剤を併用する場合には，抗HCV剤の<用法用量に関連する使用上の注意>を確認すること。

C型慢性肝炎におけるウイルス血症の改善

検査項目	数値	本剤	インターフェロン　アルファ-2b(遺伝子組換え)，ペグインターフェロン　アルファ-2b(遺伝子組換え)又はインターフェロン　ベータ
白血球数	1,500/mm³未満	変更なし	半量に減量
	1,000/mm³未満	中止	
好中球数	750/mm³未満	変更なし	半量に減量
	500/mm³未満	中止	
血小板数	80,000/mm³未満(インターフェロン　ベータは50,000/mm³未満)	変更なし	半量に減量
	50,000/mm³未満(インターフェロン　ベータは25,000/mm³未満)	中止	
ヘモグロビン濃度(心疾患又はその既往なし)	10g/dL未満	減量 600mg/日→400mg/日 800mg/日→600mg/日 1,000mg/日→600mg/日	変更なし
	8.5g/dL未満	中止	
ヘモグロビン濃度(心疾患又はその既往あり)	10g/dL未満，又は投与中，投与前値に比べ2g/dL以上の減少が4週間持続	減量 600mg/日→400mg/日 800mg/日→600mg/日 1,000mg/日→600mg/日	変更なし
	8.5g/dL未満，又は減量後，4週間経過しても12g/dL未満	中止	

C型代償性肝硬変におけるウイルス血症の改善

検査項目	数値	本剤	ペグインターフェロン　アルファ-2b(遺伝子組換え)
好中球数	750/mm³未満	変更なし	半量に減量
	500/mm³未満	中止	
血小板数	50,000/mm³未満	変更なし	半量に減量
	35,000/mm³未満	中止	
ヘモグロビン濃度注)(投与開始前のHb濃度が14g/dL以上)	10g/dL未満	減量 600mg/日→400mg/日 800mg/日→600mg/日 1,000mg/日→600mg/日	変更なし
	8.5g/dL未満	中止	
ヘモグロビン濃度注)(投与開始前のHb濃度が14g/dL未満)	10g/dL未満	減量 400mg/日→200mg/日 600mg/日→400mg/日 800mg/日→400mg/日	変更なし

レ

	8.5g/dL 未満	中止

注)心疾患又はその既往がある患者に投与する場合には，Hb 濃度が 10g/dL 以上であっても投与前に比べ 2g/dL 以上の減少が 4 週間持続する場合は本剤の減量を，Hb 濃度が 8.5g/dL 以上であっても減量後 4 週間経過しても 12g/dL 未満の場合には投与中止を考慮すること。

警告

(1)本剤では催奇形性が報告されているので，妊婦又は妊娠している可能性のある婦人には投与しないこと。

(2)本剤では催奇形性及び精巣・精子の形態変化等が報告されているので，妊娠する可能性のある女性患者及びパートナーが妊娠する可能性のある男性患者に投与する場合には，避妊をさせること。

(3)本剤では精液中への移行が否定できないことから，パートナーが妊婦の男性患者に投与する場合には，【使用上の注意】を厳守すること。

禁忌

(1)妊婦，妊娠している可能性のある婦人又は授乳中の婦人

(2)本剤の成分又は他のヌクレオシドアナログ(アシクロビル，ガンシクロビル，ビダラビン等)に対し過敏症の既往歴のある患者

(3)コントロールの困難な心疾患(心筋梗塞，心不全，不整脈等)のある患者

(4)異常ヘモグロビン症(サラセミア，鎌状赤血球性貧血等)の患者

(5)慢性腎不全又はクレアチニンクリアランスが 50mL/分以下の腎機能障害のある患者

(6)重度のうつ病，自殺念慮又は自殺企図等の重度の精神病状態にある患者又はその既往歴のある患者

(7)重篤な肝機能障害患者

(8)自己免疫性肝炎の患者

リバビリン錠200mgRE「マイラン」：高田　200mg1錠[437.6円/錠]

レボトミン顆粒10%　規格：10%1g[12.7円/g]
レボトミン散10%　規格：10%1g[12.1円/g]
レボトミン散50%　規格：50%1g[71.1円/g]
レボトミン錠5mg　規格：5mg1錠[5.6円/錠]
レボトミン錠25mg　規格：25mg1錠[5.6円/錠]
レボトミン錠50mg　規格：50mg1錠[6.3円/錠]
レボメプロマジンマレイン酸塩　田辺三菱　117

【効能効果】

統合失調症，躁病，うつ病における不安・緊張

【対応標準病名】

◎	うつ病	躁状態	統合失調症
	不安緊張状態	不安神経症	
○	アスペルガー症候群	うつ状態	うつ病型統合失調感情障害
	外傷後遺症性うつ病	型分類困難な統合失調症	仮面うつ病
	寛解中の反復性うつ病性障害	感染症後うつ病	器質性うつ病性障害
	偽神経症性統合失調症	急性統合失調症	急性統合失調症性エピソード
	急性統合失調症様精神病性障害	境界型統合失調症	緊張型統合失調症
	軽症うつ病エピソード	軽症反復性うつ病性障害	軽躁病
	興奮状態	混合性不安抑うつ障害	残遺型統合失調症
	産褥期うつ状態	思春期うつ病	自閉的精神病質
	循環型躁うつ病	小児期型統合失調症	小児シゾイド障害
	心気性うつ病	神経症性抑うつ状態	精神病症状を伴う重症うつ病エピソード
	精神病症状を伴う躁病	精神病症状を伴わない重症うつ病エピソード	前駆期統合失調症
	潜在性統合失調症	全般性不安障害	躁うつ病
	双極性感情障害・軽症のうつ病エピソード	双極性感情障害・精神病症状を伴う重症うつ病エピソード	双極性感情障害・精神病症状を伴わない重症うつ病エピソード
	双極性感情障害・中等症のうつ病エピソード	躁病性昏迷	躁病発作
	体感症性統合失調症	退行期うつ病	短期統合失調症様障害
	単極性うつ病	単極性躁病	単純型統合失調症
	単発反応性うつ病	遅発性統合失調症	中等症うつ病エピソード
	中等症反復性うつ病性障害	統合失調症型障害	統合失調症型パーソナリティ障害
	統合失調症後抑うつ	統合失調症症状を伴う急性錯乱	統合失調症症状を伴う急性多形性精神病性障害
	統合失調症症状を伴う類循環精神病	統合失調症性パーソナリティ障害	統合失調症性反応
	統合失調症様状態	動脈硬化性うつ病	内因性うつ病
	破瓜型統合失調症	パニック障害	パニック発作
	反応性うつ病	反復心因性うつ病	反復性うつ病
	反復性心因性抑うつ精神病	反復性精神病性うつ病	反復性短期うつ病エピソード
	非定型うつ病	不安うつ病	不安障害
	不安ヒステリー	夢幻精神病	妄想型統合失調症
	抑うつ神経症	抑うつ性パーソナリティ障害	老年期うつ病
	老年期認知症抑うつ型		
△	2 型双極性障害	延髄外側症候群	延髄性うつ病
	器質性気分障害	器質性混合性感情障害	器質性双極性障害
	器質性躁病性障害	気分変調症	原発性認知症
	後下小脳動脈閉塞症	周期性精神病	上小脳動脈閉塞症
	小脳卒中症候群	小脳動脈狭窄	小脳動脈血栓症
	小脳動脈塞栓症	小脳動脈閉塞	初老期精神病
	初老期認知症	初老期妄想状態	精神病症状を伴わない躁病
	前下小脳動脈閉塞症	挿間性発作性不安	双極性感情障害
	統合失調症症状を伴わない急性錯乱	統合失調症症状を伴わない急性多形性精神病性障害	統合失調症症状を伴わない類循環精神病
	二次性認知症	認知症	破局発作状態
	反応性興奮	反復性気分障害	反復性躁病エピソード
	モレル・クレペリン病	老年期認知症	老年期認知症妄想型
	老年期妄想状態	老年精神病	ワレンベルグ症候群

用法用量　レボメプロマジンとして，通常成人 1 日 25〜200mg を分割経口投与する。
なお，年齢，症状により適宜増減する。

禁忌

(1)昏睡状態，循環虚脱状態の患者

(2)バルビツール酸誘導体・麻酔剤等の中枢神経抑制剤の強い影響下にある患者

(3)アドレナリンを投与中の患者

(4)フェノチアジン系化合物及びその類似化合物に対し過敏症の患者

原則禁忌　皮質下部の脳障害(脳炎，脳腫瘍，頭部外傷後遺症等)の疑いがある患者

併用禁忌

薬剤名等	臨床症状・措置方法	機序・危険因子
アドレナリン(ボスミン)	アドレナリンの作用を逆転させ，重篤な血圧降下を起こすことがある。	アドレナリンはアドレナリン作動性α，β-受容体の刺激剤であり，本剤のα-受容体遮断作用により，β-受容体刺激作用が優位となり，血圧降下作用が増強される。

レボメプロマジン錠25mg「アメル」：共和薬品　25mg1錠[5.6円/錠]，レボメプロマジン錠25mg「ツルハラ」：鶴原　25mg1錠[5.6円/錠]，レボメプロマジン錠50mg「アメル」：共和薬品　50mg1錠[5.6円/錠]

レボフロキサシン細粒10%「サワイ」

規格：100mg1g[88.5円/g]

レボフロキサシン錠100mg「サワイ」

規格：100mg1錠[70.1円/錠]

レボフロキサシン水和物　沢井　624

【効 能 効 果】

〈適応菌種〉本剤に感性のブドウ球菌属，レンサ球菌属，肺炎球菌，腸球菌属，淋菌，モラクセラ（ブランハメラ）・カタラーリス，炭疽菌，大腸菌，赤痢菌，サルモネラ属，チフス菌，パラチフス菌，シトロバクター属，クレブシエラ属，エンテロバクター属，セラチア属，プロテウス属，モルガネラ・モルガニー，プロビデンシア属，ペスト菌，コレラ菌，インフルエンザ菌，緑膿菌，アシネトバクター属，レジオネラ属，ブルセラ属，野兎病菌，カンピロバクター属，ペプトストレプトコッカス属，アクネ菌，Q熱リケッチア（コクシエラ・ブルネティ），トラコーマクラミジア（クラミジア・トラコマティス）

〈適応症〉表在性皮膚感染症，深在性皮膚感染症，リンパ管・リンパ節炎，慢性膿皮症，ざ瘡（化膿性炎症を伴うもの），外傷・熱傷及び手術創等の二次感染，乳腺炎，肛門周囲膿瘍，咽頭・喉頭炎，扁桃炎（扁桃周囲炎，扁桃周囲膿瘍を含む），急性気管支炎，肺炎，慢性呼吸器病変の二次感染，膀胱炎，腎盂腎炎，前立腺炎（急性症，慢性症），精巣上体炎（副睾丸炎），尿道炎，子宮頸管炎，胆嚢炎，胆管炎，感染性腸炎，腸チフス，パラチフス，コレラ，バルトリン腺炎，子宮内感染，子宮付属器炎，涙嚢炎，麦粒腫，瞼板腺炎，外耳炎，中耳炎，副鼻腔炎，化膿性唾液腺炎，歯周組織炎，歯冠周囲炎，顎炎，炭疽，ブルセラ症，ペスト，野兎病，Q熱

【対応標準病名】

◎	Q熱	咽頭炎	咽頭喉頭炎
	外耳炎	外傷	化膿性唾液腺炎
	感染性腸炎	急性気管支炎	急性細菌性前立腺炎
	喉頭炎	肛門周囲膿瘍	コレラ
	ざ瘡	挫創	歯冠周囲炎
	子宮頸管炎	子宮内感染症	子宮付属器炎
	歯根のう胞	歯周炎	歯髄炎
	歯性顎炎	術後創部感染	腎盂腎炎
	精巣上体炎	前立腺炎	創傷
	創傷感染症	胆管炎	炭疽
	胆のう炎	中耳炎	腸チフス
	乳腺炎	尿道炎	熱傷
	肺炎	麦粒腫	パラチフス
	バルトリン腺炎	皮膚感染症	副鼻腔炎
	ブルセラ症	ペスト	扁桃炎
	扁桃周囲炎	扁桃周囲膿瘍	膀胱炎
	マイボーム腺炎	慢性前立腺炎	慢性膿皮症
	野兎病	リンパ管炎	リンパ節炎
	涙のう炎	裂傷	裂創
○ あ	MRSA膀胱炎	S状結腸炎	亜急性気管支炎
	亜急性リンパ管炎	亜急性涙のう炎	悪性外耳炎
	アジアコレラ	足第1度熱傷	足第2度熱傷
	足第3度熱傷	足熱傷	アルカリ腐蝕
	アレルギー性外耳道炎	アレルギー性膀胱炎	アンギナ
	胃腸炎	胃腸管熱傷	胃腸炭疽
	胃熱傷	陰茎第1度熱傷	陰茎第2度熱傷
	陰茎第3度熱傷	陰茎熱傷	咽頭気管炎
	咽頭チフス	咽頭痛	咽頭熱傷
	咽頭扁桃炎	陰のう第1度熱傷	陰のう第2度熱傷
	陰のう第3度熱傷	陰のう熱傷	インフルエンザ菌気管支炎
	インフルエンザ菌喉頭炎	インフルエンザ菌性咽頭炎	インフルエンザ菌性喉頭気管炎
	う蝕第3度急性化膿性根尖性歯周炎	う蝕第3度急性単純性根尖性歯周炎	う蝕第3度慢性化膿性根尖性歯周炎
	会陰第1度熱傷	会陰第2度熱傷	会陰第3度熱傷
	会陰熱傷	会陰部化膿創	エーベルト病
	腋窩第1度熱傷	腋窩第2度熱傷	腋窩第3度熱傷
	腋窩熱傷	壊死性外耳炎	壊死性潰瘍性歯周炎
	壊死性潰瘍性歯肉炎	壊疽性咽頭炎	壊疽性歯肉炎
	壊疽性胆細管炎	壊疽性胆のう炎	壊疽性扁桃周囲炎
	エルトールコレラ	炎症性腸疾患	汚染擦過創
か	外陰第1度熱傷	外陰第2度熱傷	外陰第3度熱傷
	外陰熱傷	外耳湿疹	外耳道真珠腫
	外耳道痛	外耳道肉芽腫	外耳道膿瘍
	外耳道閉塞性角化症	外耳道蜂巣炎	外傷性穿孔性中耳炎
	外傷性中耳炎	外傷性乳び胸	回腸炎
	外麦粒腫	開放性脳損傷髄膜炎	潰瘍性咽頭炎
	潰瘍性歯肉炎	潰瘍性膀胱炎	下咽頭炎
	下咽頭熱傷	化学外傷	下顎骨壊死
	下顎骨炎	下顎骨骨髄炎	下顎骨骨膜炎
	下顎骨骨膜下膿瘍	下顎骨周囲炎	下顎骨周囲膿瘍
	化学性急性外耳炎	下顎熱傷	下顎膿瘍
	下顎部第1度熱傷	下顎部第2度熱傷	下顎部第3度熱傷
	下眼瞼蜂巣炎	顎下腺炎	顎下腺管炎
	顎下腺膿瘍	角結膜腐蝕	顎骨炎
	顎骨骨髄炎	顎骨骨膜炎	顎腐骨
	角膜アルカリ化学熱傷	角膜酸化学熱傷	角膜酸性熱傷
	角膜熱傷	下肢第1度熱傷	下肢第2度熱傷
	下肢第3度熱傷	下肢熱傷	下尖性霰粒腫
	下腿足部熱傷	下腿熱傷	下腿部第1度熱傷
	下腿部第2度熱傷	下腿部第3度熱傷	カタル性胃腸炎
	カタル性咽頭炎	カテーテル感染症	カテーテル敗血症
	化膿性喉頭炎	化膿性霰粒腫	化膿性耳下腺炎
	化膿性歯周炎	化膿性歯肉炎	化膿性中耳炎
	化膿性乳腺炎	化膿性副鼻腔炎	化膿性扁桃周囲炎
	下半身第1度熱傷	下半身第2度熱傷	下半身第3度熱傷
	下半身熱傷	下腹部第1度熱傷	下腹部第2度熱傷
	下腹部第3度熱傷	眼化学熱傷	眼窩膿瘍
	眼球熱傷	眼瞼化学熱傷	眼瞼第1度熱傷
	眼瞼第2度熱傷	眼瞼第3度熱傷	眼瞼熱傷
	眼瞼蜂巣炎	間質性膀胱炎	眼周囲化学熱傷
	眼周囲第1度熱傷	眼周囲第2度熱傷	眼周囲第3度熱傷
	感染性胃腸炎	感染性咽頭炎	感染性外耳炎
	感染性下痢症	感染性喉頭気管炎	感染性大腸炎
	肝内胆細管炎	眼熱傷	感冒性胃腸炎
	感冒性大腸炎	感冒性腸炎	顔面ざ瘡
	顔面損傷	顔面第1度熱傷	顔面第2度熱傷
	顔面第3度熱傷	顔面熱傷	顔面皮膚欠損創
	眼野兎病	気管支肺炎	気管支ペスト
	気管熱傷	気腫性腎盂腎炎	偽性コレラ
	気道熱傷	偽膜性気管支炎	偽膜性喉頭炎
	偽膜性扁桃炎	逆行性胆管炎	急性アデノイド咽頭炎
	急性アデノイド扁桃炎	急性胃腸炎	急性咽頭炎
	急性咽頭喉頭炎	急性壊疽性喉頭炎	急性壊疽性扁桃炎
	急性外耳炎	急性潰瘍性喉頭炎	急性潰瘍性扁桃炎
	急性顎骨骨髄炎	急性顎骨骨膜炎	急性化膿性咽頭炎
	急性化膿性外耳炎	急性化膿性下顎骨炎	急性化膿性顎下腺炎
	急性化膿性根尖性歯周炎	急性化膿性耳下腺炎	急性化膿性歯根膜炎
	急性化膿性上顎骨炎	急性化膿性胆管炎	急性化膿性胆のう炎
	急性化膿性中耳炎	急性化膿性辺縁性歯根膜炎	急性化膿性扁桃炎
	急性気管気管支炎	急性気腫性胆のう炎	急性光線性外耳炎
	急性喉頭炎	急性喉頭気管炎	急性喉頭気管気管支炎
	急性根尖性歯周炎	急性霰粒腫	急性耳下腺炎
	急性歯冠周囲炎	急性歯周炎	急性湿疹性外耳炎
	急性歯肉炎	急性出血性膀胱炎	急性精巣上体炎
	急性声帯炎	急性声門下喉頭炎	急性接触性外耳炎

急性腺窩性扁桃炎	急性大腸炎	急性胆管炎
急性胆細管炎	急性単純性根尖性歯周炎	急性単純性膀胱炎
急性胆のう炎	急性中耳炎	急性腸炎
急性乳腺炎	急性尿道炎	急性肺炎
急性反応性外耳炎	急性反復性気管支炎	急性浮腫性喉頭炎
急性付属器炎	急性閉塞性化膿性胆管炎	急性扁桃炎
急性膀胱炎	急性卵管炎	急性卵巣炎
急性涙のう炎	急速進行性歯周炎	キュットネル腫瘍
胸腔熱傷	狭窄性胆管炎	胸部外傷
胸部上腕熱傷	胸部損傷	胸部第１度熱傷
頬部第１度熱傷	胸部第２度熱傷	頬部第２度熱傷
胸部第３度熱傷	頬部第３度熱傷	胸部熱傷
躯幹薬傷	グラデニーゴ症候群	クループ性気管支炎
軽症腺ペスト	頸部第１度熱傷	頸部第２度熱傷
頸部第３度熱傷	頸部熱傷	頸部膿疱
結膜熱傷	結膜のうアルカリ化学熱傷	結膜のう酸化学熱傷
結膜腐蝕	下痢症	限局型若年性歯周炎
限局性外耳道炎	肩甲間部第１度熱傷	肩甲間部第２度熱傷
肩甲間部第３度熱傷	肩甲間部熱傷	肩甲部第１度熱傷
肩甲部第２度熱傷	肩甲部第３度熱傷	肩甲部熱傷
原発性硬化性胆管炎	原発性肺ペスト	肩部第１度熱傷
肩部第２度熱傷	肩部第３度熱傷	高位筋間膿瘍
口囲ざ瘡	口腔上顎洞瘻	口腔第１度熱傷
口腔第２度熱傷	口腔第３度熱傷	口腔熱傷
口唇第１度熱傷	口唇第２度熱傷	口唇第３度熱傷
口唇熱傷	喉頭外傷	喉頭周囲炎
喉頭損傷	喉頭熱傷	広汎型若年性歯周炎
肛門括約筋内膿瘍	肛門第１度熱傷	肛門第２度熱傷
肛門第３度熱傷	肛門熱傷	鼓室内水腫
根尖性歯周炎	根尖肉芽腫	根側歯周膿瘍

さ

細菌性膀胱炎	臍周囲炎	細胆管炎
再発性胆管炎	再発性中耳炎	再発性尿道炎
坐骨直腸窩膿瘍	ざ瘡様発疹	酸腐蝕
霰粒腫	耳介周囲湿疹	耳介部第１度熱傷
耳介部第２度熱傷	耳介部第３度熱傷	耳介部皮膚炎
耳介蜂巣炎	耳下腺炎	耳下腺管炎
耳下腺膿瘍	趾化膿創	歯冠周囲膿瘍
子宮頚外膜炎	子宮頚内膜炎	子宮熱傷
篩骨洞炎	歯根膜下膿瘍	示指化膿創
四肢挫傷	四肢第１度熱傷	四肢第２度熱傷
四肢第３度熱傷	四肢熱傷	歯周症
歯周膿瘍	思春期性歯肉炎	歯性上顎洞炎
歯性副鼻腔炎	歯性扁桃周囲膿瘍	歯槽骨腐骨
趾第１度熱傷	趾第２度熱傷	趾第３度熱傷
膝部第１度熱傷	膝部第２度熱傷	膝部第３度熱傷
歯肉炎	歯肉膿瘍	趾熱傷
若年性歯周炎	習慣性アンギナ	習慣性扁桃炎
集簇性ざ瘡	十二指腸総胆管炎	手関節部第１度熱傷
手関節部第２度熱傷	手関節部第３度熱傷	手指第１度熱傷
手指第２度熱傷	手指第３度熱傷	手指端熱傷
手指熱傷	手術創部膿瘍	手掌第１度熱傷
手掌第２度熱傷	手掌第３度熱傷	手掌熱傷
手掌皮膚欠損創	出血性外耳炎	出血性大腸炎
出血性中耳炎	出血性腸炎	出血性膀胱炎
術後横隔膜下膿瘍	術後感染症	術後腎盂腎炎
術後髄膜炎	術後性耳下腺炎	術後性中耳炎
術後性慢性中耳炎	術後胆管炎	術後膿瘍
術後敗血症	術後腹腔内膿瘍	術後腹壁膿瘍
手背第１度熱傷	手背第２度熱傷	手背第３度熱傷
手背熱傷	手背皮膚欠損創	上咽頭炎
上顎骨炎	上顎骨骨髄炎	上顎骨骨膜炎
上顎骨骨膜下膿瘍	上顎洞炎	上眼瞼蜂巣炎
上行性腎盂腎炎	上鼓室化膿症	上肢第１度熱傷
上肢第２度熱傷	上肢第３度熱傷	上肢熱傷
焼身自殺未遂	上尖性霰粒腫	小児肺炎
小児副鼻腔炎	小膿疱性皮膚炎	上半身第１度熱傷
上半身第２度熱傷	上半身第３度熱傷	上半身熱傷
踵部第１度熱傷	踵部第２度熱傷	踵部第３度熱傷
上腕第１度熱傷	上腕第２度熱傷	上腕第３度熱傷
上腕熱傷	食道熱傷	滲出性気管支炎
真性コレラ	新生児上顎骨骨髄炎	新生児中耳炎
水疱性中耳炎	精巣炎	精巣上体膿瘍
精巣精巣上体炎	精巣熱傷	精巣膿瘍
精巣蜂巣炎	舌下腺炎	舌下腺膿瘍
舌熱傷	舌扁桃炎	前額部第１度熱傷
前額部第２度熱傷	前額部第３度熱傷	前額部皮膚欠損創
腺窩性アンギナ	前胸部第１度熱傷	前胸部第２度熱傷
前胸部第３度熱傷	前胸部熱傷	穿孔性中耳炎
前思春期性歯周炎	全身挫傷	全身性野兎病
全身第１度熱傷	全身第２度熱傷	全身第３度熱傷
全身熱傷	前頭洞炎	腺ペスト
前立腺膿瘍	前腕手部熱傷	前腕第１度熱傷
前腕第２度熱傷	前腕第３度熱傷	前腕熱傷
早期発症型歯周炎	増殖性歯肉炎	創部化膿
創部膿瘍	足関節第１度熱傷	足関節第２度熱傷
足関節第３度熱傷	足関節熱傷	側胸部第１度熱傷
側胸部第２度熱傷	側胸部第３度熱傷	足底熱傷
足底部第１度熱傷	足底部第２度熱傷	足底部第３度熱傷
足背部第１度熱傷	足背部第２度熱傷	足背部第３度熱傷
続発性肺ペスト	側腹部第１度熱傷	側腹部第２度熱傷
側腹部第３度熱傷	鼡径部第１度熱傷	鼡径部第２度熱傷

た

鼡径部第３度熱傷	鼡径部熱傷	第１度熱傷
第１度腐蝕	第２度熱傷	第２度腐蝕
第３度熱傷	第３度腐蝕	第４度熱傷
体幹第１度熱傷	体幹第２度熱傷	体幹第３度熱傷
体幹熱傷	大腿汚染創	大腿熱傷
大腿皮膚欠損創	大腿部第１度熱傷	大腿部第２度熱傷
大腿部第３度熱傷	大腸炎	体表面積10%未満の熱傷
体表面積10－19%の熱傷	体表面積20－29%の熱傷	体表面積30－39%の熱傷
体表面積40－49%の熱傷	体表面積50－59%の熱傷	体表面積60－69%の熱傷
体表面積70－79%の熱傷	体表面積80－89%の熱傷	体表面積90%以上の熱傷
大葉性肺炎	唾液腺炎	唾液腺管炎
唾液腺膿瘍	多発性外傷	多発性昆虫咬創
多発性挫傷	多発性擦過創	多発性第１度熱傷
多発性第２度熱傷	多発性第３度熱傷	多発性熱傷
多発性膿疱症	多発性表在損傷	胆管胆のう炎
胆管膿瘍	単純性歯周炎	単純性歯肉炎
単純性中耳炎	炭疽髄膜炎	炭疽敗血症
胆のう壊疽	胆のう周囲炎	胆のう周囲膿瘍
胆のう膿瘍	智歯周囲炎	地中海熱
腟断端炎	腟熱傷	チフス性胆のう炎
中隔部肉芽形成	中耳炎性顔面神経麻痺	虫垂炎術後残膿瘍
肘部第１度熱傷	肘部第２度熱傷	肘部第３度熱傷
腸炎	腸カタル	腸間膜リンパ節炎
蝶形骨洞炎	腸チフス性関節炎	腸チフス性心筋炎
腸チフス性心内膜炎	腸チフス性髄膜炎	腸チフス性肺炎
直腸肛門周囲膿瘍	直腸周囲膿瘍	陳旧性中耳炎
ツラレミアリンパ節炎	低位筋間膿瘍	手第１度熱傷
手第２度熱傷	手第３度熱傷	手熱傷
殿部第１度熱傷	殿部第２度熱傷	殿部第３度熱傷
殿部熱傷	頭部第１度熱傷	頭部第２度熱傷
頭部第３度熱傷	頭部熱傷	特殊性歯周炎

な

内麦粒腫	内部尿路性器の熱傷	軟口蓋熱傷
難治性歯周炎	難治性乳児下痢症	乳児下痢
乳児肺炎	乳腺膿瘍	乳腺瘻孔

	乳頭潰瘍	乳頭周囲炎	乳頭びらん
	乳頭部第 1 度熱傷	乳頭部第 2 度熱傷	乳頭部第 3 度熱傷
	乳房炎症性疾患	乳房潰瘍	乳房第 1 度熱傷
	乳房第 2 度熱傷	乳房第 3 度熱傷	乳房熱傷
	乳房膿瘍	乳房よう	乳輪下膿瘍
	乳輪部第 1 度熱傷	乳輪部第 2 度熱傷	乳輪部第 3 度熱傷
	尿管切石術後感染症	尿細管間質性腎炎	尿道口炎
	尿道周囲炎	尿膜管膿瘍	妊娠中の子宮頸管炎
	妊娠中の子宮内感染	妊娠中の性器感染症	膿痂疹性ざ瘡
	膿皮症	膿疱	膿疱性ざ瘡
は	肺炎球菌性咽頭炎	肺炎球菌性気管支炎	敗血症性気管支炎
	敗血症性肺炎	敗血症性皮膚炎	肺炭疽
	肺熱傷	背部第 1 度熱傷	背部第 2 度熱傷
	背部第 3 度熱傷	背部熱傷	肺ペスト
	肺野兎病	剥離性歯肉炎	抜歯後感染
	パラチフス A	パラチフス B	パラチフス C
	パラチフス熱関節炎	バルトリン腺膿瘍	バング熱
	半身第 1 度熱傷	半身第 2 度熱傷	半身第 3 度熱傷
	反復性耳下腺炎	反復性膀胱炎	汎副鼻腔炎
	非感染性急性外耳炎	非性病性尿道炎	肥大性歯肉炎
	非定型肺炎	非特異性腸間膜リンパ節炎	非特異性尿道炎
	非特異性リンパ節炎	皮膚結合織ペスト	鼻部第 1 度熱傷
	鼻部第 2 度熱傷	鼻部第 3 度熱傷	皮膚炭疽
	鼻部皮膚欠損創	びまん性外耳炎	びまん性肺炎
	びらん性歯肉炎	びらん性膀胱炎	非淋菌性尿道炎
	複雑性歯周炎	複雑性歯肉炎	腹部第 1 度熱傷
	腹部第 2 度熱傷	腹部第 3 度熱傷	腹部熱傷
	腹部野兎病	腹壁縫合糸膿瘍	腐蝕
	ブタ流産菌病	ぶどう球菌性咽頭炎	ぶどう球菌性扁桃炎
	ブルセラ症性脊椎炎	ペスト髄膜炎	ペスト敗血症
	辺縁性化膿性歯根膜炎	辺縁性歯周組織炎	扁桃性アンギナ
	扁桃チフス	扁桃膿瘍	蜂窩織炎性アンギナ
	膀胱後部膿瘍	膀胱三角部炎	縫合糸膿瘍
	膀胱周囲炎	膀胱周囲膿瘍	膀胱尿道炎
	縫合部膿瘍	放射線出血性膀胱炎	放射線性下顎骨骨髄炎
	放射線性顎骨壊死	放射線性化膿性顎骨壊死	放射線性熱傷
	放射線性膀胱炎	萌出性歯肉炎	母指球部第 1 度熱傷
	母指球部第 2 度熱傷	母指球部第 3 度熱傷	母指第 1 度熱傷
	母指第 2 度熱傷	母指第 3 度熱傷	母指熱傷
ま	マイコプラズマ気管支炎	マルタ熱	慢性萎縮性老人性歯肉炎
	慢性咽喉頭炎	慢性外耳炎	慢性顎下腺炎
	慢性顎骨炎	慢性顎骨骨髄炎	慢性化膿性根尖性歯周炎
	慢性化膿性穿孔性中耳炎	慢性化膿性中耳炎	慢性根尖性歯周炎
	慢性細菌性前立腺炎	慢性再発性膀胱炎	慢性耳下腺炎
	慢性耳管鼓室化膿性中耳炎	慢性歯冠周囲炎	慢性歯周炎
	慢性歯周膿瘍	慢性歯肉炎	慢性上鼓室乳突洞化膿性中耳炎
	慢性精巣上体炎	慢性穿孔性中耳炎	慢性前立腺炎急性増悪
	慢性唾液腺炎	慢性胆管炎	慢性胆細管炎
	慢性胆のう炎	慢性中耳炎	慢性中耳炎急性増悪
	慢性中耳炎後遺症	慢性中耳炎術後再燃	慢性尿道炎
	慢性非細菌性前立腺炎	慢性複雑性膀胱炎	慢性副鼻腔炎
	慢性副鼻腔炎急性増悪	慢性副鼻腔膿瘍	慢性付属器炎
	慢性辺縁性歯周炎急性発作	慢性辺縁性歯周炎軽度	慢性辺縁性歯周炎重度
	慢性辺縁性歯周炎中等度	慢性扁桃炎	慢性膀胱炎
	慢性放射線性顎骨壊死	慢性卵管炎	慢性卵巣炎
	慢性リンパ管炎	慢性リンパ節炎	慢性涙小管炎
	慢性涙のう炎	耳後部リンパ節炎	耳後部リンパ腺炎
	脈絡網膜熱傷	無症候性ペスト	無熱性肺炎
や	面皰	薬傷	腰部第 1 度熱傷
	腰部第 2 度熱傷	腰部第 3 度熱傷	腰部熱傷
ら	卵管炎	卵管周囲炎	卵管卵巣膿瘍
	卵管留水症	卵管留膿症	卵巣炎
	卵巣周囲炎	卵巣膿瘍	卵巣卵管周囲炎
	流産熱	良性慢性化膿性中耳炎	緑膿菌性外耳炎
	淋菌性子宮頸管炎	淋菌性バルトリン腺膿瘍	涙小管炎
	涙のう周囲炎	涙のう周囲膿瘍	連鎖球菌気管支炎
	連鎖球菌性アンギナ	連鎖球菌性咽頭炎	連鎖球菌性喉頭炎
	連鎖球菌性喉頭気管炎	連鎖球菌性扁桃炎	老人性肺炎
わ	ワンサンアンギナ	ワンサン気管支炎	ワンサン扁桃炎
△あ	BK ウイルス腎症	MRSA 術後創部感染	アキレス腱筋腱移行部断裂
	アキレス腱挫傷	アキレス腱挫創	アキレス腱切創
	アキレス腱断裂	アキレス腱部分断裂	足異物
	足開放創	足挫創	足切創
	亜脱臼	圧挫後遺症	圧挫傷
	圧挫創	圧迫骨折	圧迫神経炎
	アレルギー性副鼻腔炎	医原性気胸	一部性歯髄炎
	犬咬創	陰茎開放創	陰茎挫創
	陰茎折症	陰茎裂創	咽頭開放創
	咽頭創傷	陰のう開放創	陰のう裂創
	陰部切創	ウイルス性咽頭炎	ウイルス性扁桃炎
	う蝕第 2 度単純性歯髄炎	う蝕第 3 度急性化膿性歯髄炎	う蝕第 3 度歯髄壊死
	う蝕第 3 度歯髄壊疽	う蝕第 3 度慢性壊疽性歯髄炎	う蝕第 3 度慢性潰瘍性歯髄炎
	う蝕第 3 度慢性増殖性歯髄炎	会陰裂傷	壊疽性歯髄炎
	横隔膜損傷	横骨折	汚染創
か	外陰開放創	外陰部挫創	外陰部切創
	外陰部裂傷	外耳開放創	外耳道創傷
	外耳部外傷性異物	外耳部外傷性腫脹	外耳部外傷性皮下異物
	外耳部割創	外耳部貫通創	外耳部咬創
	外耳部挫傷	外耳部挫創	外耳部擦過創
	外耳部刺創	外耳部切創	外耳部創傷
	外耳部打撲傷	外耳部虫刺傷	外耳部皮下血腫
	外耳部皮下出血	外傷後遺症	外傷後早期合併症
	外傷性一過性麻痺	外傷性異物	外傷性横隔膜ヘルニア
	外傷性眼球ろう	外傷性空気塞栓症	外傷性咬合
	外傷性虹彩離断	外傷性硬膜動静脈瘻	外傷性歯根膜炎
	外傷性耳出血	外傷性歯髄炎	外傷性脂肪塞栓症
	外傷性縦隔気腫	外傷性食道破裂	外傷性脊髄出血
	外傷性切断	外傷性切断後遺症	外傷性動静脈瘻
	外傷性動脈血腫	外傷性動脈瘤	外傷性脳圧迫
	外傷性脳圧迫・頭蓋内に達する開放創合併あり	外傷性脳圧迫・頭蓋内に達する開放創合併なし	外傷性脳症
	外傷性破裂	外傷性瘢痕ケロイド	外傷性皮下気腫
	外傷性皮下血腫	外耳裂創	外歯瘻
	開放骨折	開放性外傷性脳圧迫	開放性陥没骨折
	開放性胸膜損傷	開放性脱臼	開放性脱臼骨折
	開放性脳挫創	開放性脳底部挫傷	開放性びまん性脳損傷
	開放性粉砕骨折	開放創	下咽頭創傷
	下顎外傷性異物	下顎開放創	下顎割創
	下顎貫通創	下顎口唇挫創	下顎咬創
	下顎挫傷	下顎挫創	下顎擦過創
	下顎刺創	下顎切創	下顎創傷
	下顎打撲傷	下顎皮下血腫	下顎部挫傷
	下顎部打撲傷	下顎部皮膚欠損創	下顎裂創
	踵裂創	顎関節部開放創	顎関節部割創
	顎関節部貫通創	顎関節部咬創	顎関節部挫傷
	顎関節部挫創	顎関節部擦過創	顎関節部刺創
	顎関節部切創	顎関節部創傷	顎関節部打撲傷
	顎関節部皮下血腫	顎関節部裂創	顎部挫傷
	顎部打撲傷	角膜挫創	角膜切傷
	角膜切創	角膜創傷	角膜破裂

角膜裂傷	下肢リンパ浮腫	下腿汚染創
下腿開放創	下腿挫創	下腿切創
下腿皮膚欠損創	下腿裂創	割創
化膿性リンパ節炎	カリエスのない歯髄炎	眼黄斑部裂孔
眼窩創傷	眼窩部挫創	眼窩裂傷
眼球結膜裂傷	眼球損傷	眼球破裂
眼球裂傷	眼瞼外傷性異物	眼瞼外傷性腫脹
眼瞼外傷性皮下異物	眼瞼開放創	眼瞼割創
眼瞼貫通創	眼瞼咬創	眼瞼挫創
眼瞼擦過創	眼瞼刺創	眼瞼切創
眼瞼創傷	眼瞼虫刺傷	眼瞼裂創
環指圧挫傷	環指挫傷	環指挫創
環指切創	環指剥皮創	環指皮膚欠損創
眼周囲部外傷性異物	眼周囲部外傷性腫脹	眼周囲部外傷性皮下異物
眼周囲部開放創	眼周囲部割創	眼周囲部貫通創
眼周囲部咬創	眼周囲部挫創	眼周囲部擦過創
眼周囲部刺創	眼周囲部切創	眼周囲部創傷
眼周囲部虫刺傷	眼周囲部裂創	関節血腫
関節骨折	関節挫傷	関節脱臼後遺症
関節打撲	関節捻挫後遺症	完全骨折
完全脱臼	貫通刺創	貫通銃創
貫通性挫滅創	貫通創	眼部外傷性異物
眼部外傷性腫脹	眼部外傷性皮下異物	眼部開放創
眼部割創	眼部貫通創	眼部咬創
眼部挫創	眼部擦過創	眼部刺創
眼部切創	眼部創傷	眼部虫刺傷
眼部裂創	陥没骨折	顔面汚染創
顔面外傷性異物	顔面開放創	顔面割創
顔面貫通創	顔面咬創	顔面挫傷
顔面挫創	顔面擦過創	顔面刺創
顔面尋常性ざ瘡	顔面切創	顔面創傷
顔面搔創	顔面多発開放創	顔面多発割創
顔面多発貫通創	顔面多発咬創	顔面多発挫傷
顔面多発挫創	顔面多発擦過創	顔面多発刺創
顔面多発切創	顔面多発創傷	顔面多発打撲傷
顔面多発虫刺傷	顔面多発皮下血腫	顔面多発皮下出血
顔面多発裂創	顔面打撲傷	顔面皮下血腫
顔面裂創	乾酪性副鼻腔炎	偽膜性アンギナ
偽膜性咽頭炎	急性一部性化膿性歯髄炎	急性一部性単純性歯髄炎
急性壊疽性歯髄炎	急性化膿性歯髄炎	急性歯髄炎
急性歯槽膿瘍	急性全部性化膿性歯髄炎	急性全部性単純性歯髄炎
急性単純性歯髄炎	急性涙腺炎	胸管損傷
胸腺損傷	頬粘膜咬傷	頬粘膜咬創
胸部汚染創	頬部外傷性異物	頬部開放創
頬部割創	頬部貫通創	頬部咬創
頬部挫傷	胸部挫創	頬部挫創
頬部擦過創	頬部刺創	胸部食道損傷
胸部切創	頬部切創	頬部創傷
頬部打撲傷	胸部皮下気腫	頬部皮下血腫
胸部皮膚欠損創	頬部皮膚欠損創	頬部裂創
胸壁開放創	胸壁刺創	強膜切創
強膜創傷	胸膜損傷・胸腔に達する開放創合併あり	胸膜肺炎
強膜裂傷	胸膜裂創	棘刺創
魚咬創	亀裂骨折	筋損傷
筋断裂	筋肉内血腫	空気塞栓症
屈曲骨折	クラミジア肺炎	頚管破裂
脛骨顆部割創	頚部開放創	頚部挫創
頚部食道開放創	頚部切創	頚部皮膚欠損創
頚部リンパ節炎	結核性中耳炎	血管切断
血管損傷	血行性歯髄炎	血腫
結膜創傷	結膜裂傷	腱切創
腱損傷	腱損傷後遺症	腱断裂

腱部分断裂	腱裂傷	高エネルギー外傷
口蓋挫傷	口蓋切創	口蓋裂創
口角部挫創	口角部裂創	口腔外傷性異物
口腔外傷性腫脹	口腔開放創	口腔割創
口腔挫傷	口腔挫創	口腔擦過創
口腔刺創	口腔切創	口腔創傷
口腔打撲傷	口腔内血腫	口腔粘膜咬傷
口腔粘膜咬創	口腔裂創	後出血
紅色陰癬	口唇外傷性異物	口唇外傷性腫脹
口唇外傷性皮下異物	口唇開放創	口唇割創
口唇貫通創	口唇咬傷	口唇咬創
口唇挫傷	口唇挫創	口唇擦過創
口唇刺創	口唇切創	口唇創傷
口唇打撲傷	口唇虫刺傷	口唇皮下血腫
口唇皮下出血	口唇裂創	抗生物質起因性大腸炎
抗生物質起因性腸炎	溝創	咬創
後頭部外傷	後頭部割創	後頭部挫傷
後頭部挫創	後頭部切創	後頭部打撲傷
後頭部裂創	広範性軸索損傷	広汎性神経損傷
後方脱臼	硬膜損傷	硬膜裂傷
肛門裂創	骨折	骨折後遺症
骨盤部裂創	根尖周囲のう胞	根尖周囲膿瘍
根尖膿瘍	昆虫咬創	昆虫刺傷

さ

コントル・クー損傷	採皮創	挫傷
挫傷後遺症	擦過創	擦過皮下血腫
挫滅傷	挫滅創	残髄炎
残存性歯根のう胞	耳介外傷性異物	耳介外傷性腫脹
耳介外傷性皮下異物	耳介開放創	耳介割創
耳介貫通創	耳介咬創	耳介挫傷
耳介挫創	耳介擦過創	耳介刺創
耳介切創	耳介創傷	耳介打撲傷
耳介虫刺傷	耳介皮下血腫	耳介皮下出血
趾開放創	耳介裂創	耳下腺部打撲
指間切創	趾間切創	子宮頚管裂傷
子宮頚部環状剥離	刺咬症	趾挫創
示指 MP 関節挫傷	示指 PIP 開放創	示指割創
四肢血管損傷後遺症	示指挫傷	示指挫創
示指刺創	四肢静脈損傷	示指切創
四肢動脈損傷	示指皮膚欠損創	歯周のう胞
歯髄壊死	歯髄壊疽	歯髄充血
歯髄露出	耳前部挫創	刺創
刺創感染	歯槽膿瘍	膝蓋部挫創
膝下部挫創	膝窩部銃創	膝関節部異物
膝関節部挫創	膝部異物	膝部開放創
膝部割創	膝部咬創	膝部挫創
膝部切創	膝部裂創	歯肉挫傷
歯肉切創	歯肉裂創	脂肪塞栓症
若年性女子表皮剥離性ざ瘡	斜骨折	射創
尺骨近位端骨折	尺骨鉤状突起骨折	手圧挫傷
縦隔血腫	縦骨折	銃自殺未遂
銃創	重複骨折	手関節挫滅傷
手関節挫滅創	手関節掌側部挫創	手関節部挫創
手関節部切創	手関節部創傷	手関節部裂創
手指圧挫傷	手指汚染創	手指開放創
手指咬創	種子骨開放骨折	種子骨骨折
手指挫傷	手指挫創	手指挫滅傷
手指挫滅創	手指刺創	手指切創
手指打撲傷	手指剥皮創	手指皮下血腫
手指皮膚欠損創	手術創離開	手掌挫創
手掌刺創	手掌切創	手掌剥皮創
術後血腫	術後出血性ショック	術後消化管出血性ショック
術後ショック	術後皮下気腫	手背部挫創
手背部切創	手部汚染創	上顎挫傷

	上顎擦過創	上顎切創	上顎打撲傷
	上顎皮下血腫	上顎部裂創	上口唇挫傷
	上行性歯髄炎	踵骨部挫滅創	小指咬創
	小指挫傷	小指挫創	小指切創
	硝子体切断	小指皮膚欠損創	上肢リンパ浮腫
	上唇小帯裂創	小唾液腺炎	小児ざ瘡
	上腕汚染創	上腕貫通銃創	上腕挫創
	上腕皮膚欠損創	上腕部開放創	食道損傷
	処女膜裂傷	神経根ひきぬき損傷	神経切断
	神経叢損傷	神経叢不全損傷	神経損傷
	神経損傷後遺症	神経断裂	針刺創
	尋常性ざ瘡	新生児ざ瘡	靱帯ストレイン
	靱帯損傷	靱帯断裂	靱帯捻挫
	靱帯裂傷	心内異物	ステロイドざ瘡
	ストレイン	生検後出血	精巣開放創
	精巣破裂	声門外傷	舌開放創
	舌下顎挫創	舌咬傷	舌咬創
	舌挫創	舌刺創	舌切創
	切創	舌創傷	切断
	舌裂創	前額部外傷性異物	前額部外傷性腫脹
	前額部外傷性皮下異物	前額部開放創	前額部割創
	前額部貫通創	前額部咬創	前額部挫創
	前額部擦過創	前額部刺創	前額部切創
	前額部創傷	前額部虫刺傷	前額部虫刺症
	前額部裂創	前胸部挫創	前頚頭頂部挫創
	仙骨部挫創	仙骨部皮膚欠損創	線状骨折
	全身擦過創	穿通創	先天性乳び胸
	前頭部割創	前頭部挫傷	前頭部挫創
	前頭部切創	前頭部打撲傷	前頭部皮膚欠損創
	全部性歯髄炎	前方脱臼	前立腺痛
	前腕汚染創	前腕開放創	前腕咬創
	前腕挫創	前腕刺創	前腕切創
	前腕皮膚欠損創	前腕裂創	爪下異物
	爪下挫滅傷	爪下挫滅創	増殖性化膿性口内炎
	掻創	足関節内果部挫創	足関節部挫創
	足底異物	足底部咬創	足底部刺創
	足底部皮膚欠損創	側頭部割創	側頭部挫創
	側頭部切創	側頭部打撲傷	側頭部皮下血腫
	足背部挫創	足背部切創	足部汚染創
	側腹部咬創	側腹部挫創	側腹壁開放創
	足部皮膚欠損創	足部裂創	粟粒性壊死性ざ瘡
	鼡径部開放創	鼡径部切創	損傷
た	第５趾皮膚欠損創	大腿咬創	大腿挫創
	大腿部開放創	大腿部刺創	大腿部切創
	大腿裂創	大転子部挫創	脱臼
	脱臼骨折	多発性開放創	多発性咬創
	多発性切創	多発性穿刺創	多発性裂創
	打撲割創	打撲血腫	打撲挫創
	打撲擦過創	打撲傷	打撲皮下血腫
	単純脱臼	腟開放創	腟断端出血
	腟壁縫合不全	腟裂傷	肘関節骨折
	肘関節挫創	肘関節脱臼骨折	肘関節部開放創
	中指咬創	中指挫傷	中指挫創
	中指刺創	中指切創	中指皮膚欠損創
	中手骨関節部挫創	中枢神経系損傷	肘頭骨折
	肘部挫創	肘部切創	肘部皮膚欠損創
	沈下性肺炎	陳旧性圧迫骨折	陳旧性骨折
	手開放創	手咬創	手挫創
	手刺創	手切創	転位性骨折
	殿部異物	殿部開放創	殿部咬創
	殿部刺創	殿部切創	殿部皮膚欠損創
	殿部裂創	痘瘡性ざ瘡	頭頂部挫傷
	頭頂部挫創	頭頂部擦過創	頭頂部切創
	頭頂部打撲傷	頭頂部裂創	頭皮外傷性腫脹

	頭皮開放創	頭皮下血腫	頭皮剥離
	頭皮表在損傷	頭部異物	頭部外傷性皮下異物
	頭部外傷性皮下気腫	頭部開放創	頭部割創
	頭部頚部挫傷	頭部頚部挫創	頭部頚部打撲傷
	頭部血腫	頭部挫傷	頭部挫創
	頭部擦過創	頭部刺創	頭部切創
	頭部多発開放創	頭部多発割創	頭部多発咬創
	頭部多発挫傷	頭部多発挫創	頭部多発擦過創
	頭部多発刺創	頭部多発切創	頭部多発創傷
	頭部多発打撲傷	頭部多発皮下血腫	頭部多発裂創
	頭部打撲	頭部打撲血腫	頭部打撲傷
	頭部虫刺傷	動物咬創	頭部皮下異物
	頭部皮下血腫	頭部皮下出血	頭部皮膚欠損創
	頭部裂創	動脈損傷	特発性関節脱臼
な	飛び降り自殺未遂	飛び込み自殺未遂	内視鏡検査中腸穿孔
	内歯瘻	軟口蓋血腫	軟口蓋挫創
	軟口蓋創傷	軟口蓋破裂	肉離れ
	乳腺内異物	乳房異物	尿道症候群
	猫咬創	熱帯性ざ瘡	捻挫
	捻挫後遺症	脳挫傷	脳挫傷・頭蓋内に達する開放創合併あり
	脳挫傷・頭蓋内に達する開放創合併なし	脳挫創	脳挫創・頭蓋内に達する開放創合併あり
	脳挫創・頭蓋内に達する開放創合併なし	脳損傷	脳対側損傷
	脳直撃損傷	脳底部挫傷	脳底部挫傷・頭蓋内に達する開放創合併あり
は	脳底部挫傷・頭蓋内に達する開放創合併なし	脳裂傷	敗血症性咽頭炎
	爆死自殺未遂	剥離骨折	抜歯後出血
	バルトリン腺のう胞	破裂骨折	皮下異物
	皮下気腫	皮下血腫	鼻下擦過創
	皮下静脈損傷	皮下損傷	鼻根部打撲挫創
	鼻根部裂創	膝汚染創	膝皮膚欠損創
	皮神経挫傷	鼻前庭部挫創	鼻尖部挫創
	非熱傷性水疱	鼻部外傷性異物	鼻部外傷性腫脹
	鼻部外傷性皮下異物	鼻部開放創	眉部割創
	鼻部割創	鼻部貫通創	腓腹筋挫創
	眉部血腫	皮膚欠損創	鼻部咬創
	鼻部挫傷	鼻部挫創	鼻部擦過創
	鼻部刺創	鼻部切創	鼻部創傷
	皮膚損傷	鼻部打撲傷	鼻部虫刺傷
	皮膚剥脱創	鼻部皮下血腫	鼻部皮下出血
	鼻部皮膚剥離創	鼻部裂創	びまん性脳損傷
	びまん性脳損傷・頭蓋内に達する開放創合併あり	びまん性脳損傷・頭蓋内に達する開放創合併なし	眉毛部割創
	眉毛部裂創	表皮剥離	鼻翼部切創
	鼻翼部裂創	フェニトイン歯肉増殖症	複雑脱臼
	伏針	副鼻腔開放創	副鼻腔真菌症
	腹部汚染創	腹部刺創	腹部皮膚欠損創
	腹壁異物	腹壁開放創	腹壁創し開
	腹壁縫合不全	不全骨折	ブラックアイ
	粉砕骨折	分娩時会陰裂傷	分娩時軟産道損傷
	閉鎖性外傷性脳圧迫	閉鎖性骨折	閉鎖性脱臼
	閉鎖性脳挫創	閉鎖性脳底部挫傷	閉鎖性びまん性脳損傷
	閉塞性肺炎	縫合不全	縫合不全出血
	帽状腱膜下出血	包皮挫創	包皮切創
	包皮裂創	母指咬創	母指挫傷
	母指挫創	母趾挫創	母指示指間切創
	母指刺創	母指切創	母指打撲挫創
	母指打撲傷	母指皮膚欠損創	母趾皮膚欠損創
ま	母指末節部挫創	膜性咽頭炎	末梢血管外傷
	末梢神経損傷	慢性壊疽性歯髄炎	慢性開放性歯髄炎
	慢性潰瘍性歯髄炎	慢性歯髄炎	慢性歯槽膿瘍
	慢性増殖性歯髄炎	慢性単純性歯髄炎	慢性閉鎖性歯髄炎
	慢性涙腺炎	眉間部挫創	眉間部裂創

ら	耳後部挫創	耳後部打撲傷	盲管銃創
	網膜振盪	網脈絡膜裂傷	モンテジア骨折
	腰部切創	腰部打撲挫創	らせん骨折
	離開骨折	淋菌性咽頭炎	涙管腫
	涙管損傷	涙管断裂	涙小管のう胞
	涙小管瘻	涙腺炎	涙道損傷
	涙道瘻	涙のう瘻	轢過創
わ	裂離	裂離骨折	若木骨折

用法用量　通常，成人に対して，レボフロキサシン水和物として1回100mgを1日2～3回経口投与する。
なお，感染症の種類および症状により適宜増減するが，重症または効果不十分と思われる症例にはレボフロキサシン水和物として1回200mgを1日3回経口投与する。
レジオネラ肺炎については，レボフロキサシン水和物として1回200mgを1日3回経口投与する。
腸チフス，パラチフスについては，レボフロキサシン水和物として1回100mgを1日4回，14日間経口投与する。
炭疽，ブルセラ症，ペスト，野兎病，Q熱については，レボフロキサシン水和物として1回200mgを1日2～3回経口投与する。

用法用量に関連する使用上の注意

(1)本剤の使用にあたっては，耐性菌の発現等を防ぐため，原則として感受性を確認し，疾病の治療上必要な最小限の期間の投与にとどめること。
(2)腸チフス，パラチフスについては，注射剤より本剤に切り替えた場合には注射剤の投与期間も含め14日間投与すること。
(3)炭疽の発症及び進展の抑制には，欧州医薬品庁(EMA)が60日間の投与を推奨している。
(4)長期投与が必要となる場合には，経過観察を十分に行うこと。

禁忌

(1)本剤の成分又はオフロキサシンに対し過敏症の既往歴のある患者
(2)妊婦又は妊娠している可能性のある婦人
(3)小児等
ただし，妊婦又は妊娠している可能性のある婦人及び小児等に対しては，炭疽等の重篤な疾患に限り，治療上の有益性を考慮して投与すること。

レボフロキサシン細粒10%「CH」：長生堂　100mg1g[88.5円/g]，レボフロキサシン細粒10%「DSEP」：第一三共エスファ　100mg1g(レボフロキサシンとして)[70.1円/g]，レボフロキサシン細粒10%「YD」：陽進堂　100mg1g[88.5円/g]，レボフロキサシン細粒10%「アメル」：共和薬品　100mg1g[88.5円/g]，レボフロキサシン細粒10%「オーハラ」：大原薬品　100mg1g[88.5円/g]，レボフロキサシン細粒10%「タカタ」：高田　100mg1g[88.5円/g]，レボフロキサシン細粒10%「日医工」：日医工　100mg1g[88.5円/g]，レボフロキサシン細粒10%「ファイザー」：ファイザー　100mg1g[88.5円/g]，レボフロキサシン錠100mg「CH」：長生堂　100mg1錠[70.1円/錠]，レボフロキサシン錠100mg「F」：富士製薬　100mg1錠[70.1円/錠]，レボフロキサシン錠100mg「JG」：日本ジェネリック　100mg1錠[70.1円/錠]，レボフロキサシン錠100mg「MEEK」：小林化工　100mg1錠[70.1円/錠]，レボフロキサシン錠100mg「NP」：ニプロ　100mg1錠[70.1円/錠]，レボフロキサシン錠100mg「TCK」：辰巳化学　100mg1錠[70.1円/錠]，レボフロキサシン錠100mg「TYK」：大正薬品　100mg1錠[70.1円/錠]，レボフロキサシン錠100mg「YD」：陽進堂　100mg1錠[70.1円/錠]，レボフロキサシン錠100mg「ZE」：全星薬品　100mg1錠[70.1円/錠]，レボフロキサシン錠100mg「あすか」：あすか　100mg1錠[70.1円/錠]，レボフロキサシン錠100mg「アメル」：共和薬品　100mg1錠[70.1円/錠]，レボフロキサシン錠100mg「イセイ」：イセイ　100mg1錠[70.1円/錠]，レボフロキサシン錠100mg「イワキ」：岩城　100mg1錠[70.1円/錠]，レボフロキサシン錠100mg「オーハラ」：大原薬品　100mg1錠[70.1円/錠]，レボフロキサシン錠100mg「科研」：シオノ　100mg1錠[70.1円/錠]，レボフロキサシン錠100mg「杏林」：キョーリンリメディオ　100mg1錠[70.1円/錠]，レボフロキサシン錠100mg「ケミファ」：大興　100mg1錠[70.1円/錠]，レボフロキサシン錠100mg「タイヨー」：テバ製薬　100mg1錠[70.1円/錠]，レボフロキサシン錠100mg「タカタ」：高田　100mg1錠[70.1円/錠]，レボフロキサシン錠100mg「トーワ」：東和　100mg1錠[70.1円/錠]，レボフロキサシン錠100mg「日医工」：日医工　100mg1錠[70.1円/錠]，レボフロキサシン錠100mg「ファイザー」：ファイザー　100mg1錠[70.1円/錠]，レボフロキサシン内用液25mg/mL「トーワ」：東和　25mg1mL[27円/mL]

レボレード錠12.5mg　規格：12.5mg1錠[2684.6円/錠]
レボレード錠25mg　規格：25mg1錠[5288.7円/錠]
エルトロンボパグオラミン　グラクソ・スミスクライン　399

【効能効果】

慢性特発性血小板減少性紫斑病

【対応標準病名】

◎	慢性特発性血小板減少性紫斑病	
○	特発性血小板減少性紫斑病	特発性血小板減少性紫斑病合併妊娠
△	エバンス症候群	急性特発性血小板減少性紫斑病

効能効果に関連する使用上の注意

(1)他の治療にて十分な効果が得られない場合，又は忍容性に問題があると考えられる場合に使用すること。
(2)血小板数，臨床症状からみて出血リスクが高いと考えられる場合に使用すること。

用法用量　通常，成人には，エルトロンボパグとして初回投与量12.5mgを1日1回，食事の前後2時間を避けて空腹時に経口投与する。なお，血小板数，症状に応じて適宜増減する。また，1日最大投与量は50mgとする。

用法用量に関連する使用上の注意

(1)本剤の投与中は，血液検査及び肝機能検査を定期的に実施し，本剤の用量は下記①～⑦を参照の上，調節すること。本剤の投与開始時及び用量調節時には血小板数及び末梢血塗抹標本検査を含む全血球計算を，血小板数が安定する(血小板数50,000/μL以上が少なくとも4週間)までは毎週，安定した後は毎月検査することが望ましい。
①本剤は治療上必要最小限の用量で使用すること。
②本剤の効果は，通常1～2週間であらわれるので，効果の確認のためには少なくとも2週間は同一用量を維持すること。ただし，肝障害のある患者では，血小板数が定常状態に達するまでの期間が長くなるため，効果の確認のためには少なくとも3週間は同一用量を維持すること。
③血小板数50,000/μLを目安とし，血小板数がそれを下回る場合には増量を考慮すること。
④血小板数が50,000/μL～200,000/μLの場合には，出血のリスクを低下できる治療上必要最小限の用量となるよう，適宜減量も考慮すること。
⑤血小板数が200,000/μL～400,000/μLの場合には本剤を減量すること。
⑥血小板数が400,000/μLを超えた場合には本剤を休薬すること。この場合血小板数の測定は週に2回実施することが望ましい。休薬後，血小板数が150,000/μLまで減少した場合には休薬前の投与量よりも原則として一段階用量を減量した上で投与を再開すること。
⑦投与量を調節する場合には，通常，12.5mg/日ずつとする。
(2)本剤は食事とともに服用すると血中濃度が低下することがあるので，食事の前後2時間を避けて空腹時に服用すること。
(3)制酸剤，乳製品，多価陽イオン(鉄，カルシウム，アルミニウム，マグネシウム，セレン，亜鉛等)含有製剤等とともに服用すると本剤の血中濃度が低下するので，本剤服用の前後4時間はこれらの摂取を避けること。

(4)本剤を1日50mg，4週間投与しても血小板数が増加せず，臨床的に問題となる出血傾向の改善が認められない場合には，本剤の投与中止を考慮すること。

禁忌　本剤の成分に対し過敏症の既往歴のある患者

レミカットカプセル1mg　規格：1mg1カプセル[36.8円/カプセル]
レミカットカプセル2mg　規格：2mg1カプセル[47.5円/カプセル]
エメダスチンフマル酸塩　興和　449

ダレンカプセル1mg，ダレンカプセル2mgを参照(P573)

レミッチカプセル2.5μg　規格：2.5μg1カプセル[1795円/カプセル]
ナルフラフィン塩酸塩　東レ　119

【効能効果】

血液透析患者におけるそう痒症の改善(既存治療で効果不十分な場合に限る)

【対応標準病名】

◎	透析皮膚そう痒症		
○	外陰部そう痒症	限局性そう痒症	肛門そう痒症
	症候性そう痒症	そう痒	皮膚そう痒症
△	陰のうそう痒症	非特異性そう痒症	

用法用量　通常，成人には，ナルフラフィン塩酸塩として1日1回2.5μgを夕食後又は就寝前に経口投与する。なお，症状に応じて増量することができるが，1日1回5μgを限度とする。

用法用量に関連する使用上の注意　本剤の投与から血液透析開始までは十分な間隔をあけること。

禁忌　本剤の成分に対し過敏症の既往歴のある患者

ノピコールカプセル2.5μg：東レ・メディカル　－[－]

レミニールOD錠4mg　規格：4mg1錠[107.3円/錠]
レミニールOD錠8mg　規格：8mg1錠[191.5円/錠]
レミニールOD錠12mg　規格：12mg1錠[242.5円/錠]
レミニール錠4mg　規格：4mg1錠[107.3円/錠]
レミニール錠8mg　規格：8mg1錠[191.5円/錠]
レミニール錠12mg　規格：12mg1錠[242.5円/錠]
レミニール内用液4mg/mL　規格：0.4%1mL[96.6円/mL]
ガランタミン臭化水素酸塩　ヤンセン　119

【効能効果】

軽度及び中等度のアルツハイマー型認知症における認知症症状の進行抑制

【対応標準病名】

◎	アルツハイマー型認知症		
○	アルツハイマー型初老期認知症	アルツハイマー型非定型認知症	アルツハイマー型老年認知症
	アルツハイマー病	家族性アルツハイマー病	認知症
△	急性発症の血管性認知症	パーキンソン病の認知症	ハンチントン病の認知症
	皮質下認知症	皮質認知症	レビー小体型認知症

効能効果に関連する使用上の注意

(1)アルツハイマー型認知症と診断された患者にのみ使用すること。

(2)本剤がアルツハイマー型認知症の病態そのものの進行を抑制するという成績は得られていない。

(3)アルツハイマー型認知症以外の認知症性疾患において，本剤の有効性は確認されていない。

用法用量　通常，成人にはガランタミンとして1日8mg(1回4mgを1日2回)から開始し，4週間後に1日16mg(1回8mgを1日2回)に増量し，経口投与する。なお，症状に応じて1日24mg(1回12mgを1日2回)まで増量できるが，増量する場合は変更前の用量で4週間以上投与した後に増量する。

用法用量に関連する使用上の注意

(1)1日8mg投与は有効用量ではなく，消化器系副作用の発現を抑える目的なので，原則として4週間を超えて使用しないこと。

(2)中等度の肝障害患者[注)]では，4mgを1日1回から開始し少なくとも1週間投与した後，1日8mg(4mgを1日2回)を4週間以上投与し，増量する。ただし，1日16mgを超えないこと。

注)Child-Pugh分類を肝機能の指標とした中等度(B)の肝障害患者

(3)副作用を軽減するため，食後に投与することが望ましい。

(4)医療従事者，家族等の管理のもとで投与すること。

〔OD錠〕：本剤は口腔内で速やかに崩壊することから唾液のみ(水なし)でも服用可能である。また，本剤は口腔粘膜からの吸収により効果発現を期待する薬剤ではないため，崩壊後は唾液又は水で飲み込むこと。

禁忌　本剤の成分に対し過敏症の既往歴のある患者

レメロン錠15mg　規格：15mg1錠[171.2円/錠]
ミルタザピン　MSD　117

リフレックス錠15mgを参照(P1032)

レリフェン錠400mg　規格：400mg1錠[33.5円/錠]
ナブメトン　三和化学　114

【効能効果】

下記疾患並びに症状の消炎・鎮痛

関節リウマチ，変形性関節症，腰痛症，頸肩腕症候群，肩関節周囲炎

【対応標準病名】

◎	肩関節周囲炎	関節リウマチ	頸肩腕症候群
	手指変形性関節症	全身性変形性関節症	変形性肩関節症
	変形性関節症	変形性胸鎖関節症	変形性肩鎖関節症
	変形性股関節症	変形性膝関節症	変形性手関節症
	変形性足関節症	変形性肘関節症	変形性中手関節症
	母指CM関節変形性関節症	腰痛症	
○	CM関節変形性関節症	DIP関節変形性関節症	PIP関節変形性関節症
	RS3PE症候群	一過性関節症	一側性外傷後股関節症
	一側性外傷後膝関節症	一側性形成不全性股関節症	一側性原発性股関節症
	一側性原発性膝関節症	一側性続発性股関節症	一側性続発性膝関節症
	遠位橈尺関節変形性関節症	炎症性多発性関節障害	外傷後股関節症
	外傷後膝関節症	外傷性肩関節症	外傷性関節症
	外傷性関節障害	外傷性股関節症	外傷性膝関節症
	外傷性手関節症	外傷性足関節症	外傷性肘関節症
	外傷性母指CM関節症	回旋腱板症候群	踵関節症
	肩インピンジメント症候群	肩滑液包炎	肩関節異所性骨化
	肩関節腱板炎	肩関節硬結性腱炎	肩関節症
	肩周囲炎	肩石灰性腱炎	下背部ストレイン
	関節症	関節リウマチ・顎関節	関節リウマチ・肩関節
	関節リウマチ・胸椎	関節リウマチ・頚椎	関節リウマチ・股関節
	関節リウマチ・指関節	関節リウマチ・趾関節	関節リウマチ・膝関節
	関節リウマチ・手関節	関節リウマチ・脊椎	関節リウマチ・足関節
	関節リウマチ・肘関節	関節リウマチ・腰椎	急性腰痛症
	急速破壊型股関節症	棘上筋症候群	棘上筋石灰化症
	筋筋膜性腰痛症	頚肩腕障害	形成不全性股関節症
	頚頭蓋症候群	血清反応陰性関節リウマチ	肩甲周囲炎
	原発性関節症	原発性股関節症	原発性膝関節症

レ

	原発性全身性関節症	原発性変形性関節症	原発性母指 CM 関節症
	肩部痛	後頚部交感神経症候群	股関節症
	根性腰痛症	坐骨神経根炎	坐骨神経痛
	坐骨単神経根炎	趾関節症	膝関節症
	尺側偏位	手関節症	手根関節症
	上腕二頭筋腱炎	上腕二頭筋腱鞘炎	神経原性関節症
	神経根炎	成人スチル病	脊髄神経根症
	脊椎痛	先天性股関節脱臼治療後亜脱臼	足関節症
	続発性関節症	続発性股関節症	続発性膝関節症
	続発性多発性関節症	続発性母指 CM 関節症	多発性関節症
	多発性リウマチ性関節炎	肘関節症	殿部痛
	二次性変形性関節症	背部痛	バレー・リュー症候群
	びらん性関節症	ブシャール結節	ヘーガース結節
	ヘバーデン結節	母指 CM 関節症	母指関節症
	ムチランス変形	野球肩	癒着性肩関節包炎
	腰仙部神経根炎	腰痛坐骨神経痛症候群	腰殿部痛
	腰部神経根炎	リウマチ性滑液包炎	リウマチ性皮下結節
	リウマチ様関節炎	両側性外傷後股関節症	両側性外傷後膝関節症
	両側性外傷性母指 CM 関節症	両側性形成不全性股関節症	両側性原発性股関節症
	両側性原発性膝関節症	両側性原発性母指 CM 関節症	両側性続発性股関節症
	両側性続発性膝関節症	両側性続発性母指 CM 関節症	老人性関節炎
	老年性股関節症		
△	頚椎不安定症	上腕神経痛	背部圧迫感
	腰腹痛		

用法用量　通常，成人にはナブメトンとして 800mg を 1 日 1 回食後に経口投与する。
なお，年齢・症状により適宜増減する。

禁忌
(1)消化性潰瘍のある患者
(2)重篤な血液の異常のある患者
(3)重篤な肝障害のある患者
(4)重篤な腎障害のある患者
(5)本剤の成分に対し過敏症の既往歴のある患者
(6)アスピリン喘息(非ステロイド性消炎鎮痛剤等による喘息発作の誘発)又はその既往歴のある患者
(7)妊娠末期の婦人

レルパックス錠20mg　規格：20mg1錠[926円/錠]
エレトリプタン臭化水素酸塩　ファイザー　216

【効能効果】
片頭痛

【対応標準病名】

◎	片頭痛		
○	眼筋麻痺性片頭痛	眼性片頭痛	持続性片頭痛
	典型片頭痛	脳底動脈性片頭痛	普通型片頭痛
	片麻痺性片頭痛	網膜性片頭痛	

効能効果に関連する使用上の注意
(1)本剤は国際頭痛学会による片頭痛診断基準により「前兆のない片頭痛」あるいは「前兆のある片頭痛」と確定診断が行われた場合にのみ投与すること。特に次のような患者は，くも膜下出血等の脳血管障害や他の原因による頭痛の可能性があるので，本剤投与前に問診，診察，検査を十分に行い，頭痛の原因を確認してから投与すること。
①今までに片頭痛と診断が確定したことのない患者
②片頭痛と診断されたことはあるが，片頭痛に通常見られる症状や経過とは異なった頭痛及び随伴症状のある患者
(2)家族性片麻痺性片頭痛，孤発性片麻痺性片頭痛，脳底型片頭痛あるいは眼筋麻痺性片頭痛の患者には投与しないこと。

用法用量　通常，成人にはエレトリプタンとして 1 回 20mg を片頭痛の頭痛発現時に経口投与する。
なお，効果が不十分な場合には，追加投与をすることができるが，前回の投与から 2 時間以上あけること。
また，20mg の経口投与で効果が不十分であった場合には，次回片頭痛発現時から 40mg を経口投与することができる。
ただし，1 日の総投与量を 40mg 以内とする。

用法用量に関連する使用上の注意
(1)本剤は頭痛発現時にのみ使用し，予防的には使用しないこと。
(2)本剤投与により全く効果が認められない場合は，その発作に対して追加投与をしないこと。このような場合は，再検査の上，頭痛の原因を確認すること。

禁忌
(1)本剤の成分に対し過敏症の既往歴のある患者
(2)心筋梗塞の既往歴のある患者，虚血性心疾患又はその症状・兆候のある患者，異型狭心症(冠動脈攣縮)のある患者
(3)脳血管障害や一過性脳虚血発作の既往のある患者
(4)末梢血管障害を有する患者
(5)コントロールされていない高血圧症の患者
(6)重度の肝機能障害を有する患者
(7)エルゴタミン，エルゴタミン誘導体含有製剤，他の 5-HT$_{1B/1D}$ 受容体作動薬，あるいは HIV プロテアーゼ阻害薬(リトナビル，インジナビル硫酸塩エタノール付加物，ネルフィナビルメシル酸塩)を投与中の患者

併用禁忌

薬剤名等	臨床症状・措置方法	機序・危険因子
エルゴタミン エルゴタミン酒石酸塩・無水カフェイン・イソプロピルアンチピリン(クリアミン) エルゴタミン誘導体含有製剤 ジヒドロエルゴタミンメシル酸塩(ジヒデルゴット) エルゴメトリンマレイン酸塩(エルゴメトリンF) メチルエルゴメトリンマレイン酸塩(メテルギン)	血圧上昇又は血管攣縮が増強されるおそれがある。 本剤投与後にエルゴタミンあるいはエルゴタミン誘導体含有製剤を投与する場合，もしくはその逆の場合は，それぞれ 24 時間以上の間隔をあけて投与すること。	5-HT$_{1B/1D}$受容体作動薬との薬理的相加作用により，相互に作用(血管収縮作用)を増強させる。
5-HT$_{1B/1D}$受容体作動薬 スマトリプタンコハク酸塩(イミグラン) ゾルミトリプタン(ゾーミッグ) リザトリプタン安息香酸塩(マクサルト) ナラトリプタン塩酸塩(アマージ)	血圧上昇又は血管攣縮が増強されるおそれがある。 本剤投与後に他の 5-HT$_{1B/1D}$受容体作動型の片頭痛薬を投与する場合，もしくはその逆の場合は，それぞれ 24 時間以内に投与しないこと。	併用により相互に作用を増強させる。
HIV プロテアーゼ阻害剤 リトナビル，インジナビル硫酸塩エタノール付加物，ネルフィナビルメシル酸塩	本剤の代謝が阻害され血中濃度が上昇するおそれがある。	本剤は，主として肝代謝酵素チトクローム P450 3A4 により代謝され，代謝酵素阻害薬によりクリアランスが減少する。

レンドルミンD錠0.25mg　規格：0.25mg1錠[26.4円/錠]
レンドルミン錠0.25mg　規格：0.25mg1錠[26.4円/錠]
ブロチゾラム　日本ベーリンガー　112

【効能効果】
不眠症，麻酔前投薬

【対応標準病名】

◎	不眠症		
○	睡眠障害	睡眠相後退症候群	睡眠リズム障害
	不規則睡眠		
△	特発性過眠症	レム睡眠行動障害	

用法用量
本剤の用量は，年齢，症状，疾患などを考慮して適宜増減するが，一般に成人には次のように投与する。
(1)不眠症：1回ブロチゾラムとして0.25mgを就寝前に経口投与する。
(2)麻酔前投薬
手術前夜：1回ブロチゾラムとして0.25mgを就寝前に経口投与する。
麻酔前：1回ブロチゾラムとして0.5mgを経口投与する。

用法用量に関連する使用上の注意　不眠症には，就寝の直前に服用させること。また，服用して就寝した後，睡眠途中において一時的に起床して仕事等をする可能性があるときは服用させないこと。

禁忌
(1)急性狭隅角緑内障のある患者
(2)重症筋無力症の患者

原則禁忌　肺性心，肺気腫，気管支喘息及び脳血管障害の急性期等で呼吸機能が高度に低下している場合

グッドミン錠0.25mg：田辺三菱　0.25mg1錠[10.7円/錠]，ソレントミン錠0.25mg：大正薬品　0.25mg1錠[8.5円/錠]，ネストローム錠0.25mg：辰巳化学　0.25mg1錠[8.5円/錠]，ノクスタール錠0.25mg：アルフレッサファーマ　0.25mg1錠[10.7円/錠]，ブロチゾラムM錠0.25「EMEC」：サンノーバ　0.25mg1錠[10.7円/錠]，ブロチゾラムOD錠0.25mg「JG」：大興　0.25mg1錠[8.5円/錠]，ブロチゾラムOD錠0.25mg「アメル」：共和薬品　0.25mg1錠[8.5円/錠]，ブロチゾラムOD錠0.25mg「サワイ」：メディサ　0.25mg1錠[10.7円/錠]，ブロチゾラムOD錠0.25mg「テバ」：テバ製薬　0.25mg1錠[8.5円/錠]，ブロチゾラム錠0.125mg「NP」：ニプロ　0.125mg1錠[5.6円/錠]，ブロチゾラム錠0.25mg「CH」：長生堂　0.25mg1錠[8.5円/錠]，ブロチゾラム錠0.25mg「JG」：大興　0.25mg1錠[8.5円/錠]，ブロチゾラム錠0.25mg「NP」：ニプロ　0.25mg1錠[8.5円/錠]，ブロチゾラム錠0.25mg「YD」：陽進堂　0.25mg1錠[8.5円/錠]，ブロチゾラム錠0.25mg「アメル」：共和薬品　0.25mg1錠[8.5円/錠]，ブロチゾラム錠0.25mg「オーハラ」：大原薬品　0.25mg1錠[8.5円/錠]，ブロチゾラム錠0.25mg「サワイ」：メディサ　0.25mg1錠[10.7円/錠]，ブロチゾラム錠0.25mg「テバ」：テバ製薬　0.25mg1錠[8.5円/錠]，ブロチゾラム錠0.25mg「トーワ」：東和　0.25mg1錠[8.5円/錠]，ブロチゾラム錠0.25mg「日医工」：日医工　0.25mg1錠[8.5円/錠]，ブロチゾラム錠0.25mg「日新」：日新－山形　0.25mg1錠[8.5円/錠]，ブロメトン錠0.25mg：マイラン製薬　0.25mg1錠[10.7円/錠]

ロイケリン散10%　規格：10%1g[78円/g]
メルカプトプリン水和物　大原薬品　422

【効 能 効 果】

下記疾患の自覚的並びに他覚的症状の緩解：急性白血病，慢性骨髄性白血病

【対応標準病名】

◎	急性白血病	慢性骨髄性白血病	
○	白血病	非定型慢性骨髄性白血病	慢性骨髄性白血病移行期
	慢性骨髄性白血病急性転化	慢性骨髄性白血病慢性期	慢性白血病
△	ALK陽性未分化大細胞リンパ腫	BCR－ABL1陽性Bリンパ芽球性白血病	BCR－ABL1陽性Bリンパ芽球性白血病/リンパ腫
	B細胞性前リンパ球性白血病	Bリンパ芽球性白血病	Bリンパ芽球性白血病/リンパ腫
	CCR4陽性成人T細胞白血病リンパ腫	E2A－PBX1陽性Bリンパ芽球性白血病	E2A－PBX1陽性Bリンパ芽球性白血病/リンパ腫
	IL3－IGH陽性Bリンパ芽球性白血病	IL3－IGH陽性Bリンパ芽球性白血病/リンパ腫	MLL再構成型Bリンパ芽球性白血病
	MLL再構成型Bリンパ芽球性白血病/リンパ腫	Ph陽性急性リンパ性白血病	TEL－AML1陽性Bリンパ芽球性白血病
	TEL－AML1陽性Bリンパ芽球性白血病/リンパ腫	T細胞性前リンパ球白血病	T細胞性大顆粒リンパ球白血病
	Tリンパ芽球性白血病	Tリンパ芽球性白血病/リンパ腫	悪性リンパ腫骨髄浸潤
	アグレッシブNK細胞白血病	顆粒球肉腫	肝脾T細胞リンパ腫
	急性巨核芽球性白血病	急性骨髄性白血病	急性骨髄単球性白血病
	急性前骨髄球性白血病	急性単球性白血病	急性リンパ性白血病
	くすぶり型白血病	形質細胞白血病	血管内大細胞型B細胞性リンパ腫
	高2倍体性Bリンパ芽球性白血病	高2倍体性Bリンパ芽球性白血病/リンパ腫	好塩基球性白血病
	好酸球性白血病	好中球性白血病	骨髄異形成症候群
	骨髄性白血病	骨髄性白血病骨髄浸潤	骨髄単球性白血病
	混合型白血病	若年性骨髄単球性白血病	小児EBV陽性T細胞リンパ増殖性疾患
	小児急性リンパ性白血病	小児骨髄異形成症候群	小児全身性EBV陽性T細胞リンパ増殖性疾患
	髄膜白血病	成人T細胞白血病骨髄浸潤	成人T細胞白血病リンパ腫
	成人T細胞白血病リンパ腫・急性型	成人T細胞白血病リンパ腫・くすぶり型	成人T細胞白血病リンパ腫・慢性型
	成人T細胞白血病リンパ腫・リンパ腫型	赤白血病	節外性NK/T細胞リンパ腫・鼻型
	前リンパ球性白血病	多発性骨髄腫骨髄浸潤	単球性白血病
	腸管症関連T細胞リンパ腫	低2倍体性Bリンパ芽球性白血病	低2倍体性Bリンパ芽球性白血病/リンパ腫
	低形成性白血病	二次性白血病	バーキット白血病
	白血病性関節症	脾B細胞性リンパ腫/白血病・分類不能型	非定型的白血病
	脾びまん性赤脾髄小B細胞性リンパ腫	皮膚白血病	肥満細胞性白血病
	分類不能型骨髄異形成症候群	ヘアリー細胞白血病	ヘアリー細胞白血病亜型
	慢性NK細胞リンパ増殖性疾患	慢性骨髄単球性白血病	慢性単球性白血病
	慢性リンパ性白血病	リンパ性白血病	リンパ性白血病骨髄浸潤

用法用量　緩解導入量としては，メルカプトプリン水和物として，通常成人1日2～3mg/kgを単独又は他の抗腫瘍剤と併用して経口投与する。緩解後は緩解導入量を下回る量を単独又は他の抗腫瘍剤と併用して経口投与する。
なお，年齢，症状により適宜増減する。

禁忌
(1)本剤の成分に対し重篤な過敏症の既往歴のある患者
(2)フェブキソスタット，トピロキソスタットを投与中の患者

併用禁忌

薬剤名等	臨床症状・措置方法	機序・危険因子
生ワクチン 乾燥弱毒生麻しんワクチン 乾燥弱毒生風しんワクチン 経口生ポリオワクチン 乾燥BCG　等	免疫抑制下で生ワクチンを接種すると発症するおそれがある。	免疫抑制下で生ワクチンを接種すると増殖し，病原性を現す可能性がある。
フェブキソスタット トピロキソスタット	骨髄抑制等の副作用を増強する可能性がある。	本剤の代謝酵素であるキサンチンオキシダーゼが阻害されることにより，本剤の血中濃度が上昇することがアロプリノールで知られている。これらの薬剤もキサンチンオキシダーゼ阻害作用をもつことから，同様の可能性がある。

ロイコボリン錠5mg
規格：5mg1錠[863.8円/錠]
ホリナートカルシウム　ファイザー　392

【効 能 効 果】

葉酸代謝拮抗剤の毒性軽減

【対応標準病名】

該当病名なし

用法用量

(1)メトトレキサート通常療法，CMF療法，メトトレキサート関節リウマチ療法又はM-VAC療法

メトトレキサート通常療法，CMF療法，メトトレキサート関節リウマチ療法又はM-VAC療法でメトトレキサートによると思われる副作用が発現した場合には，通常，ロイコボリンとして成人1回10mgを6時間間隔で4回経口投与する。

なお，メトトレキサートを過剰投与した場合には，投与したメトトレキサートと同量を投与する。

(2)メトトレキサート・フルオロウラシル交代療法

通常，メトトレキサート投与後24時間目よりロイコボリンとして1回15mgを6時間間隔で2〜6回(メトトレキサート投与後24，30，36，42，48，54時間目)経口投与する。

メトトレキサートによると思われる重篤な副作用があらわれた場合には，用量を増加し，投与期間を延長する。

なお，年齢，症状により適宜増減する。

禁忌　本剤の成分に対し重篤な過敏症の既往歴のある患者

ロイコボリン錠25mg
規格：25mg1錠[2229.8円/錠]
ホリナートカルシウム　ファイザー　392

ユーゼル錠25mgを参照(P995)

ロイコン錠10mg
規格：10mg1錠[5.6円/錠]
アデニン　大原薬品　419

【効 能 効 果】

放射線曝射ないし薬物による白血球減少症

【対応標準病名】

◎	二次性白血球減少症		
○	顆粒球減少症	好中球減少症	単球減少症
	白血球減少症	無顆粒球症	薬剤性顆粒球減少症
△	好中球G6PD欠乏症	自己免疫性好中球減少症	周期性好中球減少症
	小児遺伝性無顆粒球症	先天性好中球減少症	中毒性好中球減少症
	特発性好中球減少症	発熱性好中球減少症	脾性好中球減少症
	慢性本態性好中球減少症症候群	慢性良性顆粒球減少症	無顆粒球性アンギナ

用法用量　アデニンとして，通常成人1日20〜60mgを経口投与する。

なお，年齢，症状により適宜増減する。

禁忌

(1)痛風，尿路結石のある患者

(2)本剤の成分に対し過敏症の既往歴のある患者

ロイシン・イソロイシン・バリン除去ミルク配合散「雪印」
規格：1g[10円/g]
ロイシン　イソロイシン　バリン除去ミルク　雪印メグミルク　327

【効 能 効 果】

メープルシロップ尿症

【対応標準病名】

◎	メープルシロップ尿症		
△	3－メチルグルタコン酸尿症	CPT1欠損症	CPT2欠損症
	HMG血症	LCAD欠損症	LCHAD欠損症
	MCAD欠損症	MTP欠損症	SCAD欠損症
	VLCAD欠損症	イソロイシン血症	グルタル酸血症2型
	高バリン血症	高ロイシン・イソロイシン血症	側鎖アミノ酸代謝障害
	ビタミンB12反応型メチルマロン酸血症	メチルクロトニルグリシン尿症	

用法用量

通常，本剤を用時に，溶解濃度が15〜20(w/v%)になるように温湯(70〜80℃)に溶解し，よく攪拌後経口投与する。

血中分枝アミノ酸濃度を定期的に測定しながら，本剤の投与量を定める。

用法用量に関連する使用上の注意

治療開始に際しては，下表の摂取分枝アミノ酸量を一応の目安とし，空腹時血中分枝アミノ酸濃度がそれぞれ2〜5mg/dLの間に維持されるように摂取分枝アミノ酸量を定める。

摂取分枝アミノ酸量(目安)

年齢	摂取分枝アミノ酸量(mg/kg体重/日)		
	ロイシン	イソロイシン	バリン
0〜3箇月	160〜80	70〜40	90〜40
3〜6箇月	100〜70	70〜50	70〜50
6〜12箇月	70〜50	50〜30	50〜30

維持量は症例により個体差があるので，特に治療開始1箇月間は連日ないし隔日に血中分枝アミノ酸濃度を測定し，更に臨床症状，体重増加，血清たん白濃度，血色素濃度に留意し，分枝アミノ酸欠乏症状の出現を避ける。治療開始1箇月以後も乳児期は週1〜2回程度血中分枝アミノ酸濃度を測定しながら治療を続けることが望ましい。

不足分の分枝アミノ酸は自然たん白(一般粉乳，牛乳ないし一般食品)の形で補給する。

定期的に身体発育値，DQ，脳波所見等を観察しながら治療を続ける。

本剤の計量は，秤を用いて量ることが望ましいが，簡易的に計量する場合は，添付の計量用スプーンを用いる。計量用スプーンの内容量はスリキリ1杯で約3gである。濃度別調製は下表を参照し溶解する。

調乳濃度(w/v%)	秤とり量	出来上がり(mL)	溶液100mL中の組成					
			分枝アミノ酸(mg)	たん白質(g)	脂肪(g)	炭水化物(g)	灰分(g)	エネルギー(kcal)
15	15g(スプーン5杯)	100	0	1.89	2.57	9.55	0.55	68.9
16	16g	100	0	2.01	2.74	10.19	0.59	73.4
17	17g	100	0	2.14	2.91	10.82	0.62	78.0
18	18g(スプーン6杯)	100	0	2.26	3.08	11.46	0.66	82.6
19	19g	100	0	2.39	3.25	12.10	0.70	87.2
20	20g	100	0	2.52	3.42	12.73	0.73	91.8

禁忌　メープルシロップ尿症以外の患者

ロカルトロールカプセル0.25
規格：0.25μg1カプセル[33.1円/カプセル]

ロカルトロールカプセル0.5
規格：0.5μg1カプセル[60.2円/カプセル]
カルシトリオール　中外　311

【効 能 効 果】

(1)骨粗鬆症

(2)下記疾患におけるビタミンD代謝異常に伴う諸症状(低カルシウム血症，しびれ，テタニー，知覚異常，筋力低下，骨痛，骨

病変等）の改善
慢性腎不全
副甲状腺機能低下症
クル病・骨軟化症

【対応標準病名】

◎	筋力低下	くる病	骨粗鬆症
	骨痛	骨軟化症	しびれ感
	知覚障害	低カルシウム血症	テタニー
	ビタミンＤ欠乏症	副甲状腺機能低下症	慢性腎不全
○	エルゴステロール欠乏症	下肢しびれ	下肢脱力感
	家族性単発性副甲状腺機能低下症	下腿脱力	肝性くる病
	偽性副甲状腺機能低下症	偽性副甲状腺機能低下症１型	偽性副甲状腺機能低下症２型
	筋脱力	脛骨痛	頚椎骨粗鬆症
	頚椎骨粗鬆症・病的骨折あり	肩甲骨痛	肩甲部痛
	骨粗鬆症・骨盤部病的骨折あり	骨粗鬆症・脊椎病的骨折あり	骨粗鬆症・前腕病的骨折あり
	骨粗鬆症・大腿部病的骨折あり	骨粗鬆症・多発病的骨折あり	骨粗鬆症・病的骨折あり
	鎖骨痛	産褥性骨軟化症	趾骨痛症
	四肢筋力低下	四肢しびれ	四肢脱力
	四肢脱力感	四肢端しびれ	四肢知覚異常
	四肢末梢知覚異常	若年性骨粗鬆症	若年性骨粗鬆症・病的骨折あり
	尺骨突き上げ症候群	手指先しびれ	術後吸収不良性骨粗鬆症
	術後吸収不良性骨粗鬆症・病的骨折あり	術後吸収不良性骨軟化症	腫瘍性低リン血症性骨軟化症
	踵骨骨端部痛	踵骨痛	上肢筋力低下
	上肢しびれ	上肢脱力	上肢知覚異常
	人工透析性骨軟化症	ステロイド性骨粗鬆症	ステロイド性骨粗鬆症・病的骨折あり
	ステロイド性脊椎圧迫骨折	脊椎骨粗鬆症・病的骨折あり	脊椎骨軟化症
	全身のしびれ感	足根骨萎縮	脱力感
	知覚機能障害	特発性骨粗鬆症	特発性骨粗鬆症・病的骨折あり
	特発性若年性骨粗鬆症	特発性副甲状腺機能低下症	二次性骨粗鬆症
	二次性骨粗鬆症・病的骨折あり	廃用性骨粗鬆症	廃用性骨粗鬆症・病的骨折あり
	ビタミンＤ依存性くる病	ビタミンＤ欠乏性くる病	ビタミンＤ欠乏性骨軟化症
	ビタミンＤ抵抗性くる病	皮膚知覚障害	閉経後骨粗鬆症・骨盤部病的骨折あり
	閉経後骨粗鬆症・脊椎病的骨折あり	閉経後骨粗鬆症・前腕病的骨折あり	閉経後骨粗鬆症・大腿部病的骨折あり
	閉経後骨粗鬆症・多発病的骨折あり	閉経後骨粗鬆症・病的骨折あり	母趾種子骨障害
	末期腎不全	慢性腎臓病ステージG5D	未熟児くる病
	ミルクマン症候群	薬物誘発性骨粗鬆症	薬物誘発性骨粗鬆症・病的骨折あり
	腰足知覚障害	卵巣摘出術後骨粗鬆症	卵巣摘出術後骨粗鬆症・病的骨折あり
	老人性骨軟化症	老年性骨粗鬆症	老年性骨粗鬆症・病的骨折あり
△	１型糖尿病性腎不全	２型糖尿病性腎不全	アルミニウム骨症
	異常触覚	異常知覚	咽喉頭知覚麻痺
	延髄性知覚消失	オトガイ神経知覚異常	オトガイ部知覚低下
	温痛覚過敏	温度感覚異常	温度感覚過敏
	外傷後骨膜下骨化	下肢知覚異常	下肢知覚低下
	下肢冷感	仮性テタニー	家族性低カルシウム尿性高カルシウム血症
	下腿知覚異常	カルシウム代謝障害	感覚異常症
	感覚運動障害	眼窩内側壁骨折	眼窩内壁骨折
	眼窩吹き抜け骨折	環椎椎弓骨折	蟻走感
	急性灰白髄炎後骨障害	局所知覚消失	脛骨近位骨端線損傷
	原発性低リン血症くる病	高カルシウム尿症	肛門部違和感
	高リン血症	骨萎縮	骨拘縮
	骨溶解症	酸ホスファターゼ欠損症	視覚失認
	軸椎横突起骨折	軸椎椎弓骨折	軸椎椎体骨折
	篩骨板骨折	四肢運動障害	趾知覚異常
	歯突起開放骨折	歯突起骨折	手指知覚異常
	手背知覚異常	小児性皮質性骨増殖症	上腕骨滑車骨折
	上腕骨近位骨端線損傷	上腕骨近位端病的骨折	上腕骨骨幹部病的骨折
	上腕骨小結節骨折	上腕骨らせん骨折	触覚鈍麻
	人工股関節周囲骨折	人工膝関節周囲骨折	腎性網膜症
	成長痛	脊髄性片側感覚消失	脊椎骨粗鬆症
	石灰沈着症	先端失認症	先端知覚脱失
	先端知覚麻痺	全知覚鈍麻	前頭蓋底骨折
	前頭骨線状骨折	足底部知覚異常	側頭骨線状骨折
	続発性骨萎縮症	体感異常	体感消失
	対性知覚麻痺	大腿骨近位骨端線損傷	大脳性半身知覚鈍麻
	知覚神経麻痺	知覚鈍麻	チクチク感
	中頭蓋底骨折	低カルシウム性白内障	低ホスファターゼ症
	低リン血症	テタニー性白内障	手知覚異常
	頭蓋円蓋部線状骨折	橈骨近位骨端線損傷	糖尿病性腎不全
	特殊運動障害	特発性高カルシウム尿症	尿毒症性心膜炎
	尿毒症性多発性ニューロパチー	尿毒症性ニューロパチー	尿毒症性脳症
	尿毒症肺	バーネット症候群	剥離骨折
	半身しびれ	半身知覚障害	半側温覚消失
	腓骨近位骨端線損傷	ビタミンＤ依存症	ビタミンＤ依存症Ｉ型
	ビタミンＤ依存症II型	皮膚感覚異常	皮膚知覚過敏
	ピリピリ感	閉経後骨粗鬆症	ベルゲル感覚異常
	片側感覚異常	片側感覚消失	片側感覚鈍麻
	片側対性知覚麻痺	片側知覚過敏	片側知覚不全
	片側知覚麻痺	片側痛覚過敏	片側痛覚消失
	片側痛覚鈍麻	慢性腎臓病ステージG3	慢性腎臓病ステージG3a
	慢性腎臓病ステージG3b	慢性腎臓病ステージG4	慢性腎臓病ステージG5
	無感覚症	無機質欠乏症	無機質代謝障害
	無触覚症	夜間異常知覚症	有痛性感覚脱失
	らせん骨折	リン代謝障害	裂離骨折
	老人性骨萎縮症		

用法用量
本剤は患者の血清カルシウム濃度の十分な管理のもとに投与量を調節する。

骨粗鬆症の場合：通常，成人にはカルシトリオールとして１日0.5μgを２回に分けて経口投与する。ただし，年齢，症状により適宜増減する。

慢性腎不全の場合：通常，成人１日１回カルシトリオールとして0.25～0.75μgを経口投与する。ただし，年齢，症状により適宜増減する。

副甲状腺機能低下症，その他のビタミンＤ代謝異常に伴う疾患の場合：通常，成人１日１回カルシトリオールとして0.5～2.0μgを経口投与する。ただし，疾患，年齢，症状，病型により適宜増減する。

禁忌　高カルシウム血症又はビタミンＤ中毒症状を伴う患者

オタノールカプセル0.25：旭化成　0.25μg1カプセル[8.2円/カプセル]，オタノールカプセル0.5：旭化成　0.5μg1カプセル[12.6円/カプセル]，カルシタロールカプセル0.25：ビオメディクス　0.25μg1カプセル[8.2円/カプセル]，カルシタロールカプセル0.5：ビオメディクス　0.5μg1カプセル[12.6円/カプセル]，カルシトリオールカプセル0.25μg「YD」：陽進堂　0.25μg1カプセル[8.2円/カプセル]，カルシトリオールカプセル0.25μg「サワイ」：沢井　0.25μg1カプセル[8.2円/カプセル]，カルシトリオールカプセル0.25μg「テバ」：大正薬品　0.25μg1カプセル[8.2円/カプセル]，カルシトリオールカプセル0.5μg「YD」：陽進堂　0.5μg1カプセル[12.6円/カプセル]，カルシトリオールカプセル0.5μg「サワイ」：沢井　0.5μg1カプセル[12.6円/カプセル]，カルシトリオールカプセル0.5μg「テバ」：大正薬品　0.5μg1カプセル[12.6円/カプセル]，カルデミンカプセル0.5μg：龍角散　0.5μg1カプセル[37.1円/カプセル]，カルデミン錠0.25μg：龍角散　0.25μg1錠[21.4円/錠]，カルミサールカプセル0.25：鶴原　0.25μg1カプセル[8.2円/カプセル]，カルミサールカプセル0.5：鶴原　0.5μg1カプセル[12.6円/カプセル]，トルシトリンカプセル0.25：東和　0.25μg1カプセル[8.2円/カプセル]，トルシトリンカプセル0.5：東和　0.5μg1カプセル[12.6円/カプセル]，ヒポテリオールカプセル0.25：ナガセ　0.25μg1カプセル[8.2円/カプセル]，ヒポテリオールカプセル0.5：ナガセ　0.5μg1カプセル[12.6円/カプセル]

ローガン錠10mg　規格：10mg1錠[27.2円/錠]
アモスラロール塩酸塩　アステラス　214

【効能効果】

本態性高血圧症
褐色細胞腫による高血圧症

【対応標準病名】

◎	褐色細胞腫性高血圧症	高血圧症	本態性高血圧症
○	悪性高血圧症	褐色細胞腫	境界型高血圧症
	クロム親和性細胞腫	高血圧性緊急症	高血圧性脳内出血
	高血圧切迫症	高レニン性高血圧症	若年高血圧症
	若年性境界型高血圧症	収縮期高血圧症	心因性高血圧症
	低レニン性高血圧症	副腎腺腫	
△	HELLP症候群	軽症妊娠高血圧症候群	混合型妊娠高血圧症候群
	産後高血圧症	重症妊娠高血圧症候群	術中異常高血圧症
	純粋型妊娠高血圧症候群	腎血管性高血圧症	腎実質性高血圧症
	腎性高血圧症	新生児高血圧症	早発型妊娠高血圧症候群
	遅発型妊娠高血圧症候群	内分泌性高血圧症	二次性高血圧症
	妊娠高血圧症	妊娠高血圧症候群	妊娠高血圧腎症
	妊娠中一過性高血圧症	副腎性高血圧症	副腎のう腫
	副腎皮質のう腫	良性副腎皮質腫瘍	

用法用量　通常成人にはアモスラロール塩酸塩として1日20mgより投与を開始し，効果不十分な場合は1日60mgまで漸増し，1日2回に分割，経口投与する。なお，年齢・症状により適宜増減する。

禁忌

(1)心原性ショックのある患者
(2)高度の徐脈（著しい洞性徐脈），房室ブロック（II，III度），洞房ブロックのある患者
(3)うっ血性心不全のある患者
(4)糖尿病性ケトアシドーシス，代謝性アシドーシスのある患者
(5)肺高血圧による右心不全のある患者
(6)気管支喘息，気管支痙攣のおそれのある患者
(7)妊婦又は妊娠している可能性のある婦人

ロキシーン錠4mg　規格：4mg1錠[5.6円/錠]
プリジノールメシル酸塩　東菱薬品　122

【効能効果】

運動器疾患に伴う有痛性痙縮（腰背痛症，頸肩腕症候群，肩関節周囲炎，変形性脊椎症など）

【対応標準病名】

◎	肩関節周囲炎	筋痙縮	頚肩腕症候群
	背部痛	変形性脊椎症	腰痛症
○	回旋腱板症候群	下肢痙縮	肩インピンジメント症候群
	肩滑液包炎	肩関節異所性骨化	肩関節腱板炎
	肩関節硬結性腱炎	肩周囲炎	肩石灰性腱炎
	下背部ストレイン	急性腰痛症	胸椎症
	胸椎不安定症	胸椎部痛	胸背部痛
	胸部神経根炎	棘上筋症候群	棘上筋石灰化症
	筋筋膜性腰痛症	筋痙直	頚肩腕障害
	頚性頭痛	頚椎症	頚椎症性神経根症
	頚椎症性脊髄症	頚椎不安定症	頚頭蓋症候群
	頚背部痛	頚部炎症	頚部神経根症
	頚部痛	頚腕神経痛	肩甲周囲炎
	後頚部交感神経症候群	項部痛	根性腰痛症
	坐骨神経根炎	坐骨神経痛	坐骨単神経根炎
	上肢痙縮	上腕二頭筋腱炎	上腕二頭筋腱鞘炎
	神経根炎	脊髄神経根症	脊椎関節症
	脊椎関節痛	脊椎症	脊椎症性ミエロパチー
	脊椎痛	仙骨痛	前脊髄動脈圧迫症候群
	仙腸関節症	仙部痛	大腿単神経根炎
	椎骨動脈圧迫症候群	殿部痛	背部圧迫感
	破壊性脊椎関節症	バレー・リュー症候群	尾骨痛
	尾骨部痛	変形性胸椎症	変形性頚椎症
	変形性脊椎炎	変形性腰椎症	野球肩
	癒着性肩関節包炎	腰仙部神経根炎	腰椎症
	腰椎不安定症	腰痛坐骨神経痛症候群	腰殿部痛
	腰部神経根炎	肋間神経根炎	
△	開口障害	開口不全	牙関緊急
	下肢痙攣	間代強直性痙攣	急性痙攣
	痙攣	肩部痛	こむら返り
	四肢筋痙攣	四肢痙攣	四肢痙攣発作
	脊髄空洞症	脊柱障害	脊椎硬直症
	脊椎不安定症	不随意痙攣性運動	有痛性筋痙攣
	腰腹痛		

用法用量　プリジノールメシル酸塩として，通常成人1回4mgを1日3回経口投与する。
なお，年齢，症状により適宜増減する。

禁忌

(1)本剤に対し過敏症の既往歴のある患者
(2)緑内障の患者
(3)前立腺肥大による排尿障害のある患者
(4)重篤な心疾患の患者
(5)麻痺性イレウスの患者

ロキソニン細粒10%　規格：10%1g[32.3円/g]
ロキソニン錠60mg　規格：60mg1錠[17.5円/錠]
ロキソプロフェンナトリウム水和物　第一三共　114

【効能効果】

(1)下記疾患並びに症状の消炎・鎮痛：関節リウマチ，変形性関節症，腰痛症，肩関節周囲炎，頚肩腕症候群，歯痛
(2)手術後，外傷後並びに抜歯後の鎮痛・消炎
(3)下記疾患の解熱・鎮痛：急性上気道炎（急性気管支炎を伴う急性上気道炎を含む）

【対応標準病名】

◎	外傷	肩関節周囲炎	関節リウマチ
	急性気管支炎	急性上気道炎	頚肩腕症候群
	挫傷	挫創	歯根のう胞
	歯周炎	歯髄炎	歯痛
	手指変形性関節症	術後疼痛	全身性変形性関節症
	創傷	抜歯後疼痛	変形性肩関節症
	変形性関節症	変形性胸鎖関節症	変形性肩鎖関節症
	変形性股関節症	変形性膝関節症	変形性手関節症
	変形性足関節症	変形性肘関節症	変形性中手関節症

母指CM関節変形性関節症	腰痛症	裂傷
裂創		

○

あ

CM関節変形性関節症	DIP関節変形性関節症	PIP関節変形性関節症
RS3PE症候群	RSウイルス気管支炎	亜急性気管支炎
アキレス腱筋腱移行部断裂	アキレス腱挫傷	アキレス腱挫創
アキレス腱切創	アキレス腱断裂	アキレス腱部分断裂
足異物	足開放創	足挫創
足切創	亜脱臼	圧挫傷
圧挫創	圧迫骨折	圧迫神経炎
一部性歯髄炎	一過性関節症	一側性外傷後股関節症
一側性外傷後膝関節症	一側性形成不全性股関節症	一側性原発性股関節症
一側性原発性膝関節症	一側性続発性股関節症	一側性続発性膝関節症
犬咬創	陰茎開放創	陰茎挫創
陰茎折症	陰茎裂創	咽頭開放創
咽頭気管炎	咽頭喉頭炎	咽頭創傷
咽頭扁桃炎	陰のう開放創	陰のう裂創
陰部切創	インフルエンザ菌気管支炎	ウイルス性気管支炎
う蝕第2度単純性歯髄炎	う蝕第3度急性化膿性根尖性歯周炎	う蝕第3度急性化膿性歯髄炎
う蝕第3度急性単純性根尖性歯周炎	う蝕第3度慢性壊疽性歯髄炎	う蝕第3度慢性潰瘍性歯髄炎
う蝕第3度慢性化膿性根尖性歯周炎	う蝕第3度慢性増殖性歯髄炎	会陰部化膿創
会陰裂傷	エコーウイルス気管支炎	壊死性潰瘍性歯周炎
壊死性潰瘍性歯肉炎	壊疽性歯髄炎	遠位橈尺関節変形性関節症
炎症性多発性関節障害	横隔膜損傷	横骨折

か

汚染擦過創	汚染創	外陰開放創
外陰部挫創	外陰部切創	外陰部裂傷
外耳開放創	外耳道創傷	外耳部外傷性異物
外耳部外傷性腫脹	外耳部外傷性皮下異物	外耳部割創
外耳部貫通創	外耳部咬創	外耳部挫傷
外耳部挫創	外耳部擦過創	外耳部刺創
外耳部切創	外耳部創傷	外耳部打撲傷
外耳部虫刺傷	外耳部皮下血腫	外耳部皮下出血
外傷後遺症	外傷後股関節症	外傷後膝関節症
外傷性一過性麻痺	外傷性異物	外傷性横隔膜ヘルニア
外傷性肩関節症	外傷性眼球ろう	外傷性関節症
外傷性関節障害	外傷性咬合	外傷性虹彩離断
外傷性硬膜動静脈瘻	外傷性股関節症	外傷性歯根膜炎
外傷性耳出血	外傷性視神経症	外傷性歯髄炎
外傷性膝関節症	外傷性手関節症	外傷性食道破裂
外傷性脊髄出血	外傷性切断	外傷性足関節症
外傷性肘関節症	外傷性動静脈瘻	外傷性動脈血腫
外傷性動脈瘤	外傷性乳び胸	外傷性脳圧迫
外傷性脳圧迫・頭蓋内に達する開放創合併あり	外傷性脳圧迫・頭蓋内に達する開放創合併なし	外傷性脳症
外傷性破裂	外傷性皮下血腫	外傷性母指CM関節症
外耳裂創	外歯瘻	回旋腱板症候群
開腹術後愁訴	開放骨折	開放性外傷性脳圧迫
開放性陥没骨折	開放性胸膜損傷	開放性脱臼
開放性脱臼骨折	開放性脳挫創	開放性脳底部挫傷
開放性びまん性脳損傷	開放性粉砕骨折	開放創
潰瘍性歯肉炎	下咽頭創傷	下顎外傷性異物
下顎開放創	下顎割創	下顎貫通創
下顎口唇挫創	下顎咬創	下顎挫傷
下顎挫創	下顎擦過創	下顎刺創
下顎切創	下顎創傷	下顎打撲傷
下顎皮下血腫	下顎部挫傷	下顎部打撲傷
下顎部皮膚欠損創	下顎裂創	踵関節症
踵裂創	顎関節部開放創	顎関節部割創
顎関節部貫通創	顎関節部咬創	顎関節部挫傷
顎関節部挫創	顎関節部擦過創	顎関節部刺創
顎関節部切創	顎関節部創傷	顎関節部打撲傷
顎関節部皮下血腫	顎関節部裂創	顎部挫傷
顎部打撲傷	角膜挫創	角膜切傷
角膜切創	角膜創傷	角膜破裂
角膜裂傷	下腿汚染創	下腿開放創
下腿挫創	下腿切創	下腿皮膚欠損創
下腿裂創	肩インピンジメント症候群	肩滑液包炎
肩関節異所性骨化	肩関節腱板炎	肩関節硬結性腱炎
肩関節症	肩周囲炎	肩石灰性腱炎
割創	化膿性歯周炎	化膿性歯肉炎
下背部ストレイン	カリエスのない歯髄炎	眼黄斑部裂孔
眼窩創傷	眼窩部挫創	眼窩裂傷
眼球結膜裂傷	眼球損傷	眼球破裂
眼球裂傷	眼瞼外傷性異物	眼瞼外傷性腫脹
眼瞼外傷性皮下異物	眼瞼開放創	眼瞼割創
眼瞼貫通創	眼瞼咬創	眼瞼挫創
眼瞼擦過創	眼瞼刺創	眼瞼切創
眼瞼創傷	眼瞼虫刺傷	眼瞼裂創
環指圧挫傷	環指挫傷	環指挫創
環指切創	環指剥皮創	環指皮膚欠損創
眼周囲部外傷性異物	眼周囲部外傷性腫脹	眼周囲部外傷性皮下異物
眼周囲部開放創	眼周囲部割創	眼周囲部貫通創
眼周囲部咬創	眼周囲部挫創	眼周囲部擦過創
眼周囲部刺創	眼周囲部切創	眼周囲部創傷
眼周囲部虫刺傷	眼周囲部裂創	関節血腫
関節骨折	関節挫傷	関節症
関節打撲	関節内骨折	関節リウマチ・顎関節
関節リウマチ・肩関節	関節リウマチ・胸椎	関節リウマチ・頚椎
関節リウマチ・股関節	関節リウマチ・指関節	関節リウマチ・趾関節
関節リウマチ・膝関節	関節リウマチ・手関節	関節リウマチ・脊椎
関節リウマチ・足関節	関節リウマチ・肘関節	関節リウマチ・腰椎
完全骨折	完全脱臼	貫通刺創
貫通銃創	貫通性挫滅創	貫通創
眼部外傷性異物	眼部外傷性腫脹	眼部外傷性皮下異物
眼部開放創	眼部割創	眼部貫通創
眼部咬創	眼部挫創	眼部擦過創
眼部刺創	眼部切創	眼部創傷
眼部虫刺傷	眼部裂創	陥没骨折
顔面汚染創	顔面外傷性異物	顔面開放創
顔面割創	顔面貫通創	顔面咬創
顔面挫傷	顔面挫創	顔面擦過創
顔面刺創	顔面切創	顔面創傷
顔面搔創	顔面損傷	顔面多発開放創
顔面多発割創	顔面多発貫通創	顔面多発咬創
顔面多発挫傷	顔面多発挫創	顔面多発擦過創
顔面多発刺創	顔面多発切創	顔面多発創傷
顔面多発打撲傷	顔面多発虫刺傷	顔面多発皮下血腫
顔面多発皮下出血	顔面多発裂創	顔面打撲傷
顔面皮下血腫	顔面皮膚欠損創	顔面裂創
気管内挿管不成功	偽膜性気管支炎	急性一部性化膿性歯髄炎
急性一部性単純性歯髄炎	急性咽頭喉頭炎	急性咽頭扁桃炎
急性壊疽性歯髄炎	急性化膿性根尖性歯周炎	急性化膿性歯根膜炎
急性化膿性歯髄炎	急性化膿性辺縁性歯根膜炎	急性気管気管支炎
急性口蓋扁桃炎	急性喉頭気管気管支炎	急性根尖性歯周炎
急性歯冠周囲炎	急性歯周炎	急性歯髄炎
急性歯槽膿瘍	急性歯肉炎	急性全部性化膿性歯髄炎
急性全部性単純性歯髄炎	急性単純性根尖性歯周炎	急性単純性歯髄炎
急性反復性気管支炎	急性腰痛症	急速進行性歯周炎

急速破壊型股関節症	胸管損傷	頬粘膜咬傷
頬粘膜咬創	胸部汚染創	胸部外傷
頬部外傷性異物	頬部開放創	頬部割創
頬部貫通創	頬部咬創	頬部挫傷
胸部挫創	頬部挫創	頬部擦過創
頬部刺創	胸部食道損傷	胸部切創
頬部切創	頬部創傷	胸部損傷
頬部打撲傷	頬部皮下血腫	胸部皮膚欠損創
頬部皮膚欠損創	頬部裂創	胸壁開放創
胸壁刺創	強膜切創	強膜創傷
胸膜損傷・胸腔に達する開放創合併あり	強膜裂傷	胸膜裂創
棘刺創	棘上筋症候群	棘上筋石灰化症
魚咬創	亀裂骨折	筋筋膜性腰痛症
筋損傷	筋断裂	筋肉内血腫
屈曲骨折	クループ性気管支炎	頚管破裂
頚肩腕障害	脛骨顆部割創	形成不全性股関節症
頚頭蓋症候群	頚部開放創	頚部挫創
頚部食道開放創	頚部切創	頚部皮膚欠損創
血管切断	血管損傷	血行性歯髄炎
血腫	血清反応陰性関節リウマチ	結膜創傷
結膜裂傷	限局型若年性歯周炎	肩甲周囲炎
腱切創	腱損傷	腱断裂
原発性関節症	原発性股関節症	原発性膝関節症
原発性全身性関節症	原発性変形性関節症	原発性母指 CM 関節症
肩部痛	腱部分断裂	腱裂傷
高エネルギー外傷	口蓋挫傷	口蓋切創
口蓋裂創	口角部挫創	口角部裂創
口腔外傷性異物	口腔外傷性腫脹	口腔開放創
口腔割創	口腔挫傷	口腔挫創
口腔擦過創	口腔刺創	口腔切創
口腔創傷	口腔打撲傷	口腔粘膜咬傷
口腔粘膜咬創	口腔裂創	後頚部交感神経症候群
口唇外傷性異物	口唇外傷性腫脹	口唇外傷性皮下異物
口唇開放創	口唇割創	口唇貫通創
口唇咬傷	口唇咬創	口唇挫傷
口唇挫創	口唇擦過創	口唇刺創
口唇切創	口唇創傷	口唇打撲傷
口唇虫刺傷	口唇皮下血腫	口唇皮下出血
口唇裂創	溝創	咬創
喉頭外傷	喉頭損傷	後頭部外傷
後頭部割創	後頭部挫傷	後頭部挫創
後頭部切創	後頭部打撲傷	後頭部裂創
広汎型若年性歯周炎	広範性軸索損傷	広汎性神経損傷
後方脱臼	硬膜損傷	硬膜裂傷
肛門裂創	股関節症	コクサッキーウイルス気管支炎
骨折	骨盤部裂創	根管穿孔
根管側壁穿孔	根性腰痛症	根尖周囲のう胞
根尖周囲膿瘍	根尖性歯周炎	根尖肉芽腫
根尖膿瘍	根側歯周膿瘍	昆虫咬創
昆虫刺傷	コントル・クー損傷	根分岐部病変
採皮創	坐骨神経根炎	坐骨神経痛
坐骨単神経根炎	擦過創	擦過皮下血腫
挫滅傷	挫滅創	残髄炎
残存性歯根のう胞	耳介外傷性異物	耳介外傷性腫脹
耳介外傷性皮下異物	耳介開放創	耳介割創
耳介貫通創	耳介咬創	耳介挫傷
耳介挫創	耳介擦過創	耳介刺創
耳介切創	耳介創傷	耳介打撲傷
耳介虫刺傷	耳介皮下血腫	耳介皮下出血
趾開放創	耳介裂創	耳下腺部打撲
趾化膿創	歯冠周囲炎	歯冠周囲膿瘍
趾関節症	指間切創	趾間切創

子宮癌術後後遺症	子宮頚管裂傷	子宮頚部環状剥離
刺咬症	歯根膜下膿瘍	趾挫創
示指 MP 関節挫傷	示指 PIP 開放創	示指割創
示指化膿創	示指挫傷	示指挫創
示指刺創	四肢静脈損傷	示指切創
四肢動脈損傷	示指皮膚欠損創	歯周症
歯周のう胞	歯周膿瘍	思春期性歯肉炎
耳前部挫創	刺創	歯槽膿瘍
膝蓋部挫創	膝下部挫創	膝窩部銃創
膝関節症	膝関節部異物	膝関節部挫創
膝部異物	膝部開放創	膝部割創
膝部咬創	膝部挫創	膝部切創
膝部裂創	歯肉炎	歯肉挫傷
歯肉切創	歯肉膿瘍	歯肉裂創
尺側偏位	若年性歯周炎	斜骨折
射創	尺骨近位端骨折	尺骨鉤状突起骨折
手圧挫傷	縦隔血腫	縦骨折
銃創	重複骨折	手関節挫滅傷
手関節挫滅創	手関節症	手関節掌側部挫創
手関節部挫創	手関節部切創	手関節部創傷
手関節部裂創	手根関節症	手指圧挫傷
手指汚染創	手指開放創	手指咬創
種子骨開放骨折	種子骨骨折	手指挫傷
手指挫創	手指挫滅傷	手指挫滅創
手指刺創	手指切創	手指打撲傷
手指剥皮創	手指皮下血腫	手指皮膚欠損創
手術創部膿瘍	手掌挫創	手掌刺創
手掌切創	手掌剥皮創	手掌皮膚欠損創
術後横隔膜下膿瘍	術後髄膜炎	術後創部感染
術後膿瘍	術後腹腔内膿瘍	術後腹壁膿瘍
術後腰痛	術創部痛	手背皮膚欠損創
手背部挫創	手背部切創	手部汚染創
上顎挫傷	上顎擦過創	上顎切創
上顎打撲傷	上顎皮下血腫	上顎部裂創
上口唇挫傷	上行性歯髄炎	踵骨部挫滅創
小指咬創	小指挫傷	小指挫創
小指切創	硝子体切断	小指皮膚欠損創
上唇小帯裂創	上腕汚染創	上腕貫通銃創
上腕挫創	上腕二頭筋腱炎	上腕二頭筋腱鞘炎
上腕皮膚欠損創	上腕部開放創	食道損傷
処女膜裂傷	神経根炎	神経根ひきぬき損傷
神経切断	神経叢損傷	神経叢不全損傷
神経損傷	神経断裂	針刺創
滲出性気管支炎	靱帯ストレイン	靱帯損傷
靱帯断裂	靱帯捻挫	靱帯裂傷
髄室側壁穿孔	髄床底穿孔	ストレイン
成人スチル病	精巣開放創	精巣破裂
声門外傷	脊髄神経根症	脊椎痛
脊椎麻酔後頭痛	舌開放創	舌下顎挫創
舌咬傷	舌咬創	舌挫創
舌刺創	舌切創	切創
舌創傷	切断	舌扁桃炎
舌裂創	前額部外傷性異物	前額部外傷性腫脹
前額部外傷性皮下異物	前額部開放創	前額部割創
前額部貫通創	前額部咬創	前額部挫創
前額部擦過創	前額部刺創	前額部切創
前額部創傷	前額部虫刺傷	前額部虫刺症
前額部皮膚欠損創	前額部裂創	前胸部挫創
前頚頭頂部挫創	仙骨部挫創	仙骨部皮膚欠損創
前思春期性歯周炎	線状骨折	全身擦過創
全身的原因による歯の脱落	穿通創	先天性股関節脱臼治療後亜脱臼
前頭部割創	前頭部挫傷	前頭部挫創
前頭部切創	前頭部打撲傷	前頭部皮膚欠損創
全部性歯髄炎	前方脱臼	前腕汚染創

	前腕開放創	前腕咬創	前腕挫創
	前腕刺創	前腕切創	前腕皮膚欠損創
	前腕裂創	爪下異物	爪下挫滅傷
	爪下挫滅創	早期発症型歯周炎	創傷感染症
	増殖性歯肉炎	搔創	創部膿瘍
	足関節症	足関節内果部挫創	足関節部挫創
	足底異物	足底部咬創	足底部刺創
	足底部皮膚欠損創	側頭部割創	側頭部挫創
	側頭部切創	側頭部打撲傷	側頭部皮下血腫
	足背部挫創	足背部切創	続発性関節症
	続発性股関節症	続発性膝関節症	続発性多発性関節症
	続発性母指CM関節症	足部汚染創	側腹部咬創
	側腹部挫創	側腹壁開放創	足部皮膚欠損創
	足部裂創	鼡径部開放創	鼡径部切創
た	第5趾皮膚欠損創	大腿汚染創	大腿咬創
	大腿挫創	大腿皮膚欠損創	大腿部開放創
	大腿部刺創	大腿部切創	大腿裂創
	大転子部挫創	脱臼	脱臼骨折
	多発性外傷	多発性開放創	多発性関節症
	多発性咬創	多発性切創	多発性穿刺創
	多発性リウマチ性関節炎	多発性裂創	打撲割創
	打撲血腫	打撲挫創	打撲擦過創
	打撲傷	打撲皮下血腫	単純性歯周炎
	単純性歯肉炎	単純脱臼	智歯周囲炎
	腟開放創	腟断端炎	腟裂傷
	中隔部肉芽形成	肘関節骨折	肘関節挫創
	肘関節症	肘関節脱臼骨折	肘関節内骨折
	肘関節部開放創	中指咬創	中指挫傷
	中指挫創	中指刺創	中指切創
	中指皮膚欠損創	中手骨関節部挫創	虫垂炎術後残膿瘍
	中枢神経系損傷	肘頭骨折	肘部挫創
	肘部切創	肘部皮膚欠損創	手開放創
	手咬創	手挫創	手刺創
	手切創	転位性骨折	殿部異物
	殿部開放創	殿部咬創	殿部刺創
	殿部切創	殿部痛	殿部皮膚欠損創
	殿部裂創	頭頂部挫傷	頭頂部挫創
	頭頂部擦過創	頭頂部切創	頭頂部打撲傷
	頭頂部裂創	頭皮外傷性腫脹	頭皮開放創
	頭皮下血腫	頭皮剥離	頭皮表在損傷
	頭部異物	頭部外傷性皮下異物	頭部外傷性皮下気腫
	頭部開放創	頭部割創	頭部頚部挫傷
	頭部頚部挫創	頭部頚部打撲傷	頭部血腫
	頭部挫傷	頭部挫創	頭部擦過創
	頭部刺創	頭部切創	頭部多発開放創
	頭部多発割創	頭部多発咬創	頭部多発挫傷
	頭部多発挫創	頭部多発擦過創	頭部多発刺創
	頭部多発切創	頭部多発創傷	頭部多発打撲傷
	頭部多発皮下血腫	頭部多発裂創	頭部打撲
	頭部打撲血腫	頭部打撲傷	頭部虫刺傷
	動物咬創	頭部皮下異物	頭部皮下血腫
	頭部皮下出血	頭部皮膚欠損創	頭部裂創
	動脈損傷	特殊性歯周炎	特発性関節脱臼
な	内歯瘻	軟口蓋挫創	軟口蓋創傷
	軟口蓋破裂	難治性歯周炎	肉離れ
	二次性変形性関節症	乳癌術後後遺症	尿管切石術後感染症
	猫咬創	捻挫	脳挫傷
	脳挫傷・頭蓋内に達する開放創合併あり	脳挫傷・頭蓋内に達する開放創合併なし	脳挫創
	脳挫創・頭蓋内に達する開放創合併あり	脳挫創・頭蓋内に達する開放創合併なし	脳手術後遺症
	脳膿瘍摘出術後遺症	脳損傷	脳対側損傷
	脳直撃損傷	脳底部挫傷	脳底部挫傷・頭蓋内に達する開放創合併あり
は	脳底部挫傷・頭蓋内に達する開放創合併なし	脳裂傷	肺炎球菌性気管支炎
	敗血症性気管支炎	背部痛	剥離骨折
	剥離性歯肉炎	抜歯後感染	パラインフルエンザウイルス気管支炎
	バレー・リュー症候群	破裂骨折	皮下異物
	皮下血腫	鼻下擦過創	皮下静脈損傷
	皮下損傷	鼻根部打撲挫創	鼻根部裂創
	膝汚染創	膝皮膚欠損創	皮神経挫傷
	鼻前庭部挫創	鼻尖部挫創	肥大性歯肉炎
	ヒトメタニューモウイルス気管支炎	非熱傷性水疱	鼻部外傷性異物
	鼻部外傷性腫脹	鼻部外傷性皮下異物	鼻部開放創
	眉部割創	鼻部割創	鼻部貫通創
	腓腹筋挫創	眉部血腫	皮膚欠損創
	鼻部咬創	鼻部挫傷	鼻部挫創
	鼻部擦過創	鼻部刺創	鼻部切創
	鼻部創傷	皮膚損傷	鼻部打撲傷
	鼻部虫刺傷	皮膚剥脱創	鼻部皮下血腫
	鼻部皮下出血	鼻部皮膚欠損創	鼻部皮膚剥離創
	鼻部裂創	びまん性脳損傷	びまん性脳損傷・頭蓋内に達する開放創合併あり
	びまん性脳損傷・頭蓋内に達する開放創合併なし	眉毛部割創	眉毛部裂創
	病的骨折	表皮剥離	鼻翼部切創
	鼻翼部裂創	びらん性関節症	びらん性歯肉炎
	複雑性歯周炎	複雑性歯肉炎	複雑脱臼
	副鼻腔炎術後症	副鼻腔開放創	腹部汚染創
	腹部刺創	腹部皮膚欠損創	腹壁異物
	腹壁開放創	腹壁縫合糸膿瘍	ブシャール結節
	不全骨折	プラーク性歯肉炎	粉砕骨折
	分娩時会陰裂傷	分娩時軟産道損傷	閉鎖性外傷性脳圧迫
	閉鎖性骨折	閉鎖性脱臼	閉鎖性脳挫創
	閉鎖性脳底部挫傷	閉鎖性びまん性脳損傷	ヘーガース結節
	ヘバーデン結節	ヘルペスウイルス性歯肉口内炎	辺縁性化膿性歯根膜炎
	辺縁性歯周組織炎	縫合糸膿瘍	縫合部膿瘍
	放散性歯痛	萌出性歯肉炎	帽状腱膜下出血
	包皮挫創	包皮切創	包皮裂創
	母指CM関節症	母指関節症	母指咬創
	母指挫傷	母指挫創	母趾挫創
	母指示指間切創	母指刺創	母指切創
	母指打撲挫創	母指打撲傷	母指皮膚欠損創
ま	母趾皮膚欠損創	母指末節部挫創	マイコプラズマ気管支炎
	末梢血管外傷	末梢神経損傷	慢性萎縮性老人性歯肉炎
	慢性壊疽性歯髄炎	慢性開放性歯髄炎	慢性潰瘍性歯髄炎
	慢性化膿性根尖性歯周炎	慢性根尖性歯周炎	慢性歯冠周囲炎
	慢性歯周炎	慢性歯周膿瘍	慢性歯髄炎
	慢性歯槽膿瘍	慢性歯肉炎	慢性増殖性歯髄炎
	慢性単純性歯髄炎	慢性閉鎖性歯髄炎	慢性辺縁性歯周炎急性発作
	慢性辺縁性歯周炎軽度	慢性辺縁性歯周炎重度	慢性辺縁性歯周炎中等度
	眉間部挫創	眉間部裂創	耳後部挫創
	耳後部打撲傷	ムチランス変形	盲管銃創
	網膜振盪	網脈絡膜裂傷	モンテジア骨折
や	野球肩	癒着性肩関節包炎	腰仙部神経根炎
	腰痛坐骨神経痛症候群	腰殿部痛	腰部神経根炎
ら	腰部切創	腰部打撲挫創	ライノウイルス気管支炎
	らせん骨折	リウマチ性滑液包炎	リウマチ性皮下結節
	リウマチ様関節炎	離開骨折	両側性外傷後股関節症
	両側性外傷後膝関節症	両側性外傷性母指CM関節症	両側性形成不全性股関節症
	両側性原発性股関節症	両側性原発性膝関節症	両側性原発性母指CM関節症

	両側性続発性股関節症	両側性続発性膝関節症	両側性続発性母指CM関節症
	涙管損傷	涙管断裂	涙道損傷
	轢過創	裂離	裂離骨折
	連鎖球菌気管支炎	連鎖球菌性上気道感染	老人性関節炎
	老年性股関節症	若木骨折	
△	MRSA術後創部感染	う蝕第3度歯髄壊死	う蝕第3度歯髄壊疽
	壊疽性歯肉炎	顎堤異常吸収	かぜ
	カテーテル感染症	カテーテル敗血症	感冒
	偽膜性アンギナ	胸腺損傷	金属歯冠修復過高
	金属歯冠修復粗造	金属歯冠修復脱離	金属歯冠修復低位
	金属歯冠修復破損	金属歯冠修復不適合	頚椎不安定症
	口腔内血腫	根管異常	根管狭窄
	根管内異物	産科的創傷の血腫	歯根膜ポリープ
	歯髄壊死	歯髄壊疽	歯髄充血
	歯髄出血	歯髄露出	歯槽骨吸収不全
	失活歯	術後合併症	術後感染症
	術後敗血症	上腕神経痛	神経原性関節症
	神経痛性歯痛	象牙粒	創傷はえ幼虫症
	咀嚼障害	損傷	第2象牙質
	疼痛	軟口蓋血腫	背部圧迫感
	抜歯後出血	抜歯創瘻孔形成	歯の動揺
	非定型歯痛	不規則象牙質	ブラックアイ
	無髄歯	腰腹痛	ワンサンアンギナ
	ワンサン気管支炎	ワンサン扁桃炎	

※ **適応外使用可**

- 原則として，「ロキソプロフェンナトリウム水和物【内服薬】」を「顎関節症の関節痛」に対して処方した場合，当該使用事例を審査上認める。
- 原則として，「ロキソプロフェンナトリウム水和物【内服薬】」を「尿管結石」に対し処方した場合，当該使用事例を審査上認める。
- 原則として，「ロキソプロフェンナトリウム水和物【内服薬】」を「片頭痛」，「緊張型頭痛」に対し処方した場合，当該使用事例を審査上認める。

用法用量

効能効果(1)，(2)の場合：通常，成人にロキソプロフェンナトリウム(無水物として)1回60mg，1日3回経口投与する。頓用の場合は，1回60～120mgを経口投与する。なお，年齢，症状により適宜増減する。また，空腹時の投与は避けさせることが望ましい。

効能効果(3)の場合：通常，成人にロキソプロフェンナトリウム(無水物として)1回60mgを頓用する。なお，年齢，症状により適宜増減する。ただし，原則として1日2回までとし，1日最大180mgを限度とする。また，空腹時の投与は避けさせることが望ましい。

禁忌

(1)消化性潰瘍のある患者
(2)重篤な血液の異常のある患者
(3)重篤な肝障害のある患者
(4)重篤な腎障害のある患者
(5)重篤な心機能不全のある患者
(6)本剤の成分に過敏症の既往歴のある患者
(7)アスピリン喘息(非ステロイド性消炎鎮痛剤等による喘息発作の誘発)又はその既往歴のある患者
(8)妊娠末期の婦人

ウナスチン錠60mg：マイラン製薬　60mg1錠[9.6円/錠]，オキミナス錠60mg：日本薬品工業　60mg1錠[7.8円/錠]，サンロキソ錠60mg：三恵薬品　60mg1錠[7.8円/錠]，スリノフェン錠60mg：あすか　60mg1錠[9.6円/錠]，ノブフェン錠60mg：サンド　60mg1錠[7.8円/錠]，ロキソート錠60mg：日新－山形　60mg1錠[7.8円/錠]，ロキソプロフェン錠60mg「EMEC」：サンノーバ　60mg1錠[7.8円/錠]，ロキソプロフェンNa細粒10%「YD」：陽進堂　10%1g[13.9円/g]，ロキソプロフェンNa細粒10%「サワイ」：メディサ　10%1g[13.9円/g]，ロキソプロフェンNa錠60mg「KN」：小林化工　60mg1錠[5.6円/錠]，ロキソプロフェンNa錠60mg「YD」：陽進堂　60mg1錠[7.8円/錠]，ロキソプロフェンNa錠60mg「サワイ」：メディサ　60mg1錠[7.8円/錠]，ロキソプロフェンNa錠60mg「三和」：三和化学　60mg1錠[7.8円/錠]，ロキソプロフェンNa錠60mg「ツルハラ」：鶴原　60mg1錠[5.6円/錠]，ロキソプロフェンNa錠60mg「テバ」：テバ製薬　60mg1錠[5.6円/錠]，ロキソプロフェンNa錠60mg「トーワ」：東和　60mg1錠[7.8円/錠]，ロキソプロフェンナトリウム細粒10%「CH」：長生堂　10%1g[13.9円/g]，ロキソプロフェンナトリウム細粒10%「日医工」：日医工　10%1g[13.9円/g]，ロキソプロフェンナトリウム錠60mg「CH」：長生堂　60mg1錠[5.6円/錠]，ロキソプロフェンナトリウム錠60mg「クニヒロ」：皇漢堂　60mg1錠[5.6円/錠]，ロキソプロフェンナトリウム錠60mg「日医工」：日医工　60mg1錠[5.6円/錠]，ロキソプロフェンナトリウム内服液60mg「日医工」：日医工　0.6%1mL[2.5円/mL]，ロキソマリン錠60mg：大正薬品　60mg1錠[5.6円/錠]，ロキフェン錠60mg：龍角散　60mg1錠[7.8円/錠]，ロキプロナール錠60mg：寿　60mg1錠[7.8円/錠]，ロキペイン錠60mg：共和薬品　60mg1錠[7.8円/錠]，ロゼオール細粒10%：辰巳化学　10%1g[13.9円/g]，ロゼオール錠60mg：辰巳化学　60mg1錠[7.8円/錠]，ロブ錠60mg：大原薬品　60mg1錠[7.8円/錠]

ローコール錠10mg　規格：10mg1錠[38.9円/錠]
ローコール錠20mg　規格：20mg1錠[69円/錠]
ローコール錠30mg　規格：30mg1錠[99.1円/錠]

フルバスタチンナトリウム　ノバルティス　218

【効能効果】

高コレステロール血症，家族性高コレステロール血症

【対応標準病名】

◎	家族性高コレステロール血症	高コレステロール血症	
○	1型糖尿病性高コレステロール血症	2型糖尿病性高コレステロール血症	家族性高コレステロール血症・ヘテロ接合体
	家族性高コレステロール血症・ホモ接合体	家族性高リポ蛋白血症1型	家族性高リポ蛋白血症2a型
	家族性高リポ蛋白血症2b型	家族性高リポ蛋白血症3型	家族性複合型高脂血症
	結節性黄色腫	高LDL血症	高カイロミクロン血症
	高コレステロール血症性黄色腫	高リポ蛋白血症	混合型高脂質血症
	脂質異常症	脂質代謝異常	食事性高脂血症
	先天性脂質代謝異常	糖尿病性高コレステロール血症	二次性高脂血症
	本態性高コレステロール血症	本態性高脂血症	
△	家族性高トリグリセライド血症	家族性高リポ蛋白血症4型	家族性高リポ蛋白血症5型
	高HDL血症	高脂血症	高トリグリセライド血症
	多中心性細網組織球症		

用法用量　フルバスタチンとして，通常，成人には1日1回夕食後20mg～30mgを経口投与する。

なお，投与は20mgより開始し，年齢・症状により適宜増減するが，重症の場合は1日60mgまで増量できる。

禁忌

(1)本剤の成分に対し過敏症の既往歴のある患者
(2)重篤な肝障害のある患者
(3)妊婦又は妊娠している可能性のある婦人及び授乳婦

原則禁忌　腎機能に関する臨床検査値に異常が認められる患者に，本剤とフィブラート系薬剤を併用する場合には，治療上やむを得ないと判断される場合にのみ併用すること。

原則併用禁忌

腎機能に関する臨床検査値に異常が認められる患者では原則として併用しないこととするが，治療上やむを得ないと判断される場合にのみ慎重に併用すること。

薬剤名等	臨床症状・措置方法	機序・危険因子

フィブラート系薬剤 ベザフィブラート等	急激な腎機能悪化を伴う横紋筋融解症があらわれやすい。自覚症状(筋肉痛，脱力感)の発現，CK(CPK)上昇，血中及び尿中ミオグロビン上昇並びに血清クレアチニン上昇等の腎機能の悪化を認めた場合は直ちに投与を中止すること。	危険因子：腎機能に関する臨床検査値に異常が認められる患者

フルバスタチン錠10mg「JG」：大興　10mg1錠[22.7円/錠]，フルバスタチン錠10mg「サワイ」：沢井　10mg1錠[22.7円/錠]，フルバスタチン錠10mg「三和」：シオノ　10mg1錠[22.7円/錠]，フルバスタチン錠10mg「タイヨー」：テバ製薬　10mg1錠[22.7円/錠]，フルバスタチン錠20mg「JG」：大興　20mg1錠[43円/錠]，フルバスタチン錠20mg「サワイ」：沢井　20mg1錠[43円/錠]，フルバスタチン錠20mg「三和」：シオノ　20mg1錠[43円/錠]，フルバスタチン錠20mg「タイヨー」：テバ製薬　20mg1錠[43円/錠]，フルバスタチン錠30mg「JG」：大興　30mg1錠[62.9円/錠]，フルバスタチン錠30mg「サワイ」：沢井　30mg1錠[62.9円/錠]，フルバスタチン錠30mg「三和」：シオノ　30mg1錠[62.9円/錠]，フルバスタチン錠30mg「タイヨー」：テバ製薬　30mg1錠[62.9円/錠]

ロコルナール細粒10%　規格：10%1g[27.3円/g]
ロコルナール錠50mg　規格：50mg1錠[14円/錠]
ロコルナール錠100mg　規格：100mg1錠[25.6円/錠]
トラピジル　持田　217

【効能効果】
狭心症

【対応標準病名】

◎	狭心症		
○	安静時狭心症	安定狭心症	異型狭心症
	冠攣縮性狭心症	狭心症3枝病変	初発労作型狭心症
	増悪労作型狭心症	不安定狭心症	夜間狭心症
	労作時兼安静時狭心症	労作性狭心症	
△	微小血管性狭心症		

用法用量　トラピジルとして，通常成人1回100mgを1日3回経口投与する。
なお，症状により適宜増減する。

禁忌
(1)頭蓋内出血発作後，止血が完成していないと考えられる患者
(2)本剤の成分に対し過敏症の既往歴のある患者

カルナコール錠50mg：沢井　50mg1錠[5.6円/錠]，カルナコール錠100mg：沢井　100mg1錠[5.6円/錠]，トラピジル錠50mg「タカタ」：高田　50mg1錠[5.6円/錠]，トラピジル錠50mg「トーワ」：東和　50mg1錠[5.6円/錠]，トラピジル錠50mg「日医工」：日医工　50mg1錠[5.6円/錠]，トラピジル錠100mg「タカタ」：高田　100mg1錠[12.7円/錠]，トラピジル錠100mg「トーワ」：東和　100mg1錠[5.6円/錠]，トラピジル錠100mg「日医工」：日医工　100mg1錠[5.6円/錠]

ロゼレム錠8mg　規格：8mg1錠[84.9円/錠]
ラメルテオン　武田薬品　119

【効能効果】
不眠症における入眠困難の改善

【対応標準病名】

◎	不眠症	
○	レム睡眠行動障害	
△	睡眠障害	特発性過眠症

効能効果に関連する使用上の注意　ベンゾジアゼピン系薬剤等他の不眠症治療薬による前治療歴がある患者における本剤の有効性，並びに精神疾患(統合失調症，うつ病等)の既往又は合併のある患者における本剤の有効性及び安全性は確立していないので，これらの患者に本剤を投与する際には治療上の有益性と危険性を考慮し，必要性を十分に勘案した上で慎重に行うこと。

用法用量　通常，成人にはラメルテオンとして1回8mgを就寝前に経口投与する。

用法用量に関連する使用上の注意
(1)本剤の投与開始2週間後を目処に入眠困難に対する有効性及び安全性を評価し，有用性が認められない場合には，投与中止を考慮し，漫然と投与しないこと。
(2)本剤は，就寝の直前に服用させること。また，服用して就寝した後，睡眠途中において一時的に起床して仕事等をする可能性があるときには服用させないこと。
(3)本剤は食事と同時又は食直後の服用は避けること。

禁忌
(1)本剤の成分に対する過敏症の既往歴のある患者
(2)高度な肝機能障害のある患者
(3)フルボキサミンマレイン酸塩を投与中の患者

併用禁忌

薬剤名等	臨床症状・措置方法	機序・危険因子
フルボキサミンマレイン酸塩 (ルボックス，デプロメール)	本剤の最高血中濃度，AUCが顕著に上昇するとの報告があり，併用により本剤の作用が強くあらわれるおそれがある。	本剤の主な肝薬物代謝酵素であるCYP1A2を強く阻害する。また，CYP2C9，CYP2C19及びCYP3A4に対する阻害作用の影響も考えられる。

ロタテック内用液　規格：－[－]
5価経口弱毒生ロタウイルスワクチン　MSD　631

【効能効果】
ロタウイルスによる胃腸炎の予防

【対応標準病名】

◎	ロタウイルス性胃腸炎		
○	乳児冬期下痢症	白色便性下痢症	ロタウイルス感染症
	ロタウイルス性腸炎		
△	ウイルス性胃腸炎	ウイルス性胃腸炎に伴う痙攣	ウイルス性下痢
	ウイルス性腸炎	伝染性下痢症	ロタウイルス性胃腸炎に伴う痙攣

効能効果に関連する使用上の注意
(1)本剤はロタウイルスG1P[8]，G2P[4]，G3P[8]，G4P[8]，G9P[8]に対する予防効果が示唆されている。
(2)他のウイルスに起因する胃腸炎を予防することはできない。

用法用量　乳児に通常，4週間以上の間隔をおいて3回経口接種し，接種量は毎回2mLとする。

用法用量に関連する使用上の注意
経口接種すること。注射による接種は行ってはならない。
(1)接種対象者・接種時期
本剤は生後6～32週の間にある乳児に経口接種する。初回接種は6週齢以上とし，4週以上の間隔をおいて32週齢までに3回経口接種を行う。また早産児においても同様に接種することができる。
なお，初回接種は生後14週6日までに行うことが推奨されている。
(2)他のワクチン製剤との接種間隔：生ワクチンの接種を受けた者は，通常，27日以上，また不活化ワクチンの接種を受けた者は，通常，6日以上間隔をおいて本剤を接種すること。ただし，医師が必要と認めた場合には，同時に接種することができる。なお，本剤を他のワクチンと混合して接種してはならない。

ロ

接種不適当者

被接種者が次のいずれかに該当すると認められる場合には，接種を行ってはならない。

(1)明らかな発熱を呈している者
(2)重篤な急性疾患にかかっていることが明らかな者
(3)本剤の成分によって過敏症を呈したことがある者。また，本剤接種後に過敏症が疑われる症状が発現した者には，その後の本剤接種を行ってはならない。
(4)腸重積症の既往のある者
(5)腸重積症の発症を高める可能性のある未治療の先天性消化管障害(メッケル憩室等)を有する者
(6)重症複合型免疫不全(SCID)を有する者
(7)上記に掲げる者のほか，予防接種を行うことが不適当な状態にある者

ロタリックス内用液　規格：－[－]
経口弱毒生ヒトロタウイルスワクチン
グラクソ・スミスクライン　631

【効 能 効 果】

ロタウイルスによる胃腸炎の予防

【対応標準病名】

◎	ロタウイルス性胃腸炎		
○	乳児冬期下痢症	白色便性下痢症	ロタウイルス感染症
	ロタウイルス性腸炎		
△	ウイルス性胃腸炎	ウイルス性胃腸炎に伴う痙攣	ウイルス性下痢
	ウイルス性腸炎	伝染性下痢症	ロタウイルス性胃腸炎に伴う痙攣

効能効果に関連する使用上の注意

(1)本剤はロタウイルス G1P[8]，G2P[4]，G3P[8]，G4P[8]，G9P[8]に対する予防効果が示唆されている。
(2)他のウイルスに起因する胃腸炎を予防することはできない。

用法用量　乳児に通常，4週間以上の間隔をおいて2回経口接種し，接種量は毎回1.5mLとする。

用法用量に関連する使用上の注意

(1)接種対象者・接種時期
生後6週から初回接種を開始し，少なくとも4週間の間隔をおいて2回目の接種を完了する。遅くとも生後24週までには接種を完了させること。また，早期産児においても同様に接種することができる。
なお，初回接種は生後14週6日までに行うことが推奨されている。
(2)接種方法
①本剤は経口接種だけに限り，絶対に注射してはならない。
②接種直後にワクチンの大半を吐き出した場合は，改めて本剤1.5mLを接種させることができる。
(3)他のワクチン製剤との接種間隔：生ワクチンの接種を受けた者は，通常，27日以上，また他の不活化ワクチンの接種を受けた者は，通常，6日以上間隔をおいて本剤を接種すること。ただし，医師が必要と認めた場合には，同時に接種することができる(なお，本剤を他のワクチンと混合して接種してはならない)。

接種不適当者

被接種者が次のいずれかに該当すると認められる場合には，接種を行ってはならない。

(1)明らかな発熱を呈している者
(2)重篤な急性疾患にかかっていることが明らかな者
(3)本剤の接種後に本剤又は本剤の成分によって過敏症を呈したことがある者
(4)腸重積症の発症を高める可能性のある未治療の先天性消化管障害(メッケル憩室等)を有する者
(5)腸重積症の既往のある者
(6)重症複合型免疫不全(SCID)を有する者
(7)上記に掲げる者のほか，予防接種を行うことが不適当な状態にある者

ロートエキス散「NikP」　規格：1g[6.9円/g]
ロートエキス
日医工　124

【効 能 効 果】

(経口)
下記疾患における分泌・運動亢進並びに疼痛：胃酸過多，胃炎，胃・十二指腸潰瘍，痙攣性便秘
(外用)：肛門疾患における鎮痛・鎮痙

【対応標準病名】

◎	胃運動亢進症	胃液分泌過多	胃炎
	胃潰瘍	胃十二指腸潰瘍	過酸症
	痙攣性便秘	肛門疾患	十二指腸潰瘍
	疼痛		
○	NSAID十二指腸潰瘍	アルコール性胃炎	アレルギー性胃炎
	胃十二指腸炎	胃十二指腸潰瘍瘢痕	萎縮性胃炎
	萎縮性化生性胃炎	急性胃炎	急性十二指腸潰瘍
	急性出血性十二指腸潰瘍	急性疼痛	急性びらん性胃炎
	クッシング潰瘍	後天性肛門狭窄	肛門陰窩炎
	肛門炎	肛門潰瘍	肛門括約筋不全
	肛門括約筋麻痺	肛門管炎	肛門狭窄
	肛門周囲痛	肛門出血	肛門皮垂
	肛門部周囲炎	肛門部痛	肛門部びらん
	肛門ポリープ	肛門ポリポーシス	再発性十二指腸潰瘍
	持続痛	術後胃潰瘍	術後胃十二指腸潰瘍
	術後十二指腸潰瘍	痔瘻術後肛門周囲炎	心因性胃潰瘍
	神経性胃炎	ストレス潰瘍	ストレス性胃潰瘍
	ストレス性十二指腸潰瘍	穿通性胃潰瘍	穿通性十二指腸潰瘍
	多発胃潰瘍	多発性十二指腸潰瘍	多発性出血性胃潰瘍
	中毒性胃炎	腸ジスキネジア	デュラフォイ潰瘍
	難治性十二指腸潰瘍	難治性疼痛	妊産婦便秘
	表層性胃炎	ヘリコバクター・ピロリ胃炎	放射線胃炎
	慢性胃炎	慢性胃潰瘍活動期	慢性十二指腸潰瘍
	慢性十二指腸潰瘍活動期	メネトリエ病	薬剤性胃潰瘍
	疣状胃炎		
△	NSAID胃潰瘍	胃うっ血	胃運動機能障害
	胃潰瘍瘢痕	胃拡張	胃機能亢進
	胃憩室症	胃痙攣	胃軸捻症
	胃砂時計状狭窄	胃穿孔	胃腸運動機能障害
	胃腸機能異常	胃腸機能減退	胃粘膜過形成
	胃粘膜下腫瘤	胃のう胞	胃びらん
	胃壁軟化症	胃蜂窩織炎	機能性嘔吐
	機能性便秘症	機能的幽門狭窄	急性胃潰瘍
	急性胃潰瘍穿孔	急性胃拡張	急性胃腸障害
	急性胃粘膜病変	急性十二指腸潰瘍穿孔	急性出血性胃潰瘍
	急性出血性胃潰瘍穿孔	急性出血性十二指腸潰瘍穿孔	痙性胃炎
	再発性胃潰瘍	残胃潰瘍	弛緩性便秘症
	習慣性便秘	重症便秘症	十二指腸潰瘍瘢痕
	十二指腸球後部潰瘍	十二指腸穿孔	十二指腸びらん
	宿便性潰瘍	出血性胃炎	出血性胃潰瘍
	出血性胃潰瘍穿孔	出血性十二指腸潰瘍	出血性十二指腸潰瘍穿孔
	術後残胃胃炎	術後便秘	術後幽門狭窄
	食事性便秘	神経障害性疼痛	ステロイド潰瘍
	ステロイド潰瘍穿孔	成人肥厚性幽門狭窄症	穿孔性胃潰瘍
	穿孔性十二指腸潰瘍	大腸機能障害	単純性便秘
	腸管運動障害	腸管麻痺性便秘	腸機能障害
	直腸障害	直腸性便秘	直腸粘膜脱
	難治性胃潰瘍	肉芽腫性胃炎	乳幼児便秘
	排便後出血	瘢痕性肛門狭窄	肥厚性幽門狭窄症

	びらん性胃炎	便通異常	便秘症
	末梢神経障害性疼痛	慢性胃潰瘍	薬物胃障害
	幽門狭窄症	幽門痙攣	幽門閉鎖

用法用量
(経口)
総アルカロイドとして0.90～1.09%を含有するロートエキスとして，通常成人1日20～90mgを2～3回に分割経口投与する。
なお，年齢，症状により適宜増減する。
(外用)：総アルカロイドとして0.90～1.09%を含有するロートエキスを10%含有する軟膏又は坐剤として適宜使用する。

禁忌
(経口)
(1)緑内障のある患者
(2)前立腺肥大による排尿障害のある患者
(3)重篤な心疾患のある患者
(4)麻痺性イレウスのある患者

ロートエキス散「JG」：日本ジェネリック[7.7円/g]，ロートエキス散「ケンエー」：健栄[7.2円/g]，ロートエキス散シオエ：シオエ[7.7円/g]，ロートエキス散「司生堂」：司生堂[6.9円/g]，ロートエキス散「ニッコー」：日興[7.2円/g]，ロートエキス散<ハチ>：東洋製化[9.5円/g]，ロートエキス散「ホエイ」：マイラン製薬[7.2円/g]，ロートエキス散「ヤマゼン」M：山善[6.9円/g]

ロドピン細粒10%　規格：10%1g[82.5円/g]
ロドピン細粒50%　規格：50%1g[304.5円/g]
ロドピン錠25mg　規格：25mg1錠[22.3円/錠]
ロドピン錠50mg　規格：50mg1錠[41.7円/錠]
ロドピン錠100mg　規格：100mg1錠[80円/錠]
ゾテピン　アステラス　117

【効能効果】
統合失調症

【対応標準病名】

◎	統合失調症		
○	アスペルガー症候群	型分類困難な統合失調症	偽神経症性統合失調症
	急性統合失調症	急性統合失調症性エピソード	急性統合失調症様精神病性障害
	境界型統合失調症	緊張型統合失調症	残遺型統合失調症
	自閉的精神病質	小児期型統合失調症	小児シゾイド障害
	前駆期統合失調症	潜在性統合失調症	体感症性統合失調症
	短期統合失調症様障害	単純型統合失調症	遅発性統合失調症
	統合失調症型障害	統合失調症型パーソナリティ障害	統合失調症後抑うつ
	統合失調症症状を伴う急性錯乱	統合失調症症状を伴う急性多形性精神病性障害	統合失調症症状を伴う類循環精神病
	統合失調症性パーソナリティ障害	統合失調症性反応	統合失調症様状態
	破瓜型統合失調症	妄想型統合失調症	モレル・クレペリン病
△	統合失調症症状を伴わない急性錯乱	統合失調症症状を伴わない急性多形性精神病性障害	統合失調症状を伴わない類循環精神病
	夢幻精神病		

用法用量　ゾテピンとして，通常成人1日75～150mgを分割経口投与する。
なお，年齢，症状により適宜増減するが，1日450mgまで増量することができる。

禁忌
(1)昏睡状態，循環虚脱状態の患者
(2)バルビツール酸誘導体，麻酔剤等の中枢神経抑制剤の強い影響下にある患者
(3)アドレナリンを投与中の患者
(4)本剤の成分，フェノチアジン系化合物及びその類似化合物に対し過敏症の既往歴のある患者

原則禁忌　皮質下部の脳障害(脳炎，脳腫瘍，頭部外傷後遺症等)の疑いがある患者

併用禁忌

薬剤名等	臨床症状・措置方法	機序・危険因子
アドレナリン(ボスミン)	アドレナリンの作用を逆転させ，重篤な血圧低下を起こすおそれがある。	アドレナリンはα，β受容体の刺激剤であり，本剤のα受容体遮断作用により，β受容体刺激作用が優位となり，血圧低下作用が増強される。

セトウス細粒10%：高田　10%1g[47円/g]，セトウス細粒50%：高田　50%1g[167円/g]，セトウス錠25mg：高田　25mg1錠[14.1円/錠]，セトウス錠50mg：高田　50mg1錠[23.2円/錠]，セトウス錠100mg：高田　100mg1錠[43.8円/錠]，ゾテピン細粒10%「アメル」：共和薬品　10%1g[28.8円/g]，ゾテピン細粒50%「アメル」：共和薬品　50%1g[110.5円/g]，ゾテピン錠25mg「アメル」：共和薬品　25mg1錠[6.9円/錠]，ゾテピン錠50mg「アメル」：共和薬品　50mg1錠[12.2円/錠]，ゾテピン錠100mg「アメル」：共和薬品　100mg1錠[22.2円/錠]，ロシゾピロン細粒10%：長生堂　10%1g[23.6円/g]，ロシゾピロン細粒50%：長生堂　50%1g[87.2円/g]，ロシゾピロン錠25mg：長生堂　25mg1錠[6.9円/錠]，ロシゾピロン錠50mg：長生堂　50mg1錠[12.2円/錠]，ロシゾピロン錠100mg：長生堂　100mg1錠[22.2円/錠]

ロトリガ粒状カプセル2g　規格：2g1包[261.3円/包]
オメガ－3脂肪酸エチル　武田薬品　218

【効能効果】
高脂血症

【対応標準病名】

◎	高脂血症	高リポ蛋白血症	
○	1型糖尿病性高コレステロール血症	2型糖尿病性高コレステロール血症	家族性高コレステロール血症
	家族性高コレステロール血症・ヘテロ接合体	家族性高コレステロール血症・ホモ接合体	家族性高トリグリセライド血症
	家族性高リポ蛋白血症1型	家族性高リポ蛋白血症2a型	家族性高リポ蛋白血症2b型
	家族性高リポ蛋白血症3型	家族性高リポ蛋白血症4型	家族性高リポ蛋白血症5型
	家族性複合型高脂血症	結節性黄色腫	高LDL血症
	高カイロミクロン血症	高コレステロール血症	高コレステロール血症性黄色腫
	高トリグリセライド血症	混合型高脂質血症	脂質異常症
	脂質代謝異常	食事性高脂血症	先天性脂質代謝異常
	糖尿病性高コレステロール血症	二次性高脂血症	本態性高コレステロール血症
	本態性高脂血症		
△	多中心性細網組織球症		

用法用量　通常，成人にはオメガ-3脂肪酸エチルとして1回2gを1日1回，食直後に経口投与する。ただし，トリグリセライド高値の程度により1回2g，1日2回まで増量できる。

禁忌
(1)出血している患者(血友病，毛細血管脆弱症，消化管潰瘍，尿路出血，喀血，硝子体出血等)
(2)本剤の成分に対して過敏症の既往歴のある患者

ロナセン散2%　規格：2%1g[711.6円/g]
ロナセン錠2mg　規格：2mg1錠[78.8円/錠]
ロナセン錠4mg　規格：4mg1錠[147.8円/錠]
ロナセン錠8mg　規格：8mg1錠[276.8円/錠]
ブロナンセリン　大日本住友　117

【効 能 効 果】

統合失調症

【対応標準病名】

◎	統合失調症		
○	アスペルガー症候群	型分類困難な統合失調症	偽神経症性統合失調症
	急性統合失調症	急性統合失調症性エピソード	急性統合失調症様精神病性障害
	境界型統合失調症	緊張型統合失調症	残遺型統合失調症
	小児期型統合失調症	小児シゾイド障害	前駆期統合失調症
	潜在性統合失調症	体感症性統合失調症	短期統合失調症様障害
	単純型統合失調症	遅発性統合失調症	統合失調症型障害
	統合失調症型パーソナリティ障害	統合失調症後抑うつ	統合失調症症状を伴う急性錯乱
	統合失調症症状を伴う急性多形性精神病性障害	統合失調症症状を伴う類循環精神病	統合失調症性パーソナリティ障害
	統合失調症性反応	統合失調症様状態	破瓜型統合失調症
	妄想型統合失調症	モレル・クレペリン病	
△	自閉的精神病質	統合失調症症状を伴わない急性錯乱	統合失調症症状を伴わない急性多形性精神病性障害
	統合失調症症状を伴わない類循環精神病	夢幻精神病	

用法用量　通常，成人にはブロナンセリンとして1回4mg，1日2回食後経口投与より開始し，徐々に増量する。維持量として1日8〜16mgを2回に分けて食後経口投与する。
なお，年齢，症状により適宜増減するが，1日量は24mgを超えないこと。

用法用量に関連する使用上の注意
(1)本剤の吸収は食事の影響を受けやすく，有効性及び安全性は食後投与により確認されているため，食後に服用するよう指導すること。
(2)本剤の投与量は必要最小限となるよう，患者ごとに慎重に観察しながら調節すること。

禁忌
(1)昏睡状態の患者
(2)バルビツール酸誘導体等の中枢神経抑制剤の強い影響下にある患者
(3)アドレナリン，アゾール系抗真菌剤，HIVプロテアーゼ阻害剤を投与中の患者
(4)本剤の成分に対し過敏症の既往歴のある患者

併用禁忌

薬剤名等	臨床症状・措置方法	機序・危険因子
アドレナリン(ボスミン)	アドレナリンの作用を逆転させ，重篤な血圧降下を起こすことがある。	アドレナリンはアドレナリン作動性α，β-受容体の刺激剤であり，本剤のα-受容体遮断作用により，β-受容体刺激作用が優位となり，血圧降下作用が増強される。
CYP3A4を強く阻害する薬剤 アゾール系抗真菌剤(外用剤を除く) ケトコナゾール(経口剤：国内未発売) イトラコナゾール(イトリゾール) 等 HIVプロテアーゼ阻害剤 リトナビル(ノービア) サキナビル(フォートベイス) 等	本剤の血中濃度が上昇し，作用が増強するおそれがある。	本剤の主要代謝酵素であるCYP3A4を阻害するため，経口クリアランスが減少する可能性がある。外国において，ケトコナゾールとの併用により本剤のAUCが17倍，Cmaxが13倍に増加したとの報告がある。

ロバキシン顆粒90%　規格：90%1g[17.1円/g]
メトカルバモール　あすか　122

【効 能 効 果】

運動器疾患に伴う有痛性痙縮(腰背痛症，頸肩腕症候群，肩関節周囲炎，変形性脊椎症など)

【対応標準病名】

◎	肩関節周囲炎	筋痙縮	頸肩腕症候群
	背部痛	変形性脊椎症	腰痛症
○	回旋腱板症候群	下肢痙縮	肩インピンジメント症候群
	肩滑液包炎	肩関節異所性骨化	肩関節腱板炎
	肩関節硬結性腱炎	肩周囲炎	肩石灰性腱炎
	下背部ストレイン	急性痙攣	急性腰痛症
	胸椎症	胸椎不安定症	胸椎部痛
	胸背部痛	胸部神経根炎	棘上筋症候群
	棘上筋石灰化症	筋筋膜性腰痛症	筋痙直
	頸肩腕障害	頸椎症	頸椎症性神経根症
	頸椎症性脊髄症	頸椎不安定症	頸頭蓋症候群
	頸背部痛	頸腕神経痛	肩甲周囲炎
	後頸部交感神経症候群	根性腰痛症	坐骨神経根炎
	坐骨神経痛	坐骨単神経根炎	四肢筋痙攣
	四肢痙攣	四肢痙攣発作	上肢痙縮
	上腕神経痛	上腕二頭筋腱炎	上腕二頭筋腱鞘炎
	神経根炎	脊髄神経根症	脊椎関節症
	脊椎関節痛	脊椎症	脊椎症性ミエロパチー
	脊椎痛	脊椎不安定症	線維束性攣縮
	前脊髄動脈圧迫症候群	仙腸関節症	大腿単神経根炎
	椎骨動脈圧迫症候群	背部圧迫感	破壊性脊椎関節症
	バレー・リュー症候群	反射性痙攣	変形性頸椎症
	変形性脊椎炎	変形性腰椎症	野球肩
	癒着性肩関節包炎	腰仙部神経根炎	腰椎症
	腰椎不安定症	腰痛坐骨神経痛症候群	腰殿部痛
	腰部神経根炎	肋間神経根炎	
△	アテトーシス	異常頭部運動	異常不随意運動
	一側上肢振戦	一側性アテトーシス	オプソクローヌス
	開口障害	開口不全	牙関緊急
	下肢痙攣	間欠性振戦	間代強直性痙攣
	頸性頭痛	頸部炎症	頸部神経根症
	頸部痛	痙攣	肩部痛
	項部痛	こむら返り	細動性振戦
	四肢振戦	持続性振戦	手指振戦
	振戦	振戦発作	静止時振戦
	脊髄空洞症	脊柱障害	脊椎硬直症
	仙骨痛	仙部痛	殿部痛
	頭部振戦	半側振戦	尾骨痛
	尾骨部痛	不随意運動症	不随意痙攣性運動
	ふるえ	有痛性筋痙攣	腰腹痛

用法用量　メトカルバモールとして，通常成人1日1.5〜2.25gを3回に分割経口投与する。
なお，年齢，症状により適宜増減する。
ただし，小児は1日体重1kg当たり60mgをこえてはならない。

禁忌　本剤及び類似化合物(クロルフェネシンカルバミン酸エステル等)に対し過敏症の既往歴のある患者

ロヒプノール錠1　規格：1mg1錠[14.2円/錠]
ロヒプノール錠2　規格：2mg1錠[20.9円/錠]
フルニトラゼパム　中外　112

サイレース錠1mg，サイレース錠2mgを参照(P382)

ロプレソールSR錠120mg　規格：120mg1錠[121.3円/錠]
メトプロロール酒石酸塩　ノバルティス　214

セロケンL錠120mgを参照(P520)

ロプレソール錠20mg　規格：20mg1錠[15円/錠]
ロプレソール錠40mg　規格：40mg1錠[25.5円/錠]
メトプロロール酒石酸塩　ノバルティス　212,214

【効能効果】

(1)狭心症
(2)頻脈性不整脈
(3)本態性高血圧症(軽症～中等症)

【対応標準病名】

◎	狭心症	高血圧症	頻脈症
	頻脈性不整脈	不整脈	本態性高血圧症
○	QT延長症候群	QT短縮症候群	悪性高血圧症
	安静時狭心症	安定狭心症	異型狭心症
	一過性心室細動	遺伝性QT延長症候群	冠攣縮性狭心症
	境界型高血圧症	狭心症3枝病変	高血圧性脳内出血
	高血圧切迫症	高レニン性高血圧症	若年高血圧症
	若年性境界型高血圧症	収縮期高血圧症	上室頻拍
	初発労作型狭心症	心室細動	心室粗動
	心室頻拍	心房静止	心房頻拍
	増悪労作型狭心症	低レニン性高血圧症	洞頻脈
	特発性QT延長症候群	トルサードドポアント	二次性QT延長症候群
	非持続性心室頻拍	微小血管性狭心症	頻拍症
	不安定狭心症	ブブレ症候群	ブルガダ症候群
	発作性上室頻拍	発作性心房頻拍	発作性接合部頻拍
	発作性頻拍	夜間狭心症	薬物性QT延長症候群
	リエントリー性心室性不整脈	労作時兼安静時狭心症	労作性狭心症
△	異所性心室調律	異所性心房調律	異所性調律
	異所性拍動	期外収縮	期外収縮性不整脈
	呼吸性不整脈	三段脈	上室期外収縮
	徐脈頻脈症候群	心室期外収縮	心室性二段脈
	心拍異常	心房期外収縮	接合部調律
	多源性心室期外収縮	多発性期外収縮	洞不整脈
	二段脈	副収縮	房室接合部期外収縮

用法用量
(1)狭心症，頻脈性不整脈：通常成人にはメトプロロール酒石酸塩として1日60～120mgを1日2～3回に分割経口投与する。なお，年齢・症状により適宜増減する。
(2)本態性高血圧症(軽症～中等症)：通常成人にはメトプロロール酒石酸塩として1日60～120mgを1日3回に分割経口投与する。効果不十分な場合は240mgまで増量することができる。なお，年齢・症状により適宜増減する。

用法用量に関連する使用上の注意　褐色細胞腫の患者では，本剤の単独投与により急激に血圧が上昇することがあるので，α-遮断剤で初期治療を行った後に本剤を投与し，常にα-遮断剤を併用すること。

禁忌
(1)本剤の成分及び他のβ-遮断剤に対し過敏症の既往歴のある患者
(2)糖尿病性ケトアシドーシス，代謝性アシドーシスのある患者
(3)高度の徐脈(著しい洞性徐脈)，房室ブロック(II，III度)，洞房ブロック，洞不全症候群のある患者
(4)心原性ショック，肺高血圧による右心不全，うっ血性心不全の患者
(5)低血圧症の患者
(6)重症の末梢循環障害(壊疽等)のある患者
(7)未治療の褐色細胞腫の患者
(8)妊婦又は妊娠している可能性のある婦人

メトプリック錠20mg：テバ製薬　20mg1錠[7.3円/錠]，メトプリック錠40mg：テバ製薬　40mg1錠[7.4円/錠]，メトプロロール酒石酸塩錠20mg「JG」：長生堂　20mg1錠[7.3円/錠]，メトプロロール酒石酸塩錠20mg「TCK」：辰巳化学　20mg1錠[7.3円/錠]，メトプロロール酒石酸塩錠20mg「YD」：陽進堂　20mg1錠[7.3円/錠]，メトプロロール酒石酸塩錠20mg「サワイ」：沢井　20mg1錠[7.3円/錠]，メトプロロール酒石酸塩錠20mg「トーワ」：東和　20mg1錠[7.3円/錠]，メトプロロール酒石酸塩錠40mg「JG」：長生堂　40mg1錠[7.4円/錠]，メトプロロール酒石酸塩錠40mg「TCK」：辰巳化学　40mg1錠[7.4円/錠]，メトプロロール酒石酸塩錠40mg「YD」：陽進堂　40mg1錠[7.4円/錠]，メトプロロール酒石酸塩錠40mg「サワイ」：沢井　40mg1錠[7.4円/錠]，メトプロロール酒石酸塩錠40mg「トーワ」：東和　40mg1錠[7.4円/錠]

ロペカルド小児用ドライシロップ0.05%
規格：0.05%1g[24.5円/g]
ロペラミド塩酸塩　シオノ　231

【効能効果】

急性下痢症

【対応標準病名】

◎	下痢症		
○	S状結腸炎	胃腸炎	炎症性腸疾患
	回腸炎	カタル性胃腸炎	感冒性胃腸炎
	感冒性大腸炎	感冒性腸炎	機能性下痢
	急性胃腸炎	急性大腸炎	急性腸炎
	抗生物質起因性大腸炎	抗生物質起因性腸炎	大腸炎
	腸炎	腸カタル	難治性乳児下痢症
	乳児下痢		

用法用量　ロペラミド塩酸塩として，通常，小児に1日0.02～0.04mg/kg(ロペカルド小児用ドライシロップ0.05%として0.04～0.08g/kg)を2～3回に分割し，用時溶解して経口投与する。
なお，症状により適宜増減する。

禁忌
(1)出血性大腸炎の患者
(2)抗生物質の投与に伴う偽膜性大腸炎の患者
(3)低出生体重児，新生児及び6カ月未満の乳児
(4)本剤の成分に対し過敏症の既往歴のある患者

原則禁忌
(1)感染性下痢患者
(2)潰瘍性大腸炎の患者
(3)6カ月以上2歳未満の乳幼児

ロペミンカプセル1mg　規格：1mg1カプセル[51.8円/カプセル]
ロペミン細粒0.1%　規格：0.1%1g[56.1円/g]
ロペラミド塩酸塩　ヤンセン　231

【効能効果】

下痢症

【対応標準病名】

◎	下痢症		
○	S状結腸炎	胃腸炎	炎症性腸疾患
	回腸炎	カタル性胃腸炎	感冒性胃腸炎

	感冒性大腸炎	感冒性腸炎	機能性下痢
	急性胃腸炎	急性大腸炎	急性腸炎
	大腸炎	腸炎	腸カタル
	難治性乳児下痢症	乳児下痢	
△	感染性胃腸炎	感染性下痢症	感染性大腸炎
	感染性腸炎	抗生物質起因性大腸炎	抗生物質起因性腸炎
	出血性大腸炎	出血性腸炎	

用法用量　ロペラミド塩酸塩として，通常，成人に1日1～2mgを1～2回に分割経口投与する。
なお，症状により適宜増減する。

禁忌
(1)出血性大腸炎の患者
(2)抗生物質の投与に伴う偽膜性大腸炎の患者
(3)低出生体重児，新生児及び6カ月未満の乳児
(4)本剤の成分に対し過敏症の既往歴のある患者

原則禁忌
(1)感染性下痢患者
(2)潰瘍性大腸炎の患者
(3)6カ月以上2歳未満の乳幼児

カグダリンカプセル1mg：寿　1mg1カプセル[9.5円/カプセル]，カグダリン細粒0.1%：寿　0.1%1g[9.1円/g]，クラレットカプセル1mg：龍角散　1mg1カプセル[9.5円/カプセル]，クラレット細粒0.1%：龍角散　0.1%1g[9.1円/g]，ミロピンカプセル1mg：沢井　1mg1カプセル[9.5円/カプセル]，ロスポリア錠1mg：日医工　1mg1錠[47円/錠]，ロペカルドカプセル1mg：シオノ　1mg1カプセル[9.5円/カプセル]，ロペナカプセル1mg：堀井薬品　1mg1カプセル[9.5円/カプセル]，ロペラミド錠1mg「EMEC」：サンノーバ　1mg1錠[9.5円/錠]，ロペラミド塩酸塩カプセル1mg「JG」：長生堂　1mg1カプセル[9.5円/カプセル]，ロペラミド塩酸塩カプセル1mg「タイヨー」：テバ製薬　1mg1カプセル[9.5円/カプセル]，ロペラミド塩酸塩カプセル1mg「フソー」：ダイト　1mg1カプセル[9.5円/カプセル]，ロペラミド塩酸塩細粒0.1%「フソー」：ダイト　0.1%1g[9.1円/g]，ロペラミド塩酸塩細粒0.2%「フソー」：ダイト　0.2%1g[32.8円/g]，ロンバニンカプセル1mg：辰巳化学　1mg1カプセル[9.5円/カプセル]

ロペミン小児用細粒0.05%
規格：0.05%1g[56.3円/g]
ロペラミド塩酸塩　ヤンセン　231

【効能効果】
急性下痢症

【対応標準病名】

◎	下痢症		
○	S状結腸炎	胃腸炎	炎症性腸疾患
	回腸炎	カタル性胃腸炎	感冒性胃腸炎
	感冒性大腸炎	感冒性腸炎	機能性下痢
	急性胃腸炎	急性大腸炎	急性腸炎
	抗生物質起因性大腸炎	抗生物質起因性腸炎	大腸炎
	腸炎	腸カタル	難治性乳児下痢症
	乳児下痢		

用法用量　ロペラミド塩酸塩として，通常，小児に1日0.02～0.04mg/kg（ロペミン小児用細粒0.05%として0.04～0.08g/kg）を2～3回に分割経口投与する。
なお，症状により適宜増減する。

禁忌
(1)出血性大腸炎の患者
(2)抗生物質の投与に伴う偽膜性大腸炎の患者
(3)低出生体重児，新生児及び6カ月未満の乳児
(4)本剤の成分に対し過敏症の既往歴のある患者

原則禁忌
(1)感染性下痢患者
(2)潰瘍性大腸炎の患者
(3)6カ月以上2歳未満の乳幼児

ロペラミド塩酸塩細粒小児用0.05%「タイヨー」：テバ製薬[14円/g]

ロメバクトカプセル100mg
規格：100mg1カプセル[101.7円/カプセル]
塩酸ロメフロキサシン　塩野義　624

バレオンカプセル100mgを参照(P725)

ロラメット錠1.0
規格：1mg1錠[21.9円/錠]
ロルメタゼパム　あすか　112

エバミール錠1.0を参照(P174)

ロルカム錠2mg
規格：2mg1錠[18.2円/錠]
ロルカム錠4mg
規格：4mg1錠[25.8円/錠]
ロルノキシカム　大正　114

【効能効果】
(1)下記疾患並びに症状の消炎・鎮痛：関節リウマチ，変形性関節症，腰痛症，頸肩腕症候群，肩関節周囲炎
(2)手術後，外傷後及び抜歯後の消炎・鎮痛

【対応標準病名】

◎	外傷	肩関節周囲炎	関節リウマチ
	頚肩腕症候群	挫傷	挫創
	手指変形性関節症	術後疼痛	全身性変形性関節症
	創傷	抜歯後疼痛	変形性肩関節症
	変形性関節症	変形性胸鎖関節症	変形性肩鎖関節症
	変形性股関節症	変形性膝関節症	変形性手関節症
	変形性足関節症	変形性肘関節症	変形性中手関節症
	母指CM関節変形性関節症	腰痛症	裂傷
	裂創		
○	CM関節変形性関節症	DIP関節変形性関節症	MRSA術後創部感染
あ	PIP関節変形性関節症	RS3PE症候群	アキレス腱筋腱移行部断裂
	アキレス腱挫傷	アキレス腱挫創	アキレス腱切創
	アキレス腱断裂	アキレス腱部分断裂	足異物
	足開放創	足挫創	足切創
	亜脱臼	圧挫傷	圧挫創
	圧迫骨折	圧迫神経炎	一過性関節症
	一側性外傷後股関節症	一側性外傷後膝関節症	一側性形成不全性股関節症
	一側性原発性股関節症	一側性原発性膝関節症	一側性続発性股関節症
	一側性続発性膝関節症	犬咬創	陰茎開放創
	陰茎挫創	陰茎折症	陰茎裂創
	咽頭開放創	咽頭創傷	陰のう開放創
	陰のう裂創	陰部切創	会陰部化膿創
	会陰裂傷	遠位橈尺関節変形性関節症	炎症性多発性関節障害
	横隔膜損傷	横骨折	汚染擦過創
か	汚染創	外陰開放創	外陰部挫創
	外陰部切創	外陰部裂傷	外耳開放創
	外耳道創傷	外耳部外傷性異物	外耳部外傷性腫脹
	外耳部外傷性皮下異物	外耳部割創	外耳部貫通創
	外耳部咬創	外耳部挫傷	外耳部挫創
	外耳部擦過創	外耳部刺創	外耳部切創
	外耳部創傷	外耳部打撲傷	外耳部虫刺傷
	外耳部皮下血腫	外耳部皮下出血	外傷後遺症
	外傷後股関節症	外傷後膝関節症	外傷性一過性麻痺
	外傷性異物	外傷性横隔膜ヘルニア	外傷性肩関節症
	外傷性眼球ろう	外傷性関節症	外傷性関節障害

ロ

外傷性咬合	外傷性虹彩離断	外傷性硬膜動静脈瘻
外傷性股関節症	外傷性耳出血	外傷性視神経症
外傷性膝関節症	外傷性手関節症	外傷性食道破裂
外傷性脊髄出血	外傷性切断	外傷性足関節症
外傷性肘関節症	外傷性動静脈瘻	外傷性動脈血腫
外傷性動脈瘤	外傷性乳び胸	外傷性脳圧迫
外傷性脳圧迫・頭蓋内に達する開放創合併あり	外傷性脳圧迫・頭蓋内に達する開放創合併なし	外傷性脳症
外傷性破裂	外傷性皮下血腫	外傷性母指 CM 関節症
外耳裂創	回旋腱板症候群	開腹術後愁訴
開放骨折	開放性外傷性脳圧迫	開放性陥没骨折
開放性胸膜損傷	開放性脱臼	開放性脱臼骨折
開放性脳挫創	開放性脳底部挫傷	開放性びまん性脳損傷
開放性粉砕骨折	開放創	下咽頭創傷
下顎外傷性異物	下顎開放創	下顎割創
下顎貫通創	下顎口唇挫創	下顎咬創
下顎挫傷	下顎挫創	下顎擦過創
下顎刺創	下顎切創	下顎創傷
下顎打撲傷	下顎皮下血腫	下顎部挫傷
下顎部打撲傷	下顎部皮膚欠損創	下顎裂創
踵関節症	踵裂創	顎関節部開放創
顎関節部割創	顎関節部貫通創	顎関節部咬創
顎関節部挫傷	顎関節部挫創	顎関節部擦過創
顎関節部刺創	顎関節部切創	顎関節部創傷
顎関節部打撲傷	顎関節部皮下血腫	顎関節部裂創
顎部挫傷	顎部打撲傷	角膜挫創
角膜切傷	角膜切創	角膜創傷
角膜破裂	角膜裂傷	下腿汚染創
下腿開放創	下腿挫創	下腿切創
下腿皮膚欠損創	下腿裂創	肩インピンジメント症候群
肩滑液包炎	肩関節異所性骨化	肩関節腱板炎
肩関節硬結性腱炎	肩関節症	肩周囲炎
肩石灰性腱炎	割創	下背部ストレイン
眼黄斑部裂孔	眼窩創傷	眼窩部挫創
眼窩裂傷	眼球結膜裂傷	眼球損傷
眼球破裂	眼球裂傷	眼瞼外傷性異物
眼瞼外傷性腫脹	眼瞼外傷性皮下異物	眼瞼開放創
眼瞼割創	眼瞼貫通創	眼瞼咬創
眼瞼挫創	眼瞼擦過創	眼瞼刺創
眼瞼切創	眼瞼創傷	眼瞼虫刺傷
眼瞼裂創	環指圧挫傷	環指挫傷
環指挫創	環指切創	環指剥皮創
環指皮膚欠損創	眼周囲部外傷性異物	眼周囲部外傷性腫脹
眼周囲部外傷性皮下異物	眼周囲部開放創	眼周囲部割創
眼周囲部貫通創	眼周囲部咬創	眼周囲部挫創
眼周囲部擦過創	眼周囲部刺創	眼周囲部切創
眼周囲部創傷	眼周囲部虫刺傷	眼周囲部裂創
関節血腫	関節骨折	関節挫傷
関節症	関節打撲	関節内骨折
関節リウマチ・顎関節	関節リウマチ・肩関節	関節リウマチ・胸椎
関節リウマチ・頚椎	関節リウマチ・股関節	関節リウマチ・指関節
関節リウマチ・趾関節	関節リウマチ・膝関節	関節リウマチ・手関節
関節リウマチ・脊椎	関節リウマチ・足関節	関節リウマチ・肘関節
関節リウマチ・腰椎	完全骨折	完全脱臼
貫通刺創	貫通銃創	貫通性挫滅創
貫通創	眼部外傷性異物	眼部外傷性腫脹
眼部外傷性皮下異物	眼部開放創	眼部割創
眼部貫通創	眼部咬創	眼部挫創
眼部擦過創	眼部刺創	眼部切創
眼部創傷	眼部虫刺傷	眼部裂創
陥没骨折	顔面汚染創	顔面外傷性異物
顔面開放創	顔面割創	顔面貫通創

顔面咬創	顔面挫傷	顔面挫創
顔面擦過創	顔面刺創	顔面切創
顔面創傷	顔面掻創	顔面損傷
顔面多発開放創	顔面多発割創	顔面多発貫通創
顔面多発咬創	顔面多発挫傷	顔面多発挫創
顔面多発擦過創	顔面多発刺創	顔面多発切創
顔面多発創傷	顔面多発打撲傷	顔面多発虫刺傷
顔面多発皮下血腫	顔面多発皮下出血	顔面多発裂創
顔面打撲傷	顔面皮下血腫	顔面皮膚欠損創
顔面裂創	急性腰痛症	急速破壊型股関節症
胸管損傷	胸腺損傷	頬粘膜咬傷
頬粘膜咬創	胸部汚染創	胸部外傷
頬部外傷性異物	頬部開放創	頬部割創
頬部貫通創	頬部咬創	頬部挫傷
胸部挫創	頬部挫創	頬部擦過創
頬部刺創	胸部食道損傷	胸部切創
頬部切創	頬部創傷	胸部損傷
頬部打撲傷	頬部皮下血腫	胸部皮膚欠損創
頬部皮膚欠損創	頬部裂創	胸壁開放創
胸壁刺創	強膜切創	強膜創傷
胸膜損傷・胸腔に達する開放創合併あり	強膜裂傷	胸膜裂創
棘刺創	棘上筋症候群	棘上筋石灰化症
魚咬創	亀裂骨折	筋筋膜性腰痛症
筋損傷	筋断裂	筋肉内血腫
屈曲骨折	頚管破裂	頚肩腕障害
脛骨顆部割創	形成不全性股関節症	頚頭蓋症候群
頚部開放創	頚部挫創	頚部食道開放創
頚部切創	頚部皮膚欠損創	血管切断
血管損傷	血腫	血清反応陰性関節リウマチ
結膜創傷	結膜裂傷	肩甲周囲炎
腱切創	腱損傷	腱断裂
原発性関節症	原発性股関節症	原発性膝関節症
原発性全身性関節症	原発性変形性関節症	原発性母指 CM 関節症
肩部痛	腱部分断裂	腱裂傷
高エネルギー外傷	口蓋挫傷	口蓋切創
口蓋裂創	口角部挫創	口角部裂創
口腔外傷性異物	口腔外傷性腫脹	口腔開放創
口腔割創	口腔挫傷	口腔挫創
口腔擦過創	口腔刺創	口腔切創
口腔創傷	口腔打撲傷	口腔内血腫
口腔粘膜咬傷	口腔粘膜咬創	口腔裂創
後頚部交感神経症候群	口唇外傷性異物	口唇外傷性腫脹
口唇外傷性皮下異物	口唇開放創	口唇割創
口唇貫通創	口唇咬傷	口唇咬創
口唇挫傷	口唇挫創	口唇擦過創
口唇刺創	口唇切創	口唇創傷
口唇打撲傷	口唇虫刺傷	口唇皮下血腫
口唇皮下出血	口唇裂創	溝創
咬創	喉頭外傷	喉頭損傷
後頭部外傷	後頭部割創	後頭部挫傷
後頭部挫創	後頭部切創	後頭部打撲傷
後頭部裂創	広範性軸索損傷	広汎性神経損傷
後方脱臼	硬膜損傷	硬膜裂傷
肛門裂創	股関節症	骨折
骨盤部裂創	根性腰痛症	昆虫咬創

さ

昆虫刺傷	コントル・クー損傷	採皮創
坐骨神経根炎	坐骨神経痛	坐骨単神経根炎
擦過創	擦過皮下血腫	挫滅傷
挫滅創	産科的創傷の血腫	耳介外傷性異物
耳介外傷性腫脹	耳介外傷性皮下異物	耳介開放創
耳介割創	耳介貫通創	耳介咬創
耳介挫傷	耳介挫創	耳介擦過創
耳介刺創	耳介切創	耳介創傷

耳介打撲傷	耳介虫刺傷	耳介皮下血腫
耳介皮下出血	趾開放創	耳介裂創
耳下腺部打撲	趾化膿創	趾関節症
指間切創	趾間切創	子宮癌術後後遺症
子宮頚管裂傷	子宮頚部環状剥離	刺咬症
趾挫創	示指 MP 関節挫傷	示指 PIP 開放創
示指割創	示指化膿創	示指挫傷
示指挫創	示指刺創	四肢静脈損傷
示指切創	四肢動脈損傷	示指皮膚欠損創
耳前部挫創	刺創	膝蓋部挫創
膝下部挫創	膝窩部銃創	膝関節症
膝関節部異物	膝関節部挫創	膝部異物
膝部開放創	膝部割創	膝部咬創
膝部挫創	膝部切創	膝部裂創
歯肉挫傷	歯肉切創	歯肉裂創
尺側偏位	斜骨折	射創
尺骨近位端骨折	尺骨鉤状突起骨折	手圧挫傷
縦隔血腫	縦骨折	銃創
重複骨折	手関節挫滅傷	手関節挫滅創
手関節症	手関節掌側部挫創	手関節部挫創
手関節部切創	手関節部創傷	手関節部裂創
手根関節症	手指圧挫傷	手指汚染創
手指開放創	手指咬創	種子骨開放骨折
種子骨骨折	手指挫傷	手指挫創
手指挫滅傷	手指挫滅創	手指刺創
手指切創	手指打撲傷	手指剥皮創
手指皮下血腫	手指皮膚欠損創	手術創部膿瘍
手掌挫創	手掌刺創	手掌切創
手掌剥皮創	手掌皮膚欠損創	術後横隔膜下膿瘍
術後合併症	術後感染症	術後髄膜炎
術後創部感染	術後膿瘍	術後腹腔内膿瘍
術後腹壁膿瘍	術後腰痛	術創部痛
手背皮膚欠損創	手背部挫創	手背部切創
手部汚染創	上顎挫傷	上顎擦過創
上顎切創	上顎打撲傷	上顎皮下血腫
上顎部裂創	上口唇挫傷	踵骨部挫滅創
小指咬創	小指挫傷	小指挫創
小指切創	硝子体切断	小指皮膚欠損創
上唇小帯裂創	上腕汚染創	上腕貫通銃創
上腕挫創	上腕二頭筋腱炎	上腕二頭筋腱鞘炎
上腕皮膚欠損創	上腕部開放創	食道損傷
処女膜裂傷	神経原性関節症	神経根炎
神経根ひきぬき損傷	神経切断	神経叢損傷
神経叢不全損傷	神経損傷	神経断裂
針刺創	靱帯ストレイン	靱帯損傷
靱帯断裂	靱帯捻挫	靱帯裂傷
ストレイン	成人スチル病	精巣開放創
精巣破裂	声門外傷	脊髄神経根症
脊椎痛	脊椎麻酔後頭痛	舌開放創
舌下顎挫創	舌咬傷	舌咬創
舌挫創	舌刺創	舌切創
切創	舌創傷	切断
舌裂創	前額部外傷性異物	前額部外傷性腫脹
前額部外傷性皮下異物	前額部開放創	前額部割創
前額部貫通創	前額部咬創	前額部挫創
前額部擦過創	前額部刺創	前額部切創
前額部創傷	前額部虫刺傷	前額部虫刺症
前額部皮膚欠損創	前額部裂創	前胸部挫創
前頚頭頂部挫創	仙骨部挫創	仙骨部皮膚欠損創
線状骨折	全身擦過創	穿通創
先天性股関節脱臼治療後亜脱臼	前頭部割創	前頭部挫傷
前頭部挫創	前頭部切創	前頭部打撲傷
前頭部皮膚欠損創	前方脱臼	前腕汚染創
前腕開放創	前腕咬創	前腕挫創

	前腕刺創	前腕切創	前腕皮膚欠損創
	前腕裂創	爪下異物	爪下挫滅傷
	爪下挫滅創	創傷感染症	掻創
	創部膿瘍	足関節症	足関節内果部挫創
	足関節部挫創	足底異物	足底部咬創
	足底部刺創	足底部皮膚欠損創	側頭部割創
	側頭部挫創	側頭部切創	側頭部打撲傷
	側頭部皮下血腫	足背部挫創	足背部切創
	続発性関節症	続発性股関節症	続発性膝関節症
	続発性多発性関節症	続発性母指 CM 関節症	足部汚染創
	側腹部咬創	側腹部挫創	側腹壁開放創
	足部皮膚欠損創	足部裂創	鼡径部開放創
た	鼡径部切創	第 5 趾皮膚欠損創	大腿汚染創
	大腿咬創	大腿挫創	大腿皮膚欠損創
	大腿部開放創	大腿部刺創	大腿部切創
	大腿裂創	大転子部挫創	脱臼
	脱臼骨折	多発性外傷	多発性開放創
	多発性関節症	多発性咬創	多発性切創
	多発性穿刺創	多発性リウマチ性関節炎	多発性裂創
	打撲割創	打撲血腫	打撲挫創
	打撲擦過創	打撲傷	打撲皮下血腫
	単純脱臼	腟開放創	腟断端炎
	腟裂傷	肘関節骨折	肘関節挫創
	肘関節症	肘関節脱臼骨折	肘関節内骨折
	肘関節部開放創	中指咬創	中指挫傷
	中指挫創	中指刺創	中指切創
	中指皮膚欠損創	中手骨関節部挫創	虫垂炎術後残膿瘍
	中枢神経系損傷	肘頭骨折	肘部挫創
	肘部切創	肘部皮膚欠損創	手開放創
	手咬創	手挫創	手刺創
	手切創	転位性骨折	殿部異物
	殿部開放創	殿部咬創	殿部刺創
	殿部切創	殿部痛	殿部皮膚欠損創
	殿部裂創	頭頂部挫傷	頭頂部挫創
	頭頂部擦過創	頭頂部切創	頭頂部打撲傷
	頭頂部裂創	頭皮外傷性腫脹	頭皮開放創
	頭皮下血腫	頭皮剥離	頭皮表在損傷
	頭部異物	頭部外傷性皮下異物	頭部外傷性皮下気腫
	頭部開放創	頭部割創	頭部頚部挫傷
	頭部頚部挫創	頭部頚部打撲傷	頭部血腫
	頭部挫傷	頭部挫創	頭部擦過創
	頭部刺創	頭部切創	頭部多発開放創
	頭部多発割創	頭部多発咬創	頭部多発挫傷
	頭部多発挫創	頭部多発擦過創	頭部多発刺創
	頭部多発切創	頭部多発創傷	頭部多発打撲傷
	頭部多発皮下血腫	頭部多発裂創	頭部打撲
	頭部打撲血腫	頭部打撲傷	頭部虫刺傷
	動物咬創	頭部皮下異物	頭部皮下血腫
	頭部皮下出血	頭部皮膚欠損創	頭部裂創
な	動脈損傷	特発性関節脱臼	軟口蓋血腫
	軟口蓋挫創	軟口蓋創傷	軟口蓋破裂
	肉離れ	二次性変形性関節症	乳癌術後後遺症
	尿管切石術後感染症	猫咬創	捻挫
	脳挫傷	脳挫傷・頭蓋内に達する開放創合併あり	脳挫傷・頭蓋内に達する開放創合併なし
	脳挫創	脳挫創・頭蓋内に達する開放創合併あり	脳挫創・頭蓋内に達する開放創合併なし
	脳手術後遺症	脳腫瘍摘出術後遺症	脳損傷
	脳対側損傷	脳直撃損傷	脳底部挫傷
	脳底部挫傷・頭蓋内に達する開放創合併あり	脳底部挫傷・頭蓋内に達する開放創合併なし	脳裂傷
は	背部痛	剥離骨折	抜歯後感染
	バレー・リュー症候群	破裂骨折	皮下異物
	皮下血腫	鼻下擦過創	皮下静脈損傷

	皮下損傷	鼻根部打撲挫創	鼻根部裂創
	膝汚染創	膝皮膚欠損創	皮神経挫傷
	鼻前庭部挫創	鼻尖部挫創	非熱傷性水疱
	鼻部外傷性異物	鼻部外傷性腫脹	鼻部外傷性皮下異物
	鼻部開放創	眉部割創	鼻部割創
	鼻部貫通創	腓腹筋挫創	眉部血腫
	皮膚欠損創	鼻部咬創	鼻部挫傷
	鼻部挫創	鼻部擦過創	鼻部刺創
	鼻部切創	鼻部創傷	皮膚損傷
	鼻部打撲傷	鼻部虫刺傷	皮膚剥脱創
	鼻部皮下血腫	鼻部皮下出血	鼻部皮膚欠損創
	鼻部皮膚剥離創	鼻部裂創	びまん性脳損傷
	びまん性脳損傷・頭蓋内に達する開放創合併あり	びまん性脳損傷・頭蓋内に達する開放創合併なし	眉毛部割創
	眉毛部裂創	病的骨折	表皮剥離
	鼻翼部切創	鼻翼部裂創	びらん性関節症
	複雑脱臼	副鼻腔炎術後症	副鼻腔開放創
	腹部汚染創	腹部刺創	腹部皮膚欠損創
	腹壁異物	腹壁開放創	腹壁縫合糸膿瘍
	ブシャール結節	不全骨折	粉砕骨折
	分娩時会陰裂傷	分娩時軟産道損傷	閉鎖性外傷性脳圧迫
	閉鎖性骨折	閉鎖性脱臼	閉鎖性脳挫創
	閉鎖性脳底部挫傷	閉鎖性びまん性脳損傷	ヘーガース結節
	ヘバーデン結節	縫合糸膿瘍	縫合部膿瘍
	帽状腱膜下出血	包皮挫創	包皮切創
	包皮裂創	母指 CM 関節症	母指関節症
	母指咬創	母指挫傷	母指挫創
	母趾挫創	母指示指間切創	母指刺創
	母指切創	母指打撲挫創	母指打撲傷
	母指皮膚欠損創	母趾皮膚欠損創	母指末節部挫創
ま	末梢血管外傷	末梢神経損傷	眉間部挫創
	眉間部裂創	耳後部挫創	耳後部打撲傷
	ムチランス変形	盲管銃創	網膜振盪
や	網脈絡膜裂傷	モンテジア骨折	野球肩
	癒着性肩関節包炎	腰仙部神経根炎	腰痛坐骨神経痛症候群
	腰殿部痛	腰部神経根炎	腰部切創
ら	腰部打撲挫創	らせん骨折	リウマチ性滑液包炎
	リウマチ性皮下結節	リウマチ様関節炎	離開骨折
	両側性外傷後股関節症	両側性外傷後膝関節症	両側性外傷性母指 CM 関節症
	両側性形成不全性股関節症	両側性原発性股関節症	両側性原発性膝関節症
	両側性原発性母指 CM 関節症	両側性続発性股関節症	両側性続発性膝関節症
	両側性続発性母指 CM 関節症	涙管損傷	涙管断裂
	涙道損傷	轢過創	裂離
	裂離骨折	老人性関節炎	老年性股関節症
	若木骨折		
△	BCG 副反応	カテーテル感染症	カテーテル敗血症
	金属歯冠修復過高	金属歯冠修復粗造	金属歯冠修復脱離
	金属歯冠修復低位	金属歯冠修復破損	金属歯冠修復不適合
	頚椎不安定症	術後敗血症	上腕神経痛
	創傷はえ幼虫症	損傷	疼痛
	背部圧迫感	ブラックアイ	腰腹痛

用法用量

効能効果(1)の場合：通常，成人にはロルノキシカムとして１回4mgを１日３回食後に経口投与する。なお，年齢，症状により適宜増減するが，１日18mgを限度とする。
効能効果(2)の場合：通常，成人にはロルノキシカムとして１回8mgを頓用する。ただし，１回量は8mgまで，１日量は24mgまで，投与期間は３日までを限度とする。また，空腹時の投与は避けることが望ましい。

用法用量に関連する使用上の注意　手術後，外傷後及び抜歯後の消炎・鎮痛に用いる場合，１回8mg，１日24mg及び３日間を超えて，投与された経験はなく，安全性は確立されていないので，用法用量を遵守すること。

禁忌

(1)消化性潰瘍のある患者
(2)重篤な血液の異常のある患者
(3)重篤な肝障害のある患者
(4)重篤な腎障害のある患者
(5)重篤な心機能不全のある患者
(6)重篤な高血圧症のある患者
(7)本剤の成分に対して過敏症のある患者
(8)アスピリン喘息(非ステロイド性消炎鎮痛剤等による喘息発作の誘発)又はその既往歴のある患者
(9)妊娠末期の婦人

ロレルコ細粒50%　規格：50%1g[41.6円/g]
ロレルコ錠250mg　規格：250mg1錠[21.8円/錠]
プロブコール　大塚　218

シンレスタール細粒50%，シンレスタール錠250mgを参照(P462)

ロンゲス錠5mg　規格：5mg1錠[38.7円/錠]
ロンゲス錠10mg　規格：10mg1錠[66.8円/錠]
ロンゲス錠20mg　規格：20mg1錠[131円/錠]
リシノプリル水和物　塩野義　214,217

ゼストリル錠5，ゼストリル錠10，ゼストリル錠20を参照(P491)

ロンサーフ配合錠T15
規格：15mg1錠(トリフルリジン相当量)[2489.6円/錠]
ロンサーフ配合錠T20
規格：20mg1錠(トリフルリジン相当量)[3340.9円/錠]
チピラシル塩酸塩　トリフルリジン　大鵬薬品　429

【効能効果】

治癒切除不能な進行・再発の結腸・直腸癌(標準的な治療が困難な場合に限る)

【対応標準病名】

◎	癌	結腸癌	直腸癌
○	KIT (CD117) 陽性結腸消化管間質腫瘍	KIT (CD117) 陽性直腸消化管間質腫瘍	KRAS 遺伝子野生型結腸癌
	KRAS 遺伝子野生型直腸癌	S 状結腸癌	遺伝性大腸癌
	遺伝性非ポリポーシス大腸癌	横行結腸癌	下行結腸癌
	肝弯曲部癌	結腸脂肪肉腫	結腸消化管間質腫瘍
	上行結腸カルチノイド	上行結腸癌	上行結腸平滑筋肉腫
	大腸カルチノイド	大腸癌	大腸肉腫
	大腸粘液癌	直腸 S 状部結腸癌	直腸悪性黒色腫
	直腸カルチノイド	直腸癌術後再発	直腸癌穿孔
	直腸脂肪肉腫	直腸消化管間質腫瘍	直腸平滑筋肉腫
	脾弯曲部癌		

効能効果に関連する使用上の注意

(1)検証的な試験成績は得られていない。
(2)本剤の一次治療及び二次治療としての有効性及び安全性は確立していない。
(3)本剤の術後補助化学療法における有効性及び安全性は確立していない。
(4)臨床試験に組み入れられた患者の前治療歴について，「臨床成績」の項の内容を熟知し，本剤の有効性及び安全性を十分理解した上で，本剤以外の治療の実施についても慎重に検討し，適応患者の選択を行うこと。

用法用量

通常，成人には初回投与量(１回量)を体表面積に合わせて次の基準量とし(トリフルリジンとして約35mg/m^2/回)，朝食後及び夕食後の1日2回，5日間連続経口投与したのち2日間休薬する。これを2回繰り返したのち14日間休薬する。これを1コースとして投与を繰り返す。
なお，患者の状態により適宜減量する。

体表面積(m^2)	初回基準量（トリフルリジン相当量）
1.07未満	35mg/回(70mg/日)
1.07以上～1.23未満	40mg/回(80mg/日)
1.23以上～1.38未満	45mg/回(90mg/日)
1.38以上～1.53未満	50mg/回(100mg/日)
1.53以上～1.69未満	55mg/回(110mg/日)
1.69以上～1.84未満	60mg/回(120mg/日)
1.84以上～1.99未満	65mg/回(130mg/日)
1.99以上～2.15未満	70mg/回(140mg/日)
2.15以上	75mg/回(150mg/日)

用法用量に関連する使用上の注意
(1)他の抗悪性腫瘍剤との併用について，有効性及び安全性は確立していない。
(2)空腹時に本剤を投与した場合，食後投与と比較してトリフルリジン(FTD)のCmaxの上昇が認められることから，空腹時投与を避けること。
(3)本剤の投与にあたっては，以下の基準を参考に必要に応じて，減量又は休薬すること。
①各コース開始時，「投与開始基準」を満たさない場合は本剤を投与しない。また，「休薬基準」に該当する有害事象が発現した場合は本剤を休薬し，「投与再開基準」まで回復を待って投与を再開する。

	投与開始基準 投与再開基準	休薬基準
血色素量	8.0g/dL以上	7.0g/dL未満
好中球数	1,500/mm^{3}以上	1,000/mm^{3}未満
血小板数	75,000/mm^{3}以上	50,000/mm^{3}未満
総ビリルビン	1.5mg/dL以下	2.0mg/dLを超える
AST(GOT)，ALT(GPT)	施設基準値上限の2.5倍(肝転移症例では5倍)以下	施設基準値上限の2.5倍(肝転移症例では5倍)を超える
クレアチニン	1.5mg/dL以下	1.5mg/dLを超える
末梢神経障害	Grade 2以下	Grade 3以上
非血液毒性	Grade 1以下(脱毛，味覚異常，色素沈着，原疾患に伴う症状は除く)	Grade 3以上

(GradeはCTCAE v3.0に基づく。)
②前コース(休薬期間を含む)中に，「減量基準」に該当する有害事象が発現した場合には，本剤の投与再開時において，コース単位で1日単位量として10mg/日単位で減量する。ただし，最低投与量は30mg/日までとする。

	減量基準
好中球数	500/mm^{3}未満
血小板数	50,000/mm^{3}未満

(4)本剤50mg/日を投与する場合は，朝食後に20mgを，夕食後に30mgを投与する。

警告
(1)本剤を含むがん化学療法は，緊急時に十分対応できる医療施設において，がん化学療法に十分な知識・経験を持つ医師のもとで本療法が適切と判断される症例についてのみ実施すること。また，治療開始に先立ち，患者又はその家族に有効性及び危険性を十分説明し，同意を得てから投与すること。
(2)フッ化ピリミジン系抗悪性腫瘍剤，これらの薬剤との併用療法(ホリナート・テガフール・ウラシル療法等)，抗真菌剤フルシトシン又は葉酸代謝拮抗剤(メトトレキサート及びペメトレキセドナトリウム水和物)との併用により，重篤な骨髄抑制等の副作用が発現するおそれがあるので注意すること。

禁忌
(1)本剤の成分に対し重篤な過敏症の既往歴のある患者
(2)妊婦又は妊娠している可能性のある婦人

ロンミールカプセル200mg
規格：200mg1カプセル[9.1円/カプセル]
ベネキサート塩酸塩ベータデクス　ナガセ　232

ウルグートカプセル200mgを参照(P163)

ワイテンス錠2mg
規格：2mg1錠[16.2円/錠]
グアナベンズ酢酸塩　アルフレッサファーマ　214

【効能効果】
本態性高血圧症

【対応標準病名】

◎	高血圧症	本態性高血圧症	
○	悪性高血圧症	境界型高血圧症	高血圧性緊急症
	高血圧性腎疾患	高血圧性脳内出血	高血圧切迫症
	高レニン性高血圧症	若年高血圧症	若年性境界型高血圧症
	収縮期高血圧症	心因性高血圧症	低レニン性高血圧症
△	HELLP症候群	褐色細胞腫	褐色細胞腫性高血圧症
	クロム親和性細胞腫	軽症妊娠高血圧症候群	混合型妊娠高血圧症候群
	産後高血圧症	重症妊娠高血圧症候群	術中異常高血圧症
	純粋型妊娠高血圧症候群	腎血管性高血圧症	腎実質性高血圧症
	腎性高血圧症	新生児高血圧症	早発型妊娠高血圧症候群
	遅発型妊娠高血圧症候群	内分泌性高血圧症	二次性高血圧症
	妊娠・分娩・産褥の既存の本態性高血圧症	妊娠高血圧症	妊娠高血圧症候群
	妊娠高血圧腎症	妊娠中一過性高血圧症	副腎性高血圧症
	副腎腺腫	副腎のう腫	副腎皮質のう腫
	良性副腎皮質腫瘍		

用法用量　グアナベンズとして，通常成人1回2mg1日2回経口投与する。効果が不十分な場合は，1回4mg1日2回に増量する。
なお，年齢，症状に応じて適宜増減する。

禁忌　本剤の成分に対し過敏症の既往歴のある患者

ワイパックス錠0.5
規格：0.5mg1錠[6.1円/錠]
ワイパックス錠1.0
規格：1mg1錠[11.2円/錠]
ロラゼパム　ファイザー　112

【効能効果】
(1)神経症における不安・緊張・抑うつ
(2)心身症(自律神経失調症，心臓神経症)における身体症候並びに不安・緊張・抑うつ

【対応標準病名】

◎	うつ状態	自律神経失調症	神経症
	神経症性抑うつ状態	心身症	心身症型自律神経失調症
	心臓神経症	不安うつ病	不安緊張状態
	不安神経症	抑うつ神経症	
○	2型双極性障害	咽喉頭神経症	うつ病
	うつ病型統合失調感情障害	外傷後遺症性うつ病	家族性自律神経異常症
	仮面うつ病	寛解中の反復性うつ病性障害	感染症後うつ病
	器質性うつ病性障害	軽症うつ病エピソード	軽症反復性うつ病性障害
	血管運動神経障害	拘禁性抑うつ状態	混合性不安抑うつ障害
	災害神経症	産褥期うつ状態	思春期うつ病
	シャイ・ドレーガー症候群	社交不安障害	周期性精神病

ワ

	術後神経症	循環型躁うつ病	小児神経症
	小児心身症	職業神経症	自律神経症
	自律神経障害	心因性高血圧症	心因性心悸亢進
	心因性頻脈	心因性不整脈	心気性うつ病
	精神神経症	精神病症状を伴う重症うつ病エピソード	精神病症状を伴わない重症うつ病エピソード
	全般性不安障害	躁うつ病	双極性感情障害
	双極性感情障害・軽症のうつ病エピソード	双極性感情障害・精神病症状を伴う重症うつ病エピソード	双極性感情障害・精神病症状を伴わない重症うつ病エピソード
	双極性感情障害・中等症のうつ病エピソード	退行期うつ病	多発性神経症
	単極性うつ病	単極性躁病	単発反応性うつ病
	中等症うつ病エピソード	中等症反復性うつ病性障害	動脈硬化性うつ病
	内因性うつ病	パニック障害	パニック発作
	反応性うつ病	反復心因性うつ病	反復性うつ病
	反復性心因性抑うつ精神病	反復性精神病性うつ病	反復性躁病エピソード
	反復性短期うつ病エピソード	非定型うつ病	発作性神経症
	本態性自律神経症	膜症神経症	妄想性神経症
	抑うつ性パーソナリティ障害	老人性神経症	老年期うつ病
	老年期認知症抑うつ型		
△ あ	異形恐怖	異常絞扼反射	胃神経症
	胃腸神経症	一過性離人症候群	咽喉頭異常感症
	咽喉頭食道神経症	咽頭異常感症	陰部神経症
か	延髄外側症候群	延髄性うつ病	過換気症候群
	器質性気分障害	器質性混合性感情障害	器質性双極性障害
	器質性躁病性障害	偽性斜頚	気分循環症
	気分変調症	恐怖症性不安障害	空気嚥下症
	空気飢餓感	頚動脈洞症候群	血管運動神経症
	血管緊張低下性失神	原発性認知症	後下小脳動脈閉塞症
	交感神経緊張亢進	口腔心身症	高所恐怖症
さ	肛門神経症	持続性気分障害	持続性身体表現性疼痛障害
	疾病恐怖症	社会不安障害	醜形恐怖症
	常習性吃逆	上小脳動脈閉塞症	小脳卒中症候群
	小脳動脈狭窄	小脳動脈血栓症	小脳動脈塞栓症
	小脳動脈閉塞	職業性痙攣	食道神経症
	書痙	初老期精神病	初老期認知症
	初老期妄想状態	自律神経炎	自律神経過敏症
	自律神経性ニューロパチー	自律神経反射性疼痛	心因性あくび
	心因性胃アトニー	心因性胃液分泌過多症	心因性胃痙攣
	心因性嚥下困難	心因性過換気	心因性嗅覚障害
	心因性月経困難症	心因性下痢	心因性呼吸困難発作
	心因性鼓腸	心因性失神	心因性視野障害
	心因性しゃっくり	心因性消化不良症	心因性視力障害
	心因性心血管障害	心因性頭痛	心因性咳
	心因性舌痛症	心因性そう痒症	心因性多飲症
	心因性疼痛	心因性脳血栓反応	心因性排尿障害
	心因性背部痛	心因性発熱	心因性頻尿
	心因性腹痛	心因性便秘	心因性めまい
	心因性幽門痙攣	心気症	心気障害
	神経因性排尿障害	神経循環疲労症	神経衰弱
	神経性胃腸炎	神経性眼病	神経性口腔異常
	神経性耳痛	神経性耳鳴	神経性食道通過障害
	神経性心悸亢進	神経性多汗症	神経調節性失神
	心臓血管神経症	心臓神経痛	心臓性神経衰弱症
	身体化障害	身体型疼痛障害	身体表現性障害
	身体表現性自律神経機能低下	性器神経症	青春期内閉神経症
	精神衰弱	精神痛	前下小脳動脈閉塞症
たな	挿間性発作性不安	多系統萎縮症	多訴性症候群
	多発性心身性障害	特発性末梢自律神経ニューロパチー	内臓神経症
	二次性認知症	尿膀胱神経症	認知症
は	脳血管運動神経症	歯ぎしり	破局発作状態
	汎自律神経失調症	反復性気分障害	鼻咽腔異常感症
	ヒステリー球	鼻内異常感	不安障害
	不安ヒステリー	副交感神経緊張症	腹部神経症
	不定愁訴症	ブリケー障害	分類困難な身体表現性障害
ま	膀胱過敏症	ホルネル症候群	末梢自律神経過敏
	末梢自律神経ニューロパチー	慢性心因反応	慢性疲労症候群
ら	慢性離人症候群	幼児神経症	離人・現実感喪失症候群
	離人症	老年期認知症	老年期認知症妄想型
わ	老年期妄想状態	老年精神病	ワレンベルグ症候群

用法用量 通常，成人1日ロラゼパムとして1～3mgを2～3回に分けて経口投与する。なお，年齢・症状により適宜増減する。

禁忌

(1)急性狭隅角緑内障のある患者
(2)重症筋無力症のある患者

ロラゼパム錠0.5mg「サワイ」：沢井　0.5mg1錠[5円/錠]，ロラゼパム錠1mg「サワイ」：沢井　1mg1錠[5.6円/錠]

ワゴスチグミン散(0.5%)　規格：0.5%1g[16.3円/g]

ネオスチグミン臭化物　塩野義　123

【効能効果】

(1)重症筋無力症
(2)消化管機能低下のみられる下記疾患
慢性胃炎
手術後及び分娩後の腸管麻痺
弛緩性便秘症
(3)手術後及び分娩後における排尿困難

【対応標準病名】

◎	弛緩性便秘症	重症筋無力症	術後排尿障害
	消化管障害	腸麻痺	排尿困難
	慢性胃炎		
○	亜イレウス	アレルギー性胃炎	胃運動機能障害
	胃炎	イレウス	眼筋型重症筋無力症
	偽性イレウス	機能性便秘症	胸腺腫合併重症筋無力症
	胸腺摘出後重症筋無力症	筋無力症	若年型重症筋無力症
	重症便秘症	術後残胃胃炎	術後便秘
	消化不良症	全身型重症筋無力症	先天性筋無緊張症
	中毒性胃炎	肉芽腫性胃炎	びらん性胃炎
	ヘリコバクター・ピロリ胃炎	放射線胃炎	麻痺性イレウス
	メネトリエ病	疣状胃炎	
△	胃腸疾患	炎症性大網癒着	挙上空腸狭窄
	痙性イレウス	残尿感	子宮筋腫摘出後後遺症
	習慣性便秘	小腸麻痺	食事性便秘
	大腸麻痺	多発性神経筋炎	単純性便秘
	遅延性排尿	腸管麻痺性便秘	腸疾患
	直腸性便秘	乳幼児便秘	尿線断裂
	尿線微弱	尿道痛	尿閉
	排尿時灼熱感	排尿障害	反応性リンパ組織増生症
	糞便性イレウス	便通異常	便秘症
	膀胱痛		

用法用量

(1)重症筋無力症
通常，成人にはネオスチグミン臭化物として1回15～30mgを1日1～3回経口投与する。
なお，症状により適宜増減する。
(2)消化管機能低下のみられる3疾患並びに手術後及び分娩後における排尿困難
通常，成人にはネオスチグミン臭化物として1回5～15mgを1

日1〜3回経口投与する。
なお，年齢，症状により適宜増減する。

禁忌

(1)消化管又は尿路の器質的閉塞のある患者
(2)本剤の成分に対し過敏症の既往歴のある患者
(3)迷走神経緊張症の患者
(4)脱分極性筋弛緩剤(スキサメトニウム)を投与中の患者

併用禁忌

薬剤名等	臨床症状・措置方法	機序・危険因子
脱分極性筋弛緩剤 スキサメトニウム スキサメトニウム「AS」，レラキシン	脱分極性筋弛緩剤の作用を増強する。	本剤はコリンエステラーゼを阻害し，脱分極性筋弛緩剤の分解を抑制する。

ワソラン錠40mg
規格：40mg1錠[7.1円/錠]
ベラパミル塩酸塩　エーザイ　217

【効能効果】

成人
頻脈性不整脈(心房細動・粗動，発作性上室性頻拍)
狭心症，心筋梗塞(急性期を除く)，その他の虚血性心疾患
小児：頻脈性不整脈(心房細動・粗動，発作性上室性頻拍)

【対応標準病名】

◎	狭心症	虚血性心疾患	心筋梗塞
	心房細動	心房粗動	頻脈症
	頻脈性不整脈	不整脈	発作性上室頻拍
○	ST上昇型急性心筋梗塞	安静時狭心症	安定狭心症
	異型狭心症	一過性心房粗動	永続性心房細動
	家族性心房細動	冠状動脈アテローム性硬化症	冠状動脈炎
	冠状動脈狭窄症	冠状動脈血栓症	冠状動脈血栓塞栓症
	冠状動脈硬化症	冠状動脈口閉鎖	冠状動脈性心疾患
	冠状動脈閉塞症	冠状動脈瘤	冠動静脈瘻
	冠動脈硬化性心疾患	冠動脈疾患	冠攣縮性狭心症
	急性冠症候群	急性心内膜下梗塞	狭心症3枝病変
	虚血性心筋症	孤立性心房細動	持続性心室頻拍
	持続性心房細動	術後心房細動	上室頻拍
	初発労作型狭心症	心筋虚血	心室中隔瘤
	心室頻拍	心室瘤	心房頻拍
	心房瘤	絶対性不整脈	増悪労作型狭心症
	陳旧性下壁心筋梗塞	陳旧性後壁心筋梗塞	陳旧性心筋梗塞
	陳旧性前壁心筋梗塞	陳旧性前壁中隔心筋梗塞	陳旧性側壁心筋梗塞
	洞頻脈	動脈硬化性冠不全	トルサードドポアント
	非Q波心筋梗塞	非ST上昇型心筋梗塞	非持続性心室頻拍
	非弁膜症性心房細動	非弁膜症性発作性心房細動	頻拍型心房細動
	頻拍症	頻脈性心房細動	不安定狭心症
	ブブレ症候群	弁膜症性心房細動	発作性心房細動
	発作性心房頻拍	発作性接合部頻拍	発作性頻拍
	発作性頻脈性心房細動	慢性冠状動脈不全	慢性心房細動
	無症候性心筋虚血	無脈性心室頻拍	夜間狭心症
	リエントリー性心室性不整脈	労作時兼安静時狭心症	労作性狭心症
△	QT延長症候群	QT短縮症候群	異所性心室調律
	異所性心房調律	異所性調律	異所性拍動
	一過性心室細動	遺伝性QT延長症候群	冠動脈拡張
	冠動脈石灰化	期外収縮	期外収縮性不整脈
	急性右室梗塞	急性下後壁心筋梗塞	急性下側壁心筋梗塞
	急性下壁心筋梗塞	急性貫壁性心筋梗塞	急性基部側壁心筋梗塞
	急性高位側壁心筋梗塞	急性後基部心筋梗塞	急性後側部心筋梗塞
	急性広範前壁心筋梗塞	急性後壁心筋梗塞	急性後壁中隔心筋梗塞
	急性心尖部側壁心筋梗塞	急性前側壁心筋梗塞	急性前壁心筋梗塞
	急性前壁心尖部心筋梗塞	急性前壁中隔心筋梗塞	急性側壁心筋梗塞
	急性中隔心筋梗塞	起立性調律障害	腱索断裂・急性心筋梗塞に合併
	呼吸性不整脈	臍傍悸	三段脈
	上室期外収縮	徐脈性心房細動	徐脈頻脈症候群
	心下悸	心室期外収縮	心室細動
	心室性二段脈	心室粗動	心室中隔穿孔・急性心筋梗塞に合併
	心室内血栓症・急性心筋梗塞に合併	心尖部血栓症・急性心筋梗塞に合併	心拍異常
	心破裂・急性心筋梗塞に合併	心房期外収縮	心房中隔穿孔・急性心筋梗塞に合併
	心房内血栓症・急性心筋梗塞に合併	心膜血腫・急性心筋梗塞に合併	接合部調律
	多源性心室期外収縮	多発性期外収縮	動悸
	洞徐脈	洞不整脈	特発性QT延長症候群
	二次性QT延長症候群	二段脈	乳頭筋断裂・急性心筋梗塞に合併
	乳頭筋不全症・急性心筋梗塞に合併	微小血管性狭心症	副収縮
	ブルガダ症候群	薬物性QT延長症候群	

※　適応外使用可
・原則として，「ベラパミル塩酸塩【内服薬】」を「ベラパミル感受性心室頻拍」，「片頭痛」，「群発性頭痛」に対して処方した場合，当該使用事例を審査上認める。
・原則として，「ベラパミル塩酸塩【内服薬】」を「肥大型心筋症」に対して処方した場合，当該使用事例を審査上認める。

効能効果に関連する使用上の注意　小児等に本剤を使用する場合，小児等の不整脈治療に熟練した医師が監督すること。基礎心疾患のある場合は，有益性がリスクを上回ると判断される場合にのみ投与すること。

用法用量

成人
(1)頻脈性不整脈(心房細動・粗動，発作性上室性頻拍)：通常成人，1回1〜2錠(ベラパミル塩酸塩として1回40〜80mg)を，1日3回経口投与する。なお，年齢，症状により適宜減量する。
(2)狭心症，心筋梗塞(急性期を除く)，その他の虚血性心疾患：通常成人，1回1〜2錠(ベラパミル塩酸塩として1回40〜80mg)を，1日3回経口投与する。なお，年齢，症状により適宜増減する。

小児
頻脈性不整脈(心房細動・粗動，発作性上室性頻拍)：通常，小児には，ベラパミル塩酸塩として1日3〜6mg/kg(ただし，1日240mgを超えない)を，1日3回に分けて経口投与する。なお，年齢，症状により適宜減量する。

禁忌

(1)重篤なうっ血性心不全のある患者
(2)第II度以上の房室ブロック，洞房ブロックのある患者
(3)妊婦又は妊娠している可能性のある婦人
(4)本剤の成分に対し過敏症の既往歴のある患者

ベラパミル塩酸塩錠40mg「JG」：大興[6.3円/錠]，ベラパミル塩酸塩錠40mg「タイヨー」：テバ製薬[6.3円/錠]，ベラパミル塩酸塩錠40mg「ツルハラ」：鶴原[6.3円/錠]，ホルミトール錠40mg：寿[6.3円/錠]

ワッサーV配合顆粒
規格：1g[6.2円/g]
アスコルビン酸　チアミン硝化物　ニコチン酸アミド　パントテン酸カルシウム　ピリドキシン塩酸塩　リボフラビン　東亜薬品　317

【効能効果】

下記疾患のうち，本剤に含まれるビタミン類の欠乏又は代謝障害が関与すると推定される場合
湿疹・皮膚炎群，口唇炎・口角炎・口内炎

ワ

効果がないのに月余にわたって漫然と使用すべきでない。

【対応標準病名】

◎	口角炎	口唇炎	口内炎
	湿疹	ビタミン欠乏症	皮膚炎
○	アフタ性口内炎	口唇アフタ	口唇色素沈着症
	孤立性アフタ	再発性アフタ	大アフタ
	妊娠湿疹	妊婦性皮膚炎	複合ビタミン欠乏症
	ベドナーアフタ		
△	足湿疹	アレルギー性口内炎	陰のう湿疹
	ウイルス性口内炎	会陰部肛囲湿疹	腋窩湿疹
	壊死性潰瘍性歯周炎	壊死性潰瘍性歯肉炎	壊疽性口内炎
	壊疽性歯肉炎	外陰部皮膚炎	潰瘍性口内炎
	カタル性口内炎	カンジダ性口角びらん	カンジダ性口内炎
	感染性口内炎	乾燥性口内炎	顔面急性皮膚炎
	義歯性口内炎	偽膜性口内炎	丘疹状湿疹
	急性偽膜性カンジダ症	急性湿疹	頬粘膜白板症
	亀裂性湿疹	形質細胞性口唇炎	頚部皮膚炎
	ゲオトリクム症	ゲオトリクム性口内炎	口蓋垂結核
	口角口唇炎	口角びらん	口腔カンジダ症
	口腔感染症	口腔結核	口腔紅板症
	口腔粘膜結核	口腔白板症	硬口蓋白板症
	口唇潰瘍	口唇カンジダ症	口唇結核
	口唇粘液のう胞	口唇びらん	口唇部膿瘍
	口唇麻痺	口唇瘻	口底白板症
	紅板症	紅斑性湿疹	肛門湿疹
	歯肉カンジダ症	歯肉白板症	手指湿疹
	出血性口内炎	人工肛門部皮膚炎	新生児皮膚炎
	水疱性口唇炎	水疱性口内炎	水疱性口内炎ウイルス病
	赤色湿疹	舌カンジダ症	接触性口唇炎
	接触性口内炎	舌白板症	全身湿疹
	腺性口唇炎	多発性口内炎	地図状口内炎
	手湿疹	頭部湿疹	軟口蓋白板症
	肉芽腫性口唇炎	ニコチン性口蓋白色角化症	ニコチン性口内炎
	乳房皮膚炎	白色水腫	剥離性口唇炎
	鼻背部湿疹	鼻前庭部湿疹	フォアダイス病
	ヘルペスウイルス性歯肉口内炎	扁平湿疹	放射線性口内炎
	慢性湿疹	落屑性湿疹	淋菌性口内炎
	鱗状湿疹		

用法用量　通常成人1日1回1gを経口投与する。なお，年齢，症状により適宜増減する。

ワーファリン錠0.5mg　規格：0.5mg1錠[9.6円/錠]
ワーファリン錠1mg　規格：1mg1錠[9.6円/錠]
ワーファリン錠5mg　規格：5mg1錠[9.9円/錠]
ワルファリンカリウム　エーザイ　333

【効 能 効 果】

血栓塞栓症(静脈血栓症，心筋梗塞症，肺塞栓症，脳塞栓症，緩徐に進行する脳血栓症等)の治療及び予防

【対応標準病名】

◎	血栓塞栓症	静脈血栓症	心筋梗塞
	脳血栓症	脳塞栓症	肺塞栓症
○	ST上昇型急性心筋梗塞	腋窩動脈血栓症	下肢急性動脈閉塞症
	下肢静脈血栓症	下肢慢性動脈閉塞症	下大静脈血栓症
	冠状動脈血栓症	冠状動脈血栓塞栓症	冠状動脈口閉鎖
	肝静脈血栓症	肝静脈塞栓症	肝動脈血栓症
	肝動脈塞栓症	急性右室梗塞	急性下後壁心筋梗塞
	急性下側壁心筋梗塞	急性下壁心筋梗塞	急性貫壁性心筋梗塞
	急性基部側壁心筋梗塞	急性高位側壁心筋梗塞	急性後基部心筋梗塞
	急性後側部心筋梗塞	急性広範前壁心筋梗塞	急性後壁心筋梗塞
	急性後壁中隔心筋梗塞	急性静脈血栓症	急性心筋梗塞
	急性心尖部側壁心筋梗塞	急性心内膜下梗塞	急性前側壁心筋梗塞
	急性前壁心筋梗塞	急性前壁心尖部心筋梗塞	急性前壁中隔心筋梗塞
	急性側壁心筋梗塞	急性中隔心筋梗塞	急性肺性心
	クロード症候群	腱索断裂・急性心筋梗塞に合併	後下小脳動脈閉塞症
	後交通動脈閉塞症	後大脳動脈狭窄	後大脳動脈血栓症
	後大脳動脈症候群	後大脳動脈塞栓症	後大脳動脈閉塞症
	鎖骨下動脈閉塞症	重症虚血肢	小窩性卒中
	上肢急性動脈閉塞症	上肢静脈血栓症	上肢慢性動脈閉塞症
	上小脳動脈閉塞症	小脳卒中症候群	小脳動脈狭窄
	小脳動脈血栓症	小脳動脈塞栓症	小脳動脈閉塞
	静脈塞栓症	上腕静脈血栓症	心原性脳塞栓症
	心室中隔穿孔・急性心筋梗塞に合併	心室内血栓症・急性心筋梗塞に合併	腎静脈血栓症
	腎静脈塞栓症	心尖部血栓症・急性心筋梗塞に合併	心破裂・急性心筋梗塞に合併
	深部静脈血栓症	心房中隔穿孔・急性心筋梗塞に合併	心房内血栓症・急性心筋梗塞に合併
	心膜血腫・急性心筋梗塞に合併	前下小脳動脈閉塞症	前交通動脈閉塞症
	前大脳動脈狭窄	前大脳動脈血栓症	前大脳動脈症候群
	前大脳動脈塞栓症	前大脳動脈閉塞症	前腕静脈血栓症
	塞栓性梗塞	大静脈塞栓症	大腿動脈閉塞症
	大動脈血栓症	大動脈塞栓症	中大脳動脈狭窄症
	中大脳動脈血栓症	中大脳動脈症候群	中大脳動脈塞栓症
	中大脳動脈閉塞症	腸骨動脈血栓症	腸骨動脈塞栓症
	動脈血栓症	動脈塞栓症	特発性慢性肺血栓塞栓症
	乳頭筋断裂・急性心筋梗塞に合併	乳頭筋不全症・急性心筋梗塞に合併	脳静脈血栓症
	脳底動脈塞栓症	脳動脈狭窄症	脳動脈閉塞症
	肺梗塞	肺静脈血栓症	肺静脈血栓塞栓症
	肺動脈血栓症	肺動脈血栓塞栓症	バッド・キアリ症候群
	非Q波心筋梗塞	非ST上昇型心筋梗塞	腹部大動脈血栓症
	腹部大動脈塞栓症	閉塞性脳血管障害	末梢動脈塞栓症
	慢性肺血栓塞栓症	遊走性血栓性静脈炎	ルリッシュ症候群
△	延髄外側症候群	延髄性うつ病	コレステロール塞栓症
	視床痛	陳旧性心筋梗塞	脳静脈洞血栓症
	慢性動脈閉塞症	ワレンベルグ症候群	
※	**適応外使用可** 原則として，「ワルファリンカリウム【内服薬】」を「心房細動」，「冠動脈バイパス術」に対して処方した場合，当該使用事例を審査上認める。		

用法用量

本剤は，血液凝固能検査(プロトロンビン時間及びトロンボテスト)の検査値に基づいて，本剤の投与量を決定し，血液凝固能管理を十分に行いつつ使用する薬剤である。

初回投与量を1日1回経口投与した後，数日間かけて血液凝固能検査で目標治療域に入るように用量調節し，維持投与量を決定する。

ワルファリンに対する感受性には個体差が大きく，同一個人でも変化することがあるため，定期的に血液凝固能検査を行い，維持投与量を必要に応じて調節すること。

抗凝固効果の発現を急ぐ場合には，初回投与時ヘパリン等の併用を考慮する。

成人における初回投与量は，ワルファリンカリウムとして，通常1～5mg1日1回である。

小児における維持投与量(mg/kg/日)の目安を以下に示す。

12ヵ月未満：0.16mg/kg/日
1歳以上15歳未満：0.04～0.10mg/kg/日

用法用量に関連する使用上の注意

(1)血液凝固能検査(プロトロンビン時間及びトロンボテスト)等に基づき投与量を決定し，治療域を逸脱しないように，血液凝固能管理を十分に行いつつ使用すること。

(2)プロトロンビン時間及びトロンボテストの検査値は，活性(%)

以外の表示方法として，一般的にINR（International Normalized Ratio：国際標準比）が用いられている。INRを用いる場合，国内外の学会のガイドライン等，最新の情報を参考にし，年齢，疾患及び併用薬等を勘案して治療域を決定すること。

(3)成人における維持投与量は1日1回1～5mg程度となることが多い。

警告　本剤とカペシタビンとの併用により，本剤の作用が増強し，出血が発現し死亡に至ったとの報告がある。併用する場合には血液凝固能検査を定期的に行い，必要に応じ適切な処置を行うこと。

禁忌

(1)出血している患者（血小板減少性紫斑病，血管障害による出血傾向，血友病その他の血液凝固障害，月経期間中，手術時，消化管潰瘍，尿路出血，喀血，流早産・分娩直後等性器出血を伴う妊産褥婦，頭蓋内出血の疑いのある患者等）
(2)出血する可能性のある患者（内臓腫瘍，消化管の憩室炎，大腸炎，亜急性細菌性心内膜炎，重症高血圧症，重症糖尿病の患者等）
(3)重篤な肝障害・腎障害のある患者
(4)中枢神経系の手術又は外傷後日の浅い患者
(5)本剤の成分に対し過敏症の既往歴のある患者
(6)妊婦又は妊娠している可能性のある婦人
(7)骨粗鬆症治療用ビタミンK_2（メナテトレノン）製剤を投与中の患者
(8)イグラチモドを投与中の患者

併用禁忌

薬剤名等	臨床症状・措置方法	機序・危険因子
骨粗鬆症治療用ビタミンK_2製剤 メナテトレノン（グラケー）	本剤の効果を減弱する。 患者が本剤による治療を必要とする場合，本剤による治療を優先し，骨粗鬆症治療用ビタミンK_2製剤の投与を中止すること。	ビタミンKが本剤のビタミンK依存性凝固因子の生合成阻害作用と拮抗する。
イグラチモド（ケアラム，コルベット）	本剤の作用を増強することがある。 患者が本剤による治療を必要とする場合，本剤による治療を優先し，イグラチモドを投与しないこと。	機序不明

ワーファリン顆粒0.2%：エーザイ　0.2%1g[9.3円/g]，ワルファリンK細粒0.2%「NS」：日新－山形　0.2%1g[8.9円/g]，ワルファリンK細粒0.2%「YD」：陽進堂　0.2%1g[8.9円/g]，ワルファリンK錠0.5mg「NP」：ニプロ　0.5mg1錠[9.6円/錠]，ワルファリンK錠0.5mg「テバ」：テバ製薬　0.5mg1錠[9.6円/錠]，ワルファリンK錠0.5mg「トーワ」：東和　0.5mg1錠[9.6円/錠]，ワルファリンK錠1mg：日新－山形　1mg1錠[9.6円/錠]，ワルファリンK錠1mg「F」：富士製薬　1mg1錠[9.6円/錠]，ワルファリンK錠1mg「NP」：ニプロ　1mg1錠[9.6円/錠]，ワルファリンK錠1mg「テバ」：テバ製薬　1mg1錠[9.6円/錠]，ワルファリンK錠1mg「トーワ」：東和　1mg1錠[9.6円/錠]，ワルファリンK錠2mg「NP」：ニプロ　2mg1錠[9.6円/錠]

ワ

ワンアルファ錠0.25μg　規格：0.25μg1錠[22.3円/錠]
ワンアルファ錠0.5μg　規格：0.5μg1錠[41円/錠]
ワンアルファ錠1.0μg　規格：1μg1錠[74.1円/錠]
アルファカルシドール　帝人　311

【効能効果】

(1)下記の疾患におけるビタミンD代謝異常に伴う諸症状（低カルシウム血症，テタニー，骨痛，骨病変等）の改善
①慢性腎不全
②副甲状腺機能低下症
③ビタミンD抵抗性クル病・骨軟化症
(2)骨粗鬆症

【対応標準病名】

◎	骨粗鬆症	骨痛	低カルシウム血症
	テタニー	ビタミンD欠乏症	ビタミンD抵抗性くる病
	副甲状腺機能低下症	慢性腎不全	
○	1型糖尿病性腎不全	2型糖尿病性腎不全	エルゴステロール欠乏症
	仮性テタニー	家族性単発性副甲状腺機能低下症	肝性くる病
	偽性副甲状腺機能低下症	偽性副甲状腺機能低下症1型	偽性副甲状腺機能低下症2型
	くる病	脛骨痛	頚椎骨粗鬆症
	頚椎骨粗鬆症・病的骨折あり	肩甲骨痛	肩甲部痛
	骨萎縮	骨粗鬆症・骨盤部病的骨折あり	骨粗鬆症・脊椎病的骨折あり
	骨粗鬆症・前腕病的骨折あり	骨粗鬆症・大腿部病的骨折あり	骨粗鬆症・多発病的骨折あり
	骨粗鬆症・病的骨折あり	鎖骨痛	趾骨痛症
	若年性骨粗鬆症	若年性骨粗鬆症・病的骨折あり	尺骨突き上げ症候群
	術後吸収不良性骨粗鬆症	術後吸収不良性骨粗鬆症・病的骨折あり	踵骨骨端部痛
	踵骨痛	ステロイド性骨粗鬆症	ステロイド性骨粗鬆症・病的骨折あり
	ステロイド性脊椎圧迫骨折	脊椎骨粗鬆症	脊椎骨粗鬆症・病的骨折あり
	足根骨萎縮	テタニー性白内障	特発性骨粗鬆症
	特発性骨粗鬆症・病的骨折あり	特発性若年性骨粗鬆症	特発性副甲状腺機能低下症
	二次性骨粗鬆症	二次性骨粗鬆症・病的骨折あり	廃用性骨粗鬆症
	廃用性骨粗鬆症・病的骨折あり	ビタミンD依存性くる病	ビタミンD欠乏性くる病
	閉経後骨粗鬆症	閉経後骨粗鬆症・骨盤部病的骨折あり	閉経後骨粗鬆症・脊椎病的骨折あり
	閉経後骨粗鬆症・前腕病的骨折あり	閉経後骨粗鬆症・大腿部病的骨折あり	閉経後骨粗鬆症・多発病的骨折あり
	閉経後骨粗鬆症・病的骨折あり	母趾種子骨障害	末期腎不全
	慢性腎臓病ステージG3	慢性腎臓病ステージG3a	慢性腎臓病ステージG3b
	慢性腎臓病ステージG4	慢性腎臓病ステージG5	未熟児くる病
	薬物誘発性骨粗鬆症	薬物誘発性骨粗鬆症・病的骨折あり	卵巣摘出術後骨粗鬆症
	卵巣摘出術後骨粗鬆症・病的骨折あり	老年性骨粗鬆症	老年性骨粗鬆症・病的骨折あり
△	一過性大腿骨頭萎縮症	外傷後骨膜下骨化	家族性低カルシウム尿性高カルシウム血症
	カルシウム代謝障害	眼窩内側壁骨折	眼窩内壁骨折
	眼窩吹き抜け骨折	環椎椎弓骨折	急性灰白髄炎後骨障害
	脛骨近位骨端線損傷	原発性低リン血症くる病	高アルミニウム血症
	高カルシウム血症	高カルシウム尿症	高リン血症
	骨拘縮	骨腫瘤	骨内異物残留
	骨溶解症	酸ホスファターゼ欠損症	軸椎横突起骨折
	軸椎椎弓骨折	軸椎椎体骨折	篩骨板骨折
	歯突起開放骨折	歯突起骨折	小児性皮質性骨増殖症
	上腕骨滑車骨折	上腕骨近位骨端線損傷	上腕骨近位端病的骨折
	上腕骨骨幹部病的骨折	上腕骨小結節骨折	上腕骨らせん骨折
	人工股関節周囲骨折	人工膝関節周囲骨折	腎性網膜症
	石灰沈着症	赤血球造血刺激因子製剤低反応性貧血	前頭蓋底骨折
	前頭骨線状骨折	側頭骨線状骨折	続発性骨萎縮症
	大腿骨近位骨端線損傷	中頭蓋底骨折	低カルシウム性白内障
	低ホスファターゼ症	低リン血症	頭蓋円蓋部線状骨折
	橈骨近位骨端線損傷	糖尿病性腎不全	特発性高カルシウム尿症
	尿毒症性心筋症	尿毒症性心膜炎	尿毒症性多発性ニューロパチー
	尿毒症性ニューロパチー	尿毒症性脳症	尿毒症肺

バーネット症候群	剥離骨折	腓骨近位骨端線損傷
ビタミンＤ依存症	ビタミンＤ依存症Ｉ型	ビタミンＤ依存症Ⅱ型
無機質欠乏症	無機質代謝障害	らせん骨折
リン代謝障害	裂離骨折	老人性骨萎縮症

用法用量

本剤は，患者の血清カルシウム濃度の十分な管理のもとに，投与量を調整する。

(1)慢性腎不全，骨粗鬆症の場合：通常，成人１日１回アルファカルシドールとして0.5〜1.0μgを経口投与する。ただし，年齢，症状により適宜増減する。

(2)副甲状腺機能低下症，その他のビタミンＤ代謝異常に伴う疾患の場合：通常，成人１日１回アルファカルシドールとして1.0〜4.0μgを経口投与する。ただし，疾患，年齢，症状，病型により適宜増減する。

(小児用量)：通常，小児に対しては骨粗鬆症の場合には１日１回アルファカルシドールとして0.01〜0.03μg/kgを，その他の疾患の場合には１日１回アルファカルシドールとして0.05〜0.1μg/kgを経口投与する。ただし，疾患，症状により適宜増減する。

カルフィーナ錠0.25μg：共和薬品　0.25μg1錠[5.8円/錠]，カルフィーナ錠0.5μg：共和薬品　0.5μg1錠[6.3円/錠]，カルフィーナ錠1.0μg：共和薬品　1μg1錠[9.9円/錠]

ワンアルファ内用液0.5μg/mL　規格：0.5μg1mL[71.9円/mL]

アルファカルシドール　帝人　311

アルファロール内用液0.5μg/mLを参照(P109)

注射薬

5－FU注250mg　規格：250mg1瓶[358円/瓶]
5－FU注1000mg　規格：1,000mg1瓶[1356円/瓶]
フルオロウラシル　協和発酵キリン　422

【効能効果】

下記疾患の自覚的並びに他覚的症状の緩解
　胃癌，肝癌，結腸・直腸癌，乳癌，膵癌，子宮頸癌，子宮体癌，卵巣癌
　ただし，下記の疾患については，他の抗悪性腫瘍剤又は放射線と併用することが必要である。
　　食道癌，肺癌，頭頸部腫瘍
以下の悪性腫瘍に対する他の抗悪性腫瘍剤との併用療法：頭頸部癌
レボホリナート・フルオロウラシル持続静注併用療法：結腸・直腸癌，治癒切除不能な膵癌

【対応標準病名】

◎	胃癌	咽頭癌	咽頭上皮内癌
	下咽頭癌	下咽頭後部癌	下顎歯肉癌
	下顎歯肉頬移行部癌	顎下腺癌	下口唇基底細胞癌
	下口唇皮膚癌	下口唇有棘細胞癌	下唇癌
	下唇赤唇部癌	肝癌	頬粘膜癌
	頬粘膜上皮内癌	頬皮膚上皮内癌	頸部癌
	頸部基底細胞癌	頸部腫瘍	頸部転移性腺癌
	頸部皮膚癌	頸部有棘細胞癌	結腸癌
	口蓋癌	口蓋上皮内癌	口蓋垂癌
	口腔癌	口腔上皮内癌	口腔前庭癌
	口腔底癌	口腔底上皮内癌	硬口蓋癌
	甲状腺癌	甲状腺癌骨転移	甲状腺髄様癌
	甲状腺乳頭癌	甲状腺未分化癌	甲状腺濾胞癌
	口唇癌	口唇境界部癌	口唇上皮内癌
	口唇赤唇部癌	口唇皮膚上皮内癌	口底癌
	口底上皮内癌	喉頭蓋癌	喉頭蓋前面癌
	喉頭蓋谷癌	喉頭癌	喉頭上皮内癌
	耳下腺癌	子宮頸癌	子宮体癌
	篩骨洞癌	歯肉癌	歯肉上皮内癌
	腫瘍	上咽頭癌	上咽頭後壁癌
	上咽頭上壁癌	上咽頭前壁癌	上咽頭側壁癌
	上顎歯肉癌	上顎歯肉頬移行部癌	上顎洞癌
	上顎洞上皮内癌	上口唇基底細胞癌	上口唇皮膚癌
	上口唇有棘細胞癌	上唇癌	上唇赤唇部癌
	小唾液腺癌	食道癌	唇交連癌
	膵癌	正中型口腔底癌	正中型口底癌
	声門下癌	声門癌	声門上癌
	舌縁癌	舌下腺癌	舌下面癌
	舌下面上皮内癌	舌癌	舌根部癌
	舌上皮内癌	舌尖癌	舌背癌
	側方型口腔底癌	側方型口底癌	大唾液腺癌
	唾液腺癌	中咽頭癌	中咽頭後壁癌
	中咽頭側壁癌	直腸癌	転移性口腔癌
	転移性舌癌	転移性鼻腔癌	頭頸部癌
	頭皮上皮内癌	頭部基底細胞癌	頭部皮膚癌
	頭部有棘細胞癌	軟口蓋癌	乳癌
	肺癌	鼻咽腔癌	鼻腔癌
	副甲状腺癌	副鼻腔癌	扁桃窩癌
	扁桃癌	卵巣癌	梨状陥凹癌
	輪状後部癌		
○	EGFR遺伝子変異陽性非小細胞肺癌	KIT (CD117) 陽性胃消化管間質腫瘍	KIT (CD117) 陽性結腸消化管間質腫瘍
	KIT (CD117) 陽性食道消化管間質腫瘍	KIT (CD117) 陽性直腸消化管間質腫瘍	KRAS遺伝子野生型結腸癌
	KRAS遺伝子野生型直腸癌	S状結腸癌	VIP産生腫瘍
	悪性インスリノーマ	悪性ガストリノーマ	悪性グルカゴノーマ
	悪性膵内分泌腫瘍	悪性ソマトスタチノーマ	胃癌・HER2過剰発現
	胃管癌	胃癌骨転移	胃消化管間質腫瘍
	胃小弯部癌	胃進行癌	胃前庭部癌
	胃体部癌	胃大弯部癌	胃底部癌
	遺伝性非ポリポーシス大腸癌	胃幽門部癌	炎症性乳癌
	横行結腸癌	回腸癌	回盲部癌
	下顎部メルケル細胞癌	下行結腸癌	眼角基底細胞癌
	眼角皮膚癌	眼角有棘細胞癌	眼瞼メルケル細胞癌
	肝細胞癌	肝内胆管癌	顔面メルケル細胞癌
	胸部食道癌	頬部メルケル細胞癌	空腸癌
	頸部原発腫瘍	頸部食道癌	頸部メルケル細胞癌
	結腸消化管間質腫瘍	原発性肝癌	原発性肺癌
	口唇メルケル細胞癌	項部メルケル細胞癌	残胃癌
	耳介メルケル細胞癌	子宮癌	子宮癌骨転移
	子宮癌再発	子宮峡部癌	子宮断端癌
	子宮腟部癌	子宮底癌	子宮内膜癌
	十二指腸癌	術後乳癌	上行結腸癌
	小腸癌	食道胃接合部癌	食道基底細胞癌
	食道消化管間質腫瘍	食道腺癌	食道腺様のう胞癌
	食道粘表皮癌	食道表在癌	食道未分化癌
	進行乳癌	膵芽腫	膵管癌
	膵管内管状腺癌	膵管内乳頭粘液性腺癌	膵頸部癌
	膵脂肪肉腫	膵漿液性のう胞腺癌	膵腺房細胞癌
	膵体尾部癌	膵体部癌	膵頭部カルチノイド
	膵頭部癌	膵粘液性のう胞腺癌	膵尾部癌
	スキルス胃癌	前額部メルケル細胞癌	早期胃癌
	大腸癌	大腸粘液癌	胆管細胞癌
	虫垂癌	直腸Ｓ状部結腸癌	直腸癌骨転移
	直腸癌術後再発	直腸消化管間質腫瘍	転移性篩骨洞癌
	転移性上顎洞癌	転移性前頭洞癌	転移性蝶形骨洞癌
	転移性副鼻腔癌	頭部メルケル細胞癌	乳癌骨転移
	乳癌再発	乳癌皮膚転移	肺癌骨転移
	肺腺癌	肺腺扁平上皮癌	肺腺様のう胞癌
	肺大細胞癌	肺大細胞神経内分泌癌	肺粘表皮癌
	肺扁平上皮癌	肺胞上皮癌	肺未分化癌
	肺門部肺癌	非小細胞肺癌	噴門癌
	盲腸癌	幽門癌	幽門前庭部癌
	卵管癌		
△ あ	ALK融合遺伝子陽性非小細胞肺癌	悪性エナメル上皮腫	悪性下垂体腫瘍
	悪性褐色細胞腫	悪性顆粒細胞腫	悪性間葉腫
	悪性奇形腫	悪性胸腺腫	悪性グロームス腫瘍
	悪性血管外皮腫	悪性甲状腺腫	悪性骨腫瘍
	悪性腫瘍合併性皮膚筋炎	悪性線維性組織球腫	悪性虫垂粘液瘤
	悪性頭蓋咽頭腫	悪性末梢神経鞘腫	悪性葉状腫瘍
	胃悪性間葉系腫瘍	胃カルチノイド	胃癌末期
	胃原発絨毛癌	胃脂肪肉腫	胃重複癌
	遺伝性大腸癌	胃肉腫	胃平滑筋肉腫
	陰核癌	陰茎癌	陰茎亀頭部癌
	陰茎体部癌	陰茎肉腫	陰茎包皮部癌
	咽頭腫瘍	咽頭肉腫	会陰部パジェット病
	腋窩癌	腋窩基底細胞癌	腋窩皮膚癌
	腋窩部軟部腫瘍	腋窩有棘細胞癌	エクリン汗孔癌
か	横紋筋肉腫	外陰悪性黒色腫	外陰悪性腫瘍
	外陰癌	外耳腫瘍	外耳道癌
	外耳道腫瘍	外耳道ボーエン病	下咽頭肉腫
	下咽頭披裂喉頭蓋ひだ癌	下顎悪性エナメル上皮腫	下顎骨悪性腫瘍
	下顎骨骨肉腫	下顎骨腫瘍	下顎腫瘍
	下顎部横紋筋肉腫	下顎部基底細胞癌	下顎部腫瘍
	下顎部皮膚癌	下顎部ボーエン病	下顎部有棘細胞癌
	下眼瞼基底細胞癌	下眼瞼皮膚癌	下眼瞼ボーエン病
	下眼瞼有棘細胞癌	顎下部悪性腫瘍	顎部腫瘍

数・英

	下口唇ボーエン病	下肢悪性腫瘍	下肢皮膚癌
	仮声帯癌	下腿基底細胞癌	下腿軟部腫瘍
	下腿皮下腫瘍	下腿皮膚癌	下腿有棘細胞癌
	肩軟部腫瘍	滑膜腫	滑膜肉腫
	下部食道癌	下葉小細胞肺癌	下葉肺癌
	下葉肺腺癌	下葉肺大細胞癌	下葉肺扁平上皮癌
	下葉非小細胞肺癌	肝悪性腫瘍	眼窩悪性腫瘍
	眼窩横紋筋肉腫	眼角皮膚上皮内癌	肝芽腫
	眼窩腫瘍	肝カルチノイド	肝癌骨転移
	癌関連網膜症	肝奇形腫	肝血管肉腫
	眼瞼脂腺癌	眼瞼皮膚上皮内癌	眼瞼皮膚の悪性腫瘍
	眼瞼部腫瘍	肝細胞癌破裂	環指基底細胞癌
	環指皮膚癌	肝脂肪肉腫	環指有棘細胞癌
	癌性悪液質	癌性ニューロパチー	癌性ニューロミオパチー
	癌性貧血	癌性ミエロパチー	関節軟骨腫瘍
	汗腺癌	眼内腫瘍	肝のう胞腺癌
	肝平滑筋肉腫	顔面悪性腫瘍	顔面横紋筋肉腫
	顔面基底細胞癌	顔面骨腫瘍	顔面脂腺癌
	顔面皮下腫瘍	顔面皮膚癌	顔面皮膚腫瘍
	顔面皮膚上皮内癌	顔面ボーエン病	顔面有棘細胞癌
	顔面隆起性皮膚線維肉腫	肝門部癌	間葉腫
	肝弯曲部癌	気管癌	気管支癌
	気管支リンパ節転移	基底細胞癌	臼後部癌
	嗅神経芽腫	嗅神経上皮腫	胸腔内リンパ節の悪性腫瘍
	胸腺癌	胸椎転移	頬部横紋筋肉腫
	胸部下部食道癌	胸部癌	胸部基底細胞癌
	頬部基底細胞癌	頬部血管肉腫	胸部上部食道癌
	胸部神経芽腫	胸部中部食道癌	胸部皮膚癌
	頬部皮膚癌	頬部ボーエン病	胸部有棘細胞癌
	頬部有棘細胞癌	頬部隆起性皮膚線維肉腫	胸膜播種
	巨大母斑細胞母斑	クロム親和性芽細胞腫	脛骨近位部巨細胞腫
	頚動脈小体悪性腫瘍	頚部悪性腫瘍	頚部悪性線維性組織球腫
	頚部悪性軟部腫瘍	頚部横紋筋肉腫	頚部滑膜肉腫
	頚部血管肉腫	頚部脂腺癌	頚部脂肪肉腫
	頚部神経芽腫	頚部転移性腫瘍	頚部軟部腫瘍
	頚部肉腫	頚部皮膚悪性腫瘍	頚部ボーエン病
	頚部隆起性皮膚線維肉腫	血管芽細胞腫	血管周皮腫
	血管肉腫	結腸脂肪肉腫	結腸腫瘍
	原発性骨腫瘍	原発不明癌	肩部基底細胞癌
	肩部皮膚癌	肩部有棘細胞癌	肛囲腫瘍
	口蓋弓癌	交感神経節腫瘍	口腔悪性黒色腫
	甲状腺悪性腫瘍	甲状軟骨の悪性腫瘍	口唇皮膚悪性腫瘍
	後頭部転移性腫瘍	項部基底細胞癌	後腹膜奇形腫
	後腹膜腫瘍	後腹膜リンパ節転移	項部皮膚癌
	項部ボーエン病	項部有棘細胞癌	肛門癌
	肛門管癌	肛門部癌	肛門部基底細胞癌
	肛門部皮膚癌	肛門部有棘細胞癌	肛門扁平上皮癌
	骨悪性線維性組織球腫	骨原性肉腫	骨腫瘍
	骨線維肉腫	骨軟骨肉腫	骨肉腫
	骨盤内リンパ節転移	骨盤内リンパ節の悪性腫瘍	骨盤部神経芽腫
さ	骨膜性骨肉腫	混合型肝癌	細気管支肺胞上皮癌
	鰓原性癌	臍部基底細胞癌	臍部皮膚癌
	臍部有棘細胞癌	鎖骨部隆起性皮膚線維肉腫	耳介癌
	耳介腫瘍	耳介ボーエン病	耳下部肉腫
	耳管癌	色素性基底細胞癌	子宮頚部腺癌
	子宮体癌再発	子宮内膜間質肉腫	子宮肉腫
	示指基底細胞癌	示指皮膚癌	示指有棘細胞癌
	脂腺癌	耳前部基底細胞癌	耳前部皮膚癌
	耳前部ボーエン病	耳前部有棘細胞癌	膝関節腫瘍
	膝部基底細胞癌	膝部軟部腫瘍	膝部皮膚癌

	膝部有棘細胞癌	趾軟部腫瘍	脂肪肉腫
	縦隔リンパ節転移	十二指腸乳頭癌	十二指腸乳頭部癌
	絨毛癌	主気管支の悪性腫瘍	手掌基底細胞癌
	手掌皮膚癌	手掌部軟部腫瘍	手掌有棘細胞癌
	手背皮膚癌	手背部基底細胞癌	手背有棘細胞癌
	手部基底細胞癌	手部皮膚癌	手部有棘細胞癌
	腫瘍随伴症候群	小陰唇癌	上咽頭脂肪肉腫
	上顎悪性エナメル上皮腫	上顎癌	上顎結節部癌
	上顎骨悪性腫瘍	上顎骨骨肉腫	上顎腫瘍
	上顎部腫瘍	松果体悪性腫瘍	松果体芽腫
	松果体胚細胞腫瘍	松果体部膠芽腫	松果体未分化胚細胞腫
	上眼瞼基底細胞癌	上眼瞼皮膚癌	上眼瞼ボーエン病
	上眼瞼有棘細胞癌	上行結腸カルチノイド	上行結腸平滑筋肉腫
	上口唇ボーエン病	小細胞肺癌	上肢悪性腫瘍
	小指基底細胞癌	小指皮膚癌	上肢皮膚癌
	小指有棘細胞癌	踵部基底細胞癌	上部食道癌
	踵部皮膚癌	踵部有棘細胞癌	上葉小細胞肺癌
	上葉肺癌	上葉肺腺癌	上葉肺大細胞癌
	上葉肺扁平上皮癌	上葉非小細胞肺癌	上腕基底細胞癌
	上腕骨腫瘍	上腕軟部腫瘍	上腕皮膚癌
	上腕有棘細胞癌	食道悪性間葉系腫瘍	食道脂肪肉腫
	痔瘻癌	神経芽腫	神経線維肉腫
	膵臓癌骨転移	脊椎腫瘍	舌脂肪肉腫
	線維脂肪肉腫	線維肉腫	前額部基底細胞癌
	前額部皮膚癌	前額部ボーエン病	前額部有棘細胞癌
	前胸部基底細胞癌	前胸部皮膚癌	前胸部有棘細胞癌
	仙骨腫瘍	仙骨部基底細胞癌	仙骨部皮膚癌
	仙骨部有棘細胞癌	前頭骨腫瘍	前頭洞癌
	仙尾部奇形腫	前腕基底細胞癌	前腕軟部腫瘍
	前腕皮膚癌	前腕有棘細胞癌	早期食道癌
	側胸部基底細胞癌	側胸部皮膚癌	側胸部有棘細胞癌
	足底基底細胞癌	足底皮膚癌	足底部軟部腫瘍
	足底有棘細胞癌	足背基底細胞癌	足背皮膚癌
	足背有棘細胞癌	足部基底細胞癌	足部皮膚癌
	足部有棘細胞癌	鼡径部基底細胞癌	鼡径部皮膚癌
た	鼡径部有棘細胞癌	第2趾基底細胞癌	第2趾皮膚癌
	第2趾有棘細胞癌	第3趾基底細胞癌	第3趾皮膚癌
	第3趾有棘細胞癌	第4趾基底細胞癌	第4趾皮膚癌
	第4趾有棘細胞癌	第5趾基底細胞癌	第5趾皮膚癌
	第5趾有棘細胞癌	大陰唇癌	胎芽性肉腫
	胎児性癌	大腿基底細胞癌	大腿骨遠位部巨細胞腫
	大腿骨腫瘍	大腿軟部腫瘍	大腿皮膚癌
	大腿有棘細胞癌	大動脈周囲リンパ節転移	大網腫瘍
	胆管癌	胆のう癌	淡明細胞肉腫
	中咽頭肉腫	中耳悪性腫瘍	中指基底細胞癌
	中指皮膚癌	中指有棘細胞癌	肘部基底細胞癌
	中部食道癌	肘部軟部腫瘍	肘部皮膚癌
	肘部有棘細胞癌	中葉小細胞肺癌	中葉肺癌
	中葉肺腺癌	中葉肺大細胞癌	中葉肺扁平上皮癌
	中葉非小細胞肺癌	腸間膜腫瘍	蝶形骨腫瘍
	蝶形骨洞癌	腸骨リンパ節転移	直腸癌穿孔
	直腸脂肪肉腫	直腸平滑筋肉腫	デスモイド
	転移性下顎癌	転移性肝癌	転移性肝腫瘍
	転移性気管腫瘍	転移性胸膜腫瘍	転移性後腹膜腫瘍
	転移性骨腫瘍	転移性縦隔腫瘍	転移性十二指腸癌
	転移性消化器腫瘍	転移性上顎癌	転移性小腸腫瘍
	転移性膵腫瘍	転移性大腸腫瘍	転移性直腸腫瘍
	転移性頭蓋骨腫瘍	転移性肺癌	転移性肺腫瘍
	転移性脾腫瘍	転移性扁平上皮癌	テント上下転移性腫瘍
	殿部基底細胞癌	殿部皮膚癌	殿部有棘細胞癌
	殿部隆起性皮膚線維肉腫	頭蓋骨悪性腫瘍	頭蓋骨骨肉腫
	頭蓋骨腫瘍	頭蓋底骨肉腫	頭蓋底腫瘍

	頭頂骨腫瘍	頭頂部軟部腫瘍	頭部悪性線維性組織球腫
	頭部横紋筋肉腫	頭部滑膜肉腫	頭部血管肉腫
	頭部脂腺癌	頭部脂肪肉腫	頭部軟部組織悪性腫瘍
	頭部皮下腫瘍	頭部ボーエン病	頭部隆起性皮膚線維肉腫
な	内耳癌	軟骨肉腫	軟部悪性巨細胞腫
	軟部腫瘍	軟部組織悪性腫瘍	肉腫
	乳癌・HER2過剰発現	乳腺腋窩尾部乳癌	乳腺腫瘍
	乳頭基底細胞癌	乳頭皮膚癌	乳頭部乳癌
	乳頭有棘細胞癌	乳房外パジェット病	乳房下外側部乳癌
	乳房下内側部乳癌	乳房境界部乳癌	乳房脂肪肉腫
	乳房腫瘍	乳房上外側部乳癌	乳房上内側部乳癌
	乳房中央部乳癌	乳房パジェット病	乳房葉状腫瘍
は	乳輪部乳癌	粘液性のう胞腺癌	肺癌による閉塞性肺炎
	肺肉腫	背部基底細胞癌	背部軟部腫瘍
	背部皮下腫瘍	背部皮膚癌	背部有棘細胞癌
	肺門部小細胞癌	肺門部腺癌	肺門部大細胞癌
	肺門部非小細胞癌	肺門部扁平上皮癌	肺門リンパ節転移
	バレット食道癌	パンコースト症候群	皮下腫瘍
	皮脂腺腫瘍	鼻尖基底細胞癌	鼻前庭癌
	鼻尖皮膚癌	鼻尖ボーエン病	鼻尖有棘細胞癌
	鼻中隔癌	脾の悪性腫瘍	鼻背基底細胞癌
	鼻背皮膚癌	鼻背ボーエン病	鼻背有棘細胞癌
	皮膚悪性腫瘍	皮膚悪性線維性組織球腫	皮膚癌
	鼻部基底細胞癌	皮膚脂肪肉腫	皮膚腫瘍
	皮膚上皮内癌	皮膚線維肉腫	鼻部皮膚癌
	皮膚付属器癌	皮膚付属器腫瘍	鼻部ボーエン病
	鼻部有棘細胞癌	脾門部リンパ節転移	表在性皮膚脂肪腫性母斑
	鼻翼基底細胞癌	鼻翼皮膚癌	鼻翼ボーエン病
	鼻翼有棘細胞癌	披裂喉頭蓋ひだ下咽頭面癌	披裂喉頭蓋ひだ喉頭面癌
	脾弯曲部癌	副咽頭間隙悪性腫瘍	腹腔内デスモイド
	腹腔内リンパ節の悪性腫瘍	腹腔リンパ節転移	副甲状腺悪性腫瘍
	副乳部腫瘍	腹部悪性腫瘍	腹部基底細胞癌
	腹部食道癌	腹部神経芽腫	腹部皮下腫瘍
	腹部皮膚癌	腹部有棘細胞癌	腹壁デスモイド
	腹膜偽粘液腫	腹膜腫瘍	腹膜転移
	ぶどう膜悪性黒色腫	分離母斑	平滑筋肉腫
	扁桃肉腫	傍骨性骨肉腫	紡錘形細胞肉腫
	胞巣状軟部肉腫	ボーエン病	母指基底細胞癌
	母趾基底細胞癌	母指皮膚癌	母趾皮膚癌
ま	母指有棘細胞癌	母趾有棘細胞癌	マイボーム腺腫瘍
	末梢神経悪性腫瘍	末梢神経腫瘍	耳腫瘍
	脈絡膜悪性黒色腫	脈絡膜転移癌	メルケル細胞癌
	盲腸カルチノイド	毛包癌	毛様体悪性腫瘍
や	ユーイング肉腫	有棘細胞癌	葉状腫瘍
	腰椎転移	腰部基底細胞癌	腰部皮膚癌
ら	腰部有棘細胞癌	卵巣カルチノイド	卵巣癌肉腫
	卵巣絨毛癌	卵巣胎児性癌	卵巣胚細胞腫瘍
	卵巣未分化胚細胞腫	卵巣卵黄のう腫瘍	卵巣類皮のう胞癌
	隆起性皮膚線維肉腫	リンパ管肉腫	類上皮肉腫
	涙腺腫瘍	涙のう部腫瘍	肋軟骨腫瘍
	肋骨腫瘍		

効能効果に関連する使用上の注意

治癒切除不能な膵癌に対して，レボホリナート・フルオロウラシル持続静注併用療法を実施する場合，以下の点に注意すること。

(1)患者の病期，全身状態，*UGT1A1**遺伝子多型等について，【臨床成績】の項の内容を熟知し，本剤の有効性及び安全性を十分に理解した上で，適応患者の選択を行うこと。

(2)本剤の術後補助化学療法における有効性及び安全性は確立していない。

*イリノテカン塩酸塩水和物の活性代謝物(SN-38)の主な代謝酵素の一分子種である。

用法用量

(1)単独で使用する場合

①フルオロウラシルとして，通常，成人には1日5～15mg/kgを最初の5日間連日1日1回静脈内に注射又は点滴静注する。以後5～7.5mg/kgを隔日に1日1回静脈内に注射又は点滴静注する。

②フルオロウラシルとして，通常，成人には1日5～15mg/kgを隔日に1日1回静脈内に注射又は点滴静注する。

③フルオロウラシルとして，通常，成人には1日5mg/kgを10～20日間連日1日1回静脈内に注射又は点滴静注する。

④フルオロウラシルとして，通常，成人には1日10～20mg/kgを週1回静脈内に注射又は点滴静注する。

また，必要に応じて動脈内に通常，成人には1日5mg/kgを適宜注射する。

なお，年齢，症状により適宜増減する。

(2)他の抗悪性腫瘍剤又は放射線と併用する場合：フルオロウラシルとして，通常，成人には1日5～10mg/kgを他の抗悪性腫瘍剤又は放射線と併用し，1の方法に準じ，又は間歇的に週1～2回用いる。

(3)頭頸部癌に対する他の抗悪性腫瘍剤との併用療法の場合

他の抗悪性腫瘍剤との併用療法において，通常，成人にはフルオロウラシルとして1日1000mg/m^2(体表面積)までを，4～5日間連日で持続点滴する。投与を繰り返す場合には少なくとも3週間以上の間隔をあけて投与する。本剤単独投与の場合には併用投与時に準じる。

なお，年齢，患者の状態などにより適宜減量する。

(4)結腸・直腸癌に対するレボホリナート・フルオロウラシル持続静注併用療法

①通常，成人にはレボホリナートとして1回100mg/m^2(体表面積)を2時間かけて点滴静脈内注射する。レボホリナートの点滴静脈内注射終了直後にフルオロウラシルとして400mg/m^2(体表面積)を静脈内注射，さらにフルオロウラシルとして600mg/m^2(体表面積)を22時間かけて持続静注する。これを2日間連続して行い，2週間ごとに繰り返す。

②通常，成人にはレボホリナートとして1回250mg/m^2(体表面積)を2時間かけて点滴静脈内注射する。レボホリナートの点滴静脈内注射終了直後にフルオロウラシルとして2600mg/m^2(体表面積)を24時間持続静注する。1週間ごとに6回繰り返した後，2週間休薬する。これを1クールとする。

③通常，成人にはレボホリナートとして1回200mg/m^2(体表面積)を2時間かけて点滴静脈内注射する。レボホリナートの点滴静脈内注射終了直後にフルオロウラシルとして400mg/m^2(体表面積)を静脈内注射，さらにフルオロウラシルとして2400～3000mg/m^2(体表面積)を46時間持続静注する。これを2週間ごとに繰り返す。

なお，年齢，患者の状態などにより適宜減量する。

(5)治癒切除不能な膵癌に対するレボホリナート・フルオロウラシル持続静注併用療法

通常，成人にはレボホリナートとして1回200mg/m^2(体表面積)を2時間かけて点滴静脈内注射する。レボホリナートの点滴静脈内注射終了直後にフルオロウラシルとして400mg/m^2(体表面積)を静脈内注射，さらにフルオロウラシルとして2400mg/m^2(体表面積)を46時間持続静注する。これを2週間ごとに繰り返す。

なお，年齢，患者の状態などにより適宜減量する。

用法用量に関連する使用上の注意

(1)頭頸部癌に対して，本剤を含むがん化学療法と放射線照射を併用する場合(特に同時併用する場合)に，重篤な副作用や放射線合併症が発現する可能性があるため，本剤の適切な減量を検討すること。

(2)オキサリプラチン，イリノテカン塩酸塩水和物，レボホリナートとの併用療法(FOLFIRINOX法)を行う場合には，次の投与可能条件，減量基準及び減量時の投与量を参考にすること。

2クール目以降の投与可能条件

（投与予定日に確認し，当該条件を満たす状態へ回復するまで投与を延期するとともに，「減量基準」及び「減量時の投与量」を参考に，投与再開時に減量すること。）

種類	程度
好中球数	1,500/mm^{3}以上
血小板数	75,000/mm^{3}以上

減量基準

前回の投与後にいずれかの程度に該当する副作用が発現した場合は，該当する毎に，以下の減量方法に従って，投与レベルを１レベル減量する（「減量時の投与量」を参考にすること）。また，いずれかの程度に該当する好中球減少又は血小板減少が発現した場合は，以降の本剤急速静脈内投与を中止する。

副作用[注1)]	程度	減量方法
好中球減少	以下のいずれかの条件を満たす場合： 1)２クール目以降の投与可能条件を満たさず投与を延期 2)500/mm^{3}未満が７日以上持続 3)感染症又は下痢を併発し，かつ1,000/mm^{3}未満 4)発熱性好中球減少症	イリノテカン塩酸塩水和物を優先的に減量する。 ただし，イリノテカン塩酸塩水和物の投与レベルがオキサリプラチンより低い場合は，イリノテカン塩酸塩水和物と同じレベルになるまでオキサリプラチンを減量する。
下痢	発熱（38℃以上）を伴う	
	グレード３[注2)]以上	本剤持続静注を減量する。
血小板減少	以下のいずれかの条件を満たす場合： 1)２クール目以降の投与可能条件を満たさず投与を延期 2)50,000/mm^{3}未満	オキサリプラチンを優先的に減量する。 ただし，オキサリプラチンの投与レベルがイリノテカン塩酸塩水和物より低い場合は，オキサリプラチンと同じレベルになるまでイリノテカン塩酸塩水和物を減量する。
総ビリルビン上昇	2.0mg/dL 超 3.0mg/dL 以下	イリノテカン塩酸塩水和物を120mg/m^{2}に減量する。
	3.0mg/dL 超	イリノテカン塩酸塩水和物を 90mg/m^{2}に減量する。
粘膜炎	グレード３[注2)]以上	本剤持続静注を減量する。
手足症候群		

注 1）複数の副作用が発現した場合は，薬剤毎に減量が最大となる基準を適用すること。

注 2）CTCAE version 4.0。

減量時の投与量

（オキサリプラチン 85mg/m^2，イリノテカン塩酸塩水和物 180mg/m^2，本剤持続静注 2,400mg/m^{2}で投与を開始した場合）

投与レベル	オキサリプラチン	イリノテカン塩酸塩水和物	本剤持続静注
-1	65mg/m^2	150mg/m^2	1,800mg/m^2
-2	50mg/m^2	120mg/m^2	1,200mg/m^2
-3	中止	中止	中止

警告

(1)本剤を含むがん化学療法は，緊急時に十分対応できる医療施設において，がん化学療法に十分な知識・経験を持つ医師のもとで，本療法が適切と判断される症例についてのみ実施すること。適応患者の選択にあたっては，各併用薬剤の添付文書を参照して十分注意すること。

また，治療開始に先立ち，患者又はその家族に有効性及び危険性を十分説明し，同意を得てから投与すること。

(2)メトトレキサート・フルオロウラシル交代療法，レボホリナート・フルオロウラシル療法

メトトレキサート・フルオロウラシル交代療法，レボホリナート・フルオロウラシル療法は本剤の細胞毒性を増強する療法であり，これらの療法に関連したと考えられる死亡例が認められている。これらの療法は高度の危険性を伴うので，投与中及び投与後の一定期間は患者を医師の監督下に置くこと。

なお，本療法の開始にあたっては，各薬剤の添付文書を熟読のこと。

(3)頭頸部癌に対して，本剤を含むがん化学療法と放射線照射を併用する場合に重篤な副作用や放射線合併症が発現する可能性があるため，放射線照射とがん化学療法の併用治療に十分な知識・経験を持つ医師のもとで実施すること。

(4)テガフール・ギメラシル・オテラシルカリウム配合剤との併用により，重篤な血液障害等の副作用が発現するおそれがあるので，併用を行わないこと。

禁忌

(1)本剤の成分に対し重篤な過敏症の既往歴のある患者

(2)テガフール・ギメラシル・オテラシルカリウム配合剤投与中の患者及び投与中止後７日以内の患者

併用禁忌

薬剤名等	臨床症状・措置方法	機序・危険因子
テガフール・ギメラシル・オテラシルカリウム配合剤 （ティーエスワン）	早期に重篤な血液障害や下痢，口内炎等の消化管障害等が発現するおそれがあるので，テガフール・ギメラシル・オテラシルカリウム配合剤投与中及び投与中止後少なくとも７日以内は本剤を投与しないこと。	ギメラシルがフルオロウラシルの異化代謝を阻害し，血中フルオロウラシル濃度が著しく上昇する。

フルオロウラシル注250mg「トーワ」：東和　－［－］，フルオロウラシル注1000mg「トーワ」：東和　－［－］

AK－ソリタ透析剤・DL

規格：9L1瓶（炭酸水素ナトリウム液付）［2855円/瓶］

AK－ソリタ透析剤・DP

規格：9L1瓶（炭酸水素ナトリウム付）［1311円/瓶］

ブドウ糖　塩化カリウム　塩化カルシウム水和物　塩化ナトリウム　塩化マグネシウム　炭酸水素ナトリウム　無水酢酸ナトリウム　エイワイ　341

【効　能　効　果】

慢性腎不全における透析型人工腎臓の灌流液として用いる。（無糖の透析液では，血糖値管理の困難な患者及び他の重炭酸型透析液では，高カリウム血症，高マグネシウム血症の改善が不十分な場合，又は高カルシウム血症を起こすおそれのある場合に用いる）

【対応標準病名】

◎	慢性腎不全		
○	１型糖尿病性腎不全	２型糖尿病性腎不全	腎性網膜症
	糖尿病性腎不全	尿毒症性心膜炎	尿毒症性多発性ニューロパチー
	尿毒症性ニューロパチー	尿毒症性脳症	尿毒症肺
	末期腎不全	慢性腎臓病ステージG5	慢性腎臓病ステージG5D
△	赤血球造血刺激因子製剤低反応性貧血	尿毒症性心筋症	慢性腎臓病ステージG3
	慢性腎臓病ステージG3a	慢性腎臓病ステージG3b	慢性腎臓病ステージG4

用法用量

〔AK －ソリタ透析剤・DL〕：用時，本剤のＢ剤１容に対し水 26 容を加えて希釈し，この希釈液 34 容に対してＡ剤１容を加えて希釈して用いる。用量は，透析時間により異なるが，通常，灌流液として 150～300L を用いる。

〔AK －ソリタ透析剤・DP〕：用時，本剤のＢ剤１包を精製水に溶かして 11.5L の水溶液（Ｂ液）とする。Ｂ液１容に対し水 26 容を加えて希釈し，この希釈液 34 容に対してＡ剤１容を加えて希釈して用いる。用量は，透析時間により異なるが，通常，灌流液と

して150～300Lを用いる。

AK－ソリタ透析剤・FL

規格：9L1瓶（炭酸水素ナトリウム液付）［2910円/瓶］

AK－ソリタ透析剤・FP

規格：9L1瓶（炭酸水素ナトリウム付）［1549円/瓶］

ブドウ糖　塩化カリウム　塩化カルシウム水和物　塩化ナトリウム　塩化マグネシウム　炭酸水素ナトリウム　無水酢酸ナトリウム　エイワイ　341

【効能効果】

慢性腎不全における透析型人工腎臓の灌流液として，活性型ビタミンD_3剤やカルシウム剤の投与などによる高カルシウム血症の場合であって，以下の要因を持つものに用いる。

(1)無糖の透析液では，血糖値管理の困難な場合

(2)カリウム，マグネシウムの高い透析液では，高カリウム血症，高マグネシウム血症の改善が不十分な場合

【対応標準病名】

◎	慢性腎不全		
○	1型糖尿病性腎不全	2型糖尿病性腎不全	腎性網膜症
	糖尿病性腎不全	尿毒症性心膜炎	尿毒症性多発性ニューロパチー
	尿毒症性ニューロパチー	尿毒症性脳症	尿毒症肺
	末期腎不全	慢性腎臓病ステージG5	慢性腎臓病ステージG5D
△	赤血球造血刺激因子製剤低反応性貧血	尿毒症性心筋症	慢性腎臓病ステージG3
	慢性腎臓病ステージG3a	慢性腎臓病ステージG3b	慢性腎臓病ステージG4

用法用量

〔AK－ソリタ透析剤・FL〕：用時，本剤のB剤1容に対し水26容を加えて希釈し，この希釈液34容に対してA剤1容を加えて希釈して用いる。用量は，透析時間により異なるが，通常，灌流液として150～300Lを用いる。

〔AK－ソリタ透析剤・FP〕：用時，本剤のB剤1包を精製水に溶かして11.5Lの水溶液（B液）とする。B液1容に対し水26容を加えて希釈し，この希釈液34容に対してA剤1容を加えて希釈して用いる。用量は，透析時間により異なるが，通常，灌流液として150～300Lを用いる。

Dドライ透析剤2.5S

規格：2瓶1組［1273円/組］

人工透析用剤　日機装　341

【効能効果】

慢性腎不全における透析型人工腎臓の灌流液として活性型ビタミンD_3剤やカルシウム剤の投与などによる高カルシウム血症の場合であって，以下の要因を持つものに用いる。

(1)重炭酸濃度の高い重炭酸型透析液では，過度のアルカローシスを起こすおそれのある場合

(2)無糖の透析液では，血糖値管理の困難な場合

(3)カリウム，マグネシウム濃度の高い透析液では，高カリウム血症，高マグネシウム血症の改善が不十分な場合

【対応標準病名】

◎	慢性腎不全		
○	1型糖尿病性腎不全	2型糖尿病性腎不全	腎性網膜症
	糖尿病性腎不全	尿毒症性心膜炎	尿毒症性多発性ニューロパチー
	尿毒症性ニューロパチー	尿毒症性脳症	尿毒症肺
	末期腎不全	慢性腎臓病ステージG5	慢性腎臓病ステージG5D
△	赤血球造血刺激因子製剤低反応性貧血	尿毒症性心筋症	慢性腎臓病ステージG3
	慢性腎臓病ステージG3a	慢性腎臓病ステージG3b	慢性腎臓病ステージG4

用法用量

通常，A剤を水に溶かし9Lとする（A液）。別にB剤を水に溶かし，11.34Lとする（B液）。

このA液及びB液を，A液：B液：水＝1：1.26：32.74の比率で希釈・調製する重炭酸型透析液供給装置を用いて血液透析を行う灌流液とする。

用量は透析時間により異なるが，通常，灌流液として150～300Lを用いる。

＜希釈・調製後の糖・電解質濃度（理論値）＞

電解質濃度(mEq/L)							ブドウ糖(mg/dL)
Na^+	K^+	Ca^{++}	Mg^{++}	Cl^-	HCO_3^-	CH_3COO^-	$C_6H_{12}O_6$
140.0	2.0	2.5	1.0	112.5	25.0	10*	100

*pH調整用氷酢酸のCH_3COO^-を含む。

Dドライ透析剤3.0S

規格：2瓶1組［1225円/組］

人工透析用剤　日機装　341

【効能効果】

慢性腎不全における透析型人工腎臓の灌流液として，以下の要因を持つものに用いる。

(1)重炭酸濃度の高い重炭酸型透析液では，過度のアルカローシスを起こすおそれのある場合

(2)無糖の透析液では，血糖値管理の困難な場合

(3)他の重炭酸型透析液では，高カリウム血症，高マグネシウム血症の改善が不十分な場合，あるいは高カルシウム血症を起こすおそれのある場合

【対応標準病名】

◎	慢性腎不全		
○	1型糖尿病性腎不全	2型糖尿病性腎不全	腎性網膜症
	糖尿病性腎不全	尿毒症性心膜炎	尿毒症性多発性ニューロパチー
	尿毒症性ニューロパチー	尿毒症性脳症	尿毒症肺
	末期腎不全	慢性腎臓病ステージG5	慢性腎臓病ステージG5D
△	赤血球造血刺激因子製剤低反応性貧血	尿毒症性心筋症	慢性腎臓病ステージG3
	慢性腎臓病ステージG3a	慢性腎臓病ステージG3b	慢性腎臓病ステージG4

用法用量

通常，A剤を水に溶かし9Lとする（A液）。別にB剤を水に溶かし，11.34Lとする（B液）。

このA液及びB液を，A液：B液：水＝1：1.26：32.74の比率で希釈・調製する重炭酸型透析液供給装置を用いて血液透析を行う灌流液とする。

用量は透析時間により異なるが，通常，灌流液として150～300Lを用いる。

＜希釈・調製後の糖・電解質濃度（理論値）＞

電解質濃度(mEq/L)							ブドウ糖(mg/dL)
Na^+	K^+	Ca^{++}	Mg^{++}	Cl^-	HCO_3^-	CH_3COO^-	$C_6H_{12}O_6$
140.0	2.0	3.0	1.0	113.0	25.0	10*	100

*pH調整用氷酢酸のCH_3COO^-を含む。

EL－3号輸液

規格：500mL1袋［199円/袋］

10%EL－3号輸液

規格：500mL1袋［165円/袋］

ブドウ糖　リン酸二カリウム　リン酸二水素カリウム　塩化カリウム　塩化ナトリウム　乳酸ナトリウム　エイワイ　331

【効能効果】

〔EL－3号輸液〕：経口摂取不能又は不十分な場合の水分・電解質の補給・維持，エネルギーの補給

〔10% EL－3号輸液〕：本剤はマグネシウムを含まない電解質・糖液であり，経口摂取不能又は不十分な場合の水分・電解質の補給・維持，エネルギーの補給に維持液として用いる。

【対応標準病名】

該当病名なし

用法用量 通常成人，1回500～1,000mLを点滴静注する。投与速度は，通常成人ブドウ糖として1時間あたり0.5g/kg体重以下とする。なお，年齢，症状，体重により適宜増減する。

禁忌

(1)乳酸血症の患者
(2)高カリウム血症，乏尿，アジソン病，重症熱傷，高窒素血症のある患者
(3)高リン血症，低カルシウム血症，副甲状腺機能低下症の患者

ソルデム3AG輸液：テルモ 500mL1袋[128円/袋]，ソルデム3PG輸液：テルモ 500mL1袋[164円/袋]，200mL1袋[128円/袋]

EOB・プリモビスト注シリンジ

規格：18.143% 5mL1筒[14042円/筒]，18.143%10mL1筒[20917円/筒]
ガドキセト酸ナトリウム　バイエル薬品 729

【効能効果】

磁気共鳴コンピューター断層撮影における肝腫瘍の造影

【対応標準病名】

該当病名なし

用法用量 通常，成人には本剤0.1mL/kgを静脈内投与する。

警告 重篤な腎障害のある患者では，ガドリニウム造影剤による腎性全身性線維症の発現のリスクが上昇することが報告されているので，腎障害のある患者又は腎機能が低下しているおそれのある患者では，十分留意すること。

禁忌 本剤の成分又はガドリニウム造影剤に対し過敏症の既往歴のある患者

原則禁忌

(1)一般状態の極度に悪い患者
(2)気管支喘息の患者

E・P・ホルモンデポー筋注

規格：1mL1管[205円/管]
エストラジオールプロピオン酸エステル　ヒドロキシプロゲステロンカプロン酸エステル　あすか 248

【効能効果】

無月経，機能性子宮出血

【対応標準病名】

◎	機能性子宮出血	無月経症	
○	下垂体性無月経	機能性性器出血	機能性無月経
	月経中間期出血	原発性無月経	更年期出血
	子宮性無月経	子宮不正出血	思春期出血
	視床下部性無月経	若年性子宮機能出血	若年性子宮出血
	心因性無月経	神経性食欲不振症無月経	精神性無月経
	続発性無月経	第1度無月経	第2度無月経
	体重減少性無月経	中枢性無月経	排卵期出血
△	異常月経	過少月経	過多月経
	過長月経	器質性性器出血	希発月経
	月経異常	月経不順	原発性希発月経
	思春期月経異常	思春期月経過多	授乳性無月経
	性器出血	遷延性月経	続発性希発月経
	頻発月経	不規則月経	

用法用量 通常，1週間に1回1mL(1管)を筋肉内注射する。なお，症状により適宜増減する。

禁忌

(1)エストロゲン依存性悪性腫瘍(例えば，乳癌，子宮内膜癌)及びその疑いのある患者
(2)血栓性静脈炎，肺塞栓症又はその既往歴のある患者
(3)重篤な肝障害・肝疾患のある患者

FDGスキャン注

規格：10MBq[－]
フルデオキシグルコース(^{18}F)　日本メジフィジックス 430

【効能効果】

(1)悪性腫瘍の診断
①肺癌，乳癌(他の検査，画像診断により癌の存在を疑うが，病理診断により確定診断が得られない場合，あるいは，他の検査，画像診断により病期診断，転移・再発の診断が確定できない場合)の診断
②大腸癌，頭頸部癌(他の検査，画像診断により病期診断，転移・再発の診断が確定できない場合)の診断
③脳腫瘍(他の検査，画像診断により転移・再発の診断が確定できない場合)の診断
④膵癌(他の検査，画像診断により癌の存在を疑うが，病理診断により確定診断の得られない場合)の診断
⑤悪性リンパ腫，悪性黒色腫(他の検査，画像診断により病期診断，転移・再発の診断が確定できない場合)の診断
⑥原発不明癌(リンパ節生検，CT等で転移巣が疑われ，かつ，腫瘍マーカーが高値を示す等，悪性腫瘍の存在を疑うが，原発巣の不明な場合)の診断
(2)虚血性心疾患(左室機能が低下している虚血性心疾患による心不全患者で，心筋組織のバイアビリティ診断が必要とされ，かつ，通常の心筋血流シンチグラフィで判定困難な場合)の診断
(3)難治性部分てんかんで外科切除が必要とされる場合の脳グルコース代謝異常領域の診断

【対応標準病名】

該当病名なし

用法用量 通常，成人には本剤1バイアル(検定日時において185MBq)を静脈内に投与し撮像する。投与量(放射能)は，年齢，体重により適宜増減するが，最小74MBq，最大370MBqまでとする。

原則禁忌 妊婦又は妊娠している可能性のある婦人

Fluーシリンジ「生研」

規格：－[－]
インフルエンザHAワクチン　デンカ生研 631

【効能効果】

本剤は，インフルエンザの予防に使用する。

【対応標準病名】

◎	インフルエンザ		
○	インフルエンザ気管支炎	インフルエンザ性咽頭炎	インフルエンザ性急性上気道感染
	インフルエンザ性喉頭炎	インフルエンザ性喉頭気管炎	インフルエンザ性副鼻腔炎
△	インフルエンザ心筋炎	インフルエンザ性胃腸炎	インフルエンザ脊髄炎
	インフルエンザ中耳炎	インフルエンザ脳症	インフルエンザ脳脊髄炎
	インフルエンザ肺炎	感冒性腹症	急性インフルエンザ心筋炎

用法用量 6ヶ月以上3歳未満のものには0.25mLを皮下に，3歳以上13歳未満のものには0.5mLを皮下におよそ2～4週間の間隔をおいて2回注射する。13歳以上のものについては，0.5mLを皮下に，1回又はおよそ1～4週間の間隔をおいて2回注射する。

用法用量に関連する使用上の注意

(1)本剤の使用：本剤は0.25mL接種対象者には使用しないこと。
(2)接種間隔：2回接種を行う場合の接種間隔は，免疫効果を考慮すると4週間おくことが望ましい。
(3)他のワクチン製剤との接種間隔：生ワクチンの接種を受けた者は，通常，27日以上，また他の不活化ワクチンの接種を受けた者は，通常，6日以上間隔を置いて本剤を接種すること。ただ

し，医師が必要と認めた場合には，同時に接種することができる（なお，本剤を他のワクチンと混合して接種してはならない）。

接種不適当者

被接種者が次のいずれかに該当すると認められる場合には，接種を行ってはならない。

(1)明らかな発熱を呈している者

(2)重篤な急性疾患にかかっていることが明らかな者

(3)本剤の成分によってアナフィラキシーを呈したことがあることが明らかな者

(4)上記に掲げる者のほか，予防接種を行うことが不適当な状態にある者

インフルエンザHAワクチン「北里第一三共」シリンジ0.25mL：北里第一三共，インフルエンザHAワクチン「北里第一三共」シリンジ0.5mL：北里第一三共，フルービックHAシリンジ：阪大微研

HF－ソリタ血液ろ過用補充液・BWキット

規格：1010mL1キット［665円/キット］，2020mL1キット［931円/キット］

ブドウ糖　塩化カリウム　塩化カルシウム水和物　塩化ナトリウム　塩化マグネシウム　炭酸水素ナトリウム　無水酢酸ナトリウム　エイワイ　331

【効 能 効 果】

透析型人工腎臓では治療の持続又は管理の困難な慢性腎不全例に対するろ過型又はろ過透析型人工腎臓使用時ならびに治療時間の短縮を目的とするろ過透析型人工腎臓使用時の補充液として用いる。

【対応標準病名】

◎	慢性腎不全		
○	1型糖尿病性腎不全	2型糖尿病性腎不全	腎性網膜症
	尿毒症性心膜炎	尿毒症性多発性ニューロパチー	尿毒症性ニューロパチー
	尿毒症性脳症	尿毒症肺	末期腎不全
	慢性腎臓病ステージG5	慢性腎臓病ステージG5D	
△	赤血球造血刺激因子製剤低反応性貧血	糖尿病性腎不全	尿毒症性心筋症
	慢性腎臓病ステージG3	慢性腎臓病ステージG3a	慢性腎臓病ステージG3b
	慢性腎臓病ステージG4		

用法用量

通常，使用時A液（下室）及びB液（上室）を混和し，ろ過型又はろ過透析型人工腎臓使用時の体液量を保持する目的で点滴注入する。

A液（下室）・B液（上室）混合操作方法参照

投与はろ過液量と体液量とのバランスを保つように十分注意して行う。

通常成人1分間あたり30～80mLの投与速度で症状，血液生化学異常，電解質・酸塩基平衡異常，体液バランス異常等が是正されるまで行う。通常1回のろ過型人工腎臓治療では15～20Lを4～7時間で投与する。また，透析型人工腎臓と併用する場合には，5～10Lを3～5時間で投与する。

なお，投与量は症状，血液生化学値，体液異常，年齢，体重などにより適宜増減する。

HF－ソリタ血液ろ過用補充液・L

規格：1L1袋［328円/袋］，2L1袋［756円/袋］

塩化カリウム　塩化カルシウム水和物　塩化ナトリウム　塩化マグネシウム　乳酸ナトリウム　エイワイ　331

【効 能 効 果】

従来の透析型人工腎臓では治療の持続又は管理の困難な慢性腎不全例に対するろ過型又は透析・ろ過型人工腎臓使用時ならびに治療時間の短縮を目的とする透析・ろ過型人工腎臓使用時の補充液として用いる。

【対応標準病名】

◎	慢性腎不全		
○	1型糖尿病性腎不全	2型糖尿病性腎不全	腎性網膜症
	糖尿病性腎不全	尿毒症性心膜炎	尿毒症性多発性ニューロパチー
	尿毒症性ニューロパチー	尿毒症性脳症	尿毒症肺
	末期腎不全	慢性腎臓病ステージG5	慢性腎臓病ステージG5D
△	赤血球造血刺激因子製剤低反応性貧血	尿毒症性心筋症	慢性腎臓病ステージG3
	慢性腎臓病ステージG3a	慢性腎臓病ステージG3b	慢性腎臓病ステージG4

用法用量　ろ過型又は透析・ろ過型人工腎臓使用時の体液量を保持する目的で点滴注入する。投与はろ過液量と体液量とのバランスを保つように十分注意して行う。通常，成人1分間あたり30～80mLの投与速度で症状，血液生化学異常，電解質・酸塩基平衡異常，体液バランス異常等が是正されるまで行う。通常1回のろ過型人工腎臓治療では15～20Lを4～6時間で投与する。また，透析型人工腎臓と併用する場合には5～15Lを3～5時間で投与する。なお，投与量は症状，血液生化学値，体液異常，年齢，体重などにより適宜増減する。

用法用量に関連する使用上の注意

(1)ろ過型人工腎臓の補充液として次のような場合に用いること。

①透析療法では不均衡症候群，血圧低下等のため治療の持続又は管理の困難な場合

②透析療法では十分な除水効果を得ることができない場合

③治療時間の短縮を目的として透析型人工腎臓と併用する場合

(2)ろ過と補充の適正なバランスが保たれないと循環血液量の急激な減少による血圧低下，又は溢水による高血圧等を起こすおそれがあるので，ろ過量と補充量のバランスに十分注意すること。

禁忌　乳酸血症の患者

HMG「TYK」75注用

規格：75単位1管（溶解液付）［1243円/管］

HMG「TYK」100注用

規格：100単位1管（溶解液付）［1639円/管］

HMG「TYK」150注用

規格：150単位1管（溶解液付）［1639円/管］

ヒト下垂体性性腺刺激ホルモン　大正薬品　241

【効 能 効 果】

間脳性（視床下部性）無月経，下垂体性無月経の排卵誘発〔本剤は女性不妊症のうち視床下部一下垂体系の不全に基因するもので，無月経，希発月経又は他の周期不順を伴うもの，すなわち尿中ゴナドトロピン分泌が正常かそれより低い症例で他の内分泌器官（副腎，甲状腺など）に異常のないものに用いられる。〕

【対応標準病名】

◎	下垂体性無月経	希発月経	視床下部性無月経
	女性不妊症		
○	過少月経	原発性希発月経	原発性不妊症
	高プロラクチン血症性無月経	遷延性月経	続発性希発月経
	続発性不妊症	多のう胞性卵巣症候群	中枢性無月経
	不妊症		
△	機能性不妊症	機能性無月経	頸管性不妊症
	原発性無月経	子宮性不妊症	授乳性無月経
	続発性無月経	第1度無月経	第2度無月経
	多のう胞性卵巣	乳汁漏出無月経症候群	排卵障害
	無月経症	無排卵月経	無排卵症
	卵管性不妊症	卵巣性不妊症	

用法用量

〔HMG「TYK」75注用，HMG「TYK」150注用〕

本剤1アンプルを添付の溶解液で溶解したのち，1日FSHとして75～150単位を連続筋肉内投与し，頸管粘液量が約300mm^{3}以上，羊歯状形成（結晶化）が第3度の所見を呈する時期を指標として（4～20日間，通常5～10日間），ヒト絨毛性性

腺刺激ホルモンに切り換える。

本剤の用法用量は非常に複雑であり，使用に際しては医師の厳密な臨床検査が必要である。特に用量については症例ごとに医師により決められねばならない。

〔HMG「TYK」100 注用〕

本剤 1 アンプルを添付の溶解液 1.33mL で溶解したのち，1 日 FSH として 75～150 単位を連続筋肉内投与し，頸管粘液量が約 300mm^{3}以上，羊歯状形成(結晶化)が第 3 度の所見を呈する時期を指標として(4～20 日間，通常 5～10 日間)，ヒト絨毛性性腺刺激ホルモンに切り換える。

本剤の用法用量は非常に複雑であり，使用に際しては医師の厳密な臨床検査が必要である。特に用量については症例ごとに医師により決められねばならない。

警告　本剤の投与に引き続き，ヒト絨毛性性腺刺激ホルモン製剤を投与した場合又は併用した場合，血栓症，脳梗塞等を伴う重篤な卵巣過剰刺激症候群があらわれることがある。

禁忌

(1)エストロゲン依存性悪性腫瘍(例えば，乳癌，子宮内膜癌)及びその疑いのある患者

(2)卵巣腫瘍の患者及び多嚢胞性卵巣症候群を原因としない卵巣腫大のある患者

(3)妊婦又は妊娠している可能性のある婦人

原則禁忌

(1)児を望まない第 2 度無月経患者

(2)多嚢胞性卵巣のある患者

HMG注射用75IU「フェリング」

規格：75単位1瓶(溶解液付)[1243円/瓶]

HMG注射用150IU「フェリング」

規格：150単位1瓶(溶解液付)[1639円/瓶]

ヒト下垂体性性腺刺激ホルモン　フェリング　241

【効 能 効 果】

間脳性(視床下部性)無月経・下垂体性無月経の排卵誘発

【対応標準病名】

◎	下垂体性無月経	視床下部性無月経	
○	高プロラクチン血症性無月経	多のう胞性卵巣症候群	
△	機能性無月経	原発性無月経	続発性無月経
	第 1 度無月経	第 2 度無月経	多のう胞性卵巣
	中枢性無月経	乳汁漏出無月経症候群	無月経症

用法用量

1 日卵胞刺激ホルモンとして 75～150 単位を添付の溶解液で溶解して連続筋肉内投与し，頸管粘液量が約 300mm^{3}以上，羊歯状形成(結晶化)が第 3 度の所見を呈する時期を指標として(4～20 日間，通常 5～10 日間)，ヒト絨毛性性腺刺激ホルモンに切り換える。本剤の用法用量は症例によって異なるので，使用に際しては厳密な経過観察が必要である。

〔HMG 注射用 75IU「フェリング」〕：添付溶解液の使用に当たっては本剤は 1 管 1mL に溶解して使用する。

〔HMG 注射用 150IU「フェリング」〕：添付溶解液の使用に当たっては本剤は 1 管 2mL に溶解して使用する。

警告　本剤の投与に引き続き，ヒト絨毛性性腺刺激ホルモン製剤を投与した場合又は併用した場合，血栓症，脳梗塞等を伴う重篤な卵巣過剰刺激症候群があらわれることがある。

禁忌

(1)エストロゲン依存性悪性腫瘍(例えば，乳癌，子宮内膜癌)及びその疑いのある患者

(2)卵巣腫瘍の患者及び多嚢胞性卵巣症候群を原因としない卵巣腫大のある患者

(3)妊婦又は妊娠している可能性のある婦人

原則禁忌

(1)児を望まない第 2 度無月経患者

(2)多嚢胞性卵巣のある患者

HMG注テイゾー75

規格：75単位1管(溶解液付)[1243円/管]

HMG注テイゾー150

規格：150単位1管(溶解液付)[1639円/管]

ヒト下垂体性性腺刺激ホルモン　あすか　241

【効 能 効 果】

間脳性(視床下部性)無月経，下垂体性無月経の排卵誘発

【対応標準病名】

◎	下垂体性無月経	視床下部性無月経	
○	高プロラクチン血症性無月経	多のう胞性卵巣症候群	
△	機能性無月経	原発性無月経	続発性無月経
	第 1 度無月経	第 2 度無月経	多のう胞性卵巣
	中枢性無月経	乳汁漏出無月経症候群	無月経症

用法用量　1 日卵胞成熟ホルモンとして 75～150 単位を連続筋肉内投与し，頸管粘液量が約 300mm^{3}以上，羊歯状形成(結晶化)が第 3 度の所見を指標として(4 日～20 日，通常 5 日～10 日間)，ヒト絨毛性性腺刺激ホルモンに切りかえる。

用法用量に関連する使用上の注意　本剤の用法用量は症例，適応によって異なるので，使用に際しては厳密な経過観察が必要である。

警告　本剤の投与に引き続き，ヒト絨毛性性腺刺激ホルモン製剤を投与した場合又は併用した場合，血栓症，脳梗塞等を伴う重篤な卵巣過剰刺激症候群があらわれることがある。

禁忌

(1)エストロゲン依存性悪性腫瘍(例えば，乳癌，子宮内膜癌)及びその疑いのある患者

(2)卵巣腫瘍のある患者及び多嚢胞性卵巣症候群を原因としない卵巣腫大のある患者

(3)妊婦又は妊娠している可能性のある女性

原則禁忌

(1)児を望まない第 2 度無月経患者

(2)多嚢胞性卵巣のある患者

HMG筋注用75単位「F」：富士製薬　75単位1管(溶解液付)[1243円/管]，HMG筋注用150単位「F」：富士製薬　150単位1管(溶解液付)[1639円/管]

K.C.L.点滴液15%

規格：15%20mL1管[98円/管]

塩化カリウム　丸石　322,331

【効 能 効 果】

(1)下記疾患又は状態におけるカリウム補給

降圧利尿剤，副腎皮質ホルモン，強心配糖体，インスリン，ある種の抗生物質などの連用時

低カリウム血症型周期性四肢麻痺

重症嘔吐，下痢，カリウム摂取不足及び手術後

(2)低クロール性アルカローシス

(3)電解質補液の電解質補正

【対応標準病名】

◎	嘔吐症	下痢症	低カリウム血性周期性四肢麻痺
	低クロール性アルカローシス		
○	アルカリ血症	アルカリ尿症	アルカローシス
	呼吸性アルカローシス	代謝性アルカローシス	代償性呼吸性アルカローシス
	代償性代謝性アルカローシス	低カリウム性アルカローシス	低カリウム性家族性周期性麻痺
	非呼吸性アルカローシス		
△	S 状結腸炎	アセトン血性嘔吐症	胃腸炎
	炎症性腸疾患	嘔気	悪心
	回腸炎	化学療法に伴う嘔吐症	家族性周期性四肢麻痺
	カタル性胃腸炎	感染性胃腸炎	感染性下痢症
	感染性大腸炎	感染性腸炎	感冒性胃腸炎

感冒性大腸炎	感冒性腸炎	機能性下痢
急性胃腸炎	急性大腸炎	急性腸炎
抗生物質起因性大腸炎	抗生物質起因性腸炎	混合型酸塩基平衡障害
酸塩基平衡異常	習慣性嘔吐	周期性四肢麻痺
出血性大腸炎	出血性腸炎	食後悪心
正カリウム血性周期性四肢麻痺	正常カリウム血症性四肢麻痺	大腸炎
胆汁性嘔吐	中枢性嘔吐症	腸炎
腸カタル	低塩基血症	低クロール血症
電解質異常	電解質平衡異常	特発性嘔吐症
難治性乳児下痢症	乳児下痢	脳性嘔吐
反芻	反復性嘔吐	糞便性嘔吐

用法用量

通常，成人には塩化カリウムとして1回0.75〜3g（カリウムとして10〜40mEq）〔本剤5〜20mL〕を日本薬局方注射用蒸留水，5%ブドウ糖注射液，生理食塩液又は他の適当な希釈剤で希釈する。（均一な希釈状態の確認のためにリボフラビンリン酸エステルナトリウムを配合して黄色液としている。）

その液（希釈後）の濃度は0.3w/v%（カリウムとして40mEq/L）以下として，1分間8mLを超えない速度で静脈内注射する。

1日の投与量は塩化カリウムとして7.5g（カリウムとして100mEq）〔本剤50mL〕を超えない量とする。

なお，年齢，症状により適宜増減する。

小児に対しては，カリウム欠乏の原因及び程度ないしは臨床上の反応によって調節されるが，通例，年齢，体重により塩化カリウムとして1回量60〜380mg（カリウムとして0.8〜5mEq）〔本剤0.4〜2.5mL〕を日本薬局方注射用蒸留水，5%ブドウ糖注射液，生理食塩液又は他の適当な希釈剤で希釈する。

その液（希釈後）の濃度は0.3w/v%（カリウムとして40mEq/L）以下として，1分間8mLを超えない速度で静脈内注射する。

電解質補液の補正には，体内の水分，電解質の不足に応じて電解質補液に添加して点滴静脈内注射する。

用法用量に関連する使用上の注意　カリウム剤を急速静注すると，不整脈，場合によっては心停止を起こすので，点滴静脈内注射のみに使用すること。

禁忌

(1)重篤な腎機能障害（前日の尿量が500mL以下あるいは投与直前の排尿が1時間当たり20mL以下）のある患者
(2)副腎機能障害（アジソン病）のある患者
(3)高カリウム血症の患者
(4)高カリウム血性周期性四肢麻痺の患者
(5)エプレレノンを投与中の患者
(6)本剤の成分に対し過敏症の既往歴のある患者

併用禁忌

薬剤名等	臨床症状・措置方法	機序・危険因子
エプレレノン（セララ）	高カリウム血症があらわれることがある。	エプレレノンは血中のカリウムを上昇させる可能性があり，併用により高カリウム血症があらわれやすくなると考えられる。 危険因子：腎障害患者

KCL補正液1mEq/mL　規格：1モル20mL1管［58円/管］
塩化カリウム　大塚製薬工場　331

【効能効果】

電解質補液の電解質補正

【対応標準病名】

該当病名なし

用法用量　電解質補液の補正用として，体内の水分，電解質の不足に応じて電解質補液に添加して点滴静脈内注射するか，腹膜透析液に添加して腹腔内投与する。

KCL注10mEqキット「テルモ」：テルモ　1モル10mL1キット［187円/キット］，KCL注20mEqキット「テルモ」：テルモ　1モル20mL1キット［187円/キット］，KCL補正液キット20mEq：大塚製薬工場　0.4モル50mL1キット［181円/キット］

KN1号輸液　規格：200mL1袋［130円/袋］，500mL1袋［130円/袋］
ブドウ糖　塩化ナトリウム　大塚製薬工場　331

【効能効果】

脱水症及び病態不明時の水分・電解質の初期補給
手術前後の水分・電解質の補給

【対応標準病名】

◎	脱水症		
○	血液量減少	高張性脱水症	混合性脱水
	細胞外液欠乏症	水分欠乏症	体液量減少症
	低張性脱水症		

用法用量　通常成人，1回500〜1000mLを点滴静注する。
投与速度は通常成人1時間あたり300〜500mL，小児の場合，1時間あたり50〜100mLとする。
なお，年齢，症状，体重により適宜増減する。

デノサリン1輸液：テルモ　500mL1袋［130円/袋］，200mL1袋［130円/袋］

KN2号輸液　規格：500mL1袋［165円/袋］
ブドウ糖　リン酸二カリウム　リン酸二水素ナトリウム　塩化カリウム　塩化ナトリウム　塩化マグネシウム　乳酸ナトリウム　大塚製薬工場　331

【効能効果】

脱水症及び手術前後の水分・電解質の補給・補正

【対応標準病名】

◎	脱水症		
○	血液量減少	高張性脱水症	混合性脱水
	細胞外液欠乏症	水分欠乏症	体液量減少症
	低張性脱水症		

用法用量　通常成人，1回500〜1000mLを点滴静注する。
投与速度は通常成人1時間あたり300〜500mL，小児の場合，1時間あたり50〜100mLとする。
なお，年齢，症状，体重により適宜増減する。

禁忌

(1)高乳酸血症の患者
(2)電解質代謝異常のある患者
①高カリウム血症（乏尿，アジソン病，重症熱傷，高窒素血症等）の患者
②低カルシウム血症の患者
③高リン血症（副甲状腺機能低下症等）の患者
④高マグネシウム血症（甲状腺機能低下症等）の患者

KN3号輸液　規格：200mL1袋［133円/袋］，500mL1袋［137円/袋］
ブドウ糖　塩化カリウム　塩化ナトリウム　乳酸ナトリウム　大塚製薬工場　331

【効能効果】

経口摂取不能又は不十分な場合の水分・電解質の補給・維持

【対応標準病名】

該当病名なし

用法用量　通常成人，1回500〜1000mLを点滴静注する。
投与速度は通常成人1時間あたり300〜500mL，小児の場合，1時間あたり50〜100mLとする。
なお，年齢，症状，体重により適宜増減する。

禁忌

(1)高乳酸血症の患者

(2)高カリウム血症(乏尿，アジソン病，重症熱傷，高窒素血症等)の患者

ソルデム3輸液：テルモ　500mL1袋[138円/袋]，200mL1袋[134円/袋]

KN4号輸液

規格：500mL1袋[136円/袋]

ブドウ糖　塩化ナトリウム　乳酸ナトリウム　大塚製薬工場　331

【効 能 効 果】

術後早期及び乳幼児手術に関連しての水分・電解質の補給
カリウム貯溜の可能性のある場合の水分・電解質の補給

【対応標準病名】

該当病名なし

用法用量　通常成人，1回500〜1000mLを点滴静注する。
投与速度は通常成人1時間あたり300〜500mL，小児の場合，1時間あたり50〜100mLとする。
なお，年齢，症状，体重により適宜増減する。

ソリターT4号輸液：エイワイ　200mL1瓶[136円/瓶]，500mL1瓶[170円/瓶]，ソルデム6輸液：テルモ　500mL1袋[134円/袋]，200mL1袋[133円/袋]

KNMG3号輸液

規格：500mL1袋[143円/袋]

ブドウ糖　塩化カリウム　塩化ナトリウム　乳酸ナトリウム　大塚製薬工場　331

【効 能 効 果】

(1)内科領域：経口的食事摂取不足の時(例えば，脳卒中などの意識喪失時，悪性腫瘍，食欲不振，消化器疾患，全身衰弱など)，糖尿病性アシドーシス，利尿剤投与時，ステロイドホルモン投与時，その他種々の脱水症，呼吸器疾患など
(2)小児科領域：急性消化不良症，消化不良性中毒症，髄膜炎・脳炎・肺炎や栄養失調症などで食欲不振の場合，新生児や未熟児の水分補給
(3)外科領域：術前脱水状態(消化管の通過障害を伴う患者など)，術後輸液
(4)産婦人科領域：術前・術後の水分及び電解質の補給

【対応標準病名】

◎	悪性腫瘍	栄養失調	急性消化不良症
	消化管狭窄	食欲不振	髄膜炎
	体力低下	脱水症	糖尿病性アシドーシス
	脳炎	脳卒中	肺炎
○	EGFR遺伝子変異陽性非小細胞肺癌	KIT(CD117)陽性胃消化管間質腫瘍	KIT(CD117)陽性結腸消化管間質腫瘍
	KIT(CD117)陽性小腸消化管間質腫瘍	KIT(CD117)陽性食道消化管間質腫瘍	KIT(CD117)陽性直腸消化管間質腫瘍
あ	KRAS遺伝子野生型結腸癌	KRAS遺伝子野生型直腸癌	悪性奇形腫
	悪性腫瘍合併性皮膚筋炎	悪性腫瘍に伴う貧血	圧迫性脊髄炎
	イートン・ランバート症候群	胃消化管間質腫瘍	胃前庭部癌
	易疲労感	陰茎悪性黒色腫	陰茎有棘細胞癌
	陰のう悪性黒色腫	陰のう有棘細胞癌	栄養障害
か	外陰部有棘細胞癌	回腸消化管間質腫瘍	下肢倦怠感
	化膿性脊髄炎	化膿性脳髄膜炎	カルチノイド
	癌	眼角基底細胞癌	眼角皮膚癌
	眼角有棘細胞癌	眼瞼脂腺癌	眼瞼メルケル細胞癌
	癌性悪液質	癌性胸水	癌性ニューロパチー
	癌性ニューロミオパチー	癌性貧血	癌性ミエロパチー
	感染後脳炎	感染後脳脊髄炎	気管支肺炎
	偽性髄膜炎	機能性ディスペプシア	急性散在性脳脊髄炎
	急性上行性脊髄炎	急性小脳性失調症	急性脊髄炎
	急性肺炎	胸膜肺炎	虚血性脳卒中
	虚弱	拒食症	去勢抵抗性前立腺癌
	空腸消化管間質腫瘍	くも膜炎	クラミジア肺炎
	経口摂取困難	頚部メルケル細胞癌	血液量減少
	結腸消化管間質腫瘍	ケトアシドーシス	限局性前立腺癌
	倦怠感	原発性悪性脳腫瘍	原発不明癌
	硬化性脊髄炎	口腔癌	口唇メルケル細胞癌
	高張性脱水症	後腹膜神経芽腫	項部メルケル細胞癌
さ	硬膜炎	混合性脱水	細胞外液欠乏症
	耳介メルケル細胞癌	視神経髄膜炎	十二指腸消化管間質腫瘍
	腫瘍随伴症候群	消化不良症	消化不良性下痢
	小腸消化管間質腫瘍	小児肺炎	上皮腫
	食道消化管間質腫瘍	真菌性髄膜炎	神経性弱質
	進行性前立腺癌	進行性脳卒中	衰弱
	水痘脳炎	水分欠乏症	髄膜脊髄炎
	髄膜脳炎	脊索腫	脊髄炎
	脊髄髄膜炎	脊髄膜炎	全身違和感
	全身倦怠感	全身性転移性癌	前立腺癌再発
た	続発性脳炎	体液量減少症	退形成性上衣腫
	胎児性癌	大網消化管間質腫瘍	大葉性肺炎
	多発性癌転移	多発性脊髄神経根炎	腸間膜消化管間質腫瘍
	直腸消化管間質腫瘍	沈下性肺炎	ディスペプシア
	低張性脱水症	転移性黒色腫	転移性腫瘍
	転移性腹壁腫瘍	転移性扁平上皮癌	糖尿病性アセトン血症
な	糖尿病性ケトアシドーシス	頭部メルケル細胞癌	内胚葉洞腫瘍
	軟膜炎	乳児肺炎	脳血管発作
	脳室炎	脳脊髄炎	脳卒中後遺症
は	敗血症性肺炎	胚細胞腫	梅毒性髄膜炎
	非定型肺炎	びまん性肺炎	疲労感
	副腎神経芽腫	閉塞性髄膜炎	閉塞性肺炎
ま	末期癌	慢性弱質	慢性髄膜炎
	慢性脊髄炎	慢性脳炎	無菌性髄膜炎
	無熱性肺炎	無力症	ムンプス髄膜炎
や	モラレ髄膜炎	癒着性くも膜炎	予防接種後脳炎
ら	予防接種後脳脊髄炎	卵黄のう腫瘍	卵巣癌全身転移
	老人性肺炎		
△	1型糖尿病	1型糖尿病・ケトアシドーシス合併あり	1型糖尿病・昏睡合併あり
	1型糖尿病性アシドーシス	1型糖尿病性アセトン血症	1型糖尿病性ケトアシドーシス
	1型糖尿病性昏睡	1型糖尿病性低血糖性昏睡	2型糖尿病・ケトアシドーシス合併あり
	2型糖尿病・昏睡合併あり	2型糖尿病性アシドーシス	2型糖尿病性アセトン血症
	2型糖尿病性ケトアシドーシス	2型糖尿病性昏睡	2型糖尿病性低血糖性昏睡
	ALK融合遺伝子陽性非小細胞肺癌	鞍上部胚細胞腫瘍	胃原発絨毛癌
	胃出血	胃胚細胞腫瘍	ウイルス性糖尿病・ケトアシドーシス合併あり
	ウイルス性糖尿病・昏睡合併あり	栄養失調性白内障	延髄星細胞腫
	下葉小細胞肺癌	下葉肺腺癌	下葉肺大細胞癌
	下葉肺扁平上皮癌	下葉非小細胞肺癌	癌関連網膜症
	肝細胞癌破裂	緩徐進行1型糖尿病	緩徐進行1型糖尿病・ケトアシドーシス合併あり
	緩徐進行1型糖尿病・昏睡合併あり	胸膜播種	頚部脂腺癌
	頚部隆起性皮膚線維肉腫	ケトン血性嘔吐症	原線維性星細胞腫
	高浸透圧性非ケトン性昏睡	膠肉腫	後腹膜胚細胞腫瘍
	混合型酸塩基平衡障害	酸塩基平衡異常	視床下部星細胞腫
	視床星細胞腫	縦隔胚細胞腫瘍	縦隔卵黄のう腫瘍
	十二指腸悪性ガストリノーマ	十二指腸悪性ソマトスタチノーマ	消化管出血
	消化管障害	松果体胚細胞腫瘍	松果体部膠芽腫

上部消化管出血	上葉小細胞肺癌	上葉肺腺癌
上葉肺大細胞癌	上葉肺扁平上皮癌	上葉非小細胞肺癌
膵性糖尿病・ケトアシドーシス合併あり	膵性糖尿病・昏睡合併あり	ステロイド糖尿病・ケトアシドーシス合併あり
ステロイド糖尿病・昏睡合併あり	星細胞腫	精巣胚細胞腫瘍
精巣卵黄のう腫瘍	前頭葉星細胞腫	前頭葉退形成性星細胞腫
側頭葉星細胞腫	側頭葉退形成性星細胞腫	側頭葉毛様細胞性星細胞腫
体液調節不全症	退形成性星細胞腫	代謝性アシドーシス
蛋白質欠乏性障害	中葉小細胞肺癌	中葉肺腺癌
中葉肺大細胞癌	中葉肺扁平上皮癌	中葉非小細胞肺癌
腸出血	電解質異常	電解質平衡異常
頭蓋内胚細胞腫瘍	透析腎癌	頭頂葉星細胞腫
糖尿病性昏睡	糖尿病性低血糖性昏睡	頭部脂腺癌
頭部隆起性皮膚線維肉腫	吐下血	二次性糖尿病・ケトアシドーシス合併あり
二次性糖尿病・昏睡合併あり	乳児ケトアシドーシス	乳幼児胃腸障害
妊娠糖尿病	脳幹部星細胞腫	肺癌による閉塞性肺炎
肺ノカルジア症	肺門部小細胞癌	肺門部腺癌
肺門部大細胞癌	肺門部非小細胞癌	肺門部扁平上皮癌
非呼吸性アシドーシス	びまん性星細胞腫	披裂喉頭蓋ひだ喉頭面癌
不安定型糖尿病	副咽頭間隙悪性腫瘍	辺縁系脳炎
毛様細胞性星細胞腫	門脈圧亢進症性胃腸症	薬剤性糖尿病・ケトアシドーシス合併あり
薬剤性糖尿病・昏睡合併あり	薬物性アシドーシス	卵巣胚細胞腫瘍
卵巣卵黄のう腫瘍		

用法用量 通常成人は1日500～1000mLを静脈内に徐々に注射する。
なお，症状(体内の水分及び電解質の損失量など)に応じて適宜増減する。

禁忌
(1)高乳酸血症の患者
(2)高カリウム血症(乏尿，アジソン病，重症熱傷，高窒素血症等)の患者

LH－RH注0.1mg「タナベ」
規格：0.1mg1管[3939円/管]
ゴナドレリン酢酸塩 田辺三菱 722

【効能効果】

下垂体LH分泌機能検査
正常反応は個々の施設によって設定されるべきであるが，通常，正常人では投与後30分で血中LH値がピークに達し，ラジオイムノアッセイによる血中のそれは30mIU/mL以上になる。
しかし，投与後30分の血中LH値だけで十分な判定ができないと考えられる場合は，投与後経時的に測定し，判定することが望ましい。
なお，判定に当たっては，次の点を考慮することが望ましい。
(1)皮下・筋肉内注射時の血中LH反応は，静脈内注射時のそれより低いと考えられる。
(2)排卵期の女性は投与前血中レベル及び投与後の血中LH反応が高く，小児では低い。

【対応標準病名】

該当病名なし

用法用量 通常成人には，1回本剤1管を静脈内，皮下又は筋肉内に注射する。
静脈内注射の場合は，生理食塩液，ブドウ糖注射液あるいは，注射用水5～10mLに混じて，徐々に注射する。

L－メチオニン注射液100mg「日本臓器」
規格：5%2mL1管[60円/管]
L－メチオニン 日本臓器 392

【効能効果】

薬物中毒

【対応標準病名】

◎	薬物中毒症		
○	医薬品中毒	急性薬物中毒	慢性薬物中毒

用法用量 通常成人L－メチオニン1日100mg～1,000mg(1管～10管)を静脈内又は皮下に注射する。
なお，年齢，症状により適宜増減する。

MAGシンチ注
規格：222MBq1筒[23514円/筒]，333MBq1筒[34534円/筒]，555MBq1筒[56655円/筒]
メルカプトアセチルグリシルグリシルグリシンテクネチウム(^{99m}Tc) 日本メジフィジックス 430

【効能効果】

シンチグラフィ及びレノグラフィによる腎及び尿路疾患の診断

【対応標準病名】

該当病名なし

用法用量 通常，成人には200～555MBqを静脈内に投与する。被検部に検出器を向け，投与直後から動態画像を得ると共に，データ処理装置にデータを収集し，画像上に関心領域を設定することによりレノグラムを得る。また，必要に応じて有効腎血流量又は有効腎血漿流量を測定する。
なお，投与量は，年齢，体重及び検査目的により適宜増減する。

PPSB－HT静注用200単位「ニチヤク」
規格：200単位1瓶(溶解液付)[13977円/瓶]
PPSB－HT静注用500単位「ニチヤク」
規格：500単位1瓶(溶解液付)[31822円/瓶]
乾燥人血液凝固第IX因子複合体 日本製薬 634

【効能効果】

血液凝固第IX因子欠乏患者の出血傾向を抑制する。

【対応標準病名】

◎	血友病B	出血傾向	
○	血液凝固異常	先天性血液凝固因子異常	
△	四肢出血斑	先天性第XI因子欠乏症	低トロンビン血症
	老年性出血		

用法用量 本剤を添付の日本薬局方注射用水で溶解し，通常1回血液凝固第IX因子量200～1,200国際単位を静脈内に緩徐に注射する。用量は，年齢・症状に応じ適宜増減する。

用法用量に関連する使用上の注意 輸注速度が速すぎるとチアノーゼ，動悸を起こすことがあるので，ゆっくり注入すること。

クリスマシンM静注用1000単位：日本血液 1,000単位1瓶(溶解液付)[56393円/瓶]

TRH注0.5mg「タナベ」
規格：0.5mg1管[4029円/管]
プロチレリン 田辺三菱 722

【効能効果】

(1)下垂体TSH分泌機能検査
正常反応は個々の施設によって設定されるべきであるが，通常，正常人では投与後30分で血中TSH値がピークに達し，ラジオイムノアッセイによる血中のそれは10μU/mL以上になる。
しかし，投与後30分の血中TSH値だけで十分な判定ができないと考えられる場合は，投与後経時的に測定し，判定するこ

とが望ましい。

なお，皮下注射時の血中TSH反応は，静脈内注射時のそれより低いと考えられるので判定に当たっては，この点を考慮することが望ましい。

(2)下垂体プロラクチン分泌機能検査

正常反応は個々の施設によって設定されるべきであるが，通常，正常人では投与後15～30分までに血中プロラクチン値がピークに達し，ラジオイムノアッセイによる血中のそれは20ng/mL以上になる。

しかし，投与後30分までの血中プロラクチン値だけで十分な判定ができないと考えられる場合は，投与後経時的に測定し，判定することが望ましい。

【対応標準病名】

該当病名なし

用法用量

(1)下垂体TSH分泌機能検査

通常成人には，1回1mL(プロチレリンとして0.5mg)を皮下又は静脈内に注射する。

静脈内注射の場合は，生理食塩液，ブドウ糖注射液あるいは，注射用水5～10mLに混じて，徐々に注射する。

(2)下垂体プロラクチン分泌機能検査：通常成人には，1回0.2～1mL(プロチレリンとして0.1～0.5mg)を生理食塩液，ブドウ糖注射液あるいは注射用水5～10mLに混じて，徐々に静脈内に注射する。

アイソボリン点滴静注用25mg　規格：25mg1瓶[2302円/瓶]
アイソボリン点滴静注用100mg　規格：100mg1瓶[8088円/瓶]

レボホリナートカルシウム　ファイザー　392

【効能効果】

(1)レボホリナート・フルオロウラシル療法：胃癌(手術不能又は再発)及び結腸・直腸癌に対するフルオロウラシルの抗腫瘍効果の増強

(2)レボホリナート・フルオロウラシル持続静注併用療法：結腸・直腸癌及び治癒切除不能な膵癌に対するフルオロウラシルの抗腫瘍効果の増強

【対応標準病名】

◎	胃癌	結腸癌	膵癌
	直腸癌		
○	KIT(CD117)陽性胃消化管間質腫瘍	KIT(CD117)陽性結腸消化管間質腫瘍	KIT(CD117)陽性直腸消化管間質腫瘍
	KRAS遺伝子野生型結腸癌	KRAS遺伝子野生型直腸癌	S状結腸癌
	胃癌・HER2過剰発現	胃癌骨転移	胃癌末期
	胃原発絨毛癌	胃重複癌	胃消化管間質腫瘍
	胃小弯部癌	胃進行癌	胃前庭部癌
	胃体部癌	胃大弯部癌	胃底部癌
	胃幽門部癌	横行結腸癌	下行結腸癌
	肝弯曲部癌	結腸消化管間質腫瘍	残胃癌
	上行結腸癌	膵芽腫	膵脂肪肉腫
	膵漿液性のう胞腺癌	膵腺房細胞癌	膵粘液性のう胞腺癌
	スキルス胃癌	大腸癌骨転移	直腸S状部結腸癌
	直腸癌骨転移	直腸癌術後再発	直腸消化管間質腫瘍
	脾弯曲部癌	幽門癌	幽門前庭部癌
△	悪性腫瘍	胃悪性間葉系腫瘍	胃悪性黒色腫
	胃カルチノイド	胃管癌	胃脂肪肉腫
	遺伝性大腸癌	遺伝性非ポリポーシス大腸癌	胃肉腫
	胃胚細胞腫瘍	胃平滑筋肉腫	回盲部癌
	癌	胸膜播種	結腸脂肪肉腫
	上行結腸カルチノイド	上行結腸平滑筋肉腫	早期胃癌
	大腸カルチノイド	大腸癌	大腸肉腫
	大腸粘液癌	直腸悪性黒色腫	直腸カルチノイド
	直腸癌穿孔	直腸脂肪肉腫	直腸平滑筋肉腫
	転移性消化器腫瘍	噴門癌	末期癌

用法用量

(1)レボホリナート・フルオロウラシル療法：通常，成人にはレボホリナートとして1回250mg/m^2(体表面積)を2時間かけて点滴静脈内注射する。レボホリナートの点滴静脈内注射開始1時間後にフルオロウラシルとして1回600mg/m^2(体表面積)を3分以内で緩徐に静脈内注射する。1週間ごとに6回繰り返した後，2週間休薬する。これを1クールとする。

(2)結腸・直腸癌に対するレボホリナート・フルオロウラシル持続静注併用療法

①通常，成人にはレボホリナートとして1回100mg/m^2(体表面積)を2時間かけて点滴静脈内注射する。レボホリナートの点滴静脈内注射終了直後にフルオロウラシルとして400mg/m^2(体表面積)を静脈内注射するとともに，フルオロウラシルとして600mg/m^2(体表面積)を22時間かけて持続静脈内注射する。これを2日間連続して行い，2週間ごとに繰り返す。

②通常，成人にはレボホリナートとして1回250mg/m^2(体表面積)を2時間かけて点滴静脈内注射する。レボホリナートの点滴静脈内注射終了直後にフルオロウラシルとして2600mg/m^2(体表面積)を24時間かけて持続静脈内注射する。1週間ごとに6回繰り返した後，2週間休薬する。これを1クールとする。

③通常，成人にはレボホリナートとして1回200mg/m^2(体表面積)を2時間かけて点滴静脈内注射する。レボホリナートの点滴静脈内注射終了直後にフルオロウラシルとして400mg/m^2(体表面積)を静脈内注射するとともに，フルオロウラシルとして2400～3000mg/m^2(体表面積)を46時間かけて持続静脈内注射する。これを2週間ごとに繰り返す。

(3)治癒切除不能な膵癌に対するレボホリナート・フルオロウラシル持続静注併用療法：通常，成人にはレボホリナートとして1回200mg/m^2(体表面積)を2時間かけて点滴静脈内注射する。レボホリナートの点滴静脈内注射終了直後にフルオロウラシルとして400mg/m^2(体表面積)を静脈内注射するとともに，フルオロウラシルとして2400mg/m^2(体表面積)を46時間かけて持続静脈内注射する。これを2週間ごとに繰り返す。

用法用量に関連する使用上の注意　下痢，重篤な口内炎，重篤な白血球減少又は血小板減少のみられた患者では，それらの所見が回復するまで本療法を延期する。本療法を再開する場合には，フルオロウラシルの減量や投与間隔の延長等を考慮する。

警告

(1)レボホリナート・フルオロウラシル療法及び持続静注併用療法はフルオロウラシルの細胞毒性を増強する療法であり，本療法に関連したと考えられる死亡例が認められている。本療法は高度の危険性を伴うので，緊急時に十分に対応できる医療施設において，がん化学療法に十分な知識・経験を持つ医師のもとで，「禁忌」，「慎重投与」の項を参照して適応患者の選択を慎重に行い，本療法が適切と判断される症例についてのみ実施すること。

適応患者の選択にあたっては，両剤の添付文書を参照して十分注意すること。

また，治療開始に先立ち，患者又はその家族に有効性及び危険性を十分説明し，同意を得てから施行すること。

(2)本療法は重篤な骨髄抑制，激しい下痢等が起こることがあり，その結果，致命的な経過をたどることがあるので，定期的(特に投与初期は頻回)に臨床検査(血液検査，肝機能・腎機能検査等)を行うなど患者の状態を十分観察し，異常が認められた場合には，速やかに適切な処置を行うこと。

(3)本療法以外の他の化学療法又は放射線照射との併用，前化学療法を受けていた患者に対する安全性は確立していない。重篤な骨髄抑制等の副作用の発現が増強するおそれがあるので，患者の状態を十分観察し，異常が認められた場合には，速やかに適切な処置を行うこと。

(4)本剤の成分又はフルオロウラシルに対し重篤な過敏症の既往歴

のある患者には本療法を施行しないこと。
(5)テガフール・ギメラシル・オテラシルカリウム配合剤との併用により，重篤な血液障害等の副作用が発現するおそれがあるので，本療法との併用を行わないこと。

禁忌
(1)重篤な骨髄抑制のある患者
(2)下痢のある患者
(3)重篤な感染症を合併している患者
(4)多量の腹水，胸水のある患者
(5)重篤な心疾患又はその既往歴のある患者
(6)全身状態が悪化している患者
(7)本剤の成分又はフルオロウラシルに対し重篤な過敏症の既往歴のある患者
(8)テガフール・ギメラシル・オテラシルカリウム配合剤投与中の患者及び投与中止後7日以内の患者

併用禁忌

薬剤名等	臨床症状・措置方法	機序・危険因子
テガフール・ギメラシル・オテラシルカリウム配合剤 （ティーエスワン）	早期に重篤な血液障害や下痢，口内炎等の消化管障害等が発現するおそれがあるので，テガフール・ギメラシル・オテラシルカリウム配合剤投与中及び投与中止後少なくとも7日以内は本療法を施行しないこと。	ギメラシルがフルオロウラシルの異化代謝を阻害し，血中フルオロウラシル濃度が著しく上昇する。

レボホリナート点滴静注用25mg「BT」：バイオテックベイ　25mg1瓶[1020円/瓶]，レボホリナート点滴静注用25mg「F」：富士製薬　25mg1瓶[1020円/瓶]，レボホリナート点滴静注用25mg「HK」：光　25mg1瓶[1020円/瓶]，レボホリナート点滴静注用25mg「NK」：高田　25mg1瓶[1209円/瓶]，レボホリナート点滴静注用25mg「NP」：ニプロ　25mg1瓶[1209円/瓶]，レボホリナート点滴静注用25mg「サワイ」：沢井　25mg1瓶[1209円/瓶]，レボホリナート点滴静注用25mg「タイヨー」：テバ製薬　25mg1瓶[1020円/瓶]，レボホリナート点滴静注用25mg「トーワ」：東和　25mg1瓶[1020円/瓶]，レボホリナート点滴静注用25mg「日医工」：日医工　25mg1瓶[1020円/瓶]，レボホリナート点滴静注用25mg「ヤクルト」：ヤクルト　25mg1瓶[1209円/瓶]，レボホリナート点滴静注用25「オーハラ」：大原薬品　25mg1瓶[1020円/瓶]，レボホリナート点滴静注用50mg「日医工」：日医工　50mg1瓶[2830円/瓶]，レボホリナート点滴静注用100mg「BT」：バイオテックベイ　100mg1瓶[4284円/瓶]，レボホリナート点滴静注用100mg「F」：富士製薬　100mg1瓶[3322円/瓶]，レボホリナート点滴静注用100mg「HK」：光　100mg1瓶[3322円/瓶]，レボホリナート点滴静注用100mg「NK」：高田　100mg1瓶[4284円/瓶]，レボホリナート点滴静注用100mg「NP」：ニプロ　100mg1瓶[4284円/瓶]，レボホリナート点滴静注用100mg「サワイ」：沢井　100mg1瓶[3322円/瓶]，レボホリナート点滴静注用100mg「タイヨー」：テバ製薬　100mg1瓶[3322円/瓶]，レボホリナート点滴静注用100mg「トーワ」：東和　100mg1瓶[3322円/瓶]，レボホリナート点滴静注用100mg「日医工」：日医工　100mg1瓶[4284円/瓶]，レボホリナート点滴静注用100mg「ヤクルト」：ヤクルト　100mg1瓶[4284円/瓶]，レボホリナート点滴静注用100「オーハラ」：大原薬品　100mg1瓶[3322円/瓶]，レボホリナートカルシウム点滴静注用25mg「サンド」：サンド　25mg1瓶[1020円/瓶]，レボホリナートカルシウム点滴静注用100mg「サンド」：サンド　100mg1瓶[3322円/瓶]，レボホリナートカルシウム点滴静注用125mg「サンド」：サンド　125mg1瓶[5332円/瓶]

アイリーア硝子体内注射液40mg/mL

規格：2mg0.05mL1瓶[163840円/瓶]
アフリベルセプト（遺伝子組換え）　バイエル薬品　131

【効能効果】

中心窩下脈絡膜新生血管を伴う加齢黄斑変性
網膜中心静脈閉塞症に伴う黄斑浮腫
病的近視における脈絡膜新生血管
糖尿病黄斑浮腫

【対応標準病名】

◎	加齢黄斑変性	近視性脈絡膜新生血管	糖尿病黄斑浮腫
	網膜中心静脈閉塞症による黄斑浮腫		
○	1型糖尿病黄斑症	1型糖尿病性黄斑浮腫	2型糖尿病黄斑症
	2型糖尿病性黄斑浮腫	滲出型加齢黄斑変性	糖尿病黄斑症
	特発性脈絡膜新生血管	網膜静脈血栓症	網膜静脈閉塞症
	網膜静脈閉塞症による黄斑浮腫	網膜中心静脈血栓症	網膜中心静脈塞栓症
	網膜中心静脈閉塞症		
△	萎縮型加齢黄斑変性	黄斑症	黄斑障害
	黄斑変性	血管新生性黄斑症	出血性網膜色素上皮剥離
	漿液性網膜色素上皮剥離	ポリープ状脈絡膜血管症	網膜血管腫状増殖
	網膜浮腫		

用法用量
中心窩下脈絡膜新生血管を伴う加齢黄斑変性：アフリベルセプト（遺伝子組換え）として2mg(0.05mL)を1ヵ月ごとに1回，連続3回(導入期)硝子体内投与する。その後の維持期においては，通常，2ヵ月ごとに1回，硝子体内投与する。なお，症状により投与間隔を適宜調節するが，1ヵ月以上あけること。
網膜中心静脈閉塞症に伴う黄斑浮腫，病的近視における脈絡膜新生血管：アフリベルセプト（遺伝子組換え）として1回あたり2mg(0.05mL)を硝子体内投与する。投与間隔は，1ヵ月以上あけること。
糖尿病黄斑浮腫：アフリベルセプト（遺伝子組換え）として2mg(0.05mL)を1ヵ月ごとに1回，連続5回硝子体内投与する。その後は，通常，2ヵ月ごとに1回，硝子体内投与する。なお，症状により投与間隔を適宜調節するが，1ヵ月以上あけること。

用法用量に関連する使用上の注意
[網膜中心静脈閉塞症に伴う黄斑浮腫]
(1)視力等の測定は1ヵ月に1回を目安に行い，その結果及び患者の状態を継続的に観察し，本剤投与の要否について慎重に判断すること。
(2)投与開始後，視力が安定するまでは，1ヵ月に1回投与することが望ましい。
[病的近視における脈絡膜新生血管]
(1)定期的に視力等を測定し，その結果及び患者の状態を考慮し，本剤投与の要否を判断すること。
(2)疾患の活動性を示唆する所見（視力，形態学的所見等）が認められた場合には投与することが望ましい。
[全効能共通]
(1)本剤による治療を開始するに際し，疾患・病態による視力等の予後を考慮し，本剤投与の要否を判断すること。
(2)定期的に視力等に基づき有効性を評価し，有効性が認められない場合には漫然と投与しないこと。
(3)両眼に治療対象となる病変がある場合は，両眼同時治療の有益性と危険性を慎重に評価した上で本剤を投与すること。なお，初回治療における両眼同日投与は避け，片眼での安全性を十分に評価した上で対側眼の治療を行うこと。

禁忌
(1)本剤の成分に対し過敏症の既往歴のある患者
(2)眼又は眼周囲に感染のある患者，あるいは感染の疑いのある患者

(3)眼内に重度の炎症のある患者
(4)妊婦又は妊娠している可能性のある女性

アウドラザイム点滴静注液2.9mg

規格：2.9mg5mL1瓶[114554円/瓶]
ラロニダーゼ(遺伝子組換え)　ジェンザイム　395

【効 能 効 果】

ムコ多糖症Ⅰ型

【対応標準病名】

◎	ムコ多糖症Ⅰ型		
○	シャイエ症候群	ハーラー症候群	ムコ多糖症

効能効果に関連する使用上の注意　中枢神経系症状に対する有効性は認められていない。

用法用量　通常，ラロニダーゼ(遺伝子組換え)として，1回体重1kgあたり0.58mgを週1回，点滴静注する。

用法用量に関連する使用上の注意

(1)希釈方法：患者の体重あたりで計算した必要量を採取し，体重7kg未満の患者には日局生理食塩液で希釈して50mLとし，体重7kg以上20kg以下の患者には100mLとし，体重が20kgを超える患者の場合には250mLとすること。
(2)投与速度：投与速度は初期値10μg/kg/時から開始し，患者の忍容性を十分確認しながら最初の1時間で15分ごとに段階的に上げ，200μg/kg/時以下で投与する。最大投与速度に達した後は，投与が完了するまでこの速度を維持し，2〜3時間かけて投与すること。
(3)本剤投与により infusion associated reaction(潮紅，発熱，頭痛，発疹等)が発現する可能性がある。これらの症状を軽減させるために，解熱鎮痛剤，抗ヒスタミン剤またはその両方を本剤投与開始の60分前に前投与することが望ましい。

警告　本剤の投与当日に本剤に関連する症状として発現する infusion associated reaction のうち，アナフィラキシー反応があらわれる可能性があるので，本剤は，緊急時に十分な対応のできる準備をした上で投与を開始し，投与終了後も十分な観察を行うこと。また，重篤な infusion associated reaction が発現した場合には，本剤の投与を中止し，適切な処置を行うこと。

禁忌　本剤の成分に対しアナフィラキシーショックの既往歴のある患者

アエントリペンタート静注1055mg

規格：－[－]
ペンテト酸亜鉛三ナトリウム　日本メジフィジックス　392

【効 能 効 果】

超ウラン元素(プルトニウム，アメリシウム，キュリウム)による体内汚染の軽減

【対応標準病名】

該当病名なし

効能効果に関連する使用上の注意　プルトニウム，アメリシウム，キュリウム以外の放射性核種による体内汚染に対する本剤の有効性及び安全性は確認されていない。

用法用量　通常，ペンテト酸亜鉛三ナトリウムとして1055mgを1日1回点滴静注，又は緩徐に静脈内投与する。
なお，患者の状態，年齢，体重に応じて適宜減量する。

用法用量に関連する使用上の注意

(1)本剤は，100〜250mLの5%ブドウ糖注射液又は生理食塩液で希釈して約15〜60分かけて点滴静注する，又は3〜4分間かけて緩徐に静脈内投与すること。
(2)治療開始後は尿中の放射能を適宜測定し，本剤の投与継続の必要性を考慮すること。
(3)超ウラン元素による体内汚染の軽減には，本剤又はペンテト酸カルシウム三ナトリウムのいずれかを投与することができるが，薬剤の選択に際しては，国内ガイドライン等を参考に，患者の状態等を考慮して判断すること。
(4)小児への投与に際しては，体重に応じて投与量を調節すること。参考として，成人の体重を60kgとした場合，体重当たりの1回投与量は約18mg/kgに相当し，体重10kgでは約176mg，体重20kgでは約352mg，体重30kgでは約528mgとなる。

禁忌　本剤の成分に対し過敏症の既往歴のある患者

アキネトン注射液5mg

規格：0.5%1mL1管[58円/管]
ビペリデン　大日本住友　116

【効 能 効 果】

特発性パーキンソニズム
その他のパーキンソニズム(脳炎後，動脈硬化性，中毒性)
向精神薬投与によるパーキンソニズム・ジスキネジア(遅発性を除く)・アカシジア

【対応標準病名】

◎	ジスキネジア	動脈硬化性パーキンソン症候群	脳炎後パーキンソン症候群
	パーキンソン症候群	パーキンソン病	薬剤性パーキンソン症候群
○	一側性パーキンソン症候群	家族性パーキンソン病	家族性パーキンソン病 Yahr1
	家族性パーキンソン病 Yahr2	家族性パーキンソン病 Yahr3	家族性パーキンソン病 Yahr4
	家族性パーキンソン病 Yahr5	口部ジスキネジア	若年性パーキンソン症候群
	若年性パーキンソン病	若年性パーキンソン病 Yahr3	若年性パーキンソン病 Yahr4
	若年性パーキンソン病 Yahr5	続発性パーキンソン症候群	脳血管障害性パーキンソン症候群
	パーキンソン病 Yahr1	パーキンソン病 Yahr2	パーキンソン病 Yahr3
	パーキンソン病 Yahr4	パーキンソン病 Yahr5	
△	ジストニア	パーキンソン病の認知症	薬物誘発性ジストニア

効能効果に関連する使用上の注意　抗パーキンソン剤はフェノチアジン系薬剤，ブチロフェノン系薬剤，レセルピン誘導体等による口周部等の不随意運動(遅発性ジスキネジア)を通常軽減しない。
場合によっては，このような症状を増悪顕性化させることがある。

用法用量

乳酸ビペリデンとして，通常成人5〜10mg(1〜2mL)を筋肉内注射する。
静脈内注射は特殊な場合にのみ行い，乳酸ビペリデンとして5〜10mg(1〜2mL)を，5mg(1mL)につき約3分かけて徐々に静脈内注射する。
なお，年齢，症状により適宜増減する。

禁忌

(1)緑内障の患者
(2)本剤の成分に対し過敏症の患者
(3)重症筋無力症の患者

タスモリン注5mg：田辺三菱[56円/管]

アクチット輸液

規格：200mL1瓶[166円/瓶]，500mL1瓶[204円/瓶]
マルトース水和物　リン酸二水素カリウム　塩化カリウム　塩化ナトリウム　塩化マグネシウム　酢酸ナトリウム水和物　興和　331

【効 能 効 果】

経口摂取が不能または不充分な場合の水分・電解質の補給・維持，エネルギーの補給

【対応標準病名】

該当病名なし

用法用量　通常，成人には1回500〜1,000mLを徐々に静脈内に点滴注入する。投与速度は通常成人ではマルトース水和物として1時間あたり0.5g/kg体重以下とする。なお，年齢・症状に応じて適宜増減する。

禁忌

(1)高カリウム血症，乏尿，アジソン病，重症熱傷，高窒素血症の患者
(2)高リン血症，低カルシウム血症，副甲状腺機能低下症の患者
(3)高マグネシウム血症，甲状腺機能低下症の患者

エスロンB注：アイロム　500mL1瓶[205円/瓶]，ペンライブ注：マイラン製薬　200mL1瓶[168円/瓶]，300mL1瓶[184円/瓶]，500mL1瓶[205円/瓶]

アクチバシン注600万

規格：600万国際単位1瓶（溶解液付）[52140円/瓶]

アクチバシン注1200万

規格：1,200万国際単位1瓶（溶解液付）[103698円/瓶]

アクチバシン注2400万

規格：2,400万国際単位1瓶（溶解液付）[208029円/瓶]

アルテプラーゼ（遺伝子組換え）　協和発酵キリン　395

【効能効果】

虚血性脳血管障害急性期に伴う機能障害の改善（発症後4.5時間以内）。
急性心筋梗塞における冠動脈血栓の溶解（発症後6時間以内）。

【対応標準病名】

◎	一過性脳虚血発作	冠状動脈血栓症	急性心筋梗塞
	虚血性脳血管障害	脳虚血症	脳梗塞
○	CADASIL	CARASIL	ST上昇型急性心筋梗塞
	アテローム血栓性脳梗塞	アテローム血栓性脳梗塞・急性期	延髄梗塞
	延髄梗塞・急性期	可逆性虚血性神経障害	冠状動脈血栓塞栓症
	奇異性脳塞栓症	急性右室梗塞	急性下後壁心筋梗塞
	急性下側壁心筋梗塞	急性下壁心筋梗塞	急性貫壁性心筋梗塞
	急性基部側壁心筋梗塞	急性高位側壁心筋梗塞	急性後基部心筋梗塞
	急性後側部心筋梗塞	急性広範前壁心筋梗塞	急性後壁心筋梗塞
	急性後壁中隔心筋梗塞	急性心尖部側壁心筋梗塞	急性心内膜下梗塞
	急性前側壁心筋梗塞	急性前壁心筋梗塞	急性前壁心尖部心筋梗塞
	急性前壁中隔心筋梗塞	急性側壁心筋梗塞	急性中隔心筋梗塞
	橋梗塞	橋梗塞・急性期	虚血性脳卒中
	血栓性小脳梗塞	血栓性脳梗塞	腱索断裂・急性心筋梗塞に合併
	後大脳動脈狭窄	後大脳動脈血栓症	後大脳動脈症候群
	後大脳動脈塞栓症	後大脳動脈閉塞症	再発性脳梗塞
	鎖骨下動脈閉塞症	出血性脳梗塞	小窩性卒中
	小脳梗塞	小脳卒中症候群	小脳動脈狭窄
	小脳動脈血栓症	小脳動脈塞栓症	小脳動脈閉塞
	静脈血栓性脳梗塞	静脈性脳梗塞	心筋梗塞
	心原性小脳梗塞	心原性脳塞栓症	心室中隔穿孔・急性心筋梗塞に合併
	心室内血栓症・急性心筋梗塞に合併	心尖部血栓症・急性心筋梗塞に合併	心破裂・急性心筋梗塞に合併
	心房中隔穿孔・急性心筋梗塞に合併	心房内血栓症・急性心筋梗塞に合併	心膜血腫・急性心筋梗塞に合併
	セスタン－シュネ症候群	切迫脳卒中	前大脳動脈狭窄
	前大脳動脈血栓症	前大脳動脈症候群	前大脳動脈塞栓症
	前大脳動脈閉塞症	穿通枝梗塞	塞栓性小脳梗塞
	塞栓性小脳梗塞・急性期	塞栓性脳梗塞	塞栓性脳梗塞・急性期
	多発性小脳梗塞	多発性脳梗塞	多発性ラクナ梗塞
	中大脳動脈狭窄症	中大脳動脈血栓症	中大脳動脈症候群
	中大脳動脈塞栓症	中大脳動脈閉塞症	椎骨動脈狭窄症
	椎骨動脈血行不全	椎骨動脈血栓症	椎骨動脈塞栓症
	椎骨動脈閉塞症	椎骨脳底動脈狭窄症	椎骨脳底動脈循環不全
	内頚動脈狭窄症	内頚動脈血栓症	内頚動脈塞栓症
	内頚動脈不全症	内頚動脈閉塞症	乳頭筋断裂・急性心筋梗塞に合併
	乳頭筋不全症・急性心筋梗塞に合併	脳外主幹動脈血栓症脳梗塞	脳外主幹動脈塞栓症脳梗塞
	脳外主幹動脈閉塞脳梗塞	脳幹梗塞	脳幹梗塞・急性期
	脳血管閉塞性脳梗塞	脳血管攣縮による脳梗塞	脳梗塞・急性期
	脳底動脈狭窄症	脳底動脈血栓症	脳底動脈循環不全
	脳底動脈先端症候群	脳底動脈先端塞栓症	脳底動脈塞栓症
	脳底動脈閉塞症	脳動脈解離による脳梗塞	脳動脈狭窄症
	脳動脈閉塞症	非Q波心筋梗塞	非ST上昇型心筋梗塞
	皮質枝梗塞	分水界梗塞	無症候性多発性脳梗塞
	無症候性脳梗塞	無症候性ラクナ梗塞	ラクナ梗塞
	ワレンベルグ症候群		
△	アテローム血栓性脳梗塞・慢性期	一過性黒内障	一過性全健忘症
	ウィリス動脈環動脈瘤	ウィリス動脈輪周囲炎	ウェーバー症候群
	延髄梗塞・慢性期	外頚動脈海綿静脈洞瘻	海綿静脈洞症候群
	解離性脳動脈瘤	偽性脳動脈瘤	橋梗塞・慢性期
	虚血性白質脳症	頚動脈硬化症	後下小脳動脈解離
	後下小脳動脈瘤	高血圧性悪性脳症	高血圧性脳循環障害
	高血圧性脳症	後交通動脈瘤	後大脳動脈解離
	後大脳動脈瘤	後天性脳動静脈瘻	硬膜動静脈瘻
	鎖骨下動脈盗血症候群	矢状静脈洞血栓症	上交叉性片麻痺
	上小脳動脈瘤	小児もやもや病	進行性血管性白質脳症
	成人もやもや病	前下小脳動脈瘤	前交通動脈瘤
	前大脳動脈解離	前大脳動脈瘤	塞栓性小脳梗塞・慢性期
	塞栓性脳梗塞・慢性期	多発性脳動脈瘤	中大脳動脈解離
	中大脳動脈瘤	中毒性黒内障	陳旧性心筋梗塞
	椎骨動脈瘤	動脈硬化性脳症	閉じこめ症候群
	内頚動脈海綿静脈洞瘻	内頚動脈眼動脈分岐部動脈瘤	内頚動脈後交通動脈分岐部動脈瘤
	内頚動脈脳動脈瘤	脳壊死	脳幹梗塞・慢性期
	脳幹卒中症候群	脳血管障害	脳血管攣縮
	脳梗塞・慢性期	脳循環不全	のう状脳動脈瘤
	脳静脈血栓症	脳静脈洞血栓症	脳底動脈解離
	脳底動脈瘤	脳動静脈瘻	脳動脈炎
	脳動脈硬化症	脳動脈循環不全	脳動脈瘤
	脳動脈攣縮	脳軟化症	脳毛細血管拡張症
	皮質静脈血栓症	ビンスワンガー病	ベネディクト症候群
	紡錘状脳動脈瘤	未破裂椎骨動脈解離	未破裂内頚動脈解離
	未破裂脳動脈瘤	ミヤール・ギュブレール症候群	もやもや病

用法用量

虚血性脳血管障害急性期に伴う機能障害の改善（発症後4.5時間以内）

通常，成人には体重kg当たりアルテプラーゼ（遺伝子組換え）として34.8万国際単位（0.6mg/kg）を静脈内投与する。ただし，投与量の上限は3,480万国際単位（60mg）までとする。投与は総量の10%は急速投与（1～2分間）し，その後残りを1時間で投与する。

なお，本薬の投与は発症後できるだけ早期に行う。

[投与に際しては，添付の溶解液に溶解し，必要に応じて日局生理食塩液にて希釈する。]

急性心筋梗塞における冠動脈血栓の溶解（発症後6時間以内）

通常，成人には体重kg当たりアルテプラーゼ（遺伝子組換え）として29万～43.5万国際単位（0.5mg/kg～0.75mg/kg）を静脈内投与する。総量の10%は急速投与（1～2分間）し，その後残りを1時間で投与する。

なお，本薬の投与は発症後できるだけ早期に行う。

[投与に際しては，添付の溶解液に溶解し，必要に応じて日局生理食塩液にて希釈する。]

警告

(1)本剤の投与により脳出血による死亡例が認められているため，「警告」，「禁忌」及び「使用上の注意」等に十分留意し，適応患者の選択を慎重に行った上で，本剤投与による頭蓋内出血等

の出血性有害事象の発現に十分注意して経過観察を行うこと。

(2)虚血性脳血管障害急性期患者への使用は，重篤な頭蓋内出血を起こす危険性が高いので，以下の基準を満たす状況下に使用すること。

①随時コンピューター断層撮影(CT)や核磁気共鳴画像(MRI)の撮影が可能な医療施設の SCU，ICU あるいはそれに準ずる体制の整った施設。

②頭蓋内出血が認められた場合等の緊急時に，十分な措置が可能な設備及び体制の整った医療施設。

③虚血性脳血管障害の診断と治療，CT 等画像診断に十分な経験を持つ医師のもとで使用すること。

(3)虚血性脳血管障害急性期患者への使用により，胸部大動脈解離の悪化あるいは胸部大動脈瘤破裂を起こし死亡に至った症例が報告されているため，胸痛又は背部痛を伴う，あるいは胸部 X 線にて縦隔の拡大所見が得られるなど，胸部大動脈解離あるいは胸部大動脈瘤を合併している可能性がある患者では，適応を十分に検討すること。

禁忌

虚血性脳血管障害急性期

(1)出血している患者(頭蓋内出血，消化管出血，尿路出血，後腹膜出血，喀血)

(2)くも膜下出血の疑いのある患者

(3)脳出血を起こすおそれの高い患者

①投与前に適切な降圧治療を行っても，収縮期血圧が 185mmHg 以上又は拡張期血圧が 110mmHg 以上の患者

②投与前の血糖値が 400mg/dL を超える患者

③投与前 CT で早期虚血性変化(脳実質の吸収値がわずかに低下あるいは脳溝の消失)が広範に認められる患者

④投与前 CT(又は MRI)で正中線偏位などの圧排所見が認められる患者

⑤頭蓋内出血の既往又は頭蓋内腫瘍，動静脈奇形，動脈瘤などの出血性素因のある患者

⑥脳梗塞の既往のある患者(3ヵ月以内)

⑦頭蓋内あるいは脊髄の手術又は傷害を受けた患者(3ヵ月以内)

(4)出血するおそれの高い患者

①消化管出血又は尿路出血の既往のある患者(21 日以内)

②大手術後，日の浅い患者(14 日以内)

③投与前の血小板数が 100,000/mm^3以下の患者

(5)経口抗凝固薬やヘパリンを投与している患者においては，投与前のプロトロンビン時間－国際標準値(PT-INR)が 1.7 を超えるか又は活性化部分トロンボプラスチン時間(aPTT)が延長している患者

(6)重篤な肝障害のある患者

(7)急性膵炎の患者

(8)投与前の血糖値が 50mg/dL 未満の患者

(9)発症時に痙攣発作が認められた患者

(10)本剤の成分に対して過敏症の既往歴のある患者

急性心筋梗塞

(1)出血している患者(頭蓋内出血，消化管出血，尿路出血，後腹膜出血，喀血)

(2)出血するおそれの高い患者

①頭蓋内出血の既往又は頭蓋内腫瘍，動静脈奇形，動脈瘤などの出血性素因のある患者

②脳梗塞の既往のある患者(3ヵ月以内)

③頭蓋内あるいは脊髄の手術又は傷害を受けた患者(3ヵ月以内)

④消化管出血又は尿路出血の既往のある患者(21 日以内)

⑤大手術後，日の浅い患者(14 日以内)

(3)重篤な高血圧症の患者

(4)重篤な肝障害のある患者

(5)急性膵炎の患者

(6)本剤の成分に対して過敏症の既往歴のある患者

グルトパ注600万：田辺三菱　600万国際単位1瓶(溶解液付)
[50795円/瓶]
グルトパ注1200万：田辺三菱　1,200万国際単位1瓶(溶解液付)
[108048円/瓶]
グルトパ注2400万：田辺三菱　2,400万国際単位1瓶(溶解液付)
[208510円/瓶]

アクテムラ点滴静注用80mg　規格：80mg4mL1瓶[18592円/瓶]
アクテムラ点滴静注用200mg　規格：200mg10mL1瓶[45807円/瓶]
アクテムラ点滴静注用400mg　規格：400mg20mL1瓶[90611円/瓶]

トシリズマブ(遺伝子組換え)　中外　639

【効 能 効 果】

(1)既存治療で効果不十分な下記疾患：関節リウマチ(関節の構造的損傷の防止を含む)，多関節に活動性を有する若年性特発性関節炎，全身型若年性特発性関節炎

(2)キャッスルマン病に伴う諸症状及び検査所見(C 反応性タンパク高値，フィブリノーゲン高値，赤血球沈降速度亢進，ヘモグロビン低値，アルブミン低値，全身倦怠感)の改善。ただし，リンパ節の摘除が適応とならない患者に限る。

【対応標準病名】

◎	関節型若年性特発性関節炎	関節リウマチ	キャッスルマン病
	若年性特発性関節炎	全身型若年性特発性関節炎	
○	炎症性多発性関節障害	関節リウマチ・顎関節	関節リウマチ・肩関節
	関節リウマチ・胸椎	関節リウマチ・頚椎	関節リウマチ・股関節
	関節リウマチ・指関節	関節リウマチ・趾関節	関節リウマチ・膝関節
	関節リウマチ・手関節	関節リウマチ・脊椎	関節リウマチ・足関節
	関節リウマチ・肘関節	関節リウマチ・腰椎	血清反応陰性関節リウマチ
	若年性関節炎	若年性関節リウマチ	若年性多発性関節炎
	少関節型若年性関節炎	多発性関節炎	多発性リウマチ性関節炎
	リウマチ性滑液包炎	リウマチ性皮下結節	リウマチ様関節炎
△	尺側偏位	スチル病	成人スチル病
	ムチランス変形		

効能効果に関連する使用上の注意

関節リウマチ及び多関節に活動性を有する若年性特発性関節炎：過去の治療において，少なくとも 1 剤の抗リウマチ薬による適切な治療を行っても，効果不十分な場合に投与すること。

全身型若年性特発性関節炎

(1)過去の治療において，副腎皮質ステロイド薬による適切な治療を行っても，効果不十分な場合に投与すること。

(2)重篤な合併症としてマクロファージ活性化症候群(MAS)を発症することがある。MAS を合併している患者では MAS に対する治療を優先させ本剤の投与を開始しないこと。また，本剤投与中に MAS が発現した場合は，投与を中止し，速やかに MAS に対する適切な治療を行うこと。

用法用量

(1)関節リウマチ，多関節に活動性を有する若年性特発性関節炎：通常，トシリズマブ(遺伝子組換え)として 1 回 8mg/kg を 4 週間隔で点滴静注する。

(2)全身型若年性特発性関節炎，キャッスルマン病：通常，トシリズマブ(遺伝子組換え)として 1 回 8mg/kg を 2 週間隔で点滴静注する。なお，症状により 1 週間まで投与間隔を短縮できる。

用法用量に関連する使用上の注意

(1)血清中トシリズマブ濃度が維持されない状態で投与を継続すると，抗トシリズマブ抗体が発現する可能性が高くなるため，用法用量を遵守すること。

(2)全身型若年性特発性関節炎：症状改善が不十分であり，かつ CRP*を指標として IL-6 作用の抑制効果が不十分と判断される場合に限り，投与間隔を短縮できる。

(3)キャッスルマン病：投与毎に CRP を測定し，症状改善が不十分と判断される場合に限り，CRP を指標として投与間隔を短縮で

きる。
＊：C 反応性タンパク
(4)希釈方法
本剤の各バイアル中のトシリズマブ濃度は 20mg/mL である。患者の体重から換算した必要量を体重 25kg 以下の場合は 50mL，25kg を超える場合は 100～250mL の日局生理食塩液に加え，希釈する。
<<体重あたりの換算式>>
抜き取り量(mL)＝体重(kg)×8(mg/kg)/20(mg/mL)
(5)投与方法
①本剤はインラインフィルターを用いて投与すること。
②投与開始時は緩徐に点滴静注を行い，患者の状態を十分に観察し，異常がないことを確認後，点滴速度を速め 1 時間程度で投与する。

警告
(1)感染症：本剤投与により，敗血症，肺炎等の重篤な感染症があらわれ，致命的な経過をたどることがある。本剤は IL-6 の作用を抑制し治療効果を得る薬剤である。IL-6 は急性期反応(発熱，CRP 増加等)を誘引するサイトカインであり，本剤投与によりこれらの反応は抑制されるため，感染症に伴う症状が抑制される。そのため感染症の発見が遅れ，重篤化することがあるので，本剤投与中は患者の状態を十分に観察し問診を行うこと。症状が軽微であり急性期反応が認められないときでも，白血球数，好中球数の変動に注意し，感染症が疑われる場合には，胸部 X 線，CT 等の検査を実施し，適切な処置を行うこと。
(2)治療開始に際しては，重篤な感染症等の副作用があらわれることがあること及び本剤が疾病を完治させる薬剤でないことも含めて患者に十分説明し，理解したことを確認した上で，治療上の有益性が危険性を上回ると判断される場合にのみ本剤を投与すること。
(3)関節リウマチ患者及び多関節に活動性を有する若年性特発性関節炎患者では，本剤の治療を行う前に，少なくとも 1 剤の抗リウマチ薬の使用を十分勘案すること。また，本剤についての十分な知識といずれかの疾患の治療経験をもつ医師が使用すること。
(4)全身型若年性特発性関節炎患者では，本剤についての十分な知識と全身型若年性特発性関節炎治療の経験をもつ医師が使用すること。

禁忌
(1)重篤な感染症を合併している患者
(2)活動性結核の患者
(3)本剤の成分に対し過敏症の既往歴のある患者

アクテムラ皮下注162mgオートインジェクター
規格：162mg0.9mL1キット［39291円/キット］
アクテムラ皮下注162mgシリンジ
規格：162mg0.9mL1筒［39143円/筒］
トシリズマブ(遺伝子組換え)　中外　639

【効 能 効 果】
既存治療で効果不十分な関節リウマチ(関節の構造的損傷の防止を含む)

【対応標準病名】

◎	関節リウマチ		
○	炎症性多発性関節障害	関節リウマチ・顎関節	関節リウマチ・肩関節
	関節リウマチ・胸椎	関節リウマチ・頚椎	関節リウマチ・股関節
	関節リウマチ・指関節	関節リウマチ・趾関節	関節リウマチ・膝関節
	関節リウマチ・手関節	関節リウマチ・脊椎	関節リウマチ・足関節
	関節リウマチ・肘関節	関節リウマチ・腰椎	血清反応陰性関節リウマチ
	多発性リウマチ性関節炎	リウマチ性滑液包炎	リウマチ性皮下結節
	リウマチ様関節炎		
△	尺側偏位	成人スチル病	ムチランス変形

効能効果に関連する使用上の注意　過去の治療において，少なくとも 1 剤の抗リウマチ薬による適切な治療を行っても，効果不十分な場合に投与すること。

用法用量　通常，成人には，トシリズマブ(遺伝子組換え)として 1 回 162mg を 2 週間隔で皮下注射する。

用法用量に関連する使用上の注意
(1)血清中トシリズマブ濃度が維持されない状態で投与を継続すると，抗トシリズマブ抗体が発現する可能性が高くなるため，用法用量を遵守すること。
(2)1 回に本剤の全量を使用すること。
(3)本剤の投与開始にあたっては，医療施設において，必ず医師によるか，医師の直接の監督のもとで投与を行うこと。また，本剤による治療開始後，医師により適用が妥当と判断された患者については，自己投与も可能である。
(4)注射部位反応が報告されているので，投与毎に注射部位を変えること。

警告
(1)感染症：本剤投与により，敗血症，肺炎等の重篤な感染症があらわれ，致命的な経過をたどることがある。本剤は IL-6 の作用を抑制し治療効果を得る薬剤である。IL-6 は急性期反応(発熱，CRP 増加等)を誘引するサイトカインであり，本剤投与によりこれらの反応は抑制されるため，感染症に伴う症状が抑制される。そのため感染症の発見が遅れ，重篤化することがあるので，本剤投与中は患者の状態を十分に観察し問診を行うこと。症状が軽微であり急性期反応が認められないときでも，白血球数，好中球数の変動に注意し，感染症が疑われる場合には，胸部 X 線，CT 等の検査を実施し，適切な処置を行うこと。
(2)治療開始に際しては，重篤な感染症等の副作用があらわれることがあること及び本剤が疾病を完治させる薬剤でないことも含めて患者に十分説明し，理解したことを確認した上で，治療上の有益性が危険性を上回ると判断される場合にのみ本剤を投与すること。
(3)本剤の治療を行う前に，少なくとも 1 剤の抗リウマチ薬の使用を十分勘案すること。また，本剤についての十分な知識と関節リウマチの治療経験をもつ医師が使用し，自己投与の場合もその管理指導のもとで使用すること。

禁忌
(1)重篤な感染症を合併している患者
(2)活動性結核の患者
(3)本剤の成分に対し過敏症の既往歴のある患者

アクトシン注射用300mg
規格：300mg1管(溶解液付)［1111円/管］
ブクラデシンナトリウム　第一三共　211

【効 能 効 果】
急性循環不全における心収縮力増強，末梢血管抵抗軽減，インスリン分泌促進，血漿遊離脂肪酸及び無機リン低減ならびに利尿

【対応標準病名】

◎	急性循環不全		
○	一次性ショック	一過性ショック	エンドトキシン性ショック
	急性ショック	出血性ショック	循環血液量減少性ショック
	ショック	心原性ショック	脊髄性ショック
	デンタルショック	疼痛性ショック	二次性ショック
	末梢循環不全		

用法用量　用時，添付の溶解液に溶解し，ブクラデシンナトリウムとして 1 分間あたり 0.005～0.2mg/kg を静脈内に投与する。
必要に応じて日局ブドウ糖注射液，ブドウ糖・乳酸ナトリウム・無機塩類剤で希釈する。
なお，投与量は患者の病態に応じ適宜増減する。

アクトヒブ

規格：ー[ー]

乾燥ヘモフィルスｂ型ワクチン(破傷風トキソイド結合体)

サノフィ 631

【効 能 効 果】

インフルエンザ菌ｂ型による感染症の予防

【対応標準病名】

◎	インフルエンザ菌感染症	
○	インフルエンザ菌性咽頭炎	侵襲性インフルエンザ菌感染症
△	BLNAR 感染症	

効能効果に関連する使用上の注意

(1)本剤では，ｂ型以外のインフルエンザ菌による感染症あるいは他の起炎菌による髄膜炎を予防することはできない。

(2)本剤に含まれる破傷風トキソイドを，予防接種法に基づく破傷風の予防接種に転用することはできない。

(3)本剤は，インフルエンザ菌ｂ型による感染症，特に侵襲性の感染症(髄膜炎，敗血症，蜂巣炎，関節炎，喉頭蓋炎，肺炎及び骨髄炎など)に対する予防効果が期待できる。

用法用量

本剤を添付溶剤0.5mLで溶解し，その全量を１回分とする。

初回免疫：通常，３回，いずれも4〜8週間の間隔で皮下に注射する。ただし，医師が必要と認めた場合には３週間の間隔で接種することができる。

追加免疫：通常，初回免疫後おおむね１年の間隔をおいて，１回皮下に注射する。

用法用量に関連する使用上の注意

(1)接種対象者・接種時期

本剤の接種は2ヵ月齢以上５歳未満の間にある者に行うが，標準として2ヵ月齢以上7ヵ月齢未満で接種を開始すること。また，接種もれ者に対しては下記のように接種回数を減らすことができる。

①接種開始齢が7ヵ月齢以上12ヵ月齢未満の場合

初回免疫：通常，２回，4〜8週間の間隔で皮下に注射する。ただし，医師が必要と認めた場合には３週間の間隔で接種することができる。

追加免疫：通常，初回免疫後おおむね１年の間隔をおいて，１回皮下に注射する。

②接種開始齢が１歳以上５歳未満の場合：通常，１回皮下に注射する。

(2)他のワクチン製剤との接種間隔：生ワクチンの接種を受けた者は，通常，27日以上，また他の不活化ワクチンの接種を受けた者は，通常，６日以上間隔をおいて本剤を接種すること。ただし，医師が必要と認めた場合には，同時に接種することができる(なお，本剤を他のワクチンと混合して接種してはならない)。

接種不適当者

被接種者が次のいずれかに該当すると認められる場合には，接種を行ってはならない。

(1)明らかな発熱を呈している者

(2)重篤な急性疾患にかかっていることが明らかな者

(3)本剤の成分又は破傷風トキソイドによってアナフィラキシーを呈したことがあることが明らかな者

(4)上記に掲げる者のほか，予防接種を行うことが不適当な状態にある者

アクプラ静注用10mg　規格：10mg1瓶[5538円/瓶]
アクプラ静注用50mg　規格：50mg1瓶[25813円/瓶]
アクプラ静注用100mg　規格：100mg1瓶[47598円/瓶]

ネダプラチン　塩野義 429

【効 能 効 果】

頭頸部癌，肺小細胞癌，肺非小細胞癌，食道癌，膀胱癌，精巣(睾丸)腫瘍，卵巣癌，子宮頸癌

【対応標準病名】

◎	咽頭癌	咽頭上皮内癌	下咽頭癌
	下咽頭後部癌	下顎歯肉癌	下顎歯肉頬移行部癌
	顎下腺癌	下口唇基底細胞癌	下口唇皮膚癌
	下口唇有棘細胞癌	下唇癌	下唇赤唇部癌
	頬粘膜癌	頬粘膜上皮内癌	頬皮膚上皮内癌
	頚部癌	頚部基底細胞癌	頚部転移性腺癌
	頚部皮膚癌	頚部有棘細胞癌	口蓋癌
	口蓋上皮内癌	口蓋垂癌	口腔癌
	口腔上皮内癌	口腔前庭癌	口腔底癌
	口腔底上皮内癌	硬口蓋癌	甲状腺癌
	甲状腺癌骨転移	甲状腺髄様癌	甲状腺乳頭癌
	甲状腺未分化癌	甲状腺濾胞癌	口唇癌
	口唇境界部癌	口唇上皮内癌	口唇赤唇部癌
	口唇皮膚上皮内癌	口底癌	口底上皮内癌
	喉頭蓋癌	喉頭蓋前面癌	喉頭蓋谷癌
	喉頭癌	喉頭上皮内癌	耳下腺癌
	子宮頚癌	篩骨洞癌	歯肉癌
	歯肉上皮内癌	上咽頭癌	上咽頭後壁癌
	上咽頭上壁癌	上咽頭前壁癌	上咽頭側壁癌
	上顎歯肉癌	上顎歯肉頬移行部癌	上顎洞癌
	上顎洞上皮内癌	上口唇基底細胞癌	上口唇皮膚癌
	上口唇有棘細胞癌	小細胞肺癌	上唇癌
	上唇赤唇部癌	小唾液腺癌	食道癌
	唇交連癌	精巣腫瘍	正中型口腔底癌
	正中型口底癌	声門下癌	声門癌
	声門上癌	舌縁癌	舌下腺癌
	舌下面癌	舌下面上皮内癌	舌癌
	舌根部癌	舌上皮内癌	舌尖癌
	舌背癌	側方型口腔底癌	側方型口底癌
	大唾液腺癌	唾液腺癌	中咽頭癌
	中咽頭後壁癌	中咽頭側壁癌	転移性口腔癌
	転移性舌癌	転移性鼻腔癌	頭頚部癌
	頭皮上皮内癌	頭部基底細胞癌	頭部皮膚癌
	頭部有棘細胞癌	軟口蓋癌	鼻咽腔癌
	鼻腔癌	非小細胞肺癌	副甲状腺癌
	副鼻腔癌	扁桃窩癌	扁桃癌
	膀胱癌	卵巣癌	梨状陥凹癌
	輪状後部癌		
○	ALK 融合遺伝子陽性非小細胞肺癌	EGFR 遺伝子変異陽性非小細胞肺癌	KIT (CD117) 陽性食道消化管間質腫瘍
	下咽頭披裂喉頭蓋ひだ癌	下顎部メルケル細胞癌	顎下部悪性腫瘍
	仮声帯癌	下葉小細胞肺癌	下葉肺癌
	下葉非小細胞肺癌	眼角基底細胞癌	眼角皮膚癌
	眼角有棘細胞癌	眼瞼メルケル細胞癌	顔面悪性腫瘍
	顔面メルケル細胞癌	気管支癌	臼後部癌
	胸部食道癌	頬部メルケル細胞癌	頚部悪性腫瘍
	頚部食道癌	頚部メルケル細胞癌	原発性肺癌
	口蓋弓癌	口唇メルケル細胞癌	項部メルケル細胞癌
	細気管支肺胞上皮癌	耳介メルケル細胞癌	耳管癌
	子宮頚部微小浸潤癌	子宮断端癌	上顎癌
	上顎結節部癌	上葉小細胞肺癌	上葉肺癌
	上葉非小細胞肺癌	食道胃接合部癌	食道消化管間質腫瘍
	精巣癌	前額部メルケル細胞癌	前頭洞癌
	中葉小細胞肺癌	中葉肺癌	中葉非小細胞肺癌
	蝶形骨洞癌	転移性篩骨洞癌	転移性上顎洞癌
	転移性前頭洞癌	転移性蝶形骨洞癌	転移性副鼻腔癌
	頭部メルケル細胞癌	内耳癌	尿管癌
	粘液性のう胞腺癌	肺癌	肺腺癌
	肺腺扁平上皮癌	肺腺様のう胞癌	肺大細胞癌
	肺大細胞神経内分泌癌	肺粘表皮癌	肺扁平上皮癌

	肺胞上皮癌	肺未分化癌	肺門部小細胞癌
	肺門部肺癌	肺門部非小細胞癌	鼻前庭癌
	鼻中隔癌	披裂喉頭蓋ひだ下咽頭面癌	披裂喉頭蓋ひだ喉頭面癌
	卵巣絨毛癌	卵巣胎児性癌	卵巣肉腫
	卵巣未分化胚細胞腫	卵巣類皮のう胞癌	
△あ	S状結腸癌	悪性エナメル上皮腫	悪性下垂体腫瘍
	悪性褐色細胞腫	悪性顆粒細胞腫	悪性間葉腫
	悪性グロームス腫瘍	悪性血管外皮腫	悪性甲状腺腫
	悪性骨腫瘍	悪性縦隔腫瘍	悪性腫瘍
	悪性神経膠腫	悪性髄膜腫	悪性脊髄髄膜腫
	悪性線維性組織球腫	悪性停留精巣	悪性頭蓋咽頭腫
	悪性脳腫瘍	遺伝性大腸癌	遺伝性非ポリポーシス大腸癌
	陰茎腫瘍	咽頭腫瘍	咽頭肉腫
	陰のう腫瘍	エクリン汗孔癌	横行結腸癌
か	横紋筋肉腫	外耳道癌	外耳道ボーエン病
	回腸癌	回盲部癌	下咽頭肉腫
	下顎悪性エナメル上皮腫	下顎骨悪性腫瘍	下顎骨骨肉腫
	下顎部横紋筋肉腫	下顎部基底細胞癌	下顎部皮膚癌
	下顎部ボーエン病	下顎部有棘細胞癌	下眼瞼基底細胞癌
	下眼瞼皮膚癌	下眼瞼ボーエン病	下眼瞼有棘細胞癌
	角膜の悪性腫瘍	下行結腸癌	下口唇ボーエン病
	滑膜肉腫	下部食道癌	下葉肺腺癌
	下葉肺大細胞癌	下葉肺扁平上皮癌	癌
	眼窩悪性腫瘍	眼窩横紋筋肉腫	眼角皮膚上皮内癌
	眼窩神経芽腫	癌関連網膜症	眼瞼脂腺癌
	眼瞼皮膚上皮内癌	眼瞼皮膚の悪性腫瘍	肝細胞癌破裂
	癌性腹膜炎	汗腺癌	顔面横紋筋肉腫
	顔面基底細胞癌	顔面脂腺癌	顔面皮膚癌
	顔面皮膚上皮内癌	顔面ボーエン病	顔面有棘細胞癌
	顔面隆起性皮膚線維肉腫	気管癌	気管支カルチノイド
	気管支上皮内癌	気管上皮内癌	基底細胞癌
	亀頭部腫瘤	嗅神経芽腫	嗅神経上皮腫
	頬部横紋筋肉腫	胸部下部食道癌	頬部基底細胞癌
	頬部血管肉腫	胸部上部食道癌	胸部中部食道癌
	頬部皮膚癌	頬部ボーエン病	頬部有棘細胞癌
	頬部隆起性皮膚線維肉腫	胸膜悪性腫瘍	胸膜脂肪肉腫
	胸膜播種	クルッケンベルグ腫瘍	クロム親和性芽細胞腫
	頚動脈小体悪性腫瘍	頚部悪性線維性組織球腫	頚部悪性軟部腫瘍
	頚部横紋筋肉腫	頚部滑膜肉腫	頚部血管肉腫
	頚部原発腫瘍	頚部脂腺癌	頚部脂肪肉腫
	頚部肉腫	頚部皮膚悪性腫瘍	頚部ボーエン病
	頚部隆起性皮膚線維肉腫	血管肉腫	結腸癌
	結膜の悪性腫瘍	原発性骨腫瘍	原発不明癌
	口腔悪性黒色腫	後縦隔悪性腫瘍	甲状腺悪性腫瘍
	甲状軟骨の悪性腫瘍	口唇皮膚悪性腫瘍	後頭葉悪性腫瘍
	膠肉腫	項部基底細胞癌	後腹膜リンパ節転移
	項部皮膚癌	項部ボーエン病	項部有棘細胞癌
	肛門癌	肛門管癌	肛門部癌
	肛門扁平上皮癌	骨悪性線維性組織球腫	骨原性肉腫
	骨線維肉腫	骨軟骨肉腫	骨肉腫
さ	骨膜性骨肉腫	鰓原性癌	耳介癌
	耳介ボーエン病	耳下部肉腫	色素性基底細胞癌
	子宮癌	子宮癌骨転移	子宮癌再発
	子宮癌肉腫	子宮頚部腺癌	子宮腟部癌
	子宮平滑筋肉腫	脂腺癌	耳前部基底細胞癌
	耳前部皮膚癌	耳前部ボーエン病	耳前部有棘細胞癌
	脂肪肉腫	斜台部脊索腫	縦隔癌
	縦隔脂肪肉腫	縦隔神経芽腫	縦隔胚細胞腫瘍
	縦隔卵黄のう腫瘍	絨毛癌	主気管支の悪性腫瘍

	上咽頭脂肪肉腫	上顎悪性エナメル上皮腫	上顎骨悪性腫瘍
	上顎骨骨肉腫	松果体悪性腫瘍	上眼瞼基底細胞癌
	上眼瞼皮膚癌	上眼瞼ボーエン病	上眼瞼有棘細胞癌
	上行結腸癌	上口唇ボーエン病	小腸癌
	上部食道癌	上葉肺腺癌	上葉肺大細胞癌
	上葉肺扁平上皮癌	食道悪性間葉系腫瘍	食道横紋筋肉腫
	食道カルチノイド	食道癌骨転移	食道癌肉腫
	食道基底細胞癌	食道脂肪肉腫	食道小細胞癌
	食道上皮内癌	食道腺癌	食道腺様のう胞癌
	食道粘表皮癌	食道表在癌	食道平滑筋肉腫
	食道未分化癌	痔瘻癌	腎盂尿路上皮癌
	腎盂扁平上皮癌	神経芽腫	髄膜癌腫症
	精索脂肪肉腫	精索肉腫	精上皮腫
	精巣横紋筋肉腫	精巣奇形癌	精巣奇形腫
	精巣絨毛癌	精巣上体癌	精巣上体腫瘍
	精巣胎児性癌	精巣肉腫	精巣胚細胞腫瘍
	精巣卵黄のう腫瘍	精巣卵のう腫瘍	精のう腺腫瘍
	精母細胞腫	舌脂肪肉腫	線維脂肪肉腫
	線維肉腫	前額部基底細胞癌	前額部皮膚癌
	前額部ボーエン病	前額部有棘細胞癌	前縦隔悪性腫瘍
	全身性転移性癌	前頭葉悪性腫瘍	早期食道癌
た	側頭葉悪性腫瘍	胎児性精巣腫瘍	大腸癌
	大腸粘液癌	大動脈周囲リンパ節転移	多発性癌転移
	男性性器癌	男性生殖器腫瘍	淡明細胞肉腫
	中咽頭肉腫	中耳悪性腫瘍	中縦隔悪性腫瘍
	虫垂癌	中部食道癌	中葉肺腺癌
	中葉肺大細胞癌	中葉肺扁平上皮癌	腸骨リンパ節転移
	直腸S状部結腸癌	直腸癌	直腸癌術後再発
	直腸癌穿孔	転移性気管腫瘍	転移性後腹膜腫瘍
	転移性骨腫瘍による大腿骨骨折	転移性卵巣癌	頭蓋骨悪性腫瘍
	頭蓋骨骨肉腫	頭蓋底骨肉腫	頭頂葉悪性腫瘍
	頭部悪性線維性組織球腫	頭部横紋筋肉腫	頭部滑膜肉腫
	頭部血管肉腫	頭部脂腺癌	頭部脂肪肉腫
	頭部軟部組織悪性腫瘍	頭部ボーエン病	頭部隆起性皮膚線維肉腫
な	軟骨肉腫	軟部悪性巨細胞腫	軟部組織悪性腫瘍
	肉腫	尿管口部膀胱癌	尿管尿路上皮癌
	尿道傍腺の悪性腫瘍	尿膜管癌	脳幹悪性腫瘍
は	脳室悪性腫瘍	脳神経悪性腫瘍	肺芽腫
	肺カルチノイド	肺癌骨転移	肺癌肉腫
	肺癌による閉塞性肺炎	胚細胞腫	肺上皮内癌
	肺肉腫	肺門部腺癌	肺門部大細胞癌
	肺門部扁平上皮癌	肺門リンパ節転移	バレット食道癌
	パンコースト症候群	鼻尖基底細胞癌	鼻尖皮膚癌
	鼻尖ボーエン病	鼻尖有棘細胞癌	鼻背基底細胞癌
	鼻背皮膚癌	鼻背ボーエン病	鼻背有棘細胞癌
	皮膚悪性腫瘍	皮膚癌	鼻部基底細胞癌
	皮膚脂肪肉腫	皮膚上皮内癌	皮膚線維肉腫
	鼻部皮膚癌	皮膚付属器癌	鼻部ボーエン病
	鼻部有棘細胞癌	脾門部リンパ節転移	鼻翼基底細胞癌
	鼻翼皮膚癌	鼻翼ボーエン病	鼻翼有棘細胞癌
	副咽頭間隙悪性腫瘍	副甲状腺悪性腫瘍	腹部食道癌
	ぶどう膜悪性黒色腫	平滑筋肉腫	扁桃肉腫
	膀胱円蓋部膀胱癌	膀胱頚部膀胱癌	膀胱後壁部膀胱癌
	膀胱三角部膀胱癌	膀胱上皮内癌	膀胱前壁部膀胱癌
	膀胱側壁部膀胱癌	膀胱肉腫	膀胱尿路上皮癌
	膀胱扁平上皮癌	傍骨性骨肉腫	紡錘形細胞肉腫
ま	胞巣状軟部肉腫	ボーエン病	末期癌
	脈絡膜悪性黒色腫	脈絡膜転移癌	メルケル細胞癌
	盲腸癌	毛包癌	網膜芽細胞腫
や	網膜膠腫	毛様体悪性腫瘍	ユーイング肉腫
ら	有棘細胞癌	卵黄のう腫瘍	卵管癌

ア

卵巣カルチノイド	卵巣癌全身転移	卵巣癌肉腫
卵巣胚細胞腫瘍	卵巣卵黄のう腫瘍	隆起性皮膚線維肉腫
リンパ管肉腫	類上皮肉腫	

用法用量

(1)通常，成人にはネダプラチンとして1日1回80～100mg/m^2(体表面積)を投与し，少なくとも4週間休薬する。これを1コースとし，投与を繰り返す。

なお，投与量は，年齢，疾患，症状により適宜増減する。

(2)本剤投与時，投与量に応じて300mL以上の生理食塩液又は5%キシリトール注射液に溶解し，60分以上かけて点滴静注する。

(3)本剤の投与に引き続き1000mL以上の輸液を点滴静注する。

警告

(1)本剤の投与に際しては，頻回に臨床検査(血液検査，肝機能検査，腎機能検査等)を行うなど患者の状態を十分に観察し，異常が認められた場合には，適切な処置を行うとともに，投与継続の可否について慎重に検討すること。

(2)本剤の投与は，緊急時に十分対応できる医療施設において，がん化学療法に十分な経験を持つ医師のもとで行うこと。また，慎重に患者を選択し，本剤の投与が適切と判断される症例にのみ投与すること。

(3)本剤の使用にあたっては，添付文書を熟読すること。

禁忌

(1)重篤な骨髄抑制のある患者

(2)重篤な腎障害のある患者

(3)本剤又は他の白金を含む薬剤に対し重篤な過敏症の既往歴のある患者

(4)妊婦又は妊娠している可能性のある婦人

アクラシノン注射用20mg

規格：20mg1瓶[3519円/瓶]

アクラルビシン塩酸塩　日本マイクロバイオ　423

【効能効果】

胃癌，肺癌，乳癌，卵巣癌，悪性リンパ腫，急性白血病の自覚的ならびに他覚的症状の寛解および改善

【対応標準病名】

◎	悪性リンパ腫	胃癌	急性白血病
	乳癌	肺癌	卵巣癌
○	EGFR遺伝子変異陽性非小細胞肺癌	KIT (CD117) 陽性胃消化管間質腫瘍	胃悪性リンパ腫
	胃癌・HER2過剰発現	胃消化管間質腫瘍	胃前庭部癌
	回腸癌	眼窩悪性リンパ腫	気管癌
	急性骨髄性白血病	急性骨髄単球性白血病	急性前骨髄球性白血病
	急性リンパ性白血病	空腸癌	頚部悪性リンパ腫
	結腸悪性リンパ腫	甲状腺悪性リンパ腫	骨悪性リンパ腫
	縦隔悪性リンパ腫	十二指腸悪性リンパ腫	十二指腸癌
	小腸悪性リンパ腫	小腸癌	心臓悪性リンパ腫
	精巣悪性リンパ腫	大腸悪性リンパ腫	直腸悪性リンパ腫
	乳癌骨転移	乳癌皮膚転移	乳頭部乳癌
	脳悪性リンパ腫	膿胸関連リンパ腫	肺門部肺癌
	脾悪性リンパ腫	非ホジキンリンパ腫	噴門癌
	扁桃悪性リンパ腫	末梢性T細胞リンパ腫	マントル細胞リンパ腫
	未分化大細胞リンパ腫	免疫芽球性リンパ節症	リンパ芽球性リンパ腫
	リンパ腫	濾胞性リンパ腫	
△	ALK融合遺伝子陽性非小細胞肺癌	ALK陽性未分化大細胞リンパ腫	BCR－ABL1陽性Bリンパ芽球性白血病
	BCR－ABL1陽性Bリンパ芽球性白血病/リンパ腫	B細胞性前リンパ球性白血病	B細胞リンパ腫
	Bリンパ芽球性白血病	Bリンパ芽球性白血病/リンパ腫	CCR4陽性成人T細胞白血病リンパ腫
	E2A－PBX1陽性Bリンパ芽球性白血病	E2A－PBX1陽性Bリンパ芽球性白血病/リンパ腫	IL3－IGH陽性Bリンパ芽球性白血病
	IL3－IGH陽性Bリンパ芽球性白血病/リンパ腫	MALTリンパ腫	MLL再構成型Bリンパ芽球性白血病
	MLL再構成型Bリンパ芽球性白血病/リンパ腫	Ph陽性急性リンパ性白血病	TEL－AML1陽性Bリンパ芽球性白血病
	TEL－AML1陽性Bリンパ芽球性白血病/リンパ腫	T細胞性前リンパ球白血病	T細胞性大顆粒リンパ球白血病
あ	Tリンパ芽球性白血病	Tリンパ芽球性白血病/リンパ腫	悪性リンパ腫骨髄浸潤
	アグレッシブNK細胞白血病	鞍上部胚細胞腫瘍	胃MALTリンパ腫
	胃悪性間葉系腫瘍	胃管癌	胃癌骨転移
	胃癌末期	異型リンパ球増加症	胃原発絨毛癌
	胃脂肪肉腫	胃重複癌	胃小弯部癌
	胃進行癌	胃体部癌	胃大弯部癌
	胃底部癌	胃胚細胞腫瘍	胃平滑筋肉腫
	胃幽門部癌	炎症性乳癌	延髄星細胞腫
か	下葉小細胞肺癌	下葉肺癌	下葉肺腺癌
	下葉肺大細胞癌	下葉肺扁平上皮癌	下葉非小細胞肺癌
	顆粒球肉腫	肝癌骨転移	肝細胞癌破裂
	肝脾T細胞リンパ腫	気管支カルチノイド	気管支癌
	急性巨核芽球性白血病	急性単球性白血病	胸椎転移
	胸膜播種	くすぶり型白血病	形質細胞白血病
	頚部脂腺癌	頚部隆起性皮膚線維肉腫	血管内大細胞型B細胞性リンパ腫
	血管免疫芽球性T細胞リンパ腫	原線維性星細胞腫	原発性肺癌
	高2倍体性Bリンパ芽球性白血病	高2倍体性Bリンパ芽球性白血病/リンパ腫	好塩基球性白血病
	好酸球減少症	好酸球性白血病	甲状腺MALTリンパ腫
	甲状腺癌骨転移	好中球性白血病	好中球増加症
	後頭部転移性腫瘍	膠肉腫	後腹膜胚細胞腫瘍
	骨髄異形成症候群	骨髄性白血病	骨髄性白血病骨髄浸潤
	骨髄性類白血病反応	骨髄単球性白血病	骨髄転移
	骨転移癌	骨盤転移	混合型白血病
さ	細気管支肺胞上皮癌	残胃癌	子宮癌骨転移
	視床下部星細胞腫	視床星細胞腫	若年性骨髄単球性白血病
	縦隔胚細胞腫瘍	縦隔卵黄のう腫瘍	十二指腸悪性ガストリノーマ
	十二指腸悪性ソマトスタチノーマ	絨毛癌	主気管支の悪性腫瘍
	術後乳癌	松果体胚細胞腫瘍	松果体部膠芽腫
	症候性貧血	小細胞肺癌	小児EBV陽性T細胞リンパ増殖性疾患
	小児急性リンパ性白血病	小児骨髄異形成症候群	小児全身性EBV陽性T細胞リンパ増殖性疾患
	上葉小細胞肺癌	上葉肺癌	上葉肺腺癌
	上葉肺大細胞癌	上葉肺扁平上皮癌	上葉非小細胞肺癌
	食道癌骨転移	腎癌骨転移	進行乳癌
	膵臓癌骨転移	髄膜癌腫症	髄膜白血病
	スキルス胃癌	星細胞腫	成人T細胞白血病骨髄浸潤
	成人T細胞白血病リンパ腫	成人T細胞白血病リンパ腫・急性型	成人T細胞白血病リンパ腫・くすぶり型
	成人T細胞白血病リンパ腫・慢性型	成人T細胞白血病リンパ腫・リンパ腫型	精巣胚細胞腫瘍
	精巣卵黄のう腫瘍	脊髄播種	脊椎転移
	赤白血病	節外性NK/T細胞リンパ腫・鼻型	前頭部転移性腫瘍
	前頭葉星細胞腫	前頭葉退形成性星細胞腫	前立腺癌骨転移
	前リンパ球性白血病	側頭部転移性腫瘍	側頭葉星細胞腫
た	側頭葉退形成性星細胞腫	側頭葉毛様細胞性星細胞腫	退形成性星細胞腫
	大腿骨転移性骨腫瘍	大腸MALTリンパ腫	大腸癌骨転移
	大脳深部転移性腫瘍	多発性骨髄腫骨髄浸潤	単球性白血病
	単球性類白血病反応	単球増加症	中葉小細胞肺癌
	中葉肺癌	中葉肺腺癌	中葉肺大細胞癌

	中葉肺扁平上皮癌	中葉非小細胞肺癌	腸管症関連Ｔ細胞リンパ腫
	直腸MALTリンパ腫	直腸癌骨転移	低２倍体性Ｂリンパ芽球性白血病
	低２倍体性Ｂリンパ芽球性白血病/リンパ腫	転移性下顎癌	転移性骨腫瘍
	転移性骨腫瘍による大腿骨骨折	転移性上顎癌	転移性頭蓋骨腫瘍
	転移性脳腫瘍	転移性肺癌	転移性皮膚腫瘍
	テント上下転移性腫瘍	頭蓋内胚細胞腫瘍	透析腎癌
	頭頂葉星細胞腫	頭部脂腺癌	頭部隆起性皮膚線維肉腫
な	乳癌・HER2過剰発現	乳癌再発	乳児偽白血病
	乳腺腋窩尾部乳癌	乳房下外側部乳癌	乳房下内側部乳癌
	乳房境界部乳癌	乳房脂肪肉腫	乳房上外側部乳癌
	乳房上内側部乳癌	乳房中央部乳癌	乳房パジェット病
	乳輪部乳癌	粘液性のう胞腺癌	脳幹部星細胞腫
は	バーキット白血病	肺MALTリンパ腫	肺癌骨転移
	肺癌による閉塞性肺炎	肺腺癌	肺腺扁平上皮癌
	肺腺様のう胞癌	肺大細胞癌	肺大細胞神経内分泌癌
	肺粘表皮癌	肺扁平上皮癌	肺胞上皮癌
	肺未分化癌	肺門部小細胞癌	肺門部腺癌
	肺門部大細胞癌	肺門部非小細胞癌	肺門部扁平上皮癌
	白赤芽球症	白血球増加症	白血病
	白血病性関節症	脾Ｂ細胞性リンパ腫/白血病・分類不能型	非小細胞肺癌
	脾性貧血	非定型慢性骨髄性白血病	脾びまん性赤脾髄小Ｂ細胞性リンパ腫
	皮膚白血病	肥満細胞性白血病	びまん性星細胞腫
	披裂喉頭蓋ひだ喉頭面癌	副咽頭間隙悪性腫瘍	プラスマ細胞増加症
	分類不能型骨髄異形成症候群	ヘアリー細胞白血病	ヘアリー細胞白血病亜型
ま	本態性白血球増多症	慢性NK細胞リンパ増殖性疾患	慢性骨髄性白血病
	慢性骨髄性白血病移行期	慢性骨髄性白血病急性転化	慢性骨髄性白血病慢性期
	慢性骨髄単球性白血病	慢性単球性白血病	慢性リンパ性白血病
や	無リンパ球症	毛様細胞性星細胞腫	幽門癌
ら	幽門前庭部癌	腰椎転移	卵管癌
	卵巣カルチノイド	卵巣癌肉腫	卵巣絨毛癌
	卵巣胎児性癌	卵巣胚細胞腫瘍	卵巣未分化胚細胞腫
	卵巣卵黄のう腫瘍	卵巣類皮のう胞癌	リンパ球異常
	リンパ球減少症	リンパ球性類白血病反応	リンパ球増加症
	リンパ性白血病	リンパ性白血病骨髄浸潤	リンパ組織球増多症
	類白血病反応	肋骨転移	

用法用量

投与方法

固形癌及び悪性リンパ腫

(1)アクラルビシン塩酸塩として１日量40～50mg(力価)(0.8～1.0mg(力価)/kg)を１週間に２回，1，２日連日または1，４日に静脈内へワンショット投与または点滴投与する。

(2)アクラルビシン塩酸塩として１日量20mg(力価)(0.4mg(力価)/kg)を７日間連日静脈内へワンショット投与または点滴投与後，７日間休薬し，これを反復する。

急性白血病：アクラルビシン塩酸塩として１日量20mg(力価)(0.4mg(力価)/kg)を10～15日間連日静脈内へワンショットまたは点滴投与する。

禁忌

(1)心機能異常又はその既往歴のある患者

(2)本剤の成分に対し重篤な過敏症の既往歴のある患者

アザクタム注射用0.5g　規格：500mg1瓶［907円/瓶］
アザクタム注射用1g　規格：1g1瓶［1374円/瓶］

アズトレオナム　エーザイ　612

【効能効果】

〈適応菌種〉本剤に感性の淋菌，髄膜炎菌，大腸菌，シトロバクター属，クレブシエラ属，エンテロバクター属，セラチア属，プロテウス属，モルガネラ・モルガニー，プロビデンシア属，インフルエンザ菌，緑膿菌

〈適応症〉敗血症，肺炎，肺膿瘍，慢性呼吸器病変の二次感染，膀胱炎，腎盂腎炎，前立腺炎(急性症，慢性症)，尿道炎，子宮頸管炎，腹膜炎，腹腔内膿瘍，胆嚢炎，胆管炎，バルトリン腺炎，子宮内感染，子宮付属器炎，子宮旁結合織炎，化膿性髄膜炎，角膜炎(角膜潰瘍を含む)，中耳炎，副鼻腔炎

【対応標準病名】

◎	角膜炎	角膜潰瘍	急性細菌性髄膜炎
	急性細菌性前立腺炎	子宮頸管炎	子宮内感染症
	子宮付属器炎	子宮傍組織炎	腎盂腎炎
	前立腺炎	胆管炎	胆のう炎
	中耳炎	尿道炎	肺炎
	敗血症	肺膿瘍	バルトリン腺炎
	腹腔内膿瘍	副鼻腔炎	腹膜炎
	膀胱炎	慢性前立腺炎	
○あ	MRSA膀胱炎	アレルギー性角膜炎	アレルギー性膀胱炎
	院内感染敗血症	栄養障害性角膜炎	壊死性肺炎
	壊疽性胆細管炎	壊疽性胆のう炎	横隔膜下膿瘍
か	横隔膜下腹膜炎	外傷性角膜炎	外傷性角膜潰瘍
	外傷性穿孔性中耳炎	外傷性中耳炎	潰瘍性膀胱炎
	角結膜炎	角結膜びらん	角膜上皮びらん
	角膜穿孔	角膜中心潰瘍	角膜内皮炎
	角膜膿瘍	角膜パンヌス	角膜びらん
	角膜腐蝕	カタル性角膜潰瘍	化膿性角膜炎
	化膿性中耳炎	化膿性副鼻腔炎	化膿性腹膜炎
	貨幣状角膜炎	肝下膿瘍	肝周囲炎
	乾性角結膜炎	乾性角膜炎	感染性角膜炎
	感染性角膜潰瘍	肝内胆細管炎	気管支肺炎
	気腫性腎盂腎炎	逆行性胆管炎	急性角結膜炎
	急性角膜炎	急性化膿性胆管炎	急性化膿性胆のう炎
	急性化膿性中耳炎	急性気腫性胆のう炎	急性限局性腹膜炎
	急性骨盤腹膜炎	急性子宮傍結合織炎	急性出血性膀胱炎
	急性胆管炎	急性胆細管炎	急性単純性膀胱炎
	急性胆のう炎	急性中耳炎	急性尿道炎
	急性肺炎	急性汎発性腹膜炎	急性腹膜炎
	急性付属器炎	急性閉塞性化膿性胆管炎	急性膀胱炎
	急性卵管炎	急性卵巣炎	狭窄性胆管炎
	巨大フリクテン	グラデニーゴ症候群	クレブシエラ性髄膜炎
	血管性パンヌス	結節性眼炎	結節性結膜炎
	原因菌不明髄膜炎	限局性腹膜炎	原発性硬化性胆管炎
	原発性腹膜炎	硬化性角膜炎	硬化性腹膜炎
	口腔上顎洞瘻	光線眼症	後腹膜炎
	後腹膜膿瘍	コーガン症候群	鼓室内水腫
	骨盤結合織炎	骨盤死腔炎	骨盤直腸窩膿瘍
	骨盤膿瘍	骨盤部感染性リンパのう胞	骨盤腹膜炎
さ	細菌性硬膜炎	細菌性ショック	細菌性髄膜炎
	細菌性腹膜炎	細菌性膀胱炎	細胆管炎
	再発性胆管炎	再発性中耳炎	再発性尿道炎
	散在性表層角膜炎	蚕蝕性角膜潰瘍	紫外線角結膜炎
	紫外線角膜炎	子宮頸外膜炎	子宮頸内膜炎
	子宮周囲炎	子宮周囲膿瘍	篩骨洞炎
	糸状角膜炎	歯性上顎洞炎	歯性副鼻腔炎
	実質性角膜炎	湿疹性パンヌス	縦隔膿瘍

	十二指腸穿孔腹膜炎	十二指腸総胆管炎	出血性角膜炎
	出血性中耳炎	出血性膀胱炎	術後腎盂腎炎
	術後性中耳炎	術後性慢性中耳炎	術後胆管炎
	術後腹膜炎	シュロッフェル腫瘤	上顎洞炎
	上行性腎盂腎炎	上鼓室化膿症	小児肺炎
	小児副鼻腔炎	女性急性骨盤蜂巣炎	女性慢性骨盤蜂巣炎
	真菌性角膜潰瘍	神経栄養性角結膜炎	進行性角膜潰瘍
	滲出性腹膜炎	浸潤性表層角膜炎	新生児中耳炎
	深層角膜炎	膵臓性腹膜炎	水疱性中耳炎
	星状角膜炎	ゼーミッシュ潰瘍	石化性角膜炎
	雪眼炎	穿孔性角膜潰瘍	穿孔性中耳炎
	穿孔性腹腔内膿瘍	穿孔性腹膜炎	線状角膜炎
	前頭洞炎	腺病性パンヌス	前房蓄膿性角膜炎
た	前立腺膿瘍	大腸菌髄膜炎	大網膿瘍
	大葉性肺炎	多発性漿膜炎	多発性腸間膜膿瘍
	胆管胆のう炎	胆管膿瘍	胆汁性腹膜炎
	単純性角膜潰瘍	単純性中耳炎	胆のう壊疽
	胆のう周囲炎	胆のう周囲膿瘍	胆のう膿瘍
	中耳炎性顔面神経麻痺	腸間膜脂肪織炎	腸間膜膿瘍
	蝶形骨洞炎	腸骨窩膿瘍	腸穿孔腹膜炎
	腸腰筋膿瘍	沈下性肺炎	陳旧性中耳炎
な	兎眼性角膜炎	乳児肺炎	尿細管間質性腎炎
	尿性腹膜炎	尿道口炎	尿道周囲炎
	尿膜管膿瘍	妊娠中の子宮頸管炎	妊娠中の子宮内感染
は	妊娠中の性器感染症	肺壊疽	肺炎球菌性腹膜炎
	肺化膿症	敗血症性ショック	敗血症性肺炎
	敗血性壊疽	梅毒性髄膜炎	バルトリン腺膿瘍
	汎発性化膿性腹膜炎	反復性角膜潰瘍	反復性膀胱炎
	汎副鼻腔炎	肥厚性硬膜炎	非性病性尿道炎
	非特異性尿道炎	びまん性表層角膜炎	表在性角膜炎
	表在性点状角膜炎	びらん性膀胱炎	非淋菌性尿道炎
	フィラメント状角膜炎	腹腔骨盤部膿瘍	腹腔内遺残膿瘍
	匐行性角膜潰瘍	腹壁膿瘍	ぶどう球菌性肺膿瘍
	フリクテン性角結膜炎	フリクテン性角膜炎	フリクテン性角膜潰瘍
	フリクテン性結膜炎	フリクテン性パンヌス	辺縁角膜炎
	辺縁フリクテン	膀胱後部膿瘍	膀胱三角部炎
	膀胱周囲炎	膀胱周囲膿瘍	膀胱尿道炎
ま	慢性角結膜炎	慢性化膿性穿孔性中耳炎	慢性化膿性中耳炎
	慢性骨盤腹膜炎	慢性細菌性前立腺炎	慢性再発性膀胱炎
	慢性耳管鼓室化膿性中耳炎	慢性子宮傍結合織炎	慢性上鼓室乳突洞化膿性中耳炎
	慢性穿孔性中耳炎	慢性前立腺炎急性増悪	慢性胆管炎
	慢性胆細管炎	慢性胆のう炎	慢性中耳炎
	慢性中耳炎急性増悪	慢性中耳炎後遺症	慢性中耳炎術後再燃
	慢性尿道炎	慢性肺化膿症	慢性複雑性膀胱炎
	慢性副鼻腔炎	慢性副鼻腔炎急性増悪	慢性副鼻腔膿瘍
	慢性腹膜炎	慢性付属器炎	慢性膀胱炎
	慢性卵管炎	慢性卵巣炎	無熱性肺炎
やら	盲腸後部膿瘍	薬物性角結膜炎	薬物性角膜炎
	卵管炎	卵管周囲炎	卵管卵巣膿瘍
	卵管留水症	卵管留膿症	卵巣炎
	卵巣周囲炎	卵巣膿瘍	卵巣卵管周囲炎
	良性慢性化膿性中耳炎	緑膿菌髄膜炎	淋菌性バルトリン腺膿瘍
	輪紋状角膜炎	老人性肺炎	
△	BK ウイルス腎症	MRCNS 敗血症	MRSA 肺化膿症
	MRSA 敗血症	MRSA 腹膜炎	アレルギー性副鼻腔炎
	インフルエンザ菌性髄膜炎	インフルエンザ菌敗血症	炎症性大網癒着
	円板状角膜炎	黄色ぶどう球菌敗血症	間質性膀胱炎
	乾酪性副鼻腔炎	偽性髄膜炎	胸膜肺炎
	くも膜炎	クラミジア肺炎	グラム陰性桿菌敗血症
	グラム陰性菌敗血症	グラム陽性菌敗血症	結核性中耳炎
	血性腹膜炎	嫌気性菌敗血症	コアグラーゼ陰性ぶどう球菌敗血症
	硬膜炎	視神経髄膜炎	樹枝状角膜炎
	樹枝状角膜潰瘍	真菌性髄膜炎	新生児敗血症
	髄膜脳炎	脊髄膜炎	セレウス菌敗血症
	前立腺痛	胆道疾患	地図状角膜炎
	腸間膜脂肪壊死	腸球菌敗血症	点状角膜炎
	軟膜炎	尿道症候群	肺炎合併肺膿瘍
	肺炎球菌性髄膜炎	バルトリン腺のう胞	ビタミン A 欠乏性角膜潰瘍
	非定型肺炎	びまん性肺炎	フィブリン性腹膜炎
	副鼻腔真菌症	ぶどう球菌性髄膜炎	ぶどう球菌性敗血症
	フリードレンダー桿菌性髄膜炎	閉塞性髄膜炎	閉塞性肺炎
	放射線性膀胱炎	慢性髄膜炎	慢性非細菌性前立腺炎
	モラレ髄膜炎	癒着性くも膜炎	淋菌性子宮頸管炎
	連鎖球菌性髄膜炎		

用法用量　通常，成人には，1日1～2g(力価)を2回に分けて静脈内注射，点滴静注又は筋肉内注射する。ただし，通常，淋菌感染症及び子宮頸管炎には，1日1回1～2g(力価)を筋肉内注射又は静脈内注射する。

通常，小児には，1日40～80mg(力価)/kgを2～4回に分けて静脈内注射又は点滴静注する。

なお，年齢，症状に応じて適宜増減するが，難治性又は重症感染症には，成人では1日量4g(力価)まで増量し2～4回に分けて投与し，小児では1日量150mg(力価)/kgまで増量し3～4回に分けて投与する。

通常，未熟児，新生児には，1回20mg(力価)/kgを生後3日までは1日2回，4日以降は1日2～3回静脈内注射又は点滴静注する。

用法用量に関連する使用上の注意　本剤の使用にあたっては，耐性菌の発現等を防ぐため，原則として感受性を確認し，疾病の治療上必要な最小限の期間の投与にとどめること。

禁忌　本剤の成分によるショックの既往歴のある患者

アシアロシンチ注　規格：10MBq[82.6円/MBq]

ガラクトシル人血清アルブミンジエチレントリアミン五酢酸テクネチウム(^{99m}Tc)　日本メジフィジックス　430

【効能効果】

シンチグラフィによる肝臓の機能及び形態の診断

【対応標準病名】

該当病名なし

用法用量　通常，成人には185MBq(1mL)を静脈内投与し，胸腹部前面に検出器を向け，投与直後から経時的にシンチグラムを得ると共に，データ収集及び処理を行うことにより，肝機能指標を得る。

アスパラカリウム注10mEq　規格：17.12%10mL1管[65円/管]

L－アスパラギン酸カリウム　田辺三菱　322

【効能効果】

下記疾患又は状態におけるカリウム補給

(1)降圧利尿剤，副腎皮質ホルモン，強心配糖体，インスリン，ある種の抗生物質などの連用時
(2)低カリウム血症型周期性四肢麻痺
(3)心疾患時の低カリウム状態
(4)重症嘔吐，下痢，カリウム摂取不足及び手術後

【対応標準病名】

◎	嘔吐症	下痢症	心疾患
	低カリウム血症	低カリウム血性周期性四肢麻痺	
○	低カリウム血症性症候群	低カリウム血性ミオパチー	低カリウム性家族性周期性麻痺
	分娩時心臓合併症		
△	S状結腸炎	アセトン血性嘔吐症	アルカリ血症

アルカリ尿症	アルカローシス	胃腸炎
右室肥大	炎症性腸疾患	嘔気
横筋麻痺	悪心	回腸炎
化学療法に伴う嘔吐症	家族性周期性四肢麻痺	カタル性胃腸炎
カリウム代謝異常	間質性心筋炎	感染性胃腸炎
感染性下痢症	感染性大腸炎	感染性腸炎
感冒性胃腸炎	感冒性大腸炎	感冒性腸炎
偽性バーター症候群	機能性下痢	急性胃腸炎
急性大腸炎	急性腸炎	急性汎心炎
巨大左心房	血液量過多	高塩素尿症
高クロール血症	抗生物質起因性大腸炎	抗生物質起因性腸炎
呼吸性アルカローシス	混合型酸塩基平衡障害	左室肥大
酸塩基平衡異常	習慣性嘔吐	周期性四肢麻痺
出血性大腸炎	出血性腸炎	上下肢筋不全麻痺
食後悪心	心炎	心拡大
心筋炎	心筋疾患	心筋線維症
心筋変性症	心室内血栓症	心室瘤内血栓症
心臓合併症	心内血栓症	心肥大
心房内血栓症	心房負荷	正カリウム血性周期性四肢麻痺
正常カリウム血症性四肢麻痺	続発性心室中隔欠損	続発性心房中隔欠損
体液調節不全症	体液貯留	代謝性アルカローシス
代償性呼吸性アルカローシス	代償性代謝性アルカローシス	大腸炎
胆汁性嘔吐	中枢性嘔吐症	腸炎
腸カタル	低塩基血症	低カリウム性アルカローシス
低クロール血症	低クロール性アルカローシス	低心拍出量症候群
電解質異常	電解質平衡異常	特発性嘔吐症
難治性乳児下痢症	乳児下痢	脳性嘔吐
反芻	反復性嘔吐	非呼吸性アルカローシス
糞便性嘔吐	慢性心筋炎	ミオパチー
水中毒	両室肥大	

用法用量　L－アスパラギン酸カリウムとして，通常成人1回1.71～5.14g(カリウムとして10～30mEq：本剤1～3管)を日本薬局方注射用水，5%ブドウ糖注射液，生理食塩液又は他の適当な希釈剤で希釈する。その液の濃度は0.68$^{w}/_{v}$%(カリウムとして40mEq/L)以下として，1分間8mLを超えない速度で点滴静脈内注射する。
1日の投与量は17.1g(カリウムとして100mEq：本剤10管)を超えない量とする。
なお，年齢，症状により適宜増減する。

用法用量に関連する使用上の注意　カリウム剤を急速静注すると，不整脈，場合によっては心停止を起こすので，点滴静脈内注射のみに使用すること。

禁忌
(1)重篤な腎機能障害(前日の尿量が500mL以下あるいは投与直前の排尿が1時間当たり20mL以下)のある患者
(2)副腎機能障害(アジソン病)のある患者
(3)高カリウム血症の患者
(4)高カリウム血性周期性四肢麻痺の患者
(5)本剤の成分に対し過敏症の既往歴のある患者
(6)エプレレノンを投与中の患者

併用禁忌

薬剤名等	臨床症状・措置方法	機序・危険因子
エプレレノン(セララ)	血清カリウム値が上昇するおそれがある。	併用によりカリウム貯留作用が増強するおそれがある。

L－アスパラギン酸K点滴静注液10mEq「タイヨー」：テバ製薬　17.12%10mL1管[56円/管]，L－アスパラギン酸カリウム点滴静注液10mEq「トーワ」：東和　17.12%10mL1管[56円/管]，L－アスパラギン酸カリウム点滴静注液10mEq「日新」：日新－山形　17.12%10mL1管[56円/管]，アスパラギン酸カリウム注10mEqキット「テルモ」：テルモ　17.12%10mL1キット[190円/キット]

アスパラ注射液　規格：(10%)10mL1管[62円/管]

L－アスパラギン酸カリウム　L－アスパラギン酸マグネシウム　田辺三菱　322

【効 能 効 果】

下記疾患又は状態におけるカリウム補給(マグネシウム欠乏を合併している疑いのある場合)
(1)降圧利尿剤，副腎皮質ホルモン，強心配糖体，インスリン，ある種の抗生物質などの連用時
(2)低カリウム血症型周期性四肢麻痺
(3)心疾患時の低カリウム状態
(4)肝疾患時の低カリウム状態
(5)重症嘔吐，下痢，カリウム摂取不足及び手術後

【対応標準病名】

◎	嘔吐症	肝疾患	下痢症
	心疾患	低カリウム血症	低カリウム血性周期性四肢麻痺
	マグネシウム欠乏症		
○	肝性胸水	低カリウム血症性症候群	低カリウム血性ミオパチー
	低カリウム性家族性周期性麻痺	低マグネシウム血症	妊娠性急性脂肪肝
	分娩時心臓合併症		
△	S状結腸炎	アセトン血性嘔吐症	アルカリ血症
	アルカリ尿症	アルカローシス	アレルギー性肝臓症
	胃腸炎	右室肥大	うっ血肝
	うっ血性肝硬変	炎症性腸疾患	嘔気
	横筋麻痺	悪心	回腸炎
	化学療法に伴う嘔吐症	家族性周期性四肢麻痺	カタル性胃腸炎
	カリウム代謝異常	肝下垂症	肝機能障害
	肝限局性結節性過形成	肝梗塞	肝疾患に伴う貧血
	肝出血	肝腫瘤	肝障害
	肝静脈閉塞症	肝腎症候群	感染性胃腸炎
	感染性下痢症	感染性大腸炎	感染性腸炎
	肝臓紫斑病	肝中心静脈閉塞症	肝のう胞
	肝肺症候群	肝浮腫	感冒性胃腸炎
	感冒性大腸炎	感冒性腸炎	偽性バーター症候群
	機能性下痢	急性胃腸炎	急性大腸炎
	急性腸炎	急性汎心炎	巨大左心房
	クリュヴリエ・バウムガルテン症候群	抗生物質起因性大腸炎	抗生物質起因性腸炎
	呼吸性アルカローシス	混合型酸塩基平衡障害	左室肥大
	酸塩基平衡異常	脂肪肝	習慣性嘔吐
	周期性四肢麻痺	出血性大腸炎	出血性腸炎
	上下肢筋不全麻痺	食後悪心	ショック肝
	心炎	心拡大	心筋変性症
	心臓合併症	心肥大	心房負荷
	正カリウム血性周期性四肢麻痺	正常カリウム血症性四肢麻痺	体液調節不全症
	代謝性アルカローシス	代償性呼吸性アルカローシス	代償性代謝性アルカローシス
	大腸炎	胆汁性嘔吐	中心性出血性肝壊死
	中枢性嘔吐症	腸炎	腸カタル
	低塩基血症	低カリウム性アルカローシス	低クロール血症
	低クロール性アルカローシス	低心拍出量症候群	電解質異常
	電解質平衡異常	特発性嘔吐症	特発性門脈圧亢進症
	難治性乳児下痢症	乳児下痢	脳性嘔吐
	反芻	反復性嘔吐	非アルコール性脂肪性肝炎
	非呼吸性アルカローシス	糞便性嘔吐	ミオパチー
	門脈圧亢進症	門脈圧亢進症性胃症	門脈拡張症

	両室肥大		

用法用量　通常成人1回10〜20mL（カリウムとして2.92〜5.84mEq）を日本薬局方注射用水，5%ブドウ糖注射液，生理食塩液又は他の適当な希釈剤で希釈する。その液の濃度はカリウムとして40mEq/L以下として，1分間8mLを超えない速度で点滴静脈内注射する。
なお，年齢，症状により適宜増減する。

用法用量に関連する使用上の注意　カリウム剤を急速静注すると，不整脈，場合によっては心停止を起こすので，点滴静脈内注射のみに使用すること。

禁忌
(1)重篤な腎機能障害（前日の尿量が500mL以下あるいは投与直前の排尿が1時間当たり20mL以下）のある患者
(2)副腎機能障害（アジソン病）のある患者
(3)高カリウム血症又は高マグネシウム血症の患者
(4)高カリウム血性周期性四肢麻痺の患者
(5)本剤の成分に対し過敏症の既往歴のある患者
(6)エプレレノンを投与中の患者

併用禁忌

薬剤名等	臨床症状・措置方法	機序・危険因子
エプレレノン（セララ）	血清カリウム値が上昇するおそれがある。	併用によりカリウム貯留作用が増強するおそれがある。

アスペノン静注用100　規格：100mg10mL1管[864円/管]
アプリンジン塩酸塩　バイエル薬品　212

【効能効果】

頻脈性不整脈

【対応標準病名】

◎	頻脈症	頻脈性不整脈	不整脈
○	QT短縮症候群	一過性心室細動	期外収縮性不整脈
	上室期外収縮	上室頻拍	心室期外収縮
	心室細動	心室性二段脈	心室粗動
	心室頻拍	心房期外収縮	心房静止
	心房頻拍	多源性心室期外収縮	多発性期外収縮
	洞頻脈	非持続性心室頻拍	頻拍症
	ブブレ症候群	ブルガダ症候群	発作性上室頻拍
	発作性心房頻拍	発作性接合部頻拍	発作性頻拍
	リエントリー性心室性不整脈		
△	QT延長症候群	異所性心室調律	異所性心房調律
	異所性調律	異所性拍動	遺伝性QT延長症候群
	期外収縮	呼吸性不整脈	三段脈
	徐脈頻脈症候群	心拍異常	接合部調律
	洞不整脈	特発性QT延長症候群	二次性QT延長症候群
	二段脈	副収縮	房室接合部期外収縮
	薬物性QT延長症候群		

用法用量　本剤は必ず5%ブドウ糖液等で10倍に希釈し，血圧並びに心電図監視下に，通常，成人には希釈液として1回1.5〜2.0mL/kg（アプリンジン塩酸塩として1.5〜2.0mg/kg）を5〜10mL/分の速度で徐々に静脈内注射する。ただし，注入総量は希釈液として1回100mL（アプリンジン塩酸塩として100mg）までとする。

禁忌
(1)重篤な刺激伝導障害（完全房室ブロック等）のある患者
(2)重篤なうっ血性心不全の患者
(3)妊婦又は妊娠している可能性のある女性

アーゼラ点滴静注液100mg　規格：100mg5mL1瓶[28378円/瓶]
アーゼラ点滴静注液1000mg　規格：1,000mg50mL1瓶[275145円/瓶]
オファツムマブ（遺伝子組換え）　グラクソ・スミスクライン　429

【効能効果】

再発又は難治性のCD20陽性の慢性リンパ性白血病

【対応標準病名】

◎	慢性リンパ性白血病		
○	白血病	慢性白血病	
△	B細胞性前リンパ球性白血病	混合型白血病	二次性白血病
	脾B細胞性リンパ腫/白血病・分類不能型	皮膚白血病	リンパ性白血病
	リンパ性白血病骨髄浸潤		

効能効果に関連する使用上の注意　フローサイトメトリー法等により検査を行い，CD20抗原が陽性であることが確認された患者に使用すること。

用法用量　通常，成人には週1回，オファツムマブ（遺伝子組換え）として，初回は300mg，2回目以降は2000mgを点滴静注し，8回目まで投与を繰り返す。8回目の投与4〜5週後から，4週間に1回2000mgを点滴静注し，12回目まで投与を繰り返す。

用法用量に関連する使用上の注意
(1)本剤投与時に発現するinfusion reaction（発熱，発疹，疼痛，咳嗽等）を軽減させるために，本剤投与の30分から2時間前に，抗ヒスタミン剤，解熱鎮痛剤及び副腎皮質ホルモン剤の前投与を行うこと。なお，3回目以降の投与において，副腎皮質ホルモン剤の前投与は，患者の状態により適宜実施すること。
(2)本剤は生理食塩液を用い希釈後の総量として1000mLとなるよう，下記のとおり，用時希釈調製して使用すること。
①初回投与時：300mg/1000mL
②2回目以降の投与時：2000mg/1000mL
(3)本剤は下記の投与速度で投与すること。
①初回投与時
12mL/時の投与速度で点滴静注を開始し，患者の状態を十分に観察しながら，投与速度を30分毎に上げることができるが，投与速度の上限は400mL/時とする。

時間	投与速度（mL/時）
0〜30分	12
31〜60分	25
61〜90分	50
91〜120分	100
121〜150分	200
151〜180分	300
181分〜	400

②2回目以降の投与時
直近の投与時に重度のinfusion reactionが発現しなかった場合には，25mL/時の投与速度で点滴静注を開始することができる。その後，患者の状態を十分に観察しながら，投与速度を30分毎に上げることができるが，投与速度の上限は400mL/時とする。

時間	投与速度（mL/時）
0〜30分	25
31〜60分	50
61〜90分	100
91〜120分	200
121分〜	400

(4)Infusion reactionが発現した場合には，直ちに投与を中断すること。投与を再開する場合には，患者の状態が安定した後に，下記のとおり，投与速度を変更すること。
①軽度又は中等度のinfusion reactionが発現した場合：中断時の半分の投与速度で投与を再開し，患者の状態を十分に観察

しながら，前項の投与速度の規定に従い投与速度を上げることができる。なお，中断時の投与速度が12mL/時の場合には，12mL/時の速度で投与を再開する。
②重度のinfusion reactionが発現した場合：12mL/時の速度で投与を再開し，患者の状態を十分に観察しながら，前項の投与速度の規定に従い投与速度を上げることができる。
(5)本剤の投与にあたっては，インラインフィルター(0.2μm)を使用すること。
(6)他の抗悪性腫瘍剤との併用について，有効性及び安全性は確立していない。

警告

(1)本剤の投与は，緊急時に十分に対応できる医療施設において，造血器悪性腫瘍の治療に対して，十分な知識・経験を持つ医師のもとで，本剤の投与が適切と判断される症例のみに行うこと。また，治療開始に先立ち，患者又はその家族に有効性及び危険性を十分に説明し，同意を得てから投与を開始すること。
(2)アナフィラキシー，発熱，悪寒，発疹，疼痛，咳嗽，呼吸困難，気管支痙攣，血圧下降，徐脈，心筋梗塞，肺水腫等のinfusion reactionが認められている。Infusion reactionは投与回数にかかわらず投与開始後3時間以内に多く認められるが，それ以降でも発現が報告されている。また，infusion reactionにより本剤の投与を中断後に再開した場合にもinfusion reactionが再び認められているので，本剤投与中はバイタルサイン(血圧，脈拍，呼吸数等)のモニタリングや自他覚症状の観察を行うとともに，投与後も患者の状態を十分観察すること。Infusion reactionがあらわれた場合には，本剤の投与を直ちに中止し，適切な処置を行うこと。
(3)B型肝炎ウイルスの再活性化により肝不全に至り死亡した例が報告されている。本剤の治療期間中又は治療終了後は，肝炎の増悪，肝不全が発現するおそれがあるので，B型肝炎ウイルスの再活性化の徴候や症状の発現に注意すること。

禁忌　本剤の成分に対し過敏症の既往歴のある患者

アセリオ静注液1000mg
規格：1,000mg100mL1瓶[332円/瓶]
アセトアミノフェン　テルモ　114

【効能効果】

経口製剤及び坐剤の投与が困難な場合における疼痛及び発熱

【対応標準病名】

◎	疼痛	発熱	
○	悪性高熱症	圧痛	往来寒熱
	悪寒発熱	開胸術後疼痛症候群	夏期熱
	癌性持続痛	癌性疼痛	癌性突出痛
	飢餓熱	急性疼痛	稽留熱
	高熱	持続痛	持続熱
	弛張熱	術後発熱	神経障害性疼痛
	身体痛	全身痛	中枢神経障害性疼痛
	超高熱	突出痛	突発性発熱
	鈍痛	難治性疼痛	微熱
	皮膚疼痛症	不明熱	放散痛
	本態性高体温症	末梢神経障害性疼痛	慢性疼痛
	慢性微熱		

効能効果に関連する使用上の注意　経口製剤及び坐剤の投与が困難で，静注剤による緊急の治療が必要である場合等，静注剤の投与が臨床的に妥当である場合に本剤の使用を考慮すること。経口製剤又は坐剤の投与が可能になれば速やかに投与を中止し，経口製剤又は坐剤の投与に切り替えること。

用法用量

下記のとおり本剤を15分かけて静脈内投与すること。
＜成人における疼痛＞
通常，成人にはアセトアミノフェンとして，1回300～1000mgを15分かけて静脈内投与し，投与間隔は4～6時間以上とする。なお，年齢，症状により適宜増減するが，1日総量として4000mgを限度とする。
ただし，体重50kg未満の成人にはアセトアミノフェンとして，体重1kgあたり1回15mgを上限として静脈内投与し，投与間隔は4～6時間以上とする。1日総量として60mg/kgを限度とする。
＜成人における発熱＞：通常，成人にはアセトアミノフェンとして，1回300～500mgを15分かけて静脈内投与し，投与間隔は4～6時間以上とする。なお，年齢，症状により適宜増減するが，原則として1日2回までとし，1日最大1500mgを限度とする。
＜2歳以上の幼児及び小児における疼痛及び発熱＞：通常，2歳以上の幼児及び小児にはアセトアミノフェンとして，体重1kgあたり1回10～15mgを15分かけて静脈内投与し，投与間隔は4～6時間以上とする。なお，年齢，症状により適宜増減するが，1日総量として60mg/kgを限度とする。ただし，成人の用量を超えない。
＜乳児及び2歳未満の幼児における疼痛及び発熱＞：通常，乳児及び2歳未満の幼児にはアセトアミノフェンとして，体重1kgあたり1回7.5mgを15分かけて静脈内投与し，投与間隔は4～6時間以上とする。なお，年齢，症状により適宜増減するが，1日総量として30mg/kgを限度とする。

用法用量に関連する使用上の注意

(1)本剤の投与に際しては，投与速度を厳守すること。なお，本剤の投与速度及び投与量により，循環動態に影響を及ぼすことが明らかに予想される患者には投与しないこと。
(2)乳児，幼児及び小児の1回投与量の目安は下記のとおり。

体重	アセリオ静注液1000mg
5kg	3.75mL
10kg	7.5～15mL
20kg	20～30mL
30kg	30～45mL

(3)乳児，幼児及び小児に対する1回あたりの最大用量はアセトアミノフェンとして500mg，1日あたりの最大用量はアセトアミノフェンとして1500mgである。

警告

(1)本剤により重篤な肝障害が発現するおそれがあることに注意し，1日総量1500mgを超す高用量で長期投与する場合には，定期的に肝機能等を確認するなど慎重に投与すること。
(2)本剤とアセトアミノフェンを含む他の薬剤(一般用医薬品を含む)との併用により，アセトアミノフェンの過量投与による重篤な肝障害が発現するおそれがあることから，これらの薬剤との併用を避けること。

禁忌

(1)重篤な肝障害のある患者
(2)本剤の成分に対し過敏症の既往歴のある患者
(3)消化性潰瘍のある患者
(4)重篤な血液の異常のある患者
(5)重篤な腎障害のある患者
(6)重篤な心機能不全のある患者
(7)アスピリン喘息(非ステロイド性消炎鎮痛剤による喘息発作の誘発)又はその既往歴のある患者

アタラックス－P注射液(25mg/ml)
規格：2.5%1mL1管[56円/管]
アタラックス－P注射液(50mg/ml)
規格：5%1mL1管[62円/管]
ヒドロキシジン塩酸塩　ファイザー　117

【効能効果】

神経症における不安・緊張・抑うつ
麻酔前投薬
術前・術後の悪心・嘔吐の防止

ア

【対応標準病名】

◎	うつ状態	嘔吐症	悪心
	術後悪心	神経症	神経症性抑うつ状態
	不安うつ病	不安緊張状態	不安神経症
	抑うつ神経症		
○	うつ病	延髄性うつ病	嘔気
	外傷後遺症性うつ病	仮面うつ病	寛解中の反復性うつ病性障害
	感染症後うつ病	器質性うつ病性障害	気分変調症
	軽症うつ病エピソード	軽症反復性うつ病性障害	拘禁性抑うつ状態
	混合性不安抑うつ障害	災害神経症	産褥期うつ状態
	思春期うつ病	社交不安障害	術後神経症
	循環型躁うつ病	小児神経症	職業神経症
	心気性うつ病	青春期内閉神経症	精神神経症
	精神病症状を伴う重症うつ病エピソード	精神病症状を伴わない重症うつ病エピソード	全般性不安障害
	躁うつ病	挿間性発作性不安	双極性感情障害・軽症のうつ病エピソード
	双極性感情障害・精神病症状を伴う重症うつ病エピソード	双極性感情障害・精神病症状を伴わない重症うつ病エピソード	双極性感情障害・中等症のうつ病エピソード
	退行期うつ病	多発性神経症	単極性うつ病
	単発反応性うつ病	中枢性嘔吐症	中等症うつ病エピソード
	中等症反復性うつ病性障害	動脈硬化性うつ病	内因性うつ病
	脳性嘔吐	破局発作状態	パニック障害
	パニック発作	反応性うつ病	反復心因性うつ病
	反復性うつ病	反復性嘔吐	反復性気分障害
	反復性心因性抑うつ精神病	反復性精神病性うつ病	反復性短期うつ病エピソード
	非定型うつ病	不安障害	ベーアド病
	発作性神経症	膜症神経症	妄想性神経症
	幼児神経症	抑うつ性パーソナリティ障害	老人性神経症
	老年期うつ病	老年期認知症抑うつ型	
△	2型双極性障害	アセトン血性嘔吐症	うつ病型統合失調感情障害
	化学療法に伴う嘔吐症	器質性気分障害	器質性混合性感情障害
	器質性双極性障害	器質性躁病性障害	気分循環症
	恐怖症性不安障害	原発性認知症	後期ダンピング症候群
	高所恐怖症	持続性気分障害	社会不安障害
	習慣性嘔吐	周期性精神病	職業性痙攣
	食後悪心	食道神経症	書痙
	初老期精神病	初老期認知症	初老期妄想状態
	心因性失神	神経衰弱	精神衰弱
	舌切除後遺症	早期ダンピング症候群	双極性感情障害
	単極性躁病	胆汁性嘔吐	特発性嘔吐症
	二次性認知症	認知症	反芻
	反復性躁病エピソード	不安ヒステリー	糞便性嘔吐
	慢性心因反応	慢性疲労症候群	老年期認知症
	老年期認知症妄想型	老年期妄想状態	老年精神病

用法用量

静脈内注射

ヒドロキシジン塩酸塩として，通常成人１回25～50mgを必要に応じ4～6時間毎に静脈内注射するか又は点滴静注する。ただし，１回の静注量は100mgを超えてはならず，25mg/分以上の速度で注入しないこと。

なお，年齢，症状により適宜増減する。

筋肉内注射

ヒドロキシジン塩酸塩として，通常成人１回50～100mgを必要に応じ4～6時間毎に筋肉内注射する。

なお，年齢，症状により適宜増減する。

禁忌

(1)本剤の成分，セチリジン，ピペラジン誘導体，アミノフィリン，エチレンジアミンに対し過敏症の既往歴のある患者

(2)ポルフィリン症の患者

(3)妊婦又は妊娠している可能性のある婦人

アデノスキャン注60mg　規格：60mg20mL1瓶[13556円/瓶]

アデノシン　第一三共　799

【効 能 効 果】

十分に運動負荷をかけられない患者において心筋血流シンチグラフィによる心臓疾患の診断を行う場合の負荷誘導

【対応標準病名】

該当病名なし

効能効果に関連する使用上の注意　本剤の国内承認前の臨床試験成績は^{201}Tlを使用した成績である。

用法用量　１分間当たりアデノシンとして120μg/kgを６分間持続静脈内投与する(アデノシン総投与量0.72mg/kg)。

用法用量に関連する使用上の注意

(1)本剤は原液のまま使用し，シリンジポンプにより持続静脈内投与すること。また，本剤が体内に急速に注入されることを防ぐために，原則として本剤及び放射性診断薬は別々の投与経路を確保すること。

(2)本剤の持続静脈内投与開始３分後に放射性診断薬を静脈内投与する。本剤の持続静脈内投与は放射性診断薬投与時も継続し，合計６分間行うこと。

(3)本剤を急速に静脈内投与するとII度又はIII度房室ブロック，徐脈及び血圧低下等の発現が増強するおそれがあるので，投与時間を遵守すること。

警告

(1)本剤投与により下記の副作用等が発現するおそれがあるので，蘇生処置ができる準備をしておくこと。負荷試験中(本剤投与開始から心筋シンチグラフィ施行終了時まで)は血圧及び心電図の継続した監視を行い，注意深く患者を観察すること。また，検査の継続が困難と判断した場合には検査を中断し，本剤投与中であれば直ちに投与を中止すること。

①致死的心停止，心室頻拍，心室細動，非致死性心筋梗塞を発現することがある。特に不安定狭心症患者では，その危険性が増大するおそれがあるので，薬物治療によっても安定化しない不安定狭心症の患者には投与しないこと。

②房室ブロックが発現することがある。特に房室ブロックを有している患者では，症状が増悪するおそれがある。

③過度の血圧低下を起こすことがある。特に交感神経機能異常，狭窄性心臓弁疾患，心膜炎や心膜滲出，脳血流不全を伴う狭窄性頸動脈疾患，未処置の循環血液量減少等の患者では症状が増悪するおそれがある。

④呼吸困難が発現することがある。特に慢性閉塞性肺疾患(肺気腫，慢性気管支炎等)のある患者ではその危険性が増大するおそれがあり，負荷試験後の回復期間も含め，注意深く観察すること。

(2)喘息等の気管支攣縮性肺疾患のある患者，その既往のある患者あるいはその疑いのある患者に本剤が投与された場合，呼吸停止を含む重篤な呼吸障害を発症することがあるので，これらの疾患に関する病歴調査を必ず行い，疑わしい場合は本剤を投与しないこと。

禁忌

(1)薬物治療によっても安定化しない不安定狭心症の患者

(2)II度又はIII度房室ブロックのある患者(人工ペースメーカーが装着されている患者を除く)

(3)洞不全症候群又は症候性の著しい洞性徐脈のある患者(人工ペースメーカーが装着されている患者を除く)

(4)QT延長症候群の患者

(5)高度な低血圧のある患者

(6)代償不全状態にある心不全の患者

(7)喘息等の気管支攣縮性肺疾患のある患者，その既往のある患者あるいはその疑いのある患者

(8)アデノシンに対し過敏症の既往歴のある患者

併用禁忌

薬剤名等	臨床症状・措置方法	機序・危険因子
ジピリダモール ペルサンチン	完全房室ブロック，心停止等が発現することがある。ジピリダモールの投与を受けた患者に本剤を投与する場合には少なくとも12時間の間隔をおく。もし完全房室ブロック，心停止等の症状が現れた場合は本剤の投与を中止する。	ジピリダモールは体内でのアデノシンの血球，血管内皮や各臓器での取り込みを抑制し，血中アデノシン濃度を増大させることによりアデノシンの作用を増強する。
メチルキサンチン類 無水カフェイン・カフェイン水和物 テオフィリン (テオドール) アミノフィリン水和物 (ネオフィリン) カフェインを含む飲食物 コーヒー，紅茶，日本茶，コーラ，チョコレート等	メチルキサンチン類によりアデノシンによる冠血流速度の増加及び冠血管抵抗の減少を抑制し，虚血診断に影響を及ぼすことがある。メチルキサンチン類を投与されている患者に本剤を投与する場合は12時間以上の間隔をあける。なお，検査の2時間前から食事はしないよう，患者に指示すること。	メチルキサンチン類はアデノシン受容体に拮抗するため，アデノシンの作用を減弱させる。

アデホスーLコーワ注10mg　規格：10mg1管［61円/管］
アデホスーLコーワ注20mg　規格：20mg1管［61円/管］
アデホスーLコーワ注40mg　規格：40mg1管［62円/管］

アデノシン三リン酸二ナトリウム水和物　興和　399

【効能効果】

下記疾患に伴う諸症状の改善
　頭部外傷後遺症
心不全
筋ジストロフィー症及びその類縁疾患
急性灰白髄炎
脳性小児麻痺(弛緩型)
進行性脊髄性筋萎縮症及びその類似疾患
調節性眼精疲労における調節機能の安定化
耳鳴・難聴
消化管機能低下のみられる慢性胃炎
慢性肝疾患における肝機能の改善

【対応標準病名】

◎	肝疾患	肝障害	弛緩型脳性麻痺
	耳鳴症	消化管障害	進行性筋ジストロフィー
	心不全	脊髄性筋萎縮症	調節性眼精疲労
	頭部外傷後遺症	難聴	脳性麻痺
	ポリオ	慢性胃炎	慢性肝炎
○	アレルギー性胃炎	胃運動機能障害	胃炎
	胃腸疾患	遺伝性難聴	右室不全
	右心不全	うっ血性心不全	ウルリッヒ病
	運動ニューロン疾患	エルブ病	遠位型筋ジストロフィー
	遠位型脊髄性筋萎縮症	遠位型ミオパチー	外傷性頚部症候群
	過剰自己貪食を伴うX連鎖性ミオパチー	仮性球麻痺	家族性筋萎縮性側索硬化症
	家族性脊髄性筋萎縮症	活動性慢性肝炎	眼咽頭遠位型ミオパチー
	感音性耳鳴	肝機能障害	眼筋咽頭型筋ジストロフィー
	眼筋型筋ジストロフィー	肝性胸水	顔面肩甲上腕型筋ジストロフィー
	偽肥大性筋ジストロフィー	急性心不全	急性非麻痺性灰白髄炎
	球麻痺	筋萎縮性側索硬化症	筋強直性ジストロフィー
	頚性耳鳴	軽度難聴	肩甲腓骨型脊髄性筋萎縮症
	混合型脳性麻痺症候群	左室不全	左心不全
	自覚的耳鳴	自己貪食空胞性ミオパチー	肢帯型筋ジストロフィー
	若年性一側性上肢筋萎縮症	若年性進行性球麻痺	術後残胃胃炎
	消化不良症	小児型筋ジストロフィー	小児片麻痺
	職業性難聴	心筋不全	心原性肺水腫
	進行性球麻痺	心臓性呼吸困難	心臓性浮腫
	心臓喘息	成人偽肥大性筋ジストロフィー	脊髄性筋萎縮症Ｉ型
	脊髄性筋萎縮症II型	脊髄性筋萎縮症III型	脊髄性小児麻痺
	遷延性肝炎	先天性筋ジストロフィー	先天性四肢麻痺
	先天性対麻痺	先天性片麻痺	先天性ミオパチー
	セントラルコア病	中毒性胃炎	デュシェンヌ型筋ジストロフィー
	頭部外傷性耳鳴	頭部挫傷後遺症	頭部打撲後遺症
	特発性両側性感音難聴	突発性難聴	内耳性耳鳴症
	肉芽腫性胃炎	乳児片麻痺	ネマリンミオパチー
	脳性対麻痺	脳性麻痺合併妊娠	脳性両麻痺
	反応性リンパ組織増生症	非アルコール性脂肪性肝炎	微小コア疾患
	びらん性胃炎	福山型先天性筋ジストロフィー	縁取り空胞を伴う遠位型ミオパチー
	ベスレムミオパチー	ベッカー型筋ジストロフィー	ヘリコバクター・ピロリ胃炎
	放射線胃炎	ポリオウイルス感染症	ポリオウイルス髄膜炎
	マルチコア病	慢性うっ血性心不全	慢性肝炎増悪
	慢性持続性肝炎	慢性心不全	慢性非活動性肝炎
	ミオチューブラーミオパチー	ミトコンドリア脳筋症	ミトコンドリアミオパチー
	三好型ミオパチー	無症候性耳鳴	むちうち損傷
	無難聴性耳鳴	メネトリエ病	疣状胃炎
	両心不全	老年性難聴	
△	アイザック症候群	アテトーシス型脳性麻痺	一過性近視
	遺伝性神経筋障害	運動失調性脳性麻痺	オイレンブルグ病
	音響外傷	仮性近視	カナマイ難聴
	肝疾患に伴う貧血	器質性難聴	偽性ミオトニア
	筋強直症候群	筋緊張性障害	筋緊張性白内障
	痙性脊髄麻痺	高音障害型難聴	高血圧性心不全
	高度難聴	ジスキネジア性脳性麻痺	脂肪肝
	重複性アテトーシス	シュワルツ・ヤンペル症候群	症候性筋強直症
	職業性聴力損失	ストマイ難聴	脊髄性筋萎縮症IV型
	先天性アテトーシス	先天性筋強直症	先天性痙性麻痺
	先天性パラミオトニア	先天性舞踏病	全聾
	多発性肝血管腫	遅発性てんかん	中等度難聴
	中毒性難聴	聴覚障害	聴覚消失
	調節緊張症	調節不全	調節不全麻痺
	調節麻痺	低音障害型難聴	内眼筋麻痺
	軟骨ジストロフィー性筋強直症	パラミオトニア	ベッカー病
	片側聾	毛様体筋麻痺	薬物誘発性筋強直症
	リットル病	両側性アテトーシス	聾

※　適応外使用可
・原則として，「アデノシン三リン酸二ナトリウム【注射薬】」を「心房性(上室性)頻脈」に対して処方した場合，当該使用事例を審査上認める。
・原則として，「アデノシン三リン酸二ナトリウム水和物【注射薬】」を「発作性上室頻拍」に対して処方した場合，当該使用事例を審査上認める。

用法用量

(1)静注の場合：アデノシン三リン酸二ナトリウム水和物として，通常1回5～40mgを1日1～2回，等張ないし高張ブドウ糖注射液に溶解して，徐々に静脈内注射する。
(2)点滴静注の場合
〔注40mgのみ〕：アデノシン三リン酸二ナトリウム水和物とし

て，通常１回 40〜80mg を１日１回，5％ブドウ糖注射液 200〜500mL に溶解し，30〜60 分かけて点滴静脈内注射する。

禁忌 脳出血直後の患者

トリノシンS注射液10mg：トーアエイヨー 10mg1管[61円/管]
トリノシンS注射液20mg：トーアエイヨー 20mg1管[61円/管]
ATP注10mg「イセイ」：イセイ 10mg1管[50円/管]，ATP注20mg「イセイ」：イセイ 20mg1管[50円/管]，アデシノンP注射液10mg：わかもと 10mg1管[50円/管]，アデシノンP注射液20mg：わかもと 20mg1管[50円/管]，アデノP注20mg：小林化工 20mg1管[50円/管]

アデラビン9号注1mL 規格：1mL1管[159円/管]
アデラビン9号注2mL 規格：2mL1管[265円/管]

フラビンアデニンジヌクレオチドナトリウム 肝臓エキス
マイラン製薬 326

【効能効果】

(1)慢性肝疾患における肝機能の改善
(2)下記疾患のうちビタミン B_2の欠乏又は代謝障害が関与すると推定される場合：湿疹・皮膚炎群，口唇炎・口角炎・口内炎，びまん性表層角膜炎
(3)ビタミン B_2の需要が増大し，食事からの摂取が不十分な際の補給（消耗性疾患，妊産婦，授乳婦など）

【対応標準病名】

◎	肝疾患	肝障害	口角炎
	口唇炎	口内炎	湿疹
	ビタミンB2欠乏症	皮膚炎	びまん性表層角膜炎
	慢性肝炎	リボフラビン欠乏症	
○	足湿疹	アフタ性口内炎	アレルギー性肝臓症
	アレルギー性口内炎	異汗性湿疹	陰のう湿疹
	陰部間擦疹	ウイルス性口内炎	うっ血肝
	うっ血性肝硬変	栄養障害性角膜炎	会陰部肛囲湿疹
	腋窩湿疹	外傷性角膜潰瘍	潰瘍性口内炎
	角結膜炎	角結膜びらん	角膜炎
	角膜潰瘍	角膜穿孔	角膜中心潰瘍
	角膜内皮炎	角膜膿瘍	角膜パンヌス
	角膜びらん	角膜腐蝕	カタル性角膜潰瘍
	カタル性口内炎	活動性慢性肝炎	貨幣状角膜炎
	貨幣状湿疹	肝下垂症	肝限局性結節性過形成
	肝梗塞	間擦疹	肝出血
	肝腫瘤	肝静脈閉塞症	肝腎症候群
	感染性口内炎	肝臓紫斑病	乾燥性口内炎
	肝中心静脈閉塞症	肝のう胞	肝肺症候群
	肝浮腫	汗疱性湿疹	義歯性口内炎
	偽膜性口内炎	丘疹状湿疹	急性角結膜炎
	急性角膜炎	急性湿疹	巨大フリクテン
	亀裂性湿疹	クリュヴリエ・バウムガルテン症候群	形質細胞性口唇炎
	血管性パンヌス	結節性眼炎	結節性結膜炎
	肛囲間擦疹	口角口唇炎	硬化性角膜炎
	口唇アフタ	口唇色素沈着症	口唇びらん
	紅斑性間擦疹	紅斑性湿疹	肛門湿疹
	コーガン症候群	孤立性アフタ	再発性アフタ
	散在性表層角膜炎	蚕蝕性角膜潰瘍	紫外線角結膜炎
	紫外線角膜炎	自家感作性皮膚炎	糸状角膜炎
	実質性角膜炎	湿疹性パンヌス	湿疹様発疹
	脂肪肝	手指湿疹	出血性口内炎
	ショック肝	神経栄養性角結膜炎	人工肛門部皮膚炎
	進行性角膜潰瘍	浸潤性表層角膜炎	深層角膜炎
	水疱性口唇炎	水疱性口内炎	星状角膜炎
	ゼーミッシュ潰瘍	赤色湿疹	接触性口唇炎
	遷延性肝炎	穿孔性角膜潰瘍	線状角膜炎
	全身湿疹	腺性口唇炎	腺病性パンヌス
	前房蓄膿性角膜炎	多発性口内炎	単純性角膜潰瘍
	地図状口内炎	中心性出血性肝壊死	手湿疹
	冬期湿疹	頭部湿疹	兎眼性角膜炎
	特発性門脈圧亢進症	難治性口内炎	肉芽腫性口唇炎
	妊娠湿疹	妊婦性皮膚炎	白色粃糠疹
	剥離性口唇炎	鼻背部湿疹	反復性角膜潰瘍
	非アルコール性脂肪性肝炎	鼻前庭部湿疹	表在性角膜炎
	表在性点状角膜炎	フィラメント状角膜炎	フォアダイス病
	匐行性角膜潰瘍	フリクテン性角結膜炎	フリクテン性角膜炎
	フリクテン性角膜潰瘍	フリクテン性結膜炎	フリクテン性パンヌス
	ベドナーアフタ	辺縁角膜炎	辺縁フリクテン
	扁平湿疹	放射線性口内炎	慢性角結膜炎
	慢性肝炎増悪	慢性持続性肝炎	慢性湿疹
	慢性非活動性肝炎	門脈圧亢進症	門脈圧亢進症性胃症
	門脈拡張症	薬物性角結膜炎	落屑性湿疹
	鱗状湿疹	輪紋状角膜炎	
△	アレルギー性角膜炎	異汗症	壊死性潰瘍性歯周炎
	壊死性潰瘍性歯肉炎	壊疽性口内炎	壊疽性歯肉炎
	オトガイ下膿瘍	外陰部皮膚炎	外傷性角膜炎
	顎下部膿瘍	角膜上皮びらん	化膿性角膜炎
	化膿性口内炎	化膿性皮膚疾患	肝機能障害
	肝細胞癌破裂	カンジダ性口角びらん	カンジダ性口唇炎
	カンジダ性口内炎	肝疾患に伴う貧血	乾性角結膜炎
	乾性角膜炎	感染性角膜潰瘍	感染性皮膚炎
	汗疱	顔面急性皮膚炎	急性偽膜性カンジダ症
	頬粘膜白板症	頚部皮膚炎	ゲオトリクム症
	ゲオトリクム性口内炎	口蓋垂炎	口蓋垂結核
	口蓋膿瘍	口角びらん	口腔カンジダ症
	口腔感染症	口腔結核	口腔紅板症
	口腔褥瘡性潰瘍	口腔底膿瘍	口腔底蜂巣炎
	口腔粘膜結核	口腔膿瘍	口腔白板症
	硬口蓋白板症	口唇潰瘍	口唇カンジダ症
	口唇結核	口唇粘液のう胞	口唇部膿瘍
	口唇麻痺	口唇瘻	光線眼症
	口底膿瘍	口底白板症	口底蜂巣炎
	紅板症	ゴバラン症候群	歯肉カンジダ症
	歯肉白板症	出血性角膜炎	真菌性角膜潰瘍
	新生児皮膚炎	水疱性口内炎ウイルス病	石化性角膜炎
	雪眼炎	舌カンジダ症	接触性口内炎
	舌白板症	増殖性化膿性口内炎	多発性肝血管腫
	軟口蓋白板症	ニコチン性口蓋白色角化症	ニコチン性口内炎
	乳房皮膚炎	白色水腫	ビタミンＢ群欠乏症
	ヘルペスウイルス性歯肉口内炎	門脈圧亢進症性胃腸症	門脈圧亢進症性腸症
	薬物性角膜炎	淋菌性口内炎	

用法用量 通常成人１日 1〜2mL を 1〜2 回に分けて皮下，筋肉内又は静脈内注射する。
なお，年齢，症状により適宜増減する。

禁忌 本剤に対し過敏症の既往歴のある患者

アスルダム注1mL：ニプロ 1mL1管[58円/管]，アスルダム注2mL：ニプロ 2mL1管[95円/管]，アセラート注射液1mL：沢井 1mL1管[83円/管]，アセラート注射液2mL：沢井 2mL1管[95円/管]，エフエーミック注1mL：鶴原 1mL1管[58円/管]，エフエーミック注2mL：鶴原 2mL1管[95円/管]，リバレス注：日医工 1mL1管[58円/管]，2mL1管[78円/管]，レバサルト注：東和 1mL1管[58円/管]，2mL1管[78円/管]

アデール点滴静注用5mg　規格：5mg1瓶[4317円/瓶]
アデール点滴静注用10mg　規格：10mg1瓶[7478円/瓶]
コルホルシンダロパート塩酸塩　日本化薬　211

【効能効果】

急性心不全で他の薬剤を投与しても効果が不十分な場合

【対応標準病名】

◎	急性心不全		
○	右室不全	右心不全	うっ血性心不全
	高血圧性心不全	左室不全	左心不全
	心筋不全	心原性肺水腫	心臓性呼吸困難
	心臓性浮腫	心臓喘息	心不全
	慢性うっ血性心不全	慢性心不全	両心不全

用法用量　本剤は，用時生理食塩液等で溶解し，コルホルシンダロパート塩酸塩として通常成人には1分間あたり0.5μg/kgを点滴静脈内投与する。
なお，点滴投与量は，病態に応じて1分間あたり0.75μg/kgを上限として心血行動態，心電図をモニターしながら適宜増減する。

用法用量に関連する使用上の注意
(1)本剤の投与により臨床症状が改善し，患者の状態が安定した場合(急性期を脱した場合)には，他の治療法に変更すること。
(2)0.5μg/kg/分以上の投与量で3時間以上投与することにより，動悸・頻脈，不整脈等の副作用の発現頻度が高まるので，本剤を0.5μg/kg/分以上の投与量で3時間以上投与する場合には副作用発現に留意し，必要により減量又は投与を中止すること。
(3)本剤は長時間投与の使用経験は少なく，長時間投与における安全性は確認されていないことから，原則として72時間を超える長時間投与は避けること。十分な効果が得られ，やむを得ず長時間投与が必要と判断される場合には，効果が認められた用量を長く維持することなく，血行動態等を観察しながら漸減すること。

禁忌
(1)肥大型閉塞性心筋症のある患者
(2)高度の大動脈弁狭窄又は僧帽弁狭窄等のある患者

アドステロール-I131注射液　規格：1MBq[1040円/MBq]
ヨウ化メチルノルコレステノール(^{131}I)　富士フイルムRI　430

【効能効果】

副腎シンチグラムによる副腎疾患部位の局在診断

【対応標準病名】

該当病名なし

用法用量　本品に生理食塩液又は注射用水を加えて2倍以上希釈する。
次に，その約18.5MBqを被検者に30秒以上かけてゆっくり静注し，静注7日目以降にプローブ型シンチレーションデテクタースキャナー又はシンチカメラを用いてデテクターを体外より副腎部に向けて走査又は撮影することにより副腎シンチグラムを得る。
なお，年齢，体重により適宜増減する。

禁忌
(1)ヨード過敏症患者。
(2)妊婦又は妊娠している可能性のある婦人ならびに授乳中の婦人。
(3)副腎疾患が強く疑われる者以外の患者。
(4)18歳未満の者には性腺，ことに卵巣への被曝が多いので投与しないことを原則とする。
(5)ジスルフィラム，シアナミド，プロカルバジン塩酸塩を投与中の患者。

併用禁忌

薬剤名等	臨床症状・措置方法	機序・危険因子
ジスルフィラム，シアナミド，プロカルバジン塩酸塩	これら薬剤とのアルコール反応(顔面潮紅，血圧降下，悪心，頻脈，めまい，呼吸困難，視力低下等)を起こすおそれがある。	本剤はエタノールを含有しているため。

アドセトリス点滴静注用50mg　規格：50mg1瓶[465701円/瓶]
ブレンツキシマブベドチン(遺伝子組換え)　武田薬品　429

【効能効果】

再発又は難治性のCD30陽性の下記疾患
　ホジキンリンパ腫
　未分化大細胞リンパ腫

【対応標準病名】

◎	ホジキンリンパ腫	未分化大細胞リンパ腫	
○	結節硬化型古典的ホジキンリンパ腫	結節性リンパ球優位型ホジキンリンパ腫	古典的ホジキンリンパ腫
	混合細胞型古典的ホジキンリンパ腫	リンパ球減少型古典的ホジキンリンパ腫	リンパ球豊富型古典的ホジキンリンパ腫

効能効果に関連する使用上の注意
(1)【臨床成績】の項の内容を熟知し，本剤の有効性及び安全性を十分に理解した上で，適応患者の選択を行うこと。
(2)免疫組織化学法等により検査を行い，CD30抗原が陽性であることが確認された患者に使用すること。なお，CD30陽性の確認は，十分な経験を有する病理医又は検査施設において実施すること。

用法用量　通常，成人には，ブレンツキシマブ　ベドチン(遺伝子組換え)として3週間に1回1.8mg/kg(体重)を点滴静注する。なお，患者の状態に応じて適宜減量する。

用法用量に関連する使用上の注意
(1)本剤と他の抗悪性腫瘍剤との併用における有効性及び安全性は確立していない。
(2)注射液の調製法及び点滴時間：1バイアルを日局注射用水10.5mLで溶解した後，必要量を0.4～1.2mg/mLとなるように日局生理食塩液又は5%ブドウ糖注射液で希釈する。調製後の希釈液を30分以上かけて点滴静脈内投与すること。
(3)肝機能障害のある患者及び重度の腎機能障害のある患者では，本剤の構成成分であるモノメチルアウリスタチンE(MMAE)の血中濃度が上昇するため，減量を考慮するとともに，患者の状態をより慎重に観察し，有害事象の発現に十分注意すること。
(4)本剤の投与により，副作用が発現した場合には，以下の基準を参考に，本剤を休薬，減量，中止すること。

末梢神経障害：

Grade注)	処置
Grade1(機能障害はなく，知覚障害，反射消失のみ)	同一用法用量で，投与を継続する。
Grade2(機能障害はあるが，日常生活に支障はない)	ベースライン又はGrade1以下に回復するまで休薬する。回復した場合は，1.2mg/kgに減量して投与を再開する。
Grade3(日常生活に支障がある)	
Grade4(障害をきたす感覚ニューロパチー，生命を脅かす又は麻痺をきたす運動ニューロパチー)	投与中止する。

好中球減少症：

Grade注)	処置
Grade1(LLN未満1,500/mm^{3}以上)又はGrade2(1,500未満1,000/mm^{3}以上)	同一用法用量で，投与を継続する。
Grade3(1,000未満500/mm^{3}以上)又はGrade4(500/mm^{3}未満)	ベースライン又はGrade2以下に回復するまで休薬する。回復後は，同一用法用量で投与を再開する。

LLN：基準値下限
注)GradeはNCI-CTCAE v3.0に基づく。

警告
(1)本剤を投与する場合は，緊急時に十分対応できる医療施設において，造血器悪性腫瘍の治療に対して十分な知識と経験を持つ医師のもとで，本剤が適切と判断される症例についてのみ投与すること。また，治療開始に先立ち，患者又はその家族に有効性及び危険性を十分説明し，同意を得てから投与すること。

(2)外国で実施された臨床試験において，中等度及び重度の肝機能障害を有する患者に対して本剤を投与後に真菌感染症により死亡に至った例が報告されていることから，これらの患者への投与の可否を慎重に判断すること。

禁忌

(1)本剤の成分に対し重度の過敏症の既往歴のある患者

(2)ブレオマイシンを投与中の患者

併用禁忌

薬剤名等	臨床症状・措置方法	機序・危険因子
ブレオマイシン(ブレオ)	肺毒性(間質性肺炎等)が発現するおそれがある。	機序は不明であるが，ブレオマイシンを含む併用化学療法(ABVD療法[注])に本剤を併用したところ，非感染性の肺毒性の発現がABVD療法よりも高い頻度で認められた。

注)ABVD：ドキソルビシン，ブレオマイシン，ビンブラスチン，ダカルバジン

アートセレブ脳脊髄手術用洗浄灌流液

規格：500mL1キット[2260円/キット]

ブドウ糖　無機塩類配合剤　大塚製薬工場　339

【効 能 効 果】

穿頭・開頭手術時の洗浄，脊髄疾患手術時の洗浄及び神経内視鏡手術時の灌流

【対応標準病名】

該当病名なし

用法用量

穿頭・開頭手術時の洗浄，脊髄疾患手術時の洗浄及び神経内視鏡手術時の灌流を目的として使用する。

用時に隔壁を開通して上室液と下室液をよく混合する。

使用量は通常，適量を使用し，術式及び手術時間等により適宜増減する。

なお，上限量は下記を目安とする。

穿頭・開頭手術及び神経内視鏡手術　4000mL

脊髄疾患手術　3000mL

アドナ注10mg　規格：0.5%2mL1管[63円/管]
アドナ注(静脈用)25mg　規格：0.5%5mL1管[60円/管]
アドナ注(静脈用)50mg　規格：0.5%10mL1管[62円/管]
アドナ注(静脈用)100mg　規格：0.5%20mL1管[107円/管]

カルバゾクロムスルホン酸ナトリウム水和物　田辺三菱　332

【効 能 効 果】

(1)毛細血管抵抗性の減弱及び透過性の亢進によると考えられる出血傾向(例えば紫斑病等)

(2)毛細血管抵抗性の減弱による皮膚あるいは粘膜及び内膜からの出血，眼底出血・腎出血・子宮出血

(3)毛細血管抵抗性の減弱による手術中・術後の異常出血

【対応標準病名】

◎	眼底出血	子宮出血	紫斑病
	出血	出血傾向	腎出血
	皮下出血	毛細血管出血	毛細血管脆弱症
○	遺伝性出血性末梢血管拡張症	うっ血性紫斑病	急性大量出血
	凝固因子欠乏症	局所出血	血液凝固異常
	後出血	シェーンライン・ヘノッホ紫斑病	シェーンライン・ヘノッホ紫斑病性関節炎
	実質性臓器出血	紫斑病腎炎	症候性紫斑病
	小動脈出血	静脈出血	先天性血液凝固因子異常
	多量出血	動脈性出血	特発性血小板減少性紫斑病合併妊娠
	内出血	毛細管脆弱症	毛細血管拡張症
	老人性血管腫		
△	アナフィラクトイド紫斑	萎縮型加齢黄斑変性	塩類喪失性腎炎
	黄斑下出血	黄斑部出血	下肢出血斑
	器質性性器出血	機能性性器出血	機能低下性子宮出血
	近視性脈絡膜新生血管	くも状血管腫	血管拡張性環状紫斑症
	広汎性皮下出血	色素性紫斑	自己赤血球感作症候群
	四肢出血斑	若年性子宮機能出血	出血性網膜色素上皮剥離
	硝子体下出血	腎周囲出血	腎腫大
	腎腫瘤	腎石灰化症	性器出血
	全身性紫斑病	大腿部皮下出血	単純性紫斑病
	デビス紫斑	点状出血	特発性色素性紫斑
	特発性腎出血	特発性斑状出血	特発性脈絡膜新生血管
	尿管炎	尿管周囲膿瘍	斑状出血
	非新生物性母斑	不正性器出血	ポリープ状脈絡膜血管症
	慢性色素性紫斑	毛細血管疾患	網膜下出血
	網膜血管腫状増殖	網膜色素上皮下出血	網膜出血
	網膜深層出血	網膜前出血	網膜表在出血
	網脈絡膜出血	腰部皮下出血	老人性紫斑
	老年性出血		

用法用量

〔アドナ注10mg〕：カルバゾクロムスルホン酸ナトリウム水和物として，通常成人1回10mgを皮下又は筋肉内注射する。なお，年齢，症状により適宜増減する。

〔アドナ注(静脈用)〕：カルバゾクロムスルホン酸ナトリウム水和物として，通常成人1日25～100mgを静脈内注射又は点滴静注する。なお，年齢，症状により適宜増減する。

アドカルAC静注100mg：日新－山形　0.5%20mL1管[56円/管]，アドナミン静注100mg：東和　0.5%20mL1管[56円/管]，カルバゾクロムスルホン酸ナトリウム静注液25mg「日医工」：日医工　0.5%5mL1管[56円/管]，カルバゾクロムスルホン酸ナトリウム静注液50mg「日医工」：日医工　0.5%10mL1管[56円/管]，カルバゾクロムスルホン酸ナトリウム静注液100mg「日医工」：日医工　0.5%20mL1管[56円/管]，チチナ静注25mg：扶桑薬品　0.5%5mL1管[56円/管]，チチナ静注50mg：扶桑薬品　0.5%10mL1管[56円/管]，チチナ静注100mg：扶桑薬品　0.5%20mL1管[56円/管]，ラノビ静注25mg：イセイ　0.5%5mL1管[56円/管]，ラノビ静注50mg：イセイ　0.5%10mL1管[56円/管]，ラノビ静注100mg：イセイ　0.5%20mL1管[56円/管]

アトニン－O注1単位　規格：1単位1管[96円/管]
アトニン－O注5単位　規格：5単位1管[160円/管]

オキシトシン　あすか　241

【効 能 効 果】

子宮収縮の誘発，促進並びに子宮出血の治療の目的で，次の場合に使用する。

分娩誘発，微弱陣痛，弛緩出血，胎盤娩出前後，子宮復古不全，帝王切開術(胎児の娩出後)，流産，人工妊娠中絶

【対応標準病名】

◎	弛緩出血	子宮出血	子宮退縮不全
	人工妊娠中絶	帝王切開	微弱陣痛
	流産		
○	完全流産	器質性性器出血	機能性性器出血
	機能低下性子宮出血	緊急帝王切開	原発性陣痛微弱
	子宮頸管拡張不全	子宮収縮不全	自然流産
	若年性子宮機能出血	進行流産	性器出血

	選択的帝王切開	全癒着胎盤	塞栓症合併不完全人工流産
	塞栓症併発不全流産	続発性陣痛微弱	第3期出血
	胎盤遺残	胎盤部分残留	晩期産褥出血
	反復帝王切開	不正性器出血	不全流産
	部分癒着胎盤	分娩後出血	癒着胎盤
	卵膜残留		
△	頸管難産	子宮弛緩症	治療的流産
	不育症		

用法用量

原則として点滴静注法によること。

(1)分娩誘発，微弱陣痛

点滴静注法：オキシトシンとして，通常5〜10単位を5%ブドウ糖注射液(500mL)等に混和し，点滴速度を1〜2ミリ単位/分から開始し，陣痛発来状況及び胎児心拍等を観察しながら適宜増減する。なお，点滴速度は20ミリ単位/分を超えないようにすること。

(2)弛緩出血，胎盤娩出前後，子宮復古不全，流産，人工妊娠中絶

①点滴静注法：オキシトシンとして，通常5〜10単位を5%ブドウ糖注射液(500mL)等に混和し，子宮収縮状況等を観察しながら適宜増減する。

②静注法(弛緩出血及び胎盤娩出前後の場合)：5〜10単位を静脈内に緩徐に注射する。

③筋注法：5〜10単位を筋肉内に緩徐に注射する。

(3)帝王切開術(胎児の娩出後)

①点滴静注法：オキシトシンとして，通常5〜10単位を5%ブドウ糖注射液(500mL)等に混和し，子宮収縮状況等を観察しながら適宜増減する。

②筋注法：5〜10単位を筋肉内に緩徐に注射する。

③子宮筋注法：5〜10単位を子宮筋層内へ直接投与する。

用法用量に関連する使用上の注意

(1)筋注法，静注法は調節性に欠けるので，弛緩出血に用いる場合か，又はやむを得ない場合にのみ使用を考慮すること。

(2)分娩誘発，微弱陣痛の治療の目的で使用する場合は，以下の点に留意すること。

①本剤に対する子宮筋の感受性は個人差が大きく，少量でも過強陣痛になる症例があることなどを考慮し，できる限り少量(2ミリ単位/分以下)から投与を開始し，陣痛発来状況及び胎児心音を観察しながら適宜増減すること。過強陣痛等は，点滴開始初期に起こることが多いので，特に注意が必要である。

②点滴速度をあげる場合は，一度に1〜2ミリ単位/分の範囲で，30分以上経過を観察しつつ徐々に行うこと。点滴速度を20ミリ単位/分にあげても有効陣痛に至らないときは，それ以上あげても効果は期待できないので増量しないこと。

③本剤を投与する際は，精密持続点滴装置を用いて投与すること。

警告

本剤を分娩誘発，微弱陣痛の治療の目的で使用するにあたって

過強陣痛や強直性子宮収縮により，胎児仮死，子宮破裂，頸管裂傷，羊水塞栓等が起こることがあり，母体あるいは児が重篤な転帰に至った症例が報告されているので，本剤の投与にあたっては以下の事項を遵守し慎重に行うこと。

(1)母体及び胎児の状態を十分観察して，本剤の有益性及び危険性を考慮した上で，慎重に適応を判断すること。特に子宮破裂，頸管裂傷等は経産婦，帝王切開あるいは子宮切開術既往歴のある患者で起こりやすいので，注意すること。

(2)分娩監視装置を用いて，胎児の心音，子宮収縮の状態を十分に監視すること。

(3)本剤の感受性は個人差が大きく，少量でも過強陣痛になる症例も報告されているので，ごく少量からの点滴より開始し，陣痛の状況により徐々に増減すること。また，精密持続点滴装置を用いて投与すること。

(4)プロスタグランジン製剤($PGF_{2\alpha}$，PGE_2)との同時併用は行わないこと。また，前後して投与する場合も，過強陣痛を起こすおそれがあるので，十分な分娩監視を行い，慎重に投与すること。

(5)患者に本剤を用いた分娩誘発，微弱陣痛の治療の必要性及び危険性を十分説明し，同意を得てから本剤を使用すること。

本剤の使用にあたっては，添付文書を熟読すること。

禁忌

(1)既往にオキシトシン又は類似化合物に対して過敏症を起こした患者

(2)分娩誘発，微弱陣痛の治療の目的で使用するにあたって

①プロスタグランジン製剤($PGF_{2\alpha}$，PGE_2)を投与中の患者

②児頭骨盤不均衡

③全前置胎盤

原則禁忌

分娩誘発，微弱陣痛の治療の目的で使用するにあたって

(1)前置胎盤

(2)常位胎盤早期剥離

(3)過強陣痛，子宮切迫破裂又は胎児仮死の場合

併用禁忌

分娩誘発，微弱陣痛の治療の目的で使用するにあたって

薬剤名等	臨床症状・措置方法	機序・危険因子
プロスタグランジン製剤 ($PGF_{2\alpha}$，PGE_2) プロスタルモン・F注射液 プロスタグランジンE_2錠等	同時併用により，過強陣痛を起こしやすい。	本剤及びこれらの薬剤の有する子宮収縮作用が併用により増強される。

オキシトシン注射液5単位「F」：富士製薬　5単位1管［132円/管］

アドベイト注射用250　規格：250単位1瓶(溶解液付)［21996円/瓶］
アドベイト注射用500　規格：500単位1瓶(溶解液付)［40970円/瓶］
アドベイト注射用1000　規格：1,000単位1瓶(溶解液付)［75977円/瓶］
アドベイト注射用2000　規格：2,000単位1瓶(溶解液付)［140897円/瓶］

ルリオクトコグアルファ(遺伝子組換え)　バクスター　634

【効能効果】

血液凝固第VIII因子欠乏患者に対し，血漿中の血液凝固第VIII因子を補い，その出血傾向を抑制する。

【対応標準病名】

◎	血友病A	出血傾向	
○	血友病	血友病関節炎	血友病性出血
	先天性血液凝固因子異常		
△	急性特発性血小板減少性紫斑病	血液凝固異常	四肢出血斑
	慢性特発性血小板減少性紫斑病	老年性出血	

用法用量　本剤を添付の溶解液5mLで溶解し，緩徐に静脈内注射又は点滴注入する。なお，10mL/分を超えない速度で注入すること。用量は，通常，1回体重1kg当たり10〜30単位を投与するが，症状に応じて適宜増減する。

用法用量に関連する使用上の注意　輸注速度が速すぎるとチアノーゼ，動悸を起こすことがあるので，1分間に10mLを超えない速度でゆっくり注入すること。

原則禁忌　本剤の成分に対し，過敏症の既往歴のある患者

アドリアシン注用10　規格：10mg1瓶［2033円/瓶］
アドリアシン注用50　規格：50mg1瓶［9193円/瓶］

ドキソルビシン塩酸塩　協和発酵キリン　423

【効能効果】

(1)ドキソルビシン塩酸塩通常療法

下記諸症の自覚的及び他覚的症状の緩解

悪性リンパ腫，肺癌，消化器癌(胃癌，胆のう・胆管癌，膵臓

癌，肝癌，結腸癌，直腸癌等），乳癌，膀胱腫瘍，骨肉腫

以下の悪性腫瘍に対する他の抗悪性腫瘍剤との併用療法

乳癌（手術可能例における術前，あるいは術後化学療法），子宮体癌（術後化学療法，転移・再発時化学療法），悪性骨・軟部腫瘍，悪性骨腫瘍，多発性骨髄腫，小児悪性固形腫瘍（ユーイング肉腫ファミリー腫瘍，横紋筋肉腫，神経芽腫，網膜芽腫，肝芽腫，腎芽腫等）

(2) M-VAC 療法：尿路上皮癌

【対応標準病名】

◎	悪性骨腫瘍	悪性リンパ腫	胃癌
	ウイルムス腫瘍	横紋筋肉腫	肝芽腫
	肝癌	結腸癌	骨原性肉腫
	骨肉腫	子宮体癌	子宮体癌再発
	腫瘍	消化器腫瘍	腎盂尿路上皮癌
	神経芽腫	膵癌	多発性骨髄腫
	胆管癌	胆のう癌	直腸癌
	転移性子宮癌	軟部腫瘍	乳癌
	尿管尿路上皮癌	尿道尿路上皮癌	肺癌
	膀胱癌	膀胱腫瘍	膀胱尿路上皮癌
	網膜芽細胞腫	ユーイング肉腫	
○	ALK 陽性未分化大細胞リンパ腫	B 細胞リンパ腫	EGFR 遺伝子変異陽性非小細胞肺癌
	KRAS 遺伝子野生型結腸癌	KRAS 遺伝子野生型直腸癌	MALT リンパ腫
あ	S 状結腸癌	悪性エナメル上皮腫	悪性顆粒細胞腫
	悪性間葉腫	悪性グロームス腫瘍	悪性血管外皮腫
	悪性小脳腫瘍	悪性線維性組織球腫	悪性虫垂粘液瘤
	胃 MALT リンパ腫	胃悪性間葉系腫瘍	胃悪性リンパ腫
	胃癌・HER2 過剰発現	胃管癌	胃癌末期
	胃重複癌	胃消化管間質腫瘍	胃進行癌
	胃前庭部癌	遺伝性大腸癌	遺伝性非ポリポーシス大腸癌
	胃肉腫	胃平滑筋肉腫	炎症性乳癌
か	横行結腸癌	回腸カルチノイド	回腸癌
	回腸消化管間質腫瘍	回盲部癌	下顎悪性エナメル上皮腫
	下顎骨悪性腫瘍	下顎骨肉腫	下顎部横紋筋肉腫
	顎下部悪性腫瘍	下行結腸癌	下肢悪性腫瘍
	滑膜腫	滑膜肉腫	下部胆管癌
	肝悪性腫瘍	眼窩悪性リンパ腫	肝外胆管癌
	肝カルチノイド	肝細胞癌	肝内胆管癌
	肝脾 T 細胞リンパ腫	顔面悪性腫瘍	顔面横紋筋肉腫
	肝門部癌	肝門部胆管癌	気管癌
	気管支カルチノイド	頬部横紋筋肉腫	頬部血管肉腫
	空腸カルチノイド	空腸癌	空腸消化管間質腫瘍
	クロム親和性芽細胞腫	形質細胞腫	形質細胞白血病
	頚部悪性腫瘍	頚部悪性線維性組織球腫	頚部悪性軟部腫瘍
	頚部悪性リンパ腫	頚部横紋筋肉腫	頚部滑膜肉腫
	頚部癌	頚部血管肉腫	頚部原発腫瘍
	頚部脂肪肉腫	頚部肉腫	血管芽細胞腫
	血管内大細胞型 B 細胞性リンパ腫	血管肉腫	血管免疫芽球性 T 細胞リンパ腫
	結腸悪性リンパ腫	結腸間膜悪性腫瘍	結腸脂肪肉腫
	結腸消化管間質腫瘍	肩甲部脂肪肉腫	原発性肝癌
	原発性骨腫瘍	原発性肺癌	肩部悪性線維性組織球腫
	肩部横紋筋肉腫	肩部滑膜肉腫	肩部線維肉腫
	肩部淡明細胞肉腫	肩部胞巣状軟部肉腫	甲状腺 MALT リンパ腫
	甲状腺悪性リンパ腫	喉頭癌	後腹膜横紋筋肉腫
	肛門悪性黒色腫	肛門癌	肛門管癌
	肛門部癌	肛門扁平上皮癌	骨悪性線維性組織球腫
	骨悪性リンパ腫	骨線維肉腫	骨軟骨肉腫
さ	骨膜性骨肉腫	孤立性骨形質細胞腫	残胃癌
	耳下部肉腫	子宮峡部癌	子宮腟部癌
	子宮底癌	子宮内膜癌	脂肪肉腫
	縦隔悪性リンパ腫	十二指腸悪性リンパ腫	十二指腸カルチノイド
	十二指腸癌	十二指腸消化管間質腫瘍	十二指腸神経内分泌癌
	十二指腸神経内分泌腫瘍	十二指腸乳頭癌	十二指腸乳頭部癌
	十二指腸平滑筋肉腫	手関節部滑膜肉腫	術後乳癌
	手部悪性線維性組織球腫	手部横紋筋肉腫	手部滑膜肉腫
	手部淡明細胞肉腫	手部類上皮肉腫	上顎骨悪性腫瘍
	上顎骨肉腫	上行結腸カルチノイド	上行結腸癌
	上行結腸平滑筋肉腫	小細胞肺癌	上肢悪性腫瘍
	小腸悪性リンパ腫	小腸カルチノイド	小腸癌
	小腸脂肪肉腫	小腸消化管間質腫瘍	小腸平滑筋肉腫
	小児 EBV 陽性 T 細胞リンパ増殖性疾患	小児全身性 EBV 陽性 T 細胞リンパ増殖性疾患	小脳膠芽腫
	小脳上衣腫	小脳神経膠腫	小脳髄芽腫
	小脳星細胞腫	小脳毛様細胞性星細胞腫	上部胆管癌
	上腕悪性線維性組織球腫	上腕悪性軟部腫瘍	上腕横紋筋肉腫
	上腕滑膜肉腫	上腕脂肪肉腫	上腕線維肉腫
	上腕淡明細胞肉腫	上腕胞巣状軟部肉腫	上腕類上皮肉腫
	食道消化管間質腫瘍	痔瘻癌	腎盂癌
	腎盂腫瘍	腎盂乳頭状癌	神経節芽細胞腫
	進行乳癌	心臓悪性リンパ腫	膵芽腫
	髄芽腫	膵管癌	膵管内管状腺癌
	膵管内乳頭粘液性腺癌	膵脂肪肉腫	膵漿液性のう胞腺癌
	膵腺房細胞癌	膵体部癌	膵頭部カルチノイド
	膵頭部癌	膵内胆管癌	膵粘液性のう胞腺癌
	膵尾部癌	スキルス胃癌	精巣悪性リンパ腫
	節外性 NK/T 細胞リンパ腫・鼻型	線維脂肪肉腫	線維肉腫
	仙骨軟骨肉腫	仙骨部脊索腫	前腕悪性線維性組織球腫
	前腕悪性軟部腫瘍	前腕横紋筋肉腫	前腕滑膜肉腫
	前腕線維肉腫	前腕胞巣状軟部肉腫	前腕類上皮肉腫
た	総胆管癌	大腿骨肉腫	大腸 MALT リンパ腫
	大腸悪性リンパ腫	大腸癌	大腸粘液癌
	大網悪性腫瘍	胆管細胞癌	胆道癌
	胆のうカルチノイド	胆のう管癌	胆のう神経内分泌癌
	胆のう肉腫	淡明細胞肉腫	恥骨軟骨肉腫
	虫垂癌	虫垂杯細胞カルチノイド	肘部滑膜肉腫
	肘部線維肉腫	中部胆管癌	肘部類上皮肉腫
	腸管症関連 T 細胞リンパ腫	直腸 MALT リンパ腫	直腸 S 状部結腸癌
	直腸悪性リンパ腫	直腸癌術後再発	直腸脂肪肉腫
	直腸消化管間質腫瘍	直腸平滑筋肉腫	手軟部悪性腫瘍
	頭蓋骨悪性腫瘍	頭蓋骨肉腫	頭蓋底骨肉腫
	頭頚部癌	頭部悪性線維性組織球腫	頭部横紋筋肉腫
	頭部滑膜肉腫	頭部血管肉腫	頭部脂肪肉腫
な	頭部軟部組織悪性腫瘍	軟骨肉腫	軟部悪性巨細胞腫
	軟部組織悪性腫瘍	肉腫	乳癌再発
	尿管癌	尿管口部膀胱癌	尿道傍腺の悪性腫瘍
	尿膜管癌	粘膜下腫瘍	脳悪性リンパ腫
は	膿胸関連リンパ腫	肺 MALT リンパ腫	肺腺癌
	肺腺扁平上皮癌	肺腺様のう胞癌	肺大細胞癌
	肺大細胞神経内分泌癌	肺粘表皮癌	肺扁平上皮癌
	肺胞上皮癌	肺未分化癌	肺門部肺癌
	脾 B 細胞性リンパ腫/白血病・分類不能型	脾悪性リンパ腫	非小細胞肺癌
	脾びまん性赤脾髄小 B 細胞性リンパ腫	非分泌型骨髄腫	非ホジキンリンパ腫
	副腎悪性腫瘍	副腎癌	副腎神経芽腫
	腹部悪性腫瘍	腹部神経芽腫	噴門癌
	ヘアリー細胞白血病亜型	平滑筋肉腫	ベンスジョーンズ型多発性骨髄腫
	扁桃悪性リンパ腫	膀胱円蓋部膀胱癌	膀胱頚部膀胱癌
	膀胱後壁部膀胱癌	膀胱三角部膀胱癌	膀胱上皮内癌

	膀胱前壁部膀胱癌	膀胱側壁部膀胱癌	膀胱肉腫
	膀胱扁平上皮癌	傍骨性骨肉腫	紡錘形細胞肉腫
ま	胞巣状軟部肉腫	末梢性T細胞リンパ腫	マントル細胞リンパ腫
	未分化大細胞リンパ腫	盲腸カルチノイド	盲腸癌
ら	網膜膠腫	腰椎骨肉腫	リンパ芽球性リンパ腫
	リンパ管肉腫	リンパ腫	類上皮肉腫
	濾胞性リンパ腫		
△	ALK融合遺伝子陽性非小細胞肺癌	KIT（CD117）陽性胃消化管間質腫瘍	KIT（CD117）陽性結腸消化管間質腫瘍
	KIT（CD117）陽性消化管間質腫瘍	KIT（CD117）陽性小腸消化管間質腫瘍	KIT（CD117）陽性直腸消化管間質腫瘍
	POEMS症候群	S状結腸腫瘍	S状結腸粘膜下腫瘍
あ	VIP産生腫瘍	悪性インスリノーマ	悪性ガストリノーマ
	悪性グルカゴノーマ	悪性腫瘍	悪性膵内分泌腫瘍
	悪性ソマトスタチノーマ	悪性葉状腫瘍	足悪性軟部腫瘍
	鞍上部胚細胞腫瘍	胃間葉系腫瘍	胃奇形腫
	胃原発絨毛癌	胃脂肪肉腫	胃腫瘍
	胃腫瘤	胃小弯部癌	胃体部癌
	胃大弯部癌	胃底部癌	胃粘膜下腫瘍
	胃胚細胞腫瘍	胃幽門部癌	咽頭腫瘍
	腋窩部軟部腫瘍	延髄星細胞腫	横行結腸腫瘍
か	横行結腸粘膜下腫瘍	外耳腫瘍	外耳道腫瘍
	回盲部腫瘍	下咽頭腫瘍	下顎骨腫瘍
	下顎腫瘍	下顎部腫瘍	顎下腺腫瘍
	顎関節滑膜骨軟骨腫症	下行結腸腫瘍	下行結腸粘膜下腫瘍
	ガストリノーマ	下腿悪性線維性組織球腫	下腿悪性軟部腫瘍
	下腿横紋筋肉腫	下腿滑膜肉腫	下腿脂肪肉腫
	下腿線維肉腫	下腿淡明細胞肉腫	下腿軟部腫瘍
	下腿平滑筋肉腫	下腿胞巣状軟部肉腫	下腿類上皮肉腫
	肩関節滑膜骨軟骨腫症	肩軟部腫瘍	滑膜骨軟骨腫症
	下葉小細胞肺癌	下葉肺腺癌	下葉肺大細胞癌
	下葉肺扁平上皮癌	下葉非小細胞肺癌	癌
	肝右葉腫瘍	肝奇形腫	肝血管肉腫
	肝細胞癌破裂	肝左葉腫瘍	肝脂肪肉腫
	肝腫瘍	肝腫瘤	肝新生児血管内皮腫
	癌性リンパ管症	関節軟骨腫瘍	眼内腫瘍
	肝のう胞腺癌	肝平滑筋肉腫	顔面骨腫瘍
	顔面皮膚腫瘍	肝門部腫瘍	肝弯曲部癌
	気管支癌	嗅神経芽腫	胸骨骨肉腫
	胸骨腫瘍	胸椎骨肉腫	胸椎腫瘍
	胸椎脊索腫	頬粘膜腫瘍	胸部悪性軟部腫瘍
	胸壁悪性線維性組織球腫	胸壁横紋筋肉腫	胸壁血管肉腫
	胸壁脂肪肉腫	胸壁線維肉腫	胸壁淡明細胞肉腫
	胸膜播種	距骨腫瘍	巨大後腹膜脂肪肉腫
	巨大母斑細胞母斑	脛骨遠位部骨腫瘍	脛骨近位部巨細胞腫
	脛骨近位部骨腫瘍	脛骨骨幹部骨腫瘍	脛骨腫瘍
	形質細胞性骨髄腫	頚椎骨肉腫	頚椎腫瘍
	頚椎脊索腫	頚部脂腺癌	頚部軟部腫瘍
	頚部隆起性皮膚線維肉腫	結腸間葉系腫瘍	結腸腫瘍
	結腸粘膜下腫瘍	結膜腫瘍	肩甲骨腫瘍
	原線維性星細胞腫	肛囲腫瘍	口蓋腫瘍
	交感神経節腫瘍	口腔腫瘍	口腔底腫瘍
	虹彩腫瘍	口唇腫瘍	口底腫瘍
	後頭骨腫瘍	膠肉腫	後腹膜悪性腫瘍
	後腹膜悪性線維性組織球腫	後腹膜奇形腫	後腹膜血管肉腫
	後腹膜脂肪肉腫	後腹膜腫瘍	後腹膜線維肉腫
	後腹膜胚細胞腫瘍	後腹膜平滑筋肉腫	肛門腫瘍
	股関節滑膜骨軟骨腫症	股関節部滑膜肉腫	骨外性形質細胞腫
	骨巨細胞腫	骨腫瘍	骨盤骨腫瘍
	骨盤骨肉腫	骨盤内悪性軟部腫瘍	骨盤部悪性軟部腫瘍
さ	骨盤ユーイング肉腫	混合型肝癌	細気管支肺胞上皮癌
	鎖骨骨肉腫	鎖骨腫瘍	坐骨腫瘍

	坐骨直腸窩脂肪肉腫	耳介腫瘍	耳下腺腫瘍
	指基節骨腫瘍	趾基節骨腫瘍	子宮癌
	子宮癌再発	子宮癌肉腫	子宮内膜間質肉腫
	子宮肉腫	軸椎脊索腫	指骨腫瘍
	趾骨腫瘍	視床下部星細胞腫	視床星細胞腫
	指中節骨腫瘍	趾中節骨腫瘍	膝蓋骨腫瘍
	膝関節滑膜骨軟骨腫症	膝関節腫瘍	膝関節部滑膜肉腫
	膝部悪性線維性組織球腫	膝部淡明細胞肉腫	膝部軟部腫瘍
	膝部胞巣状軟部肉腫	歯肉腫瘍	指末節骨腫瘍
	趾末節骨腫瘍	斜台部脊索腫	尺骨腫瘍
	縦隔神経芽腫	縦隔胚細胞腫瘍	縦隔卵黄のう腫瘍
	十二指腸悪性ガストリノーマ	十二指腸悪性ソマトスタチノーマ	十二指腸ガストリノーマ
	十二指腸腫瘍	十二指腸腫瘤	十二指腸ソマトスタチノーマ
	十二指腸乳頭部腫瘍	十二指腸粘膜下腫瘍	手掌部軟部腫瘍
	腫瘍性膵のう胞	消化管ホルモン産生腫瘍	上顎悪性エナメル上皮腫
	上顎骨腫瘍	上顎腫瘍	上顎部腫瘍
	松果体芽腫	松果体胚細胞腫瘍	松果体部膠芽腫
	上行結腸腫瘍	上行結腸粘膜下腫瘍	上口唇皮下腫瘍
	踵骨腫瘍	小腸間葉系腫瘍	小腸腫瘍
	上葉小細胞肺癌	上葉肺腺癌	上葉肺大細胞癌
	上葉肺扁平上皮癌	上葉非小細胞肺癌	上腕骨遠位部骨腫瘍
	上腕骨巨細胞腫	上腕骨近位部巨細胞腫	上腕骨近位部骨腫瘍
	上腕骨骨幹部骨腫瘍	上腕骨腫瘍	上腕軟部腫瘍
	食道間葉系腫瘍	食道腫瘍	食道粘膜下腫瘍
	腎盂腺癌	腎盂扁平上皮癌	腎周囲脂肪肉腫
	膵外分泌腫瘍	膵管内管状腫瘍	膵管内乳頭粘液性腫瘍
	膵頚部癌	膵腫瘍	膵腫瘤
	膵漿液性のう胞腫瘍	膵神経内分泌腫瘍	膵体尾部癌
	膵体尾部腫瘍	膵頭部腫瘍	膵頭部腫瘤
	膵粘液性のう胞腫瘍	星細胞腫	精巣胚細胞腫瘍
	精巣卵黄のう腫瘍	脊椎腫瘍	舌下腺腫瘍
	舌根部腫瘍	舌腫瘍	仙骨骨肉腫
	仙骨腫瘍	仙骨ユーイング肉腫	前頭骨腫瘍
	前頭葉星細胞腫	前頭葉退形成性星細胞腫	仙尾部奇形腫
	前腕軟部腫瘍	総胆管腫瘍	足関節滑膜骨軟骨腫症
	足関節部滑膜肉腫	足根骨腫瘍	足舟状骨腫瘍
	足底部軟部腫瘍	側頭骨腫瘍	側頭葉星細胞腫
	側頭葉退形成性星細胞腫	側頭葉毛様細胞性星細胞腫	足部横紋筋肉腫
	足部滑膜肉腫	足部淡明細胞肉腫	足部類上皮肉腫
	鼡径部悪性線維性組織球腫	鼡径部横紋筋肉腫	鼡径部滑膜肉腫
た	鼡径部脂肪肉腫	ソマトスタチノーマ	胎芽性肉腫
	退形成性星細胞腫	大腿悪性線維性組織球腫	大腿悪性軟部腫瘍
	大腿横紋筋肉腫	大腿滑膜肉腫	大腿血管肉腫
	大腿骨遠位部巨細胞腫	大腿骨遠位部骨腫瘍	大腿骨近位部骨腫瘍
	大腿骨骨幹部骨腫瘍	大腿骨腫瘍	大腿線維肉腫
	大腿軟部腫瘍	大腿部脂肪肉腫	大腿平滑筋肉腫
	大腿胞巣状軟部肉腫	大腿類上皮肉腫	大腸腫瘍
	大網脂肪肉腫	大網腫瘍	唾液腺腫瘍
	多発性膀胱腫瘍	胆管腫瘍	胆のう腫瘍
	恥骨骨肉腫	恥骨腫瘍	肘関節滑膜骨軟骨腫症
	中手骨腫瘍	虫垂カルチノイド	虫垂腫瘍
	中足骨腫瘍	中葉小細胞肺癌	中葉肺腺癌
	中葉肺大細胞癌	中葉肺扁平上皮癌	中葉非小細胞肺癌
	腸間膜悪性腫瘍	腸間膜脂肪肉腫	腸間膜腫瘍
	腸間膜肉腫	腸間膜平滑筋肉腫	蝶形骨腫瘍
	腸骨腫瘍	腸骨ユーイング肉腫	腸腫瘍
	直腸癌穿孔	直腸間葉系腫瘍	直腸腫瘍
	直腸腫瘤	直腸粘膜下腫瘍	転移性脊髄硬膜外腫瘍
	転移性脊髄硬膜内髄外腫瘍	転移性脊髄腫瘍	転移性膀胱癌

殿部悪性線維性組織球腫	殿部悪性軟部腫瘍	殿部横紋筋肉腫
殿部滑膜肉腫	殿部血管肉腫	殿部線維肉腫
殿部平滑筋肉腫	殿部胞巣状軟部肉腫	頭蓋骨腫瘍
頭蓋底腫瘍	頭蓋内胚細胞腫瘍	橈骨腫瘍
透析腎癌	頭頂骨腫瘍	頭頂部軟部腫瘍
頭頂葉星細胞腫	頭部脂腺癌	頭部隆起性皮膚線維肉腫
乳癌・HER2 過剰発現	乳腺腋窩尾部乳癌	乳腺腫瘍
乳頭部乳癌	乳房下外側部乳癌	乳房下内側部乳癌
乳房境界部乳癌	乳房脂肪肉腫	乳房腫瘍
乳房上外側部乳癌	乳房上内側部乳癌	乳房中央部乳癌
乳房肉腫	乳房パジェット病	乳房葉状腫瘍
乳輪部乳癌	尿道癌	尿道腫瘤
脳幹部星細胞腫	肺芽腫	肺カルチノイド
肺癌肉腫	肺癌による閉塞性肺炎	肺肉腫
背部悪性線維性組織球腫	背部悪性軟部腫瘍	背部横紋筋肉腫
背部脂肪肉腫	背部軟部腫瘍	肺門部小細胞癌
肺門部腺癌	肺門部大細胞癌	肺門部非小細胞癌
肺門部扁平上皮癌	鼻咽頭腫瘍	非機能性膵神経内分泌腫瘍
腓骨遠位部骨腫瘍	腓骨近位部骨腫瘍	腓骨骨幹部骨腫瘍
腓骨腫瘍	尾骨腫瘍	皮脂腺腫瘍
脾腫瘍	皮膚腫瘍	皮膚付属器腫瘍
びまん性星細胞腫	表在性皮膚脂肪腫性母斑	披裂喉頭蓋ひだ喉頭面癌
脾弯曲部癌	副咽頭間隙悪性腫瘍	副咽頭間隙腫瘍
副乳部腫瘍	腹部悪性軟部腫瘍	腹部脂肪肉腫
腹部平滑筋肉腫	腹壁悪性線維性組織球腫	腹壁横紋筋肉腫
腹壁線維肉腫	腹膜悪性腫瘍	腹膜癌
腹膜腫瘍	分離母斑	扁桃腫瘍
膀胱腫瘤	マイボーム腺腫瘍	末梢神経腫瘍
耳腫瘍	脈絡膜転移癌	無症候性骨髄腫
盲腸腫瘍	盲腸粘膜下腫瘍	毛様細胞性星細胞腫
毛様体腫瘍	幽門癌	幽門前庭部癌
葉状腫瘍	腰椎腫瘍	腰椎脊索腫
腰部悪性線維性組織球腫	腰部脂肪肉腫	卵巣胚細胞腫瘍
卵巣卵黄のう腫瘍	涙腺腫瘍	涙のう部腫瘍
肋軟骨腫瘍	肋骨骨肉腫	肋骨腫瘍
肋骨ユーイング肉腫		

※ **適応外使用可**

原則として，「ドキソルビシン塩酸塩」を「卵巣癌」に対し処方した場合，当該使用事例を審査上認める。

用法用量

⑴ドキソルビシン塩酸塩通常療法

肺癌，消化器癌（胃癌，胆のう・胆管癌，膵臓癌，肝癌，結腸癌，直腸癌等），乳癌，骨肉腫の場合

①1日量，ドキソルビシン塩酸塩として10mg（0.2mg/kg）（力価）を日局注射用水または日局生理食塩液に溶解し，1日1回4～6日間連日静脈内ワンショット投与後，7～10日間休薬する。

この方法を1クールとし，2～3クール繰り返す。

②1日量，ドキソルビシン塩酸塩として20mg（0.4mg/kg）（力価）を日局注射用水または日局生理食塩液に溶解し，1日1回2～3日間静脈内にワンショット投与後，7～10日間休薬する。

この方法を1クールとし，2～3クール繰り返す。

③1日量，ドキソルビシン塩酸塩として20～30mg（0.4～0.6mg/kg）（力価）を日局注射用水または日局生理食塩液に溶解し，1日1回，3日間連日静脈内にワンショット投与後，18日間休薬する。

この方法を1クールとし，2～3クール繰り返す。

④総投与量はドキソルビシン塩酸塩として500mg（力価）/m^2（体表面積）以下とする。

悪性リンパ腫の場合

⑤上記①～③に従う。

⑥他の抗悪性腫瘍剤との併用において，標準的なドキソルビシン塩酸塩の投与量及び投与方法は，以下のとおりとする。

(a)ドキソルビシン塩酸塩として1日1回25～50mg（力価）/m^2（体表面積）を静脈内投与し，繰り返す場合には少なくとも2週間以上の間隔をあけて投与する。

(b)ドキソルビシン塩酸塩として，1日目は40mg（力価）/m^2（体表面積），8日目は30mg（力価）/m^2（体表面積）を静脈内投与し，その後20日間休薬する。この方法を1クールとし，投与を繰り返す。

投与に際しては，日局注射用水または日局生理食塩液に溶解し，必要に応じて輸液により希釈する。なお，年齢，併用薬，患者の状態に応じて適宜減量する。また，ドキソルビシン塩酸塩の総投与量は500mg（力価）/m^2（体表面積）以下とする。

乳癌（手術可能例における術前，あるいは術後化学療法）に対する他の抗悪性腫瘍剤との併用療法の場合

⑦シクロホスファミド水和物との併用において，標準的なドキソルビシン塩酸塩の投与量及び投与方法は，1日量，ドキソルビシン塩酸塩として60mg（力価）/m^2（体表面積）を日局注射用水または日局生理食塩液に溶解し，1日1回静脈内投与後，20日間休薬する。

この方法を1クールとし，4クール繰り返す。

なお，年齢，症状により適宜減量する。またドキソルビシン塩酸塩の総投与量は500mg（力価）/m^2（体表面積）以下とする。

子宮体癌（術後化学療法，転移・再発時化学療法）に対する他の抗悪性腫瘍剤との併用療法の場合

⑧シスプラチンとの併用において，標準的なドキソルビシン塩酸塩の投与量及び投与方法は，1日量，ドキソルビシン塩酸塩として60mg（力価）/m^2（体表面積）を日局注射用水または日局生理食塩液に溶解し，1日1回静脈内投与し，その後休薬し3週毎繰り返す。

なお，年齢，症状により適宜減量する。またドキソルビシン塩酸塩の総投与量は500mg（力価）/m^2（体表面積）以下とする。

悪性骨・軟部腫瘍に対する他の抗悪性腫瘍剤との併用療法の場合

⑨イホスファミドとの併用において，標準的なドキソルビシン塩酸塩の投与量及び投与方法は，1日量，ドキソルビシン塩酸塩として20～30mg（力価）/m^2（体表面積）を日局注射用水または日局生理食塩液に溶解し，1日1回3日間連続で静脈内投与し，その後休薬し3～4週毎繰り返す。

なお，年齢，症状により適宜減量する。またドキソルビシン塩酸塩の総投与量は500mg（力価）/m^2（体表面積）以下とする。

本剤単剤では③，④に従う。

悪性骨腫瘍に対する他の抗悪性腫瘍剤との併用療法の場合

⑩シスプラチンとの併用において，標準的なドキソルビシン塩酸塩の投与量及び投与方法は，1日量，ドキソルビシン塩酸塩として20mg（力価）/m^2（体表面積）を日局注射用水または日局生理食塩液に溶解し，1日1回3日間連続で静脈内投与または点滴静注し，その後3週間休薬する。これを1クールとし，投与を繰り返す。

なお，疾患，症状により適宜減量する。またドキソルビシン塩酸塩の総投与量は500mg（力価）/m^2（体表面積）以下とする。

多発性骨髄腫に対する他の抗悪性腫瘍剤との併用療法の場合

⑪ビンクリスチン硫酸塩，デキサメタゾンリン酸エステルナトリウムとの併用において，標準的なドキソルビシン塩酸塩の投与量及び投与方法は，1日量ドキソルビシン塩酸塩として9mg（力価）/m^2（体表面積）を日局注射用水または日局生理食塩液に溶解し，必要に応じて輸液に希釈して24時間持続静注する。これを4日間連続で行う。その後休薬し，3～4週毎繰り返す方法を1クールとする。

なお，年齢，症状により適宜減量する。またドキソルビシン塩酸塩の総投与量は500mg(力価)/m^2(体表面積)以下とする。

小児悪性固形腫瘍(ユーイング肉腫ファミリー腫瘍，横紋筋肉腫，神経芽腫，網膜芽腫，肝芽腫，腎芽腫等)に対する他の抗悪性腫瘍剤との併用療法の場合

⑫他の抗悪性腫瘍剤との併用において，標準的なドキソルビシン塩酸塩の投与量及び投与方法は，以下のとおりとする。

(a)1日20〜40mg(力価)/m^2(体表面積)を24時間持続点滴：1コース20〜80mg(力価)/m^2(体表面積)を24〜96時間かけて投与し，繰り返す場合には少なくとも3週間以上の間隔をあけて投与する。1日投与量は最大40mg(力価)/m^2(体表面積)とする。

(b)1日1回20〜40mg(力価)/m^2(体表面積)を静注または点滴静注：1コース20〜80mg(力価)/m^2(体表面積)を投与し，繰り返す場合には少なくとも3週間以上の間隔をあけて投与する。1日投与量は最大40mg(力価)/m^2(体表面積)とする。

投与に際しては，日局注射用水または日局生理食塩液に溶解し，必要に応じて輸液により希釈する。なお，年齢，併用薬，患者の状態に応じて適宜減量する。また，ドキソルビシン塩酸塩の総投与量は500mg(力価)/m^2(体表面積)以下とする。

膀胱腫瘍の場合

⑬1日量，ドキソルビシン塩酸塩として30〜60mg(力価)を20〜40mLの日局生理食塩液に1〜2mg(力価)/mLになるように溶解し，1日1回連日または週2〜3回膀胱腔内に注入する。

また，年齢・症状に応じて適宜増減する。

(ドキソルビシン塩酸塩の膀胱腔内注入法)：ネラトンカテーテルで導尿し，十分に膀胱腔内を空にしたのち同カテーテルより，ドキソルビシン塩酸塩30〜60mg(力価)を20〜40mLの日局生理食塩液に1〜2mg(力価)/mLになるように溶解して膀胱腔内に注入し，1〜2時間膀胱把持する。

(2)M-VAC療法

メトトレキサート，ビンブラスチン硫酸塩及びシスプラチンとの併用において，通常，ドキソルビシン塩酸塩を日局注射用水または日局生理食塩液に溶解し，成人1回30mg(力価)/m^2(体表面積)を静脈内に注射する。

なお，年齢，症状により適宜減量する。

標準的な投与量及び投与方法は，メトトレキサート30mg/m^{2}を1日目に投与した後，2日目にビンブラスチン硫酸塩3mg/m^2，ドキソルビシン塩酸塩30mg(力価)/m^{2}及びシスプラチン70mg/m^{2}を静脈内に注射する。15日目及び22日目に，メトトレキサート30mg/m^{2}及びビンブラスチン硫酸塩3mg/m^{2}を静脈内に注射する。これを1クールとして4週毎に繰り返すが，ドキソルビシン塩酸塩の総投与量は500mg(力価)/m^{2}以下とする。

用法用量に関連する使用上の注意

(1)24時間持続静脈内注射を実施する場合は，中心静脈カテーテルを留置して投与すること。

(2)悪性リンパ腫に対して本剤を投与する際には，本剤の投与量，投与スケジュール，併用薬等について，学会のガイドライン等，最新の情報を参考にすること。

警告

(1)本剤を含むがん化学療法は，緊急時に十分対応できる医療施設において，がん化学療法に十分な知識・経験を持つ医師のもとで，本療法が適切と判断される症例についてのみ実施すること。適応患者の選択にあたっては，各併用薬剤の添付文書を参照して十分注意すること。

また，治療開始に先立ち，患者又はその家族に有効性及び危険性を十分説明し，同意を得てから投与すること。

(2)本剤の小児悪性固形腫瘍での使用は，小児のがん化学療法に十分な知識・経験を持つ医師のもとで実施すること。

禁忌

(1)心機能異常又はその既往歴のある患者

(2)本剤の成分に対し重篤な過敏症の既往歴のある患者

ドキソルビシン塩酸塩注射液10mg「サンド」：サンド　10mg5mL1瓶[1293円/瓶]，ドキソルビシン塩酸塩注射液50mg「サンド」：サンド　50mg25mL1瓶[5672円/瓶]，ドキソルビシン塩酸塩注射用10mg「NK」：日本化薬　10mg1瓶[1293円/瓶]，ドキソルビシン塩酸塩注射用50mg「NK」：日本化薬　50mg1瓶[5672円/瓶]

ア

アドレナリン注0.1%シリンジ「テルモ」

規格：0.1%1mL1筒[165円/筒]

アドレナリン　テルモ　245

【効能効果】

下記疾患に基づく気管支痙攣の緩解：気管支喘息，百日咳

各種疾患もしくは状態に伴う急性低血圧またはショック時の補助治療

心停止の補助治療

【対応標準病名】

◎	一過性低血圧症	気管支痙攣	気管支喘息
	ショック	心停止	百日咳
○	アスピリン喘息	アトピー性喘息	アレルギー性気管支炎
	一次性ショック	一過性ショック	運動誘発性喘息
	エンドトキシン性ショック	外因性喘息	感染型気管支喘息
	気管支喘息合併妊娠	急性循環不全	急性ショック
	起立性眩暈	起立性調節障害	起立性低血圧症
	混合型喘息	出血性ショック	循環血液量減少性ショック
	小児喘息	小児喘息性気管支炎	職業喘息
	心因性喘息	心原性ショック	心肺停止
	ステロイド依存性喘息	脊髄性ショック	咳喘息
	喘息性気管支炎	蘇生に成功した心停止	体位性失神
	体位性低血圧症	低血圧症	デンタルショック
	疼痛性ショック	特発性低血圧症	難治性喘息
	二次性起立性低血圧症	二次性ショック	乳児喘息
	非アトピー性喘息	本態性低血圧症	夜間性喘息
	薬剤性低血圧症	来院時心肺停止	ワゴトニーによる低血圧症
△	気管支漏	心臓急死	末梢循環不全

※ **適応外使用可**

・原則として，「アドレナリン」を心停止時の心拍再開のため，1回1mg静注(反復投与)した場合，審査上認める。

・原則として，「アドレナリン【注射薬】」を「現行の適応症について小児」に対し処方した場合，当該使用事例を審査上認める。

効能効果に関連する使用上の注意　本剤は，シリンジ入りアドレナリン注射液キット製剤であるため，上記以外の効能効果を目的として使用しないこと。

用法用量　[気管支喘息および百日咳に基づく気管支痙攣の緩解，各種疾患もしくは状態に伴う急性低血圧またはショック時の補助治療，心停止の補助治療。]

アドレナリンとして，通常成人1回0.2〜1mg(0.2〜1mL)を皮下注射または筋肉内注射する。なお，年齢，症状により適宜増減する。

蘇生などの緊急時には，アドレナリンとして，通常成人1回0.25mg(0.25mL)を超えない量を生理食塩液などで希釈し，できるだけゆっくりと静注する。なお，必要があれば，5〜15分ごとにくりかえす。

禁忌

(1)次の薬剤を投与中の患者

①ブチロフェノン系・フェノチアジン系等の抗精神病薬，α遮断薬

②イソプロテレノール等のカテコールアミン製剤，アドレナリ

ン作動薬(ただし，蘇生等の緊急時はこの限りでない。)
(2)狭隅角や前房が浅いなどの眼圧上昇の素因のある患者(点眼・結膜下注射使用時)※
※本剤には，点眼・結膜下注射の適用はない。

原則禁忌

(1)本剤の成分に対し過敏症の既往歴のある患者
(2)交感神経作動薬に対し過敏な反応を示す患者
(3)動脈硬化症の患者
(4)甲状腺機能亢進症の患者
(5)糖尿病の患者
(6)心室性頻拍等の重症不整脈のある患者
(7)精神神経症の患者
(8)コカイン中毒の患者

併用禁忌

薬剤名等	臨床症状・措置方法	機序・危険因子
抗精神病薬 ブチロフェノン系薬剤 (セレネース，トロペロン等) フェノチアジン系薬剤 (ウインタミン等) イミノジベンジル系薬剤 (デフェクトン等) ゾテピン (ロドピン) リスペリドン (リスパダール) α遮断薬	本剤の昇圧作用の反転により，低血圧があらわれることがある。	これらの薬剤のα遮断作用により，本剤のβ刺激作用が優位になると考えられている。
イソプロテレノール等のカテコールアミン製剤，アドレナリン作動薬 (プロタノール等)	不整脈，場合により心停止があらわれることがある。 蘇生等の緊急時以外には併用しない。	これらの薬剤のβ刺激作用により，交感神経興奮作用が増強すると考えられている。

アトロピン硫酸塩注0.5mg「タナベ」

規格：0.05%1mL1管[93円/管]
アトロピン硫酸塩水和物　田辺三菱　124

【効能効果】

胃・十二指腸潰瘍における分泌並びに運動亢進，胃腸の痙攣性疼痛，痙攣性便秘，胆管・尿管の疝痛，有機燐系殺虫剤・副交感神経興奮剤の中毒，迷走神経性徐脈及び迷走神経性房室伝導障害，その他の徐脈及び房室伝導障害，麻酔前投薬，ECTの前投与

【対応標準病名】

◎	胃運動亢進症	胃液分泌過多	胃潰瘍
	胃痙攣	胃十二指腸潰瘍	胃痛
	医薬品中毒	痙性胃炎	痙攣性便秘
	十二指腸潰瘍	徐脈	仙痛
	房室伝導障害	薬物中毒症	有機リン中毒
○	NSAID十二指腸潰瘍	胃十二指腸潰瘍瘢痕	胃腸運動機能障害
	ウェンケバッハ型第2度房室ブロック	間欠性房室ブロック	完全房室ブロック
	急性十二指腸潰瘍	急性十二指腸潰瘍穿孔	急性出血性胃潰瘍穿孔
	急性出血性十二指腸潰瘍	急性出血性十二指腸潰瘍穿孔	急性薬物中毒
	クッシング潰瘍	高度房室ブロック	臍下部痛
	再発性十二指腸潰瘍	出血性胃潰瘍穿孔	出血性十二指腸潰瘍穿孔
	術後胃潰瘍	術後胃十二指腸潰瘍	術後十二指腸潰瘍
	小児仙痛	徐脈性失神	徐脈性不整脈
	徐脈発作	心因性胃潰瘍	ストレス潰瘍
	ストレス性胃潰瘍	ストレス性十二指腸潰瘍	穿通性胃潰瘍
	穿通性十二指腸潰瘍	側腹部痛	鼡径部痛
	第1度房室ブロック	第2度房室ブロック	第3度房室ブロック
	多発胃潰瘍	多発性十二指腸潰瘍	多発性出血性胃潰瘍
	虫垂仙痛	腸骨窩部痛	腸仙痛
	デュラフォイ潰瘍	洞徐脈	難治性十二指腸潰瘍
	乳幼児仙痛	農薬中毒	反復性臍仙痛
	腹痛症	便秘症	房室ブロック
	慢性胃潰瘍活動期	慢性十二指腸潰瘍	慢性十二指腸潰瘍活動期
	慢性薬物中毒	モビッツ2型第2度房室ブロック	薬剤性胃潰瘍
	幽門痙攣		
△	NSAID胃潰瘍	胃うっ血	胃潰瘍瘢痕
	胃拡張	胃機能亢進	胃軸捻症
	胃穿孔	胃粘膜過形成	胃びらん
	胃壁軟化症	回盲部痛	過酸症
	下腹痛	機能性便秘症	急性胃潰瘍
	急性胃潰瘍穿孔	急性胃粘膜病変	急性出血性胃潰瘍
	臍周囲痛	再発性胃潰瘍	残胃潰瘍
	三段脈	弛緩性便秘症	持続性臍仙痛
	持続腹痛	習慣性便秘	周期性腹痛
	重症便秘症	十二指腸潰瘍瘢痕	十二指腸球後部潰瘍
	十二指腸球部変形	十二指腸狭窄症	十二指腸穿孔
	十二指腸びらん	十二指腸閉塞	出血性胃潰瘍
	出血性十二指腸潰瘍	術後便秘	上腸間膜動脈症候群
	小腹急結	上腹部痛	食事性便秘
	除草剤中毒	心窩部痛	心拍異常
	ステロイド潰瘍	ステロイド潰瘍穿孔	穿孔性胃潰瘍
	穿孔性十二指腸潰瘍	大腸機能障害	単純性便秘
	腸機能障害	直腸性便秘	難治性胃潰瘍
	乳幼児便秘	パラコート肺	反復性腹痛
	肥厚性幽門狭窄症	腹部圧痛	腹壁痛
	便通異常	慢性胃潰瘍	慢性十二指腸イレウス
	薬物胃障害		

※　**適応外使用可**
原則として，「アトロピン硫酸塩水和物【注射薬】」を「現行の適応症について小児」に対し処方した場合，当該使用事例を審査上認める。

用法用量

(1)アトロピン硫酸塩水和物として，通常成人0.5mg(1管)を皮下又は筋肉内に注射する。場合により静脈内に注射することもできる。
なお，年齢，症状により適宜増減する。
(2)有機燐系殺虫剤中毒の場合には，症状により次のように用いる。
軽症：アトロピン硫酸塩水和物として，0.5～1mg(1～2管)を皮下注射するか，又は0.5～1mgを経口投与する。
中等症：アトロピン硫酸塩水和物として，1～2mg(2～4管)を皮下・筋肉内又は静脈内に注射する。必要があれば，その後20～30分ごとに繰り返し注射する。
重症：初回，アトロピン硫酸塩水和物として，2～4mg(4～8管)を静脈内に注射し，その後症状に応じてアトロピン飽和の徴候が認められるまで繰り返し注射を行う。
(3)ECTの前投与の場合には，アトロピン硫酸塩水和物として，通常成人1回0.5mg(1管)を皮下，筋肉内又は静脈内注射する。
なお，年齢，症状により適宜増減する。

禁忌

(1)緑内障の患者
(2)前立腺肥大による排尿障害のある患者
(3)麻痺性イレウスの患者
(4)本剤の成分に対し過敏症の既往歴のある患者

アトロピン注0.05%シリンジ「テルモ」：テルモ　0.05%1mL1筒[157円/筒]，アトロピン硫酸塩注0.5mg「フソー」：扶桑薬品　0.05%1mL1管[93円/管]

アトワゴリバース静注シリンジ3mL　規格：3mL1筒［416円/筒］
アトワゴリバース静注シリンジ6mL　規格：6mL1筒［633円/筒］
アトロピン硫酸塩水和物　ネオスチグミンメチル硫酸塩　テルモ　123

【効 能 効 果】

非脱分極性筋弛緩剤の作用の拮抗

【対応標準病名】

該当病名なし

用法用量　通常，成人には1回1.5～6mL（ネオスチグミンメチル硫酸塩として0.5～2.0mg，アトロピン硫酸塩水和物として0.25～1.0mg）を緩徐に静脈内注射する。
なお，年齢，症状により適宜増減する。

用法用量に関連する使用上の注意

(1)本剤の投与は，筋弛緩モニターによる回復又は自発呼吸の発現を確認した後に行うこと。
(2)本剤は特別な場合を除き，15mL（ネオスチグミンメチル硫酸塩として5mg，アトロピン硫酸塩水和物として2.5mg）を超えて投与しないこと。
(3)徐脈がある場合には，本剤投与前にアトロピン硫酸塩水和物を投与して脈拍を適度に増加させておくこと。
(4)血圧降下，徐脈，房室ブロック，心停止等が起こることがあるのでアトロピン硫酸塩水和物0.5～1.0mgを入れた注射器をすぐ使えるようにしておくこと。これらの副作用があらわれた場合には，アトロピン硫酸塩水和物等を追加投与すること。

警告　非脱分極性筋弛緩剤の作用の拮抗に本剤を静脈内注射するにあたっては，緊急時に十分対応できる医療施設において，本剤の作用及び使用法について熟知した医師のみが使用すること。

禁忌

(1)消化管又は尿路の器質的閉塞のある患者
(2)本剤の成分に対し過敏症の既往歴のある患者
(3)迷走神経緊張症の患者
(4)脱分極性筋弛緩剤（スキサメトニウム塩化物水和物）を投与中の患者
(5)緑内障の患者
(6)前立腺肥大による排尿障害のある患者
(7)麻痺性イレウスの患者

併用禁忌

薬剤名等	臨床症状・措置方法	機序・危険因子
脱分極性筋弛緩剤 スキサメトニウム塩化物水和物 （スキサメトニウム，レラキシン）	脱分極性筋弛緩剤の作用を増強する。	本剤はコリンエステラーゼを阻害し，脱分極性筋弛緩剤の分解を抑制する。

アナフラニール点滴静注液25mg　規格：25mg1管［230円/管］
クロミプラミン塩酸塩　アルフレッサファーマ　117

【効 能 効 果】

精神科領域におけるうつ病・うつ状態

【対応標準病名】

◎	うつ状態	うつ病	
○	うつ病型統合失調感情障害	延髄性うつ病	外傷後遺症性うつ病
	仮面うつ病	寛解中の反復性うつ病性障害	感染症後うつ病
	器質性うつ病性障害	軽症うつ病エピソード	軽症反復性うつ病性障害
	混合性不安抑うつ障害	産褥期うつ状態	思春期うつ病
	循環型躁うつ病	心気性うつ病	神経症性抑うつ状態
	精神病症状を伴う重症うつ病エピソード	精神病症状を伴わない重症うつ病エピソード	躁うつ病
	双極性感情障害・軽症のうつ病エピソード	双極性感情障害・精神病症状を伴う重症うつ病エピソード	双極性感情障害・精神病症状を伴わない重症うつ病エピソード
	双極性感情障害・中等症のうつ病エピソード	退行期うつ病	単極性うつ病
	単発反応性うつ病	中等症うつ病エピソード	中等症反復性うつ病性障害
	動脈硬化性うつ病	内因性うつ病	反応性うつ病
	反復心因性うつ病	反復性うつ病	反復性気分障害
	反復性心因性抑うつ精神病	反復性精神病性うつ病	反復性短期うつ病エピソード
	非定型うつ病	不安うつ病	抑うつ神経症
	抑うつ性パーソナリティ障害	老年期うつ病	老年期認知症抑うつ型
△	2型双極性障害	器質性気分障害	器質性混合性感情障害
	器質性双極性障害	器質性躁病性障害	気分変調症
	原発性認知症	周期性精神病	初老期精神病
	初老期認知症	初老期妄想状態	双極性感情障害
	単極性躁病	二次性認知症	認知症
	反復性躁病エピソード	老年期認知症	老年期認知症妄想型
	老年期妄想状態	老年精神病	

効能効果に関連する使用上の注意　抗うつ剤の投与により，24歳以下の患者で，自殺念慮，自殺企図のリスクが増加するとの報告があるため，本剤の投与にあたっては，リスクとベネフィットを考慮すること。

用法用量　通常成人は日局生理食塩液又は日局5w/v%ブドウ糖注射液250～500mLに1アンプルを加え，2～3時間にわたって1日1回点滴静注する。その後漸増し，1回3アンプルまで投与することもできる。一般に一週間以内に効果の発現を見るが，症状の改善がみられた後は徐々に経口投与に切りかえる。

禁忌

(1)緑内障のある患者
(2)本剤の成分又は三環系抗うつ剤に対し過敏症の既往歴のある患者
(3)心筋梗塞の回復初期の患者
(4)尿閉（前立腺疾患等）のある患者
(5) MAO阻害剤（セレギリン）を投与中あるいは投与中止後2週間以内の患者
(6) QT延長症候群のある患者

併用禁忌

薬剤名等	臨床症状・措置方法	機序・危険因子
MAO阻害剤 セレギリン （エフピー）	発汗，不穏，全身痙攣，異常高熱，昏睡等があらわれることがある。MAO阻害剤の投与を受けた患者に本剤を投与する場合には，少なくとも2週間の間隔をおき，また本剤からMAO阻害剤に切り替えるときには，2～3日間の間隔をおくことが望ましい。	本剤は活性アミンのシナプス内への取り込みを阻害して，受容体の感受性を増強する。

アナペイン注2mg/mL　規格：0.2%10mL1管［339円/管］，0.2%100mL1袋［1673円/袋］
アナペイン注7.5mg/mL　規格：0.75%10mL1管［626円/管］，0.75%20mL1管［1138円/管］
アナペイン注10mg/mL
規格：1%10mL1管［694円/管］，1%20mL1管［1239円/管］
ロピバカイン塩酸塩水和物　アストラゼネカ　121

【効 能 効 果】

〔アナペイン注2mg/mL〕：術後鎮痛
〔アナペイン注7.5mg/mL〕：麻酔（硬膜外麻酔，伝達麻酔）
〔アナペイン注10mg/mL〕：麻酔（硬膜外麻酔）

【対応標準病名】

該当病名なし

用法用量

〔アナペイン注2mg/mL〕：手術終了時に，通常，成人に6mL/h（ロピバカイン塩酸塩水和物（無水物として）12mg/h）を硬膜外腔に持続投与する。なお，期待する痛覚遮断域，手術部位，年齢，身長，体重，全身状態等により4～10mL/hの範囲で適宜増減する。

〔アナペイン注7.5mg/mL〕

硬膜外麻酔には，通常，成人に1回20mL(ロピバカイン塩酸塩水和物(無水物として)150mg)までを硬膜外腔に投与する。なお，期待する痛覚遮断域，手術部位，年齢，身長，体重，全身状態等により適宜減量する。

伝達麻酔には，通常，成人に1回40mL(ロピバカイン塩酸塩水和物(無水物として)300mg)までを目標の神経あるいは神経叢近傍に投与する。なお，期待する痛覚遮断域，手術部位，年齢，身長，体重，全身状態等により適宜減量する。

〔アナペイン注10mg/mL〕：通常，成人に1回20mL(ロピバカイン塩酸塩水和物(無水物として)200mg)までを硬膜外腔に投与する。なお，期待する痛覚遮断域，手術部位，年齢，身長，体重，全身状態等により適宜減量する。

用法用量に関連する使用上の注意

〔アナペイン注2mg/mL〕

(1)持続投与開始時に手術部位(手術創傷部位及び手術操作部位)に痛覚遮断域が到達していない場合は，ロピバカイン等の局所麻酔剤を硬膜外腔に単回投与し，適切な痛覚遮断域を確保すること。

(2)予め痛覚遮断域を確保するために，術前又は術中からロピバカイン等の局所麻酔剤を投与することが望ましい。

(3)術後に局所麻酔剤を単回投与する場合は，血圧低下に注意しながら投与すること。

〔アナペイン注7.5mg/mL，アナペイン注10mg/mL〕：本剤に血管収縮剤(アドレナリン)を添加しても，作用持続時間の延長は認められない。

禁忌

〔アナペイン注2mg/mL〕

(1)大量出血やショック状態の患者

(2)注射部位又はその周辺に炎症のある患者

(3)敗血症の患者

(4)本剤の成分又はアミド型局所麻酔薬に対し過敏症の既往歴のある患者

〔アナペイン注7.5mg/mL，アナペイン注10mg/mL〕

［共通(硬膜外麻酔，伝達麻酔)］：本剤の成分又はアミド型局所麻酔薬に対し過敏症の既往歴のある患者

［硬膜外麻酔］

(1)大量出血やショック状態の患者

(2)注射部位又はその周辺に炎症のある患者

(3)敗血症の患者

アネキセート注射液0.5mg　規格：0.5mg5mL1管[3009円/管]

フルマゼニル　アステラス　221

【効能効果】

ベンゾジアゼピン系薬剤による鎮静の解除及び呼吸抑制の改善

【対応標準病名】

◎	ベンゾジアゼピン中毒		
○	睡眠剤中毒	睡眠薬自殺未遂	睡眠薬副作用
	鎮静剤副作用	慢性眠剤中毒	
△	ゾピクロン中毒	副腎皮質ホルモン剤副作用	ペニシリンアレルギー
	薬物過敏症		

用法用量　通常，初回0.2mgを緩徐に静脈内投与する。投与後4分以内に望まれる覚醒状態が得られない場合は更に0.1mgを追加投与する。

以後必要に応じて，1分間隔で0.1mgずつを総投与量1mgまで，ICU領域では2mgまで投与を繰り返す。ただし，ベンゾジアゼピン系薬剤の投与状況及び患者の状態により適宜増減する。

用法用量に関連する使用上の注意　ベンゾジアゼピン系薬剤を長期間にわたり高用量投与している患者には急速に静脈内投与すると，ベンゾジアゼピン系薬剤の離脱症状が出現することがあるので，急激な投与を避け，緩徐に静脈内投与するよう注意すること。

なお，離脱症状があらわれた場合はベンゾジアゼピン系薬剤を緩徐に静脈内投与するなど適切な処置を行うこと。

禁忌

(1)本剤及びベンゾジアゼピン系薬剤に対し過敏症の既往歴のある患者

(2)長期間ベンゾジアゼピン系薬剤を投与されているてんかん患者

フルマゼニル静注液0.2mg「ケミファ」：日本ケミファ　0.2mg2mL1管[820円/管]，フルマゼニル静注液0.2mg「マイラン」：富士薬品　0.2mg2mL1管[820円/管]，フルマゼニル静注液0.5mg「ケミファ」：日本ケミファ　0.5mg5mL1管[1870円/管]，フルマゼニル静注液0.5mg「サワイ」：沢井　0.5mg5mL1管[1870円/管]，フルマゼニル静注液0.5mg「タイヨー」：テバ製薬　0.5mg5mL1管[1495円/管]，フルマゼニル静注液0.5mg「マイラン」：富士薬品　0.5mg5mL1管[1870円/管]，フルマゼニル注射液0.5mg「F」：富士製薬　0.5mg5mL1管[1870円/管]

アネメトロ点滴静注液500mg　規格：500mg100mL1瓶[1252円/瓶]

メトロニダゾール　ファイザー　641

【効能効果】

(1)嫌気性菌感染症

〈適応菌種〉本剤に感性のペプトストレプトコッカス属，バクテロイデス属，プレボテラ属，ポルフィロモナス属，フソバクテリウム属，クロストリジウム属，ユーバクテリウム属

〈適応症〉

①敗血症

②深在性皮膚感染症

③外傷・熱傷及び手術創等の二次感染

④骨髄炎

⑤肺炎，肺膿瘍，膿胸

⑥骨盤内炎症性疾患

⑦腹膜炎，腹腔内膿瘍

⑧胆嚢炎，肝膿瘍

⑨化膿性髄膜炎

⑩脳膿瘍

(2)感染性腸炎

〈適応菌種〉本剤に感性のクロストリジウム・ディフィシル

〈適応症〉感染性腸炎(偽膜性大腸炎を含む)

(3)アメーバ赤痢

【対応標準病名】

◎	アメーバ赤痢	外傷	感染性腸炎
	肝膿瘍	偽膜性大腸炎	急性細菌性髄膜炎
	嫌気性菌感染	骨髄炎	骨盤内炎症性疾患
	挫創	術後創部感染	創傷
	創傷感染症	胆のう炎	熱傷
	膿胸	脳膿瘍	肺炎
	敗血症	肺膿瘍	皮膚感染症
	腹腔内膿瘍	腹膜炎	裂傷
	裂創		
○	BLNAR感染症	B群溶連菌感染症	ESBL産生菌感染症
	MRCNS感染症	MRCNS敗血症	MRSA感染症
	MRSA腸炎	MRSA敗血症	S状結腸炎
あ	亜急性骨髄炎	足第1度熱傷	足第2度熱傷
	足第3度熱傷	足熱傷	アルカリ腐蝕
	胃腸炎	胃腸管熱傷	胃熱傷
	陰茎第1度熱傷	陰茎第2度熱傷	陰茎第3度熱傷
	陰茎熱傷	咽頭熱傷	院内感染敗血症
	陰のう第1度熱傷	陰のう第2度熱傷	陰のう第3度熱傷
	陰のう熱傷	インフルエンザ菌感染症	インフルエンザ菌性髄膜炎

インフルエンザ菌敗血症	会陰第1度熱傷	会陰第2度熱傷
会陰第3度熱傷	会陰熱傷	腋窩第1度熱傷
腋窩第2度熱傷	腋窩第3度熱傷	腋窩熱傷
壊疽性胆のう炎	エルシニア腸炎	炎症性腸疾患
エンテロバクター属感染	横隔膜下膿瘍	横隔膜下腹膜炎

か

黄色ぶどう球菌敗血症	外陰第1度熱傷	外陰第2度熱傷
外陰第3度熱傷	外陰熱傷	回腸炎
開放性大腿骨骨髄炎	下咽頭熱傷	化学外傷
下顎骨骨髄炎	下顎熱傷	下顎部第1度熱傷
下顎部第2度熱傷	下顎部第3度熱傷	角結膜腐蝕
角膜アルカリ化学熱傷	角膜酸化学熱傷	角膜酸性熱傷
角膜熱傷	下肢第1度熱傷	下肢第2度熱傷
下肢第3度熱傷	下肢熱傷	下腿骨骨髄炎
下腿骨慢性骨髄炎	下腿足部熱傷	下腿熱傷
下腿複雑骨折後骨髄炎	下腿部第1度熱傷	下腿部第2度熱傷
下腿部第3度熱傷	カタル性胃腸炎	化膿性肝膿瘍
化膿性骨髄炎	化膿性腹膜炎	下半身第1度熱傷
下半身第2度熱傷	下半身第3度熱傷	下半身熱傷
下腹部第1度熱傷	下腹部第2度熱傷	下腹部第3度熱傷
眼化学熱傷	肝下膿瘍	眼球熱傷
眼瞼化学熱傷	眼瞼第1度熱傷	眼瞼第2度熱傷
眼瞼第3度熱傷	眼瞼熱傷	環指骨髄炎
肝周囲炎	眼周囲化学熱傷	眼周囲第1度熱傷
眼周囲第2度熱傷	眼周囲第3度熱傷	肝周囲膿瘍
感染性胃腸炎	感染性下痢症	感染性大腸炎
眼熱傷	カンピロバクター腸炎	感冒性胃腸炎
感冒性大腸炎	感冒性腸炎	顔面損傷
顔面第1度熱傷	顔面第2度熱傷	顔面第3度熱傷
顔面熱傷	気管支瘻膿胸	気管熱傷
気道熱傷	偽膜性腸炎	急性アメーバ症
急性アメーバ赤痢	急性胃腸炎	急性顎骨骨髄炎
急性化膿性脛骨骨髄炎	急性化膿性骨髄炎	急性化膿性胆のう炎
急性気腫性胆のう炎	急性脛骨骨髄炎	急性血行性骨髄炎
急性限局性腹膜炎	急性骨髄炎	急性骨盤腹膜炎
急性子宮傍結合織炎	急性大腸炎	急性胆のう炎
急性腸炎	急性肺炎	急性汎発性腹膜炎
急性腹膜炎	胸腔熱傷	胸骨骨髄炎
胸椎骨髄炎	胸部外傷	胸部上腕熱傷
胸部損傷	胸部第1度熱傷	頬部第1度熱傷
胸部第2度熱傷	頬部第2度熱傷	胸部第3度熱傷
頬部第3度熱傷	胸部熱傷	距骨骨髄炎
躯幹薬傷	くも膜下膿瘍	グラム陰性桿菌感染症
グラム陰性桿菌敗血症	グラム陰性球菌感染症	グラム陰性菌感染症
グラム陰性菌敗血症	グラム陽性桿菌感染症	グラム陽性球菌感染症
グラム陽性菌敗血症	クレブシエラ属感染	クレブシエラ腸炎
クロストリジウム・ウェルシュ腸炎	クロストリジウム・ディフィシル腸炎	頚管破裂
脛骨骨髄炎	脛骨骨膜炎	脛骨乳児骨髄炎
脛骨慢性化膿性骨髄炎	脛骨慢性骨髄炎	頚椎骨髄炎
頚部第1度熱傷	頚部第2度熱傷	頚部第3度熱傷
頚部熱傷	頚部膿疱	血行性脛骨骨髄炎
血行性骨髄炎	血行性大腿骨骨髄炎	血性腹膜炎
結膜熱傷	結膜のうアルカリ化学熱傷	結膜のう酸化学熱傷
結膜腐蝕	下痢症	原因菌不明髄膜炎
嫌気性菌敗血症	嫌気性骨髄炎	限局性膿胸
限局性腹膜炎	肩甲間部第1度熱傷	肩甲間部第2度熱傷
肩甲間部第3度熱傷	肩甲間部熱傷	肩甲部第1度熱傷
肩甲部第2度熱傷	肩甲部第3度熱傷	肩甲部熱傷
原発性腹膜炎	肩部第1度熱傷	肩部第2度熱傷
肩部第3度熱傷	コアグラーゼ陰性ぶどう球菌敗血症	硬化性腹膜炎
口腔第1度熱傷	口腔第2度熱傷	口腔第3度熱傷
口腔熱傷	口唇第1度熱傷	口唇第2度熱傷
口唇第3度熱傷	口唇熱傷	抗生物質起因性大腸炎
抗生物質起因性腸炎	喉頭外傷	喉頭損傷
喉頭熱傷	後腹膜炎	後腹膜膿瘍
硬膜外膿瘍	硬膜下膿瘍	硬膜内膿瘍
肛門第1度熱傷	肛門第2度熱傷	肛門第3度熱傷
肛門熱傷	骨炎	骨顆炎
骨幹炎	骨周囲炎	骨盤化膿性骨髄炎
骨盤結合織炎	骨盤死腔炎	骨盤直腸窩膿瘍
骨盤膿瘍	骨盤部感染性リンパのう胞	骨盤腹膜炎
骨膜炎	骨膜下膿瘍	骨膜骨髄炎

さ

骨膜のう炎	細菌性胃腸炎	細菌性肝膿瘍
細菌性下痢症	細菌性硬膜炎	細菌性骨髄炎
細菌性髄膜炎	細菌性大腸炎	細菌性腸炎
細菌性腹膜炎	臍周囲炎	坐骨骨炎
酸腐蝕	耳介部第1度熱傷	耳介部第2度熱傷
耳介部第3度熱傷	子宮頚管裂傷	子宮頚部環状剥離
子宮周囲炎	子宮周囲膿瘍	子宮熱傷
子宮傍組織炎	指骨炎	趾骨炎
指骨髄炎	趾骨髄炎	四肢挫傷
四肢第1度熱傷	四肢第2度熱傷	四肢第3度熱傷
四肢熱傷	趾第1度熱傷	趾第2度熱傷
趾第3度熱傷	膝蓋骨化膿性骨髄炎	膝蓋骨骨髄炎
膝部第1度熱傷	膝部第2度熱傷	膝部第3度熱傷
趾熱傷	尺骨遠位部骨髄炎	十二指腸穿孔腹膜炎
手関節部第1度熱傷	手関節部第2度熱傷	手関節部第3度熱傷
種子骨炎	手指第1度熱傷	手指第2度熱傷
手指第3度熱傷	手指端熱傷	手指熱傷
手掌第1度熱傷	手掌第2度熱傷	手掌第3度熱傷
手掌熱傷	出血性大腸炎	出血性腸炎
術後骨髄炎	術後腹膜炎	手背第1度熱傷
手背第2度熱傷	手背第3度熱傷	手背熱傷
シュロッフェル腫瘤	踵骨炎	踵骨骨髄炎
上肢第1度熱傷	上肢第2度熱傷	上肢第3度熱傷
上肢熱傷	焼身自殺未遂	小膿疱性皮膚炎
上半身第1度熱傷	上半身第2度熱傷	上半身第3度熱傷
上半身熱傷	踵部第1度熱傷	踵部第2度熱傷
踵部第3度熱傷	上腕骨骨髄炎	上腕第1度熱傷
上腕第2度熱傷	上腕第3度熱傷	上腕熱傷
食道熱傷	女性急性骨盤蜂巣炎	女性慢性骨盤蜂巣炎
侵襲性インフルエンザ菌感染症	侵襲性肺炎球菌感染症	滲出性腹膜炎
新生児上顎骨骨髄炎	髄膜脳炎	精巣熱傷
脊椎骨髄炎	舌熱傷	セラチア属感染
セレウス菌敗血症	前額部第1度熱傷	前額部第2度熱傷
前額部第3度熱傷	前胸部第1度熱傷	前胸部第2度熱傷
前胸部第3度熱傷	前胸部熱傷	穿孔性腹腔内膿瘍
穿孔性腹膜炎	全身挫傷	全身第1度熱傷
全身第2度熱傷	全身第3度熱傷	全身打撲
全身熱傷	全膿胸	前腕骨髄炎
前腕手部熱傷	前腕第1度熱傷	前腕第2度熱傷
前腕第3度熱傷	前腕熱傷	足関節第1度熱傷
足関節第2度熱傷	足関節第3度熱傷	足関節熱傷
側胸部第1度熱傷	側胸部第2度熱傷	側胸部第3度熱傷
足底熱傷	足底部第1度熱傷	足底部第2度熱傷
足底部第3度熱傷	足背部第1度熱傷	足背部第2度熱傷
足背部第3度熱傷	側腹部第1度熱傷	側腹部第2度熱傷
側腹部第3度熱傷	足部骨髄炎	鼡径部第1度熱傷
鼡径部第2度熱傷	鼡径部第3度熱傷	鼡径部熱傷

た

第1度熱傷	第1度腐蝕	第2度熱傷
第2度腐蝕	第3度熱傷	第3度腐蝕
第4度熱傷	体幹第1度熱傷	体幹第2度熱傷
体幹第3度熱傷	体幹熱傷	大腿骨骨髄炎
大腿骨膿瘍	大腿骨膜炎	大腿骨慢性化膿性骨髄炎
大腿骨慢性骨髄炎	大腿熱傷	大腿部第1度熱傷

	大腿部第２度熱傷	大腿部第３度熱傷	大腸炎
	大腸菌感染症	大腸菌食中毒	大腸菌性腸炎
	体表面積 10％未満の熱傷	体表面積 10 － 19％の熱傷	体表面積 20 － 29％の熱傷
	体表面積 30 － 39％の熱傷	体表面積 40 － 49％の熱傷	体表面積 50 － 59％の熱傷
	体表面積 60 － 69％の熱傷	体表面積 70 － 79％の熱傷	体表面積 80 － 89％の熱傷
	体表面積 90％以上の熱傷	大網膿瘍	ダグラス窩膿瘍
	多剤耐性アシネトバクター感染症	多剤耐性腸球菌感染症	多剤耐性緑膿菌感染症
	多発性外傷	多発性肝膿瘍	多発性血腫
	多発性昆虫咬創	多発性挫傷	多発性擦過創
	多発性漿膜炎	多発性第１度熱傷	多発性第２度熱傷
	多発性第３度熱傷	多発性腸間膜膿瘍	多発性熱傷
	多発性膿疱症	多発性皮下出血	多発性非熱傷性水疱
	多発性表在損傷	胆管炎性肝膿瘍	胆管胆のう炎
	胆管膿瘍	胆汁性腹膜炎	胆のう壊疽
	胆のう周囲炎	胆のう周囲膿瘍	胆のう膿瘍
	恥骨骨炎	恥骨骨膜炎	腟熱傷
	肘関節慢性骨髄炎	中手骨膿瘍	肘部第１度熱傷
	肘部第２度熱傷	肘部第３度熱傷	腸アメーバ症
	腸炎	腸カタル	腸管出血性大腸菌感染症
	腸管組織侵襲性大腸菌感染症	腸管毒素原性大腸菌感染症	腸間膜脂肪織炎
	腸間膜膿瘍	腸球菌感染症	腸球菌敗血症
	腸骨窩膿瘍	腸骨骨髄炎	腸穿孔腹膜炎
	腸腰筋膿瘍	手第１度熱傷	手第２度熱傷
	手第３度熱傷	手熱傷	殿部第１度熱傷
	殿部第２度熱傷	殿部第３度熱傷	殿部熱傷
	頭蓋骨骨髄炎	頭蓋内膿瘍	橈骨骨髄炎
	頭頂部脳膿瘍	頭部第１度熱傷	頭部第２度熱傷
な	頭部第３度熱傷	頭部熱傷	内部尿路性器の熱傷
	軟口蓋熱傷	難治性乳児下痢症	乳児下痢
	乳頭部第１度熱傷	乳頭部第２度熱傷	乳頭部第３度熱傷
	乳房第１度熱傷	乳房第２度熱傷	乳房第３度熱傷
	乳房熱傷	乳輪部第１度熱傷	乳輪部第２度熱傷
	乳輪部第３度熱傷	熱傷性筋骨化症	膿疱
は	肺炎球菌感染症	肺炎球菌性髄膜炎	肺化膿症
	敗血症性ショック	敗血症性肺炎	梅毒性髄膜炎
	肺熱傷	背部第１度熱傷	背部第２度熱傷
	背部第３度熱傷	背部熱傷	バクテロイデス感染症
	バンコマイシン耐性腸球菌感染症	半身第１度熱傷	半身第２度熱傷
	半身第３度熱傷	半身打撲	汎発性化膿性腹膜炎
	腓骨骨髄炎	尾骨骨髄炎	非特異骨髄炎
	鼻部第１度熱傷	鼻部第２度熱傷	鼻部第３度熱傷
	病原性大腸菌感染症	フィブリン性腹膜炎	腹腔骨盤部膿瘍
	腹腔内遺残膿瘍	腹部第１度熱傷	腹部第２度熱傷
	腹部第３度熱傷	腹部熱傷	腹壁膿瘍
	腐蝕	ぶどう球菌感染症	ぶどう球菌性胸膜炎
	ぶどう球菌性髄膜炎	ぶどう球菌性敗血症	ブロディー骨膿瘍
	プロテウス菌感染症	分娩時会陰裂傷	分娩時軟産道損傷
	ペニシリン耐性肺炎球菌感染症	ペプトコッカス感染	ペプトストレプトコックス属感染
	ヘリコバクター・ピロリ感染症	放射線性熱傷	母指球部第１度熱傷
	母指球部第２度熱傷	母指球部第３度熱傷	母指骨髄炎
	母趾骨髄炎	母指第１度熱傷	母指第２度熱傷
ま	母指第３度熱傷	母指熱傷	慢性化膿性骨髄炎
	慢性血行性骨髄炎	慢性骨髄炎	慢性骨盤腹膜炎
	慢性子宮傍結合織炎	慢性多発性骨髄炎	慢性胆のう炎
	慢性膿胸	慢性肺化膿症	慢性腹膜炎
	脈絡網膜熱傷	ムコーズス中耳炎	無熱性肺炎
や	盲腸後部膿瘍	門脈炎性肝膿瘍	薬傷
	腰椎骨髄炎	腰部第１度熱傷	腰部第２度熱傷
	腰部第３度熱傷	腰部熱傷	溶連菌感染症

ら	緑膿菌感染症	緑膿菌性腸炎	連鎖球菌感染症
	老人性肺炎	肋骨骨髄炎	肋骨周囲炎

△あ	MRSA 腹膜炎	アキレス腱挫傷	アキレス腱挫創
	アキレス腱切創	足異物	足開放創
	足挫創	足切創	圧挫傷
	圧挫創	犬咬創	陰茎開放創
	陰茎挫創	陰茎折症	陰茎裂創
	陰のう開放創	陰のう裂創	陰部切創
	会陰部化膿創	会陰裂傷	炎症性大網癒着
か	汚染擦過創	汚染創	外陰開放創
	外陰部挫創	外陰部切創	外陰部裂傷
	外耳部外傷性皮下異物	外耳部挫傷	外耳部擦過創
	外耳部切創	外耳部打撲傷	外耳部虫刺傷
	外傷性咬合	外傷性切断	外傷性乳び胸
	外傷性脳圧迫・頭蓋内に達する開放創合併あり	外傷性脳症	外傷性破裂
	開放骨折	開放性外傷性脳圧迫	開放性陥没骨折
	開放性胸膜損傷	開放性脱臼骨折	開放性脳挫創
	開放性脳底部挫傷	開放性びまん性脳損傷	開放性粉砕骨折
	開放創	下顎開放創	下顎割創
	下顎貫通創	下顎咬創	下顎挫傷
	下顎挫創	下顎擦過創	下顎刺創
	下顎切創	下顎創傷	下顎打撲傷
	下顎部挫傷	下顎部打撲傷	下顎部皮膚欠損創
	下顎裂創	踵裂創	顎関節部開放創
	顎関節部割創	顎関節部貫通創	顎関節部咬創
	顎関節部挫傷	顎関節部挫創	顎関節部擦過創
	顎関節部刺創	顎関節部切創	顎関節部創傷
	顎関節部打撲傷	顎関節部裂創	顎部挫傷
	顎部打撲傷	下腿汚染創	下腿開放創
	下腿挫創	下腿切創	下腿皮膚欠損創
	下腿裂創	割創	眼黄斑部裂孔
	眼窩部挫創	眼窩裂傷	眼瞼外傷性皮下異物
	眼瞼擦過創	眼瞼切創	眼瞼虫刺傷
	環指圧挫傷	環指挫傷	環指挫創
	環指切創	環指剥皮創	環指皮膚欠損創
	眼周囲部外傷性皮下異物	眼周囲部擦過創	眼周囲部切創
	眼周囲部虫刺傷	関節血腫	関節挫傷
	貫通刺創	貫通銃創	貫通性挫滅創
	貫通創	眼部外傷性皮下異物	眼部擦過創
	眼部切創	眼部虫刺傷	顔面汚染創
	顔面開放創	顔面割創	顔面貫通創
	顔面咬創	顔面挫傷	顔面挫創
	顔面擦過創	顔面刺創	顔面切創
	顔面創傷	顔面搔創	顔面多発開放創
	顔面多発割創	顔面多発貫通創	顔面多発咬創
	顔面多発挫傷	顔面多発挫創	顔面多発擦過創
	顔面多発刺創	顔面多発切創	顔面多発創傷
	顔面多発打撲傷	顔面多発虫刺傷	顔面多発裂創
	顔面打撲傷	顔面皮膚欠損創	顔面裂創
	気管支肺炎	急性汎発性発疹性膿疱症	胸椎結核
	頬粘膜咬傷	頬粘膜咬創	胸部汚染創
	頬部外傷性異物	頬部開放創	頬部割創
	頬部貫通創	頬部咬創	頬部挫傷
	胸部挫創	頬部挫創	頬部擦過創
	頬部刺創	胸部切創	頬部切創
	頬部創傷	頬部打撲傷	胸部皮膚欠損創
	頬部皮膚欠損創	頬部裂創	胸壁開放創
	胸壁刺創	胸膜損傷・胸腔に達する開放創合併あり	胸膜肺炎
	胸膜裂創	胸腰椎結核	棘刺創
	魚咬創	脛骨顆部割創	頚椎結核
	頚部開放創	頚部挫創	頚部切創

	頚部皮膚欠損創	肩甲骨周囲炎	腱切創
	腱損傷	腱断裂	腱部分断裂
	腱裂傷	高エネルギー外傷	口蓋挫傷
	硬化性骨髄炎	口腔外傷性異物	口腔挫傷
	口腔擦過創	口腔切創	口腔打撲傷
	口腔内血腫	口腔粘膜咬傷	口腔粘膜咬創
	紅色陰癬	口唇外傷性異物	口唇外傷性皮下異物
	口唇開放創	口唇割創	口唇貫通創
	口唇咬傷	口唇咬創	口唇挫傷
	口唇挫創	口唇擦過創	口唇刺創
	口唇切創	口唇創傷	口唇打撲傷
	口唇虫刺傷	口唇裂創	溝創
	咬創	後頭部外傷	後頭部割創
	後頭部挫傷	後頭部挫創	後頭部切創
	後頭部打撲傷	後頭部脳膿瘍	後頭部裂創
	硬膜外肉芽腫	硬膜下肉芽腫	硬膜損傷
	硬膜裂傷	肛門裂創	骨髄炎後遺症
	骨髄肉芽腫	骨盤腹膜癒着	骨盤部裂創
さ	昆虫咬創	昆虫刺傷	採皮創
	挫傷	擦過創	擦過皮下血腫
	挫滅傷	挫滅創	サルモネラ骨髄炎
	耳介外傷性異物	耳介外傷性皮下異物	耳介開放創
	耳介割創	耳介貫通創	耳介咬創
	耳介挫傷	耳介挫創	耳介擦過創
	耳介刺創	耳介切創	耳介創傷
	耳介打撲傷	耳介虫刺傷	趾開放創
	耳介裂創	指間切創	趾間切創
	子宮付属器癒着	刺咬症	趾挫創
	示指 MP 関節挫傷	示指 PIP 開放創	示指割創
	示指化膿創	示指挫傷	示指挫創
	示指刺創	示指切創	示指皮膚欠損創
	耳前部挫創	刺創	膝蓋部挫創
	膝下部挫創	膝窩部銃創	膝関節部異物
	膝関節部挫創	膝部異物	膝部開放創
	膝部割創	膝部咬創	膝部挫創
	膝部切創	膝部裂創	歯肉挫傷
	射創	手圧挫傷	銃自殺未遂
	銃創	手関節挫滅傷	手関節挫滅創
	手関節掌側部挫創	手関節部挫創	手関節部切創
	手関節部創傷	手関節部裂創	手指圧挫傷
	手指汚染創	手指開放創	手指咬創
	種子骨開放骨折	手指挫傷	手指挫創
	手指挫滅傷	手指挫滅創	手指刺創
	手指切創	手指打撲傷	手指剥皮創
	手指皮膚欠損創	手術創部膿瘍	手掌挫創
	手掌刺創	手掌切創	手掌剥皮創
	手掌皮膚欠損創	術後感染症	術後膿瘍
	手背皮膚欠損創	手背部挫創	手背部切創
	手部汚染創	上顎挫傷	上顎擦過創
	上顎切創	上顎打撲傷	上顎洞穿孔
	上顎部裂創	上口唇挫傷	踵骨部挫滅創
	小指咬創	小指挫傷	小指挫創
	小指切創	硝子体切断	小指皮膚欠損創
	上唇小帯裂創	小児肺炎	小脳脳膿瘍
	上腕汚染創	上腕貫通銃創	上腕挫創
	上腕皮膚欠損創	上腕部開放創	処女膜裂傷
	人工肛門部腸管脱出・術後早期	針刺創	膵臓性腹膜炎
	精巣開放創	精巣破裂	舌咬傷
	切創	切断	前額部外傷性異物
	前額部外傷性皮下異物	前額部開放創	前額部割創
	前額部貫通創	前額部咬創	前額部挫創
	前額部擦過創	前額部刺創	前額部切創
	前額部創傷	前額部虫刺傷	前額部虫刺症
	前額部皮膚欠損創	前額部裂創	前胸部挫創

	前頚頭頂部挫創	仙骨部挫創	仙骨部皮膚欠損創
	全身擦過創	穿通創	前頭部割創
	前頭部挫傷	前頭部挫創	前頭部切創
	前頭部打撲傷	前頭部脳膿瘍	前頭部皮膚欠損創
	前腕汚染創	前腕開放創	前腕咬創
	前腕挫創	前腕刺創	前腕切創
	前腕皮膚欠損創	前腕裂創	爪下異物
	爪下挫滅傷	爪下挫滅創	増殖性骨膜炎
	掻創	創部膿瘍	足関節内果部挫創
	足関節部挫創	足底異物	足底部咬創
	足底部刺創	足底部皮膚欠損創	側頭部割創
	側頭部挫創	側頭部切創	側頭部打撲傷
	側頭部脳膿瘍	足背部挫創	足背部切創
	足部汚染創	側腹部咬創	側腹部挫創
	側腹壁開放創	足部皮膚欠損創	足部裂創
	鼡径部開放創	鼡径部切創	損傷
た	第 5 趾皮膚欠損創	大腿汚染創	大腿咬創
	大腿挫創	大腿皮膚欠損創	大腿部開放創
	大腿部刺創	大腿部切創	大腿裂創
	大転子部挫創	大葉性肺炎	多発性開放創
	多発性咬創	多発性切創	多発性穿刺創
	多発性裂創	打撲割創	打撲挫創
	打撲擦過創	打撲傷	腟開放創
	腟裂傷	肘関節挫創	肘関節部開放創
	中指咬創	中指挫傷	中指挫創
	中指刺創	中指切創	中指皮膚欠損創
	中手骨関節部挫創	肘部挫創	肘部切創
	肘部皮膚欠損創	腸間膜脂肪壊死	沈下性肺炎
	手開放創	手咬創	手挫創
	手刺創	手切創	殿部異物
	殿部開放創	殿部咬創	殿部刺創
	殿部切創	殿部皮膚欠損創	殿部裂創
	頭頂部挫傷	頭頂部挫創	頭頂部擦過創
	頭頂部切創	頭頂部打撲傷	頭頂部裂創
	頭皮開放創	頭皮剥離	頭皮表在損傷
	頭部異物	頭部外傷性皮下異物	頭部外傷性皮下気腫
	頭部開放創	頭部割創	頭部頚部挫傷
	頭部頚部挫創	頭部頚部打撲傷	頭部挫傷
	頭部挫創	頭部擦過創	頭部刺創
	頭部切創	頭部多発開放創	頭部多発割創
	頭部多発咬創	頭部多発挫傷	頭部多発挫創
	頭部多発擦過創	頭部多発刺創	頭部多発切創
	頭部多発創傷	頭部多発打撲傷	頭部多発裂創
	頭部打撲傷	頭部虫刺傷	動物咬創
	頭部皮下異物	頭部皮膚欠損創	頭部裂創
な	飛び降り自殺未遂	飛び込み自殺未遂	乳児肺炎
	尿管切石術後感染症	尿性腹膜炎	猫咬創
	脳挫傷	脳挫傷・頭蓋内に達する開放創合併あり	脳挫創
	脳挫創・頭蓋内に達する開放創合併あり	脳挫創・頭蓋内に達する開放創合併なし	脳損傷
	脳直撃損傷	脳底部挫傷	脳底部挫傷・頭蓋内に達する開放創合併あり
は	脳底部挫傷・頭蓋内に達する開放創合併なし	脳裂傷	肺炎球菌性腹膜炎
	敗血症性骨髄炎	爆死自殺未遂	皮下異物
	鼻下擦過創	皮下損傷	非結核性抗酸菌性骨髄炎
	鼻根部打撲挫創	鼻根部裂創	膝汚染創
	膝皮膚欠損創	鼻前庭部挫創	鼻尖部挫創
	非定型肺炎	非熱傷性水疱	鼻部外傷性異物
	鼻部外傷性皮下異物	鼻部開放創	眉部割創
	鼻部割創	鼻部貫通創	腓腹筋挫創
	皮膚欠損創	鼻部咬創	鼻部挫傷
	鼻部挫創	鼻部擦過創	鼻部刺創
	鼻部切創	鼻部創傷	皮膚損傷

	鼻部打撲傷	鼻部虫刺傷	皮膚剥脱創
	鼻部皮膚欠損創	鼻部皮膚剥離創	鼻部裂創
	びまん性脳損傷・頭蓋内に達する開放創合併あり	びまん性肺炎	眉毛部割創
	眉毛部裂創	表皮剥離	鼻翼部切創
	鼻翼部裂創	伏針	副鼻腔開放創
	腹部汚染創	腹部刺創	腹部皮膚欠損創
	腹壁異物	腹壁開放創	腹壁縫合糸膿瘍
	ぶどう球菌性肺膿瘍	閉鎖性脳底部挫傷	縫合糸膿瘍
	縫合部膿瘍	包皮挫創	包皮切創
	包皮裂創	母指咬創	母指挫傷
	母指挫創	母趾挫創	母指示指間切創
	母指刺創	母指切創	母指打撲挫創
	母指打撲傷	母指皮膚欠損創	母趾皮膚欠損創
ま	母指末節部挫創	眉間部挫創	眉間部裂創
	耳後部挫創	耳後部打撲傷	盲管銃創
や	腰椎結核	腰部切創	腰部打撲挫創
ら	卵管癒着	淋菌性骨髄炎	涙管損傷
	涙管断裂	涙道損傷	轢過創
	裂離		

用法用量　通常，成人にはメトロニダゾールとして1回500mgを1日3回，20分以上かけて点滴静注する。なお，難治性又は重症感染症には症状に応じて，1回500mgを1日4回投与できる。

用法用量に関連する使用上の注意

(1)本剤の使用にあたっては，耐性菌の発現等を防ぐため，原則として感受性を確認し，疾病の治療上必要な最小限の期間の投与にとどめること。

(2)本剤は嫌気性菌に対して抗菌活性を有する。したがって，好気性菌等を含む混合感染と診断された場合，又は混合感染が疑われる場合は，適切な薬剤を併用して治療を行うこと。

(3)クロストリジウム・ディフィシルによる感染性腸炎においては，他の抗菌薬の併用により，治癒の遷延につながる場合があることから，併用の必要性について十分検討すること。

(4)本剤は血液透析により除去されるため，血液透析を受けている患者に投与する場合は，透析後に投与すること。

禁忌

(1)本剤の成分に対し過敏症の既往歴のある患者

(2)脳，脊髄に器質的疾患のある患者(化膿性髄膜炎及び脳膿瘍の患者を除く)

(3)妊娠3ヵ月以内の婦人(有益性が危険性を上回ると判断される疾患の場合は除く)

アバスチン点滴静注用100mg/4mL
規格：100mg4mL1瓶[46865円/瓶]
アバスチン点滴静注用400mg/16mL
規格：400mg16mL1瓶[178468円/瓶]

ベバシズマブ(遺伝子組換え)　中外　429

【効能効果】

(1)治癒切除不能な進行・再発の結腸・直腸癌
(2)扁平上皮癌を除く切除不能な進行・再発の非小細胞肺癌
(3)卵巣癌
(4)手術不能又は再発乳癌
(5)悪性神経膠腫

【対応標準病名】

◎	悪性神経膠腫	癌	結腸癌
	直腸癌	乳癌	乳癌再発
	非小細胞肺癌	卵巣癌	
○	EGFR遺伝子変異陽性非小細胞肺癌	KIT(CD117)陽性結腸消化管間質腫瘍	KIT(CD117)陽性直腸消化管間質腫瘍
	KRAS遺伝子野生型結腸癌	KRAS遺伝子野生型直腸癌	S状結腸癌
	悪性腫瘍	悪性小脳腫瘍	遺伝性大腸癌
	遺伝性非ポリポーシス大腸癌	炎症性乳癌	横行結腸癌
	回盲部癌	下行結腸癌	下葉肺癌
	下葉非小細胞肺癌	結腸消化管間質腫瘍	原発性悪性脳腫瘍
	原発性肺癌	絨毛癌	術後乳癌
	上行結腸癌	上葉肺癌	上葉非小細胞肺癌
	神経膠腫	進行乳癌	退形成性上衣腫
	大腸癌	大腸粘液癌	虫垂癌
	中葉肺癌	中葉非小細胞肺癌	直腸S状部結腸癌
	直腸癌術後再発	直腸消化管間質腫瘍	乳癌・HER2過剰発現
	粘液性のう胞腺癌	肺癌	肺大細胞癌
	肺扁平上皮癌	肺門部非小細胞癌	乏突起神経膠腫
	末期癌	盲腸癌	卵管癌
	卵巣カルチノイド	卵巣癌肉腫	卵巣絨毛癌
	卵巣胎児性癌	卵巣胚細胞腫瘍	卵巣未分化胚細胞腫
	卵巣卵黄のう腫瘍	卵巣類皮のう胞癌	
△	ALK融合遺伝子陽性非小細胞肺癌	悪性奇形腫	悪性腫瘍に伴う貧血
	悪性虫垂粘液瘤	悪性脳腫瘍	イートン・ランバート症候群
	延髄神経膠腫	下葉小細胞肺癌	下葉肺腺癌
	下葉肺大細胞癌	下葉肺扁平上皮癌	カルチノイド
	癌関連網膜症	癌性悪液質	癌性ニューロパチー
	癌性ニューロミオパチー	癌性貧血	癌性ミエロパチー
	肝弯曲部癌	気管支癌	橋神経膠腫
	胸膜播種	結腸脂肪肉腫	原発性脳腫瘍
	原発不明癌	膠芽腫	後頭葉悪性腫瘍
	後頭葉膠芽腫	後頭葉神経膠腫	膠肉腫
	後腹膜リンパ節転移	細気管支肺胞上皮癌	腫瘍随伴症候群
	上行結腸カルチノイド	上行結腸平滑筋肉腫	小細胞肺癌
	小脳膠芽腫	小脳神経膠腫	小脳髄芽腫
	上葉小細胞肺癌	上葉肺腺癌	上葉肺大細胞癌
	上葉肺扁平上皮癌	髄芽腫	星状芽細胞腫
	全身性転移性癌	前頭葉悪性腫瘍	前頭葉膠芽腫
	前頭葉神経膠腫	前頭葉退形成性星細胞腫	側頭葉悪性腫瘍
	側頭葉膠芽腫	側頭葉神経膠腫	側頭葉退形成性星細胞腫
	退形成性星細胞腫	大動脈周囲リンパ節転移	大脳悪性腫瘍
	大脳深部神経膠腫	多発性癌転移	多発性神経膠腫
	中脳神経膠腫	中葉小細胞肺癌	中葉肺腺癌
	中葉肺大細胞癌	中葉肺扁平上皮癌	腸骨リンパ節転移
	直腸癌穿孔	直腸脂肪肉腫	直腸平滑筋肉腫
	転移性骨腫瘍による大腿骨骨折	転移性腫瘍	頭頂葉悪性腫瘍
	頭頂葉膠芽腫	頭頂葉神経膠腫	乳腺腋窩尾部乳癌
	乳頭部乳癌	乳房境界部乳癌	乳房脂肪肉腫
	乳房パジェット病	乳輪部乳癌	脳幹悪性腫瘍
	脳幹膠芽腫	脳幹神経膠腫	脳幹部星細胞腫
	脳室悪性腫瘍	脳室上衣腫	肺芽腫
	肺カルチノイド	肺癌肉腫	肺癌による閉塞性肺炎
	肺腺癌	肺腺扁平上皮癌	肺腺様のう胞癌
	肺大細胞神経内分泌癌	肺肉腫	肺粘表皮癌
	肺胞上皮癌	肺未分化癌	肺門部小細胞癌
	肺門部腺癌	肺門部大細胞癌	肺門部扁平上皮癌
	肺門リンパ節転移	脾門部リンパ節転移	脾弯曲部癌
	盲腸カルチノイド		

効能効果に関連する使用上の注意

(1)治癒切除不能な進行・再発の結腸・直腸癌及び扁平上皮癌を除く切除不能な進行・再発の非小細胞肺癌の場合
①術後補助化学療法において，本剤の有効性及び安全性は確認されていない。
②【臨床成績】の項の内容を熟知し，本剤の有効性及び安全性を十分に理解した上で，適応患者の選択を行うこと。

(2)手術不能又は再発乳癌の場合
①術後補助化学療法において，本剤の有効性及び安全性は確認

されていない。

②延命効果は示されていない。

③【臨床成績】の項の内容を熟知し，本剤の有効性及び安全性を十分に理解した上で，HER2及びホルモン受容体の発現状況等を踏まえて本剤投与の必要性を検討し，適応患者の選択を行うこと。

(3)悪性神経膠腫の場合：【臨床成績】の項の内容を熟知し，本剤の有効性及び安全性を十分に理解した上で，治療歴，病理組織型等を踏まえて適応患者の選択を行うこと。

(4)卵巣癌の場合

①FIGO StageIII以上の卵巣癌患者に投与すること。

②【臨床成績】の項の内容を熟知し，本剤の有効性及び安全性を十分に理解した上で，適応患者の選択を行うこと。

用法用量

効能効果(1)の場合

他の抗悪性腫瘍剤との併用において，通常，成人にはベバシズマブ(遺伝子組換え)として1回5mg/kg(体重)又は10mg/kg(体重)を点滴静脈内注射する。投与間隔は2週間以上とする。

他の抗悪性腫瘍剤との併用において，通常，成人にはベバシズマブ(遺伝子組換え)として1回7.5mg/kg(体重)を点滴静脈内注射する。投与間隔は3週間以上とする。

効能効果(2)，(3)の場合：他の抗悪性腫瘍剤との併用において，通常，成人にはベバシズマブ(遺伝子組換え)として1回15mg/kg(体重)を点滴静脈内注射する。投与間隔は3週間以上とする。

効能効果(4)の場合：パクリタキセルとの併用において，通常，成人にはベバシズマブ(遺伝子組換え)として1回10mg/kg(体重)を点滴静脈内注射する。投与間隔は2週間以上とする。

効能効果(5)の場合：通常，成人にはベバシズマブ(遺伝子組換え)として1回10mg/kg(体重)を2週間間隔又は1回15mg/kg(体重)を3週間間隔で点滴静脈内注射する。なお，患者の状態により投与間隔は適宜延長すること。

用法用量に関連する使用上の注意

(1)治癒切除不能な進行・再発の結腸・直腸癌の場合，本剤は，フッ化ピリミジン系薬剤を含む他の抗悪性腫瘍剤との併用により投与すること。扁平上皮癌を除く切除不能な進行・再発の非小細胞肺癌の場合，本剤は白金系抗悪性腫瘍剤を含む他の抗悪性腫瘍剤との併用により，手術不能又は再発乳癌の場合，本剤はパクリタキセルとの併用により，初発悪性神経膠腫の場合，本剤は放射線照射及びテモゾロミドとの併用により，卵巣癌の場合，本剤はカルボプラチン及びパクリタキセルとの併用により開始すること。

本剤と併用する他の抗悪性腫瘍剤は，【臨床成績】の項の内容を熟知した上で，選択すること。

(2)併用する他の抗悪性腫瘍剤の添付文書を熟読すること。

(3)再発悪性神経膠腫以外における本剤単独投与での有効性及び安全性は確立していない。

(4)治癒切除不能な進行・再発の結腸・直腸癌の場合，本剤の用法用量は，【臨床成績】の項の内容を熟知した上で，本剤と併用する他の抗悪性腫瘍剤及び患者のがん化学療法歴に応じて選択すること。

(5)悪性神経膠腫の場合，本剤の用法用量は，【臨床成績】の項の内容を熟知した上で，患者の治療歴に応じて選択すること。

(6)卵巣癌の場合，他の抗悪性腫瘍剤との併用投与終了後も本剤単独投与を継続すること。

(7)注射液の調製法及び点滴時間

①本剤の投与時には必要量を注射筒で抜き取り，日局生理食塩液に添加して約100mLとする。初回投与時は90分かけて点滴静注する。

②初回投与の忍容性が良好であれば，2回目の投与は60分間で行っても良い。2回目の投与においても忍容性が良好であれば，それ以降の投与は30分間投与とすることができる。

警告

(1)本剤を含むがん化学療法は，緊急時に十分対応できる医療施設において，がん化学療法に十分な知識・経験を持つ医師のもとで，本療法が適切と判断される症例についてのみ実施すること。適応患者の選択にあたっては，本剤及び各併用薬剤の添付文書を参照して十分注意すること。また，治療開始に先立ち，患者又はその家族に有効性及び危険性を十分説明し，同意を得てから投与すること。

(2)消化管穿孔があらわれ，死亡に至る例が報告されている。本剤の投与中に，消化管穿孔と診断された場合は，本剤の投与を中止し，適切な処置を行い，以降，本剤を再投与しないこと。

(3)創傷治癒遅延による合併症(創し開，術後出血等)があらわれることがある。

①手術後の患者に本剤を投与する場合は，術創の状態を確認し，投与の可否を検討すること。大きな手術の術創が治癒していない場合は，治療上の有益性が危険性を上回ると判断される場合を除き，本剤を投与しないこと。

②本剤の投与中に創傷治癒遅延による合併症があらわれた場合は，創傷が治癒するまで本剤の投与を中止し，適切な処置を行うこと。

③本剤の投与終了後に手術を行う場合は，本剤の投与終了からその後の手術まで十分な期間をおくこと。

(4)本剤の投与により腫瘍関連出血のリスクが高まる可能性がある。脳腫瘍(脳転移を含む)を有する患者に本剤を投与した場合，脳出血があらわれるおそれがある。本剤の投与中に重度の出血があらわれた場合は，本剤の投与を中止し，適切な処置を行い，以降，本剤を再投与しないこと。

(5)本剤の投与により，肺出血(喀血)があらわれ，死亡に至る例が報告されている。観察を十分に行い，肺出血(喀血)があらわれた場合は，本剤の投与を中止し，適切な処置を行い，以降，本剤を再投与しないこと。

(6)脳血管発作，一過性脳虚血発作，心筋梗塞，狭心症，脳虚血，脳梗塞等の動脈血栓塞栓症があらわれ，死亡に至る例が報告されている。観察を十分に行い異常が認められた場合には，本剤の投与を中止し，適切な処置を行うこと。動脈血栓塞栓症があらわれた患者には，本剤を再投与しないこと。

(7)高血圧性脳症又は高血圧性クリーゼがあらわれ，死亡に至る例が報告されている。これらの事象があらわれた場合は，本剤の投与を中止し，適切な処置を行うこと。このような患者には，以降，本剤を再投与しないこと。また，本剤の投与期間中は血圧を定期的に測定すること。

(8)可逆性後白質脳症症候群があらわれることがある。可逆性後白質脳症症候群が疑われた場合は，本剤の投与を中止し，適切な処置を行うこと。

禁忌

(1)本剤の成分に対し過敏症の既往歴のある患者

(2)喀血(2.5mL以上の鮮血の喀出)の既往のある患者

アービタックス注射液100mg　規格：100mg20mL1瓶[36920円/瓶]

セツキシマブ(遺伝子組換え)　メルクセローノ　429

【効 能 効 果】

EGFR陽性の治癒切除不能な進行・再発の結腸・直腸癌

頭頸部癌

【対応標準病名】

◎	咽頭癌	咽頭上皮内癌	下咽頭癌
	下咽頭後部癌	下顎歯肉癌	下顎歯肉頬移行部癌
	顎下腺癌	下口唇基底細胞癌	下口唇皮膚癌
	下口唇有棘細胞癌	下唇癌	下唇赤唇部癌
	癌	頬粘膜癌	頬粘膜上皮内癌
	頚皮膚上皮内癌	頚部癌	頚部基底細胞癌
	頚部転移性腺癌	頚部皮膚癌	頚部有棘細胞癌
	結腸癌	口蓋癌	口蓋上皮内癌
	口蓋垂癌	口腔癌	口腔上皮内癌
	口腔前庭癌	口腔底癌	口腔底上皮内癌
	硬口蓋癌	甲状腺癌	甲状腺癌骨転移
	甲状腺髄様癌	甲状腺乳頭癌	甲状腺未分化癌

	甲状腺濾胞癌	口唇癌	口唇境界部癌
	口唇上皮内癌	口唇赤唇部癌	口唇皮膚上皮内癌
	口底癌	口底上皮内癌	喉頭蓋癌
	喉頭蓋前面癌	喉頭蓋谷癌	喉頭癌
	喉頭上皮内癌	耳下腺癌	篩骨洞癌
	歯肉癌	歯肉上皮内癌	上咽頭癌
	上咽頭後壁癌	上咽頭上壁癌	上咽頭前壁癌
	上咽頭側壁癌	上顎歯肉癌	上顎歯肉頬移行部癌
	上顎洞癌	上顎洞上皮内癌	上口唇基底細胞癌
	上口唇皮膚癌	上口唇有棘細胞癌	上唇癌
	上唇赤唇部癌	小唾液腺癌	唇交連癌
	正中型口腔底癌	正中型口底癌	声門下癌
	声門癌	声門上癌	舌縁癌
	舌下腺癌	舌下面癌	舌下面上皮内癌
	舌癌	舌根部癌	舌上皮内癌
	舌尖癌	舌背癌	側方型口腔底癌
	側方型口底癌	大唾液腺癌	唾液腺癌
	中咽頭癌	中咽頭後壁癌	中咽頭側壁癌
	直腸癌	転移性口腔癌	転移性舌癌
	転移性鼻腔癌	頭頚部癌	頭皮上皮内癌
	頭部基底細胞癌	頭部皮膚癌	頭部有棘細胞癌
	軟口蓋癌	鼻咽腔癌	鼻腔癌
	副甲状腺癌	副鼻腔癌	扁桃窩癌
	扁桃癌	梨状陥凹癌	輪状後部癌
○	KIT（CD117）陽性結腸消化管間質腫瘍	KIT（CD117）陽性直腸消化管間質腫瘍	KRAS遺伝子野生型結腸癌
	KRAS遺伝子野生型直腸癌	遺伝性大腸癌	遺伝性非ポリポーシス大腸癌
	下顎部メルケル細胞癌	顎下部悪性腫瘍	眼角基底細胞癌
	眼角皮膚癌	眼角有棘細胞癌	眼瞼メルケル細胞癌
	顔面メルケル細胞癌	頬部メルケル細胞癌	頚部メルケル細胞癌
	結腸消化管間質腫瘍	口唇メルケル細胞癌	項部メルケル細胞癌
	耳介メルケル細胞癌	前額部メルケル細胞癌	大腸癌
	直腸Ｓ状結腸癌	直腸消化管間質腫瘍	転移性篩骨洞癌
	転移性上顎洞癌	転移性前頭洞癌	転移性蝶形骨洞癌
	転移性副鼻腔癌	頭部メルケル細胞癌	
△あ	S状結腸癌	悪性エナメル上皮腫	悪性下垂体腫瘍
	悪性褐色細胞腫	悪性顆粒細胞腫	悪性間葉腫
	悪性グロームス腫瘍	悪性血管外皮腫	悪性甲状腺腫
	悪性骨腫瘍	悪性腫瘍	悪性神経膠腫
	悪性髄膜腫	悪性脊髄髄膜腫	悪性線維性組織球腫
	悪性頭蓋咽頭腫	悪性脳腫瘍	悪性末梢神経鞘腫
	鞍上部胚細胞腫瘍	咽頭腫瘍	咽頭肉腫
	エクリン汗孔癌	延髄神経膠腫	延髄星細胞腫
か	横行結腸癌	横紋筋肉腫	外耳道癌
	外耳道ボーエン病	海綿芽細胞腫	回盲部癌
	下咽頭肉腫	下咽頭披裂喉頭蓋ひだ癌	下顎悪性エナメル上皮腫
	下顎骨悪性腫瘍	下顎骨骨肉腫	下顎部横紋筋肉腫
	下顎部基底細胞癌	下顎部皮膚癌	下顎部ボーエン病
	下顎部有棘細胞癌	下眼瞼基底細胞癌	下眼瞼皮膚癌
	下眼瞼ボーエン病	下眼瞼有棘細胞癌	角膜の悪性腫瘍
	下行結腸癌	下口唇ボーエン病	仮声帯癌
	滑膜腫	滑膜肉腫	眼窩悪性腫瘍
	眼窩横紋筋肉腫	眼角皮膚上皮内癌	眼窩神経芽腫
	癌関連網膜症	眼瞼脂腺癌	眼瞼皮膚上皮内癌
	眼瞼皮膚の悪性腫瘍	癌性悪液質	癌性ニューロパチー
	癌性ニューロミオパチー	癌性貧血	癌性ミエロパチー
	癌性リンパ管症	汗腺癌	顔面悪性腫瘍
	顔面横紋筋肉腫	顔面基底細胞癌	顔面脂腺癌
	顔面皮膚癌	顔面皮膚上皮内癌	顔面ボーエン病
	顔面有棘細胞癌	顔面隆起性皮膚線維肉腫	基底細胞癌
	臼後部癌	嗅神経芽腫	嗅神経上皮腫

	橋神経膠腫	頬部横紋筋肉腫	頬部基底細胞癌
	頬部血管肉腫	頬部皮膚癌	頬部ボーエン病
	頬部有棘細胞癌	頬部隆起性皮膚線維肉腫	胸膜播種
	クロム親和性芽細胞腫	頚動脈小体悪性腫瘍	頚部悪性腫瘍
	頚部悪性線維性組織球腫	頚部悪性軟部腫瘍	頚部横紋筋肉腫
	頚部滑膜肉腫	頚部血管肉腫	頚部原発腫瘍
	頚部脂腺癌	頚部脂肪肉腫	頚部食道癌
	頚部転移性腫瘍	頚部肉腫	頚部皮膚悪性腫瘍
	頚部ボーエン病	頚部隆起性皮膚線維肉腫	血管肉腫
	結腸脂肪肉腫	結膜の悪性腫瘍	原始神経外胚葉腫瘍
	原線維性星細胞腫	原発性骨腫瘍	原発性脳腫瘍
	原発不明癌	口蓋弓癌	膠芽腫
	口腔悪性黒色腫	甲状腺悪性腫瘍	甲状軟骨の悪性腫瘍
	口唇皮膚悪性腫瘍	後頭葉悪性腫瘍	後頭葉膠芽腫
	後頭葉神経膠腫	膠肉腫	項部基底細胞癌
	項部皮膚癌	項部ボーエン病	項部有棘細胞癌
	肛門悪性黒色腫	肛門癌	肛門管癌
	肛門部癌	肛門扁平上皮癌	骨悪性線維性組織球腫
	骨原性肉腫	骨線維肉腫	骨軟骨肉腫
さ	骨肉腫	骨膜性骨肉腫	鰓原性癌
	耳介癌	耳介ボーエン病	耳下部肉腫
	耳管癌	色素性基底細胞癌	視床下部星細胞腫
	視床星細胞腫	視神経膠腫	脂腺癌
	耳前部基底細胞癌	耳前部皮膚癌	耳前部ボーエン病
	耳前部有棘細胞癌	脂肪肉腫	斜台部脊索腫
	腫瘍随伴症候群	上衣芽細胞腫	上衣腫
	上咽頭脂肪肉腫	上顎悪性エナメル上皮腫	上顎癌
	上顎結節部癌	上顎骨悪性腫瘍	上顎骨骨肉腫
	上眼瞼基底細胞癌	上眼瞼皮膚癌	上眼瞼ボーエン病
	上眼瞼有棘細胞癌	上行結腸癌	上行結腸平滑筋肉腫
	上口唇ボーエン病	上皮腫	痔瘻癌
	神経芽腫	神経膠腫	神経線維肉腫
	髄膜癌腫症	星細胞腫	星状芽細胞腫
	脊索腫	舌脂肪肉腫	線維脂肪肉腫
	線維肉腫	前額部基底細胞癌	前額部皮膚癌
	前額部ボーエン病	前額部有棘細胞癌	全身性転移性癌
	前頭洞癌	前頭葉悪性腫瘍	前頭葉膠芽腫
	前頭葉神経膠腫	前頭葉星細胞腫	前頭葉退形成性星細胞腫
	側頭部転移性腫瘍	側頭葉悪性腫瘍	側頭葉膠芽腫
	側頭葉神経膠腫	側頭葉星細胞腫	側頭葉退形成性星細胞腫
た	側頭葉毛様細胞性星細胞腫	第４脳室上衣腫	退形成性星細胞腫
	胎児性癌	大腸カルチノイド	大腸肉腫
	大腸粘液癌	大脳悪性腫瘍	大脳深部神経膠腫
	多発性癌転移	多発性神経膠腫	淡明細胞肉腫
	中咽頭肉腫	中耳悪性腫瘍	虫垂癌
	中脳神経膠腫	蝶形骨洞癌	聴神経膠腫
	直腸悪性黒色腫	直腸カルチノイド	直腸癌術後再発
	直腸癌穿孔	直腸脂肪肉腫	直腸平滑筋肉腫
	転移性黒色腫	転移性腫瘍	転移性消化器腫瘍
	転移性扁平上皮癌	頭蓋骨悪性腫瘍	頭蓋骨骨肉腫
	頭蓋底骨肉腫	頭蓋底脊索腫	頭蓋内胚細胞腫瘍
	頭蓋部脊索腫	頭頂葉悪性腫瘍	頭頂葉膠芽腫
	頭頂葉神経膠腫	頭頂葉星細胞腫	頭部悪性線維性組織球腫
	頭部横紋筋肉腫	頭部滑膜肉腫	頭部血管肉腫
	頭部脂腺癌	頭部脂肪肉腫	頭部軟部組織悪性腫瘍
な	頭部ボーエン病	頭部隆起性皮膚線維肉腫	内耳癌
	内胚葉洞腫瘍	軟骨肉腫	軟部悪性巨細胞腫
	軟部組織悪性腫瘍	肉腫	脳幹悪性腫瘍
	脳幹膠芽腫	脳幹神経膠腫	脳幹部星細胞腫

は	脳室悪性腫瘍	脳室上衣腫	脳神経悪性腫瘍
	脳胚細胞腫瘍	胚細胞腫	馬尾上衣腫
	鼻尖基底細胞癌	鼻前庭癌	鼻尖皮膚癌
	鼻尖ボーエン病	鼻尖有棘細胞癌	鼻中隔癌
	鼻背基底細胞癌	鼻背皮膚癌	鼻背ボーエン病
	鼻背有棘細胞癌	皮膚悪性腫瘍	皮膚悪性線維性組織球腫
	皮膚癌	鼻部基底細胞癌	皮膚脂肪肉腫
	皮膚上皮内癌	皮膚線維肉腫	鼻部皮膚癌
	皮膚付属器癌	鼻部ボーエン病	鼻部有棘細胞癌
	びまん性星細胞腫	鼻翼基底細胞癌	鼻翼皮膚癌
	鼻翼ボーエン病	鼻翼有棘細胞癌	披裂喉頭蓋ひだ下咽頭面癌
	披裂喉頭蓋ひだ喉頭面癌	副咽頭間隙悪性腫瘍	副甲状腺悪性腫瘍
	ぶどう膜悪性黒色腫	平滑筋肉腫	辺縁系脳炎
	扁桃肉腫	傍骨性骨肉腫	紡錘形細胞肉腫
	胞巣状軟部肉腫	乏突起神経膠腫	ボーエン病
ま	末期癌	末梢神経悪性腫瘍	脈絡膜悪性黒色腫
	脈絡膜転移癌	メルケル細胞癌	盲腸癌
	毛包癌	網膜芽細胞腫	網膜膠腫
や	毛様細胞性星細胞腫	毛様体悪性腫瘍	ユーイング肉腫
ら	有棘細胞癌	卵巣癌全身転移	隆起性皮膚線維肉腫
	リンパ管肉腫	類上皮肉腫	

効能効果に関連する使用上の注意

(1)術後補助化学療法としての本剤の有効性及び安全性は確立していない。

(2)EGFR 陽性の治癒切除不能な進行・再発の結腸・直腸癌に対する本剤の使用に際しては KRAS 遺伝子変異の有無を考慮した上で，適応患者の選択を行うこと。

(3)「臨床成績」の項の内容を熟知し，本剤の有効性及び安全性を十分に理解した上で，適応患者の選択を行うこと。

用法用量　通常，成人には週 1 回，セツキシマブ(遺伝子組換え)として，初回は 400mg/m^2(体表面積)を 2 時間かけて，2 回目以降は 250mg/m^2(体表面積)を 1 時間かけて点滴静注する。なお，患者の状態により適宜減量する。

用法用量に関連する使用上の注意

(1)EGFR 陽性の治癒切除不能な進行・再発の結腸・直腸癌では，オキサリプラチン及びフッ化ピリミジン系薬剤を含む化学療法が無効となった患者に対するイリノテカン塩酸塩水和物との併用において，本剤の上乗せによる延命効果は検証されていない。

(2)EGFR 陽性の治癒切除不能な進行・再発の結腸・直腸癌では，本剤と放射線療法との併用における有効性及び安全性は確立していない。

(3)頭頸部癌では，本剤は放射線療法又は他の抗悪性腫瘍剤と併用すること。

(4)本剤投与時にあらわれることがある infusion reaction を軽減させるため，本剤の投与前に抗ヒスタミン剤の前投薬を行うこと。さらに，本剤投与前に副腎皮質ホルモン剤を投与すると，infusion reaction が軽減されることがある。

(5)重度(Grade3 以上[注])の infusion reaction が発現した場合には，本剤の投与を直ちに中止し，再投与しないこと。軽度～中等度(Grade1-2[注])の infusion reaction が発現した場合には，投与速度を減速し，その後の全ての投与においても減速した投与速度で投与すること。投与速度を減速した後に再度 infusion reaction が発現した場合には，直ちに投与を中止し，再投与しないこと。

(6)重度(Grade3 以上[注])の皮膚症状が発現した場合には，次表に従い本剤の用量を調節すること。

＜用量調節の目安＞

Grade3 以上[注]の皮膚症状の発現回数	本剤の投与	投与延期後の状態	本剤の用量調節
初回発現時	投与延期	Grade2[注]以下に回復	A：200mg/m^{2}で投与継続 B：250mg/m^{2}で投与継続
		回復せず	投与中止
2 回目の発現時	投与延期	Grade2[注]以下に回復	A：150mg/m^{2}で投与継続 B：200mg/m^{2}で投与継続
		回復せず	投与中止
3 回目の発現時	投与延期	Grade2[注]以下に回復	A：投与中止 B：150mg/m^{2}で投与継続
		回復せず	投与中止
4 回目の発現時	投与中止		

A：放射線療法との併用の場合，B：放射線療法との併用以外の場合

(7)注射液の調製方法及び投与速度：本剤の投与時には必要量を注射筒で抜き取り，点滴バッグ等を用い日局生理食塩液で希釈してあるいは希釈せずに，10mg/分以下の投与速度で，初回投与時は 2 時間，2 回目以降は 1 時間かけて静脈内注射すること。投与終了後は本剤投与時と同じ投与速度でラインを日局生理食塩液にてフラッシュすること。

注)Grade は NCI-CTC に準じる。

警告

(1)本剤は，緊急時に十分対応できる医療施設において，がん化学療法に十分な知識・経験を持つ医師のもとで，本剤が適切と判断される症例についてのみ投与すること。また，治療開始に先立ち，患者又はその家族に有効性及び危険性を十分説明し，同意を得てから投与すること。

(2)重度の infusion reaction が発現し，死亡に至る例が報告されている。症状としては，気管支痙攣，蕁麻疹，低血圧，意識消失，ショックがあらわれ，心筋梗塞，心停止も報告されている。これらの症状は本剤の初回投与中又は投与終了後 1 時間以内に観察されているが，投与数時間後又は 2 回目以降の本剤投与でも発現することがあるので，患者の状態を十分に確認しながら慎重に投与すること。また，重度の infusion reaction が発現した場合は，本剤の投与を直ちに中止し，再投与しないこと。

なお，本剤使用にあたっては添付文書を熟読すること。

禁忌　本剤の成分に対し重篤な過敏症の既往歴のある患者

アピドラ注100単位/mL　規格：100単位1mLバイアル[391円/mLV]
アピドラ注カート　規格：300単位1筒[1642円/筒]
アピドラ注ソロスター　規格：300単位1キット[2301円/キット]
インスリングルリジン(遺伝子組換え)　サノフィ　249

【効能効果】

インスリン療法が適応となる糖尿病

【対応標準病名】

◎	糖尿病		
○	1 型糖尿病	1 型糖尿病・眼合併症あり	1 型糖尿病・関節合併症あり
	1 型糖尿病・ケトアシドーシス合併あり	1 型糖尿病・昏睡合併あり	1 型糖尿病・腎合併症あり
	1 型糖尿病・神経学的合併症あり	1 型糖尿病・多発糖尿病性合併症あり	1 型糖尿病・糖尿病性合併症あり
	1 型糖尿病・糖尿病性合併症なし	1 型糖尿病・末梢循環合併症あり	1 型糖尿病黄斑症
	1 型糖尿病性アシドーシス	1 型糖尿病性アセトン血症	1 型糖尿病性胃腸症
	1 型糖尿病性壊疽	1 型糖尿病性黄斑浮腫	1 型糖尿病性潰瘍
	1 型糖尿病性眼筋麻痺	1 型糖尿病性肝障害	1 型糖尿病性関節症
	1 型糖尿病性筋萎縮症	1 型糖尿病性血管障害	1 型糖尿病性ケトアシドーシス
	1 型糖尿病性高コレステロール血症	1 型糖尿病性虹彩炎	1 型糖尿病性骨症
	1 型糖尿病性昏睡	1 型糖尿病性自律神経ニューロパチー	1 型糖尿病性神経因性膀胱
	1 型糖尿病性神経痛	1 型糖尿病性腎硬化症	1 型糖尿病性腎症
	1 型糖尿病性腎症第 1 期	1 型糖尿病性腎症第 2 期	1 型糖尿病性腎症第 3 期

	1型糖尿病性腎症第3期A	1型糖尿病性腎症第3期B	1型糖尿病性腎症第4期
	1型糖尿病性腎症第5期	1型糖尿病性腎不全	1型糖尿病性水疱
	1型糖尿病性精神障害	1型糖尿病性そう痒症	1型糖尿病性多発ニューロパチー
	1型糖尿病性単ニューロパチー	1型糖尿病性中心性網膜症	1型糖尿病性低血糖性昏睡
	1型糖尿病性動脈硬化症	1型糖尿病性動脈閉塞症	1型糖尿病性ニューロパチー
	1型糖尿病性白内障	1型糖尿病性皮膚障害	1型糖尿病性浮腫性硬化症
	1型糖尿病性末梢血管症	1型糖尿病性末梢血管障害	1型糖尿病性末梢神経障害
	1型糖尿病性網膜症	2型糖尿病	2型糖尿病・眼合併症あり
	2型糖尿病・関節合併症あり	2型糖尿病・ケトアシドーシス合併あり	2型糖尿病・昏睡合併あり
	2型糖尿病・腎合併症あり	2型糖尿病・神経学的合併症あり	2型糖尿病・多発糖尿病性合併症あり
	2型糖尿病・糖尿病性合併症あり	2型糖尿病・糖尿病性合併症なし	2型糖尿病・末梢循環合併症あり
	2型糖尿病黄斑症	2型糖尿病性アシドーシス	2型糖尿病性アセトン血症
	2型糖尿病性壊疽	2型糖尿病性黄斑浮腫	2型糖尿病性潰瘍
	2型糖尿病性眼筋麻痺	2型糖尿病性肝障害	2型糖尿病性関節症
	2型糖尿病性筋萎縮症	2型糖尿病性血管障害	2型糖尿病性ケトアシドーシス
	2型糖尿病性高コレステロール血症	2型糖尿病性虹彩炎	2型糖尿病性骨症
	2型糖尿病性昏睡	2型糖尿病性自律神経ニューロパチー	2型糖尿病性神経因性膀胱
	2型糖尿病性神経痛	2型糖尿病性腎硬化症	2型糖尿病性腎症
	2型糖尿病性腎症第1期	2型糖尿病性腎症第2期	2型糖尿病性腎症第3期
	2型糖尿病性腎症第3期A	2型糖尿病性腎症第3期B	2型糖尿病性腎症第4期
	2型糖尿病性腎症第5期	2型糖尿病性腎不全	2型糖尿病性水疱
	2型糖尿病性精神障害	2型糖尿病性そう痒症	2型糖尿病性多発ニューロパチー
	2型糖尿病性単ニューロパチー	2型糖尿病性中心性網膜症	2型糖尿病性低血糖性昏睡
	2型糖尿病性動脈硬化症	2型糖尿病性動脈閉塞症	2型糖尿病性ニューロパチー
	2型糖尿病性白内障	2型糖尿病性皮膚障害	2型糖尿病性浮腫性硬化症
	2型糖尿病性末梢血管症	2型糖尿病性末梢血管障害	2型糖尿病性末梢神経障害
あ	2型糖尿病性ミオパチー	2型糖尿病性網膜症	安定型糖尿病
	インスリン抵抗性糖尿病	インスリンレセプター異常症	ウイルス性糖尿病
	ウイルス性糖尿病・眼合併症あり	ウイルス性糖尿病・ケトアシドーシス合併あり	ウイルス性糖尿病・昏睡合併あり
	ウイルス性糖尿病・腎合併症あり	ウイルス性糖尿病・神経学的合併症あり	ウイルス性糖尿病・多発糖尿病性合併症あり
	ウイルス性糖尿病・糖尿病性合併症あり	ウイルス性糖尿病・糖尿病性合併症なし	ウイルス性糖尿病・末梢循環合併症あり
か	栄養不良関連糖尿病	緩徐進行1型糖尿病	緩徐進行1型糖尿病・眼合併症あり
	緩徐進行1型糖尿病・関節合併症あり	緩徐進行1型糖尿病・ケトアシドーシス合併あり	緩徐進行1型糖尿病・昏睡合併あり
	緩徐進行1型糖尿病・腎合併症あり	緩徐進行1型糖尿病・神経学的合併症あり	緩徐進行1型糖尿病・多発糖尿病性合併症あり
	緩徐進行1型糖尿病・糖尿病性合併症なし	緩徐進行1型糖尿病・末梢循環合併症あり	キンメルスチール・ウイルソン症候群
	劇症1型糖尿病	高血糖高浸透圧症候群	高浸透圧性非ケトン性昏睡
さ	若年2型糖尿病	膵性糖尿病	膵性糖尿病・眼合併症あり
	膵性糖尿病・ケトアシドーシス合併あり	膵性糖尿病・昏睡合併あり	膵性糖尿病・腎合併症あり
	膵性糖尿病・神経学的合併症あり	膵性糖尿病・多発糖尿病性合併症あり	膵性糖尿病・糖尿病性合併症あり
	膵性糖尿病・糖尿病性合併症なし	膵性糖尿病・末梢循環合併症あり	ステロイド糖尿病
	ステロイド糖尿病・眼合併症あり	ステロイド糖尿病・ケトアシドーシス合併あり	ステロイド糖尿病・昏睡合併あり
	ステロイド糖尿病・腎合併症あり	ステロイド糖尿病・神経学的合併症あり	ステロイド糖尿病・多発糖尿病性合併症あり
	ステロイド糖尿病・糖尿病性合併症あり	ステロイド糖尿病・糖尿病性合併症なし	ステロイド糖尿病・末梢循環合併症あり
	増殖性糖尿病性網膜症	増殖性糖尿病性網膜症・1型糖尿病	増殖性糖尿病性網膜症・2型糖尿病
た	糖尿病・糖尿病性合併症なし	糖尿病黄斑症	糖尿病黄斑浮腫
	糖尿病合併症	糖尿病性アシドーシス	糖尿病性アセトン血症
	糖尿病性壊疽	糖尿病性潰瘍	糖尿病性眼筋麻痺
	糖尿病性肝障害	糖尿病性関節症	糖尿病性筋萎縮症
	糖尿病性血管障害	糖尿病性ケトアシドーシス	糖尿病性高コレステロール血症
	糖尿病性虹彩炎	糖尿病性骨症	糖尿病性昏睡
	糖尿病性自律神経ニューロパチー	糖尿病性神経因性膀胱	糖尿病性神経痛
	糖尿病性腎硬化症	糖尿病性腎症	糖尿病性腎不全
	糖尿病性水疱	糖尿病性精神障害	糖尿病性そう痒症
	糖尿病性多発ニューロパチー	糖尿病性単ニューロパチー	糖尿病性中心性網膜症
	糖尿病性低血糖性昏睡	糖尿病性動脈硬化症	糖尿病性動脈閉塞症
	糖尿病性ニューロパチー	糖尿病性白内障	糖尿病性皮膚障害
	糖尿病性浮腫性硬化症	糖尿病性末梢血管症	糖尿病性末梢血管障害
な	糖尿病性末梢神経障害	糖尿病網膜症	二次性糖尿病
	二次性糖尿病・眼合併症あり	二次性糖尿病・ケトアシドーシス合併あり	二次性糖尿病・昏睡合併あり
	二次性糖尿病・腎合併症あり	二次性糖尿病・神経学的合併症あり	二次性糖尿病・多発糖尿病性合併症あり
	二次性糖尿病・糖尿病性合併症あり	二次性糖尿病・糖尿病性合併症なし	二次性糖尿病・末梢循環合併症あり
や	不安定型糖尿病	薬剤性糖尿病	薬剤性糖尿病・眼合併症あり
	薬剤性糖尿病・ケトアシドーシス合併あり	薬剤性糖尿病・昏睡合併あり	薬剤性糖尿病・腎合併症あり
	薬剤性糖尿病・神経学的合併症あり	薬剤性糖尿病・多発糖尿病性合併症あり	薬剤性糖尿病・糖尿病性合併症あり
	薬剤性糖尿病・糖尿病性合併症なし	薬剤性糖尿病・末梢循環合併症あり	
△	1型糖尿病合併妊娠	インスリンショック	化学的糖尿病
	新生児一過性糖尿病	新生児糖尿病	潜在性糖尿病
	低血糖昏睡	糖尿病母体児	妊娠中の糖尿病
	妊娠糖尿病	妊娠糖尿病母体児症候群	非糖尿病性低血糖性昏睡
	ぶどう糖負荷試験異常		

効能効果に関連する使用上の注意　糖尿病の診断が確立した患者に対してのみ適用を考慮すること。
糖尿病以外にも耐糖能異常や尿糖陽性を呈する糖尿病類似の病態(腎性糖尿，甲状腺機能異常等)があることに留意すること。

用法用量

〔アピドラ注100単位/mL〕：通常，成人では1回2～20単位を毎食直前に皮下注射するが，中間型又は持効型溶解インスリン製剤と併用することがある。投与量は，患者の症状及び検査所見に応じて適宜増減するが，中間型又は持効型溶解インスリン製剤の投与量を含めた維持量としては通常1日4～100単位である。必要に応じポータブルインスリン用輸液ポンプを用いて投与する。
〔アピドラ注カート〕：通常，成人では1回2～20単位を毎食直前にインスリンペン型注入器を用いて皮下注射するが，中間型又は持効型溶解インスリン製剤と併用することがある。投与量は，患者の症状及び検査所見に応じて適宜増減するが，中間型又は持効型溶解インスリン製剤の投与量を含めた維持量としては通常1日4～100単位である。
〔アピドラ注ソロスター〕：通常，成人では1回2～20単位を毎食直前に皮下注射するが，中間型又は持効型溶解インスリン製剤と併用することがある。投与量は，患者の症状及び検査所見に応じて適宜増減するが，中間型又は持効型溶解インスリン製剤の投与量を含めた維持量としては通常1日4～100単位である。

用法用量に関連する使用上の注意

(1)本剤の血糖降下作用は速効型インスリンと同等であるが，作用発現は速効型インスリン製剤より速い。本剤は食直前(15分以内)に投与すること。
(2)経口血糖降下剤から本剤に変更する場合及び経口血糖降下剤と併用する場合
①投与にあたっては低用量から開始するなど，本剤の作用特性を考慮の上投与すること。
②経口血糖降下剤と併用する場合は，経口血糖降下剤の投与量及び投与スケジュールの調整が必要になることがある。
(3)〔アピドラ注100単位/mLのみ〕ポータブルインスリン用輸液ポンプを用いる場合，本剤を希釈液や他のインスリン製剤と混合しないこと。

禁忌
(1)低血糖症状を呈している患者
(2)本剤の成分に対し過敏症の既往歴のある患者

アプニション静注15mg　規格：15mg3mL1管[146円/管]
アミノフィリン水和物　エーザイ　211

【効能効果】

早産・低出生体重児における原発性無呼吸(未熟児無呼吸発作)

【対応標準病名】

◎	早産児	低出生体重児	未熟児無呼吸発作
○	極低出産体重児	極低出生体重児	新生児原発性睡眠時無呼吸
	新生児呼吸不全	新生児チアノーゼ発作	新生児特発呼吸障害
	新生児無気肺	新生児無呼吸発作	超低出産体重児
	超低出生体重児	低出産体重児	妊娠28週以上で37週未満で出生した児
	妊娠28週未満で出生した児	未熟肺	無呼吸発作
△	異常呼吸	新生児鼻翼呼吸	先天性喘鳴
	続発性無気肺	部分無気肺	未熟児くる病

効能効果に関連する使用上の注意　本剤は原発性無呼吸に対する治療薬であるので，本剤投与前に二次性無呼吸の除外診断を行う。二次性無呼吸を呈する患者には，原疾患に応じ適切な処置を行うこと。

用法用量　アミノフィリン水和物として，初回投与量を4～6mg/kg(本剤0.8～1.2mL/kg)，維持投与量2～6mg/kg/日(本剤0.4～1.2mL/kg/日)を1日2～3回に分けて，緩徐に静脈内注射する。なお，臨床症状，血中濃度に応じて適宜増減する。

用法用量に関連する使用上の注意　適宜増減の際にはテオフィリン有効血中濃度の上限である15μg/mLを超えないよう注意すること。また，血中濃度の上限付近でも治療に反応しない場合は，投与を中止し，他の治療法への切り替えを考慮すること。

禁忌　本剤又は他のキサンチン系薬剤に対し重篤な副作用の既往歴のある患者

アブラキサン点滴静注用100mg　規格：100mg1瓶[58610円/瓶]
パクリタキセル　大鵬薬品　424

【効能効果】

乳癌，胃癌，非小細胞肺癌，治癒切除不能な膵癌

【対応標準病名】

◎	胃癌	膵癌	乳癌
	非小細胞肺癌		
○	ALK融合遺伝子陽性非小細胞肺癌	EGFR遺伝子変異陽性非小細胞肺癌	KIT(CD117)陽性胃消化管間質腫瘍
	VIP産生腫瘍	悪性インスリノーマ	悪性ガストリノーマ
	悪性グルカゴノーマ	悪性膵内分泌腫瘍	悪性ソマトスタチノーマ
	胃癌・HER2過剰発現	胃管癌	胃消化管間質腫瘍
	胃小弯部癌	胃進行癌	胃前庭部癌
	胃大弯部癌	炎症性乳癌	下葉肺癌
	下葉非小細胞肺癌	気管支癌	原発性肺癌
	細気管支肺胞上皮癌	残胃癌	術後乳癌
	上葉肺癌	上葉非小細胞肺癌	進行乳癌
	膵芽腫	膵管癌	膵管内管状腺癌
	膵管内乳頭粘液性腺癌	膵頚部癌	膵脂肪肉腫
	膵漿液性のう胞腺癌	膵腺房細胞癌	膵体尾部癌
	膵体部癌	膵頭部カルチノイド	膵頭部癌
	膵粘液性のう胞腺癌	膵尾部癌	スキルス胃癌
	胆のう神経内分泌癌	中葉肺癌	中葉非小細胞肺癌
	乳癌骨転移	乳癌再発	乳癌皮膚転移
	乳房下外側部乳癌	乳房下内側部乳癌	乳房上外側部乳癌
	乳房上内側部乳癌	乳房中央部乳癌	肺癌
	肺腺癌	肺腺扁平上皮癌	肺腺様のう胞癌
	肺大細胞癌	肺大細胞神経内分泌癌	肺粘表皮癌
	肺扁平上皮癌	肺胞上皮癌	肺門部肺癌
	肺門部非小細胞癌	噴門癌	
△ あ	悪性末梢神経鞘腫	鞍上部胚細胞腫瘍	胃悪性間葉系腫瘍
	胃癌骨転移	胃癌末期	胃原発絨毛癌
	胃脂肪肉腫	胃重複癌	胃体部癌
	胃底部癌	胃胚細胞腫瘍	胃平滑筋肉腫
	胃幽門部癌	陰茎パジェット病	陰のうパジェット病
か	延髄星細胞腫	回腸カルチノイド	下顎骨骨肉腫
	下顎部横紋筋肉腫	下眼瞼基底細胞癌	下眼瞼皮膚癌
	下眼瞼有棘細胞癌	下口唇基底細胞癌	下口唇皮膚癌
	下口唇有棘細胞癌	下葉小細胞肺癌	下葉肺腺癌
	下葉肺大細胞癌	下葉肺扁平上皮癌	眼窩横紋筋肉腫
	癌関連網膜症	肝細胞癌破裂	顔面横紋筋肉腫
	頬部横紋筋肉腫	頬部血管肉腫	胸膜播種
	空腸カルチノイド	頚部悪性線維性組織球腫	頚部悪性軟部腫瘍
	頚部横紋筋肉腫	頚部滑膜肉腫	頚部基底細胞癌
	頚部血管肉腫	頚部脂腺癌	頚部皮膚癌
	頚部有棘細胞癌	頚部隆起性皮膚線維肉腫	原線維性星細胞腫
	肩部悪性線維性組織球腫	肩部横紋筋肉腫	肩部滑膜肉腫
	肩部線維肉腫	肩部淡明細胞肉腫	肩部胞巣状軟部肉腫
	後頭葉膠芽腫	後頭葉神経膠腫	膠肉腫
	項部基底細胞癌	後腹膜悪性線維性組織球腫	後腹膜横紋筋肉腫
	後腹膜血管肉腫	後腹膜線維肉腫	後腹膜胚細胞腫瘍
	後腹膜平滑筋肉腫	後腹膜リンパ節転移	項部皮膚癌
さ	項部有棘細胞癌	子宮癌肉腫	子宮平滑筋肉腫
	視床下部星細胞腫	視床星細胞腫	斜台部脊索腫
	縦隔胚細胞腫瘍	縦隔卵黄のう腫瘍	十二指腸悪性ガストリノーマ
	十二指腸悪性ソマトスタチノーマ	十二指腸神経内分泌癌	手関節部滑膜肉腫
	手部悪性線維性組織球腫	手部横紋筋肉腫	手部滑膜肉腫
	手部淡明細胞肉腫	手部類上皮肉腫	上顎骨骨肉腫
	松果体胚細胞腫瘍	松果体部膠芽腫	上眼瞼基底細胞癌
	上眼瞼皮膚癌	上眼瞼有棘細胞癌	上口唇基底細胞癌
	上口唇皮膚癌	上口唇有棘細胞癌	小細胞肺癌
	小腸カルチノイド	小腸平滑筋肉腫	上葉小細胞肺癌
	上葉肺腺癌	上葉肺大細胞癌	上葉肺扁平上皮癌
	上腕悪性線維性組織球腫	上腕悪性軟部腫瘍	上腕横紋筋肉腫
	上腕滑膜肉腫	上腕線維肉腫	上腕淡明細胞肉腫
	上腕胞巣状軟部肉腫	上腕類上皮肉腫	食道悪性間葉系腫瘍
	腎盂腺癌	腎盂尿路上皮癌	腎盂扁平上皮癌
	腎カルチノイド	星細胞腫	精巣横紋筋肉腫
	精巣胚細胞腫瘍	精巣卵黄のう腫瘍	前頭葉膠芽腫
	前頭葉神経膠腫	前頭葉星細胞腫	前頭葉退形成性星細胞腫
	前立腺横紋筋肉腫	前立腺小細胞癌	前腕悪性線維性組織球腫
	前腕悪性軟部腫瘍	前腕横紋筋肉腫	前腕滑膜肉腫
	前腕線維肉腫	前腕胞巣状軟部肉腫	前腕類上皮肉腫
	早期胃癌	側頭葉神経膠腫	側頭葉星細胞腫

た	側頭葉退形成性星細胞腫	側頭葉毛様細胞性星細胞腫	第4脳室上衣腫
	退形成性星細胞腫	大動脈周囲リンパ節転移	胆のうカルチノイド
	淡明細胞肉腫	虫垂杯細胞カルチノイド	肘部滑膜肉腫
	肘部線維肉腫	肘部類上皮肉腫	中葉小細胞肺癌
	中葉肺腺癌	中葉肺大細胞癌	中葉肺扁平上皮癌
	腸間膜平滑筋肉腫	腸骨リンパ節転移	直腸平滑筋肉腫
	転移性骨腫瘍による大腿骨骨折	頭蓋骨骨肉腫	頭蓋底骨肉腫
	頭蓋底脊索腫	頭蓋内胚細胞腫瘍	透析腎癌
	頭頂葉膠芽腫	頭頂葉神経膠腫	頭頂葉星細胞腫
	頭部悪性線維性組織球腫	頭部横紋筋肉腫	頭部滑膜肉腫
	頭部基底細胞癌	頭部血管肉腫	頭部脂腺癌
な	頭部有棘細胞癌	頭部隆起性皮膚線維肉腫	乳癌・HER2過剰発現
	乳腺腋窩尾部乳癌	乳頭部乳癌	乳房境界部乳癌
	乳房脂肪肉腫	乳房パジェット病	乳輪部乳癌
	尿管尿路上皮癌	脳幹膠芽腫	脳幹部星細胞腫
は	脳室上衣腫	肺癌による閉塞性肺炎	肺未分化癌
	肺門部小細胞癌	肺門部腺癌	肺門部大細胞癌
	肺門部扁平上皮癌	肺門リンパ節転移	びまん性星細胞腫
	脾門部リンパ節転移	披裂喉頭蓋ひだ喉頭面癌	副咽頭間隙悪性腫瘍
ま	膀胱尿路上皮癌	膀胱扁平上皮癌	毛様細胞性星細胞腫
ら	幽門癌	幽門前庭部癌	卵巣カルチノイド
	卵巣癌肉腫	卵巣胚細胞腫瘍	卵巣卵黄のう腫瘍
	類上皮肉腫		

効能効果に関連する使用上の注意

(1)本剤の手術の補助化学療法における有効性及び安全性は確立していない。
(2)治癒切除不能な膵癌においては，患者の病期，全身状態等について，「臨床成績」の項の内容を熟知し，本剤の有効性及び安全性を十分に理解した上で，適応患者の選択を行うこと。

用法用量

乳癌，胃癌にはA法を，非小細胞肺癌にはB法を，治癒切除不能な膵癌にはC法を使用する。

A法
通常，成人にはパクリタキセルとして，1日1回260mg/m^2(体表面積)を30分かけて点滴静注し，少なくとも20日間休薬する。これを1コースとして，投与を繰り返す。
なお，患者の状態により適宜減量する。

B法
通常，成人にはパクリタキセルとして，1日1回100mg/m^2(体表面積)を30分かけて点滴静注し，少なくとも6日間休薬する。週1回投与を3週間連続し，これを1コースとして，投与を繰り返す。
なお，患者の状態により適宜減量する。

C法
ゲムシタビンとの併用において，通常，成人にはパクリタキセルとして，1日1回125mg/m^2(体表面積)を30分かけて点滴静注し，少なくとも6日間休薬する。週1回投与を3週間連続し，4週目は休薬する。これを1コースとして，投与を繰り返す。
なお，患者の状態により適宜減量する。

用法用量に関連する使用上の注意

(1)乳癌及び胃癌においては，他の抗悪性腫瘍剤との併用について，有効性及び安全性は確立していない。
(2)本剤の投与にあたっては下記に留意し，必要に応じ休薬，減量を実施すること。

①A法又はB法
好中球数及び血小板数の変動に十分留意し，次コース投与前の臨床検査で好中球数が1,500/mm^{3}未満又は血小板数が100,000/mm^{3}未満であれば，骨髄機能が回復するまでは投与を延期すること。また，B法の同一コース内の投与にあたっては，投与前の臨床検査で好中球数が500/mm^{3}未満又は血小板数が50,000/mm^{3}未満であれば，骨髄機能が回復するまでは投与を延期すること。投与後，好中球数が7日間以上にわたって500/mm^{3}未満となった場合，血小板数が50,000/mm^{3}未満になった場合，発熱性好中球減少症が発現した場合，更にB法では次コース投与開始が7日間以上延期となる好中球減少が発現した場合も次コースの投与量を減量すること。
また，高度(Grade 3)な末梢神経障害が発現した場合には，軽快又は回復(Grade 1以下)するまで投与を延期し，次回の投与量を減量して投与すること。

②C法
＜第1日目(各コース開始時)＞：好中球数及び血小板数の変動に十分留意し，投与前の臨床検査で好中球数が1,500/mm^{3}未満又は血小板数が100,000/mm^{3}未満であれば，骨髄機能が回復するまでは投与を延期すること。
＜第8及び15日目＞

第8日目

投与前血液検査(/mm^3)		対応
(1)	好中球数1,000超 かつ 血小板数75,000以上	投与量変更なし
(2)	好中球数500以上 1,000以下 又は 血小板数50,000以上 75,000未満	1段階減量
(3)	好中球数500未満 又は 血小板数50,000未満	休薬

第15日目

投与前血液検査(/mm^3)	第8日目での血液検査の結果	対応
好中球数1,000超 かつ 血小板数75,000以上	(1)の場合	投与量変更なし
	(2)の場合	第1日目投与量に増量可
	(3)の場合	1段階減量
好中球数500以上 1,000以下 又は 血小板数50,000以上 75,000未満	(1)の場合	投与量変更なし
	(2)の場合	第8日目投与量に同じ
	(3)の場合	1段階減量
好中球数500未満 又は 血小板数50,000未満	(1)～(3)の場合	休薬

投与後，好中球数が7日間以上にわたって500/mm^{3}未満となった場合，血小板数が50,000/mm^{3}未満になった場合，又は発熱性好中球減少症が発現した場合，次回以降の投与量を減量すること。
高度(Grade 3)な末梢神経障害が発現した場合には，軽快又は回復(Grade 1以下)するまで投与を延期し，次回以降の投与量を減量して投与すること。

③＜減量の目安＞

減量段階	A法	B法	C法
通常投与量	260mg/m^2	100mg/m^2	125mg/m^2
1段階減量	220mg/m^2	75mg/m^2	100mg/m^2
2段階減量	180mg/m^2	50mg/m^2	75mg/m^2

(3)非小細胞肺癌において，本剤と併用する他の抗悪性腫瘍剤は「臨床成績」の項の内容を熟知し，本剤の有効性及び安全性を十分理解した上で，選択すること。

警告

(1)本剤を含むがん化学療法は，緊急時に十分対応できる医療施設において，がん化学療法に十分な知識・経験を持つ医師のもとで，本療法が適切と判断される症例についてのみ実施すること。また，治療開始に先立ち，患者又はその家族に有効性及び危険性を十分説明し，同意を得てから投与すること。

(2)骨髄抑制(主に好中球減少)等の重篤な副作用が起こることがあるので，頻回に臨床検査(血液検査，肝機能検査，腎機能検査等)を行うなど，患者の状態を十分に観察すること。
(3)本剤の使用にあたっては，添付文書を熟読し，本剤の投与方法，適応症，薬物動態等が他のパクリタキセル製剤と異なることを理解して投与すること。

禁忌
(1)重篤な骨髄抑制のある患者
(2)感染症を合併している患者
(3)本剤又はパクリタキセル，アルブミンに対し過敏症の既往歴のある患者
(4)妊婦又は妊娠している可能性のある婦人

アプレゾリン注射用20mg
規格：20mg1管[254円/管]
ヒドララジン塩酸塩　ノバルティス　214

【効能効果】

高血圧性緊急症(子癇，高血圧性脳症等)

【対応標準病名】

◎	高血圧性緊急症	高血圧性脳症	子癇
○	高血圧性悪性脳症	高血圧性脳循環障害	高血圧性脳内出血
	産褥子癇	子癇発作	妊娠子癇
	分娩子癇		
△	小児もやもや病	成人もやもや病	内頚動脈眼動脈分岐部動脈瘤

用法用量　ヒドララジン塩酸塩として，通常成人1回20mgを筋肉内又は徐々に静脈内注射する。なお，年齢，症状により適宜増減する。

禁忌
(1)虚血性心疾患のある患者
(2)大動脈弁狭窄，僧帽弁狭窄及び拡張不全(肥大型心筋症，収縮性心膜炎，心タンポナーデ等)による心不全のある患者
(3)高度の頻脈及び高心拍出性心不全(甲状腺中毒症等)のある患者
(4)肺高血圧症による右心不全のある患者
(5)解離性大動脈瘤のある患者
(6)頭蓋内出血急性期の患者
(7)本剤の成分に対し過敏症の既往歴のある患者

アポカイン皮下注30mg
規格：30mg3mL1筒[7766円/筒]
アポモルヒネ塩酸塩水和物　協和発酵キリン　116

【効能効果】

パーキンソン病におけるオフ症状の改善(レボドパ含有製剤の頻回投与及び他の抗パーキンソン病薬の増量等を行っても十分に効果が得られない場合)

【対応標準病名】

◎	パーキンソン病		
○	一側性パーキンソン症候群	家族性パーキンソン病	家族性パーキンソン病Yahr1
	家族性パーキンソン病Yahr2	家族性パーキンソン病Yahr3	家族性パーキンソン病Yahr4
	家族性パーキンソン病Yahr5	若年性パーキンソン症候群	若年性パーキンソン病
	若年性パーキンソン病Yahr3	若年性パーキンソン病Yahr4	若年性パーキンソン病Yahr5
	続発性パーキンソン症候群	動脈硬化性パーキンソン症候群	脳炎後パーキンソン症候群
	脳血管障害性パーキンソン症候群	パーキンソン症候群	パーキンソン病Yahr1
	パーキンソン病Yahr2	パーキンソン病Yahr3	パーキンソン病Yahr4
	パーキンソン病Yahr5	薬剤性パーキンソン症候群	
△	パーキンソン病の認知症		

効能効果に関連する使用上の注意　本剤は，オン状態では既存の治療薬で自立的活動が可能であるが，オフ状態では自立的活動が制限され，日常生活に支障をきたす患者に対して使用すること。

用法用量　パーキンソン病におけるオフ症状の発現時に皮下投与する。通常，成人にはアポモルヒネ塩酸塩として1回1mgから始め，以後経過を観察しながら1回量として1mgずつ増量し，維持量(1回量1～6mg)を定める。その後は，症状により適宜増減するが，最高投与量は1回6mgとする。

用法用量に関連する使用上の注意
(1)各投与の間には，少なくとも2時間の間隔をおくこと。
(2)1日の投与回数の上限は5回とする。[日本人で1日5回を超えた投与の使用経験が少ない。]
(3)本剤の投与は「用法用量」に従い，少量から始め，消化器症状(悪心，嘔吐等)，傾眠，血圧等の観察を十分に行い，慎重に増量して維持量を定めること。消化器症状(悪心，嘔吐等)が認められた場合は，必要に応じて制吐剤(ドンペリドン等)の使用も考慮すること。
(4)注射部位に硬結，そう痒等が認められることがあるので，投与ごとに注射部位を変えること。

警告　前兆のない突発的睡眠及び傾眠等がみられることがあるので，患者に本剤の突発的睡眠及び傾眠等についてよく説明すること。本剤投与中には，自動車の運転，機械の操作，高所作業等危険を伴う作業に従事させないよう注意すること。

禁忌
(1)本剤の成分に対し過敏症の既往歴のある患者
(2)重度の肝機能不全患者(Child-Pugh class C 等)

アボネックス筋注30μgペン
規格：30μg0.5mL1キット[39266円/キット]
アボネックス筋注用シリンジ30μg
規格：30μg0.5mL1筒[40213円/筒]
インターフェロンベーター1a(遺伝子組換え)　バイオジェン　639

【効能効果】

多発性硬化症の再発予防

【対応標準病名】

◎	多発性硬化症		
○	急性多発性硬化症	脊髄多発性硬化症	脳幹多発性硬化症
	無症候性多発性硬化症		

効能効果に関連する使用上の注意　進行型多発性硬化症に対する本剤の有効性及び安全性は確立していない。

用法用量　通常，成人にはインターフェロン　ベータ-1a(遺伝子組換え)として1回30μgを週一回筋肉内投与する。

用法用量に関連する使用上の注意
(1)〔筋注30μgペンのみ〕投与部位は大腿上部外側とすること
(2)注射部位反応(発赤，発疹等)が報告されているので，投与ごとに注射部位を変えること

警告
(1)本剤又は他のインターフェロン製剤の投与によりうつ病や自殺企図が報告されているので，投与にあたっては，うつ病，自殺企図の症状又は他の精神神経症状があらわれた場合には直ちに医師に連絡するように注意を与えること。
(2)間質性肺炎があらわれることがあるので，投与にあたっては，患者の状態を十分に観察し，呼吸困難等があらわれた場合には，直ちに医師に連絡するように注意を与えること。

禁忌
(1)本剤の成分又は他のインターフェロン製剤に対し過敏症の既往歴のある患者
(2)妊婦又は妊娠している可能性のある婦人
(3)重度のうつ病又は自殺念慮のある患者又はその既往歴のある患者
(4)非代償性肝疾患の患者
(5)自己免疫性肝炎の患者
(6)治療による管理が十分なされていないてんかん患者
(7)小柴胡湯を投与中の患者
(8)ワクチン等生物学的製剤に対し過敏症の既往歴のある患者

併用禁忌

薬剤名等	臨床症状・措置方法	機序・危険因子
小柴胡湯	間質性肺炎があらわれるおそれがある。なお，類薬(インターフェロンアルファ製剤)と小柴胡湯との併用で間質性肺炎があらわれたとの報告がある。	機序は不明である。

アポプロン注0.3mg　規格：0.03%1mL1管[97円/管]
アポプロン注0.5mg　規格：0.05%1mL1管[97円/管]
アポプロン注1mg　規格：0.1%1mL1管[98円/管]

レセルピン　第一三共　117,214

【効 能 効 果】

高血圧性緊急症(子癇，高血圧性脳症，脳出血発作など)
フェノチアジン系薬物の使用困難な統合失調症

【対応標準病名】

◎	高血圧性緊急症	高血圧性脳症	子癇
	統合失調症	脳出血	
○	アスペルガー症候群	延髄出血	型分類困難な統合失調症
	偽神経症性統合失調症	急性統合失調症	急性統合失調症性エピソード
	急性統合失調症様精神病性障害	境界型統合失調症	橋出血
	緊張型統合失調症	血腫脳室内穿破	高血圧性悪性脳症
	高血圧性脳循環障害	高血圧性脳内出血	残遺型統合失調症
	産褥子癇	子癇発作	視床出血
	小児期型統合失調症	小児シゾイド障害	小脳出血
	前駆期統合失調症	潜在性統合失調症	体感症性統合失調症
	多発限局性脳内出血	短期統合失調症様障害	単純型統合失調症
	遅発性統合失調症	統合失調症型障害	統合失調症型パーソナリティ障害
	統合失調症後抑うつ	統合失調症症状を伴う急性錯乱	統合失調症症状を伴う急性多形性精神病性障害
	統合失調症症状を伴う類循環精神病	統合失調症性パーソナリティ障害	統合失調症性反応
	統合失調症様状態	特発性脳内出血	妊娠子癇
	脳幹卒中症候群	脳幹部出血	脳血管障害
	脳室内出血	脳出血後遺症	脳動静脈奇形破裂による脳出血
	脳皮質下出血	破瓜型統合失調症	被殻出血
	皮質脳内出血	尾状核出血	分娩子癇
	夢幻精神病	妄想型統合失調症	モレル・クレペリン病
△	虚血性脳血管障害	矢状静脈洞血栓症	自閉的精神病質
	小児もやもや病	成人もやもや病	統合失調症症状を伴わない急性錯乱
	統合失調症症状を伴わない急性多形性精神病性障害	統合失調症症状を伴わない類循環精神病	内頚動脈眼動脈分岐部動脈瘤
	脳虚血症	脳循環不全	脳静脈洞血栓症
	脳動脈循環不全		

用法用量

降圧の目的には，レセルピンとして，通常成人1回0.1～0.5mgを1日1～2回皮下又は筋肉内注射する。重症又は速効を期待する場合は1回0.5～2.5mgを注射する。
鎮静の目的には，レセルピンとして，通常成人1回0.3～2.5mgを1日1～2回皮下又は筋肉内注射する。
なお，年齢，症状により適宜増減する。

警告　重篤なうつ状態があらわれることがある。使用上の注意に特に留意すること。

禁忌

(1)うつ病・うつ状態及びその既往歴のある患者(特に自殺傾向のあるもの)
(2)消化性潰瘍，潰瘍性大腸炎のある患者
(3)本剤の成分又はラウオルフィア・アルカロイドに対し過敏症の既往歴のある患者
(4)電気ショック療法を受けている患者

併用禁忌

薬剤名等	臨床症状・措置方法	機序・危険因子
電気ショック療法	重篤な反応(錯乱，嗜眠，重症の低血圧等)があらわれるおそれがある。電気ショック療法を行う前には適切な休薬期間をおく。	本剤により痙攣閾値を低下させると考えられている。

アミカシン硫酸塩注射液100mg「日医工」　規格：100mg1管[352円/管]
アミカシン硫酸塩注射液200mg「日医工」　規格：200mg1管[627円/管]
アミカシン硫酸塩注射用100mg「日医工」　規格：100mg1瓶[352円/瓶]
アミカシン硫酸塩注射用200mg「日医工」　規格：200mg1瓶[627円/瓶]

アミカシン硫酸塩　日医工　612

【効 能 効 果】

〈適応菌種〉アミカシンに感性の大腸菌，シトロバクター属，クレブシエラ属，エンテロバクター属，セラチア属，プロテウス属，モルガネラ・モルガニー，プロビデンシア属，緑膿菌
〈適応症〉敗血症，外傷・熱傷及び手術創等の二次感染，肺炎，肺膿瘍，慢性呼吸器病変の二次感染，膀胱炎，腎盂腎炎，腹膜炎

【対応標準病名】

◎	外傷	挫創	術後創部感染
	腎盂腎炎	創傷	創傷感染症
	熱傷	肺炎	敗血症
	肺膿瘍	腹膜炎	膀胱炎
	裂傷	裂創	
○ あ	MRSA 膀胱炎	足開放創	足挫創
	足切創	足第1度熱傷	足第2度熱傷
	足第3度熱傷	足熱傷	圧挫傷
	圧挫創	アルカリ腐蝕	胃腸管熱傷
	犬咬創	胃熱傷	陰茎開放創
	陰茎挫創	陰茎折症	陰茎第1度熱傷
	陰茎第2度熱傷	陰茎第3度熱傷	陰茎熱傷
	陰茎裂創	咽頭開放創	咽頭創傷
	咽頭熱傷	院内感染敗血症	陰のう開放創
	陰のう第1度熱傷	陰のう第2度熱傷	陰のう第3度熱傷
	陰のう熱傷	陰のう裂創	陰部切創
	会陰第1度熱傷	会陰第2度熱傷	会陰第3度熱傷
	会陰熱傷	会陰部化膿創	会陰裂傷
	腋窩第1度熱傷	腋窩第2度熱傷	腋窩第3度熱傷
	腋窩熱傷	壊死性肺炎	横隔膜下膿瘍
	横隔膜下腹膜炎	汚染擦過創	汚染創
か	外陰開放創	外陰第1度熱傷	外陰第2度熱傷
	外陰第3度熱傷	外陰熱傷	外陰部挫創
	外陰部切創	外陰部裂傷	外耳開放創
	外耳道創傷	外耳部外傷性異物	外耳部外傷性皮下異物
	外耳部割創	外耳部貫通創	外耳部咬創
	外耳部挫傷	外耳部挫創	外耳部擦過創
	外耳部刺創	外耳部切創	外耳部創傷
	外耳部虫刺傷	外傷後早期合併症	外傷性異物
	外傷性眼球ろう	外傷性虹彩離断	外傷性食道破裂
	外傷性切断	外傷性乳び胸	外傷性脳圧迫・頭蓋内に達する開放創合併あり
	外傷性破裂	外傷性皮下血腫	外耳裂創

開放骨折	開放性外傷性脳圧迫	開放性陥没骨折
開放性胸膜損傷	開放性脱臼骨折	開放性脳挫創
開放性脳損傷髄膜炎	開放性脳底部挫傷	開放性びまん性脳損傷
開放性粉砕骨折	開放創	潰瘍性膀胱炎
下咽頭創傷	下咽頭熱傷	化学外傷
下顎外傷性異物	下顎開放創	下顎割創
下顎貫通創	下顎口唇挫創	下顎咬創
下顎挫傷	下顎挫創	下顎擦過創
下顎刺創	下顎切創	下顎創傷
下顎熱傷	下顎部挫傷	下顎部第１度熱傷
下顎部第２度熱傷	下顎部第３度熱傷	下顎部皮膚欠損創
下顎裂創	踵裂創	顎関節部開放創
顎関節部割創	顎関節部貫通創	顎関節部咬創
顎関節部挫傷	顎関節部挫創	顎関節部擦過創
顎関節部刺創	顎関節部切創	顎関節部創傷
顎関節部裂創	角結膜腐蝕	顎部挫傷
角膜アルカリ化学熱傷	角膜挫創	角膜酸化学熱傷
角膜酸性熱傷	角膜切傷	角膜切創
角膜創傷	角膜熱傷	角膜破裂
角膜裂傷	下肢第１度熱傷	下肢第２度熱傷
下肢第３度熱傷	下肢熱傷	下腿汚染創
下腿開放創	下腿挫創	下腿切創
下腿足部熱傷	下腿熱傷	下腿皮膚欠損創
下腿部第１度熱傷	下腿部第２度熱傷	下腿部第３度熱傷
下腿裂創	割創	化膿性腹膜炎
下半身第１度熱傷	下半身第２度熱傷	下半身第３度熱傷
下半身熱傷	下腹部第１度熱傷	下腹部第２度熱傷
下腹部第３度熱傷	眼化学熱傷	眼窩創傷
肝下膿瘍	眼球結膜裂傷	眼球損傷
眼球熱傷	眼球破裂	眼球裂傷
眼瞼外傷性異物	眼瞼外傷性皮下異物	眼瞼開放創
眼瞼化学熱傷	眼瞼割創	眼瞼貫通創
眼瞼咬創	眼瞼挫創	眼瞼擦過創
眼瞼刺創	眼瞼切創	眼瞼創傷
眼瞼第１度熱傷	眼瞼第２度熱傷	眼瞼第３度熱傷
眼瞼虫刺傷	眼瞼熱傷	眼瞼裂創
環指圧挫傷	環指挫傷	環指挫創
環指切創	環指剥皮創	環指皮膚欠損創
肝周囲炎	眼周囲化学熱傷	眼周囲第１度熱傷
眼周囲第２度熱傷	眼周囲第３度熱傷	眼周囲部外傷性異物
眼周囲部外傷性皮下異物	眼周囲部開放創	眼周囲部割創
眼周囲部貫通創	眼周囲部咬創	眼周囲部挫創
眼周囲部擦過創	眼周囲部刺創	眼周囲部切創
眼周囲部創傷	眼周囲部虫刺傷	眼周囲部裂創
関節血腫	関節挫傷	貫通刺創
貫通銃創	貫通性挫滅創	貫通創
眼熱傷	眼部外傷性異物	眼部外傷性皮下異物
眼部開放創	眼部割創	眼部貫通創
眼部咬創	眼部挫創	眼部擦過創
眼部刺創	眼部切創	眼部創傷
眼部虫刺傷	眼部裂創	顔面汚染創
顔面外傷性異物	顔面開放創	顔面割創
顔面貫通創	顔面咬創	顔面挫傷
顔面挫創	顔面擦過創	顔面刺創
顔面切創	顔面創傷	顔面搔創
顔面損傷	顔面第１度熱傷	顔面第２度熱傷
顔面第３度熱傷	顔面多発開放創	顔面多発割創
顔面多発貫通創	顔面多発咬創	顔面多発挫傷
顔面多発挫創	顔面多発擦過創	顔面多発刺創
顔面多発切創	顔面多発創傷	顔面多発虫刺傷
顔面多発裂創	顔面熱傷	顔面皮膚欠損創
顔面裂創	気管支肺炎	気管熱傷
気道熱傷	急性限局性腹膜炎	急性骨盤腹膜炎
急性出血性膀胱炎	急性単純性膀胱炎	急性肺炎

急性汎発性腹膜炎	急性腹膜炎	急性膀胱炎
胸腔熱傷	頬粘膜咬傷	頬粘膜咬創
胸部汚染創	胸部外傷	頬部外傷性異物
頬部開放創	頬部割創	頬部貫通創
頬部咬創	頬部挫傷	胸部挫創
頬部挫創	頬部擦過創	頬部刺創
胸部上腕熱傷	胸部食道損傷	胸部切創
頬部切創	頬部創傷	胸部損傷
胸部第１度熱傷	頬部第１度熱傷	胸部第２度熱傷
頬部第２度熱傷	胸部第３度熱傷	頬部第３度熱傷
胸部熱傷	胸部皮膚欠損創	頬部皮膚欠損創
頬部裂創	胸壁開放創	胸壁刺創
強膜切創	強膜創傷	胸膜損傷・胸腔に達する開放創合併あり
強膜裂傷	胸膜裂創	棘刺創
魚咬創	躯幹薬傷	グラム陽性菌敗血症
頚管破裂	脛骨顆部割創	頚部開放創
頚部挫創	頚部食道開放創	頚部切創
頚部第１度熱傷	頚部第２度熱傷	頚部第３度熱傷
頚部熱傷	頚部皮膚欠損創	結膜創傷
結膜熱傷	結膜のうアルカリ化学熱傷	結膜のう酸化学熱傷
結膜腐蝕	結膜裂傷	限局性腹膜炎
肩甲間部第１度熱傷	肩甲間部第２度熱傷	肩甲間部第３度熱傷
肩甲間部熱傷	肩甲部第１度熱傷	肩甲部第２度熱傷
肩甲部第３度熱傷	肩甲部熱傷	原発性腹膜炎
肩部第１度熱傷	肩部第２度熱傷	肩部第３度熱傷
高エネルギー外傷	口蓋挫傷	口蓋切創
口蓋裂創	口角部挫創	口角部裂創
口腔外傷性異物	口腔開放創	口腔割創
口腔挫傷	口腔挫創	口腔擦過創
口腔刺創	口腔切創	口腔創傷
口腔第１度熱傷	口腔第２度熱傷	口腔第３度熱傷
口腔熱傷	口腔粘膜咬傷	口腔粘膜咬創
口腔裂創	口唇外傷性異物	口唇外傷性皮下異物
口唇開放創	口唇割創	口唇貫通創
口唇咬傷	口唇咬創	口唇挫傷
口唇挫創	口唇擦過創	口唇刺創
口唇切創	口唇創傷	口唇第１度熱傷
口唇第２度熱傷	口唇第３度熱傷	口唇虫刺傷
口唇熱傷	口唇裂創	溝創
咬創	喉頭外傷	喉頭損傷
喉頭熱傷	後頭部割創	後頭部挫傷
後頭部挫創	後頭部切創	後頭部裂創
後腹膜炎	後腹膜膿瘍	肛門第１度熱傷
肛門第２度熱傷	肛門第３度熱傷	肛門熱傷
肛門裂創	骨盤直腸窩膿瘍	骨盤腹膜炎
骨盤部裂創	昆虫咬創	昆虫刺傷
さ　細菌性ショック	細菌性腹膜炎	細菌性膀胱炎
採皮創	挫傷	擦過創
擦過皮下血腫	挫滅傷	挫滅創
酸腐蝕	耳介外傷性異物	耳介外傷性皮下異物
耳介開放創	耳介割創	耳介貫通創
耳介咬創	耳介挫傷	耳介挫創
耳介擦過創	耳介刺創	耳介切創
耳介創傷	耳介虫刺傷	耳介部第１度熱傷
耳介部第２度熱傷	耳介部第３度熱傷	趾開放創
耳介裂創	指間切創	趾間切創
子宮頚管裂傷	子宮頚部環状剥離	子宮熱傷
刺咬症	趾挫創	示指 MP 関節挫傷
示指 PIP 開放創	示指割創	示指化膿創
四肢挫傷	示指挫傷	示指挫創
示指刺創	示指切創	四肢第１度熱傷
四肢第２度熱傷	四肢第３度熱傷	四肢熱傷
示指皮膚欠損創	耳前部挫創	刺創

ア

趾第1度熱傷	趾第2度熱傷	趾第3度熱傷
膝蓋部挫創	膝下部挫創	膝窩部銃創
膝関節部挫創	膝部開放創	膝部割創
膝部咬創	膝部挫創	膝部切創
膝部第1度熱傷	膝部第2度熱傷	膝部第3度熱傷
膝部裂創	歯肉挫傷	歯肉切創
歯肉裂創	趾熱傷	射創
手圧挫傷	縦隔膿瘍	銃自殺未遂
銃創	十二指腸穿孔腹膜炎	手関節挫滅傷
手関節挫滅創	手関節掌側部挫創	手関節部挫創
手関節部切創	手関節部創傷	手関節部第1度熱傷
手関節部第2度熱傷	手関節部第3度熱傷	手関節部裂創
手指圧挫傷	手指汚染創	手指開放創
手指咬創	種子骨開放骨折	手指挫傷
手指挫創	手指挫滅傷	手指挫滅創
手指刺創	手指切創	手指第1度熱傷
手指第2度熱傷	手指第3度熱傷	手指端熱傷
手指熱傷	手指剥皮創	手指皮膚欠損創
手術創部膿瘍	手掌挫創	手掌刺創
手掌切創	手掌第1度熱傷	手掌第2度熱傷
手掌第3度熱傷	手掌熱傷	手掌剥皮創
手掌皮膚欠損創	出血性膀胱炎	術後横隔膜下膿瘍
術後感染症	術後腎盂腎炎	術後膿瘍
術後腹腔内膿瘍	術後腹壁膿瘍	術後腹膜炎
手背第1度熱傷	手背第2度熱傷	手背第3度熱傷
手背熱傷	手背皮膚欠損創	手背部挫創
手背部切創	手部汚染創	シュロッフェル腫瘤
上顎挫傷	上顎擦過創	上顎切創
上顎部裂創	上口唇挫傷	上行性腎盂腎炎
踵骨部挫滅創	小指咬創	小指挫傷
小指挫創	小指切創	上肢第1度熱傷
上肢第2度熱傷	上肢第3度熱傷	上肢熱傷
小指皮膚欠損創	焼身自殺未遂	上唇小帯裂創
小児肺炎	上半身第1度熱傷	上半身第2度熱傷
上半身第3度熱傷	上半身熱傷	踵部第1度熱傷
踵部第2度熱傷	踵部第3度熱傷	上腕汚染創
上腕貫通銃創	上腕挫創	上腕第1度熱傷
上腕第2度熱傷	上腕第3度熱傷	上腕熱傷
上腕皮膚欠損創	上腕部開放創	食道損傷
食道熱傷	処女膜裂傷	針刺創
滲出性腹膜炎	膵臓性腹膜炎	精巣開放創
精巣熱傷	精巣破裂	声門外傷
舌開放創	舌下顎挫創	舌咬傷
舌咬創	舌挫創	舌刺創
舌切創	切創	舌創傷
切断	舌熱傷	舌裂創
セレウス菌敗血症	前額部外傷性異物	前額部外傷性皮下異物
前額部開放創	前額部割創	前額部貫通創
前額部咬創	前額部挫創	前額部擦過創
前額部刺創	前額部切創	前額部創傷
前額部第1度熱傷	前額部第2度熱傷	前額部第3度熱傷
前額部虫刺傷	前額部虫刺症	前額部皮膚欠損創
前額部裂創	前胸部挫創	前胸部第1度熱傷
前胸部第2度熱傷	前胸部第3度熱傷	前胸部熱傷
前頚頭頂部挫創	穿孔性腹腔内膿瘍	穿孔性腹膜炎
仙骨部挫創	仙骨部皮膚欠損創	全身挫傷
全身擦過創	全身第1度熱傷	全身第2度熱傷
全身第3度熱傷	全身熱傷	穿通創
前頭部割創	前頭部挫傷	前頭部挫創
前頭部切創	前頭部皮膚欠損創	前腕汚染創
前腕開放創	前腕咬創	前腕挫創
前腕刺創	前腕手部熱傷	前腕切創
前腕第1度熱傷	前腕第2度熱傷	前腕第3度熱傷
前腕熱傷	前腕皮膚欠損創	前腕裂創

爪下挫滅傷	爪下挫滅創	搔創
創部膿瘍	足関節第1度熱傷	足関節第2度熱傷
足関節第3度熱傷	足関節内果部挫創	足関節熱傷
足関節部挫創	側胸部第1度熱傷	側胸部第2度熱傷
側胸部第3度熱傷	足底熱傷	足底部咬創
足底部刺創	足底部第1度熱傷	足底部第2度熱傷
足底部第3度熱傷	足底部皮膚欠損創	側頭部割創
側頭部挫創	側頭部切創	足背部挫創
足背部切創	足背部第1度熱傷	足背部第2度熱傷
足背部第3度熱傷	足部汚染創	側腹部咬創
側腹部挫創	側腹部第1度熱傷	側腹部第2度熱傷
側腹部第3度熱傷	側腹壁開放創	足部皮膚欠損創
足部裂創	鼡径部開放創	鼡径部切創
鼡径部第1度熱傷	鼡径部第2度熱傷	鼡径部第3度熱傷
(た) 鼡径部熱傷	損傷	第1度熱傷
第1度腐蝕	第2度熱傷	第2度腐蝕
第3度熱傷	第3度腐蝕	第4度熱傷
第5趾皮膚欠損創	体幹第1度熱傷	体幹第2度熱傷
体幹第3度熱傷	体幹熱傷	大腿汚染創
大腿咬創	大腿挫創	大腿熱傷
大腿皮膚欠損創	大腿部開放創	大腿部刺創
大腿部切創	大腿部第1度熱傷	大腿部第2度熱傷
大腿部第3度熱傷	大腿裂創	大転子部挫創
体表面積10%未満の熱傷	体表面積10－19%の熱傷	体表面積20－29%の熱傷
体表面積30－39%の熱傷	体表面積40－49%の熱傷	体表面積50－59%の熱傷
体表面積60－69%の熱傷	体表面積70－79%の熱傷	体表面積80－89%の熱傷
体表面積90%以上の熱傷	大網膿瘍	大葉性肺炎
多発性外傷	多発性開放創	多発性咬創
多発性昆虫咬創	多発性挫傷	多発性擦過創
多発性漿膜炎	多発性切創	多発性穿刺創
多発性第1度熱傷	多発性第2度熱傷	多発性第3度熱傷
多発性腸間膜膿瘍	多発性熱傷	多発性表在損傷
多発性裂創	打撲割創	打撲挫創
打撲擦過創	胆汁性腹膜炎	腟開放創
腟熱傷	腟壁縫合不全	腟裂傷
肘関節挫創	肘関節部開放創	中指咬創
中指挫傷	中指挫創	中指刺創
中指切創	中指皮膚欠損創	中手骨関節部挫創
虫垂炎術後残膿瘍	肘部挫創	肘部切創
肘部第1度熱傷	肘部第2度熱傷	肘部第3度熱傷
肘部皮膚欠損創	腸間膜脂肪織炎	腸間膜膿瘍
腸球菌敗血症	腸骨窩膿瘍	腸穿孔腹膜炎
腸腰筋膿瘍	沈下性肺炎	手開放創
手咬創	手挫創	手刺創
手切創	手第1度熱傷	手第2度熱傷
手第3度熱傷	手熱傷	殿部開放創
殿部咬創	殿部刺創	殿部切創
殿部第1度熱傷	殿部第2度熱傷	殿部第3度熱傷
殿部熱傷	殿部皮膚欠損創	殿部裂創
頭頂部挫傷	頭頂部挫創	頭頂部擦過創
頭頂部切創	頭頂部裂創	頭皮開放創
頭皮剥離	頭皮表在損傷	頭部外傷性皮下異物
頭部外傷性皮下気腫	頭部開放創	頭部割創
頭部頚部挫傷	頭部頚部挫創	頭部挫傷
頭部挫創	頭部擦過創	頭部刺創
頭部切創	頭部第1度熱傷	頭部第2度熱傷
頭部第3度熱傷	頭部多発開放創	頭部多発割創
頭部多発咬創	頭部多発挫傷	頭部多発挫創
頭部多発擦過創	頭部多発刺創	頭部多発切創
頭部多発創傷	頭部多発裂創	頭部虫刺傷
動物咬創	頭部熱傷	頭部皮膚欠損創
頭部裂創	飛び降り自殺未遂	飛び込み自殺未遂

な	内部尿路性器の熱傷	軟口蓋血腫	軟口蓋挫創
	軟口蓋創傷	軟口蓋熱傷	軟口蓋破裂
	乳児肺炎	乳頭部第１度熱傷	乳頭部第２度熱傷
	乳頭部第３度熱傷	乳房第１度熱傷	乳房第２度熱傷
	乳房第３度熱傷	乳房熱傷	乳輪部第１度熱傷
	乳輪部第２度熱傷	乳輪部第３度熱傷	尿管切石術後感染症
	尿細管間質性腎炎	尿膜管膿瘍	猫咬創
	脳挫傷・頭蓋内に達する開放創合併あり	脳挫創・頭蓋内に達する開放創合併あり	脳底部挫傷・頭蓋内に達する開放創合併あり
は	肺壊疽	肺炎合併肺膿瘍	肺炎球菌性腹膜炎
	肺化膿症	敗血症性ショック	敗血症性肺炎
	敗血性壊疽	肺熱傷	背部第１度熱傷
	背部第２度熱傷	背部第３度熱傷	背部熱傷
	爆死自殺未遂	抜歯後感染	半身第１度熱傷
	半身第２度熱傷	半身第３度熱傷	汎発性化膿性腹膜炎
	反復性膀胱炎	鼻下擦過創	鼻根部打撲挫創
	鼻根部裂創	膝汚染創	膝皮膚欠損創
	鼻前庭部挫創	鼻尖部挫創	鼻部外傷性異物
	鼻部外傷性皮下異物	鼻部開放創	眉部割創
	鼻部割創	鼻部貫通創	腓腹筋挫創
	皮膚欠損創	鼻部咬創	鼻部挫傷
	鼻部挫創	鼻部擦過創	鼻部刺創
	鼻部切創	鼻部創傷	皮膚損傷
	鼻部第１度熱傷	鼻部第２度熱傷	鼻部第３度熱傷
	鼻部虫刺傷	皮膚剥脱創	鼻部皮膚欠損創
	鼻部皮膚剥離創	鼻部裂創	びまん性脳損傷・頭蓋内に達する開放創合併あり
	眉毛部割創	眉毛部裂創	表皮剥離
	鼻翼部切創	鼻翼部裂創	びらん性膀胱炎
	腹腔骨盤部膿瘍	腹腔内遺残膿瘍	腹腔内膿瘍
	伏針	副鼻腔開放創	腹部汚染創
	腹部刺創	腹部第１度熱傷	腹部第２度熱傷
	腹部第３度熱傷	腹部熱傷	腹部皮膚欠損創
	腹壁開放創	腹壁縫合糸膿瘍	腹壁縫合不全
	腐蝕	ぶどう球菌性肺膿瘍	分娩時会陰裂傷
	分娩時軟産道損傷	膀胱後部膿瘍	膀胱三角部炎
	縫合糸膿瘍	膀胱周囲炎	膀胱周囲膿瘍
	縫合不全	縫合部膿瘍	放射線性熱傷
	包皮挫創	包皮切創	包皮裂創
	母指球部第１度熱傷	母指球部第２度熱傷	母指球部第３度熱傷
	母指咬創	母指挫傷	母指挫創
	母趾挫創	母指示指間切創	母指刺創
	母指切創	母指第１度熱傷	母指第２度熱傷
	母指第３度熱傷	母指打撲挫創	母指熱傷
	母指皮膚欠損創	母趾皮膚欠損創	母指末節部挫創
ま	慢性骨盤腹膜炎	慢性再発性膀胱炎	慢性肺化膿症
	慢性複雑性膀胱炎	慢性腹膜炎	慢性膀胱炎
	眉間部挫創	眉間部裂創	耳後部挫創
	脈絡網膜熱傷	無熱性肺炎	盲管銃創
や	盲腸後部膿瘍	網脈絡膜裂傷	薬傷
	腰部切創	腰部第１度熱傷	腰部第２度熱傷
	腰部第３度熱傷	腰部打撲挫創	腰部熱傷
ら	涙管損傷	涙管断裂	涙道損傷
	轢過創	裂離	老人性肺炎
△	BK ウイルス腎症	MRCNS 敗血症	MRSA 肺化膿症
あ	MRSA 敗血症	MRSA 腹膜炎	アキレス腱筋腱移行部断裂
	アキレス腱挫傷	アキレス腱挫創	アキレス腱切創
	アキレス腱断裂	アキレス腱部分断裂	足異物
	亜脱臼	圧迫骨折	圧迫神経炎
	アレルギー性膀胱炎	医原性気胸	インフルエンザ菌敗血症
	炎症性大網癒着	横隔膜損傷	横骨折
か	黄色ぶどう球菌敗血症	外耳部外傷性腫脹	外耳部打撲傷
	外耳部皮下血腫	外耳部皮下出血	外傷性一過性麻痺

	外傷性横隔膜ヘルニア	外傷性咬合	外傷性硬膜動静脈瘻
	外傷性耳出血	外傷性縦隔気腫	外傷性脊髄出血
	外傷性動静脈瘻	外傷性動脈血腫	外傷性動脈瘤
	外傷性脳圧迫	外傷性脳圧迫・頭蓋内に達する開放創合併なし	外傷性脳症
	外傷性皮下気腫	開放性脱臼	下顎打撲傷
	下顎皮下血腫	下顎部打撲傷	顎関節部打撲傷
	顎関節部皮下血腫	顎部打撲傷	カテーテル感染症
	カテーテル敗血症	過労性脛部痛	眼黄斑部裂孔
	眼窩部挫創	眼窩裂傷	眼瞼外傷性腫脹
	間質性膀胱炎	眼周囲部外傷性腫脹	関節骨折
	関節打撲	完全骨折	完全脱臼
	眼部外傷性腫脹	陥没骨折	顔面多発打撲傷
	顔面多発皮下血腫	顔面多発皮下出血	顔面打撲傷
	顔面皮下血腫	気腫性腎盂腎炎	胸管損傷
	胸腺損傷	頬部打撲傷	胸部皮下気腫
	頬部皮下血腫	胸膜肺炎	亀裂骨折
	筋損傷	筋断裂	筋肉内血腫
	屈曲骨折	クラミジア肺炎	グラム陰性桿菌敗血症
	グラム陰性菌敗血症	血管切断	血管損傷
	血腫	血性腹膜炎	嫌気性菌敗血症
	腱切創	腱損傷	腱断裂
	腱部分断裂	腱裂傷	コアグラーゼ陰性ぶどう球菌敗血症
	口腔外傷性腫脹	口腔打撲傷	口腔内血腫
	口唇外傷性腫脹	口唇打撲傷	口唇皮下血腫
	口唇皮下出血	後頭部外傷	後頭部打撲傷
	広範性軸索損傷	広汎性神経損傷	後方脱臼
	硬膜損傷	硬膜裂傷	骨折
さ	コントル・クー損傷	耳介外傷性腫脹	耳介打撲傷
	耳介皮下血腫	耳介皮下出血	耳下腺部打撲
	四肢静脈損傷	四肢動脈損傷	膝関節部異物
	膝部異物	斜骨折	尺骨近位端骨折
	尺骨鉤状突起骨折	縦隔血腫	縦骨折
	重複骨折	種子骨骨折	手指打撲傷
	手指皮下血腫	手術創離開	術後血腫
	術後髄膜炎	術後敗血症	術後皮下気腫
	上顎打撲傷	上顎皮下血腫	硝子体切断
	神経根ひきぬき損傷	神経切断	神経叢損傷
	神経叢不全損傷	神経損傷	神経断裂
	新生児敗血症	靱帯ストレイン	靱帯損傷
	靱帯断裂	靱帯捻挫	靱帯裂傷
	心内異物	ストレイン	生検後出血
	前額部外傷性腫脹	線状骨折	前頭部打撲傷
	前方脱臼	爪下異物	足底異物
	側頭部打撲傷	側頭部皮下血腫	脱臼
た	脱臼骨折	打撲血腫	打撲傷
	打撲皮下血腫	単純脱臼	腟断端炎
	腟断端出血	肘関節骨折	肘関節脱臼骨折
	中枢神経系損傷	肘頭骨折	腸間膜脂肪壊死
	転位性骨折	殿部異物	頭頂部打撲傷
	頭皮外傷性腫脹	頭皮下血腫	頭部異物
	頭部頚部打撲傷	頭部血腫	頭部多発打撲傷
	頭部多発皮下血腫	頭部打撲	頭部打撲血腫
	頭部打撲傷	頭部皮下異物	頭部皮下血腫
	頭部皮下出血	動脈損傷	特発性関節脱臼
な	内視鏡検査中腸穿孔	肉離れ	乳腺内異物
	乳房異物	尿性腹膜炎	捻挫
	脳挫傷	脳挫傷・頭蓋内に達する開放創合併なし	脳挫創
	脳挫創・頭蓋内に達する開放創合併なし	脳損傷	脳対側損傷
	脳直撃損傷	脳底部挫傷	脳底部挫傷・頭蓋内に達する開放創合併なし
は	脳裂傷	剥離骨折	抜歯後出血
	破裂骨折	皮下異物	皮下気腫

	皮下血腫	皮下静脈損傷	皮下損傷
	皮神経挫傷	非定型肺炎	非熱傷性水疱
	鼻部外傷性腫脹	眉部血腫	鼻部打撲傷
	鼻部皮下血腫	鼻部皮下出血	びまん性脳損傷
	びまん性脳損傷・頭蓋内に達する開放創合併なし	びまん性肺炎	フィブリン性腹膜炎
	複雑脱臼	腹壁異物	腹壁創し開
	不全骨折	ぶどう球菌性敗血症	ブラックアイ
	粉砕骨折	閉鎖性外傷性脳圧迫	閉鎖性骨折
	閉鎖性脱臼	閉鎖性脳挫創	閉鎖性脳底部挫傷
	閉鎖性びまん性脳損傷	閉塞性肺炎	縫合不全出血
	放射線出血性膀胱炎	放射線性膀胱炎	帽状腱膜下出血
ま	母指打撲傷	末梢血管外傷	末梢神経損傷
	耳後部打撲傷	網膜振盪	モンテジア骨折
ら	らせん骨折	離開骨折	裂離骨折
	若木骨折		

※ **適応外使用可**
- 原則として，「アミカシン硫酸塩【注射薬】」を「結核」に対して処方した場合，当該使用事例を審査上認める。
- 原則として，「アミカシン硫酸塩【注射薬】」を「現行の適応症」に対し「1回で1日量を静脈内に投与」した場合，当該使用事例を審査上認める。

用法用量

〔注射液〕

［筋肉内投与の場合］

通常，成人1回アミカシン硫酸塩として100～200mg(力価)を1日1～2回筋肉内投与する。小児は，アミカシン硫酸塩として1日4～8mg(力価)/kgとし，1日1～2回筋肉内投与する。

なお，年齢及び症状により適宜増減する。

［点滴静脈内投与の場合］

通常，成人1回アミカシン硫酸塩として100～200mg(力価)を，1日2回点滴静脈内投与する。小児はアミカシン硫酸塩として1日4～8mg(力価)/kgとし，1日2回点滴静脈内投与する。また，新生児(未熟児を含む)は，1回アミカシン硫酸塩として6mg(力価)/kgを，1日2回点滴静脈内投与する。なお，年齢，体重及び症状により適宜増減する。

点滴静脈内投与の場合には，通常100～500mLの補液中に100～200mg(力価)の割合で溶解し，30分～1時間かけて投与すること。

〔注射用〕

［筋肉内投与の場合］

通常，成人1回アミカシン硫酸塩として100～200mg(力価)を1日1～2回筋肉内投与する。小児は，アミカシン硫酸塩として1日4～8mg(力価)/kgとし，1日1～2回筋肉内投与する。

なお，年齢及び症状により適宜増減する。

筋肉内投与の場合には1瓶に日局生理食塩液又は日局注射用水1～2mLを加えて溶解する。

［点滴静脈内投与の場合］

通常，成人1回アミカシン硫酸塩として100～200mg(力価)を，1日2回点滴静脈内投与する。小児はアミカシン硫酸塩として1日4～8mg(力価)/kgとし，1日2回点滴静脈内投与する。また，新生児(未熟児を含む)は，1回アミカシン硫酸塩として6mg(力価)/kgを，1日2回点滴静脈内投与する。なお，年齢，体重及び症状により適宜増減する。

点滴静脈内投与の場合には，通常100～500mLの補液中に100～200mg(力価)の割合で溶解し，30分～1時間かけて投与すること。

用法用量に関連する使用上の注意

(1)腎障害患者：腎障害患者では，投与量を減らすか，投与間隔をあけて投与すること。

(2)本剤の使用にあたっては，耐性菌の発現等を防ぐため，原則として感受性を確認し，疾病の治療上必要な最少限の期間の投与にとどめること。

禁忌　本剤の成分並びにアミノグリコシド系抗生物質又はバシトラシンに対し過敏症の既往歴のある患者

原則禁忌　本人又はその血族がアミノグリコシド系抗生物質による難聴又はその他の難聴のある患者

アミカシン硫酸塩注射液100mg「サワイ」：沢井　100mg1管[99円/管]，アミカシン硫酸塩注射液200mg「サワイ」：沢井　200mg1管[124円/管]，アミカシン硫酸塩注100mg「NP」：ニプロ　100mg1管[106円/管]，アミカシン硫酸塩注200mg「NP」：ニプロ　200mg1管[257円/管]，アミカシン硫酸塩注射液100mg「F」：富士製薬　100mg1管[99円/管]，アミカシン硫酸塩注射液100mg「NikP」：日医工ファーマ　100mg1管[99円/管]，アミカシン硫酸塩注射液200mg「F」：富士製薬　200mg1管[124円/管]，アミカシン硫酸塩注射液200mg「NikP」：日医工ファーマ　200mg1管[124円/管]，アミカマイシン注射液100mg：Meiji Seika　100mg1管[270円/管]，アミカマイシン注射液200mg：Meiji Seika　200mg1管[341円/管]

アミカリック輸液　規格：200mL1袋[416円/袋]，500mL1袋[577円/袋]

アミノ酸　糖　電解質　　テルモ　325

【効能効果】

下記状態時のアミノ酸，電解質及び水分の補給

(1)経口摂取不十分で，軽度の低蛋白血症又は軽度の低栄養状態にある場合

(2)手術前後

【対応標準病名】

◎	栄養失調	摂食機能障害	低蛋白血症
○	術後低蛋白血症		
△	アスパルチルグルコサミン尿症	栄養失調性白内障	栄養障害
	蛋白質欠乏性障害	β－マンノシドーシス	マンノシドーシス

用法用量　通常，成人には1回500mLを末梢静脈内に点滴静注する。

投与速度は通常，成人500mL当たり120分を基準とし，老人，重篤な患者にはさらに緩徐に注入する。

なお，年齢，症状，体重により適宜増減するが，最大投与量は1日2500mLまでとする。

禁忌

(1)肝性昏睡又は肝性昏睡のおそれのある患者

(2)重篤な腎障害又は高窒素血症のある患者

(3)アミノ酸代謝異常のある患者

(4)乳酸血症のある患者

(5)高カリウム血症，乏尿，アジソン病のある患者

(6)高リン血症，副甲状腺機能低下症のある患者

(7)高マグネシウム血症，甲状腺機能低下症のある患者

アミグランド輸液　規格：500mL1キット[647円/キット]

アミノ酸　糖　電解質　ビタミン　　テルモ　325

【効能効果】

下記状態時のアミノ酸，電解質，ビタミンB_1及び水分の補給

(1)経口摂取不十分で，軽度の低蛋白血症又は軽度の低栄養状態にある場合

(2)手術前後

【対応標準病名】

◎	栄養失調	摂食機能障害	低蛋白血症
○	術後低蛋白血症		
△	アスパルチルグルコサミン尿症	異常腸音	胃内停水
	栄養失調性白内障	栄養障害	回盲部腫瘤
	下腹部腫瘤	胸脇苦満	筋性防御
	口苦	口腔内異常感症	口腔内感覚異常症
	口内痛	後腹膜腫瘤	黒色便

骨盤内腫瘤	臍部腫瘤	しぶり腹
小腹拘急	小腹硬満	上腹部腫瘤
小腹不仁	食道異物感	心下急
心下痞	心下痞堅	心下痞硬
心窩部振水音	心窩部不快	蠕動亢進
大量便	蛋白質欠乏性障害	腸音欠如
腸音亢進	腸間膜腫瘤	つかえ感
粘液便	排便習慣の変化	排便障害
腹腔内腫瘤	腹皮拘急	腹部膨脹
腹部腫瘤	腹部板状硬	腹部不快感
β−マンノシドーシス	便異常	便色異常
便潜血	膀胱直腸障害	マンノシドーシス
緑色便		

用法用量　用時に隔壁を開通して大室液と小室液をよく混合する。

通常，成人には1回500mLを末梢静脈内に点滴静注する。

投与速度は通常，成人500mL当たり120分を基準とし，高齢者，重篤な患者には更に緩徐に注入する。

なお，年齢，症状，体重により適宜増減するが，最大投与量は1日2500mLまでとする。

禁忌

(1)肝性昏睡又は肝性昏睡のおそれのある患者

(2)重篤な腎障害又は高窒素血症のある患者

(3)アミノ酸代謝異常のある患者

(4)高度のアシドーシス(乳酸血症)のある患者

(5)高カリウム血症，乏尿，アジソン病のある患者

(6)高リン血症，副甲状腺機能低下症のある患者

(7)高マグネシウム血症，甲状腺機能低下症のある患者

(8)高カルシウム血症のある患者

(9)うっ血性心不全のある患者

(10)閉塞性尿路疾患により尿量が減少している患者

(11)ビタミンB_1に対し過敏症の既往歴のある患者

パレセーフ輸液：エイワイ　500mL1キット[647円/キット]

アミサリン注100mg　規格：10%1mL1管[92円/管]
アミサリン注200mg　規格：10%2mL1管[92円/管]
プロカインアミド塩酸塩　第一三共　212

【効能効果】

(1)期外収縮(上室性，心室性)
(2)発作性頻拍(上室性，心室性)
(3)手術及び麻酔に伴う不整脈
(4)新鮮心房細動
(5)心房粗動(静注のみ)
(6)陳旧性心房細動

【対応標準病名】

◎	上室期外収縮	心室期外収縮	心室頻拍
	心房細動	心房粗動	不整脈
	発作性上室頻拍	慢性心房細動	
○	異所性心室調律	異所性心房調律	異所性調律
	一過性心室細動	一過性心房粗動	永続性心房細動
	家族性心房細動	期外収縮	期外収縮性不整脈
	孤立性心房細動	持続性心房細動	術後心房細動
	上室頻拍	徐脈頻脈症候群	心室細動
	心室性二段脈	心室粗動	心房期外収縮
	心房頻拍	絶対性不整脈	多源性心室期外収縮
	多発性期外収縮	洞頻脈	トルサードドポアント
	二段脈	非持続性心室頻拍	非弁膜症性心房細動
	非弁膜症性発作性心房細動	頻拍型心房細動	頻拍症
	頻脈症	頻脈性心房細動	頻脈性不整脈
	副収縮	ブブレ症候群	弁膜症性心房細動
	房室接合部期外収縮	発作性心房細動	発作性心房頻拍
	発作性接合部頻拍	発作性頻拍	発作性頻脈性心房細動
	リエントリー性心室性不整脈		
△	QT延長症候群	QT短縮症候群	異所性拍動
	遺伝性QT延長症候群	起立性調律障害	呼吸性不整脈
	徐脈性心房細動	心房静止	接合部調律
	洞結節機能低下	洞不整脈	洞不全症候群
	特発性QT延長症候群	二次性QT延長症候群	ブルガダ症候群
	薬物性QT延長症候群		

用法用量

(静脈内投与)

通常，急を要する場合に用いる。

プロカインアミド塩酸塩として，通常成人0.2〜1g(2〜10mL)を1分間に50〜100mg(0.5〜1mL)の速度で静脈内注射する。

正常洞調律にかえった場合，中毒症状があらわれた場合，あるいは注入総量が1,000mg(10mL)に達した場合には，投与を中止すること。なお，年齢，症状により適宜増減する。

(筋肉内投与)

通常，急を要する場合に用いる。

プロカインアミド塩酸塩として，通常成人1回0.5g(5mL)を4〜6時間ごとに筋肉内注射する。なお，年齢，症状により適宜増減する。

禁忌

(1)刺激伝導障害(房室ブロック，洞房ブロック，脚ブロック等)のある患者

(2)重篤なうっ血性心不全のある患者

(3)モキシフロキサシン塩酸塩，バルデナフィル塩酸塩水和物，アミオダロン塩酸塩(注射剤)，トレミフェンクエン酸塩を投与中の患者

(4)重症筋無力症の患者

(5)本剤の成分に対し過敏症の既往歴のある患者

併用禁忌

薬剤名等	臨床症状・措置方法	機序・危険因子
モキシフロキサシン塩酸塩 アベロックス バルデナフィル塩酸塩水和物 レビトラ アミオダロン塩酸塩注射剤 アンカロン注 トレミフェンクエン酸塩 フェアストン	QT延長，心室性頻拍(Torsades de pointesを含む)を起こすおそれがある。	併用によりQT延長作用が相加的に増加するおそれがある。

アミゼットB輸液　規格：200mL1袋[298円/袋]
アミノ酸製剤　テルモ　325

【効能効果】

下記状態時のアミノ酸補給：低蛋白血症，低栄養状態，手術前後

【対応標準病名】

◎	栄養失調	低蛋白血症	
○	術後低蛋白血症		
△	アスパルチルグルコサミン尿症	栄養失調性白内障	栄養障害
	蛋白質欠乏性障害	β−マンノシドーシス	マンノシドーシス

用法用量

＜末梢静脈内投与＞

通常成人1回200〜400mLを緩徐に点滴静注する。投与速度は，アミノ酸の量として60分間に10g前後が体内利用に望ましく，通常成人には200mL当たり120分を基準とし，小児，老人，重篤な患者には更に緩徐に注入する。

なお，年齢，症状，体重により適宜増減する。

生体のアミノ酸利用効率上，糖類輸液剤と同時投与することが

望ましい。
＜中心静脈内投与＞
通常成人1日400～800mLを高カロリー輸液法により中心静脈内に持続点滴注入する。
なお，年齢，症状，体重により適宜増減する。

禁忌
(1)肝性昏睡又は肝性昏睡のおそれのある患者
(2)重篤な腎障害又は高窒素血症のある患者
(3)アミノ酸代謝異常のある患者

アミニック輸液　規格：200mL1袋[309円/袋]
アミノ酸製剤　エイワイ　325

【効能効果】
下記状態時のアミノ酸補給：低蛋白血症，低栄養状態，手術前後

【対応標準病名】

◎	栄養失調	低蛋白血症	
○	術後低蛋白血症		
△	アスパルチルグルコサミン尿症	栄養失調性白内障	栄養障害
	蛋白質欠乏性障害	β－マンノシドーシス	マンノシドーシス

用法用量
末梢静脈投与時
通常成人1回200～400mLを緩徐に点滴静注する。投与速度は，アミノ酸の量として60分間に10g前後が体内利用に望ましく，通常成人200mLあたり約120分を基準とし，小児，老人，重篤な患者にはさらに緩徐に注入する。
なお，年齢，症状，体重により適宜増減する。
生体のアミノ酸利用効率上，糖類輸液剤と同時投与することが望ましい。
中心静脈投与時：通常成人1日400～800mLを高カロリー輸液法により中心静脈内に持続点滴注入する。なお，年齢，症状，体重により適宜増減する。

禁忌
(1)肝性昏睡又は肝性昏睡のおそれのある患者
(2)重篤な腎障害又は高窒素血症のある患者
(3)アミノ酸代謝異常のある患者

アミノトリパ1号輸液　規格：850mL1キット[934円/キット]
アミノトリパ2号輸液　規格：900mL1キット[980円/キット]
アミノ酸　糖　電解質　大塚製薬工場　325

【効能効果】
経口・経腸管栄養補給が不能又は不十分で，経中心静脈栄養に頼らざるを得ない場合の水分，電解質，カロリー，アミノ酸補給

【対応標準病名】

◎	摂食機能障害		
△	異常腸音	胃内停水	回盲部腫瘤
	下腹部腫瘤	胸脇苦満	筋性防御
	口苦	口腔内異常感症	口腔内感覚異常症
	口内痛	後腹膜腫瘤	黒色便
	骨盤内腫瘤	臍部腫瘤	しぶり腹
	小腹拘急	小腹硬満	上腹部腫瘤
	小腹不仁	食道異物感	心下急
	心下痞	心下痞堅	心下痞硬
	心窩部振水音	心窩部不快	蠕動亢進
	大量便	腸音欠如	腸音亢進
	腸間膜腫瘤	つかえ感	粘液便
	排便習慣の変化	排便障害	腹腔内腫瘤
	腹皮拘急	腹部腫脹	腹部腫瘤
	腹部板状硬	腹部不快感	便異常
	便色異常	便潜血	膀胱直腸障害
	緑色便		

用法用量
〔アミノトリパ1号輸液〕：本品は経中心静脈栄養法の開始時で，耐糖能が不明の場合や耐糖能が低下している場合の開始液として，あるいは侵襲時等で耐糖能が低下しており，ブドウ糖を制限する必要がある場合の維持液として用いる。用時に隔壁を開通して上室液と下室液をよく混合し，開始液とする。通常，成人には1日1700mLの開始液を24時間かけて中心静脈内に持続点滴注入する。なお，症状，年齢，体重に応じて適宜増減する。
〔アミノトリパ2号輸液〕：本品は経中心静脈栄養法の維持液として用いる。用時に隔壁を開通して上室液と下室液をよく混合し，維持液とする。通常，成人には1日1800mLの維持液を24時間かけて中心静脈内に持続点滴注入する。なお，症状，年齢，体重に応じて適宜増減する。

用法用量に関連する使用上の注意　高カロリー輸液療法施行中にビタミンB_1欠乏により重篤なアシドーシスが起こることがあるので，本剤を投与する場合には，必ず必要量(1日3mg以上を目安)のビタミンB_1を併用すること。

警告　ビタミンB_1を併用せずに高カロリー輸液療法を施行すると重篤なアシドーシスが発現することがあるので，必ずビタミンB_1を併用すること。
ビタミンB_1欠乏症と思われる重篤なアシドーシスが発現した場合には，直ちに100～400mgのビタミンB_1製剤を急速静脈内投与すること。
また，高カロリー輸液療法を施行中の患者では，基礎疾患及び合併症に起因するアシドーシスが発現することがあるので，症状があらわれた場合には高カロリー輸液療法を中断し，アルカリ化剤の投与等の処置を行うこと。

禁忌
(1)電解質代謝異常のある患者
①高カリウム血症(乏尿，アジソン病，高窒素血症等)の患者
②高リン血症(副甲状腺機能低下症等)の患者
③高マグネシウム血症(甲状腺機能低下症等)の患者
④高カルシウム血症の患者
(2)肝性昏睡又は肝性昏睡のおそれのある患者
(3)重篤な腎障害のある患者
(4)アミノ酸代謝異常症の患者
(5)遺伝性果糖不耐症の患者

アミノフリード輸液　規格：500mL1キット[484円/キット]，1L1キット[672円/キット]
アミノ酸　糖　電解質　大塚製薬工場　325

【効能効果】
下記状態時のアミノ酸，電解質及び水分の補給
(1)経口摂取不十分で，軽度の低蛋白血症又は軽度の低栄養状態にある場合
(2)手術前後

【対応標準病名】

◎	栄養失調	摂食機能障害	低蛋白血症
○	術後低蛋白血症		
△	アスパルチルグルコサミン尿症	栄養失調性白内障	栄養障害
	蛋白質欠乏性障害	β－マンノシドーシス	マンノシドーシス

用法用量
用時に隔壁を開通して上室液と下室液をよく混合する。
通常成人には1回500mLを末梢静脈内に点滴静注する。投与速度は，通常，成人500mLあたり120分を基準とし，老人，重篤な患者には更に緩徐に注入する。
なお，年齢，症状，体重により適宜増減するが，最大投与量は1日2500mLまでとする。

禁忌
(1)肝性昏睡又は肝性昏睡のおそれのある患者
(2)重篤な腎障害のある患者又は高窒素血症の患者
(3)うっ血性心不全のある患者

(4)高度のアシドーシス(高乳酸血症等)のある患者
(5)電解質代謝異常のある患者
①高カリウム血症(乏尿，アジソン病等)の患者
②高リン血症(副甲状腺機能低下症等)の患者
③高マグネシウム血症(甲状腺機能低下症等)の患者
④高カルシウム血症の患者
(6)閉塞性尿路疾患により尿量が減少している患者
(7)アミノ酸代謝異常症の患者

ツインパル輸液：エイワイ　500mL1キット[434円/キット]，1L1キット[556円/キット]

アミノレバン点滴静注
規格：200mL1袋[402円/袋]，500mL1袋[796円/袋]
アミノ酸製剤　大塚製薬工場　325

【効能効果】
慢性肝障害時における脳症の改善

【対応標準病名】

◎	肝障害	肝性脳症	
○	肝萎縮	肝壊死	肝細胞性黄疸
	肝性胸水	肝性昏睡	肝不全
	妊娠性急性脂肪肝	慢性肝不全	
△	アレルギー性肝臓症	うっ血肝	うっ血性肝硬変
	肝下垂症	肝機能障害	肝限局性結節性過形成
	肝梗塞	肝疾患	肝疾患に伴う貧血
	肝出血	肝腫瘤	肝静脈閉塞症
	肝腎症候群	肝臓紫斑病	肝中心静脈閉塞症
	肝のう胞	肝肺症候群	肝浮腫
	クリュヴリエ・バウムガルテン症候群	脂肪肝	ショック肝
	多発性肝血管腫	中心性出血性肝壊死	特発性門脈圧亢進症
	非アルコール性脂肪性肝炎	門脈圧亢進症	門脈圧亢進症性胃症
	門脈拡張症		

用法用量　通常成人1回500～1000mLを点滴静注する。
投与速度は通常成人500mLあたり180～300分を基準とする。経中心静脈輸液法を用いる場合は，本品の500～1000mLを糖質輸液等に混和し，24時間かけて中心静脈内に持続注入する。
なお，年齢，症状，体重により適宜増減する。
用法用量に関連する使用上の注意　本剤にはナトリウムイオン約14mEq/L，クロルイオン約94mEq/Lが含まれているので，大量投与時又は電解質液を併用する場合には電解質バランスに注意すること。
禁忌
(1)重篤な腎障害のある患者
(2)アミノ酸代謝異常症の患者

テルフィス点滴静注：テルモ　200mL1袋[344円/袋]，500mL1袋[682円/袋]，ヒカリレバン注：光　200mL1袋[344円/袋]，500mL1袋[682円/袋]

アミパレン輸液
規格：200mL1袋[342円/袋]，300mL1袋[414円/袋]，400mL1袋[517円/袋]
アミノ酸製剤　大塚製薬工場　325

【効能効果】
下記状態時のアミノ酸補給：低蛋白血症　低栄養状態　手術前後

【対応標準病名】

◎	栄養失調	低蛋白血症	
○	術後低蛋白血症		
△	アスパルチルグルコサミン尿症	栄養失調性白内障	栄養障害
	蛋白質欠乏性障害	β-マンノシドーシス	マンノシドーシス

用法用量
中心静脈投与
通常成人は1日400～800mLを高カロリー輸液法により中心静脈内に持続点滴注入する。
なお，年齢，症状，体重により適宜増減する。
末梢静脈投与
通常成人は1回200～400mLを緩徐に点滴静注する。
投与速度は，アミノ酸の量として60分間に10g前後が体内利用に望ましく，通常成人100mLあたり約60分を基準とし，小児，老人，重篤な患者には更に緩徐に注入する。
なお，年齢，症状，体重により適宜増減する。
生体のアミノ酸利用効率上，糖類輸液剤と同時投与することが望ましい。
禁忌
(1)肝性昏睡又は肝性昏睡のおそれのある患者
(2)重篤な腎障害のある患者又は高窒素血症の患者
(3)アミノ酸代謝異常症の患者

アムビゾーム点滴静注用50mg
規格：50mg1瓶[9811円/瓶]
アムホテリシンB　大日本住友　617

【効能効果】
(1)真菌感染症
アスペルギルス属，カンジダ属，クリプトコッカス属，ムーコル属，アブシジア属，リゾプス属，リゾムーコル属，クラドスポリウム属，クラドヒアロホーラ属，ホンセカエア属，ヒアロホーラ属，エクソフィアラ属，コクシジオイデス属，ヒストプラズマ属及びブラストミセス属による下記感染症
真菌血症，呼吸器真菌症，真菌髄膜炎，播種性真菌症
(2)真菌感染が疑われる発熱性好中球減少症
(3)リーシュマニア症

【対応標準病名】

◎	真菌血症	真菌症	真菌性髄膜炎
	発熱性好中球減少症	リーシュマニア症	
○	アジアスピロミセス症	アッサム熱	アレルギー性気管支肺アスペルギルス症
	アレルギー性気管支肺カンジダ症	アレルギー性気管支肺真菌症	エスパンデイア
	角膜真菌症	カプスラーツム急性肺ヒストプラスマ症	カプスラーツム肺ヒストプラスマ症
	カプスラーツム慢性肺ヒストプラスマ症	顆粒球減少症	カンジダ性髄膜炎
	気管支真菌症	急性肺クリプトコッカス症	急性肺コクシジオイデス症
	急性肺ブラストミセス症	クリプトコッカス性髄膜炎	クリプトコッカス性脳髄膜炎
	好中球G6PD欠乏症	好中球減少症	コクシジオイデス性髄膜炎
	自己免疫性好中球減少症	糸状菌症	耳内真菌症
	周期性好中球減少症	小児遺伝性無顆粒球症	食道真菌症
	深在性真菌症	深在性皮膚真菌症	侵襲性肺アスペルギルス症
	先天性好中球減少症	単球減少症	中毒性好中球減少症
	特発性好中球減少症	内臓リーシュマニア症	二次性白血球減少症
	肺アスペルギルス症	肺カンジダ症	肺コクシジオイデス症
	肺真菌症	肺スポロトリコーシス	肺パラコクシジオイデス症
	肺ブラストミセス症	肺ムコール症	白血球減少症
	脾性好中球減少症	皮膚粘膜リーシュマニア症	皮膚リーシュマニア症
	日和見真菌症	副鼻腔真菌症	扁桃アスペルギルス症
	慢性肺コクシジオイデス症	慢性肺ブラストミセス症	慢性本態性好中球減少症症候群
	慢性良性顆粒球減少症	無顆粒球症	無顆粒球性アンギナ
	薬剤性顆粒球減少症		

△	足爪白癬	アスペルギルス症性外耳炎	陰部真菌症
	外陰真菌症	外陰部カンジダ症	外陰部腟カンジダ症
	外耳道真菌症	化膿性副鼻腔炎	顔面真菌性湿疹
	顔面白癬	乾酪性副鼻腔炎	菌状息肉症
	クロモミコーシス	ケルスス禿瘡	黒癬
	歯性副鼻腔炎	手指爪白癬	小児副鼻腔炎
	真菌症性関節炎	真菌症性筋炎	真菌性外陰腟炎
	真菌性角膜潰瘍	真菌性眼内炎	真菌性腟炎
	髄膜炎	腟カンジダ症	中耳真菌症
	爪白癬	頭部白癬	禿瘡
	白癬性毛瘡	汎発性皮膚真菌症	ひげ白癬
	皮膚真菌症	副鼻腔炎	慢性副鼻腔炎
	慢性副鼻腔炎急性増悪	慢性副鼻腔膿瘍	耳真菌症

効能効果に関連する使用上の注意

(1)真菌感染症

①アゾール系抗真菌薬等が十分奏効するような軽症のカンジダ感染症に対しては，他剤を第一選択薬として使用することを考慮すること。

②クロモブラストミコーシス(黒色分芽菌症)に対する本剤の有効性は確立されていない。

(2)真菌感染が疑われる発熱性好中球減少症

①本剤は以下の3条件を満たす症例に投与すること。

(a)1回の検温で38℃以上の発熱，又は1時間以上持続する37.5℃以上の発熱

(b)好中球数が500/mm³未満の場合，又は1,000/mm³未満で500/mm³未満に減少することが予測される場合

(c)適切な抗菌薬投与を行っても解熱せず，抗真菌薬の投与が必要と考えられる場合

②発熱性好中球減少症の患者への投与は，発熱性好中球減少症の治療に十分な経験を持つ医師のもとで，本剤の投与が適切と判断される症例についてのみ実施すること。

③発熱性好中球減少症に投与する場合には，投与前に適切な培養検査等を行い，起炎菌を明らかにする努力を行うこと。起炎菌が判明した際には，本剤投与継続の必要性を検討すること。

用法用量

(1)真菌感染症

体重1kg当たりアムホテリシンBとして2.5mg(力価)を1日1回，1～2時間以上かけて点滴静注する。

患者の症状に応じて適宜増減できるが，1日総投与量は体重1kg当たり5mg(力価)までとする。但し，クリプトコッカス髄膜炎では，1日総投与量は体重1kg当たり6mg(力価)まで投与できる。

(2)真菌感染が疑われる発熱性好中球減少症：体重1kg当たりアムホテリシンBとして2.5mg(力価)を1日1回，1～2時間以上かけて点滴静注する。

(3)リーシュマニア症

免疫能の正常な患者には，投与1～5日目の連日，14日目及び21日目にそれぞれ体重1kg当たりアムホテリシンBとして2.5mg(力価)を1日1回，1～2時間以上かけて点滴静注する。

免疫不全状態の患者には，投与1～5日目の連日，10日目，17日目，24日目，31日目及び38日目にそれぞれ体重1kg当たりアムホテリシンBとして4.0mg(力価)を1日1回，1～2時間以上かけて点滴静注する。

用法用量に関連する使用上の注意

(1)投与時関連反応(発熱，悪寒，悪心，嘔吐，頭痛，背部痛，骨痛等)が発現した場合は，点滴を一時中断し，患者の様子をみながら点滴速度を遅らせて投与を再開するなどの措置をとること。

投与時関連反応の予防あるいは治療法には，点滴速度を遅らせるか，ジフェンヒドラミン，アセトアミノフェン及びヒドロコルチゾン等の投与が有効であるとの報告がある。

(2)本剤の投与量に相関して副作用の発現率が上昇するため，高用量を投与する場合には十分注意すること。

禁忌

(1)本剤の成分に対し過敏症の既往歴のある患者

(2)白血球を輸注中の患者

併用禁忌

薬剤名等	臨床症状・措置方法	機序・危険因子
白血球輸注	白血球輸注中又は直後にアムホテリシンBを投与した患者に，急性肺機能障害がみられたとの報告がある。	機序は不明である。

アラセナーA点滴静注用300mg　規格：300mg1瓶[5887円/瓶]
ビダラビン　持田　625

【効能効果】

単純ヘルペス脳炎，免疫抑制患者における帯状疱疹

【対応標準病名】

◎	帯状疱疹	ヘルペス脳炎	
○	壊疽性帯状疱疹	外陰部帯状疱疹	角膜帯状疱疹
	眼瞼帯状疱疹	眼部帯状疱疹	顔面帯状疱疹
	胸部帯状疱疹	躯幹帯状疱疹	劇症帯状疱疹
	口腔帯状疱疹	後頭部帯状疱疹	三叉神経帯状疱疹
	水痘・帯状疱疹ウイルス感染母体より出生した児	帯状疱疹後三叉神経痛	帯状疱疹後膝神経節炎
	帯状疱疹後神経痛	帯状疱疹後多発性ニューロパチー	帯状疱疹神経炎
	帯状疱疹性角結膜炎	帯状疱疹性強膜炎	帯状疱疹性結膜炎
	帯状疱疹性虹彩炎	帯状疱疹性虹彩毛様体炎	帯状疱疹性髄膜脳炎
	帯状疱疹性脊髄炎	帯状疱疹性脳炎	帯状疱疹性脳脊髄炎
	ハント症候群	汎発性帯状疱疹	不全型ハント症候群
	ヘルペスウイルス髄膜炎	ヘルペスウイルス性髄膜脳炎	ヘルペスウイルス脊髄炎
	ヘルペスウイルス脳脊髄炎	耳帯状疱疹	腰殿部帯状疱疹
	腰腹帯状疱疹		
△	水痘後脊髄炎	水痘後脳脊髄炎	水痘脳炎

用法用量

本剤は，通常，5%ブドウ糖注射液又は生理食塩液を用いて用時溶解し，輸液500mLあたり2～4時間かけて点滴静注する。

(1)単純ヘルペス脳炎の場合

ビダラビンとして，通常1日10～15mg/kg，10日間点滴静注する。

なお，症状・腎障害の程度により適宜増減する。

(2)免疫抑制患者における帯状疱疹の場合

ビダラビンとして，通常1日5～10mg/kg，5日間点滴静注する。

なお，症状・腎障害の程度により適宜増減する。

用法用量に関連する使用上の注意

(1)帯状疱疹患者に投与する場合には，可能な限り早期(発症から5日以内)に投与を開始することが望ましい。

(2)薬液の調製に際しては，「適用上の注意」の項(2)に記載されている点に留意すること。

警告　ペントスタチンとの併用により，腎不全，肝不全，神経毒性等の重篤な副作用が発現したとの報告があるので，併用しないこと。

禁忌

(1)本剤の成分に対し過敏症の既往歴のある患者

(2)ペントスタチンを投与中の患者

併用禁忌

薬剤名等	臨床症状・措置方法	機序・危険因子
ペントスタチン コホリン	腎不全，肝不全，神経毒性等の重篤な副作用が発現することがある。	ペントスタチンが，ビダラビンの代謝に関与するADA(アデノシンデアミナーゼ)酵素の阻害作用を有するた

		め，ビダラビンの血中濃度が高まることによると考えられる。

ビダラビン点滴静注用300mg「F」：富士製薬［5217円/瓶］

アラノンジー静注用250mg　規格：250mg50mL1瓶［53926円/瓶］
ネララビン　グラクソ・スミスクライン　422

【効能効果】

再発又は難治性の下記疾患
(1)T細胞急性リンパ性白血病
(2)T細胞リンパ芽球性リンパ腫

【対応標準病名】

◎	T細胞性前リンパ球白血病	Tリンパ芽球性リンパ腫	急性リンパ性白血病
○	白血病		
△	ALK陽性未分化大細胞リンパ腫	CCR4陽性成人T細胞白血病リンパ腫	Ph陽性急性リンパ性白血病
	T細胞性大顆粒リンパ球白血病	Tリンパ芽球性白血病	Tリンパ芽球性白血病/リンパ腫
	悪性リンパ腫骨髄浸潤	アグレッシブNK細胞白血病	肝脾T細胞リンパ腫
	急性白血病	原発性滲出性リンパ腫	混合型白血病
	小児EBV陽性T細胞リンパ増殖性疾患	小児急性リンパ性白血病	小児全身性EBV陽性T細胞リンパ増殖性疾患
	小リンパ球性リンパ腫	髄膜白血病	成人T細胞白血病骨髄浸潤
	成人T細胞白血病リンパ腫	成人T細胞白血病リンパ腫・急性型	成人T細胞白血病リンパ腫・くすぶり型
	成人T細胞白血病リンパ腫・慢性型	成人T細胞白血病リンパ腫・リンパ腫型	節外性NK/T細胞リンパ腫・鼻型
	腸管症関連T細胞リンパ腫	バーキット白血病	白血病性関節症
	脾辺縁帯リンパ腫	ヘアリー細胞白血病	ヘアリー細胞白血病亜型
	慢性NK細胞リンパ増殖性疾患	未分化大細胞リンパ腫	リンパ芽球性リンパ腫
	リンパ形質細胞性リンパ腫	リンパ性白血病	リンパ性白血病骨髄浸潤

用法用量

通常，成人には，ネララビンとして1500mg/m^2(体表面積)を1日1回2時間以上かけて点滴静注する。これを1，3，5日目に投与し，その後16日間休薬する。21日間を1クールとして，繰り返す。

通常，小児には，ネララビンとして650mg/m^2(体表面積)を1日1回1時間以上かけて点滴静注する。これを5日間連日投与し，その後16日間休薬する。21日間を1クールとして，繰り返す。

用法用量に関連する使用上の注意

(1)神経毒性は本剤の用量規制因子である。本剤による治療を受けている患者においては神経系障害の徴候及び症状を注意深く観察すること。なお，Common Terminology Criteria for Adverse Events(CTCAE)注)のグレード2以上に該当する神経系障害の徴候が認められた場合は，直ちに投与を中止すること。
(2)本剤と他の抗悪性腫瘍薬との併用に関する有効性及び安全性は確立していない。

注)CTCAE ver.3.0に基づき評価する。ただし，「傾眠/意識レベルの低下」については，NCI-CTC ver.2.0の「意識レベル低下」に従う。

警告

(1)本剤の投与は，緊急時に十分に対応できる医療施設において，造血器悪性腫瘍の治療に対して，十分な知識・経験を持つ医師のもとで，本剤の投与が適切と判断される症例のみに行うこと。また，治療開始に先立ち，患者又はその家族に有効性及び危険性を十分に説明し，同意を得てから投与を開始すること。
(2)本剤投与後に，傾眠あるいはより重度の意識レベルの変化，痙攣などの中枢神経障害，しびれ感，錯感覚，脱力及び麻痺などの末梢性ニューロパシー，脱髄，ギラン・バレー症候群に類似する上行性末梢性ニューロパシー等の重度の神経系障害が報告されている。

これらの症状は，本剤の投与を中止しても完全に回復しない場合がある。神経系障害に対しては特に注意深く観察し，神経系障害の徴候が認められた場合には重篤化するおそれがあるので，直ちに投与を中止するなど，適切な対応を行うこと。

なお，本剤使用にあたっては，添付文書を熟読のこと。

禁忌　本剤の成分に対し過敏症の既往歴のある患者

アリクストラ皮下注1.5mg　規格：1.5mg0.3mL1筒［1589円/筒］
アリクストラ皮下注2.5mg　規格：2.5mg0.5mL1筒［2207円/筒］
フォンダパリヌクスナトリウム　グラクソ・スミスクライン　333

【効能効果】

静脈血栓塞栓症の発現リスクの高い，次の患者における静脈血栓塞栓症の発症抑制
(1)下肢整形外科手術施行患者
(2)腹部手術施行患者

【対応標準病名】

◎	血栓塞栓症	静脈血栓症	静脈塞栓症
○	下肢静脈血栓症	下大静脈血栓症	急性静脈血栓症
	コレステロール塞栓症	鎖骨下動脈閉塞症	深部静脈血栓症
	塞栓性梗塞	脳静脈血栓症	肺梗塞
	肺静脈血栓症	肺静脈血栓塞栓症	肺塞栓症
	遊走性血栓性静脈炎		
△	腋窩動脈血栓症	下肢急性動脈閉塞症	下肢慢性動脈閉塞症
	肝静脈血栓症	肝静脈塞栓症	肝動脈血栓症
	重症虚血肢	上肢急性動脈閉塞症	上肢静脈血栓症
	上肢慢性動脈閉塞症	上腕静脈血栓症	腎静脈血栓症
	腎静脈塞栓症	前腕静脈血栓症	大静脈塞栓症
	大腿動脈閉塞症	大動脈血栓症	大動脈塞栓症
	腸骨静脈圧迫症候群	腸骨動脈血栓症	腸骨動脈塞栓症
	動脈血栓症	動脈塞栓症	バッド・キアリ症候群
	腹部大動脈血栓症	腹部大動脈塞栓症	末梢動脈塞栓症
	慢性動脈閉塞症	ルリッシュ症候群	

効能効果に関連する使用上の注意　腹部手術のうち帝王切開術施行患者における有効性・安全性は確立していないため，これらの患者に投与する場合には，リスクとベネフィットを十分考慮すること。

用法用量　通常，成人には，フォンダパリヌクスナトリウムとして2.5mgを1日1回皮下投与する。なお，腎障害のある患者に対しては，腎機能の程度に応じて1.5mg1日1回に減量する。

用法用量に関連する使用上の注意

(1)本剤は皮下注射のみに使用し，筋肉内投与はしないこと。
(2)本剤の初回投与は，手術後24時間を経過し，手術創等からの出血がないことを確認してから行うこと。また，投与後に患者の状態を十分に観察できるよう，夜間等に初回投与がなされないように配慮することが望ましい。なお，海外臨床試験において手術後6時間以内に本剤を投与したとき，出血の危険性が増大したとの報告がある。
(3)本剤の初回投与は，硬膜外カテーテル抜去あるいは腰椎穿刺から少なくとも2時間を経過してから行うこと。また，初回投与以降にこれらの処置を行う場合には，前回投与から十分な時間をあけ，かつ，予定した次回の投与の少なくとも2時間以上前に実施すること。
(4)2回目以降の投与は，1日1回ほぼ一定の時刻に投与することが望ましいが，投与時刻を変更する場合には，前回の投与から少なくとも12時間以上の間隔をあけて投与すること。
(5)本剤投与中は，臨床症状の観察や超音波検査等により，血栓塞栓症の有無を観察し，十分な歩行が可能となり静脈血栓塞栓症のリスクが減少するまで本剤を継続投与すること。なお，下肢整形外科手術施行患者では15日間以上，腹部手術施行患者では9日間以上投与した場合の有効性及び安全性は，国内臨床試

験においては検討されていない。

(6)腎障害のある患者では本剤の血中濃度が上昇し，出血の危険性が増大するおそれがある。クレアチニンクリアランス20～30mL/minの患者では，フォンダパリヌクスナトリウムとして1.5mgを1日1回，クレアチニンクリアランス30～50mL/minの患者ではフォンダパリヌクスナトリウムとして2.5mgあるいは出血の危険性が高いと考えられる場合には1.5mgを1日1回皮下投与すること。

(7)プロトロンビン時間(PT-INR)及び活性化部分トロンボプラスチン時間(APTT)等の通常の凝固能検査は，本剤に対する感度が比較的低く，薬効をモニタリングする指標とはならないので，臨床症状を注意深く観察し，出血等がみられた場合には投与を中止するなど適切な処置を行うこと。

警告　脊椎・硬膜外麻酔あるいは腰椎穿刺等との併用により，穿刺部位に血腫が生じ，神経の圧迫による麻痺があらわれるおそれがある。併用する場合には神経障害の徴候及び症状について十分注意し，異常が認められた場合には直ちに適切な処置を行うこと。

禁忌

(1)本剤の成分に対して過敏症の既往歴のある患者

(2)出血している患者(後腹膜出血，頭蓋内出血，脊椎内出血，あるいは他の重要器官における出血等)

(3)急性細菌性心内膜炎の患者

(4)重度の腎障害(クレアチニンクリアランス20mL/min未満)のある患者

アリクストラ皮下注5mg　規格：5mg0.4mL1筒[3477円/筒]
アリクストラ皮下注7.5mg　規格：7.5mg0.6mL1筒[4549円/筒]
フォンダパリヌクスナトリウム　グラクソ・スミスクライン　333

【効能効果】

急性肺血栓塞栓症及び急性深部静脈血栓症の治療

【対応標準病名】

◎	深部静脈血栓症	肺塞栓症	肺動脈血栓症
○	静脈血栓症	肺梗塞	肺静脈血栓症
	肺静脈血栓塞栓症	肺動脈血栓塞栓症	
△	足血栓性静脈炎	下肢血栓性静脈炎	下肢静脈炎
	下肢静脈血栓症	下肢静脈血栓症後遺症	下腿血栓性静脈炎
	下腿静脈炎	下腿静脈血栓症	急性肺性心
	手背静脈炎	上肢血栓性静脈炎	上肢静脈炎
	上腕血栓性静脈炎	上腕静脈炎	食道静脈炎
	前腕血栓性静脈炎	前腕静脈炎	大腿血栓性静脈炎
	大腿静脈炎	大腿静脈血栓症	慢性肺血栓塞栓症
	モンドール病		

効能効果に関連する使用上の注意　ショックや低血圧が遷延するような血行動態が不安定な患者又は血栓溶解剤の使用や肺塞栓摘出術が必要な患者に対する有効性及び安全性は確認されていない。

用法用量

通常，成人には，フォンダパリヌクスナトリウムとして以下の用量を1日1回皮下投与する。

体重50kg未満：5mg，体重50～100kg：7.5mg，体重100kg超：10mg

用法用量に関連する使用上の注意

(1)本剤は皮下注射のみに使用し，筋肉内投与はしないこと。

(2)2回目以降の投与は，1日1回ほぼ一定の時刻に投与することが望ましいが，投与時刻を変更する場合には，前回の投与から少なくとも12時間以上の間隔をあけて投与すること。

(3)本剤の投与は5日間以上とし，併用するワルファリンカリウムによる抗凝固作用が治療域に達するまで継続投与すること。治療域の決定に関しては，ワルファリンカリウムの添付文書を参照すること。なお，国内臨床試験において，急性肺血栓塞栓症患者では17日間以上，急性深部静脈血栓症患者では15日間以上投与した経験はない。

(4)本剤と併用するワルファリンカリウムは，本剤投与後72時間以内に投与を開始することが望ましい。

(5)国内臨床試験において，本剤10mg投与の使用経験はない。体重100kg超で中等度の腎障害(クレアチニンクリアランス30mL/min以上50mL/min未満)のある患者等では，1日7.5mgへの減量を考慮すること。

(6)プロトロンビン時間(PT-INR)及び活性化部分トロンボプラスチン時間(APTT)等の通常の凝固能検査は，本剤に対する感度が比較的低く，薬効をモニタリングする指標とはならないので，臨床症状を注意深く観察し，出血等がみられた場合には投与を中止するなど適切な処置を行うこと。

警告　脊椎・硬膜外麻酔あるいは腰椎穿刺等との併用は，穿刺部位に血腫が生じ，神経の圧迫による麻痺があらわれるおそれがあるので，行わないこと。

禁忌

(1)本剤の成分に対して過敏症の既往歴のある患者

(2)出血している患者(後腹膜出血，頭蓋内出血，脊椎内出血，あるいは他の重要器官における出血等)

(3)急性細菌性心内膜炎の患者

(4)重度の腎障害(クレアチニンクリアランス30mL/min未満)のある患者

アリナミンF5注　規格：5mg1管[61円/管]
アリナミンF10注　規格：10mg1管[61円/管]
アリナミンF25注　規格：25mg10mL1管[61円/管]
アリナミンF50注　規格：50mg20mL1管[76円/管]
アリナミンF100注　規格：100mg20mL1管[129円/管]
フルスルチアミン塩酸塩　武田薬品　312

【効能効果】

(1)ビタミンB_1欠乏症の予防及び治療

(2)ビタミンB_1の需要が増大し，食事からの摂取が不十分な際の補給(消耗性疾患，甲状腺機能亢進症，妊産婦，授乳婦，はげしい肉体労働時等)

(3)ウェルニッケ脳症

(4)脚気衝心

(5)下記疾患のうちビタミンB_1の欠乏又は代謝障害が関与すると推定される場合

①神経痛

②筋肉痛，関節痛

③末梢神経炎，末梢神経麻痺

④心筋代謝障害

⑤便秘等の胃腸運動機能障害

⑥術後腸管麻痺

ビタミンB_1欠乏症の予防及び治療，ビタミンB_1の需要が増大し，食事からの摂取が不十分な際の補給，ウェルニッケ脳症，脚気衝心以外の効能効果に対して，効果がないのに月余にわたって漫然と使用すべきでない。

【対応標準病名】

◎	胃腸運動機能障害	ウェルニッケ脳症	脚気心
	関節痛	筋肉痛	甲状腺機能亢進症
	心筋疾患	神経痛	腸麻痺
	ビタミンB1欠乏症	便秘症	末梢神経炎
	末梢神経障害		
○	異所性中毒性甲状腺腫	脚気	脚気症候群
	脚気神経炎	乾性脚気	グレーブス病
	痙性イレウス	甲状腺眼症	甲状腺機能正常型グレーブス病
	甲状腺クリーゼ	甲状腺中毒性昏睡	産後脚気
	湿性脚気	小腸麻痺	人為的甲状腺中毒症
	心筋変性症	大腸麻痺	中毒性甲状腺腫

	中毒性多結節性甲状腺腫	中毒性単結節性甲状腺腫	バセドウ病
	バセドウ病眼症	バセドウ病術後再発	びまん性中毒性甲状腺腫
	プランマー病	麻痺性イレウス	
△あ	MP 関節痛	亜イレウス	アルコール性多発ニューロパチー
	胃うっ血	胃運動機能障害	胃運動亢進症
	胃液欠乏	胃液分泌過多	胃拡張
	胃下垂	胃機能亢進	胃狭窄
	胃痙攣	胃軸捻症	胃十二指腸嵌頓
	胃腫瘤	胃石症	胃切除後癒着
	胃腸機能異常	胃腸機能減退	胃腸虚弱
	一過性甲状腺機能亢進症	胃粘膜過形成	胃のう胞
	胃壁軟化症	イレウス	腋窩部痛
か	炎症性大網癒着	外傷性肩不安定症	顎関節痛
	顎関節疼痛機能障害症候群	過酸症	下肢関節痛
	下肢筋肉痛	下肢神経痛	下垂体性 TSH 分泌亢進症
	下垂体性甲状腺機能亢進症	下腿関節痛	下腿三頭筋痛
	下腿神経炎	肩関節痛症	間質性心筋炎
	偽性イレウス	偽性甲状腺機能亢進症	偽性股関節痛
	機能性便秘症	急性胃腸障害	急性胃粘膜病変
	胸鎖関節痛	胸鎖乳突筋痛	胸背部筋肉痛
	胸部筋肉痛	胸腹部筋痛	胸壁神経痛
	挙上空腸狭窄	頚肩部筋肉痛	痙性胃炎
	頚部筋肉痛	頚部神経痛	痙攣性便秘
	結腸アトニー	肩甲上神経痛	肩甲部筋肉痛
	肩鎖関節痛	原発性甲状腺機能亢進症	肩部筋痛
	甲状腺中毒症	甲状腺中毒症性関節障害	甲状腺中毒症性筋無力症候群
	甲状腺中毒症性心筋症	甲状腺中毒性眼球突出症	甲状腺中毒性四肢麻痺
	甲状腺中毒性周期性四肢麻痺	甲状腺中毒性心不全	甲状腺中毒性ミオパチー
	後頭下神経痛	後頭神経痛	後頭部神経痛
	項背部筋痛	項部筋肉痛	項部神経痛
さ	股関節痛	弛緩性便秘症	趾関節痛
	四肢神経痛	膝窩部痛	膝関節痛
	習慣性便秘	重症便秘症	十二指腸腫瘤
	手関節痛	手指関節痛	手指神経炎
	術後便秘	上肢筋肉痛	上肢神経痛
	上腕筋肉痛	上腕三頭筋痛	上腕神経痛
	上腕二頭筋痛	食事性便秘	心筋炎
	心筋線維症	神経炎	スルーダー神経痛
	脊椎関節痛	線維筋痛症	仙腸関節痛
	前腕筋肉痛	前腕神経痛	僧帽筋痛
た	足関節痛	側頭部神経痛	大腿筋痛
	大腿神経痛	大腸機能障害	大腸ジスキネジア
	多発性関節痛	多発性筋肉痛	多発性神経炎
	多発性神経障害	多発性神経痛	多発ニューロパチー
	単純性便秘	肘関節痛	中指関節痛
	腸アトニー	腸管運動障害	腸管麻痺性便秘
	腸機能障害	腸ジスキネジア	直腸性便秘
	低酸症	殿部筋肉痛	頭部筋肉痛
な	頭部神経痛	特発性神経痛	二次性甲状腺機能亢進症
は	乳幼児便秘	背部筋肉痛	背部神経痛
	反復性多発性神経炎	腓腹筋痛	腹壁筋痛
	腹壁神経痛	糞便性イレウス	ペラグラ性脳症
	便通異常	母指 MP 関節痛	母趾関節痛
ま	慢性心筋炎	慢性神経痛	無酸症
や	盲腸アトニー	薬物胃障害	腰筋痛症
ら	腰背筋痛症	腰皮神経痛	肋間筋肉痛
	肋間神経痛		

用法用量

〔アリナミン F5 注，アリナミン F10 注〕：通常，成人には１日量１管（フルスルチアミンとして 5mg 又は 10mg）を静脈内注射する。なお，年齢・症状により適宜増減する。

〔アリナミン F25 注，アリナミン F50 注，アリナミン F100 注〕
通常，成人には次の１日量をできるだけ緩徐（3 分間以上の時間をかける方がよい）に静脈内に注射する。なお，年齢・症状により適宜増減する。

〔アリナミン F25 注〕：フルスルチアミンとして 25～100mg（1～4 管）

〔アリナミン F50 注〕：フルスルチアミンとして 50～100mg（1～2 管）

〔アリナミン F100 注〕：フルスルチアミンとして 100mg（1 管）

禁忌　本剤の成分に対し過敏症の既往歴のある患者

エスアリネート注50mg：日新－山形　50mg20mL1管［56円/管］，ビタファント注10：東和　10mg1管［50円/管］，ビタファント注25：東和　25mg10mL1管［54円/管］，ビタファント注50：東和　50mg20mL1管［56円/管］，フルメチ静注50mg：日医工　50mg20mL1管［56円/管］

アリナミン注射液10mg
規格：10mg1管［64円/管］
プロスルチアミン
武田薬品　312

【効能効果】

(1)ビタミン B_1 欠乏症の予防及び治療
(2)ビタミン B_1 の需要が増大し，食事からの摂取が不十分な際の補給（消耗性疾患，甲状腺機能亢進症，妊産婦，授乳婦，はげしい肉体労働時等）
(3)ウェルニッケ脳症
(4)脚気衝心
(5)下記疾患のうちビタミン B_1 の欠乏又は代謝障害が関与すると推定される場合
①神経痛
②筋肉痛，関節痛
③末梢神経炎，末梢神経麻痺
④心筋代謝障害
⑤便秘等の胃腸運動機能障害
⑥術後腸管麻痺

ビタミン B_1 欠乏症の予防及び治療，ビタミン B_1 の需要が増大し，食事からの摂取が不十分な際の補給，ウェルニッケ脳症，脚気衝心以外の効能効果に対して，効果がないのに月余にわたって漫然と使用すべきでない。

【対応標準病名】

◎	胃腸運動機能障害	ウェルニッケ脳症	脚気心
	関節痛	筋肉痛	甲状腺機能亢進症
	心筋疾患	神経痛	腸麻痺
	ビタミン B1 欠乏症	便秘症	末梢神経炎
	末梢神経障害		
○	異所性中毒性甲状腺腫	脚気	脚気症候群
	脚気神経炎	乾性脚気	グレーブス病
	痙性イレウス	甲状腺眼症	甲状腺機能正常型グレーブス病
	甲状腺クリーゼ	甲状腺中毒性昏睡	産後脚気
	湿性脚気	小腸麻痺	人為的甲状腺中毒症
	心筋変性症	大腸麻痺	中毒性甲状腺腫
	中毒性多結節性甲状腺腫	中毒性単結節性甲状腺腫	バセドウ病
	バセドウ病眼症	バセドウ病術後再発	びまん性中毒性甲状腺腫
	プランマー病	麻痺性イレウス	肋間神経痛
△あ	MP 関節痛	亜イレウス	亜急性連合性脊髄変性症

	アルコール性多発ニューロパチー	胃うっ血	胃運動機能障害
	胃運動亢進症	胃液欠乏	胃液分泌過多
	胃拡張	胃下垂	胃機能亢進
	胃狭窄	胃痙攣	胃軸捻症
	胃十二指腸嵌頓	胃腫瘤	胃石症
	胃切除後癒着	胃腸機能異常	胃腸機能減退
	胃腸虚弱	一過性甲状腺機能亢進症	胃粘膜過形成
	胃のう胞	胃壁軟化症	イレウス
か	腋窩部痛	炎症性大網癒着	外傷性肩不安定症
	顎関節痛	顎関節疼痛機能障害症候群	過酸症
	下肢関節痛	下肢筋肉痛	下肢神経痛
	下垂体性TSH分泌亢進症	下垂体性甲状腺機能亢進症	下腿関節痛
	下腿三頭筋痛	下腿神経炎	肩関節痛症
	間質性心筋炎	偽性イレウス	偽性甲状腺機能亢進症
	偽性股関節痛	機能性便秘症	急性胃腸障害
	急性胃粘膜病変	胸鎖関節痛	胸鎖乳突筋痛
	胸背部筋肉痛	胸部筋肉痛	胸腹部筋痛
	胸壁神経痛	挙上空腸狭窄	頚肩部筋肉痛
	痙性胃炎	頚部筋肉痛	頚部神経痛
	痙攣性便秘	結腸アトニー	肩甲上神経痛
	肩甲部筋肉痛	肩鎖関節痛	原発性甲状腺機能亢進症
	肩部筋痛	甲状腺中毒症	甲状腺中毒症性関節障害
	甲状腺中毒症性筋無力症候群	甲状腺中毒症性心筋症	甲状腺中毒性眼球突出症
	甲状腺中毒性四肢麻痺	甲状腺中毒性周期性四肢麻痺	甲状腺中毒性心不全
	甲状腺中毒性ミオパチー	後頭下神経痛	後頭神経痛
	後頭部神経痛	項背部筋痛	項部筋肉痛
さ	項部神経痛	股関節痛	弛緩性便秘症
	趾関節痛	四肢神経痛	膝窩部痛
	膝関節痛	習慣性便秘	重症便秘症
	十二指腸腫瘤	手関節痛	手指関節痛
	手指神経炎	術後便秘	上肢筋肉痛
	上肢神経痛	上腕筋肉痛	上腕三頭筋痛
	上腕神経痛	上腕二頭筋痛	食事性便秘
	心筋炎	心筋線維症	神経炎
	スルーダー神経痛	脊椎関節痛	線維筋痛症
	仙腸関節痛	前腕筋肉痛	前腕神経痛
	僧帽筋痛	足関節痛	側頭部神経痛
た	大腿筋痛	大腿神経痛	大腸機能障害
	大腸ジスキネジア	多発性関節痛	多発性筋肉痛
	多発性神経炎	多発性神経障害	多発性神経痛
	多発ニューロパチー	単純性便秘	肘関節痛
	中指関節痛	腸アトニー	腸管運動障害
	腸管麻痺性便秘	腸機能障害	腸ジスキネジア
	直腸性便秘	低酸症	殿部筋肉痛
	頭部筋肉痛	頭部神経痛	特発性神経痛
は	二次性甲状腺機能亢進症	乳幼児便秘	背部筋肉痛
	背部神経痛	反復性多発性神経炎	肥厚性幽門狭窄症
	腓腹筋痛	腹壁筋痛	腹壁神経痛
	糞便性イレウス	ペラグラ性脳症	便通異常
ま	母指MP関節痛	母趾関節痛	慢性心筋炎
	慢性神経痛	無酸症	盲腸アトニー
や	薬物胃障害	腰筋痛症	腰背筋痛症
	腰皮神経痛	肋間筋肉痛	

用法用量　通常成人には1日量1管(プロスルチアミンとして10mg)を静脈内に注射する。
なお，年齢・症状により適宜増減する。

禁忌　本剤の成分に対し過敏症の既往歴のある患者

アリムタ注射用100mg　規格：100mg1瓶［44248円/瓶］
アリムタ注射用500mg　規格：500mg1瓶［185374円/瓶］
ペメトレキセドナトリウム水和物　日本イーライリリー　422

【効能効果】
悪性胸膜中皮腫，切除不能な進行・再発の非小細胞肺癌

【対応標準病名】

◎	悪性胸膜中皮腫	癌	非小細胞肺癌
○	ALK融合遺伝子陽性非小細胞肺癌	EGFR遺伝子変異陽性非小細胞肺癌	悪性中皮腫
	胸膜中皮腫	限局性悪性胸膜中皮腫	原発性肺癌
	上葉非小細胞肺癌	中葉非小細胞肺癌	肺癌
	肺腺癌	肺腺様のう胞癌	肺大細胞癌
	肺扁平上皮癌	肺胞上皮癌	肺未分化癌
	肺門部非小細胞癌		
△	下葉肺腺癌	下葉肺大細胞癌	下葉肺扁平上皮癌
	下葉非小細胞肺癌	気管支癌	胸膜悪性腫瘍
	限局性中皮腫	細気管支肺胞上皮癌	小細胞肺癌
	上葉肺腺癌	上葉肺大細胞癌	上葉肺扁平上皮癌
	中皮腫	中葉肺腺癌	中葉肺大細胞癌
	中葉肺扁平上皮癌	肺芽腫	肺カルチノイド
	肺癌肉腫	肺腺扁平上皮癌	肺大細胞神経内分泌癌
	肺肉腫	肺粘表皮癌	肺門部腺癌
	肺門部大細胞癌	肺門部扁平上皮癌	びまん性中皮腫

効能効果に関連する使用上の注意
(1)術後補助化学療法における本剤の有効性及び安全性は確立していない。
(2)悪性胸膜中皮腫においては，がん化学療法既治療例における本剤の有効性及び安全性は確立していない。
(3)切除不能な進行・再発の非小細胞肺癌においては，扁平上皮癌等の組織型ごとの結果及び化学療法既治療例での結果を熟知し，本剤の有効性及び安全性を十分に理解した上で，患者の選択を行うこと。

用法用量
(1)悪性胸膜中皮腫：シスプラチンとの併用において，通常，成人にはペメトレキセドとして，1日1回500mg/m^2(体表面積)を10分間かけて点滴静注し，少なくとも20日間休薬する。これを1コースとし，投与を繰り返す。なお，患者の状態により適宜減量する。
(2)切除不能な進行・再発の非小細胞肺癌：通常，成人にはペメトレキセドとして，1日1回500mg/m^2(体表面積)を10分間かけて点滴静注し，少なくとも20日間休薬する。これを1コースとし，投与を繰り返す。なお，患者の状態により適宜減量する。

用法用量に関連する使用上の注意
(1)本剤による重篤な副作用の発現を軽減するため，以下のように葉酸及びビタミンB_{12}を投与すること。
①葉酸：本剤初回投与の7日以上前から葉酸として1日1回0.5mgを連日経口投与する。なお，本剤の投与を中止又は終了する場合には，本剤最終投与日から22日目まで可能な限り葉酸を投与する。
②ビタミンB_{12}：本剤初回投与の少なくとも7日前に，ビタミンB_{12}として1回1mgを筋肉内投与する。その後，本剤投与期間中及び投与中止後22日目まで9週ごと(3コースごと)に1回投与する。
(2)シスプラチン以外の抗悪性腫瘍剤との併用における有効性及び安全性は確立していない。なお，シスプラチンは本剤投与30分後に75mg/m^2(体表面積)を投与し，投与に際しては，シスプラチンの添付文書に従い腎毒性軽減のための処置等を行うこと。
(3)悪性胸膜中皮腫に対して，本剤を単剤で使用した場合の有効性及び安全性は確立していない。
(4)欧米の添付文書中には，次表の減量基準の記載がある。
減量に関する推奨事項
次回のコース開始時の用量調節は，前回の投与コースでの最

低血球数又は最大非血液毒性に基づき決定すること。回復に十分な時間をかけるために投与を延期してもよい。回復時には，表1，2，3のガイドラインに従い再投与を行うこと。これらは本剤を単剤又はシスプラチンとの併用で使用する際いずれにも適用する。

表1）本剤（単剤又は併用）及びシスプラチンの用量調節－血液毒性

	本剤及びシスプラチンの用量（mg/m^2）
最低好中球数＜$500/mm^3$及び最低血小板数≧$50,000/mm^3$	前回の用量の75%
最低好中球数に関わらず最低血小板数＜$50,000/mm^3$	前回の用量の75%
最低好中球数に関わらず出血を伴う最低血小板数＜$50,000/mm^3$	前回の用量の50%

患者にグレード3以上の非血液毒性が発現した場合には，投与開始前の値以下に回復するまで本剤の投与を控えること。投与再開は表2のガイドラインに従うこと。

表2）本剤（単剤又は併用）及びシスプラチンの用量調節－非血液毒性[注1)，注2)]

	本剤の用量（mg/m^2）	シスプラチンの用量（mg/m^2）
粘膜炎を除くグレード3又は4の毒性	前回の用量の75%	前回の用量の75%
入院を要する下痢（グレードは問わない）又はグレード3若しくは4の下痢	前回の用量の75%	前回の用量の75%
グレード3又は4の粘膜炎	前回の用量の50%	前回の用量の100%

注1）米国国立癌研究所共通毒性規準（CTC）
注2）神経毒性を除く

神経毒性の発現時に推奨される本剤とシスプラチンの用量調節を表3に示す。グレード3又は4の神経毒性が認められた場合には投与を中止すること。

表3）本剤（単剤又は併用）及びシスプラチンの用量調節－神経毒性

CTCグレード	本剤の用量（mg/m^2）	シスプラチンの用量（mg/m^2）
0～1	前回の用量の100%	前回の用量の100%
2	前回の用量の100%	前回の用量の50%

2回の減量後にグレード3若しくは4の血液毒性あるいは非血液毒性が認められた場合又はグレード3若しくは4の神経毒性が観察された場合は直ちに本剤の投与を中止すること。

警告

(1)本剤を含むがん化学療法に際しては，緊急時に十分対応できる医療施設において，がん化学療法に十分な知識・経験を持つ医師のもとで，本剤の投与が適切と判断される症例についてのみ投与すること。適応患者の選択にあたっては，各併用薬剤の添付文書を参照して十分注意すること。また，治療開始に先立ち，患者又はその家族に有効性及び危険性を十分説明し，同意を得てから投与すること。
(2)本剤による重篤な副作用の発現を軽減するため，必ず葉酸及びビタミンB_{12}の投与のもとに本剤を投与すること。
(3)重度の腎機能障害患者で，本剤に起因したと考えられる死亡が報告されているので，重度の腎機能障害患者には本剤を投与しないことが望ましい。
(4)多量の胸水又は腹水が認められる患者では，体腔液の排出を検討すること。
(5)本剤の投与により，間質性肺炎があらわれることがあるので，本剤の投与に際しては，胸部X線検査等を行うなど観察を十分に行い，間質性肺炎が疑われた場合には，投与を中止し，適切な処置を行うこと。

禁忌

(1)本剤の成分に対し重篤な過敏症の既往歴のある患者
(2)高度な骨髄抑制のある患者
(3)妊婦又は妊娠している可能性のある婦人

アルギU点滴静注20g　規格：10%200mL1袋［1744円/袋］
L－アルギニン塩酸塩　エイワイ　399

【効能効果】

下記疾患における高アンモニア血症の急性増悪において経口製剤により調節不能な場合の緊急的血中アンモニア濃度の低下：先天性尿素サイクル異常症［カルバミルリン酸合成酵素欠損症，オルニチントランスカルバミラーゼ欠損症，アルギニノコハク酸合成酵素欠損症（シトルリン血症），アルギニノコハク酸分解酵素欠損症（アルギニノコハク酸尿症）］又はリジン尿性蛋白不耐症

【対応標準病名】

◎	アルギニノコハク酸分解酵素欠損症	オルニチントランスカルバミラーゼ欠損症	カルバミルリン酸合成酵素欠損症
	高アンモニア血症	シトルリン血症	先天性尿素サイクル異常症
	リジン尿性蛋白不耐症		
○	アミノ酸代謝異常症	アミノ酸尿症	アルギノコハク酸尿症
	グルタル酸尿症	高オルニチン血症	酵素欠損症
	後天性アミノ酸代謝障害	腎性アミノ酸尿	
△	アミノ酸異常	アミノ酸欠乏症	アルファ1抗トリプシン欠損症
	アルファ2マクログロブリン欠損症	アルファーアンチトリプシン欠損症	異常蛋白血症
	グルタル酸血症1型	血漿アルブミン過剰症	高アルギニン血症
	高蛋白血症	高リジン血症	高レニン血症
	コリンエステラーゼ欠損症	新生児型非ケトン性高グリシン血症	先天性無トランスフェリン血症
	低アルブミン血症	パイログロブリン血症	ビスアルブミン血症
	ヒドロオキシリジン血症	無アルブミン血症	無トランスフェリン血症
	無ハプトグロブリン血症		

効能効果に関連する使用上の注意　原則として，診断が確定し，アルギニン製剤等の補助療法により治療が行われている患者に投与する。
ただし，先天性尿素サイクル異常症が予測される患者で緊急に投与する場合は，血中アンモニア濃度，自他覚症状を参考にしながら投与する。

用法用量　通常，1日量として，体重1kg当たり2～10mLを1時間以上かけて点滴静注する。

用法用量に関連する使用上の注意

(1)本剤により高アンモニア血症の改善がみられなかった場合，腹膜透析，血液透析あるいは交換輸血等の治療も行い適切な併用処置を講ずること。
(2)塩酸塩を大量に投与することにより高クロール性アシドーシスになることがあるので，血液pH等を観察し，投与すること。なお，アシドーシスの可能性がある場合は本剤の投与を中止し，炭酸水素ナトリウム等のアルカリ化剤を投与する等の適切な処置を講ずること。

禁忌　アルギナーゼ欠損症の患者

アルギニン点滴静注30g「AY」　規格：10%300mL1袋［2181円/袋］
L－アルギニン塩酸塩　エイワイ　722

【効能効果】

本品は下垂体機能検査に使用する。
正常反応は個々の施設で設定されるべきであるが，通常正常人では注射開始後60～120分でピークに達し，ラジオイムノアッセイによる血中成長ホルモン値は10ng/mLになる。しかし，前値が低値でかつ最高値が5ng/mLをこえない場合には再度本試験を

行って判定することが望ましい。

【対応標準病名】

該当病名なし

用法用量

被検者を，12時間～14時間空腹にし，30分間安静にさせた後に，本品を体重1kg当り，5mL（L-アルギニン塩酸塩0.5g相当量）の割合の量〔例えば，体重50kgの人は250mL（L-アルギニン塩酸塩25g相当量），60kgの人は300mL（L-アルギニン塩酸塩30g相当量）を使用する〕を，静脈内に，約30分間にて，持続点滴する。血漿成長ホルモン測定用の採血は，点滴開始前，開始後30分，60分，90分，120分，150分にわたり分離し，その血漿中の成長ホルモンの測定を行う。

アルギメート点滴静注10%　規格：10%200mL1袋［605円/袋］

L－アルギニンL－グルタミン酸塩水和物　エイワイ　399

【効　能　効　果】

高アンモニア血症

【対応標準病名】

◎	高アンモニア血症		
△	アルギニノコハク酸分解酵素欠損症	アルギノコハク酸尿症	カルバミルリン酸合成酵素欠損症
	グルタル酸血症1型	高アルギニン血症	シトルリン血症
	新生児型非ケトン性高グリシン血症	先天性尿素サイクル異常症	

用法用量　L-グルタミン酸L-アルギニンとして，通常成人1日2～20gを1～数回に分けて点滴静脈内注射する。なお，年齢，症状により適宜増減する。

アルケラン静注用50mg　規格：50mg1瓶（溶解液付）［10243円/瓶］

メルファラン　グラクソ・スミスクライン　421

【効　能　効　果】

下記疾患における造血幹細胞移植時の前処置：白血病，悪性リンパ腫，多発性骨髄腫，小児固形腫瘍

【対応標準病名】

◎	悪性リンパ腫	腫瘍	多発性骨髄腫
	白血病		
○	MALTリンパ腫	胃悪性リンパ腫	眼窩悪性リンパ腫
	急性白血病	頚部悪性リンパ腫	結腸悪性リンパ腫
	甲状腺悪性リンパ腫	骨悪性リンパ腫	混合型白血病
	縦隔悪性リンパ腫	十二指腸悪性リンパ腫	小腸悪性リンパ腫
	心臓悪性リンパ腫	髄膜白血病	精巣悪性リンパ腫
	大腸悪性リンパ腫	直腸悪性リンパ腫	低形成性白血病
	二次性白血病	脳悪性リンパ腫	膿胸関連リンパ腫
	脾悪性リンパ腫	非定型的白血病	非分泌型骨髄腫
	非ホジキンリンパ腫	ベンスジョーンズ型多発性骨髄腫	扁桃悪性リンパ腫
	慢性白血病	マントル細胞リンパ腫	免疫芽球性リンパ節症
	リンパ芽球性リンパ腫	リンパ腫	濾胞性リンパ腫
△	ALK陽性未分化大細胞リンパ腫	BCR－ABL1陽性Bリンパ芽球性白血病	BCR－ABL1陽性Bリンパ芽球性白血病/リンパ腫
	B細胞性前リンパ球性白血病	B細胞リンパ腫	Bリンパ芽球性白血病
	Bリンパ芽球性白血病/リンパ腫	CCR4陽性成人T細胞白血病リンパ腫	E2A－PBX1陽性Bリンパ芽球性白血病
	E2A－PBX1陽性Bリンパ芽球性白血病/リンパ腫	IL3－IGH陽性Bリンパ芽球性白血病	IL3－IGH陽性Bリンパ芽球性白血病/リンパ腫
	MLL再構成型Bリンパ芽球性白血病	MLL再構成型Bリンパ芽球性白血病/リンパ腫	Ph陽性急性リンパ性白血病
	POEMS症候群	TEL－AML1陽性Bリンパ芽球性白血病	TEL－AML1陽性Bリンパ芽球性白血病/リンパ腫
	T細胞性前リンパ球白血病	T細胞性大顆粒リンパ球白血病	Tリンパ芽球性白血病
	Tリンパ芽球性白血病/リンパ腫	悪性リンパ腫骨髄浸潤	アグレッシブNK細胞白血病
	胃MALTリンパ腫	胃癌骨転移	腋窩腫瘍
	腋窩部軟部腫瘍	外耳腫瘍	外耳道腫瘍
	下顎骨腫瘍	下顎腫瘍	下顎部腫瘍
	顎関節滑膜骨軟骨腫症	顎部腫瘍	下腿腫瘍
	下腿軟部腫瘍	下腿皮下腫瘍	肩関節滑膜骨軟骨腫症
	肩軟部腫瘍	滑膜骨軟骨腫症	下腹部腫瘍
	顆粒球肉腫	眼窩腫瘍	眼瞼部腫瘍
	関節軟骨腫瘍	眼内腫瘍	肝脾T細胞リンパ腫
	顔面骨腫瘍	顔面皮下腫瘍	顔面皮膚腫瘍
	間葉腫	急性巨核芽球性白血病	急性骨髄性白血病
	急性骨髄単球性白血病	急性前骨髄球性白血病	急性単球性白血病
	急性リンパ性白血病	胸骨腫瘍	胸椎腫瘍
	頬部腫瘍	胸壁腫瘍	距骨腫瘍
	巨大母斑細胞母斑	季肋部腫瘍	くすぶり型白血病
	脛骨遠位部骨腫瘍	脛骨近位部巨細胞腫	脛骨近位部骨腫瘍
	脛骨骨幹部骨腫瘍	脛骨腫瘍	形質細胞性骨髄腫
	形質細胞白血病	頚椎腫瘍	頚部腫瘍
	頚部軟部腫瘍	頚部リンパ節腫	頚部リンパ節腫瘍
	血管芽細胞腫	血管周皮腫	血管内大細胞型B細胞性リンパ腫
	血管免疫芽球性T細胞リンパ腫	結膜腫瘍	肩甲骨腫瘍
	肩甲部腫瘍	高2倍体性Bリンパ芽球性白血病	高2倍体性Bリンパ芽球性白血病/リンパ腫
	肛囲腫瘍	好塩基球性白血病	交感神経節腫瘍
	虹彩腫瘍	好酸球性白血病	甲状腺MALTリンパ腫
	好中球性白血病	後頭骨腫瘍	後頭部転移性腫瘍
	後腹膜奇形腫	後腹膜腫瘍	項部腫瘍
	項部リンパ節腫	股関節滑膜骨軟骨腫症	骨外性形質細胞腫
	骨巨細胞腫	骨腫瘍	骨髄異形成症候群
	骨髄性白血病	骨髄性白血病骨髄浸潤	骨髄単球性白血病
	骨髄転移	骨転移癌	骨盤骨腫瘍
	骨盤腫瘍	骨盤転移	孤立性骨形質細胞腫
	鎖骨腫瘍	坐骨腫瘍	鎖骨部腫瘍
	耳介腫瘍	耳介部腫瘍	指基節骨腫瘍
	趾基節骨腫瘍	指骨腫瘍	趾骨腫瘍
	指中節骨腫瘍	趾中節骨腫瘍	膝蓋骨腫瘍
	膝関節滑膜骨軟骨腫症	膝関節腫瘍	膝部腫瘍
	膝部軟部腫瘍	趾軟部腫瘍	指末節骨腫瘍
	趾末節骨腫瘍	若年性骨髄単球性白血病	尺骨腫瘍
	手関節部腫瘍	手掌部軟部腫瘍	上顎骨腫瘍
	上顎腫瘍	上顎部腫瘍	踵骨腫瘍
	小児EBV陽性T細胞リンパ増殖性疾患	小児急性リンパ性白血病	小児骨髄異形成症候群
	小児全身性EBV陽性T細胞リンパ増殖性疾患	上腹部腫瘍	上腕骨遠位部骨腫瘍
	上腕骨巨細胞腫	上腕骨近位部巨細胞腫	上腕骨近位部骨腫瘍
	上腕骨骨幹部骨腫瘍	上腕骨腫瘍	上腕軟部腫瘍
	心筋腫瘍	心臓腫瘍	心内膜腫瘍
	心膜腫瘍	髄膜癌腫症	成人T細胞白血病骨髄浸潤
	成人T細胞白血病リンパ腫	成人T細胞白血病リンパ腫・急性型	成人T細胞白血病リンパ腫・くすぶり型
	成人T細胞白血病リンパ腫・慢性型	成人T細胞白血病リンパ腫・リンパ腫型	脊髄播種
	脊椎腫瘍	赤白血病	節外性NK/T細胞リンパ腫・鼻型
	仙骨腫瘍	前頭骨腫瘍	前頭部転移性腫瘍
	仙尾部奇形腫	仙尾部腫瘍	前リンパ球性白血病
	前腕腫瘍	前腕軟部腫瘍	足関節滑膜骨軟骨腫症
	足根骨腫瘍	足舟状骨腫瘍	足底部腫瘍
	足底部軟部腫瘍	側頭骨腫瘍	側頭部転移性腫瘍

	足背腫瘍	足部腫瘍	鼡径部腫瘍
た	大腿骨遠位部巨細胞腫	大腿骨遠位部骨腫瘍	大腿骨近位部骨腫瘍
	大腿骨骨幹部骨腫瘍	大腿骨腫瘍	大腿腫瘍
	大腿軟部腫瘍	大腸 MALT リンパ腫	大脳深部転移性腫瘍
	大網腫瘍	多発性骨髄腫骨髄浸潤	単球性白血病
	恥骨腫瘍	肘関節滑膜骨軟骨腫症	中手骨腫瘍
	中足骨腫瘍	肘部軟部腫瘍	腸管症関連 T 細胞リンパ腫
	腸間膜腫瘍	蝶形骨腫瘍	腸骨腫瘍
	直腸 MALT リンパ腫	低 2 倍体性 B リンパ芽球性白血病	低 2 倍体性 B リンパ芽球性白血病/リンパ腫
	デスモイド	転移性脳腫瘍	転移性皮膚腫瘍
	テント上下転移性腫瘍	殿部腫瘍	頭蓋骨腫瘍
	頭蓋底腫瘍	橈骨腫瘍	頭頂骨腫瘍
な	頭頂部軟部腫瘍	頭部皮下腫瘍	軟部腫瘍
	乳癌皮膚転移	乳児偽白血病	乳腺腫瘍
は	乳房腫瘍	乳房葉状腫瘍	バーキット白血病
	肺 MALT リンパ腫	背部腫瘍	背部軟部腫瘍
	背部皮下腫瘍	白赤芽球症	脾 B 細胞性リンパ腫/白血病・分類不能型
	皮下腫瘍	腓骨遠位部骨腫瘍	腓骨近位部骨腫瘍
	腓骨骨幹部骨腫瘍	腓骨腫瘍	尾骨腫瘍
	皮脂腺腫瘍	非定型慢性骨髄性白血病	脾びまん性赤脾髄小 B 細胞性リンパ腫
	皮膚腫瘍	皮膚白血病	皮膚付属器腫瘍
	肥満細胞性白血病	表在性皮膚脂肪腫性母斑	腹腔内デスモイド
	副乳部腫瘍	腹部皮下腫瘍	腹壁デスモイド
	腹膜腫瘍	プラスマ細胞増加症	分離母斑
	分類不能型骨髄異形成症候群	ヘアリー細胞白血病	ヘアリー細胞白血病亜型
ま	本態性白血球増多症	マイボーム腺腫瘍	末梢神経腫瘍
	末梢性 T 細胞リンパ腫	慢性 NK 細胞リンパ増殖性疾患	慢性骨髄性白血病
	慢性骨髄性白血病移行期	慢性骨髄性白血病急性転化	慢性骨髄性白血病慢性期
	慢性骨髄単球性白血病	慢性単球性白血病	慢性リンパ性白血病
	未分化大細胞リンパ腫	耳後部腫瘍	耳腫瘍
	脈絡膜腫瘍	無症候性骨髄腫	網膜腫瘍
や	毛様体腫瘍	葉状腫瘍	腰椎腫瘍
ら	腰椎部腫瘍	リンパ性白血病	リンパ性白血病骨髄浸潤
	リンパ節腫	リンパ節腫瘍	類上皮血管筋脂肪腫
	涙腺腫瘍	涙のう部腫瘍	肋軟骨腫瘍
	肋骨腫瘍		

用法用量

造血幹細胞移植時の前処置として下記のとおり静脈内投与する。ただし，移植は本剤の投与終了から 24 時間以上あけて行うこととする。

成人（白血病，悪性リンパ腫，多発性骨髄腫）

メルファランとして 1 日 1 回 60mg/m^{2}を 3 日間投与（メルファラン 3 日間総量 180mg/m^2）する。

多発性骨髄腫に対してはメルファランとして 1 日 1 回 100mg/m^{2}を 2 日間投与（メルファラン 2 日間総量 200mg/m^2）も可とする。

小児（白血病，小児固形腫瘍）：メルファランとして 1 日 1 回 70mg/m^{2}を 3 日間投与（メルファラン 3 日間総量 210mg/m^2）する。

なお，メルファラン総量及び 1 日投与量は，患者の状態，併用する薬剤，全身放射線照射併用により適宜減量する。

用法用量に関連する使用上の注意

(1)肥満患者では投与量が過多にならないように，標準体重に基づいた体表面積から換算した投与量を考慮すること。

(2)腎障害のある患者では本剤のクリアランスが低下するおそれがあり，本剤による副作用が増強するおそれがあるので，投与量が過多にならないよう考慮すること。なお，減量の目安は確立されていない。

(3)本剤の投与前日から投与終了後 24 時間は，水分補給及び利尿剤の投与を行い十分な尿量を確保すること。なお，補液量は 2,000mL/日以上，確保すべき尿量は 100mL/h 以上を目安とし，患者の年齢及び状態を勘案し調整すること。

警告

(1)本剤の投与は，緊急時に十分措置できる医療施設及び造血幹細胞移植に十分な知識と経験をもつ医師のもとで，本剤の投与が適切と判断される症例についてのみ行うこと。

(2)本剤の使用にあたっては，患者又はそれに代わる適切な者に有効性及び危険性を十分に説明し，同意を得てから投与を開始すること。

(3)本剤は強い骨髄抑制作用を有する薬剤であり，本剤を前処置剤として用いた造血幹細胞移植の施行後，骨髄抑制作用の結果，感染症を発現し死亡した例が認められている。

本剤投与後は重度の骨髄抑制状態となり，その結果致命的な感染症及び出血等を引き起こすことがあるので，下記につき十分注意すること。

①重症感染症を合併している患者には投与しないこと。

②本剤の投与後は患者の状態を十分に観察し，致命的な感染症の発現を抑制するため，感染症予防のための処置（抗感染症薬の投与等）を行い，必要に応じ無菌管理を行うこと。

③本剤の投与後は輸血及び血液造血因子の投与等適切な支持療法を行うこと。

(4)本剤を前処置剤として用いた造血幹細胞移植の施行にあたっては，「禁忌」，「慎重投与」，「重要な基本的注意」の項を参照し，慎重に患者を選択すること。

本剤の使用にあたっては製品添付文書を熟読のこと。

禁忌

(1)重症感染症を合併している患者

(2)本剤の成分に対し過敏症の既往歴のある患者

アルタット静注用75mg　規格：75mg1管［226円/管］
ロキサチジン酢酸エステル塩酸塩　あすか　232

【効能効果】

上部消化管出血（消化性潰瘍，急性ストレス潰瘍，出血性胃炎による），麻酔前投薬

【対応標準病名】

◎	胃潰瘍	胃十二指腸潰瘍	十二指腸潰瘍
	出血性胃炎	上部消化管出血	ストレス潰瘍
○	NSAID 胃潰瘍	NSAID 十二指腸潰瘍	アルコール性胃炎
	胃炎	胃十二指腸炎	胃十二指腸潰瘍瘢痕
	胃出血	胃穿孔	胃びらん
	急性胃炎	急性胃潰瘍	急性胃潰瘍穿孔
	急性胃粘膜病変	急性十二指腸潰瘍	急性十二指腸潰瘍穿孔
	急性出血性胃潰瘍	急性出血性胃潰瘍穿孔	急性出血性十二指腸潰瘍
	急性出血性十二指腸潰瘍穿孔	急性びらん性胃炎	クッシング潰瘍
	再発性胃潰瘍	再発性十二指腸潰瘍	残胃潰瘍
	十二指腸球後部潰瘍	十二指腸穿孔	十二指腸びらん
	出血性胃潰瘍	出血性胃潰瘍穿孔	出血性十二指腸潰瘍
	出血性十二指腸潰瘍穿孔	術後胃潰瘍	術後胃十二指腸潰瘍
	術後残胃胃炎	術後十二指腸潰瘍	消化管出血
	ステロイド潰瘍	ステロイド潰瘍穿孔	ストレス性胃潰瘍
	ストレス性十二指腸潰瘍	穿孔性胃潰瘍	穿孔性十二指腸潰瘍
	穿通性胃潰瘍	穿通性十二指腸潰瘍	多発胃潰瘍
	多発性十二指腸潰瘍	多発性出血性胃潰瘍	デュラフォイ潰瘍
	吐下血	吐血	難治性胃潰瘍
	難治性十二指腸潰瘍	表層性胃炎	放射線胃炎
	慢性胃潰瘍	慢性胃潰瘍活動期	慢性十二指腸潰瘍
	慢性十二指腸潰瘍活動期	薬剤性胃潰瘍	
△	アレルギー性胃炎	胃潰瘍瘢痕	胃空腸周囲炎

胃周囲炎	萎縮性胃炎	萎縮性化生性胃炎
胃腸疾患	胃粘膜過形成	胃蜂窩織炎
十二指腸潰瘍瘢痕	消化管狭窄	消化管障害
中毒性胃炎	腸出血	肉芽腫性胃炎
反応性リンパ組織増生症	びらん性胃炎	ヘリコバクター・ピロリ胃炎
慢性胃炎	メネトリエ病	疣状胃炎

用法用量

上部消化管出血（消化性潰瘍，急性ストレス潰瘍，出血性胃炎による）：通常，成人にはロキサチジン酢酸エステル塩酸塩として１回75mg を日局生理食塩液又は日局ブドウ糖注射液 20mL にて溶解し，１日２回（12 時間ごと）緩徐に静脈内投与する。又は輸液に混合して点滴静注する。なお，年齢，症状により適宜増減する。一般的に１週間以内に効果の発現をみるが，内服可能となった後は経口投与に切りかえる。

麻酔前投薬：通常，成人にはロキサチジン酢酸エステル塩酸塩として１回 75mg を日局生理食塩液又は日局ブドウ糖注射液 20mL にて溶解し，麻酔導入１時間前に緩徐に静脈内投与する。

用法用量に関連する使用上の注意　腎機能障害患者では血中濃度が持続することがあるので，投与量を減ずるか投与間隔をあけるなど注意すること。

塩酸ロキサチジンアセタート注75「タツミ」：辰巳化学［177円/管］

アルチバ静注用2mg　規格：2mg1瓶［2566円/瓶］
アルチバ静注用5mg　規格：5mg1瓶［6183円/瓶］
レミフェンタニル塩酸塩　ヤンセン　821

【効 能 効 果】

全身麻酔の導入及び維持における鎮痛

【対応標準病名】

該当病名なし

用法用量

成人では他の全身麻酔剤を必ず併用し，下記用量を用いる。

麻酔導入：通常，レミフェンタニルとして 0.5μg/kg/分の速さで持続静脈内投与する。なお，ダブルルーメンチューブの使用，挿管困難等，気管挿管時に強い刺激が予想される場合には，1.0μg/kg/分とすること。また，必要に応じて，持続静脈内投与開始前にレミフェンタニルとして 1.0μg/kg を 30～60 秒かけて単回静脈内投与することができる。ただし，気管挿管を本剤の投与開始から 10 分以上経過した後に行う場合には単回静脈内投与の必要はない。

麻酔維持：通常，レミフェンタニルとして 0.25μg/kg/分の速さで持続静脈内投与する。なお，投与速度については，患者の全身状態を観察しながら，2～5 分間隔で 25～100％の範囲で加速又は 25～50％の範囲で減速できるが，最大でも 2.0μg/kg/分を超えないこと。浅麻酔時には，レミフェンタニルとして 0.5～1.0μg/kg を 2～5 分間隔で追加単回静脈内投与することができる。

用法用量に関連する使用上の注意

(1)本剤を単独で全身麻酔に使用しないこと。［本剤は鎮静効果が弱いため，意識消失を得るためには他の全身麻酔剤を併用すること。］

(2)本剤を単回静脈内投与する場合は，30 秒以上かけて行うこと。

(3)肥満患者（BMI25 以上）の用量設定は実際の体重よりも標準体重に基づいて行うことが望ましい。

警告　本剤は添加物としてグリシンを含むため，硬膜外及びくも膜下への投与は行わないこと。

禁忌　本剤の成分又はフェンタニル系化合物に対し過敏症の既往歴のある患者

アルツ関節注25mg　規格：1%2.5mL1管［1258円/管］
精製ヒアルロン酸ナトリウム　生化学工業　399

【効 能 効 果】

(1)変形性膝関節症，肩関節周囲炎

(2)関節リウマチにおける膝関節痛（下記(1)～(4)の基準を全て満たす場合に限る）

①抗リウマチ薬等による治療で全身の病勢がコントロールできていても膝関節痛のある場合

②全身の炎症症状が CRP 値として 10mg/dL 以下の場合

③膝関節の症状が軽症から中等症の場合

④膝関節の Larsen X 線分類が Grade I から Grade III の場合

【対応標準病名】

◎	肩関節周囲炎	関節リウマチ	膝関節痛
	変形性膝関節症		
○	一側性外傷後膝関節症	一側性原発性膝関節症	一側性続発性膝関節症
	外傷後膝関節症	外傷性膝関節症	下腿関節痛
	肩関節腱板炎	肩関節硬結性腱炎	肩周囲炎
	関節リウマチ・膝関節	肩甲周囲炎	原発性膝関節症
	膝窩部痛	膝関節症	続発性膝関節症
	多発性リウマチ性関節炎	ムチランス変形	野球肩
	癒着性肩関節包炎	両側性外傷後膝関節症	両側性原発性膝関節症
	両側性続発性膝関節症		
△	MP 関節痛	腋窩部痛	炎症性多発性関節障害
	外傷性肩不安定症	下肢関節痛	肩関節痛症
	関節運動障害	関節痛	関節リウマチ・顎関節
	関節リウマチ・肩関節	関節リウマチ・胸椎	関節リウマチ・頚椎
	関節リウマチ・股関節	関節リウマチ・指関節	関節リウマチ・趾関節
	関節リウマチ・手関節	関節リウマチ・脊椎	関節リウマチ・足関節
	関節リウマチ・肘関節	関節リウマチ・腰椎	偽性股関節痛
	胸鎖関節痛	血清反応陰性関節リウマチ	肩鎖関節痛
	肩部痛	股関節痛	趾関節痛
	膝関節障害	尺側偏位	手関節痛
	手指関節痛	脊椎関節痛	仙腸関節痛
	足関節痛	多発性関節痛	肘関節痛
	中指関節痛	母指 MP 関節痛	母趾関節痛
	リウマチ様関節炎		

用法用量

(1)変形性膝関節症，肩関節周囲炎：通常，成人１回１アンプル（精製ヒアルロン酸ナトリウムとして１回 25mg）を１週間ごとに連続５回膝関節腔内又は肩関節（肩関節腔，肩峰下滑液包又は上腕二頭筋長頭腱腱鞘）内に投与するが，症状により投与回数を適宜増減する。

(2)関節リウマチにおける膝関節痛：通常，成人１回 2.5mL（１アンプル，精製ヒアルロン酸ナトリウムとして１回 25mg）を１週間毎に連続５回膝関節腔内に投与する。

用法用量に関連する使用上の注意　本剤は関節内に投与するので，厳重な無菌的操作のもとに行うこと。

禁忌　本剤の成分に対し過敏症の既往歴のある患者

アダント関節注25mg：Meiji Seika［280円/管］，アドマック関節注25mg：テバ製薬［280円/管］，グリオロン関節注25mg：日本臓器［280円/管］，ヒアルトーワ関節注25mg：東和［408円/管］，ヒアルロン酸Na関節注25mg「AFP」：シオノ［280円/管］，ヒアルロン酸Na関節注25mg「サワイ」：沢井［280円/管］，ヒアルロン酸ナトリウム関節注25mg「日医工」：日医工［408円/管］，ルミステロン関節注25mg：日新－山形［280円/管］

アルツディスポ関節注25mg

規格：1%2.5mL1筒［1453円/筒］

精製ヒアルロン酸ナトリウム　生化学工業　399

【効能効果】

(1)変形性膝関節症，肩関節周囲炎
(2)関節リウマチにおける膝関節痛（下記(1)～(4)の基準を全て満たす場合に限る）
①抗リウマチ薬等による治療で全身の病勢がコントロールできていても膝関節痛のある場合
②全身の炎症症状がCRP値として10mg/dL以下の場合
③膝関節の症状が軽症から中等症の場合
④膝関節のLarsen X線分類がGrade IからGrade IIIの場合

【対応標準病名】

◎	肩関節周囲炎	関節リウマチ	膝関節痛
	変形性膝関節症		
○	一側性外傷後膝関節症	一側性原発性膝関節症	一側性続発性膝関節症
	外傷後膝関節症	外傷性膝関節症	下腿関節痛
	肩関節腱板炎	肩関節硬結性腱炎	肩周囲炎
	関節リウマチ・膝関節	肩甲周囲炎	原発性膝関節症
	膝窩部痛	膝関節症	続発性膝関節症
	多発性リウマチ性関節炎	ムチランス変形	野球肩
	癒着性肩関節包炎	両側性外傷後膝関節症	両側性原発性膝関節症
	両側性続発性膝関節症		
△	MP関節痛	腋窩部痛	炎症性多発性関節障害
	外傷性肩不安定症	下肢関節痛	肩関節痛症
	関節運動障害	関節痛	関節リウマチ・顎関節
	関節リウマチ・肩関節	関節リウマチ・胸椎	関節リウマチ・頚椎
	関節リウマチ・股関節	関節リウマチ・指関節	関節リウマチ・趾関節
	関節リウマチ・手関節	関節リウマチ・脊椎	関節リウマチ・足関節
	関節リウマチ・肘関節	関節リウマチ・腰椎	偽性股関節痛
	胸鎖関節痛	血清反応陰性関節リウマチ	肩鎖関節痛
	肩部痛	股関節痛	趾関節痛
	膝関節障害	尺側偏位	手関節痛
	手指関節痛	脊椎関節痛	仙腸関節痛
	足関節痛	多発性関節痛	肘関節痛
	中指関節痛	母指MP関節痛	母趾関節痛
	リウマチ様関節炎		

用法用量

(1)変形性膝関節症，肩関節周囲炎：通常，成人1回1シリンジ（精製ヒアルロン酸ナトリウムとして1回25mg）を1週間ごとに連続5回膝関節腔内又は肩関節（肩関節腔，肩峰下滑液包又は上腕二頭筋長頭腱腱鞘）内に投与するが，症状により投与回数を適宜増減する。
(2)関節リウマチにおける膝関節痛：通常，成人1回2.5mL（1シリンジ，精製ヒアルロン酸ナトリウムとして1回25mg）を1週間毎に連続5回膝関節腔内に投与する。

用法用量に関連する使用上の注意　本剤は関節内に投与するので，厳重な無菌的操作のもとに行うこと。

禁忌　本剤の成分に対し過敏症の既往歴のある患者

アダントディスポ関節注25mg：Meiji Seika［379円/筒］，ソルベント・ディスポ関節注25mg：大正薬品［607円/筒］，ヒアルロン酸Na関節注25mgシリンジ「AFP」：シオノ［379円/筒］，ヒアルロン酸Na関節注25mgシリンジ「NP」：ニプロ［607円/筒］，ヒアルロン酸Na関節注25mgシリンジ「テバ」：テバ製薬［379円/筒］，ヒアルロン酸ナトリウム関節注25mgシリンジ「日医工」：日医工［607円/筒］，ヒアロス関節注25mg：マルホ［607円/筒］，ヒカミロンディスポ関節注25mg：鶴原［1133円/筒］，ヒュースレン関節注ディスポ25mg：東和［607円/筒］，プリーラディスポ関節注25mg：高田［607円/筒］，ルミステロンディスポ関節注25mg：日新－山形［607円/筒］

アルトフェッド注射液

規格：200mL1瓶［197円/瓶］，500mL1瓶［202円/瓶］，500mL1袋［202円/袋］

マルトース水和物　リン酸二水素カリウム　塩化カリウム　塩化ナトリウム　塩化マグネシウム　酢酸ナトリウム水和物　扶桑薬品　331

【効能効果】

(1)経口摂取が不能又は不十分な場合の水分・電解質の補給・維持
(2)エネルギーの補給

【対応標準病名】

該当病名なし

用法用量　通常，成人には1回500～1,000mLを徐々に静脈内に点滴注入する。投与速度は通常成人ではマルトース水和物として1時間あたり0.5g/kg体重以下とする。
なお，年齢，症状により適宜増減する。

禁忌

(1)高カリウム血症，乏尿，アジソン病，重症熱傷，高窒素血症の患者
(2)高リン血症，低カルシウム血症，副甲状腺機能低下症の患者
(3)高マグネシウム血症，甲状腺機能低下症の患者

アクマルト輸液：光　500mL1袋［205円/袋］，200mL1袋［168円/袋］，エスロンB注：アイロム　200mL1袋［168円/袋］，ソルマルト輸液：テルモ　500mL1袋［205円/袋］，200mL1袋［168円/袋］，ペンライブ注：マイラン製薬　500mL1袋［205円/袋］，200mL1袋［168円/袋］，300mL1袋［184円/袋］

アルブミン－ベーリング20%静注10.0g/50mL

規格：20%50mL1瓶［3953円/瓶］

人血清アルブミン　CSLベーリング　634

【効能効果】

アルブミンの喪失（熱傷，ネフローゼ症候群など）及びアルブミン合成低下（肝硬変症など）による低アルブミン血症，出血性ショック

【対応標準病名】

◎	肝硬変症	出血性ショック	低アルブミン血症
	熱傷	ネフローゼ症候群	
○	B型肝硬変	足第3度熱傷	萎縮性肝硬変
	陰茎第3度熱傷	陰のう第3度熱傷	栄養性肝硬変
	会陰第3度熱傷	腋窩第3度熱傷	壊死後性肝硬変
	外陰第3度熱傷	外傷性出血性ショック	外傷性ショック
	下顎部第3度熱傷	下肢第3度熱傷	下腿部第3度熱傷
	下半身第3度熱傷	下腹部第3度熱傷	肝炎後肝硬変
	眼瞼第3度熱傷	肝硬化症	眼周囲第3度熱傷
	肝線維症	眼熱傷後遺症	顔面第3度熱傷
	顔面熱傷後遺症	胸部第3度熱傷	頬部第3度熱傷
	頚部第3度熱傷	結節性肝硬変	肩甲間部第3度熱傷
	肩甲部第3度熱傷	原発性胆汁性肝硬変	肩部第3度熱傷
	口腔第3度熱傷	口唇第3度熱傷	肛門第3度熱傷
	混合型肝硬変	耳介部第3度熱傷	四肢第3度熱傷
	趾第3度熱傷	膝部第3度熱傷	シャルコー肝硬変
	手関節部第3度熱傷	手指第3度熱傷	手掌第3度熱傷
	手背第3度熱傷	循環血液量減少性ショック	小結節性肝硬変
	症候性原発性胆汁性肝硬変	上肢第3度熱傷	小児ネフローゼ症候群
	上半身第3度熱傷	踵部第3度熱傷	上腕第3度熱傷
	心原性ショック	ステロイド依存性ネフローゼ症候群	ステロイド抵抗性ネフローゼ症候群
	前額部第3度熱傷	前胸部第3度熱傷	全身第3度熱傷
	先天性ネフローゼ症候群	前腕第3度熱傷	足関節第3度熱傷
	側胸部第3度熱傷	足底部第3度熱傷	足背部第3度熱傷
	続発性胆汁性肝硬変	側腹部第3度熱傷	鼡径部第3度熱傷
	第3度熱傷	体幹第3度熱傷	大結節性肝硬変

	代償性肝硬変	大腿部第３度熱傷	体表面積 30 − 39%の熱傷
	体表面積 40 − 49%の熱傷	体表面積 50 − 59%の熱傷	体表面積 60 − 69%の熱傷
	体表面積 70 − 79%の熱傷	体表面積 80 − 89%の熱傷	体表面積 90%以上の熱傷
	多発性第３度熱傷	胆細管性肝硬変	胆汁性肝硬変
	単葉性肝硬変	中隔性肝硬変	肘部第３度熱傷
	手首熱傷後遺症	手第３度熱傷	手熱傷後遺症
	デンスデポジット病ネフローゼ症候群	殿部第３度熱傷	頭熱傷後遺症
	頭部第３度熱傷	特発性肝硬変	トッド肝硬変
	難治性ネフローゼ症候群	二次性ネフローゼ症候群	乳頭部第３度熱傷
	乳房第３度熱傷	乳輪部第３度熱傷	熱傷ショック
	背部第３度熱傷	半身第３度熱傷	微小変化型ネフローゼ症候群
	非代償性肝硬変	鼻部第３度熱傷	びまん性管内増殖性糸球体腎炎ネフローゼ症候群
	びまん性膜性糸球体腎炎ネフローゼ症候群	頻回再発型ネフローゼ症候群	腹部第３度熱傷
	閉塞性肝硬変	放射線性熱傷	母指球部第３度熱傷
	母指第３度熱傷	無アルブミン血症	門脈周囲性肝硬変
	門脈性肝硬変	腰部第３度熱傷	
△	足熱傷	アルファ１抗トリプシン欠損症	アルファ２マクログロブリン欠損症
	アルファーアンチトリプシン欠損症	異常蛋白血症	胃腸管熱傷
	胃熱傷	陰茎熱傷	咽頭熱傷
	陰のう熱傷	会陰熱傷	腋窩熱傷
	外陰熱傷	下咽頭熱傷	下顎熱傷
	角結膜腐蝕	角膜アルカリ化学熱傷	角膜酸化学熱傷
	角膜酸性熱傷	角膜熱傷	下肢熱傷
	下腿足部熱傷	下腿熱傷	下半身熱傷
	眼化学熱傷	眼球熱傷	眼瞼化学熱傷
	眼瞼熱傷	眼周囲化学熱傷	眼熱傷
	顔面熱傷	気管熱傷	気道熱傷
	胸腔熱傷	胸部上腕熱傷	胸部熱傷
	躯幹薬傷	頚部熱傷	血漿アルブミン過剰症
	結膜熱傷	結膜のうアルカリ化学熱傷	結膜のう酸化学熱傷
	結膜腐蝕	肩甲間部熱傷	肩甲部熱傷
	口腔熱傷	口唇熱傷	喉頭熱傷
	肛門熱傷	子宮熱傷	四肢熱傷
	趾熱傷	手指端熱傷	手指熱傷
	手掌熱傷	手背熱傷	上肢熱傷
	焼身自殺未遂	上半身熱傷	上腕熱傷
	食道熱傷	精巣熱傷	舌熱傷
	前胸部熱傷	全身熱傷	前腕手部熱傷
	前腕熱傷	足関節熱傷	足底熱傷
	鼡径部熱傷	体幹熱傷	大腿熱傷
	体表面積 10%未満の熱傷	体表面積 10 − 19%の熱傷	体表面積 20 − 29%の熱傷
	多発性熱傷	膣熱傷	手熱傷
	デンタルショック	殿部熱傷	頭部熱傷
	内部尿路性器の熱傷	軟口蓋熱傷	乳房熱傷
	肺熱傷	背部熱傷	パイログロブリン血症
	ビスアルブミン血症	腹部熱傷	母指熱傷
	脈絡網膜熱傷	腰部熱傷	良性対称性脂肪腫症

用法用量　通常成人１回 20～50mL（人血清アルブミンとして 4～10g）を緩徐に静脈内注射又は点滴静脈内注射する。
なお，年齢，症状，体重により適宜増減する。

用法用量に関連する使用上の注意

(1)本剤の使用時には急激に循環血漿量が増加するので，輸注速度を調節するとともに，肺水腫，心不全などの発生に注意すること。なお，本剤 50mL（アルブミン 10g）の輸注は約 200mL の循環血漿量の増加に相当する。

(2)投与後の目標血清アルブミン濃度としては，急性の場合は 3.0g/dL 以上，慢性の場合は 2.5g/dL 以上とする。

本剤の投与前には，その必要性を明確に把握し，投与前後の血清アルブミン濃度と臨床所見の改善の程度を比較して，投与効果の評価を３日間を目途に行い，使用の継続を判断し，漫然と投与し続けることのないよう注意すること。

禁忌　本剤の成分に対し過敏症の既往歴のある患者

献血アルブミン20"化血研"：化血研[5022円/瓶]，献血アルブミン20－ニチヤク：日本製薬[5022円/瓶]，赤十字アルブミン20%静注10g/50mL：日本血液[5022円/瓶]

アレディア点滴静注用15mg　規格：15mg1瓶[8496円/瓶]
アレディア点滴静注用30mg　規格：30mg1瓶[17371円/瓶]

パミドロン酸二ナトリウム水和物　ノバルティス　399

【効 能 効 果】

(1)悪性腫瘍による高カルシウム血症
(2)乳癌の溶骨性骨転移（化学療法，内分泌療法，あるいは放射線療法と併用すること）
(3)骨形成不全症

【対応標準病名】

◎	悪性腫瘍	高カルシウム血症	骨形成不全症
	乳癌	乳癌骨転移	
○	アダイア・ダイトン症候群	エッドウズ・スプールウェイ症候群	炎症性乳癌
	家族性低カルシウム尿性高カルシウム血症	骨形成不全症１型	骨形成不全症２型
	骨形成不全症３型	十二指腸神経内分泌腫瘍	術後乳癌
	進行乳癌	乳癌再発	乳房下外側部乳癌
	乳房下内側部乳癌	乳房上外側部乳癌	乳房上内側部乳癌
	乳房中央部乳癌	乳房パジェット病	
△ あ	ALK 融合遺伝子陽性非小細胞肺癌	S 状結腸癌	悪性エナメル上皮腫
	悪性下垂体腫瘍	悪性褐色細胞腫	悪性顆粒細胞腫
	悪性間葉腫	悪性奇形腫	悪性胸腺腫
	悪性グロームス腫瘍	悪性血管外皮腫	悪性甲状腺腫
	悪性骨腫瘍	悪性縦隔腫瘍	悪性神経膠腫
	悪性髄膜腫	悪性脊髄髄膜腫	悪性線維性組織球腫
	悪性虫垂粘液瘤	悪性停留精巣	悪性頭蓋咽頭腫
	悪性脳腫瘍	悪性末梢神経鞘腫	悪性葉状腫瘍
	悪性リンパ腫骨髄浸潤	鞍上部胚細胞腫瘍	胃悪性間葉系腫瘍
	胃悪性黒色腫	胃カルチノイド	胃癌
	胃癌・HER2 過剰発現	胃管癌	胃癌骨転移
	胃癌末期	胃原発絨毛癌	胃脂肪肉腫
	胃重複癌	胃進行癌	胃体部癌
	胃底部癌	遺伝性大腸癌	遺伝性非ポリポーシス大腸癌
	胃肉腫	胃胚細胞腫瘍	胃平滑筋肉腫
	胃幽門部癌	陰核癌	陰茎癌
	陰茎亀頭部癌	陰茎体部癌	陰茎肉腫
	陰茎パジェット病	陰茎包皮部癌	咽頭癌
	咽頭肉腫	陰のう癌	陰のう内脂肪肉腫
	陰のうパジェット病	ウイルムス腫瘍	エクリン汗孔癌
	延髄神経膠腫	延髄星細胞腫	横行結腸癌
か	横紋筋肉腫	外陰悪性黒色腫	外陰悪性腫瘍
	外陰癌	外陰部パジェット病	外耳道癌
	回腸カルチノイド	回腸癌	海綿芽細胞腫
	回盲部癌	下咽頭癌	下咽頭後部癌
	下咽頭肉腫	下顎悪性エナメル上皮腫	下顎骨悪性腫瘍
	下顎骨骨肉腫	下顎歯肉癌	下顎歯肉頬移行部癌
	下顎部横紋筋肉腫	下眼瞼基底細胞癌	下眼瞼皮膚癌
	下眼瞼有棘細胞癌	顎下腺癌	顎下部悪性腫瘍
	角膜の悪性腫瘍	下行結腸癌	下口唇基底細胞癌
	下口唇皮膚癌	下口唇有棘細胞癌	下肢悪性腫瘍
	下唇癌	下唇赤唇部癌	仮声帯癌

滑膜腫	滑膜肉腫	下部食道癌
下部胆管癌	下葉小細胞肺癌	下葉肺癌
下葉肺腺癌	下葉肺大細胞癌	下葉肺扁平上皮癌
下葉非小細胞肺癌	カルシウム代謝障害	癌
肝悪性腫瘍	眼窩悪性腫瘍	肝外胆管癌
眼窩横紋筋肉腫	眼窩神経芽腫	肝カルチノイド
肝癌	肝癌骨転移	癌関連網膜症
眼瞼皮膚の悪性腫瘍	肝細胞癌	肝細胞癌破裂
癌性胸膜炎	汗腺癌	顔面悪性腫瘍
顔面横紋筋肉腫	肝門部癌	肝門部胆管癌
気管癌	気管支カルチノイド	気管支癌
気管支リンパ節転移	基底細胞癌	臼後部癌
嗅神経芽腫	嗅神経上皮腫	胸腔内リンパ節の悪性腫瘍
橋神経膠腫	胸腺カルチノイド	胸腺癌
胸腺腫	胸椎転移	頬粘膜癌
頬部横紋筋肉腫	胸部下部食道癌	頬部血管肉腫
胸部上部食道癌	胸部食道癌	胸部中部食道癌
胸膜悪性腫瘍	胸膜脂肪肉腫	胸膜播種
巨大後腹膜脂肪肉腫	空腸カルチノイド	空腸癌
クルッケンベルグ腫瘍	クロム親和性芽細胞腫	頚動脈小体悪性腫瘍
頚部悪性腫瘍	頚部悪性線維性組織球腫	頚部悪性軟部腫瘍
頚部横紋筋肉腫	頚部滑膜肉腫	頚部癌
頚部基底細胞癌	頚部血管肉腫	頚部原発腫瘍
頚部脂腺癌	頚部脂肪肉腫	頚部食道癌
頚部神経芽腫	頚部肉腫	頚部皮膚悪性腫瘍
頚部皮膚癌	頚部有棘細胞癌	頚部隆起性皮膚線維肉腫
血管肉腫	結腸癌	結腸脂肪肉腫
結膜の悪性腫瘍	肩甲部脂肪肉腫	原始神経外胚葉腫瘍
原線維性星細胞腫	原発性肝癌	原発性骨腫瘍
原発性脳腫瘍	原発性肺癌	原発不明癌
肩部悪性線維性組織球腫	肩部横紋筋肉腫	肩部滑膜肉腫
肩部線維肉腫	肩部淡明細胞肉腫	肩部胞巣状軟部肉腫
口蓋癌	口蓋垂癌	膠芽腫
高カルシウム尿症	口腔悪性黒色腫	口腔癌
口腔前庭癌	口腔底癌	硬口蓋癌
後縦隔悪性腫瘍	甲状腺悪性腫瘍	甲状腺癌
甲状腺癌骨転移	甲状腺髄様癌	甲状腺乳頭癌
甲状腺未分化癌	甲状腺濾胞癌	甲状軟骨の悪性腫瘍
口唇癌	口唇境界部癌	口唇赤唇部癌
口唇皮膚悪性腫瘍	口底癌	喉頭蓋癌
喉頭蓋前面癌	喉頭蓋谷癌	喉頭癌
後頭部転移性腫瘍	後頭葉悪性腫瘍	後頭葉膠芽腫
後頭葉神経膠腫	膠肉腫	項部基底細胞癌
後腹膜悪性腫瘍	後腹膜悪性線維性組織球腫	後腹膜横紋筋肉腫
後腹膜血管肉腫	後腹膜脂肪肉腫	後腹膜線維肉腫
後腹膜胚細胞腫瘍	後腹膜平滑筋肉腫	後腹膜リンパ節転移
項部皮膚癌	項部有棘細胞癌	肛門悪性黒色腫
肛門癌	肛門管癌	肛門部癌
肛門扁平上皮癌	骨悪性線維性組織球腫	骨原性肉腫
骨髄性白血病骨髄浸潤	骨髄転移	骨線維肉腫
骨転移癌	骨軟骨肉腫	骨肉腫
骨盤転移	骨盤内リンパ節転移	骨盤内リンパ節の悪性腫瘍

さ

骨膜性骨肉腫	鰓原性癌	残胃癌
耳介癌	耳下腺癌	耳下部肉腫
耳管癌	色素性基底細胞癌	子宮癌
子宮癌骨転移	子宮癌再発	子宮癌肉腫
子宮体癌	子宮体癌再発	子宮内膜癌
子宮内膜間質肉腫	子宮肉腫	子宮平滑筋肉腫
篩骨洞癌	視床下部星細胞腫	視床星細胞腫
視神経膠腫	脂腺癌	歯肉癌
脂肪肉腫	斜台部脊索腫	縦隔癌

縦隔脂肪肉腫	縦隔神経芽腫	縦隔胚細胞腫瘍
縦隔卵黄のう腫瘍	縦隔リンパ節転移	十二指腸悪性ガストリノーマ
十二指腸悪性ソマトスタチノーマ	十二指腸カルチノイド	十二指腸癌
十二指腸神経内分泌癌	十二指腸乳頭癌	十二指腸乳頭部癌
十二指腸平滑筋肉腫	絨毛癌	手関節部滑膜肉腫
主気管支の悪性腫瘍	手部悪性線維性組織球腫	手部横紋筋肉腫
手部滑膜肉腫	手部淡明細胞肉腫	手部類上皮肉腫
腫瘍随伴症候群	上衣芽細胞腫	上衣腫
小陰唇癌	上咽頭癌	上咽頭脂肪肉腫
上顎悪性エナメル上皮腫	上顎癌	上顎結節部癌
上顎骨悪性腫瘍	上顎骨骨肉腫	上顎歯肉癌
上顎歯肉頬移行部癌	上顎洞癌	松果体悪性腫瘍
松果体芽腫	松果体胚細胞腫瘍	松果体部膠芽腫
松果体未分化胚細胞腫	上眼瞼基底細胞癌	上眼瞼皮膚癌
上眼瞼有棘細胞癌	上行結腸カルチノイド	上行結腸癌
上行結腸平滑筋肉腫	上口唇基底細胞癌	上口唇皮膚癌
上口唇有棘細胞癌	小細胞肺癌	上肢悪性腫瘍
上唇癌	上唇赤唇部癌	小唾液腺癌
小腸カルチノイド	小腸癌	小腸脂肪肉腫
小腸平滑筋肉腫	上部食道癌	上部胆管癌
上葉小細胞肺癌	上葉肺癌	上葉肺腺癌
上葉肺大細胞癌	上葉肺扁平上皮癌	上葉非小細胞肺癌
上腕悪性線維性組織球腫	上腕悪性軟部腫瘍	上腕横紋筋肉腫
上腕滑膜肉腫	上腕脂肪肉腫	上腕線維肉腫
上腕淡明細胞肉腫	上腕胞巣状軟部肉腫	上腕類上皮肉腫
食道悪性間葉系腫瘍	食道悪性黒色腫	食道横紋筋肉腫
食道顆粒細胞腫	食道カルチノイド	食道癌
食道癌骨転移	食道癌肉腫	食道基底細胞癌
食道偽肉腫	食道脂肪肉腫	食道小細胞癌
食道腺癌	食道腺様のう胞癌	食道粘表皮癌
食道表在癌	食道平滑筋肉腫	食道未分化癌
痔瘻癌	腎悪性腫瘍	腎盂癌
腎盂腺癌	腎盂乳頭状癌	腎盂尿路上皮癌
腎盂扁平上皮癌	腎カルチノイド	腎癌
腎癌骨転移	神経芽腫	神経膠腫
神経線維肉腫	唇交連癌	腎細胞癌
腎周囲脂肪肉腫	心臓悪性腫瘍	心臓横紋筋肉腫
心臓血管肉腫	心臓脂肪肉腫	心臓線維肉腫
心臓粘液肉腫	腎肉腫	膵芽腫
膵癌	膵管癌	膵管内管状腺癌
膵管内乳頭粘液性腺癌	膵脂肪肉腫	膵漿液性のう胞腺癌
膵腺房細胞癌	膵臓癌骨転移	膵体部癌
膵頭部カルチノイド	膵頭部癌	膵内胆管癌
膵粘液性のう胞腺癌	膵尾部癌	髄膜癌腫症
髄膜白血病	スキルス胃癌	星細胞腫
精索脂肪肉腫	精索肉腫	星状芽細胞腫
精上皮腫	成人Ｔ細胞白血病骨髄浸潤	精巣横紋筋肉腫
精巣癌	精巣奇形癌	精巣奇形腫
精巣絨毛癌	精巣上体癌	精巣胎児性癌
精巣肉腫	精巣胚細胞腫瘍	精巣卵黄のう腫瘍
精巣卵のう腫瘍	精母細胞腫	声門下癌
声門癌	声門上癌	脊索腫
脊髄播種	脊椎転移	舌縁癌
石灰沈着症	舌下腺癌	舌下面癌
舌癌	舌根部癌	舌脂肪肉腫
舌尖癌	舌背癌	線維脂肪肉腫
線維肉腫	前縦隔悪性腫瘍	全身性転移性癌
前頭洞癌	前頭部転移性腫瘍	前頭葉悪性腫瘍
前頭葉膠芽腫	前頭葉神経膠腫	前頭葉星細胞腫
前頭葉退形成性星細胞腫	前立腺横紋筋肉腫	前立腺癌

	前立腺癌骨転移	前立腺小細胞癌	前立腺神経内分泌癌
	前立腺肉腫	前腕悪性線維性組織球腫	前腕悪性軟部腫瘍
	前腕横紋筋肉腫	前腕滑膜肉腫	前腕線維肉腫
	前腕胞巣状軟部肉腫	前腕類上皮肉腫	早期胃癌
	早期食道癌	総胆管癌	側頭部転移性腫瘍
	側頭葉悪性腫瘍	側頭葉膠芽腫	側頭葉神経膠腫
	側頭葉星細胞腫	側頭葉退形成性星細胞腫	側頭葉毛様細胞性星細胞腫
た	第４脳室上衣腫	大陰唇癌	退形成性星細胞腫
	胎児性癌	胎児性精巣腫瘍	大腿骨転移性骨腫瘍
	大唾液腺癌	大腸カルチノイド	大腸癌
	大腸癌骨転移	大腸肉腫	大腸粘液癌
	大動脈周囲リンパ節転移	大脳悪性腫瘍	大脳深部神経膠腫
	大脳深部転移性腫瘍	大網脂肪肉腫	唾液腺癌
	多発性癌転移	多発性骨髄腫骨髄浸潤	多発性神経膠腫
	胆管癌	男性性器癌	胆のうカルチノイド
	胆のう癌	胆のう管癌	胆のう肉腫
	淡明細胞肉腫	腟悪性黒色腫	腟癌
	中咽頭癌	中咽頭側壁癌	中咽頭肉腫
	中耳悪性腫瘍	中縦隔悪性腫瘍	虫垂カルチノイド
	虫垂癌	虫垂杯細胞カルチノイド	中脳神経膠腫
	肘部滑膜肉腫	中部食道癌	肘部線維肉腫
	中部胆管癌	肘部類上皮肉腫	中葉小細胞肺癌
	中葉肺癌	中葉肺腺癌	中葉肺大細胞癌
	中葉肺扁平上皮癌	中葉非小細胞肺癌	腸間膜悪性腫瘍
	腸間膜脂肪肉腫	腸間膜肉腫	腸間膜平滑筋肉腫
	蝶形骨洞癌	腸骨リンパ節転移	聴神経膠腫
	直腸Ｓ状部結腸癌	直腸悪性黒色腫	直腸カルチノイド
	直腸癌	直腸癌骨転移	直腸癌術後再発
	直腸癌穿孔	直腸脂肪肉腫	直腸平滑筋肉腫
	手軟部悪性腫瘍	転移性下顎癌	転移性肝癌
	転移性肝腫瘍	転移性胸膜腫瘍	転移性口腔癌
	転移性黒色腫	転移性骨腫瘍	転移性骨腫瘍による大腿骨骨折
	転移性縦隔腫瘍	転移性十二指腸癌	転移性腫瘍
	転移性消化器腫瘍	転移性上顎癌	転移性小腸腫瘍
	転移性腎腫瘍	転移性膵腫瘍	転移性舌癌
	転移性頭蓋骨腫瘍	転移性脳腫瘍	転移性肺癌
	転移性肺腫瘍	転移性脾腫瘍	転移性皮膚腫瘍
	転移性副腎腫瘍	転移性扁平上皮癌	転移性卵巣癌
	テント上下転移性腫瘍	頭蓋骨悪性腫瘍	頭蓋骨肉腫
	頭蓋底骨肉腫	頭蓋底脊索腫	頭蓋内胚細胞腫瘍
	頭蓋部脊索腫	頭頸部癌	透析腎癌
	頭頂葉悪性腫瘍	頭頂葉膠芽腫	頭頂葉神経膠腫
	頭頂葉星細胞腫	頭部悪性線維性組織球腫	頭部横紋筋肉腫
	頭部滑膜肉腫	頭部基底細胞癌	頭部血管肉腫
	頭部脂腺癌	頭部脂肪肉腫	頭部軟部組織悪性腫瘍
	頭部皮膚癌	頭部有棘細胞癌	頭部隆起性皮膚線維肉腫
な	特発性高カルシウム尿症	内耳癌	内胚葉洞腫瘍
	軟口蓋癌	軟骨肉腫	軟部悪性巨細胞腫
	軟部組織悪性腫瘍	肉腫	乳癌・HER2過剰発現
	乳癌皮膚転移	乳腺腋窩尾部乳癌	乳頭部乳癌
	乳房外パジェット病	乳房境界部乳癌	乳房脂肪肉腫
	乳房肉腫	乳輪部乳癌	尿管癌
	尿管口部膀胱癌	尿管尿路上皮癌	尿道傍腺の悪性腫瘍
	尿膜管癌	粘液性のう胞腺癌	脳幹悪性腫瘍
	脳幹膠芽腫	脳幹神経膠腫	脳幹部星細胞腫
	脳室悪性腫瘍	脳室上衣腫	脳神経悪性腫瘍
は	脳胚細胞腫瘍	バーネット症候群	肺芽腫
	肺カルチノイド	肺癌	肺癌骨転移
	肺癌肉腫	肺癌による閉塞性肺炎	胚細胞腫
	肺腺癌	肺腺扁平上皮癌	肺腺様のう胞癌
	肺大細胞癌	肺大細胞神経内分泌癌	肺肉腫
	肺粘表皮癌	肺扁平上皮癌	肺胞上皮癌
	肺未分化癌	肺門部小細胞癌	肺門部腺癌
	肺門部大細胞癌	肺門部肺癌	肺門部非小細胞癌
	肺門部扁平上皮癌	肺門リンパ節転移	馬尾上衣腫
	バレット食道癌	パンコースト症候群	鼻咽腔癌
	鼻腔癌	脾脂肪肉腫	非小細胞肺癌
	鼻前庭癌	鼻中隔癌	脾の悪性腫瘍
	皮膚悪性腫瘍	皮膚悪性線維性組織球腫	皮膚癌
	皮膚脂肪肉腫	皮膚線維肉腫	皮膚白血病
	皮膚付属器癌	びまん性星細胞腫	脾門部リンパ節転移
	披裂喉頭蓋ひだ喉頭面癌	副咽頭間隙悪性腫瘍	腹腔内リンパ節の悪性腫瘍
	腹腔リンパ節転移	副甲状腺悪性腫瘍	副甲状腺癌
	副腎悪性腫瘍	副腎癌	副腎髄質の悪性腫瘍
	副腎皮質癌	副腎皮質の悪性腫瘍	副鼻腔癌
	腹部悪性腫瘍	腹部食道癌	腹部神経芽腫
	腹膜悪性腫瘍	腹膜癌	ぶどう膜悪性黒色腫
	噴門癌	平滑筋肉腫	扁桃窩癌
	扁桃癌	扁桃肉腫	膀胱円蓋部膀胱癌
	膀胱癌	膀胱頚部膀胱癌	膀胱後壁部膀胱癌
	膀胱三角部膀胱癌	膀胱前壁部膀胱癌	膀胱側壁部膀胱癌
	膀胱肉腫	膀胱尿路上皮癌	膀胱扁平上皮癌
	傍骨性骨肉腫	紡錘形細胞肉腫	胞巣状軟部肉腫
ま	乏突起神経膠腫	末梢神経悪性腫瘍	脈絡膜悪性黒色腫
	無機質欠乏症	無機質代謝障害	メルケル細胞癌
	盲腸カルチノイド	盲腸癌	毛包癌
	網膜芽細胞腫	網膜膠腫	毛様細胞性星細胞腫
や	毛様体悪性腫瘍	ユーイング肉腫	有棘細胞癌
	幽門癌	幽門前庭部癌	腰椎転移
ら	卵管癌	卵巣カルチノイド	卵巣癌
	卵巣癌全身転移	卵巣癌肉腫	卵巣絨毛癌
	卵巣胎児性癌	卵巣肉腫	卵巣胚細胞腫瘍
	卵巣未分化胚細胞腫	卵巣卵黄のう腫瘍	卵巣類皮のう胞癌
	隆起性皮膚線維肉腫	輪状後部癌	リンパ管肉腫
	リンパ性白血病骨髄浸潤	類上皮肉腫	肋骨転移

効能効果に関連する使用上の注意　骨形成不全症に対しては，診療ガイドライン等の最新の情報を参考に本剤の投与が適切と判断される患者に投与すること。

用法用量

(1)悪性腫瘍による高カルシウム血症：通常，成人にはパミドロン酸二ナトリウム（無水物）として30～45mgを４時間以上かけて，単回点滴静脈内投与する。なお，再投与が必要な場合には，初回投与による反応を確認するために少なくとも１週間の投与間隔を置くこと。

(2)乳癌の溶骨性骨転移：通常，成人にはパミドロン酸二ナトリウム（無水物）として90mgを４時間以上かけて，４週間間隔で点滴静脈内投与する。

(3)骨形成不全症

通常，パミドロン酸二ナトリウム（無水物）として下記の用量を１日１回４時間以上かけて３日間連続点滴静脈内投与し，下記の投与間隔にて投与を繰り返す。ただし，１日の用量は60mgを超えないこと。

年齢	１回投与量	投与間隔
２歳未満	0.5mg/kg	２ヵ月
２歳以上３歳未満	0.75mg/kg	３ヵ月
３歳以上	1.0mg/kg	４ヵ月

用法用量に関連する使用上の注意

(1)乳癌の溶骨性骨転移：本剤の用量は90mgを超えないこと。

(2)骨形成不全症：呼吸機能が低下している患者や２歳未満の患者等では初回投与時は半量とすることを考慮し，投与後は呼吸状態等を注意深く観察すること。

禁忌　本剤の成分又は他のビスホスホン酸塩に対し，過敏症の

既往歴のある患者

パミドロン酸二Na点滴静注用15mg「F」：富士製薬　15mg1瓶[5674円/瓶]，パミドロン酸二Na点滴静注用15mg「サワイ」：沢井　15mg1瓶[5674円/瓶]，パミドロン酸二Na点滴静注用30mg「F」：富士製薬　30mg1瓶[9974円/瓶]，パミドロン酸二Na点滴静注用30mg「サワイ」：沢井　30mg1瓶[9974円/瓶]

アレビアチン注250mg　規格：5%5mL1管[132円/管]

フェニトイン　大日本住友　113

【効 能 効 果】

(1)てんかん様けいれん発作が長時間引き続いて起こる場合（てんかん発作重積症）
(2)経口投与が不可能で，かつ，けいれん発作の出現が濃厚に疑われる場合（特に意識障害，術中，術後）
(3)急速にてんかん様けいれん発作の抑制が必要な場合

【対応標準病名】

◎	痙攣発作	てんかん重積状態	てんかん様発作
○	一過性痙攣発作	間代性痙攣	強直性痙攣
	痙攣	痙攣重積発作	欠神発作重積状態
	症候性痙攣発作	小児痙攣性疾患	小発作持続状態
	精神運動発作重積症	全身痙攣	全身痙攣発作
	大発作持続状態	乳児痙攣	熱性痙攣
	ノロウイルス性胃腸炎に伴う痙攣	ひきつけ	部分発作重延状態
	無熱性痙攣	幼児痙攣	ロタウイルス性胃腸炎に伴う痙攣
△	テタニー様発作	泣き入りひきつけ	

用法用量　本剤の有効投与量は，発作の程度，患者の耐薬性等により異なるが，通常成人には，本剤2.5～5mL（フェニトインナトリウムとして125～250mg）を，1分間1mLを超えない速度で徐々に静脈内注射する。
以上の用量で発作が抑制できないときには，30分後さらに2～3mL（フェニトインナトリウムとして100～150mg）を追加投与するか，他の対策を考慮する。小児には，成人量を基準として，体重により決定する。
本剤の投与により，けいれんが消失し，意識が回復すれば経口投与に切り替える。

用法用量に関連する使用上の注意
(1)眼振，構音障害，運動失調，眼筋麻痺等があらわれた場合は過量になっているので，投与を直ちに中止すること。また，意識障害，血圧降下，呼吸障害があらわれた場合には，直ちに人工呼吸，酸素吸入，昇圧剤の投与など適切な処置を行うこと。用量調整をより適切に行うためには，本剤の血中濃度測定を行うことが望ましい。
(2)急速に静注した場合，心停止，一過性の血圧降下，呼吸抑制等の循環・呼吸障害を起こすことがあるので，1分間1mLを超えない速度で徐々に注射すること。また，衰弱の著しい患者，高齢者，心疾患のある患者ではこれらの副作用が発現しやすいので，注射速度をさらに遅くするなど注意すること。

禁忌
(1)本剤の成分またはヒダントイン系化合物に対し過敏症の患者
(2)洞性徐脈，高度の刺激伝導障害のある患者
(3)タダラフィル（アドシルカ），リルピビリンを投与中の患者

併用禁忌

薬剤名等	臨床症状・措置方法	機序・危険因子
タダラフィル アドシルカ リルピビリン エジュラント	これらの薬剤の代謝が促進され，血中濃度が低下することがある。	本剤の肝薬物代謝酵素（CYP3A4）誘導による。

アレリックス6mg注　規格：6mg1管[56円/管]

ピレタニド　サンド　213

【効 能 効 果】

心性浮腫（うっ血性心不全）　腎性浮腫　肝性浮腫　癌性腹水

【対応標準病名】

◎	うっ血性心不全	癌性腹水	肝性浮腫
	腎性浮腫	心臓性浮腫	
○	右室不全	右心不全	下肢浮腫
	下腿浮腫	下半身浮腫	下腹部浮腫
	癌性腹膜炎	顔面浮腫	急性心不全
	限局性浮腫	高度浮腫	左室不全
	左心不全	四肢浮腫	上肢浮腫
	上腕浮腫	心筋不全	心原性肺水腫
	心臓性呼吸困難	心臓喘息	心不全
	全身性浮腫	足部浮腫	転移性肝癌
	転移性肝腫瘍	転移性消化器腫瘍	転移性膵腫瘍
	転移性脾腫瘍	腹膜転移	腹膜播種
	末梢性浮腫	慢性うっ血性心不全	慢性心不全
	両心不全		
△	一過性浮腫	癌性胸膜炎	胸膜播種
	中毒性浮腫	転移性気管腫瘍	転移性胸膜腫瘍
	転移性後腹膜腫瘍	転移性縦隔腫瘍	転移性十二指腸癌
	転移性小腸腫瘍	転移性大腸腫瘍	転移性直腸腫瘍
	転移性肺癌	転移性肺腫瘍	転移性鼻腔癌
	特発性浮腫	内分泌性浮腫	肺癌による閉塞性肺炎
	腹膜偽粘液腫	浮腫	麻痺側浮腫

用法用量　通常成人にはピレタニドとして6～12mgを1日1回静脈内投与する。
なお，年齢，症状により適宜増減する。

禁忌
(1)無尿の患者
(2)肝性昏睡の患者
(3)体液中のナトリウム，カリウムが明らかに減少している患者
(4)本剤の成分又はスルフォンアミド誘導体に対し過敏症の既往歴のある患者

アロキシ静注0.75mg　規格：0.75mg5mL1瓶[14937円/瓶]

アロキシ点滴静注バッグ0.75mg

規格：0.75mg50mL1袋[15050円/袋]

パロノセトロン塩酸塩　大鵬薬品　239

【効 能 効 果】

抗悪性腫瘍剤（シスプラチン等）投与に伴う消化器症状（悪心，嘔吐）（遅発期を含む）

【対応標準病名】

◎	化学療法に伴う嘔吐症		
○	嘔吐症	悪心	十二指腸神経内分泌腫瘍
	胚細胞腫	反復性嘔吐	
△あ	ALK融合遺伝子陽性非小細胞肺癌	S状結腸癌	悪性エナメル上皮腫
	悪性下垂体腫瘍	悪性褐色細胞腫	悪性顆粒細胞腫
	悪性間葉腫	悪性奇形腫	悪性胸腺腫
	悪性グロームス腫瘍	悪性血管外皮腫	悪性甲状腺腫
	悪性骨腫瘍	悪性縦隔腫瘍	悪性腫瘍合併性皮膚筋炎
	悪性腫瘍に伴う貧血	悪性神経膠腫	悪性髄膜腫
	悪性脊髄髄膜腫	悪性線維性組織球腫	悪性虫垂粘液瘤
	悪性停留精巣	悪性頭蓋咽頭腫	悪性脳腫瘍
	悪性末梢神経鞘腫	悪性葉状腫瘍	悪性リンパ腫骨髄浸潤
	鞍上部胚細胞腫瘍	胃悪性間葉系腫瘍	胃悪性黒色腫

イートン・ランバート症候群	胃カルチノイド	胃癌
胃癌・HER2過剰発現	胃管癌	胃癌骨転移
胃癌末期	胃原発絨毛癌	胃脂肪肉腫
胃重複癌	胃進行癌	胃体部癌
胃底部癌	遺伝性大腸癌	遺伝性非ポリポーシス大腸癌
胃肉腫	胃胚細胞腫瘍	胃平滑筋肉腫
胃幽門部癌	陰核癌	陰茎癌
陰茎亀頭部癌	陰茎体部癌	陰茎肉腫
陰茎パジェット病	陰茎包皮部癌	咽頭癌
咽頭肉腫	陰のう癌	陰のう内脂肪肉腫
陰のうパジェット病	ウイルムス腫瘍	エクリン汗孔癌
炎症性乳癌	延髄神経膠腫	延髄星細胞腫

か

横行結腸癌	横紋筋肉腫	外陰悪性黒色腫
外陰悪性腫瘍	外陰癌	外陰部パジェット病
外耳道癌	回腸カルチノイド	回腸癌
海綿芽細胞腫	回盲部癌	下咽頭癌
下咽頭後部癌	下咽頭肉腫	下顎悪性エナメル上皮腫
下顎骨悪性腫瘍	下顎骨骨肉腫	下顎歯肉癌
下顎歯肉頬移行部癌	下顎部横紋筋肉腫	下眼瞼基底細胞癌
下眼瞼皮膚癌	下眼瞼有棘細胞癌	顎下腺癌
顎下部悪性腫瘍	角膜の悪性腫瘍	下行結腸癌
下口唇基底細胞癌	下口唇皮膚癌	下口唇有棘細胞癌
下肢悪性腫瘍	下唇癌	下唇赤唇部癌
仮声帯癌	滑膜腫	滑膜肉腫
下部食道癌	下部胆管癌	下葉小細胞肺癌
下葉肺癌	下葉肺腺癌	下葉肺大細胞癌
下葉肺扁平上皮癌	下葉非小細胞肺癌	カルチノイド
癌	肝悪性腫瘍	眼窩悪性腫瘍
肝外胆管癌	眼窩横紋筋肉腫	眼窩神経芽腫
肝カルチノイド	肝癌	肝癌骨転移
癌関連網膜症	眼瞼皮膚の悪性腫瘍	肝細胞癌
肝細胞癌破裂	癌性悪液質	癌性胸膜炎
癌性ニューロパチー	癌性ニューロミオパチー	癌性貧血
癌性ミエロパチー	汗腺癌	顔面悪性腫瘍
顔面横紋筋肉腫	肝門部癌	肝門部胆管癌
気管癌	気管支カルチノイド	気管支癌
気管支リンパ節転移	基底細胞癌	臼後部癌
嗅神経芽腫	嗅神経上皮腫	胸腔内リンパ節の悪性腫瘍
橋神経膠腫	胸腺カルチノイド	胸腺癌
胸腺腫	胸椎転移	頬粘膜癌
頬部横紋筋肉腫	胸部下部食道癌	頬部血管肉腫
胸部上部食道癌	胸部食道癌	胸部中部食道癌
胸膜悪性腫瘍	胸膜脂肪肉腫	胸膜播種
巨大後腹膜脂肪肉腫	空腸カルチノイド	空腸癌
クルッケンベルグ腫瘍	クロム親和性芽細胞腫	頚動脈小体悪性腫瘍
頚部悪性腫瘍	頚部悪性線維性組織球腫	頚部悪性軟部腫瘍
頚部横紋筋肉腫	頚部滑膜肉腫	頚部癌
頚部基底細胞癌	頚部血管肉腫	頚部原発腫瘍
頚部脂腺癌	頚部脂肪肉腫	頚部食道癌
頚部神経芽腫	頚部肉腫	頚部皮膚悪性腫瘍
頚部皮膚癌	頚部有棘細胞癌	頚部隆起性皮膚線維肉腫
血管肉腫	結腸癌	結腸脂肪肉腫
結膜の悪性腫瘍	肩甲部脂肪肉腫	原始神経外胚葉腫瘍
原線維性星細胞腫	原発性肝癌	原発性骨腫瘍
原発性脳腫瘍	原発性肺癌	原発不明癌
肩部悪性線維性組織球腫	肩部横紋筋肉腫	肩部滑膜肉腫
肩部線維肉腫	肩部淡明細胞肉腫	肩部胞巣状軟部肉腫
口蓋癌	口蓋垂癌	膠芽腫
口腔悪性黒色腫	口腔癌	口腔前庭癌
口腔底癌	硬口蓋癌	後縦隔悪性腫瘍
甲状腺悪性腫瘍	甲状腺癌	甲状腺癌骨転移
甲状腺髄様癌	甲状腺乳頭癌	甲状腺未分化癌
甲状腺濾胞癌	甲状軟骨の悪性腫瘍	口唇癌
口唇境界部癌	口唇赤唇部癌	口唇皮膚悪性腫瘍
口底癌	喉頭蓋癌	喉頭蓋前面癌
喉頭蓋谷癌	喉頭癌	後頭部転移性腫瘍
後頭葉悪性腫瘍	後頭葉膠芽腫	後頭葉神経膠腫
膠肉腫	項部基底細胞癌	後腹膜悪性腫瘍
後腹膜悪性線維性組織球腫	後腹膜横紋筋肉腫	後腹膜血管肉腫
後腹膜脂肪肉腫	後腹膜線維肉腫	後腹膜胚細胞腫瘍
後腹膜平滑筋肉腫	後腹膜リンパ節転移	項部皮膚癌
項部有棘細胞癌	肛門悪性黒色腫	肛門癌
肛門管癌	肛門部癌	肛門扁平上皮癌
骨悪性線維性組織球腫	骨原性肉腫	骨髄性白血病骨髄浸潤
骨髄転移	骨線維肉腫	骨転移癌
骨軟骨肉腫	骨肉腫	骨盤転移
骨盤内リンパ節転移	骨盤内リンパ節の悪性腫瘍	骨膜性骨肉腫

さ

鰓原性癌	残胃癌	耳介癌
耳下腺癌	耳下部肉腫	耳管癌
色素性基底細胞癌	子宮癌	子宮癌骨転移
子宮癌再発	子宮癌肉腫	子宮体癌
子宮体癌再発	子宮内膜癌	子宮内膜間質肉腫
子宮肉腫	子宮平滑筋肉腫	篩骨洞癌
視床下部星細胞腫	視床星細胞腫	視神経膠腫
脂腺癌	歯肉癌	脂肪肉腫
斜台部脊索腫	縦隔癌	縦隔脂肪肉腫
縦隔神経芽腫	縦隔胚細胞腫瘍	縦隔卵黄のう腫瘍
縦隔リンパ節転移	十二指腸悪性ガストリノーマ	十二指腸悪性ソマトスタチノーマ
十二指腸カルチノイド	十二指腸癌	十二指腸神経内分泌癌
十二指腸乳頭癌	十二指腸乳頭部癌	十二指腸平滑筋肉腫
絨毛癌	手関節部滑膜肉腫	主気管支の悪性腫瘍
術後乳癌	手部悪性線維性組織球腫	手部横紋筋肉腫
手部滑膜肉腫	手部淡明細胞肉腫	手部類上皮肉腫
腫瘍随伴症候群	上衣芽細胞腫	上衣腫
小陰唇癌	上咽頭癌	上咽頭脂肪肉腫
上顎悪性エナメル上皮腫	上顎癌	上顎結節部癌
上顎骨悪性腫瘍	上顎骨骨肉腫	上顎歯肉癌
上顎歯肉頬移行部癌	上顎洞癌	松果体悪性腫瘍
松果体芽腫	松果体胚細胞腫瘍	松果体部膠芽腫
松果体未分化胚細胞腫	上眼瞼基底細胞癌	上眼瞼皮膚癌
上眼瞼有棘細胞癌	上行結腸カルチノイド	上行結腸癌
上行結腸平滑筋肉腫	上口唇基底細胞癌	上口唇皮膚癌
上口唇有棘細胞癌	小細胞肺癌	上肢悪性腫瘍
上唇癌	上唇赤唇部癌	小唾液腺癌
小腸カルチノイド	小腸癌	小腸脂肪肉腫
小腸平滑筋肉腫	上皮腫	上部食道癌
上部胆管癌	上葉小細胞肺癌	上葉肺癌
上葉肺腺癌	上葉肺大細胞癌	上葉肺扁平上皮癌
上葉非小細胞肺癌	上腕悪性線維性組織球腫	上腕悪性軟部腫瘍
上腕横紋筋肉腫	上腕滑膜肉腫	上腕脂肪肉腫
上腕線維肉腫	上腕淡明細胞肉腫	上腕胞巣状軟部肉腫
上腕類上皮肉腫	食道悪性間葉系腫瘍	食道悪性黒色腫
食道横紋筋肉腫	食道カルチノイド	食道癌
食道癌骨転移	食道癌肉腫	食道基底細胞癌
食道偽肉腫	食道脂肪肉腫	食道小細胞癌
食道腺癌	食道腺様のう胞癌	食道粘表皮癌
食道表在癌	食道平滑筋肉腫	食道未分化癌
痔瘻癌	腎悪性腫瘍	腎盂癌
腎盂腺癌	腎盂乳頭状癌	腎盂尿路上皮癌
腎盂扁平上皮癌	腎カルチノイド	腎癌
腎癌骨転移	神経芽腫	神経膠腫

	神経線維肉腫	進行乳癌	唇交連癌
	腎細胞癌	腎周囲脂肪肉腫	心臓悪性腫瘍
	心臓横紋筋肉腫	心臓血管肉腫	心臓脂肪肉腫
	心臓線維肉腫	心臓粘液肉腫	腎肉腫
	膵芽腫	膵癌	膵管癌
	膵管内管状腺癌	膵管内乳頭粘液性腺癌	膵脂肪肉腫
	膵漿液性のう胞腺癌	膵腺房細胞癌	膵臓癌骨転移
	膵体部癌	膵頭部カルチノイド	膵頭部癌
	膵内胆管癌	膵粘液性のう胞腺癌	膵尾部癌
	髄膜癌腫症	髄膜白血病	スキルス胃癌
	星細胞腫	精索脂肪肉腫	精索肉腫
	星状芽細胞腫	精上皮腫	成人T細胞白血病骨髄浸潤
	精巣横紋筋肉腫	精巣癌	精巣奇形癌
	精巣奇形腫	精巣絨毛癌	精巣上体癌
	精巣胎児性癌	精巣肉腫	精巣胚細胞腫瘍
	精巣卵黄のう腫瘍	精巣卵のう腫瘍	精母細胞腫
	声門下癌	声門癌	声門上癌
	脊索腫	脊髄播種	脊椎転移
	舌縁癌	舌下腺癌	舌下面癌
	舌癌	舌根部癌	舌脂肪肉腫
	舌尖癌	舌背癌	線維脂肪肉腫
	線維肉腫	前縦隔悪性腫瘍	全身性転移性癌
	前頭洞癌	前頭部転移性腫瘍	前頭葉悪性腫瘍
	前頭葉膠芽腫	前頭葉神経膠腫	前頭葉星細胞腫
	前頭葉退形成性星細胞腫	前立腺横紋筋肉腫	前立腺癌
	前立腺癌骨転移	前立腺小細胞癌	前立腺神経内分泌癌
	前立腺肉腫	前腕悪性線維性組織球腫	前腕悪性軟部腫瘍
	前腕横紋筋肉腫	前腕滑膜肉腫	前腕線維肉腫
	前腕胞巣状軟部肉腫	前腕類上皮肉腫	早期胃癌
	早期食道癌	総胆管癌	側頭部転移性腫瘍
	側頭葉悪性腫瘍	側頭葉膠芽腫	側頭葉神経膠腫
	側頭葉星細胞腫	側頭葉退形成性星細胞腫	側頭葉毛様細胞性星細胞腫
た	第4脳室上衣腫	大陰唇癌	退形成性星細胞腫
	胎児性癌	胎児性精巣腫瘍	大腿骨転移性骨腫瘍
	大唾液腺癌	大腸カルチノイド	大腸癌
	大腸癌骨転移	大腸肉腫	大腸粘液癌
	大動脈周囲リンパ節転移	大脳悪性腫瘍	大脳深部神経膠腫
	大脳深部転移性腫瘍	大網脂肪肉腫	唾液腺癌
	多発性癌転移	多発性骨髄腫骨髄浸潤	多発性神経膠腫
	胆管癌	男性性器癌	胆のうカルチノイド
	胆のう癌	胆のう管癌	胆のう肉腫
	淡明細胞肉腫	腟悪性黒色腫	腟癌
	中咽頭癌	中咽頭側壁癌	中咽頭肉腫
	中耳悪性腫瘍	中縦隔悪性腫瘍	虫垂癌
	虫垂杯細胞カルチノイド	中脳神経膠腫	肘部滑膜肉腫
	中部食道癌	肘部線維肉腫	中部胆管癌
	肘部類上皮肉腫	中葉小細胞肺癌	中葉肺癌
	中葉肺腺癌	中葉肺大細胞癌	中葉肺扁平上皮癌
	中葉非小細胞肺癌	腸間膜悪性腫瘍	腸間膜脂肪肉腫
	腸間膜肉腫	腸間膜平滑筋肉腫	蝶形骨洞癌
	腸骨リンパ節転移	聴神経膠腫	直腸S状部結腸癌
	直腸悪性黒色腫	直腸カルチノイド	直腸癌
	直腸癌骨転移	直腸癌術後再発	直腸癌穿孔
	直腸脂肪肉腫	直腸平滑筋肉腫	手軟部悪性腫瘍
	転移性下顎癌	転移性肝癌	転移性肝腫瘍
	転移性胸膜腫瘍	転移性口腔癌	転移性黒色腫
	転移性骨腫瘍	転移性骨腫瘍による大腿骨骨折	転移性縦隔腫瘍
	転移性十二指腸癌	転移性腫瘍	転移性消化器腫瘍
	転移性上顎癌	転移性小腸腫瘍	転移性腎腫瘍
	転移性膵腫瘍	転移性舌癌	転移性頭蓋骨腫瘍

	転移性脳腫瘍	転移性肺癌	転移性肺腫瘍
	転移性脾腫瘍	転移性皮膚腫瘍	転移性副腎腫瘍
	転移性扁平上皮癌	転移性卵巣癌	テント上下転移性腫瘍
	頭蓋骨悪性腫瘍	頭蓋骨骨肉腫	頭蓋底骨肉腫
	頭蓋底脊索腫	頭蓋内胚細胞腫瘍	頭蓋部脊索腫
	頭頸部癌	透析腎癌	頭頂葉悪性腫瘍
	頭頂葉膠芽腫	頭頂葉神経膠腫	頭頂葉星細胞腫
	頭部悪性線維性組織球腫	頭部横紋筋肉腫	頭部滑膜肉腫
	頭部基底細胞癌	頭部血管肉腫	頭部脂腺癌
	頭部脂肪肉腫	頭部軟部組織悪性腫瘍	頭部皮膚癌
な	頭部有棘細胞癌	頭部隆起性皮膚線維肉腫	内耳癌
	内胚葉洞腫瘍	軟口蓋癌	軟骨肉腫
	軟部悪性巨細胞腫	軟部組織悪性腫瘍	肉腫
	乳癌	乳癌・HER2過剰発現	乳癌骨転移
	乳癌再発	乳癌皮膚転移	乳房外パジェット病
	乳房下外側部乳癌	乳房下内側部乳癌	乳房脂肪肉腫
	乳房上外側部乳癌	乳房上内側部乳癌	乳房中央部乳癌
	乳房肉腫	尿管癌	尿管口部膀胱癌
	尿管尿路上皮癌	尿道傍腺の悪性腫瘍	尿膜管癌
	粘液性のう胞腺癌	脳幹悪性腫瘍	脳幹膠芽腫
	脳幹神経膠腫	脳幹部星細胞腫	脳室悪性腫瘍
	脳室上衣腫	脳神経悪性腫瘍	脳胚細胞腫瘍
は	肺芽腫	肺カルチノイド	肺癌
	肺癌骨転移	肺癌肉腫	肺癌による閉塞性肺炎
	肺腺癌	肺腺扁平上皮癌	肺腺様のう胞癌
	肺大細胞癌	肺大細胞神経内分泌癌	肺肉腫
	肺粘表皮癌	肺扁平上皮癌	肺胞上皮癌
	肺未分化癌	肺門部小細胞癌	肺門部腺癌
	肺門部大細胞癌	肺門部肺癌	肺門部非小細胞癌
	肺門部扁平上皮癌	肺門リンパ節転移	馬尾上衣腫
	バレット食道癌	パンコースト症候群	鼻咽腔癌
	鼻腔癌	脾脂肪肉腫	非小細胞肺癌
	鼻前庭癌	鼻中隔癌	脾の悪性腫瘍
	皮膚悪性腫瘍	皮膚悪性線維性組織球腫	皮膚癌
	皮膚脂肪肉腫	皮膚線維肉腫	皮膚白血病
	皮膚付属器癌	びまん性星細胞腫	脾門部リンパ節転移
	披裂喉頭蓋ひだ喉頭面癌	副咽頭間隙悪性腫瘍	腹腔内リンパ節の悪性腫瘍
	腹腔リンパ節転移	副甲状腺悪性腫瘍	副甲状腺癌
	副腎悪性腫瘍	副腎癌	副腎髄質の悪性腫瘍
	副腎皮質癌	副腎皮質の悪性腫瘍	副鼻腔癌
	腹部悪性腫瘍	腹部食道癌	腹部神経芽腫
	腹膜悪性腫瘍	腹膜癌	ぶどう膜悪性黒色腫
	噴門癌	平滑筋肉腫	辺縁系脳炎
	扁桃窩癌	扁桃癌	扁桃肉腫
	膀胱円蓋部膀胱癌	膀胱癌	膀胱頸部膀胱癌
	膀胱後壁部膀胱癌	膀胱三角部膀胱癌	膀胱前壁部膀胱癌
	膀胱側壁部膀胱癌	膀胱肉腫	膀胱尿路上皮癌
	膀胱扁平上皮癌	傍骨性骨肉腫	紡錘形細胞肉腫
ま	胞巣状軟部肉腫	乏突起神経膠腫	末期癌
	末梢神経悪性腫瘍	脈絡膜悪性黒色腫	メルケル細胞癌
	盲腸カルチノイド	盲腸癌	毛包癌
	網膜芽細胞腫	網膜膠腫	毛様細胞性星細胞腫
や	毛様体悪性腫瘍	ユーイング肉腫	有棘細胞癌
	幽門癌	幽門前庭部癌	腰椎転移
ら	卵黄のう腫瘍	卵管癌	卵巣カルチノイド
	卵巣癌	卵巣癌全身転移	卵巣癌肉腫
	卵巣絨毛癌	卵巣胎児性癌	卵巣肉腫
	卵巣胚細胞腫瘍	卵巣未分化胚細胞腫	卵巣卵黄のう腫瘍
	卵巣類皮のう胞癌	隆起性皮膚線維肉腫	輪状後部癌
	リンパ管肉腫	リンパ性白血病骨髄浸潤	類上皮肉腫
	肋骨転移		

効能効果に関連する使用上の注意　本剤は強い悪心，嘔吐が生じる抗悪性腫瘍剤（シスプラチン等）の投与の場合に限り使用すること。

用法用量　通常，成人にはパロノセトロンとして0.75mgを1日1回静注又は点滴静注する。

用法用量に関連する使用上の注意

(1)本剤は，30秒以上かけて緩徐に投与し，抗悪性腫瘍剤投与前に投与を終了すること。

(2)本剤の消失半減期は約40時間であり，短期間に反復投与を行うと過度に血中濃度が上昇するおそれがある。1週間未満の間隔で本剤をがん患者へ反復投与した経験はないため，短期間での反復投与は避けること。

(3)バッグ製剤は静脈内に点滴注射すること。

禁忌　本剤の成分に対し過敏症の既往歴のある患者

アンカロン注150　規格：150mg3mL1管［3154円/管］
アミオダロン塩酸塩　サノフィ　212

【効能効果】

(1)生命に危険のある下記の不整脈で難治性かつ緊急を要する場合：心室細動，血行動態不安定な心室頻拍

(2)電気的除細動抵抗性の心室細動あるいは無脈性心室頻拍による心停止

【対応標準病名】

◎	心室細動	心室頻拍	心停止
	不整脈	無脈性心室頻拍	
○	QT延長症候群	一過性心室細動	一過性心房粗動
	遺伝性QT延長症候群	永続性心房細動	持続性心室頻拍
	術後心房細動	上室頻拍	徐脈性心房細動
	心室粗動	心臓急死	心肺停止
	心房細動	心房粗動	心房頻拍
	絶対性不整脈	蘇生に成功した心停止	洞頻脈
	特発性QT延長症候群	トルサードドポアント	二次性QT延長症候群
	非持続性心室頻拍	非弁膜症性発作性心房細動	頻拍型心房細動
	頻拍症	頻脈症	頻脈性心房細動
	頻脈性不整脈	ブブレ症候群	ブルガダ症候群
	発作性上室頻拍	発作性心房細動	発作性心房頻拍
	発作性接合部頻拍	発作性頻拍	発作性頻脈性心房細動
	慢性心房細動	薬物性QT延長症候群	来院時心肺停止
	ランゲニールセン症候群	リエントリー性心室性不整脈	ロマノワード症候群
△	QT短縮症候群	異所性心室調律	異所性心房調律
	異所性調律	異所性拍動	家族性心房細動
	期外収縮	期外収縮性不整脈	起立性調律障害
	呼吸性不整脈	孤立性心房細動	持続性心房細動
	上室期外収縮	徐脈頻脈症候群	心室期外収縮
	心室性二段脈	心房期外収縮	心房静止
	接合部調律	多源性心室期外収縮	多発性期外収縮
	洞不整脈	二段脈	非弁膜症性心房細動
	副収縮	弁膜症性心房細動	房室接合部期外収縮
※	適応外使用可 原則として，「アミオダロン塩酸塩【注射薬】」を「難治性かつ緊急を要する場合の，心房細動又は心房粗動」に対し処方した場合，当該使用事例を審査上認める。		

用法用量

(1)心室細動，血行動態不安定な心室頻拍で難治性かつ緊急を要する場合

通常，成人には以下のとおり点滴静注により投与する。

なお，症状に応じて適宜増減あるいは追加投与を行う。ただし，最大量として1日の総投与量は1250mgを超えないこと及び投与濃度は2.5mg/mLを超えないこと。

①投与方法（48時間まで）

(a)初期急速投与：アミオダロン塩酸塩として125mg（2.5mL）を5%ブドウ糖液100mLに加え，容量型の持続注入ポンプを用い，600mL/時（10mL/分）の速度で10分間投与する。

(b)負荷投与：アミオダロン塩酸塩として750mg（15mL）を5%ブドウ糖液500mLに加え，容量型の持続注入ポンプを用い33mL/時の速度で6時間投与する。

(c)維持投与

17mL/時の速度で合計42時間投与する。

1）6時間の負荷投与後，残液を33mL/時から17mL/時に投与速度を変更し，18時間投与する。

2）アミオダロン塩酸塩として750mg（15mL）を5%ブドウ糖液500mLに加え，容量型の持続注入ポンプを用い17mL/時の速度で24時間投与する（アミオダロン塩酸塩として600mg）。

②追加投与：血行動態不安定な心室頻拍あるいは心室細動が再発し，本剤投与が必要な場合には追加投与できる。1回の追加投与は本剤125mg（2.5mL）を5%ブドウ糖液100mLに加え，容量型の持続注入ポンプを用い，600mL/時（10mL/分）の速度で10分間投与する。

③継続投与（3日以降）

48時間の投与終了後，本剤の継続投与が必要と判断された場合は，継続投与を行うことができる。

アミオダロン塩酸塩として750mg（15mL）を5%ブドウ糖液500mLに加え，容量型の持続注入ポンプを用い17mL/時の速度で投与する（アミオダロン塩酸塩として600mg/24時間）。

(2)電気的除細動抵抗性の心室細動あるいは無脈性心室頻拍による心停止：アミオダロン塩酸塩として300mg（6mL）又は5mg/kg（体重）を5%ブドウ糖液20mLに加え，静脈内へボーラス投与する。心室性不整脈が持続する場合には，150mg（3mL）又は2.5mg/kg（体重）を5%ブドウ糖液10mLに加え，追加投与することができる。

用法用量に関連する使用上の注意

心室細動，血行動態不安定な心室頻拍で難治性かつ緊急を要する場合

(1)注射部位反応を避けるため，可能な限り本剤は中心静脈より点滴により投与すること。また，投与には容量型の持続注入ポンプを用いること。

(2)初期急速投与及び追加投与時は，1アンプル（3mL）から本剤2.5mLを注射筒で抜き取り調製すること。

(3)継続投与に関し，国内においては最長7日間までの投与経験しかなく，継続投与の期間については十分注意すること。

(4)追加投与に関し，国内においては3回までの投与経験しかなく，追加投与については十分注意すること。

(5)低体重の患者及び高齢者では血圧の変動を来たしやすいと考えられるため，これらの患者に投与する場合には減量又は投与速度の調節を考慮すること。

警告

(1)施設の限定：本剤の使用は致死的不整脈治療の十分な経験のある医師に限り，諸検査の実施が可能で，CCU，ICUあるいはそれに準ずる体制の整った，緊急時にも十分に対応できる施設でのみ使用すること。

(2)患者の限定：致死的不整脈患者で，難治性かつ緊急を要する場合にのみ使用すること。

(3)本剤では新たな不整脈や不整脈の増悪等を含む重篤な心障害が報告されており，ときに致死的な場合もあるので，CCU，ICU等で心電図及び血圧の連続監視下で使用すること。なお，血圧については可能な限り動脈内圧を連続監視することが望ましい。

(4)本剤投与後24時間以内に重篤な肝機能障害が生じ，肝不全や死亡に至る場合もある（海外症例の副作用報告）ので，患者の状態を慎重に観察するなど，十分に注意すること。

禁忌

(1)洞性徐脈，洞房ブロック，重度伝導障害（高度な房室ブロック，

二束ブロック又は三束ブロック）又は洞不全症候群があり，ペースメーカーを使用していない患者
(2)循環虚脱又は重篤な低血圧のある患者（血行動態不安定な心室細動又は心室頻拍発作発現中を除く）
(3)本剤の成分又はヨウ素に対し過敏症の既往歴のある患者
(4)リトナビル，サキナビル，サキナビルメシル酸塩，インジナビル硫酸塩エタノール付加物，ネルフィナビルメシル酸塩，クラスⅠa及びクラスⅢ（ソタロール，ニフェカラント）の抗不整脈薬，ベプリジル塩酸塩水和物，スパルフロキサシン，モキシフロキサシン塩酸塩，エリスロマイシン（注射剤），ペンタミジンイセチオン酸塩，トレミフェンクエン酸塩，テラプレビル又はフィンゴリモド塩酸塩を投与中の患者
(5)重篤な呼吸不全のある患者
ただし，心停止時はこの限りでない。

原則禁忌

(1)妊婦又は妊娠している可能性のある婦人
(2)甲状腺機能障害又はその既往歴のある患者

併用禁忌

ただし，心停止時はこの限りでない。

薬剤名等	臨床症状・措置方法	機序・危険因子
リトナビル ノービア サキナビル フォートベイス サキナビルメシル酸塩 インビラーゼ インジナビル硫酸塩エタノール付加物 クリキシバン	重篤な副作用（不整脈等）を起こすおそれがある。	左記薬剤のCYP3A4に対する競合的阻害作用により，本剤の血中濃度が大幅に上昇するおそれがある。
ネルフィナビルメシル酸塩 ビラセプト	重篤な又は生命に危険を及ぼすような事象（QT延長，Torsades de pointes等の不整脈や持続的な鎮静等）を起こすおそれがある。	
クラスⅠa抗不整脈薬 プロカインアミド キニジン　等 クラスⅢ抗不整脈薬 ソタロール（ソタコール） ニフェカラント（シンビット） ベプリジル塩酸塩水和物 ベプリコール	併用によりTorsades de pointesを起こすことがある。	併用によりQT延長作用が相加的に増加することがある。
エリスロマイシン（注射剤） 注射用エリスロシン ペンタミジンイセチオン酸塩 ベナンバックス	併用によりTorsades de pointesのリスクが増加する。	
スパルフロキサシン スパラ モキシフロキサシン塩酸塩 アベロックス	QT延長，心室性不整脈を起こすことがある。	
トレミフェンクエン酸塩 フェアストン	QT延長を増強し，心室性頻拍（Torsades de pointesを含む）等を起こすおそれがある。	
テラプレビル テラビック	重篤な又は生命に危険を及ぼすような事象（不整脈等）を起こすおそれがある。	併用により，本剤の代謝が阻害され血中濃度が上昇し，作用の増強や相加的なQT延長を起こすおそれがある。
フィンゴリモド塩酸塩 イムセラ ジレニア	併用によりTorsades de pointes等の重篤な不整脈を起こすおそれがある。	フィンゴリモド塩酸塩の投与により心拍数が低下するため，併用により不整脈を増強するおそれがある。

アンサー皮下注20μg　規格：20μg1mL1管（D−アラビノース換算量として）[3108円/管]
結核菌熱水抽出物　ゼリア新薬　339

【効 能 効 果】

放射線療法による白血球減少症

【対応標準病名】

◎	二次性白血球減少症		
○	顆粒球減少症	好中球減少症	単球減少症
	白血球減少症	無顆粒球症	薬剤性顆粒球減少症
△	好中球G6PD欠乏症	自己免疫性好中球減少症	周期性好中球減少症
	小児遺伝性無顆粒球症	先天性好中球減少症	中毒性好中球減少症
	特発性好中球減少症	発熱性好中球減少症	脾性好中球減少症
	慢性本態性好中球減少症症候群	慢性良性顆粒球減少症	無顆粒球性アンギナ

用法用量　通常，成人には放射線治療開始日以降から投与を開始し，放射線治療終了日まで（ただし8週間を限度とする）1回1mLを1日1回，週2回皮下投与する。なお，年齢，症状により適宜増減する。ただし，1回の投与として2mLを越えないこと。

禁忌　本剤に対し過敏症の既往歴のある患者

アンチレクス静注10mg　規格：1%1mL1管[117円/管]
エドロホニウム塩化物　杏林　722

【効 能 効 果】

重症筋無力症の診断，筋弛緩剤投与後の遷延性呼吸抑制の作用機序の鑑別診断

【対応標準病名】

該当病名なし

用法用量　重症筋無力症の診断には，エドロホニウム塩化物として，通常成人1回10mgを静脈内注射する。その際，まず初めに2mgを15〜30秒かけて注射し，45秒後に反応をみた上で必要に応じて残りの8mgを注射する。
筋弛緩剤投与後の遷延性呼吸抑制の作用機序の鑑別診断には，エドロホニウム塩化物として，通常成人5〜10mgを30〜40秒かけて静脈内注射する。筋弛緩状態が改善されれば非脱分極性ブロック，筋弛緩状態が増強されれば脱分極性ブロックと判定する。必要があれば5〜10分以内に同量を反復投与する。
なお，年齢により適宜増減する。

禁忌　消化管又は尿路の器質的閉塞のある患者

アンナカ注「フソー」−10%　規格：10%1mL1管[63円/管]
アンナカ注「フソー」−20%　規格：20%1mL1管[63円/管]
安息香酸ナトリウムカフェイン　扶桑薬品　211

【効 能 効 果】

ねむけ，倦怠感
血管拡張性及び脊椎穿刺後頭痛

【対応標準病名】

◎	血管性頭痛	倦怠感	非器質性過眠症
	腰椎穿刺後頭痛		
○	群発性頭痛	混合性頭痛	低髄液圧症
	低頭蓋内圧症候群	慢性群発頭痛	
△	易疲労感	下肢倦怠感	眼性頭痛
	気虚	虚弱	傾眠症
	神経性弱質	心身過労状態	衰弱
	脊椎穿刺からの脳脊髄液漏	全身違和感	全身倦怠感
	全身性身体消耗	体力低下	非器質性睡眠・覚醒スケジュール障害
	非器質性睡眠障害	疲労感	慢性弱質

| 無力症 |

用法用量 安息香酸ナトリウムカフェインとして，通常成人1回0.1～0.4gを1日1～3回皮下，筋肉内又は静脈内注射する。なお，年齢，症状により適宜増減する。

アンペック注10mg　規格：1%1mL1管[299円/管]
アンペック注50mg　規格：1%5mL1管[1346円/管]
モルヒネ塩酸塩水和物　大日本住友　811

【効能効果】

〔皮下および静脈内投与の場合〕
　激しい疼痛時における鎮痛・鎮静
　激しい咳嗽発作における鎮咳
　激しい下痢症状の改善および手術後等の腸管蠕動運動の抑制
　麻酔前投薬，麻酔の補助
　中等度から高度の疼痛を伴う各種癌における鎮痛
〔硬膜外およびくも膜下投与の場合〕
　激しい疼痛時における鎮痛
　中等度から高度の疼痛を伴う各種癌における鎮痛

【対応標準病名】

◎	悪性腫瘍	癌	癌性疼痛
	下痢症	咳	疼痛
○	ALK融合遺伝子陽性非小細胞肺癌	EGFR遺伝子変異陽性非小細胞肺癌	KIT(CD117)陽性胃消化管間質腫瘍
	KIT(CD117)陽性結腸消化管間質腫瘍	KIT(CD117)陽性小腸消化管間質腫瘍	KIT(CD117)陽性食道消化管間質腫瘍
	KIT(CD117)陽性直腸消化管間質腫瘍	KRAS遺伝子野生型結腸癌	KRAS遺伝子野生型直腸癌
あ	S状結腸炎	S状結腸癌	悪性エナメル上皮腫
	悪性下垂体腫瘍	悪性褐色細胞腫	悪性顆粒細胞腫
	悪性間葉腫	悪性奇形腫	悪性胸腺腫
	悪性グロームス腫瘍	悪性血管外皮腫	悪性甲状腺腫
	悪性骨腫瘍	悪性縦隔腫瘍	悪性神経膠腫
	悪性髄膜腫	悪性脊髄髄膜腫	悪性線維性組織球腫
	悪性虫垂粘液瘤	悪性停留精巣	悪性頭蓋咽頭腫
	悪性脳腫瘍	悪性末梢神経鞘腫	悪性葉状腫瘍
	悪性リンパ腫骨髄浸潤	圧痛	アトピー咳嗽
	アレルギー性咳嗽	鞍上部胚細胞腫瘍	胃悪性間葉系腫瘍
	胃悪性黒色腫	胃カルチノイド	胃癌
	胃癌・HER2過剰発現	胃管癌	胃癌骨転移
	胃癌末期	胃原発絨毛癌	胃脂肪肉腫
	胃重複癌	胃消化管間質腫瘍	胃進行癌
	胃前庭部癌	胃体部癌	胃腸炎
	胃底部癌	遺伝性大腸癌	遺伝性非ポリポーシス大腸癌
	胃肉腫	胃胚細胞腫瘍	胃平滑筋肉腫
	胃幽門部癌	陰核癌	陰茎悪性黒色腫
	陰茎癌	陰茎亀頭部癌	陰茎体部癌
	陰茎肉腫	陰茎パジェット病	陰茎包皮部癌
	陰茎有棘細胞癌	咽頭癌	咽頭肉腫
	陰のう悪性黒色腫	陰のう癌	陰のう内脂肪肉腫
	陰のうパジェット病	陰のう有棘細胞癌	ウイルムス腫瘍
	エクリン汗孔癌	炎症性腸疾患	炎症性乳癌
	延髄神経膠腫	延髄星細胞腫	横行結腸癌
か	横紋筋肉腫	外陰悪性黒色腫	外陰悪性腫瘍
	外陰癌	外陰部パジェット病	外陰部有棘細胞癌
	開胸術後疼痛症候群	外耳道癌	回腸炎
	回腸カルチノイド	回腸癌	回腸消化管間質腫瘍
	海綿芽細胞腫	回盲部癌	下咽頭癌
	下咽頭後部癌	下咽頭肉腫	下顎悪性エナメル上皮腫
	下顎骨悪性腫瘍	下顎骨骨肉腫	下顎歯肉癌
	下顎歯肉頬移行部癌	下顎部横紋筋肉腫	下眼瞼基底細胞癌
	下眼瞼皮膚癌	下眼瞼有棘細胞癌	顎下腺癌
	顎下部悪性腫瘍	角膜の悪性腫瘍	下行結腸癌
	下口唇基底細胞癌	下口唇皮膚癌	下口唇有棘細胞癌
	下肢悪性腫瘍	下唇癌	下唇赤唇部癌
	仮声帯癌	カタル性胃腸炎	カタル性咳
	滑膜腫	滑膜肉腫	下部食道癌
	下部胆管癌	下葉小細胞肺癌	下葉肺癌
	下葉肺腺癌	下葉肺大細胞癌	下葉肺扁平上皮癌
	下葉非小細胞肺癌	肝悪性腫瘍	眼窩悪性腫瘍
	肝外胆管癌	眼窩横紋筋肉腫	眼角基底細胞癌
	眼角皮膚癌	眼角有棘細胞癌	眼窩神経芽腫
	肝カルチノイド	肝癌	肝癌骨転移
	眼瞼脂腺癌	眼瞼皮膚の悪性腫瘍	眼瞼メルケル細胞癌
	肝細胞癌	肝細胞癌破裂	癌性胸水
	癌性胸膜炎	癌性持続痛	乾性咳
	癌性突出痛	汗腺癌	感染後咳嗽
	顔面悪性腫瘍	顔面横紋筋肉腫	肝門部癌
	肝門部胆管癌	気管癌	気管支カルチノイド
	気管支癌	気管支リンパ節転移	基底細胞癌
	臼後部癌	嗅神経芽腫	嗅神経上皮腫
	急性胃腸炎	急性大腸炎	急性腸炎
	急性疼痛	胸腔内リンパ節の悪性腫瘍	橋神経膠腫
	胸腺カルチノイド	胸腺癌	胸腺腫
	胸椎転移	頬粘膜癌	頬部横紋筋肉腫
	胸部下部食道癌	頬部血管肉腫	胸部上部食道癌
	胸部食道癌	胸部中部食道癌	胸膜悪性腫瘍
	胸膜脂肪肉腫	胸膜播種	去勢抵抗性前立腺癌
	巨大後腹膜脂肪肉腫	空腸カルチノイド	空腸癌
	空腸消化管間質腫瘍	クルッケンベルグ腫瘍	クロム親和性芽細胞腫
	頚動脈小体悪性腫瘍	頚部悪性腫瘍	頚部悪性線維性組織球腫
	頚部悪性軟部腫瘍	頚部横紋筋肉腫	頚部滑膜肉腫
	頚部癌	頚部基底細胞癌	頚部血管肉腫
	頚部原発腫瘍	頚部脂腺癌	頚部脂肪肉腫
	頚部食道癌	頚部神経芽腫	頚部肉腫
	頚部皮膚悪性腫瘍	頚部皮膚癌	頚部メルケル細胞癌
	頚部有棘細胞癌	頚部隆起性皮膚線維肉腫	血管肉腫
	結腸癌	結腸脂肪肉腫	結腸消化管間質腫瘍
	結膜の悪性腫瘍	限局性前立腺癌	肩甲部脂肪肉腫
	原始神経外胚葉腫瘍	原線維性星細胞腫	原発性悪性脳腫瘍
	原発性肝癌	原発性骨腫瘍	原発性脳腫瘍
	原発性肺癌	原発不明癌	肩部悪性線維性組織球腫
	肩部横紋筋肉腫	肩部滑膜肉腫	肩部線維肉腫
	肩部淡明細胞肉腫	肩部胞巣状軟部肉腫	口蓋癌
	口蓋垂癌	膠芽腫	口腔悪性黒色腫
	口腔癌	口腔前庭癌	口腔底癌
	硬口蓋癌	後縦隔悪性腫瘍	甲状腺悪性腫瘍
	甲状腺癌	甲状腺癌骨転移	甲状腺髄様癌
	甲状腺乳頭癌	甲状腺未分化癌	甲状腺濾胞癌
	甲状軟骨の悪性腫瘍	口唇癌	口唇境界部癌
	口唇赤唇部癌	口唇皮膚悪性腫瘍	口唇メルケル細胞癌
	口底癌	喉頭蓋癌	喉頭蓋前面癌
	喉頭蓋谷癌	喉頭癌	後頭部転移性腫瘍
	後頭葉悪性腫瘍	後頭葉膠芽腫	後頭葉神経膠腫
	膠肉腫	項部基底細胞癌	後腹膜悪性腫瘍
	後腹膜悪性線維性組織球腫	後腹膜横紋筋肉腫	後腹膜血管肉腫
	後腹膜脂肪肉腫	後腹膜神経芽腫	後腹膜線維肉腫
	後腹膜胚細胞腫瘍	後腹膜平滑筋肉腫	後腹膜リンパ節転移
	項部皮膚癌	項部メルケル細胞癌	項部有棘細胞癌
	肛門悪性黒色腫	肛門癌	肛門管癌
	肛門部癌	肛門扁平上皮癌	骨悪性線維性組織球腫
	骨原性肉腫	骨髄性白血病骨髄浸潤	骨髄転移
	骨線維肉腫	骨転移癌	骨軟骨肉腫
	骨肉腫	骨盤転移	骨盤内リンパ節転移

さ

骨盤内リンパ節の悪性腫瘍	骨膜性骨肉腫	鰓原性癌
残胃癌	耳介癌	耳介メルケル細胞癌
耳下腺癌	耳下部肉腫	耳管癌
色素性基底細胞癌	子宮癌	子宮癌骨転移
子宮癌再発	子宮癌肉腫	子宮体癌
子宮体癌再発	子宮内膜癌	子宮内膜間質肉腫
子宮肉腫	子宮平滑筋肉腫	篩骨洞癌
視床下部星細胞腫	視床星細胞腫	視神経膠腫
脂腺癌	持続痛	湿性咳
歯肉癌	脂肪肉腫	斜台部脊索腫
縦隔癌	縦隔脂肪肉腫	縦隔神経芽腫
縦隔胚細胞腫瘍	縦隔卵黄のう腫瘍	縦隔リンパ節転移
十二指腸悪性ガストリノーマ	十二指腸悪性ソマトスタチノーマ	十二指腸カルチノイド
十二指腸癌	十二指腸消化管間質腫瘍	十二指腸神経内分泌癌
十二指腸神経内分泌腫瘍	十二指腸乳頭癌	十二指腸乳頭部癌
十二指腸平滑筋肉腫	絨毛癌	手関節部滑膜肉腫
主気管支の悪性腫瘍	術後疼痛	術後乳癌
手部悪性線維性組織球腫	手部横紋筋肉腫	手部滑膜肉腫
手部淡明細胞肉腫	手部類上皮肉腫	上衣芽細胞腫
上衣腫	小陰唇癌	上咽頭癌
上咽頭脂肪肉腫	上顎悪性エナメル上皮腫	上顎癌
上顎結節部癌	上顎骨悪性腫瘍	上顎骨骨肉腫
上顎歯肉癌	上顎歯肉頬移行部癌	上顎洞癌
松果体悪性腫瘍	松果体芽腫	松果体胚細胞腫瘍
松果体部膠芽腫	松果体未分化胚細胞腫	上眼瞼基底細胞癌
上眼瞼皮膚癌	上眼瞼有棘細胞癌	上行結腸カルチノイド
上行結腸癌	上行結腸平滑筋肉腫	上口唇基底細胞癌
上口唇皮膚癌	上口唇有棘細胞癌	小細胞肺癌
上肢悪性腫瘍	上唇癌	上唇赤唇部癌
小唾液腺癌	小腸カルチノイド	小腸癌
小腸脂肪肉腫	小腸消化管間質腫瘍	小腸平滑筋肉腫
上皮腫	上部食道癌	上部胆管癌
上葉小細胞肺癌	上葉肺癌	上葉肺腺癌
上葉肺大細胞癌	上葉肺扁平上皮癌	上葉非小細胞肺癌
上腕悪性線維性組織球腫	上腕悪性軟部腫瘍	上腕横紋筋肉腫
上腕滑膜肉腫	上腕脂肪肉腫	上腕線維肉腫
上腕淡明細胞肉腫	上腕胞巣状軟部肉腫	上腕類上皮肉腫
食道悪性間葉系腫瘍	食道悪性黒色腫	食道横紋筋肉腫
食道カルチノイド	食道癌	食道癌骨転移
食道癌肉腫	食道基底細胞癌	食道偽肉腫
食道脂肪肉腫	食道消化管間質腫瘍	食道小細胞癌
食道腺癌	食道腺様のう胞癌	食道粘表皮癌
食道表在癌	食道平滑筋肉腫	食道未分化癌
痔瘻癌	腎悪性腫瘍	腎盂癌
腎盂腺癌	腎盂乳頭状癌	腎盂尿路上皮癌
腎盂扁平上皮癌	腎カルチノイド	腎癌
腎癌骨転移	神経芽腫	神経膠腫
神経障害性疼痛	神経線維肉腫	進行性前立腺癌
進行乳癌	唇交連癌	腎細胞癌
腎周囲脂肪肉腫	心臓悪性腫瘍	心臓横紋筋肉腫
心臓血管肉腫	心臓脂肪肉腫	心臓線維肉腫
心臓粘液肉腫	身体痛	腎肉腫
膵芽腫	膵癌	膵管癌
膵管内管状腺癌	膵管内乳頭粘液性腺癌	膵脂肪肉腫
膵漿液性のう胞腺癌	膵腺房細胞癌	膵臓癌骨転移
膵体部癌	膵頭部カルチノイド	膵頭部癌
膵内胆管癌	膵粘液性のう胞腺癌	膵尾部癌
髄膜癌腫症	髄膜白血病	スキルス胃癌
星細胞腫	精索脂肪肉腫	精索肉腫
星状芽細胞腫	精上皮腫	成人T細胞白血病骨髄浸潤
精巣横紋筋肉腫	精巣癌	精巣奇形癌
精巣奇形腫	精巣絨毛癌	精巣上体癌
精巣胎児性癌	精巣肉腫	精巣胚細胞腫瘍
精巣卵黄のう腫瘍	精巣卵のう腫瘍	精母細胞腫
声門下癌	声門癌	声門上癌
脊索腫	脊髄播種	脊椎転移
舌縁癌	舌下腺癌	舌下面癌
舌癌	舌根部癌	舌脂肪肉腫
舌尖癌	舌背癌	線維脂肪肉腫
線維肉腫	遷延性咳嗽	前縦隔悪性腫瘍
全身性転移性癌	全身痛	前頭洞癌
前頭部転移性腫瘍	前頭葉悪性腫瘍	前頭葉膠芽腫
前頭葉神経膠腫	前頭葉星細胞腫	前頭葉退形成性星細胞腫
前立腺横紋筋肉腫	前立腺癌	前立腺癌骨転移
前立腺癌再発	前立腺小細胞癌	前立腺神経内分泌癌
前立腺肉腫	前腕悪性線維性組織球腫	前腕悪性軟部腫瘍
前腕横紋筋肉腫	前腕滑膜肉腫	前腕線維肉腫
前腕胞巣状軟部肉腫	前腕類上皮肉腫	早期胃癌
早期食道癌	総胆管癌	側頭部転移性腫瘍
側頭葉悪性腫瘍	側頭葉膠芽腫	側頭葉神経膠腫
側頭葉星細胞腫	側頭葉退形成性星細胞腫	側頭葉毛様細胞性星細胞腫

た

第4脳室上衣腫	大陰唇癌	退形成性上衣腫
退形成性星細胞腫	胎児性癌	胎児性精巣腫瘍
大腿骨転移性骨腫瘍	大唾液腺癌	大腸炎
大腸カルチノイド	大腸癌	大腸癌骨転移
大腸肉腫	大腸粘液癌	大動脈周囲リンパ節転移
大脳悪性腫瘍	大脳深部神経膠腫	大脳深部転移性腫瘍
大網脂肪肉腫	大網消化管間質腫瘍	唾液腺癌
多発性癌転移	多発性骨髄腫骨髄浸潤	多発性神経膠腫
胆管癌	男性性器癌	胆のうカルチノイド
胆のう癌	胆のう管癌	胆のう肉腫
淡明細胞肉腫	腟悪性黒色腫	腟癌
中咽頭癌	中咽頭側壁癌	中咽頭肉腫
中耳悪性腫瘍	中縦隔悪性腫瘍	虫垂癌
虫垂杯細胞カルチノイド	中枢神経障害性疼痛	中脳神経膠腫
肘部滑膜肉腫	中部食道癌	肘部線維肉腫
中部胆管癌	肘部類上皮肉腫	中葉小細胞肺癌
中葉肺癌	中葉肺腺癌	中葉肺大細胞癌
中葉肺扁平上皮癌	中葉非小細胞肺癌	腸カタル
腸間膜悪性腫瘍	腸間膜脂肪肉腫	腸間膜消化管間質腫瘍
腸間膜肉腫	腸間膜平滑筋肉腫	蝶形骨洞癌
腸骨リンパ節転移	聴神経膠腫	直腸S状部結腸癌
直腸悪性黒色腫	直腸カルチノイド	直腸癌
直腸癌骨転移	直腸癌術後再発	直腸癌穿孔
直腸脂肪肉腫	直腸消化管間質腫瘍	直腸平滑筋肉腫
手軟部悪性腫瘍	転移性下顎癌	転移性肝癌
転移性肝腫瘍	転移性胸膜腫瘍	転移性口腔癌
転移性黒色腫	転移性骨腫瘍	転移性骨腫瘍による大腿骨骨折
転移性縦隔腫瘍	転移性十二指腸癌	転移性腫瘍
転移性消化器腫瘍	転移性上顎癌	転移性小腸腫瘍
転移性腎腫瘍	転移性膵腫瘍	転移性舌癌
転移性頭蓋骨腫瘍	転移性脳腫瘍	転移性肺癌
転移性肺腫瘍	転移性脾腫瘍	転移性皮膚腫瘍
転移性副腎腫瘍	転移性腹壁腫瘍	転移性扁平上皮癌
転移性卵巣癌	テント上下転移性腫瘍	頭蓋骨悪性腫瘍
頭蓋骨骨肉腫	頭蓋底骨肉腫	頭蓋底脊索腫
頭蓋内胚細胞腫瘍	頭蓋部脊索腫	頭頸部癌
透析腎癌	頭頂葉悪性腫瘍	頭頂葉膠芽腫
頭頂葉神経膠腫	頭頂葉星細胞腫	頭部悪性線維性組織球腫
頭部横紋筋肉腫	頭部滑膜肉腫	頭部基底細胞癌

	頭部血管肉腫	頭部脂腺癌	頭部脂肪肉腫
	頭部軟部組織悪性腫瘍	頭部皮膚癌	頭部メルケル細胞癌
	頭部有棘細胞癌	頭部隆起性皮膚線維肉腫	突出痛
な	鈍痛	内耳癌	内胚葉洞腫瘍
	軟口蓋癌	軟骨肉腫	難治性疼痛
	難治性乳児下痢症	軟部悪性巨細胞腫	軟部組織悪性腫瘍
	肉腫	乳癌	乳癌・HER2 過剰発現
	乳癌骨転移	乳癌再発	乳癌皮膚転移
	乳房外パジェット病	乳房下外側部乳癌	乳房下内側部乳癌
	乳房脂肪肉腫	乳房上外側部乳癌	乳房上内側部乳癌
	乳房中央部乳癌	乳房肉腫	尿管癌
	尿管口部膀胱癌	尿管尿路上皮癌	尿道傍腺の悪性腫瘍
	尿膜管癌	粘液性のう胞腺癌	脳幹悪性腫瘍
	脳幹膠芽腫	脳幹神経膠腫	脳幹部星細胞腫
	脳室悪性腫瘍	脳室上衣腫	脳神経悪性腫瘍
は	脳胚細胞腫瘍	肺芽腫	肺カルチノイド
	肺癌	肺癌骨転移	肺癌肉腫
	肺癌による閉塞性肺炎	胚細胞腫	肺腺癌
	肺腺扁平上皮癌	肺腺様のう胞癌	肺大細胞癌
	肺大細胞神経内分泌癌	肺肉腫	肺粘表皮癌
	肺扁平上皮癌	肺胞上皮癌	肺未分化癌
	肺門部小細胞癌	肺門部腺癌	肺門部大細胞癌
	肺門部肺癌	肺門部非小細胞癌	肺門部扁平上皮癌
	肺門リンパ節転移	馬尾上衣腫	バレット食道癌
	パンコースト症候群	鼻咽腔癌	鼻腔癌
	脾脂肪肉腫	非小細胞肺癌	鼻前庭癌
	鼻中隔癌	脾の悪性腫瘍	皮膚悪性腫瘍
	皮膚悪性線維性組織球腫	皮膚癌	皮膚脂肪肉腫
	皮膚線維肉腫	皮膚疼痛症	皮膚白血病
	皮膚付属器癌	びまん性星細胞腫	脾門部リンパ節転移
	披裂喉頭蓋ひだ喉頭面癌	副咽頭間隙悪性腫瘍	腹腔内リンパ節の悪性腫瘍
	腹腔リンパ節転移	副甲状腺悪性腫瘍	副甲状腺癌
	副腎悪性腫瘍	副腎癌	副腎神経芽腫
	副腎髄質の悪性腫瘍	副腎皮質癌	副腎皮質の悪性腫瘍
	副鼻腔癌	腹部悪性腫瘍	腹部食道癌
	腹部神経芽腫	腹膜悪性腫瘍	腹膜癌
	ぶどう膜悪性黒色腫	噴門癌	平滑筋肉腫
	扁桃窩癌	扁桃癌	扁桃肉腫
	膀胱円蓋部膀胱癌	膀胱癌	膀胱頚部膀胱癌
	膀胱後壁部膀胱癌	膀胱三角部膀胱癌	膀胱前壁部膀胱癌
	膀胱側壁部膀胱癌	膀胱肉腫	膀胱尿路上皮癌
	膀胱扁平上皮癌	傍骨性骨肉腫	放散痛
	紡錘形細胞肉腫	胞巣状軟部肉腫	乏突起神経膠腫
ま	末期癌	末梢神経悪性腫瘍	末梢神経障害性疼痛
	慢性咳嗽	慢性疼痛	脈絡膜悪性黒色腫
	メルケル細胞癌	盲腸カルチノイド	盲腸癌
	毛包癌	網膜芽細胞腫	網膜膠腫
や	毛様細胞性星細胞腫	毛様体悪性腫瘍	夜間咳
	ユーイング肉腫	有棘細胞癌	幽門癌
ら	幽門前庭部癌	腰椎転移	卵黄のう腫瘍
	卵管癌	卵巣カルチノイド	卵巣癌
	卵巣癌全身転移	卵巣癌肉腫	卵巣絨毛癌
	卵巣胎児性癌	卵巣肉腫	卵巣胚細胞腫瘍
	卵巣未分化胚細胞腫	卵巣卵黄のう腫瘍	卵巣類皮のう胞癌
	隆起性皮膚線維肉腫	輪状後部癌	リンパ管肉腫
	リンパ性白血病骨髄浸潤	類上皮肉腫	肋骨転移
△	悪性腫瘍合併性皮膚筋炎	悪性腫瘍に伴う貧血	イートン・ランバート症候群
	カルチノイド	癌関連網膜症	癌性悪液質
	癌性ニューロパチー	癌性ニューロミオパチー	癌性貧血
	癌性ミエロパチー	感染性胃腸炎	感染性下痢症
	感染性大腸炎	感染性腸炎	感冒性胃腸炎
	感冒性大腸炎	感冒性腸炎	機能性下痢
	抗生物質起因性大腸炎	抗生物質起因性腸炎	出血性大腸炎
	出血性腸炎	術創部痛	腫瘍随伴症候群
	咳失神	腸炎	乳児下痢

※　**適応外使用可**
原則として，「モルヒネ塩酸塩【内服薬】・【注射薬】・【外用薬】」を「筋萎縮性側索硬化症(ALS)」，「筋ジストロフィーの呼吸困難時の除痛」に対して処方した場合，当該使用事例を審査上認める。

用法用量

〔皮下および静脈内投与の場合〕
通常，成人にはモルヒネ塩酸塩水和物として1回5～10mgを皮下に注射する。また，麻酔の補助として，静脈内に注射することもある。なお，年齢，症状により適宜増減する。
中等度から高度の疼痛を伴う各種癌における鎮痛において持続点滴静注または持続皮下注する場合には，通常，成人にはモルヒネ塩酸塩水和物として1回50～200mgを投与する。なお，年齢，症状により適宜増減する。

〔硬膜外投与の場合〕
通常，成人にはモルヒネ塩酸塩水和物として1回2～6mgを硬膜外腔に注入する。なお，年齢，症状により適宜増減する。
硬膜外腔に持続注入する場合は，通常，成人にはモルヒネ塩酸塩水和物の1日量として2～10mgを投与する。なお，年齢，症状により適宜増減する。

〔くも膜下投与の場合〕：通常，成人にはモルヒネ塩酸塩水和物として1回0.1～0.5mgをくも膜下腔に注入する。なお，年齢，症状により適宜増減する。

用法用量に関連する使用上の注意

〔皮下および静脈内投与の場合〕：200mg注射液(4%製剤)は，10mgあるいは50mg注射液(1%製剤)の4倍濃度であるので，1%製剤から4%製剤への切り替えにあたっては，持続注入器の注入速度，注入量を慎重に設定し，過量投与とならないように注意して使用すること。

〔硬膜外投与の場合〕
(1)200mg注射液(4%製剤)は硬膜外投与には使用しないこと。
(2)オピオイド系鎮痛薬を使用していない患者に対しては，初回投与時には，24時間以内の総投与量が10mgを超えないこと。
(3)硬膜外投与で十分な鎮痛効果が得られず，さらに追加投与が必要な場合には，患者の状態(呼吸抑制等)を観察しながら慎重に投与すること。

〔くも膜下投与の場合〕
(1)200mg注射液(4%製剤)はくも膜下投与には使用せず，原則として10mg注射液(1%製剤)を使用すること。
(2)患者の状態(呼吸抑制等)を観察しながら慎重に投与すること。
(3)原則として追加投与や持続投与は行わないが，他の方法で鎮痛効果が得られない場合には，患者の状態を観察しながら，安全性上問題がないと判断できる場合にのみ，その実施を考慮すること。

警告　本剤の硬膜外およびくも膜下投与は，これらの投与法に習熟した医師のみにより，本剤の投与が適切と判断される患者についてのみ実施すること。

禁忌

〔皮下・静脈内，硬膜外およびくも膜下投与共通〕
(1)重篤な呼吸抑制のある患者
(2)気管支喘息発作中の患者
(3)重篤な肝障害のある患者
(4)慢性肺疾患に続発する心不全の患者
(5)痙れん状態(てんかん重積症，破傷風，ストリキニーネ中毒)にある患者
(6)急性アルコール中毒の患者
(7)本剤の成分およびアヘンアルカロイドに対し過敏症の患者
(8)出血性大腸炎の患者

〔硬膜外投与の場合〕

(1)注射部位またはその周辺に炎症のある患者
(2)敗血症の患者
〔くも膜下投与の場合〕
(1)注射部位またはその周辺に炎症のある患者
(2)敗血症の患者
(3)中枢神経系疾患(髄膜炎，灰白脊髄炎，脊髄癆等)の患者
(4)脊髄・脊椎に結核，脊椎炎および転移性腫瘍等の活動性疾患のある患者

原則禁忌　〔皮下・静脈内，硬膜外およびくも膜下投与共通〕：細菌性下痢のある患者

モルヒネ塩酸塩注射液10mg「シオノギ」：塩野義　1%1mL1管[299円/管]，モルヒネ塩酸塩注射液10mg「第一三共」：第一三共プロ　1%1mL1管[299円/管]，モルヒネ塩酸塩注射液10mg「タケダ」：武田薬品　1%1mL1管[299円/管]，モルヒネ塩酸塩注射液10mg「タナベ」：田辺三菱製薬工場　1%1mL1管[299円/管]，モルヒネ塩酸塩注射液50mg「シオノギ」：塩野義　1%5mL1管[1346円/管]，モルヒネ塩酸塩注射液50mg「第一三共」：第一三共プロ　1%5mL1管[1346円/管]，モルヒネ塩酸塩注射液50mg「タケダ」：武田薬品　1%5mL1管[1346円/管]，モルヒネ塩酸塩注射液50mg「タナベ」：田辺三菱製薬工場　1%5mL1管[1346円/管]

イオパミロン注150

規格：30.62%50mL1瓶[2440円/瓶]，30.62%200mL1瓶[8310円/瓶]

イオパミロン注300

規格：61.24%20mL1瓶[1919円/瓶]，61.24%50mL1瓶[4040円/瓶]，61.24%100mL1瓶[7679円/瓶]

イオパミロン注300シリンジ

規格：61.24%50mL1筒[4444円/筒]，61.24%80mL1筒[6440円/筒]，61.24%100mL1筒[7916円/筒]

イオパミロン注370

規格：75.52%20mL1瓶[2174円/瓶]，75.52%50mL1瓶[4243円/瓶]，75.52%100mL1瓶[7892円/瓶]

イオパミロン注370シリンジ

規格：75.52%50mL1筒[4788円/筒]，75.52%65mL1筒[5680円/筒]，75.52%80mL1筒[6990円/筒]，75.52%100mL1筒[9109円/筒]

イオパミドール　バイエル薬品　721

【効能効果】

〔イオパミロン注150〕：ディジタルX線撮影法による動脈性血管撮影，コンピューター断層撮影における造影，静脈性尿路撮影，逆行性尿路撮影

〔イオパミロン注300，イオパミロン注300シリンジ〕：脳血管撮影，大動脈撮影，選択的血管撮影，四肢血管撮影，ディジタルX線撮影法による静脈性血管撮影，ディジタルX線撮影法による動脈性血管撮影，コンピューター断層撮影における造影，静脈性尿路撮影，逆行性尿路撮影

〔イオパミロン注370，イオパミロン注370シリンジ〕：血管心臓撮影(肺動脈撮影を含む)，大動脈撮影，選択的血管撮影，四肢血管撮影，ディジタルX線撮影法による静脈性血管撮影，ディジタルX線撮影法による動脈性血管撮影，コンピューター断層撮影における造影，静脈性尿路撮影

【対応標準病名】

該当病名なし

用法用量

通常，成人1回下記量を使用する。なお，年齢，体重，症状，目的により適宜増減する。

効能効果	イオパミロン注150	イオパミロン注300 イオパミロン注300シリンジ	イオパミロン注370 イオパミロン注300シリンジ
脳血管撮影	−	6〜13mL	−
血管心臓撮影(肺動脈撮影を含む)	−	−	20〜50mL
大動脈撮影	−	30〜50mL	30〜50mL
選択的血管撮影	−	5〜40mL	5〜40mL
四肢血管撮影	−	20〜50mL	20〜50mL
ディジタルX線撮影法による静脈性血管撮影	−	30〜50mL	30〜50mL
ディジタルX線撮影法による動脈性血管撮影	5〜50mL	3〜30mL※	3〜30mL※
コンピューター断層撮影における造影	200mL※※※	100mL※※※※	100mL※※
静脈性尿路撮影	200mL※※※	40〜100mL※※	20〜100mL※※
逆行性尿路撮影	10〜400mL	5〜200mL※	−

イオパミロン注150，イオパミロン注300，イオパミロン注370
※：原液又は原液を生理食塩液で2〜4倍希釈し用いる。
※※：50mL以上投与するときは，通常点滴静注とする。
※※※：通常点滴静注とする。
※※※※：50mL以上投与するときは，通常点滴静注する。
なお，胸・腹部を高速らせんコンピューター断層撮影で撮像する場合は，撮影対象部位により静脈内投与速度を調節する。ただし，投与量は肝臓領域を除く胸・腹部の場合は100mLまでとするが，肝臓領域の場合は150mLまで投与することができる。

警告

(1)ショック等の重篤な副作用があらわれることがある。
(2)本剤は尿路・血管用造影剤であり，特に高濃度製剤(370mgI/mL)については脳・脊髄腔内に投与すると重篤な副作用が発現するおそれがあるので，脳槽・脊髄造影には使用しないこと。

禁忌

(1)ヨード又はヨード造影剤に過敏症の既往歴のある患者
(2)重篤な甲状腺疾患のある患者

原則禁忌

(1)一般状態の極度に悪い患者
(2)気管支喘息の患者
(3)重篤な心障害のある患者
(4)重篤な肝障害のある患者
(5)重篤な腎障害(無尿等)のある患者
(6)マクログロブリン血症の患者
(7)多発性骨髄腫の患者
(8)テタニーのある患者
(9)褐色細胞腫の患者及びその疑いのある患者

イオパミドール300注20mL「HK」：光　61.24%20mL1瓶[1121円/瓶]，イオパミドール300注50mL「HK」：光　61.24%50mL1瓶[2350円/瓶]，イオパミドール300注100mL「HK」：光　61.24%100mL1瓶[4562円/瓶]，イオパミドール300注シリンジ50mL「HK」：光　61.24%50mL1筒[3014円/筒]，イオパミドール300注シリンジ80mL「HK」：光　61.24%80mL1筒[4058円/筒]，イオパミドール300注シリンジ100mL「HK」：光　61.24%100mL1筒[4850円/筒]，イオパミドール370注20mL「HK」：光　75.52%20mL1瓶[1219円/瓶]，イオパミドール370注50mL「HK」：光　75.52%50mL1瓶[2435円/瓶]，イオパミドール370注100mL「HK」：光　75.52%100mL1瓶[4666円/瓶]，イオパミドール370注シリンジ50mL「HK」：光　75.52%50mL1筒[3091円/筒]，イオパミドール370注シリンジ80mL「HK」：光　75.52%80mL1筒[4251円/筒]，イオパミドール370注シリンジ100mL「HK」：光　75.52%100mL1筒[5480円/筒]，オイパロミン150注50mL：富士製薬　30.62%50mL1瓶[1329円/瓶]，オイパロミン150注200mL：富士製薬　30.62%200mL1瓶[4910円/瓶]，オイパロミン300注20mL：富士製薬　61.24%20mL1瓶[1121円/瓶]，オイパロミン300注50mL：富士製薬　61.24%50mL1瓶[2350円/瓶]，オイパロミン300注100mL：富士製薬　61.24%100mL1瓶[4562円/瓶]，オイパロミン300注シリンジ50mL：富士製薬　61.24%50mL1筒[3014円/筒]，オイパロミン300注シリンジ80mL：富士製薬　61.24%80mL1筒[4058円/筒]，オイパロミン300注シリンジ100mL：富士製薬　61.24%100mL1筒[4850円/筒]，オイパ

ロミン300注シリンジ150mL：富士製薬　61.24%150mL1筒[6689円/筒]，オイパロミン370注20mL：富士製薬　75.52%20mL1瓶[1219円/瓶]，オイパロミン370注50mL：富士製薬　75.52%50mL1瓶[2435円/瓶]，オイパロミン370注100mL：富士製薬　75.52%100mL1瓶[4666円/瓶]，オイパロミン370注シリンジ50mL：富士製薬　75.52%50mL1筒[3091円/筒]，オイパロミン370注シリンジ65mL：富士製薬　75.52%65mL1筒[3239円/筒]，オイパロミン370注シリンジ80mL：富士製薬　75.52%80mL1筒[4251円/筒]，オイパロミン370注シリンジ100mL：富士製薬　75.52%100mL1筒[5480円/筒]，バイステージ150注50mL：テバ製薬　30.62%50mL1瓶[1329円/瓶]，バイステージ150注200mL：テバ製薬　30.62%200mL1瓶[3561円/瓶]，バイステージ300注20mL：テバ製薬　61.24%20mL1瓶[1121円/瓶]，バイステージ300注50mL：テバ製薬　61.24%50mL1瓶[2350円/瓶]，バイステージ300注100mL：テバ製薬　61.24%100mL1瓶[3879円/瓶]，バイステージ370注20mL：テバ製薬　75.52%20mL1瓶[1219円/瓶]，バイステージ370注50mL：テバ製薬　75.52%50mL1瓶[2435円/瓶]，バイステージ370注100mL：テバ製薬　75.52%100mL1瓶[3776円/瓶]，バイステージ注300シリンジ50mL：テバ製薬　61.24%50mL1筒[3014円/筒]，バイステージ注300シリンジ80mL：テバ製薬　61.24%80mL1筒[4058円/筒]，バイステージ注300シリンジ100mL：テバ製薬　61.24%100mL1筒[4850円/筒]，バイステージ注370シリンジ50mL：テバ製薬　75.52%50mL1筒[3091円/筒]，バイステージ注370シリンジ80mL：テバ製薬　75.52%80mL1筒[4251円/筒]，バイステージ注370シリンジ100mL：テバ製薬　75.52%100mL1筒[5480円/筒]

イオメロン300注20mL　規格：61.24%20mL1瓶[2194円/瓶]
イオメロン300注50mL　規格：61.24%50mL1瓶[4664円/瓶]
イオメロン300注100mL　規格：61.24%100mL1瓶[8623円/瓶]
イオメロン300注シリンジ50mL　規格：61.24%50mL1筒[4867円/筒]
イオメロン300注シリンジ75mL　規格：61.24%75mL1筒[7263円/筒]
イオメロン300注シリンジ100mL　規格：61.24%100mL1筒[9544円/筒]
イオメロン350注20mL　規格：71.44%20mL1瓶[2453円/瓶]
イオメロン350注50mL　規格：71.44%50mL1瓶[5501円/瓶]
イオメロン350注100mL　規格：71.44%100mL1瓶[9823円/瓶]
イオメロン350注シリンジ50mL　規格：71.44%50mL1筒[5556円/筒]
イオメロン350注シリンジ75mL　規格：71.44%75mL1筒[7832円/筒]
イオメロン350注シリンジ100mL　規格：71.44%100mL1筒[10851円/筒]
イオメロン350注シリンジ135mL　規格：71.44%135mL1筒[14136円/筒]
イオメロン400注20mL　規格：81.65%20mL1瓶[2715円/瓶]
イオメロン400注50mL　規格：81.65%50mL1瓶[6919円/瓶]
イオメロン400注100mL　規格：81.65%100mL1瓶[11479円/瓶]
イオメプロール　ブラッコ・エーザイ　721

【効 能 効 果】

〔イオメロン300注，イオメロン300注シリンジ〕：脳血管撮影，胸部血管撮影，腹部血管撮影，四肢血管撮影，ディジタルX線撮影法による静脈性血管撮影，ディジタルX線撮影法による動脈性血管撮影，コンピューター断層撮影における造影，静脈性尿路撮影

〔イオメロン350注，イオメロン350注シリンジ〕：心臓血管撮影，胸部血管撮影，腹部血管撮影，四肢血管撮影，ディジタルX線撮影法による静脈性血管撮影，ディジタルX線撮影法による動脈性血管撮影，コンピューター断層撮影における造影，静脈性尿路撮影

〔イオメロン400注〕：心臓血管撮影，胸部血管撮影，腹部血管撮影，静脈性尿路撮影

【対応標準病名】

該当病名なし

用法用量

通常，成人1回下記量を使用する。なお，年齢，体重，症状，目的により適宜増減する。また，複数回投与する場合は，総使用量は250mLまでとする。

〔イオメロン300注，イオメロン350注，イオメロン400注〕

撮影の種類		イオメロン300注	イオメロン350注	イオメロン400注
脳血管撮影		5～15mL	−	−
心臓血管撮影	心腔内撮影	−	20～50mL	20～40mL
	冠状動脈撮影	−	3～10mL	3～8mL
胸部血管撮影		5～50mL	5～50mL	5～50mL
腹部血管撮影		5～60mL	5～60mL	5～60mL
四肢血管撮影		10～80mL	10～80mL	−
ディジタルX線撮影法による静脈性血管撮影		10～50mL	10～50mL	−
ディジタルX線撮影法による動脈性血管撮影		3～40mL	3～40mL	−
コンピューター断層撮影における造影		40～100mL投与するときは，適宜点滴静注等とする。	40～100mL投与するときは，適宜点滴静注等とする。肝臓領域のダイナミックコンピューター断層撮影における造影の場合には，体重に応じて1.8mL/kgを静脈内投与することができる(最大投与量は135mLとする)。※)	−
静脈性尿路撮影		40～100mL投与するときは，適宜点滴静注等とする。	30～100mL投与するときは，適宜点滴静注等とする。	50mL投与するときは，静注とする。

※)イオメロン350注の体重別の投与量は，「用法用量に関連する使用上の注意」を参照すること。

〔イオメロン300注シリンジ，イオメロン350注シリンジ〕

撮影の種類		イオメロン300注シリンジ	イオメロン350注シリンジ
コンピューター断層撮影における造影		40～100mL	40～100mL肝臓領域のダイナミックコンピューター断層撮影における造影の場合には，体重に応じて1.8mL/kgを静脈内投与することができる(最大投与量は135mLとする)。※)
静脈性尿路撮影		40～100mL	30～100mL
脳血管撮影		5～15mL	−
心臓血管撮影	心腔内撮影	−	20～50mL
	冠状動脈撮影	−	3～10mL
胸部血管撮影		5～50mL	5～50mL
腹部血管撮影		5～60mL	5～60mL

四肢血管撮影	10〜80mL	10〜80mL
ディジタルＸ線撮影法による静脈性血管撮影	10〜50mL	10〜50mL
ディジタルＸ線撮影法による動脈性血管撮影	3〜40mL	3〜40mL

※）イオメロン350注シリンジの体重別の投与量は，「用法用量に関連する使用上の注意」を参照すること。

用法用量に関連する使用上の注意

肝臓領域のダイナミックコンピューター断層撮影における造影の場合の体重別の投与量（イオメロン350注，イオメロン350注シリンジ）は下表を参照すること。

体重（kg）	投与量（mL）
＜56	40〜100
体重56〜75kgにおいては1.8mL/kgを上限とする。	
60	108（体重比用量1.8mL/kg）
65	117（体重比用量1.8mL/kg）
70	126（体重比用量1.8mL/kg）
75	135（体重比用量1.8mL/kg）
75＜	135

警告

(1)ショック等の重篤な副作用があらわれることがある。
(2)本剤を脳・脊髄腔内に投与すると重篤な副作用が発現するおそれがあるので，脳槽・脊髄造影には使用しないこと。

禁忌

(1)ヨード又はヨード造影剤に過敏症の既往歴のある患者
(2)重篤な甲状腺疾患のある患者

原則禁忌

(1)一般状態の極度に悪い患者
(2)気管支喘息のある患者
(3)重篤な心障害のある患者
(4)重篤な肝障害のある患者
(5)重篤な腎障害のある患者
(6)マクログロブリン血症のある患者
(7)多発性骨髄腫のある患者
(8)テタニーのある患者
(9)褐色細胞腫のある患者及びその疑いのある患者

イーケプラ点滴静注500mg　規格：−［−］
レベチラセタム　ユーシービー　113

【効　能　効　果】

一時的に経口投与ができない患者における，下記の治療に対するレベチラセタム経口製剤の代替療法：てんかん患者の部分発作（二次性全般化発作を含む）

【対応標準病名】

◎	焦点性てんかん	てんかん	
○	局所性てんかん	後天性てんかん	ジャクソンてんかん
	焦点性知覚性発作	自律神経てんかん	精神運動発作
	前頭葉てんかん	側頭葉てんかん	体知覚性発作
	遅発性てんかん	聴覚性発作	てんかん小発作
	てんかん性自動症	てんかん単純部分発作	てんかん複雑部分発作
	乳児重症ミオクロニーてんかん	脳炎後てんかん	部分てんかん
	モーア症候群		

用法用量

レベチラセタムの経口投与から本剤に切り替える場合：通常，レベチラセタム経口投与と同じ１日用量及び投与回数にて，１回量を15分かけて点滴静脈内投与する。
レベチラセタムの経口投与に先立ち本剤を投与する場合
　成人：通常，成人にはレベチラセタムとして１日1000mgを１日２回に分け，１回量を15分かけて点滴静脈内投与する。
　小児：通常，４歳以上の小児にはレベチラセタムとして１日20mg/kgを１日２回に分け，１回量を15分かけて点滴静脈内投与する。ただし，体重50kg以上の小児では，成人と同じ用法用量を用いること。
いずれの場合においても，症状により適宜増減できるが，１日最高投与量及び増量方法は以下のとおりとすること。
　成人：成人では１日最高投与量は3000mgを超えないこととし，増量は２週間以上の間隔をあけて１日用量として1000mg以下ずつ行う。
　小児：４歳以上の小児では１日最高投与量は60mg/kgを超えないこととし，増量は２週間以上の間隔をあけて１日用量として20mg/kg以下ずつ行う。ただし，体重50kg以上の小児では，成人と同じ投与量を用いること。

用法用量に関連する使用上の注意

(1)本剤は，希釈してから投与すること。
(2)成人腎機能障害患者に本剤を投与する場合は，下表に示すクレアチニンクリアランス値を参考として本剤の投与量及び投与間隔を調節すること。また，血液透析を受けている成人患者では，クレアチニンクリアランス値に応じた１日用量に加えて，血液透析を実施した後に本剤の追加投与を行うこと。なお，ここで示している用法用量はシミュレーション結果に基づくものであることから，各患者ごとに慎重に観察しながら，用法用量を調節すること。

クレアチニンクリアランス（mL/min）	≧80	≧50−＜80	≧30−＜50	＜30	透析中の腎不全患者	血液透析後の補充用量
１日投与量	1000〜3000mg	1000〜2000mg	500〜1500mg	500〜1000mg	500〜1000mg	/
通常投与量	１回500mg １日２回	１回500mg １日２回	１回250mg １日２回	１回250mg １日２回	１回500mg １日１回	250mg
最高投与量	１回1500mg １日２回	１回1000mg １日２回	１回750mg １日２回	１回500mg １日２回	１回1000mg １日１回	500mg

(3)重度の肝機能障害のある患者では，肝臓でのクレアチン産生が低下しており，クレアチニンクリアランス値からでは腎機能障害の程度を過小評価する可能性があることから，より低用量から開始するとともに，慎重に症状を観察しながら用法用量を調節すること。
(4)点滴静脈内投与から経口投与に切り替える際の経口投与の用法用量は，点滴静脈内投与と同じ１日用量及び投与回数とすること。
(5)経口投与が可能になった場合は速やかにレベチラセタム経口製剤に切り替えること。［国内外の臨床試験において，５日間以上の点滴静脈内投与の使用経験はない。］

禁忌　本剤の成分又はピロリドン誘導体に対し過敏症の既往歴のある患者

イスコチン注100mg　規格：100mg1管［92円/管］
イソニアジド　第一三共　622

【効　能　効　果】

〈適応菌種〉本剤に感性の結核菌
〈適応症〉肺結核及びその他の結核症

【対応標準病名】

◎	結核	肺結核	
○あ	S状結腸結核	胃結核	陰茎結核
	咽頭結核	陰のう結核	壊疽性丘疹状結核疹
か	外陰結核	回腸結核	回盲部結核
	潰瘍性粟粒結核	顎下部結核	肩関節結核
	活動性肺結核	肝結核	眼結核
	眼瞼結核	関節結核	乾酪性肺炎
	急性粟粒結核	胸腺結核	胸椎結核
	胸腰椎結核	筋肉結核	筋膜結核
	空腸結核	くも膜結核	頚椎結核

	珪肺結核	頸部リンパ節結核	結核腫
	結核初期感染	結核疹	結核性咳嗽
	結核性角結膜炎	結核性角膜炎	結核性角膜強膜炎
	結核性喀血	結核性滑膜炎	結核性気管支拡張症
	結核性気胸	結核性胸膜炎	結核性空洞
	結核性腱滑膜炎	結核性瞼板炎	結核性硬化症
	結核性硬結性紅斑	結核性虹彩炎	結核性虹彩毛様体炎
	結核性硬膜炎	結核性骨髄炎	結核性女性骨盤炎症性疾患
	結核性痔瘻	結核性腎盂炎	結核性腎盂腎炎
	結核性心筋症	結核性髄膜炎	結核性精管炎
	結核性脊柱後弯症	結核性脊柱前弯症	結核性脊柱側弯症
	結核性線維症	結核性前立腺炎	結核性多発ニューロパチー
	結核性動脈炎	結核性動脈内膜炎	結核性軟膜炎
	結核性膿胸	結核性膿腎症	結核性脳脊髄炎
	結核性脳動脈炎	結核性脳膿瘍	結核性膿瘍
	結核性肺線維症	結核性肺膿瘍	結核性発熱
	結核性腹水	結核性腹膜炎	結核性ぶどう膜炎
	結核性脈絡網膜炎	結核性網膜炎	結核性卵管炎
	結核性卵巣炎	結核性卵巣のう胞	結核性リンパ節炎
	結節性肺結核	結膜結核	口蓋垂結核
	硬化性肺結核	広間膜結核	口腔結核
	口腔粘膜結核	甲状腺結核	口唇結核
	肛門結核	骨結核	骨盤結核
さ	耳管結核	子宮結核	耳結核
	縦隔結核	十二指腸結核	小腸結核
	初感染結核	食道結核	心筋結核
	神経系結核	腎結核	尋常性狼瘡
	心内膜結核	塵肺結核	心膜結核
	性器結核	精索結核	精巣結核
	精巣上体結核	精のう結核	脊髄結核
	脊髄結核腫	脊髄膜結核	脊椎結核
	潜在性結核感染症	前立腺結核	粟粒結核
た	大腸結核	唾液腺結核	ダグラス窩結核
	胆のう結核	腸間膜リンパ節結核	腸結核
	直腸結核	陳旧性肺結核	難治結核
な	尿管結核	尿道球腺結核	尿道結核
	尿路結核	脳結核	脳結核腫
は	脳脊髄膜結核	肺炎結核	肺結核・鏡検確認あり
	肺結核・組織学的確認あり	肺結核・培養のみ確認あり	肺結核腫
	肺門結核	肺門リンパ節結核	播種性結核
	鼻咽頭結核	泌尿器結核	皮膚結核
	皮膚腺病	皮膚粟粒結核	皮膚疣状結核
	副腎結核	副鼻腔結核	腹壁冷膿瘍
や	膀胱結核	脈絡膜結核	腰椎結核
△	咽頭流注膿瘍	潰瘍性狼瘡	結核後遺症
	結核性アジソン病	結核性血胸	結核性下痢
	結核性髄膜炎後遺症	結核性中耳炎	結核性低アドレナリン症
	結核性貧血	結核性膀胱炎後遺症	硬化性狼瘡
	股関節結核後遺症	骨盤腹膜癒着	腎石灰化症
	深部カリエス	髄膜結核腫	脊椎カリエス後遺症
	線維乾酪性心膜炎	仙骨部膿瘍	多剤耐性結核
	腸間膜リンパ節陳旧性結核	陳旧性胸椎カリエス	陳旧性骨結核
	陳旧性腎結核	陳旧性腸結核	陳旧性腰椎カリエス
	肺結核後遺症	肺結核術後	肋骨カリエス

用法用量　通常成人は，イソニアジドとして1日量200～500mg(4～10mg/kg)〈4～10mL〉を筋肉内又は静脈内注射する。髄腔内，胸腔内注入又は局所分注の場合には1回50～200mg〈1～4mL〉を使用する。年齢，症状により適宜増減する。
なお，他の抗結核薬と併用することが望ましい。

禁忌　重篤な肝障害のある患者

イセパシン注射液200　規格：200mg2mL1管[561円/管]
イセパシン注射液400　規格：400mg2mL1管[1098円/管]
イセパマイシン硫酸塩　MSD　612

【効能効果】

〈適応菌種〉イセパマイシンに感性の大腸菌，シトロバクター属，クレブシエラ属，エンテロバクター属，セラチア属，プロテウス属，モルガネラ・モルガニー，プロビデンシア属，緑膿菌
〈適応症〉敗血症，外傷・熱傷及び手術創等の二次感染，肺炎，慢性呼吸器病変の二次感染，膀胱炎，腎盂腎炎，腹膜炎

【対応標準病名】

◎	外傷	挫創	術後創部感染
	腎盂腎炎	創傷	創傷感染症
	熱傷	肺炎	敗血症
	腹膜炎	膀胱炎	裂傷
	裂創		
○あ	MRSA膀胱炎	足開放創	足挫創
	足切創	足第1度熱傷	足第2度熱傷
	足第3度熱傷	足熱傷	圧挫傷
	圧挫創	アルカリ腐蝕	胃腸管熱傷
	犬咬創	胃熱傷	陰茎開放創
	陰茎挫創	陰茎折症	陰茎第1度熱傷
	陰茎第2度熱傷	陰茎第3度熱傷	陰茎熱傷
	陰茎裂創	咽頭開放創	咽頭創傷
	咽頭熱傷	院内感染敗血症	陰のう開放創
	陰のう第1度熱傷	陰のう第2度熱傷	陰のう第3度熱傷
	陰のう熱傷	陰のう裂創	陰部切創
	会陰第1度熱傷	会陰第2度熱傷	会陰第3度熱傷
	会陰熱傷	会陰部化膿創	会陰裂傷
	腋窩第1度熱傷	腋窩第2度熱傷	腋窩第3度熱傷
	腋窩熱傷	横隔膜下膿瘍	横隔膜下腹膜炎
か	汚染擦過創	汚染創	外陰開放創
	外陰第1度熱傷	外陰第2度熱傷	外陰第3度熱傷
	外陰熱傷	外陰部挫創	外陰部切創
	外陰部裂傷	外耳開放創	外耳道創傷
	外耳部外傷性異物	外耳部外傷性皮下異物	外耳部割創
	外耳部貫通創	外耳部咬創	外耳部挫傷
	外耳部挫創	外耳部擦過創	外耳部刺創
	外耳部切創	外耳部創傷	外耳部虫刺傷
	外傷性異物	外傷性眼球ろう	外傷性虹彩離断
	外傷性食道破裂	外傷性切断	外傷性乳び胸
	外傷性脳圧迫・頭蓋内に達する開放創合併あり	外傷性破裂	外耳裂創
	開放骨折	開放性外傷性脳圧迫	開放性陥没骨折
	開放性胸膜損傷	開放性脱臼骨折	開放性脳挫創
	開放性脳損傷髄膜炎	開放性脳底部挫傷	開放性びまん性脳損傷
	開放性粉砕骨折	開放創	潰瘍性膀胱炎
	下咽頭創傷	下咽頭熱傷	化学外傷
	下顎外傷性異物	下顎開放創	下顎割創
	下顎貫通創	下顎口唇挫創	下顎咬創
	下顎挫傷	下顎挫創	下顎擦過創
	下顎刺創	下顎切創	下顎創傷
	下顎熱傷	下顎部挫傷	下顎部第1度熱傷
	下顎部第2度熱傷	下顎部第3度熱傷	下顎部皮膚欠損創
	下顎裂創	踵裂創	顎関節部開放創
	顎関節部割創	顎関節部貫通創	顎関節部咬創
	顎関節部挫傷	顎関節部挫創	顎関節部擦過創
	顎関節部刺創	顎関節部切創	顎関節部創傷
	顎関節部裂創	角結膜腐蝕	顎部挫傷
	角膜アルカリ化学熱傷	角膜挫創	角膜酸化学熱傷
	角膜酸性熱傷	角膜切傷	角膜切創
	角膜創傷	角膜熱傷	角膜破裂

角膜裂傷	下肢第 1 度熱傷	下肢第 2 度熱傷
下肢第 3 度熱傷	下肢熱傷	下腿汚染創
下腿開放創	下腿挫創	下腿切創
下腿足部熱傷	下腿熱傷	下腿皮膚欠損創
下腿部第 1 度熱傷	下腿部第 2 度熱傷	下腿部第 3 度熱傷
下腿裂創	割創	化膿性腹膜炎
下半身第 1 度熱傷	下半身第 2 度熱傷	下半身第 3 度熱傷
下半身熱傷	下腹部第 1 度熱傷	下腹部第 2 度熱傷
下腹部第 3 度熱傷	眼化学熱傷	眼窩創傷
肝下膿瘍	眼球結膜裂傷	眼球損傷
眼球熱傷	眼球破裂	眼球裂傷
眼瞼外傷性異物	眼瞼外傷性皮下異物	眼瞼開放創
眼瞼化学熱傷	眼瞼割創	眼瞼貫通創
眼瞼咬創	眼瞼挫創	眼瞼擦過創
眼瞼刺創	眼瞼切創	眼瞼創傷
眼瞼第 1 度熱傷	眼瞼第 2 度熱傷	眼瞼第 3 度熱傷
眼瞼虫刺傷	眼瞼熱傷	眼瞼裂創
環指圧挫傷	環指挫傷	環指挫創
環指切創	環指剥皮創	環指皮膚欠損創
肝周囲炎	眼周囲化学熱傷	眼周囲第 1 度熱傷
眼周囲第 2 度熱傷	眼周囲第 3 度熱傷	眼周囲部外傷性異物
眼周囲部外傷性皮下異物	眼周囲部開放創	眼周囲部割創
眼周囲部貫通創	眼周囲部咬創	眼周囲部挫創
眼周囲部擦過創	眼周囲部刺創	眼周囲部切創
眼周囲部創傷	眼周囲部虫刺傷	眼周囲部裂創
関節血腫	関節挫傷	貫通刺創
貫通銃創	貫通性挫滅創	貫通創
眼熱傷	眼部外傷性異物	眼部外傷性皮下異物
眼部開放創	眼部割創	眼部貫通創
眼部咬創	眼部挫創	眼部擦過創
眼部刺創	眼部切創	眼部創傷
眼部虫刺傷	眼部裂創	顔面汚染創
顔面外傷性異物	顔面開放創	顔面割創
顔面貫通創	顔面咬創	顔面挫傷
顔面挫創	顔面擦過創	顔面刺創
顔面切創	顔面創傷	顔面搔創
顔面損傷	顔面第 1 度熱傷	顔面第 2 度熱傷
顔面第 3 度熱傷	顔面多発開放創	顔面多発割創
顔面多発貫通創	顔面多発咬創	顔面多発挫傷
顔面多発挫創	顔面多発擦過創	顔面多発刺創
顔面多発切創	顔面多発創傷	顔面多発虫刺傷
顔面多発裂創	顔面熱傷	顔面皮膚欠損創
顔面裂創	気管支肺炎	気管熱傷
気道熱傷	急性限局性腹膜炎	急性骨盤腹膜炎
急性出血性膀胱炎	急性単純性膀胱炎	急性肺炎
急性汎発性腹膜炎	急性腹膜炎	急性膀胱炎
胸腔熱傷	頬粘膜咬創	胸部汚染創
胸部外傷	頬部外傷性異物	頬部開放創
頬部割創	頬部貫通創	頬部咬創
頬部挫傷	胸部挫創	頬部挫創
頬部擦過創	頬部刺創	胸部上腕熱傷
胸部食道損傷	胸部切創	頬部切創
頬部創傷	胸部損傷	胸部第 1 度熱傷
頬部第 1 度熱傷	胸部第 2 度熱傷	頬部第 2 度熱傷
胸部第 3 度熱傷	頬部第 3 度熱傷	胸部熱傷
胸部皮膚欠損創	頬部皮膚欠損創	頬部裂創
胸壁開放創	胸壁刺創	強膜切創
強膜創傷	胸膜損傷・胸腔に達する開放創合併あり	強膜裂傷
胸膜裂創	棘刺創	魚咬創
躯幹薬傷	頚管破裂	脛骨顆部割創
頚部開放創	頚部挫創	頚部食道開放創
頚部切創	頚部第 1 度熱傷	頚部第 2 度熱傷
頚部第 3 度熱傷	頚部熱傷	頚部皮膚欠損創

血腫	結膜創傷	結膜熱傷
結膜のうアルカリ化学熱傷	結膜のう酸化学熱傷	結膜腐蝕
結膜裂傷	限局性腹膜炎	肩甲間部第 1 度熱傷
肩甲間部第 2 度熱傷	肩甲間部第 3 度熱傷	肩甲間部熱傷
肩甲部第 1 度熱傷	肩甲部第 2 度熱傷	肩甲部第 3 度熱傷
肩甲部熱傷	原発性腹膜炎	肩部第 1 度熱傷
肩部第 2 度熱傷	肩部第 3 度熱傷	高エネルギー外傷
口蓋挫傷	口蓋切創	口蓋裂創
口角部挫創	口角部裂創	口腔開放創
口腔割創	口腔挫傷	口腔挫創
口腔擦過創	口腔刺創	口腔切創
口腔創傷	口腔第 1 度熱傷	口腔第 2 度熱傷
口腔第 3 度熱傷	口腔熱傷	口腔粘膜咬傷
口腔粘膜咬創	口腔裂創	口唇外傷性異物
口唇外傷性皮下異物	口唇開放創	口唇割創
口唇貫通創	口唇咬傷	口唇咬創
口唇挫傷	口唇挫創	口唇擦過創
口唇刺創	口唇切創	口唇創傷
口唇第 1 度熱傷	口唇第 2 度熱傷	口唇第 3 度熱傷
口唇虫刺傷	口唇熱傷	口唇裂創
溝創	咬創	喉頭外傷
喉頭損傷	喉頭熱傷	後頭部割創
後頭部挫傷	後頭部挫創	後頭部切創
後頭部裂創	後腹膜炎	後腹膜膿瘍
肛門第 1 度熱傷	肛門第 2 度熱傷	肛門第 3 度熱傷
肛門熱傷	肛門裂創	骨盤直腸窩膿瘍
骨盤腹膜炎	骨盤部裂創	昆虫咬創

さ

昆虫刺傷	細菌性ショック	細菌性腹膜炎
細菌性膀胱炎	採皮創	挫傷
擦過創	擦過皮下血腫	挫滅傷
挫滅創	酸腐蝕	耳介外傷性異物
耳介外傷性皮下異物	耳介開放創	耳介割創
耳介貫通創	耳介咬創	耳介挫傷
耳介挫創	耳介擦過創	耳介刺創
耳介切創	耳介創傷	耳介虫刺傷
耳介部第 1 度熱傷	耳介部第 2 度熱傷	耳介部第 3 度熱傷
趾開放創	耳介裂創	指間切創
趾間切創	子宮頚管裂傷	子宮頚部環状剥離
子宮熱傷	刺咬症	趾挫創
示指 MP 関節挫傷	示指 PIP 開放創	示指割創
示指化膿創	四肢挫傷	示指挫傷
示指挫創	示指刺創	示指切創
四肢第 1 度熱傷	四肢第 2 度熱傷	四肢第 3 度熱傷
四肢熱傷	示指皮膚欠損創	耳前部挫創
刺創	趾第 1 度熱傷	趾第 2 度熱傷
趾第 3 度熱傷	膝蓋部挫創	膝下部挫創
膝窩部銃創	膝関節部異物	膝関節部挫創
膝部異物	膝部開放創	膝部割創
膝部咬創	膝部挫創	膝部切創
膝部第 1 度熱傷	膝部第 2 度熱傷	膝部第 3 度熱傷
膝部裂創	歯肉挫傷	歯肉切創
歯肉裂創	趾熱傷	射創
手圧挫傷	銃自殺未遂	銃創
十二指腸穿孔腹膜炎	手関節挫滅傷	手関節挫滅創
手関節掌側部挫創	手関節部挫創	手関節部切創
手関節部創傷	手関節部第 1 度熱傷	手関節部第 2 度熱傷
手関節部第 3 度熱傷	手関節部裂創	手指圧挫傷
手指汚染創	手指開放創	手指咬創
種子骨開放骨折	手指挫傷	手指挫創
手指挫滅傷	手指挫滅創	手指刺創
手指切創	手指第 1 度熱傷	手指第 2 度熱傷
手指第 3 度熱傷	手指端熱傷	手指熱傷
手指剥皮創	手指皮膚欠損創	手術創部膿瘍
手術創離開	手掌挫創	手掌刺創

手掌切創	手掌第1度熱傷	手掌第2度熱傷
手掌第3度熱傷	手掌熱傷	手掌剥皮創
手掌皮膚欠損創	出血性膀胱炎	術後横隔膜下膿瘍
術後腎盂腎炎	術後膿瘍	術後腹腔内膿瘍
術後腹壁膿瘍	術後腹膜炎	手背第1度熱傷
手背第2度熱傷	手背第3度熱傷	手背熱傷
手背皮膚欠損創	手背部挫創	手背部切創
手部汚染創	シュロッフェル腫瘤	上顎挫傷
上顎擦過創	上顎切創	上顎部裂創
上口唇挫傷	上行性腎盂腎炎	踵骨部挫滅創
小指咬創	小指挫傷	小指挫創
小指切創	上肢第1度熱傷	上肢第2度熱傷
上肢第3度熱傷	上肢熱傷	小指皮膚欠損創
焼身自殺未遂	上唇小帯裂創	小児肺炎
上半身第1度熱傷	上半身第2度熱傷	上半身第3度熱傷
上半身熱傷	踵部第1度熱傷	踵部第2度熱傷
踵部第3度熱傷	上腕汚染創	上腕貫通銃創
上腕挫創	上腕第1度熱傷	上腕第2度熱傷
上腕第3度熱傷	上腕熱傷	上腕皮膚欠損創
上腕部開放創	食道損傷	食道熱傷
処女膜裂傷	針刺創	滲出性腹膜炎
膵臓性腹膜炎	精巣開放創	精巣熱傷
精巣破裂	声門外傷	舌開放創
舌下顎挫創	舌咬傷	舌咬創
舌挫創	舌刺創	舌切創
切創	舌創傷	切断
舌熱傷	舌裂創	セレウス菌敗血症
前額部外傷性異物	前額部外傷性皮下異物	前額部開放創
前額部割創	前額部貫通創	前額部咬創
前額部挫創	前額部擦過創	前額部刺創
前額部切創	前額部創傷	前額部第1度熱傷
前額部第2度熱傷	前額部第3度熱傷	前額部虫刺傷
前額部虫刺症	前額部皮膚欠損創	前額部裂創
前胸部挫創	前胸部第1度熱傷	前胸部第2度熱傷
前胸部第3度熱傷	前胸部熱傷	前頭頂部挫創
穿孔性腹腔内膿瘍	穿孔性腹膜炎	仙骨部挫創
仙骨部皮膚欠損創	全身挫傷	全身擦過創
全身第1度熱傷	全身第2度熱傷	全身第3度熱傷
全身熱傷	穿通創	前頭部割創
前頭部挫傷	前頭部挫創	前頭部切創
前頭部皮膚欠損創	前腕汚染創	前腕開放創
前腕咬創	前腕挫創	前腕刺創
前腕手部熱傷	前腕切創	前腕第1度熱傷
前腕第2度熱傷	前腕第3度熱傷	前腕熱傷
前腕皮膚欠損創	前腕裂創	爪下挫滅傷
爪下挫滅創	掻創	創部膿瘍
足関節第1度熱傷	足関節第2度熱傷	足関節第3度熱傷
足関節内果部挫創	足関節熱傷	足関節部挫創
側胸部第1度熱傷	側胸部第2度熱傷	側胸部第3度熱傷
足底熱傷	足底部咬創	足底部刺創
足底部第1度熱傷	足底部第2度熱傷	足底部第3度熱傷
足底部皮膚欠損創	側頭部割創	側頭部挫創
側頭部切創	足背部挫創	足背部切創
足背部第1度熱傷	足背部第2度熱傷	足背部第3度熱傷
足部汚染創	側腹部咬創	側腹部挫創
側腹部第1度熱傷	側腹部第2度熱傷	側腹部第3度熱傷
側腹壁開放創	足部皮膚欠損創	足部裂創
鼡径部開放創	鼡径部切創	鼡径部第1度熱傷
鼡径部第2度熱傷	鼡径部第3度熱傷	鼡径部熱傷

た

損傷	第1度熱傷	第1度腐蝕
第2度熱傷	第2度腐蝕	第3度熱傷
第3度腐蝕	第4度熱傷	第5趾皮膚欠損創
体幹第1度熱傷	体幹第2度熱傷	体幹第3度熱傷
体幹熱傷	大腿汚染創	大腿咬創
大腿挫創	大腿熱傷	大腿皮膚欠損創
大腿部開放創	大腿部刺創	大腿部切創
大腿部第1度熱傷	大腿部第2度熱傷	大腿部第3度熱傷
大腿裂創	大転子部挫創	体表面積10%未満の熱傷
体表面積10－19%の熱傷	体表面積20－29%の熱傷	体表面積30－39%の熱傷
体表面積40－49%の熱傷	体表面積50－59%の熱傷	体表面積60－69%の熱傷
体表面積70－79%の熱傷	体表面積80－89%の熱傷	体表面積90%以上の熱傷
大網膿瘍	大葉性肺炎	多発性外傷
多発性開放創	多発性咬創	多発性昆虫咬創
多発性挫傷	多発性擦過創	多発性漿膜炎
多発性切創	多発性穿刺創	多発性第1度熱傷
多発性第2度熱傷	多発性第3度熱傷	多発性腸間膜膿瘍
多発性熱傷	多発性表在損傷	多発性裂創
打撲割創	打撲挫創	打撲擦過創
胆汁性腹膜炎	腟開放創	腟熱傷
腟壁縫合不全	腟裂傷	肘関節挫創
肘関節部開放創	中指咬創	中指挫傷
中指挫創	中指刺創	中指切創
中指皮膚欠損創	中手骨関節部挫創	虫垂炎術後残膿瘍
肘部挫創	肘部切創	肘部第1度熱傷
肘部第2度熱傷	肘部第3度熱傷	肘部皮膚欠損創
腸間膜脂肪織炎	腸間膜膿瘍	腸球菌敗血症
腸骨窩膿瘍	腸穿孔腹膜炎	腸腰筋膿瘍
沈下性肺炎	手開放創	手咬創
手挫創	手刺創	手切創
手第1度熱傷	手第2度熱傷	手第3度熱傷
手熱傷	殿部開放創	殿部咬創
殿部刺創	殿部切創	殿部第1度熱傷
殿部第2度熱傷	殿部第3度熱傷	殿部熱傷
殿部皮膚欠損創	殿部裂創	頭頂部挫傷
頭頂部挫創	頭頂部擦過創	頭頂部切創
頭頂部裂創	頭皮開放創	頭皮剥離
頭皮表在損傷	頭部外傷性皮下異物	頭部外傷性皮下気腫
頭部開放創	頭部割創	頭部頚部挫傷
頭部頚部挫創	頭部血腫	頭部挫傷
頭部挫創	頭部擦過創	頭部刺創
頭部切創	頭部第1度熱傷	頭部第2度熱傷
頭部第3度熱傷	頭部多発開放創	頭部多発割創
頭部多発咬創	頭部多発挫傷	頭部多発挫創
頭部多発擦過創	頭部多発刺創	頭部多発切創
頭部多発創傷	頭部多発裂創	頭部虫刺傷
動物咬創	頭部熱傷	頭部皮膚欠損創
頭部裂創	飛び降り自殺未遂	飛び込み自殺未遂

な

内部尿路性器の熱傷	軟口蓋挫創	軟口蓋創傷
軟口蓋熱傷	軟口蓋破裂	乳児肺炎
乳頭部第1度熱傷	乳頭部第2度熱傷	乳頭部第3度熱傷
乳房第1度熱傷	乳房第2度熱傷	乳房第3度熱傷
乳房熱傷	乳輪部第1度熱傷	乳輪部第2度熱傷
乳輪部第3度熱傷	尿細管間質性腎炎	尿膜管膿瘍
猫咬創	脳挫傷・頭蓋内に達する開放創合併あり	脳挫創・頭蓋内に達する開放創合併あり

は

脳底部挫傷・頭蓋内に達する開放創合併あり	肺炎球菌性腹膜炎	敗血症性ショック
敗血症性肺炎	敗血性壊疽	肺熱傷
背部第1度熱傷	背部第2度熱傷	背部第3度熱傷
背部熱傷	爆死自殺未遂	抜歯後感染
半身第1度熱傷	半身第2度熱傷	半身第3度熱傷
汎発性化膿性腹膜炎	反復性膀胱炎	鼻下擦過創
鼻根部打撲挫創	鼻根部裂創	膝汚染創
膝皮膚欠損創	鼻前庭部挫創	鼻尖部挫創
鼻部外傷性異物	鼻部外傷性皮下異物	鼻部開放創
眉部割創	鼻部割創	鼻部貫通創
腓腹筋挫創	皮膚欠損創	鼻部咬創

	鼻部挫傷	鼻部挫創	鼻部擦過創
	鼻部刺創	鼻部切創	鼻部創傷
	皮膚損傷	鼻部第１度熱傷	鼻部第２度熱傷
	鼻部第３度熱傷	鼻部虫刺傷	皮膚剥脱創
	鼻部皮膚欠損創	鼻部皮膚剥離創	鼻部裂創
	びまん性脳損傷・頭蓋内に達する開放創合併あり	びまん性肺炎	眉毛部割創
	眉毛部裂創	表皮剥離	鼻翼部切創
	鼻翼部裂創	びらん性膀胱炎	腹腔骨盤部膿瘍
	腹腔内遺残膿瘍	腹腔内膿瘍	伏針
	副鼻腔開放創	腹部汚染創	腹部刺創
	腹部第１度熱傷	腹部第２度熱傷	腹部第３度熱傷
	腹部熱傷	腹部皮膚欠損創	腹壁開放創
	腹壁創し開	腹壁縫合糸膿瘍	腹壁縫合不全
	腐蝕	分娩時会陰裂傷	分娩時軟産道損傷
	閉塞性肺炎	膀胱後部膿瘍	膀胱三角部炎
	縫合糸膿瘍	膀胱周囲炎	膀胱周囲膿瘍
	縫合不全	縫合部膿瘍	放射線性熱傷
	包皮挫創	包皮切創	包皮裂創
	母指球部第１度熱傷	母指球部第２度熱傷	母指球部第３度熱傷
	母指咬創	母指挫傷	母指挫創
	母趾挫創	母指示指間切創	母指刺創
	母指切創	母指第１度熱傷	母指第２度熱傷
	母指第３度熱傷	母指打撲挫創	母指熱傷
	母指皮膚欠損創	母趾皮膚欠損創	母指末節部挫創
ま	慢性骨盤腹膜炎	慢性再発性膀胱炎	慢性複雑性膀胱炎
	慢性腹膜炎	慢性膀胱炎	眉間部挫創
	眉間部裂創	耳後部挫創	脈絡網膜熱傷
	無熱性肺炎	盲管銃創	盲腸後部膿瘍
や	網脈絡膜裂傷	薬傷	腰部切創
	腰部第１度熱傷	腰部第２度熱傷	腰部第３度熱傷
ら	腰部打撲挫創	腰部熱傷	涙管損傷
	涙管断裂	涙道損傷	轢過創
	裂離	老人性肺炎	
△あ	BK ウイルス腎症	MRCNS 敗血症	MRSA 敗血症
	MRSA 腹膜炎	アキレス腱筋腱移行部断裂	アキレス腱挫傷
	アキレス腱挫創	アキレス腱切創	アキレス腱断裂
	アキレス腱部分断裂	足異物	亜脱臼
	圧迫骨折	圧迫神経炎	アレルギー性膀胱炎
	医原性気胸	インフルエンザ菌敗血症	炎症性大網癒着
	横隔膜損傷	横骨折	黄色ぶどう球菌敗血症
か	外耳部外傷性腫脹	外耳部打撲傷	外耳部皮下血腫
	外耳部皮下出血	外傷後早期合併症	外傷性一過性麻痺
	外傷性横隔膜ヘルニア	外傷性空気塞栓症	外傷性咬合
	外傷性硬膜動静脈瘻	外傷性耳出血	外傷性脂肪塞栓症
	外傷性縦隔気腫	外傷性脊髄出血	外傷性動静脈瘻
	外傷性動脈血腫	外傷性動脈瘤	外傷性脳圧迫
	外傷性脳圧迫・頭蓋内に達する開放創合併なし	外傷性脳症	外傷性皮下気腫
	外傷性皮下血腫	開放性脱臼	下顎打撲傷
	下顎皮下血腫	下顎部打撲傷	顎関節部打撲傷
	顎関節部皮下血腫	顎部打撲傷	カテーテル感染症
	カテーテル敗血症	過労性脛部痛	眼黄斑部裂孔
	眼窩部挫創	眼窩裂傷	眼瞼外傷性腫脹
	間質性膀胱炎	眼周囲部外傷性腫脹	関節骨折
	関節打撲	完全骨折	完全脱臼
	眼部外傷性腫脹	陥没骨折	顔面多発打撲傷
	顔面多発皮下血腫	顔面多発皮下出血	顔面打撲傷
	顔面皮下血腫	胸管損傷	胸腺損傷
	頬粘膜咬傷	頬部打撲傷	胸部皮下気腫
	頬部皮下血腫	胸膜肺炎	亀裂骨折
	筋損傷	筋断裂	筋肉内血腫
	屈曲骨折	クラミジア肺炎	グラム陰性桿菌敗血症

	グラム陰性菌敗血症	グラム陽性菌敗血症	血管切断
	血管損傷	血性腹膜炎	嫌気性菌敗血症
	腱切創	腱損傷	腱断裂
	腱部分断裂	腱裂傷	コアグラーゼ陰性ぶどう球菌敗血症
	口腔外傷性異物	口腔外傷性腫脹	口腔打撲傷
	口腔内血腫	口唇外傷性腫脹	口唇打撲傷
	口唇皮下血腫	口唇皮下出血	後頭部外傷
	後頭部打撲傷	広範性軸索損傷	広汎性神経損傷
	後方脱臼	硬膜損傷	硬膜裂傷
さ	骨折	コントル・クー損傷	耳介外傷性腫脹
	耳介打撲傷	耳介皮下血腫	耳介皮下出血
	耳下腺部打撲	四肢静脈損傷	四肢動脈損傷
	斜骨折	尺骨近位端骨折	尺骨鉤状突起骨折
	縦隔血腫	縦骨折	重複骨折
	種子骨骨折	手指打撲傷	手指皮下血腫
	術後感染症	術後血腫	術後ショック
	術後髄膜炎	術後敗血症	術後皮下気腫
	上顎打撲傷	上顎皮下血腫	硝子体切断
	神経根ひきぬき損傷	神経切断	神経叢損傷
	神経叢不全損傷	神経損傷	神経断裂
	新生児敗血症	靱帯ストレイン	靱帯損傷
	靱帯断裂	靱帯捻挫	靱帯裂傷
	心内異物	ストレイン	前額部外傷性腫脹
	線状骨折	前頭部打撲傷	前方脱臼
	爪下異物	足底異物	側頭部打撲傷
た	側頭部皮下血腫	脱臼	脱臼骨折
	打撲血腫	打撲傷	打撲皮下血腫
	単純脱臼	腟断端炎	腟断端出血
	肘関節骨折	肘関節脱臼骨折	中枢神経系損傷
	肘頭骨折	腸間膜脂肪壊死	転位性骨折
	殿部異物	頭頂部打撲傷	頭皮外傷性腫脹
	頭皮下血腫	頭部異物	頭部頚部打撲傷
	頭部多発打撲傷	頭部多発皮下血腫	頭部打撲
	頭部打撲血腫	頭部打撲傷	頭部皮下異物
	頭部皮下血腫	頭部皮下出血	動脈損傷
な	特発性関節脱臼	内視鏡検査中腸穿孔	軟口蓋血腫
	肉離れ	乳腺内異物	乳房異物
	尿管切石術後感染症	尿性腹膜炎	捻挫
	脳挫傷	脳挫傷・頭蓋内に達する開放創合併なし	脳挫創
	脳挫創・頭蓋内に達する開放創合併なし	脳損傷	脳対側損傷
	脳直撃損傷	脳底部挫傷	脳底部挫傷・頭蓋内に達する開放創合併なし
は	脳裂傷	剥離骨折	破裂骨折
	皮下異物	皮下気腫	皮下血腫
	皮下静脈損傷	皮下損傷	皮神経挫傷
	非定型肺炎	非熱傷性水疱	鼻部外傷性腫脹
	眉部血腫	鼻部打撲傷	鼻部皮下血腫
	鼻部皮下出血	びまん性脳損傷	びまん性脳損傷・頭蓋内に達する開放創合併なし
	フィブリン性腹膜炎	複雑脱臼	腹壁異物
	不全骨折	ぶどう球菌性敗血症	ブラックアイ
	粉砕骨折	閉鎖性外傷性脳圧迫	閉鎖性骨折
	閉鎖性脱臼	閉鎖性脳挫創	閉鎖性脳底部挫傷
	閉鎖性びまん性脳損傷	縫合不全出血	放射線出血性膀胱炎
	放射線性膀胱炎	帽状腱膜下出血	母指打撲傷
ま	末梢血管外傷	末梢神経損傷	耳後部打撲傷
ら	網膜振盪	モンテジア骨折	らせん骨折
わ	離開骨折	裂離骨折	若木骨折

用法用量

通常，成人ではイセパマイシン硫酸塩として１日 400mg（力価）を1～2回に分け筋肉内注射又は点滴静注する。

点滴静注においては以下のとおりとする。

１日１回投与の場合：1時間かけて注入する。

　1日2回投与の場合：30分～1時間かけて注入する。
なお，年齢，症状により適宜増減する。

用法用量に関連する使用上の注意

(1)本剤の使用にあたっては，耐性菌の発現等を防ぐため，原則として感受性を確認し，疾病の治療上必要な最小限の期間の投与にとどめること。
(2)腎障害のある患者には，投与量を減ずるか，投与間隔をあけて使用すること。

禁忌　本剤の成分並びに他のアミノグリコシド系抗生物質及びバシトラシンに対し過敏症の既往歴のある患者

原則禁忌　本人又はその血族がアミノグリコシド系抗生物質による難聴又はその他の難聴のある患者

エクサシン注射液200：旭化成　200mg2mL1管[561円/管]
エクサシン注射液400：旭化成　400mg2mL1管[1098円/管]

イセパマイシン硫酸塩注射液200mg「サワイ」：沢井　200mg2mL1管[427円/管]，イセパマイシン硫酸塩注射液200mg「日医工」：日医工　200mg2mL1管[427円/管]，イセパマイシン硫酸塩注射液400mg「サワイ」：沢井　400mg2mL1管[810円/管]，イセパマイシン硫酸塩注射液400mg「日医工」：日医工　400mg2mL1管[810円/管]，シオセシン注射液200：シオノ　200mg2mL1管[427円/管]，シオセシン注射液400：シオノ　400mg2mL1管[810円/管]

イソゾール注射用0.5g　規格：500mg1瓶(溶解液付)[489円/瓶]
チアミラールナトリウム　日医工　111

【効能効果】

全身麻酔，全身麻酔の導入，局所麻酔剤・吸入麻酔剤との併用，精神神経科における電撃療法の際の麻酔，局所麻酔剤中毒・破傷風・子癇等に伴う痙攣

【対応標準病名】

◎	医薬品中毒	痙攣	子癇
	破傷風		
○	牙関緊急	間代強直性痙攣	急性痙攣
	急性薬物中毒	痙攣発作	産褥子癇
	子癇発作	四肢筋痙攣	四肢痙攣
	四肢痙攣発作	妊娠子癇	不随意痙攣性運動
	分娩子癇		
△	開口障害	開口不全	下肢痙攣
	筋痙縮	筋痙直	こむら返り
	線維束性攣縮	有痛性筋痙攣	

用法用量

(1)静脈内投与
　①溶液濃度：2.5%水溶液(5%溶液は静脈炎を起こすことがある。)
　②投与量・投与法
　調整したチアミラール水溶液を静脈より注入する。本剤の用量や静注速度は年齢・体重とは関係が少なく個人差があるため一定ではないが，大体の基準は次の通り。
　(a)全身麻酔の導入
　最初に2～4mL(2.5%溶液で50～100mg)を注入して患者の全身状態，抑制状態などを観察し，その感受性より追加量を決定する。次に患者が応答しなくなるまで追加注入し，応答がなくなった時の注入量を就眠量とする。さらに就眠量の半量ないし同量を追加注入したのち，他の麻酔法に移行する。
　なお，気管内に挿管する場合は筋弛緩剤を併用する。
　(b)短時間麻酔
　1)患者とコンタクトを保ちながら最初に2～3mL(2.5%溶液で50～75mg)を10～15秒位の速度で注入後30秒間，麻酔の程度，患者の全身状態を観察する。さらに必要ならば2～3mLを同速度で注入し，患者の応答のなくなった時の注入量を就眠量とする。なお手術に先立ち，さらに2～3mLを同速度で分割注入すれば10～15分程度の麻酔が得られる。
　2)短時間で手術が終了しない場合は注射針を静脈中に刺したまま呼吸，脈拍，血圧，角膜反射，瞳孔対光反射などに注意しながら手術の要求する麻酔深度を保つように1～4mL(2.5%溶液で25～100mg)を分割注入する(1回の最大使用量は1gまでとする)。
　(c)精神神経科における電撃療法の際の麻酔：通常12mL(2.5%溶液で300mg)をおよそ25秒～35秒で注入し，必要な麻酔深度に達したことを確かめたのち，直ちに電撃療法を行う。
　(d)併用使用：本剤は局所麻酔剤あるいは，吸入麻酔剤と併用することができる。通常2～4mL(2.5%溶液で50～100mg)を間歇的に静脈内注入する。点滴投与を行う場合は，静脈内点滴麻酔法に準ずる。
　(e)痙攣時における使用：患者の全身状態を観察しながら，通常2～8mL(2.5%溶液で50～200mg)を痙攣が止まるまで徐々に注入する。
　場合により次のような方法を用いる。
(2)直腸内注入
　①溶液濃度：10%水溶液
　②投与量：体重kgあたり20～40mg(10%溶液で0.2～0.4mL/kg)を基準とする。
　③注入法：溶液を注射器に入れ，注射器の先に導尿用カテーテルをつけ肛門より直腸に挿入し，注腸する。注入後15分で麻酔にはいり，約1時間持続する。
(3)筋肉内注射
　①溶液濃度：2.0～2.5%水溶液，とくに7歳以下の小児に対しては2%溶液を使用する(2.5%以上の濃度は組織の壊死をおこす危険がある)。
　②筋注部位：大腿筋肉，上腕部筋肉など筋肉の多い部位を選んで注射する。
　③投与量：体重kgあたり20mg(2%溶液で1mL/kg)を基準とする。
　④投与法：一度に全量を注入してはならず，全量を2～3等分して，5分毎に必要に応じて追加投与する。注入後5～15分で麻酔にはいり，約40～50分程度持続する。

禁忌

(1)ショック又は大出血による循環不全，重症心不全の患者
(2)急性間歇性ポルフィリン症の患者
(3)アジソン病の患者
(4)重症気管支喘息の患者
(5)バルビツール酸系薬物に対する過敏症の患者

チトゾール注用0.5g：杏林[489円/瓶]

イソビスト注240　規格：51.26%10mL1瓶[6413円/瓶]
イソビスト注300　規格：64.08%10mL1瓶[8516円/瓶]
イオトロラン　バイエル薬品　721

【効能効果】

〔イソビスト注240〕
脊髄撮影
コンピューター断層撮影における脳室，脳槽，脊髄造影
関節撮影
〔イソビスト注300〕
子宮卵管撮影
関節撮影

【対応標準病名】

該当病名なし

用法用量

〔イソビスト注240〕
　脊髄撮影，コンピューター断層撮影における脳室，脳槽，脊髄造影

本剤の使用濃度と用量は，撮影部位での必要なコントラストの程度と範囲及び使用X線装置と技術により左右される。通常，撮影部位，穿刺部位に応じて下表の濃度，用量を使用する。なお，年齢，体重，撮影部位の大きさにより適宜増減する。

効能効果	脊髄撮影			コンピューター断層撮影における脳室，脳槽，脊髄造影		
撮影部位	腰部	胸部	頸部	脳室	脳槽	脊髄
穿刺部位	腰椎	腰椎	腰椎又は頸椎	腰椎		
使用濃度(mgI/mL)	190～240	240		240		
用量(mL)	6～10			6～10		

関節撮影：通常，成人1回1～10mLを関節腔内に注入する。なお，年齢，体重，撮影部位の大きさにより適宜増減する。

〔イソビスト注300〕

子宮卵管撮影：通常，成人1回6～10mLを導管より子宮腔内に注入する。なお，年齢，体重，撮影部位の大きさにより適宜増減する。

関節撮影：通常，成人1回1～10mLを関節腔内に注入する。なお，年齢，体重，撮影部位の大きさにより適宜増減する。

警告

(1)ショック等の重篤な副作用があらわれることがある。

(2)〔イソビスト注300のみ〕：本剤は子宮卵管・関節用造影剤であるので，脳槽・脊髄造影には使用しないこと。

禁忌

〔イソビスト注240〕

脊髄撮影，コンピューター断層撮影における脳室，脳槽，脊髄造影	関節撮影
(1)ヨード又はヨード造影剤に過敏症の既往歴のある患者 (2)重篤な甲状腺疾患のある患者［ヨード過剰に対する自己調節メカニズムが機能できず，症状が悪化するおそれがある。］	
(3)既往歴を含め，痙攣，てんかん及びその素質のある患者	―

〔イソビスト注300〕

子宮卵管撮影	関節撮影
(1)ヨード又はヨード造影剤に過敏症の既往歴のある患者	
(2)妊婦又は妊娠している可能性のある患者 (3)骨盤腔内に急性炎症性疾患のある患者［症状が悪化するおそれがある。］	―

原則禁忌

〔イソビスト注240のみ〕

全効能撮影共通

(1)一般状態の極度に悪い患者

(2)気管支喘息の患者

(3)重篤な心障害のある患者

(4)重篤な肝障害のある患者

(5)重篤な腎障害(無尿等)のある患者

(6)マクログロブリン血症の患者

(7)多発性骨髄腫の患者

(8)テタニーのある患者

(9)褐色細胞腫のある患者及びその疑いのある患者

イダマイシン静注用5mg

イダルビシン塩酸塩

規格：5mg1瓶［13447円/瓶］

ファイザー　423

【効能効果】

急性骨髄性白血病(慢性骨髄性白血病の急性転化を含む)

【対応標準病名】

◎	急性骨髄性白血病	慢性骨髄性白血病急性転化	
○	急性骨髄単球性白血病	急性前骨髄球性白血病	骨髄性白血病骨髄浸潤
	慢性骨髄性白血病移行期		
△	好塩基球性白血病	好酸球性白血病	好中球性白血病
	骨髄性白血病	骨髄単球性白血病	若年性骨髄単球性白血病
	慢性骨髄単球性白血病		
※	**適応外使用可** 原則として，「イダルビシン塩酸塩」を「骨髄異形成症候群(高リスク群)，難治性の造血器悪性腫瘍」に対し処方した場合，当該使用事例を審査上認める。		

用法用量　1バイアル5mg(力価)に5mLの日局注射用水を加え溶解する。

通常，成人にはイダルビシン塩酸塩として12mg(力価)/m^2(体表面積)を1日1回，3日間連日静脈内投与する。骨髄機能が回復するまで休薬し，投与を繰り返す。

警告

(1)本剤の投与は，緊急時に十分対応できる医療施設において白血病の治療に十分な知識と経験を持つ医師のもとで行うこと。

(2)本剤の使用にあたっては，患者又はその家族に有効性及び危険性を十分説明し，同意を得てから投与を開始すること。

(3)本剤は強い骨髄抑制作用を有する薬剤であり，本剤に関連したと考えられる死亡例が認められている。

本剤を投与したすべての患者に強い骨髄抑制が起こり，その結果致命的な感染症(敗血症，肺炎等)及び出血(脳出血，消化管出血等)等を引き起こすことがあるので，下記につき十分注意すること。

①本剤の投与後に認められる骨髄抑制は重篤かつ長期に持続することもあるので，感染予防や致命的な出血の予防に十分な対策を講じること。

②重篤な感染症を合併している患者には投与しないこと。

③本剤投与時に前治療又は他の薬剤による骨髄抑制を起こしている患者では，治療上の有益性が危険性を上回ると判断されるとき以外は投与しないこと。

④投与開始後は，頻回に血液検査を行うなど患者の状態を注意深く観察し，重篤な感染症又は出血等を引き起こした場合は投与を中止し，必要な処置を行うこと。

(4)本剤は心筋障害作用を有するため，慎重に患者を選択し，本剤の投与が適切と判断される症例にのみ投与し，下記の患者には投与しないこと。

①心機能異常又はその既往歴のある患者

②他のアントラサイクリン系薬剤等，心毒性を有する薬剤による前治療が限界量(塩酸ダウノルビシンでは総投与量が25mg/kg，塩酸エピルビシンでは総投与量がアントラサイクリン系薬剤未治療例で900mg/m^2等)に達している患者

(5)本剤に対し重篤な過敏症の既往歴のある患者には投与しないこと。

なお，本剤の使用にあたっては，添付文書を熟読のこと。

禁忌

(1)心機能異常又はその既往歴のある患者

(2)本剤に対し重篤な過敏症の既往歴のある患者

(3)重篤な感染症を合併している患者

(4)他のアントラサイクリン系薬剤等，心毒性を有する薬剤による前治療が限界量(塩酸ダウノルビシンでは総投与量が体重当り25mg/kg，塩酸エピルビシンでは総投与量がアントラサイクリン系薬剤未治療例で体表面積当り900mg/m^2等)に達している患者

(5)重篤な肝障害のある患者

(6)重篤な腎障害のある患者

一般診断用精製ツベルクリン(PPD)

規格：1μg1瓶(溶解液付)[1039円/瓶]

一般診断用精製ツベルクリン(PPD)1人用

規格：(一般診断用・1人用)0.25μg1瓶(溶解液付)[817円/瓶]

精製ツベルクリン　日本ビーシージー　639

【効 能 効 果】

結核の診断に用いる。

【対応標準病名】

該当病名なし

用法用量

(1)〔一般診断用精製ツベルクリン(PPD)〕：標準品1μg相当量入りの本剤は添付の溶解液2mLを正確にはかって溶解し，0.5μg相当量/mLの精製ツベルクリン溶液をつくる。

〔一般診断用精製ツベルクリン(PPD)1人用〕：添付の溶解液の全量を吸い上げ，標準品0.25μg相当量入りの本剤に注入して溶解し，0.5μg相当量/mLの精製ツベルクリン溶液をつくる。

(2)精製ツベルクリン溶液0.1mLを前膊(前腕)屈側のほぼ中央部または上膊(上腕)屈側の中央からやや下部の皮内に注射し，注射後およそ48時間後に判読する。

用法用量に関連する使用上の注意

(1)判読

注射後およそ48時間後に判読する。

(判読の基準は次表のとおり。ただし，1mm未満は四捨五入する。)

反応	判定		符号
発赤の長径9mm以下	陰性		(−)
発赤の長径10mm以上	陽性	弱陽性	(+)
発赤の長径10mm以上で硬結を伴うもの		中等度陽性	(++)
発赤の長径10mm以上で硬結に二重発赤，水ほう，壊死等を伴うもの		強陽性	(+++)

(2)次のような条件下において，ツベルクリン反応が弱められることが知られている。

高齢，栄養不良，細胞性免疫異常，悪性腫瘍，重症あるいは急激に進展する時期の結核(粟粒結核・胸膜炎・髄膜炎・重症肺結核等)，ウイルス感染症(麻しん・風しん・インフルエンザ・ポリオ・水痘等)又はそれらの生ワクチン接種，膠原病，ホジキン病，サルコイドーシス，薬剤(免疫抑制剤・副じん皮質ホルモン剤・制癌剤等)の投与中。

原則禁忌

(1)明らかな発熱を呈している者

(2)重篤な急性疾患にかかっていることが明らかな者

(3)まん延性の皮膚病にかかっている者

(4)ツベルクリン反応検査においてツベルクリン反応が水ほう，壊死等の非常に強い反応を示したことのある者

(5)副じん皮質ホルモン剤を使用している者

(6)上記に掲げる者のほか，ツベルクリン反応検査を行うことが不適当な状態にある者

併用禁忌

薬剤名等	臨床症状・措置方法	機序・危険因子
副じん皮質ホルモン剤 プレドニゾロン等(軟膏の注射部位以外の局所的塗布を除く。)	正確な反応が出ないおそれがあるので，本剤を使用しないこと。	サイトカインの産生を抑えるなどリンパ球の機能を抑制する。 副じん皮質ホルモン剤の投与を受けている者，特に長期または大量の投与を受けている者，または投与中止後6ヵ月以内の者。

イトリゾール注1%[200mg]

規格：1%20mL1管(溶解液付)[14443円/管]

イトラコナゾール　ヤンセン　629

【効 能 効 果】

(1)真菌感染症

[〈適応菌種〉]：アスペルギルス属，カンジダ属，クリプトコックス属，ブラストミセス属，ヒストプラスマ属

[〈適応症〉]：真菌血症，呼吸器真菌症，消化器真菌症，尿路真菌症，真菌髄膜炎，食道カンジダ症，ブラストミセス症，ヒストプラスマ症

(2)真菌感染が疑われる発熱性好中球減少症

【対応標準病名】

◎	食道カンジダ症	真菌血症	真菌症
	真菌性髄膜炎	尿路感染症	発熱性好中球減少症
	ヒストプラスマ症	ブラストミセス症	
○	アフリカ型ヒストプラスマ症	アレルギー性気管支肺真菌症	院内尿路感染症
	角膜真菌症	カプスラーツム急性肺ヒストプラスマ症	カプスラーツム肺ヒストプラスマ症
	カプスラーツム播種性ヒストプラスマ症	カプスラーツムヒストプラスマ症	カプスラーツム慢性肺ヒストプラスマ症
	顆粒球減少症	カンジダ性口唇炎	カンジダ性髄膜炎
	急性尿路感染	急性肺ブラストミセス症	好中球G6PD欠乏症
	好中球減少症	自己免疫性好中球減少症	糸状菌症
	耳内真菌症	周期性好中球減少症	消化管カンジダ症
	小児遺伝性無顆粒球症	真菌症性関節炎	真菌症性筋炎
	先天性好中球減少症	単球減少症	単純性尿路感染症
	中毒性好中球減少症	特発性好中球減少症	二次性白血球減少症
	肺真菌症	肺ブラストミセス症	播種性ブラストミセス症
	白血球減少症	反復性尿路感染症	ヒストプラスマ腫
	脾性好中球減少症	皮膚ブラストミセス症	複雑性尿路感染症
	副鼻腔真菌症	ブラストミセス性指間びらん症	慢性尿路感染症
	慢性肺ブラストミセス症	慢性本態性好中球減少症症候群	慢性良性顆粒球減少症
	無顆粒球症	無顆粒球性アンギナ	薬剤性顆粒球減少症
△	カンジダ症	乾酪性副鼻腔炎	クリプトコッカス性髄膜炎
	クリプトコッカス性脳髄膜炎	コクシジオイデス性髄膜炎	食道炎
	真菌性眼内炎	髄膜炎	膿尿
	無症候性膿尿		

効能効果に関連する使用上の注意

(1)本剤は，重度若しくは急性期の真菌感染症患者に使用すること。

(2)食道カンジダ症に対しては，経口抗真菌剤が無効あるいは忍容性に問題があると考えられる場合に本剤を使用すること。

(3)真菌感染が疑われる発熱性好中球減少症に対しては，以下の3条件を満たす患者に本剤を投与すること。

①1回の検温で38℃以上の発熱，又は1時間以上持続する37.5℃以上の発熱

②好中球数が500/mm^{3}未満の場合，又は1,000/mm^{3}未満で500/mm^{3}未満に減少することが予測される場合

③適切な抗菌剤投与を行っても解熱せず，抗真菌剤の投与が必要と考えられる場合

(4)発熱性好中球減少症の患者への投与は，発熱性好中球減少症の治療に十分な経験を持つ医師のもとで，本剤の投与が適切と判断される症例についてのみ実施すること。

(5)真菌感染が疑われる発熱性好中球減少症に投与する場合には，投与前に適切な培養検査等を行い，起炎菌を明らかにする努力を行うこと。起炎菌が判明した際には，本剤投与継続の必要性を検討すること。

用法用量　通常，成人には投与開始から2日間はイトラコナゾールとして1日400mgを2回に分けて点滴静注する。3日目

以降は1日1回200mgを点滴静注する。
投与に際しては，必ず添付の専用フィルターセットを用いて，1時間かけて点滴静注する。

用法用量に関連する使用上の注意

(1)本剤の14日間を超えて投与した場合の安全性は確認されていない。継続治療が必要な場合は，以下のとおりイトラコナゾールカプセル剤又は内用液剤に切り替えること。
①イトラコナゾールカプセル剤への切り替え：1回200mg1日2回(1日用量400mg)を食直後に経口投与する。
②イトラコナゾール内用液剤への切り替え：1回20mL1日1回(イトラコナゾールとして200mg)を空腹時に経口投与する。なお，年齢，症状により適宜増減する。ただし，1回量の最大は20mL，1日量の最大は40mLとする。
(2)本剤の調製に際しては，必ず専用希釈液を使用すること。他剤を混合しないこと。
(3)本剤の投与に際しては，他剤との同時注入を行わないこと。
(4)本剤投与の前後に生理食塩液によるライン洗浄(フラッシング)を行うこと。

禁忌

(1)ピモジド，キニジン，ベプリジル，トリアゾラム，シンバスタチン，アゼルニジピン，ニソルジピン，エルゴタミン，ジヒドロエルゴタミン，エルゴメトリン，メチルエルゴメトリン，バルデナフィル，エプレレノン，ブロナンセリン，シルデナフィル(レバチオ)，タダラフィル(アドシルカ)，アリスキレン，リバーロキサバン，リオシグアトを投与中の患者
(2)肝臓又は腎臓に障害のある患者で，コルヒチンを投与中の患者
(3)クレアチニンクリアランスが30mL/分未満の患者
(4)本剤の成分に対して過敏症の既往歴のある患者
(5)重篤な肝疾患の現症，既往歴のある患者
(6)妊婦又は妊娠している可能性のある婦人

併用禁忌

薬剤名等	臨床症状・措置方法	機序・危険因子
ピモジド オーラップ キニジン 硫酸キニジン ベプリジル ベプリコール	これらの薬剤の血中濃度上昇により，QT延長が発現する可能性がある。	本剤のCYP3A4に対する阻害作用により，これらの薬剤の代謝が阻害される。
トリアゾラム ハルシオン	トリアゾラムの血中濃度上昇，作用の増強，作用時間の延長があらわれることがある。	
シンバスタチン リポバス	シンバスタチンの血中濃度上昇により，横紋筋融解症があらわれやすくなる。	
アゼルニジピン カルブロック レザルタス配合錠 ニソルジピン バイミカード	これらの薬剤の血中濃度を上昇させることがある。	
エルゴタミン クリアミン配合錠 ジヒドロエルゴタミン ジヒデルゴット エルゴメトリン エルゴメトリンマレイン酸塩注 メチルエルゴメトリン メテルギン	これらの薬剤の血中濃度上昇により，血管攣縮等の副作用が発現するおそれがある。	
バルデナフィル レビトラ	バルデナフィルのAUCが増加しCmaxが上昇するとの報告がある。	
エプレレノン セララ	エプレレノンの血中濃度を上昇させるおそれがある。	
ブロナンセリン ロナセン	ブロナンセリンの血中濃度が上昇し，作用が増強するおそれがある。	
シルデナフィル レバチオ	シルデナフィルの血中濃度を上昇させるおそれがある(シルデナフィルとリトナビルの併用により，シルデナフィルのCmax及びAUCがそれぞれ3.9倍及び10.5倍に増加したとの報告がある)。	
タダラフィル アドシルカ	タダラフィルの血中濃度を上昇させるおそれがある(タダラフィルとケトコナゾールの併用により，タダラフィルのAUC及びCmaxがそれぞれ312%及び22%増加したとの報告がある)。	
アリスキレン ラジレス	イトラコナゾールカプセルの併用投与(空腹時)により，アリスキレンのCmax及びAUCがそれぞれ約5.8倍及び約6.5倍に上昇したとの報告がある。	本剤のP糖蛋白阻害作用により，アリスキレンの排泄が阻害されると考えられる。
リバーロキサバン イグザレルト	リバーロキサバンの血中濃度が上昇し，出血の危険性が増大するおそれがある(リバーロキサバンとケトコナゾールの併用により，リバーロキサバンのAUC及びCmaxがそれぞれ158%及び72%増加したとの報告がある)。	本剤のCYP3A4及びP糖蛋白阻害作用により，リバーロキサバンの代謝及び排泄が阻害され，抗凝固作用が増強されると考えられる。
リオシグアト アデムパス	リオシグアトの血中濃度を上昇させるおそれがある(リオシグアトとケトコナゾールの併用により，リオシグアトのAUC及びCmaxがそれぞれ150%及び46%増加し，また，消失半減期が延長し，クリアランスも低下したとの報告がある)。	本剤のCYP3A4及びP糖蛋白阻害作用により，リオシグアトのクリアランスが低下することが考えられる。

イヌリード注

イヌリン

規格：4g40mL1瓶[8458円/瓶]
富士薬品 722

【効 能 効 果】

糸球体ろ過量の測定による腎機能検査

【対応標準病名】

該当病名なし

用法用量

本剤1バイアルを加熱溶解し，日局生理食塩液360mLに希釈する。
初回量として，150mLを1時間に300mLの速度で30分間，次いで維持量として150mLを1時間に100mLの速度で90分間点滴静注する。

禁忌

(1)本剤の成分に対して過敏症の既往歴のある患者
(2)無尿や乏尿のある患者

イノシン静注400mg「トーワ」

イノシン

規格：2%20mL1管[56円/管]
東和 419

【効 能 効 果】

放射線曝射ないし薬物による白血球減少症

【対応標準病名】

◎	二次性白血球減少症		
○	顆粒球減少症	好中球減少症	単球減少症
	白血球減少症	無顆粒球症	薬剤性顆粒球減少症
△	好中球 G6PD 欠乏症	自己免疫性好中球減少症	周期性好中球減少症
	小児遺伝性無顆粒球症	先天性好中球減少症	中毒性好中球減少症
	特発性好中球減少症	発熱性好中球減少症	脾性好中球減少症
	慢性本態性好中球減少症症候群	慢性良性顆粒球減少症	無顆粒球性アンギナ

用法用量　イノシンとして，通常成人1日100〜400mgを静脈内注射する。なお，年齢，症状により適宜増減する。

禁忌　痛風，尿路結石，腎障害のある患者

イノバン注0.1%シリンジ　規格：0.1%50mL1筒[845円/筒]
イノバン注0.3%シリンジ　規格：0.3%50mL1筒[1292円/筒]
イノバン注0.6%シリンジ　規格：0.6%50mL1筒[2220円/筒]
イノバン注50mg　規格：50mg2.5mL1管[732円/管]
イノバン注100mg　規格：100mg5mL1管[848円/管]
イノバン注200mg　規格：200mg10mL1管[1437円/管]

ドパミン塩酸塩　協和発酵キリン　211

【効　能　効　果】

急性循環不全(心原性ショック，出血性ショック)
下記のような急性循環不全状態に使用する。
(1)無尿，乏尿や利尿剤で利尿が得られない状態
(2)脈拍数の増加した状態
(3)他の強心・昇圧剤により副作用が認められたり，好ましい反応が得られない状態

【対応標準病名】

◎	急性循環不全	出血性ショック	心原性ショック
	乏尿	無尿	
○	一次性ショック	一過性ショック	エンドトキシン性ショック
	急性ショック	循環血液量減少性ショック	ショック
	真性無尿	脊髄性ショック	デンタルショック
	疼痛性ショック	二次性ショック	反射性無尿
	末梢循環不全		
△	外傷性ショック	仮性無尿	熱傷ショック
※	適応外使用可 ・原則として，「ドパミン塩酸塩」を「麻酔時の昇圧，乏尿等の急性循環不全の前状態」に対し処方した場合，当該使用事例を審査上認める。 ・原則として，「ドパミン塩酸塩【注射薬】」を「現行の適応症について小児」に処方した場合，当該使用事例を審査上認める。		

用法用量

〔注0.1%シリンジ，注0.3%シリンジ，注0.6%シリンジ〕：通常ドパミン塩酸塩として1分間あたり1〜5μg/kgを持続静脈投与し，患者の病態に応じ20μg/kgまで増量することができる。投与量は患者の血圧，脈拍数および尿量により適宜増減する。

〔注50mg，注100mg，注200mg〕：通常ドパミン塩酸塩として1分間あたり1〜5μg/kgを点滴静脈投与し，患者の病態に応じ20μg/kgまで増量することができる。必要に応じて日局生理食塩液，日局ブドウ糖注射液，総合アミノ酸注射液，ブドウ糖・乳酸ナトリウム・無機塩類剤等で希釈する。投与量は患者の血圧，脈拍数および尿量により適宜増減する。

禁忌　褐色細胞腫

イブタント点滴静注50mg：東和　50mg2.5mL1管[143円/管]，イブタント点滴静注100mg：東和　100mg5mL1管[109円/管]，イブタント点滴静注200mg：東和　200mg10mL1管[146円/管]，カコージン注50mg：日本製薬　50mg2.5mL1管[143円/管]，カコージン注100mg：日本製薬　100mg5mL1管[109円/管]，カコージン注200mg：日本製薬　200mg10mL1管[146円/管]，ガバンス注100mg：マイラン製薬　100mg5mL1管[109円/管]，クリトパン点滴静注液50mg：旭化成　50mg2.5mL1管[143円/管]，クリトパン点滴静注液100mg：旭化成　100mg5mL1管[109円/管]，クリトパン点滴静注液200mg：旭化成　200mg10mL1管[146円/管]，ツルドパミ点滴静注50mg：鶴原　50mg2.5mL1管[143円/管]，ツルドパミ点滴静注100mg：鶴原　100mg5mL1管[109円/管]，ツルドパミ点滴静注200mg：鶴原　200mg10mL1管[146円/管]，ドパミン塩酸塩点滴静注50mg「KN」：小林化工　50mg2.5mL1管[143円/管]，ドパミン塩酸塩点滴静注50mg「NP」：ニプロ　50mg2.5mL1管[143円/管]，ドパミン塩酸塩点滴静注50mg「アイロム」：アイロム　50mg2.5mL1管[143円/管]，ドパミン塩酸塩点滴静注100mg「KN」：小林化工　100mg5mL1管[109円/管]，ドパミン塩酸塩点滴静注100mg「NP」：ニプロ　100mg5mL1管[109円/管]，ドパミン塩酸塩点滴静注100mg「アイロム」：アイロム　100mg5mL1管[109円/管]，ドパミン塩酸塩点滴静注200mg「KN」：小林化工　200mg10mL1管[146円/管]，ドパミン塩酸塩点滴静注200mg「NP」：ニプロ　200mg10mL1管[146円/管]，ドパミン塩酸塩点滴静注200mg「アイロム」：アイロム　200mg10mL1管[146円/管]，ドパミン塩酸塩点滴静注液50mg「タイヨー」：テバ製薬　50mg2.5mL1管[143円/管]，ドパミン塩酸塩点滴静注液100mg「タイヨー」：テバ製薬　100mg5mL1管[109円/管]，ドパミン塩酸塩点滴静注液200mg「タイヨー」：テバ製薬　200mg10mL1管[146円/管]，ドミニン点滴静注40mg：日本新薬　40mg2mL1管[269円/管]，ドミニン点滴静注100mg：日本新薬　100mg5mL1管[436円/管]，ドミニン点滴静注200mg：日本新薬　200mg10mL1管[472円/管]，マートバーン静注50mg：辰巳化学　50mg2.5mL1管[143円/管]，マートバーン静注100mg：辰巳化学　100mg5mL1管[109円/管]，マートバーン静注200mg：辰巳化学　200mg10mL1管[146円/管]，ヤエリスタ点滴静注50mg：イセイ　50mg2.5mL1管[143円/管]，ヤエリスタ点滴静注100mg：イセイ　100mg5mL1管[109円/管]，ヤエリスタ点滴静注200mg：イセイ　200mg10mL1管[146円/管]

イノレット30R注　規格：300単位1キット[1997円/キット]

ヒトインスリン(遺伝子組換え)　ノボノルディスク　249

【効　能　効　果】

インスリン療法が適応となる糖尿病

【対応標準病名】

◎	糖尿病		
○	1型糖尿病	1型糖尿病・眼合併症あり	1型糖尿病・関節合併症あり
	1型糖尿病・ケトアシドーシス合併あり	1型糖尿病・昏睡合併あり	1型糖尿病・腎合併症あり
	1型糖尿病・神経学的合併症あり	1型糖尿病・多発糖尿病性合併症あり	1型糖尿病・糖尿病性合併症あり
	1型糖尿病・糖尿病性合併症なし	1型糖尿病・末梢循環合併症あり	1型糖尿病黄斑症
	1型糖尿病合併妊娠	1型糖尿病性アシドーシス	1型糖尿病性アセトン血症
	1型糖尿病性胃腸症	1型糖尿病性壊疽	1型糖尿病性黄斑浮腫
	1型糖尿病性潰瘍	1型糖尿病性眼筋麻痺	1型糖尿病性肝障害
	1型糖尿病性関節症	1型糖尿病性筋萎縮症	1型糖尿病性血管障害
	1型糖尿病性ケトアシドーシス	1型糖尿病性高コレステロール血症	1型糖尿病性虹彩炎
	1型糖尿病性骨症	1型糖尿病性昏睡	1型糖尿病性自律神経ニューロパチー
	1型糖尿病性神経因性膀胱	1型糖尿病性神経痛	1型糖尿病性腎硬化症
	1型糖尿病性腎症	1型糖尿病性腎症第1期	1型糖尿病性腎症第2期
	1型糖尿病性腎症第3期	1型糖尿病性腎症第3期A	1型糖尿病性腎症第3期B
	1型糖尿病性腎症第4期	1型糖尿病性腎症第5期	1型糖尿病性腎不全

	1型糖尿病性水疱	1型糖尿病性精神障害	1型糖尿病性そう痒症
	1型糖尿病性多発ニューロパチー	1型糖尿病性単ニューロパチー	1型糖尿病性中心性網膜症
	1型糖尿病性低血糖性昏睡	1型糖尿病性動脈硬化症	1型糖尿病性動脈閉塞症
	1型糖尿病性ニューロパチー	1型糖尿病性白内障	1型糖尿病性皮膚障害
	1型糖尿病性浮腫性硬化症	1型糖尿病性末梢血管症	1型糖尿病性末梢血管障害
あ	1型糖尿病性末梢神経障害	1型糖尿病性網膜症	ウイルス性糖尿病・眼合併症あり
	ウイルス性糖尿病・ケトアシドーシス合併あり	ウイルス性糖尿病・昏睡合併あり	ウイルス性糖尿病・腎合併症あり
	ウイルス性糖尿病・神経学的合併症あり	ウイルス性糖尿病・多発糖尿病性合併症あり	ウイルス性糖尿病・糖尿病性合併症あり
か	ウイルス性糖尿病・糖尿病性合併症なし	ウイルス性糖尿病・末梢循環合併症あり	緩徐進行1型糖尿病
	緩徐進行1型糖尿病・眼合併症あり	緩徐進行1型糖尿病・関節合併症あり	緩徐進行1型糖尿病・ケトアシドーシス合併あり
	緩徐進行1型糖尿病・昏睡合併あり	緩徐進行1型糖尿病・腎合併症あり	緩徐進行1型糖尿病・神経学的合併症あり
	緩徐進行1型糖尿病・多発糖尿病性合併症あり	緩徐進行1型糖尿病・糖尿病性合併症なし	緩徐進行1型糖尿病・末梢循環合併症あり
	キンメルスチール・ウイルソン症候群	劇症1型糖尿病	高血糖高浸透圧症候群
さ	高浸透圧性非ケトン性昏睡	術後低インスリン血症	膵性糖尿病・眼合併症あり
	膵性糖尿病・ケトアシドーシス合併あり	膵性糖尿病・昏睡合併あり	膵性糖尿病・腎合併症あり
	膵性糖尿病・神経学的合併症あり	膵性糖尿病・多発糖尿病性合併症あり	膵性糖尿病・糖尿病性合併症あり
	膵性糖尿病・糖尿病性合併症なし	膵性糖尿病・末梢循環合併症あり	膵全摘後二次性糖尿病
	ステロイド糖尿病・眼合併症あり	ステロイド糖尿病・ケトアシドーシス合併あり	ステロイド糖尿病・昏睡合併あり
	ステロイド糖尿病・腎合併症あり	ステロイド糖尿病・神経学的合併症あり	ステロイド糖尿病・多発糖尿病性合併症あり
	ステロイド糖尿病・糖尿病性合併症あり	ステロイド糖尿病・糖尿病性合併症なし	ステロイド糖尿病・末梢循環合併症あり
た	増殖性糖尿病性網膜症	増殖性糖尿病性網膜症・1型糖尿病	糖尿病・糖尿病性合併症なし
	糖尿病黄斑症	糖尿病黄斑浮腫	糖尿病性アシドーシス
	糖尿病性アセトン血症	糖尿病性壊疽	糖尿病性潰瘍
	糖尿病性眼筋麻痺	糖尿病性肝障害	糖尿病性関節症
	糖尿病性筋萎縮症	糖尿病性血管障害	糖尿病性ケトアシドーシス
	糖尿病性高コレステロール血症	糖尿病性虹彩炎	糖尿病性骨症
	糖尿病性昏睡	糖尿病性自律神経ニューロパチー	糖尿病性神経因性膀胱
	糖尿病性神経痛	糖尿病性腎硬化症	糖尿病性腎症
	糖尿病性腎不全	糖尿病性水疱	糖尿病性精神障害
	糖尿病性そう痒症	糖尿病性多発ニューロパチー	糖尿病性単ニューロパチー
	糖尿病性中心性網膜症	糖尿病性低血糖性昏睡	糖尿病性動脈閉塞症
	糖尿病性ニューロパチー	糖尿病性白内障	糖尿病性皮膚障害
	糖尿病性浮腫性硬化症	糖尿病性末梢血管症	糖尿病性末梢血管障害
な	糖尿病性末梢神経障害	糖尿病網膜症	二次性糖尿病・眼合併症あり
	二次性糖尿病・ケトアシドーシス合併あり	二次性糖尿病・昏睡合併あり	二次性糖尿病・腎合併症あり
	二次性糖尿病・神経学的合併症あり	二次性糖尿病・多発糖尿病性合併症あり	二次性糖尿病・糖尿病性合併症あり
	二次性糖尿病・糖尿病性合併症なし	二次性糖尿病・末梢循環合併症あり	妊娠中の糖尿病
や	妊娠糖尿病母体児症候群	不安定型糖尿病	薬剤性糖尿病・眼合併症あり
	薬剤性糖尿病・ケトアシドーシス合併あり	薬剤性糖尿病・昏睡合併あり	薬剤性糖尿病・腎合併症あり
	薬剤性糖尿病・神経学的合併症あり	薬剤性糖尿病・多発糖尿病性合併症あり	薬剤性糖尿病・糖尿病性合併症あり
	薬剤性糖尿病・糖尿病性合併症なし	薬剤性糖尿病・末梢循環合併症あり	
△	インスリン抵抗性糖尿病	化学的糖尿病	境界型糖尿病
	新生児一過性糖尿病	新生児糖尿病	膵性糖尿病
	糖尿病合併症	糖尿病性動脈硬化症	糖尿病母体児
	妊娠糖尿病		

効能効果に関連する使用上の注意　糖尿病の診断が確立した患者に対してのみ適用を考慮すること。

糖尿病以外にも耐糖能異常や尿糖陽性を呈する糖尿病類似の病態(腎性糖尿，甲状腺機能異常等)があることに留意すること。

用法用量　本剤は速効型インスリンと中間型インスリンを3:7の割合で含有する混合製剤である。

成人では通常1回4～20単位を1日2回，朝食前と夕食前30分以内に皮下注射する。なお，1日1回投与のときは朝食前に皮下注射する。

投与量は症状及び検査所見に応じて適宜増減するが，維持量は通常1日4～80単位である。

但し，必要により上記用量を超えて使用することがある。

用法用量に関連する使用上の注意　適用にあたっては本剤の作用時間，1mLあたりのインスリン含有単位と患者の病状に留意し，その製剤的特徴に適する場合に投与すること。

なお，糖尿病性昏睡，急性感染症，手術等緊急の場合は，本剤のみで処置することは適当でなく，速効型インスリン製剤を使用すること。

禁忌

(1)低血糖症状を呈している患者

(2)本剤の成分に対し過敏症の既往歴のある患者

イマジニール300注20mL(尿路・CT・血管用)
規格：62.34%20mL1瓶[1701円/瓶]

イマジニール300注50mL(尿路・CT・血管用)
規格：62.34%50mL1瓶[3942円/瓶]

イマジニール300注100mL(尿路・CT・血管用)
規格：62.34%100mL1瓶[6566円/瓶]

イマジニール350注20mL(尿路・CT・血管用)
規格：72.73%20mL1瓶[1701円/瓶]

イマジニール350注50mL(尿路・CT・血管用)
規格：72.73%50mL1瓶[3942円/瓶]

イマジニール350注100mL(尿路・CT・血管用)
規格：72.73%100mL1瓶[6566円/瓶]

イオキシラン　ゲルベ　721

【効能効果】

〔イマジニール300注〕：脳血管撮影，大動脈撮影，選択的血管撮影，四肢血管撮影，ディジタルX線撮影法による動脈性血管撮影，ディジタルX線撮影法による静脈性血管撮影，コンピューター断層撮影における造影，静脈性尿路撮影

〔イマジニール350注〕：血管心臓撮影，大動脈撮影，選択的血管撮影，四肢血管撮影，ディジタルX線撮影法による動脈性血管撮影，ディジタルX線撮影法による静脈性血管撮影，コンピューター断層撮影における造影，静脈性尿路撮影

【対応標準病名】

該当病名なし

用法用量

通常成人1回，下記の量を使用する。なお，年齢，体重，症状，目的により適宜増減する。また，複数回投与する場合は，総使用量は250mLまでとする。

撮影の種類		用量	
		イマジニール300注	イマジニール350注
脳血管撮影		5～12mL	—
血管心臓撮影	心腔内撮影	—	30～45mL
	冠状動脈撮影	—	5～10mL
大動脈撮影		15～50mL	25～50mL
選択的血管撮影		4～50mL	5～55mL
四肢血管撮影		8～80mL	10～70mL

ディジタルX線撮影法による動脈性血管撮影	3～20mL	5～40mL
ディジタルX線撮影法による静脈性血管撮影	30～40mL	20～70mL
コンピューター断層撮影における造影	15～150mL	17～100mL
	必要に応じ点滴注入を行う。	
静脈性尿路撮影	50～100mL	50～100mL
	必要に応じ点滴注入を行う。	

警告

(1)ショック等の重篤な副作用があらわれることがある。
(2)本剤を脳・脊髄腔内に投与すると重篤な副作用が発現するおそれがあるので，脳槽・脊髄造影には使用しないこと。

禁忌

(1)ヨード又はヨード造影剤に過敏症の既往歴のある患者
(2)重篤な甲状腺疾患のある患者

原則禁忌

(1)一般状態の極度に悪い患者
(2)気管支喘息のある患者
(3)重篤な心障害のある患者
(4)重篤な肝障害のある患者
(5)重篤な腎障害(無尿等)のある患者
(6)マクログロブリン血症の患者
(7)多発性骨髄腫のある患者
(8)テタニーのある患者
(9)褐色細胞腫のある患者及びその疑いのある患者

イミグランキット皮下注3mg　規格：3mg0.5mL1筒[3525円/筒]
イミグラン注3　規格：3mg1mL1管[3387円/管]
スマトリプタンコハク酸塩　グラクソ・スミスクライン　216

【効能効果】

片頭痛，群発頭痛

【対応標準病名】

◎	群発性頭痛	片頭痛	
○	眼筋麻痺性片頭痛	眼性片頭痛	血管性頭痛
	持続性片頭痛	典型片頭痛	脳底動脈性片頭痛
	普通型片頭痛	片麻痺性片頭痛	慢性群発頭痛
	網膜性片頭痛		
△	眼性頭痛		

効能効果に関連する使用上の注意

(1)本剤は国際頭痛学会による片頭痛，群発頭痛診断基準により「前兆のない片頭痛」，「前兆のある片頭痛」あるいは群発頭痛と確定診断が行われた場合にのみ投与すること。特に次のような患者は，くも膜下出血等の脳血管障害や他の原因による頭痛の可能性があるので，本剤投与前に問診，診察，検査を十分に行い，頭痛の原因を確認してから投与すること。
　①今までに片頭痛又は群発頭痛と診断が確定したことのない患者
　②片頭痛又は群発頭痛と診断されたことはあるが，片頭痛又は群発頭痛に通常見られる症状や経過とは異なった頭痛及び随伴症状のある患者
(2)家族性片麻痺性片頭痛，孤発性片麻痺性片頭痛，脳底型片頭痛あるいは眼筋麻痺性片頭痛の患者には投与しないこと。

用法用量

片頭痛及び群発頭痛発作の頭痛発現時に，通常，成人にはスマトリプタンとして1回3mgを皮下投与する。なお，年齢，症状により適宜増減する。
ただし，1回3mg，1日6mgを超えないこと。
片頭痛：1回の頭痛発作において，初回投与で頭痛が軽減した場合には，24時間以内に起こった次の発作に対して追加投与することができるが，2回の投与の間には少なくとも1時間の間隔をおくこと。
群発頭痛：1日2回の発作に投与することができるが，2回の投与の間には少なくとも1時間の間隔をおくこと。

用法用量に関連する使用上の注意

(1)本剤は頭痛発現時にのみ使用し，予防的には使用しないこと。
(2)本剤投与により全く効果が認められない場合は，その発作に対して追加投与をしないこと。このような場合は，再検査の上，頭痛の原因を確認すること。
(3)本剤は皮下注射のみに使用し，静脈内投与はしないこと。[静脈内投与により血管攣縮をおこす可能性がある]
(4)スマトリプタン製剤を組み合わせて使用する場合には少なくとも以下の間隔をあけて投与すること。
　①注射液投与後に錠剤あるいは点鼻液を追加投与する場合には1時間以上
　②錠剤投与後に注射液を追加投与する場合には2時間以上
　③点鼻液投与後に注射液を追加投与する場合には2時間以上

禁忌

(1)本剤の成分に対し過敏症の既往歴のある患者
(2)心筋梗塞の既往歴のある患者，虚血性心疾患又はその症状・兆候のある患者，異型狭心症(冠動脈攣縮)のある患者
(3)脳血管障害や一過性脳虚血性発作の既往のある患者
(4)末梢血管障害を有する患者
(5)コントロールされていない高血圧症の患者
(6)重篤な肝機能障害を有する患者
(7)エルゴタミン，エルゴタミン誘導体含有製剤，あるいは他の5-$HT_{1B/1D}$受容体作動薬を投与中の患者
(8)モノアミンオキシダーゼ阻害剤(MAO阻害剤)を投与中，あるいは投与中止2週間以内の患者

併用禁忌

薬剤名等	臨床症状・措置方法	機序・危険因子
エルゴタミン エルゴタミン酒石酸塩・無水カフェイン・イソプロピルアンチピリン(クリアミン) エルゴタミン誘導体含有製剤 ジヒドロエルゴタミンメシル酸塩(ジヒデルゴット) エルゴメトリンマレイン酸塩(エルゴメトリンF) メチルエルゴメトリンマレイン酸塩(メテルギン)	血圧上昇又は血管攣縮が増強されるおそれがある。 本剤投与後にエルゴタミンあるいはエルゴタミン誘導体含有製剤を投与する場合，もしくはその逆の場合は，それぞれ24時間以上の間隔をあけて投与すること。	5-$HT_{1B/1D}$受容体作動薬との薬理的相加作用により，相互に作用(血管収縮作用)を増強させる。
5-$HT_{1B/1D}$受容体作動薬 ゾルミトリプタン(ゾーミッグ) エレトリプタン臭化水素酸塩(レルパックス) リザトリプタン安息香酸塩(マクサルト) ナラトリプタン塩酸塩(アマージ)	血圧上昇又は血管攣縮が増強されるおそれがある。 本剤投与後に他の5-$HT_{1B/1D}$受容体作動型の片頭痛薬を投与する場合，もしくはその逆の場合は，それぞれ24時間以内に投与しないこと。	併用により相互に作用を増強させる。
MAO阻害剤	本剤の消失半減期($t_{1/2}$)が延長し，血中濃度-時間曲線下面積(AUC)が増加するおそれがあるので，MAO阻害剤を投与中あるいは投与中止2週間以内の患者には本剤を投与しないこと。	MAO阻害剤により本剤の代謝が阻害され，本剤の作用が増強される可能性が考えられる。

イムネース注35　規格：35万単位1瓶(溶解液付)[49587円/瓶]
テセロイキン(遺伝子組換え)　塩野義　639

【効能効果】

(1)血管肉腫
(2)腎癌

【対応標準病名】

◎	血管肉腫	腎癌	
○	悪性血管外皮腫	ウイルムス腫瘍	胸壁血管肉腫
	腎悪性腫瘍	腎細胞癌	腎肉腫
	大腿血管肉腫	殿部血管肉腫	透析腎癌
△	足悪性軟部腫瘍	下腿悪性線維性組織球腫	下腿悪性軟部腫瘍
	下腿横紋筋肉腫	下腿滑膜肉腫	下腿線維肉腫
	下腿淡明細胞肉腫	下腿平滑筋肉腫	下腿胞巣状軟部肉腫
	下腿類上皮肉腫	胸部悪性軟部腫瘍	胸壁悪性線維性組織球腫
	胸壁横紋筋肉腫	胸壁線維肉腫	胸壁淡明細胞肉腫
	股関節部滑膜肉腫	骨盤内悪性軟部腫瘍	骨盤部悪性軟部腫瘍
	膝関節部滑膜肉腫	膝部悪性線維性組織球腫	膝部淡明細胞肉腫
	膝部胞巣状軟部肉腫	脂肪肉腫	腎カルチノイド
	足関節部滑膜肉腫	足部横紋筋肉腫	足部滑膜肉腫
	足部淡明細胞肉腫	足部類上皮肉腫	鼡径部悪性線維性組織球腫
	鼡径部横紋筋肉腫	鼡径部滑膜肉腫	大腿悪性線維性組織球腫
	大腿悪性軟部腫瘍	大腿横紋筋肉腫	大腿滑膜肉腫
	大腿線維肉腫	大腿平滑筋肉腫	大腿胞巣状軟部肉腫
	大腿類上皮肉腫	殿部悪性線維性組織球腫	殿部悪性軟部腫瘍
	殿部横紋筋肉腫	殿部滑膜肉腫	殿部線維肉腫
	殿部平滑筋肉腫	殿部胞巣状軟部肉腫	軟部悪性巨細胞腫
	軟部腫瘍	軟部組織悪性腫瘍	肉腫
	背部悪性線維性組織球腫	背部悪性軟部腫瘍	背部横紋筋肉腫
	腹部悪性軟部腫瘍	腹部平滑筋肉腫	腹壁悪性線維性組織球腫
	腹壁横紋筋肉腫	腹壁線維肉腫	腰部悪性線維性組織球腫
	リンパ管肉腫		

用法用量

(1)血管肉腫

生理食塩液又は5%ブドウ糖注射液等に溶解し，通常，成人には1日70万単位を，1日1～2回に分けて連日点滴静注する。

なお，年齢，症状により適宜増減するが最大投与量は1日140万単位とする。

(2)腎癌

生理食塩液又は5%ブドウ糖注射液等に溶解し，通常，成人には1日70万単位を，1日1～2回に分けて連日点滴静注する。

なお，年齢，症状により適宜増減するが最大投与量は1日210万単位とする。

増量することにより，肝機能検査値異常，体液貯留が発現しやすくなるため，注意すること。

禁忌

(1)本剤の成分に対し過敏症の既往歴のある患者

(2)ワクチン等の生物学的製剤に対し過敏症の既往歴のある患者

イムノマックス－γ注50

規格：50万国内標準単位1瓶(溶解液付)[4399円/瓶]

イムノマックス－γ注100

規格：100万国内標準単位1瓶(溶解液付)[8276円/瓶]

インターフェロンガンマー1a(遺伝子組換え)　塩野義　639

【効能効果】

(1)腎癌

(2)慢性肉芽腫症に伴う重症感染の頻度と重篤度の軽減

(3)菌状息肉症，セザリー症候群

【対応標準病名】

◎	菌状息肉症	重症感染症	腎癌
	セザリー症候群	慢性肉芽腫症	
○	ウイルムス腫瘍	腎悪性腫瘍	進行性敗血症性肉芽腫症
	腎細胞癌	腎肉腫	透析腎癌
△	CR3欠損症	顆粒球機能異常症	感染性角膜炎
	後天性顆粒球機能異常症	後天性好中球機能不全症	細菌性結膜炎
	腎カルチノイド	先天性好中球機能不全症	先天性貪食能異常症
	多核好中球機能障害	白血球接着不全症	慢性感染性貧血
	慢性細菌性前立腺炎		

効能効果に関連する使用上の注意　菌状息肉症及びセザリー症候群の内臓病変を有する患者に対する本剤の有効性及び安全性は確立していない。

用法用量

(1)腎癌

生理食塩液又は5%ブドウ糖注射液等に溶解し，1法又は2法により点滴静注する。

1法：連日投与：通常，成人には1日1回200万～300万国内標準単位/m^2(体表面積)を連日投与する。

2法：間欠投与

通常，成人には1日1回1000万国内標準単位/m^2(体表面積)を5日間連日投与し，9日間休薬する。これを2回繰り返す。

その後，1日1回1000万国内標準単位/m^2(体表面積)を隔日3回投与し，9日間休薬する。これを2回以上繰り返す。

なお，年齢，症状により適宜増減する。

(2)慢性肉芽腫症に伴う重症感染の頻度と重篤度の軽減

通常，1日1回25万国内標準単位/m^2(体表面積)を週1～3回皮下注射する。

なお，安全性からみて上記投与量の継続が困難と判断されたときは適宜減量又は中止する。

1回25万国内標準単位/m^2(体表面積)を超える高用量の投与は望ましくない。

上記の投与量を超える用量を投与した場合の安全性及び有効性は確立されていない。

(3)菌状息肉症，セザリー症候群

通常，成人には1日1回200万国内標準単位を生理食塩液又は5%ブドウ糖注射液等に溶解し，週5回点滴静注する。

効果が不十分な場合には，1日1回400万国内標準単位を上限として増量できる。

なお，患者の状態により適宜減量する。

禁忌

(1)本剤又は他のインターフェロン製剤に対し過敏症の既往歴のある患者

(2)ワクチン等生物学的製剤に対し過敏症の既往歴のある患者

イムノマックス－γ注300

規格：300万国内標準単位1瓶(溶解液付)[15713円/瓶]

インターフェロンガンマー1a(遺伝子組換え)　塩野義　639

【効能効果】

腎癌

【対応標準病名】

◎	腎癌		
○	ウイルムス腫瘍	腎悪性腫瘍	腎細胞癌
	腎肉腫	透析腎癌	
△	腎カルチノイド		

用法用量

生理食塩液又は5%ブドウ糖注射液等に溶解し，1法又は2法により点滴静注する。

1法：連日投与：通常，成人には1日1回200万～300万国内標準単位/m^2(体表面積)を連日投与する。

2法：間欠投与

通常，成人には1日1回1000万国内標準単位/m^2(体表面積)を5日間連日投与し，9日間休薬する。これを2回繰り返す。

その後，1日1回1000万国内標準単位/m^2(体表面積)を隔日3回投与し，9日間休薬する。これを2回以上繰り返す。

なお，年齢，症状により適宜増減する。

禁忌

(1)本剤又は他のインターフェロン製剤に対し過敏症の既往歴のある患者

(2)ワクチン等生物学的製剤に対し過敏症の既往歴のある患者

イモバックスポリオ皮下注　規格：－[－]

不活化ポリオワクチン(ソークワクチン)　サノフィ　631

【効能効果】

急性灰白髄炎の予防

【対応標準病名】

◎	ポリオ
○	ポリオウイルス感染症　ポリオウイルス髄膜炎

用法用量

(1)初回免疫：通常，1 回 0.5mL ずつを 3 回，いずれも 3 週間以上の間隔で皮下に注射する。

(2)追加免疫：通常，初回免疫後 6 か月以上の間隔をおいて，1 回 0.5mL を皮下に注射する。

用法用量に関連する使用上の注意

(1)接種対象者・接種時期：本剤の接種は，通常，生後 3 か月から 90 か月までの間にある者に行うが，初回免疫については，標準として生後 3 か月から 12 か月までの者に 3〜8 週間の間隔で，追加免疫については，標準として初回免疫終了後 12 か月から 18 か月を経過した者に接種する。なお，国内において 4 回を超える接種後の有効性及び安全性は検討されていない。

(2)他のワクチン製剤との接種間隔：生ワクチンの接種を受けた者は，通常，27 日以上，また他の不活化ワクチンの接種を受けた者は，通常，6 日以上間隔を置いて本剤を接種すること。ただし，医師が必要と認めた場合には，同時に接種することができる(なお，本剤を他のワクチンと混合して接種してはならない)。

接種不適当者

被接種者が次のいずれかに該当すると認められる場合には，接種を行ってはならない。

(1)明らかな発熱を呈している者

(2)重篤な急性疾患にかかっていることが明らかな者

(3)本剤の成分によってアナフィラキシーを呈したことがあることが明らかな者

(4)上記に掲げる者のほか，予防接種を行うことが不適当な状態にある者

イラリス皮下注用150mg　規格：150mg1瓶[1420162円/瓶]

カナキヌマブ(遺伝子組換え)　ノバルティス　399

【効能効果】

以下のクリオピリン関連周期性症候群

(1)家族性寒冷自己炎症症候群

(2)マックル・ウェルズ症候群

(3)新生児期発症多臓器系炎症性疾患

【対応標準病名】

◎	家族性寒冷自己炎症症候群	クリオピリン関連周期性症候群	新生児期発症多臓器系炎症性疾患
	マックル・ウエルズ症候群		
△	アミロイドーシス		

用法用量　通常，体重 40kg 以下の患者にはカナキヌマブ(遺伝子組換え)として 1 回 2mg/kg を，体重 40kg を超える患者には 1 回 150mg を 8 週毎に皮下投与する。

十分な臨床的効果(皮疹及び炎症症状の寛解)がみられない場合には適宜漸増するが，1 回最高用量は体重 40kg 以下の患者では 8mg/kg，体重 40kg を超える患者では 600mg とする。

最高用量まで増量し，8 週以内に再燃がみられた場合には，投与間隔を 4 週間まで短縮できる。

なお，症状に応じて 1 回投与量の増減を検討すること。

用法用量に関連する使用上の注意

(1)本剤 1 バイアルを日局注射用水 1.0mL に溶解した場合，溶液 1.0mL がカナキヌマブ(遺伝子組換え)の投与量 150mg に相当する。

(2)本剤の至適用量は患者の体重及び臨床症状によって異なり，投与量は患者毎に設定する必要がある。投与は 1 回 2mg/kg 又は 150mg の低用量から開始し，十分な効果がみられない，もしくは再燃がみられた場合に限り，投与量の増量を行うこと。

警告

(1)本剤投与により，敗血症を含む重篤な感染症等があらわれることがあり，本剤との関連性は明らかではないが，悪性腫瘍の発現も報告されている。本剤が疾病を完治させる薬剤でないことも含め，これらの情報を患者に十分説明し，患者が理解したことを確認した上で，治療上の有益性が危険性を上回ると判断される場合にのみ本剤を投与すること。また，本剤の投与において，重篤な感染症等の副作用により，致命的な経過をたどることがあるので，緊急時に十分に措置できる医療施設及び医師のもとで投与し，本剤投与後に副作用が発現した場合には，速やかに担当医に連絡するよう患者に注意を与えること。

(2)敗血症等の致命的な感染症が報告されているため，十分な観察を行うなど感染症の発現に注意すること。

(3)本剤及びクリオピリン関連周期性症候群について十分な知識をもつ医師が使用すること。

禁忌

(1)重篤な感染症の患者

(2)活動性結核の患者

(3)本剤の成分に対し過敏症の既往歴のある患者

イロクテイト静注用250
規格：250国際単位1瓶(溶解液付)[26766円/瓶]

イロクテイト静注用500
規格：500国際単位1瓶(溶解液付)[49637円/瓶]

イロクテイト静注用750
規格：750国際単位1瓶(溶解液付)[71236円/瓶]

イロクテイト静注用1000
規格：1,000国際単位1瓶(溶解液付)[92050円/瓶]

イロクテイト静注用1500
規格：1,500国際単位1瓶(溶解液付)[132105円/瓶]

イロクテイト静注用2000
規格：2,000国際単位1瓶(溶解液付)[170702円/瓶]

イロクテイト静注用3000
規格：3,000国際単位1瓶(溶解液付)[244983円/瓶]

エフラロクトコグアルファ(遺伝子組換え)　バイオジェン　634

【効能効果】

血液凝固第 VIII 因子欠乏患者における出血傾向の抑制

【対応標準病名】

◎	血友病 A	出血傾向	
○	血液凝固異常	血友病	血友病関節炎
	血友病性出血	後天性血友病 A	先天性血液凝固因子異常
	第 VIII 因子インヒビター陽性先天性血友病		

用法用量　本剤を添付の溶解液全量で溶解し，数分かけて緩徐に静脈内に投与する。

通常，1 回体重 1kg 当たり 10〜30 国際単位を投与するが，患者の状態に応じて適宜増減する。

定期的に投与する場合，通常，1 日目に体重 1kg 当たり 25 国際単位，4 日目に体重 1kg 当たり 50 国際単位から開始し，以降は患者の状態に応じて，投与量は 1 回体重 1kg 当たり 25〜65 国際単位，投与間隔は 3〜5 日の範囲で適宜調節する。週 1 回の投与を行う場合は，体重 1kg 当たり 65 国際単位を投与する。

用法用量に関連する使用上の注意

(1)体重1kg当たり1国際単位の本剤を投与することにより，循環血漿中の血液凝固第VIII因子レベルが2%(2国際単位/dL)上昇することが見込まれる。

個々の患者における薬物動態(消失半減期，上昇値等)及び本剤に対する臨床効果は異なるため，必要量は以下の計算式に基づいて算出すること。

必要量(国際単位)＝体重(kg)×血液凝固第VIII因子の目標上昇値(%又は国際単位/dL)×0.5[(国際単位/kg)/(国際単位/dL)]

(2)急性出血時又は周術期に使用する場合は，血液凝固第VIII因子活性の測定を行うなど患者の状態を観察し，下表を参考に投与量及び投与間隔を調節すること。

急性出血時における投与量及び投与間隔の目安

出血の程度	必要な血液凝固第VIII因子レベル(%又は国際単位/dL)	投与量(国際単位/kg)及び投与頻度(時間)
軽度及び中等度 例：関節出血，神経血管障害を伴わない表在筋出血(腸腰筋除く)，深い裂傷及び腎出血，表在性軟組織出血，粘膜出血	40〜60	20〜30国際単位/kg 出血所見が認められる場合，24〜48時間毎に追加投与すること。
重度 例：生命を脅かす出血	80〜100	40〜50国際単位/kg 出血所見が認められる場合，12〜24時間毎に追加投与すること。

周術期における投与量及び投与間隔の目安

手術の種類	必要な初回血液凝固第VIII因子レベル(%又は国際単位/dL)	投与量(国際単位/kg)及び投与頻度(時間)
小手術 (合併症のない抜歯を含む)	50〜80	25〜40国際単位/kg 通常，単回投与で十分であるが，必要に応じ，24時間後に追加投与を行う。
大手術 (腹腔内手術，人工関節置換術を含む)	80〜120	初回投与40〜60国際単位/kg。初回投与後，目標とする血液凝固第VIII因子レベルを維持できるように，8〜24時間後，及び24時間毎に40〜50国際単位/kgの追加投与を考慮すること。

(3)定期的に投与する場合，3〜5日間隔での投与を原則とするが，患者の状態により週1回の投与を行うこともできる。

インジウムDTPA(^{111}In)注

規格：10MBq[551.8円/MBq]

ジエチレントリアミン五酢酸インジウム(^{111}In)

日本メジフィジックス　430

【効 能 効 果】

脳脊髄液腔シンチグラムによる脳脊髄液腔病変の診断

【対応標準病名】

該当病名なし

用法用量　通常，成人にはインジウム-111として18.5〜37MBqを脳脊髄液腔内に投与し，シンチカメラ又はシンチスキャンナにより，経時的にシンチグラムをとる。

なお，年齢，体重により適宜増減する。

禁忌

(1)頭蓋内圧が著明な亢進を示しており，乳頭浮腫が認められる患者

(2)後頭蓋窩の腫瘍が疑われる患者(乳頭浮腫の有無にかかわらず)

インジゴカルミン注20mg「第一三共」

規格：0.4%5mL1管[241円/管]

インジゴカルミン　第一三共　722,729

【効 能 効 果】

(1)腎機能検査(分腎機能測定による)

(2)次の疾患におけるセンチネルリンパ節の同定：乳癌，悪性黒色腫

【対応標準病名】

該当病名なし

効能効果に関連する使用上の注意　本剤を用いたセンチネルリンパ節生検は，本検査法に十分な知識と経験を有する医師のもとで，実施が適切と判断される症例において実施すること。なお，症例の選択にあたっては，最新の関連ガイドライン等を参照し，適応となる腫瘍径や部位等について十分な検討を行うこと。

用法用量

(1)腎機能検査

通常インジゴカルミンとして20〜40mg(5〜10mL)を静注した後，膀胱鏡で初排泄時間を調べる。

<参考>：健康成人の初排泄時間は3〜5分で，遅くとも10分以内であれば機能異常ではない。腎機能障害がある場合，初排泄時間は遅延する。

(注)色素初排泄時間の他に，色素が尿中排泄最高濃度に達する時間(正常5〜7分)，排泄持続時間(正常90分)を調べる場合もある。

(2)センチネルリンパ節の同定

乳癌のセンチネルリンパ節の同定においては，インジゴカルミンとして通常20mg(5mL)以下を悪性腫瘍近傍又は乳輪部の皮下に適宜分割して投与する。

悪性黒色腫のセンチネルリンパ節の同定においては，インジゴカルミンとして通常4〜12mg(1〜3mL)を悪性腫瘍近傍の皮内数箇所に適宜分割して投与する。

用法用量に関連する使用上の注意　センチネルリンパ節の同定においては，可能な限り本剤とラジオアイソトープ法を併用することが望ましい。その際には，併用する薬剤の添付文書を参照した上で使用すること。

禁忌　本剤の成分に対し過敏症の既往歴のある患者

インスリングラルギンBS注カート「リリー」　規格：−[−]
インスリングラルギンBS注ミリオペン「リリー」

規格：−[−]

インスリングラルギン(遺伝子組換え)　日本イーライリリー　249

【効 能 効 果】

インスリン療法が適応となる糖尿病

【対応標準病名】

◎	糖尿病		
○	1型糖尿病	1型糖尿病・眼合併症あり	1型糖尿病・関節合併症あり
	1型糖尿病・ケトアシドーシス合併あり	1型糖尿病・昏睡合併あり	1型糖尿病・腎合併症あり
	1型糖尿病・神経学的合併症あり	1型糖尿病・多発糖尿病性合併症あり	1型糖尿病・糖尿病性合併症あり
	1型糖尿病・糖尿病性合併症なし	1型糖尿病・末梢循環合併症あり	1型糖尿病黄斑症
	1型糖尿病合併妊娠	1型糖尿病性アシドーシス	1型糖尿病性アセトン血症
	1型糖尿病性胃腸症	1型糖尿病性壊疽	1型糖尿病性黄斑浮腫
	1型糖尿病性潰瘍	1型糖尿病性眼筋麻痺	1型糖尿病性肝障害
	1型糖尿病性関節症	1型糖尿病性筋萎縮症	1型糖尿病性血管障害
	1型糖尿病性ケトアシドーシス	1型糖尿病性高コレステロール血症	1型糖尿病性虹彩炎
	1型糖尿病性骨症	1型糖尿病性昏睡	1型糖尿病性自律神経ニューロパチー
	1型糖尿病性神経因性膀胱	1型糖尿病性神経痛	1型糖尿病性腎硬化症

	1型糖尿病性腎症	1型糖尿病性腎症第1期	1型糖尿病性腎症第2期
	1型糖尿病性腎症第3期	1型糖尿病性腎症第3期A	1型糖尿病性腎症第3期B
	1型糖尿病性腎症第4期	1型糖尿病性腎症第5期	1型糖尿病性腎不全
	1型糖尿病性水疱	1型糖尿病性精神障害	1型糖尿病性そう痒症
	1型糖尿病性多発ニューロパチー	1型糖尿病性単ニューロパチー	1型糖尿病性中心性網膜症
	1型糖尿病性低血糖性昏睡	1型糖尿病性動脈硬化症	1型糖尿病性動脈閉塞症
	1型糖尿病性ニューロパチー	1型糖尿病性白内障	1型糖尿病性皮膚障害
	1型糖尿病性浮腫性硬化症	1型糖尿病性末梢血管症	1型糖尿病性末梢血管障害
	1型糖尿病性末梢神経障害	1型糖尿病性網膜症	ウイルス性糖尿病・眼合併症あり
	ウイルス性糖尿病・ケトアシドーシス合併あり	ウイルス性糖尿病・昏睡合併あり	ウイルス性糖尿病・腎合併あり
	ウイルス性糖尿病・神経学的合併症あり	ウイルス性糖尿病・多発糖尿病性合併症あり	ウイルス性糖尿病・糖尿病性合併症あり
	ウイルス性糖尿病・糖尿病性合併症なし	ウイルス性糖尿病・末梢循環合併症あり	緩徐進行1型糖尿病
	緩徐進行1型糖尿病・眼合併症あり	緩徐進行1型糖尿病・関節合併症あり	緩徐進行1型糖尿病・ケトアシドーシス合併あり
	緩徐進行1型糖尿病・昏睡合併あり	緩徐進行1型糖尿病・腎合併症あり	緩徐進行1型糖尿病・神経学的合併症あり
	緩徐進行1型糖尿病・多発糖尿病性合併症あり	緩徐進行1型糖尿病・糖尿病性合併症なし	緩徐進行1型糖尿病・末梢循環合併症あり
	キンメルスチール・ウイルソン症候群	劇症1型糖尿病	高血糖高浸透圧症候群
	高浸透圧性非ケトン性昏睡	術後低インスリン血症	膵性糖尿病・眼合併症あり
	膵性糖尿病・ケトアシドーシス合併あり	膵性糖尿病・昏睡合併あり	膵性糖尿病・腎合併症あり
	膵性糖尿病・神経学的合併症あり	膵性糖尿病・多発糖尿病性合併症あり	膵性糖尿病・糖尿病性合併症あり
	膵性糖尿病・糖尿病性合併症なし	膵性糖尿病・末梢循環合併症あり	膵全摘後二次性糖尿病
	ステロイド糖尿病・眼合併症あり	ステロイド糖尿病・ケトアシドーシス合併あり	ステロイド糖尿病・昏睡合併あり
	ステロイド糖尿病・腎合併症あり	ステロイド糖尿病・神経学的合併症あり	ステロイド糖尿病・多発糖尿病性合併症あり
	ステロイド糖尿病・糖尿病性合併症あり	ステロイド糖尿病・糖尿病性合併症なし	ステロイド糖尿病・末梢循環合併症あり
	増殖性糖尿病性網膜症	増殖性糖尿病性網膜症・1型糖尿病	糖尿病・糖尿病性合併症なし
	糖尿病黄斑症	糖尿病黄斑浮腫	糖尿病性アシドーシス
	糖尿病性アセトン血症	糖尿病性壊疽	糖尿病性潰瘍
	糖尿病性眼筋麻痺	糖尿病性肝障害	糖尿病性関節症
	糖尿病性筋萎縮症	糖尿病性血管障害	糖尿病性ケトアシドーシス
	糖尿病性高コレステロール血症	糖尿病性虹彩炎	糖尿病性骨症
	糖尿病性昏睡	糖尿病性自律神経ニューロパチー	糖尿病性神経因性膀胱
	糖尿病性神経痛	糖尿病性腎硬化症	糖尿病性腎症
	糖尿病性腎不全	糖尿病性水疱	糖尿病性精神障害
	糖尿病性そう痒症	糖尿病性多発ニューロパチー	糖尿病性単ニューロパチー
	糖尿病性中心性網膜症	糖尿病性低血糖性昏睡	糖尿病性動脈閉塞症
	糖尿病性ニューロパチー	糖尿病性白内障	糖尿病性皮膚障害
	糖尿病性浮腫性硬化症	糖尿病性末梢血管症	糖尿病性末梢血管障害
	糖尿病性末梢神経障害	糖尿病網膜症	二次性糖尿病・眼合併症あり
	二次性糖尿病・ケトアシドーシス合併あり	二次性糖尿病・昏睡合併あり	二次性糖尿病・腎合併症あり
	二次性糖尿病・神経学的合併症あり	二次性糖尿病・多発糖尿病性合併症あり	二次性糖尿病・糖尿病性合併症あり
	二次性糖尿病・糖尿病性合併症なし	二次性糖尿病・末梢循環合併症あり	妊娠中の糖尿病
	妊娠糖尿病母体児症候群	不安定型糖尿病	薬剤性糖尿病・眼合併症あり
	薬剤性糖尿病・ケトアシドーシス合併あり	薬剤性糖尿病・昏睡合併あり	薬剤性糖尿病・腎合併症あり
	薬剤性糖尿病・神経学的合併症あり	薬剤性糖尿病・多発糖尿病性合併症あり	薬剤性糖尿病・糖尿病性合併症あり
	薬剤性糖尿病・糖尿病性合併症なし	薬剤性糖尿病・末梢循環合併症あり	
△	インスリン抵抗性糖尿病	化学的糖尿病	境界型糖尿病
	新生児一過性糖尿病	新生児糖尿病	膵性糖尿病
	糖尿病合併症	糖尿病性動脈硬化症	糖尿病母体児
	妊娠糖尿病		

効能効果に関連する使用上の注意

糖尿病の診断が確立した患者に対してのみ適用を考慮すること。糖尿病以外にも耐糖能異常，尿糖陽性等，糖尿病類似の症状を有する疾患(腎性糖尿，甲状腺機能異常等)があることに留意すること。

用法用量　通常，成人では，初期は1日1回4～20単位を皮下注射するが，ときに他のインスリン製剤を併用することがある。注射時刻は朝食前又は就寝前のいずれでもよいが，毎日一定とする。投与量は，患者の症状及び検査所見に応じて増減する。なお，その他のインスリン製剤の投与量を含めた維持量は，通常1日4～80単位である。

ただし，必要により上記用量を超えて使用することがある。

用法用量に関連する使用上の注意

(1)適用にあたっては本剤の作用時間，1mL当たりのインスリン含有単位と患者の病状に留意し，その製剤的特徴に適する場合に投与すること。

(2)糖尿病性昏睡，急性感染症，手術等緊急の場合は，本剤のみで処置することは適当でなく，速効型インスリン製剤を使用すること。

(3)中間型又は持続型インスリン製剤から本剤に変更する場合

①以下を参考に本剤の投与を開始し，その後の患者の状態に応じて用量を増減するなど，本剤の作用特性を考慮の上慎重に行うこと。

(a)1日1回投与の中間型又は持続型インスリン製剤から本剤に変更する場合，通常初期用量は，中間型又は持続型インスリン製剤の1日投与量と同単位を目安として投与を開始する。

(b)1日2回投与の中間型インスリン製剤から本剤への切り替えに関しては，使用経験がない。

②中間型インスリン製剤からインスリン　グラルギン製剤への切り替え直後に低血糖があらわれたので，中間型又は持続型インスリン製剤から本剤に変更する場合，併用している速効型インスリン製剤，超速効型インスリンアナログ製剤又は経口血糖降下剤の投与量及び投与スケジュールの調整が必要となることがあるので注意すること。

(4)経口血糖降下剤から本剤に変更する場合：投与にあたっては低用量から開始するなど，本剤の作用特性を考慮の上慎重に行うこと。

(5)ヒトインスリンに対する獲得抗体を有し，高用量のインスリンを必要としている患者では，他のインスリン製剤から本剤に変更することによって，本剤の需要量が急激に変化することがあるので，経過を観察しながら慎重に投与すること。

禁忌

(1)低血糖症状を呈している患者

(2)本剤の成分又は他のインスリン　グラルギン製剤に対し過敏症の既往歴のある患者

インダシン静注用1mg　規格：1mg1瓶［7002円/瓶］
インドメタシンナトリウム　ノーベルファーマ　219

【効能効果】

下記疾患で保存療法(水分制限，利尿剤投与等)が無効の場合：未熟児の動脈管開存症

【対応標準病名】

◎	低出生体重児	動脈管開存症
△	大型動脈の先天奇形	

用法用量
患児の生後時間に応じ下記の用量を12〜24時間間隔で，通常3回静脈内投与する。

初回投与時の生後時間	投与量(mg/kg)		
	1回目	2回目	3回目
生後48時間未満	0.2	0.1	0.1
生後2〜7日未満	0.2	0.2	0.2
生後7日以上	0.2	0.25	0.25

投与後に無尿又は著明な乏尿(尿量：0.6mL/kg/hr未満)があらわれたら，腎機能が正常化するまで次の投与は行わないこと。
1あるいは2回目の投与後動脈管の閉鎖が得られた場合は，以後の投与は行わずに経過を観察しても差し支えない。
投与終了後48時間以上経過して，動脈管が閉鎖している場合は，追加投与の必要はない。
追加投与：動脈管が再開した場合，上記の用量を12〜24時間間隔で1〜3回追加投与できる。追加投与後も本剤による動脈管閉鎖が得られなかった場合は，閉鎖手術を考慮する。

用法用量に関連する使用上の注意　静脈内投与に際し，緩徐に投与すること。なお，静脈内投与の最適投与時間は確立されていないが，20〜30分かけて投与することが望ましいとの報告がある。〔脳，上腸間膜動脈等の血流が低下し，ショック，壊死性腸炎等を起こすことがある。〕

禁忌
(1)動脈管依存性の先天性心疾患(肺動脈閉鎖，ファロー四徴症，大動脈縮窄症等)のある患児
(2)重篤な腎機能障害のある患児
(3)高度の黄疸のある患児
(4)消化管出血のある患児
(5)頭蓋内出血のある患児
(6)血小板減少症の患児
(7)血液凝固障害のある患児
(8)壊死性腸炎又はその疑いのある患児

インデラル注射液2mg　規格：0.1%2mL1管[95円/管]
プロプラノロール塩酸塩　アストラゼネカ　212

【効 能 効 果】

狭心症
期外収縮(上室性，心室性)，発作性頻拍(上室性，心室性)，頻拍性心房細動(徐脈効果)，麻酔に伴う不整脈，新鮮心房細動，洞性頻脈
褐色細胞腫手術時

【対応標準病名】

◎	褐色細胞腫	狭心症	上室期外収縮
	心室期外収縮	心室頻拍	心房細動
	洞頻脈	頻拍型心房細動	不整脈
	発作性上室頻拍		
○	安静時狭心症	安定狭心症	異所性拍動
	一過性心房粗動	永続性心房細動	家族性心房細動
	褐色細胞腫性高血圧症	冠攣縮性狭心症	期外収縮
	期外収縮性不整脈	狭心症3枝病変	クロム親和性細胞腫
	孤立性心房細動	持続性心室頻拍	持続性心房細動
	術後心房細動	上室頻拍	初発労作型狭心症
	心室性二段脈	心房期外収縮	心房粗動
	心房頻拍	絶対性不整脈	増悪労作型狭心症
	多源性心室期外収縮	多発性期外収縮	トルサードドポアント
	二段脈	非持続性心室頻拍	非弁膜症性心房細動
	非弁膜症性発作性心房細動	頻拍症	頻脈症
	頻脈性心房細動	頻脈性不整脈	不安定狭心症
	副収縮	副腎腺腫	ブブレ症候群
	弁膜症性心房細動	発作性心房細動	発作性心房頻拍
	発作性接合部頻拍	発作性頻拍	発作性頻脈性心房細動
	慢性心房細動	無脈性心室頻拍	夜間狭心症
	リエントリー性心室性不整脈	労作時兼安静時狭心症	労作性狭心症
△	QT延長症候群	QT短縮症候群	異所性心室調律
	異所性心房調律	異所性調律	一過性心室細動
	遺伝性QT延長症候群	起立性調律障害	呼吸性不整脈
	臍傍悸	三段脈	徐脈性心房細動
	徐脈頻脈症候群	心下悸	心室細動
	心室粗動	心拍異常	心房静止
	接合部調律	動悸	洞結節機能低下
	洞不整脈	洞不全症候群	特発性QT延長症候群
	二次性QT延長症候群	微小血管性狭心症	副腎のう腫
	副腎皮質のう腫	ブルガダ症候群	房室接合部期外収縮
	薬物性QT延長症候群	良性副腎皮質腫瘍	

用法用量　プロプラノロール塩酸塩として通常成人には1回2〜10mgを，麻酔時には1〜5mgを徐々に静脈内注射する。
なお，年齢，症状により適宜増減する。

用法用量に関連する使用上の注意　褐色細胞腫の患者では，本剤投与により急激に血圧が上昇することがあるので本剤を単独で投与しないこと。褐色細胞腫の患者に投与する場合には，α遮断剤で初期治療を行った後に本剤を投与し，常にα遮断剤を併用すること。

禁忌
(1)本剤の成分に対し過敏症の既往歴のある患者
(2)気管支喘息，気管支痙攣のおそれがある患者
(3)糖尿病性ケトアシドーシス，代謝性アシドーシスのある患者
(4)高度又は症状を呈する徐脈，房室ブロック(II，III度)，洞房ブロック，洞不全症候群のある患者
(5)心原性ショックの患者
(6)肺高血圧による右心不全のある患者
(7)うっ血性心不全のある患者
(8)低血圧症の患者
(9)長期間絶食状態の患者
(10)重度の末梢循環障害のある患者(壊疽等)
(11)未治療の褐色細胞腫の患者
(12)異型狭心症の患者
(13)リザトリプタン安息香酸塩を投与中の患者

併用禁忌

薬剤名等	臨床症状・措置方法	機序・危険因子
リザトリプタン安息香酸塩(マクサルト)	リザトリプタンの消失半減期が延長，AUCが増加し，作用が増強する可能性がある。 本剤投与中あるいは本剤投与中止から24時間以内の患者にはリザトリプタンを投与しないこと。	相互作用のメカニズムは解明されていないが，本剤がリザトリプタンの代謝を阻害する可能性が示唆されている。

イントラリポス輸液10%　規格：250mL1袋[664円/袋]
イントラリポス輸液20%　規格：20%50mL1袋[435円/袋]，20%100mL1袋[508円/袋]，20%250mL1袋[1000円/袋]
ダイズ油　大塚製薬工場　329

【効 能 効 果】

次の場合における栄養補給
術前・術後，急・慢性消化器疾患，消耗性疾患，火傷(熱傷)・外傷，長期にわたる意識不明状態時

【対応標準病名】

◎	意識消失	外傷	熱傷
○ あ	足第1度熱傷	足第2度熱傷	足第3度熱傷

	足熱傷	アルカリ腐蝕	胃腸管熱傷
	胃熱傷	陰茎第1度熱傷	陰茎第2度熱傷
	陰茎第3度熱傷	陰茎熱傷	咽頭熱傷
	陰のう第1度熱傷	陰のう第2度熱傷	陰のう第3度熱傷
	陰のう熱傷	会陰第1度熱傷	会陰第2度熱傷
	会陰第3度熱傷	会陰熱傷	腋窩第1度熱傷
	腋窩第2度熱傷	腋窩第3度熱傷	腋窩熱傷
か	外陰第1度熱傷	外陰第2度熱傷	外陰第3度熱傷
	外陰熱傷	外傷性出血性ショック	外傷性ショック
	下咽頭熱傷	化学外傷	下顎熱傷
	下顎部第1度熱傷	下顎部第2度熱傷	下顎部第3度熱傷
	角結膜腐蝕	角膜アルカリ化学熱傷	角膜酸化学熱傷
	角膜酸性熱傷	角膜熱傷	下肢第1度熱傷
	下肢第2度熱傷	下肢第3度熱傷	下肢熱傷
	下腿足部熱傷	下腿熱傷	下腿部第1度熱傷
	下腿部第2度熱傷	下腿部第3度熱傷	下半身第1度熱傷
	下半身第2度熱傷	下半身第3度熱傷	下半身熱傷
	下腹部第1度熱傷	下腹部第2度熱傷	下腹部第3度熱傷
	眼化学熱傷	眼球熱傷	眼瞼化学熱傷
	眼瞼第1度熱傷	眼瞼第2度熱傷	眼瞼第3度熱傷
	眼瞼熱傷	眼周囲化学熱傷	眼周囲第1度熱傷
	眼周囲第2度熱傷	眼周囲第3度熱傷	関節内骨折
	眼熱傷	顔面損傷	顔面第1度熱傷
	顔面第2度熱傷	顔面第3度熱傷	顔面熱傷
	気管熱傷	気道熱傷	胸腔熱傷
	胸部外傷	胸部上腕熱傷	胸部損傷
	胸部第1度熱傷	頬部第1度熱傷	胸部第2度熱傷
	頬部第2度熱傷	胸部第3度熱傷	頬部第3度熱傷
	胸部熱傷	躯幹薬傷	頚部第1度熱傷
	頚部第2度熱傷	頚部第3度熱傷	頚部熱傷
	結膜熱傷	結膜のうアルカリ化学熱傷	結膜のう酸化学熱傷
	結膜腐蝕	肩甲間部第1度熱傷	肩甲間部第2度熱傷
	肩甲間部第3度熱傷	肩甲間部熱傷	肩甲部第1度熱傷
	肩甲部第2度熱傷	肩甲部第3度熱傷	肩甲部熱傷
	肩部第1度熱傷	肩部第2度熱傷	肩部第3度熱傷
	高エネルギー外傷	口腔第1度熱傷	口腔第2度熱傷
	口腔第3度熱傷	口腔熱傷	口唇第1度熱傷
	口唇第2度熱傷	口唇第3度熱傷	口唇熱傷
	喉頭外傷	喉頭損傷	喉頭熱傷
	肛門第1度熱傷	肛門第2度熱傷	肛門第3度熱傷
さ	肛門熱傷	挫創	酸腐蝕
	耳介部第1度熱傷	耳介部第2度熱傷	耳介部第3度熱傷
	子宮熱傷	四肢挫傷	四肢第1度熱傷
	四肢第2度熱傷	四肢第3度熱傷	四肢熱傷
	趾第1度熱傷	趾第2度熱傷	趾第3度熱傷
	膝部第1度熱傷	膝部第2度熱傷	膝部第3度熱傷
	趾熱傷	手関節部第1度熱傷	手関節部第2度熱傷
	手関節部第3度熱傷	手指第1度熱傷	手指第2度熱傷
	手指第3度熱傷	手指端熱傷	手指熱傷
	手掌第1度熱傷	手掌第2度熱傷	手掌第3度熱傷
	手掌熱傷	手背第1度熱傷	手背第2度熱傷
	手背第3度熱傷	手背熱傷	上肢第1度熱傷
	上肢第2度熱傷	上肢第3度熱傷	上肢熱傷
	焼身自殺未遂	上半身第1度熱傷	上半身第2度熱傷
	上半身第3度熱傷	上半身熱傷	踵部第1度熱傷
	踵部第2度熱傷	踵部第3度熱傷	上腕第1度熱傷
	上腕第2度熱傷	上腕第3度熱傷	上腕熱傷
	食道熱傷	精巣熱傷	舌熱傷
	前額部第1度熱傷	前額部第2度熱傷	前額部第3度熱傷
	前胸部第1度熱傷	前胸部第2度熱傷	前胸部第3度熱傷
	前胸部熱傷	全身挫傷	全身第1度熱傷
	全身第2度熱傷	全身第3度熱傷	全身打撲
	全身熱傷	前腕手部熱傷	前腕第1度熱傷
	前腕第2度熱傷	前腕第3度熱傷	前腕熱傷
	足関節第1度熱傷	足関節第2度熱傷	足関節第3度熱傷
	足関節熱傷	側胸部第1度熱傷	側胸部第2度熱傷
	側胸部第3度熱傷	足底熱傷	足底部第1度熱傷
	足底部第2度熱傷	足底部第3度熱傷	足背部第1度熱傷
	足背部第2度熱傷	足背部第3度熱傷	側腹部第1度熱傷
	側腹部第2度熱傷	側腹部第3度熱傷	鼡径部第1度熱傷
	鼡径部第2度熱傷	鼡径部第3度熱傷	鼡径部熱傷
た	第1度熱傷	第1度腐蝕	第2度熱傷
	第2度腐蝕	第3度熱傷	第3度腐蝕
	第4度熱傷	体幹第1度熱傷	体幹第2度熱傷
	体幹第3度熱傷	体幹熱傷	大腿熱傷
	大腿部第1度熱傷	大腿部第2度熱傷	大腿部第3度熱傷
	体表面積10%未満の熱傷	体表面積10－19%の熱傷	体表面積20－29%の熱傷
	体表面積30－39%の熱傷	体表面積40－49%の熱傷	体表面積50－59%の熱傷
	体表面積60－69%の熱傷	体表面積70－79%の熱傷	体表面積80－89%の熱傷
	体表面積90%以上の熱傷	多発性外傷	多発性血腫
	多発性昆虫咬創	多発性挫傷	多発性擦過創
	多発性第1度熱傷	多発性第2度熱傷	多発性第3度熱傷
	多発性熱傷	多発性皮下出血	多発性非熱傷性水疱
	多発性表在損傷	腟熱傷	肘部第1度熱傷
	肘部第2度熱傷	肘部第3度熱傷	手第1度熱傷
	手第2度熱傷	手第3度熱傷	手熱傷
	殿部第1度熱傷	殿部第2度熱傷	殿部第3度熱傷
	殿部熱傷	頭部第1度熱傷	頭部第2度熱傷
な	頭部第3度熱傷	頭部熱傷	内部尿路性器の熱傷
	軟口蓋熱傷	乳頭部第1度熱傷	乳頭部第2度熱傷
	乳頭部第3度熱傷	乳房第1度熱傷	乳房第2度熱傷
	乳房第3度熱傷	乳房熱傷	乳輪部第1度熱傷
	乳輪部第2度熱傷	乳輪部第3度熱傷	熱傷ショック
は	肺熱傷	背部第1度熱傷	背部第2度熱傷
	背部第3度熱傷	背部熱傷	半身第1度熱傷
	半身第2度熱傷	半身第3度熱傷	半身打撲
	鼻部第1度熱傷	鼻部第2度熱傷	鼻部第3度熱傷
	腹部第1度熱傷	腹部第2度熱傷	腹部第3度熱傷
	腹部熱傷	腐蝕	放射線性熱傷
	母指球部第1度熱傷	母指球部第2度熱傷	母指球部第3度熱傷
	母指第1度熱傷	母指第2度熱傷	母指第3度熱傷
や	母指熱傷	脈絡網膜熱傷	薬傷
	腰部第1度熱傷	腰部第2度熱傷	腰部第3度熱傷
	腰部熱傷		
△	意識障害	意識不明	一過性意識障害
	外傷後遺症	外傷性視神経症	眼熱傷後遺症
	顔面熱傷後遺症	急性意識障害	昏睡
	植物状態	深昏睡	遷延性意識障害
	損傷	代謝性昏睡	手首熱傷後遺症
	手熱傷後遺症	頭熱傷後遺症	剥離骨折
	部分的意識喪失	らせん骨折	裂離骨折

用法用量

〔イントラリポス輸液10%〕：通常，1日500mL(ダイズ油として10%液)を3時間以上かけて点滴静注する。なお，体重，症状により適宜増減するが，体重1kg当たり1日脂肪として2g(本剤20mL)以内とする。

〔イントラリポス輸液20%〕：通常，1日250mL(ダイズ油として20%液)を3時間以上かけて点滴静注する。なお，体重，症状により適宜増減するが，体重1kg当たり1日脂肪として2g(本剤10mL)以内とする。

禁忌

(1)血栓症の患者
(2)重篤な肝障害のある患者
(3)重篤な血液凝固障害のある患者
(4)高脂血症の患者
(5)ケトーシスを伴った糖尿病の患者

イントロンA注射用300

規格：300万国際単位1瓶（溶解液付）[4457円/瓶]

イントロンA注射用600

規格：600万国際単位1瓶（溶解液付）[8551円/瓶]

イントロンA注射用1,000

規格：1,000万国際単位1瓶（溶解液付）[13663円/瓶]

インターフェロンアルファー2b（遺伝子組換え）　MSD　639

【効 能 効 果】

(1)次のいずれかのC型慢性肝炎におけるウイルス血症の改善
①本剤単独の場合：血中HCV RNA量が高値ではない患者
②リバビリンとの併用の場合
(a)血中HCV RNA量が高値の患者
(b)インターフェロン製剤単独療法で無効の患者又はインターフェロン製剤単独療法後再燃した患者
(2)HBe抗原陽性でかつDNAポリメラーゼ陽性のB型慢性活動性肝炎のウイルス血症の改善
(3)腎癌，慢性骨髄性白血病，多発性骨髄腫

【対応標準病名】

◎	B型慢性肝炎	C型慢性肝炎	HBe抗原検査陽性
	ウイルス血症	活動性慢性肝炎	腎癌
	多発性骨髄腫	慢性骨髄性白血病	
○	C型肝炎	C型肝炎ウイルス感染	C型肝炎合併妊娠
	ウイルムス腫瘍	好塩基球性白血病	好酸球性白血病
	好中球性白血病	骨髄腫腎	骨髄性白血病
	骨髄単球性白血病	若年性骨髄単球性白血病	腎悪性腫瘍
	腎細胞癌	腎肉腫	多発性骨髄腫性関節症
	白血病	非定型慢性骨髄性白血病	非分泌型骨髄腫
	ベンスジョーンズ型多発性骨髄腫	慢性骨髄性白血病移行期	慢性骨髄性白血病急性転化
	慢性骨髄性白血病慢性期	慢性骨髄単球性白血病	慢性白血病
△	B型肝硬変	C型肝硬変	HBS抗原検査陽性
	HCV抗体検査陽性	POEMS症候群	ウイルス性敗血症
	急性巨核芽球性白血病	急性単球性白血病	急性白血病
	形質細胞性骨髄腫	骨外性形質細胞腫	骨髄性白血病骨髄浸潤
	孤立性骨形質細胞腫	混合型白血病	腎カルチノイド
	髄膜白血病	成人T細胞白血病骨髄浸潤	赤白血病
	遷延性肝炎	単球性白血病	低形成性白血病
	透析腎癌	二次性白血病	白血病性関節症
	非定型的白血病	皮膚白血病	肥満細胞性白血病
	慢性ウイルス肝炎	慢性肝炎	慢性肝炎増悪
	慢性持続性肝炎	慢性単球性白血病	慢性非活動性肝炎
	慢性リンパ性白血病	無症候性骨髄腫	

効能効果に関連する使用上の注意

(1)C型慢性肝炎におけるウイルス血症の改善への本剤の使用にあたっては，HCV RNAが陽性であること，及び組織像又は肝予備能，血小板数等により，肝硬変でないことを確認すること。
(2)リバビリンとの併用にあたっては，血中HCV RNA量が高値のC型慢性肝炎に本剤を用いる場合，血中HCV RNA量がRT-PCR法で10^5IU/mL以上又はb-DNA法で1Meq./mL以上であることを確認すること。
(3)C型慢性肝炎におけるウイルス血症の改善への本剤単独の場合，CRT-PCR法でHCV RNA量が10^8copies/mL以上の症例での本剤のHCV RNA消失率は10.8%(4/37)で，うちジェノタイプII(1b)(セログループ1)型では0.0%(0/27)であった。また，HCV RNA量が10^9copies/mL以上の症例では本剤のHCV RNA消失率は0.0%(0/3)であった。

用法用量

(1)C型慢性肝炎におけるウイルス血症の改善
使用にあたっては，HCV RNAが陽性であることを確認したうえで行う。
通常，成人には，インターフェロン　アルファ-2b(遺伝子組換え)として1日1回600万～1,000万国際単位を週6回又は週3回筋肉内に投与する。
(2)HBe抗原陽性でかつDNAポリメラーゼ陽性のB型慢性活動性肝炎のウイルス血症の改善
通常，成人には，インターフェロン　アルファ-2b(遺伝子組換え)として1週目1日1回600万～1,000万国際単位，2週目より1日1回600万国際単位を筋肉内に投与する。
ただし，投与開始日は1日1回300万国際単位又は600万国際単位を投与する。
(3)腎癌，慢性骨髄性白血病，多発性骨髄腫
通常，成人には，インターフェロン　アルファ-2b(遺伝子組換え)として1日1回300万～1,000万国際単位を筋肉内に投与する。
なお，年齢，症状により適宜増減する。
インターフェロン　アルファ-2b(遺伝子組換え)の投与に際しては，1バイアルあたり添付の日本薬局方「注射用水」1mLに溶解して用いる。

用法用量に関連する使用上の注意

(1)本剤単独によるC型慢性肝炎におけるウイルス血症の改善：投与期間は，臨床効果及び副作用の程度を考慮しながら慎重に決定するが，投与14週目で効果が認められない場合には投与を中止すること。
(2)リバビリンとの併用によるC型慢性肝炎におけるウイルス血症の改善
①通常，成人には，下記の用法用量のリバビリンを経口投与する。本剤の投与に際しては，患者の状態を考慮し，減量，中止等の適切な処置を行うこと。

患者の体重	リバビリンの投与量		
	1日の投与量	朝食後	夕食後
60kg以下	600mg	200mg	400mg
60kgを超え80kg以下	800mg	400mg	400mg
80kgを超える	1,000mg	400mg	600mg

②本剤の投与期間は，臨床効果(HCV RNA，ALT等)及び副作用の程度を考慮しながら慎重に決定する。特に好中球数，血小板数，ヘモグロビン濃度の推移に注意し，本剤の減量あるいは中止基準に従うこと。
セログループ1(ジェノタイプI(1a)又はII(1b))で血中HCV RNA量が高値の患者における通常の投与期間は48週間である。臨床試験の結果より，投与中止例では有効性が低下するため，減量・休薬などの処置により可能な限り48週間投与することが望ましい。なお，24週間以上の投与で効果が認められない場合，リバビリンとの併用投与の中止を考慮すること。
それ以外の患者における通常の投与期間は24週間である。
③本剤及びリバビリンの併用投与にあたっては，ヘモグロビンの濃度が12g/dL以上であることが望ましい。また，投与中にヘモグロビン濃度の低下が認められた場合，下記を参考に本剤及びリバビリンの用量を変更すること。
(a)心疾患又はその既往歴のない患者

ヘモグロビン濃度	リバビリン	本剤
10g/dL未満	減量 (600mg/日→400mg/日, 800mg/日→600mg/日, 1,000mg/日→600mg/日)	用量変更なし
8.5g/dL未満	中止	中止

(b)心疾患又はその既往歴のある患者

ヘモグロビン濃度	リバビリン	本剤
10g/dL未満 投与中，投与前値に比べて2g/dL以上の低下が4週間持続	減量 (600mg/日→400mg/日, 800mg/日→600mg/日, 1,000mg/日→600mg/日)	用量変更なし
8.5g/dL未満	中止	中止

減量後，4 週間経過しても 12g/dL 未満		

④本剤及びリバビリンの併用投与にあたっては，白血球数が 4,000/mm^{3}以上，血小板数が 100,000/mm^{3}以上であることが望ましい。また，投与中に白血球数，好中球数又は血小板数の減少が認められた場合には，下記を参考に本剤及びリバビリンの用量を変更すること。

検査項目	数値	リバビリン	本剤
白血球数	1,500/mm^{3}未満	用量変更なし	半量に減量
好中球数	750/mm^{3}未満		
血小板数	80,000/mm^{3}未満		
白血球数	1,000/mm^{3}未満	中止	中止
好中球数	500/mm^{3}未満		
血小板数	50,000/mm^{3}未満		

(3) HBe 抗原陽性でかつ DNA ポリメラーゼ陽性の B 型慢性活動性肝炎のウイルス血症の改善：本剤の使用にあたっては，4 週間投与を目安とし，その後の継続投与については，臨床効果及び副作用の程度を考慮し，慎重に行うこと。

警告　本剤の投与により間質性肺炎，自殺企図があらわれることがあるので，【使用上の注意】に十分留意し，患者に対し副作用発現の可能性について十分説明すること。

禁忌

(1)本剤又は他のインターフェロン製剤に対し過敏症の既往歴のある患者
(2)ワクチン等生物学的製剤に対して過敏症の既往歴のある患者
(3)小柴胡湯を投与中の患者
(4)自己免疫性肝炎の患者

併用禁忌

薬剤名等	臨床症状・措置方法	機序・危険因子
小柴胡湯（ツムラ小柴胡湯，クラシエ小柴胡湯等）	間質性肺炎があらわれることがある。	作用機序は不明であるが，間質性肺炎の発現例には小柴胡湯との併用例が多い。

インフルエンザHAワクチン“化血研”TF　規格：－[－]
インフルエンザ HA ワクチン　化血研　631

【効能効果】

本剤は，インフルエンザの予防に使用する。

【対応標準病名】

◎	インフルエンザ		
○	インフルエンザ気管支炎	インフルエンザ性咽頭炎	インフルエンザ性急性上気道感染
	インフルエンザ性喉頭炎	インフルエンザ性喉頭気管炎	インフルエンザ性副鼻腔炎
△	インフルエンザ心筋炎	インフルエンザ性胃腸炎	インフルエンザ脊髄炎
	インフルエンザ中耳炎	インフルエンザ脳症	インフルエンザ脳脊髄炎
	インフルエンザ肺炎	感冒性腹症	急性インフルエンザ心筋炎

用法用量　6ヶ月以上 3 歳未満のものには 0.25mL を皮下に，3 歳以上 13 歳未満のものには 0.5mL を皮下におよそ 2～4 週間の間隔をおいて 2 回注射する。13 歳以上のものについては，0.5mL を皮下に，1 回又はおよそ 1～4 週間の間隔をおいて 2 回注射する。

用法用量に関連する使用上の注意

(1)接種間隔：2 回接種を行う場合の接種間隔は免疫効果を考慮すると 4 週間おくことが望ましい。
(2)他のワクチン製剤との接種間隔：生ワクチンの接種を受けた者は，通常，27 日以上，また，他の不活化ワクチンの接種を受けた者は，通常，6 日以上間隔を置いて本剤を接種すること。ただし，医師が必要と認めた場合には，同時に接種することができる（なお，本剤を他のワクチンと混合して接種してはならない）。

接種不適当者

被接種者が次のいずれかに該当すると認められる場合には，接種を行ってはならない。

(1)明らかな発熱を呈している者
(2)重篤な急性疾患にかかっていることが明らかな者
(3)本剤の成分によってアナフィラキシーを呈したことがあることが明らかな者
(4)上記に掲げる者のほか，予防接種を行うことが不適当な状態にある者

インフルエンザHAワクチン“化血研”：化血研，インフルエンザHAワクチン「北里第一三共」1mL：北里第一三共，インフルエンザHAワクチン「生研」：デンカ生研，ビケンHA：阪大微研，フルービックHA：阪大微研

ヴィーン3G輸液　規格：200mL1瓶[144円/瓶]，500mL1瓶[185円/瓶]
ブドウ糖　リン酸二水素カリウム　塩化カリウム　塩化ナトリウム　塩化マグネシウム　酢酸ナトリウム水和物　興和　331

【効能効果】

経口摂取が不能又は不十分な場合の水分・電解質の補給・維持，エネルギーの補給

【対応標準病名】

該当病名なし

用法用量

通常，成人には，1 回 500～1,000mL を，小児には，1 回 200～500mL を点滴静注する。投与速度は，成人・小児ともにブドウ糖として 1 時間あたり 0.5g/kg 体重以下とする。
なお，年齢，症状，体重などに応じて適宜増減する。

用法用量に関連する使用上の注意

(1)小児における一般的な維持輸液量の計算方法は下表のとおりである。

体重	一日量
10kg まで	100mL/kg
11～20kg	1,000mL＋50mL/kg×(体重−10kg)
20kg 以上	1,500mL＋20mL/kg×(体重−20kg)

ただし，個々の患児に対する輸液量は年齢，症状，水分喪失量や病態なども考慮したうえで決定する。
(2)本剤は 1,000mL 当たりエネルギー量として 200kcal 含んでいるが，本剤のみでは 1 日に必要とされるエネルギー量を十分に満たすことはできないので，手術等による経口摂取不能な患者に対する本剤のみでの使用は短期間とすること。
(3)投与速度がブドウ糖として 1 時間あたり 0.5g/kg を超えた場合，ブドウ糖は生体内で利用されず一部は尿中に排泄される場合のあることが知られている。

禁忌

(1)高カリウム血症，乏尿，アジソン病，重症熱傷，高窒素血症の患者
(2)高リン血症，低カルシウム血症，副甲状腺機能低下症の患者
(3)高マグネシウム血症，甲状腺機能低下症の患者

アセテート維持液 3G「HK」：光　200mL1 袋[133 円/袋]，500mL1袋[170円/袋]，アセトキープ3G注：アイロム　200mL1袋[133円/袋]，500mL1瓶[170円/瓶]

ヴィーンD輸液　規格：200mL1瓶[163円/瓶]，500mL1瓶[193円/瓶]
ブドウ糖　塩化カリウム　塩化カルシウム水和物　塩化ナトリウム　酢酸ナトリウム水和物　興和　331

【効能効果】

循環血液量及び組織間液の減少時における細胞外液の補給・補正，代謝性アシドーシスの補正，エネルギーの補給

【対応標準病名】

◎	代謝性アシドーシス		
○	アシドーシス	ケトアシドーシス	代償性代謝性アシドーシス
	非呼吸性アシドーシス		
△	ケトン血性嘔吐症	高塩素性アシドーシス	呼吸性アシドーシス
	混合型酸塩基平衡障害	酸塩基平衡異常	代償性アシドーシス
	代償性呼吸性アシドーシス	炭酸過剰性アシドーシス	電解質異常
	電解質平衡異常	乳酸アシドーシス	乳児ケトアシドーシス
	ピルビン酸血症	薬物性アシドーシス	

用法用量　通常成人，1回500mL～1000mLを点滴静注する。投与速度は通常成人ブドウ糖として1時間あたり0.5g/kg体重以下とする。なお，年齢，症状，体重により適宜増減する。

アクメイン注：光　500mL1瓶[193円/瓶]，500mL1袋[193円/袋]，200mL1袋[156円/袋]，ソリューゲンG注：アイロム　500mL1瓶[193円/瓶]，300mL1袋[185円/袋]，200mL1袋[156円/袋]，ソルアセトD輸液：テルモ　500mL1袋[193円/袋]，250mL1袋[183円/袋]，ペロール注：マイラン製薬　300mL1瓶[185円/瓶]，500mL1瓶[193円/瓶]，500mL1袋[193円/袋]，300mL1袋[185円/袋]，リナセート輸液：エイワイ　500mL1袋[193円/袋]，200mL1瓶[156円/瓶]

ヴィーンF輸液　規格：500mL1瓶[153円/瓶]

塩化カリウム　塩化カルシウム水和物　塩化ナトリウム　酢酸ナトリウム水和物　興和　331

【効能効果】

循環血液量及び組織間液の減少時における細胞外液の補給・補正，代謝性アシドーシスの補正

【対応標準病名】

◎	代謝性アシドーシス		
○	アシドーシス	ケトアシドーシス	代償性代謝性アシドーシス
	非呼吸性アシドーシス		
△	ケトン血性嘔吐症	高塩素性アシドーシス	呼吸性アシドーシス
	混合型酸塩基平衡障害	酸塩基平衡異常	代償性アシドーシス
	代償性呼吸性アシドーシス	炭酸過剰性アシドーシス	電解質異常
	電解質平衡異常	乳酸アシドーシス	乳児ケトアシドーシス
	ピルビン酸血症	薬物性アシドーシス	

用法用量　通常，成人1回500mL～1000mLを点滴静注する。投与速度は1時間あたり10mL/kg体重以下とする。なお，年齢，症状，体重に応じて適宜増減する。

ソリューゲンF注：アイロム　500mL1瓶[143円/瓶]，ソルアセトF輸液：テルモ　500mL1袋[143円/袋]，1L1袋[191円/袋]

ウテメリン注50mg　規格：1%5mL1管[1074円/管]

リトドリン塩酸塩　キッセイ　259

【効能効果】

緊急に治療を必要とする切迫流・早産

【対応標準病名】

◎	切迫早産	切迫流産	
△	絨毛膜下血腫	前陣痛	妊娠初期の出血
	妊娠満37週以後の偽陣痛	妊娠満37週以前の偽陣痛	

用法用量　通常，1アンプル(5mL)を5%ブドウ糖注射液または10%マルトース注射液500mLに希釈し，リトドリン塩酸塩として毎分50μgから点滴静注を開始し，子宮収縮抑制状況および母体心拍数などを観察しながら適宜増減する。子宮収縮の抑制後は症状を観察しながら漸次減量し，毎分50μg以下の速度を維持して収縮の再発が見られないことが確認された場合には投与を中止すること。
通常，有効用量は毎分50～150μgである。なお，注入薬量は毎分200μgを越えないようにすること。

禁忌
(1)強度の子宮出血，子かん，前期破水例のうち子宮内感染を合併する症例，常位胎盤早期剝離，子宮内胎児死亡，その他妊娠の継続が危険と判断される患者
(2)重篤な甲状腺機能亢進症の患者
(3)重篤な高血圧症の患者
(4)重篤な心疾患の患者
(5)重篤な糖尿病の患者
(6)重篤な肺高血圧症の患者
(7)妊娠16週未満の妊婦
(8)本剤の成分に対し重篤な過敏症の既往歴のある患者

ウテロトップ点滴静注液50mg：共立[221円/管]，ウテロン点滴静注液50mg：サンド[221円/管]，リトドール点滴静注50mg：アイロム[365円/管]，リトドリン点滴静注50mg「PP」：ポーラ[221円/管]，リトドリン塩酸塩点滴静注液50mg「F」：富士製薬[365円/管]，リトドリン塩酸塩点滴静注液50mg「オーハラ」：エール[221円/管]，リトドリン塩酸塩点滴静注液50mg「日医工」：日医工[221円/管]，ルテオニン点滴静注用50mg：あすか[795円/管]

ウルトラテクネカウ　規格：10MBq[26.1円/MBq]

過テクネチウム酸ナトリウム(^{99m}Tc)　富士フイルムRI　430

【効能効果】

(1)脳腫瘍及び脳血管障害の診断
(2)甲状腺疾患の診断
(3)唾液腺疾患の診断
(4)異所性胃粘膜疾患の診断
(5)医療機器「テクネガス発生装置」との組合せ使用による局所肺換気機能の検査

【対応標準病名】

該当病名なし

用法用量
＜投与法＞
(1)脳シンチグラフィ：通常，成人には74～740MBqを静注し，静注後10～30分までに(やむを得ず経口投与する場合は1～2時間後に)被検部のシンチグラムを得る。
(2)甲状腺シンチグラフィ/甲状腺摂取率測定：通常，成人には74～370MBqを静注し，静注後被検部のシンチグラムを得る。同時に甲状腺摂取率を測定する場合には，投与量のカウントと被検部のカウントの比から甲状腺摂取率を測定する。また，7.4～74MBqを静注することにより，甲状腺摂取率のみを測定することもできる。
(3)唾液腺シンチグラフィ/RIシアログラフィ：通常，成人には185～555MBqを静注し，静注後被検部のシンチグラムを得る。必要に応じて唾液分泌刺激物による負荷を行い，負荷後のシンチグラムを得る。また，時間放射能曲線を作成することにより，RIシアログラムを得ることもできる。
(4)異所性胃粘膜シンチグラフィ：通常，成人には185～370MBqを静注し，静注後被検部のシンチグラムを得る。
(5)局所肺換気機能の検査
259～370MBq/0.1mLを，医療機器「テクネガス発生装置」に仕込み，その用法用量に従って使用する。
^{99m}Tc－超微粒子を発生させたのち，背部よりガンマカメラを用いて観察しながら吸入させ，可能な場合は深吸気を行なわせ，さらに息こらえを行なわせる。
通常，成人には18.5～37MBqを肺内に沈着させ，未沈着の^{99m}Tc－超微粒子を呼出させたのち，肺シンチグラムを得

る。
なお，投与量は，年齢，体重によりそれぞれ適宜増減する。

メジテック：日本メジフィジックス[27.3円/MBq]

ウ

ウログラフイン注60%
規格：60%20mL1管[503円/管]，60%100mL1瓶[2512円/瓶]
ウログラフイン注76%
規格：76%20mL1管[676円/管]
アミドトリゾ酸　バイエル薬品　721

【効 能 効 果】

〔ウログラフイン注 60%〕：逆行性尿路撮影，内視鏡的逆行性膵胆管撮影，経皮経肝胆道撮影，関節撮影
〔ウログラフイン注 76%〕：唾液腺撮影

【対応標準病名】

該当病名なし

効能効果に関連する使用上の注意　〔ウログラフイン注 60%〕
内視鏡的逆行性膵胆管撮影の場合：原則として，急性膵炎の診断には本剤を用いた内視鏡的逆行性膵胆管撮影を施行しないこと。[急性膵炎発作時に内視鏡的逆行性膵胆管撮影を施行した場合，急性膵炎が悪化するおそれがある。]ただし，他の方法で診断され，胆管炎の合併や胆道通過障害の遷延が疑われる胆石性膵炎等の内視鏡的治療を前提とした内視鏡的逆行性膵胆管撮影の場合は，最新の急性膵炎診療ガイドライン等を参考に施行すること。

用法用量
通常，成人には 1 回下記量を使用する。なお，年齢，体重，症状，目的により適宜増減する。

効能効果	ウログラフイン注 60%	ウログラフイン注 76%
逆行性尿路撮影	20～150mL（原液又は 2～4 倍希釈）	—
内視鏡的逆行性膵胆管撮影	20～40mL	—
経皮経肝胆道撮影	20～60mL	—
関節撮影	1～10mL	—
唾液腺撮影	—	0.5～2mL

警告
(1)ショック等の重篤な副作用があらわれることがある。
(2)本剤を脳・脊髄腔内に投与すると重篤な副作用が発現するおそれがあるので，脳槽・脊髄造影には使用しないこと。

禁忌
(1)ヨード又はヨード造影剤に過敏症の既往歴のある患者
(2)重篤な甲状腺疾患のある患者

原則禁忌
(1)一般状態の極度に悪い患者
(2)気管支喘息の患者
(3)重篤な心障害のある患者
(4)重篤な肝障害のある患者
(5)重篤な腎障害(無尿等)のある患者
(6)マクログロブリン血症の患者
(7)多発性骨髄腫の患者
(8)テタニーのある患者
(9)褐色細胞腫の患者及びその疑いのある患者

ウロナーゼ冠動注用12万単位
規格：120,000単位1瓶[6437円/瓶]
ウロナーゼ静注用24万単位
規格：240,000単位1瓶[8917円/瓶]
ウロキナーゼ　持田　395

【効 能 効 果】

急性心筋梗塞における冠動脈血栓の溶解(発症後 6 時間以内)

【対応標準病名】

◎	冠状動脈血栓症	急性心筋梗塞	
○	ST 上昇型急性心筋梗塞	冠状動脈血栓塞栓症	急性右室梗塞
	急性下後壁心筋梗塞	急性下側壁心筋梗塞	急性下壁心筋梗塞
	急性貫壁性心筋梗塞	急性基部側壁心筋梗塞	急性高位側壁心筋梗塞
	急性後基部心筋梗塞	急性後側部心筋梗塞	急性広範前壁心筋梗塞
	急性後壁心筋梗塞	急性後壁中隔心筋梗塞	急性心尖部側壁心筋梗塞
	急性心内膜下梗塞	急性前側壁心筋梗塞	急性前壁心筋梗塞
	急性前壁心尖部心筋梗塞	急性前壁中隔心筋梗塞	急性側壁心筋梗塞
	急性中隔心筋梗塞	腱索断裂・急性心筋梗塞に合併	心筋梗塞
	心室中隔穿孔・急性心筋梗塞に合併	心室内血栓症・急性心筋梗塞に合併	心尖部血栓症・急性心筋梗塞に合併
	心破裂・急性心筋梗塞に合併	心房中隔穿孔・急性心筋梗塞に合併	心房内血栓症・急性心筋梗塞に合併
	心膜血腫・急性心筋梗塞に合併	乳頭筋断裂・急性心筋梗塞に合併	乳頭筋不全症・急性心筋梗塞に合併
	非 Q 波心筋梗塞	非 ST 上昇型心筋梗塞	
△	冠状動脈口閉鎖	陳旧性心筋梗塞	

用法用量
〔ウロナーゼ冠動注用 12 万単位〕：本剤 1 バイアルを 20mL の日本薬局方　生理食塩液又は日本薬局方　ブドウ糖注射液に溶解(6,000 単位 /mL)し，通常，ウロキナーゼとして 480,000～960,000 単位を 24,000 単位/4mL/分で冠状動脈内に注入する。なお，症状により適宜増減する。
〔ウロナーゼ静注用 24 万単位〕：通常，ウロキナーゼとして 960,000 単位(4 バイアル)を日本薬局方　生理食塩液又は日本薬局方　ブドウ糖注射液 50～200mL に溶解し，約 30 分間で静脈内に投与する。

用法用量に関連する使用上の注意　本剤は発症から 6 時間以内に投与を開始すること。

禁忌
(1)出血している患者：消化管出血，尿路出血，後腹膜出血，頭蓋内出血，喀血
(2)頭蓋内あるいは脊髄の手術又は障害を受けた患者(2ヵ月以内)
(3)頭蓋内腫瘍，動静脈奇形，動脈瘤のある患者
(4)出血性素因のある患者
(5)重篤な高血圧症患者

ウロキナーゼ注「フジ」24万：わかもと　240,000単位1瓶[4087円/瓶]

ウロナーゼ静注用6万単位
規格：60,000単位1瓶[3090円/瓶]
ウロキナーゼ　持田　395

【効 能 効 果】

次の血栓・閉塞性疾患の治療
(1)脳血栓症(発症後 5 日以内で，コンピューター断層撮影において出血の認められないもの)
(2)末梢動・静脈閉塞症(発症後 10 日以内)

【対応標準病名】

◎	脳血栓症		
○	延髄外側症候群	延髄性うつ病	クロード症候群
	後下小脳動脈閉塞症	後交通動脈閉塞症	後大脳動脈狭窄
	後大脳動脈血栓症	後大脳動脈症候群	後大脳動脈塞栓症
	後大脳動脈閉塞症	小窩性卒中	上小脳動脈閉塞症
	小脳卒中症候群	小脳動脈狭窄	小脳動脈血栓症
	小脳動脈塞栓症	小脳動脈閉塞	前下小脳動脈閉塞症
	前交通動脈閉塞症	前大脳動脈狭窄	前大脳動脈血栓症
	前大脳動脈症候群	前大脳動脈塞栓症	前大脳動脈閉塞症
	中大脳動脈狭窄症	中大脳動脈血栓症	中大脳動脈症候群
	中大脳動脈塞栓症	中大脳動脈閉塞症	脳静脈血栓症

	脳静脈洞血栓症	脳塞栓症	脳動脈狭窄症
	脳動脈閉塞症	閉塞性脳血管障害	ワレンベルグ症候群
△	視床痛		

用法用量
本剤を10mLの日本薬局方　生理食塩液に用時溶解し，静脈内に注射する。
なお，日本薬局方　生理食塩液又は日本薬局方　ブドウ糖注射液に混じて点滴注射することが望ましい。
血栓・閉塞性疾患
(1)脳血栓症：1日1回60,000単位を約7日間投与する。
(2)末梢動・静脈閉塞症：初期1日量60,000〜240,000単位，以後は漸減し約7日間投与する。

警告　重篤な出血性脳梗塞の発現が報告されている。出血性脳梗塞を起こしやすい脳塞栓の患者に投与することのないよう，脳血栓の患者であることを十分確認すること。

禁忌
(1)止血処置が困難な患者：頭蓋内出血，喀血，後腹膜出血等
(2)頭蓋内あるいは脊髄の手術又は損傷を受けた患者(2ヵ月以内)
(3)動脈瘤のある患者
(4)重篤な意識障害を伴う患者
(5)脳塞栓又はその疑いのある患者

原則禁忌
(1)心房細動のある患者(うち特に僧帽弁狭窄症患者)，感染性心内膜炎の患者，陳旧性心筋梗塞の患者，人工弁使用患者
(2)瞬時完成型の神経症状を呈する患者

ウロキナーゼ注「フジ」60,000：わかもと[1177円/瓶]

ウロミテキサン注100mg　規格：100mg1mL1管[426円/管]
ウロミテキサン注400mg　規格：400mg4mL1管[999円/管]
メスナ　塩野義　392

【効能効果】
イホスファミド投与又はシクロホスファミド(造血幹細胞移植の前治療)投与に伴う泌尿器系障害(出血性膀胱炎，排尿障害等)の発現抑制

【対応標準病名】

◎	出血性膀胱炎	排尿障害	
○	急性出血性膀胱炎	遅延性排尿	尿線断裂
	尿線微弱	排尿困難	
△	アレルギー性膀胱炎	間質性膀胱炎	急性単純性膀胱炎
	急性膀胱炎	反復性膀胱炎	膀胱炎
	膀胱三角部炎	膀胱直腸障害	放射線出血性膀胱炎
	放射線性膀胱炎	慢性再発性膀胱炎	慢性複雑性膀胱炎
	慢性膀胱炎		

用法用量
(1)イホスファミド投与
通常，メスナとして，イホスファミド1日量の20%相当量を1回量とし，1日3回(イホスファミド投与時，4時間後，8時間後)静脈内注射するが，メスナ1日量としてイホスファミド1日量の最大100%相当量まで投与することができる。
なお，年齢，症状により適宜増減する。
(2)シクロホスファミド(造血幹細胞移植の前治療)投与：通常，成人にはメスナとして，シクロホスファミド1日量の40%相当量を1回量とし，1日3回(シクロホスファミド投与時，4時間後，8時間後)30分かけて点滴静注する。

禁忌　本剤の成分又は他のチオール化合物に対し過敏症の既往歴のある患者

エイムゲン　規格：－[－]
乾燥組織培養不活化A型肝炎ワクチン　化血研　631

【効能効果】
A型肝炎の予防

【対応標準病名】

◎	A型肝炎
○	A型劇症肝炎

用法用量　本剤を添付の溶剤(日本薬局方注射用水)0.65mLで溶解し，通常，0.5mLずつを2〜4週間隔で2回，筋肉内又は皮下に接種する。更に初回接種後24週を経過した後に0.5mLを追加接種する。
免疫の賦与を急ぐ場合には，0.5mLずつを2週間隔で2回，筋肉内又は皮下に接種する。しかし，長期に抗体価を維持するためには3回目の追加接種をすることが望ましい。

用法用量に関連する使用上の注意　他のワクチン製剤との接種間隔
生ワクチンの接種を受けた者は，通常，27日以上，また，他の不活化ワクチンの接種を受けた者は，通常，6日以上間隔を置いて本剤を接種すること。
ただし，医師が必要と認めた場合には，同時に接種することができる(なお，本剤を他のワクチンと混合して接種してはならない)。

接種不適当者
被接種者が次のいずれかに該当すると認められる場合には，接種を行ってはならない。
(1)明らかな発熱を呈している者
(2)重篤な急性疾患にかかっていることが明らかな者
(3)本剤の成分によってアナフィラキシーを呈したことがあることが明らかな者
(4)上記に掲げる者のほか，予防接種を行うことが不適当な状態にある者

エクサシン注射液200　規格：200mg2mL1管[561円/管]
エクサシン注射液400　規格：400mg2mL1管[1098円/管]
イセパマイシン硫酸塩　旭化成　612

イセパシン注射液200，イセパシン注射液400を参照(P1194)

エクザール注射用10mg　規格：10mg1瓶[3081円/瓶]
ビンブラスチン硫酸塩　日本化薬　424

【効能効果】
<ビンブラスチン硫酸塩通常療法>
下記疾患の自覚的並びに他覚的症状の緩解：悪性リンパ腫，絨毛性疾患(絨毛癌，破壊胞状奇胎，胞状奇胎)，再発又は難治性の胚細胞腫瘍(精巣腫瘍，卵巣腫瘍，性腺外腫瘍)，ランゲルハンス細胞組織球症
<M-VAC療法>：尿路上皮癌

【対応標準病名】

◎	悪性リンパ腫	絨毛癌	絨毛性疾患
	腎盂尿路上皮癌	侵入胞状奇胎	精巣胚細胞腫瘍
	尿管尿路上皮癌	尿道尿路上皮癌	胚細胞腫
	膀胱尿路上皮癌	胞状奇胎	ランゲルハンス細胞組織球症
	卵巣胚細胞腫瘍		
○	ALK陽性未分化大細胞リンパ腫	MALTリンパ腫	胃MALTリンパ腫
	胃悪性リンパ腫	眼窩悪性リンパ腫	結腸悪性リンパ腫
	甲状腺MALTリンパ腫	甲状腺悪性リンパ腫	骨悪性リンパ腫
	縦隔悪性リンパ腫	十二指腸悪性リンパ腫	小腸悪性リンパ腫
	腎盂癌	腎盂乳頭状癌	心臓悪性リンパ腫

精巣悪性リンパ腫	精巣癌	精巣腫瘍
全胞状奇胎	存続絨毛症	大腸MALTリンパ腫
大腸悪性リンパ腫	直腸MALTリンパ腫	直腸悪性リンパ腫
尿管癌	脳悪性リンパ腫	膿胸関連リンパ腫
肺MALTリンパ腫	脾悪性リンパ腫	非ホジキンリンパ腫
付属器腫瘤	扁桃悪性リンパ腫	膀胱癌
末梢性T細胞リンパ腫	マントル細胞リンパ腫	未分化大細胞リンパ腫
免疫芽球性リンパ節症	卵巣顆粒膜細胞腫	卵巣腫瘍
リンパ芽球性リンパ腫	濾胞性リンパ腫	
△ B細胞リンパ腫	悪性奇形腫	悪性停留精巣
鞍上部胚細胞腫瘍	胃原発絨毛癌	胃胚細胞腫瘍
ウイルス関連血球貪食症候群	エルドハイム・チェスター病	黄色肉芽腫
家族性血球貪食性細網症	癌関連網膜症	肝脾T細胞リンパ腫
胸膜播種	頚部悪性リンパ腫	血管内大細胞型B細胞性リンパ腫
血管免疫芽球性T細胞リンパ腫	血球貪食症候群	血球貪食性リンパ組織球症
後腹膜胚細胞腫瘍	細菌関連血球貪食症候群	自己免疫関連血球貪食症候群
縦隔胚細胞腫瘍	縦隔卵黄のう腫瘍	充実性卵巣腫瘍
腫瘍随伴症候群	松果体胚細胞腫瘍	小児EBV陽性T細胞リンパ増殖性疾患
小児全身性EBV陽性T細胞リンパ増殖性疾患	腎盂腺癌	腎盂扁平上皮癌
精上皮腫	精巣横紋筋肉腫	精巣奇形癌
精巣奇形腫	精巣絨毛癌	精巣胎児性癌
精巣肉腫	精巣卵黄のう腫瘍	精巣卵のう腫瘍
精母細胞腫	節外性NK/T細胞リンパ腫・鼻型	組織球症症候群
組織球性壊死性リンパ節炎	胎児性癌	胎児性精巣腫瘍
多中心性細網組織球症	腸管症関連T細胞リンパ腫	尿管口部膀胱癌
尿道癌	尿道傍腺の悪性腫瘍	尿膜管癌
粘液性のう胞腺癌	のう胞性卵巣腫瘍	脾B細胞性リンパ腫/白血病・分類不能型
非侵入全奇胎	非侵入部分奇胎	脾びまん性赤脾髄小B細胞性リンパ腫
部分胞状奇胎	ヘアリー細胞白血病亜型	膀胱円蓋部膀胱癌
膀胱頚部膀胱癌	膀胱後壁部膀胱癌	膀胱三角部膀胱癌
膀胱上皮内癌	膀胱前壁部膀胱癌	膀胱側壁部膀胱癌
膀胱扁平上皮癌	ホルモン産生精巣腫瘍	ホルモン産生卵巣腫瘍
網内組織球腫	卵黄のう腫瘍	卵巣カルチノイド
卵巣癌	卵巣癌肉腫	卵巣絨毛癌
卵巣腫瘍中間悪性群	卵巣胎児性癌	卵巣肉腫
卵巣未分化胚細胞腫	卵巣卵黄のう腫瘍	卵巣類皮のう胞癌
リンパ腫	リンパ腫関連血球貪食症候群	

用法用量

＜ビンブラスチン硫酸塩通常療法＞

(1)悪性リンパ腫，絨毛性疾患に対しては，白血球数を指標とし，ビンブラスチン硫酸塩として，初め成人週1回0.1mg/kgを静脈内に注射する。

次いで0.05mg/kgずつ増量して，週1回0.3mg/kgを静脈内に注射する。

なお，年齢，症状により適宜増減する。

(2)再発又は難治性の胚細胞腫瘍に対しては，確立された標準的な他の抗悪性腫瘍剤との併用療法を行い，ビンブラスチン硫酸塩として，1日量0.11mg/kgを1日1回2日間静脈内に注射し，19〜26日間休薬する。これを1コースとし，投与を繰り返す。

(3)ランゲルハンス細胞組織球症に対しては，通常，ビンブラスチン硫酸塩として1回6mg/m^2(体表面積)を，導入療法においては週1回，維持療法においては2〜3週に1回，静脈内に注射する。

なお，患者の状態により適宜減量する。

＜M-VAC療法＞

メトトレキサート，ドキソルビシン塩酸塩及びシスプラチンとの併用において，通常，ビンブラスチン硫酸塩として，成人1回3mg/m^2(体表面積)を静脈内に注射する。

前回の投与によって副作用があらわれた場合は，減量するか又は副作用が消失するまで休薬する。

なお，年齢，症状により適宜減量する。

標準的な投与量及び投与方法は，メトトレキサート30mg/m^{2}を1日目に投与した後，2日目にビンブラスチン硫酸塩3mg/m^2，ドキソルビシン塩酸塩30mg(力価)/m^{2}及びシスプラチン70mg/m^{2}を静脈内に注射する。15日目及び22日目に，メトトレキサート30mg/m^{2}及びビンブラスチン硫酸塩3mg/m^{2}を静脈内に注射する。これを1コースとして4週ごとに繰り返す。

用法用量に関連する使用上の注意

＜ビンブラスチン硫酸塩通常療法＞

(1)悪性リンパ腫，絨毛性疾患に対して，本剤の投与量の決定にあたっては，白血球数を指標として1週間間隔で以下のように段階的に増量し，至適投与量に到達させる。

＜増量の目安＞

増量段階	投与量
第1回目	0.1mg/kg
第2回目	0.15mg/kg
第3回目	0.2mg/kg
第4回目	0.25mg/kg
第5回目	0.3mg/kg

白血球数が3000/μLまで低下した場合は4000/μL以上に回復するまでは投与を延期すること。多くの患者における1週間当たりの投与量は0.15〜0.2mg/kgになるが，白血球数の減少の程度は一定ではなく，0.1mg/kgの投与で3000/μLまで低下する例もある。維持量としては，約3000/μLの白血球減少を示した投与量より1段階少ない量を1から2週間の間隔で投与する。ただし，白血球数が4000/μL以上に回復するまでは，前回の投与より7日間経過していても次回投与は行ってはならない。1週間1回投与すべき量を分割して少量連日投与しても効果の増強は認められない。

一方，1週間1回の投与量の数倍量を分割して連日長期に投与した場合には痙攣，重篤かつ不可逆的中枢神経障害を起こし，死に至った例が報告されているため，上記投与方法を厳格に守ること。

(2)再発又は難治性の胚細胞腫瘍に対し，確立された標準的な他の抗悪性腫瘍剤との併用療法(VeIP療法(ビンブラスチン硫酸塩，イホスファミド，シスプラチン併用療法))においては，併用薬剤の添付文書も参照すること。

警告　本剤を含むがん化学療法は，緊急時に十分対応できる医療施設において，がん化学療法に十分な知識・経験を持つ医師のもとで，本療法が適切と判断される症例についてのみ実施すること。適応患者の選択にあたっては，各併用薬剤の添付文書を参照して十分注意すること。また，治療開始に先立ち，患者又はその家族に有効性及び危険性を十分説明し，同意を得てから投与すること。

禁忌

(1)次の患者には投与しないこと

本剤の成分に対し重篤な過敏症の既往歴のある患者

(2)次の部位には投与しないこと

髄腔内

エクストラニール腹膜透析液　規格：1.5L1袋[936円/袋]，1.5L1袋(排液用バッグ付)[2064円/袋]，2L1袋[1349円/袋]，2L1袋(排液用バッグ付)[2423円/袋]

イコデキストリン　塩化カルシウム水和物　塩化ナトリウム　塩化マグネシウム　乳酸ナトリウム　バクスター　342

【効能効果】

慢性腎不全患者における腹膜透析

【対応標準病名】

◎	慢性腎不全		
○	1型糖尿病性腎不全	2型糖尿病性腎不全	腎性網膜症
	糖尿病性腎不全	尿毒症性心膜炎	尿毒症性多発性ニューロパチー
	尿毒症性ニューロパチー	尿毒症性脳症	尿毒症肺
	末期腎不全	慢性腎臓病ステージG5	慢性腎臓病ステージG5D
△	赤血球造血刺激因子製剤低反応性貧血	尿毒症性心筋症	慢性腎臓病ステージG3
	慢性腎臓病ステージG3a	慢性腎臓病ステージG3b	慢性腎臓病ステージG4

効能効果に関連する使用上の注意

(1)本剤及びブドウ糖含有腹膜透析液それぞれの貯留時間と除水量の関係を十分理解し，透析液を選択及び処方すること。ただし，本剤の使用は1日1回のみである。

(2)CAPD用腹膜透析液における用法用量の範囲で適正に処方し，溢水と透析不足の原因となる食事内容やカテーテルトラブル等を排除したうえでこれらの症状が改善されない患者に本剤を適用するときは，必ず腹膜平衡試験(PET)等必要な検査を行いCAPD治療中止対象患者でないことを確認すること。また，本剤適用後も定期的に腹膜平衡試験(PET)を実施し，必要に応じCAPDの一時中止等の処置をとること。この際，「硬化性被嚢性腹膜炎(SEP)予防のためのCAPD中止基準指針」が参考になる。

用法用量　腹膜透析治療において1日1回のみ使用すること。通常，成人には1日3～5回交換のうち1回の交換において本剤1.5～2Lを腹腔内に注入し，8～12時間滞液し，効果期待後に排液除去すること。本剤以外の交換にはブドウ糖含有腹膜透析液を用いること。

なお，注入量及び滞液時間は，症状，血液生化学値，体液平衡，年齢，体重等を考慮し適宜増減する。注入及び排液速度は，通常300mL/分以下とする。

用法用量に関連する使用上の注意

(1)1日1回のみ使用とすること。

(2)本剤は1.36及び2.27%ブドウ糖含有腹膜透析液使用時に比べ，限外濾過量が増加するため，脱水症状を起こすことがないよう，本剤処方時は本剤と組み合わせて使用するブドウ糖含有腹膜透析液のブドウ糖濃度を併せて見直すこと。

禁忌

(1)トウモロコシデンプン由来物質に対し，過敏症の既往のある患者
(2)糖原病の患者
(3)横隔膜欠損のある患者
(4)腹部に挫滅傷又は熱傷のある患者
(5)高度の腹膜癒着のある患者
(6)尿毒症に起因する以外の出血性素因のある患者
(7)乳酸代謝障害の疑いのある患者

ニコペリック腹膜透析液：テルモ　1.5L1袋[698円/袋]，1.5L1袋(排液用バッグ付)[1265円/袋]，2L1袋[876円/袋]，2L1袋(排液用バッグ付)[1456円/袋]

エストリールデポー注10mg　規格：10mg1mL1管[335円/管]

エストリオールプロピオン酸エステル　持田　247

【効能効果】

更年期障害，腟炎(老人，小児及び非特異性)，子宮頸管炎並びに子宮腟部びらん，分娩時の頸管軟化

【対応標準病名】

◎	更年期症候群	細菌性腟症	子宮頸管炎
	子宮腟部びらん	小児外陰腟炎	腟炎
	閉経後萎縮性腟炎		
○	萎縮性腟炎	エストロジェン欠乏性腟炎	更年期性浮腫
	更年期無月経	子宮頸外膜炎	子宮頸内膜炎
	子宮頸部潰瘍	子宮頸部びらん	子宮腟部偽びらん
	人工的閉経後症候群	血の道症	妊娠中の子宮頸管炎
	閉経期障害	閉経後症候群	慢性腟炎
△	外陰炎	急性外陰腟炎	更年期神経症
	細菌性腟炎	子宮頸部外反症	処女膜狭窄症
	処女膜強靱	腟狭窄症	腟口狭小
	腟上皮異形成	腟上皮異形成・異型度1	腟上皮異形成・異型度2
	腟上皮異形成・異型度3	腟膿瘍	腟白斑症
	腟閉鎖	腟癒着	腟留血症
	非特異性外陰炎	閉経	閉経後出血
	慢性外陰炎	淋菌性子宮頸管炎	老人性外陰炎

用法用量　エストリオールプロピオン酸エステルとして，通常成人1回5～10mgを1週ないし10日間ごとに皮下又は筋肉内注射する。分娩時の子宮頸管軟化には，通常1回10mgを筋肉内注射する。

なお，年齢，症状により適宜増減する。

禁忌

(1)エストロゲン依存性悪性腫瘍(例えば，乳癌，子宮内膜癌)及びその疑いのある患者
(2)乳癌の既往歴のある患者
(3)未治療の子宮内膜増殖症のある患者
(4)血栓性静脈炎，肺塞栓症又はその既往歴のある患者
(5)動脈性の血栓塞栓疾患(例えば，冠動脈性心疾患，脳卒中)又はその既往歴のある患者
(6)重篤な肝障害のある患者
(7)診断の確定していない異常性器出血のある患者
(8)妊婦又は妊娠している可能性のある女性(分娩時の頸管軟化の目的で投与する場合を除く)

エスポー注射液750　規格：750国際単位0.5mL1管[924円/管]
エスポー注射液750シリンジ　規格：750国際単位0.5mL1筒[710円/筒]
エスポー注射液1500　規格：1,500国際単位2mL1瓶[1921円/瓶]
エスポー注射液1500シリンジ　規格：1,500国際単位2mL1筒[1163円/筒]
エスポー注射液3000　規格：3,000国際単位2mL1瓶[3292円/瓶]
エスポー注射液3000シリンジ　規格：3,000国際単位2mL1筒[2057円/筒]

エポエチンアルファ(遺伝子組換え)　協和発酵キリン　399

【効能効果】

(1)透析施行中の腎性貧血
(2)未熟児貧血

【対応標準病名】

◎	腎性貧血	腎透析合併症	未熟児貧血
△	硬化性腹膜炎	腎性無尿	腎不全
	正球性正色素性貧血	赤血球造血刺激因子製剤低反応性貧血	透析困難症
	透析低血圧症	透析不均衡症候群	尿毒症

貧血	不適合輸血反応	無機能腎
輸血反応		

用法用量
(1)透析施行中の腎性貧血
投与初期は，エポエチン　アルファ(遺伝子組換え)として，通常，成人，1回3,000国際単位を週3回，できるだけ緩徐に静脈内投与する。
貧血改善効果が得られたら，維持量として，通常，成人，1回1,500国際単位を週2～3回，あるいは1回3,000国際単位を週2回投与する。
貧血改善効果の目標値はヘモグロビン濃度で10g/dL(ヘマトクリット値で30%)前後とする。
なお，いずれの場合も貧血症状の程度，年齢等により適宜増減するが，維持量での最高投与量は，1回3,000国際単位，週3回投与とする。
(2)未熟児貧血
通常，エポエチン　アルファ(遺伝子組換え)として1回200国際単位/kgを週2回皮下投与する。
ただし，未熟児早期貧血期を脱し，ヘモグロビン濃度が10g/dL(ヘマトクリット値で30%)前後で臨床症状が安定したと考えられる場合は投与を中止すること。
なお，貧血症状の程度により適宜増減する。
禁忌　本剤の成分又は他のエリスロポエチン製剤・ダルベポエチン　アルファ製剤に過敏症の患者

エスポー皮下用6000　規格：6,000国際単位0.5mL1管[8664円/管]
エスポー皮下用6000シリンジ　規格：6,000国際単位0.5mL1筒[8429円/筒]
エスポー皮下用9000　規格：9,000国際単位0.5mL1管[12888円/管]
エスポー皮下用9000シリンジ　規格：9,000国際単位0.5mL1筒[11852円/筒]
エスポー皮下用12000　規格：12,000国際単位0.5mL1管[14807円/管]
エスポー皮下用12000シリンジ　規格：12,000国際単位0.5mL1筒[14463円/筒]
エスポー皮下用24000　規格：24,000国際単位0.5mL1管[23062円/管]
エスポー皮下用24000シリンジ　規格：24,000国際単位0.5mL1筒[22848円/筒]
エポエチンアルファ(遺伝子組換え)　協和発酵キリン　399

【効 能 効 果】
(1)腎性貧血
(2)貯血量が800mL以上で1週間以上の貯血期間を予定する手術施行患者の自己血貯血

【対応標準病名】

◎	腎性貧血		
△	腎性無尿	腎不全	正球性正色素性貧血
	赤血球造血刺激因子製剤低反応性貧血	尿毒症	貧血
	無機能腎		

用法用量
(1)腎性貧血
通常，成人には投与初期は，エポエチン　アルファ(遺伝子組換え)として1回6,000国際単位を週1回皮下投与する。
貧血改善効果が得られたら，維持量として，通常，成人には1回6,000～12,000国際単位を2週に1回皮下投与する。
通常，小児にはエポエチン　アルファ(遺伝子組換え)として1回100国際単位/kgを週1回皮下投与する。
貧血改善効果の目標値は，ヘモグロビン濃度で10g/dL(ヘマトクリット値で30%)前後とする。
なお，患者の貧血症状の程度，年齢等により適宜増減する。
(2)貯血量が800mL以上で1週間以上の貯血期間を予定する手術施行患者の自己血貯血
待機的手術予定患者に対して，通常，ヘモグロビン濃度が13g/dL未満の患者には初回採血1週間前から，ヘモグロビン濃度が13～14g/dLの患者には初回採血後より，成人にはエポエチン　アルファ(遺伝子組換え)として1回24,000国際単位を最終採血まで週1回皮下投与する。
初回採血は，800mL貯血の場合は手術2週間前，1200mL貯血の場合は手術3週間前を目安とする。
なお，患者のヘモグロビン濃度や予定貯血量等に応じて投与回数や投与期間を適宜増減する。
禁忌　本剤の成分又は他のエリスロポエチン製剤・ダルベポエチン　アルファ製剤に過敏症の患者

エスラックス静注25mg/2.5mL　規格：25mg2.5mL1瓶[604円/瓶]
エスラックス静注50mg/5.0mL　規格：50mg5mL1瓶[1085円/瓶]
ロクロニウム臭化物　MSD　122

【効 能 効 果】
麻酔時の筋弛緩，気管挿管時の筋弛緩

【対応標準病名】
該当病名なし

用法用量　通常，成人には挿管用量としてロクロニウム臭化物0.6mg/kgを静脈内投与し，術中必要に応じて0.1～0.2mg/kgを追加投与する。持続注入により投与する場合は，7μg/kg/分の投与速度で持続注入を開始する。なお，年齢，症状に応じて適宜増減するが，挿管用量の上限は0.9mg/kgまでとする。
用法用量に関連する使用上の注意
(1)作用持続時間は用量に依存して長くなるため，本剤0.9mg/kgを挿管用量として投与する際は注意すること。
(2)持続注入により投与する場合は，筋弛緩モニタリング装置を用いて適切に注入速度を調節すること。
警告　本剤は，その作用及び使用法について熟知した医師のみが使用すること。
禁忌
(1)本剤の成分又は臭化物に対して過敏症の既往歴のある患者
(2)重症筋無力症，筋無力症候群の患者

エトキシスクレロール1%注射液　規格：1%30mL1瓶[19476円/瓶]
ポリドカノール　カイゲンファーマ　332

【効 能 効 果】
食道静脈瘤出血の止血及び食道静脈瘤の硬化退縮

【対応標準病名】

◎	食道静脈瘤	食道静脈瘤出血
○	食道胃静脈瘤	食道静脈瘤破裂

用法用量　本剤は，経内視鏡的食道静脈瘤硬化療法に用いるものである。
通常，成人には1穿刺あたり本剤1～3mLを食道静脈瘤周囲に注入する。なお，注入量は静脈瘤の状態及び患者の病態により適宜増減するが，1内視鏡治療あたりの総注入量は30mL以内とする。
警告　本剤による内視鏡的食道静脈瘤硬化療法では，ときにショック等の重篤な副作用が起こることがある。
禁忌
(1)ショックあるいは前ショック状態にある患者。
(2)多臓器障害あるいはDIC(播種性血管内血液凝固症候群)状態の患者。
(3)胃潰瘍出血，十二指腸潰瘍出血又は胃びらん出血のある患者。
(4)内視鏡検査が危険と判断される患者。
(5)重篤な心疾患のある患者。
(6)動脈硬化又は糖尿病性細小血管症のある患者。
(7)血液凝固阻止剤を使用している患者。
(8)投与部位並びにその周辺に炎症又は潰瘍のある患者。
(9)妊娠初期(妊娠3ケ月以内)の患者。
(10)本剤の成分に対し過敏症の既往歴のある患者。

エナルモン注10　規格：10mg1管[229円/管]
エナルモン注25　規格：25mg1管[302円/管]
テストステロンプロピオン酸エステル　あすか　246

【効 能 効 果】

男子性腺機能不全(類宦官症)，造精機能障害による男子不妊症

【対応標準病名】

◎	精巣機能不全症	男性不妊症	類宦官症
○	5－アルファ還元酵素欠損症	宦官症	機能性不妊症
	原発性不妊症	原発性無精子症	射精不能症
	精子減少症	性腺機能低下症	精巣発育障害
	続発性不妊症	不妊症	無精子症
△	高テストステロン症	性機能亢進症	精巣機能亢進症

用法用量

男子性腺機能不全(類宦官症)の場合：通常，成人にはテストステロンプロピオン酸エステルとして1回25～50mgを1～3日間ごとに筋肉内注射する。

造精機能障害による男子不妊症の場合：通常，成人にはテストステロンプロピオン酸エステルとして1回5～25mgを週2～3回，又は1日50～100mgを無精子状態になるまで筋肉内注射する。

なお，いずれの場合も症状により適宜増減する。

禁忌　アンドロゲン依存性悪性腫瘍(例えば前立腺癌)及びその疑いのある患者

エナルモンデポー筋注125mg　規格：125mg1mL1管[716円/管]
エナルモンデポー筋注250mg　規格：250mg1mL1管[1319円/管]
テストステロンエナント酸エステル　あすか　246

【効 能 効 果】

男子性腺機能不全(類宦官症)，造精機能障害による男子不妊症，再生不良性貧血，骨髄線維症，腎性貧血

【対応標準病名】

◎	骨髄線維症	再生不良性貧血	腎性貧血
	精巣機能不全症	男性不妊症	類宦官症
○	5－アルファ還元酵素欠損症	軽症再生不良性貧血	骨髄増殖性疾患
	骨髄低形成	最重症再生不良性貧血	重症再生不良性貧血
	精子減少症	性腺機能低下症	精巣発育障害
	続発性不妊症	中等症再生不良性貧血	低形成性貧血
	特発性再生不良性貧血	二次性再生不良性貧血	汎血球減少症
	不妊症	放射線性貧血	本態性再生不良性貧血
	無精子症	薬剤性再生不良性貧血	
△	芽球増加を伴う不応性貧血	芽球増加を伴う不応性貧血－1	芽球増加を伴う不応性貧血－2
	肝炎後再生不良性貧血	宦官症	環状鉄芽球を伴う不応性貧血
	機能性不妊症	急性骨髄線維症	原発性骨髄線維症
	原発性不妊症	原発性無精子症	高テストステロン症
	射精不能症	腎性無尿	腎不全
	性機能亢進症	正球性正色素性貧血	精巣機能亢進症
	赤血球造血刺激因子製剤低反応性貧血	尿毒症	貧血
	本態性血小板血症	本態性貧血	無機能腎

用法用量

男子性腺機能不全(類宦官症)の場合：通常，成人にはテストステロンエナント酸エステルとして1回100mgを7～10日間ごとに，又は1回250mgを2～4週間ごとに筋肉内注射する。

造精機能障害による男子不妊症の場合：通常，成人にはテストステロンエナント酸エステルとして1回50～250mgを2～4週間ごとに無精子状態になるまで筋肉内注射する。

再生不良性貧血，骨髄線維症，腎性貧血の場合：通常，成人にはテストステロンエナント酸エステルとして1回100～250mgを1～2週間ごとに筋肉内注射する。

なお，いずれの場合も年齢，症状により適宜増減する。

禁忌

(1)アンドロゲン依存性悪性腫瘍(例えば前立腺癌)及びその疑いのある患者

(2)妊婦又は妊娠している可能性のある女性

テスチノンデポー筋注用125mg：持田　125mg1mL1管[659円/管]，テスチノンデポー筋注用250mg：持田　250mg1mL1管[1174円/管]，テストロンデポー筋注250mg：富士製薬　250mg1mL1管[1035円/管]

エピペン注射液0.15mg　規格：0.15mg1筒[8267円/筒]
エピペン注射液0.3mg　規格：0.3mg1筒[11189円/筒]
アドレナリン　ファイザー　245

【効 能 効 果】

蜂毒，食物及び薬物等に起因するアナフィラキシー反応に対する補助治療(アナフィラキシーの既往のある人またはアナフィラキシーを発現する危険性の高い人に限る)

【対応標準病名】

◎	アナフィラキシー	食物アレルギー	蜂刺症
	薬物過敏症		
○	アスピリン不耐症	アナフィラキシーショック	アレルギー
	アレルギー性浮腫	イソギンチャク毒	咽頭アレルギー
	急性局所性浮腫	急性本態性浮腫	牛乳アレルギー
	巨大じんま疹	金属アレルギー	クインケ浮腫
	クモ毒	クラゲ毒	血管神経性浮腫
	甲殻動物毒	小麦アレルギー	昆虫刺傷
	昆虫毒	サソリ毒	四肢虫刺症
	刺虫アレルギー	刺虫症	周期性浮腫
	食物依存性運動誘発アナフィラキシー	節足動物毒	造影剤ショック
	そばアレルギー	体幹虫刺症	卵アレルギー
	チャドクガ皮膚炎	虫刺性皮膚炎	トカゲ毒
	特異体質	ピーナッツアレルギー	ヒトデ毒
	ピリグラフィンショック	ペニシリンアレルギー	ペニシリンショック
	麻酔ショック	毛虫皮膚炎	薬物性ショック
	腰麻ショック	ヨードショック	ラテックスアレルギー
△	BCG副反応	アレルギー性胃腸炎	外耳部虫刺傷
	眼瞼虫刺傷	眼周囲部虫刺傷	眼部虫刺傷
	顔面多発虫刺傷	口唇虫刺傷	耳介虫刺傷
	睡眠薬副作用	前額部虫刺傷	頭部虫刺傷
	鼻部虫刺傷	副腎皮質ホルモン剤副作用	腹部虫刺傷
	ムカデ咬創	有害作用	ヨード過敏症

効能効果に関連する使用上の注意

(1)アナフィラキシー反応は，病状が進行性であり，初期症状(しびれ感，違和感，口唇の浮腫，気分不快，吐き気，嘔吐，腹痛，じん麻疹，咳込みなど)が患者により異なることがあるので，本剤を患者に交付する際には，過去のアナフィラキシー発現の有無，初期症状等を必ず聴取し，本剤の注射時期について患者，保護者またはそれに代わり得る適切な者に適切に指導すること。

(2)また，本剤の注射時期については，次のような目安も参考とし，注射時期を遺失しないよう注意すること。

①初期症状が発現し，ショック症状が発現する前の時点。

②過去にアナフィラキシーを起こしたアレルゲンを誤って摂取し，明らかな異常症状を感じた時点。

用法用量　通常，アドレナリンとして0.01mg/kgが推奨用量であり，患者の体重を考慮して，アドレナリン0.15mg又は0.3mgを筋肉内注射する。

用法用量に関連する使用上の注意

(1)通常，成人には0.3mg製剤を使用し，小児には体重に応じて

0.15mg製剤又は0.3mg製剤を使用すること。
(2)0.01mg/kgを超える用量，すなわち，体重15kg未満の患者に本剤0.15mg製剤，体重30kg未満の患者に本剤0.3mg製剤を投与すると，過量となるおそれがあるので，副作用の発現等に十分な注意が必要であり，本剤以外のアドレナリン製剤の使用についても考慮する必要があるが，0.01mg/kgを超える用量を投与することの必要性については，救命を最優先し，患者ごとの症状を観察した上で慎重に判断すること。
(3)本剤は投与量を安定化するため，1管中2mLの薬液が封入されているが，投与されるのは約0.3mLであり，注射後にも約1.7mLの薬液が注射器内に残るように設計されていることから，残液の量をみて投与しなかったと誤解するおそれがあるので注意すること。
(4)本剤には安全キャップが装着されており，安全キャップを外すと，予期せぬときに作動するおそれがあるので，本剤の注射を必要とする時まで，絶対に安全キャップを外さないこと。
(5)本剤は一度注射すると，再度注射しても薬液が放出しない仕組みとなっているので，同一の製剤を用いて二度注射しないこと。
(6)本剤は臀部からの注射を避け，大腿部の前外側から注射すること。また，緊急時には衣服の上からでも注射可能である。
(7)本剤の誤注射を防止するため，指または手等をオレンジ色のニードルカバー先端にあてないよう注意すること。なお，もし指または手等に誤って本剤を注射した場合には，直ちに医療機関を受診して，適切な処置を受けるよう指導すること。
(8)本剤を患者に交付する際には，上記事項について患者，保護者またはそれに代わり得る適切な者に対して十分指導すること。

警告

(1)本剤を患者に交付する際には，必ずインフォームドコンセントを実施し，本剤交付前に自らが適切に自己注射できるよう，本剤の保存方法，使用方法，使用時に発現する可能性のある副作用等を患者に対して指導し，患者，保護者またはそれに代わり得る適切な者が理解したことを確認した上で交付すること。
(2)本剤を患者に交付する際には，患者，保護者またはそれに代わり得る適切な者に対して，本剤に関する患者向けの説明文書等を熟読し，また，本剤の練習用エピペントレーナーを用い，日頃から本剤の使用方法について訓練しておくよう指導すること。
(3)本剤は，アナフィラキシー発現時の緊急補助的治療として使用するものであるので，本剤を患者に交付する際には，医療機関での治療に代わり得るものではなく，本剤使用後には必ず医療機関を受診し，適切な治療を受けるよう指導すること。
(4)本剤が大量投与または不慮に静脈内に投与された場合には，急激な血圧上昇により，脳出血を起こす場合があるので，静脈内に投与しないこと。また，患者に対しても投与部位についての適切な指導を行うこと。

禁忌

次の薬剤を投与中の患者
　ブチロフェノン系・フェノチアジン系等の抗精神病薬，α遮断薬

原則禁忌

(1)本剤の成分に対し過敏症の既往歴のある患者
(2)交感神経作動薬に対し過敏な反応を示す患者
(3)動脈硬化症の患者
(4)甲状腺機能亢進症の患者
(5)糖尿病の患者
(6)心室性頻拍等の重症不整脈のある患者
(7)精神神経症の患者
(8)コカイン中毒の患者
(9)投与量が0.01mg/kgを超える患者(0.15mg製剤については15kg未満，0.3mg製剤については30kg未満の患者)

併用禁忌

薬剤名等	臨床症状・措置方法	機序・危険因子
抗精神病薬 ブチロフェノン系薬剤 セレネース トロペロン等 フェノチアジン系薬剤 ウインタミン等 イミノジベンジル系薬剤 デフェクトン等 ゾテピン ロドピン リスペリドン リスパダール α遮断薬	本剤の昇圧作用の反転により，低血圧があらわれることがある。	これらの薬剤のα遮断作用により，本剤のβ刺激作用が優位になると考えられている。
イソプロテレノール等のカテコールアミン製剤，アドレナリン作動薬 プロタノール等	不整脈，場合により心停止があらわれることがある。 蘇生等の緊急時以外には併用しない。	これらの薬剤のβ刺激作用により，交感神経興奮作用が増強すると考えられている。

エビリファイ持続性水懸筋注用300mg　規格：－[－]
エビリファイ持続性水懸筋注用300mgシリンジ　規格：－[－]
エビリファイ持続性水懸筋注用400mg　規格：－[－]
エビリファイ持続性水懸筋注用400mgシリンジ　規格：－[－]
アリピプラゾール水和物　大塚　117

【効能効果】

統合失調症

【対応標準病名】

◎	統合失調症		
○	アスペルガー症候群	型分類困難な統合失調症	偽神経症性統合失調症
	急性統合失調症	急性統合失調症性エピソード	急性統合失調症様精神病性障害
	境界型統合失調症	緊張型統合失調症	残遺型統合失調症
	自閉的精神病質	小児期型統合失調症	小児シゾイド障害
	前駆期統合失調症	潜在性統合失調症	体感症性統合失調症
	短期統合失調症様障害	単純型統合失調症	遅発性統合失調症
	統合失調症型障害	統合失調症型パーソナリティ障害	統合失調症後抑うつ
	統合失調症症状を伴う急性錯乱	統合失調症症状を伴う急性多形性精神病性障害	統合失調症症状を伴う類循環精神病
	統合失調症性パーソナリティ障害	統合失調症性反応	統合失調症様状態
	破瓜型統合失調症	夢幻精神病	妄想型統合失調症
△	統合失調症症状を伴わない急性錯乱	統合失調症症状を伴わない急性多形性精神病性障害	統合失調症症状を伴わない類循環精神病
	モレル・クレペリン病		

用法用量　通常，成人にはアリピプラゾールとして1回400mgを4週に1回臀部筋肉内に投与する。なお，症状，忍容性に応じて1回量300mgに減量すること。

用法用量に関連する使用上の注意

(1)本剤は，臀部筋肉内のみに投与すること。静脈内には絶対に投与しないこと。
(2)本剤は，初回投与後徐々に血漿中薬物濃度が上昇することから，初回投与後は2週間を目処に，以下の投与量を参考に経口アリピプラゾール製剤の併用を継続するなどの適切な治療を行うこと。

切替え前の経口アリピプラゾール製剤の投与量	切替え後の経口アリピプラゾール製剤の投与量(2週間)
6～15mg/日	6mg/日
18～24mg/日	12mg/日
30mg/日	15mg/日

(3)本剤投与の際には，22G(黒)，$1^1/_2$インチ(38mm)の注射針を用いること。[適切な血漿中濃度が得られないおそれがある。]
(4)本剤とCYP2D6阻害剤(キニジン，パロキセチン等)及び/又はCYP3A4阻害剤(イトラコナゾール，クラリスロマイシン等)を併用する場合には，本剤の血漿中濃度が上昇するおそれがあるため，以下の表を参考に減量等を考慮すること。

		減量後の本剤の用量
本剤 400mg 単剤投与に相当する用量		
	CYP2D6 阻害剤又は CYP3A4 阻害剤のいずれかを併用する場合	300mg
	CYP2D6 阻害剤及び CYP3A4 阻害剤のいずれも併用する場合	200mg
本剤 300mg 単剤投与に相当する用量		
	CYP2D6 阻害剤又は CYP3A4 阻害剤のいずれかを併用する場	200mg
	CYP2D6 阻害剤及び CYP3A4 阻害剤のいずれも併用する場合	160mg

(5)本剤は持続性製剤であることから，投与中止後も患者の症状を慎重に観察し，副作用等の発現に十分に注意すること。

警告

(1)糖尿病性ケトアシドーシス，糖尿病性昏睡等の死亡に至ることもある重大な副作用が発現するおそれがあるので，本剤投与中は高血糖の徴候・症状に注意すること。特に，糖尿病又はその既往歴もしくはその危険因子を有する患者には，治療上の有益性が危険性を上回ると判断される場合のみ投与することとし，投与にあたっては，血糖値の測定等の観察を十分に行うこと。

(2)投与にあたっては，あらかじめ上記副作用が発現する場合があることを，患者及びその家族に十分に説明し，口渇，多飲，多尿，頻尿，多食，脱力感等の異常に注意し，このような症状があらわれた場合には，直ちに医師の診察を受けるよう指導すること。

禁忌

(1)昏睡状態の患者

(2)バルビツール酸誘導体・麻酔剤等の中枢神経抑制剤の強い影響下にある患者

(3)アドレナリン，クロザピンを投与中の患者

(4)本剤の成分に対し過敏症の既往歴のある患者

併用禁忌

薬剤名等	臨床症状・措置方法	機序・危険因子
アドレナリン ボスミン	アドレナリンの作用を逆転させ，血圧降下を起こすおそれがある。	アドレナリンはアドレナリン作動性α，β受容体の刺激剤であり，本剤のα受容体遮断作用によりβ受容体刺激作用が優位となり，血圧降下作用が増強される。
クロザピン クロザリル	クロザピンは原則単剤で使用し，他の抗精神病薬とは併用しないこととされている。本剤は半減期が長いため，本剤が体内から消失するまでクロザピンを投与しないこと。	本剤が血中から消失するまでに時間を要する。

ヱフェドリン「ナガヰ」注射液40mg

規格：4%1mL1管[92円/管]

エフェドリン塩酸塩　日医工　211,222

【効 能 効 果】

下記疾患に伴う咳嗽

気管支喘息，喘息性(様)気管支炎，感冒，急性気管支炎，慢性気管支炎，肺結核，上気道炎(咽喉頭炎，鼻カタル)

鼻粘膜の充血・腫脹

麻酔時の血圧降下

【対応標準病名】

◎	咽頭喉頭炎	かぜ	カタル性鼻炎
	感冒	気管支喘息	急性気管支炎
	急性上気道炎	結核性咳嗽	咳
	喘息性気管支炎	低血圧症	肺結核
	鼻充血	慢性気管支炎	
○	RSウイルス気管支炎	亜急性気管支炎	アスピリン喘息
	アトピー咳嗽	アトピー性喘息	アレルギー性咳嗽
	アレルギー性気管支炎	萎縮性咽頭炎	一過性低血圧症
	咽頭気管炎	咽頭扁桃炎	インフルエンザ菌気管支炎
	ウイルス性気管支炎	運動誘発性喘息	エコーウイルス気管支炎
	外因性喘息	カタル性咳	活動性肺結核
	化膿性鼻炎	顆粒性咽頭炎	乾性咳
	感染型気管支喘息	感染後咳嗽	感染性鼻炎
	乾燥性咽頭炎	乾酪性肺炎	気管支喘息合併妊娠
	偽膜性気管支炎	急性咽頭喉頭炎	急性咽頭扁桃炎
	急性気管気管支炎	急性口蓋扁桃炎	急性喉頭気管気管支炎
	急性反復性気管支炎	急性鼻咽頭炎	急性鼻炎
	クループ性気管支炎	結核	結核腫
	結核性喀血	結核性気管支拡張症	結核性気胸
	結核性空洞	結核性硬化症	結核性線維症
	結核性膿瘍	結核性肺線維症	結核性肺膿瘍
	結節性肺結核	硬化性肺結核	コクサッキーウイルス気管支炎
	混合型喘息	湿性咳	小児喘息
	小児喘息性気管支炎	職業喘息	心因性喘息
	滲出性気管支炎	ステロイド依存性喘息	咳失神
	咳喘息	舌扁桃炎	遷延性咳嗽
	潜在性結核感染症	多剤耐性結核	難治結核
	難治性喘息	乳児喘息	妊娠中感冒
	肺炎球菌性気管支炎	肺炎結核	肺結核・鏡検確認あり
	肺結核・組織学的確認あり	肺結核・培養のみ確認あり	肺結核腫
	敗血症性気管支炎	肺門結核	パラインフルエンザウイルス気管支炎
	非アトピー性喘息	鼻炎	肥大性咽頭炎
	ヒトメタニューモウイルス気管支炎	閉塞性鼻炎	マイコプラズマ気管支炎
	慢性咽喉頭炎	慢性咽頭炎	慢性咽頭カタル
	慢性咽頭痛	慢性咳嗽	慢性潰瘍性鼻咽頭炎
	慢性化膿性鼻咽頭炎	慢性気管炎	慢性気管気管支炎
	慢性気管支漏	慢性鼻咽頭炎	慢性鼻炎
	夜間性喘息	夜間咳	ライノウイルス気管支炎
	連鎖球菌気管支炎	連鎖球菌性上気道感染	老人性気管支炎
	濾胞性咽頭炎		
△	萎縮性鼻炎	うっ血性鼻炎	潰瘍性鼻炎
	乾燥性鼻炎	珪肺結核	結核後遺症
	結核初期感染	結核性発熱	好酸球増多性鼻炎
	臭鼻症	初感染結核	塵肺結核
	先天性結核	陳旧性肺結核	肉芽腫性鼻炎
	肺結核後遺症	肺結核術後	肺門リンパ節結核
	鼻咽頭萎縮	肥厚性鼻炎	鼻汁
	副鼻腔結核		

効能効果に関連する使用上の注意　麻酔時の血圧降下に対する予防を目的とした本剤の投与は行わないこと。[帝王切開時の本剤の予防投与により，母体の高血圧及び頻脈，胎児アシドーシスが発現したとの報告がある。]

用法用量　*l*-エフェドリン塩酸塩として，通常成人1回25～40mgを皮下注射する。

また，麻酔時の血圧降下には，通常成人1回4～8mgを静脈内注射することができる。

なお，年齢，症状により適宜増減する。

用法用量に関連する使用上の注意

(1)静脈内注射する場合には，緩徐に投与すること。

参考

日本麻酔科学会では次のような投与法が推奨されている。

静脈内注射にあたっては，本剤1アンプル(40mg/1mL)を9mLの生理食塩液と混合して計10mL(4mg/1mL)とし，1

回1～2mL(4～8mg)を投与する。
なお，年齢，症状により適宜増減する。
(2)静脈内注射する場合には，血圧の異常上昇をきたさないよう慎重に投与すること。

禁忌　カテコールアミン(アドレナリン，イソプレナリン，ドパミン等)を投与中の患者

原則禁忌　心室細動，心室頻拍，冠れん縮又はその既往歴のある患者

併用禁忌

薬剤名等	臨床症状・措置方法	機序・危険因子
カテコールアミン アドレナリン ボスミン イソプレナリン プロタノール等 ドパミン等	不整脈，場合によっては心停止を起こすおそれがある。	併用により交感神経刺激作用が増強される。

エポエチンアルファBS注750「JCR」
規格：750国際単位0.5mL1瓶[924円/瓶]
エポエチンアルファBS注750シリンジ「JCR」
規格：750国際単位0.5mL1筒[596円/筒]
エポエチンアルファBS注1500「JCR」
規格：1,500国際単位1mL1瓶[1615円/瓶]
エポエチンアルファBS注1500シリンジ「JCR」
規格：1,500国際単位1mL1筒[966円/筒]
エポエチンアルファBS注3000「JCR」
規格：3,000国際単位2mL1瓶[3071円/瓶]
エポエチンアルファBS注3000シリンジ「JCR」
規格：3,000国際単位2mL1筒[1691円/筒]

エポエチンカッパ(遺伝子組換え)[エポエチンアルファ後続1]　JCR　399

【効能効果】

(1)透析施行中の腎性貧血
(2)未熟児貧血

【対応標準病名】

◎	腎性貧血	腎透析合併症	未熟児貧血
△	正球性正色素性貧血	赤血球造血刺激因子製剤低反応性貧血	

用法用量
(1)透析施行中の腎性貧血
投与初期は，エポエチンアルファ(遺伝子組換え)[後続1]として，通常，成人，1回3000国際単位を週3回，できるだけ緩徐に静脈内投与する。
貧血改善効果が得られたら，維持量として，通常，成人，1回1500国際単位を週2～3回，あるいは1回3000国際単位を週2回投与する。
貧血改善効果の目標値はヘモグロビン濃度で10g/dL(ヘマトクリット値で30%)前後とする。
なお，いずれの場合も貧血症状の程度，年齢により適宜増減するが，維持量での最高投与量は，1回3000国際単位，週3回投与とする。
(2)未熟児貧血
通常，エポエチンアルファ(遺伝子組換え)[後続1]として，1回200国際単位/kgを週2回皮下投与する。
ただし，未熟児早期貧血期を脱し，ヘモグロビン濃度が10g/dL(ヘマトクリット値で30%)前後で臨床症状が安定したと考えられる場合は投与を中止すること。
なお，貧血症状の程度により適宜増減する。

禁忌　本剤の成分又は他のエリスロポエチン製剤・ダルベポエチンアルファ製剤に過敏症の患者

エポジン注アンプル750　規格：750国際単位0.5mL1管[1196円/管]
エポジン注シリンジ750　規格：750国際単位0.5mL1筒[763円/筒]

エポエチンベータ(遺伝子組換え)　中外　399

【効能効果】

(1)透析施行中の腎性貧血
(2)透析導入前の腎性貧血
(3)未熟児貧血

【対応標準病名】

◎	腎性貧血	腎透析合併症	未熟児貧血
△	芽球増加を伴う不応性貧血－1	硬化性腹膜炎	腎性無尿
	腎不全	正球性正色素性貧血	赤血球造血刺激因子製剤低反応性貧血
	透析困難症	透析低血圧症	透析不均衡症候群
	尿毒症	貧血	不適合輸血反応
	無機能腎	輸血反応	

用法用量
エポエチン　ベータ(遺伝子組換え)として
(1)静脈内投与
成人
効能効果(1)の場合
通常，投与初期は，1回3000国際単位を週3回，できるだけ緩徐に投与する。
通常，貧血改善効果が得られた後は，維持量として，1回1500国際単位を週2～3回，あるいは1回3000国際単位を週2回投与する。なお，いずれの場合も貧血の程度，年齢等により適宜増減するが，維持量での最高投与量は，1回3000国際単位，週3回投与とする。
貧血改善効果の目標値はヘモグロビン濃度で10g/dL(ヘマトクリット値で30%)前後とする。
効能効果(2)の場合
通常，投与初期は，1回6000国際単位を週1回，できるだけ緩徐に投与する。
通常，貧血改善効果が得られた後は，維持量として，患者の貧血の程度，年齢等により，1週あたり6000国際単位以下の範囲で適宜調整する。
貧血改善効果の目標値はヘモグロビン濃度で10g/dL(ヘマトクリット値で30%)前後とする。
(2)皮下投与
未熟児
効能効果(3)の場合：通常，1回200国際単位/kgを週2回投与する。ただし，未熟児早期貧血期を脱し，ヘモグロビン濃度が10g/dL(ヘマトクリット値で30%)前後で臨床症状が安定したと考えられる場合は投与を中止すること。なお，貧血症状の程度により適宜増減する。

用法用量に関連する使用上の注意　効能効果(3)の場合：増量については，出生体重，在胎期間を考慮し，貧血によると考えられる臨床症状，合併症，急激なヘモグロビン濃度の低下等に十分留意して慎重に判断すること。

禁忌　本剤又は他のエリスロポエチン製剤・ダルベポエチンアルファ製剤に過敏症の患者

エポジン注アンプル1500　規格：1,500国際単位0.5mL1管[1754円/管]
エポジン注アンプル3000　規格：3,000国際単位0.5mL1管[3099円/管]
エポジン注シリンジ1500　規格：1,500国際単位0.5mL1筒[1226円/筒]
エポジン注シリンジ3000　規格：3,000国際単位0.5mL1筒[2234円/筒]

エポエチンベータ(遺伝子組換え)　中外　399

【効能効果】

(1)透析施行中の腎性貧血[皮下投与については，連続携行式腹膜灌流(CAPD)施行中の腎性貧血を対象とする。]
(2)透析導入前の腎性貧血

(3)貯血量が 800mL 以上で 1 週間以上の貯血期間を予定する手術施行患者の自己血貯血
(4)未熟児貧血

【対応標準病名】

◎	腎性貧血	腎透析合併症	未熟児貧血
△	硬化性腹膜炎	腎性無尿	腎不全
	正球性正色素性貧血	赤血球造血刺激因子製剤低反応性貧血	透析困難症
	透析低血圧症	透析不均衡症候群	尿毒症
	貧血	不適合輸血反応	無機能腎
	輸血反応		

用法用量

エポエチン　ベータ(遺伝子組換え)として

(1)静脈内投与

成人

効能効果(1)の場合

通常，投与初期は，1 回 3000 国際単位を週 3 回，できるだけ緩徐に投与する。

通常，貧血改善効果が得られた後は，維持量として，1 回 1500 国際単位を週 2～3 回，あるいは 1 回 3000 国際単位を週 2 回投与する。なお，いずれの場合も貧血の程度，年齢等により適宜増減するが，維持量での最高投与量は，1 回 3000 国際単位，週 3 回投与とする。

貧血改善効果の目標値はヘモグロビン濃度で 10g/dL(ヘマトクリット値で 30%)前後とする。

効能効果(2)の場合

通常，投与初期は，1 回 6000 国際単位を週 1 回，できるだけ緩徐に投与する。

通常，貧血改善効果が得られた後は，維持量として，患者の貧血の程度，年齢等により，1 週あたり 6000 国際単位以下の範囲で適宜調整する。

貧血改善効果の目標値はヘモグロビン濃度で 10g/dL(ヘマトクリット値で 30%)前後とする。

効能効果(3)の場合：通常，体重を考慮に入れヘモグロビン濃度が 13～14g/dL 以下の患者を対象に，手術前の自己血貯血時期に，1 回 6000 国際単位を隔日週 3 回，できるだけ緩徐に投与する。投与期間は，予定貯血量が 800mL の場合は術前 2 週間，1200mL の場合は術前 3 週間を目安とする。なお，自己血採血日の投与は採血終了後に行い，患者のヘモグロビン濃度や予定貯血量等に応じて投与回数や投与期間を適宜増減する。

(2)皮下投与

①成人

効能効果(1)，(2)の場合

通常，投与初期は，1 回 6000 国際単位を週 1 回投与する。

通常，貧血改善効果が得られた後は，維持量として，1 回 6000～12000 国際単位を 2 週に 1 回投与する。

いずれの場合も貧血の程度等により適宜増減する。貧血改善効果の目標値はヘモグロビン濃度で 10g/dL(ヘマトクリット値で 30%)前後とする。

②小児

効能効果(1)，(2)の場合

通常，投与初期は，1 回 50～100 国際単位/kg を週 1 回投与する。

通常，貧血改善効果が得られた後は，維持量として，1 回 100～200 国際単位/kg を 2 週に 1 回投与する。

いずれの場合も貧血の程度等により適宜増減する。貧血改善効果の目標値はヘモグロビン濃度で 10g/dL(ヘマトクリット値で 30%)前後とする。

③未熟児

効能効果(4)の場合：通常，1 回 200 国際単位/kg を週 2 回投与する。ただし，未熟児早期貧血期を脱し，ヘモグロビン濃度が 10g/dL(ヘマトクリット値で 30%)前後で臨床症状が安定したと考えられる場合は投与を中止すること。なお，貧血症状の程度により適宜増減する。

用法用量に関連する使用上の注意　未熟児貧血：増量については，出生体重，在胎期間を考慮し，貧血によると考えられる臨床症状，合併症，急激なヘモグロビン濃度の低下等に十分留意して慎重に判断すること。

禁忌　本剤又は他のエリスロポエチン製剤・ダルベポエチンアルファ製剤に過敏症の患者

エポジン注アンプル6000　規格：6,000国際単位0.5mL1管[8621円/管]
エポジン注シリンジ6000　規格：6,000国際単位0.5mL1筒[8555円/筒]

エポエチンベータ(遺伝子組換え)　中外　399

【効 能 効 果】

(1)連続携行式腹膜灌流(CAPD)施行中の腎性貧血
(2)透析導入前の腎性貧血
(3)貯血量が 800mL 以上で 1 週間以上の貯血期間を予定する手術施行患者の自己血貯血

【対応標準病名】

◎	腎性貧血		
△	腎性無尿	腎不全	正球性正色素性貧血
	赤血球造血刺激因子製剤低反応性貧血	尿毒症	貧血
	無機能腎		

用法用量

エポエチン　ベータ(遺伝子組換え)として

(1)静脈内投与

成人

効能効果(2)の場合

通常，投与初期は，1 回 6000 国際単位を週 1 回，できるだけ緩徐に投与する。

通常，貧血改善効果が得られた後は，維持量として，患者の貧血の程度，年齢等により，1 週あたり 6000 国際単位以下の範囲で適宜調整する。

貧血改善効果の目標値はヘモグロビン濃度で 10g/dL(ヘマトクリット値で 30%)前後とする。

効能効果(3)の場合：通常，体重を考慮に入れヘモグロビン濃度が 13～14g/dL 以下の患者を対象に，手術前の自己血貯血時期に，1 回 6000 国際単位を隔日週 3 回，できるだけ緩徐に投与する。投与期間は，予定貯血量が 800mL の場合は術前 2 週間，1200mL の場合は術前 3 週間を目安とする。なお，自己血採血日の投与は採血終了後に行い，患者のヘモグロビン濃度や予定貯血量等に応じて投与回数や投与期間を適宜増減する。

(2)皮下投与

①成人

効能効果(1)，(2)の場合

通常，投与初期は，1 回 6000 国際単位を週 1 回投与する。

通常，貧血改善効果が得られた後は，維持量として，1 回 6000～12000 国際単位を 2 週に 1 回投与する。

②小児

効能効果(1)，(2)の場合

通常，投与初期は，1 回 50～100 国際単位/kg を週 1 回投与する。

通常，貧血改善効果が得られた後は，維持量として，1 回 100～200 国際単位/kg を 2 週に 1 回投与する。

いずれの場合も貧血の程度等により適宜増減する。貧血改善効果の目標値はヘモグロビン濃度で 10g/dL(ヘマトクリット値で 30%)前後とする。

禁忌　本剤又は他のエリスロポエチン製剤・ダルベポエチンアルファ製剤に過敏症の患者

エ

エポジン皮下注アンプル9000
規格：9,000国際単位0.5mL1管[12356円/管]
エポジン皮下注アンプル12000
規格：12,000国際単位0.5mL1管[15395円/管]
エポジン皮下注シリンジ9000
規格：9,000国際単位0.5mL1筒[11876円/筒]
エポジン皮下注シリンジ12000
規格：12,000国際単位0.5mL1筒[14340円/筒]
エポエチンベータ(遺伝子組換え)　中外　399

【効 能 効 果】

連続携行式腹膜灌流(CAPD)施行中の腎性貧血，透析導入前の腎性貧血

【対応標準病名】

◎	腎性貧血		
△	腎性無尿	腎不全	正球性正色素性貧血
	赤血球造血刺激因子製剤低反応性貧血	尿毒症	貧血
	無機能腎		

用法用量

エポエチン　ベータ(遺伝子組換え)として
　皮下投与
　　(1)成人
　　　通常，投与初期は，1回6000国際単位を週1回投与する。
　　　通常，貧血改善効果が得られた後は，維持量として，1回6000〜12000国際単位を2週に1回投与する。
　　(2)小児
　　　通常，投与初期は，1回50〜100国際単位/kgを週1回投与する。
　　　通常，貧血改善効果が得られた後は，維持量として，1回100〜200国際単位/kgを2週に1回投与する。
　　いずれの場合も貧血の程度等により適宜増減する。貧血改善効果の目標値はヘモグロビン濃度で10g/dL(ヘマトクリット値で30%)前後とする。

禁忌　本剤又は他のエリスロポエチン製剤・ダルベポエチン アルファ製剤に過敏症の患者

エポジン皮下注シリンジ24000
規格：24,000国際単位0.5mL1筒[22903円/筒]
エポエチンベータ(遺伝子組換え)　中外　399

【効 能 効 果】

貯血量が800mL以上で1週間以上の貯血期間を予定する手術施行患者の自己血貯血

【対応標準病名】

該当病名なし

用法用量　通常，ヘモグロビン濃度が13g/dL未満の患者には初回採血1週間前から，ヘモグロビン濃度が13〜14g/dLの患者には初回採血後より，成人にはエポエチン　ベータ(遺伝子組換え)として1回24000国際単位を最終採血まで週1回皮下投与する。
初回採血は，予定貯血量が800mLの場合は手術2週間前，1200mLの場合は手術3週間前を目安とする。なお，患者のヘモグロビン濃度や予定貯血量等に応じて投与回数や投与期間を適宜増減する。

禁忌　本剤又は他のエリスロポエチン製剤・ダルベポエチン アルファ製剤に過敏症の患者

エホチール注10mg
規格：1%1mL1管[58円/管]
エチレフリン塩酸塩　日本ベーリンガー　211

【効 能 効 果】

起立性低血圧，各種疾患若しくは状態に伴う急性低血圧又はショック時の補助治療

【対応標準病名】

◎	一過性低血圧症	起立性低血圧症	ショック
○	一次性ショック	一過性ショック	エンドトキシン性ショック
	急性循環不全	急性ショック	起立性眩暈
	起立性調節障害	出血性ショック	循環血液量減少性ショック
	心原性ショック	体位性失神	体位性低血圧症
	デンタルショック	透析低血圧症	特発性低血圧症
	二次性起立性低血圧症	二次性ショック	本態性低血圧症
	末梢循環不全	薬剤性低血圧症	ワゴトニーによる低血圧症
△	脊髄性ショック	低血圧症	疼痛性ショック

用法用量　通常成人には1回0.2〜1mL(エチレフリン塩酸塩として2〜10mg)を皮下注射，筋肉内注射又は静脈内注射する。なお，年齢，症状により適宜増減する。

原則禁忌

(1)本剤の成分に対し過敏症の既往歴のある患者
(2)心室性頻拍のある患者

エボルトラ点滴静注20mg
規格：20mg20mL1瓶[144255円/瓶]
クロファラビン　サノフィ　422

【効 能 効 果】

再発又は難治性の急性リンパ性白血病

【対応標準病名】

◎	急性リンパ性白血病		
○	白血病		
△	BCR－ABL1陽性Bリンパ芽球性白血病	BCR－ABL1陽性Bリンパ芽球性白血病/リンパ腫	B細胞性前リンパ球性白血病
	Bリンパ芽球性白血病	Bリンパ芽球性白血病/リンパ腫	CCR4陽性成人T細胞白血病リンパ腫
	E2A－PBX1陽性Bリンパ芽球性白血病	E2A－PBX1陽性Bリンパ芽球性白血病/リンパ腫	IL3－IGH陽性Bリンパ芽球性白血病
	IL3－IGH陽性Bリンパ芽球性白血病/リンパ腫	MLL再構成型Bリンパ芽球性白血病	MLL再構成型Bリンパ芽球性白血病/リンパ腫
	Ph陽性急性リンパ性白血病	TEL－AML1陽性Bリンパ芽球性白血病	TEL－AML1陽性Bリンパ芽球性白血病/リンパ腫
	T細胞性前リンパ球白血病	T細胞性大顆粒リンパ球白血病	Tリンパ芽球性白血病
	Tリンパ芽球性白血病/リンパ腫	急性骨髄性白血病	形質細胞白血病
	高2倍体性Bリンパ芽球性白血病	高2倍体性Bリンパ芽球性白血病/リンパ腫	骨髄異形成症候群
	混合型白血病	小児急性リンパ性白血病	小児骨髄異形成症候群
	髄膜白血病	成人T細胞白血病骨髄浸潤	成人T細胞白血病リンパ腫
	成人T細胞白血病リンパ腫・急性型	成人T細胞白血病リンパ腫・くすぶり型	成人T細胞白血病リンパ腫・慢性型
	成人T細胞白血病リンパ腫・リンパ腫型	前リンパ球性白血病	低2倍体性Bリンパ芽球性白血病
	低2倍体性Bリンパ芽球性白血病/リンパ腫	バーキット白血病	白血病性関節症
	皮膚白血病	分類不能型骨髄異形成症候群	ヘアリー細胞白血病
	慢性NK細胞リンパ増殖性疾患	慢性リンパ性白血病	リンパ性白血病
	リンパ性白血病骨髄浸潤		

効能効果に関連する使用上の注意

(1)【臨床成績】の項の内容を熟知し，本剤の有効性及び安全性を十分に理解した上で，適応患者の選択を行うこと。

(2)臨床試験において組み入れられた患者の年齢以外での本剤の有効性及び安全性は確立していない。

用法用量　通常，クロファラビンとして $52mg/m^2$(体表面積)を1日1回2時間以上かけて点滴静注する。これを5日間連日投与し，少なくとも9日間休薬する。これを1クールとして繰り返す。なお，患者の状態により適宜減量する。

用法用量に関連する使用上の注意

(1)腎機能障害のある患者では，本剤の血中濃度が上昇することが報告されているため，減量を考慮するとともに，患者の状態をより慎重に観察し，有害事象の発現に十分注意すること。

(2)本剤を減量，休薬又は中止する場合には，副作用の症状，重症度等に応じて以下の基準を考慮すること。

	休薬	減量又は中止
好中球数	$750/mm^3$以上に回復するまで休薬すること。	4週以上持続するグレード4の好中球減少症(ANC$500/mm^3$未満)が認められた場合は，次のクールでは用量を25%減らすこと。
グレード3以上の非感染性非血液毒性	グレード1又はベースラインまで回復するまで休薬すること。	投与を中止し，次のクールでは用量を25%減らすこと(グレード3の一過性の肝酵素上昇，制吐剤でコントロールできる嘔気・嘔吐を除く)。
感染症	臨床的にコントロールされるまで休薬すること。	—

注)グレードはNCI-CTCに準じる。

(3)本剤と他の抗悪性腫瘍薬との併用に関する有効性及び安全性は確立していない。

(4)日本人患者においては2クール以上の投与経験はない。

警告　本剤は，緊急時に十分対応できる医療施設において，造血器悪性腫瘍の治療に対して十分な知識・経験を持つ医師のもとで，本剤が適切と判断される症例についてのみ投与すること。また，治療開始に先立ち，患者又はその家族に有効性及び危険性を十分説明し，同意を得てから投与すること。

なお，本剤使用にあたっては添付文書を熟読すること。

禁忌　本剤の成分に対し過敏症の既往歴のある患者

エラプレース点滴静注液6mg　規格：6mg3mL1瓶[394344円/瓶]

イデュルスルファーゼ(遺伝子組換え)　ジェンザイム　395

【効能効果】

ムコ多糖症Ⅱ型

【対応標準病名】

◎	ムコ多糖症Ⅱ型
○	ムコ多糖症

効能効果に関連する使用上の注意　中枢神経系症状に対する有効性は認められていない。

用法用量　通常，イデュルスルファーゼ(遺伝子組換え)として，1回体重1kgあたり0.5mgを週1回点滴静脈内投与する。

用法用量に関連する使用上の注意

(1)希釈方法：患者の体重あたりで計算した必要量を取り，日局生理食塩液100mLで希釈する。

(2)投与速度：1～3時間かけて投与する。なお，本剤の投与開始初期の時点では，投与速度は，患者の忍容性を十分確認しながら段階的に上げ，投与することが望ましい。Infusion associated reactionが発現するおそれがあるため，一部の患者には長時間かけて点滴静注する必要があるが，その場合は8時間を超えないようにする。

警告

(1)本剤の投与によりinfusion associated reactionのうち重篤なアナフィラキシー反応，ショックが発現する可能性があるので，緊急時に十分な対応のできる準備をした上で投与を開始し，投与終了後も十分な観察を行うこと。また，重篤なinfusion associated reactionが発現した場合には，本剤の投与を中止し，適切な処置を行うこと。

(2)重症な呼吸不全又は急性呼吸器疾患のある患者に投与した場合，infusion associated reactionによって症状の急性増悪が起こる可能性があるので，患者の状態を十分に観察し，必要に応じて適切な処置を行うこと。

禁忌　本剤の成分に対しアナフィラキシーショックの既往歴のある患者

エリスロシン点滴静注用500mg　規格：500mg1瓶[813円/瓶]

エリスロマイシンラクトビオン酸塩　アボット　614

【効能効果】

〈適応菌種〉エリスロマイシンに感性のブドウ球菌属，レンサ球菌属，肺炎球菌，ジフテリア菌

〈適応症〉外傷・熱傷及び手術創等の二次感染，肺炎，ジフテリア

【対応標準病名】

◎	外傷	挫創	ジフテリア
	術後創部感染	創傷	創傷感染症
	熱傷	肺炎	裂傷
	裂創		
○ あ	足開放創	足挫創	足切創
	足第1度熱傷	足第2度熱傷	足第3度熱傷
	足熱傷	圧挫傷	圧挫創
	アルカリ腐蝕	胃腸管熱傷	胃熱傷
	陰茎開放創	陰茎挫創	陰茎折症
	陰茎第1度熱傷	陰茎第2度熱傷	陰茎第3度熱傷
	陰茎熱傷	陰茎裂創	咽頭ジフテリア
	咽頭熱傷	陰のう開放創	陰のう第1度熱傷
	陰のう第2度熱傷	陰のう第3度熱傷	陰のう熱傷
	陰のう裂創	陰部切創	会陰第1度熱傷
	会陰第2度熱傷	会陰第3度熱傷	会陰熱傷
	会陰部化膿創	会陰裂傷	腋窩第1度熱傷
	腋窩第2度熱傷	腋窩第3度熱傷	腋窩熱傷
か	汚染擦過創	外陰開放創	外陰第1度熱傷
	外陰第2度熱傷	外陰第3度熱傷	外陰熱傷
	外陰部挫創	外陰部切創	外陰部裂傷
	外耳部外傷性皮下異物	外耳部挫傷	外耳部擦過創
	外耳部切創	外耳部虫刺傷	外傷性切断
	外傷性乳び胸	外傷性脳圧迫・頭蓋内に達する開放創合併あり	開放骨折
	開放性外傷性脳圧迫	開放性陥没骨折	開放性胸膜損傷
	開放性脱臼骨折	開放性脳挫創	開放性脳損傷髄膜炎
	開放性脳底部挫傷	開放性びまん性脳損傷	開放性粉砕骨折
	下咽頭熱傷	化学外傷	下顎挫傷
	下顎擦過創	下顎切創	下顎熱傷
	下顎部挫傷	下顎部第1度熱傷	下顎部第2度熱傷
	下顎部第3度熱傷	下顎部皮膚欠損創	踵裂創
	顎関節部挫傷	顎関節部擦過創	顎関節部切創
	角結膜腐蝕	顎部挫傷	角膜アルカリ化学熱傷
	角膜酸化学熱傷	角膜酸性熱傷	角膜熱傷
	下肢第1度熱傷	下肢第2度熱傷	下肢第3度熱傷
	下肢熱傷	下腿汚染創	下腿開放創
	下腿挫創	下腿切創	下腿足部熱傷
	下腿熱傷	下腿皮膚欠損創	下腿部第1度熱傷
	下腿部第2度熱傷	下腿部第3度熱傷	下腿裂創
	下半身第1度熱傷	下半身第2度熱傷	下半身第3度熱傷
	下半身熱傷	下腹部第1度熱傷	下腹部第2度熱傷
	下腹部第3度熱傷	眼化学熱傷	眼球熱傷

	眼瞼外傷性皮下異物	眼瞼化学熱傷	眼瞼擦過創
	眼瞼切創	眼瞼第1度熱傷	眼瞼第2度熱傷
	眼瞼第3度熱傷	眼瞼虫刺傷	眼瞼熱傷
	環指圧挫傷	環指挫傷	環指挫創
	環指切創	環指剥皮創	環指皮膚欠損創
	眼周囲化学熱傷	眼周囲第1度熱傷	眼周囲第2度熱傷
	眼周囲第3度熱傷	眼周囲部外傷性皮下異物	眼周囲部擦過創
	眼周囲部切創	眼周囲部虫刺傷	貫通性挫滅創
	眼熱傷	眼部外傷性皮下異物	眼部擦過創
	眼部切創	眼部虫刺傷	顔面汚染創
	顔面挫傷	顔面擦過創	顔面切創
	顔面損傷	顔面第1度熱傷	顔面第2度熱傷
	顔面第3度熱傷	顔面多発挫傷	顔面多発擦過創
	顔面多発切創	顔面多発打撲傷	顔面多発虫刺傷
	顔面熱傷	顔面皮膚欠損創	気管支肺炎
	気管熱傷	気道熱傷	急性肺炎
	胸腔熱傷	頬粘膜咬傷	頬粘膜咬創
	胸部汚染創	胸部外傷	頬部挫傷
	胸部挫創	頬部擦過創	胸部上腕熱傷
	胸部切創	頬部切創	胸部損傷
	胸部第1度熱傷	頬部第1度熱傷	胸部第2度熱傷
	頬部第2度熱傷	胸部第3度熱傷	頬部第3度熱傷
	胸部熱傷	胸部皮膚欠損創	頬部皮膚欠損創
	胸壁開放創	胸壁刺創	胸膜損傷・胸腔に達する開放創合併あり
	胸膜肺炎	胸膜裂創	躯幹薬傷
	クラミジア肺炎	脛骨顆部割創	頚部開放創
	頚部挫創	頚部切創	頚部第1度熱傷
	頚部第2度熱傷	頚部第3度熱傷	頚部熱傷
	頚部皮膚欠損創	結膜熱傷	結膜のうアルカリ化学熱傷
	結膜のう酸化学熱傷	結膜腐蝕	肩甲間部第1度熱傷
	肩甲間部第2度熱傷	肩甲間部第3度熱傷	肩甲間部熱傷
	肩甲部第1度熱傷	肩甲部第2度熱傷	肩甲部第3度熱傷
	肩甲部熱傷	肩部第1度熱傷	肩部第2度熱傷
	肩部第3度熱傷	高エネルギー外傷	口蓋挫傷
	口腔外傷性異物	口腔挫傷	口腔擦過創
	口腔切創	口腔第1度熱傷	口腔第2度熱傷
	口腔第3度熱傷	口腔熱傷	口腔粘膜咬傷
	口唇外傷性皮下異物	口唇咬傷	口唇挫傷
	口唇擦過創	口唇切創	口唇第1度熱傷
	口唇第2度熱傷	口唇第3度熱傷	口唇虫刺傷
	口唇熱傷	喉頭外傷	喉頭ジフテリア
	喉頭損傷	喉頭熱傷	後頭部割創
	後頭部挫傷	後頭部挫創	後頭部切創
	後頭部裂創	肛門第1度熱傷	肛門第2度熱傷
	肛門第3度熱傷	肛門熱傷	肛門裂創
	骨盤部裂創	昆虫咬創	昆虫刺傷
さ	採皮創	挫傷	擦過創
	擦過皮下血腫	挫滅傷	挫滅創
	酸腐蝕	耳介外傷性皮下異物	耳介挫傷
	耳介擦過創	耳介切創	耳介虫刺傷
	耳介部第1度熱傷	耳介部第2度熱傷	耳介部第3度熱傷
	趾開放創	趾間切創	子宮熱傷
	趾挫創	示指MP関節挫傷	示指PIP開放創
	示指割創	示指化膿創	四肢挫傷
	示指挫傷	示指挫創	示指刺創
	示指切創	四肢第1度熱傷	四肢第2度熱傷
	四肢第3度熱傷	四肢熱傷	示指皮膚欠損創
	趾第1度熱傷	趾第2度熱傷	趾第3度熱傷
	膝蓋部挫創	膝下部挫創	膝窩部銃創
	膝関節部挫創	膝部開放創	膝部割創
	膝部咬創	膝部挫創	膝部切創
	膝部第1度熱傷	膝部第2度熱傷	膝部第3度熱傷
	膝部裂創	歯肉挫傷	趾熱傷

	ジフテリア性結膜炎	ジフテリア性心筋炎	ジフテリア性多発ニューロパチー
	ジフテリア腹膜炎	手圧挫傷	銃自殺未遂
	手関節挫滅傷	手関節挫滅創	手関節部切創
	手関節部第1度熱傷	手関節部第2度熱傷	手関節部第3度熱傷
	手関節部裂創	手指圧挫傷	手指汚染創
	手指開放創	手指咬創	種子骨開放骨折
	手指挫傷	手指挫創	手指挫滅傷
	手指挫滅創	手指刺創	手指切創
	手指第1度熱傷	手指第2度熱傷	手指第3度熱傷
	手指端熱傷	手指熱傷	手指剥皮創
	手指皮膚欠損創	手術創部膿瘍	手術創離開
	手掌第1度熱傷	手掌第2度熱傷	手掌第3度熱傷
	手掌熱傷	手掌皮膚欠損創	術後横隔膜下膿瘍
	術後膿瘍	術後腹腔内膿瘍	術後腹壁膿瘍
	手背第1度熱傷	手背第2度熱傷	手背第3度熱傷
	手背熱傷	手背皮膚欠損創	手部汚染創
	上顎挫傷	上顎擦過創	上顎切創
	上口唇挫傷	踵骨部挫滅創	小指咬創
	小指挫傷	小指挫創	小指切創
	上肢第1度熱傷	上肢第2度熱傷	上肢第3度熱傷
	上肢熱傷	小指皮膚欠損創	焼身自殺未遂
	上唇小帯裂創	小児肺炎	上半身第1度熱傷
	上半身第2度熱傷	上半身第3度熱傷	上半身熱傷
	踵部第1度熱傷	踵部第2度熱傷	踵部第3度熱傷
	上腕汚染創	上腕貫通銃創	上腕挫創
	上腕第1度熱傷	上腕第2度熱傷	上腕第3度熱傷
	上腕熱傷	上腕皮膚欠損創	上腕部開放創
	食道熱傷	処女膜裂傷	精巣開放創
	精巣熱傷	精巣破裂	舌咬傷
	切創	舌熱傷	前額部外傷性皮下異物
	前額部擦過創	前額部切創	前額部第1度熱傷
	前額部第2度熱傷	前額部第3度熱傷	前額部虫刺傷
	前額部虫刺症	前額部皮膚欠損創	前胸部挫創
	前胸部第1度熱傷	前胸部第2度熱傷	前胸部第3度熱傷
	前胸部熱傷	仙骨部挫創	仙骨部皮膚欠損創
	全身挫傷	全身擦過創	全身第1度熱傷
	全身第2度熱傷	全身第3度熱傷	全身熱傷
	前頭部割創	前頭部挫傷	前頭部挫創
	前頭部切創	前頭部皮膚欠損創	前腕汚染創
	前腕開放創	前腕咬創	前腕挫創
	前腕刺創	前腕手部熱傷	前腕切創
	前腕第1度熱傷	前腕第2度熱傷	前腕第3度熱傷
	前腕熱傷	前腕皮膚欠損創	前腕裂創
	爪下挫滅傷	爪下挫滅創	掻創
	創部膿瘍	足関節第1度熱傷	足関節第2度熱傷
	足関節第3度熱傷	足関節内果部挫創	足関節熱傷
	足関節部挫創	側胸部第1度熱傷	側胸部第2度熱傷
	側胸部第3度熱傷	足底熱傷	足底部咬創
	足底部刺創	足底部第1度熱傷	足底部第2度熱傷
	足底部第3度熱傷	足底部皮膚欠損創	側頭部割創
	側頭部挫創	側頭部切創	足背部挫創
	足背部切創	足背部第1度熱傷	足背部第2度熱傷
	足背部第3度熱傷	足部汚染創	側腹部咬創
	側腹部挫創	側腹部第1度熱傷	側腹部第2度熱傷
	側腹部第3度熱傷	側腹壁開放創	足部皮膚欠損創
	足部裂創	鼡径部開放創	鼡径部切創
	鼡径部第1度熱傷	鼡径部第2度熱傷	鼡径部第3度熱傷
た	鼡径部熱傷	損傷	第1度熱傷
	第1度腐蝕	第2度熱傷	第2度腐蝕
	第3度熱傷	第3度腐蝕	第4度熱傷
	第5趾皮膚欠損創	体幹第1度熱傷	体幹第2度熱傷
	体幹第3度熱傷	体幹熱傷	大腿汚染創
	大腿熱傷	大腿皮膚欠損創	大腿部第1度熱傷

	大腿部第２度熱傷	大腿部第３度熱傷	体表面積10％未満の熱傷
	体表面積10－19％の熱傷	体表面積20－29％の熱傷	体表面積30－39％の熱傷
	体表面積40－49％の熱傷	体表面積50－59％の熱傷	体表面積60－69％の熱傷
	体表面積70－79％の熱傷	体表面積80－89％の熱傷	体表面積90％以上の熱傷
	大葉性肺炎	多発性外傷	多発性開放創
	多発性咬創	多発性昆虫咬創	多発性挫傷
	多発性擦過創	多発性切創	多発性穿刺創
	多発性第１度熱傷	多発性第２度熱傷	多発性第３度熱傷
	多発性熱傷	多発性表在損傷	多発性裂創
	打撲擦過創	腟開放創	腟熱傷
	腟壁縫合不全	腟裂傷	肘関節挫創
	肘関節部開放創	中指咬創	中指挫傷
	中指挫創	中指刺創	中指切創
	中指皮膚欠損創	虫垂炎術後残膿瘍	肘部挫創
	肘部切創	肘部第１度熱傷	肘部第２度熱傷
	肘部第３度熱傷	肘部皮膚欠損創	沈下性肺炎
	手開放創	手咬創	手挫創
	手刺創	手切創	手第１度熱傷
	手第２度熱傷	手第３度熱傷	手熱傷
	殿部開放創	殿部咬創	殿部刺創
	殿部切創	殿部第１度熱傷	殿部第２度熱傷
	殿部第３度熱傷	殿部熱傷	殿部皮膚欠損創
	殿部裂創	頭頂部挫傷	頭頂部挫創
	頭頂部擦過創	頭頂部切創	頭頂部裂創
	頭皮開放創	頭皮剥離	頭部開放創
	頭部割創	頭部頚部挫傷	頭部頚部挫創
	頭部挫傷	頭部挫創	頭部擦過創
	頭部刺創	頭部切創	頭部第１度熱傷
	頭部第２度熱傷	頭部第３度熱傷	頭部多発挫傷
	頭部多発擦過創	頭部多発切創	頭部虫刺傷
	頭部熱傷	頭部皮膚欠損創	頭部裂創
な	飛び降り自殺未遂	飛び込み自殺未遂	内部尿路性器の熱傷
	軟口蓋熱傷	乳児肺炎	乳頭部第１度熱傷
	乳頭部第２度熱傷	乳頭部第３度熱傷	乳房第１度熱傷
	乳房第２度熱傷	乳房第３度熱傷	乳房熱傷
	乳輪部第１度熱傷	乳輪部第２度熱傷	乳輪部第３度熱傷
	脳挫傷・頭蓋内に達する開放創合併あり	脳挫創・頭蓋内に達する開放創合併あり	脳底部挫傷・頭蓋内に達する開放創合併あり
は	敗血症性肺炎	肺熱傷	背部第１度熱傷
	背部第２度熱傷	背部第３度熱傷	背部熱傷
	爆死自殺未遂	抜歯後感染	半身第１度熱傷
	半身第２度熱傷	半身第３度熱傷	鼻咽頭ジフテリア
	鼻下擦過創	膝汚染創	膝皮膚欠損創
	非定型肺炎	鼻部外傷性皮下異物	腓腹筋挫創
	鼻部挫傷	鼻部擦過創	皮膚ジフテリア
	鼻部切創	皮膚損傷	鼻部第１度熱傷
	鼻部第２度熱傷	鼻部第３度熱傷	鼻部虫刺傷
	鼻部皮膚欠損創	鼻部皮膚剥離創	びまん性脳損傷・頭蓋内に達する開放創合併あり
	びまん性肺炎	表皮剥離	腹部汚染創
	腹部刺創	腹部第１度熱傷	腹部第２度熱傷
	腹部第３度熱傷	腹部熱傷	腹部皮膚欠損創
	腹壁開放創	腹壁創し開	腹壁縫合糸膿瘍
	腹壁縫合不全	腐蝕	閉塞性肺炎
	扁桃ジフテリア	縫合糸膿瘍	縫合不全
	縫合部膿瘍	放射線性熱傷	包皮挫創
	包皮切創	包皮裂創	母指球部第１度熱傷
	母指球部第２度熱傷	母指球部第３度熱傷	母指咬創
	母指挫傷	母指挫創	母趾挫創
	母指刺創	母指切創	母指第１度熱傷
	母指第２度熱傷	母指第３度熱傷	母指打撲挫創
	母指熱傷	母指皮膚欠損創	母趾皮膚欠損創

ま	母指末節部挫創	脈絡網膜熱傷	無熱性肺炎
や	薬傷	腰部切創	腰部第１度熱傷
	腰部第２度熱傷	腰部第３度熱傷	腰部打撲挫創
ら	腰部熱傷	涙管損傷	涙管断裂
	涙道損傷	轢過創	裂離
	老人性肺炎		
△あ	アキレス腱筋腱移行部断裂	アキレス腱挫傷	アキレス腱挫創
	アキレス腱切創	アキレス腱断裂	アキレス腱部分断裂
	足異物	亜脱臼	圧迫骨折
	圧迫神経炎	医原性気胸	犬咬創
	咽頭開放創	咽頭創傷	横隔膜損傷
か	横骨折	汚染創	外耳開放創
	外耳道創傷	外耳部外傷性異物	外耳部外傷性腫脹
	外耳部割創	外耳部貫通創	外耳部咬創
	外耳部挫創	外耳部刺創	外耳部創傷
	外耳部打撲傷	外耳部皮下血腫	外耳部皮下出血
	外傷後早期合併症	外傷性一過性麻痺	外傷性異物
	外傷性横隔膜ヘルニア	外傷性眼球ろう	外傷性空気塞栓症
	外傷性咬合	外傷性虹彩離断	外傷性硬膜動静脈瘻
	外傷性耳出血	外傷性脂肪塞栓症	外傷性縦隔気腫
	外傷性食道破裂	外傷性脊髄出血	外傷性動静脈瘻
	外傷性動脈血腫	外傷性動脈瘤	外傷性脳圧迫
	外傷性脳圧迫・頭蓋内に達する開放創合併なし	外傷性脳症	外傷性破裂
	外傷性皮下気腫	外傷性皮下血腫	外耳裂創
	開放性脱臼	開放創	下咽頭創傷
	下顎外傷性異物	下顎開放創	下顎割創
	下顎貫通創	下顎口唇挫創	下顎咬創
	下顎挫創	下顎刺創	下顎創傷
	下顎打撲傷	下顎皮下血腫	下顎部打撲傷
	下顎裂創	顎関節部開放創	顎関節部割創
	顎関節部貫通創	顎関節部咬創	顎関節部挫創
	顎関節部刺創	顎関節部創傷	顎関節部打撲傷
	顎関節部皮下血腫	顎関節部裂創	顎部打撲傷
	角膜挫創	角膜切傷	角膜切創
	角膜創傷	角膜破裂	角膜裂傷
	割創	カテーテル感染症	カテーテル敗血症
	眼黄斑部裂孔	眼窩創傷	眼窩部挫創
	眼窩裂傷	眼球結膜裂傷	眼球損傷
	眼球破裂	眼球裂傷	眼瞼外傷性異物
	眼瞼外傷性腫脹	眼瞼開放創	眼瞼割創
	眼瞼貫通創	眼瞼咬創	眼瞼挫創
	眼瞼刺創	眼瞼創傷	眼瞼裂創
	眼周囲部外傷性異物	眼周囲部外傷性腫脹	眼周囲部開放創
	眼周囲部割創	眼周囲部貫通創	眼周囲部咬創
	眼周囲部挫創	眼周囲部刺創	眼周囲部創傷
	眼周囲部裂創	関節血腫	関節骨折
	関節挫傷	関節打撲	完全骨折
	完全脱臼	貫通刺創	貫通銃創
	貫通創	眼部外傷性異物	眼部外傷性腫脹
	眼部開放創	眼部割創	眼部貫通創
	眼部咬創	眼部挫創	眼部刺創
	眼部創傷	眼部裂創	陥没骨折
	顔面外傷性異物	顔面開放創	顔面割創
	顔面貫通創	顔面咬創	顔面挫創
	顔面刺創	顔面創傷	顔面掻創
	顔面多発開放創	顔面多発割創	顔面多発貫通創
	顔面多発咬創	顔面多発挫創	顔面多発刺創
	顔面多発創傷	顔面多発皮下血腫	顔面多発皮下出血
	顔面多発裂創	顔面打撲傷	顔面皮下血腫
	顔面裂創	胸管損傷	胸腺損傷
	頬部外傷性異物	頬部開放創	頬部割創
	頬部貫通創	頬部咬創	頬部挫創

頬部刺創	胸部食道損傷	頬部創傷
頬部打撲傷	胸部皮下気腫	頬部皮下血腫
頬部裂創	強膜切創	強膜創傷
強膜裂傷	棘刺創	魚咬創
亀裂骨折	筋損傷	筋断裂
筋肉内血腫	空気塞栓症	屈曲骨折
頚管破裂	頚部食道開放創	血管切断
血管損傷	血腫	結膜創傷
結膜裂傷	腱切創	腱損傷
腱断裂	腱部分断裂	腱裂傷
口蓋切創	口蓋裂創	口角部挫創
口角部裂創	口腔外傷性腫脹	口腔開放創
口腔割創	口腔挫創	口腔刺創
口腔創傷	口腔打撲傷	口腔内血腫
口腔粘膜咬創	口腔裂創	後出血
口唇外傷性異物	口唇外傷性腫脹	口唇開放創
口唇割創	口唇貫通創	口唇咬創
口唇挫創	口唇刺創	口唇創傷
口唇打撲傷	口唇皮下血腫	口唇皮下出血
口唇裂創	溝創	咬創
後頭部外傷	後頭部打撲傷	広範性軸索損傷
広汎性神経損傷	後方脱臼	硬膜損傷
硬膜裂傷	骨折	コントル・クー損傷

さ

耳介外傷性異物	耳介外傷性腫脹	耳介開放創
耳介割創	耳介貫通創	耳介咬創
耳介挫創	耳介刺創	耳介創傷
耳介打撲傷	耳介皮下血腫	耳介皮下出血
耳介裂創	耳下腺部打撲	趾化膿創
指間切創	子宮頚管裂傷	子宮頚部環状剥離
刺咬症	四肢静脈損傷	四肢動脈損傷
耳前部挫創	刺創	膝関節部異物
膝部異物	歯肉切創	歯肉裂創
脂肪塞栓症	斜骨折	射創
尺骨近位端骨折	尺骨鉤状突起骨折	縦隔血腫
縦骨折	銃創	重複骨折
手関節掌側部挫創	手関節部挫創	手関節部創傷
種子骨骨折	手指打撲傷	手指皮下血腫
手掌挫創	手掌刺創	手掌切創
手掌剥皮創	術後感染症	術後血腫
術後消化管出血性ショック	術後ショック	術後髄膜炎
術後敗血症	術後皮下気腫	手背部挫創
手背部切創	上顎打撲傷	上顎皮下血腫
上顎部裂創	硝子体切断	食道損傷
神経根ひきぬき損傷	神経切断	神経叢損傷
神経叢不全損傷	神経損傷	神経断裂
針刺創	靱帯ストレイン	靱帯損傷
靱帯断裂	靱帯捻挫	靱帯裂傷
心内異物	ストレイン	声門外傷
舌開放創	舌下顎挫創	舌咬創
舌挫創	舌刺創	舌切創
舌創傷	切断	舌裂創
前額部外傷性異物	前額部外傷性腫脹	前額部開放創
前額部割創	前額部貫通創	前額部咬創
前額部挫創	前額部刺創	前額部創傷
前額部裂創	前頚頭頂部挫創	線状骨折
穿通創	前頭部打撲傷	前方脱臼
爪下異物	足底異物	側頭部打撲傷

た

側頭部皮下血腫	大腿咬創	大腿挫創
大腿部開放創	大腿部刺創	大腿部切創
大腿裂創	大転子部挫創	脱臼
脱臼骨折	打撲割創	打撲血腫
打撲挫創	打撲傷	打撲皮下血腫
単純脱臼	腟断端炎	腟断端出血
肘関節骨折	肘関節脱臼骨折	中手骨関節部挫創
中枢神経系損傷	肘頭骨折	転位性骨折
殿部異物	頭頂部打撲傷	頭皮外傷性腫脹
頭皮下血腫	頭皮表在損傷	頭部異物
頭部外傷性皮下異物	頭部外傷性皮下気腫	頭部頚部打撲傷
頭部血腫	頭部多発開放創	頭部多発割創
頭部多発咬創	頭部多発挫創	頭部多発刺創
頭部多発創傷	頭部多発打撲傷	頭部多発皮下血腫
頭部多発裂創	頭部打撲	頭部打撲血腫
頭部打撲傷	動物咬創	頭部皮下異物
頭部皮下血腫	頭部皮下出血	動脈損傷

な

特発性関節脱臼	内視鏡検査中腸穿孔	軟口蓋血腫
軟口蓋挫創	軟口蓋創傷	軟口蓋破裂
肉離れ	乳腺内異物	乳房異物
尿管切石術後感染症	猫咬創	捻挫
脳挫傷	脳挫傷・頭蓋内に達する開放創合併なし	脳挫創
脳挫創・頭蓋内に達する開放創合併なし	脳損傷	脳対側損傷
脳直撃損傷	脳底部挫傷	脳底部挫傷・頭蓋内に達する開放創合併なし

は

脳裂傷	剥離骨折	破裂骨折
皮下異物	皮下気腫	皮下血腫
皮下静脈損傷	皮下損傷	鼻根部打撲挫創
鼻根部裂創	皮神経挫傷	鼻前庭部挫創
鼻尖部挫創	非熱傷性水疱	鼻部外傷性異物
鼻部外傷性腫脹	鼻部開放創	眉部割創
鼻部割創	鼻部貫通創	眉部血腫
皮膚欠損創	鼻部咬創	鼻部挫創
鼻部刺創	鼻部創傷	鼻部打撲傷
皮膚剥脱創	鼻部皮下血腫	鼻部皮下出血
鼻部裂創	びまん性脳損傷	びまん性脳損傷・頭蓋内に達する開放創合併なし
眉毛部割創	眉毛部裂創	鼻翼部切創
鼻翼部裂創	複雑脱臼	伏針
副鼻腔開放創	腹壁異物	不全骨折
ブラックアイ	粉砕骨折	分娩時会陰裂傷
分娩時軟産道損傷	閉鎖性外傷性脳圧迫	閉鎖性骨折
閉鎖性脱臼	閉鎖性脳挫創	閉鎖性脳底部挫傷
閉鎖性びまん性脳損傷	縫合不全出血	帽状腱膜下出血

ま

母指示指間切創	母指打撲傷	末梢血管外傷
末梢神経損傷	眉間部挫創	眉間部裂創
耳後部挫創	耳後部打撲傷	盲管銃創
網膜振盪	網脈絡膜裂傷	モンテジア骨折

ら

らせん骨折	離開骨折	裂離骨折
若木骨折		

用法用量 通常，成人にはエリスロマイシンとして1日600～1,500mg(力価)を2～3回に分けて1回2時間以上かけて点滴静注する。

なお，年齢，症状により適宜増減する。

用法用量に関連する使用上の注意

(1)経口投与が困難な場合，あるいは，緊急を要する場合に本剤を使用すること。

(2)本剤の使用にあたっては，耐性菌の発現等を防ぐため，原則として感受性を確認し，疾病の治療上必要な最小限の期間の投与にとどめること。

(3)急速な静注によって心室頻拍(Torsades de pointesを含む)が発現したとの報告があるので，患者の状態に十分注意しながら，必ず1回2時間以上かけて点滴静注すること。

禁忌

(1)本剤の成分に対し過敏症の既往歴のある患者

(2)エルゴタミン含有製剤，ピモジドを投与中の患者

併用禁忌

薬剤名等	臨床症状・措置方法	機序・危険因子
エルゴタミン(エルゴタミン酒石酸塩，ジヒドロエルゴタミンメ	これらの薬剤の血中濃度が上昇し，四肢の虚血，血管攣縮等が報	本剤はCYP3Aと結合し，複合体を形成するため，これらの薬剤の

シル酸塩)含有製剤 [クリアミン ジヒデルゴット等]	告されている。	代謝を抑制することがある。
ピモジド [オーラップ]	類薬クラリスロマイシンとの併用により，ピモジドの血中濃度が上昇し，QT 延長，心室性不整脈(Torsades de pointes を含む)等が報告されている。	

エリル点滴静注液30mg
規格：30.8mg2mL1管[2861円/管]
ファスジル塩酸塩水和物　旭化成　219

【効 能 効 果】

くも膜下出血術後の脳血管攣縮およびこれに伴う脳虚血症状の改善

【対応標準病名】

◎	くも膜下出血	脳虚血症	脳血管攣縮
○	IC－PC 動脈瘤破裂によるくも膜下出血	くも膜下出血後遺症	後交通動脈瘤破裂によるくも膜下出血
	後大脳動脈瘤破裂によるくも膜下出血	髄膜出血	前交通動脈瘤破裂によるくも膜下出血
	前大脳動脈瘤破裂によるくも膜下出血	先天性脳動脈瘤破裂	中大脳動脈瘤破裂によるくも膜下出血
	椎骨動脈瘤破裂によるくも膜下出血	頭蓋内動脈瘤破裂によるくも膜下出血	特発性くも膜下出血
	内頚動脈瘤破裂によるくも膜下出血	脳底動脈瘤破裂によるくも膜下出血	脳動静脈奇形破裂
	脳動静脈奇形破裂によるくも膜下出血	脳動脈瘤破裂	破裂性椎骨動脈解離
	破裂性内頚動脈解離		
△	一過性黒内障	一過性全健忘症	一過性脳虚血発作
	ウィリス動脈環動脈瘤	ウィリス動脈輪周囲炎	外頚動脈海綿静脈洞瘻
	海綿静脈洞症候群	解離性脳動脈瘤	可逆性虚血性神経障害
	偽性脳動脈瘤	虚血性脳血管障害	虚血性白質脳症
	頚動脈硬化症	後下小脳動脈解離	後下小脳動脈瘤
	高血圧性悪性脳症	高血圧性緊急症	高血圧性脳循環障害
	高血圧性脳症	後交通動脈瘤	後大脳動脈解離
	後大脳動脈瘤	後天性脳動静脈瘻	硬膜動静脈瘻
	鎖骨下動脈盗血症候群	矢状静脈洞血栓症	上小脳動脈瘤
	小児もやもや病	進行性血管性白質脳症	成人もやもや病
	切迫脳卒中	前下小脳動脈瘤	前交通動脈瘤
	前大脳動脈解離	前大脳動脈瘤	多発性脳動脈瘤
	中大脳動脈解離	中大脳動脈瘤	椎骨動脈血行不全
	椎骨動脈瘤	椎骨脳底動脈循環不全	動脈硬化性脳症
	閉じこめ症候群	内頚動脈海綿静脈洞瘻	内頚動脈眼動脈分岐部動脈瘤
	内頚動脈後交通動脈分岐部動脈瘤	内頚動脈脳動脈瘤	内頚動脈不全症
	脳壊死	脳幹卒中症候群	脳血管障害
	脳循環不全	のう状脳動脈瘤	脳静脈血栓症
	脳静脈洞血栓症	脳底動脈解離	脳底動脈循環不全
	脳底動脈瘤	脳動静脈瘻	脳動脈炎
	脳動脈硬化症	脳動脈循環不全	脳動脈瘤
	脳動脈攣縮	脳毛細血管拡張症	皮質静脈血栓症
	ビンスワンガー病	フォヴィル症候群	放射線脳壊死
	紡錘状脳動脈瘤	未破裂椎骨動脈解離	未破裂内頚動脈解離
	未破裂脳動脈瘤	もやもや病	

用法用量　通常，成人には，塩酸ファスジルとして 1 回 30mg を 50～100mL の電解質液または糖液で希釈し，1 日 2～3 回，約 30 分間かけて点滴静注する。

本剤の投与は，くも膜下出血術後早期に開始し，2 週間投与することが望ましい。

警告　本剤の臨床試験において，頭蓋内出血(脳内出血，硬膜外血腫，硬膜下血腫，脳室内出血，頭皮下血腫，くも膜下出血)の発現が認められている。本剤の投与は緊急時に十分対応できる医療施設において行うこと。また，本剤の投与に際しては，臨床症状及びコンピューター断層撮影による観察を十分に行い，出血が認められた場合には直ちに投与を中止し，適切な処置を行うこと。

禁忌

(1)出血している患者：頭蓋内出血

(2)頭蓋内出血の可能性のある患者：出血した動脈瘤に対する十分な止血処置を術中に施すことができなかった患者

(3)低血圧の患者

エルカルチンFF静注1000mg
規格：1,000mg5mL1管[961円/管]
レボカルニチン　大塚　399

【効 能 効 果】

カルニチン欠乏症

【対応標準病名】

◎	カルニチン欠乏症		
○	一次性カルニチン欠乏症	二次性カルニチン欠乏症	
△	CPT1 欠損症	CPT2 欠損症	LCAD 欠損症
	LCHAD 欠損症	MCAD 欠損症	MTP 欠損症
	SCAD 欠損症	VLCAD 欠損症	グルタル酸血症 2 型
	脂肪酸代謝障害	側鎖アミノ酸代謝障害	ビタミン B12 反応型メチルマロン酸血症
	副腎白質ジストロフィー		

効能効果に関連する使用上の注意

(1)本剤は，臨床症状・検査所見からカルニチン欠乏症と診断された場合あるいはカルニチン欠乏症が発症する可能性が極めて高い状態である場合にのみ投与すること。

(2)本剤の投与に際しては，原則として，カルニチンの欠乏状態の検査に加え，カルニチン欠乏の原因となる原疾患を特定すること。

用法用量

通常，レボカルニチンとして 1 回体重 1kg あたり 50mg を 3～6 時間ごとに，緩徐に静注(2～3 分)又は点滴静注する。なお，患者の状態に応じて適宜増減するが，1 日の最大投与量は体重 1kg あたり 300mg とする。

血液透析に伴うカルニチン欠乏症に対しては，通常，レボカルニチンとして体重 1kg あたり 10～20mg を透析終了時に，透析回路静脈側に注入(静注)する。なお，患者の状態に応じて適宜増減する。

用法用量に関連する使用上の注意

(1)本剤の投与に際しては，臨床症状の改善の程度と副作用の発現の程度及び定期的な臨床検査，バイタルサイン，カルニチンの欠乏状態等から投与量を総合的に判断すること。また，増量する場合には慎重に判断し，漫然と投与を継続しないこと。

(2)血液透析患者への本剤の投与に際しては，本剤投与により期待する効果が得られない場合には，漫然と投与を継続しないこと。

禁忌　本剤の成分に対し過敏症の既往歴のある患者

エルゴメトリンマレイン酸塩注0.2mg「F」
規格：0.02%1mL1管[92円/管]
エルゴメトリンマレイン酸塩　富士製薬　253

【効 能 効 果】

子宮収縮の促進ならびに子宮出血の予防及び治療の目的で次の場合に使用する。

胎盤娩出前後，弛緩出血，子宮復古不全，帝王切開術，流産，人工妊娠中絶

【対応標準病名】

◎	弛緩出血	子宮出血	子宮退縮不全
	人工妊娠中絶	帝王切開	流産
○	完全流産	緊急帝王切開	子宮弛緩症
	自然流産	進行流産	性器出血
	選択的帝王切開	胎盤部分残留	治療的流産

	晩期産褥出血	反復帝王切開	不正性器出血
	不全流産	部分癒着胎盤	分娩後出血
	卵膜残留		
△	器質性性器出血	機能性性器出血	機能低下性子宮出血
	子宮肥大	若年性子宮機能出血	

用法用量　エルゴメトリンマレイン酸塩として，通常，成人1回0.2mgを皮下，筋肉内または静脈内注射する。

禁忌

(1)妊婦または妊娠している可能性のある女性
(2)児頭娩出前
(3)本剤または麦角アルカロイドに対して過敏症の既往歴のある患者
(4)高度の冠動脈狭窄を有する患者
(5)敗血症の患者
(6)HIVプロテアーゼ阻害剤(リトナビル，インジナビル，ネルフィナビル，サキナビル，アタザナビル，ホスアンプレナビル，ダルナビル)，エファビレンツ，アゾール系抗真菌薬(イトラコナゾール，ボリコナゾール)，テラプレビル，5-HT$_{1B/1D}$受容体作動薬(スマトリプタン，ゾルミトリプタン，エレトリプタン，リザトリプタン)，エルゴタミン，ジヒドロエルゴタミンを投与中の患者

併用禁忌

薬剤名等	臨床症状・措置方法	機序・危険因子
HIVプロテアーゼ阻害剤 リトナビル(ノービア等) インジナビル(クリキシバン) ネルフィナビル(ビラセプト) サキナビル(インビラーゼ) アタザナビル(レイアタッツ) ホスアンプレナビル(レクシヴァ) ダルナビル(プリジスタ・プリジスタナイーブ) エファビレンツ(ストックリン) アゾール系抗真菌薬 イトラコナゾール(イトリゾール等) ボリコナゾール(ブイフェンド) テラプレビル(テラビック)	本剤の血中濃度が上昇し，血管れん縮等の重篤な副作用を起こすおそれがある。	本剤での報告はないが，CYP3A4の競合阻害により，本剤の代謝が阻害されるおそれがある。
5-HT$_{1B/1D}$受容体作動薬 スマトリプタン(イミグラン) ゾルミトリプタン(ゾーミッグ) エレトリプタン(レルパックス) リザトリプタン(マクサルト) エルゴタミン(クリアミン) ジヒドロエルゴタミン(ジヒデルゴット等)	血圧上昇または血管れん縮が増強されるおそれがある。なお，5-HT$_{1B/1D}$受容体作動薬と本剤を前後して投与する場合は24時間以上の間隔をあけて投与すること。	これらの薬剤との薬理的相加作用により，相互に作用(血管収縮作用)を増強させる。

エルシトニン注10単位　規格：10エルカトニン単位1mL1管[545円/管]
エルシトニン注20S　規格：20エルカトニン単位1mL1管[1028円/管]
エルシトニン注20Sディスポ　規格：20エルカトニン単位1mL1筒[1100円/筒]

エルカトニン　旭化成　399

【効能効果】

骨粗鬆症における疼痛

【対応標準病名】

◎	骨粗鬆症	疼痛	
○	頚椎骨粗鬆症	頚椎骨粗鬆症・病的骨折あり	骨粗鬆症・骨盤部病的骨折あり
	骨粗鬆症・脊椎病的骨折あり	骨粗鬆症・前腕病的骨折あり	骨粗鬆症・大腿部病的骨折あり
	骨粗鬆症・多発病的骨折あり	骨粗鬆症・病的骨折あり	若年性骨粗鬆症
	若年性骨粗鬆症・病的骨折あり	術後吸収不良性骨粗鬆症	術後吸収不良性骨粗鬆症・病的骨折あり
	ステロイド性骨粗鬆症	ステロイド性骨粗鬆症・病的骨折あり	ステロイド性脊椎圧迫骨折
	脊椎骨粗鬆症・病的骨折あり	特発性骨粗鬆症	特発性骨粗鬆症・病的骨折あり
	特発性若年性骨粗鬆症	二次性骨粗鬆症	二次性骨粗鬆症・病的骨折あり
	廃用性骨粗鬆症	廃用性骨粗鬆症・病的骨折あり	閉経後骨粗鬆症・骨盤部病的骨折あり
	閉経後骨粗鬆症・脊椎病的骨折あり	閉経後骨粗鬆症・前腕病的骨折あり	閉経後骨粗鬆症・大腿部病的骨折あり
	閉経後骨粗鬆症・多発病的骨折あり	閉経後骨粗鬆症・病的骨折あり	薬物誘発性骨粗鬆症
	薬物誘発性骨粗鬆症・病的骨折あり	卵巣摘出術後骨粗鬆症	卵巣摘出術後骨粗鬆症・病的骨折あり
	老年性骨粗鬆症	老年性骨粗鬆症・病的骨折あり	
△	眼窩内側壁骨折	眼窩内壁骨折	眼窩吹き抜け骨折
	環椎椎弓骨折	軸椎横突起骨折	軸椎椎弓骨折
	軸椎椎体骨折	篩骨板骨折	歯突起開放骨折
	歯突起骨折	上腕骨滑車骨折	上腕骨近位端病的骨折
	上腕骨骨幹部病的骨折	上腕骨小結節骨折	上腕骨らせん骨折
	人工股関節周囲骨折	人工膝関節周囲骨折	脊椎骨粗鬆症
	全身痛	前頭蓋底骨折	前頭骨線状骨折
	側頭骨線状骨折	中頭蓋底骨折	頭蓋円蓋部線状骨折
	鈍痛	剥離骨折	閉経後骨粗鬆症
	らせん骨折	裂離骨折	

用法用量

〔エルシトニン注10単位〕：通常，成人には1回エルカトニンとして10エルカトニン単位を週2回筋肉内注射する。なお，症状により適宜増減する。

〔エルシトニン注20S，エルシトニン注20Sディスポ〕：通常，成人には1回エルカトニンとして20エルカトニン単位を週1回筋肉内注射する。

禁忌　本剤の成分に対し過敏症の既往歴のある患者

アデビロック筋注20単位：イセイ　20エルカトニン単位1mL1管[106円/管]，アデビロック注10：イセイ　10エルカトニン単位1mL1管[70円/管]，エカテニン筋注10単位：共立　10エルカトニン単位1mL1管[70円/管]，エカテニン筋注20単位：共立　20エルカトニン単位1mL1管[106円/管]，エスカトニール筋注10単位：東和　10エルカトニン単位1mL1管[70円/管]，エスカトニール筋注20単位：東和　20エルカトニン単位1mL1管[106円/管]，エルカトニン筋注10単位「F」：富士製薬　10エルカトニン単位1mL1管[70円/管]，エルカトニン筋注10単位「NP」：ニプロ　10エルカトニン単位1mL1管[70円/管]，エルカトニン筋注10単位「TBP」：東菱薬品　10エルカトニン単位1mL1管[70円/管]，エルカトニン筋注10単位「サワイ」：沢井　10エルカトニン単位1mL1管[70円/管]，エルカトニン筋注10単位「日医工」：日医工　10エルカトニン単位1mL1管[70円/管]，エルカトニン筋注20単位「F」：富士製薬　20エルカトニン単位1mL1管[106円/管]，エルカトニン筋注20単位「NP」：ニプロ　20エルカトニン単位1mL1管[106円/管]，エルカトニン筋注20単位「TBP」：東菱薬品　20エルカトニン単位1mL1管[106円/管]，エルカトニン筋注20単位「サワイ」：沢井　20エルカトニン単位1mL1管[106円/管]，エルカトニン筋注20単位「日医工」：日医工　20エルカトニン単位1mL1管[106円/管]，ラスカルトン10ディスポ：テバ製薬　10エルカトニン単位1mL1筒[354円/筒]，ラスカルトン注10：テバ製薬　10エルカトニン単位1mL1管[70

円/管]，ラスカルトン注20：テバ製薬　20エルカトニン単位1mL1管[106円/管]

エルシトニン注40単位

規格：40エルカトニン単位1mL1管[1168円/管]

エルカトニン　旭化成　399

【効 能 効 果】

(1)高カルシウム血症
(2)骨ページェット病

【対応標準病名】

◎	高カルシウム血症	骨パジェット病	
○	家族性低カルシウム尿性高カルシウム血症	若年性骨パジェット病	
△	カルシウム代謝障害	高カルシウム尿症	石灰沈着症
	頭蓋骨パジェット病	特発性高カルシウム尿症	バーネット症候群
	無機質代謝障害		

用法用量

(1)高カルシウム血症の場合：通常，成人には1回エルカトニンとして40エルカトニン単位を1日2回朝晩に筋肉内注射または点滴静注する。点滴静注においては希釈後速やかに使用し，1～2時間かけて注入する。なお，年齢および血中カルシウムの変動により適宜増減する。
(2)骨ページェット病の場合：通常，成人には1回エルカトニンとして40エルカトニン単位を原則として1日1回筋肉内注射する。

禁忌

(1)本剤の成分に対し過敏症の既往歴のある患者
(2)妊娠末期の患者

アデビロック注40：イセイ[258円/管]，エルカトニン注40単位「F」：富士製薬[258円/管]，エルカトニン注40単位「NP」：ニプロ[258円/管]，エルカトニン注40単位「TBP」：東菱薬品[258円/管]，ラスカルトン注40：テバ製薬[258円/管]

エルネオパ1号輸液

規格：1000mL1キット[1480円/キット]，1500mL1キット[1862円/キット]，2000mL1キット[2273円/キット]

エルネオパ2号輸液

規格：1000mL1キット[1593円/キット]，1500mL1キット[2023円/キット]，2000mL1キット[2464円/キット]

アミノ酸　糖　電解質　ビタミン　微量元素　大塚製薬工場　325

【効 能 効 果】

経口・経腸管栄養補給が不能又は不十分で，経中心静脈栄養に頼らざるを得ない場合の水分，電解質，カロリー，アミノ酸，ビタミン，亜鉛，鉄，銅，マンガン及びヨウ素の補給

【対応標準病名】

◎	摂食機能障害		
△	異常腸音	胃内停水	回盲部腫瘤
	下腹部腫瘤	胸脇苦満	筋性防御
	口苦	口腔内異常感症	口腔内感覚異常症
	口内痛	後腹膜腫瘤	黒色便
	骨盤内腫瘤	臍部腫瘤	しぶり腹
	小腹拘急	小腹硬満	上腹部腫瘤
	小腹不仁	食道異物感	心下急
	心下痞	心下痞堅	心下痞硬
	心窩部振水音	心窩部不快	蠕動亢進
	大量便	腸音欠如	腸音亢進
	腸間膜腫瘤	つかえ感	粘液便
	排便習慣の変化	排便障害	腹腔内腫瘤
	腹皮拘急	腹部腫脹	腹部腫瘤
	腹部板状硬	腹部不快感	便異常
	便色異常	便潜血	膀胱直腸障害
	緑色便		

用法用量

〔エルネオパ1号輸液〕：本剤は経中心静脈栄養法の開始時で，耐糖能が不明の場合や耐糖能が低下している場合の開始液として，あるいは侵襲時等で耐糖能が低下しており，ブドウ糖を制限する必要がある場合の維持液として用いる。用時に上下2室の隔壁と上室内にある黄褐色及び赤褐色の小室を同時に開通し十分に混合して，開始液又は維持液とする。通常，成人には1日2000mLの開始液又は維持液を24時間かけて中心静脈内に持続点滴注入する。なお，症状，年齢，体重に応じて適宜増減する。
〔エルネオパ2号輸液〕：本剤は経中心静脈栄養法の維持液として用いる。用時に上下2室の隔壁と上室内にある黄褐色及び赤褐色の小室を同時に開通し十分に混合して，維持液とする。通常，成人には1日2000mLの維持液を24時間かけて中心静脈内に持続点滴注入する。なお，症状，年齢，体重に応じて適宜増減する。

用法用量に関連する使用上の注意　黄疸がある場合又は本剤投与中にマンガンの全血中濃度の上昇が認められた場合及び銅などの微量元素の血漿中濃度の上昇が認められた場合には，投与を中止し，他の高カロリー輸液療法を考慮すること。

警告　ビタミンB_1欠乏症と思われる重篤なアシドーシスが発現した場合には，直ちに100～400mgのビタミンB_1製剤を急速静脈内投与すること。また，高カロリー輸液療法を施行中の患者では，基礎疾患及び合併症に起因するアシドーシスが発現することがあるので，症状があらわれた場合には高カロリー輸液療法を中断し，アルカリ化剤の投与等の処置を行うこと。

禁忌

(1)電解質代謝異常のある患者
①高ナトリウム血症の患者
②高クロル血症の患者
③高カリウム血症(乏尿，アジソン病，高窒素血症等)の患者
④高リン血症(副甲状腺機能低下症等)の患者
⑤高マグネシウム血症(甲状腺機能低下症等)の患者
⑥高カルシウム血症の患者
(2)重篤な肝障害(肝性昏睡又は肝性昏睡のおそれ等)のある患者
(3)胆道閉塞のある患者
(4)重篤な腎障害のある患者
(5)アミノ酸代謝異常のある患者
(6)本剤又は本剤配合成分に過敏症の既往歴のある患者
(7)血友病の患者

エルプラット点滴静注液50mg

規格：50mg10mL1瓶[33347円/瓶]

エルプラット点滴静注液100mg

規格：100mg20mL1瓶[61448円/瓶]

エルプラット点滴静注液200mg

規格：200mg40mL1瓶[113227円/瓶]

オキサリプラチン　ヤクルト　429

【効 能 効 果】

治癒切除不能な進行・再発の結腸・直腸癌
結腸癌における術後補助化学療法
治癒切除不能な膵癌

【対応標準病名】

◎	癌	結腸癌	膵癌
	直腸癌		
○	KIT(CD117)陽性結腸消化管間質腫瘍	KIT(CD117)陽性直腸消化管間質腫瘍	KRAS遺伝子野生型結腸癌
	KRAS遺伝子野生型直腸癌	S状結腸癌	VIP産生腫瘍
	悪性インスリノーマ	悪性ガストリノーマ	悪性グルカゴノーマ
	悪性腫瘍	悪性膵内分泌腫瘍	悪性ソマトスタチノーマ
	遺伝性大腸癌	遺伝性非ポリポーシス大腸癌	横行結腸癌
	回盲部癌	下行結腸癌	肝弯曲部癌
	結腸消化管間質腫瘍	上行結腸癌	膵芽腫

	膵管癌	膵管内管状腺癌	膵管内乳頭粘液性腺癌
	膵頚部癌	膵脂肪肉腫	膵漿液性のう胞腺癌
	膵腺房細胞癌	膵体尾部癌	膵体部癌
	膵頭部カルチノイド	膵頭部癌	膵粘液性のう胞腺癌
	膵尾部癌	大腸癌	大腸粘液癌
	虫垂癌	直腸Ｓ状部結腸癌	直腸癌術後再発
	直腸消化管間質腫瘍	脾弯曲部癌	末期癌
	盲腸癌		
△	悪性虫垂粘液瘤	胸膜播種	結腸脂肪肉腫
	腫瘍随伴症候群	上行結腸カルチノイド	上行結腸平滑筋肉腫
	大腸カルチノイド	大腸肉腫	直腸癌穿孔
	直腸脂肪肉腫	直腸平滑筋肉腫	盲腸カルチノイド
※	**公知申請通知** 治癒切除不能な進行・再発の胃癌(平成26年9月5日公知申請通知)		

効能効果に関連する使用上の注意

(1)国内での結腸癌の術後補助化学療法に関する検討は行われていない。

(2)結腸癌の術後補助化学療法においては，臨床試験の投与対象及び病期ごとの結果を熟知し，本剤の有効性及び安全性を十分に理解した上で，適応患者の選択を行うこと。

(3)治癒切除不能な膵癌の場合，患者の病期，全身状態，UGT1A1[注)]遺伝子多型等について，「臨床成績」の項の内容を熟知し，本剤の有効性及び安全性を十分に理解した上で，適応患者の選択を行うこと。

注)イリノテカン塩酸塩水和物の活性代謝物(SN-38)の主な代謝酵素の一分子種である。

(4)治癒切除不能な膵癌に対して，本剤の術後補助化学療法における有効性及び安全性は確立していない。

用法用量

(1)治癒切除不能な進行・再発の結腸・直腸癌及び結腸癌における術後補助化学療法にはA法又はB法を，治癒切除不能な膵癌にはA法を使用する。なお，患者の状態により適宜減量する。

A法：他の抗悪性腫瘍剤との併用において，通常，成人にはオキサリプラチンとして85mg/m^2(体表面積)を1日1回静脈内に2時間で点滴投与し，少なくとも13日間休薬する。これを1サイクルとして投与を繰り返す。

B法：他の抗悪性腫瘍剤との併用において，通常，成人にはオキサリプラチンとして130mg/m^2(体表面積)を1日1回静脈内に2時間で点滴投与し，少なくとも20日間休薬する。これを1サイクルとして投与を繰り返す。

(2)本剤を5%ブドウ糖注射液に注入し，250～500mLとして，静脈内に点滴投与する。

用法用量に関連する使用上の注意

(1)本剤の用法用量は，「臨床成績」の項の内容を熟知した上で，本剤と併用する他の抗悪性腫瘍剤に応じて選択すること。

(2)結腸癌の術後補助化学療法において，レボホリナート及びフルオロウラシルの静脈内持続投与法との併用では投与期間が12サイクル，カペシタビンとの併用では8サイクルを超えた場合の有効性及び安全性は確立していない(投与経験がない)。

(3)国内臨床第Ⅰ相試験において，単剤では130mg/m^2(体表面積)の耐容性が認められているが，本剤を単剤で用いた場合は，その有用性は確立していない。

(4)国内臨床第I/II相試験において，本剤は，レボホリナート及びフルオロウラシルの急速静脈内投与法での併用療法は，耐容性が認められているが，その有用性は確立していない。

(5)本剤の調製に際しては，配合変化に注意すること。

①本剤は，錯化合物であるので，他の抗悪性腫瘍剤とは混合調製しないこと。

②本剤は塩化物含有溶液により分解するため，生理食塩液等の塩化物を含む輸液との配合を避けること。

③本剤は塩基性溶液により分解するため，塩基性溶液との混和あるいは同じ点滴ラインを用いた同時投与は行わないこと。

④本剤のような白金化合物は，アルミニウムとの接触により分解することが報告されているため，本剤の調製時あるいは投与時にアルミニウムが用いられている機器(注射針等)は使用しないこと。

(6)米国の添付文書中には，本剤とホリナート及びフルオロウラシルの静脈内持続投与法との併用療法[注1)]を行う場合，以下のような投与スケジュール(FOLFOX4法)を2週毎に行うことが推奨されるとの記載がある。

第１日目	別々のバッグから5%ブドウ糖注射液250～500mLに溶解した本剤85mg/m^{2}及び5%ブドウ糖注射液に溶解したホリナート200mg/m^2[注2)]を120分かけて同時に点滴静注する。その後フルオロウラシル400mg/m^{2}を2～4分間で急速静脈内投与し，引き続き5%ブドウ糖注射液500mL(推奨)に溶解したフルオロウラシル600mg/m^{2}を22時間かけて持続静注する。
第２日目	ホリナート200mg/m^2[注2)]を120分かけて点滴静注し，その後フルオロウラシル400mg/m^{2}を2～4分間で急速静脈内投与，引き続き5%ブドウ糖注射液500mL(推奨)に溶解したフルオロウラシル600mg/m^{2}を22時間かけて持続静注する。

また，米国の添付文書中には，次表の投与可能条件，減量基準の記載がある。

2サイクル目以降の投与可能条件(投与予定日に確認し，当該条件を満たす状態へ回復するまで投与を延期する)

種類	程度
好中球数	1,500/mm^{3}以上
血小板数	75,000/mm^{3}以上

減量基準(前回の投与後に発現した有害事象により判断する)

種類	最悪時の程度	次回投与量
好中球数	500/mm^{3}未満	本剤を65mg/m^2[注4)]又は75mg/m^2[注5)]に減量 フルオロウラシルを20%減量(300mg/m^{2}の急速静脈内投与及び500mg/m^{2}の22時間持続静注)
血小板数	50,000/mm^{3}未満	
消化器系の有害事象(予防的治療の施行にもかかわらず発現)	Grade3[注3)]以上	

注1)国内において，ホリナート注射剤の「結腸・直腸癌に対するフルオロウラシルの抗腫瘍効果の増強」に関する効能効果は承認されていない。

注2)レボホリナート100mg/m^{2}に相当する。

注3)「治癒切除不能な進行・再発の結腸・直腸癌」の場合はNCI-CTC version 2.0(1998年)。「結腸癌における術後補助化学療法」の場合はNCI-CTC version 1(1982年)。

注4)「治癒切除不能な進行・再発の結腸・直腸癌」の場合。

注5)「結腸癌における術後補助化学療法」の場合。

(7)カペシタビンとの併用療法(XELOX法)を行う場合には，次の投与可能条件及び減量基準を参考にすること。

2サイクル目以降の投与可能条件(投与予定日に確認し，当該条件を満たす状態へ回復するまで投与を延期する)

種類	程度
好中球数	1,500/mm^{3}以上
血小板数	75,000/mm^{3}以上

減量基準

種類	最悪時の程度	次回投与量
前回の投与後に発現した有害事象	Grade3[注6)]以上	1回目発現時：本剤を100mg/m^{2}に減量
		2回目発現時：本剤を85mg/m^{2}に減量

注6)CTCAE version 3.0(2003年)。

(8)イリノテカン塩酸塩水和物，レボホリナート，フルオロウラシルとの併用療法(FOLFIRINOX法)を行う場合には，次の投与可能条件，減量基準及び減量時の投与量を参考にすること。

2サイクル目以降の投与可能条件(投与予定日に確認し，当該条件を満たす状態へ回復するまで投与を延期し，投与再開時に減量すること。)

種類	程度
好中球数	1,500/mm^{3}以上
血小板数	

	75,000/mm^{3}以上

減量基準

前回の投与後にいずれかの程度に該当する副作用が発現した場合は，該当する毎に，以下の減量方法に従って，投与レベルを1レベル減量する。また，いずれかの程度に該当する好中球減少又は血小板減少が発現した場合は，以降のフルオロウラシル急速静脈内投与を中止する。

副作用[注7)]	程度	減量方法
好中球減少	以下のいずれかの条件を満たす場合： 1)2サイクル目以降の投与可能条件を満たさず投与を延期 2)500/mm^{3}未満が7日以上持続 3)感染症又は下痢を併発し，かつ1,000/mm^{3}未満 4)発熱性好中球減少症	イリノテカン塩酸塩水和物を優先的に減量する。 ただし，イリノテカン塩酸塩水和物の投与レベルが本剤より低い場合は，イリノテカン塩酸塩水和物と同じレベルになるまで本剤を減量する。
下痢	発熱(38℃以上)を伴う	
	Grade 3[注8)]以上	フルオロウラシル持続静注を減量する。
血小板減少	以下のいずれかの条件を満たす場合： 1)2サイクル目以降の投与可能条件を満たさず投与を延期 2)50,000/mm^{3}未満	本剤を優先的に減量する。 ただし，本剤の投与レベルがイリノテカン塩酸塩水和物より低い場合は，本剤と同じレベルになるまでイリノテカン塩酸塩水和物を減量する。
総ビリルビン上昇	2.0mg/dL 超 3.0mg/dL 以下	イリノテカン塩酸塩水和物を120mg/m^{2}に減量する。
	3.0mg/dL 超	イリノテカン塩酸塩水和物を90mg/m^{2}に減量
粘膜炎	Grade 3[注8)]以上	フルオロウラシル持続静注を減量する。
手足症候群		フルオロウラシル持続静注を減量する。

注7)複数の副作用が発現した場合は，薬剤毎に減量が最大となる基準を適用すること。

注8)CTCAE version 4.0(2009年)。

減量時の投与量(本剤85mg/m^2，イリノテカン塩酸塩水和物180mg/m^2，フルオロウラシル持続静注2,400mg/m^{2}で投与を開始した場合)

投与レベル	本剤	イリノテカン塩酸塩水和物	フルオロウラシル持続静注
－1	65mg/m^2	150mg/m^2	1,800mg/m^2
－2	50mg/m^2	120mg/m^2	1,200mg/m^2
－3	中止	中止	中止

警告

(1)本剤を含むがん化学療法は，緊急時に十分対応できる医療施設において，がん化学療法に十分な知識・経験を持つ医師のもとで，本療法が適切と判断される症例についてのみ実施すること。適応患者の選択にあたっては，各併用薬剤の添付文書を参照して十分注意すること。また，治療開始に先立ち，患者又はその家族に有効性及び危険性を十分説明し，同意を得てから投与すること。

(2)本剤投与後数分以内の発疹，瘙痒，気管支痙攣，呼吸困難，血圧低下等を伴うショック，アナフィラキシーが報告されているので，患者の状態を十分に観察し，過敏症状(気管支痙攣，呼吸困難，血圧低下等)が認められた場合には，本剤の投与を直ちに中止し適切な処置を行うこと。また，回復後は本剤を再投与しないこと。

(3)本剤はレボホリナート及びフルオロウラシルの静脈内持続投与法等との併用の場合に有用性が認められており，用法用量を遵守すること。また，本併用療法において致死的な転帰に至る重篤な副作用があらわれることがあるので，患者の状態を十分観察し，異常が認められた場合には，速やかに適切な処置を行うこと。なお，本剤の使用にあたっては，添付文書を熟読のこと。

禁忌

(1)機能障害を伴う重度の感覚異常又は知覚不全のある患者

(2)本剤の成分又は他の白金を含む薬剤に対し過敏症の既往歴のある患者

(3)妊婦又は妊娠している可能性のある婦人

オキサリプラチン点滴静注50mg「トーワ」：東和　50mg10mL1瓶[18279円/瓶]，オキサリプラチン点滴静注100mg「トーワ」：東和　100mg20mL1瓶[33683円/瓶]，オキサリプラチン点滴静注200mg「トーワ」：東和　－[－]，オキサリプラチン点滴静注液50mg/10mL「ケミファ」：ナガセ　50mg10mL1瓶[18279円/瓶]，オキサリプラチン点滴静注液50mg/10mL「サンド」：サンド　50mg10mL1瓶[18279円/瓶]，オキサリプラチン点滴静注液50mg/10mL「ファイザー」：マイラン製薬　50mg10mL1瓶[18279円/瓶]，オキサリプラチン点滴静注液50mg/10mL「ホスピーラ」：ホスピーラ　50mg10mL1瓶[18279円/瓶]，オキサリプラチン点滴静注液50mg「DSEP」：第一三共エスファ　50mg10mL1瓶[18279円/瓶]，オキサリプラチン点滴静注液50mg「FFP」：富士フイルム　50mg10mL1瓶[18279円/瓶]，オキサリプラチン点滴静注液50mg「NK」：日本化薬　50mg10mL1瓶[18279円/瓶]，オキサリプラチン点滴静注液50mg「サワイ」：沢井　50mg10mL1瓶[18279円/瓶]，オキサリプラチン点滴静注液50mg「テバ」：テバ製薬　50mg10mL1瓶[18279円/瓶]，オキサリプラチン点滴静注液50mg「日医工」：日医工　50mg10mL1瓶[18279円/瓶]，オキサリプラチン点滴静注液50mg「ニプロ」：ニプロ　50mg10mL1瓶[18279円/瓶]，オキサリプラチン点滴静注液100mg/20mL「ケミファ」：ナガセ　100mg20mL1瓶[33683円/瓶]，オキサリプラチン点滴静注液100mg/20mL「サンド」：サンド　100mg20mL1瓶[33683円/瓶]，オキサリプラチン点滴静注液100mg/20mL「ファイザー」：マイラン製薬　100mg20mL1瓶[33683円/瓶]，オキサリプラチン点滴静注液100mg/20mL「ホスピーラ」：ホスピーラ　100mg20mL1瓶[33683円/瓶]，オキサリプラチン点滴静注液100mg「DSEP」：第一三共エスファ　100mg20mL1瓶[33683円/瓶]，オキサリプラチン点滴静注液100mg「FFP」：富士フイルム　100mg20mL1瓶[33683円/瓶]，オキサリプラチン点滴静注液100mg「NK」：日本化薬　100mg20mL1瓶[33683円/瓶]，オキサリプラチン点滴静注液100mg「サワイ」：沢井　100mg20mL1瓶[33683円/瓶]，オキサリプラチン点滴静注液100mg「テバ」：テバ製薬　100mg20mL1瓶[33683円/瓶]，オキサリプラチン点滴静注液100mg「日医工」：日医工　100mg20mL1瓶[33683円/瓶]，オキサリプラチン点滴静注液100mg「ニプロ」：ニプロ　100mg20mL1瓶[33683円/瓶]，オキサリプラチン点滴静注液200mg/40mL「ケミファ」：ナガセ　－[－]，オキサリプラチン点滴静注液200mg/40mL「ファイザー」：マイラン製薬　－[－]，オキサリプラチン点滴静注液200mg「DSEP」：第一三共エスファ　－[－]，オキサリプラチン点滴静注液200mg「FFP」：富士フイルム　－[－]，オキサリプラチン点滴静注液200mg「NK」：日本化薬　－[－]，オキサリプラチン点滴静注液200mg「サワイ」：沢井　－[－]，オキサリプラチン点滴静注液200mg「テバ」：テバ製薬　－[－]，オキサリプラチン点滴静注液200mg「日医工」：日医工　－[－]，オキサリプラチン点滴静注液200mg「ニプロ」：ニプロ　－[－]

エルベン注2mg

規格：0.1%2mL1管[56円/管]

ベルベリン硫酸塩水和物　日新－山形　231

【効能効果】

下痢症

【対応標準病名】

◎	下痢症		
○	S状結腸炎	胃腸炎	炎症性腸疾患
	回腸炎	カタル性胃腸炎	感冒性胃腸炎
	感冒性大腸炎	感冒性腸炎	機能性下痢
	急性胃腸炎	急性大腸炎	急性腸炎
	大腸炎	腸炎	腸カタル
	難治性乳児下痢症	乳児下痢	
△	感染性胃腸炎	感染性下痢症	感染性大腸炎
	感染性腸炎	抗生物質起因性大腸炎	抗生物質起因性腸炎
	出血性大腸炎	出血性腸炎	

用法用量　ベルベリン硫酸塩水和物として，通常成人１日4～30mgを皮下又は筋肉内に注射する。なお，年齢，症状により適宜増減する。

禁忌　出血性大腸炎の患者

原則禁忌　細菌性下痢患者

エレメンミック注　規格：2mL1管[246円/管]
エレメンミック注キット　規格：2mL1筒[314円/筒]

ヨウ化カリウム　塩化マンガン　塩化第二鉄　硫酸亜鉛水和物　硫酸銅　エイワイ　322

【効 能 効 果】

経口，経腸管栄養補給が不能又は不十分で高カロリー静脈栄養に頼らざるを得ない場合の亜鉛，鉄，銅，マンガン及びヨウ素の補給。

【対応標準病名】

該当病名なし

用法用量　通常，成人には１日2mLを高カロリー静脈栄養輸液に添加し，点滴静注する。なお，年齢，症状に応じて適宜増減する。

用法用量に関連する使用上の注意

(1)本剤は，経口・経腸管栄養補給が十分になった場合には，速やかに投与を中止すること。

(2)高カロリー輸液用基本液等には微量元素が含まれた製剤があるので，それらの微量元素量に応じて適宜減量すること。

(3)黄疸がある場合，又は本剤投与中にマンガンの全血中濃度の上昇が認められた場合には，マンガンが配合されていない微量元素製剤の投与を考慮すること。また，銅などの微量元素の血漿中濃度の上昇が認められた場合には，休薬，減量もしくは中止等を考慮すること。

全血中マンガン濃度の基準値

Mn(μg/dL)	0.52～2.4

血漿中微量元素濃度の基準値※

中央値(下限値～上限値)	
Fe(μg/dL)	103(35～174)
Zn(μg/dL)	97(70～124)
Cu(μg/dL)	94(62～132)
I(μg/dL)	5.7(3.7～14.0)

※　健常成人男女各20名より求めた。

禁忌

(1)胆道閉塞のある患者

(2)本剤又は本剤配合成分に過敏症の既往歴のある患者

ミネラリン注：日本製薬　2mL1管[246円/管]

エレジェクト注シリンジ：テルモ　2mL1筒[204円/筒]，シザナリンN注：日新－山形　2mL1管[58円/管]，ボルビックス注：富士薬品　2mL1管[115円/管]，ミネラミック注：東和　2mL1管[115円/管]，ミネリック－5注シリンジ：ニプロ　2mL1筒[204円/筒]，ミネリック－5配合点滴静注シリンジ：ニプロ　－[－]，メドレニック注：テバ製薬　2mL1管[58円/管]，メドレニック注シリンジ：テバ製薬　2mL1筒[204円/筒]

塩化Ca補正液1mEq/mL　規格：0.5モル20mL1管[94円/管]

塩化カルシウム水和物　大塚製薬工場　321

【効 能 効 果】

電解質補液の電解質補正，低カルシウム血症

【対応標準病名】

◎	低カルシウム血症		
○	テタニー性白内障		
△	家族性低カルシウム尿性高カルシウム血症	カルシウム代謝障害	高カルシウム尿症
	石灰沈着症	低カルシウム性白内障	特発性高カルシウム尿症
	バーネット症候群	無機質欠乏症	無機質代謝障害
	輸血後鉄過剰症		

用法用量　電解質補液の電解質の補正用として，体内の水分，電解質の不足に応じて電解質補液に添加して用いる。

塩化Na補正液1mEq/mL　規格：1モル20mL1管[57円/管]
塩化Na補正液2.5mEq/mL　規格：2.5モル20mL1管[62円/管]

塩化ナトリウム　大塚製薬工場　331

【効 能 効 果】

電解質補液の電解質補正

【対応標準病名】

該当病名なし

用法用量　電解質補液の電解質の補正として，体内の水分，電解質の不足に応じて電解質補液に添加して用いる。

塩化ナトリウム注1モルシリンジ「テルモ」：テルモ　1モル20mL1筒[125円/筒]

塩化アンモニウム補正液5mEq/mL
規格：5モル20mL1管[56円/管]

塩化アンモニウム　大塚製薬工場　331

【効 能 効 果】

高度な低クロール性アルカローシスの是正における電解質補液の電解質補正

【対応標準病名】

◎	低クロール性アルカローシス		
○	アルカローシス	代謝性アルカローシス	代償性呼吸性アルカローシス
	代償性代謝性アルカローシス	低カリウム性アルカローシス	非呼吸性アルカローシス
△	アルカリ血症	アルカリ尿症	呼吸性アルカローシス
	混合型酸塩基平衡障害	酸塩基平衡異常	低クロール血症
	電解質異常	電解質平衡異常	

用法用量　本剤(5mol/L塩化アンモニウム溶液)を他の電解質液に適宜必要量を混じて点滴静注する。投与速度は20mEq/hr以下とすること。小児は年齢に応じて減量する。

禁忌

(1)肝障害，腎障害のある患者

(2)血中アンモニア増加のある患者

塩化インジウム(^{111}In)注　規格：1患者当たり[29495円/患者当り]

塩化インジウム(^{111}In)　日本メジフィジックス　430

【効 能 効 果】

骨髄シンチグラムによる造血骨髄の診断

【対応標準病名】

該当病名なし

用法用量　通常，成人には37～111MBqを静脈内に注射し，お

およそ48時間後に被検部の骨髄シンチグラムをとる。
年齢，体重により適宜増減する。

塩化タリウム－Tl201注射液　規格：10MBq[444.4円/MBq]

塩化タリウム(^{201}Tl)　富士フイルム RI　430

【効 能 効 果】

(1)心筋シンチグラフィによる心臓疾患の診断
(2)腫瘍シンチグラフィによる脳腫瘍，甲状腺腫瘍，肺腫瘍，骨・軟部腫瘍及び縦隔腫瘍の診断
(3)副甲状腺シンチグラフィによる副甲状腺疾患の診断

【対応標準病名】

該当病名なし

用法用量

(1)心筋シンチグラフィ
通常，成人には^{201}Tlとして74MBqを肘静脈より投与し，投与後5～10分よりシンチレーションカメラで正面像，左前斜位像，左側面像を含む多方向におけるシンチグラムを得る。
なお，投与量は，年齢，体重及び検査方法により適宜増減する。
(2)腫瘍シンチグラフィ
通常，成人には^{201}Tlとして脳腫瘍では55.5～111MBq，甲状腺腫瘍，肺腫瘍，骨・軟部腫瘍及び縦隔腫瘍では55.5～74MBqを静脈内に投与し，投与後5～10分よりシンチレーションカメラで被検部を撮像することによりシンチグラムを得る。必要に応じ，投与後約3時間に撮像を行う。
なお，投与量は，年齢，体重及び検査方法により適宜増減する。
(3)副甲状腺シンチグラフィ
通常，成人には^{201}Tlとして74MBqを静脈内に投与し，投与後5～10分よりシンチレーションカメラで被検部を撮像することによりシンチグラムを得る。必要に応じ，甲状腺シンチグラフィによるサブトラクションを行う。
なお，投与量は，年齢，体重及び検査方法により適宜増減する。

塩化タリウム(^{201}Tl)注NMP：日本メジフィジックス[444.4円/MBq]

塩化ナトリウム注10%シリンジ「テルモ」

規格：10%20mL1筒[126円/筒]

塩化ナトリウム　テルモ　331

【効 能 効 果】

ナトリウム欠乏時の電解質補給

【対応標準病名】

◎	低ナトリウム血症	ナトリウム欠乏症	
○	偽性低アルドステロン症	急性希釈性低ナトリウム血症	食塩欠乏性脱水症
	脱水型低ナトリウム血症	低浸透圧血症	ナトリウム欠乏性脱水
	浮腫型低ナトリウム血症	本態性低ナトリウム血症	慢性希釈性低ナトリウム血症
△	混合型酸塩基平衡障害	酸塩基平衡異常	体液調節不全症
	低塩基血症	低クロール血症	電解質異常
	電解質平衡異常		

用法用量　電解質補給の目的で，輸液剤などに添加して必要量を静脈内注射又は点滴静注する。

10%食塩注シリンジ「タイヨー」：テバ製薬[142円/筒]

塩酸バンコマイシン点滴静注用0.5g　規格：0.5g1瓶[2783円/瓶]

バンコマイシン塩酸塩　塩野義　611

【効 能 効 果】

(1)〈適応菌種〉バンコマイシンに感性のメチシリン耐性黄色ブドウ球菌(MRSA)
〈適応症〉敗血症，感染性心内膜炎，外傷・熱傷及び手術創等の二次感染，骨髄炎，関節炎，肺炎，肺膿瘍，膿胸，腹膜炎，化膿性髄膜炎
(2)〈適応菌種〉バンコマイシンに感性のメチシリン耐性コアグラーゼ陰性ブドウ球菌(MRCNS)
〈適応症〉敗血症，感染性心内膜炎，外傷・熱傷及び手術創等の二次感染，骨髄炎，関節炎，腹膜炎，化膿性髄膜炎
(3)〈適応菌種〉バンコマイシンに感性のペニシリン耐性肺炎球菌(PRSP)
〈適応症〉敗血症，肺炎，化膿性髄膜炎
(4)MRSA又はMRCNS感染が疑われる発熱性好中球減少症

【対応標準病名】

◎	MRCNS感染症	MRSA感染症	外傷
	関節炎	感染性心内膜炎	急性細菌性髄膜炎
	骨髄炎	挫創	術後創部感染
	創傷	創傷感染症	熱傷
	膿胸	肺炎	敗血症
	肺膿瘍	発熱性好中球減少症	腹膜炎
	ペニシリン耐性肺炎球菌感染症	裂傷	裂創
○	MRCNS肺炎	MRCNS敗血症	MRSA関節炎
	MRSA感染性心内膜炎	MRSA股関節炎	MRSA骨髄炎
	MRSA膝関節炎	MRSA術後創部感染	MRSA髄膜炎
	MRSA肘関節炎	MRSA腸炎	MRSA膿胸
	MRSA肺炎	MRSA肺化膿症	MRSA敗血症
	MRSA腹膜炎	MRSA膀胱炎	MRSA保菌者
あ	亜急性関節炎	亜急性感染性心内膜炎	亜急性骨髄炎
	亜急性細菌性心内膜炎	足第1度熱傷	足第2度熱傷
	足第3度熱傷	足熱傷	アルカリ腐蝕
	胃腸管熱傷	胃熱傷	陰茎第1度熱傷
	陰茎第2度熱傷	陰茎第3度熱傷	陰茎熱傷
	咽頭熱傷	院内感染敗血症	陰のう第1度熱傷
	陰のう第2度熱傷	陰のう第3度熱傷	陰のう熱傷
	会陰第1度熱傷	会陰第2度熱傷	会陰第3度熱傷
	会陰熱傷	腋窩第1度熱傷	腋窩第2度熱傷
	腋窩第3度熱傷	腋窩熱傷	壊死性肺炎
	横隔膜下腹膜炎	黄色ぶどう球菌敗血症	オスラー結節
か	外陰第1度熱傷	外陰第2度熱傷	外陰第3度熱傷
	外陰熱傷	開放性大腿骨骨髄炎	下咽頭熱傷
	化学外傷	下顎熱傷	下顎部第1度熱傷
	下顎部第2度熱傷	下顎部第3度熱傷	角結膜腐蝕
	角膜アルカリ化学熱傷	角膜酸化学熱傷	角膜酸性熱傷
	角膜熱傷	下肢第1度熱傷	下肢第2度熱傷
	下肢第3度熱傷	下肢熱傷	下腿骨骨髄炎
	下腿骨慢性骨髄炎	下腿足部熱傷	下腿熱傷
	下腿複雑骨折後骨髄炎	下腿部第1度熱傷	下腿部第2度熱傷
	下腿部第3度熱傷	化膿性骨髄炎	化膿性腹膜炎
	下半身第1度熱傷	下半身第2度熱傷	下半身第3度熱傷
	下半身熱傷	下腹部第1度熱傷	下腹部第2度熱傷
	下腹部第3度熱傷	眼化学熱傷	眼球熱傷
	眼瞼化学熱傷	眼瞼第1度熱傷	眼瞼第2度熱傷
	眼瞼第3度熱傷	眼瞼熱傷	環指骨髄炎
	眼周囲化学熱傷	眼周囲第1度熱傷	眼周囲第2度熱傷
	眼周囲第3度熱傷	眼周囲部開放創	関節症
	眼熱傷	顔面汚染創	顔面損傷
	顔面第1度熱傷	顔面第2度熱傷	顔面第3度熱傷
	顔面熱傷	気管支肺炎	気管食道瘻
	気管支瘻膿胸	気管熱傷	気道熱傷
	急性化膿性脛骨骨髄炎	急性化膿性骨髄炎	急性関節炎
	急性感染性心内膜炎	急性脛骨骨髄炎	急性血行性骨髄炎
	急性限局性腹膜炎	急性骨髄炎	急性骨盤腹膜炎
	急性細菌性心内膜炎	急性肺炎	急性汎発性腹膜炎
	急性腹膜炎	胸腔熱傷	胸骨骨髄炎

	胸部外傷	胸部上腕熱傷	胸部損傷
	胸部第1度熱傷	頬部第1度熱傷	胸部第2度熱傷
	頬部第2度熱傷	胸部第3度熱傷	頬部第3度熱傷
	胸部熱傷	胸膜肺炎	胸膜瘻
	距骨骨髄炎	躯幹薬傷	クラミジア肺炎
	グラム陽性菌敗血症	脛骨骨髄炎	脛骨乳児骨髄炎
	脛骨慢性化膿性骨髄炎	脛骨慢性骨髄炎	頚部第1度熱傷
	頚部第2度熱傷	頚部第3度熱傷	頚部熱傷
	結膜熱傷	結膜のうアルカリ化学熱傷	結膜のう酸化学熱傷
	結膜腐蝕	原因菌不明髄膜炎	嫌気性骨髄炎
	限局性膿胸	限局性腹膜炎	肩甲間部第1度熱傷
	肩甲間部第2度熱傷	肩甲間部第3度熱傷	肩甲間部熱傷
	肩甲部第1度熱傷	肩甲部第2度熱傷	肩甲部第3度熱傷
	肩甲部熱傷	原発性腹膜炎	肩部第1度熱傷
	肩部第2度熱傷	肩部第3度熱傷	コアグラーゼ陰性ぶどう球菌敗血症
	硬化性骨髄炎	口腔第1度熱傷	口腔第2度熱傷
	口腔第3度熱傷	口腔熱傷	口唇第1度熱傷
	口唇第2度熱傷	口唇第3度熱傷	口唇熱傷
	喉頭外傷	喉頭損傷	喉頭熱傷
	後腹膜炎	肛門第1度熱傷	肛門第2度熱傷
	肛門第3度熱傷	肛門熱傷	骨炎
	骨顆炎	骨髄炎後遺症	骨盤化膿性骨髄炎
	骨盤部感染性リンパのう胞	骨盤腹膜炎	骨膜骨髄炎
さ	細菌性硬膜炎	細菌性骨髄炎	細菌性ショック
	細菌性心内膜炎	細菌性髄膜炎	細菌性腹膜炎
	坐骨骨炎	酸腐蝕	耳介部第1度熱傷
	耳介部第2度熱傷	耳介部第3度熱傷	子宮熱傷
	指骨炎	趾骨炎	指骨髄炎
	趾骨髄炎	四肢挫傷	四肢第1度熱傷
	四肢第2度熱傷	四肢第3度熱傷	四肢熱傷
	趾第1度熱傷	趾第2度熱傷	趾第3度熱傷
	膝蓋骨化膿性骨髄炎	膝蓋骨骨髄炎	膝部第1度熱傷
	膝部第2度熱傷	膝部第3度熱傷	趾熱傷
	尺骨遠位部骨髄炎	縦隔膿瘍	十二指腸穿孔腹膜炎
	手関節部第1度熱傷	手関節部第2度熱傷	手関節部第3度熱傷
	手指第1度熱傷	手指第2度熱傷	手指第3度熱傷
	手指端熱傷	手指熱傷	手術創部膿瘍
	手掌第1度熱傷	手掌第2度熱傷	手掌第3度熱傷
	手掌熱傷	術後横隔膜下膿瘍	術後骨髄炎
	術後膿瘍	術後腹腔内膿瘍	術後腹壁膿瘍
	術後腹膜炎	手背第1度熱傷	手背第2度熱傷
	手背第3度熱傷	手背熱傷	踵骨炎
	踵骨骨髄炎	上肢第1度熱傷	上肢第2度熱傷
	上肢第3度熱傷	上肢熱傷	焼身自殺未遂
	小児肺炎	上半身第1度熱傷	上半身第2度熱傷
	上半身第3度熱傷	上半身熱傷	踵部第1度熱傷
	踵部第2度熱傷	踵部第3度熱傷	上腕骨骨髄炎
	上腕第1度熱傷	上腕第2度熱傷	上腕第3度熱傷
	上腕熱傷	食道気管支瘻	食道気管瘻
	食道熱傷	侵襲性肺炎球菌感染症	滲出性腹膜炎
	膵臓性腹膜炎	精巣熱傷	舌熱傷
	遷延性心内膜炎	前額部第1度熱傷	前額部第2度熱傷
	前額部第3度熱傷	前胸部第1度熱傷	前胸部第2度熱傷
	前胸部第3度熱傷	前胸部熱傷	穿孔性腹膜炎
	全身挫傷	全身第1度熱傷	全身第2度熱傷
	全身第3度熱傷	全身熱傷	全膿胸
	前腕骨髄炎	前腕手部熱傷	前腕第1度熱傷
	前腕第2度熱傷	前腕第3度熱傷	前腕熱傷
	増殖性関節炎	足関節第1度熱傷	足関節第2度熱傷
	足関節第3度熱傷	足関節熱傷	側胸部第1度熱傷
	側胸部第2度熱傷	側胸部第3度熱傷	足底熱傷
	足底部第1度熱傷	足底部第2度熱傷	足底部第3度熱傷
	足背部第1度熱傷	足背部第2度熱傷	足背部第3度熱傷

	側腹部第1度熱傷	側腹部第2度熱傷	側腹部第3度熱傷
	足部骨髄炎	鼡径部第1度熱傷	鼡径部第2度熱傷
た	鼡径部第3度熱傷	鼡径部熱傷	第1度熱傷
	第1度腐蝕	第2度熱傷	第2度腐蝕
	第3度熱傷	第3度腐蝕	第4度熱傷
	体幹第1度熱傷	体幹第2度熱傷	体幹第3度熱傷
	体幹熱傷	大腿骨骨髄炎	大腿骨慢性化膿性骨髄炎
	大腿骨慢性骨髄炎	大腿熱傷	大腿部第1度熱傷
	大腿部第2度熱傷	大腿部第3度熱傷	体表面積10%未満の熱傷
	体表面積10－19%の熱傷	体表面積20－29%の熱傷	体表面積30－39%の熱傷
	体表面積40－49%の熱傷	体表面積50－59%の熱傷	体表面積60－69%の熱傷
	体表面積70－79%の熱傷	体表面積80－89%の熱傷	体表面積90%以上の熱傷
	大葉性肺炎	多発性外傷	多発性昆虫咬創
	多発性挫傷	多発性擦過創	多発性第1度熱傷
	多発性第2度熱傷	多発性第3度熱傷	多発性腸間膜膿瘍
	多発性熱傷	多発性皮下出血	多発性表在損傷
	胆汁性腹膜炎	恥骨骨炎	腟熱傷
	肘関節慢性骨髄炎	虫垂炎術後残膿瘍	肘部第1度熱傷
	肘部第2度熱傷	肘部第3度熱傷	腸間膜脂肪織炎
	腸球菌敗血症	腸骨骨髄炎	腸穿孔腹膜炎
	沈下性肺炎	手第1度熱傷	手第2度熱傷
	手第3度熱傷	手熱傷	殿部第1度熱傷
	殿部第2度熱傷	殿部第3度熱傷	殿部熱傷
	頭蓋骨骨髄炎	橈骨骨髄炎	頭部第1度熱傷
	頭部第2度熱傷	頭部第3度熱傷	頭部熱傷
な	内部尿路性器の熱傷	軟口蓋熱傷	乳児肺炎
	乳頭部第1度熱傷	乳頭部第2度熱傷	乳頭部第3度熱傷
	乳房第1度熱傷	乳房第2度熱傷	乳房第3度熱傷
	乳房熱傷	乳輪部第1度熱傷	乳輪部第2度熱傷
は	乳輪部第3度熱傷	肺壊疽	肺炎合併肺膿瘍
	肺炎球菌感染症	肺炎球菌性咽頭炎	肺炎球菌性気管支炎
	肺炎球菌性心膜炎	肺炎球菌性髄膜炎	肺炎球菌性敗血症
	肺炎球菌性腹膜炎	肺炎球菌肺炎	肺化膿症
	敗血症性骨髄炎	敗血症性ショック	敗血症性心内膜炎
	敗血症性肺炎	敗血性壊疽	肺穿孔
	肺熱傷	背部第1度熱傷	背部第2度熱傷
	背部第3度熱傷	背部熱傷	肺瘻
	抜歯後感染	半身第1度熱傷	半身第2度熱傷
	半身第3度熱傷	汎発性化膿性腹膜炎	肥厚性硬膜炎
	腓骨骨髄炎	非特異骨髄炎	非特異性関節炎
	鼻部第1度熱傷	鼻部第2度熱傷	鼻部第3度熱傷
	腹部第1度熱傷	腹部第2度熱傷	腹部第3度熱傷
	腹部熱傷	腹壁縫合糸膿瘍	腐蝕
	ぶどう球菌感染症	ぶどう球菌性胸膜炎	ぶどう球菌性髄膜炎
	ぶどう球菌性敗血症	ぶどう球菌性肺膿瘍	閉塞性肺炎
	縫合糸膿瘍	縫合部膿瘍	放射線性熱傷
	母指球部第1度熱傷	母指球部第2度熱傷	母指球部第3度熱傷
	母指咬創	母指骨髄炎	母趾骨髄炎
	母指第1度熱傷	母指第2度熱傷	母指第3度熱傷
ま	母指熱傷	慢性化膿性骨髄炎	慢性関節炎
	慢性血行性骨髄炎	慢性骨髄炎	慢性骨盤腹膜炎
	慢性多発性骨髄炎	慢性膿胸	慢性肺化膿症
	慢性腹膜炎	脈絡網膜熱傷	無熱性肺炎
や	薬傷	腰部第1度熱傷	腰部第2度熱傷
ら	腰部第3度熱傷	腰部熱傷	連鎖球菌性心内膜炎
	老人性肺炎	肋骨骨髄炎	
△	BLNAR感染症	DIP関節炎	ESBL産生菌感染症
	IP関節炎	MP関節炎	PIP関節炎
あ	亜急性心内膜炎	アキレス腱筋腱移行部断裂	アキレス腱挫傷
	アキレス腱挫創	アキレス腱切創	アキレス腱断裂
	アキレス腱部分断裂	足異物	足開放創

足挫創	足切創	亜脱臼
圧挫傷	圧挫創	圧迫骨折
圧迫神経炎	アレルギー性関節炎	医原性気胸
犬咬創	陰茎開放創	陰茎挫創
陰茎折症	陰茎裂創	咽頭開放創
咽頭創傷	陰のう開放創	陰のう裂創
陰部切創	インフルエンザ菌性髄膜炎	インフルエンザ菌敗血症
会陰部化膿創	会陰裂傷	炎症性大網癒着
横隔膜下膿瘍	横隔膜損傷	横骨折
汚染擦過創	汚染創	外陰開放創
外陰部挫創	外陰部切創	外陰部裂傷
外耳開放創	外耳道創傷	外耳部外傷性異物
外耳部外傷性腫脹	外耳部外傷性皮下異物	外耳部割創
外耳部貫通創	外耳部咬創	外耳部挫傷
外耳部挫創	外耳部擦過創	外耳部刺創
外耳部切創	外耳部創傷	外耳部打撲傷
外耳部虫刺傷	外耳部皮下血腫	外耳部皮下出血
外傷後早期合併症	外傷性一過性麻痺	外傷性異物
外傷性横隔膜ヘルニア	外傷性眼球ろう	外傷性空気塞栓症
外傷性咬合	外傷性虹彩離断	外傷性硬膜動静脈瘻
外傷性耳出血	外傷性脂肪塞栓症	外傷性縦隔気腫
外傷性食道破裂	外傷性脊髄出血	外傷性切断
外傷性動静脈瘻	外傷性動脈血腫	外傷性動脈瘤
外傷性乳び胸	外傷性脳圧迫	外傷性脳圧迫・頭蓋内に達する開放創合併あり
外傷性脳圧迫・頭蓋内に達する開放創合併なし	外傷性脳症	外傷性破裂
外傷性皮下気腫	外傷性皮下血腫	外耳裂創
開放骨折	開放性外傷性脳圧迫	開放性陥没骨折
開放性胸膜損傷	開放性脱臼	開放性脱臼骨折
開放性脳挫創	開放性脳損傷髄膜炎	開放性脳底部挫傷
開放性びまん性脳損傷	開放性粉砕骨折	開放創
下咽頭創傷	下顎外傷性異物	下顎開放創
下顎割創	下顎貫通創	下顎口唇挫創
下顎咬創	下顎骨骨髄炎	下顎挫傷
下顎挫創	下顎擦過創	下顎刺創
下顎切創	下顎創傷	下顎打撲傷
下顎皮下血腫	下顎部挫傷	下顎部打撲傷
下顎部皮膚欠損創	下顎裂創	踵裂創
顎関節部開放創	顎関節部割創	顎関節部貫通創
顎関節部咬創	顎関節部挫傷	顎関節部挫創
顎関節部擦過創	顎関節部刺創	顎関節部切創
顎関節部創傷	顎関節部打撲傷	顎関節部皮下血腫
顎関節部裂創	顎骨骨髄炎	顎部挫傷
顎部打撲傷	角膜挫創	角膜切傷
角膜切創	角膜創傷	角膜破裂
角膜裂傷	下腿汚染創	下腿開放創
下腿挫創	下腿切創	下腿皮膚欠損創
下腿裂創	肩関節炎	割創
カテーテル感染症	カテーテル敗血症	眼黄斑部裂孔
眼窩骨髄炎	眼窩創傷	肝下膿瘍
眼窩部挫創	眼窩裂傷	眼球結膜裂傷
眼球損傷	眼球破裂	眼球裂傷
眼瞼外傷性異物	眼瞼外傷性腫脹	眼瞼外傷性皮下異物
眼瞼開放創	眼瞼割創	眼瞼貫通創
眼瞼咬創	眼瞼挫創	眼瞼擦過創
眼瞼刺創	眼瞼切創	眼瞼創傷
眼瞼虫刺傷	眼瞼裂創	環指圧挫傷
環指挫傷	環指挫創	環指切創
環指剥皮創	環指皮膚欠損創	肝周囲炎
眼周囲部外傷性異物	眼周囲部外傷性腫脹	眼周囲部外傷性皮下異物
眼周囲部割創	眼周囲部貫通創	眼周囲部咬創
眼周囲部挫創	眼周囲部擦過創	眼周囲部刺創

か

眼周囲部切創	眼周囲部創傷	眼周囲部虫刺傷
眼周囲部裂創	関節血腫	関節骨折
関節挫傷	関節打撲	完全骨折
完全脱臼	貫通刺創	貫通銃創
貫通性挫滅創	貫通創	眼部外傷性異物
眼部外傷性腫脹	眼部外傷性皮下異物	眼部開放創
眼部割創	眼部貫通創	眼部咬創
眼部挫創	眼部擦過創	眼部刺創
眼部切創	眼部創傷	眼部虫刺傷
眼部裂創	陥没骨折	顔面外傷性異物
顔面開放創	顔面割創	顔面貫通創
顔面咬創	顔面挫傷	顔面挫創
顔面擦過創	顔面刺創	顔面切創
顔面創傷	顔面掻創	顔面多発開放創
顔面多発割創	顔面多発貫通創	顔面多発咬創
顔面多発挫傷	顔面多発挫創	顔面多発擦過創
顔面多発刺創	顔面多発切創	顔面多発創傷
顔面多発打撲傷	顔面多発虫刺傷	顔面多発皮下血腫
顔面多発皮下出血	顔面多発裂創	顔面打撲傷
顔面皮下血腫	顔面皮膚欠損創	顔面裂創
気管支食道瘻	偽性髄膜炎	急性顎骨骨髄炎
急性心内膜炎	胸管損傷	胸鎖関節炎
胸腺損傷	胸椎骨髄炎	頬粘膜咬傷
頬粘膜咬創	胸部汚染創	頬部外傷性異物
頬部開放創	頬部割創	頬部貫通創
頬部咬創	頬部挫傷	胸部挫創
頬部挫創	頬部擦過創	頬部刺創
胸部食道損傷	胸部切創	頬部切創
頬部創傷	頬部打撲傷	胸部皮下気腫
頬部皮下血腫	胸部皮膚欠損創	頬部皮膚欠損創
頬部裂創	胸壁開放創	胸壁刺創
強膜切創	強膜創傷	胸膜損傷・胸腔に達する開放創合併あり
強膜裂傷	胸膜裂創	胸肋関節炎
棘刺創	魚咬創	距踵関節炎
亀裂骨折	筋損傷	筋断裂
筋肉内血腫	空気塞栓症	屈曲骨折
くも膜炎	グラム陰性桿菌敗血症	グラム陰性菌敗血症
頚管破裂	脛骨顆部割創	脛骨骨膜炎
頚椎骨髄炎	頚部開放創	頚部挫創
頚部食道開放創	頚部切創	頚部皮膚欠損創
血管切断	血管損傷	血行性脛骨骨髄炎
血行性骨髄炎	血行性大腿骨骨髄炎	血腫
血性腹膜炎	結膜創傷	結膜裂傷
嫌気性菌敗血症	肩甲骨周囲炎	肩鎖関節炎
腱切創	腱損傷	腱断裂
腱部分断裂	腱裂傷	高エネルギー外傷
口蓋挫傷	口蓋切創	口蓋裂創
口角部挫創	口角部裂創	口腔外傷性異物
口腔外傷性腫脹	口腔開放創	口腔割創
口腔挫傷	口腔挫創	口腔擦過創
口腔刺創	口腔切創	口腔創傷
口腔打撲傷	口腔内血腫	口腔粘膜咬傷
口腔粘膜咬創	口腔裂創	口唇外傷性異物
口唇外傷性腫脹	口唇外傷性皮下異物	口唇開放創
口唇割創	口唇貫通創	口唇咬傷
口唇咬創	口唇挫傷	口唇挫創
口唇擦過創	口唇刺創	口唇切創
口唇創傷	口唇打撲傷	口唇虫刺傷
口唇皮下血腫	口唇皮下出血	口唇裂創
溝創	咬創	後頭部外傷
後頭部割創	後頭部挫傷	後頭部挫創
後頭部切創	後頭部打撲傷	後頭部裂創
後発性関節炎	広範性軸索損傷	広汎性神経損傷
後腹膜膿瘍	後方脱臼	硬膜炎

硬膜損傷	硬膜裂傷	肛門裂創
股関節炎	骨幹炎	骨周囲炎
骨髄肉芽腫	骨折	骨盤直腸窩膿瘍
骨盤部裂創	骨膜炎	骨膜下膿瘍
骨膜のう炎	昆虫咬創	昆虫刺傷
さ コントル・クー損傷	採皮創	挫傷
擦過創	擦過皮下血腫	挫滅傷
挫滅創	サルモネラ骨髄炎	三尖弁心内膜炎
耳介外傷性異物	耳介外傷性腫脹	耳介外傷性皮下異物
耳介開放創	耳介割創	耳介貫通創
耳介咬創	耳介挫傷	耳介挫創
耳介擦過創	耳介刺創	耳介切創
耳介創傷	耳介打撲傷	耳介虫刺傷
耳介皮下血腫	耳介皮下出血	趾開放創
耳介裂創	耳下腺部打撲	趾化膿創
趾関節炎	指間切創	趾間切創
子宮頚管裂傷	子宮頚部環状剥離	刺咬症
趾挫創	示指 MP 関節挫傷	示指 PIP 開放創
示指割創	示指化膿創	示指挫傷
示指挫創	示指刺創	四肢静脈損傷
示指切創	四肢動脈損傷	示指皮膚欠損創
視神経髄膜炎	耳前部挫創	刺創
膝蓋部挫創	膝下部挫創	膝窩部銃創
膝関節炎	膝関節部異物	膝関節部挫創
膝部異物	膝部開放創	膝部割創
膝部咬創	膝部挫創	膝部切創
膝部裂創	歯肉挫傷	歯肉切創
歯肉裂創	脂肪塞栓症	斜骨折
射創	尺骨近位端骨折	尺骨鉤状突起骨折
手圧挫傷	縦隔血腫	縦骨折
銃自殺未遂	銃創	重複骨折
手関節炎	手関節挫滅傷	手関節挫滅創
手関節掌側部挫創	手関節部挫創	手関節部切創
手関節部創傷	手関節部裂創	手指圧挫傷
手指汚染創	手指開放創	手指関節炎
手指咬創	種子骨炎	種子骨開放骨折
種子骨骨折	手指挫傷	手指挫創
手指挫滅傷	手指挫滅創	手指刺創
手指切創	手指打撲傷	手指剥皮創
手指皮下血腫	手指皮膚欠損創	手術創離開
手掌挫創	手掌刺創	手掌切創
手掌剥皮創	手掌皮膚欠損創	術後感染症
術後ショック	術後髄膜炎	術後敗血症
術後皮下気腫	手背皮膚欠損創	手背部挫創
手背部切創	手部汚染創	シュロッフェル腫瘤
上顎挫傷	上顎擦過創	上顎切創
上顎打撲傷	上顎皮下血腫	上顎部裂創
上口唇挫傷	踵骨部挫滅創	小指咬創
小指挫傷	小指挫創	小指切創
硝子体切断	小指皮膚欠損創	上唇小帯裂創
上腕汚染創	上腕貫通銃創	上腕挫創
上腕皮膚欠損創	上腕部開放創	食道損傷
処女膜裂傷	ショパール関節炎	真菌性髄膜炎
神経根ひきぬき損傷	神経切断	神経叢損傷
神経叢不全損傷	神経損傷	神経断裂
針刺創	新生児上顎骨骨髄炎	新生児敗血症
靱帯ストレイン	靱帯損傷	靱帯断裂
靱帯捻挫	靱帯裂傷	心内異物
心内膜炎	髄膜脳炎	ストレイン
精巣開放創	精巣破裂	声門外傷
脊髄膜炎	脊椎骨髄炎	舌開放創
舌下顎挫創	舌咬傷	舌咬創
舌挫創	舌刺創	舌切創
切創	舌創傷	切断

舌裂創	セレウス菌敗血症	前額部外傷性異物
前額部外傷性腫脹	前額部外傷性皮下異物	前額部開放創
前額部割創	前額部貫通創	前額部咬創
前額部挫創	前額部擦過創	前額部刺創
前額部切創	前額部創傷	前額部虫刺傷
前額部虫刺症	前額部皮膚欠損創	前額部裂創
前胸部挫創	前頚頭頂部挫創	穿孔性腹腔内膿瘍
仙骨部挫創	仙骨部皮膚欠損創	線状骨折
全身擦過創	穿通創	前頭部割創
前頭部挫傷	前頭部挫創	前頭部切創
前頭部打撲傷	前頭部皮膚欠損創	前方脱臼
前腕汚染創	前腕開放創	前腕咬創
前腕挫創	前腕刺創	前腕切創
前腕皮膚欠損創	前腕裂創	爪下異物
爪下挫滅傷	爪下挫滅創	増殖性骨膜炎
掻創	創部膿瘍	僧帽弁心内膜炎
足関節炎	足関節内果部挫創	足関節部挫創
足底異物	足底部咬創	足底部刺創
足底部皮膚欠損創	側頭部割創	側頭部挫創
側頭部切創	側頭部打撲傷	側頭部皮下血腫
足背部挫創	足背部切創	足部汚染創
側腹部咬創	側腹部挫創	側腹壁開放創
足部皮膚欠損創	足部裂創	鼡径部開放創
た 鼡径部切創	損傷	第 5 趾皮膚欠損創
大腿汚染創	大腿咬創	大腿骨膿瘍
大腿骨膜炎	大腿挫創	大腿皮膚欠損創
大腿部開放創	大腿部刺創	大腿部切創
大腿裂創	大転子部挫創	大網膿瘍
多剤耐性腸球菌感染症	脱臼	脱臼骨折
多発性開放創	多発性関節炎	多発性咬創
多発性漿膜炎	多発性切創	多発性穿刺創
多発性裂創	打撲割創	打撲血腫
打撲挫創	打撲擦過創	打撲傷
打撲皮下血腫	単関節炎	単純性関節炎
単純脱臼	恥骨結合炎	恥骨骨膜炎
腟開放創	腟断端炎	腟壁縫合不全
腟裂傷	肘関節炎	肘関節骨折
肘関節挫創	肘関節脱臼骨折	肘関節部開放創
中指咬創	中指挫傷	中指挫創
中指刺創	中指切創	中指皮膚欠損創
中手骨関節部挫創	中手骨膿瘍	中枢神経系損傷
肘頭骨折	肘部挫創	肘部切創
肘部皮膚欠損創	腸間膜膿瘍	腸球菌感染症
腸骨窩膿瘍	腸腰筋膿瘍	手開放創
手咬創	手挫創	手刺創
手切創	転位性骨折	殿部異物
殿部開放創	殿部咬創	殿部刺創
殿部切創	殿部皮膚欠損創	殿部裂創
頭頂部挫傷	頭頂部挫創	頭頂部擦過創
頭頂部切創	頭頂部打撲傷	頭頂部裂創
頭皮外傷性腫脹	頭皮開放創	頭皮下血腫
頭皮剥離	頭皮表在損傷	頭部異物
頭部外傷性皮下異物	頭部外傷性皮下気腫	頭部開放創
頭部割創	頭部頚部挫傷	頭部頚部挫創
頭部頚部打撲傷	頭部血腫	頭部挫傷
頭部挫創	頭部擦過創	頭部刺創
頭部切創	頭部多発開放創	頭部多発割創
頭部多発咬創	頭部多発挫傷	頭部多発挫創
頭部多発擦過創	頭部多発刺創	頭部多発切創
頭部多発創傷	頭部多発打撲傷	頭部多発皮下血腫
頭部多発裂創	頭部打撲	頭部打撲血腫
頭部打撲傷	頭部虫刺傷	動物咬創
頭部皮下異物	頭部皮下血腫	頭部皮下出血
頭部皮膚欠損創	頭部裂創	動脈損傷

	特発性関節脱臼	飛び降り自殺未遂	飛び込み自殺未遂
な	内視鏡検査中腸穿孔	軟口蓋血腫	軟口蓋挫創
	軟口蓋創傷	軟口蓋破裂	軟膜炎
	肉離れ	乳腺内異物	乳房異物
	尿管切石術後感染症	尿性腹膜炎	猫咬創
	捻挫	脳挫傷	脳挫傷・頭蓋内に達する開放創合併あり
	脳挫傷・頭蓋内に達する開放創合併なし	脳挫創	脳挫創・頭蓋内に達する開放創合併あり
	脳挫創・頭蓋内に達する開放創合併なし	脳損傷	脳対側損傷
	脳直撃損傷	脳底部挫傷	脳底部挫傷・頭蓋内に達する開放創合併あり
は	脳底部挫傷・頭蓋内に達する開放創合併なし	脳裂傷	梅毒性髄膜炎
	爆死自殺未遂	剥離骨折	破裂骨折
	皮下異物	皮下気腫	皮下血腫
	鼻下擦過創	皮下静脈損傷	皮下損傷
	非結核性抗酸菌性骨髄炎	尾骨骨髄炎	鼻根部打撲挫創
	鼻根部裂創	膝汚染創	膝皮膚欠損創
	皮神経挫傷	鼻前庭部挫創	鼻尖部挫創
	非定型肺炎	非熱傷性水疱	鼻部外傷性異物
	鼻部外傷性腫脹	鼻部外傷性皮下異物	鼻部開放創
	眉部割創	鼻部割創	鼻部貫通創
	腓腹筋挫創	眉部血腫	皮膚欠損創
	鼻部咬創	鼻部挫傷	鼻部挫創
	鼻部擦過創	鼻部刺創	鼻部切創
	鼻部創傷	皮膚損傷	鼻部打撲傷
	鼻部虫刺傷	皮膚剥脱創	鼻部皮下血腫
	鼻部皮下出血	鼻部皮膚欠損創	鼻部皮膚剥離創
	鼻部裂創	びまん性脳損傷	びまん性脳損傷・頭蓋内に達する開放創合併あり
	びまん性脳損傷・頭蓋内に達する開放創合併なし	びまん性肺炎	眉毛部割創
	眉毛部裂創	表皮剥離	鼻翼部切創
	鼻翼部裂創	フィブリン性腹膜炎	腹腔骨盤部膿瘍
	腹腔内遺残膿瘍	腹腔内膿瘍	複雑脱臼
	伏針	副鼻腔開放創	腹部汚染創
	腹部刺創	腹部皮膚欠損創	腹壁異物
	腹壁開放創	腹壁創し開	腹壁縫合不全
	不全骨折	ぶどう球菌性股関節炎	ぶどう球菌性膝関節炎
	ブラックアイ	ブロディー骨膿瘍	粉砕骨折
	分娩時会陰裂傷	分娩時軟産道損傷	閉鎖性外傷性脳圧迫
	閉鎖性骨折	閉鎖性脱臼	閉鎖性脳挫創
	閉鎖性脳底部挫傷	閉鎖性びまん性脳損傷	閉塞性髄膜炎
	縫合不全	放射線性下顎骨骨髄炎	帽状腱膜下出血
	包皮挫創	包皮切創	包皮裂創
	母指挫傷	母指挫創	母趾挫創
	母指示指間切創	母指刺創	母指切創
	母指打撲挫創	母指打撲傷	母指皮膚欠損創
ま	母趾皮膚欠損創	母指末節部挫創	末梢血管外傷
	末梢神経損傷	慢性髄膜炎	眉間部挫創
	眉間部裂創	耳後部挫創	耳後部打撲傷
	ムコーズス中耳炎	盲管銃創	盲腸後部膿瘍
	網膜振盪	網脈絡膜裂傷	モラレ髄膜炎
や	モンテジア骨折	癒着性くも膜炎	腰椎骨髄炎
ら	腰部切創	腰部打撲挫創	らせん骨折
	離開骨折	リスフラン関節炎	淋菌性骨髄炎
	涙管損傷	涙管断裂	涙道損傷
	轢過創	裂離	裂離骨折
	肋骨周囲炎	若木骨折	

効能効果に関連する使用上の注意

(1)本剤の副作用として聴力低下，難聴等の第8脳神経障害がみられることがあり，また化膿性髄膜炎においては，後遺症として聴覚障害が発現するおそれがあるので，特に小児等，適応患者の選択に十分注意し，慎重に投与すること。

(2)PRSP肺炎の場合には，アレルギー，薬剤感受性など他剤による効果が期待できない場合にのみ使用すること。

(3)MRSA又はMRCNS感染が疑われる発熱性好中球減少症に用いる場合には，下記の点に注意すること。

①本剤は，以下の2条件を満たし，かつMRSA又はMRCNSが原因菌であると疑われる症例に投与すること。

(a)1回の検温で38℃以上の発熱，又は1時間以上持続する37.5℃以上の発熱

(b)好中球数が500/mm^3未満の場合，又は1000/mm^3未満で500/mm^3未満に減少することが予測される場合

②国内外のガイドラインを参照し，本疾患の治療に十分な経験を持つ医師のもとで，本剤の使用が適切と判断される症例についてのみ実施すること。

③本剤投与前に血液培養を実施すること。MRSA又はMRCNS感染の可能性が否定された場合には本剤の投与中止や他剤への変更を考慮すること。

④本剤投与の開始時期の指標である好中球数が緊急時等で確認できない場合には，白血球数の半数を好中球数として推定すること。

用法用量

通常，成人にはバンコマイシン塩酸塩として1日2g(力価)を1回0.5g(力価)6時間ごと又は1回1g(力価)12時間ごとに分割して，それぞれ60分以上かけて点滴静注する。

なお，年齢，体重，症状により適宜増減する。

高齢者には，1回0.5g(力価)12時間ごと又は1回1g(力価)24時間ごとに，それぞれ60分以上かけて点滴静注する。

なお，年齢，体重，症状により適宜増減する。

小児，乳児には，1日40mg(力価)/kgを2～4回に分割して，それぞれ60分以上かけて点滴静注する。

新生児には，1回投与量を10～15mg(力価)/kgとし，生後1週までの新生児に対しては12時間ごと，生後1ヵ月までの新生児に対しては8時間ごとに，それぞれ60分以上かけて点滴静注する。

用法用量に関連する使用上の注意

(1)急速なワンショット静注又は短時間での点滴静注を行うとヒスタミンが遊離されてred neck(red man)症候群(顔，頸，躯幹の紅斑性充血，そう痒等)，血圧低下等の副作用が発現することがあるので，60分以上かけて点滴静注すること。

(2)腎障害のある患者，高齢者には，投与量・投与間隔の調節を行い，血中濃度をモニタリングするなど慎重に投与すること。

(3)本剤の使用にあたっては，耐性菌の発現を防ぐため，次のことに注意すること。

①感染症の治療に十分な知識と経験を持つ医師又はその指導の下で行うこと。

②原則として他の抗菌薬及び本剤に対する感受性を確認すること。

③投与期間は，感染部位，重症度，患者の症状等を考慮し，適切な時期に，本剤の継続投与が必要か否か判定し，疾病の治療上必要な最低限の期間の投与にとどめること。

警告　本剤の耐性菌の発現を防ぐため，「効能効果に関連する使用上の注意」，「用法用量に関連する使用上の注意」の項を熟読の上，適正使用に努めること。

禁忌　本剤の成分によるショックの既往歴のある患者

原則禁忌

(1)本剤の成分又はテイコプラニン，ペプチド系抗生物質，アミノグリコシド系抗生物質に対し過敏症の既往歴のある患者

(2)ペプチド系抗生物質，アミノグリコシド系抗生物質，テイコプラニンによる難聴又はその他の難聴のある患者

塩酸バンコマイシン点滴静注用0.5g「TX」：トライックス　0.5g1瓶[1132円/瓶]，点滴静注用バンコマイシン0.5「MEEK」：小林化工　0.5g1瓶[1132円/瓶]，点滴静注用バンコマイシン1.0「MEEK」：小林化工　1g1瓶[1566円/瓶]，バンコマイシン点滴静注用0.5g「トーワ」：東和　0.5g1瓶[1132円/瓶]，バンコマイシン塩酸塩点滴静注用0.5g「サワイ」：沢井　0.5g1瓶[1132

円/瓶]，バンコマイシン塩酸塩点滴静注用0.5g「サンド」：サンド　0.5g1瓶[1132円/瓶]，バンコマイシン塩酸塩点滴静注用0.5g「タイヨー」：テバ製薬　0.5g1瓶[1132円/瓶]，バンコマイシン塩酸塩点滴静注用0.5g「日医工」：日医工　0.5g1瓶[1435円/瓶]，バンコマイシン塩酸塩点滴静注用0.5g「ファイザー」：マイラン製薬　0.5g1瓶[1132円/瓶]，バンコマイシン塩酸塩点滴静注用0.5g「ホスピーラ」：ホスピーラ　0.5g1瓶[1132円/瓶]，バンコマイシン塩酸塩点滴静注用1g「ファイザー」：マイラン製薬　1g1瓶[1566円/瓶]

塩酸ピレンゼピン注射用10mg「イセイ」

規格：10mg1管(溶解液付)[63円/管]

ピレンゼピン塩酸塩水和物　イセイ　232

【効 能 効 果】

上部消化管出血(消化性潰瘍，急性ストレス潰瘍，急性胃粘膜病変による)，手術侵襲ストレスによる胃液分泌亢進の抑制，麻酔前投薬

【対応標準病名】

◎	胃液分泌過多	胃潰瘍	胃十二指腸潰瘍
	急性胃粘膜病変	十二指腸潰瘍	上部消化管出血
	ストレス潰瘍		
○	NSAID 胃潰瘍	NSAID 十二指腸潰瘍	胃十二指腸潰瘍瘢痕
	胃出血	胃穿孔	急性胃潰瘍
	急性胃潰瘍穿孔	急性十二指腸潰瘍	急性十二指腸潰瘍穿孔
	急性出血性胃潰瘍	急性出血性胃潰瘍穿孔	急性出血性十二指腸潰瘍
	急性出血性十二指腸潰瘍穿孔	クッシング潰瘍	再発性胃潰瘍
	再発性十二指腸潰瘍	残胃潰瘍	十二指腸球後部潰瘍
	十二指腸穿孔	十二指腸びらん	出血性胃潰瘍
	出血性胃潰瘍穿孔	出血性十二指腸潰瘍	出血性十二指腸潰瘍穿孔
	術後胃潰瘍	術後胃十二指腸潰瘍	術後十二指腸潰瘍
	消化管出血	ステロイド潰瘍	ステロイド潰瘍穿孔
	ストレス性胃潰瘍	ストレス性十二指腸潰瘍	穿孔性胃潰瘍
	穿孔性十二指腸潰瘍	穿通性胃潰瘍	穿通性十二指腸潰瘍
	多発胃潰瘍	多発性十二指腸潰瘍	多発性出血性胃潰瘍
	デュラフォイ潰瘍	吐下血	吐血
	難治性十二指腸潰瘍	慢性胃潰瘍	慢性胃潰瘍活動期
	慢性十二指腸潰瘍活動期	薬剤性胃潰瘍	
△	胃うっ血	胃運動亢進症	胃潰瘍瘢痕
	胃拡張	胃下垂	胃機能亢進
	胃狭窄	胃痙攣	胃軸捻症
	胃腫瘤	胃砂時計状狭窄	胃切除後癒着
	胃腸運動機能障害	胃腸疾患	胃特発性破裂
	胃粘膜過形成	胃のう胞	胃びらん
	過酸症	下部消化管出血	急性胃拡張
	痙性胃炎	下血	血便
	十二指腸潰瘍瘢痕	十二指腸球部変形	十二指腸狭窄症
	十二指腸腫瘤	十二指腸破裂	十二指腸閉塞
	術後幽門狭窄	消化管障害	神経性胃炎
	腸出血	難治性胃潰瘍	粘血便
	瀑状胃	噴門狭窄	慢性十二指腸イレウス
	慢性十二指腸潰瘍	薬物胃障害	幽門狭窄症
	幽門痙攣	幽門閉鎖	

用法用量

上部消化管出血：通常成人にはピレンゼピン塩酸塩無水物として1回20mg(2管)を添付溶解液(4mL)にて溶解し，1日3回緩徐に静脈内に注射するか輸液に混合し点滴静脈内注射する。なお，年齢，症状により適宜増減する。

手術侵襲ストレスによる胃液分泌亢進の抑制：通常成人にはピレンゼピン塩酸塩無水物として1回20mg(2管)を添付溶解液(4mL)にて溶解し，1日2回緩徐に静脈内に注射するか輸液に混合し点滴静脈内注射する。なお，年齢，症状により適宜増減する。

麻酔前投薬：通常成人にはピレンゼピン塩酸塩無水物として10mg(1管)を添付溶解液(2mL)にて溶解し，1回緩徐に静脈内に注射する。なお，年齢，症状により適宜増減する。

禁忌　本剤の成分に対し過敏症の既往歴のある患者

エンセバック皮下注用

規格：－[－]

乾燥細胞培養日本脳炎ワクチン　化血研　631

【効 能 効 果】

本剤は，日本脳炎の予防に使用する。

【対応標準病名】

◎	日本脳炎

用法用量

本剤を添付の溶剤(日本薬局方注射用水)0.7mLで溶解する。

(1)初回免疫：通常，0.5mLずつを2回，1～4週間の間隔で皮下に注射する。ただし，3歳未満の者には，0.25mLずつを同様の用法で注射する。

(2)追加免疫：通常，初回免疫後おおむね1年を経過した時期に，0.5mLを1回皮下に注射する。ただし，3歳未満の者には，0.25mLを同様の用法で注射する。

用法用量に関連する使用上の注意

(1)基礎免疫，追加免疫及び免疫の保持：初回免疫として2回接種を行い，さらに第1回の追加免疫を行うことにより基礎免疫ができる。その後の追加免疫のときの接種量は第1回目の追加免疫に準ずることとし，接種間隔は地域における日本脳炎ウイルスの汚染状況などに応じて実施すること。

(2)定期接種対象者と標準的接種年齢

①本剤の第1期は，生後6月から90月に至るまでの間に行う。初回免疫は3歳に達した時から4歳に達するまでの期間，追加免疫は4歳に達した時から5歳に達するまでの期間を標準的な接種年齢とする。

②第2期の予防接種は，9歳以上13歳未満の者に行う。9歳に達した時から10歳に達するまでの期間を標準的な接種年齢とする。

③平成7年4月2日生まれから平成19年4月1日生まれの者のうち，7歳6カ月以上9歳未満の者及び13歳以上20歳未満の者についても定期の予防接種の対象とする。

なお，本剤の定期の予防接種への使用については，予防接種実施規則によること。

(3)他のワクチン製剤との接種間隔

生ワクチンの接種を受けた者は，通常，27日以上，また，他の不活化ワクチンの接種を受けた者は，通常，6日以上間隔を置いて本剤を接種すること。

ただし，医師が必要と認めた場合には，同時に接種することができる(なお，本剤を他のワクチンと混合して接種してはならない)。

接種不適当者

被接種者が次のいずれかに該当すると認められる場合には，接種を行ってはならない。

(1)明らかな発熱を呈している者

(2)重篤な急性疾患にかかっていることが明らかな者

(3)本剤の成分によってアナフィラキシーを呈したことがあることが明らかな者

(4)上記に掲げる者のほか，予防接種を行うことが不適当な状態にある者

ジェービックV：阪大微研　－[－]

エントミン注200mg
規格：10%2mL1管［54円/管］
カルニチン塩化物　日医工　233

【効能効果】
消化管機能低下のみられる慢性胃炎

【対応標準病名】

◎	消化管障害	慢性胃炎	
○	胃運動機能障害		
△	アルコール性胃炎	アレルギー性胃炎	胃炎
	胃空腸周囲炎	胃周囲炎	萎縮性胃炎
	萎縮性化生性胃炎	胃腸疾患	胃粘膜過形成
	胃蜂窩織炎	術後残胃胃炎	消化不良症
	中毒性胃炎	肉芽腫性胃炎	反応性リンパ組織増生症
	表層性胃炎	びらん性胃炎	ヘリコバクター・ピロリ胃炎
	放射線胃炎	メネトリエ病	疣状胃炎

用法用量　カルニチン塩化物として，通常，成人1回200mgを皮下，筋肉内又は静脈内に注射する。
なお，年齢，症状により適宜増減する。

禁忌
(1)過酸症のある患者
(2)急性膵炎又は慢性膵炎で急性増悪がみられる患者

エンブレル皮下注25mgシリンジ0.5mL
規格：25mg0.5mL1筒［15746円/筒］
エンブレル皮下注50mgシリンジ1.0mL
規格：50mg1mL1筒［31069円/筒］
エンブレル皮下注50mgペン1.0mL
規格：50mg1mL1キット［31252円/キット］
エタネルセプト(遺伝子組換え)　ファイザー　399

【効能効果】
既存治療で効果不十分な関節リウマチ(関節の構造的損傷の防止を含む)

【対応標準病名】

◎	関節リウマチ		
○	関節リウマチ・顎関節	関節リウマチ・肩関節	関節リウマチ・胸椎
	関節リウマチ・頚椎	関節リウマチ・股関節	関節リウマチ・指関節
	関節リウマチ・趾関節	関節リウマチ・膝関節	関節リウマチ・手関節
	関節リウマチ・脊椎	関節リウマチ・足関節	関節リウマチ・肘関節
	関節リウマチ・腰椎	血清反応陰性関節リウマチ	
△	炎症性多発性関節障害	尺側偏位	成人スチル病
	多発性リウマチ性関節炎	ムチランス変形	リウマチ性滑液包炎
	リウマチ性皮下結節	リウマチ様関節炎	

効能効果に関連する使用上の注意
(1)過去の治療において，非ステロイド性抗炎症剤及び他の抗リウマチ薬等による適切な治療を行っても，疾患に起因する明らかな症状が残る場合に投与すること。
(2)本剤とアバタセプト(遺伝子組換え)の併用は行わないこと。

用法用量　本剤を，通常，成人にはエタネルセプト(遺伝子組換え)として10～25mgを1日1回，週に2回，又は25～50mgを1日1回，週に1回，皮下注射する。

用法用量に関連する使用上の注意
〔25mgシリンジ0.5mL，50mgシリンジ1.0mL〕
(1)本剤は，1回の投与量が25mg又は50mgの患者にのみ投与すること。なお，1回に本剤の全量を使用すること。
(2)本剤の投与開始にあたっては，医療施設において，必ず医師によるか，医師の直接の監督のもとで投与を行うこと。本剤による治療開始後，医師により適用が妥当と判断された患者については，自己投与も可能である。
(3)注射部位反応(紅斑，発赤，疼痛，腫脹，そう痒等)が報告されているので，投与毎に注射部位を変えること。
(4)本剤を週に2回投与する場合は，投与間隔を3～4日間隔とすること。
〔50mgペン1.0mL〕
(1)本剤は，1回の投与量が50mgの患者にのみ投与すること。なお，1回に本剤の全量を使用すること。
(2)本剤の投与開始にあたっては，医療施設において，必ず医師によるか，医師の直接の監督のもとで投与を行うこと。本剤による治療開始後，医師により適用が妥当と判断された患者については，自己投与も可能である。
(3)注射部位反応(紅斑，発赤，疼痛，腫脹，そう痒等)が報告されているので，投与毎に注射部位を変えること。

警告
(1)本剤投与により，結核，敗血症を含む重篤な感染症及び脱髄疾患の悪化等が報告されており，本剤との関連性は明らかではないが，悪性腫瘍の発現も報告されている。本剤が疾病を完治させる薬剤でないことも含め，これらの情報を患者に十分説明し，患者が理解したことを確認した上で，治療上の有益性が危険性を上まわると判断される場合にのみ投与すること。
また，本剤の投与において，重篤な副作用により，致命的な経過をたどることがあるので，緊急時の対応が十分可能な医療施設及び医師が使用し，本剤投与後に副作用が発現した場合には，主治医に連絡するよう患者に注意を与えること。
(2)感染症
①重篤な感染症：敗血症，真菌感染症を含む日和見感染症等の致死的な感染症が報告されているため，十分な観察を行うなど感染症の発症に注意すること。
②結核
播種性結核(粟粒結核)及び肺外結核(胸膜，リンパ節等)を含む結核が発症し，死亡例も報告されている。結核の既感染者では症状の顕在化及び悪化のおそれがあるため，本剤投与に先立って結核に関する十分な問診及び胸部レントゲン検査に加え，インターフェロン-γ遊離試験又はツベルクリン反応検査を行い，適宜胸部CT検査等を行うことにより，結核感染の有無を確認すること。
また，結核の既感染者には，抗結核薬の投与をした上で，本剤を投与すること。
ツベルクリン反応等の検査が陰性の患者において，投与後活動性結核が認められた例も報告されている。
(3)脱髄疾患の臨床症状・画像診断上の悪化が，本剤を含むTNF抑制作用を有する薬剤でみられたとの報告がある。脱髄疾患(多発性硬化症等)及びその既往歴のある患者には投与しないこととし，脱髄疾患を疑う患者や家族歴を有する患者に投与する場合には，適宜画像診断等の検査を実施するなど，十分な観察を行うこと。
(4)本剤の治療を行う前に，非ステロイド性抗炎症剤及び他の抗リウマチ薬等の使用を十分勘案すること。また，本剤についての十分な知識とリウマチ治療の経験をもつ医師が使用すること。

禁忌
(1)敗血症の患者又はそのリスクを有する患者
(2)重篤な感染症の患者
(3)活動性結核の患者
(4)本剤の成分に対し過敏症の既往歴のある患者
(5)脱髄疾患(多発性硬化症等)及びその既往歴のある患者
(6)うっ血性心不全の患者

エンブレル皮下注用10mg
規格：10mg1瓶［6472円/瓶］
エンブレル皮下注用25mg
規格：25mg1瓶［15944円/瓶］
エタネルセプト(遺伝子組換え)　ファイザー　399

【効能効果】
既存治療で効果不十分な下記疾患
関節リウマチ(関節の構造的損傷の防止を含む)
多関節に活動性を有する若年性特発性関節炎

【対応標準病名】

◎	関節型若年性特発性関節炎	関節リウマチ	若年性特発性関節炎
○	関節リウマチ・顎関節	関節リウマチ・肩関節	関節リウマチ・胸椎
	関節リウマチ・頚椎	関節リウマチ・股関節	関節リウマチ・指関節
	関節リウマチ・趾関節	関節リウマチ・膝関節	関節リウマチ・手関節
	関節リウマチ・脊椎	関節リウマチ・足関節	関節リウマチ・肘関節
	関節リウマチ・腰椎	血清反応陰性関節リウマチ	若年性多発性関節炎
	少関節型若年性関節炎	全身型若年性特発性関節炎	
△	炎症性多発性関節障害	尺側偏位	若年性関節リウマチ
	成人スチル病	多発性リウマチ性関節炎	ムチランス変形
	リウマチ性滑液包炎	リウマチ性皮下結節	リウマチ様関節炎

効能効果に関連する使用上の注意
(関節リウマチ)
(1)過去の治療において，非ステロイド性抗炎症剤及び他の抗リウマチ薬等による適切な治療を行っても，疾患に起因する明らかな症状が残る場合に投与すること。
(2)本剤とアバタセプト(遺伝子組換え)の併用は行わないこと。
(多関節に活動性を有する若年性特発性関節炎)
メトトレキサートの少量パルス療法を中核とする併用療法を行っても効果不十分あるいは治療不応の場合，本剤適応の可否を判断すること。
全身型若年性特発性関節炎については，全身症状に対する有効性及び安全性は確立していないため，全身症状が安定し，多関節炎が主症状である場合のみに本剤を投与すること。

用法用量
関節リウマチ：本剤を日本薬局方注射用水1mLで溶解し，通常，成人にはエタネルセプト(遺伝子組換え)として10～25mgを1日1回，週に2回，又は25～50mgを1日1回，週に1回，皮下注射する。
多関節に活動性を有する若年性特発性関節炎：本剤を日本薬局方注射用水1mLで溶解し，通常，小児にはエタネルセプト(遺伝子組換え)として0.2～0.4mg/kgを1日1回，週に2回，皮下注射する。(小児の1回投与量は成人の標準用量(1回25mg)を上限とすること)

用法用量に関連する使用上の注意
(1)本剤の投与開始にあたっては，医療施設において，必ず医師によるか，医師の直接の監督のもとで投与を行うこと。本剤による治療開始後，医師により適用が妥当と判断された患者については，自己投与も可能である。
(2)注射部位反応(紅斑，発赤，疼痛，腫脹，そう痒等)が報告されているので，投与毎に注射部位を変えること。
(3)本剤を週に2回投与する場合は，投与間隔を3～4日間隔とすること。

警告
(1)本剤投与により，結核，敗血症を含む重篤な感染症及び脱髄疾患の悪化等が報告されており，本剤との関連性は明らかではないが，悪性腫瘍の発現も報告されている。本剤が疾病を完治させる薬剤でないことも含め，これらの情報を患者に十分説明し，患者が理解したことを確認した上で，治療上の有益性が危険性を上まわると判断される場合にのみ投与すること。
また，本剤の投与において，重篤な副作用により，致命的な経過をたどることがあるので，緊急時の対応が十分可能な医療施設及び医師が使用し，本剤投与後に副作用が発現した場合には，主治医に連絡するよう患者に注意を与えること。
(2)感染症
①重篤な感染症：敗血症，真菌感染症を含む日和見感染症等の致死的な感染症が報告されているため，十分な観察を行うなど感染症の発症に注意すること。
②結核
播種性結核(粟粒結核)及び肺外結核(胸膜，リンパ節等)を含む結核が発症し，死亡例も報告されている。結核の既感染者では症状の顕在化及び悪化のおそれがあるため，本剤投与に先立って結核に関する十分な問診及び胸部レントゲン検査に加え，インターフェロン-γ遊離試験又はツベルクリン反応検査を行い，適宜胸部CT検査等を行うことにより，結核感染の有無を確認すること。
また，結核の既感染者には，抗結核薬の投与をした上で，本剤を投与すること。
ツベルクリン反応等の検査が陰性の患者において，投与後活動性結核が認められた例も報告されている。
(3)脱髄疾患の臨床症状・画像診断上の悪化が，本剤を含むTNF抑制作用を有する薬剤でみられたとの報告がある。脱髄疾患(多発性硬化症等)及びその既往歴のある患者には投与しないこととし，脱髄疾患を疑う患者や家族歴を有する患者に投与する場合には，適宜画像診断等の検査を実施するなど，十分な観察を行うこと。
(4)本剤の治療を行う前に，非ステロイド性抗炎症剤及び他の抗リウマチ薬等の使用を十分勘案すること。
(5)
①関節リウマチ：本剤についての十分な知識とリウマチ治療の経験をもつ医師が使用すること。
②多関節に活動性を有する若年性特発性関節炎：本剤についての十分な知識と若年性特発性関節炎治療の経験をもつ医師が使用すること。

禁忌
(1)敗血症の患者又はそのリスクを有する患者
(2)重篤な感染症の患者
(3)活動性結核の患者
(4)本剤の成分に対し過敏症の既往歴のある患者
(5)脱髄疾患(多発性硬化症等)及びその既往歴のある患者
(6)うっ血性心不全の患者

黄熱ワクチン　規格：－[－]
黄熱ワクチン　サノフィ　631

【効 能 効 果】
本剤は黄熱の予防に使用する。

【対応標準病名】

◎	黄熱	
○	森林黄熱	都市黄熱

用法用量　本剤を日本薬局方生理食塩液(「黄熱ワクチン溶解液」など)3mLで溶解し，その0.5mLを1回皮下に注射する。

用法用量に関連する使用上の注意
(1)接種後の免疫の賦与：本剤接種後の黄熱に対する免疫は接種10～14日目以後に賦与される
(2)不活化ワクチン製剤との接種間隔：不活化ワクチンの接種を受けた者は，通常，6日以上間隔を置いて本剤を接種すること。
(3)他の生ワクチン製剤との接種間隔：他の生ワクチンの接種を受けた者は，通常，27日以上間隔を置いて本剤を接種すること
(4)輸血及びガンマグロブリン製剤との接種間隔等：輸血及びガンマグロブリン製剤の投与を受けた者は3～6箇月以上間隔を置いて本剤を接種すること。また，本剤接種後14日以内に輸血及びガンマグロブリン製剤の投与を受けた者は，3箇月以上経過した後に本剤を再接種すること

接種不適当者
被接種者が次のいずれかに該当すると認められた場合には，接種を行ってはならない。
(1)9箇月齢未満の乳児
(2)明らかに免疫機能に異常のある疾患を有する者及び免疫抑制をきたす治療を受けている者
(3)明らかな発熱を呈している者
(4)重篤な急性疾患にかかっていることが明らかな者
(5)本剤の成分によってアナフィラキシーを呈したことがあることが明らかな者
(6)胸腺に関連した疾患(重症筋無力症，胸腺腫)を有したことが

ある者及び胸腺摘除術を受けた者
(7)上記に掲げる者のほか，予防接種を行うことが不適当な状態にある者

併用禁忌

薬剤名等	臨床症状・措置方法	機序・危険因子
放射線 副腎皮質ステロイド剤(プレドニゾロン等) 免疫抑制剤(シクロスポリン等) アルキル化剤(シクロフォスファミド等) 代謝拮抗剤(テガフール等)	本生ワクチン接種により，右記機序で黄熱様症状があらわれるおそれがあるので接種しないこと。	免疫抑制下で本剤を接種すると，ワクチンウイルスの感染を増強あるいは持続させる可能性がある。放射線療法あるいは免疫抑制的な作用を持つ薬剤の投与を受けている者，特に長期あるいは大量投与を受けている者，又は投与中止後6箇月以内の者は免疫機能が低下していることがある。

大塚塩カル注2%　規格：2%20mL1管[92円/管]
塩化カルシウム水和物　大塚製薬工場　321

【効 能 効 果】

(1)低カルシウム血症に起因する下記症候の改善
テタニー，テタニー関連症状
(2)鉛中毒症
(3)マグネシウム中毒症
(4)下記代謝性骨疾患におけるカルシウム補給
妊婦・産婦の骨軟化症

【対応標準病名】

◎	骨軟化症	産褥性骨軟化症	低カルシウム血症
	テタニー	鉛中毒	マグネシウム中毒
○	抗てんかん薬骨軟化症	術後吸収不良性骨軟化症	腫瘍性低リン血症性骨軟化症
	人工透析性骨軟化症	脊椎骨軟化症	テタニー性白内障
	ビタミンＤ欠乏性骨軟化症	ミルクマン症候群	薬剤性骨軟化症
	老人性骨軟化症		
△	アルミニウム骨症	アンチモン中毒	仮性テタニー
	家族性低カルシウム尿性高カルシウム血症	カルシウム代謝障害	金属中毒
	金属熱	金属の毒作用	銀沈着症
	高カルシウム尿症	石灰沈着症	低カルシウム性白内障
	特発性高カルシウム尿症	鉛中毒性振戦	バーネット症候群
	ビスマス中毒	無機質欠乏症	無機質代謝障害

用法用量　塩化カルシウムとして，通常成人0.4～1.0g(カルシウムとして7.2～18mEq：本品20～50mL)を2%(0.36mEq/mL)液として，1日1回静脈内に緩徐に(カルシウムとして毎分0.68～1.36mEq：本品20mLあたり5～10分間)注射する。
ただし，妊婦・産婦の骨軟化症に用いる場合は，経口投与不能時に限る。
なお，年齢，症状により適宜増減する。

禁忌
(1)強心配糖体(ジゴキシン等)の投与を受けている患者
(2)高カルシウム血症の患者
(3)腎結石のある患者
(4)重篤な腎不全のある患者

併用禁忌

薬剤名等	臨床症状・措置方法	機序・危険因子
ジギタリス製剤 ジゴキシン等	心停止を引き起こすことがあるので投与しないこと。	ジギタリス製剤の作用を増強するおそれがある。

塩化カルシウム注2%「NP」：ニプロ[88円/管]

大塚食塩注10%　規格：10%20mL1管[95円/管]
塩化ナトリウム　大塚製薬工場　331

【効 能 効 果】

ナトリウム欠乏時の電解質補給

【対応標準病名】

◎	低ナトリウム血症	ナトリウム欠乏症	
○	偽性低アルドステロン症	急性希釈性低ナトリウム血症	食塩欠乏性脱水症
	脱水型低ナトリウム血症	低浸透圧血症	ナトリウム欠乏性脱水
	浮腫型低ナトリウム血症	本態性低ナトリウム血症	慢性希釈性低ナトリウム血症
△	混合型酸塩基平衡障害	酸塩基平衡異常	体液調節不全症
	低塩基血症	低クロール血症	電解質異常
	電解質平衡異常		

用法用量　電解質補給の目的で，輸液剤などに添加して必要量を静脈内注射又は点滴静注する。

塩化ナトリウム注10%「HK」：光[95円/管]，塩化ナトリウム注10%「日新」：日新－山形[95円/管]，塩化ナトリウム注10%「フソー」：扶桑薬品[95円/管]，10%食塩注「小林」：アイロム[95円/管]

大塚生食注　規格：20mL1管[61円/管]，100mL1瓶[113円/瓶]，250mL1瓶[130円/瓶]，500mL1瓶[149円/瓶]，1L1瓶[233円/瓶]，500mL1袋[149円/袋]，1L1袋[233円/袋]，50mL1瓶[110円/瓶]，250mL1袋[130円/袋]
生理食塩液　大塚製薬工場　331

【効 能 効 果】

注射：細胞外液欠乏時，ナトリウム欠乏時，クロール欠乏時，注射剤の溶解希釈剤
外用
皮膚・創傷面・粘膜の洗浄・湿布
含そう・噴霧吸入剤として気管支粘膜洗浄・喀痰排出促進
その他：医療用器具の洗浄

【対応標準病名】

◎	細胞外液欠乏症	低クロール血症	低ナトリウム血症
	ナトリウム欠乏症		
○	偽性低アルドステロン症	急性希釈性低ナトリウム血症	血液量減少
	高張性脱水症	混合性脱水	酸塩基平衡異常
	食塩欠乏性脱水症	水分欠乏症	体液調節不全症
	体液量減少症	脱水型低ナトリウム血症	脱水症
	低塩基血症	低浸透圧血症	低張性脱水症
	電解質異常	電解質平衡異常	ナトリウム欠乏性脱水
	浮腫型低ナトリウム血症	本態性低ナトリウム血症	慢性希釈性低ナトリウム血症
△	高塩素尿症	高クロール血症	混合型酸塩基平衡障害
	低クロール性アルカローシス		

用法用量
注射
(1)通常20～1000mLを皮下，静脈内注射又は点滴静注する。
なお，年齢，症状により適宜増減する。
(2)適量をとり，注射用医薬品の希釈，溶解に用いる。
外用
(1)皮膚，創傷面，粘膜の洗浄，湿布に用いる。
(2)含そう，噴霧吸入に用いる。
その他：医療用器具の洗浄に用いる。

カーミパック生理食塩液：川澄化学　500mL1袋[149円/袋]，1L1袋[233円/袋]，カーミパック生理食塩液L：川澄化学　1.3L1袋[311円/袋]，1.5L1袋[348円/袋]，生食注20mL「CMX」：ケミックス　20mL1管[61円/管]，生食注20mL「Hp」：原沢　20mL1管[61円/管]，生食注20mL「TX」：トライックス　20mL1

管[61円/管]，生食注20mL「ウジ」：共和薬品　20mL1管[61円/管]，生食注「トーワ」：東和　20mL1管[61円/管]，テルモ生食：テルモ　500mL1袋[149円/袋]，1L1袋[233円/袋]，100mL1袋[113円/袋]，250mL1袋[130円/袋]，1.3L1袋[311円/袋]，生食MP：マイラン製薬　20mL1管[61円/管]，100mL1瓶[113円/瓶]，250mL1瓶[130円/瓶]，500mL1瓶[149円/瓶]，生食液100mL「CHM」：ケミックス　100mL1瓶[113円/瓶]，生食液500mL「CMX」：ケミックス　500mL1瓶[149円/瓶]，生食液NS：日新－山形　5mL1管[61円/管]，20mL1管[61円/管]，生食液「小林」：アイロム　5mL1管[61円/管]，20mL1管[61円/管]，生理食塩液「NP」：ニプロ　5mL1管[61円/管]，20mL1管[61円/管]，500mL1袋[149円/袋]，250mL1袋[130円/袋]，生理食塩液PL「フソー」：扶桑薬品　20mL1管[61円/管]，100mL1瓶[113円/瓶]，200mL1瓶[131円/瓶]，500mL1瓶[149円/瓶]，1L1瓶[233円/瓶]，50mL1瓶[110円/瓶]，2L1袋[408円/袋]，生理食塩液SN：シオノ　20mL1管[61円/管]，生理食塩液バッグ「フソー」：扶桑薬品　500mL1袋[149円/袋]，1L1袋[233円/袋]，250mL1袋[130円/袋]，1.5L1袋[348円/袋]，生理食塩液「ヒカリ」：光　20mL1管[61円/管]，100mL1瓶[113円/瓶]，500mL1瓶[149円/瓶]，1L1瓶[233円/瓶]，500mL1袋[149円/袋]，1L1袋[233円/袋]，50mL1瓶[110円/瓶]，250mL1袋[130円/袋]，生理食塩液「フソー」：扶桑薬品　5mL1管[61円/管]

大塚生食注2ポート50mL　規格：50mL1キット[169円/キット]
大塚生食注2ポート100mL　規格：100mL1キット[169円/キット]
大塚生食注TN

規格：100mL1キット[168円/キット]，50mL1キット[164円/キット]

塩化ナトリウム　大塚製薬工場　331

【効能効果】

注射剤の溶解希釈剤

【対応標準病名】

該当病名なし

用法用量　注射用医薬品の溶解，希釈に用いる。

生食注キット「フソー」：扶桑薬品　100mL1キット[169円/キット]，50mL1キット[169円/キット]，テルモ生食TK：テルモ　100mL1キット[169円/キット]，生食溶解液キットH：ニプロ　100mL1キット[169円/キット]，50mL1キット[169円/キット]

大塚糖液50%　規格：50%20mL1管[97円/管]

ブドウ糖　大塚製薬工場　323

【効能効果】

脱水症特に水欠乏時の水補給，薬物・毒物中毒，肝疾患，循環虚脱，低血糖時の糖質補給，高カリウム血症，心疾患(GIK療法)，その他非経口的に水・エネルギー補給を必要とする場合。
注射剤の溶解希釈剤。

【対応標準病名】

◎	肝疾患	急性循環不全	高カリウム血症
	心疾患	脱水症	中毒
	低血糖	薬物中毒症	
○	アニリン中毒	アレルギー性肝臓症	医原性低血糖症
	医薬品中毒	インスリン自己免疫症候群	インスリン低血糖
	うっ血肝	うっ血性肝硬変	エンドトキシン性ショック
	肝下垂症	肝機能障害	肝限局性結節性過形成
	肝梗塞	肝出血	肝腫瘤
	肝障害	肝静脈閉塞症	肝腎症候群
	肝性胸水	肝臓紫斑病	肝中心静脈閉塞症
	肝のう胞	肝肺症候群	肝浮腫
	急性ニコチン中毒	急性薬物中毒	クリュヴリエ・バウムガルテン症候群
	血液量減少	ケトン性低血糖症	高インスリン血症
	高張性脱水症	混合性脱水	細胞外液欠乏症
	サリン中毒	シアン化物の毒作用	脂肪肝
	出血性ショック	循環血液量減少性ショック	小児特発性低血糖症
	ショック肝	心原性ショック	水分欠乏症
	脊髄性ショック	体液量減少症	タバコ誤飲
	中心性出血性肝壊死	低血糖性脳症	低血糖発作
	低心拍出量症候群	疼痛性ショック	島ベータ細胞過形成症
	特発性門脈圧亢進症	トリニトロトルエン中毒	ニトロベンゼン中毒
	二硫化炭素の毒作用	妊娠性急性脂肪肝	非アルコール性脂肪性肝炎
	分娩時心臓合併症	末梢循環不全	慢性薬物中毒
	門脈圧亢進症	門脈圧亢進症性胃症	門脈拡張症
	夜間低血糖症	ラテックスアレルギー	
△	アシドーシス	一次性ショック	一過性ショック
	インスリン異常症	インスリン分泌異常症	右室肥大
	化学物質過敏症	カリウム代謝異常	肝細胞癌破裂
	肝疾患に伴う貧血	間質性心筋炎	急性ショック
	急性汎心炎	巨大左心房	ケトアシドーシス
	ケトン血性嘔吐症	腱索断裂	高塩素性アシドーシス
	呼吸性アシドーシス	混合型酸塩基平衡障害	左室肥大
	酸塩基平衡異常	ショック	心炎
	心拡大	心筋炎	心筋疾患
	心筋線維症	心筋変性症	心耳血栓症
	心室内血栓症	心室瘤内血栓症	心尖部血栓症
	心臓合併症	心内血栓症	心肥大
	心房内血栓症	心房負荷	膵内分泌障害
	全身中毒症	続発性心室中隔欠損	続発性心房中隔欠損
	代謝性アシドーシス	代償性アシドーシス	代償性呼吸性アシドーシス
	代償性代謝性アシドーシス	多発性肝血管腫	炭酸過剰性アシドーシス
	電解質異常	電解質平衡異常	デンタルショック
	島細胞過形成症	毒物誤飲	二次性ショック
	乳酸アシドーシス	乳児ケトアシドーシス	乳頭筋断裂
	非呼吸性アシドーシス	ピルビン酸血症	服毒自殺未遂
	慢性心筋炎	門脈圧亢進症性胃腸症	門脈圧亢進症性腸症
	薬物性アシドーシス	両室肥大	

用法用量　水補給，薬物・毒物中毒，肝疾患には通常成人1回5%液500～1000mLを静脈内注射する。
循環虚脱，低血糖時の糖質補給，高カリウム血症，心疾患(GIK療法)，その他非経口的に水・エネルギー補給を必要とする場合には通常成人1回10～50%液20～500mLを静脈内注射する。
点滴静注する場合の速度は，ブドウ糖として0.5g/kg/hr以下とする。
注射剤の溶解希釈には適量を用いる。
なお，年齢・症状により適宜増減する。

禁忌　低張性脱水症の患者

ブドウ糖注50%PL「フソー」：扶桑薬品[97円/管]

オオホルミンルテウムデポー筋注125mg

規格：125mg1管[251円/管]

ヒドロキシプロゲステロンカプロン酸エステル　あすか　247

【効能効果】

無月経，機能性子宮出血，黄体機能不全による不妊症，切迫流早産，習慣性流早産

【対応標準病名】

◎	黄体機能不全	機能性子宮出血	自然早産
	習慣流産	女性不妊症	切迫早産
	切迫流産	不妊症	無月経症

○	下垂体性無月経	機能性性器出血	機能性無月経
	頸管性不妊症	月経中間期出血	原発性不妊症
	原発性無月経	原発性卵巣機能低下症	更年期出血
	更年期卵巣機能低下症	高プロラクチン血症性無月経	産褥卵巣機能低下症
	子宮性不妊症	子宮性無月経	子宮不正出血
	思春期出血	視床下部性無月経	若年性子宮機能出血
	若年性子宮出血	心因性無月経	神経性食欲不振症無月経
	精神性無月経	性腺機能低下症	早発閉経
	早発卵巣不全	続発性不妊症	続発性無月経
	第１度無月経	第２度無月経	体重減少性無月経
	中枢性無月経	乳汁漏出無月経症候群	妊娠満37週以前の偽陣痛
	排卵期出血	排卵障害	無排卵月経
	無排卵症	卵巣機能不全	卵巣欠落症状
	卵巣性不妊症	卵巣発育不全	
△	アンドロゲン過剰症	異常月経	エストロジェン過剰症
	エストロジェン産生腫瘍	過少月経	過多月経
	過長月経	器質性性器出血	機能性不妊症
	希発月経	月経異常	月経不順
	原発性希発月経	思春期月経異常	思春期月経過多
	視床下部性卵巣機能低下	絨毛膜下血腫	授乳性無月経
	性器出血	性機能亢進症	遷延性月経
	続発性希発月経	多のう胞性卵巣	多のう胞性卵巣症候群
	妊娠初期の出血	妊娠満37週以後の偽陣痛	晩発閉経
	頻発月経	不規則月経	卵管機能異常
	卵管狭窄症	卵管性不妊症	卵管閉塞
	卵巣機能異常	卵巣機能亢進症	卵巣機能障害
	卵巣性無月経		

用法用量　ヒドロキシプロゲステロンカプロン酸エステルとして，通常，成人１週１回65～125mgを筋肉内注射する。

禁忌　重篤な肝障害・肝疾患のある患者

プロゲデポー筋注125mg：持田　125mg1管［183円/管］
プロゲストンデポー筋注125mg：富士製薬［127円/管］

オキサロール注2.5μg　規格：2.5μg1mL1管［1295円/管］
オキサロール注5μg　規格：5μg1mL1管［1681円/管］
オキサロール注10μg　規格：10μg1mL1管［2487円/管］
マキサカルシトール　中外　311

【効能効果】

維持透析下の二次性副甲状腺機能亢進症

【対応標準病名】

◎	続発性副甲状腺機能亢進症		
○	原発性副甲状腺機能亢進症	副甲状腺機能亢進症	
△	副甲状腺過形成	副甲状腺機能障害	副甲状腺クリーゼ

用法用量　通常，成人には，透析終了直前にマキサカルシトールとして，1回2.5～10μgを週3回，透析回路静脈側に注入（静注）する。なお，血清副甲状腺ホルモン（PTH）の改善効果が得られない場合は，高カルシウム血症の発現等に注意しながら，1回20μgを上限に慎重に漸増する。

用法用量に関連する使用上の注意

(1)初回は血清インタクト副甲状腺ホルモン（intact-PTH）が500pg/mL未満［あるいは血清高感度副甲状腺ホルモン（HS-PTH）が40,000pg/mL未満］では，本剤を1回5μg，血清intact-PTHが500pg/mL以上（あるいはHS-PTHが40,000pg/mL以上）では，1回10μgから開始する。

(2)投与量については，血清PTHレベル，血清カルシウム及び無機リン値に注意しながら，減量・休薬を考慮すること。

(3)血清intact-PTHが150pg/mL以下に低下した場合は本剤の投与を中止する。

オキファスト注10mg　規格：1%1mL1管［362円/管］
オキファスト注50mg　規格：1%5mL1管［1655円/管］
オキシコドン塩酸塩水和物　塩野義　811

【効能効果】

中等度から高度の疼痛を伴う各種癌における鎮痛

【対応標準病名】

◎	悪性腫瘍	癌	癌性疼痛
○	ALK融合遺伝子陽性非小細胞肺癌	EGFR遺伝子変異陽性非小細胞肺癌	KIT（CD117）陽性胃消化管間質腫瘍
	KIT（CD117）陽性結腸消化管間質腫瘍	KIT（CD117）陽性小腸消化管間質腫瘍	KIT（CD117）陽性食道消化管間質腫瘍
	KIT（CD117）陽性直腸消化管間質腫瘍	KRAS遺伝子野生型結腸癌	KRAS遺伝子野生型直腸癌
あ	S状結腸癌	悪性エナメル上皮腫	悪性下垂体腫瘍
	悪性褐色細胞腫	悪性顆粒細胞腫	悪性間葉腫
	悪性奇形腫	悪性胸腺腫	悪性グロームス腫瘍
	悪性血管外皮腫	悪性甲状腺腫	悪性骨腫瘍
	悪性縦隔腫瘍	悪性神経膠腫	悪性髄膜腫
	悪性脊髄髄膜腫	悪性線維性組織球腫	悪性虫垂粘液瘤
	悪性停留精巣	悪性頭蓋咽頭腫	悪性脳腫瘍
	悪性末梢神経鞘腫	悪性葉状腫瘍	悪性リンパ腫骨髄浸潤
	鞍上部胚細胞腫瘍	胃悪性間葉系腫瘍	胃悪性黒色腫
	胃カルチノイド	胃癌	胃癌・HER2過剰発現
	胃管癌	胃癌骨転移	胃癌末期
	胃原発絨毛癌	胃脂肪肉腫	胃重複癌
	胃消化管間質腫瘍	胃進行癌	胃前庭部癌
	胃体部癌	胃底部癌	遺伝性大腸癌
	遺伝性非ポリポーシス大腸癌	胃肉腫	胃胚細胞腫瘍
	胃平滑筋肉腫	胃幽門部癌	陰核癌
	陰茎悪性黒色腫	陰茎癌	陰茎亀頭部癌
	陰茎体部癌	陰茎肉腫	陰茎パジェット病
	陰茎包皮部癌	陰茎有棘細胞癌	咽頭癌
	咽頭肉腫	陰のう悪性黒色腫	陰のう癌
	陰のう内脂肪肉腫	陰のうパジェット病	陰のう有棘細胞癌
	ウイルムス腫瘍	エクリン汗孔癌	炎症性乳癌
	延髄神経膠腫	延髄星細胞腫	横行結腸癌
か	横紋筋肉腫	外陰悪性黒色腫	外陰悪性腫瘍
	外陰癌	外陰部パジェット病	外陰部有棘細胞癌
	外耳道癌	回腸カルチノイド	回腸癌
	回腸消化管間質腫瘍	海綿芽細胞腫	回盲部癌
	下咽頭癌	下咽頭後部癌	下咽頭肉腫
	下顎悪性エナメル上皮腫	下顎骨悪性腫瘍	下顎骨骨肉腫
	下顎歯肉癌	下顎歯肉頬移行部癌	下顎部横紋筋肉腫
	下眼瞼基底細胞癌	下眼瞼皮膚癌	下眼瞼有棘細胞癌
	顎下腺癌	顎下部悪性腫瘍	角膜の悪性腫瘍
	下行結腸癌	下口唇基底細胞癌	下口唇皮膚癌
	下口唇有棘細胞癌	下肢悪性腫瘍	下唇癌
	下唇赤唇部癌	仮声帯癌	滑膜腫
	滑膜肉腫	下部食道癌	下部胆管癌
	下葉小細胞肺癌	下葉肺癌	下葉肺腺癌
	下葉肺大細胞癌	下葉肺扁平上皮癌	下葉非小細胞肺癌
	肝悪性腫瘍	眼窩悪性腫瘍	肝外胆管癌
	眼窩横紋筋肉腫	眼角基底細胞癌	眼角皮膚癌
	眼角有棘細胞癌	眼窩神経芽腫	肝カルチノイド
	肝癌	肝癌骨転移	眼瞼脂腺癌
	眼瞼皮膚の悪性腫瘍	眼瞼メルケル細胞癌	肝細胞癌
	肝細胞癌破裂	癌性胸水	癌性胸膜炎
	癌性持続痛	癌性突出痛	汗腺癌
	顔面悪性腫瘍	顔面横紋筋肉腫	肝門部癌
	肝門部胆管癌	気管癌	気管支カルチノイド

気管支癌	気管支リンパ節転移	基底細胞癌
臼後部癌	嗅神経芽腫	嗅神経上皮腫
急性疼痛	胸腔内リンパ節の悪性腫瘍	橋神経膠腫
胸腺カルチノイド	胸腺癌	胸腺腫
胸椎転移	頬粘膜癌	頬部横紋筋肉腫
胸部下部食道癌	頬部血管肉腫	胸部上部食道癌
胸部食道癌	胸部中部食道癌	胸膜悪性腫瘍
胸膜脂肪肉腫	胸膜播種	去勢抵抗性前立腺癌
巨大後腹膜脂肪肉腫	空腸カルチノイド	空腸癌
空腸消化管間質腫瘍	クルッケンベルグ腫瘍	クロム親和性芽細胞腫
頚動脈小体悪性腫瘍	頚部悪性腫瘍	頚部悪性線維性組織球腫
頚部悪性軟部腫瘍	頚部横紋筋肉腫	頚部滑膜肉腫
頚部癌	頚部基底細胞癌	頚部血管肉腫
頚部原発腫瘍	頚部脂腺癌	頚部脂肪肉腫
頚部食道癌	頚部神経芽腫	頚部肉腫
頚部皮膚悪性腫瘍	頚部皮膚癌	頚部メルケル細胞癌
頚部有棘細胞癌	頚部隆起性皮膚線維肉腫	血管肉腫
結腸癌	結腸脂肪肉腫	結腸消化管間質腫瘍
結膜の悪性腫瘍	限局性前立腺癌	肩甲部脂肪肉腫
原始神経外胚葉腫瘍	原線維性星細胞腫	原発性悪性脳腫瘍
原発性肝癌	原発性骨腫瘍	原発性脳腫瘍
原発性肺癌	原発不明癌	肩部悪性線維性組織球腫
肩部横紋筋肉腫	肩部滑膜肉腫	肩部線維肉腫
肩部淡明細胞肉腫	肩部胞巣状軟部肉腫	口蓋癌
口蓋垂癌	膠芽腫	口腔悪性黒色腫
口腔癌	口腔前庭癌	口腔底癌
硬口蓋癌	後縦隔悪性腫瘍	甲状腺悪性腫瘍
甲状腺癌	甲状腺癌骨転移	甲状腺髄様癌
甲状腺乳頭癌	甲状腺未分化癌	甲状腺濾胞癌
甲状軟骨の悪性腫瘍	口唇癌	口唇境界部癌
口唇赤唇部癌	口唇皮膚悪性腫瘍	口唇メルケル細胞癌
口底癌	喉頭蓋癌	喉頭蓋前面癌
喉頭蓋谷癌	喉頭癌	後頭部転移性腫瘍
後頭葉悪性腫瘍	後頭葉膠芽腫	後頭葉神経膠腫
膠肉腫	項部基底細胞癌	後腹膜悪性腫瘍
後腹膜悪性線維性組織球腫	後腹膜横紋筋肉腫	後腹膜血管肉腫
後腹膜脂肪肉腫	後腹膜神経芽腫	後腹膜線維肉腫
後腹膜胚細胞腫瘍	後腹膜平滑筋肉腫	後腹膜リンパ節転移
項部皮膚癌	項部メルケル細胞癌	項部有棘細胞癌
肛門悪性黒色腫	肛門癌	肛門管癌
肛門部癌	肛門扁平上皮癌	骨悪性線維性組織球腫
骨原性肉腫	骨髄性白血病骨髄浸潤	骨髄転移
骨線維肉腫	骨転移癌	骨軟骨肉腫
骨肉腫	骨盤転移	骨盤内リンパ節転移
骨盤内リンパ節の悪性腫瘍	骨膜性骨肉腫	鰓原性癌
残胃癌	耳介癌	耳介メルケル細胞癌
耳下腺癌	耳下部肉腫	耳管癌
色素性基底細胞癌	子宮癌	子宮癌骨転移
子宮癌再発	子宮癌肉腫	子宮体癌
子宮体癌再発	子宮内膜癌	子宮内膜間質肉腫
子宮肉腫	子宮平滑筋肉腫	篩骨洞癌
視床下部星細胞腫	視床星細胞腫	視神経膠腫
脂腺癌	歯肉癌	脂肪肉腫
斜台部脊索腫	縦隔癌	縦隔脂肪肉腫
縦隔神経芽腫	縦隔胚細胞腫瘍	縦隔卵黄のう腫瘍
縦隔リンパ節転移	十二指腸悪性ガストリノーマ	十二指腸悪性ソマトスタチノーマ
十二指腸カルチノイド	十二指腸癌	十二指腸消化管間質腫瘍
十二指腸神経内分泌癌	十二指腸神経内分泌腫瘍	十二指腸乳頭癌
十二指腸乳頭部癌	十二指腸平滑筋肉腫	絨毛癌

手関節部滑膜肉腫	主気管支の悪性腫瘍	術後乳癌
手部悪性線維性組織球腫	手部横紋筋肉腫	手部滑膜肉腫
手部淡明細胞肉腫	手部類上皮肉腫	上衣芽細胞腫
上衣腫	小陰唇癌	上咽頭癌
上咽頭脂肪肉腫	上顎悪性エナメル上皮腫	上顎癌
上顎結節部癌	上顎骨悪性腫瘍	上顎骨肉腫
上顎歯肉癌	上顎歯肉頬移行部癌	上顎洞癌
松果体悪性腫瘍	松果体芽腫	松果体胚細胞腫瘍
松果体部膠芽腫	松果体未分化胚細胞腫	上眼瞼基底細胞癌
上眼瞼皮膚癌	上眼瞼有棘細胞癌	上行結腸カルチノイド
上行結腸癌	上行結腸平滑筋肉腫	上口唇基底細胞癌
上口唇皮膚癌	上口唇有棘細胞癌	小細胞肺癌
上肢悪性腫瘍	上唇癌	上唇赤唇部癌
小唾液腺癌	小腸カルチノイド	小腸癌
小腸脂肪肉腫	小腸消化管間質腫瘍	小腸平滑筋肉腫
上皮腫	上部食道癌	上部胆管癌
上葉小細胞肺癌	上葉肺癌	上葉肺腺癌
上葉肺大細胞癌	上葉肺扁平上皮癌	上葉非小細胞肺癌
上腕悪性線維性組織球腫	上腕悪性軟部腫瘍	上腕横紋筋肉腫
上腕滑膜肉腫	上腕脂肪肉腫	上腕線維肉腫
上腕淡明細胞肉腫	上腕胞巣状軟部肉腫	上腕類上皮肉腫
食道悪性間葉系腫瘍	食道悪性黒色腫	食道横紋筋肉腫
食道カルチノイド	食道癌	食道癌骨転移
食道癌肉腫	食道基底細胞癌	食道偽肉腫
食道脂肪肉腫	食道消化管間質腫瘍	食道小細胞癌
食道腺癌	食道腺様のう胞癌	食道粘表皮癌
食道表在癌	食道平滑筋肉腫	食道未分化癌
痔瘻癌	腎悪性腫瘍	腎盂癌
腎盂腺癌	腎盂乳頭状癌	腎盂尿路上皮癌
腎盂扁平上皮癌	腎カルチノイド	腎癌
腎癌骨転移	神経芽腫	神経膠腫
神経線維肉腫	進行性前立腺癌	進行乳癌
唇交連癌	腎細胞癌	腎周囲脂肪肉腫
心臓悪性腫瘍	心臓横紋筋肉腫	心臓血管肉腫
心臓脂肪肉腫	心臓線維肉腫	心臓粘液肉腫
腎肉腫	膵芽腫	膵癌
膵管癌	膵管内管状腺癌	膵管内乳頭粘液性腺癌
膵脂肪肉腫	膵漿液性のう胞腺癌	膵腺房細胞癌
膵臓癌骨転移	膵体部癌	膵頭部カルチノイド
膵頭部癌	膵内胆管癌	膵粘液性のう胞腺癌
膵尾部癌	髄膜癌腫症	髄膜白血病
スキルス胃癌	星細胞腫	精索脂肪肉腫
精索肉腫	星状芽細胞腫	精上皮腫
成人T細胞白血病骨髄浸潤	精巣横紋筋肉腫	精巣癌
精巣奇形癌	精巣奇形腫	精巣絨毛癌
精巣上体癌	精巣胎児性癌	精巣肉腫
精巣胚細胞腫瘍	精巣卵黄のう腫瘍	精巣卵のう腫瘍
精母細胞腫	声門下癌	声門癌
声門上癌	脊索腫	脊髄播種
脊椎転移	舌縁癌	舌下腺癌
舌下面癌	舌癌	舌根部癌
舌脂肪肉腫	舌尖癌	舌背癌
線維脂肪肉腫	線維肉腫	前縦隔悪性腫瘍
全身性転移性癌	全身痛	前頭洞癌
前頭部転移性腫瘍	前頭葉悪性腫瘍	前頭葉膠芽腫
前頭葉神経膠腫	前頭葉星細胞腫	前頭葉退形成性星細胞腫
前立腺横紋筋肉腫	前立腺癌	前立腺癌骨転移
前立腺癌再発	前立腺小細胞癌	前立腺神経内分泌癌
前立腺肉腫	前腕悪性線維性組織球腫	前腕悪性軟部腫瘍
前腕横紋筋肉腫	前腕滑膜肉腫	前腕線維肉腫
前腕胞巣状軟部肉腫	前腕類上皮肉腫	早期胃癌

	早期食道癌	総胆管癌	側頭部転移性腫瘍
	側頭葉悪性腫瘍	側頭葉膠芽腫	側頭葉神経膠腫
	側頭葉星細胞腫	側頭葉退形成性星細胞腫	側頭葉毛様細胞性星細胞腫
た	第4脳室上衣腫	大陰唇癌	退形成性上衣腫
	退形成性星細胞腫	胎児性癌	胎児性精巣腫瘍
	大腿骨転移性骨腫瘍	大唾液腺癌	大腸カルチノイド
	大腸癌	大腸癌骨転移	大腸肉腫
	大腸粘液癌	大動脈周囲リンパ節転移	大脳悪性腫瘍
	大脳深部神経膠腫	大脳深部転移性腫瘍	大網脂肪肉腫
	大網消化管間質腫瘍	唾液腺癌	多発性癌転移
	多発性骨髄腫骨髄浸潤	多発性神経膠腫	胆管癌
	男性性器癌	胆のうカルチノイド	胆のう癌
	胆のう管癌	胆のう肉腫	淡明細胞肉腫
	腟悪性黒色腫	腟癌	中咽頭癌
	中咽頭側壁癌	中咽頭肉腫	中耳悪性腫瘍
	中縦隔悪性腫瘍	虫垂癌	虫垂杯細胞カルチノイド
	中脳神経膠腫	肘部滑膜肉腫	中部食道癌
	肘部線維肉腫	中部胆管癌	肘部類上皮肉腫
	中葉小細胞肺癌	中葉肺癌	中葉肺腺癌
	中葉肺大細胞癌	中葉肺扁平上皮癌	中葉非小細胞肺癌
	腸間膜悪性腫瘍	腸間膜脂肪肉腫	腸間膜消化管間質腫瘍
	腸間膜肉腫	腸間膜平滑筋肉腫	蝶形骨洞癌
	腸骨リンパ節転移	聴神経膠腫	直腸S状部結腸癌
	直腸悪性黒色腫	直腸カルチノイド	直腸癌
	直腸癌骨転移	直腸癌術後再発	直腸癌穿孔
	直腸脂肪肉腫	直腸消化管間質腫瘍	直腸平滑筋肉腫
	手軟部悪性腫瘍	転移性下顎癌	転移性肝癌
	転移性肝腫瘍	転移性胸膜腫瘍	転移性口腔癌
	転移性黒色腫	転移性骨腫瘍	転移性骨腫瘍による大腿骨骨折
	転移性縦隔腫瘍	転移性十二指腸癌	転移性腫瘍
	転移性消化器腫瘍	転移性上顎癌	転移性小腸腫瘍
	転移性腎腫瘍	転移性膵腫瘍	転移性舌癌
	転移性頭蓋骨腫瘍	転移性脳腫瘍	転移性肺癌
	転移性肺腫瘍	転移性脾腫瘍	転移性皮膚腫瘍
	転移性副腎腫瘍	転移性腹壁腫瘍	転移性扁平上皮癌
	転移性卵巣癌	テント上下転移性腫瘍	頭蓋骨悪性腫瘍
	頭蓋骨骨肉腫	頭蓋底骨肉腫	頭蓋底脊索腫
	頭蓋内胚細胞腫瘍	頭蓋部脊索腫	頭頸部癌
	透析腎癌	頭頂葉悪性腫瘍	頭頂葉膠芽腫
	頭頂葉神経膠腫	頭頂葉星細胞腫	疼痛
	頭部悪性線維性組織球腫	頭部横紋筋肉腫	頭部滑膜肉腫
	頭部基底細胞癌	頭部血管肉腫	頭部脂腺癌
	頭部脂肪肉腫	頭部軟部組織悪性腫瘍	頭部皮膚癌
	頭部メルケル細胞癌	頭部有棘細胞癌	頭部隆起性皮膚線維肉腫
な	突出痛	内耳癌	内胚葉洞腫瘍
	軟口蓋癌	軟骨肉腫	難治性疼痛
	軟部悪性巨細胞腫	軟部組織悪性腫瘍	肉腫
	乳癌	乳癌・HER2過剰発現	乳癌骨転移
	乳癌再発	乳癌皮膚転移	乳房外パジェット病
	乳房下外側部乳癌	乳房下内側部乳癌	乳房脂肪肉腫
	乳房上外側部乳癌	乳房上内側部乳癌	乳房中央部乳癌
	乳房肉腫	尿管癌	尿管口部膀胱癌
	尿管尿路上皮癌	尿道傍腺の悪性腫瘍	尿膜管癌
	粘液性のう胞腺癌	脳幹悪性腫瘍	脳幹膠芽腫
	脳幹神経膠腫	脳幹部星細胞腫	脳室悪性腫瘍
	脳室上衣腫	脳神経悪性腫瘍	脳胚細胞腫瘍
は	肺芽腫	肺カルチノイド	肺癌
	肺癌骨転移	肺癌肉腫	胚細胞腫
	肺腺癌	肺腺扁平上皮癌	肺腺様のう胞癌
	肺大細胞癌	肺大細胞神経内分泌癌	肺肉腫
	肺粘表皮癌	肺扁平上皮癌	肺胞上皮癌
	肺未分化癌	肺門部小細胞癌	肺門部腺癌
	肺門部大細胞癌	肺門部肺癌	肺門部非小細胞癌
	肺門部扁平上皮癌	肺門リンパ節転移	馬尾上衣腫
	バレット食道癌	パンコースト症候群	鼻咽腔癌
	鼻腔癌	脾脂肪肉腫	非小細胞肺癌
	鼻前庭癌	鼻中隔癌	脾の悪性腫瘍
	皮膚悪性腫瘍	皮膚悪性線維性組織球腫	皮膚癌
	皮膚脂肪肉腫	皮膚線維肉腫	皮膚白血病
	皮膚付属器癌	びまん性星細胞腫	脾門部リンパ節転移
	披裂喉頭蓋ひだ喉頭面癌	副咽頭間隙悪性腫瘍	腹腔内リンパ節の悪性腫瘍
	腹腔リンパ節転移	副甲状腺悪性腫瘍	副甲状腺癌
	副腎悪性腫瘍	副腎癌	副腎神経芽腫
	副腎髄質の悪性腫瘍	副腎皮質癌	副腎皮質の悪性腫瘍
	副鼻腔癌	腹部悪性腫瘍	腹部食道癌
	腹部神経芽腫	腹膜悪性腫瘍	腹膜癌
	ぶどう膜悪性黒色腫	噴門癌	平滑筋肉腫
	扁桃窩癌	扁桃癌	扁桃肉腫
	膀胱円蓋部膀胱癌	膀胱癌	膀胱頚部膀胱癌
	膀胱後壁部膀胱癌	膀胱三角部膀胱癌	膀胱前壁部膀胱癌
	膀胱側壁部膀胱癌	膀胱肉腫	膀胱尿路上皮癌
	膀胱扁平上皮癌	傍骨性骨肉腫	紡錘形細胞肉腫
ま	胞巣状軟部肉腫	乏突起神経膠腫	末期癌
	末梢神経悪性腫瘍	慢性疼痛	脈絡膜悪性黒色腫
	メルケル細胞癌	盲腸カルチノイド	盲腸癌
	毛包癌	網膜芽細胞腫	網膜膠腫
や	毛様細胞性星細胞腫	毛様体悪性腫瘍	ユーイング肉腫
	有棘細胞癌	幽門癌	幽門前庭部癌
ら	腰椎転移	卵黄のう腫瘍	卵管癌
	卵巣カルチノイド	卵巣癌	卵巣癌全身転移
	卵巣癌肉腫	卵巣絨毛癌	卵巣胎児性癌
	卵巣肉腫	卵巣胚細胞腫瘍	卵巣未分化胚細胞腫
	卵巣卵黄のう腫瘍	卵巣類皮のう胞癌	隆起性皮膚線維肉腫
	輪状後部癌	リンパ管肉腫	リンパ性白血病骨髄浸潤
	類上皮肉腫	肋骨転移	

△	悪性腫瘍合併性皮膚筋炎	悪性腫瘍に伴う貧血	圧痛
	イートン・ランバート症候群	カルチノイド	癌関連網膜症
	癌性悪液質	癌性ニューロパチー	癌性ニューロミオパチー
	癌性貧血	癌性ミエロパチー	持続痛
	術創部痛	腫瘍随伴症候群	神経障害性疼痛
	身体痛	中枢神経障害性疼痛	鈍痛
	肺癌による閉塞性肺炎	皮膚疼痛症	放散痛
	末梢神経障害性疼痛		

用法用量

通常，成人にはオキシコドン塩酸塩（無水物）として１日7.5～250mg を持続静脈内又は持続皮下投与する。

なお，年齢，症状により適宜増減する。

用法用量に関連する使用上の注意

(1)持続投与時

①初回投与

本剤の投与開始前のオピオイド系鎮痛薬による治療の有無を考慮して初回投与量を設定することとし，既に治療されている場合にはその投与量及び鎮痛効果の持続を考慮して副作用の発現に注意しながら適宜投与量を調節すること。

(a)オピオイド系鎮痛薬を使用していない患者には，疼痛の程度に応じてオキシコドン塩酸塩として7.5～12.5mg を１日投与量とすることが望ましい。

(b)モルヒネ注射剤の持続静脈内投与を本剤に変更する場合には，モルヒネ注射剤１日投与量の1.25倍量を１日投与量の目安とすることが望ましい。

(c)経口オキシコドン製剤から本剤へ変更する場合には，オキシコドン製剤１日投与量の0.75倍量を１日投与量の目安とすることが望ましい。

(d)経皮フェンタニル貼付剤から本剤へ変更する場合には，経皮フェンタニル貼付剤剥離後にフェンタニルの血中濃度が50%に減少するまで17時間以上かかることから，剥離直後の本剤の使用は避け，本剤の使用を開始するまでに，フェンタニルの血中濃度が適切な濃度に低下するまでの時間をあけるとともに，本剤の低用量から投与することを考慮すること。

②増量：本剤投与開始後は患者の状態を観察し，適切な鎮痛効果が得られ副作用が最小となるよう用量調整を行うこと。鎮痛効果が不十分な場合は，レスキュードーズを考慮して前日の1日投与量の25～50%増を目安として増量を行うこと。

③減量：連用中における急激な減量は，退薬症候があらわれることがあるので行わないこと。副作用等により減量する場合は，患者の状態を観察しながら慎重に行うこと。

④投与の中止：本剤の投与を必要としなくなった場合には，退薬症候の発現を防ぐために徐々に減量すること。

(2)臨時追加投与(レスキュードーズ)として本剤を使用する場合：疼痛が増強した場合や鎮痛効果が得られている患者で突発性の疼痛が発現した場合は，本剤の1日投与量の1/24量(1時間量相当分)を目安に早送りによる投与又は追加の静脈内投与を行い，鎮痛を図ること。ただし，レスキュードーズを連続して行う場合は，呼吸抑制等の副作用の発現に注意すること。

禁忌

(1)重篤な呼吸抑制のある患者，重篤な慢性閉塞性肺疾患の患者
(2)気管支喘息発作中の患者
(3)慢性肺疾患に続発する心不全の患者
(4)痙攣状態(てんかん重積症，破傷風，ストリキニーネ中毒)にある患者
(5)麻痺性イレウスの患者
(6)急性アルコール中毒の患者
(7)アヘンアルカロイドに対し過敏症の患者
(8)出血性大腸炎の患者

原則禁忌　細菌性下痢のある患者

オーツカMV注

規格：1瓶1管1組［190円/組］
ビタミン〔高カロリー輸液用〕〔総合〕　大塚製薬工場　317

【効能効果】

経口・経腸管栄養補給が不能又は不十分で高カロリー静脈栄養に頼らざるを得ない場合のビタミン補給

【対応標準病名】

該当病名なし

用法用量　1号に2号を加えて溶解した後，高カロリー静脈栄養輸液に添加し，中心静脈より点滴投与する。
用量は，通常成人1日1組とする。なお，年齢・症状に応じて適宜増減する。

用法用量に関連する使用上の注意　本剤は高カロリー経静脈栄養輸液添加用ビタミン剤であるため，単独投与及び末梢静脈内投与は避けること。

禁忌

(1)本剤又は本剤配合成分に過敏症の既往歴のある患者
(2)血友病の患者

オノアクト点滴静注用50mg
オノアクト点滴静注用150mg

規格：50mg1瓶［6633円/瓶］
規格：－［－］
ランジオロール塩酸塩　小野薬品　212

【効能効果】

(1)手術時の下記の頻脈性不整脈に対する緊急処置：心房細動，心房粗動，洞性頻脈
(2)手術後の循環動態監視下における下記の頻脈性不整脈に対する緊急処置：心房細動，心房粗動，洞性頻脈
(3)心機能低下例における下記の頻脈性不整脈：心房細動，心房粗動

【対応標準病名】

◎	術後心房細動	心房細動	心房粗動
	洞頻脈	頻脈症	頻脈性不整脈
	不整脈		
○	QT延長症候群	QT短縮症候群	異所性心室調律
	異所性心房調律	異所性調律	異所性拍動
	一過性心室細動	一過性心房粗動	遺伝性QT延長症候群
	永続性心房細動	家族性心房細動	冠状動脈解離
	期外収縮	期外収縮性不整脈	起立性調律障害
	血行再建症候群	呼吸性不整脈	孤立性心房細動
	三段脈	持続性心房細動	術後冠動脈攣縮症
	術後循環異常症	術後タンポナーデ	術後乳び胸
	術後房室ブロック	上室期外収縮	徐脈頻脈症候群
	心室期外収縮	心室細動	心室性二段脈
	心室粗動	心臓術後循環異常症	心拍異常
	心房期外収縮	心房静止	心膜切開後症候群
	接合部調律	絶対性不整脈	多源性心室期外収縮
	多発性期外収縮	洞結節機能低下	洞不整脈
	洞不全症候群	特発性QT延長症候群	トルサードドポアント
	二次性QT延長症候群	二段脈	非弁膜症性心房細動
	非弁膜症性発作性心房細動	頻拍型心房細動	頻拍症
	頻脈性心房細動	副収縮	ブルガダ症候群
	弁膜症性心房細動	房室接合部期外収縮	発作性心房細動
	発作性頻脈性心房細動	慢性心房細動	薬物性QT延長症候群
※	適応外使用可 原則として，「ランジオロール塩酸塩【注射薬】」を「現行の適応症について小児」に対して「2.5μg/kg/分で開始し，数分ごとに倍々にして最大80μg/kg/分」処方した場合，当該使用事例を審査上認める。(オノアクト点滴静注用50mg)		

効能効果に関連する使用上の注意

＜共通＞：本剤は，予防的には使用しないこと。

＜手術時・手術後の頻脈性不整脈に対する緊急処置＞

(1)洞性頻脈においては，その原因検索及びその除去が重要であることに十分留意するとともに，本剤の効果が心拍数の減少作用であることを踏まえて，本剤は緊急処置として必要に応じて使用すること。

(2)手術後の使用においては，ICU，CCU及びそれに準じた全身管理が可能な施設において，循環動態の評価，不整脈診断及び呼吸・循環等の全身管理の十分な経験を持つ医師のもとで，心電図モニターを用い，心拍数の監視，血圧測定を原則として5分間隔で，必要ならば頻回に行うこと。

＜心機能低下例における頻脈性不整脈＞：心機能低下例の使用においては，ICU，CCU及びそれに準じた全身管理が可能な施設において，心不全治療の経験が十分にある医師のもとで，心電図モニターを用い，心拍数の監視，血圧測定を行うこと。また，本剤の投与により，心不全が悪化するおそれがあるため，経皮的酸素飽和度をモニターする等，心不全の増悪に留意すること。心不全が悪化した際には，本剤の投与を直ちに中止するとともに，ホスホジエステラーゼ阻害薬の投与や大動脈バルーンパンピング，経皮的心肺補助装置を施行する等，適切な処置を行うこと。

用法用量

(1)手術時の下記の頻脈性不整脈に対する緊急処置
心房細動，心房粗動，洞性頻脈：ランジオロール塩酸塩として，1分間0.125mg/kg/minの速度で静脈内持続投与した後，0.04mg/kg/minの速度で静脈内持続投与する。投与中は心拍数，血圧を測定し0.01～0.04mg/kg/minの用量で適宜調節する。

(2)手術後の循環動態監視下における下記の頻脈性不整脈に対する緊急処置

心房細動，心房粗動，洞性頻脈：ランジオロール塩酸塩として，1分間 0.06mg/kg/min の速度で静脈内持続投与した後，0.02mg/kg/min の速度で静脈内持続投与を開始する。5～10分を目安に目標とする徐拍作用が得られない場合は，1分間 0.125mg/kg/min の速度で静脈内持続投与した後，0.04mg/kg/min の速度で静脈内持続投与する。投与中は心拍数，血圧を測定し 0.01～0.04mg/kg/min の用量で適宜調節する。

(3)心機能低下例における下記の頻脈性不整脈
心房細動，心房粗動：ランジオロール塩酸塩として，1μg/kg/min の速度で静脈内持続投与を開始する。投与中は心拍数，血圧を測定し 1～10μg/kg/min の用量で適宜調節する。

用法用量に関連する使用上の注意

＜共通＞
(1)目標とする心拍数に調節した後は，循環動態，特に血圧低下に注意し，本剤を心拍数の維持に必要な最低の速度で持続投与すること。
(2)手術後及び心機能低下例の使用においては，本剤投与により血圧低下（収縮期血圧 90mmHg を目安とする）あるいは過度の心拍数減少（心拍数 60 回/分を目安とする）が生じた場合は，減量するか投与を中止すること。
(3)褐色細胞腫の患者では，本剤投与により急激に血圧が上昇するおそれがあるので，α 遮断剤を投与した後に本剤を投与し，常に α 遮断剤を併用すること。
(4)手術時，手術後及び心機能低下例の用法用量がそれぞれ異なることに留意すること。
(5)本剤投与に際しては，下記の体重別静脈内持続投与速度表を参考にすること。
＜体重別静脈内持続投与速度表＞
精密持続点滴装置（シリンジポンプ又は輸液ポンプ）を使用する場合：表内の単位は投与速度を表示
＜手術時の頻脈性不整脈に対する緊急処置＞
①本剤 50mg を 5mL に溶解した場合

投与時期	用法用量		適宜調整
	投与開始から1分間	投与開始1分後以降	
体重＼投与量	0.125mg/kg/min	0.04mg/kg/min	0.01～0.04mg/kg/min
30kg	22.5mL/時	7.2mL/時	1.8～7.2mL/時
40kg	30.0mL/時	9.6mL/時	2.4～9.6mL/時
50kg	37.5mL/時	12.0mL/時	3.0～12.0mL/時
60kg	45.0mL/時	14.4mL/時	3.6～14.4mL/時
70kg	52.5mL/時	16.8mL/時	4.2～16.8mL/時

②本剤 50mg を 20mL に溶解した場合

投与時期	用法用量		適宜調整
	投与開始から1分間	投与開始1分後以降	
体重＼投与量	0.125mg/kg/min	0.04mg/kg/min	0.01～0.04mg/kg/min
30kg	90.0mL/時	28.8mL/時	7.2～28.8mL/時
40kg	120.0mL/時	38.4mL/時	9.6～38.4mL/時
50kg	150.0mL/時	48.0mL/時	12.0～48.0mL/時
60kg	180.0mL/時	57.6mL/時	14.4～57.6mL/時
70kg	210.0mL/時	67.2mL/時	16.8～67.2mL/時

＜手術後の頻脈性不整脈に対する緊急処置＞
①本剤 50mg を 5mL に溶解した場合

投与時期	開始用量		最大用量	
	投与開始から1分間	投与開始1分後以降	投与開始から1分間	投与開始1分後以降
体重＼投与量	0.06mg/kg/min	0.02mg/kg/min	0.125mg/kg/min	0.04mg/kg/min
30kg	10.8mL/時	3.6mL/時	22.5mL/時	7.2mL/時
40kg	14.4mL/時	4.8mL/時	30.0mL/時	9.6mL/時
50kg	18.0mL/時	6.0mL/時	37.5mL/時	12.0mL/時
60kg	21.6mL/時	7.2mL/時	45.0mL/時	14.4mL/時
70kg	25.2mL/時	8.4mL/時	52.5mL/時	16.8mL/時

②本剤 50mg を 20mL に溶解した場合

投与時期	開始用量		最大用量	
	投与開始から1分間	投与開始1分後以降	投与開始から1分間	投与開始1分後以降
体重＼投与量	0.06mg/kg/min	0.02mg/kg/min	0.125mg/kg/min	0.04mg/kg/min
30kg	43.2mL/時	14.4mL/時	90.0mL/時	28.8mL/時
40kg	57.6mL/時	19.2mL/時	120.0mL/時	38.4mL/時
50kg	72.0mL/時	24.0mL/時	150.0mL/時	48.0mL/時
60kg	86.4mL/時	28.8mL/時	180.0mL/時	57.6mL/時
70kg	100.8mL/時	33.6mL/時	210.0mL/時	67.2mL/時

＜心機能低下例における頻脈性不整脈＞
本剤 50mg を 50mL に溶解した場合

体重＼投与量	用法用量	
	投与開始時	適宜調整
	1μg/kg/min	1～10μg/kg/min
30kg	1.8mL/時	1.8～18.0mL/時
40kg	2.4mL/時	2.4～24.0mL/時
50kg	3.0mL/時	3.0～30.0mL/時
60kg	3.6mL/時	3.6～36.0mL/時
70kg	4.2mL/時	4.2～42.0mL/時

＜手術時・手術後の頻脈性不整脈に対する緊急処置＞：本剤を再投与する際の投与間隔は 5～15 分間を目安とすること。なお，再投与は用法用量に従って実施すること。
＜心機能低下例における頻脈性不整脈＞：心拍数及び血圧等に十分に注意し，慎重に，狭い用量幅で用量を調節すること（臨床試験では，原則 1μg/kg/min で増減することとされた）。

禁忌

＜共通＞
(1)心原性ショックの患者
(2)糖尿病性ケトアシドーシス，代謝性アシドーシスのある患者
(3)房室ブロック（II 度以上），洞不全症候群など徐脈性不整脈患者
(4)肺高血圧症による右心不全のある患者
(5)未治療の褐色細胞腫の患者
(6)本剤の成分に対し過敏症の既往歴のある患者
＜手術時・手術後の頻脈性不整脈に対する緊急処置＞：うっ血性心不全のある患者

オバホルモンデポー筋注5mg　規格：5mg1管［189円/管］
エストラジオールプロピオン酸エステル　あすか　247

【効能効果】

無月経，月経周期異常（稀発月経，多発月経），月経量異常（過少月経，過多月経），月経困難症，機能性子宮出血，子宮発育不全症，卵巣欠落症状，更年期障害，不妊症

【対応標準病名】

◎	異常月経	過少月経	過多月経
	機能性子宮出血	希発月経	月経困難症
	更年期症候群	子宮発育不全	頻発月経
	不妊症	無月経症	卵巣欠落症状
○	萎縮性腟炎	エストロジェン欠乏性腟炎	黄体機能不全
	下垂体性無月経	過長月経	器質性性器出血
	機能性性器出血	機能性無月経	弓状子宮
	頸管性不妊症	月経異常	月経中間期出血
	月経痛	月経不順	月経モリミナ
	原発性希発月経	原発性不妊症	原発性無月経
	原発性卵巣機能低下症	更年期出血	更年期神経症
	更年期性浮腫	更年期無月経	更年期卵巣機能低下症
	痕跡子宮	産褥卵巣機能低下症	子宮性無月経

	子宮不正出血	思春期月経異常	思春期月経過多
	思春期出血	視床下部性無月経	視床下部性卵巣機能低下
	若年性子宮機能出血	若年性子宮出血	女性不妊症
	心因性無月経	神経性食欲不振症無月経	人工的閉経後症候群
	性器出血	精神性無月経	性腺機能低下症
	遷延性月経	双頚子宮	早発閉経
	早発卵巣不全	続発性希発月経	続発性無月経
	第１度無月経	第２度無月経	体重減少性無月経
	血の道症	中枢性無月経	乳汁漏出無月経症候群
	排卵期出血	晩発閉経	不規則月経
	閉経期障害	閉経後萎縮性腟炎	閉経後出血
	閉経後症候群	膜様月経困難症	卵巣機能異常
	卵巣機能障害	卵巣機能不全	卵巣性無月経
	卵巣発育不全		
△	アンドロゲン過剰症	エストロジェン過剰症	エストロジェン産生腫瘍
	器質性月経困難症	機能性月経困難症	機能性不妊症
	月経随伴性気胸	月経性歯肉炎	月経前症候群
	月経前浮腫	月経前片頭痛	原発性月経困難症
	原発性無精子症	高プロラクチン血症性無月経	骨盤内うっ血症候群
	子宮完全欠損	子宮奇形	子宮性不妊症
	射精不能症	重複子宮	重複子宮・重複腟
	授乳性無月経	性機能亢進症	性交痛
	性交疼痛症	精子減少症	先天性子宮欠損
	双角子宮	双頚双角子宮	続発性月経困難症
	続発性不妊症	多のう胞性卵巣	多のう胞性卵巣症候群
	単角子宮	単頚双角子宮	男性不妊症
	中隔子宮	排卵障害	排卵痛
	非交通性副角子宮	副角子宮	不全中隔子宮
	分離性重複子宮	閉経	無精子症
	無排卵月経	無排卵症	卵管機能異常
	卵管狭窄症	卵管性不妊症	卵管閉塞
	卵巣機能亢進症	卵巣性不妊症	卵巣痛

用法用量　エストラジオールプロピオン酸エステルとして，通常成人１回1.0～10mgを１週～1カ月ごとに筋肉内注射する。
なお，症状により適宜増減する。

禁忌
(1)エストロゲン依存性悪性腫瘍(例えば，乳癌，子宮内膜癌)及びその疑いのある患者
(2)未治療の子宮内膜増殖症のある患者
(3)乳癌の既往歴のある患者
(4)血栓性静脈炎，肺塞栓症又はその既往歴のある患者
(5)動脈性の血栓塞栓疾患(例えば，冠動脈性心疾患，脳卒中)又はその既往歴のある患者
(6)重篤な肝障害のある患者
(7)診断の確定していない異常性器出血のある患者

オピアト注射液

規格：1mL1管[312円/管]

アトロピン硫酸塩水和物　アヘンアルカロイド塩酸塩

田辺三菱製薬工場　811

【効 能 効 果】

(1)激しい疼痛時における鎮痛・鎮静・鎮痙
(2)激しい咳嗽発作における鎮咳
(3)激しい下痢症状の改善及び手術後等の腸管蠕動運動の抑制
(4)麻酔前投薬

【対応標準病名】

◎	下痢症	咳	疼痛
○	S状結腸炎	アトピー咳嗽	アレルギー性咳嗽
	胃腸炎	開胸術後疼痛症候群	回腸炎
	カタル性咳	癌性持続痛	乾性咳
	癌性疼痛	癌性突出痛	感染後咳嗽
	急性胃腸炎	急性大腸炎	急性腸炎
	湿性咳	術後疼痛	神経障害性疼痛
	咳失神	遷延性咳嗽	大腸炎
	中枢神経障害性疼痛	突出痛	難治性疼痛
	難治性乳児下痢症	乳児下痢	末梢神経障害性疼痛
	慢性咳嗽	慢性疼痛	夜間咳
△	圧痛	炎症性腸疾患	カタル性胃腸炎
	感染性胃腸炎	感染性下痢症	感染性大腸炎
	感染性腸炎	感冒性胃腸炎	感冒性大腸炎
	感冒性腸炎	機能性下痢	抗生物質起因性大腸炎
	抗生物質起因性腸炎	持続痛	出血性腸炎
	術創部痛	身体痛	全身痛
	腸炎	腸カタル	鈍痛
	皮膚疼痛症	放散痛	

用法用量　通常成人には，アヘンアルカロイド塩酸塩として１回10mgを皮下に注射する。
なお，年齢，症状により適宜増減する。

禁忌
(1)重篤な心疾患のある患者
(2)重篤な呼吸抑制のある患者
(3)気管支喘息発作中の患者
(4)重篤な肝障害のある患者
(5)慢性肺疾患に続発する心不全の患者
(6)痙攣状態(てんかん重積症，破傷風，ストリキニーネ中毒)にある患者
(7)急性アルコール中毒の患者
(8)アヘンアルカロイド及びアトロピンに対し過敏症の既往歴のある患者
(9)緑内障の患者
(10)前立腺肥大による排尿障害，尿道狭窄，尿路手術術後の患者
(11)器質的幽門狭窄，麻痺性イレウス又は最近消化管手術を行った患者
(12)出血性大腸炎の患者

原則禁忌　細菌性下痢のある患者

パンアト注：武田薬品[312円/管]

オピスコ注射液

規格：1mL1管[359円/管]

弱オピスコ注射液

規格：1mL1管[331円/管]

アヘンアルカロイド塩酸塩　スコポラミン臭化水素酸塩水和物

田辺三菱製薬工場　811

【効 能 効 果】

(1)激しい疼痛時における鎮痛・鎮静・鎮痙
(2)激しい咳嗽発作における鎮咳
(3)激しい下痢症状の改善及び手術後等の腸管蠕動運動の抑制
(4)麻酔前投薬

【対応標準病名】

◎	下痢症	咳	疼痛
○	アトピー咳嗽	アレルギー性咳嗽	炎症性腸疾患
	開胸術後疼痛症候群	回腸炎	カタル性咳
	癌性持続痛	乾性咳	癌性疼痛
	癌性突出痛	感染後咳嗽	感染性腸炎
	感冒性胃腸炎	感冒性大腸炎	感冒性腸炎
	湿性咳	出血性腸炎	術後疼痛
	神経障害性疼痛	遷延性咳嗽	大腸炎
	中枢神経障害性疼痛	腸カタル	突出痛
	難治性疼痛	難治性乳児下痢症	乳児下痢
	末梢神経障害性疼痛	慢性咳嗽	慢性疼痛
	夜間咳		
△	S状結腸炎	圧痛	胃腸炎
	カタル性胃腸炎	感染性胃腸炎	感染性下痢症
	感染性大腸炎	機能性下痢	急性胃腸炎

急性大腸炎	急性腸炎	抗生物質起因性大腸炎
抗生物質起因性腸炎	持続痛	術創部痛
身体痛	咳失神	全身痛
腸炎	鈍痛	皮膚疼痛症
放散痛		

用法用量　通常成人には，アヘンアルカロイド塩酸塩として1回5～10mgを皮下に注射する。なお，年齢，症状により適宜増減する。

禁忌

(1)重篤な心疾患のある患者
(2)重篤な呼吸抑制のある患者
(3)気管支喘息発作中の患者
(4)重篤な肝障害のある患者
(5)慢性肺疾患に続発する心不全の患者
(6)痙攣状態(てんかん重積症，破傷風，ストリキニーネ中毒)にある患者
(7)急性アルコール中毒の患者
(8)アヘンアルカロイド及びスコポラミンに対し過敏症の既往歴のある患者
(9)緑内障の患者
(10)前立腺肥大による排尿障害，尿道狭窄，尿路手術術後の患者
(11)器質的幽門狭窄，麻痺性イレウス又は最近消化管手術を行った患者
(12)出血性大腸炎の患者

原則禁忌　細菌性下痢のある患者

弱パンスコ注：武田薬品[331円/管]，パンスコ注：武田薬品[359円/管]

オピスタン注射液35mg　規格：3.5%1mL1管[340円/管]
オピスタン注射液50mg　規格：5%1mL1管[358円/管]
ペチジン塩酸塩　田辺三菱製薬工場　821

【効能効果】

(1)激しい疼痛時における鎮痛・鎮静・鎮痙
(2)麻酔前投薬
(3)麻酔の補助
(4)無痛分娩

【対応標準病名】

◎	疼痛		
○	開胸術後疼痛症候群	癌性持続痛	癌性疼痛
	癌性突出痛	術後疼痛	突出痛
	難治性疼痛	慢性疼痛	
△	圧痛	持続痛	術創部痛
	神経障害性疼痛	身体痛	全身痛
	中枢神経障害性疼痛	鈍痛	皮膚疼痛症
	放散痛	末梢神経障害性疼痛	

用法用量

(1)激しい疼痛時における鎮痛・鎮静・鎮痙には，通常，成人にはペチジン塩酸塩として，1回35～50mgを皮下又は筋肉内に注射する。なお，必要に応じて3～4時間ごとに追加する。特に急を要する場合には緩徐に静脈内に注射する。
(2)麻酔前投薬には，通常，麻酔前30～90分にペチジン塩酸塩として，50～100mgを皮下又は筋肉内に注射する。
(3)全身麻酔の補助には，通常，5%ブドウ糖注射液又は生理食塩液で，1mL当りペチジン塩酸塩として，10mgを含有するように希釈し，ペチジン塩酸塩として，10～15mgずつ間歇的に静脈内に注射する。なお，投与量は場合によりペチジン塩酸塩として50mgまで増量することもある。
(4)無痛分娩には，通常，子宮口二横指開大ないし全開時に，ペチジン塩酸塩として，70～100mgを皮下又は筋肉内に注射する。なお，必要に応じて3～4時間ごとに35～70mgずつ1～2回追加する。この場合，母体及び胎児の呼吸抑制を防ぐために，ペチジン塩酸塩100mgに対してレバロルファン酒石酸塩1mgの投与比率で混合注射するとよい。

なお，年齢，症状により適宜増減する。

禁忌

(1)重篤な呼吸抑制のある患者
(2)重篤な肝障害のある患者
(3)慢性肺疾患に続発する心不全のある患者
(4)痙攣状態(てんかん重積症，破傷風，ストリキニーネ中毒)にある患者
(5)急性アルコール中毒の患者
(6)既往に本剤に対する過敏症のある患者
(7)MAO阻害剤を投与中の患者

併用禁忌

薬剤名等	臨床症状・措置方法	機序・危険因子
MAO阻害剤	興奮，錯乱，呼吸循環不全等を起こすことがあるので併用しないこと。 MAO阻害剤の投与を受けた患者に本剤を投与する場合には，少なくとも2週間の間隔をおくことが望ましい。	本剤は神経系のセロトニンの取り込みを阻害する。 MAO阻害剤併用により中枢神経のセロトニンが蓄積する。

ペチジン塩酸塩注射液35mg「タケダ」：武田薬品　3.5%1mL1管[340円/管]，ペチジン塩酸塩注射液50mg「タケダ」：武田薬品　5%1mL1管[358円/管]

オビソート注射用0.1g　規格：100mg1管(溶解液付)[364円/管]
アセチルコリン塩化物　第一三共　123

【効能効果】

麻酔後の腸管麻痺，消化管機能低下のみられる急性胃拡張，円形脱毛症

【対応標準病名】

◎	円形脱毛症	急性胃拡張	消化管障害
	腸麻痺		
○	胃運動機能障害	胃拡張	胃腸機能異常
	胃腸機能減退	イレウス	偽性円形脱毛症
	痙性イレウス	広汎性円形脱毛症	消化不良症
	小腸麻痺	大腸麻痺	麻痺性イレウス
△	亜イレウス	胃下垂	胃腸疾患
	完全脱毛症	偽性イレウス	全身性脱毛症
	帯状脱毛症	蛇行状脱毛症	汎発性脱毛症
	肥厚性幽門狭窄症		
※	適応外使用可 原則として，「アセチルコリン塩化物」を「術中の迅速な縮瞳」を目的に処方した場合，当該使用事例を審査上認める。		

用法用量

(1)麻酔後の腸管麻痺，消化管機能低下のみられる急性胃拡張には，アセチルコリン塩化物として，通常成人1回0.1g(1アンプル)を1～2mLの注射用水に使用のたびごとに溶解し，1日1～2回皮下又は筋肉内に注射する。
(2)円形脱毛症には，アセチルコリン塩化物として，通常成人1回0.1g(1アンプル)を5mLの注射用水に使用のたびごとに溶解し，局所皮内の数か所に毎週1回ずつ注射する。

用法用量に関連する使用上の注意　静脈内注射は危険なので行わないこと。

禁忌

(1)気管支喘息の患者
(2)甲状腺機能亢進症の患者
(3)重篤な心疾患のある患者
(4)消化性潰瘍のある患者
(5)本剤の成分に対し過敏症の既往歴のある患者
(6)アジソン病の患者

⑺消化管又は膀胱頸部に閉塞のある患者
⑻てんかんの患者
⑼パーキンソニズムの患者
⑽妊婦又は妊娠している可能性のある婦人

オフサグリーン静注用25mg
規格：25mg1瓶（溶解液付）［1693円/瓶］
インドシアニングリーン　参天　729

【効 能 効 果】

網脈絡膜血管の造影

【対応標準病名】

該当病名なし

用法用量　インドシアニングリーンとして，成人には25mgを注射用蒸留水2mLに溶解し，通常肘静脈より速やかに注射する。

禁忌
⑴本剤の成分に対し過敏症の既往歴のある患者
⑵ヨード過敏症の既往歴のある患者

オプジーボ点滴静注20mg　規格：20mg2mL1瓶［150200円/瓶］
オプジーボ点滴静注100mg　規格：100mg10mL1瓶［729849円/瓶］
ニボルマブ（遺伝子組換え）　小野薬品　429

【効 能 効 果】

根治切除不能な悪性黒色腫

【対応標準病名】

◎	悪性黒色腫		
○	異形成母斑症候群	腋窩悪性黒色腫	腋窩黒色腫
	下顎部悪性黒色腫	下眼瞼悪性黒色腫	下口唇悪性黒色腫
	下肢悪性黒色腫	下腿部悪性黒色腫	眼瞼悪性黒色腫
	環指悪性黒色腫	顔面悪性黒色腫	胸部悪性黒色腫
	頬部悪性黒色腫	頚部悪性黒色腫	肩部悪性黒色腫
	口唇悪性黒色腫	項部悪性黒色腫	肛門部悪性黒色腫
	臍部悪性黒色腫	趾悪性黒色腫	耳介悪性黒色腫
	示指悪性黒色腫	耳前部悪性黒色腫	趾爪下悪性黒色腫
	膝部悪性黒色腫	手指悪性黒色腫	手指爪下悪性黒色腫
	手掌部悪性黒色腫	手背部悪性黒色腫	手部悪性黒色腫
	上眼瞼悪性黒色腫	上口唇悪性黒色腫	小指悪性黒色腫
	上肢悪性黒色腫	踵部悪性黒色腫	上腕部悪性黒色腫
	前額部悪性黒色腫	前胸部悪性黒色腫	仙骨部悪性黒色腫
	前腕部悪性黒色腫	爪下黒色腫	側胸部悪性黒色腫
	足底部悪性黒色腫	足背部悪性黒色腫	足部悪性黒色腫
	鼡径部悪性黒色腫	第2趾悪性黒色腫	第3趾悪性黒色腫
	第4趾悪性黒色腫	第5趾悪性黒色腫	大腿部悪性黒色腫
	中指悪性黒色腫	肘部悪性黒色腫	殿部悪性黒色腫
	頭部悪性黒色腫	乳頭悪性黒色腫	背部悪性黒色腫
	鼻腔悪性黒色腫	鼻尖悪性黒色腫	鼻背悪性黒色腫
	鼻部悪性黒色腫	皮膚境界部悪性黒色腫	鼻翼悪性黒色腫
	腹部悪性黒色腫	母指悪性黒色腫	母趾悪性黒色腫
	腰部悪性黒色腫		

効能効果に関連する使用上の注意
⑴化学療法未治療患者における本剤の有効性及び安全性は確立していない。
⑵本剤の術後補助化学療法における有効性及び安全性は確立していない。
⑶「臨床成績」の項の内容を熟知し，本剤の有効性及び安全性を十分に理解した上で，本剤以外の治療の実施についても慎重に検討し，適応患者の選択を行うこと。

用法用量　通常，成人にはニボルマブ（遺伝子組換え）として，1回2mg/kg（体重）を3週間間隔で点滴静注する。

用法用量に関連する使用上の注意
⑴注射液の調製法及び点滴時間
　①本剤の投与時には1回投与量として2mg/kgとなるように必要量を抜き取る。
　②本剤は，1時間以上かけて点滴静注すること。
⑵本剤の投与にあたっては，インラインフィルター（0.2又は0.22μm）を使用すること。
⑶他の抗悪性腫瘍剤との併用について，有効性及び安全性は確立していない。

警告
⑴本剤は，緊急時に十分対応できる医療施設において，がん化学療法に十分な知識・経験を持つ医師のもとで，本剤の使用が適切と判断される症例についてのみ投与すること。また，治療開始に先立ち，患者又はその家族に有効性及び危険性を十分説明し，同意を得てから投与すること。
⑵間質性肺疾患があらわれ，死亡に至った症例も報告されているので，初期症状（息切れ，呼吸困難，咳嗽，疲労等）の確認及び胸部X線検査の実施等，観察を十分に行うこと。また，異常が認められた場合には本剤の投与を中止し，副腎皮質ホルモン剤の投与等の適切な処置を行うこと。

禁忌　本剤の成分に対し過敏症の既往歴のある患者

オプチレイ240注100mL　規格：50.9%100mL1瓶［6359円/瓶］
オプチレイ240注シリンジ100mL　規格：50.9%100mL1筒［8307円/筒］
オプチレイ320注20mL　規格：67.8%20mL1瓶［2438円/瓶］
オプチレイ320注50mL　規格：67.8%50mL1瓶［5239円/瓶］
オプチレイ320注75mL　規格：67.8%75mL1瓶［6830円/瓶］
オプチレイ320注100mL　規格：67.8%100mL1瓶［9025円/瓶］
オプチレイ320注シリンジ40mL　規格：67.8%40mL1筒［4767円/筒］
オプチレイ320注シリンジ50mL　規格：67.8%50mL1筒［5746円/筒］
オプチレイ320注シリンジ75mL　規格：67.8%75mL1筒［7220円/筒］
オプチレイ320注シリンジ100mL　規格：67.8%100mL1筒［9504円/筒］
オプチレイ350注20mL　規格：74.1%20mL1瓶［2438円/瓶］
オプチレイ350注50mL　規格：74.1%50mL1瓶［5239円/瓶］
オプチレイ350注100mL　規格：74.1%100mL1瓶［9025円/瓶］
オプチレイ350注シリンジ50mL　規格：74.1%50mL1筒［5746円/筒］
オプチレイ350注シリンジ100mL　規格：74.1%100mL1筒［10694円/筒］
イオベルソール　富士製薬　721

【効 能 効 果】

〔オプチレイ240注，オプチレイ240注シリンジ〕：コンピューター断層撮影における造影
〔オプチレイ320注，オプチレイ320注シリンジ〕：脳血管撮影，大動脈撮影，選択的血管撮影，四肢血管撮影，ディジタルX線撮影法による動脈性血管撮影，ディジタルX線撮影法による静脈性血管撮影，コンピューター断層撮影における造影，静脈性尿路撮影
〔オプチレイ350注，オプチレイ350注シリンジ〕：血管心臓撮影，大動脈撮影，選択的血管撮影

【対応標準病名】

該当病名なし

用法用量
通常，成人1回下記量を使用する。なお，年齢，体重，症状，目的により適宜増減する。

撮影の種類		オプチレイ240注 オプチレイ240注シリンジ	オプチレイ320注 オプチレイ320注シリンジ	オプチレイ350注 オプチレイ350注シリンジ
脳血管撮影		―	5～15mL	―
血管心臓撮影	心腔内撮影	―	―	20～40mL
	冠状動脈撮	―	―	3～8mL

影			
大動脈撮影	―	30～50mL	30～50mL
選択的血管撮影	―	5～60mL	5～60mL
四肢血管撮影	―	10～50mL	―
ディジタルX線撮影法による動脈性血管撮影	―	3～50mL	―
ディジタルX線撮影法による静脈性血管撮影	―	30～60mL	―
コンピューター断層撮影における造影	100～150mL※	50～100mL※	―
静脈性尿路撮影	―	40～100mL※	―

※オプチレイ240注，オプチレイ320注：50mLを超えて投与するときは，通常点滴静注などを用いる。

警告
(1)ショック等の重篤な副作用があらわれることがある。
(2)本剤を脳・脊髄腔内に投与すると重篤な副作用が発現するおそれがあるので，脳槽・脊髄造影には使用しないこと。

禁忌
(1)ヨード又はヨード造影剤に過敏症の既往歴のある患者
(2)重篤な甲状腺疾患のある患者

原則禁忌
(1)一般状態の極度に悪い患者
(2)気管支喘息のある患者
(3)重篤な心障害のある患者
(4)重篤な肝障害のある患者
(5)重篤な腎障害(無尿等)のある患者
(6)マクログロブリン血症の患者
(7)多発性骨髄腫のある患者
(8)テタニーのある患者
(9)褐色細胞腫のある患者及びその疑いのある患者

オムニスキャン静注32%　規格：32.3%20mL1瓶[10398円/瓶]
オムニスキャン静注32%シリンジ5mL　規格：32.3%5mL1筒[4842円/筒]
オムニスキャン静注32%シリンジ10mL　規格：32.3%10mL1筒[6071円/筒]
オムニスキャン静注32%シリンジ15mL　規格：32.3%15mL1筒[8654円/筒]
オムニスキャン静注32%シリンジ20mL　規格：32.3%20mL1筒[10770円/筒]
ガドジアミド水和物　第一三共　729

【効 能 効 果】

磁気共鳴コンピューター断層撮影における下記造影。
脳・脊髄造影
躯幹部・四肢造影

【対応標準病名】

該当病名なし

用法用量
通常，成人には本剤0.2mL/kgを静脈内注射する。
腎臓を対象とする場合は，本剤0.1mL/kgを静脈内注射する。

用法用量に関連する使用上の注意
(1)20mLを超えて投与しないこと。
(2)投与量換算表
体重当たりの投与量は下表を参照すること。

体重(kg)	投与量(mL)	
	0.2mL/kg	0.1mL/kg(腎)
40	8.0	4.0
50	10.0	5.0
60	12.0	6.0
70	14.0	7.0
80	16.0	8.0
90	18.0	9.0
≧100	20.0	10.0

警告
(1)本剤を髄腔内に投与すると重篤な副作用を発現するおそれがあるので，髄腔内には投与しないこと。
(2)重篤な腎障害のある患者では，ガドリニウム造影剤による腎性全身性線維症の発現のリスクが上昇することが報告されているので，腎障害のある患者又は腎機能が低下しているおそれのある患者では，十分留意すること。

禁忌
(1)本剤の成分又はガドリニウム造影剤に対し過敏症の既往歴のある患者
(2)重篤な腎障害のある患者

原則禁忌
(1)一般状態の極度に悪い患者
(2)気管支喘息のある患者
(3)重篤な肝障害のある患者

ガドジアミド静注32%シリンジ5mL「HK」：光　32.3%5mL1筒[2416円/筒]，ガドジアミド静注32%シリンジ5mL「トーワ」：東和　32.3%5mL1筒[2416円/筒]，ガドジアミド静注32%シリンジ10mL「HK」：光　32.3%10mL1筒[4428円/筒]，ガドジアミド静注32%シリンジ10mL「トーワ」：東和　32.3%10mL1筒[4428円/筒]，ガドジアミド静注32%シリンジ15mL「HK」：光　32.3%15mL1筒[5948円/筒]，ガドジアミド静注32%シリンジ15mL「トーワ」：東和　32.3%15mL1筒[5948円/筒]，ガドジアミド静注32%シリンジ20mL「HK」：光　32.3%20mL1筒[8067円/筒]，ガドジアミド静注32%シリンジ20mL「トーワ」：東和　32.3%20mL1筒[8067円/筒]，ガドジアミド静注液32%シリンジ5mL「F」：富士製薬　32.3%5mL1筒[2416円/筒]，ガドジアミド静注液32%シリンジ10mL「F」：富士製薬　32.3%10mL1筒[4428円/筒]，ガドジアミド静注液32%シリンジ13mL「F」：富士製薬　32.3%13mL1筒[5948円/筒]，ガドジアミド静注液32%シリンジ15mL「F」：富士製薬　32.3%15mL1筒[5948円/筒]，ガドジアミド静注液32%シリンジ20mL「F」：富士製薬　32.3%20mL1筒[8067円/筒]

オムニパーク140注50mL
規格：30.20%50mL1瓶[2330円/瓶]
オムニパーク140注220mL
規格：30.20%220mL1瓶[8985円/瓶]
オムニパーク180注10mL(脳槽・脊髄用)
規格：38.82%10mL1瓶[744円/瓶]
オムニパーク240注10mL(脳槽・脊髄用)
規格：51.77%10mL1瓶[936円/瓶]
オムニパーク240注20mL
規格：51.77%20mL1瓶[1679円/瓶]
オムニパーク240注50mL
規格：51.77%50mL1瓶[3661円/瓶]
オムニパーク240注100mL
規格：51.77%100mL1瓶[6648円/瓶]
オムニパーク240注シリンジ100mL
規格：51.77%100mL1筒[6759円/筒]
オムニパーク300注10mL(脊髄用)
規格：64.71%10mL1瓶[1183円/瓶]
オムニパーク300注20mL
規格：64.71%20mL1瓶[1939円/瓶]
オムニパーク300注50mL
規格：64.71%50mL1瓶[4446円/瓶]
オムニパーク300注100mL
規格：64.71%100mL1瓶[8108円/瓶]
オムニパーク300注150mL
規格：64.71%150mL1瓶[12903円/瓶]
オムニパーク300注シリンジ50mL
規格：64.71%50mL1筒[4539円/筒]
オムニパーク300注シリンジ80mL
規格：64.71%80mL1筒[6759円/筒]
オムニパーク300注シリンジ100mL
規格：64.71%100mL1筒[8108円/筒]
オムニパーク300注シリンジ110mL
規格：64.71%110mL1筒[9443円/筒]
オムニパーク300注シリンジ125mL
規格：64.71%125mL1筒[10485円/筒]
オムニパーク300注シリンジ150mL
規格：64.71%150mL1筒[12903円/筒]
オムニパーク350注20mL
規格：75.49%20mL1瓶[2137円/瓶]
オムニパーク350注50mL
規格：75.49%50mL1瓶[4539円/瓶]
オムニパーク350注100mL
規格：75.49%100mL1瓶[8182円/瓶]
オムニパーク350注シリンジ45mL
規格：75.49%45mL1筒[4311円/筒]
オムニパーク350注シリンジ70mL
規格：75.49%70mL1筒[6526円/筒]
オムニパーク350注シリンジ100mL
規格：75.49%100mL1筒[9470円/筒]
イオヘキソール　第一三共　721

【効 能 効 果】

〔オムニパーク 140 注〕：ディジタル X 線撮影法による動脈性血管撮影，コンピューター断層撮影における造影
〔オムニパーク 180 注 10mL〕
　コンピューター断層撮影による脳槽造影，コンピューター断層撮影による脊髄造影
　腰部脊髄撮影
〔オムニパーク 240 注 10mL〕
　コンピューター断層撮影による脳槽造影，コンピューター断層撮影による脊髄造影
　頸部脊髄撮影，胸部脊髄撮影，腰部脊髄撮影
〔オムニパーク 240 注(10mL は除く)，オムニパーク 240 注シリンジ〕：四肢血管撮影，コンピューター断層撮影における造影，静脈性尿路撮影
〔オムニパーク 300 注 10mL〕
　コンピューター断層撮影による脊髄造影
　頸部脊髄撮影
〔オムニパーク 300 注(10mL は除く)，オムニパーク 300 注シリンジ〕：脳血管撮影，選択的血管撮影，四肢血管撮影，ディジタル X 線撮影法による動脈性血管撮影，ディジタル X 線撮影法による静脈性血管撮影，コンピューター断層撮影における造影，静脈性尿路撮影
〔オムニパーク 350 注，オムニパーク 350 注シリンジ〕：血管心臓撮影(肺動脈撮影を含む)，大動脈撮影，選択的血管撮影，四肢血管撮影，ディジタル X 線撮影法による静脈性血管撮影，コンピューター断層撮影における造影，静脈性尿路撮影，小児血管心臓撮影(肺動脈撮影を含む)

【対応標準病名】

該当病名なし

用法用量

〔オムニパーク 140 注，オムニパーク 240 注(10mL は除く)，オムニパーク 240 注シリンジ，オムニパーク 300 注(10mL は除く)，オムニパーク 300 注シリンジ，オムニパーク 350 注，オムニパーク 350 注シリンジ〕
　通常成人 1 回，下記の量を使用する。なお，年齢，体重，症状，目的により適宜増減する。
　〔(　)内はヨード含有量を示す〕

撮影の種類		用量			
		オムニパーク 140 注	オムニパーク 240 注 オムニパーク 240 注シリンジ	オムニパーク 300 注 オムニパーク 300 注シリンジ	オムニパーク 350 注 オムニパーク 350 注シリンジ
脳血管撮影		—	—	5～15mL (1.5～4.5g)	—
血管心臓撮影	心腔内撮影	—	—	—	20～40mL (7～14g)
	冠状動脈撮影	—	—	—	3～8mL (1.05～2.8g)
	肺動脈撮影	—	—	—	20～40mL (7～14g)
大動脈撮影		—	—	—	30～50mL (10.5～17.5g)
選択的血管撮影		—	—	5～50mL (1.5～15g)	5～50mL (1.75～17.5g)
四肢血管撮影		—	25～50mL (6～12g)	10～50mL (3～15g)	10～50mL (3.5～17.5g)
ディジタル X 線撮影法による動脈性血管撮影		5～50mL (0.7～7g)	—	1.5～50mL (0.45～15g)	—
ディジタル X 線撮影法による静脈性血管撮影		—	—	20～50mL (6～15g)	20～50mL (7～17.5g)
コンピューター断層撮影における造影		150～220mL (21～30.8g)*	40～100mL (9.6～24g)*	40～100mL (12～30g)* 高速ラセンコンピューター断層撮影で腹部の撮影を行う場合は，150mL まで投与可能とする。	40～100mL (14～35g)*
静脈性尿路撮影		—	60～100mL (14.4～24g)**	50～100mL (15～30g)**	40mL (14g)

オムニパーク 140 注，オムニパーク 240 注(10mL は除く)，オムニパーク 300 注(10mL は除く)，オムニパーク 350 注：
＊[50mL 以上投与するときは通常点滴とする。]
オムニパーク 240 注(10mL は除く)，オムニパーク 300 注

(10mL は除く)：＊＊[60mL 以上投与するときは通常点滴とする。]

小児血管心臓撮影の場合には，通常1回，下記の量を使用する。なお，年齢，体重，症状，目的により適宜増減する。

〔(　)内はヨード含有量を示す〕

撮影の種類		用量			
		オムニパーク140注	オムニパーク240注 オムニパーク240注シリンジ	オムニパーク300注 オムニパーク300注シリンジ	オムニパーク350注 オムニパーク350注シリンジ
小児血管心臓撮影	心腔内撮影	―	―	―	0.5～2.0mL/kg体重 (175～700mg/kg体重)
	冠状動脈撮影	―	―	―	2.0～4.0mL (700～1,400mg)
	肺動脈撮影	―	―	―	0.5～2.0mL/kg体重 (175～700mg/kg体重)
	上行大動脈撮影	―	―	―	0.5～2.0mL/kg体重 (175～700mg/kg体重)

〔オムニパーク180注10mL，オムニパーク240注10mL，オムニパーク300注10mL〕

通常成人1回，撮影の種類，穿刺部位に応じて下記の量を使用する。なお，年齢，体重，撮影部位の大きさにより適宜増減する。

〔(　)内はヨード含有量を示す〕

撮影の種類	穿刺部位	用量		
		オムニパーク180注	オムニパーク240注	オムニパーク300注
コンピューター断層撮影による脳槽造影	腰椎	5～10mL (900～1,800mg)	5～10mL (1,200～2,400mg)	―
コンピューター断層撮影による脊髄造影	腰椎	8～12mL (1,440～2,160mg)	8～12mL (1,920～2,880mg)	8～10mL (2,400～3,000mg)
頸部脊髄撮影	外側頸椎	―	8～10mL (1,920～2,400mg)	―
	腰椎	―	8～12mL (1,920～2,880mg)	8～10mL (2,400～3,000mg)
胸部脊髄撮影	腰椎	―	8～12mL (1,920～2,880mg)	―
腰部脊髄撮影	腰椎	8～12mL (1,440～2,160mg)	8～12mL (1,920～2,880mg)	―

警告

(1)ショック等の重篤な副作用があらわれることがある。

(2)〔オムニパーク140注，オムニパーク240注(10mL は除く)，オムニパーク300注(10mL は除く)，オムニパーク350注〕：本剤は尿路・血管用造影剤であり，特に高濃度製剤(350mgI/mL：オムニパーク350注)については，脳・脊髄腔内に投与すると重篤な副作用が発現するおそれがあるので，脳槽・脊髄造影には使用しないこと。

(3)〔オムニパーク240注シリンジ，オムニパーク300注シリンジ，オムニパーク350注シリンジ〕：本剤は尿路・血管・CT 用造影剤であり，特に高濃度製剤(350mgI/mL：オムニパーク350注シリンジ)については，脳・脊髄腔内に投与すると重篤な副作用が発現するおそれがあるので，脳槽・脊髄造影には使用しないこと。

禁忌

(1)〔オムニパーク180注10mL，オムニパーク240注10mL，オムニパーク300注10mL〕：既往歴を含め，痙攣，てんかん及びその素質がある患者

(2)ヨード又はヨード造影剤に過敏症の既往歴のある患者

(3)重篤な甲状腺疾患のある患者

原則禁忌

(1)一般状態の極度に悪い患者

(2)気管支喘息のある患者

(3)重篤な心障害のある患者

(4)重篤な肝障害のある患者

(5)重篤な腎障害(無尿等)のある患者

(6)マクログロブリン血症の患者

(7)多発性骨髄腫の患者

(8)テタニーのある患者

(9)褐色細胞腫のある患者及びその疑いのある患者

イオソール注300シリンジ50mL：東和　64.71%50mL1筒[3624円/筒]，イオソール注300シリンジ80mL：東和　64.71%80mL1筒[5041円/筒]，イオソール注300シリンジ100mL：東和　64.71%100mL1筒[5453円/筒]，イオソール注300シリンジ110mL：東和　64.71%110mL1筒[5462円/筒]，イオソール注300シリンジ125mL：東和　64.71%125mL1筒[6455円/筒]，イオソール注300シリンジ150mL：東和　64.71%150mL1筒[9008円/筒]，イオパーク240注シリンジ100mL(尿路・CT用)：富士製薬　51.77%100mL1筒[5453円/筒]，イオパーク300注10mL(脊髄用)：富士製薬　64.71%10mL1瓶[785円/瓶]，イオパーク300注20mL(尿路・血管用)：富士製薬　64.71%20mL1瓶[1355円/瓶]，イオパーク300注50mL(尿路・血管用)：富士製薬　64.71%50mL1瓶[3397円/瓶]，イオパーク300注100mL(尿路・血管用)：富士製薬　64.71%100mL1瓶[5453円/瓶]，イオパーク300注150mL(血管用)：富士製薬　64.71%150mL1瓶[8454円/瓶]，イオパーク300注シリンジ50mL(尿路・CT用)：富士製薬　64.71%50mL1筒[3624円/筒]，イオパーク300注シリンジ80mL(尿路・CT用)：富士製薬　64.71%80mL1筒[5041円/筒]，イオパーク300注シリンジ100mL(尿路・CT用)：富士製薬　64.71%100mL1筒[5453円/筒]，イオパーク300注シリンジ110mL(CT用)：富士製薬　64.71%110mL1筒[6234円/筒]，イオパーク300注シリンジ125mL(CT用)：富士製薬　64.71%125mL1筒[6455円/筒]，イオパーク300注シリンジ150mL(CT用)：富士製薬　64.71%150mL1筒[9008円/筒]，イオパーク350注20mL(尿路・血管用)：富士製薬　75.49%20mL1瓶[1710円/瓶]，イオパーク350注50mL(尿路・血管用)：富士製薬　75.49%50mL1瓶[3787円/瓶]，イオパーク350注100mL(血管用)：富士製薬　75.49%100mL1瓶[6287円/瓶]，イオパーク350注シリンジ70mL(CT用)：富士製薬　75.49%70mL1筒[4812円/筒]，イオパーク350注シリンジ100mL(CT用)：富士製薬　75.49%100mL1筒[6287円/筒]，イオヘキソール300注10mL「HK」(脊髄用)：光　64.71%10mL1瓶[785円/瓶]，イオヘキソール300注20mL「HK」(尿路・血管用)：光　64.71%20mL1瓶[1355円/瓶]，イオヘキソール300注50mL「HK」(尿路・血管用)：光　64.71%50mL1瓶[3397円/瓶]，イオヘキソール300注100mL「HK」(尿路・血管用)：光　64.71%100mL1瓶[5453円/瓶]，イオヘキソール300注150mL「HK」(血管用)：光　64.71%150mL1瓶[8454円/瓶]，イオヘキソール300注シリンジ50mL「HK」(尿路・CT用)：光　64.71%50mL1筒[3624円/筒]，イオヘキソール300注シリンジ80mL「HK」(尿路・CT用)：光　64.71%80mL1筒[5041円/筒]，イオヘキソール300注シリンジ100mL「HK」(尿路・CT用)：光　64.71%100mL1筒[5453円/筒]，イオヘキソール300注シリンジ110mL「HK」(CT用)：光　64.71%110mL1筒[6058円/筒]，イオヘキソール300注シリンジ125mL「HK」(CT用)：光　64.71%125mL1筒[6455円/筒]，イオヘキソール300注シリンジ150mL「HK」(CT用)：光　64.71%150mL1筒[5756円/筒]，イオヘキソール300注バッグ100mL「HK」(尿路・血管用)：光　64.71%100mL1袋[5453円/袋]，イオヘキソール350注シリンジ70mL「HK」(CT用)：光　75.49%70mL1筒[5082円/筒]，イオヘキソール350注シリンジ100mL「HK」(CT用)：光　75.49%100mL1筒[6525円/筒]，イオベリン140注50mL(血管用)：テバ製薬　30.20%50mL1瓶[1303円/瓶]，イオベリン140注220mL(血管用)：テバ製薬　30.20%220mL1瓶[5736円/瓶]，イオベリン180注10mL(脳槽・脊髄用)：テバ製薬　38.82%10mL1瓶[335

円/瓶]，イオベリン240注10mL(脳槽・脊髄用)：テバ製薬　51.77%10mL1瓶[483円/瓶]，イオベリン240注20mL(尿路・血管用)：テバ製薬　51.77%20mL1瓶[894円/瓶]，イオベリン240注50mL(尿路・血管用)：テバ製薬　51.77%50mL1瓶[2235円/瓶]，イオベリン240注100mL(尿路・血管用)：テバ製薬　51.77%100mL1瓶[4470円/瓶]，イオベリン240注シリンジ100mL(尿路・CT用)：テバ製薬　51.77%100mL1筒[5453円/筒]，イオベリン300注10mL(脊髄用)：テバ製薬　64.71%10mL1瓶[785円/瓶]，イオベリン300注20mL(尿路・血管用)：テバ製薬　64.71%20mL1瓶[1355円/瓶]，イオベリン300注50mL(尿路・血管用)：テバ製薬　64.71%50mL1瓶[3397円/瓶]，イオベリン300注100mL(尿路・血管用)：テバ製薬　64.71%100mL1瓶[5453円/瓶]，イオベリン300注150mL(血管用)：テバ製薬　64.71%150mL1瓶[6584円/瓶]，イオベリン300注シリンジ125mL(CT用)：テバ製薬　64.71%125mL1筒[6455円/筒]，イオベリン300注シリンジ150mL(CT用)：テバ製薬　64.71%150mL1筒[9008円/筒]，イオベリン350注20mL(尿路・血管用)：テバ製薬　75.49%20mL1瓶[1710円/瓶]，イオベリン350注50mL(尿路・血管用)：テバ製薬　75.49%50mL1瓶[3787円/瓶]，イオベリン350注100mL(血管用)：テバ製薬　75.49%100mL1瓶[6287円/瓶]，イオベリン350注シリンジ70mL(CT用)：テバ製薬　75.49%70mL1筒[4812円/筒]，イオベリン350注シリンジ100mL(CT用)：テバ製薬　75.49%100mL1筒[6287円/筒]，イオベリンシリンジ300(尿路・CT用)50mL：テバ製薬　64.71%50mL1筒[3624円/筒]，イオベリンシリンジ300(尿路・CT用)80mL：テバ製薬　64.71%80mL1筒[5041円/筒]，イオベリンシリンジ300(尿路・CT用)100mL：テバ製薬　64.71%100mL1筒[5453円/筒]

オメガシン点滴用0.3g　規格：300mg1瓶[1821円/瓶]
オメガシン点滴用0.3gバッグ
規格：300mg1キット(生理食塩液100mL付)[2270円/キット]
ビアペネム　Meiji Seika　613

【効 能 効 果】

〈適応菌種〉本剤に感性のブドウ球菌属，レンサ球菌属，肺炎球菌，腸球菌属(エンテロコッカス・フェシウムを除く)，モラクセラ属，大腸菌，シトロバクター属，クレブシエラ属，エンテロバクター属，セラチア属，プロテウス属，インフルエンザ菌，緑膿菌，アシネトバクター属，ペプトストレプトコッカス属，バクテロイデス属，プレボテラ属，フソバクテリウム属
〈適応症〉敗血症，肺炎，肺膿瘍，慢性呼吸器病変の二次感染，複雑性膀胱炎，腎盂腎炎，腹膜炎，子宮旁結合織炎

【対応標準病名】

◎	子宮傍組織炎	腎盂腎炎	肺炎
	敗血症	肺膿瘍	腹膜炎
	慢性複雑性膀胱炎		
○	院内感染敗血症	インフルエンザ菌敗血症	壊死性肺炎
	横隔膜下膿瘍	横隔膜下腹膜炎	潰瘍性膀胱炎
	化膿性腹膜炎	肝下膿瘍	肝周囲炎
	気管支肺炎	気腫性腎盂腎炎	急性限局性腹膜炎
	急性骨盤腹膜炎	急性子宮傍結合織炎	急性肺炎
	急性汎発性腹膜炎	急性腹膜炎	グラム陽性菌敗血症
	嫌気性菌敗血症	限局性腹膜炎	原発性腹膜炎
	コアグラーゼ陰性ぶどう球菌敗血症	後腹膜炎	後腹膜膿瘍
	骨盤結合織炎	骨盤死腔炎	骨盤直腸窩膿瘍
	骨盤腹膜炎	細菌性ショック	細菌性腹膜炎
	細菌性膀胱炎	子宮周囲炎	子宮周囲膿瘍
	縦隔膿瘍	十二指腸穿孔腹膜炎	術後腎盂腎炎
	術後腹膜炎	シュロッフェル腫瘤	上行性腎盂腎炎
	小児肺炎	女性急性骨盤蜂巣炎	女性慢性骨盤蜂巣炎
	滲出性腹膜炎	膵臓性腹膜炎	セレウス菌敗血症
	穿孔性腹腔内膿瘍	穿孔性腹膜炎	大網膿瘍
	大葉性肺炎	多発性漿膜炎	多発性腸間膜膿瘍
	胆汁性腹膜炎	腸間膜脂肪織炎	腸間膜膿瘍
	腸球菌敗血症	腸骨窩膿瘍	腸穿孔腹膜炎
	腸腰筋膿瘍	沈下性肺炎	乳児肺炎
	尿細管間質性腎炎	尿膜管膿瘍	肺壊疽
	肺炎合併肺膿瘍	肺炎球菌性腹膜炎	肺化膿症
	敗血症性ショック	敗血症性肺炎	敗血性壊疽
	汎発性化膿性腹膜炎	反復性膀胱炎	びまん性肺炎
	びらん性膀胱炎	腹腔骨盤部膿瘍	腹腔内遺残膿瘍
	腹腔内膿瘍	ぶどう球菌性敗血症	ぶどう球菌性肺膿瘍
	閉塞性肺炎	膀胱炎	膀胱後部膿瘍
	膀胱周囲炎	膀胱周囲膿瘍	慢性骨盤腹膜炎
	慢性再発性膀胱炎	慢性子宮傍結合織炎	慢性肺化膿症
	慢性腹膜炎	慢性膀胱炎	無熱性肺炎
	盲腸後部膿瘍	老人性肺炎	
△	BK ウイルス腎症	MRCNS 敗血症	MRSA 肺化膿症
	MRSA 敗血症	MRSA 腹膜炎	MRSA 膀胱炎
	アレルギー性膀胱炎	炎症性大網癒着	黄色ぶどう球菌敗血症
	胸膜肺炎	クラミジア肺炎	グラム陰性桿菌敗血症
	グラム陰性菌敗血症	血性腹膜炎	骨盤部感染性リンパのう胞
	出血性膀胱炎	新生児敗血症	腸間膜脂肪壊死
	尿性腹膜炎	非定型肺炎	フィブリン性腹膜炎
	放射線出血性膀胱炎		
※	**適応外使用可** 原則として，「ビアペネム【注射薬】」を「発熱性好中球減少症(FN)」に対して処方した場合，当該使用事例を審査上認める。		

用法用量　通常，成人にはビアペネムとして1日0.6g(力価)を2回に分割し，30〜60分かけて点滴静脈内注射する。
なお，年齢，症状に応じて適宜増減する。ただし，投与量の上限は1日1.2g(力価)までとする。

用法用量に関連する使用上の注意

(1)本剤の使用にあたっては，耐性菌の発現等を防ぐため，原則として感受性を確認し，疾病の治療上必要な最小限の期間の投与にとどめること。
(2)高度の腎障害のある患者では，投与量を減ずるか投与間隔をあけるなど，患者の状態を十分に観察し慎重に投与すること。血液透析患者は1日1回投与が望ましい。

禁忌

(1)本剤の成分によるショックの既往歴のある患者
(2)バルプロ酸ナトリウムを投与中の患者

原則禁忌　本剤の成分に対し過敏症の既往歴のある患者

併用禁忌

薬剤名等	臨床症状・措置方法	機序・危険因子
バルプロ酸ナトリウム(デパケン，バレリン，ハイセレニン等)	バルプロ酸の血中濃度が低下し，てんかんの発作が再発するおそれがある。	機序は不明である。

オメプラール注用20　規格：20mg1瓶[467円/瓶]
オメプラゾールナトリウム　アストラゼネカ　232

【効 能 効 果】

(1)経口投与不可能な下記の疾患：出血を伴う胃潰瘍，十二指腸潰瘍，急性ストレス潰瘍及び急性胃粘膜病変
(2)経口投与不可能なZollinger-Ellison症候群

【対応標準病名】

◎	急性胃粘膜病変	出血性胃潰瘍	出血性十二指腸潰瘍
	ストレス潰瘍	ゾリンジャー・エリソン症候群	
○	NSAID 胃潰瘍	胃潰瘍	胃十二指腸潰瘍
	胃穿孔	胃びらん	急性胃潰瘍

	急性胃潰瘍穿孔	急性十二指腸潰瘍	急性十二指腸潰瘍穿孔
	急性出血性胃潰瘍	急性出血性胃潰瘍穿孔	急性出血性十二指腸潰瘍
	急性出血性十二指腸潰瘍穿孔	クッシング潰瘍	高ガストリン血症
	再発性胃潰瘍	再発性十二指腸潰瘍	残胃潰瘍
	十二指腸穿孔	出血性胃潰瘍穿孔	出血性十二指腸潰瘍穿孔
	術後胃潰瘍	術後胃十二指腸潰瘍	術後十二指腸潰瘍
	心因性胃潰瘍	ステロイド潰瘍	ステロイド潰瘍穿孔
	ストレス性胃潰瘍	ストレス性十二指腸潰瘍	穿孔性胃潰瘍
	穿孔性十二指腸潰瘍	穿通性胃潰瘍	穿通性十二指腸潰瘍
	多発胃潰瘍	多発性十二指腸潰瘍	多発性出血性胃潰瘍
	デュラフォイ潰瘍	難治性胃潰瘍	難治性十二指腸潰瘍
	慢性胃潰瘍	慢性胃潰瘍活動期	慢性十二指腸潰瘍活動期
	薬剤性胃潰瘍		
△	胃うっ血	胃液分泌過多	胃潰瘍瘢痕
	胃過形成ポリープ	胃十二指腸ポリープ	胃前庭部ポリープ
	胃体部ポリープ	胃底腺ポリープ	胃粘膜過形成
	胃ポリープ	過酸症	消化管出血
	膵内分泌障害	島細胞過形成症	噴門部ポリープ
	薬物胃障害	幽門部ポリープ	

用法用量　通常，成人には，オメプラゾールとして1回20mgを，日局生理食塩液又は日局5%ブドウ糖注射液に混合して1日2回点滴静注する，或いは日局生理食塩液又は日局5%ブドウ糖注射液20mLに溶解して1日2回緩徐に静脈注射する。

用法用量に関連する使用上の注意
(1)本剤を，「経口投与不可能な，出血を伴う胃潰瘍，十二指腸潰瘍，急性ストレス潰瘍及び急性胃粘膜病変」に対して投与した場合，3日間までの成績で高い止血効果が認められているので，内服可能となった後は経口投与に切りかえ，漫然と投与しないこと。
(2)国内臨床試験において，本剤の7日間を超える使用経験はない。

禁忌
(1)本剤の成分に対して過敏症の既往歴のある患者
(2)アタザナビル硫酸塩，リルピビリン塩酸塩を投与中の患者

併用禁忌

薬剤名等	臨床症状・措置方法	機序・危険因子
アタザナビル硫酸塩（レイアタッツ）	アタザナビル硫酸塩の作用を減弱するおそれがある。	本剤の胃酸分泌抑制作用によりアタザナビル硫酸塩の溶解性が低下し，アタザナビルの血中濃度が低下することがある。
リルピビリン塩酸塩（エジュラント）	リルピビリン塩酸塩の作用を減弱するおそれがある。	本剤の胃酸分泌抑制作用によりリルピビリン塩酸塩の吸収が低下し，リルピビリンの血中濃度が低下することがある。

オメプラゾール静注用20mg「サンド」：サンド[294円/瓶]，オメプラゾール注射用20mg「日医工」：日医工[294円/瓶]，オメプラゾール注用20mg「NP」：ニプロ[294円/瓶]，オメプラゾール注用20mg「TYK」：大正薬品[294円/瓶]，オメプラゾール注用20mg「アメル」：共和薬品[294円/瓶]

オルガドロン注射液1.9mg　規格：1.9mg0.5mL1管[101円/管]
オルガドロン注射液3.8mg　規格：3.8mg1mL1管[160円/管]
オルガドロン注射液19mg　規格：19mg5mL1瓶[763円/瓶]
デキサメタゾンリン酸エステルナトリウム　MSD　245

【効能効果】

(1)内分泌疾患：慢性副腎皮質機能不全(原発性，続発性，下垂体性，医原性)〔筋注〕，急性副腎皮質機能不全(副腎クリーゼ)〔静注，点滴，筋注〕，副腎性器症候群〔*筋注〕，亜急性甲状腺炎〔*筋注〕，甲状腺中毒症〔甲状腺(中毒性)クリーゼ〕〔静注，点滴，*筋注〕，甲状腺疾患に伴う悪性眼球突出症〔*筋注〕
(2)リウマチ性疾患：関節リウマチ〔筋注，関節〕，若年性関節リウマチ(スチル病を含む)〔筋注，関節〕，リウマチ熱(リウマチ性心炎を含む)〔*静注，*点滴，筋注〕，リウマチ性多発筋痛〔筋注〕，強直性脊椎炎(リウマチ性脊椎炎)〔筋注〕
(3)膠原病：エリテマトーデス(全身性及び慢性円板状)〔*静注，*点滴，筋注〕，全身性血管炎(大動脈炎症候群，結節性動脈周囲炎，多発性動脈炎，ヴェゲナ肉芽腫症を含む)〔*静注，*点滴，筋注〕，多発性筋炎(皮膚筋炎)〔*静注，*点滴，筋注〕，強皮症〔*筋注〕
(4)腎疾患：ネフローゼ及びネフローゼ症候群〔*静注，*点滴，*筋注〕
(5)心疾患：うっ血性心不全〔*静注，*点滴，*筋注〕
(6)アレルギー疾患：気管支喘息〔静注，点滴，筋注(但し，筋肉内注射以外の投与法では不適当な場合に限る)，ネブ〕，喘息性気管支炎(小児喘息性気管支炎を含む)〔*筋注，ネブ〕，喘息発作重積状態〔静注，点滴〕，薬剤その他の化学物質によるアレルギー・中毒(薬疹，中毒疹を含む)〔*静注，*点滴，*筋注〕，血清病〔静注，点滴，*筋注〕，アナフィラキシーショック〔静注，点滴〕
(7)重症感染症：重症感染症(化学療法と併用する)〔静注，点滴，*筋注〕
(8)血液疾患：溶血性貧血(免疫性又は免疫性機序の疑われるもの)〔静注，点滴，*筋注〕，白血病(急性白血病，慢性骨髄性白血病の急性転化，慢性リンパ性白血病)(皮膚白血病を含む)〔静注，点滴，*筋注〕，顆粒球減少症(本態性，続発性)〔静注，点滴，*筋注〕，紫斑病(血小板減少性及び血小板非減少性)〔静注，点滴，*筋注〕，再生不良性貧血〔静注，点滴，*筋注〕，凝固因子の障害による出血性素因〔静注，点滴，*筋注〕
(9)消化器疾患：限局性腸炎〔*静注，*点滴，*筋注，注腸〕，潰瘍性大腸炎〔*静注，*点滴，*筋注，注腸〕
(10)重症消耗性疾患：重症消耗性疾患の全身状態の改善(癌末期，スプルーを含む)〔*静注，*点滴，*筋注〕
(11)肝疾患：劇症肝炎(臨床的に重症とみなされるものを含む)〔静注，*点滴，*筋注〕，肝硬変(活動型，難治性腹水を伴うもの，胆汁うっ滞を伴うもの)〔*筋注〕
(12)肺疾患：びまん性間質性肺炎(肺線維症)(放射線肺臓炎を含む)〔*静注，点滴，ネブ〕
(13)神経疾患：脳脊髄炎(脳炎，脊髄炎を含む)(但し，一次性脳炎の場合は頭蓋内圧亢進症状がみられ，かつ他剤で効果が不十分なときに短期間用いること)〔静注，点滴，*筋注〕，末梢神経炎(ギランバレー症候群を含む)〔*静注，*点滴，*筋注〕，重症筋無力症〔静注，点滴，*筋注〕，多発性硬化症(視束脊髄炎を含む)〔静注，点滴，*筋注〕，小舞踏病〔*筋注〕，顔面神経麻痺〔*筋注〕，脊髄蜘網膜炎〔*筋注〕
(14)悪性腫瘍
悪性リンパ腫(リンパ肉腫症，細網肉腫症，ホジキン病，皮膚細網症，菌状息肉症)及び類似疾患(近縁疾患)〔静注，点滴，*筋注〕，好酸性肉芽腫〔静注，点滴，*筋注〕，乳癌の再発転移〔*筋注〕
以下の悪性腫瘍に対する他の抗悪性腫瘍剤との併用療法：多発性骨髄腫〔点滴〕
(15)抗悪性腫瘍剤(シスプラチンなど)投与に伴う消化器症状(悪心・嘔吐)〔静注，点滴〕
(16)代謝・栄養障害：特発性低血糖症〔静注，点滴，*筋注〕
(17)外科疾患：副腎摘除〔静注，点滴，筋注〕，臓器・組織移植〔*筋注〕，侵襲後肺水腫〔静注，ネブ〕，副腎皮質機能不全患者に対する外科的侵襲〔*筋注〕，外科的ショック及び外科的ショック様状態〔静注〕，脳浮腫〔静注〕，輸血による副作用〔静注〕，気管支痙攣(術中)〔静注〕，蛇毒・昆虫毒(重症の虫さされを含む)〔*筋注〕，手術後の腹膜癒着防止〔腹腔〕
(18)整形外科疾患：強直性脊椎炎(リウマチ性脊椎炎)に伴う四肢関節炎〔関節〕，関節周囲炎(非感染性のものに限る)〔軟組織，腱鞘，滑嚢〕，腱炎(非感染性のものに限る)〔軟組織，腱鞘〕，腱鞘炎(非感染性のものに限る)〔腱鞘〕，腱周囲炎(非感染性のものに限る)

〔軟組織，腱鞘，滑嚢〕，滑液包炎（非感染性のものに限る）〔滑嚢〕，変形性関節症（炎症症状がはっきり認められる場合）〔関節〕，非感染性慢性関節炎〔関節〕，痛風性関節炎〔関節〕，椎間板ヘルニアにおける神経根炎（根性坐骨神経痛を含む）〔硬膜外〕，脊髄浮腫〔静注，硬膜外〕

⒆産婦人科疾患：卵管整形術後の癒着防止〔*筋注，卵腔〕

⒇泌尿器科疾患：前立腺癌（他の療法が無効な場合）〔*筋注〕，陰茎硬結〔*筋注，皮内〕

㉑皮膚疾患：湿疹・皮膚炎群（急性湿疹，亜急性湿疹，慢性湿疹，接触皮膚炎，貨幣状湿疹，自家感作性皮膚炎，アトピー皮膚炎，乳・幼・小児湿疹，ビダール苔癬，その他の神経皮膚炎，脂漏性皮膚炎，進行性指掌角皮症，その他の手指の皮膚炎，陰部あるいは肛門湿疹，耳介及び外耳道の湿疹・皮膚炎，鼻前庭及び鼻翼周辺の湿疹・皮膚炎など）（但し，重症例以外は極力投与しないこと）〔◎*筋注，◎皮内（但し，局注は浸潤，苔癬化の著しい場合のみとする）〕，痒疹群（小児ストロフルス，蕁麻疹様苔癬，固定蕁麻疹を含む）（但し，重症例に限る。また，固定蕁麻疹は局注が望ましい）〔◎*筋注，◎皮内〕，蕁麻疹（慢性例を除く）（重症例に限る）〔*点滴，*筋注〕，乾癬及び類症〔尋常性乾癬（重症例），関節症性乾癬，乾癬性紅皮症，膿疱性乾癬，けい留性肢端皮膚炎，疱疹状膿痂疹，ライター症候群〕〔◎*点滴，◎*筋注，◎皮内（尋常性乾癬のみ）〕，掌蹠膿疱症（重症例に限る）〔◎*筋注〕，扁平苔癬（重症例に限る）〔◎*筋注，◎皮内〕，成年性浮腫性硬化症〔*筋注〕，紅斑症（◎多形滲出性紅斑，結節性紅斑）（但し，多形滲出性紅斑の場合は重症例に限る）〔*筋注〕，粘膜皮膚眼症候群〔開口部びらん性外皮症，スチブンス・ジョンソン病，皮膚口内炎，フックス症候群，ベーチェット病（眼症状のない場合），リップシュッツ急性陰門潰瘍〕〔*点滴，*筋注〕，円形脱毛症（悪性型に限る）〔◎皮内〕，天疱瘡群（尋常性天疱瘡，落葉状天疱瘡，Senear-Usher 症候群，増殖性天疱瘡）〔*点滴，*筋注〕，デューリング疱疹状皮膚炎（類天疱瘡，妊娠性疱瘡を含む）〔*点滴，*筋注〕，帯状疱疹（重症例に限る）〔*筋注〕，紅皮症（ヘブラ紅色粃糠疹を含む）〔◎*点滴，◎*筋注〕，早期ケロイド及びケロイド防止〔◎皮内〕，新生児スクレレーマ〔*筋注〕

㉒眼疾患：内眼・視神経・眼窩・眼筋の炎症性疾患の対症療法（ブドウ膜炎，網脈絡膜炎，網膜血管炎，視神経炎，眼窩炎性偽腫瘍，眼窩漏斗尖端部症候群，眼筋麻痺）〔*静注，*筋注，結膜，球後，点眼〕，外眼部及び前眼部の炎症性疾患の対症療法で点眼が不適当又は不十分な場合（眼瞼炎，結膜炎，角膜炎，強膜炎，虹彩毛様体炎）〔*静注，*筋注，結膜，球後〕，眼科領域の術後炎症〔*静注，*筋注，結膜，点眼〕

㉓耳鼻咽喉科疾患：急性・慢性中耳炎〔*静注，*点滴，*筋注，中耳〕，滲出性中耳炎・耳管狭窄症〔*静注，*点滴，*筋注，中耳，耳管〕，メニエル病及びメニエル症候群〔静注，点滴，筋注〕，急性感音性難聴〔静注，点滴，筋注〕，血管運動（神経）性鼻炎〔筋注，ネブ，鼻腔，鼻甲介〕，アレルギー性鼻炎〔筋注，ネブ，鼻腔，鼻甲介〕，花粉症（枯草熱）〔筋注，ネブ，鼻腔，鼻甲介〕，副鼻腔炎・鼻茸〔筋注，ネブ，鼻腔，副鼻，鼻茸〕，進行性壊疽性鼻炎〔静注，点滴，筋注，ネブ，鼻腔，副鼻，喉頭〕，喉頭炎・喉頭浮腫〔静注，点滴，筋注，ネブ，喉頭〕，喉頭ポリープ・結節〔*静注，*点滴，*筋注，ネブ，喉頭〕，食道の炎症（腐蝕性食道炎，直達鏡使用後）及び食道拡張術後〔静注，点滴，筋注，ネブ，食道〕，耳鼻咽喉科領域の手術後の後療法〔静注，点滴，筋注，軟組織，皮内，ネブ，鼻腔，副鼻，鼻甲介，喉頭，中耳，食道〕，難治性口内炎及び舌炎（局所療法で治癒しないもの）〔軟組織〕

〔注釈〕

⑴投与法の略語は次のとおり

静注：静脈内注射
点滴：点滴静脈内注射
筋注：筋肉内注射
関節：関節腔内注射
軟組織：軟組織内注射
腱鞘：腱鞘内注射
滑嚢：滑液嚢内注入
硬膜外：硬膜外注射
腹腔：腹腔内注入
皮内：局所皮内注射
卵腔：卵管腔内注入
注腸：注腸
結膜：結膜下注射
球後：球後注射
点眼：点眼
ネブ：ネブライザー
鼻腔：鼻腔内注入
副鼻：副鼻腔内注入
鼻甲介：鼻甲介内注射
鼻茸：鼻茸内注射
喉頭：喉頭・気管注入
中耳：中耳腔内注入
耳管：耳管内注入
食道：食道注入

⑵＊印は下記の場合にのみ用いること

①静脈内注射及び点滴静脈内注射：経口投与不能時，緊急時及び筋肉内注射不適時

②筋肉内注射：経口投与不能時

⑶◎印は外用剤を用いても効果が不十分な場合あるいは十分な効果を期待し得ないと推定される場合にのみ用いること。

【対応標準病名】

◎あ	亜急性甲状腺炎	悪性組織球症	悪性リンパ腫
	アトピー性皮膚炎	アナフィラキシーショック	アレルギー性鼻炎
	医原性副腎皮質機能低下症	医薬品中毒	陰のう湿疹
	ウェジナー肉芽腫症	うっ血性心不全	会陰部肛囲湿疹
	壊疽性鼻炎	円形脱毛症	円板状エリテマトーデス
か	外陰潰瘍	外耳炎	外耳湿疹
	潰瘍性大腸炎	化学療法に伴う嘔吐症	角膜炎
	滑液包炎	花粉症	貨幣状湿疹
	顆粒球減少症	感音難聴	眼窩炎性偽腫瘍
	眼窩先端部症候群	眼筋麻痺	眼瞼炎
	肝硬変症	関節炎	関節周囲炎
	関節リウマチ	乾癬	乾癬性関節炎
	乾癬性紅皮症	顔面神経麻痺	気管支痙攣
	気管支喘息	気管支喘息重積発作	急性湿疹
	急性中耳炎	急性白血病	急性痒疹
	凝固因子欠乏症	強直性脊椎炎	強皮症
	強膜炎	拒絶反応	ギラン・バレー症候群
	菌状息肉症	クローン病	形成性陰茎硬化症
	稽留性肢端皮膚炎	劇症肝炎	血管運動性鼻炎
	血小板減少性紫斑病	血清病	結節性紅斑
	結節性多発動脈炎	結節性痒疹	結膜炎
	ケロイド	腱炎	腱鞘炎
	虹彩毛様体炎	好酸球性肉芽腫	甲状腺クリーゼ
	甲状腺中毒症	甲状腺中毒性眼球突出症	喉頭炎
	喉頭浮腫	紅斑症	紅斑性天疱瘡
	紅皮症	肛門湿疹	根性坐骨神経症
さ	昆虫毒	再生不良性貧血	細網肉腫
	シェーンライン・ヘノッホ紫斑病	耳介部皮膚炎	自家感作性皮膚炎
	耳管狭窄症	視神経炎	視神経脊髄炎
	刺虫症	湿疹	紫斑病
	若年性関節リウマチ	重症感染症	重症筋無力症

	ジューリング病	手指湿疹	手指変形性関節症
	出血傾向	掌蹠膿疱症	小児湿疹
	小児喘息性気管支炎	小舞踏病	食道炎
	ショック	脂漏性皮膚炎	神経根炎
	進行性指掌角皮症	滲出性中耳炎	尋常性乾癬
	尋常性天疱瘡	新生児皮膚硬化症	じんま疹
	スチル病	スティーブンス・ジョンソン症候群	スプルー
	声帯結節症	声帯ポリープ	脊髄炎
	脊髄浮腫	脊髄膜炎	脊椎炎
	舌炎	接触皮膚炎	全身性エリテマトーデス
	全身性変形性関節症	喘息性気管支炎	前立腺癌
	早期ケロイド	増殖性天疱瘡	続発性副腎皮質機能低下症
た	帯状疱疹	大動脈炎症候群	多形滲出性紅斑
	多発性筋炎	多発性硬化症	多発性骨髄腫
	胆汁性肝硬変	中毒疹	椎間板ヘルニア
	痛風性関節炎	低血糖	転移性腫瘍
な	天疱瘡	難治性口内炎	難治性腹水
	乳癌再発	乳児皮膚炎	妊娠性疱疹
	ネフローゼ症候群	脳炎	脳脊髄炎
は	脳浮腫	膿疱性乾癬	肺水腫
	肺線維症	白血病	鼻茸
	鼻前庭部湿疹	ビダール苔癬	皮膚炎
	皮膚筋炎	皮膚白血病	びまん性間質性肺炎
	副腎クリーゼ	副腎性器症候群	副腎皮質機能低下症
	副鼻腔炎	腹膜癒着	腐食性食道炎
	ぶどう膜炎	ベーチェット病	ヘビ毒
	ヘブラ粃糠疹	変形性肩関節症	変形性関節症
	変形性胸鎖関節症	変形性肩鎖関節症	変形性股関節症
	変形性膝関節症	変形性手関節症	変形性足関節症
	変形性肘関節症	変形性中手関節症	扁平苔癬
	放射線肺炎	疱疹状膿痂疹	母指 CM 関節変形性関節症
ま	ホジキンリンパ腫	末期癌	末梢神経炎
	慢性関節炎	慢性骨髄性白血病急性転化	慢性湿疹
	慢性中耳炎	慢性リンパ性白血病	メニエール症候群
	メニエール病	毛孔性紅色粃糠疹	網膜血管炎
や	網脈絡膜炎	薬疹	薬物過敏症
	薬物中毒症	溶血性貧血	痒疹
ら	ライター症候群	落葉状天疱瘡	卵管癒着
	リウマチ性心炎	リウマチ性心臓炎	リウマチ性多発筋痛
	リウマチ熱	リンパ芽球性リンパ腫	類天疱瘡
○	21 ハイドロキシラーゼ欠損症	ABO 因子不適合輸血	ACTH 不応症
	ALK 陰性未分化大細胞リンパ腫	ALK 融合遺伝子陽性非小細胞肺癌	ALK 陽性大細胞型 B 細胞性リンパ腫
	ALK 陽性未分化大細胞リンパ腫	ANCA 関連血管炎	BCR － ABL1 陽性 B リンパ芽球性白血病
	BCR － ABL1 陽性 B リンパ芽球性白血病/リンパ腫	BCR － ABL1 陽性 B リンパ芽球性リンパ腫	B 型肝硬変
	B 細胞性前リンパ球性白血病	B 細胞リンパ腫	B リンパ芽球性白血病
	B リンパ芽球性白血病/リンパ腫	B リンパ芽球性リンパ腫	CCR4 陽性成人 T 細胞白血病リンパ腫
	CCR4 陽性皮膚 T 細胞リンパ腫	CCR4 陽性末梢性 T 細胞リンパ腫	CM 関節変形性関節症
	C 型劇症肝炎	DAX － 1 異常症	DIP 関節炎
	DIP 関節変形性関節症	E2A － PBX1 陽性 B リンパ芽球性白血病	E2A － PBX1 陽性 B リンパ芽球性白血病/リンパ腫
	E2A － PBX1 陽性 B リンパ芽球性リンパ腫	GVHD・骨髄移植後	GVHD・臍帯血移植後
	GVHD・末梢血幹細胞移植後	HHV8 多中心性キャッスルマン病随伴大細胞型 B 細胞性リンパ腫	IgG4 関連疾患
	IL3 － IGH 陽性 B リンパ芽球性白血病	IL3 － IGH 陽性 B リンパ芽球性白血病/リンパ腫	IL3 － IGH 陽性 B リンパ芽球性リンパ腫
	IMAge 症候群	IP 関節炎	LE 型薬疹
	LE 蝶形皮疹	LE 皮疹	MALT リンパ腫
	MLL 再構成型 B リンパ芽球性白血病	MLL 再構成型 B リンパ芽球性白血病/リンパ腫	MLL 再構成型 B リンパ芽球性リンパ腫
	MP 関節炎	PIP 関節炎	PIP 関節変形性関節症
	POEMS 症候群	Rh 因子不適合輸血	SF － 1 異常症
	SLE 眼底	S 状結腸癌	TEL － AML1 陽性 B リンパ芽球性白血病
	TEL － AML1 陽性 B リンパ芽球性白血病/リンパ腫	TEL － AML1 陽性 B リンパ芽球性リンパ腫	TripleA 症候群
	T 細胞性前リンパ球白血病	T 細胞性大顆粒リンパ球白血病	T 細胞組織球豊富型大細胞型 B 細胞性リンパ腫
	T ゾーンリンパ腫	T リンパ芽球性白血病	T リンパ芽球性白血病/リンパ腫
あ	T リンパ芽球性リンパ腫	アカントアメーバ角膜炎	亜急性アレルギー性中耳炎
	亜急性壊死性ミエロパチー	亜急性関節炎	亜急性血性中耳炎
	亜急性結膜炎	亜急性虹彩炎	亜急性虹彩毛様体炎
	亜急性漿液ムチン性中耳炎	亜急性前部ぶどう膜炎	亜急性皮膚エリテマトーデス
	亜急性ムコイド中耳炎	亜急性毛様体炎	亜急性痒疹
	アキレス腱腱鞘炎	悪液質アフタ	悪性エナメル上皮腫
	悪性外耳炎	悪性下垂体腫瘍	悪性褐色細胞腫
	悪性顆粒細胞腫	悪性間葉腫	悪性奇形腫
	悪性胸腺腫	悪性グロームス腫瘍	悪性血管外皮腫
	悪性甲状腺腫	悪性骨腫瘍	悪性縦隔腫瘍
	悪性腫瘍合併性皮膚筋炎	悪性腫瘍に伴う貧血	悪性神経膠腫
	悪性髄膜腫	悪性脊髄髄膜腫	悪性線維性組織球腫
	悪性組織球症性関節症	悪性虫垂粘液瘤	悪性停留精巣
	悪性頭蓋咽頭腫	悪性脳腫瘍	悪性肥満細胞腫
	悪性末梢神経鞘腫	悪性葉状腫瘍	悪性リンパ腫骨髄浸潤
	アグレッシブ NK 細胞白血病	足滑液のう炎	足湿疹
	アジソン病	アシャール・チール症候群	アスピリンじんま疹
	アスピリン喘息	アスピリン不耐症	アセトン血性嘔吐症
	圧迫性脊髄炎	アトピー性角結膜炎	アトピー性紅皮症
	アトピー性湿疹	アトピー性神経皮膚炎	アトピー性喘息
	アナフィラキシー	アナフィラクトイド紫斑	アフタ性口内炎
	アルカリ性食道炎	アルコール性多発ニューロパチー	アレルギー性外耳道炎
	アレルギー性角膜炎	アレルギー性眼瞼炎	アレルギー性眼瞼縁炎
	アレルギー性関節炎	アレルギー性気管支炎	アレルギー性血管炎
	アレルギー性結膜炎	アレルギー性口内炎	アレルギー性じんま疹
	アレルギー性接触皮膚炎	アレルギー性中耳炎	アレルギー性肉芽腫性血管炎
	アレルギー性鼻咽頭炎	アレルギー性鼻結膜炎	アレルギー性皮膚炎
	アレルギー性副鼻腔炎	アレルギー性ぶどう膜炎	鞍上部胚細胞腫瘍
	アンチトロンビン III 欠乏症	アンチトロンビン欠乏症	胃悪性黒色腫
	胃悪性リンパ腫	イートン・ランバート症候群	イエンセン病
	胃カルチノイド	胃癌	胃管癌
	胃癌骨転移	異汗症	異汗性湿疹
	胃癌末期	胃クローン病	異型輸血後ショック
	医原性低血糖症	胃原発絨毛癌	胃脂肪肉腫

胃十二指腸クローン病	胃重複癌	萎縮型加齢黄斑変性
萎縮性角結膜炎	萎縮性肝硬変	異常腹水
移植拒絶における腎尿細管間質性障害	移植歯不全	移植片拒絶
移植片対宿主病	異所性中毒性甲状腺腫	胃進行癌
イソギンチャク毒	胃体部癌	一次性ショック
一過性甲状腺機能亢進症	一過性ショック	一過性脊髄虚血
一側性外傷後股関節症	一側性外傷後膝関節症	一側性感音難聴
一側性形成不全性股関節症	一側性原発性股関節症	一側性原発性膝関節症
一側性混合性難聴	一側性続発性股関節症	一側性続発性膝関節症
胃底部癌	遺伝性血小板減少症	遺伝性大腸癌
遺伝性非ポリポーシス大腸癌	胃肉腫	イネ科花粉症
胃胚細胞腫瘍	胃幽門部癌	胃癒着
陰核癌	陰茎癌	陰茎亀頭部癌
陰茎体部癌	陰茎肉腫	陰茎包皮部癌
陰唇潰瘍	インスリン自己免疫症候群	インターフェロン網膜症
咽頭癌	咽頭肉腫	陰のう癌
陰のう内脂肪肉腫	陰部潰瘍	陰部間擦疹
インフルエンザ菌喉頭炎	インフルエンザ菌性喉頭気管炎	ウイルス肝炎感染後関節障害
ウイルス性肝炎	ウイルス性口内炎	ウイルス性ぶどう膜炎
ウイルソン紅色苔癬	ウィルブランド・ジュルゲンス血小板病	ウイルムス腫瘍
ウェジナー肉芽腫症性呼吸器障害	ウォーケス篩骨洞炎	右室不全
右心不全	うっ血性紫斑病	海ヘビ毒
運動誘発性喘息	栄養障害性角膜炎	栄養性肝硬変
腋窩湿疹	エクリン汗孔癌	壊死後性肝硬変
壊死性外耳炎	壊死性強膜炎	壊死性血管炎
壊死性食道炎	壊疽性口内炎	壊疽性帯状疱疹
エバンス症候群	エリテマトーデス	遠位橈尺関節変形性関節症
炎症後肺線維症	炎症性眼窩うっ血	炎症性多発性関節障害
炎症性乳癌	遠心性環状紅斑	遠心性丘疹性紅斑
延髄神経膠腫	延髄星細胞腫	円板状乾癬
横隔膜癒着	嘔気	横行結腸癌
横断性脊髄症	嘔吐症	黄斑部血管走行異常
黄斑部術後浮腫	黄斑部浮腫	横紋筋肉腫
悪心	温式自己免疫性溶血性貧血	温熱じんま疹

か

温熱性紅斑	カーンズ・セイアー症候群	外陰悪性黒色腫
外陰悪性腫瘍	外陰癌	外因性喘息
外陰部帯状疱疹	外陰部パジェット病	外陰部皮膚炎
外陰部びらん	外陰ベーチェット病	外眼筋不全麻痺
外眼筋麻痺	外耳道癌	外耳道真珠腫
外耳道痛	外耳道肉芽腫	外耳道膿瘍
外耳道閉塞性角化症	外耳道蜂巣炎	外耳部虫刺傷
外傷後股関節症	外傷後膝関節症	外傷性角膜炎
外傷性角膜潰瘍	外傷性肩関節症	外傷性関節障害
外傷性股関節症	外傷性膝関節症	外傷性手関節症
外傷性穿孔性中耳炎	外傷性足関節症	外傷性肘関節症
外傷性中耳炎	外傷性母指 CM 関節症	海水浴皮膚炎
外側上顆炎	回腸癌	回腸クローン病
外直筋麻痺	外転神経萎縮	外転神経根性麻痺
外転神経不全麻痺	外転神経麻痺	海綿芽細胞腫
回盲部癌	潰瘍性眼瞼炎	潰瘍性口内炎
潰瘍性大腸炎・左側大腸炎型	潰瘍性大腸炎・全大腸炎型	潰瘍性大腸炎・直腸 S 状結腸炎型
潰瘍性大腸炎・直腸炎型	潰瘍性大腸炎合併妊娠	潰瘍性大腸炎再燃
潰瘍性大腸炎性若年性関節炎	下咽頭癌	下咽頭後部癌
下咽頭肉腫	下顎悪性エナメル上皮腫	下顎骨悪性腫瘍
下顎骨軟骨肉腫	下顎歯肉癌	下顎歯肉頬移行部癌
化学性急性外耳炎	化学性結膜炎	化学性食道炎
化学性皮膚炎	踵関節症	下眼瞼有棘細胞癌
蝸牛型メニエール病	蝸牛神経性難聴	芽球増加を伴う不応性貧血
芽球増加を伴う不応性貧血－1	芽球増加を伴う不応性貧血－2	顎下腺癌
顎下部悪性腫瘍	角結膜炎	角結膜びらん
角膜移植拒絶反応	角膜潰瘍	角膜虹彩炎
角膜上皮びらん	角膜穿孔	角膜帯状疱疹
角膜中心潰瘍	角膜内皮炎	角膜の悪性腫瘍
角膜膿瘍	角膜パンヌス	角膜びらん
角膜腐蝕	下行結腸癌	下行性視神経炎
カサバッハ・メリット症候群	下肢悪性腫瘍	下肢腱腱鞘炎
下斜筋不全麻痺	下斜筋麻痺	下唇癌
下唇赤唇部癌	下垂体性 TSH 分泌亢進症	下垂体性甲状腺機能亢進症
仮声帯癌	家族性寒冷自己炎症症候群	家族性溶血性貧血
肩関節炎	肩関節症	肩関節痛風
カタル性角膜潰瘍	カタル性眼炎	カタル性結膜炎
カタル性口内炎	カタル性舌炎	下直筋不全麻痺
下直筋麻痺	滑液のう腫	滑液包石灰沈着症
滑車神経萎縮	滑車神経麻痺	活動期潰瘍性大腸炎
滑膜炎	滑膜腫	滑膜肉腫
化膿性角膜炎	化膿性結膜炎	化膿性腱鞘炎
化膿性虹彩炎	化膿性喉頭炎	化膿性脊髄炎
化膿性中耳炎	化膿性脳髄膜炎	化膿性皮膚疾患
化膿性副鼻腔炎	化膿性ぶどう膜炎	化膿性網膜炎
化膿性毛様体炎	下背部ストレイン	過敏性血管炎
下部食道癌	下部胆管癌	貨幣状角膜炎
カモガヤ花粉症	下葉小細胞肺癌	下葉肺癌
下葉肺腺癌	下葉肺大細胞癌	下葉肺扁平上皮癌
下葉非小細胞肺癌	顆粒球肉腫	癌
肝悪性腫瘍	肝移植拒絶反応	肝移植不全
眼炎	肝炎後肝硬変	肝炎後再生不良性貧血
眼窩悪性腫瘍	眼窩悪性リンパ腫	緩解期潰瘍性大腸炎
肝外胆管癌	眼窩炎	眼窩下膿瘍
眼窩筋炎	眼角部眼瞼炎	眼角部眼瞼縁結膜炎
眼窩骨髄炎	眼窩骨膜炎	眼窩神経芽腫
眼窩膿瘍	眼窩蜂巣炎	肝カルチノイド
肝癌	肝癌骨転移	癌関連網膜症
眼球突出症	眼球突出性眼筋麻痺	眼筋型重症筋無力症
眼筋不全麻痺	眼瞼縁炎	眼瞼縁結膜炎
眼瞼乾皮症	眼瞼結膜炎	眼瞼帯状疱疹
眼瞼虫刺傷	眼瞼皮膚炎	眼瞼皮膚の悪性腫瘍
眼瞼びらん	眼瞼瘻孔	肝硬化症
肝細胞癌	間擦疹	環指屈筋腱腱鞘炎
環指腱鞘炎	肝疾患による凝固因子欠乏	間質性視神経炎
間質性肺炎	眼周囲部虫刺傷	環状紅斑
環状鉄芽球を伴う不応性貧血	癌性悪液質	乾性角結膜炎
乾性角膜炎	癌性胸膜炎	癌性ニューロパチー
癌性ニューロミオパチー	癌性貧血	肝性腹水
癌性ミエロパチー	眼性類天疱瘡	関節型若年性特発性関節炎
関節症	関節包炎	関節リウマチ・顎関節
関節リウマチ・肩関節	関節リウマチ・胸椎	関節リウマチ・頚椎
関節リウマチ・股関節	関節リウマチ・指関節	関節リウマチ・趾関節
関節リウマチ・膝関節	関節リウマチ・手関節	関節リウマチ・脊椎
関節リウマチ・足関節	関節リウマチ・肘関節	関節リウマチ・腰椎
関節リウマチ性間質性肺炎	肝線維症	感染型気管支喘息
汗腺癌	感染後脳炎	感染後脳脊髄炎
感染性外耳炎	感染性角膜炎	感染性角膜潰瘍
乾癬性関節炎・肩関節	乾癬性関節炎・股関節	乾癬性関節炎・指関節

乾癬性関節炎・膝関節	乾癬性関節炎・手関節	乾癬性関節炎・仙腸関節
乾癬性関節炎・足関節	乾癬性関節炎・肘関節	感染性喉頭気管炎
感染性口内炎	感染性食道炎	乾癬性脊椎炎
乾燥性口内炎	眼底動脈蛇行症	肝内胆管狭窄
肝脾T細胞リンパ腫	眼部帯状疱疹	眼部虫刺傷
汗疱	汗疱性湿疹	顔面悪性腫瘍
顔面急性皮膚炎	顔面昆虫螫	顔面神経不全麻痺
顔面尋常性乾癬	顔面帯状疱疹	顔面多発虫刺傷
顔面播種状粟粒性狼瘡	肝門部癌	肝門部胆管癌
乾酪性副鼻腔炎	寒冷凝集素症	寒冷じんま疹
寒冷溶血素症候群	機械性じんま疹	機械的溶血性貧血
気管癌	気管支癌	気管支喘息合併妊娠
気管支喘息発作	気管支リンパ節転移	義歯性潰瘍
義歯性口内炎	偽性円形脱毛症	偽性甲状腺機能亢進症
偽性髄膜炎	季節性アレルギー性結膜炎	季節性アレルギー性鼻炎
基底細胞癌	偽膜性結膜炎	偽膜性喉頭炎
偽膜性口内炎	球後視神経炎	臼後部癌
嗅神経芽腫	嗅神経上皮腫	丘疹紅皮症
丘疹状紅斑	丘疹状湿疹	丘疹状じんま疹
急性アレルギー性中耳炎	急性移植片対宿主病	急性ウイルス性肝炎
急性壊疽性喉頭炎	急性外耳炎	急性潰瘍性喉頭炎
急性潰瘍性大腸炎	急性角結膜炎	急性角膜炎
急性化膿性外耳炎	急性化膿性中耳炎	急性眼窩うっ血
急性眼窩炎	急性間質性肺炎	急性関節炎
急性巨核芽球性白血病	急性拒絶反応	急性激症型潰瘍性大腸炎
急性血性中耳炎	急性結膜炎	急性虹彩炎
急性虹彩毛様体炎	急性光線性外耳炎	急性喉頭炎
急性喉頭気管炎	急性骨髄性白血病	急性骨髄単球性白血病
急性散在性脳脊髄炎	急性視神経炎	急性湿疹性外耳炎
急性循環不全	急性漿液ムチン性中耳炎	急性上行性脊髄炎
急性小脳性失調症	急性ショック	急性滲出性中耳炎
急性心不全	急性声帯炎	急性声門下喉頭炎
急性脊髄炎	急性接触性外耳炎	急性前骨髄球性白血病
急性前部ぶどう膜炎	急性多発性硬化症	急性単球性白血病
急性低音障害型感音難聴	急性特発性血小板減少性紫斑病	急性乳児湿疹
急性脳症	急性肺水腫	急性反応性外耳炎
急性汎発性膿疱性乾癬	急性非化膿性中耳炎	急性浮腫性喉頭炎
急性ムコイド中耳炎	急性毛様体炎	急性薬物中毒
急性薬物誘発性間質性肺障害	急性腰痛症	急性リウマチ熱
急性リウマチ熱性輪状紅斑	急性リンパ性白血病	急性濾胞性結膜炎
急速破壊型股関節症	胸腔内リンパ節の悪性腫瘍	胸鎖関節炎
狭窄性腱鞘炎	橋神経膠腫	胸腺カルチノイド
胸腺癌	胸腺腫	胸腺腫合併重症筋無力症
胸腺摘出後重症筋無力症	強直性脊椎炎性呼吸器障害	強直脊椎炎性虹彩毛様体炎
胸椎炎	胸椎椎間板症	胸椎椎間板ヘルニア
胸椎椎間板変性	胸椎転移	胸椎部痛
頬粘膜癌	胸背部痛	強皮症性ミオパチー
胸部下部食道癌	胸部昆虫螫	胸部上部食道癌
胸部食道癌	胸部神経根炎	胸部帯状疱疹
胸部中部食道癌	胸膜悪性腫瘍	強膜潰瘍
強膜拡張症	胸膜脂肪肉腫	胸膜播種
強膜ぶどう腫	胸肋関節炎	局在性脈絡膜炎
局在性網膜炎	局在性網脈絡膜炎	局面状乾癬
巨細胞性甲状腺炎	距踵関節炎	去勢抵抗性前立腺癌
巨大血小板性血小板減少症	巨大後腹膜脂肪肉腫	巨大乳頭結膜炎
巨大フリクテン	亀裂性湿疹	筋筋膜性腰痛症
近視性脈絡膜新生血管	近視性網膜症	空腸癌

空腸クローン病	躯幹帯状疱疹	くすぶり型白血病
屈曲部乾癬	屈曲部湿疹	グッドパスチャー症候群
クモ毒	くも膜炎	クラゲ毒
グラデニーゴ症候群	クラミジア結膜炎	グルーイヤー
クルッケンベルグ腫瘍	グレーブス病	クレスト症候群
クローン病性若年性関節炎	クロム親和性芽細胞腫	クロロキン網膜症
形質芽球性リンパ腫	形質細胞性骨髄腫	形質細胞白血病
軽症潰瘍性大腸炎	軽症再生不良性貧血	頚性頭痛
形成不全性股関節症	痙性めまい	頚椎炎
頚椎椎間板ヘルニア	頚椎転移	頚動脈小体悪性腫瘍
頚背部痛	頚部悪性腫瘍	頚部悪性リンパ腫
頚部炎症	頚部癌	頚部原発腫瘍
頚部脂腺癌	頚部脂肪肉腫	頚部食道癌
頚部神経芽腫	頚部神経根症	頚部虫刺症
頚部痛	頚部肉腫	頚部皮膚悪性腫瘍
頚部皮膚炎	頚部隆起性皮膚線維肉腫	稽留性肢端皮膚炎汎発型
頚腕神経痛	劇症型潰瘍性大腸炎	劇症帯状疱疹
血液凝固異常	血管拡張性環状紫斑症	血管性血友病
血管性脊髄症	血管性パンヌス	血管内大細胞型B細胞性リンパ腫
血管肉腫	血管ベーチェット病	血管免疫芽球性T細胞リンパ腫
血小板減少症	血清反応陰性関節リウマチ	血性腹水
血清発疹	結節硬化型古典的ホジキンリンパ腫	結節虹彩炎
結節性眼炎	結節性肝硬変	結節性結膜炎
結節性紅斑性関節障害	結節性リンパ球優位型ホジキンリンパ腫	結腸悪性リンパ腫
結腸癌	結腸脂肪肉腫	結膜潰瘍
結膜の悪性腫瘍	結膜びらん	結膜濾胞症
ケトン性低血糖症	ケロイド拘縮	ケロイド体質
ケロイド瘢痕	限局型ウェジナー肉芽腫症	限局性円板状エリテマトーデス
限局性外耳道炎	限局性神経皮膚炎	限局性滲出性網脈絡膜炎
限局性前立腺癌	肩甲部脂肪肉腫	肩鎖関節炎
原始神経外胚葉腫瘍	腱鞘巨細胞腫	原線維性星細胞腫
原発性肝癌	原発性関節症	原発性血小板減少症
原発性甲状腺機能亢進症	原発性抗リン脂質抗体症候群	原発性股関節症
原発性骨腫瘍	原発性膝関節症	原発性滲出性リンパ腫
原発性全身性関節症	原発性胆汁性肝硬変	原発性痛風
原発性脳腫瘍	原発性肺癌	原発性ヘルペスウイルス性口内炎
原発性変形性関節症	原発性母指CM関節症	原発不明癌
顕微鏡的多発血管炎	腱付着部炎	腱付着部症
高2倍体性Bリンパ芽球性白血病	高2倍体性Bリンパ芽球性白血病/リンパ腫	高2倍体性Bリンパ芽球性リンパ腫
抗NMDA受容体脳炎	肛囲間擦疹	高インスリン血症
好塩基球性白血病	口蓋癌	口蓋垂癌
甲殻動物毒	膠芽腫	硬化性角膜炎
硬化性脊髄炎	硬化性舌炎	交感神経性眼筋麻痺
後極ぶどう膜腫	口腔悪性黒色腫	口腔癌
口腔感染症	口腔上顎洞瘻	口腔褥瘡性潰瘍
口腔前庭癌	口腔帯状疱疹	口腔底癌
口腔ベーチェット病	口腔ヘルペス	口腔扁平苔癬
高血圧性眼底	高血圧性虹彩毛様体炎	高血圧性視神経網膜症
高血圧性網膜症	硬口蓋癌	虹彩異色
虹彩異色性毛様体炎	虹彩炎	好酸球性食道炎
好酸球性白血病	好酸球性副鼻腔炎	高脂血症性網膜症
後縦隔悪性腫瘍	甲状腺悪性腫瘍	甲状腺悪性リンパ腫
甲状腺炎	甲状腺癌	甲状腺癌骨転移
甲状腺眼症	甲状腺機能亢進症	甲状腺機能正常型グレーブス病

オ

甲状腺髄様癌	甲状腺中毒症性関節障害	甲状腺中毒症性筋無力症候群
甲状腺中毒症性心筋症	甲状腺中毒性昏睡	甲状腺中毒性四肢麻痺
甲状腺中毒性周期性四肢麻痺	甲状腺中毒性心不全	甲状腺中毒性ミオパチー
甲状腺乳頭癌	甲状腺未分化癌	甲状腺濾胞癌
甲状軟骨の悪性腫瘍	口唇アフタ	口唇癌
口唇境界部癌	口唇赤唇部癌	口唇虫刺傷
口唇皮膚悪性腫瘍	後脊髄動脈症候群	光線眼症
交代性舞踏病	好中球 G6PD 欠乏症	好中球減少症
好中球性白血病	口底癌	後天性凝固因子欠乏症
後天性魚鱗癬	後天性第 XIII 因子欠乏症	後天性胆管狭窄症
後天性低プロトロンビン血症	後天性表皮水疱症	後天性溶血性貧血
喉頭蓋癌	喉頭蓋前面癌	喉頭蓋谷癌
喉頭癌	喉頭狭窄症	喉頭周囲炎
後頭部帯状疱疹	後頭部転移性腫瘍	喉頭閉塞
後頭葉悪性腫瘍	口内炎	膠肉腫
後発性関節炎	広汎性円形脱毛症	紅斑性間擦疹
紅斑性湿疹	後鼻孔ポリープ	紅皮症型薬疹
高フィブリノゲン血症	後部強膜炎	後腹膜悪性腫瘍
後腹膜脂肪肉腫	後腹膜胚細胞腫瘍	項部癌
後部ぶどう腫	後部毛様体炎	硬膜炎
後迷路性難聴	肛門悪性黒色腫	肛門癌
肛門管癌	肛門クローン病	肛門部癌
肛門扁平上皮癌	抗リン脂質抗体症候群	高齢者 EBV 陽性びまん性大細胞型 B 細胞性リンパ腫
コーガン症候群	コーツ病	股関節炎
股関節症	呼吸細気管支炎関連性間質性肺疾患	鼓室内水腫
骨悪性線維性組織球腫	骨悪性リンパ腫	骨移植拒絶反応
骨移植不全	骨外性形質細胞腫	骨原性肉腫
骨髄異形成症候群	骨髄移植拒絶反応	骨髄腫腎
骨髄性白血病	骨髄性白血病骨髄浸潤	骨髄単球性白血病
骨髄低形成	骨髄低形成血小板減少症	骨髄転移
骨線維肉腫	骨転移癌	骨軟骨肉腫
骨肉腫	骨盤転移	骨盤内リンパ節転移
骨盤内リンパ節の悪性腫瘍	骨盤腹膜癒着	コッホ・ウィークス菌性結膜炎
骨膜性骨肉腫	固定薬疹	古典的ホジキンリンパ腫
孤立性アフタ	孤立性骨形質細胞腫	コリン性じんま疹
混合型肝硬変	混合型喘息	混合型白血病
混合細胞型古典的ホジキンリンパ腫	混合性難聴	根性腰痛症
昆虫刺傷	細菌疹	細菌性結膜炎
鰓原性癌	最重症再生不良性貧血	再植歯不全
再燃緩解型潰瘍性大腸炎	再発性アフタ	再発性中耳炎
再発性ヘルペスウイルス性口内炎	再膨張性肺水腫	坐骨神経炎
坐骨神経絞扼症	坐骨神経根炎	坐骨神経痛
坐骨神経麻痺	坐骨単神経炎	坐骨単神経根炎
左室不全	左心不全	サソリ毒
残胃癌	散在性表層角膜炎	散在性脈絡膜炎
散在性網膜炎	散在性網脈絡膜炎	三叉神経帯状疱疹
蚕蝕性角膜潰瘍	しいたけ皮膚炎	シェーンライン・ヘノッホ紫斑病性関節炎
耳介癌	耳介周囲湿疹	紫外線角結膜炎
紫外線角膜炎	耳介虫刺傷	耳介蜂巣炎
耳下腺癌	耳下部肉腫	耳管癌
耳管鼓室炎	趾関節炎	趾関節症
耳管閉塞症	色素性基底細胞癌	色素性痒疹
子宮癌	子宮癌骨転移	子宮癌再発
子宮癌肉腫	子宮体癌	子宮体癌再発
子宮内膜癌	子宮内膜間質肉腫	子宮肉腫
子宮付属器癒着	軸性視神経炎	自己赤血球感作症候群

篩骨洞炎	篩骨洞癌	篩骨洞ポリープ
自己免疫性好中球減少症	自己免疫性じんま疹	自己免疫性副腎炎
自己免疫性溶血性貧血	四肢乾癬	示指屈筋腱腱鞘炎
示指腱鞘炎	四肢出血斑	四肢小児湿疹
四肢尋常性乾癬	四肢虫刺症	示指ばね指
四肢毛孔性紅色粃糠疹	糸状角膜炎	視床下部星細胞腫
指状嵌入細胞肉腫	視床星細胞腫	趾伸筋腱腱鞘炎
視神経膠腫	視神経周囲炎	視神経症
視神経障害	視神経髄膜炎	視神経乳頭炎
視神経網膜炎	視神経網膜障害	歯性上顎洞炎
歯性副鼻腔炎	耳性めまい	脂腺癌
持続性色素異常性紅斑	刺虫アレルギー	膝関節炎
膝関節滑膜炎	膝関節症	実質性角膜炎
湿疹性眼瞼炎	湿疹性眼瞼皮膚炎	湿疹性パンヌス
湿疹続発性紅皮症	湿疹様発疹	膝部腱膜炎
歯肉癌	紫斑型薬疹	紫斑病腎炎
脂肪肉腫	若年型重症筋無力症	若年性関節炎
若年性強直性脊椎炎	若年性骨髄単球性白血病	若年性再発性網膜硝子体出血
若年性多発性関節炎	若年性多発性動脈炎	若年性特発性関節炎
若年性皮膚筋炎	若年性ヘルペス状皮膚炎	シャルコー肝硬変
縦隔悪性リンパ腫	縦隔癌	縦隔原発大細胞型 B 細胞性リンパ腫
縦隔脂肪肉腫	縦隔神経芽腫	縦隔胚細胞腫瘍
縦隔卵黄のう腫瘍	縦隔リンパ節転移	周期性 ACTH・ADH 放出症候群
周期性血小板減少症	周期性好中球減少症	周期性再発性じんま疹
重症潰瘍性大腸炎	重症再生不良性貧血	重症多形滲出性紅斑・急性期
十二指腸悪性ガストリノーマ	十二指腸悪性ソマトスタチノーマ	十二指腸悪性リンパ腫
十二指腸カルチノイド	十二指腸癌	十二指腸乳頭癌
十二指腸乳頭部癌	十二指腸平滑筋肉腫	周辺性ブドウ膜炎
周辺性網脈絡膜炎	周辺部ぶどう膜炎	周辺部脈絡膜炎
絨毛癌	手関節炎	手関節周囲炎
手関節症	手関節部腱鞘炎	主気管支の悪性腫瘍
手根関節症	しゅさ性眼瞼炎	手指関節炎
手指腱鞘炎	手掌紅斑	出血性外耳炎
出血性角膜炎	出血性虹彩炎	出血性口内炎
出血性ショック	出血性じんま疹	出血性中耳炎
出血性鼻茸	出血性網膜炎	出血性網膜色素上皮剥離
術後急性肝炎	術後結膜炎	術後ケロイド瘢痕
術後虹彩炎	術後食道炎	術後性中耳炎
術後性慢性中耳炎	術後乳癌	術後溶血性貧血
種痘様水疱症様リンパ腫	手部腱鞘炎	主婦湿疹
シュモール結節	腫瘍随伴性天疱瘡	循環血液量減少性ショック
循環性抗凝血因子症	春季カタル	上衣芽細胞腫
上衣腫	小陰唇癌	上咽頭癌
上咽頭脂肪肉腫	漿液性滑膜炎	漿液性虹彩炎
漿液性網膜炎	漿液性網膜色素上皮剥離	上顎悪性エナメル上皮腫
上顎癌	上顎結節部癌	上顎骨悪性腫瘍
上顎骨軟骨肉腫	上顎歯肉癌	上顎歯肉頬移行部癌
上顎洞炎	上顎洞癌	上顎洞性後鼻孔ポリープ
上顎洞性中咽頭ポリープ	上顎洞ポリープ	消化性食道炎
松果体悪性腫瘍	松果体芽腫	松果体胚細胞腫瘍
松果体部膠芽腫	松果体未分化胚細胞腫	上眼窩裂症候群
少関節型若年性関節炎	上強膜炎	小結節性肝硬変
上行結腸カルチノイド	上行結腸癌	上行結腸平滑筋肉腫
上行性視神経炎	症候性紫斑病	上鼓室化膿症
踵骨滑液包炎	踵骨棘	小細胞肺癌
上肢悪性腫瘍	小指屈筋腱腱鞘炎	小指腱鞘炎
硝子体黄斑牽引症候群	上斜筋不全麻痺	上斜筋麻痺

上唇癌	上唇赤唇部癌	掌蹠角化症
掌蹠膿疱症性骨関節炎	小唾液腺癌	小腸悪性リンパ腫
小腸癌	小腸クローン病	小腸脂肪肉腫
小腸大腸クローン病	上直筋不全麻痺	上直筋麻痺
小児EBV陽性T細胞リンパ増殖性疾患	小児アトピー性湿疹	小児遺伝性無顆粒球症
小児乾燥型湿疹	小児急性リンパ性白血病	小児骨髄異形成症候群
小児声帯結節	小児全身性EBV陽性T細胞リンパ増殖性疾患	小児喘息
小児特発性低血糖症	小児ネフローゼ症候群	小児汎発性膿疱性乾癬
小児副鼻腔炎	上部食道癌	上部胆管癌
睫毛性眼瞼炎	上葉小細胞肺癌	上葉肺癌
上葉肺腺癌	上葉肺大細胞癌	上葉肺扁平上皮癌
上葉非小細胞肺癌	小リンパ球性リンパ腫	上腕三頭筋腱鞘炎
上腕脂肪肉腫	上腕神経痛	初回発作型潰瘍性大腸炎
職業性皮膚炎	職業喘息	食後悪心
食道悪性黒色腫	食道横紋筋肉腫	食道顆粒細胞腫
食道カルチノイド	食道癌	食道癌骨転移
食道癌肉腫	食道基底細胞癌	食道偽肉腫
食道脂肪肉腫	食道小細胞癌	食道腺癌
食道腺様のう胞癌	食道粘表皮癌	食道膿瘍
食道表在癌	食道平滑筋肉腫	食道未分化癌
食物依存性運動誘発アナフィラキシー	食物性皮膚炎	女性化副腎腫瘍
ショパール関節炎	痔瘻癌	脂漏性眼瞼炎
脂漏性乾癬	脂漏性乳児皮膚炎	腎悪性腫瘍
腎移植急性拒絶反応	腎移植拒絶反応	腎移植不全
腎移植慢性拒絶反応	人為的甲状腺中毒症	心因性喘息
腎盂癌	腎盂乳頭状癌	腎癌
腎癌骨転移	真菌性角膜潰瘍	真菌性髄膜炎
心筋不全	神経栄養性角結膜炎	神経芽腫
神経原性関節症	神経膠腫	神経性難聴
神経線維肉腫	神経ベーチェット病	心原性肺水腫
人工肛門部皮膚炎	人工じんま疹	進行性角膜潰瘍
進行性前立腺癌	進行性難聴	進行乳癌
唇交連癌	深在性エリテマトーデス	腎細胞癌
腎周囲脂肪肉腫	滲出型加齢黄斑変性	滲出性紅斑型中毒疹
滲出性腹水	滲出性網膜炎	滲出性網膜症
浸潤性表層角膜炎	真性ケロイド	新生児中耳炎
新生児皮下脂肪壊死症	新生児皮脂漏	新生児皮膚炎
腎性網膜症	心臓悪性腫瘍	心臓悪性リンパ腫
心臓移植拒絶反応	心臓移植不全	心臓横紋筋肉腫
深層角膜炎	心臓血管肉腫	心臓脂肪肉腫
心臓性呼吸困難	心臓性浮腫	心臓線維肉腫
心臓喘息	心臓粘液肉腫	靱帯炎
振動性じんま疹	腎肉腫	心肺移植拒絶反応
心肺移植不全	心不全	腎明細胞肉腫
腎ラブドイド腫瘍	膵移植拒絶反応	膵移植不全
膵芽腫	膵癌	膵管癌
膵管内管状腺癌	膵管内乳頭粘液性腺癌	膵脂肪肉腫
膵漿液性のう胞腺癌	水晶体原性虹彩毛様体炎	膵腺房細胞癌
膵臓癌骨転移	膵体部癌	水痘・帯状疱疹ウイルス感染母体より出生した児
水痘脳炎	膵頭部癌	膵内胆管癌
膵粘液性のう胞腺癌	膵尾部癌	水疱症
水疱性口内炎	水疱性多形紅斑	水疱性中耳炎
水疱性扁平苔癬	水疱性類天疱瘡	髄膜炎
髄膜癌腫症	髄膜脊髄炎	髄膜脳炎
髄膜白血病	睡眠薬副作用	スギ花粉症
スキルス胃癌	ステロイド依存性潰瘍性大腸炎	ステロイド依存性クローン病
ステロイド依存性喘息	ステロイド依存性ネフローゼ症候群	ステロイド抵抗性ネフローゼ症候群

ステロイド皮膚炎	ステロイド誘発性皮膚症	ステロイド離脱症候群
スモン	制癌剤皮膚炎	星細胞腫
精索脂肪肉腫	精索肉腫	星状角膜炎
星状芽細胞腫	精上皮腫	星状網膜症
成人T細胞白血病骨髄浸潤	成人T細胞白血病リンパ腫	成人T細胞白血病リンパ腫・急性型
成人T細胞白血病リンパ腫・くすぶり型	成人T細胞白血病リンパ腫・慢性型	成人T細胞白血病リンパ腫・リンパ腫型
成人アトピー性皮膚炎	精巣悪性リンパ腫	精巣癌
精巣奇形癌	精巣奇形腫	精巣絨毛癌
精巣上体癌	精巣胎児性癌	精巣肉腫
精巣胚細胞腫瘍	精巣卵黄のう腫瘍	精巣卵のう腫瘍
精母細胞腫	声門下癌	声門下浮腫
声門癌	声門上癌	声門上浮腫
声門浮腫	ゼーミッシュ潰瘍	赤芽球ろう
石化性角膜炎	脊索腫	赤色湿疹
脊髄梗塞	脊髄硬膜外出血	脊髄硬膜下出血
脊髄出血	脊髄神経根症	脊髄髄膜炎
脊髄性間欠性跛行	脊髄多発性硬化症	脊髄動脈症候群
脊髄播種	咳喘息	脊柱管内出血
脊椎関節痛	脊椎周囲炎	脊椎癌
脊椎転移	赤道ぶどう腫	赤白血病
赤痢後関節障害	セザリー症候群	舌縁癌
節外性NK/T細胞リンパ腫・鼻型	舌潰瘍	舌下腺癌
舌下面癌	舌癌	雪眼炎
赤血球破砕症候群	舌根部癌	舌脂肪肉腫
接触眼瞼皮膚炎	接触じんま疹	接触性眼瞼結膜炎
接触性口内炎	舌尖癌	節足動物毒
舌乳頭炎	舌膿瘍	舌背癌
舌びらん	セリアック病	線維脂肪肉腫
線維肉腫	遷延性虹彩炎	全外眼筋麻痺
前額部虫刺傷	前額部虫刺症	穿孔性角膜潰瘍
穿孔性中耳炎	前縦隔悪性腫瘍	線状角膜炎
線状網膜炎	全身型ウェジナー肉芽腫症	全身型若年性特発性関節炎
全身型重症筋無力症	全身湿疹	全身性エリテマトーデス性間質性肺炎
全身性エリテマトーデス性呼吸器障害	全身性エリテマトーデス性心膜炎	全身性エリテマトーデス性脳動脈炎
全身性エリテマトーデス性ミオパチー	全身性エリテマトーデス脊髄炎	全身性エリテマトーデス脳炎
全身性エリテマトーデス脳脊髄炎	全身性強皮症	全身性強皮症性呼吸器障害
全身性紫斑病	全身性転移性癌	全身の尋常性乾癬
全身毛孔性紅色粃糠疹	全身薬疹	前脊髄動脈症候群
仙腸関節炎	前庭型メニエール病	前庭障害
前庭神経炎	先天性外転神経麻痺	先天性血液凝固因子異常
先天性好中球減少症	先天性股関節脱臼治療後亜脱臼	先天性再生不良性貧血
先天性赤芽球ろう	先天性第X因子欠乏症	先天性第XI因子欠乏症
先天性第XII因子欠乏症	先天性第XIII因子欠乏症	先天性低形成貧血
先天性難聴	先天性ネフローゼ症候群	先天性副腎過形成
先天性副腎性器症候群	先天性プラスミノゲン欠損症	先天性無フィブリノゲン血症
先天性聾	前頭洞炎	前頭洞癌
前頭部転移性腫瘍	前頭葉悪性腫瘍	前頭葉星細胞腫
前頭葉退形成性星細胞腫	腺病性パンヌス	前房蓄膿
前房蓄膿性角膜炎	前房蓄膿性虹彩炎	前立腺横紋筋肉腫
前立腺癌骨転移	前立腺癌再発	前立腺小細胞癌
前立腺神経内分泌癌	前立腺肉腫	前リンパ球性白血病
前腕部腱鞘炎	造影剤ショック	早期胃癌
早期食道癌	増殖性化膿性口内炎	増殖性関節炎
増殖性硝子体網膜症	増殖性網膜炎	総胆管癌
総胆管狭窄症	総胆管閉塞症	早発アドレナルキ

難治性喘息	難治性ネフローゼ症候群	難治性ぶどう膜炎
軟部悪性巨細胞腫	軟部組織悪性腫瘍	軟膜炎
肉芽腫性甲状腺炎	肉腫	二次性甲状腺機能亢進症
二次性再生不良性貧血	二次性ショック	二次性ネフローゼ症候群
二次性白血球減少症	二次性白血病	二次性変形性関節症
乳痂	乳癌	乳癌・HER2過剰発現
乳癌骨転移	乳癌皮膚転移	乳児赤芽球ろう
乳児喘息	乳腺腋窩尾部乳癌	乳頭部乳癌
乳頭網膜炎	乳房外パジェット病	乳房下外側部乳癌
乳房下内側部乳癌	乳房境界部乳癌	乳房脂肪肉腫
乳房上外側部乳癌	乳房上内側部乳癌	乳房中央部乳癌
乳房肉腫	乳房パジェット病	乳房皮膚炎
乳輪部乳癌	尿管癌	尿管口部膀胱癌
尿道傍腺の悪性腫瘍	尿膜管癌	妊娠湿疹
妊娠性痒疹	妊婦性皮膚炎	熱傷後ケロイド
熱傷後瘢痕ケロイド	熱傷後瘢痕ケロイド潰瘍	熱傷後瘢痕ケロイド拘縮
熱傷瘢痕	熱帯性スプルー	熱帯扁平苔癬
粘液性のう胞腺癌	粘液膿性結膜炎	脳悪性リンパ腫
脳幹悪性腫瘍	脳幹神経膠腫	脳幹多発性硬化症
脳幹部星細胞腫	膿胸関連リンパ腫	脳室悪性腫瘍
脳室炎	脳症	脳神経悪性腫瘍
脳性嘔吐	脳胚細胞腫瘍	のう胞様黄斑浮腫
は ノートナーゲル症候群	バーキット白血病	バーキットリンパ腫
肺移植拒絶反応	肺移植不全	肺芽腫
肺カルチノイド	肺癌	肺癌骨転移
肺癌肉腫	肺癌による閉塞性肺炎	肺好酸球性肉芽腫症
肺腺癌	肺腺扁平上皮癌	肺腺様のう胞癌
肺大細胞癌	肺大細胞神経内分泌癌	梅毒性髄膜炎
肺肉腫	肺粘表皮癌	背部圧迫感
背部痛	肺扁平上皮癌	肺胞上皮癌
肺未分化癌	肺門部小細胞癌	肺門部腺癌
肺門部大細胞癌	肺門部肺癌	肺門部非小細胞癌
肺門部扁平上皮癌	破壊性関節炎	白質脳症
白色粃糠疹	拍動性眼球突出症	白内障術後結膜炎
剥離性間質性肺炎	剥離性食道炎	剥離性皮膚炎
バセドウ病	バセドウ病眼症	バセドウ病術後再発
白血球減少症	白血病性関節症	白血病性網膜症
発熱性好中球減少症	鼻背部湿疹	馬尾上衣腫
馬尾性間欠性跛行	ハブ咬傷	パラ血友病
バリズム	パリノー結膜炎	パリノー結膜腺症候群
パリノー症候群	バレット食道癌	汎血球減少症
瘢痕性類天疱瘡	斑点状網膜症	ハンド・シューラー・クリスチャン病
ハント症候群	汎発性帯状疱疹	汎発性膿疱性乾癬
反復性角膜潰瘍	反復性虹彩炎	反復性虹彩毛様体炎
反復性前部ぶどう膜炎	反復性前房蓄膿	反復性多発性神経炎
反復性毛様体炎	汎副鼻腔炎	脾B細胞性リンパ腫/白血病・分類不能型
脾悪性リンパ腫	非アトピー性喘息	鼻咽腔癌
鼻炎	皮下脂肪織炎様T細胞リンパ腫	非化膿性甲状腺炎
非化膿性中耳炎	非感染性急性外耳炎	鼻腔癌
鼻腔ポリープ	粃糠疹	肥厚性瘢痕
肥厚性扁平苔癬	非自己免疫性溶血性貧血	肘周囲炎
皮質聾	脾脂肪肉腫	微小血管障害性溶血性貧血
非小細胞肺癌	微小変化型ネフローゼ症候群	非心原性肺水腫
非水疱性多形紅斑	ヒスチオサイトーシスX	脾性好中球減少症
鼻性視神経炎	鼻前庭癌	非代償性肝硬変
ビタミンK欠乏による凝固因子欠乏	鼻中隔癌	非定型的白血病
非定型慢性骨髄性白血病	非特異性間質性肺炎	非特異性関節炎

非特異性慢性滑膜炎	ヒトデ毒	脾の悪性腫瘍
ヒノキ花粉症	脾びまん性赤脾髄小B細胞性リンパ腫	皮膚T細胞リンパ腫
皮膚悪性腫瘍	皮膚悪性線維性組織球腫	皮膚移植拒絶反応
皮膚移植不全	皮膚エリテマトーデス	皮膚癌
皮膚筋炎性呼吸器障害	皮膚結節性多発動脈炎	皮膚原発性CD30陽性T細胞リンパ増殖性疾患
皮膚原発性γδT細胞リンパ腫	皮膚原発性未分化大細胞リンパ腫	皮膚原発びまん性大細胞型B細胞リンパ腫・下肢型
皮膚脂肪肉腫	皮膚線維肉腫	鼻部虫刺傷
皮膚の肥厚性障害	皮膚描記性じんま疹	皮膚付属器癌
非分泌型骨髄腫	脾辺縁帯リンパ腫	非ホジキンリンパ腫
肥満細胞性白血病	びまん性外耳炎	びまん性乾癬
びまん性管内増殖性糸球体腎炎ネフローゼ症候群	びまん性神経皮膚炎	びまん性星細胞腫
びまん性大細胞型・バーキット中間型分類不能B細胞性リンパ腫	びまん性大細胞型・ホジキン中間型分類不能B細胞性リンパ腫	びまん性大細胞型B細胞性リンパ腫
びまん性中毒性甲状腺腫	びまん性肺胞傷害	びまん性表層角膜炎
びまん性膜性糸球体腎炎ネフローゼ症候群	びまん性脈絡膜炎	表在性角膜炎
表在性舌炎	表在性点状角膜炎	びらん性関節症
ピリグラフィンショック	ピリン疹	披裂喉頭蓋ひだ喉頭面癌
頻回再発型ネフローゼ症候群	貧血網膜症	ファンコニー貧血
フィブリノゲン異常症	フィブリノゲン欠乏症	フィブリノゲン減少症
フィブリン減少症	フィラメント状角膜炎	封入体筋炎
フォア・アラジュアニン症候群	フォークト・小柳・原田病	フォークト・小柳病
フォンウィルブランド病	副咽頭間隙悪性腫瘍	腹腔内リンパ節の悪性腫瘍
腹腔リンパ節転移	副甲状腺悪性腫瘍	副甲状腺癌
匐行性角膜潰瘍	副腎悪性腫瘍	副腎萎縮
副腎癌	副腎梗塞	副腎出血
副腎髄質の悪性腫瘍	副腎石灰化症	副腎皮質癌
副腎皮質機能低下に伴う貧血	副腎皮質の悪性腫瘍	副腎皮質ホルモン剤副作用
副鼻腔癌	副鼻腔真菌症	副鼻腔軟骨肉腫
副鼻腔ポリープ	腹部悪性腫瘍	腹部食道癌
腹部神経芽腫	腹部虫刺傷	腹膜悪性腫瘍
腹膜癌	ブシャール結節	不全型ハント症候群
不全型ベーチェット病	ブタクサ花粉症	フックス異色毛様体炎
不適合輸血反応	ぶどう球菌性眼瞼炎	舞踏病
舞踏病様運動	ぶどう膜悪性黒色腫	ぶどう膜角膜炎
ブラジル天疱瘡	プランマー病	フリクテン性角結膜炎
フリクテン性角膜炎	フリクテン性角膜潰瘍	フリクテン性結膜炎
フリクテン性パンヌス	プレカリクレイン欠乏症	プロテインC欠乏症
プロテインS欠乏症	プロトロンビン欠乏症	糞便性嘔吐
噴門癌	分類不能型骨髄異形成症候群	ヘアリー細胞白血病
ヘアリー細胞白血病亜型	平滑筋肉腫	閉塞性黄疸
閉塞性肝硬変	閉塞性髄膜炎	ヘーガース結節
ベーカーのう腫	ベドナーアフタ	ベニエ痒疹
ペニシリンアレルギー	ペニシリンショック	ヘバーデン結節
ヘパリン・コファクターII欠乏症	ヘパリン起因性血小板減少症	ヘビ咬傷
ヘブラ痒疹	ヘルペス口内炎	辺縁角膜炎
辺縁フリクテン	変形性脊髄症	ベンスジョーンズ型多発性骨髄腫
扁桃悪性リンパ腫	扁桃窩癌	扁桃癌
扁桃肉腫	扁平湿疹	膀胱円蓋部膀胱癌
膀胱癌	膀胱頚部膀胱癌	膀胱後壁部膀胱癌
膀胱三角部膀胱癌	膀胱前壁部膀胱癌	膀胱側壁部膀胱癌
膀胱肉腫	傍骨性骨肉腫	蜂刺症

オ

オ

放射線胸膜炎	放射線食道炎	放射線性口内炎
放射線性肺線維症	放射線性貧血	放射線脊髄症
放射線網膜症	胞状異角化症	疱疹状天疱瘡
紡錘形細胞肉腫	胞巣状軟部肉腫	乏突起神経膠腫
母指CM関節症	母指関節症	母指狭窄性腱鞘炎
母指屈筋腱腱鞘炎	母指腱鞘炎	発作性運動誘発舞踏アテトーシス
発作性ジストニア性舞踏アテトーシス	ポリープ状脈絡膜血管症	ポリープ様声帯

ま

本態性再生不良性貧血	本態性頭蓋内圧亢進症	麻疹様紅斑
麻酔ショック	末梢循環不全	末梢神経悪性腫瘍
末梢神経障害	末梢性T細胞リンパ腫	末梢性T細胞リンパ腫・詳細不明
末梢性顔面神経麻痺	末梢前庭障害	麻痺性斜視
慢性NK細胞リンパ増殖性疾患	慢性アキレス腱腱鞘炎	慢性アレルギー性中耳炎
慢性移植片対宿主病	慢性うっ血性心不全	慢性炎症関連びまん性大細胞型B細胞性リンパ腫
慢性炎症性脱髄性多発神経炎	慢性外耳炎	慢性角結膜炎
慢性カタル性結膜炎	慢性滑膜炎症	慢性化膿性穿孔性中耳炎
慢性化膿性中耳炎	慢性感染性貧血	慢性拒絶反応
慢性結膜炎	慢性虹彩毛様体炎	慢性骨髄性白血病
慢性骨髄性白血病移行期	慢性骨髄性白血病慢性期	慢性骨髄単球性白血病
慢性耳管鼓室カタル	慢性耳管鼓室化膿性中耳炎	慢性持続型潰瘍性大腸炎
慢性漿液性中耳炎	慢性漿液ムチン性中耳炎	慢性上鼓室乳突洞化膿性中耳炎
慢性進行性外眼筋麻痺症候群	慢性滲出性中耳炎	慢性心不全
慢性じんま疹	慢性髄膜炎	慢性脊髄炎
慢性舌炎	慢性単球性白血病	慢性中耳炎急性増悪
慢性中耳炎術後再燃	慢性特発性血小板減少性紫斑病	慢性乳児湿疹
慢性脳炎	慢性白血病	慢性非化膿性中耳炎
慢性表在性舌炎	慢性副鼻腔炎	慢性副鼻腔炎急性増悪
慢性副鼻腔膿瘍	慢性本態性好中球減少症症候群	慢性ムコイド中耳炎
慢性網膜症	慢性薬物中毒	慢性薬物誘発性間質性肺障害
慢性痒疹	慢性リウマチ性冠状動脈炎	慢性リウマチ性縦隔心膜炎
慢性リウマチ性心筋心膜炎	慢性リウマチ性心膜炎	慢性良性顆粒球減少症
慢性濾胞性結膜炎	マントル細胞リンパ腫	ミノール病
未分化大細胞リンパ腫	耳帯状疱疹	脈絡膜悪性黒色腫
脈絡膜炎	ミラーフィッシャー症候群	ミリッチ症候群
ムカデ咬創	無顆粒球症	無顆粒球性アンギナ
ムコイド中耳炎	ムコーズス中耳炎	無症候性骨髄腫
無症候性多発性硬化症	無フィブリノゲン血症	ムンプス髄膜炎
迷路性難聴	迷路性めまい	メラー舌炎
メルケル細胞癌	毛細管脆弱症	毛細血管脆弱症
毛虫皮膚炎	盲腸カルチノイド	盲腸癌
盲腸部癒着	毛包癌	毛包眼瞼炎
網膜うっ血	網膜炎	網膜芽細胞腫
網膜血管周囲炎	網膜血管腫状増殖	網膜血管障害
網膜血管鞘形成	網膜血管新生	網膜血管攣縮症
網膜血栓性静脈炎	網膜膠腫	網膜細動脈瘤
網膜症	網膜静脈炎	網膜静脈周囲炎
網膜静脈蛇行症	網膜静脈怒張	網膜静脈分枝閉塞症による黄斑浮腫
網膜静脈閉塞症による黄斑浮腫	網膜滲出斑	網膜中心静脈閉塞症による黄斑浮腫
網膜浮腫	網膜毛細血管瘤	毛様細胞性星細胞腫
毛様体悪性腫瘍	毛様体炎	モラックス・アクセンフェルド結膜炎

や

門脈周囲性肝硬変	門脈性肝硬変	夜間性喘息
夜間低血糖症	薬剤性過敏症症候群	薬剤性顆粒球減少症
薬剤性間質性肺炎	薬剤性血小板減少性紫斑病	薬剤性酵素欠乏性貧血
薬剤性再生不良性貧血	薬剤性自己免疫性溶血性貧血	薬剤性痛風
薬剤性溶血性貧血	薬剤誘発性過敏性血管炎	薬剤誘発性天疱瘡
薬剤誘発性ループス	薬物性角結膜炎	薬物性角膜炎
薬物性眼瞼炎	薬物性結膜炎	薬物性口唇炎
薬物性ショック	薬物性じんま疹	薬物性接触性皮膚炎
薬物誘発性多発ニューロパチー	薬物誘発性舞踏病	ユーイング肉腫
有棘細胞癌	幽門癌	幽門前庭部癌
輸血関連急性肺障害	輸血後GVHD	輸血後肝炎
輸血後肝障害	輸血後じんま疹	輸血によるショック
癒着性くも膜炎	腰仙椎間板障害	腰仙部神経根炎
腰椎炎	腰椎坐骨神経痛	腰椎シュモール結節
腰椎椎間板症	腰椎椎間板ヘルニア	腰椎椎間板変性症
腰椎転移	腰痛坐骨神経痛症候群	腰痛症
腰殿部帯状疱疹	腰殿部痛	腰腹帯状疱疹
腰腹痛	腰部神経根炎	腰部尋常性乾癬
腰麻ショック	ヨード過敏症	ヨードショック

ら

予防接種後脳炎	予防接種後脳脊髄炎	ライエル症候群
ライエル症候群型薬疹	落屑性湿疹	卵管癌
ランゲルハンス細胞組織球症	卵巣悪性腫瘍	卵巣癌
卵巣癌全身転移	卵巣絨毛癌	卵巣胎児性癌
卵巣肉腫	卵巣胚細胞腫瘍	卵巣未分化胚細胞腫
卵巣卵黄のう腫瘍	卵巣類皮のう胞癌	リウマチ性滑液包炎
リウマチ性環状紅斑	リウマチ性虹彩炎	リウマチ性心筋炎
リウマチ性心疾患	リウマチ性心臓弁膜症	リウマチ性心不全
リウマチ性心弁膜炎	リウマチ性皮下結節	リウマチ性癒着性心膜炎
リウマチ様関節炎	リウマトイド脊椎炎	リガ・フェーデ病
梨状筋症候群	リスフラン関節炎	リブマン・サックス心内膜炎
隆起性皮膚線維肉腫	流行性結膜炎	両心不全
良性移動性舌炎	良性頭蓋内圧亢進症	良性粘膜類天疱瘡
良性慢性化膿性中耳炎	両側性外傷後股関節症	両側性外傷後膝関節症
両側性外傷性母指CM関節症	両側性感音難聴	両側性形成不全性股関節症
両側性原発性股関節症	両側性原発性膝関節症	両側性原発性母指CM関節症
両側性高音障害急墜型感音難聴	両側性高音障害漸傾型感音難聴	両側性混合性難聴
両側性続発性股関節症	両側性続発性膝関節症	両側性続発性母指CM関節症
緑膿菌性外耳炎	輪状後部癌	鱗状湿疹
輪状網膜症	リンパ管肉腫	リンパ球減少型古典的ホジキンリンパ腫
リンパ球性間質性肺炎	リンパ球豊富型古典的ホジキンリンパ腫	リンパ形質細胞性リンパ腫
リンパ性白血病	リンパ性白血病骨髄浸潤	輪紋状角膜炎
類苔癬	ループスアンチコアグラント	ループス胸膜炎
ループス血小板減少症	ループス腎炎	ループス腸炎
ループス肺臓炎	ループス膀胱炎	レッテラー・ジーベ病
レルモワイエ症候群	連鎖球菌性喉頭炎	連鎖球菌性喉頭気管炎
連鎖球菌性膿痂疹	レンネルトリンパ腫	老人性関節炎
老人性紫斑	老人性舞踏病	老年性股関節症
老年性出血	ローゼンタール病	濾出性腹水
肋間神経根炎	肋骨転移	濾胞樹状細胞腫瘍
濾胞性乾癬	濾胞性リンパ腫	

△

4型尿細管性アシドーシス	B型慢性肝炎	RS3PE症候群

あ

アルコール性神経筋障害	異所性GHRH産生腫瘍	一過性関節症
陰茎疾患	インスリン異常症	インスリン低血糖
インスリン分泌異常症	壊死性潰瘍性歯周炎	壊死性潰瘍性歯肉炎

か

壊疽性歯肉炎	横隔神経麻痺	外眼筋ミオパチー
回転性めまい	カルチノイド	眼窩うっ血
眼窩血腫	眼窩内異物	眼窩浮腫
眼球偏位	眼筋内異物	間欠性眼球突出症

肝細胞癌破裂	カンジダ性口角びらん	カンジダ性口内炎
感染性皮膚炎	完全脱毛症	気管気管支虚脱
気管気管支ジスキネジア	気管支うっ血	気管支潰瘍
気管支狭窄症	気管支軟化症	気管支麻痺
気管支漏	偽膜性アンギナ	木村病
球後異物	急性偽膜性カンジダ症	胸椎化膿性脊椎炎
胸椎化膿性椎間板炎	頬粘膜白板症	強膜疾患
胸腰椎化膿性椎間板炎	筋無力症	頚胸椎化膿性椎間板炎
頚椎化膿性脊椎炎	頚椎化膿性椎間板炎	ゲオトリクム症
ゲオトリクム性口内炎	結核性中耳炎	結膜化膿性肉芽腫
硬化性腹膜炎	口腔カンジダ症	口腔紅板症
口腔白板症	硬口蓋白板症	溝状舌
口唇カンジダ症	口底白板症	紅板症
後腹膜気腫	後腹膜腫瘤	骨盤死腔炎
骨盤部感染性リンパのう胞	産褥期鉄欠乏性貧血	耳管圧迫
歯肉カンジダ症	歯肉白板症	尺側偏位
習慣性嘔吐	周術期口腔機能管理中	重症熱性血小板減少症候群
十二指腸クローン病	術後悪心	腫瘍随伴症候群
上皮腫	上葉無気肺	食道カンジダ症
神経炎	神経障害性脊椎障害	膵性腹水
膵内分泌障害	水疱性口内炎ウイルス病	正球性正色素性貧血
成人スチル病	声帯炎	舌下隙膿瘍
舌カンジダ症	赤血球造血刺激因子製剤低反応性貧血	舌切除後遺症
舌白板症	全身こむらがえり病	全身性脱毛症
前庭性運動失調症	先天性筋無緊張症	体位性めまい
蛇行状脱毛症	多発性神経筋炎	中毒性神経筋障害
中葉無気肺	腸間膜腫瘤	デンタルショック
頭位眼振	特発性アルドステロン症	特発性嘔吐症
特発性頚椎硬膜外血腫	軟口蓋白板症	ニコチン性口蓋白色角化症
ニコチン性口内炎	胚細胞腫	白色水腫
板状無気肺	反芻	反応性関節障害
汎発性脱毛症	反復性嘔吐	被のう性腹膜硬化症
貧血	腹腔内遊離体	腹水症
浮腫性声帯炎	平衡異常	ヘルペスウイルス性咽頭炎
ヘルペスウイルス性歯肉口内炎	扁平苔癬様角化症	保険給付歯科矯正抜歯
本態性音声振戦症	末梢性めまい症	マムシ咬傷
慢性穿孔性中耳炎	慢性中耳炎後遺症	ムチランス変形
めまい症候群	免疫芽球性リンパ節症	網膜障害
輸血後鉄過剰症	輸血反応	腰仙部化膿性椎間板炎
腰椎化膿性椎間板炎	予防接種後関節障害	卵黄のう腫瘍
良性発作性頭位めまい症	良性発作性めまい	淋菌性口内炎
リンパ腫	ワンサンアンギナ	ワンサン気管支炎
ワンサン扁桃炎		

※ **適応外使用可**

- 原則として,「リン酸デキサメタゾンナトリウム【注射薬】」を「急性閉塞性喉頭炎(クループ症候群)」に対して処方した場合,当該使用事例を審査上認める。
- 原則として,「リン酸デキサメタゾンナトリウム【注射薬】」を「細菌性髄膜炎」に対して処方した場合,当該使用事例を審査上認める。

用法用量

(1)通常,成人に対する用法用量は下表のとおりである。
なお,年齢,症状により適宜増減する。

投与方法	投与量及び投与回数(デキサメタゾンとして)
静脈内注射	1回1.65～6.6mg,3～6時間毎
点滴静脈内注射	1回1.65～8.3mg,1日1～2回
筋肉内注射	1回1.65～6.6mg,3～6時間毎
関節腔内注射	1回0.66～4.1mg,原則として投与間隔を2週間以上とすること
軟組織内注射	1回1.65～5.0mg,原則として投与間隔を2週間以上とすること
腱鞘内注射	1回0.66～2.1mg,原則として投与間隔を2週間以上とすること
滑液囊内注入	1回0.66～4.1mg,原則として投与間隔を2週間以上とすること
硬膜外注射	1回1.65～8.3mg,原則として投与間隔を2週間以上とすること
腹腔内注入	1回1.65mg
局所皮内注射	1回0.04～0.08mg宛0.83mgまでを週1回
卵管腔内注入	1回0.33～0.83mg
注腸	1回0.33～5.0mg
結膜下注射	1回0.33～2.1mg,その際の液量は0.2～0.5mLとする
球後注射	1回0.83～4.1mg,その際の液量は0.5～1.0mLとする
点眼	1回0.21～0.83mg/mL溶液1～2滴,1日3～8回
ネブライザー	1回0.08～1.65mg,1日1～3回
鼻腔内注入	1回0.08～1.65mg,1日1～3回
副鼻腔内注入	1回0.08～1.65mg,1日1～3回
鼻甲介内注射	1回0.66～4.1mg
鼻茸内注射	1回0.66～4.1mg
喉頭・気管注入	1回0.08～1.65mg,1日1～3回
中耳腔内注入	1回0.08～1.65mg,1日1～3回
耳管内注入	1回0.08～1.65mg,1日1～3回
食道注入	1回0.83～1.65mg

局所麻酔剤との配合は局所麻酔剤の種類及び配合比率により,白濁を生ずることがあるので注意すること。

(2)多発性骨髄腫に対する他の抗悪性腫瘍剤との併用療法における用法用量は下表のとおりである。

投与方法	投与量及び投与回数(デキサメタゾンとして)
点滴静脈内注射	ビンクリスチン硫酸塩,ドキソルビシン塩酸塩との併用において,投与量及び投与法は,通常1日量デキサメタゾンを33mgとし,21日から28日を1クールとして,第1日目から第4日目,第9日目から第12日目,第17日目から第20日目に投与する。 なお,投与量及び投与日数は,年齢,患者の状態により適宜減ずる。

(3)抗悪性腫瘍剤(シスプラチンなど)投与に伴う消化器症状(悪心・嘔吐)に対する用法用量は下表のとおりである。

投与方法	投与量及び投与回数(デキサメタゾンとして)
静脈内注射 点滴静脈内注射	通常,成人には1日3.3～16.5mgを,1日1回又は2回に分割して投与する。 ただし,1日最大16.5mgまでとする。

用法用量に関連する使用上の注意 悪性リンパ腫に対する他の抗腫瘍剤との併用療法においては,併用薬剤の添付文書も参照すること。

警告 本剤を含むがん化学療法は,緊急時に十分対応できる医療施設において,がん化学療法に十分な知識・経験を持つ医師のもとで,本療法が適切と判断される症例についてのみ実施すること。適応患者の選択にあたっては,各併用薬剤の添付文書を参照して十分注意すること。また,治療開始に先立ち,患者又はその家族に有効性及び危険性を十分説明し,同意を得てから投与すること。

禁忌

(1)本剤の成分に対し過敏症の既往歴のある患者
(2)感染症のある関節腔内,滑液囊内,腱鞘内又は腱周囲
(3)動揺関節の関節腔内

原則禁忌

(1)有効な抗菌剤の存在しない感染症,全身の真菌症の患者
(2)消化性潰瘍の患者
(3)精神病の患者
(4)結核性疾患の患者
(5)単純疱疹性角膜炎の患者
(6)後囊白内障の患者

⑺緑内障の患者
⑻高血圧症の患者
⑼電解質異常のある患者
⑽血栓症の患者
⑾最近行った内臓の手術創のある患者
⑿急性心筋梗塞を起こした患者
⒀ウイルス性結膜・角膜疾患，結核性眼疾患，真菌性眼疾患及び急性化膿性眼疾患の患者に対する眼科的投与
⒁コントロール不良の糖尿病の患者

オルガラン静注1250単位

規格：1,250抗第Xa因子活性単位1mL1管［1499円/管］
ダナパロイドナトリウム　MSD　333

【効　能　効　果】

汎発性血管内血液凝固症（DIC）

【対応標準病名】

◎	播種性血管内凝固		
△	劇症紫斑病	後天性無フィブリノゲン血症	消費性凝固障害
	線維素溶解性紫斑病	線溶亢進	続発性線維素溶解性障害

用法用量　通常，成人にはダナパロイドナトリウムとして1回1,250抗第Xa因子活性単位を12時間ごとに静脈内注射する（1日量2,500抗第Xa因子活性単位）。なお，症状に応じ適宜減量する。

用法用量に関連する使用上の注意　本剤の抗第Xa因子活性単位は本薬独自の標準品を用いて測定しており，ヘパリン又は低分子ヘパリン類の抗第Xa因子活性単位と同一ではないので注意すること。

原則禁忌
⑴出血している患者：血友病，血小板減少性紫斑病，消化管潰瘍，脳内出血のある患者
⑵血液透析が必要な患者
⑶重篤な肝障害のある患者
⑷本剤又は亜硫酸塩に対し過敏症の患者
⑸出血する可能性が高い患者：急性細菌性心内膜症，重症高血圧症，糖尿病網膜症
⑹妊婦又は妊娠している可能性のある婦人
⑺ヘパリン起因性血小板減少症（HIT）の既往歴のある患者で，ヘパリン抗体と本剤との交差反応性のある患者
⑻脳，脊椎，眼科手術又は頭部外傷後日の浅い患者

オルダミン注射用1g

規格：10%10g1瓶［19416円/瓶］
モノエタノールアミンオレイン酸塩　富士化学　332

【効　能　効　果】

食道静脈瘤出血の止血及び食道静脈瘤の硬化退縮

【対応標準病名】

◎	食道静脈瘤	食道静脈瘤出血
○	食道胃静脈瘤	食道静脈瘤破裂

用法用量　本剤は経内視鏡的食道静脈瘤硬化療法に用いるものである。
用時，1バイアルあたり10mLの注射用水又は血管造影用X線造影剤を加えて5%溶液に調製する。
通常，成人には静脈瘤1条あたり5%モノエタノールアミンオレイン酸塩として1～5mLを食道静脈瘤内に注入する。
なお，注入量は静脈瘤の状態及び患者の病態により適宜増減するが，1内視鏡治療あたりの総注入量は20mL以内とする。

用法用量に関連する使用上の注意
溶液の調製

希釈剤の種類		希釈剤としての適否
注射用水		適
生理食塩液		不適※
血管造影用X線造影剤	イオパミドール製剤（ヨード含有量：300，370mg/mL）	適
	イオヘキソール製剤（ヨード含有量：300，350mg/mL）	適
	アミドトリゾ酸メグルミン製剤	不適※
	イオキサグル酸製剤	不適※
	イオベルソール製剤（ヨード含有量：320，350mg/mL）	不適※※

※白濁したり又は粘度が低下しないことがあるので使用しないこと。
※※白濁することがあるので使用しないこと。

警告　本剤による内視鏡的食道静脈瘤硬化療法では，ときにショック等の重篤な副作用があらわれることがある。

禁忌
⑴ショックあるいは前ショック状態にある患者
⑵多臓器障害あるいはDIC（播種性血管内凝固症）状態の患者
⑶胃潰瘍出血，十二指腸潰瘍出血又は胃びらん出血のある患者
⑷内視鏡検査が危険と判断される患者
⑸心肺あるいは腎に重篤な合併症を有する患者
⑹本剤の成分に対し過敏症の既往歴のある患者

オルドレブ点滴静注用150mg

規格：－［－］
コリスチンメタンスルホン酸ナトリウム
グラクソ・スミスクライン　612

【効　能　効　果】

〈適応菌種〉
コリスチンに感性の大腸菌，シトロバクター属，クレブシエラ属，エンテロバクター属，緑膿菌，アシネトバクター属
ただし，他の抗菌薬に耐性を示した菌株に限る
〈適応症〉各種感染症

【対応標準病名】

該当病名なし

効能効果に関連する使用上の注意
⑴β-ラクタム系，フルオロキノロン系及びアミノ配糖体系の3系統の抗菌薬に耐性を示す感染症の場合にのみ本剤を使用すること。
⑵原則としてコリスチン及び上記3系統の抗菌薬に対する感受性を確認した上で本剤を使用すること。
⑶本剤はグラム陽性菌，ブルセラ属，バークホルデリア属，ナイセリア属，プロテウス属，セラチア属，プロビデンシア属及び嫌気性菌に対しては抗菌活性を示さないため，これらの菌種との重複感染が明らかである場合，これらの菌種に抗菌作用を有する抗菌薬と併用すること。

用法用量　通常，成人には，コリスチンとして1回1.25～2.5mg（力価）/kgを1日2回，30分以上かけて点滴静注する。

用法用量に関連する使用上の注意
⑴本剤の使用は，感染症の治療に十分な知識と経験を持つ医師又はその指導の下で行うこと。
⑵本剤の使用にあたっては，耐性菌の発現等を防ぐため，感染部位，重症度，患者の症状等を考慮し，適切な時期に，本剤の継続投与が必要か否か判定し，疾病の治療上必要な最小限の期間の投与にとどめること。
⑶高齢者あるいは腎機能障害患者に本剤を投与する場合は，腎機能に十分注意し，患者の状態を観察しながら，下表を目安として用法用量の調節を考慮すること。
＜参考：腎機能に対応する用法用量の目安＞

クレアチニンクリアランス(mL/min)	用法用量
≧80	1回1.25～2.5mg(力価)/kgを1日2回投与
50～79	1回1.25～1.9mg(力価)/kgを1日2回投与
30～49	1回1.25mg(力価)/kgを1日2回又は1回2.5mg(力価)/kgを1日1回投与
10～29	1回1.5mg(力価)/kgを36時間ごとに投与

警告　本剤の耐性菌の発現を防ぐため，「効能効果に関連する使用上の注意」及び「用法用量に関連する使用上の注意」の項を熟読の上，適正使用に努めること。

禁忌　本剤の成分又はポリミキシンBに対し過敏症の既往歴のある患者

オルプロリクス静注用500
規格：500国際単位1瓶(溶解液付)[106104円/瓶]
オルプロリクス静注用1000
規格：1,000国際単位1瓶(溶解液付)[209985円/瓶]
オルプロリクス静注用2000
規格：2,000国際単位1瓶(溶解液付)[415572円/瓶]
オルプロリクス静注用3000
規格：3,000国際単位1瓶(溶解液付)[619531円/瓶]

エフトレノナコグアルファ(遺伝子組換え)　バイオジェン　634

【効　能　効　果】

血液凝固第IX因子欠乏患者における出血傾向の抑制

【対応標準病名】

◎	血友病B	出血傾向
○	血液凝固異常	先天性血液凝固因子異常

用法用量

本剤を添付の溶解液全量で溶解し，数分かけて緩徐に静脈内に注射する。

通常，1回体重1kg当たり50国際単位を投与するが，患者の状態に応じて適宜増減する。

定期的に投与する場合，通常，体重1kg当たり50国際単位を週1回投与，又は100国際単位を10日に1回投与から開始する。以降の投与量及び投与間隔は患者の状態に応じて適宜調節するが，1回の投与量は体重1kg当たり100国際単位を超えないこと。

用法用量に関連する使用上の注意

(1)体重1kg当たり1国際単位の本剤を投与することにより，循環血漿中の血液凝固第IX因子レベルが1%(1国際単位/dL)上昇することが見込まれる。

個々の患者における薬物動態(消失半減期，上昇値等)及び本剤に対する臨床効果は異なるため，必要量は以下の計算式に基づいて算出すること。

必要量(国際単位)＝体重(kg)×血液凝固第IX因子の目標上昇値(%又は国際単位/dL)×血液凝固第IX因子の上昇値の逆数[(国際単位/kg)/(国際単位/dL)]

(2)急性出血時又は周術期に使用する場合は，血液凝固第IX因子活性の測定を行うなど患者の状態を観察し，下表を参考に投与量及び投与間隔を調節すること。また，国内外の最新のガイドラインも参照すること。

急性出血時における投与量及び投与間隔の目安

出血の程度	必要な血液凝固第IX因子レベル(%又は国際単位/dL)	投与量(国際単位/kg)及び投与頻度(時間)
軽度及び中等度 例：関節出血，神経血管障害を伴わない表在筋出血(腸腰筋除く)，深い裂傷及び腎出血，表在性軟組織出血，粘膜出血	30～60	30～60国際単位/kg 出血所見が認められる場合，48時間毎に追加投与すること。
重度 例：生命を脅かす出血	80～100	100国際単位/kg 追加投与に関しては，周術期における投与量及び投与方法の目安を参照すること。

周術期における投与量及び投与間隔の目安

手術の種類	必要な初回血液凝固第IX因子レベル(%又は国際単位/dL)	投与量(国際単位/kg)及び投与頻度(時間)
小手術 (合併症のない抜歯を含む)	50～80	50～80国際単位/kg 通常，単回投与で十分であるが，必要に応じ，24-48時間後に追加投与を行う。
大手術 (腹腔内手術，人工関節置換術を含む)	初回：60～100 1～3日目：維持レベル40～60 4～6日目：維持レベル30～50 7～14日目：維持レベル20～40	100国際単位/kg(初回投与) 最初の3日間は，初回投与6～10時間後，及び24時間毎に80国際単位/kgの追加投与を考慮すること。 本剤は長期半減期を有することから，3日目以降は，投与量を減量し，投与間隔を48時間毎に延期すること。

オレンシア点滴静注用250mg
規格：250mg1瓶[54995円/瓶]
オレンシア皮下注125mgシリンジ1mL
規格：125mg1mL1筒[27947円/筒]

アバタセプト(遺伝子組換え)　ブリストル　399

【効　能　効　果】

関節リウマチ(既存治療で効果不十分な場合に限る)

【対応標準病名】

◎	関節リウマチ		
○	関節リウマチ・顎関節	関節リウマチ・肩関節	関節リウマチ・胸椎
	関節リウマチ・頚椎	関節リウマチ・股関節	関節リウマチ・指関節
	関節リウマチ・趾関節	関節リウマチ・膝関節	関節リウマチ・手関節
	関節リウマチ・脊椎	関節リウマチ・足関節	関節リウマチ・肘関節
	関節リウマチ・腰椎	ムチランス変形	
△	炎症性多発性関節障害	尺側偏位	多発性リウマチ性関節炎
	リウマチ様関節炎		

効能効果に関連する使用上の注意

(1)過去の治療において，少なくとも1剤の抗リウマチ薬による適切な治療を行っても，効果不十分な場合に投与すること。

(2)本剤と抗TNF製剤の併用は行わないこと。また，本剤と他の生物製剤の併用について，有効性及び安全性は確立していないので，併用を避けること。

用法用量

〔点滴静注用250mg〕

通常，成人にはアバタセプト(遺伝子組換え)として以下の用量を1回の投与量とし点滴静注する。初回投与後，2週，4週に投与し，以後4週間の間隔で投与を行うこと。

患者の体重	投与量	バイアル数
60kg未満	500mg	2バイアル
60kg以上100kg以下	750mg	3バイアル
100kgを超える	1g	4バイアル

〔皮下注125mgシリンジ1mL〕：通常，成人には，投与初日に負荷投与としてアバタセプト(遺伝子組換え)点滴静注用製剤の点滴静注を行った後，同日中に本剤125mgの皮下注射を行い，その後，本剤125mgを週1回，皮下注射する。また，本剤125mgの週1回皮下注射から開始することもできる

用法用量に関連する使用上の注意

〔点滴静注用250mg〕

投与方法

①本剤の希釈液の全量を30分かけて点滴静注する。

②本剤は，無菌・パイロジェンフリーで蛋白結合性の低い0.2〜1.2ミクロンのメンブランフィルターを用いたインラインフィルターを通して投与すること。
③本剤は，独立したラインにより投与するものとし，他の注射剤・輸液等と混合しないこと。

〔皮下注125mgシリンジ1mL〕
(1)負荷投与の用法用量は，アバタセプト(遺伝子組換え)点滴静注用製剤の添付文書を参照すること。点滴静注が可能な患者においては，負荷投与から開始すること。
(2)点滴静注から皮下注射に切り替える場合，負荷投与は行わず，次に予定している点滴静注の代わりに本剤の初回皮下注射を行うこと。
(3)本剤の投与開始にあたっては，医療施設において，必ず医師によるか，医師の直接の監督のもとで投与を行うこと。本剤による治療開始後，医師により適用が妥当と判断された患者については，自己投与も可能である。

警告

(1)本剤を投与された患者に，重篤な感染症等があらわれることがある。敗血症，肺炎，真菌感染症を含む日和見感染症等の致命的な感染症が報告されているため，十分な観察を行うなど感染症の発現に注意すること。また，本剤との関連性は明らかではないが，悪性腫瘍の発現も報告されている。本剤が疾病を完治させる薬剤でないことも含め，これらの情報を患者に十分説明し，患者が理解したことを確認した上で，治療上の有益性が危険性を上まわると判断される場合にのみ投与すること。また，本剤の投与において，重篤な副作用により，致命的な経過をたどることがあるので，緊急時に十分に措置できる医療施設及び医師のもとで投与し，本剤投与後に副作用が発現した場合には，担当医に連絡するよう患者に注意を与えること。
(2)本剤の治療を行う前に，少なくとも1剤の抗リウマチ薬の使用を十分勘案すること。また，本剤についての十分な知識とリウマチ治療の経験をもつ医師が使用すること。

禁忌

(1)本剤の成分に対し過敏症の既往歴のある患者
(2)重篤な感染症の患者

オンコビン注射用1mg　規格：1mg1瓶［3001円/瓶］
ビンクリスチン硫酸塩　日本化薬　424

【効能効果】

(1)白血病(急性白血病，慢性白血病の急性転化時を含む)
(2)悪性リンパ腫(細網肉腫，リンパ肉腫，ホジキン病)
(3)小児腫瘍(神経芽腫，ウィルムス腫瘍，横紋筋肉腫，睾丸胎児性癌，血管肉腫等)
(4)以下の悪性腫瘍に対する他の抗悪性腫瘍剤との併用療法
多発性骨髄腫
悪性星細胞腫，乏突起膠腫成分を有する神経膠腫
(5)褐色細胞腫

【対応標準病名】

◎	悪性リンパ腫	ウイルムス腫瘍	横紋筋肉腫
	褐色細胞腫	急性白血病	血管肉腫
	細網肉腫	腫瘍	神経芽腫
	精巣胎児性癌	退形成性星細胞腫	多発性骨髄腫
	白血病	乏突起神経膠腫	ホジキンリンパ腫
	慢性骨髄性白血病急性転化	慢性白血病	リンパ芽球性リンパ腫
○	ALK陽性大細胞型B細胞性リンパ腫	ALK陽性未分化大細胞リンパ腫	BCR−ABL1陽性Bリンパ芽球性リンパ腫
	Bリンパ芽球性リンパ腫	E2A−PBX1陽性Bリンパ芽球性リンパ腫	HHV8多中心性キャッスルマン病随伴大細胞型B細胞性リンパ腫
	IL3−IGH陽性Bリンパ芽球性リンパ腫	MLL再構成型Bリンパ芽球性リンパ腫	POEMS症候群
	TEL−AML1陽性Bリンパ芽球性リンパ腫	T細胞組織球豊富型大細胞型B細胞性リンパ腫	Tリンパ芽球性リンパ腫
	悪性小脳腫瘍	悪性神経膠腫	悪性脳腫瘍
	胃MALTリンパ腫	胃悪性リンパ腫	延髄神経膠腫
	海綿芽細胞腫	下顎部横紋筋肉腫	眼窩悪性リンパ腫
	肝脾T細胞リンパ腫	顔面横紋筋肉腫	急性骨髄性白血病
	急性骨髄単球性白血病	急性前骨髄球性白血病	急性単球性白血病
	橋神経膠腫	頬部横紋筋肉腫	形質芽球性リンパ腫
	形質細胞腫	形質細胞白血病	頚部悪性リンパ腫
	頚部横紋筋肉腫	血管内大細胞型B細胞性リンパ腫	血管免疫芽球性T細胞リンパ腫
	結節硬化型古典的ホジキンリンパ腫	結節性リンパ球優位型ホジキンリンパ腫	結腸悪性リンパ腫
	原始神経外胚葉腫瘍	原線維性星細胞腫	原発性悪性脳腫瘍
	原発性滲出性リンパ腫	原発性脳腫瘍	肩部横紋筋肉腫
	高2倍体性Bリンパ芽球性リンパ腫	膠芽腫	甲状腺MALTリンパ腫
	甲状腺悪性リンパ腫	後頭葉神経膠腫	高齢者EBV陽性びまん性大細胞型B細胞性リンパ腫
	骨悪性リンパ腫	古典的ホジキンリンパ腫	孤立性骨形質細胞腫
	混合型白血病	混合細胞型古典的ホジキンリンパ腫	縦隔悪性リンパ腫
	縦隔原発大細胞型B細胞性リンパ腫	十二指腸悪性リンパ腫	手部横紋筋肉腫
	上衣芽細胞腫	上衣腫	小腸悪性リンパ腫
	小児EBV陽性T細胞リンパ増殖性疾患	小児全身性EBV陽性T細胞リンパ増殖性疾患	小脳膠芽腫
	小脳神経膠腫	小脳髄芽腫	小脳星細胞腫
	小リンパ球性リンパ腫	上腕横紋筋肉腫	腎癌
	神経膠腫	神経節芽細胞腫	腎細胞癌
	心臓悪性リンパ腫	髄膜白血病	星細胞腫
	星状芽細胞腫	精巣悪性リンパ腫	精巣横紋筋肉腫
	精巣癌	節外性NK/T細胞リンパ腫・鼻型	前頭葉神経膠腫
	前腕横紋筋肉腫	側頭葉膠芽腫	側頭葉神経膠腫
	退形成性上衣腫	胎児性精巣腫瘍	大腸MALTリンパ腫
	大腸悪性リンパ腫	大脳深部神経膠腫	多発性神経膠腫
	単球性白血病	中枢神経系原発びまん性大細胞型B細胞性リンパ腫	中脳神経膠腫
	腸管症関連T細胞リンパ腫	直腸MALTリンパ腫	直腸悪性リンパ腫
	低2倍体性Bリンパ芽球性リンパ腫	頭蓋部脊索腫	頭頂葉神経膠腫
	頭部横紋筋肉腫	二次性白血病	脳悪性リンパ腫
	脳幹神経膠腫	膿胸関連リンパ腫	脳胚細胞腫瘍
	バーキットリンパ腫	肺MALTリンパ腫	脾B細胞性リンパ腫/白血病・分類不能型
	脾悪性リンパ腫	非定型的白血病	脾びまん性赤脾髄小B細胞性リンパ腫
	皮膚原発びまん性大細胞型B細胞リンパ腫・下肢型	非分泌型骨髄腫	脾辺縁帯リンパ腫
	非ホジキンリンパ腫	びまん性星細胞腫	びまん性大細胞型・バーキット中間型分類不能B細胞性リンパ腫
	びまん性大細胞型・ホジキン中間型分類不能B細胞性リンパ腫	びまん性大細胞型B細胞性リンパ腫	副腎神経芽腫
	ヘアリー細胞白血病亜型	平滑筋肉腫	ベンスジョーンズ型多発性骨髄腫
	扁桃悪性リンパ腫	慢性炎症関連びまん性大細胞型B細胞性リンパ腫	慢性骨髄性白血病移行期
	慢性単球性白血病	慢性リンパ性白血病	マントル細胞リンパ腫
	免疫芽球性リンパ節症	毛様細胞性星細胞腫	リンパ球減少型古典的ホジキンリンパ腫
	リンパ球豊富型古典的ホジキンリンパ腫	リンパ形質細胞性リンパ腫	リンパ腫
	リンパ性白血病	濾胞性リンパ腫	

△	ACTH産生下垂体腺腫	ACTH産生腫瘍	BCR－ABL1陽性Bリンパ芽球性白血病
	BCR－ABL1陽性Bリンパ芽球性白血病/リンパ腫	B細胞性前リンパ球性白血病	B細胞リンパ腫
	Bリンパ芽球性白血病	Bリンパ芽球性白血病/リンパ腫	CCR4陽性成人T細胞白血病リンパ腫
	E2A－PBX1陽性Bリンパ芽球性白血病	E2A－PBX1陽性Bリンパ芽球性白血病/リンパ腫	FSH産生下垂体腺腫
	IL3－IGH陽性Bリンパ芽球性白血病	IL3－IGH陽性Bリンパ芽球性白血病/リンパ腫	MALTリンパ腫
	MLL再構成型Bリンパ芽球性白血病	MLL再構成型Bリンパ芽球性白血病/リンパ腫	Ph陽性急性リンパ性白血病
	TEL－AML1陽性Bリンパ芽球性白血病	TEL－AML1陽性Bリンパ芽球性白血病/リンパ腫	TSH産生下垂体腺腫
	T細胞性前リンパ球白血病	T細胞性大顆粒リンパ球白血病	Tリンパ芽球性白血病
あ	Tリンパ芽球性白血病/リンパ腫	悪性リンパ腫骨髄浸潤	アグレッシブNK細胞白血病
	足悪性軟部腫瘍	鞍上部胚細胞腫瘍	胃癌骨転移
か	異型リンパ球増加症	延髄星細胞腫	下顎骨腫瘍
	下顎部腫瘍	下垂体巨大腺腫	下垂体腺腫
	下垂体微小腺腫	下垂体良性腫瘍	下腿悪性線維性組織球腫
	下腿悪性軟部腫瘍	下腿横紋筋肉腫	下腿滑膜肉腫
	下腿線維肉腫	下腿淡明細胞肉腫	下腿平滑筋肉腫
	下腿胞巣状軟部肉腫	下腿類上皮肉腫	褐色細胞腫性高血圧症
	滑膜肉腫	顆粒球肉腫	肝癌骨転移
	眼内腫瘍	顔面骨腫瘍	急性巨核芽球性白血病
	急性リンパ性白血病	胸骨腫瘍	胸椎腫瘍
	胸椎転移	胸部悪性軟部腫瘍	頬部血管肉腫
	胸壁悪性線維性組織球腫	胸壁横紋筋肉腫	胸壁血管肉腫
	胸壁線維肉腫	胸壁淡明細胞肉腫	距骨腫瘍
	くすぶり型白血病	クッシング病	クロム親和性細胞腫
	脛骨遠位部骨腫瘍	脛骨近位部骨腫瘍	脛骨骨幹部骨腫瘍
	脛骨腫瘍	形質細胞性骨髄腫	頚椎腫瘍
	頚動脈小体腫瘍	頚動脈小体良性腫瘍	頚部悪性線維性組織球腫
	頚部悪性軟部腫瘍	頚部滑膜肉腫	頚部血管肉腫
	結膜腫瘍	肩甲骨腫瘍	肩部悪性線維性組織球腫
	肩部滑膜肉腫	肩部線維肉腫	肩部淡明細胞肉腫
	肩部胞巣状軟部肉腫	高2倍体性Bリンパ芽球性白血病	高2倍体性Bリンパ芽球性白血病/リンパ腫
	好塩基球性白血病	虹彩腫瘍	好酸球減少症
	好酸球性白血病	甲状腺癌骨転移	好中球性白血病
	好中球増加症	後頭骨腫瘍	後頭部転移性腫瘍
	後頭葉悪性腫瘍	後頭葉膠芽腫	膠肉腫
	股関節部滑膜肉腫	骨外性形質細胞腫	骨髄異形成症候群
	骨髄性白血病	骨髄性白血病骨髄浸潤	骨髄性類白血病反応
	骨髄単球性白血病	骨髄転移	骨転移癌
	骨盤骨腫瘍	骨盤転移	骨盤内悪性軟部腫瘍
さ	骨盤部悪性軟部腫瘍	ゴナドトロピン産生下垂体腺腫	鎖骨腫瘍
	坐骨腫瘍	指基節骨腫瘍	趾基節骨腫瘍
	子宮癌骨転移	指骨腫瘍	趾骨腫瘍
	視床下部星細胞腫	視床星細胞腫	指中節骨腫瘍
	趾中節骨腫瘍	膝蓋骨腫瘍	膝関節部滑膜肉腫
	膝部悪性線維性組織球腫	膝部淡明細胞肉腫	膝部胞巣状軟部肉腫
	指末節骨腫瘍	趾末節骨腫瘍	若年性骨髄単球性白血病
	尺骨腫瘍	手関節部滑膜肉腫	手部悪性線維性組織球腫
	手部滑膜肉腫	手部淡明細胞肉腫	手部類上皮肉腫
	上顎骨腫瘍	上顎部腫瘍	松果体良性腫瘍

	症候性貧血	踵骨腫瘍	小児急性リンパ性白血病
	小児骨髄異形成症候群	小脳上衣腫	小脳毛様細胞性星細胞腫
	上腕悪性線維性組織球腫	上腕悪性軟部腫瘍	上腕滑膜肉腫
	上腕骨遠位部骨腫瘍	上腕骨近位部骨腫瘍	上腕骨骨幹部骨腫瘍
	上腕線維肉腫	上腕淡明細胞肉腫	上腕胞巣状軟部肉腫
	上腕類上皮肉腫	食道癌骨転移	腎癌骨転移
	髄芽腫	膵臓癌骨転移	髄膜癌腫症
	成人T細胞白血病骨髄浸潤	成人T細胞白血病リンパ腫	成人T細胞白血病リンパ腫・急性型
	成人T細胞白血病リンパ腫・くすぶり型	成人T細胞白血病リンパ腫・慢性型	成人T細胞白血病リンパ腫・リンパ腫型
	精巣胚細胞腫瘍	精巣卵黄のう腫瘍	成長ホルモン産生下垂体腺腫
	脊髄播種	脊椎転移	赤白血病
	前頭骨腫瘍	前頭部転移性腫瘍	前頭葉悪性腫瘍
	前頭葉膠芽腫	前頭葉星細胞腫	前頭葉退形成性星細胞腫
	前立腺癌骨転移	前リンパ球性白血病	前腕悪性線維性組織球腫
	前腕悪性軟部腫瘍	前腕滑膜肉腫	前腕線維肉腫
	前腕胞巣状軟部肉腫	前腕類上皮肉腫	足関節部滑膜肉腫
	足根骨腫瘍	足舟状骨腫瘍	側頭骨腫瘍
	側頭部転移性腫瘍	側頭葉悪性腫瘍	側頭葉星細胞腫
	側頭葉退形成性星細胞腫	側頭葉毛様細胞性星細胞腫	足部横紋筋肉腫
	足部滑膜肉腫	足部淡明細胞肉腫	足部類上皮肉腫
	鼡径部悪性線維性組織球腫	鼡径部横紋筋肉腫	鼡径部滑膜肉腫
た	第4脳室上衣腫	大腿悪性線維性組織球腫	大腿悪性軟部腫瘍
	大腿横紋筋肉腫	大腿滑膜肉腫	大腿血管肉腫
	大腿骨遠位部骨腫瘍	大腿骨近位部骨腫瘍	大腿骨骨幹部骨腫瘍
	大腿骨腫瘍	大腿骨転移性骨腫瘍	大腿線維肉腫
	大腿平滑筋肉腫	大腿胞巣状軟部肉腫	大腿類上皮肉腫
	大腸癌骨転移	大脳悪性腫瘍	大脳深部転移性腫瘍
	多発性骨髄腫骨髄浸潤	単球性類白血病反応	単球増加症
	恥骨腫瘍	中手骨腫瘍	中足骨腫瘍
	肘部滑膜肉腫	肘部線維肉腫	肘部類上皮肉腫
	腸間膜腫瘍	蝶形骨腫瘍	腸骨腫瘍
	直腸癌骨転移	低2倍体性Bリンパ芽球性白血病	低2倍体性Bリンパ芽球性白血病/リンパ腫
	転移性下顎癌	転移性骨腫瘍	転移性骨腫瘍による大腿骨骨折
	転移性上顎癌	転移性頭蓋骨腫瘍	転移性脳腫瘍
	転移性皮膚腫瘍	テント上下転移性腫瘍	殿部悪性線維性組織球腫
	殿部悪性軟部腫瘍	殿部横紋筋肉腫	殿部滑膜肉腫
	殿部血管肉腫	殿部線維肉腫	殿部平滑筋肉腫
	殿部胞巣状軟部肉腫	頭蓋底脊索腫	頭蓋内胚細胞腫瘍
	橈骨腫瘍	透析腎癌	頭頂骨腫瘍
	頭頂葉悪性腫瘍	頭頂葉膠芽腫	頭頂葉星細胞腫
	頭部悪性線維性組織球腫	頭部滑膜肉腫	頭部血管肉腫
な	乳癌骨転移	乳癌皮膚転移	乳児偽白血病
	脳幹悪性腫瘍	脳幹膠芽腫	脳幹部星細胞腫
は	脳室悪性腫瘍	脳室上衣腫	バーキット白血病
	肺癌骨転移	背部悪性線維性組織球腫	背部悪性軟部腫瘍
	背部横紋筋肉腫	白赤芽球症	白血球増加症
	非機能性下垂体腺腫	非クローム親和性傍神経節細胞腫	腓骨遠位部骨腫瘍
	腓骨近位部骨腫瘍	腓骨骨幹部骨腫瘍	腓骨腫瘍
	尾骨腫瘍	脾性貧血	皮膚白血病
	肥満細胞性白血病	副甲状腺腺腫	副甲状腺多発性腺腫
	副甲状腺のう腫	副腎腺腫	副腎のう腫
	副腎皮質のう腫	腹部悪性軟部腫瘍	腹部平滑筋肉腫
	腹壁悪性線維性組織球腫	腹壁横紋筋肉腫	腹壁線維肉腫

	プラスマ細胞増加症	プロラクチン産生下垂体腺腫	プロラクチン産生腫瘍
	分類不能型骨髄異形成症候群	ヘアリー細胞白血病	傍神経節腫
ま	本態性白血球増多症	末梢性T細胞リンパ腫	慢性NK細胞リンパ増殖性疾患
	慢性骨髄単球性白血病	未分化大細胞リンパ腫	無症候性骨髄腫
や	無リンパ球症	毛様体腫瘍	腰椎腫瘍
ら	腰椎転移	腰部悪性線維性組織球腫	良性頭蓋咽頭腫
	良性副腎皮質腫瘍	リンパ球異常	リンパ球減少症
	リンパ球性類白血病反応	リンパ球増加症	リンパ性白血病骨髄浸潤
	リンパ組織球増多症	涙腺腫瘍	涙のう部腫瘍
	類白血病反応	肋骨転移	

用法用量

(1)白血病(急性白血病，慢性白血病の急性転化時を含む)，悪性リンパ腫(細網肉腫，リンパ肉腫，ホジキン病)及び小児腫瘍(神経芽腫，ウィルムス腫瘍，横紋筋肉腫，睾丸胎児性癌，血管肉腫等)の場合

通常，ビンクリスチン硫酸塩として小児0.05〜0.1mg/kg，成人0.02〜0.05mg/kgを週1回静脈注射する。

ただし，副作用を避けるため，1回量2mgを超えないものとする。

(2)多発性骨髄腫に対する他の抗悪性腫瘍剤との併用療法の場合：ドキソルビシン塩酸塩，デキサメタゾンリン酸エステルナトリウムとの併用において，標準的なビンクリスチン硫酸塩の投与量及び投与方法は，1日量0.4mgを24時間持続静脈注射する。これを4日間連続で行い，その後17〜24日間休薬する。これを1クールとし，投与を繰り返す。

(3)悪性星細胞腫，乏突起膠腫成分を有する神経膠腫に対する他の抗悪性腫瘍剤との併用療法の場合

ビンクリスチン硫酸塩として1.4mg/m^2(体表面積)を，2回静脈注射する。1回目の投与の3週間後に2回目の投与を行い，6〜8週を1クールとし，投与を繰り返す。

ただし，副作用を避けるため，1回量2mgを超えないものとする。

(4)褐色細胞腫の場合

シクロホスファミド水和物，ダカルバジンとの併用において，通常，成人にはビンクリスチン硫酸塩として，1日1回1.4mg/m^2(体表面積)を静脈注射し，少なくとも20日間休薬する。これを1クールとし，投与を繰り返す。

ただし，副作用を避けるため，1回量2mgを超えないものとする。なお，患者の状態により適宜減量する。

用法用量に関連する使用上の注意

(1)外国では体重10kg以下の小児への初期投与量を0.05mg/kg週1回静脈注射すべきであるとされている。

(2)ドキソルビシン塩酸塩，デキサメタゾンリン酸エステルナトリウムとの併用において，24時間持続静脈注射を実施する場合は，中心静脈カテーテルを留置して投与すること。

(3)悪性星細胞腫，乏突起膠腫成分を有する神経膠腫に対する他の抗悪性腫瘍剤との併用療法(プロカルバジン塩酸塩，ニムスチン塩酸塩，ビンクリスチン硫酸塩)においては，併用薬剤の添付文書及び関連文献(「抗がん剤報告書：プロカルバジン塩酸塩(脳腫瘍)」，「抗がん剤報告書：ビンクリスチン硫酸塩(脳腫瘍)」等)を熟読すること。

(4)褐色細胞腫患者において，本剤を含む化学療法施行後に高血圧クリーゼを含む血圧変動が報告されていることから，本剤を含む化学療法開始前にα遮断薬等を投与すること。

警告　本剤を含むがん化学療法は，緊急時に十分対応できる医療施設において，がん化学療法に十分な知識・経験を持つ医師のもとで，本療法が適切と判断される症例についてのみ実施すること。適応患者の選択にあたっては，各併用薬剤の添付文書を参照して十分注意すること。また，治療開始に先立ち，患者又はその家族に有効性及び危険性を十分説明し，同意を得てから投与すること。

禁忌

(1)次の患者には投与しないこと

①本剤の成分に対し重篤な過敏症の既往歴のある患者

②脱髄性シャルコー・マリー・トゥース病の患者

(2)次の部位には投与しないこと

髄腔内

解凍赤血球液－LR「日赤」

規格：血液200mLに由来する赤血球1袋［15636円/袋］，血液400mLに由来する赤血球1袋［31273円/袋］

解凍人赤血球液　日本赤十字　634

【効能効果】

貧血又は赤血球の機能低下に用いる。

【対応標準病名】

◎	貧血		
○	Ⅰ型溶血性非球状赤血球性貧血	Ⅱ型溶血性非球状赤血球性貧血	ABO因子不適合
	ABO溶血性疾患	G6PD欠乏性貧血	悪性腫瘍に伴う貧血
	悪性貧血	アミノ酸欠乏性貧血	異常ヘモグロビン症性骨壊死
	胃切除後巨赤芽球性貧血	胃切除後貧血	遺伝性球状赤血球症
	遺伝性巨赤芽球性貧血	遺伝性鉄芽球性貧血	イマースルンド・グレスベック症候群
	栄養性巨赤芽球性貧血	オロチン酸尿性貧血	温式自己免疫性溶血性貧血
	壊血病性貧血	芽球増加を伴う不応性貧血	芽球増加を伴う不応性貧血－1
	芽球増加を伴う不応性貧血－2	下垂体機能低下に伴う貧血	家族性溶血性貧血
	鎌状赤血球症	肝炎後再生不良性貧血	肝疾患に伴う貧血
	環状鉄芽球を伴う不応性貧血	癌性貧血	寒冷凝集素症
	寒冷溶血素症候群	機械的溶血性貧血	寄生虫性貧血
	吸収不良症候群によるビタミンB12欠乏性貧血	急性失血性貧血	巨赤芽球性貧血
	クーリー貧血	クローン病によるビタミンB12欠乏性貧血	軽症再生不良性貧血
	結核性貧血	膠原病に伴う貧血	高色素性貧血
	甲状腺機能低下に伴う貧血	酵素異常による遺伝性溶血性貧血	鉤虫性貧血
	後天性鉄芽球性貧血	後天性溶血性貧血	骨髄低形成
	最重症再生不良性貧血	菜食主義者貧血	再生不良性貧血
	サラセミア	産褥期鉄欠乏性貧血	産褥期貧血
	三炭糖りん酸イソメラーゼ欠乏性貧血	自己免疫性溶血性貧血	思春期貧血
	重症再生不良性貧血	十二指腸虫貧血	出血性貧血
	術後貧血	術後溶血性貧血	小球性低色素性貧血
	小球性貧血	症候性巨赤芽球性貧血	症候性貧血
	小腸切除によるビタミンB12欠乏性貧血	小児食事性貧血	食事性貧血
	食事性葉酸欠乏性貧血	新生児ABO不適合溶血性疾患	新生児赤芽球症
	新生児溶血性黄疸	新生児溶血性貧血	腎性貧血
	正球性正色素性貧血	正球性貧血	正色素性貧血
	赤芽球ろう	赤血球酵素欠乏性貧血	赤血球造血刺激因子製剤低反応性貧血
	先天性悪性貧血	先天性再生不良性貧血	先天性赤芽球ろう
	先天性赤血球形成異常性貧血	先天性赤血球酵素異常	先天性低形成貧血
	先天性貧血	先天性葉酸吸収不全	ソラ豆中毒
	大球性貧血	胎児赤芽球症	体質性再生不良性貧血
	蛋白欠乏性貧血	中間型サラセミア	中等症再生不良性貧血
	中毒性溶血性貧血	低形成性貧血	低色素性貧血
	鉄芽球性貧血	鉄欠乏性貧血	銅欠乏性貧血
	特発性再生不良性貧血	特発性溶血性貧血	二次性再生不良性貧血
	乳児偽白血病	乳児赤芽球ろう	妊娠性鉄欠乏性貧血
	妊娠性葉酸欠乏性貧血	妊娠貧血症	白赤芽球症
	汎血球減少症	伴性低色素性鉄芽球性貧血	ハンター舌炎

非自己免疫性溶血性貧血	微小血管障害性溶血性貧血	脾性貧血
ビタミンB12欠乏性貧血	ビタミン欠乏性貧血	ピリドキシン反応性貧血
微量元素欠乏性貧血	ピルビン酸キナーゼ欠乏性貧血	ファンコニー貧血
不安定ヘモグロビン症	不応性貧血	副腎皮質機能低下に伴う貧血
ベータサラセミア	ヘキソキナーゼ欠乏性貧血	ヘモグロビンC病
ヘモグロビンD病	ヘモグロビンE病	ヘモグロビン異常症
放射線性貧血	本態性再生不良性貧血	本態性貧血
慢性感染性貧血	慢性貧血	未熟児貧血
薬剤性酵素欠乏性貧血	薬剤性再生不良性貧血	薬剤性自己免疫性溶血性貧血
薬剤性鉄芽球性貧血	薬剤性溶血性貧血	薬剤性葉酸欠乏性貧血
溶血性貧血	溶血性貧血に伴う葉酸欠乏症	葉酸欠乏性貧血
老人性貧血		

用法用量 ろ過装置を具備した輸血用器具を用いて，静脈内に必要量を輸注する。

用法用量に関連する使用上の注意

(1)輸血用器具：生物学的製剤基準・通則44に規定する輸血に適当と認められた器具であって，そのまま直ちに使用でき，かつ，1回限りの使用で使い捨てるものをいう。

(2)輸血速度：成人の場合は，通常，最初の10～15分間は1分間に1mL程度で行い，その後は1分間に5mL程度で行うこと。また，うっ血性心不全が認められない低出生体重児の場合，通常，1～2mL/kg(体重)/時間の速度を目安とすること。なお，輸血中は患者の様子を適宜観察すること。

警告

(1)本剤の使用による移植片対宿主病(GVHD：graft versus host disease)発症の可能性を否定できないので，発症の危険性が高いと判断される患者に輸血する場合は，あらかじめ本剤に15～50Gyの放射線を照射すること。

(2)次の点について留意して輸血療法を行うこと。

①輸血について十分な知識・経験を持つ医師のもとで使用すること。

②輸血に際しては副作用発現時に救急処置をとれる準備をあらかじめしておくこと。

カイトリル注1mg 規格：1mg1mL1管[1780円/管]
カイトリル注3mg 規格：3mg3mL1管[4205円/管]
カイトリル点滴静注バッグ3mg/50mL
規格：3mg50mL1袋[4214円/袋]
カイトリル点滴静注バッグ3mg/100mL
規格：3mg100mL1袋[4214円/袋]

グラニセトロン塩酸塩 中外 239

【効 能 効 果】

抗悪性腫瘍剤(シスプラチン等)投与及び放射線照射に伴う消化器症状(悪心，嘔吐)

【対応標準病名】

◎	化学療法に伴う嘔吐症		
○あ	S状結腸癌	悪性エナメル上皮腫	悪性下垂体腫瘍
	悪性褐色細胞腫	悪性顆粒細胞腫	悪性間葉腫
	悪性奇形腫	悪性胸腺腫	悪性グロームス腫瘍
	悪性血管外皮腫	悪性甲状腺腫	悪性骨腫瘍
	悪性縦隔腫瘍	悪性腫瘍合併性皮膚筋炎	悪性腫瘍に伴う貧血
	悪性神経膠腫	悪性髄膜腫	悪性脊髄髄膜腫
	悪性線維性組織球腫	悪性虫垂粘液瘤	悪性停留精巣
	悪性頭蓋咽頭腫	悪性脳腫瘍	悪性末梢神経鞘腫
	悪性葉状腫瘍	悪性リンパ腫骨髄浸潤	胃悪性黒色腫
	イートン・ランバート症候群	胃カルチノイド	胃癌
	胃管癌	胃癌骨転移	胃癌末期
	胃脂肪肉腫	胃重複癌	胃進行癌
	胃体部癌	胃底部癌	遺伝性大腸癌
	遺伝性非ポリポーシス大腸癌	胃肉腫	胃幽門部癌
	陰核癌	陰茎癌	陰茎亀頭部癌
	陰茎体部癌	陰茎肉腫	陰茎包皮部癌
	咽頭癌	咽頭肉腫	陰のう癌
	陰のう内脂肪肉腫	ウイルムス腫瘍	エクリン汗孔癌
	炎症性乳癌	延髄神経膠腫	嘔気
	横行結腸癌	嘔吐症	横紋筋肉腫
か	悪心	外陰悪性黒色腫	外陰悪性腫瘍
	外陰癌	外陰部パジェット病	外耳道癌
	回腸癌	海綿芽細胞腫	回盲部癌
	下咽頭癌	下咽頭後部癌	下咽頭肉腫
	下顎悪性エナメル上皮腫	下顎骨悪性腫瘍	下顎歯肉癌
	下顎歯肉頬移行部癌	下眼瞼有棘細胞癌	顎下腺癌
	顎下部悪性腫瘍	角膜の悪性腫瘍	下行結腸癌
	下肢悪性腫瘍	下唇癌	下唇赤唇部癌
	仮声帯癌	滑膜腫	滑膜肉腫
	下部食道癌	下部胆管癌	下葉肺癌
	カルチノイド	癌	肝悪性腫瘍
	眼窩悪性腫瘍	肝外胆管癌	眼窩神経芽腫
	肝カルチノイド	肝癌	肝癌骨転移
	眼瞼皮膚の悪性腫瘍	肝細胞癌	癌性悪液質
	癌性胸膜炎	癌性ニューロパチー	癌性ニューロミオパチー
	癌性貧血	癌性ミエロパチー	汗腺癌
	顔面悪性腫瘍	肝門部癌	肝門部胆管癌
	気管癌	気管支癌	気管支リンパ節転移
	基底細胞癌	臼後部癌	嗅神経芽腫
	嗅神経上皮腫	胸腔内リンパ節の悪性腫瘍	橋神経膠腫
	胸腺カルチノイド	胸腺癌	胸腺腫
	胸椎転移	頬粘膜癌	胸部下部食道癌
	胸部上部食道癌	胸部食道癌	胸部中部食道癌
	胸膜悪性腫瘍	胸膜脂肪肉腫	巨大後腹膜脂肪肉腫
	空腸癌	クルッケンベルグ腫瘍	クロム親和性芽細胞腫
	頚動脈小体悪性腫瘍	頚部悪性腫瘍	頚部癌
	頚部原発腫瘍	頚部脂肪肉腫	頚部食道癌
	頚部神経芽腫	頚部肉腫	頚部皮膚悪性腫瘍
	血管肉腫	結腸癌	結腸脂肪肉腫
	結膜の悪性腫瘍	肩甲部脂肪肉腫	原始神経外胚葉腫瘍
	原線維性星細胞腫	原発性肝癌	原発性骨腫瘍
	原発性脳腫瘍	原発性肺癌	原発不明癌
	口蓋癌	口蓋垂癌	膠芽腫
	口腔悪性黒色腫	口腔癌	口腔前庭癌
	口腔底癌	硬口蓋癌	後縦隔悪性腫瘍
	甲状腺悪性腫瘍	甲状腺癌	甲状腺癌骨転移
	甲状腺髄様癌	甲状腺乳頭癌	甲状腺未分化癌
	甲状腺濾胞癌	甲状軟骨の悪性腫瘍	口唇癌
	口唇境界部癌	口唇赤唇部癌	口唇皮膚悪性腫瘍
	口底癌	喉頭蓋癌	喉頭蓋前面癌
	喉頭蓋谷癌	喉頭癌	後頭部転移性腫瘍
	後頭葉悪性腫瘍	後腹膜悪性腫瘍	後腹膜脂肪肉腫
	肛門悪性黒色腫	肛門癌	肛門管癌
	肛門部癌	肛門扁平上皮癌	骨悪性線維性組織球腫
	骨原性肉腫	骨髄性白血病骨髄浸潤	骨髄転移
	骨線維肉腫	骨転移癌	骨軟骨肉腫
	骨肉腫	骨盤転移	骨盤内リンパ節転移
さ	骨盤内リンパ節の悪性腫瘍	骨膜性骨肉腫	鰓原性癌
	残胃癌	耳介癌	耳下腺癌
	耳下部肉腫	耳管癌	色素性基底細胞癌

カ

子宮癌	子宮癌骨転移	子宮癌再発
子宮癌肉腫	子宮体癌	子宮体癌再発
子宮内膜癌	子宮内膜間質肉腫	子宮肉腫
篩骨洞癌	視神経膠腫	脂腺癌
歯肉癌	脂肪肉腫	縦隔癌
縦隔脂肪肉腫	縦隔神経芽腫	縦隔リンパ節転移
十二指腸カルチノイド	十二指腸癌	十二指腸乳頭癌
十二指腸乳頭部癌	十二指腸平滑筋肉腫	絨毛癌
主気管支の悪性腫瘍	術後乳癌	腫瘍随伴症候群
上衣芽細胞腫	上衣腫	小陰唇癌
上咽頭癌	上咽頭脂肪肉腫	上顎悪性エナメル上皮腫
上顎癌	上顎結節部癌	上顎骨悪性腫瘍
上顎歯肉癌	上顎歯肉頬移行部癌	上顎洞癌
松果体悪性腫瘍	松果体芽腫	松果体未分化胚細胞腫
上行結腸カルチノイド	上行結腸癌	上行結腸平滑筋肉腫
小細胞肺癌	上肢悪性腫瘍	上唇癌
上唇赤唇部癌	小唾液腺癌	小腸癌
小腸脂肪肉腫	上皮腫	上部食道癌
上部胆管癌	上葉肺癌	上腕脂肪肉腫
食道悪性黒色腫	食道横紋筋肉腫	食道顆粒細胞腫
食道カルチノイド	食道癌	食道癌骨転移
食道癌肉腫	食道基底細胞癌	食道偽肉腫
食道脂肪肉腫	食道小細胞癌	食道腺癌
食道腺様のう胞癌	食道粘表皮癌	食道表在癌
食道平滑筋肉腫	食道未分化癌	痔瘻癌
腎悪性腫瘍	腎盂癌	腎盂乳頭状癌
腎癌	腎癌骨転移	神経芽腫
神経膠腫	神経線維肉腫	進行乳癌
唇交連癌	腎細胞癌	腎周囲脂肪肉腫
心臓悪性腫瘍	心臓横紋筋肉腫	心臓血管肉腫
心臓脂肪肉腫	心臓線維肉腫	心臓粘液肉腫
腎肉腫	膵芽腫	膵癌
膵管癌	膵管内管状腺癌	膵管内乳頭粘液性腺癌
膵脂肪肉腫	膵漿液性のう胞腺癌	膵腺房細胞癌
膵臓癌骨転移	膵体部癌	膵頭部癌
膵内胆管癌	膵粘液性のう胞腺癌	膵尾部癌
髄膜癌腫症	髄膜白血病	スキルス胃癌
星細胞腫	精索脂肪肉腫	精索肉腫
星状芽細胞腫	精上皮腫	成人T細胞白血病骨髄浸潤
精巣癌	精巣奇形癌	精巣奇形腫
精巣絨毛癌	精巣上体癌	精巣胎児性癌
精巣肉腫	精巣卵のう腫瘍	精母細胞腫
声門下癌	声門癌	声門上癌
脊索腫	脊髄播種	脊椎転移
舌縁癌	舌下腺癌	舌下面癌
舌癌	舌根部癌	舌脂肪肉腫
舌尖癌	舌背癌	線維脂肪肉腫
線維肉腫	前縦隔悪性腫瘍	全身性転移性癌
前頭洞癌	前頭部転移性腫瘍	前頭葉悪性腫瘍
前立腺癌	前立腺癌骨転移	前立腺神経内分泌癌
前立腺肉腫	早期胃癌	早期食道癌
総胆管癌	側頭部転移性腫瘍	側頭葉悪性腫瘍
側頭葉膠芽腫	大陰唇癌	退形成性星細胞腫
胎児性癌	胎児性精巣腫瘍	大腿骨転移性骨腫瘍
大唾液腺癌	大腸カルチノイド	大腸癌
大腸癌骨転移	大腸肉腫	大腸粘液癌
大脳悪性腫瘍	大脳深部神経膠腫	大脳深部転移性腫瘍
大網脂肪肉腫	唾液腺癌	多発性癌転移
多発性骨髄腫骨髄浸潤	多発性神経膠腫	胆管癌
男性性器癌	胆のう癌	胆のう管癌
胆のう肉腫	腟悪性黒色腫	腟癌
中咽頭癌	中咽頭側壁癌	中咽頭肉腫
中耳悪性腫瘍	中縦隔悪性腫瘍	虫垂カルチノイド

虫垂癌	中脳神経膠腫	中部食道癌
中部胆管癌	中葉肺癌	腸間膜悪性腫瘍
腸間膜脂肪肉腫	腸間膜肉腫	蝶形骨洞癌
聴神経膠腫	直腸S状部結腸癌	直腸悪性黒色腫
直腸カルチノイド	直腸癌	直腸癌骨転移
直腸癌術後再発	直腸癌穿孔	直腸脂肪肉腫
手軟部悪性腫瘍	転移性下顎癌	転移性肝癌
転移性肝腫瘍	転移性胸膜腫瘍	転移性口腔癌
転移性黒色腫	転移性骨腫瘍	転移性縦隔腫瘍
転移性十二指腸癌	転移性腫瘍	転移性消化器腫瘍
転移性上顎癌	転移性小腸腫瘍	転移性腎腫瘍
転移性膵腫瘍	転移性舌癌	転移性頭蓋骨腫瘍
転移性脳腫瘍	転移性肺癌	転移性肺腫瘍
転移性脾腫瘍	転移性皮膚腫瘍	転移性副腎腫瘍
転移性卵巣癌	テント上下転移性腫瘍	頭蓋骨悪性腫瘍
頭蓋部脊索腫	頭頚部癌	頭頂葉悪性腫瘍
頭部脂肪肉腫	頭部軟部組織悪性腫瘍	頭部皮膚癌
内耳癌	内胚葉洞腫瘍	軟口蓋癌
軟骨肉腫	軟部悪性巨細胞腫	軟部組織悪性腫瘍
肉腫	乳癌	乳癌・HER2過剰発現
乳癌骨転移	乳癌再発	乳癌皮膚転移
乳房外パジェット病	乳房下外側部乳癌	乳房下内側部乳癌
乳房脂肪肉腫	乳房上外側部乳癌	乳房上内側部乳癌
乳房中央部乳癌	乳房肉腫	尿管癌
尿管口部膀胱癌	尿道傍腺の悪性腫瘍	尿膜管癌
粘液性のう胞腺癌	脳幹悪性腫瘍	脳幹神経膠腫
脳室悪性腫瘍	脳神経悪性腫瘍	脳胚細胞腫瘍
肺芽腫	肺カルチノイド	肺癌
肺癌骨転移	肺癌肉腫	肺癌による閉塞性肺炎
胚細胞腫	肺腺癌	肺腺扁平上皮癌
肺腺様のう胞癌	肺大細胞癌	肺大細胞神経内分泌癌
肺肉腫	肺粘表皮癌	肺扁平上皮癌
肺胞上皮癌	肺未分化癌	肺門部肺癌
馬尾上衣腫	バレット食道癌	反復性嘔吐
鼻咽腔癌	鼻腔癌	脾脂肪肉腫
非小細胞肺癌	鼻前庭癌	鼻中隔癌
脾の悪性腫瘍	皮膚悪性腫瘍	皮膚悪性線維性組織球腫
皮膚癌	皮膚脂肪肉腫	皮膚線維肉腫
皮膚白血病	皮膚付属器癌	腹腔内リンパ節の悪性腫瘍
腹腔リンパ節転移	副甲状腺悪性腫瘍	副甲状腺癌
副腎悪性腫瘍	副腎癌	副腎髄質の悪性腫瘍
副腎皮質癌	副腎皮質の悪性腫瘍	副鼻腔癌
腹部悪性腫瘍	腹部食道癌	腹部神経芽腫
腹膜悪性腫瘍	腹膜癌	ぶどう膜悪性黒色腫
噴門癌	平滑筋肉腫	扁桃窩癌
扁桃癌	扁桃肉腫	膀胱円蓋部膀胱癌
膀胱癌	膀胱頚部膀胱癌	膀胱後壁部膀胱癌
膀胱三角部膀胱癌	膀胱前壁部膀胱癌	膀胱側壁部膀胱癌
膀胱肉腫	傍骨性骨肉腫	紡錘形細胞肉腫
胞巣状軟部肉腫	乏突起神経膠腫	末期癌
末梢神経悪性腫瘍	脈絡膜悪性黒色腫	メルケル細胞癌
盲腸カルチノイド	盲腸癌	毛包癌
網膜芽細胞腫	網膜膠腫	毛様細胞性星細胞腫
毛様体悪性腫瘍	ユーイング肉腫	有棘細胞癌
幽門癌	幽門前庭部癌	腰椎転移
卵黄のう腫瘍	卵管癌	卵巣癌
卵巣癌全身転移	卵巣絨毛癌	卵巣胎児性癌
卵巣肉腫	卵巣未分化胚細胞腫	卵巣類皮のう胞癌
隆起性皮膚線維肉腫	輪状後部癌	リンパ管肉腫
リンパ性白血病骨髄浸潤	肋骨転移	
△	悪性腫瘍	

効能効果に関連する使用上の注意

(1)本剤を抗悪性腫瘍剤の投与に伴う消化器症状(悪心，嘔吐)に対して使用する場合は，強い悪心，嘔吐が生じる抗悪性腫瘍剤（シスプラチン等）の投与に限り使用すること。

(2)本剤を放射線照射に伴う消化器症状（悪心，嘔吐）に対して使用する場合は，強い悪心，嘔吐が生じる全身照射や上腹部照射等に限り使用すること。

用法用量

抗悪性腫瘍剤（シスプラチン等）投与に伴う消化器症状（悪心，嘔吐）

成人：通常，成人にはグラニセトロンとして40μg/kgを1日1回静注又は点滴静注する。なお，年齢，症状により適宜増減するが，症状が改善されない場合には，40μg/kgを1回追加投与できる。

小児：通常，小児にはグラニセトロンとして40μg/kgを1日1回点滴静注する。なお，年齢，症状により適宜増減するが，症状が改善されない場合には，40μg/kgを1回追加投与できる。

放射線照射に伴う消化器症状（悪心，嘔吐）：通常，成人にはグラニセトロンとして1回40μg/kgを点滴静注する。なお，年齢，症状により適宜増減する。ただし，1日2回投与までとする。

用法用量に関連する使用上の注意

(1)本剤を静注する場合は，緩徐に投与すること。

(2)放射線照射に伴う消化器症状に対して使用する場合は，放射線照射前に点滴静注する。なお，造血幹細胞移植前処置時の放射線全身照射（TBI：Total Body Irradiation）に伴う消化器症状に対して使用する場合は，投与期間は4日間を目安とする。

(3)バッグ品は，静脈内に点滴注射する。

禁忌　本剤の成分に対し過敏症の既往歴のある患者

グラニセトロン静注液1mg「AFP」：大興　1mg1mL1管[1252円/管]，グラニセトロン静注液1mg「F」：富士製薬　1mg1mL1管[1252円/管]，グラニセトロン静注液1mg「FFP」：シオノ　1mg1mL1管[1252円/管]，グラニセトロン静注液1mg「HK」：光　1mg1mL1管[1252円/管]，グラニセトロン静注液1mg「NK」：沢井　1mg1mL1管[1252円/管]，グラニセトロン静注液1mg「アイロム」：アイロム　1mg1mL1管[765円/管]，グラニセトロン静注液1mg「ケミファ」：日医工ファーマ　1mg1mL1管[1252円/管]，グラニセトロン静注液1mg「サワイ」：メディサ　1mg1mL1管[1252円/管]，グラニセトロン静注液1mgシリンジ「NK」：沢井　1mg1mL1筒[1262円/筒]，グラニセトロン静注液1mgシリンジ「サワイ」：メディサ　1mg1mL1筒[1262円/筒]，グラニセトロン静注液1mg「タイヨー」：テバ製薬　1mg1mL1管[765円/管]，グラニセトロン静注液1mg「トーワ」：東和　1mg1mL1管[1252円/管]，グラニセトロン静注液1mg「日医工」：日医工　1mg1mL1管[1252円/管]，グラニセトロン静注液1mg「マイラン」：マイラン製薬　1mg1mL1管[1252円/管]，グラニセトロン静注液1mg「明治」：Meiji Seika　1mg1mL1管[1252円/管]，グラニセトロン静注液3mg「AFP」：大興　3mg3mL1管[1829円/管]，グラニセトロン静注液3mg「F」：富士製薬　3mg3mL1管[1829円/管]，グラニセトロン静注液3mg「FFP」：シオノ　3mg3mL1管[2300円/管]，グラニセトロン静注液3mg「HK」：光　3mg3mL1管[1829円/管]，グラニセトロン静注液3mg「NK」：沢井　3mg3mL1管[2300円/管]，グラニセトロン静注液3mg「アイロム」：アイロム　3mg3mL1管[1829円/管]，グラニセトロン静注液3mg「ケミファ」：日医工ファーマ　3mg3mL1管[2300円/管]，グラニセトロン静注液3mg「サワイ」：メディサ　3mg3mL1管[1829円/管]，グラニセトロン静注液3mgシリンジ「NK」：沢井　3mg3mL1筒[2300円/筒]，グラニセトロン静注液3mgシリンジ「サワイ」：メディサ　3mg3mL1筒[2300円/筒]，グラニセトロン静注液3mg「タイヨー」：テバ製薬　3mg3mL1管[2300円/管]，グラニセトロン静注液3mg「トーワ」：東和　3mg3mL1管[2300円/管]，グラニセトロン静注液3mg「日医工」：日医工　3mg3mL1管[2300円/管]，グラニセトロン静注液3mg「マイラン」：マイラン製薬　3mg3mL1管[2300円/管]，グラニセトロン静注液3mg「明治」：Meiji Seika　3mg3mL1管[2300円/管]，グラニセトロン点滴静注液3mgバッグ「アイロム」：アイロム　3mg100mL1袋[2005円/袋]，グラニセトロン点滴静注液3mgバッグ「ケミファ」：日医工ファーマ　3mg100mL1袋[2300円/袋]，グラニセトロン点滴静注液3mgバッグ「サワイ」：沢井　3mg100mL1袋[2300円/袋]，グラニセトロン点滴静注液3mgバッグ「日医工」：日医工　3mg100mL1袋[2300円/袋]，グラニセトロン点滴静注液3mgバッグ「明治」：Meiji Seika　3mg100mL1袋[2005円/袋]，グラニセトロン点滴静注バッグ1mg/50mL「FFP」：シオノ　1mg50mL1袋[1262円/袋]，グラニセトロン点滴静注バッグ1mg/50mL「HK」：光　1mg50mL1袋[1362円/袋]，グラニセトロン点滴静注バッグ1mg/50mL「テバ」：テバ製薬　1mg50mL1袋[1262円/袋]，グラニセトロン点滴静注バッグ1mg/50mL「テルモ」：テルモ　1mg50mL1袋[1262円/袋]，グラニセトロン点滴静注バッグ3mg/50mL「AFP」：大興　3mg50mL1袋[2005円/袋]，グラニセトロン点滴静注バッグ3mg/50mL「FFP」：シオノ　3mg50mL1袋[2300円/袋]，グラニセトロン点滴静注バッグ3mg/50mL「HK」：光　3mg50mL1袋[2300円/袋]，グラニセトロン点滴静注バッグ3mg/50mL「NK」：高田　3mg50mL1袋[2300円/袋]，グラニセトロン点滴静注バッグ3mg/50mL「テバ」：テバ製薬　3mg50mL1袋[2300円/袋]，グラニセトロン点滴静注バッグ3mg/50mL「テルモ」：テルモ　3mg50mL1袋[2005円/袋]，グラニセトロン点滴静注バッグ3mg/50mL「マイラン」：マイラン製薬　3mg50mL1袋[2005円/袋]，グラニセトロン点滴静注バッグ3mg/100mL「AFP」：大興　3mg100mL1袋[2005円/袋]，グラニセトロン点滴静注バッグ3mg/100mL「FFP」：シオノ　3mg100mL1袋[2300円/袋]，グラニセトロン点滴静注バッグ3mg/100mL「HK」：光　3mg100mL1袋[2300円/袋]，グラニセトロン点滴静注バッグ3mg/100mL「NK」：高田　3mg100mL1袋[2300円/袋]，グラニセトロン点滴静注バッグ3mg/100mL「テバ」：テバ製薬　3mg100mL1袋[2300円/袋]，グラニセトロン点滴静注バッグ3mg/100mL「テルモ」：テルモ　3mg100mL1袋[2005円/袋]，グラニセトロン点滴静注バッグ3mg/100mL「マイラン」：マイラン製薬　3mg100mL1袋[2005円/袋]

カシミタール静注　規格：20mL1管[60円/管]

コンドロイチン硫酸エステルナトリウム　サリチル酸ナトリウム　東和　114

【効能効果】

症候性神経痛，腰痛症

【対応標準病名】

◎	神経痛	腰痛症	
○	足炎	踵痛	下肢神経痛
	下肢痛	下腿神経炎	下腿痛
	下背部ストレイン	環指痛	急性腰痛症
	胸壁神経痛	筋筋膜性腰痛症	頚部神経痛
	肩甲上神経痛	後足部痛	後頭下神経痛
	後頭神経痛	後頭部神経痛	項部神経痛
	股痛	根性腰痛症	坐骨神経根炎
	坐骨神経痛	坐骨単神経根炎	四肢神経痛
	四肢痛	示指痛	四肢末端痛
	趾痛	手指神経炎	手指痛
	手背部痛	手部痛	上肢神経痛
	小指痛	上肢痛	上腕神経痛
	上腕痛	神経炎	神経根炎
	脊髄神経根症	脊椎痛	前足部痛
	前腕神経痛	前腕痛	足痛
	足底部痛	側頭部神経痛	足背痛
	大腿神経痛	大腿痛	大腿内側部痛
	多発性神経痛	中指痛	中足部痛
	殿部痛	頭部神経痛	特発性神経痛
	背部神経痛	背部痛	腓腹部痛
	腹壁神経痛	母指球部痛	母指痛

	母趾痛	末梢神経炎	慢性神経痛
	腰仙部神経根炎	腰痛坐骨神経痛症候群	腰殿部痛
	腰皮神経痛	腰部神経根炎	肋間神経痛
△	足異物	下腿筋肉内異物残留	胸部筋肉内異物残留
	肩部筋肉内異物残留	膝関節部異物	膝部異物
	膝部筋肉内異物残留	手掌筋肉内異物残留	上腕筋肉内異物残留
	スルーダー神経痛	前腕筋肉内異物残留	爪下異物
	足底異物	足底筋肉内異物残留	足部筋肉内異物残留
	大腿筋肉内異物残留	殿部異物	殿部筋肉内異物残留
	頭部異物	背部圧迫感	背部筋肉内異物残留
	伏針	腹壁異物	腰部筋肉内異物残留
	腰腹痛		

用法用量　通常成人1回20mLを1日1回3分間以上かけて緩徐に静脈内投与する。なお，年齢，症状により適宜増減する。本剤は，鎮痛剤の経口投与が不可能な場合又は急速に症状を改善する必要がある場合のみ使用する。

禁忌

(1)本剤又はサリチル酸系化合物(アスピリン等)，コンドロイチン硫酸に対し過敏症の既往歴のある患者

(2)妊婦又は妊娠している可能性のある女性

カシワドール静注：アイロム　20mL1管[77円/管]

カシロン静注10mL：共和薬品　10mL1管[61円/管]，サイリジン注：イセイ　10mL1管[61円/管]，ザルソロイチン静注10mL：日医工　10mL1管[61円/管]，ザルソロイチン静注20mL：日医工　20mL1管[61円/管]，ザルチロン注：東和　10mL1管[61円/管]，ピリツイン注：イセイ　20mL1管[61円/管]，ヤスラミン注：ニプロ　10mL1管[61円/管]，ヤスラミン配合静注：ニプロ－[－]，ロイサールS注射液：科研　20mL1管[61円/管]

カシワドール静注

規格：20mL1管[77円/管]

コンドロイチン硫酸エステルナトリウム　サリチル酸ナトリウム　アイロム　114

カシミタール静注を参照(P1275)

ガスター注射液10mg　規格：10mg1mL1管[157円/管]
ガスター注射液20mg　規格：20mg2mL1管[254円/管]

ファモチジン　アステラス　232

【効 能 効 果】

上部消化管出血(消化性潰瘍，急性ストレス潰瘍，出血性胃炎による)，Zollinger-Ellison症候群，侵襲ストレス(手術後に集中管理を必要とする大手術，集中治療を必要とする脳血管障害・頭部外傷・多臓器不全・広範囲熱傷)による上部消化管出血の抑制，麻酔前投薬

【対応標準病名】

◎	胃潰瘍	胃十二指腸潰瘍	十二指腸潰瘍
	出血性胃炎	上部消化管出血	ストレス潰瘍
	ゾリンジャー・エリソン症候群	多臓器不全	頭部外傷
	頭部損傷	熱傷	脳血管障害
○ あ	NSAID胃潰瘍	NSAID十二指腸潰瘍	足第3度熱傷
	アルコール性胃炎	アレルギー性胃炎	胃炎
	胃潰瘍瘢痕	胃十二指腸炎	胃十二指腸潰瘍瘢痕
	萎縮性胃炎	萎縮性化生性胃炎	胃出血
	胃穿孔	胃腸管熱傷	胃熱傷
	胃びらん	陰茎第3度熱傷	陰茎熱傷
	咽頭熱傷	陰のう第3度熱傷	陰のう熱傷
	ウィリス動脈環動脈瘤	ウィリス動脈輪周囲炎	会陰第2度熱傷
	会陰第3度熱傷	会陰熱傷	腋窩第3度熱傷
か	汚染擦過創	外陰第2度熱傷	外陰第3度熱傷
	外陰熱傷	外頚動脈海綿静脈洞瘻	外耳損傷
	外耳道外傷	外耳道損傷	外傷性頚動脈海綿静脈洞瘻
	外傷性鼓膜穿孔	外傷性出血性ショック	外傷性ショック
	外傷性中耳腔出血	外傷性内耳損傷	外鼻外傷
	海綿静脈洞症候群	解離性脳動脈瘤	下咽頭熱傷
	下顎部第3度熱傷	下肢第2度熱傷	下肢第3度熱傷
	下腿部第3度熱傷	下半身第2度熱傷	下半身第3度熱傷
	下半身熱傷	下腹部第2度熱傷	下腹部第3度熱傷
	眼球熱傷	眼瞼外傷	眼瞼第3度熱傷
	眼瞼熱傷	眼周囲第3度熱傷	眼熱傷
	顔面損傷	顔面第2度熱傷	顔面第3度熱傷
	顔面軟部組織外傷	気管熱傷	偽性脳動脈瘤
	気道熱傷	急性胃炎	急性胃潰瘍
	急性胃潰瘍穿孔	急性胃粘膜病変	急性音響性外傷
	急性十二指腸潰瘍	急性十二指腸潰瘍穿孔	急性出血性胃潰瘍
	急性出血性胃潰瘍穿孔	急性出血性十二指腸潰瘍	急性出血性十二指腸潰瘍穿孔
	急性びらん性胃炎	胸腔熱傷	胸部上腕熱傷
	胸部第2度熱傷	胸部第3度熱傷	頬部第3度熱傷
	虚血性脳血管障害	虚血性白質脳症	躯幹薬傷
	クッシング潰瘍	頚部第2度熱傷	頚部第3度熱傷
	肩甲間部第3度熱傷	肩甲部第3度熱傷	肩部第3度熱傷
	口蓋外傷	口蓋垂外傷	後下小脳動脈解離
	後下小脳動脈瘤	高ガストリン血症	口腔第3度熱傷
	口腔底外傷	口腔内損傷	口腔熱傷
	後交通動脈瘤	口唇外傷	口唇第3度熱傷
	後大脳動脈解離	後大脳動脈瘤	口底外傷
	後天性脳動静脈瘻	喉頭熱傷	硬膜動静脈瘻
	肛門第3度熱傷	肛門熱傷	鼓膜損傷
さ	鼓膜裂傷	再発性胃潰瘍	再発性十二指腸潰瘍
	採皮創	残胃潰瘍	耳介部第3度熱傷
	子宮熱傷	四肢挫傷	四肢第2度熱傷
	四肢第3度熱傷	四肢熱傷	趾第3度熱傷
	膝部第3度熱傷	重症頭部外傷	十二指腸炎
	十二指腸球後部潰瘍	十二指腸穿孔	十二指腸びらん
	手関節部第3度熱傷	出血性胃潰瘍	出血性胃潰瘍穿孔
	出血性十二指腸潰瘍	出血性十二指腸潰瘍穿孔	術後胃潰瘍
	術後胃十二指腸潰瘍	術後残胃胃炎	術後十二指腸潰瘍
	消化管出血	上肢第2度熱傷	上肢第3度熱傷
	上小脳動脈瘤	焼身自殺未遂	上半身第2度熱傷
	上半身第3度熱傷	上半身熱傷	踵部第3度熱傷
	上腕第3度熱傷	食道熱傷	心因性胃潰瘍
	神経性胃炎	ステロイド潰瘍	ステロイド潰瘍穿孔
	ストレス性胃潰瘍	ストレス性十二指腸潰瘍	青色鼓膜
	精巣熱傷	舌外傷	舌熱傷
	前額部第2度熱傷	前額部第3度熱傷	前下小脳動脈瘤
	前胸部第2度熱傷	前胸部第3度熱傷	穿孔性胃潰瘍
	穿孔性十二指腸潰瘍	前交通動脈瘤	全身挫傷
	全身第2度熱傷	全身第3度熱傷	全身打撲
	全身熱傷	前大脳動脈解離	前大脳動脈瘤
	穿通性胃潰瘍	穿通性十二指腸潰瘍	前腕第3度熱傷
	足関節第3度熱傷	側胸部第2度熱傷	側胸部第3度熱傷
	足底部第3度熱傷	側頭部外傷	足背部第3度熱傷
	側腹部第2度熱傷	側腹部第3度熱傷	鼡径部第3度熱傷
た	鼡径部熱傷	第3度熱傷	第4度熱傷
	体幹第2度熱傷	体幹第3度熱傷	大腿部第2度熱傷
	大腿部第3度熱傷	体表面積40－49%の熱傷	体表面積50－59%の熱傷
	体表面積60－69%の熱傷	体表面積70－79%の熱傷	体表面積80－89%の熱傷
	体表面積90%以上の熱傷	多発胃潰瘍	多発性血腫
	多発性昆虫咬創	多発性挫傷	多発性擦過創
	多発性十二指腸潰瘍	多発性出血性胃潰瘍	多発性第2度熱傷
	多発性第3度熱傷	多発性熱傷	多発性脳動脈瘤

	多発性皮下出血	多発性非熱傷性水疱	多発性表在損傷
	単純型顔面外傷	膣熱傷	中大脳動脈解離
	中大脳動脈瘤	肘部第3度熱傷	椎骨動脈瘤
	デュラフォイ潰瘍	殿部第2度熱傷	殿部第3度熱傷
	頭蓋骨損傷	頭頚部外傷	頭皮外傷
	頭皮損傷	頭部外傷1型	頭部血管損傷
	頭部挫創	頭部第2度熱傷	頭部第3度熱傷
	頭部多発損傷	頭部打撲	頭部熱傷
な	吐下血	吐血	内頚動脈海綿静脈洞瘻
	内頚動脈眼動脈分岐部動脈瘤	内頚動脈後交通動脈分岐部動脈瘤	内頚動脈脳動脈瘤
	内部尿路性器の熱傷	軟口蓋外傷	軟口蓋損傷
	軟口蓋熱傷	難治性胃潰瘍	難治性十二指腸潰瘍
	乳房第3度熱傷	乳房熱傷	熱傷ショック
	脳壊死	脳虚血症	脳循環不全
	のう状脳動脈瘤	脳静脈血栓症	脳底動脈解離
	脳底動脈瘤	脳動静脈瘻	脳動脈炎
	脳動脈循環不全	脳動脈瘤	脳毛細血管拡張症
は	肺熱傷	背部第2度熱傷	背部第3度熱傷
	鼻外傷	鼻損傷	半身第2度熱傷
	半身第3度熱傷	半身打撲	鼻咽腔天蓋部損傷
	皮質静脈血栓症	非穿通性頭部外傷	鼻部第3度熱傷
	表層性胃炎	びらん性胃炎	びらん性十二指腸炎
	副鼻腔損傷	腹部第2度熱傷	腹部第3度熱傷
	閉塞性脳血管障害	放射線胃炎	放射線性熱傷
ま	紡錘状脳動脈瘤	慢性胃炎	慢性胃潰瘍
	慢性胃潰瘍活動期	慢性十二指腸潰瘍	慢性十二指腸潰瘍活動期
	未破裂椎骨動脈解離	未破裂内頚動脈解離	耳損傷
	脈絡網膜熱傷	メネトリエ病	もやもや病
や	薬剤性胃潰瘍	腰部第2度熱傷	腰部第3度熱傷
△あ	足第1度熱傷	足第2度熱傷	足熱傷
	アルカリ腐蝕	胃空腸周囲炎	胃周囲炎
	胃腸疾患	胃蜂窩織炎	陰茎第1度熱傷
	陰茎第2度熱傷	陰のう第1度熱傷	陰のう第2度熱傷
	ウェーバー症候群	会陰第1度熱傷	腋窩第1度熱傷
か	腋窩第2度熱傷	腋窩熱傷	外陰第1度熱傷
	外傷性外リンパ瘻	外傷性皮下血腫	化学外傷
	下顎熱傷	下顎部第1度熱傷	下顎部第2度熱傷
	角結膜腐蝕	角膜アルカリ化学熱傷	角膜酸化学熱傷
	角膜酸性熱傷	角膜熱傷	下肢第1度熱傷
	下肢熱傷	下腿足部熱傷	下腿熱傷
	下腿部第1度熱傷	下腿部第2度熱傷	下半身第1度熱傷
	下腹部第1度熱傷	眼化学熱傷	眼瞼化学熱傷
	眼瞼第1度熱傷	眼瞼第2度熱傷	眼周囲化学熱傷
	眼周囲第1度熱傷	眼周囲第2度熱傷	関節血腫
	関節挫傷	関節打撲	眼熱傷後遺症
	顔面第1度熱傷	顔面熱傷	顔面熱傷後遺症
	頬粘膜外傷	胸部第1度熱傷	頬部第1度熱傷
	頬部第2度熱傷	胸部熱傷	頚動脈硬化症
	頚部第1度熱傷	頚部熱傷	血腫
	結膜熱傷	結膜のうアルカリ化学熱傷	結膜のう酸化学熱傷
	結膜腐蝕	肩甲間部第1度熱傷	肩甲間部第2度熱傷
	肩甲間部熱傷	肩甲部第1度熱傷	肩甲部第2度熱傷
	肩甲部熱傷	肩部第1度熱傷	肩部第2度熱傷
	口腔第1度熱傷	口腔第2度熱傷	高血圧性悪性脳症
	高血圧性緊急症	高血圧性脳循環障害	高血圧性脳症
	口唇第1度熱傷	口唇第2度熱傷	口唇熱傷
	肛門第1度熱傷	肛門第2度熱傷	昆虫咬創
さ	昆虫刺傷	挫傷	擦過創
	擦過皮下血腫	酸腐蝕	耳介部第1度熱傷
	耳介部第2度熱傷	四肢第1度熱傷	矢状静脈洞血栓症
	趾第1度熱傷	趾第2度熱傷	膝部第1度熱傷
	膝部第2度熱傷	趾熱傷	十二指腸潰瘍瘢痕
	十二指腸周囲炎	十二指腸乳頭炎	手関節部第1度熱傷
	手関節部第2度熱傷	手指第1度熱傷	手指第2度熱傷
	手指第3度熱傷	手指端熱傷	手指熱傷
	手掌第1度熱傷	手掌第2度熱傷	手掌第3度熱傷
	手掌熱傷	手背第1度熱傷	手背第2度熱傷
	手背第3度熱傷	手背熱傷	消化管狭窄
	消化管障害	上交叉性片麻痺	上肢第1度熱傷
	上肢熱傷	小児もやもや病	上半身第1度熱傷
	踵部第1度熱傷	踵部第2度熱傷	上腕第1度熱傷
	上腕第2度熱傷	上腕熱傷	進行性血管性白質脳症
	成人もやもや病	切創	前額部第1度熱傷
	前胸部第1度熱傷	前胸部熱傷	全身擦過創
	全身第1度熱傷	前腕手部熱傷	前腕第1度熱傷
	前腕第2度熱傷	前腕熱傷	搔創
	足関節第1度熱傷	足関節第2度熱傷	足関節熱傷
	側胸部第1度熱傷	足底熱傷	足底部第1度熱傷
	足底部第2度熱傷	足背部第1度熱傷	足背部第2度熱傷
	側腹部第1度熱傷	鼡径部第1度熱傷	鼡径部第2度熱傷
た	第1度熱傷	第1度腐蝕	第2度熱傷
	第2度腐蝕	第3度腐蝕	体幹第1度熱傷
	体幹熱傷	大腿熱傷	大腿部第1度熱傷
	体表面積10%未満の熱傷	体表面積10－19%の熱傷	体表面積20－29%の熱傷
	体表面積30－39%の熱傷	多発性第1度熱傷	打撲血腫
	打撲擦過創	打撲傷	打撲皮下血腫
	中毒性胃炎	肘部第1度熱傷	肘部第2度熱傷
	腸出血	手首熱傷後遺症	手第1度熱傷
	手第2度熱傷	手第3度熱傷	手熱傷
	手熱傷後遺症	殿部第1度熱傷	殿部熱傷
	頭熱傷後遺症	頭部第1度熱傷	動脈硬化性脳症
な	閉じこめ症候群	肉芽腫性胃炎	乳頭部第1度熱傷
	乳頭部第2度熱傷	乳頭部第3度熱傷	乳房第1度熱傷
	乳房第2度熱傷	乳輪部第1度熱傷	乳輪部第2度熱傷
	乳輪部第3度熱傷	脳幹卒中症候群	脳静脈洞血栓症
は	脳動脈硬化症	背部第1度熱傷	背部熱傷
	半身第1度熱傷	反応性リンパ組織増生症	皮下異物
	皮下血腫	皮下損傷	非熱傷性水疱
	皮膚損傷	鼻部第1度熱傷	鼻部第2度熱傷
	表皮剥離	ビンスワンガー病	フォヴィル症候群
	伏針	腹部第1度熱傷	腹部熱傷
	腐蝕	閉鎖性頭部外傷	ベネディクト症候群
	ヘリコバクター・ピロリ胃炎	放射線脳壊死	母指球部第1度熱傷
	母指球部第2度熱傷	母指球部第3度熱傷	母指第1度熱傷
	母指第2度熱傷	母指第3度熱傷	母指熱傷
ま	慢性十二指腸炎	未破裂脳動脈瘤	ミヤール・ギュブレール症候群
や	薬傷	疣状胃炎	腰部第1度熱傷
	腰部熱傷		

※ **適応外使用可**
原則として，「ファモチジン」を「胃食道逆流現象」に対し処方した場合，当該使用事例を審査上認める。

用法用量

(1)上部消化管出血（消化性潰瘍，急性ストレス潰瘍，出血性胃炎による），Zollinger-Ellison 症候群，侵襲ストレス（手術後に集中管理を必要とする大手術，集中治療を必要とする脳血管障害・頭部外傷・多臓器不全・広範囲熱傷）による上部消化管出血の抑制

通常，成人にはファモチジンとして1回20mgを日局生理食塩液又は日局ブドウ糖注射液にて20mLに希釈し，1日2回（12時間毎）緩徐に静脈内投与する。又は輸液に混合して点滴静注する。

又は，ファモチジンとして1回20mgを1日2回（12時間毎）筋肉内投与する。

なお，年齢・症状により適宜増減する。

上部消化管出血及びZollinger-Ellison症候群では，一般的に1週間以内に効果の発現をみるが，内服可能となった後は経口投与に切りかえる。

侵襲ストレス(手術後に集中管理を必要とする大手術，集中治療を必要とする脳血管障害・頭部外傷・多臓器不全・広範囲熱傷)による上部消化管出血の抑制では，術後集中管理又は集中治療を必要とする期間(手術侵襲ストレスは3日間程度，その他の侵襲ストレスは7日間程度)の投与とする。

(2)麻酔前投薬

通常，成人にはファモチジンとして1回20mgを麻酔導入1時間前に筋肉内投与する。

又は，日局生理食塩液又は日局ブドウ糖注射液にて20mLに希釈し，麻酔導入1時間前に緩徐に静脈内投与する。

カ

用法用量に関連する使用上の注意

腎機能低下患者への投与法

ファモチジンは主として腎臓から未変化体で排泄される。腎機能低下患者にファモチジンを投与すると，腎機能の低下とともに血中未変化体濃度が上昇し，尿中排泄が減少するので，次のような投与法を目安とする。

＜1回20mg1日2回投与を基準とする場合＞

クレアチニンクリアランス(mL/min)	投与法
Ccr ≧ 60	1回20mg　1日2回
60 ＞ Ccr ＞ 30	1回20mg　1日1回 1回10mg　1日2回
30 ≧ Ccr	1回10mg　2日に1回 1回5mg　1日1回
透析患者	1回10mg　透析後1回 1回5mg　1日1回

禁忌　本剤の成分に対し過敏症の既往歴のある患者

ファモチジン静注10mg「杏林」：キョーリンリメディオ　10mg10mL1管[95円/管]，ファモチジン静注10mg「日新」：日新－山形　10mg10mL1管[95円/管]，ファモチジン静注20mg「杏林」：キョーリンリメディオ　20mg20mL1管[137円/管]，ファモチジン静注20mg「日新」：日新－山形　20mg20mL1管[137円/管]，ファモチジン注射用10mg「オーハラ」：大原薬品　10mg1管[95円/管]，ファモチジン注射用10mg「サワイ」：沢井　10mg1管[95円/管]，ファモチジン注射用10mg「タカタ」：高田　10mg1管[95円/管]，ファモチジン注射用10mg「テバ」：テバ製薬　10mg1管[95円/管]，ファモチジン注射用10mg「日医工」：日医工　10mg1管[95円/管]，ファモチジン注射用20mg「オーハラ」：大原薬品　20mg1管[137円/管]，ファモチジン注射用20mg「サワイ」：沢井　20mg1管[137円/管]，ファモチジン注射用20mg「タカタ」：高田　20mg1管[122円/管]，ファモチジン注射用20mg「テバ」：テバ製薬　20mg1管[122円/管]，ファモチジン注射用20mg「日医工」：日医工　20mg1瓶[137円/瓶]，ファモチジン注用10mg「トーワ」：東和　10mg1管[95円/管]，ファモチジン注用20mg「トーワ」：東和　20mg1管[122円/管]

カタクロット注射液20mg　規格：20mg2.5mL1管[1237円/管]
カタクロット注射液40mg　規格：40mg5mL1管[2237円/管]
注射用カタクロット20mg　規格：20mg1瓶[1237円/瓶]
注射用カタクロット40mg　規格：40mg1瓶[2237円/瓶]

オザグレルナトリウム　小野薬品　219

【効 能 効 果】

(1)クモ膜下出血術後の脳血管攣縮およびこれに伴う脳虚血症状の改善

(2)脳血栓症(急性期)に伴う運動障害の改善

【対応標準病名】

◎	くも膜下出血	脳虚血症	脳血管攣縮
	脳血栓症		
○	IC－PC動脈瘤破裂によるくも膜下出血	延髄外側症候群	延髄性うつ病
	くも膜下出血後遺症	クロード症候群	後下小脳動脈閉塞症
	後交通動脈閉塞症	後交通動脈瘤破裂によるくも膜下出血	後大脳動脈狭窄
	後大脳動脈血栓症	後大脳動脈症候群	後大脳動脈閉塞症
	後大脳動脈瘤破裂によるくも膜下出血	小窩性卒中	上小脳動脈閉塞症
	小脳卒中症候群	小脳動脈狭窄	小脳動脈血栓症
	小脳動脈閉塞	前下小脳動脈閉塞症	前交通動脈閉塞症
	前交通動脈瘤破裂によるくも膜下出血	前大脳動脈狭窄	前大脳動脈血栓症
	前大脳動脈症候群	前大脳動脈閉塞症	前大脳動脈瘤破裂によるくも膜下出血
	先天性脳動脈瘤破裂	中大脳動脈狭窄症	中大脳動脈血栓症
	中大脳動脈症候群	中大脳動脈閉塞症	中大脳動脈瘤破裂によるくも膜下出血
	椎骨動脈瘤破裂によるくも膜下出血	頭蓋内動脈瘤破裂によるくも膜下出血	特発性くも膜下出血
	内頚動脈瘤破裂によるくも膜下出血	脳底動脈瘤破裂によるくも膜下出血	脳動静脈奇形破裂
	脳動静脈奇形破裂によるくも膜下出血	脳動脈瘤破裂	ワレンベルグ症候群
△	一過性黒内障	一過性全健忘症	一過性脳虚血発作
	ウィリス動脈環動脈瘤	ウィリス動脈輪周囲炎	外頚動脈海綿静脈洞瘻
	海綿静脈洞症候群	解離性脳動脈瘤	可逆性虚血性神経障害
	偽性脳動脈瘤	虚血性脳血管障害	虚血性白質脳症
	頚動脈硬化症	後下小脳動脈解離	後下小脳動脈瘤
	高血圧性悪性脳症	高血圧性脳循環障害	高血圧性脳症
	後交通動脈瘤	後大脳動脈解離	後大脳動脈塞栓症
	後大脳動脈瘤	後天性脳動静脈瘻	硬膜動静脈瘻
	鎖骨下動脈盗血症候群	矢状静脈洞血栓症	視床痛
	上小脳動脈瘤	小児もやもや病	小脳動脈塞栓症
	心原性脳塞栓症	進行性血管性白質脳症	髄膜出血
	成人もやもや病	切迫脳卒中	前下小脳動脈瘤
	前交通動脈瘤	前大脳動脈解離	前大脳動脈塞栓症
	前大脳動脈瘤	多発性脳動脈瘤	中大脳動脈解離
	中大脳動脈塞栓症	中大脳動脈瘤	椎骨動脈血行不全
	椎骨動脈瘤	椎骨脳底動脈循環不全	動脈硬化性脳症
	閉じこめ症候群	内頚動脈海綿静脈洞瘻	内頚動脈眼動脈分岐部動脈瘤
	内頚動脈後交通動脈分岐部動脈瘤	内頚動脈脳動脈瘤	内頚動脈不全症
	脳壊死	脳幹卒中症候群	脳血管障害
	脳循環不全	のう状脳動脈瘤	脳静脈血栓症
	脳静脈洞血栓症	脳底動脈解離	脳底動脈循環不全
	脳底動脈塞栓症	脳底動脈瘤	脳動静脈瘻
	脳動脈炎	脳動脈狭窄症	脳動脈硬化症
	脳動脈循環不全	脳動脈閉塞症	脳動脈瘤
	脳動脈攣縮	脳毛細血管拡張症	破裂性椎骨動脈解離
	破裂性内頚動脈解離	皮質静脈血栓症	ビンスワンガー病
	フォヴィル症候群	閉塞性脳血管障害	紡錘状脳動脈瘤
	未破裂椎骨動脈解離	未破裂内頚動脈解離	未破裂脳動脈瘤
	もやもや病		

用法用量

〔カタクロット注射液20mg，カタクロット注射液40mg〕

効能効果(1)の場合：通常成人に，オザグレルナトリウムとして1日量80mgを適当量の電解質液または糖液で希釈し，24時間かけて静脈内に持続投与する。投与はクモ膜下出血術後早期に開始し，2週間持続投与することが望ましい。なお，年齢，症状により適宜増減する。

効能効果(2)の場合：通常成人に，オザグレルナトリウムとして1回量80mgを適当量の電解質液または糖液で希釈し，2時間かけて1日朝夕2回の持続静注を約2週間行う。なお，年齢，症状により適宜増減する。

〔注射用カタクロット20mg，注射用カタクロット40mg〕

効能効果(1)の場合：通常成人に，オザグレルナトリウムとして1日量80mgを適当量の電解質液または糖液に溶解し，24時間かけて静脈内に持続投与する。投与はクモ膜下出血術後早期に開始し，2 週間持続投与することが望ましい。なお，年齢，症状により適宜増減する。
効能効果(2)の場合：通常成人に，オザグレルナトリウムとして 1 回量 80mg を適当量の電解質液または糖液に溶解し，2 時間かけて 1 日朝夕 2 回の持続静注を約 2 週間行う。なお，年齢，症状により適宜増減する。

禁忌

(1)出血している患者：出血性脳梗塞，硬膜外出血，脳内出血又は原発性脳室内出血を合併している患者
(2)脳塞栓症の患者
(3)本剤の成分に対し過敏症の既往歴のある患者

原則禁忌

(1)脳塞栓症のおそれのある患者：心房細動，心筋梗塞，心臓弁膜疾患，感染性心内膜炎及び瞬時完成型の神経症状を呈する患者
(2)重篤な意識障害を伴う大梗塞の患者

キサンボンS注射液20mg：キッセイ　20mg2.5mL1管[983円/管]
キサンボンS注射液40mg：キッセイ　40mg5mL1管[1749円/管]
キサンボン注射用20mg：キッセイ　20mg1瓶[983円/瓶]
キサンボン注射用40mg：キッセイ　40mg1瓶[1749円/瓶]

オキリコン注シリンジ20mg：テバ製薬　20mg0.5mL1筒[468円/筒]，オキリコン注シリンジ40mg：テバ製薬　40mg1mL1筒[958円/筒]，オキリコン注シリンジ80mg：テバ製薬　80mg2mL1筒[1915円/筒]，注射用オグザロット20mg：ポーラ　20mg1瓶[447円/瓶]，注射用オグザロット40mg：ポーラ　40mg1瓶[569円/瓶]，オザグレルNa注80mgシリンジ「IP」：アイロム　80mg4mL1筒[1915円/筒]，オザグレルNa静注液20mg「日医工」：日医工　20mg2mL1管[447円/管]，オザグレルNa静注液40mg「日医工」：日医工　40mg4mL1管[822円/管]，オザグレルNa静注液80mg「日医工」：日医工　80mg8mL1管[1245円/管]，オザグレルNa静注用20mg「日医工」：日医工　20mg1瓶[447円/瓶]，オザグレルNa注射液20mgシリンジ「サワイ」：沢井　20mg1mL1筒[468円/筒]，オザグレルNa注射液40mgシリンジ「サワイ」：沢井　40mg2mL1筒[958円/筒]，オザグレルNa注射液80mgシリンジ「サワイ」：沢井　80mg4mL1筒[992円/筒]，オザグレルNa注射液80mgバッグ「サワイ」：沢井　80mg200mL1袋[1575円/袋]，オザグレルNa注射用20mg「SW」：沢井　20mg1瓶[447円/瓶]，オザグレルNa注射用40mg「SW」：沢井　40mg1瓶[569円/瓶]，オザグレルNa点滴静注20mg「IP」：アイロム　20mg1mL1管[335円/管]，オザグレルNa点滴静注20mg「MEEK」：小林化工　20mg2mL1管[335円/管]，オザグレルNa点滴静注20mg「タカタ」：高田　20mg1mL1瓶[447円/瓶]，オザグレルNa点滴静注40mg「IP」：アイロム　40mg2mL1管[569円/管]，オザグレルNa点滴静注40mg「MEEK」：小林化工　40mg4mL1管[822円/管]，オザグレルNa点滴静注40mg「タカタ」：高田　40mg2mL1瓶[569円/瓶]，オザグレルNa点滴静注80mg「IP」：アイロム　80mg4mL1管[1245円/管]，オザグレルNa点滴静注80mg「MEEK」：小林化工　80mg8mL1管[1245円/管]，オザグレルNa点滴静注80mg「タカタ」：高田　80mg4mL1瓶[1245円/瓶]，オザグレルNa点滴静注80mgバッグ「DK」：大興　80mg200mL1袋[1575円/袋]，オザグレルNa点滴静注80mgバッグ「SN」：シオノ　80mg200mL1袋[1575円/袋]，オザグレルNa点滴静注80mgバッグ「タカタ」：高田　80mg200mL1袋[1575円/袋]，オザグレルNa点滴静注80mgバッグ「テルモ」：テルモ　80mg200mL1袋[1575円/袋]，オザグレルNa点滴静注液20mg「ケミファ」：日本薬品工業　20mg1mL1管[447円/管]，オザグレルNa点滴静注液40mg「ケミファ」：日本薬品工業　40mg2mL1管[822円/管]，オザグレルNa点滴静注液80mg「ケミファ」：日本薬品工業　80mg4mL1管[1245円/管]，オザグレルナトリウム点滴静注液20mg「JD」：ジェイドルフ　20mg1mL1管[335円/管]，オザグレルナトリウム点滴静注液40mg「JD」：ジェイドルフ　40mg2mL1管[569円/管]，オザグレルナトリウム点滴静注液80mg「JD」：ジェイドルフ　80mg4mL1管[1245円/管]，注射用オザグレルナトリウム20mg「F」：富士製薬　20mg1瓶[335円/瓶]，注射用オザグレルナトリウム40mg「F」：富士製薬　40mg1瓶[569円/瓶]，オザグレン点滴静注20mg：東和　20mg1mL1管[447円/管]，オザグレン点滴静注40mg：東和　40mg2mL1管[569円/管]，オザグレン点滴静注80mg：東和　80mg4mL1管[1245円/管]，オザグレン点滴静注用20mg：東和　20mg1瓶[447円/瓶]，オザペン注20mg：富士薬品　20mg2mL1管[630円/管]，オザペン注40mg：富士薬品　40mg2.5mL1管[822円/管]，オザペン注80mg：富士薬品　80mg5mL1管[1245円/管]，オザペンバッグ注80mg：富士薬品　80mg200mL1袋[1575円/袋]

ガーダシル水性懸濁筋注　規格：－[－]
ガーダシル水性懸濁筋注シリンジ　規格：－[－]

組換え沈降4価ヒトパピローマウイルス様粒子ワクチン(酵母由来)　MSD　631

【効能効果】

ヒトパピローマウイルス 6，11，16 及び 18 型の感染に起因する以下の疾患の予防
(1)子宮頸癌（扁平上皮細胞癌及び腺癌）及びその前駆病変（子宮頸部上皮内腫瘍（CIN）1，2 及び 3 並びに上皮内腺癌（AIS））
(2)外陰上皮内腫瘍（VIN）1，2 及び 3 並びに腟上皮内腫瘍（VaIN）1，2 及び 3
(3)尖圭コンジローマ

【対応標準病名】

◎	外陰上皮内腫瘍	子宮頸癌	子宮頸部軽度異形成
	子宮頸部上皮内腫瘍・異型度 3	子宮頸部腺癌	子宮頸部中等度異形成
	尖圭コンジローマ	腟上皮内癌	ヒトパピローマウイルス感染症
○	陰茎尖圭コンジローマ	ウイルス性疣贅	外陰部上皮内癌
	外陰部尖圭コンジローマ	癌	肛門尖圭コンジローマ
	子宮頸部異形成	子宮頸部高度異形成	子宮頸部上皮内癌
	子宮頸部上皮内腫瘍	子宮上皮内癌	腟壁尖圭コンジローマ
△	子宮頸部腫瘍	子宮腫瘍	子宮内膜上皮内癌
	前立腺上皮内腫瘍		

効能効果に関連する使用上の注意

(1)HPV6，11，16 及び 18 型以外の HPV 感染に起因する子宮頸癌又はその前駆病変等の予防効果は確認されていない。
(2)接種時に感染が成立している HPV の排除及び既に生じている HPV 関連の病変の進行予防効果は期待できない。
(3)本剤の接種は定期的な子宮頸癌検診の代わりとなるものではない。本剤接種に加え，子宮頸癌検診の受診や HPV への曝露，性感染症に対し注意することが重要である。
(4)本剤の予防効果の持続期間は確立していない。

用法用量　9 歳以上の女性に，1 回 0.5mL を合計 3 回，筋肉内に注射する。通常，2 回目は初回接種の 2ヵ月後，3 回目は 6ヵ月後に同様の用法で接種する。

用法用量に関連する使用上の注意

(1)接種間隔：1 年以内に 3 回の接種を終了することが望ましい。なお，本剤の 2 回目及び 3 回目の接種が初回接種の 2ヵ月後及び 6ヵ月後にできない場合，2 回目接種は初回接種から少なくとも 1ヵ月以上，3 回目接種は 2 回目接種から少なくとも 3ヵ月以上間隔を置いて実施すること。
(2)他のワクチン製剤との接種間隔：生ワクチンの接種を受けた者は，通常，27 日以上，また他の不活化ワクチンの接種を受けた者は，通常，6 日以上間隔を置いて本剤を接種すること。ただし，医師が必要と認めた場合には，同時に接種することができる（なお，本剤を他のワクチンと混合して接種してはならない）。

接種不適当者

被接種者が次のいずれかに該当すると認められる場合には，接種を行ってはならない。

(1)明らかな発熱を呈している者
(2)重篤な急性疾患にかかっていることが明らかな者
(3)本剤の成分に対して過敏症を呈したことがある者
(4)上記に掲げる者のほか，予防接種を行うことが不適当な状態にある者

カーディオライト第一　規格：1回分[29764円/回分]
カーディオライト注射液第一　規格：370MBq1筒[25333円/筒]，600MBq1筒[48683円/筒]，740MBq1筒[50115円/筒]

ヘキサキス(2－メトキシイソブチルイソニトリル)テクネチウム(^{99m}Tc)　富士フイルム RI　430

【効 能 効 果】

(1)心筋血流シンチグラフィによる心臓疾患の診断
(2)初回循環時法による心機能の診断
(3)副甲状腺シンチグラフィによる副甲状腺機能亢進症における局在診断

【対応標準病名】

該当病名なし

用法用量

(1)〔カーディオライト第一のみ〕
ヘキサキス(2-メトキシイソブチルイソニトリル)テクネチウム(^{99m}Tc)注射液の調製：本品に，日局「過テクネチウム酸ナトリウム(^{99m}Tc)注射液」185～740MBq(1～3mL)を加えて振り混ぜ，95～99℃で15分間加熱した後，室温で15分間放冷する。
(2)心筋血流シンチグラフィによる心臓疾患の診断：通常，成人には，(調製後の)本品370～555MBqを静脈より投与し，30分以降にガンマカメラを用いて心筋血流シンチグラムを得る。または，心電図に同期させてデータ収集を行い，心筋血流シンチグラムを得る。
(3)初回循環時法による心機能の診断：通常，成人には，(調製後の)本品740MBqを肘静脈より急速に投与し，直後より心RIアンギオグラムを得る。必要に応じ，収集したデータより駆出分画を算出する。また，心電図に同期させてデータ収集を行い，拡張末期像及び収縮末期像を得る。
(4)副甲状腺シンチグラフィによる副甲状腺機能亢進症における局在診断
〔ダブルフェーズ法〕：通常，成人には，(調製後の)本品370～740MBqを静脈より投与し，投与後5～15分(初期像)及び投与後2～3時間(後期像)に頸部及び胸部を撮像してシンチグラムを得る。必要に応じて断層像を追加する。
〔サブトラクション法〕：過テクネチウム酸ナトリウム(^{99m}Tc)又はヨウ化ナトリウム(^{123}I)による甲状腺シンチグラフィを実施後，通常，成人には，(調製後の)本品185～600MBqを静脈より投与し，その10分後に撮像する。必要に応じて断層像を追加する。

なお，投与量は，年齢，体重及び検査方法によりそれぞれ適宜増減する。

用法用量に関連する使用上の注意

サブトラクション法実施時の甲状腺シンチグラフィは，過テクネチウム酸ナトリウム(^{99m}Tc)又はヨウ化ナトリウム(^{123}I)の添付文書を参照の上，以下の要領で実施する。
(1)過テクネチウム酸ナトリウム(^{99m}Tc)を用いる場合：通常，成人には，日局「過テクネチウム酸ナトリウム(^{99m}Tc)注射液」74～370MBqを静脈より投与し，頸部及び胸部の像を30分後に撮像する。
(2)ヨウ化ナトリウム(^{123}I)を用いる場合：通常，成人には，日局「ヨウ化ナトリウム(^{123}I)カプセル」3.7～7.4MBqを経口投与し，頸部及び胸部の像を4時間後に撮像する。

カドサイラ点滴静注用100mg　規格：100mg1瓶[235108円/瓶]
カドサイラ点滴静注用160mg　規格：160mg1瓶[373945円/瓶]

トラスツズマブエムタンシン(遺伝子組換え)　中外　429

【効 能 効 果】

HER2陽性の手術不能又は再発乳癌

【対応標準病名】

◎	乳癌・HER2過剰発現	乳癌再発	
○	悪性葉状腫瘍	炎症性乳癌	術後乳癌
	進行乳癌	乳癌	乳腺腋窩尾部乳癌
	乳頭部乳癌	乳房下外側部乳癌	乳房下内側部乳癌
	乳房境界部乳癌	乳房脂肪肉腫	乳房上外側部乳癌
	乳房上内側部乳癌	乳房中央部乳癌	乳房肉腫
	乳房パジェット病	乳輪部乳癌	

効能効果に関連する使用上の注意

(1)HER2陽性の検査は，十分な経験を有する病理医又は検査施設において実施すること。
(2)本剤の手術の補助化学療法における有効性及び安全性は確立していない。
(3)本剤は，トラスツズマブ(遺伝子組換え)及びタキサン系抗悪性腫瘍剤による化学療法の治療歴のある患者に投与すること。

用法用量　通常，成人にはトラスツズマブ　エムタンシン(遺伝子組換え)として1回3.6mg/kg(体重)を3週間間隔で点滴静注する。

用法用量に関連する使用上の注意

(1)他の抗悪性腫瘍剤との併用療法について，有効性及び安全性は確立していない。
(2)初回投与時は90分かけて投与すること。初回投与の忍容性が良好であれば，2回目以降の投与時間は30分間まで短縮できる。
(3)副作用により，本剤を休薬，減量又は中止する場合には，副作用の症状，重症度等に応じて以下の基準を考慮すること。減量後に再度増量はしないこと。
減量の目安

減量段階	投与量
通常投与量	3.6mg/kg
1段階減量	3.0mg/kg
2段階減量	2.4mg/kg
3段階減量	投与中止

①左室駆出率(LVEF)低下による休薬及び中止基準

有害事象		処置
40%≦LVEF≦45%	ベースラインからの絶対値の変化＜10%	継続：3週間以内に再測定を行い，LVEFを確認すること。
	ベースラインからの絶対値の変化≧10%	休薬：3週間以内に再測定を行い，LVEFのベースラインからの絶対値の変化＜10%に回復しない場合は中止すること。
LVEF＜40%		休薬：3週間以内に再測定を行い，再度LVEF＜40%が認められた場合は中止すること。
症候性うっ血性心不全		中止

② AST(GOT)，ALT(GPT)増加による休薬，減量及び中止基準

Grade	処置	
Grade 2(＞3～5×ULN)	減量せず継続	※AST(GOT)又はALT(GPT)＞3×ULNかつ総ビリルビン＞2×ULNの場合は中止すること。
Grade 3(＞5～20×ULN)	休薬：Grade 2以下に回復後，1段階減量して再開可能	
Grade 4(＞20×	中止	

ULN)	

③高ビリルビン血症による休薬，減量及び中止基準

Grade	処置	
Grade 2(＞1.5～3×ULN)	休薬：Grade 1以下に回復後，減量せず再開可能	※AST(GOT)又はALT(GPT)＞3×ULNかつ総ビリルビン＞2×ULNの場合は中止すること。
Grade 3(＞3～10×ULN)	休薬：Grade 1以下に回復後，1段階減量して再開可能	
Grade 4(＞10×ULN)	中止	

④血小板減少症による休薬及び減量基準

Grade	処置
Grade 3(＜50,000～25,000/mm^3)	休薬：Grade 1以下(75,000/mm^{3}以上)に回復後，減量せず再開可能
Grade 4(＜25,000/mm^3)	休薬：Grade 1以下(75,000/mm^{3}以上)に回復後，1段階減量して再開可能

⑤末梢神経障害による休薬基準

Grade	処置
Grade 3，4	休薬：Grade 2以下に回復後，減量せず再開可能

Grade はNCI CTCAE(v.4)による。
ULN：正常値上限

(4)本剤の投与時には，添付の日局注射用水(点滴静注用100mg：5mL，点滴静注用160mg：8mL)により溶解してトラスツズマブ　エムタンシン(遺伝子組換え)20mg/mLの濃度にした後，必要量を注射筒で抜き取り，直ちに日局生理食塩液250mLに希釈し，点滴静注する。

警告

(1)本剤を含むがん化学療法は，緊急時に十分対応できる医療施設において，がん化学療法に十分な知識・経験を持つ医師のもとで，本剤が適切と判断される症例についてのみ実施すること。適応患者の選択にあたっては，本剤の添付文書を参照して十分注意すること。また，治療開始に先立ち，患者又はその家族に有効性及び危険性を十分説明し，同意を得てから投与すること。
(2)肺臓炎，間質性肺炎等の間質性肺疾患があらわれ，死亡に至る例も報告されているので，初期症状(呼吸困難，咳嗽，疲労，肺浸潤等)の確認及び胸部X線検査の実施等，観察を十分に行うこと。また，異常が認められた場合には，投与中止等の適切な処置を行うこと。

禁忌

(1)本剤の成分又はトラスツズマブ(遺伝子組換え)に対し過敏症(過敏症と鑑別困難で死亡につながるおそれのある重篤なInfusion reactionを含む)の既往歴のある患者
(2)妊婦又は妊娠している可能性のある婦人

ガニレスト皮下注0.25mgシリンジ　規格：－[－]
ガニレリクス酢酸塩　MSD　249

【効能効果】

調節卵巣刺激下における早発排卵の防止

【対応標準病名】

該当病名なし

用法用量　原則として卵胞刺激ホルモン製剤投与の6日目から開始し，ガニレリクスとして0.25mgを1日1回皮下に連日投与する。

用法用量に関連する使用上の注意

卵胞刺激ホルモン(FSH)製剤を用いた調節卵巣刺激は月経周期の2日目又は3日目から行う。
本剤の投与開始時期はFSH製剤の投与開始6日目とし，医師の判断により投与開始時期を調節できる。
FSH製剤の投与量は発育卵胞の数及びサイズに基づき調整すること。本剤の投与は適当な大きさの卵胞が十分発育するまで続けること。ヒト絨毛性性腺刺激ホルモン(hCG)製剤により卵胞の最終的な成熟を行うこと。
本剤とFSH製剤はほぼ同時期に投与すべきであるが，注射液は混合せず，注射部位は別にすること。
ガニレリクスの消失半減期を考慮し，本剤投与間隔並びに本剤の最終投与とhCG製剤投与との間隔は30時間を超えないようにすること。30時間を超えると早期黄体形成ホルモン(LH)サージが起きる可能性がある。
黄体期管理は生殖補助医療機関で通常実施されている方法により実施する。

禁忌

(1)本剤の有効成分又はその他の添加物に対し過敏症の既往歴のある患者
(2)ゴナドトロピン放出ホルモン(GnRH)又は他のGnRH誘導体に対し過敏症の既往歴のある患者
(3)妊婦又は妊娠している可能性のある婦人及び授乳婦

カピステン筋注50mg　規格：50mg1管[128円/管]
ケトプロフェン　キッセイ　114

【効能効果】

(1)下記の疾患ならびに状態における鎮痛・消炎
術後，外傷，各種癌，痛風発作，症候性神経痛
(2)緊急に解熱を必要とする場合

【対応標準病名】

◎	悪性腫瘍	外傷	癌
	挫傷	術後疼痛	神経痛
	創傷	痛風発作	
○	ALK融合遺伝子陽性非小細胞肺癌	EGFR遺伝子変異陽性非小細胞肺癌	KIT(CD117)陽性胃消化管間質腫瘍
	KIT(CD117)陽性結腸消化管間質腫瘍	KIT(CD117)陽性小腸消化管間質腫瘍	KIT(CD117)陽性食道消化管間質腫瘍
	KIT(CD117)陽性直腸消化管間質腫瘍	KRAS遺伝子野生型結腸癌	KRAS遺伝子野生型直腸癌
あ	S状結腸癌	悪性エナメル上皮腫	悪性下垂体腫瘍
	悪性褐色細胞腫	悪性顆粒細胞腫	悪性間葉腫
	悪性奇形腫	悪性胸腺腫	悪性グロームス腫瘍
	悪性血管外皮腫	悪性甲状腺腫	悪性骨腫瘍
	悪性縦隔腫瘍	悪性腫瘍合併性皮膚筋炎	悪性神経膠腫
	悪性髄膜腫	悪性脊髄髄膜腫	悪性線維性組織球腫
	悪性虫垂粘液瘤	悪性停留精巣	悪性頭蓋咽頭腫
	悪性脳腫瘍	悪性末梢神経鞘腫	悪性葉状腫瘍
	悪性リンパ腫骨髄浸潤	足炎	亜脱臼
	圧挫傷	圧挫創	圧迫骨折
	圧迫神経炎	鞍上部胚細胞腫瘍	胃悪性間葉系腫瘍
	胃悪性黒色腫	胃カルチノイド	胃癌
	胃癌・HER2過剰発現	胃管癌	胃癌骨転移
	胃癌末期	胃原発絨毛癌	胃脂肪肉腫
	胃重複癌	胃消化管間質腫瘍	胃進行癌
	胃前庭部癌	胃体部癌	胃底部癌
	遺伝性大腸癌	遺伝性非ポリポーシス大腸癌	胃肉腫
	犬咬創	胃胚細胞腫瘍	胃平滑筋肉腫
	胃幽門部癌	陰核癌	陰茎悪性黒色腫
	陰茎癌	陰茎亀頭部癌	陰茎体部癌
	陰茎肉腫	陰茎パジェット病	陰茎包皮部癌
	陰茎有棘細胞癌	咽頭開放創	咽頭癌
	咽頭創傷	咽頭肉腫	陰のう悪性黒色腫
	陰のう癌	陰のう内脂肪肉腫	陰のうパジェット病
	陰のう有棘細胞癌	ウイルムス腫瘍	エクリン汗孔癌
	炎症性乳癌	延髄神経膠腫	延髄星細胞腫
	横隔膜損傷	横行結腸癌	横骨折
	横紋筋肉腫	汚染擦過創	汚染創
か	外陰悪性黒色腫	外陰悪性腫瘍	外陰癌
	外陰部パジェット病	外陰部有棘細胞癌	外耳開放創

外耳道癌	外耳道創傷	外耳部割創
外耳部貫通創	外耳部咬創	外耳部挫創
外耳部刺創	外耳部創傷	外傷性一過性麻痺
外傷性異物	外傷性眼球ろう	外傷性咬合
外傷性虹彩離断	外傷性硬膜動静脈瘻	外傷性耳出血
外傷性食道破裂	外傷性脊髄出血	外傷性切断
外傷性動静脈瘻	外傷性動脈血腫	外傷性動脈瘤
外傷性破裂	外傷性皮下血腫	外耳裂創
回腸カルチノイド	回腸癌	回腸消化管間質腫瘍
開腹術後愁訴	開放骨折	開放性陥没骨折
開放性脱臼	開放性脱臼骨折	開放性粉砕骨折
開放創	海綿芽細胞腫	回盲部癌
下咽頭癌	下咽頭後部癌	下咽頭創傷
下咽頭肉腫	下顎悪性エナメル上皮腫	下顎開放創
下顎割創	下顎貫通創	下顎口唇挫創
下顎咬創	下顎骨悪性腫瘍	下顎骨骨肉腫
下顎挫創	下顎刺創	下顎歯肉癌
下顎歯肉頬移行部癌	下顎創傷	下顎部横紋筋肉腫
下顎部皮膚欠損創	下顎裂創	踵痛
下眼瞼基底細胞癌	下眼瞼皮膚癌	下眼瞼有棘細胞癌
顎下腺癌	顎下部悪性腫瘍	顎関節部開放創
顎関節部割創	顎関節部貫通創	顎関節部咬創
顎関節部挫創	顎関節部刺創	顎関節部創傷
顎関節部裂創	角膜挫創	角膜切傷
角膜切創	角膜創傷	角膜の悪性腫瘍
角膜破裂	角膜裂傷	下行結腸癌
下口唇基底細胞癌	下口唇皮膚癌	下口唇有棘細胞癌
下肢悪性腫瘍	下肢神経痛	下肢痛
下唇癌	下唇赤唇部癌	仮声帯癌
下腿神経炎	下腿痛	肩関節痛風
割創	滑膜腫	滑膜肉腫
下部食道癌	下部胆管癌	下葉小細胞肺癌
下葉肺癌	下葉肺腺癌	下葉肺大細胞癌
下葉肺扁平上皮癌	下葉非小細胞肺癌	カルチノイド
肝悪性腫瘍	眼窩悪性腫瘍	肝外胆管癌
眼窩横紋筋肉腫	眼角基底細胞癌	眼角皮膚癌
眼角有棘細胞癌	眼窩神経芽腫	眼窩創傷
肝カルチノイド	肝癌	肝癌骨転移
癌関連網膜症	眼球結膜裂傷	眼球損傷
眼球破裂	眼球裂傷	眼瞼開放創
眼瞼割創	眼瞼貫通創	眼瞼咬創
眼瞼挫創	眼瞼脂腺癌	眼瞼刺創
眼瞼創傷	眼瞼皮膚の悪性腫瘍	眼瞼メルケル細胞癌
眼瞼裂創	肝細胞癌	環指痛
眼周囲部開放創	眼周囲部割創	眼周囲部貫通創
眼周囲部咬創	眼周囲部挫創	眼周囲部刺創
眼周囲部創傷	眼周囲部裂創	癌性悪液質
癌性胸水	癌性胸膜炎	癌性ニューロパチー
関節血腫	関節骨折	関節挫傷
関節打撲	関節内骨折	汗腺癌
完全骨折	完全脱臼	貫通刺創
貫通銃創	貫通性挫滅創	貫通創
眼部開放創	眼部割創	眼部貫通創
眼部咬創	眼部挫創	眼部刺創
眼部創傷	眼部裂創	陥没骨折
顔面悪性腫瘍	顔面横紋筋肉腫	顔面汚染創
顔面開放創	顔面割創	顔面貫通創
顔面咬創	顔面挫創	顔面刺創
顔面創傷	顔面搔創	顔面損傷
顔面多発開放創	顔面多発割創	顔面多発貫通創
顔面多発咬創	顔面多発挫創	顔面多発刺創
顔面多発創傷	顔面多発裂創	顔面皮膚欠損創
顔面裂創	肝門部癌	肝門部胆管癌
気管癌	気管支カルチノイド	気管支癌

気管支リンパ節転移	基底細胞癌	臼後部癌
嗅神経芽腫	嗅神経上皮腫	胸管損傷
胸腔内リンパ節の悪性腫瘍	橋神経膠腫	胸腺カルチノイド
胸腺癌	胸腺腫	胸椎転移
頬粘膜癌	頬粘膜咬創	頬部横紋筋肉腫
頬部開放創	頬部割創	胸部下部食道癌
頬部貫通創	頬部血管肉腫	頬部咬創
頬部挫創	頬部刺創	胸部上部食道癌
胸部食道癌	胸部食道損傷	頬部創傷
胸部中部食道癌	頬部皮膚欠損創	頬部裂創
胸壁神経痛	胸膜悪性腫瘍	胸膜脂肪肉腫
強膜切創	強膜創傷	胸膜播種
強膜裂傷	棘刺創	魚咬創
去勢抵抗性前立腺癌	巨大後腹膜脂肪肉腫	亀裂骨折
筋損傷	筋断裂	筋肉内血腫
空腸カルチノイド	空腸癌	空腸消化管間質腫瘍
屈曲骨折	クルッケンベルグ腫瘍	クロム親和性芽細胞腫
頚動脈小体悪性腫瘍	頚部悪性腫瘍	頚部悪性線維性組織球腫
頚部悪性軟部腫瘍	頚部横紋筋肉腫	頚部滑膜肉腫
頚部癌	頚部基底細胞癌	頚部血管肉腫
頚部原発腫瘍	頚部脂腺癌	頚部脂肪肉腫
頚部食道開放創	頚部食道癌	頚部神経芽腫
頚部神経痛	頚部肉腫	頚部皮膚悪性腫瘍
頚部皮膚癌	頚部メルケル細胞癌	頚部有棘細胞癌
頚部隆起性皮膚線維肉腫	血管切断	血管損傷
血管肉腫	血腫	結腸癌
結腸脂肪肉腫	結腸消化管間質腫瘍	結膜創傷
結膜の悪性腫瘍	結膜裂傷	限局性前立腺癌
肩甲上神経痛	肩甲部脂肪肉腫	原始神経外胚葉腫瘍
腱切創	原線維性星細胞腫	腱損傷
腱断裂	原発性悪性脳腫瘍	原発性肝癌
原発性骨腫瘍	原発性痛風	原発性脳腫瘍
原発性肺癌	原発不明癌	肩部悪性線維性組織球腫
肩部横紋筋肉腫	肩部滑膜肉腫	肩部線維肉腫
肩部淡明細胞肉腫	腱部分断裂	肩部胞巣状軟部肉腫
腱裂傷	高エネルギー外傷	口蓋癌
口蓋垂癌	口蓋切創	口蓋裂創
口角部挫創	口角部裂創	膠芽腫
口腔悪性黒色腫	口腔開放創	口腔割創
口腔癌	口腔挫創	口腔刺創
口腔前庭癌	口腔創傷	口腔底癌
口腔粘膜咬創	口腔裂創	硬口蓋癌
後縦隔悪性腫瘍	甲状腺悪性腫瘍	甲状腺癌
甲状腺癌骨転移	甲状腺髄様癌	甲状腺乳頭癌
甲状腺未分化癌	甲状腺濾胞癌	甲状軟骨の悪性腫瘍
口唇開放創	口唇割創	口唇癌
口唇貫通創	口唇境界部癌	口唇咬創
口唇挫創	口唇刺創	口唇赤唇部癌
口唇創傷	口唇皮膚悪性腫瘍	口唇メルケル細胞癌
口唇裂創	溝創	咬創
後足部痛	口底癌	喉頭蓋癌
喉頭蓋前面癌	喉頭蓋谷癌	後頭下神経痛
喉頭癌	後頭神経痛	後頭部神経痛
後頭部転移性腫瘍	後頭葉悪性腫瘍	後頭葉膠芽腫
後頭葉神経膠腫	膠肉腫	広範性軸索損傷
広汎性神経損傷	項部基底細胞癌	後腹膜悪性腫瘍
後腹膜悪性線維性組織球腫	後腹膜横紋筋肉腫	後腹膜血管肉腫
後腹膜脂肪肉腫	後腹膜神経芽腫	後腹膜線維肉腫
後腹膜胚細胞腫瘍	後腹膜平滑筋肉腫	後腹膜リンパ節転移
項部神経痛	項部皮膚癌	項部メルケル細胞癌
項部有棘細胞癌	後方脱臼	肛門悪性黒色腫

肛門癌	肛門管癌	肛門部癌
肛門扁平上皮癌	骨悪性線維性組織球腫	股痛
骨原性肉腫	骨髄性白血病骨髄浸潤	骨髄転移
骨折	骨線維肉腫	骨転移癌
骨軟骨肉腫	骨肉腫	骨盤転移
骨盤内リンパ節転移	骨盤内リンパ節の悪性腫瘍	骨膜性骨肉腫

さ

昆虫咬創	昆虫刺傷	鰓原性癌
採皮創	挫創	擦過創
擦過皮下血腫	挫滅傷	挫滅創
残胃癌	耳介開放創	耳介割創
耳介癌	耳介貫通創	耳介咬創
耳介挫創	耳介刺創	耳介創傷
耳介メルケル細胞癌	耳介裂創	耳下腺癌
耳下部肉腫	耳管癌	指間切創
色素性基底細胞癌	子宮癌	子宮癌骨転移
子宮癌再発	子宮癌術後後遺症	子宮癌肉腫
子宮体癌	子宮体癌再発	子宮内膜癌
子宮内膜間質肉腫	子宮肉腫	子宮平滑筋肉腫
刺咬症	篩骨洞癌	四肢静脈損傷
四肢神経痛	四肢痛	示指痛
四肢動脈損傷	四肢末端痛	視床下部星細胞腫
視床星細胞腫	視神経膠腫	脂腺癌
耳前部挫創	刺創	趾痛
歯肉癌	歯肉切創	歯肉裂創
脂肪肉腫	斜骨折	射創
斜台部脊索腫	縦隔癌	縦隔脂肪肉腫
縦隔神経芽腫	縦隔胚細胞腫瘍	縦隔卵黄のう腫瘍
縦隔リンパ節転移	縦骨折	銃創
十二指腸悪性ガストリノーマ	十二指腸悪性ソマトスタチノーマ	十二指腸カルチノイド
十二指腸癌	十二指腸消化管間質腫瘍	十二指腸神経内分泌癌
十二指腸神経内分泌腫瘍	十二指腸乳頭癌	十二指腸乳頭部癌
十二指腸平滑筋肉腫	重複骨折	絨毛癌
手関節掌側部挫創	手関節部滑膜肉腫	手関節部挫創
手関節部創傷	主気管支の悪性腫瘍	種子骨開放骨折
種子骨骨折	手指神経炎	手指痛
手掌挫創	手掌刺創	手掌切創
手掌剥皮創	手掌皮膚欠損創	術後合併症
術後乳癌	術後腰痛	術創部痛
手背皮膚欠損創	手背部挫創	手背部切創
手背部痛	手部悪性線維性組織球腫	手部横紋筋肉腫
手部滑膜肉腫	手部淡明細胞肉腫	手部痛
手部類上皮肉腫	上衣芽細胞腫	上衣腫
小陰唇癌	上咽頭癌	上咽頭脂肪肉腫
上顎悪性エナメル上皮腫	上顎癌	上顎結節部癌
上顎骨悪性腫瘍	上顎骨骨肉腫	上顎歯肉癌
上顎歯肉頬移行部癌	上顎洞癌	上顎部裂創
松果体悪性腫瘍	松果体芽腫	松果体胚細胞腫瘍
松果体部膠芽腫	松果体未分化胚細胞腫	上眼瞼基底細胞癌
上眼瞼皮膚癌	上眼瞼有棘細胞癌	上行結腸カルチノイド
上行結腸癌	上行結腸平滑筋肉腫	上口唇基底細胞癌
上口唇皮膚癌	上口唇有棘細胞癌	小細胞肺癌
上肢悪性腫瘍	上肢神経痛	小指痛
上肢痛	上唇癌	上唇小帯裂創
上唇赤唇部癌	小唾液腺癌	小腸カルチノイド
小腸癌	小腸脂肪肉腫	小腸消化管間質腫瘍
小腸平滑筋肉腫	上部食道癌	上部胆管癌
上葉小細胞肺癌	上葉肺癌	上葉肺腺癌
上葉肺大細胞癌	上葉肺扁平上皮癌	上葉非小細胞肺癌
上腕悪性線維性組織球腫	上腕悪性軟部腫瘍	上腕横紋筋肉腫
上腕滑膜肉腫	上腕脂肪肉腫	上腕神経痛
上腕線維肉腫	上腕淡明細胞肉腫	上腕痛
上腕胞巣状軟部肉腫	上腕類上皮肉腫	食道悪性間葉系腫瘍
食道悪性黒色腫	食道横紋筋肉腫	食道顆粒細胞腫
食道カルチノイド	食道癌	食道癌骨転移
食道癌肉腫	食道基底細胞癌	食道偽肉腫
食道脂肪肉腫	食道消化管間質腫瘍	食道小細胞癌
食道腺癌	食道腺様のう胞癌	食道損傷
食道粘表皮癌	食道表在癌	食道平滑筋肉腫
食道未分化癌	痔瘻癌	腎悪性腫瘍
腎盂癌	腎盂腺癌	腎盂乳頭状癌
腎盂尿路上皮癌	腎盂扁平上皮癌	腎カルチノイド
腎癌	腎癌骨転移	神経炎
神経芽腫	神経膠腫	神経根ひきぬき損傷
神経切断	神経線維肉腫	神経叢損傷
神経叢不全損傷	神経損傷	神経断裂
進行性前立腺癌	進行乳癌	唇交連癌
腎細胞癌	針刺創	腎周囲脂肪肉腫
心臓悪性腫瘍	心臓横紋筋肉腫	心臓血管肉腫
心臓脂肪肉腫	心臓線維肉腫	心臓粘液肉腫
靱帯ストレイン	靱帯損傷	靱帯断裂
靱帯捻挫	靱帯裂傷	腎肉腫
膵芽腫	膵癌	膵管癌
膵管内管状腺癌	膵管内乳頭粘液性腺癌	膵脂肪肉腫
膵漿液性のう胞腺癌	膵腺房細胞癌	膵臓癌骨転移
膵体部癌	膵頭部カルチノイド	膵頭部癌
膵内胆管癌	膵粘液性のう胞腺癌	膵尾部癌
髄膜癌腫症	髄膜白血病	スキルス胃癌
ストレイン	星細胞腫	精索脂肪肉腫
精索肉腫	星状芽細胞腫	精上皮腫
成人Ｔ細胞白血病骨髄浸潤	精巣横紋筋肉腫	精巣癌
精巣奇形癌	精巣奇形腫	精巣絨毛癌
精巣上体癌	精巣胎児性癌	精巣肉腫
精巣胚細胞腫瘍	精巣卵黄のう腫瘍	精巣卵のう腫瘍
精母細胞腫	声門外傷	声門下癌
声門癌	声門上癌	脊髄播種
脊椎転移	舌縁癌	舌開放創
舌下顎挫創	舌下腺癌	舌下面癌
舌癌	舌咬創	舌根部癌
舌挫創	舌刺創	舌脂肪肉腫
舌切創	舌尖癌	切創
舌創傷	切断	舌背癌
舌裂創	線維脂肪肉腫	線維肉腫
前額部開放創	前額部割創	前額部貫通創
前額部咬創	前額部挫創	前額部刺創
前額部創傷	前額部皮膚欠損創	前額部裂創
前額頭頂部挫創	前縦隔悪性腫瘍	線状骨折
全身擦過創	前足部痛	穿通創
前頭洞癌	前頭部転移性腫瘍	前頭葉悪性腫瘍
前頭葉膠芽腫	前頭葉神経膠腫	前頭葉星細胞腫
前頭葉退形成性星細胞腫	前方脱臼	前立腺横紋筋肉腫
前立腺癌	前立腺癌骨転移	前立腺癌再発
前立腺小細胞癌	前立腺神経内分泌癌	前立腺肉腫
前腕悪性線維性組織球腫	前腕悪性軟部腫瘍	前腕横紋筋肉腫
前腕滑膜肉腫	前腕神経痛	前腕線維肉腫
前腕痛	前腕胞巣状軟部肉腫	前腕類上皮肉腫
早期胃癌	早期食道癌	掻創
総胆管癌	足痛	足底部痛
側頭部神経痛	側頭部転移性腫瘍	側頭葉悪性腫瘍
側頭葉膠芽腫	側頭葉神経膠腫	側頭葉星細胞腫
側頭葉退形成性星細胞腫	側頭葉毛様細胞性星細胞腫	足背痛

た

続発性痛風	第４脳室上衣腫	大陰唇癌
退形成性上衣腫	退形成性星細胞腫	胎児性癌

	胎児性精巣腫瘍	大腿汚染創	大腿咬創
	大腿骨転移性骨腫瘍	大腿挫創	大腿神経痛
	大腿痛	大腿内側部痛	大腿皮膚欠損創
	大腿部開放創	大腿部刺創	大腿部切創
	大腿裂創	大唾液腺癌	大腸カルチノイド
	大腸癌	大腸癌骨転移	大腸肉腫
	大腸粘液癌	大転子部挫創	大動脈周囲リンパ節転移
	大脳悪性腫瘍	大脳深部神経膠腫	大脳深部転移性腫瘍
	大網脂肪肉腫	大網消化管間質腫瘍	唾液腺癌
	脱臼	脱臼骨折	多発性外傷
	多発性癌転移	多発性骨髄腫骨髄浸潤	多発性神経膠腫
	多発性神経痛	打撲割創	打撲血腫
	打撲挫創	打撲擦過創	打撲傷
	打撲皮下血腫	胆管癌	単純脱臼
	男性性器癌	胆のうカルチノイド	胆のう癌
	胆のう管癌	胆のう肉腫	淡明細胞肉腫
	膣悪性黒色腫	膣癌	中咽頭癌
	中咽頭側壁癌	中咽頭肉腫	中耳悪性腫瘍
	中指痛	中縦隔悪性腫瘍	中手骨関節部挫創
	虫垂カルチノイド	虫垂癌	虫垂杯細胞カルチノイド
	中枢神経系損傷	中足部痛	中脳神経膠腫
	肘部滑膜肉腫	中部食道癌	肘部線維肉腫
	中部胆管癌	肘部類上皮肉腫	中葉小細胞肺癌
	中葉肺癌	中葉肺腺癌	中葉肺大細胞癌
	中葉肺扁平上皮癌	中葉非小細胞肺癌	腸間膜悪性腫瘍
	腸間膜脂肪肉腫	腸間膜消化管間質腫瘍	腸間膜肉腫
	腸間膜平滑筋肉腫	蝶形骨洞癌	腸骨リンパ節転移
	聴神経膠腫	直腸Ｓ状部結腸癌	直腸悪性黒色腫
	直腸カルチノイド	直腸癌	直腸癌骨転移
	直腸癌術後再発	直腸癌穿孔	直腸脂肪肉腫
	直腸消化管間質腫瘍	直腸平滑筋肉腫	痛風
	痛風結節	痛風腎	痛風性関節炎
	痛風性関節症	定型痛風	手軟部悪性腫瘍
	転移性下顎癌	転移性肝癌	転移性肝腫瘍
	転移性胸膜腫瘍	転移性口腔癌	転移性黒色腫
	転移性骨腫瘍	転位性骨折	転移性縦隔腫瘍
	転移性十二指腸癌	転移性腫瘍	転移性消化器腫瘍
	転移性上顎癌	転移性小腸腫瘍	転移性腎腫瘍
	転移性膵腫瘍	転移性舌癌	転移性頭蓋骨腫瘍
	転移性脳腫瘍	転移性肺癌	転移性肺腫瘍
	転移性脾腫瘍	転移性皮膚腫瘍	転移性副腎腫瘍
	転移性腹壁腫瘍	転移性扁平上皮癌	転移性卵巣癌
	テント上下転移性腫瘍	頭蓋骨悪性腫瘍	頭蓋骨骨肉腫
	頭蓋底骨肉腫	頭蓋底脊索腫	頭蓋内胚細胞腫瘍
	頭蓋部脊索腫	頭頚部癌	透析腎癌
	頭頂葉悪性腫瘍	頭頂葉膠芽腫	頭頂葉神経膠腫
	頭頂葉星細胞腫	頭部悪性線維性組織球腫	頭部横紋筋肉腫
	頭部滑膜肉腫	頭部基底細胞癌	頭部血管肉腫
	頭部脂腺癌	頭部脂肪肉腫	頭部神経痛
	頭部多発開放創	頭部多発割創	頭部多発咬創
	頭部多発挫創	頭部多発刺創	頭部多発創傷
	頭部多発裂創	動物咬創	頭部軟部組織悪性腫瘍
	頭部皮膚癌	頭部メルケル細胞癌	頭部有棘細胞癌
	頭部隆起性皮膚線維肉腫	動脈損傷	特発性関節脱臼
な	特発性神経痛	内耳癌	鉛痛風
	軟口蓋癌	軟口蓋挫創	軟口蓋創傷
	軟口蓋破裂	軟骨肉腫	軟部悪性巨細胞腫
	軟部組織悪性腫瘍	肉腫	肉離れ
	乳癌	乳癌・HER2 過剰発現	乳癌骨転移
	乳癌再発	乳癌術後後遺症	乳癌皮膚転移
	乳房外パジェット病	乳房下外側部乳癌	乳房下内側部乳癌
	乳房脂肪肉腫	乳房上外側部乳癌	乳房上内側部乳癌

	乳房中央部乳癌	乳房肉腫	尿管癌
	尿管口部膀胱癌	尿管尿路上皮癌	尿道傍腺の悪性腫瘍
	尿膜管癌	猫咬創	粘液性のう胞腺癌
	捻挫	脳幹悪性腫瘍	脳幹膠芽腫
	脳幹神経膠腫	脳幹部星細胞腫	脳室悪性腫瘍
	脳室上衣腫	脳手術後遺症	脳腫瘍摘出術後遺症
は	脳神経悪性腫瘍	脳胚細胞腫瘍	肺芽腫
	肺カルチノイド	肺癌	肺癌骨転移
	肺癌肉腫	肺癌による閉塞性肺炎	胚細胞腫
	肺腺癌	肺腺扁平上皮癌	肺腺様のう胞癌
	肺大細胞癌	肺大細胞神経内分泌癌	肺肉腫
	肺粘表皮癌	背部神経痛	肺扁平上皮癌
	肺胞上皮癌	肺未分化癌	肺門部小細胞癌
	肺門部腺癌	肺門部大細胞癌	肺門部肺癌
	肺門部非小細胞癌	肺門部扁平上皮癌	肺門リンパ節転移
	剥離骨折	抜歯後疼痛	馬尾上衣腫
	破裂骨折	バレット食道癌	パンコースト症候群
	鼻咽腔癌	皮下異物	皮下血腫
	皮下静脈損傷	皮下損傷	鼻腔癌
	鼻根部打撲挫創	鼻根部裂創	脾脂肪肉腫
	非小細胞肺癌	皮神経挫傷	鼻前庭癌
	鼻前庭部挫創	鼻尖部挫創	鼻中隔癌
	非熱傷性水疱	脾の悪性腫瘍	皮膚悪性腫瘍
	皮膚悪性線維性組織球腫	鼻部開放創	眉部割創
	鼻部割創	皮膚癌	鼻部貫通創
	腓腹部痛	皮膚欠損創	鼻部咬創
	鼻部挫創	鼻部刺創	皮膚脂肪肉腫
	皮膚線維肉腫	鼻部創傷	皮膚損傷
	皮膚剥脱創	皮膚白血病	鼻部皮膚欠損創
	皮膚付属器癌	鼻部裂創	びまん性星細胞腫
	眉毛部割創	眉毛部裂創	脾門部リンパ節転移
	病的骨折	表皮剥離	鼻翼部切創
	鼻翼部裂創	披裂喉頭蓋ひだ喉頭面癌	副咽頭間隙悪性腫瘍
	腹腔内リンパ節の悪性腫瘍	腹腔リンパ節転移	副甲状腺悪性腫瘍
	副甲状腺癌	複雑脱臼	副腎悪性腫瘍
	副腎癌	副腎神経芽腫	副腎髄質の悪性腫瘍
	副腎皮質癌	副腎皮質の悪性腫瘍	副鼻腔炎術後症
	副鼻腔開放創	副鼻腔癌	腹部悪性腫瘍
	腹部食道癌	腹部神経芽腫	腹壁神経痛
	腹膜悪性腫瘍	腹膜癌	不全骨折
	ぶどう膜悪性黒色腫	粉砕骨折	噴門癌
	平滑筋肉腫	閉鎖性骨折	閉鎖性脱臼
	扁桃窩癌	扁桃癌	扁桃肉腫
	膀胱円蓋部膀胱癌	膀胱癌	膀胱頚部膀胱癌
	膀胱後壁部膀胱癌	膀胱三角部膀胱癌	膀胱前壁部膀胱癌
	膀胱側壁部膀胱癌	膀胱肉腫	膀胱尿路上皮癌
	膀胱扁平上皮癌	傍骨性骨肉腫	紡錘形細胞肉腫
	胞巣状軟部肉腫	乏突起神経膠腫	母指球部痛
	母指示指間切創	母指痛	母趾痛
ま	末期癌	末梢血管外傷	末梢神経悪性腫瘍
	末梢神経損傷	慢性神経痛	眉間部挫創
	眉間部裂創	耳後部挫創	脈絡膜悪性黒色腫
	メルケル細胞癌	盲管銃創	盲腸カルチノイド
	盲腸癌	毛包癌	網膜芽細胞腫
	網膜膠腫	網脈絡膜裂傷	毛様細胞性星細胞腫
や	毛様体悪性腫瘍	薬剤性痛風	ユーイング肉腫
	有棘細胞癌	幽門癌	幽門前庭部癌
ら	腰椎転移	腰皮神経痛	らせん骨折
	卵管癌	卵巣カルチノイド	卵巣癌
	卵巣癌全身転移	卵巣癌肉腫	卵巣絨毛癌
	卵巣胎児性癌	卵巣肉腫	卵巣胚細胞腫瘍
	卵巣未分化胚細胞腫	卵巣卵黄のう腫瘍	卵巣類皮のう胞癌
	離開骨折	隆起性皮膚線維肉腫	輪状後部癌

	リンパ管肉腫	リンパ性白血病骨髄浸潤	類上皮肉腫
	轢過創	裂傷	裂創
	裂離	裂離骨折	肋間神経痛
	肋骨転移	若木骨折	
△	MRSA 術後創部感染	悪性腫瘍に伴う貧血	足異物
	イートン・ランバート症候群	会陰部化膿創	外耳部外傷性異物
	外傷後遺症	外傷性横隔膜ヘルニア	外傷性視神経症
	外傷性乳び胸	下顎外傷性異物	下腿筋肉内異物残留
	カテーテル感染症	眼瞼外傷性異物	肝細胞癌破裂
	眼周囲部外傷性異物	癌性ニューロミオパチー	癌性貧血
	癌性ミエロパチー	眼部外傷性異物	顔面外傷性異物
	胸腺損傷	胸部外傷	頬部外傷性異物
	胸部筋肉内異物残留	胸部損傷	金属歯冠修復過高
	金属歯冠修復粗造	金属歯冠修復脱離	金属歯冠修復低位
	金属歯冠修復破損	金属歯冠修復不適合	肩部筋肉内異物残留
	口唇外傷性異物	喉頭外傷	喉頭損傷
	産科的創傷の血腫	耳介外傷性異物	趾化膿創
	示指化膿創	膝関節部異物	膝部異物
	膝部筋肉内異物残留	縦隔血腫	手術創部膿瘍
	手掌筋肉内異物残留	術後横隔膜下膿瘍	術後感染症
	術後髄膜炎	術後創部感染	術後膿瘍
	術後敗血症	術後腹腔内膿瘍	術後腹壁膿瘍
	腫瘍随伴症候群	上皮腫	上腕筋肉内異物残留
	スルーダー神経痛	脊索腫	前額部外傷性異物
	全身性転移性癌	前腕筋肉内異物残留	爪下異物
	創傷感染症	創傷はえ幼虫症	創部膿瘍
	足底異物	足底筋肉内異物残留	足部筋肉内異物残留
	損傷	大腿筋肉内異物残留	腟断端炎
	虫垂炎術後残膿瘍	転移性骨腫瘍による大腿骨骨折	殿部異物
	殿部筋肉内異物残留	疼痛	頭部異物
	内胚葉洞腫瘍	尿管切石術後感染症	背部筋肉内異物残留
	抜歯後感染	鼻部外傷性異物	伏針
	腹壁異物	腹壁縫合糸膿瘍	ブラックアイ
	縫合糸膿瘍	縫合部膿瘍	腰部筋肉内異物残留
	卵黄のう腫瘍		
※	**適応外使用可** 原則として，「ケトプロフェン【注射薬】」を「局所麻酔剤と併用して疼痛部位(トリガーポイント)への局所注入」に対して処方した場合，当該使用事例を審査上認める。		

用法用量

(1)鎮痛・消炎の目的に用いる場合：通常，成人にはケトプロフェンとして1回50mgを殿部筋肉内に注射し，その後必要に応じて1日1～2回反復注射する。なお，年齢，症状により適宜増減する。

(2)解熱の目的に用いる場合：通常，成人にはケトプロフェンとして1回50mgを1日1～2回殿部筋肉内に注射する。なお，年齢，症状により適宜増減する。

禁忌

(1)消化性潰瘍のある患者
(2)重篤な血液の異常のある患者
(3)重篤な肝障害のある患者
(4)重篤な腎障害のある患者
(5)重篤な心機能不全のある患者
(6)本剤の成分に対し過敏症の既往歴のある患者
(7)アスピリン喘息(非ステロイド性消炎鎮痛剤等による喘息発作の誘発)又はその既往歴のある患者
(8)シプロフロキサシンを投与中の患者
(9)妊娠後期の女性

併用禁忌

薬剤名等	臨床症状・措置方法	機序・危険因子
シプロフロキサシン シプロキサン	痙攣を起こすことがある。	シプロフロキサシンのGABA受容体結合阻害作用が併用により増強され，中枢神経系の興奮性を増大すると考えられる。

メジェイド筋注50mg：日新－山形　50mg1管［56円/管］

カーボスター透析剤・L　規格：6L1瓶(炭酸水素ナトリウム液付)［2311円/瓶］，9L1瓶(炭酸水素ナトリウム液付)［3057円/瓶］
カーボスター透析剤・M　規格：10L1瓶(炭酸水素ナトリウム付)［1553円/瓶］
カーボスター透析剤・P　規格：2袋1組［1281円/組］

ブドウ糖　塩化カリウム　塩化カルシウム水和物　塩化ナトリウム　塩化マグネシウム　炭酸水素ナトリウム　エイワイ　341

【効 能 効 果】

慢性腎不全における透析型人工腎臓の灌流液として，以下の要因を持つものに用いる。
(1)無糖の透析液では，血糖値管理の困難な場合
(2)カリウム，マグネシウム濃度の高い透析液では，高カリウム血症，高マグネシウム血症の改善が不十分な場合
(3)カルシウム濃度の高い透析液では，高カルシウム血症を起こすおそれのある場合

【対応標準病名】

◎	慢性腎不全		
○	1型糖尿病性腎不全	2型糖尿病性腎不全	腎性網膜症
	糖尿病性腎不全	尿毒症性心膜炎	尿毒症性多発性ニューロパチー
	尿毒症性ニューロパチー	尿毒症性脳症	尿毒症肺
	末期腎不全	慢性腎臓病ステージG5	慢性腎臓病ステージG5D
△	赤血球造血刺激因子製剤低反応性貧血	尿毒症性心筋症	慢性腎臓病ステージG3
	慢性腎臓病ステージG3a	慢性腎臓病ステージG3b	慢性腎臓病ステージG4

用法用量

〔カーボスター透析剤・L〕：用時，本剤のB剤1容に対し水26容を加えて希釈し，この希釈液34容に対してA剤1容を加えて希釈して用いる。用量は，透析時間により異なるが，通常，灌流液として150～300Lを用いる。

〔カーボスター透析剤・M〕：用時，本剤のB剤1包を精製水に溶かして12.6Lの水溶液(B液)とする。B液1容に対し水26容を加えて希釈し，この希釈液34容に対してA剤1容を加えて希釈して用いる。用量は，透析時間により異なるが，通常，灌流液として150～300Lを用いる。

〔カーボスター透析剤・P〕：用時，本剤のA剤1包を精製水に溶かして10Lの水溶液(A液)とする。本剤のB剤1包を精製水に溶かして12.6Lの水溶液(B液)とする。B液1容に対し水26容を加えて希釈し，この希釈液34容に対してA液1容を加えて希釈して用いる。用量は，透析時間により異なるが，通常，灌流液として150～300Lを用いる。

カルシトラン注10　規格：10国際単位1mL1管［409円/管］

サケカルシトニン(合成)　あすか　399

【効 能 効 果】

骨粗鬆症における疼痛

【対応標準病名】

◎	骨粗鬆症	疼痛	
○	頸椎骨粗鬆症	頸椎骨粗鬆症・病的骨折あり	骨粗鬆症・骨盤部病的骨折あり
	骨粗鬆症・脊椎病的骨折あり	骨粗鬆症・前腕病的骨折あり	骨粗鬆症・大腿部病的骨折あり
	骨粗鬆症・多発病的骨折あり	骨粗鬆症・病的骨折あり	若年性骨粗鬆症
	若年性骨粗鬆症・病的骨折あり	術後吸収不良性骨粗鬆症	術後吸収不良性骨粗鬆症・病的骨折あり

	ステロイド性骨粗鬆症	ステロイド性骨粗鬆症・病的骨折あり	ステロイド性脊椎圧迫骨折
	脊椎骨粗鬆症・病的骨折あり	特発性骨粗鬆症	特発性骨粗鬆症・病的骨折あり
	特発性若年性骨粗鬆症	二次性骨粗鬆症	二次性骨粗鬆症・病的骨折あり
	廃用性骨粗鬆症	廃用性骨粗鬆症・病的骨折あり	閉経後骨粗鬆症・骨盤部病的骨折あり
	閉経後骨粗鬆症・脊椎病的骨折あり	閉経後骨粗鬆症・前腕病的骨折あり	閉経後骨粗鬆症・大腿部病的骨折あり
	閉経後骨粗鬆症・多発病的骨折あり	閉経後骨粗鬆症・病的骨折あり	薬物誘発性骨粗鬆症
	薬物誘発性骨粗鬆症・病的骨折あり	卵巣摘出術後骨粗鬆症	卵巣摘出術後骨粗鬆症・病的骨折あり
	老年性骨粗鬆症	老年性骨粗鬆症・病的骨折あり	
△	眼窩内側壁骨折	眼窩内壁骨折	眼窩吹き抜け骨折
	環椎椎弓骨折	軸椎横突起骨折	軸椎椎弓骨折
	軸椎椎体骨折	篩骨板骨折	歯突起開放骨折
	歯突起骨折	上腕骨滑車骨折	上腕骨近位端病的骨折
	上腕骨骨幹部病的骨折	上腕骨小結節骨折	上腕骨らせん骨折
	人工股関節周囲骨折	人工膝関節周囲骨折	脊椎骨粗鬆症
	全身痛	前頭蓋底骨折	前頭骨線状骨折
	側頭骨線状骨折	中頭蓋底骨折	頭蓋円蓋部線状骨折
	鈍痛	剥離骨折	閉経後骨粗鬆症
	らせん骨折	裂離骨折	

用法用量 通常，成人にはカルシトニン(サケ)として1回10国際単位(1管)を週2回筋肉内に注射する。なお，症状により適宜増減する。

禁忌 本剤に対し過敏症の既往歴のある患者

サーモストン筋注10：富士製薬 10国際単位0.5mL1管[74円/管]，レトン筋注10単位：東菱薬品 10国際単位0.5mL1管[145円/管]

カルセド注射用20mg 規格：20mg1瓶[7904円/瓶]
カルセド注射用50mg 規格：50mg1瓶[17673円/瓶]
アムルビシン塩酸塩 大日本住友 423

【効能効果】

非小細胞肺癌，小細胞肺癌

【対応標準病名】

◎	小細胞肺癌	非小細胞肺癌	
○	ALK融合遺伝子陽性非小細胞肺癌	EGFR遺伝子変異陽性非小細胞肺癌	下葉小細胞肺癌
	下葉肺癌	下葉非小細胞肺癌	気管支癌
	原発性肺癌	上葉小細胞肺癌	上葉肺癌
	上葉非小細胞肺癌	中葉小細胞肺癌	中葉肺癌
	中葉非小細胞肺癌	肺癌	肺腺癌
	肺腺扁平上皮癌	肺腺様のう胞癌	肺大細胞癌
	肺大細胞神経内分泌癌	肺粘表皮癌	肺扁平上皮癌
	肺胞上皮癌	肺門部小細胞癌	肺門部肺癌
	肺門部非小細胞癌	パンコースト症候群	
△ あ	悪性末梢神経鞘腫	鞍上部胚細胞腫瘍	胃悪性間葉系腫瘍
	胃癌・HER2過剰発現	胃原発絨毛癌	胃胚細胞腫瘍
	胃平滑筋肉腫	陰茎パジェット病	陰のうパジェット病
か	延髄星細胞腫	回腸カルチノイド	下顎骨骨肉腫
	下顎部横紋筋肉腫	下眼瞼基底細胞癌	下眼瞼皮膚癌
	下眼瞼有棘細胞癌	下口唇基底細胞癌	下口唇皮膚癌
	下口唇有棘細胞癌	下葉肺腺癌	下葉肺大細胞癌
	下葉肺扁平上皮癌	眼窩横紋筋肉腫	癌関連網膜症
	肝細胞癌破裂	顔面横紋筋肉腫	気管支カルチノイド
	頬部横紋筋肉腫	頬部血管肉腫	胸膜播種
	空腸カルチノイド	頚部悪性線維性組織球腫	頚部悪性軟部腫瘍
	頚部横紋筋肉腫	頚部滑膜肉腫	頚部基底細胞癌
	頚部血管肉腫	頚部脂腺癌	頚部皮膚癌
	頚部有棘細胞癌	頚部隆起性皮膚線維肉腫	原線維性星細胞腫
	肩部悪性線維性組織球腫	肩部横紋筋肉腫	肩部滑膜肉腫
	肩部線維肉腫	肩部淡明細胞肉腫	肩部胞巣状軟部肉腫
	後頭葉膠芽腫	後頭葉神経膠腫	膠肉腫
	項部基底細胞癌	後腹膜悪性線維性組織球腫	後腹膜横紋筋肉腫
	後腹膜血管肉腫	後腹膜線維肉腫	後腹膜胚細胞腫瘍
	後腹膜平滑筋肉腫	後腹膜リンパ節転移	項部皮膚癌
さ	項部有棘細胞癌	細気管支肺胞上皮癌	子宮癌肉腫
	子宮平滑筋肉腫	視床下部星細胞腫	視床星細胞腫
	斜台部脊索腫	縦隔胚細胞腫瘍	縦隔卵黄のう腫瘍
	十二指腸悪性ガストリノーマ	十二指腸悪性ソマトスタチノーマ	十二指腸神経内分泌癌
	手関節部滑膜肉腫	主気管支の悪性腫瘍	手部悪性線維性組織球腫
	手部横紋筋肉腫	手部滑膜肉腫	手部淡明細胞肉腫
	手部類上皮肉腫	上顎骨骨肉腫	松果体胚細胞腫瘍
	松果体部膠芽腫	上眼瞼基底細胞癌	上眼瞼皮膚癌
	上眼瞼有棘細胞癌	上口唇基底細胞癌	上口唇皮膚癌
	上口唇有棘細胞癌	小腸カルチノイド	小腸平滑筋肉腫
	上葉肺腺癌	上葉肺大細胞癌	上葉肺扁平上皮癌
	上腕悪性線維性組織球腫	上腕悪性軟部腫瘍	上腕横紋筋肉腫
	上腕滑膜肉腫	上腕線維肉腫	上腕淡明細胞肉腫
	上腕胞巣状軟部肉腫	上腕類上皮肉腫	食道悪性間葉系腫瘍
	腎盂腺癌	腎盂尿路上皮癌	腎盂扁平上皮癌
	腎カルチノイド	膵頭部カルチノイド	星細胞腫
	精巣横紋筋肉腫	精巣胚細胞腫瘍	精巣卵黄のう腫瘍
	前頭葉膠芽腫	前頭葉神経膠腫	前頭葉星細胞腫
	前頭葉退形成性星細胞腫	前立腺横紋筋肉腫	前立腺小細胞癌
	前腕悪性線維性組織球腫	前腕悪性軟部腫瘍	前腕横紋筋肉腫
	前腕滑膜肉腫	前腕線維肉腫	前腕胞巣状軟部肉腫
	前腕類上皮肉腫	側頭葉神経膠腫	側頭葉星細胞腫
た	側頭葉退形成性星細胞腫	側頭葉毛様細胞性星細胞腫	第4脳室上衣腫
	退形成性星細胞腫	大動脈周囲リンパ節転移	胆のうカルチノイド
	淡明細胞肉腫	虫垂杯細胞カルチノイド	肘部滑膜肉腫
	肘部線維肉腫	肘部類上皮肉腫	中葉肺腺癌
	中葉肺大細胞癌	中葉肺扁平上皮癌	腸間膜平滑筋肉腫
	腸骨リンパ節転移	直腸平滑筋肉腫	転移性骨腫瘍による大腿骨骨折
	頭蓋骨骨肉腫	頭蓋底骨肉腫	頭蓋底脊索腫
	頭蓋内胚細胞腫瘍	透析腎癌	頭頂葉膠芽腫
	頭頂葉神経膠腫	頭頂葉星細胞腫	頭部悪性線維性組織球腫
	頭部横紋筋肉腫	頭部滑膜肉腫	頭部基底細胞癌
	頭部血管肉腫	頭部脂腺癌	頭部有棘細胞癌
な	頭部隆起性皮膚線維肉腫	尿管尿路上皮癌	脳幹膠芽腫
は	脳幹部星細胞腫	脳室上衣腫	肺癌による閉塞性肺炎
	肺未分化癌	肺門部腺癌	肺門部大細胞癌
	肺門部扁平上皮癌	肺門リンパ節転移	びまん性星細胞腫
	脾門部リンパ節転移	披裂喉頭蓋ひだ喉頭面癌	副咽頭間隙悪性腫瘍
ま	膀胱尿路上皮癌	膀胱扁平上皮癌	毛様細胞性星細胞腫
ら	卵巣カルチノイド	卵巣癌肉腫	卵巣胚細胞腫瘍
	卵巣卵黄のう腫瘍	類上皮肉腫	

用法用量 通常，成人にはアムルビシン塩酸塩として45mg(力価)/m^2(体表面積)を約20mLの日局生理食塩液あるいは5%ブドウ糖注射液に溶解し，1日1回3日間連日静脈内に投与し，3～4週間休薬する。これを1クールとし，投与を繰り返す。なお，患者の状態により適宜減量する。

用法用量に関連する使用上の注意 本剤の投与により重度の骨髄機能抑制があらわれることがあるので，投与後，血液検査値の変動に十分留意し，次クールの投与量は患者の状態により適宜減量すること。

警告

本剤の使用にあたっては，患者又はその家族に有効性及び危険性を十分説明し，同意を得てから投与を開始すること。

間質性肺炎があらわれ，死亡に至った例が報告されているので，異常が認められた場合には投与を中止し，適切な処置を行うこと。

本剤との因果関係が否定できない重篤な骨髄機能抑制に起因する重篤な感染症（敗血症，肺炎等）の発現による死亡例が報告されているので，投与中に感染徴候に十分留意し，異常が認められた場合には投与を中止し，適切な処置を行うこと。

本剤は，緊急時に十分に措置できる医療施設及び癌化学療法に十分な経験を持つ医師のもとで，本剤が適切と判断される患者にのみ投与すること。

禁忌

(1)重篤な骨髄機能抑制のある患者
(2)重篤な感染症を合併している患者
(3)胸部単純X線写真で明らかで，かつ臨床症状のある間質性肺炎又は肺線維症の患者
(4)心機能異常又はその既往歴のある患者
(5)他のアントラサイクリン系薬剤等心毒性を有する薬剤による前治療が限界量（ダウノルビシン塩酸塩では総投与量が体重当り25mg/kg，ドキソルビシン塩酸塩では総投与量が体表面積当り500mg/m^2，エピルビシン塩酸塩では総投与量が体表面積当り900mg/m^2，ピラルビシン塩酸塩では総投与量が体表面積当り950mg/m^{2}等）に達している患者
(6)本剤の成分に対し重篤な過敏症の既往歴のある患者
(7)妊婦又は妊娠している可能性のある婦人

カルチコール注射液8.5%5mL　規格：8.5%5mL1管［64円/管］
カルチコール注射液8.5%10mL　規格：8.5%10mL1管［78円/管］
グルコン酸カルシウム水和物　日医工　321

【効能効果】

低カルシウム血症に起因する下記症候の改善
　テタニー，テタニー関連症状
小児脂肪便におけるカルシウム補給

【対応標準病名】

◎	セリアック病	低カルシウム血症	テタニー
○	脂肪便	テタニー性白内障	
△	ウィップル病	仮性テタニー	家族性低カルシウム尿性高カルシウム血症
	カルシウム代謝障害	吸収不良症候群	高カルシウム尿症
	スプルー	石灰沈着症	低カルシウム性白内障
	特発性高カルシウム尿症	熱帯性スプルー	バーネット症候群
	無機質欠乏症	無機質代謝障害	

用法用量　グルコン酸カルシウム水和物として，通常成人0.4～2.0g（本剤4.7～23.5mL ＝ カルシウムとして1.83～9.17mEq）を8.5w/v%（0.39mEq/mL）液として，1日1回静脈内に緩徐に（カルシウムとして毎分0.68～1.36mEq ＝本剤毎分1.7～3.5mL）注射する。ただし，小児脂肪便に用いる場合は，経口投与不能時に限る。
なお，年齢，症状により適宜増減する。

禁忌

(1)強心配糖体の投与を受けている患者
(2)高カルシウム血症の患者
(3)腎結石のある患者
(4)重篤な腎不全のある患者

併用禁忌

薬剤名等	臨床症状・措置方法	機序・危険因子
強心配糖体 メチルジゴキシン ラニラピッド ジゴキシン ジゴキシン，ジゴシン等 ジギトキシン等	強心配糖体の作用を増強し，徐脈，心室性期外収縮，房室ブロック等の中毒症状を誘発するおそれがある。	カルシウムは強心配糖体の心筋収縮力増強作用を強める。

カルディオダイン注　規格：10MBq［312.2円/MBq］
15－(4－ヨードフェニル)－3(R,S)－メチルペンタデカン酸(^{123}I)　日本メジフィジックス　430

【効能効果】

脂肪酸代謝シンチグラフィによる心疾患の診断

【対応標準病名】

該当病名なし

用法用量　通常，成人には本剤74～148MBqを静脈内投与する。投与後15～30分より被検部に検出器を向け，撮像もしくはデータ収集を行いシンチグラムを得る。
投与量は年齢，体重により適宜増減する。

カルベニン点滴用0.25g　規格：250mg1瓶［1012円/瓶］
カルベニン点滴用0.5g　規格：500mg1瓶［1484円/瓶］
パニペネム　ベタミプロン　第一三共　613

【効能効果】

〈適応菌種〉パニペネムに感性のブドウ球菌属，レンサ球菌属，肺炎球菌，腸球菌属，モラクセラ（ブランハメラ）・カタラーリス，大腸菌，シトロバクター属，クレブシエラ属，エンテロバクター属，セラチア属，プロテウス属，モルガネラ・モルガニー，プロビデンシア属，インフルエンザ菌，シュードモナス属，緑膿菌，バークホルデリア・セパシア，ペプトストレプトコッカス属，バクテロイデス属，プレボテラ属

〈適応症〉敗血症，感染性心内膜炎，深在性皮膚感染症，リンパ管・リンパ節炎，外傷・熱傷及び手術創等の二次感染，肛門周囲膿瘍，骨髄炎，関節炎，咽頭・喉頭炎，扁桃炎（扁桃周囲炎，扁桃周囲膿瘍を含む），急性気管支炎，肺炎，肺膿瘍，膿胸，慢性呼吸器病変の二次感染，膀胱炎，腎盂腎炎，前立腺炎（急性症，慢性症），精巣上体炎（副睾丸炎），腹膜炎，腹腔内膿瘍，胆嚢炎，胆管炎，肝膿瘍，バルトリン腺炎，子宮内感染，子宮付属器炎，子宮旁結合織炎，化膿性髄膜炎，眼窩感染，眼内炎（全眼球炎を含む），中耳炎，副鼻腔炎，化膿性唾液腺炎，顎骨周辺の蜂巣炎，顎炎

【対応標準病名】

◎	咽頭炎	咽頭喉頭炎	外傷
	化膿性唾液腺炎	関節炎	感染性心内膜炎
	眼内炎	肝膿瘍	急性気管支炎
	急性細菌性髄膜炎	急性細菌性前立腺炎	喉頭炎
	肛門周囲膿瘍	骨髄炎	挫創
	子宮内感染症	子宮付属器炎	子宮傍組織炎
	歯性顎炎	術後創部感染	腎盂腎炎
	精巣上体炎	全眼球炎	前立腺炎
	創傷	創傷感染症	胆管炎
	胆のう炎	中耳炎	熱傷
	膿胸	肺炎	敗血症
	肺膿瘍	バルトリン腺炎	皮膚感染症
	腹腔内膿瘍	副鼻腔炎	腹膜炎
	扁桃炎	扁桃周囲炎	扁桃周囲膿瘍
	蜂窩織炎	膀胱炎	蜂巣炎
	慢性前立腺炎	リンパ管炎	リンパ節炎
	裂傷	裂創	
○	DIP関節炎	IP関節炎	MP関節炎
	MRSA腹膜炎	MRSA膀胱炎	PIP関節炎
あ	亜急性関節炎	亜急性感染性心内膜炎	亜急性気管支炎
	亜急性骨髄炎	亜急性細菌性心内膜炎	亜急性リンパ管炎
	足開放創	足挫創	足切創
	足第1度熱傷	足第2度熱傷	足第3度熱傷

足熱傷	足蜂巣炎	圧挫傷
圧挫創	アルカリ腐蝕	アレルギー性副鼻腔炎
アレルギー性膀胱炎	アンギナ	胃腸管熱傷
胃熱傷	陰茎開放創	陰茎挫創
陰茎第1度熱傷	陰茎第2度熱傷	陰茎第3度熱傷
陰茎熱傷	陰茎裂創	咽頭気管炎
咽頭チフス	咽頭熱傷	咽頭扁桃炎
院内感染敗血症	陰のう開放創	陰のう第1度熱傷
陰のう第2度熱傷	陰のう第3度熱傷	陰のう熱傷
陰のう裂創	陰部切創	インフルエンザ菌気管支炎
インフルエンザ菌喉頭炎	インフルエンザ菌性咽頭炎	インフルエンザ菌性喉頭気管炎
インフルエンザ菌敗血症	会陰第1度熱傷	会陰第2度熱傷
会陰第3度熱傷	会陰熱傷	会陰部化膿創
会陰部蜂巣炎	会陰裂傷	腋窩第1度熱傷
腋窩第2度熱傷	腋窩第3度熱傷	腋窩熱傷
腋窩蜂巣炎	壊死性肺炎	壊疽性咽頭炎
壊疽性胆細管炎	壊疽性胆のう炎	壊疽性扁桃周囲炎
横隔膜下膿瘍	横隔膜下腹膜炎	オスラー結節
か 汚染擦過創	外陰開放創	外陰第1度熱傷
外陰第2度熱傷	外陰第3度熱傷	外陰熱傷
外陰部挫創	外陰部切創	外陰部裂傷
外傷性縦隔気腫	外傷性穿孔性中耳炎	外傷性中耳炎
外傷性脳圧迫・頭蓋内に達する開放創合併あり	外傷性皮下気腫	開放性外傷性脳圧迫
開放性胸膜損傷	開放性大腿骨骨髄炎	開放性脳挫創
開放性脳損傷髄膜炎	開放性脳底部挫傷	開放性びまん性脳損傷
潰瘍性咽頭炎	潰瘍性膀胱炎	下咽頭炎
下咽頭熱傷	化学外傷	下顎骨壊死
下顎骨炎	下顎骨骨髄炎	下顎骨骨膜炎
下顎骨骨膜下膿瘍	下顎骨周囲炎	下顎骨周囲膿瘍
下顎熱傷	下顎膿瘍	下顎部第1度熱傷
下顎部第2度熱傷	下顎部第3度熱傷	下顎部蜂巣炎
踵裂創	顎下腺炎	顎下腺管炎
顎下腺膿瘍	角結膜腐蝕	顎骨炎
顎骨骨髄炎	顎骨骨膜炎	角膜アルカリ化学熱傷
角膜酸化学熱傷	角膜酸性熱傷	角膜熱傷
下肢第1度熱傷	下肢第2度熱傷	下肢第3度熱傷
下肢熱傷	下肢蜂巣炎	下腿汚染創
下腿開放創	下腿骨骨髄炎	下腿骨慢性骨髄炎
下腿挫創	下腿切創	下腿足部熱傷
下腿熱傷	下腿複雑骨折後骨髄炎	下腿部第1度熱傷
下腿部第2度熱傷	下腿部第3度熱傷	下腿蜂巣炎
下腿裂創	肩関節炎	肩蜂巣炎
カタル性咽頭炎	カテーテル感染症	カテーテル敗血症
化膿性眼内炎	化膿性肝膿瘍	化膿性喉頭炎
化膿性骨髄炎	化膿性耳下腺炎	化膿性爪囲炎
化膿性中耳炎	化膿性副鼻腔炎	化膿性腹膜炎
化膿性扁桃周囲炎	化膿性網膜炎	化膿性リンパ節炎
下半身第1度熱傷	下半身第2度熱傷	下半身第3度熱傷
下半身熱傷	下腹部第1度熱傷	下腹部第2度熱傷
下腹部第3度熱傷	眼化学熱傷	眼窩骨髄炎
肝下膿瘍	眼球炎	眼球熱傷
眼瞼外傷性皮下異物	眼瞼化学熱傷	眼瞼切創
眼瞼第1度熱傷	眼瞼第2度熱傷	眼瞼第3度熱傷
眼瞼熱傷	環指圧挫傷	環指骨髄炎
環指挫傷	環指挫創	環指切創
環指剥皮創	肝周囲炎	眼周囲化学熱傷
眼周囲第1度熱傷	眼周囲第2度熱傷	眼周囲第3度熱傷
肝周囲膿瘍	眼周囲部外傷性皮下異物	眼周囲部切創
関節挫傷	関節症	感染性咽頭炎
感染性喉頭気管炎	貫通性挫滅創	肝内胆細管炎
眼熱傷	眼部外傷性皮下異物	眼部切創

顔面汚染創	顔面損傷	顔面第1度熱傷
顔面第2度熱傷	顔面第3度熱傷	顔面熱傷
顔面蜂巣炎	乾酪性副鼻腔炎	気管支食道瘻
気管支肺炎	気管食道瘻	気管支瘻膿胸
気管熱傷	気腫性腎盂腎炎	気道熱傷
偽膜性咽頭炎	偽膜性気管支炎	偽膜性喉頭炎
偽膜性扁桃炎	逆行性胆管炎	急性アデノイド咽頭炎
急性アデノイド扁桃炎	急性咽頭炎	急性咽頭喉頭炎
急性咽頭扁桃炎	急性壊疽性喉頭炎	急性壊疽性扁桃炎
急性潰瘍性喉頭炎	急性潰瘍性扁桃炎	急性顎骨骨髄炎
急性顎骨骨膜炎	急性化膿性咽頭炎	急性化膿性下顎骨炎
急性化膿性顎下腺炎	急性化膿性脛骨骨髄炎	急性化膿性骨髄炎
急性化膿性耳下腺炎	急性化膿性上顎骨炎	急性化膿性胆管炎
急性化膿性胆のう炎	急性化膿性中耳炎	急性化膿性扁桃炎
急性関節炎	急性感染性心内膜炎	急性気管気管支炎
急性気腫性胆のう炎	急性脛骨骨髄炎	急性血行性骨髄炎
急性限局性腹膜炎	急性喉頭炎	急性喉頭気管炎
急性喉頭気管気管支炎	急性骨髄炎	急性骨盤腹膜炎
急性細菌性心内膜炎	急性耳下腺炎	急性子宮傍結合織炎
急性出血性膀胱炎	急性精巣上体炎	急性声帯炎
急性声門下喉頭炎	急性腺窩性扁桃炎	急性胆管炎
急性胆細管炎	急性単純性膀胱炎	急性胆のう炎
急性中耳炎	急性肺炎	急性汎発性腹膜炎
急性反復性気管支炎	急性腹膜炎	急性浮腫性喉頭炎
急性付属器炎	急性閉塞性化膿性胆管炎	急性扁桃炎
急性膀胱炎	急性卵管炎	急性卵巣炎
急性リンパ管炎	キュットネル腫瘍	胸腔熱傷
胸骨骨髄炎	胸鎖関節炎	狭窄性胆管炎
胸椎骨髄炎	胸部汚染創	胸部外傷
胸部挫創	胸部上腕熱傷	胸部切創
胸部損傷	胸部第1度熱傷	頬部第1度熱傷
胸部第2度熱傷	頬部第2度熱傷	胸部第3度熱傷
頬部第3度熱傷	胸部熱傷	頬部蜂巣炎
胸壁開放創	胸壁刺創	胸壁蜂巣炎
胸膜損傷・胸腔に達する開放創合併あり	胸膜肺炎	胸膜裂創
胸膜瘻	胸肋関節炎	距骨骨髄炎
距踵関節炎	躯幹薬傷	くも膜炎
グラデニーゴ症候群	クラミジア肺炎	グラム陽性菌敗血症
クループ性気管支炎	クレブシェラ性髄膜炎	頸管破裂
脛骨顆部割創	脛骨骨髄炎	脛骨骨膜炎
脛骨乳児骨髄炎	脛骨慢性化膿性骨髄炎	脛骨慢性骨髄炎
頸椎骨髄炎	頸部開放創	頸部挫創
頸部切創	頸部第1度熱傷	頸部第2度熱傷
頸部第3度熱傷	頸部熱傷	頸部膿疱
頸部蜂巣炎	頸部リンパ節炎	血行性脛骨骨髄炎
血行性骨髄炎	血行性大腿骨骨髄炎	結膜熱傷
結膜のうアルカリ化学熱傷	結膜のう酸化学熱傷	結膜腐蝕
原因菌不明髄膜炎	嫌気性菌敗血症	嫌気性骨髄炎
限局性膿胸	限局性腹膜炎	肩甲間部第1度熱傷
肩甲間部第2度熱傷	肩甲間部第3度熱傷	肩甲間部熱傷
肩甲骨周囲炎	肩甲部第1度熱傷	肩甲部第2度熱傷
肩甲部第3度熱傷	肩甲部熱傷	肩鎖関節炎
原発性硬化性胆管炎	原発性腹膜炎	肩部第1度熱傷
肩部第2度熱傷	肩部第3度熱傷	コアグラーゼ陰性ぶどう球菌敗血症
高位筋間膿瘍	高エネルギー外傷	硬化性骨髄炎
交感性眼炎	交感性ぶどう膜炎	口腔上顎洞瘻
口腔第1度熱傷	口腔第2度熱傷	口腔第3度熱傷
口腔底蜂巣炎	口腔熱傷	虹彩毛様体脈絡膜炎
口唇第1度熱傷	口唇第2度熱傷	口唇第3度熱傷
口唇熱傷	喉頭外傷	喉頭周囲炎
喉頭損傷	喉頭熱傷	後頭部割創
後頭部挫傷	後頭部挫創	後頭部切創

後頭部裂創	後発性関節炎	広汎性フレグモーネ
後腹膜炎	後腹膜膿瘍	硬膜炎
肛門括約筋内膿瘍	肛門第1度熱傷	肛門第2度熱傷
肛門第3度熱傷	肛門熱傷	肛門裂創
股関節炎	股関節部蜂巣炎	鼓室内水腫
骨炎	骨顆炎	骨幹炎
骨周囲炎	骨髄炎後遺症	骨盤化膿性骨髄炎
骨盤結合織炎	骨盤死腔炎	骨盤直腸窩膿瘍
骨盤膿瘍	骨盤部感染性リンパのう胞	骨盤腹膜炎
骨盤部裂創	骨膜炎	骨膜下膿瘍

さ

骨膜骨髄炎	骨膜のう炎	細菌性肝膿瘍
細菌性硬膜炎	細菌性骨髄炎	細菌性ショック
細菌性心内膜炎	細菌性髄膜炎	細菌性腹膜炎
細菌性膀胱炎	臍周囲炎	細胆管炎
再発性胆管炎	再発性中耳炎	臍部蜂巣炎
坐骨骨炎	坐骨直腸窩膿瘍	挫傷
挫滅傷	挫滅創	酸腐蝕
耳介部第1度熱傷	耳介部第2度熱傷	耳介部第3度熱傷
趾開放創	耳下腺炎	耳下腺管炎
耳下腺膿瘍	趾化膿創	趾関節炎
趾間切創	子宮頚管裂傷	子宮頚部環状剥離
子宮周囲炎	子宮周囲膿瘍	子宮熱傷
指骨炎	趾骨炎	指骨髄炎
趾骨髄炎	篩骨洞炎	趾挫創
示指MP関節挫傷	示指PIP開放創	示指割創
示指化膿創	四肢挫傷	示指挫傷
示指挫創	示指刺創	示指切創
四肢第1度熱傷	四肢第2度熱傷	四肢第3度熱傷
四肢熱傷	歯性上顎洞炎	歯性副鼻腔炎
歯性扁桃周囲膿瘍	趾第1度熱傷	趾第2度熱傷
趾第3度熱傷	膝蓋骨化膿性骨髄炎	膝蓋骨骨髄炎
膝蓋部挫創	膝下部挫創	膝窩部銃創
膝関節炎	膝関節部挫創	膝部開放創
膝部割創	膝部咬創	膝部挫創
膝部切創	膝部第1度熱傷	膝部第2度熱傷
膝部第3度熱傷	膝部蜂巣炎	膝部裂創
趾熱傷	趾ひょう疽	尺骨遠位部骨髄炎
手圧挫傷	縦隔膿瘍	習慣性アンギナ
習慣性扁桃炎	銃自殺未遂	十二指腸穿孔腹膜炎
十二指腸総胆管炎	手関節炎	手関節挫滅傷
手関節挫滅創	手関節部切創	手関節部第1度熱傷
手関節部第2度熱傷	手関節部第3度熱傷	手関節部裂創
手指圧挫傷	手指汚染創	手指開放創
手指関節炎	手指咬創	種子骨炎
手指挫傷	手指挫創	手指挫滅傷
手指挫滅創	手指刺創	手指切創
手指第1度熱傷	手指第2度熱傷	手指第3度熱傷
手指端熱傷	手指熱傷	手指剥皮創
手指ひょう疽	手術創部膿瘍	手術創離開
手掌第1度熱傷	手掌第2度熱傷	手掌第3度熱傷
手掌熱傷	出血性中耳炎	出血性膀胱炎
術後横隔膜下膿瘍	術後感染症	術後眼内炎
術後骨髄炎	術後腎盂腎炎	術後髄膜炎
術後性耳下腺炎	術後性中耳炎	術後性慢性中耳炎
術後胆管炎	術後膿瘍	術後敗血症
術後腹腔内膿瘍	術後腹壁膿瘍	術後腹膜炎
手背第1度熱傷	手背第2度熱傷	手背第3度熱傷
手背熱傷	手部汚染創	シュロッフェル腫瘤
上咽頭炎	上顎骨炎	上顎骨骨髄炎
上顎骨骨膜炎	上顎骨骨膜下膿瘍	上顎洞炎
上行性腎盂腎炎	上鼓室化膿症	踵骨炎
踵骨骨髄炎	踵骨部挫滅創	小指咬創
小指挫傷	小指挫創	小指切創
上肢第1度熱傷	上肢第2度熱傷	上肢第3度熱傷
硝子体膿瘍	上肢熱傷	焼身自殺未遂
小唾液腺炎	小児肺炎	小児副鼻腔炎
小膿疱性皮膚炎	上半身第1度熱傷	上半身第2度熱傷
上半身第3度熱傷	上半身熱傷	踵部第1度熱傷
踵部第2度熱傷	踵部第3度熱傷	上腕汚染創
上腕貫通銃創	上腕骨骨髄炎	上腕挫創
上腕第1度熱傷	上腕第2度熱傷	上腕第3度熱傷
上腕熱傷	上腕部開放創	上腕蜂巣炎
食道気管支瘻	食道気管瘻	食道熱傷
処女膜裂傷	女性急性骨盤蜂巣炎	女性慢性骨盤蜂巣炎
ショパール関節炎	深在性フレグモーネ	滲出性気管支炎
滲出性腹膜炎	新生児上顎骨骨髄炎	新生児中耳炎
水晶体過敏性眼内炎	膵臓性腹膜炎	水疱性中耳炎
髄膜脳炎	精巣炎	精巣開放創
精巣上体膿瘍	精巣精巣上体炎	精巣熱傷
精巣膿瘍	精巣破裂	精巣蜂巣炎
脊髄膜炎	脊椎骨髄炎	舌下腺炎
舌下腺膿瘍	切創	舌熱傷
舌扁桃炎	セレウス菌敗血症	遷延性心内膜炎
前額部外傷性皮下異物	前額部切創	前額部第1度熱傷
前額部第2度熱傷	前額部第3度熱傷	腺窩性アンギナ
前胸部挫創	前胸部第1度熱傷	前胸部第2度熱傷
前胸部第3度熱傷	前胸部熱傷	穿孔性中耳炎
穿孔性腹腔内膿瘍	穿孔性腹膜炎	仙骨部挫創
全身挫傷	全身第1度熱傷	全身第2度熱傷
全身第3度熱傷	全身熱傷	前頭洞炎
前頭部割創	前頭部挫傷	前頭部挫創
前頭部切創	全膿胸	前立腺膿瘍
前腕汚染創	前腕開放創	前腕咬創
前腕骨髄炎	前腕挫創	前腕刺創
前腕手部熱傷	前腕切創	前腕第1度熱傷
前腕第2度熱傷	前腕第3度熱傷	前腕熱傷
前腕蜂巣炎	前腕裂創	爪囲炎
爪下挫滅傷	爪下挫滅創	爪下膿瘍
爪床炎	増殖性化膿性口内炎	増殖性関節炎
増殖性骨膜炎	創部膿瘍	足関節炎
足関節第1度熱傷	足関節第2度熱傷	足関節第3度熱傷
足関節内果部挫創	足関節熱傷	足関節部挫創
足関節部蜂巣炎	側胸部第1度熱傷	側胸部第2度熱傷
側胸部第3度熱傷	足底熱傷	足底部咬創
足底部刺創	足底部第1度熱傷	足底部第2度熱傷
足底部第3度熱傷	側頭部割創	側頭部挫創
側頭部切創	足背部挫創	足背部切創
足背部第1度熱傷	足背部第2度熱傷	足背部第3度熱傷
足背蜂巣炎	足部汚染創	側腹部咬創
側腹部挫創	側腹部第1度熱傷	側腹部第2度熱傷
側腹部第3度熱傷	側腹壁開放創	足部骨髄炎
足部裂創	鼡径部開放創	鼡径部切創
鼡径部第1度熱傷	鼡径部第2度熱傷	鼡径部第3度熱傷
鼡径部熱傷	鼡径部蜂巣炎	損傷

た

第1度熱傷	第1度腐蝕	第2度熱傷
第2度腐蝕	第3度熱傷	第3度腐蝕
第4度熱傷	体幹第1度熱傷	体幹第2度熱傷
体幹第3度熱傷	体幹熱傷	体幹蜂巣炎
大腿汚染創	大腿骨骨髄炎	大腿骨膿瘍
大腿骨膜炎	大腿骨慢性化膿性骨髄炎	大腿骨慢性骨髄炎
大腿熱傷	大腿部第1度熱傷	大腿部第2度熱傷
大腿部第3度熱傷	大腿部蜂巣炎	大腸菌髄膜炎
体表面積10%未満の熱傷	体表面積10－19%の熱傷	体表面積20－29%の熱傷
体表面積30－39%の熱傷	体表面積40－49%の熱傷	体表面積50－59%の熱傷
体表面積60－69%の熱傷	体表面積70－79%の熱傷	体表面積80－89%の熱傷

	体表面積 90%以上の熱傷	大網膿瘍	大葉性肺炎
	唾液腺炎	唾液腺管炎	唾液腺膿瘍
	多発性外傷	多発性開放創	多発性関節炎
	多発性肝膿瘍	多発性咬創	多発性昆虫咬創
	多発性挫傷	多発性擦過創	多発性漿膜炎
	多発性切創	多発性穿刺創	多発性第1度熱傷
	多発性第2度熱傷	多発性第3度熱傷	多発性腸間膜膿瘍
	多発性熱傷	多発性膿疱症	多発性表在損傷
	多発性裂創	胆管炎性肝膿瘍	単関節炎
	胆管胆のう炎	胆管膿瘍	胆汁性腹膜炎
	単純性関節炎	単純性中耳炎	胆のう壊疽
	胆のう周囲炎	胆のう周囲膿瘍	胆のう膿瘍
	恥骨結合炎	恥骨骨炎	恥骨骨膜炎
	腟開放創	腟断端炎	腟熱傷
	腟壁縫合不全	腟裂傷	肘関節炎
	肘関節挫創	肘関節部開放創	肘関節慢性骨髄炎
	中耳炎性顔面神経麻痺	中指咬創	中指挫傷
	中指挫創	中指刺創	中指切創
	中手骨膿瘍	虫垂炎術後残膿瘍	肘部挫創
	肘部切創	肘部第1度熱傷	肘部第2度熱傷
	肘部第3度熱傷	肘部蜂巣炎	腸間膜脂肪織炎
	腸間膜膿瘍	腸間膜リンパ節炎	腸球菌敗血症
	蝶形骨洞炎	腸骨窩膿瘍	腸骨骨髄炎
	腸穿孔腹膜炎	腸腰筋膿瘍	直腸肛門周囲膿瘍
	直腸周囲膿瘍	沈下性肺炎	陳旧性中耳炎
	低位筋間膿瘍	手開放創	手咬創
	手挫創	手刺創	手切創
	手第1度熱傷	手第2度熱傷	手第3度熱傷
	手熱傷	手蜂巣炎	殿部開放創
	殿部咬創	殿部刺創	殿部切創
	殿部第1度熱傷	殿部第2度熱傷	殿部第3度熱傷
	殿部熱傷	殿部蜂巣炎	殿部裂創
	頭蓋骨骨髄炎	橈骨骨髄炎	頭頂部挫傷
	頭頂部挫創	頭頂部切創	頭頂部裂創
	頭皮開放創	頭皮蜂巣炎	頭部外傷性皮下異物
	頭部開放創	頭部割創	頭部頚部挫傷
	頭部頚部挫創	頭部挫傷	頭部挫創
	頭部刺創	頭部切創	頭部第1度熱傷
	頭部第2度熱傷	頭部第3度熱傷	頭部熱傷
	頭部裂創	飛び降り自殺未遂	飛び込み自殺未遂
な	内部尿路性器の熱傷	軟口蓋熱傷	軟膜炎
	乳児肺炎	乳頭部第1度熱傷	乳頭部第2度熱傷
	乳頭部第3度熱傷	乳房第1度熱傷	乳房第2度熱傷
	乳房第3度熱傷	乳房熱傷	乳輪部第1度熱傷
	乳輪部第2度熱傷	乳輪部第3度熱傷	尿管切石術後感染症
	尿細管間質性腎炎	尿膜管膿瘍	妊娠中の子宮内感染
	妊娠中の性器感染症	脳挫傷・頭蓋内に達する開放創合併あり	脳挫創・頭蓋内に達する開放創合併あり
	脳底部挫傷・頭蓋内に達する開放創合併あり	膿皮症	膿疱
は	肺壊疽	肺炎合併肺膿瘍	肺炎球菌性咽頭炎
	肺炎球菌性気管支炎	肺炎球菌性腹膜炎	肺化膿症
	敗血症性咽頭炎	敗血症性骨髄炎	敗血症性ショック
	敗血症性心内膜炎	敗血症性肺炎	敗血症性皮膚炎
	敗血性壊疽	肺穿孔	肺熱傷
	背部第1度熱傷	背部第2度熱傷	背部第3度熱傷
	背部熱傷	背部蜂巣炎	肺瘻
	爆死自殺未遂	抜歯後感染	バルトリン腺膿瘍
	半身第1度熱傷	半身第2度熱傷	半身第3度熱傷
	汎発性化膿性腹膜炎	反復性耳下腺炎	反復性膀胱炎
	汎副鼻腔炎	汎ぶどう膜炎	鼻咽頭蜂巣炎
	肥厚性硬膜炎	腓骨骨髄炎	尾骨骨髄炎
	膝汚染創	非特異骨髄炎	非特異性関節炎
	非特異性腸間膜リンパ節炎	非特異性リンパ節炎	腓腹筋挫創

	鼻部第1度熱傷	鼻部第2度熱傷	鼻部第3度熱傷
	びまん性脳損傷・頭蓋内に達する開放創合併あり	びまん性肺炎	ひょう疽
	びらん性膀胱炎	腹腔骨盤部膿瘍	腹腔内遺残膿瘍
	腹部汚染創	腹部刺創	腹部第1度熱傷
	腹部第2度熱傷	腹部第3度熱傷	腹部熱傷
	腹壁開放創	腹壁創し開	腹壁膿瘍
	腹壁縫合糸膿瘍	腹壁縫合不全	腹壁蜂巣炎
	腐蝕	ぶどう球菌性咽頭炎	ぶどう球菌性胸膜炎
	ぶどう球菌性髄膜炎	ぶどう球菌性敗血症	ぶどう球菌性肺膿瘍
	ぶどう球菌性扁桃炎	フリードレンダー桿菌性髄膜炎	ブロディー骨膿瘍
	分娩時会陰裂傷	分娩時軟産道損傷	閉塞性肺炎
	扁桃性アンギナ	扁桃膿瘍	蜂窩織炎性アンギナ
	膀胱後部膿瘍	膀胱三角部炎	縫合糸膿瘍
	膀胱周囲炎	膀胱周囲膿瘍	縫合不全
	縫合部膿瘍	放射線性熱傷	包皮挫創
	包皮切創	包皮裂創	母指球部第1度熱傷
	母指球部第2度熱傷	母指球部第3度熱傷	母指咬創
	母指骨髄炎	母趾骨髄炎	母指挫傷
	母指挫創	母趾挫創	母指刺創
	母指切創	母指第1度熱傷	母指第2度熱傷
	母指第3度熱傷	母指打撲挫創	母指熱傷
ま	母指末節部挫創	膜性咽頭炎	慢性咽喉頭炎
	慢性顎下腺炎	慢性顎骨炎	慢性顎骨骨髄炎
	慢性化膿性骨髄炎	慢性化膿性穿孔性中耳炎	慢性化膿性中耳炎
	慢性関節炎	慢性血行性骨髄炎	慢性骨髄炎
	慢性骨盤腹膜炎	慢性細菌性前立腺炎	慢性再発性膀胱炎
	慢性耳下腺炎	慢性耳管鼓室化膿性中耳炎	慢性子宮傍結合織炎
	慢性上鼓室乳突洞化膿性中耳炎	慢性髄膜炎	慢性精巣上体炎
	慢性穿孔性中耳炎	慢性前立腺炎急性増悪	慢性唾液腺炎
	慢性多発性骨髄炎	慢性胆管炎	慢性胆細管炎
	慢性胆のう炎	慢性中耳炎	慢性中耳炎急性増悪
	慢性中耳炎後遺症	慢性中耳炎術後再燃	慢性膿胸
	慢性膿皮症	慢性肺化膿症	慢性複雑性膀胱炎
	慢性副鼻腔炎	慢性副鼻腔炎急性増悪	慢性副鼻腔膿瘍
	慢性腹膜炎	慢性付属器炎	慢性扁桃炎
	慢性膀胱炎	慢性卵管炎	慢性卵巣炎
	慢性リンパ管炎	慢性リンパ節炎	耳後部リンパ節炎
	耳後部リンパ腺炎	脈絡網膜熱傷	無熱性肺炎
や	盲腸後部膿瘍	門脈炎性肝膿瘍	薬傷
	腰椎骨髄炎	腰部切創	腰部第1度熱傷
	腰部第2度熱傷	腰部第3度熱傷	腰部打撲挫創
ら	腰部熱傷	卵管炎	卵管周囲炎
	卵管卵巣膿瘍	卵管留膿症	卵巣炎
	卵巣周囲炎	卵巣膿瘍	卵巣卵管周囲炎
	リスフラン関節炎	良性慢性化膿性中耳炎	緑膿菌髄膜炎
	淋菌性バルトリン腺膿瘍	涙管損傷	涙管断裂
	涙道損傷	轢過創	連鎖球菌気管支炎
	連鎖球菌性アンギナ	連鎖球菌性咽頭炎	連鎖球菌性喉頭炎
	連鎖球菌性喉頭気管炎	連鎖球菌性心内膜炎	連鎖球菌性髄膜炎
	連鎖球菌性扁桃炎	老人性肺炎	肋骨骨髄炎
	肋骨周囲炎		
△	BK ウイルス腎症	MRCNS 敗血症	MRSA 感染性心内膜炎
	MRSA 骨髄炎	MRSA 術後創部感染	MRSA 膿胸
	MRSA 肺化膿症	MRSA 敗血症	RS ウイルス気管支炎
あ	亜急性心内膜炎	アキレス腱筋腱移行部断裂	アキレス腱挫傷
	アキレス腱挫創	アキレス腱切創	アキレス腱断裂
	アキレス腱部分断裂	足異物	亜脱臼
	圧迫骨折	圧迫神経炎	アレルギー性関節炎
	胃空腸周囲炎	医原性気胸	胃周囲炎

	犬咬創	胃蜂窩織炎	陰茎炎
	陰茎折症	陰茎膿瘍	咽頭開放創
	咽頭創傷	咽頭痛	咽頭膿瘍
	インフルエンザ菌性髄膜炎	ウイルス性咽頭炎	ウイルス性気管支炎
	ウイルス性扁桃炎	ウォーケス篩骨洞炎	エキノコックス性骨髄炎
	エコーウイルス気管支炎	炎症性大網癒着	横隔膜損傷
	横骨折	黄色ぶどう球菌敗血症	汚染創
か	オトガイ下膿瘍	外耳開放創	外耳道創傷
	外耳道蜂巣炎	外耳部外傷性異物	外耳部外傷性腫脹
	外耳部外傷性皮下異物	外耳部割創	外耳部貫通創
	外耳部咬創	外耳部挫傷	外耳部挫創
	外耳部擦過創	外耳部刺創	外耳部切創
	外耳部創傷	外耳部打撲傷	外耳部虫刺傷
	外耳部皮下血腫	外耳部皮下出血	外傷後早期合併症
	外傷性一過性麻痺	外傷性異物	外傷性横隔膜ヘルニア
	外傷性眼球ろう	外傷性空気塞栓症	外傷性咬合
	外傷性虹彩離断	外傷性硬膜動静脈瘻	外傷性耳出血
	外傷性脂肪塞栓症	外傷性食道破裂	外傷性脊髄出血
	外傷性切断	外傷性動静脈瘻	外傷性動脈血腫
	外傷性動脈瘤	外傷性乳び胸	外傷性脳圧迫
	外傷性脳圧迫・頭蓋内に達する開放創合併なし	外傷性脳症	外傷性破裂
	外傷性皮下血腫	外耳裂創	外麦粒腫
	開放骨折	開放性陥没骨折	開放性脱臼
	開放性脱臼骨折	開放性粉砕骨折	開放創
	海綿体炎	海綿体膿瘍	下咽頭創傷
	下顎外傷性異物	下顎開放創	下顎割創
	下顎貫通創	下顎口唇挫創	下顎咬創
	下顎挫傷	下顎挫創	下顎擦過創
	下顎刺創	下顎切創	下顎創傷
	下顎打撲傷	下顎皮下血腫	下顎部挫傷
	下顎部打撲傷	下顎部皮膚欠損創	下顎裂創
	下眼瞼蜂巣炎	顎下部膿瘍	顎関節部開放創
	顎関節部割創	顎関節部貫通創	顎関節部咬創
	顎関節部挫傷	顎関節部挫創	顎関節部擦過創
	顎関節部刺創	顎関節部切創	顎関節部創傷
	顎関節部打撲傷	顎関節部皮下血腫	顎関節部裂創
	顎腐骨	顎部挫傷	顎部打撲傷
	角膜挫創	角膜切傷	角膜切創
	角膜創傷	角膜破裂	角膜裂傷
	下肢リンパ浮腫	ガス壊疽	下腿皮膚欠損創
	割創	化膿性口内炎	眼黄斑部裂孔
	眼窩下膿瘍	眼窩骨膜炎	眼窩創傷
	眼窩膿瘍	眼窩部挫創	眼窩裂傷
	眼球結膜裂傷	眼球後壁異物残留	眼球損傷
	眼球内異物残留	眼球破裂	眼球裂傷
	眼瞼外傷性異物	眼瞼外傷性腫脹	眼瞼開放創
	眼瞼割創	眼瞼貫通創	眼瞼咬創
	眼瞼挫創	眼瞼擦過創	眼瞼刺創
	眼瞼創傷	眼瞼虫刺傷	眼瞼蜂巣炎
	眼瞼裂創	間質性膀胱炎	環指皮膚欠損創
	眼周囲部外傷性異物	眼周囲部外傷性腫脹	眼周囲部開放創
	眼周囲部割創	眼周囲部貫通創	眼周囲部咬創
	眼周囲部挫創	眼周囲部擦過創	眼周囲部刺創
	眼周囲部創傷	眼周囲部虫刺傷	眼周囲部裂創
	関節血腫	関節骨折	関節打撲
	完全骨折	完全脱臼	貫通刺創
	貫通銃創	貫通創	眼内非磁性異物残留
	肝肉芽腫	眼部外傷性異物	眼部外傷性腫脹
	眼部開放創	眼部割創	眼部貫通創
	眼部咬創	眼部挫創	眼部擦過創
	眼部刺創	眼部創傷	眼部虫刺傷

	眼部裂創	陥没骨折	顔面外傷性異物
	顔面開放創	顔面割創	顔面貫通創
	顔面咬創	顔面挫傷	顔面挫創
	顔面擦過創	顔面刺創	顔面切創
	顔面創傷	顔面掻創	顔面多発開放創
	顔面多発割創	顔面多発貫通創	顔面多発咬創
	顔面多発挫傷	顔面多発挫創	顔面多発擦過創
	顔面多発刺創	顔面多発切創	顔面多発創傷
	顔面多発打撲傷	顔面多発虫刺傷	顔面多発皮下血腫
	顔面多発皮下出血	顔面多発裂創	顔面打撲傷
	顔面皮下血腫	顔面皮膚欠損創	顔面裂創
	偽性髄膜炎	急性眼窩うっ血	急性眼窩炎
	急性喉頭蓋膿瘍	急性心内膜炎	急性リウマチ性心内膜炎
	胸管損傷	胸腺損傷	頬粘膜咬傷
	頬粘膜咬創	頬部外傷性異物	頬部開放創
	頬部割創	頬部貫通創	頬部咬創
	頬部挫傷	頬部挫創	頬部擦過創
	頬部刺創	胸部食道損傷	頬部切創
	頬部創傷	頬部打撲傷	胸部皮下気腫
	頬部皮下血腫	胸部皮膚欠損創	頬部皮膚欠損創
	頬部裂創	強膜切創	強膜創傷
	強膜裂傷	棘刺創	魚咬創
	亀裂骨折	筋損傷	筋断裂
	筋肉内血腫	屈曲骨折	グラム陰性桿菌敗血症
	グラム陰性菌敗血症	頚部食道開放創	頚部皮膚欠損創
	結核性骨髄炎	血管切断	血管損傷
	血腫	血性腹膜炎	血栓性心内膜炎
	結膜創傷	結膜裂傷	腱切創
	腱損傷	腱断裂	腱部分断裂
	腱裂傷	口蓋挫傷	口蓋垂炎
	口蓋切創	口蓋膿瘍	口蓋裂創
	口角部挫創	口角部裂創	口腔外傷性異物
	口腔外傷性腫脹	口腔開放創	口腔割創
	口腔挫傷	口腔挫創	口腔擦過創
	口腔刺創	口腔切創	口腔創傷
	口腔打撲傷	口腔底膿瘍	口腔内血腫
	口腔粘膜咬傷	口腔粘膜咬創	口腔膿瘍
	口腔裂創	虹彩異物	虹彩異物残留
	好酸球性蜂巣炎	後出血	紅色陰癬
	口唇外傷性異物	口唇外傷性腫脹	口唇外傷性皮下異物
	口唇開放創	口唇割創	口唇貫通創
	口唇咬傷	口唇咬創	口唇挫傷
	口唇挫創	口唇擦過創	口唇刺創
	口唇切創	口唇創傷	口唇打撲傷
	口唇虫刺傷	口唇皮下血腫	口唇皮下出血
	口唇裂創	溝創	咬創
	口底膿瘍	口底蜂巣炎	喉頭壊死
	喉頭蓋軟骨膜炎	喉頭蓋膿瘍	喉頭潰瘍
	喉頭軟骨膜炎	喉頭びらん	後頭部外傷
	後頭部打撲傷	喉頭蜂巣炎	広範性軸索損傷
	広汎性神経損傷	後方脱臼	硬膜損傷
	硬膜裂傷	コクサッキーウイルス気管支炎	骨髄肉芽腫
	骨折	昆虫咬創	昆虫刺傷
さ	コントル・クー損傷	採皮創	擦過創
	擦過皮下血腫	サルモネラ骨髄炎	三尖弁心内膜炎
	耳介外傷性異物	耳介外傷性腫脹	耳介外傷性皮下異物
	耳介開放創	耳介割創	耳介貫通創
	耳介咬創	耳介挫傷	耳介挫創
	耳介擦過創	耳介刺創	耳介切創
	耳介創傷	耳介打撲傷	耳介虫刺傷
	耳介皮下血腫	耳介皮下出血	耳介蜂巣炎
	耳介裂創	耳下腺部打撲	指間切創
	刺咬症	四肢静脈損傷	四肢動脈損傷

	示指皮膚欠損創	視神経髄膜炎	耳前部挫創
	刺創	膝関節部異物	膝部異物
	歯肉挫傷	歯肉切創	歯肉裂創
	斜骨折	射創	尺骨近位端骨折
	尺骨鉤状突起骨折	縦隔血腫	縦骨折
	銃創	重複骨折	手関節掌側部挫創
	手関節部挫創	手関節部創傷	種子骨開放骨折
	種子骨骨折	手指打撲傷	手指皮下血腫
	手指皮膚欠損創	手掌挫創	手掌刺創
	手掌切創	手掌剥皮創	手掌皮膚欠損創
	術後血腫	術後消化管出血性ショック	術後ショック
	術後皮下気腫	手背皮膚欠損創	手背部挫創
	手背部切創	上顎挫傷	上顎擦過創
	上顎切創	上顎打撲傷	上顎皮下血腫
	上顎部裂創	上眼瞼蜂巣炎	上口唇挫傷
	硝子体異物	硝子体異物残留	硝子体切断
	小指皮膚欠損創	上肢リンパ浮腫	上唇小帯裂創
	上腕皮膚欠損創	食道損傷	真菌性髄膜炎
	神経根ひきぬき損傷	神経切断	神経叢損傷
	神経叢不全損傷	神経損傷	神経断裂
	針刺創	新生児敗血症	靱帯ストレイン
	靱帯損傷	靱帯断裂	靱帯捻挫
	靱帯裂傷	心内異物	心内膜炎
	心内膜結核	水晶体異物	水晶体異物残留
	髄膜炎菌性心内膜炎	ストレイン	声門外傷
	舌開放創	舌下顎挫創	舌下隙膿瘍
	舌咬傷	舌咬創	舌挫創
	舌刺創	舌切創	舌創傷
	切断	舌裂創	前額部外傷性異物
	前額部外傷性腫脹	前額部開放創	前額部割創
	前額部貫通創	前額部咬創	前額部挫創
	前額部擦過創	前額部刺創	前額部創傷
	前額部虫刺傷	前額部虫刺症	前額部皮膚欠損創
	前額部裂創	前額頭頂部挫創	仙骨部皮膚欠損創
	線状骨折	全身擦過創	穿通創
	前頭部打撲傷	前頭部皮膚欠損創	前房異物残留
	前方脱臼	前立腺痛	前腕皮膚欠損創
	爪下異物	掻創	僧帽弁心内膜炎
	足底異物	足底部皮膚欠損創	側頭部打撲傷
た	側頭部皮下血腫	足部皮膚欠損創	第5趾皮膚欠損創
	大腿咬創	大腿挫創	大腿皮膚欠損創
	大腿部開放創	大腿部刺創	大腿部切創
	大腿裂創	大転子部挫創	脱臼
	脱臼骨折	打撲割創	打撲血腫
	打撲挫創	打撲擦過創	打撲傷
	打撲皮下血腫	単純脱臼	胆道疾患
	腟断端出血	肘関節骨折	肘関節脱臼骨折
	中指皮膚欠損創	中手骨関節部挫創	中枢神経系損傷
	肘頭骨折	肘部皮膚欠損創	腸間膜脂肪壊死
	腸チフス性心内膜炎	テノンのう炎	転位性骨折
	殿部異物	殿部皮膚欠損創	銅症
	頭頂部擦過創	頭頂部打撲傷	頭皮外傷性腫脹
	頭皮下血腫	頭皮剥離	頭皮表在損傷
	頭部異物	頭部外傷性皮下気腫	頭部頚部打撲傷
	頭部血腫	頭部擦過創	頭部多発開放創
	頭部多発割創	頭部多発咬創	頭部多発挫傷
	頭部多発挫創	頭部多発擦過創	頭部多発刺創
	頭部多発切創	頭部多発創傷	頭部多発打撲傷
	頭部多発皮下血腫	頭部多発裂創	頭部打撲
	頭部打撲血腫	頭部打撲傷	頭部虫刺傷
	動物咬創	頭部皮下異物	頭部皮下血腫
	頭部皮下出血	頭部皮膚欠損創	動脈損傷
な	特発性関節脱臼	内視鏡検査中腸穿孔	内麦粒腫
	軟口蓋血腫	軟口蓋挫創	軟口蓋創傷
	軟口蓋破裂	肉離れ	乳腺内異物
	乳房異物	尿性腹膜炎	妊娠中の子宮頚管炎
	猫咬創	捻挫	脳挫傷
	脳挫傷・頭蓋内に達する開放創合併なし	脳挫創	脳挫創・頭蓋内に達する開放創合併なし
	脳損傷	脳対側損傷	脳直撃損傷
	脳底部挫傷	脳底部挫傷・頭蓋内に達する開放創合併なし	脳裂傷
は	肺炎球菌性髄膜炎	敗血症性気管支炎	梅毒性心内膜炎
	梅毒性心弁膜炎	梅毒性心膜炎	梅毒性髄膜炎
	剥離骨折	麦粒腫	鼻入口部膿瘍
	鼻壊死	鼻壊疽	鼻潰瘍
	鼻蜂巣炎	パラインフルエンザウイルス気管支炎	バルトリン腺のう胞
	破裂骨折	鼻咽頭膿瘍	皮下異物
	皮下気腫	皮下血腫	鼻下擦過創
	皮下静脈損傷	皮下損傷	鼻腔内膿瘍
	非結核性抗酸菌性骨髄炎	鼻根部打撲挫創	鼻根部裂創
	膝皮膚欠損創	皮神経挫傷	鼻せつ
	鼻前庭せつ	鼻前庭部挫創	鼻尖部挫創
	鼻中隔壊死	鼻中隔潰瘍	鼻中隔膿瘍
	鼻中隔びらん	非定型肺炎	非熱傷性水疱
	鼻部外傷性異物	鼻部外傷性腫脹	鼻部外傷性皮下異物
	鼻部開放創	眉部割創	鼻部割創
	鼻部貫通創	眉部血腫	皮膚欠損創
	鼻部咬創	鼻部挫傷	鼻部挫創
	鼻部擦過創	鼻部刺創	鼻部切創
	鼻部創傷	皮膚損傷	鼻部打撲傷
	鼻部虫刺傷	皮膚剥脱創	鼻部皮下血腫
	鼻部皮下出血	鼻部皮膚欠損創	鼻部皮膚剥離創
	鼻部裂創	びまん性脳損傷	びまん性脳損傷・頭蓋内に達する開放創合併なし
	眉毛部割創	眉毛部裂創	表皮剥離
	鼻翼膿瘍	鼻翼部切創	鼻翼部裂創
	フィブリン性腹膜炎	複雑脱臼	伏針
	副鼻腔開放創	腹部皮膚欠損創	腹壁異物
	不全骨折	ブラックアイ	粉砕骨折
	閉鎖性外傷性脳圧迫	閉鎖性骨折	閉鎖性脱臼
	閉鎖性脳挫創	閉鎖性脳底部挫傷	閉鎖性びまん性脳損傷
	閉塞性髄膜炎	扁桃チフス	縫合不全出血
	放射線出血性膀胱炎	放射線性下顎骨骨髄炎	放射線性顎骨壊死
	放射線性化膿性顎骨壊死	放射線性膀胱炎	帽状腱膜下出血
	蜂巣炎性咽頭炎	母指示指間切創	母指打撲傷
ま	母指皮膚欠損創	母趾皮膚欠損創	マイコプラズマ気管支炎
	マイボーム腺炎	末梢血管外傷	末梢神経損傷
	慢性非細菌性前立腺炎	慢性放射線性顎骨壊死	ミクリッツ病
	眉間部挫創	眉間部裂創	耳後部挫創
	耳後部打撲傷	無菌性髄膜炎	ムンプス髄膜炎
	盲管銃創	網膜振盪	網脈絡膜裂傷
	毛様体異物残留	モラレ髄膜炎	モンテジア骨折
ら	癒着性くも膜炎	ライノウイルス気管支炎	らせん骨折
	卵管留水症	離開骨折	リステリア性心内膜炎
	淋菌性咽頭炎	淋菌性骨髄炎	淋菌性心内膜炎
わ	裂離	裂離骨折	若木骨折

用法用量

成人には通常，パニペネムとして1日1g(力価)を2回に分割し，30分以上かけて点滴静注する。

なお，年齢・症状に応じて適宜増減するが，重症又は難治性感染症には，1日2g(力価)まで増量し2回に分割し投与することができる。ただし，成人に1回1g(力価)投与する場合は60分以上かけて投与すること。

小児には通常，パニペネムとして1日30～60mg(力価)/kgを3回に分割し，30分以上かけて点滴静注する。

なお，年齢・症状に応じて適宜増減するが，重症又は難治性感染症には，1日100mg(力価)/kgまで増量し3〜4回に分割して投与できる。ただし，投与量の上限は1日2g(力価)までとする。

用法用量に関連する使用上の注意　本剤の使用にあたっては，原則として感受性を確認し，疾病の治療上必要な最小限の期間の投与にとどめること。

禁忌

(1)本剤の成分によるショックの既往歴のある患者
(2)バルプロ酸ナトリウム投与中の患者

原則禁忌　本剤の成分に対し過敏症の既往歴のある患者

併用禁忌

薬剤名等	臨床症状・措置方法	機序・危険因子
バルプロ酸ナトリウム デパケン，バレリン，ハイセレニン等	バルプロ酸の血中濃度が低下し，てんかんの発作が再発することがある。	肝臓において，本剤がバルプロ酸のグルクロン酸抱合代謝を亢進すると考えられている。

カルボカインアンプル注0.5%　規格：0.5%5mL1管[110円/管]，0.5%10mL1管[110円/管]
カルボカインアンプル注1%　規格：1%2mL1管[103円/管]，1%5mL1管[110円/管]，1%10mL1管[110円/管]
カルボカインアンプル注2%　規格：2%2mL1管[115円/管]，2%5mL1管[115円/管]，2%10mL1管[165円/管]
メピバカイン塩酸塩　日新－山形　121

【効能効果】

硬膜外麻酔，伝達麻酔，浸潤麻酔

【対応標準病名】

該当病名なし

用法用量

メピバカイン塩酸塩として，通常成人には次の用量を投与する。なお，メピバカイン塩酸塩の基準最高用量は，それぞれ1回500mgである。ただし，年齢，麻酔領域，部位，組織，症状，体質により適宜増減する。

麻酔方法別の用量

メピバカイン塩酸塩として，通常成人には次記量を使用する。( )内は注射液としての用量である。

麻酔方法	0.5%	1%	2%
硬膜外麻酔	50〜150mg (10〜30mL)	100〜300mg (10〜30mL)	200〜400mg (10〜20mL)
伝達麻酔	−	50〜200mg (5〜20mL)	40〜400mg (2〜20mL)
伝達麻酔 [指趾神経遮断]	20〜40mg (4〜8mL)	40〜80mg (4〜8mL)	80〜160mg (4〜8mL)
伝達麻酔 [肋間神経遮断]	25mg (5mL)	−	−
伝達麻酔 [交感神経遮断]	25mg (5mL)	−	−
浸潤麻酔	10〜200mg (2〜40mL)	20〜400mg (2〜40mL)	40〜400mg (2〜20mL)

禁忌

[共通(硬膜外麻酔・伝達麻酔・浸潤麻酔)]：本剤の成分又はアミド型局所麻酔薬に対し過敏症の既往歴のある患者

[硬膜外麻酔]

(1)大量出血やショック状態の患者
(2)注射部位又はその周辺に炎症のある患者
(3)敗血症の患者

0.5%塩酸メピバカイン注PB：日新－山形　0.5%5mL1管[80円/管]，0.5%10mL1管[86円/管]，1%塩酸メピバカイン注PB：日新－山形　1%5mL1管[80円/管]，1%10mL1管[88円/管]，2%塩酸メピバカイン注PB：日新－山形　2%5mL1管[87円/管]，2%10mL1管[126円/管]，塩酸メピバカイン注シリンジ0.5%「NP」：ニプロ　0.5%10mL1筒[206円/筒]，塩酸メピバカイン注シリンジ1%「NP」：ニプロ　1%10mL1筒[206円/筒]，塩酸メピバカイン注シリンジ2%「NP」：ニプロ　2%10mL1筒[261円/筒]

0.5%カルボカイン注　規格：0.5%10mLバイアル[11円/mLV]
1%カルボカイン注　規格：1%10mLバイアル[11.5円/mLV]
2%カルボカイン注　規格：2%10mLバイアル[18.5円/mLV]
メピバカイン塩酸塩　アストラゼネカ　121

【効能効果】

硬膜外麻酔，伝達麻酔，浸潤麻酔

【対応標準病名】

該当病名なし

用法用量

メピバカイン塩酸塩として，通常成人には次の用量を投与する。なお，メピバカイン塩酸塩の基準最高用量は，1回500mgである。ただし，年齢，麻酔領域，部位，組織，症状，体質により適宜増減する。

麻酔方法別の用量

メピバカイン塩酸塩として，通常成人には次記量を使用する。( )内は注射液としての用量である。

麻酔方法	0.5%注	1%注	2%注
硬膜外麻酔	50〜150mg (10〜30mL)	100〜300mg (10〜30mL)	200〜400mg (10〜20mL)
伝達麻酔	−	50〜200mg (5〜20mL)	40〜400mg (2〜20mL)
伝達麻酔 [指趾神経遮断]	20〜40mg (4〜8mL)	40〜80mg (4〜8mL)	80〜160mg (4〜8mL)
伝達麻酔 [肋間神経遮断]	25mg (5mL)	−	−
伝達麻酔 [交感神経遮断]	25mg (5mL)	−	−
浸潤麻酔	10〜200mg (2〜40mL)	20〜400mg (2〜40mL)	40〜400mg (2〜20mL)

禁忌

[共通(硬膜外麻酔・伝達麻酔・浸潤麻酔)]：本剤の成分又はアミド型局所麻酔薬に対し過敏症の既往歴のある患者

[硬膜外麻酔]

(1)大量出血やショック状態の患者
(2)注射部位又はその周辺に炎症のある患者
(3)敗血症の患者

0.5%塩酸メピバカイン注「NM」：ナガセ　0.5%10mLバイアル[9.8円/mLV]，1%塩酸メピバカイン注「NM」：ナガセ　1%10mLバイアル[10.5円/mLV]，2%塩酸メピバカイン注「NM」：ナガセ　2%10mLバイアル[16.5円/mLV]

カロナリーH輸液　規格：700mL1袋[351円/袋]，1.4L1袋[700円/袋]
カロナリーL輸液　規格：700mL1袋[283円/袋]，1.4L1袋[534円/袋]
カロナリーM輸液　規格：700mL1袋[289円/袋]，1.4L1袋[513円/袋]
高カロリー輸液用基本液　扶桑薬品　323

【効能効果】

経口，経腸管栄養補給が不能又は不十分で，経中心静脈栄養に頼らざるを得ない場合の水分，電解質，カロリー補給

【対応標準病名】

該当病名なし

用法用量

〔カロナリーH輸液，カロナリーM輸液〕

本剤は経中心静脈輸液療法の維持液として用いる。

本剤700mLにナトリウム及びクロールを含有しないか，あるいは含有量の少ない10〜12%アミノ酸注射液300〜400mLを加えてよく混合し，維持液とする。通常，成人1日

2000～2200mL の維持液を 24 時間かけて中心静脈内に持続点滴注入する。なお，年齢，症状，体重により適宜増減する。

〔カロナリー L 輸液〕

本剤は経中心静脈輸液療法の開始時で耐糖能が不明の場合や耐糖能が低下している場合の開始液として，あるいは侵襲時等で耐糖能が低下しており，ブドウ糖を制限する必要がある場合の維持液として用いる。

本剤 700mL にナトリウム及びクロールを含有しないか，あるいは含有量の少ない 10～12% アミノ酸注射液 200～300mL を加えてよく混合し，開始液又は維持液とする。通常，成人 1 日 1800～2000mL の開始液又は維持液を 24 時間かけて中心静脈内に持続点滴注入する。なお，年齢，症状，体重により適宜増減する。

用法用量に関連する使用上の注意

(1)重篤なアシドーシスが起こることがあるので，必ず必要量(1 日 3mg 以上を目安)のビタミン B_1を併用すること。

(2)本剤は通常所要量のナトリウム及びクロールを含有するので，ナトリウム及びクロールを含有しないか，あるいはナトリウム及びクロールの含有量が少ない(原則として 5mEq/L 以下)アミノ酸注射液を加えて使用すること。

警告　ビタミン B_1を併用せずに高カロリー輸液療法を施行すると重篤なアシドーシスが発現することがあるので，必ずビタミン B_1を併用すること。

ビタミン B_1欠乏症と思われる重篤なアシドーシスが発現した場合には，直ちに 100～400mg のビタミン B_1製剤を急速静脈内投与すること。

また，高カロリー輸液療法を施行中の患者では，基礎疾患及び合併症に起因するアシドーシスが発現することがあるので，症状があらわれた場合には高カロリー輸液療法を中断し，アルカリ化剤の投与等の処置を行うこと。

禁忌

(1)乳酸血症の患者
(2)高ナトリウム血症の患者
(3)高クロール血症の患者
(4)高カリウム血症，乏尿，アジソン病，高窒素血症の患者
(5)高リン血症，副甲状腺機能低下症の患者
(6)高マグネシウム血症，甲状腺機能低下症の患者
(7)高カルシウム血症の患者
(8)肝性昏睡又は肝性昏睡のおそれのある患者
(9)重篤な腎障害のある患者
(10)アミノ酸代謝異常のある患者
(11)遺伝性果糖不耐症の患者(ソルビトールを含有するアミノ酸注射液を混合した場合)

ハイカリックNC－H輸液：テルモ　700mL1袋[409円/袋]，ハイカリックNC－L輸液：テルモ　700mL1袋[372円/袋]，ハイカリックNC－N輸液：テルモ　700mL1袋[393円/袋]

カンサイダス点滴静注用50mg　規格：50mg1瓶[16720円/瓶]
カンサイダス点滴静注用70mg　規格：70mg1瓶[22620円/瓶]

カスポファンギン酢酸塩　MSD　617

【効 能 効 果】

(1)真菌感染が疑われる発熱性好中球減少症
(2)カンジダ属又はアスペルギルス属による下記の真菌感染症
　①食道カンジダ症
　②侵襲性カンジダ症
　③アスペルギルス症(侵襲性アスペルギルス症，慢性壊死性肺アスペルギルス症，肺アスペルギローマ)

【対応標準病名】

◎	アスペルギルス症	カンジダ症	食道カンジダ症
	真菌症	侵襲性肺アスペルギルス症	肺アスペルギルス症
	肺アスペルギローマ	発熱性好中球減少症	慢性壊死性肺アスペルギルス症
○	HIV カンジダ病	アスペルギルス腫	アスペルギルス症性外耳炎
	アレルギー性気管支肺アスペルギルス症	カンジダ性口唇炎	カンジダ性股関節炎
	カンジダ性膝関節炎	カンジダ性心内膜炎	カンジダ性髄膜炎
	カンジダ性敗血症	肛門カンジダ症	消化管カンジダ症
	新生児カンジダ症	全身性カンジダ症	腸管カンジダ症
	肺カンジダ症	播種性アスペルギルス症	副鼻腔アスペルギローマ
	扁桃アスペルギルス症		
△	食道炎		

効能効果に関連する使用上の注意

(1)真菌感染が疑われる発熱性好中球減少症
　①本剤は以下の 3 条件を満たす症例に投与すること。
　　(a)1 回の検温で 38℃以上の発熱，又は 1 時間以上持続する 37.5℃以上の発熱
　　(b)好中球数が 500/mm^3未満の場合，又は 1,000/mm^3未満で 500/mm^3未満に減少することが予測される場合
　　(c)適切な抗菌薬投与を行っても解熱せず，抗真菌薬の投与が必要と考えられる場合
　②発熱性好中球減少症の患者への投与は，発熱性好中球減少症の治療に十分な経験を持つ医師のもとで，本剤の投与が適切と判断される症例についてのみ実施すること。
　③発熱性好中球減少症に投与する場合には，投与前に適切な培養検査等を行い，起炎菌を明らかにする努力を行うこと。起炎菌が判明した際には，本剤投与継続の必要性を検討すること。

(2)侵襲性カンジダ症：カンジダ血症，腹腔内膿瘍，腹膜炎，胸腔内感染以外における検討は行われていない。

(3)侵襲性アスペルギルス症：他の治療が無効あるいは忍容性に問題がある患者に本剤の使用を考慮すること。

用法用量

＜成人＞

(1)真菌感染が疑われる発熱性好中球減少症：通常，カスポファンギンとして投与初日に 70mg を，投与 2 日目以降は 50mg を 1 日 1 回投与する。本剤は約 1 時間かけて緩徐に点滴静注する。

(2)カンジダ属又はアスペルギルス属による下記の真菌感染症
　①食道カンジダ症：通常，カスポファンギンとして 50mg を 1 日 1 回投与する。本剤は約 1 時間かけて緩徐に点滴静注する。
　②侵襲性カンジダ症，アスペルギルス症：通常，カスポファンギンとして投与初日に 70mg を，投与 2 日目以降は 50mg を 1 日 1 回投与する。本剤は約 1 時間かけて緩徐に点滴静注する。

＜小児＞

真菌感染が疑われる発熱性好中球減少症，カンジダ属又はアスペルギルス属による食道カンジダ症，侵襲性カンジダ症，アスペルギルス症：通常，カスポファンギンとして投与初日に 70mg/m^2(体表面積)を，投与 2 日目以降は 50mg/m^2(体表面積)を 1 日 1 回投与する。本剤は約 1 時間かけて緩徐に点滴静注する。なお，1 日 1 回 50mg/m^2(体表面積)の投与で効果不十分の場合には，1 日 1 回 70mg/m^2(体表面積)まで増量することができる。いずれの場合も 1 日用量として 70mg を超えないこと。

用法用量に関連する使用上の注意

(1)本剤の投与期間は患者の臨床症状，効果等に基づき決定し，治療上必要な最小限の期間の投与にとどめること。

(2)成人に対しては，下記の点に注意すること。
　①中等度の肝機能障害を伴う患者に対しては，下表を目安に本剤の用量調節をすること。

Child-Pugh スコア	効能効果	
	食道カンジダ症	発熱性好中球減少症，侵襲性カンジダ症，ア

		スペルギルス症
7～9 (中等度)	35mg を 1 日 1 回	投与初日に 70mg，投与2 日目以降は 35mg を 1 日 1 回

軽度の肝機能障害(Child-Pugh スコア 5～6)を伴う患者に対しては通常の用量を投与する。

重度の肝機能障害(Child-Pugh スコア 10 以上)を伴う患者に対しては本剤の投与経験がない。

②エファビレンツ，ネビラピン，リファンピシン，デキサメタゾン，フェニトイン，カルバマゼピンと本剤を併用する場合，本剤 70mg の 1 日 1 回投与を検討すること。

(3)小児に対しては，下記の点に注意すること。

① 3ヵ月未満の患者では血中濃度が高くなる可能性があるので，3ヵ月未満の患者に投与する際は減量を考慮すること。

②小児の肝機能障害患者に対する検討は行われていない。

③エファビレンツ，ネビラピン，リファンピシン，デキサメタゾン，フェニトイン，カルバマゼピンと本剤を併用する場合，本剤 70mg/m^{2}の 1 日 1 回投与を検討すること。なお，1 日用量として 70mg を超えないこと。

(4)本剤の調製に際しては，ブドウ糖を含む希釈液を使用しないこと。〔本剤はブドウ糖を含む希釈液中では不安定である。〕

(5)本剤の投与に際しては，他の薬物と混合しないこと。また，他剤と同じラインで同時に点滴静注を行わないこと。他剤と連続注入する場合には，本剤の投与前後にラインを生理食塩水又は乳酸リンゲル液でフラッシュすること。〔他の薬物と混合した場合及び他剤と同じラインで同時に点滴静注を行った場合のデータはない。〕

禁忌　本剤の成分に対し過敏症の既往歴のある患者

乾燥BCGワクチン(経皮用・1人用)　規格：－[－]

乾燥 BCG ワクチン　日本ビーシージー　631

【効能効果】

結核予防。

【対応標準病名】

◎	結核		
○	潜在性結核感染症	多剤耐性結核	
△	関節結核	結核腫	結核性咳嗽
	結核性硬化症	結核性線維症	結核性中耳炎
	結核性膿瘍	結核性発熱	難治結核

用法用量

通常，溶剤を加えたものを上腕外側のほぼ中央部に滴下塗布し，経皮用接種針(管針)を用いて行う。

<接種方法(管針法による経皮接種)>

本剤に添付の溶剤(日本薬局方生理食塩液)を加えて 80mg/mL の濃度の均一な懸濁液とし，接種部位の皮膚を緊張させ，懸濁液を塗った後，9 本針植付けの管針を接種皮膚面に対してほぼ垂直に保ち，これを強く圧して行う。

接種数は 2 箇とし，管針の円跡は相互に接するものとする。

用法用量に関連する使用上の注意

(1)本剤は，経皮接種用の濃厚なワクチンであり，もし皮内等に注射すると強い局所反応を呈するので，絶対に注射してはならない。

(2)不活化ワクチン製剤との接種間隔：不活化ワクチンの接種を受けた者は，通常，6 日以上間隔を置いて本剤を接種すること。

(3)他の生ワクチン製剤接種との関係

接種不適当者

被接種者が次のいずれかに該当すると認められる場合には，接種を行ってはならない。

(1)明らかな発熱を呈している者

(2)重篤な急性疾患にかかっていることが明らかな者

(3)本剤の成分によってアナフィラキシーを呈したことがあることが明らかな者

(4)結核その他の疾病の予防接種，外傷等によるケロイドの認められる者

(5)免疫機能に異常のある疾患を有する者及び免疫抑制をきたす治療を受けている者

(6)結核の既往のある者

(7)上記に掲げる者のほか，予防接種を行うことが不適当な状態にある者

併用禁忌

薬剤名等	臨床症状・措置方法	機序・危険因子
副じん皮質ホルモン剤 プレドニゾロン等 免疫抑制剤 シクロスポリン(サンディミュン) タクロリムス(プログラフ) アザチオプリン(イムラン) 等	播種性 BCG 感染を招くおそれがあるので，本剤を接種しないこと。	サイトカインの産生を抑えるなどリンパ球の機能を抑制する。 免疫抑制的な作用を持つ薬剤の投与を受けている者，特に長期または大量の投与を受けている者，または投与中止後 6 カ月以内の者

乾燥HBグロブリン筋注用200単位「ニチヤク」

規格：200単位1mL1瓶(溶解液付)[8694円/瓶]

乾燥HBグロブリン筋注用1000単位「ニチヤク」

規格：1,000単位5mL1瓶(溶解液付)[36267円/瓶]

乾燥抗 HBs 人免疫グロブリン　日本製薬　634

【効能効果】

(1) HBs 抗原陽性血液の汚染事故後の B 型肝炎発症予防

(2)新生児の B 型肝炎予防(原則として，沈降 B 型肝炎ワクチンとの併用)

【対応標準病名】

◎	B 型肝炎	B 型肝炎ウイルス感染	新生児 B 型肝炎ウイルス感染症
○	B 型肝炎合併妊娠	B 型急性肝炎	B 型劇症肝炎
	HB ウイルス腎症	先天性ウイルス肝炎	
△	新生児 C 型肝炎ウイルス感染症	先天性 A 型肝炎	

用法用量

本剤 1 瓶を添付の溶解液(日本薬局方注射用水)で溶解して筋肉内に注射する。

効能効果(1)の場合：通常，成人に対して 1 回 5～10mL を筋肉内に注射する。必要に応じて増量するか又は同量を繰り返す。小児には，体重 1kg 当たり 0.16～0.24mL を用いる。投与の時期は事故発生後 7 日以内とする。なお，48 時間以内が望ましい。

効能効果(2)の場合：初回注射量は 0.5～1.0mL を筋肉内に注射する。初回注射の時期は生後 5 日以内とする。なお，生後 12 時間以内が望ましい。また，追加注射には，体重 1kg 当たり 0.16～0.24mL を投与する。

禁忌

(1)本剤の成分に対しショックの既往歴のある患者

(2) HBs 抗原陽性者(ただし，新生児に投与する場合で，止むを得ない場合には，HBs 抗原検査の結果を待たずに投与することが可能である。)

原則禁忌　本剤の成分に対し過敏症の既往歴のある患者

ヘブスブリン筋注用200単位：日本血液　200単位1mL1瓶(溶解液付)[8694円/瓶]，ヘブスブリン筋注用1000単位：日本血液　1,000単位5mL1瓶(溶解液付)[36267円/瓶]

乾燥ガスえそ抗毒素“化血研”

規格：各5,000単位入1瓶(溶解液付)[217310円/瓶]

乾燥ガスえそウマ抗毒素　化血研　633

【効能効果】

本剤は，ガスえその治療及び予防に使用する。

カ

【対応標準病名】

◎	ガス壊疽

用法用量

溶剤(日本薬局方注射用水)20mL で完全に溶解して使用する。

(1)治療

通常，症状にもよるが，なるべく早期に 10,000～20,000 単位(40～80mL)を患部周辺を避けた筋肉内又は静脈内に注射するか，あるいは生理食塩液等で希釈して点滴静注する。

なお，症状が軽減しない時は 3～4 時間ごとに 5,000 単位(20mL)ずつ追加注射する。

(2)予防：なるべく早期に 5,000～10,000 単位(20～40mL)を筋肉内又は静脈内に注射する。

用法用量に関連する使用上の注意

ウマ血清過敏症試験を行い，反応陰性あるいは軽微の場合は，本剤の 1mL を皮下に注射して 30 分間反応を観察し，異常のない場合には，所要量を以下のとおり注射する。

(1)筋肉内又は静脈内に注射する場合には，ゆっくり時間をかけて注射すること。ショックは 5～10 分の間に発現することが多いがその間は勿論，さらに 30 分後まで血圧を測定する。著しい血圧降下がおこったら，直ちにエピネフリンの注射等，適切な処置を行う。

(2)点滴静注する場合は，本剤を生理食塩液等で 10～20 倍に希釈して 1 分間 1～2mL 位の速さで注射し，血圧測定その他の観察を続けること。

原則禁忌

ウマ血清に対しショック，アナフィラキシー(血圧降下，喉頭浮腫，呼吸困難等)及びその他の過敏症の既往を有する者

ただし，本剤の投与を必要とする場合は，ウマ血清過敏症試験及び除感作処置等を行うこと。

乾燥細胞培養痘そうワクチン「LC16"化血研"」　規格：－[－]

乾燥細胞培養痘そうワクチン　化血研　631

【効 能 効 果】

本剤は，痘そうの予防に使用する。

【対応標準病名】

◎	痘瘡

用法用量

本剤を添付の溶剤(20vol%グリセリン加注射用水)0.5mL で溶解し 0.01mL を多刺法により皮膚に接種する。なお，接種時の圧迫回数は，初種痘で 5 回，その他の種痘で 10 回とする。

(検診)：接種後 10 日～14 日の間に検診をおこなう。

用法用量に関連する使用上の注意　他のワクチン製剤との接種間隔

生ワクチンの接種を受けた者は，通常，27 日以上間隔を置いて本剤を接種すること。

また，不活化ワクチンの接種を受けた者は，通常，6 日以上間隔を置いて本剤を接種すること。

ただし，医師が必要と認めた場合には，同時に接種することができる(なお，本剤を他のワクチンと混合して接種してはならない)。

接種不適当者

被接種者が次のいずれかに該当すると認められる場合には，接種を行ってはならない。

(1)明らかな発熱を呈している者

(2)重篤な急性疾患にかかっていることが明らかな者

(3)本剤の成分によってアナフィラキシーを呈したことがあることが明らかな者

(4)明らかに免疫機能に異常のある疾患を有する者及び免疫抑制をきたす治療を受けている者

(5)妊娠していることが明らかな者

(6)まん延性の皮膚病にかかっている者で，種痘により障害をきたすおそれのある者

(7)上記に掲げる者のほか，予防接種を行うことが不適当な状態にある者

併用禁忌

薬剤名等	臨床症状・措置方法	機序・危険因子
副腎皮質ステロイド剤 プレドニゾロン等 免疫抑制剤 シクロスポリン (サンディミュン) タクロリムス (プログラフ) アザチオプリン (イムラン) 等	本ワクチンの接種により右記機序で痘そう様症状があらわれるおそれがあるので接種しないこと。	免疫機能抑制下で本剤を接種すると，ワクチンウイルスの感染を増強あるいは持続させる可能性がある。 免疫抑制的な作用をもつ薬剤の投与を受けている者，特に長期又は大量投与を受けている者，又は投与中止後 6ヵ月以内の者は，免疫機能が低下していることがある。

乾燥ジフテリア抗毒素"化血研"

規格：5,000単位1瓶(溶解液付)[45588円/瓶]

乾燥ジフテリアウマ抗毒素　化血研　633

【効 能 効 果】

本剤は，ジフテリアの治療に使用する。

【対応標準病名】

◎	ジフテリア		
△	咽頭ジフテリア	喉頭ジフテリア	ジフテリア性結膜炎
	ジフテリア性心筋炎	ジフテリア性多発ニューロパチー	ジフテリア腹膜炎
	鼻咽頭ジフテリア	皮膚ジフテリア	扁桃ジフテリア

用法用量

本剤を添付の溶剤(日本薬局方注射用水)10mL で完全に溶解して使用する。

通常，症状にもよるが，なるべく早期に下記の量を数回に分けて筋肉内(皮下)又は静脈内に注射するか，あるいは生理食塩液等で希釈して点滴静注する。

なお，症状が軽減しないときは，さらに 5,000～10,000 単位(10～20mL)を追加注射する。

軽症：5,000～10,000 単位(10～20mL)

中等症：10,000～20,000 単位(20～40mL)

重症又は悪性：20,000～50,000 単位(40～100mL)

喉頭ジフテリア：10,000～30,000 単位(20～60mL)

鼻ジフテリア：5,000～8,000 単位(10～16mL)

用法用量に関連する使用上の注意

ウマ血清過敏症試験を行い，反応陰性あるいは軽微の場合は，本剤の 1mL を皮下に注射して 30 分間反応を観察し，異常のない場合には，所要量を以下のとおり注射する。

(1)筋肉内(皮下)又は静脈内に注射する場合には，ゆっくり時間をかけて注射すること。ショックは 5～10 分の間に発現することが多いがその間は勿論，さらに 30 分後まで血圧を測定する。著しい血圧降下がおこったら，直ちにエピネフリンの注射等，適切な処置を行う。

(2)点滴静注する場合は，本剤を生理食塩液等で 10～20 倍に希釈して 1 分間 1～2mL 位の速さで注射し，血圧測定その他の観察を続けること。

原則禁忌

ウマ血清に対しショック，アナフィラキシー(血圧降下，喉頭浮腫，呼吸困難等)及びその他の過敏症の既往を有する者

ただし，本剤の投与を必要とする場合は，ウマ血清過敏症試験及び除感作処置等を行うこと。

乾燥弱毒生おたふくかぜワクチン「タケダ」　規格：－[－]

乾燥弱毒生おたふくかぜワクチン　武田薬品　631

【効 能 効 果】

本剤は，おたふくかぜの予防に使用する。

【対応標準病名】

◎	おたふくかぜ

用法用量　本剤を添付の溶剤(日本薬局方　注射用水)0.7mLで溶解し，通常，その0.5mLを1回皮下に注射する。

用法用量に関連する使用上の注意

(1)接種対象者：接種対象は，生後12月以上のおたふくかぜ既往歴のない者であれば性，年齢に関係なく使用できる。ただし，生後24月から60月の間に接種することが望ましい。

(2)輸血及びガンマグロブリン製剤投与との関係：輸血又はガンマグロブリン製剤の投与を受けた者は通常，3か月以上間隔を置いて本剤を接種すること。また，ガンマグロブリン製剤の大量療法(200mg/kg以上)を受けた者は，6か月以上間隔を置いて本剤を接種すること。

(3)他のワクチン製剤との接種間隔
他の生ワクチンの接種を受けた者は，通常，27日以上間隔を置いて本剤を接種すること。
また，不活化ワクチンの接種を受けた者は，通常，6日以上間隔を置いて本剤を接種すること。
ただし，医師が必要と認めた場合には，同時に接種することができる(なお，本剤を他のワクチンと混合して接種してはならない)。

接種不適当者

被接種者が次のいずれかに該当すると認められる場合には，接種を行ってはならない。

(1)明らかな発熱を呈している者
(2)重篤な急性疾患にかかっていることが明らかな者
(3)本剤の成分によってアナフィラキシーを呈したことがあることが明らかな者
(4)明らかに免疫機能に異常のある疾患を有する者及び免疫抑制をきたす治療を受けている者
(5)妊娠していることが明らかな者
(6)上記に掲げる者のほか，予防接種を行うことが不適当な状態にある者

併用禁忌

副腎皮質ステロイド剤(プレドニゾロン製剤等)及び免疫抑制剤(シクロスポリン製剤等)等投与との関係

薬剤名等	臨床症状・措置方法	機序・危険因子
副腎皮質ステロイド剤 プレドニゾロン等 免疫抑制剤 シクロスポリン(サンディミュン) タクロリムス(プログラフ) アザチオプリン(イムラン) 等	本生ワクチンの接種により，右記の機序でおたふくかぜ様症状があらわれるおそれがあるので接種しないこと。	免疫機能抑制下で本剤を接種すると，ワクチンウイルスの感染を増強あるいは持続させる可能性がある。 免疫抑制的な作用をもつ薬剤の投与を受けている者，特に長期あるいは大量投与を受けている者，又は投与中止後6か月以内の者。

おたふくかぜ生ワクチン「北里第一三共」：北里第一三共，乾燥弱毒生おたふくかぜワクチン「化血研」：化血研

乾燥弱毒生水痘ワクチン「ビケン」　規格：－[－]
乾燥弱毒生水痘ワクチン　阪大微研　631

【効 能 効 果】

本剤は，水痘の予防に使用する。

【対応標準病名】

◎	水痘
○	成人水痘
△	水痘脳炎

用法用量　本剤を添付の溶剤(日本薬局方注射用水)0.7mLで溶解し，通常，その0.5mLを1回皮下に注射する。

用法用量に関連する使用上の注意

(1)接種対象者
接種の対象となるのは，生後12月以上の水痘既往歴のない者及び下記①～⑥に該当するものである。なお，接種時に下記①～⑥に該当していても，接種後2週間以内に治療等により末梢血リンパ球数の減少あるいは免疫機能の低下が予想される場合は，接種を避けること。〔播種性の症状を呈するなどワクチンウイルスの感染を増強させる可能性がある。〕

①水痘の罹患が特に危険と考えられるハイリスク患者(急性白血病などの悪性腫瘍患者及び治療により免疫機能に障害をきたしている者及びそのおそれのある者)
(a)急性リンパ性白血病患者の場合には，I)完全寛解後少なくとも3カ月以上経過していること。II)リンパ球数が500/mm^{3}以上であること。III)原則として遅延型皮膚過敏反応テストすなわち精製ツベルクリン(PPD)，ジニトロクロロベンゼン(DNCB)又はフィトヘモアグルチニン(PHA，5μg/0.1mL)による反応が陽性に出ること。IV)維持化学療法としての6-メルカプトプリン投与以外の薬剤は，接種前少なくとも1週間は中止し，接種後1週間を経て再開すること。V)白血病の強化療法，あるいは広範な放射線治療などの免疫抑制作用の強い治療を受けている場合には，接種を避けること。
(b)悪性固形腫瘍患者の場合には，摘出手術又は化学療法によって腫瘍の増殖が抑制されている状態にある症例に接種する。その場合の条件は白血病に準ずる。
(c)急性骨髄性白血病，T細胞白血病，悪性リンパ腫の場合には，原疾病及び治療薬によって一般に続発性免疫不全状態にあり臨床反応が出やすく抗体価の上昇も悪いので，本剤の接種は推奨されない。

②ネフローゼ，重症気管支喘息などでACTH，コルチコステロイドなどが使用されている場合は，原則として症状が安定している症例が接種対象となる。薬剤などによる続発性免疫不全が疑われる場合には，細胞免疫能遅延型皮膚過敏反応テスト等で確かめた後に接種を行う。

③緊急時(例えば感受性白血病児が水痘患者と密に接触した場合等)で，帯状ヘルペス免疫グロブリンが利用できない場合には，上記①，②に該当しなくても，接触後72時間以内に接種を行うこと。ただし，このような場合においても，免疫機能が特に障害を受けていると思われる場合(例えばリンパ球数500/mm^{3}以下)は接種を避けること。〔過去の成績では本剤の副反応の程度に比較して自然水痘に罹患した場合の症状がより重篤で危険性が高いものと判断できる。〕

④上記①～③のハイリスク患者の水痘感染の危険性を更に減じるために予防接種を受けたハイリスク患者と密に接触する感受性者も接種対象となる。これにはハイリスク患者の両親，兄弟などの同居者及び各患者の医療に関係する者が該当する。

⑤成人では水痘が重症になる危険性が高いので，水痘に感受性のある成人，特に医療関係者，医学生，水痘ウイルスに対する免疫能が低下した高齢者及び妊娠時の水痘罹患防止のため成人女子は接種対象となる。

⑥本剤は病院の病棟若しくは学校の寮など閉鎖共同体における感受性対象者の予防または蔓延の終結ないしは防止に使用できる。

(2)定期接種対象者と標準的接種年齢：本剤の定期接種は，生後12月から生後36月に至るまでにある者に対し，3月以上の間隔をおいて2回行うが，1回目の接種は標準として生後12月から生後15月に至るまでの間に行い，2回目の接種は標準として1回目の接種後6月から12月を経過した者に行う。

(3)輸血及びガンマグロブリン製剤投与との関係：輸血又はガンマグロブリン製剤の投与を受けた者は，通常，3カ月以上間隔を置いて本剤を接種すること。また，ガンマグロブリン製剤の大量療法において200mg/kg以上投与を受けた者は，6カ月以上間隔を置いて本剤を接種すること。

(4)他のワクチン製剤との接種間隔
他の生ワクチンの接種を受けた者は，通常，27日以上間隔を置いて本剤を接種すること。

また，不活化ワクチンの接種を受けたものは，通常，6日以上間隔を置いて本剤を接種すること。
ただし，医師が必要と認めた場合には，同時に接種することができる（なお，本剤を他のワクチンと混合して接種してはならない）。

接種不適当者
被接種者が次のいずれかに該当すると認められる場合には，接種を行ってはならない。
(1)明らかな発熱を呈している者
(2)重篤な急性疾患にかかっていることが明らかな者
(3)本剤の成分によってアナフィラキシーを呈したことがあることが明らかな者
(4)妊娠していることが明らかな者
(5)上記に掲げる者のほか，予防接種を行うことが不適当な状態にある者

併用禁忌
副腎皮質ステロイド剤（プレドニゾロン製剤等）及び免疫抑制剤（シクロスポリン製剤等）等投与との関係

薬剤名等	臨床症状・措置方法	機序・危険因子
副腎皮質ステロイド剤 プレドニゾロン等 免疫抑制剤 シクロスポリン（サンディミュン） タクロリムス（プログラフ） アザチオプリン（イムラン） 等	本生ワクチンの接種により，右記の機序で風しん様症状があらわれるおそれがあるので接種しないこと。	免疫機能抑制下で本剤を接種すると，ワクチンウイルスの感染を増強あるいは持続させる可能性がある。 免疫抑制的な作用をもつ薬剤の投与を受けている者，特に長期あるいは大量投与を受けている者，又は投与中止後6か月以内の者。

乾燥弱毒生風しんワクチン：化血研，乾燥弱毒生風しんワクチン「北里第一三共」：北里第一三共，乾燥弱毒生風しんワクチン「ビケン」：阪大微研

乾燥弱毒生風しんワクチン「タケダ」　規格：－［－］
乾燥弱毒生風しんワクチン　武田薬品　631

【効 能 効 果】
本剤は，風しんの予防に使用する。

【対応標準病名】

◎	風疹

用法用量　本剤を添付の溶剤（日本薬局方　注射用水）0.7mLで溶解し，通常，その0.5mLを1回皮下に注射する。

用法用量に関連する使用上の注意
(1)接種対象者
①定期の予防接種
(a)第1期：生後12月から24月に至るまでの間にある者。
(b)第2期：5歳以上7歳未満の者であって，小学校就学の始期に達する日の1年前の日から当該始期に達する日の前日までの間にある者（小学校就学前の1年間にある者）
②任意の予防接種
任意接種として，生後12月以上の者であれば，性，年齢に関係なく接種できる。
なお，風しん既往の記憶は確かでないことが多く，流行時に罹患した者，及び免疫を持つことが明らかな者以外は接種することが望ましい。
(2)輸血及びガンマグロブリン製剤投与との関係：輸血又はガンマグロブリン製剤の投与を受けた者は，通常，3か月以上間隔を置いて本剤を接種すること。また，ガンマグロブリン製剤の大量療法（200mg/kg以上）を受けた者は，6か月以上間隔を置いて本剤を接種すること。
(3)他のワクチン製剤との接種間隔
他の生ワクチンの接種を受けた者は，通常，27日以上間隔を置いて本剤を接種すること。
また，不活化ワクチンの接種を受けた者は，通常，6日以上間隔を置いて本剤を接種すること。
ただし，医師が必要と認めた場合には，同時に接種することができる（なお，本剤を他のワクチンと混合して接種してはならない）。

接種不適当者
被接種者が次のいずれかに該当すると認められる場合には，接種を行ってはならない。
(1)明らかな発熱を呈している者
(2)重篤な急性疾患にかかっていることが明らかな者
(3)本剤の成分によってアナフィラキシーを呈したことがあることが明らかな者
(4)明らかに免疫機能に異常のある疾患を有する者及び免疫抑制をきたす治療を受けている者
(5)妊娠していることが明らかな者
(6)上記に掲げる者のほか，予防接種を行うことが不適当な状態にある者

乾燥弱毒生麻しんワクチン「タケダ」　規格：－［－］
乾燥弱毒生麻しんワクチン　武田薬品　631

【効 能 効 果】
本剤は，麻しんの予防に使用する。

【対応標準病名】

◎	麻疹		
△	非定型麻疹	麻疹髄膜炎	麻疹性角結膜炎
	麻疹性角膜炎	麻疹性結膜炎	麻疹性中耳炎
	麻疹脊髄炎	麻疹脳炎	麻疹脳脊髄炎
	麻疹肺炎		

用法用量　本剤を添付の溶剤（日本薬局方　注射用水）0.7mLで溶解し，通常，その0.5mLを1回皮下に注射する。

用法用量に関連する使用上の注意
(1)接種対象者
①定期の予防接種
(a)第1期：生後12月から24月に至るまでの間にある者。
(b)第2期：5歳以上7歳未満の者であって，小学校就学の始期に達する日の1年前の日から当該始期に達する日の前日までの間にある者（小学校就学前の1年間にある者）
②任意の予防接種：任意接種として，性，年齢に関係なく接種できる。
(2)輸血及びガンマグロブリン製剤投与との関係：輸血又はガンマグロブリン製剤の投与を受けた者は，通常，3か月以上間隔を置いて本剤を接種すること。また，ガンマグロブリン製剤の大量療法（200mg/kg以上）を受けた者は，6か月以上間隔を置いて本剤を接種すること。
(3)他のワクチン製剤との接種間隔
他の生ワクチンの接種を受けた者は，通常，27日以上間隔を置いて本剤を接種すること。
また，不活化ワクチンの接種を受けた者は，通常，6日以上間隔を置いて本剤を接種すること。
ただし，医師が必要と認めた場合には，同時に接種することができる（なお，本剤を他のワクチンと混合して接種してはならない）。

接種不適当者
被接種者が次のいずれかに該当すると認められる場合には，接種を行ってはならない。
(1)明らかな発熱を呈している者
(2)重篤な急性疾患にかかっていることが明らかな者
(3)本剤の成分によってアナフィラキシーを呈したことがあることが明らかな者
(4)明らかに免疫機能に異常のある疾患を有する者及び免疫抑制をきたす治療を受けている者
(5)妊娠していることが明らかな者
(6)上記に掲げる者のほか，予防接種を行うことが不適当な状態

にある者

併用禁忌

副腎皮質ステロイド剤(プレドニゾロン製剤等)及び免疫抑制剤(シクロスポリン製剤等)等投与との関係

薬剤名等	臨床症状・措置方法	機序・危険因子
副腎皮質ステロイド剤 プレドニゾロン等 免疫抑制剤 シクロスポリン(サンディミュン) タクロリムス(プログラフ) アザチオプリン(イムラン) 等	本生ワクチンの接種により，右記の機序で麻しん様症状があらわれるおそれがあるので接種しないこと。	免疫機能抑制下で本剤を接種すると，ワクチンウイルスの感染を増強あるいは持続させる可能性がある。 免疫抑制的な作用をもつ薬剤の投与を受けている者，特に長期あるいは大量投与を受けている者，又は投与中止後6か月以内の者。

はしか生ワクチン「北里第一三共」：北里第一三共，ビケン
CAM：阪大微研

乾燥はぶ抗毒素“化血研”

規格：各6,000単位入1瓶(溶解液付)［88691円/瓶］

乾燥はぶウマ抗毒素　化血研　633

【効能効果】

本剤は，はぶ咬傷の治療に使用する。

【対応標準病名】

◎	ハブ咬傷
△	海ヘビ毒　ヘビ咬傷　ヘビ毒

用法用量　本剤は添付の溶剤(日本薬局方注射用水)20mLで完全に溶解して使用する。

通常，なるべく早期に約6,000単位(約20mL)を咬傷局所を避けた筋肉内(皮下)又は静脈内に注射するか，あるいは生理食塩液で希釈して点滴静注する。

なお，症状が軽減しないときは2〜3時間後に3,000〜6,000単位(10〜20mL)を追加注射する。

用法用量に関連する使用上の注意

ウマ血清過敏症試験を行い，反応陰性あるいは軽微の場合は，本剤の1mLを皮下に注射して30分間反応を観察し，異常のない場合には，所要量を以下のとおり注射する。

(1)筋肉内(皮下)又は静脈内に注射する場合には，ゆっくり時間をかけて注射すること。ショックは5〜10分の間に発現することが多いがその間は勿論，さらに30分後まで血圧を測定する。著しい血圧降下がおこったら，直ちにエピネフリンの注射等，適切な処置を行う。

(2)点滴静注する場合は，本剤を生理食塩液等で10〜20倍に希釈して1分間1〜2mL位の速さで注射し，血圧測定その他の観察を続けること。

原則禁忌

ウマ血清に対しショック，アナフィラキシー(血圧降下，喉頭浮腫，呼吸困難等)及びその他の過敏症の既往を有する者

ただし，本剤の投与を必要とする場合は，ウマ血清過敏症試験及び除感作処置等を行うこと。

乾燥ボツリヌス抗毒素“化血研”

規格：E型10,000単位1瓶(溶解液付)［180920円/瓶］

乾燥ボツリヌスウマ抗毒素　化血研　633

【効能効果】

本剤は，E型ボツリヌスの治療及び予防に使用する。ただし，中毒がE型ボツリヌス毒素によることが明らかでない場合には，乾燥ボツリヌス抗毒素「A，B，E，F型」を使用すること。

【対応標準病名】

◎	ボツリヌス中毒
△	細菌性食中毒

用法用量

本剤を添付の溶剤(日本薬局方注射用水)10mLで完全に溶解して使用する。

(1)治療：通常，症状にもよるが，なるべく早期に10,000〜20,000単位(10〜20mL)を筋肉内(皮下)又は静脈内に注射するか，あるいは生理食塩液等で希釈して点滴静注する。なお，症状が軽減しないときは3〜4時間ごとに10,000単位(10mL)ないしそれ以上を追加使用する。

(2)予防：中毒の原因食を食べた者に対して予防に使用するときは，なるべく早期に2,500〜5,000単位(2.5〜5.0mL)を筋肉内(皮下)又は静脈内に注射する。

用法用量に関連する使用上の注意

ウマ血清過敏症試験を行い，反応陰性あるいは軽微の場合は，本剤の1mLを皮下に注射して30分間反応を観察し，異常のない場合には，所要量を以下のとおり注射する。

(1)筋肉内(皮下)又は静脈内に注射する場合には，ゆっくり時間をかけて注射すること。ショックは5〜10分の間に発現することが多いがその間は勿論，さらに30分後まで血圧を測定する。著しい血圧降下がおこったら，直ちにエピネフリンの注射等，適切な処置を行う。

(2)点滴静注する場合は，本剤を生理食塩液等で10〜20倍に希釈して1分間1〜2mL位の速さで注射し，血圧測定その他の観察を続けること。

原則禁忌

ウマ血清に対しショック，アナフィラキシー(血圧降下，喉頭浮腫，呼吸困難等)及びその他の過敏症の既往を有する者

ただし，本剤の投与を必要とする場合は，ウマ血清過敏症試験及び除感作処置等を行うこと。

乾燥ボツリヌス抗毒素注射用「化血研」

規格：(A.B.E型各1万単位F型4千単位)1瓶(溶解液付)［684694円/瓶］

乾燥ボツリヌスウマ抗毒素　化血研　633

【効能効果】

本剤は，ボツリヌスの治療及び予防に使用する。ただし，中毒がE型ボツリヌス毒素によることが明らかな場合には，乾燥ボツリヌス抗毒素「E型」を使用すること。

【対応標準病名】

◎	ボツリヌス中毒
△	細菌性食中毒

用法用量

本剤を添付の溶剤(日本薬局方注射用水)20mLで完全に溶解して使用する。

(1)治療：通常，症状にもよるが，なるべく早期に20〜40mLを筋肉内(皮下)又は静脈内に注射するか，あるいは生理食塩液等で希釈して点滴静注する。なお，症状が軽減しないときは3〜4時間ごとに20mLないしそれ以上を追加注射する。

(2)予防：中毒の原因食を食べた者に対して予防に使用するときは，なるべく早期に5〜10mLを筋肉内(皮下)又は静脈内に注射する。

用法用量に関連する使用上の注意

ウマ血清過敏症試験を行い，反応陰性あるいは軽微の場合は，本剤の1mLを皮下に注射して30分間反応を観察し，異常のない場合には，所要量を以下のとおり注射する。

(1)筋肉内(皮下)又は静脈内に注射する場合には，ゆっくり時間をかけて注射すること。ショックは5〜10分の間に発現することが多いがその間は勿論，さらに30分後まで血圧を測定する。著しい血圧降下がおこったら，直ちにエピネフリンの注射等，適切な処置を行う。

(2)点滴静注する場合は，本剤を生理食塩液等で10〜20倍に希釈して1分間1〜2mL位の速さで注射し，血圧測定その他の観察を続けること。

原則禁忌

ウマ血清に対しショック，アナフィラキシー(血圧降下，喉頭浮腫，

呼吸困難等)及びその他の過敏症の既往を有する者
ただし，本剤の投与を必要とする場合は，ウマ血清過敏症試験及び除感作処置等を行うこと。

乾燥まむし抗毒素"化血研"

規格：各6,000単位入1瓶(溶解液付)[32981円/瓶]

乾燥まむしウマ抗毒素　化血研　633

【効 能 効 果】

本剤は，まむし咬傷の治療に使用する。

【対応標準病名】

◎	マムシ咬傷		
△	海ヘビ毒	ヘビ咬傷	ヘビ毒

用法用量　本剤は添付の溶剤(日本薬局方注射用水)20mLで完全に溶解して使用する。
通常，なるべく早期に約6,000単位(約20mL)を咬傷局所を避けた筋肉内(皮下)又は静脈内に注射するか，あるいは生理食塩液で希釈して点滴静注する。
なお，症状が軽減しないときは2～3時間後に3,000～6,000単位(10～20mL)を追加注射する。

用法用量に関連する使用上の注意
ウマ血清過敏症試験を行い，反応陰性あるいは軽微の場合は，本剤の1mLを皮下に注射して30分間反応を観察し，異常のない場合には，所要量を以下のとおり注射する。
(1)筋肉内(皮下)又は静脈内に注射する場合には，ゆっくり時間をかけて注射すること。ショックは5～10分の間に発現することが多いがその間は勿論，さらに30分後まで血圧を測定する。著しい血圧降下がおこったら，直ちにエピネフリンの注射等，適切な処置を行う。
(2)点滴静注する場合は，本剤を生理食塩液等で10～20倍に希釈して1分間1～2mL位の速さで注射し，血圧測定その他の観察を続けること。

原則禁忌
ウマ血清に対しショック，アナフィラキシー様症状(血圧降下，喉頭浮腫，呼吸困難等)及びその他の過敏症の既往を有する者
ただし，本剤の投与を必要とする場合は，ウマ血清過敏症試験及び除感作処置等を行うこと。

冠動注用ミリスロール0.5mg/10mL

規格：0.5mg10mL1管[66円/管]

ニトログリセリン　日本化薬　217

【効 能 効 果】

冠動脈造影時の冠攣縮寛解

【対応標準病名】

該当病名なし

用法用量　通常成人には，冠動脈造影時に本剤を注射液そのまま，ニトログリセリンとして0.2mgを，カテーテルを通し速やかに冠動脈内に投与する。
なお，投与量は患者の症状に応じて適宜増減する。

用法用量に関連する使用上の注意　冠動脈造影時に冠攣縮を誘発した場合は，迅速に攣縮寛解のための処置を行うこと。また，完全閉塞寛解時にreperfusion injury(虚血再灌流障害)によると考えられる心室細動などの危険な不整脈や血圧低下を起こすおそれがあるので電気的除細動などの適切な処置を行うこと。

禁忌
(1)硝酸・亜硝酸エステル系薬剤に対し過敏症の既往歴のある患者
(2)閉塞隅角緑内障の患者
(3)高度な貧血の患者
(4)ホスホジエステラーゼ5阻害作用を有する薬剤(シルデナフィルクエン酸塩，バルデナフィル塩酸塩水和物，タダラフィル)又はグアニル酸シクラーゼ刺激作用を有する薬剤(リオシグアト)を投与中の患者

併用禁忌

薬剤名等	臨床症状・措置方法	機序・危険因子
ホスホジエステラーゼ5阻害作用を有する薬剤 シルデナフィルクエン酸塩(バイアグラ，レバチオ) バルデナフィル塩酸塩水和物(レビトラ) タダラフィル(シアリス，アドシルカ，ザルティア)	併用により，降圧作用を増強することがある。	本剤はcGMPの産生を促進し，一方，ホスホジエステラーゼ5阻害作用を有する薬剤はcGMPの分解を抑制することから，両剤の併用によりcGMPの増大を介する本剤の降圧作用が増強する。
グアニル酸シクラーゼ刺激作用を有する薬剤 リオシグアト(アデムパス)		本剤とグアニル酸シクラーゼ刺激作用を有する薬剤は，ともにcGMPの産生を促進することから，両剤の併用によりcGMPの増大を介する本剤の降圧作用が増強する。

カンプト点滴静注40mg　規格：40mg2mL1瓶[4971円/瓶]
カンプト点滴静注100mg　規格：100mg5mL1瓶[11254円/瓶]

イリノテカン塩酸塩水和物　ヤクルト　424

【効 能 効 果】

小細胞肺癌，非小細胞肺癌，
子宮頸癌，卵巣癌，
胃癌(手術不能又は再発)，結腸・直腸癌(手術不能又は再発)，
乳癌(手術不能又は再発)，
有棘細胞癌，
悪性リンパ腫(非ホジキンリンパ腫)，
小児悪性固形腫瘍，
治癒切除不能な膵癌

【対応標準病名】

◎	悪性腫瘍	悪性リンパ腫	胃癌
	結腸癌	子宮頸癌	腫瘍
	小細胞肺癌	膵癌	直腸癌
	直腸癌術後再発	乳癌	乳癌再発
	非小細胞肺癌	非ホジキンリンパ腫	有棘細胞癌
	卵巣癌		
○	ALK融合遺伝子陽性非小細胞肺癌	ALK陽性未分化大細胞リンパ腫	EGFR遺伝子変異陽性非小細胞肺癌
	KIT(CD117)陽性胃消化管間質腫瘍	KIT(CD117)陽性結腸消化管間質腫瘍	KIT(CD117)陽性小腸消化管間質腫瘍
	KIT(CD117)陽性食道消化管間質腫瘍	KIT(CD117)陽性直腸消化管間質腫瘍	KRAS遺伝子野生型結腸癌
	KRAS遺伝子野生型直腸癌	S状結腸癌	VIP産生腫瘍
あ	悪性インスリノーマ	悪性ガストリノーマ	悪性グルカゴノーマ
	悪性膵内分泌腫瘍	悪性ソマトスタチノーマ	胃MALTリンパ腫
	胃悪性リンパ腫	胃癌・HER2過剰発現	胃管癌
	胃消化管間質腫瘍	胃進行癌	胃前庭部癌
	陰茎悪性黒色腫	陰茎有棘細胞癌	陰のう悪性黒色腫
	陰のう有棘細胞癌	腋窩有棘細胞癌	炎症性乳癌
か	横行結腸癌	外陰部有棘細胞癌	外耳道癌
	回腸消化管間質腫瘍	回盲部癌	下顎部メルケル細胞癌
	下顎部有棘細胞癌	下行結腸癌	下口唇有棘細胞癌
	下腿メルケル細胞癌	下腿有棘細胞癌	下葉小細胞肺癌
	下葉肺癌	下葉非小細胞肺癌	眼窩悪性リンパ腫
	眼角基底細胞癌	眼角皮膚癌	眼角有棘細胞癌
	眼瞼脂腺癌	眼瞼メルケル細胞癌	環指有棘細胞癌
	癌性胸水	汗腺癌	肝脾T細胞リンパ腫
	顔面皮膚癌	顔面メルケル細胞癌	気管支癌
	基底細胞癌	胸部メルケル細胞癌	頬部メルケル細胞癌
	胸部有棘細胞癌	頬部有棘細胞癌	去勢抵抗性前立腺癌
	空腸消化管間質腫瘍	頚部悪性リンパ腫	頚部メルケル細胞癌

頚部有棘細胞癌	血管内大細胞型B細胞性リンパ腫	血管免疫芽球性T細胞リンパ腫
結腸悪性リンパ腫	結腸消化管間質腫瘍	限局性前立腺癌
原発性悪性脳腫瘍	原発性肺癌	肩部メルケル細胞癌
肩部有棘細胞癌	甲状腺MALTリンパ腫	甲状腺悪性リンパ腫
口唇メルケル細胞癌	後腹膜神経芽腫	項部メルケル細胞癌
項部有棘細胞癌	肛門部有棘細胞癌	骨悪性リンパ腫
細気管支肺胞上皮癌	臍部有棘細胞癌	残胃癌
耳介癌	耳介メルケル細胞癌	色素性基底細胞癌
子宮断端癌	示指有棘細胞癌	脂腺癌
耳前部有棘細胞癌	膝部メルケル細胞癌	膝部有棘細胞癌
趾メルケル細胞癌	縦隔悪性リンパ腫	十二指腸悪性リンパ腫
十二指腸消化管間質腫瘍	獣皮様母斑	手指メルケル細胞癌
手掌有棘細胞癌	術後乳癌	手背有棘細胞癌
手部メルケル細胞癌	手部有棘細胞癌	上眼瞼有棘細胞癌
上行結腸癌	上口唇有棘細胞癌	小指有棘細胞癌
小腸悪性リンパ腫	小腸消化管間質腫瘍	小児EBV陽性T細胞リンパ増殖性疾患
小児全身性EBV陽性T細胞リンパ増殖性疾患	踵部有棘細胞癌	上葉小細胞肺癌
上葉肺癌	上葉非小細胞肺癌	上腕メルケル細胞癌
上腕有棘細胞癌	食道消化管間質腫瘍	進行性前立腺癌
進行乳癌	心臓悪性リンパ腫	膵芽腫
膵管癌	膵管内管状腺癌	膵管内乳頭粘液性腺癌
膵頚部癌	膵脂肪肉腫	膵漿液性のう胞腺癌
膵腺房細胞癌	膵体尾部癌	膵体部癌
膵頭部カルチノイド	膵頭部癌	膵粘液性のう胞腺癌
膵尾部癌	スキルス胃癌	精巣悪性リンパ腫
節外性NK/T細胞リンパ腫・鼻型	前額部メルケル細胞癌	前胸部有棘細胞癌
仙骨部有棘細胞癌	前立腺癌再発	前腕メルケル細胞癌
前腕有棘細胞癌	側胸部有棘細胞癌	足底有棘細胞癌
足背有棘細胞癌	足部メルケル細胞癌	足部有棘細胞癌
鼡径部メルケル細胞癌	鼡径部有棘細胞癌	第2趾有棘細胞癌
第3趾有棘細胞癌	第4趾有棘細胞癌	第5趾有棘細胞癌
退形成性上衣腫	大腿メルケル細胞癌	大腿有棘細胞癌
大腸MALTリンパ腫	大腸悪性リンパ腫	大腸癌
大腸粘液癌	大網消化管間質腫瘍	中指有棘細胞癌
虫垂癌	肘部有棘細胞癌	中葉小細胞肺癌
中葉肺癌	中葉非小細胞肺癌	腸管症関連T細胞リンパ腫
腸間膜消化管間質腫瘍	直腸MALTリンパ腫	直腸S状部結腸癌
直腸悪性リンパ腫	直腸消化管間質腫瘍	転移性腹壁腫瘍
殿部メルケル細胞癌	殿部有棘細胞癌	頭部メルケル細胞癌
頭部有棘細胞癌	乳癌骨転移	乳癌皮膚転移
乳頭有棘細胞癌	乳房外パジェット病	脳悪性リンパ腫
膿胸関連リンパ腫	肺MALTリンパ腫	肺癌
肺腺癌	肺腺扁平上皮癌	肺腺様のう胞癌
肺大細胞癌	肺大細胞神経内分泌癌	肺粘表皮癌
背部メルケル細胞癌	背部有棘細胞癌	肺扁平上皮癌
肺胞上皮癌	肺未分化癌	肺門部小細胞癌
肺門部肺癌	肺門部非小細胞癌	脾B細胞性リンパ腫/白血病・分類不能型
脾悪性リンパ腫	鼻背有棘細胞癌	脾びまん性赤脾髄小B細胞性リンパ腫
皮膚悪性腫瘍	皮膚癌	皮膚付属器癌
鼻部有棘細胞癌	鼻翼有棘細胞癌	副腎神経芽腫
腹部メルケル細胞癌	腹部有棘細胞癌	噴門癌
ヘアリー細胞白血病亜型	扁桃悪性リンパ腫	母指有棘細胞癌
母趾有棘細胞癌	マントル細胞リンパ腫	未分化大細胞リンパ腫
免疫芽球性リンパ節症	盲腸癌	毛包癌
ユーイング肉腫	腰部有棘細胞癌	卵管癌
卵巣癌肉腫	隆起性皮膚線維肉腫	リンパ芽球性リンパ腫
リンパ腫	濾胞性リンパ腫	

B細胞リンパ腫	MALTリンパ腫	悪性エナメル上皮腫
悪性下垂体腫瘍	悪性褐色細胞腫	悪性顆粒細胞腫
悪性間葉腫	悪性奇形腫	悪性胸腺腫
悪性グロームス腫瘍	悪性血管外皮腫	悪性甲状腺腫
悪性骨腫瘍	悪性縦隔腫瘍	悪性腫瘍合併性皮膚筋炎
悪性腫瘍に伴う貧血	悪性神経膠腫	悪性髄膜腫
悪性脊髄髄膜腫	悪性線維性組織球腫	悪性虫垂粘液瘤
悪性停留精巣	悪性頭蓋咽頭腫	悪性脳腫瘍
悪性末梢神経鞘腫	悪性葉状腫瘍	悪性リンパ腫骨髄浸潤
鞍上部胚細胞腫瘍	胃悪性間葉系腫瘍	胃悪性黒色腫
イートン・ランバート症候群	胃カルチノイド	胃癌骨転移
胃癌末期	胃原発絨毛癌	胃脂肪肉腫
胃重複癌	胃小弯部癌	胃体部癌
胃大弯部癌	胃底部癌	遺伝性大腸癌
遺伝性非ポリポーシス大腸癌	胃肉腫	胃胚細胞腫瘍
胃平滑筋肉腫	胃幽門部癌	陰核癌
陰茎癌	陰茎亀頭部癌	陰茎体部癌
陰茎肉腫	陰茎パジェット病	陰茎包皮部癌
咽頭癌	咽頭肉腫	陰のう癌
陰のう内脂肪肉腫	陰のうパジェット病	ウイルムス腫瘍
会陰部パジェット病	腋窩基底細胞癌	腋窩腫瘍
腋窩パジェット病	腋窩皮膚癌	腋窩部軟部腫瘍
エクリン汗孔癌	延髄神経膠腫	延髄星細胞腫
横紋筋肉腫	外陰悪性黒色腫	外陰悪性腫瘍
外陰癌	外陰部パジェット病	外耳腫瘍
外耳道腫瘍	回腸カルチノイド	回腸癌
海綿芽細胞腫	下咽頭癌	下咽頭後部癌
下咽頭肉腫	下顎悪性エナメル上皮腫	下顎骨悪性腫瘍
下顎骨骨肉腫	下顎骨腫瘍	下顎歯肉癌
下顎歯肉頬移行部癌	下顎腫瘍	下顎部横紋筋肉腫
下顎部基底細胞癌	下顎部腫瘍	下顎部皮膚癌
下眼瞼基底細胞癌	下眼瞼皮膚癌	下眼瞼有棘細胞癌
顎下腺癌	顎下部悪性腫瘍	顎関節滑膜骨軟骨腫症
顎部腫瘍	角膜の悪性腫瘍	下口唇基底細胞癌
下口唇皮膚癌	下肢悪性腫瘍	下肢皮膚癌
下唇癌	下唇赤唇部癌	仮声帯癌
下腿基底細胞癌	下腿腫瘍	下腿軟部腫瘍
下腿皮下腫瘍	下腿皮膚癌	下腿隆起性皮膚線維肉腫
肩関節滑膜骨軟骨腫症	肩軟部腫瘍	肩隆起性皮膚線維肉腫
滑膜骨軟骨腫症	滑膜腫	滑膜肉腫
下腹部腫瘍	下部食道癌	下部胆管癌
下葉肺腺癌	下葉肺大細胞癌	下葉肺扁平上皮癌
カルチノイド	癌	肝悪性腫瘍
眼窩悪性腫瘍	肝外胆管癌	眼窩横紋筋肉腫
眼窩腫瘍	眼窩神経芽腫	肝カルチノイド
肝癌	肝癌骨転移	癌関連網膜症
眼瞼皮膚の悪性腫瘍	眼瞼部腫瘍	肝細胞癌
肝細胞癌破裂	環指基底細胞癌	環指皮膚癌
癌性悪液質	癌性胸膜炎	癌性ニューロパチー
癌性ニューロミオパチー	癌性貧血	癌性ミエロパチー
関節軟骨腫瘍	眼内腫瘍	顔面悪性腫瘍
顔面横紋筋肉腫	顔面基底細胞癌	顔面骨腫瘍
顔面脂腺癌	顔面皮下腫瘍	顔面皮膚腫瘍
顔面有棘細胞癌	顔面隆起性皮膚線維肉腫	肝門部癌
肝門部胆管癌	間葉腫	肝弯曲部癌
気管癌	気管支カルチノイド	気管支リンパ節転移
奇形腫	臼後部癌	嗅神経芽腫
嗅神経上皮腫	胸腔内リンパ節の悪性腫瘍	胸骨腫瘍
橋神経膠腫	胸腺カルチノイド	胸腺癌

胸腺腫	胸椎腫瘍	胸椎転移
頬粘膜癌	頬部横紋筋肉腫	胸部下部食道癌
胸部基底細胞癌	頬部基底細胞癌	頬部血管肉腫
頬部腫瘍	胸部上部食道癌	胸部食道癌
胸部中部食道癌	胸部皮膚癌	頬部皮膚癌
胸部隆起性皮膚線維肉腫	頬部隆起性皮膚線維肉腫	胸壁腫瘍
胸膜悪性腫瘍	胸膜脂肪肉腫	胸膜播種
距骨腫瘍	巨大後腹膜脂肪肉腫	巨大母斑細胞母斑
季肋部腫瘍	空腸カルチノイド	空腸癌
クルッケンベルグ腫瘍	クロム親和性芽細胞腫	脛骨遠位部骨腫瘍
脛骨近位部巨細胞腫	脛骨近位部骨腫瘍	脛骨骨幹部骨腫瘍
脛骨腫瘍	頚椎腫瘍	頚動脈小体悪性腫瘍
頚部悪性腫瘍	頚部悪性線維性組織球腫	頚部悪性軟部腫瘍
頚部横紋筋肉腫	頚部滑膜肉腫	頚部癌
頚部基底細胞癌	頚部血管肉腫	頚部原発腫瘍
頚部脂腺癌	頚部脂肪肉腫	頚部腫瘍
頚部食道癌	頚部神経芽腫	頚部軟部腫瘍
頚部肉腫	頚部皮膚悪性腫瘍	頚部皮膚癌
頚部隆起性皮膚線維肉腫	頚部リンパ節腫	頚部リンパ節腫瘍
血管芽細胞腫	血管周皮腫	血管内皮腫
血管肉腫	結腸脂肪肉腫	結膜腫瘍
結膜の悪性腫瘍	肩甲骨腫瘍	肩甲部脂肪肉腫
肩甲部腫瘍	原始神経外胚葉腫瘍	原線維性星細胞腫
原発性肝癌	原発性骨腫瘍	原発性脳腫瘍
原発不明癌	肩部悪性線維性組織球腫	肩部横紋筋肉腫
肩部滑膜肉腫	肩部基底細胞癌	肩部線維肉腫
肩部淡明細胞肉腫	肩部皮膚癌	肩部胞巣状軟部肉腫
肛囲腫瘍	口蓋癌	口蓋垂癌
膠芽腫	交感神経節腫瘍	口腔悪性黒色腫
口腔癌	口腔前庭癌	口腔底癌
硬口蓋癌	虹彩腫瘍	後縦隔悪性腫瘍
甲状腺悪性腫瘍	甲状腺癌	甲状腺癌骨転移
甲状腺髄様癌	甲状腺乳頭癌	甲状腺未分化癌
甲状腺濾胞癌	甲状軟骨の悪性腫瘍	口唇癌
口唇境界部癌	口唇赤唇部癌	口唇皮膚悪性腫瘍
口底癌	喉頭蓋癌	喉頭蓋前面癌
喉頭蓋谷癌	喉頭癌	後頭骨腫瘍
後頭部転移性腫瘍	後頭葉悪性腫瘍	後頭葉膠芽腫
後頭葉神経膠腫	膠肉腫	項部基底細胞癌
後腹膜悪性腫瘍	後腹膜悪性線維性組織球腫	後腹膜横紋筋肉腫
後腹膜奇形腫	後腹膜血管肉腫	後腹膜脂肪肉腫
後腹膜腫瘍	後腹膜線維肉腫	後腹膜胚細胞腫瘍
後腹膜平滑筋肉腫	後腹膜リンパ節転移	項部腫瘍
項部皮膚癌	項部リンパ節腫	肛門悪性黒色腫
肛門癌	肛門管癌	肛門周囲パジェット病
肛門部癌	肛門部基底細胞癌	肛門部皮膚癌
肛門扁平上皮癌	股関節滑膜骨軟骨腫症	骨悪性線維性組織球腫
骨巨細胞腫	骨原性肉腫	骨腫瘍
骨髄性白血病骨髄浸潤	骨髄転移	骨線維肉腫
骨転移癌	骨軟骨肉腫	骨肉腫
骨盤骨腫瘍	骨盤腫瘍	骨盤転移
骨盤内リンパ節転移	骨盤内リンパ節の悪性腫瘍	骨膜性骨肉腫

さ

鰓原性癌	臍部基底細胞癌	臍部皮膚癌
鎖骨腫瘍	坐骨腫瘍	鎖骨部腫瘍
鎖骨部隆起性皮膚線維肉腫	耳介腫瘍	耳介部腫瘍
耳下腺癌	耳下部肉腫	耳管癌
指基節骨腫瘍	趾基節骨腫瘍	子宮癌
子宮癌骨転移	子宮癌再発	子宮癌肉腫
子宮頚部腺癌	子宮体癌	子宮体癌再発
子宮腟部癌	子宮内膜癌	子宮内膜間質肉腫
子宮肉腫	子宮平滑筋肉腫	指骨腫瘍
趾骨腫瘍	篩骨洞癌	示指基底細胞癌
示指皮膚癌	視床下部星細胞腫	視床星細胞腫
視神経膠腫	耳前部基底細胞癌	耳前部皮膚癌
指中節骨腫瘍	趾中節骨腫瘍	膝蓋骨腫瘍
膝関節滑膜骨軟骨腫症	膝関節腫瘍	膝部基底細胞癌
膝部腫瘍	膝部軟部腫瘍	膝部皮膚癌
趾軟部腫瘍	歯肉癌	脂肪肉腫
指末節骨腫瘍	趾末節骨腫瘍	斜台部脊索腫
尺骨腫瘍	縦隔癌	縦隔脂肪肉腫
縦隔神経芽腫	縦隔胚細胞腫瘍	縦隔卵黄のう腫瘍
縦隔リンパ節転移	十二指腸悪性ガストリノーマ	十二指腸悪性ソマトスタチノーマ
十二指腸カルチノイド	十二指腸癌	十二指腸神経内分泌癌
十二指腸乳頭癌	十二指腸乳頭部癌	十二指腸平滑筋肉腫
絨毛癌	手関節部滑膜肉腫	手関節部腫瘍
主気管支の悪性腫瘍	手掌基底細胞癌	手掌皮膚癌
手掌部軟部腫瘍	手指隆起性皮膚線維肉腫	手背皮膚癌
手背部基底細胞癌	手部悪性線維性組織球腫	手部横紋筋肉腫
手部滑膜肉腫	手部基底細胞癌	手部淡明細胞肉腫
手部皮膚癌	手部隆起性皮膚線維肉腫	手部類上皮肉腫
腫瘍随伴症候群	上衣芽細胞腫	上衣腫
小陰唇癌	上咽頭癌	上咽頭脂肪肉腫
上顎悪性エナメル上皮腫	上顎癌	上顎結節部癌
上顎骨悪性腫瘍	上顎骨骨肉腫	上顎骨腫瘍
上顎歯肉癌	上顎歯肉頬移行部癌	上顎腫瘍
上顎洞癌	上顎部腫瘍	松果体悪性腫瘍
松果体芽腫	松果体胚細胞腫瘍	松果体部膠芽腫
松果体未分化胚細胞腫	上眼瞼基底細胞癌	上眼瞼皮膚癌
上行結腸カルチノイド	上行結腸平滑筋肉腫	上口唇基底細胞癌
上口唇皮膚癌	踵骨腫瘍	上肢悪性腫瘍
小指基底細胞癌	小指皮膚癌	上肢皮膚癌
上唇癌	上唇赤唇部癌	小唾液腺癌
小腸カルチノイド	小腸癌	小腸脂肪肉腫
小腸平滑筋肉腫	上皮腫	踵部基底細胞癌
上腹部腫瘍	上部食道癌	上部胆管癌
踵部皮膚癌	上葉肺腺癌	上葉肺大細胞癌
上葉肺扁平上皮癌	上腕悪性線維性組織球腫	上腕悪性軟部腫瘍
上腕横紋筋肉腫	上腕滑膜肉腫	上腕基底細胞癌
上腕骨遠位部骨腫瘍	上腕骨巨細胞腫	上腕骨近位部巨細胞腫
上腕骨近位部骨腫瘍	上腕骨骨幹部骨腫瘍	上腕骨腫瘍
上腕脂肪肉腫	上腕線維肉腫	上腕淡明細胞肉腫
上腕軟部腫瘍	上腕皮膚癌	上腕胞巣状軟部肉腫
上腕隆起性皮膚線維肉腫	上腕類上皮肉腫	食道悪性間葉系腫瘍
食道悪性黒色腫	食道横紋筋肉腫	食道カルチノイド
食道癌	食道癌骨転移	食道癌肉腫
食道基底細胞癌	食道偽肉腫	食道脂肪肉腫
食道小細胞癌	食道腺癌	食道腺様のう胞癌
食道粘表皮癌	食道表在癌	食道平滑筋肉腫
食道未分化癌	趾隆起性皮膚線維肉腫	痔瘻癌
腎悪性腫瘍	腎盂癌	腎盂腺癌
腎盂乳頭状癌	腎盂尿路上皮癌	腎盂扁平上皮癌
腎カルチノイド	腎癌	腎癌骨転移
心筋腫瘍	神経芽腫	神経膠腫
神経細胞腫瘍	神経節膠腫	神経線維肉腫
唇交連癌	腎細胞癌	腎周囲脂肪肉腫
心臓悪性腫瘍	心臓横紋筋肉腫	心臓血管肉腫
心臓脂肪肉腫	心臓腫瘍	心臓線維肉腫
心臓粘液肉腫	心内膜腫瘍	腎肉腫
心膜腫瘍	膵臓癌骨転移	膵内胆管癌
髄膜癌腫症	髄膜白血病	星細胞腫

精索脂肪肉腫	精索肉腫	星状芽細胞腫
精上皮腫	成人T細胞白血病骨髄浸潤	精巣横紋筋肉腫
精巣癌	精巣奇形癌	精巣奇形腫
精巣絨毛癌	精巣上体癌	精巣胎児性癌
精巣肉腫	精巣胚細胞腫瘍	精巣卵黄のう腫瘍
精巣卵のう腫瘍	精母細胞腫	声門下癌
声門癌	声門上癌	脊索腫
脊髄播種	脊椎腫瘍	脊椎転移
舌縁癌	舌下腺癌	舌下面癌
舌癌	舌根部癌	舌脂肪肉腫
舌尖癌	舌背癌	線維脂肪肉腫
線維肉腫	前額部基底細胞癌	前額部皮膚癌
前額部有棘細胞癌	前胸部基底細胞癌	前胸部皮膚癌
仙骨腫瘍	仙骨部基底細胞癌	仙骨部皮膚癌
前縦隔悪性腫瘍	全身性転移性癌	前頭骨腫瘍
前頭洞癌	前頭部転移性腫瘍	前頭葉悪性腫瘍
前頭葉膠芽腫	前頭葉神経膠腫	前頭葉星細胞腫
前頭葉退形成性星細胞腫	仙尾部奇形腫	仙尾部腫瘍
前立腺横紋筋肉腫	前立腺癌	前立腺癌骨転移
前立腺小細胞癌	前立腺神経内分泌癌	前立腺肉腫
前腕悪性線維性組織球腫	前腕悪性軟部腫瘍	前腕横紋筋肉腫
前腕滑膜肉腫	前腕基底細胞癌	前腕腫瘍
前腕線維肉腫	前腕軟部腫瘍	前腕皮膚癌
前腕胞巣状軟部肉腫	前腕隆起性皮膚線維肉腫	前腕類上皮肉腫
早期胃癌	早期食道癌	総胆管癌
足関節滑膜骨軟骨腫症	側胸部基底細胞癌	側胸部皮膚癌
足根骨腫瘍	足舟状骨腫瘍	足底基底細胞癌
足底皮膚癌	足底部腫瘍	足底部軟部腫瘍
側頭骨腫瘍	側頭部転移性腫瘍	側頭葉悪性腫瘍
側頭葉膠芽腫	側頭葉神経膠腫	側頭葉星細胞腫
側頭葉退形成性星細胞腫	側頭葉毛様細胞性星細胞腫	足背基底細胞癌
足背腫瘍	足背皮膚癌	足部基底細胞癌
足部腫瘍	足部皮膚癌	足部隆起性皮膚線維肉腫
鼡径部基底細胞癌	鼡径部腫瘍	鼡径部パジェット病

た

鼡径部皮膚癌	第2趾基底細胞癌	第2趾皮膚癌
第3趾基底細胞癌	第3趾皮膚癌	第4趾基底細胞癌
第4趾皮膚癌	第4脳室上衣腫	第5趾基底細胞癌
第5趾皮膚癌	大陰唇癌	退形成性星細胞腫
胎児性癌	胎児性精巣腫瘍	大腿基底細胞癌
大腿骨遠位部巨細胞腫	大腿骨遠位部骨腫瘍	大腿骨近位部骨腫瘍
大腿骨骨幹部骨腫瘍	大腿骨腫瘍	大腿骨転移性骨腫瘍
大腿腫瘍	大腿軟部腫瘍	大腿皮膚癌
大腿隆起性皮膚線維肉腫	大唾液腺癌	大腸カルチノイド
大腸癌骨転移	大腸肉腫	大動脈周囲リンパ節転移
大脳悪性腫瘍	大脳深部神経膠腫	大脳深部転移性腫瘍
大網脂肪肉腫	大網腫瘍	唾液腺癌
多発性癌転移	多発性骨髄腫骨髄浸潤	多発性神経膠腫
胆管癌	男性性器癌	胆のうカルチノイド
胆のう癌	胆のう管癌	胆のう肉腫
淡明細胞肉腫	恥骨腫瘍	腟悪性黒色腫
腟癌	中咽頭癌	中咽頭側壁癌
中咽頭肉腫	肘関節滑膜骨軟骨腫症	中耳悪性腫瘍
中指基底細胞癌	中指皮膚癌	中縦隔悪性腫瘍
中手骨腫瘍	虫垂杯細胞カルチノイド	中足骨腫瘍
中脳神経膠腫	肘部滑膜肉腫	肘部基底細胞癌
中部食道癌	肘部線維肉腫	中部胆管癌
肘部軟部腫瘍	肘部皮膚癌	肘部隆起性皮膚線維肉腫
肘部類上皮肉腫	中葉肺腺癌	中葉肺大細胞癌
中葉肺扁平上皮癌	腸間膜悪性腫瘍	腸間膜脂肪肉腫

腸間膜腫瘍	腸間膜肉腫	腸間膜平滑筋肉腫
蝶形骨腫瘍	蝶形骨洞癌	腸骨腫瘍
腸骨リンパ節転移	聴神経膠腫	直腸悪性黒色腫
直腸カルチノイド	直腸癌骨転移	直腸癌穿孔
直腸脂肪肉腫	直腸平滑筋肉腫	デスモイド
手軟部悪性腫瘍	デニーブラウン感覚性ニューロパチー	転移性下顎癌
転移性肝癌	転移性肝腫瘍	転移性胸膜腫瘍
転移性口腔癌	転移性黒色腫	転移性骨腫瘍
転移性骨腫瘍による大腿骨骨折	転移性縦隔腫瘍	転移性十二指腸癌
転移性腫瘍	転移性消化器腫瘍	転移性上顎癌
転移性小腸腫瘍	転移性腎腫瘍	転移性膵腫瘍
転移性舌癌	転移性頭蓋骨腫瘍	転移性脳腫瘍
転移性肺癌	転移性肺腫瘍	転移性脾腫瘍
転移性皮膚腫瘍	転移性副腎腫瘍	転移性扁平上皮癌
転移性卵巣癌	テント上下転移性腫瘍	殿部基底細胞癌
殿部腫瘍	殿部皮膚癌	殿部隆起性皮膚線維肉腫
頭蓋骨悪性腫瘍	頭蓋骨骨肉腫	頭蓋骨腫瘍
頭蓋底骨肉腫	頭蓋底腫瘍	頭蓋底脊索腫
頭蓋内胚細胞腫瘍	頭蓋部脊索腫	頭頚部癌
橈骨腫瘍	透析腎癌	頭頂骨腫瘍
頭頂部軟部腫瘍	頭頂葉悪性腫瘍	頭頂葉膠芽腫
頭頂葉神経膠腫	頭頂葉星細胞腫	頭部悪性線維性組織球腫
頭部横紋筋肉腫	頭部滑膜肉腫	頭部基底細胞癌
頭部血管肉腫	頭部脂腺癌	頭部脂肪肉腫
頭部軟部組織悪性腫瘍	頭部皮下腫瘍	頭部皮膚癌

な

頭部隆起性皮膚線維肉腫	内耳癌	内胚葉洞腫瘍
軟口蓋癌	軟骨肉腫	軟部悪性巨細胞腫
軟部腫瘍	軟部組織悪性腫瘍	肉腫
乳癌・HER2過剰発現	乳腺腋窩尾部乳癌	乳腺腫瘍
乳頭基底細胞癌	乳頭皮膚癌	乳頭部乳癌
乳房下外側部乳癌	乳房下内側部乳癌	乳房境界部乳癌
乳房脂肪肉腫	乳房腫瘍	乳房上外側部乳癌
乳房上内側部乳癌	乳房中央部乳癌	乳房肉腫
乳房パジェット病	乳房葉状腫瘍	乳輪部乳癌
尿管癌	尿管口部膀胱癌	尿管尿路上皮癌
尿道傍腺の悪性腫瘍	尿膜管癌	粘液性のう胞腺癌
脳幹悪性腫瘍	脳幹膠芽腫	脳幹神経膠腫
脳幹部星細胞腫	脳室悪性腫瘍	脳室上衣腫

は

脳神経悪性腫瘍	脳胚細胞腫瘍	肺芽腫
肺カルチノイド	肺癌骨転移	肺癌肉腫
肺癌による閉塞性肺炎	胚細胞腫	肺肉腫
背部基底細胞癌	背部腫瘍	背部軟部腫瘍
背部皮下腫瘍	背部皮膚癌	背部隆起性皮膚線維肉腫
肺門部腺癌	肺門部大細胞癌	肺門部扁平上皮癌
肺門リンパ節転移	馬尾上衣腫	バレット食道癌
パンコースト症候群	鼻咽腔癌	皮下腫瘍
鼻腔癌	腓骨遠位部骨腫瘍	腓骨近位部骨腫瘍
腓骨骨幹部骨腫瘍	腓骨腫瘍	尾骨腫瘍
皮脂腺腫瘍	脾脂肪肉腫	鼻尖基底細胞癌
鼻前庭癌	鼻尖皮膚癌	鼻尖有棘細胞癌
鼻中隔癌	脾の悪性腫瘍	鼻背基底細胞癌
鼻背皮膚癌	皮膚悪性線維性組織球腫	鼻部基底細胞癌
皮膚脂肪肉腫	皮膚腫瘍	皮膚線維肉腫
皮膚白血病	鼻部皮膚癌	皮膚付属器腫瘍
びまん性星細胞腫	脾門部リンパ節転移	表在性皮膚脂肪腫性母斑
鼻翼基底細胞癌	鼻翼皮膚癌	披裂喉頭蓋ひだ喉頭面癌
脾弯曲部癌	副咽頭間隙悪性腫瘍	腹腔内デスモイド
腹腔内リンパ節の悪性腫瘍	腹腔リンパ節転移	副甲状腺悪性腫瘍
副甲状腺癌	副腎悪性腫瘍	副腎癌

副腎髄質の悪性腫瘍	副腎皮質癌	副腎皮質の悪性腫瘍
副乳部腫瘍	副鼻腔癌	腹部悪性腫瘍
腹部基底細胞癌	腹部食道癌	腹部神経芽腫
腹部皮下腫瘍	腹部皮膚癌	腹部皮膚線維肉腫
腹部隆起性皮膚線維肉腫	腹壁外デスモイド	腹壁デスモイド
腹膜悪性腫瘍	腹膜癌	腹膜腫瘍
ぶどう膜悪性黒色腫	分離母斑	平滑筋肉腫
辺縁系脳炎	扁桃窩癌	扁桃癌
扁桃肉腫	膀胱円蓋部膀胱癌	膀胱癌
膀胱頚部膀胱癌	膀胱後壁部膀胱癌	膀胱三角部膀胱癌
膀胱前壁部膀胱癌	膀胱側壁部膀胱癌	膀胱肉腫
膀胱尿路上皮癌	膀胱扁平上皮癌	傍骨性骨肉腫
紡錘形細胞肉腫	胞巣状軟部肉腫	乏突起神経膠腫
母指基底細胞癌	母趾基底細胞癌	母指皮膚癌
母趾皮膚癌	マイボーム腺腫瘍	末期癌
末梢神経悪性腫瘍	末梢神経腫瘍	末梢性T細胞リンパ腫
耳後部腫瘍	耳腫瘍	脈絡膜悪性黒色腫
脈絡膜腫瘍	メルケル細胞癌	盲腸カルチノイド
網膜芽細胞腫	網膜膠腫	網膜腫瘍
毛様細胞性星細胞腫	毛様体悪性腫瘍	毛様体腫瘍
幽門癌	幽門前庭部癌	葉状腫瘍
腰椎腫瘍	腰椎転移	腰椎部腫瘍
腰部基底細胞癌	腰部皮膚癌	卵黄のう腫瘍
卵巣カルチノイド	卵巣癌全身転移	卵巣絨毛癌
卵巣胎児性癌	卵巣肉腫	卵巣胚細胞腫瘍
卵巣未分化胚細胞腫	卵巣卵黄のう腫瘍	卵巣類皮のう胞癌
輪状後部癌	リンパ管肉腫	リンパ性白血病骨髄浸潤
リンパ節腫	リンパ節腫瘍	類上皮血管筋脂肪腫
類上皮肉腫	涙腺腫瘍	涙のう部腫瘍
肋軟骨腫瘍	肋骨腫瘍	肋骨転移

効能効果に関連する使用上の注意

(1)治癒切除不能な膵癌の場合，患者の病期，全身状態，UGT1A1[注)]遺伝子多型等について，「臨床成績」の項の内容を熟知し，本剤の有効性及び安全性を十分に理解した上で，適応患者の選択を行うこと。

注）本剤の活性代謝物(SN-38)の主な代謝酵素の一分子種である。

(2)本剤の術後補助化学療法における有効性及び安全性は確立していない。

用法用量

(1)小細胞肺癌，非小細胞肺癌，乳癌(手術不能又は再発)及び有棘細胞癌はA法を，子宮頸癌，卵巣癌，胃癌(手術不能又は再発)及び結腸・直腸癌(手術不能又は再発)はA法又はB法を使用する。また，悪性リンパ腫(非ホジキンリンパ腫)はC法を，小児悪性固形腫瘍はD法を，治癒切除不能な膵癌はE法を使用する。

A法：イリノテカン塩酸塩水和物として，通常，成人に1日1回，100mg/m²を1週間間隔で3～4回点滴静注し，少なくとも2週間休薬する。これを1クールとして，投与を繰り返す。

B法：イリノテカン塩酸塩水和物として，通常，成人に1日1回，150mg/m²を2週間間隔で2～3回点滴静注し，少なくとも3週間休薬する。これを1クールとして，投与を繰り返す。

C法：イリノテカン塩酸塩水和物として，通常，成人に1日1回，40mg/m²を3日間連日点滴静注する。これを1週毎に2～3回繰り返し，少なくとも2週間休薬する。これを1クールとして，投与を繰り返す。

なお，A～C法の投与量は，年齢，症状により適宜増減する。

D法：イリノテカン塩酸塩水和物として，通常，1日1回，20mg/m²を5日間連日点滴静注する。これを1週毎に2回繰り返し，少なくとも1週間休薬する。これを1クールとして，投与を繰り返す。

E法：イリノテカン塩酸塩水和物として，通常，成人に1日1回，180mg/m²を点滴静注し，少なくとも2週間休薬する。これを1クールとして，投与を繰り返す。

なお，D法及びE法の投与量は，患者の状態により適宜減量する。

(2)

A法，B法及びE法では，本剤投与時，投与量に応じて500mL以上の生理食塩液，ブドウ糖液又は電解質維持液に混和し，90分以上かけて点滴静注する。

C法では，本剤投与時，投与量に応じて250mL以上の生理食塩液，ブドウ糖液又は電解質維持液に混和し，60分以上かけて点滴静注する。

D法では，本剤投与時，投与量に応じて100mL以上の生理食塩液，ブドウ糖液又は電解質維持液に混和し，60分以上かけて点滴静注する。

用法用量に関連する使用上の注意

オキサリプラチン，レボホリナート，フルオロウラシルとの併用療法(FOLFIRINOX法)を行う場合には，次の投与可能条件，減量基準及び減量時の投与量を参考にすること。

2クール目以降の投与可能条件(投与予定日に確認し，当該条件を満たす状態へ回復するまで投与を延期し，投与再開時に減量すること。)

種類	程度
好中球数	1,500/mm³以上
血小板数	75,000/mm³以上

減量基準

前回の投与後にいずれかの程度に該当する副作用が発現した場合は，該当する毎に，以下の減量方法に従って，投与レベルを1レベル減量する。また，いずれかの程度に該当する好中球減少又は血小板減少が発現した場合は，以降のフルオロウラシル急速静脈内投与を中止する。

副作用[注1)]	程度	減量方法
好中球減少	以下のいずれかの条件を満たす場合： 1)2クール目以降の投与可能条件を満たさず投与を延期 2)500/mm³未満が7日以上持続 3)感染症又は下痢を併発し，かつ1,000/mm³未満 4)発熱性好中球減少症	本剤を優先的に減量する。 ただし，本剤の投与レベルがオキサリプラチンより低い場合は，本剤と同じレベルになるまでオキサリプラチンを減量する。
下痢	発熱(38℃以上)を伴う	
	グレード3[注2)]以上	フルオロウラシル持続静注を減量する。
血小板減少	以下のいずれかの条件を満たす場合： 1)2クール目以降の投与可能条件を満たさず投与を延期 2)50,000/mm³未満	オキサリプラチンを優先的に減量する。 ただし，オキサリプラチンの投与レベルが本剤より低い場合は，オキサリプラチンと同じレベルになるまで本剤を減量する。
総ビリルビン上昇	2.0mg/dL超 3.0mg/dL以下	本剤を120mg/m²に減量する。
	3.0mg/dL超	本剤を90mg/m²に減量する。
粘膜炎	グレード3[注2)]以上	フルオロウラシル持続静注を減量する。
手足症候群		

注1)複数の副作用が発現した場合は，薬剤毎に減量が最大となる基準を適用すること。

注2)CTCAE version 4.0。

減量時の投与量(オキサリプラチン85mg/m²，本剤180mg/m²，フルオロウラシル持続静注2,400mg/m²で投与を開始した場合)

投与レベル	オキサリプラチン	本剤	フルオロウラシル持続静注
－1	65mg/m²	150mg/m²	1,800mg/m²
－2	50mg/m²	120mg/m²	1,200mg/m²

−3	中止	中止	中止

警告

(1)本剤使用にあたっては，患者又はその家族に有効性及び危険性を十分説明し，同意を得てから投与を開始すること。

(2)本剤の臨床試験において，骨髄機能抑制あるいは下痢に起因したと考えられる死亡例が認められている。本剤の投与は，緊急時に十分に措置できる医療施設及びがん化学療法に十分な経験を持つ医師のもとで，本剤の投与が適切と判断される症例についてのみ投与し，下記の患者には投与しないなど適応患者の選択を慎重に行うこと。

①骨髄機能抑制のある患者
②感染症を合併している患者
③下痢(水様便)のある患者
④腸管麻痺，腸閉塞のある患者
⑤間質性肺炎又は肺線維症の患者
⑥多量の腹水，胸水のある患者
⑦黄疸のある患者
⑧アタザナビル硫酸塩を投与中の患者
⑨本剤の成分に対し過敏症の既往歴のある患者

(3)本剤を含む小児悪性固形腫瘍に対するがん化学療法は，小児のがん化学療法に十分な知識・経験を持つ医師のもとで実施すること。

(4)投与に際しては，骨髄機能抑制，高度な下痢等の重篤な副作用が起こることがあり，ときに致命的な経過をたどることがあるので，頻回に臨床検査(血液検査，肝機能検査，腎機能検査等)を行うなど，患者の状態を十分に観察すること。

(5)骨髄機能抑制による致命的な副作用の発現を回避するために，特に以下の事項に十分注意すること。

①投与予定日(投与前24時間以内)に末梢血液検査を必ず実施し，結果を確認してから，本剤投与の適否を慎重に判断すること。

②投与予定日の白血球数が3,000/mm^{3}未満又は血小板数が10万/mm^{3}未満(膵癌FOLFIRINOX法においては，2クール目以降7.5万/mm^{3}未満)の場合には，本剤の投与を中止又は延期すること。

③投与予定日の白血球数が3,000/mm^{3}以上かつ血小板数が10万/mm^{3}以上(膵癌FOLFIRINOX法においては，2クール目以降7.5万/mm^{3}以上)であっても，白血球数又は血小板数が急激な減少傾向にあるなど，骨髄機能抑制が疑われる場合には，本剤の投与を中止又は延期すること。

なお，本剤使用にあたっては，添付文書を熟読のこと。

禁忌

(1)骨髄機能抑制のある患者
(2)感染症を合併している患者
(3)下痢(水様便)のある患者
(4)腸管麻痺，腸閉塞のある患者
(5)間質性肺炎又は肺線維症の患者
(6)多量の腹水，胸水のある患者
(7)黄疸のある患者
(8)アタザナビル硫酸塩を投与中の患者
(9)本剤の成分に対し過敏症の既往歴のある患者

併用禁忌

薬剤名等	臨床症状・措置方法	機序・危険因子
アタザナビル硫酸塩(レイアタッツ)	骨髄機能抑制，下痢等の副作用が増強するおそれがある。	本剤の活性代謝物(SN-38)は，主に肝のUDP-グルクロン酸転移酵素1A1(UGT1A1)によりグルクロン酸抱合体(SN-38G)となる。UGT阻害作用のあるアタザナビル硫酸塩との併用により，本剤の代謝が遅延することが考えられる。

トポテシン点滴静注40mg：第一三共　40mg2mL1瓶[5464円/瓶]

トポテシン点滴静注100mg：第一三共　100mg5mL1瓶[12401円/瓶]

イリノテカン塩酸塩点滴静注液40mg「NK」：マイラン製薬　40mg2mL1瓶[3499円/瓶]，イリノテカン塩酸塩点滴静注液40mg「NP」：ニプロ　40mg2mL1瓶[3499円/瓶]，イリノテカン塩酸塩点滴静注液40mg「あすか」：あすか　40mg2mL1瓶[3499円/瓶]，イリノテカン塩酸塩点滴静注液40mg「サワイ」：沢井　40mg2mL1瓶[3499円/瓶]，イリノテカン塩酸塩点滴静注液40mg「サンド」：サンド　40mg2mL1瓶[2491円/瓶]，イリノテカン塩酸塩点滴静注液40mg「タイホウ」：大鵬薬品　40mg2mL1瓶[3499円/瓶]，イリノテカン塩酸塩点滴静注液40mg「タイヨー」：テバ製薬　40mg2mL1瓶[2491円/瓶]，イリノテカン塩酸塩点滴静注液40mg「トーワ」：東和　40mg2mL1瓶[2491円/瓶]，イリノテカン塩酸塩点滴静注液40mg「日医工」：日医工　40mg2mL1瓶[2491円/瓶]，イリノテカン塩酸塩点滴静注液40mg「ホスピーラ」：ホスピーラ　40mg2mL1瓶[3499円/瓶]，イリノテカン塩酸塩点滴静注液100mg「NK」：マイラン製薬　100mg5mL1瓶[7847円/瓶]，イリノテカン塩酸塩点滴静注液100mg「NP」：ニプロ　100mg5mL1瓶[7847円/瓶]，イリノテカン塩酸塩点滴静注液100mg「あすか」：あすか　100mg5mL1瓶[7847円/瓶]，イリノテカン塩酸塩点滴静注液100mg「サワイ」：沢井　100mg5mL1瓶[7847円/瓶]，イリノテカン塩酸塩点滴静注液100mg「サンド」：サンド　100mg5mL1瓶[5719円/瓶]，イリノテカン塩酸塩点滴静注液100mg「タイホウ」：大鵬薬品　100mg5mL1瓶[7847円/瓶]，イリノテカン塩酸塩点滴静注液100mg「タイヨー」：テバ製薬　100mg5mL1瓶[7847円/瓶]，イリノテカン塩酸塩点滴静注液100mg「トーワ」：東和　100mg5mL1瓶[5719円/瓶]，イリノテカン塩酸塩点滴静注液100mg「日医工」：日医工　100mg5mL1瓶[7847円/瓶]，イリノテカン塩酸塩点滴静注液100mg「ホスピーラ」：ホスピーラ　100mg5mL1瓶[7847円/瓶]

ガンマガード静注用2.5g

規格：2.5g50mL1瓶(溶解液付)[13529円/瓶]

乾燥イオン交換樹脂処理人免疫グロブリン　バクスター　634

【効能効果】

(1)低並びに無ガンマグロブリン血症
(2)重症感染症における抗生物質との併用

【対応標準病名】

◎	重症感染症	低ガンマグロブリン血症	無ガンマグロブリン血症
○	X連鎖無ガンマグロブリン血症	遺伝性低ガンマグロブリン血症	常染色体性劣性無ガンマグロブリン血症
	成人型原発性無ガンマグロブリン血症	先天性無ガンマグロブリン血症	非家族性低ガンマグロブリン血症
△	IgA欠損症	IgGサブクラス欠損症	IgM欠損症
	X連鎖高IgM症候群	カッパ鎖欠乏症	感染性角膜炎
	高IgM症候群	細菌性結膜炎	線状IgA病
	体液性免疫不全症	乳児一過性低ガンマグロブリン血症	慢性感染性貧血
	免疫グロブリンH鎖欠損症		

効能効果に関連する使用上の注意　重症感染症において抗生物質との併用に用いる場合は，適切な抗菌化学療法によっても十分な効果の得られない重症感染症を対象とすること。

用法用量

本剤2500mgを添付の日局　注射用水50mLに溶解し，点滴静注又は直接静注する。直接静注する場合は，極めて緩徐に行うこと。

(1)低並びに無ガンマグロブリン血症：通常，1回人免疫グロブリンGとして200〜600mg(4〜12mL)/kg体重を3〜4週間隔で点滴静注又は直接静注する。なお，患者の状態に応じて適宜増減する。

(2)重症感染症における抗生物質との併用

通常，成人に対しては，1回2500〜5000mg(50〜100mL)を，小児に対しては，1回50〜150mg(1〜3mL)/kg体重を使用する。
なお，症状により適宜増減する。

用法用量に関連する使用上の注意

(1)急速に注射すると血圧降下を起こす可能性がある。(無又は低ガンマグロブリン血症の患者には注意すること)
(2)投与速度：最初0.5mL/kg/時間で投与し，副作用等の異常が認められなければ，4mL/kg/時間まで徐々に投与速度を上げることができる。
(3)低並びに無ガンマグロブリン血症の用法用量は，血清IgGトラフ値を参考に，基礎疾患や感染症などの臨床症状に応じて，投与量，投与間隔を調節する必要があることを考慮すること。

禁忌　本剤の成分に対しショックの既往歴のある患者

原則禁忌　本剤の成分に対し過敏症の既往歴のある患者

ガンマグロブリン筋注450mg/3mL「ニチヤク」
規格：150mg1mL[520円/mL]
ガンマグロブリン筋注1500mg/10mL「ニチヤク」
規格：150mg1mL[520円/mL]

人免疫グロブリン　日本製薬　634

【効 能 効 果】

(1)無又は低ガンマグロブリン血症
(2)下記のウイルス性疾患の予防及び症状の軽減：麻疹，A型肝炎，ポリオ

【対応標準病名】

◎	A型肝炎	低ガンマグロブリン血症	ポリオ
	麻疹	無ガンマグロブリン血症	
○	A型劇症肝炎	X連鎖無ガンマグロブリン血症	遺伝性低ガンマグロブリン血症
	急性A型肝炎・肝性昏睡合併あり	急性非麻痺性灰白髄炎	常染色体性劣性無ガンマグロブリン血症
	成人型原発性無ガンマグロブリン血症	脊髄性小児麻痺	先天性無ガンマグロブリン血症
	乳児一過性低ガンマグロブリン血症	非家族性低ガンマグロブリン血症	非定型麻疹
	ポリオウイルス感染症	ポリオウイルス髄膜炎	麻疹髄膜炎
	麻疹性角結膜炎	麻疹性角膜炎	麻疹性結膜炎
	麻疹性中耳炎	麻疹脊髄炎	麻疹脳炎
	麻疹脳脊髄炎	麻疹肺炎	
△	IgA欠損症	IgGサブクラス欠損症	IgM欠損症
	X連鎖高IgM症候群	カッパ鎖欠乏症	高IgM症候群
	線状IgA病	体液性免疫不全症	免疫グロブリンH鎖欠損症
※	適応外使用可 原則として，「人免疫グロブリン」を麻疹，A型肝炎，ポリオの予防及び症状の軽減のため「低出生体重児，新生児」に対し処方した場合，当該使用事例を審査上認める。		

用法用量

無又は低ガンマグロブリン血症には，人免疫グロブリンとして通常体重1kg当たり100〜300mg(0.67〜2.0mL)を毎月1回筋肉内注射する。
麻疹，A型肝炎及びポリオの予防及び症状の軽減には，人免疫グロブリンとして通常体重1kg当たり1回15〜50mg(0.1〜0.33mL)を筋肉内注射する。
なお，いずれの場合も症状により適宜増減する。

禁忌　本剤の成分に対しショックの既往歴のある患者

原則禁忌　本剤の成分に対し過敏症の既往歴のある患者

ガンマーグロブリン筋注450mg/3mL「化血研」：化血研[520円/mL]，ガンマーグロブリン筋注1500mg/10mL「化血研」：化血研[520円/mL]，グロブリン筋注450mg/3mL「ベネシス」：日本血液[520円/mL]，グロブリン筋注1500mg/10mL「ベネシス」：日本血液[520円/mL]

キサンボンS注射液20mg
規格：20mg2.5mL1管[983円/管]
キサンボンS注射液40mg
規格：40mg5mL1管[1749円/管]
キサンボン注射用20mg
規格：20mg1瓶[983円/瓶]
キサンボン注射用40mg
規格：40mg1瓶[1749円/瓶]

オザグレルナトリウム　キッセイ　219

カタクロット注射液20mg，カタクロット注射液40mg，注射用カタクロット20mg，注射用カタクロット40mgを参照(P1278)

キシロカイン0.5%筋注用溶解液
規格：0.5%3mL1管[96円/管]

リドカイン　アストラゼネカ　121

【効 能 効 果】

抗生物質製剤の筋注時の疼痛緩和

【対応標準病名】

◎	疼痛		
○	圧痛	鈍痛	放散痛
	末梢神経障害性疼痛		
△	神経障害性疼痛	全身痛	中枢神経障害性疼痛

用法用量　抗生物質製剤を筋注する場合の疼痛緩和のための溶解液として用いる。リドカイン塩酸塩として，通常，成人10〜15mg(2〜3mL)を使用する。静注には使用しないこと。

禁忌　本剤の成分又はアミド型局所麻酔薬に対し過敏症の既往歴のある患者

キシロカイン注射液0.5%
規格：0.5%10mLバイアル[10.2円/mLV]
キシロカイン注射液1%
規格：1%10mLバイアル[11.2円/mLV]
キシロカイン注射液2%
規格：2%10mLバイアル[16.4円/mLV]

リドカイン　アストラゼネカ　121

【効 能 効 果】

〔注射液0.5%〕：硬膜外麻酔，伝達麻酔，浸潤麻酔
〔注射液1%，2%〕：硬膜外麻酔，伝達麻酔，浸潤麻酔，表面麻酔

【対応標準病名】

該当病名なし

用法用量

通常，成人に対してリドカイン塩酸塩として，1回200mgを基準最高用量とする。ただし，年齢，麻酔領域，部位，組織，症状，体質により適宜増減する。なお，各種麻酔方法による用量は次表のとおりである。(　)内は注射液としての用量である。

麻酔方法	注射液0.5%	注射液1%	注射液2%
硬膜外麻酔	25〜150mg (5〜30mL)	100〜200mg (10〜20mL)	200mg (10mL)
硬膜外麻酔 [交感神経遮断]	25〜100mg (5〜20mL)	—	—
伝達麻酔	15〜200mg (3〜40mL)	30〜200mg (3〜200mL)	40〜200mg (2〜10mL)
伝達麻酔 [指趾神経遮断]	15〜50mg (3〜10mL)	30〜100mg (3〜10mL)	60〜120mg (3〜6mL)
伝達麻酔 [肋間神経遮断]	25mgまで (5mLまで)	50mgまで (5mLまで)	—
浸潤麻酔	10〜200mg (2〜40mL)	20〜200mg (2〜20mL)	40〜200mg (2〜10mL)
表面麻酔	—	適量を塗布 又は噴霧する	適量を塗布 又は噴霧する

禁忌

[共通(硬膜外麻酔・伝達麻酔・浸潤麻酔・表面麻酔)]：本剤の成分又はアミド型局所麻酔薬に対し過敏症の既往歴のある患者
[硬膜外麻酔]
(1)大量出血やショック状態の患者
(2)注射部位又はその周辺に炎症のある患者
(3)敗血症の患者

リドカイン注「NM」0.5%：ナガセ 0.5%10mLバイアル[9.2円/mLV]，リドカイン注「NM」1%：ナガセ 1%10mLバイアル[9.8円/mLV]，リドカイン注「NM」2%：ナガセ 2%10mLバイアル[14.4円/mLV]

キシロカイン注射液「0.5%」エピレナミン(1：100,000)含有 規格：0.5%10mLバイアル[10.8円/mLV]
キシロカイン注射液「1%」エピレナミン(1：100,000)含有 規格：1%10mLバイアル[11円/mLV]
キシロカイン注射液「2%」エピレナミン(1：80,000)含有 規格：2%10mLバイアル[16.5円/mLV]

アドレナリン リドカイン アストラゼネカ 121

【効能効果】

〔注射液0.5%〕：硬膜外麻酔，伝達麻酔，浸潤麻酔
〔注射液1%，2%〕：硬膜外麻酔，伝達麻酔，浸潤麻酔，表面麻酔

【対応標準病名】

該当病名なし

用法用量

通常，成人に対して1回リドカイン塩酸塩として500mgを基準最高用量とする。

ただし，いずれの場合も年齢，麻酔領域，部位，組織，症状，体質により適宜増減する。なお，各種麻酔方法による用量は次表のとおりである。( )内はリドカイン塩酸塩として，〈 〉内はアドレナリンとしての用量である。

麻酔方法	注射液0.5%	注射液1%	注射液2%
硬膜外麻酔	5～30mL (25～150mg) 〈0.05～0.3mg〉	10～30mL (100～300mg) 〈0.1～0.3mg〉	10～20mL (200～400mg) 〈0.125～0.25mg〉
硬膜外麻酔[交感神経遮断]	5～20mL (25～100mg) 〈0.05～0.2mg〉	－	－
伝達麻酔	3～40mL (15～200mg) 〈0.03～0.4mg〉	3～20mL (30～200mg) 〈0.03～0.2mg〉	2～20mL (40～400mg) 〈0.125～0.25mg〉
伝達麻酔[肋間神経遮断]	5mLまで (25mgまで) 〈0.05mg〉	5mLまで (50mgまで) 〈0.05mg〉	－
浸潤麻酔	2～40mL (10～200mg) 〈0.02～0.4mg〉	2～40mL (20～400mg) 〈0.02～0.4mg〉	2～25mL (40～500mg) 〈0.025～0.3125mg〉
浸潤麻酔[眼科領域麻酔]	－	－	0.5～2mL (10～40mg) 〈0.00625～0.025mg〉
表面麻酔	－	適量を塗布又は噴霧する	適量を塗布又は噴霧する

禁忌

[共通(硬膜外麻酔・伝達麻酔・浸潤麻酔・表面麻酔)]
(1)本剤の成分又はアミド型局所麻酔薬に対し過敏症の既往歴のある患者
(2)高血圧，動脈硬化，心不全，甲状腺機能亢進，糖尿病のある患者及び血管攣縮の既往のある患者
(3)狭隅角や前房が浅いなど眼圧上昇の素因のある患者(眼科領域等の麻酔に用いる場合)
(4)次の薬剤を投与中の患者
①ブチロフェノン系・フェノチアジン系等の抗精神病薬，α遮断薬
②イソプロテレノール等のカテコールアミン製剤，アドレナリン作動薬
[硬膜外麻酔]
(1)大量出血やショック状態の患者
(2)注射部位又はその周辺に炎症のある患者
(3)敗血症の患者
[伝達麻酔・浸潤麻酔]：耳，指趾又は陰茎の麻酔を目的とする患者

原則禁忌

[共通(硬膜外麻酔・伝達麻酔・浸潤麻酔・表面麻酔)]
(1)心室頻拍等の重症不整脈のある患者
(2)交感神経系作動薬に対し過敏な反応を示す患者
(3)精神神経症の患者
(4)コカイン中毒の患者

併用禁忌

薬剤名等	臨床症状・措置方法	機序・危険因子
抗精神病薬(ブチロフェノン系，フェノチアジン系，イミノジベンジル系，ゾテピン，リスペリドン等) セレネース，トロペロン，ウインタミン，デフェクトン，ロドピン，リスパダール等 α遮断薬(プラゾシン等) ミニプレス等	過度の血圧低下を起こすことがある。	これらの薬剤のα受容体遮断作用により，アドレナリンのβ受容体刺激作用が優位になり，血圧低下があらわれる。
カテコールアミン製剤，アドレナリン作動薬 プロタノール等	不整脈，場合により心停止があらわれることがある。	これらの薬剤のβ刺激作用により，交感神経興奮作用が増強すると考えられている。

キシロカイン注シリンジ0.5% 規格：0.5%10mL1筒[222円/筒]
キシロカイン注シリンジ1% 規格：1%10mL1筒[222円/筒]

リドカイン ニプロ 121

【効能効果】

〔注シリンジ0.5%〕：硬膜外麻酔，伝達麻酔，浸潤麻酔
〔注シリンジ1%〕：硬膜外麻酔，伝達麻酔，浸潤麻酔，表面麻酔

【対応標準病名】

該当病名なし

用法用量

通常，成人に対してリドカイン塩酸塩として，1回200mgを基準最高用量とする。ただし，年齢，麻酔領域，部位，組織，症状，体質により適宜増減する。

なお，各種麻酔方法による用量は次表のとおりである。( )内は注射液としての用量である。

麻酔方法	キシロカイン注シリンジ0.5%	キシロカイン注シリンジ1%
硬膜外麻酔	25～150mg (5～30mL)	100～200mg (10～20mL)
硬膜外麻酔[交感神経遮断]	25～100mg (5～20mL)	－
伝達麻酔	15～200mg (3～40mL)	30～200mg (3～20mL)
伝達麻酔[指趾神経遮断]	15～50mg (3～10mL)	30～100mg (3～10mL)
伝達麻酔[肋間神経遮断]	25mgまで (5mLまで)	50mgまで (5mLまで)
浸潤麻酔	10～200mg (2～40mL)	20～200mg (2～20mL)
表面麻酔	－	適量を塗布又は噴霧する

禁忌

[共通(硬膜外麻酔・伝達麻酔・浸潤麻酔・表面麻酔)]：本剤の成分又はアミド型局所麻酔薬に対し過敏症の既往歴のある患者
[硬膜外麻酔]
(1)大量出血やショック状態の患者
(2)注射部位又はその周辺に炎症のある患者
(3)敗血症の患者

キシロカイン注ポリアンプ0.5%
規格：0.5%5mL1管[60円/管]，0.5%10mL1管[98円/管]
キシロカイン注ポリアンプ1%
規格：1%5mL1管[60円/管]，1%10mL1管[102円/管]
キシロカイン注ポリアンプ2%
規格：2%5mL1管[81円/管]，2%10mL1管[147円/管]
塩酸リドカイン　アストラゼネカ　121

【効能効果】

〔注ポリアンプ0.5%〕：硬膜外麻酔，伝達麻酔，浸潤麻酔
〔注ポリアンプ1%，2%〕：硬膜外麻酔，伝達麻酔，浸潤麻酔，表面麻酔

【対応標準病名】

該当病名なし

用法用量

通常，成人に対してリドカイン塩酸塩として，1回200mgを基準最高用量とする。ただし，年齢，麻酔領域，部位，組織，症状，体質により適宜増減する。
なお，各種麻酔方法による用量は次表のとおりである。(　)内は注射液としての用量である。

麻酔方法	キシロカイン注ポリアンプ0.5%	キシロカイン注ポリアンプ1%	キシロカイン注ポリアンプ2%
硬膜外麻酔	25～150mg (5～30mL)	100～200mg (10～20mL)	200mg (10mL)
硬膜外麻酔［交感神経遮断］	25～100mg (5～20mL)	―	―
伝達麻酔	15～200mg (3～40mL)	30～200mg (3～20mL)	40～200mg (2～10mL)
伝達麻酔［指趾神経遮断］	15～50mg (3～10mL)	30～100mg (3～10mL)	60～120mg (3～6mL)
伝達麻酔［肋間神経遮断］	25mgまで (5mLまで)	50mgまで (5mLまで)	―
浸潤麻酔	10～200mg (2～40mL)	20～200mg (2～20mL)	40～200mg (2～10mL)
表面麻酔	―	適量を塗布又は噴霧する	適量を塗布又は噴霧する

禁忌

［共通(硬膜外麻酔・伝達麻酔・浸潤麻酔・表面麻酔)］：本剤の成分又はアミド型局所麻酔薬に対し過敏症の既往歴のある患者
［硬膜外麻酔］
(1)大量出血やショック状態の患者
(2)注射部位又はその周辺に炎症のある患者
(3)敗血症の患者

局麻用フリードカイン注0.5%：マイラン製薬　0.5%5mL1管[58円/管]，0.5%10mL1管[68円/管]，局麻用フリードカイン注1%：マイラン製薬　1%5mL1管[58円/管]，1%10mL1管[85円/管]，局麻用フリードカイン注2%：マイラン製薬　2%5mL1管[58円/管]，2%10mL1管[117円/管]，リドカイン塩酸塩注0.5%「日新」：日新－山形　0.5%5mL1管[58円/管]，0.5%10mL1管[68円/管]，リドカイン塩酸塩注1%「日新」：日新－山形　1%5mL1管[58円/管]，1%10mL1管[85円/管]，リドカイン塩酸塩注2%「日新」：日新－山形　2%5mL1管[58円/管]，2%10mL1管[117円/管]

キドニーシンチTc－99m注　規格：10MBq[66円/MBq]
キドニーシンチキット　規格：1回分[3127円/回分]
ジメルカプトコハク酸テクネチウム(^{99m}Tc)
日本メジフィジックス　430

【効能効果】

腎シンチグラムによる腎疾患の診断

【対応標準病名】

該当病名なし

用法用量

(1)調製法
〔キットのみ〕：本品を冷蔵庫から取り出し，約5分間放置して室温にもどす。本品1バイアルあたり，日本薬局方過テクネチウム酸ナトリウム(^{99m}Tc)注射液2～9mLを無菌的に加える。振とうして内容物を溶解し，室温に10分間放置することによりジメルカプトコハク酸テクネチウム(^{99m}Tc)注射液を得る。
(2)腎シンチグラフィ：通常，成人にはテクネチウム-99mとして37～185MBqを肘静脈に注射し，1時間以上の経過を待って，被検部をガンマカメラ又はスキャンナで撮影することにより，腎シンチグラムをとる。投与量は，年齢，体重により適宜増減する。

キドニン輸液　規格：200mL1袋[481円/袋]，300mL1袋[677円/袋]
アミノ酸製剤〔腎不全用〕　大塚製薬工場　325

【効能効果】

下記の状態にある急性・慢性腎不全時のアミノ酸補給
低蛋白血症　低栄養状態　手術前後

【対応標準病名】

◎	栄養失調	急性腎不全	低蛋白血症
	慢性腎不全		
○	1型糖尿病性腎不全	2型糖尿病性腎不全	急性腎後性腎不全
	急性腎性腎不全	急性腎前性腎不全	急性腎皮質壊死
	急性尿細管壊死	術後低蛋白血症	ショック腎
	腎髄質壊死	腎性網膜症	腎乳頭壊死
	糖尿病性腎不全	尿毒症性心膜炎	尿毒症性多発性ニューロパチー
	尿毒症性ニューロパチー	尿毒症性脳症	尿毒症肺
	末期腎不全	慢性腎臓病ステージG3	慢性腎臓病ステージG3a
	慢性腎臓病ステージG3b	慢性腎臓病ステージG4	慢性腎臓病ステージG5
	慢性腎臓病ステージG5D		
△	アスパルチルグルコサミン尿症	栄養失調性白内障	栄養障害
	赤血球造血刺激因子製剤低反応性貧血	蛋白質欠乏性障害	尿毒症性心筋症
	β－マンノシドーシス	マンノシドーシス	

用法用量

慢性腎不全
(1)末梢静脈より投与する場合，通常成人には1日1回200mLを緩徐に点滴静注する。
投与速度は100mLあたり60分を基準とし，小児，高齢者，重篤な患者には更に緩徐に注入する。
なお，年齢，症状，体重により適宜増減する。
また，透析療法施行時には透析終了90～60分前より透析回路の静脈側に注入する。生体のアミノ酸利用効率上，摂取熱量を1,500kcal/日以上とすることが望ましい。
(2)高カロリー輸液法にて投与する場合，通常成人には1日400mLを中心静脈内に持続点滴注入する。なお，年齢，症状，体重により適宜増減する。また，生体のアミノ酸利用効率上，投与窒素1g(本剤：100mL)あたり300kcal以上の非蛋白熱量を投与する。
急性腎不全
通常成人には1日600mLを高カロリー輸液法にて中心静脈内に持続点滴注入する。
なお，年齢，症状，体重により適宜増減する。また，生体のアミノ酸利用効率上，投与窒素1g(本剤：100mL)あたり300kcal以上の非蛋白熱量を投与する。

用法用量に関連する使用上の注意

(1)腎不全用必須アミノ酸製剤において，これを唯一の窒素源とし

た場合に高アンモニア血症や意識障害を起こすことが報告されていることに留意し，本剤を投与する場合にも呼名・挨拶への反応性の遅鈍化，自発動作あるいは自発発言の低下等の異常を認めた場合には直ちに投与を中止すること。
(2)摂取熱量が不十分な場合等では，本剤の投与により高窒素血症や代謝性アシドーシスを助長するおそれがあるので，十分な観察を行い異常な経過を認めた場合には，投与中止を含め適切な処置をすること。

禁忌
(1)肝性昏睡又は肝性昏睡のおそれのある患者
(2)高アンモニア血症の患者
(3)先天性アミノ酸代謝異常症の患者

ギャバロン髄注0.005%　規格：0.005%1mL1管[1139円/管]
ギャバロン髄注0.05%　規格：0.05%20mL1管[22751円/管]
ギャバロン髄注0.2%　規格：0.2%5mL1管[22751円/管]
バクロフェン　第一三共　124

【効 能 効 果】
脳脊髄疾患に由来する重度の痙性麻痺(既存治療で効果不十分な場合に限る)

【対応標準病名】

◎	痙性麻痺	脊髄疾患	脳疾患
△	運動麻痺	完全麻痺	弛緩性麻痺
	不全麻痺		

効能効果に関連する使用上の注意
(1)多発性硬化症に由来する痙性麻痺に対する有効性及び安全性は確立しておらず(国内での使用経験がない)，投与にあたっては，疾患を悪化させることがないよう，髄膜炎のリスク等について十分考慮し，適宜髄液検査を実施するなどして，慎重に観察すること。
(2)上肢痙縮に対する有効性及び安全性は確立していない。[臨床試験では下肢痙縮に対してのみ有効性が認められている。]

用法用量
スクリーニング[効果の確認]
本剤専用のポンプシステムを植込む前に本剤の効果を確認するため，スクリーニングを実施する。スクリーニングには髄注0.005%(0.05mg/1mL)を用いる。
通常，成人にはバクロフェンとして1日1回50μg[髄注0.005%を1mL(1アンプル)]をバルボタージ法(ポンピング)により髄腔内投与し，抗痙縮効果を1〜8時間後に確認する。期待した効果が認められない場合，初回投与から24時間以降に75μg[髄注0.005%を1.5mL(1.5アンプル)]に増量の上同様に髄腔内投与して1〜8時間後に効果を確認する。期待した効果が認められない場合，2回目の投与から24時間以降に100μg[髄注0.005%を2mL(2アンプル)]に増量の上同様に髄腔内投与して1〜8時間後に効果を確認する。100μgでも効果が認められない場合，本剤の治療対象とはならない。
通常，小児にはバクロフェンとして1日1回25μg[髄注0.005%を0.5mL(0.5アンプル)]をバルボタージ法(ポンピング)により髄腔内投与し，抗痙縮効果を1〜8時間後に確認する。ただし，体格，症状などを考慮して増量することができるが，初回投与量の上限は50μg[髄注0.005%を1mL(1アンプル)]とする。期待した効果が認められない場合，初回投与量が50μg未満である場合は50μg，50μgである場合は75μgに増量の上，髄腔内投与して1〜8時間後に効果を確認する。期待した効果が認められない場合，成人の用法用量に準じて増量の上，同様に髄腔内投与して1〜8時間後に効果を確認する。100μgでも効果が認められない場合，本剤の治療対象とはならない。
適正用量の設定
本剤専用のポンプシステム植込み後の適正用量の設定には，髄注0.05%(10mg/20mL)又は髄注0.2%(10mg/5mL)を用いる。髄注0.2%は0.05〜0.2%の範囲内で日局生理食塩液にて希釈して使用することができる。
(1)用量設定期(滴定期)[ポンプシステム植込み後60日まで]
スクリーニングのいずれかの用量で期待した抗痙縮効果が認められた患者には，その用量を初回1日用量とし，本剤専用の植込み型ポンプシステムを用い24時間かけて髄腔内投与する。
通常，成人には1日用量が50〜250μgとなる範囲で患者の症状に応じ適宜増減する。用量の調整は通常1日に1回，次のとおりとする。なお，1日用量の上限は600μgとする。

原疾患	増量時	減量時
脊髄疾患(脊髄損傷，脊髄小脳変性症(痙性対麻痺)等)	30%以内の範囲	20%以内の範囲
脳疾患(脳性麻痺，頭部外傷等)	15%以内の範囲	20%以内の範囲

通常，小児には1日用量が25〜150μgとなる範囲で患者の症状に応じ適宜増減する。用量の調整は通常1日に1回，次のとおりとする。なお，1日用量の上限は400μgとする。

	増量時	減量時
小児	15%以内の範囲	20%以内の範囲

(2)維持期[ポンプシステム植込み後61日以降]
通常，成人では標準1日用量として50〜250μgであるが，患者の本剤に対する反応には個人差があるため，症状に応じて適宜増減する。用量の調整は通常1日に1回，次のとおりとする。なお，1日用量の上限は600μgとする。

原疾患	増量時	減量時
脊髄疾患(脊髄損傷，脊髄小脳変性症(痙性対麻痺)等)	40%以内の範囲	20%以内の範囲
脳疾患(脳性麻痺，頭部外傷等)	20%以内の範囲	20%以内の範囲

通常，小児では標準1日用量として25〜150μgであるが，患者の本剤に対する反応には個人差があるため，症状に応じて適宜増減する。用量の調整は通常1日に1回，次のとおりとする。なお，1日用量の上限は400μgとする。

	増量時	減量時
小児	20%以内の範囲	20%以内の範囲

＜参考＞
用量設定期及び維持期において使用が推奨される製剤(1日用量別)は次のとおり。

1日用量	使用が推奨される製剤
200μg未満	髄注0.05%
200μg以上，300μg未満	髄注0.05%又は髄注0.2%
300μg以上，600μg以下	髄注0.2%

用法用量に関連する使用上の注意
(1)バクロフェンの髄腔内及び経口以外の投与経路におけるヒトでの薬物動態，有効性及び安全性は国内においては確認されていないため，静脈内，筋肉内，皮下又は硬膜外への投与は行わないこと。
(2)髄注0.005%は，スクリーニング専用の製剤であり，適正用量の設定には用いないこと。髄注0.05%及び髄注0.2%は，専用のポンプシステムと組み合わせて適正用量の設定に使用する製剤であり，スクリーニングには使用しないこと。
(3)用量を調整する際には，用法用量に従うこと。適切な手順に従わなかったり，使用する薬液濃度を誤った場合，離脱症状や過量投与が発現するおそれがあるため，注意すること。
(4)本剤の中止に際しては，1日用量の20%以内の範囲で2日ごとに減量し，患者の状態を慎重に観察しながらポンプシステム植込み時の初回1日用量まで減量すること。なお，本剤の投与再開に際しては，用量設定期における初回投与量から開始し，用量の増減については用量設定期の用法用量に従うこと。
(5)臨床試験では，カテーテル先端を第10胸椎(T10)以下に設置して本剤が投与されており，より高位に留置した場合には，呼吸抑制等の重篤な副作用が発現するおそれがあるので注意すること。
(6)体躯が極端に小さい患者の場合には，通常よりも低用量からスクリーニング試験を開始することを考慮すること。

(7)スクリーニング実施時及びポンプシステム植込み直後の用量設定期には，過量投与など重篤な副作用発現に備え，注意深く観察するとともに蘇生設備を確保しておくこと。

(8)突然大量に増量する必要が生じた場合，ポンプ又はカテーテルの不具合(移動，外れ，中折れなど)が疑われるので，ポンプ内の薬液残量検査，X線検査等により確認すること。また，耐薬性発現との判別を行うこと。

(9)用量の調整には，痙縮が循環器系機能の維持及び深部静脈血栓症を予防している可能性のあることも考慮し，立位，歩行のバランス維持など日常生活動作を適切に保持するために，ある程度の痙縮を残すことも検討すること。

警告

(1)本剤の長期持続投与は，本剤の髄腔内持続投与用に承認された専用のポンプシステムと組み合わせて行うため，ポンプシステムの植込み手術ならびに専用機器による用量の調節を伴う。したがって，本剤の長期持続投与は，当該手技及び専用機器の取り扱いに関する講習を受けた上で，本剤の安全性及び有効性を十分理解し，施術に関する十分な知識・経験のある医師のみが行うこと。

(2)本剤の長期連用中に投与が突然中断されると離脱症状(高熱，精神状態の変化，強いリバウンド痙縮，筋硬直，横紋筋融解症等)が発現し，死亡に至る例も報告されているので，「使用上の注意」に十分留意し，離脱症状が発現しないよう適切な措置を講じるとともに，患者に対し離脱症状発現の可能性について十分説明すること。

(3)本剤の投与に際しては，患者又はそれに代わり得る適切な者に対して，本剤の危険性，本剤の投与が長期にわたる可能性があること，ならびに長期持続投与時には専用のポンプシステムと組み合わせて使用する必要があり，ポンプシステムに由来する危険性があることを十分に説明し，文書による同意を得た上で投与を開始すること。

禁忌

(1)本剤の成分に対し過敏症の既往歴のある患者

(2)ポンプシステム植込み前に感染症に罹患している患者

キュビシン静注用350mg

規格：350mg1瓶[13530円/瓶]

ダプトマイシン　　MSD　611

【効能効果】

〈適応菌種〉ダプトマイシンに感性のメチシリン耐性黄色ブドウ球菌(MRSA)

〈適応症〉敗血症，感染性心内膜炎，深在性皮膚感染症，外傷・熱傷及び手術創等の二次感染，びらん・潰瘍の二次感染

【対応標準病名】

◎	MRSA 感染症	外傷	感染性心内膜炎
	挫創	術後創部感染	創傷
	創傷感染症	熱傷	敗血症
	皮膚感染症	裂傷	裂創
○	MRCNS 敗血症	MRSA 関節炎	MRSA 感染性心内膜炎
	MRSA 股関節炎	MRSA 骨髄炎	MRSA 膝関節炎
	MRSA 術後創部感染	MRSA 髄膜炎	MRSA 肘関節炎
	MRSA 腸炎	MRSA 敗血症	MRSA 腹膜炎
あ	MRSA 膀胱炎	亜急性感染性心内膜炎	亜急性細菌性心内膜炎
	足開放創	足挫創	足切創
	足第 1 度熱傷	足第 2 度熱傷	足第 3 度熱傷
	足熱傷	圧挫傷	圧挫創
	アルカリ腐蝕	胃腸管熱傷	犬咬創
	胃熱傷	陰茎開放創	陰茎挫創
	陰茎第 1 度熱傷	陰茎第 2 度熱傷	陰茎第 3 度熱傷
	陰茎熱傷	陰茎裂創	咽頭熱傷
	院内感染敗血症	陰のう開放創	陰のう第 1 度熱傷
	陰のう第 2 度熱傷	陰のう第 3 度熱傷	陰のう熱傷
	陰のう裂創	陰部切創	会陰第 1 度熱傷
	会陰第 2 度熱傷	会陰第 3 度熱傷	会陰熱傷
	会陰部化膿創	会陰裂傷	腋窩第 1 度熱傷
	腋窩第 2 度熱傷	腋窩第 3 度熱傷	腋窩熱傷
	黄色ぶどう球菌敗血症	汚染擦過創	汚染創
か	外陰開放創	外陰第 1 度熱傷	外陰第 2 度熱傷
	外陰第 3 度熱傷	外陰熱傷	外陰部挫創
	外陰部切創	外陰部裂傷	外傷性切断
	外傷性脳圧迫・頭蓋内に達する開放創合併あり	外傷性破裂	開放骨折
	開放性外傷性脳圧迫	開放性陥没骨折	開放性胸膜損傷
	開放性脱臼骨折	開放性脳挫創	開放性脳底部挫傷
	開放性びまん性脳損傷	開放性粉砕骨折	開放創
	下咽頭熱傷	化学外傷	下顎熱傷
	下顎部第 1 度熱傷	下顎部第 2 度熱傷	下顎部第 3 度熱傷
	踵裂創	角結膜腐蝕	角膜アルカリ化学熱傷
	角膜酸化学熱傷	角膜酸性熱傷	角膜熱傷
	下肢第 1 度熱傷	下肢第 2 度熱傷	下肢第 3 度熱傷
	下肢熱傷	下腿汚染創	下腿開放創
	下腿挫創	下腿切創	下腿足部熱傷
	下腿熱傷	下腿皮膚欠損創	下腿部第 1 度熱傷
	下腿部第 2 度熱傷	下腿部第 3 度熱傷	下腿裂創
	割創	下半身第 1 度熱傷	下半身第 2 度熱傷
	下半身第 3 度熱傷	下半身熱傷	下腹部第 1 度熱傷
	下腹部第 2 度熱傷	下腹部第 3 度熱傷	眼化学熱傷
	眼球熱傷	眼瞼外傷性皮下異物	眼瞼化学熱傷
	眼瞼切創	眼瞼第 1 度熱傷	眼瞼第 2 度熱傷
	眼瞼第 3 度熱傷	眼瞼熱傷	環指圧挫傷
	環指挫傷	環指挫創	環指切創
	眼周囲化学熱傷	眼周囲第 1 度熱傷	眼周囲第 2 度熱傷
	眼周囲第 3 度熱傷	眼周囲部外傷性皮下異物	眼周囲部切創
	関節挫傷	貫通刺創	貫通銃創
	貫通性挫滅創	貫通創	眼熱傷
	眼部外傷性皮下異物	眼部切創	顔面損傷
	顔面第 1 度熱傷	顔面第 2 度熱傷	顔面第 3 度熱傷
	顔面熱傷	気管熱傷	気道熱傷
	急性感染性心内膜炎	急性細菌性心内膜炎	胸腔熱傷
	胸部汚染創	胸部外傷	胸部挫創
	胸部上腕熱傷	胸部切創	胸部損傷
	胸部第 1 度熱傷	頬部第 1 度熱傷	胸部第 2 度熱傷
	頬部第 2 度熱傷	胸部第 3 度熱傷	頬部第 3 度熱傷
	胸部熱傷	胸壁開放創	胸壁刺創
	胸膜損傷・胸腔に達する開放創合併あり	胸膜裂創	棘刺創
	魚咬創	躯幹薬傷	グラム陽性菌敗血症
	頚管破裂	脛骨顆部割創	頚部開放創
	頚部挫創	頚部切創	頚部第 1 度熱傷
	頚部第 2 度熱傷	頚部第 3 度熱傷	頚部熱傷
	結膜熱傷	結膜のうアルカリ化学熱傷	結膜のう酸化学熱傷
	結膜腐蝕	肩甲間部第 1 度熱傷	肩甲間部第 2 度熱傷
	肩甲間部第 3 度熱傷	肩甲間部熱傷	肩甲部第 1 度熱傷
	肩甲部第 2 度熱傷	肩甲部第 3 度熱傷	肩甲部熱傷
	肩部第 1 度熱傷	肩部第 2 度熱傷	肩部第 3 度熱傷
	コアグラーゼ陰性ぶどう球菌敗血症	高エネルギー外傷	口腔第 1 度熱傷
	口腔第 2 度熱傷	口腔第 3 度熱傷	口腔熱傷
	口唇第 1 度熱傷	口唇第 2 度熱傷	口唇第 3 度熱傷
	口唇熱傷	溝創	咬創
	喉頭外傷	喉頭損傷	喉頭熱傷
	後頭部挫傷	肛門第 1 度熱傷	肛門第 2 度熱傷
	肛門第 3 度熱傷	肛門熱傷	肛門裂創
さ	骨盤部感染性リンパのう胞	骨盤部裂創	細菌性心内膜炎
	挫傷	挫滅傷	挫滅創

酸腐蝕	耳介部第１度熱傷	耳介部第２度熱傷
耳介部第３度熱傷	趾開放創	指間切創
趾間切創	子宮頚管裂傷	子宮頚部環状剥離
子宮熱傷	刺咬症	趾挫創
示指 MP 関節挫傷	示指 PIP 開放創	示指割創
示指化膿創	四肢挫傷	示指挫傷
示指挫創	示指刺創	示指切創
四肢第１度熱傷	四肢第２度熱傷	四肢第３度熱傷
四肢熱傷	刺創	趾第１度熱傷
趾第２度熱傷	趾第３度熱傷	膝蓋部挫創
膝下部挫創	膝窩部銃創	膝関節部挫創
膝部開放創	膝部割創	膝部咬創
膝部挫創	膝部切創	膝部第１度熱傷
膝部第２度熱傷	膝部第３度熱傷	膝部裂創
趾熱傷	射創	手圧挫傷
銃自殺未遂	銃創	手関節挫滅傷
手関節挫滅創	手関節掌側部挫創	手関節部挫創
手関節部切創	手関節部創傷	手関節部第１度熱傷
手関節部第２度熱傷	手関節部第３度熱傷	手関節部裂創
手指圧挫傷	手指汚染創	手指開放創
手指咬創	種子骨開放骨折	手指挫傷
手指挫創	手指挫滅傷	手指挫滅創
手指刺創	手指切創	手指第１度熱傷
手指第２度熱傷	手指第３度熱傷	手指端熱傷
手指熱傷	手術創部膿瘍	手掌挫創
手掌刺創	手掌切創	手掌第１度熱傷
手掌第２度熱傷	手掌第３度熱傷	手掌熱傷
術後感染症	術後膿瘍	手背第１度熱傷
手背第２度熱傷	手背第３度熱傷	手背熱傷
手背部挫創	手背部切創	手部汚染創
踵骨部挫滅創	小指咬創	小指挫傷
小指挫創	小指切創	上肢第１度熱傷
上肢第２度熱傷	上肢第３度熱傷	上肢熱傷
焼身自殺未遂	上半身第１度熱傷	上半身第２度熱傷
上半身第３度熱傷	上半身熱傷	踵部第１度熱傷
踵部第２度熱傷	踵部第３度熱傷	上腕汚染創
上腕貫通銃創	上腕挫創	上腕第１度熱傷
上腕第２度熱傷	上腕第３度熱傷	上腕熱傷
上腕部開放創	食道熱傷	処女膜裂傷
針刺創	精巣開放創	精巣熱傷
精巣破裂	切創	切断
舌熱傷	遷延性心内膜炎	前額部外傷性皮下異物
前額部切創	前額部第１度熱傷	前額部第２度熱傷
前額部第３度熱傷	前胸部挫創	前胸部第１度熱傷
前胸部第２度熱傷	前胸部第３度熱傷	前胸部熱傷
仙骨部挫創	全身挫傷	全身第１度熱傷
全身第２度熱傷	全身第３度熱傷	全身熱傷
穿通創	前頭部挫傷	前腕汚染創
前腕開放創	前腕咬創	前腕挫創
前腕刺創	前腕手部熱傷	前腕切創
前腕第１度熱傷	前腕第２度熱傷	前腕第３度熱傷
前腕熱傷	前腕裂創	爪下挫滅傷
爪下挫滅創	創部膿瘍	足関節第１度熱傷
足関節第２度熱傷	足関節第３度熱傷	足関節内果部挫創
足関節熱傷	足関節部挫創	側胸部第１度熱傷
側胸部第２度熱傷	側胸部第３度熱傷	足底熱傷
足底部咬創	足底部刺創	足底部第１度熱傷
足底部第２度熱傷	足底部第３度熱傷	足背部挫創
足背部切創	足背部第１度熱傷	足背部第２度熱傷
足背部第３度熱傷	足部汚染創	側腹部咬創
側腹部挫創	側腹部第１度熱傷	側腹部第２度熱傷
側腹部第３度熱傷	側腹壁開放創	足部裂創
鼡径部開放創	鼡径部切創	鼡径部第１度熱傷
鼡径部第２度熱傷	鼡径部第３度熱傷	鼡径部熱傷

た	損傷	第１度熱傷	第１度腐蝕
	第２度熱傷	第２度腐蝕	第３度熱傷
	第３度腐蝕	第４度熱傷	体幹第１度熱傷
	体幹第２度熱傷	体幹第３度熱傷	体幹熱傷
	大腿汚染創	大腿咬創	大腿挫創
	大腿熱傷	大腿部開放創	大腿部刺創
	大腿部切創	大腿部第１度熱傷	大腿部第２度熱傷
	大腿部第３度熱傷	大腿裂創	大転子部挫創
	体表面積 10%未満の熱傷	体表面積 10 − 19%の熱傷	体表面積 20 − 29%の熱傷
	体表面積 30 − 39%の熱傷	体表面積 40 − 49%の熱傷	体表面積 50 − 59%の熱傷
	体表面積 60 − 69%の熱傷	体表面積 70 − 79%の熱傷	体表面積 80 − 89%の熱傷
	体表面積 90%以上の熱傷	多発性外傷	多発性開放創
	多発性血腫	多発性咬創	多発性昆虫咬創
	多発性挫傷	多発性擦過創	多発性切創
	多発性穿刺創	多発性第１度熱傷	多発性第２度熱傷
	多発性第３度熱傷	多発性熱傷	多発性皮下出血
	多発性非熱傷性水疱	多発性表在損傷	多発性裂創
	打撲割創	打撲挫創	腟開放創
	腟熱傷	腟裂傷	肘関節挫創
	肘関節部開放創	中指咬創	中指挫傷
	中指挫創	中指刺創	中指切創
	中手骨関節部挫創	肘部挫創	肘部切創
	肘部第１度熱傷	肘部第２度熱傷	肘部第３度熱傷
	腸球菌敗血症	手開放創	手咬創
	手挫創	手刺創	手切創
	手第１度熱傷	手第２度熱傷	手第３度熱傷
	手熱傷	殿部開放創	殿部咬創
	殿部刺創	殿部切創	殿部第１度熱傷
	殿部第２度熱傷	殿部第３度熱傷	殿部熱傷
	殿部裂創	頭頂部挫傷	頭部外傷性皮下異物
	頭部頚部挫傷	頭部頚部挫創	頭部挫傷
	頭部切創	頭部第１度熱傷	頭部第２度熱傷
	頭部第３度熱傷	動物咬創	頭部熱傷
な	飛び降り自殺未遂	飛び込み自殺未遂	内部尿路性器の熱傷
	軟口蓋熱傷	乳頭部第１度熱傷	乳頭部第２度熱傷
	乳頭部第３度熱傷	乳房第１度熱傷	乳房第２度熱傷
	乳房第３度熱傷	乳房熱傷	乳輪部第１度熱傷
	乳輪部第２度熱傷	乳輪部第３度熱傷	尿管切石術後感染症
	猫咬創	脳挫傷・頭蓋内に達する開放創合併あり	脳挫創・頭蓋内に達する開放創合併あり
は	脳底部挫傷・頭蓋内に達する開放創合併あり	敗血症性ショック	敗血症性心内膜炎
	肺熱傷	背部第１度熱傷	背部第２度熱傷
	背部第３度熱傷	背部熱傷	爆死自殺未遂
	半身第１度熱傷	半身第２度熱傷	半身第３度熱傷
	膝汚染創	腓腹筋挫創	鼻部第１度熱傷
	鼻部第２度熱傷	鼻部第３度熱傷	びまん性脳損傷・頭蓋内に達する開放創合併あり
	伏針	腹部汚染創	腹部刺創
	腹部第１度熱傷	腹部第２度熱傷	腹部第３度熱傷
	腹部熱傷	腹壁開放創	腹壁縫合糸膿瘍
	腐蝕	ぶどう球菌性敗血症	分娩時会陰裂傷
	分娩時軟産道損傷	縫合糸膿瘍	縫合部膿瘍
	放射線性熱傷	包皮挫創	包皮切創
	包皮裂創	母指球部第１度熱傷	母指球部第２度熱傷
	母指球部第３度熱傷	母指咬創	母指挫傷
	母指挫創	母趾挫創	母指示指間切創
	母指刺創	母指切創	母指第１度熱傷
	母指第２度熱傷	母指第３度熱傷	母指打撲挫創
ま	母指熱傷	母指末節部挫創	脈絡網膜熱傷
や	盲管銃創	薬傷	腰部切創
	腰部第１度熱傷	腰部第２度熱傷	腰部第３度熱傷
ら	腰部打撲挫創	腰部熱傷	涙管損傷

	涙管断裂	涙道損傷	轢過創
	裂離		
△	MRCNS 感染症	MRCNS 肺炎	MRSA 膿胸
	MRSA 肺炎	MRSA 肺化膿症	MRSA 保菌者
あ	アキレス腱筋腱移行部断裂	アキレス腱挫傷	アキレス腱挫創
	アキレス腱切創	アキレス腱断裂	アキレス腱部分断裂
	足異物	亜脱臼	圧迫骨折
	圧迫神経炎	陰茎折症	横骨折
か	オスラー結節	外耳部外傷性腫脹	外耳部外傷性皮下異物
	外耳部挫傷	外耳部擦過創	外耳部切創
	外耳部打撲傷	外耳部虫刺傷	外耳部皮下血腫
	外耳部皮下出血	外傷性一過性麻痺	外傷性咬合
	外傷性硬膜動静脈瘻	外傷性脊髄出血	外傷性動静脈瘻
	外傷性動脈血腫	外傷性動脈瘤	外傷性乳び胸
	外傷性脳圧迫	外傷性脳圧迫・頭蓋内に達する開放創合併なし	外傷性脳症
	外傷性皮下血腫	開放性脱臼	下顎開放創
	下顎割創	下顎貫通創	下顎咬創
	下顎挫傷	下顎挫創	下顎擦過創
	下顎刺創	下顎切創	下顎創傷
	下顎打撲傷	下顎皮下血腫	下顎部挫傷
	下顎部打撲傷	下顎部皮膚欠損創	下顎裂創
	顎関節部開放創	顎関節部割創	顎関節部貫通創
	顎関節部咬創	顎関節部挫傷	顎関節部挫創
	顎関節部擦過創	顎関節部刺創	顎関節部切創
	顎関節部創傷	顎関節部打撲傷	顎関節部皮下血腫
	顎関節部裂創	顎部挫傷	顎部打撲傷
	眼黄斑部裂孔	眼窩部挫創	眼窩裂傷
	眼瞼外傷性腫脹	眼瞼擦過創	眼瞼虫刺傷
	環指剥皮創	環指皮膚欠損創	眼周囲部外傷性腫脹
	眼周囲部擦過創	眼周囲部虫刺傷	関節血腫
	関節骨折	関節打撲	完全骨折
	完全脱臼	眼部外傷性腫脹	眼部擦過創
	眼部虫刺傷	陥没骨折	顔面汚染創
	顔面開放創	顔面割創	顔面貫通創
	顔面咬創	顔面挫傷	顔面挫創
	顔面擦過創	顔面刺創	顔面切創
	顔面創傷	顔面搔創	顔面多発開放創
	顔面多発割創	顔面多発貫通創	顔面多発咬創
	顔面多発挫傷	顔面多発挫創	顔面多発擦過創
	顔面多発刺創	顔面多発切創	顔面多発創傷
	顔面多発打撲傷	顔面多発虫刺傷	顔面多発皮下血腫
	顔面多発皮下出血	顔面多発裂創	顔面打撲傷
	顔面皮下血腫	顔面皮膚欠損創	顔面裂創
	頬粘膜咬傷	頬粘膜咬創	頬部外傷性異物
	頬部開放創	頬部割創	頬部貫通創
	頬部咬創	頬部挫傷	頬部挫創
	頬部擦過創	頬部刺創	頬部切創
	頬部創傷	頬部打撲傷	頬部皮下血腫
	胸部皮膚欠損創	頬部皮膚欠損創	頬部裂創
	亀裂骨折	筋損傷	筋断裂
	筋肉内血腫	屈曲骨折	頚部皮膚欠損創
	血管切断	血管損傷	血腫
	嫌気性菌敗血症	腱切創	腱損傷
	腱断裂	腱部分断裂	腱裂傷
	口蓋挫傷	口腔外傷性異物	口腔外傷性腫脹
	口腔挫傷	口腔擦過創	口腔切創
	口腔打撲傷	口腔内血腫	口腔粘膜咬傷
	口腔粘膜咬創	口唇外傷性異物	口唇外傷性腫脹
	口唇外傷性皮下異物	口唇開放創	口唇割創
	口唇貫通創	口唇咬傷	口唇咬創
	口唇挫傷	口唇挫創	口唇擦過創
	口唇刺創	口唇切創	口唇創傷
	口唇打撲傷	口唇虫刺傷	口唇皮下血腫
	口唇皮下出血	口唇裂創	後頭部外傷
	後頭部割創	後頭部挫傷	後頭部切創
	後頭部打撲傷	後頭部裂創	広範性軸索損傷
	広汎性神経損傷	後方脱臼	硬膜損傷
	硬膜裂傷	骨折	昆虫咬創
さ	昆虫刺傷	コントル・クー損傷	採皮創
	擦過創	擦過皮下血腫	耳介外傷性異物
	耳介外傷性腫脹	耳介外傷性皮下異物	耳介開放創
	耳介割創	耳介貫通創	耳介咬創
	耳介挫傷	耳介挫創	耳介擦過創
	耳介刺創	耳介切創	耳介創傷
	耳介打撲傷	耳介虫刺傷	耳介皮下血腫
	耳介皮下出血	耳介裂創	耳下腺部打撲
	四肢静脈損傷	四肢動脈損傷	示指皮膚欠損創
	耳前部挫創	膝関節部異物	膝部異物
	歯肉挫傷	斜骨折	尺骨近位端骨折
	尺骨鉤状突起骨折	縦骨折	重複骨折
	種子骨骨折	手指打撲傷	手指剥皮創
	手指皮下血腫	手指皮膚欠損創	手掌剥皮創
	手掌皮膚欠損創	術後皮下気腫	手背皮膚欠損創
	上顎挫傷	上顎擦過創	上顎切創
	上顎打撲傷	上顎皮下血腫	上顎部裂創
	上口唇挫傷	硝子体切断	小指皮膚欠損創
	上唇小帯裂創	上腕皮膚欠損創	神経根ひきぬき損傷
	神経切断	神経叢損傷	神経叢不全損傷
	神経損傷	神経断裂	靱帯ストレイン
	靱帯損傷	靱帯断裂	靱帯捻挫
	靱帯裂傷	心内異物	ストレイン
	舌咬傷	セレウス菌敗血症	前額部外傷性異物
	前額部外傷性腫脹	前額部開放創	前額部割創
	前額部貫通創	前額部咬創	前額部挫創
	前額部擦過創	前額部刺創	前額部創傷
	前額部虫刺傷	前額部虫刺症	前額部皮膚欠損創
	前額部裂創	前額頭頂部挫創	仙骨部皮膚欠損創
	線状骨折	全身擦過創	前頭部割創
	前頭部挫創	前頭部切創	前頭部打撲傷
	前頭部皮膚欠損創	前方脱臼	前腕皮膚欠損創
	爪下異物	搔創	足底異物
	足底部皮膚欠損創	側頭部割創	側頭部挫創
	側頭部切創	側頭部打撲傷	側頭部皮下血腫
た	足部皮膚欠損創	第 5 趾皮膚欠損創	大腿皮膚欠損創
	多剤耐性腸球菌感染症	脱臼	脱臼骨折
	打撲血腫	打撲擦過創	打撲傷
	打撲皮下血腫	単純脱臼	肘関節骨折
	肘関節脱臼骨折	中指皮膚欠損創	中枢神経系損傷
	肘頭骨折	肘部皮膚欠損創	腸球菌感染症
	転位性骨折	殿部異物	殿部皮膚欠損創
	頭頂部挫創	頭頂部擦過創	頭頂部切創
	頭頂部打撲傷	頭頂部裂創	頭皮外傷性腫脹
	頭皮開放創	頭皮下血腫	頭皮剥離
	頭皮表在損傷	頭部異物	頭部外傷性皮下気腫
	頭部開放創	頭部割創	頭部頚部打撲傷
	頭部血腫	頭部挫創	頭部擦過創
	頭部刺創	頭部多発開放創	頭部多発割創
	頭部多発咬創	頭部多発挫傷	頭部多発挫創
	頭部多発擦過創	頭部多発刺創	頭部多発切創
	頭部多発創傷	頭部多発打撲傷	頭部多発皮下血腫
	頭部多発裂創	頭部打撲	頭部打撲血腫
	頭部打撲傷	頭部虫刺傷	頭部皮下異物
	頭部皮下血腫	頭部皮下出血	頭部皮膚欠損創
	頭部裂創	動脈損傷	特発性関節脱臼
な	軟口蓋血腫	肉離れ	乳腺内異物
	乳房異物	捻挫	脳挫傷

	脳挫傷・頭蓋内に達する開放創合併なし	脳挫創	脳挫創・頭蓋内に達する開放創合併なし
	脳損傷	脳対側損傷	脳直撃損傷
	脳底部挫傷	脳底部挫傷・頭蓋内に達する開放創合併なし	脳裂傷
は	剥離骨折	破裂骨折	バンコマイシン耐性腸球菌感染症
	皮下異物	皮下血腫	鼻下擦過創
	皮下静脈損傷	皮下損傷	鼻根部打撲挫創
	鼻根部裂創	膝皮膚欠損創	皮神経挫傷
	鼻前庭部挫創	鼻尖部挫創	非熱傷性水疱
	鼻部外傷性異物	鼻部外傷性腫脹	鼻部外傷性皮下異物
	鼻部開放創	眉部割創	鼻部割創
	鼻部貫通創	眉部血腫	皮膚欠損創
	鼻部咬創	鼻部挫傷	鼻部挫創
	鼻部擦過創	鼻部刺創	鼻部切創
	鼻部創傷	皮膚損傷	鼻部打撲傷
	鼻部虫刺傷	皮膚剥脱創	鼻部皮下血腫
	鼻部皮下出血	鼻部皮膚欠損創	鼻部皮膚剥離創
	鼻部裂創	びまん性脳損傷	びまん性脳損傷・頭蓋内に達する開放創合併なし
	眉毛部割創	眉毛部裂創	表皮剥離
	鼻翼部切創	鼻翼部裂創	複雑脱臼
	副鼻腔開放創	腹部皮膚欠損創	腹壁異物
	不全骨折	ぶどう球菌性股関節炎	ぶどう球菌性膝関節炎
	粉砕骨折	閉鎖性外傷性脳圧迫	閉鎖性骨折
	閉鎖性脱臼	閉鎖性脳挫創	閉鎖性脳底部挫傷
	閉鎖性びまん性脳損傷	ペニシリン耐性肺炎球菌感染症	帽状腱膜下出血
	母指打撲傷	母指皮膚欠損創	母趾皮膚欠損創
ま	末梢血管外傷	末梢神経損傷	眉間部挫創
	眉間部裂創	耳後部挫創	耳後部打撲傷
や	網膜振盪	モンテジア骨折	溶連菌感染症
ら	らせん骨折	離開骨折	裂離骨折
	連鎖球菌感染症	若木骨折	

効能効果に関連する使用上の注意

(1)左心系感染性心内膜炎に対する本剤の有効性は認められていないため，右心系感染性心内膜炎にのみ使用すること。

(2)本剤は肺炎に使用しないこと。

用法用量

[敗血症，感染性心内膜炎の場合]：通常，成人にはダプトマイシンとして１日１回 6mg/kg を 24 時間ごとに 30 分かけて点滴静注又は緩徐に静脈内注射する。

[深在性皮膚感染症，外傷・熱傷及び手術創等の二次感染，びらん・潰瘍の二次感染の場合]：通常，成人にはダプトマイシンとして１日１回 4mg/kg を 24 時間ごとに 30 分かけて点滴静注又は緩徐に静脈内注射する。

用法用量に関連する使用上の注意

(1)本剤は１バイアルにつき 7mL の生理食塩液を加えて溶解し，この溶解液の濃度を 50mg/mL として用いること。

(2)ダプトマイシンは主に腎臓で排泄されるため，血液透析又は連続携行式腹膜透析（CAPD）を受けている患者を含む腎機能障害の患者では，下表を目安に本剤の用量調節をすること。

クレアチニンクリアランス（CL_{CR}）(mL/min)	効能効果	
	敗血症，感染性心内膜炎	深在性皮膚感染症，外傷・熱傷及び手術創等の二次感染，びらん・潰瘍の二次感染
≧ 30	１回 6mg/kg を 24 時間ごと	１回 4mg/kg を 24 時間ごと
＜ 30 （血液透析†又は CAPD を受けている患者を含む）	１回 6mg/kg を 48 時間ごと	１回 4mg/kg を 48 時間ごと

†可能な場合，血液透析日には血液透析後に本剤を投与すること。週３回でも可。

(3)本剤は，１日２回以上投与しないこと。〔海外第Ｉ相及び第 II 相試験において１日２回以上投与した場合，血中クレアチンキナーゼ（血中クレアチンホスホキナーゼ）［CK（CPK）］値が上昇した。〕

(4)ダプトマイシンはグラム陽性菌に対してのみ抗菌活性を有する。したがってグラム陰性菌等を含む混合感染と診断された場合，又は混合感染が疑われる場合は本剤と適切な薬剤を併用して治療を行うこと。

(5)本剤の使用にあたっては，耐性菌の出現等を防ぐため，次のことに注意すること。

①感染症の治療に十分な知識と経験を持つ医師又はその指導のもとで行うこと。

②原則として他の抗菌薬及びダプトマイシンに対する感受性を確認すること。

③投与期間は，感染部位，重症度，患者の症状等を考慮し，適切な時期に，本剤の継続投与が必要か判定し，疾病の治療上必要な最小限の期間の投与にとどめること。

禁忌　本剤の成分に対し過敏症の既往歴のある患者

強力ネオミノファーゲンシーP静注20mL　規格：20mL1管［127円/管］

強力ネオミノファーゲンシー静注5mL　規格：5mL1管［65円/管］

強力ネオミノファーゲンシー静注20mL　規格：20mL1管［127円/管］

強力ネオミノファーゲンシー静注シリンジ20mL　規格：20mL1筒［215円/筒］

強力ネオミノファーゲンシー静注シリンジ40mL　規格：40mL1筒［349円/筒］

Ｌ－システイン塩酸塩水和物　グリシン　グリチルリチン酸一アンモニウム　ミノファーゲン　391,449

【効 能 効 果】

湿疹・皮膚炎，蕁麻疹，皮膚瘙痒症，薬疹・中毒疹，口内炎，小児ストロフルス，フリクテン

慢性肝疾患における肝機能異常の改善

【対応標準病名】

◎	肝機能検査異常	肝疾患	肝障害
	急性痒疹	口内炎	湿疹
	じんま疹	中毒疹	皮膚炎
	皮膚そう痒症	フリクテン性結膜炎	慢性肝炎
	薬疹		
○	LE 型薬疹	足湿疹	アスピリンじんま疹
	アフタ性口内炎	アレルギー性肝臓症	アレルギー性口内炎
	アレルギー性じんま疹	異汗性湿疹	陰のう湿疹
	陰のうそう痒症	陰部間擦疹	ウイルス性口内炎
	会陰部肛囲湿疹	温熱じんま疹	外陰部そう痒症
	外陰部皮膚炎	潰瘍性口内炎	家族性寒冷自己炎症症候群
	カタル性口内炎	活動性慢性肝炎	化膿性口内炎
	化膿性皮膚疾患	貨幣状湿疹	肝機能障害
	間擦疹	肝腎症候群	肝性胸水
	感染性口内炎	感染性皮膚炎	乾燥性口内炎
	肝浮腫	汗疱性湿疹	顔面急性皮膚炎
	寒冷じんま疹	機械性じんま疹	義歯性口内炎
	偽膜性口内炎	丘疹状湿疹	丘疹状じんま疹
	急性湿疹	巨大フリクテン	頚部皮膚炎
	結節性痒疹	限局性そう痒症	原発性ヘルペスウイルス性口内炎
	肛囲間擦疹	口腔褥瘡性潰瘍	口腔ヘルペス
	口唇アフタ	紅斑性間擦疹	紅皮症型薬疹
	肛門そう痒症	固定薬疹	孤立性アフタ
	コリン性じんま疹	再発性アフタ	再発性ヘルペスウイルス性口内炎
	しいたけ皮膚炎	自家感作性皮膚炎	色素性痒疹
	自己免疫性じんま疹	湿疹様発疹	紫斑型薬疹

	脂肪肝	周期性再発性じんま疹	手指湿疹
	出血性口内炎	出血性じんま疹	症候性そう痒症
	食物性皮膚炎	人工じんま疹	新生児皮膚炎
	振動性じんま疹	水疱性口内炎	ステロイド皮膚炎
	ステロイド誘発性皮膚症	制癌剤皮膚炎	赤色湿疹
	接触じんま疹	接触性口内炎	遷延性肝炎
	全身湿疹	全身薬疹	増殖性化膿性口内炎
	そう痒	大アフタ	多形慢性痒疹
	多発性口内炎	地図状口内炎	手湿疹
	冬期湿疹	特発性じんま疹	乳房皮膚炎
	妊娠湿疹	妊婦性皮膚炎	白色粃糠疹
	鼻背部湿疹	汎発性皮膚そう痒症	非アルコール性脂肪性肝炎
	鼻前庭部湿疹	非特異性そう痒症	皮膚描記性じんま疹
	ピリン疹	フリクテン性角結膜炎	フリクテン性角膜炎
	フリクテン性角膜潰瘍	ベドナーアフタ	ヘブラ痒疹
	ヘルペス口内炎	辺縁フリクテン	扁平湿疹
	放射線性口内炎	慢性肝炎増悪	慢性持続性肝炎
	慢性湿疹	慢性じんま疹	慢性非活動性肝炎
	薬剤性過敏症症候群	薬物性口唇炎	薬物性じんま疹
	痒疹	落屑性湿疹	老年性そう痒症
△	アレルギー性皮膚炎	異汗症	うっ血肝
	うっ血性肝硬変	腋窩湿疹	壊死性潰瘍性歯周炎
	壊死性潰瘍性歯肉炎	壊疽性口内炎	壊疽性歯肉炎
	外傷性角膜潰瘍	角結膜炎	角結膜びらん
	角膜潰瘍	角膜上皮びらん	角膜穿孔
	角膜中心潰瘍	角膜びらん	角膜腐蝕
	カタル性角膜潰瘍	貨幣状角膜炎	肝下垂症
	肝限局性結節性過形成	肝梗塞	カンジダ性口角びらん
	カンジダ性口内炎	肝疾患に伴う貧血	肝出血
	肝腫瘤	肝静脈閉塞症	感染性角膜潰瘍
	肝臓紫斑病	肝中心静脈閉塞症	肝のう胞
	肝肺症候群	汗疱	急性角結膜炎
	急性偽膜性カンジダ症	頬粘膜白板症	亀裂性湿疹
	クリュヴリエ・バウムガルテン症候群	ゲオトリクム症	ゲオトリクム性口内炎
	結節性眼炎	結節性結膜炎	口腔カンジダ症
	口腔感染症	口腔紅板症	口腔白板症
	硬口蓋白板症	口唇カンジダ症	光線眼症
	口底白板症	紅板症	紅斑性湿疹
	肛門湿疹	散在性表層角膜炎	蚕蝕性角膜潰瘍
	紫外線角結膜炎	紫外線角膜炎	糸状角膜炎
	歯肉カンジダ症	歯肉白板症	ショック肝
	真菌性角膜潰瘍	神経栄養性角結膜炎	人工肛門部皮膚炎
	進行性角膜潰瘍	浸潤性表層角膜炎	水疱性口内炎ウイルス病
	星状角膜炎	ゼーミッシュ潰瘍	雪眼炎
	舌カンジダ症	舌白板症	穿孔性角膜潰瘍
	線状角膜炎	前房蓄膿性角膜炎	多発性肝血管腫
	単純性角膜潰瘍	中心性出血性肝壊死	手足症候群
	透析皮膚そう痒症	頭部湿疹	兎眼性角膜炎
	特発性門脈圧亢進症	軟口蓋白板症	難治性口内炎
	ニコチン性口蓋白色角化症	ニコチン性口内炎	白色水腫
	反復性角膜潰瘍	びまん性表層角膜炎	表在性角膜炎
	表在性点状角膜炎	フィラメント状角膜炎	匐行性角膜潰瘍
	ヘルペスウイルス性咽頭炎	ヘルペスウイルス性歯肉口内炎	辺縁角膜炎
	慢性角結膜炎	門脈圧亢進症	門脈圧亢進症性胃症
	門脈拡張症	薬物性角結膜炎	淋菌性口内炎
	鱗状湿疹	輪紋状角膜炎	

用法用量

通常，成人には1日1回5～20mLを静脈内に注射する。なお，年齢，症状により適宜増減する。
慢性肝疾患に対しては1日1回40～60mLを静脈内に注射または点滴静注する。年齢，症状により適宜増減する。なお，増量する場合は1日100mLを限度とする。

禁忌

(1)本剤の成分に対し過敏症の既往歴のある患者
(2)アルドステロン症の患者，ミオパシーのある患者，低カリウム血症の患者

アスファーゲン静注20mL：共和薬品　20mL1管[56円/管]，アミファーゲンP注20mL：ケミックス　20mL1管[56円/管]，キョウミノチン静注5mL：原沢　5mL1管[56円/管]，キョウミノチン静注20mL：原沢　20mL1管[56円/管]，キョウミノチン静注PL：原沢　20mL1管[56円/管]，グリファーゲン静注20mL：日医工　20mL1管[56円/管]，グルコリンS注射液：扶桑薬品　20mL1管[56円/管]，ケベラS注：マイラン製薬　20mL1管[56円/管]，ニチファーゲン注：日新－山形　20mL1管[56円/管]，5mL1管[56円/管]，ネオファーゲン静注20mL：大塚製薬工場　20mL1管[56円/管]，ネオファーゲン静注100mL：大塚製薬工場　100mL1袋[140円/袋]，ヒシファーゲンC静注20mLシリンジ：ニプロ　20mL1筒[175円/筒]，ヒシファーゲンC静注40mLシリンジ：ニプロ　40mL1筒[274円/筒]，ヒシファーゲンC注：ニプロ　20mL1管[56円/管]，ヒシファーゲン配合静注：ニプロ－[－]，ミノフィット注20mLシリンジ：テルモ　20mL1筒[175円/筒]，ミノフィット注40mLシリンジ：テルモ　40mL1筒[274円/筒]，レミゲン静注20mL：東和　20mL1管[56円/管]

キリット注5%

規格：5%300mL1袋[226円/袋]，5%500mL1袋[226円/袋]

キシリトール　大塚製薬工場　323

【効能効果】

糖尿病及び糖尿病状態時の水・エネルギー補給

【対応標準病名】

◎	糖尿病		
○	1型糖尿病	1型糖尿病・眼合併症あり	1型糖尿病・関節合併症あり
	1型糖尿病・ケトアシドーシス合併あり	1型糖尿病・昏睡合併あり	1型糖尿病・腎合併症あり
	1型糖尿病・神経学的合併症あり	1型糖尿病・多発糖尿病性合併症あり	1型糖尿病・糖尿病性合併症あり
	1型糖尿病・糖尿病性合併症なし	1型糖尿病・末梢循環合併症あり	1型糖尿病黄斑症
	1型糖尿病合併妊娠	1型糖尿病性アシドーシス	1型糖尿病性アセトン血症
	1型糖尿病性壊疽	1型糖尿病性黄斑浮腫	1型糖尿病性潰瘍
	1型糖尿病性眼筋麻痺	1型糖尿病性肝障害	1型糖尿病性関節症
	1型糖尿病性筋萎縮症	1型糖尿病性血管障害	1型糖尿病性ケトアシドーシス
	1型糖尿病性高コレステロール血症	1型糖尿病性虹彩炎	1型糖尿病性骨症
	1型糖尿病性昏睡	1型糖尿病性自律神経ニューロパチー	1型糖尿病性神経因性膀胱
	1型糖尿病性神経痛	1型糖尿病性腎硬化症	1型糖尿病性腎症
	1型糖尿病性腎症第1期	1型糖尿病性腎症第2期	1型糖尿病性腎症第3期
	1型糖尿病性腎症第3期A	1型糖尿病性腎症第3期B	1型糖尿病性腎症第4期
	1型糖尿病性腎症第5期	1型糖尿病性腎不全	1型糖尿病性水疱
	1型糖尿病性精神障害	1型糖尿病性そう痒症	1型糖尿病性多発ニューロパチー
	1型糖尿病性単ニューロパチー	1型糖尿病性中心性網膜症	1型糖尿病性低血糖性昏睡
	1型糖尿病性動脈硬化症	1型糖尿病性動脈閉塞症	1型糖尿病性ニューロパチー
	1型糖尿病性白内障	1型糖尿病性皮膚障害	1型糖尿病性浮腫性硬化症
	1型糖尿病性末梢血管症	1型糖尿病性末梢血管障害	1型糖尿病性末梢神経障害
	1型糖尿病性網膜症	2型糖尿病	2型糖尿病・眼合併症あり
	2型糖尿病・関節合併症あり	2型糖尿病・ケトアシドーシス合併あり	2型糖尿病・昏睡合併あり

	2型糖尿病・腎合併症あり	2型糖尿病・神経学的合併症あり	2型糖尿病・多発糖尿病性合併症あり
	2型糖尿病・糖尿病性合併症あり	2型糖尿病・糖尿病性合併症なし	2型糖尿病・末梢循環合併症あり
	2型糖尿病黄斑症	2型糖尿病合併妊娠	2型糖尿病性アシドーシス
	2型糖尿病性アセトン血症	2型糖尿病性壊疽	2型糖尿病性黄斑浮腫
	2型糖尿病性潰瘍	2型糖尿病性眼筋麻痺	2型糖尿病性肝障害
	2型糖尿病性関節症	2型糖尿病性筋萎縮症	2型糖尿病性血管障害
	2型糖尿病性ケトアシドーシス	2型糖尿病性高コレステロール血症	2型糖尿病性虹彩炎
	2型糖尿病性骨症	2型糖尿病性昏睡	2型糖尿病性自律神経ニューロパチー
	2型糖尿病性神経因性膀胱	2型糖尿病性神経痛	2型糖尿病性腎硬化症
	2型糖尿病性腎症	2型糖尿病性腎症第1期	2型糖尿病性腎症第2期
	2型糖尿病性腎症第3期	2型糖尿病性腎症第3期A	2型糖尿病性腎症第3期B
	2型糖尿病性腎症第4期	2型糖尿病性腎症第5期	2型糖尿病性腎不全
	2型糖尿病性水疱	2型糖尿病性精神障害	2型糖尿病性そう痒症
	2型糖尿病性多発ニューロパチー	2型糖尿病性単ニューロパチー	2型糖尿病性中心性網膜症
	2型糖尿病性低血糖性昏睡	2型糖尿病性動脈硬化症	2型糖尿病性動脈閉塞症
	2型糖尿病性ニューロパチー	2型糖尿病性白内障	2型糖尿病性皮膚障害
	2型糖尿病性浮腫性硬化症	2型糖尿病性末梢血管症	2型糖尿病性末梢血管障害
	2型糖尿病性末梢神経障害	2型糖尿病性ミオパチー	2型糖尿病性網膜症
あ	安定型糖尿病	インスリンレセプター異常症	ウイルス性糖尿病
	ウイルス性糖尿病・眼合併症あり	ウイルス性糖尿病・ケトアシドーシス合併あり	ウイルス性糖尿病・昏睡合併あり
	ウイルス性糖尿病・腎合併症あり	ウイルス性糖尿病・神経学的合併症あり	ウイルス性糖尿病・多発糖尿病性合併症あり
	ウイルス性糖尿病・糖尿病性合併症あり	ウイルス性糖尿病・糖尿病性合併症なし	ウイルス性糖尿病・末梢循環合併症あり
か	栄養不良関連糖尿病	緩徐進行1型糖尿病	緩徐進行1型糖尿病・眼合併症あり
	緩徐進行1型糖尿病・関節合併症あり	緩徐進行1型糖尿病・ケトアシドーシス合併あり	緩徐進行1型糖尿病・昏睡合併あり
	緩徐進行1型糖尿病・腎合併症あり	緩徐進行1型糖尿病・神経学的合併症あり	緩徐進行1型糖尿病・多発糖尿病性合併症あり
	緩徐進行1型糖尿病・糖尿病性合併症なし	緩徐進行1型糖尿病・末梢循環合併症あり	キンメルスチール・ウイルソン症候群
	劇症1型糖尿病	高血糖高浸透圧症候群	高浸透圧性非ケトン性昏睡
さ	若年2型糖尿病	新生児一過性糖尿病	新生児糖尿病
	膵性糖尿病・眼合併症あり	膵性糖尿病・ケトアシドーシス合併あり	膵性糖尿病・昏睡合併あり
	膵性糖尿病・腎合併症あり	膵性糖尿病・神経学的合併症あり	膵性糖尿病・多発糖尿病性合併症あり
	膵性糖尿病・糖尿病性合併症あり	膵性糖尿病・糖尿病性合併症なし	膵性糖尿病・末梢循環合併症あり
	ステロイド糖尿病	ステロイド糖尿病・眼合併症あり	ステロイド糖尿病・ケトアシドーシス合併あり
	ステロイド糖尿病・昏睡合併あり	ステロイド糖尿病・腎合併症あり	ステロイド糖尿病・神経学的合併症あり
	ステロイド糖尿病・多発糖尿病性合併症あり	ステロイド糖尿病・糖尿病性合併症あり	ステロイド糖尿病・糖尿病性合併症なし
	ステロイド糖尿病・末梢循環合併症あり	増殖性糖尿病性網膜症	増殖性糖尿病性網膜症・1型糖尿病
た	増殖性糖尿病性網膜症・2型糖尿病	糖尿病・糖尿病性合併症なし	糖尿病黄斑症
	糖尿病黄斑浮腫	糖尿病性アシドーシス	糖尿病性アセトン血症
	糖尿病性壊疽	糖尿病性潰瘍	糖尿病性眼筋麻痺
	糖尿病性肝障害	糖尿病性関節症	糖尿病性筋萎縮症
	糖尿病性血管障害	糖尿病性ケトアシドーシス	糖尿病性高コレステロール血症
	糖尿病性虹彩炎	糖尿病性骨症	糖尿病性昏睡
	糖尿病性自律神経ニューロパチー	糖尿病性神経因性膀胱	糖尿病性神経痛
	糖尿病性腎硬化症	糖尿病性腎症	糖尿病性腎不全
	糖尿病性水疱	糖尿病性精神障害	糖尿病性そう痒症
	糖尿病性多発ニューロパチー	糖尿病性単ニューロパチー	糖尿病性中心性網膜症
	糖尿病性低血糖性昏睡	糖尿病性動脈閉塞症	糖尿病性ニューロパチー
	糖尿病性白内障	糖尿病性皮膚障害	糖尿病性浮腫性硬化症
	糖尿病性末梢血管症	糖尿病性末梢血管障害	糖尿病性末梢神経障害
な	糖尿病母体児	糖尿病網膜症	二次性糖尿病
	二次性糖尿病・眼合併症あり	二次性糖尿病・ケトアシドーシス合併あり	二次性糖尿病・昏睡合併あり
	二次性糖尿病・腎合併症あり	二次性糖尿病・神経学的合併症あり	二次性糖尿病・多発糖尿病性合併症あり
	二次性糖尿病・糖尿病性合併症あり	二次性糖尿病・糖尿病性合併症なし	二次性糖尿病・末梢循環合併症あり
	妊娠中の耐糖能低下	妊娠中の糖尿病	妊娠糖尿病母体児症候群
や	不安定型糖尿病	薬剤性糖尿病	薬剤性糖尿病・眼合併症あり
	薬剤性糖尿病・ケトアシドーシス合併あり	薬剤性糖尿病・昏睡合併あり	薬剤性糖尿病・腎合併症あり
	薬剤性糖尿病・神経学的合併症あり	薬剤性糖尿病・多発糖尿病性合併症あり	薬剤性糖尿病・糖尿病性合併症あり
	薬剤性糖尿病・糖尿病性合併症なし	薬剤性糖尿病・末梢循環合併症あり	
△	インスリンショック	インスリン抵抗性糖尿病	化学的糖尿病
	境界型糖尿病	膵性糖尿病	低血糖昏睡
	糖尿病合併症	糖尿病性動脈硬化症	妊娠糖尿病
	非糖尿病性低血糖性昏睡		

用法用量　キシリトールとして，通常，成人1日2～50gを1～数回に分けて静脈内注射又は点滴静注する。
なお，年齢，症状により適宜増減する。ただし，キシリトールとして1日量100gまでとする。
点滴静注する場合，その速度はキシリトールとして，0.3g/kg/hr以下とすること。

禁忌　低張性脱水症の患者

キシリトール注5%「フソー」：扶桑薬品　5%200mL1袋[222円/袋]，5%500mL1袋[226円/袋]

キロサイドN注400mg　規格：400mg1管[5277円/管]
キロサイドN注1g　規格：1g1瓶[11589円/瓶]
シタラビン　日本新薬　422

【効能効果】

シタラビン大量療法

再発又は難治性の下記疾患

(1)急性白血病(急性骨髄性白血病，急性リンパ性白血病)

(2)悪性リンパ腫

ただし，急性リンパ性白血病及び悪性リンパ腫については他の抗腫瘍剤と併用する場合に限る。

【対応標準病名】

◎	悪性リンパ腫	急性骨髄性白血病	急性白血病
	急性リンパ性白血病		
○	B細胞リンパ腫	MALTリンパ腫	胃MALTリンパ腫
	胃悪性リンパ腫	眼窩悪性リンパ腫	急性骨髄単球性白血病
	急性前骨髄球性白血病	急性単球性白血病	頚部悪性リンパ腫
	結腸悪性リンパ腫	甲状腺MALTリンパ腫	甲状腺悪性リンパ腫
	骨悪性リンパ腫	混合型白血病	縦隔悪性リンパ腫
	十二指腸悪性リンパ腫	小腸悪性リンパ腫	心臓悪性リンパ腫
	精巣悪性リンパ腫	大腸MALTリンパ腫	大腸悪性リンパ腫
	直腸MALTリンパ腫	直腸悪性リンパ腫	二次性白血病
	脳悪性リンパ腫	膿胸関連リンパ腫	肺MALTリンパ腫
	脾悪性リンパ腫	非定型的白血病	非ホジキンリンパ腫
	扁桃悪性リンパ腫	末梢性T細胞リンパ腫	マントル細胞リンパ腫

	免疫芽球性リンパ節症	リンパ芽球性リンパ腫	リンパ腫
	濾胞性リンパ腫		
△	ALK陽性未分化大細胞リンパ腫	BCR－ABL1陽性Bリンパ芽球性白血病	BCR－ABL1陽性Bリンパ芽球性白血病/リンパ腫
	B細胞性前リンパ球性白血病	Bリンパ芽球性白血病	Bリンパ芽球性白血病/リンパ腫
	CCR4陽性成人T細胞白血病リンパ腫	E2A－PBX1陽性Bリンパ芽球性白血病	E2A－PBX1陽性Bリンパ芽球性白血病/リンパ腫
	IL3－IGH陽性Bリンパ芽球性白血病	IL3－IGH陽性Bリンパ芽球性白血病/リンパ腫	MLL再構成型Bリンパ芽球性白血病
	MLL再構成型Bリンパ芽球性白血病/リンパ腫	Ph陽性急性リンパ性白血病	TEL－AML1陽性Bリンパ芽球性白血病
	TEL－AML1陽性Bリンパ芽球性白血病/リンパ腫	T細胞性前リンパ球白血病	T細胞性大顆粒リンパ球白血病
	Tリンパ芽球性白血病	Tリンパ芽球性白血病/リンパ腫	悪性リンパ腫骨髄浸潤
	アグレッシブNK細胞白血病	異型リンパ球増加症	肝脾T細胞リンパ腫
	急性巨核芽球性白血病	くすぶり型白血病	形質細胞白血病
	血管内大細胞型B細胞性リンパ腫	血管免疫芽球性T細胞リンパ腫	高2倍体性Bリンパ芽球性白血病
	高2倍体性Bリンパ芽球性白血病/リンパ腫	好酸球減少症	好中球増加症
	骨髄異形成症候群	骨髄性白血病骨髄浸潤	症候性貧血
	小児EBV陽性T細胞リンパ増殖性疾患	小児急性リンパ性白血病	小児骨髄異形成症候群
	小児全身性EBV陽性T細胞リンパ増殖性疾患	髄膜白血病	成人T細胞白血病骨髄浸潤
	成人T細胞白血病リンパ腫	成人T細胞白血病リンパ腫・急性型	成人T細胞白血病リンパ腫・くすぶり型
	成人T細胞白血病リンパ腫・慢性型	成人T細胞白血病リンパ腫・リンパ腫型	赤白血病
	節外性NK/T細胞リンパ腫・鼻型	単球性白血病	単球増加症
	腸管症関連T細胞リンパ腫	低2倍体性Bリンパ芽球性白血病	低2倍体性Bリンパ芽球性白血病/リンパ腫
	バーキット白血病	白赤芽球症	白血球増加症
	白血病	脾B細胞性リンパ腫/白血病・分類不能型	脾性貧血
	脾びまん性赤脾髄小B細胞性リンパ腫	皮膚白血病	肥満細胞性白血病
	プラスマ細胞増加症	分類不能型骨髄異形成症候群	ヘアリー細胞白血病
	ヘアリー細胞白血病亜型	本態性白血球増多症	慢性NK細胞リンパ増殖性疾患
	慢性単球性白血病	未分化大細胞リンパ腫	無リンパ球症
	リンパ球異常	リンパ球減少症	リンパ球増加症
	リンパ性白血病骨髄浸潤	リンパ組織球増多症	
※	**適応外使用可** 原則として，「シタラビン【注射薬】」を「造血幹細胞移植前処置」として処方した場合，当該使用事例を審査上認める。		

用法用量

シタラビン大量療法

(1)急性骨髄性白血病

通常，成人には，シタラビンとして1回2g/m^{2}を5%ブドウ糖液あるいは生理食塩液に混合して300～500mLとし，12時間毎に3時間かけて点滴で最大6日間連日静脈内投与する。

小児に投与する場合には，シタラビンとして1回3g/m^{2}を12時間毎に3時間かけて点滴で3日間連日静脈内投与する。

(2)急性リンパ性白血病

通常，成人には，他の抗腫瘍剤と併用し，シタラビンとして1回2g/m^{2}を5%ブドウ糖液あるいは生理食塩液に混合して300～500mLとし，12時間毎に3時間かけて点滴で最大6日間連日静脈内投与する。

小児に投与する場合には，他の抗腫瘍剤と併用し，シタラビンとして1回2g/m^{2}を12時間毎に3時間かけて点滴で3日間連日静脈内投与する。

(3)悪性リンパ腫

通常，成人には，他の抗腫瘍剤と併用し，シタラビンとして1回2g/m^{2}を5%ブドウ糖液あるいは生理食塩液に混合して300～500mLとし，1日1～2回3時間かけて点滴で1～2日間（最大2回）連日静脈内投与する。

小児に投与する場合には，他の抗腫瘍剤と併用し，シタラビンとして1回2g/m^{2}を12時間毎に3時間かけて点滴で3日間連日静脈内投与する。

なお，患者の年齢，末梢血及び骨髄の状態等により適宜減量する。

用法用量に関連する使用上の注意

(1)点滴時間は本剤の有効性及び安全性に関与しており，時間の短縮は血中濃度の上昇により中枢神経系毒性の増加につながるおそれがあり，時間の延長は患者の負担も大きく，薬剤の暴露時間増加により骨髄抑制の遷延に伴う感染症・敗血症の増加につながるおそれがある。

(2)急性リンパ性白血病及び悪性リンパ腫に対する他の抗腫瘍剤との併用療法においては，併用薬剤の添付文書も参照すること。

警告

シタラビン大量療法

(1)シタラビン大量療法（以下，本療法）は高度の危険性を伴うので，投与中及び投与後の一定期間は患者を入院環境で医師の管理下に置くこと。

また，緊急医療体制の整備された医療機関においてがん化学療法に十分な知識と経験を持つ医師のもとで本療法が適切と判断される症例についてのみ実施すること。他の抗腫瘍剤と併用する場合，適応患者の選択にあたっては，各併用薬剤の添付文書を参照して十分注意すること。

(2)本療法施行にあたっては，患者又はその家族に有効性及び危険性を十分に説明し，同意を得てから投与を開始すること。

(3)本療法は強い骨髄機能抑制作用を有する療法であり，本療法に関連したと考えられる死亡例が確認されている。

本療法を施行したすべての患者に強い骨髄機能抑制が起こり，その結果致命的な感染症及び出血等を惹起することがあるので，本療法施行にあたっては，感染予防として無菌状態に近い状況下（無菌室，簡易無菌室等）で治療を行うなど，十分注意すること。

(4)感染症あるいは出血傾向が発現又は増悪し，致命的となることがあるので，本療法施行時に骨髄が低形成あるいは前治療又は他の薬剤による骨髄機能抑制を起こしている患者では，治療上の有益性が危険性を上回ると判断されるとき以外は施行しないこと。

(5)本療法により白血球（好中球）数が減少しているとき，38℃以上あるいはそれ未満でも悪寒・戦慄を伴う発熱をみた場合には感染症を疑い，血液培養により感染菌の同定を試みるとともに，直ちに十分な種類・量の広域抗菌剤を投与すること。

(6)本療法施行にあたっては，「禁忌」，「慎重投与」，「重要な基本的注意」の項を参照し，慎重に患者を選択すること。

なお，本療法施行時には，添付文書を熟読すること。

禁忌

(1)本剤に対する重篤な過敏症の既往歴のある患者

(2)重篤な感染症を合併している患者

原則禁忌 骨髄機能抑制のある患者

シタラビン点滴静注液400mg「テバ」：テバ製薬　400mg1瓶［3251円/瓶］，シタラビン点滴静注液1g「テバ」：テバ製薬　1g1瓶［7196円/瓶］

キ

キロサイド注20mg　規格：20mg1管［413円/管］
キロサイド注40mg　規格：40mg1管［778円/管］
キロサイド注60mg　規格：60mg1管［1167円/管］
キロサイド注100mg　規格：100mg1管［2008円/管］
キロサイド注200mg　規格：200mg1管［3094円/管］
シタラビン　日本新薬　422

【効能効果】

(1)急性白血病(赤白血病，慢性骨髄性白血病の急性転化例を含む)。
(2)消化器癌(胃癌，膵癌，肝癌，結腸癌等)，肺癌，乳癌，女性性器癌(子宮癌等)等。ただし他の抗腫瘍剤(フルオロウラシル，マイトマイシンC，シクロホスファミド水和物，メトトレキサート，ビンクリスチン硫酸塩，ビンブラスチン硫酸塩等)と併用する場合に限る。
(3)膀胱腫瘍

【対応標準病名】

◎	胃癌	肝癌	急性白血病
	結腸癌	子宮癌	女性性器癌
	膵癌	赤白血病	乳癌
	肺癌	膀胱癌	膀胱腫瘍
	慢性骨髄性白血病急性転化		
○	ALK融合遺伝子陽性非小細胞肺癌	ALK陽性未分化大細胞リンパ腫	BCR－ABL1陽性Bリンパ芽球性白血病
	BCR－ABL1陽性Bリンパ芽球性白血病/リンパ腫	B細胞性前リンパ球性白血病	Bリンパ芽球性白血病
	Bリンパ芽球性白血病/リンパ腫	CCR4陽性成人T細胞白血病リンパ腫	E2A－PBX1陽性Bリンパ芽球性白血病
	E2A－PBX1陽性Bリンパ芽球性白血病/リンパ腫	EGFR遺伝子変異陽性非小細胞肺癌	IL3－IGH陽性Bリンパ芽球性白血病
	IL3－IGH陽性Bリンパ芽球性白血病/リンパ腫	KIT(CD117)陽性胃消化管間質腫瘍	KIT(CD117)陽性結腸消化管間質腫瘍
	KIT(CD117)陽性小腸消化管間質腫瘍	KIT(CD117)陽性直腸消化管間質腫瘍	KRAS遺伝子野生型結腸癌
	KRAS遺伝子野生型直腸癌	MLL再構成型Bリンパ芽球性白血病	MLL再構成型Bリンパ芽球性白血病/リンパ腫
	Ph陽性急性リンパ性白血病	S状結腸癌	TEL－AML1陽性Bリンパ芽球性白血病
	TEL－AML1陽性Bリンパ芽球性白血病/リンパ腫	T細胞性前リンパ球白血病	T細胞性大顆粒リンパ球白血病
あ	Tリンパ芽球性白血病	Tリンパ芽球性白血病/リンパ腫	悪性ガストリノーマ
	悪性グルカゴノーマ	悪性膵内分泌腫瘍	アグレッシブNK細胞白血病
	胃悪性間葉系腫瘍	胃癌・HER2過剰発現	胃管癌
	胃癌末期	胃原発絨毛癌	胃重複癌
	胃消化管間質腫瘍	胃小弯部癌	胃進行癌
	胃前庭部癌	胃大弯部癌	遺伝性大腸癌
	遺伝性非ポリポーシス大腸癌	胃胚細胞腫瘍	胃平滑筋肉腫
	陰核癌	炎症性乳癌	横行結腸癌
か	外陰悪性黒色腫	外陰悪性腫瘍	外陰癌
	外陰部パジェット病	外陰部有棘細胞癌	回腸カルチノイド
	回腸癌	回腸消化管間質腫瘍	回盲部癌
	下行結腸癌	下部胆管癌	下葉小細胞肺癌
	下葉肺腺癌	下葉肺大細胞癌	下葉肺扁平上皮癌
	下葉非小細胞肺癌	顆粒球肉腫	肝外胆管癌
	肝細胞癌	肝細胞癌破裂	肝内胆管癌
	肝脾T細胞リンパ腫	肝門部胆管癌	気管癌
	気管支カルチノイド	気管支癌	急性巨核芽球性白血病
	急性骨髄性白血病	急性骨髄線維症	急性骨髄単球性白血病
	急性前骨髄球性白血病	急性単球性白血病	急性リンパ性白血病
	空腸カルチノイド	空腸癌	空腸消化管間質腫瘍
	くすぶり型白血病	形質細胞白血病	血管内大細胞型B細胞性リンパ腫
	結腸消化管間質腫瘍	原発性肝癌	原発性肺癌
	高2倍体性Bリンパ芽球性白血病	高2倍体性Bリンパ芽球性白血病/リンパ腫	喉頭癌
	肛門悪性黒色腫	肛門癌	肛門管癌
	肛門部癌	肛門扁平上皮癌	骨髄異形成症候群
さ	骨髄性白血病骨髄浸潤	残胃癌	子宮癌再発
	子宮体癌	子宮体癌再発	子宮内膜癌
	子宮平滑筋肉腫	十二指腸悪性ガストリノーマ	十二指腸悪性ソマトスタチノーマ
	十二指腸癌	十二指腸消化管間質腫瘍	十二指腸神経内分泌癌
	十二指腸神経内分泌腫瘍	十二指腸乳頭癌	十二指腸乳頭部癌
	小陰唇癌	上行結腸癌	小細胞肺癌
	小腸カルチノイド	小腸癌	小腸消化管間質腫瘍
	小腸平滑筋肉腫	小児EBV陽性T細胞リンパ増殖性疾患	小児急性リンパ性白血病
	小児骨髄異形成症候群	小児全身性EBV陽性T細胞リンパ増殖性疾患	上部胆管癌
	上葉小細胞肺癌	上葉肺腺癌	上葉肺大細胞癌
	上葉肺扁平上皮癌	上葉非小細胞肺癌	痔瘻癌
	進行乳癌	膵芽腫	膵管癌
	膵漿液性のう胞腺癌	膵腺房細胞癌	膵体部癌
	膵頭部カルチノイド	膵頭部癌	膵内胆管癌
	膵粘液性のう胞腺癌	膵尾部癌	髄膜白血病
	スキルス胃癌	成人T細胞白血病骨髄浸潤	成人T細胞白血病リンパ腫
	成人T細胞白血病リンパ腫・急性型	成人T細胞白血病リンパ腫・くすぶり型	成人T細胞白血病リンパ腫・慢性型
	成人T細胞白血病リンパ腫・リンパ腫型	節外性NK/T細胞リンパ腫・鼻型	前リンパ球性白血病
た	総胆管癌	大陰唇癌	大腸癌
	胆管癌	胆管細胞癌	単球性白血病
	胆のうカルチノイド	胆のう癌	胆のう管癌
	胆のう肉腫	腟悪性黒色腫	腟癌
	虫垂癌	虫垂杯細胞カルチノイド	中部胆管癌
	中葉小細胞肺癌	中葉肺腺癌	中葉肺大細胞癌
	中葉肺扁平上皮癌	中葉非小細胞肺癌	腸管症関連T細胞リンパ腫
	直腸S状部結腸癌	直腸悪性黒色腫	直腸カルチノイド
	直腸癌	直腸癌術後再発	直腸癌穿孔
	直腸脂肪肉腫	直腸消化管間質腫瘍	直腸平滑筋肉腫
な	低2倍体性Bリンパ芽球性白血病	低2倍体性Bリンパ芽球性白血病/リンパ腫	乳癌再発
	乳腺腋窩尾部乳癌	乳頭部乳癌	乳房境界部乳癌
	乳輪部乳癌	尿管癌	尿管口部膀胱癌
	尿管尿路上皮癌	尿道傍腺の悪性腫瘍	尿膜管癌
は	粘液性のう胞腺癌	バーキット白血病	肺癌による閉塞性肺炎
	肺腺癌	肺腺扁平上皮癌	肺大細胞癌
	肺粘表皮癌	肺扁平上皮癌	肺胞上皮癌
	肺未分化癌	肺門部小細胞癌	肺門部腺癌
	肺門部大細胞癌	肺門部肺癌	肺門部非小細胞癌
	肺門部扁平上皮癌	脾B細胞性リンパ腫/白血病・分類不能型	非小細胞肺癌
	非定型慢性骨髄性白血病	脾びまん性赤脾髄小B細胞性リンパ腫	肥満細胞性白血病
	噴門癌	分類不能型骨髄異形成症候群	ヘアリー細胞白血病
	ヘアリー細胞白血病亜型	膀胱円蓋部膀胱癌	膀胱頚部膀胱癌
	膀胱後壁部膀胱癌	膀胱三角部膀胱癌	膀胱上皮内癌
	膀胱前壁部膀胱癌	膀胱側壁部膀胱癌	膀胱肉腫
ま	膀胱尿路上皮癌	膀胱扁平上皮癌	慢性NK細胞リンパ増殖性疾患
	慢性骨髄性白血病	慢性骨髄性白血病移行期	慢性骨髄性白血病慢性期
	慢性単球性白血病	慢性白血病	慢性リンパ性白血病

ら	盲腸癌	卵管癌	卵巣カルチノイド
	卵巣癌	卵巣癌肉腫	卵巣絨毛癌
	卵巣胎児性癌	卵巣肉腫	卵巣胚細胞腫瘍
	卵巣未分化胚細胞腫	卵巣卵黄のう腫瘍	卵巣類皮のう胞癌
	リンパ性白血病	リンパ性白血病骨髄浸潤	
△	VIP 産生腫瘍	悪性インスリノーマ	悪性ソマトスタチノーマ
	悪性虫垂粘液瘤	胃脂肪肉腫	胃体部癌
	胃底部癌	胃幽門部癌	下葉肺癌
	肝悪性腫瘍	肝芽腫	肝カルチノイド
	肝奇形腫	肝血管肉腫	肝脂肪肉腫
	肝のう胞腺癌	肝平滑筋肉腫	肝門部癌
	肝弯曲部癌	結腸脂肪肉腫	好塩基球性白血病
	好酸球性白血病	好中球性白血病	骨髄性白血病
	骨髄単球性白血病	混合型肝癌	混合型白血病
	細気管支肺胞上皮癌	子宮癌肉腫	子宮内膜間質肉腫
	子宮肉腫	若年性骨髄単球性白血病	十二指腸カルチノイド
	十二指腸平滑筋肉腫	主気管支の悪性腫瘍	上行結腸カルチノイド
	上行結腸平滑筋肉腫	小腸脂肪肉腫	上葉肺癌
	膵管内管状腺癌	膵管内乳頭粘液性腺癌	膵頚部癌
	膵脂肪肉腫	膵体尾部癌	胎芽性肉腫
	多発性膀胱腫瘍	虫垂カルチノイド	中葉肺癌
	二次性白血病	乳癌・HER2 過剰発現	乳房下外側部乳癌
	乳房下内側部乳癌	乳房脂肪肉腫	乳房上外側部乳癌
	乳房上内側部乳癌	乳房中央部乳癌	乳房パジェット病
	非定型的白血病	脾弯曲部癌	慢性骨髄単球性白血病
	盲腸カルチノイド	幽門癌	幽門前庭部癌
※	適応外使用可 原則として,「シタラビン【注射薬】」を「造血幹細胞移植前処置」として処方した場合,当該使用事例を審査上認める。		

用法用量

(1)急性白血病

①寛解導入：急性白血病の寛解導入には，シタラビンとして通常 1 日小児 0.6～2.3mg/kg，成人 0.8～1.6mg/kg を 250～500mL の 5%ブドウ糖液あるいは生理食塩液に混合して，点滴で静脈内投与するか，又は 20mL の 20%ブドウ糖液あるいは生理食塩液に混合して，ワンショットで静脈内投与する。通常 2～3 週間連続投与を行う。

②維持療法：寛解が得られた場合は，維持療法として上記用量を 1 週 1 回そのまま皮下，筋肉内投与するか，あるいは上記用法に従い静脈内投与する。

③髄腔内化学療法

通常，成人にはシタラビンとして 1 回 25～40mg を 1 週間に 1～2 回髄腔内に投与する。小児に投与する場合には，下記を参考に年齢・体格等に応じて投与量を調節する。

なお，併用する他の抗腫瘍剤及び患者の状態により投与間隔は適宜延長すること。髄液に異常所見を認める場合は，正常化するまで投与を継続すること。

1 歳	2 歳	3 歳以上
15～20mg	20～30mg	25～40mg

年齢，症状により適宜増減する。

併用する薬剤の組合せ，併用量等は医師の判断による。

(2)消化器癌，肺癌，乳癌，女性性器癌等

①静脈内注射：消化器癌，肺癌，乳癌，女性性器癌等に他の抗腫瘍剤(フルオロウラシル，マイトマイシン C，シクロホスファミド水和物，メトトレキサート，ビンクリスチン硫酸塩等)と併用するときは，シタラビンとして通常 1 回 0.2～0.8mg/kg を 1 週間に 1～2 回点滴で静脈内投与するか，又はワンショットで静脈内投与する。

②局所動脈内注射：局所動脈内注入の場合は，シタラビンとして通常 1 日 0.2～0.4mg/kg を他の抗腫瘍剤(フルオロウラシル，マイトマイシン C，シクロホスファミド水和物，ビンクリスチン硫酸塩，ビンブラスチン硫酸塩等)と併用して持続注入ポンプで投与する。

年齢，症状により適宜増減する。

併用する薬剤の組合せ，併用量等は医師の判断による。

(3)膀胱腫瘍

膀胱腫瘍に単独膀胱内注入を行う場合は，シタラビンとして通常 200～400mg を，また，他の抗腫瘍剤(マイトマイシン C 等)と併用し，膀胱内注入を行う場合は，シタラビンとして通常 100～300mg を 10～40mL の生理食塩液又は注射用蒸留水に混合して 1 日 1 回又は週 2～3 回膀胱内に注入する。

年齢，症状により適宜増減する。

併用する薬剤の組合せ，併用量等は医師の判断による。

用法用量に関連する使用上の注意

(1)急性白血病の髄腔内化学療法に対して本剤を使用する際には，国内外の最新のガイドライン等を参考にすること。

(2)キロサイド注の膀胱内注入法

①カテーテルで十分に導尿し，膀胱内を空にする。

②キロサイド注を単独注入の場合はシタラビンとして 200～400mg を，また，他の抗腫瘍剤との併用注入の場合は 100～300mg を 10～40mL の生理食塩液又は注射用蒸留水で 5～20mg/mL になるよう混合する。

③この液を前記のカテーテルより膀胱内に注入し，1～2 時間排尿を我慢させる。

警告　本剤は，緊急時に十分対応できる医療施設において，がん化学療法に十分な知識・経験を持つ医師のもとで，本剤の投与が適切と判断される症例についてのみ投与すること。また，本剤による治療開始に先立ち，患者又はその家族に有効性及び危険性を十分に説明し，同意を得てから投与を開始すること。

禁忌　本剤に対する重篤な過敏症の既往歴のある患者

キンダリー透析剤2D　規格：3袋1組［1368円/組］
キンダリー透析剤2E　規格：2袋1組［1330円/組］
キンダリー透析剤4D　規格：3袋1組［1365円/組］
キンダリー透析剤4E　規格：2袋1組［1328円/組］
キンダリー透析剤AF2P号
規格：10L1瓶(炭酸水素ナトリウム付)［1476円/瓶］
キンダリー透析剤AF2号
規格：9L1瓶(炭酸水素ナトリウム液付)［2970円/瓶］，6L1瓶(炭酸水素ナトリウム液付)［2246円/瓶］
キンダリー透析剤AF4P号
規格：10L1瓶(炭酸水素ナトリウム付)［1553円/瓶］
キンダリー透析剤AF4号
規格：6L1瓶(炭酸水素ナトリウム液付)［2266円/瓶］，9L1瓶(炭酸水素ナトリウム液付)［－］

ブドウ糖　塩化カリウム　塩化カルシウム水和物　塩化ナトリウム　塩化マグネシウム　炭酸水素ナトリウム　無水酢酸ナトリウム　扶桑薬品　341

【効能効果】

慢性腎不全における透析型人工腎臓の灌流液として用いる。(無糖の透析液では血糖値管理の困難な患者及び他の重炭酸型透析液では高カリウム血症，高マグネシウム血症の改善が不十分な場合，又は高カルシウム血症を起こすおそれのある場合に用いる。)

【対応標準病名】

◎	慢性腎不全		
○	1 型糖尿病性腎不全	2 型糖尿病性腎不全	腎性網膜症
	糖尿病性腎不全	尿毒症性心膜炎	尿毒症性多発性ニューロパチー
	尿毒症性ニューロパチー	尿毒症性脳症	尿毒症肺
	末期腎不全	慢性腎臓病ステージ G5	慢性腎臓病ステージ G5D
△	赤血球造血刺激因子製剤低反応性貧血	尿毒症性心筋症	慢性腎臓病ステージ G3
	慢性腎臓病ステージ G3a	慢性腎臓病ステージ G3b	慢性腎臓病ステージ G4

効能効果に関連する使用上の注意　〔キンダリー透析剤 4D，キ

ンダリー透析剤 4E，キンダリー透析剤 AF4P 号，キンダリー透析剤 AF4 号〕：適応となる透析患者の病態を把握のうえ本剤の特徴を考慮して使用すること。

用法用量

〔キンダリー透析剤 2D〕

通常，粉末溶解装置で溶解し，血液透析を行う場合の灌流液として使用する。用時，A-1 剤（2,506g）と A-2 剤（350g）に透析用希釈用水を加えて溶解し，10L とし A 液とする。B 剤（炭酸水素ナトリウム 882g）に透析用希釈用水を加えて，所定の容量に溶解し，これに A 液 10L 及び透析用希釈用水を加えて 350L とする。用量は透析時間により異なるが，通常，灌流液として 150～300L を用いる。

＜調製後の糖・電解質濃度（理論値）＞

電解質濃度（mEq/L）							ブドウ糖（mg/dL）
Na^+	K^+	Ca^{++}	Mg^{++}	Cl^-	CH_3COO^-	HCO_3^-	$C_6H_{12}O_6$
140.0	2.0	3.0	1.0	110.0	8.0*	30.0	100.0

＊ pH 調節剤氷酢酸の CH_3COO^-2mEq/L を含む。

〔キンダリー透析剤 2E〕

通常，粉末溶解装置で溶解し，血液透析を行う場合の灌流液として使用する。用時，A 剤（2,856g）に透析用希釈用水を加えて溶解し，10L とし A 液とする。B 剤（炭酸水素ナトリウム 882g）に透析用希釈用水を加えて，所定の容量に溶解し，これに A 液 10L 及び透析用希釈用水を加えて 350L とする。用量は透析時間により異なるが，通常，灌流液として 150～300L を用いる。

＜調製後の糖・電解質濃度（理論値）＞

電解質濃度（mEq/L）							ブドウ糖（mg/dL）
Na^+	K^+	Ca^{++}	Mg^{++}	Cl^-	CH_3COO^-	HCO_3^-	$C_6H_{12}O_6$
140.0	2.0	3.0	1.0	110.0	8.0*	30.0	100.0

＊ pH 調節剤氷酢酸の CH_3COO^-2mEq/L を含む。

〔キンダリー透析剤 4D〕

通常，粉末溶解装置で溶解し，血液透析を行う場合の灌流液として使用する。用時，A-1 剤（2,550.5g）と A-2 剤（437.5g）に透析用希釈用水を加えて溶解し，10L とし A 液とする。B 剤（炭酸水素ナトリウム 808.5g）に透析用希釈用水を加えて，所定の容量に溶解し，これに A 液 10L 及び透析用希釈用水を加えて 350L とする。用量は透析時間により異なるが，通常，灌流液として 150～300L を用いる。

＜調製後の糖・電解質濃度（理論値）＞

電解質濃度（mEq/L）							ブドウ糖（mg/dL）
Na^+	K^+	Ca^{++}	Mg^{++}	Cl^-	CH_3COO^-	HCO_3^-	$C_6H_{12}O_6$
140	2.0	2.75	1.0	112.25	8*	27.5	125

＊ pH 調節剤氷酢酸の CH_3COO^-2mEq/L を含む。

〔キンダリー透析剤 4E〕

通常，粉末溶解装置で溶解し，血液透析を行う場合の灌流液として使用する。用時，A 剤（2,988.0g）に透析用希釈用水を加えて溶解し，10L とし A 液とする。B 剤（炭酸水素ナトリウム 808.5g）に透析用希釈用水を加えて，所定の容量に溶解し，これに A 液 10L 及び透析用希釈用水を加えて 350L とする。用量は透析時間により異なるが，通常，灌流液として 150～300L を用いる。

＜調製後の糖・電解質濃度（理論値）＞

電解質濃度（mEq/L）							ブドウ糖（mg/dL）
Na^+	K^+	Ca^{++}	Mg^{++}	Cl^-	CH_3COO^-	HCO_3^-	$C_6H_{12}O_6$
140	2.0	2.75	1.0	112.25	8*	27.5	125

＊ pH 調節剤氷酢酸の CH_3COO^-2mEq/L を含む。

〔キンダリー透析剤 AF2P 号〕

通常，A 液：（B 末水溶液＋希釈水）＝1：34 の希釈・調製比率の重炭酸型透析液供給装置を用いて血液透析を行う場合の灌流液として使用する。すなわち，B 末を精製水又は注射用水に溶かし，炭酸水素ナトリウム 882g に対応する容量をとり，これに A 液 10L 及び水を加えて 350L とする。用量は透析時間により異なるが，通常，灌流液として 150～300L を用いる。

＜希釈調製後の糖・電解質濃度（理論値）＞

電解質濃度（mEq/L）							ブドウ糖（mg/dL）
Na^+	K^+	Ca^{++}	Mg^{++}	Cl^-	CH_3COO^-	HCO_3^-	$C_6H_{12}O_6$
140	2.0	3.0	1.0	110	8*	30	100

＊ pH 調節剤氷酢酸の CH_3COO^-2mEq/L を含む。

＜希釈調製後の総浸透圧（理論値）＞：298mOsm

〔キンダリー透析剤 AF2 号〕

通常，A 液：B 液：希釈水＝1：1.26：32.74 の希釈・調製比率の重炭酸型透析液供給装置を用いて血液透析を行う場合の灌流液として使用する。用量は透析時間により異なるが，通常，灌流液として 150～300L を用いる。

＜希釈調製後の糖・電解質濃度（理論値）＞

電解質濃度（mEq/L）							ブドウ糖（mg/dL）
Na^+	K^+	Ca^{++}	Mg^{++}	Cl^-	CH_3COO^-	HCO_3^-	$C_6H_{12}O_6$
140	2.0	3.0	1.0	110	8*	30	100

＊ pH 調節剤氷酢酸の CH_3COO^-2mEq/L を含む。

＜希釈調製後の総浸透圧（理論値）＞：298mOsm

〔キンダリー透析剤 AF4P 号〕

通常，A 液：（B 末水溶液＋透析用希釈用水）＝1：34 の希釈・調製比率の重炭酸型透析液供給装置を用いて血液透析を行う場合の灌流液として使用する。すなわち，B 末を透析用希釈用水に溶かし，炭酸水素ナトリウム 808.5g に対応する容量をとり，これに A 液 10L 及び透析用希釈用水を加えて 350L とする。用量は透析時間により異なるが，通常，灌流液として 150～300L を用いる。

＜希釈調製後の糖・電解質濃度（理論値）＞

電解質濃度（mEq/L）							ブドウ糖（mg/dL）
Na^+	K^+	Ca^{++}	Mg^{++}	Cl^-	CH_3COO^-	HCO_3^-	$C_6H_{12}O_6$
140	2.0	2.75	1.0	112.25	8*	27.5	125

＊ pH 調節剤氷酢酸の CH_3COO^-2mEq/L を含む。

〔キンダリー透析剤 AF4 号〕

通常，A 液：B 液：透析用希釈用水＝1：1.26：32.74 の希釈・調製比率の重炭酸型透析液供給装置を用いて血液透析を行う場合の灌流液として使用する。用量は透析時間により異なるが，通常，灌流液として 150～300L を用いる。

＜希釈調製後の糖・電解質濃度（理論値）＞

電解質濃度（mEq/L）							ブドウ糖（mg/dL）
Na^+	K^+	Ca^{++}	Mg^{++}	Cl^-	CH_3COO^-	HCO_3^-	$C_6H_{12}O_6$
140	2.0	2.75	1.0	112.25	8*	27.5	125

＊ pH 調節剤氷酢酸の CH_3COO^-2mEq/L を含む。

キドライム透析剤T－30：富田　2袋1組［1280円/組］

キンダリー透析剤3D　規格：3袋1組［1319円/組］
キンダリー透析剤3E　規格：2袋1組［1319円/組］
キンダリー透析剤AF3P号
規格：10L1瓶（炭酸水素ナトリウム付）［1613円/瓶］
キンダリー透析剤AF3号　規格：9L1瓶（炭酸水素ナトリウム液付）［3123円/瓶］，6L1瓶（炭酸水素ナトリウム液付）［2277円/瓶］

ブドウ糖　塩化カリウム　塩化カルシウム水和物　塩化ナトリウム　塩化マグネシウム　炭酸水素ナトリウム　無水酢酸ナトリウム　扶桑薬品　341

【効能効果】

慢性腎不全における透析型人工腎臓の灌流液として，活性型ビタミンD_3製剤やカルシウム製剤の投与などによる高カルシウム血症の場合であって，以下の要因を持つものに用いる。

(1)重炭酸濃度の高い重炭酸型透析液では，過度のアルカローシスを起こすおそれのある場合

(2)糖濃度の低い透析液では，糖尿病など血糖値管理が困難な患者であって，透析開始時高い血糖値(200mg/dL 程度)を示す場合

(3)カリウム，マグネシウムの高い透析液では，高カリウム血症，高マグネシウム血症の改善が不十分な場合

【対応標準病名】

◎	慢性腎不全		
○	1型糖尿病性腎不全	2型糖尿病性腎不全	腎性網膜症
	糖尿病性腎不全	尿毒症性心膜炎	尿毒症性多発性ニューロパチー
	尿毒症性ニューロパチー	尿毒症性脳症	尿毒症肺
	末期腎不全	慢性腎臓病ステージG5	慢性腎臓病ステージG5D
△	赤血球造血刺激因子製剤低反応性貧血	尿毒症性心筋症	慢性腎臓病ステージG3
	慢性腎臓病ステージG3a	慢性腎臓病ステージG3b	慢性腎臓病ステージG4

用法用量

〔キンダリー透析剤3D〕：通常，粉末溶解装置で溶解し，血液透析を行う場合の灌流液として使用する。用時，A-1剤(2,595g)とA-2剤(525g)に透析用希釈用水を加えて溶解し，10LとしA液とする。B剤(炭酸水素ナトリウム735g)に透析用希釈用水を加えて，所定の容量に溶解し，これにA液10L及び透析用希釈用水を加えて350Lとする。

〔キンダリー透析剤3E〕：通常，粉末溶解装置で溶解し，血液透析を行う場合の灌流液として使用する。用時，A剤(3,120g)に透析用希釈用水を加えて溶解し，10LとしA液とする。B剤(炭酸水素ナトリウム735g)に透析用希釈用水を加えて，所定の容量に溶解し，これにA液10L及び透析用希釈用水を加えて350Lとする。

〔キンダリー透析剤3D，キンダリー透析剤3E〕

用量は透析時間により異なるが，通常，灌流液として150～300Lを用いる。

＜調製後の糖・電解質濃度(理論値)＞

電解質濃度(mEq/L)							ブドウ糖(mg/dL)
Na^+	K^+	Ca^{++}	Mg^{++}	Cl^-	CH_3COO^-	HCO_3^-	$C_6H_{12}O_6$
140.0	2.0	2.5	1.0	114.5	8.0*	25.0	150.0

＊pH調節剤氷酢酸のCH_3COO^-2mEq/Lを含む。

〔キンダリー透析剤AF3P号〕：通常，A液：(B末水溶液＋希釈水)＝1：34の希釈・調製比率の重炭酸型透析液供給装置を用いて血液透析を行う場合の灌流液として使用する。すなわち，B末を精製水又は注射用水に溶かし，炭酸水素ナトリウム735gに対応する容量をとり，これにA液10L及び水を加えて350Lとする。

〔キンダリー透析剤AF3号〕：通常，A液：B液：希釈水＝1：1.26：32.74の希釈・調製比率の重炭酸型透析液供給装置を用いて血液透析を行う場合の灌流液として使用する。

〔キンダリー透析剤AF3P号，キンダリー透析剤AF3号〕

用量は透析時間により異なるが，通常，灌流液として150～300Lを用いる。

＜希釈調製後の糖・電解質濃度(理論値)＞

電解質濃度(mEq/L)							ブドウ糖(mg/dL)
Na^+	K^+	Ca^{++}	Mg^{++}	Cl^-	CH_3COO^-	HCO_3^-	$C_6H_{12}O_6$
140	2.0	2.5	1.0	114.5*	8	25	150

＊pH調節剤希塩酸のCl^-約2mEq/Lを含む。

＜希釈調製後の総浸透圧(理論値)＞：300mOsm

キンダリー透析剤AF1P号
規格：10L1瓶（炭酸水素ナトリウム付）［1727円/瓶］
キンダリー透析剤AF1号
規格：9L1瓶（炭酸水素ナトリウム液付）［3289円/瓶］

塩化カリウム　塩化カルシウム水和物　塩化ナトリウム　塩化マグネシウム　炭酸水素ナトリウム　無水酢酸ナトリウム　扶桑薬品　341

【効能効果】

慢性腎不全における透析型人工腎臓の灌流液として用いる。

【対応標準病名】

◎	慢性腎不全		
○	1型糖尿病性腎不全	2型糖尿病性腎不全	腎性網膜症
	糖尿病性腎不全	尿毒症性心膜炎	尿毒症性多発性ニューロパチー
	尿毒症性ニューロパチー	尿毒症性脳症	尿毒症肺
	末期腎不全	慢性腎臓病ステージG5	慢性腎臓病ステージG5D
△	赤血球造血刺激因子製剤低反応性貧血	尿毒症性心筋症	慢性腎臓病ステージG3
	慢性腎臓病ステージG3a	慢性腎臓病ステージG3b	慢性腎臓病ステージG4

用法用量

〔キンダリー透析剤AF1P号〕：通常，A液：(B末水溶液＋希釈水)＝1：34の希釈・調製比率の重炭酸塩型透析液供給装置を用いて血液透析を行う場合の灌流液として使用する。すなわち，B末を精製水又は注射用水に溶かし，炭酸水素ナトリウム88.2gに対応する容量をとり，これにA液1L及び水を加えて35Lとする。

〔キンダリー透析剤AF1号〕：通常，A液：B液：希釈水＝1：1.26：32.74の希釈・調製比率の重炭酸塩型透析液供給装置を用いて血液透析を行う場合の灌流液として使用する。

〔キンダリー透析剤AF1P号，キンダリー透析剤AF1号〕

用量は透析時間により異なるが，通常，灌流液として150～300Lを用いる。希釈調製した透析液の電解質濃度(理論値)は次のとおりである。

(単位：mEq/L)

Na^+	K^+	Ca^{++}	Mg^{++}	Cl^-	CH_3COO^-	HCO_3^-
135	2.5	3.5	1.5	106.5	8*	30

＊pH調節剤氷酢酸のCH_3COO^-2mEq/Lを含む。

＜希釈調製後の総浸透圧(理論値)＞：285mOsm

クアトロバック皮下注シリンジ　規格：－［－］

沈降精製百日せきジフテリア破傷風不活化ポリオ(セービン株)混合ワクチン　化血研　636

【効能効果】

百日せき，ジフテリア，破傷風及び急性灰白髄炎の予防

【対応標準病名】

◎	ジフテリア	破傷風	百日咳
	ポリオ		
○	急性非麻痺性灰白髄炎	脊髄性小児麻痺	ポリオウイルス感染症

用法用量

初回免疫：小児に通常，1回0.5mLずつを3回，いずれも3週間以上の間隔で皮下に注射する。

追加免疫：小児に通常，初回免疫後6か月以上の間隔をおいて，0.5mLを1回皮下に注射する。

用法用量に関連する使用上の注意

(1)接種対象者・接種時期

本剤の接種は，生後3か月から90か月までの間にある者に行うが，沈降精製百日せきジフテリア破傷風混合ワクチンと同様に，初回免疫については，標準として生後3か月から12か月までの者に3〜8週間の間隔で，追加免疫については，標準として初回免疫終了後12か月から18か月を経過した者に接種する。

なお，被接種者が保育所，幼稚園等の集団生活に入る場合には，その前に接種を完了することが望ましい。

(2)他のワクチン製剤との接種間隔

生ワクチンの接種を受けた者は，通常，27日以上，また，他の不活化ワクチンの接種を受けた者は，通常，6日以上間隔を置いて本剤を接種すること。

ただし，医師が必要と認めた場合には，同時に接種することができる(なお，本剤を他のワクチンと混合して接種してはならない)。

接種不適当者

被接種者が次のいずれかに該当すると認められる場合には，接種を行ってはならない。

(1)明らかな発熱を呈している者

(2)重篤な急性疾患にかかっていることが明らかな者

(3)本剤の成分によってアナフィラキシーを呈したことがあることが明らかな者

(4)上記に掲げる者のほか，予防接種を行うことが不適当な状態にある者

テトラビック皮下注シリンジ：阪大微研　ー[ー]

クエン酸ガリウムーGa67注射液

規格：10MBq[296.6円/MBq]

クエン酸ガリウム(^{67}Ga)　富士フイルムRI　430

【効 能 効 果】

(1)悪性腫瘍の診断

(2)下記炎症性疾患における炎症性病変の診断：腹部膿瘍，肺炎，塵肺，サルコイドーシス，結核，骨髄炎，び漫性汎細気管支炎，肺線維症，胆嚢炎，関節炎など

【対応標準病名】

該当病名なし

用法用量

(1)腫瘍シンチグラフィ

本品を，体重1kgあたり1.11〜1.48MBq静注し，24〜72時間後に被検部をシンチレーションカメラまたはシンチレーションスキャナで撮像または走査することによりシンチグラムをとる。

なお，投与量は，年齢，体重により適宜増減する。

(2)炎症シンチグラフィ

本品を，体重1kgあたり1.11〜1.85MBq静注し，48〜72時間後に被検部をシンチレーションカメラまたはシンチレーションスキャナで撮像または走査することによりシンチグラムをとる。

必要に応じて投与後6時間像をとることもできる。

なお，投与量は，年齢，体重により適宜増減する。

クエン酸ガリウム(^{67}Ga)注NMP：日本メジフィジックス[296.6円/MBq]

クラビット点滴静注500mg/20mL

規格：500mg20mL1瓶[5371円/瓶]

クラビット点滴静注バッグ500mg/100mL

規格：500mg100mL1キット[5478円/キット]

レボフロキサシン水和物　第一三共　624

【効 能 効 果】

〈適応菌種〉レボフロキサシンに感性のブドウ球菌属，レンサ球菌属，肺炎球菌，モラクセラ(ブランハメラ)・カタラーリス，炭疽菌，大腸菌，チフス菌，パラチフス菌，クレブシエラ属，エンテロバクター属，セラチア属，ペスト菌，インフルエンザ菌，緑膿菌，アシネトバクター属，レジオネラ属，ブルセラ属，野兎病菌，Q熱リケッチア(コクシエラ・ブルネティ)，肺炎クラミジア(クラミジア・ニューモニエ)，肺炎マイコプラズマ(マイコプラズマ・ニューモニエ)

〈適応症〉肺炎，慢性呼吸器病変の二次感染，腸チフス，パラチフス，炭疽，ブルセラ症，ペスト，野兎病，Q熱

【対応標準病名】

◎	Q熱	炭疽	腸チフス
	肺炎	パラチフス	ブルセラ症
	ペスト	野兎病	
○	胃腸炭疽	咽頭チフス	エーベルト病
	眼野兎病	気管支肺炎	気管支ペスト
	急性肺炎	軽症腺ペスト	原発性肺ペスト
	小児肺炎	全身性野兎病	腺ペスト
	続発性肺ペスト	大葉性肺炎	炭疽髄膜炎
	炭疽敗血症	地中海熱	チフス性胆のう炎
	腸チフス性関節炎	腸チフス性心筋炎	腸チフス性心内膜炎
	腸チフス性髄膜炎	腸チフス性肺炎	ツラレミアリンパ節炎
	乳児肺炎	敗血症性肺炎	肺炭疽
	肺ペスト	肺野兎病	パラチフスA
	パラチフスB	パラチフスC	パラチフス熱関節炎
	バング熱	非定型肺炎	皮膚結合織ペスト
	皮膚炭疽	びまん性肺炎	腹部野兎病
	ブタ流産菌病	ブルセラ症性脊椎炎	ペスト髄膜炎
	ペスト敗血症	扁桃チフス	マルタ熱
	無症候性ペスト	無熱性肺炎	流産熱
	老人性肺炎		
△	胸膜肺炎	クラミジア肺炎	沈下性肺炎
	閉塞性肺炎		

用法用量　通常，成人にはレボフロキサシンとして1回500mgを1日1回，約60分間かけて点滴静注する。

用法用量に関連する使用上の注意

(1)本剤の使用にあたっては，耐性菌の発現等を防ぐため，原則として感受性を確認し，疾病の治療上必要な最小限の期間の投与にとどめること。

(2)腸チフス，パラチフスについては，レボフロキサシンとして(経口剤に切り替えた場合には経口剤の投与期間も含め)14日間投与すること。

(3)炭疽の発症及び進展の抑制には，欧州医薬品庁(EMA)が60日間の投与を推奨している。症状が緩解した場合には，経口投与に切り替えること。

(4)長期投与が必要となる場合には，経過観察を十分に行うこと。

(5)本剤は点滴静注にのみ使用すること。

(6)腎機能低下患者では高い血中濃度が持続するので，下記の用法用量を目安として，必要に応じて投与量を減じ，投与間隔をあけて投与することが望ましい。

腎機能 Ccr(mL/min)	用法用量
20 ≦ Ccr ＜ 50	初日500mgを1回，2日目以降250mgを1日に1回投与する。
Ccr ＜ 20	初日500mgを1回，3日目以降250mgを2日に1回投与する。

禁忌

(1)本剤の成分又はオフロキサシンに対し過敏症の既往歴のある患

者
⑵妊婦又は妊娠している可能性のある婦人
⑶小児等
ただし，妊婦又は妊娠している可能性のある婦人及び小児等に対しては，炭疽等の重篤な疾患に限り，治療上の有益性を考慮して投与すること。

クラフォラン注射用0.5g　規格：500mg1瓶[510円/瓶]
クラフォラン注射用1g　規格：1g1瓶[745円/瓶]
セフォタキシムナトリウム　サノフィ　613

【効能効果】
〈適応菌種〉セフォタキシムに感性のレンサ球菌属，肺炎球菌，大腸菌，シトロバクター属，クレブシエラ属，エンテロバクター属，セラチア属，プロテウス属，モルガネラ・モルガニー，プロビデンシア属，インフルエンザ菌，ペプトストレプトコッカス属，バクテロイデス属
〈適応症〉敗血症，感染性心内膜炎，外傷・熱傷及び手術創等の二次感染，急性気管支炎，肺炎，肺膿瘍，膿胸，慢性呼吸器病変の二次感染，膀胱炎，腎盂腎炎，腹膜炎，胆嚢炎，胆管炎，バルトリン腺炎，子宮内感染，子宮付属器炎，子宮旁結合織炎，化膿性髄膜炎

【対応標準病名】

◎	外傷	感染性心内膜炎	急性気管支炎
	急性細菌性髄膜炎	挫創	子宮内感染症
	子宮付属器炎	子宮傍組織炎	術後創部感染
	腎盂腎炎	創傷	創傷感染症
	胆管炎	胆のう炎	熱傷
	膿胸	肺炎	敗血症
	肺膿瘍	バルトリン腺炎	腹膜炎
	膀胱炎	裂傷	裂創
○あ	MRSA 膀胱炎	亜急性感染性心内膜炎	亜急性気管支炎
	亜急性細菌性心内膜炎	亜急性心内膜炎	足開放創
	足挫創	足切創	足第1度熱傷
	足第2度熱傷	足第3度熱傷	足熱傷
	アルカリ腐蝕	アレルギー性膀胱炎	胃腸管熱傷
	胃熱傷	陰茎開放創	陰茎第1度熱傷
	陰茎第2度熱傷	陰茎第3度熱傷	陰茎熱傷
	咽頭熱傷	院内感染敗血症	陰のう開放創
	陰のう第1度熱傷	陰のう第2度熱傷	陰のう第3度熱傷
	陰のう熱傷	インフルエンザ菌気管支炎	インフルエンザ菌敗血症
	会陰第1度熱傷	会陰第2度熱傷	会陰第3度熱傷
	会陰熱傷	会陰部化膿創	腋窩第1度熱傷
	腋窩第2度熱傷	腋窩第3度熱傷	腋窩熱傷
	壊死性肺炎	壊疽性胆細管炎	壊疽性胆のう炎
	横隔膜下膿瘍	横隔膜下腹膜炎	オスラー結節
か	外陰開放創	外陰第1度熱傷	外陰第2度熱傷
	外陰第3度熱傷	外陰熱傷	外傷性脳圧迫・頭蓋内に達する開放創合併あり
	開放骨折	開放性外傷性脳圧迫	開放性陥没骨折
	開放性胸膜損傷	開放性脱臼骨折	開放性脳挫創
	開放性脳損傷髄膜炎	開放性脳底部挫傷	開放性びまん性脳損傷
	開放性粉砕骨折	潰瘍性膀胱炎	下咽頭熱傷
	化学外傷	下顎熱傷	下顎部第1度熱傷
	下顎部第2度熱傷	下顎部第3度熱傷	角結膜腐蝕
	角膜アルカリ化学熱傷	角膜酸化学熱傷	角膜酸性熱傷
	角膜熱傷	下肢第1度熱傷	下肢第2度熱傷
	下肢第3度熱傷	下肢熱傷	下腿開放創
	下腿足部熱傷	下腿熱傷	下腿部第1度熱傷
	下腿部第2度熱傷	下腿部第3度熱傷	化膿性腹膜炎
	下半身第1度熱傷	下半身第2度熱傷	下半身第3度熱傷
	下半身熱傷	下腹部第1度熱傷	下腹部第2度熱傷
	下腹部第3度熱傷	眼化学熱傷	肝下膿瘍
	眼球熱傷	眼瞼化学熱傷	眼瞼第1度熱傷
	眼瞼第2度熱傷	眼瞼第3度熱傷	眼瞼熱傷
	肝周囲炎	眼周囲化学熱傷	眼周囲第1度熱傷
	眼周囲第2度熱傷	眼周囲第3度熱傷	肝内胆細管炎
	眼熱傷	顔面損傷	顔面第1度熱傷
	顔面第2度熱傷	顔面第3度熱傷	顔面熱傷
	気管支肺炎	気管支瘻膿胸	気管熱傷
	気腫性腎盂腎炎	気道熱傷	偽膜性気管支炎
	逆行性胆管炎	急性化膿性胆管炎	急性化膿性胆のう炎
	急性感染性心内膜炎	急性気管気管支炎	急性気腫性胆のう炎
	急性限局性腹膜炎	急性喉頭気管気管支炎	急性骨盤腹膜炎
	急性細菌性心内膜炎	急性子宮傍結合織炎	急性出血性膀胱炎
	急性心内膜炎	急性胆管炎	急性胆細管炎
	急性単純性膀胱炎	急性胆のう炎	急性肺炎
	急性汎発性腹膜炎	急性反復性気管支炎	急性腹膜炎
	急性付属器炎	急性閉塞性化膿性胆管炎	急性膀胱炎
	急性卵管炎	急性卵巣炎	胸腔熱傷
	狭窄性胆管炎	胸部外傷	胸部上腕熱傷
	胸部損傷	胸部第1度熱傷	頬部第1度熱傷
	胸部第2度熱傷	頬部第2度熱傷	胸部第3度熱傷
	頬部第3度熱傷	胸部熱傷	胸壁開放創
	胸膜損傷・胸腔に達する開放創合併あり	胸膜肺炎	胸膜裂創
	胸膜瘻	躯幹薬傷	クラミジア肺炎
	グラム陽性菌敗血症	クループ性気管支炎	クレブシェラ性髄膜炎
	頚部開放創	頚部第1度熱傷	頚部第2度熱傷
	頚部第3度熱傷	頚部熱傷	結膜熱傷
	結膜のうアルカリ化学熱傷	結膜のう酸化学熱傷	結膜腐蝕
	原因菌不明髄膜炎	限局性膿胸	限局性腹膜炎
	肩甲間部第1度熱傷	肩甲間部第2度熱傷	肩甲間部第3度熱傷
	肩甲間部熱傷	肩甲部第1度熱傷	肩甲部第2度熱傷
	肩甲部第3度熱傷	肩甲部熱傷	原発性硬化性胆管炎
	原発性腹膜炎	肩部第1度熱傷	肩部第2度熱傷
	肩部第3度熱傷	高エネルギー外傷	口腔第1度熱傷
	口腔第2度熱傷	口腔第3度熱傷	口腔熱傷
	口唇第1度熱傷	口唇第2度熱傷	口唇第3度熱傷
	口唇熱傷	喉頭外傷	喉頭損傷
	喉頭熱傷	後腹膜炎	後腹膜膿瘍
	肛門第1度熱傷	肛門第2度熱傷	肛門第3度熱傷
	肛門熱傷	骨盤結合織炎	骨盤死腔炎
	骨盤直腸窩膿瘍	骨盤部感染性リンパのう胞	骨盤腹膜炎
さ	細菌性硬膜炎	細菌性ショック	細菌性心内膜炎
	細菌性髄膜炎	細菌性腹膜炎	細菌性膀胱炎
	細胆管炎	再発性胆管炎	酸腐蝕
	耳介部第1度熱傷	耳介部第2度熱傷	耳介部第3度熱傷
	趾開放創	趾化膿創	子宮周囲炎
	子宮周囲膿瘍	子宮熱傷	示指 PIP 開放創
	示指化膿創	四肢挫傷	四肢第1度熱傷
	四肢第2度熱傷	四肢第3度熱傷	四肢熱傷
	趾第1度熱傷	趾第2度熱傷	趾第3度熱傷
	膝窩部銃創	膝部開放創	膝部咬創
	膝部第1度熱傷	膝部第2度熱傷	膝部第3度熱傷
	趾熱傷	縦隔膿瘍	銃自殺未遂
	十二指腸穿孔腹膜炎	十二指腸総胆管炎	手関節部第1度熱傷
	手関節部第2度熱傷	手関節部第3度熱傷	手指開放創
	手指咬創	種子骨開放骨折	手指第1度熱傷
	手指第2度熱傷	手指第3度熱傷	手指端熱傷
	手指熱傷	手術創部膿瘍	手掌第1度熱傷
	手掌第2度熱傷	手掌第3度熱傷	手掌熱傷
	出血性膀胱炎	術後横隔膜下膿瘍	術後腎盂腎炎
	術後胆管炎	術後膿瘍	術後腹腔内膿瘍
	術後腹壁膿瘍	術後腹膜炎	手背第1度熱傷

	手背第2度熱傷	手背第3度熱傷	手背熱傷
	シュロッフェル腫瘤	上行性腎盂腎炎	小指咬創
	上肢第1度熱傷	上肢第2度熱傷	上肢第3度熱傷
	上肢熱傷	焼身自殺未遂	小児肺炎
	上半身第1度熱傷	上半身第2度熱傷	上半身第3度熱傷
	上半身熱傷	踵部第1度熱傷	踵部第2度熱傷
	踵部第3度熱傷	上腕貫通銃創	上腕第1度熱傷
	上腕第2度熱傷	上腕第3度熱傷	上腕熱傷
	上腕部開放創	食道熱傷	女性急性骨盤蜂巣炎
	女性慢性骨盤蜂巣炎	滲出性気管支炎	滲出性腹膜炎
	膵臓性腹膜炎	精巣開放創	精巣熱傷
	舌熱傷	セレウス菌敗血症	遷延性心内膜炎
	前額部第1度熱傷	前額部第2度熱傷	前額部第3度熱傷
	前胸部第1度熱傷	前胸部第2度熱傷	前胸部第3度熱傷
	前胸部熱傷	穿孔性腹腔内膿瘍	穿孔性腹膜炎
	全身挫傷	全身第1度熱傷	全身第2度熱傷
	全身第3度熱傷	全身熱傷	全膿胸
	前腕開放創	前腕咬創	前腕手部熱傷
	前腕第1度熱傷	前腕第2度熱傷	前腕第3度熱傷
	前腕熱傷	創部膿瘍	足関節第1度熱傷
	足関節第2度熱傷	足関節第3度熱傷	足関節熱傷
	側胸部第1度熱傷	側胸部第2度熱傷	側胸部第3度熱傷
	足底熱傷	足底部咬創	足底部刺創
	足底部第1度熱傷	足底部第2度熱傷	足底部第3度熱傷
	足底部皮膚欠損創	足背部第1度熱傷	足背部第2度熱傷
	足背部第3度熱傷	側腹部第1度熱傷	側腹部第2度熱傷
	側腹部第3度熱傷	側腹壁開放創	鼡径部開放創
	鼡径部第1度熱傷	鼡径部第2度熱傷	鼡径部第3度熱傷
た	鼡径部熱傷	第1度熱傷	第1度腐蝕
	第2度熱傷	第2度腐蝕	第3度熱傷
	第3度腐蝕	第4度熱傷	体幹第1度熱傷
	体幹第2度熱傷	体幹第3度熱傷	体幹熱傷
	大腿熱傷	大腿部第1度熱傷	大腿部第2度熱傷
	大腿部第3度熱傷	大腸菌髄膜炎	体表面積10%未満の熱傷
	体表面積10－19%の熱傷	体表面積20－29%の熱傷	体表面積30－39%の熱傷
	体表面積40－49%の熱傷	体表面積50－59%の熱傷	体表面積60－69%の熱傷
	体表面積70－79%の熱傷	体表面積80－89%の熱傷	体表面積90%以上の熱傷
	大網膿瘍	大葉性肺炎	多発性外傷
	多発性開放創	多発性咬創	多発性昆虫咬創
	多発性挫傷	多発性擦過創	多発性漿膜炎
	多発性穿刺創	多発性第1度熱傷	多発性第2度熱傷
	多発性第3度熱傷	多発性腸間膜膿瘍	多発性熱傷
	多発性表在損傷	胆管胆のう炎	胆管膿瘍
	胆汁性腹膜炎	胆のう壊疽	胆のう周囲炎
	胆のう周囲膿瘍	胆のう膿瘍	腟開放創
	腟熱傷	中指咬創	虫垂炎術後残膿瘍
	肘部第1度熱傷	肘部第2度熱傷	肘部第3度熱傷
	腸間膜脂肪織炎	腸間膜膿瘍	腸骨窩膿瘍
	腸穿孔腹膜炎	腸腰筋膿瘍	沈下性肺炎
	手開放創	手咬創	手第1度熱傷
	手第2度熱傷	手第3度熱傷	手熱傷
	殿部開放創	殿部第1度熱傷	殿部第2度熱傷
	殿部第3度熱傷	殿部熱傷	頭皮開放創
	頭部開放創	頭部第1度熱傷	頭部第2度熱傷
な	頭部第3度熱傷	頭部熱傷	内部尿路性器の熱傷
	軟口蓋熱傷	乳児肺炎	乳頭部第1度熱傷
	乳頭部第2度熱傷	乳頭部第3度熱傷	乳房第1度熱傷
	乳房第2度熱傷	乳房第3度熱傷	乳房熱傷
	乳輪部第1度熱傷	乳輪部第2度熱傷	乳輪部第3度熱傷
	尿細管間質性腎炎	尿膜管膿瘍	妊娠中の子宮内感染
	妊娠中の性器感染症	脳挫傷・頭蓋内に達する開放創合併あり	脳挫創・頭蓋内に達する開放創合併あり

は	脳底部挫傷・頭蓋内に達する開放創合併あり	肺壊疽	肺炎合併肺膿瘍
	肺炎球菌性気管支炎	肺炎球菌性腹膜炎	肺化膿症
	敗血症性ショック	敗血症性心内膜炎	敗血症性肺炎
	敗血性壊疽	肺熱傷	背部第1度熱傷
	背部第2度熱傷	背部第3度熱傷	背部熱傷
	爆死自殺未遂	抜歯後感染	バルトリン腺膿瘍
	半身第1度熱傷	半身第2度熱傷	半身第3度熱傷
	汎発性化膿性腹膜炎	反復性膀胱炎	肥厚性硬膜炎
	鼻部第1度熱傷	鼻部第2度熱傷	鼻部第3度熱傷
	びまん性脳損傷・頭蓋内に達する開放創合併あり	びまん性肺炎	びらん性膀胱炎
	腹腔骨盤部膿瘍	腹腔内遺残膿瘍	腹腔内膿瘍
	腹部第1度熱傷	腹部第2度熱傷	腹部第3度熱傷
	腹部熱傷	腹壁開放創	腹壁縫合糸膿瘍
	腐蝕	ぶどう球菌性胸膜炎	ぶどう球菌性髄膜炎
	ぶどう球菌性肺膿瘍	フリードレンダー桿菌性髄膜炎	閉塞性肺炎
	膀胱後部膿瘍	膀胱三角部炎	縫合糸膿瘍
	膀胱周囲炎	膀胱周囲膿瘍	縫合部膿瘍
	放射線性熱傷	母指球部第1度熱傷	母指球部第2度熱傷
	母指球部第3度熱傷	母指咬創	母指第1度熱傷
	母指第2度熱傷	母指第3度熱傷	母指熱傷
ま	慢性骨盤腹膜炎	慢性再発性膀胱炎	慢性子宮傍結合織炎
	慢性胆管炎	慢性胆細管炎	慢性胆のう炎
	慢性膿胸	慢性肺化膿症	慢性複雑性膀胱炎
	慢性腹膜炎	慢性付属器炎	慢性膀胱炎
	慢性卵管炎	慢性卵巣炎	脈絡網膜熱傷
や	無熱性肺炎	盲腸後部膿瘍	薬傷
	腰部第1度熱傷	腰部第2度熱傷	腰部第3度熱傷
ら	腰部熱傷	卵管炎	卵管周囲炎
	卵管卵巣膿瘍	卵管留膿症	卵巣炎
	卵巣周囲炎	卵巣膿瘍	卵巣卵管周囲炎
	淋菌性バルトリン腺膿瘍	連鎖球菌気管支炎	連鎖球菌性心内膜炎
	連鎖球菌性髄膜炎	老人肺炎	
△	BKウイルス腎症	MRCNS敗血症	MRSA感染性心内膜炎
	MRSA髄膜炎	MRSA膿胸	MRSA肺化膿症
	MRSA敗血症	MRSA腹膜炎	RSウイルス気管支炎
あ	アキレス腱筋腱移行部断裂	アキレス腱挫傷	アキレス腱挫創
	アキレス腱切創	アキレス腱断裂	アキレス腱部分断裂
	足異物	亜脱臼	圧挫傷
	圧挫創	圧迫骨折	圧迫神経炎
	医原性気胸	犬咬創	陰茎挫創
	陰茎折症	陰茎裂創	咽頭開放創
	咽頭創傷	陰のう裂創	陰部切創
	インフルエンザ菌性髄膜炎	ウイルス性気管支炎	会陰裂傷
	エコーウイルス気管支炎	炎症性大網癒着	横隔膜損傷
	横骨折	黄色ぶどう球菌敗血症	汚染擦過創
か	汚染創	外陰部挫創	外陰部切創
	外陰部裂傷	外耳開放創	外耳道創傷
	外耳部外傷性異物	外耳部外傷性腫脹	外耳部外傷性皮下異物
	外耳部割創	外耳部貫通創	外耳部咬創
	外耳部挫傷	外耳部挫創	外耳部擦過創
	外耳部刺創	外耳部切創	外耳部創傷
	外耳部打撲傷	外耳部虫刺傷	外耳部皮下血腫
	外耳部皮下出血	外傷後早期合併症	外傷性一過性麻痺
	外傷性異物	外傷性横隔膜ヘルニア	外傷性眼球ろう
	外傷性空気塞栓症	外傷性咬合	外傷性虹彩離断
	外傷性硬膜動静脈瘻	外傷性耳出血	外傷性脂肪塞栓症
	外傷性縦隔気腫	外傷性食道破裂	外傷性脊髄出血
	外傷性切断	外傷性動静脈瘻	外傷性動脈血腫
	外傷性動脈瘤	外傷性乳び胸	外傷性脳圧迫

ク

外傷性脳圧迫・頭蓋内に達する開放創合併なし	外傷性脳症	外傷性破裂
外傷性皮下気腫	外傷性皮下血腫	外耳裂創
開放性脱臼	開放創	下咽頭創傷
下顎外傷性異物	下顎開放創	下顎割創
下顎貫通創	下顎口唇挫創	下顎咬創
下顎挫傷	下顎挫創	下顎擦過創
下顎刺創	下顎切創	下顎創傷
下顎打撲傷	下顎皮下血腫	下顎部挫傷
下顎部打撲傷	下顎部皮膚欠損創	下顎裂創
踵裂創	顎関節部開放創	顎関節部割創
顎関節部貫通創	顎関節部咬創	顎関節部挫傷
顎関節部挫創	顎関節部擦過創	顎関節部刺創
顎関節部切創	顎関節部創傷	顎関節部打撲傷
顎関節部皮下血腫	顎関節部裂創	顎部挫傷
顎部打撲傷	角膜挫創	角膜切傷
角膜切創	角膜創傷	角膜破裂
角膜裂傷	下腿汚染創	下腿挫創
下腿切創	下腿皮膚欠損創	下腿裂創
割創	カテーテル感染症	カテーテル敗血症
過労性脛部痛	眼黄斑部裂孔	眼窩創傷
眼窩部挫創	眼窩裂傷	眼球結膜裂傷
眼球損傷	眼球破裂	眼球裂傷
眼瞼外傷性異物	眼瞼外傷性腫脹	眼瞼外傷性皮下異物
眼瞼開放創	眼瞼割創	眼瞼貫通創
眼瞼咬創	眼瞼挫創	眼瞼擦過創
眼瞼刺創	眼瞼切創	眼瞼創傷
眼瞼虫刺傷	眼瞼裂創	環指圧挫傷
環指挫傷	環指挫創	環指切創
カンジダ性心内膜炎	間質性膀胱炎	環指剥皮創
環指皮膚欠損創	眼周囲部外傷性異物	眼周囲部外傷性腫脹
眼周囲部外傷性皮下異物	眼周囲部開放創	眼周囲部割創
眼周囲部貫通創	眼周囲部咬創	眼周囲部挫傷
眼周囲部擦過創	眼周囲部刺創	眼周囲部切創
眼周囲部創傷	眼周囲部虫刺傷	眼周囲部裂創
関節血腫	関節骨折	関節挫傷
関節打撲	完全骨折	完全脱臼
貫通刺創	貫通銃創	貫通性挫滅創
貫通創	眼部外傷性異物	眼部外傷性腫脹
眼部外傷性皮下異物	眼部開放創	眼部割創
眼部貫通創	眼部咬創	眼部挫創
眼部擦過創	眼部刺創	眼部切創
眼部創傷	眼部虫刺傷	眼部裂創
陥没骨折	顔面汚染創	顔面外傷性異物
顔面開放創	顔面割創	顔面貫通創
顔面咬創	顔面挫傷	顔面挫創
顔面擦過創	顔面刺創	顔面切創
顔面創傷	顔面搔創	顔面多発開放創
顔面多発割創	顔面多発貫通創	顔面多発咬創
顔面多発挫傷	顔面多発挫創	顔面多発擦過創
顔面多発刺創	顔面多発切創	顔面多発創傷
顔面多発打撲傷	顔面多発虫刺傷	顔面多発皮下血腫
顔面多発皮下出血	顔面多発裂創	顔面打撲傷
顔面皮下血腫	顔面皮膚欠損創	顔面裂創
気管支食道瘻	気管食道瘻	偽性髄膜炎
急性リウマチ性心内膜炎	胸管損傷	胸腺損傷
頬粘膜咬傷	頬粘膜咬創	胸部汚染創
頬部外傷性異物	頬部開放創	頬部割創
頬部貫通創	頬部咬創	頬部挫傷
胸部挫創	頬部挫創	頬部擦過創
頬部刺創	胸部食道損傷	胸部切創
頬部切創	頬部創傷	頬部打撲傷
胸部皮下気腫	頬部皮下血腫	胸部皮膚欠損創

頬部皮膚欠損創	頬部裂創	胸壁刺創
強膜切創	強膜創傷	強膜裂傷
棘刺創	魚咬創	亀裂骨折
筋損傷	筋断裂	筋肉内血腫
屈曲骨折	くも膜炎	グラム陰性桿菌敗血症
グラム陰性菌敗血症	頚管破裂	脛骨顆部割創
頚部挫創	頚部食道開放創	頚部切創
頚部皮膚欠損創	血管切断	血管損傷
血腫	血性腹膜炎	血栓性心内膜炎
結膜創傷	結膜裂傷	嫌気性菌敗血症
腱切創	腱損傷	腱断裂
腱部分断裂	腱裂傷	コアグラーゼ陰性ぶどう球菌敗血症
口蓋挫傷	口蓋切創	口蓋裂創
口角部挫創	口角部裂創	口腔外傷性異物
口腔外傷性腫脹	口腔開放創	口腔割創
口腔挫傷	口腔挫創	口腔擦過創
口腔刺創	口腔切創	口腔創傷
口腔打撲傷	口腔内血腫	口腔粘膜咬傷
口腔粘膜咬創	口腔裂創	後出血
口唇外傷性異物	口唇外傷性腫脹	口唇外傷性皮下異物
口唇開放創	口唇割創	口唇貫通創
口唇咬傷	口唇咬創	口唇挫傷
口唇挫創	口唇擦過創	口唇刺創
口唇切創	口唇創傷	口唇打撲傷
口唇虫刺傷	口唇皮下血腫	口唇皮下出血
口唇裂創	溝創	咬創
後頭部外傷	後頭部割創	後頭部挫傷
後頭部挫創	後頭部切創	後頭部打撲傷
後頭部裂創	広範性軸索損傷	広汎性神経損傷
後方脱臼	硬膜炎	硬膜損傷
硬膜裂傷	肛門裂創	コクサッキーウイルス気管支炎
コクサッキーウイルス心内膜炎	骨折	骨盤部裂創
昆虫咬創	昆虫刺傷	コントル・クー損傷

さ

採皮創	挫傷	擦過創
擦過皮下血腫	挫滅傷	挫滅創
三尖弁心内膜炎	耳介外傷性異物	耳介外傷性腫脹
耳介外傷性皮下異物	耳介開放創	耳介割創
耳介貫通創	耳介咬創	耳介挫傷
耳介挫創	耳介擦過創	耳介刺創
耳介切創	耳介創傷	耳介打撲傷
耳介虫刺傷	耳介皮下血腫	耳介皮下出血
耳介裂創	耳下腺部打撲	指間切創
趾間切創	子宮頚管裂傷	子宮頚部環状剥離
刺咬症	趾挫創	示指 MP 関節挫傷
示指割創	示指挫傷	示指挫創
示指刺創	四肢静脈損傷	示指切創
四肢動脈損傷	示指皮膚欠損創	視神経髄膜炎
耳前部挫創	刺創	膝蓋部挫創
膝下部挫創	膝関節部異物	膝関節部挫創
膝部異物	膝部割創	膝部挫創
膝部切創	膝部裂創	歯肉挫傷
歯肉切創	歯肉裂創	斜骨折
射創	尺骨近位端骨折	尺骨鉤状突起骨折
手圧挫傷	縦隔血腫	縦骨折
銃創	重複骨折	手関節挫滅傷
手関節挫滅創	手関節掌側部挫創	手関節部挫創
手関節部切創	手関節部創傷	手関節部裂創
手指圧挫傷	手指汚染創	種子骨骨折
手指挫傷	手指挫創	手指挫滅傷
手指挫滅創	手指刺創	手指切創
手指打撲傷	手指剥皮創	手指皮下血腫
手指皮膚欠損創	手術創離開	手掌挫創
手掌刺創	手掌切創	手掌剥皮創

	手掌皮膚欠損創	術後感染症	術後血腫
	術後消化管出血性ショック	術後ショック	術後髄膜炎
	術後敗血症	術後皮下気腫	手背皮膚欠損創
	手背部挫創	手背部切創	手部汚染創
	上顎挫傷	上顎擦過創	上顎切創
	上顎打撲傷	上顎皮下血腫	上顎部裂創
	上口唇挫傷	踵骨部挫滅創	小指挫傷
	小指挫創	小指切創	硝子体切断
	小指皮膚欠損創	上唇小帯裂創	上腕汚染創
	上腕挫創	上腕皮膚欠損創	食道気管支瘻
	食道気管瘻	食道損傷	処女膜裂傷
	真菌性髄膜炎	神経根ひきぬき損傷	神経切断
	神経叢損傷	神経叢不全損傷	神経損傷
	神経断裂	針刺創	新生児敗血症
	靭帯ストレイン	靭帯損傷	靭帯断裂
	靭帯捻挫	靭帯裂傷	心内異物
	心内膜炎	心内膜結核	髄膜炎菌性心内膜炎
	髄膜脳炎	ストレイン	精巣破裂
	声門外傷	脊髄膜炎	舌開放創
	舌下顎挫創	舌咬傷	舌咬創
	舌挫創	舌刺創	舌切創
	切創	舌創傷	切断
	舌裂創	前額部外傷性異物	前額部外傷性腫脹
	前額部外傷性皮下異物	前額部開放創	前額部割創
	前額部貫通創	前額部咬創	前額部挫創
	前額部擦過創	前額部刺創	前額部切創
	前額部創傷	前額部虫刺傷	前額部虫刺症
	前額部皮膚欠損創	前額部裂創	前胸部挫創
	前頚頭頂部挫創	仙骨部挫創	仙骨部皮膚欠損創
	線状骨折	全身擦過創	穿通創
	前頭部割創	前頭部挫傷	前頭部挫創
	前頭部切創	前頭部打撲傷	前頭部皮膚欠損創
	前方脱臼	前腕汚染創	前腕挫創
	前腕刺創	前腕切創	前腕皮膚欠損創
	前腕裂創	爪下異物	爪下挫滅傷
	爪下挫滅創	掻創	僧帽弁心内膜炎
	足関節内果部挫創	足関節部挫創	足底異物
	側頭部割創	側頭部挫創	側頭部切創
	側頭部打撲傷	側頭部皮下血腫	足背部挫創
	足背部切創	足部汚染創	側腹部咬創
	側腹部挫創	足部皮膚欠損創	足部裂創
た	鼡径部切創	損傷	第5趾皮膚欠損創
	大腿汚染創	大腿咬創	大腿挫創
	大腿皮膚欠損創	大腿部開放創	大腿部刺創
	大腿部切創	大腿裂創	大転子部挫創
	脱臼	脱臼骨折	多発性切創
	多発性裂創	打撲割創	打撲血腫
	打撲挫創	打撲擦過創	打撲傷
	打撲皮下血腫	単純脱臼	胆道疾患
	腟断端炎	腟断端出血	腟壁縫合不全
	腟裂傷	肘関節骨折	肘関節挫創
	肘関節脱臼骨折	肘関節部開放創	中指挫傷
	中指挫創	中指刺創	中指切創
	中指皮膚欠損創	中手骨関節部挫創	中枢神経系損傷
	肘頭骨折	肘部挫創	肘部切創
	肘部皮膚欠損創	腸間膜脂肪壊死	腸球菌敗血症
	腸チフス性心内膜炎	手挫創	手刺創
	手切創	転位性骨折	殿部異物
	殿部咬創	殿部刺創	殿部切創
	殿部皮膚欠損創	殿部裂創	頭頂部挫傷
	頭頂部挫創	頭頂部擦過創	頭頂部切創
	頭頂部打撲傷	頭頂部裂創	頭皮外傷性腫脹
	頭皮下血腫	頭皮剥離	頭皮表在損傷
	頭部異物	頭部外傷性皮下異物	頭部外傷性皮下気腫

	頭部割創	頭部頚部挫傷	頭部頚部挫創
	頭部頚部打撲傷	頭部血腫	頭部挫傷
	頭部挫創	頭部擦過創	頭部刺創
	頭部切創	頭部多発開放創	頭部多発割創
	頭部多発咬創	頭部多発挫傷	頭部多発挫創
	頭部多発擦過創	頭部多発刺創	頭部多発切創
	頭部多発創傷	頭部多発打撲傷	頭部多発皮下血腫
	頭部多発裂創	頭部打撲	頭部打撲血腫
	頭部打撲傷	頭部虫刺傷	動物咬創
	頭部皮下異物	頭部皮下血腫	頭部皮下出血
	頭部皮膚欠損創	頭部裂創	動脈損傷
	特発性関節脱臼	飛び降り自殺未遂	飛び込み自殺未遂
な	内視鏡検査中腸穿孔	軟口蓋血腫	軟口蓋挫創
	軟口蓋創傷	軟口蓋破裂	軟膜炎
	肉離れ	乳腺内異物	乳房異物
	尿管切石術後感染症	尿性腹膜炎	妊娠中の子宮頚管炎
	猫咬創	捻挫	脳挫傷
	脳挫傷・頭蓋内に達する開放創合併なし	脳挫創	脳挫創・頭蓋内に達する開放創合併なし
	脳損傷	脳対側損傷	脳直撃損傷
	脳底部挫傷	脳底部挫傷・頭蓋内に達する開放創合併なし	脳裂傷
は	肺炎球菌性髄膜炎	敗血症性気管支炎	肺穿孔
	梅毒性心内膜炎	梅毒性髄膜炎	肺瘻
	剥離骨折	パラインフルエンザウイルス気管支炎	バルトリン腺のう胞
	破裂骨折	皮下異物	皮下気腫
	皮下血腫	鼻下擦過創	皮下静脈損傷
	皮下損傷	鼻根部打撲挫創	鼻根部裂創
	膝汚染創	膝皮膚欠損創	皮神経挫傷
	鼻前庭部挫創	鼻尖部挫創	非定型肺炎
	非熱傷性水疱	鼻部外傷性異物	鼻部外傷性腫脹
	鼻部外傷性皮下異物	鼻部開放創	眉部割創
	鼻部割創	鼻部貫通創	腓腹筋挫創
	眉部血腫	皮膚欠損創	鼻部咬創
	鼻部挫傷	鼻部挫創	鼻部擦過創
	鼻部刺創	鼻部切創	鼻部創傷
	皮膚損傷	鼻部打撲傷	鼻部虫刺傷
	皮膚剥脱創	鼻部皮下血腫	鼻部皮下出血
	鼻部皮膚欠損創	鼻部皮膚剥離創	鼻部裂創
	びまん性脳損傷	びまん性脳損傷・頭蓋内に達する開放創合併なし	眉毛部割創
	眉毛部裂創	表皮剥離	鼻翼部切創
	鼻翼部裂創	フィブリン性腹膜炎	複雑脱臼
	伏針	副鼻腔開放創	腹部汚染創
	腹部刺創	腹部皮膚欠損創	腹壁異物
	腹壁創し開	腹壁縫合不全	不全骨折
	ぶどう球菌性敗血症	ブラックアイ	粉砕骨折
	分娩時会陰裂傷	分娩時軟産道損傷	閉鎖性外傷性脳圧迫
	閉鎖性骨折	閉鎖性脱臼	閉鎖性脳挫創
	閉鎖性脳底部挫傷	閉鎖性びまん性脳損傷	閉塞性髄膜炎
	縫合不全	縫合不全出血	放射線出血性膀胱炎
	放射線性膀胱炎	帽状腱膜下出血	包皮挫創
	包皮切創	包皮裂創	母指挫傷
	母指挫創	母趾挫創	母指示指間切創
	母指刺創	母指切創	母指打撲挫創
	母指打撲傷	母指皮膚欠損創	母趾皮膚欠損創
ま	母指末節部挫創	マイコプラズマ気管支炎	末梢血管外傷
	末梢神経損傷	慢性髄膜炎	眉間部割創
	眉間部裂創	耳後部挫創	耳後部打撲傷
	盲管銃創	網膜振盪	網脈絡膜裂傷
や	モラレ髄膜炎	モンテジア骨折	癒着性くも膜炎
ら	腰部切創	腰部打撲挫創	ライノウイルス気管支炎
	らせん骨折	卵管留水症	離開骨折

	リステリア性心内膜炎	リブマン・サックス心内膜炎	緑膿菌髄膜炎
	淋菌性心内膜炎	涙管損傷	涙管断裂
	涙道損傷	轢過創	裂離
	裂離骨折	若木骨折	

※	**適応外使用可** 原則として，「セフォタキシムナトリウム【注射薬】」を「細菌性髄膜炎」に対し「1回2gを4～6時間毎，静脈内に投与」した場合，当該使用事例を審査上認める。

用法用量　通常成人には，セフォタキシムとして1日1～2g(力価)を2回に分けて静脈内又は筋肉内に注射する。
通常小児には，セフォタキシムとして1日50～100mg(力価)/kgを3～4回に分けて静脈内に注射する。
なお，難治性又は重症感染症には症状に応じて，1日量を成人では4g(力価)まで増量し，2～4回に分割投与する。また小児では150mg(力価)/kgまで増量し，3～4回に分割投与する。なお，小児の化膿性髄膜炎では300mg(力価)/kgまで増量できる。
静脈内注射に際しては，注射用水，生理食塩液又はブドウ糖注射液に溶解し，緩徐に注射する。また補液に加えて，点滴静注することもできる。筋肉内注射に際しては，0.5%リドカイン注射液に溶解して注射する。

用法用量に関連する使用上の注意　本剤の使用にあたっては，耐性菌の発現等を防ぐため，原則として感受性を確認し，疾病の治療上必要な最小限の期間の投与にとどめること。

禁忌

(1)本剤によるショックの既往歴のある患者
(2)リドカイン等のアニリド系局所麻酔剤に対し過敏症の既往歴のある患者(筋注用の溶解液としてリドカイン等のアニリド系局所麻酔剤を用いる場合)

原則禁忌　本剤の成分又はセフェム系抗生物質に対し過敏症の既往歴のある患者

セフォタックス注射用0.5g：日医工サノフィ　500mg1瓶[510円/瓶]
セフォタックス注射用1g：日医工サノフィ　1g1瓶[745円/瓶]

グランシリンジ75　規格：75μg0.3mL1筒[9481円/筒]
グランシリンジ150　規格：150μg0.6mL1筒[18936円/筒]
グランシリンジM300　規格：300μg0.7mL1筒[23542円/筒]
グラン注射液75　規格：75μg0.3mL1管[9481円/管]
グラン注射液150　規格：150μg0.6mL1管[18900円/管]
グラン注射液M300　規格：300μg0.7mL1管[23475円/管]

フィルグラスチム(遺伝子組換え)　協和発酵キリン　339

【効能効果】

(1)造血幹細胞の末梢血中への動員
(2)造血幹細胞移植時の好中球数の増加促進
(3)がん化学療法による好中球減少症
(4)ヒト免疫不全ウイルス(HIV)感染症の治療に支障を来す好中球減少症
(5)骨髄異形成症候群に伴う好中球減少症
(6)再生不良性貧血に伴う好中球減少症
(7)先天性・特発性好中球減少症

【対応標準病名】

◎	悪性腫瘍	悪性リンパ腫	癌
	急性白血病	好中球減少症	骨髄異形成症候群
	再生不良性貧血	腫瘍	小細胞肺癌
	神経芽腫	精巣腫瘍	先天性好中球減少症
	特発性好中球減少症	胚細胞腫	薬剤性顆粒球減少症
	卵巣胚細胞腫瘍		
○	5q－症候群	ALK融合遺伝子陽性非小細胞肺癌	ALK陽性未分化大細胞リンパ腫
	BCR－ABL1陽性Bリンパ芽球性白血病	BCR－ABL1陽性Bリンパ芽球性白血病/リンパ腫	B細胞性前リンパ球性白血病
	B細胞リンパ腫	Bリンパ芽球性白血病	Bリンパ芽球性白血病/リンパ腫
	CCR4陽性成人T細胞白血病リンパ腫	E2A－PBX1陽性Bリンパ芽球性白血病	E2A－PBX1陽性Bリンパ芽球性白血病/リンパ腫
	EGFR遺伝子変異陽性非小細胞肺癌	IL3－IGH陽性Bリンパ芽球性白血病	IL3－IGH陽性Bリンパ芽球性白血病/リンパ腫
	KIT(CD117)陽性胃消化管間質腫瘍	KIT(CD117)陽性結腸消化管間質腫瘍	KIT(CD117)陽性小腸消化管間質腫瘍
	KIT(CD117)陽性食道消化管間質腫瘍	KIT(CD117)陽性直腸消化管間質腫瘍	KRAS遺伝子野生型結腸癌
	KRAS遺伝子野生型直腸癌	MALTリンパ腫	MLL再構成型Bリンパ芽球性白血病
	MLL再構成型Bリンパ芽球性白血病/リンパ腫	Ph陽性急性リンパ性白血病	TEL－AML1陽性Bリンパ芽球性白血病
	TEL－AML1陽性Bリンパ芽球性白血病/リンパ腫	T細胞性前リンパ球白血病	T細胞性大顆粒リンパ球白血病
あ	Tリンパ芽球性白血病	Tリンパ芽球性白血病/リンパ腫	悪性褐色細胞腫
	アグレッシブNK細胞白血病	鞍上部胚細胞腫瘍	胃MALTリンパ腫
	胃悪性リンパ腫	胃原発絨毛癌	胃消化管間質腫瘍
	胃前庭部癌	胃胚細胞腫瘍	陰茎悪性黒色腫
	陰茎有棘細胞癌	陰のう悪性黒色腫	陰のう有棘細胞癌
か	延髄星細胞腫	外陰部有棘細胞癌	回腸消化管間質腫瘍
	下葉小細胞肺癌	下葉肺癌	下葉肺腺癌
	下葉肺大細胞癌	下葉肺扁平上皮癌	下葉非小細胞肺癌
	顆粒球減少症	顆粒球肉腫	肝炎後再生不良性貧血
	眼窩悪性リンパ腫	眼角基底細胞癌	眼角皮膚癌
	眼角有棘細胞癌	眼瞼脂腺癌	眼瞼メルケル細胞癌
	癌性胸水	肝脾T細胞リンパ腫	気管支癌
	急性巨核芽球性白血病	急性骨髄性白血病	急性骨髄単球性白血病
	急性前骨髄球性白血病	急性単球性白血病	急性リンパ性白血病
	去勢抵抗性前立腺癌	空腸消化管間質腫瘍	くすぶり型白血病
	形質細胞白血病	軽症再生不良性貧血	頚部悪性リンパ腫
	頚部脂腺癌	頚部メルケル細胞癌	頚部隆起性皮膚線維肉腫
	血管内大細胞型B細胞性リンパ腫	血管免疫芽球性T細胞リンパ腫	結腸悪性リンパ腫
	結腸消化管間質腫瘍	限局性前立腺癌	原発性悪性脳腫瘍
	原発性肺癌	高2倍体性Bリンパ芽球性白血病	高2倍体性Bリンパ芽球性白血病/リンパ腫
	好塩基球性白血病	好酸球性白血病	甲状腺MALTリンパ腫
	甲状腺悪性リンパ腫	口唇メルケル細胞癌	好中球G6PD欠乏症
	好中球性白血病	膠肉腫	後腹膜神経芽腫
	後腹膜胚細胞腫瘍	項部メルケル細胞癌	骨悪性リンパ腫
	骨髄性白血病	骨髄単球性白血病	混合型白血病
さ	細気管支肺胞上皮癌	最重症再生不良性貧血	耳介メルケル細胞癌
	視床下部星細胞腫	視床星細胞腫	若年性骨髄単球性白血病
	縦隔悪性リンパ腫	縦隔胚細胞腫瘍	縦隔卵黄のう腫瘍
	充実性卵巣腫瘍	重症再生不良性貧血	重症先天性好中球減少症
	十二指腸悪性ガストリノーマ	十二指腸悪性ソマトスタチノーマ	十二指腸悪性リンパ腫
	十二指腸消化管間質腫瘍	獣皮様母斑	主気管支の悪性腫瘍
	松果体胚細胞腫瘍	松果体部膠芽腫	小腸悪性リンパ腫
	小腸消化管間質腫瘍	小児EBV陽性T細胞リンパ増殖性疾患	小児急性リンパ性白血病
	小児骨髄異形成症候群	小児全身性EBV陽性T細胞リンパ増殖性疾患	上葉小細胞肺癌
	上葉肺癌	上葉肺腺癌	上葉肺大細胞癌
	上葉肺扁平上皮癌	上葉非小細胞肺癌	食道消化管間質腫瘍
	神経節芽細胞腫	進行性前立腺癌	心臓悪性リンパ腫
	精上皮腫	成人T細胞白血病リンパ腫	成人T細胞白血病リンパ腫・急性型

	成人Ｔ細胞白血病リンパ腫・くすぶり型	成人Ｔ細胞白血病リンパ腫・慢性型	成人Ｔ細胞白血病リンパ腫・リンパ腫型
	精巣悪性リンパ腫	精巣横紋筋肉腫	精巣癌
	精巣奇形癌	精巣奇形腫	精巣絨毛癌
	精巣胎児性癌	精巣肉腫	精巣胚細胞腫瘍
	精巣卵黄のう腫瘍	精巣卵のう腫瘍	精母細胞腫
	赤芽球ろう	赤白血病	節外性NK/T細胞リンパ腫・鼻型
	先天性再生不良性貧血	先天性赤芽球ろう	前頭葉星細胞腫
	前頭葉退形成性星細胞腫	前立腺癌再発	前リンパ球性白血病
	側頭葉星細胞腫	側頭葉退形成性星細胞腫	側頭葉毛様細胞性星細胞腫
た	退形成性上衣腫	胎児性精巣腫瘍	体質性再生不良性貧血
	大腸MALTリンパ腫	大腸悪性リンパ腫	大網消化管間質腫瘍
	単球減少症	単球性白血病	男性生殖器腫瘍
	中等症再生不良性貧血	中葉小細胞肺癌	中葉肺癌
	中葉肺腺癌	中葉肺大細胞癌	中葉肺扁平上皮癌
	中葉非小細胞肺癌	腸管症関連Ｔ細胞リンパ腫	腸間膜消化管間質腫瘍
	直腸MALTリンパ腫	直腸悪性リンパ腫	直腸消化管間質腫瘍
	低２倍体性Ｂリンパ芽球性白血病	低２倍体性Ｂリンパ芽球性白血病/リンパ腫	低形成性白血病
	転移性腹壁腫瘍	転移性扁平上皮癌	頭蓋内胚細胞腫瘍
	透析腎癌	頭頂葉星細胞腫	頭部脂腺癌
	頭部メルケル細胞癌	頭部隆起性皮膚線維肉腫	特発性再生不良性貧血
な	二次性再生不良性貧血	二次性白血球減少症	二次性白血病
	乳児赤芽球ろう	粘液性のう胞腺癌	脳悪性リンパ腫
	脳幹部星細胞腫	膿胸関連リンパ腫	のう胞性卵巣腫瘍
は	バーキット白血病	肺MALTリンパ腫	肺癌
	肺門部小細胞癌	肺門部腺癌	肺門部大細胞癌
	肺門部肺癌	肺門部非小細胞癌	肺門部扁平上皮癌
	白血球減少症	脾Ｂ細胞性リンパ腫/白血病・分類不能型	脾悪性リンパ腫
	非定型的白血病	非定型慢性骨髄性白血病	脾びまん性赤脾髄小Ｂ細胞性リンパ腫
	肥満細胞性白血病	びまん性星細胞腫	披裂喉頭蓋ひだ喉頭面癌
	ファンコニー貧血	副咽頭間隙悪性腫瘍	副腎神経芽腫
	副腎髄質の悪性腫瘍	副腎皮質癌	副腎皮質の悪性腫瘍
	分類不能型骨髄異形成症候群	ヘアリー細胞白血病	ヘアリー細胞白血病亜型
	扁桃悪性リンパ腫	放射線性貧血	ホルモン産生卵巣腫瘍
ま	末梢性Ｔ細胞リンパ腫	慢性NK細胞リンパ増殖性疾患	慢性骨髄性白血病
	慢性骨髄性白血病移行期	慢性骨髄性白血病急性転化	慢性骨髄性白血病慢性期
	慢性骨髄単球性白血病	慢性単球性白血病	慢性白血病
	慢性リンパ性白血病	マントル細胞リンパ腫	未分化大細胞リンパ腫
や	無顆粒球症	免疫芽球性リンパ節症	薬剤性再生不良性貧血
ら	卵巣顆粒膜細胞腫	卵巣カルチノイド	卵巣癌
	卵巣癌肉腫	卵巣絨毛癌	卵巣腫瘍
	卵巣腫瘍中間悪性群	卵巣腫瘍破裂	卵巣胎児性癌
	卵巣肉腫	卵巣未分化胚細胞腫	卵巣卵黄のう腫瘍
	卵巣類皮のう胞癌	リンパ芽球性リンパ腫	リンパ性白血病
	濾胞性リンパ腫		

△あ	1系統に異形成を伴う不応性血球減少症	RAEB－t	悪性奇形腫
	悪性腫瘍合併性皮膚筋炎	悪性腫瘍に伴う貧血	悪性リンパ腫骨髄浸潤
か	イートン・ランバート症候群	胃癌骨転移	下顎骨腫瘍
	下顎部腫瘍	芽球増加を伴う不応性貧血	芽球増加を伴う不応性貧血－１
	芽球増加を伴う不応性貧血－２	カルチノイド	肝癌骨転移
	癌関連網膜症	肝細胞癌破裂	環状鉄芽球を伴う不応性貧血
	癌性悪液質	癌性ニューロパチー	癌性ニューロミオパチー
	癌性貧血	癌性ミエロパチー	眼内腫瘍
	顔面骨腫瘍	奇形腫	亀頭部腫瘤
	胸骨腫瘍	胸椎腫瘍	胸椎転移
	胸膜播種	距骨腫瘍	クロム親和性芽細胞腫
	脛骨遠位部骨腫瘍	脛骨近位部骨腫瘍	脛骨骨幹部骨腫瘍
	脛骨腫瘍	頚椎腫瘍	血管内皮腫
	結腸腫瘍	肩甲骨腫瘍	原発不明癌
	虹彩腫瘍	甲状腺癌骨転移	後頭骨腫瘍
	後頭部転移性腫瘍	骨髄性白血病骨髄浸潤	骨髄低形成
	骨髄転移	骨転移癌	骨盤骨腫瘍
さ	骨盤転移	鎖骨腫瘍	坐骨腫瘍
	指基節骨腫瘍	趾基節骨腫瘍	子宮癌骨転移
	指骨腫瘍	趾骨腫瘍	自己免疫性好中球減少症
	指中節骨腫瘍	趾中節骨腫瘍	膝蓋骨腫瘍
	指末節骨腫瘍	趾末節骨腫瘍	尺骨腫瘍
	周期性好中球減少症	腫瘍随伴症候群	上顎骨腫瘍
	上顎部腫瘍	症候性貧血	踵骨腫瘍
	小児遺伝性無顆粒球症	小児不応性血球減少症	上皮腫
	上腕骨遠位部骨腫瘍	上腕骨近位部骨腫瘍	上腕骨骨幹部骨腫瘍
	食道癌骨転移	腎癌骨転移	神経細胞腫瘍
	神経節膠腫	侵入胞状奇胎	膵臓癌骨転移
	髄膜癌腫症	髄膜白血病	正球性正色素性貧血
	成人Ｔ細胞白血病骨髄浸潤	脊索腫	脊髄播種
	脊椎転移	赤血球造血刺激因子製剤低反応性貧血	全身性転移性癌
	先天性低形成貧血	前頭骨腫瘍	前頭部転移性腫瘍
	前立腺癌骨転移	足根骨腫瘍	足舟状骨腫瘍
	側頭骨腫瘍	側頭部転移性腫瘍	存続絨毛症
た	胎児性癌	大腿骨遠位部骨腫瘍	大腿骨近位部骨腫瘍
	大腿骨骨幹部骨腫瘍	大腿骨腫瘍	大腿骨転移性骨腫瘍
	大腸癌骨転移	大脳深部転移性腫瘍	多血球系異形成を伴う不応性血球減少症
	多発性癌転移	多発性骨髄腫骨髄浸潤	単球増加症
	恥骨腫瘍	中手骨腫瘍	中足骨腫瘍
	中毒性好中球減少症	腸間膜腫瘍	蝶形骨腫瘍
	腸骨腫瘍	直腸癌骨転移	低形成性貧血
	デニーブラウン感覚性ニューロパチー	転移性下顎癌	転移性黒色腫
	転移性骨腫瘍	転移性骨腫瘍による大腿骨骨折	転移性腫瘍
	転移性上顎癌	転移性頭蓋骨腫瘍	転移性脳腫瘍
	転移性皮膚腫瘍	テント上下転移性腫瘍	橈骨腫瘍
な	頭頂骨腫瘍	内胚葉洞腫瘍	乳癌骨転移
は	乳癌皮膚転移	乳児偽白血病	肺芽腫
	肺カルチノイド	肺癌骨転移	肺癌肉腫
	肺腺癌	肺腺扁平上皮癌	肺腺様のう胞癌
	肺大細胞癌	肺大細胞神経内分泌癌	肺肉腫
	肺粘表皮癌	肺扁平上皮癌	肺胞上皮癌
	肺未分化癌	白赤芽球症	白血病性関節症
	発熱性好中球減少症	汎血球減少症	腓骨遠位部骨腫瘍
	腓骨近位部骨腫瘍	腓骨骨幹部骨腫瘍	腓骨腫瘍
	尾骨腫瘍	非小細胞肺癌	脾性好中球減少症
	脾性貧血	皮膚白血病	非ホジキンリンパ腫
	貧血	不応性血小板減少症	不応性好中球減少症
	不応性貧血	副腎悪性腫瘍	副腎癌
ま	包皮腫瘤	本態性再生不良性貧血	末期癌
	慢性本態性好中球減少症候群	慢性良性顆粒球減少症	無顆粒球性アンギナ
や	毛様体腫瘍	腰椎腫瘍	腰椎転移
ら	卵黄のう腫瘍	卵巣癌全身転移	リンパ球減少症
	リンパ腫	リンパ性白血病骨髄浸潤	涙腺腫瘍
	涙のう部腫瘍	肋骨転移	

用法用量

効能効果(1)の場合

(1)同種及び自家末梢血幹細胞採取時のフィルグラスチム（遺伝子組換え）単独投与による動員

成人・小児：通常，フィルグラスチム（遺伝子組換え）400μg/m^{2}を1日1回又は2回に分割し，5日間連日又は末梢血幹細胞採取終了時まで連日皮下投与する。この場合，末梢血幹細胞採取はフィルグラスチム（遺伝子組換え）投与開始後4〜6日目に施行する。

(2)自家末梢血幹細胞採取時のがん化学療法剤投与終了後のフィルグラスチム（遺伝子組換え）投与による動員

成人・小児：通常，がん化学療法剤投与終了翌日又はがん化学療法により好中球数が最低値を経過後，フィルグラスチム（遺伝子組換え）400μg/m^{2}を1日1回又は2回に分割し，末梢血幹細胞採取終了時まで連日皮下投与する。

ただし，末梢血幹細胞採取終了前に白血球数が50,000/mm^{3}以上に増加した場合は減量する。減量後，白血球数が75,000/mm^{3}に達した場合は投与を中止する。

効能効果(2)の場合

成人・小児

通常，造血幹細胞移植施行翌日ないし5日後からフィルグラスチム（遺伝子組換え）300μg/m^{2}を1日1回点滴静注する。

ただし，好中球数が5,000/mm^{3}以上に増加した場合は，症状を観察しながら投与を中止する。

なお，本剤投与の中止時期の指標である好中球数が緊急時等で確認できない場合には，白血球数の半数を好中球数として推定する。

効能効果(3)の場合

(1)急性白血病

成人・小児：通常，がん化学療法剤投与終了後（翌日以降）で骨髄中の芽球が十分減少し末梢血液中に芽球が認められない時点から，フィルグラスチム（遺伝子組換え）200μg/m^{2}を1日1回静脈内投与（点滴静注を含む）する。出血傾向等の問題がない場合はフィルグラスチム（遺伝子組換え）100μg/m^{2}を1日1回皮下投与する。

(2)悪性リンパ腫，小細胞肺癌，胚細胞腫瘍（睾丸腫瘍，卵巣腫瘍など），神経芽細胞腫，小児がん

成人・小児：通常，がん化学療法剤投与終了後（翌日以降）から，フィルグラスチム（遺伝子組換え）50μg/m^{2}を1日1回皮下投与する。出血傾向等により皮下投与が困難な場合はフィルグラスチム（遺伝子組換え）100μg/m^{2}を1日1回静脈内投与（点滴静注を含む）する。

(3)その他のがん腫

成人・小児：通常，がん化学療法により好中球数1,000/mm^{3}未満で発熱（原則として38℃以上）あるいは好中球数500/mm^{3}未満が観察された時点から，フィルグラスチム（遺伝子組換え）50μg/m^{2}を1日1回皮下投与する。出血傾向等により皮下投与が困難な場合はフィルグラスチム（遺伝子組換え）100μg/m^{2}を1日1回静脈内投与（点滴静注を含む）する。また，がん化学療法により好中球数1,000/mm^{3}未満で発熱（原則として38℃以上）あるいは好中球数500/mm^{3}未満が観察され，引き続き同一のがん化学療法を施行する症例に対しては，次回以降のがん化学療法施行時には好中球数1,000/mm^{3}未満が観察された時点から，フィルグラスチム（遺伝子組換え）50μg/m^{2}を1日1回皮下投与する。出血傾向等により皮下投与が困難な場合はフィルグラスチム（遺伝子組換え）100μg/m^{2}を1日1回静脈内投与（点滴静注を含む）する。

ただし，好中球数が最低値を示す時期を経過後5,000/mm^{3}に達した場合は投与を中止する。

なお，本剤投与の開始時期及び中止時期の指標である好中球数が緊急時等で確認できない場合には，白血球数の半数を好中球数として推定する。

効能効果(4)の場合

(1)成人：通常，好中球数が1,000/mm^{3}未満のとき，フィルグラスチム（遺伝子組換え）200μg/m^{2}を1日1回点滴静注する。

(2)小児：好中球数が1,000/mm^{3}未満のとき，フィルグラスチム（遺伝子組換え）200μg/m^{2}を1日1回点滴静注する。

ただし，投与期間は2週間を目安とするが，好中球数が3,000/mm^{3}以上に増加した場合は，症状を観察しながら減量，あるいは投与を中止する。

効能効果(5)の場合

成人：通常，好中球数が1,000/mm^{3}未満のとき，フィルグラスチム（遺伝子組換え）100μg/m^{2}を1日1回点滴静注する。

ただし，好中球数が5,000/mm^{3}以上に増加した場合は，症状を観察しながら減量，あるいは投与を中止する。

効能効果(6)の場合

(1)成人：通常，好中球数が1,000/mm^{3}未満のとき，フィルグラスチム（遺伝子組換え）400μg/m^{2}を1日1回点滴静注する。

(2)小児：好中球数が1,000/mm^{3}未満のとき，フィルグラスチム（遺伝子組換え）400μg/m^{2}を1日1回点滴静注する。

ただし，好中球数が5,000/mm^{3}以上に増加した場合は，症状を観察しながら減量，あるいは投与を中止する。

効能効果(7)の場合

(1)成人：通常，好中球数が1,000/mm^{3}未満のとき，フィルグラスチム（遺伝子組換え）50μg/m^{2}を1日1回皮下投与する。

(2)小児：好中球数が1,000/mm^{3}未満のとき，フィルグラスチム（遺伝子組換え）50μg/m^{2}を1日1回皮下投与する。

ただし，好中球数が5,000/mm^{3}以上に増加した場合は，症状を観察しながら減量，あるいは投与を中止する。

なお，いずれの場合も年齢・症状により適宜増減する。

用法用量に関連する使用上の注意

がん化学療法による好中球減少症

(1)胚細胞腫瘍で卵巣腫瘍に該当するものは，未熟奇形腫，未分化胚細胞腫，卵黄囊腫瘍などである。

(2)その他のがん腫に対する用法用量における同一のがん化学療法とは，抗悪性腫瘍薬の種類及びその用量も同一の化学療法レジメンである。

(3)本剤の投与により，好中球数が最低値を示す時期を経過後5,000/mm^{3}に達した場合は投与を中止するが，好中球数が2,000/mm^{3}以上に回復し，感染症が疑われるような症状がなく，本剤に対する反応性から患者の安全が確保できると判断した場合には，本剤の減量あるいは中止を検討すること。

禁忌

(1)本剤の成分又は他の顆粒球コロニー形成刺激因子製剤に過敏症の患者

(2)骨髄中の芽球が十分減少していない骨髄性白血病の患者及び末梢血液中に骨髄芽球の認められる骨髄性白血病の患者

フィルグラスチムBS注75μgシリンジ「F」：富士製薬　75μg0.3mL1筒[6143円/筒]，フィルグラスチムBS注75μgシリンジ「NK」：日本化薬　75μg0.3mL1筒[6143円/筒]，フィルグラスチムBS注75μgシリンジ「サンド」：サンド　75μg0.25mL1筒[6143円/筒]，フィルグラスチムBS注75μgシリンジ「テバ」：テバ製薬　75μg0.3mL1筒[6143円/筒]，フィルグラスチムBS注75μgシリンジ「モチダ」：持田　75μg0.3mL1筒[6143円/筒]，フィルグラスチムBS注150μgシリンジ「F」：富士製薬　150μg0.6mL1筒[9987円/筒]，フィルグラスチムBS注150μgシリンジ「NK」：日本化薬　150μg0.6mL1筒[9987円/筒]，フィルグラスチムBS注150μgシリンジ「サンド」：サンド　150μg0.5mL1筒[9987円/筒]，フィルグラスチムBS注150μgシリンジ「テバ」：テバ製薬　150μg0.6mL1筒[9987円/筒]，フィルグラスチムBS注150μgシリンジ「モチダ」：持田　150μg0.6mL1筒[9987円/筒]，フィルグラスチムBS注300μgシリンジ「F」：富士製薬　300μg0.7mL1筒[15093円/筒]，フィルグラスチムBS注300μgシリンジ「NK」：日本化薬　300μg0.7mL1筒[15093円/筒]，フィルグラスチムBS注300μgシリンジ「サンド」：サンド　300μg0.5mL1筒[15093円/筒]，フィルグラスチムBS注300μgシリンジ「テバ」：テバ製薬　300μg0.7mL1筒[15093円/筒]，フィルグラスチムBS注300μgシリンジ「モチダ」：持田　300μg0.7mL1筒[15093円/筒]

クリアクター静注用40万　規格：40万国際単位1瓶[48468円/瓶]
クリアクター静注用80万　規格：80万国際単位1瓶[90210円/瓶]
クリアクター静注用160万　規格：160万国際単位1瓶[178365円/瓶]

モンテプラーゼ(遺伝子組換え)　エーザイ　395

【効 能 効 果】

(1)急性心筋梗塞における冠動脈血栓の溶解(発症後6時間以内)
(2)不安定な血行動態を伴う急性肺塞栓症における肺動脈血栓の溶解

【対応標準病名】

◎	冠状動脈血栓症	急性心筋梗塞	肺塞栓症
	肺動脈血栓症		
○	ST上昇型急性心筋梗塞	冠状動脈血栓塞栓症	急性右室梗塞
	急性下後壁心筋梗塞	急性下側壁心筋梗塞	急性下壁心筋梗塞
	急性貫壁性心筋梗塞	急性基部側壁心筋梗塞	急性高位側壁心筋梗塞
	急性後基部心筋梗塞	急性後側部心筋梗塞	急性広範前壁心筋梗塞
	急性後壁心筋梗塞	急性後壁中隔心筋梗塞	急性心尖部側壁心筋梗塞
	急性心内膜下梗塞	急性前側壁心筋梗塞	急性前壁心筋梗塞
	急性前壁心尖部心筋梗塞	急性前壁中隔心筋梗塞	急性側壁心筋梗塞
	急性中隔心筋梗塞	腱索断裂・急性心筋梗塞に合併	心筋梗塞
	心室中隔穿孔・急性心筋梗塞に合併	心室内血栓症・急性心筋梗塞に合併	心尖部血栓症・急性心筋梗塞に合併
	心破裂・急性心筋梗塞に合併	心房中隔穿孔・急性心筋梗塞に合併	心房内血栓症・急性心筋梗塞に合併
	心膜血腫・急性心筋梗塞に合併	乳頭筋断裂・急性心筋梗塞に合併	乳頭筋不全症・急性心筋梗塞に合併
	非Q波心筋梗塞	非ST上昇型心筋梗塞	
△	冠状動脈口閉鎖	急性肺性心	陳旧性心筋梗塞
	特発性慢性肺血栓塞栓症	肺梗塞	肺静脈血栓症
	肺静脈血栓塞栓症	肺動脈血栓塞栓症	

効能効果に関連する使用上の注意

(1)急性肺塞栓症の診断は肺動脈造影などにより，血栓，塞栓あるいは血流の障害を確認すること。実施が困難な場合は，臨床症状から不安定な血行動態を伴う急性肺塞栓症が強く疑われ，かつ，低酸素血症，右心負荷の増大などの検査所見を確認した患者に対して投与すること。
(2)急性肺塞栓症においては，ヘパリン投与などによる抗凝固療法を基礎治療として行うこと。

用法用量

(1)急性心筋梗塞における冠動脈血栓の溶解(発症後6時間以内)：通常，成人には体重kgあたりモンテプラーゼ(遺伝子組換え)として27,500IUを静脈内投与する。
(2)不安定な血行動態を伴う急性肺塞栓症における肺動脈血栓の溶解：通常，成人には体重kgあたりモンテプラーゼ(遺伝子組換え)として13,750～27,500IUを静脈内投与する。なお，1回最大投与量は27,500IU/kgまでとすること。

投与に際しては，1mLあたり80,000IUとなるように日本薬局方生理食塩液で溶解し，1分間あたり約10mL(800,000IU)の注入速度で投与する。なお，本剤の投与は発症後できるだけ早期に行う。

用法用量に関連する使用上の注意　急性肺塞栓症患者に投与する場合，本剤の出血に関する有害事象の発現は用量依存的であるので，危険性と有益性の両面から慎重に投与量を決定すること。慎重投与に該当する患者など，出血の危険性が高い患者へ本剤を投与する場合には，低用量(13,750IU/kg)の投与を考慮すること。

警告

本剤の投与により脳出血が発現し，死亡が認められている。
本剤の投与に際しては「禁忌」及び「使用上の注意」に留意し，適用患者の選択及び急性肺塞栓症患者に投与する場合には投与量の選択を慎重に行うこと。また，投与中及び投与後の患者の出血の有無を十分確認するとともに，血液凝固能などの血液検査・臨床症状の観察を頻回に行うこと。

禁忌

(1)出血している患者：消化管出血，尿路出血，後腹膜出血，頭蓋内出血，喀血
(2)頭蓋内あるいは脊髄の手術又は障害を受けた患者(2カ月以内)
(3)頭蓋内腫瘍，動静脈奇形，動脈瘤のある患者
(4)出血性素因のある患者
(5)重篤な高血圧症患者

クリアボーンキット　規格：1回分[3304円/回分]
クリアボーン注　規格：10MBq[40.1円/MBq]

ヒドロキシメチレンジホスホン酸テクネチウム(^{99m}Tc)
日本メジフィジックス　430

【効 能 効 果】

骨シンチグラムによる骨疾患の診断

【対応標準病名】

該当病名なし

用法用量

(1)調製法
〔クリアボーンキットのみ〕：本品を冷蔵庫から取り出し，約5分間放置して室温にもどす。本品1バイアルあたり，日本薬局方過テクネチウム酸ナトリウム(^{99m}Tc)注射液3～9mLを無菌的に加える。振とうして内容物を溶解し，室温に10分間放置することによりヒドロキシメチレンジホスホン酸テクネチウム(^{99m}Tc)注射液を得る。
(2)骨シンチグラフィ：通常，成人には555～740MBqを肘静脈内に注射し，1～2時間の経過を待って被検部の骨シンチグラムをとる。投与量は，年齢，体重により適宜増減する。

クリストファン注　規格：20mL1管[57円/管]

Lーシステイン　アスコルビン酸　日新一山形　314

【効 能 効 果】

本剤に含まれるビタミン類の需要が増大し，食事からの摂取が不十分な際の補給(消耗性疾患，妊産婦，授乳婦など。)
効果がないのに月余にわたって漫然と使用すべきでない。

【対応標準病名】

該当病名なし

用法用量　通常成人1回2～20mLを1日1～2回皮下，筋肉内又は静脈内注射する。
なお，年齢，症状により適宜増減する。

グリセオール注　規格：200mL1袋[277円/袋]，300mL1袋[406円/袋]，500mL1袋[667円/袋]

果糖　濃グリセリン　中外　131,399

【効 能 効 果】

(1)頭蓋内圧亢進，頭蓋内浮腫の治療
(2)頭蓋内圧亢進，頭蓋内浮腫の改善による下記疾患に伴う意識障害，神経障害，自覚症状の改善
脳梗塞(脳血栓，脳塞栓)，脳内出血，くも膜下出血，頭部外傷，脳腫瘍，脳髄膜炎
(3)脳外科手術後の後療法
(4)脳外科手術時の脳容積縮小
(5)眼内圧下降を必要とする場合
(6)眼科手術時の眼容積縮小

【対応標準病名】

◎	意識障害	くも膜下出血	血栓性脳梗塞
	髄膜炎	塞栓性脳梗塞	頭蓋内圧亢進症
	頭部外傷	頭部損傷	脳血栓症

	脳梗塞	脳出血	脳腫瘍
	脳塞栓症	脳浮腫	
○	IC－PC動脈瘤破裂によるくも膜下出血	延髄圧迫症候群	延髄血管芽細胞腫
	延髄出血	延髄腫瘍	間脳腫瘍
	奇異性脳塞栓症	嗅神経腫瘍	橋出血
	クロード症候群	血腫脳室内穿破	後下小脳動脈閉塞症
	後交通動脈閉塞症	後交通動脈瘤破裂によるくも膜下出血	後大脳動脈狭窄
	後大脳動脈血栓症	後大脳動脈症候群	後大脳動脈塞栓症
	後大脳動脈閉塞症	後大脳動脈瘤破裂によるくも膜下出血	後頭蓋窩血腫
	後頭蓋窩腫瘍	後頭葉腫瘍	鉤ヘルニア
	視交叉部腫瘍	視床下部腫瘍	視床出血
	視床腫瘍	視床痛	視神経腫瘍
	視神経乳頭部腫瘍	上衣下巨細胞性星細胞腫	上衣下腫
	小窩性卒中	上小脳動脈閉塞症	小脳橋角部腫瘍
	小脳血管芽腫	小脳出血	小脳腫瘍
	小脳卒中症候群	小脳中部腫瘍	小脳動脈狭窄
	小脳動脈血栓症	小脳動脈塞栓症	小脳動脈閉塞
	真菌性髄膜炎	心原性小脳梗塞	髄膜出血
	髄膜脳炎	前下小脳動脈閉塞症	前交通動脈閉塞症
	前交通動脈瘤破裂によるくも膜下出血	前大脳動脈狭窄	前大脳動脈血栓症
	前大脳動脈症候群	前大脳動脈塞栓症	前大脳動脈閉塞症
	前大脳動脈瘤破裂によるくも膜下出血	先天性脳腫瘍	先天性脳動脈瘤破裂
	前頭葉腫瘍	塞栓性小脳梗塞	塞栓性小脳梗塞・急性期
	塞栓性小脳梗塞・慢性期	塞栓性脳梗塞・急性期	塞栓性脳梗塞・慢性期
	側頭葉腫瘍	第3脳室腫瘍	第4脳室腫瘍
	大後頭孔部腫瘍	大後頭孔ヘルニア	多発限局性脳内出血
	多発性小脳梗塞	多発性脳腫瘍	中心性経テントヘルニア
	中大脳動脈狭窄症	中大脳動脈血栓症	中大脳動脈症候群
	中大脳動脈塞栓症	中大脳動脈閉塞症	中大脳動脈瘤破裂によるくも膜下出血
	聴神経腫瘍	椎骨動脈瘤破裂によるくも膜下出血	テント下脳腫瘍
	テント上脳腫瘍	テント切痕ヘルニア	頭蓋内動脈瘤破裂によるくも膜下出血
	頭頚部外傷	頭頂葉腫瘍	頭部血管損傷
	頭部挫創	頭部多発損傷	頭部打撲
	特発性くも膜下出血	内頚動脈瘤破裂によるくも膜下出血	乳頭状上衣腫
	粘液乳頭状上衣腫	脳圧迫	脳幹部出血
	脳幹部腫瘍	脳疾患	脳室内出血
	脳室内腫瘍	脳静脈洞血栓症	脳神経腫瘍
	脳底動脈塞栓症	脳底動脈瘤破裂によるくも膜下出血	脳動静脈奇形破裂
	脳動静脈奇形破裂によるくも膜下出血	脳動静脈奇形破裂による脳出血	脳動脈解離による脳梗塞
	脳動脈瘤破裂	脳皮質下出血	脳ヘルニア
	梅毒性髄膜炎	馬尾神経腫瘍	破裂性椎骨動脈解離
	破裂性内頚動脈解離	被殻出血	肥厚性硬膜炎
	皮質脳内出血	尾状核出血	傍鞍部腫瘍
	本態性頭蓋内圧亢進症	慢性髄膜炎	ムンプス髄膜炎
	癒着性くも膜炎	良性頭蓋内圧亢進症	
△	アテローム血栓性脳梗塞	アテローム血栓性脳梗塞・急性期	アテローム血栓性脳梗塞・慢性期
	意識混濁	意識消失	意識不明
	一過性意識障害	延髄梗塞	延髄梗塞・急性期
	延髄梗塞・慢性期	外傷性外リンパ瘻	外傷性頚動脈海綿静脈洞瘻
	偽性髄膜炎	急性意識障害	橋梗塞
	橋梗塞・急性期	橋梗塞・慢性期	虚血性脳卒中
	くも膜炎	くも膜のう胞	傾眠症
	血栓性小脳梗塞	高血圧性脳内出血	後天性脳孔症性のう胞
	硬膜炎	昏睡	昏迷
	再発性脳梗塞	鎖骨下動脈閉塞症	矢状静脈洞血栓症
	視神経髄膜炎	嗜眠	重症頭部外傷
	出血性脳梗塞	小脳梗塞	静脈血栓性脳梗塞
	静脈性脳梗塞	植物状態	シルビウス裂くも膜のう胞
	心原性脳塞栓症	深昏睡	脊髄膜炎
	セスタンーシュネ症候群	遷延性意識障害	穿通枝梗塞
	側頭部外傷	代謝性昏睡	多発性脳梗塞
	多発性ラクナ梗塞	椎骨動脈狭窄症	椎骨動脈血栓症
	椎骨動脈塞栓症	椎骨動脈閉塞症	椎骨脳底動脈狭窄症
	低酸素性脳症	頭蓋骨損傷	頭蓋内のう胞
	頭部外傷1型	透明中隔のう胞	特発性脳内出血
	トルコ鞍のう胞	内頚動脈狭窄症	内頚動脈血栓症
	内頚動脈塞栓症	内頚動脈閉塞症	軟膜炎
	脳外主幹動脈血栓症脳梗塞	脳外主幹動脈塞栓症脳梗塞	脳外主幹動脈閉塞脳梗塞
	脳幹梗塞	脳幹梗塞・急性期	脳幹梗塞・慢性期
	脳血管閉塞性脳梗塞	脳血管攣縮による脳梗塞	脳梗塞・急性期
	脳梗塞・慢性期	脳梗塞後遺症	脳室間腔のう胞
	脳静脈血栓症	脳底動脈狭窄症	脳底動脈血栓症
	脳底動脈循環不全	脳底動脈先端症候群	脳底動脈先端塞栓症
	脳底動脈閉塞症	脳動脈狭窄症	脳動脈閉塞症
	脳軟化症	半昏睡	皮質枝梗塞
	皮質静脈血栓症	非穿通性頭部外傷	副鼻腔損傷
	部分的意識喪失	分水界梗塞	閉鎖性頭部外傷
	閉塞性髄膜炎	閉塞性脳血管障害	ベルガ腔のう胞
	無症候性多発性脳梗塞	無症候性脳梗塞	無症候性ラクナ梗塞
	もうろう状態	ラクナ梗塞	

用法用量

通常，成人1回200～500mLを1日1～2回，500mLあたり2～3時間かけて点滴静注する。
投与期間は通常1～2週とする。
なお，年齢，症状により適宜増減する。
脳外科手術時の脳容積縮小の目的には，1回500mLを30分かけて点滴静注する。
眼内圧下降及び眼科手術時の眼容積縮小の目的には，1回300～500mLを45～90分かけて点滴静注する。

禁忌

(1)先天性のグリセリン，果糖代謝異常症の患者
(2)成人発症Ⅱ型シトルリン血症の患者

グリセノン注：アイロム　500mL1瓶[386円/瓶]，200mL1袋[185円/袋]，300mL1袋[272円/袋]，グリセリンF注：光　500mL1瓶[386円/瓶]，200mL1袋[185円/袋]，300mL1袋[272円/袋]，グリセレブ点滴静注：テルモ　200mL1袋[185円/袋]，300mL1袋[272円/袋]，グリポーゼ注：扶桑薬品　200mL1瓶[185円/瓶]，300mL1瓶[272円/瓶]，500mL1瓶[386円/瓶]，グリマッケン注：マイラン製薬　200mL1瓶[185円/瓶]，300mL1瓶[193円/瓶]，500mL1瓶[386円/瓶]，ヒシセオール液：ニプロ　200mL1袋[185円/袋]，500mL1袋[386円/袋]，300mL1袋[272円/袋]

クリニザルツ輸液　規格：200mL1袋[260円/袋]，500mL1瓶[280円/瓶]

キシリトール　リン酸二水素カリウム　塩化カリウム　塩化ナトリウム　塩化マグネシウム　酢酸ナトリウム水和物　アイロム　331

【効 能 効 果】

本剤はカリウムを含む低浸透圧電解質・糖液であり，術後，糖尿病患者の術前・術後で，非経口的に水分・電解質補給を必要とする場合の基礎液として用いる。
また，低カリウム血症を伴う高張性脱水症などに用いる。
(1)外科的には，術後，糖尿病患者の術前・術後。
(2)内科的には，術後及び糖尿病患者の高熱，発汗，昏睡。

【対応標準病名】

◎	異常発汗	高張性脱水症	高熱
	昏睡	低カリウム血症	糖尿病
	糖尿病性昏睡		
○	1型糖尿病	1型糖尿病・眼合併症あり	1型糖尿病・関節合併症あり
	1型糖尿病・ケトアシドーシス合併あり	1型糖尿病・昏睡合併あり	1型糖尿病・神経学的合併症あり
	1型糖尿病・多発糖尿病性合併症あり	1型糖尿病・糖尿病性合併症あり	1型糖尿病・糖尿病性合併症なし
	1型糖尿病・末梢循環合併症あり	1型糖尿病黄斑症	1型糖尿病合併妊娠
	1型糖尿病性アシドーシス	1型糖尿病性アセトン血症	1型糖尿病性壊疽
	1型糖尿病性黄斑浮腫	1型糖尿病性潰瘍	1型糖尿病性眼筋麻痺
	1型糖尿病性肝障害	1型糖尿病性関節症	1型糖尿病性筋萎縮症
	1型糖尿病性血管障害	1型糖尿病性ケトアシドーシス	1型糖尿病性高コレステロール血症
	1型糖尿病性虹彩炎	1型糖尿病性骨症	1型糖尿病性昏睡
	1型糖尿病性自律神経ニューロパチー	1型糖尿病性神経因性膀胱	1型糖尿病性神経痛
	1型糖尿病性腎症第1期	1型糖尿病性腎症第2期	1型糖尿病性腎症第3期
	1型糖尿病性腎症第3期A	1型糖尿病性腎症第3期B	1型糖尿病性腎症第4期
	1型糖尿病性腎症第5期	1型糖尿病性腎不全	1型糖尿病性水疱
	1型糖尿病性精神障害	1型糖尿病性そう痒症	1型糖尿病性多発ニューロパチー
	1型糖尿病性単ニューロパチー	1型糖尿病性中心性網膜症	1型糖尿病性低血糖性昏睡
	1型糖尿病性動脈硬化症	1型糖尿病性動脈閉塞症	1型糖尿病性ニューロパチー
	1型糖尿病性白内障	1型糖尿病性皮膚障害	1型糖尿病性浮腫性硬化症
	1型糖尿病性末梢血管症	1型糖尿病性末梢血管障害	1型糖尿病性末梢神経障害
	1型糖尿病性網膜症	2型糖尿病	2型糖尿病・眼合併症あり
	2型糖尿病・関節合併症あり	2型糖尿病・ケトアシドーシス合併あり	2型糖尿病・昏睡合併あり
	2型糖尿病・神経学的合併症あり	2型糖尿病・多発糖尿病性合併症あり	2型糖尿病・糖尿病性合併症あり
	2型糖尿病・糖尿病性合併症なし	2型糖尿病・末梢循環合併症あり	2型糖尿病黄斑症
	2型糖尿病合併妊娠	2型糖尿病性アシドーシス	2型糖尿病性アセトン血症
	2型糖尿病性壊疽	2型糖尿病性黄斑浮腫	2型糖尿病性潰瘍
	2型糖尿病性眼筋麻痺	2型糖尿病性関節症	2型糖尿病性筋萎縮症
	2型糖尿病性血管障害	2型糖尿病性ケトアシドーシス	2型糖尿病性高コレステロール血症
	2型糖尿病性虹彩炎	2型糖尿病性骨症	2型糖尿病性昏睡
	2型糖尿病性自律神経ニューロパチー	2型糖尿病性神経因性膀胱	2型糖尿病性神経痛
	2型糖尿病性水疱	2型糖尿病性精神障害	2型糖尿病性そう痒症
	2型糖尿病性多発ニューロパチー	2型糖尿病性単ニューロパチー	2型糖尿病性中心性網膜症
	2型糖尿病性低血糖性昏睡	2型糖尿病性動脈硬化症	2型糖尿病性動脈閉塞症
	2型糖尿病性ニューロパチー	2型糖尿病性白内障	2型糖尿病性皮膚障害
	2型糖尿病性浮腫性硬化症	2型糖尿病性末梢血管症	2型糖尿病性末梢血管障害
	2型糖尿病性末梢神経障害	2型糖尿病性ミオパチー	2型糖尿病性網膜症
あ	悪性高熱症	安定型糖尿病	意識混濁
	意識障害	意識消失	意識不明
	一過性意識障害	インスリン抵抗性糖尿病	インスリンレセプター異常症
	ウイルス性糖尿病	ウイルス性糖尿病・眼合併症あり	ウイルス性糖尿病・ケトアシドーシス合併あり
	ウイルス性糖尿病・昏睡合併あり	ウイルス性糖尿病・神経学的合併症あり	ウイルス性糖尿病・糖尿病性合併症あり
	ウイルス性糖尿病・糖尿病性合併症なし	ウイルス性糖尿病・末梢循環合併症あり	栄養不良関連糖尿病
か	悪寒発熱	カリウム代謝異常	緩徐進行1型糖尿病
	緩徐進行1型糖尿病・眼合併症あり	緩徐進行1型糖尿病・関節合併症あり	緩徐進行1型糖尿病・ケトアシドーシス合併あり
	緩徐進行1型糖尿病・昏睡合併あり	緩徐進行1型糖尿病・腎合併症あり	緩徐進行1型糖尿病・神経学的合併症あり
	緩徐進行1型糖尿病・多発糖尿病性合併症あり	緩徐進行1型糖尿病・糖尿病性合併症なし	緩徐進行1型糖尿病・末梢循環合併症あり
	偽性バーター症候群	急性意識障害	境界型糖尿病
	傾眠症	稽留熱	劇症1型糖尿病
	血液量減少	高血糖高浸透圧症候群	高浸透圧性非ケトン性昏睡
さ	混合性脱水	昏迷	細胞外液欠乏症
	持続熱	弛張熱	嗜眠
	若年2型糖尿病	術後発熱	植物状態
	深昏睡	新生児一過性糖尿病	新生児糖尿病
	膵性糖尿病	膵性糖尿病・眼合併症あり	膵性糖尿病・ケトアシドーシス合併あり
	膵性糖尿病・昏睡合併あり	膵性糖尿病・神経学的合併症あり	膵性糖尿病・糖尿病性合併症あり
	膵性糖尿病・糖尿病性合併症なし	膵性糖尿病・末梢循環合併症あり	水分欠乏症
	ステロイド糖尿病	ステロイド糖尿病・眼合併症あり	ステロイド糖尿病・ケトアシドーシス合併あり
	ステロイド糖尿病・昏睡合併あり	ステロイド糖尿病・神経学的合併症あり	ステロイド糖尿病・糖尿病性合併症あり
	ステロイド糖尿病・糖尿病性合併症なし	ステロイド糖尿病・末梢循環合併症あり	遷延性意識障害
	増殖性糖尿病性網膜症	増殖性糖尿病性網膜症・1型糖尿病	増殖性糖尿病性網膜症・2型糖尿病
た	体液量減少症	代謝性昏睡	代償性発汗
	多汗症	脱水症	超高熱
	低カリウム血症性症候群	低カリウム血性ミオパチー	低張性脱水症
	糖尿病・糖尿病性合併症なし	糖尿病黄斑症	糖尿病黄斑浮腫
	糖尿病合併症	糖尿病性壊疽	糖尿病性潰瘍
	糖尿病性眼筋麻痺	糖尿病性関節症	糖尿病性筋萎縮症
	糖尿病性血管障害	糖尿病性高コレステロール血症	糖尿病性虹彩炎
	糖尿病性骨症	糖尿病性自律神経ニューロパチー	糖尿病性神経因性膀胱
	糖尿病性神経痛	糖尿病性水疱	糖尿病性精神障害
	糖尿病性そう痒症	糖尿病性多発ニューロパチー	糖尿病性単ニューロパチー
	糖尿病性中心性網膜症	糖尿病性低血糖性昏睡	糖尿病性動脈閉塞症
	糖尿病性ニューロパチー	糖尿病性白内障	糖尿病性皮膚障害
	糖尿病性浮腫性硬化症	糖尿病性末梢血管症	糖尿病性末梢血管障害
	糖尿病性末梢神経障害	糖尿病母体児	糖尿病網膜症
な	突発性発熱	二次性糖尿病	二次性糖尿病・眼合併症あり
	二次性糖尿病・ケトアシドーシス合併あり	二次性糖尿病・昏睡合併あり	二次性糖尿病・神経学的合併症あり
	二次性糖尿病・糖尿病性合併症あり	二次性糖尿病・糖尿病性合併症なし	二次性糖尿病・末梢循環合併症あり
	妊娠中の耐糖能低下	妊娠中の糖尿病	妊娠糖尿病母体児症候群
は	寝汗	発熱	半昏睡
	不安定型糖尿病	部分的意識喪失	不明熱
や	本態性高体温症	もうろう状態	薬剤性糖尿病
	薬剤性糖尿病・眼合併症あり	薬剤性糖尿病・ケトアシドーシス合併あり	薬剤性糖尿病・昏睡合併あり
	薬剤性糖尿病・神経学的合併症あり	薬剤性糖尿病・糖尿病性合併症あり	薬剤性糖尿病・糖尿病性合併症なし
	薬剤性糖尿病・末梢循環合併症あり		
△	1型糖尿病・腎合併症あり	1型糖尿病性腎硬化症	1型糖尿病性腎症
	2型糖尿病・腎合併症あり	2型糖尿病性肝障害	2型糖尿病性腎硬化症
	2型糖尿病性腎症	2型糖尿病性腎症第1期	2型糖尿病性腎症第2期
	2型糖尿病性腎症第3期	2型糖尿病性腎症第3期A	2型糖尿病性腎症第3期B
	2型糖尿病性腎症第4期	2型糖尿病性腎症第5期	2型糖尿病性腎不全

ク

インスリンショック	ウイルス性糖尿病・腎合併症あり	ウイルス性糖尿病・多発糖尿病性合併症あり
往来寒熱	化学的糖尿病	夏期熱
飢餓熱	キンメルスチール・ウイルソン症候群	腎性糖尿
膵性糖尿病・腎合併症あり	膵性糖尿病・多発糖尿病性合併症あり	ステロイド糖尿病・腎合併症あり
ステロイド糖尿病・多発糖尿病性合併症あり	青銅性糖尿病	潜在性糖尿病
前糖尿病	耐糖能異常	低血糖昏睡
糖尿病性アシドーシス	糖尿病性アセトン血症	糖尿病性肝障害
糖尿病性ケトアシドーシス	糖尿病性腎硬化症	糖尿病性腎症
糖尿病性腎不全	糖尿病性動脈硬化症	二次性糖尿病・腎合併症あり
二次性糖尿病・多発糖尿病性合併症あり	妊娠糖尿病	非糖尿病性低血糖性昏睡
微熱	ぶどう糖負荷試験異常	慢性微熱
薬剤性糖尿病・腎合併症あり	薬剤性糖尿病・多発糖尿病性合併症あり	

用法用量　通常成人は，1回500mLを1日1～2回静脈内に徐々に点滴注入する。
なお，年齢，症状に応じて適宜増減する。
ただし，キシリトールとして1日量100gまでとする。
注入速度は，キシリトールとして0.3g/kg/hr以下とすること。

禁忌

(1)高カリウム血症，乏尿，アジソン病，重症熱傷，高窒素血症のある患者
(2)高リン血症，低カルシウム血症，副甲状腺機能低下症のある患者
(3)高マグネシウム血症，甲状腺機能低下症のある患者

クリニット注10%　規格：10%20mL1管[87円/管]
クリニット注20%　規格：20%20mL1管[88円/管]
キシリトール　アイロム　323

【効能効果】

糖尿病及び糖尿病状態時の水・エネルギー補給

【対応標準病名】

◎	糖尿病		
○	1型糖尿病	1型糖尿病・眼合併症あり	1型糖尿病・関節合併症あり
	1型糖尿病・ケトアシドーシス合併あり	1型糖尿病・昏睡合併あり	1型糖尿病・腎合併症あり
	1型糖尿病・神経学的合併症あり	1型糖尿病・多発糖尿病性合併症あり	1型糖尿病・糖尿病性合併症あり
	1型糖尿病・糖尿病性合併症なし	1型糖尿病・末梢循環合併症あり	1型糖尿病黄斑症
	1型糖尿病合併妊娠	1型糖尿病性アシドーシス	1型糖尿病性アセトン血症
	1型糖尿病性壊疽	1型糖尿病性黄斑浮腫	1型糖尿病性潰瘍
	1型糖尿病性眼筋麻痺	1型糖尿病性肝障害	1型糖尿病性関節症
	1型糖尿病性筋萎縮症	1型糖尿病性血管障害	1型糖尿病性ケトアシドーシス
	1型糖尿病性高コレステロール血症	1型糖尿病性虹彩炎	1型糖尿病性骨症
	1型糖尿病性昏睡	1型糖尿病性自律神経ニューロパチー	1型糖尿病性神経因性膀胱
	1型糖尿病性神経痛	1型糖尿病性腎硬化症	1型糖尿病性腎症
	1型糖尿病性腎症第1期	1型糖尿病性腎症第2期	1型糖尿病性腎症第3期
	1型糖尿病性腎症第3期A	1型糖尿病性腎症第3期B	1型糖尿病性腎症第4期
	1型糖尿病性腎症第5期	1型糖尿病性腎不全	1型糖尿病性水疱
	1型糖尿病性精神障害	1型糖尿病性そう痒症	1型糖尿病性多発ニューロパチー
	1型糖尿病性単ニューロパチー	1型糖尿病性中心性網膜症	1型糖尿病性低血糖性昏睡
	1型糖尿病性動脈硬化症	1型糖尿病性動脈閉塞症	1型糖尿病性ニューロパチー
	1型糖尿病性白内障	1型糖尿病性皮膚障害	1型糖尿病性浮腫性硬化症
	1型糖尿病性末梢血管症	1型糖尿病性末梢血管障害	1型糖尿病性末梢神経障害
	1型糖尿病性網膜症	2型糖尿病	2型糖尿病・眼合併症あり
	2型糖尿病・関節合併症あり	2型糖尿病・ケトアシドーシス合併あり	2型糖尿病・昏睡合併あり
	2型糖尿病・腎合併症あり	2型糖尿病・神経学的合併症あり	2型糖尿病・多発糖尿病性合併症あり
	2型糖尿病・糖尿病性合併症あり	2型糖尿病・糖尿病性合併症なし	2型糖尿病・末梢循環合併症あり
	2型糖尿病黄斑症	2型糖尿病合併妊娠	2型糖尿病性アシドーシス
	2型糖尿病性アセトン血症	2型糖尿病性壊疽	2型糖尿病性黄斑浮腫
	2型糖尿病性潰瘍	2型糖尿病性眼筋麻痺	2型糖尿病性肝障害
	2型糖尿病性関節症	2型糖尿病性筋萎縮症	2型糖尿病性血管障害
	2型糖尿病性ケトアシドーシス	2型糖尿病性高コレステロール血症	2型糖尿病性虹彩炎
	2型糖尿病性骨症	2型糖尿病性昏睡	2型糖尿病性自律神経ニューロパチー
	2型糖尿病性神経因性膀胱	2型糖尿病性神経痛	2型糖尿病性腎硬化症
	2型糖尿病性腎症	2型糖尿病性腎症第1期	2型糖尿病性腎症第2期
	2型糖尿病性腎症第3期	2型糖尿病性腎症第3期A	2型糖尿病性腎症第3期B
	2型糖尿病性腎症第4期	2型糖尿病性腎症第5期	2型糖尿病性腎不全
	2型糖尿病性水疱	2型糖尿病性精神障害	2型糖尿病性そう痒症
	2型糖尿病性多発ニューロパチー	2型糖尿病性単ニューロパチー	2型糖尿病性中心性網膜症
	2型糖尿病性低血糖性昏睡	2型糖尿病性動脈硬化症	2型糖尿病性動脈閉塞症
	2型糖尿病性ニューロパチー	2型糖尿病性白内障	2型糖尿病性皮膚障害
	2型糖尿病性浮腫性硬化症	2型糖尿病性末梢血管症	2型糖尿病性末梢血管障害
	2型糖尿病性末梢神経障害	2型糖尿病性ミオパチー	2型糖尿病性網膜症
あ	安定型糖尿病	インスリンレセプター異常症	ウイルス性糖尿病
	ウイルス性糖尿病・眼合併症あり	ウイルス性糖尿病・ケトアシドーシス合併あり	ウイルス性糖尿病・昏睡合併あり
	ウイルス性糖尿病・腎合併症あり	ウイルス性糖尿病・神経学的合併症あり	ウイルス性糖尿病・多発糖尿病性合併症あり
	ウイルス性糖尿病・糖尿病性合併症あり	ウイルス性糖尿病・糖尿病性合併症なし	ウイルス性糖尿病・末梢循環合併症あり
か	栄養不良関連糖尿病	緩徐進行1型糖尿病	緩徐進行1型糖尿病・眼合併症あり
	緩徐進行1型糖尿病・関節合併症あり	緩徐進行1型糖尿病・ケトアシドーシス合併あり	緩徐進行1型糖尿病・昏睡合併あり
	緩徐進行1型糖尿病・腎合併症あり	緩徐進行1型糖尿病・神経学的合併症あり	緩徐進行1型糖尿病・多発糖尿病性合併症あり
	緩徐進行1型糖尿病・糖尿病性合併症なし	緩徐進行1型糖尿病・末梢循環合併症あり	キンメルスチール・ウイルソン症候群
	劇症1型糖尿病	高血糖高浸透圧症候群	高浸透圧性非ケトン性昏睡
さ	若年2型糖尿病	新生児一過性糖尿病	新生児糖尿病
	膵性糖尿病・眼合併症あり	膵性糖尿病・ケトアシドーシス合併あり	膵性糖尿病・昏睡合併あり
	膵性糖尿病・腎合併症あり	膵性糖尿病・神経学的合併症あり	膵性糖尿病・多発糖尿病性合併症あり
	膵性糖尿病・糖尿病性合併症あり	膵性糖尿病・糖尿病性合併症なし	膵性糖尿病・末梢循環合併症あり
	ステロイド糖尿病	ステロイド糖尿病・眼合併症あり	ステロイド糖尿病・ケトアシドーシス合併あり
	ステロイド糖尿病・昏睡合併あり	ステロイド糖尿病・腎合併症あり	ステロイド糖尿病・神経学的合併症あり
	ステロイド糖尿病・多発糖尿病性合併症あり	ステロイド糖尿病・糖尿病性合併症あり	ステロイド糖尿病・糖尿病性合併症なし
	ステロイド糖尿病・末梢循環合併症あり	増殖性糖尿病性網膜症	増殖性糖尿病性網膜症・1型糖尿病
た	増殖性糖尿病性網膜症・2型糖尿病	糖尿病・糖尿病性合併症なし	糖尿病黄斑症
	糖尿病黄斑浮腫	糖尿病性アシドーシス	糖尿病性アセトン血症
	糖尿病性壊疽	糖尿病性潰瘍	糖尿病性眼筋麻痺

	糖尿病性肝障害	糖尿病性関節症	糖尿病性筋萎縮症
	糖尿病性血管障害	糖尿病性ケトアシドーシス	糖尿病性高コレステロール血症
	糖尿病性虹彩炎	糖尿病性骨症	糖尿病性昏睡
	糖尿病性自律神経ニューロパチー	糖尿病性神経因性膀胱	糖尿病性神経痛
	糖尿病性腎硬化症	糖尿病性腎症	糖尿病性腎不全
	糖尿病性水疱	糖尿病性精神障害	糖尿病性そう痒症
	糖尿病性多発ニューロパチー	糖尿病性単ニューロパチー	糖尿病性中心性網膜症
	糖尿病性低血糖性昏睡	糖尿病性動脈閉塞症	糖尿病性ニューロパチー
	糖尿病性白内障	糖尿病性皮膚障害	糖尿病性浮腫性硬化症
	糖尿病性末梢血管症	糖尿病性末梢血管障害	糖尿病性末梢神経障害
な	糖尿病母体児	糖尿病網膜症	二次性糖尿病
	二次性糖尿病・眼合併症あり	二次性糖尿病・ケトアシドーシス合併あり	二次性糖尿病・昏睡合併あり
	二次性糖尿病・腎合併症あり	二次性糖尿病・神経学的合併症あり	二次性糖尿病・多発糖尿病性合併症あり
	二次性糖尿病・糖尿病性合併症あり	二次性糖尿病・糖尿病性合併症なし	二次性糖尿病・末梢循環合併症あり
	妊娠中の耐糖能低下	妊娠中の糖尿病	妊娠糖尿病母体児症候群
や	不安定型糖尿病	薬剤性糖尿病	薬剤性糖尿病・眼合併症あり
	薬剤性糖尿病・ケトアシドーシス合併あり	薬剤性糖尿病・昏睡合併あり	薬剤性糖尿病・腎合併症あり
	薬剤性糖尿病・神経学的合併症あり	薬剤性糖尿病・多発糖尿病性合併症あり	薬剤性糖尿病・糖尿病性合併症あり
	薬剤性糖尿病・糖尿病性合併症なし	薬剤性糖尿病・末梢循環合併症あり	
△	インスリンショック	インスリン抵抗性糖尿病	化学的糖尿病
	境界型糖尿病	膵性糖尿病	低血糖昏睡
	糖尿病合併症	糖尿病性動脈硬化症	妊娠糖尿病
	非糖尿病性低血糖性昏睡		

用法用量　キシリトールとして，通常成人1日2～50gを1～数回に分けて静脈内注射又は点滴静注する。
なお，年齢，症状により適宜増減する。
ただし，キシリトールとして1日量100gまでとする。
点滴静注する場合，その速度はキシリトールとして0.3g/kg/hr以下とすること。

禁忌　低張性脱水症の患者

キシリトール注5%「フソー」：扶桑薬品　5%500mL1瓶[226円/瓶]，キシリトール注10%「フソー」：扶桑薬品　10%20mL1管[87円/管]，キシリトール注20%：大塚製薬工場　20%20mL1管[88円/管]，キシリトール注20%「NP」：ニプロ　20%20mL1管[82円/管]，キシリトール注20%「イセイ」：イセイ　20%20mL1管[82円/管]，キシリトール注20%シリンジ「NP」：ニプロ　20%20mL1筒[200円/筒]，キシリトール注20%「フソー」：扶桑薬品　20%20mL1管[88円/管]，キシリトール注MP5%：マイラン製薬　5%500mL1瓶[226円/瓶]，キシリトール注射液20%「トーワ」：東和　20%20mL1管[82円/管]，キシリトール注射液20%「ファイザー」：マイラン製薬　20%20mL1管[82円/管]，キシリトール注「ヒカリ」5%：光　5%500mL1瓶[226円/瓶]

クリバリン透析用1000単位/mLバイアル5mL

規格：5,000低分子ヘパリン国際単位1瓶[1050円/瓶]

レビパリンナトリウム　アボット　333

【効能効果】

血液体外循環時の灌流血液の凝固防止(血液透析)

【対応標準病名】

該当病名なし

用法用量

本剤を直接又は生理食塩液により希釈して投与する。

(1)出血性病変又は出血傾向を有しない患者の場合：通常，成人には体外循環開始時，レビパリンナトリウムとして16国際単位/kgを体外循環路内に単回投与し，体外循環開始後は毎時8国際単位/kgを抗凝固薬注入ラインより持続注入する。なお，体外循環路内の血液凝固状況などに応じ適宜増減する。

(2)出血性病変又は出血傾向を有する患者の場合：通常，成人には体外循環開始時，レビパリンナトリウムとして13～16国際単位/kgを体外循環路内に単回投与し，体外循環開始後は毎時7～8国際単位/kgを抗凝固薬注入ラインより持続注入する。なお，体外循環路内の血液凝固状況などに応じ適宜増減する。

禁忌

(1)本剤の成分又はヘパリン，他の低分子量ヘパリンに対し過敏症の既往歴のある患者
(2)妊婦又は妊娠している可能性のある婦人

原則禁忌

(1)高度な出血症状を有する患者
(2)重篤な肝障害又はその既往歴のある患者
(3)ヘパリン起因性血小板減少症(HIT：heparin-induced thrombocytopenia)の既往歴のある患者

クリプトン(^{81m}Kr)ジェネレータ

規格：1患者当り[41983円/患者当り]

クリプトン(^{81m}Kr)　日本メジフィジックス　430

【効能効果】

(1)クリプトン(^{81m}Kr)注射液の静注による局所肺血流検査
(2)クリプトン(^{81m}Kr)吸入用ガスの吸入による局所肺換気機能検査
(3)クリプトン(^{81m}Kr)注射液の頸動脈内注入による局所脳血流検査

【対応標準病名】

該当病名なし

用法用量

クリプトン(^{81m}Kr)注射液の溶出には5w/v%ブドウ糖注射液等の非電解質注射液を，クリプトン(^{81m}Kr)吸入用ガスの溶出には加湿した医療用酸素又は空気を使用する。

肺機能検査

(1)肺血流シンチグラム

持続静注法：0.3～3mL/秒の流速でクリプトン(^{81m}Kr)注射液を溶出しつつ患者の肘静脈より必要な時間投与し，肺血流シンチグラムをとる。

ボーラス静注法：5～10mLの溶出剤を急速に加圧導入して溶出するクリプトン(^{81m}Kr)注射液を患者の肘静脈より投与し，肺血流シンチグラムをとる。

(2)肺換気シンチグラム

持続吸入法：0.3～3L/分の流速でクリプトン(^{81m}Kr)吸入用ガスを溶出しつつ患者に必要な時間吸入させ，肺換気シンチグラムをとる。

ボーラス吸入法：10～20mLの溶出剤を急速に加圧導入して溶出するクリプトン(^{81m}Kr)吸入用ガスを患者に吸入させ，肺換気シンチグラムをとる。

脳血流検査：7.5～15mL/分の流速でクリプトン(^{81m}Kr)注射液を溶出しつつ患者の頸動脈より投与し，脳血流シンチグラムをとる。

グルカゴンGノボ注射用1mg

規格：1mg1瓶(溶解液付)[2308円/瓶]

グルカゴン(遺伝子組換え)　ノボノルディスク　249,722

【効能効果】

(1)消化管のX線及び内視鏡検査の前処置
(2)低血糖時の救急処置
(3)成長ホルモン分泌機能検査
(4)肝型糖原病検査
(5)胃の内視鏡的治療の前処置

【対応標準病名】

◎	低血糖		
○	医原性低血糖症	インスリン低血糖	ケトン性低血糖症
	高インスリン血症	小児特発性低血糖症	低血糖性脳症
	低血糖発作	島ベータ細胞過形成症	夜間低血糖症
△	インスリン異常症	インスリン分泌異常症	膵内分泌障害
	島細胞過形成症		

用法用量

消化管のX線及び内視鏡検査の前処置：通常，グルカゴン（遺伝子組換え）として1mgを1mLの注射用水に溶解し，0.5～1mgを筋肉内又は静脈内に注射する。なお，年齢，症状により適宜増減する。ただし，本剤の作用持続時間については，筋肉内注射の場合約25分間，静脈内注射の場合15～20分間である。

低血糖時の救急処置：通常，グルカゴン（遺伝子組換え）として1mgを1mLの注射用水に溶解し，筋肉内又は静脈内に注射する。

成長ホルモン分泌機能検査

グルカゴン（遺伝子組換え）として1mgを1mLの注射用水に溶解し，体重1kg当たり0.03mgを空腹時に皮下に注射する。ただし，最大投与量は1mgとする。

〔判定基準〕

血中hGH値は，測定方法，患者の状態等の関連で異なるため，明確に規定しえないが，通常，正常人では，本剤投与後60～180分でピークに達し，10ng/mL以上を示す。血中hGH値が5ng/mL以下の場合hGH分泌不全とする。なお，本剤投与後60分以降は30分毎に180分まで測定し，判定することが望ましい。

肝型糖原病検査

通常，成人にはグルカゴン（遺伝子組換え）として1mgを生理食塩液20mLに溶かし，3分かけて静脈内に注射する。なお，小児においてはグルカゴン（遺伝子組換え）として1mgを1mLの注射用水に溶解し，通常体重1kg当たり0.03mgを筋肉内に注射する。ただし，最大投与量は1mgとする。

〔判定基準〕

正常反応は個々の施設で設定されるべきであるが，通常，正常小児では，本剤筋注後30～60分で血糖はピークに達し，前値より25mg/dL以上上昇する。正常成人では，本剤の静注後15～30分でピークに達し，前値より30～60mg/dL上昇する。しかし，投与後の血糖のピーク値だけでは十分な判定ができないと考えられる場合は，投与後15～30分毎に測定し，判定することが望ましい。

胃の内視鏡的治療の前処置：通常，グルカゴン（遺伝子組換え）として1mgを1mLの注射用水に溶解し，筋肉内又は静脈内に注射する。また，内視鏡的治療中に消化管運動が再開し，治療に困難を来した場合又はその可能性がある場合には，1mgを追加投与する。なお，本剤の作用発現時間は，筋肉内注射の場合約5分，静脈内注射の場合1分以内であり，作用持続時間については，筋肉内注射の場合約25分間，静脈内注射の場合15～20分間である。

禁忌

(1)褐色細胞腫及びその疑いのある患者
(2)本剤の成分に対し過敏症の既往歴のある患者

グルカゴン注射用1単位「イトウ」

規格：1U.S.P.単位1瓶（溶解液付）［1822円/瓶］

グルカゴン　ILS　722

【効 能 効 果】

成長ホルモン分泌機能検査
インスリノーマの診断
肝糖原検査
低血糖時の救急処置
消化管のX線及び内視鏡検査の前処置

【対応標準病名】

◎	低血糖		
○	医原性低血糖症	インスリン低血糖	低血糖発作
	夜間低血糖症		

用法用量

効能効果	用法用量
成長ホルモン分泌機能検査 血中HGH値は，測定方法，患者の状態等の関連で異なるため，明確に規定しえないが，通常，正常人では，本剤投与後60～180分でピークに達し，10ng/mL以上を示す。血中HGH値が5ng/mL以下の場合HGH分泌不全とする。なお，本剤投与後60分以降は30分ごとに180分まで測定し，判定することが望ましい。	本品1USP単位（1瓶）を1mLの注射用水に溶解し，通常1USP単位又は体重1kgあたり0.03USP単位を皮下又は筋肉内に注射する。
インスリノーマの診断 正常反応は個々の施設で設定されるべきであるが，通常，正常人では，投与後5分以内に血中IRI値がピークに達し，100μU/mL以下を示し，血糖/IRI比は1以上である。インスリノーマの患者では，投与後6分以降に血中IRI値がピークに達し，100μU/mL以上を示し，血糖/IRI比は1以下である。	通常1USP単位（1瓶）を1mLの注射用水に溶解し，静脈内に注射する。
肝糖原検査 正常反応は個々の施設で設定されるべきであるが，通常，正常小児では，本剤筋注後30～60分で血糖はピークに達し，前値より25mg/dL以上上昇する。正常成人では，本剤の静注後15～30分でピークに達し，前値より30～60mg/dL上昇する。しかし，投与後の血糖のピーク値だけでは十分な判定ができないと考えられる場合は，投与後15～30分ごとに測定し，判定することが望ましい。	通常成人には1USP単位（1瓶）を生理食塩液20mLに溶かし，3分かけて静脈内に注射する。なお，小児においては通常体重1kgあたり0.03USP単位を筋肉内に注射する。
低血糖時の救急処置	通常1USP単位（1瓶）を1mLの注射用水に溶解し，筋肉内又は静脈内に注射する。
消化管のX線及び内視鏡検査の前処置	通常1USP単位（1瓶）を1mLの注射用水に溶解し，0.5～1USP単位を筋肉内又は静脈内に注射する。なお，年齢，症状により適宜増減する。ただし，本剤の作用持続時間については，筋肉内注射の場合約25分間，静脈内注射の場合15～20分間である。

禁忌

(1)褐色細胞腫の患者
(2)本剤の成分に対し過敏症の既往歴のある患者

グルカゴン注射用1単位「F」：富士製薬［1822円/瓶］

グルトパ注600万

規格：600万国際単位1瓶（溶解液付）［50795円/瓶］

グルトパ注1200万

規格：1,200万国際単位1瓶（溶解液付）［108048円/瓶］

グルトパ注2400万

規格：2,400万国際単位1瓶（溶解液付）［208510円/瓶］

アルテプラーゼ（遺伝子組換え）　田辺三菱　395

アクチバシン注600万，アクチバシン注1200万，アクチバシン注2400万を参照（P1127）

クレキサン皮下注キット2000IU

規格：2,000低分子ヘパリン国際単位0.2mL1筒［1066円/筒］

エノキサパリンナトリウム　サノフィ　333

【効 能 効 果】

(1)下記の下肢整形外科手術施行患者における静脈血栓塞栓症の発症抑制
股関節全置換術，膝関節全置換術，股関節骨折手術
(2)静脈血栓塞栓症の発症リスクの高い，腹部手術施行患者におけ

る静脈血栓塞栓症の発症抑制

【対応標準病名】

◎	血栓塞栓症	静脈血栓症	静脈塞栓症
○	下肢静脈血栓症	肝静脈血栓症	肝静脈塞栓症
	急性静脈血栓症	鎖骨下動脈閉塞症	上肢静脈血栓症
	上腕静脈血栓症	腎静脈血栓症	腎静脈塞栓症
	深部静脈血栓症	前腕静脈血栓症	大静脈塞栓症
	腸骨静脈圧迫症候群	バッド・キアリ症候群	遊走性血栓性静脈炎
△	腋窩動脈血栓症	下肢急性動脈閉塞症	下肢慢性動脈閉塞症
	下大静脈血栓症	肝動脈血栓症	肝動脈塞栓症
	コレステロール塞栓症	重症虚血肢	上肢急性動脈閉塞症
	上肢慢性動脈閉塞症	塞栓性梗塞	大腿動脈閉塞症
	大動脈血栓症	大動脈塞栓症	腸骨動脈血栓症
	腸骨動脈塞栓症	動脈血栓症	動脈塞栓症
	脳静脈血栓症	腹部大動脈血栓症	腹部大動脈塞栓症
	末梢動脈塞栓症	慢性動脈閉塞症	ルリッシュ症候群
	連鎖球菌症候群		

効能効果に関連する使用上の注意　腹部手術のうち帝王切開術施行患者における有効性・安全性は確立していないため，これらの患者に投与する場合には，リスクとベネフィットを十分考慮すること。[使用経験は少ない。]

用法用量　通常，エノキサパリンナトリウムとして，1回2000IUを，原則として12時間毎に1日2回連日皮下注射する。

用法用量に関連する使用上の注意

(1)国内臨床試験において，15日間以上投与した場合の有効性及び安全性は検討されていない。

(2)原則として，術後24～36時間に手術創等からの出血がないことを確認してから投与を開始すること。

(3)腎障害のある患者では本剤の血中濃度が上昇し，出血の危険性が増大するおそれがある。クレアチニンクリアランス30～50mL/minの患者に投与する場合は，国内臨床試験成績も踏まえて，症例毎の血栓リスク及び出血リスクを勘案して適用を慎重に判断すること。なお，出血の危険性が高いと考えられる場合には，投与間隔を延長することが望ましい(エノキサパリンナトリウムとして2000IUを1日1回投与する)。

(4)活性化凝固時間(ACT)，プロトロンビン時間(PT)及び活性化部分トロンボプラスチン時間(aPTT)等の通常の凝固能検査は，本剤に対する感度が比較的低く，薬効をモニタリングする指標とはならないので，臨床症状を十分に観察し，出血等がみられた場合には投与を中止するなど適切な処置を行うこと。

警告　脊椎・硬膜外麻酔あるいは腰椎穿刺等との併用により，穿刺部位に血腫が生じ，神経の圧迫による麻痺があらわれるおそれがある。併用する場合には神経障害の徴候及び症状について十分注意し，異常が認められた場合には直ちに適切な処置を行うこと。

禁忌

(1)本剤の成分又はヘパリン，ヘパリン誘導体(低分子量ヘパリン等)に対し過敏症の既往歴のある患者

(2)出血している患者(頭蓋内出血，後腹膜出血又は他の重要器官における出血等)

(3)急性細菌性心内膜炎患者

(4)重度の腎障害(クレアチニンクリアランス30mL/min未満)のある患者

(5)ヘパリン起因性血小板減少症(HIT)の既往歴のある患者

グロウジェクトBC注射用8mg
規格：8mg1筒(溶解液付)[69646円/筒]

グロウジェクト注射用1.33mg
規格：1.33mg1瓶(溶解液付)[9463円/瓶]

グロウジェクト注射用8mg
規格：8mg1瓶(溶解液付)[72298円/瓶]

ソマトロピン(遺伝子組換え)　JCR　241

【効能効果】

(1)骨端線閉鎖を伴わない成長ホルモン分泌不全性低身長症

(2)骨端線閉鎖を伴わないターナー症候群における低身長

(3)成人成長ホルモン分泌不全症(重症に限る)

(4)骨端線閉鎖を伴わないSGA(small-for-gestational age)性低身長症

【対応標準病名】

◎	SGA性低身長症	重症成人成長ホルモン分泌不全	成長ホルモン分泌不全性低身長症
	ターナー症候群	低身長症	
○	XO症候群	下垂体機能低下症	カルマン症候群
	成長ホルモン単独欠損症	成長ホルモン分泌不全	続発性下垂体機能低下症
	ターナー症候群46XY	ターナー症候群核型45X	ターナー症候群モザイク
	ターナー症候群モザイク45X	ターナー症候群モザイク46XX	体質性低身長
	特発性下垂体機能低下症	汎下垂体機能低下症	複合下垂体ホルモン欠損症
	ラロン型低身長症	ローラン症候群	
△	ACTH単独欠損症	FSH単独欠損症	LH単独欠損症
	TSH単独欠損症	下垂体機能低下に伴う貧血	下垂体腫瘤
	下垂体障害	下垂体性男子性腺機能低下症	下垂体性不妊症
	下垂体性卵巣機能低下	下垂体卒中	下垂体膿瘍
	ゴナドトロピン単独欠損症	ゴナドトロピン分泌異常	シーハン症候群
	子宮内胎児発育遅延	視床下部機能障害	脂肪性器ジストロフィー
	性器発育異常	性腺発育不全	胎児栄養失調症
	低ゴナドトロピン性性腺機能低下症	特発性低身長症	トルコ鞍空洞症
	内分泌機能異常	内分泌疾患	内分泌障害
	肉芽腫性下垂体炎	妊娠期間に比較して低体重	妊娠期間に比較して低体重・低身長
	薬物誘発性下垂体機能低下症	ラトケのう胞	リンパ球性下垂体炎

効能効果に関連する使用上の注意

(1)成長ホルモン分泌不全性低身長症：本剤の成長ホルモン分泌不全性低身長症の適用は，厚生省特定疾患間脳下垂体機能障害調査研究班，成長ホルモン分泌不全性低身長症診断の手引きの診断の基準確実例とすること。

(2)ターナー症候群における低身長

①ターナー症候群における低身長への適用基準：染色体検査によりターナー症候群と確定診断された者で，身長が標準身長の－2.0SD以下又は年間の成長速度が2年以上にわたって標準値の－1.5SD以下である場合。

②ターナー症候群における低身長の治療継続基準
1年ごとに以下の基準を満たしているかどうかを判定し，いずれかを満たしたときに治療の継続をする。

(a)成長速度≧4cm/年

(b)治療中1年間の成長速度と，投与前1年間の成長速度の差が，1.0cm/年以上の場合。

(c)治療2年目以降で，治療中1年間の成長速度が下記の場合

2年目≧2cm/年

3年目以降≧1cm/年

ただし，以上のいずれも満たさないとき，又は骨年齢が15歳以上に達したときは投与を中止すること。

(3)成人成長ホルモン分泌不全症

本剤の成人成長ホルモン分泌不全症への適用は，(1)小児期に成長ホルモン分泌不全症と確定診断されている患者(小児期発症型)，もしくは(2)成人期発症型では頭蓋内器質性疾患の合併ないし既往歴，治療歴または周産期異常の既往がある患者のうち，厚生労働省難治性疾患克服研究事業　間脳下垂体機能障害調査研究班の「成人成長ホルモン分泌不全症の診断と治療の手引き」において重症と診断された患者とすること。

重症成人成長ホルモン分泌不全症の診断基準

①小児期発症型：2種類以上の成長ホルモン分泌刺激試験における血清(血漿)成長ホルモン濃度の頂値がすべて3ng/mL以下(GHRP-2負荷試験では15ng/mL以下)であること。ただし，頭蓋内器質性疾患の合併ないし既往歴，治療歴，または周産期異常があり，成長ホルモンを含む複数の下垂体ホルモンの分泌低下がある患者では，1種類の成長ホルモン分泌刺激試験における血清(血漿)成長ホルモン濃度の頂値が3ng/mL以下(GHRP-2負荷試験では15ng/mL以下)であること。小児期に成長ホルモン分泌不全症と診断されたものでも，本治療開始前に再度成長ホルモン分泌刺激試験を行い，成長ホルモン分泌不全症であることを確認すること。

②成人期発症型：成長ホルモンを含む複数の下垂体ホルモン(あるいは成長ホルモン単独)の分泌低下がある患者で，かつ1種類(成長ホルモンの単独欠損の患者では2種類)の成長ホルモン分泌刺激試験における血清(血漿)成長ホルモン濃度の頂値が3ng/mL以下(GHRP-2負荷試験では15ng/mL以下)であること。

ただし，遺伝子組換え型の成長ホルモンを標準品とした場合は，血清(血漿)成長ホルモン濃度の頂値が1.8ng/mL以下(GHRP-2負荷試験では9ng/mL以下)であること。

[成長ホルモン分泌刺激試験の種類と成人成長ホルモン分泌不全症で重症と診断される血清(血漿)成長ホルモン濃度の頂値]：

成長ホルモン分泌刺激物質	ヒト成長ホルモン標準品	
	遺伝子組換え	下垂体抽出
インスリン，アルギニン，グルカゴン	1.8ng/mL以下	3ng/mL以下
GHRP-2	9ng/mL以下	15ng/mL以下

(4)骨端線閉鎖を伴わないSGA性低身長症

①SGA性低身長症への適用基準

以下のいずれの基準も満たすこと。

(a)出生時

出生時の体重及び身長がともに在胎週数相当の10パーセンタイル未満で，かつ出生時の体重又は身長のどちらかが，在胎週数相当の－2SD未満であること。

なお，重症の新生児出生時に身長が測定できないことがあるので，測定されていない場合は，出生体重のみで判定すること。

(b)治療の開始条件

1)3歳以上の患者であること。

2)身長が標準身長の－2.5SD未満であること。

3)治療開始前1年間の成長速度が標準成長速度の0SD未満であること。

(c)出生後の成長障害が子宮内発育遅延以外の疾患等に起因する患者でないこと。また，成長障害をもたらすと考えられる治療を受けている患者でないこと。

②SGA性低身長症の治療継続基準

1年ごとに以下の基準を満たしているかどうかを判定し，いずれかを満たしたときに治療の継続をする。

(a)成長速度≧4cm/年

(b)治療中1年間の成長速度と，投与前1年間の成長速度の差が1.0cm/年以上の場合。

(c)治療2年目以降，増量後の治療中1年間の成長速度が下記の場合。

2年目≧2.0cm/年

3年目以降≧1.0cm/年

ただし，二次性徴発来後，年間成長速度が2cm未満になった場合は，投与を中止すること。

上記治療継続基準(a)～(c)のいずれも満たさないとき，又は骨年齢が男17歳，女15歳以上に達したときは投与を中止すること。

用法用量

効能効果(1)の場合：通常1週間に体重kg当たり，ソマトロピン(遺伝子組換え)として0.175mgを2～4回に分けて筋肉内に注射するか，あるいは6～7回に分けて皮下に注射する。

効能効果(2)の場合：通常1週間に体重kg当たり，ソマトロピン(遺伝子組換え)として0.35mgを2～4回に分けて筋肉内に注射するか，あるいは6～7回に分けて皮下に注射する。

効能効果(3)の場合：通常開始用量として，1週間に体重kg当たり，ソマトロピン(遺伝子組換え)として0.021mgを6～7回に分けて皮下に注射する。患者の臨床症状に応じて1週間に体重kg当たり0.084mgを上限として漸増し，1週間に6～7回に分けて皮下に注射する。なお，投与量は臨床症状及び血清インスリン様成長因子-I(IGF-I)濃度等の検査所見に応じて適宜増減する。ただし，1日量として1mgを超えないこと。

効能効果(4)の場合：通常1週間に体重kg当たり，ソマトロピン(遺伝子組換え)として0.23mgを6～7回に分けて皮下に注射する。なお，効果不十分な場合は1週間に体重kg当たり0.47mgまで増量し，6～7回に分けて皮下に注射する。

用法用量に関連する使用上の注意

(1)ターナー症候群における低身長：ターナー症候群における低身長患者に投与する場合には，経口ブドウ糖負荷試験等の定期的な検査により，耐糖能の観察を十分に行うこと。

(2)成人成長ホルモン分泌不全症

①本剤の投与量は，血清IGF-I濃度を参照して調整すること。血清IGF-I濃度は投与開始後24週目までは4週間に1回，それ以降は12週から24週に1回の測定を目安とすること。また，副作用の発現等の際は，適宜，血清IGF-I濃度を測定し，本剤の減量，投与中止等適切な処置をとること。

②加齢に伴い生理的な成長ホルモンの分泌量や血清IGF-I濃度が低下することが知られている。本剤投与による症状の改善が認められなくなり，かつ本剤を投与しなくても血清IGF-I濃度が基準範囲内にある場合は，投与中止を考慮すること。

(3)SGA性低身長症：用量の増量にあたっては，Δ身長SDスコア，低身長の程度等を考慮して総合的に判断すること。

禁忌

(1)糖尿病の患者

(2)悪性腫瘍のある患者

(3)妊婦又は妊娠している可能性のある婦人

クロスエイトMC静注用250単位
規格：250単位1瓶(溶解液付)[19185円/瓶]

クロスエイトMC静注用500単位
規格：500単位1瓶(溶解液付)[35268円/瓶]

クロスエイトMC静注用1000単位
規格：1,000単位1瓶(溶解液付)[65289円/瓶]

乾燥濃縮人血液凝固第VIII因子　日本血液　634

【効能効果】

血液凝固第VIII因子欠乏患者に対し，血漿中の血液凝固第VIII因子を補い，その出血傾向を抑制する。

【対応標準病名】

◎	血友病A	出血傾向	
○	血友病	血友病関節炎	血友病性出血
	先天性血液凝固因子異常		
△	急性特発性血小板減少性紫斑病	血液凝固異常	四肢出血斑

	慢性特発性血小板減少性紫斑病	老年性出血	

用法用量　本剤を添付の溶解液5mLで溶解し，緩徐に静脈内注射又は点滴注入する。なお，1分間に5mLを超える注射速度は避けること。
用量は通常，1回250～2,000国際単位を投与するが，年齢，症状に応じて適宜増減する。

用法用量に関連する使用上の注意　輸注速度が速すぎるとチアノーゼ，動悸を起こすことがあるので，1分間に5mLを超えない速度でゆっくり注入すること。

クロール・トリメトン注10mg

規格：1%1mL1管[92円/管]

クロルフェニラミンマレイン酸塩　MSD　441

【効能効果】

じん麻疹，枯草熱，皮膚疾患に伴う瘙痒(湿疹・皮膚炎，皮膚瘙痒症，薬疹，咬刺症)，アレルギー性鼻炎，血管運動性鼻炎

【対応標準病名】

◎	アレルギー性鼻炎	花粉症	血管運動性鼻炎
	刺虫症	湿疹	じんま疹
	そう痒	皮膚炎	皮膚そう痒症
	薬疹		
○	LE型薬疹	足湿疹	アスピリンじんま疹
	アレルギー性じんま疹	アレルギー性鼻咽頭炎	アレルギー性鼻結膜炎
	アレルギー性皮膚炎	アレルギー性副鼻腔炎	異汗症
	異汗性湿疹	イソギンチャク毒	イネ科花粉症
	陰のう湿疹	陰のうそう痒症	陰部間擦疹
	会陰部肛囲湿疹	腋窩湿疹	温熱じんま疹
	外陰部そう痒症	外陰部皮膚炎	外耳部虫刺傷
	家族性寒冷自己炎症症候群	化膿性皮膚疾患	貨幣状湿疹
	カモガヤ花粉症	眼瞼虫刺傷	間擦疹
	眼周囲部虫刺傷	感染性皮膚炎	眼部虫刺傷
	汗疱	汗疱性湿疹	顔面急性皮膚炎
	顔面昆虫螫	顔面多発虫刺傷	寒冷じんま疹
	機械性じんま疹	季節性アレルギー性鼻炎	丘疹状湿疹
	急性湿疹	胸部昆虫螫	亀裂性湿疹
	クラゲ毒	頚部虫刺症	頚部皮膚炎
	結節性痒疹	限局性そう痒症	肛囲間擦疹
	甲殻動物毒	口唇虫刺傷	紅斑性間擦疹
	紅斑性湿疹	紅皮症型薬疹	肛門湿疹
	肛門そう痒症	固定薬疹	コリン性じんま疹
	昆虫刺傷	昆虫毒	しいたけ皮膚炎
	耳介虫刺傷	自家感作性皮膚炎	自己免疫性じんま疹
	四肢虫刺症	刺虫アレルギー	湿疹様発疹
	紫斑型薬疹	周期性再発性じんま疹	手指湿疹
	出血性じんま疹	症候性そう痒症	食物性皮膚炎
	人工肛門部皮膚炎	人工じんま疹	新生児皮膚炎
	振動性じんま疹	スギ花粉症	ステロイド皮膚炎
	ステロイド誘発性皮膚症	制癌剤皮膚炎	赤色湿疹
	接触じんま疹	節足動物毒	前額部虫刺傷
	前額部虫刺症	全身湿疹	全身薬疹
	体幹虫刺症	チャドクガ皮膚炎	虫刺性皮膚炎
	中毒疹	通年性アレルギー性鼻炎	手湿疹
	冬期湿疹	透析皮膚そう痒症	頭部湿疹
	頭部虫刺傷	特発性じんま疹	乳房皮膚炎
	妊娠湿疹	妊婦性皮膚炎	白色粃糠疹
	鼻背部湿疹	汎発性皮膚そう痒症	鼻炎
	鼻前庭部湿疹	非特異性そう痒症	ヒトデ毒
	ヒノキ花粉症	鼻部虫刺傷	皮膚描記性じんま疹
	ビリン疹	腹部虫刺傷	ブタクサ花粉症
	扁平湿疹	蜂刺症	慢性湿疹
	慢性じんま疹	ムカデ咬創	毛虫皮膚炎
	薬剤性過敏症症候群	薬物性口唇炎	薬物性じんま疹
	落屑性湿疹	鱗状湿疹	老年性そう痒症
△	手足症候群		

用法用量　クロルフェニラミンマレイン酸塩として，通常，成人1回5～10mgを1日1～2回，皮下，筋肉内または静脈内注射する。なお，年齢，症状により適宜増減する。

禁忌

(1)本剤の成分又は類似化合物に対し過敏症の既往歴のある患者
(2)緑内障の患者
(3)前立腺肥大等下部尿路に閉塞性疾患のある患者
(4)低出生体重児・新生児

ネオレスタール注射液10mg：富士製薬[92円/管]

クロロマイセチンサクシネート静注用1g

規格：1g1瓶(溶解液付)[654円/瓶]

クロラムフェニコールコハク酸エステルナトリウム　第一三共　615

【効能効果】

〈適応菌種〉クロラムフェニコールに感性のブドウ球菌属，レンサ球菌属，肺炎球菌，腸球菌属，淋菌，髄膜炎菌，大腸菌，サルモネラ属，チフス菌，パラチフス菌，クレブシエラ属，プロテウス属，モルガネラ・モルガニー，インフルエンザ菌，軟性下疳菌，百日咳菌，野兎病菌，ガス壊疽菌群，リケッチア属，トラコーマクラミジア(クラミジア・トラコマティス)
〈適応症〉敗血症，表在性皮膚感染症，深在性皮膚感染症，リンパ管・リンパ節炎，慢性膿皮症，外傷・熱傷及び手術創等の二次感染，乳腺炎，骨髄炎，咽頭・喉頭炎，扁桃炎，急性気管支炎，肺炎，肺膿瘍，膿胸，慢性呼吸器病変の二次感染，膀胱炎，腎盂腎炎，尿道炎，淋菌感染症，軟性下疳，性病性(鼠径)リンパ肉芽腫，腹膜炎，胆嚢炎，胆管炎，感染性腸炎，腸チフス，パラチフス，子宮内感染，子宮付属器炎，化膿性髄膜炎，涙嚢炎，角膜炎，中耳炎，副鼻腔炎，歯周組織炎，歯冠周囲炎，猩紅熱，百日咳，野兎病，ガス壊疽，発疹チフス，発疹熱，つつが虫病

【対応標準病名】

◎	咽頭炎	咽頭喉頭炎	外傷
	角膜炎	ガス壊疽	感染性腸炎
	急性気管支炎	急性細菌性髄膜炎	喉頭炎
	骨髄炎	挫創	歯冠周囲炎
	子宮内感染症	子宮付属器炎	歯根のう胞
	歯周炎	歯髄炎	術後創部感染
	猩紅熱	腎盂腎炎	性病性リンパ肉芽腫
	創傷	創傷感染症	鼡径リンパ肉芽腫症
	胆管炎	胆のう炎	中耳炎
	腸チフス	つつが虫病	軟性下疳
	乳腺炎	尿道炎	熱傷
	膿胸	肺炎	敗血症
	肺膿瘍	パラチフス	皮膚感染症
	百日咳	副鼻腔炎	腹膜炎
	扁桃炎	膀胱炎	発疹チフス
	発疹熱	慢性膿皮症	野兎病
	リンパ管炎	リンパ節炎	淋病
	涙のう炎	裂傷	裂創
○	MRSA骨髄炎	MRSA腹膜炎	MRSA膀胱炎
あ	S状結腸炎	亜急性気管支炎	亜急性骨髄炎
	亜急性リンパ管炎	亜急性涙のう炎	アキレス腱筋腱移行部断裂
	アキレス腱挫傷	アキレス腱挫創	アキレス腱切創
	アキレス腱断裂	アキレス腱部分断裂	足異物
	足開放創	足挫創	足切創
	足第1度熱傷	足第2度熱傷	足第3度熱傷

足熱傷	亜脱臼	圧挫傷
圧挫創	圧迫骨折	圧迫神経炎
アルカリ腐蝕	アレルギー性角膜炎	アンギナ
異型猩紅熱	胃腸炎	胃腸管熱傷
胃熱傷	陰茎開放創	陰茎挫創
陰茎折症	陰茎第１度熱傷	陰茎第２度熱傷
陰茎第３度熱傷	陰茎熱傷	陰茎裂創
咽頭気管炎	咽頭チフス	咽頭痛
咽頭熱傷	咽頭扁桃炎	院内感染敗血症
陰のう開放創	陰のう第１度熱傷	陰のう第２度熱傷
陰のう第３度熱傷	陰のう熱傷	陰のう裂創
陰部切創	インフルエンザ菌気管支炎	インフルエンザ菌喉頭炎
インフルエンザ菌性咽頭炎	インフルエンザ菌性喉頭気管炎	インフルエンザ菌敗血症
う蝕第３度急性化膿性根尖性歯周炎	う蝕第３度急性単純性根尖性歯周炎	う蝕第３度慢性化膿性根尖性歯周炎
栄養障害性角膜炎	会陰第１度熱傷	会陰第２度熱傷
会陰第３度熱傷	会陰熱傷	会陰部化膿創
会陰裂傷	エーベルト病	腋窩第１度熱傷
腋窩第２度熱傷	腋窩第３度熱傷	腋窩熱傷
壊死性潰瘍性歯周炎	壊死性潰瘍性歯肉炎	壊死性肺炎
壊疽性咽頭炎	壊疽性歯肉炎	壊疽性胆細管炎
壊疽性胆のう炎	炎症性腸疾患	横隔膜下膿瘍
横隔膜下腹膜炎	横骨折	汚染擦過創
外陰開放創	外陰第１度熱傷	外陰第２度熱傷
外陰第３度熱傷	外陰熱傷	外陰部挫創
外陰部切創	外陰部裂傷	外傷性一過性麻痺
外傷性角膜炎	外傷性角膜潰瘍	外傷性硬膜動静脈瘻
外傷性脊髄出血	外傷性切断	外傷性穿孔性中耳炎
外傷性中耳炎	外傷性動静脈瘻	外傷性動脈血腫
外傷性動脈瘤	外傷性乳び胸	外傷性脳圧迫
外傷性脳圧迫・頭蓋内に達する開放創合併あり	外傷性脳圧迫・頭蓋内に達する開放創合併なし	外傷性脳症
外傷性皮下血腫	外歯瘻	回腸炎
開放骨折	開放性外傷性脳圧迫	開放性陥没骨折
開放性胸膜損傷	開放性大腿骨骨髄炎	開放性脱臼
開放性脱臼骨折	開放性脳挫創	開放性脳損傷髄膜炎
開放性脳底部挫傷	開放性びまん性脳損傷	開放性粉砕骨折
潰瘍性咽頭炎	潰瘍性歯肉炎	潰瘍性膀胱炎
下咽頭炎	下咽頭熱傷	カウパー腺膿瘍
化学外傷	下顎骨壊死	下顎骨炎
下顎骨骨髄炎	下顎骨骨膜炎	下顎骨骨膜下膿瘍
下顎骨周囲炎	下顎骨周囲膿瘍	下顎熱傷
下顎膿瘍	下顎部第１度熱傷	下顎部第２度熱傷
下顎部第３度熱傷	下顎部皮膚欠損創	下顎部蜂巣炎
踵裂創	角結膜炎	角結膜びらん
角結膜腐蝕	顎骨炎	顎骨骨髄炎
顎骨骨膜炎	角膜アルカリ化学熱傷	角膜潰瘍
角膜酸化学熱傷	角膜酸性熱傷	角膜上皮びらん
角膜穿孔	角膜中心潰瘍	角膜内皮炎
角膜熱傷	角膜膿瘍	角膜パンヌス
角膜びらん	角膜腐蝕	下肢第１度熱傷
下肢第２度熱傷	下肢第３度熱傷	下肢熱傷
下腿汚染創	下腿開放創	下腿骨骨髄炎
下腿骨慢性骨髄炎	下腿挫創	下腿切創
下腿足部熱傷	下腿熱傷	下腿皮膚欠損創
下腿複雑骨折後骨髄炎	下腿部第１度熱傷	下腿部第２度熱傷
下腿部第３度熱傷	下腿裂創	カタル性胃腸炎
カタル性咽頭炎	カタル性角膜潰瘍	カテーテル感染症
カテーテル敗血症	化膿性角膜炎	化膿性喉頭炎
化膿性骨髄炎	化膿性歯周炎	化膿性歯肉炎
化膿性中耳炎	化膿性乳腺炎	化膿性副鼻腔炎
化膿性腹膜炎	下半身第１度熱傷	下半身第２度熱傷
下半身第３度熱傷	下半身熱傷	下腹部第１度熱傷

下腹部第２度熱傷	下腹部第３度熱傷	貨幣状角膜炎
眼黄斑部裂孔	眼化学熱傷	眼窩骨髄炎
肝下膿瘍	眼窩部挫創	眼窩裂傷
眼球熱傷	眼瞼外傷性皮下異物	眼瞼化学熱傷
眼瞼擦過創	眼瞼切創	眼瞼第１度熱傷
眼瞼第２度熱傷	眼瞼第３度熱傷	眼瞼虫刺傷
眼瞼熱傷	環指圧挫傷	環指骨髄炎
環指挫傷	環指挫創	環指切創
間質性膀胱炎	環指剥皮創	環指皮膚欠損創
肝周囲炎	眼周囲化学熱傷	眼周囲第１度熱傷
眼周囲第２度熱傷	眼周囲第３度熱傷	眼周囲部外傷性皮下異物
眼周囲部擦過創	眼周囲部切創	眼周囲部虫刺傷
乾性角結膜炎	乾性角膜炎	関節血腫
関節骨折	関節挫傷	関節打撲
完全骨折	感染性胃腸炎	感染性咽頭炎
感染性角膜炎	感染性角膜潰瘍	感染性下痢症
感染性喉頭気管炎	感染性大腸炎	完全脱臼
貫通性挫滅創	肝内胆細管炎	眼熱傷
眼部外傷性皮下異物	眼部擦過創	眼部切創
眼部虫刺傷	感冒性胃腸炎	感冒性大腸炎
感冒性腸炎	陥没骨折	顔面損傷
顔面第１度熱傷	顔面第２度熱傷	顔面第３度熱傷
顔面熱傷	顔面蜂巣炎	眼野兎病
気管支食道瘻	気管支肺炎	気管食道瘻
気管支瘻膿胸	気管熱傷	気腫性腎盂腎炎
偽猩紅熱	気道熱傷	偽膜性アンギナ
偽膜性咽頭炎	偽膜性気管支炎	偽膜性喉頭炎
偽膜性扁桃炎	逆行性胆管炎	急性アデノイド咽頭炎
急性アデノイド扁桃炎	急性胃腸炎	急性咽頭炎
急性咽頭喉頭炎	急性咽頭扁桃炎	急性壊疽性喉頭炎
急性壊疽性扁桃炎	急性潰瘍性喉頭炎	急性潰瘍性扁桃炎
急性角結膜炎	急性顎骨骨髄炎	急性顎骨骨膜炎
急性角膜炎	急性カタル性気管炎	急性化膿性咽頭炎
急性化膿性下顎骨炎	急性化膿性脛骨骨髄炎	急性化膿性骨髄炎
急性化膿性根尖性歯周炎	急性化膿性歯根膜炎	急性化膿性上顎骨炎
急性化膿性胆管炎	急性化膿性胆のう炎	急性化膿性中耳炎
急性化膿性辺縁性歯根膜炎	急性化膿性扁桃炎	急性気管炎
急性気管気管支炎	急性気腫性胆のう炎	急性脛骨骨髄炎
急性血行性骨髄炎	急性限局性腹膜炎	急性口蓋扁桃炎
急性喉頭炎	急性喉頭気管炎	急性喉頭気管気管支炎
急性骨髄炎	急性骨盤腹膜炎	急性根尖性歯周炎
急性歯冠周囲炎	急性歯周炎	急性歯槽膿瘍
急性歯肉炎	急性出血性膀胱炎	急性上気道炎
急性声帯炎	急性声門下喉頭炎	急性腺窩性扁桃炎
急性大腸炎	急性胆管炎	急性胆細管炎
急性単純性根尖性歯周炎	急性単純性膀胱炎	急性胆のう炎
急性中耳炎	急性腸炎	急性乳腺炎
急性尿道炎	急性肺炎	急性汎発性腹膜炎
急性反復性気管支炎	急性腹膜炎	急性浮腫性喉頭炎
急性付属器炎	急性閉塞性化膿性胆管炎	急性扁桃炎
急性膀胱炎	急性卵管炎	急性卵巣炎
急性淋菌性尿道炎	急性涙腺炎	急性涙のう炎
急速進行性歯周炎	胸腔熱傷	胸骨骨髄炎
狭窄性胆管炎	胸椎骨髄炎	頬粘膜咬創
胸部汚染創	胸部外傷	胸部挫創
胸部上腕熱傷	胸部切創	胸部損傷
胸部第１度熱傷	頬部第１度熱傷	胸部第２度熱傷
頬部第２度熱傷	胸部第３度熱傷	頬部第３度熱傷
胸部熱傷	胸部皮膚欠損創	頬部皮膚欠損創
頬部蜂巣炎	胸壁開放創	胸壁刺創
胸膜損傷・胸腔に達する開放創合併あり	胸膜裂創	胸膜瘻

距骨骨髄炎	巨大フリクテン	亀裂骨折
筋損傷	筋断裂	筋肉内血腫
躯幹薬傷	屈曲骨折	グラデニーゴ症候群
クラミジア性リンパ肉芽腫	グラム陰性桿菌敗血症	グラム陰性菌敗血症
クループ性気管支炎	頚管破裂	脛骨顆部割創
脛骨骨髄炎	脛骨骨膜炎	脛骨乳児骨髄炎
脛骨慢性化膿性骨髄炎	脛骨慢性骨髄炎	頚椎骨髄炎
頚部第１度熱傷	頚部第２度熱傷	頚部第３度熱傷
頚部熱傷	頚部膿疱	血管性パンヌス
血管切断	血管損傷	血行性脛骨骨髄炎
血行性骨髄炎	血行性大腿骨骨髄炎	血腫
血性腹膜炎	結節性眼炎	結節性結膜炎
結膜熱傷	結膜のうアルカリ化学熱傷	結膜のう酸化学熱傷
結膜腐蝕	下痢症	原因菌不明髄膜炎
嫌気性骨髄炎	限局型若年性歯周炎	限局性膿胸
限局性腹膜炎	肩甲間部第１度熱傷	肩甲間部第２度熱傷
肩甲間部第３度熱傷	肩甲間部熱傷	肩甲骨周囲炎
肩甲部第１度熱傷	肩甲部第２度熱傷	肩甲部第３度熱傷
肩甲部熱傷	腱切創	腱損傷
腱断裂	原発性硬化性胆管炎	原発性腹膜炎
肩部第１度熱傷	肩部第２度熱傷	肩部第３度熱傷
腱部分断裂	腱裂傷	コアグラーゼ陰性ぶどう球菌敗血症
高エネルギー外傷	硬化性角膜炎	硬化性骨髄炎
口腔上顎洞瘻	口腔第１度熱傷	口腔第２度熱傷
口腔第３度熱傷	口腔熱傷	口唇第１度熱傷
口唇第２度熱傷	口唇第３度熱傷	口唇熱傷
光線眼症	喉頭外傷	喉頭周囲炎
喉頭損傷	喉頭熱傷	後頭部外傷
後頭部割創	後頭部挫傷	後頭部挫創
後頭部切創	後頭部裂創	広汎型若年性歯周炎
広範性軸索損傷	広汎性神経損傷	後腹膜炎
後腹膜膿瘍	後方脱臼	硬膜損傷
硬膜裂傷	肛門第１度熱傷	肛門第２度熱傷
肛門第３度熱傷	肛門熱傷	肛門淋菌感染
肛門裂創	コーガン症候群	鼓室内水腫
骨炎	骨顆炎	骨幹炎
骨周囲炎	骨髄炎後遺症	骨髄肉芽腫
骨折	骨盤化膿性骨髄炎	骨盤直腸窩膿瘍
骨盤腹膜炎	骨盤部裂創	骨膜炎
骨膜下膿瘍	骨膜骨髄炎	骨膜のう炎
根尖周囲膿瘍	根尖性歯周炎	根尖膿瘍
根側歯周膿瘍	昆虫咬創	昆虫刺傷
さ　コントル・クー損傷	細菌性硬膜炎	細菌性骨髄炎
細菌性ショック	細菌性髄膜炎	細菌性腹膜炎
細菌性膀胱炎	臍周囲炎	細胆管炎
再発性胆管炎	再発性中耳炎	再発性尿道炎
採皮創	坐骨骨炎	挫傷
擦過創	擦過皮下血腫	挫滅傷
挫滅創	サルモネラ骨髄炎	散在性表層角膜炎
蚕蝕性角膜潰瘍	酸腐蝕	紫外線角結膜炎
紫外線角膜炎	耳介部第１度熱傷	耳介部第２度熱傷
耳介部第３度熱傷	趾開放創	趾化膿創
歯冠周囲膿瘍	趾間切創	子宮頚管裂傷
子宮頚部環状剥離	子宮熱傷	指骨炎
趾骨炎	指骨髄炎	趾骨髄炎
篩骨洞炎	歯根膜下膿瘍	趾挫創
示指 MP 関節挫傷	示指 PIP 開放創	示指割創
示指化膿創	四肢挫傷	示指挫傷
示指挫創	示指刺創	四肢静脈損傷
示指切創	四肢第１度熱傷	四肢第２度熱傷
四肢第３度熱傷	四肢動脈損傷	四肢熱傷
示指皮膚欠損創	歯周症	歯周膿瘍
思春期性歯肉炎	糸状角膜炎	歯性顎炎

歯性上顎洞炎	歯性副鼻腔炎	歯槽膿瘍
趾第１度熱傷	趾第２度熱傷	趾第３度熱傷
膝蓋骨化膿性骨髄炎	膝蓋骨骨髄炎	膝蓋部挫創
膝下部挫創	膝窩部銃創	膝関節部異物
膝関節部挫創	実質性角膜炎	湿疹性パンヌス
膝部異物	膝部開放創	膝部割創
膝部咬創	膝部挫創	膝部切創
膝部第１度熱傷	膝部第２度熱傷	膝部第３度熱傷
膝部裂創	歯肉炎	歯肉膿瘍
趾熱傷	若年性歯周炎	斜骨折
尺骨遠位部骨髄炎	尺骨近位端骨折	尺骨鉤状突起骨折
手圧挫傷	縦隔膿瘍	習慣性アンギナ
習慣性扁桃炎	縦骨折	銃自殺未遂
十二指腸穿孔腹膜炎	十二指腸総胆管炎	重複骨折
手関節挫滅傷	手関節挫滅創	手関節部切創
手関節部第１度熱傷	手関節部第２度熱傷	手関節部第３度熱傷
手関節部裂創	手指圧挫傷	手指汚染創
手指開放創	手指咬創	種子骨炎
種子骨開放骨折	種子骨骨折	手指挫傷
手指挫創	手指挫滅傷	手指挫滅創
手指刺創	手指切創	手指第１度熱傷
手指第２度熱傷	手指第３度熱傷	手指打撲傷
手指端熱傷	手指熱傷	手指剥皮創
手指皮下血腫	手指皮膚欠損創	手術創部膿瘍
手術創離開	手掌第１度熱傷	手掌第２度熱傷
手掌第３度熱傷	手掌熱傷	手掌皮膚欠損創
出血性角膜炎	出血性気管炎	出血性大腸炎
出血性中耳炎	出血性腸炎	出血性膀胱炎
術後横隔膜下膿瘍	術後感染症	術後骨髄炎
術後腎盂腎炎	術後髄膜炎	術後性中耳炎
術後性慢性中耳炎	術後胆管炎	術後膿瘍
術後敗血症	術後皮下気腫	術後腹腔内膿瘍
術後腹壁膿瘍	術後腹膜炎	手背第１度熱傷
手背第２度熱傷	手背第３度熱傷	手背熱傷
手背皮膚欠損創	手部汚染創	シュロッフェル腫瘤
上咽頭炎	上顎骨炎	上顎骨骨髄炎
上顎骨骨膜炎	上顎骨骨膜下膿瘍	上顎洞炎
上行性腎盂腎炎	猩紅熱性心筋炎	猩紅熱性中耳炎
上鼓室化膿症	踵骨炎	踵骨骨髄炎
踵骨部挫滅創	小指咬創	小指挫傷
小指挫創	小指切創	上肢第１度熱傷
上肢第２度熱傷	上肢第３度熱傷	硝子体切断
上肢熱傷	小指皮膚欠損創	焼身自殺未遂
上唇小帯裂創	小児肺炎	小児副鼻腔炎
小膿疱性皮膚炎	上半身第１度熱傷	上半身第２度熱傷
上半身第３度熱傷	上半身熱傷	踵部第１度熱傷
踵部第２度熱傷	踵部第３度熱傷	上腕汚染創
上腕貫通銃創	上腕骨骨髄炎	上腕挫創
上腕第１度熱傷	上腕第２度熱傷	上腕第３度熱傷
上腕熱傷	上腕皮膚欠損創	上腕部開放創
食道気管支瘻	食道気管瘻	食道熱傷
処女膜裂傷	神経栄養性角結膜炎	神経根ひきぬき損傷
神経切断	神経叢損傷	神経叢不全損傷
神経損傷	神経断裂	進行性角膜潰瘍
滲出性気管支炎	滲出性腹膜炎	浸潤性表層角膜炎
新生児上顎骨骨髄炎	新生児中耳炎	新生児膿漏眼
深層角膜炎	靱帯ストレイン	靱帯損傷
靱帯断裂	靱帯捻挫	靱帯裂傷
心内異物	膵臓性腹膜炎	水疱性中耳炎
スキーン腺膿瘍	ストレイン	星状角膜炎
精巣開放創	精巣熱傷	精巣破裂
ゼーミッシュ潰瘍	石化性角膜炎	脊椎骨髄炎
雪眼炎	切創	舌熱傷
舌扁桃炎	前額部外傷性皮下異物	前額部擦過創

ク

前額部切創	前額部第1度熱傷	前額部第2度熱傷
前額部第3度熱傷	前額部虫刺傷	前額部虫刺症
前額部皮膚欠損創	腺窩性アンギナ	前胸部挫創
前胸部第1度熱傷	前胸部第2度熱傷	前胸部第3度熱傷
前胸部熱傷	穿孔性角膜潰瘍	穿孔性中耳炎
穿孔性腹腔内膿瘍	穿孔性腹膜炎	仙骨部挫創
仙骨部皮膚欠損創	前思春期性歯周炎	線状角膜炎
線状骨折	全身挫傷	全身擦過創
全身性野兎病	全身第1度熱傷	全身第2度熱傷
全身第3度熱傷	全身熱傷	前頭洞炎
前頭部割創	前頭部挫傷	前頭部挫創
前頭部切創	前頭部皮膚欠損創	全膿胸
腺病性パンヌス	前方脱臼	前房蓄膿性角膜炎
前腕汚染創	前腕開放創	前腕咬創
前腕骨髄炎	前腕挫創	前腕刺創
前腕手部熱傷	前腕切創	前腕第1度熱傷
前腕第2度熱傷	前腕第3度熱傷	前腕熱傷
前腕皮膚欠損創	前腕裂創	爪下異物
爪下挫滅傷	爪下挫滅創	早期発症型歯周炎
増殖性骨膜炎	増殖性歯肉炎	掻創
創部膿瘍	足関節第1度熱傷	足関節第2度熱傷
足関節第3度熱傷	足関節内果部挫創	足関節熱傷
足関節部挫創	側胸部第1度熱傷	側胸部第2度熱傷
側胸部第3度熱傷	足底異物	足底熱傷
足底部咬創	足底部刺創	足底部第1度熱傷
足底部第2度熱傷	足底部第3度熱傷	足底部皮膚欠損創
側頭部割創	側頭部挫創	側頭部切創
足背部挫創	足背部切創	足背部第1度熱傷
足背部第2度熱傷	足背部第3度熱傷	足部汚染創
側腹部咬創	側腹部挫創	側腹部第1度熱傷
側腹部第2度熱傷	側腹部第3度熱傷	側腹壁開放創
足部骨髄炎	足部皮膚欠損創	足部裂創
鼡径部開放創	鼡径部切創	鼡径部第1度熱傷
鼡径部第2度熱傷	鼡径部第3度熱傷	鼡径部熱傷

た

損傷	第1度熱傷	第1度腐蝕
第2度熱傷	第2度腐蝕	第3度熱傷
第3度腐蝕	第4度熱傷	第5趾皮膚欠損創
体幹第1度熱傷	体幹第2度熱傷	体幹第3度熱傷
体幹熱傷	大腿汚染創	大腿骨骨髄炎
大腿骨膿瘍	大腿骨膜炎	大腿骨慢性化膿性骨髄炎
大腿骨慢性骨髄炎	大腿熱傷	大腿皮膚欠損創
大腿部第1度熱傷	大腿部第2度熱傷	大腿部第3度熱傷
大腸炎	体表面積10%未満の熱傷	体表面積10－19%の熱傷
体表面積20－29%の熱傷	体表面積30－39%の熱傷	体表面積40－49%の熱傷
体表面積50－59%の熱傷	体表面積60－69%の熱傷	体表面積70－79%の熱傷
体表面積80－89%の熱傷	体表面積90%以上の熱傷	大網膿瘍
大葉性肺炎	脱臼	脱臼骨折
多発性外傷	多発性開放創	多発性咬創
多発性昆虫咬創	多発性挫傷	多発性擦過創
多発性漿膜炎	多発性切創	多発性穿刺創
多発性第1度熱傷	多発性第2度熱傷	多発性第3度熱傷
多発性腸間膜膿瘍	多発性熱傷	多発性膿疱症
多発性表在損傷	多発性裂創	打撲血腫
打撲擦過創	打撲傷	打撲皮下血腫
胆管胆のう炎	胆管膿瘍	胆汁性腹膜炎
単純性角膜潰瘍	単純性歯周炎	単純性歯肉炎
単純性中耳炎	単純脱臼	胆のう壊疽
胆のう周囲炎	胆のう周囲膿瘍	胆のう膿瘍
恥骨骨炎	恥骨骨膜炎	智歯周囲炎
腟開放創	腟断端炎	腟熱傷
腟壁縫合不全	腟裂傷	チフス
チフス性心筋炎	チフス性胆のう炎	肘関節骨折
肘関節挫創	肘関節脱臼骨折	肘関節部開放創
肘関節慢性骨髄炎	中耳炎性顔面神経麻痺	中指咬創
中指挫傷	中指挫創	中指刺創
中指切創	中指皮膚欠損創	中手骨膿瘍
虫垂炎術後残膿瘍	中枢神経系損傷	肘頭骨折
肘部挫創	肘部切創	肘部第1度熱傷
肘部第2度熱傷	肘部第3度熱傷	肘部皮膚欠損創
腸炎	腸カタル	腸間膜脂肪壊死
腸間膜脂肪織炎	腸間膜膿瘍	腸間膜リンパ節炎
蝶形骨洞炎	腸骨窩膿瘍	腸骨骨髄炎
腸穿孔腹膜炎	腸チフス性関節炎	腸チフス性心筋炎
腸チフス性心内膜炎	腸チフス性髄膜炎	腸チフス性肺炎
腸腰筋膿瘍	直腸淋菌感染	沈下性肺炎
陳旧性中耳炎	ツラレミアリンパ節炎	手開放創
手咬創	手挫創	手刺創
手切創	手第1度熱傷	手第2度熱傷
手第3度熱傷	手熱傷	デュランド・ニコラ・ファブル病
転位性骨折	殿部異物	殿部開放創
殿部咬創	殿部刺創	殿部切創
殿部第1度熱傷	殿部第2度熱傷	殿部第3度熱傷
殿部熱傷	殿部皮膚欠損創	殿部裂創
頭蓋骨骨髄炎	橈骨骨髄炎	頭頂部挫傷
頭頂部挫創	頭頂部擦過創	頭頂部切創
頭頂部裂創	頭皮開放創	頭皮剥離
頭皮表在損傷	頭部外傷性皮下異物	頭部外傷性皮下気腫
頭部開放創	頭部割創	頭部挫傷
頭部挫創	頭部擦過創	頭部刺創
頭部切創	頭部第1度熱傷	頭部第2度熱傷
頭部第3度熱傷	頭部虫刺傷	頭部熱傷
頭部皮膚欠損創	頭部裂創	動脈損傷
兎眼性角膜炎	特殊性歯周炎	特発性関節脱臼

な

飛び降り自殺未遂	飛び込み自殺未遂	内歯瘻
内部尿路性器の熱傷	軟口蓋熱傷	難治性歯周炎
難治性乳児下痢症	肉離れ	乳児下痢
乳児肺炎	乳腺内異物	乳腺膿瘍
乳腺瘻孔	乳頭周囲炎	乳頭びらん
乳頭部第1度熱傷	乳頭部第2度熱傷	乳頭部第3度熱傷
乳房異物	乳房炎症性疾患	乳房潰瘍
乳房第1度熱傷	乳房第2度熱傷	乳房第3度熱傷
乳房熱傷	乳房膿瘍	乳房よう
乳輪下膿瘍	乳輪部第1度熱傷	乳輪部第2度熱傷
乳輪部第3度熱傷	尿管切石術後感染症	尿細管間質性腎炎
尿性腹膜炎	尿道口炎	尿道口膿瘍
尿道周囲炎	尿道周囲膿瘍	尿道膿瘍
尿膜管膿瘍	妊娠中の子宮内感染	妊娠中の性器感染症
妊娠中の尿路性器感染症	捻挫	脳挫傷
脳挫傷・頭蓋内に達する開放創合併あり	脳挫傷・頭蓋内に達する開放創合併なし	脳挫創
脳挫創・頭蓋内に達する開放創合併あり	脳挫創・頭蓋内に達する開放創合併なし	脳損傷
脳対側損傷	脳直撃損傷	脳底部挫傷
脳底部挫傷・頭蓋内に達する開放創合併あり	脳底部挫傷・頭蓋内に達する開放創合併なし	膿皮症

は

膿疱	脳裂傷	肺壊疽
肺炎合併肺膿瘍	肺炎球菌性咽頭炎	肺炎球菌性気管支炎
肺炎球菌性腹膜炎	肺化膿症	敗血症性咽頭炎
敗血症性気管支炎	敗血症性骨髄炎	敗血症性ショック
敗血症性肺炎	敗血症性皮膚炎	敗血性壊疽
肺穿孔	肺熱傷	背部第1度熱傷
背部第2度熱傷	背部第3度熱傷	背部熱傷
肺野兎病	肺瘻	爆死自殺未遂
剥離骨折	剥離性歯肉炎	抜歯後感染
パラチフスB	パラチフスC	パラチフス熱関節炎

	破裂骨折	半身第 1 度熱傷	半身第 2 度熱傷
	半身第 3 度熱傷	汎発性化膿性腹膜炎	反復性角膜潰瘍
	反復性膀胱炎	汎副鼻腔炎	皮下異物
	皮下血腫	皮下静脈損傷	皮下損傷
	肥厚性硬膜炎	腓骨骨髄炎	尾骨骨髄炎
	膝汚染創	膝皮膚欠損創	皮神経挫傷
	非性病性尿道炎	肥大性歯肉炎	非特異骨髄炎
	非特異性腸間膜リンパ節炎	非特異性尿道炎	非特異性リンパ節炎
	腓腹筋挫創	皮膚損傷	鼻部第 1 度熱傷
	鼻部第 2 度熱傷	鼻部第 3 度熱傷	びまん性脳損傷
	びまん性脳損傷・頭蓋内に達する開放創合併あり	びまん性脳損傷・頭蓋内に達する開放創合併なし	びまん性肺炎
	びまん性表層角膜炎	表在性角膜炎	表在性点状角膜炎
	表皮剥離	びらん性歯肉炎	びらん性膀胱炎
	非淋菌性尿道炎	フィブリン性腹膜炎	フィラメント状角膜炎
	腹腔骨盤部膿瘍	腹腔内遺残膿瘍	腹腔内膿瘍
	匐行性角膜潰瘍	複雑性歯周炎	複雑性歯肉炎
	複雑脱臼	腹部汚染創	腹部刺創
	腹部第 1 度熱傷	腹部第 2 度熱傷	腹部第 3 度熱傷
	腹部熱傷	腹部皮膚欠損創	腹部野兎病
	腹壁異物	腹壁開放創	腹壁創し開
	腹壁縫合糸膿瘍	腹壁縫合不全	腐蝕
	不全骨折	ぶどう球菌性咽頭炎	ぶどう球菌性胸膜炎
	ぶどう球菌性髄膜炎	ぶどう球菌性敗血症	ぶどう球菌性肺膿瘍
	ぶどう球菌性扁桃炎	フリクテン性角結膜炎	フリクテン性角膜炎
	フリクテン性角膜潰瘍	フリクテン性結膜炎	フリクテン性パンヌス
	ブリル病	ブロディー骨膿瘍	粉砕骨折
	分娩時会陰裂傷	分娩時軟産道損傷	閉鎖性外傷性脳圧迫
	閉鎖性骨折	閉鎖性脱臼	閉鎖性脳挫創
	閉鎖性脳底部挫傷	閉鎖性びまん性脳損傷	閉塞性肺炎
	辺縁角膜炎	辺縁性化膿性歯根膜炎	辺縁性歯周組織炎
	辺縁フリクテン	扁桃性アンギナ	扁桃チフス
	膀胱後部膿瘍	膀胱三角部炎	縫合糸膿瘍
	膀胱周囲炎	膀胱周囲膿瘍	膀胱尿道炎
	縫合不全	縫合部膿瘍	放射線性化膿性顎骨壊死
	放射線性熱傷	放射線性膀胱炎	萌出性歯肉炎
	包皮挫創	包皮切創	包皮裂創
	母指球部第 1 度熱傷	母指球部第 2 度熱傷	母指球部第 3 度熱傷
	母指咬創	母指骨髄炎	母趾骨髄炎
	母指挫傷	母指挫創	母趾挫創
	母指刺創	母指切創	母指第 1 度熱傷
	母指第 2 度熱傷	母指第 3 度熱傷	母指打撲挫創
	母指打撲傷	母指熱傷	母指皮膚欠損創
ま	母趾皮膚欠損創	母指末節部挫創	マイコプラズマ気管支炎
	膜性咽頭炎	末梢血管外傷	末梢神経損傷
	慢性萎縮性老人性歯肉炎	慢性咽喉頭炎	慢性角結膜炎
	慢性顎骨炎	慢性顎骨骨髄炎	慢性化膿性骨髄炎
	慢性化膿性根尖性歯周炎	慢性化膿性穿孔性中耳炎	慢性化膿性中耳炎
	慢性血行性骨髄炎	慢性骨髄炎	慢性骨盤腹膜炎
	慢性根尖性歯周炎	慢性再発性膀胱炎	慢性耳管鼓室化膿性中耳炎
	慢性歯冠周囲炎	慢性歯周炎	慢性歯周膿瘍
	慢性歯槽膿瘍	慢性歯肉炎	慢性上鼓室乳突洞化膿性中耳炎
	慢性穿孔性中耳炎	慢性多発性骨髄炎	慢性胆管炎
	慢性胆細管炎	慢性胆のう炎	慢性中耳炎
	慢性中耳炎急性増悪	慢性中耳炎後遺症	慢性中耳炎術後再燃
	慢性尿道炎	慢性膿胸	慢性肺化膿症
	慢性複雑性膀胱炎	慢性副鼻腔炎	慢性副鼻腔炎急性増悪
	慢性副鼻腔膿瘍	慢性腹膜炎	慢性付属器炎
	慢性辺縁性歯周炎急性発作	慢性辺縁性歯周炎軽度	慢性辺縁性歯周炎重度

	慢性辺縁性歯周炎中等度	慢性扁桃炎	慢性膀胱炎
	慢性卵管炎	慢性卵巣炎	慢性淋菌性尿道炎
	慢性リンパ管炎	慢性リンパ節炎	慢性涙小管炎
	慢性涙腺炎	慢性涙のう炎	耳後部リンパ節炎
	耳後部リンパ腺炎	脈絡網膜熱傷	無熱性肺炎
	盲腸後部膿瘍	網膜振盪	モンテジア骨折
や	薬傷	薬物性角結膜炎	薬物性角膜炎
	腰椎骨髄炎	腰部切創	腰部第 1 度熱傷
	腰部第 2 度熱傷	腰部第 3 度熱傷	腰部打撲挫創
ら	腰部熱傷	らせん骨折	卵管炎
	卵管周囲炎	卵管卵巣膿瘍	卵管留膿症
	卵巣炎	卵巣周囲炎	卵巣膿瘍
	卵巣卵管周囲炎	離開骨折	リトレー腺膿瘍
	流行性発疹チフス	良性慢性化膿性中耳炎	淋菌性咽頭炎
	淋菌性外陰炎	淋菌性外陰腟炎	淋菌性滑膜炎
	淋菌性関節炎	淋菌性亀頭炎	淋菌性結膜炎
	淋菌性腱滑膜炎	淋菌性虹彩毛様体炎	淋菌性口内炎
	淋菌性骨髄炎	淋菌性子宮頸管炎	淋菌性女性骨盤炎
	淋菌性心筋炎	淋菌性心内膜炎	淋菌性心膜炎
	淋菌性髄膜炎	淋菌性精巣炎	淋菌性精巣上体炎
	淋菌性前立腺炎	淋菌性腟炎	淋菌性尿道炎
	淋菌性尿道狭窄	淋菌性脳膿瘍	淋菌性肺炎
	淋菌性敗血症	淋菌性バルトリン腺膿瘍	淋菌性腹膜炎
	淋菌性膀胱炎	淋菌性卵管炎	輪紋状角膜炎
	涙管損傷	涙管断裂	涙小管炎
	涙腺炎	涙道損傷	涙のう周囲炎
	涙のう周囲膿瘍	轢過創	裂離
	裂離骨折	連鎖球菌気管炎	連鎖球菌気管支炎
	連鎖球菌性アンギナ	連鎖球菌性咽頭炎	連鎖球菌性喉頭炎
	連鎖球菌性喉頭気管炎	連鎖球菌性上気道感染	連鎖球菌性髄膜炎
	連鎖球菌性扁桃炎	老人性肺炎	肋骨骨髄炎
わ	肋骨周囲炎	若木骨折	ワンサンアンギナ
	ワンサン気管支炎	ワンサン扁桃炎	
△	BK ウイルス腎症	MRCNS 敗血症	MRSA 髄膜炎
あ	MRSA 敗血症	アカントアメーバ角膜炎	足蜂巣炎
	アレルギー性副鼻腔炎	アレルギー性膀胱炎	医原性気胸
	一部性歯髄炎	犬咬創	咽頭開放創
	咽頭創傷	咽頭膿瘍	インフルエンザ菌性髄膜炎
	ウイルス性咽頭炎	ウイルス性気管炎	ウイルス性扁桃炎
	ウォーケス篩骨洞炎	う蝕第 2 度単純性歯髄炎	う蝕第 3 度急性化膿性歯髄炎
	う蝕第 3 度歯髄壊死	う蝕第 3 度歯髄壊疽	う蝕第 3 度慢性壊疽性歯髄炎
	う蝕第 3 度慢性潰瘍性歯髄炎	う蝕第 3 度慢性増殖性歯髄炎	会陰部蜂巣炎
	腋窩蜂巣炎	壊疽性歯髄炎	炎症性大網癒着
	横隔膜損傷	黄色ブドウ球菌敗血症	汚染創
か	オトガイ下膿瘍	外耳開放創	外耳道創傷
	外耳道蜂巣炎	外耳部外傷性異物	外耳部外傷性腫脹
	外耳部外傷性皮下異物	外耳部割創	外耳部貫通創
	外耳部咬創	外耳部挫傷	外耳部挫創
	外耳部擦過創	外耳部刺創	外耳部切創
	外耳部創傷	外耳部打撲傷	外耳部虫刺傷
	外耳部皮下血腫	外耳部皮下出血	外傷後早期合併症
	外傷性異物	外傷性横隔膜ヘルニア	外傷性眼球ろう
	外傷性咬合	外傷性虹彩離断	外傷性歯根膜炎
	外傷性耳出血	外傷性歯髄炎	外傷性食道破裂
	外傷性破裂	外耳裂創	開放創
	下咽頭創傷	下顎外傷性異物	下顎開放創
	下顎割創	下顎貫通創	下顎口唇挫創
	下顎咬創	下顎挫傷	下顎挫創
	下顎擦過創	下顎刺創	下顎切創
	下顎創傷	下顎打撲傷	下顎皮下血腫

下顎部挫傷	下顎部打撲傷	下顎裂創
顎下部膿瘍	顎関節部開放創	顎関節部割創
顎関節部貫通創	顎関節部咬創	顎関節部挫傷
顎関節部挫創	顎関節部擦過創	顎関節部刺創
顎関節部切創	顎関節部創傷	顎関節部打撲傷
顎関節部皮下血腫	顎関節部裂創	顎腐骨
顎部挫傷	顎部打撲傷	角膜挫創
角膜切傷	角膜切創	角膜創傷
角膜破裂	角膜裂傷	下肢蜂巣炎
下腿蜂巣炎	肩蜂巣炎	割創
化膿性口内炎	化膿性リンパ節炎	カリエスのない歯髄炎
眼窩創傷	眼球結膜裂傷	眼球損傷
眼球破裂	眼球裂傷	眼瞼外傷性異物
眼瞼外傷性腫脹	眼瞼開放創	眼瞼割創
眼瞼貫通創	眼瞼咬創	眼瞼挫創
眼瞼刺創	眼瞼創傷	眼瞼裂創
眼周囲部外傷性異物	眼周囲部外傷性腫脹	眼周囲部開放創
眼周囲部割創	眼周囲部貫通創	眼周囲部咬創
眼周囲部挫創	眼周囲部刺創	眼周囲部創傷
眼周囲部裂創	貫通刺創	貫通銃創
貫通創	眼部外傷性異物	眼部外傷性腫脹
眼部開放創	眼部割創	眼部貫通創
眼部咬創	眼部挫創	眼部刺創
眼部創傷	眼部裂創	顔面汚染創
顔面外傷性異物	顔面開放創	顔面割創
顔面貫通創	顔面咬創	顔面挫傷
顔面挫創	顔面擦過創	顔面刺創
顔面切創	顔面創傷	顔面掻創
顔面多発開放創	顔面多発割創	顔面多発貫通創
顔面多発咬創	顔面多発挫傷	顔面多発挫創
顔面多発擦過創	顔面多発刺創	顔面多発切創
顔面多発創傷	顔面多発打撲傷	顔面多発虫刺傷
顔面多発皮下血腫	顔面多発皮下出血	顔面多発裂創
顔面打撲傷	顔面皮下血腫	顔面皮膚欠損創
顔面裂創	乾酪性副鼻腔炎	偽性髄膜炎
急性一部性化膿性歯髄炎	急性一部性単純性歯髄炎	急性壊疽性歯髄炎
急性化膿性歯髄炎	急性喉頭蓋膿瘍	急性歯髄炎
急性全部性化膿性歯髄炎	急性全部性単純性歯髄炎	急性単純性歯髄炎
急性リンパ管炎	胸管損傷	胸腺損傷
頬粘膜咬傷	頬部外傷性異物	頬部開放創
頬部割創	頬部貫通創	頬部咬創
頬部挫傷	頬部挫創	頬部擦過創
頬部刺創	胸部食道損傷	頬部切創
頬部創傷	頬部打撲傷	頬部皮下血腫
頬部裂創	胸壁蜂巣炎	強膜切創
強膜創傷	胸膜肺炎	強膜裂傷
棘刺創	魚咬創	くも膜炎
クラミジア肺炎	グラム陽性菌敗血症	クレブシェラ性髄膜炎
頚部開放創	頚部挫創	頚部食道開放創
頚部切創	頚部皮膚欠損創	頚部蜂巣炎
頚部リンパ節炎	結核性中耳炎	血行性歯髄炎
結膜創傷	結膜裂傷	嫌気性菌敗血症
口蓋挫傷	口蓋垂炎	口蓋切創
口蓋膿瘍	口蓋裂創	口角部挫創
口角部裂創	口腔外傷性異物	口腔外傷性腫脹
口腔開放創	口腔割創	口腔挫傷
口腔挫創	口腔擦過創	口腔刺創
口腔切創	口腔創傷	口腔打撲傷
口腔底膿瘍	口腔底蜂巣炎	口腔内血腫
口腔粘膜咬傷	口腔粘膜咬創	口腔膿瘍
口腔裂創	後出血	紅色陰癬
口唇外傷性異物	口唇外傷性腫脹	口唇外傷性皮下異物
口唇開放創	口唇割創	口唇貫通創

	口唇咬傷	口唇咬創	口唇挫傷
	口唇挫創	口唇擦過創	口唇刺創
	口唇切創	口唇創傷	口唇打撲傷
	口唇虫刺傷	口唇皮下血腫	口唇皮下出血
	口唇裂創	溝創	咬創
	口底膿瘍	口底蜂巣炎	喉頭蓋軟骨膜炎
	喉頭蓋膿瘍	喉頭軟骨膜炎	後頭部打撲傷
	喉頭蜂巣炎	広汎性フレグモーネ	硬膜炎
	股関節部蜂巣炎	根尖周囲のう胞	根尖肉芽腫
さ	臍部蜂巣炎	残髄炎	残存性歯根のう胞
	耳介外傷性異物	耳介外傷性腫脹	耳介外傷性皮下異物
	耳介開放創	耳介割創	耳介貫通創
	耳介咬創	耳介挫傷	耳介挫創
	耳介擦過創	耳介刺創	耳介切創
	耳介創傷	耳介打撲傷	耳介虫刺傷
	耳介皮下血腫	耳介皮下出血	耳介蜂巣炎
	耳介裂創	耳下腺部打撲	指間切創
	刺咬症	歯周のう胞	視神経髄膜炎
	歯髄壊死	歯髄壊疽	歯髄充血
	歯髄露出	耳前部挫創	刺創
	歯槽骨腐骨	膝部蜂巣炎	歯肉挫傷
	歯肉切創	歯肉裂創	射創
	縦隔血腫	銃創	手関節掌側部挫創
	手関節部挫創	手関節部創傷	手関節部蜂巣炎
	手掌挫創	手掌刺創	手掌切創
	手掌剥皮創	術後血腫	手背部挫創
	手背部切創	上顎挫傷	上顎擦過創
	上顎切創	上顎打撲傷	上顎皮下血腫
	上顎部裂創	上口唇挫傷	上行性歯髄炎
	上腕蜂巣炎	食道損傷	真菌性髄膜炎
	深在性フレグモーネ	針刺創	新生児敗血症
	髄膜脳炎	声門外傷	脊髄膜炎
	舌開放創	舌下顎挫創	舌下隙膿瘍
	舌咬傷	舌咬創	舌挫創
	舌刺創	舌切創	舌創傷
	切断	舌裂創	セレウス菌敗血症
	前額部外傷性異物	前額部外傷性腫脹	前額部開放創
	前額部割創	前額部貫通創	前額部咬創
	前額部挫創	前額部刺創	前額部創傷
	前額部裂創	前額頭頂部挫創	穿通創
	前頭部打撲傷	全部性歯髄炎	前腕蜂巣炎
	増殖性化膿性口内炎	足関節部蜂巣炎	側頭部打撲傷
	側頭部皮下血腫	足背蜂巣炎	鼡径部蜂巣炎
た	体幹蜂巣炎	大腿咬創	大腿挫創
	大腿部開放創	大腿部刺創	大腿部切創
	大腿部蜂巣炎	大腿裂創	大腸菌髄膜炎
	大転子部挫創	打撲割創	打撲挫創
	腟断端出血	中隔部肉芽形成	中手骨関節部挫創
	肘部蜂巣炎	腸球菌敗血症	手蜂巣炎
	殿部蜂巣炎	頭頂部打撲傷	頭皮外傷性腫脹
	頭皮下血腫	頭皮蜂巣炎	頭部異物
	頭部頚部挫傷	頭部頚部挫創	頭部頚部打撲傷
	頭部血腫	頭部多発開放創	頭部多発割創
	頭部多発咬創	頭部多発挫傷	頭部多発挫創
	頭部多発擦過創	頭部多発刺創	頭部多発切創
	頭部多発創傷	頭部多発打撲傷	頭部多発皮下血腫
	頭部多発裂創	頭部打撲	頭部打撲血腫
	頭部打撲傷	動物咬創	頭部皮下異物
な	頭部皮下血腫	頭部皮下出血	内視鏡検査中腸穿孔
	軟口蓋血腫	軟口蓋挫創	軟口蓋創傷
	軟口蓋破裂	軟膜炎	乳頭潰瘍
	尿道症候群	妊娠中の子宮頚管炎	猫咬創
は	肺炎球菌性髄膜炎	梅毒性髄膜炎	背部蜂巣炎
	鼻入口部膿瘍	鼻壊死	鼻壊疽

	鼻潰瘍	鼻蜂巣炎	パラチフスＡ
	鼻咽頭膿瘍	鼻咽頭蜂巣炎	鼻下擦過創
	鼻腔内膿瘍	非結核性抗酸菌性骨髄炎	鼻根部打撲挫創
	鼻根部裂創	鼻せつ	鼻前庭せつ
	鼻前庭部挫創	鼻尖部挫創	鼻中隔壊死
	鼻中隔潰瘍	鼻中隔膿瘍	鼻中隔びらん
	非定型肺炎	非熱傷性水疱	鼻部外傷性異物
	鼻部外傷性腫脹	鼻部外傷性皮下異物	鼻部開放創
	眉部割創	鼻部割創	鼻部貫通創
	眉部血腫	皮膚欠損創	鼻部咬創
	鼻部挫傷	鼻部挫創	鼻部擦過創
	鼻部刺創	鼻部切創	鼻部創傷
	鼻部打撲傷	鼻部虫刺傷	皮膚剥脱創
	鼻部皮下血腫	鼻部皮下出血	鼻部皮膚欠損創
	鼻部皮膚剥離創	鼻部裂創	眉毛部割創
	眉毛部裂創	鼻翼膿瘍	鼻翼部切創
	鼻翼部裂創	フェニトイン歯肉増殖症	伏針
	副鼻腔開放創	腹壁蜂巣炎	ブラックアイ
	フリードレンダー桿菌性髄膜炎	閉塞性髄膜炎	蜂窩織炎
	縫合不全出血	放射線出血性膀胱炎	放射線性下顎骨骨髄炎
	放射線性顎骨壊死	帽状腱膜下出血	蜂巣炎
ま	蜂巣炎性咽頭炎	母指示指間切創	慢性壊疽性歯髄炎
	慢性開放性歯髄炎	慢性潰瘍性歯髄炎	慢性歯髄炎
	慢性髄膜炎	慢性増殖性歯髄炎	慢性単純性歯髄炎
	慢性閉鎖性歯髄炎	慢性放射線性顎骨壊死	眉間部挫創
	眉間部裂創	耳後部挫創	耳後部打撲傷
	盲管銃創	網脈絡膜裂傷	モラレ髄膜炎
ら	癒着性くも膜炎	卵管留水症	緑膿菌髄膜炎
	涙小管のう胞	涙腺粘液のう胞	涙腺のう腫
	涙腺肥大		

用法用量　クロラムフェニコールとして，通常成人１回0.5～1g(力価)を１日２回静脈内注射する。小児には，１回体重1kgあたり15～25mg(力価)を１日２回静脈内注射する。なお，年齢，症状により適宜増減する。

用法用量に関連する使用上の注意　本剤の使用にあたっては，原則として感受性を確認し，疾病の治療上必要な最小限の期間の投与にとどめること。

禁忌

(1)造血機能の低下している患者
(2)低出生体重児，新生児
(3)本剤の成分に対し過敏症の既往歴のある患者
(4)骨髄抑制を起こす可能性のある薬剤を投与中の患者

併用禁忌

薬剤名等	臨床症状・措置方法	機序・危険因子
骨髄抑制を起こす可能性のある薬剤	骨髄抑制作用が増強されることがある。	本剤の副作用で，重篤な血液障害が報告されている。

ケイツーN静注10mg　規格：10mg1管[84円/管]
メナテトレノン　エーザイ　316

【効能効果】

ビタミンＫの欠乏による次の疾患及び症状
(1)胆道閉塞・胆汁分泌不全による低プロトロンビン血症
(2)新生児低プロトロンビン血症
(3)分娩時出血
(4)クマリン系抗凝血薬投与中に起こる低プロトロンビン血症
(5)クマリン系殺鼠剤中毒時に起こる低プロトロンビン血症

【対応標準病名】

◎	殺鼠剤中毒	新生児低プロトロンビン血症	新生児ビタミンＫ欠乏症
	胆管閉塞症	ビタミンＫ欠乏症	プロトロンビン欠乏症
	分娩時異常出血		
○	肝内胆管狭窄	後天性胆管狭窄症	高フィブリノゲン血症
	総胆管狭窄症	総胆管閉塞症	胆管狭窄症
	胆汁うっ滞	乳児遅発性ビタミンＫ欠乏症	パラ血友病
	ビタミンＫ欠乏による凝固因子欠乏	閉塞性黄疸	
△	アンチトロンビンⅢ欠乏症	アンチトロンビン欠乏症	一過性新生児血小板減少症
	肝疾患による凝固因子欠乏	後天性凝固因子欠乏症	後天性低プロトロンビン血症
	除草剤中毒	新生児血小板減少症	先天性第Ⅹ因子欠乏症
	先天性第XII因子欠乏症	先天性第XIII因子欠乏症	先天性プラスミノゲン欠損症
	先天性無フィブリノゲン血症	第Ｖ因子欠乏症	第VII因子欠乏症
	タリウム中毒	胆道疾患	農薬中毒
	パラコート肺	ビタミン欠乏症	フィブリノゲン異常症
	フィブリン減少症	複合ビタミン欠乏症	プレカリクレイン欠乏症
	ミリッチ症候群		

効能効果に関連する使用上の注意　ビタミンＫ拮抗作用を有し，低プロトロンビン血症を生じる殺鼠剤として，ワルファリン，フマリン，クマテトラリル，ブロマジオロン，ダイファシノン，クロロファシノン等がある。投与にあたっては抗凝血作用を有する殺鼠剤の中毒であることを血液凝固能検査にて確認すること。

用法用量

(1)胆道閉塞・胆汁分泌不全による低プロトロンビン血症，分娩時出血，クマリン系抗凝血薬投与中に起こる低プロトロンビン血症：通常，成人には１日１回メナテトレノンとして10～20mgを静注する。
(2)新生児低プロトロンビン血症：生後直ちに１回メナテトレノンとして1～2mgを静注し，また症状に応じて2～3回反復静注する。
(3)クマリン系殺鼠剤中毒時に起こる低プロトロンビン血症：メナテトレノンとして１回20mgを静注し，症状，血液凝固能検査結果に応じて１日量40mgまで増量する。

禁忌　本剤の成分に対し過敏症の既往歴のある患者

ケタラール筋注用500mg　規格：500mg10mL1瓶[1526円/瓶]
ケタラール静注用50mg　規格：50mg5mL1管[292円/管]
ケタラール静注用200mg　規格：200mg20mL1瓶[718円/瓶]
ケタミン塩酸塩　第一三共プロ　111

【効能効果】

手術，検査および処置時の全身麻酔および吸入麻酔の導入

【対応標準病名】

該当病名なし

用法用量

〔筋注用〕：通常，ケタミンとして，初回体重1kg当り5～10mgを筋肉内注射し，必要に応じて初回量と同量又は半量を追加投与する。
〔静注用〕：通常，ケタミンとして，初回体重1kg当り1～2mgを静脈内に緩徐(1分間以上)に投与し，必要に応じて，初回量と同量又は半量を追加投与する。

用法用量に関連する使用上の注意

〔筋注用〕
(1)麻酔方法：本剤の用法用量は患者の感受性，全身状態，手術々式，麻酔方法等に応じてきめるが，一般に行われている方法を示すと次のとおりである。手術の少なくとも6時間前から絶飲絶食とし，アトロピン硫酸塩水和物等の前投薬を行い，次いで本剤の１回量を緩徐に筋注する。麻酔の維持には，本剤の追加投与を行うが，手術の種類によっては，吸入麻酔剤

に切り替える。また必要によりスキサメトニウム塩化物水和物等の筋弛緩剤を併用する。なお，筋注で追加投与する場合，麻酔時間及び覚醒時間が延長する傾向があるので，術後管理に十分注意すること。

⑵作用発現及び持続：成人及び小児に5～10mg/kgを筋注した場合3～4分で手術可能な麻酔状態が得られ，作用は12～25分前後持続する。

〔静注用〕

⑴麻酔方法：本剤の用法用量は患者の感受性，全身状態，手術々式，麻酔方法等に応じてきめるが，一般に行われている方法を示すと次のとおりである。手術の少なくとも6時間前から絶飲絶食とし，アトロピン硫酸塩水和物等の前投薬を行い，次いで本剤の1回量を緩徐に静注する。麻酔の維持には，本剤の追加投与を行うが，手術の時間が長くなる場合には点滴静注法が用いられる。投与速度は最初30分間が0.1mg/kg/分，それ以後は0.05mg/kg/分を一応の基準として，必要に応じ若干これを増減し，手術終了の30分前に投与を中止する。なお，手術の種類によっては，吸入麻酔剤に切り替える。また必要によりスキサメトニウム塩化物水和物等の筋弛緩剤を併用する。

⑵作用発現及び持続：健康成人に通常用量を静注した場合，30秒～1分で手術可能な麻酔状態が得られ，作用は5～10分前後持続する。

禁忌

⑴本剤の成分に対し過敏症の既往歴のある患者

⑵脳血管障害，高血圧（収縮期圧160mmHg以上，拡張期圧100mmHg以上），脳圧亢進症及び重症の心代償不全の患者

⑶痙攣発作の既往歴のある患者

⑷外来患者

ケナコルトーA筋注用関節腔内用水懸注40mg/1mL

規格：40mg1瓶［857円/瓶］

トリアムシノロンアセトニド　ブリストル　245

【効能効果】

（筋肉内注射）

⑴慢性副腎皮質機能不全（原発性，続発性，下垂体性，医原性），*副腎性器症候群，*亜急性甲状腺炎，*甲状腺中毒症〔甲状腺（中毒性）クリーゼ〕

⑵関節リウマチ，若年性関節リウマチ（スチル病を含む），リウマチ熱（リウマチ性心炎を含む），リウマチ性多発筋痛

⑶エリテマトーデス（全身性及び慢性円板状），全身性血管炎（大動脈炎症候群，結節性動脈周囲炎，多発性動脈炎，ヴェゲナ肉芽腫症を含む），多発性筋炎（皮膚筋炎），*強皮症

⑷*ネフローゼ及びネフローゼ症候群

⑸*うっ血性心不全

⑹気管支喘息（但し，筋肉内注射以外の投与法では不適当な場合に限る），*薬剤その他の化学物質によるアレルギー・中毒（薬疹，中毒疹を含む），*血清病

⑺*重症感染症（化学療法と併用する）

⑻*溶血性貧血（免疫性又は免疫性機序の疑われるもの），*白血病（急性白血病，慢性骨髄性白血病の急性転化，慢性リンパ性白血病）（皮膚白血病を含む），*顆粒球減少症（本態性，続発性），*紫斑病（血小板減少性及び血小板非減少性），*再生不良性貧血，*凝固因子の障害による出血性素因

⑼*限局性腸炎，*潰瘍性大腸炎

⑽*重症消耗性疾患の全身状態の改善（癌末期，スプルーを含む）

⑾*肝硬変（活動型，難治性腹水を伴うもの，胆汁うっ滞を伴うもの）

⑿*脳脊髄炎（脳炎，脊髄炎を含む）（但し，一次性脳炎の場合は頭蓋内圧亢進症状がみられ，かつ他剤で効果が不十分なときに短期間用いること），*末梢神経炎（ギランバレー症候群を含む），*重症筋無力症，*多発性硬化症（視束脊髄炎を含む），*小舞踏病，*顔面神経麻痺，*脊髄蜘網膜炎

⒀*悪性リンパ腫（リンパ肉腫症，細網肉腫症，ホジキン病，皮膚細網症，菌状息肉症）及び類似疾患（近縁疾患），*好酸性肉芽腫

⒁*特発性低血糖症

⒂副腎摘除，*臓器・組織移植，*副腎皮質機能不全患者に対する外科的侵襲

⒃*蛇毒・昆虫毒（重症の虫さされを含む）

⒄強直性脊椎炎（リウマチ性脊椎炎）

⒅*卵管整形術後の癒着防止

⒆*前立腺癌（他の療法が無効な場合），*乳癌の再発転移

⒇★*湿疹・皮膚炎群（急性湿疹，亜急性湿疹，慢性湿疹，接触皮膚炎，貨幣状湿疹，自家感作性皮膚炎，アトピー皮膚炎，乳・幼・小児湿疹，ビダール苔癬，その他の神経皮膚炎，脂漏性皮膚炎，進行性指掌角皮症，その他の手指の皮膚炎，陰部あるいは肛門湿疹，耳介及び外耳道の湿疹・皮膚炎，鼻前庭及び鼻翼周辺の湿疹・皮膚炎など）（但し，重症例以外は極力投与しないこと），*蕁麻疹（慢性例を除く）（重症例に限る），★*乾癬及び類症〔尋常性乾癬（重症例），関節症性乾癬，乾癬性紅皮症，膿疱性乾癬，けい留性肢端皮膚炎，疱疹状膿痂疹，ライター症候群〕，★*掌蹠膿疱症（重症例に限る），★*扁平苔癬（重症例に限る），*成年性浮腫性硬化症，*紅斑症（★多形滲出性紅斑，結節性紅斑）（但し，多形滲出性紅斑の場合は重症例に限る），*粘膜皮膚眼症候群〔開口部びらん性外皮症，スチブンス・ジョンソン病，皮膚口内炎，フックス症候群，ベーチェット病（眼症状のない場合），リップシュッツ急性陰門潰瘍〕，天疱瘡群（尋常性天疱瘡，落葉状天疱瘡，Senear-Usher症候群，増殖性天疱瘡），*デューリング疱疹状皮膚炎（類天疱瘡，妊娠性疱疹を含む），*帯状疱疹（重症例に限る），★*紅皮症（ヘブラ紅色粃糠疹を含む）

(21)★*痒疹群（小児ストロフルス，蕁麻疹様苔癬，固定蕁麻疹を含む）（但し，重症例に限る。また，固定蕁麻疹は局注が望ましい）

(22)*内眼・視神経・眼窩・眼筋の炎症性疾患の対症療法（ブドウ膜炎，網脈絡膜炎，網膜血管炎，視神経炎，眼窩炎性偽腫瘍，眼窩漏斗尖端部症候群，眼筋麻痺），*外眼部及び前眼部の炎症性疾患の対症療法で点眼が不適当又は不十分な場合（眼瞼炎，結膜炎，角膜炎，強膜炎，虹彩毛様体炎）

(23)*急性・慢性中耳炎，*滲出性中耳炎・耳管狭窄症，アレルギー性鼻炎，花粉症（枯草熱），副鼻腔炎・鼻茸，喉頭炎・喉頭浮腫，*喉頭ポリープ・結節，*食道の炎症（腐蝕性食道炎，直達鏡使用後）及び食道拡張術後，耳鼻咽喉科領域の手術後の後療法

(24)口腔外科領域手術後の後療法

（関節腔内注射）

⑴関節リウマチ，若年性関節リウマチ（スチル病を含む）

⑵強直性脊椎炎（リウマチ性脊椎炎）に伴う四肢関節炎，変形性関節症（炎症症状がはっきり認められる場合），外傷後関節炎，非感染性慢性関節炎

（軟組織内注射）

⑴関節周囲炎（非感染性のものに限る），腱炎（非感染性のものに限る），腱周囲炎（非感染性のものに限る）

⑵耳鼻咽喉科領域の手術後の後療法

⑶難治性口内炎及び舌炎（局所療法で治癒しないもの）

（腱鞘内注射）：関節周囲炎（非感染性のものに限る），腱炎（非感染性のものに限る），腱鞘炎（非感染性のものに限る），腱周囲炎（非感染性のものに限る）

（滑液嚢内注入）：関節周囲炎（非感染性のものに限る），腱周囲炎（非感染性のものに限る），滑液包炎（非感染性のものに限る）

（ネブライザー）

⑴気管支喘息

⑵びまん性間質性肺炎（肺線維症）（放射線肺臓炎を含む）

⑶アレルギー性鼻炎，花粉症（枯草熱），副鼻腔炎・鼻茸，喉頭炎・喉頭浮腫，喉頭ポリープ・結節，食道の炎症（腐蝕性食道炎，直達鏡使用後）及び食道拡張術後，耳鼻咽喉科領域の手術

後の後療法
(鼻腔内注入)：アレルギー性鼻炎，花粉症(枯草熱)，副鼻腔炎・鼻茸，耳鼻咽喉科領域の手術後の後療法
(副鼻腔内注入)：副鼻腔炎・鼻茸，耳鼻咽喉科領域の手術後の後療法
(鼻甲介内注射)：アレルギー性鼻炎，花粉症(枯草熱)，耳鼻咽喉科領域の手術後の後療法
(鼻茸内注射)：副鼻腔炎・鼻茸
(喉頭・気管注入)：喉頭炎・喉頭浮腫，喉頭ポリープ・結節，耳鼻咽喉科領域の手術後の後療法
(中耳腔内注入)：急性・慢性中耳炎，滲出性中耳炎・耳管狭窄症，耳鼻咽喉科領域の手術後の後療法
(耳管内注入)：滲出性中耳炎・耳管狭窄症
(食道注入)：食道の炎症(腐蝕性食道炎，直達鏡使用後)及び食道拡張術後，耳鼻咽喉科領域の手術後の後療法
(注)
＊：経口投与不能時。
★：外用剤を用いても効果が不十分な場合あるいは十分な効果を期待し得ないと推定される場合にのみ用いること。

【対応標準病名】

◎あ	亜急性甲状腺炎	悪性組織球症	悪性リンパ腫
	アトピー性皮膚炎	アレルギー性鼻炎	医原性副腎皮質機能低下症
	医薬品中毒	陰のう湿疹	ウェジナー肉芽腫症
	うっ血性心不全	会陰部肛囲湿疹	円板状エリテマトーデス
か	外陰潰瘍	外耳炎	外耳湿疹
	外傷性関節症	潰瘍性大腸炎	角膜炎
	滑液包炎	花粉症	貨幣状湿疹
	顆粒球減少症	眼窩炎性偽腫瘍	眼窩先端部症候群
	眼筋麻痺	眼瞼炎	肝硬変症
	関節炎	関節周囲炎	関節リウマチ
	乾癬	乾癬性関節炎	乾癬性紅皮症
	顔面神経麻痺	気管支喘息	急性湿疹
	急性中耳炎	急性白血病	急性痒疹
	凝固因子欠乏症	強直性脊椎炎	強皮症
	強膜炎	拒絶反応	ギラン・バレー症候群
	菌状息肉症	クローン病	稽留性肢端皮膚炎
	血小板減少性紫斑病	血清病	結節性紅斑
	結節性多発動脈炎	結節性痒疹	結膜炎
	腱炎	腱鞘炎	虹彩毛様体炎
	好酸球性肉芽腫	甲状腺クリーゼ	甲状腺中毒症
	喉頭炎	喉頭浮腫	紅斑症
	紅斑性天疱瘡	紅皮症	肛門湿疹
さ	昆虫毒	再生不良性貧血	細網肉腫
	シェーンライン・ヘノッホ紫斑病	耳介部皮膚炎	自家感作性皮膚炎
	耳管狭窄症	視神経炎	視神経脊髄炎
	刺虫症	湿疹	紫斑病
	若年性関節リウマチ	重症感染症	重症筋無力症
	ジューリング病	手指湿疹	手指変形性関節症
	出血傾向	掌蹠膿疱症	小児湿疹
	小舞踏病	食道炎	脂漏性皮膚炎
	進行性指掌角皮症	滲出性中耳炎	尋常性乾癬
	尋常性天疱瘡	じんま疹	スチル病
	スティーブンス・ジョンソン症候群	スプルー	声帯結節症
	声帯ポリープ	脊髄炎	脊髄膜炎
	脊椎炎	舌炎	接触皮膚炎
	全身性エリテマトーデス	全身性変形性関節症	前立腺癌
た	増殖性天疱瘡	続発性副腎皮質機能低下症	帯状疱疹
	大動脈炎症候群	多形滲出性紅斑	多発性筋炎
	多発性硬化症	胆汁性肝硬変	中毒疹
	低血糖	転移性腫瘍	天疱瘡
な	難治性口内炎	難治性腹水	乳癌再発
	乳児皮膚炎	妊娠性疱疹	ネフローゼ症候群
	脳炎	脳脊髄炎	膿疱性乾癬
は	肺線維症	白血病	鼻茸
	鼻前庭部湿疹	ビダール苔癬	皮膚炎
	皮膚筋炎	皮膚白血病	びまん性間質性肺炎
	副腎性器症候群	副腎皮質機能低下症	副鼻腔炎
	腐食性食道炎	ぶどう膜炎	ベーチェット病
	ヘビ毒	ヘブラ粃糠疹	変形性肩関節症
	変形性関節症	変形性胸鎖関節症	変形性肩鎖関節症
	変形性股関節症	変形性膝関節症	変形性手関節症
	変形性足関節症	変形性肘関節症	変形性中手関節症
	扁平苔癬	放射線肺炎	疱疹状膿痂疹
ま	母指CM関節変形性関節症	ホジキンリンパ腫	末期癌
	末梢神経炎	慢性関節炎	慢性骨髄性白血病急性転化
	慢性湿疹	慢性中耳炎	慢性リンパ性白血病
	毛孔性紅色粃糠疹	網膜血管炎	網脈絡膜炎
やら	薬疹	薬物過敏症	薬物中毒症
	溶血性貧血	痒疹	ライター症候群
	落葉状天疱瘡	卵管癒着	リウマチ性心炎
	リウマチ性心臓炎	リウマチ性多発筋痛	リウマチ熱
	リンパ芽球性リンパ腫	類天疱瘡	
○	I型溶血性非球状赤血球性貧血	II型溶血性非球状赤血球性貧血	ABO因子不適合輸血
	ACTH不応症	ALK陽性未分化大細胞リンパ腫	BCR－ABL1陽性Bリンパ芽球性白血病
	BCR－ABL1陽性Bリンパ芽球性白血病/リンパ腫	B型肝硬変	B細胞性前リンパ球性白血病
	B細胞リンパ腫	Bリンパ芽球性白血病	Bリンパ芽球性白血病/リンパ腫
	CCR4陽性成人T細胞白血病リンパ腫	CCR4陽性皮膚T細胞リンパ腫	CCR4陽性末梢性T細胞リンパ腫
	CM関節変形性関節症	DAX－1異常症	DIP関節炎
	DIP関節変形性関節症	E2A－PBX1陽性Bリンパ芽球性白血病	E2A－PBX1陽性Bリンパ芽球性白血病/リンパ腫
	GVHD・骨髄移植後	GVHD・臍帯血移植後	GVHD・末梢血幹細胞移植後
	IgG4関連疾患	IL3－IGH陽性Bリンパ芽球性白血病	IL3－IGH陽性Bリンパ芽球性白血病/リンパ腫
	IMAge症候群	IP関節炎	LE型薬疹
	LE蝶形皮疹	LE皮疹	MLL再構成型Bリンパ芽球性白血病
	MLL再構成型Bリンパ芽球性白血病/リンパ腫	MP関節炎	PIP関節炎
	PIP関節変形性関節症	Rh因子不適合輸血	SF－1異常症
	SLE眼底	TEL－AML1陽性Bリンパ芽球性白血病	TEL－AML1陽性Bリンパ芽球性白血病/リンパ腫
	TripleA症候群	T細胞性前リンパ球白血病	T細胞性大顆粒リンパ球白血病
	Tゾーンリンパ腫	Tリンパ芽球性白血病	Tリンパ芽球性白血病/リンパ腫

あ

アカントアメーバ角膜炎	亜急性アレルギー性中耳炎	亜急性関節炎
亜急性血性中耳炎	亜急性結膜炎	亜急性虹彩炎
亜急性虹彩毛様体炎	亜急性出血性白質脳炎	亜急性漿液ムチン性中耳炎
亜急性前部ぶどう膜炎	亜急性皮膚エリテマトーデス	亜急性ムコイド中耳炎
亜急性毛様体炎	亜急性痒疹	アキレス腱腱鞘炎
悪液質アフタ	悪性外耳炎	悪性組織球症性関節症
悪性肥満細胞腫	アグレッシブNK細胞白血病	足滑液のう炎
足湿疹	アジソン病	アシャール・チール症候群
アスピリンじんま疹	アスピリン喘息	アスピリン不耐症
圧迫性脊髄炎	アトピー性角結膜炎	アトピー性紅皮症
アトピー性湿疹	アトピー性神経皮膚炎	アトピー性喘息
アナフィラクトイド紫斑	アフタ性口内炎	アルカリ性食道炎
アルコール性多発ニューロパチー	アレルギー性外耳道炎	アレルギー性角膜炎
アレルギー性眼瞼炎	アレルギー性眼瞼縁炎	アレルギー性関節炎
アレルギー性気管支炎	アレルギー性血管炎	アレルギー性結膜炎
アレルギー性口内炎	アレルギー性じんま疹	アレルギー性接触皮膚炎
アレルギー性中耳炎	アレルギー性鼻咽頭炎	アレルギー性鼻結膜炎
アレルギー性副鼻腔炎	アレルギー性ぶどう膜炎	アンチトロンビンIII欠乏症
胃悪性リンパ腫	イエンセン病	異汗性湿疹
異型輸血後ショック	萎縮型加齢黄斑変性	萎縮性角結膜炎
萎縮性肝硬変	萎縮性声帯炎	異常血小板
異常腹水	移植拒絶における腎尿細管間質性障害	移植歯不全
移植片拒絶	移植片対宿主病	異所性中毒性甲状腺腫
イソギンチャク毒	一過性関節症	一過性甲状腺機能亢進症
一側性外傷後股関節症	一側性外傷後膝関節症	一側性形成不全性股関節症
一側性原発性股関節症	一側性原発性膝関節症	一側性続発性股関節症
一側性続発性膝関節症	遺伝性血小板減少症	遺伝性網膜ジストロフィー
イネ科花粉症	陰唇潰瘍	インターフェロン網膜症
陰部潰瘍	陰部間擦疹	インフルエンザ菌喉頭炎
インフルエンザ菌性喉頭気管炎	ウィップル病	ウイルス性気管炎
ウイルス性口内炎	ウイルス性ブドウ膜炎	ウイルソン紅色苔癬
ウィルブランド・ジュルゲンス血小板病	ウェジナー肉芽腫症性呼吸器障害	ウォーケス篩骨洞炎
右室不全	右心不全	海ヘビ毒
運動誘発性喘息	栄養障害性角膜炎	栄養性肝硬変
腋窩湿疹	壊死後性肝硬変	壊死性外耳炎
壊死性強膜炎	壊死性食道炎	壊疽性口内炎
エバンス症候群	エリテマトーデス	遠位橈尺関節変形性関節症
円形血小板症	炎症後肺線維症	炎症性角化症
炎症性乳癌	遠心性環状紅斑	遠心性丘疹性紅斑
円板状乾癬	黄色斑眼底	横断性脊髄症
黄斑萎縮	黄斑円孔	黄斑下出血
黄斑ジストロフィー	黄斑症	黄斑障害
黄斑のう胞	黄斑部血管走行異常	黄斑部出血
黄斑部術後浮腫	黄斑部白斑	黄斑部浮腫
黄斑部裂孔	黄斑変性	黄斑裂孔
温式自己免疫性溶血性貧血	温熱じんま疹	温熱性紅斑

か

カーンズ・セイアー症候群	外因性喘息	外陰部皮膚炎
外陰ベーチェット病	外眼筋不全麻痺	外眼筋麻痺
外耳道真珠腫	外耳道痛	外耳道肉芽腫
外耳道膿瘍	外耳道閉塞性角化症	外耳道蜂巣炎
外耳部虫刺傷	外傷後股関節症	外傷後膝関節症
外傷性角膜炎	外傷性角膜潰瘍	外傷性肩関節症
外傷性関節障害	外傷性股関節症	外傷性膝関節症
外傷性手関節症	外傷性穿孔性中耳炎	外傷性足関節症
外傷性肘関節症	外傷性中耳炎	外傷性母指CM関節症
海水浴皮膚炎	外側上顆炎	回腸クローン病
外直筋麻痺	外転神経萎縮	外転神経根性麻痺
外転神経不全麻痺	外転神経麻痺	潰瘍性眼瞼炎
潰瘍性口内炎	潰瘍性大腸炎・全大腸炎型	潰瘍性大腸炎・直腸S状結腸炎型
潰瘍性大腸炎・直腸炎型	潰瘍性大腸炎性若年性関節炎	化学性急性外耳炎
化学性結膜炎	化学性食道炎	化学性皮膚炎
踵関節症	角結膜炎	角結膜びらん
角膜移植拒絶反応	角膜潰瘍	角膜虹彩炎
角膜上皮びらん	角膜穿孔	角膜帯状疱疹
角膜中心潰瘍	角膜内皮炎	角膜膿瘍
角膜パンヌス	角膜びらん	角膜腐蝕
下行性視神経炎	カサバッハ・メリット症候群	下肢腱腱鞘炎
下斜筋不全麻痺	下斜筋麻痺	下垂体性TSH分泌亢進症
下垂体性甲状腺機能亢進症	家族性黄斑変性症	家族性滲出性硝子体網膜症
家族性溶血性貧血	肩関節炎	肩関節症
カタル性角膜潰瘍	カタル性眼炎	カタル性結膜炎
カタル性口内炎	カタル性舌炎	下直筋不全麻痺
下直筋麻痺	滑液のう腫	滑液包石灰沈着症
滑車神経萎縮	滑車神経麻痺	滑膜炎
化膿性角膜炎	化膿性結膜炎	化膿性腱鞘炎
化膿性虹彩炎	化膿性喉頭炎	化膿性脊髄炎
化膿性中耳炎	化膿性脳髄膜炎	化膿性皮膚疾患
化膿性副鼻腔炎	化膿性ぶどう膜炎	化膿性網膜炎
化膿性毛様体炎	貨幣状角膜炎	カモガヤ花粉症
加齢黄斑変性	肝移植拒絶反応	肝移植不全
眼炎	肝炎後肝硬変	眼窩悪性リンパ腫
眼窩うっ血	眼窩下膿瘍	眼角部眼瞼炎
眼角部眼瞼縁結膜炎	眼窩血腫	眼窩骨髄炎
眼窩骨膜炎	眼窩膿瘍	眼窩浮腫
眼窩蜂巣炎	癌関連網膜症	眼球突出症
眼球突出性眼筋麻痺	眼球偏位	眼筋型重症筋無力症
眼筋不全麻痺	間欠性眼球突出症	眼瞼縁炎
眼瞼縁結膜炎	眼瞼乾皮症	眼瞼結膜炎
眼瞼帯状疱疹	眼瞼虫刺傷	眼瞼皮膚炎
肝硬化症	間擦疹	環指屈筋腱腱鞘炎
環指腱鞘炎	肝疾患による凝固因子欠乏	間質性視神経炎
間質性肺炎	眼周囲部虫刺傷	環状紅斑
癌性悪液質	乾性角結膜炎	乾性角膜炎
肝性腹水	眼性類天疱瘡	関節型若年性特発性関節炎
関節症	関節包炎	関節リウマチ・顎関節
関節リウマチ・肩関節	関節リウマチ・胸椎	関節リウマチ・頚椎
関節リウマチ・股関節	関節リウマチ・指関節	関節リウマチ・趾関節
関節リウマチ・膝関節	関節リウマチ・手関節	関節リウマチ・脊椎
関節リウマチ・足関節	関節リウマチ・肘関節	関節リウマチ・腰椎
関節リウマチ性間質性肺炎	肝線維症	感染型気管支喘息
感染後脳炎	感染後脳脊髄炎	感染性外耳炎
感染性角膜炎	感染性角膜潰瘍	乾癬性関節炎・肩関節
乾癬性関節炎・股関節	乾癬性関節炎・指関節	乾癬性関節炎・膝関節
乾癬性関節炎・手関節	乾癬性関節炎・仙腸関節	乾癬性関節炎・足関節
乾癬性関節炎・肘関節	感染性喉頭気管炎	感染性口内炎
感染性食道炎	乾癬性脊椎炎	乾燥性口内炎
眼底出血	眼底動脈蛇行症	肝内胆管狭窄
肝脾T細胞リンパ腫	眼部帯状疱疹	眼部虫刺傷
汗疱性湿疹	顔面急性皮膚炎	顔面昆虫螫
顔面神経不全麻痺	顔面尋常性乾癬	顔面多発虫刺傷
顔面播種状粟粒性狼瘡	乾酪性副鼻腔炎	寒冷凝集素症
寒冷じんま疹	寒冷溶血素症候群	機械性じんま疹

機械的溶血性貧血	気管支喘息合併妊娠	義歯性口内炎
偽性甲状腺機能亢進症	偽性髄膜炎	季節性アレルギー性結膜炎
季節性アレルギー性鼻炎	偽膜性結膜炎	偽膜性喉頭炎
偽膜性口内炎	球後視神経炎	吸収不良症候群
丘疹紅皮症	丘疹状紅斑	丘疹状湿疹
丘疹状じんま疹	急性アレルギー性中耳炎	急性壊疽性喉頭炎
急性外陰腟炎	急性外耳炎	急性潰瘍性喉頭炎
急性潰瘍性大腸炎	急性角結膜炎	急性角膜炎
急性カタル性気管炎	急性化膿性外耳炎	急性化膿性中耳炎
急性眼窩うっ血	急性眼窩炎	急性間質性肺炎
急性関節炎	急性気管炎	急性巨核芽球性白血病
急性拒絶反応	急性血性中耳炎	急性結膜炎
急性虹彩炎	急性虹彩毛様体炎	急性光線性外耳炎
急性喉頭炎	急性喉頭気管炎	急性後部多発性斑状色素上皮症
急性骨髄性白血病	急性骨髄単球性白血病	急性骨盤腹膜炎
急性散在性脳脊髄炎	急性子宮傍結合織炎	急性視神経炎
急性湿疹性外耳炎	急性出血性白質脳炎	急性漿液ムチン性中耳炎
急性上行性脊髄炎	急性滲出性中耳炎	急性心不全
急性声帯炎	急性声門下喉頭炎	急性脊髄炎
急性接触性外耳炎	急性前骨髄球性白血病	急性前部ぶどう膜炎
急性多発性硬化症	急性単球性白血病	急性乳児湿疹
急性反応性外耳炎	急性汎発性膿疱性乾癬	急性非化膿性中耳炎
急性浮腫性喉頭炎	急性扁桃耳管炎	急性ムコイド中耳炎
急性網膜色素上皮炎	急性毛様体炎	急性薬物中毒
急性リウマチ熱	急性リウマチ熱性輪状紅斑	急性濾胞性結膜炎
急速破壊型股関節症	牛乳不耐症	胸鎖関節炎
狭窄性腱鞘炎	強直性脊椎炎性呼吸器障害	強直脊椎炎性虹彩毛様体炎
強皮症性ミオパチー	胸部昆虫螫	強膜潰瘍
強膜拡張症	強膜ぶどう腫	胸肋関節炎
局在性脈絡膜炎	局在性網膜炎	局在性網脈絡膜炎
局面状乾癬	巨細胞性甲状腺炎	距踵関節炎
去勢抵抗性前立腺癌	巨大血小板症候群	巨大血小板性血小板減少症
巨大乳頭結膜炎	巨大フリクテン	亀裂性湿疹
近視性脈絡膜新生血管	近視性網膜症	空腸クローン病
くすぶり型白血病	屈曲部乾癬	屈曲部湿疹
クモ毒	くも膜炎	クラゲ毒
グラデニーゴ症候群	クラミジア結膜炎	グルーイヤー
グレイ血小板症候群	グレーブス病	クレスト症候群
クローン病性若年性関節炎	クロロキン網膜症	形質細胞白血病
形成不全性股関節症	頚部悪性リンパ腫	頚部虫刺症
頚部皮膚炎	稽留性肢端皮膚炎汎発型	血液凝固異常
結核性中耳炎	血管運動性鼻炎	血管拡張性環状紫斑症
血管新生性黄斑症	血管性血友病	血管性パンヌス
血管内大細胞型 B 細胞性リンパ腫	血管ベーチェット病	血小板機能異常症
血小板機能低下	血小板減少症	血小板障害症
血小板放出機構異常症	血小板無力症	血清反応陰性関節リウマチ
血性腹水	血清発疹	結節硬化型古典的ホジキンリンパ腫
結節虹彩炎	結節性眼炎	結節性肝硬変
結節性結膜炎	結節性紅斑性関節障害	結節性リンパ球優位型ホジキンリンパ腫
結腸悪性リンパ腫	結膜潰瘍	結膜びらん
結膜濾胞症	限局型ウェジナー肉芽腫症	限局性円板状エリテマトーデス
限局性外耳道炎	限局性神経皮膚炎	限局性滲出性網脈絡膜炎
限局性前立腺癌	肩鎖関節炎	腱鞘巨細胞腫
原発性関節症	原発性血小板減少症	原発性甲状腺機能亢進症

原発性抗リン脂質抗体症候群	原発性股関節症	原発性膝関節症
原発性全身性関節症	原発性胆汁性肝硬変	原発性ヘルペスウイルス性口内炎
原発性変形性関節症	原発性母指 CM 関節症	顕微鏡的多発血管炎
腱付着部炎	腱付着部症	高 2 倍体性 B リンパ芽球性白血病
高 2 倍体性 B リンパ芽球性白血病/リンパ腫	抗 NMDA 受容体脳炎	肛囲間擦疹
好塩基球性白血病	甲殻動物毒	硬化性角膜炎
硬化性脊髄炎	硬化性舌炎	交感神経性眼筋麻痺
後極ぶどう膜腫	口腔感染症	口腔上顎洞瘻
口腔褥瘡性潰瘍	口腔ベーチェット病	口腔ヘルペス
口腔扁平苔癬	高血圧性眼底	高血圧性虹彩毛様体炎
高血圧性視神経網膜症	虹彩異色	虹彩異色性毛様体炎
虹彩炎	好酸球性食道炎	好酸球性白血病
好酸球性副鼻腔炎	高脂血症性網膜症	甲状腺悪性リンパ腫
甲状腺炎	甲状腺眼症	甲状腺機能亢進症
甲状腺機能正常型グレーブス病	甲状腺中毒症性関節障害	甲状腺中毒症性筋無力症候群
甲状腺中毒症性心筋症	甲状腺中毒性眼球突出症	甲状腺中毒性昏睡
甲状腺中毒性四肢麻痺	甲状腺中毒性周期性四肢麻痺	甲状腺中毒性心不全
甲状腺中毒性ミオパチー	口唇アフタ	口唇虫刺傷
光線黄斑症	光線眼症	酵素異常による遺伝性溶血性貧血
交代性舞踏病	光沢苔癬	好中球 G6PD 欠乏症
好中球減少症	好中球性白血病	後天性凝固因子欠乏症
後天性血小板機能低下	後天性第 XIII 因子欠乏症	後天性胆管狭窄症
後天性低プロトロンビン血症	後天性表皮水疱症	後天性溶血性貧血
喉頭狭窄症	喉頭周囲炎	喉頭閉塞
口内炎	後発性関節炎	紅斑性間擦疹
紅斑性湿疹	後鼻孔ポリープ	紅皮症型薬疹
高フィブリノゲン血症	後部強膜炎	後部ぶどう腫
後部毛様体炎	硬膜炎	抗リン脂質抗体症候群
コーガン症候群	コーツ病	股関節炎
股関節症	呼吸細気管支炎関連性間質性肺疾患	鼓室内水腫
骨悪性リンパ腫	骨移植拒絶反応	骨移植不全
骨髄異形成症候群	骨髄移植拒絶反応	骨髄性白血病
骨髄単球性白血病	骨髄低形成	骨髄低形成血小板減少症
骨盤結合織炎	骨盤内炎症性疾患	骨盤腹膜炎
骨盤腹膜癒着	コッホ・ウィークス菌性結膜炎	固定薬疹
古典的ホジキンリンパ腫	孤立性アフタ	コリン性じんま疹
混合型肝硬変	混合型喘息	混合型白血病

混合細胞型古典的ホジキンリンパ腫	昆虫刺傷	細菌性結膜炎
再植歯不全	再発性アフタ	再発性中耳炎
再発性ヘルペスウイルス性口内炎	左室不全	左心不全
サソリ毒	散在性表層角膜炎	散在性脈絡膜炎
散在性網膜炎	散在性網脈絡膜炎	三叉神経帯状疱疹
蚕蝕性角膜潰瘍	三炭糖りん酸イソメラーゼ欠乏性貧血	しいたけ皮膚炎
シェーンライン・ヘノッホ紫斑病性関節炎	耳介周囲湿疹	紫外線角結膜炎
紫外線角膜炎	耳介虫刺傷	耳介蜂巣炎
耳管炎	耳管鼓室炎	趾関節炎
趾関節症	耳管閉塞症	色素上皮網膜性ジストロフィー
色素性網膜ジストロフィー	色素性痒疹	子宮周囲炎
子宮周囲膿瘍	子宮付属器癒着	子宮傍組織炎
軸性視神経炎	自己赤血球感作症候群	篩骨洞炎

篩骨洞ポリープ	自己免疫性好中球減少症	自己免疫性副腎炎
自己免疫性溶血性貧血	四肢乾癬	示指屈筋腱腱鞘炎
示指腱鞘炎	四肢小児湿疹	四肢尋常性乾癬
四肢虫刺症	示指ばね指	四肢毛孔性紅色粃糠疹
糸状角膜炎	指状嵌入細胞肉腫	趾伸筋腱腱鞘炎
視神経周囲炎	視神経症	視神経障害
視神経髄膜炎	視神経乳頭炎	視神経網膜炎
視神経網膜障害	歯性上顎洞炎	歯性副鼻腔炎
持続性色素異常性紅斑	刺虫アレルギー	膝関節炎
膝関節滑膜炎	膝関節症	実質性角膜炎
湿疹性眼瞼炎	湿疹性眼瞼皮膚炎	湿疹性パンヌス
湿疹続発性紅皮症	膝部腱膜炎	紫斑型薬疹
紫斑病腎炎	脂肪不耐性吸収不良症	脂肪便
尺側偏位	若年性関節炎	若年性骨髄単球性白血病
若年性再発性網膜硝子体出血	若年性多発性関節炎	若年性多発性動脈炎
若年性特発性関節炎	若年性皮膚筋炎	若年性ヘルペス状皮膚炎
シャルコー肝硬変	縦隔悪性リンパ腫	周期性 ACTH・ADH 放出症候群
周期性血小板減少症	周期性好中球減少症	周期性再発性じんま疹
重症多形滲出性紅斑・急性期	十二指腸悪性リンパ腫	周辺性ブドウ膜炎
周辺性網脈絡膜炎	周辺部ぶどう膜炎	周辺部脈絡膜炎
周辺部網膜のう胞状変性	手関節炎	手関節周囲炎
手関節症	手関節部腱鞘炎	手根関節症
しゅさ性眼瞼炎	手指関節炎	手指腱鞘炎
手掌紅斑	出血性外耳炎	出血性角膜炎
出血性気管炎	出血性虹彩炎	出血性口内炎
出血性じんま疹	出血性中耳炎	出血性鼻茸
出血性網膜炎	出血性網膜色素上皮剥離	術後虹彩炎
術後食道炎	術後性中耳炎	術後性慢性中耳炎
術後乳癌	術後溶血性貧血	種痘様水疱症様リンパ腫
手部腱鞘炎	主婦湿疹	腫瘍随伴性天疱瘡
循環性抗凝血因子症	春季カタル	漿液性滑膜炎
漿液性虹彩炎	漿液性網膜炎	漿液性網膜色素上皮剥離
上顎洞炎	上顎洞性後鼻孔ポリープ	上顎洞性中咽頭ポリープ
上顎洞ポリープ	消化性食道炎	上眼窩裂症候群
少関節型若年性関節炎	上強膜炎	小結節性肝硬変
上行性視神経炎	症候性紫斑病	上鼓室化膿症
踵骨滑液包炎	踵骨棘	小指屈筋腱腱鞘炎
小指腱鞘炎	硝子体黄斑牽引症候群	硝子体下出血
硝子体網膜性ジストロフィー	硝子体網膜接面黄斑症	上斜筋不全麻痺
上斜筋麻痺	掌蹠角化症	小腸悪性リンパ腫
小腸クローン病	小腸大腸クローン病	上直筋不全麻痺
上直筋麻痺	小児 EBV 陽性 T 細胞リンパ増殖性疾患	小児アトピー性湿疹
小児遺伝性無顆粒球症	小児乾燥型湿疹	小児丘疹性先端皮膚炎
小児急性リンパ性白血病	小児骨髄異形成症候群	小児声帯結節
小児全身性 EBV 陽性 T 細胞リンパ増殖性疾患	小児喘息	小児喘息性気管支炎
小児特発性低血糖症	小児ネフローゼ症候群	小児汎発性膿疱性乾癬
小児副鼻腔炎	睫毛性眼瞼炎	小リンパ球性リンパ腫
上腕三頭筋腱鞘炎	職業性皮膚炎	職業喘息
食道膿瘍	食物性皮膚炎	女性化副腎腫瘍
女性急性骨盤蜂巣炎	女性慢性骨盤蜂巣炎	ショパール関節炎
脂漏性眼瞼炎	脂漏性乾癬	脂漏性乳児皮膚炎
腎移植拒絶反応	腎移植不全	腎移植慢性拒絶反応
人為的甲状腺中毒症	心因性喘息	真菌性角膜潰瘍
真菌性髄膜炎	心筋不全	神経栄養性角結膜炎
神経原性関節症	神経ベーチェット病	心原性肺水腫

人工肛門部皮膚炎	人工じんま疹	進行性角膜潰瘍
進行性前立腺癌	深在性エリテマトーデス	滲出型加齢黄斑変性
滲出性紅斑型中毒疹	滲出性腹水	滲出性網膜炎
滲出性網膜症	浸潤性表層角膜炎	新生児黄斑
新生児中耳炎	新生児皮脂漏	新生児皮膚炎
腎性網膜症	心臓悪性リンパ腫	心臓移植拒絶反応
心臓移植不全	深層角膜炎	心臓性呼吸困難
心臓性浮腫	心臓喘息	靱帯炎
振動性じんま疹	心肺移植拒絶反応	心肺移植不全
心不全	膵移植拒絶反応	膵移植不全
膵外分泌機能不全	水晶体原性虹彩毛様体炎	錐体杆体ジストロフィー
錐体ジストロフィー	水痘・帯状疱疹ウイルス感染母体より出生した児	水痘脳炎
水疱症	水疱性口内炎	水疱性多形紅斑
水疱性中耳炎	水疱性扁平苔癬	水疱性類天疱瘡
髄膜炎	髄膜脊髄炎	髄膜脳炎
髄膜白血病	スギ花粉症	ステロイド依存性潰瘍性大腸炎
ステロイド依存性喘息	ステロイド依存性ネフローゼ症候群	ステロイド抵抗性ネフローゼ症候群
ステロイド皮膚炎	ステロイド誘発性皮膚症	ステロイド離脱症候群
スモン	制癌剤皮膚炎	星状角膜炎
星状網膜症	成人 T 細胞白血病骨髄浸潤	成人 T 細胞白血病リンパ腫
成人 T 細胞白血病リンパ腫・急性型	成人 T 細胞白血病リンパ腫・くすぶり型	成人 T 細胞白血病リンパ腫・慢性型
成人 T 細胞白血病リンパ腫・リンパ腫型	成人アトピー性皮膚炎	声門下浮腫
声門上浮腫	声門浮腫	ゼーミッシュ潰瘍
石化性角膜炎	赤色湿疹	脊髄髄膜炎
脊髄多発性硬化症	脊椎麻酔後頭痛	赤道ぶどう腫
赤白血病	セザリー症候群	節外性 NK/T 細胞リンパ腫・鼻型
舌潰瘍	雪眼炎	赤血球酵素欠乏性貧血
接触眼瞼皮膚炎	接触じんま疹	接触性眼瞼結膜炎
接触性口内炎	節足動物毒	舌乳頭炎
舌膿瘍	舌びらん	セリアック病
遷延性虹彩炎	遷延性無呼吸	全外眼筋麻痺
前額部虫刺傷	前額部虫刺症	穿孔性角膜潰瘍
穿孔性中耳炎	線状角膜炎	線状苔癬
線状網膜炎	全身型ウェジナー肉芽腫症	全身型若年性特発性関節炎
全身湿疹	全身性エリテマトーデス性間質性肺炎	全身性エリテマトーデス性呼吸器障害
全身性エリテマトーデス性心膜炎	全身性エリテマトーデス性脳動脈炎	全身性エリテマトーデス性ミオパチー
全身性エリテマトーデス脊髄炎	全身性エリテマトーデス脳炎	全身性エリテマトーデス脳脊髄炎
全身性強皮症	全身性強皮症性呼吸器障害	全身性紫斑病
全身性転移性癌	全身の尋常性乾癬	全身毛孔性紅色粃糠疹
全身薬疹	喘息性気管支炎	先天性外転神経麻痺
先天性血液凝固因子異常	先天性血小板機能低下	先天性好中球減少症
先天性股関節脱臼治療後亜脱臼	先天性第 X 因子欠乏症	先天性第 XI 因子欠乏症
先天性第 XII 因子欠乏症	先天性第 XIII 因子欠乏症	先天性ネフローゼ症候群
先天性無フィブリノゲン血症	前頭洞炎	腺病性パンヌス
前房蓄膿	前房蓄膿性角膜炎	前房蓄膿性虹彩炎
前立腺癌再発	前立腺神経内分泌癌	前立腺肉腫
前リンパ球性白血病	前腕部腱鞘炎	造影剤ショック
増殖性化膿性口内炎	増殖性関節炎	増殖性硝子体網膜症
増殖性網膜炎	増殖性網膜症	総胆管狭窄症
総胆管閉塞症	早発アドレナルキ	足関節炎
足関節滑液包炎	足関節周囲炎	足関節症
足関節部腱鞘炎	足底筋腱付着部炎	足背腱鞘炎

	続発性関節症	続発性血小板減少症	続発性血小板減少性紫斑病
	続発性虹彩炎	続発性虹彩毛様体炎	続発性股関節症
	続発性膝関節症	続発性紫斑病	続発性多発性関節症
	続発性胆汁性肝硬変	続発性脳炎	続発性舞踏病
	続発性ぶどう膜炎	続発性母指CM関節症	足部屈筋腱腱鞘炎
た	第Ⅴ因子欠乏症	第Ⅶ因子欠乏症	大アフタ
	体幹虫刺症	大結節性肝硬変	代償性肝硬変
	帯状疱疹後ケロイド形成	帯状疱疹後三叉神経痛	帯状疱疹後膝神経節炎
	帯状疱疹後神経痛	帯状疱疹後多発性ニューロパチー	帯状疱疹神経炎
	帯状疱疹性角結膜炎	帯状疱疹性強膜炎	帯状疱疹性結膜炎
	帯状疱疹性虹彩炎	帯状疱疹性虹彩毛様体炎	苔癬
	大腸悪性リンパ腫	大腸クローン病	大転子部滑液包炎
	ダグラス窩膿瘍	多形紅斑	多形紅斑性関節障害
	多形慢性痒疹	多巣性運動ニューロパチー	多発性関節炎
	多発性関節症	多発性乾癬性関節炎	多発性癌転移
	多発性筋炎性間質性肺炎	多発性筋炎性呼吸器障害	多発性血管炎重複症候群
	多発性口内炎	多発性後部色素上皮症	多発性神経炎
	多発性神経脊髄炎	多発性脊髄神経根炎	多発性リウマチ性関節炎
	多発ニューロパチー	胆管狭窄症	単関節炎
	胆管閉塞症	単球減少症	単球性白血病
	胆細管性肝硬変	胆汁うっ滞	単純性角膜潰瘍
	単純性関節炎	単純性顔面粃糠疹	単純性紫斑病
	単純性中耳炎	単純苔癬	男性化副腎腫瘍
	蛋白不耐性吸収不良症	蛋白漏出性胃腸症	弾発母趾
	単葉性肝硬変	恥骨結合炎	地図状口内炎
	地図状脈絡膜炎	腟潰瘍	チビエルジュ・ワイゼンバッハ症候群
	チャドクガ皮膚炎	中隔性肝硬変	肘関節炎
	肘関節滑膜炎	肘関節症	中間部ぶどう膜炎
	中耳炎	中耳炎後遺症	中耳炎性顔面神経麻痺
	中指屈筋腱腱鞘炎	中指腱鞘炎	虫刺性皮膚炎
	中心性漿液性脈絡膜症	中心性漿液性網脈絡膜症	中心性脈絡膜炎
	中心性脈絡網膜症	中心性網膜炎	中心性網膜症
	中心性網脈絡膜炎	中枢神経ループス	中枢性顔面神経麻痺
	中足骨痛症	肘頭骨棘	中毒性黄斑変性
	中毒性甲状腺腫	中毒性好中球減少症	中毒性紅斑
	中毒性視神経炎	中毒性多結節性甲状腺腫	中毒性単結節性甲状腺腫
	中毒性ニューロパチー	中毒性表皮壊死症	中毒性溶血性貧血
	腸移植拒絶反応	腸移植不全	腸管症関連T細胞リンパ腫
	腸管ベーチェット病	蝶形骨洞炎	蝶形骨洞ポリープ
	蝶形網膜ジストロフィー	直腸悪性リンパ腫	直腸クローン病
	陳旧性虹彩炎	陳旧性虹彩毛様体炎	陳旧性中耳炎
	通常型間質性肺炎	通年性アレルギー性結膜炎	通年性アレルギー性鼻炎
	痛風性関節炎	低2倍体性Bリンパ芽球性白血病	低2倍体性Bリンパ芽球性白血病/リンパ腫
	低アルドステロン症	低形成性白血病	低形成性貧血
	低血糖発作	低線維素血症	低レニン性低アルドステロン症
	滴状乾癬	手屈筋腱腱鞘炎	手湿疹
	手伸筋腱腱鞘炎	テニス肘	テノンのう炎
	デビス紫斑	転移性黒色腫	転移性扁平上皮癌
	点状乾癬	デンスデポジット病ネフローゼ症候群	ドゥ・ケルバン腱鞘炎
	動眼神経萎縮	動眼神経炎	動眼神経根性麻痺
	動眼神経不全麻痺	動眼神経麻痺	冬期湿疹
	橈骨茎状突起腱鞘炎	糖質不耐性吸収不良症	橈側手根屈筋腱鞘炎
	頭部湿疹	頭部脂漏	頭部尋常性乾癬
	頭部虫刺傷	頭部粃糠疹	島ベータ細胞過形成症

	動脈硬化性眼底	動脈硬化性眼底所見	トカゲ毒
	兎眼性角膜炎	特発性アジソン病	特発性眼筋麻痺
	特発性肝硬変	特発性間質性肺炎	特発性器質化肺炎
	特発性血小板減少性紫斑病	特発性血小板減少性紫斑病合併妊娠	特発性好中球減少症
	特発性じんま疹	特発性肺線維症	特発性副腎性器障害
	特発性傍中心窩毛細血管拡張症	特発性末梢性顔面神経麻痺	特発性脈絡膜新生血管
	特発性溶血性貧血	毒物性眼瞼炎	トッド肝硬変
な	ドルーゼン	内因性湿疹	内因性ぶどう膜炎
	内側上顆炎	内直筋麻痺	軟性ドルーゼン
	難治性喘息	難治性ネフローゼ症候群	難治性ぶどう膜炎
	軟膜炎	肉芽腫性甲状腺炎	二次性甲状腺機能亢進症
	二次性ネフローゼ症候群	二次性白血球減少症	二次性白血病
	二次性変形性関節症	乳痂	乳癌
	乳癌・HER2過剰発現	乳癌骨転移	乳癌皮膚転移
	乳頭網膜炎	乳房下外側部乳癌	乳房下内側部乳癌
	乳房脂肪肉腫	乳房上外側部乳癌	乳房上内側部乳癌
	乳房中央部乳癌	乳房肉腫	乳房パジェット病
	乳房皮膚炎	妊娠湿疹	妊娠性痒疹
	妊婦性皮膚炎	熱帯性スプルー	熱帯扁平苔癬
	粘液膿性結膜炎	念珠状紅色苔癬	脳悪性リンパ腫
	脳幹多発性硬化症	脳室炎	のう胞様黄斑浮腫
は	脳網膜変性症	ノートナーゲル症候群	バーキット白血病
	バーキットリンパ腫	肺移植拒絶反応	肺移植不全
	肺好酸球性肉芽腫症	梅毒性髄膜炎	破壊性関節炎
	白色粃糠疹	白点状眼底	白点状網膜炎
	拍動性眼球突出症	剥離性間質性肺炎	剥離性食道炎
	剥離性皮膚炎	バセドウ病	バセドウ病眼症
	バセドウ病術後再発	白血球減少症	白血病性関節症
	白血病性網膜症	発熱性好中球減少症	鼻耳管炎
	鼻背部湿疹	ハブ咬傷	パラ白血病
	バリズム	パリノー結膜炎	パリノー結膜腺症候群
	パリノー症候群	汎血球減少症	瘢痕性類天疱瘡
	斑状網膜	斑点状網膜症	ハンド・シューラー・クリスチャン病
	ハント症候群	汎発性膿疱性乾癬	反復性角膜潰瘍
	反復性虹彩炎	反復性虹彩毛様体炎	反復性前部ぶどう膜炎
	反復性前房蓄膿	反復性多発性神経炎	反復性毛様体炎
	汎副鼻腔炎	脾B細胞性リンパ腫/白血病・分類不能型	脾悪性リンパ腫
	非アトピー性喘息	皮下脂肪織炎様T細胞リンパ腫	非化膿性甲状腺炎
	非化膿性中耳炎	非感染性急性外耳炎	鼻腔ポリープ
	粃糠疹	肥厚性扁平苔癬	非自己免疫性溶血性貧血
	肘周囲炎	微小血管障害性溶血性貧血	微小変化型ネフローゼ症候群
	非水疱性多形紅斑	ヒスチオサイトーシスX	脾性好中球減少症
	鼻性視神経炎	非代償性肝硬変	ビタミンK欠乏による凝固因子欠乏
	非定型的白血病	非定型慢性骨髄性白血病	非特異性間質性肺炎
	非特異性関節炎	非特異性慢性滑膜炎	ヒトデ毒
	ヒノキ花粉症	脾びまん性赤脾髄小B細胞性リンパ腫	皮膚T細胞リンパ腫
	皮膚移植拒絶反応	皮膚移植不全	皮膚エリテマトーデス
	皮膚筋炎性呼吸器障害	皮膚結節性多発動脈炎	皮膚原発性CD30陽性T細胞リンパ増殖性疾患
	皮膚原発性γδT細胞リンパ腫	皮膚原発性未分化大細胞リンパ腫	鼻部虫刺傷
	皮膚描記性じんま疹	脾辺縁帯リンパ腫	非ホジキンリンパ腫
	肥満細胞性白血病	びまん性外耳炎	びまん性乾癬
	びまん性管内増殖性糸球体腎炎ネフローゼ症候群	びまん性神経皮膚炎	びまん性大細胞型B細胞性リンパ腫
	びまん性中毒性甲状腺腫	びまん性肺胞傷害	びまん性表層角膜炎

びまん性膜性糸球体腎炎ネフローゼ症候群	びまん性脈絡膜炎	表在性角膜炎
表在性舌炎	表在性点状角膜炎	びらん性関節症
ビリグラフィンショック	ピリン疹	ピルビン酸キナーゼ欠乏性貧血
頻回再発型ネフローゼ症候群	貧血網膜症	フィブリノゲン異常症
フィブリノゲン欠乏症	フィブリノゲン減少症	フィブリン減少症
フィラメント状角膜炎	封入体筋炎	フォークト・小柳・原田病
フォークト・小柳病	フォンウィルブランド病	匐行性角膜潰瘍
副腎クリーゼ	副腎皮質機能低下に伴う貧血	副腎皮質ホルモン剤副作用
副鼻腔真菌症	副鼻腔ポリープ	腹部虫刺傷
ブシャール結節	浮腫性声帯炎	不全型ベーチェット病
ブタクサ花粉症	フックス異色毛様体炎	フックス斑
不適合輸血反応	ぶどう球菌性眼瞼炎	舞踏病
舞踏病様運動	ぶどう膜角膜炎	ブラジル天疱瘡
プランマー病	フリクテン性角結膜炎	フリクテン性角膜炎
フリクテン性角膜潰瘍	フリクテン性結膜炎	フリクテン性パンヌス
プレカリクレイン欠乏症	プロテインＣ欠乏症	プロテインＳ欠乏症
プロトロンビン欠乏症	分類不能型骨髄異形成症候群	ヘアリー細胞白血病
ヘアリー細胞白血病亜型	閉塞性黄疸	閉塞性肝硬変
閉塞性髄膜炎	ヘーガース結節	ベーカーのう腫
ベール病	ヘキソキナーゼ欠乏性貧血	ベドナーアフタ
ベニエ痒疹	ペニシリンアレルギー	ペニシリンショック
ヘバーデン結節	ヘパリン・コファクターII欠乏症	ヘパリン起因性血小板減少症
ヘビ咬傷	ヘブラ痒疹	ベルナール・スーリエ症候群
ヘルペス口内炎	辺縁角膜炎	辺縁フリクテン
扁桃悪性リンパ腫	扁平湿疹	蜂刺症
放射線胸膜炎	放射線食道炎	放射線性口内炎
放射線性肺線維症	放射線網膜症	胞状異角化症
疱疹状天疱瘡	母指CM関節症	母指関節症
母指狭窄性腱鞘炎	母指屈筋腱腱鞘炎	母指腱鞘炎
発作性運動誘発舞踏アテトーシス	発作性ジストニア性舞踏アテトーシス	ポリープ状脈絡膜血管症

ま

本態性再生不良性貧血	麻疹様紅斑	麻酔後低体温
麻酔ショック	麻酔性悪性高熱症	末梢神経障害
末梢性Ｔ細胞リンパ腫	末梢性Ｔ細胞リンパ腫・詳細不明	末梢性顔面神経麻痺
麻痺性斜視	慢性NK細胞リンパ増殖性疾患	慢性アキレス腱腱鞘炎
慢性アレルギー性中耳炎	慢性うっ血性心不全	慢性炎症性脱髄性多発神経炎
慢性外耳炎	慢性角結膜炎	慢性カタル性結膜炎
慢性滑膜炎症	慢性化膿性穿孔性中耳炎	慢性化膿性中耳炎
慢性拒絶反応	慢性結膜炎	慢性虹彩毛様体炎
慢性骨髄性白血病	慢性骨髄性白血病移行期	慢性骨髄性白血病慢性期
慢性骨髄単球性白血病	慢性骨盤腹膜炎	慢性耳管炎
慢性耳管鼓室カタル	慢性耳管鼓室化膿性中耳炎	慢性子宮傍結合織炎
慢性漿液性中耳炎	慢性漿液ムチン性中耳炎	慢性上鼓室乳突洞化膿性中耳炎
慢性進行性外眼筋麻痺症候群	慢性滲出性中耳炎	慢性心不全
慢性じんま疹	慢性髄膜炎	慢性脊髄炎
慢性舌炎	慢性単球性白血病	慢性中耳炎術後再燃
慢性乳児湿疹	慢性脳炎	慢性白血病
慢性非化膿性中耳炎	慢性表在性舌炎	慢性副鼻腔炎
慢性副鼻腔炎急性増悪	慢性副鼻腔膿瘍	慢性本態性好中球減少症候群
慢性ムコイド中耳炎	慢性網膜症	慢性痒疹
慢性リウマチ性冠状動脈炎	慢性良性顆粒球減少症	慢性濾胞性結膜炎
マントル細胞リンパ腫	未熟児網膜症	未分化大細胞リンパ腫
脈絡膜炎	ミラーフィッシャー症候群	ミリッチ症候群
ムカデ咬創	無顆粒球症	無顆粒球性アンギナ
ムコイド中耳炎	ムコーズス中耳炎	無症候性多発性硬化症
無フィブリノゲン血症	ムンプス髄膜炎	メラー舌炎
盲係蹄症候群	毛虫皮膚炎	毛包眼瞼炎
網膜うっ血	網膜炎	網膜下出血
網膜血管周囲炎	網膜血管腫状増殖	網膜血管障害
網膜血管鞘形成	網膜血管新生	網膜血管攣縮症
網膜血栓性静脈炎	網膜格子状変性	網膜細動脈瘤
網膜柵状変性	網膜敷石状変性	網膜色素異常
網膜色素上皮下出血	網膜色素上皮症	網膜色素上皮剥離
網膜色素上皮変性	網膜色素線条症	網膜色素線状症
網膜色素斑	網膜色素変性	網膜周辺部瘢痕
網膜周辺部変性	網膜出血	網膜症
網膜障害	網膜小のう胞状変性	網膜静脈炎
網膜静脈周囲炎	網膜静脈蛇行症	網膜静脈怒張
網膜静脈分枝閉塞症による黄斑浮腫	網膜静脈閉塞症による黄斑浮腫	網膜滲出斑
網膜深層出血	網膜性ジストロフィー	網膜赤道部変性
網膜前出血	網膜前膜	網膜層剥離
網膜中心静脈閉塞症による黄斑浮腫	網膜白斑	網膜表在出血
網膜浮腫	網膜変性	網膜毛細血管瘤
網膜網状変性	網脈絡膜出血	毛様体炎
モラックス・アクセンフェルド結膜炎	門脈周囲性肝硬変	門脈性肝硬変

や

夜間性喘息	夜間低血糖症	薬剤性過敏症症候群
薬剤性顆粒球減少症	薬剤性間質性肺炎	薬剤性血小板減少性紫斑病
薬剤性酵素欠乏性貧血	薬剤性自己免疫性溶血性貧血	薬剤性溶血性貧血
薬剤誘発性天疱瘡	薬剤誘発性ループス	薬物性角結膜炎
薬物性角膜炎	薬物性眼瞼炎	薬物性結膜炎
薬物性口唇炎	薬物性ショック	薬物性じんま疹
薬物性接触性皮膚炎	薬物誘発性多発ニューロパチー	薬物誘発性舞踏病
輸血後GVHD	輸血後じんま疹	輸血によるショック
癒着性くも膜炎	腰部尋常性乾癬	腰麻ショック
ヨード過敏症	ヨードショック	予防接種後脳炎

ら

予防接種後脳脊髄炎	ライエル症候群	ライエル症候群型薬疹
落屑性湿疹	卵黄状黄斑ジストロフィー	ランゲルハンス細胞組織球症
卵巣癌全身転移	リウマチ性滑液包炎	リウマチ性環状紅斑
リウマチ性虹彩炎	リウマチ性心筋炎	リウマチ性心疾患
リウマチ性心臓弁膜症	リウマチ性心不全	リウマチ性心弁膜炎
リウマチ性皮下結節	リウマチ性癒着性心膜炎	リウマチ様関節炎
リウマトイド脊椎炎	リガ・フェーデ病	リスフラン関節炎
リブマン・サックス心内膜炎	流行性結膜炎	両心不全
良性移動性舌炎	良性粘膜類天疱瘡	良性慢性化膿性中耳炎
両側性外傷後股関節症	両側性外傷後膝関節症	両側性外傷性母指CM関節症
両側性形成不全性股関節症	両側性原発性股関節症	両側性原発性膝関節症
両側性原発性母指CM関節症	両側性続発性股関節症	両側性続発性膝関節症
両側性続発性母指CM関節症	緑膿菌性外耳炎	鱗状湿疹
輪状網膜症	リンパ球減少型古典的ホジキンリンパ腫	リンパ球性間質性肺炎
リンパ球豊富型古典的ホジキンリンパ腫	リンパ性白血病	輪紋状角膜炎
類苔癬	ループスアンチコアグラント	ループス胸膜炎
ループス血小板減少症	ループス腎炎	ループス腸炎
ループス肺臓炎	ループス膀胱炎	レッテラー・ジーベ病
連鎖球菌気管炎	連鎖球菌性喉頭炎	連鎖球菌性喉頭気管炎
連鎖球菌性膿痂疹	レンネルトリンパ腫	老人性関節炎
老人性紫斑	老人性舞踏病	老年性股関節症
ローゼンタール病	濾出性腹水	濾胞樹状細胞腫瘍

	濾胞性乾癬		
△	21ハイドロキシラーゼ欠損症	4型尿細管性アシドーシス	ABO因子不適合
	ABO溶血性疾患	ALK陰性未分化大細胞リンパ腫	ALK陽性大細胞型B細胞性リンパ腫
	BCR－ABL1陽性Bリンパ芽球性リンパ腫	B型慢性肝炎	Bリンパ芽球性リンパ腫
	E2A－PBX1陽性Bリンパ芽球性リンパ腫	G6PD欠乏性貧血	HHV8多中心性キャッスルマン病随伴大細胞型B細胞性リンパ腫
	IL3－IGH陽性Bリンパ芽球性リンパ腫	MALTリンパ腫	MLL再構成型Bリンパ芽球性リンパ腫
	RS3PE症候群	TEL－AML1陽性Bリンパ芽球性リンパ腫	T細胞組織球豊富型大細胞型B細胞性リンパ腫
あ	Tリンパ芽球性リンパ腫	悪性奇形腫	悪性腫瘍
	悪性腫瘍合併性皮膚筋炎	悪性腫瘍に伴う貧血	悪性葉状腫瘍
	悪性リンパ腫骨髄浸潤	アルコール性神経筋障害	アレルギー性肉芽腫性血管炎
	アレルギー性皮膚炎	アンチトロンビン欠乏症	イートン・ランバート症候群
	異汗症	胃クローン病	医原性低血糖症
	胃十二指腸クローン病	異常ヘモグロビン症性骨壊死	異所性GHRH産生腫瘍
	遺伝性球状赤血球症	遺伝性楕円赤血球症	インスリン異常症
	インスリン自己免疫症候群	インスリン低血糖	インスリン分泌異常症
	咽頭喉頭逆流症	ウイルキンソン・スネッドン症候群	ウイルス関連血球貪食症候群
	ウイルス性外陰炎	ウェーバ・クリスチャン病	うっ血性紫斑病
	運動過多症候群	壊死性潰瘍性歯周炎	壊死性潰瘍性歯肉炎
	壊死性血管炎	壊疽性歯肉炎	壊疽性鼻炎
	エルドハイム・チェスター病	炎症性眼窩うっ血	炎症性多発性関節障害
	黄色肉芽腫	オーバーラップ症候群	オロチン酸尿性貧血
か	外陰炎	外陰膿瘍	外陰部びらん
	外眼筋ミオパチー	回帰性リウマチ	外傷性眼球陥没症
	開腹術後愁訴	潰瘍性大腸炎・左側大腸炎型	潰瘍性大腸炎合併妊娠
	潰瘍性大腸炎再燃	芽球増加を伴う不応性貧血	芽球増加を伴う不応性貧血－1
	芽球増加を伴う不応性貧血－2	カシン・ベック病	仮性声帯麻痺
	家族性寒冷自己炎症症候群	家族性血球貪食性細網症	家族性靱帯弛緩症
	活動期潰瘍性大腸炎	過敏性血管炎	鎌状赤血球症
	顆粒球肉腫	カルチノイド	川崎病
	川崎病性冠動脈瘤	川崎病による虚血性心疾患	癌
	緩解期潰瘍性大腸炎	眼窩萎縮	眼窩炎
	眼窩外骨腫症	眼窩隔壁弛緩症	眼窩筋炎
	眼窩脂肪ヘルニア	眼窩腫瘤	眼窩内異物
	眼窩内異物残留	眼窩内疾患	眼窩のう胞
	眼窩変形	眼球陥没	眼筋内異物
	眼筋内異物残留	間欠性関節水腫	眼瞼びらん
	眼瞼瘻孔	カンジダ性口角びらん	カンジダ性口内炎
	環状鉄芽球を伴う不応性貧血	癌性ニューロパチー	癌性ニューロミオパチー
	癌性貧血	癌性ミエロパチー	感染性皮膚炎
	肝内胆汁うっ滞	汗疱	気管内挿管不成功
	義歯性潰瘍	偽膜性アンギナ	木村病
	球後異物	急性移植片対宿主病	急性偽膜性カンジダ症
	急性激症型潰瘍性大腸炎	急性喉頭蓋膿瘍	急性小脳性失調症
	急性特発性血小板減少性紫斑病	急性熱性皮膚リンパ節症候群	急性薬物誘発性間質性肺障害
	急性リンパ性白血病	胸腺腫合併重症筋無力症	胸腺摘出後重症筋無力症
	胸椎炎	胸椎化膿性脊椎炎	胸椎化膿性椎間板炎
	頬粘膜白板症	強膜疾患	胸膜播種
	胸腰椎化膿性椎間板炎	巨赤芽球性貧血	筋無力症

	クーリー貧血	グッドパスチャー症候群	頚胸椎化膿性椎間板炎
	形質芽球性リンパ腫	軽症潰瘍性大腸炎	軽症再生不良性貧血
	頚椎炎	頚椎化膿性脊椎炎	頚椎化膿性椎間板炎
	痙攣性喉頭気管炎	痙攣性発声障害	ゲオトリクム症
	ゲオトリクム性口内炎	劇症型潰瘍性大腸炎	血管免疫芽球性T細胞リンパ腫
	血球貪食症候群	血球貪食性リンパ組織球症	血栓性血小板減少性紫斑病
	血栓性微小血管症	結膜化膿性肉芽腫	ケトン性低血糖症
	ゲルハルト症候群	原発性滲出性リンパ腫	原発不明癌
	高2倍体性Bリンパ芽球性リンパ腫	高インスリン血症	高ガストリン血症
	硬化性腹膜炎	口腔カンジダ症	口腔紅板症
	口腔白板症	高グルカゴン血症	高血圧性網膜症
	膠原病	膠原病性心膜炎	膠原病に伴う貧血
	硬口蓋白板症	好酸球性筋膜炎	好酸球増加・筋痛症候群
	溝状舌	口唇カンジダ症	口唇赤血球症
	高地肺水腫	口底白板症	後天性魚鱗癬
	喉頭アレルギー	喉頭萎縮	喉頭壊死
	喉頭蓋軟骨膜炎	喉頭蓋のう胞	喉頭蓋膿瘍
	喉頭潰瘍	喉頭下垂症	喉頭機能低下
	喉頭痙攣	喉頭上皮過形成	喉頭軟骨膜炎
	喉頭肉芽腫	喉頭白斑症	喉頭びらん
	喉頭蜂巣炎	喉頭麻痺	紅板症
	肛門クローン病	高齢者EBV陽性びまん性大細胞型B細胞性リンパ腫	骨髄性白血病骨髄浸潤
	骨盤死腔炎	骨盤部感染性リンパのう胞	混合性結合組織病
さ	細菌関連血球貪食症候群	細菌疹	細菌性腟炎
	細菌性腟症	最重症再生不良性貧血	再燃緩解型潰瘍性大腸炎
	サラセミア	産褥期鉄欠乏性貧血	耳管圧迫
	色素性絨毛結節性滑膜炎	子宮癌術後後遺症	自己免疫関連血球貪食症候群
	自己免疫性じんま疹	四肢出血斑	肢端硬化症
	湿疹様発疹	歯肉カンジダ症	歯肉白板症
	若年型重症筋無力症	若年性強直性脊椎炎	縦隔原発大細胞型B細胞性リンパ腫
	重症潰瘍性大腸炎	重症再生不良性貧血	重症熱性血小板減少症候群
	十二指腸クローン病	術後急性肝炎	術後結膜炎
	術後腰痛	腫瘍随伴症候群	小陰唇膿瘍
	症候性巨赤芽球性貧血	症候性原発性胆汁性肝硬変	掌蹠膿疱症性骨関節炎
	小児外陰腟炎	上皮腫	初回発作型潰瘍性大腸炎
	食道カンジダ症	腎移植急性拒絶反応	神経炎
	進行乳癌	新生児ABO不適合溶血性疾患	新生児期発症多臓器系炎症性疾患
	腎透析合併症	膵性腹水	膵内分泌障害
	水疱性口内炎ウイルス病	睡眠薬副作用	ステロイド依存性クローン病
	成人スチル病	精巣悪性リンパ腫	声帯萎縮
	声帯炎	声帯外転筋麻痺	声帯機能不全
	声帯溝症	声帯上皮過形成	声帯肉芽腫
	声帯粘膜線維症	声帯のう胞	声帯膿瘍
	声帯白斑症	声帯瘢痕形成	声帯不全麻痺
	声帯麻痺	赤芽球ろう	脊索腫
	咳喘息	脊椎周囲炎	赤痢後関節障害
	舌下腺膿瘍	舌カンジダ症	赤血球造血刺激因子製剤低反応性貧血
	赤血球破砕症候群	舌切除後遺症	舌白板症
	全身型重症筋無力症	全身性自己免疫疾患	仙腸関節炎
	先天性筋無緊張症	先天性再生不良性貧血	先天性赤芽球ろう
	先天性低形成貧血	先天性副腎過形成	先天性副腎性器症候群
	先天性プラスミノゲン欠損症	前立腺横紋筋肉腫	前立腺小細胞癌
	側頭動脈炎	組織球症候群	組織球性壊死性リンパ節炎

た	ゾリンジャー・エリソン症候群	大陰唇膿瘍	胎児性癌
	体質性再生不良性貧血	多巣性線維性硬化症	多中心性細網組織球症
	多発性血管炎	多発性骨髄腫骨髄浸潤	多発性神経筋炎
	多発性神経障害	蛋白病	腟炎
	腟膿瘍	腟部びらん	中間型サラセミア
	虫垂クローン病	中枢神経系原発びまん性大細胞型B細胞性リンパ腫	中等症潰瘍性大腸炎
	中等症再生不良性貧血	中毒性神経筋障害	陳旧性顔面神経麻痺
	手足症候群	低2倍体性Bリンパ芽球性リンパ腫	低血糖性脳症
	低補体血症性血管炎	転移性皮膚腫瘍	島細胞過形成症
	透析困難症	透析低血圧症	透析不均衡症候群
な	特発性アルドステロン症	特発性喉頭肉芽腫	内胚葉洞腫瘍
	軟口蓋白板症	ニコチン性口蓋白色角化症	ニコチン性口内炎
	乳癌術後後遺症	乳児赤芽球ろう	乳児喘息
	乳腺腋窩尾部乳癌	乳頭部乳癌	乳房境界部乳癌
	乳輪部乳癌	膿胸関連リンパ腫	脳手術後遺症
は	脳腫瘍摘出術後遺症	胚細胞腫	肺胞蛋白症
	肺胞微石症	白色水腫	白内障術後結膜炎
	反応性関節障害	膝色素性絨毛結節性滑膜炎	非特異性外陰炎
	被のう性腹膜硬化症	皮膚原発びまん性大細胞型B細胞リンパ腫・下肢型	びまん性好酸球性筋膜炎
	びまん性大細胞型・バーキット中間型分類不能B細胞性リンパ腫	びまん性大細胞型・ホジキン中間型分類不能B細胞性リンパ腫	貧血
	ファンコニー貧血	不安定ヘモグロビン症	不応性貧血
	副咽頭間隙悪性腫瘍	副腎萎縮	副腎梗塞
	副腎出血	副腎石灰化症	腹水症
	副鼻腔炎術後症	不全型ハント症候群	ベータサラセミア
	ヘモグロビンC病	ヘモグロビンD病	ヘモグロビンE病
	ヘモグロビン異常症	ヘルペスウイルス性咽頭炎	ヘルペスウイルス性歯肉口内炎
	扁平苔癬様角化症	ポリープ様声帯	本態性音声振戦症
ま	本態性貧血	マムシ咬傷	慢性移植片対宿主病
	慢性炎症関連びまん性大細胞型B細胞性リンパ腫	慢性外陰炎	慢性感染性貧血
	慢性持続型潰瘍性大腸炎	慢性穿孔性中耳炎	慢性腟炎
	慢性中耳炎急性増悪	慢性中耳炎後遺症	慢性特発性血小板減少性紫斑病
	慢性薬物中毒	慢性薬物誘発性間質性肺障害	慢性リウマチ性縦隔心膜炎
	慢性リウマチ性心筋心膜炎	慢性リウマチ性心膜炎	無症候性原発性胆汁性肝硬変
	ムチランス変形	免疫芽球性リンパ節症	毛細管脆弱症
や	毛細血管脆弱症	網内組織球腫	薬剤誘発性過敏性血管炎
	輸血関連急性肺障害	輸血後肝炎	輸血後肝障害
	輸血後鉄過剰症	輸血反応	溶血性貧血に伴う葉酸欠乏症
	腰仙部化膿性椎間板炎	腰椎炎	腰椎化膿性椎間板炎
	予防接種後関節障害	予防接種後感染症	予防接種後敗血症
ら	卵黄のう腫瘍	リウマチ熱後慢性関節障害	淋菌性口内炎
	リンパ形質細胞性リンパ腫	リンパ腫	リンパ腫関連血球貪食症候群
	リンパ性白血病骨髄浸潤	老人性外陰炎	老人性貧血
わ	老年性出血	濾胞性リンパ腫	ワンサンアンギナ
	ワンサン気管支炎	ワンサン扁桃炎	

※ **適応外使用可**
原則として，「トリアムシノロンアセトニド【注射薬】」を「黄斑浮腫」に対し処方した場合，当該使用事例を審査上認める。

用法用量

（筋肉内注射）
通常，成人にはトリアムシノロンアセトニドとして，1回20〜80mgを1〜2週おきに筋肉内注射する。
なお，年齢，症状により適宜増減する。

（関節腔内注射，軟組織内注射，腱鞘内注射，滑液嚢内注入）
通常，成人にはトリアムシノロンアセトニドとして，1回2〜40mgを関節腔内，軟組織内，腱鞘内及び滑液嚢内にそれぞれ，注射又は注入する。原則として投与間隔を2週間以上とすること。
なお，年齢，症状により適宜増減する。

（ネブライザー）
通常，成人にはトリアムシノロンアセトニドとして，1回2〜10mgを1日1〜3回ネブライザーで投与する。
なお，年齢，症状により適宜増減する。

（鼻腔内注入，副鼻腔内注入，喉頭・気管注入，中耳腔内注入，耳管内注入）
通常，成人にはトリアムシノロンアセトニドとして，1回2〜10mgを1日1〜3回鼻腔内，副鼻腔内，喉頭あるいは気管，中耳腔内及び耳管内注入する。
なお，年齢，症状により適宜増減する。

（鼻甲介内注射，鼻茸内注射）
通常，成人にはトリアムシノロンアセトニドとして，1回2〜40mgを鼻甲介内及び鼻茸内注射する。
なお，年齢，症状により適宜増減する。

（食道注入）
通常，成人にはトリアムシノロンアセトニドとして，1回2mgを食道注入する。
なお，年齢，症状により適宜増減する。

禁忌

(1)本剤の成分に対し過敏症の既往歴のある患者
(2)感染症のある関節腔内，滑液嚢内，腱鞘内又は腱周囲
(3)動揺関節の関節腔内

原則禁忌

(1)有効な抗菌剤の存在しない感染症，全身の真菌症の患者
(2)消化性潰瘍の患者
(3)精神病の患者
(4)結核性疾患の患者
(5)単純疱疹性角膜炎の患者
(6)後嚢白内障の患者
(7)緑内障の患者
(8)高血圧症の患者
(9)電解質異常のある患者
(10)血栓症の患者
(11)最近行った内臓の手術創のある患者
(12)急性心筋梗塞を起こした患者

ケナコルトーA皮内用関節腔内用水懸注50mg/5mL

規格：10mg1mLバイアル[218円/mLV]
トリアムシノロンアセトニド　ブリストル　245

【効能効果】

（関節腔内注射）
(1)関節リウマチ，若年性関節リウマチ（スチル病を含む）
(2)強直性脊椎炎（リウマチ性脊椎炎）に伴う四肢関節炎，変形性関節症（炎症症状がはっきり認められる場合），外傷後関節炎，非感染性慢性関節炎

（軟組織内注射）
(1)関節周囲炎（非感染性のものに限る），腱炎（非感染性のものに限る），腱周囲炎（非感染性のものに限る）
(2)耳鼻咽喉科領域の手術後の後療法
(3)難治性口内炎及び舌炎（局所療法で治癒しないもの）

（腱鞘内注射）：関節周囲炎（非感染性のものに限る），腱炎（非感染性のものに限る），腱鞘炎（非感染性のものに限る），腱周囲炎（非感染性のものに限る）

（滑液嚢内注入）：関節周囲炎（非感染性のものに限る），腱周囲炎

(非感染性のものに限る)，滑液包炎(非感染性のものに限る)
(局所皮内注射)
(1)★湿疹・皮膚炎群(急性湿疹，亜急性湿疹，慢性湿疹，接触皮膚炎，貨幣状湿疹，自家感作性皮膚炎，アトピー皮膚炎，乳・幼・小児湿疹，ビダール苔癬，その他の神経皮膚炎，脂漏性皮膚炎，進行性指掌角皮症，その他の手指の皮膚炎，陰部あるいは肛門湿疹，耳介及び外耳道の湿疹・皮膚炎，鼻前庭及び鼻翼周辺の湿疹・皮膚炎など)，(但し，重症例以外は極力投与しないこと。局注は浸潤，苔癬化の著しい場合のみとする)，★痒疹群(小児ストロフルス，蕁麻疹様苔癬，固定蕁麻疹を含む)(重症例に限る)，★乾癬及び類症〔尋常性乾癬(重症例)，関節症性乾癬，乾癬性紅皮症，膿疱性乾癬，けい留性肢端皮膚炎，疱疹状膿痂疹，ライター症候群〕のうち尋常性乾癬，★扁平苔癬(重症例に限る)，限局性強皮症，★円形脱毛症(悪性型に限る)，★早期ケロイド及びケロイド防止
(2)耳鼻咽喉科領域の手術後の後療法
(ネブライザー)
(1)気管支喘息
(2)びまん性間質性肺炎(肺線維症)(放射線肺臓炎を含む)
(3)アレルギー性鼻炎，花粉症(枯草熱)，副鼻腔炎・鼻茸，喉頭炎・喉頭浮腫，喉頭ポリープ・結節，食道の炎症(腐蝕性食道炎，直達鏡使用後)及び食道拡張術後，耳鼻咽喉科領域の手術後の後療法
(鼻腔内注入)：アレルギー性鼻炎，花粉症(枯草熱)，副鼻腔炎・鼻茸，耳鼻咽喉科領域の手術後の後療法
(副鼻腔内注入)：副鼻腔炎・鼻茸，耳鼻咽喉科領域の手術後の後療法
(鼻甲介内注射)：アレルギー性鼻炎，花粉症(枯草熱)，耳鼻咽喉科領域の手術後の後療法
(鼻茸内注射)：副鼻腔炎・鼻茸
(喉頭・気管注入)：喉頭炎・喉頭浮腫，喉頭ポリープ・結節，耳鼻咽喉科領域の手術後の後療法
(中耳腔内注入)：急性・慢性中耳炎，滲出性中耳炎・耳管狭窄症，耳鼻咽喉科領域の手術後の後療法
(耳管内注入)：滲出性中耳炎・耳管狭窄症
(食道注入)：食道の炎症(腐蝕性食道炎，直達鏡使用後)及び食道拡張術後，耳鼻咽喉科領域の手術後の後療法
(注)★：外用剤を用いても効果が不十分な場合あるいは十分な効果を期待し得ないと推定される場合にのみ用いること。

【対応標準病名】

◎	アトピー性皮膚炎	アレルギー性鼻炎	陰のう湿疹
	会陰部肛囲湿疹	円形脱毛症	外耳炎
	外耳湿疹	外傷性関節症	滑液包炎
	花粉症	貨幣状湿疹	関節炎
	関節周囲炎	関節リウマチ	乾癬
	気管支喘息	急性湿疹	急性中耳炎
	急性痒疹	強直性脊椎炎	結節性痒疹
	ケロイド	腱炎	限局性強皮症
	腱鞘炎	喉頭炎	喉頭浮腫
	肛門湿疹	耳介部皮膚炎	自家感作性皮膚炎
	耳管狭窄症	湿疹	若年性関節リウマチ
	手指湿疹	手指変形性関節症	小児湿疹
	食道炎	脂漏性皮膚炎	進行性指掌角皮症
	滲出性中耳炎	尋常性乾癬	スチル病
	声帯結節症	声帯ポリープ	脊椎炎
	舌炎	接触皮膚炎	全身性変形性関節症
	早期ケロイド	難治性口内炎	乳児皮膚炎
	肺線維症	鼻茸	鼻前庭部湿疹
	ビダール苔癬	皮膚炎	びまん性間質性肺炎
	副鼻腔炎	腐食性食道炎	変形性肩関節症
	変形性関節症	変形性胸鎖関節症	変形性肩鎖関節症
	変形性股関節症	変形性膝関節症	変形性手関節症
	変形性足関節症	変形性肘関節症	変形性中手関節症
	扁平苔癬	放射線肺炎	母指 CM 関節変形性関節症
	慢性関節炎	慢性湿疹	慢性中耳炎
	痒疹		
○	CM 関節変形性関節症	DIP 関節炎	DIP 関節変形性関節症
	IP 関節炎	MP 関節炎	PIP 関節炎
あ	PIP 関節変形性関節症	亜急性アレルギー性中耳炎	亜急性関節炎
	亜急性血性中耳炎	亜急性漿液ムチン性中耳炎	亜急性ムコイド中耳炎
	亜急性痒疹	アキレス腱腱鞘炎	悪液質アフタ
	悪性外耳炎	足滑液のう炎	足湿疹
	アスピリン喘息	アトピー性湿疹	アトピー性神経皮膚炎
	アトピー性喘息	アフタ性口内炎	アルカリ性食道炎
	アレルギー性外耳道炎	アレルギー性関節炎	アレルギー性気管支炎
	アレルギー性口内炎	アレルギー性接触皮膚炎	アレルギー性中耳炎
	アレルギー性鼻咽頭炎	アレルギー性鼻結膜炎	アレルギー性副鼻腔炎
	異汗性湿疹	萎縮性声帯炎	一過性関節症
	一側性外傷後股関節症	一側性外傷後膝関節症	一側性形成不全性股関節症
	一側性原発性股関節症	一側性原発性膝関節症	一側性続発性股関節症
	一側性続発性膝関節症	イネ科花粉症	陰部間擦疹
	インフルエンザ菌喉頭炎	インフルエンザ菌性喉頭気管炎	ウイルス性気管炎
	ウイルス性口内炎	ウイルソン紅色苔癬	ウォーケス篩骨洞炎
	運動誘発性喘息	腋窩湿疹	壊死性外耳炎
	壊死性食道炎	壊疽性口内炎	遠位橈尺関節変形性関節症
か	炎症後肺線維症	円板状乾癬	外因性喘息
	外陰部皮膚炎	外耳道真珠腫	外耳道痛
	外耳道肉芽腫	外耳道膿瘍	外耳道閉塞性角化症
	外耳道蜂巣炎	外傷後股関節症	外傷後膝関節症
	外傷性肩関節症	外傷性関節障害	外傷性股関節症
	外傷性膝関節症	外傷性手関節症	外傷性穿孔性中耳炎
	外傷性足関節症	外傷性肘関節症	外傷性中耳炎
	外傷性母指 CM 関節症	海水浴皮膚炎	外側上顆炎
	潰瘍性口内炎	化学性急性外耳炎	化学性食道炎
	化学性皮膚炎	踵関節症	下肢腱腱鞘炎
	肩関節炎	肩関節症	カタル性口内炎
	カタル性舌炎	滑液のう腫	滑液包石灰沈着症
	滑膜炎	化膿性腱鞘炎	化膿性喉頭炎
	化膿性中耳炎	化膿性皮膚疾患	化膿性副鼻腔炎
	カモガヤ花粉症	間擦疹	環指屈筋腱腱鞘炎
	環指腱鞘炎	間質性肺炎	関節型若年性特発性関節炎
	関節症	関節包炎	関節リウマチ・顎関節
	関節リウマチ・肩関節	関節リウマチ・胸椎	関節リウマチ・頚椎
	関節リウマチ・股関節	関節リウマチ・指関節	関節リウマチ・趾関節
	関節リウマチ・膝関節	関節リウマチ・手関節	関節リウマチ・脊椎
	関節リウマチ・足関節	関節リウマチ・肘関節	関節リウマチ・腰椎
	感染型気管支喘息	感染性外耳炎	乾癬性関節炎
	感染性喉頭気管炎	感染性口内炎	乾癬性紅皮症
	感染性食道炎	乾癬性脊椎炎	完全脱毛症
	乾燥性口内炎	汗疱性湿疹	顔面急性皮膚炎
	顔面尋常性乾癬	乾酪性副鼻腔炎	気管支喘息合併妊娠
	義歯性口内炎	偽性円形脱毛症	季節性アレルギー性鼻炎
	偽膜性喉頭炎	偽膜性口内炎	丘疹状湿疹
	丘疹状じんま疹	急性アレルギー性中耳炎	急性壊疽性喉頭炎
	急性外耳炎	急性潰瘍性喉頭炎	急性カタル性気管炎
	急性化膿性外耳炎	急性化膿性中耳炎	急性間質性肺炎
	急性関節炎	急性気管炎	急性血性中耳炎
	急性光線性外耳炎	急性喉頭炎	急性喉頭気管炎

急性湿疹性外耳炎	急性漿液ムチン性中耳炎	急性滲出性中耳炎
急性声帯炎	急性声門下喉頭炎	急性接触性外耳炎
急性乳児湿疹	急性反応性外耳炎	急性汎発性膿疱性乾癬
急性非化膿性中耳炎	急性浮腫性喉頭炎	急性扁桃耳管炎
急性ムコイド中耳炎	急速破壊型股関節症	胸鎖関節炎
狭窄性腱鞘炎	強直性脊椎炎性呼吸器障害	強直脊椎炎性虹彩毛様体炎
胸肋関節炎	局面状乾癬	距踵関節炎
亀裂性湿疹	屈曲部乾癬	屈曲部湿疹
グラデニーゴ症候群	グルーイヤー	形成不全性股関節症
頚部皮膚炎	血管運動性鼻炎	血清反応陰性関節リウマチ
ケロイド拘縮	ケロイド体質	ケロイド瘢痕
限局性外耳道炎	限局性神経皮膚炎	肩鎖関節炎
腱鞘巨細胞腫	剣創状強皮症	原発性関節症
原発性股関節症	原発性膝関節症	原発性全身性関節症
原発性ヘルペスウイルス性口内炎	原発性変形性関節症	原発性母指 CM 関節症
腱付着部炎	腱付着部症	肛囲間擦疹
硬化性舌炎	口腔感染症	口腔上顎洞瘻
口腔褥瘡性潰瘍	口腔ヘルペス	口腔扁平苔癬
好酸球性食道炎	好酸球性副鼻腔炎	口唇アフタ
喉頭狭窄症	喉頭周囲炎	喉頭閉塞
口内炎	後発性関節炎	広汎性円形脱毛症
紅斑性間擦疹	紅斑性湿疹	後鼻孔ポリープ
股関節炎	股関節症	呼吸細気管支炎関連性間質性肺疾患
鼓室内水腫	固定薬疹	孤立性アフタ
混合型喘息	再発性アフタ	再発性中耳炎
再発性ヘルペスウイルス性口内炎	耳介周囲湿疹	耳介蜂巣炎
耳管炎	耳管鼓室炎	趾関節炎
趾関節症	耳管閉塞症	色素性痒疹
篩骨洞炎	篩骨洞ポリープ	四肢乾癬
示指屈筋腱腱鞘炎	示指腱鞘炎	四肢小児湿疹
四肢尋常性乾癬	示指ばね指	趾伸筋腱腱鞘炎
歯性上顎洞炎	歯性副鼻腔炎	膝関節炎
膝関節滑膜炎	膝関節症	膝部腱膜炎
尺側偏位	若年性関節炎	若年性多発性関節炎
若年性特発性関節炎	手関節炎	手関節周囲炎
手関節症	手関節部腱鞘炎	手根関節症
手指関節炎	手指腱鞘炎	手指硬化症
出血性外耳炎	出血性気管炎	出血性口内炎
出血性中耳炎	出血性鼻茸	術後ケロイド瘢痕
術後食道炎	術後性中耳炎	術後性慢性中耳炎
手部腱鞘炎	主婦湿疹	漿液性滑膜炎
上顎洞炎	上顎洞性後鼻孔ポリープ	上顎洞性中咽頭ポリープ
上顎洞ポリープ	消化性食道炎	少関節型若年性関節炎
上鼓室化膿症	踵骨滑液包炎	踵骨棘
小指屈筋腱腱鞘炎	小指腱鞘炎	掌蹠角化症
掌蹠膿疱症	小児アトピー性湿疹	小児乾燥型湿疹
小児声帯結節	小児喘息	小児喘息性気管支炎
小児汎発性膿疱性乾癬	小児副鼻腔炎	上腕三頭筋腱鞘炎
職業性皮膚炎	職業喘息	食道膿瘍
ショパール関節炎	脂漏性乾癬	脂漏性乳児皮膚炎
心因性喘息	神経原性関節症	人工肛門部皮膚炎
真性ケロイド	新生児中耳炎	新生児皮脂漏
新生児皮膚炎	靭帯炎	水疱性口内炎
水疱性中耳炎	水疱性扁平苔癬	スギ花粉症
ステロイド依存性喘息	成人アトピー性皮膚炎	声門下浮腫
声門上浮腫	声門浮腫	赤色湿疹
舌潰瘍	接触性口内炎	舌乳頭炎
舌膿瘍	舌びらん	穿孔性中耳炎
線状強皮症	全身型若年性特発性関節炎	全身湿疹
全身性脱毛症	全身の尋常性乾癬	喘息性気管支炎

先天性股関節脱臼治療後亜脱臼	前頭洞炎	前腕部腱鞘炎
増殖性化膿性口内炎	増殖性関節炎	創部瘢痕ケロイド
足関節炎	足関節滑液包炎	足関節周囲炎
足関節症	足関節部腱鞘炎	足底筋腱付着部炎
足背腱鞘炎	続発性関節症	続発性股関節症
続発性膝関節症	続発性多発性関節症	続発性母指 CM 関節症
足部屈筋腱腱鞘炎	大アフタ	帯状脱毛症
苔癬	大転子部滑液包炎	多形慢性痒疹
蛇行状脱毛症	多発性関節炎	多発性関節症
多発性口内炎	多発性リウマチ性関節炎	単関節炎
単純性関節炎	単純性顔面粃糠疹	単純性中耳炎
単純苔癬	弾発母趾	恥骨結合炎
地図状口内炎	肘関節炎	肘関節滑膜炎
肘関節症	中耳炎	中耳炎後遺症
中耳炎性顔面神経麻痺	中指屈筋腱腱鞘炎	中指腱鞘炎
中足骨痛症	肘頭骨棘	蝶形骨洞炎
蝶形骨洞ポリープ	陳旧性中耳炎	通常型間質性肺炎
通年性アレルギー性鼻炎	痛風性関節炎	滴状乾癬
手屈筋腱腱鞘炎	手湿疹	手伸筋腱腱鞘炎
テニス肘	点状乾癬	ドゥ・ケルバン腱鞘炎
冬期湿疹	橈骨茎状突起腱鞘炎	橈側手根屈筋腱鞘炎
頭部湿疹	頭部脂漏	頭部尋常性乾癬
頭部粃糠疹	特発性間質性肺炎	特発性器質化肺炎
特発性肺線維症	内因性湿疹	内側上顆炎
難治性喘息	二次性変形性関節症	乳痂
乳房皮膚炎	妊娠湿疹	妊娠性痒疹
妊婦性皮膚炎	熱傷後ケロイド	熱傷後瘢痕ケロイド
熱傷後瘢痕ケロイド潰瘍	熱傷後瘢痕ケロイド拘縮	熱傷瘢痕
熱帯扁平苔癬	膿疱性乾癬	破壊性関節炎
白色粃糠疹	剥離性間質性肺炎	剥離性食道炎
鼻耳管炎	鼻背部湿疹	斑状強皮症
汎発性脱毛症	汎発性膿疱性乾癬	汎副鼻腔炎
非アトピー性喘息	非化膿性中耳炎	非感染性急性外耳炎
鼻腔ポリープ	粃糠疹	肥厚性瘢痕
肥厚性扁平苔癬	肘周囲炎	非特異性間質性肺炎
非特異性関節炎	非特異性慢性滑膜炎	ヒノキ花粉症
皮膚の肥厚性障害	びまん性外耳炎	びまん性乾癬
びまん性神経皮膚炎	びまん性肺胞傷害	表在性舌炎
びらん性関節症	副鼻腔真菌症	副鼻腔ポリープ
ブシャール結節	浮腫性声帯炎	ブタクサ花粉症
ヘーガース結節	ベーカーのう腫	ベドナーアフタ
ベニエ痒疹	ヘバーデン結節	ヘブラ痒疹
ヘルペス口内炎	扁平湿疹	放射線胸膜炎
放射線食道炎	放射線性口内炎	放射線性肺線維症
胞状異角化症	疱疹状膿痂疹	母指 CM 関節症
母指関節症	母指狭窄性腱鞘炎	母指屈筋腱腱鞘炎
母指腱鞘炎	慢性アキレス腱腱鞘炎	慢性アレルギー性中耳炎
慢性外耳炎	慢性滑膜炎症	慢性化膿性穿孔性中耳炎
慢性化膿性中耳炎	慢性耳管炎	慢性耳管鼓室カタル
慢性耳管鼓室化膿性中耳炎	慢性漿液性中耳炎	慢性漿液ムチン性中耳炎
慢性上鼓室乳突洞化膿性中耳炎	慢性滲出性中耳炎	慢性舌炎
慢性中耳炎急性増悪	慢性中耳炎術後再燃	慢性乳児湿疹
慢性非化膿性中耳炎	慢性表在性舌炎	慢性副鼻腔炎
慢性副鼻腔炎急性増悪	慢性副鼻腔膿瘍	慢性ムコイド中耳炎
慢性痒疹	ムコイド中耳炎	ムコーズス中耳炎
メラー舌炎	夜間性喘息	薬剤性間質性肺炎
薬物性接触性皮膚炎	腰部尋常性乾癬	落屑性湿疹
リウマチ性滑液包炎	リウマチ性皮下結節	リウマチ様関節炎
リウマトイド脊椎炎	リガ・フェーデ病	リスフラン関節炎

	良性移動性舌炎	良性慢性化膿性中耳炎	両側性外傷後股関節症
	両側性外傷後膝関節症	両側性外傷性母指CM関節症	両側性形成不全性股関節症
	両側性原発性股関節症	両側性原発性膝関節症	両側性原発性母指CM関節症
	両側性続発性股関節症	両側性続発性膝関節症	両側性続発性母指CM関節症
	緑膿菌性外耳炎	鱗状湿疹	リンパ球性間質性肺炎
	類苔癬	連鎖球菌気管炎	連鎖球菌性喉頭炎
	連鎖球菌性喉頭気管炎	老人性関節炎	老年性股関節症
	濾胞性乾癬		
△	LE型薬疹	RS3PE症候群	アインフム
	アレルギー性皮膚炎	異汗症	咽頭喉頭逆流症
	壊死性潰瘍性歯周炎	壊死性潰瘍性歯肉炎	壊疽性歯肉炎
	炎症性多発性関節障害	回帰性リウマチ	カシン・ベック病
	仮性声帯麻痺	間欠性関節水腫	カンジダ性口角びらん
	カンジダ性口内炎	感染性皮膚炎	汗疱
	義歯性潰瘍	偽膜性アンギナ	急性偽膜性カンジダ症
	急性喉頭蓋膿瘍	急性薬物誘発性間質性肺障害	胸椎化膿性脊椎炎
	胸椎化膿性椎間板炎	頬粘膜白板症	胸腰椎化膿性椎間板炎
	頚胸椎化膿性椎間板炎	頚椎化膿性脊椎炎	頚椎化膿性椎間板炎
	稽留性肢端皮膚炎	痙攣性喉頭気管炎	痙攣性発声障害
	ゲオトリクム症	ゲオトリクム性口内炎	血管性多形皮膚萎縮症
	ゲルハルト症候群	口腔カンジダ症	口腔紅板症
	口腔白板症	硬口蓋白板症	溝状舌
	口唇カンジダ症	高地肺水腫	口底白板症
	後天性魚鱗癬	喉頭アレルギー	喉頭萎縮
	喉頭壊死	喉頭蓋軟骨膜炎	喉頭蓋のう胞
	喉頭蓋膿瘍	喉頭潰瘍	喉頭下垂症
	喉頭機能低下	喉頭痙攣	喉頭上皮過形成
	喉頭軟骨膜炎	喉頭肉芽腫	喉頭白斑症
	喉頭びらん	喉頭蜂巣炎	喉頭麻痺
	紅板症	ゴットロン丘疹	細菌疹
	しいたけ皮膚炎	耳管圧迫	色素性絨毛結節性滑膜炎
	湿疹様発疹	歯肉カンジダ症	歯肉白板症
	紫斑型薬疹	若年性強直性脊椎炎	重症熱性血小板減少症候群
	食道カンジダ症	食物性皮膚炎	新生児期発症多臓器系炎症性疾患
	水疱性口内炎ウイルス病	ステロイド皮膚炎	ステロイド誘発性皮膚症
	制癌剤皮膚炎	成人スチル病	声帯萎縮
	声帯炎	声帯外転筋麻痺	声帯機能不全
	声帯溝症	声帯上皮過形成	声帯肉芽腫
	声帯粘膜線維症	声帯のう胞	声帯膿瘍
	声帯白斑症	声帯瘢痕形成	声帯不全麻痺
	声帯麻痺	咳喘息	脊椎周囲炎
	舌下隙膿瘍	舌カンジダ症	舌切除後遺症
	舌白板症	全身こむらがえり病	全身薬疹
	中毒疹	手足症候群	特発性喉頭肉芽腫
	軟口蓋白板症	ニコチン性口蓋白色角化症	ニコチン性口内炎
	乳児喘息	肺胞蛋白症	肺胞微石症
	白色水腫	膝色素性絨毛結節性滑膜炎	皮膚石灰沈着症
	ピリン疹	ヘルペスウイルス性咽頭炎	ヘルペスウイルス性歯肉口内炎
	扁平苔癬様角化症	ポリープ様声帯	慢性穿孔性中耳炎
	慢性中耳炎後遺症	慢性薬物誘発性間質性肺障害	ムチランス変形
	薬疹	薬物性口唇炎	腰仙部化膿性椎間板炎
	腰椎炎	腰椎化膿性椎間板炎	リウマチ熱後慢性関節障害
	淋菌性口内炎	ワンサンアンギナ	ワンサン気管支炎
	ワンサン扁桃炎		

※ **適応外使用可**
原則として，「トリアムシノロンアセトニド【注射薬】」を「黄斑浮腫」に対し処方した場合，当該使用事例を審査上認める。

用法用量

（関節腔内注射，軟組織内注射，腱鞘内注射，滑液嚢内注入）
トリアムシノロンアセトニドとして，通常成人1回2～40mgを関節腔内，軟組織内，腱鞘内及び滑液嚢内にそれぞれ，注射又は注入する。原則として投与間隔を2週間以上とすること。
なお，年齢，症状により適宜増減する。
（局所皮内注射）：トリアムシノロンアセトニドとして，通常成人1回0.2～1mg宛10mgまでを週1回局所皮内に注射する。なお，年齢，症状により適宜増減する。
（ネブライザー）：トリアムシノロンアセトニドとして，通常成人1回2～10mgを1日1～3回ネブライザーで投与する。なお，年齢，症状により適宜増減する。
（鼻腔内注入，副鼻腔内注入，喉頭・気管注入，中耳腔内注入，耳管内注入）
トリアムシノロンアセトニドとして，通常成人1回2～10mgを1日1～3回鼻腔内，副鼻腔内，喉頭あるいは気管，中耳腔内及び耳管内に注入する。
なお，年齢，症状により適宜増減する。
（鼻甲介内注射，鼻茸内注射）
トリアムシノロンアセトニドとして，通常成人1回2～40mgを鼻甲介内及び鼻茸内に注射する。
なお，年齢，症状により適宜増減する。
（食道注入）
トリアムシノロンアセトニドとして，通常成人1回2mgを食道に注入する。
なお，年齢，症状により適宜増減する。

禁忌

(1)本剤の成分に対し過敏症の既往歴のある患者
(2)感染症のある関節腔内，滑液嚢内，腱鞘内又は腱周囲
(3)動揺関節の関節腔内

原則禁忌

(1)有効な抗菌剤の存在しない感染症，全身の真菌症の患者
(2)消化性潰瘍の患者
(3)精神病の患者
(4)結核性疾患の患者
(5)単純疱疹性角膜炎の患者
(6)後嚢白内障の患者
(7)緑内障の患者
(8)高血圧症の患者
(9)電解質異常のある患者
(10)血栓症の患者
(11)最近行った内臓の手術創のある患者
(12)急性心筋梗塞を起こした患者

ケニセフ静注用1g　規格：1g1瓶［785円/瓶］
セフォジジムナトリウム　大鵬薬品　613

【効能効果】

〈適応菌種〉セフォジジムに感性のレンサ球菌属，肺炎球菌，淋菌，モラクセラ（ブランハメラ）・カタラーリス，大腸菌，シトロバクター属，クレブシエラ属，エンテロバクター属，セラチア属，プロテウス属，モルガネラ・モルガニー，プロビデンシア属，インフルエンザ菌，ペプトストレプトコッカス属，バクテロイデス属，プレボテラ属（プレボテラ・ビビアを除く）
〈適応症〉敗血症，咽頭・喉頭炎，扁桃炎（扁桃周囲炎，扁桃周囲膿瘍を含む），急性気管支炎，肺炎，肺膿瘍，慢性呼吸器病変の二次感染，膀胱炎，腎盂腎炎，尿道炎，腹膜炎，腹腔内膿瘍，胆嚢炎，胆管炎，肝膿瘍，バルトリン腺炎，子宮内感染，子宮付属器炎，子宮旁結合織炎，化膿性髄膜炎，中耳炎，副鼻腔炎

【対応標準病名】

◎	咽頭炎	咽頭喉頭炎	肝膿瘍
	急性気管支炎	急性細菌性髄膜炎	喉頭炎
	子宮内感染症	子宮付属器炎	子宮傍組織炎
	腎盂腎炎	胆管炎	胆のう炎
	中耳炎	尿道炎	肺炎
	敗血症	肺膿瘍	バルトリン腺炎
	腹腔内膿瘍	副鼻腔炎	腹膜炎
	扁桃炎	扁桃周囲炎	扁桃周囲膿瘍
	膀胱炎		
○ あ	MRSA 膀胱炎	亜急性気管支炎	アレルギー性副鼻腔炎
	アレルギー性膀胱炎	アンギナ	咽頭気管炎
	咽頭チフス	咽頭扁桃炎	院内感染敗血症
	インフルエンザ菌気管支炎	インフルエンザ菌喉頭炎	インフルエンザ菌性咽頭炎
	インフルエンザ菌性喉頭気管炎	インフルエンザ菌敗血症	壊死性肺炎
	壊疽性咽頭炎	壊疽性胆細管炎	壊疽性胆のう炎
	壊疽性扁桃周囲炎	横隔膜下膿瘍	横隔膜下腹膜炎
か	外傷性穿孔性中耳炎	外傷性中耳炎	潰瘍性咽頭炎
	潰瘍性膀胱炎	下咽頭炎	カウパー腺膿瘍
	カタル性咽頭炎	化膿性肝膿瘍	化膿性喉頭炎
	化膿性中耳炎	化膿性副鼻腔炎	化膿性腹膜炎
	化膿性扁桃周囲炎	肝下膿瘍	肝周囲炎
	肝周囲膿瘍	感染性咽頭炎	感染性喉頭気管炎
	肝内胆細管炎	気管支肺炎	気腫性腎盂腎炎
	偽膜性咽頭炎	偽膜性気管支炎	偽膜性喉頭炎
	偽膜性扁桃炎	逆行性胆管炎	急性アデノイド咽頭炎
	急性アデノイド扁桃炎	急性咽頭炎	急性咽頭喉頭炎
	急性咽頭扁桃炎	急性壊疽性喉頭炎	急性壊疽性扁桃炎
	急性潰瘍性喉頭炎	急性潰瘍性扁桃炎	急性化膿性咽頭炎
	急性化膿性胆管炎	急性化膿性胆のう炎	急性化膿性中耳炎
	急性化膿性扁桃炎	急性気管気管支炎	急性気腫性胆のう炎
	急性限局性腹膜炎	急性喉頭炎	急性喉頭気管炎
	急性喉頭気管気管支炎	急性骨盤腹膜炎	急性子宮傍結合織炎
	急性出血性膀胱炎	急性声帯炎	急性声門下喉頭炎
	急性腺窩性扁桃炎	急性胆管炎	急性胆細管炎
	急性単純性膀胱炎	急性胆のう炎	急性中耳炎
	急性尿道炎	急性肺炎	急性汎発性腹膜炎
	急性反復性気管支炎	急性腹膜炎	急性浮腫性喉頭炎
	急性付属器炎	急性閉塞性化膿性胆管炎	急性扁桃炎
	急性膀胱炎	急性卵管炎	急性卵巣炎
	狭窄性胆管炎	胸膜肺炎	グラデニーゴ症候群
	クラミジア肺炎	グラム陽性菌敗血症	クループ性気管支炎
	原因菌不明髄膜炎	限局性腹膜炎	原発性硬化性胆管炎
	原発性腹膜炎	コアグラーゼ陰性ぶどう球菌敗血症	口腔上顎洞瘻
	喉頭周囲炎	後腹膜炎	後腹膜膿瘍
	鼓室内水腫	骨盤結合織炎	骨盤死腔炎
	骨盤直腸窩膿瘍	骨盤膿瘍	骨盤部感染性リンパのう胞
さ	骨盤腹膜炎	細菌性肝膿瘍	細菌性硬膜炎
	細菌性ショック	細菌性髄膜炎	細菌性腹膜炎
	細菌性膀胱炎	細胆管炎	再発性胆管炎
	再発性中耳炎	再発性尿道炎	子宮周囲炎
	子宮周囲膿瘍	篩骨洞炎	歯性上顎洞炎
	歯性副鼻腔炎	歯性扁桃周囲膿瘍	縦隔膿瘍
	習慣性アンギナ	習慣性扁桃炎	十二指腸穿孔腹膜炎
	十二指腸総胆管炎	出血性中耳炎	出血性膀胱炎
	術後腎盂腎炎	術後性中耳炎	術後性慢性中耳炎
	術後胆管炎	術後腹膜炎	シュロッフェル腫瘤
	上咽頭炎	上顎洞炎	上行性腎盂腎炎
	上鼓室化膿症	小児肺炎	小児副鼻腔炎
	女性急性骨盤蜂巣炎	女性慢性骨盤蜂巣炎	滲出性気管支炎
	滲出性腹膜炎	新生児中耳炎	膵臓性腹膜炎
	水疱性咽頭炎	水疱性中耳炎	スキーン腺膿瘍
	舌扁桃炎	セレウス菌敗血症	腺窩性アンギナ
	穿孔性中耳炎	穿孔性腹腔内膿瘍	穿孔性腹膜炎
た	前頭洞炎	大腸菌髄膜炎	大網膿瘍
	大葉性肺炎	多発性肝膿瘍	多発性漿膜炎
	多発性腸間膜膿瘍	胆管炎性肝膿瘍	胆管胆のう炎
	胆管膿瘍	胆汁性腹膜炎	単純性中耳炎
	胆のう壊疽	胆のう周囲炎	胆のう周囲膿瘍
	胆のう膿瘍	中耳炎性顔面神経麻痺	腸間膜脂肪織炎
	腸間膜膿瘍	蝶形骨洞炎	腸骨窩膿瘍
	腸穿孔腹膜炎	腸腰筋膿瘍	沈下性肺炎
な	陳旧性中耳炎	乳児肺炎	尿細管間質性腎炎
	尿道口炎	尿道口膿瘍	尿道周囲炎
	尿道周囲膿瘍	尿道膿瘍	尿膜管膿瘍
は	妊娠中の子宮内感染	妊娠中の性器感染症	肺壊疽
	肺炎合併肺膿瘍	肺炎球菌性咽頭炎	肺炎球菌性気管支炎
	肺炎球菌性腹膜炎	肺化膿症	敗血症性咽頭炎
	敗血症性ショック	敗血症性肺炎	敗血性壊疽
	梅毒性髄膜炎	バルトリン腺膿瘍	汎発性化膿性腹膜炎
	反復性膀胱炎	汎副鼻腔炎	肥厚性硬膜炎
	非性病性尿道炎	非特異性尿道炎	びまん性肺炎
	びらん性膀胱炎	非淋菌性尿道炎	腹腔骨盤部膿瘍
	腹腔内遺残膿瘍	腹壁膿瘍	ぶどう球菌性咽頭炎
	ぶどう球菌性髄膜炎	ぶどう球菌性敗血症	ぶどう球菌性肺膿瘍
	ぶどう球菌性扁桃炎	閉塞性肺炎	扁桃性アンギナ
	扁桃膿瘍	蜂窩織炎性アンギナ	膀胱後部膿瘍
	膀胱三角部炎	膀胱周囲炎	膀胱周囲膿瘍
ま	膀胱尿道炎	膜性咽頭炎	慢性咽喉頭炎
	慢性化膿性穿孔性中耳炎	慢性化膿性中耳炎	慢性骨盤腹膜炎
	慢性再発性膀胱炎	慢性耳管鼓室化膿性中耳炎	慢性子宮傍結合織炎
	慢性上鼓室乳突洞化膿性中耳炎	慢性穿孔性中耳炎	慢性胆管炎
	慢性胆細管炎	慢性胆のう炎	慢性中耳炎
	慢性中耳炎急性増悪	慢性中耳炎後遺症	慢性中耳炎術後再燃
	慢性尿道炎	慢性肺化膿症	慢性複雑性膀胱炎
	慢性副鼻腔炎	慢性副鼻腔炎急性増悪	慢性副鼻腔膿瘍
	慢性腹膜炎	慢性付属器炎	慢性扁桃炎
	慢性膀胱炎	慢性卵管炎	慢性卵巣炎
	無熱性肺炎	盲腸後部膿瘍	門脈炎性肝膿瘍
ら	卵管炎	卵管周囲炎	卵管卵巣膿瘍
	卵管留膿症	卵巣炎	卵巣周囲炎
	卵巣膿瘍	卵巣卵管周囲炎	リトレー腺膿瘍
	良性慢性化膿性中耳炎	淋菌性咽頭炎	淋菌性バルトリン腺膿瘍
	連鎖球菌気管支炎	連鎖球菌性アンギナ	連鎖球菌性咽頭炎
	連鎖球菌性喉頭炎	連鎖球菌性喉頭気管炎	連鎖球菌性髄膜炎
	連鎖球菌性扁桃炎	老人性肺炎	
△	BK ウイルス腎症	MRCNS 敗血症	MRSA 髄膜炎
	MRSA 肺化膿症	MRSA 敗血症	MRSA 腹膜炎
	RS ウイルス気管支炎	咽頭痛	インフルエンザ菌性髄膜炎
	ウイルス性咽頭炎	ウイルス性気管支炎	ウイルス性扁桃炎
	エコーウイルス気管支炎	炎症性大網癒着	黄色ブドウ球菌敗血症
	間質性膀胱炎	肝肉芽腫	乾酪性副鼻腔炎
	偽性髄膜炎	くも膜炎	グラム陰性桿菌敗血症
	グラム陰性菌敗血症	クレブシェラ性髄膜炎	血性腹膜炎
	嫌気性菌敗血症	硬化性腹膜炎	好酸球性中耳炎
	好酸球性副鼻腔炎	硬膜炎	コクサッキーウイルス気管支炎
	視神経髄膜炎	真菌性髄膜炎	新生児敗血症
	髄膜脳炎	脊髄膜炎	胆道疾患
	腸間膜脂肪壊死	腸球菌敗血症	軟膜炎
	尿性腹膜炎	尿道症候群	妊娠中の子宮頚管炎
	肺炎球菌性髄膜炎	敗血症性気管支炎	パラインフルエンザウイルス気管支炎

	バルトリン腺のう胞	非定型肺炎	フィブリン性腹膜炎
	副鼻腔真菌症	フリードレンダー桿菌性髄膜炎	閉塞性髄膜炎
	扁桃チフス	放射線出血性膀胱炎	放射線性膀胱炎
	マイコプラズマ気管支炎	慢性髄膜炎	モラレ髄膜炎
	癒着性くも膜炎	ライノウイルス気管支炎	卵管留水症
	緑膿菌髄膜炎		

用法用量

通常，成人にはセフォジジムナトリウムとして１日1～2g(力価)を２回に分けて静脈内注射又は点滴静注する。

通常，小児には１日60～80mg(力価)/kgを3～4回に分けて静脈内注射又は点滴静注する。

なお，年齢，症状に応じて適宜増減するが，難治性又は重症感染症には成人では１日4g(力価)，小児では１日120mg(力価)/kgまで増量し，分割投与する。

静脈内注射に際しては注射用水，生理食塩液又はブドウ糖注射液に溶解し，緩徐に注射する。また，点滴静注に際しては補液に溶解して注射する。

用法用量に関連する使用上の注意　本剤の使用にあたっては耐性菌の発現等を防ぐため，原則として感受性を確認し，疾病の治療上必要な最小限の期間の投与にとどめること。

禁忌　本剤の成分によるショックの既往歴のある患者

原則禁忌　本剤の成分又はセフェム系抗生物質に対し過敏症の既往歴のある患者

献血アルブミネート4.4%静注11g/250mL

規格：250mL1瓶[5259円/瓶]

加熱人血漿たん白　　日本製薬　634

【効能効果】

(1)アルブミンの喪失(熱傷，ネフローゼ症候群等)及びアルブミン合成低下(肝硬変症等)による低アルブミン血症

(2)出血性ショック

【対応標準病名】

◎	肝硬変症	出血性ショック	低アルブミン血症
	熱傷	ネフローゼ症候群	
○	B型肝硬変	足第3度熱傷	萎縮性肝硬変
	陰茎第3度熱傷	陰のう第3度熱傷	栄養性肝硬変
	会陰第3度熱傷	腋窩第3度熱傷	壊死後性肝硬変
	外陰第3度熱傷	外傷性出血性ショック	外傷性ショック
	下顎部第3度熱傷	下肢第3度熱傷	下腿部第3度熱傷
	下半身第3度熱傷	下腹部第3度熱傷	肝炎後肝硬変
	眼瞼第3度熱傷	肝硬化症	眼周囲第3度熱傷
	顔面第3度熱傷	胸部第3度熱傷	頬部第3度熱傷
	頚部第3度熱傷	結節性肝硬変	肩甲間部第3度熱傷
	肩甲部第3度熱傷	原発性胆汁性肝硬変	肩部第3度熱傷
	口腔第3度熱傷	口唇第3度熱傷	肛門第3度熱傷
	混合型肝硬変	耳介部第3度熱傷	四肢第3度熱傷
	趾第3度熱傷	膝部第3度熱傷	シャルコー肝硬変
	手関節部第3度熱傷	手指第3度熱傷	手掌第3度熱傷
	手背第3度熱傷	循環血液量減少性ショック	小結節性肝硬変
	症候性原発性胆汁性肝硬変	上肢第3度熱傷	小児ネフローゼ症候群
	上半身第3度熱傷	踵部第3度熱傷	上腕第3度熱傷
	ステロイド依存性ネフローゼ症候群	ステロイド抵抗性ネフローゼ症候群	前額部第3度熱傷
	前胸部第3度熱傷	全身第3度熱傷	先天性ネフローゼ症候群
	前腕第3度熱傷	足関節第3度熱傷	側胸部第3度熱傷
	足底部第3度熱傷	足背部第3度熱傷	続発性胆汁性肝硬変
	側腹部第3度熱傷	鼡径部第3度熱傷	第4度熱傷
	体幹第3度熱傷	大結節性肝硬変	代償性肝硬変
	大腿部第3度熱傷	体表面積30－39%の熱傷	体表面積40－49%の熱傷
	体表面積50－59%の熱傷	体表面積60－69%の熱傷	体表面積70－79%の熱傷
	体表面積80－89%の熱傷	体表面積90%以上の熱傷	多発性第3度熱傷
	胆細管性肝硬変	胆汁性肝硬変	単葉性肝硬変
	中隔性肝硬変	肘部第3度熱傷	手第3度熱傷
	デンスデポジット病ネフローゼ症候群	殿部第3度熱傷	頭部第3度熱傷
	特発性肝硬変	トッド肝硬変	難治性ネフローゼ症候群
	二次性ネフローゼ症候群	乳頭部第3度熱傷	乳房第3度熱傷
	乳輪部第3度熱傷	熱傷ショック	背部第3度熱傷
	半身第3度熱傷	微小変化型ネフローゼ症候群	非代償性肝硬変
	鼻部第3度熱傷	びまん性管内増殖性糸球体腎炎ネフローゼ症候群	びまん性膜性糸球体腎炎ネフローゼ症候群
	頻回再発型ネフローゼ症候群	腹部第3度熱傷	閉塞性肝硬変
	母指球部第3度熱傷	母指第3度熱傷	無アルブミン血症
	門脈周囲性肝硬変	門脈性肝硬変	腰部第3度熱傷
△ あ	足第2度熱傷	足熱傷	アルファ1抗トリプシン欠損症
	アルファ2マクログロブリン欠損症	アルファーアンチトリプシン欠損症	異常蛋白血症
	胃腸管熱傷	胃熱傷	陰茎第2度熱傷
	陰茎熱傷	咽頭熱傷	陰のう第2度熱傷
	陰のう熱傷	会陰第2度熱傷	会陰熱傷
か	腋窩第2度熱傷	腋窩熱傷	外陰第2度熱傷
	外陰熱傷	下咽頭熱傷	下顎熱傷
	下顎部第2度熱傷	角結膜腐蝕	角膜アルカリ化学熱傷
	角膜酸化学熱傷	角膜酸性熱傷	角膜熱傷
	下肢第2度熱傷	下肢熱傷	下腿足部熱傷
	下腿熱傷	下腿部第2度熱傷	下半身第2度熱傷
	下半身熱傷	下腹部第2度熱傷	眼化学熱傷
	眼球熱傷	眼瞼化学熱傷	眼瞼第2度熱傷
	眼瞼熱傷	眼周囲化学熱傷	眼周囲第2度熱傷
	肝線維症	眼熱傷	顔面第2度熱傷
	顔面熱傷	気管熱傷	気道熱傷
	胸腔熱傷	胸部上腕熱傷	胸部第2度熱傷
	頬部第2度熱傷	胸部熱傷	躯幹薬傷
	頚部第2度熱傷	頚部熱傷	血漿アルブミン過剰症
	結膜熱傷	結膜のうアルカリ化学熱傷	結膜のう酸化学熱傷
	結膜腐蝕	肩甲間部第2度熱傷	肩甲間部熱傷
	肩甲部第2度熱傷	肩甲部熱傷	肩部第2度熱傷
	口腔第2度熱傷	口腔熱傷	口唇第2度熱傷
	口唇熱傷	喉頭熱傷	肛門第2度熱傷
さ	肛門熱傷	耳介部第2度熱傷	子宮熱傷
	四肢第2度熱傷	四肢熱傷	趾第2度熱傷
	膝部第2度熱傷	趾熱傷	手関節部第2度熱傷
	手指第2度熱傷	手指端熱傷	手指熱傷
	手掌第2度熱傷	手掌熱傷	手背第2度熱傷
	手背熱傷	上肢第2度熱傷	上肢熱傷
	焼身自殺未遂	上半身第2度熱傷	上半身熱傷
	踵部第2度熱傷	上腕第2度熱傷	上腕熱傷
	食道熱傷	精巣熱傷	舌熱傷
	前額部第2度熱傷	前胸部第2度熱傷	前胸部熱傷
	全身第2度熱傷	全身熱傷	前腕手部熱傷
	前腕第2度熱傷	前腕熱傷	足関節第2度熱傷
	足関節熱傷	側胸部第2度熱傷	足底熱傷
	足底部第2度熱傷	足背部第2度熱傷	側腹部第2度熱傷
た	鼡径部第2度熱傷	鼡径部熱傷	第1度熱傷
	第3度熱傷	体幹第2度熱傷	体幹熱傷
	大腿熱傷	大腿部第2度熱傷	体表面積10%未満の熱傷
	体表面積10－19%の熱傷	体表面積20－29%の熱傷	多発性第2度熱傷
	多発性熱傷	腟熱傷	肘部第2度熱傷

	手第2度熱傷	手熱傷	デンタルショック
	殿部第2度熱傷	殿部熱傷	頭部第2度熱傷
な	頭部熱傷	内部尿路性器の熱傷	軟口蓋熱傷
	乳頭部第2度熱傷	乳房第2度熱傷	乳房熱傷
は	乳輪部第2度熱傷	肺熱傷	背部第2度熱傷
	背部熱傷	パイログロブリン血症	半身第2度熱傷
	ビスアルブミン血症	鼻部第2度熱傷	腹部第2度熱傷
	腹部熱傷	放射線性熱傷	母指球部第2度熱傷
ま	母指第2度熱傷	母指熱傷	脈絡網膜熱傷
や	無トランスフェリン血症	腰部第2度熱傷	腰部熱傷
	良性対称性脂肪腫症		

用法用量　通常成人1回250～500mL(人血清アルブミンとして11～22g)を緩徐に静脈内注射又は点滴静脈内注射する。
投与速度は毎分5～8mL以下とする。
なお，年齢，症状，体重により適宜増減する。

用法用量に関連する使用上の注意

(1)急速輸注(10mL/分以上)により，血圧の急激な低下を招くことがあるので注意すること。
(2)本剤の大量使用はナトリウムの過大な負荷を招くことがあるので注意すること。
(3)投与後の目標血清アルブミン濃度としては，急性の場合は3.0g/dL以上，慢性の場合は2.5g/dL以上とする。

本剤の投与前には，その必要性を明確に把握し，投与前後の血清アルブミン濃度と臨床所見の改善の程度を比較して，投与効果の評価を3日間を目途に行い，使用の継続を判断し，漫然と投与し続けることのないよう注意すること。

禁忌

(1)本剤の成分に対しショックの既往歴のある患者
(2)人工心肺使用時の患者

原則禁忌　本剤の成分に対し過敏症の既往歴のある患者

献血アルブミネート4.4%静注4.4g/100mL：日本製薬 100mL1瓶[2873円/瓶]

献血アルブミン5%静注5g/100mL「ベネシス」
規格：5%100mL1瓶[3492円/瓶]
献血アルブミン5%静注12.5g/250mL「ベネシス」
規格：5%250mL1瓶[6067円/瓶]
献血アルブミン25%静注5g/20mL「ベネシス」
規格：25%20mL1瓶[3131円/瓶]
献血アルブミン25%静注12.5g/50mL「ベネシス」
規格：25%50mL1瓶[6204円/瓶]
人血清アルブミン　日本血液　634

【効能効果】

アルブミンの喪失(熱傷，ネフローゼ症候群など)及びアルブミン合成低下(肝硬変症など)による低アルブミン血症，出血性ショック

【対応標準病名】

◎	肝硬変症	出血性ショック	低アルブミン血症
	熱傷	ネフローゼ症候群	
○	B型肝硬変	足第3度熱傷	萎縮性肝硬変
	陰茎第3度熱傷	陰のう第3度熱傷	栄養性肝硬変
	会陰第3度熱傷	腋窩第3度熱傷	壊死後性肝硬変
	外陰第3度熱傷	外傷性出血性ショック	外傷性ショック
	下顎部第3度熱傷	下肢第3度熱傷	下腿部第3度熱傷
	下半身第3度熱傷	下腹部第3度熱傷	肝炎後肝硬変
	眼瞼第3度熱傷	肝硬化症	眼周囲第3度熱傷
	肝線維症	眼熱傷後遺症	顔面第3度熱傷
	顔面熱傷後遺症	胸部第3度熱傷	頬部第3度熱傷
	頚部第3度熱傷	結節性肝硬変	肩甲間部第3度熱傷
	肩甲部第3度熱傷	原発性胆汁性肝硬変	肩部第3度熱傷
	口腔第3度熱傷	口唇第3度熱傷	肛門第3度熱傷
	混合型肝硬変	耳介部第3度熱傷	四肢第3度熱傷
	趾第3度熱傷	膝部第3度熱傷	シャルコー肝硬変
	手関節部第3度熱傷	手指第3度熱傷	手掌第3度熱傷
	手背第3度熱傷	循環血液量減少性ショック	小結節性肝硬変
	症候性原発性胆汁性肝硬変	上肢第3度熱傷	小児ネフローゼ症候群
	上半身第3度熱傷	踵部第3度熱傷	上腕第3度熱傷
	心原性ショック	ステロイド依存性ネフローゼ症候群	ステロイド抵抗性ネフローゼ症候群
	前額部第3度熱傷	前胸部第3度熱傷	全身第3度熱傷
	先天性ネフローゼ症候群	前腕第3度熱傷	足関節第3度熱傷
	側胸部第3度熱傷	足底部第3度熱傷	足背部第3度熱傷
	続発性胆汁性肝硬変	側腹部第3度熱傷	鼡径部第3度熱傷
	第3度熱傷	体幹第3度熱傷	大結節性肝硬変
	代償性肝硬変	大腿部第3度熱傷	体表面積30－39%の熱傷
	体表面積40－49%の熱傷	体表面積50－59%の熱傷	体表面積60－69%の熱傷
	体表面積70－79%の熱傷	体表面積80－89%の熱傷	体表面積90%以上の熱傷
	多発性第3度熱傷	胆細管性肝硬変	胆汁性肝硬変
	単葉性肝硬変	中隔性肝硬変	肘部第3度熱傷
	手首熱傷後遺症	手第3度熱傷	手熱傷後遺症
	デンスデポジット病ネフローゼ症候群	殿部第3度熱傷	頭熱傷後遺症
	頭部第3度熱傷	特発性肝硬変	トッド肝硬変
	難治性ネフローゼ症候群	二次性ネフローゼ症候群	乳頭部第3度熱傷
	乳房第3度熱傷	乳輪部第3度熱傷	熱傷ショック
	背部第3度熱傷	半身第3度熱傷	微小変化型ネフローゼ症候群
	非代償性肝硬変	鼻部第3度熱傷	びまん性管内増殖性糸球体腎炎ネフローゼ症候群
	びまん性膜性糸球体腎炎ネフローゼ症候群	頻回再発型ネフローゼ症候群	腹部第3度熱傷
	閉塞性肝硬変	放射線性熱傷	母指球部第3度熱傷
	母指第3度熱傷	無アルブミン血症	門脈周囲性肝硬変
	門脈性肝硬変	腰部第3度熱傷	
△	足熱傷	アルファ1抗トリプシン欠損症	アルファ2マクログロブリン欠損症
	アルファーアンチトリプシン欠損症	異常蛋白血症	胃腸管熱傷
	胃熱傷	陰茎熱傷	咽頭熱傷
	陰のう熱傷	会陰熱傷	腋窩熱傷
	外陰熱傷	下咽頭熱傷	下顎熱傷
	角結膜腐蝕	角膜アルカリ化学熱傷	角膜酸化学熱傷
	角膜酸性熱傷	角膜熱傷	下肢熱傷
	下腿足部熱傷	下腿熱傷	下半身熱傷
	眼化学熱傷	眼球熱傷	眼瞼化学熱傷
	眼瞼熱傷	眼周囲化学熱傷	眼熱傷
	顔面熱傷	気管熱傷	気道熱傷
	胸腔熱傷	胸部上腕熱傷	胸部熱傷
	躯幹薬傷	頚部熱傷	血漿アルブミン過剰症
	結膜熱傷	結膜のうアルカリ化学熱傷	結膜のう酸化学熱傷
	結膜腐蝕	肩甲間部熱傷	肩甲部熱傷
	口腔熱傷	口唇熱傷	喉頭熱傷
	肛門熱傷	子宮熱傷	四肢熱傷
	趾熱傷	手指端熱傷	手指熱傷
	手掌熱傷	手背熱傷	上肢熱傷
	焼身自殺未遂	上半身熱傷	上腕熱傷
	食道熱傷	精巣熱傷	舌熱傷
	前胸部熱傷	全身熱傷	前腕手部熱傷
	前腕熱傷	足関節熱傷	足底熱傷
	鼡径部熱傷	体幹熱傷	大腿熱傷
	体表面積10%未満の熱傷	体表面積10－19%の熱傷	体表面積20－29%の熱傷
	多発性熱傷	腟熱傷	手熱傷

デンタルショック	殿部熱傷	頭部熱傷
内部尿路性器の熱傷	軟口蓋熱傷	乳房熱傷
肺熱傷	背部熱傷	パイログロブリン血症
ビスアルブミン血症	腹部熱傷	母指熱傷
脈絡網膜熱傷	腰部熱傷	良性対称性脂肪腫症

用法用量　通常成人１回人血清アルブミンとして5～12.5gを緩徐に静脈内注射又は点滴静脈内注射する。なお，年齢，症状，体重により適宜増減する。

用法用量に関連する使用上の注意

(1)〔5%静注〕：本剤の大量使用はナトリウムの過大な負荷を招くことがあるので注意すること。

(2)〔25%静注〕：本剤の使用時には急激に循環血漿量が増加するので，輸注速度を調節するとともに，肺水腫，心不全などの発生に注意すること。なお，本剤50mL（アルブミン12.5g）の輸注は約250mLの循環血漿量の増加に相当する。

(3)投与後の目標血清アルブミン濃度としては，急性の場合は3.0g/dL以上，慢性の場合は2.5g/dL以上とする。本剤の投与前には，その必要性を明確に把握し，投与前後の血清アルブミン濃度と臨床所見の改善の程度を比較して，投与効果の評価を３日間を目途に行い，使用の継続を判断し，漫然と投与し続けることのないよう注意すること。

禁忌　本剤の成分に対しショックの既往歴のある患者

原則禁忌　本剤の成分に対し過敏症の既往歴のある患者

アルブミナー5%静注12.5g/250mL：CSLベーリング　5%250mL1瓶[4575円/瓶]，アルブミナー25%静注12.5g/50mL：CSLベーリング　25%50mL1瓶[4800円/瓶]，献血アルブミン20"化血研"：化血研　20%20mL1瓶[2673円/瓶]，献血アルブミン25"化血研"：化血研　25%50mL1瓶[6204円/瓶]，献血アルブミン5－ニチヤク：日本製薬　5%250mL1瓶[5677円/瓶]，献血アルブミン20－ニチヤク：日本製薬　20%20mL1瓶[2673円/瓶]，献血アルブミン25－ニチヤク：日本製薬　25%50mL1瓶[5817円/瓶]，赤十字アルブミン5%静注12.5g/250mL：日本血液　5%250mL1瓶[6067円/瓶]，赤十字アルブミン20%静注4g/20mL：日本血液　20%20mL1瓶[2297円/瓶]，赤十字アルブミン25%静注12.5g/50mL：日本血液　25%50mL1瓶[6204円/瓶]

献血ヴェノグロブリンIH5%静注0.5g/10mL
規格：500mg10mL1瓶[5316円/瓶]
献血ヴェノグロブリンIH5%静注1g/20mL
規格：1g20mL1瓶[10893円/瓶]
献血ヴェノグロブリンIH5%静注2.5g/50mL
規格：2.5g50mL1瓶[24303円/瓶]
献血ヴェノグロブリンIH5%静注5g/100mL
規格：5g100mL1瓶[45813円/瓶]

ポリエチレングリコール処理人免疫グロブリン　日本血液　634

【効能効果】

(1)低並びに無ガンマグロブリン血症
(2)重症感染症における抗生物質との併用
(3)特発性血小板減少性紫斑病（他剤が無効で，著明な出血傾向があり，外科的処置又は出産等一時的止血管理を必要とする場合）
(4)川崎病の急性期（重症であり，冠動脈障害の発生の危険がある場合）
(5)多発性筋炎・皮膚筋炎における筋力低下の改善（ステロイド剤が効果不十分な場合に限る）
(6)慢性炎症性脱髄性多発根神経炎（多巣性運動ニューロパチーを含む）の筋力低下の改善
(7)全身型重症筋無力症（ステロイド剤又はステロイド剤以外の免疫抑制剤が十分に奏効しない場合に限る）
(8)天疱瘡（ステロイド剤の効果不十分な場合）
(9)血清IgG2値の低下を伴う，肺炎球菌又はインフルエンザ菌を起炎菌とする急性中耳炎，急性気管支炎又は肺炎の発症抑制（ワクチン接種による予防及び他の適切な治療を行っても十分な効果が得られず，発症を繰り返す場合に限る）

【対応標準病名】

◎	インフルエンザ菌気管支炎	インフルエンザ菌肺炎	川崎病
	急性中耳炎	急性熱性皮膚リンパ節症候群	筋力低下
	重症感染症	全身型重症筋無力症	多巣性運動ニューロパチー
	多発性筋炎	低ガンマグロブリン血症	天疱瘡
	特発性血小板減少性紫斑病	肺炎球菌性気管支炎	肺炎球菌肺炎
	皮膚筋炎	慢性炎症性脱髄性多発神経炎	無ガンマグロブリン血症
○	X連鎖無ガンマグロブリン血症	遺伝性低ガンマグロブリン血症	インフルエンザ菌感染症
	インフルエンザ菌喉頭炎	インフルエンザ菌性咽頭炎	インフルエンザ菌性喉頭気管炎
	インフルエンザ菌敗血症	エバンス症候群	外傷性穿孔性中耳炎
	外傷性中耳炎	化膿性喉頭炎	川崎病性冠動脈瘤
	川崎病による虚血性心疾患	感染性喉頭気管炎	偽膜性喉頭炎
	急性壊疽性喉頭炎	急性潰瘍性喉頭炎	急性化膿性中耳炎
	急性喉頭炎	急性喉頭気管炎	急性声帯炎
	急性声門下喉頭炎	急性特発性血小板減少性紫斑病	急性浮腫性喉頭炎
	胸腺腫合併重症筋無力症	胸腺摘出後重症筋無力症	ギラン・バレー症候群
	グラデニーゴ症候群	血小板減少性紫斑病	喉頭炎
	喉頭周囲炎	紅斑性天疱瘡	鼓室内水腫
	再発性中耳炎	若年型重症筋無力症	若年性皮膚筋炎
	重症筋無力症	出血性中耳炎	術後性中耳炎
	術後性慢性中耳炎	腫瘍随伴性天疱瘡	常染色体性劣性無ガンマグロブリン血症
	侵襲性インフルエンザ菌感染症	侵襲性肺炎球菌感染症	尋常性天疱瘡
	新生児インフルエンザ菌敗血症	新生児中耳炎	新生児肺炎球菌敗血症
	水疱性中耳炎	成人型原発性無ガンマグロブリン血症	穿孔性中耳炎
	先天性無ガンマグロブリン血症	増殖性天疱瘡	多発性筋炎性呼吸器障害
	多発ニューロパチー	単純性中耳炎	中耳炎
	中耳炎性顔面神経麻痺	陳旧性中耳炎	特発性血小板減少性紫斑病合併妊娠
	乳児一過性低ガンマグロブリン血症	肺炎球菌感染症	肺炎球菌性敗血症
	非家族性低ガンマグロブリン血症	皮膚筋炎性呼吸器障害	ブラジル天疱瘡
	ペニシリン耐性肺炎球菌感染症	疱疹状天疱瘡	慢性穿孔性中耳炎
	慢性中耳炎	慢性中耳炎急性増悪	慢性中耳炎後遺症
	慢性中耳炎術後再燃	慢性特発性血小板減少性紫斑病	薬剤誘発性天疱瘡
	落葉状天疱瘡	連鎖球菌性喉頭炎	連鎖球菌性喉頭気管炎
△	IgA欠損症	IgGサブクラス欠損症	IgM欠損症
	X連鎖高IgM症候群	アナフィラクトイド紫斑	アレルギー性血管炎
	異常血小板	遺伝性血小板減少症	うっ血性紫斑病
	円形血小板症	カサバッハ・メリット症候群	カッパ鎖欠乏症
	感染性角膜炎	巨大血小板症候群	巨大血小板性血小板減少症
	筋無力症	グレイ血小板症候群	血管拡張性環状紫斑症
	血小板機能異常症	血小板機能低下	血小板減少症
	血小板障害症	血小板放出機構異常症	血小板無力症
	原発性血小板減少症	高IgM症候群	後天性血小板機能低下
	骨髄低形成血小板減少症	細菌性結膜炎	シェーンライン・ヘノッホ紫斑病

シェーンライン・ヘノッホ紫斑病性関節炎	自己赤血球感作症候群	紫斑病
紫斑病腎炎	周期性血小板減少症	出血傾向
症候性紫斑病	線状IgA病	全身性紫斑病
先天性血小板機能低下	続発性血小板減少症	続発性血小板減少性紫斑病
続発性紫斑病	体液性免疫不全症	多発性神経筋炎
単純性紫斑病	デビス紫斑	皮膚結節性多発動脈炎
不全型川崎病	ヘパリン起因性血小板減少症	ベルナール・スーリエ症候群
慢性感染性貧血	慢性細菌性前立腺炎	ミラーフィッシャー症候群
免疫グロブリンH鎖欠損症	毛細管脆弱症	毛細血管脆弱症
薬剤性血小板減少性紫斑病	連鎖球菌性膿瘍疹	老人性紫斑
老年性出血		

効能効果に関連する使用上の注意

(1)重症感染症における抗生物質との併用に用いる場合は，適切な抗菌化学療法によっても十分な効果の得られない重症感染症を対象とすること。

(2)川崎病に用いる場合は，発病後7日以内に投与を開始することが望ましい。

(3)多発性筋炎・皮膚筋炎における筋力低下の治療に用いる場合は，原則として，下記に規定するいずれかのステロイド剤による治療を実施しても十分な効果の得られない患者を対象とすること。

[ステロイド剤が効果不十分の判断基準]

①本剤投与12週以上前からの治療歴で判断する場合：本剤投与の12週以上前に副腎皮質ステロイドをプレドニゾロン換算で50mg/日以上又は1mg/kg/日以上のステロイド大量療法にて1ヵ月以上治療した治療歴があり，その後も本剤投与開始時までステロイド治療を継続していたにもかかわらず，十分な改善が認められず，血中CK値が基準値上限を超えている患者。

②本剤投与前の12週未満の治療歴で判断する場合：本剤投与前6～12週の時点で副腎皮質ステロイドをプレドニゾロン換算で50mg/日以上又は1mg/kg/日以上のステロイド大量療法を実施していた治療歴があり，その後も本剤投与開始時までステロイド治療を継続していたにもかかわらず，十分な改善が認められず，血中CK値が基準値上限を超えており，4週間以上の間隔をおいて測定された直近の検査値の比較で，血中CK値の低下が認められていない患者。

(4)本剤は多発性筋炎・皮膚筋炎における皮膚症状の改善を目的として投与する薬剤ではない(本剤の皮膚症状に対する有効性は確立していない)。

(5)全身型重症筋無力症に用いる場合は，ステロイド剤又はステロイド剤以外の免疫抑制剤による適切な治療によっても十分効果が得られない患者のみを対象とすること。また，本剤による治療を行う前に，胸腺摘除術の実施を考慮すること。

(6)天疱瘡に用いる場合は，副腎皮質ホルモン剤による適切な治療によっても十分な効果が得られない患者のみを対象とすること。同種同効製剤(乾燥ポリエチレングリコール処理人免疫グロブリン)の臨床試験では，副腎皮質ホルモン剤20mg/日(プレドニゾロン換算)以上を3～7日間使用したにもかかわらず，臨床症状の改善が認められなかった患者に対し，当該製剤の有効性及び安全性が検討されている。

(7)腫瘍随伴性天疱瘡，疱疹状天疱瘡，薬剤誘発性天疱瘡に対する有効性及び安全性は確立していない。

(8)血清IgG2値の低下を伴う，肺炎球菌又はインフルエンザ菌を起炎菌とする急性中耳炎，急性気管支炎又は肺炎の発症抑制に用いる場合は，投与開始時に以下のすべての条件を満たす患者にのみ投与すること。

①過去6ヵ月間に急性中耳炎として4回以上，又は，急性気管支炎若しくは肺炎として2回以上の発症を認めること。

②起炎菌として肺炎球菌又はインフルエンザ菌が同定されていること。

③血清IgG2値80mg/dL未満が継続していること。

用法用量

献血ヴェノグロブリンIH5%静注0.5g/10mL

本剤は効能効果に応じて以下のとおり投与する。なお，直接静注する場合は，きわめて緩徐に行うこと。

(1)低並びに無ガンマグロブリン血症：通常，1回人免疫グロブリンGとして200～600mg(4～12mL)/kg体重を3～4週間隔で点滴静注又は直接静注する。患者の状態によって適宜増減する。

(2)重症感染症における抗生物質との併用：通常，成人に対しては，1回人免疫グロブリンGとして2,500～5,000mg(50～100mL)を，小児に対しては，1回人免疫グロブリンGとして100～150mg(2～3mL)/kg体重を点滴静注又は直接静注する。症状によって適宜増量する。

(3)特発性血小板減少性紫斑病：通常1日に，人免疫グロブリンGとして200～400mg(4～8mL)/kg体重を点滴静注又は直接静注する。なお，5日間使用しても症状に改善が認められない場合は，以降の投与を中止すること。年齢及び症状に応じて適宜増減する。

(4)川崎病の急性期：通常，人免疫グロブリンGとして1日に400mg(8mL)/kg体重を5日間点滴静注又は直接静注，若しくは人免疫グロブリンGとして2,000mg(40mL)/kg体重を1回点滴静注する。なお，年齢及び症状に応じて適宜減量する。

(5)多発性筋炎・皮膚筋炎における筋力低下の改善(ステロイド剤が効果不十分な場合に限る)：通常，成人には1日に人免疫グロブリンGとして400mg(8mL)/kg体重を5日間点滴静注する。

(6)慢性炎症性脱髄性多発根神経炎(多巣性運動ニューロパチーを含む)の筋力低下の改善：通常，1日に人免疫グロブリンGとして400mg(8mL)/kg体重を5日間連日点滴静注又は直接静注する。なお，年齢及び症状に応じて適宜減量する。

(7)全身型重症筋無力症(ステロイド剤又はステロイド剤以外の免疫抑制剤が十分に奏効しない場合に限る)：通常，成人には1日に人免疫グロブリンGとして400mg(8mL)/kg体重を5日間点滴静注する。

(8)天疱瘡(ステロイド剤の効果不十分な場合)：通常，1日に人免疫グロブリンGとして400mg(8mL)/kg体重を5日間連日点滴静注する。なお，年齢及び症状に応じて適宜減量する。

(9)血清IgG2値の低下を伴う，肺炎球菌又はインフルエンザ菌を起炎菌とする急性中耳炎，急性気管支炎又は肺炎の発症抑制(ワクチン接種による予防及び他の適切な治療を行っても十分な効果が得られず，発症を繰り返す場合に限る)：人免疫グロブリンGとして初回は300mg(6mL)/kg体重，2回目以降は200mg(4mL)/kg体重を投与する。投与間隔は，通常，4週間とする。

用法用量に関連する使用上の注意

(1)急速に注射すると血圧降下を起こす可能性がある(低・無ガンマグロブリン血症の患者には注意すること)。

(2)投与速度

ショック等の副作用は初日の投与開始1時間以内，また投与速度を上げた際に起こる可能性があるので，これらの時間帯については特に注意すること。

①初日の投与開始から1時間は0.01mL/kg/分で投与し，副作用等の異常所見が認められなければ，徐々に速度を上げてもよい。ただし，0.03mL/kg/分を超えないこと。2日目以降は，前日に耐容した速度で投与する。

②川崎病の患者に対し，2,000mg(40mL)/kgを1回で投与する場合は，基本的には(1)の投与速度を遵守することとするが，急激な循環血液量の増大に注意し，20時間以上かけて点滴静注すること。

(3)低並びに無ガンマグロブリン血症の用法用量は，血清IgGトラフ値を参考に，基礎疾患や感染症などの臨床症状に応じて，投与量，投与間隔を調節する必要があることを考慮すること。

(4)多発性筋炎・皮膚筋炎における筋力低下の治療及び全身型重症筋無力症の治療において，少なくとも本剤投与後4週間は本剤の再投与を行わないこと(4週間以内に再投与した場合の有効性及び安全性は検討されていない)。

(5)慢性炎症性脱髄性多発根神経炎(多巣性運動ニューロパチーを含む)における筋力低下の改善は，本剤投与終了1ヵ月後に認められることがあるので，投与後の経過を十分に観察し，本剤投与終了後1ヵ月間においては本剤の追加投与は行わないこと。

(6)天疱瘡における症状の改善は，本剤投与終了4週後に認められることがあるので，投与後の経過を十分に観察し，本剤投与終了後4週間においては本剤の追加投与は行わないこと。

(7)血清IgG2値の低下を伴う，肺炎球菌又はインフルエンザ菌を起炎菌とする急性中耳炎，急性気管支炎又は肺炎の発症抑制に用いる場合は，本剤の投与は6回を目安とすること。なお，投与を再開する場合には，対象患者の条件への適合を再度確認し，本剤投与の要否を判断すること。

禁忌

(1)本剤の成分に対しショックの既往歴のある患者

(2)遺伝性果糖不耐症の患者

原則禁忌　本剤の成分に対し過敏症の既往歴のある患者

献血ヴェノグロブリンIH5%静注10g/200mL

規格：10g200mL1瓶［90276円/瓶］

ポリエチレングリコール処理人免疫グロブリン　日本血液　634

【効能効果】

10,000mg製剤(200mL)

(1)低並びに無ガンマグロブリン血症

(2)重症感染症における抗生物質との併用

(3)特発性血小板減少性紫斑病(他剤が無効で，著明な出血傾向があり，外科的処置又は出産等一時的止血管理を必要とする場合)

(4)川崎病の急性期(重症であり，冠動脈障害の発生の危険がある場合)

(5)多発性筋炎・皮膚筋炎における筋力低下の改善(ステロイド剤が効果不十分な場合に限る)

(6)慢性炎症性脱髄性多発根神経炎(多巣性運動ニューロパチーを含む)の筋力低下の改善

(7)全身型重症筋無力症(ステロイド剤又はステロイド剤以外の免疫抑制剤が十分に奏効しない場合に限る)

(8)天疱瘡(ステロイド剤の効果不十分な場合)

【対応標準病名】

◎	川崎病	急性熱性皮膚リンパ節症候群	筋力低下
	重症感染症	全身型重症筋無力症	多巣性運動ニューロパチー
	多発性筋炎	低ガンマグロブリン血症	天疱瘡
	特発性血小板減少性紫斑病	皮膚筋炎	慢性炎症性脱髄性多発神経炎
	無ガンマグロブリン血症		
○	X連鎖無ガンマグロブリン血症	遺伝性低ガンマグロブリン血症	エバンス症候群
	川崎病性冠動脈瘤	川崎病による虚血性心疾患	急性特発性血小板減少性紫斑病
	胸腺腫合併重症筋無力症	胸腺摘出後重症筋無力症	ギラン・バレー症候群
	血小板減少性紫斑病	紅斑性天疱瘡	若年型重症筋無力症
	若年性皮膚筋炎	重症筋無力症	腫瘍随伴性天疱瘡
	常染色体性劣性無ガンマグロブリン血症	尋常性天疱瘡	成人型原発性無ガンマグロブリン血症
	先天性無ガンマグロブリン血症	増殖性天疱瘡	多発性筋炎性呼吸器障害
	多発ニューロパチー	特発性血小板減少性紫斑病合併妊娠	乳児一過性低ガンマグロブリン血症
	非家族性低ガンマグロブリン血症	皮膚筋炎性呼吸器障害	ブラジル天疱瘡
	疱疹状天疱瘡	慢性特発性血小板減少性紫斑病	薬剤誘発性天疱瘡
	落葉状天疱瘡		
△	IgA欠損症	IgGサブクラス欠損症	IgM欠損症
	X連鎖高IgM症候群	アナフィラクトイド紫斑	アレルギー性血管炎
	異常血小板	遺伝性血小板減少症	うっ血性紫斑病
	円形血小板症	カサバッハ・メリット症候群	カッパ鎖欠乏症
	感染性角膜炎	巨大血小板症候群	巨大血小板性血小板減少症
	筋無力症	グレイ血小板症候群	血管拡張性環状紫斑症
	血小板機能異常症	血小板機能低下	血小板減少症
	血小板障害症	血小板放出機構異常症	血小板無力症
	原発性血小板減少症	高IgM症候群	後天性血小板機能低下
	骨髄低形成血小板減少症	細菌性結膜炎	シェーンライン・ヘノッホ紫斑病
	シェーンライン・ヘノッホ紫斑病性関節炎	自己赤血球感作症候群	紫斑病
	紫斑病腎炎	周期性血小板減少症	出血傾向
	症候性紫斑病	線状IgA病	全身性紫斑病
	先天性血小板機能低下	続発性血小板減少症	続発性血小板減少性紫斑病
	続発性紫斑病	体液性免疫不全症	多発性神経筋炎
	単純性紫斑病	デビス紫斑	皮膚結節性多発動脈炎
	不全型川崎病	ヘパリン起因性血小板減少症	ベルナール・スーリエ症候群
	慢性感染性貧血	慢性細菌性前立腺炎	ミラーフィッシャー症候群
	免疫グロブリンH鎖欠損症	毛細管脆弱症	毛細血管脆弱症
	薬剤性血小板減少性紫斑病	連鎖球菌性膿痂疹	老人性紫斑
	老年性出血		

効能効果に関連する使用上の注意

(1)重症感染症における抗生物質との併用に用いる場合は，適切な抗菌化学療法によっても十分な効果の得られない重症感染症を対象とすること。

(2)川崎病に用いる場合は，発病後7日以内に投与を開始することが望ましい。

(3)多発性筋炎・皮膚筋炎における筋力低下の治療に用いる場合は，原則として，下記に規定するいずれかのステロイド剤による治療を実施しても十分な効果の得られない患者を対象とすること。

［ステロイド剤が効果不十分の判断基準］

①本剤投与12週以上前からの治療歴で判断する場合：本剤投与の12週以上前に副腎皮質ステロイドをプレドニゾロン換算で50mg/日以上又は1mg/kg/日以上のステロイド大量療法にて1ヵ月以上治療した治療歴があり，その後も本剤投与開始時までステロイド治療を継続していたにもかかわらず，十分な改善が認められず，血中CK値が基準値上限を超えている患者。

②本剤投与前の12週未満の治療歴で判断する場合：本剤投与前6～12週の時点で副腎皮質ステロイドをプレドニゾロン換算で50mg/日以上又は1mg/kg/日以上のステロイド大量療法を実施していた治療歴があり，その後も本剤投与開始時までステロイド治療を継続していたにもかかわらず，十分な改善が認められず，血中CK値が基準値上限を超えており，4週間以上の間隔をおいて測定された直近の検査値の比較で，血中CK値の低下が認められていない患者。

(4)本剤は多発性筋炎・皮膚筋炎における皮膚症状の改善を目的として投与する薬剤ではない(本剤の皮膚症状に対する有効性は確立していない)。

(5)全身型重症筋無力症に用いる場合は，ステロイド剤又はステロイド剤以外の免疫抑制剤による適切な治療によっても十分効果が得られない患者のみを対象とすること。また，本剤による治療を行う前に，胸腺摘除術の実施を考慮すること。
(6)天疱瘡に用いる場合は，副腎皮質ホルモン剤による適切な治療によっても十分な効果が得られない患者のみを対象とすること。同種同効製剤(乾燥ポリエチレングリコール処理人免疫グロブリン)の臨床試験では，副腎皮質ホルモン剤 20mg/日(プレドニゾロン換算)以上を 3〜7 日間使用したにもかかわらず，臨床症状の改善が認められなかった患者に対し，当該製剤の有効性及び安全性が検討されている。
(7)腫瘍随伴性天疱瘡，疱疹状天疱瘡，薬剤誘発性天疱瘡に対する有効性及び安全性は確立していない。

用法用量

本剤は効能効果に応じて以下のとおり投与する。なお，直接静注する場合は，きわめて緩徐に行うこと。

(1)低並びに無ガンマグロブリン血症：通常，1 回人免疫グロブリン G として 200〜600mg(4〜12mL)/kg 体重を 3〜4 週間隔で点滴静注又は直接静注する。患者の状態によって適宜増減する。
(2)重症感染症における抗生物質との併用：通常，成人に対しては，1 回人免疫グロブリン G として 2,500〜5,000mg(50〜100mL)を，小児に対しては，1 回人免疫グロブリン G として 100〜150mg(2〜3mL)/kg 体重を点滴静注又は直接静注する。症状によって適宜増量する。
(3)特発性血小板減少性紫斑病：通常 1 日に，人免疫グロブリン G として 200〜400mg(4〜8mL)/kg 体重を点滴静注又は直接静注する。なお，5 日間使用しても症状に改善が認められない場合は，以降の投与を中止すること。年齢及び症状に応じて適宜増減する。
(4)川崎病の急性期：通常，人免疫グロブリン G として 1 日に 400mg(8mL)/kg 体重を 5 日間点滴静注又は直接静注，若しくは人免疫グロブリン G として 2,000mg(40mL)/kg 体重を 1 回点滴静注する。なお，年齢及び症状に応じて適宜減量する。
(5)多発性筋炎・皮膚筋炎における筋力低下の改善(ステロイド剤が効果不十分な場合に限る)：通常，成人には 1 日に人免疫グロブリン G として 400mg(8mL)/kg 体重を 5 日間点滴静注する。
(6)慢性炎症性脱髄性多発根神経炎(多巣性運動ニューロパチーを含む)の筋力低下の改善：通常，1 日に人免疫グロブリン G として 400mg(8mL)/kg 体重を 5 日間連日点滴静注又は直接静注する。なお，年齢及び症状に応じて適宜減量する。
(7)全身型重症筋無力症(ステロイド剤又はステロイド剤以外の免疫抑制剤が十分に奏効しない場合に限る)：通常，成人には 1 日に人免疫グロブリン G として 400mg(8mL)/kg 体重を 5 日間点滴静注する。
(8)天疱瘡(ステロイド剤の効果不十分な場合)：通常，1 日に人免疫グロブリン G として 400mg(8mL)/kg 体重を 5 日間連日点滴静注する。なお，年齢及び症状に応じて適宜減量する。

用法用量に関連する使用上の注意

(1)急速に注射すると血圧降下を起こす可能性がある(低・無ガンマグロブリン血症の患者には注意すること)。
(2)投与速度
ショック等の副作用は初日の投与開始 1 時間以内，また投与速度を上げた際に起こる可能性があるので，これらの時間帯については特に注意すること。
①初日の投与開始から 1 時間は 0.01mL/kg/分で投与し，副作用等の異常所見が認められなければ，徐々に速度を上げてもよい。ただし，0.03mL/kg/分を超えないこと。2 日目以降は，前日に耐容した速度で投与する。
②川崎病の患者に対し，2,000mg(40mL)/kg を 1 回で投与する場合は，基本的には(1)の投与速度を遵守することとするが，急激な循環血液量の増大に注意し，20 時間以上かけて点滴静注すること。
(3)低並びに無ガンマグロブリン血症の用法用量は，血清 IgG トラフ値を参考に，基礎疾患や感染症などの臨床症状に応じて，投与量，投与間隔を調節する必要があることを考慮すること。
(4)多発性筋炎・皮膚筋炎における筋力低下の治療及び全身型重症筋無力症の治療において，少なくとも本剤投与後 4 週間は本剤の再投与を行わないこと。
(5)慢性炎症性脱髄性多発根神経炎(多巣性運動ニューロパチーを含む)における筋力低下の改善は，本剤投与終了 1ヵ月後に認められることがあるので，投与後の経過を十分に観察し，本剤投与終了後 1ヵ月間においては本剤の追加投与は行わないこと。
(6)天疱瘡における症状の改善は，本剤投与終了 4 週後に認められることがあるので，投与後の経過を十分に観察し，本剤投与終了後 4 週間においては本剤の追加投与は行わないこと。

禁忌

(1)本剤の成分に対しショックの既往歴のある患者
(2)遺伝性果糖不耐症の患者

原則禁忌　本剤の成分に対し過敏症の既往歴のある患者

献血グロブリン注射用2500mg「化血研」

規格：2.5g50mL1瓶(溶解液付)[16594円/瓶]

乾燥ペプシン処理人免疫グロブリン　化血研　634

【効 能 効 果】

(1)無又は低ガンマグロブリン血症
(2)重症感染症における抗生物質との併用

【対応標準病名】

◎	重症感染症	低ガンマグロブリン血症	無ガンマグロブリン血症
○	X 連鎖無ガンマグロブリン血症	遺伝性低ガンマグロブリン血症	常染色体劣性無ガンマグロブリン血症
	成人型原発性無ガンマグロブリン血症	先天性無ガンマグロブリン血症	非家族性低ガンマグロブリン血症
△	IgA 欠損症	IgG サブクラス欠損症	IgM 欠損症
	X 連鎖高 IgM 症候群	カッパ鎖欠乏症	感染性角膜炎
	高 IgM 症候群	細菌性結膜炎	線状 IgA 病
	体液性免疫不全症	乳児一過性低ガンマグロブリン血症	慢性感染性貧血
	慢性細菌性前立腺炎	免疫グロブリン H 鎖欠損症	

効能効果に関連する使用上の注意　重症感染症において抗生物質との併用に用いる場合は，適切な抗菌化学療法によっても十分な効果の得られない重症感染症を対象とすること。

用法用量

本剤は，添付の日局注射用水で溶解して点滴静注するか，又は，徐々に直接静注する。
成人に対しては通常 1 回 2,500mg(50mL)を，小児に対しては通常 1 回体重 1kg あたり 50〜150mg(1〜3mL)を使用する。
本剤は，また胸腔内・髄腔内・脳室内に投与することができるが，この場合通常 150mg(3mL)を用いる。

禁忌　本剤の成分に対しショックの既往歴のある患者

原則禁忌　本剤の成分に対し過敏症の既往歴のある患者

献血グロベニン－I静注用500mg

規格：500mg10mL1瓶(溶解液付)[5244円/瓶]

献血グロベニン－I静注用2500mg

規格：2.5g50mL1瓶(溶解液付)[22837円/瓶]

献血グロベニン－I静注用5000mg

規格：5g100mL1瓶(溶解液付)[45025円/瓶]

乾燥ポリエチレングリコール処理人免疫グロブリン　日本製薬　634

【効 能 効 果】

(1)無又は低ガンマグロブリン血症
(2)重症感染症における抗生物質との併用
(3)特発性血小板減少性紫斑病(他剤が無効で，著明な出血傾向があり，外科的処置又は出産等一時的止血管理を必要とする場合)
(4)川崎病の急性期(重症であり，冠動脈障害の発生の危険がある

場合）
(5)慢性炎症性脱髄性多発根神経炎（多巣性運動ニューロパチーを含む）の筋力低下の改善
(6)天疱瘡（ステロイド剤の効果不十分な場合）
(7)スティーブンス・ジョンソン症候群及び中毒性表皮壊死症（ステロイド剤の効果不十分な場合）

【対応標準病名】

◎	川崎病	急性熱性皮膚リンパ節症候群	筋力低下
	重症感染症	スティーブンス・ジョンソン症候群	多巣性運動ニューロパチー
	中毒性表皮壊死症	低ガンマグロブリン血症	天疱瘡
	特発性血小板減少性紫斑病	慢性炎症性脱髄性多発神経炎	無ガンマグロブリン血症
	ライエル症候群		
○	X連鎖無ガンマグロブリン血症	遺伝性低ガンマグロブリン血症	エバンス症候群
	下肢脱力感	下腿脱力	川崎病性冠動脈瘤
	川崎病による虚血性心疾患	急性特発性血小板減少性紫斑病	ギラン・バレー症候群
	筋脱力	血小板減少性紫斑病	紅斑性天疱瘡
	四肢筋力低下	四肢脱力	四肢脱力感
	重症多形滲出性紅斑・急性期	腫瘍随伴性天疱瘡	上肢筋力低下
	上肢脱力	常染色体性劣性無ガンマグロブリン血症	尋常性天疱瘡
	水疱性多形紅斑	成人型原発性無ガンマグロブリン血症	先天性無ガンマグロブリン血症
	増殖性天疱瘡	多形紅斑	多形紅斑性関節障害
	多形滲出性紅斑	脱力感	多発ニューロパチー
	特発性血小板減少性紫斑病合併妊娠	乳児一過性低ガンマグロブリン血症	非家族性低ガンマグロブリン血症
	ブラジル天疱瘡	疱疹状天疱瘡	慢性特発性血小板減少性紫斑病
	ミラーフィッシャー症候群	薬剤誘発性天疱瘡	ライエル症候群型薬疹
	落葉状天疱瘡	連鎖球菌性膿瘍疹	
△	IgA欠損症	IgGサブクラス欠損症	IgM欠損症
	X連鎖高IgM症候群	アナフィラクトイド紫斑	アレルギー性血管炎
	異常血小板	遺伝性血小板減少症	うっ血性紫斑病
	円形血小板症	カサバッハ・メリット症候群	カッパ鎖欠乏症
	感染性角膜炎	巨大血小板症候群	巨大血小板性血小板減少症
	グレイ血小板症候群	血管拡張性環状紫斑症	血小板機能異常症
	血小板機能低下	血小板減少症	血小板障害症
	血小板放出機構異常症	血小板無力症	原発性血小板減少症
	高IgM症候群	後天性血小板機能低下	骨髄低形成血小板減少症
	細菌性結膜炎	シェーンライン・ヘノッホ紫斑病	シェーンライン・ヘノッホ紫斑病性関節炎
	自己赤血球感作症候群	四肢運動障害	紫斑病
	紫斑病腎炎	周期性血小板減少症	出血傾向
	症候性紫斑病	線状IgA病	全身性紫斑病
	先天性血小板機能低下	続発性血小板減少症	続発性血小板減少性紫斑病
	続発性紫斑病	体液性免疫不全症	単純性紫斑病
	デビス紫斑	特殊運動障害	脳機能低下
	皮膚結節性多発動脈炎	不全型川崎病	ヘパリン起因性血小板減少症
	ベルナール・スーリエ症候群	慢性感染性貧血	慢性細菌性前立腺炎
	免疫グロブリンＨ鎖欠損症	毛細管脆弱症	毛細血管脆弱症
	薬剤性血小板減少性紫斑病	老人性紫斑	老年性出血

効能効果に関連する使用上の注意

(1)重症感染症において抗生物質との併用に用いる場合は，適切な抗菌化学療法によっても十分な効果の得られない重症感染症を対象とすること。
(2)川崎病に用いる場合は，発病後７日以内に投与を開始することが望ましい。
(3)天疱瘡に用いる場合は，副腎皮質ホルモン剤による適切な治療によっても十分な効果が得られない患者のみを対象とすること。臨床試験では，副腎皮質ホルモン剤20mg/日（プレドニゾロン換算）以上を3～7日間使用したにもかかわらず，臨床症状の改善が認められなかった患者に対し，本剤の有効性及び安全性が検討されている。
(4)腫瘍随伴性天疱瘡，疱疹状天疱瘡，薬剤誘発性天疱瘡に対する有効性及び安全性は確立していない。
(5)スティーブンス・ジョンソン症候群及び中毒性表皮壊死症に用いる場合は，副腎皮質ホルモン剤による適切な治療によっても十分な効果が得られない患者のみを対象とすること。臨床試験では，副腎皮質ホルモン剤20mg/日（プレドニゾロン換算）以上を２日間以上使用したにもかかわらず，効果不十分で更なる追加治療が必要な患者に対し，本剤の有効性及び安全性が検討されている。

用法用量

本剤は，添付の日本薬局方注射用水で溶解し，効能効果に応じて以下のとおり投与する。なお，直接静注する場合は，極めて緩徐に行う。
(1)無又は低ガンマグロブリン血症：通常，１回人免疫グロブリンＧとして200～600mg（4～12mL）/kg体重を3～4週間隔で点滴静注又は直接静注する。なお，患者の状態により適宜増減する。
(2)重症感染症における抗生物質との併用：通常，成人に対しては，１回人免疫グロブリンＧとして2,500～5,000mg（50～100mL）を，小児に対しては，１回人免疫グロブリンＧとして100～150mg（2～3mL）/kg体重を点滴静注又は直接静注する。なお，症状により適宜増減する。
(3)特発性血小板減少性紫斑病：通常，１日に人免疫グロブリンＧとして200～400mg（4～8mL）/kg体重を点滴静注又は直接静注する。なお，５日間使用しても症状に改善が認められない場合は，以降の投与を中止すること。年齢及び症状に応じて適宜増減する。
(4)川崎病の急性期：通常，１日に人免疫グロブリンＧとして200mg（4mL）/kg体重を５日間点滴静注又は直接静注，若しくは2,000mg（40mL）/kg体重を１回点滴静注する。なお，年齢及び症状に応じて５日間投与の場合は適宜増減，１回投与の場合は適宜減量する。
(5)慢性炎症性脱髄性多発根神経炎（多巣性運動ニューロパチーを含む）の筋力低下の改善：通常，１日に人免疫グロブリンＧとして400mg（8mL）/kg体重を５日間連日点滴静注又は直接静注する。なお，年齢及び症状に応じて適宜減量する。
(6)天疱瘡：通常，１日に人免疫グロブリンＧとして400mg（8mL）/kg体重を５日間連日点滴静注する。なお，年齢及び症状に応じて適宜減量する。
(7)スティーブンス・ジョンソン症候群及び中毒性表皮壊死症：通常，１日に人免疫グロブリンＧとして400mg（8mL）/kg体重を５日間連日点滴静注する。

用法用量に関連する使用上の注意

(1)急速に注射すると血圧降下を起こす可能性がある。（無又は低ガンマグロブリン血症の患者には注意すること）
(2)投与速度
ショック等の副作用は初日の投与開始１時間以内，また投与速度を上げた際に起こる可能性があるので，これらの時間帯については特に注意すること。
①初日の投与開始から１時間は0.01mL/kg/分で投与し，副作用等の異常所見が認められなければ，徐々に投与速度を上げてもよい。ただし，0.03mL/kg/分を超えないこと。２日目以降は，前日に耐容した速度で投与する。
②川崎病の患者に対し2,000mg（40mL）/kgを１回で投与する場合は，基本的には(1)の投与速度を遵守することとするが，急激な循環血液量の増大に注意し，20時間以上かけて点滴静注すること。

ケ

(3)慢性炎症性脱髄性多発根神経炎(多巣性運動ニューロパチーを含む)における筋力低下の改善は，本剤投与終了1カ月後に認められることがあるので，投与後の経過を十分に観察し，本剤投与終了後1カ月間においては本剤の追加投与は行わないこと。
(4)天疱瘡における症状の改善は，本剤投与終了4週後に認められることがあるので，投与後の経過を十分に観察し，本剤投与終了後4週間においては本剤の追加投与は行わないこと。
(5)無又は低ガンマグロブリン血症の用法用量は，血清IgGトラフ値を参考に，基礎疾患や感染症などの臨床症状に応じて，投与量，投与間隔を調節する必要があることを考慮すること。

禁忌　本剤の成分に対しショックの既往歴のある患者

原則禁忌　本剤の成分に対し過敏症の既往歴のある患者

献血ベニロン－I静注用500mg
規格：500mg10mL1瓶(溶解液付)[5192円/瓶]
献血ベニロン－I静注用1000mg
規格：1g20mL1瓶(溶解液付)[11028円/瓶]
献血ベニロン－I静注用2500mg
規格：2.5g50mL1瓶(溶解液付)[24022円/瓶]
献血ベニロン－I静注用5000mg
規格：5g100mL1瓶(溶解液付)[46413円/瓶]
乾燥スルホ化人免疫グロブリン　化血研　634

【効能効果】

(1)低又は無ガンマグロブリン血症
(2)重症感染症における抗生物質との併用
(3)特発性血小板減少性紫斑病(他剤が無効で著明な出血傾向があり，外科的処置又は出産等一時的止血管理を必要とする場合)
(4)川崎病の急性期(重症であり，冠動脈障害の発生の危険がある場合)
(5)ギラン・バレー症候群(急性増悪期で歩行困難な重症例)
(6)次の疾患における神経障害の改善(ステロイド剤が効果不十分な場合に限る)
チャーグ・ストラウス症候群
アレルギー性肉芽腫性血管炎

【対応標準病名】

◎	アレルギー性肉芽腫性血管炎	川崎病	急性熱性皮膚リンパ節症候群
	ギラン・バレー症候群	重症感染症	低ガンマグロブリン血症
	特発性血小板減少性紫斑病	無ガンマグロブリン血症	
○	X連鎖無ガンマグロブリン血症	遺伝性低ガンマグロブリン血症	エバンス症候群
	川崎病性冠動脈瘤	川崎病による虚血性心疾患	急性特発性血小板減少性紫斑病
	血小板減少性紫斑病	常染色体性劣性無ガンマグロブリン血症	成人型原発性無ガンマグロブリン血症
	先天性無ガンマグロブリン血症	特発性血小板減少性紫斑病合併妊娠	非家族性低ガンマグロブリン血症
	慢性特発性血小板減少性紫斑病	ミラーフィッシャー症候群	
△	IgA欠損症	IgGサブクラス欠損症	IgM欠損症
	X連鎖高IgM症候群	アナフィラクトイド紫斑	アレルギー性血管炎
	異常血小板	遺伝性血小板減少症	うっ血性紫斑病
	円形血小板症	カサバッハ・メリット症候群	カッパ鎖欠乏症
	感染性角膜炎	巨大血小板症候群	巨大血小板性血小板減少症
	グレイ血小板症候群	血管拡張性環状紫斑症	血小板機能異常症
	血小板機能低下	血小板減少症	血小板障害症
	血小板放出機構異常症	血小板無力症	原発性血小板減少症
	高IgM症候群	後天性血小板機能低下	骨髄低形成血小板減少症
	細菌性結膜炎	シェーンライン・ヘノッホ紫斑病	シェーンライン・ヘノッホ紫斑病性関節炎
	自己赤血球感作症候群	紫斑病	紫斑病腎炎
	若年性多発性動脈炎	周期性血小板減少症	出血傾向
	症候性紫斑病	線状IgA病	全身性紫斑病
	先天性血小板機能低下	続発性血小板減少症	続発性血小板減少性紫斑病
	続発性紫斑病	体液性免疫不全症	多巣性運動ニューロパチー
	多発性血管炎重複症候群	単純性紫斑病	デビス紫斑
	乳児一過性低ガンマグロブリン血症	皮膚結節性多発動脈炎	不全型川崎病
	ヘパリン起因性血小板減少症	ベルナール・スーリエ症候群	慢性炎症性脱髄性多発神経炎
	慢性感染性貧血	慢性細菌性前立腺炎	免疫グロブリンH鎖欠損症
	毛細血管脆弱症	毛細血管脆弱症	薬剤性血小板減少性紫斑病
	老人性紫斑	老年性出血	

効能効果に関連する使用上の注意
(1)重症感染症において抗生物質との併用に用いる場合は，適切な抗菌化学療法によっても十分な効果の得られない重症感染症を対象とすること。
(2)川崎病に用いる場合は，発病後7日以内に投与を開始することが望ましい。
(3)チャーグ・ストラウス症候群又はアレルギー性肉芽腫性血管炎の神経障害の治療に用いる場合は，ステロイド剤による適切な治療(原則として，副腎皮質ステロイドをプレドニゾロン換算で40mg/日を4週間以上投与)によっても十分な効果の得られない患者を対象とすること。

用法用量
本剤は，添付の日局注射用水に溶解して，以下のとおり効能効果に応じて投与する。直接静注する場合は，極めて緩徐に行う。
(1)低又は無ガンマグロブリン血症：通常，1回にスルホ化人免疫グロブリンG200～600mg(4～12mL)/kg体重を3～4週間隔で点滴静注又は直接静注する。なお，患者の状態に応じて適宜増減する。
(2)重症感染症における抗生物質との併用：通常，成人に対しては，1回にスルホ化人免疫グロブリンG2,500～5,000mg(50～100mL)を，小児に対しては，1回にスルホ化人免疫グロブリンG50～150mg(1～3mL)/kg体重を点滴静注又は直接静注する。なお，年齢及び症状に応じて適宜増減する。
(3)特発性血小板減少性紫斑病：通常，1日にスルホ化人免疫グロブリンG200～400mg(4～8mL)/kg体重を点滴静注又は直接静注する。なお，5日間投与しても症状の改善が認められない場合は以降の投与を中止すること。年齢及び症状に応じて適宜増減する。
(4)川崎病：通常，1日にスルホ化人免疫グロブリンG200mg(4mL)/kg体重を5日間点滴静注又は直接静注，若しくは2,000mg(40mL)/kg体重を1回点滴静注する。なお，年齢及び症状に応じて5日間投与の場合は適宜増減，1回投与の場合は適宜減量する。
(5)ギラン・バレー症候群：通常，1日にスルホ化人免疫グロブリンG400mg(8mL)/kg体重を5日間点滴静注又は直接静注する。
(6)チャーグ・ストラウス症候群又はアレルギー性肉芽腫性血管炎における神経障害の改善：通常，1日にスルホ化人免疫グロブリンG400mg(8mL)/kg体重を5日間点滴静注する。

用法用量に関連する使用上の注意
(1)急速に注射すると血圧降下を起こす可能性がある。(特に低又は無ガンマグロブリン血症の患者には注意すること。)
(2)投与速度
①初日の投与開始から30分間は0.01～0.02mL/kg/分で投与し，副作用等の異常所見が認められなければ，0.03～0.06mL/kg/分まで徐々に投与速度を上げてもよい。2日目以降は，前日に耐容した速度で投与することができる。
②川崎病に対し2,000mg(40mL)/kgを1回投与する場合には，基本的には(1)の投与速度を遵守することとするが，目安

としては12時間以上かけて点滴静注すること。

(3)低又は無ガンマグロブリン血症の用法用量は，血清IgGトラフ値を参考に，基礎疾患や感染症などの臨床症状に応じて，投与量，投与間隔を調節する必要があることを考慮すること。

(4)チャーグ・ストラウス症候群又はアレルギー性肉芽腫性血管炎の神経障害の治療において，本剤投与後4週間は再投与を行わないこと(4週間以内に再投与した場合の有効性及び安全性は検討されていない)。

禁忌　本剤の成分に対しショックの既往歴のある患者

原則禁忌　本剤の成分に対し過敏症の既往歴のある患者

ゲンタシン注10　規格：10mg1管[123円/管]
ゲンタシン注40　規格：40mg1管[308円/管]
ゲンタシン注60　規格：60mg1管[321円/管]

ゲンタマイシン硫酸塩　MSD　613

【効能効果】

〈適応菌種〉ゲンタマイシンに感性のブドウ球菌属，大腸菌，クレブシエラ属，エンテロバクター属，セラチア属，プロテウス属，モルガネラ・モルガニー，プロビデンシア属，緑膿菌

〈適応症〉敗血症，外傷・熱傷及び手術創等の二次感染，肺炎，膀胱炎，腎盂腎炎，腹膜炎，中耳炎

【対応標準病名】

◎	外傷	挫創	術後創部感染
	腎盂腎炎	創傷	創傷感染症
	中耳炎	熱傷	肺炎
	敗血症	腹膜炎	膀胱炎
	裂傷	裂創	
○ あ	MRSA膀胱炎	足開放創	足第1度熱傷
	足第2度熱傷	足第3度熱傷	足熱傷
	アルカリ腐蝕	胃腸管熱傷	犬咬創
	胃熱傷	陰茎開放創	陰茎第1度熱傷
	陰茎第2度熱傷	陰茎第3度熱傷	陰茎熱傷
	咽頭開放創	咽頭創傷	咽頭熱傷
	院内感染敗血症	陰のう開放創	陰のう第1度熱傷
	陰のう第2度熱傷	陰のう第3度熱傷	陰のう熱傷
	会陰第1度熱傷	会陰第2度熱傷	会陰第3度熱傷
	会陰熱傷	会陰部化膿創	腋窩第1度熱傷
	腋窩第2度熱傷	腋窩第3度熱傷	腋窩熱傷
	横隔膜下膿瘍	横隔膜下腹膜炎	横隔膜損傷
か	汚染擦過創	汚染創	外陰開放創
	外陰第1度熱傷	外陰第2度熱傷	外陰第3度熱傷
	外陰熱傷	外耳開放創	外耳道創傷
	外耳部外傷性異物	外耳部割創	外耳部貫通創
	外耳部咬創	外耳部挫創	外耳部刺創
	外耳部創傷	外傷性異物	外傷性眼球ろう
	外傷性虹彩離断	外傷性食道破裂	外傷性穿孔性中耳炎
	外傷性中耳炎	外傷性脳圧迫・頭蓋内に達する開放創合併あり	外傷性破裂
	外耳裂創	開放骨折	開放性外傷性脳圧迫
	開放性陥没骨折	開放性胸膜損傷	開放性脱臼骨折
	開放性脳挫創	開放性脳損傷髄膜炎	開放性脳底部挫傷
	開放性びまん性脳損傷	開放性粉砕骨折	開放創
	潰瘍性膀胱炎	下咽頭創傷	下咽頭熱傷
	化学外傷	下顎外傷性異物	下顎開放創
	下顎割創	下顎貫通創	下顎口唇挫創
	下顎咬創	下顎挫創	下顎刺創
	下顎創傷	下顎熱傷	下顎部第1度熱傷
	下顎部第2度熱傷	下顎部第3度熱傷	下顎裂創
	顎関節部開放創	顎関節部割創	顎関節部貫通創
	顎関節部咬創	顎関節部挫創	顎関節部刺創
	顎関節部創傷	顎関節部裂創	角結膜腐蝕

角膜アルカリ化学熱傷	角膜挫創	角膜酸化学熱傷
角膜酸性熱傷	角膜切傷	角膜切創
角膜創傷	角膜熱傷	角膜破裂
角膜裂傷	下肢第1度熱傷	下肢第2度熱傷
下肢第3度熱傷	下肢熱傷	下腿開放創
下腿足部熱傷	下腿熱傷	下腿部第1度熱傷
下腿部第2度熱傷	下腿部第3度熱傷	割創
化膿性中耳炎	化膿性腹膜炎	下半身第1度熱傷
下半身第2度熱傷	下半身第3度熱傷	下半身熱傷
下腹部第1度熱傷	下腹部第2度熱傷	下腹部第3度熱傷
眼化学熱傷	眼窩創傷	肝下膿瘍
眼球結膜裂傷	眼球損傷	眼球熱傷
眼球破裂	眼球裂傷	眼瞼外傷性異物
眼瞼開放創	眼瞼化学熱傷	眼瞼割創
眼瞼貫通創	眼瞼咬創	眼瞼挫創
眼瞼刺創	眼瞼創傷	眼瞼第1度熱傷
眼瞼第2度熱傷	眼瞼第3度熱傷	眼瞼熱傷
眼瞼裂創	肝周囲炎	眼周囲化学熱傷
眼周囲第1度熱傷	眼周囲第2度熱傷	眼周囲第3度熱傷
眼周囲部外傷性異物	眼周囲部開放創	眼周囲部割創
眼周囲部貫通創	眼周囲部咬創	眼周囲部挫創
眼周囲部刺創	眼周囲部創傷	眼周囲部裂創
貫通刺創	貫通銃創	貫通性挫滅創
貫通創	眼熱傷	眼部外傷性異物
眼部開放創	眼部割創	眼部貫通創
眼部咬創	眼部挫創	眼部刺創
眼部創傷	眼部裂創	顔面外傷性異物
顔面開放創	顔面割創	顔面貫通創
顔面咬創	顔面挫創	顔面刺創
顔面創傷	顔面搔創	顔面損傷
顔面第1度熱傷	顔面第2度熱傷	顔面第3度熱傷
顔面多発開放創	顔面多発割創	顔面多発貫通創
顔面多発咬創	顔面多発挫創	顔面多発刺創
顔面多発創傷	顔面多発裂創	顔面熱傷
顔面裂創	気管支肺炎	気管熱傷
気腫性腎盂腎炎	気道熱傷	急性化膿性中耳炎
急性限局性腹膜炎	急性骨盤腹膜炎	急性出血性膀胱炎
急性単純性膀胱炎	急性中耳炎	急性肺炎
急性汎発性腹膜炎	急性腹膜炎	急性膀胱炎
胸管損傷	胸腔熱傷	胸腺損傷
胸部外傷	頬部外傷性異物	頬部開放創
頬部割創	頬部貫通創	頬部咬創
頬部挫創	頬部刺創	胸部上腕熱傷
胸部食道損傷	頬部創傷	胸部損傷
胸部第1度熱傷	頬部第1度熱傷	胸部第2度熱傷
頬部第2度熱傷	胸部第3度熱傷	頬部第3度熱傷
胸部熱傷	頬部裂創	胸壁開放創
胸壁刺創	強膜切創	強膜創傷
胸膜損傷・胸腔に達する開放創合併あり	胸膜肺炎	強膜裂傷
胸膜裂創	棘刺創	魚咬創
躯幹薬傷	グラデニーゴ症候群	頚部開放創
頚部食道開放創	頚部第1度熱傷	頚部第2度熱傷
頚部第3度熱傷	頚部熱傷	結膜創傷
結膜熱傷	結膜のうアルカリ化学熱傷	結膜のう酸化学熱傷
結膜腐蝕	結膜裂傷	限局性腹膜炎
肩甲間部第1度熱傷	肩甲間部第2度熱傷	肩甲間部第3度熱傷
肩甲間部熱傷	肩甲部第1度熱傷	肩甲部第2度熱傷
肩甲部第3度熱傷	肩甲部熱傷	原発性腹膜炎
肩部第1度熱傷	肩部第2度熱傷	肩部第3度熱傷
高エネルギー外傷	口蓋切創	口蓋裂創
口角部挫創	口角部裂創	口腔開放創
口腔割創	口腔挫創	口腔刺創
口腔創傷	口腔第1度熱傷	口腔第2度熱傷

	口腔第 3 度熱傷	口腔熱傷	口腔粘膜咬創
	口腔裂創	口唇外傷性異物	口唇開放創
	口唇割創	口唇貫通創	口唇咬創
	口唇挫創	口唇刺創	口唇創傷
	口唇第 1 度熱傷	口唇第 2 度熱傷	口唇第 3 度熱傷
	口唇熱傷	口唇裂創	溝創
	咬創	喉頭外傷	喉頭損傷
	喉頭熱傷	後腹膜炎	後腹膜膿瘍
	肛門第 1 度熱傷	肛門第 2 度熱傷	肛門第 3 度熱傷
	肛門熱傷	鼓室内水腫	骨盤直腸窩膿瘍
さ	骨盤腹膜炎	細菌性ショック	細菌性腹膜炎
	細菌性膀胱炎	再発性中耳炎	酸腐蝕
	耳介外傷性異物	耳介開放創	耳介割創
	耳介貫通創	耳介咬創	耳介挫創
	耳介刺創	耳介創傷	耳介部第 1 度熱傷
	耳介部第 2 度熱傷	耳介部第 3 度熱傷	趾開放創
	耳介裂創	趾化膿創	指間切創
	子宮熱傷	刺咬症	示指 PIP 開放創
	示指化膿創	四肢挫傷	四肢第 1 度熱傷
	四肢第 2 度熱傷	四肢第 3 度熱傷	四肢熱傷
	耳前部挫創	刺創	趾第 1 度熱傷
	趾第 2 度熱傷	趾第 3 度熱傷	膝窩部銃創
	膝部開放創	膝部咬創	膝部第 1 度熱傷
	膝部第 2 度熱傷	膝部第 3 度熱傷	歯肉切創
	歯肉裂創	趾熱傷	射創
	銃自殺未遂	銃創	十二指腸穿孔腹膜炎
	手関節掌側部挫創	手関節部挫創	手関節部創傷
	手関節部第 1 度熱傷	手関節部第 2 度熱傷	手関節部第 3 度熱傷
	手指開放創	手指咬創	種子骨開放骨折
	手指第 1 度熱傷	手指第 2 度熱傷	手指第 3 度熱傷
	手指端熱傷	手指熱傷	手術創部膿瘍
	手術創離開	手掌挫創	手掌刺創
	手掌切創	手掌第 1 度熱傷	手掌第 2 度熱傷
	手掌第 3 度熱傷	手掌熱傷	手掌剥皮創
	出血性中耳炎	出血性膀胱炎	術後横隔膜下膿瘍
	術後腎盂腎炎	術後性中耳炎	術後性慢性中耳炎
	術後膿瘍	術後腹腔内膿瘍	術後腹壁膿瘍
	術後腹膜炎	手背第 1 度熱傷	手背第 2 度熱傷
	手背第 3 度熱傷	手背熱傷	手背部挫創
	手背部切創	シュロッフェル腫瘤	上顎部裂創
	上行性腎盂腎炎	上鼓室化膿症	上肢第 1 度熱傷
	上肢第 2 度熱傷	上肢第 3 度熱傷	上肢熱傷
	焼身自殺未遂	小児肺炎	上半身第 1 度熱傷
	上半身第 2 度熱傷	上半身第 3 度熱傷	上半身熱傷
	踵部第 1 度熱傷	踵部第 2 度熱傷	踵部第 3 度熱傷
	上腕貫通銃創	上腕第 1 度熱傷	上腕第 2 度熱傷
	上腕第 3 度熱傷	上腕熱傷	上腕部開放創
	食道損傷	食道熱傷	針刺創
	滲出性腹膜炎	新生児中耳炎	膵臓性腹膜炎
	水疱性中耳炎	精巣開放創	精巣熱傷
	声門外傷	舌開放創	舌下顎挫創
	舌咬創	舌挫創	舌刺創
	舌切創	舌創傷	切断
	舌熱傷	舌裂創	前額部外傷性異物
	前額部開放創	前額部割創	前額部貫通創
	前額部咬創	前額部挫創	前額部刺創
	前額部創傷	前額部第 1 度熱傷	前額部第 2 度熱傷
	前額部第 3 度熱傷	前額部裂創	前胸部第 1 度熱傷
	前胸部第 2 度熱傷	前胸部第 3 度熱傷	前胸部熱傷
	前頚頭頂部挫創	穿孔性中耳炎	穿孔性腹腔内膿瘍
	穿孔性腹膜炎	全身挫傷	全身第 1 度熱傷
	全身第 2 度熱傷	全身第 3 度熱傷	全身熱傷
	穿通創	前腕開放創	前腕咬創
	前腕手部熱傷	前腕切創	前腕第 1 度熱傷

	前腕第 2 度熱傷	前腕第 3 度熱傷	前腕熱傷
	前腕皮膚欠損創	前腕裂創	創部膿瘍
	足関節第 1 度熱傷	足関節第 2 度熱傷	足関節第 3 度熱傷
	足関節熱傷	側胸部第 1 度熱傷	側胸部第 2 度熱傷
	側胸部第 3 度熱傷	足底熱傷	足底部第 1 度熱傷
	足底部第 2 度熱傷	足底部第 3 度熱傷	足背部第 1 度熱傷
	足背部第 2 度熱傷	足背部第 3 度熱傷	側腹部咬創
	側腹部第 1 度熱傷	側腹部第 2 度熱傷	側腹部第 3 度熱傷
	側腹壁開放創	鼡径部開放創	鼡径部第 1 度熱傷
	鼡径部第 2 度熱傷	鼡径部第 3 度熱傷	鼡径部熱傷
た	第 1 度熱傷	第 1 度腐蝕	第 2 度熱傷
	第 2 度腐蝕	第 3 度熱傷	第 3 度腐蝕
	第 4 度熱傷	体幹第 1 度熱傷	体幹第 2 度熱傷
	体幹第 3 度熱傷	体幹熱傷	大腿咬創
	大腿挫創	大腿熱傷	大腿部開放創
	大腿部刺創	大腿部切創	大腿部第 1 度熱傷
	大腿部第 2 度熱傷	大腿部第 3 度熱傷	大腿裂創
	大転子部挫創	体表面積 10%未満の熱傷	体表面積 10－19%の熱傷
	体表面積 20－29%の熱傷	体表面積 30－39%の熱傷	体表面積 40－49%の熱傷
	体表面積 50－59%の熱傷	体表面積 60－69%の熱傷	体表面積 70－79%の熱傷
	体表面積 80－89%の熱傷	体表面積 90%以上の熱傷	大網膿瘍
	大葉性肺炎	多発性外傷	多発性開放創
	多発性咬創	多発性昆虫咬創	多発性挫傷
	多発性擦過創	多発性漿膜炎	多発性第 1 度熱傷
	多発性第 2 度熱傷	多発性第 3 度熱傷	多発性腸間膜膿瘍
	多発性熱傷	多発性表在損傷	打撲割創
	打撲挫創	胆汁性腹膜炎	単純性中耳炎
	腟開放創	腟熱傷	腟壁縫合不全
	肘関節部開放創	中耳炎性顔面神経麻痺	中指咬創
	中手骨関節部挫創	虫垂炎術後残膿瘍	肘部第 1 度熱傷
	肘部第 2 度熱傷	肘部第 3 度熱傷	腸間膜脂肪織炎
	腸間膜膿瘍	腸骨窩膿瘍	腸穿孔腹膜炎
	腸腰筋膿瘍	沈下性肺炎	陳旧性中耳炎
	手開放創	手咬創	手第 1 度熱傷
	手第 2 度熱傷	手第 3 度熱傷	手熱傷
	殿部開放創	殿部咬創	殿部第 1 度熱傷
	殿部第 2 度熱傷	殿部第 3 度熱傷	殿部熱傷
	頭皮開放創	頭部開放創	頭部第 1 度熱傷
	頭部第 2 度熱傷	頭部第 3 度熱傷	頭部多発開放創
	頭部多発割創	頭部多発咬創	頭部多発挫創
	頭部多発刺創	頭部多発創傷	頭部多発裂創
	動物咬創	頭部熱傷	飛び降り自殺未遂
な	内部尿路性器の熱傷	軟口蓋挫創	軟口蓋創傷
	軟口蓋熱傷	軟口蓋破裂	乳児肺炎
	乳頭部第 1 度熱傷	乳頭部第 2 度熱傷	乳頭部第 3 度熱傷
	乳房第 1 度熱傷	乳房第 2 度熱傷	乳房第 3 度熱傷
	乳房熱傷	乳輪部第 1 度熱傷	乳輪部第 2 度熱傷
	乳輪部第 3 度熱傷	尿細管間質性腎炎	尿膜管膿瘍
	猫咬創	脳挫傷・頭蓋内に達する開放創合併あり	脳挫創・頭蓋内に達する開放創合併あり
は	脳底部挫傷・頭蓋内に達する開放創合併あり	肺炎球菌性腹膜炎	敗血症性ショック
	敗血症性肺炎	敗血性壊疽	肺熱傷
	背部第 1 度熱傷	背部第 2 度熱傷	背部第 3 度熱傷
	背部熱傷	爆死自殺未遂	抜歯後感染
	半身第 1 度熱傷	半身第 2 度熱傷	半身第 3 度熱傷
	汎発性化膿性腹膜炎	反復性膀胱炎	鼻根部打撲挫創
	鼻根部裂創	鼻前庭部挫創	鼻尖部挫創
	鼻部外傷性異物	鼻部開放創	眉部割創
	鼻部割創	鼻部貫通創	皮膚欠損創
	鼻部咬創	鼻部挫創	鼻部刺創
	鼻部創傷	鼻部第 1 度熱傷	鼻部第 2 度熱傷
	鼻部第 3 度熱傷	皮膚剥脱創	鼻部裂創

	びまん性脳損傷・頭蓋内に達する開放創合併あり	びまん性肺炎	眉毛部割創
	眉毛部裂創	鼻翼部切創	鼻翼部裂創
	びらん性膀胱炎	腹腔骨盤部膿瘍	腹腔内遺残膿瘍
	腹腔内膿瘍	伏針	副鼻腔開放創
	腹部刺創	腹部第1度熱傷	腹部第2度熱傷
	腹部第3度熱傷	腹部熱傷	腹壁開放創
	腹壁創し開	腹壁縫合糸膿瘍	腹壁縫合不全
	腐蝕	閉塞性肺炎	膀胱後部膿瘍
	膀胱三角部炎	縫合糸膿瘍	膀胱周囲炎
	膀胱周囲膿瘍	縫合不全	縫合部膿瘍
	放射線性熱傷	母指球部第1度熱傷	母指球部第2度熱傷
	母指球部第3度熱傷	母指咬創	母指示指間切創
	母指第1度熱傷	母指第2度熱傷	母指第3度熱傷
ま	母指熱傷	慢性化膿性穿孔性中耳炎	慢性化膿性中耳炎
	慢性骨盤腹膜炎	慢性再発性膀胱炎	慢性耳管鼓室化膿性中耳炎
	慢性上鼓室乳突洞化膿性中耳炎	慢性穿孔性中耳炎	慢性中耳炎
	慢性中耳炎急性増悪	慢性中耳炎後遺症	慢性中耳炎術後再燃
	慢性複雑性膀胱炎	慢性腹膜炎	慢性膀胱炎
	眉間部挫創	眉間部裂創	耳後部挫創
	脈絡網膜熱傷	無熱性肺炎	盲管銃創
や	盲腸後部膿瘍	網脈絡膜裂傷	薬傷
	腰部第1度熱傷	腰部第2度熱傷	腰部第3度熱傷
ら	腰部熱傷	良性慢性化膿性中耳炎	老人性肺炎
△	BK ウイルス腎症	MRCNS 敗血症	MRSA 術後創部感染
あ	MRSA 敗血症	MRSA 腹膜炎	アキレス腱筋腱移行部断裂
	アキレス腱挫傷	アキレス腱挫創	アキレス腱切創
	アキレス腱断裂	アキレス腱部分断裂	足異物
	足挫創	足切創	亜脱臼
	圧挫傷	圧挫創	圧迫骨折
	圧迫神経炎	アレルギー性膀胱炎	医原性気胸
	陰茎挫創	陰茎折症	陰茎裂創
	陰のう裂創	陰部切創	インフルエンザ菌敗血症
	会陰裂傷	炎症性大網癒着	横骨折
か	黄色ぶどう球菌敗血症	外陰部挫創	外陰部切創
	外陰部裂傷	外耳部外傷性腫脹	外耳部外傷性皮下異物
	外耳部挫傷	外耳部擦過創	外耳部切創
	外耳部打撲傷	外耳部虫刺傷	外耳部皮下血腫
	外耳部皮下出血	外傷後早期合併症	外傷性一過性麻痺
	外傷性横隔膜ヘルニア	外傷性空気塞栓症	外傷性咬合
	外傷性硬膜動静脈瘻	外傷性耳出血	外傷性脂肪塞栓症
	外傷性縦隔気腫	外傷性脊髄出血	外傷性切断
	外傷性動静脈瘻	外傷性動脈血腫	外傷性動脈瘤
	外傷性乳び胸	外傷性脳圧迫	外傷性脳圧迫・頭蓋内に達する開放創合併なし
	外傷性脳症	外傷性皮下気腫	外傷性皮下血腫
	開放性脱臼	下顎挫傷	下顎擦過創
	下顎切創	下顎打撲傷	下顎皮下血腫
	下顎部挫傷	下顎部打撲傷	下顎部皮膚欠損創
	踵裂創	顎関節部挫傷	顎関節部擦過創
	顎関節部切創	顎関節部打撲傷	顎関節部皮下血腫
	顎部挫傷	顎部打撲傷	下腿汚染創
	下腿挫創	下腿切創	下腿皮膚欠損創
	下腿裂創	カテーテル感染症	カテーテル敗血症
	眼黄斑部裂孔	眼窩部挫創	眼窩裂傷
	眼瞼外傷性腫脹	眼瞼外傷性皮下異物	眼瞼擦過創
	眼瞼切創	眼瞼虫刺傷	環指圧挫傷
	環指挫傷	環指挫創	環指切創
	間質性膀胱炎	環指剥皮創	環指皮膚欠損創
	眼周囲部外傷性腫脹	眼周囲部外傷性皮下異物	眼周囲部擦過創

	眼周囲部切創	眼周囲部虫刺傷	関節血腫
	関節骨折	関節挫傷	関節打撲
	完全骨折	完全脱臼	眼部外傷性腫脹
	眼部外傷性皮下異物	眼部擦過創	眼部切創
	眼部虫刺傷	陥没骨折	顔面汚染創
	顔面挫傷	顔面擦過創	顔面切創
	顔面多発挫傷	顔面多発擦過創	顔面多発切創
	顔面多発打撲傷	顔面多発虫刺傷	顔面多発皮下血腫
	顔面多発皮下出血	顔面打撲傷	顔面皮下血腫
	顔面皮膚欠損創	頬粘膜咬傷	頬粘膜咬創
	胸部汚染創	頬部挫傷	胸部挫創
	頬部擦過創	胸部切創	頬部切創
	頬部打撲傷	胸部皮下気腫	頬部皮下血腫
	胸部皮膚欠損創	頬部皮膚欠損創	亀裂骨折
	筋損傷	筋断裂	筋肉内血腫
	屈曲骨折	クラミジア肺炎	グラム陰性桿菌敗血症
	グラム陰性菌敗血症	グラム陽性菌敗血症	頚管破裂
	脛骨顆部割創	頚部挫創	頚部切創
	頚部皮膚欠損創	結核性中耳炎	血管切断
	血管損傷	血腫	血性腹膜炎
	嫌気性菌敗血症	腱切創	腱損傷
	腱断裂	腱部分断裂	腱裂傷
	コアグラーゼ陰性ぶどう球菌敗血症	口蓋挫傷	口腔外傷性異物
	口腔外傷性腫脹	口腔挫傷	口腔擦過創
	口腔切創	口腔打撲傷	口腔内血腫
	口腔粘膜咬傷	後出血	口唇外傷性腫脹
	口唇外傷性皮下異物	口唇咬傷	口唇挫傷
	口唇擦過創	口唇切創	口唇打撲傷
	口唇虫刺傷	口唇皮下血腫	口唇皮下出血
	後頭部外傷	後頭部割創	後頭部挫傷
	後頭部挫創	後頭部切創	後頭部打撲傷
	後頭部裂創	広範性軸索損傷	広汎性神経損傷
	後方脱臼	硬膜損傷	硬膜裂傷
	肛門裂創	骨折	骨盤部裂創
	昆虫咬創	昆虫刺傷	コントル・クー損傷
さ	採皮創	挫傷	擦過創
	擦過皮下血腫	挫滅傷	挫滅創
	耳介外傷性腫脹	耳介外傷性皮下異物	耳介挫傷
	耳介擦過創	耳介切創	耳介打撲傷
	耳介虫刺傷	耳介皮下血腫	耳介皮下出血
	耳下腺部打撲	趾間切創	子宮頚管裂傷
	子宮頚部環状剥離	趾挫創	示指 MP 関節挫傷
	示指割創	示指挫傷	示指挫創
	示指刺創	四肢静脈損傷	示指切創
	四肢動脈損傷	示指皮膚欠損創	膝蓋部挫創
	膝下部挫創	膝関節部異物	膝関節部挫創
	膝部異物	膝部割創	膝部挫創
	膝部切創	膝部裂創	歯肉挫傷
	斜骨折	尺骨近位端骨折	尺骨鉤状突起骨折
	手圧挫傷	縦隔血腫	縦骨折
	重複骨折	手関節挫滅傷	手関節挫滅創
	手関節部切創	手関節部裂創	手指圧挫傷
	手指汚染創	種子骨骨折	手指挫傷
	手指挫創	手指挫滅傷	手指挫滅創
	手指刺創	手指切創	手指打撲傷
	手指剥皮創	手指皮下血腫	手指皮膚欠損創
	手掌皮膚欠損創	術後感染症	術後血腫
	術後消化管出血性ショック	術後ショック	術後髄膜炎
	術後敗血症	術後皮下気腫	手背皮膚欠損創
	手部汚染創	上顎挫傷	上顎擦過創
	上顎切創	上顎打撲傷	上顎皮下血腫
	上口唇挫傷	踵骨部挫滅創	小指咬創
	小指挫傷	小指挫創	小指切創

	硝子体切断	小指皮膚欠損創	上唇小帯裂創
	上腕汚染創	上腕挫創	上腕皮膚欠損創
	処女膜裂傷	神経根ひきぬき損傷	神経切断
	神経叢損傷	神経叢不全損傷	神経損傷
	神経断裂	新生児敗血症	靱帯ストレイン
	靱帯損傷	靱帯断裂	靱帯捻挫
	靱帯裂傷	心内異物	ストレイン
	精巣破裂	舌咬傷	切創
	セレウス菌敗血症	前額部外傷性腫脹	前額部外傷性皮下異物
	前額部擦過創	前額部切創	前額部虫刺傷
	前額部虫刺症	前額部皮膚欠損創	前胸部挫創
	仙骨部挫創	仙骨部皮膚欠損創	線状骨折
	全身擦過創	前頭部割創	前頭部挫傷
	前頭部挫創	前頭部切創	前頭部打撲傷
	前頭部皮膚欠損創	前方脱臼	前腕汚染創
	前腕挫創	前腕刺創	爪下異物
	爪下挫滅傷	爪下挫滅創	搔創
	足関節内果部挫創	足関節部挫創	足底異物
	足底部咬創	足底部刺創	足底部皮膚欠損創
	側頭部割創	側頭部挫創	側頭部切創
	側頭部打撲傷	側頭部皮下血腫	足背部挫創
	足背部切創	足部汚染創	側腹部挫創
	足部皮膚欠損創	足部裂創	鼡径部切創
た	損傷	第5趾皮膚欠損創	大腿汚染創
	大腿皮膚欠損創	脱臼	脱臼骨折
	多発性切創	多発性穿刺創	多発性裂創
	打撲血腫	打撲擦過創	打撲傷
	打撲皮下血腫	単純脱臼	腟断端炎
	腟断端出血	腟裂傷	肘関節骨折
	肘関節挫創	肘関節脱臼骨折	中指挫傷
	中指挫創	中指刺創	中指切創
	中指皮膚欠損創	中枢神経系損傷	肘頭骨折
	肘部挫創	肘部切創	肘部皮膚欠損創
	腸間膜脂肪壊死	腸球菌敗血症	手挫創
	手刺創	手切創	転位性骨折
	殿部異物	殿部刺創	殿部切創
	殿部皮膚欠損創	殿部裂創	頭頂部挫傷
	頭頂部挫創	頭頂部擦過創	頭頂部切創
	頭頂部打撲傷	頭頂部裂創	頭皮外傷性腫脹
	頭皮下血腫	頭皮剥離	頭皮表在損傷
	頭部異物	頭部外傷性皮下異物	頭部外傷性皮下気腫
	頭部割創	頭部頚部挫傷	頭部頚部挫創
	頭部頚部打撲傷	頭部血腫	頭部挫傷
	頭部挫創	頭部擦過創	頭部刺創
	頭部切創	頭部多発挫傷	頭部多発擦過創
	頭部多発切創	頭部多発打撲傷	頭部多発皮下血腫
	頭部打撲	頭部打撲血腫	頭部打撲傷
	頭部虫刺傷	頭部皮下異物	頭部皮下血腫
	頭部皮下出血	頭部皮膚欠損創	頭部裂創
	動脈損傷	特発性関節脱臼	飛び込み自殺未遂
な	内視鏡検査中腸穿孔	軟口蓋血腫	肉離れ
	乳腺内異物	乳房異物	尿管切石術後感染症
	尿性腹膜炎	捻挫	脳挫傷
	脳挫傷・頭蓋内に達する開放創合併なし	脳挫創	脳挫創・頭蓋内に達する開放創合併なし
	脳損傷	脳対側損傷	脳直撃損傷
	脳底部挫傷	脳底部挫傷・頭蓋内に達する開放創合併なし	脳裂傷
は	剥離骨折	破裂骨折	皮下異物
	皮下気腫	皮下血腫	鼻下擦過創
	皮下静脈損傷	皮下損傷	膝汚染創
	膝皮膚欠損創	皮神経挫傷	非定型肺炎
	非熱傷性水疱	鼻部外傷性腫脹	鼻部外傷性皮下異物
	腓腹筋挫創	眉部血腫	鼻部挫傷
	鼻部擦過創	鼻部切創	皮膚損傷
	鼻部打撲傷	鼻部虫刺傷	鼻部皮下血腫
	鼻部皮下出血	鼻部皮膚欠損創	鼻部皮膚剥離創
	びまん性脳損傷	びまん性脳損傷・頭蓋内に達する開放創合併なし	表皮剥離
	フィブリン性腹膜炎	複雑脱臼	腹部汚染創
	腹部皮膚欠損創	腹壁異物	不全骨折
	ぶどう球菌性敗血症	ブラックアイ	粉砕骨折
	分娩時会陰裂傷	分娩時軟産道損傷	閉鎖性外傷性脳圧迫
	閉鎖性骨折	閉鎖性脱臼	閉鎖性脳挫創
	閉鎖性脳底部挫傷	閉鎖性びまん性脳損傷	縫合不全出血
	放射線出血性膀胱炎	放射線性膀胱炎	帽状腱膜下出血
	包皮挫創	包皮切創	包皮裂創
	母指挫傷	母指挫創	母趾挫創
	母指刺創	母指切創	母指打撲挫創
	母指打撲傷	母指皮膚欠損創	母趾皮膚欠損創
ま	母指末節部挫創	末梢血管外傷	末梢神経損傷
	耳後部打撲傷	網膜振盪	モンテジア骨折
ら	腰部切創	腰部打撲挫創	らせん骨折
	離開骨折	涙管損傷	涙管断裂
	涙道損傷	轢過創	裂離
	裂離骨折	若木骨折	

※ **適応外使用可**
原則として，「ゲンタマイシン硫酸塩【注射薬】」を「黄色ブドウ球菌等による感染性心内膜炎」に対して「他の抗菌剤と併用」して処方した場合，当該使用事例を審査上認める。

用法用量
通常，成人ではゲンタマイシン硫酸塩として1日3mg(力価)/kgを3回に分割して筋肉内注射または点滴静注する。増量する場合は，1日5mg(力価)/kgを限度とし，3〜4回に分割して投与する。
小児では，1回2.0〜2.5mg(力価)/kgを1日2〜3回筋肉内注射または点滴静注する。
点滴静注においては30分〜2時間かけて注入する。
なお，年齢，症状により適宜減量する。

用法用量に関連する使用上の注意
(1)本剤の使用にあたっては，耐性菌の発現等を防ぐため，原則として感受性を確認し，疾病の治療上必要な最小限の期間の投与にとどめること。
(2)腎障害のある患者には，投与量を減ずるか，投与間隔をあけて使用すること。
(3)成人に1日最大5mg(力価)/kgまで増量した場合，副作用の発現を防ぐため，臨床的改善が認められた場合は，速やかに減量すること。

禁忌　本剤の成分並びに他のアミノグリコシド系抗生物質及びバシトラシンに対し過敏症の既往歴のある患者

原則禁忌　本人又はその血族がアミノグリコシド系抗生物質による難聴又はその他の難聴のある患者

エルタシン注10mg：富士製薬　10mg1管[73円/管]，エルタシン注40mg：富士製薬　40mg1管[98円/管]，エルタシン注60mg：富士製薬　60mg1管[111円/管]，ゲンタマイシン硫酸塩注射液10mg「日医工」：日医工　10mg1管[56円/管]，ゲンタマイシン硫酸塩注射液40mg「日医工」：日医工　40mg1管[83円/管]，ゲンタマイシン硫酸塩注射液60mg「日医工」：日医工　60mg1管[111円/管]

コアキシン注射用1g　規格：1g1瓶[190円/瓶]
コアキシン注射用2g　規格：2g1瓶[381円/瓶]
セファロチンナトリウム　ケミックス　613

【効能効果】
〈適応菌種〉セファロチンに感性のブドウ球菌属，レンサ球菌属，肺炎球菌，淋菌，大腸菌
〈適応症〉敗血症，表在性皮膚感染症，深在性皮膚感染症，リン

パ管・リンパ節炎，外傷・熱傷及び手術創等の二次感染，骨髄炎，咽頭・喉頭炎，扁桃炎（扁桃周囲炎を含む），急性気管支炎，肺炎，肺膿瘍，膿胸，膀胱炎，腎盂腎炎，精巣上体炎（副睾丸炎），淋菌感染症，腹膜炎，子宮内感染，子宮付属器炎，子宮旁結合織炎，中耳炎，猩紅熱

【対応標準病名】

◎	咽頭炎	咽頭喉頭炎	外傷
	急性気管支炎	喉頭炎	骨髄炎
	挫創	子宮内感染症	子宮付属器炎
	子宮傍組織炎	術後創部感染	猩紅熱
	腎盂腎炎	精巣上体炎	創傷
	創傷感染症	中耳炎	熱傷
	膿胸	肺炎	敗血症
	肺膿瘍	皮膚感染症	腹膜炎
	扁桃炎	扁桃周囲炎	膀胱炎
	リンパ管炎	リンパ節炎	淋病
	裂傷	裂創	
○ あ	MRSA 膀胱炎	亜急性気管支炎	亜急性骨髄炎
	亜急性リンパ管炎	足開放創	足第 1 度熱傷
	足第 2 度熱傷	足第 3 度熱傷	足熱傷
	アルカリ腐蝕	アレルギー性膀胱炎	アンギナ
	異型猩紅熱	胃腸管熱傷	胃熱傷
	陰茎開放創	陰茎第 1 度熱傷	陰茎第 2 度熱傷
	陰茎第 3 度熱傷	陰茎熱傷	咽頭気管炎
	咽頭熱傷	咽頭扁桃炎	院内感染敗血症
	陰のう開放創	陰のう第 1 度熱傷	陰のう第 2 度熱傷
	陰のう第 3 度熱傷	陰のう熱傷	インフルエンザ菌気管支炎
	インフルエンザ菌喉頭炎	インフルエンザ菌性喉頭気管炎	インフルエンザ菌敗血症
	会陰第 1 度熱傷	会陰第 2 度熱傷	会陰第 3 度熱傷
	会陰熱傷	腋窩第 1 度熱傷	腋窩第 2 度熱傷
	腋窩第 3 度熱傷	腋窩熱傷	壊死性肺炎
	壊疽性咽頭炎	壊疽性扁桃周囲炎	横隔膜下膿瘍
か	横隔膜下腹膜炎	黄色ブドウ球菌敗血症	外陰開放創
	外陰第 1 度熱傷	外陰第 2 度熱傷	外陰第 3 度熱傷
	外陰熱傷	外耳部外傷性皮下異物	外傷性切断
	外傷性穿孔性中耳炎	外傷性中耳炎	開放骨折
	開放性陥没骨折	開放性胸膜損傷	開放性大腿骨骨髄炎
	開放性脱臼骨折	開放性脳損傷髄膜炎	開放性粉砕骨折
	潰瘍性咽頭炎	潰瘍性膀胱炎	下咽頭炎
	下咽頭熱傷	化学外傷	下顎骨骨髄炎
	下顎熱傷	下顎部第 1 度熱傷	下顎部第 2 度熱傷
	下顎部第 3 度熱傷	角結膜腐蝕	顎骨骨髄炎
	角膜アルカリ化学熱傷	角膜酸化学熱傷	角膜酸性熱傷
	角膜熱傷	下肢第 1 度熱傷	下肢第 2 度熱傷
	下肢第 3 度熱傷	下肢熱傷	下腿開放創
	下腿骨骨髄炎	下腿骨慢性骨髄炎	下腿足部熱傷
	下腿熱傷	下腿複雑骨折後骨髄炎	下腿部第 1 度熱傷
	下腿部第 2 度熱傷	下腿部第 3 度熱傷	カタル性咽頭炎
	化膿性喉頭炎	化膿性骨髄炎	化膿性中耳炎
	化膿性腹膜炎	化膿性扁桃周囲炎	化膿性リンパ節炎
	下半身第 1 度熱傷	下半身第 2 度熱傷	下半身第 3 度熱傷
	下半身熱傷	下腹部第 1 度熱傷	下腹部第 2 度熱傷
	下腹部第 3 度熱傷	眼化学熱傷	眼窩骨髄炎
	肝下膿瘍	眼球熱傷	眼瞼外傷性皮下異物
	眼瞼化学熱傷	眼瞼第 1 度熱傷	眼瞼第 2 度熱傷
	眼瞼第 3 度熱傷	眼瞼熱傷	環指骨髄炎
	肝周囲炎	眼周囲化学熱傷	眼周囲第 1 度熱傷
	眼周囲第 2 度熱傷	眼周囲第 3 度熱傷	眼周囲部外傷性皮下異物
	感染性咽頭炎	感染性喉頭気管炎	眼熱傷
	眼部外傷性皮下異物	顔面損傷	顔面第 1 度熱傷
	顔面第 2 度熱傷	顔面第 3 度熱傷	顔面熱傷
	気管支肺炎	気管支瘻膿胸	気管熱傷
	気腫性腎盂腎炎	偽猩紅熱	気道熱傷
	偽膜性咽頭炎	偽膜性気管支炎	偽膜性喉頭炎
	偽膜性扁桃炎	急性アデノイド咽頭炎	急性アデノイド扁桃炎
	急性咽頭炎	急性咽頭喉頭炎	急性咽頭扁桃炎
	急性壊疽性喉頭炎	急性壊疽性扁桃炎	急性潰瘍性喉頭炎
	急性潰瘍性扁桃炎	急性顎骨骨髄炎	急性化膿性咽頭炎
	急性化膿性脛骨骨髄炎	急性化膿性骨髄炎	急性化膿性中耳炎
	急性化膿性扁桃炎	急性気管気管支炎	急性脛骨骨髄炎
	急性血行性骨髄炎	急性限局性腹膜炎	急性喉頭炎
	急性喉頭気管炎	急性喉頭気管気管支炎	急性骨髄炎
	急性骨盤腹膜炎	急性子宮傍結合織炎	急性出血性膀胱炎
	急性精巣上体炎	急性声帯炎	急性声門下喉頭炎
	急性腺窩性扁桃炎	急性単純性膀胱炎	急性中耳炎
	急性肺炎	急性汎発性腹膜炎	急性反復性気管支炎
	急性腹膜炎	急性浮腫性喉頭炎	急性付属器炎
	急性扁桃炎	急性膀胱炎	急性卵管炎
	急性卵巣炎	急性淋菌性尿道炎	胸腔熱傷
	胸骨骨髄炎	胸椎骨髄炎	胸部外傷
	胸部上腕熱傷	胸部損傷	胸部第 1 度熱傷
	頬部第 1 度熱傷	胸部第 2 度熱傷	頬部第 2 度熱傷
	胸部第 3 度熱傷	頬部第 3 度熱傷	胸部熱傷
	胸壁開放創	胸膜損傷・胸腔に達する開放創合併あり	胸膜肺炎
	胸膜瘻	距骨骨髄炎	躯幹薬傷
	グラデニーゴ症候群	クラミジア肺炎	グラム陰性桿菌敗血症
	グラム陽性菌敗血症	クループ性気管支炎	脛骨骨髄炎
	脛骨骨膜炎	脛骨乳児骨髄炎	脛骨慢性化膿性骨髄炎
	脛骨慢性骨髄炎	頚椎骨髄炎	頚部開放創
	頚部第 1 度熱傷	頚部第 2 度熱傷	頚部第 3 度熱傷
	頚部熱傷	頚部膿疱	頚部リンパ節炎
	結核性中耳炎	血行性脛骨骨髄炎	血行性骨髄炎
	血行性大腿骨骨髄炎	結膜熱傷	結膜のうアルカリ化学熱傷
	結膜のう酸化学熱傷	結膜腐蝕	限局性膿胸
	限局性腹膜炎	肩甲間部第 1 度熱傷	肩甲間部第 2 度熱傷
	肩甲間部第 3 度熱傷	肩甲間部熱傷	肩甲骨周囲炎
	肩甲部第 1 度熱傷	肩甲部第 2 度熱傷	肩甲部第 3 度熱傷
	肩甲部熱傷	原発性腹膜炎	肩部第 1 度熱傷
	肩部第 2 度熱傷	肩部第 3 度熱傷	コアグラーゼ陰性ぶどう球菌敗血症
	高エネルギー外傷	硬化性骨髄炎	口腔第 1 度熱傷
	口腔第 2 度熱傷	口腔第 3 度熱傷	口腔熱傷
	口唇第 1 度熱傷	口唇第 2 度熱傷	口唇第 3 度熱傷
	口唇熱傷	喉頭外傷	喉頭周囲炎
	喉頭損傷	喉頭熱傷	後腹膜炎
	後腹膜膿瘍	肛門第 1 度熱傷	肛門第 2 度熱傷
	肛門第 3 度熱傷	肛門熱傷	肛門淋菌感染
	鼓室内水腫	骨炎	骨顆炎
	骨幹炎	骨周囲炎	骨髄炎後遺症
	骨盤化膿性骨髄炎	骨盤結合織炎	骨盤死腔炎
	骨盤直腸窩膿瘍	骨盤部感染性リンパのう胞	骨盤腹膜炎
	骨膜炎	骨膜下膿瘍	骨膜骨髄炎
さ	骨膜のう炎	細菌性骨髄炎	細菌性ショック
	細菌性腹膜炎	細菌性膀胱炎	臍周囲炎
	再発性中耳炎	坐骨骨炎	酸腐蝕
	耳介外傷性皮下異物	耳介部第 1 度熱傷	耳介部第 2 度熱傷
	耳介部第 3 度熱傷	趾開放創	子宮周囲炎
	子宮周囲膿瘍	子宮熱傷	指骨炎
	趾骨炎	指骨髄炎	趾骨髄炎
	示指 PIP 開放創	四肢挫傷	四肢第 1 度熱傷
	四肢第 2 度熱傷	四肢第 3 度熱傷	四肢熱傷
	歯性扁桃周囲膿瘍	趾第 1 度熱傷	趾第 2 度熱傷
	趾第 3 度熱傷	膝蓋骨化膿性骨髄炎	膝蓋骨骨髄炎
	膝窩部銃創	膝部開放創	膝部咬創

コ

	膝部第1度熱傷	膝部第2度熱傷	膝部第3度熱傷
	趾熱傷	尺骨遠位部骨髄炎	縦隔膿瘍
	習慣性アンギナ	習慣性扁桃炎	銃自殺未遂
	十二指腸穿孔腹膜炎	手関節部第1度熱傷	手関節部第2度熱傷
	手関節部第3度熱傷	手指開放創	手指咬創
	種子骨炎	種子骨開放骨折	手指第1度熱傷
	手指第2度熱傷	手指第3度熱傷	手指端熱傷
	手指熱傷	手術創部膿瘍	手掌第1度熱傷
	手掌第2度熱傷	手掌第3度熱傷	手掌熱傷
	出血性中耳炎	出血性膀胱炎	術後横隔膜下膿瘍
	術後骨髄炎	術後腎盂腎炎	術後性中耳炎
	術後性慢性中耳炎	術後膿瘍	術後腹腔内膿瘍
	術後腹壁膿瘍	術後腹膜炎	手背第1度熱傷
	手背第2度熱傷	手背第3度熱傷	手背熱傷
	シュロッフェル腫瘤	上咽頭炎	上顎骨骨髄炎
	上行性腎盂腎炎	猩紅熱性心筋炎	猩紅熱性中耳炎
	上鼓室化膿症	踵骨炎	踵骨骨髄炎
	小指咬創	上肢第1度熱傷	上肢第2度熱傷
	上肢第3度熱傷	上肢熱傷	焼身自殺未遂
	小児肺炎	小膿疱性皮膚炎	上半身第1度熱傷
	上半身第2度熱傷	上半身第3度熱傷	上半身熱傷
	踵部第1度熱傷	踵部第2度熱傷	踵部第3度熱傷
	上腕貫通銃創	上腕骨骨髄炎	上腕第1度熱傷
	上腕第2度熱傷	上腕第3度熱傷	上腕熱傷
	上腕部開放創	食道熱傷	女性急性骨盤蜂巣炎
	女性慢性骨盤蜂巣炎	滲出性気管支炎	滲出性腹膜炎
	新生児上顎骨骨髄炎	新生児中耳炎	新生児膿漏眼
	新生児敗血症	膵臓性腹膜炎	水疱性中耳炎
	精巣炎	精巣開放創	精巣上体膿瘍
	精巣精巣上体炎	精巣熱傷	精巣膿瘍
	精巣蜂巣炎	脊椎骨髄炎	舌熱傷
	舌扁桃炎	セレウス菌敗血症	前額部外傷性皮下異物
	前額部第1度熱傷	前額部第2度熱傷	前額部第3度熱傷
	腺窩性アンギナ	前胸部第1度熱傷	前胸部第2度熱傷
	前胸部第3度熱傷	前胸部熱傷	穿孔性中耳炎
	穿孔性腹腔内膿瘍	穿孔性腹膜炎	全身挫傷
	全身第1度熱傷	全身第2度熱傷	全身第3度熱傷
	全身熱傷	全膿胸	前腕開放創
	前腕咬創	前腕骨髄炎	前腕手部熱傷
	前腕第1度熱傷	前腕第2度熱傷	前腕第3度熱傷
	前腕熱傷	増殖性化膿性口内炎	増殖性骨膜炎
	創部膿瘍	足関節第1度熱傷	足関節第2度熱傷
	足関節第3度熱傷	足関節熱傷	側胸部第1度熱傷
	側胸部第2度熱傷	側胸部第3度熱傷	足底熱傷
	足底部第1度熱傷	足底部第2度熱傷	足底部第3度熱傷
	足背部第1度熱傷	足背部第2度熱傷	足背部第3度熱傷
	側腹部第1度熱傷	側腹部第2度熱傷	側腹部第3度熱傷
	側腹壁開放創	足部骨髄炎	鼡径部開放創
	鼡径部第1度熱傷	鼡径部第2度熱傷	鼡径部第3度熱傷
た	鼡径部熱傷	第1度熱傷	第1度腐蝕
	第2度熱傷	第2度腐蝕	第3度熱傷
	第3度腐蝕	第4度熱傷	体幹第1度熱傷
	体幹第2度熱傷	体幹第3度熱傷	体幹熱傷
	大腿骨骨髄炎	大腿骨膿瘍	大腿骨膜炎
	大腿骨慢性化膿性骨髄炎	大腿骨慢性骨髄炎	大腿熱傷
	大腿部第1度熱傷	大腿部第2度熱傷	大腿部第3度熱傷
	体表面積10%未満の熱傷	体表面積10－19%の熱傷	体表面積20－29%の熱傷
	体表面積30－39%の熱傷	体表面積40－49%の熱傷	体表面積50－59%の熱傷
	体表面積60－69%の熱傷	体表面積70－79%の熱傷	体表面積80－89%の熱傷
	体表面積90%以上の熱傷	大網膿瘍	大葉性肺炎
	多発性外傷	多発性開放創	多発性咬創
	多発性昆虫咬創	多発性挫傷	多発性擦過創
	多発性漿膜炎	多発性穿刺創	多発性第1度熱傷
	多発性第2度熱傷	多発性第3度熱傷	多発性腸間膜膿瘍
	多発性熱傷	多発性膿疱症	多発性表在損傷
	胆汁性腹膜炎	単純性中耳炎	恥骨骨炎
	恥骨骨膜炎	腟開放創	腟熱傷
	肘関節部開放創	肘関節慢性骨髄炎	中耳炎性顔面神経麻痺
	中指咬創	中手骨膿瘍	虫垂炎術後残膿瘍
	肘部第1度熱傷	肘部第2度熱傷	肘部第3度熱傷
	腸間膜脂肪織炎	腸間膜膿瘍	腸間膜リンパ節炎
	腸骨窩膿瘍	腸骨骨髄炎	腸穿孔腹膜炎
	腸腰筋膿瘍	直腸淋菌感染	沈下性肺炎
	陳旧性中耳炎	手開放創	手咬創
	手第1度熱傷	手第2度熱傷	手第3度熱傷
	手熱傷	殿部開放創	殿部咬創
	殿部第1度熱傷	殿部第2度熱傷	殿部第3度熱傷
	殿部熱傷	頭蓋骨骨髄炎	橈骨骨髄炎
	頭皮開放創	頭部外傷性皮下異物	頭部開放創
	頭部第1度熱傷	頭部第2度熱傷	頭部第3度熱傷
な	頭部熱傷	内部尿路性器の熱傷	軟口蓋熱傷
	乳児肺炎	乳頭部第1度熱傷	乳頭部第2度熱傷
	乳頭部第3度熱傷	乳房第1度熱傷	乳房第2度熱傷
	乳房第3度熱傷	乳房熱傷	乳輪部第1度熱傷
	乳輪部第2度熱傷	乳輪部第3度熱傷	尿細管間質性腎炎
	尿膜管膿瘍	妊娠中の子宮内感染	妊娠中の性器感染症
は	膿皮症	膿疱	肺壊疽
	肺炎合併肺膿瘍	肺炎球菌性咽頭炎	肺炎球菌性気管支炎
	肺炎球菌性腹膜炎	肺化膿症	敗血症性咽頭炎
	敗血症性骨髄炎	敗血症性ショック	敗血症性肺炎
	敗血症性皮膚炎	敗血性壊疽	肺熱傷
	背部第1度熱傷	背部第2度熱傷	背部第3度熱傷
	背部熱傷	肺瘻	爆死自殺未遂
	抜歯後感染	半身第1度熱傷	半身第2度熱傷
	半身第3度熱傷	汎発性化膿性腹膜炎	反復性膀胱炎
	腓骨骨髄炎	尾骨骨髄炎	非特異骨髄炎
	非特異性腸間膜リンパ節炎	非特異性リンパ節炎	鼻部外傷性皮下異物
	鼻部第1度熱傷	鼻部第2度熱傷	鼻部第3度熱傷
	びまん性脳損傷・頭蓋内に達する開放創合併あり	びまん性肺炎	びらん性膀胱炎
	腹腔骨盤部膿瘍	腹腔内遺残膿瘍	腹腔内膿瘍
	腹部刺創	腹部第1度熱傷	腹部第2度熱傷
	腹部第3度熱傷	腹部熱傷	腹壁開放創
	腹壁縫合糸膿瘍	腐蝕	ぶどう球菌性咽頭炎
	ぶどう球菌性胸膜炎	ぶどう球菌性敗血症	ぶどう球菌性肺膿瘍
	ぶどう球菌性扁桃炎	ブロディー骨膿瘍	閉塞性肺炎
	扁桃周囲膿瘍	扁桃性アンギナ	扁桃膿瘍
	蜂窩織炎性アンギナ	膀胱後部膿瘍	膀胱三角部炎
	縫合糸膿瘍	膀胱周囲炎	膀胱周囲膿瘍
	縫合部膿瘍	放射線性熱傷	母指球部第1度熱傷
	母指球部第2度熱傷	母指球部第3度熱傷	母指咬創
	母指骨髄炎	母趾骨髄炎	母指第1度熱傷
	母指第2度熱傷	母指第3度熱傷	母指熱傷
ま	膜性咽頭炎	慢性咽喉頭炎	慢性顎骨骨髄炎
	慢性化膿性骨髄炎	慢性化膿性穿孔性中耳炎	慢性化膿性中耳炎
	慢性血行性骨髄炎	慢性骨髄炎	慢性骨盤腹膜炎
	慢性耳管鼓室化膿性中耳炎	慢性子宮傍結合織炎	慢性上鼓室乳突洞化膿性中耳炎
	慢性精巣上体炎	慢性穿孔性中耳炎	慢性多発性骨髄炎
	慢性中耳炎	慢性中耳炎急性増悪	慢性中耳炎後遺症
	慢性中耳炎術後再燃	慢性膿胸	慢性膿皮症
	慢性肺化膿症	慢性腹膜炎	慢性付属器炎
	慢性扁桃炎	慢性卵管炎	慢性卵巣炎
	慢性淋菌性尿道炎	慢性リンパ管炎	慢性リンパ節炎

	耳後部リンパ節炎	耳後部リンパ腺炎	脈絡網膜熱傷
や	無熱性肺炎	盲腸後部膿瘍	薬傷
	腰椎骨髄炎	腰部第１度熱傷	腰部第２度熱傷
ら	腰部第３度熱傷	腰部熱傷	卵管炎
	卵管周囲炎	卵管卵巣膿瘍	卵管留膿症
	卵巣炎	卵巣周囲炎	卵巣膿瘍
	卵巣卵管周囲炎	良性慢性化膿性中耳炎	淋菌性咽頭炎
	淋菌性外陰炎	淋菌性外陰腟炎	淋菌性滑膜炎
	淋菌性関節炎	淋菌性亀頭炎	淋菌性結膜炎
	淋菌性腱滑膜炎	淋菌性虹彩毛様体炎	淋菌性口内炎
	淋菌性骨髄炎	淋菌性子宮頚管炎	淋菌性女性骨盤炎
	淋菌性心筋炎	淋菌性心内膜炎	淋菌性心膜炎
	淋菌性髄膜炎	淋菌性精巣炎	淋菌性精巣上体炎
	淋菌性前立腺炎	淋菌性腟炎	淋菌性尿道炎
	淋菌性尿道狭窄	淋菌性脳膿瘍	淋菌性肺炎
	淋菌性敗血症	淋菌性バルトリン腺膿瘍	淋菌性腹膜炎
	淋菌性膀胱炎	淋菌性卵管炎	連鎖球菌気管支炎
	連鎖球菌性アンギナ	連鎖球菌性咽頭炎	連鎖球菌性喉頭炎
	連鎖球菌性喉頭気管炎	連鎖球菌性扁桃炎	老人性肺炎
	肋骨骨髄炎	肋骨周囲炎	
△	BK ウイルス腎症	MRCNS 敗血症	MRSA 骨髄炎
	MRSA 膿胸	MRSA 肺化膿症	MRSA 敗血症
あ	MRSA 腹膜炎	RS ウイルス気管支炎	アキレス腱筋腱移行部断裂
	アキレス腱挫傷	アキレス腱挫創	アキレス腱切創
	アキレス腱断裂	アキレス腱部分断裂	足異物
	足挫創	足切創	亜脱臼
	圧挫傷	圧挫創	圧迫骨折
	圧迫神経炎	医原性気胸	犬咬創
	陰茎挫創	陰茎折症	陰茎裂創
	咽頭開放創	咽頭創傷	咽頭チフス
	咽頭痛	陰のう裂創	陰部切創
	インフルエンザ菌性咽頭炎	ウイルス性咽頭炎	ウイルス性気管支炎
	ウイルス性扁桃炎	会陰部化膿創	会陰裂傷
	エキノコックス性骨髄炎	エコーウイルス気管支炎	炎症性大網癒着
	横隔膜損傷	横骨折	汚染擦過創
か	汚染創	外陰部挫創	外陰部切創
	外陰部裂傷	外耳開放創	外耳道創傷
	外耳部外傷性異物	外耳部外傷性腫脹	外耳部割創
	外耳部貫通創	外耳部咬創	外耳部挫傷
	外耳部挫創	外耳部擦過創	外耳部刺創
	外耳部切創	外耳部創傷	外耳部打撲傷
	外耳部虫刺傷	外耳部皮下血腫	外耳部皮下出血
	外傷後早期合併症	外傷性一過性麻痺	外傷性異物
	外傷性横隔膜ヘルニア	外傷性眼球ろう	外傷性空気塞栓症
	外傷性咬合	外傷性虹彩離断	外傷性硬膜動静脈瘻
	外傷性耳出血	外傷性脂肪塞栓症	外傷性縦隔気腫
	外傷性食道破裂	外傷性脊髄出血	外傷性動静脈瘻
	外傷性動脈血腫	外傷性動脈瘤	外傷性乳び胸
	外傷性脳圧迫	外傷性脳圧迫・頭蓋内に達する開放創合併あり	外傷性脳圧迫・頭蓋内に達する開放創合併なし
	外傷性脳症	外傷性破裂	外傷性皮下気腫
	外傷性皮下血腫	外耳裂創	開放性外傷性脳圧迫
	開放性脱臼	開放性脳挫創	開放性脳底部挫傷
	開放性びまん性脳損傷	開放創	下咽頭創傷
	下顎外傷性異物	下顎開放創	下顎割創
	下顎貫通創	下顎口唇挫創	下顎咬創
	下顎挫傷	下顎挫創	下顎擦過創
	下顎刺創	下顎切創	下顎創傷
	下顎打撲傷	下顎皮下血腫	下顎部挫傷
	下顎部打撲傷	下顎部皮膚欠損創	下顎裂創
	踵裂創	顎関節部開放創	顎関節部割創
	顎関節部貫通創	顎関節部咬創	顎関節部挫傷

顎関節部挫創	顎関節部擦過創	顎関節部刺創
顎関節部切創	顎関節部創傷	顎関節部打撲傷
顎関節部皮下血腫	顎関節部裂創	顎部挫傷
顎部打撲傷	角膜挫創	角膜切傷
角膜切創	角膜創傷	角膜破裂
角膜裂傷	下腿汚染創	下腿挫創
下腿切創	下腿皮膚欠損創	下腿裂創
割創	カテーテル感染症	カテーテル敗血症
眼黄斑部裂孔	眼窩創傷	眼窩部挫創
眼窩裂傷	眼球結膜裂傷	眼球損傷
眼球破裂	眼球裂傷	眼瞼外傷性異物
眼瞼外傷性腫脹	眼瞼開放創	眼瞼割創
眼瞼貫通創	眼瞼咬創	眼瞼挫創
眼瞼擦過創	眼瞼刺創	眼瞼切創
眼瞼創傷	眼瞼虫刺傷	眼瞼裂創
環指圧挫傷	環指挫傷	環指挫創
環指切創	間質性膀胱炎	環指剥皮創
環指皮膚欠損創	眼周囲部外傷性異物	眼周囲部外傷性腫脹
眼周囲部開放創	眼周囲部割創	眼周囲部貫通創
眼周囲部咬創	眼周囲部挫創	眼周囲部擦過創
眼周囲部刺創	眼周囲部切創	眼周囲部創傷
眼周囲部虫刺傷	眼周囲部裂創	関節血腫
関節骨折	関節挫傷	関節打撲
完全骨折	完全脱臼	貫通刺創
貫通銃創	貫通性挫滅創	貫通創
眼部外傷性異物	眼部外傷性腫脹	眼部開放創
眼部割創	眼部貫通創	眼部咬創
眼部挫創	眼部擦過創	眼部刺創
眼部切創	眼部創傷	眼部虫刺傷
眼部裂創	陥没骨折	顔面汚染創
顔面外傷性異物	顔面開放創	顔面割創
顔面貫通創	顔面咬創	顔面挫傷
顔面挫創	顔面擦過創	顔面刺創
顔面切創	顔面創傷	顔面掻創
顔面多発開放創	顔面多発割創	顔面多発貫通創
顔面多発咬創	顔面多発挫傷	顔面多発挫創
顔面多発擦過創	顔面多発刺創	顔面多発切創
顔面多発創傷	顔面多発打撲傷	顔面多発虫刺傷
顔面多発皮下血腫	顔面多発皮下出血	顔面多発裂創
顔面打撲傷	顔面皮下血腫	顔面皮膚欠損創
顔面裂創	気管支食道瘻	気管食道瘻
胸管損傷	胸腺損傷	頬粘膜咬傷
頬粘膜咬創	胸部汚染創	頬部外傷性異物
頬部開放創	頬部割創	頬部貫通創
頬部咬創	頬部挫傷	胸部挫創
頬部挫創	頬部擦過創	頬部刺創
胸部食道損傷	胸部切創	頬部切創
頬部創傷	頬部打撲傷	胸部皮下気腫
頬部皮下血腫	胸部皮膚欠損創	頬部皮膚欠損創
頬部裂創	胸壁刺創	強膜切創
強膜創傷	強膜裂傷	胸膜裂創
棘刺創	魚咬創	亀裂骨折
筋損傷	筋断裂	筋肉内血腫
屈曲骨折	グラム陰性菌敗血症	頚管破裂
脛骨顆部割創	頚部挫創	頚部食道開放創
頚部切創	頚部皮膚欠損創	結核性骨髄炎
血管切断	血管損傷	血腫
血性腹膜炎	結膜創傷	結膜裂傷
嫌気性菌敗血症	嫌気性骨髄炎	腱切創
腱損傷	腱断裂	腱部分断裂
腱裂傷	口蓋挫傷	口蓋切創
口蓋裂創	口角部挫創	口角部裂創
口腔外傷性異物	口腔外傷性腫脹	口腔開放創
口腔割創	口腔挫傷	口腔挫創

コ

	口腔擦過創	口腔刺創	口腔切創
	口腔創傷	口腔打撲傷	口腔内血腫
	口腔粘膜咬傷	口腔粘膜咬創	口腔裂創
	後出血	紅色陰癬	口唇外傷性異物
	口唇外傷性腫脹	口唇外傷性皮下異物	口唇開放創
	口唇割創	口唇貫通創	口唇咬傷
	口唇咬創	口唇挫傷	口唇挫創
	口唇擦過創	口唇刺創	口唇切創
	口唇創傷	口唇打撲傷	口唇虫刺傷
	口唇皮下血腫	口唇皮下出血	口唇裂創
	溝創	咬創	後頭部外傷
	後頭部割創	後頭部挫傷	後頭部挫創
	後頭部切創	後頭部打撲傷	後頭部裂創
	広範性軸索損傷	広汎性神経損傷	後方脱臼
	硬膜損傷	硬膜裂傷	肛門裂創
	コクサッキーウイルス気管支炎	骨髄肉芽腫	骨折
	骨盤部裂創	昆虫咬創	昆虫刺傷
さ	コントル・クー損傷	採皮創	挫傷
	擦過創	擦過皮下血腫	挫滅傷
	挫滅創	サルモネラ骨髄炎	耳介外傷性異物
	耳介外傷性腫脹	耳介開放創	耳介割創
	耳介貫通創	耳介咬創	耳介挫傷
	耳介挫創	耳介擦過創	耳介刺創
	耳介切創	耳介創傷	耳介打撲傷
	耳介虫刺傷	耳介皮下血腫	耳介皮下出血
	耳介裂創	耳下腺部打撲	趾化膿創
	指間切創	趾間切創	子宮頚管裂傷
	子宮頚部環状剥離	刺咬症	趾挫創
	示指 MP 関節挫傷	示指割創	示指化膿創
	示指挫傷	示指挫創	示指刺創
	四肢静脈損傷	示指切創	四肢動脈損傷
	示指皮膚欠損創	耳前部挫創	刺創
	膝蓋部挫創	膝下部挫創	膝関節部異物
	膝関節部挫創	膝部異物	膝部割創
	膝部挫創	膝部切創	膝部裂創
	歯肉挫傷	歯肉切創	歯肉裂創
	斜骨折	射創	尺骨近位端骨折
	尺骨鉤状突起骨折	手圧挫傷	縦隔血腫
	縦骨折	銃創	重複骨折
	手関節挫滅傷	手関節挫滅創	手関節掌側部挫創
	手関節部挫創	手関節部切創	手関節部創傷
	手関節部裂創	手指圧挫傷	手指汚染創
	種子骨骨折	手指挫傷	手指挫創
	手指挫滅傷	手指挫滅創	手指刺創
	手指切創	手指打撲傷	手指剥皮創
	手指皮下血腫	手指皮膚欠損創	手術創離開
	手掌挫創	手掌刺創	手掌切創
	手掌剥皮創	手掌皮膚欠損創	術後感染症
	術後血腫	術後消化管出血性ショック	術後ショック
	術後髄膜炎	術後敗血症	術後皮下気腫
	手背皮膚欠損創	手背部挫創	手背部切創
	手部汚染創	上顎挫傷	上顎擦過創
	上顎切創	上顎打撲傷	上顎皮下血腫
	上顎部裂創	上下肢リンパ浮腫	上口唇挫傷
	踵骨部挫滅創	小指挫傷	小指挫創
	小指切創	硝子体切断	小指皮膚欠損創
	上唇小帯裂創	上腕汚染創	上腕挫創
	上腕皮膚欠損創	食道気管支瘻	食道気管瘻
	食道損傷	処女膜裂傷	神経根ひきぬき損傷
	神経切断	神経叢損傷	神経叢不全損傷
	神経損傷	神経断裂	針刺創
	靱帯ストレイン	靱帯損傷	靱帯断裂
	靱帯捻挫	靱帯裂傷	心内異物

	ストレイン	精巣破裂	声門外傷
	舌開放創	舌下顎挫創	舌咬傷
	舌咬創	舌挫創	舌刺創
	舌切創	切創	舌創傷
	切断	舌裂創	前額部外傷性異物
	前額部外傷性腫脹	前額部開放創	前額部割創
	前額部貫通創	前額部咬創	前額部挫創
	前額部擦過創	前額部刺創	前額部切創
	前額部創傷	前額部虫刺傷	前額部虫刺症
	前額部皮膚欠損創	前額部裂創	前胸部挫創
	前頚頭頂部挫創	仙骨部挫創	仙骨部皮膚欠損創
	線状骨折	全身擦過創	穿通創
	前頭部割創	前頭部挫傷	前頭部挫創
	前頭部切創	前頭部打撲傷	前頭部皮膚欠損創
	前方脱臼	前腕汚染創	前腕挫創
	前腕刺創	前腕切創	前腕皮膚欠損創
	前腕裂創	爪下異物	爪下挫滅傷
	爪下挫滅創	搔創	足関節内果部挫創
	足関節部挫創	足底異物	足底部咬創
	足底部刺創	足底部皮膚欠損創	側頭部割創
	側頭部挫創	側頭部切創	側頭部打撲傷
	側頭部皮下血腫	足背部挫創	足背部切創
	足部汚染創	側腹部咬創	側腹部挫創
	足部皮膚欠損創	足部裂創	鼡径部切創
た	損傷	第 5 趾皮膚欠損創	大腿汚染創
	大腿咬創	大腿挫創	大腿皮膚欠損創
	大腿部開放創	大腿部刺創	大腿部切創
	大腿裂創	大転子部挫創	脱臼
	脱臼骨折	多発性切創	多発性裂創
	打撲割創	打撲血腫	打撲挫創
	打撲擦過創	打撲傷	打撲皮下血腫
	単純脱臼	腟断端炎	腟断端出血
	腟壁縫合不全	腟裂傷	肘関節骨折
	肘関節挫創	肘関節脱臼骨折	中指挫傷
	中指挫創	中指刺創	中指切創
	中指皮膚欠損創	中手骨関節部挫創	中枢神経系損傷
	肘頭骨折	肘部挫創	肘部切創
	肘部皮膚欠損創	腸間膜脂肪壊死	腸球菌敗血症
	手挫創	手刺創	手切創
	転位性骨折	殿部異物	殿部刺創
	殿部切創	殿部皮膚欠損創	殿部裂創
	頭頂部挫傷	頭頂部挫創	頭頂部擦過創
	頭頂部切創	頭頂部打撲傷	頭頂部裂創
	頭皮外傷性腫脹	頭皮下血腫	頭皮剥離
	頭皮表在損傷	頭部異物	頭部外傷性皮下気腫
	頭部割創	頭部頚部挫傷	頭部頚部挫創
	頭部頚部打撲傷	頭部血腫	頭部挫傷
	頭部挫創	頭部擦過創	頭部刺創
	頭部切創	頭部多発開放創	頭部多発割創
	頭部多発咬創	頭部多発挫傷	頭部多発挫創
	頭部多発擦過創	頭部多発刺創	頭部多発切創
	頭部多発創傷	頭部多発打撲傷	頭部多発皮下血腫
	頭部多発裂創	頭部打撲	頭部打撲血腫
	頭部打撲傷	頭部虫刺傷	動物咬創
	頭部皮下異物	頭部皮下血腫	頭部皮下出血
	頭部皮膚欠損創	頭部裂創	動脈損傷
	特発性関節脱臼	飛び降り自殺未遂	飛び込み自殺未遂
な	内視鏡検査中腸穿孔	軟口蓋血腫	軟口蓋挫創
	軟口蓋創傷	軟口蓋破裂	肉離れ
	乳腺内異物	乳房異物	尿管切石術後感染症
	尿性腹膜炎	妊娠中の子宮頚管炎	猫咬創
	捻挫	脳挫傷	脳挫傷・頭蓋内に達する開放創合併あり
	脳挫傷・頭蓋内に達する開放創合併なし	脳挫創	脳挫創・頭蓋内に達する開放創合併あり

	脳挫創・頭蓋内に達する開放創合併なし	脳損傷	脳対側損傷
	脳直撃損傷	脳底部挫傷	脳底部挫傷・頭蓋内に達する開放創合併あり
は	脳底部挫傷・頭蓋内に達する開放創合併なし	脳裂傷	敗血症性気管支炎
	肺穿孔	剥離骨折	パラインフルエンザウイルス気管支炎
	破裂骨折	皮下異物	皮下気腫
	皮下血腫	鼻下擦過創	皮下静脈損傷
	皮下損傷	非結核性抗酸菌性骨髄炎	鼻根部打撲挫創
	鼻根部裂創	膝汚染創	膝皮膚欠損創
	皮神経挫傷	鼻前庭部挫創	鼻尖部挫創
	非定型肺炎	非熱傷性水疱	鼻部外傷性異物
	鼻部外傷性腫脹	鼻部開放創	眉部割創
	鼻部割創	鼻部貫通創	腓腹筋挫創
	眉部血腫	皮膚欠損創	鼻部咬創
	鼻部挫傷	鼻部挫創	鼻部擦過創
	鼻部刺創	鼻部切創	鼻部創傷
	皮膚損傷	鼻部打撲傷	鼻部虫刺傷
	皮膚剥脱創	鼻部皮下血腫	鼻部皮下出血
	鼻部皮膚欠損創	鼻部皮膚剥離創	鼻部裂創
	びまん性脳損傷	びまん性脳損傷・頭蓋内に達する開放創合併なし	眉毛部割創
	眉毛部裂創	表皮剥離	鼻翼部切創
	鼻翼部裂創	フィブリン性腹膜炎	複雑脱臼
	伏針	副鼻腔開放創	腹部汚染創
	腹部皮膚欠損創	腹壁異物	腹壁創し開
	腹壁縫合不全	不全骨折	ブラックアイ
	粉砕骨折	分娩時会陰裂傷	分娩時軟産道損傷
	閉鎖性外傷性脳圧迫	閉鎖性骨折	閉鎖性脱臼
	閉鎖性脳挫創	閉鎖性脳底部挫傷	閉鎖性びまん性脳損傷
	扁桃チフス	縫合不全	縫合不全出血
	放射線出血性膀胱炎	放射線性下顎骨骨髄炎	放射線性膀胱炎
	帽状腱膜下出血	包皮挫創	包皮切創
	包皮裂創	母指挫傷	母指挫創
	母趾挫創	母指示指間切創	母指刺創
	母指切創	母指打撲挫創	母指打撲傷
	母指皮膚欠損創	母趾皮膚欠損創	母指末節部挫創
ま	マイコプラズマ気管支炎	末梢血管外傷	末梢神経損傷
	慢性再発性膀胱炎	慢性複雑性膀胱炎	慢性膀胱炎
	眉間部挫創	眉間部裂創	耳後部挫創
	耳後部打撲傷	盲管銃創	網膜振盪
や	網脈絡膜裂傷	モンテジア骨折	腰部切創
ら	腰部打撲挫創	ライノウイルス気管支炎	らせん骨折
	卵管留水症	離開骨折	リンパ浮腫
	涙管損傷	涙管断裂	涙道損傷
	轢過創	裂離	裂離骨折
	若木骨折		

用法用量
セファロチンとして，通常成人には症状により1日1～6g(力価)を4～6回に分割し，静脈内または筋肉内注射する。なお，筋肉内注射の際は，疼痛ならびに硬結を避けるため，大腿筋または臀筋の深部に注射する。間歇投与が必要な場合は，0.5～1g(力価)を10mLの生理食塩液に溶かし，3～4分間で徐々に静脈内に注入するか，補液中の患者では管の途中から注入する。1日投与量全部を1日の全補液に溶解して点滴静注してもよい。
通常幼小児には，1日20～80mg(力価)/kgを分割投与する。なお，症状に応じて適宜増減する。

用法用量に関連する使用上の注意　本剤の使用にあたっては，耐性菌の発現等を防ぐため，原則として感受性を確認し，疾病の治療上必要な最小限の期間の投与にとどめること。

禁忌　本剤の成分によるショックの既往歴のある患者

原則禁忌　本剤の成分又はセフェム系抗生物質に対し過敏症の既往歴のある患者

コアテック注5mg　規格：5mg5mL1管[5195円/管]
コアテック注SB9mg　規格：9mg150mL1袋[8315円/袋]
オルプリノン塩酸塩水和物　エーザイ　211

【効能効果】

下記の状態で他の薬剤を投与しても効果が不十分な場合：急性心不全

【対応標準病名】

◎	急性心不全		
○	右室不全	右心不全	うっ血性心不全
	左室不全	左心不全	心筋不全
	心原性肺水腫	心臓性呼吸困難	心臓性浮腫
	心臓喘息	心不全	慢性うっ血性心不全
	慢性心不全	両心不全	
△	高血圧性心不全		
※	適応外使用可 原則として，「オルプリノン塩酸塩水和物【注射薬】」を「現行の適応症について小児」に対して処方した場合，当該使用事例を審査上認める。		

用法用量
〔注5mg〕：通常，成人には，本剤を注射液そのまま，又は生理食塩液，ブドウ糖液等で希釈し，オルプリノン塩酸塩水和物として体重1kgあたり10μgを5分間かけて緩徐に静脈内投与し，引き続き1分間あたり0.1～0.3μg/kgを点滴静注する。なお，点滴投与量は患者の病態に応じて適宜増減し，必要ある場合には1分間あたり0.4μg/kgまで増量できる。
〔注SB9mg〕
通常，成人には，オルプリノン塩酸塩水和物として体重1kgあたり10μgを5分間かけて緩徐に静脈内投与し，引き続き1分間あたり0.1～0.3μg/kgを点滴静注する。なお，点滴投与量は患者の病態に応じて適宜増減し，必要ある場合には1分間あたり0.4μg/kgまで増量できる。

＜参考＞投与量早見表：

体重＼投与量	初期投与量 10μg/kg 5分 (2μg/kg/min)	維持投与量(μg/kg/min)			
		0.1	0.2	0.3	0.4
30kg	60(5.0mL)	3.0	6.0	9.0	12.0
40kg	80(6.7mL)	4.0	8.0	12.0	16.0
50kg	100(8.3mL)	5.0	10.0	15.0	20.0
60kg	120(10.0mL)	6.0	12.0	18.0	24.0
70kg	140(11.7mL)	7.0	14.0	21.0	28.0
80kg	160(13.3mL)	8.0	16.0	24.0	32.0

1時間あたりの投与液量〔mL/時間〕
小児用微量輸液セット(60滴/mL)を使用する場合1分間あたりの滴量〔滴/分〕
初期投与量(　)内：5分間の投与液量

用法用量に関連する使用上の注意　〔コアテック注SB9mg〕：投与開始時は，初期投与(10μg/kg)として2μg/kg/分で5分間投与すること。また，5分間の初期投与後，0.1～0.3μg/kg/分に減量して維持投与を行う。なお，点滴速度は過量投与にならないように十分注意すること。

禁忌
(1)肥大型閉塞性心筋症の患者
(2)妊婦又は妊娠している可能性のある婦人

コアベータ静注用12.5mg　規格：12.5mg1瓶[2709円/瓶]
ランジオロール塩酸塩　小野薬品　212

【効能効果】

コンピューター断層撮影による冠動脈造影における高心拍数時の

冠動脈描出能の改善

【対応標準病名】

該当病名なし

効能効果に関連する使用上の注意

(1)本剤は，コンピューター断層撮影(CT)検査室の入室後に患者の心拍数を確認し，心拍数の減少が必要な場合に限り使用すること。

(2)心拍数90回/分を超える患者における有効性及び安全性は確認されていない。

(3)心房細動を有する患者における有効性及び安全性は確認されていない。

用法用量　ランジオロール塩酸塩として，1回0.125mg/kgを1分間で静脈内投与する。

用法用量に関連する使用上の注意

(1)本剤の静脈内投与終了の4～7分後を目安に冠動脈CTを開始すること。

(2)本剤投与に際しては，下記の体重別投与量表を参考にすること。

＜体重別投与量表＞

本剤12.5mgを10mLに溶解した場合

体重	投与量
30kg	3.0mL
40kg	4.0mL
50kg	5.0mL
60kg	6.0mL
70kg	7.0mL
80kg	8.0mL
90kg	9.0mL
100kg	10.0mL

禁忌

(1)心原性ショックの患者

(2)糖尿病性ケトアシドーシス，代謝性アシドーシスのある患者

(3)房室ブロック(II度以上)，洞不全症候群など徐脈性不整脈患者

(4)肺高血圧症による右心不全のある患者

(5)うっ血性心不全のある患者

(6)未治療の褐色細胞腫の患者

(7)本剤の成分に対し過敏症の既往歴のある患者

抗D人免疫グロブリン筋注用1000倍「ベネシス」

規格：1,000倍1瓶(溶解液付)[19789円/瓶]

乾燥抗D(Rho)人免疫グロブリン　日本血液　634

【効能効果】

D(Rho)陰性で以前にD(Rho)因子で感作を受けていない女性に対し，以下の場合に投与することにより，D(Rho)因子による感作を抑制する。

(1)分娩後，流産後，人工妊娠中絶後，異所性妊娠後，妊娠中の検査・処置後(羊水穿刺，胎位外回転術等)又は腹部打撲後等のD(Rho)感作の可能性がある場合

(2)妊娠28週前後

【対応標準病名】

◎	血液型不適合		
○	D不適合	胎児血液型不適合	
△	Rh因子不適合	Rh不適合	胎児Rh不適合

効能効果に関連する使用上の注意

(1)本剤の注射にあたっては，事前に妊産婦のD(Rho)陰性を確認しておくこと。

(2)本剤は，新生児がD(Rho)陽性である場合，胎児・新生児の父親がD(Rho)陽性である場合，又は父親がD(Rho)陰性であることが不明であり，胎児・新生児もD(Rho)陰性であることが不明の場合も，妊産婦に投与すること。

(3)本剤はD(Rho)因子に未感作のD(Rho)陰性の妊産婦に投与すること。既にD(Rho)因子で感作され抗D(Rho)抗体を持っている婦人(分娩前の本剤投与により受動抗D(Rho)抗体を持っている婦人を除く)及びD(Rho)陰性の新生児を分娩した婦人には，本剤投与による予防は無効であるため，投与しないこと。

(4)妊娠28週前後及び妊娠に関連したD(Rho)感作が疑われる場合の妊娠中の投与に加え，新生児がD(Rho)陽性の場合，分娩後にも産婦へ本剤投与を行うこと。

用法用量

本剤は，1バイアルを添付溶剤(日本薬局方　注射用水)2mLに溶解し，効能効果に応じて以下のとおり投与する。

(1)分娩後，流産後，人工妊娠中絶後，異所性妊娠後，妊娠中の検査・処置後又は腹部打撲後：72時間以内に本剤1バイアルを筋肉内に注射する。

(2)妊娠28週前後：本剤1バイアルを筋肉内に注射する。

禁忌

(1)D(Rho)陽性の新生児及び妊産婦

(2)本剤の成分に対しショックの既往歴のある患者

原則禁忌　本剤の成分に対し過敏症の既往歴のある患者

抗Dグロブリン筋注用1000倍「ニチヤク」：日本製薬[19789円/瓶]

抗HBs人免疫グロブリン筋注200単位/1mL「日赤」

規格：200単位1mL1瓶[8996円/瓶]

抗HBs人免疫グロブリン筋注1000単位/5mL「日赤」

規格：1,000単位5mL1瓶[35872円/瓶]

抗HBs人免疫グロブリン　日本血液　634

【効能効果】

(1)HBs抗原陽性血液の汚染事故後のB型肝炎発症予防

(2)新生児のB型肝炎予防(原則として，沈降B型肝炎ワクチンとの併用)

【対応標準病名】

◎	B型肝炎	B型肝炎ウイルス感染	新生児B型肝炎ウイルス感染症
○	B型肝炎合併妊娠	B型急性肝炎	B型劇症肝炎
	HBウイルス腎症	急性B型肝炎・肝性昏睡合併あり	先天性ウイルス肝炎
△	新生児C型肝炎ウイルス感染症	先天性A型肝炎	

用法用量

(1)HBs抗原陽性血液の汚染事故後のB型肝炎発症予防

通常成人に対して，本剤1回5～10mLを筋肉内に注射する。必要に応じて増量するか又は同量を繰り返す。小児には，体重1kg当たり0.16～0.24mLを用いる。

投与の時期は事故発生後7日以内とする。なお，48時間以内が望ましい。

(2)新生児のB型肝炎予防(原則として，沈降B型肝炎ワクチンとの併用)

初回注射量は0.5～1.0mLを筋肉内に注射する。

初回注射の時期は生後5日以内とする。なお，生後12時間以内が望ましい。

また，追加注射には，体重1kg当たり0.16～0.24mLを投与する。

用法用量に関連する使用上の注意　筋肉内注射にあたっては，組織・神経等への影響が考えられるので，神経走行部位を避けて投与すること。

禁忌

(1)本剤の成分に対しショックの既往歴のある患者

(2)HBs抗原陽性者(ただし，新生児に投与する場合で，やむを得ない場合には，HBs抗原検査の結果を待たずに投与することが可能である。)

原則禁忌　本剤の成分に対し過敏症の既往歴のある患者

ヘパトセーラ筋注200単位/1mL：化血研　200単位1mL1瓶[8996円/瓶]，ヘパトセーラ筋注200単位/mL：化血研　1,000単位5mL1瓶[35872円/瓶]，200単位1mL1瓶[8996円/瓶]，ヘパトセー

ラ筋注1000単位/5mL：化血研　1,000単位5mL1瓶[35872円/瓶]

合成血液－LR「日赤」

規格：血液200mLに由来する赤血球に血漿約60mLを混和した血液1袋[13499円/袋]，血液400mLに由来する赤血球に血漿約120mLを混和した血液1袋[26997円/袋]

合成血　日本赤十字　634

【効 能 効 果】

ABO血液型不適合による新生児溶血性疾患に用いる。

【対応標準病名】

◎	新生児ABO不適合溶血性疾患		
○	ABO因子不適合	ABO溶血性疾患	新生児赤芽球症
	新生児溶血性黄疸	新生児溶血性貧血	胎児血液型不適合
	胎児赤芽球症		

用法用量　ろ過装置を具備した輸血用器具を用いて，静脈内に必要量を輸注する。

用法用量に関連する使用上の注意　輸血用器具：生物学的製剤基準・通則44に規定する輸血に適当と認められた器具であって，そのまま直ちに使用でき，かつ，1回限りの使用で使い捨てるものをいう。

警告

(1)本剤の輸血1～2週間後に発熱，紅斑が出現し，引き続き下痢，肝機能障害，顆粒球減少症等を伴う移植片対宿主病(GVHD：graft versus host disease)による死亡例がまれに(0.1%未満)報告されている。GVHD発症の危険性が高いと判断される患者に輸血する場合は，あらかじめ本剤に15～50Gyの放射線を照射すること。

(2)次の点について留意して輸血療法を行うこと。

①輸血について十分な知識・経験を持つ医師のもとで使用すること。

②輸血に際しては副作用発現時に救急処置をとれる準備をあらかじめしておくこと。

コカルボキシラーゼ注射用25mg「イセイ」

規格：25mg1管(溶解液付)[56円/管]

コカルボキシラーゼ注射用50mg「イセイ」

規格：50mg1管(溶解液付)[56円/管]

コカルボキシラーゼ　イセイ　312

【効 能 効 果】

(1)ビタミンB_1欠乏症の予防及び治療

(2)ビタミンB_1の需要が増大し，食事からの摂取が不十分な際の補給(消耗性疾患，甲状腺機能亢進症，妊産婦，授乳婦，はげしい肉体労働時など)

(3)ウェルニッケ脳症

(4)脚気衝心

(5)下記疾患のうち，ビタミンB_1の欠乏または代謝障害が関与すると推定される場合

①神経痛

②筋肉痛・関節痛

③末梢神経炎・末梢神経麻痺

④心筋代謝障害

⑤ケトージス

ビタミンB_1欠乏症の予防及び治療，ビタミンB_1の需要が増大し，食事からの摂取が不十分な際の補給，ウェルニッケ脳症，脚気衝心以外の適応に対して，効果がない場合には，月余にわたって漫然と使用しないこと。

【対応標準病名】

◎	ウェルニッケ脳症	脚気心	関節痛
	筋肉痛	ケトーシス	甲状腺機能亢進症
	心筋疾患	神経痛	ビタミンB1欠乏症
	末梢神経炎	末梢神経障害	
○	異所性中毒性甲状腺腫	脚気	脚気症候群
	脚気神経炎	乾性脚気	グレーブス病
	甲状腺眼症	甲状腺機能正常型グレーブス病	甲状腺クリーゼ
	甲状腺中毒性昏睡	産後脚気	湿性脚気
	人為的甲状腺中毒症	心筋変性症	中毒性甲状腺腫
	中毒性多結節性甲状腺腫	中毒性単結節性甲状腺腫	トリメチルアミン尿症
	バセドウ病	バセドウ病眼症	バセドウ病術後再発
	びまん性中毒性甲状腺腫	プランマー病	良性対称性脂肪腫症
△	MP関節痛	亜急性連合性脊髄変性症	足炎
	アルコール性多発ニューロパチー	一過性甲状腺機能亢進症	腋窩部痛
	外傷性肩不安定症	踵痛	顎関節痛
	顎関節疼痛機能障害症候群	下肢関節痛	下肢筋肉痛
	下肢神経痛	下肢痛	下垂体性TSH分泌亢進症
	下垂体性甲状腺機能亢進症	下腿関節痛	下腿三頭筋痛
	下腿神経炎	下腿痛	肩関節痛症
	環指痛	間質性心筋炎	偽性甲状腺機能亢進症
	偽性股関節痛	胸骨周囲炎	胸鎖関節痛
	胸鎖乳突筋痛	胸背部筋肉痛	胸部筋肉痛
	胸腹部筋痛	胸壁神経痛	筋肉内異物残留
	頚肩部筋肉痛	頚性頭痛	頚部筋肉痛
	頚部神経痛	頚部痛	結合織炎
	肩甲上神経痛	肩甲部筋肉痛	肩鎖関節痛
	原発性甲状腺機能亢進症	肩部筋痛	甲状腺中毒症
	甲状腺中毒症性関節障害	甲状腺中毒症性筋無力症候群	甲状腺中毒症性心筋症
	甲状腺中毒性眼球突出症	甲状腺中毒性四肢麻痺	甲状腺中毒性周期性四肢麻痺
	甲状腺中毒性心不全	甲状腺中毒性ミオパチー	後足部痛
	後頭下神経痛	後頭神経痛	後頭部神経痛
	項背部筋痛	項部筋肉痛	項部神経痛
	項部痛	股関節痛	股痛
	趾関節痛	四肢神経痛	四肢痛
	示指痛	四肢末端痛	趾痛
	膝蓋下脂肪体肥大	膝窩部痛	膝関節痛
	脂肪織炎	手関節痛	手指関節痛
	手指神経炎	手指痛	手背部痛
	手部痛	上肢筋肉痛	上肢神経痛
	小指痛	上肢痛	上腕筋肉痛
	上腕三頭筋痛	上腕神経痛	上腕痛
	上腕二頭筋痛	心筋炎	心筋線維症
	神経炎	スモン	スルーダー神経痛
	脊椎関節痛	線維筋痛症	前足部痛
	仙腸関節痛	前腕筋肉痛	前腕神経痛
	前腕痛	僧帽筋痛	足関節痛
	足痛	足底部痛	側頭部神経痛
	足背痛	大腿筋痛	大腿神経痛
	大腿痛	大腿内側部痛	多発性関節痛
	多発性筋肉痛	多発性神経炎	多発性神経障害
	多発性神経痛	多発ニューロパチー	肘関節痛
	中指関節痛	中指痛	中足部痛
	中毒性ニューロパチー	殿部筋肉痛	頭部筋肉痛
	頭部神経痛	特発性神経痛	軟部組織内異物
	二次性甲状腺機能亢進症	背部筋肉痛	背部神経痛
	反復性多発性神経炎	腓腹筋痛	腓腹部痛
	腹壁筋痛	腹壁神経痛	ペラグラ性脳症
	母指MP関節痛	母趾関節痛	母指球部痛

母指痛	母趾痛	慢性心筋炎
慢性神経痛	薬物誘発性多発ニューロパチー	腰筋痛症
腰背筋痛症	腰皮神経痛	リウマチ性筋炎
肋間筋肉痛	肋間神経痛	

用法用量　本剤を添付の溶解液で用時溶解し，コカルボキシラーゼとして，通常成人1日1～50mgを皮下，筋肉内または静脈内注射する。
なお，年齢，症状により適宜増減する。

禁忌　本剤に対し過敏症の既往歴のある患者

コージネイトFSバイオセット注250
規格：250国際単位1キット（溶解液付）［20724円/キット］

コージネイトFSバイオセット注500
規格：500国際単位1キット（溶解液付）［36770円/キット］

コージネイトFSバイオセット注1000
規格：1,000国際単位1キット（溶解液付）［67345円/キット］

コージネイトFSバイオセット注2000
規格：2,000国際単位1キット（溶解液付）［131858円/キット］

オクトコグアルファ（遺伝子組換え）　バイエル薬品　634

【効能効果】

血液凝固第VIII因子欠乏患者に対し，血漿中の血液凝固第VIII因子を補い，その出血傾向を抑制する。

【対応標準病名】

◎	血友病A	出血傾向	
○	血友病	血友病関節炎	血友病性出血
	先天性血液凝固因子異常		
△	急性特発性血小板減少性紫斑病	血液凝固異常	四肢出血斑
	慢性特発性血小板減少性紫斑病	老年性出血	

用法用量

〔注250，注500，注1000〕：本剤を添付の溶解液2.5mLで溶解し，緩徐に静脈内注射又は点滴注入する。なお，1分間に5mLを超える注射速度は避けること。用量は，通常，1回体重1kg当たり10～30国際単位を投与するが，症状に応じて適宜増減する。

〔注2000〕：本剤を添付の溶解液5mLで溶解し，緩徐に静脈内注射又は点滴注入する。なお，1分間に5mLを超える注射速度は避けること。用量は，通常，1回体重1kg当たり10～30国際単位を投与するが，症状に応じて適宜増減する。

用法用量に関連する使用上の注意　輸注速度が速すぎるとチアノーゼ，動悸を起こすことがあるので，1分間に5mLを超えない速度でゆっくり注入すること。

原則禁忌　本剤の成分に対し過敏症の既往歴のある患者

コスメゲン静注用0.5mg
規格：0.5mg1瓶［1855円/瓶］

アクチノマイシンD　ノーベルファーマ　423

【効能効果】

(1)ウイルムス腫瘍，絨毛上皮腫，破壊性胞状奇胎
(2)以下の悪性腫瘍に対する他の抗悪性腫瘍剤との併用療法
　小児悪性固形腫瘍（ユーイング肉腫ファミリー腫瘍，横紋筋肉腫，腎芽腫その他腎原発悪性腫瘍）

【対応標準病名】

◎	ウイルムス腫瘍	横紋筋肉腫	絨毛癌
	腫瘍	腎悪性腫瘍	侵入胞状奇胎
	ユーイング肉腫		
○	悪性顆粒細胞腫	悪性間葉腫	悪性グロームス腫瘍
	悪性血管外皮腫	悪性線維性組織球腫	下顎部横紋筋肉腫
	滑膜腫	滑膜肉腫	眼窩横紋筋肉腫
	顔面横紋筋肉腫	頬部横紋筋肉腫	頚部横紋筋肉腫
	血管肉腫	原発性骨腫瘍	肩部横紋筋肉腫
	後腹膜横紋筋肉腫	骨悪性線維性組織球腫	骨原性肉腫
	骨線維肉腫	骨軟骨肉腫	骨肉腫
	骨膜性骨肉腫	子宮付属器腫瘍合併妊娠	脂肪肉腫
	十二指腸神経内分泌腫瘍	手部横紋筋肉腫	上腕横紋筋肉腫
	食道横紋筋肉腫	心臓横紋筋肉腫	精巣横紋筋肉腫
	線維脂肪肉腫	線維肉腫	前立腺横紋筋肉腫
	前腕横紋筋肉腫	存続絨毛症	頭部横紋筋肉腫
	軟骨肉腫	軟部悪性巨細胞腫	軟部腫瘍
	軟部組織悪性腫瘍	肉腫	平滑筋肉腫
	傍骨性骨肉腫	紡錘形細胞肉腫	胞巣状軟部肉腫
	卵巣絨毛癌	卵巣腫瘍合併妊娠	リンパ管肉腫
△ あ	ALK融合遺伝子陽性非小細胞肺癌	悪性末梢神経鞘腫	足悪性軟部腫瘍
	鞍上部胚細胞腫瘍	胃悪性間葉系腫瘍	胃癌・HER2過剰発現
	胃原発絨毛癌	胃胚細胞腫瘍	胃平滑筋肉腫
	陰茎パジェット病	陰のうパジェット病	延髄星細胞腫
か	回腸カルチノイド	下顎骨骨肉腫	下顎骨腫瘍
	下顎部腫瘍	下眼瞼基底細胞癌	下眼瞼皮膚癌
	下眼瞼有棘細胞癌	顎関節滑膜骨軟骨腫症	下口唇基底細胞癌
	下口唇皮膚癌	下口唇有棘細胞癌	下腿悪性線維性組織球腫
	下腿悪性軟部腫瘍	下腿横紋筋肉腫	下腿滑膜肉腫
	下腿線維肉腫	下腿淡明細胞肉腫	下腿平滑筋肉腫
	下腿胞巣状軟部肉腫	下腿類上皮肉腫	肩関節滑膜骨軟骨腫症
	滑膜骨軟骨腫症	下葉小細胞肺癌	下葉肺腺癌
	下葉肺大細胞癌	下葉肺扁平上皮癌	下葉非小細胞肺癌
	癌関連網膜症	肝細胞癌破裂	眼内腫瘍
	顔面骨腫瘍	気管支カルチノイド	胸骨骨肉腫
	胸骨腫瘍	胸椎骨肉腫	胸椎腫瘍
	胸椎脊索腫	胸部悪性軟部腫瘍	頬部血管肉腫
	胸壁悪性線維性組織球腫	胸壁横紋筋肉腫	胸壁血管肉腫
	胸壁線維肉腫	胸壁淡明細胞肉腫	胸膜播種
	距骨腫瘍	空腸カルチノイド	脛骨遠位部骨腫瘍
	脛骨近位部骨腫瘍	脛骨骨幹部骨腫瘍	脛骨腫瘍
	頚椎骨肉腫	頚椎腫瘍	頚椎脊索腫
	頚部悪性線維性組織球腫	頚部悪性軟部腫瘍	頚部滑膜肉腫
	頚部基底細胞癌	頚部血管肉腫	頚部脂腺癌
	頚部皮膚癌	頚部有棘細胞癌	頚部隆起性皮膚線維肉腫
	結膜腫瘍	肩甲骨腫瘍	原線維性星細胞腫
	肩部悪性線維性組織球腫	肩部滑膜肉腫	肩部線維肉腫
	肩部淡明細胞肉腫	肩部胞巣状軟部肉腫	虹彩腫瘍
	後頭骨腫瘍	後頭葉膠芽腫	後頭葉神経膠腫
	膠肉腫	項部基底細胞癌	後腹膜悪性線維性組織球腫
	後腹膜血管肉腫	後腹膜線維肉腫	後腹膜胚細胞腫瘍
	後腹膜平滑筋肉腫	後腹膜リンパ節転移	項部皮膚癌
	項部有棘細胞癌	股関節滑膜骨軟骨腫症	股関節部滑膜肉腫
	骨巨細胞腫	骨盤骨腫瘍	骨盤骨肉腫
	骨盤内悪性軟部腫瘍	骨盤部悪性軟部腫瘍	骨盤ユーイング肉腫
さ	鎖骨骨肉腫	鎖骨腫瘍	坐骨腫瘍
	指基節骨腫瘍	趾基節骨腫瘍	子宮癌肉腫
	子宮平滑筋肉腫	指骨腫瘍	趾骨腫瘍
	視床下部星細胞腫	視床星細胞腫	指中節骨腫瘍
	趾中節骨腫瘍	膝蓋骨腫瘍	膝関節滑膜骨軟骨腫症
	膝関節部滑膜肉腫	膝部悪性線維性組織球腫	膝部淡明細胞肉腫
	膝部胞巣状軟部肉腫	指末節骨腫瘍	趾末節骨腫瘍
	斜台部脊索腫	尺骨腫瘍	縦隔胚細胞腫瘍
	縦隔卵黄のう腫瘍	十二指腸悪性ガストリノーマ	十二指腸悪性ソマトスタチノーマ
	十二指腸神経内分泌癌	手関節部滑膜肉腫	手部悪性線維性組織球腫
	手部滑膜肉腫	手部淡明細胞肉腫	手部類上皮肉腫

	上顎骨骨肉腫	上顎骨腫瘍	上顎部腫瘍
	松果体胚細胞腫瘍	松果体部膠芽腫	上眼瞼基底細胞癌
	上眼瞼皮膚癌	上眼瞼有棘細胞癌	上口唇基底細胞癌
	上口唇皮膚癌	上口唇有棘細胞癌	踵骨腫瘍
	小腸カルチノイド	小腸平滑筋肉腫	上葉小細胞肺癌
	上葉肺腺癌	上葉肺大細胞癌	上葉肺扁平上皮癌
	上葉非小細胞肺癌	上腕悪性線維性組織球腫	上腕悪性軟部腫瘍
	上腕滑膜肉腫	上腕骨遠位部骨腫瘍	上腕骨巨細胞腫
	上腕骨近位部巨細胞腫	上腕骨近位部骨腫瘍	上腕骨骨幹部骨腫瘍
	上腕線維肉腫	上腕淡明細胞肉腫	上腕胞巣状軟部肉腫
	上腕類上皮肉腫	食道悪性間葉系腫瘍	腎盂腺癌
	腎盂尿路上皮癌	腎盂扁平上皮癌	腎カルチノイド
	腎肉腫	膵頭部カルチノイド	星細胞腫
	精巣胚細胞腫瘍	精巣卵黄のう腫瘍	仙骨骨肉腫
	仙骨ユーイング肉腫	前頭骨腫瘍	前頭葉膠芽腫
	前頭葉神経膠腫	前頭葉星細胞腫	前頭葉退形成性星細胞腫
	前立腺小細胞癌	前腕悪性線維性組織球腫	前腕悪性軟部腫瘍
	前腕滑膜肉腫	前腕線維肉腫	前腕胞巣状軟部肉腫
	前腕類上皮肉腫	足関節滑膜骨軟骨腫症	足関節部滑膜肉腫
	足根骨腫瘍	足舟状骨腫瘍	側頭骨腫瘍
	側頭葉神経膠腫	側頭葉星細胞腫	側頭葉退形成性星細胞腫
	側頭葉毛様細胞性星細胞腫	足部横紋筋肉腫	足部滑膜肉腫
	足部淡明細胞肉腫	足部類上皮肉腫	鼡径部悪性線維性組織球腫
た	鼡径部横紋筋肉腫	鼡径部滑膜肉腫	第４脳室上衣腫
	退形成性星細胞腫	大腿悪性線維性組織球腫	大腿悪性軟部腫瘍
	大腿横紋筋肉腫	大腿滑膜肉腫	大腿血管肉腫
	大腿骨遠位部骨腫瘍	大腿骨近位部骨腫瘍	大腿骨骨幹部骨腫瘍
	大腿骨骨肉腫	大腿骨腫瘍	大腿線維肉腫
	大腿平滑筋肉腫	大腿胞巣状軟部肉腫	大腿類上皮肉腫
	大動脈周囲リンパ節転移	胆のうカルチノイド	淡明細胞肉腫
	恥骨骨肉腫	恥骨腫瘍	肘関節滑膜骨軟骨腫症
	中手骨腫瘍	虫垂杯細胞カルチノイド	中足骨腫瘍
	肘部滑膜肉腫	肘部線維肉腫	肘部類上皮肉腫
	中葉小細胞肺癌	中葉肺腺癌	中葉肺大細胞癌
	中葉肺扁平上皮癌	中葉非小細胞肺癌	腸間膜腫瘍
	腸間膜平滑筋肉腫	蝶形骨腫瘍	腸骨腫瘍
	腸骨ユーイング肉腫	腸骨リンパ節転移	直腸平滑筋肉腫
	転移性骨腫瘍による大腿骨骨折	殿部悪性線維性組織球腫	殿部悪性軟部腫瘍
	殿部横紋筋肉腫	殿部滑膜肉腫	殿部血管肉腫
	殿部線維肉腫	殿部平滑筋肉腫	殿部胞巣状軟部肉腫
	頭蓋骨骨肉腫	頭蓋底骨肉腫	頭蓋底脊索腫
	頭蓋内胚細胞腫瘍	橈骨腫瘍	透析腎癌
	頭頂骨腫瘍	頭頂葉膠芽腫	頭頂葉神経膠腫
	頭頂葉星細胞腫	頭部悪性線維性組織球腫	頭部滑膜肉腫
	頭部基底細胞癌	頭部血管肉腫	頭部脂腺癌
な	頭部有棘細胞癌	頭部隆起性皮膚線維肉腫	尿管尿路上皮癌
	脳幹膠芽腫	脳幹部星細胞腫	脳室上衣腫
は	肺癌による閉塞性肺炎	背部悪性線維性組織球腫	背部悪性軟部腫瘍
	背部横紋筋肉腫	肺門部小細胞癌	肺門部腺癌
	肺門部大細胞癌	肺門部非小細胞癌	肺門部扁平上皮癌
	肺門リンパ節転移	パンコースト症候群	腓骨遠位部骨腫瘍
	腓骨近位部骨腫瘍	腓骨骨幹部骨腫瘍	腓骨腫瘍
	尾骨腫瘍	皮膚線維肉腫	びまん性星細胞腫
	脾門部リンパ節転移	披裂喉頭蓋ひだ喉頭面癌	副咽頭間隙悪性腫瘍
	腹部悪性軟部腫瘍	腹部平滑筋肉腫	腹壁悪性線維性組織球腫
	腹壁横紋筋肉腫	腹壁線維肉腫	付属器腫瘍
	膀胱尿路上皮癌	膀胱扁平上皮癌	胞状奇胎
や	毛様細胞性星細胞腫	毛様体腫瘍	腰椎腫瘍
ら	腰椎脊索腫	腰部悪性線維性組織球腫	卵巣カルチノイド
	卵巣癌肉腫	卵巣胚細胞腫瘍	卵巣卵黄のう腫瘍
	隆起性皮膚線維肉腫	類上皮血管筋脂肪腫	類上皮肉腫
	涙腺腫瘍	涙のう部腫瘍	肋骨骨肉腫
	肋骨ユーイング肉腫		

用法用量

(1)ウイルムス腫瘍，絨毛上皮腫，破壊性胞状奇胎に対する一般的な投与法は次の通りである。

成人：通常１日量体重1kg当り0.010mg(10μg)5日間の静脈内注射を１クールとする。

小児：通常１日量体重1kg当り0.015mg(15μg)5日間の静脈内注射を１クールとする。

休薬期間は通常２週間であるが，前回の投与によって中毒症状があらわれた場合は，中毒症状が消失するまで休薬する。

(2)小児悪性固形腫瘍(ユーイング肉腫ファミリー腫瘍，横紋筋肉腫，腎芽腫その他腎原発悪性腫瘍)に対する他の抗悪性腫瘍剤との併用療法の場合

①１回投与法：他の抗悪性腫瘍剤との併用における用法用量は，１日１回1.25～1.35mg/m^2(体重30kg以上：１日最大投与量2.3mg)または0.045mg/kg(体重30kg未満)を静注または点滴静注とする。

②分割投与法：他の抗悪性腫瘍剤との併用における用法用量は，１日１回0.015mg/kg(１日最大投与量0.5mg)を静注または点滴静注，５日間連続投与とする。

休薬期間は通常２週間であるが，前回の投与によって中毒症状があらわれた場合は，中毒症状が消失するまで休薬する。

年齢，併用薬，患者の状態に応じて適宜減量を行う。

用法用量に関連する使用上の注意　小児悪性固形腫瘍に対する他の抗悪性腫瘍剤との併用療法においては，併用薬剤の添付文書も参照すること。

警告

(1)本剤を含むがん化学療法は，緊急時に十分対応できる医療施設において，がん化学療法に十分な知識・経験を持つ医師のもとで，本療法が適切と判断される症例についてのみ実施すること。適応患者の選択にあたっては，各併用薬剤の添付文書を参照して十分注意すること。また，治療開始に先立ち，患者又はその家族に有効性及び危険性を十分説明し，同意を得てから投与すること。

(2)本剤を含む小児悪性固形腫瘍に対するがん化学療法は，小児のがん化学療法に十分な知識・経験を持つ医師のもとで実施すること。

禁忌

(1)本剤の成分に対し過敏症の既往歴のある患者

(2)水痘又は帯状疱疹の患者

コセンティクス皮下注150mgシリンジ

規格：150mg1mL1筒[73132円/筒]

コセンティクス皮下注用150mg

規格：150mg1瓶[73123円/瓶]

セクキヌマブ(遺伝子組換え)　ノバルティス　399

【効 能 効 果】

既存治療で効果不十分な下記疾患：尋常性乾癬，関節症性乾癬

【対応標準病名】

◎	乾癬性関節炎	尋常性乾癬	
○	円板状乾癬	乾癬	乾癬性関節炎・肩関節
	乾癬性関節炎・股関節	乾癬性関節炎・指関節	乾癬性関節炎・膝関節
	乾癬性関節炎・手関節	乾癬性関節炎・仙腸関節	乾癬性関節炎・足関節
	乾癬性関節炎・肘関節	乾癬性紅皮症	乾癬性脊椎炎
	顔面尋常性乾癬	急性汎発性膿疱性乾癬	局面状乾癬

屈曲部乾癬	稽留性肢端皮膚炎	稽留性肢端皮膚炎汎発型
四肢乾癬	四肢尋常性乾癬	小児汎発性膿疱性乾癬
脂漏性乾癬	全身の尋常性乾癬	多発性乾癬性関節炎
滴状乾癬	点状乾癬	頭部尋常性乾癬
膿疱性乾癬	破壊性関節炎	汎発性膿疱性乾癬
びまん性乾癬	疱疹状膿痂疹	腰部尋常性乾癬
濾胞性乾癬		

効能効果に関連する使用上の注意
以下のいずれかを満たす尋常性乾癬又は関節症性乾癬患者に投与すること。
(1)紫外線療法を含む既存の全身療法(生物製剤を除く)で十分な効果が得られず，皮疹が体表面積の10%以上に及ぶ患者。
(2)難治性の皮疹又は関節症状を有する患者。

用法用量　通常，成人にはセクキヌマブ(遺伝子組換え)として，1回300mgを，初回，1週後，2週後，3週後，4週後に皮下投与し，以降，4週間の間隔で皮下投与する。また，体重により，1回150mgを投与することができる。

用法用量に関連する使用上の注意
(1)体重60kg以下の患者では1回150mgの投与を考慮すること。
(2)投与毎に注射部位を変えること。また，皮膚が敏感な部位，皮膚に異常のある部位，乾癬の部位には注射しないこと。
(3)本剤による治療反応は，通常投与開始から16週以内に得られる。16週以内に治療反応が得られない場合は，本剤の治療計画の継続を慎重に再考すること。

警告
(1)本剤は結核等の感染症を含む緊急時に十分に対応できる医療施設において，尋常性乾癬及び関節症性乾癬治療に十分な知識・経験をもつ医師のもとで，本剤による治療の有益性が危険性を上回ると判断される症例のみに使用すること。本剤は感染のリスクを増大させる可能性があり，また結核の既往歴を有する患者では結核を活動化させる可能性がある。また，本剤との関連性は明らかではないが，悪性腫瘍の発現が報告されている。治療開始に先立ち，本剤が疾病を完治させる薬剤でないことも含め，本剤の有効性及び危険性を患者に十分説明し，患者が理解したことを確認した上で治療を開始すること。
(2)重篤な感染症：ウイルス，細菌及び真菌等による重篤な感染症が報告されているため，十分な観察を行うなど感染症の発症に注意し，本剤投与後に感染の徴候又は症状があらわれた場合には，直ちに主治医に連絡するよう患者を指導すること。
(3)本剤の治療を開始する前に，紫外線療法を含む既存の全身療法(生物製剤を除く)の適用を十分に勘案すること。

禁忌
(1)重篤な感染症の患者
(2)活動性結核の患者
(3)本剤の成分に対し過敏症の既往歴のある患者

コートロシンZ筋注0.5mg　規格：0.5mg1管[2075円/管]
テトラコサクチド酢酸塩　第一三共　241

【効能効果】
(1)点頭てんかん
(2)気管支喘息
(3)関節リウマチ
(4)副腎皮質機能検査
(5)ネフローゼ症候群(副腎皮質ホルモンを除く他剤が無効で，副腎皮質ホルモン療法が不適当な場合に限る)

【対応標準病名】

◎	関節リウマチ	気管支喘息	点頭てんかん
	ネフローゼ症候群		
○	アスピリン喘息	アトピー性喘息	アレルギー性気管支炎
	運動誘発性喘息	外因性喘息	関節リウマチ・顎関節
	関節リウマチ・肩関節	関節リウマチ・胸椎	関節リウマチ・頚椎
	関節リウマチ・股関節	関節リウマチ・指関節	関節リウマチ・趾関節
	関節リウマチ・膝関節	関節リウマチ・手関節	関節リウマチ・脊椎
	関節リウマチ・足関節	関節リウマチ・肘関節	関節リウマチ・腰椎
	気管支喘息合併妊娠	血清反応陰性関節リウマチ	混合型喘息
	症候性早期ミオクローヌス性脳症	小児喘息	小児喘息性気管支炎
	小児ネフローゼ症候群	職業喘息	ステロイド依存性喘息
	ステロイド依存性ネフローゼ症候群	ステロイド抵抗性ネフローゼ症候群	咳喘息
	喘息性気管支炎	先天性ネフローゼ症候群	多発性リウマチ性関節炎
	てんかん	てんかん合併妊娠	デンスデポジット病ネフローゼ症候群
	難治性喘息	難治性ネフローゼ症候群	二次性ネフローゼ症候群
	乳児喘息	乳児点頭痙攣	拝礼発作
	非アトピー性喘息	微小変化型ネフローゼ症候群	ヒプサルスミア
	びまん性管内増殖性糸球体腎炎ネフローゼ症候群	びまん性膜性糸球体腎炎ネフローゼ症候群	頻回再発型ネフローゼ症候群
	ムチランス変形	夜間性喘息	リウマチ性滑液包炎
	リウマチ性皮下結節	リウマチ様関節炎	レノックス・ガストー症候群
△	RS3PE症候群	炎症性多発性関節障害	感染型気管支喘息
	間代性痙攣	尺側偏位	成人スチル病
	てんかん単純部分発作	てんかん複雑部分発作	乳児重症ミオクロニーてんかん
	脳炎後てんかん		

用法用量
(1)副腎皮質機能検査の場合
1日テトラコサクチドとして0.5～1.0mg(1～2mL)を1～2回に分けて筋注する。
必要があれば連続2～3日行う。
(2)上記以外の場合
通常成人1日テトラコサクチドとして0.5～1.0mg(1～2mL)を1～2回に分けて筋注する。
年齢，症状により適宜増減する。

コートロシン注射用0.25mg　規格：0.25mg1管[1338円/管]
テトラコサクチド酢酸塩　第一三共　241

【効能効果】
副腎皮質機能検査

【対応標準病名】
該当病名なし

用法用量
1日1回添付溶解液に溶解し，下記量を使用する。必要があれば連続2～3日行う。
(1)筋注・静注(ラピッド・テスト)には，テトラコサクチドとして0.25mg(1アンプル)を使用する。
(2)点滴静注にはテトラコサクチドとして0.25～0.5mg(1～2アンプル)を5%ブドウ糖注射液，生理食塩液，注射用蒸留水等に加え，4～8時間点滴静脈内注入する。

ゴナックス皮下注用80mg　規格：80mg1瓶[24370円/瓶]
ゴナックス皮下注用120mg　規格：120mg1瓶[29958円/瓶]
デガレリクス酢酸塩　アステラス　249

【効能効果】
前立腺癌

【対応標準病名】

◎	前立腺癌		
○	去勢抵抗性前立腺癌	限局性前立腺癌	進行性前立腺癌
	前立腺癌再発	前立腺小細胞癌	
△	前立腺横紋筋肉腫		

用法用量
通常，成人にはデガレリクスとして，初回は240mgを1カ所あたり120mgずつ腹部2カ所に皮下投与する。2回目以降は，初回投与4週間後より，デガレリクスとして80mgを維持用量とし，腹部1カ所に皮下投与し，4週間間隔で投与を繰り返す。
初回投与：1カ所あたり，本剤120mgバイアルに日本薬局方注射用水3.0mLを注入し，溶解後速やかに3.0mLを皮下投与する。(3.0mLで溶解することにより，40mg/mLとなる。)
2回目以降：本剤80mgバイアルに日本薬局方注射用水4.2mLを注入し，溶解後速やかに4.0mLを皮下投与する。(4.2mLで溶解することにより，20mg/mLとなる。)
用法用量に関連する使用上の注意　本剤は投与液濃度，投与量が有効性に影響するため，調製方法を遵守すること。初回投与時は120mgバイアル2本，2回目以降の投与時は80mgバイアル1本を使用すること。
禁忌　本剤の成分に対し過敏症の既往歴のある患者

ゴナトロピン筋注用1000単位　規格：1,000単位1管[187円/管]
ゴナトロピン筋注用3000単位　規格：3,000単位1管[343円/管]
ヒト絨毛性性腺刺激ホルモン　あすか　241

【効能効果】
無排卵症(無月経，無排卵周期症，不妊症)，機能性子宮出血，黄体機能不全症，停留睾丸，造精機能不全による男子不妊症，下垂体性男子性腺機能不全症(類宦官症)，思春期遅発症，睾丸・卵巣の機能検査
妊娠初期の切迫流産，妊娠初期に繰り返される習慣性流産

【対応標準病名】

◎	黄体機能不全	下垂体性男子性腺機能低下症	機能性子宮出血
	思春期遅発症	習慣流産	精巣機能不全症
	切迫流産	男性不妊症	停留精巣
	不妊症	無月経症	無排卵月経
	無排卵症	類宦官症	
○	5－アルファ還元酵素欠損症	異所性精巣	一側性停留精巣
	下垂体機能低下症	下垂体障害	下垂体性無月経
	宦官症	機能性性器出血	機能性不妊症
	機能性無月経	頚管性不妊症	原発性不妊症
	原発性無月経	原発性無精子症	原発性卵巣機能低下症
	高プロラクチン血症性無月経	子宮性不妊症	子宮性無月経
	視床下部性無月経	視床下部性卵巣機能低下	若年性子宮出血
	射精不能症	絨毛膜下血腫	授乳性無月経
	女性不妊症	心因性無月経	神経性食欲不振症無月経
	精子減少症	精神性無月経	性腺機能低下症
	精巣発育障害	早発閉経	早発卵巣不全
	続発性不妊症	続発性無月経	鼡径部停留精巣
	第1度無月経	第2度無月経	体質性思春期遅発症
	体重減少性無月経	遅発月経	中枢性無月経
	低ゴナドトロピン性性腺機能低下症	乳汁漏出無月経症候群	排卵障害
	汎下垂体機能低下症	腹部停留精巣	無精子症
	薬物誘発性下垂体機能低下症	卵管性不妊症	卵巣機能不全
	卵巣欠落症状	卵巣性不妊症	卵巣発育不全
	両側性停留精巣		
△	ACTH単独欠損症	FSH単独欠損症	LH単独欠損症
	TSH単独欠損症	異常月経	過少月経
	下垂体腫瘤	下垂体卒中	下垂体膿瘍
	過多月経	過長月経	カルマン症候群
	器質性性器出血	希発月経	月経異常
	月経中間期出血	月経不順	原発性希発月経
	更年期出血	更年期卵巣機能低下症	ゴナドトロピン単独欠損症
	ゴナドトロピン分泌異常	シーハン症候群	子宮不正出血
	思春期月経異常	思春期月経過多	思春期出血
	脂肪性器ジストロフィー	若年性子宮機能出血	性器出血
	成長ホルモン単独欠損症	成長ホルモン分泌不全	成長ホルモン分泌不全性低身長症
	遷延性月経	続発性下垂体機能低下症	続発性希発月経
	中枢性尿崩症	特発性下垂体機能低下症	トルコ鞍空洞症
	二次性尿崩症	尿崩症	妊娠初期の出血
	排卵期出血	晩発閉経	頻発月経
	不規則月経	複合下垂体ホルモン欠損症	ラトケのう胞
	卵管機能異常	卵管狭窄症	卵管閉塞
	卵巣機能異常	卵巣機能障害	卵巣性無月経
	リンパ球性下垂体炎	ローラン症候群	

用法用量
無排卵症(無月経，無排卵周期症，不妊症)：通常，ヒト絨毛性性腺刺激ホルモンとして1日3,000～5,000単位を筋肉内注射する。
機能性子宮出血及び黄体機能不全症：通常，ヒト絨毛性性腺刺激ホルモンとして1日1,000～3,000単位を筋肉内注射する。
停留睾丸：通常，ヒト絨毛性性腺刺激ホルモンとして1回300～1,000単位，1週1～3回を4～10週まで，又は1回3,000～5,000単位を3日間連続筋肉内注射する。
造精機能不全による男子不妊症，下垂体性男子性腺機能不全症(類宦官症)，思春期遅発症：通常，ヒト絨毛性性腺刺激ホルモンとして1日500～5,000単位を週2～3回筋肉内注射する。
睾丸機能検査：ヒト絨毛性性腺刺激ホルモンとして10,000単位1回又は3,000～5,000単位を3～5日間筋肉内注射し，1～2時間後の血中テストステロン値を投与前値と比較する。
卵巣機能検査：ヒト絨毛性性腺刺激ホルモンとして1,000～5,000単位を単独又はFSH製剤と併用投与して卵巣の反応性をみる。
黄体機能検査：ヒト絨毛性性腺刺激ホルモンとして3,000～5,000単位を高温期に3～5回，隔日に投与し，尿中ステロイド排泄量の変化をみる。
妊娠初期の切迫流産及び妊娠初期に繰り返される習慣性流産：通常，ヒト絨毛性性腺刺激ホルモンとして1日1,000～5,000単位を筋肉内注射する。
本剤の用法用量は症例，適応によって異なるので，使用に際しては厳密な経過観察が必要である。
警告　ヒト下垂体性性腺刺激ホルモン製剤の投与に引き続き，本剤を投与した場合又は併用した場合，血栓症，脳梗塞等を伴う重篤な卵巣過剰刺激症候群があらわれることがある。
禁忌
(1)アンドロゲン依存性悪性腫瘍(例えば前立腺癌)及びその疑いのある患者
(2)性腺刺激ホルモン製剤に対し過敏症の既往歴のある患者
(3)性早熟症の患者

HCGモチダ筋注用3千単位：持田　3,000単位1管[343円/管]，HCGモチダ筋注用1万単位：持田　10,000単位1管[791円/管]，注射用HCG3,000単位「F」：富士製薬　3,000単位1管[279円/管]，注射用HCG10,000単位「F」：富士製薬　10,000単位1管[687円/管]

ゴナトロピン注用5000単位　規格：5,000単位1管[485円/管]
ヒト絨毛性性腺刺激ホルモン　あすか　241

【効能効果】
無排卵症(無月経，無排卵周期症，不妊症)，機能性子宮出血，黄体機能不全症，停留睾丸，造精機能不全による男子不妊症，下垂体性男子性腺機能不全症(類宦官症)，思春期遅発症，睾丸・卵巣の機能検査，妊娠初期の切迫流産，妊娠初期に繰り返される習慣性流産，低ゴナドトロピン性男子性腺機能低下症における精子形成の誘導

【対応標準病名】

◎	黄体機能不全	下垂体性男子性腺機能低下症	機能性子宮出血
	思春期遅発症	習慣流産	精巣機能不全症
	切迫流産	男性不妊症	低ゴナドトロピン性性腺機能低下症
	停留精巣	不妊症	無月経症
	無排卵月経	無排卵症	類宦官症
○	5－アルファ還元酵素欠損症	異所性精巣	一側性停留精巣
	下垂体機能低下症	下垂体障害	下垂体性無月経
	宦官症	機能性性器出血	機能性不妊症
	機能性無月経	頚管性不妊症	原発性不妊症
	原発性無月経	原発性無精子症	原発性卵巣機能低下症
	高プロラクチン血症性無月経	ゴナドトロピン単独欠損症	ゴナドトロピン分泌異常
	子宮性不妊症	子宮性無月経	視床下部性無月経
	視床下部性卵巣機能低下	若年性子宮出血	射精不能症
	絨毛膜下血腫	授乳性無月経	女性不妊症
	心因性無月経	神経性食欲不振症無月経	精子減少症
	精神性無月経	性腺機能低下症	精巣発育障害
	早発閉経	早発卵巣不全	続発性不妊症
	続発性無月経	鼡径部停留精巣	第１度無月経
	第２度無月経	体質性思春期遅発症	体重減少性無月経
	遅発月経	中枢性無月経	乳汁漏出無月経症候群
	排卵障害	汎下垂体機能低下症	腹部停留精巣
	無精子症	薬物誘発性下垂体機能低下症	卵管性不妊症
	卵巣機能不全	卵巣欠落症状	卵巣性不妊症
	卵巣発育不全	両側性停留精巣	
△	ACTH 単独欠損症	FSH 単独欠損症	LH 単独欠損症
	TSH 単独欠損症	異常月経	過少月経
	下垂体腫瘤	下垂体卒中	下垂体膿瘍
	過多月経	過長月経	カルマン症候群
	器質性性器出血	希発月経	月経異常
	月経中間期出血	月経不順	原発性希発月経
	更年期出血	更年期卵巣機能低下症	シーハン症候群
	子宮不正出血	思春期月経異常	思春期月経過多
	思春期出血	視床下部機能障害	脂肪性器ジストロフィー
	若年性子宮機能出血	性器出血	成長ホルモン単独欠損症
	成長ホルモン分泌不全	成長ホルモン分泌不全性低身長症	遷延性月経
	続発性下垂体機能低下症	続発性希発月経	中枢性尿崩症
	特発性下垂体機能低下症	トルコ鞍空洞症	肉芽腫性下垂体炎
	二次性尿崩症	尿崩症	妊娠初期の出血
	排卵期出血	晩発閉経	頻発月経
	不規則月経	複合下垂体ホルモン欠損症	ラトケのう胞
	卵管機能異常	卵管狭窄症	卵管閉塞
	卵巣機能異常	卵巣機能障害	卵巣性無月経
	リンパ球性下垂体炎	ローラン症候群	

用法用量

無排卵症（無月経，無排卵周期症，不妊症）：通常，ヒト絨毛性性腺刺激ホルモンとして１日 3,000～5,000 単位を筋肉内注射する。

機能性子宮出血及び黄体機能不全症：通常，ヒト絨毛性性腺刺激ホルモンとして１日 1,000～3,000 単位を筋肉内注射する。

停留睾丸：通常，ヒト絨毛性性腺刺激ホルモンとして１回 300～1,000 単位，１週 1～3 回を 4～10 週まで，又は１回 3,000～5,000 単位を３日間連続筋肉内注射する。

造精機能不全による男子不妊症，下垂体性男子性腺機能不全症（類宦官症），思春期遅発症：通常，ヒト絨毛性性腺刺激ホルモンとして１日 500～5,000 単位を週 2～3 回筋肉内注射する。

睾丸機能検査：ヒト絨毛性性腺刺激ホルモンとして 10,000 単位１回又は 3,000～5,000 単位を 3～5 日間筋肉内注射し，1～2 時間後の血中テストステロン値を投与前値と比較する。

卵巣機能検査：ヒト絨毛性性腺刺激ホルモンとして 1,000～5,000 単位を単独又は FSH 製剤と併用投与して卵巣の反応性をみる。

黄体機能検査：ヒト絨毛性性腺刺激ホルモンとして 3,000～5,000 単位を高温期に 3～5 回，隔日に投与し，尿中ステロイド排泄量の変化をみる。

妊娠初期の切迫流産及び妊娠初期に繰り返される習慣性流産：通常，ヒト絨毛性性腺刺激ホルモンとして１日 1,000～5,000 単位を筋肉内注射する。

低ゴナドトロピン性男子性腺機能低下症における精子形成の誘導：ヒト絨毛性性腺刺激ホルモンとして，1）二次性徴の発現及び血中テストステロン値を正常範囲内にするため，1,000 単位を１週３回皮下注射し，血中テストステロン値が正常範囲内に達しない又は正常範囲上限を超えた場合には，1,000～5,000 単位を１週 2～3 回の範囲内で調整する，2）更に，精子形成の誘導のため，本剤 1,000～5,000 単位を１週 2～3 回皮下注射すると共に，遺伝子組換え FSH 製剤を併用投与する。

本剤の用法用量は症例，適応によって異なるので，使用に際しては厳密な経過観察が必要である。

警告　ヒト下垂体性性腺刺激ホルモン製剤の投与に引き続き，本剤を投与した場合又は併用した場合，血栓症，脳梗塞等を伴う重篤な卵巣過剰刺激症候群があらわれることがある。

禁忌

(1)アンドロゲン依存性悪性腫瘍（例えば前立腺癌）及びその疑いのある患者
(2)性腺刺激ホルモン製剤に対し過敏症の既往歴のある患者
(3)性早熟症の患者

HCG モチダ筋注用５千単位：持田［444円／管］，注射用 HCG5,000単位「F」：富士製薬［382円/管］，ゲストロン筋注用 5000単位：共立［382円/管］

ゴナピュール注用75　規格：75単位1管（溶解液付）［1464円/管］
ゴナピュール注用150　規格：150単位1管（溶解液付）［1779円/管］
ヒト下垂体性性腺刺激ホルモン　あすか　241

【効能効果】

間脳性（視床下部性）無月経・下垂体性無月経の排卵誘発（多嚢胞性卵巣症候群の場合を含む）［本剤は女性不妊症のうち視床下部－下垂体系の不全に起因するもので，無月経，稀発月経，又は他の周期不順を伴うもの，すなわち尿中ゴナドトロピン分泌が正常か，それより低い症例で他の内分泌器官（副腎，甲状腺など）に異常のないものに用いられる。］

【対応標準病名】

◎	下垂体性無月経	希発月経	視床下部性無月経
	女性不妊症	多のう胞性卵巣症候群	
○	過少月経	原発性希発月経	原発性不妊症
	高プロラクチン血症性無月経	遷延性月経	続発性希発月経
	続発性不妊症	中枢性無月経	不妊症
△	黄体機能不全	機能性不妊症	機能性無月経
	頚管性不妊症	原発性無月経	原発性卵巣機能低下症
	更年期卵巣機能低下症	子宮性不妊症	視床下部性卵巣機能低下
	授乳性無月経	心因性無月経	神経性食欲不振症無月経
	精神性無月経	早発閉経	早発卵巣不全
	続発性無月経	第１度無月経	第２度無月経
	体重減少性無月経	多のう胞性卵巣	乳汁漏出無月経症候群
	排卵障害	晩発閉経	無月経症
	無排卵月経	無排卵症	卵管性不妊症
	卵巣機能異常	卵巣機能障害	卵巣機能不全
	卵巣欠落症状	卵巣性不妊症	卵巣性無月経

卵巣発育不全

用法用量　1日卵胞成熟ホルモンとして，75〜150単位を添付の日局生理食塩液で溶解して連続皮下又は連続筋肉内投与し，頸管粘液量が約300mm^{3}以上，羊歯状形成(結晶化)が第3度の所見を呈する時期を指標として(4-20日，通常5-10日間)，ヒト絨毛性性腺刺激ホルモンに切り換える。
本剤の用法用量は症例によって異なるので，使用に際しては厳密な経過観察が必要である。

警告　本剤の投与に引き続き，ヒト絨毛性性腺刺激ホルモン製剤を投与した場合又は併用した場合，血栓症，脳梗塞等を伴う重篤な卵巣過剰刺激症候群があらわれることがある。

禁忌
(1)エストロゲン依存性悪性腫瘍(例えば，乳癌，子宮内膜癌)及びその疑いのある患者
(2)卵巣腫瘍のある患者及び多嚢胞性卵巣症候群を原因としない卵巣腫大のある患者
(3)妊婦又は妊娠している可能性のある女性

原則禁忌　児を望まない第2度無月経患者

フォリルモンP注75：富士製薬　75単位1管(溶解液付)[1464円/管]，フォリルモンP注150：富士製薬　150単位1管(溶解液付)[1779円/管]

ゴナールエフ皮下注ペン300
規格：300国際単位0.5mL1筒[16646円/筒]
ゴナールエフ皮下注ペン450
規格：450国際単位0.75mL1筒[25070円/筒]
ゴナールエフ皮下注ペン900
規格：900国際単位1.5mL1筒[46786円/筒]
ゴナールエフ皮下注用75
規格：75国際単位1瓶(溶解液付)[4192円/瓶]
ゴナールエフ皮下注用150
規格：150国際単位1瓶(溶解液付)[6567円/瓶]

ホリトロピンアルファ(遺伝子組換え)　メルクセローノ　241

【効能効果】

視床下部−下垂体機能障害又は多嚢胞性卵巣症候群に伴う無排卵及び希発排卵における排卵誘発
低ゴナドトロピン性男子性腺機能低下症における精子形成の誘導

【対応標準病名】

◎	下垂体障害	下垂体性男子性腺機能低下症	視床下部機能障害
	多のう胞性卵巣症候群	低ゴナドトロピン性性腺機能低下症	無排卵症
○	下垂体機能低下症	下垂体性不妊症	下垂体性卵巣機能低下
	カルマン症候群	ゴナドトロピン単独欠損症	ゴナドトロピン分泌異常
	続発性下垂体機能低下症	多のう胞性卵巣	特発性下垂体機能低下症
	汎下垂体機能低下症	ローラン症候群	
△	ACTH単独欠損症	FSH単独欠損症	LH単独欠損症
	TSH単独欠損症	アンドロゲン過剰症	エストロジェン過剰症
	エストロジェン産生腫瘍	下垂体機能低下に伴う貧血	下垂体腫瘤
	下垂体卒中	下垂体膿瘍	シーハン症候群
	視床下部性卵巣機能低下	脂肪性器ジストロフィー	成長ホルモン単独欠損症
	成長ホルモン分泌不全	成長ホルモン分泌不全性低身長症	トルコ鞍空洞症
	肉芽腫性下垂体炎	排卵障害	複合下垂体ホルモン欠損症
	不妊症	無排卵月経	薬物誘発性下垂体機能低下症
	ラトケのう胞	卵巣機能異常	卵巣機能障害
	卵巣性不妊症	卵巣性無月経	リンパ球性下垂体炎

用法用量
排卵誘発には，ホリトロピン　アルファ(遺伝子組換え)として通常1回75IUを連日皮下投与する。卵胞の発育の程度を観察しながら適宜用量を調節し，主席卵胞の十分な発育が確認された後，hCG(ヒト絨毛性性腺刺激ホルモン)製剤を投与し排卵を誘起する。
精子形成の誘導には，本剤はhCG(ヒト絨毛性性腺刺激ホルモン)製剤と併用投与する。
hCG製剤の投与により，血中テストステロン値が正常範囲内にあること及び無精子であることを確認した後に，ホリトロピン　アルファ(遺伝子組換え)として1回150IUを1週3回皮下投与する。精子形成の誘導が認められない場合には，本剤の用量を1回に最大300IU，1週3回を限度として適宜増量する。

用法用量に関連する使用上の注意
卵巣過剰刺激を防止するため，投与量の増量は慎重に行うこと。
視床下部−下垂体機能障害又は多嚢胞性卵巣症候群に伴う無排卵及び希発排卵の患者を対象とした国内臨床試験では，主席卵胞の十分な発育が見られない場合には，7日間おきに37.5IUずつ増量した。
低ゴナドトロピン性男子性腺機能低下症の患者を対象に精子形成誘導を目的とした国内臨床試験では，3〜6ヵ月間hCG製剤を皮下投与し，血清中テストステロン濃度を正常化させ，かつ無精子であることを確認した後，本剤とhCG製剤との皮下投与による併用治療を6〜18ヵ月行った。

警告　血栓塞栓症を伴う重篤な卵巣過剰刺激症候群があらわれることがあるので，用法用量，使用上の注意に特に留意すること。予想されるリスク及び注意すべき症状について，あらかじめ患者に説明を行うこと。

禁忌
(1)本剤又は性腺刺激ホルモン製剤及び添加物に対する過敏症の既往歴のある患者
(2)FSH濃度が高く，原発性性腺機能不全が示唆される患者
(3)十分にコントロールされていない甲状腺又は副腎機能不全の患者
(4)エストロゲン依存性悪性腫瘍(例えば，乳癌，子宮内膜癌)及びその疑いのある患者
(5)アンドロゲン依存性悪性腫瘍(例えば，前立腺癌)及びその疑いのある患者
(6)視床下部，下垂体腫瘍等の頭蓋内器官の活動性の腫瘍がある患者
(7)診断の確定していない不正出血のある患者
(8)原因が特定されない卵巣腫大又は卵巣嚢胞のある患者
(9)妊娠又は妊娠している可能性のある婦人及び授乳婦

コバマミド注0.5mg「イセイ」
規格：0.5mg1管[50円/管]
コバマミド注1mg「イセイ」
規格：1mg1管[50円/管]

コバマミド　イセイ　313

【効能効果】

(1)ビタミンB_{12}欠乏症の予防及び治療
(2)ビタミンB_{12}の需要が増大し，食事からの摂取が不十分な際の補給(消耗性疾患，甲状腺機能亢進症，妊産婦，授乳婦等)
(3)巨赤芽球性貧血
(4)広節裂頭条虫症
(5)悪性貧血に伴う神経障害
(6)吸収不全症候群(スプルー等)
(7)下記疾患のうち，ビタミンB_{12}の欠乏又は代謝障害が関与すると推定される場合
①栄養性及び妊娠性貧血
②胃切除後の貧血
③肝障害に伴う貧血
④放射線による白血球減少症
⑤神経痛
⑥末梢神経炎，末梢神経麻痺
⑦筋肉痛，関節痛
⑧中枢神経障害(脊髄炎，変性疾患等)

コ

(7)の適応に対して，効果がないのに月余にわたって漫然と使用すべきでない。

巨赤芽球性貧血，広節裂頭条虫症，悪性貧血に伴う神経障害，吸収不全症候群(スプルー等)，胃切除後の貧血に対して使用する場合，経口投与によると吸収が悪いので，やむを得ぬ場合以外は注射によることが望ましい。

【対応標準病名】

◎	悪性貧血	胃切除後巨赤芽球性貧血	胃切除後貧血
	肝疾患に伴う貧血	関節痛	吸収不良症候群
	巨赤芽球性貧血	筋肉痛	甲状腺機能亢進症
	広節裂頭条虫症	食事性貧血	神経痛
	スプルー	脊髄炎	二次性白血球減少症
	妊娠貧血症	ビタミン B12 欠乏症	ビタミン B12 欠乏性貧血
	末梢神経炎	末梢神経障害	
○	異所性中毒性甲状腺腫	遺伝性巨赤芽球性貧血	イマースルンド・グレスベック症候群
	栄養性巨赤芽球性貧血	横断性脊髄症	下垂体性甲状腺機能亢進症
	吸収不良症候群によるビタミン B12 欠乏性貧血	グレーブス病	クローン病によるビタミン B12 欠乏性貧血
	甲状腺機能正常型グレーブス病	甲状腺クリーゼ	甲状腺中毒性昏睡
	ゴパラン症候群	菜食主義者貧血	症候性巨赤芽球性貧血
	条虫症	小腸切除によるビタミン B12 欠乏性貧血	人為的甲状腺中毒症
	先天性悪性貧血	中毒性甲状腺腫	中毒性多結節性甲状腺腫
	中毒性単結節性甲状腺腫	トランスコバラミンII欠乏症	二次性甲状腺機能亢進症
	日本海裂頭条虫症	熱帯性スプルー	バセドウ病
	バセドウ病術後再発	ハンター舌炎	ビタミンB群欠乏症
	びまん性中毒性甲状腺腫	プランマー病	
△ あ	MP 関節痛	亜急性連合性脊髄変性症	圧迫性脊髄炎
	アルコール性多発ニューロパチー	胃切除後消化障害	胃切除後症候群
	一過性甲状腺機能亢進症	ウィップル病	腋窩部痛
か	外傷性肩不安定症	芽球増加を伴う不応性貧血	芽球増加を伴う不応性貧血－1
	芽球増加を伴う不応性貧血－2	顎関節痛	顎関節疼痛機能障害症候群
	下肢関節痛	下肢筋肉痛	下肢神経痛
	下垂体性 TSH 分泌亢進症	下腿関節痛	下腿三頭筋痛
	下腿神経炎	肩関節痛症	顆粒球減少症
	肝機能障害	肝疾患	肝障害
	環状鉄芽球を伴う不応性貧血	偽性甲状腺機能亢進症	偽性股関節痛
	急性上行性脊髄炎	急性脊髄炎	牛乳不耐症
	胸鎖関節痛	胸鎖乳突筋痛	胸背部筋肉痛
	胸部筋肉痛	胸腹部筋痛	胸壁神経痛
	頚肩部筋肉痛	頚部筋肉痛	頚部神経痛
	肩甲上神経痛	肩甲部筋肉痛	肩鎖関節痛
	原発性甲状腺機能亢進症	肩部筋痛	硬化性脊髄炎
	後期ダンピング症候群	高色素性貧血	甲状腺眼症
	甲状腺中毒症	甲状腺中毒症性関節障害	甲状腺中毒症性筋無力症候群
	甲状腺中毒症性心筋症	甲状腺中毒性眼球突出症	甲状腺中毒性四肢麻痺
	甲状腺中毒性周期性四肢麻痺	甲状腺中毒性心不全	甲状腺中毒性ミオパチー
	好中球 G6PD 欠乏症	好中球減少症	後頭下神経痛
	後頭神経痛	後頭部神経痛	項背部筋痛
	項部筋肉痛	項部神経痛	股関節痛
さ	産褥期心臓合併症	産褥期鉄欠乏性貧血	産褥期貧血
	趾関節痛	自己免疫性好中球減少症	四肢神経痛
	膝窩部痛	膝関節痛	脂肪不耐性吸収不良症
	脂肪便	周期性好中球減少症	手関節痛
	手指関節痛	手指神経炎	術後吸収不良
	上肢筋肉痛	上肢神経痛	小児遺伝性無顆粒球症
	小児食事性貧血	上腕筋肉痛	上腕三頭筋痛
	上腕神経痛	上腕二頭筋痛	食事性葉酸欠乏性貧血
	神経炎	膵外分泌機能不全	髄膜脊髄炎
	髄膜脳炎	スルーダー神経痛	正球性正色素性貧血
	脊髄髄膜炎	脊椎関節痛	赤血球造血刺激因子製剤低反応性貧血
	セリアック病	仙腸関節痛	先天性好中球減少症
	先天性葉酸吸収不全	前腕筋肉痛	前腕神経痛
	早期ダンピング症候群	僧帽筋痛	足関節痛
た	側頭部神経痛	続発性脳炎	大球性貧血
	大腿筋痛	大腿神経痛	多発性関節痛
	多発性筋肉痛	多発性神経炎	多発性神経障害
	多発性神経痛	多発性脊髄神経根炎	多発ニューロパチー
	単球減少症	蛋白不耐性吸収不良症	蛋白漏出性胃腸症
	肘関節痛	中指関節痛	中毒性好中球減少症
	中毒性ニューロパチー	殿部筋肉痛	糖質不耐性吸収不良症
	頭部筋肉痛	頭部神経痛	特発性好中球減少症
な	特発性神経痛	妊娠期心臓合併症	妊娠性鉄欠乏性貧血
	妊娠性葉酸欠乏性貧血	脳炎	脳室炎
は	脳脊髄炎	背部筋肉痛	背部神経痛
	バセドウ病眼症	白血球減少症	発熱性好中球減少症
	パントテン酸欠乏症	反復性多発性神経炎	ビオチン欠乏症
	脾性好中球減少症	ビタミン欠乏性貧血	腓腹筋痛
	貧血	腹壁筋痛	腹壁神経痛
ま	母指 MP 関節痛	母趾関節痛	慢性神経痛
	慢性脊髄炎	慢性脳炎	慢性貧血
	慢性本態性好中球減少症症候群	慢性良性顆粒球減少症	無顆粒球症
や	無顆粒球性アンギナ	盲係蹄症候群	薬剤性顆粒球減少症
	薬剤性葉酸欠乏性貧血	薬物誘発性多発ニューロパチー	腰筋痛症
	溶血性貧血に伴う葉酸欠乏症	葉酸欠乏症	葉酸欠乏性貧血
	葉酸先天代謝異常	腰背筋痛症	腰皮神経痛
	肋間筋肉痛	肋間神経痛	

用法用量 コバマミドとして，通常成人1回500～1,000μg(0.5mg～1mg)までを筋肉内注射する。なお，年齢，症状により適宜増減する。

コホリン静注用7.5mg 規格：7.5mg1瓶(溶解液付)［102965円/瓶］
ペントスタチン 化血研 429

【効能効果】

下記疾患の自覚的並びに他覚的症状の緩解

(1)成人T細胞白血病リンパ腫

(2)ヘアリーセル白血病

【対応標準病名】

◎	成人T細胞白血病リンパ腫	ヘアリー細胞白血病	
○	成人T細胞白血病リンパ腫・急性型	成人T細胞白血病リンパ腫・くすぶり型	成人T細胞白血病リンパ腫・慢性型
	成人T細胞白血病リンパ腫・リンパ腫型	白血病	ヘアリー細胞白血病亜型
△	ALK 陽性未分化大細胞リンパ腫	BCR－ABL1 陽性 B リンパ芽球性白血病	BCR－ABL1 陽性 B リンパ芽球性白血病/リンパ腫
	B 細胞性前リンパ球性白血病	B リンパ芽球性白血病	B リンパ芽球性白血病/リンパ腫
	CCR4 陽性成人 T 細胞白血病リンパ腫	E2A－PBX1 陽性 B リンパ芽球性白血病	E2A－PBX1 陽性 B リンパ芽球性白血病/リンパ腫

IL3－IGH陽性Bリンパ芽球性白血病	IL3－IGH陽性Bリンパ芽球性白血病/リンパ腫	MLL再構成型Bリンパ芽球性白血病
MLL再構成型Bリンパ芽球性白血病/リンパ腫	TEL－AML1陽性Bリンパ芽球性白血病	TEL－AML1陽性Bリンパ芽球性白血病/リンパ腫
T細胞性前リンパ球白血病	T細胞性大顆粒リンパ球白血病	Tリンパ芽球性白血病
Tリンパ芽球性白血病/リンパ腫	悪性リンパ腫骨髄浸潤	アグレッシブNK細胞白血病
胃癌骨転移	異型リンパ球増加症	顆粒球肉腫
肝癌骨転移	肝脾T細胞リンパ腫	急性巨核芽球性白血病
急性骨髄性白血病	急性骨髄単球性白血病	急性前骨髄球性白血病
急性単球性白血病	急性白血病	胸椎転移
くすぶり型白血病	形質細胞白血病	血管内大細胞型B細胞性リンパ腫
高2倍体性Bリンパ芽球性白血病	高2倍体性Bリンパ芽球性白血病/リンパ腫	好塩基球性白血病
好酸球減少症	好酸球性白血病	甲状腺癌骨転移
好中球性白血病	好中球増加症	後頭部転移性腫瘍
骨髄異形成症候群	骨髄性白血病	骨髄性白血病骨髄浸潤
骨髄性類白血病反応	骨髄単球性白血病	骨髄転移
骨転移癌	骨盤転移	混合型白血病
子宮癌骨転移	若年性骨髄単球性白血病	症候性貧血
小児EBV陽性T細胞リンパ増殖性疾患	小児急性リンパ性白血病	小児骨髄異形成症候群
小児全身性EBV陽性T細胞リンパ増殖性疾患	食道癌骨転移	腎癌骨転移
膵臓癌骨転移	髄膜癌腫症	髄膜白血病
成人T細胞白血病骨髄浸潤	脊髄播種	脊椎転移
赤白血病	節外性NK/T細胞リンパ腫・鼻型	前頭部転移性腫瘍
前立腺癌骨転移	側頭部転移性腫瘍	大腿骨転移性骨腫瘍
大腸癌骨転移	大脳深部転移性腫瘍	多発性骨髄腫骨髄浸潤
単球性白血病	単球性類白血病反応	単球増加症
腸管症関連T細胞リンパ腫	直腸癌骨転移	低2倍体性Bリンパ芽球性白血病
低2倍体性Bリンパ芽球性白血病/リンパ腫	低形成性白血病	転移性下顎癌
転移性骨腫瘍	転移性骨腫瘍による大腿骨骨折	転移性上顎癌
転移性頭蓋骨腫瘍	転移性脳腫瘍	転移性皮膚腫瘍
テント上下転移性腫瘍	二次性白血病	乳癌骨転移
乳癌皮膚転移	乳児偽白血病	バーキット白血病
肺癌骨転移	白赤芽球症	白血球増加症
白血病性関節症	脾B細胞性リンパ腫/白血病・分類不能型	脾性貧血
非定型的白血病	非定型慢性骨髄性白血病	脾びまん性赤脾髄小B細胞性リンパ腫
皮膚白血病	肥満細胞性白血病	プラスマ細胞増加症
分類不能型骨髄異形成症候群	本態性白血球増多症	慢性NK細胞リンパ増殖性疾患
慢性骨髄性白血病	慢性骨髄性白血病移行期	慢性骨髄性白血病急性転化
慢性骨髄性白血病慢性期	慢性骨髄単球性白血病	慢性単球性白血病
慢性白血病	無リンパ球症	腰椎転移
リンパ球異常	リンパ球減少症	リンパ球性類白血病反応
リンパ球増加症	リンパ性白血病骨髄浸潤	リンパ組織球増多症
類白血病反応	肋骨転移	

用法用量

(1)成人T細胞白血病リンパ腫の場合：通常，ペントスタチンとして4～5mg/m^2(体表面積)を1週間間隔で4回静脈内投与する。この方法を1クールとし，2～3クール繰り返す。
(2)ヘアリーセル白血病の場合：通常，ペントスタチンとして4～5mg/m^{2}を1～2週間に1回静脈内投与する。
いずれの場合にも，腎障害がある場合には，クレアチニンクリアランスを測定し，59～40mL/分の場合には2～4mg/m^{2}に，39～25mL/分の場合には1～3mg/m^{2}に減量し，それぞれ低用量から始めて安全性を確認しながら慎重に投与する。

警告

(1)本剤の投与は，緊急時に十分な措置ができる医療施設及び癌化学療法に十分な経験を持つ医師のもとで，本剤の投与が適切と判断される症例についてのみ投与し，下記の患者には投与しないなど適応患者の選択を慎重に行うこと。
①本剤に対し重篤な過敏症の既往歴のある患者
②腎不全の患者(クレアチニンクリアランスが25mL/分未満の患者)
③水痘又は帯状疱疹の患者
④ビダラビン注射剤(販売名：アラセナ-A)を投与中の患者
⑤シクロホスファミド又はイホスファミドを投与中の患者
⑥妊婦又は妊娠している可能性のある婦人
(2)外国においてペントスタチンとビダラビン注射剤との併用により，腎不全，肝不全，神経毒性等の重篤な副作用を発現したとの報告があるので併用しないこと。
(3)フルダラビンリン酸エステル製剤との併用により致命的な肺毒性が報告されているので併用しないこと。
なお，本剤使用にあたっては，添付文書を熟読のこと。

禁忌

(1)本剤に対し重篤な過敏症の既往歴のある患者
(2)腎不全の患者(クレアチニンクリアランスが25mL/分未満の患者)
(3)水痘又は帯状疱疹の患者
(4)ビダラビン注射剤(販売名：アラセナ-A)を投与中の患者
(5)シクロホスファミド又はイホスファミドを投与中の患者
(6)フルダラビンリン酸エステル製剤を投与中の患者
(7)妊婦又は妊娠している可能性のある婦人

併用禁忌

薬剤名等	臨床症状・措置方法	機序・危険因子
ビダラビン注射剤(アラセナ-A等)	外国においてビダラビン注射剤との併用により，腎不全，肝不全，けいれん発作，昏睡，脳浮腫，肺浮腫，代謝性アシドーシス，急性腎不全(いずれもグレード4)を発現したとの報告がある。	ビダラビンの代謝酵素であるアデノシンデアミナーゼ(ADA)を本剤が阻害することによって惹起されると考えられる。
シクロホスファミド(エンドキサン) イホスファミド(イホマイド)	骨髄移植の患者で，シクロホスファミド投与中にペントスタチンを単回投与したところ，錯乱，呼吸困難，低血圧，肺水腫等が認められ，心毒性により死亡したとの報告がある。また，動物実験(マウス)においてペントスタチン(臨床用量の10倍相当量)とシクロホスファミド(LD_{50}前後)又はその類縁薬であるイホスファミド(LD_{50}前後)を同時期に単回投与したとき，それぞれを単独投与したときに比べて死亡率の増加が認められた。	機序は不明。
フルダラビンリン酸エステル(フルダラ)	致命的な肺毒性が発現することがある。	

コンコエイト－HT

規格：500単位1瓶(溶解液付)[35268円/瓶]

乾燥濃縮人血液凝固第VIII因子　日本血液　634

【効能効果】

(1)血液凝固第VIII因子欠乏患者に対し，血漿中の血液凝固第VIII因子を補い，その出血傾向を抑制する。
(2) von Willebrand病患者に対し，血漿中のvon Willeb-

rand 因子を補い，その出血傾向を抑制する。

【対応標準病名】

◎	血友病 A	出血傾向	フォンウィルブランド病
○	ウィルブランド・ジュルゲンス血小板病	血管性血友病	血友病
	血友病関節炎	血友病性出血	先天性血液凝固因子異常
△	急性特発性血小板減少性紫斑病	血液凝固異常	四肢出血斑
	慢性特発性血小板減少性紫斑病	老年性出血	

用法用量

用法：本剤は製剤に添付された溶解液（日局注射用水）全量で溶解し，緩徐に静脈内に注射又は点滴注入する。なお，1 分間に 5mL をこえる注射速度は避けること。

用量

(1)血友病 A：通常 1 回に血液凝固第 VIII 因子活性（F.VIII：C）で 250～2,000 国際単位を投与するが，年齢・症状に応じて適宜増減する。

(2) von Willebrand 病：通常 1 回にリストセチンコファクター活性（RCof）で 500～4,000 単位を投与するが，年齢・症状に応じて適宜増減する。

用法用量に関連する使用上の注意　輸注速度が速すぎるとチアノーゼ，動悸を起こすことがあるので，1 分間に 5mL を超えない速度でゆっくり注入すること。

コンファクトF注射用250：化血研　250単位1瓶（溶解液付）[19185円/瓶]，コンファクトF注射用500：化血研　500単位1瓶（溶解液付）[35268円/瓶]，コンファクトF注射用1000：化血研　1,000単位1瓶（溶解液付）[65289円/瓶]

コントミン筋注10mg　規格：0.5%2mL1管[92円/管]
コントミン筋注25mg　規格：0.5%5mL1管[92円/管]
コントミン筋注50mg　規格：1%5mL1管[94円/管]

クロルプロマジン塩酸塩　田辺三菱　117

【効 能 効 果】

統合失調症，躁病，神経症における不安・緊張・抑うつ，悪心・嘔吐，吃逆，破傷風に伴う痙攣，麻酔前投薬，人工冬眠，催眠・鎮静・鎮痛剤の効力増強

【対応標準病名】

◎	うつ状態	嘔吐症	悪心
	痙攣	しゃっくり	神経症
	神経症性抑うつ状態	躁状態	統合失調症
	破傷風	不安うつ病	不安緊張状態
	不安神経症	抑うつ神経症	
○	2 型双極性障害	アスペルガー症候群	うつ病
	うつ病型統合失調感情障害	開口障害	外傷後遺症性うつ病
	化学療法に伴う嘔吐症	牙関緊急	型分類困難な統合失調症
	仮面うつ病	寛解中の反復性うつ病性障害	感染症後うつ病
	器質性うつ病性障害	偽神経症性統合失調症	急性統合失調症
	急性統合失調症性エピソード	急性統合失調症様精神病性障害	境界型統合失調症
	緊張型統合失調症	軽症うつ病エピソード	軽症反復性うつ病性障害
	軽躁病	痙攣発作	拘禁性抑うつ状態
	興奮状態	災害神経症	残遺型統合失調症
	産褥期うつ状態	思春期うつ病	社会不安障害
	社交不安障害	術後悪心	術後神経症
	循環型躁うつ病	小児期型統合失調症	小児シゾイド障害
	小児神経症	職業神経症	食道神経症
	心因性失神	心気性うつ病	神経衰弱
	精神神経症	精神病症状を伴う重症うつ病エピソード	前駆期統合失調症
	潜在性統合失調症	躁うつ病	挿間性発作性不安
	双極性感情障害・軽症のうつ病エピソード	双極性感情障害・精神病症状を伴う重症うつ病エピソード	双極性感情障害・精神病症状を伴わない重症うつ病エピソード
	双極性感情障害・中等症のうつ病エピソード	体感症性統合失調症	退行期うつ病
	多発性神経症	短期統合失調症様障害	単極性うつ病
	単極性躁病	単純型統合失調症	単発反応性うつ病
	遅発性統合失調症	中等症うつ病エピソード	中等症反復性うつ病性障害
	統合失調症型障害	統合失調症型パーソナリティ障害	統合失調症後抑うつ
	統合失調症症状を伴う急性錯乱	統合失調症症状を伴う急性多形性精神病性障害	統合失調症症状を伴う類循環精神病
	統合失調症性パーソナリティ障害	統合失調症性反応	統合失調症様状態
	動脈硬化性うつ病	内因性うつ病	破瓜型統合失調症
	破局発作状態	パニック障害	パニック発作
	反応性うつ病	反復心因性うつ病	反復性うつ病
	反復性心因性抑うつ精神病	反復性精神病性うつ病	反復性短期うつ病エピソード
	非定型うつ病	不安障害	ベーアド病
	発作性神経症	膜症神経症	慢性心因反応
	妄想型統合失調症	妄想性神経症	幼児神経症
	老人性神経症	老年期うつ病	老年期認知症抑うつ型
△	アセトン血性嘔吐症	延髄外側症候群	延髄性うつ病
	横隔膜痙攣症	嘔気	開口不全
	下肢痙攣	間代強直性痙攣	器質性気分障害
	器質性混合性感情障害	器質性双極性障害	器質性躁病性障害
	気分循環症	気分変調症	急性痙攣
	恐怖症性不安障害	筋痙縮	筋痙直
	原発性認知症	後下小脳動脈閉塞症	高所恐怖症
	こむら返り	混合性不安抑うつ障害	四肢筋痙攣
	四肢痙攣	四肢痙攣発作	持続性気分障害
	自閉的精神病質	習慣性嘔吐	周期性精神病
	上小脳動脈閉塞症	小脳卒中症候群	小脳動脈狭窄
	小脳動脈血栓症	小脳動脈塞栓症	小脳動脈閉塞
	職業性痙攣	食後悪心	書痙
	初老期精神病	初老期認知症	初老期妄想状態
	青春期内閉神経症	精神衰弱	精神病症状を伴わない重症うつ病エピソード
	前下小脳動脈閉塞症	全般性不安障害	双極性感情障害
	胆汁性嘔吐	中枢性嘔吐症	統合失調症症状を伴わない急性錯乱
	統合失調症症状を伴わない急性多形性精神病性障害	統合失調症症状を伴わない類循環精神病	特発性嘔吐症
	二次性認知症	認知症	脳性嘔吐
	反芻	反復性嘔吐	反復性気分障害
	反復性躁病エピソード	不安ヒステリー	不随意痙攣性運動
	糞便性嘔吐	慢性疲労症候群	夢幻精神病
	モレル・クレペリン病	有痛性筋痙攣	抑うつ性パーソナリティ障害
	老年期認知症	老年期認知症妄想型	老年期妄想状態
	老年精神病	ワレンベルグ症候群	

用法用量　クロルプロマジン塩酸塩として，通常成人 1 回 10～50mg を筋肉内に緩徐に注射する。

なお，年齢，症状により適宜増減する。

禁忌

(1)昏睡状態，循環虚脱状態の患者

(2)バルビツール酸誘導体・麻酔剤等の中枢神経抑制剤の強い影響下にある患者

(3)アドレナリンを投与中の患者

(4)フェノチアジン系化合物及びその類似化合物に対し過敏症の患者

原則禁忌　皮質下部の脳障害（脳炎，脳腫瘍，頭部外傷後遺症等）の疑いがある患者

併用禁忌

薬剤名等	臨床症状・措置方法	機序・危険因子
アドレナリン（ボスミン）	アドレナリンの作用を逆転させ，重篤な血圧降下を起こすことがある。	アドレナリンはアドレナリン作動性α，β-受容体の刺激剤であり，本剤のα-受容体遮断作用により，β-受容体刺激作用が優位となり，血圧降下作用が増強される。

コンドロイチン注2%「マイラン」　規格：2%10mL1管[58円/管]

コンドロイチン硫酸エステルナトリウム　マイラン製薬　399

【効 能 効 果】

進行する感音性難聴(音響外傷を含む)
症候性神経痛，腰痛症，関節痛，肩関節周囲炎(五十肩)

【対応標準病名】

◎	音響外傷	肩関節周囲炎	感音難聴
	関節痛	神経痛	腰痛症
○	MP 関節痛	一側性感音難聴	一側性混合性難聴
	回旋腱板症候群	蝸牛神経性難聴	下肢関節痛
	下肢神経痛	下腿関節痛	下腿神経炎
	肩インピンジメント症候群	肩滑液包炎	肩関節異所性骨化
	肩関節腱板炎	肩関節硬結性腱炎	肩関節痛症
	肩周囲炎	肩石灰性腱炎	下背部ストレイン
	偽性股関節痛	急性低音障害型感音難聴	急性腰痛症
	胸鎖関節痛	胸壁神経痛	棘上筋症候群
	棘上筋石灰化症	筋筋膜性腰痛症	頚部神経痛
	肩甲周囲炎	肩甲上神経痛	肩鎖関節痛
	肩部痛	後頭下神経痛	後頭神経痛
	後頭部神経痛	項部神経痛	後迷路性難聴
	股関節インピンジメント症候群	股関節痛	混合性難聴
	根性腰痛症	坐骨神経痛	趾関節痛
	四肢神経痛	膝窩部痛	膝関節痛
	手関節痛	手指関節痛	手指神経炎
	上肢神経痛	上腕神経痛	上腕二頭筋腱炎
	上腕二頭筋腱鞘炎	神経炎	神経性難聴
	進行性難聴	脊椎関節痛	脊椎痛
	仙腸関節痛	先天性難聴	前腕神経痛
	騒音性難聴	足関節インピンジメント症候群	足関節後方インピンジメント症候群
	足関節前方インピンジメント症候群	足関節痛	側頭部神経痛
	大腿神経痛	多発性関節痛	多発性神経痛
	肘関節痛	中指関節痛	殿部痛
	頭部神経痛	特発性神経痛	背部神経痛
	腹壁神経痛	母指 MP 関節痛	母趾関節痛
	慢性神経痛	迷路性難聴	野球肩
	癒着性肩関節包炎	腰痛坐骨神経痛症候群	腰殿部痛
	腰皮神経痛	腰腹痛	両側性感音難聴
	両側性高音障害急墜型感音難聴	両側性高音障害漸傾型感音難聴	両側性混合性難聴
△	腋窩部痛	炎症性開口障害	開口不全
	外傷性外リンパ瘻	外傷性顎関節炎	外リンパ瘻
	顎関節炎	顎関節強直症	顎関節雑音
	顎関節症	顎関節痛	顎関節痛障害
	顎関節疼痛機能障害症候群	化膿性顎関節炎	関節硬直
	急性顎関節炎	コステン症候群	スルーダー神経痛
	先天性聾	咀嚼筋痛障害	中枢性難聴
	難聴	背部圧迫感	背部痛
	皮質聾	非復位性顎関節円板障害	復位性顎関節円板障害
	変形性顎関節症	末梢神経炎	肋間神経痛

用法用量　コンドロイチン硫酸エステルナトリウムとして，通常成人１回20～300mgを１日１回静脈内又は筋肉内注射する。
ただし，鎮痛の目的で使用する場合には，経口投与が不可能な場合又は経口剤で効果がみられない場合にのみ使用し，経口投与が可能になった場合には速やかに経口投与に切り替えること。
なお，静脈内注射は急性症状にのみ使用すること。

禁忌　本剤に対し過敏症の既往歴のある患者

コンドロイチン注200mg「ウジ」：共和薬品[58円/管]，ホモック注200mg：イセイ[58円/管]

コンドロイチン硫酸ナトリウム注射液200mg「日医工」　規格：1%20mL1管[60円/管]

コンドロイチン硫酸エステルナトリウム　日医工　399

【効 能 効 果】

進行する感音性難聴(音響外傷を含む)，症候性神経痛，腰痛症，関節痛，肩関節周囲炎(五十肩)

【対応標準病名】

◎	音響外傷	肩関節周囲炎	感音難聴
	関節痛	神経痛	腰痛症
○	MP 関節痛	一側性感音難聴	一側性混合性難聴
	回旋腱板症候群	蝸牛神経性難聴	下肢関節痛
	下肢神経痛	下腿関節痛	下腿神経炎
	肩インピンジメント症候群	肩滑液包炎	肩関節異所性骨化
	肩関節腱板炎	肩関節硬結性腱炎	肩関節痛症
	肩周囲炎	肩石灰性腱炎	下背部ストレイン
	偽性股関節痛	急性低音障害型感音難聴	急性腰痛症
	胸鎖関節痛	胸壁神経痛	棘上筋症候群
	棘上筋石灰化症	筋筋膜性腰痛症	頚部神経痛
	肩甲周囲炎	肩甲上神経痛	肩鎖関節痛
	肩部痛	後頭下神経痛	後頭神経痛
	後頭部神経痛	項部神経痛	後迷路性難聴
	股関節インピンジメント症候群	股関節痛	混合性難聴
	根性腰痛症	坐骨神経痛	趾関節痛
	四肢神経痛	膝窩部痛	膝関節痛
	手関節痛	手指関節痛	手指神経炎
	上肢神経痛	上腕神経痛	上腕二頭筋腱炎
	上腕二頭筋腱鞘炎	神経炎	神経性難聴
	進行性難聴	脊椎関節痛	脊椎痛
	仙腸関節痛	先天性難聴	前腕神経痛
	騒音性難聴	足関節インピンジメント症候群	足関節後方インピンジメント症候群
	足関節前方インピンジメント症候群	足関節痛	側頭部神経痛
	大腿神経痛	多発性関節痛	多発性神経痛
	肘関節痛	中指関節痛	殿部痛
	頭部神経痛	特発性神経痛	背部神経痛
	腹壁神経痛	母指 MP 関節痛	母趾関節痛
	慢性神経痛	迷路性難聴	野球肩
	癒着性肩関節包炎	腰痛坐骨神経痛症候群	腰殿部痛
	腰皮神経痛	腰腹痛	両側性感音難聴
	両側性高音障害急墜型感音難聴	両側性高音障害漸傾型感音難聴	両側性混合性難聴
△	腋窩部痛	炎症性開口障害	開口不全
	外傷性外リンパ瘻	外傷性顎関節炎	外リンパ瘻
	顎関節炎	顎関節強直症	顎関節雑音
	顎関節症	顎関節痛	顎関節痛障害
	顎関節疼痛機能障害症候群	化膿性顎関節炎	関節硬直
	急性顎関節炎	コステン症候群	スルーダー神経痛
	先天性聾	咀嚼筋痛障害	中枢性難聴
	難聴	背部圧迫感	背部痛

皮質聾	非復位性顎関節円板障害	復位性顎関節円板障害
変形性顎関節症	末梢神経炎	肋間神経痛

用法用量　コンドロイチン硫酸エステルナトリウムとして，通常成人１回20～300mgを１日１回静脈内又は筋肉内注射する。ただし，鎮痛の目的で使用する場合には，経口投与が不可能な場合又は経口剤で効果がみられない場合にのみ使用し，経口投与が可能になった場合には速やかに経口投与に切り替えること。
なお，静脈内注射は急性症状にのみ使用すること。

禁忌　本剤に対し過敏症の既往歴のある患者

コンドナール注200mg：東和[60円/管]，コンドロイチン注1%「マイラン」：マイラン製薬[60円/管]，コンドロイチン硫酸ナトリウム注200mg「ハラサワ」：原沢[60円/管]

コンレイ30%注220mL　規格：30%220mL1瓶[2283円/瓶]
コンレイ60%注20mL　規格：60%20mL1管[443円/管]
コンレイ60%注50mL　規格：60%50mL1瓶[904円/瓶]
イオタラム酸メグルミン　第一三共　721

【効 能 効 果】

〔コンレイ 30%注〕：逆行性尿路撮影
〔コンレイ 60%注〕：逆行性尿路撮影，内視鏡的逆行性膵胆管撮影，経皮経肝胆道撮影，関節撮影

【対応標準病名】

該当病名なし

効能効果に関連する使用上の注意
〔コンレイ 60%注のみ〕
内視鏡的逆行性膵胆管撮影の場合
原則として，急性膵炎の診断には本剤を用いた内視鏡的逆行性膵胆管撮影を施行しないこと。[急性膵炎発作時に内視鏡的逆行性膵胆管撮影を施行した場合，急性膵炎が悪化するおそれがある。]
ただし，他の方法で診断され，胆管炎の合併や胆道通過障害の遷延が疑われる胆石性膵炎等の内視鏡的治療を前提とした内視鏡的逆行性膵胆管撮影の場合は，最新の急性膵炎診療ガイドライン等を参考に施行すること。

用法用量
通常，成人には１回下記量を使用する。なお，年齢，体重，症状，目的により適宜増減する。

撮影の種類	用量
逆行性尿路撮影	5～20mL
内視鏡的逆行性膵胆管撮影	膵管：2～4mL　胆管：5～15mL
経皮経肝胆道撮影	20～60mL
関節撮影	適宜

警告
(1)ショック等の重篤な副作用があらわれることがある。
(2)本剤を脳・脊髄腔内に投与すると重篤な副作用が発現するおそれがあるので，脳槽・脊髄造影には使用しないこと。

禁忌
(1)ヨード又はヨード造影剤に過敏症の既往歴のある患者
(2)重篤な甲状腺疾患のある患者

原則禁忌
(1)一般状態の極度に悪い患者
(2)気管支喘息のある患者
(3)重篤な心障害のある患者
(4)重篤な肝障害のある患者
(5)重篤な腎障害(無尿等)のある患者
(6)マクログロブリン血症の患者
(7)多発性骨髄腫の患者
(8)テタニーのある患者
(9)褐色細胞腫のある患者及びその疑いのある患者

コンレイ400注　規格：66.8%20mL1管[722円/管]
イオタラム酸ナトリウム　第一三共　721

【効 能 効 果】

精のう腺撮影

【対応標準病名】

該当病名なし

用法用量
通常，成人には１回下記量を使用する。なお，年齢，体重，症状，目的により適宜増減する。

撮影の種類	用量
精のう腺撮影	1～4mL

警告
(1)ショック等の重篤な副作用があらわれることがある。
(2)本剤を脳・脊髄腔内に投与すると重篤な副作用が発現するおそれがあるので，脳槽・脊髄造影には使用しないこと。また，本剤を脳血管造影に使用しないこと。

禁忌
(1)ヨード又はヨード造影剤に過敏症の既往歴のある患者
(2)重篤な甲状腺疾患のある患者

原則禁忌
(1)一般状態の極度に悪い患者
(2)気管支喘息のある患者
(3)重篤な心障害のある患者(やむを得ず血管心臓造影を行う場合には慎重に行うこと。)
(4)重篤な肝障害のある患者
(5)重篤な腎障害(無尿等)のある患者
(6)マクログロブリン血症の患者
(7)多発性骨髄腫の患者
(8)テタニーのある患者
(9)褐色細胞腫のある患者及びその疑いのある患者

サイゼン注用1.33mg　規格：1.33mg1瓶(溶解液付)[7864円/瓶]
サイゼン皮下注射液12mg　規格：12mg1筒[62593円/筒]
サイゼン皮下注用8mg　規格：8mg1瓶(溶解液付)[40310円/瓶]
ソマトロピン(遺伝子組換え)　メルクセローノ　241

【効 能 効 果】

骨端線閉鎖を伴わない成長ホルモン分泌不全性低身長症

【対応標準病名】

◎	成長ホルモン分泌不全性低身長症		
○	下垂体機能低下症	カルマン症候群	成長ホルモン単独欠損症
	成長ホルモン分泌不全	続発性下垂体機能低下症	特発性下垂体機能低下症
	汎下垂体機能低下症	複合下垂体ホルモン欠損症	ローラン症候群
△	ACTH 単独欠損症	FSH 単独欠損症	LH 単独欠損症
	TSH 単独欠損症	下垂体機能低下に伴う貧血	下垂体腫瘤
	下垂体障害	下垂体性男子性腺機能低下症	下垂体性不妊症
	下垂体性卵巣機能低下	下垂体卒中	下垂体膿瘍
	ゴナドトロピン単独欠損症	ゴナドトロピン分泌異常	シーハン症候群
	視床下部機能障害	脂肪性器ジストロフィー	低ゴナドトロピン性性腺機能低下症
	トルコ鞍空洞症	肉芽腫性下垂体炎	薬物誘発性下垂体機能低下症
	ラトケのう胞	リンパ球性下垂体炎	

効能効果に関連する使用上の注意　本剤の成長ホルモン分泌不全性低身長症の適用は，厚生省特定疾患間脳下垂体機能障害調査研究班，成長ホルモン分泌不全性低身長症診断の手引きの診断の基準確実例とすること。

用法用量

〔サイゼン注用1.33mg〕：通常1週間に体重kg当たり，ソマトロピン(遺伝子組換え)として0.175mgを2～4回に分けて筋肉内に注射するか，あるいは6～7回に分けて皮下に注射する。

〔サイゼン皮下注射液12mg，サイゼン皮下注用8mg〕：通常1週間に体重kg当たり，ソマトロピン(遺伝子組換え)として0.175mgを6～7回に分けて皮下に注射する。

用法用量に関連する使用上の注意

〔サイゼン皮下注射液12mg〕：専用の成長ホルモン注入器を用いて注射する

〔サイゼン皮下注用8mg〕：専用の溶剤移注針を用いて溶解し，専用の成長ホルモン注入器を用いて注射する。

禁忌

(1)糖尿病の患者
(2)悪性腫瘍のある患者
(3)妊婦又は妊娠している可能性のある婦人

サイビスクディスポ関節注2mL　規格：16mg2mL1筒[9924円/筒]

ヒアルロン酸ナトリウム架橋処理ポリマー　ヒアルロン酸ナトリウム架橋処理ポリマービニルスルホン架橋体　サノフィ　399

【効能効果】

保存的非薬物治療及び経口薬物治療が十分奏効しない疼痛を有する変形性膝関節症の患者の疼痛緩和

【対応標準病名】

◎	疼痛	変形性膝関節症	
○	一側性原発性膝関節症	一側性続発性膝関節症	原発性膝関節症
	膝関節症	続発性膝関節症	両側性原発性膝関節症
	両側性続発性膝関節症		
△	一側性外傷後膝関節症	外傷後膝関節症	外傷性膝関節症
	急性疼痛	神経障害性疼痛	中枢神経障害性疼痛
	末梢神経障害性疼痛	両側性外傷後膝関節症	

用法用量　通常，成人1回2mL(ヒアルロン酸ナトリウム架橋処理ポリマーとして14.4mg及びヒアルロン酸ナトリウム架橋処理ポリマービニルスルホン架橋体として1.6mg)を1週間ごとに連続3回，膝関節腔内に投与する。

用法用量に関連する使用上の注意

(1)本剤の使用は，1週間ごとに連続3回投与を1クールとし，原則1クールとする。
(2)複数回クールでの有効性・安全性は確立していない。[本剤は初回クールに比較して，2クール目以降では有害事象が増加するとの報告がある。]
(3)本剤は関節内に投与するので，厳重な無菌的操作のもとに行うこと。

禁忌　本剤の成分又はヒアルロン酸ナトリウム，鳥類のたんぱく質，羽毛，卵に対し過敏症の既往歴のある患者

ザイボックス注射液600mg　規格：600mg300mL1袋[18287円/袋]

リネゾリド　ファイザー　624

【効能効果】

(1)〈適応菌種〉本剤に感性のメチシリン耐性黄色ブドウ球菌(MRSA)
〈適応症〉敗血症，深在性皮膚感染症，慢性膿皮症，外傷・熱傷及び手術創等の二次感染，肺炎
(2)〈適応菌種〉本剤に感性のバンコマイシン耐性エンテロコッカス・フェシウム
〈適応症〉各種感染症

【対応標準病名】

◎	MRSA感染症	外傷	挫創
	術後創部感染	創傷	創傷感染症
	熱傷	肺炎	敗血症
	皮膚感染症	慢性膿皮症	裂傷
	裂創		
○	MRCNS敗血症	MRSA関節炎	MRSA感染性心内膜炎
	MRSA股関節炎	MRSA骨髄炎	MRSA膝関節炎
	MRSA術後創部感染	MRSA肘関節炎	MRSA敗血症
あ	MRSA腹膜炎	足第1度熱傷	足第2度熱傷
	足第3度熱傷	足熱傷	アルカリ腐蝕
	胃腸管熱傷	胃熱傷	陰茎第1度熱傷
	陰茎第2度熱傷	陰茎第3度熱傷	陰茎熱傷
	咽頭熱傷	院内感染敗血症	陰のう第1度熱傷
	陰のう第2度熱傷	陰のう第3度熱傷	陰のう熱傷
	会陰第1度熱傷	会陰第2度熱傷	会陰第3度熱傷
	会陰熱傷	会陰部化膿創	腋窩第1度熱傷
	腋窩第2度熱傷	腋窩第3度熱傷	腋窩熱傷
か	黄色ぶどう球菌敗血症	汚染擦過創	外陰第1度熱傷
	外陰第2度熱傷	外陰第3度熱傷	外陰熱傷
	開放性脳損傷髄膜炎	下咽頭熱傷	化学外傷
	下顎熱傷	下顎部第1度熱傷	下顎部第2度熱傷
	下顎部第3度熱傷	角結膜腐蝕	角膜アルカリ化学熱傷
	角膜酸化学熱傷	角膜酸性熱傷	角膜熱傷
	下肢第1度熱傷	下肢第2度熱傷	下肢第3度熱傷
	下肢熱傷	下腿足部熱傷	下腿熱傷
	下腿部第1度熱傷	下腿部第2度熱傷	下腿部第3度熱傷
	カテーテル感染症	カテーテル敗血症	下半身第1度熱傷
	下半身第2度熱傷	下半身第3度熱傷	下半身熱傷
	下腹部第1度熱傷	下腹部第2度熱傷	下腹部第3度熱傷
	眼化学熱傷	眼球熱傷	眼瞼化学熱傷
	眼瞼第1度熱傷	眼瞼第2度熱傷	眼瞼第3度熱傷
	眼瞼熱傷	眼周囲化学熱傷	眼周囲第1度熱傷
	眼周囲第2度熱傷	眼周囲第3度熱傷	眼熱傷
	顔面損傷	顔面第1度熱傷	顔面第2度熱傷
	顔面第3度熱傷	顔面熱傷	気管支肺炎
	気管熱傷	気道熱傷	急性肺炎
	胸腔熱傷	胸部外傷	胸部上腕熱傷
	胸部損傷	胸部第1度熱傷	頬部第1度熱傷
	胸部第2度熱傷	頬部第2度熱傷	胸部第3度熱傷
	頬部第3度熱傷	胸部熱傷	胸膜肺炎
	躯幹薬傷	グラム陰性桿菌敗血症	グラム陰性菌敗血症
	グラム陽性菌敗血症	頚部第1度熱傷	頚部第2度熱傷
	頚部第3度熱傷	頚部熱傷	頚部膿疱
	結膜熱傷	結膜のうアルカリ化学熱傷	結膜のう酸化学熱傷
	結膜腐蝕	肩甲間部第1度熱傷	肩甲間部第2度熱傷
	肩甲間部第3度熱傷	肩甲間部熱傷	肩甲部第1度熱傷
	肩甲部第2度熱傷	肩甲部第3度熱傷	肩甲部熱傷
	肩部第1度熱傷	肩部第2度熱傷	肩部第3度熱傷
	口腔第1度熱傷	口腔第2度熱傷	口腔第3度熱傷
	口腔熱傷	口唇第1度熱傷	口唇第2度熱傷
	口唇第3度熱傷	口唇熱傷	喉頭外傷
	喉頭損傷	喉頭熱傷	肛門第1度熱傷
	肛門第2度熱傷	肛門第3度熱傷	肛門熱傷
さ	細菌性ショック	臍周囲炎	酸腐蝕
	耳介部第1度熱傷	耳介部第2度熱傷	耳介部第3度熱傷
	趾化膿創	子宮熱傷	示指化膿創
	四肢挫傷	四肢第1度熱傷	四肢第2度熱傷
	四肢第3度熱傷	四肢熱傷	趾第1度熱傷
	趾第2度熱傷	趾第3度熱傷	膝部第1度熱傷
	膝部第2度熱傷	膝部第3度熱傷	趾熱傷
	手関節部第1度熱傷	手関節部第2度熱傷	手関節部第3度熱傷
	手指第1度熱傷	手指第2度熱傷	手指第3度熱傷
	手指端熱傷	手指熱傷	手術創部膿瘍
	手掌第1度熱傷	手掌第2度熱傷	手掌第3度熱傷
	手掌熱傷	術後横隔膜下膿瘍	術後感染症
	術後髄膜炎	術後膿瘍	術後敗血症
	術後腹腔内膿瘍	術後腹壁膿瘍	手背第1度熱傷

	手背第2度熱傷	手背第3度熱傷	手背熱傷
	上肢第1度熱傷	上肢第2度熱傷	上肢第3度熱傷
	上肢熱傷	焼身自殺未遂	小児肺炎
	小膿疱性皮膚炎	上半身第1度熱傷	上半身第2度熱傷
	上半身第3度熱傷	上半身熱傷	踵部第1度熱傷
	踵部第2度熱傷	踵部第3度熱傷	上腕第1度熱傷
	上腕第2度熱傷	上腕第3度熱傷	上腕熱傷
	食道熱傷	精巣熱傷	舌熱傷
	前額部第1度熱傷	前額部第2度熱傷	前額部第3度熱傷
	前胸部第1度熱傷	前胸部第2度熱傷	前胸部第3度熱傷
	前胸部熱傷	全身挫傷	全身第1度熱傷
	全身第2度熱傷	全身第3度熱傷	全身熱傷
	前腕手部熱傷	前腕第1度熱傷	前腕第2度熱傷
	前腕第3度熱傷	前腕熱傷	創部膿瘍
	足関節第1度熱傷	足関節第2度熱傷	足関節第3度熱傷
	足関節熱傷	側胸部第1度熱傷	側胸部第2度熱傷
	側胸部第3度熱傷	足底熱傷	足底部第1度熱傷
	足底部第2度熱傷	足底部第3度熱傷	足背部第1度熱傷
	足背部第2度熱傷	足背部第3度熱傷	側腹部第1度熱傷
	側腹部第2度熱傷	側腹部第3度熱傷	鼡径部第1度熱傷
	鼡径部第2度熱傷	鼡径部第3度熱傷	鼡径部熱傷
た	第1度熱傷	第1度腐蝕	第2度熱傷
	第2度腐蝕	第3度熱傷	第3度腐蝕
	第4度熱傷	体幹第1度熱傷	体幹第2度熱傷
	体幹第3度熱傷	体幹熱傷	大腿熱傷
	大腿部第1度熱傷	大腿部第2度熱傷	大腿部第3度熱傷
	体表面積10%未満の熱傷	体表面積10－19%の熱傷	体表面積20－29%の熱傷
	体表面積30－39%の熱傷	体表面積40－49%の熱傷	体表面積50－59%の熱傷
	体表面積60－69%の熱傷	体表面積70－79%の熱傷	体表面積80－89%の熱傷
	体表面積90%以上の熱傷	大葉性肺炎	多発性外傷
	多発性昆虫咬創	多発性挫傷	多発性擦過創
	多発性第1度熱傷	多発性第2度熱傷	多発性第3度熱傷
	多発性熱傷	多発性膿疱症	多発性表在損傷
	腟断端炎	腟熱傷	虫垂炎術後残膿瘍
	肘部第1度熱傷	肘部第2度熱傷	肘部第3度熱傷
	腸球菌敗血症	手第1度熱傷	手第2度熱傷
	手第3度熱傷	手熱傷	殿部第1度熱傷
	殿部第2度熱傷	殿部第3度熱傷	殿部熱傷
	頭部第1度熱傷	頭部第2度熱傷	頭部第3度熱傷
な	頭部熱傷	内部尿路性器の熱傷	軟口蓋熱傷
	乳児肺炎	乳頭部第1度熱傷	乳頭部第2度熱傷
	乳頭部第3度熱傷	乳房第1度熱傷	乳房第2度熱傷
	乳房第3度熱傷	乳房熱傷	乳輪部第1度熱傷
	乳輪部第2度熱傷	乳輪部第3度熱傷	尿管切石術後感染症
は	膿皮症	膿疱	敗血症性ショック
	敗血症性肺炎	敗血症性皮膚炎	敗血性壊疽
	肺熱傷	背部第1度熱傷	背部第2度熱傷
	背部第3度熱傷	背部熱傷	抜歯後感染
	半身第1度熱傷	半身第2度熱傷	半身第3度熱傷
	鼻部第1度熱傷	鼻部第2度熱傷	鼻部第3度熱傷
	びまん性肺炎	腹部第1度熱傷	腹部第2度熱傷
	腹部第3度熱傷	腹部熱傷	腹壁縫合糸膿瘍
	腐蝕	縫合糸膿瘍	縫合部膿瘍
	放射線性熱傷	母指球部第1度熱傷	母指球部第2度熱傷
	母指球部第3度熱傷	母指第1度熱傷	母指第2度熱傷
ま	母指第3度熱傷	母指熱傷	脈絡網膜熱傷
や	無熱性肺炎	薬傷	腰部第1度熱傷
	腰部第2度熱傷	腰部第3度熱傷	腰部熱傷
	老人性肺炎		
△	MRCNS感染症	MRCNS肺炎	MRSA髄膜炎
	MRSA腸炎	MRSA膿胸	MRSA肺炎
	MRSA肺化膿症	MRSA膀胱炎	MRSA保菌者

あ	アキレス腱筋腱移行部断裂	アキレス腱挫傷	アキレス腱挫創
	アキレス腱切創	アキレス腱断裂	アキレス腱部分断裂
	足異物	足開放創	足挫創
	足切創	亜脱臼	圧挫傷
	圧挫創	圧迫骨折	圧迫神経炎
	医原性気胸	犬咬創	陰茎開放創
	陰茎挫創	陰茎折症	陰茎裂創
	咽頭開放創	咽頭創傷	陰のう開放創
	陰のう裂創	陰部切創	インフルエンザ菌敗血症
	会陰裂傷	横隔膜損傷	横骨折
か	汚染創	外陰開放創	外陰部挫創
	外陰部切創	外陰部裂傷	外耳開放創
	外耳道創傷	外耳部外傷性異物	外耳部外傷性腫脹
	外耳部外傷性皮下異物	外耳部割創	外耳部貫通創
	外耳部咬創	外耳部挫傷	外耳部挫創
	外耳部擦過創	外耳部刺創	外耳部切創
	外耳部創傷	外耳部打撲傷	外耳部虫刺傷
	外耳部皮下血腫	外耳部皮下出血	外傷後早期合併症
	外傷性一過性麻痺	外傷性異物	外傷性横隔膜ヘルニア
	外傷性眼球ろう	外傷性空気塞栓症	外傷性咬合
	外傷性虹彩離断	外傷性硬膜動静脈瘻	外傷性耳出血
	外傷性脂肪塞栓症	外傷性縦隔気腫	外傷性食道破裂
	外傷性脊髄出血	外傷性切断	外傷性動静脈瘻
	外傷性動脈血腫	外傷性動脈瘤	外傷性乳び胸
	外傷性脳圧迫	外傷性脳圧迫・頭蓋内に達する開放創合併あり	外傷性脳圧迫・頭蓋内に達する開放創合併なし
	外傷性脳症	外傷性破裂	外傷性皮下気腫
	外傷性皮下血腫	外耳裂創	開放骨折
	開放性外傷性脳圧迫	開放性陥没骨折	開放性胸膜損傷
	開放性脱臼	開放性脱臼骨折	開放性脳挫創
	開放性脳底部挫傷	開放性びまん性脳損傷	開放性粉砕骨折
	開放創	下咽頭創傷	下顎外傷性異物
	下顎開放創	下顎割創	下顎貫通創
	下顎口唇挫創	下顎咬創	下顎挫傷
	下顎挫創	下顎擦過創	下顎刺創
	下顎切創	下顎創傷	下顎打撲傷
	下顎皮下血腫	下顎部挫傷	下顎部打撲傷
	下顎部皮膚欠損創	下顎裂創	踵裂創
	顎関節部開放創	顎関節部割創	顎関節部貫通創
	顎関節部咬創	顎関節部挫傷	顎関節部挫創
	顎関節部擦過創	顎関節部刺創	顎関節部切創
	顎関節部創傷	顎関節部打撲傷	顎関節部皮下血腫
	顎関節部裂創	顎部挫傷	顎部打撲傷
	角膜挫創	角膜切傷	角膜切創
	角膜創傷	角膜破裂	角膜裂傷
	下腿汚染創	下腿開放創	下腿挫創
	下腿切創	下腿皮膚欠損創	下腿裂創
	割創	眼黄斑部裂孔	眼窩創傷
	眼窩部挫創	眼窩裂傷	眼球結膜裂傷
	眼球損傷	眼球破裂	眼球裂傷
	眼瞼外傷性異物	眼瞼外傷性腫脹	眼瞼外傷性皮下異物
	眼瞼開放創	眼瞼割創	眼瞼貫通創
	眼瞼咬創	眼瞼挫創	眼瞼擦過創
	眼瞼刺創	眼瞼切創	眼瞼創傷
	眼瞼虫刺傷	眼瞼裂創	環指圧挫傷
	環指挫傷	環指挫創	環指切創
	環指剥皮創	環指皮膚欠損創	眼周囲部外傷性異物
	眼周囲部外傷性腫脹	眼周囲部外傷性皮下異物	眼周囲部開放創
	眼周囲部割創	眼周囲部貫通創	眼周囲部咬創
	眼周囲部挫創	眼周囲部擦過創	眼周囲部刺創
	眼周囲部切創	眼周囲部創傷	眼周囲部虫刺傷
	眼周囲部裂創	関節血腫	関節骨折

関節挫傷	関節打撲	完全骨折
完全脱臼	貫通刺創	貫通銃創
貫通性挫滅創	貫通創	眼部外傷性異物
眼部外傷性腫脹	眼部外傷性皮下異物	眼部開放創
眼部割創	眼部貫通創	眼部咬創
眼部挫創	眼部擦過創	眼部刺創
眼部切創	眼部創傷	眼部虫刺傷
眼部裂創	陥没骨折	顔面汚染創
顔面外傷性異物	顔面開放創	顔面割創
顔面貫通創	顔面咬創	顔面挫傷
顔面挫創	顔面擦過創	顔面刺創
顔面切創	顔面創傷	顔面搔創
顔面多発開放創	顔面多発割創	顔面多発貫通創
顔面多発咬創	顔面多発挫傷	顔面多発挫創
顔面多発擦過創	顔面多発刺創	顔面多発切創
顔面多発創傷	顔面多発打撲傷	顔面多発虫刺傷
顔面多発皮下血腫	顔面多発皮下出血	顔面多発裂創
顔面打撲傷	顔面皮下血腫	顔面皮膚欠損創
顔面裂創	急性汎発性発疹性膿疱症	胸管損傷
胸腺損傷	頬粘膜咬傷	頬粘膜咬創
胸部汚染創	頬部外傷性異物	頬部開放創
頬部割創	頬部貫通創	頬部咬創
頬部挫傷	胸部挫創	頬部挫創
頬部擦過創	頬部刺創	胸部食道損傷
胸部切創	頬部切創	頬部創傷
頬部打撲傷	胸部皮下気腫	頬部皮下血腫
胸部皮膚欠損創	頬部皮膚欠損創	頬部裂創
胸壁開放創	胸壁刺創	強膜切創
強膜創傷	胸膜損傷・胸腔に達する開放創合併あり	強膜裂傷
胸膜裂創	棘刺創	魚咬創
亀裂骨折	筋損傷	筋断裂
筋肉内血腫	空気塞栓症	屈曲骨折
頚管破裂	脛骨顆部割創	頚部開放創
頚部挫創	頚部食道開放創	頚部切創
頚部皮膚欠損創	血管切断	血管損傷
血腫	結膜創傷	結膜裂傷
嫌気性菌敗血症	腱切創	腱損傷
腱断裂	腱部分断裂	腱裂傷
コアグラーゼ陰性ぶどう球菌敗血症	高エネルギー外傷	口蓋挫傷
口蓋切創	口蓋裂創	口角部挫創
口角部裂創	口腔外傷性異物	口腔外傷性腫脹
口腔開放創	口腔割創	口腔挫傷
口腔挫創	口腔擦過創	口腔刺創
口腔切創	口腔創傷	口腔打撲傷
口腔内血腫	口腔粘膜咬傷	口腔粘膜咬創
口腔裂創	後出血	紅色陰癬
口唇外傷性異物	口唇外傷性腫脹	口唇外傷性皮下異物
口唇開放創	口唇割創	口唇貫通創
口唇咬傷	口唇咬創	口唇挫傷
口唇挫創	口唇擦過創	口唇刺創
口唇切創	口唇創傷	口唇打撲傷
口唇虫刺傷	口唇皮下血腫	口唇皮下出血
口唇裂創	溝創	咬創
後頭部外傷	後頭部割創	後頭部挫傷
後頭部挫創	後頭部切創	後頭部打撲傷
後頭部裂創	広範性軸索損傷	広汎性神経損傷
後方脱臼	硬膜損傷	硬膜裂傷
肛門裂創	骨折	骨盤部裂創
昆虫咬創	昆虫刺傷	コントル・クー損傷
採皮創	挫傷	擦過創
擦過皮下血腫	挫滅傷	挫滅創
耳介外傷性異物	耳介外傷性腫脹	耳介外傷性皮下異物
耳介開放創	耳介割創	耳介貫通創

耳介咬創	耳介挫傷	耳介挫創
耳介擦過創	耳介刺創	耳介切創
耳介創傷	耳介打撲傷	耳介虫刺傷
耳介皮下血腫	耳介皮下出血	趾開放創
耳介裂創	耳下腺部打撲	指間切創
趾間切創	子宮頚管裂傷	子宮頚部環状剥離
刺咬症	趾挫創	示指 MP 関節挫傷
示指 PIP 開放創	示指割創	示指挫傷
示指挫創	示指刺創	四肢静脈損傷
示指切創	四肢動脈損傷	示指皮膚欠損創
耳前部挫創	刺創	膝蓋部挫創
膝下部挫創	膝窩部銃創	膝関節部異物
膝関節部挫創	膝部異物	膝部開放創
膝部割創	膝部咬創	膝部挫創
膝部切創	膝部裂創	歯肉挫傷
歯肉切創	歯肉裂創	脂肪塞栓症
斜骨折	射創	尺骨近位端骨折
尺骨鉤状突起骨折	手圧挫傷	縦隔血腫
縦骨折	銃自殺未遂	銃創
重複骨折	手関節挫滅傷	手関節挫滅創
手関節掌側部挫創	手関節部挫創	手関節部切創
手関節部創傷	手関節部裂創	手指圧挫傷
手指汚染創	手指開放創	手指咬創
種子骨開放骨折	種子骨骨折	手指挫傷
手指挫創	手指挫滅傷	手指挫滅創
手指刺創	手指切創	手指打撲傷
手指剥皮創	手指皮下血腫	手指皮膚欠損創
手術創離開	手掌挫創	手掌刺創
手掌切創	手掌剥皮創	手掌皮膚欠損創
術後血腫	術後出血性ショック	術後消化管出血性ショック
術後ショック	術後皮下気腫	手背皮膚欠損創
手背部挫創	手背部切創	手部汚染創
上顎挫傷	上顎擦過創	上顎切創
上顎打撲傷	上顎皮下血腫	上顎部裂創
上口唇挫傷	踵骨部挫滅創	小指咬創
小指挫傷	小指挫創	小指切創
硝子体切断	小指皮膚欠損創	上唇小帯裂創
上腕汚染創	上腕貫通銃創	上腕挫創
上腕皮膚欠損創	上腕部開放創	食道損傷
処女膜裂傷	神経根ひきぬき損傷	神経切断
神経叢損傷	神経叢不全損傷	神経損傷
神経断裂	針刺創	新生児敗血症
靱帯ストレイン	靱帯損傷	靱帯断裂
靱帯捻挫	靱帯裂傷	心内異物
ストレイン	生検後出血	精巣開放創
精巣破裂	声門外傷	舌開放創
舌下顎挫創	舌咬傷	舌咬創
舌挫創	舌刺創	舌切創
切創	舌創傷	切断
舌裂創	セレウス菌敗血症	前額部外傷性異物
前額部外傷性腫脹	前額部外傷性皮下異物	前額部開放創
前額部割創	前額部貫通創	前額部咬創
前額部挫創	前額部擦過創	前額部刺創
前額部切創	前額部創傷	前額部虫刺傷
前額部虫刺症	前額部皮膚欠損創	前額部裂創
前胸部挫創	前頚頭頂部挫創	仙骨部挫創
仙骨部皮膚欠損創	線状骨折	全身擦過創
穿通創	前頭部割創	前頭部挫傷
前頭部挫創	前頭部切創	前頭部打撲傷
前頭部皮膚欠損創	前方脱臼	前腕汚染創
前腕開放創	前腕咬創	前腕挫創
前腕刺創	前腕切創	前腕皮膚欠損創
前腕裂創	爪下異物	爪下挫滅傷
爪下挫滅創	増殖性化膿性口内炎	搔創

	足関節内果部挫創	足関節部挫創	足底異物
	足底部咬創	足底部刺創	足底部皮膚欠損創
	側頭部割創	側頭部挫創	側頭部切創
	側頭部打撲傷	側頭部皮下血腫	足背部挫創
	足背部切創	足部汚染創	側腹部咬創
	側腹部挫創	側腹壁開放創	足部皮膚欠損創
	足部裂創	鼡径部開放創	鼡径部切創
た	損傷	第 5 趾皮膚欠損創	大腿汚染創
	大腿咬創	大腿挫創	大腿皮膚欠損創
	大腿部開放創	大腿部刺創	大腿部切創
	大腿裂創	大転子部挫創	多剤耐性腸球菌感染症
	脱臼	脱臼骨折	多発性開放創
	多発性咬創	多発性切創	多発性穿刺創
	多発性裂創	打撲割創	打撲血腫
	打撲挫創	打撲擦過創	打撲傷
	打撲皮下血腫	単純脱臼	腟開放創
	腟断端出血	腟壁縫合不全	腟裂傷
	肘関節骨折	肘関節挫創	肘関節脱臼骨折
	肘関節部開放創	中指咬創	中指挫傷
	中指挫創	中指刺創	中指切創
	中指皮膚欠損創	中手骨関節部挫創	中枢神経系損傷
	肘頭骨折	肘部挫創	肘部切創
	肘部皮膚欠損創	腸球菌感染症	沈下性肺炎
	手開放創	手咬創	手挫創
	手刺創	手切創	転位性骨折
	殿部異物	殿部開放創	殿部咬創
	殿部刺創	殿部切創	殿部皮膚欠損創
	殿部裂創	頭頂部挫傷	頭頂部挫創
	頭頂部擦過創	頭頂部切創	頭頂部打撲傷
	頭頂部裂創	頭皮外傷性腫脹	頭皮開放創
	頭皮下血腫	頭皮剥離	頭皮表在損傷
	頭部異物	頭部外傷性皮下異物	頭部外傷性皮下気腫
	頭部開放創	頭部割創	頭部頚部挫傷
	頭部頚部挫創	頭部頚部打撲傷	頭部血腫
	頭部挫傷	頭部挫創	頭部擦過創
	頭部刺創	頭部切創	頭部多発開放創
	頭部多発割創	頭部多発咬創	頭部多発挫傷
	頭部多発挫創	頭部多発擦過創	頭部多発刺創
	頭部多発切創	頭部多発創傷	頭部多発打撲傷
	頭部多発皮下血腫	頭部多発裂創	頭部打撲
	頭部打撲血腫	頭部打撲傷	頭部虫刺傷
	動物咬創	頭部皮下異物	頭部皮下血腫
	頭部皮下出血	頭部皮膚欠損創	頭部裂創
	動脈損傷	特発性関節脱臼	飛び降り自殺未遂
な	飛び込み自殺未遂	内視鏡検査中腸穿孔	軟口蓋血腫
	軟口蓋挫創	軟口蓋創傷	軟口蓋破裂
	肉離れ	乳腺内異物	乳房異物
	猫咬創	捻挫	脳挫傷
	脳挫傷・頭蓋内に達する開放創合併あり	脳挫傷・頭蓋内に達する開放創合併なし	脳挫創
	脳挫創・頭蓋内に達する開放創合併あり	脳挫創・頭蓋内に達する開放創合併なし	脳損傷
	脳対側損傷	脳直撃損傷	脳底部挫傷
	脳底部挫傷・頭蓋内に達する開放創合併あり	脳底部挫傷・頭蓋内に達する開放創合併なし	脳裂傷
は	爆死自殺未遂	剥離骨折	抜歯後出血
	破裂骨折	バンコマイシン耐性腸球菌感染症	皮下異物
	皮下気腫	皮下血腫	鼻下擦過創
	皮下静脈損傷	皮下損傷	鼻根部打撲挫創
	鼻根部裂創	膝汚染創	膝皮膚欠損創
	皮神経挫傷	鼻前庭部挫創	鼻尖部挫創
	非定型肺炎	非熱傷性水疱	鼻部外傷性異物
	鼻部外傷性腫脹	鼻部外傷性皮下異物	鼻部開放創
	眉部割創	鼻部割創	鼻部貫通創
	腓腹筋挫創	眉部血腫	皮膚欠損創

	鼻部咬創	鼻部挫傷	鼻部挫創
	鼻部擦過創	鼻部刺創	鼻部切創
	鼻部創傷	皮膚損傷	鼻部打撲傷
	鼻部虫刺傷	皮膚剥脱創	鼻部皮下血腫
	鼻部皮下出血	鼻部皮膚欠損創	鼻部皮膚剥離創
	鼻部裂創	びまん性脳損傷	びまん性脳損傷・頭蓋内に達する開放創合併あり
	びまん性脳損傷・頭蓋内に達する開放創合併なし	眉毛部割創	眉毛部裂創
	表皮剥離	鼻翼部切創	鼻翼部裂創
	複雑脱臼	伏針	副鼻腔開放創
	腹部汚染創	腹部刺創	腹部皮膚欠損創
	腹壁異物	腹壁開放創	腹壁創し開
	腹壁縫合不全	不全骨折	ぶどう球菌性股関節炎
	ぶどう球菌性膝関節炎	ぶどう球菌性敗血症	ブラックアイ
	粉砕骨折	分娩時会陰裂傷	分娩時軟産道損傷
	閉鎖性外傷性脳圧迫	閉鎖性骨折	閉鎖性脱臼
	閉鎖性脳挫創	閉鎖性脳底部挫傷	閉鎖性びまん性脳損傷
	閉塞性肺炎	ペニシリン耐性肺炎球菌感染症	縫合不全
	縫合不全出血	帽状腱膜下出血	包皮挫創
	包皮切創	包皮裂創	母指咬創
	母指挫傷	母指挫創	母趾挫創
	母指示指間切創	母指刺創	母指切創
	母指打撲挫創	母指打撲傷	母指皮膚欠損創
ま	母趾皮膚欠損創	母指末節部挫創	末梢血管外傷
	末梢神経損傷	眉間部挫創	眉間部裂創
	耳後部挫創	耳後部打撲傷	盲管銃創
	網膜振盪	網脈絡膜裂傷	モンテジア骨折
ら	腰部切創	腰部打撲挫創	らせん骨折
	離開骨折	涙管損傷	涙管断裂
	涙道損傷	轢過創	裂離
	裂離骨折	若木骨折	

用法用量

通常，成人及び 12 歳以上の小児にはリネゾリドとして 1 日 1200mg を 2 回に分け，1 回 600mg を 12 時間ごとに，それぞれ 30 分～2 時間かけて点滴静注する。

通常，12 歳未満の小児にはリネゾリドとして 1 回 10mg/kg を 8 時間ごとに，それぞれ 30 分～2 時間かけて点滴静注する。なお，1 回投与量として 600mg を超えないこと。

用法用量に関連する使用上の注意

⑴本剤の使用にあたっては，耐性菌の発現等を防ぐため，次のことに注意すること。

①感染症の治療に十分な知識と経験を持つ医師又はその指導のもとで行うこと。

②原則として他の抗菌薬及び本剤に対する感受性(耐性)を確認すること。

③投与期間は，感染部位，重症度，患者の症状等を考慮し，適切な時期に，本剤の継続投与が必要か判定し，疾病の治療上必要な最小限の期間の投与にとどめること。

⑵点滴静注，経口投与及び切り替え投与のいずれの投与方法においても，28 日を超える投与の安全性及び有効性は検討されていない。したがって，原則として本剤の投与は 28 日を超えないことが望ましい。なお，本剤を 28 日を超えて投与した場合，視神経障害があらわれることがある。

⑶本剤はグラム陽性菌に対してのみ抗菌活性を有する。したがってグラム陰性菌等を含む混合感染と診断された場合，又は混合感染が疑われる場合は適切な薬剤を併用して治療を行うこと。

⑷本剤は添加物としてブドウ糖水和物 5%(1 バッグ 300mL 中，15.072g) を含有する。点滴静注する場合の速度は，10mL/kg/hr(ブドウ糖水和物として 0.5g/kg/hr) 以下とすること。

⑸注射剤から錠剤への切り替え：注射剤からリネゾリドの投与を開始した患者において，経口投与可能であると医師が判断した

場合は，同じ用量の錠剤に切り替えることができる。

警告　本剤の耐性菌の発現を防ぐため，「用法用量に関連する使用上の注意」の項を熟読の上，適正使用に努めること。

禁忌　本剤の成分に対し過敏症の既往歴のある患者

リネゾリド点滴静注液600mg「明治」：Meiji Seika　－[－]

サイモグロブリン点滴静注用25mg　規格：25mg1瓶[40545円/瓶]

抗ヒト胸腺細胞ウサギ免疫グロブリン　サノフィ　639

【効 能 効 果】

(1)中等症以上の再生不良性貧血
(2)造血幹細胞移植の前治療
(3)造血幹細胞移植後の急性移植片対宿主病
(4)下記の臓器移植後の急性拒絶反応の治療：腎移植，肝移植，心移植，肺移植，膵移植，小腸移植

【対応標準病名】

◎	肝移植拒絶反応	急性移植片対宿主病	最重症再生不良性貧血
	再生不良性貧血	重症再生不良性貧血	腎移植急性拒絶反応
	心臓移植拒絶反応	膵移植拒絶反応	中等症再生不良性貧血
	腸移植拒絶反応	肺移植拒絶反応	
○	GVHD・骨髄移植後	GVHD・臍帯血移植後	GVHD・末梢血幹細胞移植後
	移植拒絶における腎尿細管間質性障害	移植片拒絶	移植片対宿主病
	肝移植不全	肝炎後再生不良性貧血	急性拒絶反応
	拒絶反応	骨髄低形成	腎移植拒絶反応
	心臓移植不全	心肺移植拒絶反応	心肺移植不全
	赤芽球ろう	先天性再生不良性貧血	先天性赤芽球ろう
	先天性低形成貧血	体質性再生不良性貧血	低形成性貧血
	特発性再生不良性貧血	二次性再生不良性貧血	乳児赤芽球ろう
	汎血球減少症	ファンコニー貧血	放射線性貧血
	本態性再生不良性貧血	薬剤性再生不良性貧血	輸血後GVHD
△	芽球増加を伴う不応性貧血	芽球増加を伴う不応性貧血－1	芽球増加を伴う不応性貧血－2
	環状鉄芽球を伴う不応性貧血	骨髄移植拒絶反応	正球性正色素性貧血
	赤血球造血刺激因子製剤低反応性貧血	貧血	

効能効果に関連する使用上の注意
(1)中等症以上の再生不良性貧血の場合
本剤は下記の重症度基準による中等症以上の再生不良性貧血患者に使用すること。
再生不良性貧血の重症度基準(厚生労働省特定疾患特発性造血障害調査研究班基準(平成16年度修正))

最重症	好中球200/μL未満に加えて，以下の1項目以上を満たす 網赤血球　20,000/μL未満 血小板　20,000/μL未満
重症	以下の2項目以上を満たす 網赤血球　20,000/μL未満 好中球　500/μL未満 血小板　20,000/μL未満
やや重症	以下の2項目以上を満たし，定期的な赤血球輸血を必要とする 網赤血球　60,000/μL未満 好中球　1,000/μL未満 血小板　50,000/μL未満
中等症	以下の2項目以上を満たす 網赤血球　60,000/μL未満 好中球　1,000/μL未満 血小板　50,000/μL未満
軽症	それ以外のもの

注)定期的な赤血球輸血とは毎月2単位以上の輸血が必要なときを指す。
(2)造血幹細胞移植後の急性移植片対宿主病の場合：ステロイド療法によっても十分な効果が得られない場合にのみ適用を考慮すること。
(3)臓器移植後の急性拒絶反応の治療の場合：本剤は，原則としてステロイド療法で十分な治療効果が得られない場合に使用すること。

用法用量
(1)中等症以上の再生不良性貧血：通常，1日1回体重1kgあたり抗ヒト胸腺細胞ウサギ免疫グロブリンとして2.5～3.75mgを，生理食塩液又は5%ブドウ糖注射液500mLで希釈して，6時間以上かけ緩徐に点滴静注する。投与期間は5日間とする。
(2)造血幹細胞移植の前治療：通常，1日1回体重1kgあたり抗ヒト胸腺細胞ウサギ免疫グロブリンとして2.5mgを，生理食塩液又は5%ブドウ糖注射液500mLで希釈して，6時間以上かけ緩徐に点滴静注する。投与期間は造血幹細胞移植5日前より4日間とする。
(3)造血幹細胞移植後の急性移植片対宿主病：通常，1日1回体重1kgあたり抗ヒト胸腺細胞ウサギ免疫グロブリンとして2.5～3.75mgを，生理食塩液又は5%ブドウ糖注射液500mLで希釈して，6時間以上かけ緩徐に点滴静注する。投与期間は5日間とする。
(4)臓器移植後の急性拒絶反応の治療
腎移植の場合：通常，1日1回体重1kgあたり抗ヒト胸腺細胞ウサギ免疫グロブリンとして1.5mgを，1バイアル(抗ヒト胸腺細胞ウサギ免疫グロブリンとして25mg)あたり，生理食塩液又は5%ブドウ糖注射液50mLで希釈して，6時間以上かけ緩徐に点滴静注する。投与期間は7～14日間とする。
肝移植，肺移植，膵移植及び小腸移植の場合：通常，1日1回体重1kgあたり抗ヒト胸腺細胞ウサギ免疫グロブリンとして1.5mgを，1バイアル(抗ヒト胸腺細胞ウサギ免疫グロブリンとして25mg)あたり，生理食塩液又は5%ブドウ糖注射液50mLで希釈して，6時間以上かけ緩徐に点滴静注する。投与期間は最大14日間とする。
心移植の場合：通常，1日1回体重1kgあたり抗ヒト胸腺細胞ウサギ免疫グロブリンとして1.5～2.5mgを，1バイアル(抗ヒト胸腺細胞ウサギ免疫グロブリンとして25mg)あたり，生理食塩液又は5%ブドウ糖注射液50mLで希釈して，6時間以上かけ緩徐に点滴静注する。投与期間は最大14日間とする。

用法用量に関連する使用上の注意
(1)アナフィラキシー等の過敏症状を起こすことがあるので，使用に際しては，十分な問診を行うとともに，あらかじめ本剤の試験投与を行うこと。
試験投与は通常，本剤1バイアルを日局注射用水5mLにて溶解後，その0.5mL(抗ヒト胸腺細胞ウサギ免疫グロブリンとして2.5mg)を100mLの生理食塩液で希釈して，1時間以上かけて点滴静注する。試験投与中は医師が患者の状態を十分に観察し，安全性を確認すること。
(2)本剤又は他のウサギ血清製剤の投与歴のある患者に本剤をやむを得ず再投与する際には，投与に先立って，本剤に対する抗体の有無を確認する等，必要な処置を講じた上で，医師の十分な観察のもと投与すること。
(3)臓器移植後の急性拒絶反応の治療に本剤を投与する際には，血小板を含む全血算値に十分注意し，以下に示す減量基準等を参考に，適切な処置を行うこと。
①血小板数が50,000～75,000/mm^{3}又は白血球数が2,000～3,000/mm^{3}の場合，本剤の減量を考慮すること。
②持続的で重度の血小板減少症($<50,000$/mm^3)又は白血球減少症($<2,000$/mm^3)が認められた場合，本剤の投与中止を考慮すること。
(4)心移植後の急性拒絶反応の治療において，1.5mg/kgよりも高用量を投与する期間は，過度の免疫抑制状態の持続を避けるため，5日間までを目安にすること。

警告　本剤は，緊急時に十分対応できる医療施設において，再生不良性貧血，造血幹細胞移植又は臓器移植に関する十分な知識・経験を持つ医師のもとで，本剤が適切と判断される症例についてのみ投与すること。また，治療開始に先立ち，患者又はその家族に有効性及び危険性を十分説明し，同意を得てから投与すること。

禁忌

(1)本剤の試験投与でショック状態等の過敏症が認められた患者
(2)重症感染症(肺炎，敗血症等)を合併している患者
(3)妊婦
(4)弱毒生ワクチンを投与中の患者

原則禁忌

(1)本剤又は他のウサギ血清製剤の投与歴のある患者
(2)ウイルス感染症の患者
(3)細菌感染症の患者
(4)真菌感染症の患者

併用禁忌

薬剤名等	臨床症状・措置方法	機序・危険因子
弱毒生ワクチン おたふくかぜ，麻疹，風疹及びこれらの混合ワクチン等	本剤投与後，弱毒生ワクチンを接種する場合には，発病するおそれがある。	本剤の免疫抑制作用による。

サイレース静注2mg　規格：2mg1管[159円/管]

フルニトラゼパム　エーザイ　112

【効 能 効 果】

全身麻酔の導入
局所麻酔時の鎮静

【対応標準病名】

該当病名なし

用法用量　本剤は用時注射用蒸留水にて2倍以上に希釈調製し，できるだけ緩徐に(フルニトラゼパムとして1mgを1分以上かけて)静脈内に注射する。
用量は通常成人に対し全身麻酔の導入としてはフルニトラゼパムとして体重1kgあたり0.02～0.03mg，局所麻酔時の鎮静としてはフルニトラゼパムとして体重1kgあたり0.01～0.03mgとし，必要に応じて初回量の半量ないし同量を追加投与する。
なお，患者の年齢，感受性，全身状態，手術術式，麻酔方法などに応じて適宜増減する。

禁忌

(1)本剤の成分に対し過敏症の既往歴のある患者
(2)急性狭隅角緑内障の患者
(3)重症筋無力症の患者

ロヒプノール静注用2mg：中外　2mg1管[144円/管]

サヴィオゾール輸液　規格：500mL1袋[409円/袋]

デキストラン40　塩化カリウム　塩化カルシウム水和物
塩化ナトリウム　乳酸ナトリウム　大塚製薬工場　331

【効 能 効 果】

(1)血漿増量剤として各科領域における多量出血の場合
(2)出血性・外傷性その他各種外科的ショックの治療
(3)手術時における輸血の節減
(4)外傷・手術・産婦人科出血等における循環血液量の維持
(5)血栓症の予防及び治療
(6)外傷，熱傷，骨折等の末梢血行改善
(7)体外循環灌流液として用い，灌流を容易にして，手術中の併発症の危険を減少する。

【対応標準病名】

◎	外傷	外傷性出血性ショック	外傷性ショック
	骨折	出血	出血性ショック
	静脈血栓症	ショック	多量出血
	動脈血栓症	熱傷	
○	DIP関節開放性脱臼骨折	DIP関節脱臼骨折	DIP関節内骨折
	MP関節開放性脱臼骨折	MP関節脱臼骨折	MP関節内骨折
	PIP関節開放性脱臼骨折	PIP関節脱臼骨折	PIP関節内骨折
あ	足第2度熱傷	足第3度熱傷	足熱傷
	足の多発開放骨折	足の多発骨折	足立方骨開放骨折
	足立方骨骨折	足立方骨剥離骨折	亜脱臼
	圧挫傷	圧挫創	圧迫骨折
	圧迫神経炎	アルカリ腐蝕	一次性ショック
	胃腸管熱傷	一過性ショック	一側下肢多発開放骨折
	一側下肢多発骨折	一側上肢多発開放骨折	一側上肢多発骨折
	犬咬創	胃熱傷	陰茎第2度熱傷
	陰茎第3度熱傷	陰茎熱傷	咽頭熱傷
	陰のう第2度熱傷	陰のう第3度熱傷	陰のう熱傷
	会陰第2度熱傷	会陰第3度熱傷	会陰熱傷
	腋窩第2度熱傷	腋窩第3度熱傷	腋窩動脈血栓症
	腋窩熱傷	エンドトキシン性ショック	横骨折
	横突起開放骨折	横突起骨折	汚染擦過創
か	汚染創	外陰第2度熱傷	外陰第3度熱傷
	外陰熱傷	外傷性一過性麻痺	外傷性異物
	外傷性空気塞栓症	外傷性血胸	外傷性硬膜動静脈瘻
	外傷性視神経症	外傷性脂肪塞栓症	外傷性脊髄出血
	外傷性切断	外傷性動静脈瘻	外傷性動脈血腫
	外傷性動脈瘤	外傷性歯の破折	外傷性歯の複雑破折
	外傷性破裂	外傷性皮下血腫	開放骨折
	開放性陥没骨折	開放性距骨下脱臼骨折	開放性三果骨折
	開放性前腕骨折	開放性脱臼	開放性脱臼骨折
	開放性粉砕骨折	開放創	下咽頭熱傷
	化学外傷	下顎角部開放骨折	下顎角部骨折
	下顎関節突起開放骨折	下顎関節突起骨折	下顎骨開放骨折
	下顎骨筋突起開放骨折	下顎骨筋突起骨折	下顎骨骨折
	下顎骨多発開放骨折	下顎骨多発骨折	下顎枝部開放骨折
	下顎枝部骨折	下顎正中部開放骨折	下顎正中部骨折
	下顎頭開放骨折	下顎頭骨折	下顎熱傷
	下顎部第2度熱傷	下顎部第3度熱傷	顎関節頚部開放骨折
	顎関節頚部骨折	顎顔面開放骨折	顎顔面骨折
	角結膜腐蝕	拡大性頭蓋骨折	角膜アルカリ化学熱傷
	角膜酸化学熱傷	角膜酸性熱傷	角膜熱傷
	下肢急性動脈閉塞症	下肢静脈血栓症	下肢第2度熱傷
	下肢第3度熱傷	下肢多発開放骨折	下肢多発骨折
	下肢熱傷	下肢慢性動脈閉塞症	下前腸骨棘剥離骨折
	下腿骨骨髄炎	下大静脈血栓症	下腿足部熱傷
	下腿多発開放骨折	下腿多発骨折	下腿熱傷
	下腿複雑骨折後骨髄炎	下腿部第2度熱傷	下腿部第3度熱傷
	肩開放骨折	肩関節開放性脱臼骨折	肩関節脱臼骨折
	肩骨折	割創	下半身第2度熱傷
	下半身第3度熱傷	下半身熱傷	果部開放骨折
	下腹部第2度熱傷	下腹部第3度熱傷	果部骨折
	ガレアッチ骨折	眼化学熱傷	眼窩骨折
	眼窩上壁開放骨折	眼窩上壁陥没骨折	眼窩上壁骨折
	眼窩底開放骨折	眼窩底骨折	眼窩内側壁骨折
	眼窩内壁骨折	眼窩吹き抜け骨折	眼球熱傷
	眼瞼化学熱傷	眼瞼第2度熱傷	眼瞼第3度熱傷
	眼瞼熱傷	寛骨臼開放骨折	寛骨臼骨折
	寛骨臼病的骨折	環指開放骨折	環指基節骨開放骨折
	環指基節骨骨折	環指基節骨骨端線損傷	環指骨折
	環指中節骨開放骨折	環指中節骨骨折	環指中節骨骨端線損傷
	環指末節骨開放骨折	環指末節骨骨折	環指末節骨骨端線損傷
	眼周囲化学熱傷	眼周囲第2度熱傷	眼周囲第3度熱傷
	肝静脈血栓症	肝静脈塞栓症	関節血腫
	関節骨折	関節挫傷	関節内骨折
	完全骨折	完全脱臼	環椎開放骨折
	環椎関節突起間開放骨折	環椎関節突起間骨折	環椎骨折
	環椎椎弓骨折	環椎破裂骨折	貫通刺創

貫通銃創	貫通性挫滅創	貫通創
肝動脈血栓症	肝動脈塞栓症	眼熱傷
陥没骨折	顔面骨開放骨折	顔面骨骨折
顔面損傷	顔面第2度熱傷	顔面第3度熱傷
顔面多発開放骨折	顔面多発骨折	顔面熱傷
気管開放骨折	気管骨折	気管熱傷
気道熱傷	急性循環不全	急性静脈血栓症
急性ショック	急性大量出血	胸腔熱傷
胸骨開放骨折	頬骨開放骨折	頬骨弓骨折
胸骨亀裂骨折	胸骨骨折	頬骨骨折
頬骨上顎骨多発開放骨折	頬骨上顎骨多発骨折	胸骨不全骨折
胸骨柄開放骨折	胸骨柄骨折	胸椎圧迫骨折
胸椎横突起開放骨折	胸椎横突起骨折	胸椎開放骨折
胸椎開放性脱臼骨折	胸椎棘突起開放骨折	胸椎棘突起骨折
胸椎骨折	胸椎脱臼骨折	胸椎多発圧迫骨折
胸椎多発骨折	胸椎椎弓開放骨折	胸椎椎弓骨折
胸椎椎体開放骨折	胸椎椎体骨折	胸椎破裂骨折
胸椎病的骨折	胸部外傷	胸部上腕熱傷
胸部損傷	胸部第2度熱傷	頬部第2度熱傷
胸部第3度熱傷	頬部第3度熱傷	胸部熱傷
胸腰椎圧迫骨折	棘刺創	局所出血
棘突起開放骨折	棘突起骨折	魚咬創
距骨開放骨折	距骨骨折	距骨骨軟骨損傷
亀裂骨折	筋損傷	筋断裂
筋肉内血腫	空気塞栓症	躯幹薬傷
屈曲骨折	脛骨遠位骨端線損傷	脛骨遠位端開放骨折
脛骨遠位端近位端開放骨折	脛骨遠位端近位端骨折	脛骨遠位端骨折
脛骨外顆剥離骨折	脛骨開放骨折	脛骨開放性粉砕骨折
脛骨顆開放骨折	脛骨顆開放性粉砕骨折	脛骨顆間隆起開放骨折
脛骨顆間隆起骨折	脛骨顆骨折	脛骨顆剥離骨折
脛骨顆粉砕骨折	脛骨近位骨端線損傷	脛骨近位端開放骨折
脛骨近位端開放性粉砕骨折	脛骨近位端骨折	脛骨近位端粉砕骨折
脛骨結節部剥離骨折	脛骨高原開放骨折	脛骨高原骨折
脛骨骨幹部開放骨折	脛骨骨幹部骨折	脛骨骨髄炎
脛骨骨折	脛骨骨膜炎	脛骨膝関節内骨折
脛骨粗面開放骨折	脛骨粗面骨折	脛骨天蓋開放骨折
脛骨天蓋骨折	脛骨乳児骨髄炎	脛骨腓骨遠位端開放骨折
脛骨腓骨遠位端開放性粉砕骨折	脛骨腓骨遠位端骨折	脛骨腓骨遠位端粉砕骨折
脛骨腓骨開放骨折	脛骨腓骨近位端開放骨折	脛骨腓骨近位端開放性粉砕骨折
脛骨腓骨近位端骨折	脛骨腓骨近位端粉砕骨折	脛骨腓骨骨幹部開放骨折
脛骨腓骨骨幹部開放性粉砕骨折	脛骨腓骨骨幹部骨折	脛骨腓骨骨幹部粉砕骨折
脛骨腓骨骨折	脛骨疲労骨折	脛骨粉砕骨折
茎状突起開放骨折	茎状突起骨折	頚椎圧迫骨折
頚椎開放骨折	頚椎開放性脱臼骨折	頚椎棘突起開放骨折
頚椎棘突起骨折	頚椎骨折	頚椎脱臼骨折
頚椎多発開放骨折	頚椎多発骨折	頚椎椎間関節開放性脱臼骨折
頚椎椎間関節脱臼骨折	頚椎椎弓開放骨折	頚椎椎弓骨折
頚椎椎体開放骨折	頚椎椎体骨折	頚椎突起開放骨折
頚椎突起骨折	頚部第2度熱傷	頚部第3度熱傷
頚部熱傷	血管切断	血管損傷
血腫	楔状骨開放骨折	月状骨開放骨折
楔状骨骨折	月状骨骨折	血栓塞栓症
結膜熱傷	結膜のうアルカリ化学熱傷	結膜のう酸化学熱傷
結膜腐蝕	肩甲間部第2度熱傷	肩甲間部第3度熱傷
肩甲間部熱傷	肩甲骨烏口突起開放骨折	肩甲骨烏口突起骨折
肩甲骨開放骨折	肩甲骨関節窩開放骨折	肩甲骨関節窩骨折
肩甲骨頚部開放骨折	肩甲骨頚部骨折	肩甲骨肩峰開放骨折
肩甲骨肩峰骨折	肩甲骨骨折	肩甲骨体部開放骨折

肩甲骨体部骨折	肩甲部第2度熱傷	肩甲部第3度熱傷
肩甲部熱傷	腱切創	腱損傷
腱断裂	肩部第2度熱傷	肩部第3度熱傷
腱部分断裂	腱裂傷	高エネルギー外傷
口蓋骨開放骨折	口蓋骨骨折	後距踵関節内骨折
口腔第2度熱傷	口腔第3度熱傷	口腔熱傷
行軍骨折	後十字靱帯付着部剥離骨折	後出血
甲状軟骨開放骨折	甲状軟骨骨折	口唇第2度熱傷
口唇第3度熱傷	口唇熱傷	溝創
咬創	後頭蓋窩開放骨折	後頭蓋窩骨折
喉頭外傷	喉頭開放骨折	後頭骨開放骨折
後頭骨開放性陥没骨折	後頭骨陥没骨折	後頭骨骨折
喉頭骨折	後頭骨線状骨折	喉頭損傷
喉頭熱傷	広範性軸索損傷	広汎性神経損傷
後方脱臼	肛門第2度熱傷	肛門第3度熱傷
肛門熱傷	コーレス骨折	股関節開放骨折
股関節開放性脱臼骨折	股関節後方開放性脱臼骨折	股関節後方脱臼骨折
股関節骨折	股関節脱臼骨折	股関節中心性開放性脱臼骨折
股関節中心性脱臼骨折	骨盤開放骨折	骨盤骨折
骨盤多発骨折	骨盤輪開放骨折	骨盤輪骨折
昆虫咬創	昆虫刺傷	鎖骨遠位端開放骨折
鎖骨遠位端骨折	鎖骨開放骨折	坐骨開放骨折
鎖骨下動脈閉塞症	鎖骨亀裂開放骨折	鎖骨亀裂骨折
坐骨結節部剥離骨折	鎖骨肩峰部開放骨折	鎖骨肩峰部骨折
鎖骨骨幹部開放骨折	鎖骨骨幹部骨折	鎖骨骨折
坐骨骨折	坐骨疲労骨折	挫傷
挫創	擦過皮下血腫	挫滅傷
挫滅創	三角骨開放骨折	三角骨骨折
三果骨折	酸腐蝕	シートベルト骨折
耳介部第2度熱傷	耳介部第3度熱傷	趾基節骨開放骨折
趾基節骨骨折	趾基節骨骨端線損傷	趾基節骨剥離骨折
子宮熱傷	軸椎横突起骨折	軸椎開放骨折
軸椎骨折	軸椎椎弓骨折	軸椎椎体骨折
軸椎破裂骨折	刺咬症	指骨開放骨折
趾骨開放骨折	指骨骨折	趾骨骨折
篩骨洞開放骨折	篩骨洞骨折	篩骨板骨折
指骨不全骨折	趾骨不全骨折	示指開放骨折
示指基節骨開放骨折	示指基節骨骨折	示指基節骨骨端線損傷
示指骨折	四肢挫傷	四肢静脈損傷
四肢第2度熱傷	四肢第3度熱傷	示指中節骨開放骨折
示指中節骨骨折	示指中節骨骨端線損傷	四肢動脈損傷
四肢熱傷	示指末節骨開放骨折	示指末節骨骨折
示指末節骨骨端線損傷	視神経管骨折	指節骨開放骨折
趾節骨開放骨折	指節骨骨折	趾節骨骨折
刺創	歯槽骨骨折	歯槽突起骨折
趾第2度熱傷	趾第3度熱傷	趾多発開放骨折
趾多発骨折	趾中節骨開放骨折	趾中節骨骨折
趾中節骨骨端線損傷	膝蓋骨開放骨折	膝蓋骨開放性粉砕骨折
膝蓋骨化膿性骨髄炎	膝蓋骨骨髄炎	膝蓋骨骨折
膝蓋骨不全骨折	膝蓋骨粉砕骨折	膝関節開放骨折
膝関節開放性脱臼骨折	膝関節骨折	膝関節脱臼骨折
膝関節内骨折	実質性臓器出血	膝部第2度熱傷
膝部第3度熱傷	歯突起開放骨折	歯突起骨折
趾熱傷	脂肪塞栓症	趾末節骨開放骨折
趾末節骨骨折	斜骨折	射創
尺骨遠位端開放骨折	尺骨遠位端骨折	尺骨開放骨折
尺骨亀裂骨折	尺骨近位端開放骨折	尺骨近位端骨折
尺骨茎状突起開放骨折	尺骨茎状突起骨折	尺骨鉤状突起開放骨折
尺骨鉤状突起骨折	尺骨骨幹部開放骨折	尺骨骨幹部骨折
尺骨骨折	尺骨肘頭開放骨折	尺骨頭開放骨折
尺骨頭骨折	尺骨疲労骨折	縦骨折
重症虚血肢	舟状骨疲労骨折	銃創

サ

重複骨折	重複性垂直骨盤開放骨折	重複性垂直骨盤骨折
手関節開放骨折	手関節開放性脱臼骨折	手関節骨折
手関節脱臼骨折	手関節内骨折	手関節部第2度熱傷
手関節部第3度熱傷	手骨開放骨折	手骨骨折
手骨多発開放骨折	手骨多発骨折	手根骨開放骨折
手根骨骨折	種子骨開放骨折	種子骨骨折
手指第2度熱傷	手指第3度熱傷	手指多発開放骨折
手指多発骨折	手指端熱傷	手指中節骨開放骨折
手指中節骨骨折	手指熱傷	手舟状骨開放骨折
手舟状骨開放性脱臼骨折	手舟状骨骨折	手舟状骨脱臼骨折
手掌第2度熱傷	手掌第3度熱傷	手掌熱傷
手背第2度熱傷	手背第3度熱傷	手背熱傷
循環血液量減少性ショック	上下顎骨開放骨折	上下顎骨骨折
上顎骨開放骨折	上顎骨骨折	上顎歯槽部開放骨折
上顎歯槽部骨折	上顎水平開放骨折	上顎水平骨折
踵骨開放骨折	踵骨関節内骨折	踵骨骨折
踵骨疲労骨折	小指開放骨折	上肢開放骨折
小指基節骨開放骨折	小指基節骨骨折	小指基節骨骨端線損傷
上肢急性動脈閉塞症	小指骨折	上肢骨折
小指指節骨開放骨折	小指指節骨骨折	上肢静脈血栓症
上肢第2度熱傷	上肢第3度熱傷	上肢多発骨折・下肢骨折合併
小指中手骨遠位端開放骨折	小指中手骨遠位端骨折	小指中節骨開放骨折
小指中節骨骨折	小指中節骨骨端線損傷	上肢熱傷
小指末節骨開放骨折	小指末節骨骨折	小指末節骨骨端線損傷
上肢慢性動脈閉塞症	焼身自殺未遂	上前腸骨棘剥離骨折
小動脈出血	上半身第2度熱傷	上半身第3度熱傷
上半身熱傷	踵部第2度熱傷	踵部第3度熱傷
静脈出血	静脈塞栓症	小菱形骨開放骨折
小菱形骨骨折	上腕骨遠位骨端線損傷	上腕骨遠位端開放骨折
上腕骨遠位端開放性粉砕骨折	上腕骨遠位端骨折	上腕骨遠位端粉砕骨折
上腕骨外顆開放骨折	上腕骨外顆骨折	上腕骨外上顆開放骨折
上腕骨外上顆骨折	上腕骨解剖頚開放骨折	上腕骨解剖頚骨折
上腕骨開放骨折	上腕骨開放性脱臼骨折	上腕骨開放性粉砕骨折
上腕骨顆開放性粉砕骨折	上腕骨顆間開放骨折	上腕骨顆間骨折
上腕骨顆上開放骨折	上腕骨顆上骨折	上腕骨滑車骨折
上腕骨顆部開放骨折	上腕骨顆部骨折	上腕骨顆粉砕骨折
上腕骨近位骨端線損傷	上腕骨近位端開放骨折	上腕骨近位端開放性粉砕骨折
上腕骨近位端骨折	上腕骨近位端病的骨折	上腕骨近位端粉砕骨折
上腕骨頚部開放骨折	上腕骨頚部骨折	上腕骨外科頚開放骨折
上腕骨外科頚開放性脱臼骨折	上腕骨外科頚骨折	上腕骨外科頚脱臼骨折
上腕骨骨幹部開放骨折	上腕骨骨幹部骨折	上腕骨骨幹部病的骨折
上腕骨骨折	上腕骨骨頭開放骨折	上腕骨骨頭骨折
上腕骨小結節骨折	上腕骨小頭開放骨折	上腕骨小頭骨折
上腕骨大結節開放骨折	上腕骨大結節骨折	上腕骨大結節剥離骨折
上腕骨脱臼骨折	上腕骨通顆開放骨折	上腕骨通顆骨折
上腕骨内顆開放骨折	上腕骨内顆骨折	上腕骨内上顆開放骨折
上腕骨内上顆骨折	上腕骨病的骨折	上腕骨粉砕骨折
上腕骨らせん骨折	上腕静脈血栓症	上腕前腕開放骨折
上腕前腕骨折	上腕第2度熱傷	上腕第3度熱傷
上腕熱傷	食道熱傷	神経根ひきぬき損傷
神経切断	神経叢損傷	神経叢不全損傷
神経損傷	神経断裂	心原性ショック
人工股関節周囲骨折	人工膝関節周囲骨折	針刺創
腎静脈血栓症	腎静脈塞栓症	新生児鎖骨骨折
新生児頭蓋骨骨折	靱帯ストレイン	靱帯損傷
靱帯断裂	靱帯捻挫	靱帯裂傷
深部静脈血栓症	ストレイン	スミス骨折
精巣熱傷	脊髄性ショック	脊椎圧迫骨折
脊椎開放骨折	脊椎後方開放骨折	脊椎後方骨折

脊椎骨折	脊椎病的骨折	舌骨開放骨折
舌骨骨折	切歯破折	切創
切断	舌熱傷	前額部第2度熱傷
前額部第3度熱傷	前胸部第2度熱傷	前胸部第3度熱傷
前胸部熱傷	仙骨開放骨折	仙骨亀裂骨折
仙骨骨折	前十字靱帯付着部剥離骨折	線状骨折
全身挫傷	全身擦過創	全身第2度熱傷
全身第3度熱傷	全身打撲	全身熱傷
穿通創	前頭蓋窩開放骨折	前頭蓋窩骨折
前頭蓋底骨折	前頭骨開放骨折	前頭骨開放性陥没骨折
前頭骨陥没骨折	前頭骨骨折	前頭洞開放骨折
前頭洞骨折	前方脱臼	前腕骨折
前腕手部熱傷	前腕静脈血栓症	前腕第2度熱傷
前腕第3度熱傷	前腕多発開放骨折	前腕多発骨折
前腕熱傷	前腕若木開放骨折	前腕若木骨折
創傷	創傷感染症	足関節外果開放骨折
足関節外果骨折	足関節外果剥離開放骨折	足関節外果剥離骨折
足関節開放骨折	足関節開放性脱臼骨折	足関節後果開放骨折
足関節後果骨折	足関節骨折	足関節前結節開放骨折
足関節前結節骨折	足関節第2度熱傷	足関節第3度熱傷
足関節脱臼開放性粉砕骨折	足関節脱臼骨折	足関節脱臼粉砕骨折
足関節内果開放骨折	足関節内果偽関節	足関節内果骨折
足関節内骨折	足関節熱傷	側胸部第2度熱傷
側胸部第3度熱傷	足根骨開放骨折	足根骨骨折
足根骨部剥離骨折	足舟状骨開放骨折	足舟状骨骨折
塞栓性梗塞	足底熱傷	足底部第2度熱傷
足底部第3度熱傷	側頭骨開放骨折	側頭骨開放性陥没骨折
側頭骨陥没骨折	側頭骨骨折	側頭骨線状骨折
足背開放骨折	足背骨折	足背部第2度熱傷
足背部第3度熱傷	側腹部第2度熱傷	側腹部第3度熱傷
鼡径部第2度熱傷	鼡径部第3度熱傷	鼡径部熱傷

た

第1・2胸椎病的骨折	第1手根中手関節開放性脱臼骨折	第1手根中手関節脱臼骨折
第2趾基節骨開放骨折	第2趾基節骨骨折	第2趾中節骨開放骨折
第2趾中節骨骨折	第2趾末節骨開放骨折	第2趾末節骨骨折
第2度熱傷	第2度腐蝕	第2腰椎病的骨折
第3頚椎破裂骨折	第3趾基節骨開放骨折	第3趾基節骨骨折
第3趾中節骨開放骨折	第3趾中節骨骨折	第3趾末節骨開放骨折
第3趾末節骨骨折	第3度熱傷	第3度腐蝕
第3腰椎病的骨折	第4頚椎破裂骨折	第4趾基節骨開放骨折
第4趾基節骨骨折	第4趾中節骨開放骨折	第4趾中節骨骨折
第4趾末節骨開放骨折	第4趾末節骨骨折	第4度熱傷
第4腰椎病的骨折	第5頚椎破裂骨折	第5趾基節骨開放骨折
第5趾基節骨骨折	第5趾中節骨開放骨折	第5趾中節骨骨折
第5趾末節骨開放骨折	第5趾末節骨骨折	第5腰椎病的骨折
第6頚椎破裂骨折	第7頚椎破裂骨折	体幹第2度熱傷
体幹第3度熱傷	体幹熱傷	大静脈塞栓症
大腿骨遠位骨端線損傷	大腿骨遠位端開放骨折	大腿骨遠位端骨折
大腿骨外顆開放骨折	大腿骨外顆骨折	大腿骨開放骨折
大腿骨顆上開放骨折	大腿骨顆上骨折	大腿骨顆部開放骨折
大腿骨顆部骨折	大腿骨近位骨端線損傷	大腿骨頚部横断開放骨折
大腿骨頚部横断骨折	大腿骨頚部外側開放骨折	大腿骨頚部外側貫通開放骨折
大腿骨頚部外側貫通骨折	大腿骨頚部外側骨折	大腿骨頚部開放骨折
大腿骨頚部基部開放骨折	大腿骨頚部基部骨折	大腿骨頚部骨折
大腿骨頚部内側開放骨折	大腿骨頚部内側骨折	大腿骨頚部疲労骨折
大腿骨骨幹部開放骨折	大腿骨骨幹部開放性粉砕骨折	大腿骨骨幹部骨折
大腿骨骨幹部病的骨折	大腿骨骨幹部疲労骨折	大腿骨骨幹部粉砕骨折
大腿骨骨折	大腿骨骨頭下開放骨折	大腿骨骨頭下骨折
大腿骨骨頭内側開放骨折	大腿骨骨頭内側骨折	大腿骨上部病的骨折

大腿骨側頚部開放骨折	大腿骨側頚部骨折	大腿骨多発開放骨折
大腿骨多発骨折	大腿骨転子部開放骨折	大腿骨転子部骨折
大腿骨内顆開放骨折	大腿骨内顆骨折	大腿骨病的骨折
大腿骨疲労骨折	大腿骨不全開放骨折	大腿骨不全骨折
大腿骨粉砕開放骨折	大腿骨粉砕骨折	大腿動脈閉塞症
大腿熱傷	大腿部第 2 度熱傷	大腿部第 3 度熱傷
大転子開放骨折	大転子骨折	大転子部剥離骨折
大動脈血栓症	大動脈塞栓症	体表面積 10%未満の熱傷
体表面積 10 − 19%の熱傷	体表面積 20 − 29%の熱傷	体表面積 30 − 39%の熱傷
体表面積 40 − 49%の熱傷	体表面積 50 − 59%の熱傷	体表面積 60 − 69%の熱傷
体表面積 70 − 79%の熱傷	体表面積 80 − 89%の熱傷	体表面積 90%以上の熱傷
大菱形骨開放骨折	大菱形骨骨折	脱臼
脱臼骨折	多発開放骨折	多発骨折
多発性外傷	多発性胸椎開放骨折	多発性血腫
多発性昆虫咬創	多発性挫傷	多発性擦過創
多発性第 2 度熱傷	多発性第 3 度熱傷	多発性熱傷
多発性皮下出血	多発性非熱傷性水疱	多発性表在損傷
多発性複雑骨折	打撲割創	打撲血腫
打撲挫創	打撲擦過創	打撲傷
打撲皮下血腫	単純脱臼	恥骨開放骨折
恥骨骨折	恥骨疲労骨折	腟熱傷
チャンス骨折	肘関節開放骨折	肘関節開放性脱臼骨折
肘関節骨折	肘関節脱臼骨折	肘関節内骨折
中指開放骨折	中指基節骨開放骨折	中指基節骨骨折
中指基節骨骨端線損傷	中指骨折	中指中節骨開放骨折
中指中節骨骨折	中指中節骨骨端線損傷	中指末節骨開放骨折
中指末節骨骨折	中指末節骨骨端線損傷	中手骨開放骨折
中手骨骨折	中手骨多発開放骨折	中手骨多発骨折
中枢神経系損傷	中節骨開放骨折	中節骨骨折
中足骨開放骨折	中足骨開放性脱臼骨折	中足骨亀裂骨折
中足骨骨折	中足骨脱臼骨折	中足骨剥離骨折
中足骨疲労骨折	中足骨不全骨折	中頭蓋窩開放骨折
中頭蓋窩骨折	中頭蓋底骨折	肘頭骨折
肘部第 2 度熱傷	肘部第 3 度熱傷	蝶形骨開放骨折
蝶形骨骨折	腸骨開放骨折	腸骨骨折
腸骨静脈圧迫症候群	腸骨動脈血栓症	腸骨動脈塞栓症
腸骨剥離骨折	椎弓開放骨折	椎弓骨折
椎体圧迫骨折	椎体開放骨折	椎体開放性脱臼骨折
椎体角離断症	椎体骨折	椎体脱臼骨折
手第 2 度熱傷	手第 3 度熱傷	手熱傷
デュピトラン骨折	転位性骨折	転子下開放骨折
転子下骨折	転子間開放骨折	転子間骨折
転子貫通開放骨折	転子貫通骨折	殿部第 2 度熱傷
殿部第 3 度熱傷	殿部熱傷	頭蓋円蓋部開放骨折
頭蓋円蓋部骨折	頭蓋円蓋部線状骨折	頭蓋骨開放骨折
頭蓋骨開放性陥没骨折	頭蓋骨開放性粉砕骨折	頭蓋骨陥没骨折
頭蓋骨骨折	頭蓋骨線状骨折	頭蓋骨多発開放骨折
頭蓋骨多発骨折	頭蓋骨粉砕骨折	頭蓋底開放骨折
頭蓋底骨折	頭蓋離開骨折	橈骨遠位骨端線損傷
橈骨遠位端開放骨折	橈骨遠位端開放性粉砕骨折	橈骨遠位端関節内骨折
橈骨遠位端骨折	橈骨遠位端粉砕骨折	橈骨開放骨折
橈骨亀裂骨折	橈骨近位骨端線損傷	橈骨近位端開放骨折
橈骨近位端骨折	橈骨茎状突起開放骨折	橈骨茎状突起骨折
橈骨頚部開放骨折	橈骨頚部骨折	橈骨骨幹部開放骨折
橈骨骨幹部骨折	橈骨骨折	橈骨尺骨遠位部開放骨折
橈骨尺骨遠位部骨折	橈骨尺骨開放骨折	橈骨尺骨骨幹部開放骨折
橈骨尺骨骨幹部骨折	橈骨尺骨骨折	橈骨頭開放骨折
橈骨頭骨折	橈骨頭粉砕骨折	橈骨末端手根骨開放骨折
橈骨末端手根骨骨折	豆状骨開放骨折	豆状骨骨折
頭頂骨開放骨折	頭頂骨開放性陥没骨折	頭頂骨陥没骨折

頭頂骨骨折	頭頂骨線状骨折	疼痛性ショック
頭部第 2 度熱傷	頭部第 3 度熱傷	動物咬創
頭部熱傷	動脈性出血	動脈塞栓症
動脈損傷	特発性関節脱臼	内部尿路性器の熱傷
軟口蓋熱傷	肉離れ	二次性ショック
乳頭部第 2 度熱傷	乳頭部第 3 度熱傷	乳房第 2 度熱傷
乳房第 3 度熱傷	乳房熱傷	乳輪部第 2 度熱傷
乳輪部第 3 度熱傷	猫咬創	熱傷ショック
捻挫	脳静脈血栓症	バートン骨折
肺熱傷	背部第 2 度熱傷	背部第 3 度熱傷
背部熱傷	剥離骨折	バッド・キアリ症候群
鼻副鼻腔開放骨折	鼻副鼻腔骨折	破裂骨折
ハングマン骨折	半身第 2 度熱傷	半身第 3 度熱傷
半身打撲	皮下血腫	皮下静脈損傷
皮下損傷	腓骨遠位骨端線損傷	腓骨遠位端開放骨折
腓骨遠位端骨折	腓骨遠位端剥離骨折	腓骨開放骨折
尾骨開放骨折	鼻骨開放骨折	腓骨開放性粉砕骨折
鼻骨開放性粉砕骨折	腓骨亀裂骨折	腓骨近位骨端線損傷
腓骨近位端開放骨折	腓骨近位端骨折	腓骨骨幹部開放骨折
腓骨骨幹部骨折	腓骨骨髄炎	腓骨骨折
尾骨骨折	鼻骨骨折	腓骨頭開放骨折
腓骨頭開放性粉砕骨折	腓骨頭骨折	腓骨頭粉砕骨折
腓骨剥離骨折	腓骨疲労骨折	鼻骨粉砕骨折
皮神経挫傷	鼻中隔開放骨折	鼻中隔骨折
非熱傷性水疱	皮膚欠損創	皮膚損傷
鼻部第 2 度熱傷	鼻部第 3 度熱傷	皮膚剥脱創
病的骨折	複雑脱臼	腹部第 2 度熱傷
腹部第 3 度熱傷	腹部大動脈血栓症	腹部大動脈塞栓症
腹部熱傷	腐蝕	不全骨折
粉砕骨折	閉鎖性骨折	閉鎖性脱臼
放射線性熱傷	ボクサー骨折	母指開放骨折
母趾開放骨折	母指基節骨開放骨折	母趾基節骨開放骨折
母指基節骨骨折	母趾基節骨骨折	母指基節骨骨端線損傷
母趾基節骨骨端線損傷	母指球部第 2 度熱傷	母指球部第 3 度熱傷
母指骨折	母趾骨折	母指第 2 度熱傷
母指第 3 度熱傷	母指中手骨開放骨折	母指中手骨骨折
母指熱傷	母指末節骨開放骨折	母趾末節骨開放骨折
母指末節骨骨折	母趾末節骨骨折	母指末節骨骨端線損傷
母趾末節骨骨端線損傷	末梢血管外傷	末梢循環不全
末梢神経損傷	末梢動脈塞栓症	末節骨圧迫骨折
末節骨開放骨折	末節骨亀裂骨折	末節骨骨折
末節骨複雑骨折	マルゲーヌ骨折	慢性動脈閉塞症
脈絡網膜熱傷	盲管銃創	モンテジア骨折
薬傷	有鉤骨開放骨折	有鉤骨鉤骨折
有鉤骨骨折	遊走性血栓性静脈炎	有頭骨開放骨折
有頭骨骨折	腰仙椎開放骨折	腰仙椎骨折
腰椎圧迫骨折	腰椎横突起開放骨折	腰椎横突起骨折
腰椎開放骨折	腰椎開放性脱臼骨折	腰椎棘突起開放骨折
腰椎棘突起骨折	腰椎骨折	腰椎骨盤多発骨折
腰椎脱臼骨折	腰椎多発圧迫骨折	腰椎多発骨折
腰椎椎弓開放骨折	腰椎椎弓骨折	腰椎椎体開放骨折
腰椎椎体骨折	腰椎破裂骨折	腰椎病的骨折
腰椎不全骨折	腰部第 2 度熱傷	腰部第 3 度熱傷
腰部熱傷	らせん骨折	離開骨折
リスフラン関節開放性脱臼骨折	リスフラン関節脱臼骨折	両果部開放骨折
両果部骨折	両側下肢多発開放骨折	両側下肢多発骨折
両側上肢多発開放骨折	両側上肢多発骨折	ルフォー 1 型開放骨折
ルフォー 1 型骨折	ルフォー 2 型開放骨折	ルフォー 2 型骨折
ルフォー 3 型開放骨折	ルフォー 3 型骨折	ルリッシュ症候群
轢過創	裂傷	裂創
裂離	裂離骨折	連鎖球菌症候群
肋軟骨開放骨折	肋軟骨骨折	肋骨開放骨折
肋骨亀裂骨折	肋骨骨折	肋骨多発開放骨折
肋骨多発骨折	肋骨疲労骨折	肋骨不全骨折

	若木骨折		
△	足第１度熱傷	圧挫後遺症	陰茎第１度熱傷
	陰のう第１度熱傷	会陰第１度熱傷	腋窩第１度熱傷
	外陰第１度熱傷	外傷後遺症	外傷性切断後遺症
	下顎部第１度熱傷	下肢第１度熱傷	下腿部第１度熱傷
	下半身第１度熱傷	下腹部第１度熱傷	眼瞼第１度熱傷
	眼周囲第１度熱傷	関節打撲	顔面骨骨折後遺症
	顔面第１度熱傷	胸椎骨折後遺症	胸椎陳旧性圧迫骨折
	胸部第１度熱傷	頬部第１度熱傷	頚椎陳旧性圧迫骨折
	頚部第１度熱傷	肩甲間部第１度熱傷	肩甲部第１度熱傷
	肩部第１度熱傷	口腔第１度熱傷	口唇第１度熱傷
	肛門第１度熱傷	骨折の癒合遅延	コレステロール塞栓症
	採皮創	擦過創	耳介部第１度熱傷
	四肢第１度熱傷	趾第１度熱傷	膝部第１度熱傷
	手関節部第１度熱傷	手指第１度熱傷	手掌第１度熱傷
	手背第１度熱傷	上肢第１度熱傷	上半身第１度熱傷
	踵部第１度熱傷	上腕第１度熱傷	脊椎骨折後遺症
	前額部第１度熱傷	前胸部第１度熱傷	全身第１度熱傷
	前頭骨線状骨折	前腕第１度熱傷	掻創
	足関節第１度熱傷	側胸部第１度熱傷	足底部第１度熱傷
	足背部第１度熱傷	側腹部第１度熱傷	鼡径部第１度熱傷
	損傷	第１度熱傷	第１度腐蝕
	体幹第１度熱傷	大腿部第１度熱傷	多発性第１度熱傷
	肘部第１度熱傷	陳旧性胸腰椎圧迫骨折	陳旧性椎体圧迫骨折
	陳旧性腰椎骨折	陳旧性腰椎脱臼骨折	手第１度熱傷
	デンタルショック	殿部第１度熱傷	頭蓋骨骨折後遺症
	頭部第１度熱傷	内出血	乳頭部第１度熱傷
	乳房第１度熱傷	乳輪部第１度熱傷	背部第１度熱傷
	半身第１度熱傷	皮下異物	鼻骨陳旧性骨折
	鼻部第１度熱傷	表皮剥離	疲労骨折
	疲労性骨膜障害	腹部第１度熱傷	母指球部第１度熱傷
	母指第１度熱傷	腰椎陳旧性圧迫骨折	腰部第１度熱傷

※　**適応外使用可**
原則として，「乳酸リンゲル(デキストラン加)【注射薬】」を「区域麻酔に伴う血圧低下の管理」に対して処方した場合，当該使用事例を審査上認める。

用法用量　通常成人は１回 500～1000mL を静脈内に注入する(6～10mL/kg 体重/時間)。必要に応じ急速注入することができる。

用法用量に関連する使用上の注意　長期連用を避けること(できるだけ短期投与にとどめ，５日以内とする)

禁忌
(1)うっ血性心不全のある患者
(2)高乳酸血症の患者

サクシゾン注射用300mg　規格：300mg1瓶(溶解液付)[927円/瓶]
ヒドロコルチゾンコハク酸エステルナトリウム　大正薬品　245

【効能効果】

			静脈内注射	点滴静脈内注射	筋肉内注射	その他の用法
1. 内科小児領域	(1)内分泌疾患	急性副腎皮質機能不全(副腎クリーゼ)	○	○	○	
		甲状腺中毒症〔甲状腺(中毒性)クリーゼ〕	○	○	○※	
		慢性副腎皮質機能不全(原発性，続発性，下垂体性，医原性)			○	
		ACTH 単独欠損症			○※	
	(2)膠原病	リウマチ熱			○	
		(リウマチ性心炎を含む)，エリテマトーデス(全身性及び慢性円板状)	○※	○※		
	(3)アレルギー性疾患	気管支喘息	○	○		ネブライザー
		喘息発作重積状態，アナフィラキシーショック	○	○		
		喘息性気管支炎(小児喘息性気管支炎を含む)			○※	ネブライザー
		薬剤その他の化学物質によるアレルギー・中毒(薬疹，中毒疹を含む)	○※	○※	○※	
		蕁麻疹(慢性例を除く)(重症例に限る)		○※	○※	
		アレルギー性鼻炎，花粉症(枯草熱)			○	ネブライザー・鼻腔内注入
	(4)神経疾患	脳脊髄炎(脳炎，脊髄炎を含む)(但し，一次性脳炎の場合は頭蓋内圧亢進症状がみられ，かつ他剤で効果が不十分なときに短期間用いること)，重症筋無力症，多発性硬化症(視束脊髄炎を含む)	○	○	○※	脊髄腔内注入
		末梢神経炎(ギランバレー症候群を含む)	○※	○※	○※	脊髄腔内注入
		小舞踏病，顔面神経麻痺，脊髄蜘網膜炎			○※	
		脊髄浮腫	○			硬膜外注射
	(5)消化器疾患	限局性腸炎，潰瘍性大腸炎	○※	○※	○※	注腸
	(6)呼吸器疾患	びまん性間質性肺炎(肺線維症)(放射線肺臓炎を含む)	○※	○※		ネブライザー
	(7)重症感染症	重症感染症(化学療法と併用する)	○	○	○※	
	(8)新陳代謝疾患	特発性低血糖症	○	○	○※	
	(9)その他内科的疾患	重症消耗性疾患の全身状態の改善(癌末期，スプルーを	○※	○※	○※	

	含む)				
	好酸性肉芽腫	○	○	○※	
	悪性リンパ腫(リンパ肉腫症，細網肉腫症，ホジキン病，皮膚細網症，菌状息肉症)及び類似疾患(近縁疾患)	○	○	○※	脊髄腔内注入
	乳癌の再発転移			○※	
2. 外科領域	副腎摘除	○	○	○	
	臓器・組織移植，副腎皮質機能不全患者に対する外科的侵襲			○※	
	侵襲後肺水腫	○			ネブライザー
	外科的ショック及び外科的ショック様状態，脳浮腫，輸血による副作用，気管支痙攣(術中)	○			
	蛇毒・昆虫毒(重症の虫さされを含む)			○※	
3. 整形外科領域	関節リウマチ，若年性関節リウマチ(スチル病を含む)			○	関節腔内注射
	リウマチ性多発筋痛			○	
	強直性脊椎炎(リウマチ性脊椎炎)			○	
	強直性脊椎炎(リウマチ性脊椎炎)に伴う四肢関節炎				関節腔内注射
4. 泌尿器科領域	前立腺癌(他の療法が無効の場合)，陰茎硬結			○※	
5. 眼科領域	眼科領域の術後炎症	○※		○※	
6. 皮膚科領域	湿疹・皮膚炎群(急性湿疹，亜急性湿疹，慢性湿疹，接触皮膚炎，貨幣状湿疹，自家感作性皮膚炎，アトピー皮膚炎，乳・幼・小児湿疹，ビダール苔癬，その他の神経皮膚炎，脂漏性皮膚炎，進行性指掌角皮症，その他の手指の皮膚炎，陰部あるいは肛門湿疹，耳介及び外耳道の湿疹・皮膚炎，鼻前庭及び鼻翼周辺の湿疹・皮膚炎など)(但し重症例以外は極力投与しないこと)			○※★	
	乾癬及び類症〔尋常性乾癬(重症例)，関節症性乾癬，乾癬性紅皮症，膿疱性乾癬，稽留性肢端皮膚炎，疱疹状膿痂疹，ライター症候群〕		○※★	○※★	
	紅斑症(★多形滲出性紅斑，結節性紅斑)(但し，多形滲出性紅斑の場合は重症例に限る)			○※	
	ウェーバークリスチャン病，粘膜皮膚眼症候群〔開口部びらん性外皮症，スチブンス・ジョンソン病，皮膚口内炎，フックス症候群，ベーチェット病(眼症状のない場合)，リップシュッツ急性陰門潰瘍〕，天疱瘡群(尋常性天疱瘡，落葉状天疱瘡，Senear-Usher症候群，増殖性天疱瘡)，デューリング疱疹状皮膚炎(類天疱瘡，妊娠性疱疹を含む)		○※	○※	
	帯状疱疹(重症例に限る)			○※	
	潰瘍性慢性膿皮症			○※	
	紅皮症(ヘブラ紅色粃糠疹を含む)		○※★	○※★	
7. 耳鼻咽喉科領域	メニエル病及びメニエル症候群，急性感音性難聴	○	○	○	
	喉頭炎・喉頭浮腫	○	○	○	ネブライザー喉頭・気管注入
	食道の炎症(腐蝕性食道炎，直達鏡使用後)及び食道拡張術後	○	○	○	ネブライザー食道注入
	嗅覚障害	○※	○※	○※	ネブライザー鼻腔内注入
	難治性口内炎及び舌炎(局所療法で治癒しないもの)				軟組織内注射
8. 口腔外科領域	口腔外科領域手術後の後療法	○	○	○	

注：※・★印　下記の場合にのみ用いること

※(1)静脈内注射及び点滴静脈内注射：経口投与不能時，緊急時及び筋肉内注射不適時

(2)筋肉内注射：経口投与不能時

★　外用剤を用いても効果が不十分な場合あるいは十分な効果を期待し得ないと推定される場合にのみ用いること

【対応標準病名】

◎	ACTH単独欠損症	悪性組織球症	悪性リンパ腫
	アトピー性皮膚炎	アナフィラキシーショック	アレルギー性鼻炎
	医原性副腎皮質機能低下症	医薬品中毒	陰のう湿疹
	ウェーバ・クリスチャン病	会陰部肛囲湿疹	円板状エリテマトーデス
	外陰潰瘍	外耳炎	外耳湿疹
	潰瘍性大腸炎	潰瘍性慢性膿皮症	花粉症
	貨幣状湿疹	感音難聴	関節炎
	関節リウマチ	乾癬	乾癬性関節炎
	乾癬性紅皮症	顔面神経麻痺	気管支痙攣
	気管支喘息	気管支喘息重積発作	嗅覚障害
	急性湿疹	強直性脊椎炎	拒絶反応
	ギラン・バレー症候群	菌状息肉症	クローン病
	形成性陰茎硬化症	稽留性肢端皮膚炎	結節性紅斑
	好酸球性肉芽腫	甲状腺クリーゼ	甲状腺中毒症
	喉頭炎	喉頭浮腫	紅斑症
	紅斑性天疱瘡	紅皮症	肛門湿疹
	昆虫毒	細網肉腫	耳介部皮膚炎
	自家感作性皮膚炎	視神経脊髄炎	刺虫症

サ

	湿疹	若年性関節リウマチ	重症感染症
	重症筋無力症	ジューリング病	手指湿疹
	小児湿疹	小児喘息性気管支炎	小舞踏病
	食道炎	ショック	脂漏性皮膚炎
	進行性指掌角皮症	尋常性乾癬	尋常性天疱瘡
	じんま疹	スチル病	スティーブンス・ジョンソン症候群
	スプルー	脊髄炎	脊髄浮腫
	脊髄膜炎	脊椎炎	舌炎
	接触皮膚炎	全身性エリテマトーデス	喘息性気管支炎
	前立腺癌	増殖性天疱瘡	続発性副腎皮質機能低下症
	帯状疱疹	多形滲出性紅斑	多発性硬化症
	中毒疹	低血糖	転移性腫瘍
	天疱瘡	難治性口内炎	乳癌再発
	乳児皮膚炎	妊娠性疱疹	脳炎
	脳脊髄炎	脳浮腫	膿疱性乾癬
	肺水腫	肺線維症	鼻前庭部湿疹
	ビダール苔癬	皮膚炎	びまん性間質性肺炎
	副腎クリーゼ	副腎皮質機能低下症	腐食性食道炎
	ベーチェット病	ヘビ毒	ヘブラ粃糠疹
	放射線肺炎	疱疹状膿痂疹	ホジキンリンパ腫
	末期癌	末梢神経炎	慢性湿疹
	メニエール症候群	メニエール病	毛孔性紅色粃糠疹
	薬疹	薬物過敏症	薬物中毒症
	ライター症候群	落葉状天疱瘡	リウマチ性心炎
	リウマチ性心臓炎	リウマチ性多発筋痛	リウマチ熱
	リンパ芽球性リンパ腫	類天疱瘡	
○	ALK陰性未分化大細胞リンパ腫	ALK陽性大細胞型B細胞性リンパ腫	ALK陽性未分化大細胞リンパ腫
	BCR－ABL1陽性Bリンパ芽球性リンパ腫	B細胞リンパ腫	Bリンパ芽球性リンパ腫
	E2A－PBX1陽性Bリンパ芽球性リンパ腫	GVHD・骨髄移植後	GVHD・臍帯血移植後
	GVHD・末梢血幹細胞移植後	HHV8多中心性キャッスルマン病随伴大細胞型B細胞性リンパ腫	IL3－IGH陽性Bリンパ芽球性リンパ腫
	LE型薬疹	LE蝶形皮疹	LE皮疹
	MALTリンパ腫	MLL再構成型Bリンパ芽球性リンパ腫	SLE眼底
	TEL－AML1陽性Bリンパ芽球性リンパ腫	T細胞組織球豊富型大細胞型B細胞性リンパ腫	Tゾーンリンパ腫
あ	Tリンパ芽球性リンパ腫	亜急性壊死性ミエロパチー	亜急性関節炎
	亜急性皮膚エリテマトーデス	悪液質アフタ	悪性外耳炎
	悪性組織球症性関節症	足湿疹	アスピリンじんま疹
	アスピリン喘息	アスピリン不耐症	圧迫性脊髄炎
	アトピー性紅皮症	アトピー性湿疹	アトピー性神経皮膚炎
	アトピー性喘息	アナフィラキシー	アフタ性口内炎
	アルカリ性食道炎	アルコール性多発ニューロパチー	アレルギー性外耳道炎
	アレルギー性気管支炎	アレルギー性口内炎	アレルギー性じんま疹
	アレルギー性接触皮膚炎	アレルギー性鼻咽頭炎	アレルギー性鼻結膜炎
	アレルギー性副鼻腔炎	胃悪性リンパ腫	異汗性湿疹
	胃クローン病	胃十二指腸クローン病	移植拒絶における腎尿細管間質性障害
	移植歯不全	移植片拒絶	移植片対宿主病
	異所性中毒性甲状腺腫	イソギンチャク毒	一次性ショック
	一過性甲状腺機能亢進症	一過性ショック	一過性脊髄虚血

	一側性感音難聴	一側性混合性難聴	イネ科花粉症
	陰唇潰瘍	インスリン自己免疫症候群	陰部潰瘍
	陰部間擦疹	インフルエンザ菌喉頭炎	インフルエンザ菌性喉頭気管炎
	ウイルス性口内炎	海ヘビ毒	運動誘発性喘息
	腋窩湿疹	壊死性外耳炎	壊死性食道炎
	壊疽性口内炎	壊疽性帯状疱疹	壊疽性膿皮症
	エリテマトーデス	炎症後肺線維症	炎症性多発性関節障害
	炎症性乳癌	遠心性環状紅斑	遠心性丘疹性紅斑
	円板状乾癬	横断性脊髄症	温熱じんま疹
か	温熱性紅斑	外因性喘息	外陰部帯状疱疹
	外陰部皮膚炎	外陰ベーチェット病	外耳道真珠腫
	外耳道痛	外耳道肉芽腫	外耳道膿瘍
	外耳道閉塞性角化症	外耳道蜂巣炎	外耳部虫刺傷
	海水浴皮膚炎	回腸クローン病	潰瘍性口内炎
	潰瘍性大腸炎・左側大腸炎型	潰瘍性大腸炎・全大腸炎型	潰瘍性大腸炎・直腸S状結腸炎型
	潰瘍性大腸炎・直腸炎型	潰瘍性大腸炎合併妊娠	潰瘍性大腸炎再燃
	潰瘍性大腸炎性若年性関節炎	化学性急性外耳炎	化学性食道炎
	化学性皮膚炎	蝸牛型メニエール病	蝸牛神経性難聴
	角膜移植拒絶反応	角膜帯状疱疹	下垂体性TSH分泌亢進症
	下垂体性甲状腺機能亢進症	カタル性口内炎	カタル性舌炎
	活動期潰瘍性大腸炎	化膿性喉頭炎	化膿性脊髄炎
	化膿性脳髄膜炎	化膿性皮膚疾患	カモガヤ花粉症
	肝移植拒絶反応	肝移植不全	眼窩悪性リンパ腫
	緩解期潰瘍性大腸炎	眼筋型重症筋無力症	眼瞼帯状疱疹
	眼瞼虫刺傷	間擦疹	間質性肺炎
	眼周囲部虫刺傷	環状紅斑	癌性悪液質
	眼性類天疱瘡	関節型若年性特発性関節炎	関節症
	関節リウマチ・顎関節	関節リウマチ・肩関節	関節リウマチ・胸椎
	関節リウマチ・頚椎	関節リウマチ・股関節	関節リウマチ・指関節
	関節リウマチ・趾関節	関節リウマチ・膝関節	関節リウマチ・手関節
	関節リウマチ・脊椎	関節リウマチ・足関節	関節リウマチ・肘関節
	関節リウマチ・腰椎	関節リウマチ性間質性肺炎	感染型気管支喘息
	感染後脳炎	感染後脳脊髄炎	感染性外耳炎
	乾癬性関節炎・肩関節	乾癬性関節炎・股関節	乾癬性関節炎・指関節
	乾癬性関節炎・膝関節	乾癬性関節炎・手関節	乾癬性関節炎・仙腸関節
	乾癬性関節炎・足関節	乾癬性関節炎・肘関節	感染性喉頭気管炎
	感染性口内炎	感染性食道炎	乾癬性脊椎炎
	乾燥性口内炎	肝脾T細胞リンパ腫	眼部帯状疱疹
	眼部虫刺傷	汗疱	汗疱性湿疹
	顔面急性皮膚炎	顔面昆虫螫	顔面神経不全麻痺
	顔面尋常性乾癬	顔面帯状疱疹	顔面多発虫刺傷
	顔面播種状粟粒性狼瘡	寒冷じんま疹	機械性じんま疹
	気管支喘息合併妊娠	気管支喘息発作	気管内挿管不成功
	義歯性潰瘍	義歯性口内炎	偽性甲状腺機能亢進症
	偽性髄膜炎	季節性アレルギー性鼻炎	偽膜性喉頭炎
	偽膜性口内炎	木村病	嗅覚異常
	嗅覚過敏	嗅覚減弱	嗅覚脱失
	丘疹紅皮症	丘疹状紅斑	丘疹状湿疹
	丘疹状じんま疹	急性移植片対宿主病	急性壊疽性喉頭炎
	急性外耳炎	急性潰瘍性喉頭炎	急性潰瘍性大腸炎
	急性化膿性外耳炎	急性間質性肺炎	急性関節炎
	急性拒絶反応	急性激症型潰瘍性大腸炎	急性光線性外耳炎
	急性喉頭炎	急性喉頭気管炎	急性散在性脳脊髄炎
	急性湿疹性外耳炎	急性循環不全	急性上行性脊髄炎
	急性小脳性失調症	急性ショック	急性声帯炎
	急性声門下喉頭炎	急性脊髄炎	急性接触性外耳炎
	急性多発性硬化症	急性低音障害型感音難聴	急性乳児湿疹

急性脳症	急性肺水腫	急性反応性外耳炎
急性汎発性膿疱性乾癬	急性浮腫性喉頭炎	急性薬物中毒
急性薬物誘発性間質性肺障害	急性リウマチ熱	急性リウマチ熱性輪状紅斑
嗅粘膜性嗅覚障害	嗅盲	胸腺腫合併重症筋無力症
胸腺摘出後重症筋無力症	強直性脊椎炎性呼吸器障害	強直脊椎炎性虹彩毛様体炎
胸部昆虫螫	胸部帯状疱疹	局面状乾癬
去勢抵抗性前立腺癌	亀裂性湿疹	筋無力症
空腸クローン病	躯幹帯状疱疹	屈曲部乾癬
屈曲部湿疹	クモ毒	くも膜炎
クラゲ毒	グレーブス病	クローン病性若年性関節炎
形質芽球性リンパ腫	軽症潰瘍性大腸炎	頚部悪性リンパ腫
頚部虫刺症	頚部皮膚炎	稽留性肢端皮膚炎汎発型
劇症型潰瘍性大腸炎	劇症帯状疱疹	血管運動性鼻炎
血管性脊髄症	血管内大細胞型B細胞性リンパ腫	血管ベーチェット病
血管免疫芽球性T細胞リンパ腫	血清反応陰性関節リウマチ	結節硬化型古典的ホジキンリンパ腫
結節性紅斑性関節障害	結節性痒疹	結節性リンパ球優位型ホジキンリンパ腫
結腸悪性リンパ腫	限局性円板状エリテマトーデス	限局性外耳道炎
限局性神経皮膚炎	限局性前立腺癌	原発性甲状腺機能亢進症
原発性滲出性リンパ腫	原発性ヘルペスウイルス性口内炎	高2倍体性Bリンパ芽球性リンパ腫
肛囲間擦疹	高インスリン血症	甲殻動物毒
硬化性脊髄炎	硬化性舌炎	口腔感染症
口腔褥瘡性潰瘍	口腔帯状疱疹	口腔ベーチェット病
口腔ヘルペス	好酸球性食道炎	甲状腺悪性リンパ腫
甲状腺眼症	甲状腺機能亢進症	甲状腺機能正常型グレーブス病
甲状腺中毒症性関節障害	甲状腺中毒症性筋無力症候群	甲状腺中毒症性心筋症
甲状腺中毒性眼球突出症	甲状腺中毒性昏睡	甲状腺中毒性四肢麻痺
甲状腺中毒性周期性四肢麻痺	甲状腺中毒性心不全	甲状腺中毒性ミオパチー
口唇アフタ	口唇虫刺傷	後脊髄動脈症候群
交代性舞踏病	高地肺水腫	後天性魚鱗癬
後天性表皮水疱症	喉頭狭窄症	喉頭周囲炎
後頭部帯状疱疹	喉頭閉塞	口内炎
紅斑性間擦疹	紅斑性湿疹	紅皮症型薬疹
硬膜炎	後迷路性難聴	肛門クローン病
高齢者EBV陽性びまん性大細胞型B細胞性リンパ腫	呼吸細気管支炎関連性間質性肺疾患	呼吸性嗅覚障害
骨悪性リンパ腫	骨移植拒絶反応	骨移植不全
骨髄移植拒絶反応	固定薬疹	古典的ホジキンリンパ腫
孤立性アフタ	コリン性じんま疹	混合型喘息
混合細胞型古典的ホジキンリンパ腫	混合性嗅覚障害	混合性難聴

さ

昆虫刺傷	再植歯不全	再燃緩解型潰瘍性大腸炎
再発性アフタ	再発性ヘルペスウイルス性口内炎	再膨張性肺水腫
錯嗅	サソリ毒	三叉神経帯状疱疹
しいたけ皮膚炎	耳介周囲湿疹	耳介虫刺傷
耳介蜂巣炎	色素性痒疹	自己免疫性じんま疹
四肢乾癬	四肢小児湿疹	四肢尋常性乾癬
四肢虫刺症	四肢毛孔性紅色粃糠疹	指状嵌入細胞肉腫
視神経髄膜炎	持続性色素異常性紅斑	刺虫アレルギー
湿疹続発性紅皮症	紫斑型薬疹	尺側偏位
若年型重症筋無力症	若年性関節炎	若年性強直性脊椎炎
若年性多発性関節炎	若年性特発性関節炎	若年性ヘルペス状皮膚炎
縦隔悪性リンパ腫	縦隔原発大細胞型B細胞性リンパ腫	周期性再発性じんま疹

重症潰瘍性大腸炎	重症多形滲出性紅斑・急性期	十二指腸悪性リンパ腫
十二指腸クローン病	手掌紅斑	出血性外耳炎
出血性口内炎	出血性ショック	出血性じんま疹
術後食道炎	術後乳癌	種痘様水疱症様リンパ腫
主婦湿疹	腫瘍随伴性天疱瘡	循環血液量減少性ショック
消化性食道炎	少関節型若年性関節炎	掌蹠角化症
掌蹠膿疱症	小腸悪性リンパ腫	小腸クローン病
小腸大腸クローン病	小児EBV陽性T細胞リンパ増殖性疾患	小児アトピー性湿疹
小児外陰腟炎	小児乾燥型湿疹	小児全身性EBV陽性T細胞リンパ増殖性疾患
小児喘息	小児特発性低血糖症	小児汎発性膿疱性乾癬
小リンパ球性リンパ腫	初回発作型潰瘍性大腸炎	職業性皮膚炎
職業喘息	食物依存性運動誘発アナフィラキシー	食物性皮膚炎
脂漏性乾癬	脂漏性乳児皮膚炎	腎移植急性拒絶反応
腎移植拒絶反応	腎移植不全	腎移植慢性拒絶反応
人為的甲状腺中毒症	心因性喘息	真菌性髄膜炎
神経性難聴	神経ベーチェット病	人工肛門部皮膚炎
人工じんま疹	進行性前立腺癌	進行性難聴
深在性エリテマトーデス	滲出性紅斑型中毒疹	新生児皮脂漏
新生児皮膚炎	心臓悪性リンパ腫	心臓移植拒絶反応
心臓移植不全	振動性じんま疹	心肺移植拒絶反応
心肺移植不全	膵移植拒絶反応	膵移植不全
水痘・帯状疱疹ウイルス感染母体より出生した児	水痘脳炎	水疱性口内炎
水疱性多形紅斑	水疱性類天疱瘡	髄膜炎
髄膜脊髄炎	髄膜脳炎	スギ花粉症
ステロイド依存性潰瘍性大腸炎	ステロイド依存性クローン病	ステロイド依存性喘息
ステロイド離脱症候群	スモン	制癌剤皮膚炎
成人アトピー性皮膚炎	精巣悪性リンパ腫	声門下浮腫
声門上浮腫	声門浮腫	赤色湿疹
脊髄梗塞	脊髄硬膜外出血	脊髄硬膜下出血
脊髄出血	脊髄髄膜炎	脊髄性間欠性跛行
脊髄多発性硬化症	脊髄動脈症候群	咳喘息
脊柱管内出血	脊椎周囲炎	脊椎麻酔後頭痛
赤痢後関節障害	セザリー症候群	節外性NK/T細胞リンパ腫・鼻型
舌潰瘍	接触じんま疹	接触性口内炎
節足動物毒	舌乳頭炎	舌膿瘍
舌びらん	セリアック病	遷延性無呼吸
前額部虫刺傷	前額部虫刺症	全身型若年性特発性関節炎
全身型重症筋無力症	全身湿疹	全身性エリテマトーデス性呼吸器障害
全身性エリテマトーデス性心膜炎	全身性エリテマトーデス性動脈炎	全身性エリテマトーデス性ミオパチー
全身性エリテマトーデス脊髄炎	全身性エリテマトーデス脳炎	全身性エリテマトーデス脳脊髄炎
全身性転移性癌	全身の尋常性乾癬	全身毛孔性紅色粃糠疹
全身薬疹	前脊髄動脈症候群	前庭型メニエール病
先天性筋無緊張症	前立腺癌再発	前立腺神経内分泌癌
前立腺肉腫	造影剤ショック	増殖性化膿性口内炎
増殖性関節炎	続発性脳炎	続発性舞踏病

た

大アフタ	体幹虫刺症	帯状疱疹後ケロイド形成
帯状疱疹後三叉神経痛	帯状疱疹後膝神経節炎	帯状疱疹後神経痛
帯状疱疹後多発性ニューロパチー	帯状疱疹神経炎	帯状疱疹性角結膜炎
帯状疱疹性強膜炎	帯状疱疹性結膜炎	帯状疱疹性虹彩炎
帯状疱疹性虹彩毛様体炎	苔癬	大腸悪性リンパ腫
大腸クローン病	多形紅斑	多形紅斑性関節障害
多形慢性痒疹	多巣性運動ニューロパチー	多中心性細網組織球症

サ

	多発性関節炎	多発性乾癬性関節炎	多発性癌転移
	多発性口内炎	多発性神経炎	多発性神経障害
	多発性神経脊髄炎	多発性脊髄神経根炎	多発性リウマチ性関節炎
	多発ニューロパチー	単純性顔面粃糠疹	単純苔癬
	地図状口内炎	腟潰瘍	腟部びらん
	チャドクガ皮膚炎	中耳炎性顔面神経麻痺	虫刺性皮膚炎
	虫垂クローン病	中枢神経系原発びまん性大細胞型B細胞性リンパ腫	中枢神経ループス
	中枢性顔面神経麻痺	中枢性嗅覚障害	中枢性難聴
	中等症潰瘍性大腸炎	中毒性甲状腺腫	中毒性紅斑
	中毒性多結節性甲状腺腫	中毒性単結節性甲状腺腫	中毒性ニューロパチー
	中毒性表皮壊死症	腸移植拒絶反応	腸移植不全
	腸管症関連T細胞リンパ腫	腸管ベーチェット病	直腸悪性リンパ腫
	直腸クローン病	陳旧性顔面神経麻痺	通常型間質性肺炎
	通年性アレルギー性鼻炎	痛風性関節炎	手足症候群
	低2倍体性Bリンパ芽球性リンパ腫	低血糖性脳症	低血糖発作
	滴状乾癬	手湿疹	転移性黒色腫
	転移性扁平上皮癌	点状乾癬	頭蓋内圧亢進症
	冬期湿疹	頭部湿疹	頭部脂漏
	頭部尋常性乾癬	頭部虫刺傷	頭部粃糠疹
	島ベータ細胞過形成症	トカゲ毒	特発性間質性肺炎
	特発性器質化肺炎	特発性頚椎硬膜外血腫	特発性じんま疹
	特発性肺線維症	特発性末梢性顔面神経麻痺	突発性嗅覚障害
な	内因性湿疹	内リンパ水腫	難治性喘息
	軟膜炎	二次性甲状腺機能亢進症	二次性ショック
	乳痂	乳癌	乳癌・HER2過剰発現
	乳癌骨転移	乳癌皮膚転移	乳児喘息
	乳腺腋窩尾部乳癌	乳房下外側部乳癌	乳房下内側部乳癌
	乳房境界部乳癌	乳房脂肪肉腫	乳房上外側部乳癌
	乳房上内側部乳癌	乳房中央部乳癌	乳房肉腫
	乳房パジェット病	乳房皮膚炎	乳輪部乳癌
	妊娠湿疹	妊婦性皮膚炎	熱帯性スプルー
	脳悪性リンパ腫	脳幹多発性硬化症	膿胸関連リンパ腫
は	脳室炎	バーキットリンパ腫	肺移植拒絶反応
	肺移植不全	肺好酸球性肉芽腫症	梅毒性髄膜炎
	破壊性関節炎	白色粃糠疹	剥離性間質性肺炎
	剥離性食道炎	剥離性皮膚炎	バセドウ病
	バセドウ病眼症	バセドウ病術後再発	鼻背部湿疹
	馬尾性間欠性跛行	ハブ咬傷	バリズム
	瘢痕性類天疱瘡	ハンド・シューラー・クリスチャン病	ハント症候群
	汎発性帯状疱疹	汎発性膿疱性乾癬	反復性多発性神経炎
	脾B細胞性リンパ腫/白血病・分類不能型	脾悪性リンパ腫	非アトピー性喘息
	皮下脂肪織炎様T細胞リンパ腫	非感染性急性外耳炎	粃糠疹
	皮質聾	非心原性肺水腫	非水疱性多形紅斑
	ヒスチオサイトーシスX	非特異性間質性肺炎	非特異性関節炎
	ヒトデ毒	ヒノキ花粉症	脾びまん性赤脾髄小B細胞性リンパ腫
	皮膚移植拒絶反応	皮膚移植不全	皮膚エリテマトーデス
	皮膚原発性CD30陽性T細胞リンパ増殖性疾患	皮膚原発性γδT細胞リンパ腫	皮膚原発性未分化大細胞リンパ腫
	皮膚原発びまん性大細胞型B細胞リンパ腫・下肢型	鼻部虫刺傷	皮膚描記性じんま疹
	脾辺縁帯リンパ腫	非ホジキンリンパ腫	びまん性外耳炎
	びまん性乾癬	びまん性神経皮膚炎	びまん性大細胞型・バーキット中間型分類不能B細胞性リンパ腫
	びまん性大細胞型・ホジキン中間型分類不能B細胞性リンパ腫	びまん性大細胞型B細胞性リンパ腫	びまん性中毒性甲状腺腫
	びまん性肺胞傷害	表在性舌炎	ビリグラフィンショック
	ピリン疹	フォア・アラジュアニン症候群	副腎萎縮
	副腎皮質機能低下に伴う貧血	腹部虫刺傷	不全型ハント症候群
	不全型ベーチェット病	ブタクサ花粉症	舞踏病
	舞踏病様運動	ブラジル天疱瘡	ブランマー病
	ヘアリー細胞白血病亜型	閉塞性髄膜炎	ベドナーアフタ
	ベニエ痒疹	ペニシリンアレルギー	ペニシリンショック
	ヘビ咬傷	ヘブラ痒疹	ヘルペス口内炎
	扁桃悪性リンパ腫	扁平湿疹	扁平苔癬
	蜂刺症	放射線胸膜炎	放射線食道炎
	放射線性口内炎	放射線性肺線維症	放射線脊髄症
	胞状異角化症	疱疹状天疱瘡	発作性運動誘発舞踏アテトーシス
ま	発作性ジストニア性舞踏アテトーシス	本態性頭蓋内圧亢進症	麻疹様紅斑
	麻酔後低体温	麻酔ショック	麻酔性悪性高熱症
	末梢循環不全	末梢神経障害	末梢神経性嗅覚障害
	末梢性T細胞リンパ腫	末梢性T細胞リンパ腫・詳細不明	末梢性顔面神経麻痺
	慢性移植片対宿主病	慢性炎症関連びまん性大細胞型B細胞性リンパ腫	慢性炎症性脱髄性多発神経炎
	慢性外耳炎	慢性関節炎	慢性拒絶反応
	慢性持続型潰瘍性大腸炎	慢性じんま疹	慢性髄膜炎
	慢性脊髄炎	慢性舌炎	慢性乳児湿疹
	慢性脳炎	慢性表在性舌炎	慢性薬物誘発性間質性肺障害
	慢性リウマチ性冠状動脈炎	マントル細胞リンパ腫	ミノール病
	未分化大細胞リンパ腫	耳帯状疱疹	ミラーフィッシャー症候群
	ムカデ咬創	無嗅覚症	無症候性多発性硬化症
	ムチランス変形	ムンプス髄膜炎	迷路性難聴
	迷路性めまい	メラー舌炎	毛虫皮膚炎
や	夜間性喘息	夜間低血糖症	薬剤性過敏症症候群
	薬剤性間質性肺炎	薬剤誘発性天疱瘡	薬剤誘発性ループス
	薬物性口唇炎	薬物性ショック	薬物性じんま疹
	薬物性接触性皮膚炎	薬物誘発性多発ニューロパチー	薬物誘発性舞踏病
	癒着性くも膜炎	痒疹	腰椎炎
	腰殿部帯状疱疹	腰腹帯状疱疹	腰部尋常性乾癬
	腰麻ショック	ヨード過敏症	ヨードショック
ら	予防接種後脳炎	予防接種後脳脊髄炎	ライエル症候群
	ライエル症候群型薬疹	落屑性湿疹	ランゲルハンス細胞組織球症
	卵巣癌全身転移	リウマチ性滑液包炎	リウマチ性環状紅斑
	リウマチ性心筋炎	リウマチ性心疾患	リウマチ性心臓弁膜症
	リウマチ性心不全	リウマチ性心弁膜炎	リウマチ性皮下結節
	リウマチ様関節炎	リウマトイド脊椎炎	リガ・フェーデ病
	リブマン・サックス心内膜炎	良性移動性舌炎	良性頭蓋内圧亢進症
	良性粘膜類天疱瘡	両側性感音難聴	両側性高音障害急墜型感音難聴
	両側性高音障害漸傾型感音難聴	両側性混合性難聴	緑膿菌性外耳炎
	鱗状湿疹	リンパ球減少型古典的ホジキンリンパ腫	リンパ球性間質性肺炎
	リンパ球豊富型古典的ホジキンリンパ腫	リンパ形質細胞性リンパ腫	類苔癬
	ループス胸膜炎	ループス腎炎	ループス腸炎
	ループス肺臓炎	ループス膀胱炎	レッテラー・ジーベ病
	連鎖球菌性喉頭炎	連鎖球菌性喉頭気管炎	連鎖球菌性膿痂疹
	レンネルトリンパ腫	老人性舞踏病	濾胞樹状細胞腫瘍
	濾胞性乾癬	濾胞性リンパ腫	
△	4型尿細管性アシドーシス	DIP関節炎	FSH単独欠損症

	IP関節炎	LH単独欠損症	MP関節炎
	PIP関節炎	RS3PE症候群	TSH単独欠損症
あ	悪性奇形腫	悪性腫瘍	悪性腫瘍合併性皮膚筋炎
	悪性腫瘍に伴う貧血	悪性葉状腫瘍	アジソン病
	アルコール性神経筋障害	アレルギー性関節炎	アレルギー性皮膚炎
	イートン・ランバート症候群	異汗症	医原性低血糖症
	異所性GHRH産生腫瘍	陰茎疾患	インスリン異常症
	インスリン低血糖	インスリン分泌異常症	壊死性潰瘍性歯周炎
か	壊死性潰瘍性歯肉炎	壊疽性歯肉炎	外陰部びらん
	回転性めまい	開腹術後愁訴	下垂体機能低下症
	下垂体機能低下に伴う貧血	下垂体腫瘤	下垂体障害
	下垂体性男子性腺機能低下症	下垂体性不妊症	下垂体性卵巣機能低下
	下垂体卒中	下垂体膿瘍	家族性寒冷自己炎症症候群
	肩関節炎	カルチノイド	カルマン症候群
	癌	癌関連網膜症	カンジダ性口角びらん
	カンジダ性口内炎	癌性ニューロパチー	癌性ニューロミオパチー
	癌性貧血	癌性ミエロパチー	感染性角膜炎
	感染性皮膚炎	気管気管支虚脱	気管気管支ジスキネジア
	気管支うっ血	気管支潰瘍	気管支狭窄症
	気管支軟化症	気管支漏	偽膜性アンギナ
	嗅覚味覚障害	急性偽膜性カンジダ症	胸鎖関節炎
	胸椎炎	胸椎化膿性脊椎炎	胸椎化膿性椎間板炎
	頬粘膜白板症	胸膜播種	胸腰椎化膿性椎間板炎
	胸肋関節炎	距踵関節炎	頚胸椎化膿性椎間板炎
	痙性めまい	頚椎炎	頚椎化膿性脊椎炎
	頚椎化膿性椎間板炎	ゲオトリクム性口内炎	ケトン性低血糖症
	肩鎖関節炎	原発不明癌	口腔紅板症
	口腔白板症	硬口蓋白板症	溝状舌
	口底白板症	後発性関節炎	紅板症
	股関節炎	ゴナドトロピン単独欠損症	ゴナドトロピン分泌異常
さ	細菌疹	細菌性結膜炎	シーハン症候群
	趾関節炎	子宮癌術後後遺症	自己免疫性副腎炎
	視床下部機能障害	耳性めまい	膝関節炎
	湿疹様発疹	歯肉白板症	脂肪性器ジストロフィー
	周期性ACTH・ADH放出症候群	重症熱性血小板減少症候群	手関節炎
	手指関節炎	術後腰痛	腫瘍随伴症候群
	上皮腫	食道カンジダ症	食道膿瘍
	ショパール関節炎	神経炎	神経障害性脊椎障害
	進行乳癌	膵内分泌障害	水疱症
	水疱性口内炎ウイルス病	睡眠薬副作用	ステロイド皮膚炎
	ステロイド誘発性皮膚症	成人スチル病	成長ホルモン単独欠損症
	成長ホルモン分泌不全	成長ホルモン分泌不全性低身長症	脊索腫
	舌下腺膿瘍	舌切除後遺症	舌白板症
	仙腸関節炎	前庭障害	前庭神経炎
	前庭性運動失調症	先天性難聴	先天性聾
	前立腺横紋筋肉腫	前立腺小細胞癌	早発アドレナルキ
た	足関節炎	続発性下垂体機能低下症	体位性めまい
	胎児性癌	代謝性脳症	多発性神経筋炎
	単関節炎	単純性関節炎	恥骨結合炎
	肘関節炎	中枢性尿崩症	中毒性神経筋障害
	低アルドステロン症	低ゴナドトロピン性性腺機能低下症	低酸素性脳症
	低レニン性低アルドステロン症	デンタルショック	頭位眼振
	島細胞過形成症	特発性アルドステロン症	特発性下垂体機能低下症
な	特発性喉頭肉芽腫	トルコ鞍空洞症	内胚葉洞腫瘍
	軟口蓋白板症	肉芽腫性下垂体炎	ニコチン性口蓋白色角化症
	ニコチン性口内炎	二次性尿崩症	乳癌術後後遺症
	乳頭部乳癌	尿崩症	脳手術後遺症
は	脳腫瘍摘出術後遺症	脳症	胚細胞腫
	肺胞蛋白症	肺胞微石症	白質脳症
	白色水腫	汎下垂体機能低下症	反応性関節障害
	複合下垂体ホルモン欠損症	副腎梗塞	副腎出血
	副腎石灰化症	副腎皮質ホルモン剤副作用	副鼻腔炎術後症
	平衡異常	ヘルペスウイルス性咽頭炎	ヘルペスウイルス性歯肉口内炎
ま	本態性音声振戦症	末梢性めまい症	末梢前庭障害
	マムシ咬傷	慢性感染性貧血	慢性細菌性前立腺炎
	慢性薬物中毒	慢性リウマチ性縦隔心膜炎	慢性リウマチ性心筋心膜炎
	慢性リウマチ性心膜炎	めまい症候群	免疫芽球性リンパ節症
や	薬物誘発性下垂体機能低下症	腰仙部化膿性椎間板炎	腰椎化膿性椎間板炎
	予防接種後関節障害	予防接種後感染症	予防接種後敗血症
ら	ラトケのう胞	卵黄のう腫瘍	リウマチ性癒着性心膜炎
	リスフラン関節炎	良性発作性頭位めまい症	良性発作性めまい
	淋菌性口内炎	リンパ球性下垂体炎	リンパ腫
	レルモワイエ症候群	ローラン症候群	

用法用量

各用法における基準用量（ヒドロコルチゾンとして）は下記の通りである。なお，年齢，症状により適宜増減する。

用法 注射・注入部位	1回の基準用量(mg)	1日投与回数又は投与間隔	緊急時1回用量(mg)
静脈内注射	50〜100	1〜4回	100〜200
点滴静脈内注射			
筋肉内注射			
関節腔内注射	5〜25	原則として投与間隔を2週間以上とすること	—
軟組織内注射	12.5〜25		—
硬膜外注射	12.5〜50		—
脊髄腔内注入	10〜25	—	—
注腸	50〜100	—	—
ネブライザー	10〜15	1〜3回	—
鼻腔内注入			—
喉頭・気管注入			—
食道注入	25	—	—

溶解後の注意：溶解後は室温で比較的安定であるが，汚染を考慮し，24時間以内に使用する。

禁忌

(1)次の患者又は部位には投与しないこと
①本剤の成分に対し過敏症の既往歴のある患者
②感染症のある関節腔内又は腱周囲
③動揺関節の関節腔内
(2)次の薬剤を投与しないこと
生ワクチン又は弱毒生ワクチン

原則禁忌

(1)有効な抗菌剤の存在しない感染症，全身の真菌症の患者
(2)消化性潰瘍，憩室炎の患者
(3)精神病の患者
(4)結核性疾患の患者
(5)単純疱疹性角膜炎の患者
(6)後嚢白内障の患者
(7)緑内障の患者
(8)高血圧症の患者
(9)電解質異常のある患者
(10)血栓症の患者
(11)最近行った内臓の手術創のある患者
(12)急性心筋梗塞を起こした患者

併用禁忌

薬剤名等	臨床症状・措置方法	機序・危険因子
生ワクチン又は弱毒生ワクチン（乾燥BCGワクチン等）	ワクチン株の異常増殖又は毒性の復帰があらわれるおそれがある。	免疫抑制が生じる量の副腎皮質ホルモン剤の投与を受けている患者

ザノサー点滴静注用1g　規格：1g1瓶[42531円/瓶]
ストレプトゾシン　ノーベルファーマ　421

【効能効果】

膵・消化管神経内分泌腫瘍

【対応標準病名】

◎	悪性膵内分泌腫瘍	十二指腸神経内分泌腫瘍	消化器腫瘍
	膵神経内分泌腫瘍	良性膵内分泌腫瘍	
○	VIP産生腫瘍	悪性インスリノーマ	悪性ガストリノーマ
	悪性グルカゴノーマ	悪性ソマトスタチノーマ	インスリノーマ
	ガストリノーマ	グルカゴノーマ	十二指腸ガストリノーマ
	十二指腸腫瘍	十二指腸ソマトスタチノーマ	十二指腸粘膜下腫瘍
	腫瘍性膵のう胞	消化管ホルモン産生腫瘍	小腸間葉系腫瘍
	小腸腫瘍	膵外分泌腫瘍	膵芽腫
	膵癌	膵管癌	膵管内管状腫瘍
	膵管内管状腺癌	膵管内管状腺腫	膵管内乳頭粘液性腫瘍
	膵管内乳頭粘液性腺癌	膵管内乳頭粘液性腺腫	膵頚部癌
	膵脂肪肉腫	膵腫瘍	膵腫瘤
	膵漿液性のう胞腫瘍	膵漿液性のう胞腺癌	膵漿液性のう胞腺腫
	膵腺房細胞癌	膵体尾部癌	膵体尾部腫瘍
	膵体部癌	膵頭部カルチノイド	膵頭部癌
	膵頭部腫瘍	膵頭部腫瘤	膵粘液性のう胞腫瘍
	膵粘液性のう胞腺癌	膵粘液性のう胞腺腫	膵のう腫
	膵尾部癌	膵良性腫瘍	ソマトスタチノーマ
	粘膜下腫瘍	非機能性膵神経内分泌腫瘍	

効能効果に関連する使用上の注意　【臨床成績】の項の内容を熟知し，本剤の有効性及び安全性を十分理解した上で，本剤以外の治療の実施についても慎重に検討し，適応患者の選択を行うこと。

用法用量

下記用法用量のいずれかを選択する。

(1)5日間連日投与法：通常，成人にはストレプトゾシンとして1回500mg/m^2(体表面積)を1日1回5日間連日点滴静脈内投与し，37日間休薬する。これを1サイクルとして投与を繰り返す。

(2)1週間間隔投与法：通常，成人にはストレプトゾシンとして1回1,000mg/m^2(体表面積)を1週間ごとに1日1回点滴静脈内投与する。なお，患者の状態により適宜増減するが，1回の投与量は1,500mg/m^2(体表面積)を超えないこと。

用法用量に関連する使用上の注意

(1)本剤投与の際は，腎毒性を軽減するために輸液を行い，尿量確保に注意すること。

(2)本剤は，いずれの投与量においても1回量を30分～2時間かけて点滴静脈内投与すること。

(3)本剤の投与にあたっては，以下の基準を参考に必要に応じて，休薬，減量，中止又は増量すること。

＜休薬基準＞

5日間連日投与法において，以下に示した程度の副作用が認められた場合は，休薬すること。

副作用	程度
好中球数減少	500/mm^{3}未満の場合，1,500/mm^{3}以上に回復するまで休薬する。
発熱性好中球減少症	Grade3^{注}の場合，回復するまで休薬する。
血小板数減少	5万/mm^{3}未満の場合，10万/mm^{3}以上に回復するまで休薬する。
非血液毒性(肝転移を有する患者では，γ-GTPを除く)	Grade3^{注}の場合，Grade2^{注}以下に回復するまで休薬する。
血清クレアチニン上昇	施設基準値の1.5倍を超える場合，1.5倍以下に回復するまで休薬する。

1週間間隔投与法において，以下に示した程度の副作用が認められた場合は，休薬すること。

副作用	程度
好中球数減少	1,500/mm^{3}未満の場合，1,500/mm^{3}以上に回復するまで休薬する。
発熱性好中球減少症	Grade3^{注}の場合，回復するまで休薬する。
血小板数減少	10万/mm^{3}未満の場合，10万/mm^{3}以上に回復するまで休薬する。
非血液毒性(肝転移を有する患者では，γ-GTPを除く)	Grade3^{注}の場合，Grade2^{注}以下かつ毒性が許容可能となるまで休薬する。
血清クレアチニン上昇	施設基準値の1.5倍を超える場合，1.5倍以下に回復するまで休薬する。
総ビリルビン上昇	施設基準値の1.5倍を超える場合，1.5倍以下に回復するまで休薬する。
AST及びALT上昇	施設基準値の2.5倍を超える場合，2.5倍以下に回復するまで休薬する。肝転移を有する患者では施設基準値の5倍を超える場合，5倍以下に回復するまで休薬する。
血清尿素窒素上昇	30mg/dLを超える場合，30mg/dL以下に回復するまで休薬する。
悪心・嘔吐	Grade3^{注}の場合，Grade2^{注}以下に回復するまで休薬する。

＜減量基準＞

1週間間隔投与法において，以下に示した程度の副作用が認められた場合は，休薬後の投与再開時に，投与量を1段階(250mg/m^2)ずつ減量すること。ただし，750mg/m^{2}未満での投与及び減量後の増量は行わないこと。

副作用	程度
好中球数減少	500/mm^{3}未満
発熱性好中球減少症	Grade3^{注}
血小板数減少	5万/mm^{3}未満
非血液毒性(肝転移を有する患者では，γ-GTPを除く)	Grade3^{注}
血清クレアチニン上昇	施設基準値の1.5倍を超える場合

＜中止基準＞

5日間連日投与法において，以下に示した程度の副作用が認められた場合，又は連続で4週間以上の休薬を要する副作用が認められた場合は，本剤の投与を中止すること。

副作用	程度
発熱性好中球減少症	以下のいずれかの条件を満たす場合： 1) Grade4^{注}が発現した場合 2) Grade3^{注}の発現後に回復し，投与再開後，再度Grade3^{注}以上が発現した場合
血小板数減少	5万/mm^{3}未満となった後に回復し，投与再開後，再度5万/mm^{3}未満になった場合
非血液毒性(肝転移を有する患者では，γ-GTPを除く)	Grade4^{注}
腎障害	重篤な腎障害が発現した場合
糖尿病	コントロールできない糖尿病が発現した場合

1週間間隔投与法において，以下に示した程度の副作用が認められた場合，又は連続で4週間以上の休薬を要する副作用

が認められた場合は，本剤の投与を中止すること。

副作用	程度
好中球数減少	500/mm³未満となった後に回復し，減量投与にも係わらず，再度500/mm³未満になった場合
発熱性好中球減少症	以下のいずれかの条件を満たす場合： 1) Grade4注が発現した場合 2) Grade3注の発現後に回復し，減量投与にも係わらず，再度Grade3注以上が発現した場合
血小板数減少	5万/mm³未満となった後に回復し，減量投与にも係わらず，再度5万/mm³未満になった場合
非血液毒性（肝転移を有する患者では，γ-GTP を除く）	Grade4注
腎障害	重篤な腎障害が発現した場合
糖尿病	コントロールできない糖尿病が発現した場合

＜増量基準＞：1週間間隔投与法において，1回1,000mg/m²で投与を開始し，12週目までの忍容性が良好な場合には，1回1,250mg/m²に増量することができる。さらに18週目までの忍容性が認められる場合には，最大1回1,500mg/m²まで増量することができる。

注：Grade は CTCAE ver.4.0 に準じる。

警告　本剤の投与は，緊急時に十分対応できる医療施設において，がん化学療法に十分な知識・経験を持つ医師のもとで，本療法が適切と判断される症例についてのみ実施すること。また，治療開始に先立ち，患者又はその家族に有効性及び危険性を十分説明し，同意を得てから投与すること。

禁忌

(1)本剤の成分に対し過敏症の既往歴のある患者
(2)妊婦又は妊娠している可能性のある婦人

サーバリックス　規格：－[－]

組換え沈降2価ヒトパピローマウイルス様粒子ワクチン（イラクサギンウワバ細胞由来）　グラクソ・スミスクライン　631

【効能効果】

ヒトパピローマウイルス（HPV）16型及び18型感染に起因する子宮頸癌（扁平上皮細胞癌，腺癌）及びその前駆病変（子宮頸部上皮内腫瘍（CIN）2及び3）の予防

【対応標準病名】

◎	子宮頸癌	子宮頸部上皮内腫瘍・異型度3	子宮頸部腺癌
	子宮頸部中等度異形成	ヒトパピローマウイルス感染症	
○	子宮頸部異形成	子宮頸部軽度異形成	子宮頸部高度異形成
	子宮頸部上皮内癌	子宮頸部上皮内腫瘍	

効能効果に関連する使用上の注意

(1) HPV-16型及び18型以外の癌原性 HPV 感染に起因する子宮頸癌及びその前駆病変の予防効果は確認されていない。
(2)接種時に感染が成立している HPV の排除及び既に生じている HPV 関連の病変の進行予防効果は期待できない。
(3)本剤の接種は定期的な子宮頸癌検診の代わりとなるものではない。本剤接種に加え，子宮頸癌検診の受診や HPV への曝露，性感染症に対し注意することが重要である。
(4)本剤の予防効果の持続期間は確立していない。

用法用量　10歳以上の女性に，通常，1回0.5mLを0，1，6ヵ月後に3回，上腕の三角筋部に筋肉内接種する。

用法用量に関連する使用上の注意

(1)本剤の接種上，やむを得ず接種間隔の変更が必要な場合は，2回目の接種は1回目の接種から1～2.5ヵ月の間で，3回目の接種は1回目の接種から5～12ヵ月の間で調整すること。
(2)他のワクチン製剤との接種間隔：生ワクチンの接種を受けた者は，通常，27日以上，また他の不活化ワクチンの接種を受けた者は，通常，6日以上間隔を置いて本剤を接種すること。

接種不適当者

被接種者が次のいずれかに該当すると認められる場合には，接種を行ってはならない。

(1)明らかな発熱を呈している者
(2)重篤な急性疾患にかかっていることが明らかな者
(3)本剤の成分に対して過敏症を呈したことがある者
(4)上記に掲げる者のほか，予防接種を行うことが不適当な状態にある者

サビーン点滴静注用500mg　規格：500mg1瓶[45593円/瓶]

デクスラゾキサン　キッセイ　392

【効能効果】

アントラサイクリン系抗悪性腫瘍剤の血管外漏出

【対応標準病名】

◎	抗癌剤漏出性皮膚障害

用法用量

通常，成人には，デクスラゾキサンとして，1日1回，投与1日目及び2日目は1000mg/m²（体表面積），3日目は500mg/m²を1～2時間かけて3日間連続で静脈内投与する。なお，血管外漏出後6時間以内に可能な限り速やかに投与を開始し，投与2日目及び3日目は投与1日目と同時刻に投与を開始する。また，用量は，投与1日目及び2日目は各2000mg，3日目は1000mgを上限とする。

中等度及び高度の腎機能障害のある患者（クレアチニンクリアランス：40mL/min 未満）では投与量を通常の半量とする。

用法用量に関連する使用上の注意　本剤1バイアルあたり注射用水25mLを加え，20mg/mL溶液とし，身長，体重より求めた体表面積より投与量を算出すること。本剤の投与時には，必要量を注射筒で抜き取り，500mLの日局生理食塩液，乳酸リンゲル液又は5%ブドウ糖注射液で希釈すること。

禁忌

(1)本剤の成分に対し過敏症の既往歴のある患者
(2)妊婦又は妊娠している可能性のある婦人

サブラッド血液ろ過用補充液BSG　規格：1010mL1キット[839円/キット]，2020mL1キット[1209円/キット]

ブドウ糖　塩化カリウム　塩化カルシウム水和物　塩化ナトリウム　塩化マグネシウム　炭酸水素ナトリウム　無水酢酸ナトリウム　扶桑薬品　331

【効能効果】

透析型人工腎臓では治療の持続又は管理の困難な慢性腎不全例に対するろ過型又はろ過透析型人工腎臓使用時ならびに治療時間の短縮を目的とするろ過透析型人工腎臓使用時の補充液として用いる。

【対応標準病名】

◎	慢性腎不全		
○	1型糖尿病性腎不全	2型糖尿病性腎不全	腎性網膜症
	尿毒症性心膜炎	尿毒症性多発性ニューロパチー	尿毒症性ニューロパチー
	尿毒症性脳症	尿毒症肺	末期腎不全
	慢性腎臓病ステージG5	慢性腎臓病ステージG5D	
△	赤血球造血刺激因子製剤低反応性貧血	糖尿病性腎不全	尿毒症性心筋症
	慢性腎臓病ステージG3	慢性腎臓病ステージG3a	慢性腎臓病ステージG3b
	慢性腎臓病ステージG4		

用法用量

通常，使用時A液及びB液を混和し，ろ過型又はろ過透析型人工腎臓使用時の体液量を保持する目的で点滴注入する。

投与はろ過液量と体液量とのバランスを保つように十分注意して行う。
通常成人1分間あたり30～80mLの投与速度で症状，血液生化学異常，電解質・酸塩基平衡異常，体液バランス異常等が是正されるまで行う。通常1回のろ過型人工腎臓治療では15～20Lを4～7時間で投与する。また，透析型人工腎臓と併用する場合には，5～10Lを3～5時間で投与する。
なお，投与量は症状，血液生化学値，体液異常，年齢，体重などにより適宜増減する。

＜混合後の糖・電解質濃度(理論値)＞

電解質濃度(mEq/L)							ブドウ糖(mg/dL)
Na^+	K^+	Ca^{++}	Mg^{++}	Cl^-	CH_3COO^-	HCO_3^-	$C_6H_{12}O_6$
140.0	2.0	3.5	1.0	111.5*	0.5	35	100.0

＊pH調節剤　希塩酸のCl^-約0.5mEq/Lを含む。

サブパック血液ろ過用補充液－Bi：ニプロ　1010mL1キット［655円/キット］，2020mL1キット［956円/キット］

サム点滴静注セット
規格：36.3%50mL1管(希釈液・補正液付)［764円/管］
トロメタモール　塩化カリウム　塩化ナトリウム　大塚製薬工場　339

【効能効果】

代謝性アシドーシス(アシデミアを認めるとき)
体外循環，低体温による手術及び保存血大量注入によるアシドーシスの治療

【対応標準病名】

◎	アシドーシス	代謝性アシドーシス	
○	ケトアシドーシス	ケトン血性嘔吐症	高塩素性アシドーシス
	呼吸性アシドーシス	代償性アシドーシス	代償性呼吸性アシドーシス
	代償性代謝性アシドーシス	炭酸過剰性アシドーシス	乳酸アシドーシス
	乳児ケトアシドーシス	非呼吸性アシドーシス	薬物性アシドーシス
△	混合型酸塩基平衡障害	酸塩基平衡異常	電解質異常
	電解質平衡異常	ピルビン酸血症	

用法用量
投与に当たっては，まず投与量の半量から投与を開始し，必要に応じて，適宜追加補正することが望ましい。
通常成人の投与量は一般に次式による。
投与量(mEq)＝不足塩基量(Base Deficit mEq/L)×0.3×体重(kg)
トロメタモールの0.3モル溶液の場合は次式による。
投与量(mL)＝不足塩基量(Base Deficit mEq/L)×体重(kg)
投与はなるべく太い静脈に直接又は静脈カテーテルを用いて0.2mL/kg/分以下の速度で注射する。
なお，投与量，投与速度は年齢，症状，細胞外液量等に応じて適宜増減する。

禁忌
(1)代謝性及び呼吸性アルカローシスのある患者
(2)無尿，尿毒症などの腎機能障害のある患者

サリンヘス輸液6%
規格：6%500mL1袋［816円/袋］
ヒドロキシエチルデンプン70000　フレゼニウスカービ　331

【効能効果】

各科領域における出血多量の場合
体外循環における血液希釈液

【対応標準病名】

◎	多量出血		
○	急性大量出血	動脈性出血	
△	局所出血	実質性臓器出血	出血
	小動脈出血	静脈出血	内出血

※ 適応外使用可
原則として，「ヒドロキシエチルデンプン【注射薬】」を「区域麻酔に伴う血圧低下の管理」に対して処方した場合，当該使用事例を審査上認める。

効能効果に関連する使用上の注意　重症敗血症等の重症患者管理における相対的な循環血液量低下には使用しないこと。

用法用量
成人は1回100～1,000mLを静脈内に注射する。小児は通常体重kgあたり，10mL以内を用いる。症状に応じ，適宜増減する。
体外循環における血液希釈液としては，通常体重kgあたり10～20mLを用いる。

警告　組織残留性が認められるので，投与は緊急時に短期間にとどめること。

禁忌
(1)うっ血性心不全のある患者
(2)乏尿等を伴う腎障害又は脱水状態のある患者

原則禁忌
(1)線維素原減少症又は血小板減少症等の出血傾向のある患者
(2)発疹等過敏症の既往歴のある患者

サルソニン静注0.25g
規格：5%5mL1管［56円/管］
サルソニン静注0.5g
規格：5%10mL1管［58円/管］
サリチル酸ナトリウム　扶桑薬品　114

【効能効果】

症候性神経痛

【対応標準病名】

◎	神経痛		
○	下肢神経痛	下腿神経炎	胸壁神経痛
	頚部神経痛	肩甲上神経痛	後頭下神経痛
	後頭神経痛	後頭部神経痛	項部神経痛
	四肢神経痛	手指神経炎	上肢神経痛
	上腕神経痛	前腕神経痛	側頭部神経痛
	大腿神経痛	多発性神経痛	頭部神経痛
	特発性神経痛	背部神経痛	腹壁神経痛
	末梢神経炎	慢性神経痛	腰皮神経痛
△	足異物	足炎	踵痛
	下肢痛	下腿筋肉内異物残留	下腿痛
	環指痛	胸部筋肉内異物残留	肩部筋肉内異物残留
	後足部痛	股痛	四肢痛
	示指痛	四肢末端痛	趾痛
	膝関節部異物	膝部異物	膝部筋肉内異物残留
	手指痛	手掌筋肉内異物残留	手背部痛
	手部痛	小指痛	上肢痛
	上腕筋肉内異物残留	上腕痛	神経炎
	スルーダー神経痛	前足部痛	前腕筋肉内異物残留
	前腕痛	爪下異物	足痛
	足底異物	足底筋肉内異物残留	足底部痛
	足背痛	足部筋肉内異物残留	大腿筋肉内異物残留
	大腿痛	大腿内側部痛	中指痛
	中足部痛	殿部異物	殿部筋肉内異物残留
	頭部異物	背部筋肉内異物残留	腓腹部痛
	伏針	腹壁異物	母指球部痛
	母指痛	母趾痛	腰部筋肉内異物残留
	肋間神経痛		

用法用量　サリチル酸ナトリウムとして通常成人1回0.5～1g(本剤10～20mL)を1日1～数回静脈内に注射する。
なお，年齢，症状により適宜増減する。

禁忌
(1)本剤又はサリチル酸系化合物(アスピリン等)に対し過敏症の既往歴のある患者
(2)妊婦又は妊娠している可能性のある婦人

サリチル酸ナトリウム静注0.5g「日新」：日新－山形　5%10mL1管[58円/管]，ザルソロン静注500mg：共和薬品　5%10mL1管[58円/管]，ハフトロン静注0.5g：東和　5%10mL1管[58円/管]，ヘパルス静注0.5g：イセイ　5%10mL1管[58円/管]

サングロポール点滴静注用2.5g

規格：2.5g50mL1瓶(溶解液付)[15945円/瓶]
乾燥pH4処理人免疫グロブリン　CSLベーリング　634

【効能効果】

(1)低ならびに無ガンマグロブリン血症
(2)重症感染症において抗生物質との併用
(3)特発性血小板減少性紫斑病(他剤が無効で，著明な出血傾向があり，外科的処置又は出産等一時的止血管理を必要とする場合)

【対応標準病名】

◎	重症感染症	低ガンマグロブリン血症	特発性血小板減少性紫斑病
	無ガンマグロブリン血症		
○	X連鎖無ガンマグロブリン血症	遺伝性低ガンマグロブリン血症	エバンス症候群
	急性特発性血小板減少性紫斑病	常染色体性劣性無ガンマグロブリン血症	成人型原発性無ガンマグロブリン血症
	先天性無ガンマグロブリン血症	特発性血小板減少性紫斑病合併妊娠	非家族性低ガンマグロブリン血症
	慢性特発性血小板減少性紫斑病		
△	IgA欠損症	IgGサブクラス欠損症	IgM欠損症
	X連鎖高IgM症候群	アナフィラクトイド紫斑	アレルギー性血管炎
	異常血小板	遺伝性血小板減少症	うっ血性紫斑病
	円形血小板症	カサバッハ・メリット症候群	カッパ鎖欠乏症
	感染性角膜炎	巨大血小板症候群	巨大血小板性血小板減少症
	グレイ血小板症候群	血管拡張性環状紫斑症	血小板機能異常症
	血小板機能低下	血小板減少症	血小板減少性紫斑病
	血小板障害症	血小板放出機構異常症	血小板無力症
	原発性血小板減少症	高IgM症候群	後天性血小板機能低下
	骨髄低形成血小板減少症	細菌性結膜炎	シェーンライン・ヘノッホ紫斑病
	シェーンライン・ヘノッホ紫斑病性関節炎	自己赤血球感作症候群	紫斑病
	紫斑病腎炎	周期性血小板減少症	出血傾向
	症候性紫斑病	線状IgA病	全身性紫斑病
	先天性血小板機能低下	続発性血小板減少症	続発性血小板減少性紫斑病
	続発性紫斑病	体液性免疫不全症	単純性紫斑病
	デビス紫斑	乳児一過性低ガンマグロブリン血症	ヘパリン起因性血小板減少症
	ベルナール・スーリエ症候群	慢性感染性貧血	免疫グロブリンH鎖欠損症
	毛細管脆弱症	毛細血管脆弱症	薬剤性血小板減少性紫斑病
	老人性紫斑	老年性出血	

効能効果に関連する使用上の注意　重症感染症において抗生物質との併用に用いる場合は，適切な抗菌化学療法によっても十分な効果の得られない重症感染症を対象とすること。

用法用量
本剤は添付の日局生理食塩液(50mL)に溶解して点滴静注する。
(1)低ならびに無ガンマグロブリン血症に使用する場合
通常，1回人免疫グロブリンGとして200～600mg(4～12mL)/kg体重を3～4週間間隔で投与する。
患者の状態に応じて適宜増減する。
(2)重症感染症において抗生物質との併用に使用する場合
通常，成人に対しては，1回人免疫グロブリンGとして2,500～5,000mg(50～100mL)を，小児に対しては50～150mg(1～3mL)/kg体重を投与する。
年齢及び症状に応じて適宜増減する。
(3)特発性血小板減少性紫斑病に使用する場合
通常1日に，人免疫グロブリンGとして200～400mg(4～8mL)/kg体重を投与する。なお，5日間使用しても症状に改善が認められない場合は，以降の投与を中止すること。
年齢及び症状に応じて適宜増減する。

用法用量に関連する使用上の注意
(1)急速に注射すると血圧降下を起こす可能性がある(特に低ならびに無ガンマグロブリン血症の患者には注意すること)。
(2)投与速度：初回の投与開始から15分ないし30分間は0.3～0.6mL/分で投与し，副作用等の異常所見が認められなければ，0.9～1.5mL/分まで徐々に投与速度を上げてもよい。
(3)低ならびに無ガンマグロブリン血症の用法用量は，血清IgGトラフ値を参考に，基礎疾患や感染症などの臨床症状に応じて，投与量，投与間隔を調節する必要があることを考慮すること。

禁忌　本剤の成分に対しショックの既往歴のある患者
原則禁忌　本剤の成分に対し過敏症の既往歴のある患者

ザンタック注射液50mg　規格：2.5%2mL1管[127円/管]
ザンタック注射液100mg　規格：2.5%4mL1管[219円/管]

ラニチジン塩酸塩　グラクソ・スミスクライン　232

【効能効果】

上部消化管出血(消化性潰瘍，急性ストレス潰瘍，急性胃粘膜病変による)，侵襲ストレス(手術後に集中管理を必要とする大手術，集中治療を必要とする脳血管障害・頭部外傷・多臓器不全・広範囲熱傷)による上部消化管出血の抑制，麻酔前投薬

【対応標準病名】

◎	胃潰瘍	胃十二指腸潰瘍	急性胃粘膜病変
	十二指腸潰瘍	上部消化管出血	ストレス潰瘍
	多臓器不全	頭部外傷	頭部損傷
	熱傷	脳血管障害	
○あ	NSAID胃潰瘍	NSAID十二指腸潰瘍	胃液分泌過多
	胃十二指腸潰瘍瘢痕	胃出血	胃穿孔
	胃腸管熱傷	胃熱傷	胃びらん
	陰茎第3度熱傷	陰茎熱傷	陰のう第3度熱傷
	陰のう熱傷	ウィリス動脈環動脈瘤	ウィリス動脈輪周囲炎
	会陰第2度熱傷	会陰第3度熱傷	会陰熱傷
か	外陰第2度熱傷	外陰第3度熱傷	外陰熱傷
	外耳損傷	外耳道外傷	外耳道損傷
	外傷性頚動脈海綿静脈洞瘻	外傷性鼓膜穿孔	外傷性出血性ショック
	外傷性ショック	外傷性中耳腔出血	外傷性内耳損傷
	外鼻外傷	海綿静脈洞症候群	解離性脳動脈瘤
	下肢第3度熱傷	下腿部第3度熱傷	下半身第2度熱傷
	下半身第3度熱傷	下半身熱傷	下腹部第2度熱傷
	下腹部第3度熱傷	眼球熱傷	眼瞼外傷
	眼瞼第3度熱傷	眼瞼熱傷	眼周囲第3度熱傷
	眼熱傷	顔面損傷	顔面第3度熱傷
	顔面軟部組織外傷	気管熱傷	偽性脳動脈瘤
	気道熱傷	急性胃潰瘍	急性胃潰瘍穿孔
	急性十二指腸潰瘍	急性十二指腸潰瘍穿孔	急性出血性胃潰瘍
	急性出血性胃潰瘍穿孔	急性出血性十二指腸潰瘍	急性出血性十二指腸潰瘍穿孔
	胸腔熱傷	胸部上腕熱傷	胸部第2度熱傷
	胸部第3度熱傷	虚血性脳血管障害	虚血性白質脳症
	躯幹薬傷	クッシング潰瘍	頚部第3度熱傷
	肩甲間部第3度熱傷	口蓋外傷	口蓋垂外傷
	後下小脳動脈解離	後下小脳動脈瘤	口腔底外傷

	口腔内損傷	後交通動脈瘤	口唇外傷
	後大脳動脈解離	後大脳動脈瘤	口底外傷
	後天性脳動静脈瘻	喉頭熱傷	硬膜動静脈瘻
さ	肛門第3度熱傷	肛門熱傷	再発性胃潰瘍
	再発性十二指腸潰瘍	残胃潰瘍	四肢挫傷
	四肢第2度熱傷	四肢第3度熱傷	四肢熱傷
	膝部第3度熱傷	重症頭部外傷	十二指腸球後部潰瘍
	十二指腸穿孔	十二指腸びらん	出血性胃潰瘍
	出血性胃潰瘍穿孔	出血性十二指腸潰瘍	出血性十二指腸潰瘍穿孔
	術後胃潰瘍	術後胃十二指腸潰瘍	術後十二指腸潰瘍
	消化管出血	上肢第3度熱傷	上小脳動脈瘤
	焼身自殺未遂	上半身第2度熱傷	上半身第3度熱傷
	上半身熱傷	食道熱傷	神経性胃炎
	ステロイド潰瘍	ステロイド潰瘍穿孔	ストレス性胃潰瘍
	ストレス性十二指腸潰瘍	精巣熱傷	舌外傷
	前下小脳動脈瘤	前胸部第3度熱傷	前胸部熱傷
	穿孔性胃潰瘍	穿孔性十二指腸潰瘍	前交通動脈瘤
	全身挫傷	全身第2度熱傷	全身第3度熱傷
	全身打撲	全身熱傷	前大脳動脈解離
	前大脳動脈瘤	穿通性胃潰瘍	穿通性十二指腸潰瘍
	前腕手部熱傷	側胸部第3度熱傷	側頭部外傷
た	側腹部第3度熱傷	鼡径部第3度熱傷	第3度熱傷
	第4度熱傷	体幹第2度熱傷	体幹第3度熱傷
	体幹熱傷	大腿部第3度熱傷	体表面積40－49%の熱傷
	体表面積50－59%の熱傷	体表面積60－69%の熱傷	体表面積70－79%の熱傷
	体表面積80－89%の熱傷	体表面積90%以上の熱傷	多発胃潰瘍
	多発性血腫	多発性昆虫咬創	多発性挫傷
	多発性十二指腸潰瘍	多発性出血性胃潰瘍	多発性第2度熱傷
	多発性第3度熱傷	多発性熱傷	多発性脳動脈瘤
	単純型顔面外傷	中大脳動脈解離	中大脳動脈瘤
	椎骨動脈瘤	デュラフォイ潰瘍	殿部第3度熱傷
	殿部熱傷	頭蓋骨損傷	頭頚部外傷
	頭皮外傷	頭皮損傷	頭部外傷1型
	頭部血管損傷	頭部挫創	頭部第2度熱傷
	頭部第3度熱傷	頭部多発損傷	頭部打撲
	頭部熱傷	吐下血	吐血
な	内頚動脈海綿静脈洞瘻	内頚動脈眼動脈分岐部動脈瘤	内頚動脈後交通動脈分岐部動脈瘤
	内頚動脈脳動脈瘤	内部尿路性器の熱傷	軟口蓋外傷
	軟口蓋損傷	難治性胃潰瘍	難治性十二指腸潰瘍
	乳房第3度熱傷	乳房熱傷	熱傷ショック
	脳壊死	脳虚血症	脳循環不全
	のう状脳動脈瘤	脳静脈血栓症	脳底動脈解離
	脳底動脈瘤	脳動静脈瘻	脳動脈炎
	脳動脈循環不全	脳動脈瘤	脳毛細血管拡張症
は	肺熱傷	背部第2度熱傷	背部第3度熱傷
	背部熱傷	鼻外傷	鼻損傷
	半身第2度熱傷	半身第3度熱傷	半身打撲
	鼻咽腔天蓋部損傷	皮質静脈血栓症	非穿通性頭部外傷
	副鼻腔損傷	腹部第2度熱傷	腹部第3度熱傷
	腹部熱傷	閉塞性脳血管障害	放射線性熱傷
ま	紡錘状脳動脈瘤	慢性胃潰瘍	慢性胃潰瘍活動期
	慢性十二指腸潰瘍	慢性十二指腸潰瘍活動期	未破裂椎骨動脈解離
	未破裂内頚動脈解離	耳損傷	脈絡網膜熱傷
や	もやもや病	薬剤性胃潰瘍	腰部第3度熱傷
	腰部熱傷		

△あ	足第1度熱傷	足第2度熱傷	足第3度熱傷
	足熱傷	アルカリ腐蝕	胃うっ血
	胃潰瘍瘢痕	胃腸疾患	胃粘膜過形成
	陰茎第1度熱傷	陰茎第2度熱傷	咽頭熱傷
	陰のう第1度熱傷	陰のう第2度熱傷	ウェーバー症候群
	会陰第1度熱傷	腋窩第1度熱傷	腋窩第2度熱傷
	腋窩第3度熱傷	腋窩熱傷	汚染擦過創
か	外陰第1度熱傷	外頚動脈海綿静脈洞瘻	外傷性外リンパ瘻
	外傷性皮下血腫	下咽頭熱傷	化学外傷
	下顎熱傷	下顎部第1度熱傷	下顎部第2度熱傷
	下顎部第3度熱傷	角結膜腐蝕	角膜アルカリ化学熱傷
	角膜酸化学熱傷	角膜酸性熱傷	角膜熱傷
	過酸症	下肢第1度熱傷	下肢第2度熱傷
	下肢熱傷	下腿足部熱傷	下腿熱傷
	下腿部第1度熱傷	下腿部第2度熱傷	下半身第1度熱傷
	下腹部第1度熱傷	下部消化管出血	眼化学熱傷
	眼瞼化学熱傷	眼瞼第1度熱傷	眼瞼第2度熱傷
	眼周囲化学熱傷	眼周囲第1度熱傷	眼周囲第2度熱傷
	関節血腫	関節挫傷	関節打撲
	眼熱傷後遺症	顔面第1度熱傷	顔面第2度熱傷
	顔面熱傷	顔面熱傷後遺症	急性音響性外傷
	頬粘膜外傷	胸部第1度熱傷	頬部第1度熱傷
	頬部第2度熱傷	頬部第3度熱傷	胸部熱傷
	頚動脈硬化症	頚部第1度熱傷	頚部第2度熱傷
	頚部熱傷	下血	血腫
	血便	結膜熱傷	結膜のうアルカリ化学熱傷
	結膜のう酸化学熱傷	結膜腐蝕	肩甲間部第1度熱傷
	肩甲間部第2度熱傷	肩甲間部熱傷	肩甲部第1度熱傷
	肩甲部第2度熱傷	肩甲部第3度熱傷	肩甲部熱傷
	肩部第1度熱傷	肩部第2度熱傷	肩部第3度熱傷
	口腔第1度熱傷	口腔第2度熱傷	口腔第3度熱傷
	口腔熱傷	高血圧性悪性脳症	高血圧性緊急症
	高血圧性脳循環障害	高血圧性脳症	口唇第1度熱傷
	口唇第2度熱傷	口唇第3度熱傷	口唇熱傷
	肛門第1度熱傷	肛門第2度熱傷	鼓膜損傷
	鼓膜裂傷	昆虫咬創	昆虫刺傷
さ	採皮創	挫傷	酸腐蝕
	耳介部第1度熱傷	耳介部第2度熱傷	耳介部第3度熱傷
	子宮熱傷	四肢第1度熱傷	矢状静脈洞血栓症
	趾第1度熱傷	趾第2度熱傷	趾第3度熱傷
	膝部第1度熱傷	膝部第2度熱傷	趾熱傷
	十二指腸潰瘍瘢痕	手関節部第1度熱傷	手関節部第2度熱傷
	手関節部第3度熱傷	手指第1度熱傷	手指第2度熱傷
	手指第3度熱傷	手指端熱傷	手指熱傷
	手掌第1度熱傷	手掌第2度熱傷	手掌第3度熱傷
	手掌熱傷	手背第1度熱傷	手背第2度熱傷
	手背第3度熱傷	手背熱傷	消化管狭窄
	消化管障害	上交叉性片麻痺	上肢第1度熱傷
	上肢第2度熱傷	上肢熱傷	小児もやもや病
	上半身第1度熱傷	踵部第1度熱傷	踵部第2度熱傷
	踵部第3度熱傷	上腕第1度熱傷	上腕第2度熱傷
	上腕第3度熱傷	上腕熱傷	心因反応
	進行性血管性白質脳症	青色鼓膜	成人もやもや病
	舌熱傷	前額部第1度熱傷	前額部第2度熱傷
	前額部第3度熱傷	前胸部第1度熱傷	前胸部第2度熱傷
	全身擦過創	全身第1度熱傷	前腕第1度熱傷
	前腕第2度熱傷	前腕第3度熱傷	前腕熱傷
	足関節第1度熱傷	足関節第2度熱傷	足関節第3度熱傷
	足関節熱傷	側胸部第1度熱傷	側胸部第2度熱傷
	足底熱傷	足底部第1度熱傷	足底部第2度熱傷
	足底部第3度熱傷	足背部第1度熱傷	足背部第2度熱傷
	足背部第3度熱傷	側腹部第1度熱傷	側腹部第2度熱傷
	鼡径部第1度熱傷	鼡径部第2度熱傷	鼡径部熱傷
た	第1度熱傷	第1度腐蝕	第2度熱傷
	第2度腐蝕	第3度腐蝕	体幹第1度熱傷
	大腿熱傷	大腿部第1度熱傷	大腿部第2度熱傷
	体表面積10%未満の熱傷	体表面積10－19%の熱傷	体表面積20－29%の熱傷
	体表面積30－39%の熱傷	多発性擦過創	多発性第1度熱傷

	多発性皮下出血	多発性非熱傷性水疱	多発性表在損傷
	腟熱傷	肘部第１度熱傷	肘部第２度熱傷
	肘部第３度熱傷	腸出血	手首熱傷後遺症
	手第１度熱傷	手第２度熱傷	手第３度熱傷
	手熱傷	手熱傷後遺症	殿部第１度熱傷
	殿部第２度熱傷	頭熱傷後遺症	頭部第１度熱傷
な	動脈硬化性脳症	閉じこめ症候群	軟口蓋熱傷
	乳頭部第１度熱傷	乳頭部第２度熱傷	乳頭部第３度熱傷
	乳房第１度熱傷	乳房第２度熱傷	乳輪部第１度熱傷
	乳輪部第２度熱傷	乳輪部第３度熱傷	粘血便
	脳幹卒中症候群	脳静脈洞血栓症	脳動脈硬化症
は	背部第１度熱傷	半身第１度熱傷	鼻部第１度熱傷
	鼻部第２度熱傷	鼻部第３度熱傷	ビンスワンガー病
	フォヴィル症候群	腹部第１度熱傷	腐蝕
	閉鎖性頭部外傷	ベネディクト症候群	放射線脳壊死
	母指球部第１度熱傷	母指球部第２度熱傷	母指球部第３度熱傷
	母指第１度熱傷	母指第２度熱傷	母指第３度熱傷
ま	母指熱傷	未破裂脳動脈瘤	ミヤール・ギュブレール症候群
や	薬傷	薬物胃障害	腰部第１度熱傷
	腰部第２度熱傷		

用法用量

上部消化管出血(消化性潰瘍，急性ストレス潰瘍，急性胃粘膜病変による)

通常，成人にはラニチジン塩酸塩をラニチジンとして１回50mgを１日３~４回静脈内又は筋肉内注射する。静脈内注射では，１回50mgを日局生理食塩液又は日局ブドウ糖注射液にて20mLに希釈し，緩徐に注射する。又は輸液に混合して点滴静注する。なお，症状により適宜増減する。

一般的に１週間以内に効果の発現をみるが，内服可能となった後は経口投与に切りかえる。

侵襲ストレス(手術後に集中管理を必要とする大手術，集中治療を必要とする脳血管障害・頭部外傷・多臓器不全・広範囲熱傷)による上部消化管出血の抑制

通常，成人にはラニチジン塩酸塩をラニチジンとして１回100mgを１日２回輸液に混合して点滴静注する。なお，症状により適宜増減する。

術後集中管理又は集中治療を必要とする期間(手術侵襲ストレスは３日間程度，その他の侵襲ストレスは７日間程度)の投与とする。

麻酔前投薬：通常，成人にはラニチジン塩酸塩をラニチジンとして１回50mgを麻酔導入１時間前に静脈内又は筋肉内注射する。静脈内注射では，１回50mgを日局生理食塩液又は日局ブドウ糖注射液にて20mLに希釈し，緩徐に注射する。又は輸液に混合して点滴静注する。なお，手術が長時間に及ぶ場合は６時間間隔で50mgを追加投与する。

用法用量に関連する使用上の注意

腎機能低下患者では血中濃度半減期が延長し，血中濃度が増大するので，腎機能の低下に応じて次のような方法により投与量，投与間隔の調節が必要である。

クレアチニンクリアランス(mL/min)	投与法
Ccr＞70	１回50mg　１日３~４回
70≧Ccr≧30	１回50mg　１日２回
30＞Ccr	１回50mg　１日１回

禁忌　本剤の成分に対して過敏症の既往歴のある患者

ラニチジン注50mgシリンジ「NP」：ニプロ　50mg2mL1筒[207円／筒]，ラニチジン注100mgシリンジ「NP」：ニプロ　100mg4mL1筒[262円／筒]，ラニチジン注射液50mg「タイヨー」：テバ製薬　2.5%2mL1管[81円/管]，ラニチジン注射液100mg「タイヨー」：テバ製薬　2.5%4mL1管[145円/管]

サンディミュン点滴静注用250mg
規格：5%5mL1管[3999円/管]

シクロスポリン　ノバルティス　399

【効能効果】

(1)下記の臓器移植における拒絶反応の抑制

腎移植，肝移植，心移植，肺移植，膵移植，小腸移植

(2)骨髄移植における拒絶反応及び移植片対宿主病の抑制

【対応標準病名】

◎	GVHD・骨髄移植後	移植片対宿主病	肝移植拒絶反応
	骨髄移植拒絶反応	腎移植拒絶反応	心臓移植拒絶反応
	膵移植拒絶反応	腸移植拒絶反応	肺移植拒絶反応
○	移植片拒絶	急性拒絶反応	拒絶反応
	腎移植急性拒絶反応	腎移植不全	腎移植慢性拒絶反応
	心臓移植不全	心肺移植拒絶反応	心肺移植不全
	慢性拒絶反応		
△	移植拒絶における腎尿細管間質性障害	肝移植不全	急性移植片対宿主病
	膵移植不全	腸移植不全	肺移植不全
	慢性移植片対宿主病	輸血後GVHD	

用法用量

本剤は日局生理食塩液又は日局ブドウ糖注射液で100倍に希釈して点滴静注する。

(1)腎移植，骨髄移植，心移植，肺移植，膵移植の場合：通常，移植１日前からシクロスポリンとして１日量３~5mg/kgを投与する。内服可能となった後はできるだけ速やかに経口投与に切り換える。

(2)肝移植，小腸移植の場合：通常，移植１日前からシクロスポリンとして１日量４~6mg/kgを投与する。内服可能となった後はできるだけ速やかに経口投与に切り換える。

用法用量に関連する使用上の注意

(1)本剤の投与により，まれにショック等の重篤な過敏反応の発現がみられるので，使用に際しては少量注入後患者の状態をよく観察し，異常が認められた場合には速やかに投与を中止し，適切な処置をとること。

(2)過量投与による副作用の発現及び低用量投与による拒絶反応の発現等を防ぐため，血中トラフ値(trough level)の測定を頻回に行い，投与量を調節すること。

(3)臓器移植において，３剤あるいは４剤の免疫抑制剤を組み合わせた多剤免疫抑制療法を行う場合には，本剤の初期投与量を低く設定することが可能な場合もあるが，移植患者の状態及び併用される他の免疫抑制剤の種類・投与量等を考慮して投与量を調節すること。

警告　臓器移植における本剤の投与は，免疫抑制療法及び移植患者の管理に精通している医師又はその指導のもとで行うこと。

禁忌

(1)本剤の成分に対し過敏症の既往歴のある患者

(2)妊婦，妊娠している可能性のある婦人又は授乳婦

(3)タクロリムス(外用剤を除く)，ピタバスタチン，ロスバスタチン，ボセンタン，アリスキレンを投与中の患者

(4)肝臓又は腎臓に障害のある患者で，コルヒチンを服用中の患者

併用禁忌

薬剤名等	臨床症状・措置方法	機序・危険因子
生ワクチン(乾燥弱毒生麻しんワクチン，乾燥弱毒生風しんワクチン，経口生ポリオワクチン，乾燥BCG等)	免疫抑制下で生ワクチンを接種すると発症するおそれがあるので併用しないこと。	免疫抑制下で生ワクチンを接種すると増殖し，病原性をあらわす可能性がある。
タクロリムス(外用剤を除く)(プログラフ)	本剤の血中濃度が上昇することがある。また，腎障害等の副作用があらわれやすくなるので併用しないこと。	本剤の代謝が阻害されること及び副作用が相互に増強されると考えられる。
ピタバスタチン(リバロ)	これらの薬剤の血中濃度が上昇し，副作用	本剤により，これらの薬剤の血漿中の濃度が

ロスバスタチン（クレストール）	の発現頻度が増加するおそれがある。また，横紋筋融解症等の重篤な副作用が発現するおそれがある。	上昇（ピタバスタチン：Cmax6.6倍，AUC4.6倍，ロスバスタチン：Cmax10.6倍，AUC7.1倍）する。
ボセンタン（トラクリア）	ボセンタンの血中濃度が急激に上昇したとの報告があり，副作用が発現するおそれがある。また，本剤の血中濃度が約50%低下したとの報告がある。	本剤が，ボセンタンのCYP3A4による代謝を阻害すること及び輸送蛋白質を阻害し肝細胞への取り込みを阻害することにより，ボセンタンの血中濃度が上昇すると考えられる。また，ボセンタンはCYP3A4を誘導するため，本剤の代謝が促進され，血中濃度が低下すると考えられる。
アリスキレン（ラジレス）	アリスキレンの血中濃度が上昇するおそれがある。空腹時の併用投与によりアリスキレンのCmaxが約2.5倍，AUCが約5倍に上昇した。	本剤のP糖蛋白阻害によりアリスキレンのP糖蛋白を介した排出が抑制されると考えられる。

サンドスタチンLAR筋注用10mg
規格：10mg1瓶（溶解液付）［124462円/瓶］
サンドスタチンLAR筋注用20mg
規格：20mg1瓶（溶解液付）［221913円/瓶］
サンドスタチンLAR筋注用30mg
規格：30mg1瓶（溶解液付）［312396円/瓶］
サンドスタチンLAR筋注用キット10mg
規格：10mg1キット（溶解液付）［124462円/キット］
サンドスタチンLAR筋注用キット20mg
規格：20mg1キット（溶解液付）［221913円/キット］
サンドスタチンLAR筋注用キット30mg
規格：30mg1キット（溶解液付）［312396円/キット］

オクトレオチド酢酸塩　ノバルティス　249

【効能効果】

(1)下記疾患に伴う諸症状の改善：消化管ホルモン産生腫瘍（VIP産生腫瘍，カルチノイド症候群の特徴を示すカルチノイド腫瘍，ガストリン産生腫瘍）
(2)消化管神経内分泌腫瘍
(3)下記疾患における成長ホルモン，ソマトメジン-C分泌過剰状態及び諸症状の改善：先端巨大症・下垂体性巨人症（外科的処置，他剤による治療で効果が不十分な場合又は施行が困難な場合）

【対応標準病名】

◎	VIP産生腫瘍	下垂体性巨人症	ガストリノーマ
	カルチノイド	カルチノイド症候群	十二指腸神経内分泌腫瘍
	消化管ホルモン産生腫瘍	消化器腫瘍	先端巨大症
○	悪性膵内分泌腫瘍	回腸カルチノイド	下垂体機能亢進症
	下垂体前葉過形成	巨人症	空腸カルチノイド
	十二指腸ガストリノーマ	十二指腸カルチノイド	十二指腸神経内分泌癌
	小腸カルチノイド	膵神経内分泌腫瘍	ソーソン・ビオルック症候群
	ホルモン産生腫瘍	マリー症候群	
△	KIT（CD117）陽性消化管間質腫瘍	KIT（CD117）陽性食道消化管間質腫瘍	S状結腸腫瘍
	S状結腸粘膜下腫瘍	悪性奇形腫	悪性腫瘍
	悪性腫瘍合併性皮膚筋炎	悪性腫瘍に伴う貧血	イートン・ランバート症候群
	胃間葉系腫瘍	胃奇形腫	胃腫瘍
	胃腫瘤	胃粘膜下腫瘍	横行結腸腫瘍
	横行結腸粘膜下腫瘍	回盲部腫瘍	下行結腸腫瘍
	下行結腸粘膜下腫瘍	癌	肝右葉腫瘍
	癌関連網膜症	肝左葉腫瘍	肝腫瘍
	肝腫瘤	肝新生児血管内皮腫	癌性悪液質
	癌性ニューロパチー	癌性ニューロミオパチー	癌性貧血
	癌性ミエロパチー	肝門部腫瘍	結腸間葉系腫瘍
	結腸腫瘍	結腸粘膜下腫瘍	原発不明癌
	肛門腫瘍	十二指腸腫瘍	十二指腸腫瘤
	十二指腸ソマトスタチノーマ	十二指腸乳頭部腫瘍	十二指腸粘膜下腫瘍
	腫瘍随伴症候群	腫瘍性膵のう胞	上行結腸腫瘍
	上行結腸粘膜下腫瘍	小腸間葉系腫瘍	小腸腫瘍
	上皮腫	食道間葉系腫瘍	食道腫瘍
	食道粘膜下腫瘍	膵外分泌腫瘍	膵芽腫
	膵癌	膵管癌	膵管内管状腫瘍
	膵管内管状腺癌	膵管内乳頭粘液性腫瘍	膵管内乳頭粘液性腺癌
	膵頚部癌	膵腫瘍	膵腫瘤
	膵漿液性のう胞腫瘍	膵漿液性のう胞腺癌	膵腺房細胞癌
	膵体尾部癌	膵体尾部腫瘍	膵体部癌
	膵頭部癌	膵頭部腫瘍	膵頭部腫瘤
	膵粘液性のう胞腫瘍	膵粘液性のう胞腺癌	膵尾部癌
	脊索腫	全身性転移性癌	総胆管腫瘍
	ソマトスタチノーマ	胎児性癌	大腸腫瘍
	多発性癌転移	胆管腫瘍	胆のう腫瘍
	虫垂カルチノイド	虫垂腫瘍	腸腫瘍
	直腸間葉系腫瘍	直腸腫瘍	直腸腫瘤
	直腸粘膜下腫瘍	転移性黒色腫	転移性腫瘍
	内胚葉洞腫瘍	胚細胞腫	脾腫瘍
	末期癌	盲腸腫瘍	盲腸粘膜下腫瘍
	卵黄のう腫瘍	卵巣癌全身転移	

効能効果に関連する使用上の注意

(1)消化管ホルモン産生腫瘍及び先端巨大症・下垂体性巨人症
①オクトレオチド酢酸塩注射液により有効性及び忍容性が確認されている患者に投与すること。
②現在オクトレオチド酢酸塩注射液が投与されていない患者に本剤を投与する場合には，オクトレオチド酢酸塩注射液を2週間以上投与し，有効性及び忍容性を確認した上で本剤を投与すること。
(2)下垂体性巨人症については，脳性巨人症や染色体異常など他の原因による高身長例を鑑別し，下垂体性病変に由来するものであることを十分に確認すること。

用法用量

(1)消化管ホルモン産生腫瘍：通常，成人にはオクトレオチドとして20mgを4週毎に3ヵ月間，殿部筋肉内に注射する。その後は症状により10mg，20mg又は30mgを4週毎に投与する。ただし，初回投与後2週間は薬物濃度が十分な濃度に達しないことから，本剤投与前に投与していた同一用量のオクトレオチド酢酸塩注射液を併用する。
(2)消化管神経内分泌腫瘍：通常，成人にはオクトレオチドとして30mgを4週毎に，殿部筋肉内に注射する。なお，患者の状態により適宜減量すること。
(3)先端巨大症・下垂体性巨人症：通常，成人にはオクトレオチドとして20mgを4週毎に3ヵ月間，殿部筋肉内に注射する。その後は病態に応じて10mg，20mg又は30mgを4週毎に投与するが，30mg投与で効果が不十分な場合に限り40mgまで増量できる。

用法用量に関連する使用上の注意

(1)消化管ホルモン産生腫瘍：本剤投与中に症状が悪化した場合は，オクトレオチド酢酸塩注射液を併用することが望ましい。
(2)先端巨大症・下垂体性巨人症
①用量は，成長ホルモン濃度，インスリン様成長因子-I/ソマトメジン-C濃度及び臨床症状により10mg単位で適宜増減できる。
②40mgの投与にあたっては，20mgずつを異なる2箇所に注射する。

禁忌　本剤の成分に対し過敏症の既往歴のある患者

サンドスタチン皮下注用50μg　規格：50μg1mL1管［1650円/管］
サンドスタチン皮下注用100μg　規格：100μg1mL1管［2987円/管］
オクトレオチド酢酸塩　ノバルティス　249

【効 能 効 果】

(1)下記疾患に伴う諸症状の改善：消化管ホルモン産生腫瘍（VIP産生腫瘍，カルチノイド症候群の特徴を示すカルチノイド腫瘍，ガストリン産生腫瘍）
(2)下記疾患における成長ホルモン，ソマトメジン-C分泌過剰状態及び諸症状の改善：先端巨大症・下垂体性巨人症（外科的処置，他剤による治療で効果が不十分な場合又は施行が困難な場合）
(3)進行・再発癌患者の緩和医療における消化管閉塞に伴う消化器症状の改善

【対応標準病名】

◎	VIP産生腫瘍	悪性腫瘍	イレウス
	下垂体性巨人症	ガストリノーマ	カルチノイド
	カルチノイド症候群	癌	消化管ホルモン産生腫瘍
	先端巨大症		
○	S状結腸狭窄症	亜イレウス	悪性膵内分泌腫瘍
	横行結腸狭窄症	回腸狭窄	下行結腸狭窄
	下垂体機能亢進症	下垂体前葉過形成	機械的イレウス
	巨人症	空腸狭窄	痙性イレウス
	結腸狭窄症	結腸閉塞	十二指腸悪性ガストリノーマ
	十二指腸ガストリノーマ	上行結腸狭窄症	小腸イレウス
	小腸狭窄	小腸麻痺	ソーソン・ビオルック症候群
	大腸麻痺	腸狭窄	腸麻痺
	複雑性イレウス	閉塞性イレウス	ホルモン産生腫瘍
	麻痺性イレウス	マリー症候群	慢性腸狭窄症
	盲腸狭窄症		
△	ALK融合遺伝子陽性非小細胞肺癌	KIT（CD117）陽性消化管間質腫瘍	KIT（CD117）陽性食道消化管間質腫瘍
	S状結腸軸捻転	S状結腸腫瘍	S状結腸粘膜下腫瘍
あ	悪性奇形腫	悪性腫瘍合併性皮膚筋炎	悪性腫瘍に伴う貧血
	鞍上部胚細胞腫瘍	イートン・ランバート症候群	胃間葉系腫瘍
	胃原発絨毛癌	胃腫瘍	胃粘膜下腫瘍
	胃胚細胞腫瘍	延髄星細胞腫	横行結腸腫瘍
か	横行結腸粘膜下腫瘍	回腸重積症	回盲部腫瘍
	回盲部腸重積症	下行結腸腫瘍	下行結腸粘膜下腫瘍
	下葉小細胞肺癌	下葉肺腺癌	下葉肺大細胞癌
	下葉肺扁平上皮癌	下葉非小細胞肺癌	癌関連網膜症
	肝細胞癌破裂	癌性悪液質	癌性ニューロパチー
	癌性ニューロミオパチー	癌性貧血	癌性ミエロパチー
	偽性イレウス	胸膜播種	挙上空腸狭窄
	頚部脂腺癌	頚部隆起性皮膚線維肉腫	結腸間葉系腫瘍
	結腸腫瘍	結腸粘膜下腫瘍	原発不明癌
	膠肉腫	後腹膜胚細胞腫瘍	肛門腫瘍
さ	絞扼性イレウス	絞扼性癒着性腸閉塞症	視床下部星細胞腫
	視床星細胞腫	縦隔胚細胞腫瘍	縦隔卵黄のう腫瘍
	十二指腸悪性ソマトスタチノーマ	十二指腸腫瘍	十二指腸神経内分泌腫瘍
	十二指腸ソマトスタチノーマ	十二指腸粘膜下腫瘍	腫瘍随伴症候群
	腫瘍性膵のう胞	松果体胚細胞腫瘍	松果体部膠芽腫
	上行結腸腫瘍	上行結腸粘膜下腫瘍	小腸間葉系腫瘍
	小腸絞扼	小腸軸捻症	小腸重積症
	小腸腫瘍	上皮腫	上葉小細胞肺癌
	上葉肺腺癌	上葉肺大細胞癌	上葉肺扁平上皮癌
	上葉非小細胞肺癌	食道間葉系腫瘍	食道腫瘍
	食道粘膜下腫瘍	膵外分泌腫瘍	膵芽腫
	膵癌	膵管癌	膵管内管状腫瘍
	膵管内管状腺癌	膵管内乳頭粘液性腫瘍	膵管内乳頭粘液性腺癌
	膵頚部癌	膵腫瘍	膵腫瘤
	膵漿液性のう胞腫瘍	膵漿液性のう胞腺癌	膵神経内分泌腫瘍
	膵腺房細胞癌	膵体尾部癌	膵体尾部腫瘍
	膵体部癌	膵頭部癌	膵頭部腫瘍
	膵頭部腫瘤	膵粘液性のう胞腫瘍	膵粘液性のう胞腺癌
	膵尾部癌	精巣胚細胞腫瘍	精巣卵黄のう腫瘍
	脊索腫	全身性転移性癌	前頭葉星細胞腫
	前頭葉退形成性星細胞腫	側頭葉星細胞腫	側頭葉退形成性星細胞腫
た	側頭葉毛様細胞性星細胞腫	ソマトスタチノーマ	胎児性癌
	大腸絞扼	大腸重積症	大腸腫瘍
	大腸捻転症	多発性癌転移	虫垂カルチノイド
	虫垂腫瘍	中葉小細胞肺癌	中葉肺腺癌
	中葉肺大細胞癌	中葉肺扁平上皮癌	中葉非小細胞肺癌
	腸重積症	腸重積症再発	腸腫瘍
	直腸間葉系腫瘍	直腸重積症	直腸腫瘍
	転移性黒色腫	転移性腫瘍	頭蓋内胚細胞腫瘍
	透析腎癌	頭頂葉星細胞腫	頭部脂腺癌
な	頭部隆起性皮膚線維肉腫	内胚葉洞腫瘍	脳幹部星細胞腫
は	胚細胞腫	肺門部小細胞癌	肺門部腺癌
	肺門部大細胞癌	肺門部非小細胞癌	肺門部扁平上皮癌
	脾腫瘍	びまん性星細胞腫	披裂喉頭蓋ひだ喉頭面癌
ま	副咽頭間隙悪性腫瘍	末期癌	盲腸腫瘍
ら	癒着性イレウス	卵黄のう腫瘍	卵巣癌全身転移
	卵巣胚細胞腫瘍	卵巣卵黄のう腫瘍	良性下行結腸狭窄

効能効果に関連する使用上の注意　下垂体性巨人症については，脳性巨人症や染色体異常など他の原因による高身長例を鑑別し，下垂体性病変に由来するものであることを十分に確認すること。

用法用量

(1)消化管ホルモン産生腫瘍，先端巨大症・下垂体性巨人症の場合：通常，成人にはオクトレオチドとして1日量100又は150μgより投与をはじめ，効果が不十分な場合は1日量300μgまで漸増し，2～3回に分けて皮下投与する。なお，症状により適宜増減する。
(2)進行・再発癌患者の緩和医療における消化管閉塞に伴う消化器症状の場合：通常，成人にはオクトレオチドとして1日量300μgを24時間持続皮下投与する。なお，症状により適宜増減する。

用法用量に関連する使用上の注意

(1)進行・再発癌患者の緩和医療における消化管閉塞に伴う消化器症状について，本剤の投与量の増量と効果の増強の関係は，確立されていない。
(2)進行・再発癌患者の緩和医療における消化管閉塞に伴う消化器症状に対して本剤を継続投与する際には，患者の病態の観察を十分に行い，7日間毎を目安として投与継続の可否について慎重に検討すること。

禁忌　本剤の成分に対し過敏症の既往歴のある患者

サンラビン点滴静注用150mg　規格：150mg1瓶［3213円/瓶］
サンラビン点滴静注用200mg　規格：200mg1瓶［4115円/瓶］
サンラビン点滴静注用250mg　規格：250mg1瓶［5315円/瓶］
エノシタビン　旭化成　422

【効 能 効 果】

急性白血病（慢性白血病の急性転化を含む）

【対応標準病名】

◎	急性白血病	慢性骨髄性白血病急性転化	慢性白血病
○	急性骨髄性白血病	急性骨髄単球性白血病	急性前骨髄球性白血病

	二次性白血病	白血病	非定型慢性骨髄性白血病
	慢性骨髄性白血病移行期		
△	BCR－ABL1 陽性 B リンパ芽球性白血病	BCR－ABL1 陽性 B リンパ芽球性白血病/リンパ腫	B 細胞性前リンパ球性白血病
	B リンパ芽球性白血病	B リンパ芽球性白血病/リンパ腫	CCR4 陽性成人 T 細胞白血病リンパ腫
	E2A－PBX1 陽性 B リンパ芽球性白血病	E2A－PBX1 陽性 B リンパ芽球性白血病/リンパ腫	IL3－IGH 陽性 B リンパ芽球性白血病
	IL3－IGH 陽性 B リンパ芽球性白血病/リンパ腫	MLL 再構成型 B リンパ芽球性白血病	MLL 再構成型 B リンパ芽球性白血病/リンパ腫
	Ph 陽性急性リンパ性白血病	TEL－AML1 陽性 B リンパ芽球性白血病	TEL－AML1 陽性 B リンパ芽球性白血病/リンパ腫
	T 細胞性前リンパ球白血病	T 細胞性大顆粒リンパ球白血病	T リンパ芽球性白血病
	T リンパ芽球性白血病/リンパ腫	アグレッシブ NK 細胞白血病	顆粒球肉腫
	肝脾 T 細胞リンパ腫	急性巨核芽球性白血病	急性単球性白血病
	急性リンパ性白血病	くすぶり型白血病	形質細胞白血病
	血管内大細胞型 B 細胞性リンパ腫	高 2 倍体性 B リンパ芽球性白血病	高 2 倍体性 B リンパ芽球性白血病/リンパ腫
	好塩基球性白血病	好酸球性白血病	好中球性白血病
	骨髄性白血病	骨髄性白血病骨髄浸潤	骨髄単球性白血病
	混合型白血病	若年性骨髄単球性白血病	小児 EBV 陽性 T 細胞リンパ増殖性疾患
	小児急性リンパ性白血病	小児全身性 EBV 陽性 T 細胞リンパ増殖性疾患	髄膜白血病
	成人 T 細胞白血病骨髄浸潤	成人 T 細胞白血病リンパ腫	成人 T 細胞白血病リンパ腫・急性型
	成人 T 細胞白血病リンパ腫・くすぶり型	成人 T 細胞白血病リンパ腫・慢性型	成人 T 細胞白血病リンパ腫・リンパ腫型
	赤白血病	節外性 NK/T 細胞リンパ腫・鼻型	前リンパ球性白血病
	単球性白血病	腸管症関連 T 細胞リンパ腫	低 2 倍体性 B リンパ芽球性白血病
	低 2 倍体性 B リンパ芽球性白血病/リンパ腫	低形成性白血病	バーキット白血病
	白血病性関節症	脾 B 細胞性リンパ腫/白血病・分類不能型	非定型的白血病
	脾びまん性赤脾髄小 B 細胞性リンパ腫	皮膚白血病	肥満細胞性白血病
	ヘアリー細胞白血病	ヘアリー細胞白血病亜型	慢性 NK 細胞リンパ増殖性疾患
	慢性骨髄性白血病	慢性骨髄性白血病慢性期	慢性骨髄単球性白血病
	慢性単球性白血病	慢性リンパ性白血病	リンパ性白血病
	リンパ性白血病骨髄浸潤		

※ **適応外使用可**
原則として，「エノシタビン」を「骨髄異形成症候群(高リスク群)，難治性の造血器悪性腫瘍」に対し処方した場合，当該使用事例を審査上認める。

用法用量　通常，1 日量，体重 1kg 当り 3.5〜6.0mg を 5%ブドウ糖注射液，5%果糖注射液，5%キシリット注射液，生理食塩液，リンゲル液又は糖電解質注射液に混合し，静脈内に 2〜4 時間で 1 日 1 回又は 2 回に分割し点滴注射する。通常 10〜14 日間連続投与を行うか，又は 6〜10 日間連続投与後休薬期間をおいて同様の投与をくり返す。
用量及び投与期間については患者の末梢血及び骨髄の状態により適宜増減する。

禁忌　本剤の成分に対し重篤な過敏症の既往歴のある患者

サンリズム注射液50　規格：50mg5mL1管[701円/管]
ピルシカイニド塩酸塩水和物　第一三共 212

【効 能 効 果】

緊急治療を要する頻脈性不整脈(上室性及び心室性)

【対応標準病名】

◎	頻脈症	頻脈性不整脈	不整脈
○	異所性拍動	期外収縮	期外収縮性不整脈
	上室期外収縮	上室頻拍	心室期外収縮
	心室性二段脈	心室頻拍	心房頻拍
	多源性心室期外収縮	多発性期外収縮	洞頻脈
	トルサードドポアント	非持続性心室頻拍	頻拍症
	ブブレ症候群	発作性上室頻拍	発作性心房頻拍
	発作性接合部頻拍	発作性頻拍	リエントリー性心室性不整脈
△	QT 延長症候群	QT 短縮症候群	異所性心室調律
	異所性心房調律	異所性調律	一過性心室細動
	遺伝性 QT 延長症候群	呼吸性不整脈	三段脈
	徐脈頻脈症候群	心室細動	心室粗動
	心拍異常	心房期外収縮	心房静止
	洞不整脈	特発性 QT 延長症候群	二次性 QT 延長症候群
	副収縮	ブルガダ症候群	房室接合部期外収縮
	薬物性 QT 延長症候群		

※ **適応外使用可**
原則として，「ピルシカイニド塩酸塩水和物【注射薬】」を「現行の適応症について小児」に対して「1〜1.5mg/kg を 10 分かけて静脈内に投与」した場合，当該使用事例を審査上認める。

用法用量
期外収縮
通常，成人には 1 回 0.075mL/kg(ピルシカイニド塩酸塩水和物として 0.75mg/kg)を必要に応じて日本薬局方生理食塩液又は 5%ブドウ糖注射液などで希釈し，血圧ならびに心電図監視下に 10 分間で徐々に静注する。
なお，年齢，症状に応じて適宜減量する。
頻拍
通常，成人には 1 回 0.1mL/kg(ピルシカイニド塩酸塩水和物として 1.0mg/kg)を必要に応じて日本薬局方生理食塩液又は 5%ブドウ糖注射液などで希釈し，血圧ならびに心電図監視下に 10 分間で徐々に静注する。
なお，年齢，症状に応じて適宜減量する。

用法用量に関連する使用上の注意
(1)本剤を急速に静注した場合には，血中濃度が急激に上昇するので，本剤の投与に際しては投与時間を厳守すること。
(2)本剤の投与により効果を認めたものの，その後再発した場合には，初回用量がピルシカイニド塩酸塩水和物としての最大用量 1.0mg/kg(頻拍)あるいは 0.75mg/kg(期外収縮)の半量以下の場合を除き，再投与は行わないこと。なお，再投与する際は 1 日総投与量としてピルシカイニド塩酸塩水和物の 1 回最大用量を超えないこと。

禁忌
(1)うっ血性心不全のある患者
(2)高度の房室ブロック，高度の洞房ブロックのある患者

ピルシカイニド塩酸塩静注50mg「YD」：陽進堂[479円/管]，ピルシカイニド塩酸塩静注50mg「イセイ」：イセイ[479円/管]

ジアグノグリーン注射用25mg
規格：25mg1瓶(溶解液付)[605円/瓶]
インドシアニングリーン　第一三共 722,729

【効 能 効 果】

(1)肝機能検査(血漿消失率，血中停滞率及び肝血流量測定)：肝疾患の診断，予後治癒の判定
(2)循環機能検査(心拍出量，平均循環時間又は異常血流量の測定)：心臓血管系疾患の診断
(3)脳神経外科手術時における脳血管の造影(赤外線照射時の蛍光測定による)
(4)次の疾患におけるセンチネルリンパ節の同定：乳癌，悪性黒色

腫

【対応標準病名】

該当病名なし

効能効果に関連する使用上の注意　本剤を用いたセンチネルリンパ節生検は，本検査法に十分な知識と経験を有する医師のもとで，実施が適切と判断される症例において実施すること。なお，症例の選択にあたっては，最新の関連ガイドライン等を参照し，適応となる腫瘍径や部位等について十分な検討を行うこと。

用法用量

(1)肝機能検査

①血漿消失率測定及び血中停滞率測定の場合：インドシアニングリーンとして体重1kg当たり0.5mgに相当する量を注射用水で5mg/mL程度に希釈し，肘静脈より30秒以内に症状に注意しながら徐々に静脈注射する。

②肝血流量測定の場合：インドシアニングリーンとして25mgをできるだけ少量の注射用水に溶かした後，生理食塩液で2.5〜5mg/mLの濃度に希釈し，インドシアニングリーンとして3mgに相当する上記溶液を静脈注射する。その後引き続き0.27〜0.49mg/分の割合で約50分間採血が終るまで一定速度で点滴静脈注射する。

(2)循環機能検査：目的に応じて心腔内より末梢静脈に至る種々の血管部位にインドシアニングリーンの溶液を注入するが通常前腕静脈から行う。成人1人当たり1回量はインドシアニングリーン5〜10mg，すなわち1〜2mL程度で，小児は体重に応じて減量する。

(3)脳神経外科手術時における脳血管の造影(赤外線照射時の蛍光測定による)：インドシアニングリーンとして25mgを5mLの注射用水で溶解し，通常0.1〜0.3mg/kgを静脈内投与する。

(4)センチネルリンパ節の同定

乳癌のセンチネルリンパ節の同定においては，インドシアニングリーンとして25mgを5mLの注射用水で溶解し，通常5mL以下を悪性腫瘍近傍又は乳輪部の皮下に適宜分割して投与する。

悪性黒色腫のセンチネルリンパ節の同定においては，インドシアニングリーンとして25mgを5mLの注射用水で溶解し，通常1mLを悪性腫瘍近傍の皮内数箇所に適宜分割して投与する。

用法用量に関連する使用上の注意　センチネルリンパ節の同定においては，可能な限り本剤とラジオアイソトープ法を併用することが望ましい。その際には，併用する薬剤の添付文書を参照した上で使用すること。

禁忌

(1)本剤の成分に対し過敏症の既往歴のある患者

(2)ヨード過敏症の既往歴のある患者

シアノキット注射用5gセット　規格：5g1瓶(溶解液付)[91161円/瓶]

ヒドロキソコバラミン　塩化ナトリウム　メルクセローノ　392

【効 能 効 果】

シアン及びシアン化合物による中毒

【対応標準病名】

◎	シアン化水素中毒	シアン化物の毒作用	
△	全身中毒症	中毒	毒物誤飲
	服毒自殺未遂		

効能効果に関連する使用上の注意　火災煙の吸入による中毒の場合，一酸化炭素等他の有毒物質による中毒の可能性があるが，シアン中毒では本剤の投与を可及的速やかに開始する必要があるため，シアン中毒が疑われる場合には，本剤の投与を開始すること。

用法用量

(1)初回投与

通常，成人にはヒドロキソコバラミンとして5g(1バイアル)を日本薬局方生理食塩液200mLに溶解して，15分間以上かけて点滴静注する。

また，小児にはヒドロキソコバラミンとして70mg/Kg(ただし，5gを超えない)を計15分間以上かけて点滴静注する。

なお，1バイアル(ヒドロキソコバラミンとして5g)を日本薬局方生理食塩液200mLに溶解して必要量を投与する。

(2)追加投与：症状により1回追加投与できる。追加投与する際には，15分間〜2時間かけて点滴静注する。総投与量は成人には10g，小児には140mg/Kg(ただし，10gを超えない)を上限とする。

原則禁忌

(1)ビタミンB_{12}(シアノコバラミン)に対し過敏症の既往歴のある患者

(2)本剤の成分(ヒドロキソコバラミン)に対し過敏症の既往歴のある患者

シアノコバラミン注1000μg「NP」　規格：1mg1管[82円/管]

シアノコバラミン　ニプロ　313

【効 能 効 果】

(1)ビタミンB_{12}欠乏症の予防及び治療

(2)ビタミンB_{12}の需要が増大し，食事からの摂取が不十分な際の補給(消耗性疾患，甲状腺機能亢進症，妊産婦，授乳婦等)

(3)巨赤芽球性貧血

(4)広節裂頭条虫症

(5)悪性貧血に伴う神経障害

(6)吸収不全症候群(スプルー等)

(7)下記疾患のうち，ビタミンB_{12}の欠乏又は代謝障害が関与すると推定される場合

ただし，効果がないのに月余にわたって漫然と使用すべきでない。

①栄養性及び妊娠性貧血

②胃切除後の貧血

③肝障害に伴う貧血

④放射線による白血球減少症

⑤神経痛

⑥末梢神経炎，末梢神経麻痺

【対応標準病名】

◎	悪性貧血	胃切除後巨赤芽球性貧血	胃切除後貧血
	肝疾患に伴う貧血	吸収不良症候群	巨赤芽球性貧血
	甲状腺機能亢進症	広節裂頭条虫症	食事性貧血
	神経痛	スプルー	二次性白血球減少症
	妊娠貧血症	ビタミンB12欠乏症	ビタミンB12欠乏性貧血
	末梢神経炎	末梢神経障害	
○	異所性中毒性甲状腺腫	一過性甲状腺機能亢進症	遺伝性巨赤芽球性貧血
	イマースルンド・グレスベック症候群	栄養性巨赤芽球性貧血	下肢神経痛
	下垂体性甲状腺機能亢進症	偽性甲状腺機能亢進症	吸収不良症候群によるビタミンB12欠乏性貧血
	グレーブス病	クローン病によるビタミンB12欠乏性貧血	原発性甲状腺機能亢進症
	甲状腺機能正常型グレーブス病	甲状腺クリーゼ	甲状腺中毒性眼球突出症
	甲状腺中毒性昏睡	甲状腺中毒性周期性四肢麻痺	ゴパラン症候群
	菜食主義者貧血	四肢神経痛	症候性巨赤芽球性貧血
	上肢神経痛	条虫症	小腸切除によるビタミンB12欠乏性貧血
	人為的甲状腺中毒症	神経炎	先天性悪性貧血
	中毒性甲状腺腫	中毒性多結節性甲状腺腫	中毒性単結節性甲状腺腫
	特発性神経痛	トランスコバラミンII欠乏症	二次性甲状腺機能亢進症
	日本海裂頭条虫症	熱帯性スプルー	バセドウ病
	バセドウ病術後再発	ビタミンB群欠乏症	ビタミン欠乏性貧血

シ

	びまん性中毒性甲状腺腫	プランマー病	慢性神経痛
△	亜急性連合性脊髄変性症	アルコール性多発ニューロパチー	胃切除後消化障害
	胃切除後症候群	ウィップル病	下垂体性TSH分泌亢進症
	下腿神経炎	顆粒球減少症	肝機能障害
	肝疾患	肝障害	牛乳不耐症
	胸壁神経痛	頚部神経痛	肩甲上神経痛
	後期ダンピング症候群	高色素性貧血	甲状腺眼症
	甲状腺中毒症	甲状腺中毒症性関節障害	甲状腺中毒症性筋無力症候群
	甲状腺中毒症性心筋症	甲状腺中毒性四肢麻痺	甲状腺中毒性心不全
	甲状腺中毒性ミオパチー	好中球G6PD欠乏症	好中球減少症
	後頭下神経痛	後頭神経痛	後頭部神経痛
	項部神経痛	産褥期心臓合併症	産褥期鉄欠乏性貧血
	産褥期貧血	自己免疫性好中球減少症	脂肪不耐性吸収不良症
	脂肪便	周期性好中球減少症	手指神経炎
	術後吸収不良	小児遺伝性無顆粒球症	小児食事性貧血
	上腕神経痛	食事性葉酸欠乏性貧血	膵外分泌機能不全
	スルーダー神経痛	正球性正色素性貧血	赤血球造血刺激因子製剤低反応性貧血
	セリアック病	先天性好中球減少症	前腕神経痛
	早期ダンピング症候群	側頭部神経痛	大球性貧血
	大腿神経痛	多発性神経炎	多発性神経障害
	多発性神経痛	多発ニューロパチー	単球減少症
	蛋白不耐性吸収不良症	蛋白漏出性胃腸症	ダンピング症候群
	中毒性好中球減少症	中毒性ニューロパチー	糖質不耐性吸収不良症
	頭部神経痛	特発性好中球減少症	妊娠期心臓合併症
	妊娠性鉄欠乏性貧血	妊娠性葉酸欠乏性貧血	背部神経痛
	バセドウ病眼症	白血球減少症	発熱性好中球減少症
	ハンター舌炎	パントテン酸欠乏症	反復性多発性神経炎
	ビオチン欠乏症	脾性好中球減少症	貧血
	腹壁神経痛	慢性貧血	慢性本態性好中球減少症候群
	慢性良性顆粒球減少症	無顆粒球症	無顆粒球性アンギナ
	盲係蹄症候群	薬剤性顆粒球減少症	薬物誘発性多発ニューロパチー
	葉酸欠乏症	葉酸先天代謝異常	腰皮神経痛
	肋間神経痛		
※	**適応外使用可** 原則として，「シアノコバラミン」を「ビタミンB_{12}依存性メチルマロン酸血症」に対し処方した場合，当該使用事例を審査上認める。		

用法用量　シアノコバラミンとして，通常，成人1回1,000μg(1mL)までを皮下，筋肉内又は静脈内注射する。
なお，年齢，症状により適宜増減する。

禁忌　本剤の成分に対し過敏症の既往歴のある患者

シアノコバラミン注射液1mg「ツルハラ」：鶴原　1mg1管[82円/管]，シアノコバラミン注射液1000μg「トーワ」：東和　1mg1管[82円/管]，ビタミンB_{12}注1000「コバヤシ」：小林化工　1mg1管[82円/管]，ビタミンB_{12}注1mg「ミタ」：キョーリンリメディオ　1mg1管[82円/管]，ビタミンB_{12}注"Z"100μg：日本臓器　100μg1管[82円/管]，ビタミンB_{12}注"Z"1,000μg：日本臓器　1mg1管[82円/管]，ビタミンB_{12}注「日医工」1mg：日医工　1mg1管[82円/管]

ジェノトロピンTC注用5.3mg
規格：5.33mg1筒(溶解液付)[36410円/筒]

ジェノトロピンTC注用12mg
規格：12mg1筒(溶解液付)[90304円/筒]

ジェノトロピンゴークイック注用5.3mg
規格：5.33mg1キット[40189円/キット]

ジェノトロピンゴークイック注用12mg
規格：12mg1キット[99252円/キット]

ソマトロピン(遺伝子組換え)　ファイザー　241

【効能効果】

(1)骨端線閉鎖を伴わない成長ホルモン分泌不全性低身長症
(2)骨端線閉鎖を伴わない次の疾患における低身長：ターナー症候群，慢性腎不全，プラダーウィリー症候群
(3)成人成長ホルモン分泌不全症(重症に限る)
(4)骨端線閉鎖を伴わないSGA(small-for-gestational age)性低身長症

【対応標準病名】

◎	SGA性低身長症	重症成人成長ホルモン分泌不全	成長ホルモン分泌不全性低身長症
	ターナー症候群	低身長症	プラダー・ウィリー症候群
	慢性腎不全		
○	XO症候群	下垂体機能低下症	カルマン症候群
	成長ホルモン単独欠損症	成長ホルモン分泌不全	続発性下垂体機能低下症
	ターナー症候群46XY	ターナー症候群核型45X	ターナー症候群モザイク
	ターナー症候群モザイク45X	ターナー症候群モザイク46XX	体質性低身長
	特発性下垂体機能低下症	汎下垂体機能低下症	複合下垂体ホルモン欠損症
	慢性腎臓病ステージG5D	ラロン型低身長症	ローラン症候群
△	1型糖尿病性腎不全	2型糖尿病性腎不全	ACTH単独欠損症
	CHARGE症候群	FSH単独欠損症	LH単独欠損症
	TSH単独欠損症	アースコグ症候群	アペール症候群
	ウルリッヒ症候群	下垂体機能低下に伴う貧血	下垂体腫瘤
	下垂体障害	下垂体性男子性腺機能低下症	下垂体性不妊症
	下垂体性卵巣機能低下	下垂体卒中	下垂体膿瘍
	カルタゲナー症候群	クリッペル・トレノーネイ・ウェーバ症候群	コケイン症候群
	ゴナドトロピン単独欠損症	ゴナドトロピン分泌異常	コルネリアデランゲ症候群
	シーハン症候群	子宮内胎児発育遅延	視床下部機能障害
	脂肪性器ジストロフィー	スミス・レムリ・オピッツ症候群	性器発育異常
	性腺発育不全	ゼッケル症候群	胎児栄養失調症
	低ゴナドトロピン性性腺機能低下症	糖尿病性腎不全	特発性低身長症
	ドュボウィッツ症候群	トルコ鞍空洞症	内分泌機能異常
	内分泌疾患	内分泌障害	肉芽腫性下垂体炎
	妊娠期間に比較して低体重	妊娠期間に比較して低体重・低身長	ヌーナン症候群
	バート・ホッグ・デュベ症候群	ビールス症候群	ファイファー症候群
	ベックウィズ・ウイーデマン症候群	ボネビー・ウルリッヒ症候群	末期腎不全
	マルケサーニ症候群	慢性腎臓病ステージG3	慢性腎臓病ステージG3a
	慢性腎臓病ステージG3b	慢性腎臓病ステージG4	慢性腎臓病ステージG5
	薬物誘発性下垂体機能低下症	ラッセル・シルバー症候群	ラトケのう胞
	リンパ球性下垂体炎	ルビンスタイン・テイビ症候群	ロビノウ・シルバーマン・スミス症候群

効能効果に関連する使用上の注意
(1)骨端線閉鎖を伴わない成長ホルモン分泌不全性低身長症：本剤の成長ホルモン分泌不全性低身長症の適用は，厚生省特定疾患

間脳下垂体機能障害調査研究班，成長ホルモン分泌不全性低身長症診断の手引きの診断の基準確実例とすること。

(2)骨端線閉鎖を伴わない次の疾患における低身長

①ターナー症候群

(a)適用基準：染色体検査によりターナー症候群と確定診断された者で，身長が標準身長の－2SD以下又は年間の成長速度が2年以上にわたって標準値の－1.5SD以下である場合。

(b)治療継続基準

1年ごとに以下の基準を満たしているかどうかを判定し，いずれかを満たしたときに治療の継続をする。

1)成長速度≧4cm/年

2)治療中1年間の成長速度と，投与前1年間の成長速度の差が1.0cm/年以上の場合。

3)治療2年目以降で，治療中1年間の成長速度が下記の場合。

2年目≧2cm/年

3年目以降≧1cm/年

ただし，以上のいずれも満たさないとき，又は骨年齢が15歳以上に達したときは投与を中止すること。

②慢性腎不全：慢性腎不全は糸球体ろ過率等を検査し確定診断すること。

③プラダーウィリー症候群

(a)適応基準：染色体検査によりプラダーウィリー症候群と確定診断された者で，身長が同性，同年齢の標準身長の－2SD以下又は年間の成長速度が2年以上にわたって標準値の－1.5SD以下である場合。

(b)治療継続基準

1年ごとに以下の基準を満たしているかどうかを判定し，いずれかを満たしたときに治療の継続をする。

1)成長速度≧4cm/年

2)治療中1年間の成長速度と，投与前1年間の成長速度の差が1.0cm/年以上の場合。

3)治療2年目以降で，治療中1年間の成長速度が下記の場合。

2年目≧2cm/年

3年目以降≧1cm/年

ただし，以上のいずれも満たさないとき，又は骨年齢が男17歳，女15歳以上に達したときは投与を中止すること。

(3)成人成長ホルモン分泌不全症(重症に限る)

本剤の成人成長ホルモン分泌不全症への適用は，(1)小児期に成長ホルモン分泌不全症と確定診断されている患者(小児期発症型)，もしくは(2)成人期発症型では頭蓋内器質性疾患の合併ないし既往歴，治療歴又は周産期異常の既往がある患者のうち，厚生労働省難治性疾患克服研究事業　間脳下垂体機能障害調査研究班の「成人成長ホルモン分泌不全症の診断の手引き」において重症と診断された患者とすること。

重症成人成長ホルモン分泌不全症の診断基準

①小児期発症型：2種類以上の成長ホルモン分泌刺激試験における血清(血漿)成長ホルモン濃度の頂値がすべて3ng/mL以下(GHRP-2負荷試験では15ng/mL以下)であること。ただし，頭蓋内器質性疾患の合併ないし既往歴，治療歴，又は周産期異常があり，成長ホルモンを含む複数の下垂体ホルモンの分泌低下がある患者では，1種類の成長ホルモン分泌刺激試験における血清(血漿)成長ホルモン濃度の頂値が3ng/mL以下(GHRP-2負荷試験では15ng/mL以下)であること。

小児期に成長ホルモン分泌不全症と診断されたものでも，本治療開始前に再度成長ホルモン分泌刺激試験を行い，成長ホルモン分泌不全症であることを確認すること。

②成人期発症型：成長ホルモンを含む複数の下垂体ホルモン(あるいは成長ホルモン単独)の分泌低下がある患者で，かつ1種類(成長ホルモンの単独欠損の患者では2種類)の成長ホルモン分泌刺激試験における血清(血漿)成長ホルモン濃度の頂値が3ng/mL以下(GHRP-2負荷試験では15ng/mL以下)であること。

ただし，遺伝子組換え型の成長ホルモンを標準品とした場合は，血清(血漿)成長ホルモン濃度の頂値が1.8ng/mL以下(GHRP-2負荷試験では9ng/mL以下)であること。

[成長ホルモン分泌刺激試験の種類と成人成長ホルモン分泌不全症で重症と診断される血清(血漿)成長ホルモン濃度の頂値]

成長ホルモン分泌刺激物質	ヒト成長ホルモン標準品	
	遺伝子組換え	下垂体抽出
インスリン，アルギニン，グルカゴン	1.8ng/mL以下	3ng/mL以下
GHRP-2	9ng/mL以下	15ng/mL以下

(4)骨端線閉鎖を伴わないSGA(small-for-gestational age)性低身長症

①適用基準

以下のいずれの基準も満たすこと。

(a)出生時

出生時の体重及び身長がともに在胎週数相当の10パーセンタイル未満で，かつ出生時の体重又は身長のどちらかが，在胎週数相当の－2SD未満であること。

なお，重症の新生児では出生時に身長が測定できないことがあるので，測定されていない場合は，出生体重で判定すること。

(b)治療の開始条件

1)3歳以上の患者であること。

2)現在の身長が標準身長の－2.5SD未満。

3)治療開始前1年間の成長速度が標準成長速度の0SD未満。

(c)出生後の成長障害が子宮内発育遅延以外の疾患等に起因する患者でないこと。また，成長障害をもたらすと考えられる治療を受けている患者でないこと。

②治療継続基準

1年ごとに以下の基準を満たしているかどうかを判定し，いずれかを満たしたときに治療の継続をする。

(a)成長速度≧4cm/年

(b)治療中1年間の成長速度と，投与前1年間の成長速度の差が1.0cm/年以上の場合。

(c)治療2年目以降で，治療中1年間の成長速度が下記の場合。

2年目≧2cm/年

3年目以降≧1cm/年

ただし，年間成長速度が，思春期による最大成長時を過ぎて2cm未満になった場合は中止する。

上記治療継続基準(a)～(c)のいずれも満たさないとき，又は骨年齢が男17歳，女15歳以上に達したときは投与を中止すること。

用法用量

(1)骨端線閉鎖を伴わない成長ホルモン分泌不全性低身長症：通常1週間に体重kg当たり，ソマトロピン(遺伝子組換え)として0.175mgを2～4回に分けて筋肉内に注射するか，あるいは6～7回に分けて皮下に注射する。

(2)骨端線閉鎖を伴わない次の疾患における低身長

①ターナー症候群：通常1週間に体重kg当たり，ソマトロピン(遺伝子組換え)として0.35mgを2～4回に分けて筋肉内に注射するか，あるいは6～7回に分けて皮下に注射する。

②慢性腎不全：通常1週間に体重kg当たり，ソマトロピン(遺伝子組換え)として0.175mgを6～7回に分けて皮下に注射するが，投与開始6カ月後以降増量基準に適合した場合は0.35mgまで増量することができる。

③プラダーウィリー症候群：通常1週間に体重kg当たり，ソマトロピン(遺伝子組換え)として0.245mgを6～7回に分けて皮下に注射する。

(3)成人成長ホルモン分泌不全症(重症に限る)：通常開始用量として，1週間に体重kg当たり，ソマトロピン(遺伝子組換え)として0.021mgを6～7回に分けて皮下に注射する。患者の臨床症状に応じて1週間に体重kg当たり0.084mgを上限として漸増し，1週間に6～7回に分けて皮下に注射する。なお，投与量は臨床症状及び血清インスリン様成長因子-I(IGF-I)濃度等の検査所見に応じて適宜増減する。ただし，1日量として1mgを超えないこと。

(4)骨端線閉鎖を伴わないSGA(small-for-gestational age)性低身長症：通常1週間に体重kg当たり，ソマトロピン(遺伝子組換え)として0.23mgを6～7回に分けて皮下に注射する。なお，効果不十分な場合は1週間に体重kg当たり0.47mgまで増量し，6～7回に分けて皮下に注射する。

〔ジェノトロピンTC注用5.3mg，ジェノトロピンTC注用12mgのみ〕：なお，専用のソマトロピン注入器を用いて溶解・注射するか，又は専用の溶解器を用いて溶解，注射する。

用法用量に関連する使用上の注意

(1)慢性腎不全における低身長患者に投与する場合には，血清クレアチニン等腎機能を定期的に検査し，基礎疾患の進行の観察を十分に行うこと。腎機能の異常な悪化が認められた場合は投与を中止すること。本剤の投与に際し，身長の伸びが投与開始6カ月間で年間成長率に換算して4cm/年未満であり，かつ治療前1年間の成長率との差が1cm/年未満である場合は投与を中止すること。なお，治療の継続基準として，6カ月目及び1年目は年間成長率が4cm/年以上又は治療前1年間の成長率との差が1cm/年以上，2年目は年間成長率が2cm/年以上，3年目以降は年間成長率が1cm/年以上の場合は治療を継続できるものとする。ただし，骨年齢が男17歳，女15歳以上に達したときは投与を中止すること。また，上記継続基準を満たし，かつ次のいずれかに該当する場合は増量できるものとする。

①慢性腎不全のため同性，同年齢の標準身長の－2SD以下の低身長をきたし，0.175mg/kg/週の投与を継続しても骨年齢が男17歳，女15歳に達するまでに標準身長の－2SDまで到達する見込みがない場合

②1年以内に腎移植を予定しており，それまでに0.175mg/kg/週の投与を継続しても標準身長の－2SDまで到達する見込みがない場合

(2)成人成長ホルモン分泌不全症(重症に限る)の患者に投与する場合には，次の点に留意すること。

①本剤の投与量は，血清IGF-I濃度を参照して調整すること。血清IGF-I濃度は投与開始後24週目までは4週間に1回，それ以降は12週から24週に1回の測定を目安とすること。また，副作用の発現等の際は，適宜，血清IGF-I濃度を測定し，本剤の減量，投与中止等適切な処置をとること。

②加齢に伴い生理的な成長ホルモンの分泌量や血清IGF-I濃度が低下することが知られている。本剤投与による症状の改善が認められなくなり，かつ本剤を投与しなくても血清IGF-I濃度が基準範囲内にある場合は，投与中止を考慮すること。

禁忌

(1)糖尿病の患者
(2)悪性腫瘍のある患者
(3)妊婦又は妊娠している可能性のある婦人
(4)プラダーウィリー症候群の患者のうち，高度な肥満又は重篤な呼吸器障害のある患者

ジェービックV

規格：－[－]

乾燥細胞培養日本脳炎ワクチン　阪大微研　631

エンセバック皮下注用を参照(P1240)

ジェブタナ点滴静注60mg

規格：60mg1.5mL1瓶(溶解液付)[593069円/瓶]

カバジタキセルアセトン付加物　サノフィ　424

【効能効果】

前立腺癌

【対応標準病名】

◎	前立腺癌		
○	去勢抵抗性前立腺癌	限局性前立腺癌	進行性前立腺癌
	前立腺横紋筋肉腫	前立腺癌再発	前立腺小細胞癌

効能効果に関連する使用上の注意

(1)本剤は外科的又は内科的去勢術を行い，進行又は再発が確認された患者を対象とすること。
(2)本剤の化学療法未治療の前立腺癌における有効性及び安全性は確立していない。
(3)【臨床成績】の項の内容を熟知し，本剤の有効性及び安全性を十分に理解した上で適応患者の選択を行うこと。

用法用量　プレドニゾロンとの併用において，通常，成人に1日1回，カバジタキセルとして25mg/m^2(体表面積)を1時間かけて3週間間隔で点滴静注する。なお，患者の状態により適宜減量すること。

用法用量に関連する使用上の注意

(1)プレドニゾロンの投与に際しては，【臨床成績】の項の内容を熟知し，投与すること。
(2)本剤の投与時には，添付溶解液全量に溶解して10mg/mLの濃度とした後，最終濃度が0.10～0.26mg/mLとなるよう必要量を注射筒で抜き取り，直ちに生理食塩液又は5%ブドウ糖液と混和し，1時間かけて点滴静注すること。
(3)本剤投与時にあらわれることがある過敏反応を軽減させるために，本剤投与の30分前までに，抗ヒスタミン剤，副腎皮質ホルモン剤，H_2受容体拮抗剤等の前投与を行うこと。
(4)他の抗悪性腫瘍剤との併用における有効性及び安全性は確立していない。
(5)減量・休薬・中止基準
本剤投与により副作用が発現した場合には，以下の基準を参考に，本剤を減量又は休薬すること。減量後もこれらの副作用があらわれる場合は投与中止を考慮すること。

本剤の減量・休薬・中止基準

副作用 (GradeはNCI-CTCAEによる)	処置
適切な治療にも関わらず持続するGrade3以上の好中球減少症(1週間以上)	好中球数が1,500/mm^{3}を超えるまで休薬し，その後，用量を20mg/m^{2}に減量して投与を再開する。
発熱性好中球減少症又は好中球減少性感染	症状が回復又は改善し，好中球数が1,500/mm^{3}を超えるまで休薬し，その後，用量を20mg/m^{2}に減量して投与を再開する。
Grade3以上の下痢，又は水分・電解質補給等の適切な治療にも関わらず持続する下痢	症状が回復又は改善するまで休薬し，その後，用量を20mg/m^{2}に減量して投与を再開する。
Grade3以上の末梢性ニューロパチー	投与を中止する。
Grade2の末梢性ニューロパチー	用量を20mg/m^{2}に減量する。

警告

好中球減少症，発熱性好中球減少症，貧血等の重篤な骨髄抑制があらわれ，その結果重症感染症等により死亡に至る例が報告されている。本剤は，緊急時に十分対応できる医療施設において，がん化学療法に十分な知識・経験を持つ医師のもとで，本剤の投与が適切と判断される症例についてのみ投与すること。また，下記の患者には投与しない等，適応患者の選択を慎重に行うこと。

(1)重篤な骨髄抑制のある患者
(2)感染症を合併している患者
(3)発熱を有し，感染症の疑われる患者
(4)肝機能障害を有する患者

治療の開始に先立ち，患者又はその家族に有効性及び危険性を十分説明し，同意を得てから投与すること。

禁忌

(1)重篤な骨髄抑制のある患者
(2)感染症を合併している患者
(3)発熱を有し，感染症の疑われる患者
(4)肝機能障害を有する患者
(5)本剤又はポリソルベート 80 含有製剤に対し重篤な過敏症の既往歴のある患者

ジェムザール注射用200mg　規格：200mg1瓶[4004円/瓶]
ジェムザール注射用1g　規格：1g1瓶[18789円/瓶]

ゲムシタビン塩酸塩　日本イーライリリー　422

【効能効果】

非小細胞肺癌，膵癌，胆道癌，尿路上皮癌，手術不能又は再発乳癌，がん化学療法後に増悪した卵巣癌，再発又は難治性の悪性リンパ腫

【対応標準病名】

◎	悪性リンパ腫	腎盂尿路上皮癌	膵癌
	胆道癌	乳癌	乳癌再発
	尿管尿路上皮癌	尿道尿路上皮癌	非小細胞肺癌
	膀胱尿路上皮癌	卵巣癌	
○	ALK 融合遺伝子陽性非小細胞肺癌	EGFR 遺伝子変異陽性非小細胞肺癌	下葉肺癌
	下葉非小細胞肺癌	気管支癌	原発性肺癌
	細気管支肺胞上皮癌	術後乳癌	上葉肺癌
	上葉非小細胞肺癌	腎盂癌	進行乳癌
	膵芽腫	膵管癌	膵漿液性のう胞腺癌
	膵腺房細胞癌	膵体部癌	膵頭部癌
	膵粘液性のう胞腺癌	膵尾部癌	胆管癌
	中葉肺癌	中葉非小細胞肺癌	乳頭部乳癌
	尿管癌	尿道癌	肺癌
	肺腺癌	肺腺扁平上皮癌	肺腺様のう胞癌
	肺大細胞癌	肺大細胞神経内分泌癌	肺粘表皮癌
	肺扁平上皮癌	肺胞上皮癌	肺門部肺癌
	肺門部非小細胞癌	膀胱癌	
△	ALK 陽性未分化大細胞リンパ腫	B 細胞リンパ腫	MALT リンパ腫
	VIP 産生腫瘍	悪性インスリノーマ	悪性ガストリノーマ
	悪性グルカゴノーマ	悪性膵内分泌腫瘍	悪性ソマトスタチノーマ
	胃 MALT リンパ腫	胃悪性リンパ腫	炎症性乳癌
	下部胆管癌	下葉肺腺癌	下葉肺大細胞癌
	下葉肺扁平上皮癌	眼窩悪性リンパ腫	肝外胆管癌
	肝脾 T 細胞リンパ腫	肝門部胆管癌	胸膜播種
	頚部悪性リンパ腫	血管内大細胞型 B 細胞性リンパ腫	血管免疫芽球性 T 細胞リンパ腫
	結腸悪性リンパ腫	甲状腺 MALT リンパ腫	甲状腺悪性リンパ腫
	後腹膜リンパ節転移	骨悪性リンパ腫	縦隔悪性リンパ腫
	十二指腸悪性リンパ腫	十二指腸乳頭癌	十二指腸乳頭部癌
	主気管支の悪性腫瘍	小腸悪性リンパ腫	小児 EBV 陽性 T 細胞リンパ増殖性疾患
	小児全身性 EBV 陽性 T 細胞リンパ増殖性疾患	上部胆管癌	上葉肺腺癌
	上葉肺大細胞癌	上葉肺扁平上皮癌	腎盂腺癌
	腎盂乳頭状癌	腎盂扁平上皮癌	心臓悪性リンパ腫
	膵管内管状腺癌	膵管内乳頭粘液性腺癌	膵頚部癌
	膵脂肪肉腫	膵体尾部癌	膵内胆管癌
	精巣悪性リンパ腫	節外性 NK/T 細胞リンパ腫・鼻型	総胆管癌
	大腸 MALT リンパ腫	大腸悪性リンパ腫	大動脈周囲リンパ節転移
	胆のう管癌	中部胆管癌	中葉肺腺癌
	中葉肺大細胞癌	中葉肺扁平上皮癌	腸管症関連 T 細胞リンパ腫
	腸骨リンパ節転移	直腸 MALT リンパ腫	直腸悪性リンパ腫
	乳癌・HER2 過剰発現	乳腺腋窩尾部乳癌	乳房境界部乳癌
	乳房脂肪肉腫	乳房パジェット病	乳輪部乳癌
	尿管口部膀胱癌	尿道傍腺の悪性腫瘍	尿膜管癌
	粘液性のう胞腺癌	脳悪性リンパ腫	膿胸関連リンパ腫
	肺 MALT リンパ腫	肺未分化癌	肺門部腺癌
	肺門部大細胞癌	肺門部扁平上皮癌	肺門リンパ節転移
	脾 B 細胞性リンパ腫/白血病・分類不能型	脾悪性リンパ腫	脾びまん性赤脾髄小 B 細胞性リンパ腫
	非ホジキンリンパ腫	脾門部リンパ節転移	ヘアリー細胞白血病亜型
	扁桃悪性リンパ腫	膀胱円蓋部膀胱癌	膀胱頚部膀胱癌
	膀胱後壁部膀胱癌	膀胱三角部膀胱癌	膀胱上皮内癌
	膀胱前壁部膀胱癌	膀胱側壁部膀胱癌	膀胱肉腫
	膀胱扁平上皮癌	末梢性 T 細胞リンパ腫	マントル細胞リンパ腫
	未分化大細胞リンパ腫	卵巣カルチノイド	卵巣癌肉腫
	卵巣絨毛癌	卵巣胎児性癌	卵巣肉腫
	卵巣未分化胚細胞腫	卵巣卵黄のう腫瘍	卵巣類皮のう胞癌
	リンパ芽球性リンパ腫	リンパ腫	濾胞性リンパ腫

※　**適応外使用可**
原則として，「ゲムシタビン塩酸塩【注射薬】」を「転移を有する胚細胞腫・精巣がん」に対し二次化学療法として静脈内にオキサリプラチン又はパクリタキセルと併用投与した場合，当該使用事例を審査上認める。

効能効果に関連する使用上の注意

胆道癌の場合：本剤の術後補助化学療法における有効性及び安全性は確立していない。
尿路上皮癌の場合：本剤の術前・術後補助化学療法における有効性及び安全性は確立していない。
手術不能又は再発乳癌の場合
(1)本剤の術前・術後補助化学療法における有効性及び安全性は確立していない。
(2)本剤の投与を行う場合には，アントラサイクリン系抗悪性腫瘍剤を含む化学療法後の増悪若しくは再発例を対象とすること。
がん化学療法後に増悪した卵巣癌の場合：本剤の投与を行う場合には，白金製剤を含む化学療法施行後の症例を対象とし，白金製剤に対する感受性を考慮して本剤以外の治療法を慎重に検討した上で，本剤の投与を開始すること。

用法用量

(1)非小細胞肺癌，膵癌，胆道癌，尿路上皮癌，がん化学療法後に増悪した卵巣癌，再発又は難治性の悪性リンパ腫の場合：通常，成人にはゲムシタビンとして 1 回 1000mg/m^{2}を 30 分かけて点滴静注し，週 1 回投与を 3 週連続し，4 週目は休薬する。これを 1 コースとして投与を繰り返す。なお，患者の状態により適宜減量する。
(2)手術不能又は再発乳癌の場合：通常，成人にはゲムシタビンとして 1 回 1250mg/m^{2}を 30 分かけて点滴静注し，週 1 回投与を 2 週連続し，3 週目は休薬する。これを 1 コースとして投与を繰り返す。なお，患者の状態により適宜減量する。

用法用量に関連する使用上の注意　尿路上皮癌及び手術不能又は再発乳癌に本剤を使用する場合には，「臨床成績」の項の内容を十分に理解した上で投与方法を選択すること。

警告

(1)本剤の投与は，緊急時に十分対応できる医療施設において，がん化学療法に十分な知識・経験を持つ医師のもとで，本剤の投与が適切と判断される症例についてのみ実施すること。また，治療開始に先立ち，患者又はその家族に有効性及び危険性を十分説明し，同意を得てから投与すること。
(2)週 1 回投与を 30 分間点滴静注により行うこと。
(3)禁忌，慎重投与の項を参照して適応患者の選択に十分注意すること。
(4)高度な骨髄抑制のある患者には投与しないこと。
(5)胸部単純 X 線写真で明らかで，かつ臨床症状のある間質性肺炎又は肺線維症のある患者には投与しないこと。

(6)放射線増感作用を期待する胸部への放射線療法との同時併用は避けること。
(7)投与に際しては臨床症状を十分に観察し，頻回に臨床検査（血液学的検査，肝機能検査，腎機能検査等）を，また，定期的に胸部X線検査等を行い，異常が認められた場合には適切な処置を行うとともに，投与継続の可否について慎重に検討すること。

禁忌

(1)高度な骨髄抑制のある患者
(2)胸部単純X線写真で明らかで，かつ臨床症状のある間質性肺炎又は肺線維症のある患者
(3)胸部への放射線療法を施行している患者
(4)重症感染症を合併している患者
(5)本剤の成分に対し重篤な過敏症の既往歴のある患者
(6)妊婦又は妊娠している可能性のある婦人

併用禁忌

薬剤名等	臨床症状・措置方法	機序・危険因子
胸部放射線照射	外国の臨床試験で本剤（1000mg/m^2/日を週1回放射線照射前に投与）と胸部への根治的放射線療法（2Gy/日を週5回）を6週連続して併用した場合に，重篤な食道炎，肺臓炎が発現し，死亡に至った例が報告されている。放射線照射を併用した場合の本剤の至適用量は確立されていないので，放射線増感作用を期待する胸部への放射線療法との同時併用は避けること。	基礎試験で本剤は濃度依存的に放射線照射の効果を増強し，本剤による放射線感受性増加が認められている。

ゲムシタビン点滴静注液200mg/5mL「サンド」：サンド　200mg5mL1瓶[2717円/瓶]，ゲムシタビン点滴静注液1g/25mL「サンド」：サンド　1g25mL1瓶[12649円/瓶]，ゲムシタビン点滴静注用200mg「NK」：日本化薬　200mg1瓶[2717円/瓶]，ゲムシタビン点滴静注用200mg「TYK」：大正薬品　200mg1瓶[1825円/瓶]，ゲムシタビン点滴静注用200mg「サワイ」：沢井　200mg1瓶[2717円/瓶]，ゲムシタビン点滴静注用200mg「サンド」：サンド　200mg1瓶[2717円/瓶]，ゲムシタビン点滴静注用200mg「タイホウ」：大鵬薬品　200mg1瓶[2717円/瓶]，ゲムシタビン点滴静注用200mg「日医工」：日医工　200mg1瓶[1825円/瓶]，ゲムシタビン点滴静注用200mg「ファイザー」：ファイザー　200mg1瓶[1825円/瓶]，ゲムシタビン点滴静注用200mg「ホスピーラ」：ホスピーラ　200mg1瓶[1825円/瓶]，ゲムシタビン点滴静注用200mg「ヤクルト」：高田　200mg1瓶[2717円/瓶]，ゲムシタビン点滴静注用1g「NK」：日本化薬　1g1瓶[12649円/瓶]，ゲムシタビン点滴静注用1g「TYK」：大正薬品　1g1瓶[7349円/瓶]，ゲムシタビン点滴静注用1g「サワイ」：沢井　1g1瓶[12649円/瓶]，ゲムシタビン点滴静注用1g「サンド」：サンド　1g1瓶[12649円/瓶]，ゲムシタビン点滴静注用1g「タイホウ」：大鵬薬品　1g1瓶[12649円/瓶]，ゲムシタビン点滴静注用1g「日医工」：日医工　1g1瓶[7349円/瓶]，ゲムシタビン点滴静注用1g「ファイザー」：ファイザー　1g1瓶[7349円/瓶]，ゲムシタビン点滴静注用1g「ホスピーラ」：ホスピーラ　1g1瓶[12649円/瓶]，ゲムシタビン点滴静注用1g「ヤクルト」：高田　1g1瓶[12649円/瓶]

シオゾール注10mg　規格：10mg1mL1管[375円/管]
シオゾール注25mg　規格：25mg1mL1管[384円/管]
金チオリンゴ酸ナトリウム　高田　442

【効能効果】

関節リウマチ

【対応標準病名】

◎	関節リウマチ		
○	関節リウマチ・顎関節	関節リウマチ・肩関節	関節リウマチ・胸椎
	関節リウマチ・頚椎	関節リウマチ・股関節	関節リウマチ・指関節
	関節リウマチ・趾関節	関節リウマチ・膝関節	関節リウマチ・手関節
	関節リウマチ・脊椎	関節リウマチ・足関節	関節リウマチ・肘関節
	関節リウマチ・腰椎	血清反応陰性関節リウマチ	多発性リウマチ性関節炎
	リウマチ性滑液包炎	リウマチ性皮下結節	
△	RS3PE症候群	炎症性多発性関節障害	尺側偏位
	成人スチル病	ムチランス変形	リウマチ様関節炎

用法用量

下記の方法により，本剤を金チオリンゴ酸ナトリウムとして10mgから増量，毎週若しくは隔週に1回筋肉内注射するが，この間に効果発現をみた場合には適当な最低維持量の投与を継続する。
(1)徐々に増量する方式
　第1～4週　1回10mg
　第5～8週　1回25mg
　第9～12週　1回50mg
　第13週以降　1回50mg　場合によっては100mg
(2)比較的急速に増量する方式
　初期量　1回10mg
　2週間目　1回25mg
　3週間目以降　1回50mg　場合によっては100mg
ただし，上記の用法用量は大体の基準を示すものであり，年齢，体重，体質及び症状に応じて適宜増減する。
参考：毎週1回10mg又は25mg，あるいは2週に1回25mgの継続投与でも同様に有効であり，副作用も軽く有用であるとの報告がある。

禁忌

(1)腎障害，肝障害，血液障害，心不全，潰瘍性大腸炎のある患者及び放射線療法後間もない患者
(2)金製剤による重篤な副作用の既往のある患者
(3)キレート剤（D-ペニシラミン）を投与中の患者
(4)妊婦又は妊娠している可能性のある婦人及び授乳婦

併用禁忌

薬剤名等	臨床症状・措置方法	機序・危険因子
D-ペニシラミン メタルカプターゼ	臨床症状：血液障害	機序は不明 両者に血液障害の作用があり，併用により，重篤な血液障害を起こすおそれがある。

シオマリン静注用1g　規格：1g1瓶[1317円/瓶]
ラタモキセフナトリウム　塩野義　613

【効能効果】

〈適応菌種〉ラタモキセフに感性の大腸菌，シトロバクター属，クレブシエラ属，エンテロバクター属，セラチア属，プロテウス属，モルガネラ・モルガニー，プロビデンシア属，インフルエンザ菌，バクテロイデス属，プレボテラ属（プレボテラ・ビビアを除く）
〈適応症〉
(1)敗血症
(2)急性気管支炎，肺炎，肺膿瘍，膿胸，慢性呼吸器病変の二次感染
(3)膀胱炎，腎盂腎炎
(4)腹膜炎
(5)胆嚢炎，胆管炎，肝膿瘍
(6)子宮内感染，子宮付属器炎，子宮旁結合織炎
(7)化膿性髄膜炎

【対応標準病名】

◎	肝膿瘍	急性気管支炎	急性細菌性髄膜炎
	子宮内感染症	子宮付属器炎	子宮傍組織炎
	腎盂腎炎	胆管炎	胆のう炎
	膿胸	肺炎	敗血症
	肺膿瘍	腹膜炎	膀胱炎
○ あ	MRSA 膀胱炎	亜急性気管支炎	アレルギー性膀胱炎
	院内感染敗血症	インフルエンザ菌気管支炎	インフルエンザ菌敗血症
	壊死性肺炎	壊疽性胆細管炎	壊疽性胆のう炎
か	横隔膜下膿瘍	横隔膜下腹膜炎	潰瘍性膀胱炎
	化膿性肝膿瘍	化膿性腹膜炎	肝下膿瘍
	肝周囲炎	肝周囲膿瘍	肝内胆細管炎
	気管支肺炎	気管支瘻膿胸	偽膜性気管支炎
	逆行性胆管炎	急性化膿性胆管炎	急性化膿性胆のう炎
	急性気管気管支炎	急性気腫性胆のう炎	急性限局性腹膜炎
	急性喉頭気管気管支炎	急性骨盤腹膜炎	急性子宮傍結合織炎
	急性出血性膀胱炎	急性胆管炎	急性胆細管炎
	急性単純性膀胱炎	急性胆のう炎	急性肺炎
	急性汎発性腹膜炎	急性反復性気管支炎	急性腹膜炎
	急性付属器炎	急性閉塞性化膿性胆管炎	急性膀胱炎
	急性卵管炎	急性卵巣炎	狭窄性胆管炎
	胸膜瘻	グラム陽性菌敗血症	クループ性気管支炎
	原因菌不明髄膜炎	嫌気性菌敗血症	限局性膿胸
	限局性腹膜炎	原発性硬化性胆管炎	原発性腹膜炎
	後腹膜炎	後腹膜膿瘍	骨盤結合織炎
	骨盤死腔炎	骨盤直腸窩膿瘍	骨盤膿瘍
さ	骨盤部感染性リンパのう胞	骨盤腹膜炎	細菌性肝膿瘍
	細菌性硬膜炎	細菌性ショック	細菌性髄膜炎
	細菌性腹膜炎	細菌性膀胱炎	細胆管炎
	再発性胆管炎	子宮周囲炎	子宮周囲膿瘍
	縦隔膿瘍	十二指腸穿孔腹膜炎	十二指腸総胆管炎
	出血性膀胱炎	術後腎盂腎炎	術後胆管炎
	術後腹膜炎	シュロッフェル腫瘤	上行性腎盂腎炎
	小児肺炎	女性急性骨盤蜂巣炎	女性慢性骨盤蜂巣炎
	滲出性気管支炎	滲出性腹膜炎	膵臓性腹膜炎
	セレウス菌敗血症	穿孔性腹腔内膿瘍	穿孔性腹膜炎
た	全膿胸	大腸菌髄膜炎	大網膿瘍
	大葉性肺炎	ダグラス窩膿瘍	多発性肝膿瘍
	多発性漿膜炎	多発性腸間膜膿瘍	胆管炎性肝膿瘍
	胆管胆のう炎	胆管膿瘍	胆汁性腹膜炎
	胆のう壊疽	胆のう周囲炎	胆のう周囲膿瘍
	胆のう膿瘍	腸間膜脂肪織炎	腸間膜膿瘍
	腸骨窩膿瘍	腸穿孔腹膜炎	腸腰筋膿瘍
な	沈下性肺炎	乳児肺炎	尿細管間質性腎炎
	尿膜管膿瘍	妊娠中の子宮内感染	妊娠中の性器感染症
は	肺壊疽	肺炎合併肺膿瘍	肺炎球菌性気管支炎
	肺炎球菌性腹膜炎	肺化膿症	敗血症性ショック
	敗血症性肺炎	敗血性壊疽	汎発性化膿性腹膜炎
	反復性膀胱炎	肥厚性硬膜炎	びまん性肺炎
	びらん性膀胱炎	腹腔骨盤部膿瘍	腹腔内遺残膿瘍
	腹腔内膿瘍	ぶどう球菌性胸膜炎	ぶどう球菌性肺膿瘍
	閉塞性肺炎	膀胱後部膿瘍	膀胱三角部炎
ま	膀胱周囲炎	膀胱周囲膿瘍	慢性骨盤腹膜炎
	慢性再発性膀胱炎	慢性子宮傍結合織炎	慢性胆管炎
	慢性胆細管炎	慢性胆のう炎	慢性膿胸
	慢性肺化膿症	慢性複雑性膀胱炎	慢性腹膜炎
	慢性付属器炎	慢性膀胱炎	慢性卵管炎
	慢性卵巣炎	無熱性肺炎	盲腸後部膿瘍
ら	門脈炎性肝膿瘍	卵管炎	卵管周囲炎
	卵管卵巣膿瘍	卵管留膿症	卵巣炎
	卵巣周囲炎	卵巣膿瘍	卵巣卵管周囲炎
	連鎖球菌気管支炎	老人性肺炎	
△	BK ウイルス腎症	MRCNS 敗血症	MRSA 髄膜炎
	MRSA 膿胸	MRSA 肺化膿症	MRSA 敗血症
	MRSA 腹膜炎	RS ウイルス気管支炎	インフルエンザ菌性髄膜炎
	ウイルス性気管支炎	エコーウイルス気管支炎	炎症性大網癒着
	黄色ぶどう球菌敗血症	間質性膀胱炎	肝肉芽腫
	気管支食道瘻	気管食道瘻	偽性髄膜炎
	胸膜肺炎	くも膜炎	クラミジア肺炎
	グラム陰性桿菌敗血症	グラム陰性菌敗血症	クレブシエラ性髄膜炎
	血性腹膜炎	コアグラーゼ陰性ぶどう球菌敗血症	硬化性腹膜炎
	硬膜炎	コクサッキーウイルス気管支炎	骨盤内炎症性疾患
	子宮付属器癒着	視神経髄膜炎	食道気管支瘻
	食道気管瘻	真菌性髄膜炎	新生児敗血症
	髄膜脳炎	脊髄膜炎	腸間膜脂肪壊死
	腸球菌敗血症	軟膜炎	尿性腹膜炎
	妊娠中の子宮頸管炎	肺炎球菌性髄膜炎	敗血症性気管支炎
	肺穿孔	梅毒性髄膜炎	肺瘻
	パラインフルエンザウイルス気管支炎	非定型肺炎	フィブリン性腹膜炎
	ぶどう球菌性髄膜炎	ぶどう球菌性敗血症	フリードレンダー桿菌性髄膜炎
	閉塞性髄膜炎	放射線出血性膀胱炎	放射線性膀胱炎
	マイコプラズマ気管支炎	慢性髄膜炎	モラレ髄膜炎
	癒着性くも膜炎	ライノウイルス気管支炎	卵管癒着
	卵管留水症	緑膿菌髄膜炎	連鎖球菌性髄膜炎

用法用量　通常，成人には 1 日 1～2g(力価)を 2 回に分割して静脈内注射又は点滴静注する。

通常，小児には 1 日 40～80mg(力価)/kg を 2～4 回に分割して静脈内注射又は点滴静注する。

なお，年齢，症状に応じて適宜増減するが，難治性又は重症感染症には，成人では 1 日 4g(力価)，小児では 1 日 150mg(力価)/kg まで増量し，2～4 回に分割投与する。

用法用量に関連する使用上の注意　本剤の使用にあたっては，耐性菌の発現等を防ぐため，原則として感受性を確認し，疾病の治療上必要な最小限の期間の投与にとどめること。

禁忌　本剤の成分によるショックの既往歴のある患者

原則禁忌　本剤の成分又はセフェム系抗生物質に対し過敏症の既往歴のある患者

ジオン注生食液付　規格：10mL1瓶(希釈液付)［4649円/瓶］
ジオン注無痛化剤付　規格：10mL1瓶(希釈液付)［4700円/瓶］

タンニン酸　硫酸アルミニウムカリウム水和物　田辺三菱　255

【効 能 効 果】

脱出を伴う内痔核

【対応標準病名】

◎	脱出性内痔核		
○	潰瘍性外痔核	血栓性内痔核	痔核
	内痔核		
△	炎症性外痔核	炎症性内痔核	外痔核
	外痔びらん	外痔ポリープ	潰瘍性痔核
	潰瘍性内痔核	嵌頓痔核	血栓性外痔核
	血栓性痔核	残遺痔核皮膚弁	出血性外痔核
	出血性痔核	出血性内痔核	脱出性痔核
	直腸静脈瘤		

用法用量

〔ジオン注生食液付〕：本剤の投与に先立ち，腰椎麻酔あるいは仙骨硬膜外麻酔により肛門括約筋を弛緩させる。用時，ジオン注生食液付 1 バイアル(10mL)に添付の生理食塩液 10mL を加えて 20mL とし，硫酸アルミニウムカリウム水和物として 2%溶液に調製する。通常，成人には，1 つの主痔核あたり 2%溶液として 9～13mL を分割して粘膜下に投与する。なお，投与量は患者の病態により適宜増減することとし，1回の治療あたりの総投与量は2%溶液として60mL以内とする。

〔ジオン注無痛化剤付〕：本剤の投与に先立ち，局所麻酔により肛門括約筋を弛緩させる。用時，ジオン注無痛化剤付1バイアル(10mL)に添付の希釈液10mLを加えて20mLとし，硫酸アルミニウムカリウム水和物として2%溶液に調製する。通常，成人には，1つの主痔核あたり2%溶液として9〜13mLを分割して粘膜下に投与する。なお，投与量は患者の病態により適宜増減することとし，1回の治療あたりの総投与量は2%溶液として60mL以内とする。

用法用量に関連する使用上の注意

(1)〔ジオン注生食液付〕：本剤の投与に先立ち，痔核を十分に観察するための前処置として，腰椎麻酔あるいは仙骨硬膜外麻酔を施行し，肛門括約筋を弛緩させること。
〔ジオン注無痛化剤付〕：本剤の投与に先立ち，痔核を十分に観察するための前処置として，肛門周囲への局所麻酔を施行し，肛門括約筋を弛緩させること。
(2)輸液点滴を行い，静脈路を確保するとともに利尿を図ること。
(3)〔ジオン注生食液付〕：本剤は，硫酸アルミニウムカリウム水和物として4%溶液のまま使用せず，用時，添付の生理食塩液を用いて，必ず2%溶液に調製後，使用すること。
〔ジオン注無痛化剤付〕：本剤は，硫酸アルミニウムカリウム水和物として4%溶液のまま使用せず，用時，添付の希釈液を用いて，必ず2%溶液に調製後，使用すること。
(4)主痔核に投与する際には，以下の標準的投与量を参考に，投与手技に注意しながら投与すること。
＜標準的投与量＞
痔核上極部の粘膜下層：3mL
痔核中央部の粘膜下層：2〜4mL
痔核中央部の粘膜固有層：1〜2mL
痔核下極部の粘膜下層：3〜4mL
＜投与手技(四段階注射法)＞
①痔核上極部の粘膜下層への投与：痔核上極部の上直腸動脈の拍動部(時として拍動が触れないことがある)に注射針を刺入し，粘膜下層深部に2mLを投与する。その後，針先を手元に引きながら1mLを投与する。投与後は，粘膜表面がやや白っぽくなる。
②痔核中央部の粘膜下層への投与：主痔核の中央部に注射針を刺入し，粘膜下層深部に痔核体積に1mLを加えた量を標準として投与する。
③痔核中央部の粘膜固有層への投与：「②痔核中央部の粘膜下層への投与」後，針先を少し手元に引いて粘膜固有層へ1〜2mLを投与する。投与量が適当であれば粘膜の表面がやや隆起する。
④痔核下極部の粘膜下層への投与：痔核の下極部(歯状線の上0.1〜0.2cmの部位)へ注射針を刺入し，粘膜下層深部に2〜3mL投与する。その後，針先を手元に引きながら1mLを投与する。
(5)主痔核の体積が$1cm^3$以下の場合，及び副痔核に投与する場合には，痔核上極部及び痔核下極部への投与は行わないこと。
(6)筋層内には投与しないこと。誤って筋層内に刺入した場合には，針先を一度戻し，改めて刺入してから投与すること。
(7)膀胱刺激症状に十分注意し，前立腺及び腟壁には投与しないように注意すること。
(8)歯状線より下方への投与や，薬液が歯状線下に浸潤することにより，嵌頓痔核や肛門部疼痛があらわれるおそれがあるので注意すること。
(9)全ての痔核への投与を行った後，過度の炎症を予防し，効果を十分に得るため，手指で投与部位全体を十分にマッサージし，薬液を分散させること。

禁忌

(1)次の患者には投与しないこと
①妊婦又は妊娠している可能性のある婦人
②授乳中の婦人
③透析療法を受けている患者
④嵌頓(かんとん)痔核を伴う患者
⑤〔ジオン注無痛化剤付のみ〕：リドカイン等のアミド型局所麻酔剤に対し過敏症の既往歴のある患者
(2)次の部位には投与しないこと
直腸下部の粘膜下以外の部位

ジギラノゲン注0.4mg　規格：0.02%2mL1管[95円/管]
デスラノシド　アイロム　211

【効能効果】

(1)次の疾患にもとづくうっ血性心不全(肺水腫，心臓喘息などを含む)
先天性心疾患，弁膜疾患，高血圧症，虚血性心疾患(心筋梗塞，狭心症など)
肺性心(肺血栓・塞栓症，肺気腫，肺線維症などによるもの)
その他の心疾患(心膜炎，心筋疾患など)，腎疾患，甲状腺機能亢進症ならびに低下症など
(2)心房細動・粗動による頻脈，発作性上室性頻拍
(3)次の際における心不全及び各種頻脈の予防と治療
手術，急性熱性疾患，出産，ショック，急性中毒

【対応標準病名】

◎	うっ血性心不全	狭心症	虚血性心疾患
	高血圧症	甲状腺機能亢進症	甲状腺機能低下症
	ショック	腎炎	心外膜炎
	心筋梗塞	心筋疾患	心疾患
	心臓喘息	心臓弁膜症	心不全
	心房細動	心房粗動	心膜炎
	先天性心疾患	中毒	肺気腫
	肺水腫	肺性心	肺性心疾患
	肺線維症	肺塞栓症	肺動脈血栓症
	頻拍型心房細動	頻脈症	頻脈性心房細動
	発作性上室頻拍	本態性高血圧症	
○あ	ST上昇型急性心筋梗塞	安定狭心症	一次性ショック
	一過性ショック	一過性心房粗動	右室不全
	右室漏斗部狭窄	右心不全	永続性心房細動
か	家族性心房細動	間質性心筋炎	冠状動脈アテローム性硬化症
	冠状動脈炎	冠状動脈狭窄症	冠状動脈血栓症
	冠状動脈血栓塞栓症	冠状動脈硬化症	冠状動脈口閉鎖
	冠状動脈閉塞症	冠状動脈瘤	冠動静脈瘻
	冠動脈硬化性心疾患	冠動脈疾患	冠動脈石灰化
	冠動脈肺動脈起始症	管内性増殖性糸球体腎炎	気腫性心膜炎
	急性右室梗塞	急性下後壁心筋梗塞	急性下側壁心筋梗塞
	急性下壁心筋梗塞	急性冠症候群	急性貫壁性心筋梗塞
	急性基部側壁心筋梗塞	急性高位側壁心筋梗塞	急性後基部心筋梗塞
	急性後側部心筋梗塞	急性広範前壁心筋梗塞	急性後壁心筋梗塞
	急性後壁中隔心筋梗塞	急性循環不全	急性ショック
	急性心筋梗塞	急性心尖部側壁心筋梗塞	急性心内膜下梗塞
	急性心不全	急性前側壁心筋梗塞	急性前壁心筋梗塞
	急性前壁心尖部心筋梗塞	急性前壁中隔心筋梗塞	急性側壁心筋梗塞
	急性中隔心筋梗塞	急性肺水腫	急性汎心炎
	狭心症3枝病変	虚血性心筋症	軽微糸球体変化
	腱索断裂	腱索断裂・急性心筋梗塞に合併	高血圧性心不全
	甲状腺無形成	後天性甲状腺萎縮	孤立性心房細動
さ	再膨張性肺水腫	左室不全	左心不全
	糸球体腎炎	持続性心室頻拍	持続性心房細動
	術後心房細動	循環血液量減少性ショック	上室頻拍
	心因性高血圧症	心因性心悸亢進	心因性頻脈
	心因性不整脈	心筋炎	心筋虚血
	心筋心膜炎	心筋線維症	心筋不全

	心筋変性症	神経性心悸亢進	心原性ショック
	心原性肺水腫	心室中隔穿孔・急性心筋梗塞に合併	心室中隔瘤
	心室内血栓症	心室内血栓症・急性心筋梗塞に合併	心室瘤
	心室瘤内血栓症	心尖部血栓症・急性心筋梗塞に合併	心臓性呼吸困難
	心臓性浮腫	心内血栓症	心房中隔穿孔・急性心筋梗塞に合併
	心房内血栓症	心房内血栓症・急性心筋梗塞に合併	心房頻拍
	心房瘤	心膜液貯留	心膜血腫・急性心筋梗塞に合併
	心膜水腫	絶対性不整脈	先天性冠状動脈異常
	先天性冠状動脈瘤	先天性冠状動脈瘻	先天性甲状腺萎縮
	巣状糸球体硬化症	巣状糸球体腎炎	増殖性糸球体腎炎
た	続発性心室中隔欠損	続発性心房中隔欠損	大動脈弁下部狭窄症
	たこつぼ型心筋症	陳旧性下壁心筋梗塞	陳旧性後壁心筋梗塞
	低心拍出量症候群	デンタルショック	洞頻脈
な	動脈硬化性冠不全	トルサードドポアント	二次性ショック
	乳頭筋断裂	乳頭筋断裂・急性心筋梗塞に合併	乳頭筋不全症・急性心筋梗塞に合併
は	肺動脈弁下狭窄症	半月体形成性糸球体腎炎	非Q波心筋梗塞
	非ST上昇型心筋梗塞	非弁膜症性心房細動	非弁膜症性発作性心房細動
	びまん性先天性甲状腺腫	頻拍症	頻脈性不整脈
	ブブレ症候群	弁膜炎	弁膜症性心房細動
	弁膜閉鎖不全症	放射線心膜炎	放射線慢性心膜炎
	発作性心房細動	発作性心房頻拍	発作性接合部頻拍
ま	発作性頻拍	発作性頻脈性心房細動	膜性糸球体腎炎
	膜性増殖性糸球体腎炎	膜性増殖性糸球体腎炎1型	膜性増殖性糸球体腎炎2型
	膜性増殖性糸球体腎炎3型	末梢循環不全	慢性うっ血性心不全
	慢性冠状動脈不全	慢性心筋炎	慢性心不全
	慢性心房細動	慢性肺性心	無症候性心筋虚血
や	無脈性心室頻拍	メサンギウム増殖性糸球体腎炎	溶連菌感染後糸球体腎炎
	両心不全		

△あ	HELLP症候群	悪性高血圧症	アニリン中毒
	安静時狭心症	異型狭心症	萎縮性肺気腫
	異所性中毒性甲状腺腫	一過性甲状腺機能亢進症	一過性甲状腺機能低下症
	一側性肺気腫	遺伝性心疾患	ウール病
	右胸心	右室二腔症	右室肥大
か	右心症	化学物質過敏症	下垂体性TSH分泌亢進症
	下垂体性甲状腺機能亢進症	下垂体性甲状腺機能低下症	褐色細胞腫
	褐色細胞腫性高血圧症	化膿性心膜炎	間質性肺炎
	冠状動脈性心疾患	感染後甲状腺機能低下症	冠動脈拡張
	冠攣縮性狭心症	気腫性肺のう胞	偽性甲状腺機能亢進症
	急性間質性肺炎	急性ニコチン中毒	急性肺性心
	境界型高血圧症	巨大気腫性肺のう胞	巨大左心房
	グレーブス病	クロム親和性細胞腫	軽症妊娠高血圧症候群
	血栓性心内膜炎	原発性甲状腺機能亢進症	原発性甲状腺機能低下症
	高血圧性緊急症	高血圧性脳内出血	高血圧切迫症
	甲状腺機能正常型グレーブス病	甲状腺クリーゼ	甲状腺欠損
	甲状腺切除性悪液質	甲状腺中毒症	甲状腺中毒症性心筋症
	甲状腺中毒性昏睡	甲状腺中毒性心不全	高レニン性高血圧症
さ	呼吸性不整脈	混合型妊娠高血圧症候群	臍傍悸
	左胸心	左室肥大	左心症
	サリン中毒	産後高血圧症	三次性甲状腺機能低下症
	三心房心	三段脈	シアン化物の毒作用
	自己免疫性心膜炎	視床下部性甲状腺機能低下症	若年高血圧症
	若年性境界型高血圧症	若年性甲状腺機能低下症	収縮期高血圧症
	収縮性心膜炎	重症妊娠高血圧症候群	純粋型妊娠高血圧症候群
	小葉間肺気腫	初発労作型狭心症	徐脈性心房細動
	人為的甲状腺中毒症	心炎	心下悸
	心拡大	腎血管性高血圧症	心耳血栓症
	腎実質性高血圧症	心室頻拍	腎性高血圧症
	新生児高血圧症	新生児遷延性肺高血圧症	心尖部血栓症
	心臓合併症	心臓奇形	心臓血管奇形
	心臓転位症	心タンポナーデ	心内膜炎
	心拍異常	心破裂・急性心筋梗塞に合併	心肥大
	心房負荷	心膜腔のう胞	心膜憩室
	心膜血気腫	心膜血腫	心膜石灰化
	心膜のう胞	スポーツ心臓	全身中毒症
	先天性甲状腺機能低下症	先天性左室憩室	先天性心筋奇形
	先天性心ブロック	先天性心膜奇形	先天性心膜欠損症
	増悪労作型狭心症	早発型妊娠高血圧症候群	続発性甲状腺機能低下症
た	タバコ誤飲	チアノーゼ性先天性心疾患	遅発型妊娠高血圧症候群
	中心小葉性肺気腫	中毒性甲状腺腫	中毒性多結節性甲状腺腫
	中毒性単結節性甲状腺腫	陳旧性心筋梗塞	陳旧性前壁心筋梗塞
	陳旧性前壁中隔心筋梗塞	陳旧性側壁心筋梗塞	通常型間質性肺炎
	低T3症候群	低レニン性高血圧症	動悸
	特発性間質性肺炎	特発性肺線維症	特発性慢性肺血栓塞栓症
な	トリニトロトルエン中毒	内分泌性高血圧症	二次性高血圧症
	二次性甲状腺機能亢進症	二次性甲状腺機能低下症	二次性肺高血圧症
	ニトロベンゼン中毒	乳び心のう液貯留	二硫化炭素の毒作用
	妊娠高血圧症	妊娠高血圧症候群	妊娠高血圧腎症
	妊娠中一過性高血圧症	粘液水腫	粘液水腫性昏睡
は	肺高血圧症	肺梗塞	肺静脈血栓症
	肺静脈血栓塞栓症	肺動脈血栓塞栓症	肺動脈性肺高血圧症
	肺胞性肺気腫	肺胞蛋白症	肺胞微石症
	バセドウ病	バセドウ病眼症	バセドウ病術後再発
	汎小葉性肺気腫	非持続性心室頻拍	微小血管性狭心症
	非心原性肺水腫	びまん性間質性肺炎	びまん性中毒性甲状腺腫
	不安定狭心症	複雑心奇形	副腎性高血圧症
	副腎腺腫	副腎のう腫	副腎皮質のう腫
	ブラ性肺気腫	プランマー病	閉塞性肺気腫
ま	放射線甲状腺機能低下症	ホフマン症候群	マクロード症候群
	慢性血栓塞栓性肺高血圧症	慢性細菌性心膜炎	慢性収縮性心膜炎
	慢性肺気腫	慢性肺血栓塞栓症	慢性癒着性心膜炎
や	夜間狭心症	薬剤性間質性肺炎	薬剤性甲状腺機能低下症
ら	癒着性心膜炎	リエントリー性心室性不整脈	両室肥大
	良性副腎皮質腫瘍	リンパ球性間質性肺炎	連合弁膜症
	労作時兼安静時狭心症	労作性狭心症	老人性肺気腫

用法用量

(1)デスラノシドとして，通常，成人に対して

①急速飽和療法(飽和量：0.8〜1.6mg)：初回0.4〜0.6mg，以後0.2〜0.4mgを2〜4時間ごとに静脈内(または筋肉内)注射し，十分効果のあらわれるまで続ける。ただし，筋肉内注射は疼痛を伴う。

②比較的急速飽和療法：1日0.4〜0.6mgを静脈内(または筋肉内)注射し，十分効果のあらわれるまで2〜4日間続ける。ただし，筋肉内注射は疼痛を伴う。

③維持療法：1日0.2〜0.3mgを静脈内(または筋肉内)注射する。ただし，筋肉内注射は疼痛を伴う。

(2)デスラノシドとして，通常，小児に対して

①急速飽和療法

新生児・低出生体重児：1日0.03～0.05mg/kgを3～4回に分割，静脈内(または筋肉内)注射する。

2歳以下：1日0.04～0.06mg/kgを3～4回に分割，静脈内(または筋肉内)注射する。

2歳以上：1日0.02～0.04mg/kgを3～4回に分割，静脈内(または筋肉内)注射する。

一般に2日で飽和し以後維持量とする。ただし，筋肉内注射は疼痛を伴う。

②維持療法：飽和量の1/4を静脈内(または筋肉内)注射する。ただし，筋肉内注射は疼痛を伴う。

用法用量に関連する使用上の注意　飽和療法は過量になりやすいので，緊急を要さない患者には治療開始初期から維持療法による投与も考慮すること。

禁忌

(1)房室ブロック，洞房ブロックのある患者
(2)ジギタリス中毒の患者
(3)閉塞性心筋疾患(特発性肥大性大動脈弁下狭窄等)のある患者
(4)ジスルフィラム，シアナミドを投与中の患者
(5)本剤の成分又はジギタリス剤に対し過敏症の既往歴のある患者

原則禁忌

(1)本剤投与中の患者にカルシウム注射剤を投与すること。
(2)本剤投与中の患者にスキサメトニウム塩化物水和物を投与すること。

併用禁忌

薬剤名等	臨床症状・措置方法	機序・危険因子
ジスルフィラム ノックビン シアナミド シアナマイド	顔面紅潮，血圧低下，胸部圧迫感，心悸亢進，呼吸困難，失神，頭痛，悪心，嘔吐，めまい，痙攣等があらわれるおそれがある。	本剤はエタノールを含有しているため，ジスルフィラム・シアナミド-アルコール反応を起こすおそれがある。

原則併用禁忌

薬剤名等	臨床症状・措置方法	機序・危険因子
カルシウム注射剤 グルコン酸カルシウム水和物 (カルチコール注射液等) L-アスパラギン酸カルシウム 塩化カルシウム水和物	静注により急激に血中カルシウム濃度が上昇すると，心毒性が急激に発現するおそれがある。カルシウム値の補正に用いるなど，やむを得ず投与する場合には，低濃度で緩徐に投与するなど注意すること。	心筋細胞内カルシウム濃度の上昇により，本剤の心筋収縮作用が増強される。
スキサメトニウム塩化物水和物 (スキサメトニウム，レラキシン)	併用により重篤な不整脈を起こすおそれがある。	スキサメトニウム塩化物水和物の血中カリウム増加作用又はカテコールアミン放出が原因と考えられている。

シグマート注2mg　規格：2mg1瓶[320円/瓶]
シグマート注12mg　規格：12mg1瓶[1341円/瓶]
シグマート注48mg　規格：48mg1瓶[4438円/瓶]
ニコランジル　中外　217

【効能効果】

(1)不安定狭心症
(2)急性心不全(慢性心不全の急性増悪期を含む)

【対応標準病名】

◎	急性心不全	不安定狭心症	慢性心不全
○	安静時狭心症	異型狭心症	右室不全
	右心不全	うっ血性心不全	冠攣縮性狭心症
	狭心症	狭心症3枝病変	左室不全
	左心不全	初発労作型狭心症	心筋不全
	心原性肺水腫	心臓性呼吸困難	心臓性浮腫
	心臓喘息	心不全	増悪労作型狭心症
	微小血管性狭心症	慢性うっ血性心不全	夜間狭心症
	両心不全	労作時兼安静時狭心症	労作性狭心症

用法用量

不安定狭心症：本剤を生理食塩液又は5%ブドウ糖注射液で溶解して，0.01～0.03%溶液とする。通常，成人には，ニコランジルとして1時間あたり2mgの点滴静注から投与を開始する。投与量は患者の病態に応じて適宜増減するが，最高用量は1時間あたり6mgまでとする。

急性心不全(慢性心不全の急性増悪期を含む)：本剤を生理食塩液又は5%ブドウ糖注射液で溶解して，0.04～0.25%溶液とする。通常，成人には，ニコランジルとして0.2mg/kgを5分間程度かけて静脈内投与し，引き続き1時間あたり0.2mg/kgで持続静脈内投与を開始する。投与量は血圧の推移や患者の病態に応じて，1時間あたり0.05～0.2mg/kgの範囲で調整する。

禁忌

(1)重篤な肝・腎機能障害のある患者
(2)重篤な脳機能障害のある患者
(3)重篤な低血圧又は心原性ショックのある患者
(4)Eisenmenger症候群又は原発性肺高血圧症のある患者
(5)右室梗塞のある患者
(6)脱水症状のある患者
(7)神経循環無力症のある患者
(8)閉塞隅角緑内障のある患者
(9)本剤又は硝酸・亜硝酸エステル系薬剤に対し過敏症の既往歴のある患者
(10)ホスホジエステラーゼ5阻害作用を有する薬剤(シルデナフィルクエン酸塩，バルデナフィル塩酸塩水和物，タダラフィル)又はグアニル酸シクラーゼ刺激作用を有する薬剤(リオシグアト)を投与中の患者

併用禁忌

薬剤名等	臨床症状・措置方法	機序・危険因子
ホスホジエステラーゼ5阻害作用を有する薬剤 シルデナフィルクエン酸塩 (バイアグラ，レバチオ) バルデナフィル塩酸塩水和物 (レビトラ) タダラフィル (シアリス，アドシルカ，ザルティア)	併用により，降圧作用が増強することがある。	本剤はcGMPの産生を促進し，一方，ホスホジエステラーゼ5阻害作用を有する薬剤はcGMPの分解を抑制することから，両剤の併用によりcGMPの増大を介する本剤の降圧作用が増強する。
グアニル酸シクラーゼ刺激作用を有する薬剤 リオシグアト (アデムパス)		本剤とグアニル酸シクラーゼ刺激作用を有する薬剤は，ともにcGMPの産生を促進することから，両剤の併用によりcGMPの増大を介する本剤の降圧作用が増強する。

ニコランジル点滴静注用2mg「F」：富士製薬　2mg1瓶[166円/瓶]，ニコランジル点滴静注用2mg「サワイ」：沢井　2mg1瓶[166円/瓶]，ニコランジル点滴静注用2mg「日医工」：日医工　2mg1瓶[166円/瓶]，ニコランジル点滴静注用12mg「F」：富士製薬　12mg1瓶[720円/瓶]，ニコランジル点滴静注用12mg「サワイ」：沢井　12mg1瓶[720円/瓶]，ニコランジル点滴静注用12mg「日医工」：日医工　12mg1瓶[720円/瓶]，ニコランジル点滴静注用48mg「F」：富士製薬　48mg1瓶[2454円/瓶]，ニコランジル点滴静注用48mg「サワイ」：沢井　48mg1瓶[2454円/瓶]，ニコランジル点滴静注用48mg「日医工」：日医工　48mg1瓶[2454円/瓶]

ジゴシン注0.25mg　規格：0.025%1mL1管[92円/管]
ジゴキシン　中外　211

【効　能　効　果】

(1)次の疾患に基づくうっ血性心不全(肺水腫，心臓喘息等を含む)：先天性心疾患，弁膜疾患，高血圧症，虚血性心疾患(心筋梗塞，狭心症等)，肺性心(肺血栓・塞栓症，肺気腫，肺線維症等によるもの)，その他の心疾患(心膜炎，心筋疾患等)，腎疾患，甲状腺機能亢進症ならびに低下症等
(2)心房細動・粗動による頻脈
(3)発作性上室性頻拍
(4)次の際における心不全及び各種頻脈の予防と治療：手術，急性熱性疾患，出産，ショック，急性中毒

【対応標準病名】

◎	うっ血性心不全	狭心症	虚血性心疾患
	高血圧症	甲状腺機能亢進症	甲状腺機能低下症
	ショック	腎炎	心外膜炎
	心筋梗塞	心筋疾患	心疾患
	心臓喘息	心臓弁膜症	心不全
	心房細動	心房粗動	心膜炎
	先天性心疾患	中毒	肺気腫
	肺水腫	肺性心	肺性心疾患
	肺線維症	肺塞栓症	肺動脈血栓症
	頻拍型心房細動	頻脈症	頻脈性心房細動
	発作性上室頻拍	本態性高血圧症	
○	ST 上昇型急性心筋梗塞	安定狭心症	一次性ショック
	一過性ショック	一過性心房粗動	遺伝性心疾患
	右室不全	右室漏斗部狭窄	右心不全
	永続性心房細動	家族性心房細動	間質性心筋炎
	冠状動脈アテローム性硬化症	冠状動脈狭窄症	冠状動脈血栓症
	冠状動脈血栓塞栓症	冠状動脈硬化症	冠状動脈閉塞症
	冠状動脈瘤	冠動静脈瘻	冠動脈硬化性心疾患
	冠動脈疾患	冠動脈肺動脈起始症	管内性増殖性糸球体腎炎
	気腫性心膜炎	急性冠症候群	急性循環不全
	急性ショック	急性心筋梗塞	急性心内膜下梗塞
	急性心不全	急性肺水腫	急性汎心炎
	狭心症 3 枝病変	虚血性心筋症	軽微糸球体変化
	腱索断裂	高血圧性心不全	孤立性心房細動
	再膨張性肺水腫	左室不全	左心不全
	三心房心	糸球体腎炎	持続性心室頻拍
	持続性心房細動	術後心房細動	循環血液量減少性ショック
	上室頻拍	心因性高血圧症	心因性心悸亢進
	心因性頻脈	心因性不整脈	心筋炎
	心筋虚血	心筋心膜炎	心筋線維症
	心筋不全	心筋変性症	神経性心悸亢進
	心原性ショック	心原性肺水腫	心室中隔瘤
	心室内血栓症	心室瘤	心室瘤内血栓症
	心臓性呼吸困難	心臓性浮腫	心内血栓症
	心房内血栓症	心房頻拍	心房瘤
	心膜液貯留	心膜水腫	絶対性不整脈
	先天性冠状動脈異常	先天性冠状動脈瘤	先天性冠状動脈瘻
	巣状糸球体硬化症	巣状糸球体腎炎	増殖性糸球体腎炎
	続発性心室中隔欠損	続発性心房中隔欠損	大動脈弁下部狭窄症
	たこつぼ型心筋症	チアノーゼ性先天性心疾患	陳旧性前壁心筋梗塞
	低心拍出量症候群	デンタルショック	洞頻脈
	動脈硬化性冠不全	トルサードドポアント	二次性ショック
	乳頭筋断裂	肺動脈弁下狭窄症	半月体形成性糸球体腎炎
	非 Q 波心筋梗塞	非 ST 上昇型心筋梗塞	非弁膜症性心房細動
	非弁膜症性発作性心房細動	頻拍症	頻脈性不整脈
	ブブレ症候群	弁膜炎	弁膜症性心房細動
	弁膜閉鎖不全症	放射線心膜炎	放射線慢性心膜炎
	発作性心房細動	発作性心房頻拍	発作性接合部頻拍
	発作性頻拍	発作性頻脈性心房細動	膜性糸球体腎炎
	膜性増殖性糸球体腎炎	膜性増殖性糸球体腎炎 1 型	膜性増殖性糸球体腎炎 2 型
	膜性増殖性糸球体腎炎 3 型	末梢循環不全	慢性うっ血性心不全
	慢性心筋炎	慢性心不全	慢性心房細動
	慢性肺性心	無脈性心室頻拍	メサンギウム増殖性糸球体腎炎
	溶連菌感染後糸球体腎炎	両心不全	
△ あ	HELLP 症候群	悪性高血圧症	アニリン中毒
	安静時狭心症	異型狭心症	萎縮性肺気腫
	異所性中毒性甲状腺腫	一過性甲状腺機能亢進症	一過性甲状腺機能低下症
	一側性肺気腫	ウール病	右胸心
	右室自由壁破裂	右室二腔症	右室肥大
か	右心症	炎症後肺線維症	化学物質過敏症
	下垂体性 TSH 分泌亢進症	下垂体性甲状腺機能亢進症	下垂体性甲状腺機能低下症
	褐色細胞腫	褐色細胞腫性高血圧症	化膿性心膜炎
	間質性肺炎	冠状動脈炎	冠状動脈口閉鎖
	冠状動脈性心疾患	感染後甲状腺機能低下症	冠動脈拡張
	冠動脈石灰化	冠攣縮性狭心症	気腫性肺のう胞
	偽性甲状腺機能亢進症	急性右室梗塞	急性下後壁心筋梗塞
	急性下側壁心筋梗塞	急性下壁心筋梗塞	急性間質性肺炎
	急性貫壁性心筋梗塞	急性基部側壁心筋梗塞	急性高位側壁心筋梗塞
	急性後基部心筋梗塞	急性後側部心筋梗塞	急性広範前壁心筋梗塞
	急性後壁心筋梗塞	急性後壁中隔心筋梗塞	急性心尖部側壁心筋梗塞
	急性前側壁心筋梗塞	急性前壁心筋梗塞	急性前壁心尖部心筋梗塞
	急性前壁中隔心筋梗塞	急性側壁心筋梗塞	急性中隔心筋梗塞
	急性ニコチン中毒	急性肺性心	境界型高血圧症
	巨大気腫性肺のう胞	巨大左心房	グレーブス病
	クロム親和性細胞腫	軽症妊娠高血圧症候群	血栓性心内膜炎
	腱索断裂・急性心筋梗塞に合併	原発性甲状腺機能亢進症	原発性甲状腺機能低下症
	高血圧性脳内出血	高血圧切迫症	甲状腺機能正常型グレーブス病
	甲状腺クリーゼ	甲状腺欠損	甲状腺切除性悪液質
	甲状腺中毒症	甲状腺中毒症性心筋症	甲状腺中毒性昏睡
	甲状腺中毒性心不全	甲状腺無形成	後天性甲状腺萎縮
	高レニン性高血圧症	呼吸細気管支炎関連性間質性肺疾患	呼吸性不整脈
さ	混合型妊娠高血圧症候群	臍傍悸	左胸心
	左室自由壁破裂	左室肥大	左心症
	サリン中毒	産後高血圧症	三次性甲状腺機能低下症
	三段脈	シアン化物の毒作用	自己免疫性心膜炎
	視床下部性甲状腺機能低下症	若年高血圧症	若年性境界型高血圧症
	若年性甲状腺機能低下症	収縮期高血圧症	収縮性心膜炎
	重症妊娠高血圧症候群	純粋型妊娠高血圧症候群	小葉間肺気腫
	初発労作型狭心症	徐脈	徐脈性失神
	徐脈性心房細動	徐脈性不整脈	徐脈発作
	人為的甲状腺中毒症	心炎	心下悸
	心拡大	腎血管性高血圧症	心耳血栓症
	腎実質性高血圧症	心室中隔穿孔・急性心筋梗塞に合併	心室内血栓症・急性心筋梗塞に合併
	心室頻拍	腎性高血圧症	新生児高血圧症
	新生児遷延性肺高血圧症	心尖部血栓症	心尖部血栓症・急性心筋梗塞に合併
	心臓合併症	心臓奇形	心臓血管奇形
	心臓転位症	心臓破裂	心タンポナーデ

シ

心内膜炎	心拍異常	心破裂・急性心筋梗塞に合併
心肥大	心房中隔穿孔・急性心筋梗塞に合併	心房内血栓症・急性心筋梗塞に合併
心房負荷	心膜腔のう胞	心膜憩室
心膜血気腫	心膜血腫	心膜血腫・急性心筋梗塞に合併
心膜石灰化	心膜のう胞	スポーツ心臓
先天性甲状腺萎縮	先天性甲状腺機能低下症	先天性左室憩室
先天性心筋奇形	先天性心ブロック	先天性心膜奇形
先天性心膜欠損症	増悪労作型狭心症	早発型妊娠高血圧症候群
続発性甲状腺機能低下症	タバコ誤飲	遅発型妊娠高血圧症候群
中心小葉性肺気腫	中毒性甲状腺腫	中毒性多結節性甲状腺腫
中毒性単結節性甲状腺腫	陳旧性下壁心筋梗塞	陳旧性後壁心筋梗塞
陳旧性心筋梗塞	陳旧性前壁中隔心筋梗塞	陳旧性側壁心筋梗塞
通常型間質性肺炎	低T3症候群	低レニン性高血圧症
動悸	洞徐脈	特発性間質性肺炎
特発性器質化肺炎	特発性肺線維症	特発性慢性肺血栓塞栓症
トリニトロトルエン中毒	内分泌性高血圧症	二次性高血圧症
二次性甲状腺機能亢進症	二次性甲状腺機能低下症	二次性肺高血圧症
ニトロベンゼン中毒	乳頭筋断裂・急性心筋梗塞に合併	乳頭筋不全症・急性心筋梗塞に合併
乳び心のう液貯留	二硫化炭素の毒作用	妊娠高血圧症
妊娠高血圧症候群	妊娠高血圧腎症	妊娠中一過性高血圧症
粘液水腫	粘液水腫性昏睡	肺高血圧症
肺梗塞	肺静脈血栓症	肺静脈血栓塞栓症
肺動脈血栓塞栓症	肺動脈性肺高血圧症	肺胞性肺気腫
肺胞蛋白症	肺胞微石症	剥離性間質性肺炎
バセドウ病	バセドウ病眼症	バセドウ病術後再発
汎小葉性肺気腫	非持続性心室頻拍	微小血管性狭心症
非心原性肺水腫	非特異性間質性肺炎	びまん性間質性肺炎
びまん性先天性甲状腺腫	びまん性中毒性甲状腺腫	びまん性肺胞傷害
不安定狭心症	複雑心奇形	副腎性高血圧症
副腎腺腫	副腎のう腫	副腎皮質のう腫
ブラ性肺気腫	プランマー病	閉塞性肺気腫
放射線甲状腺機能低下症	ホフマン症候群	マクロード症候群
慢性冠状動脈不全	慢性血栓塞栓性肺高血圧症	慢性細菌性心膜炎
慢性収縮性心膜炎	慢性肺気腫	慢性肺血栓塞栓症
慢性癒着性心膜炎	無症候性心筋虚血	夜間狭心症
薬剤性間質性肺炎	薬剤性甲状腺機能低下症	癒着性心膜炎
ラテックスアレルギー	リエントリー性心室性不整脈	両室肥大
良性副腎皮質腫瘍	リンパ球性間質性肺炎	連合弁膜症
労作時兼安静時狭心症	労作性狭心症	老人性肺気腫

用法用量

(1)ジゴキシンとして通常成人に対して

①急速飽和療法(飽和量：1.0～2.0mg)：1回0.25～0.5mgを2～4時間ごとに静脈内注射し，十分効果のあらわれるまで続ける。

②比較的急速飽和療法を行うことができる。

③緩徐飽和療法を行うことができる。

④維持療法：1日0.25mgを静脈内注射する。

(2)ジゴキシンとして通常小児に対して

①急速飽和療法

新生児，未熟児：1日0.03～0.05mg/kgを3～4回に分割，静脈内又は筋肉内注射する。

2歳以下：1日0.04～0.06mg/kgを3～4回に分割，静脈内又は筋肉内注射する。

2歳以上：1日0.02～0.04mg/kgを3～4回に分割，静脈内又は筋肉内注射する。

②維持療法：飽和量の1/10～1/5量を静脈内又は筋肉内注射する。

用法用量に関連する使用上の注意　飽和療法は過量になりやすいので，緊急を要さない患者には治療開始初期から維持療法による投与も考慮すること。

禁忌

(1)房室ブロック，洞房ブロックのある患者

(2)ジギタリス中毒の患者

(3)閉塞性心筋疾患(特発性肥大性大動脈弁下狭窄等)のある患者

(4)本剤の成分又はジギタリス剤に対し過敏症の既往歴のある患者

(5)ジスルフィラム，シアナミドを投与中の患者

原則禁忌

(1)本剤投与中の患者にカルシウム注射剤を投与すること。

(2)本剤投与中の患者にスキサメトニウム塩化物水和物を投与すること。

併用禁忌

薬剤名等	臨床症状・措置方法	機序・危険因子
ジスルフィラム ノックビン シアナミド シアナマイド	顔面紅潮，血圧低下，胸部圧迫感，心悸亢進，呼吸困難，失神，頭痛，悪心，嘔吐，めまい，痙攣等があらわれることがある。	本剤はエタノールを含有しているため，ジスルフィラム・シアナミド－アルコール反応を起こすことがある。

原則併用禁忌

薬剤名等	臨床症状・措置方法	機序・危険因子
カルシウム注射剤注) グルコン酸カルシウム水和物 カルチコール注射液等 塩化カルシウム水和物	静注により急激に血中カルシウム濃度が上昇するとジゴキシンの毒性が急激に出現することがある。	本剤の催不整脈作用は，心筋細胞内カルシウム濃度に依存すると考えられている。 急激にカルシウム濃度を上昇させるような使用法は避けること。
スキサメトニウム塩化物水和物 スキサメトニウム レラキシン	併用により重篤な不整脈を起こすおそれがある。	スキサメトニウム塩化物水和物の血中カリウム増加作用又はカテコールアミン放出が原因と考えられている。

注)カルシウム値の補正に用いる場合を除く

ジスロマック点滴静注用500mg　規格：500mg1瓶[2535円/瓶]
アジスロマイシン水和物　ファイザー　614

【効能効果】

〈適応菌種〉アジスロマイシンに感性のブドウ球菌属，レンサ球菌属，肺炎球菌，淋菌，モラクセラ(ブランハメラ)・カタラーリス，インフルエンザ菌，レジオネラ・ニューモフィラ，ペプトストレプトコッカス属，プレボテラ属，クラミジア属，マイコプラズマ属

〈適応症〉肺炎，骨盤内炎症性疾患

【対応標準病名】

◎	骨盤内炎症性疾患	肺炎	
○	気管支肺炎	急性骨盤腹膜炎	急性肺炎
	クラミジア肺炎	骨盤膿瘍	骨盤腹膜炎
	小児肺炎	大葉性肺炎	ダグラス窩膿瘍
	沈下性肺炎	乳児肺炎	敗血症性肺炎
	非定型肺炎	びまん性肺炎	閉塞性肺炎
	慢性骨盤腹膜炎	無熱性肺炎	老人性肺炎
△	急性子宮傍結合織炎	胸膜肺炎	骨盤結合織炎
	骨盤死腔炎	骨盤部感染性リンパのう胞	骨盤腹膜癒着
	子宮周囲炎	子宮周囲膿瘍	子宮付属器癒着
	子宮傍組織炎	女性急性骨盤蜂巣炎	女性慢性骨盤蜂巣炎
	慢性子宮傍結合織炎	卵管癒着	

用法用量　成人にはアジスロマイシンとして500mg(力価)を1日1回，2時間かけて点滴静注する。

用法用量に関連する使用上の注意
(1)本剤の使用にあたっては，耐性菌の発現等を防ぐため，原則として感受性を確認し，疾病の治療上必要な最小限の期間の投与にとどめること。
(2)本剤の投与期間として5日間を超える投与経験は少ないことから，投与期間が5日を超える場合は，経過観察を十分行うこと。
(3)臨床症状の改善など経口投与可能と医師が判断した場合は，アジスロマイシン錠に切り替えることができる。本剤からアジスロマイシン錠へ切り替え，総投与期間が10日を超える場合は，経過観察を十分行うこと。
肺炎：本剤からアジスロマイシン錠に切り替えた臨床試験は，医師が経口投与可能と判断した時点で，本剤からアジスロマイシン250mg錠をアジスロマイシンとして500mg(力価)を1日1回投与に切り替え，本剤の投与期間は2～5日間，総投与期間は合計7～10日間で実施され，総投与期間として10日間を超える投与経験は少ない。
骨盤内炎症性疾患：本剤からアジスロマイシン錠に切り替えた臨床試験は，医師が経口投与可能と判断した時点で，本剤からアジスロマイシン250mg錠をアジスロマイシンとして250mg(力価)を1日1回投与に切り替え，本剤の投与期間は1～2日間，総投与期間は合計7日間で実施され，総投与期間として7日間を超える投与経験はない。

禁忌　本剤の成分に対し過敏症の既往歴のある患者

ジトリペンタートカル静注1000mg　規格：－[－]
ペンテト酸カルシウム三ナトリウム　日本メジフィジックス　392

【効能効果】

超ウラン元素(プルトニウム，アメリシウム，キュリウム)による体内汚染の軽減

【対応標準病名】

該当病名なし

効能効果に関連する使用上の注意　プルトニウム，アメリシウム，キュリウム以外の放射性核種による体内汚染に対する本剤の有効性及び安全性は確認されていない。

用法用量　通常，ペンテト酸カルシウム三ナトリウムとして1000mgを1日1回点滴静注，又は緩徐に静脈内投与する。
なお，患者の状態，年齢，体重に応じて適宜減量する。

用法用量に関連する使用上の注意
(1)本剤は，100～250mLの5%ブドウ糖注射液又は生理食塩液で希釈して約15～60分かけて点滴静注する，又は3～4分間かけて緩徐に静脈内投与すること。
(2)治療開始後は尿中の放射能を適宜測定し，本剤の投与継続の必要性を考慮すること。
(3)超ウラン元素による体内汚染の軽減には，本剤又はペンテト酸亜鉛三ナトリウムのいずれかを投与することができるが，薬剤の選択に際しては，国内ガイドライン等を参考に，患者の状態等を考慮して判断すること。
(4)本剤は体内の亜鉛を排泄させる作用があるため，長期投与時には亜鉛欠乏に注意する必要がある。長期間の治療が必要な場合には，ペンテト酸亜鉛三ナトリウムへの切替えを考慮すること。
(5)小児への投与に際しては，体重に応じて投与量を調節すること。参考として，成人の体重を60kgとした場合，体重当たりの1回投与量は約17mg/kgに相当し，体重10kgでは約167mg，体重20kgでは約333mg，体重30kgでは500mgとなる。

禁忌　本剤の成分に対し過敏症の既往歴のある患者
原則禁忌　妊婦又は妊娠している可能性のある婦人

シナジス筋注液50mg　規格：50mg0.5mL1瓶[79014円/瓶]
シナジス筋注液100mg　規格：100mg1mL1瓶[156417円/瓶]
パリビズマブ(遺伝子組換え)　アッヴィ　625

【効能効果】

下記の新生児，乳児および幼児におけるRSウイルス(Respiratory Syncytial Virus)感染による重篤な下気道疾患の発症抑制
RSウイルス感染流行初期において
(1)在胎期間28週以下の早産で，12ヵ月齢以下の新生児および乳児
(2)在胎期間29週～35週の早産で，6ヵ月齢以下の新生児および乳児
(3)過去6ヵ月以内に気管支肺異形成症(BPD)の治療を受けた24ヵ月齢以下の新生児，乳児および幼児
(4)24ヵ月齢以下の血行動態に異常のある先天性心疾患(CHD)の新生児，乳児および幼児
(5)24ヵ月齢以下の免疫不全を伴う新生児，乳児および幼児
(6)24ヵ月齢以下のダウン症候群の新生児，乳児および幼児

【対応標準病名】

◎	RSウイルス感染症	気管支肺異形成症	ダウン症候群
	免疫不全		
○	ヒトメタニューモウイルス感染症	リノウイルス感染症	
△	奇静脈肺葉	先天性気管支拡張症	先天性のう胞肺
	先天性肺萎縮	先天性蜂巣状肺	肺欠損症
	肺の異所組織	肺のう胞	肺の先天奇形
	肺の副葉	肺分画症	肺葉欠損症
	パラインフルエンザウイルス感染症		

効能効果に関連する使用上の注意　本剤の投与に際しては，学会等から提唱されているガイドライン等を参考とし，個々の症例ごとに本剤の適用を考慮すること。

用法用量　パリビズマブ(遺伝子組換え)として体重1kgあたり15mgをRSウイルス流行期を通して月1回筋肉内に投与する。なお，注射量が1mLを超える場合には分割して投与する。

用法用量に関連する使用上の注意
(1)本剤の投与液量は以下による。
1回投与液量(mL)＝体重(kg)×15mg/kg÷100mg/mL
(2)本剤投与中に患者がRSウイルスに感染した場合においても，再感染による重篤な下気道疾患の発症を抑制するためにRSウイルスの流行期間中は本剤を継続投与することが推奨される。
(3)心肺バイパス施行により本剤の血中濃度が低下するので，心肺バイパス施行後は前回投与から1ヵ月を経過していなくても速やかに本剤の投与を行うことが望ましい。以後，その投与を基点とし，通常どおりの間隔で投与すること。

禁忌　本剤の成分に対して過敏症の既往歴のある患者

シーパラ注　規格：2mL1管[56円/管]
アスコルビン酸　チアミン塩化物塩酸塩　ピリドキシン塩酸塩
リボフラビンリン酸エステルナトリウム　配合剤　高田　317

【効能効果】

本剤に含まれるビタミン類の需要が増大し，食事からの摂取が不十分な際の補給(消耗性疾患，妊産婦，授乳婦等)
なお，効果がないのに月余にわたって漫然と使用すべきでない。

【対応標準病名】

該当病名なし

用法用量　通常，成人には1日2～10mL(1～5管)を1～3回に分割して皮下，筋肉内又は静脈内注射する。
なお，年齢，症状により適宜増減する。

禁忌

(1)本剤及びチアミン塩化物塩酸塩に対し過敏症の既往歴のある患者
(2)血友病の患者

ジフトキ「ビケンF」 規格：－[－]

成人用沈降ジフテリアトキソイド 阪大微研 632

【効 能 効 果】

本剤は，ジフテリアの予防に使用する。

【対応標準病名】

◎	ジフテリア		
○	咽頭ジフテリア	喉頭ジフテリア	ジフテリア性結膜炎
	ジフテリア性心筋炎	ジフテリア性多発ニューロパチー	ジフテリア腹膜炎
	鼻咽頭ジフテリア	皮膚ジフテリア	扁桃ジフテリア

用法用量 通常，10歳以上の者に用い，1回0.5mL以下を皮下に注射する。

用法用量に関連する使用上の注意 他のワクチン製剤との接種間隔

生ワクチンの接種を受けた者は，通常，27日以上，また他の不活化ワクチンの接種を受けた者は，通常，6日以上間隔を置いて本剤を接種すること。

ただし，医師が必要と認めた場合には，同時に接種することができる(なお，本剤を他のワクチンと混合して接種してはならない)。

接種不適当者

被接種者が次のいずれかに該当すると認められる場合には，接種を行ってはならない。

(1)明らかな発熱を呈している者
(2)重篤な急性疾患にかかっていることが明らかな者
(3)本剤の成分によってアナフィラキシーを呈したことがあることが明らかな者
(4)上記に掲げる者のほか，予防接種を行うことが不適当な状態にある者

ジフルカン静注液50mg 規格：0.1%50mL1瓶[2393円/瓶]
ジフルカン静注液100mg 規格：0.2%50mL1瓶[4028円/瓶]
ジフルカン静注液200mg 規格：0.2%100mL1瓶[7560円/瓶]

フルコナゾール ファイザー 629

【効 能 効 果】

カンジダ属及びクリプトコッカス属による下記感染症：真菌血症，呼吸器真菌症，消化管真菌症，尿路真菌症，真菌髄膜炎
造血幹細胞移植患者における深在性真菌症の予防

【対応標準病名】

◎	真菌血症	真菌症	真菌性髄膜炎
	深在性真菌症	尿路感染症	
○	アレルギー性気管支肺真菌症	院内尿路感染症	角膜真菌症
	カンジダ性髄膜炎	急性尿路感染	糸状菌症
	耳内真菌症	真菌症性関節炎	真菌症性筋炎
	単純性尿路感染症	肺真菌症	反復性尿路感染症
	日和見真菌症	複雑性尿路感染症	副鼻腔真菌症
	慢性尿路感染症		
△	アジアスピロミセス症	アレシェリア症	乾酪性副鼻腔炎
	気管支真菌症	クリプトコッカス性髄膜炎	クリプトコッカス性脳髄膜炎
	ゲオトリクム症	ゲオトリクム性口内炎	コクシジオイデス性髄膜炎
	細菌尿	食道真菌症	真菌性角膜潰瘍
	真菌性眼内炎	深在性皮膚真菌症	髄膜炎
	中耳真菌症	膿尿	ペトリエリド症
	ペニシリウム症	無症候性細菌尿	無症候性膿尿
	リノスポリジウム症	ロボミコーシス	

※ **適応外使用可**
原則として，「フルコナゾール」を「真菌性角膜炎，アカントアメーバ角膜炎又は真菌による重篤な眼感染症に対する注射液の局所使用(点眼，結膜下注射，硝子体内注射，眼内灌流)又は全身使用」を目的に処方した場合，当該使用事例を審査上認める。

用法用量

成人

カンジダ症：通常，成人にはフルコナゾールとして50～100mgを1日1回静脈内に投与する。

クリプトコッカス症：通常，成人にはフルコナゾールとして50～200mgを1日1回静脈内に投与する。

なお，重症又は難治性真菌感染症の場合には，1日量として400mgまで増量できる。

造血幹細胞移植患者における深在性真菌症の予防：成人には，フルコナゾールとして400mgを1日1回静脈内に投与する。

小児

カンジダ症：通常，小児にはフルコナゾールとして3mg/kgを1日1回静脈内に投与する。

クリプトコッカス症：通常，小児にはフルコナゾールとして3～6mg/kgを1日1回静脈内に投与する。

なお，重症又は難治性真菌感染症の場合には，1日量として12mg/kgまで増量できる。

造血幹細胞移植患者における深在性真菌症の予防

小児には，フルコナゾールとして12mg/kgを1日1回静脈内に投与する。

なお，患者の状態に応じて適宜減量する。

ただし，1日量として400mgを超えないこと。

新生児

生後14日までの新生児には，フルコナゾールとして小児と同じ用量を72時間毎に投与する。

生後15日以降の新生児には，フルコナゾールとして小児と同じ用量を48時間毎に投与する。

用法用量に関連する使用上の注意

造血幹細胞移植患者における深在性真菌症の予防

(1)好中球減少症が予想される数日前から投与を開始することが望ましい。
(2)好中球数が1000/mm^{3}を超えてから7日間投与することが望ましい。

禁忌

(1)次の薬剤を投与中の患者：トリアゾラム，エルゴタミン，ジヒドロエルゴタミン，キニジン，ピモジド
(2)本剤に対して過敏症の既往歴のある患者
(3)妊婦又は妊娠している可能性のある患者

併用禁忌

薬剤名等	臨床症状・措置方法	機序・危険因子
トリアゾラム(ハルシオン等)	トリアゾラムの代謝遅滞による血中濃度の上昇，作用の増強及び作用時間延長の報告がある。	本剤はこれらの薬剤の肝臓における主たる代謝酵素であるチトクローム P450 3A4 を阻害するので，併用によりこれらの薬剤の血中濃度が上昇することがある。
エルゴタミン(クリアミン配合錠) ジヒドロエルゴタミン(ジヒデルゴット等)	アゾール系抗真菌剤等の CYP 3A4 を阻害する薬剤とエルゴタミンとの併用により，エルゴタミンの血中濃度が上昇し，血管攣縮等の副作用を起こすおそれがある。	
キニジン(硫酸キニジン) ピモジド(オーラップ)	これらの薬剤の血中濃度が上昇することにより，QT 延長，torsades de pointes を発現するおそれがある。	

フラノス点滴静注液50mg：富山化学 0.1%50mL1袋[1503円/袋]，フラノス点滴静注液100mg：富山化学 0.2%50mL1袋[2110円/袋]，フラノス点滴静注液200mg：富山化学 0.2%

100mL1袋[2695円/袋]，フルコナゾール静注50mg「NP」：ニプロ　0.1％50mL1袋[1503円/袋]，フルコナゾール静注50mg「トーワ」：東和　0.1％50mL1瓶[1107円/瓶]，フルコナゾール静注100mg「NP」：ニプロ　0.2％50mL1袋[1522円/袋]，フルコナゾール静注100mg「トーワ」：東和　0.2％50mL1瓶[1522円/瓶]，フルコナゾール静注200mg「NP」：ニプロ　0.2％100mL1袋[3963円/袋]，フルコナゾール静注200mg「トーワ」：東和　0.2％100mL1瓶[2695円/瓶]，フルコナゾール静注液0.1％「F」：富士製薬　0.1％50mL1袋[1107円/袋]，フルコナゾール静注液0.2％「F」：富士製薬　0.2％50mL1袋[2110円/袋]，0.2％100mL1袋[2695円/袋]，フルコナゾール静注液50mg「イセイ」：イセイ　0.1％50mL1瓶[1107円/瓶]，フルコナゾール静注液50mg「サワイ」：沢井　0.1％50mL1瓶[1107円/瓶]，フルコナゾール静注液50mg「日医工」：日医工　0.1％50mL1瓶[1503円/瓶]，フルコナゾール静注液50mg「マイラン」：マイラン製薬　0.1％50mL1瓶[1107円/瓶]，フルコナゾール静注液100mg「イセイ」：イセイ　0.2％50mL1瓶[1522円/瓶]，フルコナゾール静注液100mg「サワイ」：沢井　0.2％50mL1瓶[1522円/瓶]，フルコナゾール静注液100mg「テバ」：テバ製薬　0.2％50mL1袋[1522円/袋]，フルコナゾール静注液100mg「日医工」：日医工　0.2％50mL1瓶[1522円/瓶]，フルコナゾール静注液100mg「マイラン」：マイラン製薬　0.2％50mL1瓶[1522円/瓶]，フルコナゾール静注液200mg「イセイ」：イセイ　0.2％100mL1瓶[1595円/瓶]，フルコナゾール静注液200mg「サワイ」：沢井　0.2％100mL1瓶[2695円/瓶]，フルコナゾール静注液200mg「テバ」：テバ製薬　0.2％100mL1袋[1595円/袋]，フルコナゾール静注液200mg「日医工」：日医工　0.2％100mL1瓶[2695円/瓶]，フルコナゾール静注液200mg「マイラン」：マイラン製薬　0.2％100mL1瓶[1595円/瓶]，ミコシスト静注液0.1％：高田　0.1％50mL1瓶[1107円/瓶]，ミコシスト静注液0.2％：高田　0.2％50mL1瓶[1522円/瓶]，0.2％100mL1瓶[2695円/瓶]

ジプレキサ筋注用10mg　規格：10mg1瓶[2126円/瓶]
オランザピン　日本イーライリリー　117

【効能効果】

統合失調症における精神運動興奮

【対応標準病名】

◎	精神運動興奮状態	統合失調症	
○	アスペルガー症候群	易刺激性	易怒性
	型分類困難な統合失調症	偽神経症性統合失調症	急性統合失調症
	急性統合失調症性エピソード	急性統合失調症様精神病性障害	境界型統合失調症
	緊張型統合失調症	激越	興奮状態
	残遺型統合失調症	自殺傾向	自閉的精神病質
	衝動	小児期型統合失調症	小児シゾイド障害
	前駆期統合失調症	潜在性統合失調症	体感症性統合失調症
	短期統合失調症様障害	単純型統合失調症	遅発性統合失調症
	敵意	統合失調症型障害	統合失調症型パーソナリティ障害
	統合失調症後抑うつ	統合失調症症状を伴う急性錯乱	統合失調症症状を伴う急性多形性精神病性障害
	統合失調症症状を伴う類循環精神病	統合失調症性パーソナリティ障害	統合失調症性反応
	統合失調症様状態	破瓜型統合失調症	不穏状態
	暴力行為	妄想型統合失調症	
△	落ち込み	過敏症	感情鈍麻
	気うつ	情緒障害	情緒性ショック
	情緒不安定状態	神経過敏	神経質
	神経性緊張	心配	統合失調症症状を伴わない急性錯乱
	統合失調症症状を伴わない急性多形性精神病性障害	統合失調症症状を伴わない類循環精神病	夢幻精神病

	モレル・クレペリン病

効能効果に関連する使用上の注意　急激な精神運動興奮等で緊急を要する場合に用いること。

用法用量　通常，成人にはオランザピンとして1回10mgを筋肉内注射する。
効果不十分な場合には，1回10mgまでを追加投与できるが，前回の投与から2時間以上あけること。また，投与回数は，追加投与を含め1日2回までとすること。
年齢，症状に応じて減量を考慮すること。

用法用量に関連する使用上の注意　本剤の追加投与により，過鎮静等の副作用が発現するおそれがあるので，追加投与の必要性を慎重に判断し，追加投与後は患者の状態を十分に観察すること。
経口抗精神病薬等による管理が可能になった場合には，速やかに本剤の投与を終了すること。[国内外臨床試験において，3日間を超えて連用した経験はない。]

警告

(1)著しい血糖値の上昇から，糖尿病性ケトアシドーシス，糖尿病性昏睡等の重大な副作用が発現し，死亡に至る場合があるので，投与前に血糖値の測定等を行い，糖尿病又はその既往のある患者あるいはその危険因子を有する患者には，治療上の有益性が危険性を上回ると判断される場合以外は投与しないこと。また，投与前に血糖値の測定等が困難な場合には，投与後に血糖値をモニタリングするなど観察を十分に行うこと。
(2)投与にあたっては，可能な限り投与前に，上記副作用が発現する場合があることを，患者及びその家族に十分に説明すること。また，口渇，多飲，多尿，頻尿等の異常に注意し，このような症状があらわれた場合には，直ちに医師の診察を受けるよう，指導すること。

禁忌

(1)昏睡状態の患者
(2)バルビツール酸誘導体等の中枢神経抑制剤の強い影響下にある患者
(3)本剤の成分に対し過敏症の既往歴のある患者
(4)アドレナリンを投与中の患者

併用禁忌

薬剤名等	臨床症状・措置方法	機序・危険因子
アドレナリン ボスミン	アドレナリンの作用を逆転させ，重篤な血圧降下を起こすことがある。	アドレナリンはアドレナリン作動性α，β-受容体の刺激剤であり，本剤のα-受容体遮断作用によりβ-受容体刺激作用が優位となり，血圧降下作用が増強される。

シプロキサン注200mg　規格：200mg100mL1袋[1976円/袋]
シプロキサン注300mg　規格：300mg150mL1袋[2404円/袋]
シプロフロキサシン　バイエル薬品　624

【効能効果】

〈適応菌種〉本剤に感性のブドウ球菌属，腸球菌属，炭疽菌，大腸菌，クレブシエラ属，エンテロバクター属，緑膿菌，レジオネラ属
〈適応症〉敗血症，外傷・熱傷及び手術創等の二次感染，肺炎，腹膜炎，胆嚢炎，胆管炎，炭疽

【対応標準病名】

◎	外傷	挫創	術後創部感染
	創傷	創傷感染症	胆管炎
	炭疽	胆のう炎	熱傷
	肺炎	敗血症	腹膜炎
	裂傷	裂創	
○あ	MRSA 腹膜炎	足第1度熱傷	足第2度熱傷
	足第3度熱傷	足熱傷	アルカリ腐蝕
	胃腸管熱傷	胃腸炭疽	胃熱傷

	陰茎第１度熱傷	陰茎第２度熱傷	陰茎第３度熱傷
	陰茎熱傷	咽頭熱傷	院内感染敗血症
	陰のう第１度熱傷	陰のう第２度熱傷	陰のう第３度熱傷
	陰のう熱傷	会陰第１度熱傷	会陰第２度熱傷
	会陰第３度熱傷	会陰熱傷	会陰部化膿創
	腋窩第１度熱傷	腋窩第２度熱傷	腋窩第３度熱傷
	腋窩熱傷	壊疽性胆細管炎	壊疽性胆のう炎
	横隔膜下膿瘍	横隔膜下腹膜炎	黄色ぶどう球菌敗血症
か	汚染擦過創	外陰第１度熱傷	外陰第２度熱傷
	外陰第３度熱傷	外陰熱傷	外傷性乳び胸
	下咽頭熱傷	化学外傷	下顎熱傷
	下顎部第１度熱傷	下顎部第２度熱傷	下顎部第３度熱傷
	下顎部皮膚欠損創	角結膜腐蝕	角膜アルカリ化学熱傷
	角膜酸化学熱傷	角膜酸性熱傷	角膜熱傷
	下肢第１度熱傷	下肢第２度熱傷	下肢第３度熱傷
	下肢熱傷	下腿足部熱傷	下腿熱傷
	下腿部第１度熱傷	下腿部第２度熱傷	下腿部第３度熱傷
	カテーテル感染症	カテーテル敗血症	化膿性腹膜炎
	下半身第１度熱傷	下半身第２度熱傷	下半身第３度熱傷
	下半身熱傷	下腹部第１度熱傷	下腹部第２度熱傷
	下腹部第３度熱傷	眼化学熱傷	肝下膿瘍
	眼球熱傷	眼瞼化学熱傷	眼瞼第１度熱傷
	眼瞼第２度熱傷	眼瞼第３度熱傷	眼瞼熱傷
	肝周囲炎	眼周囲化学熱傷	眼周囲第１度熱傷
	眼周囲第２度熱傷	眼周囲第３度熱傷	肝内胆細管炎
	眼熱傷	顔面汚染創	顔面損傷
	顔面第１度熱傷	顔面第２度熱傷	顔面第３度熱傷
	顔面熱傷	顔面皮膚欠損創	気管支肺炎
	気管熱傷	気道熱傷	逆行性胆管炎
	急性化膿性胆管炎	急性化膿性胆のう炎	急性気腫性胆のう炎
	急性限局性腹膜炎	急性骨盤腹膜炎	急性胆管炎
	急性胆細管炎	急性胆のう炎	急性肺炎
	急性汎発性腹膜炎	急性腹膜炎	急性閉塞性化膿性胆管炎
	胸腔熱傷	狭窄性胆管炎	頬粘膜咬創
	胸部外傷	胸部上腕熱傷	胸部損傷
	胸部第１度熱傷	頬部第１度熱傷	胸部第２度熱傷
	頬部第２度熱傷	胸部第３度熱傷	頬部第３度熱傷
	胸部熱傷	頬部皮膚欠損創	躯幹薬傷
	グラム陰性桿菌敗血症	グラム陰性菌敗血症	グラム陽性菌敗血症
	頚部第１度熱傷	頚部第２度熱傷	頚部第３度熱傷
	頚部熱傷	血性腹膜炎	結膜熱傷
	結膜のうアルカリ化学熱傷	結膜のう酸化学熱傷	結膜腐蝕
	限局性腹膜炎	肩甲間部第１度熱傷	肩甲間部第２度熱傷
	肩甲間部第３度熱傷	肩甲間部熱傷	肩甲部第１度熱傷
	肩甲部第２度熱傷	肩甲部第３度熱傷	肩甲部熱傷
	原発性硬化性胆管炎	原発性腹膜炎	肩部第１度熱傷
	肩部第２度熱傷	肩部第３度熱傷	口腔第１度熱傷
	口腔第２度熱傷	口腔第３度熱傷	口腔熱傷
	口唇第１度熱傷	口唇第２度熱傷	口唇第３度熱傷
	口唇熱傷	喉頭外傷	喉頭損傷
	喉頭熱傷	後腹膜炎	後腹膜膿瘍
	肛門第１度熱傷	肛門第２度熱傷	肛門第３度熱傷
	肛門熱傷	骨盤直腸窩膿瘍	骨盤腹膜炎
さ	細菌性ショック	細菌性腹膜炎	細胆管炎
	再発性胆管炎	酸腐蝕	耳介部第１度熱傷
	耳介部第２度熱傷	耳介部第３度熱傷	趾化膿創
	子宮熱傷	示指化膿創	四肢挫傷
	四肢第１度熱傷	四肢第２度熱傷	四肢第３度熱傷
	四肢熱傷	趾第１度熱傷	趾第２度熱傷
	趾第３度熱傷	膝部第１度熱傷	膝部第２度熱傷
	膝部第３度熱傷	趾熱傷	十二指腸穿孔腹膜炎
	十二指腸総胆管炎	手関節部第１度熱傷	手関節部第２度熱傷
	手関節部第３度熱傷	手指第１度熱傷	手指第２度熱傷

	手指第３度熱傷	手指端熱傷	手指熱傷
	手術創部膿瘍	手掌第１度熱傷	手掌第２度熱傷
	手掌第３度熱傷	手掌熱傷	手掌皮膚欠損創
	術後横隔膜下膿瘍	術後感染症	術後髄膜炎
	術後胆管炎	術後膿瘍	術後敗血症
	術後腹腔内膿瘍	術後腹壁膿瘍	術後腹膜炎
	手背第１度熱傷	手背第２度熱傷	手背第３度熱傷
	手背熱傷	手背皮膚欠損創	シュロッフェル腫瘤
	上肢第１度熱傷	上肢第２度熱傷	上肢第３度熱傷
	上肢熱傷	焼身自殺未遂	上唇小帯裂創
	小児肺炎	上半身第１度熱傷	上半身第２度熱傷
	上半身第３度熱傷	上半身熱傷	踵部第１度熱傷
	踵部第２度熱傷	踵部第３度熱傷	上腕第１度熱傷
	上腕第２度熱傷	上腕第３度熱傷	上腕熱傷
	食道熱傷	滲出性腹膜炎	膵臓性腹膜炎
	精巣熱傷	舌熱傷	前額部第１度熱傷
	前額部第２度熱傷	前額部第３度熱傷	前額部皮膚欠損創
	前胸部第１度熱傷	前胸部第２度熱傷	前胸部第３度熱傷
	前胸部熱傷	穿孔性腹腔内膿瘍	穿孔性腹膜炎
	全身挫傷	全身第１度熱傷	全身第２度熱傷
	全身第３度熱傷	全身熱傷	前腕手部熱傷
	前腕第１度熱傷	前腕第２度熱傷	前腕第３度熱傷
	前腕熱傷	創部膿瘍	足関節第１度熱傷
	足関節第２度熱傷	足関節第３度熱傷	足関節熱傷
	側胸部第１度熱傷	側胸部第２度熱傷	側胸部第３度熱傷
	足底熱傷	足底部第１度熱傷	足底部第２度熱傷
	足底部第３度熱傷	足背部第１度熱傷	足背部第２度熱傷
	足背部第３度熱傷	側腹部第１度熱傷	側腹部第２度熱傷
	側腹部第３度熱傷	鼡径部第１度熱傷	鼡径部第２度熱傷
た	鼡径部第３度熱傷	鼡径部熱傷	第１度熱傷
	第１度腐蝕	第２度熱傷	第２度腐蝕
	第３度熱傷	第３度腐蝕	第４度熱傷
	体幹第１度熱傷	体幹第２度熱傷	体幹第３度熱傷
	体幹熱傷	大腿汚染創	大腿熱傷
	大腿皮膚欠損創	大腿部第１度熱傷	大腿部第２度熱傷
	大腿部第３度熱傷	体表面積10%未満の熱傷	体表面積10－19%の熱傷
	体表面積20－29%の熱傷	体表面積30－39%の熱傷	体表面積40－49%の熱傷
	体表面積50－59%の熱傷	体表面積60－69%の熱傷	体表面積70－79%の熱傷
	体表面積80－89%の熱傷	体表面積90%以上の熱傷	大網膿瘍
	大葉性肺炎	多発性外傷	多発性昆虫咬創
	多発性挫傷	多発性擦過創	多発性漿膜炎
	多発性第１度熱傷	多発性第２度熱傷	多発性第３度熱傷
	多発性腸間膜膿瘍	多発性熱傷	多発性表在損傷
	胆管胆のう炎	胆管膿瘍	胆汁性腹膜炎
	炭疽髄膜炎	炭疽敗血症	胆のう壊疽
	胆のう周囲炎	胆のう周囲膿瘍	胆のう膿瘍
	膣断端炎	膣熱傷	虫垂炎術後残膿瘍
	肘部第１度熱傷	肘部第２度熱傷	肘部第３度熱傷
	腸間膜脂肪壊死	腸間膜脂肪織炎	腸間膜膿瘍
	腸骨窩膿瘍	腸穿孔腹膜炎	腸腰筋膿瘍
	手第１度熱傷	手第２度熱傷	手第３度熱傷
	手熱傷	殿部第１度熱傷	殿部第２度熱傷
	殿部第３度熱傷	殿部熱傷	頭部第１度熱傷
	頭部第２度熱傷	頭部第３度熱傷	頭部熱傷
な	内部尿路性器の熱傷	軟口蓋熱傷	乳児肺炎
	乳頭部第１度熱傷	乳頭部第２度熱傷	乳頭部第３度熱傷
	乳房第１度熱傷	乳房第２度熱傷	乳房第３度熱傷
	乳房熱傷	乳輪部第１度熱傷	乳輪部第２度熱傷
	乳輪部第３度熱傷	尿管切石術後感染症	尿性腹膜炎
は	肺炎球菌性腹膜炎	敗血症性ショック	敗血症性肺炎
	敗血性壊疽	肺炭疽	肺熱傷
	背部第１度熱傷	背部第２度熱傷	背部第３度熱傷

	背部熱傷	抜歯後感染	半身第１度熱傷
	半身第２度熱傷	半身第３度熱傷	汎発性化膿性腹膜炎
	非定型肺炎	鼻部第１度熱傷	鼻部第２度熱傷
	鼻部第３度熱傷	皮膚炭疽	鼻部皮膚欠損創
	びまん性肺炎	フィブリン性腹膜炎	腹腔骨盤部膿瘍
	腹腔内遺残膿瘍	腹腔内膿瘍	腹部第１度熱傷
	腹部第２度熱傷	腹部第３度熱傷	腹部熱傷
	腹壁縫合糸膿瘍	腐蝕	縫合糸膿瘍
	縫合部膿瘍	放射線性熱傷	母指球部第１度熱傷
	母指球部第２度熱傷	母指球部第３度熱傷	母指第１度熱傷
	母指第２度熱傷	母指第３度熱傷	母指熱傷
ま	慢性骨盤腹膜炎	慢性胆管炎	慢性胆細管炎
	慢性胆のう炎	慢性腹膜炎	脈絡網膜熱傷
や	無熱性肺炎	盲腸後部膿瘍	薬傷
	腰部第１度熱傷	腰部第２度熱傷	腰部第３度熱傷
ら	腰部熱傷	涙管損傷	涙管断裂
	涙道損傷	老人性肺炎	
△あ	MRCNS 敗血症	MRSA 術後創部感染	MRSA 敗血症
	アキレス腱筋腱移行部断裂	アキレス腱挫傷	アキレス腱挫創
	アキレス腱切創	アキレス腱断裂	アキレス腱部分断裂
	足異物	足開放創	足挫創
	足切創	亜脱臼	圧挫傷
	圧挫創	圧迫骨折	圧迫神経炎
	医原性気胸	犬咬創	陰茎開放創
	陰茎挫創	陰茎折症	陰茎裂創
	咽頭開放創	咽頭創傷	陰のう開放創
	陰のう裂創	陰部切創	インフルエンザ菌敗血症
	会陰裂傷	炎症性大網癒着	横隔膜損傷
か	横骨折	汚染創	外陰開放創
	外陰部挫創	外陰部切創	外陰部裂傷
	外耳開放創	外耳道創傷	外耳部外傷性異物
	外耳部外傷性腫脹	外耳部外傷性皮下異物	外耳部割創
	外耳部貫通創	外耳部咬創	外耳部挫傷
	外耳部挫創	外耳部擦過創	外耳部刺創
	外耳部切創	外耳部創傷	外耳部打撲傷
	外耳部虫刺傷	外耳部皮下血腫	外耳部皮下出血
	外傷後早期合併症	外傷性一過性麻痺	外傷性異物
	外傷性横隔膜ヘルニア	外傷性眼球ろう	外傷性空気塞栓症
	外傷性咬合	外傷性虹彩離断	外傷性硬膜動静脈瘻
	外傷性耳出血	外傷性脂肪塞栓症	外傷性縦隔気腫
	外傷性食道破裂	外傷性脊髄出血	外傷性切断
	外傷性動静脈瘻	外傷性動脈血腫	外傷性動脈瘤
	外傷性脳圧迫	外傷性脳圧迫・頭蓋内に達する開放創合併あり	外傷性脳圧迫・頭蓋内に達する開放創合併なし
	外傷性脳症	外傷性破裂	外傷性皮下気腫
	外傷性皮下血腫	外耳裂創	開放骨折
	開放性外傷性脳圧迫	開放性陥没骨折	開放性胸膜損傷
	開放性脱臼	開放性脱臼骨折	開放性脳挫創
	開放性脳損傷髄膜炎	開放性脳底部挫傷	開放性びまん性脳損傷
	開放性粉砕骨折	開放創	下咽頭創傷
	下顎外傷性異物	下顎開放創	下顎割創
	下顎貫通創	下顎口唇挫創	下顎咬創
	下顎挫傷	下顎挫創	下顎擦過創
	下顎刺創	下顎切創	下顎創傷
	下顎打撲傷	下顎皮下血腫	下顎部挫傷
	下顎部打撲傷	下顎裂創	踵裂創
	顎関節部開放創	顎関節部割創	顎関節部貫通創
	顎関節部咬創	顎関節部挫傷	顎関節部挫創
	顎関節部擦過創	顎関節部刺創	顎関節部切創
	顎関節部創傷	顎関節部打撲傷	顎関節部皮下血腫
	顎関節部裂創	顎部挫傷	顎部打撲傷
	角膜挫創	角膜切傷	角膜切創
	角膜創傷	角膜破裂	角膜裂傷

下腿汚染創	下腿開放創	下腿挫創
下腿切創	下腿皮膚欠損創	下腿裂創
割創	眼黄斑部裂孔	眼窩創傷
眼窩部挫創	眼窩裂傷	眼球結膜裂傷
眼球損傷	眼球破裂	眼球裂傷
眼瞼外傷性異物	眼瞼外傷性腫脹	眼瞼外傷性皮下異物
眼瞼開放創	眼瞼割創	眼瞼貫通創
眼瞼咬創	眼瞼挫創	眼瞼擦過創
眼瞼刺創	眼瞼切創	眼瞼創傷
眼瞼虫刺傷	眼瞼裂創	環指圧挫傷
環指挫傷	環指挫創	環指切創
環指剥皮創	環指皮膚欠損創	眼周囲部外傷性異物
眼周囲部外傷性腫脹	眼周囲部外傷性皮下異物	眼周囲部開放創
眼周囲部割創	眼周囲部貫通創	眼周囲部咬創
眼周囲部挫創	眼周囲部擦過創	眼周囲部刺創
眼周囲部切創	眼周囲部創傷	眼周囲部虫刺傷
眼周囲部裂創	関節血腫	関節骨折
関節挫傷	関節打撲	完全骨折
完全脱臼	貫通刺創	貫通銃創
貫通性挫滅創	貫通創	眼部外傷性異物
眼部外傷性腫脹	眼部外傷性皮下異物	眼部開放創
眼部割創	眼部貫通創	眼部咬創
眼部挫創	眼部擦過創	眼部刺創
眼部切創	眼部創傷	眼部虫刺傷
眼部裂創	陥没骨折	顔面外傷性異物
顔面開放創	顔面割創	顔面貫通創
顔面咬創	顔面挫傷	顔面挫創
顔面擦過創	顔面刺創	顔面切創
顔面創傷	顔面搔創	顔面多発開放創
顔面多発割創	顔面多発貫通創	顔面多発咬創
顔面多発挫傷	顔面多発挫創	顔面多発擦過創
顔面多発刺創	顔面多発切創	顔面多発創傷
顔面多発打撲傷	顔面多発虫刺傷	顔面多発皮下血腫
顔面多発皮下出血	顔面多発裂創	顔面打撲傷
顔面皮下血腫	顔面裂創	胸管損傷
胸腺損傷	頬粘膜咬傷	胸部汚染創
頬部外傷性異物	頬部開放創	頬部割創
頬部貫通創	頬部咬創	頬部挫傷
胸部挫創	頬部挫創	頬部擦過創
頬部刺創	胸部食道損傷	胸部切創
頬部切創	頬部創傷	頬部打撲傷
胸部皮下気腫	頬部皮下血腫	胸部皮膚欠損創
頬部裂創	胸壁開放創	胸壁刺創
強膜切創	強膜創傷	胸膜損傷・胸腔に達する開放創合併あり
胸膜肺炎	強膜裂傷	胸膜裂創
棘刺創	魚咬創	亀裂骨折
筋損傷	筋断裂	筋肉内血腫
空気塞栓症	屈曲骨折	クラミジア肺炎
頚管破裂	脛骨顆部割創	頚部開放創
頚部挫創	頚部食道開放創	頚部切創
頚部皮膚欠損創	血管切断	血管損傷
血腫	結膜創傷	結膜裂傷
嫌気性菌敗血症	腱切創	腱損傷
腱断裂	腱部分断裂	腱裂傷
コアグラーゼ陰性ぶどう球菌敗血症	高エネルギー外傷	口蓋挫傷
口蓋切創	口蓋裂創	口角部挫創
口角部裂創	口腔外傷性異物	口腔外傷性腫脹
口腔開放創	口腔割創	口腔挫傷
口腔挫創	口腔擦過創	口腔刺創
口腔切創	口腔創傷	口腔打撲傷
口腔内血腫	口腔粘膜咬傷	口腔粘膜咬創
口腔裂創	後出血	口唇外傷性異物
口唇外傷性腫脹	口唇外傷性皮下異物	口唇開放創

	口唇割創	口唇貫通創	口唇咬傷
	口唇咬創	口唇挫傷	口唇挫創
	口唇擦過創	口唇刺創	口唇切創
	口唇創傷	口唇打撲傷	口唇虫刺傷
	口唇皮下血腫	口唇皮下出血	口唇裂創
	溝創	咬創	後頭部外傷
	後頭部割創	後頭部挫傷	後頭部挫創
	後頭部切創	後頭部打撲傷	後頭部裂創
	広範性軸索損傷	広汎性神経損傷	後方脱臼
	硬膜損傷	硬膜裂傷	肛門裂創
	骨折	骨盤部裂創	昆虫咬創
さ	昆虫刺傷	コントル・クー損傷	採皮創
	挫傷	擦過創	擦過皮下血腫
	挫滅傷	挫滅創	耳介外傷性異物
	耳介外傷性腫脹	耳介外傷性皮下異物	耳介開放創
	耳介割創	耳介貫通創	耳介咬創
	耳介挫傷	耳介挫創	耳介擦過創
	耳介刺創	耳介切創	耳介創傷
	耳介打撲傷	耳介虫刺傷	耳介皮下血腫
	耳介皮下出血	趾開放創	耳介裂創
	耳下腺部打撲	指間切創	趾間切創
	子宮頚管裂傷	子宮頚部環状剥離	刺咬症
	趾挫創	示指 MP 関節挫傷	示指 PIP 開放創
	示指割創	示指挫傷	示指挫創
	示指刺創	四肢静脈損傷	示指切創
	四肢動脈損傷	示指皮膚欠損創	耳前部挫創
	刺創	膝蓋部挫創	膝下部挫創
	膝窩部銃創	膝関節部異物	膝関節部挫創
	膝部異物	膝部開放創	膝部割創
	膝部咬創	膝部挫創	膝部切創
	膝部裂創	歯肉挫傷	歯肉切創
	歯肉裂創	脂肪塞栓症	斜骨折
	射創	尺骨近位端骨折	尺骨鉤状突起骨折
	手圧挫傷	縦隔血腫	縦骨折
	銃自殺未遂	銃創	重複骨折
	手関節挫滅傷	手関節挫滅創	手関節掌側部挫創
	手関節部挫創	手関節部切創	手関節部創傷
	手関節部裂創	手指圧挫傷	手指汚染創
	手指開放創	手指咬創	種子骨開放骨折
	種子骨骨折	手指挫傷	手指挫創
	手指挫滅傷	手指挫滅創	手指刺創
	手指切創	手指打撲傷	手指剥皮創
	手指皮下血腫	手指皮膚欠損創	手術創離開
	手掌挫創	手掌刺創	手掌切創
	手掌剥皮創	術後血腫	術後出血性ショック
	術後消化管出血性ショック	術後ショック	術後皮下気腫
	手背部挫創	手背部切創	手部汚染創
	上顎挫傷	上顎擦過創	上顎切創
	上顎打撲傷	上顎皮下血腫	上顎部裂創
	上口唇挫傷	踵骨部挫滅創	小指咬創
	小指挫傷	小指挫創	小指切創
	硝子体切断	小指皮膚欠損創	上腕汚染創
	上腕貫通銃創	上腕挫創	上腕皮膚欠損創
	上腕部開放創	食道損傷	処女膜裂傷
	神経根ひきぬき損傷	神経切断	神経叢損傷
	神経叢不全損傷	神経損傷	神経断裂
	針刺創	新生児敗血症	靭帯ストレイン
	靭帯損傷	靭帯断裂	靭帯捻挫
	靭帯裂傷	心内異物	ストレイン
	生検後出血	精巣開放創	精巣破裂
	声門外傷	舌開放創	舌下顎挫創
	舌咬傷	舌咬創	舌挫創
	舌刺創	舌切創	切創
	舌創傷	切断	舌裂創

	セレウス菌敗血症	前額部外傷性異物	前額部外傷性腫脹
	前額部外傷性皮下異物	前額部開放創	前額部割創
	前額部貫通創	前額部咬創	前額部挫創
	前額部擦過創	前額部刺創	前額部切創
	前額部創傷	前額部虫刺傷	前額部虫刺症
	前額部裂創	前胸部挫創	前頚頭頂部挫創
	仙骨部挫創	仙骨部皮膚欠損創	線状骨折
	全身擦過創	穿通創	前頭部割創
	前頭部挫傷	前頭部挫創	前頭部切創
	前頭部打撲傷	前頭部皮膚欠損創	前方脱臼
	前腕汚染創	前腕開放創	前腕咬創
	前腕挫創	前腕刺創	前腕切創
	前腕皮膚欠損創	前腕裂創	爪下異物
	爪下挫滅傷	爪下挫滅創	掻創
	足関節内果部挫創	足関節部挫創	足底異物
	足底部咬創	足底部刺創	足底部皮膚欠損創
	側頭部割創	側頭部挫創	側頭部切創
	側頭部打撲傷	側頭部皮下血腫	足背部挫創
	足背部切創	足部汚染創	側腹部咬創
	側腹部挫創	側腹壁開放創	足部皮膚欠損創
	足部裂創	鼡径部開放創	鼡径部切創
た	損傷	第 5 趾皮膚欠損創	大腿咬創
	大腿挫創	大腿部開放創	大腿部刺創
	大腿部切創	大腿裂創	大転子部挫創
	脱臼	脱臼骨折	多発性開放創
	多発性咬創	多発性切創	多発性穿刺創
	多発性裂創	打撲割創	打撲血腫
	打撲挫創	打撲擦過創	打撲傷
	打撲皮下血腫	単純脱臼	腟開放創
	腟壁縫合不全	腟裂傷	肘関節骨折
	肘関節挫創	肘関節脱臼骨折	肘関節部開放創
	中指咬創	中指挫傷	中指挫創
	中指刺創	中指切創	中指皮膚欠損創
	中手骨関節部挫創	中枢神経系損傷	肘頭骨折
	肘部挫創	肘部切創	肘部皮膚欠損創
	腸球菌敗血症	沈下性肺炎	手開放創
	手咬創	手挫創	手刺創
	手切創	転位性骨折	殿部異物
	殿部開放創	殿部咬創	殿部刺創
	殿部切創	殿部皮膚欠損創	殿部裂創
	頭頂部挫傷	頭頂部挫創	頭頂部擦過創
	頭頂部切創	頭頂部打撲傷	頭頂部裂創
	頭皮外傷性腫脹	頭皮開放創	頭皮下血腫
	頭皮剥離	頭皮表在損傷	頭部異物
	頭部外傷性皮下異物	頭部外傷性皮下気腫	頭部開放創
	頭部割創	頭部頚部挫傷	頭部頚部挫創
	頭部頚部打撲傷	頭部血腫	頭部挫傷
	頭部挫創	頭部擦過創	頭部刺創
	頭部切創	頭部多発開放創	頭部多発割創
	頭部多発咬創	頭部多発挫傷	頭部多発挫創
	頭部多発擦過創	頭部多発刺創	頭部多発切創
	頭部多発創傷	頭部多発打撲傷	頭部多発皮下血腫
	頭部多発裂創	頭部打撲	頭部打撲血腫
	頭部打撲傷	頭部虫刺傷	動物咬創
	頭部皮下異物	頭部皮下血腫	頭部皮下出血
	頭部皮膚欠損創	頭部裂創	動脈損傷
	特発性関節脱臼	飛び降り自殺未遂	飛び込み自殺未遂
な	内視鏡検査中腸穿孔	軟口蓋血腫	軟口蓋挫創
	軟口蓋創傷	軟口蓋破裂	肉離れ
	乳腺内異物	乳房異物	猫咬創
	捻挫	脳挫傷	脳挫傷・頭蓋内に達する開放創合併あり
	脳挫傷・頭蓋内に達する開放創合併なし	脳挫創	脳挫創・頭蓋内に達する開放創合併あり
	脳挫創・頭蓋内に達する開放創合併なし	脳損傷	脳対側損傷

シ

	脳直撃損傷	脳底部挫傷	脳底部挫傷・頭蓋内に達する開放創合併あり
は	脳底部挫傷・頭蓋内に達する開放創合併なし	脳裂傷	爆死自殺未遂
	剥離骨折	抜歯後出血	破裂骨折
	皮下異物	皮下気腫	皮下血腫
	鼻下擦過創	皮下静脈損傷	皮下損傷
	鼻根部打撲挫創	鼻根部裂創	膝汚染創
	膝皮膚欠損創	皮神経挫傷	鼻前庭部挫創
	鼻尖部挫創	非熱傷性水疱	鼻部外傷性異物
	鼻部外傷性腫脹	鼻部外傷性皮下異物	鼻部開放創
	眉部割創	鼻部割創	鼻部貫通創
	腓腹筋挫創	眉部血腫	皮膚欠損創
	鼻部咬創	鼻部挫傷	鼻部挫創
	鼻部擦過創	鼻部刺創	鼻部切創
	鼻部創傷	皮膚損傷	鼻部打撲傷
	鼻部虫刺傷	皮膚剥脱創	鼻部皮下血腫
	鼻部皮下出血	鼻部皮膚剥離創	鼻部裂創
	びまん性脳損傷	びまん性脳損傷・頭蓋内に達する開放創合併あり	びまん性脳損傷・頭蓋内に達する開放創合併なし
	眉毛部割創	眉毛部裂創	表皮剥離
	鼻翼部切創	鼻翼部裂創	複雑脱臼
	伏針	副鼻腔開放創	腹部汚染創
	腹部刺創	腹部皮膚欠損創	腹壁異物
	腹壁開放創	腹壁創し開	腹壁縫合不全
	不全骨折	ぶどう球菌性敗血症	ブラックアイ
	粉砕骨折	分娩時会陰裂傷	分娩時軟産道損傷
	閉鎖性外傷性脳圧迫	閉鎖性骨折	閉鎖性脱臼
	閉鎖性脳挫創	閉鎖性脳底部挫傷	閉鎖性びまん性脳損傷
	閉塞性肺炎	縫合不全	縫合不全出血
	帽状腱膜下出血	包皮挫創	包皮切創
	包皮裂創	母指咬創	母指挫傷
	母指挫創	母趾挫創	母指示指間切創
	母指刺創	母指切創	母指打撲挫創
	母指打撲傷	母指皮膚欠損創	母趾皮膚欠損創
ま	母指末節部挫創	末梢血管外傷	末梢神経損傷
	眉間部挫創	眉間部裂創	耳後部挫創
	耳後部打撲傷	盲管銃創	網膜振盪
や	網脈絡膜裂傷	モンテジア骨折	腰部切創
ら	腰部打撲挫創	らせん骨折	離開骨折
	轢過創	裂離	裂離骨折
	若木骨折		
※	**適応外使用可** 原則として，「シプロフロキサシン【注射薬】」を「膿胸・肺膿瘍・肺化膿症・慢性呼吸器疾患の二次感染」，「好中球減少時の不明熱」，「子宮内感染症」に対して処方した場合，当該使用事例を審査上認める。		

効能効果に関連する使用上の注意

(1)本剤の適用は，原則として他の抗菌剤にアレルギーの既往を有する患者，重症あるいは他の抗菌剤を使用しても十分な臨床効果が得られない患者に限定すること。ただし，炭疽及びレジオネラ属による感染症の適応の場合は，この限りではない。

(2)シプロキサン錠と異なり，本剤の効能効果は，敗血症，外傷・熱傷及び手術創等の二次感染，肺炎，腹膜炎，胆嚢炎，胆管炎，炭疽に限定されているので，それ以外の疾患には使用しないこと。

(3)本剤のメチシリン耐性ブドウ球菌(MRSA)に対する有効性は証明されていないので，MRSAによる感染症が明らかである場合，速やかに抗MRSA作用の強い薬剤を投与すること。

用法用量　シプロフロキサシンとして，通常，成人には1回300mgを1日2回点滴静注する。

原則として，点滴静注に際しては，生理食塩液，ブドウ糖注射液又は補液で希釈して，1時間かけて投与する(30分以内の点滴静注は避ける)。

用法用量に関連する使用上の注意

(1)本剤の使用にあたっては，耐性菌の発現等を防ぐため，原則として感受性を確認し，疾病の治療上必要な最小限の期間の投与にとどめること。

(2)症状が緩解した場合には，速やかに経口抗菌剤の投与に切り替えることが望ましい。

(3)本剤は通常，点滴静注局所の血管痛や静脈炎の危険を軽減するため，希釈して緩徐に注入すること。すでに補液等が投与されている場合，側管に連結して投与することができる。ただし，薬剤によっては配合変化を生じることがあるので注意すること。

なお，著しい水分摂取制限がかかっている場合等，水分負荷がかけられない場合には希釈せずに投与することができるが，その際はできるだけ太い静脈から投与することが望ましい。

(4)本剤は主として腎臓から排泄されるが，腎機能が低下していることが多い高齢者あるいは腎機能障害患者・血液透析患者では，腎機能に十分注意し，患者の状態を観察しながら慎重に投与すること。

＜参考＞

クレアチニンクリアランス(Ccr)(mL/min)	用法用量
31 ≦ Ccr ≦ 60	1回200mgを12時間毎に投与
Ccr ≦ 30	1回200mgを24時間毎に投与

病状により必要と判断された場合には1回量として300mgを投与する。

なお，クレアチニンクリアランス値(mL/min)＝[体重(kg)×(140－年齢)]/[72×血清クレアチニン値(mg/dL)]，女性の場合はこれに0.85を乗ずること。

(5)血液透析中に除去されるシプロフロキサシンは10％程度と大きな影響は受けない。血液透析中の患者への投与に際しては，必要に応じて低用量(200mg)を24時間毎に投与するなど患者の状態を観察しながら慎重に投与すること。

(6)小児の炭疽に対しては，米国疾病管理センター(CDC)が，シプロフロキサシンとして，1回10mg/kg体重(ただし，成人用量を超えないこと)を1日2回点滴静注することを推奨している。

(7)炭疽の治療には，臨床症状が緩解した場合には，速やかに経口剤投与に切り替え，計60日間投与することを，米国疾病管理センター(CDC)が推奨している。

禁忌

(1)本剤の成分に対し過敏症の既往歴のある患者

(2)ケトプロフェン(皮膚外用剤を除く)を投与中の患者

(3)チザニジン塩酸塩を投与中の患者

(4)妊婦又は妊娠している可能性のある婦人

(5)小児等

ただし，妊婦又は妊娠している可能性のある婦人及び小児等に対しては，炭疽に限り，治療上の有益性を考慮して投与すること。

併用禁忌

薬剤名等	臨床症状・措置方法	機序・危険因子
ケトプロフェン(皮膚外用剤を除く) カピステン等	痙攣を起こすことがあるので，併用しないこと。	併用により，ニューキノロン系抗菌剤の $GABA_A$ 受容体への阻害作用が増強され，痙攣が誘発されると考えられている。 てんかん等の痙攣性疾患又はこれらの既往歴のある患者，腎障害のある患者では特に注意すること。
チザニジン塩酸塩 テルネリン等	チザニジンのCmaxが7倍，AUCが10倍それぞれ上昇し，血圧低下，傾眠，めまい等があらわれたとの報告がある。チザニジンの作用を増強させるおそれがあるので，併用しないこと。	チザニジンの肝での代謝を阻害し，チザニジンの血中濃度を上昇させると考えられている。

シプロフロキサシンDU点滴静注300mg/250mL「明治」：Meiji Seika　300mg250mL1袋[1439円/袋]，シプロフロキサシンDU点滴静注液300mg/250mL「NP」：ニプロ　300mg250mL1袋[1439円/袋]，シプロフロキサシンDU点滴静注液300mg/250mL「サワイ」：沢井　300mg250mL1袋[1439円/袋]，シプロフロキサシンDU点滴静注液300mg/250mL「日医工」：日医工　300mg250mL1袋[1439円/袋]，シプロフロキサシン点滴静注200mg/100mL「明治」：Meiji Seika　200mg100mL1袋[1276円/袋]，シプロフロキサシン点滴静注300mg/150mL「明治」：Meiji Seika　300mg150mL1袋[1439円/袋]，シプロフロキサシン点滴静注液200mg「DK」：大興　200mg100mL1袋[1276円/袋]，シプロフロキサシン点滴静注液200mg「NP」：ニプロ　200mg100mL1袋[1276円/袋]，シプロフロキサシン点滴静注液200mg「ケミファ」：シオノ　200mg100mL1袋[1276円/袋]，シプロフロキサシン点滴静注液200mg「サワイ」：沢井　200mg100mL1袋[1276円/袋]，シプロフロキサシン点滴静注液200mg「タイヨー」：テバ製薬　200mg100mL1袋[1276円/袋]，シプロフロキサシン点滴静注液200mg「日医工」：日医工　200mg100mL1袋[1276円/袋]，シプロフロキサシン点滴静注液300mg「DK」：大興　300mg150mL1袋[1439円/袋]，シプロフロキサシン点滴静注液300mg「NP」：ニプロ　300mg150mL1袋[1439円/袋]，シプロフロキサシン点滴静注液300mg「ケミファ」：シオノ　300mg150mL1袋[1439円/袋]，シプロフロキサシン点滴静注液300mg「サワイ」：沢井　300mg150mL1袋[1439円/袋]，シプロフロキサシン点滴静注液300mg「タイヨー」：テバ製薬　300mg150mL1袋[1439円/袋]，シプロフロキサシン点滴静注液300mg「日医工」：日医工　300mg150mL1袋[1439円/袋]

ジプロフィリン注300mg「エーザイ」

規格：15%2mL1管[62円/管]

ジプロフィリン　エーザイ　211

【効能効果】

気管支喘息，喘息性(様)気管支炎，うっ血性心不全

【対応標準病名】

◎	うっ血性心不全	気管支喘息	喘息性気管支炎
○	アスピリン喘息	アトピー性喘息	アレルギー性気管支炎
	右室不全	右心不全	運動誘発性喘息
	外因性喘息	感染型気管支喘息	気管支喘息合併妊娠
	急性心不全	混合型喘息	左室不全
	左心不全	小児喘息	小児喘息性気管支炎
	職業喘息	心因性喘息	心筋不全
	心原性肺水腫	心臓性呼吸困難	心臓性浮腫
	心臓喘息	心不全	ステロイド依存性喘息
	咳喘息	難治性喘息	乳児喘息
	非アトピー性喘息	慢性うっ血性心不全	慢性心不全
	夜間性喘息	両心不全	

用法用量　ジプロフィリンとして，通常成人1回300～600mg(1～2管)を皮下，筋肉内または静脈内注射する。
なお，年齢，症状により適宜増減する。

禁忌　本剤又は他のキサンチン系薬剤に対し重篤な副作用の既往歴のある患者

ジプロフィリン注300mg「イセイ」：イセイ[50円/管]，ジプロフィリン注300mg「日医工」：日医工[50円/管]，ニチフィリンM注300mg：日新－山形[50円/管]，ハイフィリン注300mg「フソー」：扶桑薬品[57円/管]

シベノール静注70mg

規格：70mg5mL1管[919円/管]

シベンゾリンコハク酸塩　アステラス　212

【効能効果】

頻脈性不整脈

【対応標準病名】

◎	頻脈症	頻脈性不整脈	不整脈
○	一過性心室細動	上室頻拍	心室細動
	心室粗動	心室頻拍	心房頻拍
	洞頻脈	非持続性心室頻拍	頻拍症
	ブブレ症候群	ブルガダ症候群	発作性上室頻拍
	発作性心房頻拍	発作性接合部頻拍	発作性頻拍
	リエントリー性心室性不整脈		
△	QT延長症候群	QT短縮症候群	異所性心室調律
	異所性心房調律	異所性調律	異所性拍動
	遺伝性QT延長症候群	期外収縮	期外収縮性不整脈
	呼吸性不整脈	三段脈	上室期外収縮
	徐脈頻脈症候群	心室期外収縮	心室性二段脈
	心拍異常	心房期外収縮	心房静止
	接合部調律	多源性心室期外収縮	多発性期外収縮
	洞不整脈	特発性QT延長症候群	二次性QT延長症候群
	二段脈	副収縮	房室接合部期外収縮
	薬物性QT延長症候群		

用法用量　通常，成人には1回0.1mL/kg(シベンゾリンコハク酸塩として1.4mg/kg)を必要に応じて生理食塩液又はブドウ糖液にて希釈し，血圧及び心電図監視下2～5分間かけて静脈内に注射する。
なお，年齢，症状により適宜減量する。

禁忌
(1)高度の房室ブロック，高度の洞房ブロックのある患者
(2)うっ血性心不全のある患者
(3)透析中の患者
(4)緑内障，尿貯留傾向のある患者
(5)本剤の成分に対し過敏症の既往歴のある患者
(6)バルデナフィル塩酸塩水和物，モキシフロキサシン塩酸塩，トレミフェンクエン酸塩又はフィンゴリモド塩酸塩を投与中の患者

併用禁忌

薬剤名等	臨床症状・措置方法	機序・危険因子
バルデナフィル塩酸塩水和物 (レビトラ) モキシフロキサシン塩酸塩 (アベロックス) トレミフェンクエン酸塩 (フェアストン) フィンゴリモド塩酸塩 (イムセラ，ジレニア)	心室頻拍(Torsades de Pointesを含む)，QT延長を起こすおそれがある。	本剤及びこれらの薬剤はいずれもQT間隔を延長させるおそれがあるため，併用により相加的に作用が増強するおそれがある。

シムジア皮下注200mgシリンジ

規格：200mg1mL1筒[63494円/筒]

セルトリズマブペゴル(遺伝子組換え)　ユーシービー　399

【効能効果】

既存治療で効果不十分な関節リウマチ(関節の構造的損傷の防止を含む)

【対応標準病名】

◎	関節リウマチ		
○	関節リウマチ・顎関節	関節リウマチ・肩関節	関節リウマチ・胸椎
	関節リウマチ・頸椎	関節リウマチ・股関節	関節リウマチ・指関節
	関節リウマチ・趾関節	関節リウマチ・膝関節	関節リウマチ・手関節

	関節リウマチ・脊椎	関節リウマチ・足関節	関節リウマチ・肘関節
	関節リウマチ・腰椎		
△	炎症性多発性関節障害	血清反応陰性関節リウマチ	尺側偏位
	成人スチル病	多発性リウマチ性関節炎	ムチランス変形
	リウマチ性滑液包炎	リウマチ性皮下結節	リウマチ様関節炎

効能効果に関連する使用上の注意

(1)過去の治療において，少なくとも1剤の抗リウマチ薬(生物製剤を除く)等による適切な治療を行っても，疾患に起因する明らかな臨床症状が残る場合に投与すること。

(2)本剤とアバタセプト(遺伝子組換え)の併用は行わないこと。

用法用量　通常，成人にはセルトリズマブ　ペゴル(遺伝子組換え)として，1回400mgを初回，2週後，4週後に皮下注射し，以後1回200mgを2週間の間隔で皮下注射する。

なお，症状安定後には，1回400mgを4週間の間隔で皮下注射できる。

用法用量に関連する使用上の注意

(1)本剤の投与開始にあたっては，医療施設において，必ず医師によるか，医師の直接の監督のもとで投与を行うこと。本剤による治療開始後，医師により適用が妥当と判断された患者については，自己投与も可能である。

(2)本剤による治療反応は，通常投与開始から12週以内に得られる。12週以内に治療反応が得られない場合は現在の治療計画の継続を慎重に再考すること。

警告

(1)本剤投与により，結核，肺炎，敗血症を含む重篤な感染症及び脱髄疾患の新たな発生もしくは悪化等が報告されており，本剤との関連性は明らかではないが，悪性腫瘍の発現も報告されている。本剤が疾病を完治させる薬剤でないことも含め，これらの情報を患者に十分説明し，患者が理解したことを確認した上で，治療上の有益性が危険性を上回ると判断される場合にのみ投与すること。また，本剤の投与において，重篤な副作用により，致命的な経過をたどることがあるので，緊急時の対応が十分可能な医療施設において医師の管理指導のもとで使用し，本剤投与後に副作用が発現した場合には，主治医に連絡するよう患者に注意を与えること。

(2)感染症

①重篤な感染症：敗血症，肺炎，真菌感染症を含む日和見感染症等の致死的な感染症が報告されているため，十分な観察を行うなど感染症の発症に注意すること。

②結核

播種性結核(粟粒結核)及び肺外結核(胸膜，リンパ節等)を含む結核が発症し，致命的な例も報告されている。本剤投与に先立って結核に関する十分な問診及び胸部X線検査に加え，インターフェロン-γ遊離試験又はツベルクリン反応検査を行い，適宜胸部CT検査等を行うことにより，結核感染の有無を確認すること。

結核の既往歴を有する患者及び結核の感染が疑われる患者には，結核等の感染症について診療経験を有する医師と連携の下，原則として本剤の投与開始前に適切な抗結核薬を投与すること。ツベルクリン反応等の検査が陰性の患者において，投与後に活動性結核が認められた例も報告されている。

(3)脱髄疾患(多発性硬化症等)の臨床症状・画像診断上の新たな発生もしくは悪化が，本剤を含む抗TNF製剤でみられたとの報告がある。脱髄疾患(多発性硬化症等)及びその既往歴のある患者には投与しないこととし，脱髄疾患を疑う患者や家族歴を有する患者に投与する場合には，適宜画像診断等の検査を実施するなど，十分な観察を行うこと。

(4)関節リウマチ患者では，本剤の治療を行う前に，少なくとも1剤の抗リウマチ薬等の使用を十分勘案すること。また，本剤についての十分な知識とリウマチ治療の経験をもつ医師が使用し，自己投与の場合もその管理指導のもとで使用すること。

禁忌

(1)重篤な感染症(敗血症等)の患者

(2)活動性結核の患者

(3)本剤の成分に対し過敏症の既往歴のある患者

(4)脱髄疾患(多発性硬化症等)及びその既往歴のある患者

(5)うっ血性心不全の患者

シムレクト静注用20mg　規格：20mg1瓶(溶解液付)［359532円/瓶］
シムレクト小児用静注用10mg　規格：10mg1瓶(溶解液付)［193254円/瓶］

バシリキシマブ(遺伝子組換え)　ノバルティス　639

【効能効果】

腎移植後の急性拒絶反応の抑制

【対応標準病名】

◎	腎移植急性拒絶反応		
○	移植拒絶における腎尿細管間質性障害	移植片拒絶	移植片対宿主病
	急性拒絶反応	拒絶反応	腎移植拒絶反応
	腎移植不全	腎移植慢性拒絶反応	
△	急性移植片対宿主病	慢性移植片対宿主病	

用法用量

〔静注用20mg〕：通常，成人にはバシリキシマブ(遺伝子組換え)として40mgを総用量とし，20mgずつ2回に分けて，静脈内に注射する。初回投与は移植術前2時間以内に，2回目の投与は移植術4日後に行う。静脈内注射に際しては，本剤1バイアルを添付の溶解液(注射用水)5mLで溶解し，全量を投与する。

〔小児用静注用10mg〕：通常，幼児・小児にはバシリキシマブ(遺伝子組換え)として20mgを総用量とし，10mgずつ2回に分けて，静脈内に注射する。初回投与は移植術前2時間以内に，2回目の投与は移植術4日後に行う。静脈内注射に際しては，本剤1バイアルを添付の溶解液(注射用水)2.5mLで溶解し，全量を投与する。

用法用量に関連する使用上の注意

(1)本剤は，移植術を受けることが確実であるときのみ投与を開始すること。

(2)本剤は，腎移植において一般的に用いられる免疫抑制療法に加えて投与すること。

(3)初回投与後に高度の過敏症反応や移植臓器廃絶が生じた場合は，2回目の投与を中止すること。

(4)再移植等で，本剤又は他のマウス由来製剤の投与歴のある患者に投与する場合は，過敏症反応の発現に十分注意すること。

(5)〔小児用静注用10mgのみ〕：体重35kg以上の患者に投与する場合は，期待される免疫抑制効果を得ることができない可能性があるため，40mgを総用量とし，20mgずつ2回に分けた投与を考慮すること。

警告　本剤の投与は，免疫抑制療法及び臓器移植患者の管理に精通している医師のもとで使用すること。

禁忌

(1)本剤の成分に対し過敏症の既往歴のある患者

(2)妊婦又は妊娠している可能性のある婦人

併用禁忌

薬剤名等	臨床症状・措置方法	機序・危険因子
生ワクチン(乾燥弱毒生麻しんワクチン，乾燥弱毒生風しんワクチン，経口生ポリオワクチン，乾燥BCG等)	免疫抑制下で生ワクチンを接種すると発症するおそれがあるので併用しないこと。	免疫抑制下で生ワクチンを接種すると増殖し，病原性をあらわす可能性がある。

弱ペチロルファン注射液　規格：1mL1管[371円/管]
ペチロルファン注射液　規格：1mL1管[354円/管]

ペチジン塩酸塩　レバロルファン酒石酸塩　武田薬品　821

【効能効果】

(1)激しい疼痛時における鎮痛・鎮静・鎮痙
(2)麻酔前投薬
(3)麻酔の補助
(4)無痛分娩

【対応標準病名】

◎	疼痛		
○	開胸術後疼痛症候群	癌性持続痛	癌性疼痛
	癌性突出痛	術後疼痛	突出痛
	難治性疼痛	慢性疼痛	
△	圧痛	持続痛	術創部痛
	神経障害性疼痛	身体痛	全身痛
	中枢神経障害性疼痛	鈍痛	皮膚疼痛症
	放散痛	末梢神経障害性疼痛	

用法用量

(1)激しい疼痛時における鎮痛・鎮静・鎮痙に用いる場合：通常，成人にはペチジン塩酸塩として1回35～50mgを皮下又は筋肉内に注射する。なお，必要に応じて3～4時間ごとに追加する。特に急を要する場合には，緩徐に静脈内に注射する。
(2)麻酔前投薬に用いる場合：通常，麻酔前30～90分にペチジン塩酸塩として，50～100mgを皮下又は筋肉内に注射する。
(3)全身麻酔の補助に用いる場合：通常，5%ブドウ糖注射液又は生理食塩液で，1mL当りペチジン塩酸塩として10mgを含有するように希釈し，ペチジン塩酸塩として10～15mgずつ間歇的に静脈内に注射する。なお，投与量は場合によりペチジン塩酸塩として50mgまで増量することもある。
(4)無痛分娩に用いる場合：通常，子宮口二横指開大ないし全開時に，ペチジン塩酸塩として70～100mgを皮下又は筋肉内に注射する。なお，必要に応じて3～4時間ごとに35～70mgずつ1～2回追加する。なお，年齢，症状により適宜増減する。

禁忌

(1)重篤な呼吸抑制のある患者
(2)重篤な肝障害のある患者
(3)慢性肺疾患に続発する心不全のある患者
(4)痙攣状態(てんかん重積症，破傷風，ストリキニーネ中毒)にある患者
(5)急性アルコール中毒の患者
(6)既往に本剤に対する過敏症のある患者
(7)モノアミン酸化酵素阻害剤を投与中の患者

併用禁忌

薬剤名等	臨床症状・措置方法	機序・危険因子
モノアミン酸化酵素阻害剤	興奮，錯乱，呼吸循環不全等を起こすことがある。モノアミン酸化酵素阻害剤の投与を受けた患者に本剤を投与する場合には，少なくとも2週間の間隔をおくことが望ましい。	中枢神経系にセロトニンが蓄積することが考えられている。

照射解凍赤血球液－LR「日赤」　規格：血液200mLに由来する赤血球1袋[16043円/袋]，血液400mLに由来する赤血球1袋[32085円/袋]

解凍人赤血球液　日本赤十字　634

【効能効果】

貧血又は赤血球の機能低下に用いる。

【対応標準病名】

◎	貧血		
○	I型溶血性非球状赤血球性貧血	II型溶血性非球状赤血球性貧血	ABO因子不適合
	ABO溶血性疾患	G6PD欠乏性貧血	悪性腫瘍に伴う貧血
	悪性貧血	アミノ酸欠乏性貧血	異常ヘモグロビン症性骨壊死
	胃切除後巨赤芽球性貧血	胃切除後貧血	遺伝性球状赤血球症
	遺伝性巨赤芽球性貧血	遺伝性鉄芽球性貧血	イマースルンド・グレスベック症候群
	栄養性巨赤芽球性貧血	オロチン酸尿性貧血	温式自己免疫性溶血性貧血
	壊血病性貧血	芽球増加を伴う不応性貧血	芽球増加を伴う不応性貧血－1
	芽球増加を伴う不応性貧血－2	下垂体機能低下に伴う貧血	家族性溶血性貧血
	鎌状赤血球症	肝炎後再生不良性貧血	肝疾患に伴う貧血
	環状鉄芽球を伴う不応性貧血	癌性貧血	寒冷凝集素症
	寒冷溶血素症候群	機械的溶血性貧血	寄生虫性貧血
	吸収不良症候群によるビタミンB12欠乏性貧血	急性失血性貧血	巨赤芽球性貧血
	クーリー貧血	クローン病によるビタミンB12欠乏性貧血	軽症再生不良性貧血
	結核性貧血	膠原病に伴う貧血	高色素性貧血
	甲状腺機能低下に伴う貧血	酵素異常による遺伝性溶血性貧血	鉤虫性貧血
	後天性鉄芽球性貧血	後天性溶血性貧血	骨髄低形成
	最重症再生不良性貧血	菜食主義者貧血	再生不良性貧血
	サラセミア	産褥期鉄欠乏性貧血	産褥期貧血
	三炭糖りん酸イソメラーゼ欠乏性貧血	自己免疫性溶血性貧血	思春期貧血
	重症再生不良性貧血	十二指腸虫貧血	出血性貧血
	術後貧血	術後溶血性貧血	小球性低色素性貧血
	小球性貧血	症候性巨赤芽球性貧血	症候性貧血
	小腸切除によるビタミンB12欠乏性貧血	小児食事性貧血	食事性貧血
	食事性葉酸欠乏性貧血	新生児ABO不適合溶血性疾患	新生児赤芽球症
	新生児溶血性黄疸	新生児溶血性貧血	腎性貧血
	正球性正色素性貧血	正球性貧血	正色素性貧血
	赤芽球ろう	赤血球酵素欠乏性貧血	赤血球造血刺激因子製剤低反応性貧血
	先天性悪性貧血	先天性再生不良性貧血	先天性赤芽球ろう
	先天性赤血球形成異常性貧血	先天性赤血球酵素異常	先天性低形成貧血
	先天性貧血	先天性葉酸吸収不全	ソラ豆中毒
	大球性貧血	胎児赤芽球症	体質性再生不良性貧血
	蛋白欠乏性貧血	中間型サラセミア	中等症再生不良性貧血
	中毒性溶血性貧血	低形成性貧血	低色素性貧血
	鉄芽球性貧血	鉄欠乏性貧血	銅欠乏性貧血
	特発性再生不良性貧血	特発性溶血性貧血	二次性再生不良性貧血
	乳児偽白血病	乳児赤芽球ろう	妊娠性鉄欠乏性貧血
	妊娠性葉酸欠乏性貧血	妊娠貧血症	白赤芽球症
	汎血球減少症	伴性低色素性鉄芽球性貧血	ハンター舌炎
	非自己免疫性溶血性貧血	微小血管障害性溶血性貧血	脾性貧血
	ビタミンB12欠乏性貧血	ビタミン欠乏性貧血	ピリドキシン反応性貧血
	微量元素欠乏性貧血	ピルビン酸キナーゼ欠乏性貧血	ファンコニー貧血
	不安定ヘモグロビン症	不応性貧血	副腎皮質機能低下に伴う貧血
	ベータサラセミア	ヘキソキナーゼ欠乏性貧血	ヘモグロビンC病
	ヘモグロビンD病	ヘモグロビンE病	ヘモグロビン異常症
	放射線性貧血	本態性再生不良性貧血	本態性貧血
	慢性感染性貧血	慢性貧血	未熟児貧血
	薬剤性酵素欠乏性貧血	薬剤性再生不良性貧血	薬剤性自己免疫性溶血性貧血
	薬剤性鉄芽球性貧血	薬剤性溶血性貧血	薬剤性葉酸欠乏性貧血
	溶血性貧血	溶血性貧血に伴う葉酸欠乏症	葉酸欠乏性貧血
	老人性貧血		

用法用量　ろ過装置を具備した輸血用器具を用いて，静脈内に

必要量を輸注する。

用法用量に関連する使用上の注意

(1)輸血用器具：生物学的製剤基準・通則44に規定する輸血に適当と認められた器具であって，そのまま直ちに使用でき，かつ，1回限りの使用で使い捨てるものをいう。

(2)輸血速度：成人の場合は，通常，最初の10～15分間は1分間に1mL程度で行い，その後は1分間に5mL程度で行うこと。また，うっ血性心不全が認められない低出生体重児の場合，通常，1～2mL/kg(体重)/時間の速度を目安とすること。なお，輸血中は患者の様子を適宜観察すること。

警告

次の点について留意して輸血療法を行うこと。

(1)輸血について十分な知識・経験を持つ医師のもとで使用すること。

(2)輸血に際しては副作用発現時に救急処置をとれる準備をあらかじめしておくこと。

照射合成血液－LR「日赤」

規格：血液200mLに由来する赤血球に血漿約60mLを混和した血液1袋[14065円/袋]，血液400mLに由来する赤血球に血漿約120mLを混和した血液1袋[28128円/袋]

合成血　日本赤十字　634

【効 能 効 果】

ABO血液型不適合による新生児溶血性疾患に用いる。

【対応標準病名】

◎	新生児ABO不適合溶血性疾患		
○	ABO因子不適合	ABO溶血性疾患	新生児赤芽球症
	新生児溶血性黄疸	新生児溶血性貧血	胎児血液型不適合
	胎児赤芽球症		

用法用量　ろ過装置を具備した輸血用器具を用いて，静脈内に必要量を輸注する。

用法用量に関連する使用上の注意　輸血用器具：生物学的製剤基準・通則44に規定する輸血に適当と認められた器具であって，そのまま直ちに使用でき，かつ，1回限りの使用で使い捨てるものをいう。

警告

次の点について留意して輸血療法を行うこと。

(1)輸血について十分な知識・経験を持つ医師のもとで使用すること。

(2)輸血に際しては副作用発現時に救急処置をとれる準備をあらかじめしておくこと。

照射赤血球液－LR「日赤」

規格：血液200mLに由来する赤血球1袋[8864円/袋]，血液400mLに由来する赤血球1袋[17726円/袋]

人赤血球液　日本赤十字　634

【効 能 効 果】

血中赤血球不足又はその機能廃絶に適する。

【対応標準病名】

◎	貧血		
○	I型溶血性非球状赤血球性貧血	II型溶血性非球状赤血球性貧血	ABO因子不適合
	ABO溶血性疾患	G6PD欠乏性貧血	悪性貧血
	アミノ酸欠乏性貧血	異常ヘモグロビン症性骨壊死	胃切除後巨赤芽球性貧血
	胃切除後貧血	遺伝性球状赤血球症	遺伝性巨赤芽球性貧血
	遺伝性鉄芽球性貧血	イマースルンド・グレスベック症候群	栄養性巨赤芽球性貧血
	オロチン酸尿性貧血	温式自己免疫性溶血性貧血	壊血病性貧血
	芽球増加を伴う不応性貧血	芽球増加を伴う不応性貧血－1	芽球増加を伴う不応性貧血－2
	下垂体機能低下に伴う貧血	家族性溶血性貧血	鎌状赤血球症
	肝炎後再生不良性貧血	肝疾患に伴う貧血	環状鉄芽球を伴う不応性貧血
	寒冷凝集素症	寒冷溶血素症候群	機械的溶血性貧血
	吸収不良症候群によるビタミンB12欠乏性貧血	急性失血性貧血	巨赤芽球性貧血
	クーリー貧血	クローン病によるビタミンB12欠乏性貧血	軽症再生不良性貧血
	膠原病に伴う貧血	高色素性貧血	酵素異常による遺伝性溶血性貧血
	後天性鉄芽球性貧血	後天性溶血性貧血	骨髄低形成
	最重症再生不良性貧血	菜食主義者貧血	再生不良性貧血
	サラセミア	産褥期鉄欠乏性貧血	産褥期貧血
	三炭糖りん酸イソメラーゼ欠乏性貧血	自己免疫性溶血性貧血	重症再生不良性貧血
	出血性貧血	術後貧血	術後溶血性貧血
	小球性低色素性貧血	小球性貧血	症候性巨赤芽球性貧血
	小腸切除によるビタミンB12欠乏性貧血	小児食事性貧血	食事性貧血
	食事性葉酸欠乏性貧血	新生児ABO不適合溶血性疾患	新生児赤芽球症
	新生児溶血性黄疸	新生児溶血性貧血	腎性貧血
	正球性正色素性貧血	正球性貧血	正色素性貧血
	赤芽球ろう	赤血球酵素欠乏性貧血	赤血球造血刺激因子製剤低反応性貧血
	赤血球破砕症候群	先天性悪性貧血	先天性再生不良性貧血
	先天性赤芽球ろう	先天性赤血球形成異常性貧血	先天性赤血球酵素異常
	先天性低形成貧血	先天性貧血	先天性葉酸吸収不全
	ソラ豆中毒	大球性貧血	胎児赤芽球症
	体質性再生不良性貧血	蛋白欠乏性貧血	中間型サラセミア
	中等症再生不良性貧血	中毒性溶血性貧血	低形成性貧血
	低色素性貧血	鉄芽球性貧血	鉄欠乏性貧血
	銅欠乏性貧血	特発性再生不良性貧血	特発性溶血性貧血
	二次性再生不良性貧血	乳児赤芽球ろう	妊娠性鉄欠乏性貧血
	妊娠性葉酸欠乏性貧血	妊娠貧血症	白赤芽球症
	汎血球減少症	伴性低色素性鉄芽球性貧血	ハンター舌炎
	非自己免疫性溶血性貧血	微小血管障害性溶血性貧血	脾性貧血
	ビタミンB12欠乏性貧血	ビタミン欠乏性貧血	ピリドキシン反応性貧血
	微量元素欠乏性貧血	ピルビン酸キナーゼ欠乏性貧血	ファンコニー貧血
	不安定ヘモグロビン症	不応性貧血	副腎皮質機能低下に伴う貧血
	ベータサラセミア	ヘキソキナーゼ欠乏性貧血	ヘモグロビンC病
	ヘモグロビンD病	ヘモグロビンE病	ヘモグロビン異常症
	放射線性貧血	本態性再生不良性貧血	慢性貧血
	未熟児貧血	薬剤性酵素欠乏性貧血	薬剤性再生不良性貧血
	薬剤性自己免疫性溶血性貧血	薬剤性鉄芽球性貧血	薬剤性溶血性貧血
	薬剤性葉酸欠乏性貧血	溶血性貧血	溶血性貧血に伴う葉酸欠乏症
	葉酸欠乏性貧血	老人性貧血	
△	乳児偽白血病		

用法用量　ろ過装置を具備した輸血用器具を用いて，静脈内に必要量を輸注する。

用法用量に関連する使用上の注意

(1)輸血用器具：生物学的製剤基準・通則44に規定する輸血に適当と認められた器具であって，そのまま直ちに使用でき，かつ，1回限りの使用で使い捨てるものをいう。

(2)輸血速度：成人の場合は，通常，最初の10～15分間は1分間に1mL程度で行い，その後は1分間に5mL程度で行うこと。また，うっ血性心不全が認められない低出生体重児の場合，通常，1～2mL/kg(体重)/時間の速度を目安とすること。なお，輸血中は患者の様子を適宜観察すること。

警告

(1)本剤では，放射線を照射しない製剤よりも保存に伴い上清中のカリウム濃度が増加することが認められており，放射線を照射した赤血球製剤を急速輸血及び人工心肺の充填液として使用した際に一時的な心停止を起こした症例がまれに(0.1%未満)報告されている。胎児，低出生体重児，新生児，腎障害患者，高カリウム血症の患者及び急速大量輸血を必要とする患者等は高カリウム血症の出現・増悪をきたす場合があるので，照射日を確認して速やかに使用するなどの対処を行うこと。

(2)次の点について留意して輸血療法を行うこと。

①輸血について十分な知識・経験を持つ医師のもとで使用すること。

②輸血に際しては副作用発現時に救急処置をとれる準備をあらかじめしておくこと。

照射洗浄赤血球液－LR「日赤」

規格：血液200mLに由来する赤血球1袋[10036円/袋]，血液400mLに由来する赤血球1袋[20072円/袋]

洗浄人赤血球液 日本赤十字 634

【効 能 効 果】

貧血症又は血漿成分などによる副作用を避ける場合の輸血に用いる。

【対応標準病名】

◎	貧血		
○	Ⅰ型溶血性非球状赤血球性貧血	Ⅱ型溶血性非球状赤血球性貧血	ABO因子不適合
	ABO溶血性疾患	G6PD欠乏性貧血	悪性腫瘍に伴う貧血
	悪性貧血	アミノ酸欠乏性貧血	異常ヘモグロビン症性骨壊死
	胃切除後巨赤芽球性貧血	胃切除後貧血	遺伝性球状赤血球症
	遺伝性巨赤芽球性貧血	遺伝性鉄芽球性貧血	イマースルンド・グレスベック症候群
	栄養性巨赤芽球性貧血	オロチン酸尿性貧血	温式自己免疫性溶血性貧血
	壊血病性貧血	芽球増加を伴う不応性貧血	芽球増加を伴う不応性貧血－1
	芽球増加を伴う不応性貧血－2	下垂体機能低下に伴う貧血	家族性溶血性貧血
	鎌状赤血球症	肝炎後再生不良性貧血	肝疾患に伴う貧血
	環状鉄芽球を伴う不応性貧血	癌性貧血	寒冷凝集素症
	寒冷溶血素症候群	機械的溶血性貧血	寄生虫性貧血
	吸収不良症候群によるビタミンB12欠乏性貧血	急性失血性貧血	巨赤芽球性貧血
	クーリー貧血	クローン病によるビタミンB12欠乏性貧血	軽症再生不良性貧血
	結核性貧血	膠原病に伴う貧血	高色素性貧血
	甲状腺機能低下に伴う貧血	酵素異常による遺伝性溶血性貧血	鉤虫性貧血
	後天性鉄芽球性貧血	後天性溶血性貧血	骨髄低形成
	最重症再生不良性貧血	菜食主義者貧血	再生不良性貧血
	サラセミア	産褥期鉄欠乏性貧血	産褥期貧血
	三炭糖りん酸イソメラーゼ欠乏性貧血	自己免疫性溶血性貧血	重症再生不良性貧血
	十二指腸虫貧血	出血性貧血	術後貧血
	術後溶血性貧血	小球性低色素性貧血	小球性貧血
	症候性巨赤芽球性貧血	小腸切除によるビタミンB12欠乏性貧血	小児食事性貧血
	食事性貧血	食事性葉酸欠乏性貧血	新生児ABO不適合溶血性疾患
	新生児赤芽球症	新生児溶血性黄疸	新生児溶血性貧血
	腎性貧血	正球性正色素性貧血	正球性貧血
	正色素性貧血	赤芽球ろう	赤血球酵素欠乏性貧血
	赤血球造血刺激因子製剤低反応性貧血	赤血球破砕症候群	先天性悪性貧血
	先天性再生不良性貧血	先天性赤芽球ろう	先天性赤血球形成異常性貧血
	先天性赤血球酵素異常	先天性低形成貧血	先天性貧血
	先天性葉酸吸収不全	ソラ豆中毒	大球性貧血
	胎児赤芽球症	体質性再生不良性貧血	蛋白欠乏性貧血
	中間型サラセミア	中等症再生不良性貧血	中毒性溶血性貧血
	低形成性貧血	低色素性貧血	鉄芽球性貧血
	鉄欠乏性貧血	銅欠乏性貧血	特発性再生不良性貧血
	特発性溶血性貧血	二次性再生不良性貧血	乳児赤芽球ろう
	妊娠性鉄欠乏性貧血	妊娠性葉酸欠乏性貧血	妊娠貧血症
	汎血球減少症	伴性低色素性鉄芽球性貧血	ハンター舌炎
	非自己免疫性溶血性貧血	微小血管障害性溶血性貧血	脾性貧血
	ビタミンB12欠乏性貧血	ビタミン欠乏性貧血	ピリドキシン反応性貧血
	微量元素欠乏性貧血	ピルビン酸キナーゼ欠乏性貧血	ファンコニー貧血
	不安定ヘモグロビン症	不応性貧血	副腎皮質機能低下に伴う貧血
	ベータサラセミア	ヘキソキナーゼ欠乏性貧血	ヘモグロビンC病
	ヘモグロビンD病	ヘモグロビンE病	ヘモグロビン異常症
	放射線性貧血	本態性再生不良性貧血	慢性感染性貧血
	慢性貧血	未熟児貧血	薬剤性酵素欠乏性貧血
	薬剤性再生不良性貧血	薬剤性自己免疫性溶血性貧血	薬剤性鉄芽球性貧血
	薬剤性溶血性貧血	薬剤性葉酸欠乏性貧血	溶血性貧血
	溶血性貧血に伴う葉酸欠乏症	葉酸欠乏性貧血	老人性貧血
△	症候性貧血	乳児偽白血病	白赤芽球症

用法用量 ろ過装置を具備した輸血用器具を用いて，静脈内に必要量を輸注する。

用法用量に関連する使用上の注意

(1)輸血用器具：生物学的製剤基準・通則44に規定する輸血に適当と認められた器具であって，そのまま直ちに使用でき，かつ，1回限りの使用で使い捨てるものをいう。

(2)輸血速度：成人の場合は，通常，最初の10～15分間は1分間に1mL程度で行い，その後は1分間に5mL程度で行うこと。また，うっ血性心不全が認められない低出生体重児の場合，通常，1～2mL/kg(体重)/時間の速度を目安とすること。なお，輸血中は患者の様子を適宜観察すること。

警告

次の点について留意して輸血療法を行うこと。

(1)輸血について十分な知識・経験を持つ医師のもとで使用すること。

(2)輸血に際しては副作用発現時に救急処置をとれる準備をあらかじめしておくこと。

照射濃厚血小板HLA－LR「日赤」

規格：10単位約200mL1袋[95547円/袋]，15単位約250mL1袋[143138円/袋]，20単位約250mL1袋[190543円/袋]

人血小板濃厚液 日本赤十字 634

【効 能 効 果】

血小板減少症を伴う疾患で，抗HLA抗体を有するため通常の血小板製剤では効果がみられない場合に適応する。

【対応標準病名】

◎	血小板減少症		
○	アナフィラクトイド紫斑	アレルギー性血管炎	異常血小板
	遺伝性血小板減少症	うっ血性紫斑病	エバンス症候群
	円形血小板症	カサバッハ・メリット症候群	急性特発性血小板減少性紫斑病
	巨大血小板症候群	巨大血小板性血小板減少症	グレイ血小板症候群
	血管拡張性環状紫斑症	血小板機能異常症	血小板機能低下
	血小板減少性紫斑病	血小板障害症	血小板放出機構異常症
	血小板無力症	原発性血小板減少症	後天性血小板機能低下
	骨髄低形成血小板減少症	シェーンライン・ヘノッホ紫斑病	シェーンライン・ヘノッホ紫斑病性関節炎
	自己赤血球感作症候群	紫斑病	紫斑病腎炎
	周期性血小板減少症	症候性紫斑病	全身性紫斑病
	先天性血小板機能低下	続発性血小板減少症	続発性血小板減少性紫斑病
	続発性紫斑病	単純性紫斑病	デビス紫斑

	特発性血小板減少性紫斑病	特発性血小板減少性紫斑病合併妊娠	ヘパリン起因性血小板減少症
	ベルナール・スーリエ症候群	慢性特発性血小板減少性紫斑病	薬剤性血小板減少性紫斑病
	老人性紫斑		
△	四肢出血斑	出血傾向	毛細管脆弱症
	毛細血管脆弱症	老年性出血	

用法用量　ろ過装置を具備した輸血用器具を用いて，静脈内に必要量を輸注する。

用法用量に関連する使用上の注意

⑴輸血用器具：生物学的製剤基準・通則 44 に規定する輸血に適当と認められた器具であって，そのまま直ちに使用でき，かつ，1 回限りの使用で使い捨てるものをいう。

⑵輸血速度：成人の場合は，通常，最初の 10～15 分間は 1 分間に 1mL 程度で行い，その後は 1 分間に 5mL 程度で行うこと。なお，輸血中は患者の様子を適宜観察すること。

警告

次の点について留意して輸血療法を行うこと。

⑴輸血について十分な知識・経験を持つ医師のもとで使用すること。

⑵輸血に際しては副作用発現時に救急処置をとれる準備をあらかじめしておくこと。

照射濃厚血小板－LR「日赤」

規格：1単位約20mL1袋[7836円/袋]，2単位約40mL1袋[15671円/袋]，5単位約100mL1袋[39900円/袋]，10単位約200mL1袋[79478円/袋]，15単位約250mL1袋[119204円/袋]，20単位約250mL1袋[158938円/袋]

人血小板濃厚液　日本赤十字　634

【効 能 効 果】

血小板減少症を伴う疾患に適応する。

【対応標準病名】

◎	血小板減少症		
○	アナフィラクトイド紫斑	アレルギー性血管炎	遺伝性血小板減少症
	円形血小板症	カサバッハ・メリット症候群	急性特発性血小板減少性紫斑病
	巨大血小板症候群	巨大血小板性血小板減少症	グレイ血小板症候群
	血管拡張性環状紫斑症	血小板減少性紫斑病	原発性血小板減少症
	骨髄低形成血小板減少症	シェーンライン・ヘノッホ紫斑病	シェーンライン・ヘノッホ紫斑病性関節炎
	紫斑病腎炎	周期性血小板減少症	症候性紫斑病
	続発性血小板減少症	続発性血小板減少性紫斑病	デビス紫斑
	特発性血小板減少性紫斑病	特発性血小板減少性紫斑病合併妊娠	ヘパリン起因性血小板減少症
	ベルナール・スーリエ症候群	慢性特発性血小板減少性紫斑病	薬剤性血小板減少性紫斑病
△	異常血小板	うっ血性紫斑病	エバンス症候群
	血小板機能異常症	血小板機能低下	血小板障害症
	血小板放出機構異常症	血小板無力症	後天性血小板機能低下
	自己赤血球感作症候群	四肢出血斑	紫斑病
	出血傾向	全身性紫斑病	先天性血小板機能低下
	続発性紫斑病	単純性紫斑病	毛細管脆弱症
	毛細血管脆弱症	老人性紫斑	老年性出血

用法用量　ろ過装置を具備した輸血用器具を用いて，静脈内に必要量を輸注する。

用法用量に関連する使用上の注意

⑴輸血用器具：生物学的製剤基準・通則 44 に規定する輸血に適当と認められた器具であって，そのまま直ちに使用でき，かつ，1 回限りの使用で使い捨てるものをいう。

⑵輸血速度：成人の場合は，通常，最初の 10～15 分間は 1 分間に 1mL 程度で行い，その後は 1 分間に 5mL 程度で行うこと。なお，輸血中は患者の様子を適宜観察すること。

警告

次の点について留意して輸血療法を行うこと。

⑴輸血について十分な知識・経験を持つ医師のもとで使用すること。

⑵輸血に際しては副作用発現時に救急処置をとれる準備をあらかじめしておくこと。

照射人全血液－LR「日赤」

規格：血液200mLに由来する血液量1袋[8881円/袋]，血液400mLに由来する血液量1袋[17757円/袋]

人全血液　日本赤十字　634

【効 能 効 果】

一般の輸血〈適応症〉に用いる。

【対応標準病名】

該当病名なし

用法用量　ろ過装置を具備した輸血用器具を用いて，静脈内に必要量を輸注する。

用法用量に関連する使用上の注意

⑴輸血用器具：生物学的製剤基準・通則 44 に規定する輸血に適当と認められた器具であって，そのまま直ちに使用でき，かつ，1 回限りの使用で使い捨てるものをいう。

⑵輸血速度：成人の場合は，通常，最初の 10～15 分間は 1 分間に 1mL 程度で行い，その後は 1 分間に 5mL 程度で行うこと。また，うっ血性心不全が認められない低出生体重児の場合，通常，1～2mL/kg(体重)/時間の速度を目安とすること。なお，輸血中は患者の様子を適宜観察すること。

警告

⑴本剤では，放射線を照射しない製剤よりも保存に伴い上清中のカリウム濃度が増加することが認められており，放射線を照射した赤血球製剤を急速輸血及び人工心肺の充填液として使用した際に一時的な心停止を起こした症例がまれに(0.1%未満)報告されている。胎児，低出生体重児，新生児，腎障害患者，高カリウム血症の患者及び急速大量輸血を必要とする患者等は高カリウム血症の出現・増悪をきたす場合があるので，照射日を確認して速やかに使用するなどの対処を行うこと。

⑵次の点について留意して輸血療法を行うこと。

①輸血について十分な知識・経験を持つ医師のもとで使用すること。

②輸血に際しては副作用発現時に救急処置をとれる準備をあらかじめしておくこと。

静注用キシロカイン2%

規格：2%5mL1管[92円/管]

リドカイン　アストラゼネカ　212

【効 能 効 果】

期外収縮(心室性，上室性)，発作性頻拍(心室性，上室性)
急性心筋梗塞時及び手術に伴う心室性不整脈の予防

【対応標準病名】

◎	急性心筋梗塞	上室期外収縮	心室期外収縮
	心室頻拍	不整脈	発作性上室頻拍
○	QT 延長症候群	ST 上昇型急性心筋梗塞	異所性心室調律
	一過性心室細動	遺伝性 QT 延長症候群	永続性心房細動
	冠状動脈血栓症	冠状動脈血栓塞栓症	冠状動脈口閉鎖
	期外収縮性不整脈	急性右室梗塞	急性下後壁心筋梗塞
	急性下側壁心筋梗塞	急性下壁心筋梗塞	急性貫壁性心筋梗塞
	急性基部側壁心筋梗塞	急性高位側壁心筋梗塞	急性後基部心筋梗塞
	急性後側部心筋梗塞	急性広範前壁心筋梗塞	急性後壁心筋梗塞
	急性後壁中隔心筋梗塞	急性心尖部側壁心筋梗塞	急性心内膜下梗塞
	急性前側壁心筋梗塞	急性前壁心筋梗塞	急性前壁心尖部心筋梗塞
	急性前壁中隔心筋梗塞	急性側壁心筋梗塞	急性中隔心筋梗塞
	腱索断裂・急性心筋梗塞に合併	持続性心室頻拍	術後心房細動
	心筋梗塞	心室細動	心室性二段脈

	心室粗動	心室中隔穿孔・急性心筋梗塞に合併	心室内血栓症・急性心筋梗塞に合併
	心尖部血栓症・急性心筋梗塞に合併	心破裂・急性心筋梗塞に合併	心房期外収縮
	心房中隔穿孔・急性心筋梗塞に合併	心房内血栓症・急性心筋梗塞に合併	心房頻拍
	心膜血腫・急性心筋梗塞に合併	多源性心室期外収縮	多発性期外収縮
	洞頻脈	特発性 QT 延長症候群	トルサードドポアント
	二次性 QT 延長症候群	二段脈	乳頭筋断裂・急性心筋梗塞に合併
	乳頭筋不全症・急性心筋梗塞に合併	非 Q 波心筋梗塞	非 ST 上昇型心筋梗塞
	非持続性心室頻拍	非弁膜症性発作性心房細動	頻拍型心房細動
	頻拍症	頻脈症	頻脈性心房細動
	頻脈性不整脈	ブブレ症候群	ブルガダ症候群
	発作性心房頻拍	発作性接合部頻拍	発作性頻脈性心房細動
	無脈性心室頻拍	薬物性 QT 延長症候群	リエントリー性心室性不整脈
△	QT 短縮症候群	異所性心房調律	異所性調律
	異所性拍動	期外収縮	起立性調律障害
	呼吸性不整脈	上室頻拍	徐脈頻脈症候群
	心房静止	接合部調律	洞結節機能低下
	洞不整脈	洞不全症候群	副収縮
	房室接合部期外収縮	発作性心房細動	発作性頻拍

※ **適応外使用可**

・原則として，「リドカイン【注射薬】」を「けいれん重積状態を含むてんかん重積状態」，「頻脈性不整脈及び現行の適応症について小児」に対して処方した場合，当該使用事例を審査上認める。

・原則として，「リドカイン【注射薬】」を「難治性疼痛治療」に対して処方した場合，当該使用事例を審査上認める。

・原則として，「リドカイン塩酸塩【注射薬】（静注・点滴用製剤）」を「静脈内区域麻酔」に対して処方した場合，当該使用事例を審査上認める。

用法用量　リドカイン塩酸塩として，通常，成人1回50～100mg（1～2mg/kg）〔2%注射液：2.5mL～5mL〕を，1～2分間で，緩徐に静脈内注射する。

効果が認められない場合には，5分後に同量を投与する。また，効果の持続を期待する時には10～20分間隔で同量を追加投与してもさしつかえないが，1時間内の基準最高投与量は300mg〔2%注射液：15mL〕とする。

本剤の静脈内注射の効果は，通常10～20分で消失する。

禁忌

(1)重篤な刺激伝導障害（完全房室ブロック等）のある患者

(2)本剤の成分又はアミド型局所麻酔薬に対し過敏症の既往歴のある患者

オリベス静注用2%：高田　2%5mL1管［92円/管］，オリベス点滴用1%：高田　1%200mL1袋［549円/袋］

静注用フローラン0.5mg　規格：0.5mg1瓶（溶解液付）［15634円/瓶］，0.5mg1瓶［12499円/瓶］

静注用フローラン1.5mg　規格：1.5mg1瓶［25659円/瓶］，1.5mg1瓶（溶解液付）［26855円/瓶］

エポプロステノールナトリウム　グラクソ・スミスクライン　219

【効能効果】

肺動脈性肺高血圧症

【対応標準病名】

◎	肺動脈性肺高血圧症		
○	新生児遷延性肺高血圧症	特発性肺動脈性肺高血圧症	二次性肺高血圧症
	肺高血圧症	肺静脈閉塞症	肺毛細血管腫症
	慢性血栓塞栓性肺高血圧症		

効能効果に関連する使用上の注意

(1)本剤は肺動脈性肺高血圧症と診断された患者にのみ使用すること。

(2)先天性短絡性心疾患に伴う肺高血圧症については，Eisenmenger 症候群あるいは術後に肺高血圧の残存している患者にのみ使用すること。

(3)本剤は他の血管拡張薬で十分な治療効果が得られない場合に適用を考慮すること。

(4)原発性肺高血圧症及び膠原病に伴う肺高血圧症以外の肺動脈性肺高血圧症における安全性・有効性は確立していない。

用法用量

用量設定（投与開始時）

本剤は専用溶解液を用いて溶解し，通常，成人にはエポプロステノールとして1分間当り2ng/kgの投与速度で精密持続点滴装置（シリンジポンプ又は輸液ポンプ）により，持続静脈内投与を開始する。患者の状態（症状，血圧，心拍数，血行動態等）を十分観察しながら15分以上の間隔をおいて1～2ng/kg/分ずつ増量し，10ng/kg/分までの範囲で最適投与速度を決定する。

最適投与速度の決定にあたっては，増量時における潮紅（軽微なものを除く），頭痛，嘔気等の副作用の発現が重要な指標となる。このような症状が軽度でも認められた場合にはその後の増量を中止し，それらの症状が消失しない場合には15分以上の間隔をおいて2ng/kg/分ずつ減量すること。

継続投与：その後は最適投与速度で維持し，定期的に患者を観察し症状に応じて投与速度を適宜調節するが，その場合も患者の状態（症状，血圧，心拍数，血行動態等）を観察しながら15分以上の間隔をおいて1～2ng/kg/分ずつ増減する。

<投与方法>

本剤は末梢又は中心静脈内にカテーテルを留置し，無菌のフィルター（0.20又は0.22μm）を接続した精密持続点滴装置を用いて，下表に示す注射液流量に従い持続投与する。ただし，精密持続点滴装置は以下に示す機能・精度を有するものを使用する。

体重別の注射液流量（mL/時）

5,000ng/mLの濃度に調製した場合

		エポプロステノール投与速度（ng/kg/分）				
		2	4	6	8	10
		注射液の流量（mL/時）				
体重1kg当り		0.024	0.048	0.072	0.096	0.12
体重（kg）	10	0.24	0.48	0.72	0.96	1.20
	15	0.36	0.72	1.08	1.44	1.80
	20	0.48	0.96	1.44	1.92	2.40
	25	0.60	1.20	1.80	2.40	3.00
	30	0.72	1.44	2.16	2.88	3.60
	35	0.84	1.68	2.52	3.36	4.20
	40	0.96	1.92	2.88	3.84	4.80
	45	1.08	2.16	3.24	4.32	5.40
	50	1.20	2.40	3.60	4.80	6.00
	55	1.32	2.64	3.96	5.28	6.60
	60	1.44	2.88	4.32	5.76	7.20
	65	1.56	3.12	4.68	6.24	7.80
	70	1.68	3.36	5.04	6.72	8.40
	75	1.80	3.60	5.40	7.20	9.00
	80	1.92	3.84	5.76	7.68	9.60

注）精密持続点滴装置にセットする注射液量を算出する場合は小数点以下1桁に四捨五入する。

注射液流量の計算式：注射液の流量（mL/時）＝投与速度（ng/kg/分）×体重（kg）×60（分）/注射液の濃度（ng/mL）

精密持続点滴装置の仕様

流量ステップ	流量精度	警報機能
0.1mL/時以下	±6%以下	残量，過負荷，バッテリー

注）間欠作動型の場合は駆動間隔が3分を超えないものとする。

用法用量に関連する使用上の注意

(1)本剤は，常に専用溶解液のみで溶解し，他の注射剤等と配合しないこと。また，他の注射剤，輸液等を併用投与する場合は，混合せず別の静脈ラインから投与すること。（他の注射剤，輸液等との配合あるいは混合によりpHが低下し，安定性が損なわれ，本剤の有効成分の含量低下により投与量が不足する可能性がある。投与量の不足により十分な臨床効果が得られず，肺高血圧症状の悪化又は再発を来すおそれがある。）

(2)本剤による重篤な副作用は，投与開始時の最小の投与速度である2ng/kg/分でも発現するおそれがあり，また本剤による副作用の多くが最適投与速度を決定するまでの間に発現しているので，その間は患者の症状，血圧，心拍数，血行動態等を十分観察すること。

(3)最適投与速度を決定する際に，肺動脈圧の低下のみを目安にしないこと。（臨床試験において，用量設定期（投与開始時）には心拍出量は増加するが，肺動脈圧は低下しないことが認められており，過量投与となる可能性がある。）

(4)投与開始後1日間は，血圧低下等血行動態の変化による副作用の発現を防ぐため患者の安静を保つこと。

(5)投与中及び投与中止の際の急激な減量により肺高血圧症状が増悪するおそれがあるので，本剤を休薬又は投与中止する場合は，1日当り2ng/kg/分以下で徐々に減量すること。また，重篤な副作用の発現等，本剤を直ちに中止すべきと判断した場合でも，可能な限り徐々に減量し，急に中止しないこと。

(6)本剤の減量中又は投与中止後に症状の悪化又は再発が認められることがあるので，患者の状態に注意し，このような場合には，適宜増量又は再投与する等の適切な処置を行うこと。

(7)小児等においては使用経験が少なく，用法用量が確立していない。

警告

(1)過度の血圧低下，低血圧性ショック，徐脈，意識喪失・意識障害等の重大な副作用が認められているので，本剤の投与は患者の状態を十分観察しながら行うこと。

(2)本剤の使用にあたっては，【用法用量】,「用法用量に関連する使用上の注意」を遵守すること。

①本剤は常に専用溶解液のみで溶解し，他の注射剤等と配合しないこと。また，他の注射剤，輸液等を併用投与する場合は，混合せず別の静脈ラインから投与すること。

②外国で長期投与後の急激な中止により死亡に至った症例が報告されているので，本剤を休薬又は投与中止する場合は，徐々に減量すること。

禁忌

(1)本剤の成分に対し過敏症の既往歴のある患者

(2)右心不全の急性増悪時の患者

(3)重篤な左心機能障害のある患者

(4)重篤な低血圧の患者

(5)用量設定期（投与開始時）に肺水腫が増悪した患者

エポプロステノール静注用0.5mg「ACT」：アクテリオン　0.5mg1瓶（溶解液付）[9040円/瓶]，0.5mg1瓶[8374円/瓶]，エポプロステノール静注用0.5mg「F」：富士製薬　0.5mg1瓶（溶解液付）[9040円/瓶]，0.5mg1瓶[8374円/瓶]，エポプロステノール静注用0.5mg「テバ」：テバ製薬　0.5mg1瓶（溶解液付）[9040円/瓶]，0.5mg1瓶[8374円/瓶]，エポプロステノール静注用1.5mg「ACT」：アクテリオン　1.5mg1瓶[16108円/瓶]，1.5mg1瓶（溶解液付）[19664円/瓶]，エポプロステノール静注用1.5mg「F」：富士製薬　1.5mg1瓶[16108円/瓶]，1.5mg1瓶（溶解液付）[19664円/瓶]，エポプロステノール静注用1.5mg「テバ」：テバ製薬　1.5mg1瓶[16108円/瓶]，1.5mg1瓶（溶解液付）[19664円/瓶]

静注用マグネゾール20mL

規格：20mL1管[342円/管]

ブドウ糖　硫酸マグネシウム水和物　　東亜薬品工業　124

【効能効果】

重症妊娠高血圧症候群における子癇の発症抑制及び治療

【対応標準病名】

◎	産褥子癇	子癇	重症妊娠高血圧症候群
	妊娠子癇	分娩子癇	
○	子癇発作		
△	HELLP症候群	軽症妊娠高血圧症候群	混合型妊娠高血圧症候群
	産後高血圧症	純粋型妊娠高血圧症候群	早発型妊娠高血圧症候群
	遅発型妊娠高血圧症候群	妊娠・分娩・産褥の既存の二次性高血圧症	妊娠・分娩・産褥の既存の本態性高血圧症
	妊娠高血圧症	妊娠高血圧症候群	妊娠高血圧腎症
	妊娠中一過性高血圧症		
※	適応外使用可 原則として，「硫酸マグネシウム水和物・ブドウ糖【注射薬】」を「心室頻拍」に対して処方した場合，当該使用事例を審査上認める。		

用法用量　初回量として，40mL（硫酸マグネシウム水和物として4g）を20分以上かけて静脈内投与した後，毎時10mL（1g）より持続静脈内投与を行う。症状に応じて毎時5mL（0.5g）ずつ増量し，最大投与量は毎時20mL（2g）までとする。本剤は初回量投与の場合を除いて，持続注入ポンプを用いて投与すること。

用法用量に関連する使用上の注意

(1)本剤の投与は48時間を原則とし，継続して投与する場合は，治療上の有益性が危険性を上回ると判断される場合に限って投与することとし，漫然とした投与は行わないこと。

(2)本剤の投与中は，血中マグネシウム濃度をモニターしながら，副作用に注意して使用すること。

(3)本剤の投与中は，マグネシウム中毒を防止するため慎重な観察を行うこと。

投与前及び増量時の膝蓋腱反射の検査，呼吸数の変動の確認，尿量の測定

警告

(1)本剤の投与により高マグネシウム血症が起こり，マグネシウム中毒（血圧低下，中枢神経抑制，心機能抑制，呼吸麻痺等）が惹起されることがあるため，投与中は，慎重な観察（膝蓋腱反射，呼吸数の変動の確認あるいは血中マグネシウム濃度の測定等）を行うこと。

(2)本剤を投与する場合には，出産にあたって新生児に対する気管内挿管を含む必要十分な蘇生を実施できる体制等，新生児及び母体を含めた適切な周産期管理が可能な体制を確保すること。

禁忌

(1)重症筋無力症の患者

(2)心ブロックの既往歴のある患者

(3)低張性脱水症の患者

ジーラスタ皮下注3.6mg

規格：3.6mg0.36mL1筒[106660円/筒]

ペグフィルグラスチム（遺伝子組換え）　協和発酵キリン　339

【効能効果】

がん化学療法による発熱性好中球減少症の発症抑制

【対応標準病名】

◎	発熱性好中球減少症		
○	顆粒球減少症	好中球G6PD欠乏症	好中球減少症
	自己免疫性好中球減少症	周期性好中球減少症	重症先天性好中球減少症
	シュワックマン症候群	小児遺伝性無顆粒球症	先天性好中球減少症
	単球減少症	中毒性好中球減少症	特発性好中球減少症
	二次性白血球減少症	白血球減少症	脾性好中球減少症

	慢性本態性好中球減少症候群	慢性良性顆粒球減少症	無顆粒球症
	無顆粒球性アンギナ	薬剤性顆粒球減少症	

効能効果に関連する使用上の注意

(1)臨床試験に組み入れられた患者における発熱性好中球減少症発現のリスク等について，「臨床成績」の項の内容を熟知し，本剤の有効性及び安全性を十分理解した上で，適応患者の選択を行うこと。

(2)本剤を使用する際には，国内外の最新のガイドライン等を参考にすること。

用法用量　通常，成人にはがん化学療法剤投与終了後の翌日以降，ペグフィルグラスチム(遺伝子組換え)として，3.6mg を化学療法1サイクルあたり1回皮下投与する。

用法用量に関連する使用上の注意　がん化学療法剤の投与開始14日前から投与終了後24時間以内に本剤を投与した場合の安全性は確立していない。

禁忌

(1)本剤の成分又は他の顆粒球コロニー形成刺激因子製剤に過敏症の患者

(2)骨髄中の芽球が十分減少していない骨髄性白血病の患者及び末梢血液中に骨髄芽球の認められる骨髄性白血病の患者

新鮮凍結血漿－LR「日赤」120

規格：血液200mL相当に由来する血漿1袋[8955円/袋]

新鮮凍結血漿－LR「日赤」240

規格：血液400mL相当に由来する血漿1袋[17912円/袋]

新鮮凍結血漿－LR「日赤」480

規格：480mL1袋[23617円/袋]

新鮮凍結人血漿　日本赤十字　634

【効能効果】

血液凝固因子の補充

(1)複合性凝固障害で，出血，出血傾向のある患者又は手術を行う患者

(2)血液凝固因子の減少症又は欠乏症における出血時で，特定の血液凝固因子製剤がないか又は血液凝固因子が特定できない場合

【対応標準病名】

◎	凝固因子欠乏症	血液凝固異常	出血
	出血傾向		
○	アナフィラクトイド紫斑	アレルギー性血管炎	アンチトロンビンIII欠乏症
	アンチトロンビン欠乏症	異常血小板	遺伝性血小板減少症
	ウィルブランド・ジュルゲンス血小板病	エバンス症候群	円形血小板症
	カサバッハ・メリット症候群	肝疾患による凝固因子欠乏	急性大量出血
	局所出血	巨大血小板症候群	巨大血小板性血小板減少症
	グレイ血小板症候群	血管拡張性環状紫斑症	血管性血友病
	血小板減少症	血小板減少性紫斑病	原発性血小板減少症
	原発性抗リン脂質抗体症候群	後出血	後天性凝固因子欠乏症
	後天性血小板機能低下	後天性第XIII因子欠乏症	後天性低プロトロンビン血症
	高フィブリノゲン血症	抗リン脂質抗体症候群	骨髄低形成血小板減少症
	シェーンライン・ヘノッホ紫斑病	シェーンライン・ヘノッホ紫斑病性関節炎	自己赤血球感作症候群
	実質性臓器出血	紫斑病	紫斑病腎炎
	周期性血小板減少症	循環性抗凝血因子症	症候性紫斑病
	小動脈出血	消費性凝固障害	静脈出血
	全身性紫斑病	先天性血液凝固因子異常	先天性血小板機能低下
	先天性第X因子欠乏症	先天性第XI因子欠乏症	先天性第XII因子欠乏症
	先天性第XIII因子欠乏症	先天性プラスミノゲン欠損症	先天性無フィブリノゲン血症
	続発性血小板減少症	続発性血小板減少性紫斑病	続発性紫斑病
	第V因子欠乏症	第VII因子欠乏症	多量出血
	単純性紫斑病	低線維素血症	デビス紫斑
	動脈性出血	特発性血小板減少性紫斑病	特発性血小板減少性紫斑病合併妊娠
	内出血	パラ血友病	ビタミンK欠乏による凝固因子欠乏
	フィブリノゲン異常症	フィブリノゲン欠乏症	フィブリノゲン減少症
	フィブリン減少症	フォンウィルブランド病	プレカリクレイン欠乏症
	プロテインC欠乏症	プロテインS欠乏症	プロトロンビン欠乏症
	ヘパリン・コファクターII欠乏症	ヘパリン起因性血小板減少症	ベルナール・スーリエ症候群
	無フィブリノゲン血症	薬剤性血小板減少性紫斑病	ループスアンチコアグラント
	ループス血小板減少症	老人性紫斑	ローゼンタール病
△	急性特発性血小板減少性紫斑病	血小板機能異常症	血小板機能低下
	血小板障害症	血小板放出機構異常症	血小板無力症
	慢性特発性血小板減少性紫斑病	老年性出血	

用法用量　容器のまま30～37℃で融解し，融解後3時間以内にろ過装置を具備した輸血用器具を用いて，静脈内に必要量を輸注する。

通常，使用量は1日200～400mL，重篤(ショック，敗血症など)の場合は800mLまでを基準とする。ただし，年齢及び症状に応じて適宜増減する。

用法用量に関連する使用上の注意

(1)輸血用器具：生物学的製剤基準・通則44に規定する輸血に適当と認められた器具であって，そのまま直ちに使用でき，かつ，1回限りの使用で使い捨てるものをいう。

(2)輸血速度

成人の場合は，通常，最初の10～15分間は1分間に1mL程度で行い，その後は1分間に5mL程度で行うこと。

なお，輸血中は患者の様子を適宜観察すること。

警告

次の点について留意して輸血療法を行うこと。

(1)輸血について十分な知識・経験を持つ医師のもとで使用すること。

(2)輸血に際しては副作用発現時に救急処置をとれる準備をあらかじめしておくこと。

シンビット静注用50mg

規格：50mg1瓶[5528円/瓶]

ニフェカラント塩酸塩　トーアエイヨー　212

【効能効果】

生命に危険のある下記の不整脈で他の抗不整脈薬が無効か，又は使用できない場合：心室頻拍，心室細動

【対応標準病名】

◎	心室細動	心室頻拍	
○	一過性心室細動	持続性心室頻拍	心室粗動
	トルサードドポアント	非持続性心室頻拍	ブブレ症候群
	ブルガダ症候群	無脈性心室頻拍	ランゲニールセン症候群
	リエントリー性心室性不整脈	ロマノワード症候群	
△	QT短縮症候群	異所性心室調律	異所性調律
	異所性拍動	永続性心房細動	期外収縮
	期外収縮性不整脈	起立性調律障害	呼吸性不整脈
	術後心房細動	上室期外収縮	上室頻拍
	徐脈頻脈症候群	心室期外収縮	心室性二段脈
	心房静止	接合部調律	多源性心室期外収縮
	多発性期外収縮	洞頻脈	洞不整脈
	二段脈	非弁膜症性発作性心房細動	頻拍型心房細動
	頻拍症	頻脈症	頻脈性心房細動
	頻脈性不整脈	副収縮	不整脈

	房室接合部期外収縮	発作性上室頻拍	発作性接合部頻拍
	発作性頻拍	発作性頻脈性心房細動	

用法用量

単回静注法：通常，成人にはニフェカラント塩酸塩として1回0.3mg/kgを5分間かけて心電図の連続監視下に静脈内に投与する。

維持静注法：単回静注が有効で効果の維持を期待する場合には，通常，成人にはニフェカラント塩酸塩として1時間あたり0.4mg/kgを等速度で心電図の連続監視下に静脈内に投与する。

なお，年齢，症状により適宜増減する。

投与に際しては，生理食塩液又は5%ブドウ糖注射液で溶解して使用する。

用法用量に関連する使用上の注意

(1)単回静注を繰り返し行う場合には，血中濃度の過剰な上昇を回避するため，直前の投与後2時間以上の間隔をあけて投与すること。

(2)本剤は同時に使用する薬剤や調製条件によっては，配合変化を生じることがあるので，薬剤の選択及び調製条件等に十分注意して使用すること。

警告

(1)施設の限定：本剤の使用は致死的不整脈治療の十分な経験のある医師に限り，かつ諸検査の実施が可能で，緊急時に十分対応できる設備・装置を備えている医療機関でのみ使用すること。

(2)患者の限定：他の抗不整脈薬が無効か，副作用により使用できないか，又は心機能が低下しているために使用できない致死的心室性不整脈患者にのみ使用すること。

禁忌

(1)QT延長症候群の患者

(2)アミオダロン注射剤を投与中の患者

(3)フィンゴリモド塩酸塩を投与中の患者

原則禁忌　妊婦又は妊娠している可能性のある女性

併用禁忌

薬剤名等	臨床症状・措置方法	機序・危険因子
アミオダロン注射剤 (アンカロン注150)	併用により，Torsades de pointesを起こす可能性が高くなる。	併用によりQT時間延長作用が増強する。
フィンゴリモド塩酸塩 (イムセラ) (ジレニア)	併用により，Torsades de pointes等の重篤な不整脈を生じるおそれがある。	フィンゴリモド塩酸塩の投与により心拍数が低下するため，併用により不整脈を増強するおそれがある。

シンポニー皮下注50mgシリンジ

規格：50mg0.5mL1筒[126622円/筒]

ゴリムマブ(遺伝子組換え)　ヤンセン　399

【効 能 効 果】

既存治療で効果不十分な関節リウマチ(関節の構造的損傷の防止を含む)

【対応標準病名】

◎	関節リウマチ		
○	関節リウマチ・顎関節	関節リウマチ・肩関節	関節リウマチ・股関節
	関節リウマチ・指関節	関節リウマチ・趾関節	関節リウマチ・膝関節
	関節リウマチ・手関節	関節リウマチ・足関節	関節リウマチ・肘関節
	ムチランス変形	リウマチ性滑液包炎	
△	炎症性多発性関節障害	関節リウマチ・胸椎	関節リウマチ・頸椎
	関節リウマチ・脊椎	関節リウマチ・腰椎	血清反応陰性関節リウマチ
	尺側偏位	成人スチル病	多発性リウマチ性関節炎
	リウマチ性皮下結節	リウマチ様関節炎	

効能効果に関連する使用上の注意

(1)過去の治療において，少なくとも1剤の抗リウマチ薬(生物製剤を除く)等による適切な治療を行っても，疾患に起因する明らかな症状が残る場合に投与すること。

(2)本剤とアバタセプト(遺伝子組換え)の併用は行わないこと。

用法用量

メトトレキサートを併用する場合：通常，成人にはゴリムマブ(遺伝子組換え)として50mgを4週に1回，皮下注射する。なお，患者の状態に応じて1回100mgを使用することができる。

メトトレキサートを併用しない場合：通常，成人にはゴリムマブ(遺伝子組換え)として100mgを4週に1回，皮下注射する。

用法用量に関連する使用上の注意

(1)100mg投与を行う際は，100mg投与は50mg投与に比較して，一部の重篤な副作用の発現頻度が高まる可能性があることを考慮すること。

(2)本剤3～4回投与後に治療反応が得られない場合は，治療継続の可否も含め，治療計画を再考すること。

(3)メトトレキサート併用下での100mg投与は，50mg投与に比べて関節の構造的損傷の進展防止効果が優ることが示唆されていることから，患者の症状，関節の画像検査所見，臨床検査値等を勘案して関節の構造的損傷の進展が早いと考えられる場合に慎重に考慮すること。

(4)本剤単独投与による有効性はメトトレキサート併用時に比べ低いことが示されているため，本剤の単独投与はメトトレキサートが使用できない場合等に考慮すること。

警告

(1)本剤投与により，結核，肺炎，敗血症を含む重篤な感染症及び脱髄疾患の新たな発現若しくは悪化等が報告されており，本剤との関連性は明らかではないが，悪性腫瘍の発現も報告されている。本剤が疾病を完治させる薬剤でないことも含め，これらの情報を患者に十分説明し，患者が理解したことを確認した上で，治療上の有益性が危険性を上回ると判断される場合にのみ投与すること。

また，本剤の投与において，重篤な副作用により，致命的な経過をたどることがあるので，緊急時の対応が十分可能な医療施設において医師の管理指導のもとで使用し，本剤投与後に副作用が発現した場合には，主治医に連絡するよう患者に注意を与えること。

(2)感染症

①重篤な感染症：敗血症，肺炎，真菌感染症を含む日和見感染症等の致死的な感染症が報告されているため，十分な観察を行うなど感染症の発症に注意すること。

②結核：播種性結核(粟粒結核)及び肺外結核(胸膜，リンパ節等)を含む結核が発症し，致命的な例も報告されている。本剤投与に先立って結核に関する十分な問診及び胸部レントゲン検査に加え，インターフェロン-γ遊離試験又はツベルクリン反応検査を行い，適宜胸部CT検査等を行うことにより，結核感染の有無を確認すること。結核の既往歴を有する患者及び結核の感染が疑われる患者には，結核等の感染症について診療経験を有する医師と連携の下，原則として本剤の投与開始前に適切な抗結核薬を投与すること。ツベルクリン反応等の検査が陰性の患者において，投与後活動性結核が認められた例も報告されている。

(3)脱髄疾患(多発性硬化症等)の臨床症状・画像診断上の新たな発現若しくは悪化が，本剤を含む抗TNF製剤でみられたとの報告がある。脱髄疾患(多発性硬化症等)及びその既往歴のある患者には投与しないこととし，脱髄疾患を疑う患者に投与する場合には，適宜画像診断等の検査を実施するなど，十分な観察を行うこと。

(4)関節リウマチ患者では，本剤の治療を行う前に，少なくとも1剤の抗リウマチ薬等の使用を十分勘案すること。また，本剤についての十分な知識とリウマチ治療の経験をもつ医師が使用すること。

禁忌

(1)重篤な感染症(敗血症等)の患者

(2)活動性結核の患者

(3)本剤の成分に対し過敏症の既往歴のある患者

(4)脱髄疾患(多発性硬化症等)及びその既往歴のある患者

(5)うっ血性心不全の患者

水痘抗原「ビケン」

規格：－[－]

水痘抗原　阪大微研　635

【効 能 効 果】

本剤は，水痘に対する免疫能の検査に用いる。

【対応標準病名】

該当病名なし

用法用量　本剤は，通常，その 0.1mL を 1 回皮内に注射する。皮内反応の判定は注射後およそ 24 時間後に判読する。
ただし，24 時間後に陰性の場合は，更に 48 時間後に判読する。

用法用量に関連する使用上の注意

判読

判読の基準は，次表のとおりとする。ただし，1mm 未満は四捨五入する。

反応	判定	符号
発赤の長径 4mm 以下	陰性	(－)
発赤の長径 5mm から 9mm まで	陽性	(＋)
発赤の長径 10mm 以上	中等度陽性	(＋＋)
発赤の長径 10mm 以上で硬結に二重発赤を伴うもの	強陽性	(＋＋＋)

本剤の使用に当たっては，次のような条件下においては，水痘皮内反応が弱められることが知られている。

高齢，栄養不良，胸腺の発育不全症，ウイルス感染症，悪性腫瘍，薬剤(免疫抑制剤，副腎皮質ホルモン剤，制癌剤等)の投与中。

原則禁忌

(1)まん延性の皮膚病にかかっている者

(2)上記に掲げる者のほか，皮内反応検査を行うことが不適当な状態にある者

被検者が水痘皮内反応検査を行っても著しい障害をきたすおそれがないと認められる場合は，診断を確定するために検査を行ってもよい。

水溶性ハイドロコートン注射液100mg

規格：100mg2mL1瓶[425円/瓶]

水溶性ハイドロコートン注射液500mg

規格：500mg10mL1瓶[1749円/瓶]

ヒドロコルチゾンリン酸エステルナトリウム　日医工　245

【効 能 効 果】

外科的ショックおよびショック様状態における救急，または術中・術後のショック

【対応標準病名】

◎	術後ショック	ショック	
○	一次性ショック	一過性ショック	エンドトキシン性ショック
	急性循環不全	急性ショック	出血性ショック
	術後出血性ショック	術後消化管出血性ショック	循環血液量減少性ショック
	心原性ショック	脊髄性ショック	デンタルショック
	疼痛性ショック	二次性ショック	末梢循環不全
※	適応外使用可 原則として，「ヒドロコルチゾンリン酸エステルナトリウム」を「循環系ショック状態」に対し処方した場合，当該使用事例を審査上認める。		

用法用量　症状，症例により異なるが，1 日 1 回または数回，1 回 2～20mL(ヒドロコルチゾンとして 100～1,000mg)を静注または点滴静注する。

禁忌　本剤の成分に対し過敏症の既往歴のある患者

原則禁忌

(1)有効な抗菌剤の存在しない感染症，全身の真菌症の患者

(2)急性心筋梗塞を起こした患者

クレイトン静注液100mg：エール　100mg2mL1管[212円/管]，クレイトン静注液500mg：エール　500mg10mL1瓶[774円/瓶]

水溶性プレドニン10mg

規格：10mg1管[117円/管]

水溶性プレドニン20mg

規格：20mg1管[212円/管]

水溶性プレドニン50mg

規格：50mg1管[490円/管]

プレドニゾロンコハク酸エステルナトリウム　塩野義　245

【効 能 効 果】

☆印の付されている投与法は以下のような条件でのみ使用できる。(その事由がなくなった場合は，速やかに他の投与法に切り替えること。)

(1)静脈内注射及び点滴静脈内注射：経口投与不能時，緊急時及び筋肉内注射不適時

(2)筋肉内注射：経口投与不能時

効能効果	静脈内注射	点滴静脈内注射	筋肉内注射	その他の用法
1．内科・小児科領域 (1)内分泌疾患 慢性副腎皮質機能不全(原発性，続発性，下垂体性，医原性)			○	
急性副腎皮質機能不全(副腎クリーゼ)	○	○	○	
副腎性器症候群，亜急性甲状腺炎，甲状腺疾患に伴う悪性眼球突出症，ACTH 単独欠損症			○☆	
甲状腺中毒症〔甲状腺(中毒性)クリーゼ〕	○	○	○☆	
(2)リウマチ疾患 関節リウマチ，若年性関節リウマチ(スチル病を含む)			○	関節腔内注射
リウマチ熱(リウマチ性心炎を含む)	○☆	○☆	○	
リウマチ性多発筋痛			○	
(3)膠原病 エリテマトーデス(全身性及び慢性円板状)，全身性血管炎(大動脈炎症候群，結節性動脈周囲炎，多発性動脈炎，ヴェゲナ肉芽腫症を含む)，多発性筋炎(皮膚筋炎)	○☆	○☆	○	
強皮症			○☆	
(4)川崎病の急性期(重症であり，冠動脈障害の発生の危険がある場合)	○			
(5)腎疾患 ネフローゼ及びネフローゼ症候群	○☆	○☆	○☆	
(6)心疾患 うっ血性心不全	○☆	○☆	○☆	
(7)アレルギー性疾患 気管支喘息(ただし，筋肉内注射は他の投与法では不適当な場合に限る)	○	○	○	ネブライザー
喘息性気管支炎(小児喘息性気管支炎を含む)			○☆	ネブライザー
喘息発作重積状態，アナフィラキシーショック	○	○		
薬剤その他の化学物質によるアレルギー・中毒(薬疹，中毒疹を含む)	○☆	○☆	○☆	
血清病	○	○	○☆	

⑻重症感染症 重症感染症(化学療法と併用する)	○	○	○☆	
⑼血液疾患 溶血性貧血(免疫性又は免疫性機序の疑われるもの)，白血病(急性白血病，慢性骨髄性白血病の急性転化，慢性リンパ性白血病)(皮膚白血病を含む)，顆粒球減少症(本態性，続発性)，紫斑病(血小板減少性及び血小板非減少性)，再生不良性貧血，凝固因子の障害による出血性素因	○	○	○☆	
白血病(急性白血病，慢性骨髄性白血病の急性転化，慢性リンパ性白血病)(皮膚白血病を含む)のうち髄膜白血病				脊髄腔内注入
⑽消化器疾患 限局性腸炎，潰瘍性大腸炎	○☆	○☆	○☆	注腸
⑾重症消耗性疾患 重症消耗性疾患の全身状態の改善(癌末期，スプルーを含む)	○☆	○☆	○☆	
⑿肝疾患 劇症肝炎(臨床的に重症とみなされるものを含む)	○	○	○☆	
胆汁うっ滞型急性肝炎		○☆	○☆	
肝硬変(活動型，難治性腹水を伴うもの，胆汁うっ滞を伴うもの)			○☆	
⒀肺疾患 びまん性間質性肺炎(肺線維症)(放射線肺臓炎を含む)	○☆	○☆		ネブライザー
⒁結核性疾患(抗結核剤と併用する) 結核性髄膜炎				脊髄腔内注入
結核性胸膜炎				胸腔内注入
⒂神経疾患 脳脊髄炎(脳炎，脊髄炎を含む)(ただし，一次性脳炎の場合は頭蓋内圧亢進症状がみられ，かつ他剤で効果が不十分なときに短期間用いること)，重症筋無力症	○	○	○☆	脊髄腔内注入
多発性硬化症(視束脊髄炎を含む)	○	○	○	脊髄腔内注入
末梢神経炎(ギランバレー症候群を含む)	○☆	○☆	○☆	脊髄腔内注入
小舞踏病，顔面神経麻痺，脊髄蜘網膜炎			○☆	
⒃悪性腫瘍 悪性リンパ腫(リンパ肉腫症，細網肉腫症，ホジキン病，皮膚細網症，菌状息肉症)及び類似疾患(近縁疾患)	○	○	○☆	脊髄腔内注入
好酸性肉芽腫	○	○	○☆	
乳癌の再発転移			○☆	
⒄その他の内科的疾患 特発性低血糖症	○	○	○☆	
原因不明の発熱			○☆	
2. 外科領域	○	○	○	
副腎摘除				
臓器・組織移植，副腎皮質機能不全患者に対する外科的侵襲，蛇毒・昆虫毒(重症の虫さされを含む)			○☆	
侵襲後肺水腫	○			ネブライザー
外科的ショック及び外科的ショック様状態，脳浮腫，輸血による副作用，気管支痙攣(術中)	○			
3. 整形外科領域 強直性脊椎炎(リウマチ性脊椎炎)			○	
強直性脊椎炎(リウマチ性脊椎炎)に伴う四肢関節炎，変形性関節症(炎症症状がはっきり認められる場合)，非感染性慢性関節炎，痛風性関節炎				関節腔内注射
関節周囲炎(非感染性のものに限る)，腱周囲炎(非感染性のものに限る)				軟組織内注射 腱鞘内注射 滑液嚢内注入
腱炎(非感染性のものに限る)				軟組織内注射 腱鞘内注射
腱鞘炎(非感染性のものに限る)				腱鞘内注射
滑液包炎(非感染性のものに限る)				滑液嚢内注入
脊髄浮腫	○			
4. 産婦人科領域 卵管閉塞症(不妊症)に対する通水療法				卵管腔内注入
卵管整形術後の癒着防止			○☆	卵管腔内注入
副腎皮質機能障害による排卵障害			○☆	
5. 泌尿器科領域 前立腺癌(他の療法が無効な場合)			○☆	
陰茎硬結			○☆	局所皮内注射
6. 皮膚科領域 △印の付されている効能効果に対しては，外用剤を用いても効果が不十分な場合あるいは十分な効果を期待し得ないと推定される場合にのみ用いること。 △湿疹・皮膚炎群(急性湿疹，亜急性湿疹，慢性湿疹，接触皮膚炎，貨幣状湿疹，自家感作性皮膚炎，アトピー皮膚炎，乳・幼・小児湿疹，ビダール苔癬，その他の神経皮膚炎，脂漏性皮膚炎，進行性指掌角皮症，その他の手指の皮膚炎，陰部あるいは肛門湿疹，耳介及び外耳道の湿疹・皮膚炎，鼻前庭及び鼻翼周辺の湿疹・皮膚炎等)(ただし，重症例以外は極力投与しないこと。局注は浸潤，苔癬化の著しい場合のみとする。) △痒疹群(小児ストロフルス，蕁麻疹様苔癬，固定蕁麻疹を含む)(ただし，重症例に限る。また，固定蕁麻疹は局注が望			○☆	局所皮内注射

ましい。)				
蕁麻疹(慢性例を除く)(重症例に限る), △乾癬及び類症(関節症性乾癬, 乾癬性紅皮症, 膿疱性乾癬, 稽留性肢端皮膚炎, 疱疹状膿痂疹, ライター症候群), 皮膚粘膜眼症候群〔開口部びらん性外皮症, スチブンス・ジョンソン病, 皮膚口内炎, フックス症候群, ベーチェット病(眼症状のない場合), リップシュッツ急性陰門潰瘍〕, 天疱瘡群(尋常性天疱瘡, 落葉状天疱瘡, Senear-Usher 症候群, 増殖性天疱瘡), デューリング疱疹状皮膚炎(類天疱瘡, 妊娠性疱疹を含む), △紅皮症(ヘブラ紅色粃糠疹を含む)		○☆	○☆	
△尋常性乾癬(重症例)		○☆	○☆	局所皮内注射
△毛孔性紅色粃糠疹(重症例に限る), 成年性浮腫性硬化症, 紅斑症(△多形滲出性紅斑, 結節性紅斑)(ただし, 多形滲出性紅斑の場合は重症例に限る), レイノー病, 帯状疱疹(重症例に限る), 潰瘍性慢性膿皮症, 新生児スクレレーマ			○☆	
△円形脱毛症(悪性型に限る), △早期ケロイド及びケロイド防止				局所皮内注射
7. 眼科領域 内眼・視神経・眼窩・眼筋の炎症性疾患の対症療法(ブドウ膜炎, 網脈絡膜炎, 網膜血管炎, 視神経炎, 眼窩炎性偽腫瘍, 眼窩漏斗尖端部症候群, 眼筋麻痺)	○☆		○☆	結膜下注射 球後注射 点眼
外眼部及び前眼部の炎症性疾患の対症療法で点眼が不適当又は不十分な場合(眼瞼炎, 結膜炎, 角膜炎, 強膜炎, 虹彩毛様体炎)	○☆		○☆	結膜下注射 球後注射
眼科領域の術後炎症	○☆		○☆	結膜下注射 点眼
8. 耳鼻咽喉科領域 急性・慢性中耳炎	○☆	○☆	○☆	中耳腔内注入
滲出性中耳炎・耳管狭窄症	○☆	○☆	○☆	中耳腔内注入 耳管内注入
急性感音性難聴, 口腔外科領域手術後の後療法	○	○	○	
血管運動(神経)性鼻炎, アレルギー性鼻炎, 花粉症(枯草熱)			○	ネブライザー 鼻腔内注入 鼻甲介内注射
副鼻腔炎・鼻茸			○	ネブライザー 鼻腔内注入 副鼻腔内注入 鼻茸内注射
進行性壊疽性鼻炎	○	○	○	ネブライザー 鼻腔内注入 副鼻腔内注入 喉頭・気管注入
喉頭炎・喉頭浮腫	○	○	○	ネブライザー 喉頭・気管注入
喉頭ポリープ・結節	○☆	○☆	○☆	ネブライザー 喉頭・気管注入
食道の炎症(腐蝕性食道炎, 直達鏡使用後)及び食道拡張術後	○	○	○	ネブライザー 食道注入
耳鼻咽喉科領域の手術後の後療法	○	○	○	軟組織内注射 局所皮内注射 ネブライザー 鼻腔内注入 副鼻腔内注入 鼻甲介内注射 喉頭・気管注入 中耳腔内注入 食道注入
難治性口内炎及び舌炎(局所療法で治癒しないもの)				軟組織内注射
嗅覚障害	○☆	○☆	○☆	ネブライザー 鼻腔内注入
急性・慢性(反復性)唾液腺炎	○☆	○☆	○☆	唾液腺管内注入

【対応標準病名】

◎あ	ACTH 単独欠損症	亜急性甲状腺炎	悪性組織球症
	悪性リンパ腫	アトピー性皮膚炎	アナフィラキシーショック
	アレルギー性鼻炎	医原性副腎皮質機能低下症	医薬品中毒
	陰のう湿疹	ウェジナー肉芽腫症	うっ血性心不全
	会陰部肛囲湿疹	壊疽性鼻炎	円形脱毛症
	円板状エリテマトーデス	外陰潰瘍	外耳炎
か	外耳湿疹	潰瘍性大腸炎	潰瘍性慢性膿皮症
	角膜炎	滑液包炎	花粉症
	貨幣状湿疹	顆粒球減少症	川崎病
	感音難聴	眼窩炎性偽腫瘍	眼窩先端部症候群
	眼筋麻痺	眼瞼炎	肝硬変症
	関節炎	関節周囲炎	関節リウマチ
	乾癬	乾癬性関節炎	乾癬性紅皮症
	顔面神経麻痺	気管支痙攣	気管支喘息
	気管支喘息重積発作	嗅覚障害	急性肝炎
	急性湿疹	急性中耳炎	急性熱性皮膚リンパ節症候群
	急性白血病	急性痒疹	凝固因子欠乏症
	強直性脊椎炎	強皮症	強膜炎
	拒絶反応	ギラン・バレー症候群	菌状息肉症
	クローン病	形成性陰茎硬化症	稽留性肢端皮膚炎
	劇症肝炎	結核性胸膜炎	結核性髄膜炎
	血管運動性鼻炎	血小板減少性紫斑病	血清病
	結節性紅斑	結節性多発動脈炎	結節性痒疹
	結膜炎	ケロイド	腱炎
	腱鞘炎	虹彩毛様体炎	好酸球性肉芽腫
	甲状腺クリーゼ	甲状腺中毒症	甲状腺中毒性眼球突出症
	喉頭炎	喉頭浮腫	紅斑症
	紅斑性天疱瘡	紅皮症	肛門湿疹
さ	昆虫毒	再生不良性貧血	細網肉腫
	シェーンライン・ヘノッホ紫斑病	耳介部皮膚炎	自家感作性皮膚炎
	耳管狭窄症	視神経炎	視神経脊髄炎
	刺虫症	湿疹	紫斑病

	若年性関節リウマチ	重症感染症	重症筋無力症
	ジューリング病	手指湿疹	手指変形性関節症
	出血傾向	小児湿疹	小児喘息性気管支炎
	小舞踏病	食道炎	女性不妊症
	ショック	脂漏性皮膚炎	進行性指掌角皮症
	滲出性中耳炎	尋常性乾癬	尋常性天疱瘡
	新生児皮膚硬化症	じんま疹	髄膜白血病
	スチル病	スティーブンス・ジョンソン症候群	スプルー
	声帯結節症	声帯ポリープ	脊髄炎
	脊髄浮腫	脊髄膜炎	脊椎炎
	舌炎	接触皮膚炎	全身性エリテマトーデス
	全身性変形性関節症	喘息性気管支炎	前立腺癌
	早期ケロイド	増殖性天疱瘡	続発性副腎皮質機能低下症
た	帯状疱疹	大動脈炎症候群	唾液腺炎
	多形滲出性紅斑	多発性筋炎	多発性硬化症
	胆汁うっ滞性肝炎	胆汁性肝硬変	中毒疹
	痛風性関節炎	低血糖	転移性腫瘍
な	天疱瘡	難治性口内炎	難治性腹水
	乳癌再発	乳児皮膚炎	妊娠性疱疹
	ネフローゼ症候群	脳炎	脳脊髄炎
は	脳浮腫	膿疱性乾癬	肺水腫
	肺線維症	排卵障害	白血病
	鼻茸	鼻前庭部湿疹	ビダール苔癬
	皮膚炎	皮膚筋炎	皮膚白血病
	びまん性間質性肺炎	副腎クリーゼ	副腎性器症候群
	副腎皮質機能低下症	副鼻腔炎	腐食性食道炎
	ぶどう膜炎	不妊症	不明熱
	ベーチェット病	ヘビ毒	ヘブラ粃糠疹
	変形性肩関節症	変形性関節症	変形性胸鎖関節症
	変形性肩鎖関節症	変形性股関節症	変形性膝関節症
	変形性手関節症	変形性足関節症	変形性肘関節症
	変形性中手関節症	放射線肺炎	疱疹状膿痂疹
ま	母指CM関節変形性関節症	ホジキンリンパ腫	末期癌
	末梢神経炎	慢性関節炎	慢性骨髄性白血病急性転化
	慢性湿疹	慢性唾液腺炎	慢性中耳炎
	慢性リンパ性白血病	毛孔性紅色粃糠疹	網膜血管炎
や	網脈絡膜炎	薬疹	薬物過敏症
	薬物中毒症	溶血性貧血	痒疹
ら	ライター症候群	落葉状天疱瘡	卵管性不妊症
	卵管閉塞	卵管癒着	リウマチ性心炎
	リウマチ性心臓炎	リウマチ性多発筋痛	リウマチ熱
	リンパ芽球性リンパ腫	類天疱瘡	レイノー病
○	21ハイドロキシラーゼ欠損症	ABO因子不適合輸血	ACTH不応症
	ALK陰性未分化大細胞リンパ腫	ALK陽性大細胞型B細胞性リンパ腫	ALK陽性未分化大細胞リンパ腫
	ANCA関連血管炎	BCR－ABL1陽性Bリンパ芽球性白血病	BCR－ABL1陽性Bリンパ芽球性白血病/リンパ腫
	BCR－ABL1陽性Bリンパ芽球性リンパ腫	B型肝硬変	B細胞性前リンパ球性白血病
	B細胞リンパ腫	Bリンパ芽球性白血病	Bリンパ芽球性白血病/リンパ腫
	Bリンパ芽球性リンパ腫	CCR4陽性成人T細胞白血病リンパ腫	CCR4陽性皮膚T細胞リンパ腫
	CCR4陽性末梢性T細胞リンパ腫	CM関節変形性関節症	C型劇症肝炎
	DAX－1異常症	DIP関節炎	DIP関節変形性関節症
	E2A－PBX1陽性Bリンパ芽球性白血病	E2A－PBX1陽性Bリンパ芽球性白血病/リンパ腫	E2A－PBX1陽性Bリンパ芽球性リンパ腫
	GVHD・骨髄移植後	GVHD・臍帯血移植後	GVHD・末梢血幹細胞移植後
	HHV8多中心性キャッスルマン病随伴大細胞型B細胞性リンパ腫	IgG4関連疾患	IL3－IGH陽性Bリンパ芽球性白血病
	IL3－IGH陽性Bリンパ芽球性白血病/リンパ腫	IL3－IGH陽性Bリンパ芽球性リンパ腫	IMAge症候群
	IP関節炎	LE型薬疹	LE蝶形皮疹
	LE皮疹	MALTリンパ腫	MLL再構成型Bリンパ芽球性白血病
	MLL再構成型Bリンパ芽球性白血病/リンパ腫	MLL再構成型Bリンパ芽球性リンパ腫	MP関節炎
	Ph陽性急性リンパ性白血病	PIP関節炎	PIP関節変形性関節症
	Rh因子不適合輸血	SF－1異常症	SLE眼底
	TEL－AML1陽性Bリンパ芽球性白血病	TEL－AML1陽性Bリンパ芽球性白血病/リンパ腫	TEL－AML1陽性Bリンパ芽球性リンパ腫
	TripleA症候群	T細胞性前リンパ球白血病	T細胞性大顆粒リンパ球白血病
	T細胞組織球豊富型大細胞型B細胞性リンパ腫	Tゾーンリンパ腫	Tリンパ芽球性白血病
あ	Tリンパ芽球性白血病/リンパ腫	Tリンパ芽球性リンパ腫	アカントアメーバ角膜炎
	亜急性アレルギー性中耳炎	亜急性壊死性ミエロパチー	亜急性肝炎
	亜急性関節炎	亜急性血性中耳炎	亜急性結膜炎
	亜急性虹彩炎	亜急性虹彩毛様体炎	亜急性出血性白質脳炎
	亜急性漿液ムチン性中耳炎	亜急性前部ぶどう膜炎	亜急性皮膚エリテマトーデス
	亜急性ムコイド中耳炎	亜急性毛様体炎	亜急性痒疹
	アキレス腱腱鞘炎	悪液質アフタ	悪性外耳炎
	悪性組織球症性関節症	悪性リンパ腫骨髄浸潤	アグレッシブNK細胞白血病
	足滑液のう炎	足湿疹	アシャール・チール症候群
	アスピリンじんま疹	アスピリン喘息	アスピリン不耐症
	圧迫性脊髄炎	アトピー性角結膜炎	アトピー性紅皮症
	アトピー性湿疹	アトピー性神経皮膚炎	アトピー性喘息
	アナフィラキシー	アナフィラクトイド紫斑	アフタ性口内炎
	アルカリ性食道炎	アルコール性多発ニューロパチー	アレルギー性外耳道炎
	アレルギー性角膜炎	アレルギー性眼瞼炎	アレルギー性眼瞼縁炎
	アレルギー性関節炎	アレルギー性気管支炎	アレルギー性血管炎
	アレルギー性結膜炎	アレルギー性口内炎	アレルギー性じんま疹
	アレルギー性接触皮膚炎	アレルギー性中耳炎	アレルギー性鼻咽頭炎
	アレルギー性鼻結膜炎	アレルギー性皮膚炎	アレルギー性副鼻腔炎
	アレルギー性ぶどう膜炎	アンチトロンビンIII欠乏症	アンチトロンビン欠乏症
	胃悪性リンパ腫	イエンセン病	異汗性湿疹
	胃クローン病	異型輸血後ショック	胃十二指腸クローン病
	萎縮型加齢黄斑変性	萎縮性角結膜炎	萎縮性肝硬変
	異常腹水	移植拒絶における腎尿細管間質性障害	移植歯不全
	移植片拒絶	移植片対宿主病	異所性中毒性甲状腺腫
	イソギンチャク毒	一次性ショック	一過性甲状腺機能亢進症
	一過性ショック	一過性脊髄虚血	一側性外傷後股関節症
	一側性外傷後膝関節症	一側性感音難聴	一側性形成不全性股関節症
	一側性原発性股関節症	一側性原発性膝関節症	一側性混合性難聴
	一側性続発性股関節症	一側性続発性膝関節症	遺伝性血小板減少症
	イネ科花粉症	陰唇潰瘍	インターフェロン網膜症

か

陰部潰瘍	陰部間擦疹	インフルエンザ菌喉頭炎
インフルエンザ菌性喉頭気管炎	ウイルス性肝炎	ウイルス性口内炎
ウイルス性ブドウ膜炎	ウィルブランド・ジュルゲンス血小板病	ウェジナー肉芽腫症性呼吸器障害
ウォーケス篩骨洞炎	右室不全	右心不全
うっ血性紫斑病	海ヘビ毒	運動誘発性喘息
栄養障害性角膜炎	栄養性肝硬変	腋窩湿疹
壊死後性肝硬変	壊死性外耳炎	壊死性強膜炎
壊死性血管炎	壊死性食道炎	壊死性唾液腺化生症
壊疽性口内炎	壊疽性帯状疱疹	壊疽性膿皮症
エバンス症候群	エリテマトーデス	遠位橈尺関節変形性関節症
炎症後肺線維症	炎症性角化症	炎症性眼窩うっ血
炎症性多発性関節障害	炎症性乳癌	遠心性環状紅斑
遠心性丘疹性紅斑	円板状乾癬	横隔神経麻痺
横断性脊髄症	黄斑部血管走行異常	黄斑部術後浮腫
黄斑部浮腫	温式自己免疫性溶血性貧血	温熱じんま疹
温熱性紅斑	カーンズ・セイアー症候群	外因性喘息
外陰部帯状疱疹	外陰部皮膚炎	外陰部びらん
外陰ベーチェット病	外眼筋不全麻痺	外眼筋麻痺
外耳道真珠腫	外耳道膿瘍	外耳道蜂巣炎
外耳部虫刺傷	外傷後股関節症	外傷後膝関節症
外傷性角膜炎	外傷性角膜潰瘍	外傷性肩関節症
外傷性関節障害	外傷性股関節症	外傷性膝関節症
外傷性手関節症	外傷性穿孔性中耳炎	外傷性足関節症
外傷性肘関節症	外傷性中耳炎	外傷性母指 CM 関節症
海水浴皮膚炎	外側上顆炎	回腸クローン病
外直筋麻痺	外転神経萎縮	外転神経根性麻痺
外転神経不全麻痺	外転神経麻痺	潰瘍性眼瞼炎
潰瘍性口内炎	潰瘍性大腸炎・左側大腸炎型	潰瘍性大腸炎・全大腸炎型
潰瘍性大腸炎・直腸 S 状結腸炎型	潰瘍性大腸炎・直腸炎型	潰瘍性大腸炎合併妊娠
潰瘍性大腸炎再燃	潰瘍性大腸炎性若年性関節炎	化学性急性外耳炎
化学性結膜炎	化学性食道炎	化学性皮膚炎
踵関節症	蝸牛神経性難聴	芽球増加を伴う不応性貧血
芽球増加を伴う不応性貧血－1	芽球増加を伴う不応性貧血－2	顎下腺炎
顎下腺管炎	顎下腺膿瘍	角結膜炎
角結膜びらん	角膜移植拒絶反応	角膜潰瘍
角膜虹彩炎	角膜上皮びらん	角膜穿孔
角膜帯状疱疹	角膜中心潰瘍	角膜内皮炎
角膜膿瘍	角膜パンヌス	角膜びらん
角膜腐蝕	下行性視神経炎	カサバッハ・メリット症候群
下肢腱腱鞘炎	下斜筋不全麻痺	下斜筋麻痺
下垂体性 TSH 分泌亢進症	下垂体性甲状腺機能亢進症	家族性寒冷自己炎症症候群
家族性溶血性貧血	肩関節炎	肩関節症
肩関節痛風	カタル性角膜潰瘍	カタル性眼炎
カタル性結膜炎	カタル性口内炎	カタル性舌炎
下直筋不全麻痺	下直筋麻痺	滑液のう腫
滑液包石灰沈着症	滑車神経萎縮	滑車神経麻痺
活動期潰瘍性大腸炎	活動性肺結核	滑膜炎
化膿性角膜炎	化膿性結膜炎	化膿性虹彩炎
化膿性喉頭炎	化膿性耳下腺炎	化膿性脊髄炎
化膿性唾液腺炎	化膿性中耳炎	化膿性脳髄膜炎
化膿性皮膚疾患	化膿性副鼻腔炎	化膿性ぶどう膜炎
化膿性網膜炎	化膿性毛様体炎	過敏性血管炎
貨幣状角膜炎	カモガヤ花粉症	顆粒球肉腫
川崎病性冠動脈瘤	川崎病による虚血性心疾患	肝移植拒絶反応
肝移植不全	眼炎	肝炎後肝硬変
肝炎後再生不良性貧血	眼窩悪性リンパ腫	緩解期潰瘍性大腸炎

眼窩炎	眼窩下膿瘍	眼窩筋炎
眼角部眼瞼炎	眼角部眼瞼縁結膜炎	眼窩骨髄炎
眼窩骨膜炎	眼窩膿瘍	眼窩蜂巣炎
眼球突出症	眼筋型重症筋無力症	眼筋不全麻痺
眼瞼縁炎	眼瞼縁結膜炎	眼瞼乾皮症
眼瞼結膜炎	眼瞼帯状疱疹	眼瞼虫刺傷
眼瞼皮膚炎	眼瞼びらん	眼瞼瘻孔
肝硬化症	間擦疹	環指屈筋腱腱鞘炎
環指腱鞘炎	肝疾患による凝固因子欠乏	間質性視神経炎
間質性肺炎	眼周囲部虫刺傷	環状紅斑
環状鉄芽球を伴う不応性貧血	癌性悪液質	乾性角結膜炎
乾性角膜炎	肝性腹水	眼性類天疱瘡
関節型若年性特発性関節炎	関節症	関節包炎
関節リウマチ・顎関節	関節リウマチ・肩関節	関節リウマチ・胸椎
関節リウマチ・頚椎	関節リウマチ・股関節	関節リウマチ・指関節
関節リウマチ・趾関節	関節リウマチ・膝関節	関節リウマチ・手関節
関節リウマチ・脊椎	関節リウマチ・足関節	関節リウマチ・肘関節
関節リウマチ・腰椎	関節リウマチ性間質性肺炎	肝線維症
感染型気管支喘息	感染後脳脊髄炎	感染性外耳炎
感染性角膜炎	感染性角膜潰瘍	乾癬性関節炎・肩関節
乾癬性関節炎・股関節	乾癬性関節炎・指関節	乾癬性関節炎・膝関節
乾癬性関節炎・手関節	乾癬性関節炎・仙腸関節	乾癬性関節炎・足関節
乾癬性関節炎・肘関節	感染性喉頭気管炎	感染性口内炎
感染性食道炎	乾癬性脊椎炎	感染性皮膚炎
乾燥性口内炎	眼底動脈蛇行症	肝内胆管狭窄
肝内胆汁うっ滞	肝肉芽腫	肝脾 T 細胞リンパ腫
眼部帯状疱疹	眼部虫刺傷	汗疱
汗疱性湿疹	顔面急性皮膚炎	顔面昆虫螫
顔面神経不全麻痺	顔面尋常性乾癬	顔面帯状疱疹
顔面多発虫刺傷	顔面播種状粟粒性狼瘡	乾酪性肺炎
乾酪性副鼻腔炎	寒冷凝集素症	寒冷じんま疹
寒冷溶血素症候群	機械性じんま疹	機械的溶血性貧血
気管結核	気管支結核	気管支喘息合併妊娠
気管支喘息発作	義歯性潰瘍	義歯性口内炎
偽性円形脱毛症	偽性甲状腺機能亢進症	偽性髄膜炎
季節性アレルギー性結膜炎	季節性アレルギー性鼻炎	偽膜性結膜炎
偽膜性喉頭炎	偽膜性口内炎	嗅覚異常
嗅覚過敏	嗅覚減弱	嗅覚脱失
嗅覚味覚障害	球後視神経炎	丘疹紅皮症
丘疹状紅斑	丘疹状湿疹	丘疹状じんま疹
急性アレルギー性中耳炎	急性移植片対宿主病	急性ウイルス性肝炎
急性壊疽性喉頭炎	急性外耳炎	急性潰瘍性喉頭炎
急性潰瘍性大腸炎	急性角結膜炎	急性角膜炎
急性化膿性外耳炎	急性化膿性顎下腺炎	急性化膿性耳下腺炎
急性化膿性中耳炎	急性肝萎縮	急性眼窩うっ血
急性眼窩炎	急性間質性肺炎	急性関節炎
急性肝不全	急性巨核芽球性白血病	急性拒絶反応
急性激症型潰瘍性大腸炎	急性血性中耳炎	急性結膜炎
急性虹彩炎	急性虹彩毛様体炎	急性光線性外耳炎
急性喉頭炎	急性喉頭気管炎	急性骨髄性白血病
急性骨髄単球性白血病	急性散在性脳脊髄炎	急性耳下腺炎
急性視神経炎	急性湿疹性外耳炎	急性出血性白質脳炎
急性循環不全	急性漿液ムチン性中耳炎	急性上行性脊髄炎
急性小脳性失調症	急性ショック	急性滲出性中耳炎
急性心不全	急性声帯炎	急性声門下喉頭炎
急性脊髄炎	急性接触性外耳炎	急性前骨髄球性白血病
急性前部ぶどう膜炎	急性多発性硬化症	急性単球性白血病
急性低音障害型感音難聴	急性特発性血小板減少性紫斑病	急性乳児湿疹
急性肺水腫	急性反応性外耳炎	急性汎発性膿疱性乾癬

急性非化膿性中耳炎	急性浮腫性喉頭炎	急性ムコイド中耳炎
急性毛様体炎	急性薬物中毒	急性薬物誘発性間質性肺障害
急性リウマチ熱	急性リウマチ熱性輪状紅斑	急性リンパ性白血病
急性濾胞性結膜炎	急速破壊型股関節症	牛乳アレルギー
嗅粘膜性嗅覚障害	嗅盲	キュットネル腫瘍
胸腔内リンパ節結核・菌確認あり	胸腔内リンパ節結核・組織学的確認あり	胸鎖関節炎
狭窄性腱鞘炎	胸腺腫合併重症筋無力症	胸腺摘出後重症筋無力症
強直性脊椎炎性呼吸器障害	強直脊椎炎性虹彩毛様体炎	強皮症性ミオパチー
胸部昆虫螫	胸部帯状疱疹	強膜潰瘍
強膜拡張症	強膜疾患	強膜ぶどう腫
胸肋関節炎	局在性脈絡膜炎	局在性網膜炎
局在性網脈絡膜炎	局面状乾癬	巨細胞性甲状腺炎
距踵関節炎	去勢抵抗性前立腺癌	巨大血小板性血小板減少症
巨大乳頭結膜炎	巨大フリクテン	亀裂性湿疹
近視性脈絡膜新生血管	近視性網膜症	金属アレルギー
空腸クローン病	躯幹帯状疱疹	くすぶり型白血病
屈曲部乾癬	屈曲部湿疹	グッドパスチャー症候群
クモ毒	くも膜炎	くも膜結核
クラゲ毒	グラデニーゴ症候群	クラミジア結膜炎
グルーイヤー	グレーブス病	クレスト症候群
クロロキン網膜症	頚管性不妊症	形質芽球性リンパ腫
形質細胞白血病	軽症潰瘍性大腸炎	軽症再生不良性貧血
形成不全性股関節症	頚部悪性リンパ腫	頚部虫刺症
頚部皮膚炎	稽留性肢端皮膚炎汎発型	劇症型潰瘍性大腸炎
劇症帯状疱疹	血液凝固異常	結核性喀血
結核性気管支拡張症	結核性気胸	結核性胸膜炎・菌確認あり
結核性胸膜炎・組織学的確認あり	結核性空洞	結核性血胸
結核性硬膜炎	結核性中耳炎	結核性軟膜炎
結核性膿胸	結核性肺線維症	結核性肺膿瘍
血管拡張性環状紫斑症	血管性血友病	血管性脊髄症
血管性パンヌス	血管内大細胞型 B 細胞性リンパ腫	血管ベーチェット病
血管免疫芽球性 T 細胞リンパ腫	血小板減少症	血清反応陰性関節リウマチ
血性腹水	結節硬化型古典的ホジキンリンパ腫	結節虹彩炎
結節性眼炎	結節性肝硬変	結節性結膜炎
結節性紅斑性関節障害	結節性肺結核	結節性リンパ球優位型ホジキンリンパ腫
結腸悪性リンパ腫	結膜潰瘍	結膜びらん
結膜濾胞症	ケロイド拘縮	ケロイド体質
ケロイド瘢痕	限局型ウェジナー肉芽腫症	限局性円板状エリテマトーデス
限局性外耳道炎	限局性神経皮膚炎	限局性滲出性網脈絡膜炎
限局性前立腺癌	肩鎖関節炎	腱鞘巨細胞腫
原発性関節症	原発性血小板減少症	原発性甲状腺機能亢進症
原発性抗リン脂質抗体症候群	原発性股関節症	原発性膝関節症
原発性滲出性リンパ腫	原発性全身性関節症	原発性胆汁性肝硬変
原発性痛風	原発性不妊症	原発性ヘルペスウイルス性口内炎
原発性変形性関節症	原発性母指 CM 関節症	顕微鏡的多発血管炎
腱付着部炎	腱付着部症	高 2 倍体性 B リンパ芽球性白血病
高 2 倍体性 B リンパ芽球性白血病/リンパ腫	高 2 倍体性 B リンパ芽球性リンパ腫	抗 NMDA 受容体脳炎
肛囲間擦疹	好塩基球性白血病	甲殻動物毒
硬化性角膜炎	硬化性脊髄炎	硬化性舌炎
硬化性肺結核	交感神経性眼筋麻痺	後極ぶどう膜腫
口腔感染症	口腔上顎洞瘻	口腔褥瘡性潰瘍

口腔帯状疱疹	口腔ベーチェット病	口腔ヘルペス
高血圧性眼底	高血圧性虹彩毛様体炎	高血圧性視神経網膜症
高血圧性網膜症	虹彩異色	虹彩異色性毛様体炎
虹彩炎	好酸球性食道炎	好酸球性中耳炎
好酸球性白血病	好酸球性副鼻腔炎	高脂血症性網膜症
甲状腺悪性リンパ腫	甲状腺眼症	甲状腺機能亢進症
甲状腺機能正常型グレーブス病	甲状腺中毒症性関節障害	甲状腺中毒症性筋無力症候群
甲状腺中毒症性心筋症	甲状腺中毒性昏睡	甲状腺中毒性四肢麻痺
甲状腺中毒性周期性四肢麻痺	甲状腺中毒性心不全	甲状腺中毒性ミオパチー
口唇アフタ	口唇虫刺傷	後脊髄動脈症候群
光線眼症	交代性舞踏病	光沢苔癬
高地肺水腫	好中球 G6PD 欠乏症	好中球減少症
好中球性白血病	後天性凝固因子欠乏症	後天性魚鱗癬
後天性第 XIII 因子欠乏症	後天性胆管狭窄症	後天性低プロトロンビン血症
後天性表皮水疱症	喉頭結核	喉頭周囲炎
後頭部帯状疱疹	後頭部転移性腫瘍	口内炎
後発性関節炎	広汎性円形脱毛症	紅斑性間擦疹
紅斑性湿疹	後鼻孔ポリープ	紅皮症型薬疹
高フィブリノゲン血症	後部強膜炎	後部ぶどう腫
後部毛様体炎	硬膜炎	後迷路性難聴
肛門クローン病	抗リン脂質抗体症候群	高齢者 EBV 陽性びまん性大細胞型 B 細胞性リンパ腫
コーガン症候群	コーツ病	股関節炎
股関節症	呼吸細気管支炎関連性間質性肺疾患	呼吸性嗅覚障害
鼓室内水腫	骨悪性リンパ腫	骨移植拒絶反応
骨移植不全	骨髄異形成症候群	骨髄移植拒絶反応
骨髄性白血病	骨髄性白血病骨髄浸潤	骨髄単球性白血病
骨髄低形成	骨髄低形成血小板減少症	骨盤膿瘍
骨盤腹膜癒着	コッホ・ウィークス菌性結膜炎	固定薬疹
古典的ホジキンリンパ腫	孤立性アフタ	コリン性じんま疹
混合型肝硬変	混合型喘息	混合型白血病
混合細胞型古典的ホジキンリンパ腫	混合性嗅覚障害	混合性難聴

さ

昆虫刺傷	細菌性結膜炎	最重症再生不良性貧血
再植歯不全	再燃緩解型潰瘍性大腸炎	再発性アフタ
再発性中耳炎	再発性ヘルペスウイルス性口内炎	再膨張性肺水腫
錯嗅	左室不全	左心不全
サソリ毒	散在性表層角膜炎	散在性脈絡膜炎
散在性網膜炎	散在性網脈絡膜炎	三叉神経帯状疱疹
蚕蝕性角膜潰瘍	しいたけ皮膚炎	シェーンライン・ヘノッホ紫斑病性関節炎
耳介周囲湿疹	紫外線角結膜炎	紫外線角膜炎
耳介虫刺傷	耳介蜂巣炎	耳下腺炎
耳下腺管炎	耳下腺膿瘍	耳管鼓室炎
趾関節炎	趾関節症	耳管閉塞症
色素性痒疹	子宮性不妊症	子宮付属器癒着
軸性視神経炎	篩骨洞炎	篩骨洞ポリープ
自己免疫性肝硬変	自己免疫性好中球減少症	自己免疫性じんま疹
自己免疫性溶血性貧血	四肢乾癬	示指屈筋腱腱鞘炎
示指腱鞘炎	四肢出血斑	四肢小児湿疹
四肢尋常性乾癬	四肢虫刺症	四肢毛孔性紅色粃糠疹
糸状角膜炎	趾伸筋腱腱鞘炎	視神経周囲炎
視神経症	視神経障害	視神経髄膜炎
視神経乳頭炎	視神経網膜炎	視神経網膜障害
歯性上顎洞炎	歯性副鼻腔炎	持続性色素異常性紅斑
刺虫アレルギー	膝関節炎	膝関節滑膜炎
膝関節症	実質性角膜炎	湿疹性眼瞼炎
湿疹性眼瞼皮膚炎	湿疹性パンヌス	湿疹続発性紅皮症
湿疹様発疹	膝部腱膜炎	紫斑型薬疹

紫斑病腎炎	尺側偏位	若年型重症筋無力症
若年性関節炎	若年性強直性脊椎炎	若年性骨髄単球性白血病
若年性再発性網膜硝子体出血	若年性多発性関節炎	若年性多発性動脈炎
若年性特発性関節炎	若年性皮膚筋炎	若年性ヘルペス状皮膚炎
シャルコー肝硬変	縦隔悪性リンパ腫	縦隔原発大細胞型B細胞性リンパ腫
周期性血小板減少症	周期性好中球減少症	周期性再発性じんま疹
重症潰瘍性大腸炎	重症再生不良性貧血	重症多形滲出性紅斑・急性期
十二指腸悪性リンパ腫	周辺性ぶどう膜炎	周辺性網脈絡膜炎
周辺部ぶどう膜炎	周辺部脈絡膜炎	手関節炎
手関節周囲炎	手関節症	手関節部腱鞘炎
手根関節症	しゅさ性眼瞼炎	手指関節炎
手掌紅斑	出血性外耳炎	出血性角膜炎
出血性虹彩炎	出血性口内炎	出血性ショック
出血性じんま疹	出血性中耳炎	出血性鼻茸
出血性網膜炎	出血性網膜色素上皮剥離	術後急性肝炎
術後結膜炎	術後ケロイド瘢痕	術後虹彩炎
術後食道炎	術後性耳下腺炎	術後性中耳炎
術後性慢性中耳炎	術後胆管炎	術後乳癌
術後溶血性貧血	種痘様水疱症様リンパ腫	手部腱鞘炎
主婦湿疹	腫瘍随伴性天疱瘡	循環血液量減少性ショック
循環性抗凝血因子症	春季カタル	漿液性滑膜炎
漿液性虹彩炎	漿液性網膜炎	漿液性網膜色素上皮剥離
上顎洞炎	上顎洞性後鼻孔ポリープ	上顎洞性中咽頭ポリープ
上顎洞ポリープ	消化性食道炎	上眼窩裂症候群
少関節型若年性関節炎	上強膜炎	小結節性肝硬変
症候性原発性胆汁性肝硬変	上行性視神経炎	症候性紫斑病
上鼓室化膿症	踵骨滑液包炎	踵骨棘
小指屈筋腱腱鞘炎	小指腱鞘炎	硝子体黄斑牽引症候群
上斜筋不全麻痺	上斜筋麻痺	掌蹠角化症
掌蹠膿疱症	掌蹠膿疱症性骨関節炎	小唾液腺炎
小腸悪性リンパ腫	小腸クローン病	小腸大腸クローン病
上直筋不全麻痺	上直筋麻痺	小児EBV陽性T細胞リンパ増殖性疾患
小児アトピー性湿疹	小児遺伝性無顆粒球症	小児乾燥型湿疹
小児丘疹性先端皮膚炎	小児急性リンパ性白血病	小児骨髄異形成症候群
小児全身性EBV陽性T細胞リンパ増殖性疾患	小児喘息	小児特発性低血糖症
小児ネフローゼ症候群	小児汎発性膿疱性乾癬	小児副鼻腔炎
睫毛性眼瞼炎	小リンパ球性リンパ腫	上腕三頭筋腱鞘炎
初回発作型潰瘍性大腸炎	職業性皮膚炎	職業喘息
食道膿瘍	食物依存性運動誘発アナフィラキシー	食物性皮膚炎
女性化副腎腫瘍	ショパール関節炎	脂漏性眼瞼炎
脂漏性乾癬	脂漏性乳児皮膚炎	腎移植急性拒絶反応
腎移植拒絶反応	腎移植不全	腎移植慢性拒絶反応
人為的甲状腺中毒症	心因性喘息	真菌性角膜潰瘍
心筋不全	神経栄養性角結膜炎	神経性難聴
神経ベーチェット病	心原性肺水腫	人工肛門部皮膚炎
人工じんま疹	進行性角膜潰瘍	進行性前立腺癌
進行性難聴	進行乳癌	深在性エリテマトーデス
滲出型加齢黄斑変性	滲出性紅斑型中毒疹	滲出性腹水
滲出性網膜炎	滲出性網膜症	浸潤性表層角膜炎
真性ケロイド	新生児中耳炎	新生児皮下脂肪壊死症
新生児皮脂漏	新生児皮膚炎	腎性網膜症
心臓悪性リンパ腫	心臓移植拒絶反応	心臓移植不全
深層角膜炎	心臓性呼吸困難	心臓性浮腫
心臓喘息	靱帯炎	振動性じんま疹

心肺移植拒絶反応	心肺移植不全	心不全
膵移植拒絶反応	膵移植不全	水晶体原性虹彩毛様体炎
水痘・帯状疱疹ウイルス感染母体より出生した児	水疱性口内炎	水疱性多形紅斑
水疱性中耳炎	水疱性類天疱瘡	髄膜炎
髄膜癌腫症	髄膜脊髄炎	髄膜脳炎
睡眠薬副作用	スギ花粉症	スチール症候群
ステロイド依存性潰瘍性大腸炎	ステロイド依存性クローン病	ステロイド依存性喘息
ステロイド依存性ネフローゼ症候群	ステロイド抵抗性ネフローゼ症候群	ステロイド皮膚炎
ステロイド誘発性皮膚症	ステロイド離脱症候群	スモン
制癌剤皮膚炎	正球性正色素性貧血	星状角膜炎
星状網膜症	成人T細胞白血病骨髄浸潤	成人T細胞白血病リンパ腫
成人T細胞白血病リンパ腫・急性型	成人T細胞白血病リンパ腫・くすぶり型	成人T細胞白血病リンパ腫・慢性型
成人T細胞白血病リンパ腫・リンパ腫型	成人アトピー性皮膚炎	精巣悪性リンパ腫
声門下浮腫	声門上浮腫	声門浮腫
ゼーミッシュ潰瘍	赤芽球ろう	石化性角膜炎
赤色湿疹	脊髄圧迫症	脊髄梗塞
脊髄硬膜外出血	脊髄硬膜下出血	脊髄出血
脊髄髄膜炎	脊髄性間欠性跛行	脊髄多発性硬化症
脊髄動脈症候群	脊髄軟化症	脊髄播種
脊髄膜結核	咳喘息	脊柱管内出血
脊椎周囲炎	赤道ぶどう腫	赤白血病
赤痢後関節障害	セザリー症候群	節外性NK/T細胞リンパ腫・鼻型
舌潰瘍	舌下腺炎	舌下腺膿瘍
雪眼炎	赤血球造血刺激因子製剤低反応性貧血	赤血球破砕症候群
接触眼瞼皮膚炎	接触じんま疹	接触性眼瞼結膜炎
接触性口内炎	節足動物毒	舌乳頭炎
舌膿瘍	舌びらん	セリアック病
遷延性虹彩炎	全外眼筋麻痺	前額部虫刺傷
前額部虫刺症	穿孔性角膜潰瘍	穿孔性中耳炎
線状角膜炎	線状苔癬	線状網膜炎
全身型ウェジナー肉芽腫症	全身型若年性特発性関節炎	全身型重症筋無力症
全身湿疹	全身性エリテマトーデス性間質性肺炎	全身性エリテマトーデス性呼吸器障害
全身性エリテマトーデス心膜炎	全身性エリテマトーデス性脳動脈炎	全身性エリテマトーデス性ミオパチー
全身性エリテマトーデス脊髄炎	全身性エリテマトーデス脳炎	全身性エリテマトーデス脳脊髄炎
全身性強皮症	全身性強皮症性呼吸器障害	全身性紫斑病
全身性転移性癌	全身の尋常性乾癬	全身毛孔性紅色粃糠疹
全身薬疹	前脊髄動脈症候群	先天性外転神経麻痺
先天性筋無緊張症	先天性血液凝固因子異常	先天性好中球減少症
先天性股関節脱臼治療後亜脱臼	先天性再生不良性貧血	先天性赤芽球ろう
先天性第X因子欠乏症	先天性第XI因子欠乏症	先天性第XII因子欠乏症
先天性第XIII因子欠乏症	先天性低形成貧血	先天性ネフローゼ症候群
先天性副腎過形成	先天性副腎性器症候群	先天性プラスミノゲン欠損症
先天性無フィブリノゲン血症	前頭部転移性腫瘍	腺病性パンヌス
前房蓄膿	前房蓄膿性角膜炎	前房蓄膿性虹彩炎
前立腺横紋筋肉腫	前立腺癌再発	前立腺小細胞癌
前立腺神経内分泌癌	前立腺肉腫	前リンパ球性白血病
前腕部腱鞘炎	造影剤ショック	増殖性化膿性口内炎
増殖性関節炎	増殖性硝子体網膜症	増殖性網膜炎
総胆管狭窄症	総胆管閉塞症	創部瘢痕ケロイド
足関節炎	足関節滑液包炎	足関節周囲炎
足関節症	足関節部腱鞘炎	足底筋腱付着部炎
側頭動脈炎	側頭部転移性腫瘍	足背腱鞘炎

	続発性関節症	続発性血小板減少症	続発性血小板減少性紫斑病
	続発性虹彩炎	続発性虹彩毛様体炎	続発性股関節症
	続発性膝関節症	続発性紫斑病	続発性多発性関節症
	続発性胆汁性肝硬変	続発性痛風	続発性脳炎
	続発性舞踏病	続発性ぶどう膜炎	続発性不妊症
た	続発性母指 CM 関節症	足部屈筋腱腱鞘炎	第 V 因子欠乏症
	第 VII 因子欠乏症	大アフタ	体幹虫刺症
	大結節性肝硬変	体質性再生不良性貧血	代償性肝硬変
	帯状脱毛症	帯状疱疹後ケロイド形成	帯状疱疹後三叉神経痛
	帯状疱疹後膝神経節炎	帯状疱疹後神経痛	帯状疱疹後多発性ニューロパチー
	帯状疱疹神経炎	帯状疱疹性角結膜炎	帯状疱疹性強膜炎
	帯状疱疹性結膜炎	帯状疱疹性虹彩炎	帯状疱疹性虹彩毛様体炎
	苔癬	大腸悪性リンパ腫	大腸クローン病
	大転子部滑液包炎	大脳深部転移性腫瘍	唾液腺管炎
	唾液腺膿瘍	多形紅斑	多形紅斑性関節障害
	多形慢性痒疹	多巣性運動ニューロパチー	多中心性細網組織球症
	多発性関節炎	多発性関節症	多発性乾癬性関節炎
	多発性癌転移	多発性筋炎性間質性肺炎	多発性筋炎性呼吸器障害
	多発性血管炎	多発性血管炎重複症候群	多発性口内炎
	多発性神経炎	多発性神経障害	多発性神経脊髄炎
	多発性脊髄神経根炎	多発性リウマチ性関節炎	多発ニューロパチー
	胆管狭窄症	単関節炎	胆管閉塞症
	単球性白血病	胆細管性肝硬変	胆汁うっ滞
	単純性角膜潰瘍	単純性関節炎	単純性顔面粃糠疹
	単純性紫斑病	単純性中耳炎	単純苔癬
	男性化副腎腫瘍	単葉性肝硬変	恥骨結合炎
	地図状口内炎	地図状脈絡膜炎	チビエルジュ・ワイゼンバッハ症候群
	チャドクガ皮膚炎	中隔性肝硬変	肘関節炎
	肘関節滑膜炎	肘関節症	中間部ぶどう膜炎
	中耳炎	中耳炎後遺症	中耳炎性顔面神経麻痺
	中指屈筋腱腱鞘炎	中指腱鞘炎	虫刺性皮膚炎
	中心性脈絡膜炎	中心性脈絡網膜症	中心性網膜炎
	中心性網膜症	中心性網脈絡膜炎	虫垂クローン病
	中枢神経系原発びまん性大細胞型 B 細胞性リンパ腫	中枢神経ループス	中枢性顔面神経麻痺
	中枢性嗅覚障害	中枢性難聴	中足骨痛症
	肘頭骨棘	中等症潰瘍性大腸炎	中等症再生不良性貧血
	中毒性甲状腺腫	中毒性好中球減少症	中毒性紅斑
	中毒性視神経炎	中毒性脊髄症	中毒性多結節性甲状腺腫
	中毒性単結節性甲状腺腫	中毒性ニューロパチー	中毒性表皮壊死症
	中毒性溶血性貧血	腸移植拒絶反応	腸移植不全
	腸管症関連 T 細胞リンパ腫	腸管ベーチェット病	蝶形骨洞炎
	蝶形骨洞ポリープ	直腸悪性リンパ腫	直腸クローン病
	陳旧性顔面神経麻痺	陳旧性虹彩炎	陳旧性虹彩毛様体炎
	陳旧性中耳炎	通常型間質性肺炎	通年性アレルギー性結膜炎
	通年性アレルギー性鼻炎	痛風	痛風結節
	痛風腎	痛風性関節炎	痛風発作
	手足症候群	低 2 倍体性 B リンパ芽球性白血病	低 2 倍体性 B リンパ芽球性白血病/リンパ腫
	低 2 倍体性 B リンパ芽球性リンパ腫	低アルドステロン症	低形成性白血病
	低形成性貧血	定型痛風	低血糖発作
	低線維素血症	低補体血症性血管炎	低レニン性低アルドステロン症
	滴状乾癬	手屈筋腱腱鞘炎	手湿疹
	手伸筋腱腱鞘炎	テニス肘	テノンのう炎

	デビス紫斑	転移性黒色腫	転移性脊髄腫瘍
	転移性脳腫瘍	転移性皮膚腫瘍	転移性扁平上皮癌
	点状乾癬	デンスデポジット病ネフローゼ症候群	デンタルショック
	テント上下転移性腫瘍	ドゥ・ケルバン腱鞘炎	頭蓋内圧亢進症
	動眼神経萎縮	動眼神経炎	動眼神経根性麻痺
	動眼神経不全麻痺	動眼神経麻痺	冬期湿疹
	橈骨茎状突起腱鞘炎	橈側手根屈筋腱鞘炎	頭部湿疹
	頭部脂漏	頭部尋常性乾癬	頭部虫刺傷
	頭部粃糠疹	島ベータ細胞過形成症	動脈硬化性眼底
	動脈硬化性眼底所見	トカゲ毒	兎眼性角膜炎
	特発性アジソン病	特発性アルドステロン症	特発性眼筋麻痺
	特発性肝硬変	特発性間質性肺炎	特発性器質化肺炎
	特発性血小板減少性紫斑病	特発性血小板減少性紫斑病合併妊娠	特発性好中球減少症
	特発性喉頭肉芽腫	特発性再生不良性貧血	特発性じんま疹
	特発性肺線維症	特発性副腎性器障害	特発性傍中心窩毛細血管拡張症
	特発性末梢性顔面神経麻痺	特発性脈絡膜新生血管	特発性溶血性貧血
	毒物性眼瞼炎	トッド肝硬変	突発性嗅覚障害
な	ドルーゼン	内因性湿疹	内因性ぶどう膜炎
	内側上顆炎	内直筋麻痺	鉛痛風
	難治性喘息	難治性ネフローゼ症候群	難治性ぶどう膜炎
	軟膜炎	肉芽腫性甲状腺炎	二次性甲状腺機能亢進症
	二次性再生不良性貧血	二次性ショック	二次性ネフローゼ症候群
	二次性白血球減少症	二次性白血病	二次性変形性関節症
	乳痂	乳癌	乳癌・HER2 過剰発現
	乳癌骨転移	乳癌皮膚転移	乳児赤芽球ろう
	乳児喘息	乳腺腋窩尾部乳癌	乳頭部乳癌
	乳頭網膜炎	乳房下外側部乳癌	乳房下内側部乳癌
	乳房境界部乳癌	乳房脂肪肉腫	乳房上外側部乳癌
	乳房上内側部乳癌	乳房中央部乳癌	乳房肉腫
	乳房パジェット病	乳房皮膚炎	乳輪部乳癌
	妊娠湿疹	妊娠性痒疹	妊婦性皮膚炎
	熱傷後ケロイド	熱傷後瘢痕ケロイド	熱傷後瘢痕ケロイド潰瘍
	熱傷後瘢痕ケロイド拘縮	熱傷瘢痕	熱帯性スプルー
	粘液膿性結膜炎	念珠状紅色苔癬	脳悪性リンパ腫
	脳幹多発性硬化症	膿胸関連リンパ腫	脳室炎
	脳脊髄膜結核	のう胞様黄斑浮腫	ノートナーゲル症候群
は	バーキット白血病	バーキットリンパ腫	肺移植拒絶反応
	肺移植不全	肺炎結核	肺結核
	肺結核・鏡検確認あり	肺結核・組織学的確認あり	肺結核・培養のみ確認あり
	肺結核腫	肺好酸球性肉芽腫症	肺胞蛋白症
	肺胞微石症	肺門結核	肺門リンパ節結核
	破壊性関節炎	白色粃糠疹	白赤芽球症
	白内障術後結膜炎	白内障術後虹彩炎	剥離性間質性肺炎
	剥離性食道炎	剥離性皮膚炎	バセドウ病
	バセドウ病眼症	バセドウ病術後再発	白血球減少症
	白血病性関節症	白血病性網膜症	発熱性好中球減少症
	鼻背部湿疹	馬尾性間欠性跛行	ハブ咬傷
	パラ血友病	バリズム	パリノー結膜炎
	パリノー結膜腺症候群	パリノー症候群	汎血球減少症
	瘢痕性類天疱瘡	斑点状網膜症	ハンド・シューラー・クリスチャン病
	ハント症候群	汎発性脱毛症	汎発性膿疱性乾癬
	反復性角膜潰瘍	反復性虹彩炎	反復性虹彩毛様体炎
	反復性耳下腺炎	反復性前部ぶどう膜炎	反復性前房蓄膿
	反復性多発性神経炎	反復性毛様体炎	汎副鼻腔炎
	脾 B 細胞性リンパ腫/白血病・分類不能型	脾悪性リンパ腫	非アトピー性喘息
	ピーナッツアレルギー	鼻炎	皮下脂肪織炎様 T 細胞リンパ腫

非化膿性甲状腺炎	非化膿性中耳炎	非感染性急性外耳炎
鼻腔ポリープ	粃糠疹	肥厚性瘢痕
非自己免疫性溶血性貧血	肘周囲炎	微小変化型ネフローゼ症候群
非心原性肺水腫	非水疱性多形紅斑	ヒスチオサイトーシスX
脾性好中球減少症	鼻性視神経炎	非代償性肝硬変
ビタミンK欠乏による凝固因子欠乏	非定型的白血病	非定型慢性骨髄性白血病
非特異性間質性肺炎	非特異性関節炎	非特異性慢性滑膜炎
ヒトデ毒	ヒノキ花粉症	脾びまん性赤脾髄小B細胞性リンパ腫
皮膚T細胞リンパ腫	皮膚移植拒絶反応	皮膚移植不全
皮膚エリテマトーデス	皮膚結節性多発動脈炎	皮膚原発性CD30陽性T細胞リンパ増殖性疾患
皮膚原発性γδT細胞リンパ腫	皮膚原発性未分化大細胞リンパ腫	皮膚原発びまん性大細胞型B細胞リンパ腫・下肢型
鼻部虫刺傷	皮膚の肥厚性障害	皮膚描記性じんま疹
脾辺縁帯リンパ腫	非ホジキンリンパ腫	肥満細胞性白血病
びまん性外耳炎	びまん性乾癬	びまん性管内増殖性糸球体腎炎ネフローゼ症候群
びまん性神経皮膚炎	びまん性大細胞型・バーキット中間型分類不能B細胞性リンパ腫	びまん性大細胞型・ホジキン中間型分類不能B細胞性リンパ腫
びまん性大細胞型B細胞性リンパ腫	びまん性中毒性甲状腺腫	びまん性肺胞傷害
びまん性表層角膜炎	びまん性膜性糸球体腎炎ネフローゼ症候群	びまん性脈絡膜炎
表在性角膜炎	表在性舌炎	表在性点状角膜炎
びらん性関節症	ビリグラフィンショック	ピリン疹
頻回再発型ネフローゼ症候群	貧血網膜症	ファンコニー貧血
フィブリノゲン異常症	フィブリノゲン欠乏症	フィブリノゲン減少症
フィブリン減少症	フィラメント状角膜炎	封入体筋炎
フォア・アラジュアニン症候群	フォークト・小柳・原田病	フォークト・小柳病
フォンウィルブランド病	匐行性角膜潰瘍	副腎萎縮
副腎梗塞	副腎出血	副腎石灰化症
副腎皮質機能低下に伴う貧血	副腎皮質ホルモン剤副作用	副鼻腔真菌症
副鼻腔ポリープ	腹部虫刺傷	ブシャール結節
不全型川崎病	不全型ハント症候群	不全型ベーチェット病
ブタクサ花粉症	フックス異色毛様体炎	不適合輸血反応
ぶどう球菌性眼瞼炎	舞踏病	舞踏病様運動
ぶどう膜角膜炎	ブラジル天疱瘡	プランマー病
フリクテン性角結膜炎	フリクテン性角膜炎	フリクテン性角膜潰瘍
フリクテン性結膜炎	フリクテン性パンヌス	プレカリクレイン欠乏症
プロテインC欠乏症	プロテインS欠乏症	プロトロンビン欠乏症
分類不能型骨髄異形成症候群	ヘアリー細胞白血病	ヘアリー細胞白血病亜型
閉塞性黄疸	閉塞性肝硬変	閉塞性髄膜炎
ヘーガース結節	ベーカーのう腫	ベドナーアフタ
ベニエ痒疹	ペニシリンアレルギー	ペニシリンショック
ヘバーデン結節	ヘパリン・コファクターII欠乏症	ヘパリン起因性血小板減少症
ヘビ咬傷	ヘブラ痒疹	ヘルペス口内炎
辺縁角膜炎	辺縁フリクテン	扁桃悪性リンパ腫
扁平湿疹	扁平苔癬	蜂刺症
放射線胸膜炎	放射線食道炎	放射線性口内炎
放射線性肺線維症	放射線性貧血	放射線脊髄症
放射線網膜症	胞状異角化症	疱疹状天疱瘡
母指CM関節症	母指関節症	母指狭窄性腱鞘炎
母指屈筋腱腱鞘炎	母指腱鞘炎	ボスナーシュロスマン症候群
発作性運動誘発舞踏アテトーシス	発作性ジストニア性舞踏アテトーシス	ポリープ状脈絡膜血管症
ポリープ様声帯	本態性再生不良性貧血	本態性頭蓋内圧亢進症

ま

麻疹様紅斑	麻酔ショック	末梢循環不全
末梢神経障害	末梢神経性嗅覚障害	末梢性T細胞リンパ腫
末梢性T細胞リンパ腫・詳細不明	末梢性顔面神経麻痺	麻痺性斜視
マムシ咬傷	慢性NK細胞リンパ増殖性疾患	慢性アキレス腱腱鞘炎
慢性アレルギー性中耳炎	慢性移植片対宿主病	慢性うっ血性心不全
慢性炎症関連びまん性大細胞型B細胞性リンパ腫	慢性炎症性脱髄性多発神経炎	慢性外耳炎
慢性顎下腺炎	慢性角結膜炎	慢性カタル性結膜炎
慢性滑膜炎症	慢性化膿性穿孔性中耳炎	慢性化膿性中耳炎
慢性拒絶反応	慢性結膜炎	慢性虹彩毛様体炎
慢性骨髄性白血病	慢性骨髄性白血病移行期	慢性骨髄性白血病慢性期
慢性骨髄単球性白血病	慢性耳下腺炎	慢性耳管鼓室カタル
慢性耳管鼓室化膿性中耳炎	慢性持続型潰瘍性大腸炎	慢性漿液性中耳炎
慢性漿液ムチン性中耳炎	慢性上鼓室乳突洞化膿性中耳炎	慢性進行性外眼筋麻痺症候群
慢性滲出性中耳炎	慢性心不全	慢性じんま疹
慢性脊髄炎	慢性舌炎	慢性穿孔性中耳炎
慢性単球性白血病	慢性中耳炎急性増悪	慢性中耳炎後遺症
慢性中耳炎術後再燃	慢性特発性血小板減少性紫斑病	慢性乳児湿疹
慢性脳炎	慢性白血病	慢性非化膿性中耳炎
慢性表在性舌炎	慢性副鼻腔炎	慢性副鼻腔炎急性増悪
慢性副鼻腔膿瘍	慢性本態性好中球減少症候群	慢性ムコイド中耳炎
慢性網膜症	慢性薬物中毒	慢性薬物誘発性間質性肺障害
慢性痒疹	慢性リウマチ性冠状動脈炎	慢性良性顆粒球減少症
慢性濾胞性結膜炎	マントル細胞リンパ腫	ミクリッツ症候群
ミクリッツ病	ミノール病	未分化大細胞リンパ腫
脈絡膜炎	ミラーフィッシャー症候群	ミリッチ症候群
ムカデ咬創	無顆粒球症	無顆粒球性アンギナ
無嗅覚症	ムコイド中耳炎	ムコーズス中耳炎
無症候性原発性胆汁性肝硬変	無症候性多発性硬化症	ムチランス変形
無排卵月経	無排卵症	無フィブリノゲン血症
迷路性難聴	メラー舌炎	毛細管脆弱症
毛細血管脆弱症	毛虫皮膚炎	毛包眼瞼炎
網膜うっ血	網膜炎	網膜血管周囲炎
網膜血管腫状増殖	網膜血管障害	網膜血管鞘形成
網膜血管新生	網膜血管攣縮症	網膜血栓性静脈炎
網膜細動脈瘤	網膜症	網膜静脈炎
網膜静脈周囲炎	網膜静脈蛇行症	網膜静脈怒張
網膜静脈分枝閉塞症による黄斑浮腫	網膜静脈閉塞症による黄斑浮腫	網膜滲出斑
網膜中心静脈閉塞症による黄斑浮腫	網膜浮腫	網膜毛細血管瘤
毛様体炎	モラックス・アクセンフェルド結膜炎	門脈周囲性肝硬変

や

門脈性肝硬変	夜間性喘息	夜間低血糖症
薬剤性過敏症症候群	薬剤性顆粒球減少症	薬剤性間質性肺炎
薬剤性血小板減少性紫斑病	薬剤性酵素欠乏性貧血	薬剤性再生不良性貧血
薬剤性自己免疫性溶血性貧血	薬剤性痛風	薬剤性溶血性貧血
薬剤誘発性過敏性血管炎	薬剤誘発性天疱瘡	薬剤誘発性ループス
薬物性角結膜炎	薬物性角膜炎	薬物性眼瞼炎
薬物性結膜炎	薬物性口唇炎	薬物性ショック
薬物性じんま疹	薬物性接触性皮膚炎	薬物誘発性多発ニューロパチー
薬物誘発性舞踏病	薬物誘発性ミエロパチー	輸血後GVHD
輸血後肝炎	輸血後肝障害	輸血によるショック
癒着性くも膜炎	腰髄圧迫症	腰殿部帯状疱疹

	腰腹帯状疱疹	腰部尋常性乾癬	腰麻ショック
	ヨード過敏症	ヨードショック	予防接種後脳炎
ら	予防接種後脳脊髄炎	ライエル症候群	ライエル症候群型薬疹
	落屑性湿疹	卵管機能異常	卵管狭窄症
	卵管通過障害	ランゲルハンス細胞組織球症	卵巣癌全身転移
	卵巣性不妊症	リウマチ性滑液包炎	リウマチ性環状紅斑
	リウマチ性虹彩炎	リウマチ性心筋炎	リウマチ性心疾患
	リウマチ性心臓弁膜症	リウマチ性心不全	リウマチ性心弁膜炎
	リウマチ性皮下結節	リウマチ様関節炎	リウマトイド脊椎炎
	リガ・フェーデ病	リスフラン関節炎	リブマン・サックス心内膜炎
	流行性結膜炎	両心不全	良性移動性舌炎
	良性頭蓋内圧亢進症	良性粘膜類天疱瘡	良性慢性化膿性中耳炎
	両側性外傷後股関節症	両側性外傷後膝関節症	両側性外傷性母指CM関節症
	両側性感音難聴	両側性形成不全性股関節症	両側性原発性股関節症
	両側性原発性膝関節症	両側性原発性母指CM関節症	両側性高音障害急墜型感音難聴
	両側性高音障害漸傾型感音難聴	両側性混合性難聴	両側性続発性股関節症
	両側性続発性膝関節症	両側性続発性母指CM関節症	緑膿菌性外耳炎
	鱗状湿疹	輪状網膜症	リンパ球減少型古典的ホジキンリンパ腫
	リンパ球性間質性肺炎	リンパ球豊富型古典的ホジキンリンパ腫	リンパ形質細胞性リンパ腫
	リンパ性白血病	リンパ性白血病骨髄浸潤	輪紋状角膜炎
	類苔癬	ループスアンチコアグラント	ループス胸膜炎
	ループス血小板減少症	ループス腎炎	ループス腸炎
	ループス肺臓炎	ループス膀胱炎	レイノー現象
	レイノー症候群	レッテラー・ジーベ病	連鎖球菌性喉頭炎
	連鎖球菌性喉頭気管炎	連鎖球菌性膿痂疹	レンネルトリンパ腫
	老人性関節炎	老人性紫斑	老人性舞踏病
	老年性股関節症	ローゼンタール病	濾出性腹水
	濾胞性乾癬	濾胞性リンパ腫	

△	4型尿細管性アシドーシス	ALK融合遺伝子陽性非小細胞肺癌	B型慢性肝炎
	C型急性肝炎	FSH単独欠損症	LH単独欠損症
あ	RS3PE症候群	TSH単独欠損症	悪性奇形腫
	悪性高熱症	悪性腫瘍	悪性腫瘍合併性皮膚筋炎
	悪性腫瘍に伴う貧血	悪性葉状腫瘍	アジソン病
	アレルギー性肉芽腫性血管炎	鞍上部胚細胞腫瘍	イートン・ランバート症候群
	異汗症	異型リンパ球増加症	医原性低血糖症
	胃原発絨毛癌	異所性GHRH産生腫瘍	一過性関節症
	胃胚細胞腫瘍	陰茎疾患	インスリン異常症
	インスリン自己免疫症候群	インスリン低血糖	インスリン分泌異常症
	ウイルス肝炎感染後関節障害	壊死性潰瘍性歯周炎	壊死性潰瘍性歯肉炎
	壊疽性歯肉炎	延髄空洞症	延髄星細胞腫
か	往来寒熱	悪寒発熱	外眼筋ミオパチー
	外耳道痛	外耳道肉芽腫	外耳道閉塞性角化症
	夏期熱	顎下腺腫瘤	顎下腺唾石症
	顎下腺瘻	下垂体機能低下症	下垂体機能低下に伴う貧血
	下垂体障害	下垂体性男子性腺機能低下症	下垂体性不妊症
	下垂体性卵巣機能低下	化膿性腱鞘炎	がま腫
	下葉小細胞肺癌	下葉肺腺癌	下葉肺大細胞癌
	下葉肺扁平上皮癌	下葉非小細胞肺癌	カルチノイド
	カルマン症候群	癌	肝炎
	眼窩うっ血	眼窩血腫	眼窩内異物
	眼窩浮腫	癌関連網膜症	眼球突出性眼筋麻痺
	眼球偏位	眼筋内異物	間欠性眼球突出症
	肝細胞癌破裂	カンジダ性口角びらん	カンジダ性口内炎

	癌性ニューロパチー	癌性ニューロミオパチー	癌性貧血
	癌性ミエロパチー	癌性リンパ管症	感染後脳炎
	完全脱毛症	飢餓熱	気管気管支ジスキネジア
	気管支うっ血	気管支潰瘍	気管支狭窄症
	気管支軟化症	気管支麻痺	気管支漏
	器質性性器出血	機能性性器出血	機能性不妊症
	偽膜性アンギナ	木村病	球後異物
	急性偽膜性カンジダ症	急性脳症	胸髄症
	胸椎炎	胸椎化膿性脊椎炎	胸椎化膿性椎間板炎
	頬粘膜粘液のう胞	頬粘膜白板症	胸膜播種
	胸腰椎化膿性椎間板炎	クローン病性若年性関節炎	頚胸椎化膿性椎間板炎
	頚髄症	頚椎炎	頚椎化膿性脊椎炎
	頚椎化膿性椎間板炎	頚部脂腺癌	頚部隆起性皮膚線維肉腫
	稽留熱	ゲオトリクム症	ゲオトリクム性口内炎
	血清発疹	結腸化膿性肉芽腫	ケトン性低血糖症
	原線維性星細胞腫	原発不明癌	高インスリン血症
	口蓋粘液のう胞	硬化性腹膜炎	口腔カンジダ症
	口腔乾燥症	口腔紅板症	口腔白板症
	硬口蓋白板症	好酸球減少症	溝状舌
	甲状腺炎	口唇カンジダ症	好中球増加症
	口底白板症	後天性溶血性貧血	喉頭狭窄症
	喉頭閉塞	膠肉腫	高熱
	紅板症	後腹膜胚細胞腫瘍	骨髄性類白血病反応
	骨盤死腔炎	骨盤部感染性リンパのう胞	ゴナドトロピン単独欠損症
さ	ゴナドトロピン分泌異常	コルチゾール結合グロブリン異常	細菌疹
	産褥期鉄欠乏性貧血	シーハン症候群	耳下腺腫瘤
	耳下腺唾石症	耳下腺のう胞	耳下腺瘻
	耳管圧迫	自己赤血球感作症候群	自己免疫性副腎炎
	示指ばね指	視床下部星細胞腫	視床星細胞腫
	持続熱	弛張熱	歯肉カンジダ症
	歯肉白板症	縦隔胚細胞腫瘍	縦隔卵黄のう腫瘍
	周期性ACTH・ADH放出症候群	重症熱性血小板減少症候群	十二指腸悪性ガストリノーマ
	十二指腸悪性ソマトスタチノーマ	十二指腸クローン病	手指腱鞘炎
	術後発熱	術後無気肺	腫瘍随伴症候群
	松果体胚細胞腫瘍	松果体部膠芽腫	症候性貧血
	小児声帯結節	上皮腫	上葉小細胞肺癌
	上葉肺腺癌	上葉肺大細胞癌	上葉肺扁平上皮癌
	上葉非小細胞肺癌	上葉無気肺	食道カンジダ症
	真菌性髄膜炎	神経炎	神経原性関節症
	神経障害性脊椎障害	膵性腹水	水痘脳炎
	膵内分泌障害	水疱症	水疱性口内炎ウイルス病
	髄膜結核腫	性器出血	星細胞腫
	成人スチル病	精巣胚細胞腫瘍	精巣卵黄のう腫瘍
	声帯炎	成長ホルモン単独欠損症	成長ホルモン分泌不全
	成長ホルモン分泌不全性低身長症	脊索腫	脊髄萎縮
	脊髄円錐症候群	脊髄過敏症	脊髄空洞症
	脊髄係留症候群	脊髄疾患	脊髄症
	脊髄性膀胱機能障害	脊髄中心管周囲症候群	脊髄痛
	舌下隙膿瘍	舌下腺腫瘤	舌下腺唾石症
	舌カンジダ症	舌切除後遺症	舌粘液のう胞
	舌白板症	潜在性結核感染症	全身こむらがえり病
	全身性脱毛症	仙腸関節炎	先天性難聴
	先天性聾	前頭洞炎	前頭葉星細胞腫
	前頭葉退形成性星細胞腫	早発アドレナルキ	側頭葉星細胞腫
	側頭葉退形成性星細胞腫	側頭葉毛様細胞性星細胞腫	続発性下垂体機能低下症
た	退形成性星細胞腫	胎児性癌	代謝性脳症
	唾液管狭窄症	唾液管閉塞症	唾液腺拡張症

	唾液腺症	唾液腺粘液のう胞	唾液分泌過多
	唾液分泌欠如	唾液分泌障害	唾液瘻
	蛇行状脱毛症	多剤耐性結核	唾石症
	単球減少症	単球性類白血病反応	単球増加症
	蛋白病	弾発母趾	中葉小細胞肺癌
	中葉肺腺癌	中下葉肺大細胞癌	中葉肺扁平上皮癌
	中葉非小細胞肺癌	中葉無気肺	超高熱
	低血糖性脳症	低ゴナドトロピン性性腺機能低下症	低酸素性脳症
	転移性子宮癌	頭蓋内胚細胞腫瘍	島細胞過形成症
	透析腎癌	頭頂葉星細胞腫	頭部脂腺癌
	頭部隆起性皮膚線維肉腫	特発性下垂体機能低下症	特発性頚椎硬膜外血腫
な	突発性発熱	内胚葉洞腫瘍	軟口蓋白板症
	肉芽腫性下垂体炎	ニコチン性口蓋白色角化症	ニコチン性口内炎
	乳児偽白血病	脳幹部星細胞腫	脳症
は	肺癌による閉塞性肺炎	胚細胞腫	梅毒性髄膜炎
	肺門部小細胞癌	肺門部腺癌	肺門部大細胞癌
	肺門部非小細胞癌	肺門部扁平上皮癌	白質脳症
	白色水腫	拍動性眼球突出症	白血球増加症
	発熱	汎下垂体機能低下症	板状無気肺
	反応性関節障害	汎発性帯状疱疹	皮質聾
	微小血管障害性溶血性貧血	脾性貧血	微熱
	被のう性腹膜硬化症	びまん性星細胞腫	披裂喉頭蓋ひだ喉頭面癌
	貧血	副咽頭間隙悪性腫瘍	複合下垂体ホルモン欠損症
	副腎炎	腹水症	浮腫性声帯炎
	プラスマ細胞増加症	ブランダン・ヌーンのう胞	フロアン症候群
	ヘルペスウイルス性咽頭炎	ヘルペスウイルス性歯肉口内炎	放射線口腔乾燥症
	放射線唾液分泌障害	本態性音声振戦症	本態性高体温症
ま	本態性白血球増多症	末梢動脈疾患	慢性感染性貧血
	慢性髄膜炎	慢性微熱	慢性リウマチ性縦隔心膜炎
	慢性リウマチ性心筋心膜炎	慢性リウマチ性心膜炎	耳帯状疱疹
	無リンパ球症	ムンプス髄膜炎	免疫芽球性リンパ節症
や	網膜障害	毛様細胞性星細胞腫	輸血関連急性肺障害
	輸血後じんま疹	輸血後鉄過剰症	輸血反応
	腰仙部化膿性椎間板炎	腰椎炎	腰椎化膿性椎間板炎
ら	腰部脊髄症	予防接種後関節障害	卵黄のう腫瘍
	卵巣胚細胞腫瘍	卵巣卵黄のう腫瘍	リウマチ性癒着性心膜炎
	淋菌性口内炎	リンパ球異常	リンパ球減少症
	リンパ球性類白血病反応	リンパ球増加症	リンパ腫
	リンパ組織球増多症	類白血病反応	老年性出血
わ	ローラン症候群	ワンサンアンギナ	ワンサン気管支炎
	ワンサン扁桃炎		

※ **適応外使用可**
原則として,「コハク酸プレドニゾロンナトリウム【注射薬】」を「自己免疫性視神経炎」に対して処方した場合,当該使用事例を審査上認める。

効能効果に関連する使用上の注意
川崎病の急性期に用いる場合には,下記の点に注意すること。
(1)静注用免疫グロブリン不応例又は静注用免疫グロブリン不応予測例に投与すること。
(2)発病後7日以内に投与を開始することが望ましい。

用法用量
(静脈内注射)
通常,成人にはプレドニゾロンとして1回10〜50mgを3〜6時間ごとに静脈内注射する。
川崎病の急性期に用いる場合,通常,プレドニゾロンとして1日2mg/kg(最大60mg)を3回に分割静脈内注射する。
(点滴静脈内注射):通常,成人にはプレドニゾロンとして1回20〜100mgを1日1〜2回点滴静脈内注射する。
(筋肉内注射):通常,成人にはプレドニゾロンとして1回10〜50mgを3〜6時間ごとに筋肉内注射する。
(関節腔内注射):通常,成人にはプレドニゾロンとして1回4〜30mgを関節腔内注射する。原則として投与間隔を2週間以上とすること。
(軟組織内注射):通常,成人にはプレドニゾロンとして1回4〜30mgを軟組織内注射する。原則として投与間隔を2週間以上とすること。
(腱鞘内注射):通常,成人にはプレドニゾロンとして1回4〜30mgを腱鞘内注射する。原則として投与間隔を2週間以上とすること。
(滑液嚢内注入):通常,成人にはプレドニゾロンとして1回4〜30mgを滑液嚢内注入する。原則として投与間隔を2週間以上とすること。
(脊髄腔内注入):通常,成人にはプレドニゾロンとして1回5mgを週2〜3回脊髄腔内注入する。
(胸腔内注入):通常,成人にはプレドニゾロンとして1回5〜25mgを週1〜2回胸腔内注入する。
(局所皮内注射):通常,成人にはプレドニゾロンとして1回0.1〜0.4mgずつ4mgまでを週1回局所皮内注射する。
(卵管腔内注入):通常,成人にはプレドニゾロンとして2〜5mgを卵管腔内注入する。
(注腸):通常,成人にはプレドニゾロンとして2〜30mgを直腸内注入する。
(結膜下注射):通常,成人にはプレドニゾロンとして1回2.5〜10mgを結膜下注射する。その際の液量は0.2〜0.5mLとする。
(球後注射):通常,成人にはプレドニゾロンとして1回5〜20mgを球後注射する。その際の液量は0.5〜1.0mLとする。
(点眼):通常,成人にはプレドニゾロンとして1回1.2〜5mg/mL溶液1〜2滴を1日3〜8回点眼する。
(ネブライザー):通常,成人にはプレドニゾロンとして1回2〜10mgを1日1〜3回ネブライザーで投与する。
(鼻腔内注入):通常,成人にはプレドニゾロンとして1回2〜10mgを1日1〜3回鼻腔内注入する。
(副鼻腔内注入):通常,成人にはプレドニゾロンとして1回2〜10mgを1日1〜3回副鼻腔内注入する。
(鼻甲介内注射):通常,成人にはプレドニゾロンとして1回4〜30mgを鼻甲介内注射する。
(鼻茸内注射):通常,成人にはプレドニゾロンとして1回4〜30mgを鼻茸内注射する。
(喉頭・気管注入):通常,成人にはプレドニゾロンとして1回2〜10mgを1日1〜3回喉頭あるいは気管注入する。
(中耳腔内注入):通常,成人にはプレドニゾロンとして1回2〜10mgを1日1〜3回中耳腔内注入する。
(耳管内注入):通常,成人にはプレドニゾロンとして1回2〜10mgを1日1〜3回耳管内注入する。
(食道注入):通常,成人にはプレドニゾロンとして1回2.5〜5mgを食道注入する。
(唾液腺管内注入):通常,成人にはプレドニゾロンとして1回1〜2mgを唾液腺管内注入する。
なお,上記用量は年齢,症状により適宜増減する。(川崎病の急性期に用いる場合を除く)

用法用量に関連する使用上の注意 本剤の投与量,投与スケジュール,漸減中止方法等については,関連学会のガイドライン等,最新の情報を参考に投与すること。

禁忌
(1)本剤の成分に対し過敏症の既往歴のある患者
(2)感染症のある関節腔内,滑液嚢内,腱鞘内又は腱周囲
(3)動揺関節の関節腔内

原則禁忌
(1)有効な抗菌剤の存在しない感染症,全身の真菌症の患者
(2)消化性潰瘍の患者
(3)精神病の患者
(4)結核性疾患の患者

(5)単純疱疹性角膜炎の患者
(6)後囊白内障の患者
(7)緑内障の患者
(8)高血圧症の患者
(9)電解質異常のある患者
(10)血栓症の患者
(11)最近行った内臓の手術創のある患者
(12)急性心筋梗塞を起こした患者
(13)ウイルス性結膜・角膜疾患，結核性眼疾患，真菌性眼疾患及び急性化膿性眼疾患の患者に対する眼科的投与

プレドニゾロンコハク酸エステルNa注射用10mg「F」：富士製薬　10mg1管[105円/管]，プレドニゾロンコハク酸エステルNa注射用20mg「F」：富士製薬　20mg1管[181円/管]

スキサメトニウム注20「AS」　規格：2%1mL1管[92円/管]
スキサメトニウム注40「AS」　規格：2%2mL1管[92円/管]
スキサメトニウム注100「AS」　規格：2%5mL1管[109円/管]
スキサメトニウム塩化物水和物　アステラス　122

【効 能 効 果】

麻酔時の筋弛緩
気管内挿管時・骨折脱臼の整復時・喉頭痙攣の筋弛緩
精神神経科における電撃療法の際の筋弛緩
腹部腫瘤診断時

【対応標準病名】

該当病名なし

用法用量
通常成人は下記用量を用いる。
間歇的投与法：スキサメトニウム塩化物水和物の脱水物として，1回10～60mgを静脈内注射する。この用量で筋弛緩が得られないときは，筋弛緩が得られるまで適宜増量する。
持続点滴用法
持続性効果を求める場合は，0.1～0.2%となるように生理食塩液又は5%ブドウ糖液に溶かし，持続注入する。
通常2.5mg/分ぐらいの速さで注入する。
また，乳幼児及び小児に対する投与法として静脈内注射の場合1mg/kgを，静脈内注射が不可能な場合は2～3mg/kgを筋肉内注射する。

警告
本剤による呼吸停止について
(1)本剤の使用に当たっては，必ずガス麻酔器又は人工呼吸器を準備すること。使用時は呼吸停止を起こすことが非常に多いので，人工呼吸や挿管に熟練した医師によってのみ使用すること。
(2)本剤によって起こる呼吸停止は，注入後極めて速やかなので，人工呼吸の時期を失しないように，事前に設備その他の準備・点検を十分に行うこと。

禁忌　本剤の成分に対し過敏症の既往歴のある患者

原則禁忌
(1)重症の熱傷，広範性挫滅性外傷，尿毒症，四肢麻痺，ジギタリス中毒の既往歴のある患者あるいは最近ジギタリスを投与されたことのある患者
(2)緑内障の患者

原則併用禁忌

薬剤名等	臨床症状・措置方法	機序・危険因子
ジギタリス強心配糖体 ジゴキシン (ジゴキシン錠) メチルジゴキシン (ラニラピッド錠) 等	本剤との併用により重篤な不整脈を起こすおそれがある。	スキサメトニウム塩化物水和物の血中カリウム増加作用又はカテコールアミン放出が原因と考えられている。

スクエアキッズ皮下注シリンジ　規格：－[－]
沈降精製百日せきジフテリア破傷風不活化ポリオ(ソークワクチン)混合ワクチン　北里第一三共　636

【効 能 効 果】

百日せき，ジフテリア，破傷風及び急性灰白髄炎の予防

【対応標準病名】

◎	ジフテリア	破傷風	百日咳
	ポリオ		
○	急性非麻痺性灰白髄炎	脊髄性小児麻痺	ポリオウイルス感染症

用法用量
(1)初回免疫：小児に通常，1回0.5mLずつを3回，いずれも3週間以上の間隔で皮下に注射する。
(2)追加免疫：小児に通常，初回免疫後6か月以上の間隔をおいて，0.5mLを1回皮下に注射する。

用法用量に関連する使用上の注意
(1)接種対象者・接種時期
本剤の接種は生後3か月から90か月までの間にある者に行うが，沈降精製百日せきジフテリア破傷風混合ワクチンと同様に，初回免疫については，標準として生後3か月から12か月までの者に，3～8週間の間隔で，追加免疫については，標準として初回免疫終了後12か月から18か月を経過した者に接種する。
なお，被接種者が保育所，幼稚園等の集団生活に入る場合には，その前に接種を完了することが望ましい。
(2)他のワクチン製剤との接種間隔
生ワクチンの接種を受けた者は，通常，27日以上，また他の不活化ワクチンの接種を受けた者は，通常，6日以上間隔を置いて本剤を接種すること。
ただし，医師が必要と認めた場合には，同時に接種することができる(なお，本剤を他のワクチンと混合して接種してはならない)。

接種不適当者
被接種者が次のいずれかに該当すると認められる場合には，接種を行ってはならない。
(1)明らかな発熱を呈している者
(2)重篤な急性疾患にかかっていることが明らかな者
(3)本剤の成分によってアナフィラキシーを呈したことがあることが明らかな者
(4)上記に掲げる者のほか，予防接種を行うことが不適当な状態にある者

スクラッチダニアレルゲンエキス「トリイ」100,000JAU/mL　規格：1mL1瓶[7966円/瓶]
アレルゲンエキス　鳥居薬品　729

【効 能 効 果】

診断：アレルギー性疾患のアレルゲンの確認

【対応標準病名】

該当病名なし

用法用量　診断：通常乱刺(プリック)又は切皮(スクラッチ)法により皮膚面に出血しない程度に傷をつけ，本品1滴を滴下し，15～30分後に膨疹径が対照の2倍以上又は5mm以上を陽性とする。なお，対照液はアレルゲンスクラッチエキス対照液「トリイ」を用いる。

スズコロイドTc－99m注　規格：10MBq［73.8円/MBq］
スズコロイドTc－99m注調製用キット　規格：1回分［2643円/回分］
テクネチウムスズコロイド(^{99m}Tc)　日本メジフィジックス　430

【効　能　効　果】
(1)肝脾シンチグラムによる肝脾疾患の診断
(2)次の疾患におけるセンチネルリンパ節の同定及びリンパシンチグラフィ：乳癌，悪性黒色腫

【対応標準病名】
該当病名なし

効能効果に関連する使用上の注意　本剤を用いたセンチネルリンパ節生検は，本検査法に十分な知識と経験を有する医師のもとで，実施が適切と判断される症例において実施すること。なお，症例の選択にあたっては，最新の関連ガイドライン等を参照し，適応となる腫瘍径や部位等について十分な検討を行うこと。

用法用量
(1)テクネチウムスズコロイド(^{99m}Tc)注射液の調製
〔調製用キットのみ〕：本キット中の放射線しゃへい用鉛容器に調製用無菌バイアルを入れ，これに無菌的に適量の放射能を含む日本薬局方過テクネチウム酸ナトリウム(^{99m}Tc)注射液1.5mLをとり，注射用塩化第一スズ溶液1.5mLを加えて充分に混合し，テクネチウムスズコロイド(^{99m}Tc)注射液とする。
(2)肝脾シンチグラフィ：通常，成人にはテクネチウム-99mとして37～111MBqを肘静脈に注射し，15～30分後に，被検部をシンチレーションカメラ又はシンチレーションスキャンナで撮影又は走査することにより，肝脾シンチグラムをとる。年齢，体重により適宜増減する。
(3)センチネルリンパ節の同定及びリンパシンチグラフィ：通常，成人にはテクネチウム-99mとして37～111MBqを悪性腫瘍近傍の皮下又は皮内に適宜分割して投与し，2時間以降にガンマ線検出用のプローブで被検部を走査することにより，センチネルリンパ節を同定する。また，必要に応じシンチレーションカメラで被検部を撮像することによりリンパシンチグラムをとる。投与から検査実施までの時間等により適宜増減する。

用法用量に関連する使用上の注意　センチネルリンパ節の同定においては，可能な限り本剤と色素法を併用することが望ましい。色素法との併用を行う際には，併用する薬剤の添付文書を参照したうえで使用すること。

ステラーラ皮下注45mgシリンジ
規格：45mg0.5mL1筒［438739円/筒］
ウステキヌマブ(遺伝子組換え)　ヤンセン　399

【効　能　効　果】
既存治療で効果不十分な下記疾患：尋常性乾癬，関節症性乾癬

【対応標準病名】
◎	乾癬性関節炎	尋常性乾癬	
○	円板状乾癬	乾癬	乾癬性関節炎・肩関節
	乾癬性関節炎・股関節	乾癬性関節炎・指関節	乾癬性関節炎・膝関節
	乾癬性関節炎・手関節	乾癬性関節炎・仙腸関節	乾癬性関節炎・足関節
	乾癬性関節炎・肘関節	乾癬性紅皮症	乾癬性脊椎炎
	顔面尋常性乾癬	急性汎発性膿疱性乾癬	局面状乾癬
	屈曲部乾癬	稽留性肢端皮膚炎	稽留性肢端皮膚炎汎発型
	四肢乾癬	四肢尋常性乾癬	小児汎発性膿疱性乾癬
	脂漏性乾癬	全身の尋常性乾癬	多発性乾癬性関節炎
	頭部尋常性乾癬	膿疱性乾癬	汎発性膿疱性乾癬
	びまん性乾癬	疱疹状膿痂疹	腰部尋常性乾癬
	濾胞性乾癬		
△	滴状乾癬	点状乾癬	破壊性関節炎

効能効果に関連する使用上の注意
以下のいずれかを満たす尋常性乾癬又は関節症性乾癬患者に投与すること。
(1)紫外線療法を含む既存の全身療法(生物製剤を除く)で十分な効果が得られず，皮疹が体表面積の10%以上に及ぶ患者。
(2)難治性の皮疹又は関節症状を有する患者。

用法用量　通常，成人にはウステキヌマブ(遺伝子組換え)として1回45mgを皮下投与する。初回投与及びその4週後に投与し，以降12週間隔で投与する。
ただし，効果不十分な場合には1回90mgを投与することができる。

用法用量に関連する使用上の注意
(1)本剤による治療反応が得られない場合，投与開始から28週以内には増量を含めて治療計画を再考すること。また，増量を行っても十分な治療反応が得られない場合，本剤の投与継続を慎重に再考すること。
(2)皮膚が敏感な部位，皮膚に異常がある部位，乾癬の部位には注射しないこと。

警告
(1)本剤はIL-12/23の作用を選択的に抑制する薬剤であるため，感染のリスクを増大させる可能性があり，また結核の既往歴を有する患者では結核を活動化させる可能性がある。また，本剤との関連性は明らかではないが，悪性腫瘍の発現が報告されている。本剤が疾病を完治させる薬剤でないことも含め，これらの情報を患者に十分説明し，患者が理解したことを確認した上で，治療上の有益性が危険性を上回ると判断される場合にのみ投与すること。また，本剤は専門医が使用し，本剤投与後に副作用が発現した場合には，主治医に連絡するよう患者に注意を与えること。
(2)重篤な感染症：ウイルス，細菌及び真菌による重篤な感染症が報告されているため，十分な観察を行うなど感染症の発症に注意すること。
(3)本剤の治療を開始する前に，紫外線療法を含む既存の全身療法(生物製剤を除く)の適用を十分に勘案すること。乾癬の治療経験を持つ医師と結核等の感染症について診療経験を有する内科等の医師が十分な連携をとり使用すること。

禁忌
(1)重篤な感染症の患者
(2)活動性結核の患者
(3)本剤の成分に対し過敏症の既往歴のある患者

スパニジン点滴静注用100mg　規格：100mg1瓶［50855円/瓶］
グスペリムス塩酸塩　日本化薬　399

【効　能　効　果】
腎移植後の拒絶反応(促進型及び急性)の治療

【対応標準病名】
◎	腎移植急性拒絶反応	腎移植拒絶反応	
○	移植片拒絶	移植片対宿主病	急性拒絶反応
	拒絶反応	腎移植不全	慢性拒絶反応
△	移植拒絶における腎尿細管間質性障害	急性移植片対宿主病	

用法用量　本剤は，通常，成人にはグスペリムス塩酸塩として1日1回，体重1kg当たり3～5mgを注射用水，生理食塩液又は5%ブドウ糖注射液で溶解し，更に100～500mLの生理食塩液又は5%ブドウ糖注射液で希釈し，3時間かけて点滴静注する。なお，投与期間は連続7日間とするが，患者の病態に応じ連続10日間投与することもできる。

禁忌　妊婦又は授乳婦

ズファジラン筋注5mg　規格：0.5%1mL1管[60円/管]
イソクスプリン塩酸塩　第一三共　217,124

【効 能 効 果】

(1)下記に伴う随伴症状
頭部外傷後遺症
(2)下記に伴う末梢循環障害
ビュルガー病，閉塞性動脈硬化症，血栓性静脈炎，静脈血栓症，レイノー病及びレイノー症候群，凍瘡・凍傷，特発性脱疽，糖尿病による末梢血管障害
(3)子宮収縮の抑制(切迫流・早産，過強陣痛)
(4)月経困難症

【対応標準病名】

◎	壊疽	過強陣痛	月経困難症
	血栓性静脈炎	静脈血栓症	切迫早産
	切迫流産	凍傷	凍瘡
	糖尿病	糖尿病性末梢血管障害	頭部外傷後遺症
	バージャー病	閉塞性血栓血管炎	閉塞性動脈硬化症
	末梢循環障害	レイノー症候群	レイノー病
○	1型糖尿病・糖尿病性合併症あり	1型糖尿病・末梢循環合併症あり	1型糖尿病性壊疽
	1型糖尿病性潰瘍	1型糖尿病性血管障害	1型糖尿病性動脈硬化症
	1型糖尿病性動脈閉塞症	1型糖尿病性末梢血管症	1型糖尿病性末梢血管障害
	2型糖尿病・糖尿病性合併症あり	2型糖尿病・末梢循環合併症あり	2型糖尿病性壊疽
	2型糖尿病性潰瘍	2型糖尿病性血管障害	2型糖尿病性動脈硬化症
	2型糖尿病性動脈閉塞症	2型糖尿病性末梢血管症	2型糖尿病性末梢血管障害
	足血栓性静脈炎	足凍傷	異常子宮収縮
	ウイルス性糖尿病・多発糖尿病性合併症あり	ウイルス性糖尿病・糖尿病性合併症あり	ウイルス性糖尿病・末梢循環合併症あり
	腕の表在性凍傷	外傷性頚部症候群	外傷性てんかん
	外傷早期てんかん	下肢血栓性静脈炎	下肢静脈炎
	下肢静脈血栓症	下肢閉塞性動脈硬化症	下腿静脈炎
	下腿静脈血栓症	下大静脈血栓症	肝静脈血栓症
	肝静脈塞栓症	緩徐進行1型糖尿病・神経学的合併症あり	緩徐進行1型糖尿病・末梢循環合併症あり
	顔面骨骨折後遺症	顔面凍傷	器質性月経困難症
	機能性月経困難症	急産	頚部の表在性凍傷
	血管運動性肢端感覚異常症	月経痛	月経モリミナ
	原発性月経困難症	硬膜下血腫術後後遺症	鼓膜外傷後遺症
	四肢末梢循環障害	肢端紅痛症	趾端循環障害
	肢端チアノーゼ	肢端知覚異常	手背凍傷
	腎静脈血栓症	腎静脈塞栓症	深部静脈血栓症
	膵性糖尿病・多発糖尿病性合併症あり	膵性糖尿病・糖尿病性合併症あり	膵性糖尿病・末梢循環合併症あり
	ステロイド糖尿病・多発糖尿病性合併症あり	ステロイド糖尿病・糖尿病性合併症あり	ステロイド糖尿病・末梢循環合併症あり
	全身性閉塞性血栓血管炎	続発性月経困難症	第1度凍傷
	第2度凍傷	第3度凍傷	第4度凍傷
	体幹凍傷	大静脈塞栓症	大腿静脈血栓症
	多発性凍傷	多発性表在性凍傷	遅発性てんかん
	腸骨静脈圧迫症候群	手凍傷	頭蓋骨骨折後遺症
	頭蓋内損傷後遺症	頭開放創後遺症	糖尿病性壊疽
	糖尿病性潰瘍	糖尿病性血管障害	糖尿病性動脈閉塞症
	糖尿病性末梢血管症	頭部血管損傷後遺症	頭部挫傷後遺症
	頭部打撲後遺症	頭部の表在性凍傷	動脈硬化性壊疽
	動脈硬化性網膜症	二次性糖尿病・多発糖尿病性合併症あり	二次性糖尿病・糖尿病性合併症あり
	二次性糖尿病・末梢循環合併症あり	脳外傷後遺症	脳挫傷後遺症
	脳神経損傷後遺症	バッド・キアリ症候群	鼻骨陳旧性骨折
	表在性凍傷	ブルートウ症候群	膜様月経困難症
	末梢循環不全	末梢動脈硬化症	むちうち損傷
	メンケベルグ硬化症	モンドール病	薬剤性糖尿病・多発糖尿病性合併症あり
	薬剤性糖尿病・糖尿病性合併症あり	薬剤性糖尿病・末梢循環合併症あり	遊走性血栓性静脈炎
	レイノー現象		
△	1型糖尿病	1型糖尿病・眼合併症あり	1型糖尿病・関節合併症あり
	1型糖尿病・腎合併症あり	1型糖尿病・神経学的合併症あり	1型糖尿病黄斑症
	1型糖尿病性黄斑浮腫	1型糖尿病性眼筋麻痺	1型糖尿病性筋萎縮症
	1型糖尿病性虹彩炎	1型糖尿病性自律神経ニューロパチー	1型糖尿病性神経因性膀胱
	1型糖尿病性神経痛	1型糖尿病性腎硬化症	1型糖尿病性腎症
	1型糖尿病性腎症第1期	1型糖尿病性腎症第2期	1型糖尿病性腎症第3期
	1型糖尿病性腎症第3期A	1型糖尿病性腎症第3期B	1型糖尿病性腎症第4期
	1型糖尿病性腎症第5期	1型糖尿病性腎不全	1型糖尿病性多発ニューロパチー
	1型糖尿病性単ニューロパチー	1型糖尿病性中心性網膜症	1型糖尿病性ニューロパチー
	1型糖尿病性白内障	1型糖尿病性末梢神経障害	1型糖尿病性網膜症
	2型糖尿病	2型糖尿病・眼合併症あり	2型糖尿病・腎合併症あり
	2型糖尿病・神経学的合併症あり	2型糖尿病黄斑症	2型糖尿病性黄斑浮腫
	2型糖尿病性眼筋麻痺	2型糖尿病性筋萎縮症	2型糖尿病性虹彩炎
	2型糖尿病性自律神経ニューロパチー	2型糖尿病性神経因性膀胱	2型糖尿病性神経痛
	2型糖尿病性腎硬化症	2型糖尿病性腎症	2型糖尿病性腎症第1期
	2型糖尿病性腎症第2期	2型糖尿病性腎症第3期	2型糖尿病性腎症第3期A
	2型糖尿病性腎症第3期B	2型糖尿病性腎症第4期	2型糖尿病性腎症第5期
	2型糖尿病性腎不全	2型糖尿病性多発ニューロパチー	2型糖尿病性単ニューロパチー
	2型糖尿病性中心性網膜症	2型糖尿病性ニューロパチー	2型糖尿病性白内障
	2型糖尿病性末梢神経障害	2型糖尿病性ミオパチー	2型糖尿病性網膜症
あ	足壊疽	アテローム動脈硬化症	安定型糖尿病
	異常分娩	インスリン抵抗性糖尿病	ウイルス性糖尿病・眼合併症あり
	ウイルス性糖尿病・腎合併症あり	ウイルス性糖尿病・神経学的合併症あり	うっ血性壊疽
	会陰壊疽	壊死潰瘍	壊死性炎症
か	潰瘍性壊疽	下肢壊疽	下肢血行障害
	下肢趾脱疽	下肢静脈血栓症後遺症	下肢末梢循環障害
	下腿壊疽	下腿血栓性静脈炎	化膿性静脈炎
	間欠性跛行	緩徐進行1型糖尿病	緩徐進行1型糖尿病・眼合併症あり
	緩徐進行1型糖尿病・腎合併症あり	急性静脈血栓症	境界型糖尿病
	痙攣陣痛	血管神経性壊疽	月経性歯肉炎
	月経前症候群	月経前浮腫	月経前片頭痛
	結節状石灰化大動脈狭窄症	結節性壊死性皮膚炎	絞窄輪難産
さ	ゴールドブラット腎	骨盤内うっ血症候群	細動脈硬化症
	ざんごう足	趾壊死	耳介壊疽
	子宮強直	趾脱疽	若年2型糖尿病
	絨毛膜下血腫	手指脱疽	手背静脈炎
	上肢血栓性静脈炎	上肢静脈炎	上肢静脈血栓症
	静脈炎	静脈周囲炎	静脈塞栓症
	静脈内膜炎	上腕血栓性静脈炎	上腕静脈炎
	上腕静脈血栓症	食道静脈炎	神経原性壊疽
	腎動脈アテローム硬化症	腎動脈狭窄症	水腫性壊疽
	膵性糖尿病	膵性糖尿病・眼合併症あり	膵性糖尿病・腎合併症あり
	膵性糖尿病・神経学的合併症あり	ステロイド糖尿病・眼合併症あり	ステロイド糖尿病・腎合併症あり
	ステロイド糖尿病・神経学的合併症あり	成人型大動脈縮窄症	脊椎壊疽
	石灰沈着性大動脈狭窄症	切迫子宮破裂	前腕血栓性静脈炎

	前腕静脈炎	前腕静脈血栓症	増殖性糖尿病性網膜症
た	増殖性糖尿病性網膜症・1型糖尿病	増殖性糖尿病性網膜症・2型糖尿病	大腿血栓性静脈炎
	大腿静脈炎	大動脈アテローム硬化症	大動脈硬化症
	大動脈石灰化症	テタニー性子宮収縮	手母指壊疽
	凍死自殺未遂	糖尿病黄斑症	糖尿病黄斑浮腫
	糖尿病合併症	糖尿病性眼筋麻痺	糖尿病性筋萎縮症
	糖尿病性虹彩炎	糖尿病性自律神経ニューロパチー	糖尿病性神経因性膀胱
	糖尿病性神経痛	糖尿病性腎硬化症	糖尿病性腎症
	糖尿病性腎不全	糖尿病性多発ニューロパチー	糖尿病性単ニューロパチー
	糖尿病性中心性網膜症	糖尿病性動脈硬化症	糖尿病性ニューロパチー
	糖尿病性白内障	糖尿病性末梢神経障害	糖尿病網膜症
	動脈硬化症	動脈硬化性間欠性跛行	動脈硬化性閉塞性血管炎
な	動脈攣縮	特発性壊疽	二次性糖尿病・眼合併症あり
	二次性糖尿病・腎合併症あり	二次性糖尿病・神経学的合併症あり	妊娠糖尿病
は	妊娠満37週以前の偽陣痛	脳静脈血栓症	敗血性壊疽
	排卵痛	皮膚壊疽	表在性静脈炎
	不安定型糖尿病	腹壁壊疽	閉塞性血管炎
ま	閉塞性動脈内膜炎	娩出力異常	末梢壊死
や	末梢性血管攣縮	末梢動脈疾患	薬剤性糖尿病・眼合併症あり
ら	薬剤性糖尿病・腎合併症あり	薬剤性糖尿病・神経学的合併症あり	卵巣痛

用法用量

(1)循環器領域の適応の重症・急性の場合には，イソクスプリン塩酸塩として通常成人1回5〜10mg(1〜2アンプル)を1日2〜3回筋肉内注射する。
(2)子宮収縮の抑制には，イソクスプリン塩酸塩として通常1回5〜10mg(1〜2アンプル)を1〜2時間ごとに筋肉内注射する。
(3)月経困難症の重症の場合には，イソクスプリン塩酸塩として通常1回5〜10mg(1〜2アンプル)を筋肉内注射する。

なお，年齢，症状により適宜増減する。
また，いずれの場合も症状がおさまったら経口投与に切り替えること。

禁忌

(1)脳出血のある患者
(2)分娩直後の患者
(3)胎盤の早期剥離患者

スプレキュアMP皮下注用1.8　規格：1.8mg1筒[30911円/筒]
ブセレリン酢酸塩　サノフィ　249

【効 能 効 果】

子宮内膜症
子宮筋腫の縮小及び子宮筋腫に基づく下記諸症状の改善
　過多月経，下腹痛，腰痛，貧血

【対応標準病名】

◎	過多月経	下腹痛	子宮筋腫
	子宮内膜症	貧血	腰痛症
○	外性子宮内膜症	過長月経	巨大子宮筋腫
	筋筋膜性腰痛症	筋腫合併妊娠	筋腫合併分娩
	骨盤子宮内膜症	子宮筋腫術後	子宮頚部筋腫
	子宮腺筋症	子宮体部筋腫	子宮腟部筋腫
	子宮粘膜下筋腫	子宮有茎筋腫	漿膜下子宮平滑筋腫
	正球性正色素性貧血	正球性貧血	正色素性貧血
	多発性子宮筋腫	腸の子宮内膜症	チョコレートのう胞
	頻発月経	壁内子宮平滑筋腫	本態性貧血
	有茎性漿膜下子宮筋腫	有茎性漿膜下子宮筋腫茎捻転	卵管子宮内膜症
	卵巣子宮内膜症	卵巣子宮内膜症のう胞	老人性貧血
△	異常月経	回盲部痛	下背部ストレイン
	急性腰痛症	月経異常	月経不順
	臍下部痛	臍周囲痛	思春期貧血
	持続性臍仙痛	持続腹痛	周期性腹痛
	症候性貧血	赤血球造血刺激因子製剤低反応性貧血	仙痛
	側腹部痛	鼡径部痛	虫垂仙痛
	腸骨窩部痛	腸仙痛	低形成性貧血
	殿部痛	反復性臍仙痛	反復性腹痛
	不規則月経	腹痛症	腹部圧痛
	腹壁痛	腰殿部痛	腰腹痛

用法用量　通常，成人には4週に1回1筒(ブセレリン酢酸塩として1.8mg)を皮下に投与する。なお，初回投与は月経周期1〜5日目に行う。

用法用量に関連する使用上の注意　本剤及び他のGnRH誘導体製剤の長期投与により骨塩量の低下がみられることがあるので，GnRH誘導体製剤の6ヶ月を超える継続投与は原則として行わないこと。

禁忌

(1)診断のつかない異常性器出血のある患者
(2)妊婦又は妊娠している可能性のある患者
(3)授乳期の患者
(4)本剤の成分又は他のGnRH誘導体に対し過敏症の既往歴のある患者

スベニールディスポ関節注25mg　規格：1%2.5mL1筒[1332円/筒]
スベニールバイアル関節注25mg　規格：1%2.5mL1瓶[1181円/瓶]
精製ヒアルロン酸ナトリウム　中外　399

【効 能 効 果】

(1)変形性膝関節症，肩関節周囲炎
(2)関節リウマチにおける膝関節痛(下記①〜④の基準を全て満たす場合に限る)
　①抗リウマチ薬等による治療で全身の病勢がコントロールできていても膝関節痛のある場合
　②全身の炎症症状がCRP値として10mg/dL以下の場合
　③膝関節の症状が軽症から中等症の場合
　④膝関節のLarsen X線分類がGradeⅠからGradeⅢの場合

【対応標準病名】

◎	肩関節周囲炎	関節リウマチ	膝関節痛
	変形性膝関節症		
○	一側性外傷後膝関節症	一側性原発性膝関節症	一側性続発性膝関節症
	外傷後膝関節症	外傷性膝関節症	下腿関節痛
	肩関節腱板炎	肩関節硬結性腱炎	肩周囲炎
	関節リウマチ・膝関節	肩甲周囲炎	原発性膝関節症
	膝窩部痛	膝関節症	続発性膝関節症
	多発性リウマチ性関節炎	ムチランス変形	野球肩
	癒着性肩関節包炎	両側性外傷後膝関節症	両側性原発性膝関節症
	両側性続発性膝関節症		
△	MP関節痛	腋窩部痛	炎症性多発性関節障害
	外傷性肩不安定症	下肢関節痛	肩関節痛症
	関節運動障害	関節痛	関節リウマチ・顎関節
	関節リウマチ・肩関節	関節リウマチ・胸椎	関節リウマチ・頚椎
	関節リウマチ・股関節	関節リウマチ・指関節	関節リウマチ・趾関節
	関節リウマチ・手関節	関節リウマチ・脊椎	関節リウマチ・足関節
	関節リウマチ・肘関節	関節リウマチ・腰椎	偽性股関節痛
	胸鎖関節痛	血清反応陰性関節リウマチ	肩鎖関節痛
	肩部痛	股関節痛	趾関節痛
	膝関節障害	尺側偏位	手関節痛
	手指関節痛	脊椎関節痛	仙腸関節痛
	足関節痛	多発性関節痛	肘関節痛

	中指関節痛	母指MP関節痛	母趾関節痛
	リウマチ様関節炎		

用法用量
(1)変形性膝関節症：通常，成人1回2.5mLを1週間毎に連続5回膝関節腔内に投与する。その後，症状の維持を目的とする場合は，2～4週間隔で投与する。
(2)肩関節周囲炎：通常，成人1回2.5mLを1週間毎に連続5回肩関節(肩関節腔，肩峰下滑液包又は上腕二頭筋長頭腱腱鞘)内に投与する。
(3)関節リウマチにおける膝関節痛：通常，成人1回2.5mLを1週間毎に連続5回膝関節腔内に投与する。

用法用量に関連する使用上の注意　本剤は，関節内に投与するので，厳重な無菌的操作のもとに行うこと。

禁忌　本剤の成分に対し過敏症の既往歴のある患者

アダントディスポ関節注25mg：Meiji Seika　1%2.5mL1筒[379円/筒]，ソルベント・ディスポ関節注25mg：大正薬品　1%2.5mL1筒[607円/筒]，ヒアルロン酸Na関節注25mgシリンジ「AFP」：シオノ　1%2.5mL1筒[379円/筒]，ヒアルロン酸Na関節注25mgシリンジ「NP」：ニプロ　1%2.5mL1筒[607円/筒]，ヒアルロン酸Na関節注25mgシリンジ「テバ」：テバ製薬　1%2.5mL1筒[379円/筒]，ヒアルロン酸ナトリウム関節注25mgシリンジ「日医工」：日医工　1%2.5mL1筒[607円/筒]，ヒアロス関節注25mg：マルホ　1%2.5mL1筒[607円/筒]，ヒカミロンディスポ関節注25mg：鶴原　1%2.5mL1筒[1133円/筒]，ヒュースレン関節注ディスポ25mg：東和　1%2.5mL1筒[607円/筒]，プリーラディスポ関節注25mg：高田　1%2.5mL1筒[607円/筒]，ルミステロンディスポ関節注25mg：日新－山形　1%2.5mL1筒[607円/筒]

スミフェロン注DS300万IU　規格：300万国際単位1筒[6549円/筒]
インターフェロンアルファ(NAMALWA)　大日本住友　639

【効能効果】

腎癌，多発性骨髄腫，ヘアリー細胞白血病
慢性骨髄性白血病
HBe抗原陽性でかつDNAポリメラーゼ陽性のB型慢性活動性肝炎のウイルス血症の改善
C型慢性肝炎におけるウイルス血症の改善(血中HCV RNA量が高い場合を除く)
C型代償性肝硬変におけるウイルス血症の改善(セログループ1の血中HCV RNA量が高い場合を除く)
HTLV-I脊髄症(HAM)

【対応標準病名】

◎	B型慢性肝炎	C型代償性肝硬変	C型慢性肝炎
	HBe抗原検査陽性	HTLV－I関連脊髄症	ウイルス血症
	活動性慢性肝炎	腎癌	多発性骨髄腫
	ヘアリー細胞白血病	慢性骨髄性白血病	
○	B型肝硬変	B型代償性肝硬変	B型非代償性肝硬変
	C型肝炎	C型肝炎ウイルス感染	C型肝炎合併妊娠
	C型肝硬変	C型非代償性肝硬変	POEMS症候群
	ウイルス感染症	形質細胞腫	形質細胞白血病
	腎悪性腫瘍	腎細胞癌	代償性肝硬変
	透析腎癌	白血病	非定型慢性骨髄性白血病
	非分泌型骨髄腫	ベンスジョーンズ型多発性骨髄腫	慢性骨髄性白血病移行期
	慢性骨髄性白血病急性転化	慢性骨髄性白血病慢性期	慢性白血病
△	急性巨核芽球性白血病	急性単球性白血病	急性白血病
	くすぶり型白血病	形質細胞性骨髄腫	骨外性形質細胞腫
	骨髄腫腎	骨髄性白血病骨髄浸潤	孤立性骨形質細胞腫
	混合型白血病	腎カルチノイド	腎肉腫
	髄膜白血病	成人T細胞白血病骨髄浸潤	赤白血病
	遷延性肝炎	多発性骨髄腫性関節症	単球性白血病
	低形成性白血病	二次性白血病	白血病性関節症
	非定型的白血病	皮膚白血病	肥満細胞性白血病
	ヘアリー細胞白血病亜型	慢性ウイルス肝炎	慢性肝炎
	慢性肝炎増悪	慢性骨髄単球性白血病	慢性持続性肝炎
	慢性単球性白血病	慢性非活動性肝炎	慢性リンパ性白血病
	無症候性骨髄腫		

効能効果に関連する使用上の注意
C型代償性肝硬変におけるウイルス血症の改善(セログループ1の血中HCV RNA量が高い場合を除く)への本剤の使用にあたっては，以下を確認すること。
セログループ1の場合には，血中HCV RNA量がアンプリコアモニター法では500KIU/mL以上でないこと，又はDNAプローブ法では4Meq/mL以上でないこと。

用法用量
腎癌，多発性骨髄腫，ヘアリー細胞白血病，慢性骨髄性白血病：通常，成人には1日1回300万～600万国際単位を皮下又は筋肉内に投与する。なお，年齢，症状により適宜増減又は隔日投与する。
HBe抗原陽性でかつDNAポリメラーゼ陽性のB型慢性活動性肝炎のウイルス血症の改善：通常，成人には1日1回300万～600万国際単位を皮下又は筋肉内に投与する。
C型慢性肝炎におけるウイルス血症の改善(血中HCV RNA量が高い場合を除く)：使用にあたっては，HCV RNAが陽性であることを確認したうえで行う。通常，成人には1日1回300万～900万国際単位を連日又は週3回皮下又は筋肉内に投与する。
C型代償性肝硬変におけるウイルス血症の改善(セログループ1の血中HCV RNA量が高い場合を除く)：使用にあたっては，HCV RNAが陽性であることを確認したうえで行う。通常，成人は1日1回600万国際単位で投与を開始し，投与後2週間までは連日，その後1日1回300万～600万国際単位を週3回皮下又は筋肉内に投与する。なお，患者の状態により適宜減量する。
HTLV-I脊髄症(HAM)：通常，成人には1日1回300万国際単位を皮下又は筋肉内に投与する。

用法用量に関連する使用上の注意
(1) HBe抗原陽性でかつDNAポリメラーゼ陽性のB型慢性活動性肝炎のウイルス血症の改善への使用にあたっては，4週間投与を目安とし，その後の継続投与については，臨床効果及び副作用の程度を考慮し，慎重に行うこと。
(2) C型慢性肝炎におけるウイルス血症の改善への本剤の投与期間は，臨床効果及び副作用の程度を考慮しながら慎重に決定するが，投与12週で効果が認められない場合には投与を中止すること。
(3) C型慢性肝炎におけるウイルス血症の改善への900万国際単位の投与にあたっては，臨床効果及び患者の状態を考慮し，慎重に行うこと。
(4) C型代償性肝硬変におけるウイルス血症の改善への本剤の投与期間は，臨床効果及び副作用の程度を考慮しながら慎重に決定すること。

警告　本剤の投与により間質性肺炎，自殺企図があらわれることがあるので，「使用上の注意」に十分留意し，患者に対し副作用発現の可能性について十分説明すること。

禁忌
(1)本剤の成分又は他のインターフェロン製剤に対し，過敏症の既往歴のある患者
(2)ワクチン等生物学的製剤に対し，過敏症の既往歴のある患者
(3)小柴胡湯を投与中の患者
(4)自己免疫性肝炎の患者

併用禁忌

薬剤名等	臨床症状・措置方法	機序・危険因子
小柴胡湯	間質性肺炎があらわ	機序不明であるが，間

	れることがある。	質性肺炎の発現例には小柴胡湯との併用例が多い。

スミフェロン注DS600万IU 規格：600万国際単位1筒[12424円/筒]
インターフェロンアルファ(NAMALWA) 大日本住友 639

【効 能 効 果】

腎癌，多発性骨髄腫，ヘアリー細胞白血病
慢性骨髄性白血病
HBe 抗原陽性でかつ DNA ポリメラーゼ陽性の B 型慢性活動性肝炎のウイルス血症の改善
C 型慢性肝炎におけるウイルス血症の改善(血中 HCV RNA 量が高い場合を除く)
C 型代償性肝硬変におけるウイルス血症の改善(セログループ 1 の血中 HCV RNA 量が高い場合を除く)

【対応標準病名】

◎	B 型慢性肝炎	C 型代償性肝硬変	C 型慢性肝炎
	HBe 抗原検査陽性	ウイルス血症	活動性慢性肝炎
	腎癌	多発性骨髄腫	ヘアリー細胞白血病
	慢性骨髄性白血病		
○	B 型肝硬変	B 型代償性肝硬変	B 型非代償性肝硬変
	C 型肝炎	C 型肝炎ウイルス感染	C 型肝炎合併妊娠
	C 型肝硬変	C 型非代償性肝硬変	POEMS 症候群
	ウイルス感染症	形質細胞腫	形質細胞白血病
	腎悪性腫瘍	腎細胞癌	代償性肝硬変
	透析腎癌	白血病	非定型慢性骨髄性白血病
	非分泌型骨髄腫	ベンスジョーンズ型多発性骨髄腫	慢性骨髄性白血病移行期
	慢性骨髄性白血病急性転化	慢性骨髄性白血病慢性期	慢性白血病
△	急性巨核芽球性白血病	急性単球性白血病	急性白血病
	くすぶり型白血病	形質細胞性骨髄腫	骨外性形質細胞腫
	骨髄腫腎	骨髄性白血病骨髄浸潤	孤立性骨形質細胞腫
	混合型白血病	腎カルチノイド	腎肉腫
	髄膜白血病	成人 T 細胞白血病骨髄浸潤	赤白血病
	遷延性肝炎	多発性骨髄腫性関節症	単球性白血病
	低形成性白血病	二次性白血病	白血病性関節症
	非定型的白血病	皮膚白血病	肥満細胞性白血病
	ヘアリー細胞白血病亜型	慢性ウイルス肝炎	慢性肝炎
	慢性肝炎増悪	慢性骨髄単球性白血病	慢性持続性肝炎
	慢性単球性白血病	慢性非活動性肝炎	慢性リンパ性白血病
	無症候性骨髄腫		

効能効果に関連する使用上の注意

C 型代償性肝硬変におけるウイルス血症の改善(セログループ 1 の血中 HCV RNA 量が高い場合を除く)への本剤の使用にあたっては，以下を確認すること。

セログループ 1 の場合には，血中 HCV RNA 量がアンプリコアモニター法では 500KIU/mL 以上でないこと，又は DNA プローブ法では 4Meq/mL 以上でないこと。

用法用量

腎癌，多発性骨髄腫，ヘアリー細胞白血病，慢性骨髄性白血病：通常，成人には 1 日 1 回 300 万～600 万国際単位を皮下又は筋肉内に投与する。なお，年齢，症状により適宜増減又は隔日投与する。

HBe 抗原陽性でかつ DNA ポリメラーゼ陽性の B 型慢性活動性肝炎のウイルス血症の改善：通常，成人には 1 日 1 回 300 万～600 万国際単位を皮下又は筋肉内に投与する。

C 型慢性肝炎におけるウイルス血症の改善(血中 HCV RNA 量が高い場合を除く)：使用にあたっては，HCV RNA が陽性であることを確認したうえで行う。通常，成人には 1 日 1 回 300 万～900 万国際単位を連日又は週 3 回皮下又は筋肉内に投与する。

C 型代償性肝硬変におけるウイルス血症の改善(セログループ 1 の血中 HCV RNA 量が高い場合を除く)：使用にあたっては，HCV RNA が陽性であることを確認したうえで行う。通常，成人は 1 日 1 回 600 万国際単位で投与を開始し，投与後 2 週間までは連日，その後 1 日 1 回 300 万～600 万国際単位を週 3 回皮下又は筋肉内に投与する。なお，患者の状態により適宜減量する。

用法用量に関連する使用上の注意

(1) HBe 抗原陽性でかつ DNA ポリメラーゼ陽性の B 型慢性活動性肝炎のウイルス血症の改善への使用にあたっては，4 週間投与を目安とし，その後の継続投与については，臨床効果及び副作用の程度を考慮し，慎重に行うこと。
(2) C 型慢性肝炎におけるウイルス血症の改善への本剤の投与期間は，臨床効果及び副作用の程度を考慮しながら慎重に決定するが，投与 12 週で効果が認められない場合には投与を中止すること。
(3) C 型慢性肝炎におけるウイルス血症の改善への 900 万国際単位の投与にあたっては，臨床効果及び患者の状態を考慮し，慎重に行うこと。
(4) C 型代償性肝硬変におけるウイルス血症の改善への本剤の投与期間は，臨床効果及び副作用の程度を考慮しながら慎重に決定すること。

警告 本剤の投与により間質性肺炎，自殺企図があらわれることがあるので，「使用上の注意」に十分留意し，患者に対し副作用発現の可能性について十分説明すること。

禁忌

(1)本剤の成分又は他のインターフェロン製剤に対し，過敏症の既往歴のある患者
(2)ワクチン等生物学的製剤に対し，過敏症の既往歴のある患者
(3)小柴胡湯を投与中の患者
(4)自己免疫性肝炎の患者

併用禁忌

薬剤名等	臨床症状・措置方法	機序・危険因子
小柴胡湯	間質性肺炎があらわれることがある。	機序不明であるが，間質性肺炎の発現例には小柴胡湯との併用例が多い。

スミフェロン注バイアル300万IU
規格：300万国際単位1瓶[6549円/瓶]
インターフェロンアルファ(NAMALWA) 大日本住友 639

【効 能 効 果】

腎癌，多発性骨髄腫，ヘアリー細胞白血病
慢性骨髄性白血病
HBe 抗原陽性でかつ DNA ポリメラーゼ陽性の B 型慢性活動性肝炎のウイルス血症の改善
C 型慢性肝炎におけるウイルス血症の改善(血中 HCV RNA 量が高い場合を除く)
C 型代償性肝硬変におけるウイルス血症の改善(セログループ 1 の血中 HCV RNA 量が高い場合を除く)
亜急性硬化性全脳炎におけるイノシン プラノベクスとの併用による臨床症状の進展抑制
HTLV-I 脊髄症(HAM)

【対応標準病名】

◎	B 型慢性肝炎	C 型代償性肝硬変	C 型慢性肝炎
	HBe 抗原検査陽性	HTLV － I 関連脊髄症	亜急性硬化性全脳炎
	ウイルス血症	活動性慢性肝炎	腎癌
	多発性骨髄腫	ヘアリー細胞白血病	慢性骨髄性白血病
○	B 型肝硬変	B 型代償性肝硬変	B 型非代償性肝硬変

	C型肝炎	C型肝炎ウイルス感染	C型肝炎合併妊娠
	C型肝硬変	C型非代償性肝硬変	POEMS症候群
	ウイルス感染症	形質細胞腫	形質細胞白血病
	腎悪性腫瘍	腎細胞癌	代償性肝硬変
	透析腎癌	白血病	非定型慢性骨髄性白血病
	非分泌型骨髄腫	ベンスジョーンズ型多発性骨髄腫	慢性骨髄性白血病移行期
	慢性骨髄性白血病急性転化	慢性骨髄性白血病慢性期	慢性白血病
△	家族性クロイツフェルト・ヤコブ病	急性巨核芽球性白血病	急性単球性白血病
	急性白血病	くすぶり型白血病	形質細胞性骨髄腫
	骨外性形質細胞腫	骨髄腫腎	骨髄性白血病骨髄浸潤
	孤発性クロイツフェルト・ヤコブ病	孤立性骨形質細胞腫	混合型白血病
	腎カルチノイド	腎肉腫	髄膜白血病
	成人T細胞白血病骨髄浸潤	赤白血病	遷延性肝炎
	多発性骨髄腫性関節症	単球性白血病	低形成性白血病
	二次性白血病	白血病性関節症	非定型的白血病
	皮膚白血病	肥満細胞性白血病	ヘアリー細胞白血病亜型
	慢性ウイルス肝炎	慢性肝炎	慢性肝炎増悪
	慢性骨髄単球性白血病	慢性持続性肝炎	慢性単球性白血病
	慢性非活動性肝炎	慢性リンパ性白血病	無症候性骨髄腫

効能効果に関連する使用上の注意

C型代償性肝硬変におけるウイルス血症の改善(セログループ1の血中HCV RNA量が高い場合を除く)への本剤の使用にあたっては，以下を確認すること。

セログループ1の場合には，血中HCV RNA量がアンプリコアモニター法では500KIU/mL以上でないこと，又はDNAプローブ法では4Meq/mL以上でないこと。

用法用量

腎癌，多発性骨髄腫，ヘアリー細胞白血病，慢性骨髄性白血病：通常，成人には1日1回300万～600万国際単位を皮下又は筋肉内に投与する。なお，年齢，症状により適宜増減又は隔日投与する。

HBe抗原陽性でかつDNAポリメラーゼ陽性のB型慢性活動性肝炎のウイルス血症の改善：通常，成人には1日1回300万～600万国際単位を皮下又は筋肉内に投与する。

C型慢性肝炎におけるウイルス血症の改善(血中HCV RNA量が高い場合を除く)：使用にあたっては，HCV RNAが陽性であることを確認したうえで行う。通常，成人には1日1回300万～900万国際単位を連日又は週3回皮下又は筋肉内に投与する。

C型代償性肝硬変におけるウイルス血症の改善(セログループ1の血中HCV RNA量が高い場合を除く)：使用にあたっては，HCV RNAが陽性であることを確認したうえで行う。通常，成人は1日1回600万国際単位で投与を開始し，投与後2週間までは連日，その後1日1回300万～600万国際単位を週3回皮下又は筋肉内に投与する。なお，患者の状態により適宜減量する。

亜急性硬化性全脳炎におけるイノシン　プラノベクスとの併用による臨床症状の進展抑制：イノシン　プラノベクスと併用し，通常，1日1回100万～300万国際単位を週1～3回髄腔内(脳室内を含む)に投与する。なお，年齢，症状により適宜減量する。

HTLV-I脊髄症(HAM)：通常，成人には1日1回300万国際単位を皮下又は筋肉内に投与する。

用法用量に関連する使用上の注意

(1) HBe抗原陽性でかつDNAポリメラーゼ陽性のB型慢性活動性肝炎のウイルス血症の改善への使用にあたっては，4週間投与を目安とし，その後の継続投与については，臨床効果及び副作用の程度を考慮し，慎重に行うこと。

(2) C型慢性肝炎におけるウイルス血症の改善への本剤の投与期間は，臨床効果及び副作用の程度を考慮しながら慎重に決定するが，投与12週で効果が認められない場合には投与を中止すること。

(3) C型慢性肝炎におけるウイルス血症の改善への900万国際単位の投与にあたっては，臨床効果及び患者の状態を考慮し，慎重に行うこと。

(4) C型代償性肝硬変におけるウイルス血症の改善への本剤の投与期間は，臨床効果及び副作用の程度を考慮しながら慎重に決定すること。

(5)亜急性硬化性全脳炎におけるイノシン　プラノベクスとの併用による臨床症状の進展抑制への使用にあたっては，患者の状態を十分に勘案し，初回投与は100万国際単位から開始する等十分考慮すること。また，6ヵ月投与を目安とし，その後の継続投与については，臨床症状及び副作用の程度を考慮し，慎重に行うこと。

警告　本剤の投与により間質性肺炎，自殺企図があらわれることがあるので，「使用上の注意」に十分留意し，患者に対し副作用発現の可能性について十分説明すること。

禁忌

(1)本剤の成分又は他のインターフェロン製剤に対し，過敏症の既往歴のある患者

(2)ワクチン等生物学的製剤に対し，過敏症の既往歴のある患者

(3)小柴胡湯を投与中の患者

(4)自己免疫性肝炎の患者

併用禁忌

薬剤名等	臨床症状・措置方法	機序・危険因子
小柴胡湯	間質性肺炎があらわれることがある。	機序不明であるが，間質性肺炎の発現例には小柴胡湯との併用例が多い。

スルペラゾンキット静注用1g
規格：(1g)1キット(生理食塩液100mL付)[1351円/キット]

スルペラゾン静注用0.5g
規格：(500mg)1瓶[688円/瓶]

スルペラゾン静注用1g
規格：(1g)1瓶[1001円/瓶]

スルバクタムナトリウム　セフォペラゾンナトリウム

ファイザー　613

【効能効果】

〈適応菌種〉本剤に感性のブドウ球菌属，大腸菌，シトロバクター属，クレブシエラ属，エンテロバクター属，セラチア属，プロテウス属，プロビデンシア・レットゲリ，モルガネラ・モルガニー，インフルエンザ菌，緑膿菌，アシネトバクター属，バクテロイデス属，プレボテラ属

〈適応症〉敗血症，感染性心内膜炎，外傷・熱傷及び手術創等の二次感染，咽頭・喉頭炎，扁桃炎，急性気管支炎，肺炎，肺膿瘍，膿胸，慢性呼吸器病変の二次感染，膀胱炎，腎盂腎炎，腹膜炎，腹腔内膿瘍，胆嚢炎，胆管炎，肝膿瘍，バルトリン腺炎，子宮内感染，子宮付属器炎，子宮旁結合織炎

【対応標準病名】

◎	咽頭炎	咽頭喉頭炎	外傷
	感染性心内膜炎	肝膿瘍	急性気管支炎
	喉頭炎	挫創	子宮内感染症
	子宮付属器炎	子宮傍組織炎	術後創部感染
	腎盂腎炎	創傷	創傷感染症
	胆管炎	胆のう炎	熱傷
	膿胸	肺炎	敗血症
	肺膿瘍	バルトリン腺炎	腹腔内膿瘍
	腹膜炎	扁桃炎	膀胱炎
	裂傷	裂創	
○あ	MRCNS敗血症	MRSA膀胱炎	亜急性感染性心内膜炎
	亜急性気管支炎	亜急性細菌性心内膜炎	亜急性心内膜炎
	足開放創	足挫創	足切創
	足第1度熱傷	足第2度熱傷	足第3度熱傷
	足熱傷	圧挫傷	圧挫創
	アルカリ腐蝕	アレルギー性膀胱炎	アンギナ
	胃腸管熱傷	犬咬創	胃熱傷

陰茎開放創	陰茎挫創	陰茎折症
陰茎第１度熱傷	陰茎第２度熱傷	陰茎第３度熱傷
陰茎熱傷	陰茎裂創	咽頭気管炎
咽頭チフス	咽頭熱傷	咽頭扁桃炎
院内感染敗血症	陰のう開放創	陰のう第１度熱傷
陰のう第２度熱傷	陰のう第３度熱傷	陰のう熱傷
陰のう裂創	陰部切創	インフルエンザ菌気管支炎
インフルエンザ菌喉頭炎	インフルエンザ菌性咽頭炎	インフルエンザ菌性喉頭気管炎
インフルエンザ菌敗血症	会陰第１度熱傷	会陰第２度熱傷
会陰第３度熱傷	会陰熱傷	会陰部化膿創
会陰裂傷	腋窩第１度熱傷	腋窩第２度熱傷
腋窩第３度熱傷	腋窩熱傷	壊死性肺炎
壊疽性咽頭炎	壊疽性胆細管炎	壊疽性胆のう炎
横隔膜下膿瘍	横隔膜下腹膜炎	オスラー結節

か

汚染擦過創	汚染創	外陰開放創
外陰第１度熱傷	外陰第２度熱傷	外陰第３度熱傷
外陰熱傷	外陰部挫創	外陰部切創
外陰部裂傷	外耳部外傷性皮下異物	外耳部咬創
外耳部挫傷	外耳部擦過創	外耳部切創
外耳部虫刺傷	外傷性縦隔気腫	外傷性切断
外傷性乳び胸	外傷性脳圧迫・頭蓋内に達する開放創合併あり	外傷性皮下気腫
開放性外傷性脳圧迫	開放性胸膜損傷	開放性脳挫創
開放性脳損傷髄膜炎	開放性脳底部挫傷	開放性びまん性脳損傷
潰瘍性咽頭炎	潰瘍性膀胱炎	下咽頭炎
下咽頭熱傷	化学外傷	下顎咬創
下顎挫傷	下顎擦過創	下顎切創
下顎熱傷	下顎部挫傷	下顎部第１度熱傷
下顎部第２度熱傷	下顎部第３度熱傷	下顎部皮膚欠損創
踵裂創	顎関節部咬創	顎関節部挫傷
顎関節部擦過創	顎関節部切創	角結膜腐蝕
顎部挫傷	角膜アルカリ化学熱傷	角膜酸化学熱傷
角膜酸性熱傷	角膜熱傷	下肢第１度熱傷
下肢第２度熱傷	下肢第３度熱傷	下肢熱傷
下腿汚染創	下腿開放創	下腿挫創
下腿切創	下腿足部熱傷	下腿熱傷
下腿皮膚欠損創	下腿部第１度熱傷	下腿部第２度熱傷
下腿部第３度熱傷	下腿裂創	カタル性咽頭炎
化膿性肝膿瘍	化膿性喉頭炎	化膿性腹膜炎
下半身第１度熱傷	下半身第２度熱傷	下半身第３度熱傷
下半身熱傷	下腹部第１度熱傷	下腹部第２度熱傷
下腹部第３度熱傷	眼化学熱傷	肝下膿瘍
眼球熱傷	眼瞼外傷性皮下異物	眼瞼化学熱傷
眼瞼咬創	眼瞼擦過創	眼瞼切創
眼瞼第１度熱傷	眼瞼第２度熱傷	眼瞼第３度熱傷
眼瞼虫刺傷	眼瞼熱傷	環指圧挫傷
環指挫傷	環指挫創	環指切創
環指剥皮創	環指皮膚欠損創	肝周囲炎
眼周囲化学熱傷	眼周囲第１度熱傷	眼周囲第２度熱傷
眼周囲第３度熱傷	肝周囲膿瘍	眼周囲部外傷性皮下異物
眼周囲部咬創	眼周囲部擦過創	眼周囲部切創
眼周囲部虫刺傷	関節血腫	関節挫傷
感染性咽頭炎	感染性喉頭気管炎	貫通性挫滅創
肝内胆細管炎	眼熱傷	眼部外傷性皮下異物
眼部咬創	眼部擦過創	眼部切創
眼部虫刺傷	顔面汚染創	顔面咬創
顔面挫傷	顔面擦過創	顔面切創
顔面損傷	顔面第１度熱傷	顔面第２度熱傷
顔面第３度熱傷	顔面多発咬創	顔面多発挫傷
顔面多発擦過創	顔面多発切創	顔面多発虫刺傷
顔面熱傷	顔面皮膚欠損創	気管支肺炎
気管支瘻膿胸	気管熱傷	気腫性腎盂腎炎
気道熱傷	偽膜性咽頭炎	偽膜性気管支炎
偽膜性喉頭炎	偽膜性扁桃炎	逆行性胆管炎
急性アデノイド咽頭炎	急性アデノイド扁桃炎	急性咽頭炎
急性咽頭喉頭炎	急性咽頭扁桃炎	急性壊疽性喉頭炎
急性壊疽性扁桃炎	急性潰瘍性喉頭炎	急性潰瘍性扁桃炎
急性化膿性咽頭炎	急性化膿性胆管炎	急性化膿性胆のう炎
急性化膿性扁桃炎	急性感染性心内膜炎	急性気管気管支炎
急性気腫性胆のう炎	急性限局性腹膜炎	急性喉頭炎
急性喉頭気管炎	急性喉頭気管気管支炎	急性骨盤腹膜炎
急性細菌性心内膜炎	急性子宮傍結合織炎	急性出血性膀胱炎
急性心内膜炎	急性声帯炎	急性声門下喉頭炎
急性腺窩性扁桃炎	急性胆管炎	急性胆細管炎
急性単純性膀胱炎	急性胆のう炎	急性肺炎
急性汎発性腹膜炎	急性反復性気管支炎	急性腹膜炎
急性浮腫性喉頭炎	急性付属器炎	急性閉塞性化膿性胆管炎
急性扁桃炎	急性膀胱炎	急性卵管炎
急性卵巣炎	胸腔熱傷	狭窄性胆管炎
頬粘膜咬傷	頬粘膜咬創	胸部汚染創
胸部外傷	頬部咬創	頬部挫傷
胸部挫創	頬部擦過創	胸部上腕熱傷
胸部切創	頬部切創	胸部損傷
胸部第１度熱傷	頬部第１度熱傷	胸部第２度熱傷
頬部第２度熱傷	胸部第３度熱傷	頬部第３度熱傷
胸部熱傷	胸部皮膚欠損創	頬部皮膚欠損創
胸壁開放創	胸壁刺創	胸膜損傷・胸腔に達する開放創合併あり
胸膜裂創	胸膜瘻	魚咬創
躯幹薬傷	グラム陽性菌敗血症	クループ性気管支炎
頚管破裂	脛骨顆部割創	頚部開放創
頚部挫創	頚部切創	頚部第１度熱傷
頚部第２度熱傷	頚部第３度熱傷	頚部熱傷
頚部皮膚欠損創	血腫	結膜熱傷
結膜のうアルカリ化学熱傷	結膜のう酸化学熱傷	結膜腐蝕
嫌気性菌敗血症	限局性膿胸	限局性腹膜炎
肩甲間部第１度熱傷	肩甲間部第２度熱傷	肩甲間部第３度熱傷
肩甲間部熱傷	肩甲部第１度熱傷	肩甲部第２度熱傷
肩甲部第３度熱傷	肩甲部熱傷	原発性硬化性胆管炎
原発性腹膜炎	肩部第１度熱傷	肩部第２度熱傷
肩部第３度熱傷	コアグラーゼ陰性ぶどう球菌敗血症	高エネルギー外傷
口蓋挫傷	口腔外傷性異物	口腔挫傷
口腔擦過創	口腔切創	口腔第１度熱傷
口腔第２度熱傷	口腔第３度熱傷	口腔内血腫
口腔熱傷	口腔粘膜咬傷	口腔粘膜咬創
口唇外傷性皮下異物	口唇咬傷	口唇咬創
口唇挫傷	口唇擦過創	口唇切創
口唇第１度熱傷	口唇第２度熱傷	口唇第３度熱傷
口唇虫刺傷	口唇熱傷	咬創
喉頭外傷	喉頭周囲炎	喉頭損傷
喉頭熱傷	後頭部割創	後頭部挫傷
後頭部挫創	後頭部切創	後頭部裂創
後腹膜炎	後腹膜膿瘍	肛門第１度熱傷
肛門第２度熱傷	肛門第３度熱傷	肛門熱傷
肛門裂創	骨盤結合織炎	骨盤死腔炎
骨盤直腸窩膿瘍	骨盤膿瘍	骨盤腹膜炎
骨盤部裂創	昆虫咬創	昆虫刺傷

さ

細菌性肝膿瘍	細菌性ショック	細菌性心内膜炎
細菌性腹膜炎	細菌性膀胱炎	細胆管炎
再発性胆管炎	採皮創	挫傷
擦過創	擦過皮下血腫	挫滅傷
挫滅創	酸腐蝕	耳介外傷性皮下異物
耳介咬創	耳介挫傷	耳介擦過創
耳介切創	耳介虫刺傷	耳介部第１度熱傷
耳介部第２度熱傷	耳介部第３度熱傷	趾開放創

趾化膿創	趾間切創	子宮頚管裂傷
子宮頚部環状剥離	子宮周囲炎	子宮周囲膿瘍
子宮熱傷	趾挫創	示指MP関節挫傷
示指PIP開放創	示指割創	示指化膿創
四肢挫傷	示指挫傷	示指挫創
示指刺創	示指切創	四肢第1度熱傷
四肢第2度熱傷	四肢第3度熱傷	四肢熱傷
示指皮膚欠損創	趾第1度熱傷	趾第2度熱傷
趾第3度熱傷	膝蓋部挫創	膝下部挫創
膝窩部銃創	膝関節部異物	膝関節部挫創
膝部開放創	膝部割創	膝部咬創
膝部挫創	膝部切創	膝部第1度熱傷
膝部第2度熱傷	膝部第3度熱傷	膝部裂創
歯肉挫傷	趾熱傷	手圧挫傷
縦隔膿瘍	習慣性アンギナ	習慣性扁桃炎
銃自殺未遂	十二指腸穿孔腹膜炎	十二指腸総胆管炎
手関節挫滅傷	手関節挫滅創	手関節部切創
手関節部第1度熱傷	手関節部第2度熱傷	手関節部第3度熱傷
手関節部裂創	手指圧挫傷	手指汚染創
手指開放創	手指咬創	手指挫傷
手指挫創	手指挫滅傷	手指挫滅創
手指刺創	手指切創	手指第1度熱傷
手指第2度熱傷	手指第3度熱傷	手指打撲傷
手指端熱傷	手指熱傷	手指剥皮創
手指皮下血腫	手指皮膚欠損創	手術創部膿瘍
手術創離開	手掌第1度熱傷	手掌第2度熱傷
手掌第3度熱傷	手掌熱傷	手掌皮膚欠損創
出血性膀胱炎	術後横隔膜下膿瘍	術後腎盂腎炎
術後胆管炎	術後膿瘍	術後腹腔内膿瘍
術後腹壁膿瘍	術後腹膜炎	手背第1度熱傷
手背第2度熱傷	手背第3度熱傷	手背熱傷
手背皮膚欠損創	手部汚染創	シュロッフェル腫瘤
上咽頭炎	上顎挫傷	上顎擦過創
上顎切創	上口唇挫傷	上行性腎盂腎炎
踵骨部挫滅創	小指咬創	小指挫傷
小指挫創	小指切創	上肢第1度熱傷
上肢第2度熱傷	上肢第3度熱傷	上肢熱傷
小指皮膚欠損創	焼身自殺未遂	上唇小帯裂創
小児肺炎	上半身第1度熱傷	上半身第2度熱傷
上半身第3度熱傷	上半身熱傷	踵部第1度熱傷
踵部第2度熱傷	踵部第3度熱傷	上腕汚染創
上腕貫通銃創	上腕挫創	上腕第1度熱傷
上腕第2度熱傷	上腕第3度熱傷	上腕熱傷
上腕皮膚欠損創	上腕部開放創	食道熱傷
処女膜裂傷	女性急性骨盤蜂巣炎	女性慢性骨盤蜂巣炎
滲出性気管支炎	滲出性腹膜炎	心内膜炎
膵臓性腹膜炎	精巣開放創	精巣熱傷
精巣破裂	舌咬傷	切創
舌熱傷	舌扁桃炎	セレウス菌敗血症
遷延性心内膜炎	前額部外傷性皮下異物	前額部咬創
前額部擦過創	前額部切創	前額部第1度熱傷
前額部第2度熱傷	前額部第3度熱傷	前額部虫刺傷
前額部虫刺症	前額部皮膚欠損創	腺窩性アンギナ
前胸部挫創	前胸部第1度熱傷	前胸部第2度熱傷
前胸部第3度熱傷	前胸部熱傷	穿孔性腹腔内膿瘍
穿孔性腹膜炎	仙骨部挫創	仙骨部皮膚欠損創
全身挫傷	全身擦過創	全身第1度熱傷
全身第2度熱傷	全身第3度熱傷	全身熱傷
前頭部割創	前頭部挫傷	前頭部挫創
前頭部切創	前頭部皮膚欠損創	全膿胸
前腕汚染創	前腕開放創	前腕咬創
前腕挫創	前腕刺創	前腕手部熱傷
前腕切創	前腕第1度熱傷	前腕第2度熱傷
前腕第3度熱傷	前腕熱傷	前腕皮膚欠損創

前腕裂創	爪下挫滅傷	爪下挫滅創
搔創	創部膿瘍	足関節第1度熱傷
足関節第2度熱傷	足関節第3度熱傷	足関節内果部挫創
足関節熱傷	足関節部挫創	側胸部第1度熱傷
側胸部第2度熱傷	側胸部第3度熱傷	足底熱傷
足底部咬創	足底部刺創	足底部第1度熱傷
足底部第2度熱傷	足底部第3度熱傷	足底部皮膚欠損創
側頭部割創	側頭部挫創	側頭部切創
足背部挫創	足背部切創	足背部第1度熱傷
足背部第2度熱傷	足背部第3度熱傷	足部汚染創
側腹部咬創	側腹部挫創	側腹部第1度熱傷
側腹部第2度熱傷	側腹部第3度熱傷	側腹壁開放創
足部皮膚欠損創	足部裂創	鼠径部開放創
鼠径部切創	鼠径部第1度熱傷	鼠径部第2度熱傷
鼠径部第3度熱傷	鼠径部熱傷	損傷

た

第1度熱傷	第1度腐蝕	第2度熱傷
第2度腐蝕	第3度熱傷	第3度腐蝕
第4度熱傷	第5趾皮膚欠損創	体幹第1度熱傷
体幹第2度熱傷	体幹第3度熱傷	体幹熱傷
大腿汚染創	大腿咬創	大腿熱傷
大腿皮膚欠損創	大腿部第1度熱傷	大腿部第2度熱傷
大腿部第3度熱傷	体表面積10%未満の熱傷	体表面積10－19%の熱傷
体表面積20－29%の熱傷	体表面積30－39%の熱傷	体表面積40－49%の熱傷
体表面積50－59%の熱傷	体表面積60－69%の熱傷	体表面積70－79%の熱傷
体表面積80－89%の熱傷	体表面積90%以上の熱傷	大網膿瘍
大葉性肺炎	多発性外傷	多発性開放創
多発性肝膿瘍	多発性咬創	多発性昆虫咬創
多発性挫傷	多発性擦過創	多発性漿膜炎
多発性切創	多発性穿刺創	多発性第1度熱傷
多発性第2度熱傷	多発性第3度熱傷	多発性腸間膜膿瘍
多発性熱傷	多発性表在損傷	多発性裂創
打撲擦過創	胆管炎性肝膿瘍	胆管胆のう炎
胆管膿瘍	胆汁性腹膜炎	胆のう壊疽
胆のう周囲炎	胆のう周囲膿瘍	胆のう膿瘍
腟開放創	腟熱傷	腟壁縫合不全
腟裂傷	肘関節挫創	肘関節部開放創
中指咬創	中指挫傷	中指挫創
中指刺創	中指切創	中指皮膚欠損創
虫垂炎術後残膿瘍	肘部挫創	肘部切創
肘部第1度熱傷	肘部第2度熱傷	肘部第3度熱傷
肘部皮膚欠損創	腸間膜脂肪織炎	腸間膜膿瘍
腸球菌敗血症	腸骨窩膿瘍	腸穿孔腹膜炎
腸腰筋膿瘍	沈下性肺炎	手開放創
手咬創	手挫創	手刺創
手切創	手第1度熱傷	手第2度熱傷
手第3度熱傷	手熱傷	殿部開放創
殿部咬創	殿部刺創	殿部切創
殿部第1度熱傷	殿部第2度熱傷	殿部第3度熱傷
殿部熱傷	殿部皮膚欠損創	殿部裂創
頭頂部挫傷	頭頂部挫創	頭頂部擦過創
頭頂部切創	頭頂部裂創	頭皮開放創
頭皮剥離	頭皮表在損傷	頭部外傷性皮下異物
頭部外傷性皮下気腫	頭部開放創	頭部割創
頭部頚部挫傷	頭部頚部挫創	頭部頚部打撲傷
頭部血腫	頭部挫傷	頭部挫創
頭部擦過創	頭部刺創	頭部切創
頭部第1度熱傷	頭部第2度熱傷	頭部第3度熱傷
頭部多発咬創	頭部多発挫傷	頭部多発擦過創
頭部多発切創	頭部虫刺傷	動物咬創
頭部熱傷	頭部皮膚欠損創	頭部裂創
飛び降り自殺未遂	飛び込み自殺未遂	内部尿路性器の熱傷

な

軟口蓋血腫	軟口蓋熱傷	乳児肺炎

	乳頭部第1度熱傷	乳頭部第2度熱傷	乳頭部第3度熱傷
	乳房第1度熱傷	乳房第2度熱傷	乳房第3度熱傷
	乳房熱傷	乳輪部第1度熱傷	乳輪部第2度熱傷
	乳輪部第3度熱傷	尿細管間質性腎炎	尿膜管膿瘍
	妊娠中の子宮内感染	妊娠中の性器感染症	猫咬創
	脳挫傷・頭蓋内に達する開放創合併あり	脳挫創・頭蓋内に達する開放創合併あり	脳底部挫傷・頭蓋内に達する開放創合併あり
は	肺壊疽	肺炎合併肺膿瘍	肺炎球菌性咽頭炎
	肺炎球菌性気管支炎	肺炎球菌性腹膜炎	肺化膿症
	敗血症性咽頭炎	敗血症性ショック	敗血症性心内膜炎
	敗血症性肺炎	敗血性壊疽	肺熱傷
	背部第1度熱傷	背部第2度熱傷	背部第3度熱傷
	背部熱傷	爆死自殺未遂	抜歯後感染
	バルトリン腺膿瘍	半身第1度熱傷	半身第2度熱傷
	半身第3度熱傷	汎発性化膿性腹膜炎	反復性膀胱炎
	鼻下擦過創	膝汚染創	膝皮膚欠損創
	鼻部外傷性皮下異物	腓腹筋挫創	鼻部咬創
	鼻部挫傷	鼻部擦過創	鼻部切創
	皮膚損傷	鼻部第1度熱傷	鼻部第2度熱傷
	鼻部第3度熱傷	鼻部虫刺傷	鼻部皮膚欠損創
	鼻部皮膚剥離創	びまん性脳損傷・頭蓋内に達する開放創合併あり	びまん性肺炎
	表皮剥離	びらん性膀胱炎	腹腔骨盤部膿瘍
	腹腔内遺残膿瘍	腹部汚染創	腹部刺創
	腹部第1度熱傷	腹部第2度熱傷	腹部第3度熱傷
	腹部熱傷	腹部皮膚欠損創	腹壁開放創
	腹壁創し開	腹壁膿瘍	腹壁縫合糸膿瘍
	腹壁縫合不全	腐蝕	ぶどう球菌性咽頭炎
	ぶどう球菌性胸膜炎	ぶどう球菌性敗血症	ぶどう球菌性肺膿瘍
	ぶどう球菌性扁桃炎	分娩時会陰裂傷	分娩時軟産道損傷
	閉塞性肺炎	扁桃性アンギナ	膀胱後部膿瘍
	膀胱三角部炎	縫合糸膿瘍	膀胱周囲炎
	膀胱周囲膿瘍	縫合不全	縫合部膿瘍
	放射線性熱傷	包皮挫創	包皮切創
	包皮裂創	母指球部第1度熱傷	母指球部第2度熱傷
	母指球部第3度熱傷	母指咬創	母指挫傷
	母指挫創	母趾挫創	母指刺創
	母指切創	母指第1度熱傷	母指第2度熱傷
	母指第3度熱傷	母指打撲挫創	母指打撲傷
	母指熱傷	母指皮膚欠損創	母趾皮膚欠損創
ま	母指末節部挫創	膜性咽頭炎	慢性咽喉頭炎
	慢性骨盤腹膜炎	慢性再発性膀胱炎	慢性子宮傍結合織炎
	慢性胆管炎	慢性胆細管炎	慢性胆のう炎
	慢性膿胸	慢性肺化膿症	慢性複雑性膀胱炎
	慢性腹膜炎	慢性付属器炎	慢性扁桃炎
	慢性膀胱炎	慢性卵管炎	慢性卵巣炎
	脈絡網膜熱傷	無熱性肺炎	盲腸後部膿瘍
や	門脈炎性肝膿瘍	薬傷	腰部切創
	腰部第1度熱傷	腰部第2度熱傷	腰部第3度熱傷
ら	腰部打撲挫創	腰部熱傷	卵管炎
	卵管周囲炎	卵管卵巣膿瘍	卵管留膿症
	卵巣炎	卵巣周囲炎	卵巣膿瘍
	卵巣卵管周囲炎	轢過創	裂離
	連鎖球菌気管支炎	連鎖球菌性喉頭炎	連鎖球菌性喉頭気管炎
	連鎖球菌性心内膜炎	老人性肺炎	
△	BK ウイルス腎症	MRSA 感染性心内膜炎	MRSA 膿胸
	MRSA 肺化膿症	MRSA 敗血症	MRSA 腹膜炎
あ	RS ウイルス気管支炎	アキレス腱筋腱移行部断裂	アキレス腱挫傷
	アキレス腱挫創	アキレス腱切創	アキレス腱断裂
	アキレス腱部分断裂	足異物	亜脱臼
	圧迫骨折	圧迫神経炎	医原性気胸
	咽頭開放創	咽頭創傷	咽頭痛
	ウイルス性気管支炎	エコーウイルス気管支炎	炎症性大網癒着

	横隔膜損傷	横骨折	黄色ぶどう球菌敗血症
か	外耳開放創	外耳道創傷	外耳部外傷性異物
	外耳部外傷性腫脹	外耳部割創	外耳部貫通創
	外耳部挫創	外耳部刺創	外耳部創傷
	外耳部打撲傷	外耳部皮下血腫	外耳部皮下出血
	外傷後早期合併症	外傷性一過性麻痺	外傷性異物
	外傷性横隔膜ヘルニア	外傷性眼球ろう	外傷性空気塞栓症
	外傷性咬合	外傷性虹彩離断	外傷性硬膜動静脈瘻
	外傷性耳出血	外傷性脂肪塞栓症	外傷性食道破裂
	外傷性脊髄出血	外傷性動静脈瘻	外傷性動脈血腫
	外傷性動脈瘤	外傷性脳圧迫	外傷性脳圧迫・頭蓋内に達する開放創合併なし
	外傷性脳症	外傷性破裂	外傷性皮下血腫
	外耳裂創	開放骨折	開放性陥没骨折
	開放性脱臼	開放性脱臼骨折	開放性粉砕骨折
	開放創	下咽頭創傷	下顎外傷性異物
	下顎開放創	下顎割創	下顎貫通創
	下顎口唇挫創	下顎挫創	下顎刺創
	下顎創傷	下顎打撲傷	下顎皮下血腫
	下顎部打撲傷	下顎裂創	顎関節部開放創
	顎関節部割創	顎関節部貫通創	顎関節部挫創
	顎関節部刺創	顎関節部創傷	顎関節部打撲傷
	顎関節部皮下血腫	顎関節部裂創	顎部打撲傷
	角膜挫創	角膜切傷	角膜切創
	角膜創傷	角膜破裂	角膜裂傷
	割創	カテーテル感染症	カテーテル敗血症
	眼黄斑部裂孔	眼窩創傷	眼窩部挫創
	眼窩裂傷	眼球結膜裂傷	眼球損傷
	眼球破裂	眼球裂傷	眼瞼外傷性異物
	眼瞼外傷性腫脹	眼瞼開放創	眼瞼割創
	眼瞼貫通創	眼瞼挫創	眼瞼刺創
	眼瞼創傷	眼瞼裂創	間質性膀胱炎
	眼周囲部外傷性異物	眼周囲部外傷性腫脹	眼周囲部開放創
	眼周囲部割創	眼周囲部貫通創	眼周囲部挫創
	眼周囲部刺創	眼周囲部創傷	眼周囲部裂創
	関節骨折	関節打撲	完全骨折
	完全脱臼	貫通刺創	貫通銃創
	貫通創	肝肉芽腫	眼部外傷性異物
	眼部外傷性腫脹	眼部開放創	眼部割創
	眼部貫通創	眼部挫創	眼部刺創
	眼部創傷	眼部裂創	陥没骨折
	顔面外傷性異物	顔面開放創	顔面割創
	顔面貫通創	顔面挫創	顔面刺創
	顔面創傷	顔面掻創	顔面多発開放創
	顔面多発割創	顔面多発貫通創	顔面多発挫創
	顔面多発刺創	顔面多発創傷	顔面多発打撲傷
	顔面多発皮下血腫	顔面多発皮下出血	顔面多発裂創
	顔面打撲傷	顔面皮下血腫	顔面裂創
	気管支食道瘻	気管食道瘻	急性リウマチ性心内膜炎
	胸管損傷	胸腺損傷	頬部外傷性異物
	頬部開放創	頬部割創	頬部貫通創
	頬部挫創	頬部刺創	胸部食道損傷
	頬部創傷	頬部打撲傷	胸部皮下気腫
	頬部皮下血腫	頬部裂創	強膜切創
	強膜創傷	胸膜肺炎	強膜裂傷
	棘刺創	亀裂骨折	筋損傷
	筋断裂	筋肉内血腫	屈曲骨折
	クラミジア肺炎	グラム陰性桿菌敗血症	グラム陰性菌敗血症
	頚部食道開放創	血管切断	血管損傷
	血性腹膜炎	血栓性心内膜炎	結膜創傷
	結膜裂傷	腱切創	腱損傷
	腱断裂	腱部分断裂	腱裂傷
	口蓋切創	口蓋裂創	口角部挫創

	口角部裂創	口腔外傷性腫脹	口腔開放創
	口腔割創	口腔挫創	口腔刺創
	口腔創傷	口腔打撲傷	口腔裂創
	後出血	口唇外傷性異物	口唇外傷性腫脹
	口唇開放創	口唇割創	口唇貫通創
	口唇挫創	口唇刺創	口唇創傷
	口唇打撲傷	口唇皮下血腫	口唇皮下出血
	口唇裂創	溝創	後頭部外傷
	後頭部打撲傷	広範性軸索損傷	広汎性神経損傷
	後方脱臼	硬膜損傷	硬膜裂傷
	コクサッキーウイルス気管支炎	骨折	骨盤部感染性リンパのう胞
さ	コントル・クー損傷	三尖弁心内膜炎	耳介外傷性異物
	耳介外傷性腫脹	耳介開放創	耳介割創
	耳介貫通創	耳介挫創	耳介刺創
	耳介創傷	耳介打撲傷	耳介皮下血腫
	耳介皮下出血	耳介裂創	耳下腺部打撲
	指間切創	刺咬症	自己免疫性肝硬変
	四肢静脈損傷	四肢動脈損傷	耳前部挫創
	刺創	膝部異物	歯肉切創
	歯肉裂創	斜骨折	射創
	尺骨近位端骨折	尺骨鉤状突起骨折	縦隔血腫
	縦骨折	銃創	重複骨折
	手関節掌側部挫創	手関節部挫創	手関節部創傷
	種子骨開放骨折	種子骨骨折	手掌挫創
	手掌刺創	手掌切創	手掌剥皮創
	術後感染症	術後血腫	術後消化管出血性ショック
	術後ショック	術後髄膜炎	術後敗血症
	術後皮下気腫	手背部挫創	手背部切創
	上顎打撲傷	上顎皮下血腫	上顎部裂創
	硝子体切断	食道気管支瘻	食道気管瘻
	食道損傷	神経根ひきぬき損傷	神経切断
	神経叢損傷	神経叢不全損傷	神経損傷
	神経断裂	針刺創	新生児敗血症
	靱帯ストレイン	靱帯損傷	靱帯断裂
	靱帯捻挫	靱帯裂傷	心内異物
	髄膜炎菌性心内膜炎	ストレイン	声門外傷
	舌開放創	舌下顎挫創	舌咬創
	舌挫創	舌刺創	舌切創
	舌創傷	切断	舌裂創
	前額部外傷性異物	前額部外傷性腫脹	前額部開放創
	前額部割創	前額部貫通創	前額部挫創
	前額部刺創	前額部創傷	前額部裂創
	前額頭頂部挫創	線状骨折	穿通創
	前頭部打撲傷	前方脱臼	爪下異物
	僧帽弁心内膜炎	足底異物	側頭部打撲傷
た	側頭部皮下血腫	大腿挫創	大腿部開放創
	大腿部刺創	大腿部切創	大腿裂創
	大転子部挫創	脱臼	脱臼骨折
	打撲割創	打撲血腫	打撲挫創
	打撲傷	打撲皮下血腫	単純脱臼
	胆道疾患	腟断端炎	腟断端出血
	肘関節骨折	肘関節脱臼骨折	中手骨関節部挫創
	中枢神経系損傷	肘頭骨折	腸間膜脂肪壊死
	腸チフス性心内膜炎	転位性骨折	殿部異物
	頭頂部打撲傷	頭皮外傷性腫脹	頭皮下血腫
	頭部異物	頭部多発開放創	頭部多発割創
	頭部多発挫創	頭部多発刺創	頭部多発創傷
	頭部多発打撲傷	頭部多発皮下血腫	頭部多発裂創
	頭部打撲	頭部打撲血腫	頭部打撲傷
	頭部皮下異物	頭部皮下血腫	頭部皮下出血
な	動脈損傷	特発性関節脱臼	内視鏡検査中腸穿孔
	軟口蓋挫創	軟口蓋創傷	軟口蓋破裂
	肉離れ	乳腺内異物	乳房異物

	尿管切石術後感染症	尿性腹膜炎	妊娠中の子宮頚管炎
	捻挫	脳挫傷	脳挫傷・頭蓋内に達する開放創合併なし
	脳挫創	脳挫創・頭蓋内に達する開放創合併なし	脳損傷
	脳対側損傷	脳直撃損傷	脳底部挫傷
は	脳底部挫傷・頭蓋内に達する開放創合併なし	脳裂傷	敗血症性気管支炎
	肺穿孔	梅毒性心内膜炎	肺瘻
	剥離骨折	パラインフルエンザウイルス気管支炎	バルトリン腺のう胞
	破裂骨折	皮下異物	皮下気腫
	皮下血腫	皮下静脈損傷	皮下損傷
	鼻根部打撲挫創	鼻根部裂創	皮神経挫傷
	鼻前庭部挫創	鼻尖部挫創	非定型肺炎
	非熱傷性水疱	鼻部外傷性異物	鼻部外傷性腫脹
	鼻部開放創	眉部割創	鼻部割創
	鼻部貫通創	眉部血腫	皮膚欠損創
	鼻部挫創	鼻部刺創	鼻部創傷
	鼻部打撲傷	皮膚剥脱創	鼻部皮下血腫
	鼻部皮下出血	鼻部裂創	びまん性脳損傷
	びまん性脳損傷・頭蓋内に達する開放創合併なし	眉毛部割創	眉毛部裂創
	鼻翼部切創	鼻翼部裂創	フィブリン性腹膜炎
	複雑脱臼	伏針	副鼻腔開放創
	腹壁異物	不全骨折	ブラックアイ
	粉砕骨折	閉鎖性外傷性脳圧迫	閉鎖性骨折
	閉鎖性脱臼	閉鎖性脳挫創	閉鎖性脳底部挫傷
	閉鎖性びまん性脳損傷	扁桃チフス	縫合不全出血
	放射線出血性膀胱炎	放射線性膀胱炎	帽状腱膜下出血
ま	母指示指間切創	マイコプラズマ気管支炎	末梢血管外傷
	末梢神経損傷	眉間部挫創	眉間部裂創
	耳後部挫創	耳後部打撲傷	盲管銃創
	網膜振盪	網脈絡膜裂傷	モンテジア骨折
ら	ライノウイルス気管支炎	らせん骨折	卵管留水症
	離開骨折	リステリア性心内膜炎	淋菌性咽頭炎
	淋菌性心内膜炎	淋菌性バルトリン腺膿瘍	涙管損傷
	涙管断裂	涙道損傷	裂離骨折
	連鎖球菌性アンギナ	連鎖球菌性咽頭炎	連鎖球菌性扁桃炎
	若木骨折		

用法用量
スルバクタムナトリウム・セフォペラゾンナトリウムとして，通常成人には1日1～2g(力価)を2回に分けて静脈内注射する。小児にはスルバクタムナトリウム・セフォペラゾンナトリウムとして，1日40～80mg(力価)/kgを2～4回に分けて静脈内注射する。難治性又は重症感染症には，症状に応じて成人では1日量4g(力価)まで増量し2回に分けて投与する。小児では1日量160mg(力価)/kgまで増量し2～4回に分割投与する。

＜静脈内注射の場合＞：日局注射用水，日局生理食塩液又は日局ブドウ糖注射液に溶解し，緩徐に投与する。

＜点滴静脈内注射の場合＞：補液に溶解して用いる。(注意：注射用水を用いると溶液が等張にならないため用いないこと)

＜キットの場合＞：用時添付の溶解液にて溶解し，静脈内に点滴注入する。

なお，溶解後は速やかに使用すること。

用法用量に関連する使用上の注意 本剤の使用にあたっては，耐性菌の発現等を防ぐため，β-ラクタマーゼ産生菌，かつセフォペラゾン耐性菌を確認し，疾病の治療上必要な最少限の期間の投与にとどめること。

禁忌 本剤の成分によるショックの既往歴のある患者

原則禁忌 本剤の成分又はセフェム系抗生物質に対し過敏症の既往歴のある患者

スペルゾン静注用0.5g：ケミックス　(500mg)1瓶[334円/瓶]，
スペルゾン静注用1g：ケミックス　(1g)1瓶[358円/瓶]，スル

ス

タムジン静注用0.5g：ポーラ　(500mg)1瓶[334円/瓶]，スルタムジン静注用1g：ポーラ　(1g)1瓶[358円/瓶]，セフォセフ静注用0.5g：沢井　(500mg)1瓶[334円/瓶]，セフォセフ静注用1g：沢井　(1g)1瓶[358円/瓶]，セフォン静注用0.5g：日医工　(500mg)1瓶[352円/瓶]，セフォン静注用1g：日医工　(1g)1瓶[358円/瓶]，セフロニック静注用0.5g：テバ製薬　(500mg)1瓶[352円/瓶]，セフロニック静注用1g：テバ製薬　(1g)1瓶[358円/瓶]，ナスパルン静注用0.5g：シオノ　(500mg)1瓶[352円/瓶]，ナスパルン静注用1g：シオノ　(1g)1瓶[521円/瓶]，バクフォーゼ静注用0.5g：東和　(500mg)1瓶[334円/瓶]，バクフォーゼ静注用1g：東和　(1g)1瓶[358円/瓶]，ワイスタール配合静注用0.5g：ニプロ　(500mg)1瓶[334円/瓶]，ワイスタール配合静注用1g：ニプロ　(1g)1瓶[358円/瓶]，ワイスタール配合点滴静注用1gバッグ：ニプロ　(1g)1キット(生理食塩液100mL付)[692円/キット]

スロンノンHI注10mg/2mL　規格：10mg2mL1管[3327円/管]
アルガトロバン水和物　第一三共　219

【効能効果】

(1)下記疾患に伴う神経症候(運動麻痺)，日常生活動作(歩行，起立，坐位保持，食事)の改善
発症後48時間以内の脳血栓症急性期(ラクネを除く)
(2)慢性動脈閉塞症(バージャー病・閉塞性動脈硬化症)における四肢潰瘍，安静時疼痛ならびに冷感の改善
(3)下記患者における血液体外循環時の灌流血液の凝固防止(血液透析)
①先天性アンチトロンビンIII欠乏患者
②アンチトロンビンIII低下を伴う患者(アンチトロンビンIIIが正常の70%以下に低下し，かつ，ヘパリンナトリウム，ヘパリンカルシウムの使用では体外循環路内の凝血(残血)が改善しないと判断されたもの)
③ヘパリン起因性血小板減少症(HIT)II型患者
(4)ヘパリン起因性血小板減少症(HIT)II型(発症リスクのある場合を含む)における経皮的冠インターベンション施行時の血液の凝固防止
(5)ヘパリン起因性血小板減少症(HIT)II型における血栓症の発症抑制

【対応標準病名】

◎	アンチトロンビンIII欠乏症	アンチトロンビン欠乏症	運動麻痺
	疼痛	脳血栓症	バージャー病
	冷え症	皮膚潰瘍	閉塞性血栓血管炎
	閉塞性動脈硬化症	ヘパリン起因性血小板減少症	慢性動脈閉塞症
○	アテローム動脈硬化症	下肢血行障害	下肢末梢循環障害
	間欠性跛行	完全麻痺	痙性麻痺
	血栓塞栓症	後天性第XIII因子欠乏症	細動脈硬化症
	鎖骨下動脈閉塞症	弛緩性麻痺	指尖難治性皮膚潰瘍
	指尖皮膚潰瘍	手指難治性皮膚潰瘍	手指皮膚潰瘍
	手部難治性皮膚潰瘍	手部皮膚潰瘍	先天性第XI因子欠乏症
	前腕難治性皮膚潰瘍	前腕皮膚潰瘍	塞栓性梗塞
	動脈血栓症	動脈硬化症	動脈硬化性間欠性跛行
	動脈硬化性閉塞性血管炎	動脈塞栓症	動脈攣縮
	特発性血小板減少性紫斑病合併妊娠	不全麻痺	閉塞性血管炎
	閉塞性動脈内膜炎	閉塞性脳血管障害	末梢循環障害
	末梢性血管攣縮	末梢動脈疾患	慢性疼痛
△	腋窩動脈血栓症	腋窩難治性皮膚潰瘍	腋窩皮膚潰瘍
	下肢急性動脈閉塞症	下肢弛緩性麻痺	下肢単麻痺
	下肢不全麻痺	下肢閉塞性動脈硬化症	下肢麻痺
	下肢慢性動脈閉塞症	肝動脈血栓症	肝動脈塞栓症
	胸部難治性皮膚潰瘍	胸部皮膚潰瘍	クロード症候群
	頚部難治性皮膚潰瘍	頚部皮膚潰瘍	血液凝固異常
	血管運動性肢端感覚異常症	結節状石灰化大動脈狭窄症	後下小脳動脈閉塞症
	後交通動脈閉塞症	後大脳動脈狭窄	後大脳動脈血栓症
	後大脳動脈症候群	後大脳動脈塞栓症	後大脳動脈閉塞症
	高フィブリノゲン血症	ゴールドブラット腎	コレステロール塞栓症
	四肢末梢循環障害	肢端紅痛症	趾端循環障害
	肢端チアノーゼ	肢端知覚異常	重症虚血肢
	出血傾向	循環性抗凝血因子症	小窩性卒中
	上肢急性動脈閉塞症	上肢単麻痺	上肢不全麻痺
	上肢麻痺	上肢慢性動脈閉塞症	上小脳動脈閉塞症
	上肢両側麻痺	小脳卒中症候群	小脳動脈狭窄
	小脳動脈血栓症	小脳動脈塞栓症	小脳動脈閉塞
	心原性脳塞栓症	腎動脈アテローム硬化症	腎動脈狭窄症
	成人型大動脈縮窄症	石灰沈着性大動脈狭窄症	前下小脳動脈閉塞症
	前交通動脈閉塞症	全身性閉塞性血栓血管炎	前大脳動脈狭窄
	前大脳動脈血栓症	前大脳動脈症候群	前大脳動脈塞栓症
	前大脳動脈閉塞症	先天性血液凝固因子異常	先天性第X因子欠乏症
	先天性第XII因子欠乏症	先天性第XIII因子欠乏症	先天性プラスミノゲン欠損症
	先天性無フィブリノゲン血症	続発性血小板減少症	続発性血小板減少性紫斑病
	続発性紫斑病	第V因子欠乏症	第VII因子欠乏症
	大腿動脈閉塞症	大動脈アテローム硬化症	大動脈血栓症
	大動脈硬化症	大動脈石灰化症	大動脈塞栓症
	単麻痺	中大脳動脈狭窄症	中大脳動脈血栓症
	中大脳動脈症候群	中大脳動脈塞栓症	中大脳動脈閉塞症
	腸骨動脈血栓症	腸骨動脈塞栓症	殿部難治性皮膚潰瘍
	殿部皮膚潰瘍	糖尿病性動脈硬化症	動脈硬化性壊疽
	鈍痛	難治性皮膚潰瘍	熱帯性潰瘍
	脳静脈血栓症	脳静脈洞血栓症	脳塞栓症
	脳底動脈塞栓症	脳動脈狭窄症	脳動脈閉塞症
	背部難治性皮膚潰瘍	背部皮膚潰瘍	バラ血友病
	皮膚疼痛症	皮膚びらん	フィブリノゲン異常症
	フィブリン減少症	腹部大動脈血栓症	腹部大動脈塞栓症
	腹部難治性皮膚潰瘍	腹部皮膚潰瘍	腹壁瘢痕部潰瘍
	ブルートウ症候群	プレカリクレイン欠乏症	プロトロンビン欠乏症
	末梢動脈硬化症	末梢動脈塞栓症	メンケベルグ硬化症
	薬剤性血小板減少性紫斑病	ルリッシュ症候群	レイノー現象
	レイノー症候群	レイノー病	連鎖球菌症候群

効能効果に関連する使用上の注意　血液体外循環時に使用する場合，播種性血管内血液凝固症候群(DIC)に伴うアンチトロンビンIII低下患者では，血液体外循環時に投与した経験がないので，投与しないことが望ましい。

用法用量

(1)下記疾患に伴う神経症候(運動麻痺)，日常生活動作(歩行，起立，坐位保持，食事)の改善
発症後48時間以内の脳血栓症急性期(ラクネを除く)
通常，成人に，はじめの2日間は1日6管(アルガトロバン水和物として60mg)を適当量の輸液で希釈し，24時間かけて持続点滴静注する。その後の5日間は1回1管(アルガトロバン水和物として10mg)を適当量の輸液で希釈し1日朝夕2回，1回3時間かけて点滴静注する。
なお，年齢，症状に応じて適宜増減する。
(2)慢性動脈閉塞症(バージャー病・閉塞性動脈硬化症)における四肢潰瘍，安静時疼痛ならびに冷感の改善
通常，成人1回1管(アルガトロバン水和物として10mg)を輸液で希釈し，1日2回，1回2～3時間かけて点滴静注する。
なお，年齢，症状に応じて適宜増減する。
(3)下記患者における血液体外循環時の灌流血液の凝固防止(血液透析)

①先天性アンチトロンビンIII欠乏患者
②アンチトロンビンIII低下を伴う患者(アンチトロンビンIIIが正常の70%以下に低下し，かつ，ヘパリンナトリウム，ヘパリンカルシウムの使用では体外循環路内の凝血(残血)が改善しないと判断されたもの)
③ヘパリン起因性血小板減少症(HIT)II型患者
通常，成人に，体外循環開始時に1管(アルガトロバン水和物として10mg)を回路内に投与し，体外循環開始後は毎時2.5管(アルガトロバン水和物として25mg)より投与を開始する。凝固時間の延長，回路内凝血(残血)，透析効率及び透析終了時の止血状況等を指標に投与量を増減し，患者毎の投与量を決定するが，毎時0.5〜4管(アルガトロバン水和物として5〜40mg)を目安とする。

(4)ヘパリン起因性血小板減少症(HIT)II型(発症リスクのある場合を含む)における経皮的冠インターベンション施行時の血液の凝固防止：本剤を適当量の輸液で希釈し，通常，成人にアルガトロバン水和物として0.1mg/kgを3〜5分かけて静脈内投与し，術後4時間までアルガトロバン水和物として6μg/kg/分を目安に静脈内持続投与する。その後抗凝固療法の継続が必要な場合は，0.7μg/kg/分に減量し静脈内持続投与する。なお，持続投与量は目安であり，適切な凝固能のモニタリングにより適宜調節する。

(5)ヘパリン起因性血小板減少症(HIT)II型における血栓症の発症抑制：本剤を適当量の輸液で希釈し，通常，成人にアルガトロバン水和物として0.7μg/kg/分より点滴静注を開始し，持続投与する。なお，肝機能障害のある患者や出血のリスクのある患者に対しては，低用量から投与を開始すること。活性化部分トロンボプラスチン時間(aPTT)を指標に投与量を増減し，患者毎の投与量を決定する。

用法用量に関連する使用上の注意

(1)慢性動脈閉塞症の患者に使用する場合：4週間を超えて投与した経験は少ないので，本剤の投与期間は4週間以内をめどとすること。

(2)アンチトロンビンIII低下状態の血液透析患者に使用する場合：本剤を使用することによりアンチトロンビンIIIが70%以上に回復し，体外循環路内の凝血(残血)が管理可能と判断されたときには，ヘパリンナトリウム，ヘパリンカルシウムの使用を速やかに検討し，本剤を漫然と使用しないこと。

(3)ヘパリン起因性血小板減少症(HIT)II型(発症リスクのある場合を含む)における経皮的冠インターベンション施行時の血液の凝固防止に使用する場合
①本剤の投与開始から10分程度で活性化全血凝固時間(ACT)を測定し，術後4時間まではACTが250〜450秒となるように持続投与量を調節すること。患者の状態により，術後4時間以降の抗凝固療法の継続の要否を判断するが，その後も抗凝固療法の継続が必要な場合は，0.7μg/kg/分に減量後，適宜aPTTを測定し，aPTTが投与前値の1.5〜3倍程度となるよう持続投与量を適宜調節し，目標とする範囲に達した後は1日に1回aPTTを測定すること。
②本剤のクリアランスが低下している肝機能障害のある患者に対して術後4時間以降も抗凝固療法が必要な場合は，0.2μg/kg/分に減量するなど注意すること。aPTTが目標とする範囲に達するまでは，適宜aPTTを測定し，目標とする範囲に達した後は1日に1回aPTTを測定すること。
③本剤による治療開始及び投与量変更時には，以下の表を参考に投与すること。
本剤を10mLに希釈し，6μg/kg/分で投与する場合の投与速度

体重	6μg/kg/分	
	アルガトロバン水和物として(mg/時)	希釈液として(mL/時)
40kg	14.4	14.4
50kg	18.0	18.0
60kg	21.6	21.6
70kg	25.2	25.2

本剤を20mLに希釈し，0.7μg/kg/分あるいは0.2μg/kg/分で投与する場合の投与速度

体重	0.7μg/kg/分		0.2μg/kg/分	
	アルガトロバン水和物として(mg/時)	希釈液として(mL/時)	アルガトロバン水和物として(mg/時)	希釈液として(mL/時)
40kg	1.7	3.4	0.5	1.0
50kg	2.1	4.2	0.6	1.2
60kg	2.5	5.0	0.7	1.4
70kg	2.9	5.8	0.8	1.6

④術後4時間以降も抗凝固療法を継続する必要があり，本剤を0.7μg/kg/分に減量後，aPTTが投与前値の3倍を超えた場合は，本剤の投与を中止すること。本剤投与を再開する場合には，aPTTが治療域(投与前値の1.5〜3倍以下)に回復したことを確認し，再開時の投与量は，投与中止前の1/2の用量を目安にすること。

(4)ヘパリン起因性血小板減少症(HIT)II型における血栓症の発症抑制に使用する場合
①本剤のクリアランスが低下している肝機能障害のある患者，又は出血のリスクのある患者に対しては，低用量(0.2μg/kg/分)から投与を開始するなど注意すること。
②本剤による治療開始時には，以下の表を参考に投与を開始すること。
本剤を20mLに希釈し，0.7μg/kg/分あるいは0.2μg/kg/分で投与する場合の投与速度

体重	0.7μg/kg/分		0.2μg/kg/分	
	アルガトロバン水和物として(mg/時)	希釈液として(mL/時)	アルガトロバン水和物として(mg/時)	希釈液として(mL/時)
40kg	1.7	3.4	0.5	1.0
50kg	2.1	4.2	0.6	1.2
60kg	2.5	5.0	0.7	1.4
70kg	2.9	5.8	0.8	1.6

③本剤投与開始後は，aPTTを投与前値の1.5〜3倍の範囲かつ100秒以下となるように用量を調節すること。なお，出血のリスクのある患者ではaPTTが，投与前値の1.5〜2倍となるように用量を調節すること。
④本剤投与開始2時間後及び本剤の投与量の変更2時間後を目安にaPTTを測定し，投与量を調節する。肝機能障害がある患者又は出血のリスクがある患者に対しては，本剤投与開始あるいは投与量変更6時間後にもaPTTを測定することが望ましい。aPTTが目標とする範囲に達するまでは，適宜aPTTを測定し，目標とする範囲に達した後は1日に1回aPTTを測定すること。
⑤aPTTが投与前値の3倍又は100秒を超えた場合は，本剤の投与を中止すること。本剤投与を再開する場合には，aPTTが治療域(投与前値の1.5〜3倍かつ100秒以下)に回復したことを確認し，投与中止前の1/2の用量を目安に開始すること。
⑥本剤を使用することにより血小板数が回復し，安定した場合には，経口抗凝固薬(ワルファリン等)による治療の開始を考慮すること。なお，ワルファリンに切り替える場合は，本剤とワルファリンを5日間程度併用すること。本剤とワルファリンとの併用時は，aPTT及びプロトロンビン時間−国際標準比(PT-INR)をモニタリングすること。なお，本剤とワルファリンとの相互作用によりPT-INRが延長することから，本剤中止後にPT-INRが短縮することに注意すること。
⑦経口抗凝固療法への移行が困難な患者を除き，本剤を漫然と使用しないこと。(国内外の臨床試験において本剤投与期間は概ね7〜14日間であった。また，国内で実施された臨床試験では，ワルファリンへの切り替えができなかった患者1例

での投与期間は最長35日であった。）

警告　本剤の脳血栓症急性期の臨床試験において，出血性脳梗塞の発現が認められている。脳血栓症の患者に使用する場合には，臨床症状及びコンピューター断層撮影による観察を十分に行い，出血が認められた場合には直ちに投与を中止し，適切な処置を行うこと。

禁忌

(1)出血している患者（頭蓋内出血，出血性脳梗塞，血小板減少性紫斑病，血管障害による出血傾向，血友病その他の凝固障害，月経期間中，手術時，消化管出血，尿路出血，喀血，流早産・分娩直後等性器出血を伴う妊産婦等）
(2)脳塞栓又は脳塞栓のおそれがある患者（ただし，ヘパリン起因性血小板減少症（HIT）II型の患者を除く）
(3)重篤な意識障害を伴う大梗塞の患者
(4)本剤の成分に対し過敏症の既往歴のある患者

ノバスタンHI注10mg/2mL：田辺三菱　10mg2mL1管［3327円/管］

アルガトロバン注10mgシリンジ「SN」：シオノ　10mg20mL1筒［1381円/筒］，アルガトロバン注射液10mg「SN」：シオノ　10mg20mL1管［1156円/管］，アルガトロバン注射液10mg「サワイ」：沢井　10mg20mL1管［1156円/管］，アルガトロバン注射液10mg「日医工」：日医工　10mg20mL1管［1156円/管］，アルガトロバン注シリンジ10mg「NP」：ニプロ　10mg20mL1筒［1381円/筒］

生食注シリンジ「オーツカ」5mL　規格：5mL1筒［110円/筒］
生食注シリンジ「オーツカ」10mL　規格：10mL1筒［114円/筒］
生食注シリンジ「オーツカ」20mL　規格：20mL1筒［134円/筒］
塩化ナトリウム　大塚製薬工場　331

【効能効果】

注射：細胞外液欠乏時，ナトリウム欠乏時，クロール欠乏時，注射剤の溶解希釈剤
外用
　皮膚・創傷面・粘膜の洗浄・湿布
　含そう・噴霧吸入剤として気管支粘膜洗浄・喀痰排出促進
その他：医療用器具の洗浄

【対応標準病名】

◎	細胞外液欠乏症	低クロール血症	低ナトリウム血症
	ナトリウム欠乏症		
○	急性希釈性低ナトリウム血症	血液量減少	高張性脱水症
	混合性脱水	水分欠乏症	体液量減少症
	脱水型低ナトリウム血症	脱水症	低クロール性アルカローシス
	低浸透圧血症	低張性脱水症	電解質平衡異常
	ナトリウム欠乏性脱水	浮腫型低ナトリウム血症	本態性低ナトリウム血症
	慢性希釈性低ナトリウム血症		
△	偽性低アルドステロン症	高塩素尿症	混合型酸塩基平衡障害
	酸塩基平衡異常	食塩欠乏性脱水症	体液調節不全症
	低塩基血症	電解質異常	

用法用量

注射
　(1)通常20～1000mLを皮下，静脈内注射又は点滴静注する。なお，年齢，症状により適宜増減する。
　(2)適量をとり，注射用医薬品の希釈，溶解に用いる。
外用
　(1)皮膚，創傷面，粘膜の洗浄，湿布に用いる。
　(2)含そう，噴霧吸入に用いる。
その他：医療用器具の洗浄に用いる。

生食注シリンジ「NP」：ニプロ　10mL1筒［114円/筒］，20mL1筒［134円/筒］，5mL1筒［110円/筒］，生食注シリンジ「SN」5mL：シオノ　5mL1筒［110円/筒］，生食注シリンジ「SN」10mL：シオノ　10mL1筒［114円/筒］，生食注シリンジ「SN」20mL：シオノ　20mL1筒［134円/筒］，生食注シリンジ「テバ」5mL：テバ製薬　5mL1筒［110円/筒］，生食注シリンジ「テバ」10mL：テバ製薬　10mL1筒［114円/筒］，生食注シリンジ「テバ」20mL：テバ製薬　20mL1筒［134円/筒］，生食注シリンジ「テルモ」5mL：テルモ　5mL1筒［110円/筒］，生食注シリンジ「テルモ」10mL：テルモ　10mL1筒［114円/筒］

ゼヴァリンイットリウム(^{90}Y)静注用セット
規格：1セット［2605862円/セット］
イットリウム(^{90}Y)イブリツモマブチウキセタン（遺伝子組換え）　スペクトラム　429

【効能効果】

CD20陽性の再発又は難治性の下記疾患：低悪性度B細胞性非ホジキンリンパ腫，マントル細胞リンパ腫

【対応標準病名】

◎	B細胞リンパ腫	非ホジキンリンパ腫	マントル細胞リンパ腫
○	MALTリンパ腫	胃MALTリンパ腫	甲状腺MALTリンパ腫
	大腸MALTリンパ腫	直腸MALTリンパ腫	肺MALTリンパ腫
	リンパ腫		
△	ALK陽性大細胞型B細胞性リンパ腫	ALK陽性未分化大細胞リンパ腫	BCR－ABL1陽性Bリンパ芽球性リンパ腫
	Bリンパ芽球性リンパ腫	E2A－PBX1陽性Bリンパ芽球性リンパ腫	HHV8多中心性キャッスルマン病随伴大細胞型B細胞性リンパ腫
	IL3－IGH陽性Bリンパ芽球性リンパ腫	MLL再構成型Bリンパ芽球性リンパ腫	TEL－AML1陽性Bリンパ芽球性リンパ腫
	T細胞組織球豊富型大細胞型B細胞性リンパ腫	Tリンパ芽球性リンパ腫	悪性リンパ腫
	胃悪性リンパ腫	眼窩悪性リンパ腫	肝脾T細胞リンパ腫
	形質芽球性リンパ腫	頚部悪性リンパ腫	血管内大細胞型B細胞性リンパ腫
	結腸悪性リンパ腫	原発性滲出性リンパ腫	高2倍体性Bリンパ芽球性リンパ腫
	甲状腺悪性リンパ腫	高齢者EBV陽性びまん性大細胞型B細胞性リンパ腫	骨悪性リンパ腫
	縦隔悪性リンパ腫	縦隔原発大細胞型B細胞性リンパ腫	十二指腸悪性リンパ腫
	小腸悪性リンパ腫	小児EBV陽性T細胞リンパ増殖性疾患	小児全身性EBV陽性T細胞リンパ増殖性疾患
	小リンパ球性リンパ腫	心臓悪性リンパ腫	精巣悪性リンパ腫
	節外性NK/T細胞リンパ腫・鼻型	大腸悪性リンパ腫	中枢神経系原発びまん性大細胞型B細胞性リンパ腫
	腸管症関連T細胞リンパ腫	直腸悪性リンパ腫	低2倍体性Bリンパ芽球性リンパ腫
	脳悪性リンパ腫	膿胸関連リンパ腫	バーキットリンパ腫
	脾B細胞性リンパ腫/白血病・分類不能型	脾悪性リンパ腫	脾びまん性赤脾髄小B細胞性リンパ腫
	皮膚原発びまん性大細胞型B細胞リンパ腫・下肢型	脾辺縁帯リンパ腫	びまん性大細胞型・バーキット中間型分類不能B細胞性リンパ腫
	びまん性大細胞型・ホジキン中間型分類不能B細胞性リンパ腫	ヘアリー細胞白血病亜型	扁桃悪性リンパ腫
	慢性炎症関連びまん性大細胞型B細胞性リンパ腫	未分化大細胞リンパ腫	リンパ形質細胞性リンパ腫

効能効果に関連する使用上の注意

(1)リツキシマブ（遺伝子組換え）又はリツキシマブ（遺伝子組換え）と化学療法剤による併用療法の治療歴がない患者群におけるイットリウム(^{90}Y)イブリツモマブ　チウキセタン（遺伝子組

換え）注射液の有効性及び安全性は確立していない。

(2)イブリツモマブ　チウキセタン（遺伝子組換え）の集積部位の確認の結果，異常な生体内分布が認められた症例に対して本品を使用しないこと。

用法用量　本セットの注射液調製用無菌バイアルに適量の注射液調製用酢酸ナトリウム溶液と塩化イットリウム（^{90}Y）溶液1500MBqを入れ，これにイブリツモマブ　チウキセタン溶液1.3mLを加えて混和し，適量の注射液調製用緩衝液を加えてイットリウム（^{90}Y）イブリツモマブ　チウキセタン（遺伝子組換え）注射液とする。

通常，成人には，リツキシマブ（遺伝子組換え）を点滴静注後，速やかに，イットリウム（^{90}Y）イブリツモマブ　チウキセタン（遺伝子組換え）として14.8MBq/kg（最大1184MBq）を10分間かけて静脈内投与する。また，患者の状態に応じて11.1MBq/kgに減量する。

なお，イットリウム（^{90}Y）イブリツモマブ　チウキセタン（遺伝子組換え）注射液の投与に先立ち，イブリツモマブ　チウキセタン（遺伝子組換え）の集積部位の確認を行い，異常な生体内分布の有無を確認すること。

用法用量に関連する使用上の注意

(1)本品を用いた治療は，通常，以下のスケジュールで実施する。

①1日目：リツキシマブ（遺伝子組換え）250mg/m^{2}を点滴静注し，点滴終了後4時間以内に，インジウム（^{111}In）イブリツモマブ　チウキセタン（遺伝子組換え）注射液として130MBqを静脈内に10分間かけて1回投与する。

②3〜4日目：インジウム（^{111}In）イブリツモマブ　チウキセタン（遺伝子組換え）注射液投与の48〜72時間後にガンマカメラによる撮像を行い，イットリウム（^{90}Y）イブリツモマブ　チウキセタン（遺伝子組換え）注射液投与の適切性を確認する。適切性の評価が不確定な場合は，1日以上の間隔をあけて追加撮像を実施し，再度適切性の検討を実施する。

③7〜9日目：リツキシマブ（遺伝子組換え）250mg/m^{2}を点滴静注し，点滴終了後4時間以内にイットリウム（^{90}Y）イブリツモマブ　チウキセタン（遺伝子組換え）注射液を静脈内に10分間かけて1回投与する。

(2)インジウム（^{111}In）イブリツモマブ　チウキセタン（遺伝子組換え）注射液投与48〜72時間後の撮像にて，以下のいずれかの所見が認められた場合は，異常な生体内分布とみなす。異常な生体内分布が明らかになった場合にはイットリウム（^{90}Y）イブリツモマブ　チウキセタン（遺伝子組換え）注射液を投与しないこと。

①顕著な骨髄へのびまん性の取り込みが認められる（長管骨及び肋骨の明瞭な描出を特徴とする骨シンチグラムにおけるスーパースキャンに類似した画像）。

②網内系への取り込みを示す肝臓及び脾臓及び骨髄への強い局在化が認められる。

③以下のような，腫瘍の浸潤がみられない正常臓器への取り込みの増強が認められる。

(a)肝臓よりも強い正常肺へのびまん性の取り込み

(b)後面像で，肝臓よりも強い腎臓への取り込み

(c)肝臓よりも強い正常腸管への取り込み（経時的変化がみられないもの）

(3)投与前血小板数が100,000/mm^{3}以上150,000/mm^{3}未満の患者には，イットリウム（^{90}Y）イブリツモマブ　チウキセタン（遺伝子組換え）注射液の投与量は11.1MBq/kgに減量すること。

(4)投与前血小板数が100,000/mm^{3}未満の患者におけるイットリウム（^{90}Y）イブリツモマブ　チウキセタン（遺伝子組換え）注射液の有効性及び安全性は確立していない。［使用経験がない。］

(5)標識率が95%未満のイットリウム（^{90}Y）イブリツモマブ　チウキセタン（遺伝子組換え）注射液は使用しないこと。［有効性及び安全性は確立していない。］

(6)イットリウム（^{90}Y）イブリツモマブ　チウキセタン（遺伝子組換え）注射液の投与に際しては，以下の事項に留意すること。

①イットリウム（^{90}Y）イブリツモマブ　チウキセタン（遺伝子組換え）注射液の投与量は，適切に校正された放射線測定器にて，投与の直前に確認すること。

②イットリウム（^{90}Y）イブリツモマブ　チウキセタン（遺伝子組換え）注射液の投与は0.22ミクロン径の静注フィルター（蛋白低吸着性）を介して10分間かけて静注すること。急速静注はしないこと。その後，10mL以上の生理食塩液を同じ注射筒及び静注ラインを通じて静注すること。

(7)イットリウム（^{90}Y）イブリツモマブ　チウキセタン（遺伝子組換え）注射液の再投与の有効性及び安全性は確認されていない。

警告

(1)本品の使用においては，緊急時に十分に対応できる医療施設において，造血器悪性腫瘍の治療及び放射線治療に対して，十分な知識・経験を持つ医師のもとで，本品の使用が適切と判断される症例のみに行うこと。また，治療開始に先立ち，患者又はその家族に有効性及び危険性を十分に説明し，同意を得てから投与を開始すること。

(2)イットリウム（^{90}Y）イブリツモマブ　チウキセタン（遺伝子組換え）注射液の投与に先立ち，ゼヴァリン　インジウム（^{111}In）静注用セットを用いてイブリツモマブ　チウキセタン（遺伝子組換え）の集積部位の確認を行い，異常な生体内分布が認められた患者には本品を用いた治療は行わないこと。

(3)本品の使用にあたっては，添付文書を熟読すること。なお，リツキシマブ（遺伝子組換え）及びゼヴァリン　インジウム（^{111}In）静注用セットの添付文書についても熟読すること。

禁忌

(1)本品の成分，マウスタンパク質由来製品又はリツキシマブ（遺伝子組換え）に対する重篤な過敏症の既往歴のある患者

(2)妊婦又は妊娠している可能性のある女性

ゼヴァリンインジウム（^{111}In）静注用セット

規格：1セット［1838561円/セット］

インジウム（^{111}In）イブリツモマブチウキセタン（遺伝子組換え）　スペクトラム　430

【効能効果】

イブリツモマブ　チウキセタン（遺伝子組換え）の集積部位の確認

【対応標準病名】

該当病名なし

効能効果に関連する使用上の注意　インジウム（^{111}In）イブリツモマブ　チウキセタン（遺伝子組換え）は，イットリウム（^{90}Y）イブリツモマブ　チウキセタン（遺伝子組換え）の集積部位を確認するものであり，腫瘍に対する有効性は得られない。

用法用量　本セットの注射液調製用無菌バイアルに適量の注射液調製用酢酸ナトリウム溶液と塩化インジウム（^{111}In）溶液145MBqを入れ，これにイブリツモマブ　チウキセタン溶液1.0mLを加えて混和し，適量の注射液調製用緩衝液を加えてインジウム（^{111}In）イブリツモマブ　チウキセタン（遺伝子組換え）注射液とする。

通常，成人には，リツキシマブ（遺伝子組換え）を点滴静注後，速やかに，インジウム（^{111}In）イブリツモマブ　チウキセタン（遺伝子組換え）として130MBqを，静脈内に10分間かけて投与する。

用法用量に関連する使用上の注意

(1)ゼヴァリン　イットリウム（^{90}Y）静注用セットを用いた治療における本品の使用は，通常，以下のスケジュールで実施する。

①1日目：リツキシマブ（遺伝子組換え）250mg/m^{2}を点滴静注し，点滴終了後4時間以内に，インジウム（^{111}In）イブリツモマブ　チウキセタン（遺伝子組換え）注射液として130MBqを静脈内に10分間かけて1回投与する。

②3〜4日目：インジウム（^{111}In）イブリツモマブ　チウキセタン（遺伝子組換え）注射液投与の48〜72時間後にガンマカメラによる撮像を行い，イットリウム（^{90}Y）イブリツモマブ　チウキセタン（遺伝子組換え）注射液投与の適切性を確認する。適切性の評価が不確定な場合は，1日以上の間隔をあけて追加撮像を実施し，再度適切性の検討を実施する。

③7～9日目：リツキシマブ（遺伝子組換え）250mg/m^{2}を点滴静注し，点滴終了後4時間以内にイットリウム(^{90}Y)イブリツモマブ　チウキセタン（遺伝子組換え）注射液を静脈内に10分間かけて1回投与する。

(2)標識率が95%未満のインジウム(^{111}In)イブリツモマブ　チウキセタン（遺伝子組換え）注射液は使用しないこと。［有効性及び安全性は確立していない。］

(3)インジウム(^{111}In)イブリツモマブ　チウキセタン（遺伝子組換え）注射液の投与に際しては，以下の事項に留意すること。

①インジウム(^{111}In)イブリツモマブ　チウキセタン（遺伝子組換え）注射液の投与量は，適切に校正された放射線測定器にて，投与の直前に確認すること。

②インジウム(^{111}In)イブリツモマブ　チウキセタン（遺伝子組換え）注射液の投与は0.22ミクロン径の静注フィルター（蛋白低吸着性）を介して10分間かけて静注すること。急速静注はしないこと。その後，10mL以上の生理食塩液を同じ注射筒及び静注ラインを通じて静注すること。

(4)インジウム(^{111}In)イブリツモマブ　チウキセタン（遺伝子組換え）注射液投与48～72時間後の撮像にて，以下のいずれかの所見が認められた場合は，異常な生体内分布とみなす。異常な生体内分布が明らかになった場合にはイットリウム(^{90}Y)イブリツモマブ　チウキセタン（遺伝子組換え）注射液を投与しないこと。

①顕著な骨髄へのびまん性の取り込みが認められる（長管骨及び肋骨の明瞭な描出を特徴とする骨シンチグラムにおけるスーパースキャンに類似した画像）。

②網内系への取り込みを示す肝臓及び脾臓及び骨髄への強い局在化が認められる。

③以下のような，腫瘍の浸潤がみられない正常臓器への取り込みの増強が認められる。

(a)肝臓よりも強い正常肺へのびまん性の取り込み

(b)後面像で，肝臓よりも強い腎臓への取り込み

(c)肝臓よりも強い正常腸管への取り込み（経時的変化がみられないもの）

警告

(1)本品の使用においては，緊急時に十分に対応できる医療施設において，造血器悪性腫瘍の治療及び放射線治療に対して，十分な知識・経験を持つ医師のもとで，本品の使用が適切と判断される症例のみに行うこと。また，投与開始に先立ち，患者又はその家族に本品を使用する意義及び危険性を十分に説明し，同意を得てから投与を開始すること。

(2)本品の使用にあたっては，添付文書を熟読すること。なお，リツキシマブ（遺伝子組換え）及びゼヴァリン　イットリウム(^{90}Y)静注用セットの添付文書についても熟読すること。

禁忌

(1)本品の成分，マウスタンパク質由来製品又はリツキシマブ（遺伝子組換え）に対する重篤な過敏症の既往歴のある患者

(2)妊婦又は妊娠している可能性のある女性

セスデン注7.5mg　規格：0.75%1mL1管［61円/管］

チメピジウム臭化物水和物　田辺三菱　124

【効能効果】

(1)次の疾患における痙攣並びに運動障害に伴う疼痛の緩解
胃炎，胃・十二指腸潰瘍，腸炎，胆のう・胆道疾患，尿路結石

(2)膵炎に起因する疼痛の緩解

(3)消化管検査時の前処置
内視鏡検査，X線検査

(4)尿路系検査処置時

【対応標準病名】

◎	胃運動機能障害	胃炎	胃潰瘍
	胃痙攣	胃十二指腸潰瘍	胃腸運動機能障害
	痙性胃炎	痙攣	十二指腸潰瘍
	膵炎	胆道疾患	腸炎
	腸管運動障害	疼痛	尿路結石症
○	ERCP後膵炎	NSAID十二指腸潰瘍	アルコール性胃炎
	アレルギー性胃炎	胃運動亢進症	胃十二指腸潰瘍瘢痕
	萎縮性胃炎	萎縮性化生性胃炎	胃腸機能異常
	胃腸機能減退	胃びらん	壊疽性胆細管炎
	肝内胆管狭窄	肝内胆細管炎	逆行性胆管炎
	急性胃炎	急性胃腸障害	急性化膿性胆管炎
	急性十二指腸潰瘍	急性出血性十二指腸潰瘍	急性胆管炎
	急性胆細管炎	急性びらん性胃炎	急性閉塞性化膿性胆管炎
	狭窄性胆管炎	クッシング潰瘍	痙攣発作
	原発性硬化性胆管炎	後天性胆管狭窄症	細胆管炎
	再発性十二指腸潰瘍	再発性胆管炎	珊瑚状結石
	自己免疫性膵炎	十二指腸総胆管炎	術後胃潰瘍
	術後胃十二指腸潰瘍	術後十二指腸潰瘍	術後膵炎
	心因性胃潰瘍	腎盂結石症	神経性胃炎
	腎結石自排	腎結石症	腎砂状結石
	腎尿管結石	ストレス潰瘍	ストレス性胃潰瘍
	ストレス性十二指腸潰瘍	穿通性胃潰瘍	穿通性十二指腸潰瘍
	総胆管狭窄症	総胆管閉塞症	大腸ジスキネジア
	多発胃潰瘍	多発性十二指腸潰瘍	多発性出血性胃潰瘍
	多発性腎結石	胆管炎	胆管狭窄症
	胆管閉塞症	胆石性膵炎	胆道ジスキネジア
	中毒性胃炎	腸ジスキネジア	デュラフォイ潰瘍
	難治性十二指腸潰瘍	尿管結石症	尿道結石症
	表層性胃炎	ヘリコバクター・ピロリ胃炎	放射線胃炎
	慢性胃炎	慢性胃潰瘍活動期	慢性十二指腸潰瘍
	慢性十二指腸潰瘍活動期	慢性胆管炎	慢性胆細管炎
	メネトリエ病	薬剤性胃潰瘍	疣状胃炎
	有痛性筋痙攣		
△	NSAID胃潰瘍	S状結腸炎	亜急性膵炎
	アルコール性急性膵炎	胃うっ血	胃液分泌過多
	胃潰瘍瘢痕	胃拡張	胃下垂
	胃機能亢進	胃軸捻症	胃穿孔
	胃腸炎	胃粘膜過形成	胃壁軟化症
	胃蜂窩織炎	壊死性膵炎	炎症性腸疾患
	回腸炎	過酸症	カタル性胃腸炎
	化膿性膵炎	肝外閉塞性黄疸	感染性胃腸炎
	感染性下痢症	感染性膵壊死	感染性大腸炎
	感染性腸炎	肝内胆管拡張症	感冒性胃腸炎
	感冒性大腸炎	感冒性腸炎	機能性嘔吐
	急性胃潰瘍	急性胃潰瘍穿孔	急性胃腸炎
	急性胃粘膜病変	急性十二指腸潰瘍穿孔	急性出血壊死性膵炎
	急性出血性胃潰瘍	急性出血性胃潰瘍穿孔	急性出血性十二指腸潰瘍穿孔
	急性膵壊死	急性膵炎	急性大腸炎
	急性腸炎	結石性腎盂腎炎	下痢症
	限局性膵炎	抗生物質起因性大腸炎	抗生物質起因性腸炎
	再発性胃潰瘍	再発性急性膵炎	残胃潰瘍
	自己免疫性胆管炎	重症急性膵炎	十二指腸潰瘍瘢痕
	十二指腸球後部潰瘍	十二指腸穿孔	十二指腸びらん
	出血性胃炎	出血性胃潰瘍	出血性胃潰瘍穿孔
	出血性十二指腸潰瘍	出血性十二指腸潰瘍穿孔	出血性大腸炎
	出血性腸炎	術後残胃胃炎	術後胆管炎
	消化管障害	膵膿瘍	ステロイド潰瘍
	ステロイド潰瘍穿孔	ステロイド誘発性膵炎	穿孔性胃潰瘍
	穿孔性十二指腸潰瘍	総胆管拡張症	大腸炎
	大腸機能障害	胆管潰瘍	胆管拡張症
	胆管ポリープ	胆管癒着	胆汁うっ滞
	胆道機能異常	胆道閉鎖	腸カタル
	腸機能障害	難治性胃潰瘍	難治性乳児下痢症
	肉芽腫性胃炎	乳児下痢	肥厚性幽門狭窄症

	びらん性胃炎	浮腫性膵炎	閉塞性黄疸
	慢性胃潰瘍	慢性膵炎急性増悪	薬剤性膵炎
	薬物胃障害		

用法用量　通常成人には，1回チメピジウム臭化物水和物として7.5mg(本剤1管)を皮下，筋肉内又は静脈内に注射する。
年齢・症状により適宜増減する。

禁忌

(1)緑内障の患者
(2)前立腺肥大による排尿障害のある患者
(3)重篤な心疾患のある患者
(4)麻痺性イレウスの患者
(5)本剤の成分に対し過敏症の既往歴のある患者

セダペイン注15　規格：1.5%1mL1管[175円/管]
エプタゾシン臭化水素酸塩　日医工　114

【効能効果】

下記疾患ならびに状態における鎮痛
各種癌，術後

【対応標準病名】

◎	悪性腫瘍	癌	術後疼痛
○	ALK融合遺伝子陽性非小細胞肺癌	EGFR遺伝子変異陽性非小細胞肺癌	KIT(CD117)陽性胃消化管間質腫瘍
	KIT(CD117)陽性結腸消化管間質腫瘍	KIT(CD117)陽性小腸消化管間質腫瘍	KIT(CD117)陽性食道消化管間質腫瘍
	KIT(CD117)陽性直腸消化管間質腫瘍	KRAS遺伝子野生型結腸癌	KRAS遺伝子野生型直腸癌
あ	S状結腸癌	悪性エナメル上皮腫	悪性下垂体腫瘍
	悪性褐色細胞腫	悪性顆粒細胞腫	悪性間葉腫
	悪性奇形腫	悪性胸腺腫	悪性グロームス腫瘍
	悪性血管外皮腫	悪性甲状腺腫	悪性骨腫瘍
	悪性縦隔腫瘍	悪性腫瘍合併性皮膚筋炎	悪性神経膠腫
	悪性髄膜腫	悪性脊髄髄膜腫	悪性線維性組織球腫
	悪性虫垂粘液瘤	悪性停留精巣	悪性頭蓋咽頭腫
	悪性脳腫瘍	悪性末梢神経鞘腫	悪性葉状腫瘍
	悪性リンパ腫骨髄浸潤	鞍上部胚細胞腫瘍	胃悪性間葉系腫瘍
	胃悪性黒色腫	胃カルチノイド	胃癌
	胃癌・HER2過剰発現	胃管癌	胃癌骨転移
	胃癌末期	胃原発絨毛癌	胃脂肪肉腫
	胃重複癌	胃消化管間質腫瘍	胃進行癌
	胃前庭部癌	胃体部癌	胃底部癌
	遺伝性大腸癌	遺伝性非ポリポーシス大腸癌	胃肉腫
	胃胚細胞腫瘍	胃平滑筋肉腫	胃幽門部癌
	陰核癌	陰茎悪性黒色腫	陰茎癌
	陰茎亀頭部癌	陰茎体部癌	陰茎肉腫
	陰茎パジェット病	陰茎包皮部癌	陰茎有棘細胞癌
	咽頭癌	咽頭肉腫	陰のう悪性黒色腫
	陰のう癌	陰のう内脂肪肉腫	陰のうパジェット病
	陰のう有棘細胞癌	ウイルムス腫瘍	エクリン汗孔癌
	炎症性乳癌	延髄神経膠腫	延髄星細胞腫
か	横行結腸癌	横紋筋肉腫	外陰悪性黒色腫
	外陰悪性腫瘍	外陰癌	外陰部パジェット病
	外陰部有棘細胞癌	外耳道癌	回腸カルチノイド
	回腸癌	回腸消化管間質腫瘍	開腹術後愁訴
	海綿芽細胞腫	回盲部癌	下咽頭癌
	下咽頭後部癌	下咽頭肉腫	下顎悪性エナメル上皮腫
	下顎骨悪性腫瘍	下顎骨骨肉腫	下顎歯肉癌
	下顎歯肉頬移行部癌	下顎部横紋筋肉腫	下眼瞼基底細胞癌
	下眼瞼皮膚癌	下眼瞼有棘細胞癌	顎下腺癌
	顎下部悪性腫瘍	角膜の悪性腫瘍	下行結腸癌
	下口唇基底細胞癌	下口唇皮膚癌	下口唇有棘細胞癌
	下肢悪性腫瘍	下唇癌	下唇赤唇部癌
	仮声帯癌	滑膜腫	滑膜肉腫
	下部食道癌	下部胆管癌	下葉小細胞肺癌
	下葉肺癌	下葉肺腺癌	下葉肺大細胞癌
	下葉肺扁平上皮癌	下葉非小細胞肺癌	カルチノイド
	肝悪性腫瘍	眼窩悪性腫瘍	肝外胆管癌
	眼窩横紋筋肉腫	眼角基底細胞癌	眼角皮膚癌
	眼角有棘細胞癌	眼窩神経芽腫	肝カルチノイド
	肝癌	肝癌骨転移	癌関連網膜症
	眼瞼脂腺癌	眼瞼皮膚の悪性腫瘍	眼瞼メルケル細胞癌
	肝細胞癌	肝細胞癌破裂	癌性悪液質
	癌性胸水	癌性胸膜炎	癌性ニューロパチー
	汗腺癌	顔面悪性腫瘍	顔面横紋筋肉腫
	肝門部癌	肝門部胆管癌	気管癌
	気管支カルチノイド	気管支癌	気管支リンパ節転移
	基底細胞癌	臼後部癌	嗅神経芽腫
	嗅神経上皮腫	胸腔内リンパ節の悪性腫瘍	橋神経膠腫
	胸腺カルチノイド	胸腺癌	胸腺腫
	胸椎転移	頬粘膜癌	頬部横紋筋肉腫
	胸部下部食道癌	頬部血管肉腫	胸部上部食道癌
	胸部食道癌	胸部中部食道癌	胸膜悪性腫瘍
	胸膜脂肪肉腫	胸膜播種	去勢抵抗性前立腺癌
	巨大後腹膜脂肪肉腫	空腸カルチノイド	空腸癌
	空腸消化管間質腫瘍	クルッケンベルグ腫瘍	クロム親和性芽細胞腫
	頚動脈小体悪性腫瘍	頚部悪性腫瘍	頚部悪性線維性組織球腫
	頚部悪性軟部腫瘍	頚部横紋筋肉腫	頚部滑膜肉腫
	頚部癌	頚部基底細胞癌	頚部血管肉腫
	頚部原発腫瘍	頚部脂腺癌	頚部脂肪肉腫
	頚部食道癌	頚部神経芽腫	頚部肉腫
	頚部皮膚悪性腫瘍	頚部皮膚癌	頚部メルケル細胞癌
	頚部有棘細胞癌	頚部隆起性皮膚線維肉腫	血管肉腫
	結腸癌	結腸脂肪肉腫	結腸消化管間質腫瘍
	結膜の悪性腫瘍	限局性前立腺癌	肩甲部脂肪肉腫
	原始神経外胚葉腫瘍	原線維性星細胞腫	原発性悪性脳腫瘍
	原発性肝癌	原発性骨腫瘍	原発性脳腫瘍
	原発性肺癌	原発不明癌	肩部悪性線維性組織球腫
	肩部横紋筋肉腫	肩部滑膜肉腫	肩部線維肉腫
	肩部淡明細胞肉腫	肩部胞巣状軟部肉腫	口蓋癌
	口蓋垂癌	膠芽腫	口腔悪性黒色腫
	口腔癌	口腔前庭癌	口腔底癌
	硬口蓋癌	後縦隔悪性腫瘍	甲状腺悪性腫瘍
	甲状腺癌	甲状腺癌骨転移	甲状腺髄様癌
	甲状腺乳頭癌	甲状腺未分化癌	甲状腺濾胞癌
	甲状軟骨の悪性腫瘍	口唇癌	口唇境界部癌
	口唇赤唇部癌	口唇皮膚悪性腫瘍	口唇メルケル細胞癌
	口底癌	喉頭蓋癌	喉頭蓋前面癌
	喉頭蓋谷癌	喉頭癌	後頭部転移性腫瘍
	後頭葉悪性腫瘍	後頭葉膠芽腫	後頭葉神経膠腫
	膠肉腫	項部基底細胞癌	後腹膜悪性腫瘍
	後腹膜悪性線維性組織球腫	後腹膜横紋筋肉腫	後腹膜血管肉腫
	後腹膜脂肪肉腫	後腹膜神経芽腫	後腹膜線維肉腫
	後腹膜胚細胞腫瘍	後腹膜平滑筋肉腫	後腹膜リンパ節転移
	項部皮膚癌	項部メルケル細胞癌	項部有棘細胞癌
	肛門悪性黒色腫	肛門癌	肛門管癌
	肛門部癌	肛門扁平上皮癌	骨悪性線維性組織球腫
	骨原性肉腫	骨髄性白血病骨髄浸潤	骨髄転移
	骨線維肉腫	骨転移癌	骨軟骨肉腫
	骨肉腫	骨盤転移	骨盤内リンパ節転移
さ	骨盤内リンパ節の悪性腫瘍	骨膜性骨肉腫	鰓原性癌
	残胃癌	耳介癌	耳介メルケル細胞癌
	耳下腺癌	耳下部肉腫	耳管癌
	色素性基底細胞癌	子宮癌	子宮癌骨転移
	子宮癌再発	子宮癌術後後遺症	子宮癌肉腫

子宮体癌	子宮体癌再発	子宮内膜癌
子宮内膜間質肉腫	子宮肉腫	子宮平滑筋肉腫
篩骨洞癌	視床下部星細胞腫	視床星細胞腫
視神経膠腫	脂腺癌	歯肉癌
脂肪肉腫	斜台部脊索腫	縦隔癌
縦隔脂肪肉腫	縦隔神経芽腫	縦隔胚細胞腫瘍
縦隔卵黄のう腫瘍	縦隔リンパ節転移	十二指腸悪性ガストリノーマ
十二指腸悪性ソマトスタチノーマ	十二指腸カルチノイド	十二指腸癌
十二指腸消化管間質腫瘍	十二指腸神経内分泌癌	十二指腸神経内分泌腫瘍
十二指腸乳頭癌	十二指腸乳頭部癌	十二指腸平滑筋肉腫
絨毛癌	手関節部滑膜肉腫	主気管支の悪性腫瘍
術後合併症	術後乳癌	術後腰痛
術創部癌	手部悪性線維性組織球腫	手部横紋筋肉腫
手部滑膜肉腫	手部淡明細胞肉腫	手部類上皮肉腫
上衣芽細胞腫	上衣腫	小陰唇癌
上咽頭癌	上咽頭脂肪肉腫	上顎悪性エナメル上皮腫
上顎癌	上顎結節部癌	上顎骨悪性腫瘍
上顎骨肉腫	上顎歯肉癌	上顎歯肉頬移行部癌
上顎洞癌	松果体悪性腫瘍	松果体芽腫
松果体胚細胞腫瘍	松果体部膠芽腫	松果体未分化胚細胞腫
上眼瞼基底細胞癌	上眼瞼皮膚癌	上眼瞼有棘細胞癌
上行結腸カルチノイド	上行結腸癌	上行結腸平滑筋肉腫
上口唇基底細胞癌	上口唇皮膚癌	上口唇有棘細胞癌
小細胞肺癌	上肢悪性腫瘍	上唇癌
上唇赤唇部癌	小唾液腺癌	小腸カルチノイド
小腸癌	小腸脂肪肉腫	小腸消化管間質腫瘍
小腸平滑筋肉腫	上皮腫	上部食道癌
上部胆管癌	上葉小細胞肺癌	上葉肺癌
上葉肺腺癌	上葉肺大細胞癌	上葉肺扁平上皮癌
上葉非小細胞肺癌	上腕悪性線維性組織球腫	上腕悪性軟部腫瘍
上腕横紋筋肉腫	上腕滑膜肉腫	上腕脂肪肉腫
上腕線維肉腫	上腕淡明細胞肉腫	上腕胞巣状軟部肉腫
上腕類上皮肉腫	食道悪性間葉系腫瘍	食道悪性黒色腫
食道横紋筋肉腫	食道顆粒細胞腫	食道カルチノイド
食道癌	食道癌骨転移	食道癌肉腫
食道基底細胞癌	食道偽肉腫	食道脂肪肉腫
食道消化管間質腫瘍	食道小細胞癌	食道腺癌
食道腺様のう胞癌	食道粘表皮癌	食道表在癌
食道平滑筋肉腫	食道未分化癌	痔瘻癌
腎悪性腫瘍	腎盂癌	腎盂腺癌
腎盂乳頭状癌	腎盂尿路上皮癌	腎盂扁平上皮癌
腎カルチノイド	腎癌	腎癌骨転移
神経芽腫	神経膠腫	神経線維肉腫
進行性前立腺癌	進行乳癌	唇交連癌
腎細胞癌	腎周囲脂肪肉腫	心臓悪性腫瘍
心臓横紋筋肉腫	心臓血管肉腫	心臓脂肪肉腫
心臓線維肉腫	心臓粘液肉腫	腎肉腫
膵芽腫	膵癌	膵管癌
膵管内管状腺癌	膵管内乳頭粘液性腺癌	膵脂肪肉腫
膵漿液性のう胞腺癌	膵腺房細胞癌	膵臓癌骨転移
膵体部癌	膵頭部カルチノイド	膵頭部癌
膵内胆管癌	膵粘液性のう胞腺癌	膵尾部癌
髄膜癌腫症	髄膜白血病	スキルス胃癌
星細胞腫	精索脂肪肉腫	精索肉腫
星状芽細胞腫	精上皮腫	成人T細胞白血病骨髄浸潤
精巣横紋筋肉腫	精巣癌	精巣奇形癌
精巣奇形腫	精巣絨毛癌	精巣上体癌
精巣胎児性癌	精巣肉腫	精巣胚細胞腫瘍
精巣卵黄のう腫瘍	精巣卵のう腫瘍	精母細胞腫
声門下癌	声門癌	声門上癌

脊索腫	脊髄播種	脊椎転移
舌縁癌	舌下腺癌	舌下面癌
舌癌	舌根部癌	舌脂肪肉腫
舌尖癌	舌背癌	線維脂肪肉腫
線維肉腫	前縦隔悪性腫瘍	全身性転移性癌
前頭洞癌	前頭部転移性腫瘍	前頭葉悪性腫瘍
前頭葉膠芽腫	前頭葉神経膠腫	前頭葉星細胞腫
前頭葉退形成性星細胞腫	前立腺横紋筋肉腫	前立腺癌
前立腺癌骨転移	前立腺癌再発	前立腺小細胞癌
前立腺神経内分泌癌	前立腺肉腫	前腕悪性線維性組織球腫
前腕悪性軟部腫瘍	前腕横紋筋肉腫	前腕滑膜肉腫
前腕線維肉腫	前腕胞巣状軟部肉腫	前腕類上皮肉腫
早期胃癌	早期食道癌	総胆管癌
側頭部転移性腫瘍	側頭葉悪性腫瘍	側頭葉膠芽腫
側頭葉神経膠腫	側頭葉星細胞腫	側頭葉退形成性星細胞腫
た 側頭葉毛様細胞性星細胞腫	第4脳室上衣腫	大陰唇癌
退形成性上衣腫	退形成性星細胞腫	胎児性癌
胎児性精巣腫瘍	大腿骨転移性骨腫瘍	大唾液腺癌
大腸カルチノイド	大腸癌	大腸癌骨転移
大腸肉腫	大腸粘液癌	大動脈周囲リンパ節転移
大脳悪性腫瘍	大脳深部神経膠腫	大脳深部転移性腫瘍
大網脂肪肉腫	大網消化管間質腫瘍	唾液腺癌
多発性癌転移	多発性骨髄腫骨髄浸潤	多発性神経膠腫
胆管癌	男性性器癌	胆のうカルチノイド
胆のう癌	胆のう管癌	胆のう肉腫
淡明細胞肉腫	腟悪性黒色腫	腟癌
中咽頭癌	中咽頭側壁癌	中咽頭肉腫
中耳悪性腫瘍	中縦隔悪性腫瘍	虫垂カルチノイド
虫垂癌	虫垂杯細胞カルチノイド	中脳神経膠腫
肘部滑膜肉腫	中部食道癌	肘部線維肉腫
中部胆管癌	肘部類上皮肉腫	中葉小細胞肺癌
中葉肺癌	中葉肺腺癌	中葉肺大細胞癌
中葉肺扁平上皮癌	中葉非小細胞肺癌	腸間膜悪性腫瘍
腸間膜脂肪肉腫	腸間膜消化管間質腫瘍	腸間膜肉腫
腸間膜平滑筋肉腫	蝶形骨洞癌	腸骨リンパ節転移
聴神経膠腫	直腸S状部結腸癌	直腸悪性黒色腫
直腸カルチノイド	直腸癌	直腸癌骨転移
直腸癌術後再発	直腸癌穿孔	直腸脂肪肉腫
直腸消化管間質腫瘍	直腸平滑筋肉腫	手軟部悪性腫瘍
転移性下顎癌	転移性肝癌	転移性肝腫瘍
転移性胸膜腫瘍	転移性口腔癌	転移性黒色腫
転移性骨腫瘍	転移性骨腫瘍による大腿骨骨折	転移性縦隔腫瘍
転移性十二指腸癌	転移性腫瘍	転移性消化器腫瘍
転移性上顎癌	転移性小腸腫瘍	転移性腎腫瘍
転移性膵腫瘍	転移性舌癌	転移性頭蓋骨腫瘍
転移性脳腫瘍	転移性肺癌	転移性肺腫瘍
転移性脾腫瘍	転移性皮膚腫瘍	転移性副腎腫瘍
転移性腹壁腫瘍	転移性扁平上皮癌	転移性卵巣癌
テント上下転移性腫瘍	頭蓋骨悪性腫瘍	頭蓋骨骨肉腫
頭蓋底骨肉腫	頭蓋底脊索腫	頭蓋内胚細胞腫瘍
頭蓋部脊索腫	頭頚部癌	透析腎癌
頭頂葉悪性腫瘍	頭頂葉膠芽腫	頭頂葉神経膠腫
頭頂葉星細胞腫	頭部悪性線維性組織球腫	頭部横紋筋肉腫
頭部滑膜肉腫	頭部基底細胞癌	頭部血管肉腫
頭部脂腺癌	頭部脂肪肉腫	頭部軟部組織悪性腫瘍
頭部皮膚癌	頭部メルケル細胞癌	頭部有棘細胞癌
な 頭部隆起性皮膚線維肉腫	内耳癌	内胚葉洞腫瘍
軟口蓋癌	軟骨肉腫	軟部悪性巨細胞腫
軟部組織悪性腫瘍	肉腫	乳癌

	乳癌・HER2過剰発現	乳癌骨転移	乳癌再発
	乳癌術後後遺症	乳癌皮膚転移	乳房外パジェット病
	乳房下外側部乳癌	乳房下内側部乳癌	乳房脂肪肉腫
	乳房上外側部乳癌	乳房上内側部乳癌	乳房中央部乳癌
	乳房肉腫	尿管癌	尿管口部膀胱癌
	尿管尿路上皮癌	尿道傍腺の悪性腫瘍	尿膜管癌
	粘液性のう胞腺癌	脳幹悪性腫瘍	脳幹膠芽腫
	脳幹神経膠腫	脳幹部星細胞腫	脳室悪性腫瘍
	脳室上衣腫	脳手術後遺症	脳腫瘍摘出術後遺症
は	脳神経悪性腫瘍	脳胚細胞腫瘍	肺芽腫
	肺カルチノイド	肺癌	肺癌骨転移
	肺癌肉腫	肺癌による閉塞性肺炎	胚細胞腫
	肺腺癌	肺腺扁平上皮癌	肺腺様のう胞癌
	肺大細胞癌	肺大細胞神経内分泌癌	肺肉腫
	肺粘表皮癌	肺扁平上皮癌	肺胞上皮癌
	肺未分化癌	肺門部小細胞癌	肺門部腺癌
	肺門部大細胞癌	肺門部肺癌	肺門部非小細胞癌
	肺門部扁平上皮癌	肺門リンパ節転移	抜歯後疼痛
	馬尾上衣腫	バレット食道癌	パンコースト症候群
	鼻咽腔癌	鼻腔癌	脾脂肪肉腫
	非小細胞肺癌	鼻前庭癌	鼻中隔癌
	脾の悪性腫瘍	皮膚悪性腫瘍	皮膚悪性線維性組織球腫
	皮膚癌	皮膚脂肪肉腫	皮膚線維肉腫
	皮膚白血病	皮膚付属器癌	びまん性星細胞腫
	脾門部リンパ節転移	披裂喉頭蓋ひだ喉頭面癌	副咽頭間隙悪性腫瘍
	腹腔内リンパ節の悪性腫瘍	腹腔リンパ節転移	副甲状腺悪性腫瘍
	副甲状腺癌	副腎悪性腫瘍	副腎癌
	副腎神経芽腫	副腎髄質の悪性腫瘍	副腎皮質癌
	副腎皮質の悪性腫瘍	副鼻腔炎術後症	副鼻腔癌
	腹部悪性腫瘍	腹部食道癌	腹部神経芽腫
	腹膜悪性腫瘍	腹膜癌	ぶどう膜悪性黒色腫
	噴門癌	平滑筋肉腫	扁桃窩癌
	扁桃癌	扁桃肉腫	膀胱円蓋部膀胱癌
	膀胱癌	膀胱頸部膀胱癌	膀胱後壁部膀胱癌
	膀胱三角部膀胱癌	膀胱前壁部膀胱癌	膀胱側壁部膀胱癌
	膀胱肉腫	膀胱尿路上皮癌	膀胱扁平上皮癌
	傍骨性骨肉腫	紡錘形細胞肉腫	胞巣状軟部肉腫
ま	乏突起神経膠腫	末期癌	末梢神経悪性腫瘍
	脈絡膜悪性黒色腫	メルケル細胞癌	盲腸カルチノイド
	盲腸癌	毛包癌	網膜芽細胞腫
	網膜膠腫	毛様細胞性星細胞腫	毛様体悪性腫瘍
やら	ユーイング肉腫	有棘細胞癌	幽門癌
	幽門前庭部癌	腰椎転移	卵黄のう腫瘍
	卵管癌	卵巣カルチノイド	卵巣癌
	卵巣癌全身転移	卵巣癌肉腫	卵巣絨毛癌
	卵巣胎児性癌	卵巣肉腫	卵巣胚細胞腫瘍
	卵巣未分化胚細胞腫	卵巣卵黄のう腫瘍	卵巣類皮のう胞癌
	隆起性皮膚線維肉腫	輪状後部癌	リンパ管肉腫
	リンパ性白血病骨髄浸潤	類上皮肉腫	肋骨転移
△	悪性腫瘍に伴う貧血	イートン・ランバート症候群	癌性ニューロミオパチー
	癌性貧血	癌性ミエロパチー	金属歯冠修復過高
	金属歯冠修復粗造	金属歯冠修復脱離	金属歯冠修復低位
	金属歯冠修復破損	金属歯冠修復不適合	腫瘍随伴症候群
	疼痛		

用法用量　エプタゾシンとして，通常成人1回15mg(本剤1アンプル)を皮下又は筋肉内注射する。
なお，症状により適宜増減する。

禁忌
(1)重篤な呼吸抑制状態にある患者
(2)頭部傷害がある患者又は頭蓋内圧が上昇している患者

赤血球液－LR「日赤」

規格：血液200mLに由来する赤血球1袋[8402円/袋]，血液400mLに由来する赤血球1袋[16805円/袋]
人赤血球液　日本赤十字　634

【効能効果】

血中赤血球不足又はその機能廃絶に適する。

【対応標準病名】

◎	貧血		
○	I型溶血性非球状赤血球性貧血	II型溶血性非球状赤血球性貧血	ABO因子不適合
	ABO溶血性疾患	G6PD欠乏性貧血	悪性貧血
	アミノ酸欠乏性貧血	異常ヘモグロビン症性骨壊死	胃切除後巨赤芽球性貧血
	胃切除後貧血	遺伝性球状赤血球症	遺伝性巨赤芽球性貧血
	遺伝性鉄芽球性貧血	イマースルンド・グレスベック症候群	栄養性巨赤芽球性貧血
	オロチン酸尿性貧血	温式自己免疫性溶血性貧血	壊血病性貧血
	芽球増加を伴う不応性貧血	芽球増加を伴う不応性貧血－1	芽球増加を伴う不応性貧血－2
	下垂体機能低下に伴う貧血	家族性溶血性貧血	鎌状赤血球症
	肝炎後再生不良性貧血	肝疾患に伴う貧血	環状鉄芽球を伴う不応性貧血
	寒冷凝集素症	寒冷溶血素症候群	機械的溶血性貧血
	吸収不良症候群によるビタミンB12欠乏性貧血	急性失血性貧血	巨赤芽球性貧血
	クーリー貧血	クローン病によるビタミンB12欠乏性貧血	軽症再生不良性貧血
	膠原病に伴う貧血	高色素性貧血	酵素異常による遺伝性溶血性貧血
	後天性鉄芽球性貧血	後天性溶血性貧血	骨髄低形成
	最重症再生不良性貧血	菜食主義者貧血	再生不良性貧血
	サラセミア	産褥期鉄欠乏性貧血	産褥期貧血
	三炭糖りん酸イソメラーゼ欠乏性貧血	自己免疫性溶血性貧血	重症再生不良性貧血
	出血性貧血	術後貧血	術後溶血性貧血
	小球性低色素性貧血	小球性貧血	症候性巨赤芽球性貧血
	小腸切除によるビタミンB12欠乏性貧血	小児食事性貧血	食事性貧血
	食事性葉酸欠乏性貧血	新生児ABO不適合溶血性疾患	新生児赤芽球症
	新生児溶血性黄疸	新生児溶血性貧血	腎性貧血
	正球性正色素性貧血	正球性貧血	正色素性貧血
	赤芽球ろう	赤血球酵素欠乏性貧血	赤血球造血刺激因子製剤低反応性貧血
	赤血球破砕症候群	先天性悪性貧血	先天性再生不良性貧血
	先天性赤芽球ろう	先天性赤血球形成異常性貧血	先天性赤血球酵素異常
	先天性低形成貧血	先天性貧血	先天性葉酸吸収不全
	ソラ豆中毒	大球性貧血	胎児赤芽球症
	体質性再生不良性貧血	蛋白欠乏性貧血	中間型サラセミア
	中等症再生不良性貧血	中毒性溶血性貧血	低形成性貧血
	低色素性貧血	鉄芽球性貧血	鉄欠乏性貧血
	銅欠乏性貧血	特発性再生不良性貧血	特発性溶血性貧血
	二次性再生不良性貧血	乳児赤芽球ろう	妊娠性鉄欠乏性貧血
	妊娠性葉酸欠乏性貧血	妊娠貧血症	白赤芽球症
	汎血球減少症	伴性低色素性鉄芽球性貧血	ハンター舌炎
	非自己免疫性溶血性貧血	微小血管障害性溶血性貧血	脾性貧血
	ビタミンB12欠乏性貧血	ビタミン欠乏性貧血	ピリドキシン反応性貧血
	微量元素欠乏性貧血	ピルビン酸キナーゼ欠乏性貧血	ファンコニー貧血
	不安定ヘモグロビン症	不応性貧血	副腎皮質機能低下に伴う貧血
	ベータサラセミア	ヘキソキナーゼ欠乏性貧血	ヘモグロビンC病
	ヘモグロビンD病	ヘモグロビンE病	ヘモグロビン異常症
	放射線性貧血	本態性再生不良性貧血	慢性貧血
	未熟児貧血	薬剤性酵素欠乏性貧血	薬剤性再生不良性貧血

	薬剤性自己免疫性溶血性貧血	薬剤性鉄芽球性貧血	薬剤性溶血性貧血
	薬剤性葉酸欠乏性貧血	溶血性貧血	溶血性貧血に伴う葉酸欠乏症
	葉酸欠乏性貧血	老人性貧血	
△	乳児偽白血病		

用法用量　ろ過装置を具備した輸血用器具を用いて，静脈内に必要量を輸注する。

用法用量に関連する使用上の注意

(1)輸血用器具：生物学的製剤基準・通則 44 に規定する輸血に適当と認められた器具であって，そのまま直ちに使用でき，かつ，1 回限りの使用で使い捨てるものをいう。

(2)輸血速度：成人の場合は，通常，最初の 10～15 分間は 1 分間に 1mL 程度で行い，その後は 1 分間に 5mL 程度で行うこと。また，うっ血性心不全が認められない低出生体重児の場合，通常，1～2mL/kg(体重)/時間の速度を目安とすること。なお，輸血中は患者の様子を適宜観察すること。

警告

(1)本剤の輸血 1～2 週間後に発熱，紅斑が出現し，引き続き下痢，肝機能障害，顆粒球減少症等を伴う移植片対宿主病(GVHD：graft versus host disease)による死亡例がまれに(0.1％未満)報告されている。GVHD 発症の危険性が高いと判断される患者に輸血する場合は，あらかじめ本剤に 15～50Gy の放射線を照射すること。

(2)次の点について留意して輸血療法を行うこと。

①輸血について十分な知識・経験を持つ医師のもとで使用すること。

②輸血に際しては副作用発現時に救急処置をとれる準備をあらかじめしておくこと。

ゼットブリン点滴静注液100mg　規格：100mg5mL1瓶［62054円/瓶］

抗ヒトＴリンパ球ウサギ免疫グロブリン　日本臓器　639

【効 能 効 果】

重症・中等症の再生不良性貧血

【対応標準病名】

◎	重症再生不良性貧血	中等症再生不良性貧血	
○	肝炎後再生不良性貧血	骨髄低形成	最重症再生不良性貧血
	再生不良性貧血	赤芽球ろう	先天性再生不良性貧血
	先天性赤芽球ろう	先天性低形成貧血	体質性再生不良性貧血
	低形成性貧血	特発性再生不良性貧血	二次性再生不良性貧血
	乳児赤芽球ろう	汎血球減少症	ファンコニー貧血
	放射線性貧血	本態性再生不良性貧血	薬剤性再生不良性貧血
△	芽球増加を伴う不応性貧血	芽球増加を伴う不応性貧血－1	芽球増加を伴う不応性貧血－2
	環状鉄芽球を伴う不応性貧血	正球性正色素性貧血	赤血球造血刺激因子製剤低反応性貧血
	貧血		

効能効果に関連する使用上の注意

本剤は下記の重症度分類による重症又は中等症の再生不良性貧血患者に使用すること。

再生不良性貧血の重症度分類：厚生省特定疾患特発性造血障害調査研究班

重症	骨髄が低形成で，少なくとも下記の 2 項目を満たすもの。 顆粒球数＜500/mm^3 血小板数＜20,000/mm^3 網赤血球数＜20,000/mm^3
中等症	少なくとも下記の 2 項目を満たすもの。ただし，上記の重症に該当するものを除く。 顆粒球数＜1,000/mm^3 血小板数＜50,000/mm^3 網赤血球数＜60,000/mm^3
軽症	重症・中等症以外のもの。

用法用量　通常，1 日体重 1kg 当たり 0.25mL(抗ヒトＴリンパ球ウサギ免疫グロブリンとして 5mg)を 250～500mL の日局生理食塩液で希釈し，4 時間以上かけて緩徐に点滴静注する。投与期間は 5 日間とする。

なお，本剤の耐薬量は患者によって異なるので，用量及び投与期間については注意深い増減が必要である。

また，本剤は罹病期間が短い程，治療効果が得られる可能性が高いので，目安として罹病期間が 1 年未満の患者を対象とすることが望ましい。

用法用量に関連する使用上の注意

(1)本剤の再使用は行わないこと。

本剤は異種タンパクなので，投与中及び投与後に本剤に対する抗体が産生される場合がある。抗体が存在する場合に，本剤の再使用を行うと効果が低減し，好ましくない副作用が発生する可能性がある。

(2)アナフィラキシー等の過敏症状を起こすおそれがあるので，使用に際しては，十分な問診を行うとともに，あらかじめ下記の皮内テストを実施すること。

皮内テスト：本剤を日局生理食塩液で 400 倍に希釈(50μg/mL)し，その 0.02mL を皮内に注射して 15 分後，注射部位に平均直径 20mm 以上の紅斑又は 9mm 以上の膨疹が生じた場合，又はショック等のアレルギー症状が生じた場合には陽性と判定する。なお，対照として，もう一方の腕に同量の日局生理食塩液を同じ方法で実施し比較する。

(3)本剤の点滴静注は，4 時間以上かけて緩徐に行うこと。なお，特に投与開始時には，過敏反応等の副作用発現に十分注意すること。

禁忌

(1)本剤又は他のウサギ血清製剤投与歴のある患者

(2)本剤による皮内テストで陽性と判定された患者

(3)重篤な感染症のある患者

(4)妊婦又は授乳婦

(5)弱毒生ワクチンを投与中の患者

原則禁忌

(1)悪性腫瘍の患者

(2)ウイルス感染症の患者

(3)細菌感染症の患者

(4)真菌感染症の患者

併用禁忌

薬剤名等	臨床症状・措置方法	機序・危険因子
弱毒生ワクチン おたふくかぜ，麻しん，風しん及びこれらの混合ワクチン等	発病するおそれがあるので接種しないこと。	本剤の免疫抑制作用による。

セトロタイド注射用0.25mg　規格：－［－］
セトロタイド注射用3mg　規格：－［－］

酢酸セトロレリクス　日本化薬　249

【効 能 効 果】

調節卵巣刺激下における早発排卵の防止

【対応標準病名】

該当病名なし

用法用量

3mg 単回投与法

卵巣刺激開始 6 又は 7 日目に，セトロレリクスとして 3mg を腹部皮下に単回投与する。

なお，卵胞の発育が不十分等の理由により，セトロレリクス投与から 5 日以内に排卵誘発を行わない場合には，セトロレリクス 3mg 投与の 5 日後から排卵誘発当日まで，セトロレリクスとして 0.25mg を 1 日 1 回腹部皮下に連日投与する。

0.25mg 反復投与法：卵巣刺激開始 6 日目から排卵誘発当日まで，セトロレリクスとして 0.25mg を 1 日 1 回腹部皮下に連日投与する。

禁忌

(1)本剤の成分又は GnRH 誘導体に対し過敏症の既往歴のある患

者
(2)妊婦又は妊娠している可能性のある婦人及び授乳中の婦人
(3)卵巣，乳房，子宮，下垂体又は視床下部に腫瘍のある患者
(4)診断の確定していない不正出血のある患者

セファメジンα筋注用0.25g 規格：250mg1瓶(溶解液付)［260円/瓶］
セファメジンα筋注用0.5g 規格：500mg1瓶(溶解液付)［408円/瓶］
セファメジンα注射用0.25g 規格：250mg1瓶［220円/瓶］
セファメジンα注射用0.5g 規格：500mg1瓶［345円/瓶］
セファメジンα注射用1g 規格：1g1瓶［380円/瓶］
セファメジンα注射用2g 規格：2g1瓶［796円/瓶］
セファメジンα点滴用キット1g 規格：1g1キット(生理食塩液100mL付)［698円/キット］
セファメジンα点滴用キット2g 規格：2g1キット(生理食塩液100mL付)［1152円/キット］
セファゾリンナトリウム水和物 アステラス 613

【効能効果】

〈適応菌種〉セファゾリンに感性のブドウ球菌属，レンサ球菌属，肺炎球菌，大腸菌，肺炎桿菌，プロテウス・ミラビリス，プロビデンシア属
〈適応症〉敗血症，感染性心内膜炎，表在性皮膚感染症，深在性皮膚感染症，リンパ管・リンパ節炎，慢性膿皮症，外傷・熱傷及び手術創等の二次感染，びらん・潰瘍の二次感染，乳腺炎，骨髄炎，関節炎，咽頭・喉頭炎，扁桃炎，急性気管支炎，肺炎，肺膿瘍，膿胸，慢性呼吸器病変の二次感染，膀胱炎，腎盂腎炎，腹膜炎，胆嚢炎，胆管炎，バルトリン腺炎，子宮内感染，子宮付属器炎，子宮旁結合織炎，眼内炎(全眼球炎を含む)，中耳炎，副鼻腔炎，化膿性唾液腺炎

【対応標準病名】

◎	咽頭炎	咽頭喉頭炎	外傷
	化膿性唾液腺炎	関節炎	感染性心内膜炎
	眼内炎	急性気管支炎	喉頭炎
	骨髄炎	挫創	子宮内感染症
	子宮付属器炎	子宮傍組織炎	術後創部感染
	腎盂腎炎	全眼球炎	創傷
	創傷感染症	胆管炎	胆のう炎
	中耳炎	乳腺炎	熱傷
	膿胸	肺炎	敗血症
	肺膿瘍	バルトリン腺炎	皮膚感染症
	副鼻腔炎	腹膜炎	扁桃炎
	膀胱炎	慢性膿皮症	リンパ管炎
	リンパ節炎	裂傷	裂創
○ あ	DIP関節炎	IP関節炎	MP関節炎
	MRSA膀胱炎	PIP関節炎	亜急性関節炎
	亜急性感染性心内膜炎	亜急性気管支炎	亜急性骨髄炎
	亜急性細菌性心内膜炎	亜急性心内膜炎	亜急性リンパ管炎
	足開放創	足挫創	足切創
	足第1度熱傷	足第2度熱傷	足第3度熱傷
	足熱傷	圧挫傷	圧挫創
	アルカリ腐蝕	アレルギー性膀胱炎	アンギナ
	胃腸管熱傷	犬咬創	胃熱傷
	陰茎開放創	陰茎挫創	陰茎第1度熱傷
	陰茎第2度熱傷	陰茎第3度熱傷	陰茎熱傷
	陰茎裂創	咽頭開放創	咽頭気管炎
	咽頭創傷	咽頭熱傷	咽頭扁桃炎
	院内感染敗血症	陰のう開放創	陰のう第1度熱傷
	陰のう第2度熱傷	陰のう第3度熱傷	陰のう熱傷
	陰のう裂創	陰部切創	インフルエンザ菌気管支炎
	インフルエンザ菌喉頭炎	インフルエンザ菌性喉頭気管炎	インフルエンザ菌敗血症
	会陰第1度熱傷	会陰第2度熱傷	会陰第3度熱傷
	会陰熱傷	会陰部化膿創	会陰裂傷
	腋窩第1度熱傷	腋窩第2度熱傷	腋窩第3度熱傷
	腋窩熱傷	壊死性肺炎	壊疽性咽頭炎
	壊疽性胆細管炎	壊疽性胆のう炎	横隔膜下膿瘍
	横隔膜下腹膜炎	横隔膜損傷	黄色ブドウ球菌敗血症
か	オスラー結節	汚染創	外陰開放創
	外陰第1度熱傷	外陰第2度熱傷	外陰第3度熱傷
	外陰熱傷	外陰部挫創	外陰部切創
	外陰部裂傷	外耳開放創	外耳道創傷
	外耳部外傷性異物	外耳部外傷性皮下異物	外耳部割創
	外耳部貫通創	外耳部咬創	外耳部挫傷
	外耳部挫創	外耳部刺創	外耳部切創
	外耳部創傷	外傷性異物	外傷性眼球ろう
	外傷性虹彩離断	外傷性食道破裂	外傷性切断
	外傷性穿孔性中耳炎	外傷性中耳炎	外傷性脳圧迫・頭蓋内に達する開放創合併あり
	外傷性破裂	外耳裂創	開放骨折
	開放性外傷性脳圧迫	開放性陥没骨折	開放性胸膜損傷
	開放性大腿骨骨髄炎	開放性脱臼骨折	開放性脳挫創
	開放性脳損傷髄膜炎	開放性脳底部挫傷	開放性びまん性脳損傷
	開放性粉砕骨折	開放創	潰瘍性咽頭炎
	潰瘍性膀胱炎	下咽頭炎	下咽頭創傷
	下咽頭熱傷	化学外傷	下顎外傷性異物
	下顎開放創	下顎割創	下顎貫通創
	下顎口唇挫創	下顎咬創	下顎骨骨髄炎
	下顎挫傷	下顎挫創	下顎刺創
	下顎切創	下顎創傷	下顎熱傷
	下顎部挫傷	下顎部第1度熱傷	下顎部第2度熱傷
	下顎部第3度熱傷	下顎裂創	踵裂創
	顎下腺炎	顎下腺管炎	顎下腺膿瘍
	顎関節部開放創	顎関節部割創	顎関節部貫通創
	顎関節部咬創	顎関節部挫傷	顎関節部挫創
	顎関節部刺創	顎関節部切創	顎関節部創傷
	顎関節部裂創	角結膜腐蝕	顎骨骨髄炎
	顎部挫傷	角膜アルカリ化学熱傷	角膜挫創
	角膜酸化学熱傷	角膜酸性熱傷	角膜切傷
	角膜切創	角膜創傷	角膜熱傷
	角膜破裂	角膜裂傷	下肢第1度熱傷
	下肢第2度熱傷	下肢第3度熱傷	下肢熱傷
	下腿汚染創	下腿開放創	下腿骨骨髄炎
	下腿骨慢性骨髄炎	下腿挫創	下腿切創
	下腿足部熱傷	下腿熱傷	下腿複雑骨折後骨髄炎
	下腿部第1度熱傷	下腿部第2度熱傷	下腿部第3度熱傷
	下腿裂創	肩関節炎	カタル性咽頭炎
	割創	化膿性眼内炎	化膿性喉頭炎
	化膿性骨髄炎	化膿性耳下腺炎	化膿性中耳炎
	化膿性乳腺炎	化膿性副鼻腔炎	化膿性腹膜炎
	化膿性網膜炎	化膿性リンパ節炎	下半身第1度熱傷
	下半身第2度熱傷	下半身第3度熱傷	下半身熱傷
	下腹部第1度熱傷	下腹部第2度熱傷	下腹部第3度熱傷
	眼化学熱傷	眼窩骨髄炎	眼窩創傷
	肝下膿瘍	眼球炎	眼球結膜裂傷
	眼球損傷	眼球熱傷	眼球破裂
	眼球裂傷	眼瞼外傷性異物	眼瞼開放創
	眼瞼化学熱傷	眼瞼割創	眼瞼貫通創
	眼瞼咬創	眼瞼挫創	眼瞼刺創
	眼瞼創傷	眼瞼第1度熱傷	眼瞼第2度熱傷
	眼瞼第3度熱傷	眼瞼熱傷	眼瞼裂創
	環指圧挫傷	環指骨髄炎	環指挫傷
	環指挫創	環指切創	環指剥皮創
	肝周囲炎	眼周囲化学熱傷	眼周囲第1度熱傷
	眼周囲第2度熱傷	眼周囲第3度熱傷	眼周囲部外傷性異物
	眼周囲部開放創	眼周囲部割創	眼周囲部貫通創

眼周囲部咬創	眼周囲部挫創	眼周囲部刺創
眼周囲部創傷	眼周囲部裂創	関節挫傷
関節症	感染性咽頭炎	感染性喉頭気管炎
貫通刺創	貫通銃創	貫通性挫滅創
貫通創	肝内胆細管炎	眼熱傷
眼部外傷性異物	眼部開放創	眼部割創
眼部貫通創	眼部咬創	眼部挫創
眼部刺創	眼部創傷	眼部裂創
顔面汚染創	顔面外傷性異物	顔面開放創
顔面割創	顔面貫通創	顔面咬創
顔面挫傷	顔面挫創	顔面刺創
顔面切創	顔面創傷	顔面掻創
顔面損傷	顔面第 1 度熱傷	顔面第 2 度熱傷
顔面第 3 度熱傷	顔面多発開放創	顔面多発割創
顔面多発貫通創	顔面多発咬創	顔面多発挫傷
顔面多発挫創	顔面多発刺創	顔面多発切創
顔面多発創傷	顔面多発裂創	顔面熱傷
顔面裂創	乾酪性副鼻腔炎	気管支食道瘻
気管支肺炎	気管食道瘻	気管支瘻膿胸
気管熱傷	気腫性腎盂腎炎	気道熱傷
偽膜性咽頭炎	偽膜性気管支炎	偽膜性喉頭炎
偽膜性扁桃炎	逆行性胆管炎	急性アデノイド咽頭炎
急性アデノイド扁桃炎	急性咽頭炎	急性咽頭喉頭炎
急性咽頭扁桃炎	急性壊疽性喉頭炎	急性壊疽性扁桃炎
急性潰瘍性喉頭炎	急性潰瘍性扁桃炎	急性顎骨骨髄炎
急性化膿性咽頭炎	急性化膿性顎下腺炎	急性化膿性脛骨骨髄炎
急性化膿性骨髄炎	急性化膿性耳下腺炎	急性化膿性胆管炎
急性化膿性胆のう炎	急性化膿性中耳炎	急性化膿性扁桃炎
急性関節炎	急性感染性心内膜炎	急性気管気管支炎
急性気腫性胆のう炎	急性脛骨骨髄炎	急性血行性骨髄炎
急性限局性腹膜炎	急性喉頭炎	急性喉頭気管炎
急性喉頭気管気管支炎	急性骨髄炎	急性骨盤腹膜炎
急性細菌性心内膜炎	急性耳下腺炎	急性子宮傍結合織炎
急性出血性膀胱炎	急性心内膜炎	急性声帯炎
急性声門下喉頭炎	急性腺窩性扁桃炎	急性胆管炎
急性胆細管炎	急性単純性膀胱炎	急性胆のう炎
急性中耳炎	急性乳腺炎	急性肺炎
急性汎発性腹膜炎	急性反復性気管支炎	急性腹膜炎
急性浮腫性喉頭炎	急性付属器炎	急性閉塞性化膿性胆管炎
急性扁桃炎	急性膀胱炎	急性卵管炎
急性卵巣炎	キュットネル腫瘍	胸管損傷
胸腔熱傷	胸骨骨髄炎	胸鎖関節炎
狭窄性胆管炎	胸腺損傷	胸椎骨髄炎
頬粘膜咬傷	頬粘膜咬創	胸部汚染創
胸部外傷	頬部外傷性異物	頬部開放創
頬部割創	頬部貫通創	頬部咬創
頬部挫傷	胸部挫創	頬部挫創
頬部刺創	胸部上腕熱傷	胸部食道損傷
胸部切創	頬部切創	頬部創傷
胸部損傷	胸部第 1 度熱傷	頬部第 1 度熱傷
胸部第 2 度熱傷	頬部第 2 度熱傷	胸部第 3 度熱傷
頬部第 3 度熱傷	胸部熱傷	頬部裂創
胸壁開放創	胸壁刺創	強膜切創
強膜創傷	胸膜損傷・胸腔に達する開放創合併あり	強膜裂傷
胸膜裂創	胸膜瘻	胸肋関節炎
棘刺創	魚咬創	距骨骨髄炎
距踵関節炎	躯幹薬傷	グラデニーゴ症候群
グラム陰性桿菌敗血症	グラム陰性菌敗血症	グラム陽性菌敗血症
クループ性気管支炎	頚管破裂	脛骨顆部割創
脛骨骨髄炎	脛骨骨膜炎	脛骨乳児骨髄炎
脛骨慢性化膿性骨髄炎	脛骨慢性骨髄炎	頚椎骨髄炎
頚部開放創	頚部挫創	頚部食道開放創
頚部切創	頚部第 1 度熱傷	頚部第 2 度熱傷

頚部第 3 度熱傷	頚部熱傷	頚部膿疱
頚部リンパ節炎	血行性脛骨骨髄炎	血行性骨髄炎
血行性大腿骨骨髄炎	結膜創傷	結膜熱傷
結膜のうアルカリ化学熱傷	結膜のう酸化学熱傷	結膜腐蝕
結膜裂傷	嫌気性骨髄炎	限局性膿胸
限局性腹膜炎	肩甲間部第 1 度熱傷	肩甲間部第 2 度熱傷
肩甲間部第 3 度熱傷	肩甲間部熱傷	肩甲骨周囲炎
肩甲部第 1 度熱傷	肩甲部第 2 度熱傷	肩甲部第 3 度熱傷
肩甲部熱傷	肩鎖関節炎	原発性硬化性胆管炎
原発性腹膜炎	肩部第 1 度熱傷	肩部第 2 度熱傷
肩部第 3 度熱傷	コアグラーゼ陰性ぶどう球菌敗血症	高エネルギー外傷
口蓋挫傷	口蓋切創	口蓋裂創
口角部挫創	口角部裂創	硬化性骨髄炎
交感性眼炎	交感性ぶどう膜炎	口腔外傷性異物
口腔開放創	口腔割創	口腔挫傷
口腔挫創	口腔刺創	口腔上顎洞瘻
口腔切創	口腔創傷	口腔第 1 度熱傷
口腔第 2 度熱傷	口腔第 3 度熱傷	口腔熱傷
口腔粘膜咬傷	口腔粘膜咬創	口腔裂創
虹彩毛様体脈絡膜炎	口唇外傷性異物	口唇外傷性皮下異物
口唇開放創	口唇割創	口唇貫通創
口唇咬傷	口唇咬創	口唇挫傷
口唇挫創	口唇刺創	口唇切創
口唇創傷	口唇第 1 度熱傷	口唇第 2 度熱傷
口唇第 3 度熱傷	口唇熱傷	口唇裂創
溝創	咬創	喉頭外傷
喉頭周囲炎	喉頭損傷	喉頭熱傷
後頭部割創	後頭部挫傷	後頭部挫創
後頭部切創	後頭部裂創	後発性関節炎
後腹膜炎	後腹膜膿瘍	肛門第 1 度熱傷
肛門第 2 度熱傷	肛門第 3 度熱傷	肛門熱傷
肛門裂創	股関節炎	鼓室内水腫
骨炎	骨顆炎	骨幹炎
骨周囲炎	骨髄炎後遺症	骨盤化膿性骨髄炎
骨盤結合織炎	骨盤死腔炎	骨盤直腸窩膿瘍
骨盤部感染性リンパのう胞	骨盤腹膜炎	骨盤部裂創
骨膜炎	骨膜下膿瘍	骨膜骨髄炎
骨膜のう炎	細菌性骨髄炎	細菌性ショック
細菌性心内膜炎	細菌性腹膜炎	細菌性膀胱炎
臍周囲炎	細胆管炎	再発性胆管炎
再発性中耳炎	坐骨骨炎	挫傷
挫滅傷	挫滅創	酸腐蝕
耳介外傷性異物	耳介外傷性皮下異物	耳介開放創
耳介割創	耳介貫通創	耳介咬創
耳介挫傷	耳介挫創	耳介刺創
耳介切創	耳介創傷	耳介部第 1 度熱傷
耳介部第 2 度熱傷	耳介部第 3 度熱傷	趾開放創
耳介裂創	耳下腺炎	耳下腺管炎
耳下腺膿瘍	趾化膿創	趾関節炎
指間切創	趾間切創	子宮頚管裂傷
子宮頚部環状剥離	子宮周囲炎	子宮周囲膿瘍
子宮熱傷	刺咬症	指骨炎
趾骨炎	指骨髄炎	趾骨髄炎
篩骨洞炎	趾挫創	示指 MP 関節挫傷
示指 PIP 開放創	示指割創	示指化膿創
四肢挫傷	示指挫傷	示指挫創
示指刺創	示指切創	四肢第 1 度熱傷
四肢第 2 度熱傷	四肢第 3 度熱傷	四肢熱傷
歯性上顎洞炎	歯性副鼻腔炎	耳前部挫創
刺創	趾第 1 度熱傷	趾第 2 度熱傷
趾第 3 度熱傷	膝蓋骨化膿性骨髄炎	膝蓋骨骨髄炎
膝蓋部挫創	膝下部挫創	膝窩部銃創
膝関節炎	膝関節部挫創	膝部開放創

膝部割創	膝部咬創	膝部挫創
膝部切創	膝部第1度熱傷	膝部第2度熱傷
膝部第3度熱傷	膝部裂創	歯肉挫傷
歯肉切創	歯肉裂創	趾熱傷
射創	尺骨遠位部骨髄炎	手圧挫傷
習慣性アンギナ	習慣性扁桃炎	銃自殺未遂
銃創	十二指腸穿孔腹膜炎	十二指腸総胆管炎
手関節炎	手関節挫滅傷	手関節挫滅創
手関節掌側部挫創	手関節部挫創	手関節部切創
手関節部創傷	手関節部第1度熱傷	手関節部第2度熱傷
手関節部第3度熱傷	手関節部裂創	手指圧挫傷
手指汚染創	手指開放創	手指関節炎
手指咬創	種子骨炎	種子骨開放骨折
手指挫傷	手指挫創	手指挫滅傷
手指挫滅創	手指刺創	手指切創
手指第1度熱傷	手指第2度熱傷	手指第3度熱傷
手指端熱傷	手指熱傷	手指剥皮創
手術創部膿瘍	手掌挫創	手掌刺創
手掌切創	手掌第1度熱傷	手掌第2度熱傷
手掌第3度熱傷	手掌熱傷	手掌剥皮創
出血性中耳炎	出血性膀胱炎	術後横隔膜下膿瘍
術後眼内炎	術後骨髄炎	術後腎盂腎炎
術後性耳下腺炎	術後性中耳炎	術後性慢性中耳炎
術後胆管炎	術後膿瘍	術後腹腔内膿瘍
術後腹壁膿瘍	術後腹膜炎	手背第1度熱傷
手背第2度熱傷	手背第3度熱傷	手背熱傷
手背部挫創	手背部切創	手部汚染創
シュロッフェル腫瘤	上咽頭炎	上顎骨骨髄炎
上顎挫傷	上顎切創	上顎洞炎
上顎部裂創	上口唇挫傷	上行性腎盂腎炎
上鼓室化膿症	踵骨炎	踵骨骨髄炎
踵骨部挫滅創	小指咬創	小指挫傷
小指挫創	小指切創	上肢第1度熱傷
上肢第2度熱傷	上肢第3度熱傷	硝子体膿瘍
上肢熱傷	焼身自殺未遂	上唇小帯裂創
小唾液腺炎	小児肺炎	小児副鼻腔炎
小膿疱性皮膚炎	上半身第1度熱傷	上半身第2度熱傷
上半身第3度熱傷	上半身熱傷	踵部第1度熱傷
踵部第2度熱傷	踵部第3度熱傷	上腕汚染創
上腕貫通銃創	上腕骨骨髄炎	上腕挫創
上腕第1度熱傷	上腕第2度熱傷	上腕第3度熱傷
上腕熱傷	上腕部開放創	食道気管支瘻
食道気管瘻	食道損傷	食道熱傷
処女膜裂傷	女性急性骨盤蜂巣炎	女性慢性骨盤蜂巣炎
ショパール関節炎	針刺創	滲出性気管支炎
滲出性腹膜炎	新生児上顎骨骨髄炎	新生児中耳炎
心内膜炎	水晶体過敏性眼内炎	膵臓性腹膜炎
水疱性中耳炎	精巣開放創	精巣熱傷
精巣破裂	声門外傷	脊椎骨髄炎
舌開放創	舌下顎挫創	舌下腺炎
舌下腺膿瘍	舌咬傷	舌咬創
舌挫創	舌刺創	舌切創
切創	舌創傷	切断
舌熱傷	舌扁桃炎	舌裂創
遷延性心内膜炎	前額部外傷性異物	前額部開放創
前額部割創	前額部貫通創	前額部咬創
前額部挫創	前額部刺創	前額部創傷
前額部第1度熱傷	前額部第2度熱傷	前額部第3度熱傷
前額部裂創	腺窩性アンギナ	前胸部挫創
前胸部第1度熱傷	前胸部第2度熱傷	前胸部第3度熱傷
前胸部熱傷	前頚頭頂部挫創	穿孔性中耳炎
穿孔性腹腔内膿瘍	穿孔性腹膜炎	仙骨部挫創
全身挫傷	全身第1度熱傷	全身第2度熱傷
全身第3度熱傷	全身熱傷	穿通創

前頭洞炎	前頭部割創	前頭部挫傷
前頭部挫創	前頭部切創	全膿胸
前腕汚染創	前腕開放創	前腕咬創
前腕骨髄炎	前腕挫創	前腕刺創
前腕手部熱傷	前腕切創	前腕第1度熱傷
前腕第2度熱傷	前腕第3度熱傷	前腕熱傷
前腕裂創	爪下挫滅傷	爪下挫滅創
増殖性化膿性口内炎	増殖性関節炎	増殖性骨膜炎
創部膿瘍	足関節炎	足関節第1度熱傷
足関節第2度熱傷	足関節第3度熱傷	足関節内果部挫創
足関節熱傷	足関節部挫創	側胸部第1度熱傷
側胸部第2度熱傷	側胸部第3度熱傷	足底熱傷
足底部咬創	足底部刺創	足底部第1度熱傷
足底部第2度熱傷	足底部第3度熱傷	側頭部割創
側頭部挫創	側頭部切創	足背部挫創
足背部切創	足背部第1度熱傷	足背部第2度熱傷
足背部第3度熱傷	足部汚染創	側腹部咬創
側腹部挫創	側腹部第1度熱傷	側腹部第2度熱傷
側腹部第3度熱傷	側腹壁開放創	足部骨髄炎
足部裂創	鼠径部開放創	鼠径部切創
鼠径部第1度熱傷	鼠径部第2度熱傷	鼠径部第3度熱傷
鼠径部熱傷	損傷	第1度熱傷

た

第1度腐蝕	第2度熱傷	第2度腐蝕
第3度熱傷	第3度腐蝕	第4度熱傷
体幹第1度熱傷	体幹第2度熱傷	体幹第3度熱傷
体幹熱傷	大腿汚染創	大腿咬創
大腿骨骨髄炎	大腿骨膿瘍	大腿骨膜炎
大腿骨慢性化膿性骨髄炎	大腿骨慢性骨髄炎	大腿挫創
大腿熱傷	大腿部開放創	大腿部刺創
大腿部切創	大腿部第1度熱傷	大腿部第2度熱傷
大腿部第3度熱傷	大腿裂創	大転子部挫創
体表面積10%未満の熱傷	体表面積10－19%の熱傷	体表面積20－29%の熱傷
体表面積30－39%の熱傷	体表面積40－49%の熱傷	体表面積50－59%の熱傷
体表面積60－69%の熱傷	体表面積70－79%の熱傷	体表面積80－89%の熱傷
体表面積90%以上の熱傷	大網膿瘍	大葉性肺炎
唾液腺炎	唾液腺管炎	唾液腺膿瘍
多発性外傷	多発性開放創	多発性関節炎
多発性咬創	多発性昆虫咬創	多発性挫傷
多発性擦過創	多発性漿膜炎	多発性切創
多発性穿刺創	多発性第1度熱傷	多発性第2度熱傷
多発性第3度熱傷	多発性腸間膜膿瘍	多発性熱傷
多発性膿疱症	多発性表在損傷	多発性裂創
打撲割創	打撲挫創	単関節炎
胆管胆のう炎	胆管膿瘍	胆汁性腹膜炎
単純性関節炎	単純性中耳炎	胆のう壊疽
胆のう周囲炎	胆のう周囲膿瘍	胆のう膿瘍
恥骨結合炎	恥骨骨炎	恥骨骨膜炎
腟開放創	腟熱傷	腟壁縫合不全
腟裂傷	肘関節炎	肘関節挫創
肘関節部開放創	肘関節慢性骨髄炎	中耳炎性顔面神経麻痺
中指咬創	中指挫傷	中指挫創
中指刺創	中指切創	中手骨関節部挫創
中手骨膿瘍	虫垂炎術後残膿瘍	肘部挫創
肘部切創	肘部第1度熱傷	肘部第2度熱傷
肘部第3度熱傷	腸間膜脂肪織炎	腸間膜膿瘍
腸間膜リンパ節炎	蝶形骨洞炎	腸骨窩膿瘍
腸骨骨髄炎	腸穿孔腹膜炎	腸腰筋膿瘍
沈下性肺炎	陳旧性中耳炎	手開放創
手咬創	手挫創	手刺創
手切創	手第1度熱傷	手第2度熱傷
手第3度熱傷	手熱傷	殿部開放創

	殿部咬創	殿部刺創	殿部切創
	殿部第1度熱傷	殿部第2度熱傷	殿部第3度熱傷
	殿部熱傷	殿部裂創	頭蓋骨骨髄炎
	橈骨骨髄炎	頭頂部挫傷	頭頂部挫創
	頭頂部切創	頭頂部裂創	頭皮開放創
	頭部開放創	頭部割創	頭部頚部挫傷
	頭部頚部挫創	頭部挫創	頭部刺創
	頭部第1度熱傷	頭部第2度熱傷	頭部第3度熱傷
	頭部多発開放創	頭部多発割創	頭部多発咬創
	頭部多発挫傷	頭部多発挫創	頭部多発刺創
	頭部多発切創	頭部多発創傷	頭部多発裂創
	動物咬創	頭部熱傷	頭部裂創
な	飛び降り自殺未遂	飛び込み自殺未遂	内部尿路性器の熱傷
	軟口蓋挫創	軟口蓋創傷	軟口蓋熱傷
	軟口蓋破裂	乳児肺炎	乳腺膿瘍
	乳腺瘻孔	乳頭周囲炎	乳頭びらん
	乳頭部第1度熱傷	乳頭部第2度熱傷	乳頭部第3度熱傷
	乳房炎症性疾患	乳房潰瘍	乳房第1度熱傷
	乳房第2度熱傷	乳房第3度熱傷	乳房熱傷
	乳房膿瘍	乳房よう	乳輪下膿瘍
	乳輪部第1度熱傷	乳輪部第2度熱傷	乳輪部第3度熱傷
	尿細管間質性腎炎	尿膜管膿瘍	妊娠中の子宮内感染
	妊娠中の性器感染症	猫咬創	脳挫傷・頭蓋内に達する開放創合併あり
	脳挫創・頭蓋内に達する開放創合併あり	脳底部挫傷・頭蓋内に達する開放創合併あり	膿皮症
は	膿疱	肺壊疽	肺炎合併肺膿瘍
	肺炎球菌性咽頭炎	肺炎球菌性気管支炎	肺炎球菌性腹膜炎
	肺化膿症	敗血症性咽頭炎	敗血症性骨髄炎
	敗血症性ショック	敗血症性肺炎	敗血症性皮膚炎
	敗血性壊疽	肺穿孔	肺熱傷
	背部第1度熱傷	背部第2度熱傷	背部第3度熱傷
	背部熱傷	肺瘻	爆死自殺未遂
	抜歯後感染	バルトリン腺膿瘍	半身第1度熱傷
	半身第2度熱傷	半身第3度熱傷	汎発性化膿性腹膜炎
	反復性耳下腺炎	反復性膀胱炎	汎副鼻腔炎
	汎ぶどう膜炎	腓骨骨髄炎	尾骨骨髄炎
	鼻根部打撲挫創	鼻根部裂創	膝汚染創
	鼻前庭部挫創	鼻尖部挫創	非特異骨髄炎
	非特異性関節炎	非特異性腸間膜リンパ節炎	非特異性リンパ節炎
	鼻部外傷性異物	鼻部外傷性皮下異物	鼻部開放創
	眉部割創	鼻部割創	鼻部貫通創
	腓腹筋挫創	皮膚欠損創	鼻部咬創
	鼻部挫傷	鼻部挫創	鼻部刺創
	鼻部切創	鼻部創傷	鼻部第1度熱傷
	鼻部第2度熱傷	鼻部第3度熱傷	皮膚剥脱創
	鼻部裂創	びまん性脳損傷・頭蓋内に達する開放創合併あり	眉毛部割創
	眉毛部裂創	鼻翼部切創	鼻翼部裂創
	びらん性膀胱炎	腹腔骨盤部膿瘍	腹腔内遺残膿瘍
	腹腔内膿瘍	伏針	副鼻腔開放創
	腹部汚染創	腹部刺創	腹部第1度熱傷
	腹部第2度熱傷	腹部第3度熱傷	腹部熱傷
	腹壁開放創	腹壁縫合糸膿瘍	腐蝕
	ぶどう球菌性咽頭炎	ぶどう球菌性胸膜炎	ぶどう球菌性敗血症
	ぶどう球菌性肺膿瘍	ぶどう球菌性扁桃炎	ブロディー骨膿瘍
	分娩時会陰裂傷	分娩時軟産道損傷	閉塞性肺炎
	扁桃性アンギナ	膀胱後部膿瘍	膀胱三角部炎
	縫合糸膿瘍	膀胱周囲炎	膀胱周囲膿瘍
	縫合不全	縫合部膿瘍	放射線性熱傷
	包皮挫創	包皮切創	包皮裂創
	母指球部第1度熱傷	母指球部第2度熱傷	母指球部第3度熱傷
	母指咬創	母指骨髄炎	母趾骨髄炎
	母指挫傷	母指挫創	母趾挫創

	母指示指間切創	母指刺創	母指切創
	母指第1度熱傷	母指第2度熱傷	母指第3度熱傷
	母指打撲挫創	母指熱傷	母指末節部挫創
ま	膜性咽頭炎	慢性咽喉頭炎	慢性顎下腺炎
	慢性顎骨骨髄炎	慢性化膿性骨髄炎	慢性化膿性穿孔性中耳炎
	慢性化膿性中耳炎	慢性関節炎	慢性血行性骨髄炎
	慢性骨髄炎	慢性骨盤腹膜炎	慢性再発性膀胱炎
	慢性耳下腺炎	慢性耳管鼓室化膿性中耳炎	慢性子宮傍結合織炎
	慢性上鼓室乳突洞化膿性中耳炎	慢性穿孔性中耳炎	慢性唾液腺炎
	慢性多発性骨髄炎	慢性胆管炎	慢性胆細管炎
	慢性胆のう炎	慢性中耳炎	慢性中耳炎急性増悪
	慢性中耳炎後遺症	慢性中耳炎術後再燃	慢性膿胸
	慢性肺化膿症	慢性複雑性膀胱炎	慢性副鼻腔炎
	慢性副鼻腔炎急性増悪	慢性副鼻腔膿瘍	慢性腹膜炎
	慢性付属器炎	慢性扁桃炎	慢性膀胱炎
	慢性卵管炎	慢性卵巣炎	慢性リンパ管炎
	慢性リンパ節炎	眉間部挫創	眉間部裂創
	耳後部挫創	耳後部リンパ節炎	耳後部リンパ腺炎
	脈絡網膜熱傷	無熱性肺炎	盲管銃創
や	盲腸後部膿瘍	網脈絡膜裂傷	薬傷
	腰椎骨髄炎	腰部切創	腰部第1度熱傷
	腰部第2度熱傷	腰部第3度熱傷	腰部打撲挫創
ら	腰部熱傷	卵管炎	卵管周囲炎
	卵管卵巣膿瘍	卵管留膿症	卵巣炎
	卵巣周囲炎	卵巣膿瘍	卵巣卵管周囲炎
	リスフラン関節炎	良性慢性化膿性中耳炎	涙管損傷
	涙管断裂	涙道損傷	轢過創
	裂離	連鎖球菌気管支炎	連鎖球菌性アンギナ
	連鎖球菌性咽頭炎	連鎖球菌性喉頭炎	連鎖球菌性喉頭気管炎
	連鎖球菌性心内膜炎	連鎖球菌性扁桃炎	老人性肺炎
	肋骨骨髄炎	肋骨周囲炎	
△	BKウイルス腎症	MRCNS敗血症	MRSA感染性心内膜炎
	MRSA骨髄炎	MRSA膿胸	MRSA肺化膿症
	MRSA敗血症	MRSA腹膜炎	RSウイルス気管支炎
あ	アキレス腱筋腱移行部断裂	アキレス腱挫傷	アキレス腱挫創
	アキレス腱切創	アキレス腱断裂	アキレス腱部分断裂
	足異物	亜脱臼	圧迫骨折
	圧迫神経炎	アレルギー性関節炎	アレルギー性副鼻腔炎
	医原性気胸	陰茎折症	咽頭チフス
	咽頭痛	インフルエンザ菌性咽頭炎	ウイルス性咽頭炎
	ウイルス性気管支炎	ウイルス性扁桃炎	エキノコックス性骨髄炎
	エコーウイルス気管支炎	炎症性大網癒着	横骨折
か	汚染擦過創	外耳部外傷性腫脹	外耳部擦過創
	外耳部打撲傷	外耳部虫刺傷	外耳部皮下血腫
	外耳部皮下出血	外傷後早期合併症	外傷性一過性麻痺
	外傷性横隔膜ヘルニア	外傷性空気塞栓症	外傷性咬合
	外傷性硬膜動静脈瘻	外傷性耳出血	外傷性脂肪塞栓症
	外傷性縦隔気腫	外傷性脊髄出血	外傷性動静脈瘻
	外傷性動脈血腫	外傷性動脈瘤	外傷性乳び胸
	外傷性脳圧迫	外傷性脳圧迫・頭蓋内に達する開放創合併なし	外傷性脳症
	外傷性皮下気腫	外傷性皮下血腫	開放性脱臼
	下顎擦過創	下顎打撲傷	下顎皮下血腫
	下顎部打撲傷	下顎部皮膚欠損創	顎関節部擦過創
	顎関節部打撲傷	顎関節部皮下血腫	顎部打撲傷
	下腿皮膚欠損創	カテーテル感染症	カテーテル敗血症
	眼黄斑部裂孔	眼窩部挫創	眼窩裂傷
	眼球後壁異物残留	眼球内異物残留	眼瞼外傷性腫脹
	眼瞼外傷性皮下異物	眼瞼擦過創	眼瞼切創

	眼瞼虫刺傷	カンジダ性心内膜炎	間質性膀胱炎
	環指皮膚欠損創	眼周囲部外傷性腫脹	眼周囲部外傷性皮下異物
	眼周囲部擦過創	眼周囲部切創	眼周囲部虫刺傷
	関節血腫	関節骨折	関節打撲
	完全骨折	完全脱臼	眼内非磁性異物残留
	眼部外傷性腫脹	眼部外傷性皮下異物	眼部擦過創
	眼部切創	眼部虫刺傷	陥没骨折
	顔面擦過創	顔面多発擦過創	顔面多発打撲傷
	顔面多発虫刺傷	顔面多発皮下血腫	顔面多発皮下出血
	顔面打撲傷	顔面皮下血腫	顔面皮膚欠損創
	急性リウマチ性心内膜炎	頬部擦過創	頬部打撲傷
	胸部皮下気腫	頬部皮下血腫	胸部皮膚欠損創
	頬部皮膚欠損創	胸膜肺炎	亀裂骨折
	筋損傷	筋断裂	筋肉内血腫
	空気塞栓症	屈曲骨折	クラミジア肺炎
	頚部皮膚欠損創	結核性骨髄炎	結核性中耳炎
	血管切断	血管損傷	血腫
	血性腹膜炎	血栓性心内膜炎	嫌気性菌敗血症
	腱切創	腱損傷	腱断裂
	腱部分断裂	腱裂傷	口腔外傷性腫脹
	口腔擦過創	口腔打撲傷	口腔内血腫
	虹彩異物	虹彩異物残留	後出血
	紅色陰癬	口唇外傷性腫脹	口唇擦過創
	口唇打撲傷	口唇虫刺傷	口唇皮下血腫
	口唇皮下出血	後頭部外傷	後頭部打撲傷
	広範性軸索損傷	広汎性神経損傷	後方脱臼
	硬膜損傷	硬膜裂傷	コクサッキーウイルス気管支炎
	コクサッキーウイルス心内膜炎	骨髄肉芽腫	骨折
	昆虫咬創	昆虫刺傷	コントル・クー損傷
さ	採皮創	擦過創	擦過皮下血腫
	サルモネラ骨髄炎	三尖弁心内膜炎	耳介外傷性腫脹
	耳介擦過創	耳介打撲傷	耳介虫刺傷
	耳介皮下血腫	耳介皮下出血	耳下腺部打撲
	四肢静脈損傷	四肢動脈損傷	示指皮膚欠損創
	膝関節部異物	膝部異物	脂肪塞栓症
	斜骨折	尺骨近位端骨折	尺骨鉤状突起骨折
	縦隔血腫	縦骨折	重複骨折
	種子骨骨折	手指打撲傷	手指皮下血腫
	手指皮膚欠損創	手術創離開	手掌皮膚欠損創
	術後感染症	術後血腫	術後消化管出血性ショック
	術後ショック	術後髄膜炎	術後敗血症
	術後皮下気腫	手背皮膚欠損創	上顎擦過創
	上顎打撲傷	上顎皮下血腫	硝子体異物
	硝子体異物残留	硝子体切断	小指皮膚欠損創
	上腕皮膚欠損創	神経根ひきぬき損傷	神経切断
	神経叢損傷	神経叢不全損傷	神経損傷
	神経断裂	新生児敗血症	靱帯ストレイン
	靱帯損傷	靱帯断裂	靱帯捻挫
	靱帯裂傷	心内異物	心内膜結核
	水晶体異物	水晶体異物残留	髄膜炎菌性心内膜炎
	ストレイン	セレウス菌敗血症	前額部外傷性腫脹
	前額部外傷性皮下異物	前額部擦過創	前額部切創
	前額部虫刺傷	前額部虫刺症	前額部皮膚欠損創
	仙骨部皮膚欠損創	線状骨折	全身擦過創
	前頭部打撲傷	前頭部皮膚欠損創	前房異物残留
	前方脱臼	前腕皮膚欠損創	爪下異物
	搔創	僧帽弁心内膜炎	足底異物
	足底部皮膚欠損創	側頭部打撲傷	側頭部皮下血腫
	足部皮膚欠損創	第5趾皮膚欠損創	大腿皮膚欠損創
た	脱臼	脱臼骨折	打撲血腫
	打撲擦過創	打撲傷	打撲皮下血腫
	単純脱臼	胆道疾患	腟断端炎
	腟断端出血	肘関節骨折	肘関節脱臼骨折
	中指皮膚欠損創	中枢神経系損傷	肘頭骨折
	肘部皮膚欠損創	腸間膜脂肪壊死	腸管リンパ管拡張症
	腸球菌敗血症	腸チフス性心内膜炎	痛風性関節炎
	転位性骨折	殿部異物	殿部皮膚欠損創
	銅症	頭頂部擦過創	頭頂部打撲傷
	頭皮外傷性腫脹	頭皮下血腫	頭皮剥離
	頭皮表在損傷	頭部異物	頭部外傷性皮下異物
	頭部外傷性皮下気腫	頭部頚部打撲傷	頭部血腫
	頭部挫傷	頭部擦過創	頭部切創
	頭部多発擦過創	頭部多発打撲傷	頭部多発皮下血腫
	頭部打撲	頭部打撲血腫	頭部打撲傷
	頭部虫刺傷	頭部皮下異物	頭部皮下血腫
	頭部皮下出血	頭部皮膚欠損創	動脈損傷
な	特発性関節脱臼	内視鏡検査中腸穿孔	軟口蓋血腫
	肉離れ	乳腺内異物	乳頭潰瘍
	乳房異物	尿管切石術後感染症	尿性腹膜炎
	妊娠中の子宮頚管炎	捻挫	脳挫傷
	脳挫傷・頭蓋内に達する開放創合併なし	脳挫創	脳挫創・頭蓋内に達する開放創合併なし
	脳損傷	脳対側損傷	脳直撃損傷
	脳底部挫傷	脳底部挫傷・頭蓋内に達する開放創合併なし	脳裂傷
は	敗血症性気管支炎	敗血症性心内膜炎	梅毒性心内膜炎
	剥離骨折	パラインフルエンザウイルス気管支炎	バルトリン腺のう胞
	破裂骨折	皮下異物	皮下気腫
	皮下血腫	鼻下擦過創	皮下静脈損傷
	皮下損傷	非結核性抗酸菌性骨髄炎	膝皮膚欠損創
	皮神経挫傷	非定型肺炎	非熱傷性水疱
	鼻部外傷性腫脹	眉部血腫	鼻部擦過創
	皮膚損傷	鼻部打撲傷	鼻部虫刺傷
	鼻部皮下血腫	鼻部皮下出血	鼻部皮膚欠損創
	鼻部皮膚剥離創	びまん性脳損傷	びまん性脳損傷・頭蓋内に達する開放創合併なし
	びまん性肺炎	表皮剥離	フィブリン性腹膜炎
	複雑脱臼	副鼻腔真菌症	腹部皮膚欠損創
	腹壁異物	腹壁創し開	腹壁縫合不全
	不全骨折	ブラックアイ	粉砕骨折
	閉鎖性外傷性脳圧迫	閉鎖性骨折	閉鎖性脱臼
	閉鎖性脳挫創	閉鎖性脳底部挫傷	閉鎖性びまん性脳損傷
	扁桃チフス	縫合不全出血	放射線出血性膀胱炎
	放射線性下顎骨骨髄炎	放射線性膀胱炎	帽状腱膜下出血
	母指打撲傷	母指皮膚欠損創	母趾皮膚欠損創
ま	マイコプラズマ気管支炎	末梢血管外傷	末梢神経損傷
	耳後部打撲傷	網膜振盪	毛様体異物残留
ら	モンテジア骨折	ライノウイルス気管支炎	らせん骨折
	卵管留水症	離開骨折	リステリア性心内膜炎
	淋菌性咽頭炎	淋菌性骨髄炎	淋菌性心内膜炎
わ	淋菌性バルトリン腺膿瘍	裂離骨折	若木骨折

※ **適応外使用可**

原則として，「セファゾリンナトリウム水和物【注射薬】」を「現行の適応症の重症例」に対し「1回2gを8時間毎，静脈内に投与」した場合，当該使用事例を審査上認める。（セファメジンα点滴用キット1g，セファメジンα点滴用キット2g，セファメジンα注射用0.25g，セファメジンα注射用0.5g，セファメジンα注射用1g，セファメジンα注射用2g）

用法用量

〔筋注用〕：セファゾリンとして，通常，1日量成人には1g(力価)，小児には体重kg当り20～40mg(力価)を2回に分けて筋肉内へ注射する。症状及び感染菌の感受性から効果不十分と判断される場合には，1日量成人1.5～3g(力価)を，小児には体重kg当り

50mg(力価)を3回に分割投与する。症状が特に重篤な場合には，1日量成人5g(力価)，小児には体重kg当り100mg(力価)までを分割投与できる。

〔注射用〕：セファゾリンとして，通常，1日量成人には1g(力価)，小児には体重kg当り20～40mg(力価)を2回に分けて緩徐に静脈内へ注射するが，筋肉内へ注射することもできる。症状及び感染菌の感受性から効果不十分と判断される場合には，1日量成人1.5～3g(力価)を，小児には体重kg当り50mg(力価)を3回に分割投与する。症状が特に重篤な場合には，1日量成人5g(力価)，小児には体重kg当り100mg(力価)までを分割投与することができる。また，輸液に加え，静脈内に点滴注入することもできる。

〔点滴用キット〕：セファゾリンとして，通常，1日量成人には1g(力価)，小児には体重kg当り20～40mg(力価)を2回に分けて点滴静注する。症状及び感染菌の感受性から効果不十分と判断される場合には，1日量成人1.5～3g(力価)を，小児には体重kg当り50mg(力価)を3回に分割投与する。症状が特に重篤な場合には，1日量成人5g(力価)，小児には体重kg当り100mg(力価)までを分割投与することができる。

用法用量に関連する使用上の注意

(1)本剤の使用にあたっては，耐性菌の発現等を防ぐため，原則として感受性を確認し，疾病の治療上必要な最小限の期間の投与にとどめること。

(2)高度の腎障害のある患者では，血中濃度が持続するので，腎障害の程度に応じて投与量を減量し，投与の間隔をあけて使用すること。

禁忌

〔筋注用〕

(1)本剤の成分によるショックの既往歴のある患者

(2)リドカイン等のアニリド系局所麻酔剤に対し，過敏症の既往歴のある患者

〔注射用，点滴用キット〕：本剤の成分によるショックの既往歴のある患者

原則禁忌　本剤の成分又はセフェム系抗生物質に対し，過敏症の既往歴のある患者

セファゾリンNa注射用0.25g「NP」：ニプロ　250mg1瓶[92円/瓶]，セファゾリンNa注射用0.25g「タイヨー」：テバ製薬　250mg1瓶[92円/瓶]，セファゾリンNa注射用0.5g「NP」：ニプロ　500mg1瓶[95円/瓶]，セファゾリンNa注射用0.5g「タイヨー」：テバ製薬　500mg1瓶[95円/瓶]，セファゾリンNa注射用1g「NP」：ニプロ　1g1瓶[133円/瓶]，セファゾリンNa注射用1g「タイヨー」：テバ製薬　1g1瓶[133円/瓶]，セファゾリンNa注射用2g「NP」：ニプロ　2g1瓶[286円/瓶]，セファゾリンNa注射用2g「タイヨー」：テバ製薬　2g1瓶[286円/瓶]，セファゾリンNa点滴静注用1gバッグ「NP」：ニプロ　1g1キット(生理食塩液100mL付)[609円/キット]，セファゾリンNa点滴静注用1gバッグ「オーツカ」：大塚製薬工場　1g1キット(生理食塩液100mL付)[609円/キット]，セファゾリンナトリウム注射用0.25g「日医工」：日医工　250mg1瓶[92円/瓶]，セファゾリンナトリウム注射用0.5g「日医工」：日医工　500mg1瓶[118円/瓶]，セファゾリンナトリウム注射用1g「日医工」：日医工　1g1瓶[133円/瓶]，セファゾリンナトリウム注射用2g「日医工」：日医工　2g1瓶[286円/瓶]，トキオ注射用0.25g：イセイ　250mg1瓶[92円/瓶]，トキオ注射用0.5g：イセイ　500mg1瓶[95円/瓶]，トキオ注射用1g：イセイ　1g1瓶[203円/瓶]，トキオ注射用2g：イセイ　2g1瓶[286円/瓶]

セファランチン注10mg　規格：0.5%2mL1管[168円/管]

イソテトランドリン　シクレアニン　セファランチン　ベルバミン　化研生薬　290

【効能効果】

放射線による白血球減少症
円形脱毛症・粃糠性脱毛症
滲出性中耳カタル
まむし咬傷

【対応標準病名】

◎	円形脱毛症	滲出性中耳炎	二次性白血球減少症
	粃糠性脱毛症	マムシ咬傷	
○	亜急性アレルギー性中耳炎	亜急性血性中耳炎	亜急性漿液ムチン性中耳炎
	亜急性ムコイド中耳炎	顆粒球減少症	急性アレルギー性中耳炎
	急性血性中耳炎	急性漿液ムチン性中耳炎	急性滲出性中耳炎
	急性非化膿性中耳炎	急性ムコイド中耳炎	グルーイヤー
	好酸球性中耳炎	好中球G6PD欠乏症	好中球減少症
	症候性脱毛症	脱毛症	単球減少症
	白血球減少症	慢性アレルギー性中耳炎	慢性耳管鼓室カタル
	慢性漿液性中耳炎	慢性漿液ムチン性中耳炎	慢性滲出性中耳炎
	慢性非化膿性中耳炎	慢性ムコイド中耳炎	無顆粒球症
△	アレルギー性中耳炎	医原性脱毛症	海ヘビ毒
	完全脱毛症	偽性円形脱毛症	広汎性円形脱毛症
	耳管鼓室炎	自己免疫性好中球減少症	周期性好中球減少症
	小児遺伝性無顆粒球症	全身性脱毛症	先天性好中球減少症
	帯状脱毛症	蛇行状脱毛症	中耳炎後遺症
	中毒性好中球減少症	特発性好中球減少症	発熱性好中球減少症
	ハブ咬傷	汎発性脱毛症	非化膿性中耳炎
	脾性好中球減少症	ヘビ咬傷	ヘビ毒
	慢性本態性好中球減少症症候群	慢性良性顆粒球減少症	無顆粒球性アンギナ
	ムコイド中耳炎	ムコーズス中耳炎	薬剤性顆粒球減少症

用法用量

(1)白血球減少症：通常成人には，タマサキツヅラフジ抽出アルカロイドとして1回5～10mgを1日1回静脈内に注射するか又は皮下に注射する。なお，年齢，症状により適宜増減する。

(2)脱毛症：通常成人には，タマサキツヅラフジ抽出アルカロイドとして1回10mgを1週間に2回静脈内に注射するか又は皮下に注射する。なお，年齢，症状により適宜増減する。

(3)滲出性中耳カタル：通常成人には，タマサキツヅラフジ抽出アルカロイドとして1回2～5mgを1日1回静脈内に注射するか又は皮下に注射する。なお，年齢，症状により適宜増減する。

(4)まむし咬傷

通常成人には，タマサキツヅラフジ抽出アルカロイドとして1回1～10mgを1日1回静脈内に注射する。なお，年齢，症状により適宜増減する。

＜注＞重症化が予想される場合には，まむし抗毒素血清を使用することが望ましい。

禁忌　本剤の成分に対し過敏症の既往歴のある患者

セフォタックス注射用0.5g　規格：500mg1瓶[510円/瓶]
セフォタックス注射用1g　規格：1g1瓶[745円/瓶]

セフォタキシムナトリウム　日医工サノフィ　613

クラフォラン注射用0.5g，クラフォラン注射用1gを参照(P1322)

セフォビッド注射用1g　規格：1g1瓶[653円/瓶]

セフォペラゾンナトリウム　富士フイルム　613

【効能効果】

〈適応菌種〉セフォペラゾンに感性のレンサ球菌属，肺炎球菌，大腸菌，シトロバクター属，クレブシエラ属，エンテロバクター属，セラチア属，プロテウス属，モルガネラ・モルガニー，プロビデンシア・レットゲリ，インフルエンザ菌，緑膿菌，バクテロイデス属，プレボテラ属

〈適応症〉敗血症，深在性皮膚感染症，リンパ管・リンパ節炎，外傷・熱傷及び手術創等の二次感染，乳腺炎，急性気管支炎，肺

炎，肺膿瘍，膿胸，慢性呼吸器病変の二次感染，膀胱炎，腎盂腎炎，前立腺炎（急性症，慢性症），腹膜炎，胆囊炎，胆管炎，肝膿瘍，バルトリン腺炎，子宮内感染，子宮付属器炎，子宮旁結合織炎，化膿性髄膜炎

【対応標準病名】

◎	外傷	肝膿瘍	急性気管支炎
	急性細菌性髄膜炎	急性細菌性前立腺炎	挫創
	子宮内感染症	子宮付属器炎	子宮傍組織炎
	術後創部感染	腎盂腎炎	前立腺炎
	創傷	創傷感染症	胆管炎
	胆のう炎	乳腺炎	熱傷
	膿胸	肺炎	敗血症
	肺膿瘍	バルトリン腺炎	皮膚感染症
	腹膜炎	膀胱炎	慢性前立腺炎
	リンパ管炎	リンパ節炎	裂傷
	裂創		
○ あ	MRSA 膀胱炎	亜急性気管支炎	亜急性リンパ管炎
	足開放創	足第1度熱傷	足第2度熱傷
	足第3度熱傷	足熱傷	アルカリ腐蝕
	アレルギー性膀胱炎	胃腸管熱傷	犬咬創
	胃熱傷	陰茎開放創	陰茎第1度熱傷
	陰茎第2度熱傷	陰茎第3度熱傷	陰茎熱傷
	咽頭開放創	咽頭創傷	咽頭熱傷
	院内感染敗血症	陰のう開放創	陰のう第1度熱傷
	陰のう第2度熱傷	陰のう第3度熱傷	陰のう熱傷
	インフルエンザ菌気管支炎	インフルエンザ菌敗血症	会陰第1度熱傷
	会陰第2度熱傷	会陰第3度熱傷	会陰熱傷
	会陰部化膿創	腋窩第1度熱傷	腋窩第2度熱傷
	腋窩第3度熱傷	腋窩熱傷	壊死性肺炎
	壊疽性胆細管炎	壊疽性胆のう炎	横隔膜下膿瘍
	横隔膜下腹膜炎	横隔膜損傷	黄色ぶどう球菌敗血症
か	汚染擦過創	汚染創	外陰開放創
	外陰第1度熱傷	外陰第2度熱傷	外陰第3度熱傷
	外陰熱傷	外耳開放創	外耳道創傷
	外耳部外傷性異物	外耳部割創	外耳部貫通創
	外耳部咬創	外耳部挫創	外耳部刺創
	外耳部創傷	外傷性異物	外傷性眼球ろう
	外傷性虹彩離断	外傷性食道破裂	外傷性脳圧迫・頭蓋内に達する開放創合併あり
	外傷性破裂	外耳裂創	開放骨折
	開放性外傷性脳圧迫	開放性陥没骨折	開放性胸膜損傷
	開放性脱臼骨折	開放性脳挫創	開放性脳損傷髄膜炎
	開放性脳底部挫傷	開放性びまん性脳損傷	開放性粉砕骨折
	開放創	潰瘍性膀胱炎	下咽頭創傷
	下咽頭熱傷	化学外傷	下顎外傷性異物
	下顎開放創	下顎割創	下顎貫通創
	下顎口唇挫創	下顎咬創	下顎挫創
	下顎刺創	下顎創傷	下顎熱傷
	下顎部第1度熱傷	下顎部第2度熱傷	下顎部第3度熱傷
	下顎裂創	顎関節部開放創	顎関節部割創
	顎関節部貫通創	顎関節部咬創	顎関節部挫創
	顎関節部刺創	顎関節部創傷	顎関節部裂創
	角結膜腐蝕	角膜アルカリ化学熱傷	角膜挫創
	角膜酸化学熱傷	角膜酸性熱傷	角膜切傷
	角膜切創	角膜創傷	角膜熱傷
	角膜破裂	角膜裂傷	下肢第1度熱傷
	下肢第2度熱傷	下肢第3度熱傷	下肢熱傷
	下腿開放創	下腿足部熱傷	下腿熱傷
	下腿部第1度熱傷	下腿部第2度熱傷	下腿部第3度熱傷
	割創	化膿性肝膿瘍	化膿性乳腺炎
	化膿性腹膜炎	化膿性リンパ節炎	下半身第1度熱傷
	下半身第2度熱傷	下半身第3度熱傷	下半身熱傷
	下腹部第1度熱傷	下腹部第2度熱傷	下腹部第3度熱傷
	眼化学熱傷	眼窩創傷	肝下膿瘍
	眼球結膜裂傷	眼球損傷	眼球熱傷
	眼球破裂	眼球裂傷	眼瞼外傷性異物
	眼瞼開放創	眼瞼化学熱傷	眼瞼割創
	眼瞼貫通創	眼瞼咬創	眼瞼挫創
	眼瞼刺創	眼瞼創傷	眼瞼第1度熱傷
	眼瞼第2度熱傷	眼瞼第3度熱傷	眼瞼熱傷
	眼瞼裂創	肝周囲炎	眼周囲化学熱傷
	眼周囲第1度熱傷	眼周囲第2度熱傷	眼周囲第3度熱傷
	肝周囲膿瘍	眼周囲部咬創	貫通刺創
	貫通銃創	貫通創	肝内胆細管炎
	眼熱傷	眼部外傷性異物	眼部開放創
	眼部咬創	顔面外傷性異物	顔面開放創
	顔面割創	顔面貫通創	顔面咬創
	顔面挫創	顔面刺創	顔面創傷
	顔面搔創	顔面損傷	顔面第1度熱傷
	顔面第2度熱傷	顔面第3度熱傷	顔面多発開放創
	顔面多発割創	顔面多発貫通創	顔面多発咬創
	顔面多発挫創	顔面多発刺創	顔面多発創傷
	顔面多発裂創	顔面熱傷	顔面裂創
	気管支肺炎	気管支瘻膿胸	気管熱傷
	気腫性腎盂腎炎	気道熱傷	偽膜性気管支炎
	逆行性胆管炎	急性化膿性胆管炎	急性化膿性胆のう炎
	急性気管気管支炎	急性気腫性胆のう炎	急性限局性腹膜炎
	急性喉頭気管気管支炎	急性骨盤腹膜炎	急性子宮傍結合織炎
	急性出血性膀胱炎	急性胆管炎	急性胆細管炎
	急性単純性膀胱炎	急性胆のう炎	急性乳腺炎
	急性肺炎	急性汎発性腹膜炎	急性反復性気管支炎
	急性腹膜炎	急性付属器炎	急性閉塞性化膿性胆管炎
	急性膀胱炎	急性卵管炎	急性卵巣炎
	胸管損傷	胸腔熱傷	狭窄性胆管炎
	胸腺損傷	胸部外傷	頬部外傷性異物
	頬部開放創	頬部割創	頬部貫通創
	頬部咬創	頬部挫創	頬部刺創
	胸部上腕熱傷	胸部食道損傷	頬部創傷
	胸部損傷	胸部第1度熱傷	頬部第1度熱傷
	胸部第2度熱傷	頬部第2度熱傷	胸部第3度熱傷
	頬部第3度熱傷	胸部熱傷	頬部裂創
	胸壁開放創	強膜切創	強膜創傷
	胸膜損傷・胸腔に達する開放創合併あり	胸膜肺炎	強膜裂傷
	胸膜裂創	胸膜瘻	棘刺創
	魚咬創	躯幹薬傷	クラミジア肺炎
	グラム陰性桿菌敗血症	グラム陰性菌敗血症	グラム陽性菌敗血症
	クループ性気管支炎	クレブシェラ性髄膜炎	頚部開放創
	頚部食道開放創	頚部第1度熱傷	頚部第2度熱傷
	頚部第3度熱傷	頚部熱傷	頚部膿疱
	頚部リンパ節炎	結膜創傷	結膜熱傷
	結膜のうアルカリ化学熱傷	結膜のう酸化学熱傷	結膜腐蝕
	結膜裂傷	原因菌不明髄膜炎	限局性膿胸
	限局性腹膜炎	肩甲間部第1度熱傷	肩甲間部第2度熱傷
	肩甲間部第3度熱傷	肩甲間部熱傷	肩甲部第1度熱傷
	肩甲部第2度熱傷	肩甲部第3度熱傷	肩甲部熱傷
	原発性硬化性胆管炎	原発性腹膜炎	肩部第1度熱傷
	肩部第2度熱傷	肩部第3度熱傷	コアグラーゼ陰性ぶどう球菌敗血症
	高エネルギー外傷	口蓋切創	口蓋裂創
	口角部挫創	口角部裂創	口腔開放創
	口腔割創	口腔挫創	口腔刺創
	口腔創傷	口腔第1度熱傷	口腔第2度熱傷
	口腔第3度熱傷	口腔熱傷	口腔粘膜咬創
	口腔裂創	口唇外傷性異物	口唇開放創

口唇割創	口唇貫通創	口唇咬創
口唇挫創	口唇刺創	口唇創傷
口唇第1度熱傷	口唇第2度熱傷	口唇第3度熱傷
口唇熱傷	口唇裂創	溝創
咬創	喉頭外傷	喉頭損傷
喉頭熱傷	後腹膜炎	後腹膜膿瘍
肛門第1度熱傷	肛門第2度熱傷	肛門第3度熱傷
肛門熱傷	骨盤結合織炎	骨盤死腔炎
骨盤直腸窩膿瘍	骨盤部感染性リンパのう胞	骨盤腹膜炎

さ

細菌性肝膿瘍	細菌性硬膜炎	細菌性ショック
細菌性髄膜炎	細菌性腹膜炎	細菌性膀胱炎
臍周囲炎	細胆管炎	再発性胆管炎
酸腐蝕	耳介外傷性異物	耳介開放創
耳介割創	耳介貫通創	耳介咬創
耳介挫創	耳介刺創	耳介創傷
耳介部第1度熱傷	耳介部第2度熱傷	耳介部第3度熱傷
趾開放創	耳介裂創	趾化膿創
指間切創	子宮周囲炎	子宮周囲膿瘍
子宮熱傷	刺咬症	示指PIP開放創
示指化膿創	四肢挫傷	四肢第1度熱傷
四肢第2度熱傷	四肢第3度熱傷	四肢熱傷
耳前部挫創	刺創	趾第1度熱傷
趾第2度熱傷	趾第3度熱傷	膝窩部銃創
膝部開放創	膝部咬創	膝部第1度熱傷
膝部第2度熱傷	膝部第3度熱傷	歯肉切創
歯肉裂創	趾熱傷	射創
縦隔膿瘍	銃自殺未遂	銃創
十二指腸穿孔腹膜炎	十二指腸総胆管炎	手関節掌側部挫創
手関節部挫創	手関節部創傷	手関節部第1度熱傷
手関節部第2度熱傷	手関節部第3度熱傷	手指開放創
手指咬創	種子骨開放骨折	手指第1度熱傷
手指第2度熱傷	手指第3度熱傷	手指端熱傷
手指熱傷	手術創部膿瘍	手掌挫創
手掌刺創	手掌切創	手掌第1度熱傷
手掌第2度熱傷	手掌第3度熱傷	手掌熱傷
手掌剥皮創	出血性膀胱炎	術後横隔膜下膿瘍
術後腎盂腎炎	術後胆管炎	術後膿瘍
術後腹腔内膿瘍	術後腹壁膿瘍	術後腹膜炎
手背第1度熱傷	手背第2度熱傷	手背第3度熱傷
手背熱傷	手背部挫創	手背部切創
シュロッフェル腫瘤	上顎部裂創	上行性腎盂腎炎
小指咬創	上肢第1度熱傷	上肢第2度熱傷
上肢第3度熱傷	上肢熱傷	焼身自殺未遂
小児肺炎	小膿疱性皮膚炎	上半身第1度熱傷
上半身第2度熱傷	上半身第3度熱傷	上半身熱傷
踵部第1度熱傷	踵部第2度熱傷	踵部第3度熱傷
上腕貫通銃創	上腕第1度熱傷	上腕第2度熱傷
上腕第3度熱傷	上腕熱傷	上腕部開放創
食道損傷	食道熱傷	女性急性骨盤蜂巣炎
女性慢性骨盤蜂巣炎	針刺創	滲出性気管支炎
滲出性腹膜炎	新生児敗血症	膵臓性腹膜炎
精巣開放創	精巣熱傷	声門外傷
舌開放創	舌下顎挫創	舌咬創
舌挫創	舌刺創	舌切創
舌創傷	切断	舌熱傷
舌裂創	セレウス菌敗血症	前額部外傷性異物
前額部開放創	前額部割創	前額部貫通創
前額部咬創	前額部挫創	前額部刺創
前額部創傷	前額部第1度熱傷	前額部第2度熱傷
前額部第3度熱傷	前額部裂創	前胸部第1度熱傷
前胸部第2度熱傷	前胸部第3度熱傷	前胸部熱傷
前頸頭頂部挫創	穿孔性腹腔内膿瘍	穿孔性腹膜炎
全身挫傷	全身第1度熱傷	全身第2度熱傷
全身第3度熱傷	全身熱傷	穿通創
全膿胸	前立腺膿瘍	前腕開放創
前腕咬創	前腕手部熱傷	前腕第1度熱傷
前腕第2度熱傷	前腕第3度熱傷	前腕熱傷
増殖性化膿性口内炎	創部膿瘍	足関節第1度熱傷
足関節第2度熱傷	足関節第3度熱傷	足関節熱傷
側胸部第1度熱傷	側胸部第2度熱傷	側胸部第3度熱傷
足底熱傷	足底部咬創	足底部第1度熱傷
足底部第2度熱傷	足底部第3度熱傷	足背部第1度熱傷
足背部第2度熱傷	足背部第3度熱傷	側腹部咬創
側腹部第1度熱傷	側腹部第2度熱傷	側腹部第3度熱傷
側腹壁開放創	鼡径部開放創	鼡径部第1度熱傷
鼡径部第2度熱傷	鼡径部第3度熱傷	鼡径部熱傷

た

第1度熱傷	第1度腐蝕	第2度熱傷
第2度腐蝕	第3度熱傷	第3度腐蝕
第4度熱傷	体幹第1度熱傷	体幹第2度熱傷
体幹第3度熱傷	体幹熱傷	大腿咬創
大腿挫創	大腿熱傷	大腿部開放創
大腿部刺創	大腿部切創	大腿部第1度熱傷
大腿部第2度熱傷	大腿部第3度熱傷	大腿裂創
大腸菌髄膜炎	大転子部挫創	体表面積10%未満の熱傷
体表面積10－19%の熱傷	体表面積20－29%の熱傷	体表面積30－39%の熱傷
体表面積40－49%の熱傷	体表面積50－59%の熱傷	体表面積60－69%の熱傷
体表面積70－79%の熱傷	体表面積80－89%の熱傷	体表面積90%以上の熱傷
大網膿瘍	大葉性肺炎	多発性外傷
多発性開放創	多発性肝膿瘍	多発性咬創
多発性昆虫咬創	多発性挫傷	多発性擦過創
多発性漿膜炎	多発性穿刺創	多発性第1度熱傷
多発性第2度熱傷	多発性第3度熱傷	多発性腸間膜膿瘍
多発性熱傷	多発性膿疱症	多発性表在損傷
打撲割創	打撲挫創	胆管炎性肝膿瘍
胆管胆のう炎	胆管膿瘍	胆汁性腹膜炎
胆のう壊疽	胆のう周囲炎	胆のう周囲膿瘍
胆のう膿瘍	腟開放創	腟熱傷
肘関節部開放創	中指咬創	中手骨関節部挫創
虫垂炎術後残膿瘍	肘部第1度熱傷	肘部第2度熱傷
肘部第3度熱傷	腸間膜脂肪織炎	腸間膜膿瘍
腸間膜リンパ節炎	腸骨窩膿瘍	腸穿孔腹膜炎
腸腰筋膿瘍	沈下性肺炎	手開放創
手咬創	手第1度熱傷	手第2度熱傷
手第3度熱傷	手熱傷	殿部開放創
殿部咬創	殿部第1度熱傷	殿部第2度熱傷
殿部第3度熱傷	殿部熱傷	頭皮開放創
頭部開放創	頭部第1度熱傷	頭部第2度熱傷
頭部第3度熱傷	頭部多発開放創	頭部多発割創
頭部多発咬創	頭部多発挫創	頭部多発刺創
頭部多発創傷	頭部多発裂創	動物咬創

な

頭部熱傷	内部尿路性器の熱傷	軟口蓋挫創
軟口蓋創傷	軟口蓋熱傷	軟口蓋破裂
乳児肺炎	乳腺膿瘍	乳腺瘻孔
乳頭周囲炎	乳頭びらん	乳頭部第1度熱傷
乳頭部第2度熱傷	乳頭部第3度熱傷	乳房炎症性疾患
乳房潰瘍	乳房第1度熱傷	乳房第2度熱傷
乳房第3度熱傷	乳房熱傷	乳房膿瘍
乳房よう	乳輪下膿瘍	乳輪部第1度熱傷
乳輪部第2度熱傷	乳輪部第3度熱傷	尿細管間質性腎炎
尿膜管膿瘍	妊娠中の子宮内感染	妊娠中の性器感染症
猫咬創	脳挫傷・頭蓋内に達する開放創合併あり	脳挫創・頭蓋内に達する開放創合併あり
脳底部挫傷・頭蓋内に達する開放創合併あり	膿皮症	膿疱

は

肺壊疽	肺炎合併肺膿瘍	肺炎球菌性気管支炎
肺炎球菌性腹膜炎	肺化膿症	敗血症性ショック
敗血症性肺炎	敗血症性皮膚炎	敗血性壊疽

	肺穿孔	肺熱傷	背部第1度熱傷
	背部第2度熱傷	背部第3度熱傷	背部熱傷
	爆死自殺未遂	抜歯後感染	バルトリン腺膿瘍
	半身第1度熱傷	半身第2度熱傷	半身第3度熱傷
	汎発性化膿性腹膜炎	反復性膀胱炎	肥厚性硬膜炎
	鼻根部打撲挫創	鼻根部裂創	鼻前庭部挫創
	鼻尖部挫創	非特異性腸間膜リンパ節炎	非特異性リンパ節炎
	鼻部外傷性異物	鼻部開放創	眉部割創
	鼻部割創	鼻部貫通創	皮膚欠損創
	鼻部咬創	鼻部挫創	鼻部刺創
	鼻部創傷	鼻部第1度熱傷	鼻部第2度熱傷
	鼻部第3度熱傷	皮膚剥脱創	鼻部裂創
	びまん性脳損傷・頭蓋内に達する開放創合併あり	びまん性肺炎	眉毛部割創
	眉毛部裂創	鼻翼部切創	鼻翼部裂創
	びらん性膀胱炎	腹腔骨盤部膿瘍	腹腔内遺残膿瘍
	腹腔内膿瘍	伏針	副鼻腔開放創
	腹部刺創	腹部第1度熱傷	腹部第2度熱傷
	腹部第3度熱傷	腹部熱傷	腹壁開放創
	腹壁縫合糸膿瘍	腐蝕	ぶどう球菌性胸膜炎
	ぶどう球菌性髄膜炎	ぶどう球菌性敗血症	ぶどう球菌性肺膿瘍
	フリードレンダー桿菌性髄膜炎	閉塞性肺炎	膀胱後部膿瘍
	膀胱三角部炎	縫合糸膿瘍	膀胱周囲炎
	膀胱周囲膿瘍	縫合不全	縫合部膿瘍
	放射線性熱傷	母指球部第1度熱傷	母指球部第2度熱傷
	母指球部第3度熱傷	母指咬創	母指示指間切創
	母指第1度熱傷	母指第2度熱傷	母指第3度熱傷
ま	母指熱傷	慢性骨盤腹膜炎	慢性細菌性前立腺炎
	慢性再発性膀胱炎	慢性子宮傍結合織炎	慢性前立腺炎急性増悪
	慢性胆管炎	慢性胆細管炎	慢性胆のう炎
	慢性膿胸	慢性膿皮症	慢性肺化膿症
	慢性複雑性膀胱炎	慢性腹膜炎	慢性付属器炎
	慢性膀胱炎	慢性卵管炎	慢性卵巣炎
	慢性リンパ管炎	慢性リンパ節炎	眉間部挫創
	眉間部裂創	耳後部挫創	耳後部リンパ節炎
	耳後部リンパ腺炎	脈絡網膜熱傷	無熱性肺炎
	盲管銃創	盲腸後部膿瘍	網脈絡膜裂傷
や	門脈炎性肝膿瘍	薬傷	腰部第1度熱傷
	腰部第2度熱傷	腰部第3度熱傷	腰部熱傷
ら	卵管炎	卵管周囲炎	卵管卵巣膿瘍
	卵管留膿症	卵巣炎	卵巣周囲炎
	卵巣膿瘍	卵巣卵管周囲炎	緑膿菌髄膜炎
	淋菌性バルトリン腺膿瘍	連鎖球菌気管支炎	連鎖球菌性髄膜炎
	老人性肺炎		
△	BKウイルス腎症	MRCNS敗血症	MRSA髄膜炎
	MRSA膿胸	MRSA肺化膿症	MRSA敗血症
あ	MRSA腹膜炎	RSウイルス気管支炎	アキレス腱筋腱移行部断裂
	アキレス腱挫傷	アキレス腱挫創	アキレス腱切創
	アキレス腱断裂	アキレス腱部分断裂	足異物
	足挫創	足切創	亜脱臼
	圧挫傷	圧挫創	圧迫骨折
	圧迫神経炎	医原性気胸	陰茎挫創
	陰茎折症	陰茎裂創	陰のう裂創
	陰部切創	インフルエンザ菌性髄膜炎	ウイルス性気管支炎
	会陰裂傷	エコーウイルス気管支炎	炎症性大網癒着
か	横骨折	外陰部挫創	外陰部切創
	外陰部裂傷	外耳部外傷性腫脹	外耳部外傷性皮下異物
	外耳部挫傷	外耳部擦過創	外耳部切創
	外耳部打撲傷	外耳部虫刺傷	外耳部皮下血腫
	外耳部皮下出血	外傷後早期合併症	外傷性一過性麻痺
	外傷性横隔膜ヘルニア	外傷性空気塞栓症	外傷性咬合

	外傷性硬膜動静脈瘻	外傷性耳出血	外傷性脂肪塞栓症
	外傷性縦隔気腫	外傷性脊髄出血	外傷性切断
	外傷性動静脈瘻	外傷性動脈血腫	外傷性動脈瘤
	外傷性乳び胸	外傷性脳圧迫	外傷性脳圧迫・頭蓋内に達する開放創合併なし
	外傷性脳症	外傷性皮下気腫	外傷性皮下血腫
	開放性脱臼	下顎挫傷	下顎擦過創
	下顎切創	下顎打撲傷	下顎皮下血腫
	下顎部挫傷	下顎部打撲傷	下顎部皮膚欠損創
	踵裂創	顎関節部挫傷	顎関節部擦過創
	顎関節部切創	顎関節部打撲傷	顎関節部皮下血腫
	顎部挫傷	顎部打撲傷	下腿汚染創
	下腿挫創	下腿切創	下腿皮膚欠損創
	下腿裂創	カテーテル感染症	カテーテル敗血症
	眼黄斑部裂孔	眼窩部挫創	眼窩裂傷
	眼瞼外傷性腫脹	眼瞼外傷性皮下異物	眼瞼擦過創
	眼瞼切創	眼瞼虫刺傷	環指圧挫傷
	環指挫傷	環指挫創	環指切創
	間質性膀胱炎	環指剥皮創	環指皮膚欠損創
	眼周囲部外傷性異物	眼周囲部外傷性腫脹	眼周囲部外傷性皮下異物
	眼周囲部開放創	眼周囲部割創	眼周囲部貫通創
	眼周囲部挫創	眼周囲部擦過創	眼周囲部刺創
	眼周囲部切創	眼周囲部創傷	眼周囲部虫刺傷
	眼周囲部裂創	関節血腫	関節骨折
	関節挫傷	関節打撲	完全骨折
	完全脱臼	貫通性挫滅創	肝肉芽腫
	眼部外傷性腫脹	眼部外傷性皮下異物	眼部割創
	眼部貫通創	眼部挫創	眼部擦過創
	眼部刺創	眼部切創	眼部創傷
	眼部虫刺傷	眼部裂創	陥没骨折
	顔面汚染創	顔面挫傷	顔面擦過創
	顔面切創	顔面多発挫傷	顔面多発擦過創
	顔面多発切創	顔面多発打撲傷	顔面多発虫刺傷
	顔面多発皮下血腫	顔面多発皮下出血	顔面打撲傷
	顔面皮下血腫	顔面皮膚欠損創	気管支食道瘻
	気管食道瘻	偽性髄膜炎	頬粘膜咬傷
	頬粘膜咬創	胸部汚染創	頬部挫傷
	胸部挫創	頬部擦過創	胸部切創
	頬部切創	頬部打撲傷	胸部皮下気腫
	頬部皮下血腫	胸部皮膚欠損創	頬部皮膚欠損創
	胸壁刺創	亀裂骨折	筋損傷
	筋断裂	筋肉内血腫	屈曲骨折
	くも膜炎	頚管破裂	脛骨顆部割創
	頚部挫創	頚部切創	頚部皮膚欠損創
	血管切断	血管損傷	血腫
	血性腹膜炎	嫌気性菌敗血症	腱切創
	腱損傷	腱断裂	腱部分断裂
	腱裂傷	口蓋挫傷	口腔外傷性異物
	口腔外傷性腫脹	口腔挫傷	口腔擦過創
	口腔切創	口腔打撲傷	口腔内血腫
	口腔粘膜咬傷	後出血	紅色陰癬
	口唇外傷性腫脹	口唇外傷性皮下異物	口唇咬傷
	口唇挫傷	口唇擦過創	口唇切創
	口唇打撲傷	口唇虫刺傷	口唇皮下血腫
	口唇皮下出血	後頭部外傷	後頭部割創
	後頭部挫傷	後頭部挫創	後頭部切創
	後頭部打撲傷	後頭部裂創	広範性軸索損傷
	広汎性神経損傷	後方脱臼	硬膜炎
	硬膜損傷	硬膜裂傷	肛門裂創
	コクサッキーウイルス気管支炎	骨折	骨盤部裂創
	昆虫咬創	昆虫刺傷	コントル・クー損傷
さ	採皮創	挫傷	擦過創
	擦過皮下血腫	挫滅傷	挫滅創

	耳介外傷性腫脹	耳介外傷性皮下異物	耳介挫傷
	耳介擦過創	耳介切創	耳介打撲傷
	耳介虫刺傷	耳介皮下血腫	耳介皮下出血
	耳下腺部打撲	趾間切創	子宮頚管裂傷
	子宮頚部環状剥離	趾挫創	示指 MP 関節挫傷
	示指割創	示指挫傷	示指挫創
	示指刺創	四肢静脈損傷	示指切創
	四肢動脈損傷	示指皮膚欠損創	視神経髄膜炎
	膝蓋部挫創	膝下部挫創	膝関節部異物
	膝関節部挫創	膝部異物	膝部割創
	膝部挫創	膝部切創	膝部裂創
	歯肉挫傷	斜骨折	尺骨近位端骨折
	尺骨鉤状突起骨折	手圧挫傷	縦隔血腫
	縦骨折	重複骨折	手関節挫滅傷
	手関節挫滅創	手関節部切創	手関節部裂創
	手指圧挫傷	手指汚染創	種子骨骨折
	手指挫傷	手指挫創	手指挫滅傷
	手指挫滅創	手指刺創	手指切創
	手指打撲傷	手指剥皮創	手指皮下血腫
	手指皮膚欠損創	手術創離開	手掌皮膚欠損創
	術後感染症	術後血腫	術後消化管出血性ショック
	術後ショック	術後髄膜炎	術後敗血症
	術後皮下気腫	手背皮膚欠損創	手部汚染創
	上顎挫傷	上顎擦過創	上顎切創
	上顎打撲傷	上顎皮下血腫	上下肢リンパ浮腫
	上口唇挫傷	踵骨部挫滅創	小指挫傷
	小指挫創	小指切創	硝子体切断
	小指皮膚欠損創	上唇小帯裂創	上腕汚染創
	上腕挫創	上腕皮膚欠損創	食道気管支瘻
	食道気管瘻	処女膜裂傷	真菌性髄膜炎
	神経根ひきぬき損傷	神経切断	神経叢損傷
	神経叢不全損傷	神経損傷	神経断裂
	靱帯ストレイン	靱帯損傷	靱帯断裂
	靱帯捻挫	靱帯裂傷	心内異物
	髄膜脳炎	ストレイン	精巣破裂
	脊髄膜炎	舌咬傷	切創
	前額部外傷性腫脹	前額部外傷性皮下異物	前額部擦過創
	前額部切創	前額部虫刺傷	前額部虫刺症
	前額部皮膚欠損創	前胸部挫創	仙骨部挫創
	仙骨部皮膚欠損創	線状骨折	全身擦過創
	前頭部割創	前頭部挫傷	前頭部挫創
	前頭部切創	前頭部打撲傷	前頭部皮膚欠損創
	前方脱臼	前立腺痛	前腕汚染創
	前腕挫創	前腕刺創	前腕切創
	前腕皮膚欠損創	前腕裂創	爪下異物
	爪下挫滅傷	爪下挫滅創	掻創
	足関節内果部挫創	足関節部挫創	足底異物
	足底部刺創	足底部皮膚欠損創	側頭部割創
	側頭部挫創	側頭部切創	側頭部打撲傷
	側頭部皮下血腫	足背部挫創	足背部切創
	足部汚染創	側腹部挫創	足部皮膚欠損創
	足部裂創	鼡径部切創	損傷
た	第 5 趾皮膚欠損創	大腿汚染創	大腿皮膚欠損創
	脱臼	脱臼骨折	多発性切創
	多発性裂創	打撲血腫	打撲擦過創
	打撲傷	打撲皮下血腫	単純脱臼
	胆道疾患	腟断端炎	腟断端出血
	腟壁縫合不全	腟裂傷	肘関節骨折
	肘関節挫創	肘関節脱臼骨折	中指挫傷
	中指挫創	中指刺創	中指切創
	中指皮膚欠損創	中枢神経系損傷	肘頭骨折
	肘部挫創	肘部切創	肘部皮膚欠損創
	腸間膜脂肪壊死	腸球菌敗血症	手挫創
	手刺創	手切創	転位性骨折

	殿部異物	殿部刺創	殿部切創
	殿部皮膚欠損創	殿部裂創	頭頂部挫傷
	頭頂部挫創	頭頂部擦過創	頭頂部切創
	頭頂部打撲傷	頭頂部裂創	頭皮外傷性腫脹
	頭皮下血腫	頭皮剥離	頭皮表在損傷
	頭部異物	頭部外傷性皮下異物	頭部外傷性皮下気腫
	頭部割創	頭部頚部挫傷	頭部頚部挫創
	頭部頚部打撲傷	頭部血腫	頭部挫傷
	頭部挫創	頭部擦過創	頭部刺創
	頭部切創	頭部多発挫傷	頭部多発擦過創
	頭部多発切創	頭部多発打撲傷	頭部多発皮下血腫
	頭部打撲	頭部打撲血腫	頭部打撲傷
	頭部虫刺傷	頭部皮下異物	頭部皮下血腫
	頭部皮下出血	頭部皮膚欠損創	頭部裂創
	動脈損傷	特発性関節脱臼	飛び降り自殺未遂
な	飛び込み自殺未遂	内視鏡検査中腸穿孔	軟口蓋血腫
	軟膜炎	肉離れ	乳腺内異物
	乳頭潰瘍	乳房異物	尿管切石術後感染症
	尿性腹膜炎	妊娠中の子宮頚管炎	捻挫
	脳挫傷	脳挫傷・頭蓋内に達する開放創合併なし	脳挫創
	脳挫創・頭蓋内に達する開放創合併なし	脳損傷	脳対側損傷
	脳直撃損傷	脳底部挫傷	脳底部挫傷・頭蓋内に達する開放創合併なし
は	脳裂傷	肺炎球菌性髄膜炎	敗血症性気管支炎
	梅毒性髄膜炎	肺瘻	剥離骨折
	パラインフルエンザウイルス気管支炎	バルトリン腺のう胞	破裂骨折
	皮下異物	皮下気腫	皮下血腫
	鼻下擦過創	皮下静脈損傷	皮下損傷
	膝汚染創	膝皮膚欠損創	皮神経挫傷
	非定型肺炎	非熱傷性水疱	鼻部外傷性腫脹
	鼻部外傷性皮下異物	腓腹筋挫創	眉部血腫
	鼻部挫傷	鼻部擦過創	鼻部切創
	皮膚損傷	鼻部打撲傷	鼻部虫刺傷
	鼻部皮下血腫	鼻部皮下出血	鼻部皮膚欠損創
	鼻部皮膚剥離創	びまん性脳損傷	びまん性脳損傷・頭蓋内に達する開放創合併なし
	表皮剥離	フィブリン性腹膜炎	複雑脱臼
	腹部汚染創	腹部皮膚欠損創	腹壁異物
	腹壁創し開	腹壁縫合不全	不全骨折
	ブラックアイ	粉砕骨折	分娩時会陰裂傷
	分娩時軟産道損傷	閉鎖性外傷性脳圧迫	閉鎖性骨折
	閉鎖性脱臼	閉鎖性脳挫創	閉鎖性脳底部挫傷
	閉鎖性びまん性脳損傷	閉塞性髄膜炎	縫合不全出血
	放射線出血性膀胱炎	放射線性膀胱炎	帽状腱膜下出血
	包皮挫創	包皮切創	包皮裂創
	母指挫傷	母指挫創	母趾挫創
	母指刺創	母指切創	母指打撲挫創
	母指打撲傷	母指皮膚欠損創	母趾皮膚欠損創
ま	母指末節部挫創	マイコプラズマ気管支炎	末梢血管外傷
	末梢神経損傷	慢性髄膜炎	慢性非細菌性前立腺炎
	耳後部打撲傷	網膜振盪	モラレ髄膜炎
や	モンテジア骨折	癒着性くも膜炎	腰部切創
ら	腰部打撲挫創	ライノウイルス気管支炎	らせん骨折
	卵管留水症	離開骨折	リンパ浮腫
	涙管損傷	涙管断裂	涙道損傷
	轢過創	裂離	裂離骨折
	若木骨折		

用法用量

［注射用］

セフォペラゾンナトリウムとして，通常成人には 1 日 1～2g（力価）を 2 回に分けて静脈内注射または筋肉内注射する。小児にはセフォペラゾンナトリウムとして，1 日 25～100mg（力価）

/kg を 2～4 回に分けて静脈内注射する。

難治性または重症感染症には症状に応じて，1 日量成人では 6g（力価），小児では 150mg（力価）/kg まで増量し，2～4 回に分割投与する。

静脈内注射に際しては，日本薬局方注射用水，日本薬局方生理食塩液または日本薬局方ブドウ糖注射液に溶解し，緩徐に投与する。

なお，点滴による静脈内注射に際しては補液に溶解して用いる。

筋肉内注射に際しては，本剤 0.5～1g（力価）を日本薬局方リドカイン注射液（0.5w/v%）3mL に溶解して用いる。

点滴静注時の溶解にあたっての注意：点滴静注にあたっては，注射用水を使用しないこと（溶液が等張にならないため）。

用法用量に関連する使用上の注意

(1)高度の肝障害又は腎障害のある患者には，投与量・投与間隔の適切な調節をするなど慎重に投与すること。

(2)本剤の使用にあたっては，耐性菌の発現等を防ぐため，原則として感受性を確認し，疾病の治療上必要な最少限の期間の投与にとどめること。

禁忌

(1)本剤の成分によるショックの既往歴のある患者

(2)リドカイン又はアニリド系局所麻酔剤に対し過敏症の既往歴のある患者（筋肉内注射の場合）

原則禁忌　本剤の成分又はセフェム系抗生物質に対し過敏症の既往歴のある患者

セフォペラジン注射用1g：富山化学　1g1瓶［370円/瓶］

セフォペラジン注射用1g　規格：1g1瓶［370円/瓶］
セフォペラゾンナトリウム　富山化学　613

セフォビッド注射用 1g を参照（P1476）

セフメタゾンキット点滴静注用1g　規格：1g1キット（生理食塩液100mL付）［895円/キット］
セフメタゾン筋注用0.5g　規格：500mg1瓶（溶解液付）［480円/瓶］
セフメタゾン静注用0.25g　規格：250mg1瓶［227円/瓶］
セフメタゾン静注用0.5g　規格：500mg1瓶［398円/瓶］
セフメタゾン静注用1g　規格：1g1瓶［504円/瓶］
セフメタゾン静注用2g　規格：2g1瓶［894円/瓶］
セフメタゾールナトリウム　第一三共　613

【効 能 効 果】

〈適応菌種〉セフメタゾールに感性の黄色ブドウ球菌，大腸菌，肺炎桿菌，プロテウス属，モルガネラ・モルガニー，プロビデンシア属，ペプトストレプトコッカス属，バクテロイデス属，プレボテラ属（プレボテラ・ビビアを除く）

〈適応症〉敗血症，急性気管支炎，肺炎，肺膿瘍，膿胸，慢性呼吸器病変の二次感染，膀胱炎，腎盂腎炎，腹膜炎，胆嚢炎，胆管炎，バルトリン腺炎，子宮内感染，子宮付属器炎，子宮旁結合織炎，顎骨周辺の蜂巣炎，顎炎

【対応標準病名】

◎	急性気管支炎	子宮内感染症	子宮付属器炎
	子宮傍組織炎	歯性顎炎	腎盂腎炎
	胆管炎	胆のう炎	膿胸
	肺炎	敗血症	肺膿瘍
	バルトリン腺炎	腹膜炎	蜂窩織炎
	膀胱炎	蜂巣炎	
○ あ	MRSA 膀胱炎	亜急性気管支炎	アレルギー性膀胱炎
	院内感染敗血症	インフルエンザ菌気管支炎	壊死性肺炎
	壊疽性胆細管炎	壊疽性胆のう炎	横隔膜下膿瘍
か	横隔膜下腹膜炎	外耳道蜂巣炎	潰瘍性膀胱炎
	下顎骨壊死	下顎骨炎	下顎骨骨髄炎
	下顎骨骨膜炎	下顎骨骨膜下膿瘍	下顎骨周囲炎
	下顎骨周囲膿瘍	下顎膿瘍	下顎部蜂巣炎
	下眼瞼蜂巣炎	顎骨炎	顎骨骨髄炎
	顎骨骨膜炎	化膿性腹膜炎	肝下膿瘍
	眼瞼蜂巣炎	肝周囲炎	肝内胆細管炎
	気管支食道瘻	気管支肺炎	気管食道瘻
	気管支瘻膿胸	気腫性腎盂腎炎	偽膜性気管支炎
	逆行性胆管炎	急性顎骨骨髄炎	急性顎骨骨膜炎
	急性化膿性下顎骨炎	急性化膿性上顎骨炎	急性化膿性胆管炎
	急性化膿性胆のう炎	急性気管気管支炎	急性気腫性胆のう炎
	急性限局性腹膜炎	急性喉頭気管気管支炎	急性骨盤腹膜炎
	急性子宮傍結合織炎	急性出血性膀胱炎	急性胆管炎
	急性胆細管炎	急性単純性膀胱炎	急性胆のう炎
	急性肺炎	急性汎発性腹膜炎	急性反復性気管支炎
	急性腹膜炎	急性付属器炎	急性閉塞性化膿性胆管炎
	急性膀胱炎	急性卵管炎	急性卵巣炎
	狭窄性胆管炎	胸膜肺炎	胸膜瘻
	クラミジア肺炎	グラム陽性菌敗血症	クループ性気管支炎
	嫌気性菌敗血症	限局性膿胸	限局性腹膜炎
	原発性硬化性胆管炎	原発性腹膜炎	コアグラーゼ陰性ぶどう球菌敗血症
	口腔底蜂巣炎	口底蜂巣炎	後腹膜炎
	後腹膜膿瘍	骨盤結合織炎	骨盤死腔炎
	骨盤直腸窩膿瘍	骨盤部感染性リンパのう胞	骨盤腹膜炎
さ	細菌性ショック	細菌性腹膜炎	細菌性膀胱炎
	細胆管炎	再発性胆管炎	耳介蜂巣炎
	子宮周囲炎	子宮周囲膿瘍	縦隔膿瘍
	十二指腸穿孔腹膜炎	十二指腸総胆管炎	出血性膀胱炎
	術後腎盂腎炎	術後胆管炎	術後腹膜炎
	シュロッフェル腫瘤	上顎骨炎	上顎骨骨髄炎
	上顎骨骨膜炎	上顎骨骨膜下膿瘍	上眼瞼蜂巣炎
	上行性腎盂腎炎	小児肺炎	食道気管支瘻
	食道気管瘻	女性急性骨盤蜂巣炎	女性慢性骨盤蜂巣炎
	滲出性気管支炎	滲出性腹膜炎	新生児上顎骨骨髄炎
	膵臓性腹膜炎	穿孔性腹腔内膿瘍	穿孔性腹膜炎
た	全膿胸	大網膿瘍	大葉性肺炎
	多発性漿膜炎	多発性腸間膜膿瘍	胆管胆のう炎
	胆管膿瘍	胆汁性腹膜炎	胆のう壊疽
	胆のう周囲膿瘍	胆のう膿瘍	腸間膜脂肪織炎
	腸間膜膿瘍	腸骨窩膿瘍	腸穿孔腹膜炎
な	腸腰筋膿瘍	沈下性肺炎	乳児肺炎
	尿細管間質性腎炎	尿膜管膿瘍	妊娠中の子宮頚管炎
は	妊娠中の子宮内感染	妊娠中の性器感染症	肺壊疽
	肺炎合併肺膿瘍	肺炎球菌性気管支炎	肺炎球菌性腹膜炎
	肺化膿症	敗血症性気管支炎	敗血症性ショック
	敗血症性肺炎	敗血性壊疽	肺穿孔
	肺瘻	鼻蜂巣炎	バルトリン腺膿瘍
	汎発性化膿性腹膜炎	反復性膀胱炎	鼻咽頭蜂巣炎
	びまん性肺炎	びらん性膀胱炎	腹腔骨盤部膿瘍
	腹腔内遺残膿瘍	腹腔内膿瘍	ぶどう球菌性胸膜炎
	ぶどう球菌性敗血症	ぶどう球菌性肺膿瘍	閉塞性肺炎
	膀胱後部膿瘍	膀胱三角部炎	膀胱周囲炎
ま	膀胱周囲膿瘍	マイコプラズマ気管支炎	慢性顎骨炎
	慢性顎骨骨髄炎	慢性骨盤腹膜炎	慢性再発性膀胱炎
	慢性子宮傍結合織炎	慢性胆管炎	慢性胆細管炎
	慢性胆のう炎	慢性膿胸	慢性肺化膿症
	慢性複雑性膀胱炎	慢性腹膜炎	慢性付属器炎
	慢性膀胱炎	慢性卵管炎	慢性卵巣炎
ら	無熱性肺炎	盲腸後部膿瘍	卵管炎
	卵管周囲炎	卵管卵巣膿瘍	卵管留膿症
	卵巣炎	卵巣周囲炎	卵巣膿瘍
	卵巣卵管周囲炎	連鎖球菌気管支炎	老人性肺炎
△	BK ウイルス腎症	MRCNS 敗血症	MRSA 膿胸

MRSA敗血症	MRSA腹膜炎	RSウイルス気管支炎
足蜂巣炎	陰茎炎	陰茎膿瘍
咽頭喉頭逆流症	咽頭膿瘍	インフルエンザ菌敗血症
ウイルス性気管支炎	ウォーケス篩骨洞炎	会陰部蜂巣炎
腋窩蜂巣炎	エコーウイルス気管支炎	炎症性大網癒着
黄色ぶどう球菌敗血症	オトガイ下膿瘍	外麦粒腫
海綿体炎	海綿体膿瘍	顎下部膿瘍
顎腐骨	下肢蜂巣炎	ガス壊疽
下腿蜂巣炎	肩蜂巣炎	化膿性口内炎
化膿性爪囲炎	眼窩下膿瘍	眼窩骨髄炎
眼窩骨膜炎	眼窩膿瘍	間質性膀胱炎
顔面蜂巣炎	急性眼窩うっ血	急性眼窩炎
急性喉頭蓋膿瘍	急性リンパ管炎	頬部蜂巣炎
胸壁蜂巣炎	グラム陰性桿菌敗血症	グラム陽性菌敗血症
頚部蜂巣炎	血性腹膜炎	口蓋垂炎
口蓋膿瘍	口腔底膿瘍	口腔膿瘍
好酸球性蜂巣炎	口底膿瘍	喉頭壊死
喉頭蓋軟骨膜炎	喉頭蓋のう胞	喉頭蓋膿瘍
喉頭潰瘍	喉頭軟骨膜炎	喉頭びらん
喉頭蜂巣炎	広汎性フレグモーネ	股関節部蜂巣炎
コクサッキーウイルス気管支炎	臍部蜂巣炎	膝部蜂巣炎
趾ひょう疽	手指ひょう疽	上腕蜂巣炎
深在性フレグモーネ	新生児敗血症	精巣上体膿瘍
精巣膿瘍	精巣蜂巣炎	舌下隙膿瘍
セレウス菌敗血症	前腕蜂巣炎	爪囲炎
爪下膿瘍	爪床炎	足関節部蜂巣炎
足背蜂巣炎	鼡径部蜂巣炎	体幹蜂巣炎
大腿部蜂巣炎	胆道疾患	胆のう周囲炎
肘部蜂巣炎	腸間膜脂肪壊死	腸球菌敗血症
テノンのう炎	手蜂巣炎	殿部蜂巣炎
頭皮蜂巣炎	内麦粒腫	尿性腹膜炎
背部蜂巣炎	麦粒腫	鼻入口部膿瘍
鼻壊死	鼻壊疽	鼻潰瘍
パラインフルエンザウイルス気管支炎	バルトリン腺のう胞	鼻咽頭膿瘍
鼻腔内膿瘍	鼻せつ	鼻前庭せつ
鼻中隔壊死	鼻中隔潰瘍	鼻中隔膿瘍
鼻中隔びらん	非定型肺炎	ひょう疽
鼻翼膿瘍	フィブリン性腹膜炎	腹壁蜂巣炎
放射線出血性膀胱炎	放射線性下顎骨骨髄炎	放射線性顎骨壊死
放射線性化膿性顎骨壊死	放射線性膀胱炎	蜂巣炎性咽頭炎
マイボーム腺炎	慢性放射線性顎骨壊死	ライノウイルス気管支炎
卵管留水症	淋菌性バルトリン腺膿瘍	

用法用量

〔キット点滴静注用 1g，静注用 0.25g，静注用 0.5g，静注用 1g，静注用 2g〕

通常成人には，1 日 1～2g(力価)を 2 回に分けて静脈内注射又は点滴静注する。通常小児には，1 日 25～100mg(力価)/kg を 2～4 回に分けて静脈内注射又は点滴静注する。なお，難治性又は重症感染症には症状に応じて，1 日量を成人では 4g(力価)，小児では 150mg(力価)/kg まで増量し，2～4 回に分割投与する。静脈内注射に際しては，本剤 1g(力価)当たり，日本薬局方注射用水，日本薬局方生理食塩液又は日本薬局方ブドウ糖注射液 10mL に溶解し，緩徐に投与する。なお，本剤は補液に加えて点滴静注することもできる。また，キット点滴静注用 1g は，用時添付の生理食塩液に溶解し，緩徐に投与する。

点滴静注を行う場合，注射用水を使用しないこと。(溶液が等張にならないため)

〔筋注用 0.5g〕：通常成人には，1 日 1～2g(力価)を 2 回に分けて，添付の日本薬局方リドカイン注射液(0.5w/v%)に溶解し，筋肉内に投与する。なお，症状に応じ適宜増減する。溶解に際しては，通常本剤 0.5g(力価)当たり，日本薬局方リドカイン注射液(0.5w/v%)2mL に溶解する。

用法用量に関連する使用上の注意

(1)高度の腎障害のある患者には，投与量・投与間隔の適切な調節をするなど慎重に投与すること。

(2)本剤の使用にあたっては，原則として感受性を確認し，疾病の治療上必要な最小限の期間の投与にとどめること。［耐性菌の発現等を防ぐ。］

禁忌

〔キット点滴静注用 1g，静注用 0.25g，静注用 0.5g，静注用 1g，静注用 2g〕：本剤の成分によるショックの既往歴のある患者

〔筋注用 0.5g〕

(1)本剤の成分によるショックの既往歴のある患者

(2)リドカイン等のアニリド系局所麻酔剤に対し過敏症の既往歴のある患者

原則禁忌　本剤の成分又はセフェム系抗生物質に対し過敏症の既往歴のある患者

セフメタゾールNa静注用0.25g「NP」：ニプロ　250mg1瓶［95円/瓶］，セフメタゾールNa静注用0.25g「タイヨー」：テバ製薬　250mg1瓶［95円/瓶］，セフメタゾールNa静注用0.5g「NP」：ニプロ　500mg1瓶［163円/瓶］，セフメタゾールNa静注用0.5g「タイヨー」：テバ製薬　500mg1瓶［163円/瓶］，セフメタゾールNa静注用1g「NP」：ニプロ　1g1瓶［286円/瓶］，セフメタゾールNa静注用1g「タイヨー」：テバ製薬　1g1瓶［286円/瓶］，セフメタゾールNa静注用2g「NP」：ニプロ　2g1瓶［580円/瓶］，セフメタゾールNa静注用2g「タイヨー」：テバ製薬　2g1瓶［580円/瓶］，セフメタゾールナトリウム点滴静注用バッグ1g「NP」：ニプロ　1g1キット(生理食塩液100mL付)［644円/キット］，セフメタゾールナトリウム点滴静注用バッグ2g「NP」：ニプロ　2g1キット(生理食塩液100mL付)［940円/キット］，セフメタゾールナトリウム静注用0.25g「日医工」：日医工　250mg1瓶［95円/瓶］，セフメタゾールナトリウム静注用0.5g「日医工」：日医工　500mg1瓶［163円/瓶］，セフメタゾールナトリウム静注用1g「日医工」：日医工　1g1瓶［286円/瓶］，セフメタゾールナトリウム静注用2g「日医工」：日医工　2g1瓶［580円/瓶］，リリアジン静注用0.25g：東和　250mg1瓶［95円/瓶］，リリアジン静注用0.5g：東和　500mg1瓶［163円/瓶］，リリアジン静注用1g：東和　1g1瓶［286円/瓶］，リリアジン静注用2g：東和　2g1瓶［580円/瓶］

ゼプリオン水懸筋注25mgシリンジ
規格：25mg1キット［18958円/キット］
ゼプリオン水懸筋注50mgシリンジ
規格：50mg1キット［30391円/キット］
ゼプリオン水懸筋注75mgシリンジ
規格：75mg1キット［40051円/キット］
ゼプリオン水懸筋注100mgシリンジ
規格：100mg1キット［48716円/キット］
ゼプリオン水懸筋注150mgシリンジ
規格：150mg1キット［64202円/キット］

パリペリドンパルミチン酸エステル　ヤンセン　117

【効 能 効 果】

統合失調症

【対応標準病名】

◎	統合失調症		
○	急性統合失調症	急性統合失調症性エピソード	急性統合失調症様精神病性障害
	境界型統合失調症	残遺型統合失調症	前駆期統合失調症
	潜在性統合失調症	短期統合失調症様障害	単純型統合失調症
	遅発性統合失調症	統合失調症後抑うつ	統合失調症症状を伴う急性錯乱

統合失調症症状を伴う急性多形性精神病性障害	統合失調症症状を伴う類循環精神病	統合失調症性パーソナリティ障害
統合失調症性反応	統合失調症様状態	夢幻精神病

用法用量　通常，成人にはパリペリドンとして初回 150mg，1 週後に 2 回目 100mg を三角筋内に投与する。その後は 4 週に 1 回，パリペリドンとして 75mg を三角筋又は臀部筋内に投与する。なお，患者の症状及び忍容性に応じて，パリペリドンとして 25mg から 150mg の範囲で適宜増減するが，増量は 1 回あたりパリペリドンとして 50mg を超えないこと。

用法用量に関連する使用上の注意

(1)本剤は三角筋又は臀部筋内のみに投与し，静脈内には絶対に投与しないこと。

(2)過去にパリペリドン又はリスペリドンでの治療経験がない場合には，まず，一定期間経口パリペリドン又は経口リスペリドン製剤を投与し，治療反応性及び忍容性があることを確認した後，経口パリペリドン又は経口リスペリドン製剤を併用せずに本剤の投与を開始すること。

(3)本剤投与の際には，以下の表に従った注射針を用いること。［適切な血中濃度が得られないおそれがある。］

三角筋内へ投与時	体重 90kg 未満の場合：23G，針の長さ 1 インチ(25mm) 体重 90kg 以上の場合：22G，針の長さ $1^{1}/_{2}$インチ(38mm)
臀部筋内へ投与時	22G，針の長さ $1^{1}/_{2}$インチ(38mm)

(4)軽度腎機能障害患者(クレアチニン・クリアランス 50mL/分以上 80mL/分未満)には，パリペリドンとして初回 100mg，1 週後に 2 回目 75mg を三角筋内に投与する。その後は 4 週に 1 回，パリペリドンとして 50mg を三角筋又は臀部筋内に投与する。なお，患者の症状及び忍容性に応じて，パリペリドンとして 25mg から 100mg の範囲で適宜増減するが，増量は 1 回あたりパリペリドンとして 25mg を超えないこと。

(5)症状の急激な悪化等により経口抗精神病薬等を併用する場合は，漫然と併用しないこと。

(6)他の持効性注射剤から本剤に切り替える場合は，薬剤の薬物動態を考慮して投与時期，投与量に十分注意し，患者の症状を十分に観察すること。

本剤及びリスペリドンの主活性代謝物はパリペリドンであり，リスペリドン持効性懸濁注射液から本剤への切替えにあたっては，過量投与にならないよう，用法用量に注意すること。

以下の投与方法で，リスペリドン持効性懸濁注射液投与時の定常状態と同程度の血漿中有効成分濃度が得られることが推定されている。

①リスペリドン持効性懸濁注射液 25mg を 2 週間隔で投与している患者には，最終投与の 2 週間後から本剤 50mg を 4 週間隔で投与する。

②リスペリドン持効性懸濁注射液 50mg を 2 週間隔で投与している患者には，最終投与の 2 週間後から本剤 100mg を 4 週間隔で投与する。

(7)本剤を用法用量どおりに投与できず投与間隔が空いた場合には，再開にあたり，本剤の薬物動態を考慮して投与時期，投与量に十分注意し，患者の症状を十分に観察すること。

(8)本剤は持効性製剤であることから，投与中止後も患者の症状を慎重に観察し，副作用等の発現に十分に注意すること。

禁忌

(1)昏睡状態の患者

(2)バルビツール酸誘導体等の中枢神経抑制剤の強い影響下にある患者

(3)アドレナリン，クロザピンを投与中の患者

(4)本剤の成分，パリペリドン及びリスペリドンに対し過敏症の既往歴のある患者

(5)中等度から重度の腎機能障害患者(クレアチニン・クリアランス 50mL/分未満)

併用禁忌

薬剤名等	臨床症状・措置方法	機序・危険因子
アドレナリン ボスミン	アドレナリンの作用を逆転させ，血圧降下を起こすことがある。	アドレナリンはアドレナリン作動性α，β受容体の刺激剤であり，本剤のα受容体遮断作用によりβ受容体刺激作用が優位となり，血圧降下作用が増強される。
クロザピン クロザリル	クロザピンは原則単剤で使用し，他の抗精神病薬とは併用しないこととされている。本剤は半減期が長いため，本剤が体内から消失するまでクロザピンを投与しないこと。	本剤が血中から消失するまでに時間を要する。

セルシン注射液5mg　規格：5mg1管［67円/管］
セルシン注射液10mg　規格：10mg1管［98円/管］
ジアゼパム　武田薬品　112

【効 能 効 果】

神経症における不安・緊張・抑うつ
下記疾患及び状態における不安・興奮・抑うつの軽減
(1)麻酔前，麻酔導入時，麻酔中，術後
(2)アルコール依存症の禁断(離脱)症状
(3)分娩時
てんかん様重積状態におけるけいれんの抑制

【対応標準病名】

◎	アルコール依存症	アルコール離脱状態	うつ状態
	痙攣	痙攣重積発作	興奮状態
	神経症	神経症性抑うつ状態	てんかん重積状態
	てんかん様発作	不安うつ病	不安緊張状態
	不安神経症	抑うつ神経症	
○	2 型双極性障害	アルコール幻覚症	アルコール性コルサコフ症候群
	アルコール性残遺性感情障害	アルコール性持続性認知障害	アルコール性振戦せん妄
	アルコール性精神病	アルコール性せん妄	アルコール性躁病
	アルコール性多発性神経炎性精神病	アルコール性遅発性精神病性障害	アルコール性遅発性パーソナリティ障害
	アルコール性認知症	アルコール性脳症候群	アルコール性フラッシュバック
	アルコール性妄想	アルコール乱用	一過性痙攣発作
	うつ状態アルコール中毒	うつ病	外傷後遺症性うつ病
	牙関緊急	仮面うつ病	寛解中の反復性うつ病性障害
	間代強直性痙攣	間代性痙攣	急性痙攣
	強直性痙攣	筋痙直	軽症うつ病エピソード
	軽症反復性うつ病性障害	痙攣発作	激越
	欠神発作重積状態	拘禁性抑うつ状態	コルサコフ症候群
	混合性不安抑うつ障害	産褥期うつ状態	四肢筋痙攣
	四肢痙攣	四肢痙攣発作	思春期うつ病
	社交不安障害	循環型躁うつ病	症候性痙攣発作
	情緒不安定状態	小児痙攣性疾患	小発作持続状態
	心気性うつ病	精神運動発作重積症	精神神経症
	精神病症状を伴う重症うつ病エピソード	精神病症状を伴わない重症うつ病エピソード	全身痙攣
	全身痙攣発作	全般性不安障害	双極性感情障害・精神病症状を伴う重症うつ病エピソード
	双極性感情障害・精神病症状を伴わない重症うつ病エピソード	躁病発作	退行期うつ病
	大発作持続状態	単極性うつ病	単極性躁病

	単発反応性うつ病	中等症うつ病エピソード	中等症反復性うつ病性障害
	内因性うつ病	乳児痙攣	パニック障害
	パニック発作	反応性うつ病	反応性興奮
	反復心因性うつ病	反復性うつ病	反復性気分障害
	反復性心因性抑うつ精神病	反復性精神病性うつ病	反復性躁病エピソード
	反復性短期うつ病エピソード	ひきつけ	非定型うつ病
	不穏状態	不随意痙攣性運動	部分発作重延状態
	慢性アルコール性脳症候群	有痛性筋痙攣	幼児痙攣
	抑うつ性パーソナリティ障害		
△	アテトーシス	アルコール性嫉妬	異常頭部運動
	異常不随意運動	一側性アテトーシス	うつ病型統合失調感情障害
	オプソクローヌス	開口障害	開口不全
	下肢痙攣	感染症後うつ病	器質性うつ病性障害
	器質性気分障害	器質性混合性感情障害	器質性双極性障害
	器質性躁病性障害	気分循環症	気分変調症
	恐怖症性不安障害	筋痙縮	軽躁病
	原発性認知症	高所恐怖症	こむら返り
	災害神経症	持続性気分障害	社会不安障害
	周期性精神病	術後神経症	小児神経症
	職業神経症	食道神経症	初老期精神病
	初老期認知症	初老期妄想状態	神経衰弱
	精神病症状を伴う躁病	精神病症状を伴わない躁病	線維束性攣縮
	躁うつ病	挿間性発作性不安	双極性感情障害
	双極性感情障害・軽症のうつ病エピソード	双極性感情障害・中等症のうつ病エピソード	躁状態
	躁病性昏迷	テタニー様発作	動脈硬化性うつ病
	泣き入りひきつけ	二次性認知症	認知症
	熱性痙攣	ノロウイルス性胃腸炎に伴う痙攣	破局発作状態
	反射性痙攣	不安障害	不安ヒステリー
	不随意運動症	無熱性痙攣	老年期うつ病
	老年期認知症	老年期認知症妄想型	老年期認知症抑うつ型
	老年期妄想状態	老年精神病	ロタウイルス性胃腸炎に伴う痙攣
※	**適応外使用可** ・原則として，「ジアゼパム」を「新生児痙攣，鎮静」に対し処方した場合，当該使用事例を審査上認める。 ・原則として，「ジアゼパム【内服薬・注射薬】」を「てんかん」に対し処方した場合，当該使用事例を審査上認める。		

用法用量　本剤は，疾患の種類，症状の程度，年齢及び体重などを考慮して用いる。
一般に成人には，初回2mL(ジアゼパムとして10mg)を静脈内又は筋肉内に，できるだけ緩徐に注射する。以後，必要に応じて3～4時間ごとに注射する。
静脈内に注射する場合には，なるべく太い静脈を選んで，できるだけ緩徐に(2分間以上の時間をかけて)注射する。

用法用量に関連する使用上の注意
(1)低出生体重児，新生児，乳児，幼児，小児には，筋肉内注射しないこと。
(2)痙攣の抑制のために本剤を投与する時，特に追加投与を繰り返す際には，呼吸器・循環器系の抑制に注意すること。

禁忌
(1)急性狭隅角緑内障のある患者
(2)重症筋無力症のある患者
(3)ショック，昏睡，バイタルサインの悪い急性アルコール中毒の患者
(4)リトナビル(HIVプロテアーゼ阻害剤)を投与中の患者

併用禁忌

薬剤名等	臨床症状・措置方法	機序・危険因子
リトナビル ノービア	過度の鎮静や呼吸抑制等が起こる可能性がある。	チトクロームP450に対する競合的阻害により，本剤の血中濃度が大幅に上昇することが予測されている。

ジアゼパム注射液5mg「タイヨー」：テバ製薬　5mg1管[56円/管]

セレザイム静注用400単位　規格：400単位1瓶[300146円/瓶]
セレザイム注200U　規格：200単位1瓶[159000円/瓶]
イミグルセラーゼ(遺伝子組換え)　ジェンザイム　395

【効 能 効 果】

ゴーシェ病の諸症状(貧血，血小板減少症，肝脾腫及び骨症状)の改善

【対応標準病名】

◎	肝脾腫	血小板減少症	ゴーシェ病
	貧血		
○	巨大血小板性血小板減少症	ゴーシェ病1型	ゴーシェ病2型
	ゴーシェ病3型	周期性血小板減少症	
△	遺伝性血小板減少症	芽球増加を伴う不応性貧血	芽球増加を伴う不応性貧血－1
	芽球増加を伴う不応性貧血－2	環状鉄芽球を伴う不応性貧血	思春期貧血
	症候性貧血	正球性正色素性貧血	正球性貧血
	正色素性貧血	赤血球造血刺激因子製剤低反応性貧血	低形成性貧血
	本態性貧血	老人性貧血	

効能効果に関連する使用上の注意
(1)本剤はゴーシェ病における諸症状の治療剤であり，その適用にあたっては，ゴーシェ病との診断が確立した患者を対象とすること。
(2)本剤のゴーシェ病II型及びIII型患者におけるゴーシェ病の諸症状(特に骨症状)に対する効果は必ずしも十分な有効性が示されていない。
(3)本剤のゴーシェ病の神経症状に対する有効性は確立していない。

用法用量
〔静注用400単位〕：イミグルセラーゼ(遺伝子組換え)として，1回体重1kg当たり60単位を隔週，1～2時間かけて点滴静注するか，又は適切な用量を1単位/kg/分を超えない注入速度で投与する。投与に当たっては用時1バイアルを注射用水10.2mLで溶解し，1バイアルあたり10.0mLを採取する。必要な薬液量を生理食塩液で希釈し，最終容量は100～200mLとする。なお，症状の程度により適宜増減する。また，一定期間投与した後治療効果を判定し，良好な改善状態が持続してみられた場合には，維持用量として初期量より減量してよい。治療効果を注意深く観察しながら3～6ヵ月の間隔でさらに減量を行ってもよい。
〔注200U〕：イミグルセラーゼ(遺伝子組換え)として，1回体重1kg当たり60単位を隔週，1～2時間かけて点滴静注するか，又は適切な用量を1単位/kg/分を超えない注入速度で投与する。投与に当たっては用時1バイアルを注射用水5.1mLで溶解し，1バイアルあたり5.0mL(200単位)を採取する。必要な薬液量を生理食塩液で希釈し，最終容量は100～200mLとする。なお，症状の程度により適宜増減する。また，一定期間投与した後治療効果を判定し，良好な改善状態が持続してみられた場合には，維持用量として初期量より減量してよい。治療効果を注意深く観察しながら3～6ヵ月の間隔でさらに減量を行ってもよい。

セレネース注5mg　規格：0.5%1mL1管[92円/管]
ハロペリドール　大日本住友　117

【効 能 効 果】

統合失調症，躁病

【対応標準病名】

◎	躁状態	統合失調症	
○	アスペルガー症候群	型分類困難な統合失調症	偽神経症性統合失調症
	急性統合失調症	急性統合失調症性エピソード	急性統合失調症様精神病性障害
	境界型統合失調症	緊張型統合失調症	軽躁病
	興奮状態	残遺型統合失調症	小児期型統合失調症
	小児シゾイド障害	精神病症状を伴う躁病	精神病症状を伴わない躁病
	前駆期統合失調症	潜在性統合失調症	躁病性昏迷
	躁病発作	体感症性統合失調症	短期統合失調症様障害
	単極性躁病	単純型統合失調症	遅発性統合失調症
	統合失調症型障害	統合失調症型パーソナリティ障害	統合失調症後抑うつ
	統合失調症症状を伴う急性錯乱	統合失調症症状を伴う急性多形性精神病性障害	統合失調症症状を伴う類循環精神病
	統合失調症性パーソナリティ障害	統合失調症性反応	統合失調症様状態
	破瓜型統合失調症	妄想型統合失調症	モレル・クレペリン病
△	自閉的精神病質	統合失調症症状を伴わない急性錯乱	統合失調症症状を伴わない急性多形性精神病性障害
	統合失調症症状を伴わない類循環精神病	反応性興奮	夢幻精神病
※	適応外使用可 原則として，「ハロペリドール【内服薬】【注射薬】」を「器質的疾患に伴うせん妄・精神運動興奮状態・易怒性」に対して処方した場合，当該使用事例を審査上認める。		

用法用量　急激な精神運動興奮等で緊急を要する場合に用いる。
ハロペリドールとして，通常成人1回5mg(1mL)を1日1〜2回筋肉内または静脈内注射する。
なお，年齢，症状により適宜増減する。

用法用量に関連する使用上の注意　本剤を増量する場合は慎重に行うこと。〔本剤の急激な増量により悪性症候群(Syndrome malin)が起こることがある。〕

禁忌
(1)昏睡状態の患者
(2)バルビツール酸誘導体等の中枢神経抑制剤の強い影響下にある患者
(3)重症の心不全患者
(4)パーキンソン病の患者
(5)本剤の成分またはブチロフェノン系化合物に対し過敏症の患者
(6)アドレナリンを投与中の患者
(7)妊婦または妊娠している可能性のある婦人

併用禁忌

薬剤名等	臨床症状・措置方法	機序・危険因子
アドレナリン ボスミン	アドレナリンの作用を逆転させ，重篤な血圧降下を起こすことがある。	アドレナリンはアドレナリン作動性α，β-受容体の刺激剤であり，本剤のα-受容体遮断作用により，β-受容体刺激作用が優位となり，血圧降下作用が増強される。

リントン注5mg：田辺三菱[56円/管]

セレブロテックキット

規格：1回分[20939円/回分]
エキサメタジムテクネチウム(^{99m}Tc)　日本メジフィジックス　430

【効 能 効 果】

局所脳血流シンチグラフィ

【対応標準病名】

該当病名なし

用法用量
(1)エキサメタジムテクネチウム(^{99m}Tc)注射液の調製：本品を冷蔵庫から取り出し室温に戻したのち，放射性医薬品基準過テクネチウム酸ナトリウム(^{99m}Tc)注射液ジェネレータの溶出液5mLを加え，よく振とうする。
(2)局所脳血流シンチグラフィ
通常，成人にはエキサメタジムテクネチウム(^{99m}Tc)注射液370〜740MBqを静脈内に注射し，投与5分後より，被検部にガンマカメラ等の検出部を向け撮像若しくはデータを収録し，脳血流シンチグラムを得る。
投与量は年齢，体重により適宜増減する。

セロイク注射用40

規格：40万国内標準単位1瓶(溶解液付)[104572円/瓶]
セルモロイキン(遺伝子組換え)　武田薬品　639

【効 能 効 果】

血管肉腫

【対応標準病名】

◎	血管肉腫		
○	悪性血管外皮腫	胸壁血管肉腫	大腿血管肉腫
	殿部血管肉腫		
△	足悪性軟部腫瘍	下腿悪性線維性組織球腫	下腿悪性軟部腫瘍
	下腿横紋筋肉腫	下腿滑膜肉腫	下腿線維肉腫
	下腿淡明細胞肉腫	下腿平滑筋肉腫	下腿胞巣状軟部肉腫
	下腿類上皮肉腫	胸部悪性軟部腫瘍	胸壁悪性線維性組織球腫
	胸壁横紋筋肉腫	胸壁線維肉腫	胸壁淡明細胞肉腫
	股関節部滑膜肉腫	骨盤内悪性軟部腫瘍	骨盤部悪性軟部腫瘍
	膝関節部滑膜肉腫	膝部悪性線維性組織球腫	膝部淡明細胞肉腫
	膝部胞巣状軟部肉腫	脂肪肉腫	足関節部滑膜肉腫
	足部横紋筋肉腫	足部滑膜肉腫	足部淡明細胞肉腫
	足部類上皮肉腫	鼡径部悪性線維性組織球腫	鼡径部横紋筋肉腫
	鼡径部滑膜肉腫	大腿悪性線維性組織球腫	大腿悪性軟部腫瘍
	大腿横紋筋肉腫	大腿滑膜肉腫	大腿線維肉腫
	大腿平滑筋肉腫	大腿胞巣状軟部肉腫	大腿類上皮肉腫
	殿部悪性線維性組織球腫	殿部悪性軟部腫瘍	殿部横紋筋肉腫
	殿部滑膜肉腫	殿部線維肉腫	殿部平滑筋肉腫
	殿部胞巣状軟部肉腫	軟部悪性巨細胞腫	軟部腫瘍
	軟部組織悪性腫瘍	肉腫	背部悪性線維性組織球腫
	背部悪性軟部腫瘍	背部横紋筋肉腫	腹部悪性軟部腫瘍
	腹部平滑筋肉腫	腹壁悪性線維性組織球腫	腹壁横紋筋肉腫
	腹壁線維肉腫	腰部悪性線維性組織球腫	リンパ管肉腫

用法用量
(1)点滴静注の場合
通常，成人には1日1回40万国内標準単位を点滴静注する。
なお，症状により適宜増減するが，最大投与量は1日160万国内標準単位(分2)とする。
投与に際しては，生理食塩液又はブドウ糖注射液等に溶解して用いる。
(2)局所(腫瘍周縁部)投与の場合：通常，成人には1日1回全病巣あたり40万国内標準単位を添付の日局「注射用水」1mLに溶解して腫瘍周縁部に投与する。なお，症状により適宜増減する。

禁忌
(1)本剤の成分に対して過敏症の既往歴のある患者
(2)ワクチン等生物学的製剤に対して過敏症の既往歴のある患者

セロトーン静注液10mg　規格：10mg2mL1管[4418円/管]
アザセトロン塩酸塩　日本たばこ　239

【効能効果】

抗悪性腫瘍剤(シスプラチン等)投与に伴う消化器症状(悪心，嘔吐)

【対応標準病名】

◎	化学療法に伴う嘔吐症		
○ あ	S状結腸癌	悪性エナメル上皮腫	悪性下垂体腫瘍
	悪性褐色細胞腫	悪性顆粒細胞腫	悪性間葉腫
	悪性奇形腫	悪性胸腺腫	悪性グロームス腫瘍
	悪性血管外皮腫	悪性甲状腺腫	悪性骨腫瘍
	悪性縦隔腫瘍	悪性腫瘍	悪性腫瘍合併性皮膚筋炎
	悪性腫瘍に伴う貧血	悪性神経膠腫	悪性髄膜腫
	悪性脊髄髄膜腫	悪性線維性組織球腫	悪性虫垂粘液瘤
	悪性停留精巣	悪性頭蓋咽頭腫	悪性脳腫瘍
	悪性末梢神経鞘腫	悪性葉状腫瘍	悪性リンパ腫骨髄浸潤
	胃悪性黒色腫	イートン・ランバート症候群	胃カルチノイド
	胃癌	胃管癌	胃癌骨転移
	胃癌末期	胃脂肪肉腫	胃重複癌
	胃進行癌	胃体部癌	胃底部癌
	遺伝性大腸癌	遺伝性非ポリポーシス大腸癌	胃肉腫
	胃幽門部癌	陰核癌	陰茎癌
	陰茎亀頭部癌	陰茎体部癌	陰茎肉腫
	陰茎包皮部癌	咽頭癌	咽頭肉腫
	陰のう癌	陰のう内脂肪肉腫	ウイルムス腫瘍
	エクリン汗孔癌	炎症性乳癌	延髄神経膠腫
	嘔気	横行結腸癌	嘔吐症
か	横紋筋肉腫	悪心	外陰悪性黒色腫
	外陰悪性腫瘍	外陰癌	外陰部パジェット病
	外耳道癌	回腸癌	海綿芽細胞腫
	回盲部癌	下咽頭癌	下咽頭後部癌
	下咽頭肉腫	下顎悪性エナメル上皮腫	下顎骨悪性腫瘍
	下顎歯肉癌	下顎歯肉頬移行部癌	下眼瞼有棘細胞癌
	顎下腺癌	顎下部悪性腫瘍	角膜の悪性腫瘍
	下行結腸癌	下肢悪性腫瘍	下唇癌
	下唇赤唇部癌	仮声帯癌	滑膜腫
	滑膜肉腫	下部食道癌	下部胆管癌
	下葉肺癌	カルチノイド	癌
	肝悪性腫瘍	眼窩悪性腫瘍	肝外胆管癌
	眼窩神経芽腫	肝カルチノイド	肝癌
	肝癌骨転移	眼瞼皮膚の悪性腫瘍	肝細胞癌
	癌性悪液質	癌性胸膜炎	癌性ニューロパチー
	癌性ニューロミオパチー	癌性貧血	癌性ミエロパチー
	汗腺癌	顔面悪性腫瘍	肝門部癌
	肝門部胆管癌	気管癌	気管支癌
	気管支リンパ節転移	基底細胞癌	臼後部癌
	嗅神経芽腫	嗅神経上皮腫	胸腔内リンパ節の悪性腫瘍
	橋神経膠腫	胸腺カルチノイド	胸腺癌
	胸腺腫	胸椎転移	頬粘膜癌
	胸部下部食道癌	胸部上部食道癌	胸部食道癌
	胸部中部食道癌	胸膜悪性腫瘍	胸膜脂肪肉腫
	巨大後腹膜脂肪肉腫	空腸癌	クルッケンベルグ腫瘍
	クロム親和性芽細胞腫	頚動脈小体悪性腫瘍	頚部悪性腫瘍
	頚部癌	頚部原発腫瘍	頚部脂肪肉腫
	頚部食道癌	頚部神経芽腫	頚部肉腫
	頚部皮膚悪性腫瘍	血管肉腫	結腸癌
	結腸脂肪肉腫	結膜の悪性腫瘍	肩甲部脂肪肉腫
	原始神経外胚葉腫瘍	原線維性星細胞腫	原発性肝癌
	原発性骨腫瘍	原発性脳腫瘍	原発性肺癌
	原発不明癌	口蓋癌	口蓋垂癌
	膠芽腫	口腔悪性黒色腫	口腔癌
	口腔前庭癌	口腔底癌	硬口蓋癌
	後縦隔悪性腫瘍	甲状腺悪性腫瘍	甲状腺癌
	甲状腺癌骨転移	甲状腺髄様癌	甲状腺乳頭癌
	甲状腺未分化癌	甲状腺濾胞癌	甲状軟骨の悪性腫瘍
	口唇癌	口唇境界部癌	口唇赤唇部癌
	口唇皮膚悪性腫瘍	口底癌	喉頭蓋癌
	喉頭蓋前面癌	喉頭蓋谷癌	喉頭癌
	後頭部転移性腫瘍	後頭葉悪性腫瘍	後腹膜悪性腫瘍
	後腹膜脂肪肉腫	肛門悪性黒色腫	肛門癌
	肛門管癌	肛門部癌	肛門扁平上皮癌
	骨悪性線維性組織球腫	骨原性肉腫	骨髄性白血病骨髄浸潤
	骨髄転移	骨線維肉腫	骨転移癌
	骨軟骨肉腫	骨肉腫	骨盤転移
	骨盤内リンパ節転移	骨盤内リンパ節の悪性腫瘍	骨膜性骨肉腫
さ	鰓原性癌	残胃癌	耳介癌
	耳下腺癌	耳下部肉腫	耳管癌
	色素性基底細胞癌	子宮癌	子宮癌骨転移
	子宮癌再発	子宮癌肉腫	子宮体癌
	子宮体癌再発	子宮内膜癌	子宮内膜間質肉腫
	子宮肉腫	篩骨洞癌	視神経膠腫
	脂腺癌	歯肉癌	脂肪肉腫
	縦隔癌	縦隔脂肪肉腫	縦隔神経芽腫
	縦隔リンパ節転移	習慣性嘔吐	十二指腸カルチノイド
	十二指腸癌	十二指腸乳頭癌	十二指腸乳頭部癌
	十二指腸平滑筋肉腫	絨毛癌	主気管支の悪性腫瘍
	術後乳癌	腫瘍随伴症候群	上衣芽細胞腫
	上衣腫	小陰唇癌	上咽頭癌
	上咽頭脂肪肉腫	上顎悪性エナメル上皮腫	上顎癌
	上顎結節部癌	上顎骨悪性腫瘍	上顎歯肉癌
	上顎歯肉頬移行部癌	上顎洞癌	松果体悪性腫瘍
	松果体芽腫	松果体未分化胚細胞腫	上行結腸カルチノイド
	上行結腸癌	上行結腸平滑筋肉腫	小細胞肺癌
	上肢悪性腫瘍	上唇癌	上唇赤唇部癌
	小唾液腺癌	小腸癌	小腸脂肪肉腫
	上皮腫	上部食道癌	上部胆管癌
	上葉肺癌	上腕脂肪肉腫	食道悪性黒色腫
	食道横紋筋肉腫	食道顆粒細胞腫	食道カルチノイド
	食道癌	食道癌骨転移	食道癌肉腫
	食道基底細胞癌	食道偽肉腫	食道脂肪肉腫
	食道小細胞癌	食道腺癌	食道腺様のう胞癌
	食道粘表皮癌	食道表在癌	食道平滑筋肉腫
	食道未分化癌	痔瘻癌	腎悪性腫瘍
	腎盂癌	腎盂乳頭状癌	腎癌
	腎癌骨転移	神経芽腫	神経膠腫
	神経線維肉腫	進行乳癌	唇交連癌
	腎細胞癌	腎周囲脂肪肉腫	心臓悪性腫瘍
	腎肉腫	膵芽腫	膵癌
	膵管癌	膵管内管状腺癌	膵管内乳頭粘液性腺癌
	膵脂肪肉腫	膵漿液性のう胞腺癌	膵腺房細胞癌
	膵臓癌骨転移	膵体部癌	膵頭部癌
	膵内胆管癌	膵粘液性のう胞腺癌	膵尾部癌
	髄膜癌腫症	髄膜白血病	スキルス胃癌
	星細胞腫	精索脂肪肉腫	精索肉腫
	星状芽細胞腫	精上皮腫	成人T細胞白血病骨髄浸潤
	精巣癌	精巣奇形癌	精巣奇形腫
	精巣絨毛癌	精巣上体癌	精巣胎児性癌
	精巣肉腫	精巣卵のう腫瘍	精母細胞腫
	声門下癌	声門癌	声門上癌
	脊索腫	脊髄播種	脊椎転移
	舌縁癌	舌下腺癌	舌下面癌

	舌癌	舌根部癌	舌脂肪肉腫
	舌尖癌	舌背癌	線維脂肪肉腫
	線維肉腫	前縦隔悪性腫瘍	全身性転移性癌
	前頭洞癌	前頭部転移性腫瘍	前頭葉悪性腫瘍
	前立腺癌	前立腺癌骨転移	前立腺神経内分泌癌
	前立腺肉腫	早期食道癌	総胆管癌
	側頭部転移性腫瘍	側頭葉悪性腫瘍	側頭葉膠芽腫
た	大陰唇癌	退形成性星細胞腫	胎児性癌
	胎児性精巣腫瘍	大腿骨転移性骨腫瘍	大唾液腺癌
	大腸カルチノイド	大腸癌	大腸癌骨転移
	大腸肉腫	大腸粘液癌	大脳悪性腫瘍
	大脳深部神経膠腫	大脳深部転移性腫瘍	大網脂肪肉腫
	唾液腺癌	多発性癌転移	多発性骨髄腫骨髄浸潤
	多発性神経膠腫	胆管癌	胆汁性嘔吐
	男性性器癌	胆のう癌	胆のう管癌
	胆のう肉腫	腟悪性黒色腫	腟癌
	中咽頭癌	中咽頭側壁癌	中咽頭肉腫
	中耳悪性腫瘍	中縦隔悪性腫瘍	虫垂カルチノイド
	虫垂癌	中脳神経膠腫	中部食道癌
	中部胆管癌	中葉肺癌	腸間膜悪性腫瘍
	腸間膜脂肪肉腫	腸間膜肉腫	蝶形骨洞癌
	聴神経膠腫	直腸Ｓ状部結腸癌	直腸悪性黒色腫
	直腸カルチノイド	直腸癌	直腸癌骨転移
	直腸癌術後再発	直腸癌穿孔	直腸脂肪肉腫
	手軟部悪性腫瘍	転移性下顎癌	転移性肝癌
	転移性肝腫瘍	転移性胸膜腫瘍	転移性口腔癌
	転移性黒色腫	転移性骨腫瘍	転移性縦隔腫瘍
	転移性十二指腸癌	転移性腫瘍	転移性消化器腫瘍
	転移性上顎癌	転移性小腸腫瘍	転移性腎腫瘍
	転移性膵腫瘍	転移性舌癌	転移性頭蓋骨腫瘍
	転移性脳腫瘍	転移性肺癌	転移性肺腫瘍
	転移性脾腫瘍	転移性皮膚腫瘍	転移性副腎腫瘍
	転移性卵巣癌	テント上下転移性腫瘍	頭蓋骨悪性腫瘍
	頭蓋部脊索腫	頭頸部癌	頭頂葉悪性腫瘍
	頭部脂肪肉腫	頭部軟部組織悪性腫瘍	頭部皮膚癌
な	内耳癌	内胚葉洞腫瘍	軟口蓋癌
	軟骨肉腫	軟部悪性巨細胞腫	軟部組織悪性腫瘍
	肉腫	乳癌	乳癌・HER2 過剰発現
	乳癌骨転移	乳癌再発	乳癌皮膚転移
	乳房外パジェット病	乳房下外側部乳癌	乳房下内側部乳癌
	乳房脂肪肉腫	乳房上外側部乳癌	乳房上内側部乳癌
	乳房中央部乳癌	乳房肉腫	尿管癌
	尿管口部膀胱癌	尿道傍腺の悪性腫瘍	尿膜管癌
	粘液性のう胞腺癌	脳幹悪性腫瘍	脳幹神経膠腫
	脳室悪性腫瘍	脳神経悪性腫瘍	脳胚細胞腫瘍
は	肺芽腫	肺カルチノイド	肺癌
	肺癌骨転移	肺癌肉腫	肺癌による閉塞性肺炎
	胚細胞腫	肺腺癌	肺腺扁平上皮癌
	肺腺様のう胞癌	肺大細胞癌	肺大細胞神経内分泌癌
	肺肉腫	肺粘表皮癌	肺扁平上皮癌
	肺胞上皮癌	肺未分化癌	肺門部肺癌
	馬尾上衣腫	バレット食道癌	反芻
	反復性嘔吐	鼻咽腔癌	鼻腔癌
	脾脂肪肉腫	非小細胞肺癌	鼻前庭癌
	鼻中隔癌	脾の悪性腫瘍	皮膚悪性腫瘍
	皮膚悪性線維性組織球腫	皮膚癌	皮膚脂肪肉腫
	皮膚線維肉腫	皮膚白血病	皮膚付属器癌
	腹腔内リンパ節の悪性腫瘍	腹腔リンパ節転移	副甲状腺悪性腫瘍
	副甲状腺癌	副腎悪性腫瘍	副腎癌
	副腎髄質の悪性腫瘍	副腎皮質癌	副腎皮質の悪性腫瘍
	副鼻腔癌	腹部悪性腫瘍	腹部食道癌
	腹部神経芽腫	腹膜悪性腫瘍	腹膜癌
	ぶどう膜悪性黒色腫	噴門癌	平滑筋肉腫
	扁桃窩癌	扁桃癌	扁桃肉腫
	膀胱円蓋部膀胱癌	膀胱癌	膀胱頸部膀胱癌
	膀胱後壁部膀胱癌	膀胱三角部膀胱癌	膀胱前壁部膀胱癌
	膀胱側壁部膀胱癌	膀胱肉腫	傍骨性骨肉腫
	紡錘形細胞肉腫	胞巣状軟部肉腫	乏突起神経膠腫
ま	末期癌	末梢神経悪性腫瘍	脈絡膜悪性黒色腫
	メルケル細胞癌	盲腸カルチノイド	盲腸癌
	毛包癌	網膜芽細胞腫	網膜膠腫
や	毛様細胞性星細胞腫	毛様体悪性腫瘍	ユーイング肉腫
	有棘細胞癌	幽門癌	幽門前庭部癌
ら	腰椎転移	卵黄のう腫瘍	卵管癌
	卵巣癌	卵巣癌全身転移	卵巣絨毛癌
	卵巣胎児性癌	卵巣肉腫	卵巣未分化胚細胞腫
	卵巣類皮のう胞癌	隆起性皮膚線維肉腫	輪状後部癌
	リンパ管肉腫	リンパ性白血病骨髄浸潤	肋骨転移
△	アセトン血性嘔吐症	癌関連網膜症	術後悪心
	食後悪心	心臓横紋筋肉腫	心臓血管肉腫
	心臓脂肪肉腫	心臓線維肉腫	心臓粘液肉腫
	早期胃癌	中枢性嘔吐症	転移性扁平上皮癌
	特発性嘔吐症	脳性嘔吐	糞便性嘔吐

用法用量　通常，成人にはアザセトロン塩酸塩 10mg を 1 日 1 回静脈内投与する。
また，効果不十分な場合には，同用量を追加投与できる。
ただし，1 日量として 20mg を超えないこととする。

用法用量に関連する使用上の注意　本剤を効果不十分例に追加投与する場合には，初回投与 2 時間以上経過後に行うとともに，頭痛，頭重等の副作用の発現に注意すること。
なお，副作用が発現した場合で，追加投与が必要と判断された場合は，慎重に投与するとともに，次回使用時には減量を考慮すること。

禁忌　本剤の成分に対し過敏症の既往歴のある患者

アザセトロン塩酸塩静注液10mg「SN」：シオノ[3816円/管]，アザセトロン塩酸塩静注液10mg「タイヨー」：テバ製薬[3816円/管]

洗浄赤血球液－LR「日赤」

規格：血液200mLに由来する赤血球1袋[9470円/袋]，血液400mLに由来する赤血球1袋[18940円/袋]

洗浄人赤血球液　　日本赤十字　634

【効 能 効 果】

貧血症又は血漿成分などによる副作用を避ける場合の輸血に用いる。

【対応標準病名】

◎	貧血		
○	I 型溶血性非球状赤血球性貧血	II 型溶血性非球状赤血球性貧血	ABO 因子不適合
	ABO 溶血性疾患	G6PD 欠乏性貧血	悪性腫瘍に伴う貧血
	悪性貧血	アミノ酸欠乏性貧血	異常ヘモグロビン症性骨壊死
	胃切除後巨赤芽球性貧血	胃切除後貧血	遺伝性球状赤血球症
	遺伝性巨赤芽球性貧血	遺伝性鉄芽球性貧血	イマースルンド・グレスベック症候群
	栄養性巨赤芽球性貧血	オロチン酸尿性貧血	温式自己免疫性溶血性貧血
	壊血病性貧血	芽球増加を伴う不応性貧血	芽球増加を伴う不応性貧血－1
	芽球増加を伴う不応性貧血－2	下垂体機能低下に伴う貧血	家族性溶血性貧血
	鎌状赤血球症	肝炎後再生不良性貧血	肝疾患に伴う貧血
	環状鉄芽球を伴う不応性貧血	癌性貧血	寒冷凝集素症
	寒冷溶血素症候群	機械的溶血性貧血	寄生虫性貧血
	吸収不良症候群によるビタミン B12 欠乏性貧血	急性失血性貧血	巨赤芽球性貧血

	クーリー貧血	クローン病によるビタミンB12欠乏性貧血	軽症再生不良性貧血
	結核性貧血	膠原病に伴う貧血	高色素性貧血
	甲状腺機能低下に伴う貧血	酵素異常による遺伝性溶血性貧血	鉤虫性貧血
	後天性鉄芽球性貧血	後天性溶血性貧血	骨髄低形成
	最重症再生不良性貧血	菜食主義者貧血	再生不良性貧血
	サラセミア	産褥期鉄欠乏性貧血	産褥期貧血
	三炭糖りん酸イソメラーゼ欠乏性貧血	自己免疫性溶血性貧血	重症再生不良性貧血
	十二指腸虫貧血	出血性貧血	術後貧血
	術後溶血性貧血	小球性低色素性貧血	小球性貧血
	症候性巨赤芽球性貧血	小腸切除によるビタミンB12欠乏性貧血	小児食事性貧血
	食事性貧血	食事性葉酸欠乏性貧血	新生児ABO不適合溶血性疾患
	新生児赤芽球症	新生児溶血性黄疸	新生児溶血性貧血
	腎性貧血	正球性正色素性貧血	正球性貧血
	正色素性貧血	赤芽球ろう	赤血球酵素欠乏性貧血
	赤血球造血刺激因子製剤低反応性貧血	赤血球破砕症候群	先天性悪性貧血
	先天性再生不良性貧血	先天性赤芽球ろう	先天性赤血球形成異常性貧血
	先天性赤血球酵素異常	先天性低形成貧血	先天性貧血
	先天性葉酸吸収不全	ソラ豆中毒	大球性貧血
	胎児赤芽球症	体質性再生不良性貧血	蛋白欠乏性貧血
	中間型サラセミア	中等症再生不良性貧血	中毒性溶血性貧血
	低形成性貧血	低色素性貧血	鉄芽球性貧血
	鉄欠乏性貧血	銅欠乏性貧血	特発性再生不良性貧血
	特発性溶血性貧血	二次性再生不良性貧血	乳児赤芽球ろう
	妊娠性鉄欠乏性貧血	妊娠性葉酸欠乏性貧血	妊娠貧血症
	汎血球減少症	伴性低色素性鉄芽球性貧血	ハンター舌炎
	非自己免疫性溶血性貧血	微小血管障害性溶血性貧血	脾性貧血
	ビタミンB12欠乏性貧血	ビタミン欠乏性貧血	ピリドキシン反応性貧血
	微量元素欠乏性貧血	ピルビン酸キナーゼ欠乏性貧血	ファンコニー貧血
	不安定ヘモグロビン症	不応性貧血	副腎皮質機能低下に伴う貧血
	ベータサラセミア	ヘキソキナーゼ欠乏性貧血	ヘモグロビンC病
	ヘモグロビンD病	ヘモグロビンE病	ヘモグロビン異常症
	放射線性貧血	本態性再生不良性貧血	慢性感染性貧血
	慢性貧血	未熟児貧血	薬剤性酵素欠乏性貧血
	薬剤性再生不良性貧血	薬剤性自己免疫性溶血性貧血	薬剤性鉄芽球性貧血
	薬剤性溶血性貧血	薬剤性葉酸欠乏性貧血	溶血性貧血
	溶血性貧血に伴う葉酸欠乏症	葉酸欠乏性貧血	老人性貧血
△	症候性貧血	乳児偽白血病	白赤芽球症

用法用量　ろ過装置を具備した輸血用器具を用いて，静脈内に必要量を輸注する。

用法用量に関連する使用上の注意

(1)輸血用器具：生物学的製剤基準・通則44に規定する輸血に適当と認められた器具であって，そのまま直ちに使用でき，かつ，1回限りの使用で使い捨てるものをいう。

(2)輸血速度：成人の場合は，通常，最初の10〜15分間は1分間に1mL程度で行い，その後は1分間に5mL程度で行うこと。また，うっ血性心不全が認められない低出生体重児の場合，通常，1〜2mL/kg(体重)/時間の速度を目安とすること。なお，輸血中は患者の様子を適宜観察すること。

警告

(1)本剤の輸血1〜2週間後に発熱，紅斑が出現し，引き続き下痢，肝機能障害，顆粒球減少症等を伴う移植片対宿主病(GVHD：graft versus host disease)による死亡例がまれに(0.1%未満)報告されている。GVHD発症の危険性が高いと判断される患者に輸血する場合は，あらかじめ本剤に15〜50Gyの放射線を照射すること。

(2)次の点について留意して輸血療法を行うこと。

①輸血について十分な知識・経験を持つ医師のもとで使用すること。

②輸血に際しては副作用発現時に救急処置をとれる準備をあらかじめしておくこと。

組織培養不活化狂犬病ワクチン　規格：1瓶(溶解液付)[11316円/瓶]

乾燥組織培養不活化狂犬病ワクチン　化血研　631

【効能効果】

本剤は，狂犬病の感染予防及び発病阻止に使用する。

【対応標準病名】

◎	狂犬病	
○	森林狂犬病	都市狂犬病

用法用量

本剤を添付の溶剤(日本薬局方注射用水)の全量で溶解し，次のとおり使用する。

(1)暴露前免疫：1.0mLを1回量として，4週間隔で2回皮下注射し，更に，6〜12箇月後1.0mLを追加する。

(2)暴露後免疫：1.0mLを1回量として，その第1回目を0日とし，以降3，7，14，30及び90日の計6回皮下に注射する。

その他

(1)子供の場合にも大人と同量を注射する。

(2)以前に暴露後免疫を受けた人は，6箇月以内の再咬傷の場合はワクチン接種を行う必要はない。暴露前免疫を受けた後6箇月以上たって咬傷を受けた人は，初めて咬まれた場合と同様に接種を行う。

用法用量に関連する使用上の注意　他のワクチン製剤との接種間隔

生ワクチンの接種を受けた者は，通常，27日以上，また，他の不活化ワクチンの接種を受けた者は，通常，6日以上間隔を置いて本剤を接種すること。

ただし，医師が必要と認めた場合には，同時に接種することができる(なお，本剤を他のワクチンと混合して接種してはならない)。

接種不適当者

被接種者が次のいずれかに該当すると認められる場合には，接種を行ってはならない。

(1)明らかな発熱を呈している者

(2)重篤な急性疾患にかかっていることが明らかな者

(3)本剤の成分によってアナフィラキシーを呈したことがあることが明らかな者

(4)上記に掲げる者のほか，予防接種を行うことが不適当な状態にある者

ゾシン静注用2.25　規格：(2.25g)1瓶[1805円/瓶]
ゾシン静注用4.5　規格：(4.5g)1瓶[2687円/瓶]
ゾシン配合点滴静注用バッグ4.5　規格：−[−]

タゾバクタム　ピペラシリン水和物　大鵬薬品　613

【効能効果】

〈適応菌種〉本剤に感性のブドウ球菌属，レンサ球菌属，肺炎球菌，腸球菌属，モラクセラ(ブランハメラ)・カタラーリス，大腸菌，シトロバクター属，クレブシエラ属，エンテロバクター属，セラチア属，プロテウス属，プロビデンシア属，インフルエンザ菌，緑膿菌，アシネトバクター属，ペプトストレプトコッカス属，クロストリジウム属(クロストリジウム・ディフィシルを除く)，バクテロイデス属，プレボテラ属

〈適応症〉敗血症，肺炎，腎盂腎炎，複雑性膀胱炎，腹膜炎，腹腔内膿瘍，胆嚢炎，胆管炎

【対応標準病名】

◎	腎盂腎炎	胆管炎	胆のう炎
	肺炎	敗血症	腹腔内膿瘍

	腹膜炎	慢性複雑性膀胱炎	
○	院内感染敗血症	インフルエンザ菌敗血症	壊疽性胆細管炎
	壊疽性胆のう炎	横隔膜下膿瘍	横隔膜下腹膜炎
	黄色ぶどう球菌敗血症	潰瘍性膀胱炎	化膿性腹膜炎
	肝下膿瘍	肝周囲炎	肝内胆細管炎
	気管支肺炎	気腫性腎盂腎炎	逆行性胆管炎
	急性化膿性胆管炎	急性化膿性胆のう炎	急性気腫性胆のう炎
	急性限局性腹膜炎	急性骨盤腹膜炎	急性胆管炎
	急性胆細管炎	急性胆のう炎	急性肺炎
	急性汎発性腹膜炎	急性腹膜炎	急性閉塞性化膿性胆管炎
	狭窄性胆管炎	グラム陰性桿菌敗血症	グラム陰性菌敗血症
	グラム陽性菌敗血症	限局性腹膜炎	原発性硬化性胆管炎
	原発性腹膜炎	コアグラーゼ陰性ぶどう球菌敗血症	硬化性腹膜炎
	後腹膜膿瘍	骨盤死腔炎	骨盤直腸窩膿瘍
	骨盤膿瘍	骨盤腹膜炎	細菌性ショック
	細菌性腹膜炎	細菌性膀胱炎	細胆管炎
	再発性胆管炎	十二指腸穿孔腹膜炎	十二指腸総胆管炎
	出血性膀胱炎	術後腎盂腎炎	術後胆管炎
	術後腹膜炎	シュロッフェル腫瘤	上行性腎盂腎炎
	小児肺炎	滲出性腹膜炎	穿孔性腹腔内膿瘍
	穿孔性腹膜炎	大網膿瘍	大葉性肺炎
	多発性漿膜炎	多発性腸間膜膿瘍	胆管胆のう炎
	胆管膿瘍	胆汁性腹膜炎	胆のう壊疽
	胆のう周囲炎	胆のう周囲膿瘍	胆のう膿瘍
	腸間膜脂肪壊死	腸間膜脂肪織炎	腸間膜膿瘍
	腸球菌敗血症	腸骨窩膿瘍	腸穿孔腹膜炎
	腸腰筋膿瘍	沈下性肺炎	乳児肺炎
	尿細管間質性腎炎	尿膜管膿瘍	肺炎球菌性腹膜炎
	敗血症性ショック	敗血症性肺炎	敗血性壊疽
	汎発性化膿性腹膜炎	反復性膀胱炎	びらん性膀胱炎
	腹腔骨盤部膿瘍	腹腔内遺残膿瘍	ぶどう球菌性敗血症
	閉塞性肺炎	膀胱炎	膀胱後部膿瘍
	膀胱三角部炎	膀胱周囲炎	膀胱周囲膿瘍
	慢性骨盤腹膜炎	慢性再発性膀胱炎	慢性胆管炎
	慢性胆細管炎	慢性胆のう炎	慢性腹膜炎
	慢性膀胱炎	盲腸後部膿瘍	老人性肺炎
△	BK ウイルス腎症	MRCNS 敗血症	MRSA 敗血症
	MRSA 腹膜炎	MRSA 膀胱炎	アレルギー性膀胱炎
	炎症性大網癒着	胸膜肺炎	クラミジア肺炎
	血性腹膜炎	嫌気性菌敗血症	後腹膜炎
	自己免疫性胆管炎	新生児敗血症	膵臓性腹膜炎
	セレウス菌敗血症	尿性腹膜炎	肺ノカルジア症
	非定型肺炎	びまん性肺炎	フィブリン性腹膜炎
	腹壁膿瘍	放射線出血性膀胱炎	放射線性膀胱炎
	無熱性肺炎		

効能効果に関連する使用上の注意　本剤の投与に際しては，原則として感受性を確認し，β-lactamase の関与が考えられ，本剤に感性の起炎菌による中等症以上の感染症である場合に投与すること。

用法用量

〔ゾシン静注用 2.25，ゾシン静注用 4.5〕

(1)敗血症，肺炎，腹膜炎，腹腔内膿瘍，胆嚢炎及び胆管炎の場合

通常，成人にはタゾバクタム・ピペラシリンとして，1回4.5g(力価)を1日3回点滴静注する。肺炎の場合，症状，病態に応じて1日4回に増量できる。なお，必要に応じて，静脈内注射することもできる。

通常，小児には1回112.5mg(力価)/kg を1日3回点滴静注する。なお，必要に応じて，静脈内注射することもできる。また，症状，病態に応じて1回投与量を適宜減量できる。ただし，1回投与量の上限は成人における1回4.5g(力価)を超えないものとする。

点滴静注に際しては補液に溶解して注射する。また，静脈内注射に際しては注射用水，生理食塩液又はブドウ糖注射液に溶解し，緩徐に注射する。

(2)腎盂腎炎及び複雑性膀胱炎の場合

通常，成人にはタゾバクタム・ピペラシリンとして，1回4.5g(力価)を1日2回点滴静注する。症状，病態に応じて1日3回に増量できる。なお，必要に応じて，静脈内注射することもできる。

通常，小児には1回112.5mg(力価)/kg を1日2回点滴静注する。なお，必要に応じて，静脈内注射することもできる。また，症状，病態に応じて1回投与量を適宜減量できる。さらに，症状，病態に応じて1日3回に増量できる。ただし，1回投与量の上限は成人における1回4.5g(力価)を超えないものとする。

点滴静注に際しては補液に溶解して注射する。また，静脈内注射に際しては注射用水，生理食塩液又はブドウ糖注射液に溶解し，緩徐に注射する。

小児の用量について：小児の「臨床成績」及び「薬物動態」を参照のこと。

点滴静注時の溶解にあたっての注意：点滴静注にあたっては，注射用水を使用しないこと(溶液が等張にならないため)。

〔ゾシン配合点滴静注用バッグ 4.5〕

(1)敗血症，肺炎，腹膜炎，腹腔内膿瘍，胆嚢炎及び胆管炎の場合

通常，成人にはタゾバクタム・ピペラシリンとして，1回4.5g(力価)を1日3回点滴静注する。肺炎の場合，症状，病態に応じて1日4回に増量できる。

通常，小児には1回112.5mg(力価)/kg を1日3回点滴静注する。なお，症状，病態に応じて1回投与量を適宜減量できる。ただし，1回投与量の上限は成人における1回4.5g(力価)を超えないものとする。

(2)腎盂腎炎及び複雑性膀胱炎の場合

通常，成人にはタゾバクタム・ピペラシリンとして，1回4.5g(力価)を1日2回点滴静注する。なお，症状，病態に応じて1日3回に増量できる。

通常，小児には1回112.5mg(力価)/kg を1日2回点滴静注する。なお，症状，病態に応じて1回投与量を適宜減量できる。また，症状，病態に応じて1日3回に増量できる。ただし，1回投与量の上限は成人における1回4.5g(力価)を超えないものとする。

小児の用量について：小児の「臨床成績」及び「薬物動態」を参照のこと。

点滴静注時の注意：バッグ製剤投与に際しては，用時，下室の日局生理食塩液に溶解し，点滴静注する。

用法用量に関連する使用上の注意

(1)1日4回投与にあたっては，重症・難治の市中肺炎及び院内肺炎のうち1日4回投与が必要な患者を選択し使用すること。

(2)本剤の投与期間は，成人の腎盂腎炎及び複雑性膀胱炎の場合は5日間，市中肺炎，腹膜炎，腹腔内膿瘍，胆嚢炎，胆管炎及び小児の腎盂腎炎，複雑性膀胱炎の場合は14日間，敗血症及び院内肺炎の場合は21日間を目安とすること。なお，耐性菌の発現等を防ぐため，疾患の治療上必要な最小限の期間の投与にとどめること。

(3)〔ゾシン静注用 2.25，ゾシン静注用 4.5〕：本剤は通常，点滴静注するのが望ましいが，著しい水分摂取制限がかかっている場合等点滴静注が困難な場合には，必要に応じて緩徐に静脈内投与できる。

(4)腎機能障害患者では，血漿半減期の遅延及び AUC の増加が認められ，血中濃度が増大するので，腎機能障害の程度に応じて投与量，投与間隔の調節が必要である。

禁忌

(1)本剤の成分又はペニシリン系抗生物質に対し過敏症の既往歴のある患者

(2)伝染性単核球症の患者

ソセゴン注射液15mg　規格：15mg1管[68円/管]
ペンタゾシン　丸石　114

【効能効果】

(1)下記疾患並びに状態における鎮痛：各種癌，術後，心筋梗塞，胃・十二指腸潰瘍，腎・尿路結石，閉塞性動脈炎，胃・尿管・膀胱検査器具使用時
(2)麻酔前投薬及び麻酔補助

【対応標準病名】

◎	悪性腫瘍	胃潰瘍	胃十二指腸潰瘍
	癌	十二指腸潰瘍	術後疼痛
	心筋梗塞	腎結石症	尿路結石症
	閉塞性血管炎		
○	ALK融合遺伝子陽性非小細胞肺癌	EGFR遺伝子変異陽性非小細胞肺癌	KIT（CD117）陽性胃消化管間質腫瘍
	KIT（CD117）陽性結腸消化管間質腫瘍	KIT（CD117）陽性小腸消化管間質腫瘍	KIT（CD117）陽性食道消化管間質腫瘍
	KIT（CD117）陽性直腸消化管間質腫瘍	KRAS遺伝子野生型結腸癌	KRAS遺伝子野生型直腸癌
	NSAID十二指腸潰瘍	ST上昇型急性心筋梗塞	S状結腸癌
あ	悪性エナメル上皮腫	悪性下垂体腫瘍	悪性褐色細胞腫
	悪性顆粒細胞腫	悪性間葉腫	悪性奇形腫
	悪性胸腺腫	悪性グロームス腫瘍	悪性血管外皮腫
	悪性甲状腺腫	悪性骨腫瘍	悪性縦隔腫瘍
	悪性腫瘍合併性皮膚筋炎	悪性神経膠腫	悪性髄膜腫
	悪性脊髄髄膜腫	悪性線維性組織球腫	悪性虫垂粘液瘤
	悪性停留精巣	悪性頭蓋咽頭腫	悪性脳腫瘍
	悪性末梢神経鞘腫	悪性葉状腫瘍	悪性リンパ腫骨髄浸潤
	アテローム動脈硬化症	鞍上部胚細胞腫瘍	胃悪性間葉系腫瘍
	胃悪性黒色腫	胃カルチノイド	胃癌
	胃癌・HER2過剰発現	胃管癌	胃癌骨転移
	胃癌末期	胃原発絨毛癌	胃脂肪肉腫
	胃十二指腸潰瘍瘢痕	胃重複癌	胃消化管間質腫瘍
	胃進行癌	胃穿孔	胃前庭部癌
	胃体部癌	胃底部癌	遺伝性大腸癌
	遺伝性非ポリポーシス大腸癌	胃肉腫	胃胚細胞腫瘍
	胃平滑筋肉腫	胃幽門部癌	陰核癌
	陰茎悪性黒色腫	陰茎癌	陰茎亀頭部癌
	陰茎体部癌	陰茎肉腫	陰茎パジェット病
	陰茎包皮部癌	陰茎有棘細胞癌	咽頭癌
	咽頭肉腫	陰のう悪性黒色腫	陰のう癌
	陰のう内脂肪肉腫	陰のうパジェット病	陰のう有棘細胞癌
	ウイルムス腫瘍	右室自由壁破裂	エクリン汗孔癌
	炎症性乳癌	延髄神経膠腫	延髄星細胞腫
か	横行結腸癌	横紋筋肉腫	外陰悪性黒色腫
	外陰悪性腫瘍	外陰癌	外陰部パジェット病
	外陰部有棘細胞癌	外耳道癌	回腸カルチノイド
	回腸癌	回腸消化管間質腫瘍	海綿芽細胞腫
	回盲部癌	下咽頭癌	下咽頭後部癌
	下咽頭肉腫	下顎悪性エナメル上皮腫	下顎骨悪性腫瘍
	下顎骨骨肉腫	下顎歯肉癌	下顎歯肉頬移行部癌
	下顎部横紋筋肉腫	下眼瞼基底細胞癌	下眼瞼皮膚癌
	下眼瞼有棘細胞癌	顎下腺癌	顎下部悪性腫瘍
	角膜の悪性腫瘍	下行結腸癌	下口唇基底細胞癌
	下口唇皮膚癌	下口唇有棘細胞癌	下肢悪性腫瘍
	下肢閉塞性動脈硬化症	下唇癌	下唇赤唇部癌
	仮声帯癌	滑膜腫	滑膜肉腫
	下部食道癌	下部胆管癌	下葉小細胞肺癌
	下葉肺癌	下葉肺腺癌	下葉肺大細胞癌
	下葉肺扁平上皮癌	下葉非小細胞肺癌	カルチノイド
	肝悪性腫瘍	眼窩悪性腫瘍	肝外胆管癌
	眼窩横紋筋肉腫	眼角基底細胞癌	眼角皮膚癌
	眼角有棘細胞癌	眼窩神経芽腫	肝カルチノイド
	肝癌	肝癌骨転移	眼瞼脂腺癌
	眼瞼皮膚の悪性腫瘍	眼瞼メルケル細胞癌	肝細胞癌
	肝細胞癌破裂	冠状動脈血栓症	冠状動脈血栓塞栓症
	癌性悪液質	癌性胸水	癌性胸膜炎
	癌性ニューロパチー	汗腺癌	顔面悪性腫瘍
	顔面横紋筋肉腫	肝門部癌	肝門部胆管癌
	気管癌	気管支カルチノイド	気管支癌
	気管支リンパ節転移	基底細胞癌	臼後部癌
	嗅神経芽腫	嗅神経上皮腫	急性胃潰瘍穿孔
	急性胃粘膜病変	急性右室梗塞	急性下後壁心筋梗塞
	急性下側壁心筋梗塞	急性下壁心筋梗塞	急性貫壁性心筋梗塞
	急性基部側壁心筋梗塞	急性高位側壁心筋梗塞	急性後基部心筋梗塞
	急性後側部心筋梗塞	急性広範前壁心筋梗塞	急性後壁心筋梗塞
	急性後壁中隔心筋梗塞	急性十二指腸潰瘍	急性十二指腸潰瘍穿孔
	急性出血性胃潰瘍穿孔	急性出血性十二指腸潰瘍	急性出血性十二指腸潰瘍穿孔
	急性心筋梗塞	急性心尖部側壁心筋梗塞	急性心内膜下梗塞
	急性前側壁心筋梗塞	急性前壁心筋梗塞	急性前壁心尖部心筋梗塞
	急性前壁中隔心筋梗塞	急性側壁心筋梗塞	急性中隔心筋梗塞
	胸腔内リンパ節の悪性腫瘍	橋神経膠腫	胸腺カルチノイド
	胸腺癌	胸腺腫	胸椎転移
	頬粘膜癌	頬部横紋筋肉腫	胸部下部食道癌
	頬部血管肉腫	胸部上部食道癌	胸部食道癌
	胸部中部食道癌	胸膜悪性腫瘍	胸膜脂肪肉腫
	胸膜播種	去勢抵抗性前立腺癌	巨大後腹膜脂肪肉腫
	空腸カルチノイド	空腸癌	空腸消化管間質腫瘍
	クッシング潰瘍	クルッケンベルグ腫瘍	クロム親和性芽細胞腫
	頚動脈小体悪性腫瘍	頚部悪性腫瘍	頚部悪性線維性組織球腫
	頚部悪性軟部腫瘍	頚部横紋筋肉腫	頚部滑膜肉腫
	頚部癌	頚部基底細胞癌	頚部血管肉腫
	頚部原発腫瘍	頚部脂腺癌	頚部脂肪肉腫
	頚部食道癌	頚部神経芽腫	頚部肉腫
	頚部皮膚悪性腫瘍	頚部皮膚癌	頚部メルケル細胞癌
	頚部有棘細胞癌	頚部隆起性皮膚線維肉腫	血管肉腫
	結石性腎盂腎炎	結腸癌	結腸脂肪肉腫
	結腸消化管間質腫瘍	結膜の悪性腫瘍	限局性前立腺癌
	肩甲部脂肪肉腫	腱索断裂・急性心筋梗塞に合併	原始神経外胚葉腫瘍
	原線維性星細胞腫	原発性悪性脳腫瘍	原発性肝癌
	原発性骨腫瘍	原発性脳腫瘍	原発性肺癌
	原発不明癌	肩部悪性線維性組織球腫	肩部横紋筋肉腫
	肩部滑膜肉腫	肩部線維肉腫	肩部淡明細胞肉腫
	肩部胞巣状軟部肉腫	口蓋癌	口蓋垂癌
	膠芽腫	口腔悪性黒色腫	口腔癌
	口腔前庭癌	口腔底癌	硬口蓋癌
	後縦隔悪性腫瘍	甲状腺悪性腫瘍	甲状腺癌
	甲状腺癌骨転移	甲状腺髄様癌	甲状腺乳頭癌
	甲状腺未分化癌	甲状腺濾胞癌	甲状軟骨の悪性腫瘍
	口唇癌	口唇境界部癌	口唇赤唇部癌
	口唇皮膚悪性腫瘍	口唇メルケル細胞癌	口底癌
	喉頭蓋癌	喉頭蓋前面癌	喉頭蓋谷癌
	喉頭癌	後頭部転移性腫瘍	後頭葉悪性腫瘍
	後頭葉膠芽腫	後頭葉神経膠腫	膠肉腫
	項部基底細胞癌	後腹膜悪性腫瘍	後腹膜悪性線維性組織球腫
	後腹膜横紋筋肉腫	後腹膜血管肉腫	後腹膜脂肪肉腫
	後腹膜神経芽腫	後腹膜線維肉腫	後腹膜胚細胞腫瘍
	後腹膜平滑筋肉腫	後腹膜リンパ節転移	項部皮膚癌
	項部メルケル細胞癌	項部有棘細胞癌	肛門悪性黒色腫
	肛門癌	肛門管癌	肛門部癌
	肛門扁平上皮癌	骨悪性線維性組織球腫	骨原性肉腫
	骨髄性白血病骨髄浸潤	骨髄転移	骨線維肉腫

さ

骨転移癌	骨軟骨肉腫	骨肉腫
骨盤転移	骨盤内リンパ節転移	骨盤内リンパ節の悪性腫瘍
骨膜性骨肉腫	鰓原性癌	細動脈硬化症
再発性十二指腸潰瘍	左室自由壁破裂	残胃癌
珊瑚状結石	耳介癌	耳介メルケル細胞癌
耳下腺癌	耳下部肉腫	耳管癌
色素性基底細胞癌	子宮癌	子宮癌骨転移
子宮癌再発	子宮癌肉腫	子宮体癌
子宮体癌再発	子宮内膜癌	子宮内膜間質肉腫
子宮肉腫	子宮平滑筋肉腫	篩骨洞癌
視床下部星細胞腫	視床星細胞腫	視神経膠腫
脂腺癌	歯肉癌	脂肪肉腫
斜台部脊索腫	縦隔癌	縦隔脂肪肉腫
縦隔神経芽腫	縦隔胚細胞腫瘍	縦隔卵黄のう腫瘍
縦隔リンパ節転移	十二指腸悪性ガストリノーマ	十二指腸悪性ソマトスタチノーマ
十二指腸カルチノイド	十二指腸癌	十二指腸消化管間質腫瘍
十二指腸神経内分泌癌	十二指腸神経内分泌腫瘍	十二指腸穿孔
十二指腸乳頭癌	十二指腸乳頭部癌	十二指腸平滑筋肉腫
絨毛癌	手関節部滑膜肉腫	主気管支の悪性腫瘍
出血性胃潰瘍穿孔	出血性十二指腸潰瘍	出血性十二指腸潰瘍穿孔
術後胃潰瘍	術後胃十二指腸潰瘍	術後合併症
術後十二指腸潰瘍	術後乳癌	術後腰痛
術創部痛	手部悪性線維性組織球腫	手部横紋筋肉腫
手部滑膜肉腫	手部淡明細胞肉腫	手部類上皮肉腫
上衣芽細胞腫	上衣腫	小陰唇癌
上咽頭癌	上咽頭脂肪肉腫	上顎悪性エナメル上皮腫
上顎癌	上顎結節部癌	上顎骨悪性腫瘍
上顎骨骨肉腫	上顎歯肉癌	上顎歯肉頬移行部癌
上顎洞癌	松果体悪性腫瘍	松果体芽腫
松果体胚細胞腫瘍	松果体部膠芽腫	松果体未分化胚細胞腫
上眼瞼基底細胞癌	上眼瞼皮膚癌	上眼瞼有棘細胞癌
上行結腸カルチノイド	上行結腸癌	上行結腸平滑筋肉腫
上口唇基底細胞癌	上口唇皮膚癌	上口唇有棘細胞癌
小細胞肺癌	上肢悪性腫瘍	上唇癌
上唇赤唇部癌	小唾液腺癌	小腸カルチノイド
小腸癌	小腸脂肪肉腫	小腸消化管間質腫瘍
小腸平滑筋肉腫	上部食道癌	上部胆管癌
上葉小細胞肺癌	上葉肺癌	上葉肺腺癌
上葉肺大細胞癌	上葉肺扁平上皮癌	上葉非小細胞肺癌
上腕悪性線維性組織球腫	上腕悪性軟部腫瘍	上腕横紋筋肉腫
上腕滑膜肉腫	上腕脂肪肉腫	上腕線維肉腫
上腕淡明細胞肉腫	上腕胞巣状軟部肉腫	上腕類上皮肉腫
食道悪性間葉系腫瘍	食道悪性黒色腫	食道横紋筋肉腫
食道顆粒細胞腫	食道カルチノイド	食道癌
食道癌骨転移	食道癌肉腫	食道基底細胞癌
食道偽肉腫	食道脂肪肉腫	食道消化管間質腫瘍
食道小細胞癌	食道腺癌	食道腺様のう胞癌
食道粘表皮癌	食道表在癌	食道平滑筋肉腫
食道未分化癌	痔瘻癌	腎悪性腫瘍
心因性胃潰瘍	腎盂癌	腎盂結石症
腎盂腺癌	腎盂乳頭状癌	腎盂尿路上皮癌
腎盂扁平上皮癌	腎カルチノイド	腎癌
腎癌骨転移	神経芽腫	神経膠腫
神経線維肉腫	腎結石自排	進行性前立腺癌
進行乳癌	唇交連癌	腎細胞癌
腎砂状結石	心室中隔穿孔・急性心筋梗塞に合併	心室内血栓症・急性心筋梗塞に合併
腎周囲脂肪肉腫	心尖部血栓症・急性心筋梗塞に合併	心臓悪性腫瘍
心臓横紋筋肉腫	心臓血管肉腫	心臓脂肪肉腫
心臓線維肉腫	心臓粘液肉腫	腎肉腫

腎尿管結石	心破裂・急性心筋梗塞に合併	心房中隔穿孔・急性心筋梗塞に合併
心房内血栓症・急性心筋梗塞に合併	心膜血腫・急性心筋梗塞に合併	膵芽腫
膵癌	膵管癌	膵管内管状腺癌
膵管内乳頭粘液性腺癌	膵脂肪肉腫	膵漿液性のう胞腺癌
膵腺房細胞癌	膵臓癌骨転移	膵体部癌
膵頭部カルチノイド	膵頭部癌	膵内胆管癌
膵粘液性のう胞腺癌	膵尾部癌	髄膜癌腫症
髄膜白血病	スキルス胃癌	ストレス潰瘍
ストレス性胃潰瘍	ストレス性十二指腸潰瘍	星細胞腫
精索脂肪肉腫	精索肉腫	星状芽細胞腫
精上皮腫	成人T細胞白血病骨髄浸潤	精巣横紋筋肉腫
精巣癌	精巣奇形癌	精巣奇形腫
精巣絨毛癌	精巣上体癌	精巣胎児性癌
精巣肉腫	精巣胚細胞腫瘍	精巣卵黄のう腫瘍
精巣卵のう腫瘍	精母細胞腫	声門下癌
声門癌	声門上癌	脊髄播種
脊椎転移	脊椎麻酔後頭痛	舌縁癌
舌下腺癌	舌下面癌	舌癌
舌根部癌	舌脂肪肉腫	舌尖癌
舌背癌	線維脂肪肉腫	線維肉腫
穿孔性胃潰瘍	穿孔性十二指腸潰瘍	前縦隔悪性腫瘍
全身性転移性癌	穿通性胃潰瘍	穿通性十二指腸潰瘍
前頭洞癌	前頭部転移性腫瘍	前頭葉悪性腫瘍
前頭葉膠芽腫	前頭葉神経膠腫	前頭葉星細胞腫
前頭葉退形成性星細胞腫	前立腺横紋筋肉腫	前立腺癌
前立腺癌骨転移	前立腺癌再発	前立腺小細胞癌
前立腺神経内分泌癌	前立腺肉腫	前腕悪性線維性組織球腫
前腕悪性軟部腫瘍	前腕横紋筋肉腫	前腕滑膜肉腫
前腕線維肉腫	前腕胞巣状軟部肉腫	前腕類上皮肉腫
早期胃癌	早期食道癌	総胆管癌
側頭部転移性腫瘍	側頭葉悪性腫瘍	側頭葉膠芽腫
側頭葉神経膠腫	側頭葉星細胞腫	側頭葉退形成性星細胞腫

た

側頭葉毛様細胞性星細胞腫	第4脳室上衣腫	大陰唇癌
退形成性上衣腫	退形成性星細胞腫	胎児性癌
胎児性精巣腫瘍	大腿骨転移性骨腫瘍	大唾液腺癌
大腸カルチノイド	大腸癌	大腸癌骨転移
大腸肉腫	大腸粘液癌	大動脈周囲リンパ節転移
大脳悪性腫瘍	大脳深部神経膠腫	大脳深部転移性腫瘍
大網脂肪肉腫	大網消化管間質腫瘍	唾液腺癌
多発胃潰瘍	多発性癌転移	多発性骨髄腫骨髄浸潤
多発性十二指腸潰瘍	多発性出血性胃潰瘍	多発性神経膠腫
多発性腎結石	胆管癌	男性性器癌
胆のうカルチノイド	胆のう癌	胆のう管癌
胆のう肉腫	淡明細胞肉腫	腟悪性黒色腫
腟癌	中咽頭癌	中咽頭側壁癌
中咽頭肉腫	中耳悪性腫瘍	中縦隔悪性腫瘍
虫垂カルチノイド	虫垂癌	虫垂杯細胞カルチノイド
中脳神経膠腫	肘部滑膜肉腫	中部食道癌
肘部線維肉腫	中部胆管癌	肘部類上皮肉腫
中葉小細胞肺癌	中葉肺癌	中葉肺腺癌
中葉肺大細胞癌	中葉肺扁平上皮癌	中葉非小細胞肺癌
腸間膜悪性腫瘍	腸間膜脂肪肉腫	腸間膜消化管間質腫瘍
腸間膜肉腫	腸間膜平滑筋肉腫	蝶形骨洞癌
腸骨リンパ節転移	聴神経膠腫	直腸S状部結腸癌
直腸悪性黒色腫	直腸カルチノイド	直腸癌
直腸癌骨転移	直腸癌術後再発	直腸癌穿孔
直腸脂肪肉腫	直腸消化管間質腫瘍	直腸平滑筋肉腫
手軟部悪性腫瘍	デュラフォイ潰瘍	転移性下顎癌
転移性肝癌	転移性肝腫瘍	転移性胸膜腫瘍

	転移性口腔癌	転移性黒色腫	転移性骨腫瘍
	転移性骨腫瘍による大腿骨骨折	転移性縦隔腫瘍	転移性十二指腸癌
	転移性腫瘍	転移性消化器腫瘍	転移性上顎癌
	転移性小腸腫瘍	転移性腎腫瘍	転移性膵腫瘍
	転移性舌癌	転移性頭蓋骨腫瘍	転移性脳腫瘍
	転移性肺癌	転移性肺腫瘍	転移性脾腫瘍
	転移性皮膚腫瘍	転移性副腎腫瘍	転移性腹壁腫瘍
	転移性扁平上皮癌	転移性卵巣癌	テント上下転移性腫瘍
	頭蓋骨悪性腫瘍	頭蓋骨骨肉腫	頭蓋底骨肉腫
	頭蓋底脊索腫	頭蓋内胚細胞腫瘍	頭蓋部脊索腫
	頭頚部癌	透析腎癌	頭頂葉悪性腫瘍
	頭頂葉膠芽腫	頭頂葉神経膠腫	頭頂葉星細胞腫
	糖尿病性動脈硬化症	頭部悪性線維性組織球腫	頭部横紋筋肉腫
	頭部滑膜肉腫	頭部基底細胞癌	頭部血管肉腫
	頭部脂腺癌	頭部脂肪肉腫	頭部軟部組織悪性腫瘍
	頭部皮膚癌	頭部メルケル細胞癌	頭部有棘細胞癌
	頭部隆起性皮膚線維肉腫	動脈硬化症	動脈硬化性壊疽
な	動脈硬化性閉塞性血管炎	内耳癌	軟口蓋癌
	軟骨肉腫	難治性十二指腸潰瘍	軟部悪性巨細胞腫
	軟部組織悪性腫瘍	肉腫	乳癌
	乳癌・HER2 過剰発現	乳癌骨転移	乳癌再発
	乳癌皮膚転移	乳頭筋断裂・急性心筋梗塞に合併	乳頭筋不全症・急性心筋梗塞に合併
	乳房外パジェット病	乳房下外側部乳癌	乳房下内側部乳癌
	乳房脂肪肉腫	乳房上外側部乳癌	乳房上内側部乳癌
	乳房中央部乳癌	乳房肉腫	尿管癌
	尿管結石症	尿管口部膀胱癌	尿管尿路上皮癌
	尿道結石症	尿道傍腺の悪性腫瘍	尿膜管癌
	粘液性のう胞腺癌	脳幹悪性腫瘍	脳幹膠芽腫
	脳幹神経膠腫	脳幹部星細胞腫	脳室悪性腫瘍
	脳室上衣腫	脳神経悪性腫瘍	脳胚細胞腫瘍
は	肺芽腫	肺カルチノイド	肺癌
	肺癌骨転移	肺癌肉腫	肺癌による閉塞性肺炎
	肺腺癌	肺腺扁平上皮癌	肺腺様のう胞癌
	肺大細胞癌	肺大細胞神経内分泌癌	肺肉腫
	肺粘表皮癌	肺扁平上皮癌	肺胞上皮癌
	肺未分化癌	肺門部小細胞癌	肺門部腺癌
	肺門部大細胞癌	肺門部肺癌	肺門部非小細胞癌
	肺門部扁平上皮癌	肺門リンパ節転移	抜歯後疼痛
	馬尾上衣腫	バレット食道癌	パンコースト症候群
	非Q波心筋梗塞	非ST上昇型心筋梗塞	鼻咽腔癌
	鼻腔癌	脾脂肪肉腫	非小細胞肺癌
	鼻前庭癌	鼻中隔癌	脾の悪性腫瘍
	皮膚悪性腫瘍	皮膚悪性線維性組織球腫	皮膚癌
	皮膚脂肪肉腫	皮膚線維肉腫	皮膚白血病
	皮膚付属器癌	びまん性星細胞腫	脾門部リンパ節転移
	披裂喉頭蓋ひだ喉頭面癌	副咽頭間隙悪性腫瘍	腹腔内リンパ節の悪性腫瘍
	腹腔リンパ節転移	副甲状腺悪性腫瘍	副甲状腺癌
	副腎悪性腫瘍	副腎癌	副腎神経芽腫
	副腎髄質の悪性腫瘍	副腎皮質癌	副腎皮質の悪性腫瘍
	副鼻腔癌	腹部悪性腫瘍	腹部食道癌
	腹部神経芽腫	腹膜悪性腫瘍	腹膜癌
	ぶどう膜悪性黒色腫	噴門癌	平滑筋肉腫
	閉塞性動脈硬化症	閉塞性動脈内膜炎	扁桃窩癌
	扁桃癌	扁桃肉腫	膀胱円蓋部膀胱癌
	膀胱癌	膀胱頚部膀胱癌	膀胱後壁部膀胱癌
	膀胱三角部膀胱癌	膀胱前壁部膀胱癌	膀胱側壁部膀胱癌
	膀胱肉腫	膀胱尿路上皮癌	膀胱扁平上皮癌
	傍骨性骨肉腫	紡錘形細胞肉腫	胞巣状軟部肉腫
ま	乏突起神経膠腫	末期癌	末梢神経悪性腫瘍
	末梢動脈硬化症	慢性胃潰瘍活動期	慢性十二指腸潰瘍
	慢性十二指腸潰瘍活動期	脈絡膜悪性黒色腫	メルケル細胞癌
	盲腸カルチノイド	盲腸癌	毛包癌
	網膜芽細胞腫	網膜膠腫	毛様細胞性星細胞腫
や	毛様体悪性腫瘍	薬剤性胃潰瘍	ユーイング肉腫
	有棘細胞癌	幽門癌	幽門前庭部癌
ら	腰椎転移	卵管癌	卵巣カルチノイド
	卵巣癌	卵巣癌全身転移	卵巣癌肉腫
	卵巣絨毛癌	卵巣胎児性癌	卵巣肉腫
	卵巣胚細胞腫瘍	卵巣未分化胚細胞腫	卵巣卵黄のう腫瘍
	卵巣類皮のう胞癌	隆起性皮膚線維肉腫	輪状後部癌
	リンパ管肉腫	リンパ性白血病骨髄浸潤	類上皮肉腫
	肋骨転移		
△	BCG 副反応	NSAID 胃潰瘍	悪性腫瘍に伴う貧血
	イートン・ランバート症候群	胃潰瘍瘢痕	胃びらん
	癌関連網膜症	冠状動脈口閉鎖	癌性ニューロミオパチー
	癌性貧血	癌性ミエロパチー	急性胃潰瘍
	急性出血性胃潰瘍	金属歯冠修復過高	金属歯冠修復粗造
	金属歯冠修復脱離	金属歯冠修復低位	金属歯冠修復破損
	金属歯冠修復不適合	結節状石灰化大動脈狭窄症	ゴールドブラット腎
	再発性胃潰瘍	残胃潰瘍	十二指腸潰瘍瘢痕
	十二指腸球後部潰瘍	十二指腸びらん	出血性胃潰瘍
	腫瘍随伴症候群	上皮腫	神経性胃炎
	心臓破裂	腎動脈アテローム硬化症	腎動脈狭窄症
	ステロイド潰瘍	ステロイド潰瘍穿孔	成人型大動脈縮窄症
	脊索腫	石灰沈着性大動脈狭窄症	大動脈アテローム硬化症
	大動脈硬化症	大動脈石灰化症	陳旧性心筋梗塞
	疼痛	内胚葉洞腫瘍	難治性胃潰瘍
	胚細胞腫	慢性胃潰瘍	メンケベルグ硬化症
	卵黄のう腫瘍		

用法用量

(1)鎮痛の目的に用いる場合
通常，成人にはペンタゾシンとして1回15mgを筋肉内又は皮下に注射し，その後必要に応じて，3～4時間毎に反復注射する。なお，症状により適宜増減する。

(2)麻酔前投薬及び麻酔補助に用いる場合：通常，ペンタゾシンとして30～60mgを筋肉内，皮下又は静脈内に注射するが，症例により適宜増減する。

禁忌

(1)本剤の成分に対し過敏症の既往歴のある患者
(2)頭部傷害がある患者又は頭蓋内圧が上昇している患者
(3)重篤な呼吸抑制状態にある患者及び全身状態が著しく悪化している患者

ペンタジン注射液15：第一三共　15mg1管[68円/管]
トスパリール注15：小林化工[69円/管]

ソセゴン注射液30mg　規格：30mg1管[133円/管]
ペンタゾシン　丸石　114

【効能効果】

麻酔前投薬及び麻酔補助

【対応標準病名】

該当病名なし

用法用量　通常，ペンタゾシンとして30～60mgを筋肉内，皮下又は静脈内に注射するが，症例により適宜増減する。

禁忌

(1)本剤の成分に対し過敏症の既往歴のある患者
(2)頭部傷害がある患者又は頭蓋内圧が上昇している患者
(3)重篤な呼吸抑制状態にある患者及び全身状態が著しく悪化している患者

ペンタジン注射液30：第一三共　30mg1管［133円/管］
トスパリール注30mg：小林化工［115円/管］

ソナゾイド注射用16μL　規格：1瓶（溶解液付）［13372円/瓶］
ペルフルブタン　第一三共　729

【効能効果】

超音波検査における下記造影：肝腫瘤性病変，乳房腫瘤性病変

【対応標準病名】

該当病名なし

用法用量

ペルフルブタンマイクロバブルとして16μL（1バイアル）を添付の注射用水2mLで懸濁し，通常，成人1回，懸濁液として0.015mL/kgを静脈内投与する。

＜参考＞

投与量換算表：体重当たりの投与量は下表を参照すること。

体重(kg)		40	50	60	70	80	90	100
投与量	懸濁液として(mL)	0.60	0.75	0.90	1.05	1.20	1.35	1.50
	ペルフルブタンマイクロバブルとして(μLMB注)	4.8	6.0	7.2	8.4	9.6	10.8	12.0

注）ペルフルブタンマイクロバブルの体積（μL）

用法用量に関連する使用上の注意

(1)通常，成人1日1回投与する［反復投与による使用経験がない］。
(2)撮影方法としてはハーモニック法を用いる。

禁忌　本剤の成分に対し過敏症の既往歴のある患者

原則禁忌　卵又は卵製品にアレルギーのある患者

ゾビラックス点滴静注用250　規格：250mg1瓶［3993円/瓶］
アシクロビル　グラクソ・スミスクライン　625

【効能効果】

単純ヘルペスウイルス及び水痘・帯状疱疹ウイルスに起因する下記感染症
免疫機能の低下した患者（悪性腫瘍・自己免疫疾患など）に発症した単純疱疹・水痘・帯状疱疹
脳炎・髄膜炎
新生児単純ヘルペスウイルス感染症

【対応標準病名】

◎	悪性腫瘍	新生児感染症	水痘
	水痘髄膜炎	水痘脳炎	帯状疱疹
	帯状疱疹性髄膜炎	帯状疱疹性脳炎	単純ヘルペス
	ヘルペスウイルス感染症	ヘルペスウイルス髄膜炎	ヘルペス脳炎
○	陰茎ヘルペス	陰のうヘルペス	陰部ヘルペス
	壊疽性帯状疱疹	円板状角膜炎	外陰部帯状疱疹
	外陰部ヘルペス	癌	眼瞼帯状疱疹
	眼瞼単純ヘルペス	眼瞼ヘルペス	感染後脳炎
	眼部帯状疱疹	眼部単純ヘルペス	顔面帯状疱疹
	顔面ヘルペス	胸部帯状疱疹	胸部ヘルペス
	躯幹帯状疱疹	くも膜炎	頚部ヘルペス
	劇症帯状疱疹	原発性ヘルペスウイルス性口内炎	原発不明癌
	口角ヘルペス	口腔帯状疱疹	口腔ヘルペス
	口唇ヘルペス	後頭部帯状疱疹	肛門ヘルペス
	再発性単純ヘルペス	再発性ヘルペスウイルス性口内炎	小水疱性皮膚炎
	水痘後急性扁桃炎	水痘後脊髄炎	水痘後脳脊髄炎
	水痘性角結膜炎	水痘性角膜炎	水痘肺炎
	性器ヘルペス	成人水痘	脊髄膜炎
	先天性ヘルペスウイルス感染症	帯状疱疹後三叉神経痛	帯状疱疹後膝神経節炎
	帯状疱疹後神経痛	帯状疱疹後多発性ニューロパチー	帯状疱疹神経炎
	帯状疱疹性強膜炎	帯状疱疹性結膜炎	帯状疱疹性虹彩炎
	帯状疱疹性虹彩毛様体炎	帯状疱疹性髄膜脳炎	帯状疱疹性脊髄炎
	帯状疱疹性脳脊髄炎	単純口唇ヘルペス	単純ヘルペスウイルス感染母体より出生した児
	直腸ヘルペス	転移性黒色腫	鼻下部ヘルペス
	汎発性帯状疱疹	汎発性ヘルペス	肥厚性硬膜炎
	不全型ハント症候群	ヘルペスウイルス性咽頭炎	ヘルペスウイルス性外陰腟炎
	ヘルペスウイルス性外耳炎	ヘルペスウイルス性角結膜炎	ヘルペスウイルス性肝炎
	ヘルペスウイルス性虹彩炎	ヘルペスウイルス性虹彩毛様体炎	ヘルペスウイルス性湿疹
	ヘルペスウイルス性歯肉口内炎	ヘルペスウイルス性髄膜脳炎	ヘルペスウイルス性前部ぶどう膜炎
	ヘルペスウイルス性腟炎	ヘルペスウイルス性敗血症	ヘルペスウイルス性ひょう疽
	ヘルペスウイルス性網脈絡膜炎	ヘルペスウイルス脊髄炎	ヘルペスウイルス脳脊髄炎
	ヘルペス角膜炎	ヘルペス口内炎	辺縁系脳炎
	慢性髄膜炎	耳帯状疱疹	耳ヘルペス
	腰殿部帯状疱疹	腰腹帯状疱疹	
△あ	ALK融合遺伝子陽性非小細胞肺癌	S状結腸癌	悪性エナメル上皮腫
	悪性下垂体腫瘍	悪性褐色細胞腫	悪性顆粒細胞腫
	悪性間葉腫	悪性胸腺腫	悪性グロームス腫瘍
	悪性血管外皮腫	悪性甲状腺腫	悪性骨腫瘍
	悪性縦隔腫瘍	悪性神経膠腫	悪性髄膜腫
	悪性脊髄髄膜腫	悪性線維性組織球腫	悪性虫垂粘液瘤
	悪性停留精巣	悪性頭蓋咽頭腫	悪性脳腫瘍
	悪性末梢神経鞘腫	悪性葉状腫瘍	悪性リンパ腫骨髄浸潤
	圧迫性脊髄炎	鞍上部胚細胞腫瘍	胃悪性間葉系腫瘍
	胃悪性黒色腫	胃カルチノイド	胃癌
	胃癌・HER2過剰発現	胃管癌	胃癌骨転移
	胃癌末期	胃原発絨毛癌	胃脂肪肉腫
	胃重複癌	胃進行癌	胃体部癌
	胃底部癌	遺伝性大腸癌	遺伝性非ポリポーシス大腸癌
	胃肉腫	胃胚細胞腫瘍	胃平滑筋肉腫
	胃幽門部癌	陰核癌	陰茎癌
	陰茎亀頭部癌	陰茎体部癌	陰茎肉腫
	陰茎パジェット病	陰茎包皮部癌	咽頭癌
	咽頭肉腫	陰のう癌	陰のう内脂肪肉腫
	陰のうパジェット病	ウイルス性咽頭炎	ウイルス性口内炎
	ウイルス性表層角膜炎	ウイルス性扁桃炎	ウイルス脳炎後遺症
	ウイルムス腫瘍	エクリン汗孔癌	炎症性乳癌
	延髄神経膠腫	延髄星細胞腫	横行結腸癌
か	横紋筋肉腫	外陰悪性黒色腫	外陰悪性腫瘍
	外陰癌	外陰部パジェット病	外耳道癌
	回腸カルチノイド	回腸癌	海綿芽細胞腫
	回盲部癌	下咽頭癌	下咽頭後部癌
	下咽頭肉腫	下顎悪性エナメル上皮腫	下顎骨悪性腫瘍
	下顎骨骨肉腫	下顎歯肉癌	下顎歯肉頬移行部癌
	下顎部横紋筋肉腫	下眼瞼基底細胞癌	下眼瞼皮膚癌
	下眼瞼有棘細胞癌	顎下腺癌	顎下部悪性腫瘍
	角膜真菌症	角膜帯状疱疹	角膜の悪性腫瘍
	下行結腸癌	下口唇基底細胞癌	下口唇皮膚癌
	下口唇有棘細胞癌	下肢悪性腫瘍	下唇癌
	下唇赤唇部癌	仮声帯癌	滑膜腫
	滑膜肉腫	下部食道癌	下部胆管癌
	カポジ水痘様発疹症	カポジ皮膚炎	下葉小細胞肺癌
	下葉肺癌	下葉肺腺癌	下葉肺大細胞癌
	下葉肺扁平上皮癌	下葉非小細胞肺癌	肝悪性腫瘍

眼窩悪性腫瘍	肝外胆管癌	眼窩横紋筋肉腫
眼窩神経芽腫	肝カルチノイド	肝癌
肝癌骨転移	眼瞼皮膚の悪性腫瘍	肝細胞癌
癌性胸膜炎	汗腺癌	感染後脳脊髄炎
ガンマヘルペスウイルス性単核症	顔面悪性腫瘍	顔面横紋筋肉腫
肝門部癌	肝門部胆管癌	気管癌
気管支カルチノイド	気管支癌	気管支リンパ節転移
基底細胞癌	臼後部癌	嗅神経芽腫
嗅神経上皮腫	急性散在性脳脊髄炎	急性上行性脊髄炎
急性小脳性失調症	急性脊髄炎	急性網膜壊死
急性リンパ性髄膜炎	胸腔内リンパ節の悪性腫瘍	橋神経膠腫
胸腺カルチノイド	胸腺癌	胸腺腫
胸椎転移	頬粘膜癌	頬部横紋筋肉腫
胸部下部食道癌	頬部血管肉腫	胸部上部食道癌
胸部食道癌	胸部中部食道癌	胸膜悪性腫瘍
胸膜脂肪肉腫	胸膜播種	巨大後腹膜脂肪肉腫
桐沢型ぶどう膜炎	空腸カルチノイド	空腸癌
クルッケンベルグ腫瘍	クロム親和性芽細胞腫	鶏痘
頚動脈小体悪性腫瘍	頚部悪性腫瘍	頚部悪性線維性組織球腫
頚部悪性軟部腫瘍	頚部横紋筋肉腫	頚部滑膜肉腫
頚部癌	頚部基底細胞癌	頚部血管肉腫
頚部原発腫瘍	頚部脂腺癌	頚部脂肪肉腫
頚部食道癌	頚部神経芽腫	頚部肉腫
頚部皮膚悪性腫瘍	頚部皮膚癌	頚部有棘細胞癌
頚部隆起性皮膚線維肉腫	血管肉腫	結腸癌
結腸脂肪肉腫	結膜の悪性腫瘍	肩甲部脂肪肉腫
原始神経外胚葉腫瘍	原線維性星細胞腫	原発性肝癌
原発性骨腫瘍	原発性脳腫瘍	原発性肺癌
肩部悪性線維性組織球腫	肩部横紋筋肉腫	肩部滑膜肉腫
肩部線維肉腫	肩部淡明細胞肉腫	肩部胞巣状軟部肉腫
口蓋癌	口蓋垂癌	膠芽腫
硬化性脊髄炎	口腔悪性黒色腫	口腔癌
口腔前庭癌	口腔底癌	硬口蓋癌
後縦隔悪性腫瘍	甲状腺悪性腫瘍	甲状腺癌
甲状腺癌骨転移	甲状腺髄様癌	甲状腺乳頭癌
甲状腺未分化癌	甲状腺濾胞癌	甲状軟骨の悪性腫瘍
口唇癌	口唇境界部癌	口唇赤唇部癌
口唇皮膚悪性腫瘍	口底癌	喉頭蓋癌
喉頭蓋前面癌	喉頭蓋谷癌	喉頭癌
後頭部転移性腫瘍	後頭葉悪性腫瘍	後頭葉膠芽腫
後頭葉神経膠腫	膠肉腫	項部基底細胞癌
後腹膜悪性腫瘍	後腹膜悪性線維性組織球腫	後腹膜横紋筋肉腫
後腹膜血管肉腫	後腹膜脂肪肉腫	後腹膜線維肉腫
後腹膜胚細胞腫瘍	後腹膜平滑筋肉腫	後腹膜リンパ節転移
項部皮膚癌	項部有棘細胞癌	肛門悪性黒色腫
肛門癌	肛門管癌	肛門部癌
肛門扁平上皮癌	骨悪性線維性組織球腫	骨原性肉腫
骨髄性白血病骨髄浸潤	骨髄転移	骨線維肉腫
骨転移癌	骨軟骨肉腫	骨肉腫
骨盤転移	骨盤内リンパ節転移	骨盤内リンパ節の悪性腫瘍

さ

骨膜性骨肉腫	鰓原性癌	残胃癌
三叉神経帯状疱疹	耳介癌	耳下腺癌
耳下部肉腫	耳管癌	色素性基底細胞癌
子宮癌	子宮癌骨転移	子宮癌再発
子宮癌肉腫	子宮体癌	子宮体癌再発
子宮内膜癌	子宮内膜間質肉腫	子宮肉腫
子宮平滑筋肉腫	篩骨洞癌	視床下部星細胞腫
視床星細胞腫	視神経膠腫	脂腺癌
歯肉癌	脂肪肉腫	斜台部脊索腫
縦隔癌	縦隔脂肪肉腫	縦隔神経芽腫

縦隔胚細胞腫瘍	縦隔卵黄のう腫瘍	縦隔リンパ節転移
十二指腸悪性ガストリノーマ	十二指腸悪性ソマトスタチノーマ	十二指腸カルチノイド
十二指腸癌	十二指腸神経内分泌癌	十二指腸乳頭癌
十二指腸乳頭部癌	十二指腸平滑筋肉腫	絨毛癌
手関節部滑膜肉腫	主気管支の悪性腫瘍	樹枝状角膜炎
樹枝状角膜潰瘍	術後乳癌	手部悪性線維性組織球腫
手部横紋筋肉腫	手部滑膜肉腫	手部淡明細胞肉腫
手部類上皮肉腫	腫瘍随伴症候群	上衣芽細胞腫
上衣腫	小陰唇癌	上咽頭癌
上咽頭脂肪肉腫	上顎悪性エナメル上皮腫	上顎癌
上顎結節部癌	上顎骨悪性腫瘍	上顎骨骨肉腫
上顎歯肉癌	上顎歯肉頬移行部癌	上顎洞癌
松果体悪性腫瘍	松果体芽腫	松果体胚細胞腫瘍
松果体部膠芽腫	松果体未分化胚細胞腫	上眼瞼基底細胞癌
上眼瞼皮膚癌	上眼瞼有棘細胞癌	上行結腸カルチノイド
上行結腸癌	上行結腸平滑筋肉腫	上口唇基底細胞癌
上口唇皮膚癌	上口唇有棘細胞癌	小細胞肺癌
上肢悪性腫瘍	上唇癌	上唇赤唇部癌
小唾液腺癌	小腸カルチノイド	小腸癌
小腸脂肪肉腫	小腸平滑筋肉腫	上部食道癌
上部胆管癌	上葉小細胞肺癌	上葉肺癌
上葉肺腺癌	上葉肺大細胞癌	上葉肺扁平上皮癌
上葉非小細胞肺癌	上腕悪性線維性組織球腫	上腕悪性軟部腫瘍
上腕横紋筋肉腫	上腕滑膜肉腫	上腕脂肪肉腫
上腕線維肉腫	上腕淡明細胞肉腫	上腕胞巣状軟部肉腫
上腕類上皮肉腫	食道悪性間葉系腫瘍	食道悪性黒色腫
食道横紋筋肉腫	食道顆粒細胞腫	食道カルチノイド
食道癌	食道癌骨転移	食道癌肉腫
食道基底細胞癌	食道偽肉腫	食道脂肪肉腫
食道小細胞癌	食道腺癌	食道腺様のう胞癌
食道粘表皮癌	食道表在癌	食道平滑筋肉腫
食道未分化癌	痔瘻癌	腎悪性腫瘍
腎盂癌	腎盂腺癌	腎盂乳頭状癌
腎盂尿路上皮癌	腎盂扁平上皮癌	腎カルチノイド
腎癌	腎癌骨転移	真菌性髄膜炎
神経芽腫	神経膠腫	神経線維肉腫
進行乳癌	唇交連癌	腎細胞癌
腎周囲脂肪肉腫	心臓悪性腫瘍	心臓横紋筋肉腫
心臓血管肉腫	心臓脂肪肉腫	心臓線維肉腫
心臓粘液肉腫	腎肉腫	膵芽腫
膵癌	膵管癌	膵管内管状腺癌
膵管内乳頭粘液性腺癌	膵脂肪肉腫	膵漿液性のう胞腺癌
膵腺房細胞癌	膵臓癌骨転移	膵体部癌
水痘・帯状疱疹ウイルス感染母体より出生した児	膵頭部カルチノイド	膵頭部癌
膵内胆管癌	膵粘液性のう胞腺癌	膵尾部癌
髄膜癌腫症	髄膜脊髄炎	髄膜脳炎
髄膜白血病	スキルス胃癌	星細胞腫
精索脂肪肉腫	精索肉腫	星状芽細胞腫
精上皮腫	成人Ｔ細胞白血病骨髄浸潤	精巣横紋筋肉腫
精巣癌	精巣奇形癌	精巣奇形腫
精巣絨毛癌	精巣上体癌	精巣胎児性癌
精巣肉腫	精巣胚細胞腫瘍	精巣卵黄のう腫瘍
精巣卵のう腫瘍	精母細胞腫	声門下癌
声門癌	声門上癌	脊髄炎
脊髄髄膜炎	脊髄播種	脊椎転移
舌縁癌	舌下腺癌	舌下面癌
舌癌	舌根部癌	舌脂肪肉腫
舌尖癌	舌背癌	線維脂肪肉腫
線維肉腫	前縦隔悪性腫瘍	先天性水痘症候群
前頭洞癌	前頭部転移性腫瘍	前頭葉悪性腫瘍

前頭葉膠芽腫	前頭葉神経膠腫	前頭葉星細胞腫
前頭葉退形成性星細胞腫	前立腺横紋筋肉腫	前立腺癌
前立腺癌骨転移	前立腺小細胞癌	前立腺神経内分泌癌
前立腺肉腫	前腕悪性線維性組織球腫	前腕悪性軟部腫瘍
前腕横紋筋肉腫	前腕滑膜肉腫	前腕線維肉腫
前腕胞巣状軟部肉腫	前腕類上皮肉腫	早期胃癌
早期食道癌	総胆管癌	側頭部転移性腫瘍
側頭葉悪性腫瘍	側頭葉膠芽腫	側頭葉神経膠腫
側頭葉星細胞腫	側頭葉退形成性星細胞腫	側頭葉毛様細胞性星細胞腫
続発性脳炎	第4脳室上衣腫	大陰唇癌
退形成性星細胞腫	胎児性精巣腫瘍	帯状疱疹後ケロイド形成
帯状疱疹性外耳炎	帯状疱疹性角結膜炎	大腿骨転移性骨腫瘍
大唾液腺癌	大腸カルチノイド	大腸癌
大腸癌骨転移	大腸肉腫	大腸粘液癌
大動脈周囲リンパ節転移	大脳悪性腫瘍	大脳深部神経膠腫
大脳深部転移性腫瘍	大網脂肪肉腫	唾液腺癌
多発性骨髄腫骨髄浸潤	多発性神経膠腫	多発性脊髄神経根炎
胆管癌	男性性器癌	胆のうカルチノイド
胆のう癌	胆のう管癌	胆のう肉腫
淡明細胞肉腫	地図状角膜炎	腟悪性黒色腫
腟癌	中咽頭癌	中咽頭側壁癌
中咽頭肉腫	中耳悪性腫瘍	中縦隔悪性腫瘍
虫垂カルチノイド	虫垂癌	虫垂杯細胞カルチノイド
中脳神経膠腫	肘部滑膜肉腫	中部食道癌
肘部線維肉腫	中部胆管癌	肘部類上皮肉腫
中葉小細胞肺癌	中葉肺癌	中葉肺腺癌
中葉肺大細胞癌	中葉肺扁平上皮癌	中葉非小細胞肺癌
腸間膜悪性腫瘍	腸間膜脂肪肉腫	腸間膜肉腫
腸間膜平滑筋肉腫	蝶形骨洞癌	腸骨リンパ節転移
聴神経膠腫	直腸Ｓ状部結腸癌	直腸悪性黒色腫
直腸カルチノイド	直腸癌	直腸癌骨転移
直腸癌術後再発	直腸癌穿孔	直腸脂肪肉腫
直腸平滑筋肉腫	手軟部悪性腫瘍	転移性下顎癌
転移性肝癌	転移性肝腫瘍	転移性胸膜腫瘍
転移性口腔癌	転移性骨腫瘍	転移性骨腫瘍による大腿骨骨折
転移性縦隔腫瘍	転移性十二指腸癌	転移性消化器腫瘍
転移性上顎癌	転移性小腸腫瘍	転移性腎腫瘍
転移性膵腫瘍	転移性舌癌	転移性頭蓋骨腫瘍
転移性脳腫瘍	転移性肺癌	転移性肺腫瘍
転移性脾腫瘍	転移性皮膚腫瘍	転移性副腎腫瘍
転移性扁平上皮癌	転移性卵巣癌	テント上下転移性腫瘍
頭蓋骨悪性腫瘍	頭蓋骨骨肉腫	頭蓋底骨肉腫
頭蓋底脊索腫	頭蓋内胚細胞腫瘍	頭蓋部脊索腫
頭頚部癌	透析腎癌	頭頂葉悪性腫瘍
頭頂葉膠芽腫	頭頂葉神経膠腫	頭頂葉星細胞腫
頭部悪性線維性組織球腫	頭部横紋筋肉腫	頭部滑膜肉腫
頭部基底細胞癌	頭部血管肉腫	頭部脂腺癌
頭部脂肪肉腫	頭部軟部組織悪性腫瘍	頭部皮膚癌
頭部有棘細胞癌	頭部隆起性皮膚線維肉腫	内耳癌
軟口蓋癌	軟骨肉腫	軟部悪性巨細胞腫
軟部組織悪性腫瘍	肉腫	乳癌
乳癌・HER2過剰発現	乳癌骨転移	乳癌再発
乳癌皮膚転移	乳房外パジェット病	乳房下外側部乳癌
乳房下内側部乳癌	乳房脂肪肉腫	乳房上外側部乳癌
乳房上内側部乳癌	乳房中央部乳癌	乳房肉腫
尿管癌	尿管口部膀胱癌	尿管尿路上皮癌
尿道傍腺の悪性腫瘍	尿膜管癌	粘液性のう胞腺癌
脳幹悪性腫瘍	脳幹膠芽腫	脳幹神経膠腫
脳幹部星細胞腫	脳室悪性腫瘍	脳室炎

脳室上衣腫	脳神経悪性腫瘍	脳脊髄炎
脳胚細胞腫瘍	肺芽腫	肺カルチノイド
肺癌	肺癌骨転移	肺癌肉腫
肺癌による閉塞性肺炎	肺腺癌	肺腺扁平上皮癌
肺腺様のう胞癌	肺大細胞癌	肺大細胞神経内分泌癌
肺肉腫	肺粘表皮癌	肺扁平上皮癌
肺胞上皮癌	肺未分化癌	肺門部小細胞癌
肺門部腺癌	肺門部大細胞癌	肺門部肺癌
肺門部非小細胞癌	肺門部扁平上皮癌	肺門リンパ節転移
馬尾上衣腫	バレット食道癌	パンコースト症候群
ハント症候群	鼻咽腔癌	鼻腔癌
脾脂肪肉腫	非小細胞肺癌	鼻前庭癌
鼻中隔癌	脾の悪性腫瘍	皮膚悪性腫瘍
皮膚悪性線維性組織球腫	皮膚癌	皮膚脂肪肉腫
皮膚線維肉腫	皮膚白血病	皮膚付属器癌
びまん性星細胞腫	脾門部リンパ節転移	披裂喉頭蓋ひだ喉頭面癌
風疹性髄膜脳炎	風疹脊髄炎	風疹脳炎
風疹脳脊髄炎	副咽頭間隙悪性腫瘍	腹腔内リンパ節の悪性腫瘍
腹腔リンパ節転移	副甲状腺悪性腫瘍	副甲状腺癌
副腎悪性腫瘍	副腎癌	副腎髄質の悪性腫瘍
副腎皮質癌	副腎皮質の悪性腫瘍	副鼻腔癌
腹部悪性腫瘍	腹部食道癌	腹部神経芽腫
腹膜悪性腫瘍	腹膜癌	ぶどう膜悪性黒色腫
噴門癌	平滑筋肉腫	閉塞性髄膜炎
ヘルペス脳炎後遺症	扁桃窩癌	扁桃癌
扁桃肉腫	膀胱円蓋部膀胱癌	膀胱癌
膀胱頚部膀胱癌	膀胱後壁部膀胱癌	膀胱三角部膀胱癌
膀胱前壁部膀胱癌	膀胱側壁部膀胱癌	膀胱肉腫
膀胱尿路上皮癌	膀胱扁平上皮癌	傍骨性骨肉腫
疱疹状膿痂疹	紡錘形細胞肉腫	胞巣状軟部肉腫
乏突起神経膠腫	麻疹性結膜炎	麻疹脊髄炎
麻疹脳炎	末梢神経悪性腫瘍	慢性脊髄炎
慢性脳炎	脈絡膜悪性黒色腫	無菌性髄膜炎
ムンプス髄膜炎	メルケル細胞癌	盲腸カルチノイド
盲腸癌	毛包癌	網膜芽細胞腫
網膜膠腫	毛様細胞性星細胞腫	毛様体悪性腫瘍
モラレ髄膜炎	ユーイング肉腫	有棘細胞癌
幽門癌	幽門前庭部癌	癒着性くも膜炎
腰椎転移	卵管癌	卵巣カルチノイド
卵巣癌	卵巣癌肉腫	卵巣絨毛癌
卵巣胎児性癌	卵巣肉腫	卵巣胚細胞腫瘍
卵巣未分化胚細胞腫	卵巣卵黄のう腫瘍	卵巣類皮のう胞癌
隆起性皮膚線維肉腫	輪状後部癌	リンパ管肉腫
リンパ球性脈絡髄膜炎	リンパ性白血病骨髄浸潤	類上皮肉腫
肋骨転移		

※ **適応外使用可**

・原則として，「アシクロビル【注射薬】」を「急性網膜壊死」に対し処方した場合，当該使用事例を審査上認める。
・原則として，注射用「アシクロビル」を単純ヘルペスウイルス感染症である「ヘルペス性歯肉口内炎」に対し処方した場合，当該使用事例を審査上認める。
・原則として，内服用又は注射用の「アシクロビル」を単純ヘルペスウイルス又は水痘・帯状疱疹ウイルス感染症である「角膜ヘルペス，角膜内皮炎，桐沢型ぶどう膜炎」に対し処方した場合，当該使用事例を審査上認める。

用法用量

単純ヘルペスウイルス及び水痘・帯状疱疹ウイルスに起因する下記感染症

免疫機能の低下した患者(悪性腫瘍・自己免疫疾患など)に発症した単純疱疹・水痘・帯状疱疹

脳炎・髄膜炎

［成人］

通常，成人にはアシクロビルとして１回体重1kg当たり

5mg を 1 日 3 回，8 時間毎に 1 時間以上かけて，7 日間点滴静注する。

なお，脳炎・髄膜炎においては，必要に応じて投与期間の延長もしくは増量ができる。ただし，上限は 1 回体重 1kg 当たり 10mg までとする。

［小児］

通常，小児にはアシクロビルとして 1 回体重 1kg 当たり 5mg を 1 日 3 回，8 時間毎に 1 時間以上かけて，7 日間点滴静注する。

なお，必要に応じて増量できるが，上限は 1 回体重 1kg 当たり 20mg までとする。

さらに，脳炎・髄膜炎においては，投与期間の延長もできる。

新生児単純ヘルペスウイルス感染症

通常，新生児にはアシクロビルとして 1 回体重 1kg 当たり 10mg を 1 日 3 回，8 時間毎に 1 時間以上かけて，10 日間点滴静注する。

なお，必要に応じて投与期間の延長もしくは増量ができる。ただし，上限は 1 回体重 1kg 当たり 20mg までとする。

用法用量に関連する使用上の注意

腎障害のある患者又は腎機能の低下している患者，高齢者では，精神神経系の副作用があらわれやすいので，投与間隔を延長するか又は減量するなど注意すること。なお，本剤の投与間隔及び減量の標準的な目安は下表のとおりである（参考）注）。

クレアチニンクリアランス (mL/min/1.73m^2)	標準 1 回投与量に対応する百分率（%）	投与間隔（時間）
＞50	100	8
25〜50	100	12
10〜25	100	24
0〜10	50	24

注）外国人における成績である。

禁忌　本剤の成分あるいはバラシクロビル塩酸塩に対し過敏症の既往歴のある患者

アクチオス点滴静注用250mg：テバ製薬　250mg1瓶［676円/瓶］，アクチダス点滴静注用250mg：シオノ　250mg1瓶［676円/瓶］，アシクロビル点滴静注液250mg「トーワ」：東和　250mg1管［676円/管］，アシクロビル点滴静注液250mgバッグ100mL「アイロム」：アイロム　250mg100mL1袋［1083円/袋］，アシクロビル点滴静注用250mg「PP」：ポーラ　250mg1瓶［676円/瓶］，アシクロビル点滴静注用250mg「アイロム」：アイロム　250mg1瓶［676円/瓶］，アシクロビル点滴静注用250mg「サワイ」：沢井　250mg1瓶［676円/瓶］，アシクロビル点滴静注用250mg「トーワ」：東和　250mg1瓶［676円/瓶］，アシクロビン点滴静注250mg：日医工　250mg1管［676円/管］，ナタジール点滴静注用250mg：富士薬品　250mg1瓶［676円/瓶］，ビクロックス点滴静注125mg：小林化工　125mg1管［817円/管］，ビクロックス点滴静注250mg：小林化工　250mg1管［1363円/管］，点滴静注用ビルヘキサル250mg：サンド　250mg1瓶［676円/瓶］

ゾフラン注2　規格：2mg1mL1管［2892円/管］
ゾフラン注4　規格：4mg2mL1管［4290円/管］

オンダンセトロン塩酸塩水和物　グラクソ・スミスクライン　239

【効能効果】

抗悪性腫瘍剤（シスプラチン等）投与に伴う消化器症状（悪心，嘔吐）

【対応標準病名】

◎	化学療法に伴う嘔吐症		
○あ	S状結腸癌	悪性エナメル上皮腫	悪性下垂体腫瘍
	悪性褐色細胞腫	悪性顆粒細胞腫	悪性間葉腫
	悪性奇形腫	悪性胸腺腫	悪性グロームス腫瘍
	悪性血管外皮腫	悪性甲状腺腫	悪性骨腫瘍
	悪性縦隔腫瘍	悪性腫瘍	悪性腫瘍合併性皮膚筋炎
	悪性腫瘍に伴う貧血	悪性神経膠腫	悪性髄膜腫
	悪性脊髄髄膜腫	悪性線維性組織球腫	悪性虫垂粘液瘤
	悪性停留精巣	悪性頭蓋咽頭腫	悪性脳腫瘍
	悪性末梢神経鞘腫	悪性葉状腫瘍	悪性リンパ腫骨髄浸潤
	胃悪性黒色腫	イートン・ランバート症候群	胃カルチノイド
	胃癌	胃管癌	胃癌骨転移
	胃癌末期	胃脂肪肉腫	胃重複癌
	胃進行癌	胃体部癌	胃底部癌
	遺伝性大腸癌	遺伝性非ポリポーシス大腸癌	胃肉腫
	胃幽門部癌	陰核癌	陰茎癌
	陰茎亀頭部癌	陰茎体部癌	陰茎肉腫
	陰茎包皮部癌	咽頭癌	咽頭肉腫
	陰のう癌	陰のう内脂肪肉腫	ウイルムス腫瘍
	エクリン汗孔癌	炎症性乳癌	延髄神経膠腫
	嘔気	横行結腸癌	嘔吐症
か	横紋筋肉腫	悪心	外陰悪性黒色腫
	外陰悪性腫瘍	外陰癌	外陰部パジェット病
	外耳道癌	回腸癌	海綿芽細胞腫
	回盲部癌	下咽頭癌	下咽頭後部癌
	下咽頭肉腫	下顎悪性エナメル上皮腫	下顎骨悪性腫瘍
	下顎歯肉癌	下顎歯肉頬移行部癌	下眼瞼有棘細胞癌
	顎下腺癌	顎下部悪性腫瘍	角膜の悪性腫瘍
	下行結腸癌	下肢悪性腫瘍	下唇癌
	下唇赤唇部癌	仮声帯癌	滑膜腫
	滑膜肉腫	下部食道癌	下部胆管癌
	下葉肺癌	カルチノイド	癌
	肝悪性腫瘍	眼窩悪性腫瘍	肝外胆管癌
	眼窩神経芽腫	肝カルチノイド	肝癌
	肝癌骨転移	癌関連網膜症	眼瞼皮膚の悪性腫瘍
	肝細胞癌	癌性悪液質	癌性胸膜炎
	癌性ニューロパチー	癌性ニューロミオパチー	癌性貧血
	癌性ミエロパチー	汗腺癌	顔面悪性腫瘍
	肝門部癌	肝門部胆管癌	気管癌
	気管支癌	気管支リンパ節転移	基底細胞癌
	臼後部癌	嗅神経芽腫	嗅神経上皮腫
	胸腔内リンパ節の悪性腫瘍	橋神経膠腫	胸腺カルチノイド
	胸腺癌	胸腺腫	胸椎転移
	頬粘膜癌	胸部下部食道癌	胸部上部食道癌
	胸部食道癌	胸部中部食道癌	胸膜悪性腫瘍
	胸膜脂肪肉腫	巨大後腹膜脂肪肉腫	空腸癌
	クルッケンベルグ腫瘍	クロム親和性芽細胞腫	頸動脈小体悪性腫瘍
	頸部悪性腫瘍	頸部癌	頸部原発腫瘍
	頸部脂肪肉腫	頸部食道癌	頸部神経芽腫
	頸部肉腫	頸部皮膚悪性腫瘍	血管肉腫
	結腸癌	結腸脂肪肉腫	結膜の悪性腫瘍
	肩甲部脂肪肉腫	原始神経外胚葉腫瘍	原線維性星細胞腫
	原発性肝癌	原発性骨腫瘍	原発性脳腫瘍
	原発性肺癌	原発不明癌	口蓋癌
	口蓋垂癌	膠芽腫	口腔悪性黒色腫
	口腔癌	口腔前庭癌	口腔底癌
	硬口蓋癌	後縦隔悪性腫瘍	甲状腺悪性腫瘍
	甲状腺癌	甲状腺癌骨転移	甲状腺髄様癌
	甲状腺乳頭癌	甲状腺未分化癌	甲状腺濾胞癌
	甲状軟骨の悪性腫瘍	口唇癌	口唇境界部癌
	口唇赤唇部癌	口唇皮膚悪性腫瘍	口底癌
	喉頭蓋癌	喉頭蓋前面癌	喉頭蓋谷癌
	喉頭癌	後頭部転移性腫瘍	後頭葉悪性腫瘍
	後腹膜悪性腫瘍	後腹膜脂肪肉腫	肛門悪性黒色腫
	肛門癌	肛門管癌	肛門部癌
	肛門扁平上皮癌	骨悪性線維性組織球腫	骨原性肉腫

	骨髄性白血病骨髄浸潤	骨髄転移	骨線維肉腫
	骨転移癌	骨軟骨肉腫	骨肉腫
	骨盤転移	骨盤内リンパ節転移	骨盤内リンパ節の悪性腫瘍
さ	骨膜性骨肉腫	鰓原性癌	残胃癌
	耳介癌	耳下腺癌	耳下部肉腫
	耳管癌	色素性基底細胞癌	子宮癌
	子宮癌骨転移	子宮癌再発	子宮癌肉腫
	子宮体癌	子宮体癌再発	子宮内膜癌
	子宮内膜間質肉腫	子宮肉腫	篩骨洞癌
	視神経膠腫	脂腺癌	歯肉癌
	脂肪肉腫	縦隔癌	縦隔脂肪肉腫
	縦隔神経芽腫	縦隔リンパ節転移	習慣性嘔吐
	十二指腸カルチノイド	十二指腸癌	十二指腸乳頭癌
	十二指腸乳頭部癌	十二指腸平滑筋肉腫	絨毛癌
	主気管支の悪性腫瘍	術後乳癌	腫瘍随伴症候群
	上衣芽細胞腫	上衣腫	小陰唇癌
	上咽頭癌	上咽頭脂肪肉腫	上顎悪性エナメル上皮腫
	上顎癌	上顎結節部癌	上顎骨悪性腫瘍
	上顎歯肉癌	上顎歯肉頬移行部癌	上顎洞癌
	松果体悪性腫瘍	松果体芽腫	松果体未分化胚細胞腫
	上行結腸カルチノイド	上行結腸癌	上行結腸平滑筋肉腫
	小細胞肺癌	上肢悪性腫瘍	上唇癌
	上唇赤唇部癌	小唾液腺癌	小腸癌
	小腸脂肪肉腫	上皮腫	上部食道癌
	上部胆管癌	上葉肺癌	上腕脂肪肉腫
	食道悪性黒色腫	食道横紋筋肉腫	食道カルチノイド
	食道癌	食道癌骨転移	食道癌肉腫
	食道基底細胞癌	食道脂肪肉腫	食道小細胞癌
	食道腺癌	食道腺様のう胞癌	食道粘表皮癌
	食道表在癌	食道平滑筋肉腫	食道未分化癌
	痔瘻癌	腎悪性腫瘍	腎盂癌
	腎盂乳頭状癌	腎癌	腎癌骨転移
	神経芽腫	神経膠腫	神経線維肉腫
	進行乳癌	唇交連癌	腎細胞癌
	腎周囲脂肪肉腫	心臓悪性腫瘍	心臓横紋筋肉腫
	心臓血管肉腫	心臓脂肪肉腫	心臓線維肉腫
	心臓粘液肉腫	腎肉腫	膵芽腫
	膵癌	膵管癌	膵管内管状腺癌
	膵管内乳頭粘液性腺癌	膵脂肪肉腫	膵漿液性のう胞腺癌
	膵腺房細胞癌	膵臓癌骨転移	膵体部癌
	膵頭部癌	膵内胆管癌	膵粘液性のう胞腺癌
	膵尾部癌	髄膜癌腫症	髄膜白血病
	スキルス胃癌	星細胞腫	精索脂肪肉腫
	精索肉腫	星状芽細胞腫	精上皮腫
	成人Ｔ細胞白血病骨髄浸潤	精巣癌	精巣奇形癌
	精巣奇形腫	精巣絨毛癌	精巣上体癌
	精巣胎児性癌	精巣肉腫	精巣卵のう腫瘍
	精母細胞腫	声門下癌	声門癌
	声門上癌	脊索腫	脊髄播種
	脊椎転移	舌縁癌	舌下腺癌
	舌下面癌	舌癌	舌根部癌
	舌脂肪肉腫	舌尖癌	舌背癌
	線維脂肪肉腫	線維肉腫	前縦隔悪性腫瘍
	全身性転移性癌	前頭洞癌	前頭部転移性腫瘍
	前頭葉悪性腫瘍	前立腺癌	前立腺癌骨転移
	前立腺神経内分泌癌	前立腺肉腫	早期胃癌
	早期食道癌	総胆管癌	側頭部転移性腫瘍
た	側頭葉悪性腫瘍	側頭葉膠芽腫	大陰唇癌
	退形成性星細胞腫	胎児性癌	胎児性精巣腫瘍
	大腿骨転移性骨腫瘍	大唾液腺癌	大腸カルチノイド
	大腸癌	大腸癌骨転移	大腸肉腫
	大腸粘液癌	大脳悪性腫瘍	大脳深部神経膠腫
	大脳深部転移性腫瘍	大網脂肪肉腫	唾液腺癌

	多発性癌転移	多発性骨髄腫骨髄浸潤	多発性神経膠腫
	胆管癌	胆汁性嘔吐	男性性器癌
	胆のう癌	胆のう管癌	胆のう肉腫
	腟悪性黒色腫	腟癌	中咽頭癌
	中咽頭側壁癌	中咽頭肉腫	中耳悪性腫瘍
	中縦隔悪性腫瘍	虫垂カルチノイド	虫垂癌
	中脳神経膠腫	中部食道癌	中部胆管癌
	中葉肺癌	腸間膜悪性腫瘍	腸間膜脂肪肉腫
	腸間膜肉腫	蝶形骨洞癌	聴神経膠腫
	直腸Ｓ状部結腸癌	直腸悪性黒色腫	直腸カルチノイド
	直腸癌	直腸癌骨転移	直腸癌術後再発
	直腸癌穿孔	直腸脂肪肉腫	手軟部悪性腫瘍
	転移性下顎癌	転移性肝癌	転移性肝腫瘍
	転移性胸膜腫瘍	転移性口腔癌	転移性黒色腫
	転移性骨腫瘍	転移性縦隔腫瘍	転移性十二指腸癌
	転移性腫瘍	転移性消化器腫瘍	転移性上顎癌
	転移性小腸腫瘍	転移性腎腫瘍	転移性膵腫瘍
	転移性舌癌	転移性頭蓋骨腫瘍	転移性脳腫瘍
	転移性肺癌	転移性肺腫瘍	転移性脾腫瘍
	転移性皮膚腫瘍	転移性副腎腫瘍	転移性扁平上皮癌
	転移性卵巣癌	テント上下転移性腫瘍	頭蓋骨悪性腫瘍
	頭蓋部脊索腫	頭頚部癌	頭頂葉悪性腫瘍
	頭部脂肪肉腫	頭部軟部組織悪性腫瘍	頭部皮膚癌
な	内耳癌	内胚葉洞腫瘍	軟口蓋癌
	軟骨肉腫	軟部悪性巨細胞腫	軟部組織悪性腫瘍
	肉腫	乳癌	乳癌・HER2 過剰発現
	乳癌骨転移	乳癌再発	乳癌皮膚転移
	乳房外パジェット病	乳房下外側部乳癌	乳房下内側部乳癌
	乳房脂肪肉腫	乳房上外側部乳癌	乳房上内側部乳癌
	乳房中央部乳癌	乳房肉腫	尿管癌
	尿管口部膀胱癌	尿道傍腺の悪性腫瘍	尿膜管癌
	粘液性のう胞腺癌	脳幹悪性腫瘍	脳幹神経膠腫
	脳室悪性腫瘍	脳神経悪性腫瘍	脳胚細胞腫瘍
は	肺芽腫	肺カルチノイド	肺癌
	肺癌骨転移	肺癌肉腫	肺癌による閉塞性肺炎
	胚細胞腫	肺腺癌	肺腺扁平上皮癌
	肺腺様のう胞癌	肺大細胞癌	肺大細胞神経内分泌癌
	肺肉腫	肺粘表皮癌	肺扁平上皮癌
	肺胞上皮癌	肺未分化癌	肺門部肺癌
	馬尾上衣腫	バレット食道癌	反復性嘔吐
	鼻咽腔癌	鼻腔癌	脾脂肪肉腫
	非小細胞肺癌	鼻前庭癌	鼻中隔癌
	脾の悪性腫瘍	皮膚悪性腫瘍	皮膚悪性線維性組織球腫
	皮膚癌	皮膚脂肪肉腫	皮膚線維肉腫
	皮膚白血病	皮膚付属器癌	腹腔内リンパ節の悪性腫瘍
	腹腔リンパ節転移	副甲状腺悪性腫瘍	副甲状腺癌
	副腎悪性腫瘍	副腎癌	副腎髄質の悪性腫瘍
	副腎皮質癌	副腎皮質の悪性腫瘍	副鼻腔癌
	腹部悪性腫瘍	腹部食道癌	腹部神経芽腫
	腹膜悪性腫瘍	腹膜癌	ぶどう膜悪性黒色腫
	噴門癌	平滑筋肉腫	扁桃窩癌
	扁桃癌	扁桃肉腫	膀胱円蓋部膀胱癌
	膀胱癌	膀胱頚部膀胱癌	膀胱後壁部膀胱癌
	膀胱三角部膀胱癌	膀胱前壁部膀胱癌	膀胱側壁部膀胱癌
	膀胱肉腫	傍骨性骨肉腫	紡錘形細胞肉腫
ま	胞巣状軟部肉腫	乏突起神経膠腫	末期癌
	末梢神経悪性腫瘍	脈絡膜悪性黒色腫	メルケル細胞癌
	盲腸カルチノイド	盲腸癌	毛包癌
	網膜芽細胞腫	網膜膠腫	毛様細胞性星細胞腫
や	毛様体悪性腫瘍	ユーイング肉腫	有棘細胞癌
	幽門癌	幽門前庭部癌	腰椎転移
ら	卵黄のう腫瘍	卵管癌	卵巣癌
	卵巣癌全身転移	卵巣絨毛癌	卵巣胎児性癌

	卵巣肉腫	卵巣未分化胚細胞腫	卵巣類皮のう胞癌
	隆起性皮膚線維肉腫	輪状後部癌	リンパ管肉腫
	リンパ性白血病骨髄浸潤	肋骨転移	
△	アセトン血性嘔吐症	術後悪心	食後悪心
	食道顆粒細胞腫	食道偽肉腫	中枢性嘔吐症
	特発性嘔吐症	脳性嘔吐	反芻
	糞便性嘔吐		

用法用量

成人

通常，成人にはオンダンセトロンとして1回4mg，1日1回緩徐に静脈内投与する。なお，年齢，症状により適宜増減する。

また，効果不十分な場合には，同用量を追加投与できる。

小児

通常，小児にはオンダンセトロンとして1回2.5mg/m^2，1日1回緩徐に静脈内投与する。なお，年齢，症状により適宜増減する。

また，効果不十分な場合には，同用量を追加投与できる。

禁忌　本剤の成分に対して過敏症の既往歴のある患者

オンダンセトロン注4mgシリンジ「HK」：光　4mg2mL1筒[3788円/筒]，オンダンセトロン注射液2mg「F」：富士製薬　2mg1mL1管[1143円/管]，オンダンセトロン注射液2mg「サワイ」：沢井　2mg1mL1管[2129円/管]，オンダンセトロン注射液2mg「サンド」：サンド　2mg1mL1管[1143円/管]，オンダンセトロン注射液4mg「F」：富士製薬　4mg2mL1管[1869円/管]，オンダンセトロン注射液4mg「サワイ」：沢井　4mg2mL1管[2456円/管]，オンダンセトロン注射液4mg「サンド」：サンド　4mg2mL1管[2456円/管]

ソマゾン注射用10mg　規格：10mg1瓶（溶解液付）[36690円/瓶]

メカセルミン（遺伝子組換え）　オーファンパシフィック　249

【効 能 効 果】

(1)下記疾患における高血糖，高インスリン血症，黒色表皮腫，多毛の改善

インスリン受容体異常症A型，インスリン受容体異常症B型，脂肪萎縮性糖尿病，妖精症，ラブソン・メンデンホール症候群

(2)下記疾患における成長障害の改善

成長ホルモン抵抗性の成長ホルモン単独欠損症Type1A，ラロン型小人症

【対応標準病名】

◎	B型インスリン受容体異常症	インスリン抵抗性糖尿病	インスリンレセプター異常症
	高インスリン血症	高血糖症	黒色表皮腫
	成長ホルモン単独欠損症	先天性脂肪異栄養症	多毛症
	ドナヒュー症候群	ラロン型低身長症	
○	SGA性低身長症	限局性脂肪異栄養症	限局性多毛症
	後天性生毛性多毛症	脂肪異栄養症	松果体機能低下
	小児遠心性腹壁脂肪異栄養症	進行性脂肪異栄養症	全身性脂肪異栄養症
	体質性低身長	男性型多毛症	低身長症
	島ベータ細胞過形成症	那須・ハコラ病	薬物性多毛
	融合性細網状乳頭腫症	リポジストロフィー	
△	2型糖尿病	ACTH単独欠損症	FSH単独欠損症
	LH単独欠損症	TSH単独欠損症	安定型糖尿病
	インスリン異常症	インスリン自己免疫症候群	ウイルス性糖尿病
	ウェルナー症候群	下垂体機能低下症	下垂体機能低下に伴う貧血
	下垂体障害	下垂体性男子性腺機能低下症	下垂体性不妊症
	下垂体性卵巣機能低下	カルマン症候群	硬膜外脂肪腫症
	ゴナドトロピン単独欠損症	ゴナドトロピン分泌異常	シーハン症候群
	若年2型糖尿病	小児特発性低血糖症	膵性糖尿病
	ステロイド糖尿病	成長ホルモン分泌不全	成長ホルモン分泌不全性低身長症
	早老症	続発性下垂体機能低下症	耐糖能異常
	低ゴナドトロピン性性腺機能低下症	糖尿病	糖尿病合併症
	特発性下垂体機能低下症	肉芽腫性下垂体炎	二次性糖尿病
	汎下垂体機能低下症	複合下垂体ホルモン欠損症	薬剤性糖尿病
	薬物誘発性下垂体機能低下症	有痛性リポマトーシス	リポマトーシス
	ローラン症候群		

用法用量

(1)下記疾患における高血糖，高インスリン血症，黒色表皮腫，多毛の改善

インスリン受容体異常症A型，インスリン受容体異常症B型，脂肪萎縮性糖尿病，妖精症，ラブソン・メンデンホール症候群：通常，1回0.1～0.4mg/kgを1日1～2回食前皮下に注射する。1日1回投与のときは朝食前に，1日2回投与のときは朝食前と夕食前に投与する。

(2)下記疾患における成長障害の改善

成長ホルモン抵抗性の成長ホルモン単独欠損症Type1A，ラロン型小人症：通常，1回0.05～0.2mg/kgを1日1～2回食前皮下に注射する。1日1回投与のときは朝食前に，1日2回投与のときは朝食前と夕食前に投与する。

投与量は原則として低用量より開始し，症状及び検査所見に応じて投与量，投与回数を上記の範囲内で適宜増減する。注射に際しては，本剤1バイアルに添付の日本薬局方生理食塩液1mLを加えて溶解する。

用法用量に関連する使用上の注意

本剤の血糖低下作用はほぼ用量依存的であるが，血漿蛋白結合に非線形性（血漿蛋白結合率が血中ソマトメジンC濃度に依存して変化する）が認められるため，本剤の適用にあたっては，以下の基準を目安に投与量，投与回数の適宜増減を行う。

(1)インスリン受容体異常症：治療開始に先立ち，症例ごとに本剤の低用量（0.1mg/kg）から順次適当量を朝食前に単回皮下投与し，投与後の血糖値，血中インスリン値，血中ソマトメジンC濃度等の検査値の推移及び随伴症状の観察に基づき，治療用量，1日投与回数を設定する。治療投与への移行後は，それらの項目及び臨床症状（成長促進作用から考えられる臨床所見を含む）の定期的観察を行い，投与量，投与回数を適宜増減する。

(2)成長ホルモン抵抗性小人症：治療開始に先立ち，症例ごとに本剤の低用量（0.05mg/kg）から順次適当量を朝食前に単回皮下投与し，投与2～4時間後の血中ソマトメジンC濃度が同年代の生理的レベルの上限を著しく越えず，また随伴症状を認めない投与量を治療用量とする。1日投与回数は，単回投与後の血中ソマトメジンC濃度の持続時間から設定する。治療投与への移行後は，血中ソマトメジンC濃度及び血糖値を含む各種臨床所見の定期的観察を行い，投与量，投与回数を適宜増減する。

禁忌　悪性腫瘍のある患者

ソマチュリン皮下注60mg　規格：60mg1筒[185513円/筒]
ソマチュリン皮下注90mg　規格：90mg1筒[261154円/筒]
ソマチュリン皮下注120mg　規格：120mg1筒[332870円/筒]

ランレオチド酢酸塩　帝人　249

【効 能 効 果】

下記疾患における成長ホルモン，IGF-I（ソマトメジン-C）分泌過剰状態及び諸症状の改善：先端巨大症・下垂体性巨人症（外科的処置で効果が不十分な場合又は施行が困難な場合）

【対応標準病名】

◎	下垂体性巨人症	先端巨大症	
○	下垂体機能亢進症	下垂体前葉過形成	巨人症
	マリー症候群		
△	FSH 産生下垂体腺腫	潜在性高プロラクチン血症	プロラクチン分泌過剰症
	薬剤性高プロラクチン血症		

効能効果に関連する使用上の注意 下垂体性巨人症については，脳性巨人症や染色体異常など他の原因による高身長例を鑑別し，下垂体性病変に由来するものであることを十分に確認すること。

用法用量 通常，成人にはランレオチドとして 90mg を 4 週毎に 3ヵ月間，深部皮下に注射する。その後は患者の病態に応じて 60mg，90mg 又は 120mg を 4 週毎に投与する。

用法用量に関連する使用上の注意

(1)注射部位は原則として臀部の上部外側とすること。
投与の際は，深部皮下への投与となるよう注射針を皮膚面に垂直に根元又は許容される深さまで素早く刺すこと。投与毎に注射部位を左右交互に変え，同一部位へ連続して注射しないよう，局所を十分観察して投与すること。

(2)用量は 120mg を上限とし，成長ホルモン濃度，IGF-I 濃度及び臨床症状により，30mg 単位で適宜増減できる。なお，120mg まで増量しても，改善がみられない場合には，他の治療法への切替えを考慮すること。

(3)中等度から重度の肝機能障害又は中等度から重度の腎機能障害のある患者では，60mg を開始用量として 4 週毎に 3ヵ月間，深部に皮下投与した後，120mg を上限として 30mg 単位で適宜増減すること。

(4)本剤 60mg 又は 90mg にて良好で安定した状態を示す患者には，本剤 120mg に用量変更し，投与間隔をそれぞれ 8 週毎又は 6 週毎に延長できる場合があるが，延長する際には患者の状態を十分観察しながら投与すること。

禁忌 本剤の成分に対して過敏症の既往歴のある患者

ソマトロピンBS皮下注5mg「サンド」

規格：5mg1筒[24930円/筒]

ソマトロピンBS皮下注10mg「サンド」

規格：10mg1筒[47675円/筒]

ソマトロピン(遺伝子組換え) サンド 241

【効 能 効 果】

骨端線閉鎖を伴わない成長ホルモン分泌不全性低身長症
骨端線閉鎖を伴わない次の疾患における低身長
　ターナー症候群
　慢性腎不全
　プラダーウィリー症候群
成人成長ホルモン分泌不全症(重症に限る)
骨端線閉鎖を伴わない SGA(small-for-gestational age)性低身長症

【対応標準病名】

◎	SGA 性低身長症	重症成人成長ホルモン分泌不全	成長ホルモン分泌不全性低身長症
	ターナー症候群	低身長症	プラダー・ウィリー症候群
	慢性腎不全		
○	XO 症候群	下垂体機能低下症	カルマン症候群
	成長ホルモン単独欠損症	成長ホルモン分泌不全	続発性下垂体機能低下症
	ターナー症候群 46XY	ターナー症候群核型 45X	ターナー症候群モザイク
	ターナー症候群モザイク 45X	ターナー症候群モザイク 46XX	体質性低身長
	特発性下垂体機能低下症	汎下垂体機能低下症	複合下垂体ホルモン欠損症
	慢性腎臓病ステージ G5D	ラロン型低身長症	ローラン症候群
△	1 型糖尿病性腎不全	2 型糖尿病性腎不全	ACTH 単独欠損症
	CHARGE 症候群	FSH 単独欠損症	LH 単独欠損症
	TSH 単独欠損症	アースコグ症候群	アペール症候群
	ウルリッヒ症候群	下垂体機能低下に伴う貧血	下垂体腫瘍
	下垂体障害	下垂体性男子性腺機能低下症	下垂体性不妊症
	下垂体性卵巣機能低下	下垂体卒中	下垂体膿瘍
	カルタゲナー症候群	クリッペル・トレノーネイ・ウェーバ症候群	コケイン症候群
	ゴナドトロピン単独欠損症	ゴナドトロピン分泌異常	コルネリアデランゲ症候群
	シーハン症候群	子宮内胎児発育遅延	視床下部機能障害
	脂肪性器ジストロフィー	スミス・レムリ・オピッツ症候群	性器発育異常
	性腺発育不全	ゼッケル症候群	胎児栄養失調症
	低ゴナドトロピン性性腺機能低下症	糖尿病性腎不全	特発性低身長症
	ドュボウィッツ症候群	トルコ鞍空洞症	内分泌機能異常
	内分泌疾患	内分泌障害	肉芽腫性下垂体炎
	妊娠期間に比較して低体重	妊娠期間に比較して低体重・低身長	ヌーナン症候群
	バート・ホッグ・デュベ症候群	ピールス症候群	ファイファー症候群
	ベックウィズ・ウイーデマン症候群	ボネビー・ウルリッヒ症候群	末期腎不全
	マルケサーニ症候群	慢性腎臓病ステージ G3	慢性腎臓病ステージ G3a
	慢性腎臓病ステージ G3b	慢性腎臓病ステージ G4	慢性腎臓病ステージ G5
	薬物誘発性下垂体機能低下症	ラッセル・シルバー症候群	ラトケのう胞
	リンパ球性下垂体炎	ルビンスタイン・テイビ症候群	ロビノウ・シルバーマン・スミス症候群

効能効果に関連する使用上の注意

(1)骨端線閉鎖を伴わない成長ホルモン分泌不全性低身長症：本剤の成長ホルモン分泌不全性低身長症の適用は，厚生省特定疾患間脳下垂体機能障害調査研究班，成長ホルモン分泌不全性低身長症診断の手引きの診断の基準確実例とすること。

(2)骨端線閉鎖を伴わない次の疾患における低身長

①ターナー症候群

(a)適用基準：染色体検査によりターナー症候群と確定診断された者で，身長が標準身長の－2SD 以下又は年間の成長速度が 2 年以上にわたって標準値の－1.5SD 以下である場合

(b)治療継続基準

1 年ごとに以下の基準を満たしているかどうかを判定し，いずれかを満たしたときに治療の継続をする。

1)成長速度≧ 4cm/年

2)治療中 1 年間の成長速度と，投与前 1 年間の成長速度の差が 1.0cm/年以上の場合

3)治療 2 年目以降で，治療中 1 年間の成長速度が下記の場合

2 年目≧ 2cm/年

3 年目以降≧ 1cm/年

ただし，以上のいずれも満たさないとき，又は骨年齢が 15 歳以上に達したときは投与を中止すること。

②慢性腎不全：慢性腎不全は糸球体ろ過率等を検査し確定診断すること。

③プラダーウィリー症候群

(a)適応基準：染色体検査によりプラダーウィリー症候群と確定診断された者で，身長が同性，同年齢の標準身長の－2SD 以下又は年間の成長速度が 2 年以上にわたって標準値の－1.5SD 以下である場合

(b)治療継続基準

1 年ごとに以下の基準を満たしているかどうかを判定し，いずれかを満たしたときに治療の継続をする。

1)成長速度≧ 4cm/年

2)治療中 1 年間の成長速度と，投与前 1 年間の成長速度の差が 1.0cm/年以上の場合

3)治療2年目以降で，治療中1年間の成長速度が下記の場合
2年目≧2cm/年
3年目以降≧1cm/年
ただし，以上のいずれも満たさないとき，又は骨年齢が男17歳，女15歳以上に達したときは投与を中止すること。

(3)成人成長ホルモン分泌不全症(重症に限る)
本剤の成人成長ホルモン分泌不全症への適用は，(1)小児期に成長ホルモン分泌不全症と確定診断されている患者(小児期発症型)，もしくは(2)成人期発症型では頭蓋内器質性疾患の合併ないし既往歴，治療歴又は周産期異常の既往がある患者のうち，厚生労働省難治性疾患克服研究事業　間脳下垂体機能障害調査研究班の「成人成長ホルモン分泌不全症の診断の手引き」において重症と診断された患者とすること。
重症成人成長ホルモン分泌不全症の診断基準
①小児期発症型
2種類以上の成長ホルモン分泌刺激試験における血清(血漿)成長ホルモン濃度の頂値がすべて3ng/mL以下(GHRP-2負荷試験では15ng/mL以下)であること。ただし，頭蓋内器質性疾患の合併ないし既往歴，治療歴，又は周産期異常があり，成長ホルモンを含む複数の下垂体ホルモンの分泌低下がある患者では，1種類の成長ホルモン分泌刺激試験における血清(血漿)成長ホルモン濃度の頂値が3ng/mL以下(GHRP-2負荷試験では15ng/mL以下)であること。
小児期に成長ホルモン分泌不全症と診断されたものでも，本治療開始前に再度成長ホルモン分泌刺激試験を行い，成長ホルモン分泌不全症であることを確認すること。
②成人期発症型：成長ホルモンを含む複数の下垂体ホルモン(あるいは成長ホルモン単独)の分泌低下がある患者で，かつ1種類(成長ホルモンの単独欠損の患者では2種類)の成長ホルモン分泌刺激試験における血清(血漿)成長ホルモン濃度の頂値が3ng/mL以下(GHRP-2負荷試験では15ng/mL以下)であること。
ただし，遺伝子組換え型の成長ホルモンを標準品とした場合は，血清(血漿)成長ホルモン濃度の頂値が1.8ng/mL以下(GHRP-2負荷試験では9ng/mL以下)であること。
[成長ホルモン分泌刺激試験の種類と成人成長ホルモン分泌不全症で重症と診断される血清(血漿)成長ホルモン濃度の頂値]

成長ホルモン分泌刺激物質	ヒト成長ホルモン標準品	
	遺伝子組換え	下垂体抽出
インスリン，アルギニン，グルカゴン	1.8ng/mL以下	3ng/mL以下
GHRP-2	9ng/mL以下	15ng/mL以下

(4)骨端線閉鎖を伴わないSGA(small-for-gestational age)性低身長症
①適用基準
以下のいずれの基準も満たすこと。
(a)出生時
出生時の体重及び身長がともに在胎週数相当の10パーセンタイル未満で，かつ出生時の体重又は身長のどちらかが，在胎週数相当の－2SD未満であること。
なお，重症の新生児では出生時に身長が測定できないことがあるので，測定されていない場合は，出生体重で判定すること。
(b)治療の開始条件
1)3歳以上の患者であること。
2)現在の身長が標準身長の－2.5SD未満
3)治療開始前1年間の成長速度が標準成長速度の0SD未満
(c)出生後の成長障害が子宮内発育遅延以外の疾患等に起因する患者でないこと。また，成長障害をもたらすと考えられる治療を受けている患者でないこと。
②治療継続基準
1年ごとに以下の基準を満たしているかどうかを判定し，いずれかを満たしたときに治療の継続をする。
(a)成長速度≧4cm/年
(b)治療中1年間の成長速度と，投与前1年間の成長速度の差が1.0cm/年以上の場合
(c)治療2年目以降で，治療中1年間の成長速度が下記の場合
2年目≧2cm/年
3年目以降≧1cm/年
ただし，年間成長速度が，思春期による最大成長時を過ぎて2cm未満になった場合は中止する。
上記治療継続基準(a)～(c)のいずれも満たさないとき，又は骨年齢が男17歳，女15歳以上に達したときは投与を中止すること。

用法用量

(1)骨端線閉鎖を伴わない成長ホルモン分泌不全性低身長症：通常1週間に体重kg当たり，ソマトロピン(遺伝子組換え)として0.175mgを6～7回に分けて皮下に注射する。
(2)骨端線閉鎖を伴わない次の疾患における低身長
①ターナー症候群：通常1週間に体重kg当たり，ソマトロピン(遺伝子組換え)として0.35mgを6～7回に分けて皮下に注射する。
②慢性腎不全：通常1週間に体重kg当たり，ソマトロピン(遺伝子組換え)として0.175mgを6～7回に分けて皮下に注射するが，投与開始6ヵ月後以降増量基準に適合した場合は0.35mgまで増量することができる。
③プラダーウィリー症候群：通常1週間に体重kg当たり，ソマトロピン(遺伝子組換え)として0.245mgを6～7回に分けて皮下に注射する。
(3)成人成長ホルモン分泌不全症(重症に限る)：通常開始用量として，1週間に体重kg当たり，ソマトロピン(遺伝子組換え)として0.021mgを6～7回に分けて皮下に注射する。患者の臨床症状に応じて1週間に体重kg当たり0.084mgを上限として漸増し，1週間に6～7回に分けて皮下に注射する。なお，投与量は臨床症状及び血清インスリン様成長因子-I(IGF-I)濃度等の検査所見に応じて適宜増減する。ただし，1日量として1mgを超えないこと。
(4)骨端線閉鎖を伴わないSGA(small-for-gestational age)性低身長症：通常1週間に体重kg当たり，ソマトロピン(遺伝子組換え)として0.23mgを6～7回に分けて皮下に注射する。なお，効果不十分な場合は1週間に体重kg当たり0.47mgまで増量し，6～7回に分けて皮下に注射する。
なお，専用の注入器を用いて注射する。

用法用量に関連する使用上の注意

(1)慢性腎不全における低身長患者に投与する場合には，血清クレアチニン等腎機能を定期的に検査し，基礎疾患の進行の観察を十分に行うこと。腎機能の異常な悪化が認められた場合は投与を中止すること。本剤の投与に際し，身長の伸びが投与開始6ヵ月間で年間成長率に換算して4cm/年未満であり，かつ治療前1年間の成長率との差が1cm/年未満である場合は投与を中止すること。なお，治療の継続基準として，6ヵ月目及び1年目は年間成長率が4cm/年以上又は治療前1年間の成長率との差が1cm/年以上，2年目は年間成長率が2cm/年以上，3年目以降は年間成長率が1cm/年以上の場合は治療を継続できるものとする。ただし，骨年齢が男17歳，女15歳以上に達したときは投与を中止すること。また，上記継続基準を満たし，かつ次のいずれかに該当する場合は増量できるものとする。
①慢性腎不全のため同性，同年齢の標準身長の－2SD以下の低身長をきたし，0.175mg/kg/週の投与を継続しても骨年齢が男17歳，女15歳に達するまでに標準身長の－2SDまで到達する見込みがない場合
②1年以内に腎移植を予定しており，それまでに0.175mg/kg/週の投与を継続しても標準身長の－2SDまで

到達する見込みがない場合

(2)成人成長ホルモン分泌不全症(重症に限る)の患者に投与する場合には，次の点に留意すること。

①本剤の投与量は，血清 IGF-I 濃度を参照して調整すること。血清 IGF-I 濃度は投与開始後 24 週目までは 4 週間に 1 回，それ以降は 12 週から 24 週に 1 回の測定を目安とすること。また，副作用の発現等の際は，適宜，血清 IGF-I 濃度を測定し，本剤の減量，投与中止等適切な処置をとること。

②加齢に伴い生理的な成長ホルモンの分泌量や血清 IGF-I 濃度が低下することが知られている。本剤投与による症状の改善が認められなくなり，かつ本剤を投与しなくても血清 IGF-I 濃度が基準範囲内にある場合は，投与中止を考慮すること。

禁忌

(1)糖尿病の患者

(2)悪性腫瘍のある患者

(3)妊婦又は妊娠している可能性のある婦人

(4)プラダーウィリー症候群の患者のうち，高度な肥満又は重篤な呼吸器障害のある患者

ソマバート皮下注用10mg 規格：10mg1瓶(溶解液付)[13240円/瓶]
ソマバート皮下注用15mg 規格：15mg1瓶(溶解液付)[16784円/瓶]
ソマバート皮下注用20mg 規格：20mg1瓶(溶解液付)[19195円/瓶]

ペグビソマント(遺伝子組換え) ファイザー 249

【効 能 効 果】

下記疾患におけるIGF-I(ソマトメジン-C)分泌過剰状態および諸症状の改善

先端巨大症(外科的処置，他剤による治療で効果が不十分な場合又は施行が困難な場合)

【対応標準病名】

◎	先端巨大症		
○	下垂体性巨人症	巨人症	マリー症候群
△	下垂体機能亢進症	下垂体前葉過形成	

用法用量 通常，成人にはペグビソマント(遺伝子組換え)として初日に 40mg(タンパク質部分)を 1 日 1 回皮下投与する。2 日目以降は 1 日 1 回 10mg(タンパク質部分)を投与する。なお，血清中 IGF-I 値及び症状に応じて，1 日量 30mg(タンパク質部分)を上限として，5mg(タンパク質部分)ずつ適宜増減する。

用法用量に関連する使用上の注意

(1)本剤の投与にあたっては，4～8 週間隔で血清中 IGF-I 値を測定し，その値が性別・年齢別正常値内に収まる範囲で投与量の調整を行うこと。

(2)初期維持用量での投与時，あるいは継続治療中に最低用量まで減量しても，血清中 IGF-I 値が正常範囲の下限を下回った場合には，本剤の休薬あるいは投与中止を考慮すること。

(3)本剤を 3 カ月以上投与しても，血清中 IGF-I 値の正常化が認められずかつ血清中 IGF-I 値の低下傾向も認められない場合には，本剤の投与中止を考慮すること。

禁忌 本剤の成分に対し過敏症の既往歴のある患者

ゾメタ点滴静注4mg/5mL 規格：4mg5mL1瓶[33176円/瓶]
ゾメタ点滴静注4mg/100mL 規格：4mg100mL1瓶[33176円/瓶]

ゾレドロン酸水和物 ノバルティス 399

【効 能 効 果】

(1)悪性腫瘍による高カルシウム血症

(2)多発性骨髄腫による骨病変及び固形癌骨転移による骨病変

【対応標準病名】

◎	悪性腫瘍	高カルシウム血症	骨転移癌
	多発性骨髄腫		
○	胃癌骨転移	家族性低カルシウム尿性高カルシウム血症	肝癌骨転移
	甲状腺癌骨転移	子宮癌骨転移	食道癌骨転移
	腎癌骨転移	膵臓癌骨転移	前立腺癌骨転移
	大腿骨転移性骨腫瘍	大腸癌骨転移	直腸癌骨転移
	転移性頭蓋骨腫瘍	乳癌骨転移	肺癌骨転移
	ベンスジョーンズ型多発性骨髄腫		
△	ALK 融合遺伝子陽性非小細胞肺癌	POEMS 症候群	S 状結腸癌
あ	悪性エナメル上皮腫	悪性下垂体腫瘍	悪性褐色細胞腫
	悪性顆粒細胞腫	悪性間葉腫	悪性奇形腫
	悪性胸腺腫	悪性グロームス腫瘍	悪性血管外皮腫
	悪性甲状腺腫	悪性骨腫瘍	悪性縦隔腫瘍
	悪性神経膠腫	悪性髄膜腫	悪性脊髄髄膜腫
	悪性線維性組織球腫	悪性虫垂粘液瘤	悪性停留精巣
	悪性頭蓋咽頭腫	悪性脳腫瘍	悪性末梢神経鞘腫
	悪性葉状腫瘍	悪性リンパ腫骨髄浸潤	鞍上部胚細胞腫瘍
	胃悪性黒色腫	胃カルチノイド	胃癌
	胃管癌	胃癌末期	胃原発絨毛癌
	胃脂肪肉腫	胃重複癌	胃進行癌
	胃体部癌	胃底部癌	遺伝性大腸癌
	遺伝性非ポリポーシス大腸癌	胃肉腫	胃胚細胞腫瘍
	胃幽門部癌	陰核癌	陰茎癌
	陰茎亀頭部癌	陰茎体部癌	陰茎肉腫
	陰茎包皮部癌	咽頭癌	咽頭肉腫
	陰のう癌	陰のう内脂肪肉腫	ウイルムス腫瘍
	エクリン汗孔癌	炎症性乳癌	延髄神経膠腫
	延髄星細胞腫	横行結腸癌	横紋筋肉腫
か	外陰悪性黒色腫	外陰悪性腫瘍	外陰癌
	外陰部パジェット病	外耳道癌	回腸癌
	海綿芽細胞腫	回盲部癌	下咽頭癌
	下咽頭後部癌	下咽頭肉腫	下顎悪性エナメル上皮腫
	下顎骨悪性腫瘍	下顎歯肉癌	下顎歯肉頬移行部癌
	下眼瞼有棘細胞癌	顎下腺癌	顎下部悪性腫瘍
	角膜の悪性腫瘍	下行結腸癌	下肢悪性腫瘍
	下唇癌	下唇赤唇部癌	仮声帯癌
	滑膜腫	滑膜肉腫	下部食道癌
	下部胆管癌	下葉小細胞肺癌	下葉肺癌
	下葉肺腺癌	下葉肺大細胞癌	下葉肺扁平上皮癌
	下葉非小細胞肺癌	カルシウム代謝障害	癌
	肝悪性腫瘍	眼窩悪性腫瘍	肝外胆管癌
	眼窩神経芽腫	肝カルチノイド	肝癌
	眼瞼皮膚の悪性腫瘍	肝細胞癌	肝細胞癌破裂
	癌性胸膜炎	汗腺癌	顔面悪性腫瘍
	肝門部癌	肝門部胆管癌	気管癌
	気管支癌	気管支リンパ節転移	基底細胞癌
	臼後部癌	嗅神経芽腫	嗅神経上皮腫
	胸腔内リンパ節の悪性腫瘍	橋神経膠腫	胸腺カルチノイド
	胸腺癌	胸腺腫	胸椎転移
	頬粘膜癌	胸部下部食道癌	胸部上部食道癌
	胸部食道癌	胸部中部食道癌	胸膜悪性腫瘍
	胸膜脂肪肉腫	胸膜播種	巨大後腹膜脂肪肉腫
	空腸癌	クルッケンベルグ腫瘍	クロム親和性芽細胞腫
	形質細胞性骨髄腫	頚動脈小体悪性腫瘍	頚部悪性腫瘍
	頚部癌	頚部原発腫瘍	頚部脂腺癌
	頚部脂肪肉腫	頚部食道癌	頚部神経芽腫
	頚部転移性腫瘍	頚部転移性腺癌	頚部肉腫
	頚部皮膚悪性腫瘍	頚部隆起性皮膚線維肉腫	血管肉腫
	結腸癌	結腸脂肪肉腫	結膜の悪性腫瘍
	肩甲部脂肪肉腫	原始神経外胚葉腫瘍	原線維性星細胞腫
	原発性肝癌	原発性骨腫瘍	原発性脳腫瘍
	原発性肺癌	原発不明癌	口蓋癌

ソ

	口蓋垂癌	膠芽腫	高カルシウム尿症
	口腔悪性黒色腫	口腔癌	口腔前庭癌
	口腔底癌	硬口蓋癌	後縦隔悪性腫瘍
	甲状腺悪性腫瘍	甲状腺癌	甲状腺髄様癌
	甲状腺乳頭癌	甲状腺未分化癌	甲状腺濾胞癌
	甲状軟骨の悪性腫瘍	口唇癌	口唇境界部癌
	口唇赤唇部癌	口唇皮膚悪性腫瘍	口底癌
	喉頭蓋癌	喉頭蓋前面癌	喉頭蓋谷癌
	喉頭癌	後頭部転移性腫瘍	後頭葉悪性腫瘍
	膠肉腫	後腹膜悪性腫瘍	後腹膜脂肪肉腫
	後腹膜胚細胞腫瘍	肛門悪性黒色腫	肛門癌
	肛門管癌	肛門部癌	肛門扁平上皮癌
	骨悪性線維性組織球腫	骨外性形質細胞腫	骨原性肉腫
	骨髄腫腎	骨髄性白血病骨髄浸潤	骨髄転移
	骨線維肉腫	骨軟骨肉腫	骨肉腫
	骨盤転移	骨盤内リンパ節転移	骨盤内リンパ節の悪性腫瘍
さ	骨膜性骨肉腫	孤立性骨形質細胞腫	鰓原性癌
	残胃癌	耳介癌	耳下腺癌
	耳下部肉腫	耳管癌	色素性基底細胞癌
	子宮癌	子宮癌再発	子宮癌肉腫
	子宮体癌	子宮体癌再発	子宮内膜癌
	子宮内膜間質肉腫	子宮肉腫	篩骨洞癌
	視床下部星細胞腫	視床星細胞腫	視神経膠腫
	脂腺癌	歯肉癌	脂肪肉腫
	縦隔癌	縦隔脂肪肉腫	縦隔神経芽腫
	縦隔胚細胞腫瘍	縦隔卵黄のう腫瘍	縦隔リンパ節転移
	十二指腸悪性ガストリノーマ	十二指腸悪性ソマトスタチノーマ	十二指腸カルチノイド
	十二指腸癌	十二指腸乳頭癌	十二指腸乳頭部癌
	十二指腸平滑筋肉腫	絨毛癌	主気管支の悪性腫瘍
	術後乳癌	腫瘍随伴症候群	上衣芽細胞腫
	上衣腫	小陰唇癌	上咽頭癌
	上咽頭脂肪肉腫	上顎悪性エナメル上皮腫	上顎癌
	上顎結節部癌	上顎骨悪性腫瘍	上顎歯肉癌
	上顎歯肉頬移行部癌	上顎洞癌	松果体悪性腫瘍
	松果体芽腫	松果体胚細胞腫瘍	松果体部膠芽腫
	松果体未分化胚細胞腫	上行結腸カルチノイド	上行結腸癌
	上行結腸平滑筋肉腫	小細胞肺癌	上肢悪性腫瘍
	上唇癌	上唇赤唇部癌	小唾液腺癌
	小腸癌	小腸脂肪肉腫	上部食道癌
	上部胆管癌	上葉小細胞肺癌	上葉肺癌
	上葉肺腺癌	上葉肺大細胞癌	上葉肺扁平上皮癌
	上葉非小細胞肺癌	上腕脂肪肉腫	食道悪性黒色腫
	食道横紋筋肉腫	食道顆粒細胞腫	食道カルチノイド
	食道癌	食道癌肉腫	食道基底細胞癌
	食道偽肉腫	食道脂肪肉腫	食道小細胞癌
	食道腺癌	食道腺様のう胞癌	食道粘表皮癌
	食道表在癌	食道平滑筋肉腫	食道未分化癌
	痔瘻癌	腎悪性腫瘍	腎盂癌
	腎盂乳頭状癌	腎癌	神経芽腫
	神経膠腫	神経線維肉腫	進行乳癌
	唇交連癌	腎細胞癌	腎周囲脂肪肉腫
	心臓悪性腫瘍	心臓横紋筋肉腫	心臓血管肉腫
	心臓脂肪肉腫	心臓線維肉腫	心臓粘液肉腫
	腎肉腫	膵芽腫	膵癌
	膵管癌	膵管内管状腺癌	膵管内乳頭粘液性腺癌
	膵脂肪肉腫	膵漿液性のう胞腺癌	膵腺房細胞癌
	膵体部癌	膵頭部癌	膵内胆管癌
	膵粘液性のう胞腺癌	膵尾部癌	髄膜癌腫症
	髄膜白血病	スキルス胃癌	星細胞腫
	精索脂肪肉腫	精索肉腫	星状芽細胞腫
	精上皮腫	成人T細胞白血病骨髄浸潤	精巣癌
	精巣奇形癌	精巣奇形腫	精巣絨毛癌
	精巣上体癌	精巣胎児性癌	精巣肉腫
	精巣胚細胞腫瘍	精巣卵黄のう腫瘍	精巣卵のう腫瘍
	精母細胞腫	声門下癌	声門癌
	声門上癌	脊索腫	脊髄播種
	脊椎転移	舌縁癌	石灰沈着症
	舌下腺癌	舌下面癌	舌癌
	舌根部癌	舌脂肪肉腫	舌尖癌
	舌背癌	線維脂肪肉腫	線維肉腫
	前縦隔悪性腫瘍	全身性転移性癌	前頭洞癌
	前頭部転移性腫瘍	前頭葉悪性腫瘍	前頭葉星細胞腫
	前頭葉退形成性星細胞腫	前立腺癌	前立腺神経内分泌癌
	前立腺肉腫	早期胃癌	早期食道癌
	総胆管癌	側頭部転移性腫瘍	側頭葉悪性腫瘍
	側頭葉膠芽腫	側頭葉星細胞腫	側頭葉退形成性星細胞腫
た	側頭葉毛様細胞性星細胞腫	大陰唇癌	退形成性星細胞腫
	胎児性癌	胎児性精巣腫瘍	大唾液腺癌
	大腸カルチノイド	大腸癌	大腸肉腫
	大腸粘液癌	大脳悪性腫瘍	大脳深部神経膠腫
	大脳深部転移性腫瘍	大網脂肪肉腫	唾液腺癌
	多発性癌転移	多発性骨髄腫骨髄浸潤	多発性骨髄腫性関節症
	多発性神経膠腫	胆管癌	男性性器癌
	胆のう癌	胆のう管癌	胆のう肉腫
	腟悪性黒色腫	腟癌	中咽頭癌
	中咽頭側壁癌	中咽頭肉腫	中耳悪性腫瘍
	中縦隔悪性腫瘍	虫垂カルチノイド	虫垂癌
	中脳神経膠腫	中部食道癌	中部胆管癌
	中葉小細胞肺癌	中葉肺癌	中葉肺腺癌
	中葉肺大細胞癌	中葉肺扁平上皮癌	中葉非小細胞肺癌
	腸間膜悪性腫瘍	腸間膜脂肪肉腫	腸間膜肉腫
	蝶形骨洞癌	聴神経膠腫	直腸S状部結腸癌
	直腸悪性黒色腫	直腸カルチノイド	直腸癌
	直腸癌術後再発	直腸癌穿孔	直腸脂肪肉腫
	手軟部悪性腫瘍	転移性下顎癌	転移性肝癌
	転移性肝腫瘍	転移性胸壁腫瘍	転移性胸膜腫瘍
	転移性口腔癌	転移性黒色腫	転移性骨腫瘍
	転移性骨腫瘍による大腿骨骨折	転移性縦隔腫瘍	転移性十二指腸癌
	転移性腫瘍	転移性消化器腫瘍	転移性上顎癌
	転移性小腸腫瘍	転移性心腫瘍	転移性腎腫瘍
	転移性膵腫瘍	転移性脊髄腫瘍	転移性舌癌
	転移性腟腫瘍	転移性脳腫瘍	転移性肺癌
	転移性肺腫瘍	転移性脾腫瘍	転移性皮膚腫瘍
	転移性副腎腫瘍	転移性扁平上皮癌	転移性膀胱癌
	転移性卵巣癌	テント上下転移性腫瘍	頭蓋骨悪性腫瘍
	頭蓋内胚細胞腫瘍	頭蓋部脊索腫	頭頸部癌
	透析腎癌	頭頂葉悪性腫瘍	頭頂葉星細胞腫
	頭部脂腺癌	頭部脂肪肉腫	頭部軟部組織悪性腫瘍
	頭部皮膚癌	頭部隆起性皮膚線維肉腫	特発性高カルシウム尿症
な	内耳癌	内胚葉洞腫瘍	軟口蓋癌
	軟骨肉腫	軟部悪性巨細胞腫	軟部組織悪性腫瘍
	肉腫	乳癌	乳癌・HER2過剰発現
	乳癌再発	乳癌皮膚転移	乳房外パジェット病
	乳房下外側部乳癌	乳房下内側部乳癌	乳房脂肪肉腫
	乳房上外側部乳癌	乳房上内側部乳癌	乳房中央部乳癌
	乳房肉腫	尿管癌	尿管口部膀胱癌
	尿道傍腺の悪性腫瘍	尿膜管癌	粘液性のう胞腺癌
	脳幹悪性腫瘍	脳幹神経膠腫	脳幹部星細胞腫
	脳室悪性腫瘍	脳神経悪性腫瘍	脳胚細胞腫瘍
は	バーネット症候群	肺芽腫	肺カルチノイド
	肺癌	肺癌肉腫	肺癌による閉塞性肺炎
	胚細胞腫	肺腺癌	肺腺扁平上皮癌
	肺腺様のう胞癌	肺大細胞癌	肺大細胞神経内分泌癌

肺肉腫	肺粘表皮癌	肺扁平上皮癌
肺胞上皮癌	肺未分化癌	肺門部小細胞癌
肺門部腺癌	肺門部大細胞癌	肺門部肺癌
肺門部非小細胞癌	肺門部扁平上皮癌	馬尾上衣腫
バレット食道癌	鼻咽腔癌	鼻腔癌
脾脂肪肉腫	非小細胞肺癌	鼻前庭癌
鼻中隔癌	脾の悪性腫瘍	皮膚悪性腫瘍
皮膚悪性線維性組織球腫	皮膚癌	皮膚脂肪肉腫
皮膚線維肉腫	皮膚白血病	皮膚付属器癌
非分泌型骨髄腫	びまん性星細胞腫	披裂喉頭蓋ひだ喉頭面癌
副咽頭間隙悪性腫瘍	腹腔内リンパ節の悪性腫瘍	腹腔リンパ節転移
副甲状腺悪性腫瘍	副甲状腺癌	副腎悪性腫瘍
副腎癌	副腎髄質の悪性腫瘍	副腎皮質癌
副腎皮質の悪性腫瘍	副鼻腔癌	腹部悪性腫瘍
腹部食道癌	腹部神経芽腫	腹膜悪性腫瘍
腹膜癌	ぶどう膜悪性黒色腫	噴門癌
平滑筋肉腫	扁桃窩癌	扁桃癌
扁桃肉腫	膀胱円蓋部膀胱癌	膀胱癌
膀胱頚部膀胱癌	膀胱後壁部膀胱癌	膀胱三角部膀胱癌
膀胱前壁部膀胱癌	膀胱側壁部膀胱癌	膀胱肉腫
傍骨性骨肉腫	紡錘形細胞肉腫	胞巣状軟部肉腫
乏突起神経膠腫	末梢神経悪性腫瘍	脈絡膜悪性黒色腫
無機質欠乏症	無機質代謝障害	無症候性骨髄腫
メルケル細胞癌	盲腸カルチノイド	盲腸癌
毛包癌	網膜芽細胞腫	網膜膠腫
毛様細胞性星細胞腫	毛様体悪性腫瘍	ユーイング肉腫
有棘細胞癌	幽門癌	幽門前庭部癌
腰椎転移	卵管癌	卵巣癌
卵巣癌全身転移	卵巣絨毛癌	卵巣胎児性癌
卵巣肉腫	卵巣胚細胞腫瘍	卵巣未分化胚細胞腫
卵巣卵黄のう腫瘍	卵巣類皮のう胞癌	隆起性皮膚線維肉腫
輪状後部癌	リンパ管肉腫	リンパ性白血病骨髄浸潤
肋骨転移		

用法用量

〔ゾメタ点滴静注4mg/5mL〕

効能効果(1)の場合：通常，成人にはゾレドロン酸として4mgを日局生理食塩液又は日局ブドウ糖注射液(5%)100mLに希釈し，15分以上かけて点滴静脈内投与する。なお，再投与が必要な場合には，初回投与による反応を確認するために少なくとも1週間の投与間隔をおくこと。

効能効果(2)の場合：通常，成人にはゾレドロン酸として4mgを日局生理食塩液又は日局ブドウ糖注射液(5%)100mLに希釈し，15分以上かけて3～4週間間隔で点滴静脈内投与する。

〔ゾメタ点滴静注4mg/100mL〕

効能効果(1)の場合：通常，成人には1ボトル(ゾレドロン酸として4mg)を15分以上かけて点滴静脈内投与する。なお，再投与が必要な場合には，初回投与による反応を確認するために少なくとも1週間の投与間隔をおくこと。

効能効果(2)の場合：通常，成人には1ボトル(ゾレドロン酸として4mg)を15分以上かけて3～4週間間隔で点滴静脈内投与する。

用法用量に関連する使用上の注意

(1)軽症(血清補正カルシウム値12mg/dL未満)の高カルシウム血症患者では，補液による治療が効果不十分で症状の改善がみられないなど本剤の投与が必要と判断される場合に投与すること。

(2)悪性腫瘍による高カルシウム血症患者に本剤を再投与する場合，初回投与と同様に4mgを点滴静脈内投与すること。〔日本人で4mgを超えた用量の再投与及び3回以上の投与の使用経験がない。〕

(3)〔ゾメタ点滴静注4mg/5mL〕

腎機能障害患者では，血漿中濃度が増加するので，高カルシウム血症の治療に用いる場合を除き，腎機能の低下に応じて，下表のとおり投与量を調節すること。

	クレアチニンクリアランス(mL/分)			
	＞60	50-60	40-49	30-39
推奨用量	4mg	3.5mg	3.3mg	3.0mg

〔ゾメタ点滴静注4mg/100mL〕

腎機能障害患者では，血漿中濃度が増加するので，高カルシウム血症の治療に用いる場合を除き，腎機能の低下に応じて減量すること。減量にあたっては，下記に示した規定量をボトルから抜き取り新たに同量の日局生理食塩液又は日局ブドウ糖注射液(5%)をボトルに加えて全量を100mLに調製し投与すること。

クレアチニンクリアランス(mL/分)	濃度調整のために抜き取る本剤の量(mL)	濃度調整のために加える日局生理食塩液又は日局ブドウ糖注射液(5%)の量(mL)	調整後の本剤の濃度(mg/100mL)
＞60	調整不要	調整不要	4.0
50～60	12.0	12.0	3.5
40～49	18.0	18.0	3.3
30～39	25.0	25.0	3.0

警告

(1)本剤は点滴静脈内注射のみに用いること。また，投与は必ず15分間以上かけて行うこと。

(2)悪性腫瘍による高カルシウム血症患者に本剤を投与する場合には，高カルシウム血症による脱水症状を是正するため，輸液過量負荷による心機能への影響を留意しつつ十分な補液治療を行った上で投与すること。

禁忌

(1)本剤の成分又は他のビスホスホン酸塩に対し，過敏症の既往歴のある患者

(2)妊婦又は妊娠している可能性のある婦人

ゾレドロン酸点滴静注4mg/5mL「F」：富士製薬　4mg5mL1瓶[18105円/瓶]，ゾレドロン酸点滴静注4mg/5mL「NK」：高田　4mg5mL1瓶[18105円/瓶]，ゾレドロン酸点滴静注4mg/5mL「SN」：シオノ　4mg5mL1瓶[18105円/瓶]，ゾレドロン酸点滴静注4mg/5mL「サンド」：サンド　4mg5mL1瓶[18105円/瓶]，ゾレドロン酸点滴静注4mg/5mL「テバ」：テバ製薬　4mg5mL1瓶[18105円/瓶]，ゾレドロン酸点滴静注4mg/5mL「日医工」：イセイ　4mg5mL1瓶[18105円/瓶]，ゾレドロン酸点滴静注4mg/5mL「ニプロ」：ニプロ　4mg5mL1瓶[18105円/瓶]，ゾレドロン酸点滴静注4mg/5mL「ヤクルト」：バイオテックベイ　4mg5mL1瓶[18105円/瓶]，ゾレドロン酸点滴静注4mg/100mLバッグ「NK」：高田　4mg100mL1袋[18105円/袋]，ゾレドロン酸点滴静注4mg/100mLバッグ「サノフィ」：アイロム　4mg100mL1袋[18105円/袋]，ゾレドロン酸点滴静注4mg/100mLバッグ「テバ」：テバ製薬　4mg100mL1袋[18105円/袋]，ゾレドロン酸点滴静注4mg/100mLバッグ「トーワ」：東和　4mg100mL1袋[18105円/袋]，ゾレドロン酸点滴静注4mg/100mLバッグ「ニプロ」：ニプロ　4mg100mL1袋[18105円/袋]，ゾレドロン酸点滴静注4mg/100mLバッグ「ヤクルト」：バイオテックベイ　4mg100mL1袋[18105円/袋]，ゾレドロン酸点滴静注液4mg/5mL「アクタビス」：アクタビス　4mg5mL1瓶[18105円/瓶]，ゾレドロン酸点滴静注液4mg/5mL「サワイ」：沢井　4mg5mL1瓶[18105円/瓶]，ゾレドロン酸点滴静注液4mg/5mL「ファイザー」：マイラン製薬　4mg5mL1瓶[18105円/瓶]，ゾレドロン酸点滴静注液4mg/100mLバッグ「サワイ」：沢井　4mg100mL1袋[18105円/袋]，ゾレドロン酸点滴静注液4mg/100mLバッグ「日医工」：日医工　4mg100mL1袋[18105円/袋]，ゾレドロン酸点滴静注液4mg/100mLバッグ「ファイザー」：マイラン製薬　4mg100mL1袋[18105円/袋]

ゾラデックス1.8mgデポ
規格：1.8mg1筒(ゴセレリンとして)[34314円/筒]
ゴセレリン酢酸塩　アストラゼネカ　249

【効能効果】
子宮内膜症

【対応標準病名】

◎	子宮内膜症		
○	外性子宮内膜症	骨盤子宮内膜症	子宮腺筋症
	腸の子宮内膜症	チョコレートのう胞	卵管子宮内膜症
	卵巣子宮内膜症	卵巣子宮内膜症のう胞	

用法用量　通常，成人には本剤1筒(ゴセレリンとして1.8mg含有)を前腹部に4週(28日)ごとに1回皮下投与する。なお，初回投与は必ず月経中に行うこと。

用法用量に関連する使用上の注意
(1)治療に際しては妊娠していないことを確認し，初回投与は必ず月経中に行うこと。また，治療期間中はホルモン剤以外の避妊法で避妊させること。
(2)本剤の6ヵ月投与により，エストロゲン低下作用による骨塩量の低下がみられている。本剤は6ヵ月を超える使用経験及び治療再開に伴う再投与の使用経験がないため，本剤の長期投与又は再投与を行う場合は，本剤投与の有益性が骨塩量の低下の危険性を上回ると主治医が判断した場合に限ること。また，その際には骨塩量の検査を行い慎重に投与すること。

禁忌
(1)診断のつかない異常性器出血の患者
(2)妊婦又は妊娠している可能性のある婦人
(3)授乳中の婦人
(4)本剤の成分又はLH-RH作動薬に対して過敏症の既往歴のある患者

ゾラデックス3.6mgデポ
規格：3.6mg1筒(ゴセレリンとして)[38888円/筒]
ゾラデックスLA10.8mgデポ
規格：10.8mg1筒(ゴセレリンとして)[68203円/筒]
ゴセレリン酢酸塩　アストラゼネカ　249

【効能効果】
前立腺癌
閉経前乳癌

【対応標準病名】

◎	前立腺癌	乳癌	
○	悪性葉状腫瘍	炎症性乳癌	去勢抵抗性前立腺癌
	限局性前立腺癌	術後乳癌	進行性前立腺癌
	進行乳癌	前立腺横紋筋肉腫	前立腺癌骨転移
	前立腺癌再発	前立腺小細胞癌	前立腺神経内分泌癌
	前立腺肉腫	乳癌・HER2過剰発現	乳癌骨転移
	乳癌再発	乳癌皮膚転移	乳腺腋窩尾部乳癌
	乳頭部乳癌	乳房下外側部乳癌	乳房下内側部乳癌
	乳房境界部乳癌	乳房脂肪肉腫	乳房上外側部乳癌
	乳房上内側部乳癌	乳房中央部乳癌	乳房肉腫
	乳房パジェット病	乳輪部乳癌	

効能効果に関連する使用上の注意　[閉経前乳癌の場合]：本剤の使用開始にあたっては，原則としてホルモン受容体の発現の有無を確認し，ホルモン受容体が陰性と判断された場合には本剤を使用しないこと。

用法用量
〔3.6mgデポ〕：通常，成人には本剤1筒(ゴセレリンとして3.6mg含有)を前腹部に4週(28日)ごとに1回皮下投与する。
〔LA10.8mgデポ〕：通常，成人には本剤1筒(ゴセレリンとして10.8mg含有)を前腹部に12～13週ごとに1回皮下投与する。

禁忌
(1)妊婦又は妊娠している可能性のある婦人
(2)授乳中の婦人
(3)本剤の成分又はLH-RH作動薬に対し過敏症の既往歴のある患者

ソリターT1号輸液
規格：200mL1瓶[143円/瓶]，500mL1瓶[171円/瓶]
ブドウ糖　塩化ナトリウム　乳酸ナトリウム　エイワイ　331

【効能効果】
脱水症及び病態不明時の水分・電解質の初期補給
手術前後の水分・電解質の補給

【対応標準病名】

◎	脱水症		
○	血液量減少	高張性脱水症	混合性脱水
	細胞外液欠乏症	水分欠乏症	体液量減少症
	低張性脱水症		

用法用量　通常成人，1回500～1000mLを点滴静注する。投与速度は通常成人1時間あたり300～500mL，小児の場合，1時間あたり50～100mLとする。
なお，年齢，症状，体重により適宜増減する。

禁忌　乳酸血症の患者

YDソリターT1号輸液：陽進堂　－[－]，ソルデム1輸液：テルモ　500mL1袋[135円/袋]，200mL1袋[131円/袋]，リプラス1号輸液：扶桑薬品　200mL1瓶[131円/瓶]，500mL1瓶[135円/瓶]，500mL1袋[135円/袋]，1L1瓶[248円/瓶]，200mL1袋[131円/袋]

ソリターT2号輸液
規格：200mL1瓶[161円/瓶]，500mL1瓶[178円/瓶]
ブドウ糖　リン酸水素ナトリウム水和物　リン酸二水素ナトリウム二水和物　塩化カリウム　塩化ナトリウム　乳酸ナトリウム　エイワイ　331

【効能効果】
脱水症及び手術前後の水分・電解質の補給・補正

【対応標準病名】

◎	脱水症		
○	血液量減少	高張性脱水症	混合性脱水
	細胞外液欠乏症	水分欠乏症	体液量減少症
	低張性脱水症		

用法用量　通常成人，1回500～1000mLを点滴静注する。投与速度は通常成人1時間あたり300～500mL，小児の場合，1時間あたり50～100mLとする。
なお，年齢，症状，体重により適宜増減する。

禁忌
(1)乳酸血症の患者
(2)高カリウム血症，乏尿，アジソン病，重症熱傷，高窒素血症の患者
(3)高リン血症，低カルシウム血症，副甲状腺機能低下症の患者

ソリターT3号G輸液
規格：200mL1瓶[149円/瓶]，500mL1瓶[156円/瓶]
ソリターT3号輸液
規格：200mL1瓶[142円/瓶]，500mL1瓶[157円/瓶]
ブドウ糖　塩化カリウム　塩化ナトリウム　乳酸ナトリウム　エイワイ　331

【効能効果】
〔ソリターT3号G輸液〕：経口摂取不能又は不十分な場合の水分・電解質の補給・維持，エネルギーの補給
〔ソリターT3号輸液〕：経口摂取不能又は不十分な場合の水分・電解質の補給・維持

【対応標準病名】
該当病名なし

用法用量

〔ソリター T3号G輸液〕：通常成人，1回500～1000mLを点滴静注する。投与速度は，通常成人ブドウ糖として1時間あたり0.5g/kg体重以下とする。なお，年齢，症状，体重により適宜増減する。

〔ソリター T3号輸液〕：通常成人，1回500～1000mLを点滴静注する。投与速度は通常成人1時間あたり300～500mL，小児の場合，1時間あたり50～100mLとする。なお，年齢，症状，体重により適宜増減する。

禁忌

(1)乳酸血症の患者

(2)高カリウム血症，乏尿，アジソン病，重症熱傷，高窒素血症のある患者

YDソリターT3号G輸液：陽進堂　－[－]，YDソリターT3号輸液：陽進堂　－[－]，ソルデム3AG輸液：テルモ　200mL1袋[127円/袋]，ソルデム3A輸液：テルモ　500mL1袋[125円/袋]，200mL1袋[125円/袋]，1L1袋[166円/袋]，ハルトマン－G3号輸液：アイロム　500mL1瓶[125円/瓶]，200mL1袋[125円/袋]，ヒシナルク3号輸液：ニプロ　500mL1袋[125円/袋]，200mL1袋[125円/袋]，ユエキンキープ輸液：光　500mL1袋[125円/袋]，200mL1袋[125円/袋]

ソリタックス－H輸液

規格：500mL1瓶[233円/瓶]

グリセロリン酸カリウム　ブドウ糖　塩化カリウム　塩化カルシウム水和物　塩化ナトリウム　塩化マグネシウム　乳酸ナトリウム　エイワイ　331

【効能効果】

経口摂取不能又は不十分な場合の水分・電解質の補給・維持，エネルギーの補給

【対応標準病名】

該当病名なし

用法用量　通常，成人1回500～1,000mLを点滴静注する。投与速度は，通常成人1時間あたり4mL/kg体重(ブドウ糖として0.5g/kg体重)以下とする。

なお，年齢，症状，体重に応じて適宜増減する。

用法用量に関連する使用上の注意

(1)ナトリウム50mEq/L，クロール48mEq/Lを配合しているので，食塩制限を必要とする患者に投与する場合には投与量に注意すること。

(2)本剤のみによる十分なエネルギー補給は行えないので，本剤のみで長期間にわたり使用しないこと。

禁忌

(1)乳酸血症の患者

(2)高カリウム血症，乏尿，アジソン病，重症熱傷，高窒素血症のある患者

(3)高リン血症，副甲状腺機能低下症の患者

(4)高カルシウム血症，高マグネシウム血症，甲状腺機能低下症の患者

ソリリス点滴静注300mg

規格：300mg30mL1瓶[593721円/瓶]

エクリズマブ(遺伝子組換え)　アレクシオン　639

【効能効果】

発作性夜間ヘモグロビン尿症における溶血抑制
非典型溶血性尿毒症症候群における血栓性微小血管障害の抑制

【対応標準病名】

◎	血栓性微小血管症	非典型溶血性尿毒症症候群	発作性夜間ヘモグロビン尿症
○	血栓性血小板減少性紫斑病	溶血性尿毒症症候群	
△	発作性寒冷ヘモグロビン尿症		

効能効果に関連する使用上の注意

共通：本剤は補体C5の開裂を阻害し，終末補体複合体C5b-9の生成を抑制すると考えられるため，髄膜炎菌をはじめとする莢膜形成細菌による感染症を発症しやすくなる可能性があることから，本剤の有効性及び安全性を十分に理解した上で，本剤投与の是非を慎重に検討し，適切な対象患者に対し投与を開始すること。また，特に小児への本剤投与に際しては，肺炎球菌，インフルエンザ菌b型に対するワクチンの接種状況を確認し，未接種の場合にはそれぞれのワクチンの接種を検討すること。

発作性夜間ヘモグロビン尿症における溶血抑制

(1)フローサイトメトリー法等により検査を行い，発作性夜間ヘモグロビン尿症と確定診断された患者に投与を開始すること。

(2)本剤を投与開始する際には，溶血のため赤血球輸血が必要と考えられ，今後も輸血の継続が見込まれる患者を対象とすること。

(3)本剤による血栓塞栓症の抑制効果，腎機能改善効果及び延命効果は確認されていない。

(4)本剤の急性溶血発作に対する改善効果は確認されていない。

(5)本剤投与によりPNH赤血球クローンが増加するため，本剤を中止した場合に重篤な血管内溶血が認められるおそれがあることから，本剤の有効性及び安全性を十分に理解した上で，本剤投与の是非を慎重に検討し，適切な対象患者に対し投与を開始すること。

非典型溶血性尿毒症症候群における血栓性微小血管障害の抑制：本剤の適用にあたっては，日本小児科学会及び日本腎臓学会の診断基準等を参考に，非典型溶血性尿毒症症候群と診断された患者を対象とすること。

用法用量

発作性夜間ヘモグロビン尿症における溶血抑制：通常，成人には，エクリズマブ(遺伝子組換え)として，1回600mgから投与を開始する。初回投与後，週1回の間隔で初回投与を含め合計4回点滴静注し，その1週間後(初回投与から4週間後)から1回900mgを2週に1回の間隔で点滴静注する。

非典型溶血性尿毒症症候群における血栓性微小血管障害の抑制

通常，エクリズマブ(遺伝子組換え)として，下記の用法用量で点滴静注する。

年齢又は体重	導入期	維持期
18歳以上	1回900mgを週1回で計4回	初回投与4週間後から1回1200mgを2週に1回
18歳未満		
40kg以上	1回900mgを週1回で計4回	初回投与4週間後から1回1200mgを2週に1回
30kg以上40kg未満	1回600mgを週1回で計2回	初回投与2週間後から1回900mgを2週に1回
20kg以上30kg未満	1回600mgを週1回で計2回	初回投与2週間後から1回600mgを2週に1回
10kg以上20kg未満	1回600mgを週1回で計1回	初回投与1週間後から1回300mgを2週に1回
5kg以上10kg未満	1回300mgを週1回で計1回	初回投与1週間後から1回300mgを3週に1回

用法用量に関連する使用上の注意

共通

(1)本剤を投与する際には，日局生理食塩液，日局ブドウ糖注射液(5%)又は日局リンゲル液を用いて5mg/mLに希釈すること。

(2)本剤は独立した点滴ラインより，希釈した液を18歳以上では25～45分，18歳未満では1～4時間かけて点滴静注するが，患者の年齢，体重に応じて適宜調整すること。

発作性夜間ヘモグロビン尿症における溶血抑制

(1)本剤の血中濃度の低下により急性の溶血発作の発現が懸念さ

れるため，投与間隔を遵守すること。

(2)本剤投与開始2週までに血清中乳酸脱水素酵素(LDH)活性の低下が認められない場合には，本剤の投与継続の要否を検討すること。

非典型溶血性尿毒症症候群における血栓性微小血管障害の抑制

(1)血漿交換により本剤の一部が除去されること，新鮮凍結血漿内には補体C5が含まれることから，本剤投与中に血漿交換又は新鮮凍結血漿輸注を施行する必要がある場合は，血漿交換の施行後又は新鮮凍結血漿輸注の施行前に，下表を参考に本剤の補充投与を考慮すること。なお，下表はシミュレーション結果に基づき設定されたものであることから，補充投与後は患者の状態を慎重に観察すること。

	直近の本剤投与量	本剤の補充用量	補充投与の時期
血漿交換	300mg	1回につき300mg	施行後60分以内
	600mg以上	1回につき600mg	
新鮮凍結血漿輸注	300mg以上	1回につき300mg	施行60分前

(2)本剤の血中濃度の低下により，血栓性微小血管障害の増悪が懸念されるため，投与間隔を遵守すること。

警告

(1)本剤の投与により，髄膜炎菌感染症を発症することがあり，海外では死亡例も認められている。本剤の投与に際しては，髄膜炎菌感染症の初期徴候(発熱，頭痛，項部硬直等)に注意して観察を十分に行い，髄膜炎菌感染症が疑われた場合には，直ちに診察し，抗菌剤の投与等の適切な処置を行うこと。なお，髄膜炎菌感染症は致命的な経過をたどることがあるので，緊急時に十分に措置できる医療施設及び医師のもとで，あるいは髄膜炎菌感染症の診断及び治療が可能な医療施設との連携下で投与すること。また，髄膜炎菌感染症のリスクについて患者に説明し，当該感染症の初期徴候を確実に理解させ，髄膜炎菌感染症に関連する副作用が発現した場合には，主治医に連絡するよう患者に注意を与えること。

(2)本剤は，発作性夜間ヘモグロビン尿症，あるいは非典型溶血性尿毒症症候群に十分な知識を持つ医師のもとで，治療上の有益性が危険性を上まわると判断される場合にのみ投与すること。また，本剤投与開始に先立ち，本剤は疾病を完治させる薬剤ではないことを含め，本剤の有効性及び危険性を患者又はその家族に十分説明し，同意を得てから投与すること。

禁忌

(1)髄膜炎菌感染症に罹患している患者

(2)本剤の成分に対し過敏症の既往歴のある患者

ソルコセリル注2mL　規格：2mL1管[129円/管]
ソルコセリル注4mL　規格：4mL1管[205円/管]

ソルコセリル　東菱薬品　232,419

【効能効果】

(1)下記に伴う随伴症状：頭部外傷後遺症，脳梗塞・脳出血(慢性期脳血管障害を除く)

(2)下記疾患における自覚症状及び他覚所見の改善：胃潰瘍，十二指腸潰瘍

(3)ビュルガー病

(4)皮膚潰瘍

(5)アフタ性口内炎

【対応標準病名】

◎	アフタ性口内炎	胃潰瘍	胃十二指腸潰瘍
	十二指腸潰瘍	頭部外傷後遺症	脳梗塞
	脳出血	バージャー病	皮膚潰瘍
	閉塞性血栓血管炎		
○	1型糖尿病性潰瘍	2型糖尿病性潰瘍	NSAID胃潰瘍
	NSAID十二指腸潰瘍	アテローム血栓性脳梗塞	アレルギー性口内炎
	胃潰瘍瘢痕	胃十二指腸潰瘍瘢痕	胃穿孔
	ウイルス性口内炎	腋窩難治性皮膚潰瘍	腋窩皮膚潰瘍
	延髄梗塞	外傷性頚部症候群	潰瘍性口内炎
	カタル性口内炎	感染性口内炎	乾燥性口内炎
	奇異性脳塞栓症	義歯性口内炎	偽膜性口内炎
	急性胃潰瘍	急性胃潰瘍穿孔	急性胃粘膜病変
	急性十二指腸潰瘍	急性出血性胃潰瘍	急性出血性十二指腸潰瘍
	橋梗塞	橋出血	胸部難治性皮膚潰瘍
	胸部皮膚潰瘍	虚血性脳卒中	クッシング潰瘍
	頚部難治性皮膚潰瘍	頚部皮膚潰瘍	高血圧性脳内出血
	口唇アフタ	口内炎	硬膜下血腫術後後遺症
	孤立性アフタ	再発性アフタ	再発性胃潰瘍
	再発性十二指腸潰瘍	再発性脳梗塞	残胃潰瘍
	指尖難治性皮膚潰瘍	指尖皮膚潰瘍	十二指腸潰瘍瘢痕
	十二指腸球後部潰瘍	十二指腸穿孔	手指難治性皮膚潰瘍
	手指皮膚潰瘍	出血性胃潰瘍	出血性口内炎
	出血性十二指腸潰瘍	出血性脳梗塞	術後胃潰瘍
	術後胃十二指腸潰瘍	術後十二指腸潰瘍	手部難治性皮膚潰瘍
	手部皮膚潰瘍	小脳梗塞	静脈血栓性脳梗塞
	静脈性脳梗塞	心因性胃潰瘍	心原性脳塞栓症
	水疱性口内炎	ステロイド潰瘍	ステロイド潰瘍穿孔
	ストレス潰瘍	ストレス性胃潰瘍	ストレス性十二指腸潰瘍
	接触性口内炎	穿孔性胃潰瘍	穿孔性十二指腸潰瘍
	全身性閉塞性血栓血管炎	穿通枝梗塞	穿通性胃潰瘍
	穿通性十二指腸潰瘍	前腕難治性皮膚潰瘍	前腕皮膚潰瘍
	大アフタ	多発胃潰瘍	多発性口内炎
	多発性十二指腸潰瘍	多発性出血性胃潰瘍	多発性脳梗塞
	地図状口内炎	デュラフォイ潰瘍	殿部難治性皮膚潰瘍
	殿部皮膚潰瘍	頭蓋内損傷後遺症	頭開放創後遺症
	糖尿病性潰瘍	頭部血管損傷後遺症	頭部挫傷後遺症
	頭部打撲後遺症	特発性脳内出血	難治性胃潰瘍
	難治性十二指腸潰瘍	難治性皮膚潰瘍	熱帯性潰瘍
	脳外主幹動脈血栓症脳梗塞	脳外主幹動脈塞栓症脳梗塞	脳外主幹動脈閉塞脳梗塞
	脳外傷後遺症	脳幹梗塞	脳血管閉塞性脳梗塞
	脳挫傷後遺症	脳室内出血	脳神経損傷後遺症
	脳底動脈先端症候群	脳動静脈奇形破裂による脳出血	脳動脈解離による脳梗塞
	脳軟化症	背部難治性皮膚潰瘍	背部皮膚潰瘍
	皮質枝梗塞	皮膚びらん	腹部難治性皮膚潰瘍
	腹部皮膚潰瘍	腹壁瘢痕部潰瘍	分水界梗塞
	ベドナーアフタ	放射線性口内炎	慢性胃潰瘍
	慢性胃潰瘍活動期	慢性十二指腸潰瘍	慢性十二指腸潰瘍活動期
	無症候性脳梗塞	薬剤性胃潰瘍	ラクナ梗塞
△	アテローム血栓性脳梗塞・急性期	アテローム血栓性脳梗塞・慢性期	胃びらん
	壊疽性口内炎	延髄梗塞・急性期	延髄梗塞・慢性期
	延髄出血	外傷性てんかん	外傷早期てんかん
	下肢血行障害	下肢末梢循環障害	間欠性跛行
	カンジダ性口角びらん	カンジダ性口内炎	顔面骨骨折後遺症
	急性十二指腸潰瘍穿孔	急性出血性胃潰瘍穿孔	急性出血性十二指腸潰瘍穿孔
	橋梗塞・急性期	橋梗塞・慢性期	血管運動性肢端感覚異常症
	血腫脳室内穿破	血栓性小脳梗塞	血栓性脳梗塞
	口腔感染症	口腔褥瘡性潰瘍	後大脳動脈狭窄
	後大脳動脈血栓症	後大脳動脈症候群	後大脳動脈塞栓症
	後大脳動脈閉塞症	後頭蓋窩血腫	鼓膜外傷後遺症
	鎖骨下動脈閉塞症	四肢末梢循環障害	視床出血
	矢状静脈洞血栓症	肢端紅痛症	趾端循環障害
	肢端チアノーゼ	肢端知覚異常	十二指腸びらん
	出血性胃潰瘍穿孔	出血性十二指腸潰瘍穿孔	小窩性卒中

小脳出血	小脳卒中症候群	小脳動脈狭窄
小脳動脈血栓症	小脳動脈塞栓症	小脳動脈閉塞
神経性胃炎	心原性小脳梗塞	水疱性口内炎ウイルス病
セスタンーシュネ症候群	前大脳動脈狭窄	前大脳動脈血栓症
前大脳動脈症候群	前大脳動脈塞栓症	前大脳動脈閉塞症
増殖性化膿性口内炎	塞栓性小脳梗塞	塞栓性小脳梗塞・急性期
塞栓性小脳梗塞・慢性期	塞栓性脳梗塞	塞栓性脳梗塞・急性期
塞栓性脳梗塞・慢性期	多発限局性脳内出血	多発性小脳梗塞
多発性ラクナ梗塞	遅発性てんかん	中大脳動脈狭窄症
中大脳動脈血栓症	中大脳動脈症候群	中大脳動脈塞栓症
中大脳動脈閉塞症	椎骨動脈狭窄症	椎骨動脈血栓症
椎骨動脈塞栓症	椎骨動脈閉塞症	椎骨脳底動脈狭窄症
頭蓋骨骨折後遺症	動脈硬化性間欠性跛行	動脈攣縮
内頚動脈狭窄症	内頚動脈血栓症	内頚動脈塞栓症
内頚動脈閉塞症	ニコチン性口内炎	脳幹梗塞・急性期
脳幹梗塞・慢性期	脳幹部出血	脳血管攣縮による脳梗塞
脳梗塞・急性期	脳梗塞・慢性期	脳梗塞後遺症
脳出血後遺症	脳静脈血栓症	脳静脈洞血栓症
脳底動脈狭窄症	脳底動脈血栓症	脳底動脈循環不全
脳底動脈先端塞栓症	脳底動脈塞栓症	脳底動脈閉塞症
脳動脈狭窄症	脳動脈閉塞症	脳皮質下出血
被殻出血	鼻骨陳旧性骨折	皮質静脈血栓症
皮質脳内出血	尾状核出血	ブルートウ症候群
ヘルペスウイルス性咽頭炎	ヘルペスウイルス性歯肉口内炎	末梢循環障害
末梢性血管攣縮	末梢動脈疾患	無症候性多発性脳梗塞
無症候性ラクナ梗塞	むちうち損傷	淋菌性口内炎
レイノー現象	レイノー症候群	レイノー病
ワレンベルグ症候群		

用法用量　通常，成人1日2～4mLを筋肉内又は静脈内注射する。
なお，年齢，症状により適宜増減する。

禁忌
(1)本剤に対し，過敏症の既往歴のある患者
(2)薬物過敏症又はその既往歴のある患者

ソル・コーテフ静注用250mg
規格：250mg1瓶(溶解液付)[925円/瓶]

ソル・コーテフ静注用500mg
規格：500mg1瓶(溶解液付)[1337円/瓶]

ソル・コーテフ静注用1000mg
規格：1g1瓶(溶解液付)[2930円/瓶]

ヒドロコルチゾンコハク酸エステルナトリウム　ファイザー　245

【効能効果】

急性循環不全(出血性ショック，外傷性ショック)及びショック様状態における救急

【対応標準病名】

◎	外傷性出血性ショック	外傷性ショック	急性循環不全
	出血性ショック	ショック	
○	一次性ショック	一過性ショック	エンドトキシン性ショック
	急性ショック	循環血液量減少性ショック	心原性ショック
	脊髄性ショック	デンタルショック	疼痛性ショック
	二次性ショック	熱傷ショック	末梢循環不全

※　**公知申請通知**
・気管支喘息(平成26年11月28日公知申請通知)(ソル・コーテフ静注用250mg，ソル・コーテフ静注用500mg)
・気管支喘息(平成26年11月28日公知申請通知)(ソル・コーテフ静注用250mg，ソル・コーテフ静注用500mg)

適応外使用可
・原則として，「ヒドロコルチゾンコハク酸エステルナトリウム」を「循環系ショック状態」に対し処方した場合，当該使用事例を審査上認める。
・原則として，「ヒドロコルチゾンコハク酸エステルナトリウム」を「循環系ショック状態」に対し処方した場合，当該使用事例を審査上認める。
・原則として，「ヒドロコルチゾンコハク酸エステルナトリウム」を「循環系ショック状態」に対し処方した場合，当該使用事例を審査上認める。

用法用量　通常，ヒドロコルチゾンとして1回250～1000mgを緩徐に静注又は点滴静注する。なお，症状が改善しない場合には，適宜追加投与する。

禁忌
(1)次の患者には投与しないこと
本剤の成分に対し過敏症の既往歴のある患者
(2)次の薬剤を投与しないこと
生ワクチン又は弱毒生ワクチン

原則禁忌
(1)有効な抗菌剤の存在しない感染症，全身の真菌症の患者
(2)急性心筋梗塞を起こした患者

併用禁忌

薬剤名等	臨床症状・措置方法	機序・危険因子
生ワクチン又は弱毒生ワクチン(乾燥BCGワクチン等)	ワクチン株の異常増殖又は毒性の復帰があらわれるおそれがある。	免疫抑制が生じる量の副腎皮質ホルモン剤の投与を受けている患者

サクシゾン静注用500mg：大正薬品　500mg1瓶(溶解液付)[1221円/瓶]，サクシゾン静注用1000mg：大正薬品　1g1瓶(溶解液付)[2375円/瓶]

ソル・コーテフ注射用100mg
規格：100mg1瓶(溶解液付)[336円/瓶]
ヒドロコルチゾンコハク酸エステルナトリウム　ファイザー　245

【効能効果】

[ ]内数字は投与法を示す
注Ⅰ参照のこと
＊印★印　注Ⅱ参照のこと
(1)内科・小児科領域
①内分泌疾患：急性副腎皮質機能不全(副腎クリーゼ)〔[1][2][3]〕，甲状腺中毒症〔甲状腺(中毒性)クリーゼ〕〔[1][2]＊[3]〕，慢性副腎皮質機能不全(原発性，続発性，下垂体性，医原性)〔[3]〕，ACTH単独欠損症〔＊[3]〕
②膠原病：リウマチ熱(リウマチ性心炎を含む)，エリテマトーデス(全身性及び慢性円板状)〔＊[1]＊[2][3]〕
③アレルギー性疾患：気管支喘息〔[1][2][10]〕，喘息発作重積状態，アナフィラキシーショック〔[1][2]〕，喘息性気管支炎(小児喘息性気管支炎を含む)〔＊[3][10]〕，薬剤その他の化学的物質によるアレルギー・中毒(薬疹，中毒疹を含む)〔＊[1]＊[2]＊[3]〕，蕁麻疹(慢性例を除く)(重症例に限る)〔＊[2]＊[3]〕
④神経疾患：脳脊髄炎(脳炎，脊髄炎を含む)(但し，一次性脳炎の場合は頭蓋内圧亢進症状がみられ，かつ他剤で効果が不十分なときに短期間用いること)，重症筋無力症，多発性硬化症(視束脊髄炎を含む)〔[1][2]＊[3]〕，末梢神経炎(ギランバレー症候群を含む)〔＊[1]＊[2]＊[3]〕，小舞踏病，顔面神経麻痺，脊髄蜘網膜炎〔＊[3]〕，脊髄浮腫〔[1][6]〕
⑤消化器疾患：限局性腸炎，潰瘍性大腸炎〔＊[1]＊[2]＊[3][8]〕
⑥呼吸器疾患：びまん性間質性肺炎(肺線維症)(放射線肺臓炎を含む)〔＊[1]＊[2][10]〕

⑦重症感染症：重症感染症（化学療法と併用する）〔[1][2]＊[3]〕
⑧新陳代謝疾患：特発性低血糖症〔[1][2]＊[3]〕
⑨その他の内科的疾患：重症消耗性疾患の全身状態の改善（癌末期，スプルーを含む）〔＊[1]＊[2]＊[3]〕，悪性リンパ腫（リンパ肉腫症，細網肉腫症，ホジキン病，皮膚細網症，菌状息肉症）及び類似疾患（近縁疾患），好酸性肉芽腫〔[1][2]＊[3]〕，乳癌の再発転移〔＊[3]〕

⑵外科領域：副腎摘除〔[1][2][3]〕，臓器・組織移植，副腎皮質機能不全患者に対する外科的侵襲〔＊[3]〕，侵襲後肺水腫〔[1][10]〕，外科的ショック及び外科的ショック様状態，脳浮腫，輸血による副作用，気管支痙攣（術中）〔[1]〕，手術後の腹膜癒着防止〔[7]〕，蛇毒・昆虫毒（重症の虫さされを含む）〔＊[3]〕

⑶整形外科領域：関節リウマチ，若年性関節リウマチ（スチル病を含む）〔[3][4]〕，リウマチ性多発筋痛〔[3]〕，強直性脊椎炎（リウマチ性脊椎炎）〔[3]〕，強直性脊椎炎（リウマチ性脊椎炎）に伴う四肢関節炎〔[4]〕

⑷泌尿器科領域：前立腺癌（他の療法が無効の場合），陰茎硬結〔＊[3]〕

⑸眼科領域：眼科領域の術後炎症〔＊[1]＊[3][9]〕

⑹皮膚科領域：湿疹・皮膚炎群（急性湿疹，亜急性湿疹，慢性湿疹，接触皮膚炎，貨幣状湿疹，自家感作性皮膚炎，アトピー皮膚炎，乳・幼・小児湿疹，ビダール苔癬，その他の神経皮膚炎，脂漏性皮膚炎，進行性指掌角皮症，その他の手指の皮膚炎，陰部あるいは肛門湿疹，耳介及び外耳道の湿疹・皮膚炎，鼻前庭及び鼻翼周辺の湿疹・皮膚炎等）（但し，重症例以外は極力投与しないこと）〔★＊[3]〕，乾癬及び類症〔尋常性乾癬（重症例），関節症性乾癬，乾癬性紅皮症，膿疱性乾癬，稽留性肢端皮膚炎，疱疹状膿痂疹，ライター症候群〕〔★＊[2]★＊[3]〕，紅斑症（★多形滲出性紅斑，結節性紅斑）（但し，多形滲出性紅斑の場合は重症例に限る）〔＊[3]〕，ウェーバークリスチャン病，粘膜皮膚眼症候群〔開口部びらん性外皮症，スチブンス・ジョンソン病，皮膚口内炎，フックス症候群，ベーチェット病（眼症状のない場合），リップシュッツ急性陰門潰瘍〕，天疱瘡群（尋常性天疱瘡，落葉状天疱瘡，Senear-Usher 症候群，増殖性天疱瘡），デューリング疱疹状皮膚炎（類天疱瘡，妊娠性疱疹を含む）〔＊[2]＊[3]〕，帯状疱疹（重症例に限る）〔＊[3]〕，潰瘍性慢性膿皮症〔＊[3]〕，紅皮症（ヘブラ紅色粃糠疹を含む）〔★＊[2]★＊[3]〕

⑺耳鼻咽喉科領域：メニエル病及びメニエル症候群，急性感音性難聴〔[1][2][3]〕，喉頭炎・喉頭浮腫〔[1][2][3][10][12]〕，食道の炎症（腐蝕性食道炎，直達鏡使用後）及び食道拡張術後〔[1][2][3][10][13]〕，アレルギー性鼻炎，花粉症（枯草熱）〔[3][10][11]〕，嗅覚障害〔＊[1]＊[2]＊[3][10][11]〕，難治性口内炎及び舌炎（局所療法で治癒しないもの）〔[5]〕

⑻口腔外科領域：口腔外科領域手術後の後療法〔[1][2][3]〕

注Ⅰ
投与法
[1]静脈内注射
[2]点滴静脈内注射
[3]筋肉内注射
[4]関節腔内注射
[5]軟組織内注射
[6]硬膜外注射
[7]腹腔内注入
[8]注腸
[9]結膜下注射
[10]ネブライザー
[11]鼻腔内注入
[12]喉頭・気管注入
[13]食道注入

注Ⅱ
＊印ー下記の場合のみ用いること
⑴静脈内注射及び点滴静脈内注射：経口投与不能時，緊急時及び筋肉内注射不適な場合にのみ用いること
⑵筋肉内注射：経口投与不能な場合にのみ用いること
★印ー外用剤を用いても効果が不十分な場合あるいは十分な効果を期待し得ないと推定される場合のみ用いること

【対応標準病名】

◎	ACTH 単独欠損症	悪性組織球症	悪性リンパ腫
	アトピー性皮膚炎	アナフィラキシーショック	アレルギー性鼻炎
	医原性副腎皮質機能低下症	医薬品中毒	陰のう湿疹
	ウェーバ・クリスチャン病	会陰部肛囲湿疹	円板状エリテマトーデス
	外陰潰瘍	外耳炎	外耳湿疹
	潰瘍性大腸炎	潰瘍性慢性膿皮症	花粉症
	貨幣状湿疹	感音難聴	関節炎
	関節リウマチ	乾癬	乾癬性関節炎
	乾癬性紅皮症	顔面神経麻痺	気管支痙攣
	気管支喘息	気管支喘息重積発作	嗅覚障害
	急性湿疹	強直性脊椎炎	拒絶反応
	ギラン・バレー症候群	菌状息肉症	クローン病
	形成性陰茎硬化症	稽留性肢端皮膚炎	結節性紅斑
	好酸球性肉芽腫	甲状腺クリーゼ	甲状腺中毒症
	喉頭炎	喉頭浮腫	紅斑症
	紅斑性天疱瘡	紅皮症	肛門湿疹
	昆虫毒	細網肉腫	耳介部皮膚炎
	自家感作性皮膚炎	視神経脊髄炎	刺虫症
	湿疹	若年性関節リウマチ	重症感染症
	重症筋無力症	ジューリング病	手指湿疹
	小児湿疹	小児喘息性気管支炎	小舞踏病
	食道炎	ショック	脂漏性皮膚炎
	進行性指掌角皮症	尋常性乾癬	尋常性天疱瘡
	じんま疹	スチル病	スティーブンス・ジョンソン症候群
	スプルー	脊髄炎	脊髄浮腫
	脊髄膜炎	脊椎炎	舌炎
	接触皮膚炎	全身性エリテマトーデス	喘息性気管支炎
	前立腺癌	増殖性天疱瘡	続発性副腎皮質機能低下症
	帯状疱疹	多形滲出性紅斑	多発性硬化症
	中毒疹	低血糖	転移性腫瘍
	天疱瘡	難治性口内炎	乳癌再発
	乳児皮膚炎	妊娠性疱疹	脳炎
	脳脊髄炎	脳浮腫	膿疱性乾癬
	肺水腫	肺線維症	鼻前庭部湿疹
	ビダール苔癬	皮膚炎	びまん性間質性肺炎
	副腎クリーゼ	副腎皮質機能低下症	腹膜癒着
	腐食性食道炎	ベーチェット病	ヘビ毒
	ヘブラ粃糠疹	放射線肺炎	疱疹状膿痂疹
	ホジキンリンパ腫	末期癌	末梢神経炎
	慢性湿疹	メニエール症候群	メニエール病
	毛孔性紅色粃糠疹	薬疹	薬物過敏症
	薬物中毒症	ライター症候群	落葉状天疱瘡
	リウマチ性心炎	リウマチ性心臓炎	リウマチ性多発筋痛
	リウマチ熱	リンパ芽球性リンパ腫	類天疱瘡
○	ALK 陰性未分化大細胞リンパ腫	ALK 陽性大細胞型 B 細胞性リンパ腫	ALK 陽性未分化大細胞リンパ腫
	BCR − ABL1 陽性 B リンパ芽球性リンパ腫	B 細胞リンパ腫	B リンパ芽球性リンパ腫
	E2A − PBX1 陽性 B リンパ芽球性リンパ腫	GVHD・骨髄移植後	GVHD・臍帯血移植後

GVHD・末梢血幹細胞移植後	HHV8多中心性キャッスルマン病随伴大細胞型B細胞性リンパ腫	IL3－IGH陽性Bリンパ芽球性リンパ腫
LE型薬疹	LE蝶形皮疹	LE皮疹
MALTリンパ腫	MLL再構成型Bリンパ芽球性リンパ腫	SLE眼底
TEL－AML1陽性Bリンパ芽球性リンパ腫	T細胞組織球豊富型大細胞型B細胞性リンパ腫	Tゾーンリンパ腫
あ Tリンパ芽球性リンパ腫	亜急性壊死性ミエロパチー	亜急性関節炎
亜急性皮膚エリテマトーデス	悪液質アフタ	悪性外耳炎
悪性組織球症性関節症	足湿疹	アスピリンじんま疹
アスピリン喘息	アスピリン不耐症	圧迫性脊髄炎
アトピー性紅皮症	アトピー性湿疹	アトピー性神経皮膚炎
アトピー性喘息	アナフィラキシー	アフタ性口内炎
アルカリ性食道炎	アルコール性多発ニューロパチー	アレルギー性外耳道炎
アレルギー性気管支炎	アレルギー性口内炎	アレルギー性じんま疹
アレルギー性接触皮膚炎	アレルギー性鼻咽頭炎	アレルギー性鼻結膜炎
アレルギー性副鼻腔炎	胃悪性リンパ腫	異汗性湿疹
胃クローン病	胃十二指腸クローン病	移植拒絶における腎尿細管間質性障害
移植歯不全	移植片拒絶	移植片対宿主病
異所性中毒性甲状腺腫	イソギンチャク毒	一次性ショック
一過性甲状腺機能亢進症	一過性ショック	一過性脊髄虚血
一側性感音難聴	一側性混合性難聴	イネ科花粉症
胃癒着	陰唇潰瘍	インスリン自己免疫症候群
陰部潰瘍	陰部間擦疹	インフルエンザ菌喉頭炎
インフルエンザ菌性喉頭気管炎	ウイルス性口内炎	海ヘビ毒
運動誘発性喘息	腋窩湿疹	壊死性外耳炎
壊死性食道炎	壊疽性口内炎	壊疽性帯状疱疹
壊疽性膿皮症	エリテマトーデス	炎症後肺線維症
炎症性多発性関節障害	炎症性乳癌	遠心性環状紅斑
遠心性丘疹性紅斑	円板状乾癬	横隔膜癒着
横断性脊髄症	温熱じんま疹	温熱性紅斑
か 外因性喘息	外陰部帯状疱疹	外陰部皮膚炎
外陰ベーチェット病	外耳道真珠腫	外耳道痛
外耳道肉芽腫	外耳道膿瘍	外耳道閉塞性角化症
外耳道蜂巣炎	外耳部虫刺傷	海水浴皮膚炎
回腸クローン病	潰瘍性口内炎	潰瘍性大腸炎・左側大腸炎型
潰瘍性大腸炎・全大腸炎型	潰瘍性大腸炎・直腸S状結腸炎型	潰瘍性大腸炎・直腸炎型
潰瘍性大腸炎合併妊娠	潰瘍性大腸炎再燃	潰瘍性大腸炎性若年性関節炎
化学性急性外耳炎	化学性食道炎	化学性皮膚炎
蝸牛型メニエール病	蝸牛神経性難聴	角膜移植拒絶反応
角膜帯状疱疹	下垂体性TSH分泌亢進症	下垂体性甲状腺機能亢進症
カタル性口内炎	カタル性舌炎	活動期潰瘍性大腸炎
化膿性喉頭炎	化膿性脊髄炎	化膿性脳髄膜炎
化膿性皮膚疾患	カモガヤ花粉症	肝移植拒絶反応
肝移植不全	眼窩悪性リンパ腫	緩解期潰瘍性大腸炎
眼筋型重症筋無力症	眼瞼帯状疱疹	眼瞼虫刺傷
間擦疹	間質性肺炎	眼周囲部虫刺傷
環状紅斑	癌性悪液質	眼性類天疱瘡
関節型若年性特発性関節炎	関節症	関節リウマチ・顎関節
関節リウマチ・肩関節	関節リウマチ・胸椎	関節リウマチ・頚椎
関節リウマチ・股関節	関節リウマチ・指関節	関節リウマチ・趾関節
関節リウマチ・膝関節	関節リウマチ・手関節	関節リウマチ・脊椎
関節リウマチ・足関節	関節リウマチ・肘関節	関節リウマチ・腰椎
関節リウマチ性間質性肺炎	感染型気管支喘息	感染後脳炎
感染後脳脊髄炎	感染性外耳炎	乾癬性関節炎・肩関節

乾癬性関節炎・股関節	乾癬性関節炎・指関節	乾癬性関節炎・膝関節
乾癬性関節炎・手関節	乾癬性関節炎・仙腸関節	乾癬性関節炎・足関節
乾癬性関節炎・肘関節	感染性喉頭気管炎	感染性口内炎
感染性食道炎	乾癬性脊椎炎	乾燥性口内炎
肝脾T細胞リンパ腫	眼部帯状疱疹	眼部虫刺傷
汗疱	汗疱性湿疹	顔面急性皮膚炎
顔面昆虫螫	顔面神経不全麻痺	顔面尋常性乾癬
顔面帯状疱疹	顔面多発虫刺傷	顔面播種状粟粒性狼瘡
寒冷じんま疹	機械性じんま疹	気管支喘息合併妊娠
気管支喘息発作	気管内挿管不成功	義歯性潰瘍
義歯性口内炎	偽性甲状腺機能亢進症	偽性髄膜炎
季節性アレルギー性鼻炎	偽膜性喉頭炎	偽膜性口内炎
木村病	嗅覚異常	嗅覚過敏
嗅覚減弱	嗅覚脱失	丘疹紅皮症
丘疹状紅斑	丘疹状湿疹	丘疹状じんま疹
急性移植片対宿主病	急性壊疽性喉頭炎	急性外耳炎
急性潰瘍性喉頭炎	急性潰瘍性大腸炎	急性化膿性外耳炎
急性間質性肺炎	急性関節炎	急性拒絶反応
急性激症型潰瘍性大腸炎	急性光線性外耳炎	急性喉頭炎
急性喉頭気管炎	急性散在性脳脊髄炎	急性湿疹性外耳炎
急性循環不全	急性上行性脊髄炎	急性小脳性失調症
急性ショック	急性声帯炎	急性声門下喉頭炎
急性脊髄炎	急性接触性外耳炎	急性多発性硬化症
急性低音障害型感音難聴	急性乳児湿疹	急性脳症
急性肺水腫	急性反応性外耳炎	急性汎発性膿疱性乾癬
急性浮腫性喉頭炎	急性薬物中毒	急性薬物誘発性間質性肺障害
急性リウマチ熱	急性リウマチ熱性輪状紅斑	嗅粘膜性嗅覚障害
嗅盲	胸腺腫合併重症筋無力症	胸腺摘出後重症筋無力症
強直性脊椎炎性呼吸器障害	強直脊椎炎性虹彩毛様体炎	胸部昆虫螫
胸部帯状疱疹	局面状乾癬	去勢抵抗性前立腺癌
亀裂性湿疹	筋無力症	空腸クローン病
躯幹帯状疱疹	屈曲部乾癬	屈曲部湿疹
クモ毒	くも膜炎	クラゲ毒
グレーブス病	クローン病性若年性関節炎	形質芽球性リンパ腫
軽症潰瘍性大腸炎	頚部悪性リンパ腫	頚部虫刺症
頚部皮膚炎	稽留性肢端皮膚炎汎発型	劇症型潰瘍性大腸炎
劇症帯状疱疹	血管運動性鼻炎	血管性脊髄症
血管内大細胞型B細胞性リンパ腫	血管ベーチェット病	血管免疫芽球性T細胞リンパ腫
血清反応陰性関節リウマチ	結節硬化型古典的ホジキンリンパ腫	結節性紅斑性関節障害
結節性痒疹	結節性リンパ球優位型ホジキンリンパ腫	結腸悪性リンパ腫
限局性円板状エリテマトーデス	限局性外耳道炎	限局性神経皮膚炎
限局性前立腺癌	原発性甲状腺機能亢進症	原発性滲出性リンパ腫
原発性ヘルペスウイルス性口内炎	高2倍体性Bリンパ芽球性リンパ腫	肛囲間擦疹
高インスリン血症	甲殻動物毒	硬化性脊髄炎
硬化性舌炎	口腔感染症	口腔褥瘡性潰瘍
口腔帯状疱疹	口腔ベーチェット病	口腔ヘルペス
好酸球性食道炎	甲状腺悪性リンパ腫	甲状腺眼症
甲状腺機能亢進症	甲状腺機能正常型グレーブス病	甲状腺中毒症性関節障害
甲状腺中毒症性筋無力症候群	甲状腺中毒症性心筋症	甲状腺中毒性眼球突出症
甲状腺中毒性昏睡	甲状腺中毒性四肢麻痺	甲状腺中毒性周期性四肢麻痺
甲状腺中毒性心不全	甲状腺中毒性ミオパチー	口唇アフタ
口唇虫刺傷	後脊髄動脈症候群	交代性舞踏病
高地肺水腫	後天性魚鱗癬	後天性表皮水疱症

喉頭狭窄症	喉頭周囲炎	後頭部帯状疱疹
喉頭閉塞	口内炎	紅斑性間擦疹
紅斑性湿疹	紅皮症型薬疹	硬膜炎
後迷路性難聴	肛門クローン病	高齢者EBV陽性びまん性大細胞型B細胞性リンパ腫
呼吸細気管支炎関連性間質性肺疾患	呼吸性嗅覚障害	骨悪性リンパ腫
骨移植拒絶反応	骨移植不全	骨髄移植拒絶反応
骨盤腹膜癒着	固定薬疹	古典的ホジキンリンパ腫
孤立性アフタ	コリン性じんま疹	混合型喘息
混合細胞型古典的ホジキンリンパ腫	混合性嗅覚障害	混合性難聴
昆虫刺傷	再植歯不全	再燃緩解型潰瘍性大腸炎
再発性アフタ	再発性ヘルペスウイルス性口内炎	再膨張性肺水腫
錯嗅	サソリ毒	三叉神経帯状疱疹
しいたけ皮膚炎	耳介周囲湿疹	耳介虫刺傷
耳介蜂巣炎	色素性痒疹	自己免疫性じんま疹
四肢乾癬	四肢小児湿疹	四肢尋常性乾癬
四肢虫刺症	四肢毛孔性紅色粃糠疹	指状嵌入細胞肉腫
視神経髄膜炎	持続性色素異常性紅斑	刺虫アレルギー
湿疹続発性紅皮症	紫斑型薬疹	尺側偏位
若年型重症筋無力症	若年性関節炎	若年性強直性脊椎炎
若年性多発性関節炎	若年性特発性関節炎	若年性ヘルペス状皮膚炎
縦隔悪性リンパ腫	縦隔原発大細胞型B細胞性リンパ腫	周期性再発性じんま疹
重症潰瘍性大腸炎	重症多形滲出性紅斑・急性期	十二指腸悪性リンパ腫
十二指腸クローン病	手掌紅斑	出血性外耳炎
出血性口内炎	出血性ショック	出血性じんま疹
術後食道炎	術後乳癌	種痘様水疱症様リンパ腫
主婦湿疹	腫瘍随伴性天疱瘡	循環血液量減少性ショック
消化性食道炎	少関節型若年性関節炎	掌蹠角化症
掌蹠膿疱症	小腸悪性リンパ腫	小腸クローン病
小腸大腸クローン病	小児EBV陽性T細胞リンパ増殖性疾患	小児アトピー性湿疹
小児外陰腟炎	小児乾燥型湿疹	小児全身性EBV陽性T細胞リンパ増殖性疾患
小児喘息	小児特発性低血糖症	小児汎発性膿疱性乾癬
小リンパ球性リンパ腫	初回発作型潰瘍性大腸炎	職業性皮膚炎
職業喘息	食物依存性運動誘発アナフィラキシー	食物性皮膚炎
脂漏性乾癬	脂漏性乳児皮膚炎	腎移植急性拒絶反応
腎移植拒絶反応	腎移植不全	腎移植慢性拒絶反応
人為的甲状腺中毒症	心因性喘息	真菌性髄膜炎
神経性難聴	神経ベーチェット病	人工肛門部皮膚炎
人工じんま疹	進行性前立腺癌	進行性難聴
深在性エリテマトーデス	滲出性紅斑型中毒疹	新生児皮脂漏
新生児皮膚炎	心臓悪性リンパ腫	心臓移植拒絶反応
心臓移植不全	振動性じんま疹	心肺移植拒絶反応
心肺移植不全	膵移植拒絶反応	膵移植不全
水痘・帯状疱疹ウイルス感染母体より出生した児	水痘脳炎	水疱性口内炎
水疱性多形紅斑	水疱性類天疱瘡	髄膜炎
髄膜脊髄炎	髄膜脳炎	スギ花粉症
ステロイド依存性潰瘍性大腸炎	ステロイド依存性クローン病	ステロイド依存性喘息
ステロイド離脱症候群	スモン	制癌剤皮膚炎
成人アトピー性皮膚炎	精巣悪性リンパ腫	声門下浮腫
声門上浮腫	声門浮腫	赤色湿疹
脊髄梗塞	脊髄硬膜外出血	脊髄硬膜下出血
脊髄出血	脊髄髄膜炎	脊髄性間欠性跛行
脊髄多発性硬化症	脊髄動脈症候群	咳喘息

脊柱管内出血	脊椎周囲炎	脊椎麻酔後頭痛
赤痢後関節障害	セザリー症候群	節外性NK/T細胞リンパ腫・鼻型
舌潰瘍	接触じんま疹	接触性口内炎
節足動物毒	舌乳頭炎	舌膿瘍
舌びらん	セリアック病	遷延性無呼吸
前額部虫刺傷	前額部虫刺症	全身型若年性特発性関節炎
全身型重症筋無力症	全身湿疹	全身性エリテマトーデス性呼吸器障害
全身性エリテマトーデス性心膜炎	全身性エリテマトーデス性脳動脈炎	全身性エリテマトーデス性ミオパチー
全身性エリテマトーデス脊髄炎	全身性エリテマトーデス脳炎	全身性エリテマトーデス脳脊髄炎
全身性転移性癌	全身の尋常性乾癬	全身毛孔性紅色粃糠疹
全身薬疹	前脊髄動脈症候群	前庭型メニエール病
先天性筋無緊張症	前立腺癌再発	前立腺神経内分泌癌
前立腺肉腫	造影剤ショック	増殖性化膿性口内炎
増殖性関節炎	続発性脳炎	続発性舞踏病
大アフタ	体幹虫刺症	帯状疱疹後ケロイド形成
帯状疱疹後三叉神経痛	帯状疱疹後膝神経節炎	帯状疱疹後神経痛
帯状疱疹後多発性ニューロパチー	帯状疱疹神経炎	帯状疱疹性角結膜炎
帯状疱疹性強膜炎	帯状疱疹性結膜炎	帯状疱疹性虹彩炎
帯状疱疹性虹彩毛様体炎	苔癬	大腸悪性リンパ腫
大腸クローン病	大網癒着	多形紅斑
多形紅斑性関節障害	多形慢性痒疹	多巣性運動ニューロパチー
多中心性細網組織球症	多発性関節炎	多発性乾癬性関節炎
多発性癌転移	多発性口内炎	多発性神経炎
多発性神経障害	多発性神経脊髄炎	多発性脊髄神経根炎
多発性リウマチ性関節炎	多発ニューロパチー	単純性顔面粃糠疹
単純苔癬	地図状口内炎	腟潰瘍
腟部びらん	チャドクガ皮膚炎	中耳炎性顔面神経麻痺
虫刺性皮膚炎	虫垂クローン病	虫垂切除後大網癒着
虫垂切除後腸癒着症	中枢神経系原発びまん性大細胞型B細胞性リンパ腫	中枢神経ループス
中枢性顔面神経麻痺	中枢性嗅覚障害	中枢性難聴
中等症潰瘍性大腸炎	中毒性甲状腺腫	中毒性紅斑
中毒性多結節性甲状腺腫	中毒性単結節性甲状腺腫	中毒性ニューロパチー
中毒性表皮壊死症	腸移植拒絶反応	腸移植不全
腸管症関連T細胞リンパ腫	腸管ベーチェット病	腸間膜癒着
直腸悪性リンパ腫	直腸クローン病	直腸癒着
陳旧性顔面神経麻痺	通常型間質性肺炎	通年性アレルギー性鼻炎
痛風性関節炎	手足症候群	低2倍体性Bリンパ芽球性リンパ腫
低血糖性脳症	低血糖発作	滴状乾癬
手湿疹	転移性黒色腫	転移性扁平上皮癌
点状乾癬	頭蓋内圧亢進症	冬期湿疹
頭部湿疹	頭部脂漏	頭部尋常性乾癬
頭部虫刺傷	頭部粃糠疹	島ベータ細胞過形成症
トカゲ毒	特発性間質性肺炎	特発性器質化肺炎
特発性頚椎硬膜外血腫	特発性じんま疹	特発性肺線維症
特発性末梢性顔面神経麻痺	突発性嗅覚障害	内因性湿疹
内リンパ水腫	難治性喘息	軟膜炎
二次性甲状腺機能亢進症	二次性ショック	乳痂
乳癌	乳癌・HER2過剰発現	乳癌骨転移
乳癌皮膚転移	乳児喘息	乳腺腋窩尾部乳癌
乳房下外側部乳癌	乳房下内側部乳癌	乳房境界部乳癌
乳房脂肪肉腫	乳房上外側部乳癌	乳房上内側部乳癌
乳房中央部乳癌	乳房肉腫	乳房パジェット病
乳房皮膚炎	乳輪部乳癌	妊娠湿疹
妊婦性皮膚炎	熱帯性スプルー	脳悪性リンパ腫

	脳幹多発性硬化症	膿胸関連リンパ腫	脳室炎
は	バーキットリンパ腫	肺移植拒絶反応	肺移植不全
	肺好酸球性肉芽腫症	梅毒性髄膜炎	破壊性関節炎
	白色粃糠疹	剥離性間質性肺炎	剥離性食道炎
	剥離性皮膚炎	バセドウ病	バセドウ病眼症
	バセドウ病術後再発	鼻背部湿疹	馬尾性間欠性跛行
	ハブ咬傷	バリズム	瘢痕性類天疱瘡
	ハンド・シューラー・クリスチャン病	ハント症候群	汎発性帯状疱疹
	汎発性膿疱性乾癬	反復性多発性神経炎	脾B細胞性リンパ腫/白血病・分類不能型
	脾悪性リンパ腫	非アトピー性喘息	皮下脂肪織炎様T細胞リンパ腫
	非感染性急性外耳炎	粃糠疹	皮質聾
	非心原性肺水腫	非水疱性多形紅斑	ヒスチオサイトーシスX
	非特異性間質性肺炎	非特異性関節炎	ヒトデ毒
	ヒノキ花粉症	脾びまん性赤脾髄小B細胞性リンパ腫	皮膚移植拒絶反応
	皮膚移植不全	皮膚エリテマトーデス	皮膚原発性CD30陽性T細胞リンパ増殖性疾患
	皮膚原発性γδT細胞リンパ腫	皮膚原発性未分化大細胞リンパ腫	皮膚原発びまん性大細胞型B細胞リンパ腫・下肢型
	鼻部虫刺傷	皮膚描記性じんま疹	脾辺縁帯リンパ腫
	非ホジキンリンパ腫	びまん性外耳炎	びまん性乾癬
	びまん性神経皮膚炎	びまん性大細胞型・バーキット中間型分類不能B細胞性リンパ腫	びまん性大細胞型・ホジキン中間型分類不能B細胞性リンパ腫
	びまん性大細胞型B細胞性リンパ腫	びまん性中毒性甲状腺腫	びまん性肺胞傷害
	表在性舌炎	ビリグラフィンショック	ピリン疹
	フォア・アラジュアニン症候群	副腎萎縮	副腎皮質機能低下に伴う貧血
	腹部虫刺傷	不全型ハント症候群	不全型ベーチェット病
	ブタクサ花粉症	舞踏病	舞踏病様運動
	ブラジル天疱瘡	プランマー病	ヘアリー細胞白血病亜型
	閉塞性髄膜炎	ベドナーアフタ	ベニエ痒疹
	ペニシリンアレルギー	ペニシリンショック	ヘビ咬傷
	ヘブラ痒疹	ヘルペス口内炎	扁桃悪性リンパ腫
	扁平湿疹	扁平苔癬	蜂刺症
	放射線胸膜炎	放射線食道炎	放射線性口内炎
	放射線性肺線維症	放射線脊髄症	胞状異角化症
	疱疹状天疱瘡	発作性運動誘発舞踏アテトーシス	発作性ジストニア性舞踏アテトーシス
ま	本態性頭蓋内圧亢進症	麻疹様紅斑	麻酔後低体温
	麻酔ショック	麻酔性悪性高熱症	末梢循環不全
	末梢神経障害	末梢神経性嗅覚障害	末梢性T細胞リンパ腫
	末梢性T細胞リンパ腫・詳細不明	末梢性顔面神経麻痺	慢性移植片対宿主病
	慢性炎症関連びまん性大細胞型B細胞性リンパ腫	慢性炎症性脱髄性多発神経炎	慢性外耳炎
	慢性関節炎	慢性拒絶反応	慢性持続型潰瘍性大腸炎
	慢性じんま疹	慢性髄膜炎	慢性脊髄炎
	慢性舌炎	慢性乳児湿疹	慢性脳炎
	慢性表在性舌炎	慢性薬物誘発性間質性肺障害	慢性リウマチ性冠状動脈炎
	マントル細胞リンパ腫	ミノール病	未分化大細胞リンパ腫
	耳帯状疱疹	ミラーフィッシャー症候群	ムカデ咬創
	無嗅覚症	無症候性多発性硬化症	ムチランス変形
	ムンプス髄膜炎	迷路性難聴	迷路性めまい
	メラー舌炎	毛虫皮膚炎	盲腸部癒着
や	夜間性喘息	夜間低血糖症	薬剤性過敏症症候群
	薬剤性間質性肺炎	薬剤誘発性天疱瘡	薬剤誘発性ループス
	薬物性口唇炎	薬物性ショック	薬物性じんま疹

	薬物性接触性皮膚炎	薬物誘発性多発ニューロパチー	薬物誘発性舞踏病
	癒着性くも膜炎	痒疹	腰椎炎
	腰殿部帯状疱疹	腰腹帯状疱疹	腰部尋常性乾癬
	腰麻ショック	ヨード過敏症	ヨードショック
ら	予防接種後脳炎	予防接種後脳脊髄炎	ライエル症候群
	ライエル症候群型薬疹	落屑性湿疹	ランゲルハンス細胞組織球症
	卵巣癌全身転移	リウマチ性滑液包炎	リウマチ性環状紅斑
	リウマチ性心筋炎	リウマチ性心疾患	リウマチ性心臓弁膜症
	リウマチ性心不全	リウマチ性心弁膜炎	リウマチ性皮下結節
	リウマチ様関節炎	リウマトイド脊椎炎	リガ・フェーデ病
	リブマン・サックス心内膜炎	良性移動性舌炎	良性頭蓋内圧亢進症
	良性粘膜類天疱瘡	両側性感音難聴	両側性高音障害急墜型感音難聴
	両側性高音障害漸傾型感音難聴	両側性混合性難聴	緑膿菌性外耳炎
	鱗状湿疹	リンパ球減少型古典的ホジキンリンパ腫	リンパ球性間質性肺炎
	リンパ球豊富型古典的ホジキンリンパ腫	リンパ形質細胞性リンパ腫	類苔癬
	ループス胸膜炎	ループス腎炎	ループス腸炎
	ループス肺臓炎	ループス膀胱炎	レッテラー・ジーベ病
	連鎖球菌性喉頭炎	連鎖球菌性喉頭気管炎	連鎖球菌性膿痂疹
	レンネルトリンパ腫	老人性舞踏病	濾胞樹状細胞腫瘍
	濾胞性乾癬	濾胞性リンパ腫	
△	4型尿細管性アシドーシス	DIP関節炎	FSH単独欠損症
	IP関節炎	LH単独欠損症	MP関節炎
	PIP関節炎	RS3PE症候群	TSH単独欠損症
あ	悪性奇形腫	悪性腫瘍	悪性腫瘍合併性皮膚筋炎
	悪性腫瘍に伴う貧血	悪性葉状腫瘍	アジソン病
	アルコール性神経筋障害	アレルギー性関節炎	アレルギー性皮膚炎
	イートン・ランバート症候群	異汗症	医原性低血糖症
	異所性GHRH産生腫瘍	陰茎疾患	インスリン異常症
	インスリン低血糖	インスリン分泌異常症	壊死性潰瘍性歯周炎
か	壊死性潰瘍性歯肉炎	壊疽性歯肉炎	外陰部びらん
	回転性めまい	開腹術後愁訴	下垂体機能低下症
	下垂体機能低下に伴う貧血	下垂体腫瘤	下垂体障害
	下垂体性男子性腺機能低下症	下垂体性不妊症	下垂体性卵巣機能低下
	下垂体卒中	下垂体膿瘍	家族性寒冷自己炎症症候群
	肩関節炎	カルチノイド	カルマン症候群
	癌	癌関連網膜症	カンジダ性口角びらん
	カンジダ性口内炎	癌性ニューロパチー	癌性ニューロミオパチー
	癌性貧血	癌性ミエロパチー	感染性角膜炎
	感染性皮膚炎	気管気管支虚脱	気管気管支ジスキネジア
	気管支うっ血	気管支潰瘍	気管支狭窄症
	気管支軟化症	気管支漏	偽膜性アンギナ
	嗅覚味覚障害	急性偽膜性カンジダ症	胸鎖関節炎
	胸椎炎	胸椎化膿性脊椎炎	胸椎化膿性椎間板炎
	頬粘膜白板症	胸膜播種	胸腰椎化膿性椎間板炎
	胸肋関節炎	距踵関節炎	頚胸椎化膿性椎間板炎
	痙性めまい	頚椎炎	頚椎化膿性脊椎炎
	頚椎化膿性椎間板炎	ゲオトリクム性口内炎	ケトン性低血糖症
	肩鎖関節炎	原発不明癌	口腔紅板症
	口腔白板症	硬口蓋白板症	溝状舌
	口底白板症	後発性関節炎	紅板症
	股関節炎	ゴナドトロピン単独欠損症	ゴナドトロピン分泌異常
さ	細菌疹	細菌性結膜炎	シーハン症候群
	趾関節炎	子宮癌術後後遺症	自己免疫性副腎炎
	視床下部機能障害	耳性めまい	膝関節炎

湿疹様発疹	歯肉白板症	脂肪性器ジストロフィー
周期性 ACTH・ADH 放出症候群	重症熱性血小板減少症候群	手関節炎
手指関節炎	術後腸管癒着	術後腰痛
腫瘍随伴症候群	上皮腫	食道カンジダ症
食道膿瘍	ショパール関節炎	神経炎
神経障害性脊椎障害	進行乳癌	膵内分泌障害
水疱症	水疱性口内炎ウイルス病	睡眠薬副作用
ステロイド皮膚炎	ステロイド誘発性皮膚症	成人スチル病
成長ホルモン単独欠損症	成長ホルモン分泌不全	成長ホルモン分泌不全性低身長症
脊索腫	舌下腺膿瘍	舌切除後遺症
舌白板症	仙腸関節炎	前庭障害
前庭神経炎	前庭性運動失調症	先天性難聴
先天性聾	前立腺横紋筋肉腫	前立腺小細胞癌
早発アドレナルキ	足関節炎	続発性下垂体機能低下症
体位性めまい	胎児性癌	代謝性脳症
多発性神経筋炎	単関節炎	単純性関節炎
男性骨盤癒着	恥骨結合炎	肘関節炎
中枢性尿崩症	中毒性神経筋障害	腸管癒着
低アルドステロン症	低ゴナドトロピン性性腺機能低下症	低酸素性脳症
低レニン性低アルドステロン症	デンタルショック	頭位眼振
島細胞過形成症	特発性アルドステロン症	特発性下垂体機能低下症
特発性喉頭肉芽腫	トルコ鞍空洞症	内胚葉洞腫瘍
軟口蓋白板症	肉芽腫性下垂体炎	ニコチン性口蓋白色角化症
ニコチン性口内炎	二次性尿崩症	乳癌術後後遺症
乳頭部乳癌	尿崩症	脳手術後遺症
脳腫瘍摘出術後遺症	脳症	胚細胞腫
肺胞蛋白症	肺胞微石症	白質脳症
白色水腫	汎下垂体機能低下症	反応性関節障害
被のう性腹膜硬化症	腹腔内遊離体	複合下垂体ホルモン欠損症
副腎梗塞	副腎出血	副腎石灰化症
副腎皮質ホルモン剤副作用	副鼻腔炎術後症	平衡異常
ヘルペスウイルス性咽頭炎	ヘルペスウイルス性歯肉口内炎	本態性音声振戦症
末梢性めまい症	末梢前庭障害	マムシ咬傷
慢性感染性貧血	慢性細菌性前立腺炎	慢性薬物中毒
慢性リウマチ性縦隔心膜炎	慢性リウマチ性心筋心膜炎	慢性リウマチ性心膜炎
めまい症候群	免疫芽球性リンパ節症	薬物誘発性下垂体機能低下症
腰仙部化膿性椎間板炎	腰椎化膿性椎間板炎	予防接種後関節障害
予防接種後感染症	予防接種後敗血症	ラトケのう胞
卵黄のう腫瘍	リウマチ性癒着性心膜炎	リスフラン関節炎
良性発作性頭位めまい症	良性発作性めまい	淋菌性口内炎
リンパ球性下垂体炎	リンパ腫	レルモワイエ症候群
ローラン症候群		

用法用量

各用法における，通常成人の用量(ヒドロコルチゾンとして)は下記のとおりである。なお，年齢，症状により適宜増減する。

用法 注射・注入部位	1回の用量(mg)	1日投与回数	緊急時1回用量(mg)
[1]静脈内注射	50〜100	1〜4	100〜200
[2]点滴静脈内注射	50〜100	1〜4	100〜200
[3]筋肉内注射	50〜100	1〜4	100〜200
[4]関節腔内注射	5〜25	投与間隔2週以上	—
[5]軟組織内注射	12.5〜25	投与間隔2週以上	—
[6]硬膜外注射	12.5〜50	投与間隔2週以上	—
[7]腹腔内注入	40	—	—
[8]注腸	50〜100	—	—
[9]結膜下注射	20〜50mg/mL 溶液 0.2〜0.5mL	—	—
[10]ネブライザー	10〜15	1〜3	—
[11]鼻腔内注入	10〜15	1〜3	—
[12]喉頭・気管注入	10〜15	1〜3	—
[13]食道注入	25	—	—

禁忌

(1)次の患者又は部位には投与しないこと
①本剤の成分に対し過敏症の既往歴のある患者
②感染症のある関節腔内又は腱周囲
③動揺関節の関節腔内
(2)次の薬剤を投与しないこと：生ワクチン又は弱毒生ワクチン

原則禁忌

(1)有効な抗菌剤の存在しない感染症，全身の真菌症の患者
(2)消化性潰瘍，憩室炎の患者
(3)精神病の患者
(4)結核性疾患の患者
(5)単純疱疹性角膜炎の患者
(6)後嚢白内障の患者
(7)緑内障の患者
(8)高血圧症の患者
(9)電解質異常のある患者
(10)血栓症の患者
(11)最近行った内臓の手術創のある患者
(12)急性心筋梗塞を起こした患者
(13)ウイルス性結膜・角膜疾患，結核性眼疾患，真菌性眼疾患及び急性化膿性眼疾患の患者に対する眼科的投与

併用禁忌

薬剤名等	臨床症状・措置方法	機序・危険因子
生ワクチン又は弱毒生ワクチン(乾燥BCGワクチン等)	ワクチン株の異常増殖又は毒性の復帰があらわれるおそれがある。	免疫抑制が生じる量の副腎皮質ホルモン剤の投与を受けている患者

サクシゾン注射用100mg：大正薬品[307円/瓶]

ソルコート静注液100mg　規格：100mg5mL1瓶[2438円/瓶]
デキサメタゾンリン酸エステルナトリウム　富士製薬　245

【効能効果】

出血性ショック，外傷性ショックにおける救急，または術中・術後のショック

【対応標準病名】

◎	外傷性ショック	出血性ショック	術後ショック
	ショック		
○	一次性ショック	一過性ショック	エンドトキシン性ショック
	外傷後早期合併症	外傷性縦隔気腫	外傷性出血性ショック
	開放性脳損傷髄膜炎	急性循環不全	急性ショック
	術後出血性ショック	術後消化管出血性ショック	循環血液量減少性ショック
	心原性ショック	脊髄性ショック	デンタルショック
	疼痛性ショック	二次性ショック	熱傷ショック
	末梢循環不全		
△	外傷性皮下気腫	胸部皮下気腫	皮下気腫

用法用量　症状，症例により異なるが，1日1回または数回，1回量体重1kgあたりデキサメタゾンとして0.5〜4mgを緩徐に静注する。

禁忌　本剤の成分に対し過敏症の既往歴のある患者

原則禁忌
(1)有効な抗菌剤の存在しない感染症，全身の真菌症の患者
(2)消化性潰瘍の患者
(3)精神病の患者
(4)結核性疾患の患者
(5)単純疱疹性角膜炎の患者
(6)後嚢白内障の患者
(7)緑内障の患者
(8)高血圧症の患者
(9)電解質異常のある患者
(10)血栓症の患者
(11)最近行った内臓の手術創のある患者
(12)急性心筋梗塞を起こした患者
(13)コントロール不良の糖尿病の患者

ソルダクトン静注用100mg　規格：100mg1管[468円/管]
ソルダクトン静注用200mg　規格：200mg1管[795円/管]
カンレノ酸カリウム　ファイザー　213

【効能効果】

経口抗アルドステロン薬の服用困難な下記症状(高アルドステロン症によると考えられる)の改善
原発性アルドステロン症
心性浮腫(うっ血性心不全)，肝性浮腫
開心術及び開腹術時における水分・電解質代謝異常

【対応標準病名】

◎	うっ血性心不全	肝性浮腫	原発性アルドステロン症
	高アルドステロン症	酸塩基平衡異常	心臓性浮腫
	水分欠乏症	電解質平衡異常	
○	右室不全	右心不全	急性心不全
	左室不全	左心不全	心筋不全
	心原性肺水腫	心臓性呼吸困難	心臓喘息
	心不全	続発性アルドステロン症	特発性アルドステロン症
	慢性うっ血性心不全	慢性心不全	両心不全
△	一過性浮腫	下肢浮腫	下腿浮腫
	下半身浮腫	下腹部浮腫	カリウム代謝異常
	顔面浮腫	偽性バーター症候群	ギッテルマン症候群
	血液量過多	血液量減少	限局性浮腫
	高塩素尿症	高クロール血症	高張性脱水症
	高度浮腫	混合型酸塩基平衡障害	混合性脱水
	細胞外液欠乏症	四肢浮腫	上肢浮腫
	上腕浮腫	腎性浮腫	全身性浮腫
	足部浮腫	体液調節不全症	体液貯留
	体液量減少症	脱水症	中毒性浮腫
	低塩基血症	低カリウム血症	低カリウム血症性症候群
	低カリウム血性ミオパチー	低クロール血症	低張性脱水症
	電解質異常	特発性浮腫	内分泌性浮腫
	バーター症候群	浮腫	末梢性浮腫
	麻痺側浮腫	水中毒	
※	適応外使用可 原則として，「カンレノ酸カリウム【注射薬】」を「現行の適応症について小児」に処方した場合，当該使用事例を審査上認める。		

効能効果に関連する使用上の注意　本剤の適用対象は，経口抗アルドステロン薬の服用が困難で，高アルドステロン症によると考えられる症状であり，投与に際しては，特に適応，症状を考慮し，他の治療法によって十分に治療効果が期待できない場合にのみ本剤の投与を考慮すること。

用法用量　カンレノ酸カリウムとして，通常成人1回100〜200mgを1日1〜2回，日局ブドウ糖注射液，生理食塩液または注射用水10〜20mLに溶解してゆっくりと静脈内注射する。なお，症状により適宜増減するが，1日投与量として600mgをこえないこと。また，投与期間は原則として2週間をこえないこと。

用法用量に関連する使用上の注意　本剤は，経口抗アルドステロン薬の服用が可能になった場合及び所期の効果が認められない場合には速やかに投与を中止すること。なお，本剤の投与期間は，原則として2週間までとし，漫然と長期にわたって投与しないよう留意すること。

禁忌
(1)無尿又は腎不全の患者
(2)腎機能の進行性悪化状態の患者
(3)高カリウム血症の患者
(4)エプレレノン又はタクロリムスを投与中の患者
(5)アジソン病の患者
(6)本剤に対し過敏症の既往歴のある患者
(7)てんかん等の痙攣性素因のある患者

併用禁忌

薬剤名等	臨床症状・措置方法	機序・危険因子
エプレレノン(セララ) タクロリムス(プログラフ)	高カリウム血症が発現することがある。	機序：これらの薬剤と本剤の相加・相乗作用による血清カリウム値の上昇。

カンレノ酸カリウム静注用100mg「サワイ」：沢井　100mg1瓶[148円/瓶]，カンレノ酸カリウム静注用200mg「サワイ」：沢井　200mg1瓶[249円/瓶]，ベネクトミン静注用100mg：テバ製薬　100mg1管[134円/管]，ベネクトミン静注用200mg：テバ製薬　200mg1管[214円/管]

ソルデム2輸液　規格：200mL1袋[111円/袋]，500mL1袋[126円/袋]
ブドウ糖　塩化カリウム　塩化ナトリウム　乳酸ナトリウム　テルモ　331

【効能効果】

脱水症及び手術前後の水分・電解質の補給・補正

【対応標準病名】

◎	脱水症		
○	血液量減少	高張性脱水症	混合性脱水
	細胞外液欠乏症	水分欠乏症	体液量減少症
	低張性脱水症		

用法用量　通常成人，1回500〜1000mLを点滴静注する。投与速度は通常成人1時間あたり300〜500mL，小児の場合，1時間あたり50〜100mLとする。なお，年齢，症状，体重により適宜増減する。

禁忌
(1)乳酸血症の患者
(2)高カリウム血症，乏尿，アジソン病，重症熱傷，高窒素血症のある患者

ソル・メドロール静注用40mg
規格：40mg1瓶(溶解液付)[428円/瓶]
ソル・メドロール静注用125mg
規格：125mg1瓶(溶解液付)[1098円/瓶]
メチルプレドニゾロンコハク酸エステルナトリウム　ファイザー　245

【効能効果】

(1)急性循環不全(出血性ショック，感染性ショック)
(2)腎臓移植に伴う免疫反応の抑制
(3)受傷後8時間以内の急性脊髄損傷患者(運動機能障害及び感覚機能障害を有する場合)における神経機能障害の改善
(4)ネフローゼ症候群
(5)多発性硬化症の急性増悪
(6)治療抵抗性の下記リウマチ性疾患：全身性血管炎(顕微鏡的多発血管炎，ヴェゲナ肉芽腫症，結節性多発動脈炎，

Churg-Strauss症候群，大動脈炎症候群等)，全身性エリテマトーデス，多発性筋炎，皮膚筋炎，強皮症，混合性結合組織病，及び難治性リウマチ性疾患
(7)気管支喘息
(8)以下の悪性腫瘍に対する他の抗悪性腫瘍剤との併用療法：再発又は難治性の悪性リンパ腫

【対応標準病名】

◎	悪性リンパ腫	アレルギー性肉芽腫性血管炎	ウェジナー肉芽腫症
	関節リウマチ	気管支喘息	急性循環不全
	強皮症	結節性多発動脈炎	顕微鏡的多発血管炎
	混合性結合組織病	細菌性ショック	出血性ショック
	腎移植拒絶反応	脊髄損傷	全身型ウェジナー肉芽腫症
	全身性エリテマトーデス	大動脈炎症候群	多発性筋炎
	多発性硬化症	ネフローゼ症候群	皮膚筋炎
○	ALK陽性未分化大細胞リンパ腫	ANCA関連血管炎	B細胞リンパ腫
	MALTリンパ腫	RS3PE症候群	SLE眼底
あ	アスピリン喘息	アトピー性喘息	アレルギー性気管支炎
	胃悪性リンパ腫	移植拒絶における腎尿細管間質性障害	移植片拒絶
	移植片対宿主病	一次性ショック	一過性ショック
	ウェーバ・クリスチャン病	ウェジナー肉芽腫症性呼吸器障害	運動誘発性喘息
	壊死性血管炎	炎症性多発性関節障害	エンドトキシン性ショック
か	オーバーラップ症候群	外因性喘息	外傷性ショック
	過敏性血管炎	眼窩悪性リンパ腫	関節リウマチ・顎関節
	関節リウマチ・肩関節	関節リウマチ・胸椎	関節リウマチ・頚椎
	関節リウマチ・股関節	関節リウマチ・指関節	関節リウマチ・趾関節
	関節リウマチ・膝関節	関節リウマチ・手関節	関節リウマチ・脊椎
	関節リウマチ・足関節	関節リウマチ・肘関節	関節リウマチ・腰椎
	肝脾T細胞リンパ腫	顔面播種状粟粒性狼瘡	気管支喘息合併妊娠
	急性移植片対宿主病	急性拒絶反応	急性ショック
	急性多発性硬化症	強皮症腎	強皮症腎クリーゼ
	強皮症性ミオパチー	拒絶反応	グッドパスチャー症候群
	クレスト症候群	頚椎椎間板損傷	頚部悪性リンパ腫
	血管内大細胞型B細胞性リンパ腫	血管免疫芽球性T細胞リンパ腫	血清反応陰性関節リウマチ
	血栓性血小板減少性紫斑病	血栓性微小血管症	結腸悪性リンパ腫
	限局型ウェジナー肉芽腫症	好酸球性筋膜炎	甲状腺悪性リンパ腫
さ	骨悪性リンパ腫	混合型喘息	シートベルト損傷
	肢端硬化症	尺側偏位	若年性多発性動脈炎
	若年性皮膚筋炎	縦隔悪性リンパ腫	十二指腸悪性リンパ腫
	循環血液量減少性ショック	小腸悪性リンパ腫	小児EBV陽性T細胞リンパ増殖性疾患
	小児全身性EBV陽性T細胞リンパ増殖性疾患	小児喘息	小児喘息性気管支炎
	小児ネフローゼ症候群	職業喘息	ショック
	腎移植急性拒絶反応	腎移植不全	腎移植慢性拒絶反応
	心原性ショック	心臓悪性リンパ腫	ステロイド依存性喘息
	ステロイド依存性ネフローゼ症候群	ステロイド抵抗性全身性エリテマトーデス	成人スチル病
	精巣悪性リンパ腫	脊髄横断損傷	脊髄血腫
	脊髄硬膜外血腫	脊髄挫傷	脊髄神経根損傷
	脊髄振盪	脊髄性ショック	脊髄多発性硬化症
	脊髄不全損傷	咳喘息	脊椎損傷
	節外性NK/T細胞リンパ腫・鼻型	全身性エリテマトーデス性呼吸器障害	全身性エリテマトーデス性心膜炎
	全身性エリテマトーデス性脳動脈炎	全身性エリテマトーデス性ミオパチー	全身性エリテマトーデス脊髄炎
	全身性エリテマトーデス脳炎	全身性エリテマトーデス脳脊髄炎	全身性強皮症
	全身性強皮症性呼吸器障害	喘息性気管支炎	先天性血栓性血小板減少性紫斑病
た	先天性ネフローゼ症候群	側頭動脈炎	体幹圧挫損傷
	体幹損傷	大腸悪性リンパ腫	多巣性線維性硬化症
	多発性筋炎性呼吸器障害	多発性血管炎	多発性血管炎重複症候群
	多発性リウマチ性関節炎	チビエルジュ・ワイゼンバッハ症候群	中枢神経ループス
	腸管症関連T細胞リンパ腫	直腸悪性リンパ腫	低補体血症性血管炎
	デンスデポジット病ネフローゼ症候群	デンタルショック	疼痛性ショック
な	難治性喘息	難治性ネフローゼ症候群	二次性ショック
	二次性ネフローゼ症候群	熱傷ショック	脳悪性リンパ腫
は	脳幹多発性硬化症	膿胸関連リンパ腫	敗血症性ショック
	背部損傷	脾B細胞性リンパ腫/白血病・分類不能型	脾悪性リンパ腫
	非アトピー性喘息	微小変化型ネフローゼ症候群	脾びまん性赤脾髄小B細胞性リンパ腫
	皮膚筋炎性呼吸器障害	皮膚結節性多発動脈炎	非ホジキンリンパ腫
	びまん性管内増殖性糸球体腎炎ネフローゼ症候群	びまん性好酸球性筋膜炎	びまん性膜性糸球体腎炎ネフローゼ症候群
	頻回再発型ネフローゼ症候群	封入体筋炎	ヘアリー細胞白血病亜型
ま	扁桃悪性リンパ腫	末梢循環不全	末梢性T細胞リンパ腫
	慢性移植片対宿主病	慢性拒絶反応	マントル細胞リンパ腫
	未分化大細胞リンパ腫	無症候性多発性硬化症	ムチランス変形
や	夜間性喘息	薬剤誘発性過敏性血管炎	薬剤誘発性ループス
ら	リウマチ性滑液包炎	リウマチ性皮下結節	リウマチ様関節炎
	リブマン・サックス心内膜炎	リンパ芽球性リンパ腫	ループス胸膜炎
	ループス腎炎	ループス腸炎	ループス肺臓炎
	ループス膀胱炎	濾胞性リンパ腫	
△	感染型気管支喘息	心肺移植拒絶反応	心肺移植不全
	乳児喘息	背部皮下血腫	免疫芽球性リンパ節症
	リンパ腫		

※ **適応外使用可**

・原則として，「コハク酸メチルプレドニゾロンナトリウム【注射薬】」を「間質性肺炎」，「特発性肺ヘモジデローシス」に対して処方した場合，当該使用事例を審査上認める。
・原則として，「コハク酸メチルプレドニゾロンナトリウム【注射薬】」を「多発ニューロパチー」，「慢性炎症性脱髄性多発神経根ニューロパチー(CIDP)」，「フィッシャー症候群」，「好酸球性肉芽腫」，「チャグストラウス症候群」，「皮膚筋炎・多発性筋炎・封入体筋炎」，「免疫介在性ニューロパチー」，「進行性全身性硬化症(PSS)」，「パルス療法としての使用」，「急性散在性脳脊髄炎(ADEM)」に対して処方した場合，当該使用事例を審査上認める。
・原則として，「メチルプレドニゾロンコハク酸エステルナトリウム【注射薬】」を「脳炎・脳症」，「髄膜炎」，「肥厚性硬膜炎」，「脊髄炎」，「視神経炎」，「重症筋無力症」，「多発性硬化症」，「慢性炎症性脱髄性多発神経炎」，「ギラン・バレー症候群」，「膠原病・免疫性疾患」，「ベーチェット病」，「Bell麻痺」，「トローサ・ハント症候群」に対し処方した場合，当該使用事例を審査上認める。
・原則として「メチルプレドニゾロンコハク酸エステルナトリウム【注射薬】」を「広汎性円形脱毛症(脱毛が急速に進行している，脱毛巣が25%以上の成人症例)」に対し500mg/日もしくは8mg/Kg/日を3日連続で点滴静注した場合，当該使用事例を審査上認める。

効能効果に関連する使用上の注意

(1)ネフローゼ症候群，治療抵抗性のリウマチ性疾患：原則として，経口副腎皮質ホルモン剤(プレドニゾロン等)による適切な治療で十分な効果がみられない場合に使用すること。
(2)気管支喘息：本剤の投与にあたっては，最新のガイドラインを参考に，本剤の投与が適切と判断される患者に使用すること。

用法用量

(1)急性循環不全

出血性ショック：通常，メチルプレドニゾロンとして1回125～2000mgを緩徐に静注又は点滴静注する。症状が改善しない場合には，適宜追加投与する。

感染性ショック：通常，成人にはメチルプレドニゾロンとして1回1000mgを緩徐に静注又は点滴静注する。症状が改善しない場合には，1000mgを追加投与する。なお，年齢，症状により適宜増減する。

(2)腎臓移植に伴う免疫反応の抑制：通常，成人にはメチルプレドニゾロンとして1日40～1000mgを緩徐に静注又は点滴静注する。なお，年齢，症状により適宜増減する。

(3)受傷後8時間以内の急性脊髄損傷患者(運動機能障害及び感覚機能障害を有する場合)における神経機能障害の改善：受傷後8時間以内に，メチルプレドニゾロンとして30mg/kgを15分間かけて点滴静注し，その後45分間休薬し，5.4mg/kg/時間を23時間点滴静注する。

(4)ネフローゼ症候群

①通常，成人にはメチルプレドニゾロンとして1日500～1000mgを緩徐に静注又は点滴静注する。

②通常，小児にはメチルプレドニゾロンとして1日30mg/kg(最大1000mg)を緩徐に静注又は点滴静注する。

(5)多発性硬化症の急性増悪：通常，成人にはメチルプレドニゾロンとして1日500～1000mgを緩徐に静注又は点滴静注する。

(6)治療抵抗性のリウマチ性疾患

①通常，成人にはメチルプレドニゾロンとして1日500～1000mgを緩徐に静注又は点滴静注する。

②通常，小児にはメチルプレドニゾロンとして1日30mg/kgを緩徐に静注又は点滴静注する。なお，症状や患者の反応に応じて適宜増減するが，1日1000mgを超えないこと。

(7)気管支喘息

①通常，成人にはメチルプレドニゾロンとして初回量40～125mgを緩徐に静注又は点滴静注する。その後，症状に応じて，40～80mgを4～6時間ごとに緩徐に追加投与する。

②通常，小児にはメチルプレドニゾロンとして1.0～1.5mg/kgを緩徐に静注又は点滴静注する。その後，症状に応じて，1.0～1.5mg/kgを4～6時間ごとに緩徐に追加投与する。

(8)再発又は難治性の悪性リンパ腫に対する他の抗悪性腫瘍剤との併用療法の場合：他の抗悪性腫瘍剤との併用において，本剤の投与量及び投与方法はメチルプレドニゾロンとして250～500mgを1日1回5日間，緩徐に静注又は点滴静注する。これを1コースとして，3～4週ごとに繰り返す。

用法用量に関連する使用上の注意

(1)ネフローゼ症候群：本剤を投与する際は，本剤の投与回数や投与スケジュールについて，国内外のガイドライン等の最新の情報を参考にすること。

(2)多発性硬化症の急性増悪：本剤を投与する際は，本剤の投与回数等について，国内外のガイドライン等の最新の情報を参考にすること。

(3)再発又は難治性の悪性リンパ腫に対する他の抗悪性腫瘍剤との併用療法においては，関連文献(「抗がん剤報告書：シスプラチン(悪性リンパ腫)」等)及び併用薬剤の添付文書を熟読すること。

警告

(1)本剤を含むがん化学療法は，緊急時に十分対応できる医療施設において，がん化学療法に十分な知識・経験を持つ医師のもとで，本療法が適切と判断される症例についてのみ実施すること。適応患者の選択にあたっては，各併用薬剤の添付文書を参照して十分注意すること。また，治療開始に先立ち，患者又はその家族に有効性及び危険性を十分説明し，同意を得てから投与すること。

(2)血清クレアチニンの高値(＞2.0mg/dL)を示す敗血症症候群及び感染性ショックの患者で本剤の大量投与により死亡率を増加させたとの報告がある。投与に際しては患者の選択，用法用量に特に留意すること。

禁忌

(1)次の患者には投与しないこと：本剤の成分に対し過敏症の既往歴のある患者

(2)次の薬剤を投与しないこと：生ワクチン又は弱毒生ワクチン

原則禁忌

(1)有効な抗菌剤の存在しない感染症，全身の真菌症の患者

(2)腎機能低下及び慢性腎不全のある重症感染症の患者

(3)急性心筋梗塞を起こした患者

併用禁忌

薬剤名等	臨床症状・措置方法	機序・危険因子
生ワクチン又は弱毒生ワクチン(乾燥BCGワクチン等)	ワクチン株の異常増殖又は毒性の復帰があらわれるおそれがある。	免疫抑制が生じる量の副腎皮質ホルモン剤の投与を受けている患者

注射用ソル・メルコート40：富士製薬　40mg1瓶(溶解液付)［199円/瓶］，注射用ソル・メルコート125：富士製薬　125mg1瓶(溶解液付)［393円/瓶］，注射用プリドール40：エール　40mg1瓶(溶解液付)［199円/瓶］，注射用プリドール125：エール　125mg1瓶(溶解液付)［309円/瓶］，メチルプレドニゾロンコハク酸エステルNa注射用40mg「サワイ」：沢井　40mg1瓶(溶解液付)［102円/瓶］，メチルプレドニゾロンコハク酸エステルNa注射用125mg「サワイ」：沢井　125mg1瓶(溶解液付)［309円/瓶］

ソル・メドロール静注用500mg

規格：500mg1瓶(溶解液付)［3415円/瓶］

メチルプレドニゾロンコハク酸エステルナトリウム　ファイザー　245

【効能効果】

(1)急性循環不全(出血性ショック，感染性ショック)

(2)腎臓移植に伴う免疫反応の抑制

(3)受傷後8時間以内の急性脊髄損傷患者(運動機能障害及び感覚機能障害を有する場合)における神経機能障害の改善

(4)ネフローゼ症候群

(5)多発性硬化症の急性増悪

(6)治療抵抗性の下記リウマチ性疾患：全身性血管炎(顕微鏡的多発血管炎，ヴェゲナ肉芽腫症，結節性多発動脈炎，Churg-Strauss症候群，大動脈炎症候群等)，全身性エリテマトーデス，多発性筋炎，皮膚筋炎，強皮症，混合性結合組織病，及び難治性リウマチ性疾患

(7)以下の悪性腫瘍に対する他の抗悪性腫瘍剤との併用療法：再発又は難治性の悪性リンパ腫

【対応標準病名】

◎	悪性リンパ腫	アレルギー性肉芽腫性血管炎	ウェジナー肉芽腫症
	関節リウマチ	急性循環不全	強皮症
	結節性多発動脈炎	顕微鏡的多発血管炎	混合性結合組織病
	細菌性ショック	出血性ショック	腎移植拒絶反応
	脊髄損傷	全身型ウェジナー肉芽腫症	全身性エリテマトーデス
	大動脈炎症候群	多発性筋炎	多発性硬化症
	ネフローゼ症候群	皮膚筋炎	
○	ALK陽性未分化大細胞リンパ腫	ANCA関連血管炎	B細胞リンパ腫
	MALTリンパ腫	RS3PE症候群	SLE眼底
あ	胃悪性リンパ腫	移植拒絶における腎尿細管間質性障害	移植片拒絶
	移植片対宿主病	一次性ショック	一過性ショック
	ウェーバ・クリスチャン病	ウェジナー肉芽腫症性呼吸器障害	壊死性血管炎
	炎症性多発性関節障害	エンドトキシン性ショック	オーバーラップ症候群
か	外傷性ショック	過敏性血管炎	眼窩悪性リンパ腫
	関節リウマチ・顎関節	関節リウマチ・肩関節	関節リウマチ・胸椎

ソ

	関節リウマチ・頸椎	関節リウマチ・股関節	関節リウマチ・指関節
	関節リウマチ・趾関節	関節リウマチ・膝関節	関節リウマチ・手関節
	関節リウマチ・脊椎	関節リウマチ・足関節	関節リウマチ・肘関節
	関節リウマチ・腰椎	肝脾T細胞リンパ腫	顔面播種状粟粒性狼瘡
	急性移植片対宿主病	急性拒絶反応	急性ショック
	急性多発性硬化症	強皮症腎	強皮症腎クリーゼ
	強皮症性ミオパチー	拒絶反応	グッドパスチャー症候群
	クレスト症候群	頚椎椎間板損傷	頚部悪性リンパ腫
	血管内大細胞型B細胞性リンパ腫	血管免疫芽球性T細胞リンパ腫	血清反応陰性関節リウマチ
	血栓性血小板減少性紫斑病	血栓性微小血管症	結腸悪性リンパ腫
	限局型ウェジナー肉芽腫症	好酸球性筋膜炎	甲状腺悪性リンパ腫
さ	骨悪性リンパ腫	シートベルト損傷	肢端硬化症
	尺側偏位	若年性多発性動脈炎	若年性皮膚筋炎
	縦隔悪性リンパ腫	十二指腸悪性リンパ腫	循環血液量減少性ショック
	小腸悪性リンパ腫	小児EBV陽性T細胞リンパ増殖性疾患	小児全身性EBV陽性T細胞リンパ増殖性疾患
	小児ネフローゼ症候群	ショック	腎移植急性拒絶反応
	腎移植不全	腎移植慢性拒絶反応	心原性ショック
	心臓悪性リンパ腫	ステロイド依存性ネフローゼ症候群	ステロイド抵抗性全身性エリテマトーデス
	成人スチル病	精巣悪性リンパ腫	脊髄横断損傷
	脊髄血腫	脊髄硬膜外血腫	脊髄挫傷
	脊髄神経根損傷	脊髄振盪	脊髄性ショック
	脊髄多発性硬化症	脊髄不全損傷	脊椎損傷
	節外性NK/T細胞リンパ腫・鼻型	全身性エリテマトーデス性呼吸器障害	全身性エリテマトーデス性心膜炎
	全身性エリテマトーデス性脳動脈炎	全身性エリテマトーデス性ミオパチー	全身性エリテマトーデス脊髄炎
	全身性エリテマトーデス脳炎	全身性エリテマトーデス脳脊髄炎	全身性強皮症
	全身性強皮症性呼吸器障害	先天性血栓性血小板減少性紫斑病	先天性ネフローゼ症候群
た	側頭動脈炎	体幹圧挫損傷	体幹損傷
	大腸悪性リンパ腫	多巣性線維性硬化症	多発性筋炎性呼吸器障害
	多発性血管炎	多発性血管炎重複症候群	多発性リウマチ性関節炎
	チビエルジュ・ワイゼンバッハ症候群	中枢神経ループス	腸管症関連T細胞リンパ腫
	直腸悪性リンパ腫	低補体血症性血管炎	デンスデポジット病ネフローゼ症候群
な	デンタルショック	疼痛性ショック	難治性ネフローゼ症候群
	二次性ショック	二次性ネフローゼ症候群	熱傷ショック
	脳悪性リンパ腫	脳幹多発性硬化症	膿胸関連リンパ腫
は	敗血症性ショック	背部損傷	脾B細胞性リンパ腫/白血病・分類不能型
	脾悪性リンパ腫	微小変化型ネフローゼ症候群	脾びまん性赤脾髄小B細胞性リンパ腫
	皮膚筋炎性呼吸器障害	皮膚結節性多発動脈炎	非ホジキンリンパ腫
	びまん性管内増殖性糸球体腎炎ネフローゼ症候群	びまん性好酸球性筋膜炎	びまん性膜性糸球体腎炎ネフローゼ症候群
	頻回再発型ネフローゼ症候群	封入体筋炎	ヘアリー細胞白血病亜型
ま	扁桃悪性リンパ腫	末梢循環不全	末梢性T細胞リンパ腫
	慢性移植片対宿主病	慢性拒絶反応	マントル細胞リンパ腫
	未分化大細胞リンパ腫	無症候性多発性硬化症	ムチランス変形
ら	薬剤誘発性過敏性血管炎	薬剤誘発性ループス	リウマチ性滑液包炎
	リウマチ性皮下結節	リウマチ様関節炎	リブマン・サックス心内膜炎
	リンパ芽球性リンパ腫	ループス胸膜炎	ループス腎炎
	ループス腸炎	ループス肺臓炎	ループス膀胱炎
	濾胞性リンパ腫		
△	心肺移植拒絶反応	心肺移植不全	背部皮下血腫
	免疫芽球性リンパ節症	リンパ腫	

※ **適応外使用可**

・原則として，「コハク酸メチルプレドニゾロンナトリウム【注射薬】」を「間質性肺炎」，「特発性肺ヘモジデローシス」に対して処方した場合，当該使用事例を審査上認める。

・原則として，「コハク酸メチルプレドニゾロンナトリウム【注射薬】」を「多発ニューロパチー」，「慢性炎症性脱髄性多発神経根ニューロパチー(CIDP)」，「フィッシャー症候群」，「好酸球性肉芽腫」，「チャグストラウス症候群」，「皮膚筋炎・多発性筋炎・封入体筋炎」，「免疫介在性ニューロパチー」，「進行性全身性硬化症(PSS)」，「パルス療法としての使用」，「急性散在性脳脊髄炎(ADEM)」に対して処方した場合，当該使用事例を審査上認める。

・原則として，「メチルプレドニゾロンコハク酸エステルナトリウム【注射薬】」を「脳炎・脳症」，「髄膜炎」，「肥厚性硬膜炎」，「脊髄炎」，「視神経炎」，「重症筋無力症」，「多発性硬化症」，「慢性炎症性脱髄性多発神経炎」，「ギラン・バレー症候群」，「膠原病・免疫性疾患」，「ベーチェット病」，「Bell 麻痺」，「トローサ・ハント症候群」に対し処方した場合，当該使用事例を審査上認める。

・原則として「メチルプレドニゾロンコハク酸エステルナトリウム【注射薬】」を「広汎性円形脱毛症(脱毛が急速に進行している，脱毛巣が25%以上の成人症例)」に対し500mg/日もしくは8mg/Kg/日を3日連続で点滴静注した場合，当該使用事例を審査上認める。

効能効果に関連する使用上の注意 ネフローゼ症候群，治療抵抗性のリウマチ性疾患：原則として，経口副腎皮質ホルモン剤(プレドニゾロン等)による適切な治療で十分な効果がみられない場合に使用すること。

用法用量

(1)急性循環不全

出血性ショック：通常，メチルプレドニゾロンとして1回125～2000mgを緩徐に静注又は点滴静注する。症状が改善しない場合には，適宜追加投与する。

感染性ショック：通常，成人にはメチルプレドニゾロンとして1回1000mgを緩徐に静注又は点滴静注する。症状が改善しない場合には，1000mgを追加投与する。なお，年齢，症状により適宜増減する。

(2)腎臓移植に伴う免疫反応の抑制：通常，成人にはメチルプレドニゾロンとして1日40～1000mgを緩徐に静注又は点滴静注する。なお，年齢，症状により適宜増減する。

(3)受傷後8時間以内の急性脊髄損傷患者(運動機能障害及び感覚機能障害を有する場合)における神経機能障害の改善：受傷後8時間以内に，メチルプレドニゾロンとして30mg/kgを15分間かけて点滴静注し，その後45分間休薬し，5.4mg/kg/時間を23時間点滴静注する。

(4)ネフローゼ症候群

①通常，成人にはメチルプレドニゾロンとして1日500～1000mgを緩徐に静注又は点滴静注する。

②通常，小児にはメチルプレドニゾロンとして1日30mg/kg(最大1000mg)を緩徐に静注又は点滴静注する。

(5)多発性硬化症の急性増悪：通常，成人にはメチルプレドニゾロンとして1日500～1000mgを緩徐に静注又は点滴静注する。

(6)治療抵抗性のリウマチ性疾患

①通常，成人にはメチルプレドニゾロンとして1日500～1000mgを緩徐に静注又は点滴静注する。

②通常，小児にはメチルプレドニゾロンとして1日30mg/kgを緩徐に静注又は点滴静注する。なお，症状や患者の反応に応じて適宜増減するが，1日1000mgを超えないこと。

(7)再発又は難治性の悪性リンパ腫に対する他の抗悪性腫瘍剤との併用療法の場合：他の抗悪性腫瘍剤との併用において，本剤の投与量及び投与方法はメチルプレドニゾロンとして250～500mgを1日1回5日間，緩徐に静注又は点滴静注する。これを1コースとして，3～4週ごとに繰り返す。

用法用量に関連する使用上の注意

(1)ネフローゼ症候群：本剤を投与する際は，本剤の投与回数や投与スケジュールについて，国内外のガイドライン等の最新の情報を参考にすること。

⑵多発性硬化症の急性増悪：本剤を投与する際は，本剤の投与回数等について，国内外のガイドライン等の最新の情報を参考にすること。

⑶再発又は難治性の悪性リンパ腫に対する他の抗悪性腫瘍剤との併用療法においては，関連文献(「抗がん剤報告書：シスプラチン(悪性リンパ腫)」等)及び併用薬剤の添付文書を熟読すること。

警告

⑴本剤を含むがん化学療法は，緊急時に十分対応できる医療施設において，がん化学療法に十分な知識・経験を持つ医師のもとで，本療法が適切と判断される症例についてのみ実施すること。適応患者の選択にあたっては，各併用薬剤の添付文書を参照して十分注意すること。また，治療開始に先立ち，患者又はその家族に有効性及び危険性を十分説明し，同意を得てから投与すること。

⑵血清クレアチニンの高値(＞2.0mg/dL)を示す敗血症症候群及び感染性ショックの患者で本剤の大量投与により死亡率を増加させたとの報告がある。投与に際しては患者の選択，用法用量に特に留意すること。

禁忌

⑴次の患者には投与しないこと：本剤の成分に対し過敏症の既往歴のある患者

⑵次の薬剤を投与しないこと：生ワクチン又は弱毒生ワクチン

原則禁忌

⑴有効な抗菌剤の存在しない感染症，全身の真菌症の患者

⑵腎機能低下及び慢性腎不全のある重症感染症の患者

⑶急性心筋梗塞を起こした患者

併用禁忌

薬剤名等	臨床症状・措置方法	機序・危険因子
生ワクチン又は弱毒生ワクチン(乾燥BCGワクチン等)	ワクチン株の異常増殖又は毒性の復帰があらわれるおそれがある。	免疫抑制が生じる量の副腎皮質ホルモン剤の投与を受けている患者

注射用ソル・メルコート500：富士製薬[1175円/瓶]，注射用プリドール500：エール[1006円/瓶]，メチルプレドニゾロンコハク酸エステルNa注射用500mg「サワイ」：沢井[1006円/瓶]

ソル・メドロール静注用1000mg

規格：1g1瓶(溶解液付)[5928円/瓶]

メチルプレドニゾロンコハク酸エステルナトリウム　ファイザー　245

【効 能 効 果】

⑴急性循環不全(出血性ショック，感染性ショック)

⑵腎臓移植に伴う免疫反応の抑制

⑶受傷後8時間以内の急性脊髄損傷患者(運動機能障害及び感覚機能障害を有する場合)における神経機能障害の改善

⑷ネフローゼ症候群

⑸多発性硬化症の急性増悪

⑹治療抵抗性の下記リウマチ性疾患：全身性血管炎(顕微鏡的多発血管炎，ヴェゲナ肉芽腫症，結節性多発動脈炎，Churg-Strauss症候群，大動脈炎症候群等)，全身性エリテマトーデス，多発性筋炎，皮膚筋炎，強皮症，混合性結合組織病，及び難治性リウマチ性疾患

【対応標準病名】

◎	アレルギー性肉芽腫性血管炎	ウェジナー肉芽腫症	関節リウマチ
	急性循環不全	強皮症	結節性多発動脈炎
	顕微鏡的多発血管炎	混合性結合組織病	細菌性ショック
	出血性ショック	腎移植拒絶反応	脊髄損傷
	全身型ウェジナー肉芽腫症	全身性エリテマトーデス	大動脈炎症候群
	多発性筋炎	多発性硬化症	ネフローゼ症候群
	皮膚筋炎		
○	ANCA関連血管炎	RS3PE症候群	SLE眼底
	移植拒絶における腎尿細管間質性障害	移植片拒絶	移植片対宿主病
	一次性ショック	一過性ショック	ウェーバ・クリスチャン病
	ウェジナー肉芽腫症性呼吸器障害	壊死性血管炎	炎症性多発性関節障害
	エンドトキシン性ショック	オーバーラップ症候群	外傷性ショック
	過敏性血管炎	関節リウマチ・顎関節	関節リウマチ・肩関節
	関節リウマチ・胸椎	関節リウマチ・頚椎	関節リウマチ・股関節
	関節リウマチ・指関節	関節リウマチ・趾関節	関節リウマチ・膝関節
	関節リウマチ・手関節	関節リウマチ・脊椎	関節リウマチ・足関節
	関節リウマチ・肘関節	関節リウマチ・腰椎	顔面播種状粟粒性狼瘡
	急性移植片対宿主病	急性拒絶反応	急性ショック
	急性多発性硬化症	強皮症腎	強皮症腎クリーゼ
	強皮症性ミオパチー	拒絶反応	グッドパスチャー症候群
	クレスト症候群	頚椎椎間板損傷	血清反応陰性関節リウマチ
	血栓性血小板減少性紫斑病	血栓性微小血管症	限局型ウェジナー肉芽腫症
	好酸球性筋膜炎	シートベルト損傷	肢端硬化症
	尺側偏位	若年性多発性動脈炎	若年性皮膚筋炎
	循環血液量減少性ショック	小児ネフローゼ症候群	ショック
	腎移植急性拒絶反応	腎移植不全	腎移植慢性拒絶反応
	心原性ショック	ステロイド依存性ネフローゼ症候群	ステロイド抵抗性全身性エリテマトーデス
	成人スチル病	脊髄横断損傷	脊髄血腫
	脊髄硬膜外血腫	脊髄挫傷	脊髄神経根損傷
	脊髄振盪	脊髄性ショック	脊髄多発性硬化症
	脊髄不全損傷	脊椎損傷	全身性エリテマトーデス性呼吸器障害
	全身性エリテマトーデス性心膜炎	全身性エリテマトーデス性脳動脈炎	全身性エリテマトーデス性ミオパチー
	全身性エリテマトーデス脊髄炎	全身性エリテマトーデス脳炎	全身性エリテマトーデス脳脊髄炎
	全身性強皮症	全身性強皮症性呼吸器障害	先天性血栓性血小板減少性紫斑病
	先天性ネフローゼ症候群	側頭動脈炎	体幹圧挫損傷
	体幹損傷	多巣性線維性硬化症	多発性筋炎性呼吸器障害
	多発性血管炎	多発性血管炎重複症候群	多発性リウマチ性関節炎
	チビエルジュ・ワイゼンバッハ症候群	中枢神経ループス	低補体血症性血管炎
	デンスデポジット病ネフローゼ症候群	デンタルショック	疼痛性ショック
	難治性ネフローゼ症候群	二次性ショック	二次性ネフローゼ症候群
	熱傷ショック	脳幹多発性硬化症	敗血症性ショック
	背部損傷	微小変化型ネフローゼ症候群	皮膚筋炎性呼吸器障害
	皮膚結節性多発動脈炎	びまん性管内増殖性糸球体腎炎ネフローゼ症候群	びまん性好酸球性筋膜炎
	びまん性膜性糸球体腎炎ネフローゼ症候群	頻回再発型ネフローゼ症候群	封入体筋炎
	末梢循環不全	慢性移植片対宿主病	慢性拒絶反応
	無症候性多発性硬化症	ムチランス変形	薬剤誘発性過敏性血管炎
	薬剤誘発性ループス	リウマチ性滑液包炎	リウマチ性皮下結節
	リウマチ様関節炎	リブマン・サックス心内膜炎	ループス胸膜炎
	ループス腎炎	ループス腸炎	ループス肺臓炎
	ループス膀胱炎		
△	心肺移植拒絶反応	心肺移植不全	背部皮下血腫

※ **適応外使用可**
・原則として，「コハク酸メチルプレドニゾロンナトリウム【注射薬】」を「間質性肺炎」，「特発性肺ヘモジデローシス」に対して処方した場合，当該使用事例を審査上認める。
・原則として，「コハク酸メチルプレドニゾロンナトリウム【注射薬】」を「多発ニューロパチー」，「慢性炎症性脱髄性多発神経根ニューロパチー(CIDP)」，「フィッシャー症候群」，「好酸球性肉芽腫」，「チャグストラウス症候群」，「皮膚筋炎・多発性筋炎・封入体筋炎」，「免疫介在性ニューロパチー」，「進行性全身性硬化症(PSS)」，「パルス療法としての使用」，「急性散在性脳脊髄炎(ADEM)」に対して処方した場合，当該使用事例を審査上認める。
・原則として，「メチルプレドニゾロンコハク酸エステルナトリウム【注射薬】」を「脳炎・脳症」，「髄膜炎」，「肥厚性硬膜炎」，「脊髄炎」，「視神経炎」，「重症筋無力症」，「多発性硬化症」，「慢性炎症性脱髄性多発神経炎」，「ギラン・バレー症候群」，「膠原病・免疫性疾患」，「ベーチェット病」，「Bell 麻痺」，「トローサ・ハント症候群」に対し処方した場合，当該使用事例を審査上認める。
・原則として「メチルプレドニゾロンコハク酸エステルナトリウム【注射薬】」を「広汎性円形脱毛症(脱毛が急速に進行している，脱毛巣が25%以上の成人症例)」に対し 500mg/日もしくは 8mg/Kg/日を3日連続で点滴静注した場合，当該使用事例を審査上認める。

効能効果に関連する使用上の注意　ネフローゼ症候群，治療抵抗性のリウマチ性疾患：原則として，経口副腎皮質ホルモン剤(プレドニゾロン等)による適切な治療で十分な効果がみられない場合に使用すること。

用法用量
(1)急性循環不全
出血性ショック：通常，メチルプレドニゾロンとして1回125～2000mg を緩徐に静注又は点滴静注する。症状が改善しない場合には，適宜追加投与する。
感染性ショック：通常，成人にはメチルプレドニゾロンとして1回 1000mg を緩徐に静注又は点滴静注する。症状が改善しない場合には，1000mg を追加投与する。なお，年齢，症状により適宜増減する。
(2)腎臓移植に伴う免疫反応の抑制：通常，成人にはメチルプレドニゾロンとして1日 40～1000mg を緩徐に静注又は点滴静注する。なお，年齢，症状により適宜増減する。
(3)受傷後8時間以内の急性脊髄損傷患者(運動機能障害及び感覚機能障害を有する場合)における神経機能障害の改善：受傷後8時間以内に，メチルプレドニゾロンとして 30mg/kg を 15 分間かけて点滴静注し，その後 45 分間休薬し，5.4mg/kg/時間を23 時間点滴静注する。
(4)ネフローゼ症候群
①通常，成人にはメチルプレドニゾロンとして1日500～1000mg を緩徐に静注又は点滴静注する。
②通常，小児にはメチルプレドニゾロンとして1日 30mg/kg(最大 1000mg)を緩徐に静注又は点滴静注する。
(5)多発性硬化症の急性増悪：通常，成人にはメチルプレドニゾロンとして1日 500～1000mg を緩徐に静注又は点滴静注する。
(6)治療抵抗性のリウマチ性疾患
①通常，成人にはメチルプレドニゾロンとして1日500～1000mg を緩徐に静注又は点滴静注する。
②通常，小児にはメチルプレドニゾロンとして1日 30mg/kg を緩徐に静注又は点滴静注する。なお，症状や患者の反応に応じて適宜増減するが，1日 1000mg を超えないこと。

用法用量に関連する使用上の注意
(1)ネフローゼ症候群：本剤を投与する際は，本剤の投与回数や投与スケジュールについて，国内外のガイドライン等の最新の情報を参考にすること。
(2)多発性硬化症の急性増悪：本剤を投与する際は，本剤の投与回数等について，国内外のガイドライン等の最新の情報を参考にすること。

警告
(1)本剤を含むがん化学療法は，緊急時に十分対応できる医療施設において，がん化学療法に十分な知識・経験を持つ医師のもとで，本療法が適切と判断される症例についてのみ実施すること。適応患者の選択にあたっては，各併用薬剤の添付文書を参照して十分注意すること。また，治療開始に先立ち，患者又はその家族に有効性及び危険性を十分説明し，同意を得てから投与すること。
(2)血清クレアチニンの高値(＞2.0mg/dL)を示す敗血症症候群及び感染性ショックの患者で本剤の大量投与により死亡率を増加させたとの報告がある。投与に際しては患者の選択，用法用量に特に留意すること。

禁忌
(1)次の患者には投与しないこと：本剤の成分に対し過敏症の既往歴のある患者
(2)次の薬剤を投与しないこと：生ワクチン又は弱毒生ワクチン

原則禁忌
(1)有効な抗菌剤の存在しない感染症，全身の真菌症の患者
(2)腎機能低下及び慢性腎不全のある重症感染症の患者
(3)急性心筋梗塞を起こした患者

併用禁忌

薬剤名等	臨床症状・措置方法	機序・危険因子
生ワクチン又は弱毒生ワクチン(乾燥 BCG ワクチン等)	ワクチン株の異常増殖又は毒性の復帰があらわれるおそれがある。	免疫抑制が生じる量の副腎皮質ホルモン剤の投与を受けている患者

注射用ソル・メルコート1,000：富士製薬[2027円/瓶]，注射用プリドール1000：エール[2027円/瓶]，メチルプレドニゾロンコハク酸エステルNa注射用1000mg「サワイ」：沢井[2027円/瓶]

ゾレア皮下注用75mg　規格：75mg1瓶[23128円/瓶]
ゾレア皮下注用150mg　規格：150mg1瓶[45578円/瓶]
オマリズマブ(遺伝子組換え)　ノバルティス　229

【効 能 効 果】

気管支喘息(既存治療によっても喘息症状をコントロールできない難治の患者に限る)

【対応標準病名】

◎	気管支喘息	難治性喘息	
○	アスピリン喘息	アトピー性喘息	アレルギー性気管支炎
	運動誘発性喘息	外因性喘息	感染型気管支喘息
	気管支喘息合併妊娠	混合型喘息	小児喘息
	小児喘息性気管支炎	職業喘息	ステロイド依存性喘息
	咳喘息	喘息性気管支炎	乳児喘息
	夜間性喘息		
△	心因性喘息	非アトピー性喘息	

効能効果に関連する使用上の注意
高用量の吸入ステロイド薬及び複数の喘息治療薬を併用しても症状が安定せず，通年性吸入抗原に対して陽性を示し，体重及び初回投与前血清中総 IgE 濃度が投与量換算表で定義される基準を満たす場合に本剤を追加して投与すること。症状が安定しないとは，下記の症状のいずれかが改善しないことを示す。
成人の場合
(1)喘息に起因する明らかな呼吸機能の低下($FEV_{1.0}$が予測正常値に対し 80%未満)
(2)毎日喘息症状が観察される
(3)週1回以上夜間症状が観察される
小児の場合
(1)毎日喘息症状が観察される
(2)週1回以上夜間症状が観察される
(3)週1回以上日常生活が障害される

用法用量
通常，オマリズマブ(遺伝子組換え)として1回 75～600mg を2又は4週間毎に皮下に注射する。1回あたりの投与量並びに投与間隔は，初回投与前の血清中総 IgE 濃度及び体重に基づき，下記

の投与量換算表により設定する。

投与量換算表（1回投与量）

4週間毎投与

投与前の血清中総IgE濃度(IU/mL)	体重(kg) ≧20～25	＞25～30	＞30～40	＞40～50	＞50～60	＞60～70	＞70～80	＞80～90	＞90～125	＞125～150
≧30～100	75mg	75mg	75mg	150mg	150mg	150mg	150mg	150mg	300mg	300mg
＞100～200	150mg	150mg	150mg	300mg	300mg	300mg	300mg	300mg	450mg	600mg
＞200～300	150mg	150mg	225mg	300mg	300mg	450mg	450mg	450mg	600mg	4週間毎投与の表に該当しない場合には2週間毎投与の表に従い投与すること
＞300～400	225mg	225mg	300mg	450mg	450mg	450mg	600mg	600mg	4週間毎投与の表に該当しない場合には2週間毎投与の表に従い投与すること	
＞400～500	225mg	300mg	450mg	450mg	600mg	600mg	4週間毎投与の表に該当しない場合には2週間毎投与の表に従い投与すること			
＞500～600	300mg	300mg	450mg	600mg	600mg	4週間毎投与の表に該当しない場合には2週間毎投与の表に従い投与すること				
＞600～700	300mg	4週間毎投与の表に該当しない場合には2週間毎投与の表に従い投与すること	450mg	600mg	4週間毎投与の表に該当しない場合には2週間毎投与の表に従い投与すること					
＞700～800	4週間毎投与の表に該当しない場合には2週間毎投与の表に従い投与すること									
＞800～900										
＞900～1,000										
＞1,000～1,100										
＞1,100～1,200										
＞1,200～1,300										
＞1,300～1,500										

投与量換算表では，本剤の臨床推奨用量である0.008mg/kg/[IU/mL]以上（2週間間隔皮下投与時）又は0.016mg/kg/[IU/mL]以上（4週間間隔皮下投与時）となるよう投与量が設定されている。

2週間毎投与

投与前の血清中総IgE濃度(IU/mL)	体重(kg) ≧20～25	＞25～30	＞30～40	＞40～50	＞50～60	＞60～70	＞70～80	＞80～90	＞90～125	＞125～150
≧30～100	2週間毎投与の表に該当しない場合には4週間毎投与の表に従い投与すること									
＞100～200	2週間毎投与の表に該当しない場合には4週間毎投与の表に従い投与すること									
＞200～300	2週間毎投与の表に該当しない場合には4週間毎投与の表に従い投与すること									375mg
＞300～400	2週間毎投与の表に該当しない場合には4週間毎投与の表に従い投与すること								450mg	525mg
＞400～500	2週間毎投与の表に該当しない場合には4週間毎投与の表に従い投与すること						375mg	375mg	525mg	600mg
＞500～600	2週間毎投与の表に該当しない場合には4週間毎投与の表に従い投与すること					375mg	450mg	450mg	600mg	投与不可
＞600～700	2週間毎投与の表に該当しない場合には4週間毎投与の表に従い投与すること	225mg	2週間毎投与の表に該当しない場合には4週間毎投与の表に従い投与すること		375mg	450mg	450mg	525mg	投与不可	
＞700～800	225mg	225mg	300mg	375mg	450mg	450mg	525mg	600mg	投与不可	
＞800～900	225mg	225mg	300mg	375mg	450mg	525mg	600mg	投与不可		
＞900～1,000	225mg	300mg	375mg	450mg	525mg	600mg	投与不可			
＞1,000～1,100	225mg	300mg	375mg	450mg	600mg	投与不可				
＞1,100～1,200	300mg	300mg	450mg	525mg	600mg	投与不可				
＞1,200～1,300	300mg	375mg	450mg	525mg	投与不可					
＞1,300～1,500	300mg	375mg	525mg	600mg	投与不可					

投与量換算表では，本剤の臨床推奨用量である0.008mg/kg/[IU/mL]以上（2週間間隔皮下投与時）又は0.016mg/kg/[IU/mL]以上（4週間間隔皮下投与時）となるよう投与量が設定されている。

用法用量に関連する使用上の注意

(1)〔75mgバイアル〕：1バイアルあたり0.9mLの日局注射用水で溶解する。溶液0.6mLがオマリズマブ（遺伝子組換え）の投与量75mgに相当する。
〔150mgバイアル〕：1バイアルあたり1.4mLの日局注射用水で溶解する。溶液1.2mLがオマリズマブ（遺伝子組換え）の投与量150mgに相当する。

(2)投与量並びに投与間隔は，初回投与前の血清中総IgE濃度及び体重を基に，投与量換算表により設定し，投与量換算表に該当しない患者への投与は行わないこと。

(3)本剤投与中に大幅に体重が増加した場合には，本剤の臨床推奨用量が投与されない可能性があるので，投与量換算表に基づいて投与量並びに投与間隔を再設定すること。特に小児では，成長に伴う体重の増加に注意すること。

(4)本剤投与によりIgEの消失半減期が延長し，血清中総IgE濃度が上昇するので本剤投与中に測定した血清中総IgE濃度による用法用量の再設定は行わないこと。また，本剤投与中止後1年間は血清中総IgE濃度の上昇が持続する場合があるので，1年未満に投与を再開する場合は，最初の用量設定時に得られた血清中総IgE濃度に基づいて用量を設定すること。ただし，本剤の投与中断期間が1年以上の場合は，血清中総IgE濃度を再測定してもよい。

(5)本剤投与中に喘息症状の改善が認められた場合においても，投与量換算表により設定された投与量を変更しないこと。

禁忌　本剤の成分に対し過敏症の既往歴のある患者

ダイアニール−N　PD−2　1.5腹膜透析液　規格：1L1袋[556円/袋]，1L1袋(排液用バッグ付)[1377円/袋]，1.5L1袋[667円/袋]，1.5L1袋(排液用バッグ付)[1463円/袋]，2L1袋[936円/袋]，2L1袋(排液用バッグ付)[1705円/袋]，2.5L1袋[1239円/袋]，2.5L1袋(排液用バッグ付)[1820円/袋]，5L1袋[2144円/袋]
ダイアニール−N　PD−2　2.5腹膜透析液　規格：1L1袋[549円/袋]，1L1袋(排液用バッグ付)[1390円/袋]，1.5L1袋[663円/袋]，1.5L1袋(排液用バッグ付)[1422円/袋]，2L1袋[976円/袋]，2L1袋(排液用バッグ付)[1703円/袋]，2.5L1袋[1226円/袋]，2.5L1袋(排液用バッグ付)[1932円/袋]，5L1袋[2162円/袋]
ダイアニールPD−2　4.25腹膜透析液　規格：1.5L1袋(排液用バッグ付)[1684円/袋]，2L1袋[1086円/袋]，2L1袋(排液用バッグ付)[1879円/袋]
ブドウ糖　塩化カルシウム水和物　塩化ナトリウム　塩化マグネシウム　乳酸ナトリウム　バクスター　342

【効能効果】

慢性腎不全患者における腹膜透析(高マグネシウム血症や代謝性アシドーシスの改善が不十分な場合に用いる)。

【対応標準病名】

◎	高マグネシウム血症	代謝性アシドーシス	慢性腎不全
○	1型糖尿病性腎不全	2型糖尿病性腎不全	高カリウム血症
	混合型酸塩基平衡障害	腎性網膜症	糖尿病性腎不全
	尿毒症性心膜炎	尿毒症性多発性ニューロパチー	尿毒症性ニューロパチー
	尿毒症性脳症	尿毒症肺	末期腎不全
	慢性腎臓病ステージG5	慢性腎臓病ステージG5D	
△	アシドーシス	カリウム代謝異常	カルシウム代謝障害
	血液量過多	ケトアシドーシス	ケトン血性嘔吐症
	高塩素性アシドーシス	高クロール血症	高リン血症
	呼吸性アシドーシス	酸塩基平衡異常	赤血球造血刺激因子製剤低反応性貧血
	体液調節不全症	体液貯留	代償性アシドーシス
	代償性呼吸性アシドーシス	代償性代謝性アシドーシス	炭酸過剰性アシドーシス
	電解質異常	電解質平衡異常	乳酸アシドーシス
	乳児ケトアシドーシス	尿毒症性心筋症	非呼吸性アシドーシス
	ピルビン酸血症	マグネシウム代謝障害	慢性腎臓病ステージG3
	慢性腎臓病ステージG3a	慢性腎臓病ステージG3b	慢性腎臓病ステージG4
	薬物性アシドーシス	リン代謝障害	

効能効果に関連する使用上の注意
ダイアニール−N PD−2 1.5腹膜透析液，2.5腹膜透析液，ダイアニール PD−2 4.25腹膜透析液及びダイアニール−N PD−4 1.5腹膜透析液，2.5腹膜透析液，ダイアニール PD−4 4.25腹膜透析液は，各々次のような場合に使用すること。
ダイアニール−N PD−2 1.5腹膜透析液，2.5腹膜透析液，ダイアニール PD−2 4.25腹膜透析液：高マグネシウム血症や代謝性アシドーシスの改善が不十分な場合
ダイアニール−N PD−4 1.5腹膜透析液，2.5腹膜透析液，ダイアニール PD−4 4.25腹膜透析液：高マグネシウム血症や代謝性アシドーシスの改善が不十分で，かつ炭酸カルシウム製剤や活性型ビタミンD製剤の投与により高カルシウム血症をきたすおそれのある場合

用法用量　腹腔内に注入し，透析治療を目的とした液として使用する。通常，成人では1回1.5〜2Lを腹腔内に注入し，4〜8時間滞液し，効果期待後に排液除去する。以上の操作を1回とし，体液の過剰が1kg/日以下の場合，通常1日あたりダイアニール−N PD−2 1.5腹膜透析液のみ3〜4回の連続操作を継続して行う。体液の過剰が1kg/日以上認められる場合，通常ダイアニール−N PD−2 2.5腹膜透析液を1〜4回，またはダイアニール PD−2 4.25腹膜透析液を1〜2回処方し，ダイアニール−N PD−2 1.5腹膜透析液と組み合せて1日あたり3〜5回の連続操作を継続して行う。なお，注入量，滞液時間，操作回数は症状，血液生化学値及び体液の平衡異常，年齢，体重などにより適宜増減する。注入及び排液速度は，通常300mL/分以下とする。

用法用量に関連する使用上の注意
(1)ダイアニール−N PD−2 1.5腹膜透析液は患者の体液の過剰が1kg/日以下の場合，これのみを1日に3〜4回交換使用すること。ダイアニール−N PD−2 2.5腹膜透析液は患者の体液の過剰が1kg/日以上の場合に通常1日に1〜4回処方し，ダイアニール−N PD−2 1.5腹膜透析液と組み合せて交換使用すること。ダイアニール PD−2 4.25腹膜透析液は高浸透圧液であり，これのみを使用する場合には脱水を起こすことがあるので，急速な除水や多量の除水を必要とする時で，患者の体液の過剰が1kg/日以上の場合に，通常，1日に1〜2回処方し，ダイアニール−N PD−2 1.5腹膜透析液と組み合せて交換使用すること。体液過剰の状況は，患者の体重と基準体重とを比較検討し決定する。基準体重は浮腫がなく，細胞外液の過剰に基づくと考えられる心不全等の症状がない状態で測定した体重値である。
(2)ダイアニール−N PD−2 1.5腹膜透析液，2.5腹膜透析液の2.5Lは2L貯留を施行しているCAPD患者で透析不足による全身倦怠感，食欲不振，不眠等の尿毒症症状が認められる場合，又は1日5回以上の透析液交換に不都合を感じている場合に，患者の腹腔内容積や肺活量に応じて(体重60kg以上を目安とする)2Lに代え適用する。
(3)〔ダイアニール−N PD−2 1.5腹膜透析液，ダイアニール−N PD−2 2.5腹膜透析液〕
なお，本剤は使用直前に上室液と下室液の2液をよく混合し，混合後は速やかに使用すること。

禁忌
(1)横隔膜欠損のある患者
(2)腹部に挫滅傷又は熱傷のある患者
(3)高度の腹膜癒着のある患者
(4)尿毒症に起因する以外の出血性素因のある患者
(5)乳酸代謝障害の疑いのある患者

ステイセーフバランス2/1.5腹膜透析液：フレゼニウス　1.5L1袋(排液用バッグ付)[1213円/袋]，2L1袋(排液用バッグ付)[1630円/袋]，2.5L1袋(排液用バッグ付)[1751円/袋]，2.5L1袋[893円/袋]，ステイセーフバランス2/2.5腹膜透析液：フレゼニウス　1.5L1袋(排液用バッグ付)[1212円/袋]，2L1袋(排液用バッグ付)[1444円/袋]，2.5L1袋(排液用バッグ付)[1690円/袋]，2.5L1袋[818円/袋]，ステイセーフバランス2/4.25腹膜透析液：フレゼニウス　1.5L1袋(排液用バッグ付)[1289円/袋]，2L1袋(排液用バッグ付)[1560円/袋]

ダイアニール−N　PD−4　1.5腹膜透析液　規格：1L1袋[557円/袋]，1L1袋(排液用バッグ付)[1517円/袋]，1.5L1袋[754円/袋]，1.5L1袋(排液用バッグ付)[1679円/袋]，2L1袋[979円/袋]，2L1袋(排液用バッグ付)[1766円/袋]，2.5L1袋[1263円/袋]，2.5L1袋(排液用バッグ付)[2090円/袋]，5L1袋[2504円/袋]
ダイアニール−N　PD−4　2.5腹膜透析液　規格：1L1袋[605円/袋]，1L1袋(排液用バッグ付)[1526円/袋]，1.5L1袋[746円/袋]，1.5L1袋(排液用バッグ付)[1635円/袋]，2L1袋[941円/袋]，2L1袋(排液用バッグ付)[1746円/袋]，2.5L1袋[1280円/袋]，2.5L1袋(排液用バッグ付)[2045円/袋]，5L1袋[2460円/袋]
ブドウ糖　塩化カルシウム水和物　塩化ナトリウム　塩化マグネシウム　乳酸ナトリウム　バクスター　342

【効能効果】

慢性腎不全患者における腹膜透析(高マグネシウム血症や代謝性アシドーシスの改善が不十分で，かつカルシウム製剤や活性型ビタミンD製剤の投与により高カルシウム血症をきたすおそれのある場合に用いる)。

【対応標準病名】

◎	高マグネシウム血症	代謝性アシドーシス	慢性腎不全
○	1型糖尿病性腎不全	2型糖尿病性腎不全	アシドーシス
	ケトアシドーシス	ケトン血性嘔吐症	混合型酸塩基平衡障害
	腎性網膜症	代償性アシドーシス	代償性代謝性アシドーシス
	糖尿病性腎不全	乳酸アシドーシス	乳児ケトアシドーシス
	尿毒症性心膜炎	尿毒症性多発性ニューロパチー	尿毒症性ニューロパチー
	尿毒症性脳症	尿毒症肺	末期腎不全
	慢性腎臓病ステージG5	慢性腎臓病ステージG5D	薬物性アシドーシス
△	高塩素性アシドーシス	呼吸性アシドーシス	赤血球造血刺激因子製剤低反応性貧血
	代償性呼吸性アシドーシス	炭酸過剰性アシドーシス	尿毒症性心筋症
	非呼吸性アシドーシス	ピルビン酸血症	マグネシウム代謝障害
	慢性腎臓病ステージG3	慢性腎臓病ステージG3a	慢性腎臓病ステージG3b
	慢性腎臓病ステージG4	無機質代謝障害	

効能効果に関連する使用上の注意

ダイアニール-N PD-2 1.5腹膜透析液，2.5腹膜透析液及びダイアニール-N PD-4 1.5腹膜透析液，2.5腹膜透析液は，各々次のような場合に使用すること。

ダイアニール-N PD-2 1.5腹膜透析液，2.5腹膜透析液：高マグネシウム血症や代謝性アシドーシスの改善が不十分な場合

ダイアニール-N PD-4 1.5腹膜透析液，2.5腹膜透析液：高マグネシウム血症や代謝性アシドーシスの改善が不十分で，かつ炭酸カルシウム製剤や活性型ビタミンD製剤の投与により高カルシウム血症をきたすおそれのある場合

用法用量　腹腔内に注入し透析治療を目的とした液として使用する。通常，成人では1回1.5～2Lを腹腔内に注入し4～8時間滞液し効果期待後に排液除去する。以上の操作を1回とし体液の過剰が1kg/日以下の場合，通常1日あたりダイアニール-N PD-4 1.5腹膜透析液のみ3～4回の連続操作を継続して行う。体液の過剰が1kg/日以上認められる場合，通常ダイアニール-N PD-4 2.5腹膜透析液を1～4回，またはダイアニールPD-4 4.25腹膜透析液を1～2回処方し，ダイアニール-N PD-4 1.5腹膜透析液と組み合せて1日あたり3～5回の連続操作を継続して行う。なお注入量，滞液時間，操作回数は症状，血液生化学値及び体液の平衡異常，年齢，体重などにより適宜増減する。
注入及び排液速度は，通常300mL/分以下とする。

用法用量に関連する使用上の注意

(1)ダイアニール-N PD-4 1.5腹膜透析液は患者の体液の過剰が1kg/日以下の場合，これのみを1日に3～4回交換使用すること。ダイアニール-N PD-4 2.5腹膜透析液は患者の体液の過剰が1kg/日以上の場合に通常1日に1～4回処方し，ダイアニール-N PD-4 1.5腹膜透析液と組み合せて交換使用すること。ダイアニールPD-4 4.25腹膜透析液は高浸透圧液であり，これのみを使用する場合には脱水を起こすことがあるので，急速な除水や多量の除水を必要とする時で，患者の体液の過剰が1kg/日以上の場合に，通常，1日に1～2回処方し，ダイアニール-N PD-4 1.5腹膜透析液と組み合せて交換使用すること。体液過剰の状況は，患者の体重と基準体重とを比較検討し決定する。基準体重は浮腫がなく，細胞外液の過剰に基づくと考えられる心不全等の症状がない状態で測定した体重値である。
(2)本剤の2.5Lは2L貯留を施行しているCAPD患者で透析不足による全身倦怠感，食欲不振，不眠等の尿毒症症状が認められる場合，又は1日5回以上の透析液交換に不都合を感じている場合に，患者の腹腔内容積や肺活量に応じて(体重60kg以上を目安とする)2Lに代え適用する。
(3)なお，本剤は使用直前に上室液と下室液の2液をよく混合し，混合後は速やかに使用すること。

禁忌

(1)横隔膜欠損のある患者
(2)腹部に挫滅傷又は熱傷のある患者
(3)高度の腹膜癒着のある患者
(4)尿毒症に起因する以外の出血性素因のある患者
(5)乳酸代謝障害の疑いのある患者

ステイセーフバランス1/1.5腹膜透析液：フレゼニウス　2.5L1袋[1259円/袋]，1.5L1袋(排液用バッグ付)[1501円/袋]，2L1袋(排液用バッグ付)[1570円/袋]，2.5L1袋(排液用バッグ付)[1775円/袋]，ステイセーフバランス1/2.5腹膜透析液：フレゼニウス　2.5L1袋[1313円/袋]，1.5L1袋(排液用バッグ付)[1464円/袋]，2L1袋(排液用バッグ付)[1722円/袋]，2.5L1袋(排液用バッグ付)[1746円/袋]，ミッドペリックL135腹膜透析液：テルモ　1L1袋[650円/袋]，1L1袋(排液用バッグ付)[1379円/袋]，1.5L1袋[824円/袋]，1.5L1袋(排液用バッグ付)[1701円/袋]，2L1袋[1085円/袋]，2L1袋(排液用バッグ付)[1864円/袋]，2.5L1袋(排液用バッグ付)[2311円/袋]，2.5L1袋[1283円/袋]，ミッドペリックL250腹膜透析液：テルモ　1L1袋[631円/袋]，1L1袋(排液用バッグ付)[1469円/袋]，1.5L1袋[911円/袋]，1.5L1袋(排液用バッグ付)[1611円/袋]，2L1袋[1096円/袋]，2L1袋(排液用バッグ付)[1811円/袋]，2.5L1袋(排液用バッグ付)[2493円/袋]，2.5L1袋[1290円/袋]

ダイアニールPD-4　4.25腹膜透析液

規格：1L1袋(排液用バッグ付)[1565円/袋]，2L1袋[1212円/袋]，2L1袋(排液用バッグ付)[1850円/袋]

ブドウ糖　塩化カルシウム水和物　塩化ナトリウム　塩化マグネシウム　乳酸ナトリウム　バクスター　342

【効能効果】

慢性腎不全患者における腹膜透析(高マグネシウム血症や代謝性アシドーシスの改善が不十分で，かつ炭酸カルシウム製剤や活性型ビタミンD製剤の投与により高カルシウム血症をきたすおそれのある場合に用いる)。

【対応標準病名】

◎	高マグネシウム血症	代謝性アシドーシス	慢性腎不全
○	1型糖尿病性腎不全	2型糖尿病性腎不全	アシドーシス
	ケトアシドーシス	ケトン血性嘔吐症	混合型酸塩基平衡障害
	腎性網膜症	代償性アシドーシス	代償性代謝性アシドーシス
	糖尿病性腎不全	乳酸アシドーシス	乳児ケトアシドーシス
	尿毒症性心膜炎	尿毒症性多発性ニューロパチー	尿毒症性ニューロパチー
	尿毒症性脳症	尿毒症肺	末期腎不全
	慢性腎臓病ステージG5	慢性腎臓病ステージG5D	薬物性アシドーシス
△	高塩素性アシドーシス	呼吸性アシドーシス	赤血球造血刺激因子製剤低反応性貧血
	代償性呼吸性アシドーシス	炭酸過剰性アシドーシス	尿毒症性心筋症
	非呼吸性アシドーシス	ピルビン酸血症	マグネシウム代謝障害
	慢性腎臓病ステージG3	慢性腎臓病ステージG3a	慢性腎臓病ステージG3b
	慢性腎臓病ステージG4	無機質代謝障害	

効能効果に関連する使用上の注意

ダイアニール-N PD-2 1.5腹膜透析液，2.5腹膜透析液，ダイアニールPD-2 4.25腹膜透析液及びダイアニール-N PD-4 1.5腹膜透析液，2.5腹膜透析液，ダイアニールPD-4 4.25腹膜透析液は，各々次のような場合に使用すること。

ダイアニール-N PD-2 1.5腹膜透析液，2.5腹膜透析液，ダイアニールPD-2 4.25腹膜透析液：高マグネシウム血症や代謝性アシドーシスの改善が不十分な場合

ダイアニール-N PD-4 1.5腹膜透析液，2.5腹膜透析液，ダイアニールPD-4 4.25腹膜透析液：高マグネシウム血症や代謝性アシドーシスの改善が不十分で，かつ炭酸カルシウム製剤や活性型ビタミンD製剤の投与により高カルシウム血症をきたす

おそれのある場合

用法用量 腹腔内に注入し，透析治療を目的とした液として使用する。通常，成人では1回1.5〜2Lを腹腔内に注入し，4〜8時間滞液し，効果期待後に排液除去する。以上の操作を1回とし，体液の過剰が1kg/日以下の場合，通常1日あたりダイアニール-N PD-4 1.5腹膜透析液のみ3〜4回の連続操作を継続して行う。体液の過剰が1kg/日以上認められる場合，通常ダイアニール-N PD-4 2.5腹膜透析液を1〜4回，またはダイアニール PD-4 4.25腹膜透析液を1〜2回処方し，ダイアニール-N PD-4 1.5腹膜透析液と組合せて1日あたり3〜5回の連続操作を継続して行う。なお，注入量，滞液時間，操作回数は症状，血液生化学値及び体液の平衡異常，年齢，体重などにより適宜増減する。注入及び排液速度は，通常300mL/分以下とする。

用法用量に関連する使用上の注意

(1)ダイアニール-N PD-4 1.5腹膜透析液は患者の体液の過剰が1kg/日以下の場合，これのみを1日に3〜4回交換使用すること。ダイアニール-N PD-4 2.5腹膜透析液は患者の体液の過剰が1kg/日以上の場合に通常1日に1〜4回処方し，ダイアニール-N PD-4 1.5腹膜透析液と組合せて交換使用すること。ダイアニール PD-4 4.25腹膜透析液は高浸透圧液であり，これのみを使用する場合には脱水を起こすことがあるので，急速な除水や多量の除水を必要とする時で，患者の体液の過剰が1kg/日以上の場合に，通常，1日に1〜2回処方し，ダイアニール-N PD-4 1.5腹膜透析液と組合せて交換使用すること。体液過剰の状況は，患者の体重と基準体重とを比較検討し決定する。基準体重は浮腫がなく，細胞外液の過剰に基づくと考えられる心不全等の症状がない状態で測定した体重値である。

(2)ダイアニール-N PD-4 1.5腹膜透析液，2.5腹膜透析液の2.5Lは2L貯留を施行しているCAPD患者で透析不足による全身倦怠感，食欲不振，不眠等の尿毒症症状が認められる場合，又は1日5回以上の透析液交換に不都合を感じている場合に，患者の腹腔内容積や肺活量に応じて(体重60kg以上を目安とする)2Lに代え適用する。

禁忌

(1)横隔膜欠損のある患者
(2)腹部に挫滅傷又は熱傷のある患者
(3)高度の腹膜癒着のある患者
(4)尿毒症に起因する以外の出血性素因のある患者
(5)乳酸代謝障害の疑いのある患者

ステイセーフバランス1/4.25腹膜透析液：フレゼニウス 2L1袋[823円/袋]，1L1袋(排液用バッグ付)[1236円/袋]，1.5L1袋(排液用バッグ付)[1423円/袋]，2L1袋(排液用バッグ付)[1648円/袋]，ステイセーフバランス2/4.25腹膜透析液：フレゼニウス 2L1袋[860円/袋]，ミッドペリックL400腹膜透析液：テルモ 1L1袋(排液用バッグ付)[1762円/袋]，1.5L1袋(排液用バッグ付)[1840円/袋]，2L1袋[1169円/袋]，2L1袋(排液用バッグ付)[1969円/袋]

ダイアモックス注射用500mg 規格：500mg1瓶[651円/瓶]

アセタゾラミドナトリウム 三和化学 213

【効能効果】

緑内障，てんかん(他の抗てんかん薬で効果不十分な場合に付加)，肺気腫における呼吸性アシドーシスの改善，メニエル病及びメニエル症候群

【対応標準病名】

◎	呼吸性アシドーシス	てんかん	肺気腫
	メニエール症候群	メニエール病	緑内障
○	悪性緑内障	アトニー性非特異性てんかん発作	アブサンス
	アルコールてんかん	医原性緑内障	ウンベルリヒトてんかん
	外傷性隅角解離	外傷性緑内障	回転性めまい
	開放隅角緑内障	蝸牛型メニエール病	家族性痙攣
	過分泌緑内障	間代性痙攣	急性炎症性緑内障
	急性閉塞隅角緑内障	急性緑内障発作	強直間代発作
	局所性痙攣	局所性てんかん	偽落屑症候群
	偽緑内障	痙性めまい	血管新生緑内障
	原発開放隅角緑内障	原発性緑内障	原発閉塞隅角症
	原発閉塞隅角緑内障	高眼圧症	光原性てんかん
	後天性てんかん	混合型緑内障	色素性緑内障
	視神経乳頭陥凹拡大	持続性部分てんかん	ジャクソンてんかん
	若年性アブサンスてんかん	若年性ミオクローヌスてんかん	出血性緑内障
	術後高眼圧症	術後てんかん	症候性早期ミオクローヌス性脳症
	症候性てんかん	焦点性知覚性発作	焦点性てんかん
	小児期アブサンスてんかん	自律神経てんかん	進行性ミオクローヌスてんかん
	水晶体原性緑内障	水晶体のう緑内障	水晶体融解緑内障
	睡眠喪失てんかん	ステロイド緑内障	ストレスてんかん
	正常眼圧緑内障	精神運動発作	前庭型メニエール病
	前庭障害	前頭葉てんかん	側頭葉てんかん
	続発性緑内障	体知覚性発作	遅発性てんかん
	聴覚性発作	聴覚反射てんかん	定型欠神発作
	てんかん合併妊娠	てんかん小発作	てんかん性自動症
	てんかん大発作	てんかん単純部分発作	てんかん複雑部分発作
	点頭てんかん	頭位眼振	内リンパ水腫
	難治性てんかん	乳児重症ミオクロニーてんかん	乳児点頭痙攣
	脳炎後てんかん	拝礼発作	反応性てんかん
	ヒプサルスミア	腹部てんかん	部分てんかん
	平衡異常	片側痙攣片麻痺てんかん症候群	ポスナーシュロスマン症候群
	末梢前庭障害	慢性開放角緑内障	慢性単性緑内障
	ミオクローヌスてんかん	無水晶体性緑内障	迷路性めまい
	めまい症候群	モーア症候群	薬物てんかん
	薬物誘発性緑内障	溶血緑内障	ラフォラ疾患
	良性新生児痙攣	良性乳児ミオクローヌスてんかん	緑内障性乳頭陥凹
	レノックス・ガストー症候群		
△	アシドーシス	萎縮性肺気腫	一側性肺気腫
	気腫性肺のう胞	巨大気腫性肺のう胞	ケトアシドーシス
	ケトン血性嘔吐症	耳性めまい	小葉間肺気腫
	前庭神経炎	前庭性運動失調症	体位性めまい
	代謝性アシドーシス	代償性アシドーシス	代償性呼吸性アシドーシス
	代償性代謝性アシドーシス	炭酸過剰性アシドーシス	中心小葉性肺気腫
	乳酸アシドーシス	乳児ケトアシドーシス	肺胞性肺気腫
	汎小葉性肺気腫	非呼吸性アシドーシス	ピルビン酸血症
	ブラ性肺気腫	閉塞性肺気腫	マクロード症候群
	末梢性めまい症	慢性肺気腫	薬物性アシドーシス
	良性発作性頭位めまい症	良性発作性めまい	レルモワイエ症候群
	老人性肺気腫		

用法用量

(1)緑内障：アセタゾラミドとして，通常成人1日250mg〜1gを分割して静脈内又は筋肉内注射する。
(2)てんかん(他の抗てんかん薬で効果不十分な場合に付加)：アセタゾラミドとして，通常成人1日250〜750mgを分割して静脈内又は筋肉内注射する。
(3)肺気腫における呼吸性アシドーシスの改善：アセタゾラミドとして，通常成人1日1回250〜500mgを静脈内又は筋肉内注射する。
(4)メニエル病及びメニエル症候群：アセタゾラミドとして，通常成人1日1回250〜750mgを静脈内又は筋肉内注射する。
なお，いずれの場合も，年齢，症状により適宜増減する。

用法用量に関連する使用上の注意 経口投与が困難な場合や緊急の場合，また，経口投与で効果が不十分と考えられる場合にのみ行うこと。
なお，経口投与が可能で効果が十分と判断された場合には速やかに経口投与に切り替えること。

禁忌

(1)次の患者には投与しないこと
①本剤の成分又はスルホンアミド系薬剤に対し過敏症の既往歴のある患者
②肝硬変等の進行した肝疾患又は高度の肝機能障害のある患者
③無尿，急性腎不全の患者
④高クロール血症性アシドーシス，体液中のナトリウム・カリウムが明らかに減少している患者，副腎機能不全・アジソン病の患者
(2)次の患者には長期投与しないこと
慢性閉塞隅角緑内障の患者

タイガシル点滴静注用50mg 規格：50mg1瓶[12536円/瓶]
チゲサイクリン ファイザー 612

【効 能 効 果】

〈適応菌種〉
本剤に感性の大腸菌，シトロバクター属，クレブシエラ属，エンテロバクター属，アシネトバクター属
ただし，他の抗菌薬に耐性を示した菌株に限る
〈適応症〉：深在性皮膚感染症，慢性膿皮症，外傷・熱傷及び手術創等の二次感染，びらん・潰瘍の二次感染，腹膜炎，腹腔内膿瘍，胆嚢炎

【対応標準病名】

◎	外傷	挫創	術後創部感染
	創傷	創傷感染症	胆のう炎
	熱傷	皮膚感染症	腹腔内膿瘍
	腹膜炎	慢性膿皮症	裂傷
	裂創		
○あ	MRSA 腹膜炎	足開放創	足挫創
	足切創	足第１度熱傷	足第２度熱傷
	足第３度熱傷	足熱傷	圧挫傷
	圧挫創	アルカリ腐蝕	胃腸管熱傷
	犬咬創	胃熱傷	陰茎開放創
	陰茎挫創	陰茎折症	陰茎第１度熱傷
	陰茎第２度熱傷	陰茎第３度熱傷	陰茎熱傷
	陰茎裂創	咽頭熱傷	陰のう開放創
	陰のう第１度熱傷	陰のう第２度熱傷	陰のう第３度熱傷
	陰のう熱傷	陰のう裂創	陰部切創
	会陰第１度熱傷	会陰第２度熱傷	会陰第３度熱傷
	会陰熱傷	会陰部化膿創	会陰裂傷
	腋窩第１度熱傷	腋窩第２度熱傷	腋窩第３度熱傷
	腋窩熱傷	壊疽性胆のう炎	横隔膜下膿瘍
	横隔膜下腹膜炎	汚染擦過創	汚染創
か	外陰開放創	外陰第１度熱傷	外陰第２度熱傷
	外陰第３度熱傷	外陰熱傷	外陰部挫創
	外陰部切創	外陰部裂傷	外耳部外傷性皮下異物
	外耳部挫傷	外耳部擦過創	外耳部切創
	外耳部虫刺傷	外傷性切断	外傷性乳び胸
	外傷性脳圧迫・頭蓋内に達する開放創合併あり	外傷性破裂	開放骨折
	開放性外傷性脳圧迫	開放性陥没骨折	開放性胸膜損傷
	開放性脱臼骨折	開放性脳挫創	開放性脳底部挫傷
	開放性びまん性脳損傷	開放性粉砕骨折	開放創
	下咽頭熱傷	化学外傷	下顎開放創
	下顎割創	下顎貫通創	下顎咬創
	下顎挫傷	下顎挫創	下顎擦過創
	下顎刺創	下顎切創	下顎創傷
	下顎熱傷	下顎部挫傷	下顎部第１度熱傷
	下顎部第２度熱傷	下顎部第３度熱傷	下顎部皮膚欠損創
	下顎裂創	踵裂創	顎関節部開放創
	顎関節部割創	顎関節部貫通創	顎関節部咬創
	顎関節部挫傷	顎関節部挫創	顎関節部擦過創
	顎関節部刺創	顎関節部切創	顎関節部創傷
	顎関節部裂創	角結膜腐蝕	顎部挫傷
	角膜アルカリ化学熱傷	角膜酸化学熱傷	角膜酸性熱傷
	角膜熱傷	下肢第１度熱傷	下肢第２度熱傷
	下肢第３度熱傷	下肢熱傷	下腿汚染創
	下腿開放創	下腿挫創	下腿切創
	下腿足部熱傷	下腿熱傷	下腿皮膚欠損創
	下腿部第１度熱傷	下腿部第２度熱傷	下腿部第３度熱傷
	下腿裂創	割創	化膿性腹膜炎
	下半身第１度熱傷	下半身第２度熱傷	下半身第３度熱傷
	下半身熱傷	下腹部第１度熱傷	下腹部第２度熱傷
	下腹部第３度熱傷	眼化学熱傷	肝下膿瘍
	眼球熱傷	眼瞼外傷性皮下異物	眼瞼化学熱傷
	眼瞼擦過創	眼瞼切創	眼瞼第１度熱傷
	眼瞼第２度熱傷	眼瞼第３度熱傷	眼瞼虫刺傷
	眼瞼熱傷	環指圧挫傷	環指挫傷
	環指挫創	環指切創	環指剥皮創
	環指皮膚欠損創	肝周囲炎	眼周囲化学熱傷
	眼周囲第１度熱傷	眼周囲第２度熱傷	眼周囲第３度熱傷
	眼周囲部外傷性皮下異物	眼周囲部擦過創	眼周囲部切創
	眼周囲部虫刺傷	関節血腫	関節挫傷
	貫通刺創	貫通銃創	貫通性挫滅創
	貫通創	眼熱傷	眼部外傷性皮下異物
	眼部擦過創	眼部切創	眼部虫刺傷
	顔面汚染創	顔面開放創	顔面割創
	顔面貫通創	顔面咬創	顔面挫傷
	顔面挫創	顔面擦過創	顔面刺創
	顔面切創	顔面創傷	顔面搔創
	顔面損傷	顔面第１度熱傷	顔面第２度熱傷
	顔面第３度熱傷	顔面多発開放創	顔面多発割創
	顔面多発貫通創	顔面多発咬創	顔面多発挫傷
	顔面多発挫創	顔面多発擦過創	顔面多発刺創
	顔面多発切創	顔面多発創傷	顔面多発打撲傷
	顔面多発虫刺傷	顔面多発皮下出血	顔面多発裂創
	顔面熱傷	顔面皮膚欠損創	顔面裂創
	気管熱傷	気道熱傷	急性化膿性胆のう炎
	急性気腫性胆のう炎	急性限局性腹膜炎	急性骨盤腹膜炎
	急性胆のう炎	急性汎発性腹膜炎	急性汎発性発疹性膿疱症
	急性腹膜炎	胸腔熱傷	頬粘膜咬傷
	頬粘膜咬創	胸部汚染創	胸部外傷
	頬部外傷性異物	頬部開放創	頬部割創
	頬部貫通創	頬部咬創	頬部挫傷
	胸部挫創	頬部挫創	頬部擦過創
	頬部刺創	胸部上腕熱傷	胸部切創
	頬部切創	頬部創傷	胸部損傷
	胸部第１度熱傷	頬部第１度熱傷	胸部第２度熱傷
	頬部第２度熱傷	胸部第３度熱傷	頬部第３度熱傷
	胸部熱傷	胸部皮膚欠損創	頬部皮膚欠損創
	頬部裂創	胸壁開放創	胸壁刺創
	胸膜損傷・胸腔に達する開放創合併あり	胸膜裂創	棘刺創
	魚咬創	躯幹薬傷	頚管破裂
	脛骨顆部割創	頚部開放創	頚部挫創
	頚部切創	頚部第１度熱傷	頚部第２度熱傷
	頚部第３度熱傷	頚部熱傷	頚部膿瘍
	頚部皮膚欠損創	血腫	血性腹膜炎
	結膜熱傷	結膜のうアルカリ化学熱傷	結膜のう酸化学熱傷
	結膜腐蝕	限局性腹膜炎	肩甲間部第１度熱傷
	肩甲間部第２度熱傷	肩甲間部第３度熱傷	肩甲間部熱傷
	肩甲部第１度熱傷	肩甲部第２度熱傷	肩甲部第３度熱傷

タ

タ

さ

肩甲部熱傷	原発性腹膜炎	肩部第１度熱傷
肩部第２度熱傷	肩部第３度熱傷	高エネルギー外傷
口蓋挫傷	硬化性腹膜炎	口腔外傷性異物
口腔挫傷	口腔擦過創	口腔切創
口腔第１度熱傷	口腔第２度熱傷	口腔第３度熱傷
口腔内血腫	口腔熱傷	口腔粘膜咬傷
口腔粘膜咬創	紅色陰癬	口唇外傷性異物
口唇外傷性皮下異物	口唇開放創	口唇割創
口唇貫通創	口唇咬傷	口唇咬創
口唇挫傷	口唇挫創	口唇擦過創
口唇刺創	口唇切創	口唇創傷
口唇第１度熱傷	口唇第２度熱傷	口唇第３度熱傷
口唇虫刺傷	口唇熱傷	口唇裂創
溝創	咬創	喉頭外傷
喉頭損傷	喉頭熱傷	後頭部割創
後頭部挫傷	後頭部挫創	後頭部切創
後頭部裂創	後腹膜炎	後腹膜膿瘍
肛門第１度熱傷	肛門第２度熱傷	肛門第３度熱傷
肛門熱傷	肛門裂創	骨盤死腔炎
骨盤直腸窩膿瘍	骨盤膿瘍	骨盤部感染性リンパのう胞
骨盤腹膜炎	骨盤部裂創	昆虫咬創
昆虫刺傷	細菌性腹膜炎	臍周囲炎
採皮創	挫傷	擦過創
擦過皮下血腫	挫滅傷	挫滅創
酸腐蝕	耳介外傷性異物	耳介外傷性皮下異物
耳介開放創	耳介割創	耳介貫通創
耳介咬創	耳介挫傷	耳介挫創
耳介擦過創	耳介刺創	耳介切創
耳介創傷	耳介虫刺傷	耳介部第１度熱傷
耳介部第２度熱傷	耳介部第３度熱傷	趾開放創
耳介裂創	指間切創	趾間切創
子宮頚管裂傷	子宮頚部環状剥離	子宮熱傷
刺咬症	趾挫創	示指 MP 関節挫傷
示指 PIP 開放創	示指割創	示指化膿創
四肢挫傷	示指挫傷	示指挫創
示指刺創	示指切創	四肢第１度熱傷
四肢第２度熱傷	四肢第３度熱傷	四肢熱傷
示指皮膚欠損創	耳前部挫創	刺創
趾第１度熱傷	趾第２度熱傷	趾第３度熱傷
膝蓋部挫創	膝下部挫創	膝窩部銃創
膝関節部異物	膝関節部挫創	膝部異物
膝部開放創	膝部割創	膝部咬創
膝部挫創	膝部切創	膝部第１度熱傷
膝部第２度熱傷	膝部第３度熱傷	膝部裂創
歯肉挫傷	趾熱傷	射創
手圧挫傷	銃自殺未遂	銃創
十二指腸穿孔腹膜炎	手関節挫滅傷	手関節挫滅創
手関節掌側部挫創	手関節部挫創	手関節部切創
手関節部創傷	手関節部第１度熱傷	手関節部第２度熱傷
手関節部第３度熱傷	手関節部裂創	手指圧挫傷
手指汚染創	手指開放創	手指咬創
種子骨開放骨折	手指挫傷	手指挫創
手指挫滅傷	手指挫滅創	手指刺創
手指切創	手指第１度熱傷	手指第２度熱傷
手指第３度熱傷	手指端熱傷	手指熱傷
手指剥皮創	手指皮膚欠損創	手術創部膿瘍
手掌挫創	手掌刺創	手掌切創
手掌第１度熱傷	手掌第２度熱傷	手掌第３度熱傷
手掌熱傷	手掌剥皮創	手掌皮膚欠損創
術後感染症	術後膿瘍	術後腹膜炎
手背第１度熱傷	手背第２度熱傷	手背第３度熱傷
手背熱傷	手背皮膚欠損創	手背部挫創
手背部切創	手部汚染創	シュロッフェル腫瘤
上顎挫傷	上顎擦過創	上顎切創

た

上顎部裂創	上口唇挫傷	踵骨部挫滅創
小指咬創	小指挫傷	小指挫創
小指切創	上肢第１度熱傷	上肢第２度熱傷
上肢第３度熱傷	上肢熱傷	小指皮膚欠損創
焼身自殺未遂	上唇小帯裂創	小膿疱性皮膚炎
上半身第１度熱傷	上半身第２度熱傷	上半身第３度熱傷
上半身熱傷	踵部第１度熱傷	踵部第２度熱傷
踵部第３度熱傷	上腕汚染創	上腕貫通銃創
上腕挫創	上腕第１度熱傷	上腕第２度熱傷
上腕第３度熱傷	上腕熱傷	上腕皮膚欠損創
上腕部開放創	食道熱傷	処女膜裂傷
針刺創	滲出性腹膜炎	精巣開放創
精巣熱傷	精巣破裂	舌咬傷
切創	切断	舌熱傷
前額部外傷性異物	前額部外傷性皮下異物	前額部開放創
前額部割創	前額部貫通創	前額部咬創
前額部挫創	前額部擦過創	前額部刺創
前額部切創	前額部創傷	前額部第１度熱傷
前額部第２度熱傷	前額部第３度熱傷	前額部虫刺傷
前額部虫刺症	前額部皮膚欠損創	前額部裂創
前胸部挫創	前胸部第１度熱傷	前胸部第２度熱傷
前胸部第３度熱傷	前胸部熱傷	前頚頭頂部挫創
穿孔性腹腔内膿瘍	穿孔性腹膜炎	仙骨部挫創
仙骨部皮膚欠損創	全身挫傷	全身擦過創
全身第１度熱傷	全身第２度熱傷	全身第３度熱傷
全身打撲	全身熱傷	穿通創
前頭部割創	前頭部挫傷	前頭部挫創
前頭部切創	前頭部皮膚欠損創	前腕汚染創
前腕開放創	前腕咬創	前腕挫創
前腕刺創	前腕手部熱傷	前腕切創
前腕第１度熱傷	前腕第２度熱傷	前腕第３度熱傷
前腕熱傷	前腕皮膚欠損創	前腕裂創
爪下挫滅傷	爪下挫滅創	掻創
創部膿瘍	足関節第１度熱傷	足関節第２度熱傷
足関節第３度熱傷	足関節内果部挫創	足関節熱傷
足関節部挫創	側胸部第１度熱傷	側胸部第２度熱傷
側胸部第３度熱傷	足底熱傷	足底部咬創
足底部刺創	足底部第１度熱傷	足底部第２度熱傷
足底部第３度熱傷	足底部皮膚欠損創	側頭部割創
側頭部挫創	側頭部切創	足背部挫創
足背部切創	足背部第１度熱傷	足背部第２度熱傷
足背部第３度熱傷	足部汚染創	側腹部咬創
側腹部挫創	側腹部第１度熱傷	側腹部第２度熱傷
側腹部第３度熱傷	側腹壁開放創	足部皮膚欠損創
足部裂創	鼡径部開放創	鼡径部切創
鼡径部第１度熱傷	鼡径部第２度熱傷	鼡径部第３度熱傷
鼡径部熱傷	損傷	第１度熱傷
第１度腐蝕	第２度熱傷	第２度腐蝕
第３度熱傷	第３度腐蝕	第４度熱傷
第５趾皮膚欠損創	体幹第１度熱傷	体幹第２度熱傷
体幹第３度熱傷	体幹熱傷	大腿汚染創
大腿咬創	大腿挫創	大腿熱傷
大腿皮膚欠損創	大腿部開放創	大腿部刺創
大腿部切創	大腿部第１度熱傷	大腿部第２度熱傷
大腿部第３度熱傷	大腿裂創	大転子部挫創
体表面積 10%未満の熱傷	体表面積 10 − 19%の熱傷	体表面積 20 − 29%の熱傷
体表面積 30 − 39%の熱傷	体表面積 40 − 49%の熱傷	体表面積 50 − 59%の熱傷
体表面積 60 − 69%の熱傷	体表面積 70 − 79%の熱傷	体表面積 80 − 89%の熱傷
体表面積 90%以上の熱傷	大網膿瘍	多発性外傷
多発性開放創	多発性血腫	多発性咬創
多発性昆虫咬創	多発性挫傷	多発性擦過創
多発性漿膜炎	多発性切創	多発性穿刺創

	多発性第１度熱傷	多発性第２度熱傷	多発性第３度熱傷
	多発性腸間膜膿瘍	多発性熱傷	多発性膿疱症
	多発性皮下出血	多発性非熱傷性水疱	多発性表在損傷
	多発性裂創	打撲割創	打撲挫創
	打撲擦過創	胆管胆のう炎	胆管膿瘍
	胆汁性腹膜炎	胆のう壊疽	胆のう周囲炎
	胆のう周囲膿瘍	胆のう膿瘍	腟開放創
	腟熱傷	腟裂傷	肘関節挫創
	肘関節部開放創	中指咬創	中指挫傷
	中指挫創	中指刺創	中指切創
	中指皮膚欠損創	中手骨関節部挫創	肘部挫創
	肘部切創	肘部第１度熱傷	肘部第２度熱傷
	肘部第３度熱傷	肘部皮膚欠損創	腸間膜脂肪織炎
	腸間膜膿瘍	腸骨窩膿瘍	腸穿孔腹膜炎
	腸腰筋膿瘍	手開放創	手咬創
	手挫創	手刺創	手切創
	手第１度熱傷	手第２度熱傷	手第３度熱傷
	手熱傷	殿部開放創	殿部咬創
	殿部刺創	殿部切創	殿部第１度熱傷
	殿部第２度熱傷	殿部第３度熱傷	殿部熱傷
	殿部皮膚欠損創	殿部裂創	頭頂部挫傷
	頭頂部挫創	頭頂部擦過創	頭頂部切創
	頭頂部裂創	頭皮開放創	頭皮剥離
	頭皮表在損傷	頭部外傷性皮下異物	頭部外傷性皮下気腫
	頭部開放創	頭部割創	頭部頚部挫傷
	頭部頚部挫創	頭部頚部打撲傷	頭部血腫
	頭部挫傷	頭部挫創	頭部擦過創
	頭部刺創	頭部切創	頭部第１度熱傷
	頭部第２度熱傷	頭部第３度熱傷	頭部多発開放創
	頭部多発割創	頭部多発咬創	頭部多発挫傷
	頭部多発挫創	頭部多発擦過創	頭部多発刺創
	頭部多発切創	頭部多発創傷	頭部多発裂創
	頭部虫刺傷	動物咬創	頭部熱傷
	頭部皮膚欠損創	頭部裂創	飛び降り自殺未遂
な	飛び込み自殺未遂	内部尿路性器の熱傷	軟口蓋血腫
	軟口蓋熱傷	乳頭部第１度熱傷	乳頭部第２度熱傷
	乳頭部第３度熱傷	乳房第１度熱傷	乳房第２度熱傷
	乳房第３度熱傷	乳房熱傷	乳輪部第１度熱傷
	乳輪部第２度熱傷	乳輪部第３度熱傷	尿管切石術後感染症
	猫咬創	熱傷性筋骨化症	脳挫傷・頭蓋内に達する開放創合併あり
	脳挫創・頭蓋内に達する開放創合併あり	脳底部挫傷・頭蓋内に達する開放創合併あり	膿疱症
は	膿疱	肺炎球菌性腹膜炎	肺熱傷
	背部第１度熱傷	背部第２度熱傷	背部第３度熱傷
	背部熱傷	爆死自殺未遂	半身第１度熱傷
	半身第２度熱傷	半身第３度熱傷	半身打撲
	汎発性化膿性腹膜炎	鼻下擦過創	鼻根部打撲挫創
	鼻根部裂創	膝汚染創	膝皮膚欠損創
	鼻前庭部挫創	鼻尖部挫創	鼻部外傷性異物
	鼻部外傷性皮下異物	鼻部開放創	眉部割創
	鼻部割創	鼻部貫通創	腓腹筋挫創
	皮膚欠損創	鼻部咬創	鼻部挫傷
	鼻部挫創	鼻部擦過創	鼻部刺創
	鼻部切創	鼻部創傷	皮膚損傷
	鼻部第１度熱傷	鼻部第２度熱傷	鼻部第３度熱傷
	鼻部虫刺傷	皮膚剥脱創	鼻部皮膚欠損創
	鼻部皮膚剥離創	鼻部裂創	びまん性脳損傷・頭蓋内に達する開放創合併あり
	眉毛部割創	眉毛部裂創	表皮剥離
	鼻翼部切創	鼻翼部裂創	フィブリン性腹膜炎
	腹腔骨盤部膿瘍	腹腔内遺残膿瘍	伏針
	副鼻腔開放創	腹部汚染創	腹部刺創
	腹部第１度熱傷	腹部第２度熱傷	腹部第３度熱傷
	腹部熱傷	腹部皮膚欠損創	腹壁開放創
	腹壁縫合糸膿瘍	腐蝕	分娩時会陰裂傷
	分娩時軟産道損傷	縫合糸膿瘍	縫合部膿瘍
	放射線性熱傷	包皮挫創	包皮切創
	包皮裂創	母指球部第１度熱傷	母指球部第２度熱傷
	母指球部第３度熱傷	母指咬創	母指挫傷
	母指挫創	母趾挫創	母指示指間切創
	母指刺創	母指切創	母指第１度熱傷
	母指第２度熱傷	母指第３度熱傷	母指打撲挫創
	母指熱傷	母指皮膚欠損創	母趾皮膚欠損創
ま	母指末節部挫創	慢性骨盤腹膜炎	慢性胆のう炎
	慢性腹膜炎	眉間部挫創	眉間部裂創
	耳後部挫創	脈絡網膜熱傷	盲管銃創
や	盲腸後部膿瘍	薬傷	腰部切創
	腰部第１度熱傷	腰部第２度熱傷	腰部第３度熱傷
ら	腰部打撲挫創	腰部熱傷	涙管損傷
	涙管断裂	涙道損傷	轢過創
	裂離		

△あ	ESWL後腎皮膜下血腫	アキレス腱筋腱移行部断裂	アキレス腱挫傷
	アキレス腱挫創	アキレス腱切創	アキレス腱断裂
	アキレス腱部分断裂	足異物	亜脱臼
	圧迫骨折	圧迫神経炎	炎症性大網癒着
か	横骨折	外耳部外傷性腫脹	外耳部打撲傷
	外耳部皮下血腫	外耳部皮下出血	外傷性一過性麻痺
	外傷性咬合	外傷性硬膜動静脈瘻	外傷性脊髄出血
	外傷性動静脈瘻	外傷性動脈血腫	外傷性動脈瘤
	外傷性脳圧迫	外傷性脳圧迫・頭蓋内に達する開放創合併なし	外傷性脳症
	外傷性皮下血腫	開放性脱臼	下顎打撲傷
	下顎皮下血腫	下顎部打撲傷	顎関節部打撲傷
	顎関節部皮下血腫	顎部打撲傷	過労性脛部痛
	眼黄斑部裂孔	眼窩部挫創	眼窩裂傷
	眼瞼外傷性腫脹	眼周囲部外傷性腫脹	関節骨折
	関節打撲	完全骨折	完全脱臼
	眼部外傷性腫脹	陥没骨折	顔面多発皮下血腫
	顔面打撲傷	顔面皮下血腫	頬部打撲傷
	頬部皮下血腫	亀裂骨折	筋損傷
	筋断裂	筋肉内血腫	屈曲骨折
	血管切断	血管損傷	腱切創
	腱損傷	腱断裂	腱部分断裂
	腱裂傷	口腔外傷性腫脹	口腔打撲傷
	口腔粘膜下気腫	口唇外傷性腫脹	口唇打撲傷
	口唇皮下血腫	口唇皮下出血	後頭部外傷
	後頭部打撲傷	広範性軸索損傷	広汎性神経損傷
	後方脱臼	硬膜損傷	硬膜裂傷
さ	骨折	コントル・クー損傷	耳介外傷性腫脹
	耳介打撲傷	耳介皮下血腫	耳介皮下出血
	耳下腺部打撲	四肢静脈損傷	四肢動脈損傷
	斜骨折	尺骨近位端骨折	尺骨鉤状突起骨折
	縦骨折	重複骨折	種子骨骨折
	手指打撲傷	手指皮下血腫	術後低蛋白血症
	術後皮下気腫	上顎打撲傷	上顎洞穿孔
	上顎皮下血腫	硝子体切断	神経根ひきぬき損傷
	神経切断	神経叢損傷	神経叢不全損傷
	神経損傷	神経断裂	人工肛門部腸管脱出・術後早期
	靱帯ストレイン	靱帯損傷	靱帯断裂
	靱帯捻挫	靱帯裂傷	心内異物
	水晶体核落下	膵臓性腹膜炎	ストレイン
	前額部外傷性腫脹	線状骨折	前頭部打撲傷
	前方脱臼	爪下異物	足底異物
た	側頭部打撲傷	側頭部皮下血腫	脱臼
	脱臼骨折	打撲血腫	打撲傷
	打撲皮下血腫	単純脱臼	肘関節骨折
	肘関節脱臼骨折	中枢神経系損傷	肘頭骨折

	腸間膜脂肪壊死	転位性骨折	殿部異物
	頭頂部打撲傷	頭皮外傷性腫脹	頭皮下血腫
	頭部異物	頭部多発打撲傷	頭部多発皮下血腫
	頭部打撲	頭部打撲血腫	頭部打撲傷
	頭部皮下異物	頭部皮下血腫	頭部皮下出血
な	動脈損傷	特発性関節脱臼	肉離れ
	乳腺内異物	乳房異物	尿性腹膜炎
	捻挫	脳挫傷	脳挫傷・頭蓋内に達する開放創合併なし
	脳挫創	脳挫創・頭蓋内に達する開放創合併なし	脳損傷
	脳対側損傷	脳直撃損傷	脳底部挫傷
は	脳底部挫傷・頭蓋内に達する開放創合併なし	脳裂傷	敗血症性皮膚炎
	剥離骨折	破裂骨折	皮下異物
	皮下血腫	皮下静脈損傷	皮下損傷
	皮神経挫傷	非熱傷性水疱	鼻部外傷性腫脹
	眉部血腫	鼻部打撲傷	鼻部皮下血腫
	鼻部皮下出血	びまん性脳損傷	びまん性脳損傷・頭蓋内に達する開放創合併なし
	複雑脱臼	腹壁異物	腹壁膿瘍
	不全骨折	粉砕骨折	閉鎖性外傷性脳圧迫
	閉鎖性骨折	閉鎖性脱臼	閉鎖性脳挫創
	閉鎖性脳底部挫傷	閉鎖性びまん性脳損傷	帽状腱膜下出血
ま	母指打撲傷	末梢血管外傷	末梢神経損傷
	耳後部打撲傷	網膜振盪	モンテジア骨折
ら	らせん骨折	離開骨折	裂離骨折
	若木骨折		

効能効果に関連する使用上の注意
(1)本剤の使用は，β-ラクタム系，フルオロキノロン系及びアミノ配糖体系のうち2系統以上に耐性を示した菌株であり，抗菌活性を示す他剤が使用できない場合にのみ使用すること。
(2)本剤は緑膿菌に対して抗菌活性を示さないため，緑膿菌との重複感染が明らかである場合，抗緑膿菌作用を有する抗菌薬と併用すること。

用法用量　通常，成人には，チゲサイクリンとして初回用量100mgを30～60分かけて点滴静脈内投与，以後12時間ごとに50mgを30～60分かけて点滴静脈内投与する。

用法用量に関連する使用上の注意
(1)本剤の使用にあたっては，耐性菌の発現を防ぐため，次のことに注意すること。
①感染症の治療に十分な知識と経験を持つ医師又はその指導の下で行うこと。
②本剤の投与期間は5～14日間が推奨されるが，感染部位，重症度，患者の症状等を考慮し，適切な時期に本剤の継続投与が必要か否かを判定し，疾病の治療上必要な最小限の期間の投与にとどめること。
③28日間を超えて投与した場合の本剤の有効性及び安全性は確立されていない。
(2)高度な肝機能障害のある患者では，初回100mgを投与した後，12時間後からの投与では25mgに投与量を減らすなど慎重に投与し，投与期間中は臨床症状を注意深く観察すること。

警告　本剤の耐性菌の発現を防ぐため，「効能効果に関連する使用上の注意」，「用法用量に関連する使用上の注意」の項を熟読の上，適正使用に努めること。

禁忌　本剤の成分に対し過敏症の既往歴のある患者

タイサブリ点滴静注300mg　規格：300mg15mL1瓶[228164円/瓶]
ナタリズマブ(遺伝子組換え)　バイオジェン　119

【効 能 効 果】

多発性硬化症の再発予防及び身体的障害の進行抑制

【対応標準病名】

◎	多発性硬化症		
○	急性多発性硬化症	脊髄多発性硬化症	脳幹多発性硬化症
	無症候性多発性硬化症		

効能効果に関連する使用上の注意
(1)本剤は，他の多発性硬化症治療薬で十分な効果が得られない又は忍容性に問題があると考えられる場合，もしくは疾患活動性が高い場合にのみ使用すること。
(2)進行型多発性硬化症に対する本剤の有効性及び安全性は確立されていない。

用法用量　通常，成人にはナタリズマブ(遺伝子組換え)として1回300mgを4週に1回1時間かけて点滴静注する。

用法用量に関連する使用上の注意　本剤による治療は単剤で行い，他の多発性硬化症治療薬又は免疫抑制剤とは併用しないこと(急性増悪の治療を目的とした短期のステロイド剤の使用を除く)〔本剤の投与中及び投与中止後12週間は免疫系への相加的な抑制作用により，PMLを含む感染症が誘発されるおそれがある。なお，本剤に他の多発性硬化症治療薬又は免疫抑制剤を上乗せしたときの効果の増強は検討されていない〕。

警告
(1)本剤の投与により進行性多巣性白質脳症(PML)，ヘルペス脳炎又は髄膜炎等があらわれ，死亡又は重度の障害に至った例が報告されている。これらの情報を患者に十分に説明し同意を得た上で，本剤による治療が適切と判断される場合にのみ投与すること。また，本剤による治療においては，これらの副作用により致命的な経過をたどることがあるので，PML等の重篤な副作用に十分対応できる医療施設において，本剤の安全性及び有効性についての十分な知識と多発性硬化症の治療経験をもつ医師のもとで投与すること。
(2)PML発症のリスク因子として，抗JCウイルス(JCV)抗体陽性であること，免疫抑制剤による治療歴を有することが報告されている。本剤の投与開始に際しては，これらのリスク因子の有無を確認し，治療上の有益性が危険性を上回るか慎重に判断すること。また，抗JCV抗体が陽性の患者においては，本剤の長期間の投与もPML発症のリスク因子となることが報告されているため，投与中は定期的に治療上の有益性と危険性を評価し，投与継続の適切性について慎重に判断すること。
(3)本剤の投与に際しては，PMLを示唆する徴候・症状(片麻痺，四肢麻痺，認知機能障害，失語症，視覚障害等)の発現に十分注意し，そのような徴候・症状があらわれた場合は直ちに投与を中断し，PMLの発症の有無を確認すること。なお，PMLの発症が確認できなかったが疑いが残る場合には，本剤の投与を再開せず，再検査を実施すること。

禁忌
(1)本剤の成分に対し過敏症の既往歴のある患者
(2)進行性多巣性白質脳症(PML)の患者又はその既往歴のある患者
(3)免疫不全患者又は免疫抑制剤の使用等により高度の免疫抑制状態にある患者
(4)重篤な感染症を合併している患者

ダイビタミックス注　規格：2mL1管[56円/管]
シアノコバラミン　チアミン塩化物塩酸塩　ピリドキシン塩酸塩　原沢　317

【効 能 効 果】

下記疾患のうち，本剤に含まれるビタミン類の欠乏又は代謝障害が関与すると推定される場合
神経痛，末梢神経炎・末梢神経麻痺
効果がないのに月余にわたって漫然と使用すべきでない。

【対応標準病名】

◎	神経痛	ビタミン欠乏症	末梢神経炎
	末梢神経障害		

○	複合ビタミン欠乏症		
△	下肢神経痛	下腿神経炎	胸壁神経痛
	頚部神経痛	肩甲上神経痛	後頭下神経痛
	後頭神経痛	後頭部神経痛	項部神経痛
	四肢神経痛	手指神経炎	上肢神経痛
	上腕神経痛	神経炎	スルーダー神経痛
	前腕神経痛	側頭部神経痛	大腿神経痛
	多発性神経炎	多発性神経痛	多発ニューロパチー
	頭部神経痛	特発性神経痛	背部神経痛
	反復性多発性神経炎	腹壁神経痛	慢性神経痛
	腰皮神経痛	肋間神経痛	

用法用量　通常成人1日1回2mLを皮下，筋肉内又は静脈内注射する。
なお，年齢，症状により適宜増減する。

禁忌　本剤及びチアミン塩化物塩酸塩に対し過敏症の既往歴のある患者

タイロゲン筋注用0.9mg
規格：0.9mg1瓶[105788円/瓶]
ヒトチロトロピンアルファ(遺伝子組換え)　ジェンザイム　799

【効能効果】

分化型甲状腺癌で甲状腺全摘又は準全摘術を施行された患者における，放射性ヨウ素シンチグラフィと血清サイログロブリン(Tg)試験の併用又はTg試験単独による診断の補助。
分化型甲状腺癌で甲状腺全摘又は準全摘術を施行された遠隔転移を認めない患者における残存甲状腺組織の放射性ヨウ素によるアブレーションの補助。

【対応標準病名】

該当病名なし

効能効果に関連する使用上の注意　本剤は甲状腺全摘又は準全摘術を施行された患者以外の患者には有効性及び安全性は確立していないのでそれらの患者には投与しないこと。

用法用量　本品1バイアルに日局注射用水1.2mLを加えて溶解し，その1mL(ヒトチロトロピン　アルファ(遺伝子組換え)として0.9mg)を臀部筋肉内に24時間間隔で2回投与する。

用法用量に関連する使用上の注意　放射性ヨウ素の投与は，本剤最終投与24時間後とする。スキャニングは，放射性ヨウ素投与48時間～72時間後に行う。ただし術後アブレーションの際のスキャニングは，放射線量の減衰を考慮して適切な時期に行うこと。Tg試験を実施する時の血清検体の採取は，本剤最終投与72時間後とする。

禁忌
(1)本剤の成分又は甲状腺刺激ホルモン製剤に対し過敏症の既往歴のある患者
(2)妊婦，妊娠している可能性のある婦人及び授乳婦

ダウノマイシン静注用20mg
規格：20mg1瓶[1717円/瓶]
ダウノルビシン塩酸塩　Meiji Seika　423

【効能効果】

急性白血病(慢性骨髄性白血病の急性転化を含む)

【対応標準病名】

◎	**急性白血病**	**慢性骨髄性白血病急性転化**	
○	BCR－ABL1陽性Bリンパ芽球性白血病	BCR－ABL1陽性Bリンパ芽球性白血病/リンパ腫	B細胞性前リンパ球性白血病
	Bリンパ芽球性白血病	Bリンパ芽球性白血病/リンパ腫	CCR4陽性成人T細胞白血病リンパ腫
	E2A－PBX1陽性Bリンパ芽球性白血病	E2A－PBX1陽性Bリンパ芽球性白血病/リンパ腫	IL3－IGH陽性Bリンパ芽球性白血病
	IL3－IGH陽性Bリンパ芽球性白血病/リンパ腫	MLL再構成型Bリンパ芽球性白血病	MLL再構成型Bリンパ芽球性白血病/リンパ腫
	Ph陽性急性リンパ性白血病	TEL－AML1陽性Bリンパ芽球性白血病	TEL－AML1陽性Bリンパ芽球性白血病/リンパ腫
	T細胞性前リンパ球白血病	T細胞性大顆粒リンパ球白血病	Tリンパ芽球性白血病
	Tリンパ芽球性白血病/リンパ腫	アグレッシブNK細胞白血病	顆粒球肉腫
	急性巨核芽球性白血病	急性骨髄性白血病	急性骨髄単球性白血病
	急性前骨髄球性白血病	急性単球性白血病	急性リンパ性白血病
	くすぶり型白血病	形質細胞白血病	高2倍体性Bリンパ芽球性白血病
	高2倍体性Bリンパ芽球性白血病/リンパ腫	骨髄異形成症候群	骨髄性白血病骨髄浸潤
	小児急性リンパ性白血病	小児骨髄異形成症候群	髄膜白血病
	成人T細胞白血病骨髄浸潤	成人T細胞白血病リンパ腫	成人T細胞白血病リンパ腫・急性型
	成人T細胞白血病リンパ腫・くすぶり型	成人T細胞白血病リンパ腫・リンパ腫型	赤白血病
	前リンパ球性白血病	単球性白血病	低2倍体性Bリンパ芽球性白血病
	低2倍体性Bリンパ芽球性白血病/リンパ腫	二次性白血病	バーキット白血病
	非定型的白血病	非定型慢性骨髄性白血病	肥満細胞性白血病
	分類不能型骨髄異形成症候群	ヘアリー細胞白血病	慢性NK細胞リンパ増殖性疾患
	慢性骨髄性白血病	慢性骨髄性白血病移行期	慢性骨髄性白血病慢性期
	リンパ性白血病	リンパ性白血病骨髄浸潤	
△	好塩基球性白血病	好酸球性白血病	好中球性白血病
	骨髄性白血病	骨髄単球性白血病	混合型白血病
	若年性骨髄単球性白血病	白血病	白血病性関節症
	慢性骨髄単球性白血病		

※　**適応外使用可**
原則として，「ダウノルビシン塩酸塩」を「骨髄異形成症候群(高リスク群)，難治性の造血器悪性腫瘍」に対し処方した場合，当該使用事例を審査上認める。

用法用量
通常，成人はダウノルビシン塩酸塩として1日量体重1kg当たり0.4～1.0mg(力価)を，小児はダウノルビシン塩酸塩として1日量体重1kg当り1.0mg(力価)を連日あるいは隔日に3～5回静脈内又は点滴静注し，約1週間の観察期間をおき，投与を反復する。
使用に際しては，1バイアル20mg(力価)に10mLの日局生理食塩液を加え軽く振盪して完全に溶かしてから静脈内注射する。

禁忌
(1)心機能異常又はその既往歴のある患者
(2)本剤の成分に対し重篤な過敏症の既往歴のある患者

タガメット注射液200mg
規格：10%2mL1管[142円/管]
シメチジン　大日本住友　232

【効能効果】

上部消化管出血(消化性潰瘍，急性ストレス潰瘍，出血性胃炎による)，侵襲ストレス(手術後に集中管理を必要とする大手術，集中治療を必要とする脳血管障害・頭部外傷・多臓器不全・重症熱傷等)による上部消化管出血の抑制，麻酔前投薬

【対応標準病名】

◎	**胃潰瘍**	**胃十二指腸潰瘍**	**十二指腸潰瘍**
	出血性胃炎	**上部消化管出血**	**ストレス潰瘍**
	多臓器不全	**頭部外傷**	**頭部損傷**
	熱傷	**脳血管障害**	
○あ	NSAID胃潰瘍	NSAID十二指腸潰瘍	足第3度熱傷
	アルコール性胃炎	アレルギー性胃炎	胃炎
	胃潰瘍瘢痕	胃十二指腸潰瘍瘢痕	胃出血
	胃穿孔	胃腸管熱傷	胃熱傷

	胃びらん	陰茎第3度熱傷	咽頭熱傷
か	陰のう第3度熱傷	会陰第3度熱傷	外陰第3度熱傷
	外耳損傷	外耳道外傷	外耳道損傷
	外傷性鼓膜穿孔	外傷性出血性ショック	外傷性ショック
	外傷性中耳腔出血	外傷性内耳損傷	外鼻外傷
	下咽頭熱傷	下半身第2度熱傷	下半身第3度熱傷
	下半身熱傷	下腹部第3度熱傷	眼化学熱傷
	眼瞼外傷	顔面損傷	顔面第3度熱傷
	顔面軟部組織外傷	気管熱傷	気道熱傷
	急性胃炎	急性胃潰瘍	急性胃潰瘍穿孔
	急性胃粘膜病変	急性音響性外傷	急性十二指腸潰瘍
	急性十二指腸潰瘍穿孔	急性出血性胃潰瘍	急性出血性胃潰瘍穿孔
	急性出血性十二指腸潰瘍	急性出血性十二指腸潰瘍穿孔	急性びらん性胃炎
	胸腔熱傷	胸部上腕熱傷	胸部第3度熱傷
	躯幹薬傷	クッシング潰瘍	肩甲間部第3度熱傷
	口蓋外傷	口蓋垂外傷	口腔第3度熱傷
	口腔底外傷	口腔内損傷	口腔熱傷
	口唇外傷	口底外傷	喉頭熱傷
	肛門第3度熱傷	鼓膜損傷	鼓膜裂傷
さ	再発性胃潰瘍	再発性十二指腸潰瘍	残胃潰瘍
	四肢第2度熱傷	四肢第3度熱傷	四肢熱傷
	趾第3度熱傷	重症頭部外傷	十二指腸炎
	十二指腸球後部潰瘍	十二指腸穿孔	十二指腸びらん
	出血性胃潰瘍	出血性胃潰瘍穿孔	出血性十二指腸潰瘍
	出血性十二指腸潰瘍穿孔	術後胃潰瘍	術後胃十二指腸潰瘍
	術後残胃胃炎	術後十二指腸潰瘍	消化管出血
	焼身自殺未遂	上半身第2度熱傷	上半身第3度熱傷
	上半身熱傷	踵部第3度熱傷	食道熱傷
	ステロイド潰瘍	ステロイド潰瘍穿孔	ストレス性胃潰瘍
	ストレス性十二指腸潰瘍	青色鼓膜	舌外傷
	舌熱傷	前胸部第3度熱傷	穿孔性胃潰瘍
	穿孔性十二指腸潰瘍	全身挫傷	全身第2度熱傷
	全身第3度熱傷	全身打撲	全身熱傷
	穿通性胃潰瘍	穿通性十二指腸潰瘍	足関節第3度熱傷
	側胸部第3度熱傷	足底部第3度熱傷	側頭部外傷
	足背部第3度熱傷	側腹部第3度熱傷	鼡径部第3度熱傷
た	第3度熱傷	第4度熱傷	体幹第3度熱傷
	体幹熱傷	体表面積40－49％の熱傷	体表面積50－59％の熱傷
	体表面積60－69％の熱傷	体表面積70－79％の熱傷	体表面積80－89％の熱傷
	体表面積90％以上の熱傷	多発胃潰瘍	多発性十二指腸潰瘍
	多発性出血性胃潰瘍	多発性第2度熱傷	多発性第3度熱傷
	多発性熱傷	単純型顔面外傷	デュラフォイ潰瘍
	殿部第3度熱傷	頭蓋骨損傷	頭頸部外傷
	頭皮外傷	頭皮損傷	頭部外傷1型
	頭部血管損傷	頭部挫創	頭部第2度熱傷
	頭部第3度熱傷	頭部多発損傷	頭部打撲
な	頭部熱傷	吐下血	軟口蓋外傷
	軟口蓋損傷	軟口蓋熱傷	難治性胃潰瘍
	難治性十二指腸潰瘍	乳房第3度熱傷	熱傷ショック
は	肺熱傷	背部第3度熱傷	背部熱傷
	鼻外傷	鼻損傷	半身第2度熱傷
	半身第3度熱傷	鼻咽腔天蓋部損傷	非穿通性頭部外傷
	表層性胃炎	びらん性胃炎	びらん性十二指腸炎
	副鼻腔損傷	腹部第3度熱傷	腹部熱傷
ま	放射線性熱傷	慢性胃潰瘍	慢性胃潰瘍活動期
	慢性十二指腸潰瘍	慢性十二指腸潰瘍活動期	耳損傷
や	メネトリエ病	薬剤性胃潰瘍	腰部第3度熱傷

△あ	足第1度熱傷	足第2度熱傷	足熱傷
	アルカリ腐蝕	胃空腸周囲炎	胃周囲炎
	胃十二指腸炎	萎縮性胃炎	萎縮性化生性胃炎
	胃腸疾患	胃粘膜過形成	胃蜂窩織炎
	陰茎第1度熱傷	陰茎第2度熱傷	陰茎熱傷
	陰のう第1度熱傷	陰のう第2度熱傷	陰のう熱傷
	ウィリス動脈環動脈瘤	ウィリス動脈輪周囲炎	ウェーバー症候群
	会陰第1度熱傷	会陰第2度熱傷	会陰熱傷
	腋窩第1度熱傷	腋窩第2度熱傷	腋窩第3度熱傷
か	腋窩熱傷	外陰第1度熱傷	外陰第2度熱傷
	外陰熱傷	外頚動脈海綿静脈洞瘻	外傷性外リンパ瘻
	外傷性頚動脈海綿静脈洞瘻	海綿静脈洞症候群	解離性脳動脈瘤
	化学外傷	下顎熱傷	下顎部第1度熱傷
	下顎部第2度熱傷	下顎部第3度熱傷	角結膜腐蝕
	角膜アルカリ化学熱傷	角膜酸化学熱傷	角膜酸性熱傷
	角膜熱傷	下肢第1度熱傷	下肢第2度熱傷
	下肢第3度熱傷	下肢熱傷	下腿足部熱傷
	下腿熱傷	下腿部第1度熱傷	下腿部第2度熱傷
	下腿部第3度熱傷	下半身第1度熱傷	下腹部第1度熱傷
	下腹部第2度熱傷	眼球熱傷	眼瞼化学熱傷
	眼瞼第1度熱傷	眼瞼第2度熱傷	眼瞼第3度熱傷
	眼瞼熱傷	眼周囲化学熱傷	眼周囲第1度熱傷
	眼周囲第2度熱傷	眼周囲第3度熱傷	眼熱傷
	眼熱傷後遺症	顔面第1度熱傷	顔面第2度熱傷
	顔面熱傷	顔面熱傷後遺症	偽性脳動脈瘤
	頬粘膜外傷	胸部第1度熱傷	頬部第1度熱傷
	胸部第2度熱傷	頬部第2度熱傷	頬部第3度熱傷
	胸部熱傷	虚血性脳血管障害	虚血性白質脳症
	頚動脈硬化症	頚部第1度熱傷	頚部第2度熱傷
	頚部第3度熱傷	頚部熱傷	結膜熱傷
	結膜のうアルカリ化学熱傷	結膜のう酸化学熱傷	結膜腐蝕
	肩甲間部第1度熱傷	肩甲間部第2度熱傷	肩甲間部熱傷
	肩甲部第1度熱傷	肩甲部第2度熱傷	肩甲部第3度熱傷
	肩甲部熱傷	肩部第1度熱傷	肩部第2度熱傷
	肩部第3度熱傷	後下小脳動脈解離	後下小脳動脈瘤
	口腔第1度熱傷	口腔第2度熱傷	高血圧性悪性脳症
	高血圧性緊急症	高血圧性脳循環障害	高血圧性脳症
	後交通動脈瘤	口唇第1度熱傷	口唇第2度熱傷
	口唇第3度熱傷	口唇熱傷	後大脳動脈解離
	後大脳動脈瘤	後天性脳動静脈瘻	硬膜動静脈瘻
	肛門第1度熱傷	肛門第2度熱傷	肛門熱傷
さ	酸腐蝕	耳介部第1度熱傷	耳介部第2度熱傷
	耳介部第3度熱傷	子宮熱傷	四肢挫傷
	四肢第1度熱傷	矢状静脈洞血栓症	趾第1度熱傷
	趾第2度熱傷	膝部第1度熱傷	膝部第2度熱傷
	膝部第3度熱傷	趾熱傷	十二指腸潰瘍瘢痕
	十二指腸周囲炎	十二指腸乳頭炎	手関節部第1度熱傷
	手関節部第2度熱傷	手関節部第3度熱傷	手指第1度熱傷
	手指第2度熱傷	手指第3度熱傷	手指端熱傷
	手指熱傷	手掌第1度熱傷	手掌第2度熱傷
	手掌第3度熱傷	手掌熱傷	手背第1度熱傷
	手背第2度熱傷	手背第3度熱傷	手背熱傷
	消化管狭窄	消化管障害	上交叉性片麻痺
	上肢第1度熱傷	上肢第2度熱傷	上肢第3度熱傷
	上肢熱傷	上小脳動脈瘤	小児もやもや病
	上半身第1度熱傷	踵部第1度熱傷	踵部第2度熱傷
	上腕第1度熱傷	上腕第2度熱傷	上腕第3度熱傷
	上腕熱傷	進行性血管性白質脳症	成人もやもや病
	精巣熱傷	前額部第1度熱傷	前額部第2度熱傷
	前額部第3度熱傷	前下小脳動脈瘤	前胸部第1度熱傷
	前胸部第2度熱傷	前胸部熱傷	前交通動脈瘤
	全身第1度熱傷	前大脳動脈解離	前大脳動脈瘤
	前腕手部熱傷	前腕第1度熱傷	前腕第2度熱傷
	前腕第3度熱傷	前腕熱傷	足関節第1度熱傷
	足関節第2度熱傷	足関節熱傷	側胸部第1度熱傷
	側腹部第2度熱傷	足底熱傷	足底部第1度熱傷

	足底部第２度熱傷	足背部第１度熱傷	足背部第２度熱傷
	側腹部第１度熱傷	側腹部第２度熱傷	鼡径部第１度熱傷
た	鼡径部第２度熱傷	鼡径部熱傷	第１度熱傷
	第１度腐蝕	第２度熱傷	第２度腐蝕
	第３度腐蝕	体幹第１度熱傷	体幹第２度熱傷
	大腿熱傷	大腿部第１度熱傷	大腿部第２度熱傷
	大腿部第３度熱傷	体表面積10％未満の熱傷	体表面積10－19％の熱傷
	体表面積20－29％の熱傷	体表面積30－39％の熱傷	多発性血腫
	多発性昆虫咬創	多発性挫傷	多発性擦過創
	多発性第１度熱傷	多発性脳動脈瘤	多発性皮下出血
	多発性非熱傷性水疱	多発性表在損傷	腟熱傷
	中大脳動脈解離	中大脳動脈瘤	中毒性胃炎
	肘部第１度熱傷	肘部第２度熱傷	肘部第３度熱傷
	腸出血	椎骨動脈瘤	手首熱傷後遺症
	手第１度熱傷	手第２度熱傷	手第３度熱傷
	手熱傷	手熱傷後遺症	殿部第１度熱傷
	殿部第２度熱傷	殿部熱傷	頭熱傷後遺症
	頭部第１度熱傷	動脈硬化性脳症	吐血
な	閉じこめ症候群	内頚動脈海綿静脈洞瘻	内頚動脈眼動脈分岐部動脈瘤
	内頚動脈後交通動脈分岐部動脈瘤	内頚動脈脳動脈瘤	内部尿路性器の熱傷
	肉芽腫性胃炎	乳頭部第１度熱傷	乳頭部第２度熱傷
	乳頭部第３度熱傷	乳房第１度熱傷	乳房第２度熱傷
	乳房熱傷	乳輪部第１度熱傷	乳輪部第２度熱傷
	乳輪部第３度熱傷	脳壊死	脳幹卒中症候群
	脳虚血症	脳循環不全	のう状脳動脈瘤
	脳静脈血栓症	脳静脈洞血栓症	脳底動脈解離
	脳底動脈瘤	脳動静脈瘻	脳動脈炎
	脳動脈硬化症	脳動脈循環不全	脳動脈瘤
は	脳毛細血管拡張症	背部第１度熱傷	背部第２度熱傷
	半身第１度熱傷	半身打撲	反応性リンパ組織増生症
	皮質静脈血栓症	鼻部第１度熱傷	鼻部第２度熱傷
	鼻部第３度熱傷	ビンスワンガー病	フォヴィル症候群
	腹部第１度熱傷	腹部第２度熱傷	腐蝕
	閉鎖性頭部外傷	閉塞性脳血管障害	ベネディクト症候群
	ヘリコバクター・ピロリ胃炎	放射線胃炎	放射線脳壊死
	紡錘状脳動脈瘤	母指球部第１度熱傷	母指球部第２度熱傷
	母指球部第３度熱傷	母指第１度熱傷	母指第２度熱傷
ま	母指第３度熱傷	母指熱傷	慢性胃炎
	慢性十二指腸炎	未破裂椎骨動脈解離	未破裂内頚動脈解離
	未破裂脳動脈瘤	ミヤール・ギュブレール症候群	脈絡網膜熱傷
や	もやもや病	薬傷	疣状胃炎
	腰部第１度熱傷	腰部第２度熱傷	腰部熱傷

用法用量

(1)上部消化管出血(消化性潰瘍，急性ストレス潰瘍，出血性胃炎による)，侵襲ストレス(手術後に集中管理を必要とする大手術，集中治療を必要とする脳血管障害・頭部外傷・多臓器不全・重症熱傷等)による上部消化管出血の抑制：通常成人にはシメチジンとして1回200mgを日局生理食塩液又は日局ブドウ糖注射液にて20mLに希釈し，1日4回(6時間間隔)緩徐に静脈内注射する。又は輸液に混合して点滴静注する。なお，年齢，症状により適宜増減する。一般的に上部消化管出血では1週間以内に効果の発現をみるが，内服可能となった後は経口投与に切りかえる。侵襲ストレス(手術後に集中管理を必要とする大手術，集中治療を必要とする脳血管障害・頭部外傷・多臓器不全・重症熱傷等)による上部消化管出血の抑制では，術後集中管理又は集中治療を必要とする期間(手術侵襲ストレスは3日間程度，その他の侵襲ストレスは7日間程度)の投与とする。

(2)麻酔前投薬：通常成人にはシメチジンとして1回200mgを麻酔導入1時間前に筋肉内注射する。

用法用量に関連する使用上の注意

(1)腎障害のある患者では，血中濃度が持続するので，次の表を参考にして投与量を減ずるか投与間隔をあけて使用すること。

クレアチニンクリアランス	タガメット投与量
0～4mL/min	1回200mg1日1回(24時間間隔)
5～29mL/min	1回200mg1日2回(12時間間隔)
30～49mL/min	1回200mg1日3回(8時間間隔)
50mL/min以上	1回200mg1日4回(6時間間隔)

(2)シメチジンは血液透析により除去されるため，血液透析を受けている患者に投与する場合は，透析後に投与すること。なお，腹膜透析においては，シメチジンの除去率はわずか(投与量の約5％以下)である。

禁忌　シメチジンに対し過敏症の既往歴のある患者

アルキオーネ注200mg：イセイ[56円/管]，シメチジン注200mg「NP」：ニプロ[56円/管]，シメチジン注射液200mg「サワイ」：沢井[56円/管]，シメチジン注射液200mg「トーワ」：東和[56円/管]，ファルジン注200mg：キョーリンリメディオ[56円/管]

ダカルバジン注用100　規格：100mg1瓶[4017円/瓶]

ダカルバジン　協和発酵キリン　421

【効 能 効 果】

悪性黒色腫
ホジキン病(ホジキンリンパ腫)
褐色細胞腫

【対応標準病名】

◎	悪性黒色腫	褐色細胞腫	ホジキンリンパ腫
○	結節硬化型古典的ホジキンリンパ腫	結節性リンパ球優位型ホジキンリンパ腫	古典的ホジキンリンパ腫
	混合細胞型古典的ホジキンリンパ腫	臍部悪性黒色腫	リンパ球減少型古典的ホジキンリンパ腫
	リンパ球豊富型古典的ホジキンリンパ腫		
△	異形成母斑症候群	腋窩悪性黒色腫	腋窩黒色腫
	下顎部悪性黒色腫	下眼瞼悪性黒色腫	下口唇悪性黒色腫
	下肢悪性黒色腫	下腿部悪性黒色腫	褐色細胞腫性高血圧症
	眼瞼悪性黒色腫	環指悪性黒色腫	顔面悪性黒色腫
	胸部悪性黒色腫	頬部悪性黒色腫	クロム親和性細胞腫
	頚部悪性黒色腫	肩部悪性黒色腫	口唇悪性黒色腫
	項部悪性黒色腫	肛門部悪性黒色腫	趾悪性黒色腫
	耳介悪性黒色腫	示指悪性黒色腫	耳前部悪性黒色腫
	趾爪下悪性黒色腫	膝部悪性黒色腫	手指悪性黒色腫
	手指爪下悪性黒色腫	手掌部悪性黒色腫	手背部悪性黒色腫
	手部悪性黒色腫	上眼瞼悪性黒色腫	上口唇悪性黒色腫
	小指悪性黒色腫	上肢悪性黒色腫	踵部悪性黒色腫
	上腕部悪性黒色腫	前額部悪性黒色腫	前胸部悪性黒色腫
	仙骨部悪性黒色腫	前腕部悪性黒色腫	爪下黒色腫
	側胸部悪性黒色腫	足底部悪性黒色腫	足背部悪性黒色腫
	足部悪性黒色腫	鼡径部悪性黒色腫	第２趾悪性黒色腫
	第３趾悪性黒色腫	第４趾悪性黒色腫	第５趾悪性黒色腫
	大腿部悪性黒色腫	中指悪性黒色腫	肘部悪性黒色腫
	殿部悪性黒色腫	頭部悪性黒色腫	乳頭悪性黒色腫
	背部悪性黒色腫	鼻腔悪性黒色腫	鼻尖悪性黒色腫
	鼻背悪性黒色腫	鼻部悪性黒色腫	皮膚境界部悪性黒色腫
	鼻翼悪性黒色腫	腹部悪性黒色腫	母指悪性黒色腫
	母趾悪性黒色腫	腰部悪性黒色腫	

用法用量

(1)悪性黒色腫

通常成人では，ダカルバジンとして1日量100～200mgを5日間連日静脈内投与し，以後約4週間休薬する。

これを1コースとし繰り返し投与する。

なお，年齢・症状により適宜増減する。

(2)ホジキン病(ホジキンリンパ腫)

通常成人・小児ともに，他の抗悪性腫瘍剤との併用において，ダカルバジンとして1日1回375mg/m^2(体表面積)を静脈内投与し，13日間休薬する。

これを2回繰り返すことを1コースとし，繰り返し投与する。

なお，年齢・症状により適宜減量する。

(3)褐色細胞腫

通常成人では，シクロホスファミド水和物とビンクリスチン硫酸塩との併用において，ダカルバジンとして1日1回600mg/m^2(体表面積)を2日間連日静脈内投与し，少なくとも19日間休薬する。

これを1コースとし，繰り返し投与する。

なお，患者の状態により適宜減量する。

用法用量に関連する使用上の注意

(1)注射液の調製法：ダカルバジン100mgに，日局注射用水10mLを加えて溶解する。溶解後は遮光することが望ましい。

(2)点滴静注する場合は遮光すること。

(3)副作用がみられた場合は，その副作用が消失するまで休薬すること。

(4)褐色細胞腫患者において，本剤を含む化学療法施行後に高血圧クリーゼを含む血圧変動が報告されていることから，本剤を含む化学療法開始前にα遮断薬等を投与すること。

警告　本剤を含むがん化学療法は，緊急時に十分対応できる医療施設において，がん化学療法に十分な知識・経験を持つ医師のもとで，本療法が適切と判断される症例についてのみ実施すること。適応患者の選択にあたっては，本剤及び各併用薬剤の添付文書を参照して十分注意すること。また，治療開始に先立ち，患者又はその家族に有効性及び危険性を十分に説明し，同意を得てから投与を開始すること。

禁忌

(1)本剤の成分に対し重篤な過敏症の既往歴のある患者

(2)妊婦又は妊娠している可能性のある婦人

タキソテール点滴静注用20mg

規格：20mg0.5mL1瓶(溶解液付)［17322円/瓶］

タキソテール点滴静注用80mg

規格：80mg2mL1瓶(溶解液付)［59156円/瓶］

ドセタキセル水和物　サノフィ　424

【効能効果】

(1)乳癌，非小細胞肺癌，胃癌，頭頸部癌

(2)卵巣癌

(3)食道癌，子宮体癌

(4)前立腺癌

【対応標準病名】

◎	胃癌	咽頭癌	咽頭上皮内癌
	下咽頭癌	下咽頭後部癌	下顎歯肉癌
	下顎歯肉頬移行部癌	顎下腺癌	下口唇基底細胞癌
	下口唇皮膚癌	下口唇有棘細胞癌	下唇癌
	下唇赤唇部癌	頬粘膜癌	頬粘膜上皮内癌
	頚皮膚上皮内癌	頚部癌	頚部基底細胞癌
	頚部転移性腺癌	頚部皮膚癌	頚部有棘細胞癌
	口蓋癌	口蓋上皮内癌	口蓋垂癌
	口腔癌	口腔上皮内癌	口腔前庭癌
	口腔底癌	口腔底上皮内癌	硬口蓋癌
	甲状腺癌	甲状腺癌骨転移	甲状腺髄様癌
	甲状腺乳頭癌	甲状腺未分化癌	甲状腺濾胞癌
	口唇癌	口唇境界部癌	口唇上皮内癌
	口唇赤唇部癌	口唇皮膚上皮内癌	口底癌
	口底上皮内癌	喉頭蓋癌	喉頭蓋前面癌
	喉頭蓋谷癌	喉頭癌	喉頭上皮内癌
	耳下腺癌	子宮体癌	篩骨洞癌
	歯肉癌	歯肉上皮内癌	上咽頭癌
	上咽頭後壁癌	上咽頭上壁癌	上咽頭前壁癌
	上咽頭側壁癌	上顎歯肉癌	上顎歯肉頬移行部癌
	上顎洞癌	上顎洞上皮内癌	上口唇基底細胞癌
	上口唇皮膚癌	上口唇有棘細胞癌	上唇癌
	上唇赤唇部癌	小唾液腺癌	食道癌
	唇交連癌	正中型口腔底癌	正中型口底癌
	声門下癌	声門癌	声門上癌
	舌縁癌	舌下腺癌	舌下面癌
	舌下面上皮内癌	舌癌	舌根部癌
	舌上皮内癌	舌尖癌	舌背癌
	前立腺癌	側方型口腔底癌	側方型口底癌
	大唾液腺癌	唾液腺癌	中咽頭癌
	中咽頭後壁癌	中咽頭側壁癌	転移性口腔癌
	転移性舌癌	転移性鼻腔癌	頭頸部癌
	頭皮上皮内癌	頭部基底細胞癌	頭部皮膚癌
	頭部有棘細胞癌	軟口蓋癌	乳癌
	鼻咽腔癌	鼻腔癌	非小細胞肺癌
	副甲状腺癌	副鼻腔癌	扁桃窩癌
	扁桃癌	卵巣癌	梨状陥凹癌
	輪状後部癌		
○	ALK融合遺伝子陽性非小細胞肺癌	EGFR遺伝子変異陽性非小細胞肺癌	KIT(CD117)陽性胃消化管間質腫瘍
	KIT(CD117)陽性食道消化管間質腫瘍	胃癌・HER2過剰発現	胃管癌
	胃癌骨転移	胃消化管間質腫瘍	胃進行癌
	胃前庭部癌	炎症性乳癌	下顎部メルケル細胞癌
	顎下部悪性腫瘍	下葉肺癌	下葉非小細胞肺癌
	眼角基底細胞癌	眼角皮膚癌	眼角有棘細胞癌
	眼瞼メルケル細胞癌	顔面メルケル細胞癌	気管支癌
	胸部食道癌	頬部メルケル細胞癌	去勢抵抗性前立腺癌
	頚部原発腫瘍	頚部食道癌	頚部メルケル細胞癌
	限局性前立腺癌	原発性肺癌	口唇メルケル細胞癌
	項部メルケル細胞癌	細気管支肺胞上皮癌	残胃癌
	耳介メルケル細胞癌	子宮癌	子宮癌骨転移
	子宮癌再発	子宮峡部癌	子宮腟部癌
	子宮底癌	子宮内膜癌	術後乳癌
	上顎癌	上葉肺癌	上葉非小細胞肺癌
	食道胃接合部癌	食道癌骨転移	食道基底細胞癌
	食道消化管間質腫瘍	食道腺癌	食道腺様のう胞癌
	食道粘表皮癌	食道平滑筋肉腫	食道未分化癌
	進行性前立腺癌	進行乳癌	スキルス胃癌
	前額部メルケル細胞癌	前頭洞癌	前立腺癌骨転移
	前立腺癌再発	中葉肺癌	中葉非小細胞肺癌
	蝶形骨洞癌	転移性篩骨洞癌	転移性上顎洞癌
	転移性前頭洞癌	転移性蝶形骨洞癌	転移性副鼻腔癌
	頭部メルケル細胞癌	乳癌骨転移	乳癌再発
	乳癌皮膚転移	乳房下外側部乳癌	乳房下内側部乳癌
	乳房上外側部乳癌	乳房上内側部乳癌	乳房中央部乳癌
	肺癌	肺腺癌	肺腺扁平上皮癌
	肺腺様のう胞癌	肺大細胞癌	肺大細胞神経内分泌癌
	肺粘表皮癌	肺扁平上皮癌	肺胞上皮癌
	肺門部肺癌	肺門部非小細胞癌	噴門癌
	卵管癌	卵巣癌肉腫	
△あ	S状結腸癌	悪性エナメル上皮腫	悪性下垂体腫瘍
	悪性褐色細胞腫	悪性顆粒細胞腫	悪性間葉腫
	悪性奇形腫	悪性胸腺腫	悪性グロームス腫瘍
	悪性血管外皮腫	悪性甲状腺腫	悪性骨腫瘍
	悪性縦隔腫瘍	悪性腫瘍	悪性腫瘍合併性皮膚筋炎
	悪性腫瘍に伴う貧血	悪性神経膠腫	悪性髄膜腫
	悪性脊髄髄膜腫	悪性線維性組織球腫	悪性虫垂粘液瘤
	悪性停留精巣	悪性頭蓋咽頭腫	悪性脳腫瘍
	悪性末梢神経鞘腫	悪性葉状腫瘍	悪性リンパ腫骨髄浸潤
	鞍上部胚細胞腫瘍	胃悪性間葉系腫瘍	胃悪性黒色腫

イートン・ランバート症候群	胃カルチノイド	胃癌末期
胃原発絨毛癌	胃脂肪肉腫	胃重複癌
胃上皮内癌	胃小弯部癌	胃体部癌
胃大弯部癌	胃底部癌	遺伝性大腸癌
遺伝性非ポリポーシス大腸癌	胃肉腫	胃胚細胞腫瘍
胃平滑筋肉腫	胃幽門部癌	陰核癌
陰茎癌	陰茎亀頭部癌	陰茎体部癌
陰茎肉腫	陰茎パジェット病	陰茎包皮部癌
咽頭腫瘍	咽頭肉腫	陰のう癌
陰のう内脂肪肉腫	陰のうパジェット病	ウイルムス腫瘍
会陰部パジェット病	腋窩基底細胞癌	腋窩パジェット病
腋窩皮膚癌	腋窩ボーエン病	腋窩有棘細胞癌
エクリン汗孔癌	延髄神経膠腫	延髄星細胞腫
横行結腸癌	横紋筋肉腫	外陰悪性黒色腫
外陰悪性腫瘍	外陰癌	外陰部パジェット病
外耳道癌	外耳道ボーエン病	回腸カルチノイド
回腸癌	海綿芽細胞腫	回盲部癌
下咽頭肉腫	下咽頭披裂喉頭蓋ひだ癌	下顎悪性エナメル上皮腫
下顎骨悪性腫瘍	下顎骨骨肉腫	下顎部横紋筋肉腫
下顎部基底細胞癌	下顎部皮膚癌	下顎部ボーエン病
下顎部有棘細胞癌	下眼瞼基底細胞癌	下眼瞼皮膚癌
下眼瞼ボーエン病	下眼瞼有棘細胞癌	角膜の悪性腫瘍
下行結腸癌	下口唇ボーエン病	下肢上皮内癌
下肢皮膚癌	仮声帯癌	下腿基底細胞癌
下腿皮膚癌	下腿ボーエン病	下腿有棘細胞癌
下腿隆起性皮膚線維肉腫	肩の皮膚上皮内癌	肩隆起性皮膚線維肉腫
滑膜腫	滑膜肉腫	下部食道癌
下部胆管癌	下葉小細胞肺癌	下葉肺腺癌
下葉肺大細胞癌	下葉肺扁平上皮癌	カルチノイド
癌	肝悪性腫瘍	眼窩悪性腫瘍
肝外胆管癌	眼窩横紋筋肉腫	眼角皮膚上皮内癌
眼窩神経芽腫	肝カルチノイド	肝癌
肝癌骨転移	癌関連網膜症	眼瞼脂腺癌
眼瞼皮膚上皮内癌	眼瞼皮膚の悪性腫瘍	肝細胞癌
肝細胞癌破裂	環指基底細胞癌	環指皮膚癌
環指ボーエン病	環指有棘細胞癌	癌性悪液質
癌性胸膜炎	癌性心膜炎	癌性ニューロパチー
癌性ニューロミオパチー	癌性貧血	癌性腹水
癌性腹膜炎	癌性ミエロパチー	癌性リンパ管症
汗腺癌	顔面悪性腫瘍	顔面横紋筋肉腫
顔面基底細胞癌	顔面脂腺癌	顔面皮膚癌
顔面皮膚上皮内癌	顔面ボーエン病	顔面有棘細胞癌
顔面隆起性皮膚線維肉腫	肝門部癌	肝門部胆管癌
気管癌	気管支カルチノイド	気管支上皮内癌
気管上皮内癌	気管支リンパ節転移	基底細胞癌
臼後部癌	嗅神経芽腫	嗅神経上皮腫
胸腔内リンパ節の悪性腫瘍	橋神経膠腫	胸腺カルチノイド
胸腺癌	胸腺腫	胸椎転移
頬部横紋筋肉腫	胸部下部食道癌	胸部基底細胞癌
頬部基底細胞癌	頬部血管肉腫	胸部上部食道癌
胸部中部食道癌	胸部皮膚癌	頬部皮膚癌
胸部ボーエン病	頬部ボーエン病	胸部有棘細胞癌
頬部有棘細胞癌	胸部隆起性皮膚線維肉腫	頬部隆起性皮膚線維肉腫
胸膜悪性腫瘍	胸膜脂肪肉腫	胸膜播種
巨大後腹膜脂肪肉腫	空腸カルチノイド	空腸癌
クルッケンベルグ腫瘍	クロム親和性芽細胞腫	頚動脈小体悪性腫瘍
頚部悪性腫瘍	頚部悪性線維性組織球腫	頚部悪性軟部腫瘍
頚部横紋筋肉腫	頚部滑膜肉腫	頚部血管肉腫
頚部脂腺癌	頚部脂肪肉腫	頚部転移性腫瘍

頚部肉腫	頚部皮膚悪性腫瘍	頚部ボーエン病
頚部隆起性皮膚線維肉腫	血管肉腫	結腸癌
結腸脂肪肉腫	結膜の悪性腫瘍	肩甲部脂肪肉腫
原始神経外胚葉腫瘍	原線維性星細胞腫	原発性肝癌
原発性骨腫瘍	原発性脳腫瘍	原発不明癌
肩部悪性線維性組織球腫	肩部横紋筋肉腫	肩部滑膜肉腫
肩部基底細胞癌	肩部線維肉腫	肩部淡明細胞肉腫
肩部皮膚癌	肩部胞巣状軟部肉腫	肩部ボーエン病
肩部有棘細胞癌	口蓋弓癌	膠芽腫
口腔悪性黒色腫	後縦隔悪性腫瘍	甲状腺悪性腫瘍
甲状軟骨の悪性腫瘍	口唇皮膚悪性腫瘍	後頭部転移性腫瘍
後頭葉悪性腫瘍	後頭葉膠芽腫	後頭葉神経膠腫
膠肉腫	項部基底細胞癌	後腹膜悪性腫瘍
後腹膜悪性線維性組織球腫	後腹膜横紋筋肉腫	後腹膜血管肉腫
後腹膜脂肪肉腫	後腹膜線維肉腫	後腹膜胚細胞腫瘍
後腹膜平滑筋肉腫	後腹膜リンパ節転移	項部皮膚癌
項部ボーエン病	項部有棘細胞癌	肛門悪性黒色腫
肛門癌	肛門管癌	肛門周囲パジェット病
肛門部癌	肛門部基底細胞癌	肛門部皮膚癌
肛門部ボーエン病	肛門部有棘細胞癌	肛門扁平上皮癌
股関節部皮膚上皮内癌	骨悪性線維性組織球腫	骨原性肉腫
骨髄性白血病骨髄浸潤	骨髄転移	骨線維肉腫
骨転移癌	骨軟骨肉腫	骨肉腫
骨盤転移	骨盤内リンパ節転移	骨盤内リンパ節の悪性腫瘍
骨膜性骨肉腫	鰓原性癌	臍部基底細胞癌
臍部皮膚癌	臍部ボーエン病	臍部有棘細胞癌
鎖骨部隆起性皮膚線維肉腫	耳介癌	耳介ボーエン病
耳下部肉腫	耳管癌	色素性基底細胞癌
子宮癌肉腫	子宮体癌再発	子宮内膜間質肉腫
子宮肉腫	子宮平滑筋肉腫	示指基底細胞癌
示指皮膚癌	示指ボーエン病	示指有棘細胞癌
視床下部星細胞腫	視床星細胞腫	視神経膠腫
脂腺癌	耳前部基底細胞癌	耳前部皮膚癌
耳前部ボーエン病	耳前部有棘細胞癌	膝部基底細胞癌
膝部皮膚癌	膝部ボーエン病	膝部有棘細胞癌
脂肪肉腫	斜台部脊索腫	縦隔癌
縦隔脂肪肉腫	縦隔神経芽腫	縦隔胚細胞腫瘍
縦隔卵黄のう腫瘍	縦隔リンパ節転移	十二指腸悪性ガストリノーマ
十二指腸悪性ソマトスタチノーマ	十二指腸カルチノイド	十二指腸癌
十二指腸神経内分泌癌	十二指腸乳頭癌	十二指腸乳頭部癌
十二指腸平滑筋肉腫	絨毛癌	手関節部滑膜肉腫
主気管支の悪性腫瘍	手掌基底細胞癌	手掌皮膚癌
手掌ボーエン病	手掌有棘細胞癌	手指隆起性皮膚線維肉腫
手背皮膚癌	手背部基底細胞癌	手背ボーエン病
手背有棘細胞癌	手部悪性線維性組織球腫	手部横紋筋肉腫
手部滑膜肉腫	手部基底細胞癌	手部淡明細胞肉腫
手部皮膚癌	手部ボーエン病	手部有棘細胞癌
手部隆起性皮膚線維肉腫	手部類上皮肉腫	腫瘍随伴症候群
上衣芽細胞腫	上衣腫	小陰唇癌
上咽頭脂肪肉腫	上顎悪性エナメル上皮腫	上顎結節部癌
上顎骨悪性腫瘍	上顎骨骨肉腫	松果体悪性腫瘍
松果体芽腫	松果体胚細胞腫瘍	松果体部膠芽腫
松果体未分化胚細胞腫	上眼瞼基底細胞癌	上眼瞼皮膚癌
上眼瞼ボーエン病	上眼瞼有棘細胞癌	上行結腸カルチノイド
上行結腸癌	上行結腸平滑筋肉腫	上口唇ボーエン病
小細胞肺癌	小指基底細胞癌	上肢上皮内癌
小指皮膚癌	上肢皮膚癌	小指ボーエン病
小指有棘細胞癌	小腸カルチノイド	小腸癌

小腸脂肪肉腫	小腸平滑筋肉腫	上皮腫
踵部基底細胞癌	上部食道癌	上部胆管癌
踵部皮膚癌	踵部ボーエン病	踵部有棘細胞癌
上葉小細胞肺癌	上葉肺腺癌	上葉肺大細胞癌
上葉肺扁平上皮癌	上腕悪性線維性組織球腫	上腕悪性軟部腫瘍
上腕横紋筋肉腫	上腕滑膜肉腫	上腕基底細胞癌
上腕脂肪肉腫	上腕線維肉腫	上腕淡明細胞肉腫
上腕皮膚癌	上腕胞巣状軟部肉腫	上腕ボーエン病
上腕有棘細胞癌	上腕隆起性皮膚線維肉腫	上腕類上皮肉腫
食道悪性間葉系腫瘍	食道悪性黒色腫	食道横紋筋肉腫
食道カルチノイド	食道癌肉腫	食道偽肉腫
食道脂肪肉腫	食道小細胞癌	食道上皮内癌
食道表在癌	趾隆起性皮膚線維肉腫	痔瘻癌
腎悪性腫瘍	腎盂癌	腎盂腺癌
腎盂乳頭状癌	腎盂尿路上皮癌	腎盂扁平上皮癌
腎カルチノイド	腎癌	腎癌骨転移
神経芽腫	神経膠腫	神経線維肉腫
腎細胞癌	腎周囲脂肪肉腫	心臓悪性腫瘍
心臓横紋筋肉腫	心臓血管肉腫	心臓脂肪肉腫
心臓線維肉腫	心臓粘液肉腫	腎肉腫
膵芽腫	膵癌	膵管癌
膵管内管状腺癌	膵管内乳頭粘液性腺癌	膵脂肪肉腫
膵漿液性のう胞腺癌	膵腺房細胞癌	膵臓癌骨転移
膵体部癌	膵頭部カルチノイド	膵頭部癌
膵内胆管癌	膵粘液性のう胞腺癌	膵尾部癌
髄膜癌腫症	髄膜白血病	星細胞腫
精索脂肪肉腫	精索肉腫	星状芽細胞腫
精上皮腫	成人T細胞白血病骨髄浸潤	精巣横紋筋肉腫
精巣癌	精巣奇形癌	精巣奇形腫
精巣絨毛癌	精巣上体癌	精巣胎児性癌
精巣肉腫	精巣胚細胞腫瘍	精巣卵黄のう腫瘍
精巣卵のう腫瘍	精母細胞腫	脊索腫
脊髄播種	脊椎転移	舌脂肪肉腫
線維脂肪肉腫	線維肉腫	前額部基底細胞癌
前額部皮膚癌	前額部ボーエン病	前額部有棘細胞癌
前胸部基底細胞癌	前胸部皮膚癌	前胸部ボーエン病
前胸部有棘細胞癌	仙骨部基底細胞癌	仙骨部皮膚癌
仙骨部ボーエン病	仙骨部有棘細胞癌	前縦隔悪性腫瘍
全身性転移性癌	前頭部転移性腫瘍	前頭葉悪性腫瘍
前頭葉膠芽腫	前頭葉神経膠腫	前頭葉星細胞腫
前頭葉退形成性星細胞腫	仙尾部胚細胞腫瘍	前立腺横紋筋肉腫
前立腺小細胞癌	前立腺神経内分泌癌	前立腺肉腫
前腕悪性線維性組織球腫	前腕悪性軟部腫瘍	前腕横紋筋肉腫
前腕滑膜肉腫	前腕基底細胞癌	前腕線維肉腫
前腕皮膚癌	前腕胞巣状軟部肉腫	前腕ボーエン病
前腕有棘細胞癌	前腕隆起性皮膚線維肉腫	前腕類上皮肉腫
早期胃癌	早期食道癌	総胆管癌
側胸部基底細胞癌	側胸部皮膚癌	側胸部ボーエン病
側胸部有棘細胞癌	足底基底細胞癌	足底皮膚癌
足底ボーエン病	足底有棘細胞癌	側頭部転移性腫瘍
側頭葉悪性腫瘍	側頭葉膠芽腫	側頭葉神経膠腫
側頭葉星細胞腫	側頭葉退形成性星細胞腫	側頭葉毛様細胞性星細胞腫
足背基底細胞癌	足背皮膚癌	足背ボーエン病
足背有棘細胞癌	足部基底細胞癌	足部皮膚癌
足部ボーエン病	足部有棘細胞癌	足部隆起性皮膚線維肉腫
鼡径部基底細胞癌	鼡径部パジェット病	鼡径部皮膚癌
鼡径部ボーエン病	鼡径部有棘細胞癌	第2趾基底細胞癌
第2趾皮膚癌	第2趾ボーエン病	第2趾有棘細胞癌
第3趾基底細胞癌	第3趾皮膚癌	第3趾ボーエン病
第3趾有棘細胞癌	第4趾基底細胞癌	第4趾皮膚癌
第4趾ボーエン病	第4趾有棘細胞癌	第4脳室上衣腫
第5趾基底細胞癌	第5趾皮膚癌	第5趾ボーエン病
第5趾有棘細胞癌	大陰唇癌	体幹皮膚上皮内癌
退形成性星細胞腫	胎児性癌	胎児性精巣腫瘍
大腿基底細胞癌	大腿骨転移性骨腫瘍	大腿皮膚癌
大腿ボーエン病	大腿有棘細胞癌	大腿隆起性皮膚線維肉腫
大腸カルチノイド	大腸癌	大腸癌骨転移
大腸肉腫	大腸粘液癌	大動脈周囲リンパ節転移
大脳悪性腫瘍	大脳深部神経膠腫	大脳深部転移性腫瘍
大網脂肪肉腫	多発性癌転移	多発性骨髄腫骨髄浸潤
多発性神経膠腫	胆管癌	男性性器癌
胆のうカルチノイド	胆のう癌	胆のう管癌
胆のう肉腫	淡明細胞肉腫	腟悪性黒色腫
腟癌	中咽頭肉腫	中耳悪性腫瘍
中指基底細胞癌	中指皮膚癌	中指ボーエン病
中縦隔悪性腫瘍	中指有棘細胞癌	虫垂癌
虫垂杯細胞カルチノイド	中脳神経膠腫	肘部滑膜肉腫
肘部基底細胞癌	中部食道癌	肘部線維肉腫
中部胆管癌	肘部皮膚癌	肘部ボーエン病
肘部有棘細胞癌	肘部隆起性皮膚線維肉腫	肘部類上皮肉腫
中葉小細胞肺癌	中葉肺腺癌	中葉肺大細胞癌
中葉肺扁平上皮癌	腸間膜悪性腫瘍	腸間膜脂肪肉腫
腸間膜肉腫	腸間膜平滑筋肉腫	腸骨リンパ節転移
聴神経膠腫	直腸S状部結腸癌	直腸悪性黒色腫
直腸カルチノイド	直腸癌	直腸癌骨転移
直腸癌術後再発	直腸癌穿孔	直腸脂肪肉腫
直腸平滑筋肉腫	手軟部悪性腫瘍	転移性下顎癌
転移性肝癌	転移性肝腫瘍	転移性気管腫瘍
転移性胸壁腫瘍	転移性胸膜腫瘍	転移性後腹膜腫瘍
転移性黒色腫	転移性骨腫瘍	転移性骨腫瘍による大腿骨骨折
転移性子宮癌	転移性縦隔腫瘍	転移性十二指腸癌
転移性腫瘍	転移性消化器腫瘍	転移性上顎癌
転移性小腸腫瘍	転移性心腫瘍	転移性腎腫瘍
転移性膵腫瘍	転移性脊髄硬膜外腫瘍	転移性脊髄硬膜内髄外腫瘍
転移性脊髄腫瘍	転移性大腸腫瘍	転移性腟腫瘍
転移性直腸腫瘍	転移性頭蓋骨腫瘍	転移性脳腫瘍
転移性肺癌	転移性肺腫瘍	転移性脾腫瘍
転移性皮膚腫瘍	転移性副腎腫瘍	転移性扁平上皮癌
転移性膀胱癌	転移性卵巣癌	テント上下転移性腫瘍
殿部基底細胞癌	殿部皮膚癌	殿部ボーエン病
殿部有棘細胞癌	殿部隆起性皮膚線維肉腫	頭蓋骨悪性腫瘍
頭蓋骨骨肉腫	頭蓋底骨肉腫	頭蓋底脊索腫
頭蓋内胚細胞腫瘍	頭蓋部脊索腫	透析腎癌
頭頂葉悪性腫瘍	頭頂葉膠芽腫	頭頂葉神経膠腫
頭頂葉星細胞腫	頭部悪性線維性組織球腫	頭部横紋筋肉腫
頭部滑膜肉腫	頭部血管肉腫	頭部脂腺癌
頭部脂肪肉腫	頭部軟部組織悪性腫瘍	頭部ボーエン病
頭部隆起性皮膚線維肉腫	内耳癌	内胚葉洞腫瘍
軟骨肉腫	軟部悪性巨細胞腫	軟部組織悪性腫瘍
肉腫	乳癌・HER2過剰発現	乳腺腋窩尾部乳癌
乳頭基底細胞癌	乳頭皮膚癌	乳頭部乳癌
乳頭ボーエン病	乳頭有棘細胞癌	乳房外パジェット病
乳房境界部乳癌	乳房脂肪肉腫	乳房肉腫
乳房パジェット病	乳輪部乳癌	尿管癌
尿管口部膀胱癌	尿管尿路上皮癌	尿道傍腺の悪性腫瘍
尿膜管癌	粘液性のう胞腺癌	脳幹悪性腫瘍
脳幹膠芽腫	脳幹神経膠腫	脳幹部星細胞腫
脳室悪性腫瘍	脳室上衣腫	脳神経悪性腫瘍
脳胚細胞腫瘍	肺芽腫	肺カルチノイド

肺癌骨転移	肺癌肉腫	肺癌による閉塞性肺炎
胚細胞腫	肺上皮内癌	肺肉腫
背部基底細胞癌	背部皮膚癌	背部ボーエン病
背部有棘細胞癌	背部隆起性皮膚線維肉腫	肺未分化癌
肺門部小細胞癌	肺門部腺癌	肺門部大細胞癌
肺門部扁平上皮癌	肺門リンパ節転移	馬尾上衣腫
バレット食道癌	パンコースト症候群	脾脂肪肉腫
鼻尖基底細胞癌	鼻前庭癌	鼻尖皮膚癌
鼻尖ボーエン病	鼻尖有棘細胞癌	鼻中隔癌
脾の悪性腫瘍	鼻背基底細胞癌	鼻背皮膚癌
鼻背ボーエン病	鼻背有棘細胞癌	皮膚悪性腫瘍
皮膚悪性線維性組織球腫	皮膚癌	鼻部基底細胞癌
皮膚脂肪肉腫	皮膚上皮内癌	皮膚線維肉腫
皮膚白血病	鼻部皮膚癌	皮膚付属器癌
鼻部ボーエン病	鼻部有棘細胞癌	びまん性星細胞腫
脾門部リンパ節転移	鼻翼基底細胞癌	鼻翼皮膚癌
鼻翼ボーエン病	鼻翼有棘細胞癌	披裂喉頭蓋ひだ下咽頭面癌
披裂喉頭蓋ひだ喉頭面癌	副咽頭間隙悪性腫瘍	腹腔内リンパ節の悪性腫瘍
腹腔リンパ節転移	副甲状腺悪性腫瘍	副腎悪性腫瘍
副腎癌	副腎髄質の悪性腫瘍	副腎皮質癌
副腎皮質の悪性腫瘍	腹部基底細胞癌	腹部食道癌
腹部皮膚癌	腹部皮膚線維肉腫	腹部ボーエン病
腹部有棘細胞癌	腹部隆起性皮膚線維肉腫	腹膜悪性腫瘍
腹膜癌	腹膜偽粘液腫	腹膜転移
腹膜播種	ぶどう膜悪性黒色腫	平滑筋肉腫
辺縁系脳炎	扁桃肉腫	膀胱円蓋部膀胱癌
膀胱癌	膀胱頚部膀胱癌	膀胱後壁部膀胱癌
膀胱三角部膀胱癌	膀胱前壁部膀胱癌	膀胱側壁部膀胱癌
膀胱肉腫	膀胱尿路上皮癌	膀胱扁平上皮癌
傍骨性骨肉腫	紡錘形細胞肉腫	胞巣状軟部肉腫
乏突起神経膠腫	ボーエン病	母指基底細胞癌
母趾基底細胞癌	母指皮膚癌	母趾皮膚癌
母指ボーエン病	母趾ボーエン病	母指有棘細胞癌
母趾有棘細胞癌	末期癌	末梢神経悪性腫瘍
脈絡膜悪性黒色腫	脈絡膜転移癌	メルケル細胞癌
盲腸カルチノイド	盲腸癌	毛包癌
網膜芽細胞腫	網膜膠腫	毛様細胞性星細胞腫
毛様体悪性腫瘍	ユーイング肉腫	有棘細胞癌
幽門癌	幽門前庭部癌	腰椎転移
腰部基底細胞癌	腰部皮膚癌	腰部ボーエン病
腰部有棘細胞癌	卵黄のう腫瘍	卵巣カルチノイド
卵巣癌全身転移	卵巣絨毛癌	卵巣胎児性癌
卵巣肉腫	卵巣胚細胞腫瘍	卵巣未分化胚細胞腫
卵巣卵黄のう腫瘍	卵巣類皮のう胞癌	隆起性皮膚線維肉腫
リンパ管肉腫	リンパ性白血病骨髄浸潤	類上皮肉腫
肋骨転移		

※ **適応外使用可**
原則として，「ドセタキセル水和物【注射薬】」を「尿路上皮癌(腎機能障害がある場合又は二次化学療法として使用される場合に限る)」に対し静脈内に投与した場合，当該使用事例を審査上認める。

効能効果に関連する使用上の注意

(1)子宮体癌での本剤の術後補助化学療法における有効性及び安全性は確立されていない。
(2)前立腺癌では本剤は外科的又は内科的去勢術を行い，進行又は再発が確認された患者を対象とすること。

用法用量

効能効果(1)の場合：通常，成人に1日1回，ドセタキセルとして60mg/m^2(体表面積)を1時間以上かけて3～4週間間隔で点滴静注する。なお，患者の状態により適宜増減すること。ただし，1回最高用量は75mg/m^{2}とする。
効能効果(2)の場合：通常，成人に1日1回，ドセタキセルとして70mg/m^2(体表面積)を1時間以上かけて3～4週間間隔で点滴静注する。なお，患者の状態により適宜増減すること。ただし，1回最高用量は75mg/m^{2}とする。
効能効果(3)の場合：通常，成人に1日1回，ドセタキセルとして70mg/m^2(体表面積)を1時間以上かけて3～4週間間隔で点滴静注する。なお，患者の状態により適宜減量すること。
効能効果(4)の場合：通常，成人に1日1回，ドセタキセルとして75mg/m^2(体表面積)を1時間以上かけて3週間間隔で点滴静注する。なお，患者の状態により適宜減量すること。

用法用量に関連する使用上の注意

(1)本剤の投与にあたっては，特に本剤の用量規制因子である好中球数の変動に十分留意し，投与当日の好中球数が2,000/mm^{3}未満であれば，投与を延期すること。
(2)本剤の投与量が増加すると，骨髄抑制がより強くあらわれるおそれがあるので注意すること。
(3)本剤の投与時には，通常，添付溶解液全量に溶解して10mg/mLの濃度とした後，必要量を注射筒で抜き取り，直ちに250又は500mLの生理食塩液又は5%ブドウ糖液に混和し，1時間以上かけて点滴静注すること。

警告

本剤の用量規制因子(Dose Limiting Factor，DLF)は好中球減少であり，本剤の使用により重篤な骨髄抑制(主に好中球減少)，重症感染症等の重篤な副作用及び本剤との因果関係が否定できない死亡例が認められている。したがって，本剤を含むがん化学療法は，緊急時に十分対応できる医療施設において，がん化学療法に十分な知識・経験を持つ医師のもとで，本剤の投与が適切と判断される症例についてのみ実施すること。また，下記の患者には投与しないなど適応患者の選択を慎重に行うこと。
(1)重篤な骨髄抑制のある患者
(2)感染症を合併している患者
(3)発熱を有し感染症の疑われる患者
治療の開始に先立ち，患者又はその家族に有効性及び危険性を十分説明し，同意を得てから投与すること。
本剤の使用にあたっては添付文書を熟読のこと。

禁忌

(1)重篤な骨髄抑制のある患者
(2)感染症を合併している患者
(3)発熱を有し感染症の疑われる患者
(4)本剤又はポリソルベート80含有製剤[注)]に対し重篤な過敏症の既往歴のある患者
(5)妊婦又は妊娠している可能性のある患者
注)主なポリソルベート80含有製剤についてはインタビューフォームをご参照ください。

ドセタキセル点滴静注用20mg「あすか」：あすかActavis 20mg0.5mL1瓶(溶解液付)[10997円/瓶]，ドセタキセル点滴静注用20mg「サワイ」：沢井　20mg0.5mL1瓶(溶解液付)[10997円/瓶]，ドセタキセル点滴静注用80mg「あすか」：あすかActavis　80mg2mL1瓶(溶解液付)[38480円/瓶]，ドセタキセル点滴静注用80mg「サワイ」：沢井　80mg2mL1瓶(溶解液付)[38480円/瓶]

タキソール注射液30mg　規格：30mg5mL1瓶[9117円/瓶]
タキソール注射液100mg　規格：100mg16.7mL1瓶[27269円/瓶]
パクリタキセル　ブリストル　424

【効能効果】

卵巣癌，非小細胞肺癌，乳癌，胃癌，子宮体癌，再発又は遠隔転移を有する頭頸部癌，再発又は遠隔転移を有する食道癌，血管肉腫，進行又は再発の子宮頸癌，再発又は難治性の胚細胞腫瘍(精巣腫瘍，卵巣腫瘍，性腺外腫瘍)

【対応標準病名】

◎	胃癌	咽頭癌	咽頭上皮内癌
	下咽頭癌	下咽頭後部癌	下顎歯肉癌
	下顎歯肉頬移行部癌	顎下腺癌	下口唇基底細胞癌
	下口唇皮膚癌	下口唇有棘細胞癌	下唇癌
	下唇赤唇部癌	癌	頬粘膜癌
	頬粘膜上皮内癌	頚皮膚上皮内癌	頚部癌
	頚部基底細胞癌	頚部転移性腺癌	頚部皮膚癌
	頚部有棘細胞癌	血管肉腫	口蓋癌
	口蓋上皮内癌	口蓋垂癌	口腔癌
	口腔上皮内癌	口腔前庭癌	口腔底癌
	口腔底上皮内癌	硬口蓋癌	甲状腺癌
	甲状腺癌骨転移	甲状腺髄様癌	甲状腺乳頭癌
	甲状腺未分化癌	甲状腺濾胞癌	口唇癌
	口唇境界部癌	口唇上皮内癌	口唇赤唇部癌
	口唇皮膚上皮内癌	口底癌	口底上皮内癌
	喉頭蓋癌	喉頭蓋前面癌	喉頭蓋谷癌
	喉頭癌	喉頭上皮内癌	耳下腺癌
	子宮頚癌	子宮体癌	篩骨洞癌
	歯肉癌	歯肉上皮内癌	上咽頭癌
	上咽頭後壁癌	上咽頭上壁癌	上咽頭前壁癌
	上咽頭側壁癌	上顎歯肉癌	上顎歯肉頬移行部癌
	上顎洞癌	上顎洞上皮内癌	上口唇基底細胞癌
	上口唇皮膚癌	上口唇有棘細胞癌	上唇癌
	上唇赤唇部癌	小唾液腺癌	食道癌
	食道癌骨転移	唇交連癌	精巣胚細胞腫瘍
	正中型口腔底癌	正中型口底癌	声門下癌
	声門癌	声門上癌	舌縁癌
	舌下腺癌	舌下面癌	舌下面上皮内癌
	舌癌	舌根部癌	舌上皮内癌
	舌尖癌	舌背癌	側方型口腔底癌
	側方型口底癌	大唾液腺癌	唾液腺癌
	中咽頭癌	中咽頭後壁癌	中咽頭側壁癌
	転移性口腔癌	転移性腫瘍	転移性舌癌
	転移性鼻腔癌	頭頚部癌	頭皮上皮内癌
	頭部基底細胞癌	頭部皮膚癌	頭部有棘細胞癌
	軟口蓋癌	乳癌	胚細胞腫
	鼻咽腔癌	鼻腔癌	非小細胞肺癌
	副甲状腺癌	副鼻腔癌	扁桃窩癌
	扁桃癌	卵巣癌	卵巣胚細胞腫瘍
	梨状陥凹癌	輪状後部癌	
○	ALK 融合遺伝子陽性非小細胞肺癌	EGFR 遺伝子変異陽性非小細胞肺癌	KIT (CD117) 陽性胃消化管間質腫瘍
	KIT (CD117) 陽性食道消化管間質腫瘍	胃癌・HER2 過剰発現	胃管癌
	胃消化管間質腫瘍	胃小弯部癌	胃進行癌
	胃前庭部癌	胃大弯部癌	炎症性乳癌
	下顎部メルケル細胞癌	下部食道癌	下葉肺癌
	下葉非小細胞肺癌	眼角基底細胞癌	眼角皮膚癌
	眼角有棘細胞癌	眼瞼メルケル細胞癌	顔面メルケル細胞癌
	気管支癌	頬部血管肉腫	胸部食道癌
	頬部メルケル細胞癌	胸壁血管肉腫	クルッケンベルグ腫瘍
	頚部血管肉腫	頚部食道癌	頚部メルケル細胞癌
	原発性肺癌	口唇メルケル細胞癌	項部メルケル細胞癌
	細気管支肺胞上皮癌	残胃癌	耳介メルケル細胞癌
	子宮癌	子宮癌骨転移	子宮癌再発
	子宮峡部癌	子宮腟部癌	子宮底癌
	子宮内膜癌	術後乳癌	上顎癌
	上部食道癌	上葉肺癌	上葉非小細胞肺癌
	食道胃接合部癌	食道消化管間質腫瘍	進行乳癌
	スキルス胃癌	前額部メルケル細胞癌	前頭洞癌
	大腿血管肉腫	中部食道癌	中葉肺癌
	中葉非小細胞肺癌	蝶形骨洞癌	転移性篩骨洞癌
	転移性上顎洞癌	転移性前頭洞癌	転移性蝶形骨洞癌
	転移性副鼻腔癌	転移性卵巣癌	殿部血管肉腫
	頭部血管肉腫	頭部メルケル細胞癌	乳癌骨転移
	乳癌再発	乳癌皮膚転移	乳房下外側部乳癌
	乳房下内側部乳癌	乳房上外側部乳癌	乳房上内側部乳癌
	乳房中央部乳癌	粘液性のう胞腺癌	肺癌
	肺腺癌	肺腺扁平上皮癌	肺腺様のう胞癌
	肺大細胞癌	肺大細胞神経内分泌癌	肺粘表皮癌
	肺扁平上皮癌	肺胞上皮癌	肺門部肺癌
	肺門部非小細胞癌	噴門癌	卵管癌
	卵巣カルチノイド	卵巣癌全身転移	卵巣癌肉腫
	卵巣絨毛癌	卵巣胎児性癌	卵巣未分化胚細胞腫
	卵巣類皮のう胞癌		
△ あ	S 状結腸癌	悪性エナメル上皮腫	悪性下垂体腫瘍
	悪性褐色細胞腫	悪性顆粒細胞腫	悪性間葉腫
	悪性奇形腫	悪性胸腺腫	悪性グロームス腫瘍
	悪性血管外皮腫	悪性甲状腺腫	悪性骨腫瘍
	悪性縦隔腫瘍	悪性腫瘍	悪性腫瘍合併性皮膚筋炎
	悪性腫瘍に伴う貧血	悪性神経膠腫	悪性髄膜腫
	悪性脊髄髄膜腫	悪性線維性組織球腫	悪性虫垂粘液瘤
	悪性停留精巣	悪性頭蓋咽頭腫	悪性脳腫瘍
	悪性末梢神経鞘腫	悪性葉状腫瘍	悪性リンパ腫骨髄浸潤
	足悪性軟部腫瘍	鞍上部胚細胞腫瘍	胃悪性間葉系腫瘍
	胃悪性黒色腫	イートン・ランバート症候群	胃カルチノイド
	胃癌骨転移	胃癌末期	胃原発絨毛癌
	胃脂肪肉腫	胃重複癌	胃上皮内癌
	胃体部癌	胃底部癌	遺伝性大腸癌
	遺伝性非ポリポーシス大腸癌	胃肉腫	胃胚細胞腫瘍
	胃平滑筋肉腫	胃幽門部癌	陰核癌
	陰茎癌	陰茎亀頭部癌	陰茎体部癌
	陰茎肉腫	陰茎パジェット病	陰茎包皮部癌
	咽頭腫瘍	咽頭肉腫	陰のう癌
	陰のう内脂肪肉腫	陰のうパジェット病	ウイルムス腫瘍
	会陰部パジェット病	腋窩癌	腋窩基底細胞癌
	腋窩パジェット病	腋窩皮膚癌	腋窩ボーエン病
	腋窩有棘細胞癌	エクリン汗孔癌	延髄神経膠腫
	延髄星細胞腫	横行結腸癌	横紋筋肉腫
か	外陰悪性黒色腫	外陰悪性腫瘍	外陰癌
	外陰部パジェット病	外耳道癌	外耳道ボーエン病
	回腸カルチノイド	回腸癌	海綿芽細胞腫
	回盲部癌	下咽頭肉腫	下咽頭披裂喉頭蓋ひだ癌
	下顎悪性エナメル上皮腫	下顎骨悪性腫瘍	下顎骨肉腫
	下顎部横紋筋肉腫	下顎部基底細胞癌	下顎部皮膚癌
	下顎部ボーエン病	下顎部有棘細胞癌	下眼瞼基底細胞癌
	下眼瞼皮膚癌	下眼瞼ボーエン病	下眼瞼有棘細胞癌
	顎下部悪性腫瘍	角膜の悪性腫瘍	下行結腸癌
	下口唇ボーエン病	下肢悪性腫瘍	下肢上皮内癌
	下肢皮膚癌	仮声帯癌	下腿悪性線維性組織球腫
	下腿悪性軟部腫瘍	下腿横紋筋肉腫	下腿滑膜肉腫
	下腿基底細胞癌	下腿線維肉腫	下腿淡明細胞肉腫
	下腿皮膚癌	下腿平滑筋肉腫	下腿胞巣状軟部肉腫
	下腿ボーエン病	下腿有棘細胞癌	下腿隆起性皮膚線維肉腫
	下腿類上皮肉腫	肩の皮膚上皮内癌	肩隆起性皮膚線維肉腫
	滑膜腫	滑膜肉腫	下部胆管癌
	下葉小細胞肺癌	下葉肺腺癌	下葉肺大細胞癌
	下葉肺扁平上皮癌	カルチノイド	肝悪性腫瘍
	眼窩悪性腫瘍	肝外胆管癌	眼窩横紋筋肉腫
	眼角皮膚上皮内癌	眼窩神経芽腫	肝カルチノイド
	肝癌	肝癌骨転移	癌関連網膜症
	眼瞼脂腺癌	眼瞼皮膚上皮内癌	眼瞼皮膚の悪性腫瘍

肝細胞癌	肝細胞癌破裂	環指基底細胞癌
環指皮膚癌	環指ボーエン病	環指有棘細胞癌
癌性悪液質	癌性胸膜炎	癌性心膜炎
癌性ニューロパチー	癌性ニューロミオパチー	癌性貧血
癌性腹水	癌性腹膜炎	癌性ミエロパチー
癌性リンパ管症	汗腺癌	顔面悪性腫瘍
顔面横紋筋肉腫	顔面基底細胞癌	顔面脂腺癌
顔面皮膚癌	顔面皮膚上皮内癌	顔面ボーエン病
顔面有棘細胞癌	顔面隆起性皮膚線維肉腫	肝門部癌
肝門部胆管癌	気管癌	気管支カルチノイド
気管支上皮内癌	気管上皮内癌	気管支リンパ節転移
基底細胞癌	臼後部癌	嗅神経芽腫
嗅神経上皮腫	胸腔内リンパ節の悪性腫瘍	橋神経膠腫
胸腺カルチノイド	胸腺癌	胸腺腫
胸椎転移	胸部悪性軟部腫瘍	頬部横紋筋肉腫
胸部下部食道癌	胸部癌	胸部基底細胞癌
頬部基底細胞癌	胸部上部食道癌	胸部神経芽腫
胸部中部食道癌	胸部皮膚癌	頬部皮膚癌
胸部ボーエン病	頬部ボーエン病	胸部有棘細胞癌
頬部有棘細胞癌	胸部隆起性皮膚線維肉腫	頬部隆起性皮膚線維肉腫
胸壁悪性線維性組織球腫	胸壁横紋筋肉腫	胸壁線維肉腫
胸壁淡明細胞肉腫	胸膜悪性腫瘍	胸膜脂肪肉腫
胸膜播種	巨大後腹膜脂肪肉腫	空腸カルチノイド
空腸癌	クロム親和性芽細胞腫	頚動脈小体悪性腫瘍
頚部悪性腫瘍	頚部悪性線維性組織球腫	頚部悪性軟部腫瘍
頚部横紋筋肉腫	頚部滑膜肉腫	頚部原発腫瘍
頚部脂腺癌	頚部脂肪肉腫	頚部神経芽腫
頚部転移性腫瘍	頚部肉腫	頚部皮膚悪性腫瘍
頚部ボーエン病	頚部隆起性皮膚線維肉腫	結腸癌
結腸脂肪肉腫	結膜の悪性腫瘍	肩甲部脂肪肉腫
原始神経外胚葉腫瘍	原線維性星細胞腫	原発性肝癌
原発性骨腫瘍	原発性脳腫瘍	原発不明癌
肩部悪性線維性組織球腫	肩部横紋筋肉腫	肩部滑膜肉腫
肩部基底細胞癌	肩部線維肉腫	肩部淡明細胞肉腫
肩部皮膚癌	肩部胞巣状軟部肉腫	肩部ボーエン病
肩部有棘細胞癌	口蓋弓癌	膠芽腫
口腔悪性黒色腫	後縦隔悪性腫瘍	甲状腺悪性腫瘍
甲状軟骨の悪性腫瘍	口唇皮膚悪性腫瘍	後頭部転移性腫瘍
後頭葉悪性腫瘍	後頭葉膠芽腫	後頭葉神経膠腫
膠肉腫	項部基底細胞癌	後腹膜悪性腫瘍
後腹膜悪性線維性組織球腫	後腹膜横紋筋肉腫	後腹膜血管肉腫
後腹膜脂肪肉腫	後腹膜線維肉腫	後腹膜胚細胞腫瘍
後腹膜平滑筋肉腫	後腹膜リンパ節転移	項部皮膚癌
項部ボーエン病	項部有棘細胞癌	肛門悪性黒色腫
肛門癌	肛門管癌	肛門周囲パジェット病
肛門部癌	肛門部基底細胞癌	肛門部皮膚癌
肛門部ボーエン病	肛門部有棘細胞癌	肛門扁平上皮癌
股関節部滑膜肉腫	股関節部皮膚上皮内癌	骨悪性線維性組織球腫
骨原性肉腫	骨髄性白血病骨髄浸潤	骨髄転移
骨線維肉腫	骨転移癌	骨軟骨肉腫
骨肉腫	骨盤転移	骨盤内悪性軟部腫瘍
骨盤内リンパ節転移	骨盤内リンパ節の悪性腫瘍	骨盤部悪性軟部腫瘍
骨盤部神経芽腫	骨膜性骨肉腫	鰓原性癌
臍部基底細胞癌	臍部皮膚癌	臍部ボーエン病
臍部有棘細胞癌	鎖骨部隆起性皮膚線維肉腫	耳介癌
耳介ボーエン病	耳下部肉腫	耳管癌
色素性基底細胞癌	子宮癌肉腫	子宮頚部腺癌
子宮頚部微小浸潤癌	子宮体癌再発	子宮断端癌

子宮内膜間質肉腫	子宮肉腫	子宮平滑筋肉腫
示指基底細胞癌	示指皮膚癌	示指ボーエン病
示指有棘細胞癌	視床下部星細胞腫	視床星細胞腫
視神経膠腫	脂腺癌	耳前部基底細胞癌
耳前部皮膚癌	耳前部ボーエン病	耳前部有棘細胞癌
膝関節部滑膜肉腫	膝部悪性線維性組織球腫	膝部基底細胞癌
膝部淡明細胞肉腫	膝部皮膚癌	膝部胞巣状軟部肉腫
膝部ボーエン病	膝部有棘細胞癌	脂肪肉腫
斜台部脊索腫	縦隔癌	縦隔脂肪肉腫
縦隔神経芽腫	縦隔胚細胞腫瘍	縦隔卵黄のう腫瘍
縦隔リンパ節転移	十二指腸悪性ガストリノーマ	十二指腸悪性ソマトスタチノーマ
十二指腸カルチノイド	十二指腸癌	十二指腸神経内分泌癌
十二指腸乳頭癌	十二指腸乳頭部癌	十二指腸平滑筋肉腫
絨毛癌	手関節部滑膜肉腫	主気管支の悪性腫瘍
手掌基底細胞癌	手掌皮膚癌	手掌ボーエン病
手掌有棘細胞癌	手指隆起性皮膚線維肉腫	手背皮膚癌
手背部基底細胞癌	手背ボーエン病	手背有棘細胞癌
手部悪性線維性組織球腫	手部横紋筋肉腫	手部滑膜肉腫
手部基底細胞癌	手部淡明細胞肉腫	手部皮膚癌
手部ボーエン病	手部有棘細胞癌	手部隆起性皮膚線維肉腫
手部類上皮肉腫	腫瘍随伴症候群	上衣芽細胞腫
上衣腫	小陰唇癌	上咽頭脂肪肉腫
上顎悪性エナメル上皮腫	上顎結節部癌	上顎骨悪性腫瘍
上顎骨骨肉腫	松果体悪性腫瘍	松果体芽腫
松果体胚細胞腫瘍	松果体部膠芽腫	松果体未分化胚細胞腫
上眼瞼基底細胞癌	上眼瞼皮膚癌	上眼瞼ボーエン病
上眼瞼有棘細胞癌	上行結腸カルチノイド	上行結腸癌
上行結腸平滑筋肉腫	上口唇ボーエン病	小細胞肺癌
上肢悪性腫瘍	小指基底細胞癌	上肢上皮内癌
小指皮膚癌	上肢皮膚癌	小指ボーエン病
小指有棘細胞癌	小腸カルチノイド	小腸癌
小腸脂肪肉腫	小腸平滑筋肉腫	上皮腫
踵部基底細胞癌	上部胆管癌	踵部皮膚癌
踵部ボーエン病	踵部有棘細胞癌	上葉小細胞肺癌
上葉肺腺癌	上葉肺大細胞癌	上葉肺扁平上皮癌
上腕悪性線維性組織球腫	上腕悪性軟部腫瘍	上腕横紋筋肉腫
上腕滑膜肉腫	上腕基底細胞癌	上腕脂肪肉腫
上腕線維肉腫	上腕淡明細胞肉腫	上腕皮膚癌
上腕胞巣状軟部肉腫	上腕ボーエン病	上腕有棘細胞癌
上腕隆起性皮膚線維肉腫	上腕類上皮肉腫	食道悪性間葉系腫瘍
食道悪性黒色腫	食道横紋筋肉腫	食道カルチノイド
食道癌肉腫	食道基底細胞癌	食道偽肉腫
食道脂肪肉腫	食道小細胞癌	食道上皮内癌
食道腺癌	食道腺様のう胞癌	食道粘表皮癌
食道表在癌	食道平滑筋肉腫	食道未分化癌
趾隆起性皮膚線維肉腫	痔瘻癌	腎悪性腫瘍
腎盂癌	腎盂腺癌	腎盂乳頭状癌
腎盂尿路上皮癌	腎盂扁平上皮癌	腎カルチノイド
腎癌	腎癌骨転移	神経芽腫
神経膠腫	神経線維肉腫	腎細胞癌
腎周囲脂肪肉腫	心臓悪性腫瘍	心臓横紋筋肉腫
心臓血管肉腫	心臓脂肪肉腫	心臓線維肉腫
心臓粘液肉腫	腎肉腫	膵芽腫
膵癌	膵管癌	膵管内管状腺癌
膵管内乳頭粘液性腺癌	膵脂肪肉腫	膵漿液性のう胞腺癌
膵腺房細胞癌	膵臓癌骨転移	膵体部癌
膵頭部カルチノイド	膵頭部癌	膵内胆管癌
膵粘液性のう胞腺癌	膵尾部癌	髄膜癌腫症
髄膜白血病	星細胞腫	精索脂肪肉腫
精索肉腫	星状芽細胞腫	精上皮腫

タ

成人Ｔ細胞白血病骨髄浸潤	精巣横紋筋肉腫	精巣癌
精巣奇形癌	精巣奇形腫	精巣絨毛癌
精巣上体癌	精巣胎児性癌	精巣肉腫
精巣卵黄のう腫瘍	精巣卵のう腫瘍	精母細胞腫
脊索腫	脊髄播種	脊椎転移
舌脂肪肉腫	線維脂肪肉腫	線維肉腫
前額部基底細胞癌	前額部皮膚癌	前額部ボーエン病
前額部有棘細胞癌	前胸部基底細胞癌	前胸部皮膚癌
前胸部ボーエン病	前胸部有棘細胞癌	仙骨部基底細胞癌
仙骨部皮膚癌	仙骨部ボーエン病	仙骨部有棘細胞癌
前縦隔悪性腫瘍	全身性転移性癌	前頭部転移性腫瘍
前頭葉悪性腫瘍	前頭葉膠芽腫	前頭葉神経膠腫
前頭葉星細胞腫	前頭葉退形成性星細胞腫	仙尾部胚細胞腫瘍
前立腺横紋筋肉腫	前立腺癌	前立腺癌骨転移
前立腺小細胞癌	前立腺神経内分泌癌	前立腺肉腫
前腕悪性線維性組織球腫	前腕悪性軟部腫瘍	前腕横紋筋肉腫
前腕滑膜肉腫	前腕基底細胞癌	前腕線維肉腫
前腕皮膚癌	前腕胞巣状軟部肉腫	前腕ボーエン病
前腕有棘細胞癌	前腕隆起性皮膚線維肉腫	前腕類上皮肉腫
早期胃癌	早期食道癌	総胆管癌
足関節部滑膜肉腫	側胸部基底細胞癌	側胸部皮膚癌
側胸部ボーエン病	側胸部有棘細胞癌	足底基底細胞癌
足底皮膚癌	足底ボーエン病	足底有棘細胞癌
側頭部転移性腫瘍	側頭葉悪性腫瘍	側頭葉膠芽腫
側頭葉神経膠腫	側頭葉星細胞腫	側頭葉退形成性星細胞腫
側頭葉毛様細胞性星細胞腫	足背基底細胞癌	足背皮膚癌
足背ボーエン病	足背有棘細胞癌	足部横紋筋肉腫
足部滑膜肉腫	足部基底細胞癌	足部淡明細胞肉腫
足部皮膚癌	足部ボーエン病	足部有棘細胞癌
足部隆起性皮膚線維肉腫	足部類上皮肉腫	鼡径部悪性線維性組織球腫
鼡径部横紋筋肉腫	鼡径部滑膜肉腫	鼡径部基底細胞癌
鼡径部パジェット病	鼡径部皮膚癌	鼡径部ボーエン病
た 鼡径部有棘細胞癌	第2趾基底細胞癌	第2趾皮膚癌
第2趾ボーエン病	第2趾有棘細胞癌	第3趾基底細胞癌
第3趾皮膚癌	第3趾ボーエン病	第3趾有棘細胞癌
第4趾基底細胞癌	第4趾皮膚癌	第4趾ボーエン病
第4趾有棘細胞癌	第4脳室上衣腫	第5趾基底細胞癌
第5趾皮膚癌	第5趾ボーエン病	第5趾有棘細胞癌
大陰唇癌	体幹皮膚上皮内癌	退形成性星細胞腫
胎児性癌	胎児性精巣腫瘍	大腿悪性線維性組織球腫
大腿悪性軟部腫瘍	大腿横紋筋肉腫	大腿滑膜肉腫
大腿基底細胞癌	大腿骨転移性骨腫瘍	大腿線維肉腫
大腿皮膚癌	大腿平滑筋肉腫	大腿胞巣状軟部肉腫
大腿ボーエン病	大腿有棘細胞癌	大腿隆起性皮膚線維肉腫
大腿類上皮肉腫	大腸カルチノイド	大腸癌
大腸癌骨転移	大腸肉腫	大腸粘液癌
大動脈周囲リンパ節転移	大脳悪性腫瘍	大脳深部神経膠腫
大脳深部転移性腫瘍	大網脂肪肉腫	多発性癌転移
多発性骨髄腫骨髄浸潤	多発性神経膠腫	胆管癌
男性性器癌	胆のうカルチノイド	胆のう癌
胆のう管癌	胆のう肉腫	淡明細胞肉腫
腟悪性黒色腫	腟癌	中咽頭肉腫
中耳悪性腫瘍	中指基底細胞癌	中指皮膚癌
中指ボーエン病	中縦隔悪性腫瘍	中指有棘細胞癌
虫垂癌	虫垂杯細胞カルチノイド	中脳神経膠腫
肘部滑膜肉腫	肘部基底細胞癌	肘部線維肉腫
中部胆管癌	肘部皮膚癌	肘部ボーエン病

肘部有棘細胞癌	肘部隆起性皮膚線維肉腫	肘部類上皮肉腫
中葉小細胞肺癌	中葉肺腺癌	中葉肺大細胞癌
中葉肺扁平上皮癌	腸間膜悪性腫瘍	腸間膜脂肪肉腫
腸間膜肉腫	腸間膜平滑筋肉腫	腸骨リンパ節転移
聴神経膠腫	直腸Ｓ状部結腸癌	直腸悪性黒色腫
直腸カルチノイド	直腸癌	直腸癌骨転移
直腸癌術後再発	直腸癌穿孔	直腸脂肪肉腫
直腸平滑筋肉腫	手軟部悪性腫瘍	転移性下顎癌
転移性肝癌	転移性肝腫瘍	転移性気管腫瘍
転移性胸壁腫瘍	転移性胸膜腫瘍	転移性後腹膜腫瘍
転移性黒色腫	転移性骨腫瘍	転移性骨腫瘍による大腿骨骨折
転移性子宮癌	転移性縦隔腫瘍	転移性十二指腸癌
転移性消化器腫瘍	転移性上顎癌	転移性小腸腫瘍
転移性心腫瘍	転移性腎腫瘍	転移性膵腫瘍
転移性脊髄硬膜外腫瘍	転移性脊髄硬膜内髄外腫瘍	転移性脊髄腫瘍
転移性大腸腫瘍	転移性腟腫瘍	転移性直腸腫瘍
転移性頭蓋骨腫瘍	転移性脳腫瘍	転移性肺癌
転移性肺腫瘍	転移性脾腫瘍	転移性皮膚腫瘍
転移性副腎腫瘍	転移性扁平上皮癌	転移性膀胱癌
テント上下転移性腫瘍	殿部悪性線維性組織球腫	殿部悪性軟部腫瘍
殿部横紋筋肉腫	殿部滑膜肉腫	殿部基底細胞癌
殿部線維肉腫	殿部皮膚癌	殿部平滑筋肉腫
殿部胞巣状軟部肉腫	殿部ボーエン病	殿部有棘細胞癌
殿部隆起性皮膚線維肉腫	頭蓋骨悪性腫瘍	頭蓋骨骨肉腫
頭蓋底骨肉腫	頭蓋底脊索腫	頭蓋内胚細胞腫瘍
頭蓋部脊索腫	透析腎癌	頭頂葉悪性腫瘍
頭頂葉膠芽腫	頭頂葉神経膠腫	頭頂葉星細胞腫
頭部悪性線維性組織球腫	頭部横紋筋肉腫	頭部滑膜肉腫
頭部脂腺癌	頭部脂肪肉腫	頭部軟部組織悪性腫瘍
な 頭部ボーエン病	頭部隆起性皮膚線維肉腫	内耳癌
内胚葉洞腫瘍	軟骨肉腫	軟部悪性巨細胞腫
軟部組織悪性腫瘍	肉腫	乳癌・HER2過剰発現
乳腺腋窩尾部乳癌	乳頭基底細胞癌	乳頭皮膚癌
乳頭部乳癌	乳頭ボーエン病	乳頭有棘細胞癌
乳房外パジェット病	乳房境界部乳癌	乳房脂肪肉腫
乳房肉腫	乳房パジェット病	乳輪部乳癌
尿管癌	尿管口部膀胱癌	尿管尿路上皮癌
尿道傍腺の悪性腫瘍	尿膜管癌	脳幹悪性腫瘍
脳幹膠芽腫	脳幹神経膠腫	脳幹部星細胞腫
脳室悪性腫瘍	脳室上衣腫	脳神経悪性腫瘍
は 脳胚細胞腫瘍	肺芽腫	肺カルチノイド
肺癌骨転移	肺癌肉腫	肺癌による閉塞性肺炎
肺上皮内癌	肺肉腫	背部悪性線維性組織球腫
背部悪性軟部腫瘍	背部横紋筋肉腫	背部基底細胞癌
背部皮膚癌	背部ボーエン病	背部有棘細胞癌
背部隆起性皮膚線維肉腫	肺未分化癌	肺門部小細胞癌
肺門部腺癌	肺門部大細胞癌	肺門部扁平上皮癌
肺門リンパ節転移	馬尾上衣腫	バレット食道癌
パンコースト症候群	脾脂肪肉腫	鼻尖基底細胞癌
鼻前庭癌	鼻尖皮膚癌	鼻尖ボーエン病
鼻尖有棘細胞癌	鼻中隔癌	脾の悪性腫瘍
鼻背基底細胞癌	鼻背皮膚癌	鼻背ボーエン病
鼻背有棘細胞癌	皮膚悪性腫瘍	皮膚悪性線維性組織球腫
皮膚癌	鼻部基底細胞癌	皮膚脂肪肉腫
皮膚上皮内癌	皮膚線維肉腫	皮膚白血病
鼻部皮膚癌	皮膚付属器癌	鼻部ボーエン病
鼻部有棘細胞癌	びまん性星細胞腫	脾門部リンパ節転移
鼻翼基底細胞癌	鼻翼皮膚癌	鼻翼ボーエン病

	鼻翼有棘細胞癌	披裂喉頭蓋ひだ下咽頭面癌	披裂喉頭蓋ひだ喉頭面癌
	副咽頭間隙悪性腫瘍	腹腔内リンパ節の悪性腫瘍	腹腔リンパ節転移
	副甲状腺悪性腫瘍	副腎悪性腫瘍	副腎癌
	副腎髄質の悪性腫瘍	副腎皮質癌	副腎皮質の悪性腫瘍
	腹部悪性腫瘍	腹部悪性軟部腫瘍	腹部基底細胞癌
	腹部食道癌	腹部神経芽腫	腹部皮膚癌
	腹部皮膚線維肉腫	腹部平滑筋肉腫	腹部ボーエン病
	腹部有棘細胞癌	腹部隆起性皮膚線維肉腫	腹壁悪性線維性組織球腫
	腹壁横紋筋肉腫	腹壁線維肉腫	腹膜悪性腫瘍
	腹膜癌	腹膜偽粘液腫	腹膜転移
	腹膜播種	ぶどう膜悪性黒色腫	平滑筋肉腫
	辺縁系脳炎	扁桃肉腫	膀胱円蓋部膀胱癌
	膀胱癌	膀胱頚部膀胱癌	膀胱後壁部膀胱癌
	膀胱三角部膀胱癌	膀胱前壁部膀胱癌	膀胱側壁部膀胱癌
	膀胱肉腫	膀胱尿路上皮癌	膀胱扁平上皮癌
	傍骨性骨肉腫	紡錘形細胞肉腫	胞巣状軟部肉腫
	乏突起神経膠腫	ボーエン病	母指基底細胞癌
	母趾基底細胞癌	母指皮膚癌	母趾皮膚癌
	母指ボーエン病	母趾ボーエン病	母指有棘細胞癌
ま	母趾有棘細胞癌	ホルモン産生精巣腫瘍	末期癌
	末梢神経悪性腫瘍	脈絡膜悪性黒色腫	脈絡膜転移癌
	メルケル細胞癌	盲腸カルチノイド	盲腸癌
	毛包癌	網膜芽細胞腫	網膜膠腫
や	毛様細胞性星細胞腫	毛様体悪性腫瘍	ユーイング肉腫
	有棘細胞癌	幽門癌	幽門前庭部癌
	腰椎転移	腰部悪性線維性組織球腫	腰部基底細胞癌
	腰部皮膚癌	腰部ボーエン病	腰部有棘細胞癌
ら	卵黄のう腫瘍	卵巣肉腫	卵巣卵黄のう腫瘍
	隆起性皮膚線維肉腫	リンパ管肉腫	リンパ性白血病骨髄浸潤
	類上皮肉腫	肋骨転移	

※ **適応外使用可**

原則として「パクリタキセル【注射薬】」を「尿路上皮癌（腎機能障害がある場合又は二次化学療法として使用される場合に限る）」に対し，「A法（通常，成人にはパクリタキセルとして，1日1回210mg/m^2（体表面積）を3時間かけて点滴静注し，少なくとも3週間休薬する。これを1クールとして投与を繰り返す。）又はC法（通常，成人にはパクリタキセルとして1日1回80mg/m^2（体表面積）を1時間かけて点滴静注し，週1回投与を3週間連続する。これを1クールとして，投与を繰り返す。）により点滴静注」した場合，

効能効果に関連する使用上の注意　子宮体癌での本剤の術後補助化学療法における有効性及び安全性は確立していない。

用法用量

非小細胞肺癌，胃癌及び子宮体癌にはA法を使用する。

乳癌にはA法又はB法を使用する。

卵巣癌にはA法又はカルボプラチンとの併用でC法を使用する。

再発又は難治性の胚細胞腫瘍には他の抗悪性腫瘍剤と併用でA法を使用する。

再発又は遠隔転移を有する頭頸部癌，再発又は遠隔転移を有する食道癌，血管肉腫にはB法を使用する。

進行又は再発の子宮頸癌にはシスプラチンとの併用において，D法を使用する。

A法：通常，成人にはパクリタキセルとして，1日1回210mg/m^2（体表面積）を3時間かけて点滴静注し，少なくとも3週間休薬する。これを1クールとして，投与を繰り返す。

B法：通常，成人にはパクリタキセルとして，1日1回100mg/m^2（体表面積）を1時間かけて点滴静注し，週1回投与を6週連続し，少なくとも2週間休薬する。これを1クールとして，投与を繰り返す。

C法：通常，成人にはパクリタキセルとして，1日1回80mg/m^2（体表面積）を1時間かけて点滴静注し，週1回投与を3週連続する。これを1クールとして，投与を繰り返す。

D法：通常，成人にはパクリタキセルとして，1日1回135mg/m^2（体表面積）を24時間かけて点滴静注し，少なくとも3週間休薬する。これを1クールとして，投与を繰り返す。

なお，投与量は，患者の状態により適宜減量する。

用法用量に関連する使用上の注意

(1)投与時

①本剤投与時，A法では500mLの5%ブドウ糖注射液又は生理食塩液に混和し，3時間かけて点滴静注すること。B法及びC法では250mLの5%ブドウ糖注射液又は生理食塩液に混和し，1時間かけて点滴静注すること。D法では12時間毎の2回に分けて調製及び投与すること。本剤投与量の半量を250mLの5%ブドウ糖注射液又は生理食塩液に混和し，12時間かけて点滴静注する。これを1回分として，2回連続して投与する。

②本剤の希釈液は，過飽和状態にあるためパクリタキセルが結晶として析出する可能性があるので，本剤投与時には，0.22ミクロン以下のメンブランフィルターを用いたインラインフィルターを通して投与すること。

③点滴用セット等で本剤の溶解液が接触する部分に，可塑剤としてDEHP〔di-(2-ethylhexyl) phthalate：フタル酸ジ-(2-エチルヘキシル)〕を含有しているものの使用を避けること。

④輸液ポンプを使用して本剤を投与する場合は，チューブ内にろ過網（面積の小さなフィルター）が組み込まれた輸液セットを使用すると，まれにポンプの物理的刺激により析出するパクリタキセルの結晶がろ過網を詰まらせ，ポンプの停止が起こることがあるので，ろ過網が組み込まれた輸液セットは使用しないこと。

⑤本剤は非水性注射液であり，輸液で希釈された薬液は表面張力が低下し，1滴の大きさが生理食塩液などに比べ小さくなるため，輸液セットあるいは輸液ポンプを用いる場合は以下の点に十分注意すること。

(a)自然落下方式で投与する場合，輸液セットに表示されている滴数で投与速度を設定すると，目標に比べ投与速度が低下するので，滴数を増加させて設定する等の調整が必要である。

(b)滴下制御型輸液ポンプを用いる場合は，流量を増加させて設定する等の調整が必要である。

(2)前投薬

本剤投与による重篤な過敏症状の発現を防止するため，本剤投与前に必ず前投薬を行うこと。

①A法：本剤投与約12〜14時間前及び約6〜7時間前の2回，もしくは本剤投与約30分前までに投与を終了するように，1回デキサメタゾンリン酸エステルナトリウム注射液（デキサメタゾンとして20mg）を静脈内投与，本剤投与約30分前までに投与を終了するように，ジフェンヒドラミン塩酸塩錠（ジフェンヒドラミン塩酸塩として50mg）を経口投与，本剤投与約30分前までに投与を終了するように，ラニチジン塩酸塩注射液（ラニチジンとして50mg）又は注射用ファモチジン（ファモチジンとして20mg）を静脈内投与すること。

②B法，C法及びD法

(a)本剤投与約30分前までに投与を終了するように，デキサメタゾンリン酸エステルナトリウム注射液（デキサメタゾンとして8mg）及びラニチジン塩酸塩注射液（ラニチジンとして50mg）又は注射用ファモチジン（ファモチジンとして20mg）を静脈内投与，ジフェンヒドラミン塩酸塩錠（ジフェンヒドラミン塩酸塩として50mg）を経口投与すること。

(b)デキサメタゾンは初回投与時8mgとし，次回投与時までに過敏症状の発現がみられなかった場合又は臨床上特に問題のない過敏症状の場合は，2週目の投与より半量（4mg）に減量し投与してもよい。以降の投与週においても同様の場合，半量ずつ最低1mgまで減量し投与してもよい。

(3)本剤の投与にあたっては，投与法毎に下記に留意し，必要に応

じ休薬，減量を実施すること。

①A法：白血球及び好中球の変動に十分留意し，投与前の臨床検査で白血球数が4,000/mm^{3}未満又は好中球数が2,000/mm^{3}未満であれば，骨髄機能が回復するまでは投与を延期すること。投与後，白血球数が1,000/mm^{3}未満となった場合には次回の投与量を減量すること。

②B法

各クールを開始する際(初回クールを含む)，投与前の臨床検査で白血球数が3,000/mm^{3}未満又は好中球数が1,500/mm^{3}未満であれば，骨髄機能が回復するまでは投与を延期すること。同一クール内での本剤の投与にあたっては，投与前の臨床検査で白血球数が2,000/mm^{3}未満又は好中球数が1,000/mm^{3}未満であれば，骨髄機能が回復するまでは投与を延期すること。投与後，白血球数が1,000/mm^{3}未満となった場合には次回の投与量を減量すること。

＜減量の目安＞

投与方法	減量段階	投与量
A法	通常投与量	210mg/m^2
	1段階減量	180mg/m^2
	2段階減量	150mg/m^2
	3段階減量	135mg/m^2
B法	通常投与量	100mg/m^2
	1段階減量	80mg/m^2
	2段階減量	60mg/m^2

また，重篤な末梢神経障害が発現した場合には，次回の投与量を骨髄抑制の減量の目安に従い，減量して投与することを考慮する。

警告

(1)本剤を含むがん化学療法は，緊急時に十分対応できる医療施設において，がん化学療法に十分な知識・経験を持つ医師のもとで，本療法が適切と判断される症例についてのみ実施すること。また，治療開始に先立ち，患者又はその家族に有効性及び危険性を十分説明し，同意を得てから投与すること。

(2)本剤の骨髄抑制に起因したと考えられる死亡例(敗血症，脳出血)あるいは高度の過敏反応に起因したと考えられる死亡例が認められている。骨髄抑制等の重篤な副作用が起こることがあるので，頻回に臨床検査(血液検査，肝機能検査，腎機能検査等)を行うなど，患者の状態を十分に観察すること。

本剤による重篤な過敏症状の発現を防止するため，本剤投与前に必ず前投薬を行うこと。また，前投薬を実施した患者においても死亡例が報告されているので，患者の状態に十分に注意し，重篤な過敏症状が発現した場合は，本剤の投与を直ちに中止し，適切な処置を行うこと。なお，重篤な過敏症状が発現した症例には，本剤を再投与しないこと。

また，【禁忌】，【慎重投与】の項を参照して適応患者の選択に十分注意すること。

なお，本剤使用にあたっては，添付文書を熟読のこと。

禁忌

(1)重篤な骨髄抑制のある患者

(2)感染症を合併している患者

(3)本剤又はポリオキシエチレンヒマシ油含有製剤(例えばシクロスポリン注射液等)に対し過敏症の既往歴のある患者

(4)妊婦又は妊娠している可能性のある婦人

(5)次の薬剤を投与中の患者：ジスルフィラム，シアナミド，カルモフール，プロカルバジン塩酸塩

併用禁忌

薬剤名等	臨床症状・措置方法	機序・危険因子
ジスルフィラム シアナミド カルモフール プロカルバジン塩酸塩	これらの薬剤とのアルコール反応(顔面潮紅，血圧降下，悪心，頻脈，めまい，呼吸困難，視力低下等)を起こすおそれがある。	本剤はエタノールを含有しているため。

パクリタキセル注30mg/5mL「NK」：日本化薬　30mg5mL1瓶[6530円/瓶]，パクリタキセル注100mg/16.7mL「NK」：日本化薬　100mg16.7mL1瓶[19105円/瓶]，パクリタキセル注射液30mg「NP」：ニプロ　30mg5mL1瓶[6530円/瓶]，パクリタキセル注射液30mg「サワイ」：沢井　30mg5mL1瓶[6530円/瓶]，パクリタキセル注射液30mg「ファイザー」：マイラン製薬　30mg5mL1瓶[4523円/瓶]，パクリタキセル注射液100mg「NP」：ニプロ　100mg16.7mL1瓶[19105円/瓶]，パクリタキセル注射液100mg「サワイ」：沢井　100mg16.7mL1瓶[19105円/瓶]，パクリタキセル注射液100mg「ファイザー」：マイラン製薬　100mg16.7mL1瓶[13099円/瓶]，パクリタキセル注射液150mg「サワイ」：沢井　150mg25mL1瓶[27943円/瓶]，パクリタキセル点滴静注液30mg/5mL「ホスピーラ」：ホスピーラ　30mg5mL1瓶[4523円/瓶]，パクリタキセル点滴静注液30mg「サンド」：サンド　30mg5mL1瓶[6530円/瓶]，パクリタキセル点滴静注液100mg/16.7mL「ホスピーラ」：ホスピーラ　100mg16.7mL1瓶[13099円/瓶]，パクリタキセル点滴静注液100mg「サンド」：サンド　100mg16.7mL1瓶[19105円/瓶]

タケプロン静注用30mg　規格：30mg1瓶[514円/瓶]
ランソプラゾール　武田薬品　232

【効能効果】

経口投与不可能な下記の疾患：出血を伴う胃潰瘍，十二指腸潰瘍，急性ストレス潰瘍及び急性胃粘膜病変

【対応標準病名】

◎	急性胃粘膜病変	出血性胃潰瘍	出血性十二指腸潰瘍
	ストレス潰瘍		
○	NSAID胃潰瘍	NSAID十二指腸潰瘍	胃液分泌過多
	胃潰瘍	胃潰瘍瘢痕	胃十二指腸潰瘍
	胃十二指腸潰瘍瘢痕	胃穿孔	胃びらん
	急性胃潰瘍	急性胃潰瘍穿孔	急性十二指腸潰瘍
	急性十二指腸潰瘍穿孔	急性出血性胃潰瘍	急性出血性胃潰瘍穿孔
	急性出血性十二指腸潰瘍	急性出血性十二指腸潰瘍穿孔	クッシング潰瘍
	再発性胃潰瘍	再発性十二指腸潰瘍	残胃潰瘍
	十二指腸潰瘍	十二指腸潰瘍瘢痕	十二指腸球後部潰瘍
	十二指腸穿孔	十二指腸びらん	出血性胃潰瘍穿孔
	出血性十二指腸潰瘍穿孔	術後胃潰瘍	術後胃十二指腸潰瘍
	術後十二指腸潰瘍	心因性胃潰瘍	ステロイド潰瘍
	ステロイド潰瘍穿孔	ストレス性胃潰瘍	ストレス性十二指腸潰瘍
	穿孔性胃潰瘍	穿孔性十二指腸潰瘍	穿通性胃潰瘍
	穿通性十二指腸潰瘍	多発胃潰瘍	多発性十二指腸潰瘍
	多発性出血性胃潰瘍	デュラフォイ潰瘍	難治性胃潰瘍
	難治性十二指腸潰瘍	慢性胃潰瘍	慢性胃潰瘍活動期
	慢性十二指腸潰瘍	慢性十二指腸潰瘍活動期	薬剤性胃潰瘍
△	胃うっ血	胃粘膜過形成	過酸症
	急性胃腸障害	消化管出血	神経性胃炎
	薬物胃障害		

用法用量　通常，成人には，ランソプラゾールとして1回30mgを，日局生理食塩液又は日局5%ブドウ糖注射液に混合して1日2回点滴静注する，或いは日局生理食塩液又は日局5%ブドウ糖注射液20mLに溶解して1日2回緩徐に静脈注射する。

用法用量に関連する使用上の注意

(1)本剤は投与開始から3日間までの成績で高い止血効果が認められているので，内服可能となった後は経口投与に切りかえ，漫然と投与しないこと。

(2)国内臨床試験において，本剤の7日間を超える使用経験はない。

禁忌

(1)本剤の成分に対する過敏症の既往歴のある患者

(2)アタザナビル硫酸塩，リルピビリン塩酸塩を投与中の患者

併用禁忌

薬剤名等	臨床症状・措置方法	機序・危険因子
アタザナビル硫酸塩（レイアタッツ）	アタザナビル硫酸塩の作用を減弱するおそれがある。	本剤の胃酸分泌抑制作用によりアタザナビル硫酸塩の溶解性が低下し，アタザナビルの血中濃度が低下することがある。
リルピビリン塩酸塩（エジュラント）	リルピビリン塩酸塩の作用を減弱するおそれがある。	本剤の胃酸分泌抑制作用によりリルピビリン塩酸塩の吸収が低下し，リルピビリンの血中濃度が低下することがある。

タチオン注射用100mg　規格：100mg1管［74円/管］
タチオン注射用200mg　規格：200mg1管［99円/管］
グルタチオン　長生堂　392

【効能効果】

(1)薬物中毒，アセトン血性嘔吐症（自家中毒，周期性嘔吐症）
(2)慢性肝疾患における肝機能の改善
(3)急性湿疹，慢性湿疹，皮膚炎，じんま疹，リール黒皮症，肝斑，炎症後の色素沈着
(4)妊娠悪阻，妊娠高血圧症候群
(5)角膜損傷の治癒促進
(6)放射線療法による白血球減少症，放射線宿酔，放射線による口腔粘膜の炎症

【対応標準病名】

◎	アセトン血性嘔吐症	炎症後色素沈着	悪阻
	角膜損傷	肝疾患	肝障害
	肝斑	急性湿疹	口内炎
	じんま疹	二次性白血球減少症	妊娠高血圧症候群
	皮膚炎	放射線宿酔	放射線性口内炎
	慢性肝炎	慢性湿疹	薬物中毒症
	リール黒皮症		
○	HELLP 症候群	足湿疹	アスピリンじんま疹
	アレルギー性じんま疹	異汗性湿疹	医薬品中毒
	陰のう湿疹	陰部間擦疹	ウェルニッケ脳症を伴う妊娠悪阻
	会陰部肛囲湿疹	腋窩湿疹	温熱じんま疹
	外陰部皮膚炎	外耳部外傷性色素沈着	外傷性角膜穿孔
	外傷性色素沈着	角結膜擦過傷	角膜挫傷
	角膜挫創	角膜擦過傷	角膜上皮損傷
	角膜切傷	角膜切創	角膜創傷
	角膜破裂	角膜裂傷	家族性寒冷自己炎症症候群
	活動性慢性肝炎	化膿性皮膚疾患	貨幣状湿疹
	肝機能障害	眼瞼外傷性色素沈着	間擦疹
	眼周囲部外傷性色素沈着	肝性胸水	眼部外傷性色素沈着
	汗疱性湿疹	顔面急性皮膚炎	寒冷じんま疹
	機械性じんま疹	丘疹状湿疹	急性アルコール中毒
	急性薬物中毒	亀裂性湿疹	軽症妊娠悪阻
	軽症妊娠高血圧症候群	頚部皮膚炎	肛囲間擦疹
	紅斑性間擦疹	紅斑性湿疹	肛門湿疹
	コリン性じんま疹	混合型妊娠高血圧症候群	耳介外傷性色素沈着
	自家感作性皮膚炎	自己免疫性じんま疹	湿疹
	湿疹様発疹	脂肪肝	周期性再発性じんま疹
	重症妊娠悪阻	重症妊娠高血圧症候群	宿酔
	手指湿疹	出血性じんま疹	純粋型妊娠高血圧症候群
	人工肛門部皮膚炎	人工じんま疹	新生児皮膚炎
	振動性じんま疹	赤色湿疹	接触じんま疹
	遷延性肝炎	前額部外傷性色素沈着	全身湿疹
	早発型妊娠高血圧症候群	脱水を伴う妊娠悪阻	単純酩酊
	炭水化物欠乏症を伴う妊娠悪阻	遅発型妊娠高血圧症候群	手湿疹
	電解質異常を伴う妊娠悪阻	冬期湿疹	頭部湿疹
	特発性じんま疹	乳房皮膚炎	妊娠後期嘔吐
	妊娠高血圧症	妊娠高血圧腎症	妊娠湿疹
	妊娠性肝斑	妊娠中一過性高血圧症	妊婦性皮膚炎
	白色粃糠疹	鼻背部湿疹	反復性嘔吐
	非アルコール性脂肪性肝炎	鼻前庭部湿疹	ビタミン欠乏症を伴う妊娠悪阻
	鼻部外傷性色素沈着	皮膚描記性じんま疹	病的酩酊
	複雑酩酊	扁平湿疹	慢性肝炎増悪
	慢性持続性肝炎	慢性じんま疹	慢性非活動性肝炎
	慢性薬物中毒	薬物性じんま疹	落屑性湿疹
	鱗状湿疹	老人性色素斑	
△	アフタ性口内炎	アレルギー性口内炎	異汗症
	ウイルス性口内炎	壊疽性口内炎	嘔気
	嘔吐症	悪心	潰瘍性口内炎
	化学療法に伴う嘔吐症	角膜血腫	カタル性口内炎
	顆粒球減少症	眼瞼メラノーシス	肝疾患に伴う貧血
	感染性口内炎	感染性皮膚炎	乾燥性口内炎
	汗疱	義歯性口内炎	偽膜性口内炎
	黒色素皮症	結膜擦過傷	結膜表在損傷
	口腔感染症	口腔褥瘡性潰瘍	口唇アフタ
	光線性花弁状色素斑	好中球 G6PD 欠乏症	好中球減少症
	黒皮症	孤立性アフタ	再発性アフタ
	産後高血圧症	色素異常症	自己免疫性好中球減少症
	習慣性嘔吐	周期性好中球減少症	出血性口内炎
	小児遺伝性無顆粒球症	食後悪心	神経皮膚黒色症
	水疱性口内炎	接触性口内炎	先天性好中球減少症
	大アフタ	多発性肝血管腫	多発性口内炎
	単球減少症	胆汁性嘔吐	単純黒子
	地図状口内炎	中枢性嘔吐症	中毒性好中球減少症
	特発性嘔吐症	特発性好中球減少症	難治性口内炎
	脳性嘔吐	白血球減少症	発熱性好中球減少症
	反芻	脾性好中球減少症	皮膚色素沈着
	皮膚色異常	糞便性嘔吐	ベドナーアフタ
	慢性本態性好中球減少症候群	慢性良性顆粒球減少症	無顆粒球症
	無顆粒球性アンギナ	メラニン色素沈着症	薬剤性顆粒球減少症
	老年性黒子		

用法用量　通常成人には，グルタチオンとして1回100～200mgを溶解液にて溶解し1日1回筋肉内又は静脈内に注射する。
なお，年齢，症状により適宜増減する。

グルタチオン注射用200mg「タイヨー」：テバ製薬　200mg1管［56円/管］

ダットスキャン静注　規格：167MBq1筒［56636円/筒］
イオフルパン（^{123}I）　日本メジフィジックス　430

【効能効果】

以下の疾患の診断におけるドパミントランスポーターシンチグラフィ
(1)パーキンソン症候群
(2)レビー小体型認知症

【対応標準病名】

該当病名なし

用法用量　通常，成人には本剤1バイアル（111～185MBq）を静脈内投与し，投与後3～6時間に頭部のシンチグラムを得る。

禁忌　本剤及び本剤の成分に対し過敏症の既往歴のある患者

ダラシンS注射液300mg 規格：300mg1管[406円/管]
ダラシンS注射液600mg 規格：600mg1管[601円/管]
クリンダマイシンリン酸エステル　ファイザー　611

【効 能 効 果】

〈適応菌種〉クリンダマイシンに感性のブドウ球菌属，レンサ球菌属，肺炎球菌，ペプトストレプトコッカス属，バクテロイデス属，プレボテラ属，マイコプラズマ属

〈適応症〉敗血症，咽頭・喉頭炎，扁桃炎，急性気管支炎，肺炎，慢性呼吸器病変の二次感染，中耳炎，副鼻腔炎，顎骨周辺の蜂巣炎，顎炎

【対応標準病名】

◎	咽頭炎	咽頭喉頭炎	急性気管支炎
	喉頭炎	歯性顎炎	中耳炎
	肺炎	敗血症	副鼻腔炎
	扁桃炎	蜂窩織炎	蜂巣炎
○ あ	亜急性気管支炎	アンギナ	咽頭チフス
	咽頭扁桃炎	院内感染敗血症	インフルエンザ菌気管支炎
	インフルエンザ菌喉頭炎	インフルエンザ菌性咽頭炎	インフルエンザ菌敗血症
	壊疽性咽頭炎	黄色ブドウ球菌敗血症	オトガイ下膿瘍
か	外傷性穿孔性中耳炎	外傷性中耳炎	潰瘍性咽頭炎
	下咽頭炎	下顎骨壊死	下顎骨炎
	下顎骨骨髄炎	下顎骨骨膜炎	下顎骨骨膜下膿瘍
	下顎骨周囲炎	下顎骨周囲膿瘍	下顎膿瘍
	下顎部蜂巣炎	顎下部膿瘍	顎骨炎
	顎骨骨髄炎	顎骨骨膜炎	顎腐骨
	カタル性咽頭炎	化膿性喉頭炎	化膿性口内炎
	化膿性中耳炎	化膿性副鼻腔炎	感染性咽頭炎
	気管支肺炎	偽膜性気管支炎	偽膜性喉頭炎
	偽膜性扁桃炎	急性アデノイド咽頭炎	急性アデノイド扁桃炎
	急性咽頭炎	急性咽頭喉頭炎	急性咽頭扁桃炎
	急性壊疽性喉頭炎	急性壊疽性扁桃炎	急性潰瘍性喉頭炎
	急性潰瘍性扁桃炎	急性顎骨骨髄炎	急性顎骨骨膜炎
	急性化膿性咽頭炎	急性化膿性下顎骨炎	急性化膿性上顎骨炎
	急性化膿性中耳炎	急性化膿性扁桃炎	急性気管気管支炎
	急性喉頭炎	急性喉頭気管気管支炎	急性声帯炎
	急性声門下喉頭炎	急性腺窩性扁桃炎	急性中耳炎
	急性肺炎	急性反復性気管支炎	急性浮腫性喉頭炎
	急性扁桃炎	急性リンパ管炎	頬部蜂巣炎
	胸膜肺炎	グラデニーゴ症候群	クラミジア肺炎
	グラム陰性桿菌敗血症	グラム陰性菌敗血症	グラム陽性菌敗血症
	クループ性気管支炎	嫌気性菌敗血症	コアグラーゼ陰性ぶどう球菌敗血症
	口蓋垂炎	口蓋膿瘍	口腔上顎洞瘻
	口腔底膿瘍	口腔底蜂巣炎	口腔膿瘍
	口底膿瘍	口底蜂巣炎	喉頭周囲炎
さ	広汎性フレグモーネ	鼓室内水腫	細菌性ショック
	再発性中耳炎	篩骨洞炎	歯性上顎洞炎
	歯性副鼻腔炎	習慣性アンギナ	習慣性扁桃炎
	出血性中耳炎	術後性中耳炎	術後性慢性中耳炎
	上咽頭炎	上顎骨炎	上顎骨骨髄炎
	上顎骨骨膜炎	上顎骨骨膜下膿瘍	上顎洞炎
	上鼓室化膿症	小児肺炎	小児副鼻腔炎
	深在性フレグモーネ	滲出性気管支炎	新生児上顎骨骨髄炎
	新生児中耳炎	水疱性中耳炎	舌下隙膿瘍
	舌扁桃炎	腺窩性アンギナ	穿孔性中耳炎
た	前頭洞炎	大葉性肺炎	単純性中耳炎
	中耳炎性顔面神経麻痺	腸球菌敗血症	蝶形骨洞炎
な	沈下性肺炎	陳旧性中耳炎	乳児肺炎
は	肺炎球菌性咽頭炎	肺炎球菌性気管支炎	敗血症性咽頭炎
	敗血症性ショック	敗血症性肺炎	敗血性壊疽
	汎副鼻腔炎	ぶどう球菌性咽頭炎	ぶどう球菌性敗血症
	ぶどう球菌性扁桃炎	閉塞性肺炎	扁桃性アンギナ
	放射線性下顎骨骨髄炎	放射線性顎骨壊死	放射線性化膿性顎骨壊死
ま	慢性咽喉頭炎	慢性顎骨炎	慢性顎骨骨髄炎
	慢性化膿性穿孔性中耳炎	慢性化膿性中耳炎	慢性耳管鼓室化膿性中耳炎
	慢性上鼓室乳突洞化膿性中耳炎	慢性穿孔性中耳炎	慢性中耳炎
	慢性中耳炎急性増悪	慢性中耳炎後遺症	慢性中耳炎術後再燃
	慢性副鼻腔炎	慢性副鼻腔炎急性増悪	慢性副鼻腔膿瘍
	慢性扁桃炎	慢性放射線性顎骨壊死	無熱性肺炎
ら	良性慢性化膿性中耳炎	連鎖球菌気管支炎	連鎖球菌性アンギナ
	連鎖球菌性咽頭炎	連鎖球菌性喉頭炎	連鎖球菌性扁桃炎
	老人性肺炎		
△	MRCNS 敗血症	MRSA 敗血症	RS ウイルス気管支炎
	アレルギー性副鼻腔炎	咽頭気管炎	咽頭痛
	インフルエンザ菌性喉頭気管炎	ウイルス性咽頭炎	ウイルス性気管支炎
	ウイルス性扁桃炎	エコーウイルス気管支炎	感染性喉頭気管炎
	乾酪性副鼻腔炎	偽膜性咽頭炎	急性喉頭気管炎
	結核性中耳炎	コクサッキーウイルス気管支炎	新生児敗血症
	セレウス菌敗血症	敗血症性気管支炎	パラインフルエンザウイルス気管支炎
	非定型肺炎	びまん性肺炎	副鼻腔真菌症
	扁桃チフス	マイコプラズマ気管支炎	膜性咽頭炎
	ライノウイルス気管支炎	淋菌性咽頭炎	連鎖球菌性喉頭気管炎
※	適応外使用可 原則として，「クリンダマイシンリン酸エステル【注射薬】」を「壊死性筋膜炎」，「毒素ショック症候群」に対して「静脈内に投与」した場合，当該使用事例を審査上認める。		

用法用量

［点滴静脈内注射］

通常，成人には，クリンダマイシンとして1日600〜1,200mg(力価)を2〜4回に分けて点滴静注する。

通常，小児には，クリンダマイシンとして1日15〜25mg(力価)/kgを3〜4回に分けて点滴静注する。

なお，難治性又は重症感染症には症状に応じて，成人では1日2,400mg(力価)まで増量し，2〜4回に分けて投与する。

また，小児では1日40mg(力価)/kgまで増量し，3〜4回に分けて投与する。

点滴静注に際しては，本剤300〜600mg(力価)あたり100〜250mLの日局5%ブドウ糖注射液，日局生理食塩液又はアミノ酸製剤等の補液に溶解し，30分〜1時間かけて投与する。

［筋肉内注射］

通常，成人には，クリンダマイシンとして1日600〜1,200mg(力価)を2〜4回に分けて筋肉内注射する。

なお，症状により適宜増減する。

用法用量に関連する使用上の注意　本剤の使用にあたっては，耐性菌の発現等を防ぐため，原則として感受性を確認し，疾病の治療上必要な最小限の期間の投与にとどめること。

禁忌　本剤の成分又はリンコマイシン系抗生物質に対し過敏症の既往歴のある患者

併用禁忌

薬剤名等	臨床症状・措置方法	機序・危険因子
エリスロマイシン(エリスロシン等)	併用しても本剤の効果があらわれないと考えられる。	細菌のリボゾーム50S Subunitへの親和性が本剤より高い。

クリダマシン注300mg：ニプロ　300mg1管[178円/管]，クリダマシン注600mg：ニプロ　600mg1管[258円/管]，クリンダマイシン注300mgシリンジ「タイヨー」：テバ製薬　300mg2mL1筒[216円/筒]，クリンダマイシン注600mgシリンジ「タイヨー」：テバ製薬　600mg4mL1筒[309円/筒]，クリンダマイシン注射液300mg「タイヨー」：テバ製薬　300mg1管[178円/管]，クリンダマイシン注射液600mg「タイヨー」：テバ製薬　600mg1管

[258円/管]，クリンダマイシンリン酸エステル注300mg「トーワ」：東和　300mg1管[178円/管]，クリンダマイシンリン酸エステル注600mg「トーワ」：東和　600mg1管[258円/管]，クリンダマイシンリン酸エステル注射液300mg「サワイ」：沢井　300mg1管[178円/管]，クリンダマイシンリン酸エステル注射液600mg「サワイ」：沢井　600mg1管[258円/管]，リンタシン注射液300mg：富士製薬　300mg1管[178円/管]，リンタシン注射液600mg：富士製薬　600mg1管[258円/管]

タラモナール静注

規格：2mL1管[521円/管]
ドロペリドール　フェンタニルクエン酸塩　第一三共プロ　821

【効 能 効 果】

手術，検査および処置時の全身麻酔並びに局所麻酔の補助

【対応標準病名】

該当病名なし

用法用量

導入麻酔剤として投与する場合：通常成人タラモナール静注0.1～0.2mL/kgを緩徐に静注するかまたはブドウ糖液等に希釈して点滴静注する。
麻酔維持のために追加投与する場合：通常成人初回量の1/4～1/2量を必要に応じて緩徐に静注するかまたはブドウ糖液等に希釈して点滴静注する。
局所麻酔の補助として投与する場合：局所麻酔剤投与10～15分後に通常成人タラモナール静注0.1mL/kgを緩徐に静注する。
なお，患者の年齢・症状に応じて適宜増減する。

用法用量に関連する使用上の注意

本剤の用法用量は，患者の感受性，全身状態，手術々式，麻酔方法等に応じてきめるが，一般に行われている方法を示すと次のとおりである。

(1)導入麻酔剤として：アトロピン硫酸塩水和物など通常の前投薬に引き続き，本剤の1回量を緩徐に静注(点滴静注が可)する。なお症例により，同時に，GO，GOF等の吸入麻酔やチアミラール等の静注用全身麻酔剤の併用も行われる。

(2)麻酔維持に
本剤単独，又はチアミラールとの併用，GOとの併用が行われ，また必要によりスキサメトニウム塩化物水和物，*d*-ツボクラリン等筋弛緩剤も併用される。
なお追加投与の時期としては一般に，麻酔深度の低下，すなわち血圧の上昇，脈拍数の増加，体動，不穏，発汗等の症状の現われた時点をもって一応の指標とする。また追加投与に関して本剤の構成成分の一つであるフェンタニルは，ドロペリドールに比し作用持続が短いため，長時間を要する手術に当っては，鎮痛効果の低下が招来され，また覚醒の速やかなることが望ましいなどの理由から，原則としては本剤投与で維持せず，フェンタニルのみを適宜追加し，維持する方法がとられる。

(3)局所麻酔の補助として：メピバカインなどによる持続硬膜外麻酔の補助として本剤を併用する。(症例によっては，全身麻酔や気管内挿管を必要としないで手術可能な例もある。)

禁忌

(1)筋弛緩剤の使用が禁忌の患者
(2)ドロペリドール又はフェンタニルクエン酸塩に対し過敏症の既往歴のある患者
(3)頭部外傷，脳腫瘍等による昏睡状態のような呼吸抑制を起こしやすい患者
(4)痙攣発作の既往歴のある患者
(5)外来患者
(6)重篤な心疾患を有する患者
(7)QT延長症候群のある患者
(8)2歳以下の乳児・小児
(9)喘息患者

ダントリウム静注用20mg

規格：20mg1瓶[9479円/瓶]
ダントロレンナトリウム水和物　アステラス　122

【効 能 効 果】

(1)麻酔時における悪性高熱症
(2)悪性症候群

【対応標準病名】

◎	悪性症候群	麻酔性悪性高熱症
※	適応外使用可 原則として，「ダントロレンナトリウム水和物【注射薬】」を「悪性高熱症の抑制」に対し処方した場合，当該使用事例を審査上認める。	

用法用量

(1)麻酔時における悪性高熱症
通常，ダントロレンナトリウム水和物として，初回量1mg/kgを静脈内投与し，症状の改善が認められない場合には，1mg/kgずつ静脈内に追加投与する。
なお，症状により適宜増減できるが，投与総量は7mg/kgまでとする。

(2)悪性症候群：通常，成人にはダントロレンナトリウム水和物として，初回量40mgを静脈内投与し，症状の改善が認められない場合には，20mgずつ追加投与する。年齢，症状により適宜増減するが，1日総投与量は200mgまでとする。通常7日以内の投与とする。

タンボコール静注50mg

規格：50mg5mL1管[399円/管]
フレカイニド酢酸塩　エーザイ　212

【効 能 効 果】

緊急治療を要する下記不整脈：頻脈性不整脈(症候性の発作性心房細動・粗動，発作性上室性頻拍，心室頻拍，及び医師が生命に関わると判定した重症の心室性期外収縮)

【対応標準病名】

◎	心室期外収縮	心室頻拍	頻脈症
	頻脈性不整脈	不整脈	発作性上室頻拍
	発作性心房細動	発作性頻脈性心房細動	
○	一過性心室細動	一過性心房粗動	永続性心房細動
	家族性心房細動	孤立性心房細動	持続性心室頻拍
	持続性心房細動	術後心房細動	上室期外収縮
	上室頻拍	心室細動	心室性二段脈
	心室粗動	心房期外収縮	心房細動
	心房粗動	心房頻拍	絶対性不整脈
	多源性心室期外収縮	洞頻脈	トルサードドポアント
	非持続性心室頻拍	非弁膜症性心房細動	非弁膜症性発作性心房細動
	頻拍型心房細動	頻拍症	頻脈性心房細動
	副収縮	ブブレ症候群	弁膜症性心房細動
	発作性心房頻拍	発作性接合部頻拍	発作性頻拍
	無脈性心室頻拍	リエントリー性心室性不整脈	
△	QT延長症候群	QT短縮症候群	異所性心室調律
	異所性心房調律	異所性調律	異所性拍動
	遺伝性QT延長症候群	期外収縮	期外収縮性不整脈
	呼吸性不整脈	臍傍悸	三段脈
	徐脈	徐脈性失神	徐脈性心房細動
	徐脈性不整脈	徐脈頻脈症候群	徐脈発作
	心下悸	心拍異常	心房静止
	接合部調律	多発性期外収縮	動悸
	洞徐脈	洞不整脈	特発性QT延長症候群
	二次性QT延長症候群	二段脈	ブルガダ症候群
	房室接合部期外収縮	慢性心房細動	薬物性QT延長症候群

用法用量　通常，成人には1回0.1～0.2mL/kg(フレカイニド酢酸塩として1.0～2.0mg/kg)を必要に応じてブドウ糖液で希釈し，血圧及び心電図監視下10分間かけて静脈内に注射する。
なお，総投与量はフレカイニド酢酸塩として1回150mgまでとする。

用法用量に関連する使用上の注意　本剤の投与により効果を認めたものの，その後再発した場合には，初回用量がフレカイニド酢酸塩としての最大用量2.0mg/kg(体重75kg以上の場合は150mg)の半量以下の場合を除き，再投与は行わないこと。なお，再投与する際も1日総投与量として2.0mg/kg(体重75kg以上の場合は150mg)を超えないこと。

禁忌
(1)うっ血性心不全のある患者
(2)高度の房室ブロック，高度の洞房ブロックのある患者
(3)心筋梗塞後の無症候性心室性期外収縮あるいは非持続型心室頻拍のある患者
(4)妊婦又は妊娠している可能性のある婦人
(5)リトナビルを投与中の患者
(6)ミラベグロンを投与中の患者
(7)テラプレビルを投与中の患者

併用禁忌

薬剤名等	臨床症状・措置方法	機序・危険因子
リトナビル(ノービア)	不整脈，血液障害，痙攣等の重篤な副作用を起こすおそれがある。	リトナビルのチトクローム P450 に対する競合的阻害作用により，併用した場合，本剤の血中濃度が大幅に上昇することが予測される。
ミラベグロン(ベタニス)	QT が延長し，心室性不整脈(torsades de pointes を含む)等を起こすおそれがある。	本剤並びにミラベグロンは催不整脈作用を有する。また，ミラベグロンのチトクローム P450(CYP2D6)阻害作用により，本剤の血中濃度が上昇するおそれがある。
テラプレビル(テラビック)		本剤並びにテラプレビルは QT 延長作用を有する。

チエナム筋注用0.5g　規格：500mg1瓶(溶解液付)［1468円/瓶］
イミペネム水和物　シラスタチンナトリウム　MSD　613

【効 能 効 果】

〈適応菌種〉イミペネムに感性のブドウ球菌属，レンサ球菌属，肺炎球菌，腸球菌属，大腸菌，シトロバクター属，クレブシエラ属，エンテロバクター属，セラチア属，プロテウス属，モルガネラ・モルガニー，プロビデンシア属，インフルエンザ菌，シュードモナス属，緑膿菌，バークホルデリア・セパシア，アシネトバクター属，ペプトストレプトコッカス属，バクテロイデス属，プレボテラ属
〈適応症〉外傷・熱傷及び手術創等の二次感染，骨髄炎，関節炎，急性気管支炎，肺炎，肺膿瘍，膿胸，慢性呼吸器病変の二次感染，膀胱炎，腎盂腎炎，前立腺炎(急性症，慢性症)，腹膜炎，胆嚢炎，胆管炎，肝膿瘍，バルトリン腺炎，子宮内感染，子宮付属器炎，子宮旁結合織炎

【対応標準病名】

◎	外傷	関節炎	肝膿瘍
	急性気管支炎	急性細菌性前立腺炎	骨髄炎
	挫創	子宮内感染症	子宮付属器炎
	子宮傍組織炎	術後創部感染	腎盂腎炎
	前立腺炎	創傷	創傷感染症
	胆管炎	胆のう炎	熱傷
	膿胸	肺炎	肺膿瘍
	バルトリン腺炎	腹膜炎	膀胱炎
	慢性前立腺炎	裂傷	裂創
○ あ	DIP 関節炎	IP 関節炎	MP 関節炎
	MRSA 膀胱炎	PIP 関節炎	亜急性関節炎
	亜急性気管支炎	亜急性骨髄炎	足開放創
	足挫創	足切創	足第 1 度熱傷
	足第 2 度熱傷	足第 3 度熱傷	足熱傷
	圧挫傷	圧挫創	アルカリ腐蝕
	アレルギー性膀胱炎	胃腸管熱傷	犬咬創
	胃熱傷	陰茎開放創	陰茎挫創
	陰茎第 1 度熱傷	陰茎第 2 度熱傷	陰茎第 3 度熱傷
	陰茎熱傷	陰茎裂創	咽頭熱傷
	陰のう開放創	陰のう第 1 度熱傷	陰のう第 2 度熱傷
	陰のう第 3 度熱傷	陰のう熱傷	陰のう裂創
	陰部切創	インフルエンザ菌気管支炎	会陰第 1 度熱傷
	会陰第 2 度熱傷	会陰第 3 度熱傷	会陰熱傷
	会陰部化膿創	会陰裂傷	腋窩第 1 度熱傷
	腋窩第 2 度熱傷	腋窩第 3 度熱傷	腋窩熱傷
	壊死性肺炎	壊疽性胆細管炎	壊疽性胆のう炎
	横隔膜下膿瘍	横隔膜下腹膜炎	汚染擦過創
か	汚染創	外陰開放創	外陰第 1 度熱傷
	外陰第 2 度熱傷	外陰第 3 度熱傷	外陰熱傷
	外陰部挫創	外陰部切創	外陰部裂傷
	外傷性縦隔気腫	外傷性切断	外傷性脳圧迫・頭蓋内に達する開放創合併あり
	外傷性皮下気腫	開放骨折	開放性外傷性脳圧迫
	開放性陥没骨折	開放性胸膜損傷	開放性大腿骨骨髄炎
	開放性脱臼骨折	開放性脳挫創	開放性脳損傷髄膜炎
	開放性脳底部挫傷	開放性びまん性脳損傷	開放性粉砕骨折
	潰瘍性膀胱炎	下咽頭熱傷	化学外傷
	下顎咬創	下顎骨骨髄炎	下顎熱傷
	下顎部第 1 度熱傷	下顎部第 2 度熱傷	下顎部第 3 度熱傷
	踵裂創	顎関節部咬創	角結膜腐蝕
	顎骨骨髄炎	角膜アルカリ化学熱傷	角膜酸化学熱傷
	角膜酸性熱傷	角膜熱傷	下肢第 1 度熱傷
	下肢第 2 度熱傷	下肢第 3 度熱傷	下肢熱傷
	下腿汚染創	下腿開放創	下腿骨骨髄炎
	下腿骨慢性骨髄炎	下腿挫創	下腿切創
	下腿足部熱傷	下腿熱傷	下腿複雑骨折後骨髄炎
	下腿部第 1 度熱傷	下腿部第 2 度熱傷	下腿部第 3 度熱傷
	下腿裂創	肩関節炎	化膿性肝膿瘍
	化膿性骨髄炎	化膿性腹膜炎	下半身第 1 度熱傷
	下半身第 2 度熱傷	下半身第 3 度熱傷	下半身熱傷
	下腹部第 1 度熱傷	下腹部第 2 度熱傷	下腹部第 3 度熱傷
	眼化学熱傷	眼窩骨髄炎	肝下膿瘍
	眼球熱傷	眼瞼外傷性皮下異物	眼瞼化学熱傷
	眼瞼咬創	眼瞼切創	眼瞼第 1 度熱傷
	眼瞼第 2 度熱傷	眼瞼第 3 度熱傷	眼瞼熱傷
	環指圧挫傷	環指骨髄炎	環指挫傷
	環指挫創	環指切創	環指剥皮創
	肝周囲炎	眼周囲化学熱傷	眼周囲第 1 度熱傷
	眼周囲第 2 度熱傷	眼周囲第 3 度熱傷	肝周囲膿瘍
	眼周囲部外傷性皮下異物	眼周囲部咬創	眼周囲部切創
	関節挫傷	関節症	貫通性挫滅創
	肝内胆細管炎	眼熱傷	眼部外傷性皮下異物
	眼部咬創	眼部切創	顔面汚染創
	顔面咬創	顔面損傷	顔面第 1 度熱傷
	顔面第 2 度熱傷	顔面第 3 度熱傷	顔面多発咬創
	顔面熱傷	気管支食道瘻	気管支肺炎
	気管食道瘻	気管支瘻膿胸	気管熱傷
	気腫性腎盂腎炎	気道熱傷	偽膜性気管支炎
	逆行性胆管炎	急性顎骨骨髄炎	急性化膿性脛骨骨髄炎
	急性化膿性骨髄炎	急性化膿性胆管炎	急性化膿性胆のう炎
	急性関節炎	急性気管気管支炎	急性気腫性胆のう炎

急性脛骨骨髄炎	急性血行性骨髄炎	急性限局性腹膜炎
急性喉頭気管気管支炎	急性骨髄炎	急性骨盤腹膜炎
急性子宮傍結合織炎	急性出血性膀胱炎	急性胆管炎
急性胆細管炎	急性単純性膀胱炎	急性胆のう炎
急性肺炎	急性汎発性腹膜炎	急性反復性気管支炎
急性腹膜炎	急性付属器炎	急性閉塞性化膿性胆管炎
急性膀胱炎	急性卵管炎	急性卵巣炎
胸腔熱傷	胸骨骨髄炎	胸鎖関節炎
狭窄性胆管炎	胸椎骨髄炎	胸部汚染創
胸部外傷	頬部咬創	胸部挫創
胸部上腕熱傷	胸部切創	胸部損傷
胸部第1度熱傷	頬部第1度熱傷	胸部第2度熱傷
頬部第2度熱傷	胸部第3度熱傷	頬部第3度熱傷
胸部熱傷	胸壁開放創	胸壁刺創
胸膜損傷・胸腔に達する開放創合併あり	胸膜肺炎	胸膜裂創
胸膜瘻	胸肋関節炎	魚咬創
距骨骨髄炎	距踵関節炎	躯幹薬傷
クラミジア肺炎	クループ性気管支炎	頚管破裂
脛骨顆部割創	脛骨骨髄炎	脛骨骨膜炎
脛骨乳児骨髄炎	脛骨慢性化膿性骨髄炎	脛骨慢性骨髄炎
頚椎骨髄炎	頚部第1度熱傷	頚部第2度熱傷
頚部第3度熱傷	頚部熱傷	血行性脛骨骨髄炎
血行性骨髄炎	血行性大腿骨骨髄炎	結膜熱傷
結膜のうアルカリ化学熱傷	結膜のう酸化学熱傷	結膜腐蝕
嫌気性骨髄炎	限局性膿胸	限局性腹膜炎
肩甲間部第1度熱傷	肩甲間部第2度熱傷	肩甲間部第3度熱傷
肩甲間部熱傷	肩甲骨周囲炎	肩甲部第1度熱傷
肩甲部第2度熱傷	肩甲部第3度熱傷	肩甲部熱傷
肩鎖関節炎	原発性硬化性胆管炎	原発性腹膜炎
肩部第1度熱傷	肩部第2度熱傷	肩部第3度熱傷
高エネルギー外傷	硬化性骨髄炎	口腔第1度熱傷
口腔第2度熱傷	口腔第3度熱傷	口腔熱傷
口唇咬創	口唇第1度熱傷	口唇第2度熱傷
口唇第3度熱傷	口唇熱傷	咬創
喉頭外傷	喉頭損傷	喉頭熱傷
後頭部割創	後頭部挫傷	後頭部挫創
後頭部切創	後頭部裂創	後発性関節炎
後腹膜炎	後腹膜膿瘍	肛門第1度熱傷
肛門第2度熱傷	肛門第3度熱傷	肛門熱傷
肛門裂創	股関節炎	骨炎
骨顆炎	骨幹炎	骨周囲炎
骨髄炎後遺症	骨盤化膿性骨髄炎	骨盤結合織炎
骨盤死腔炎	骨盤直腸窩膿瘍	骨盤腹膜炎
骨盤部裂創	骨膜炎	骨膜下膿瘍
骨膜骨髄炎	骨膜のう炎	細菌性肝膿瘍
細菌性骨髄炎	細菌性腹膜炎	細菌性膀胱炎
細胆管炎	再発性胆管炎	坐骨骨炎
挫傷	挫滅傷	挫滅創
酸腐蝕	耳介咬創	耳介部第1度熱傷
耳介部第2度熱傷	耳介部第3度熱傷	趾開放創
趾化膿創	趾関節炎	趾間切創
子宮頚管裂傷	子宮頚部環状剥離	子宮周囲炎
子宮周囲膿瘍	子宮熱傷	指骨炎
趾骨炎	指骨髄炎	趾骨髄炎
趾挫創	示指MP関節挫傷	示指PIP開放創
示指割創	示指化膿創	四肢挫傷
示指挫傷	示指挫創	示指刺創
示指切創	四肢第1度熱傷	四肢第2度熱傷
四肢第3度熱傷	四肢熱傷	趾第1度熱傷
趾第2度熱傷	趾第3度熱傷	膝蓋骨化膿性骨髄炎
膝蓋骨骨髄炎	膝蓋部挫創	膝下部挫創
膝窩部銃創	膝関節炎	膝関節部挫創
膝部開放創	膝部割創	膝部咬創

膝部挫創	膝部切創	膝部第1度熱傷
膝部第2度熱傷	膝部第3度熱傷	膝部裂創
趾熱傷	尺骨遠位部骨髄炎	手圧挫傷
縦隔膿瘍	銃自殺未遂	十二指腸穿孔腹膜炎
十二指腸総胆管炎	手関節炎	手関節挫滅傷
手関節挫滅創	手関節部切創	手関節部第1度熱傷
手関節部第2度熱傷	手関節部第3度熱傷	手関節部裂創
手指圧挫傷	手指汚染創	手指開放創
手指関節炎	手指咬創	種子骨炎
種子骨開放骨折	手指挫傷	手指挫創
手指挫滅傷	手指挫滅創	手指刺創
手指切創	手指第1度熱傷	手指第2度熱傷
手指第3度熱傷	手指端熱傷	手指熱傷
手指剥皮創	手術創部膿瘍	手術創離開
手掌第1度熱傷	手掌第2度熱傷	手掌第3度熱傷
手掌熱傷	出血性膀胱炎	術後横隔膜下膿瘍
術後骨髄炎	術後腎盂腎炎	術後胆管炎
術後膿瘍	術後腹腔内膿瘍	術後腹壁膿瘍
術後腹膜炎	手背第1度熱傷	手背第2度熱傷
手背第3度熱傷	手背熱傷	手部汚染創
シュロッフェル腫瘤	上顎骨骨髄炎	上行性腎盂腎炎
踵骨炎	踵骨骨髄炎	踵骨部挫滅創
小指咬創	小指挫傷	小指挫創
小指切創	上肢第1度熱傷	上肢第2度熱傷
上肢第3度熱傷	上肢熱傷	焼身自殺未遂
小児肺炎	上半身第1度熱傷	上半身第2度熱傷
上半身第3度熱傷	上半身熱傷	踵部第1度熱傷
踵部第2度熱傷	踵部第3度熱傷	上腕汚染創
上腕貫通銃創	上腕骨骨髄炎	上腕挫創
上腕第1度熱傷	上腕第2度熱傷	上腕第3度熱傷
上腕熱傷	上腕部開放創	食道気管支瘻
食道気管瘻	食道熱傷	処女膜裂傷
女性急性骨盤蜂巣炎	女性慢性骨盤蜂巣炎	ショパール関節炎
滲出性気管支炎	滲出性腹膜炎	新生児上顎骨骨髄炎
膵臓性腹膜炎	精巣開放創	精巣熱傷
精巣破裂	脊椎骨髄炎	舌咬創
切創	舌熱傷	前額部外傷性皮下異物
前額部咬創	前額部切創	前額部第1度熱傷
前額部第2度熱傷	前額部第3度熱傷	前胸部挫創
前胸部第1度熱傷	前胸部第2度熱傷	前胸部第3度熱傷
前胸部熱傷	穿孔性腹腔内膿瘍	穿孔性腹膜炎
仙骨部挫創	全身挫傷	全身第1度熱傷
全身第2度熱傷	全身第3度熱傷	全身熱傷
前頭部割創	前頭部挫傷	前頭部挫創
前頭部切創	全膿胸	前立腺膿瘍
前腕汚染創	前腕開放創	前腕咬創
前腕骨髄炎	前腕挫創	前腕刺創
前腕手部熱傷	前腕切創	前腕第1度熱傷
前腕第2度熱傷	前腕第3度熱傷	前腕熱傷
前腕裂創	爪下挫滅傷	爪下挫滅創
増殖性関節炎	増殖性骨膜炎	創部膿瘍
足関節炎	足関節第1度熱傷	足関節第2度熱傷
足関節第3度熱傷	足関節内果部挫創	足関節熱傷
足関節部挫創	側胸部第1度熱傷	側胸部第2度熱傷
側胸部第3度熱傷	足底熱傷	足底部咬創
足底部刺創	足底部第1度熱傷	足底部第2度熱傷
足底部第3度熱傷	側頭部割創	側頭部挫創
側頭部切創	足背部挫創	足背部切創
足背部第1度熱傷	足背部第2度熱傷	足背部第3度熱傷
足部汚染創	側腹部咬創	側腹部挫創
側腹部第1度熱傷	側腹部第2度熱傷	側腹部第3度熱傷
側腹壁開放創	足部骨髄炎	足部裂創
鼡径部開放創	鼡径部切創	鼡径部第1度熱傷
鼡径部第2度熱傷	鼡径部第3度熱傷	鼡径部熱傷

た	損傷	第 1 度熱傷	第 1 度腐蝕
	第 2 度熱傷	第 2 度腐蝕	第 3 度熱傷
	第 3 度腐蝕	第 4 度熱傷	体幹第 1 度熱傷
	体幹第 2 度熱傷	体幹第 3 度熱傷	体幹熱傷
	大腿汚染創	大腿咬創	大腿骨骨髄炎
	大腿骨膿瘍	大腿骨膜炎	大腿骨慢性化膿性骨髄炎
	大腿骨慢性骨髄炎	大腿熱傷	大腿部第 1 度熱傷
	大腿部第 2 度熱傷	大腿部第 3 度熱傷	体表面積 10%未満の熱傷
	体表面積 10 － 19%の熱傷	体表面積 20 － 29%の熱傷	体表面積 30 － 39%の熱傷
	体表面積 40 － 49%の熱傷	体表面積 50 － 59%の熱傷	体表面積 60 － 69%の熱傷
	体表面積 70 － 79%の熱傷	体表面積 80 － 89%の熱傷	体表面積 90%以上の熱傷
	大網膿瘍	大葉性肺炎	多発性外傷
	多発性開放創	多発性関節炎	多発性肝膿瘍
	多発性咬創	多発性昆虫咬創	多発性挫傷
	多発性擦過創	多発性漿膜炎	多発性切創
	多発性穿刺創	多発性第 1 度熱傷	多発性第 2 度熱傷
	多発性第 3 度熱傷	多発性腸間膜膿瘍	多発性熱傷
	多発性表在損傷	多発性裂創	胆管炎性肝膿瘍
	単関節炎	胆管胆のう炎	胆管膿瘍
	胆汁性腹膜炎	単純性関節炎	胆のう壊疽
	胆のう周囲炎	胆のう周囲膿瘍	胆のう膿瘍
	恥骨結合炎	恥骨骨炎	恥骨骨膜炎
	腟開放創	腟熱傷	腟壁縫合不全
	腟裂傷	肘関節炎	肘関節挫創
	肘関節部開放創	肘関節慢性骨髄炎	中指咬創
	中指挫傷	中指挫創	中指刺創
	中指切創	中手骨膿瘍	虫垂炎術後残膿瘍
	肘部挫創	肘部切創	肘部第 1 度熱傷
	肘部第 2 度熱傷	肘部第 3 度熱傷	腸間膜脂肪織炎
	腸間膜膿瘍	腸骨窩膿瘍	腸骨骨髄炎
	腸穿孔腹膜炎	腸腰筋膿瘍	沈下性肺炎
	手開放創	手咬創	手挫創
	手刺創	手切創	手第 1 度熱傷
	手第 2 度熱傷	手第 3 度熱傷	手熱傷
	殿部開放創	殿部咬創	殿部刺創
	殿部切創	殿部第 1 度熱傷	殿部第 2 度熱傷
	殿部第 3 度熱傷	殿部熱傷	殿部裂創
	頭蓋骨骨髄炎	橈骨骨髄炎	頭頂部挫傷
	頭頂部挫創	頭頂部切創	頭頂部裂創
	頭皮開放創	頭部外傷性皮下異物	頭部開放創
	頭部割創	頭部挫傷	頭部挫創
	頭部刺創	頭部切創	頭部第 1 度熱傷
	頭部第 2 度熱傷	頭部第 3 度熱傷	頭部多発咬創
	動物咬創	頭部熱傷	頭部裂創
な	飛び降り自殺未遂	飛び込み自殺未遂	内部尿路性器の熱傷
	軟口蓋熱傷	乳児肺炎	乳頭部第 1 度熱傷
	乳頭部第 2 度熱傷	乳頭部第 3 度熱傷	乳房第 1 度熱傷
	乳房第 2 度熱傷	乳房第 3 度熱傷	乳房熱傷
	乳輪部第 1 度熱傷	乳輪部第 2 度熱傷	乳輪部第 3 度熱傷
	尿細管間質性腎炎	尿膜管膿瘍	妊娠中の子宮内感染
	妊娠中の性器感染症	猫咬創	脳挫傷・頭蓋内に達する開放創合併あり
は	脳挫創・頭蓋内に達する開放創合併あり	脳底部挫傷・頭蓋内に達する開放創合併あり	肺壊疽
	肺炎合併肺膿瘍	肺炎球菌性気管支炎	肺炎球菌性腹膜炎
	肺化膿症	敗血症性骨髄炎	敗血症性肺炎
	肺穿孔	肺熱傷	背部第 1 度熱傷
	背部第 2 度熱傷	背部第 3 度熱傷	背部熱傷
	肺瘻	爆死自殺未遂	抜歯後感染
	バルトリン腺膿瘍	半身第 1 度熱傷	半身第 2 度熱傷
	半身第 3 度熱傷	汎発性化膿性腹膜炎	反復性膀胱炎
	腓骨骨髄炎	尾骨骨髄炎	膝汚染創

	非特異骨髄炎	非特異性関節炎	腓腹筋挫創
	鼻部咬創	鼻部第 1 度熱傷	鼻部第 2 度熱傷
	鼻部第 3 度熱傷	びまん性脳損傷・頭蓋内に達する開放創合併あり	びまん性肺炎
	びらん性膀胱炎	腹腔骨盤部膿瘍	腹腔内遺残膿瘍
	腹腔内膿瘍	腹部汚染創	腹部刺創
	腹部第 1 度熱傷	腹部第 2 度熱傷	腹部第 3 度熱傷
	腹部熱傷	腹壁開放創	腹壁創し開
	腹壁縫合糸膿瘍	腹壁縫合不全	腐蝕
	ぶどう球菌性胸膜炎	ぶどう球菌性肺膿瘍	ブロディー骨膿瘍
	分娩時会陰裂傷	分娩時軟産道損傷	閉塞性肺炎
	膀胱後部膿瘍	膀胱三角部炎	縫合糸膿瘍
	膀胱周囲炎	膀胱周囲膿瘍	縫合不全
	縫合部膿瘍	放射線性熱傷	包皮挫創
	包皮切創	包皮裂創	母指球部第 1 度熱傷
	母指球部第 2 度熱傷	母指球部第 3 度熱傷	母指咬創
	母指骨髄炎	母趾骨髄炎	母指挫傷
	母指挫創	母趾挫創	母指刺創
	母指切創	母指第 1 度熱傷	母指第 2 度熱傷
	母指第 3 度熱傷	母指打撲挫創	母指熱傷
ま	母指末節部挫創	慢性顎骨骨髄炎	慢性化膿性骨髄炎
	慢性関節炎	慢性血行性骨髄炎	慢性骨髄炎
	慢性骨盤腹膜炎	慢性細菌性前立腺炎	慢性再発性膀胱炎
	慢性子宮傍結合織炎	慢性前立腺炎急性増悪	慢性多発性骨髄炎
	慢性胆管炎	慢性胆細管炎	慢性胆のう炎
	慢性膿胸	慢性肺化膿症	慢性複雑性膀胱炎
	慢性腹膜炎	慢性付属器炎	慢性膀胱炎
	慢性卵管炎	慢性卵巣炎	脈絡網膜熱傷
	無熱性肺炎	盲腸後部膿瘍	門脈炎性肝膿瘍
や	薬傷	腰椎骨髄炎	腰部切創
	腰部第 1 度熱傷	腰部第 2 度熱傷	腰部第 3 度熱傷
ら	腰部打撲挫創	腰部熱傷	卵管炎
	卵管周囲炎	卵管卵巣膿瘍	卵管留膿症
	卵巣炎	卵巣周囲炎	卵巣膿瘍
	卵巣卵管周囲炎	リスフラン関節炎	淋菌性バルトリン腺膿瘍
	涙管損傷	涙管断裂	涙道損傷
	轢過創	裂離	連鎖球菌気管支炎
	老人性肺炎	肋骨骨髄炎	肋骨周囲炎
△	BK ウイルス腎症	MRSA 骨髄炎	MRSA 膿胸
	MRSA 肺化膿症	MRSA 腹膜炎	RS ウイルス気管支炎
あ	アキレス腱筋腱移行部断裂	アキレス腱挫傷	アキレス腱挫創
	アキレス腱切創	アキレス腱断裂	アキレス腱部分断裂
	足異物	亜脱臼	圧迫骨折
	圧迫神経炎	アレルギー性関節炎	医原性気胸
	陰茎折症	咽頭開放創	咽頭創傷
	ウイルス性気管支炎	エキノコックス性骨髄炎	エコーウイルス気管支炎
	炎症性大網癒着	横隔膜損傷	横骨折
か	外耳開放創	外耳道創傷	外耳部外傷性異物
	外耳部外傷性腫脹	外耳部外傷性皮下異物	外耳部割創
	外耳部貫通創	外耳部咬創	外耳部挫傷
	外耳部挫創	外耳部擦過創	外耳部刺創
	外耳部切創	外耳部創傷	外耳部打撲傷
	外耳部虫刺傷	外耳部皮下血腫	外耳部皮下出血
	外傷後早期合併症	外傷性一過性麻痺	外傷性異物
	外傷性横隔膜ヘルニア	外傷性眼球ろう	外傷性空気塞栓症
	外傷性咬合	外傷性虹彩離断	外傷性硬膜動静脈瘻
	外傷性耳出血	外傷性脂肪塞栓症	外傷性食道破裂
	外傷性脊髄出血	外傷性動静脈瘻	外傷性動脈血腫
	外傷性動脈瘤	外傷性乳び胸	外傷性脳圧迫
	外傷性脳圧迫・頭蓋内に達する開放創合併なし	外傷性脳症	外傷性破裂
	外傷性皮下血腫	外耳裂創	開放性脱臼

開放創	下咽頭創傷	下顎外傷性異物
下顎開放創	下顎割創	下顎貫通創
下顎口唇挫創	下顎挫傷	下顎挫創
下顎擦過創	下顎刺創	下顎切創
下顎創傷	下顎打撲傷	下顎皮下血腫
下顎部挫傷	下顎部打撲傷	下顎部皮膚欠損創
下顎裂創	顎関節部開放創	顎関節部割創
顎関節部貫通創	顎関節部挫傷	顎関節部挫創
顎関節部擦過創	顎関節部刺創	顎関節部切創
顎関節部創傷	顎関節部打撲傷	顎関節部皮下血腫
顎関節部裂創	顎部挫傷	顎部打撲傷
角膜挫創	角膜切傷	角膜切創
角膜創傷	角膜破裂	角膜裂傷
下腿皮膚欠損創	割創	カテーテル感染症
カテーテル敗血症	眼黄斑部裂孔	眼窩創傷
眼窩部挫創	眼窩裂傷	眼球結膜裂傷
眼球損傷	眼球破裂	眼球裂傷
眼瞼外傷性異物	眼瞼外傷性腫脹	眼瞼開放創
眼瞼割創	眼瞼貫通創	眼瞼挫創
眼瞼擦過創	眼瞼刺創	眼瞼創傷
眼瞼虫刺傷	眼瞼裂創	間質性膀胱炎
環指皮膚欠損創	眼周囲部外傷性異物	眼周囲部外傷性腫脹
眼周囲部開放創	眼周囲部割創	眼周囲部貫通創
眼周囲部挫創	眼周囲部擦過創	眼周囲部刺創
眼周囲部創傷	眼周囲部虫刺傷	眼周囲部裂創
関節血腫	関節骨折	関節打撲
完全骨折	完全脱臼	貫通刺創
貫通銃創	貫通創	肝肉芽腫
眼部外傷性異物	眼部外傷性腫脹	眼部開放創
眼部割創	眼部貫通創	眼部挫創
眼部擦過創	眼部刺創	眼部創傷
眼部虫刺傷	眼部裂創	陥没骨折
顔面外傷性異物	顔面開放創	顔面割創
顔面貫通創	顔面挫傷	顔面挫創
顔面擦過創	顔面刺創	顔面切創
顔面創傷	顔面搔創	顔面多発開放創
顔面多発割創	顔面多発貫通創	顔面多発挫傷
顔面多発挫創	顔面多発擦過創	顔面多発刺創
顔面多発切創	顔面多発創傷	顔面多発打撲傷
顔面多発虫刺傷	顔面多発皮下血腫	顔面多発皮下出血
顔面多発裂創	顔面打撲傷	顔面皮下血腫
顔面皮膚欠損創	顔面裂創	胸管損傷
胸腺損傷	頬粘膜咬傷	頬粘膜咬創
頬部外傷性異物	頬部開放創	頬部割創
頬部貫通創	頬部挫傷	頬部挫創
頬部擦過創	頬部刺創	胸部食道損傷
頬部切創	頬部創傷	頬部打撲傷
胸部皮下気腫	頬部皮下血腫	胸部皮膚欠損創
頬部皮膚欠損創	頬部裂創	強膜切創
強膜創傷	強膜裂傷	棘刺創
亀裂骨折	筋損傷	筋断裂
筋肉内血腫	屈曲骨折	頚部開放創
頚部挫創	頚部食道開放創	頚部切創
頚部皮膚欠損創	結核性骨髄炎	血管切断
血管損傷	血腫	血性腹膜炎
結膜創傷	結膜裂傷	腱切創
腱損傷	腱断裂	腱部分断裂
腱裂傷	口蓋挫傷	口蓋切創
口蓋裂創	口角部挫創	口角部裂創
口腔外傷性異物	口腔外傷性腫脹	口腔開放創
口腔割創	口腔挫傷	口腔挫創
口腔擦過創	口腔刺創	口腔切創
口腔創傷	口腔打撲傷	口腔内血腫
口腔粘膜咬傷	口腔粘膜咬創	口腔裂創

後出血	口唇外傷性異物	口唇外傷性腫脹
口唇外傷性皮下異物	口唇開放創	口唇割創
口唇貫通創	口唇咬傷	口唇挫傷
口唇挫創	口唇擦過創	口唇刺創
口唇切創	口唇創傷	口唇打撲傷
口唇虫刺傷	口唇皮下血腫	口唇皮下出血
口唇裂創	溝創	後頭部外傷
後頭部打撲傷	広範性軸索損傷	広汎性神経損傷
後方脱臼	硬膜損傷	硬膜裂傷
コクサッキーウイルス気管支炎	骨髄肉芽腫	骨折
骨盤部感染性リンパのう胞	昆虫咬創	昆虫刺傷

さ

コントル・クー損傷	採皮創	擦過創
擦過皮下血腫	サルモネラ骨髄炎	耳介外傷性異物
耳介外傷性腫脹	耳介外傷性皮下異物	耳介開放創
耳介割創	耳介貫通創	耳介挫傷
耳介挫創	耳介擦過創	耳介刺創
耳介切創	耳介創傷	耳介打撲傷
耳介虫刺傷	耳介皮下血腫	耳介皮下出血
耳介裂創	耳下腺部打撲	指間切創
刺咬症	四肢静脈損傷	四肢動脈損傷
示指皮膚欠損創	耳前部挫創	刺創
膝関節部異物	膝部異物	歯肉挫傷
歯肉切創	歯肉裂創	斜骨折
射創	尺骨近位端骨折	尺骨鉤状突起骨折
縦隔血腫	縦骨折	銃創
重複骨折	手関節掌側部挫創	手関節部挫創
手関節部創傷	種子骨骨折	手指打撲傷
手指皮下血腫	手指皮膚欠損創	手掌挫創
手掌刺創	手掌切創	手掌剥皮創
手掌皮膚欠損創	術後感染症	術後血腫
術後消化管出血性ショック	術後ショック	術後髄膜炎
術後敗血症	術後皮下気腫	手背皮膚欠損創
手背部挫創	手背部切創	上顎挫傷
上顎擦過創	上顎切創	上顎打撲傷
上顎皮下血腫	上顎部裂創	上口唇挫傷
硝子体切断	小指皮膚欠損創	上唇小帯裂創
上腕皮膚欠損創	食道損傷	神経根ひきぬき損傷
神経切断	神経叢損傷	神経叢不全損傷
神経損傷	神経断裂	針刺創
靱帯ストレイン	靱帯損傷	靱帯断裂
靱帯捻挫	靱帯裂傷	心内異物
ストレイン	声門外傷	舌開放創
舌下顎挫創	舌咬傷	舌挫創
舌刺創	舌切創	舌創傷
切断	舌裂創	前額部外傷性異物
前額部外傷性腫脹	前額部開放創	前額部割創
前額部貫通創	前額部挫創	前額部擦過創
前額部刺創	前額部創傷	前額部虫刺傷
前額部虫刺症	前額部皮膚欠損創	前額部裂創
前額頭頂部挫創	仙骨部皮膚欠損創	線状骨折
全身擦過創	穿通創	前頭部打撲傷
前頭部皮膚欠損創	前方脱臼	前立腺痛
前腕皮膚欠損創	爪下異物	搔創
足底異物	足底部皮膚欠損創	側頭部打撲傷

た

側頭部皮下血腫	足部皮膚欠損創	第 5 趾皮膚欠損創
大腿挫創	大腿皮膚欠損創	大腿部開放創
大腿部刺創	大腿部切創	大腿裂創
大転子部挫創	脱臼	脱臼骨折
打撲割創	打撲血腫	打撲挫創
打撲擦過創	打撲傷	打撲皮下血腫
単純脱臼	胆道疾患	腟断端炎
腟断端出血	肘関節骨折	肘関節脱臼骨折
中指皮膚欠損創	中手骨関節部挫創	中枢神経系損傷

	肘頭骨折	肘部皮膚欠損創	腸間膜脂肪壊死
	痛風性関節炎	転位性骨折	殿部異物
	殿部皮膚欠損創	頭頂部擦過創	頭頂部打撲傷
	頭皮外傷性腫脹	頭皮下血腫	頭皮剥離
	頭皮表在損傷	頭部異物	頭部外傷性皮下気腫
	頭部頚部挫傷	頭部頚部挫創	頭部頚部打撲傷
	頭部血腫	頭部擦過創	頭部多発開放創
	頭部多発割創	頭部多発挫傷	頭部多発挫創
	頭部多発擦過創	頭部多発刺創	頭部多発切創
	頭部多発創傷	頭部多発打撲傷	頭部多発皮下血腫
	頭部多発裂創	頭部打撲	頭部打撲血腫
	頭部打撲傷	頭部虫刺傷	頭部皮下異物
	頭部皮下血腫	頭部皮下出血	頭部皮膚欠損創
な	動脈損傷	特発性関節脱臼	内視鏡検査中腸穿孔
	軟口蓋血腫	軟口蓋挫創	軟口蓋創傷
	軟口蓋破裂	肉離れ	乳腺内異物
	乳房異物	尿管切石術後感染症	尿性腹膜炎
	妊娠中の子宮頚管炎	捻挫	脳挫傷
	脳挫傷・頭蓋内に達する開放創合併なし	脳挫創	脳挫創・頭蓋内に達する開放創合併なし
	脳損傷	脳対側損傷	脳直撃損傷
	脳底部挫傷	脳底部挫傷・頭蓋内に達する開放創合併なし	脳裂傷
は	敗血症性気管支炎	剥離骨折	パラインフルエンザウイルス気管支炎
	バルトリン腺のう胞	破裂骨折	皮下異物
	皮下気腫	皮下血腫	鼻下擦過創
	皮下静脈損傷	皮下損傷	非結核性抗酸菌性骨髄炎
	鼻根部打撲挫創	鼻根部裂創	膝皮膚欠損創
	皮神経挫傷	鼻前庭部挫創	鼻尖部挫創
	非定型肺炎	非熱傷性水疱	鼻部外傷性異物
	鼻部外傷性腫脹	鼻部外傷性皮下異物	鼻部開放創
	眉部割創	鼻部割創	鼻部貫通創
	眉部血腫	皮膚欠損創	鼻部挫傷
	鼻部挫創	鼻部擦過創	鼻部刺創
	鼻部切創	鼻部創傷	皮膚損傷
	鼻部打撲傷	鼻部虫刺傷	皮膚剥脱創
	鼻部皮下血腫	鼻部皮下出血	鼻部皮膚欠損創
	鼻部皮膚剥離創	鼻部裂創	びまん性脳損傷
	びまん性脳損傷・頭蓋内に達する開放創合併なし	眉毛部割創	眉毛部裂創
	表皮剥離	鼻翼部切創	鼻翼部裂創
	フィブリン性腹膜炎	複雑脱臼	伏針
	副鼻腔開放創	腹部皮膚欠損創	腹壁異物
	不全骨折	ブラックアイ	粉砕骨折
	閉鎖性外傷性脳圧迫	閉鎖性骨折	閉鎖性脱臼
	閉鎖性脳挫創	閉鎖性脳底部挫傷	閉鎖性びまん性脳損傷
	縫合不全出血	放射線出血性膀胱炎	放射線性下顎骨骨髄炎
	放射線性膀胱炎	帽状腱膜下出血	母指示指間切創
	母指打撲傷	母指皮膚欠損創	母趾皮膚欠損創
ま	マイコプラズマ気管支炎	末梢血管外傷	末梢神経損傷
	慢性非細菌性前立腺炎	眉間部挫創	眉間部裂創
	耳後部挫創	耳後部打撲傷	盲管銃創
	網膜振盪	網脈絡膜裂傷	モンテジア骨折
ら	ライノウイルス気管支炎	らせん骨折	卵管留水症
	離開骨折	淋菌性骨髄炎	裂離骨折
	若木骨折		

用法用量　通常成人にはイミペネムとして，1日0.5～1.0g(力価)を2回に分割し，筋肉内へ注射する。
なお，年齢・症状に応じて適宜増減する。
筋肉内注射に際しては，本剤0.5g(力価)/0.5gに対し添付の日局リドカイン注射液(0.5w/v%)を2mL用い，よく振盪して懸濁する。

用法用量に関連する使用上の注意　本剤の使用にあたっては，耐性菌の発現等を防ぐため，原則として感受性を確認し，疾病の治療上必要な最少限の期間の投与にとどめること。

禁忌
(1)本剤の成分によるショックの既往歴のある患者
(2)バルプロ酸ナトリウム投与中の患者
(3)リドカイン等のアニリド系局所麻酔剤に対し過敏症の既往歴のある患者

原則禁忌　本剤の成分に対し過敏症の既往歴のある患者

併用禁忌

薬剤名等	臨床症状・措置方法	機序・危険因子
バルプロ酸ナトリウム：デパケン	点滴用製剤との併用により，バルプロ酸の血中濃度が低下して，てんかんの発作が再発することがある。	機序不明

チエナム点滴静注用0.25g　規格：250mg1瓶[972円/瓶]
チエナム点滴静注用0.5g　規格：500mg1瓶[1446円/瓶]
チエナム点滴静注用キット0.5g
規格：500mg1キット(生理食塩液100mL付)[1697円/キット]
イミペネム水和物　シラスタチンナトリウム　MSD　613

【効能効果】
〈適応菌種〉イミペネムに感性のブドウ球菌属，レンサ球菌属，肺炎球菌，腸球菌属，大腸菌，シトロバクター属，クレブシエラ属，エンテロバクター属，セラチア属，プロテウス属，モルガネラ・モルガニー，プロビデンシア属，インフルエンザ菌，シュードモナス属，緑膿菌，バークホルデリア・セパシア，アシネトバクター属，ペプトストレプトコッカス属，バクテロイデス属，プレボテラ属
〈適応症〉敗血症，感染性心内膜炎，外傷・熱傷及び手術創等の二次感染，骨髄炎，関節炎，急性気管支炎，肺炎，肺膿瘍，膿胸，慢性呼吸器病変の二次感染，膀胱炎，腎盂腎炎，前立腺炎(急性症，慢性症)，腹膜炎，胆嚢炎，胆管炎，肝膿瘍，バルトリン腺炎，子宮内感染，子宮付属器炎，子宮旁結合織炎，角膜炎(角膜潰瘍を含む)，眼内炎(全眼球炎を含む)

【対応標準病名】

◎	外傷	角膜炎	角膜潰瘍
	関節炎	感染性心内膜炎	眼内炎
	肝膿瘍	急性気管支炎	急性細菌性前立腺炎
	骨髄炎	挫創	子宮内感染症
	子宮付属器炎	子宮傍組織炎	術後創部感染
	腎盂腎炎	全眼球炎	前立腺炎
	創傷	創傷感染症	胆管炎
	胆のう炎	熱傷	膿胸
	肺炎	敗血症	肺膿瘍
	バルトリン腺炎	腹膜炎	膀胱炎
	慢性前立腺炎	裂傷	裂創
○	DIP関節炎	IP関節炎	MP関節炎
あ	MRSA膀胱炎	PIP関節炎	亜急性関節炎
	亜急性感染性心内膜炎	亜急性気管支炎	亜急性骨髄炎
	亜急性細菌性心内膜炎	亜急性心内膜炎	足開放創
	足挫創	足切創	足第1度熱傷
	足第2度熱傷	足第3度熱傷	足熱傷
	圧挫傷	圧挫創	アルカリ腐蝕
	アレルギー性角膜炎	アレルギー性膀胱炎	胃腸管熱傷
	犬咬創	胃熱傷	陰茎開放創
	陰茎挫創	陰茎第1度熱傷	陰茎第2度熱傷
	陰茎第3度熱傷	陰茎熱傷	陰茎裂創
	咽頭熱傷	院内感染敗血症	陰のう開放創
	陰のう第1度熱傷	陰のう第2度熱傷	陰のう第3度熱傷
	陰のう熱傷	陰のう裂創	陰部切創

インフルエンザ菌気管支炎	インフルエンザ菌敗血症	栄養障害性角膜炎
会陰第1度熱傷	会陰第2度熱傷	会陰第3度熱傷
会陰熱傷	会陰部化膿創	会陰裂傷
腋窩第1度熱傷	腋窩第2度熱傷	腋窩第3度熱傷
腋窩熱傷	壊死性肺炎	壊疽性胆細管炎
壊疽性胆のう炎	横隔膜下膿瘍	横隔膜下腹膜炎
オスラー結節	汚染擦過創	汚染創

か

外陰開放創	外陰第1度熱傷	外陰第2度熱傷
外陰第3度熱傷	外陰熱傷	外陰部挫創
外陰部切創	外陰部裂傷	外傷性角膜炎
外傷性角膜潰瘍	外傷性縦隔気腫	外傷性切断
外傷性脳圧迫・頭蓋内に達する開放創合併あり	外傷性皮下気腫	開放骨折
開放性外傷性脳圧迫	開放性陥没骨折	開放性胸膜損傷
開放性大腿骨骨髄炎	開放性脱臼骨折	開放性脳挫創
開放性脳損傷髄膜炎	開放性脳底部挫傷	開放性びまん性脳損傷
開放性粉砕骨折	潰瘍性膀胱炎	下咽頭熱傷
化学外傷	下顎咬創	下顎骨骨髄炎
下顎熱傷	下顎部第1度熱傷	下顎部第2度熱傷
下顎部第3度熱傷	踵裂創	顎関節部咬創
角結膜炎	角結膜びらん	角結膜腐蝕
顎骨骨髄炎	角膜アルカリ化学熱傷	角膜酸化学熱傷
角膜酸性熱傷	角膜上皮びらん	角膜穿孔
角膜中心潰瘍	角膜内皮炎	角膜熱傷
角膜膿瘍	角膜パンヌス	角膜びらん
角膜腐蝕	下肢第1度熱傷	下肢第2度熱傷
下肢第3度熱傷	下肢熱傷	下腿汚染創
下腿開放創	下腿骨骨髄炎	下腿骨慢性骨髄炎
下腿挫創	下腿切創	下腿足部熱傷
下腿熱傷	下腿複雑骨折後骨髄炎	下腿部第1度熱傷
下腿部第2度熱傷	下腿部第3度熱傷	下腿裂創
肩関節炎	カタル性角膜潰瘍	化膿性角膜炎
化膿性眼内炎	化膿性肝膿瘍	化膿性骨髄炎
化膿性腹膜炎	化膿性網膜炎	下半身第1度熱傷
下半身第2度熱傷	下半身第3度熱傷	下半身熱傷
下腹部第1度熱傷	下腹部第2度熱傷	下腹部第3度熱傷
貨幣状角膜炎	眼化学熱傷	眼窩骨髄炎
肝下膿瘍	眼球炎	眼球熱傷
眼瞼外傷性皮下異物	眼瞼化学熱傷	眼瞼咬創
眼瞼切創	眼瞼第1度熱傷	眼瞼第2度熱傷
眼瞼第3度熱傷	眼瞼熱傷	環指圧挫傷
環指骨髄炎	環指挫傷	環指挫創
環指切創	環指剥皮創	肝周囲炎
眼周囲化学熱傷	眼周囲第1度熱傷	眼周囲第2度熱傷
眼周囲第3度熱傷	肝周囲膿瘍	眼周囲部外傷性皮下異物
眼周囲部咬創	眼周囲部切創	乾性角結膜炎
乾性角膜炎	関節挫傷	関節症
感染性角膜炎	感染性角膜潰瘍	貫通性挫滅創
肝内胆細管炎	眼熱傷	眼部外傷性皮下異物
眼部咬創	眼部切創	顔面汚染創
顔面咬創	顔面損傷	顔面第1度熱傷
顔面第2度熱傷	顔面第3度熱傷	顔面多発咬創
顔面熱傷	気管支食道瘻	気管支肺炎
気管食道瘻	気管支瘻膿胸	気管熱傷
気腫性腎盂腎炎	気道熱傷	偽膜性気管支炎
逆行性胆管炎	急性角結膜炎	急性顎骨骨髄炎
急性角膜炎	急性化膿性脛骨骨髄炎	急性化膿性骨髄炎
急性化膿性胆管炎	急性化膿性胆のう炎	急性関節炎
急性感染性心内膜炎	急性気管気管支炎	急性気腫性胆のう炎
急性脛骨骨髄炎	急性血行性骨髄炎	急性限局性腹膜炎
急性喉頭気管気管支炎	急性骨髄炎	急性骨盤腹膜炎
急性細菌性心内膜炎	急性子宮傍結合織炎	急性出血性膀胱炎
急性心内膜炎	急性胆管炎	急性胆細管炎

急性単純性膀胱炎	急性胆のう炎	急性肺炎
急性汎発性腹膜炎	急性反復性気管支炎	急性腹膜炎
急性付属器炎	急性閉塞性化膿性胆管炎	急性膀胱炎
急性卵管炎	急性卵巣炎	胸腔熱傷
胸骨骨髄炎	胸鎖関節炎	狭窄性胆管炎
胸椎骨髄炎	胸部汚染創	胸部外傷
頬部咬創	胸部挫創	胸部上腕熱傷
胸部切創	胸部損傷	胸部第1度熱傷
頬部第1度熱傷	胸部第2度熱傷	頬部第2度熱傷
胸部第3度熱傷	頬部第3度熱傷	胸部熱傷
胸壁開放創	胸壁刺創	胸膜損傷・胸腔に達する開放創合併あり
胸膜肺炎	胸膜裂創	胸膜瘻
胸肋関節炎	魚咬創	距骨骨髄炎
距踵関節炎	巨大フリクテン	躯幹薬傷
クラミジア肺炎	グラム陽性菌敗血症	クループ性気管支炎
頚管破裂	脛骨顆部割創	脛骨骨髄炎
脛骨骨膜炎	脛骨乳児骨髄炎	脛骨慢性化膿性骨髄炎
脛骨慢性骨髄炎	頚椎骨髄炎	頚部第1度熱傷
頚部第2度熱傷	頚部第3度熱傷	頚部熱傷
血管性パンヌス	血行性脛骨骨髄炎	血行性骨髄炎
血行性大腿骨骨髄炎	結節性眼炎	結節性結膜炎
結膜熱傷	結膜のうアルカリ化学熱傷	結膜のう酸化学熱傷
結膜腐蝕	嫌気性菌敗血症	嫌気性骨髄炎
限局性膿胸	限局性腹膜炎	肩甲間部第1度熱傷
肩甲間部第2度熱傷	肩甲間部第3度熱傷	肩甲間部熱傷
肩甲骨周囲炎	肩甲部第1度熱傷	肩甲部第2度熱傷
肩甲部第3度熱傷	肩甲部熱傷	肩鎖関節炎
原発性硬化性胆管炎	原発性腹膜炎	肩部第1度熱傷
肩部第2度熱傷	肩部第3度熱傷	コアグラーゼ陰性ぶどう球菌敗血症
高エネルギー外傷	硬化性角膜炎	硬化性骨髄炎
交感性眼炎	交感性ぶどう膜炎	口腔第1度熱傷
口腔第2度熱傷	口腔第3度熱傷	口腔熱傷
虹彩毛様体脈絡膜炎	口唇咬創	口唇第1度熱傷
口唇第2度熱傷	口唇第3度熱傷	口唇熱傷
光線眼症	咬創	喉頭外傷
喉頭損傷	喉頭熱傷	後頭部割創
後頭部挫傷	後頭部挫創	後頭部切創
後頭部裂創	後発性関節炎	後腹膜炎
後腹膜膿瘍	肛門第1度熱傷	肛門第2度熱傷
肛門第3度熱傷	肛門熱傷	肛門裂創
コーガン症候群	股関節炎	骨炎
骨顆炎	骨幹炎	骨周囲炎
骨髄炎後遺症	骨盤化膿性骨髄炎	骨盤結合織炎
骨盤死腔炎	骨盤直腸窩膿瘍	骨盤腹膜炎
骨盤部裂創	骨膜炎	骨膜下膿瘍

さ

骨膜骨髄炎	骨膜のう炎	細菌性肝膿瘍
細菌性骨髄炎	細菌性ショック	細菌性心内膜炎
細菌性腹膜炎	細菌性膀胱炎	細胆管炎
再発性胆管炎	坐骨骨炎	挫傷
挫滅傷	挫滅創	散在性表層角膜炎
蚕蝕性角膜潰瘍	酸腐蝕	耳介咬創
紫外線角結膜炎	紫外線角膜炎	耳介部第1度熱傷
耳介部第2度熱傷	耳介部第3度熱傷	趾開放創
趾化膿創	趾関節炎	趾間切創
子宮頚管裂傷	子宮頚部環状剥離	子宮周囲炎
子宮周囲膿瘍	子宮熱傷	指骨炎
趾骨炎	指骨髄炎	趾骨髄炎
趾挫創	示指 MP 関節挫傷	示指 PIP 開放創
示指割創	示指化膿創	四肢挫傷
示指挫傷	示指挫創	示指刺創
示指切創	四肢第1度熱傷	四肢第2度熱傷
四肢第3度熱傷	四肢熱傷	糸状角膜炎

趾第1度熱傷	趾第2度熱傷	趾第3度熱傷
膝蓋骨化膿性骨髄炎	膝蓋骨骨髄炎	膝蓋部挫創
膝下部挫創	膝窩部銃創	膝関節炎
膝関節部挫創	実質性角膜炎	湿疹性パンヌス
膝部開放創	膝部割創	膝部咬創
膝部挫創	膝部切創	膝部第1度熱傷
膝部第2度熱傷	膝部第3度熱傷	膝部裂創
趾熱傷	尺骨遠位部骨髄炎	手圧挫傷
縦隔膿瘍	銃自殺未遂	十二指腸穿孔腹膜炎
十二指腸総胆管炎	手関節炎	手関節挫滅傷
手関節挫滅創	手関節部切創	手関節部第1度熱傷
手関節部第2度熱傷	手関節部第3度熱傷	手関節部裂創
手指圧挫傷	手指汚染創	手指開放創
手指関節炎	手指咬創	種子骨炎
種子骨開放骨折	手指挫傷	手指挫創
手指挫滅傷	手指挫滅創	手指刺創
手指切創	手指第1度熱傷	手指第2度熱傷
手指第3度熱傷	手指端熱傷	手指熱傷
手指剥皮創	手術創部膿瘍	手術創離開
手掌第1度熱傷	手掌第2度熱傷	手掌第3度熱傷
手掌熱傷	出血性角膜炎	出血性膀胱炎
術後横隔膜下膿瘍	術後眼内炎	術後骨髄炎
術後腎盂腎炎	術後胆管炎	術後膿瘍
術後腹腔内膿瘍	術後腹壁膿瘍	術後腹膜炎
手背第1度熱傷	手背第2度熱傷	手背第3度熱傷
手背熱傷	手部汚染創	シュロッフェル腫瘤
上顎骨骨髄炎	上行性腎盂腎炎	踵骨炎
踵骨骨髄炎	踵骨部挫滅創	小指咬創
小指挫傷	小指挫創	小指切創
上肢第1度熱傷	上肢第2度熱傷	上肢第3度熱傷
硝子体膿瘍	上肢熱傷	焼身自殺未遂
小児肺炎	上半身第1度熱傷	上半身第2度熱傷
上半身第3度熱傷	上半身熱傷	踵部第1度熱傷
踵部第2度熱傷	踵部第3度熱傷	上腕汚染創
上腕貫通銃創	上腕骨骨髄炎	上腕挫創
上腕第1度熱傷	上腕第2度熱傷	上腕第3度熱傷
上腕熱傷	上腕部開放創	食道気管支瘻
食道気管瘻	食道熱傷	処女膜裂傷
女性急性骨盤蜂巣炎	女性慢性骨盤蜂巣炎	ショパール関節炎
真菌性角膜潰瘍	神経栄養性角結膜炎	進行性角膜潰瘍
滲出性気管支炎	滲出性腹膜炎	浸潤性表層角膜炎
新生児上顎骨骨髄炎	深層角膜炎	水晶体過敏性眼内炎
膵臓性腹膜炎	星状角膜炎	精巣開放創
精巣熱傷	精巣破裂	ゼーミッシュ潰瘍
石化性角膜炎	脊椎骨髄炎	雪眼炎
舌咬創	切創	舌熱傷
セレウス菌敗血症	遷延性心内膜炎	前額部外傷性皮下異物
前額部咬創	前額部切創	前額部第1度熱傷
前額部第2度熱傷	前額部第3度熱傷	前胸部挫創
前胸部第1度熱傷	前胸部第2度熱傷	前胸部第3度熱傷
前胸部熱傷	穿孔性角膜潰瘍	穿孔性腹腔内膿瘍
穿孔性腹膜炎	仙骨部挫創	線状角膜炎
全身挫傷	全身第1度熱傷	全身第2度熱傷
全身第3度熱傷	全身熱傷	前頭部割創
前頭部挫傷	前頭部挫創	前頭部切創
全膿胸	腺病性パンヌス	前房蓄膿性角膜炎
前立腺膿瘍	前腕汚染創	前腕開放創
前腕咬創	前腕骨髄炎	前腕挫創
前腕刺創	前腕手部熱傷	前腕切創
前腕第1度熱傷	前腕第2度熱傷	前腕第3度熱傷
前腕熱傷	前腕裂創	爪下挫滅傷
爪下挫滅創	増殖性関節炎	増殖性骨膜炎
創部膿瘍	足関節炎	足関節第1度熱傷
足関節第2度熱傷	足関節第3度熱傷	足関節内果部挫創

足関節熱傷	足関節部挫創	側胸部第1度熱傷
側胸部第2度熱傷	側胸部第3度熱傷	足底熱傷
足底部咬創	足底部刺創	足底部第1度熱傷
足底部第2度熱傷	足底部第3度熱傷	側頭部割創
側頭部挫創	側頭部切創	足背部挫創
足背部切創	足背部第1度熱傷	足背部第2度熱傷
足背部第3度熱傷	足部汚染創	側腹部咬創
側腹部挫創	側腹部第1度熱傷	側腹部第2度熱傷
側腹部第3度熱傷	側腹壁開放創	足部骨髄炎
足部裂創	鼡径部開放創	鼡径部切創
鼡径部第1度熱傷	鼡径部第2度熱傷	鼡径部第3度熱傷

た

鼡径部熱傷	損傷	第1度熱傷
第1度腐蝕	第2度熱傷	第2度腐蝕
第3度熱傷	第3度腐蝕	第4度熱傷
体幹第1度熱傷	体幹第2度熱傷	体幹第3度熱傷
体幹熱傷	大腿汚染創	大腿咬創
大腿骨骨髄炎	大腿骨膿瘍	大腿骨膜炎
大腿骨慢性化膿性骨髄炎	大腿骨慢性骨髄炎	大腿熱傷
大腿部第1度熱傷	大腿部第2度熱傷	大腿部第3度熱傷
体表面積10%未満の熱傷	体表面積10－19%の熱傷	体表面積20－29%の熱傷
体表面積30－39%の熱傷	体表面積40－49%の熱傷	体表面積50－59%の熱傷
体表面積60－69%の熱傷	体表面積70－79%の熱傷	体表面積80－89%の熱傷
体表面積90%以上の熱傷	大網膿瘍	大葉性肺炎
多発性外傷	多発性開放創	多発性関節炎
多発性肝膿瘍	多発性咬創	多発性昆虫咬創
多発性挫傷	多発性擦過創	多発性漿膜炎
多発性切創	多発性穿刺創	多発性第1度熱傷
多発性第2度熱傷	多発性第3度熱傷	多発性腸間膜膿瘍
多発性熱傷	多発性表在損傷	多発性裂創
胆管炎性肝膿瘍	単関節炎	胆管胆のう炎
胆管膿瘍	胆汁性腹膜炎	単純性角膜潰瘍
単純性関節炎	胆のう壊疽	胆のう周囲炎
胆のう周囲膿瘍	胆のう膿瘍	恥骨結合炎
恥骨骨炎	恥骨骨膜炎	腟開放創
腟熱傷	腟壁縫合不全	腟裂傷
肘関節炎	肘関節挫創	肘関節部開放創
肘関節慢性骨髄炎	中指咬創	中指挫傷
中指挫創	中指刺創	中指切創
中手骨膿瘍	虫垂炎術後残膿瘍	肘部挫創
肘部切創	肘部第1度熱傷	肘部第2度熱傷
肘部第3度熱傷	腸間膜脂肪織炎	腸間膜膿瘍
腸球菌敗血症	腸骨窩膿瘍	腸骨骨髄炎
腸穿孔腹膜炎	腸腰筋膿瘍	沈下性肺炎
手開放創	手咬創	手挫創
手刺創	手切創	手第1度熱傷
手第2度熱傷	手第3度熱傷	手熱傷
殿部開放創	殿部咬創	殿部刺創
殿部切創	殿部第1度熱傷	殿部第2度熱傷
殿部第3度熱傷	殿部熱傷	殿部裂創
頭蓋骨骨髄炎	橈骨骨髄炎	頭頂部挫傷
頭頂部挫創	頭頂部切創	頭頂部裂創
頭皮開放創	頭部外傷性皮下異物	頭部開放創
頭部割創	頭部挫傷	頭部挫創
頭部刺創	頭部切創	頭部第1度熱傷
頭部第2度熱傷	頭部第3度熱傷	頭部多発咬創
動物咬創	頭部熱傷	頭部裂創
兎眼性角膜炎	飛び降り自殺未遂	飛び込み自殺未遂

な

内部尿路性器の熱傷	軟口蓋熱傷	乳児肺炎
乳頭部第1度熱傷	乳頭部第2度熱傷	乳頭部第3度熱傷
乳房第1度熱傷	乳房第2度熱傷	乳房第3度熱傷
乳房熱傷	乳輪部第1度熱傷	乳輪部第2度熱傷

乳輪部第3度熱傷	尿細管間質性腎炎	尿膜管膿瘍
妊娠中の子宮内感染	妊娠中の性器感染症	猫咬創
脳挫傷・頭蓋内に達する開放創合併あり	脳挫創・頭蓋内に達する開放創合併あり	脳底部挫傷・頭蓋内に達する開放創合併あり

は

肺壊疽	肺炎合併肺膿瘍	肺炎球菌性気管支炎
肺炎球菌性腹膜炎	肺化膿症	敗血症性骨髄炎
敗血症性ショック	敗血症性心内膜炎	敗血症性肺炎
敗血性壊疽	肺穿孔	肺熱傷
背部第1度熱傷	背部第2度熱傷	背部第3度熱傷
背部熱傷	肺瘻	爆死自殺未遂
抜歯後感染	バルトリン腺膿瘍	半身第1度熱傷
半身第2度熱傷	半身第3度熱傷	汎発性化膿性腹膜炎
反復性角膜潰瘍	反復性膀胱炎	汎ぶどう膜炎
腓骨骨髄炎	尾骨骨髄炎	膝汚染創
非特異骨髄炎	非特異性関節炎	腓腹筋挫創
鼻部咬創	鼻部第1度熱傷	鼻部第2度熱傷
鼻部第3度熱傷	びまん性脳損傷・頭蓋内に達する開放創合併あり	びまん性肺炎
びまん性表層角膜炎	表在性角膜炎	表在性点状角膜炎
びらん性膀胱炎	フィラメント状角膜炎	腹腔骨盤部膿瘍
腹腔内遺残膿瘍	腹腔内膿瘍	匐行性角膜潰瘍
腹部汚染創	腹部刺創	腹部第1度熱傷
腹部第2度熱傷	腹部第3度熱傷	腹部熱傷
腹壁開放創	腹壁創し開	腹壁縫合糸膿瘍
腹壁縫合不全	腐蝕	ぶどう球菌性胸膜炎
ぶどう球菌性敗血症	ぶどう球菌性肺膿瘍	フリクテン性角結膜炎
フリクテン性角膜炎	フリクテン性角膜潰瘍	フリクテン性結膜炎
フリクテン性パンヌス	ブロディー骨膿瘍	分娩時会陰裂傷
分娩時軟産道損傷	閉塞性肺炎	辺縁角膜炎
辺縁フリクテン	膀胱後部膿瘍	膀胱三角部炎
縫合糸膿瘍	膀胱周囲炎	膀胱周囲膿瘍
縫合不全	縫合部膿瘍	放射線性熱傷
包皮挫創	包皮切創	包皮裂創
母指球部第1度熱傷	母指球部第2度熱傷	母指球部第3度熱傷
母指咬創	母指骨髄炎	母趾骨髄炎
母指挫傷	母指挫創	母趾挫創
母指刺創	母指切創	母指第1度熱傷
母指第2度熱傷	母指第3度熱傷	母指打撲挫創

ま

母指熱傷	母指末節部挫創	慢性角結膜炎
慢性顎骨骨髄炎	慢性化膿性骨髄炎	慢性関節炎
慢性血行性骨髄炎	慢性骨髄炎	慢性骨盤腹膜炎
慢性細菌性前立腺炎	慢性再発性膀胱炎	慢性子宮傍結合織炎
慢性前立腺炎急性増悪	慢性多発性骨髄炎	慢性胆管炎
慢性胆細管炎	慢性胆のう炎	慢性膿胸
慢性肺化膿症	慢性複雑性膀胱炎	慢性腹膜炎
慢性付属器炎	慢性膀胱炎	慢性卵管炎
慢性卵巣炎	脈絡網膜熱傷	無熱性肺炎

や

盲腸後部膿瘍	門脈炎性肝膿瘍	薬傷
薬物性角結膜炎	薬物性角膜炎	腰椎骨髄炎
腰部切創	腰部第1度熱傷	腰部第2度熱傷
腰部第3度熱傷	腰部打撲挫創	腰部熱傷

ら

卵管炎	卵管周囲炎	卵管卵巣膿瘍
卵管留膿症	卵巣炎	卵巣周囲炎
卵巣膿瘍	卵巣卵管周囲炎	リスフラン関節炎
淋菌性バルトリン腺膿瘍	輪紋状角膜炎	涙管損傷
涙管断裂	涙道損傷	轢過創
裂離	連鎖球菌気管支炎	連鎖球菌性心内膜炎
老人性肺炎	肋骨骨髄炎	肋骨周囲炎

△

BK ウイルス腎症	MRCNS 敗血症	MRSA 感染性心内膜炎
MRSA 骨髄炎	MRSA 膿胸	MRSA 肺化膿症
MRSA 敗血症	MRSA 腹膜炎	RS ウイルス気管支炎

あ

アキレス腱筋腱移行部断裂	アキレス腱挫傷	アキレス腱挫創
アキレス腱切創	アキレス腱断裂	アキレス腱部分断裂
足異物	亜脱臼	圧迫骨折
圧迫神経炎	アレルギー性関節炎	医原性気胸
陰茎折症	咽頭開放創	咽頭創傷
ウイルス性気管支炎	ウイルス性表層角膜炎	エキノコックス性骨髄炎
エコーウイルス気管支炎	炎症性大網癒着	円板状角膜炎
横隔膜損傷	横骨折	黄色ぶどう球菌敗血症

か

外耳開放創	外耳道創傷	外耳部外傷性異物
外耳部外傷性腫脹	外耳部外傷性皮下異物	外耳部割創
外耳部貫通創	外耳部咬創	外耳部挫傷
外耳部挫創	外耳部擦過創	外耳部刺創
外耳部切創	外耳部創傷	外耳部打撲傷
外耳部虫刺傷	外耳部皮下血腫	外耳部皮下出血
外傷後早期合併症	外傷性一過性麻痺	外傷性異物
外傷性横隔膜ヘルニア	外傷性眼球ろう	外傷性空気塞栓症
外傷性咬合	外傷性虹彩離断	外傷性硬膜動静脈瘻
外傷性耳出血	外傷性脂肪塞栓症	外傷性食道破裂
外傷性脊髄出血	外傷性動静脈瘻	外傷性動脈血腫
外傷性動脈瘤	外傷性乳び胸	外傷性脳圧迫
外傷性脳圧迫・頭蓋内に達する開放創合併なし	外傷性脳症	外傷性破裂
外傷性皮下血腫	外耳裂創	開放性脱臼
開放創	下咽頭創傷	下顎外傷性異物
下顎開放創	下顎割創	下顎貫通創
下顎口唇挫創	下顎挫傷	下顎挫創
下顎擦過創	下顎刺創	下顎切創
下顎創傷	下顎打撲傷	下顎皮下血腫
下顎部挫傷	下顎部打撲傷	下顎部皮膚欠損創
下顎裂創	顎関節部開放創	顎関節部割創
顎関節部貫通創	顎関節部挫傷	顎関節部挫創
顎関節部擦過創	顎関節部刺創	顎関節部切創
顎関節部創傷	顎関節部打撲傷	顎関節部皮下血腫
顎関節部裂創	顎部挫傷	顎部打撲傷
角膜挫創	角膜切傷	角膜切創
角膜創傷	角膜帯状疱疹	角膜破裂
角膜裂傷	下腿皮膚欠損創	割創
カテーテル感染症	カテーテル敗血症	眼黄斑部裂孔
眼窩創傷	眼窩部挫創	眼窩裂傷
眼球結膜裂傷	眼球後壁異物残留	眼球損傷
眼球内異物残留	眼球破裂	眼球裂傷
眼瞼外傷性異物	眼瞼外傷性腫脹	眼瞼開放創
眼瞼割創	眼瞼貫通創	眼瞼挫創
眼瞼擦過創	眼瞼刺創	眼瞼創傷
眼瞼虫刺傷	眼瞼裂創	カンジダ性心内膜炎
間質性膀胱炎	環指皮膚欠損創	眼周囲部外傷性異物
眼周囲部外傷性腫脹	眼周囲部開放創	眼周囲部割創
眼周囲部貫通創	眼周囲部挫創	眼周囲部擦過創
眼周囲部刺創	眼周囲部創傷	眼周囲部虫刺傷
眼周囲部裂創	関節血腫	関節骨折
関節打撲	完全骨折	完全脱臼
貫通刺創	貫通銃創	貫通創
眼内非磁性異物残留	肝肉芽腫	眼部外傷性異物
眼部外傷性腫脹	眼部開放創	眼部割創
眼部貫通創	眼部挫創	眼部擦過創
眼部刺創	眼部創傷	眼部虫刺傷
眼部裂創	陥没骨折	顔面外傷性異物
顔面開放創	顔面割創	顔面貫通創
顔面挫傷	顔面挫創	顔面擦過創
顔面刺創	顔面切創	顔面創傷
顔面搔創	顔面多発開放創	顔面多発割創
顔面多発貫通創	顔面多発挫傷	顔面多発挫創
顔面多発擦過創	顔面多発刺創	顔面多発切創
顔面多発創傷	顔面多発打撲傷	顔面多発虫刺傷
顔面多発皮下血腫	顔面多発皮下出血	顔面多発裂創

顔面打撲傷	顔面皮下血腫	顔面皮膚欠損創
顔面裂創	急性リウマチ性心内膜炎	胸管損傷
胸腺損傷	頬粘膜咬傷	頬粘膜咬創
頬部外傷性異物	頬部開放創	頬部割創
頬部貫通創	頬部挫傷	頬部挫創
頬部擦過創	頬部刺創	胸部食道損傷
頬部切創	頬部創傷	頬部打撲傷
胸部皮下気腫	頬部皮下血腫	胸部皮膚欠損創
頬部皮膚欠損創	頬部裂創	強膜切創
強膜創傷	強膜裂傷	棘刺創
亀裂骨折	筋損傷	筋断裂
筋肉内血腫	屈曲骨折	グラム陰性桿菌敗血症
グラム陰性菌敗血症	頚部開放創	頚部挫創
頚部食道開放創	頚部切創	頚部皮膚欠損創
結核性角結膜炎	結核性角膜炎	結核性角膜強膜炎
結核性骨髄炎	血管切断	血管損傷
血腫	血性腹膜炎	血栓性心内膜炎
結膜創傷	結膜裂傷	腱切創
腱損傷	腱断裂	腱部分断裂
腱裂傷	口蓋挫傷	口蓋切創
口蓋裂創	口角部挫創	口角部裂創
口腔外傷性異物	口腔外傷性腫脹	口腔開放創
口腔割創	口腔挫傷	口腔挫創
口腔擦過創	口腔刺創	口腔切創
口腔創傷	口腔打撲傷	口腔内血腫
口腔粘膜咬傷	口腔粘膜咬創	口腔裂創
虹彩異物	虹彩異物残留	後出血
口唇外傷性異物	口唇外傷性腫脹	口唇外傷性皮下異物
口唇開放創	口唇割創	口唇貫通創
口唇咬傷	口唇挫傷	口唇挫創
口唇擦過創	口唇刺創	口唇切創
口唇創傷	口唇打撲傷	口唇虫刺傷
口唇皮下血腫	口唇皮下出血	口唇裂創
溝創	後頭部外傷	後頭部打撲傷
広範性軸索損傷	広汎性神経損傷	後方脱臼
硬膜損傷	硬膜裂傷	コクサッキーウイルス気管支炎
コクサッキーウイルス心内膜炎	骨髄肉芽腫	骨折
骨盤部感染性リンパのう胞	昆虫咬創	昆虫刺傷

さ

コントル・クー損傷	採皮創	擦過創
擦過皮下血腫	サルモネラ骨髄炎	三尖弁心内膜炎
耳介外傷性異物	耳介外傷性腫脹	耳介外傷性皮下異物
耳介開放創	耳介割創	耳介貫通創
耳介挫傷	耳介挫創	耳介擦過創
耳介刺創	耳介切創	耳介創傷
耳介打撲傷	耳介虫刺傷	耳介皮下血腫
耳介皮下出血	耳介裂創	耳下腺部打撲
指間切創	刺咬症	四肢静脈損傷
四肢動脈損傷	示指皮膚欠損創	耳前部挫創
刺創	膝関節部異物	膝部異物
歯肉挫傷	歯肉切創	歯肉裂創
斜骨折	射創	尺骨近位端骨折
尺骨鉤状突起骨折	縦隔血腫	縦骨折
銃創	重複骨折	手関節掌側部挫創
手関節部挫創	手関節部創傷	種子骨骨折
樹枝状角膜炎	樹枝状角膜潰瘍	手指打撲傷
手指皮下血腫	手指皮膚欠損創	手掌挫創
手掌刺創	手掌切創	手掌剥皮創
手掌皮膚欠損創	術後感染症	術後血腫
術後消化管出血性ショック	術後ショック	術後腹膜炎
術後敗血症	術後皮下気腫	手背皮膚欠損創
手背部挫創	手背部切創	上顎挫傷
上顎擦過創	上顎切創	上顎打撲傷
上顎皮下血腫	上顎部裂創	上口唇挫傷
硝子体異物	硝子体異物残留	硝子体切断
小指皮膚欠損創	上唇小帯裂創	上腕皮膚欠損創
食道損傷	神経根ひきぬき損傷	神経切断
神経叢損傷	神経叢不全損傷	神経損傷
神経断裂	針刺創	新生児敗血症
靱帯ストレイン	靱帯損傷	靱帯断裂
靱帯捻挫	靱帯裂傷	心内異物
心内膜炎	心内膜結核	水晶体異物
水晶体異物残留	水痘性角結膜炎	水痘性角膜炎
髄膜炎菌性心内膜炎	ストレイン	声門外傷
舌開放創	舌下顎挫創	舌咬傷
舌挫創	舌刺創	舌切創
舌創傷	切断	舌裂創
前額部外傷性異物	前額部外傷性腫脹	前額部開放創
前額部割創	前額部貫通創	前額部挫創
前額部擦過創	前額部刺創	前額部創傷
前額部虫刺傷	前額部虫刺症	前額部皮膚欠損創
前額部裂創	前額頭頂部挫創	仙骨部皮膚欠損創
線状骨折	全身擦過創	穿通創
前頭部打撲傷	前頭部皮膚欠損創	前房異物残留
前方脱臼	前立腺痛	前腕皮膚欠損創
爪下異物	搔創	僧帽弁心内膜炎
足底異物	足底部皮膚欠損創	側頭部打撲傷

た

側頭部皮下血腫	足部皮膚欠損創	第5趾皮膚欠損創
帯状疱疹性角結膜炎	大腿挫創	大腿皮膚欠損創
大腿部開放創	大腿部刺創	大腿部切創
大腿裂創	大転子部挫創	脱臼
脱臼骨折	打撲割創	打撲血腫
打撲挫創	打撲擦過創	打撲傷
打撲皮下血腫	単純脱臼	胆道疾患
地図状角膜炎	腟断端炎	腟断端出血
肘関節骨折	肘関節脱臼骨折	中指皮膚欠損創
中手骨関節部挫創	中枢神経系損傷	肘頭骨折
肘部皮膚欠損創	腸間膜脂肪壊死	腸チフス性心内膜炎
痛風性関節炎	転位性骨折	点状角膜炎
殿部異物	殿部皮膚欠損創	銅症
頭頂部擦過創	頭頂部打撲傷	頭皮外傷性腫脹
頭皮下血腫	頭皮剥離	頭皮表在損傷
頭部異物	頭部外傷性皮下気腫	頭部頚部挫傷
頭部頚部挫創	頭部頚部打撲傷	頭部血腫
頭部擦過創	頭部多発開放創	頭部多発割創
頭部多発挫傷	頭部多発挫創	頭部多発擦過創
頭部多発刺創	頭部多発切創	頭部多発創傷
頭部多発打撲傷	頭部多発皮下血腫	頭部多発裂創
頭部打撲	頭部打撲血腫	頭部打撲傷
頭部虫刺傷	頭部皮下異物	頭部皮下血腫
頭部皮下出血	頭部皮膚欠損創	動脈損傷

な

トキソプラスマ角膜炎	特発性関節脱臼	内視鏡検査中腸穿孔
軟口蓋血腫	軟口蓋挫創	軟口蓋創傷
軟口蓋破裂	肉離れ	乳腺内異物
乳房異物	尿管切石術後感染症	尿性腹膜炎
妊娠中の子宮頚管炎	捻挫	脳挫傷
脳挫傷・頭蓋内に達する開放創合併なし	脳挫創	脳挫創・頭蓋内に達する開放創合併なし
脳損傷	脳対側損傷	脳直撃損傷
脳底部挫傷	脳底部挫傷・頭蓋内に達する開放創合併なし	脳裂傷

は

敗血症性気管支炎	梅毒性角結膜炎	梅毒性角膜炎
梅毒性心内膜炎	剥離骨折	パラインフルエンザウイルス気管支炎
バルトリン腺のう胞	破裂骨折	晩期先天梅毒性間質性角膜炎
皮下異物	皮下気腫	皮下血腫
鼻下擦過創	皮下静脈損傷	皮下損傷

	非結核性抗酸菌性骨髄炎	鼻根部打撲挫創	鼻根部裂創
	膝皮膚欠損創	皮神経挫傷	鼻前庭部挫創
	鼻尖部挫創	ビタミンＡ欠乏性角膜潰瘍	ビタミンＡ欠乏性角膜乾燥症
	ビタミンＡ欠乏性角膜軟化症	非定型肺炎	非熱傷性水疱
	鼻部外傷性異物	鼻部外傷性腫脹	鼻部外傷性皮下異物
	鼻部開放創	眉部割創	鼻部割創
	鼻部貫通創	眉部血腫	皮膚欠損創
	鼻部挫傷	鼻部挫創	鼻部擦過創
	鼻部刺創	鼻部切創	鼻部創傷
	皮膚損傷	鼻部打撲傷	鼻部虫刺傷
	皮膚剥脱創	鼻部皮下血腫	鼻部皮下出血
	鼻部皮膚欠損創	鼻部皮膚剥離創	鼻部裂創
	びまん性脳損傷	びまん性脳損傷・頭蓋内に達する開放創合併なし	眉毛部割創
	眉毛部裂創	表皮剥離	鼻翼部切創
	鼻翼部裂創	フィブリン性腹膜炎	複雑脱臼
	伏針	副鼻腔開放創	腹部皮膚欠損創
	腹壁異物	不全骨折	ブラックアイ
	粉砕骨折	閉鎖性外傷性脳圧迫	閉鎖性骨折
	閉鎖性脱臼	閉鎖性脳挫創	閉鎖性脳底部挫傷
	閉鎖性びまん性脳損傷	ヘルペス角膜炎	縫合不全出血
	放射線出血性膀胱炎	放射線性下顎骨骨髄炎	放射線性膀胱炎
	帽状腱膜下出血	母指示指間切創	母指打撲傷
ま	母指皮膚欠損創	母趾皮膚欠損創	マイコプラズマ気管支炎
	麻疹性角結膜炎	麻疹性角膜炎	麻疹性結膜炎
	末梢血管外傷	末梢神経損傷	慢性非細菌性前立腺炎
	眉間部挫創	眉間部裂創	耳後部挫創
	耳後部打撲傷	盲管銃創	網膜振盪
	網脈絡膜裂傷	毛様体異物残留	モンテジア骨折
ら	ライノウイルス気管支炎	らせん骨折	卵管留水症
	離開骨折	リステリア性心内膜炎	流行性角結膜炎
	淋菌性骨髄炎	淋菌性心内膜炎	裂離骨折
	若木骨折		

用法用量

通常成人にはイミペネムとして，1日0.5～1.0g(力価)を2～3回に分割し，30分以上かけて点滴静脈内注射する。

小児には1日30～80mg(力価)/kgを3～4回に分割し，30分以上かけて点滴静脈内注射する。

なお，年齢・症状に応じて適宜増減するが，重症・難治性感染症には，成人で1日2g(力価)まで，小児で1日100mg(力価)/kgまで増量することができる。

用法用量に関連する使用上の注意

(1)腎障害患者

腎機能障害患者では腎機能に応じて用量，用法を調節し，血中蓄積による副作用発現を防ぐ必要がある。下記にその一例を示したが，本剤の場合はその体内薬物動態からみて投与量による調節が望ましい。

クレアチニンークリアランス(mL/min)	投与量による調節		投与間隔による調節	
	投与量g(力価)	投与間隔(時間)	投与量g(力価)	投与間隔(時間)
70～50	0.5★	12	0.5★	12
50～30	0.5～0.25	12	0.5	12～24
30～10#	0.25～0.125	12	―	―

★重症，難治性感染症の場合は1日2.0g(力価)まで増量することができる(12時間ごとに1.0g(力価))。

#クレアチニン－クリアランス10mL/min以下の場合は血液透析を含め慎重に考慮の上，使用すること。イミペネム及びシラスタチンはいずれも血液透析により血中より排除される。

(2)本剤の使用にあたっては，耐性菌の発現等を防ぐため，原則として感受性を確認し，疾病の治療上必要な最少限の期間の投与にとどめること。

禁忌

(1)本剤の成分によるショックの既往歴のある患者

(2)バルプロ酸ナトリウム投与中の患者

原則禁忌　本剤の成分に対し過敏症の既往歴のある患者

併用禁忌

薬剤名等	臨床症状・措置方法	機序・危険因子
バルプロ酸ナトリウム：デパケン	本剤との併用により，バルプロ酸の血中濃度が低下し，てんかんの発作が再発することがある。	機序不明

イミスタン点滴静注用0.25g：日医工　250mg1瓶[795円/瓶]，イミスタン点滴静注用0.5g：日医工　500mg1瓶[1035円/瓶]，イミペネム・シラスタチン点滴用0.25g「サンド」：サンド　250mg1瓶[795円/瓶]，イミペネム・シラスタチン点滴用0.5g「サンド」：サンド　500mg1瓶[1035円/瓶]，インダスト点滴静注用0.25g：テバ製薬　250mg1瓶[795円/瓶]，インダスト点滴静注用0.5g：テバ製薬　500mg1瓶[1035円/瓶]，チエクール点滴用0.25g：沢井　250mg1瓶[795円/瓶]，チエクール点滴用0.5g：沢井　500mg1瓶[1035円/瓶]，チエペネム点滴静注用0.25g：シオノ　250mg1瓶[795円/瓶]，チエペネム点滴静注用0.5g：シオノ　500mg1瓶[1035円/瓶]

チ

チオトミン注25mg

規格：0.5%5mL1管[56円/管]

チオクト酸　　日新一山形　399

【効能効果】

チオクト酸の需要が増大した際の補給(はげしい肉体労働時)，Leigh症候群(亜急性壊死性脳脊髄炎)，中毒性(ストレプトマイシン，カナマイシンによる)及び騒音性(職業性)の内耳性難聴

上記の効能効果に対して，効果がないのに月余にわたって漫然と使用すべきでない。

【対応標準病名】

◎	職業性難聴	騒音性難聴	中毒性難聴
	迷路性難聴	リー症候群	
○	音響外傷	カナマイ難聴	ストマイ難聴
△	アルパース病	一側性感音難聴	一側性混合性難聴
	一側性伝音難聴	外傷性外リンパ瘻	外リンパ瘻
	蝸牛神経性難聴	感音難聴	急性中毒性小脳失調症
	急性低音障害型感音難聴	後迷路性難聴	混合性難聴
	神経性難聴	進行性難聴	先天性難聴
	先天性聾	中枢性難聴	中毒性小脳失調症
	聴覚障害	低音障害型難聴	伝音難聴
	難聴	皮質聾	迷路うっ血
	迷路障害	両側性感音難聴	両側性高音障害急墜型感音難聴
	両側性高音障害漸傾型感音難聴	両側性混合性難聴	両側性伝音難聴
	レビー小体型認知症		

用法用量　チオクト酸として，通常成人1日1回10～25mgを静脈内，筋肉内又は皮下に注射する。なお，年齢，症状により適宜増減する。

リポアラン静注25mg：小林化工[56円/管]

チトゾール注用0.3g

規格：300mg1瓶(溶解液付)[469円/瓶]

チアミラールナトリウム　　杏林　111

【効能効果】

全身麻酔，全身麻酔の導入，局所麻酔剤・吸入麻酔剤との併用，精神神経科における電撃療法の際の麻酔，局所麻酔剤中毒・破傷風・子癇等に伴う痙攣

【対応標準病名】

◎	医薬品中毒	痙攣	子癇
	破傷風		
○	牙関緊急	間代強直性痙攣	急性痙攣
	急性薬物中毒	痙攣発作	産褥子癇
	子癇発作	四肢筋痙攣	四肢痙攣
	四肢痙攣発作	妊娠子癇	不随意痙攣性運動
	分娩子癇		
△	開口障害	開口不全	下肢痙攣
	筋痙縮	筋痙直	こむら返り
	線維束性攣縮	有痛性筋痙攣	

用法用量
静脈内投与
(1)溶液濃度：2.5%水溶液(5%溶液は静脈炎を起こすことがある。)
(2)投与量・投与法
調整したチアミラール水溶液を静脈より注入する。本剤の用量や静注速度は年齢・体重とは関係が少なく個人差があるため一定ではないが，大体の基準は次の通り。
①全身麻酔の導入
最初に2～4mL(2.5%溶液で50～100mg)を注入して患者の全身状態，抑制状態などを観察し，その感受性より追加量を決定する。次に患者が応答しなくなるまで追加注入し，応答がなくなった時の注入量を就眠量とする。さらに就眠量の半量ないし同量を追加注入したのち，他の麻酔法に移行する。
なお，気管内に挿管する場合は筋弛緩剤を併用する。
②短時間麻酔
(a)患者とコンタクトを保ちながら最初に2～3mL(2.5%溶液で50～75mg)を10～15秒位の速度で注入後30秒間，麻酔の程度，患者の全身状態を観察する。さらに必要ならば2～3mLを同速度で注入し，患者の応答のなくなった時の注入量を就眠量とする。なお，手術に先立ち，さらに2～3mLを同速度で分割注入すれば10～15分程度の麻酔が得られる。
(b)短時間で手術が終了しない場合は注射針を静脈中に刺したまま呼吸，脈拍，血圧，角膜反射，瞳孔対光反射などに注意しながら手術の要求する麻酔深度を保つように1～4mL(2.5%溶液で25～100mg)を分割注入する(1回の最大使用量は1gまでとする)。
③精神神経科における電撃療法の際の麻酔：通常12mL(2.5%溶液で300mg)をおよそ25～35秒で注入し，必要な麻酔深度に達したことを確かめたのち，直ちに電撃療法を行う。
④併用使用：本剤は局所麻酔剤あるいは，吸入麻酔剤と併用することができる。通常2～4mL(2.5%溶液で50～100mg)を間歇的に静脈内注入する。点滴投与を行う場合は，静脈内点滴麻酔法に準ずる。
⑤痙攣時における使用：患者の全身状態を観察しながら，通常2～8mL(2.5%溶液で50～200mg)を痙攣が止まるまで徐々に注入する。

禁忌
(1)ショック又は大出血による循環不全，重症心不全の患者
(2)急性間歇性ポルフィリン症の患者
(3)アジソン病の患者
(4)重症気管支喘息の患者
(5)バルビツール酸系薬物に対する過敏症の患者

チトラミン液「フソー」－4%　規格：4%500mL1袋[1404円/袋]
輸血用チトラミン「フソー」　規格：10%5mL1管[97円/管]
クエン酸ナトリウム水和物　扶桑薬品　333

【効能効果】
〔チトラミン液「フソー」－4%〕：血液抗凝固
〔輸血用チトラミン「フソー」〕：採取した血液の凝固の防止

【対応標準病名】
該当病名なし

用法用量
〔チトラミン液「フソー」－4%〕：通常，血液100mLにつき10mLの割合で混和して用いる。なお，使用量は必要に応じて適宜調節する。
〔輸血用チトラミン「フソー」〕
(1)間接輸血：あらかじめ滅菌した容器の内面を本液で十分に潤した後，その液を捨て，さらに採血量の4～7%(血液100mLに対し4～7mL)に相当する本液を注入しておき，これに所要血液を注入し，静かに混和して使用する。
(2)血液注射：所要血液の4～7%の本液をあらかじめ注射器中に吸引しておき，採血後よく混和して注射する。

注射用GHRP科研100　規格：100μg1瓶(溶解液付)[8392円/瓶]
プラルモレリン塩酸塩　科研　722

【効能効果】
成長ホルモン分泌不全症の診断

【対応標準病名】
該当病名なし

効能効果に関連する使用上の注意
重症成長ホルモン分泌不全症患者では，本剤投与後の成長ホルモン最高血中濃度は15ng/mL(遺伝子組換え型の成長ホルモンを標準品とした場合は9ng/mL)以下となる。
(重症成長ホルモン分泌不全症患者における本剤投与後の成長ホルモン最高血中濃度)

成長ホルモン分泌刺激物質	ヒト成長ホルモン標準品	
	遺伝子組換え	下垂体抽出
プラルモレリン塩酸塩	9ng/mL以下	15ng/mL以下

用法用量　本剤を投与直前に生理食塩液10mLで溶解し，プラルモレリン塩酸塩として4歳以上18歳未満では体重1kg当たり2μg(但し，体重が50kgを超える場合は100μg)を，18歳以上では100μgを空腹時，静脈内に緩徐に注射する。

禁忌　妊婦又は妊娠している可能性のある婦人

注射用GRF住友50　規格：50μg1瓶(溶解液付)[3667円/瓶]
注射用GRF住友100　規格：100μg1瓶(溶解液付)[7187円/瓶]
ソマトレリン酢酸塩　大日本住友　722

【効能効果】
下垂体成長ホルモン分泌機能検査

【対応標準病名】
該当病名なし

用法用量　本剤を注射用水1mLに溶解し，ソマトレリン酢酸塩として，通常，5歳以上18歳未満では体重1kg当たり1μgを，18歳以上では100μgを早朝空腹時，静脈内に徐々に注射する。

禁忌　妊婦又は妊娠している可能性のある婦人

注射用アイオナール・ナトリウム(0.2)

規格：200mg1瓶[243円/瓶]

セコバルビタールナトリウム　日医工　112

【効能効果】

不眠症，麻酔前投薬，全身麻酔の導入，不安緊張状態の鎮静

【対応標準病名】

◎	不安緊張状態	不眠症	
○	混合性不安抑うつ障害	睡眠障害	睡眠相後退症候群
	睡眠リズム障害	全般性不安障害	パニック障害
	パニック発作	不安うつ病	不安障害
	不安神経症	不規則睡眠	
△	挿間性発作性不安	破局発作状態	不安ヒステリー
	レム睡眠行動障害		

用法用量

通常，成人にはセコバルビタールナトリウムとして，1回100～200mg(5%溶液※2～4mL)を徐々に静脈内注射するか，又は筋肉内注射する。

なお，年齢，症状により適宜増減するが，総量500mg(5%溶液※10mL)を超えないことが望ましい。

※5%溶液：本品1バイアルを注射用水等4mLに溶解

禁忌　バルビツール酸系化合物に対し過敏症の患者

原則禁忌

(1)心障害を有する患者
(2)肝障害，腎障害を有する患者
(3)呼吸機能の低下している患者
(4)急性間歇性ポルフィリン症の患者
(5)薬物過敏症の患者

注射用アナクトC2,500単位

規格：2,500単位1瓶(溶解液付)[320903円/瓶]

乾燥濃縮人活性化プロテインC　化血研　634

【効能効果】

先天性プロテインC欠乏症に起因する次の疾患
(1)深部静脈血栓症，急性肺血栓塞栓症
(2)電撃性紫斑病

【対応標準病名】

◎	紫斑病	深部静脈血栓症	肺塞栓症
	肺動脈血栓症	プロテインC欠乏症	
○	足血栓性静脈炎	下肢静脈血栓症	下腿静脈血栓症
	急性肺性心	凝固因子欠乏症	静脈血栓症
	先天性血液凝固因子異常	大腿静脈血栓症	特発性慢性肺血栓塞栓症
	肺梗塞	肺静脈血栓症	肺静脈血栓塞栓症
	肺動脈血栓塞栓症	プロテインS欠乏症	慢性肺血栓塞栓症
△	下肢血栓性静脈炎	下肢静脈血栓症後遺症	下腿血栓性静脈炎
	血液凝固異常	出血傾向	手背静脈炎
	上肢血栓性静脈炎	上肢静脈炎	上腕血栓性静脈炎
	上腕静脈炎	全身性紫斑病	前腕血栓性静脈炎
	前腕静脈炎	大腿血栓性静脈炎	大腿静脈炎
	単純性紫斑病	フィブリノゲン欠乏症	フィブリノゲン減少症
	ヘパリン・コファクターII欠乏症	老年性出血	

用法用量

(1)深部静脈血栓症，急性肺血栓塞栓症

本剤を添付の日本薬局方注射用水で溶解し，通常1日に活性化プロテインC200～300単位/kg体重を輸液(5%ブドウ糖液，生理食塩液，電解質液等)に加え，24時間かけて点滴静脈内投与する。

なお，原則として6日間投与しても症状の改善が認められない場合は投与を中止すること。年齢及び症状に応じて適宜減量する。

(2)電撃性紫斑病

本剤を添付の日本薬局方注射用水で溶解し，以下のとおり投与する。

＜投与1日目＞：活性化プロテインC100単位/kg体重を緩徐に静脈内投与し，その後，600～800単位/kg体重を輸液(5%ブドウ糖液，生理食塩液，電解質液等)に加え，24時間かけて点滴静脈内投与する。

＜投与2日目以降＞

1日に活性化プロテインC600～900単位/kg体重を輸液(5%ブドウ糖液，生理食塩液，電解質液等)に加え，24時間かけて点滴静脈内投与する。

なお，原則として6日間投与しても症状の改善が認められない場合は投与を中止すること。

用法用量に関連する使用上の注意

(1)本剤は，アミノ酸類の輸液と混合すると，添加されている抗酸化剤により活性化プロテインC活性の顕著な低下が認められるので，抗酸化剤(亜硫酸水素ナトリウム，ピロ亜硫酸ナトリウム等)が添加されている製剤と混合しないこと。
(2)本剤を静脈内投与する場合には2～3mL/分の速度で緩徐に投与すること。
(3)症状の改善が認められた後，再発・再燃することがあるので，その場合には本剤の再投与を考慮すること。
(4)本剤の臨床試験において，6日間を超えた投与経験はない。

注射用イホマイド1g

規格：1g1瓶[3429円/瓶]

イホスファミド　塩野義　421

【効能効果】

下記疾患の自覚的並びに他覚的症状の寛解：肺小細胞癌，前立腺癌，子宮頸癌，骨肉腫，再発又は難治性の胚細胞腫瘍(精巣腫瘍，卵巣腫瘍，性腺外腫瘍)，悪性リンパ腫

以下の悪性腫瘍に対する他の抗悪性腫瘍剤との併用療法：悪性骨・軟部腫瘍，小児悪性固形腫瘍(ユーイング肉腫ファミリー腫瘍，横紋筋肉腫，神経芽腫，網膜芽腫，肝芽腫，腎芽腫等)

【対応標準病名】

◎	悪性骨腫瘍	悪性リンパ腫	ウイルムス腫瘍
	横紋筋肉腫	肝芽腫	骨原性肉腫
	骨肉腫	子宮頸癌	腫瘍
	小細胞肺癌	神経芽腫	精巣胚細胞腫瘍
	前立腺癌	軟部腫瘍	胚細胞腫
	網膜芽細胞腫	ユーイング肉腫	卵巣胚細胞腫瘍
○	EGFR遺伝子変異陽性非小細胞肺癌	悪性顆粒細胞腫	悪性間葉腫
	悪性奇形腫	悪性グロームス腫瘍	悪性血管外皮腫
	悪性線維性組織球腫	胃悪性リンパ腫	下顎骨肉腫
	滑膜腫	滑膜肉腫	眼窩横紋筋肉腫
	顔面横紋筋肉腫	頬部横紋筋肉腫	去勢抵抗性前立腺癌
	頚部横紋筋肉腫	血管芽細胞腫	血管肉腫
	限局性前立腺癌	原発性悪性脳腫瘍	原発性骨腫瘍
	原発不明癌	肩部横紋筋肉腫	後腹膜横紋筋肉腫
	骨悪性線維性組織球腫	骨悪性リンパ腫	骨線維肉腫
	骨軟骨肉腫	骨膜性骨肉腫	子宮断端癌
	子宮腟部癌	脂肪肉腫	十二指腸神経内分泌腫瘍
	手部横紋筋肉腫	上顎骨肉腫	上腕横紋筋肉腫
	神経節芽細胞腫	神経節膠腫	進行性前立腺癌
	精巣横紋筋肉腫	精巣腫瘍	脊索腫
	線維脂肪肉腫	線維肉腫	前立腺横紋筋肉腫
	前立腺癌再発	前腕横紋筋肉腫	退形成性上衣腫
	胎児性癌	大腿骨肉腫	頭蓋骨肉腫
	頭蓋底骨肉腫	頭部横紋筋肉腫	軟骨肉腫
	軟部悪性巨細胞腫	軟部組織悪性腫瘍	肉腫
	副腎神経芽腫	付属器腫瘍	平滑筋肉腫
	傍骨性骨肉腫	紡錘形細胞肉腫	胞巣状軟部肉腫

	卵黄のう腫瘍	卵巣顆粒膜細胞腫	リンパ管肉腫
△	ALK 融合遺伝子陽性非小細胞肺癌	ALK 陽性未分化大細胞リンパ腫	B 細胞リンパ腫
あ	MALT リンパ腫	悪性エナメル上皮腫	悪性停留精巣
	悪性末梢神経鞘腫	足悪性軟部腫瘍	鞍上部胚細胞腫瘍
	胃 MALT リンパ腫	胃悪性間葉系腫瘍	胃癌・HER2 過剰発現
	胃原発絨毛癌	胃胚細胞腫瘍	胃平滑筋肉腫
	陰茎パジェット病	陰のうパジェット病	腋窩部軟部腫瘍
か	延髄星細胞腫	回腸カルチノイド	下顎悪性エナメル上皮腫
	下顎骨悪性腫瘍	下顎骨腫瘍	下顎部横紋筋肉腫
	下顎部腫瘍	下眼瞼基底細胞癌	下眼瞼皮膚癌
	下眼瞼有棘細胞癌	顎関節滑膜骨軟骨腫症	下口唇基底細胞癌
	下口唇皮膚癌	下口唇有棘細胞癌	下腿悪性線維性組織球腫
	下腿悪性軟部腫瘍	下腿横紋筋肉腫	下腿滑膜肉腫
	下腿線維肉腫	下腿淡明細胞肉腫	下腿平滑筋肉腫
	下腿胞巣状軟部肉腫	下腿類上皮肉腫	肩関節滑膜骨軟骨腫症
	肩軟部腫瘍	滑膜骨軟骨腫症	下葉小細胞肺癌
	下葉肺癌	下葉肺腺癌	下葉肺大細胞癌
	下葉肺扁平上皮癌	下葉非小細胞肺癌	眼窩悪性リンパ腫
	癌関連網膜症	肝細胞癌破裂	眼内腫瘍
	肝脾 T 細胞リンパ腫	顔面骨腫瘍	気管支カルチノイド
	気管支癌	嗅神経芽腫	胸骨骨肉腫
	胸骨腫瘍	胸椎骨肉腫	胸椎腫瘍
	胸椎脊索腫	胸部悪性軟部腫瘍	頬部血管肉腫
	胸壁悪性線維性組織球腫	胸壁横紋筋肉腫	胸壁血管肉腫
	胸壁線維肉腫	胸壁淡明細胞肉腫	胸膜播種
	距骨腫瘍	空腸カルチノイド	脛骨遠位部骨腫瘍
	脛骨近位部骨腫瘍	脛骨骨幹部骨腫瘍	脛骨腫瘍
	頚椎骨肉腫	頚椎腫瘍	頚椎脊索腫
	頚部悪性線維性組織球腫	頚部悪性軟部腫瘍	頚部悪性リンパ腫
	頚部滑膜肉腫	頚部基底細胞癌	頚部血管肉腫
	頚部脂腺癌	頚部軟部腫瘍	頚部皮膚癌
	頚部有棘細胞癌	頚部隆起性皮膚線維肉腫	血管内大細胞型 B 細胞性リンパ腫
	血管免疫芽球性 T 細胞リンパ腫	結腸悪性リンパ腫	結腸腫瘍
	肩甲骨腫瘍	原線維性星細胞腫	原発性肺癌
	肩部悪性線維性組織球腫	肩部滑膜肉腫	肩部線維肉腫
	肩部淡明細胞肉腫	肩部胞巣状軟部肉腫	虹彩腫瘍
	甲状腺 MALT リンパ腫	甲状腺悪性リンパ腫	後頭骨腫瘍
	後頭葉膠芽腫	後頭葉神経膠腫	膠肉腫
	項部基底細胞癌	後腹膜悪性線維性組織球腫	後腹膜血管肉腫
	後腹膜線維肉腫	後腹膜胚細胞腫瘍	後腹膜平滑筋肉腫
	後腹膜リンパ節転移	項部皮膚癌	項部有棘細胞癌
	股関節滑膜骨軟骨腫症	股関節部滑膜肉腫	骨巨細胞腫
	骨盤骨腫瘍	骨盤骨肉腫	骨盤内悪性軟部腫瘍
さ	骨盤部悪性軟部腫瘍	骨盤ユーイング肉腫	細気管支肺胞上皮癌
	鎖骨骨肉腫	鎖骨腫瘍	坐骨腫瘍
	指基節骨腫瘍	趾基節骨腫瘍	子宮癌肉腫
	子宮頚部腺癌	子宮平滑筋肉腫	軸椎脊索腫
	指骨腫瘍	趾骨腫瘍	視床下部星細胞腫
	視床星細胞腫	指中節骨腫瘍	趾中節骨腫瘍
	膝蓋骨腫瘍	膝関節滑膜骨軟骨腫症	膝関節部滑膜肉腫
	膝部悪性線維性組織球腫	膝部淡明細胞肉腫	膝部軟部腫瘍
	膝部胞巣状軟部肉腫	指末節骨腫瘍	趾末節骨腫瘍
	斜台部脊索腫	尺骨腫瘍	縦隔悪性リンパ腫
	縦隔神経芽腫	縦隔胚細胞腫瘍	縦隔卵黄のう腫瘍
	充実性卵巣腫瘍	十二指腸悪性ガストリノーマ	十二指腸悪性ソマトスタチノーマ
	十二指腸悪性リンパ腫	十二指腸神経内分泌癌	手関節部滑膜肉腫
	主気管支の悪性腫瘍	手部悪性線維性組織球腫	手部滑膜肉腫

	手部淡明細胞肉腫	手部類上皮肉腫	腫瘍随伴症候群
	上顎悪性エナメル上皮腫	上顎骨悪性腫瘍	上顎骨腫瘍
	上顎部腫瘍	松果体芽腫	松果体胚細胞腫瘍
	松果体部膠芽腫	上眼瞼基底細胞癌	上眼瞼皮膚癌
	上眼瞼有棘細胞癌	上口唇基底細胞癌	上口唇皮膚癌
	上口唇有棘細胞癌	踵骨腫瘍	小腸悪性リンパ腫
	小腸カルチノイド	小腸平滑筋肉腫	小児 EBV 陽性 T 細胞リンパ増殖性疾患
	小児全身性 EBV 陽性 T 細胞リンパ増殖性疾患	上葉小細胞肺癌	上葉肺癌
	上葉肺腺癌	上葉肺大細胞癌	上葉肺扁平上皮癌
	上葉非小細胞肺癌	上腕悪性線維性組織球腫	上腕悪性軟部腫瘍
	上腕滑膜肉腫	上腕骨遠位部骨腫瘍	上腕骨巨細胞腫
	上腕骨近位部巨細胞腫	上腕骨近位部骨腫瘍	上腕骨骨幹部骨腫瘍
	上腕線維肉腫	上腕淡明細胞肉腫	上腕軟部腫瘍
	上腕胞巣状軟部肉腫	上腕類上皮肉腫	食道悪性間葉系腫瘍
	腎盂腺癌	腎盂尿路上皮癌	腎盂扁平上皮癌
	腎カルチノイド	心臓悪性リンパ腫	腎肉腫
	侵入胞状奇胎	膵芽腫	膵頭部カルチノイド
	星細胞腫	精上皮腫	精巣悪性リンパ腫
	精巣癌	精巣奇形癌	精巣奇形腫
	精巣絨毛癌	精巣胎児性癌	精巣肉腫
	精巣卵黄のう腫瘍	精巣卵のう腫瘍	精母細胞腫
	節外性 NK/T 細胞リンパ腫・鼻型	仙骨骨肉腫	仙骨軟骨肉腫
	仙骨部脊索腫	仙骨ユーイング肉腫	前頭骨腫瘍
	前頭葉膠芽腫	前頭葉神経膠腫	前頭葉星細胞腫
	前頭葉退形成性星細胞腫	前立腺小細胞癌	前立腺肉腫
	前腕悪性線維性組織球腫	前腕悪性軟部腫瘍	前腕滑膜肉腫
	前腕線維肉腫	前腕軟部腫瘍	前腕胞巣状軟部肉腫
	前腕類上皮肉腫	足関節滑膜骨軟骨腫症	足関節部滑膜肉腫
	足根骨腫瘍	足舟状骨腫瘍	足底部軟部腫瘍
	側頭骨腫瘍	側頭葉神経膠腫	側頭葉星細胞腫
	側頭葉退形成性星細胞腫	側頭葉毛様細胞性星細胞腫	足部横紋筋肉腫
	足部滑膜肉腫	足部淡明細胞肉腫	足部類上皮肉腫
	鼡径部悪性線維性組織球腫	鼡径部横紋筋肉腫	鼡径部滑膜肉腫
た	存続絨毛症	第 4 脳室上衣腫	退形成性星細胞腫
	胎児性精巣腫瘍	大腿悪性線維性組織球腫	大腿悪性軟部腫瘍
	大腿横紋筋肉腫	大腿滑膜肉腫	大腿血管肉腫
	大腿骨遠位部骨腫瘍	大腿骨近位部骨腫瘍	大腿骨骨幹部骨腫瘍
	大腿骨腫瘍	大腿線維肉腫	大腿軟部腫瘍
	大腿平滑筋肉腫	大腿胞巣状軟部肉腫	大腿類上皮肉腫
	大腸 MALT リンパ腫	大腸悪性リンパ腫	大動脈周囲リンパ節転移
	胆のうカルチノイド	淡明細胞肉腫	恥骨骨肉腫
	恥骨腫瘍	恥骨軟骨肉腫	肘関節滑膜骨軟骨腫症
	中手骨腫瘍	虫垂杯細胞カルチノイド	中足骨腫瘍
	肘部滑膜肉腫	肘部線維肉腫	肘部軟部腫瘍
	肘部類上皮肉腫	中葉小細胞肺癌	中葉肺癌
	中葉肺腺癌	中葉肺大細胞癌	中葉肺扁平上皮癌
	中葉非小細胞肺癌	腸管症関連 T 細胞リンパ腫	腸間膜腫瘍
	腸間膜平滑筋肉腫	蝶形骨腫瘍	腸骨腫瘍
	腸骨ユーイング肉腫	腸骨リンパ節転移	直腸 MALT リンパ腫
	直腸悪性リンパ腫	直腸平滑筋肉腫	転移性骨腫瘍による大腿骨骨折
	殿部悪性線維性組織球腫	殿部悪性軟部腫瘍	殿部横紋筋肉腫
	殿部滑膜肉腫	殿部血管肉腫	殿部線維肉腫
	殿部平滑筋肉腫	殿部胞巣状軟部肉腫	頭蓋骨悪性腫瘍
	頭蓋底脊索腫	頭蓋内胚細胞腫瘍	橈骨腫瘍
	透析腎癌	頭頂骨腫瘍	頭頂部軟部腫瘍

	頭頂葉膠芽腫	頭頂葉神経膠腫	頭頂葉星細胞腫
	頭部悪性線維性組織球腫	頭部滑膜肉腫	頭部基底細胞癌
	頭部血管肉腫	頭部脂腺癌	頭部有棘細胞癌
な	頭部隆起性皮膚線維肉腫	尿管尿路上皮癌	粘液性のう胞腺癌
	脳悪性リンパ腫	脳幹膠芽腫	脳幹部星細胞腫
	膿胸関連リンパ腫	脳室上衣腫	のう胞性卵巣腫瘍
は	肺MALTリンパ腫	肺芽腫	肺癌
	肺癌肉腫	肺癌による閉塞性肺炎	肺腺癌
	肺腺扁平上皮癌	肺大細胞癌	肺大細胞神経内分泌癌
	肺肉腫	肺粘表皮癌	背部悪性線維性組織球腫
	背部悪性軟部腫瘍	背部横紋筋肉腫	肺扁平上皮癌
	肺胞上皮癌	肺未分化癌	肺門部小細胞癌
	肺門部腺癌	肺門部大細胞癌	肺門部肺癌
	肺門部非小細胞癌	肺門部扁平上皮癌	肺門リンパ節転移
	パンコースト症候群	脾B細胞性リンパ腫/白血病・分類不能型	脾悪性リンパ腫
	腓骨遠位部骨腫瘍	腓骨近位部骨腫瘍	腓骨骨幹部骨腫瘍
	腓骨腫瘍	尾骨腫瘍	非小細胞肺癌
	脾びまん性赤脾髄小B細胞性リンパ腫	皮膚線維肉腫	非ホジキンリンパ腫
	びまん性星細胞腫	脾門部リンパ節転移	披裂喉頭蓋ひだ喉頭面癌
	副咽頭間隙悪性腫瘍	腹部悪性軟部腫瘍	腹部神経芽腫
	腹部平滑筋肉腫	腹壁悪性線維性組織球腫	腹壁横紋筋肉腫
	腹壁線維肉腫	ヘアリー細胞白血病亜型	扁桃悪性リンパ腫
	膀胱尿路上皮癌	膀胱扁平上皮癌	ホルモン産生精巣腫瘍
ま	ホルモン産生卵巣腫瘍	末梢性T細胞リンパ腫	マントル細胞リンパ腫
	未分化大細胞リンパ腫	毛様細胞性星細胞腫	毛様体腫瘍
や	腰椎骨肉腫	腰椎腫瘍	腰椎脊索腫
ら	腰部悪性線維性組織球腫	卵巣カルチノイド	卵巣癌
	卵巣癌肉腫	卵巣絨毛癌	卵巣腫瘍
	卵巣腫瘍中間悪性群	卵巣胎児性癌	卵巣肉腫
	卵巣未分化胚細胞腫	卵巣卵黄のう腫瘍	卵巣類皮のう胞癌
	隆起性皮膚線維肉腫	リンパ芽球性リンパ腫	リンパ腫
	類上皮血管筋脂肪腫	類上皮肉腫	涙腺腫瘍
	涙のう部腫瘍	肋骨骨肉腫	肋骨ユーイング肉腫
	濾胞性リンパ腫		

効能効果に関連する使用上の注意　本剤を再発又は難治性の胚細胞腫瘍に投与する場合には，他の抗悪性腫瘍剤と併用することが必要である。

用法用量

(1)肺小細胞癌，前立腺癌，子宮頸癌，骨肉腫の場合
通常，成人にはイホスファミドとして1日1.5〜3g(30〜60mg/kg)を3〜5日間連日点滴静注又は静脈内に注射する。これを1コースとし，末梢白血球の回復を待って3〜4週間ごとに反復投与する。
なお，年齢，症状により適宜増減する。

(2)再発又は難治性の胚細胞腫瘍の場合
確立された標準的な他の抗悪性腫瘍剤との併用療法を行い，通常，成人にはイホスファミドとして1日1.2g/m^2(体表面積)を5日間連日点滴静注する。これを1コースとし，末梢白血球の回復を待って3〜4週間ごとに反復投与する。
なお，患者の状態により適宜減量する。

(3)悪性リンパ腫の場合
①他の抗悪性腫瘍剤との併用において，通常，イホスファミドとして1日0.8〜3g/m^2(体表面積)を3〜5日間連日点滴静注する。これを1コースとし，末梢白血球の回復を待って3〜4週間ごとに反復投与する。
なお，年齢，併用薬，患者の状態により適宜減量する。
②総投与量はイホスファミドとして1コース10g/m^{2}以下，小児では全治療コース80g/m^{2}以下とする。

(4)悪性骨・軟部腫瘍に対する他の抗悪性腫瘍剤との併用療法及び本剤単独投与の場合
①ドキソルビシン塩酸塩との併用において，成人には，通常1コースは，イホスファミドとして1日1.5〜3g/m^2(体表面積)を3〜5日間連日点滴静注又は静脈内に注射する。末梢白血球の回復を待って3〜4週間ごとに反復投与する。
総投与量は，イホスファミドとして1コース10g/m^{2}以下とする。
なお，年齢，患者の状態により適宜減量する。
②本剤の単独投与において，成人には，1コースは，イホスファミドとして総投与量14g/m^{2}までを点滴静注又は静脈内に注射する。末梢白血球の回復を待って反復投与する。

(5)小児悪性固形腫瘍(ユーイング肉腫ファミリー腫瘍，横紋筋肉腫，神経芽腫，網膜芽腫，肝芽腫，腎芽腫等)に対する他の抗悪性腫瘍剤との併用療法の場合
①他の抗悪性腫瘍剤との併用において，通常，イホスファミドとして1日1.5〜3g/m^2(体表面積)を3〜5日間連日点滴静注する。これを1コースとし，末梢白血球の回復を待って3〜4週間ごとに反復投与する。
なお，年齢，併用薬，患者の状態により適宜減量する。
②総投与量はイホスファミドとして1コース10g/m^{2}以下，全治療コース80g/m^{2}以下とする。

用法用量に関連する使用上の注意

(1)本剤の投与時には十分な尿量を確保し，出血性膀胱炎等の泌尿器系障害の防止のために下記の処置を行うこと。
①成人の場合
(a)本剤投与時の1時間前から，できるだけ頻回に，かつ大量の経口水分摂取を行い，投与終了の翌日まで1日尿量3000mL以上を確保すること。
(b)本剤投与第1日目は，投与終了直後から2000〜3000mLの適当な輸液を投与するとともにメスナを併用すること。
(c)本剤投与中，経口水分摂取困難な場合は，第2日目以降，投与終了の翌日まで，上記(b)に準じて輸液を投与すること。
(d)本剤投与中は必要に応じて輸液1000mLあたり40mLの7%炭酸水素ナトリウム注射液を混和し，尿のアルカリ化を図ること。また必要に応じてD-マンニトール等の利尿剤を投与すること。
②小児の場合：本剤投与時には，1日2000〜3000mL/m^2(体表面積)の適当な輸液を投与するとともにメスナを併用すること。また，①(d)に準じ尿のアルカリ化を図り，利尿剤を投与すること。

(2)再発又は難治性の胚細胞腫瘍に対して確立された標準的な他の抗悪性腫瘍剤との併用療法〔VeIP療法(ビンブラスチン硫酸塩，イホスファミド，シスプラチン併用療法)〕においては，原則として3週間を1クールとし，各クールの1〜5日に本剤を投与する。なお，併用薬剤の添付文書も参照すること。

(3)悪性骨・軟部腫瘍に対する本剤単独投与での用法用量については，文献を参照すること。

(4)肥満患者には，投与量が過多にならないように，標準体重から換算した投与量を考慮すること。

(5)注射液の調製法：イホスファミド1g(1瓶)に生理食塩液又は注射用水25mLを加えて溶解する。

警告

(1)本剤とペントスタチンを併用しないこと。

(2)本剤を含むがん化学療法は，緊急時に十分対応できる医療施設において，がん化学療法に十分な知識・経験を持つ医師のもとで，本療法が適切と判断される症例についてのみ実施すること。適応患者の選択にあたっては，各併用薬剤の添付文書を参照して十分注意すること。また，治療開始に先立ち，患者又はその家族に有効性及び危険性を十分説明し，同意を得てから投与すること。

(3)本剤を小児悪性固形腫瘍に使用する場合は，小児のがん化学療法に十分な知識・経験を持つ医師のもとで使用すること。

禁忌

(1)ペントスタチンを投与中の患者

チ

(2)本剤の成分に対し重篤な過敏症の既往歴のある患者
(3)腎又は膀胱に重篤な障害のある患者

併用禁忌

薬剤名等	臨床症状・措置方法	機序・危険因子
ペントスタチン コホリン	骨髄移植の患者で，類縁薬であるシクロホスファミド投与中にペントスタチンを単回投与したところ，錯乱，呼吸困難，低血圧，肺水腫等が認められ，心毒性により死亡したとの報告がある。また，動物試験(マウス)においてペントスタチン(臨床用量の10倍相当量)とイホスファミド(LD_{50}前後)又はその類縁薬であるシクロホスファミド(LD_{50}前後)を同時期に単回投与したとき，それぞれを単独投与したときに比べて死亡率の増加が認められた。	明らかな機序は不明である。本剤は用量依存性の心毒性があり，ペントスタチンは心筋細胞に影響を及ぼすATPの代謝を阻害する。両剤の併用により心毒性が増強すると考えられている。

注射用エフオーワイ100 規格：100mg1瓶[813円/瓶]
ガベキサートメシル酸塩 小野薬品 399

【効 能 効 果】

(1)蛋白分解酵素(トリプシン，カリクレイン，プラスミン等)逸脱を伴う下記諸疾患
急性膵炎
慢性再発性膵炎の急性増悪期
術後の急性膵炎
(2)汎発性血管内血液凝固症

【対応標準病名】

◎	急性膵炎	術後膵炎	播種性血管内凝固
	慢性再発性膵炎		
○	ERCP後膵炎	亜急性膵炎	壊死性膵炎
	化膿性膵炎	感染性膵壊死	急性出血壊死性膵炎
	急性膵壊死	限局性膵炎	再発性急性膵炎
	自己免疫性膵炎	重症急性膵炎	消費性凝固障害
	膵炎	ステロイド誘発性膵炎	慢性膵炎急性増悪
△	アルコール性急性膵炎	アルコール性慢性膵炎	劇症紫斑病
	後天性無フィブリノゲン血症	膵機能異常	膵疾患
	膵膿瘍	線維素溶解性紫斑病	線溶亢進
	続発性線維素溶解性障害	胆石性膵炎	特発性慢性膵炎
	浮腫性膵炎	慢性膵炎	薬剤性膵炎

用法用量

(1)膵炎には
通常1回1バイアル(ガベキサートメシル酸塩として100mg)を5%ブドウ糖注射液又はリンゲル液を用いて溶かし，全量500mLとするか，もしくはあらかじめ注射用水5mLを用いて溶かし，この溶液を5%ブドウ糖注射液又はリンゲル液500mLに混和して，8mL/分以下で点滴静注する。
①原則として，初期投与量は1日量1～3バイアル(溶解液500～1,500mL)とし，以後は症状の消退に応じ減量するが，症状によっては同日中にさらに1～3バイアル(溶解液500～1,500mL)を追加して，点滴静注することができる。
②症状に応じ適宜増減。
(2)汎発性血管内血液凝固症には
通常成人1日量ガベキサートメシル酸塩として20～39mg/kgの範囲内で24時間かけて静脈内に持続投与する。

用法用量に関連する使用上の注意

汎発性血管内血液凝固症には
本剤は高濃度で血管内壁を障害し，注射部位及び刺入した血管に沿って静脈炎や硬結，潰瘍・壊死を起こすことがあるので，末梢血管から投与する場合，本剤100mgあたり50mL以上の輸液(0.2%以下)で点滴静注することが望ましい。

禁忌 本剤の成分に対し過敏症の既往歴のある患者

ガベキサートメシル酸塩静注用100mg「日医工」：日医工[191円/瓶]，ガベキサートメシル酸塩注射用100mg「サワイ」：沢井[191円/瓶]，注射用パナベート100：エール[191円/瓶]，注射用メクロセート100mg：イセイ[191円/瓶]，レミナロン注射用100mg：高田[191円/瓶]

注射用エフオーワイ500 規格：500mg1瓶[3386円/瓶]
ガベキサートメシル酸塩 小野薬品 399

【効 能 効 果】

汎発性血管内血液凝固症

【対応標準病名】

◎	播種性血管内凝固		
○	消費性凝固障害		
△	劇症紫斑病	後天性無フィブリノゲン血症	線維素溶解性紫斑病
	線溶亢進	続発性線維素溶解性障害	

用法用量 通常成人1日量ガベキサートメシル酸塩として20～39mg/kgの範囲内で24時間かけて静脈内に持続投与する。

用法用量に関連する使用上の注意

汎発性血管内血液凝固症には
本剤は高濃度で血管内壁を障害し，注射部位及び刺入した血管に沿って静脈炎や硬結，潰瘍・壊死を起こすことがあるので，末梢血管から投与する場合，本剤100mgあたり50mL以上の輸液(0.2%以下)で点滴静注することが望ましい。

禁忌 本剤の成分に対し過敏症の既往歴のある患者

ガベキサートメシル酸塩静注用500mg「日医工」：日医工[548円/瓶]，ガベキサートメシル酸塩注射用500mg「サワイ」：沢井[548円/瓶]，注射用パナベート500：エール[548円/瓶]，注射用メクロセート500mg：イセイ[548円/瓶]，レミナロン注射用500mg：高田[1038円/瓶]

注射用エラスポール100 規格：100mg1瓶[5590円/瓶]
シベレスタットナトリウム水和物 小野薬品 399

【効 能 効 果】

全身性炎症反応症候群に伴う急性肺障害の改善

【対応標準病名】

◎	急性肺傷害	全身性炎症反応症候群	
○	エンドトキシン血症	多臓器不全	乳幼児突発性危急事態
△	悪寒	悪寒戦慄	術後無気肺
	上葉無気肺	中葉無気肺	板状無気肺

効能効果に関連する使用上の注意

(1)本剤は下記の①および②の両基準を満たす患者に投与すること。
①全身性炎症反応症候群に関しては，以下の項目のうち，2つ以上を満たすものとする。
(a)体温＞38℃または＜36℃，
(b)心拍数＞90回/分，
(c)呼吸数＞20回/分または$PaCO_2$＜32mmHg，
(d)白血球数＞12,000/μL，＜4,000/μLまたは桿状球＞10%
②急性肺障害に関しては，以下の全項目を満たすものとする。
(a)肺機能低下(機械的人工呼吸管理下でPaO_2/F_IO_2 300mmHg以下)が認められる。
(b)胸部X線所見で両側性に浸潤陰影が認められる。

(c)肺動脈楔入圧が測定された場合には，肺動脈楔入圧≦18mmHg，測定されない場合には，左房圧上昇の臨床所見を認めない。

(2)4臓器以上の多臓器障害を合併する患者，熱傷，外傷に伴う急性肺障害患者には投与しないことが望ましい。

(3)高度な慢性呼吸器疾患を合併する患者については，有効性及び安全性は確立していない。

用法用量　通常，本剤を生理食塩液に溶解した後，1日量(シベレスタットナトリウム水和物として4.8mg/kg)を250～500mLの輸液で希釈し，24時間(1時間当たり0.2mg/kg)かけて静脈内に持続投与する。投与期間は14日以内とする。

用法用量に関連する使用上の注意

(1)本剤の投与は肺障害発症後72時間以内に開始することが望ましい。

(2)症状に応じてより短期間で投与を終了することも考慮すること。なお，本剤投与5日後の改善度が低い場合には，その後の改善度(14日後)も低いことが示されている。

(3)調製時

アミノ酸輸液との混注は避けること。

また，カルシウムを含む輸液を用いる場合(本剤の濃度が2mg/mL以上)や輸液で希釈することによりpHが6.0以下となる場合は沈殿が生じることがあるので注意すること。

禁忌　本剤の成分に対し過敏症の既往歴のある患者

シベレスタットNa点滴静注用100mg「サンド」：富士薬品[2915円/瓶]，シベレスタットNa点滴静注用100mg「テバ」：テバ製薬[2915円/瓶]，シベレスタットNa点滴静注用100mg「ニプロ」：ニプロ[2915円/瓶]，シベレスタットNa点滴静注用100mg「ファイザー」：マイラン製薬[2915円/瓶]，シベレスタットナトリウム点滴静注用100mg「F」：富士製薬[2915円/瓶]

注射用エンドキサン100mg　規格：100mg1瓶[320円/瓶]
注射用エンドキサン500mg　規格：500mg1瓶[1254円/瓶]

シクロホスファミド水和物　塩野義　421

【効能効果】

(1)下記疾患の自覚的並びに他覚的症状の緩解

多発性骨髄腫，悪性リンパ腫(ホジキン病，リンパ肉腫，細網肉腫)，肺癌，乳癌

急性白血病，真性多血症，子宮頸癌，子宮体癌，卵巣癌，神経腫瘍(神経芽腫，網膜芽腫)，骨腫瘍

ただし，下記の疾患については，他の抗悪性腫瘍剤と併用することが必要である。

慢性リンパ性白血病，慢性骨髄性白血病，咽頭癌，胃癌，膵癌，肝癌，結腸癌，睾丸腫瘍，絨毛性疾患(絨毛癌，破壊胞状奇胎，胞状奇胎)，横紋筋肉腫，悪性黒色腫

(2)以下の悪性腫瘍に対する他の抗悪性腫瘍剤との併用療法：乳癌(手術可能例における術前，あるいは術後化学療法)

(3)褐色細胞腫

(4)下記疾患における造血幹細胞移植の前治療：急性白血病，慢性骨髄性白血病，骨髄異形成症候群，重症再生不良性貧血，悪性リンパ腫，遺伝性疾患(免疫不全，先天性代謝障害及び先天性血液疾患：Fanconi貧血，Wiskott-Aldrich症候群，Hunter病等)

(5)治療抵抗性の下記リウマチ性疾患：全身性エリテマトーデス，全身性血管炎(顕微鏡的多発血管炎，ヴェゲナ肉芽腫症，結節性多発動脈炎，Churg-Strauss症候群，大動脈炎症候群等)，多発性筋炎/皮膚筋炎，強皮症，混合性結合組織病，及び血管炎を伴う難治性リウマチ性疾患

【対応標準病名】

◎	悪性黒色腫	悪性リンパ腫	アレルギー性肉芽腫性血管炎
	胃癌	咽頭癌	ウィスコット・オルドリッチ症候群
	ウェジナー肉芽腫症	横紋筋肉腫	褐色細胞腫
	肝癌	関節リウマチ	急性白血病
	強皮症	結節性多発動脈炎	結腸癌
	顕微鏡的多発血管炎	骨腫瘍	骨髄異形成症候群
	混合性結合組織病	細網肉腫	子宮頸癌
	子宮体癌	重症再生不良性貧血	絨毛癌
	絨毛性疾患	神経芽腫	神経腫瘍
	真性赤血球増加症	侵入胞状奇胎	膵癌
	精巣腫瘍	全身型ウェジナー肉芽腫症	全身性エリテマトーデス
	代謝障害	大動脈炎症候群	多発性筋炎
	多発性骨髄腫	乳癌	肺癌
	皮膚筋炎	ファンコニー貧血	胞状奇胎
	ホジキンリンパ腫	慢性骨髄性白血病	慢性リンパ性白血病
	ムコ多糖症Ⅰ型	ムコ多糖症Ⅱ型	免疫不全
	網膜芽細胞腫	卵巣癌	リンパ芽球性リンパ腫
○	EGFR遺伝子変異陽性非小細胞肺癌	KIT(CD117)陽性胃消化管間質腫瘍	KIT(CD117)陽性結腸消化管間質腫瘍
	KRAS遺伝子野生型結腸癌	RAEB－t	S状結腸癌
あ	悪性顆粒細胞腫	悪性グロームス腫瘍	悪性血管外皮腫
	悪性線維性組織球腫	胃悪性間葉系腫瘍	胃悪性リンパ腫
	胃癌・HER2過剰発現	胃消化管間質腫瘍	胃前庭部癌
	咽頭腫瘍	咽頭肉腫	ウェジナー肉芽腫症性呼吸器障害
か	炎症性乳癌	横行結腸癌	回盲部癌
	下咽頭癌	芽球増加を伴う不応性貧血	下行結腸癌
	下肢悪性黒色腫	滑膜肉腫	顆粒球肉腫
	眼窩悪性リンパ腫	肝細胞癌	関節リウマチ・顎関節
	関節リウマチ・肩関節	関節リウマチ・胸椎	関節リウマチ・頚椎
	関節リウマチ・股関節	関節リウマチ・指関節	関節リウマチ・趾関節
	関節リウマチ・膝関節	関節リウマチ・手関節	関節リウマチ・脊椎
	関節リウマチ・足関節	関節リウマチ・肘関節	関節リウマチ・腰椎
	顔面播種状粟粒性狼瘡	肝弯曲部癌	気管支癌
	急性骨髄性白血病	急性骨髄単球性白血病	急性前骨髄球性白血病
	急性単球性白血病	頚部悪性リンパ腫	血管肉腫
	結節硬化型古典的ホジキンリンパ腫	結節性リンパ球優位型ホジキンリンパ腫	結腸悪性リンパ腫
	結腸脂肪肉腫	結腸消化管間質腫瘍	限局型ウェジナー肉芽腫症
	原発性悪性脳腫瘍	原発性肝癌	原発性肺癌
	好塩基球性白血病	好酸球性白血病	甲状腺悪性リンパ腫
	好中球性白血病	骨悪性リンパ腫	骨巨細胞腫
	骨髄性白血病	骨髄単球性白血病	古典的ホジキンリンパ腫
さ	混合型白血病	混合細胞型古典的ホジキンリンパ腫	最重症再生不良性貧血
	再生不良性貧血	子宮峡部癌	子宮体癌再発
	子宮断端癌	子宮底癌	子宮内膜癌
	脂肪肉腫	若年性骨髄単球性白血病	縦隔悪性リンパ腫
	十二指腸悪性リンパ腫	術後乳癌	上咽頭癌
	上行結腸癌	上行結腸平滑筋肉腫	小細胞肺癌
	小腸悪性リンパ腫	小リンパ球性リンパ腫	神経節芽細胞腫
	進行乳癌	心臓悪性リンパ腫	膵芽腫
	膵管癌	膵管内管状腺癌	膵管内乳頭粘液性腺癌
	膵漿液性のう胞腺癌	膵体部癌	膵頭部癌
	膵粘液性のう胞腺癌	膵尾部癌	ステロイド抵抗性全身性エリテマトーデス
	精巣悪性リンパ腫	精巣癌	線維脂肪肉腫
	線維肉腫	全身性エリテマトーデス性呼吸器障害	全身性エリテマトーデス性心膜炎
	全身性エリテマトーデス性脳動脈炎	全身性エリテマトーデス性ミオパチー	全身性エリテマトーデス脊髄炎

	全身性エリテマトーデス脳炎	全身性エリテマトーデス脳脊髄炎	全身性強皮症
た	全胞状奇胎	退形成性上衣腫	代謝性心筋症
	大腸悪性リンパ腫	大腸肉腫	多発性筋炎性呼吸器障害
	多発性リウマチ性関節炎	中咽頭癌	中咽頭側壁癌
	虫垂癌	中枢神経ループス	中等症再生不良性貧血
な	直腸S状部結腸癌	直腸悪性リンパ腫	軟部悪性巨細胞腫
	軟部組織悪性腫瘍	肉腫	二次性白血病
	乳癌骨転移	乳癌再発	乳癌皮膚転移
	粘液性のう胞腺癌	脳悪性リンパ腫	膿胸関連リンパ腫
は	バーキットリンパ腫	肺腺癌	肺腺扁平上皮癌
	肺大細胞癌	肺扁平上皮癌	肺胞上皮癌
	肺未分化癌	肺門部肺癌	白血病
	脾悪性リンパ腫	非小細胞肺癌	非定型的白血病
	非定型慢性骨髄性白血病	皮膚筋炎性呼吸器障害	非分泌型骨髄腫
	非ホジキンリンパ腫	びまん性大細胞型B細胞性リンパ腫	脾弯曲部癌
	封入体筋炎	副腎神経芽腫	噴門癌
	分類不能免疫不全症	平滑筋肉腫	ベンスジョーンズ型多発性骨髄腫
	扁桃悪性リンパ腫	紡錘形細胞肉腫	胞巣状軟部肉腫
ま	慢性骨髄性白血病移行期	慢性骨髄性白血病急性転化	慢性骨髄性白血病慢性期
	慢性骨髄単球性白血病	慢性白血病	マントル細胞リンパ腫
	ムコ多糖症	ムチランス変形	メタボリックシンドローム
	免疫芽球性リンパ節症	盲腸癌	網膜膠腫
ら	卵巣絨毛癌	卵巣胎児性癌	卵巣未分化胚細胞腫
	卵巣類皮のう胞癌	リウマチ性滑液包炎	リウマチ性皮下結節
	リウマチ様関節炎	リンパ管肉腫	リンパ球減少型古典的ホジキンリンパ腫
	リンパ腫		
△	1系統に異形成を伴う不応性血球減少症	5q－症候群	ALK融合遺伝子陽性非小細胞肺癌
	ALK陽性大細胞型B細胞性リンパ腫	ALK陽性未分化大細胞リンパ腫	ANCA関連血管炎
	BCR－ABL1陽性Bリンパ芽球性白血病	BCR－ABL1陽性Bリンパ芽球性白血病/リンパ腫	BCR－ABL1陽性Bリンパ芽球性リンパ腫
	B細胞性前リンパ球性白血病	B細胞リンパ腫	Bリンパ芽球性白血病
	Bリンパ芽球性白血病/リンパ腫	Bリンパ芽球性リンパ腫	CCR4陽性成人T細胞白血病リンパ腫
	E2A－PBX1陽性Bリンパ芽球性白血病	E2A－PBX1陽性Bリンパ芽球性白血病/リンパ腫	E2A－PBX1陽性Bリンパ芽球性リンパ腫
	HHV8多中心性キャッスルマン病随伴大細胞型B細胞性リンパ腫	IL3－IGH陽性Bリンパ芽球性白血病	IL3－IGH陽性Bリンパ芽球性白血病/リンパ腫
	IL3－IGH陽性Bリンパ芽球性リンパ腫	MALTリンパ腫	MLL再構成型Bリンパ芽球性白血病
	MLL再構成型Bリンパ芽球性白血病/リンパ腫	MLL再構成型Bリンパ芽球性リンパ腫	Ph陽性急性リンパ性白血病
	POEMS症候群	RS3PE症候群	SLE眼底
	TEL－AML1陽性Bリンパ芽球性白血病	TEL－AML1陽性Bリンパ芽球性白血病/リンパ腫	TEL－AML1陽性Bリンパ芽球性リンパ腫
	T細胞性前リンパ球白血病	T細胞性大顆粒リンパ球白血病	T細胞組織球豊富型大細胞型B細胞性リンパ腫
	Tリンパ芽球性白血病	Tリンパ芽球性白血病/リンパ腫	Tリンパ芽球性リンパ腫
	VIP産生腫瘍	X連鎖重症複合免疫不全症	X連鎖リンパ増殖症候群
あ	悪性インスリノーマ	悪性ガストリノーマ	悪性グルカゴノーマ
	悪性腫瘍	悪性膵内分泌腫瘍	悪性ソマトスタチノーマ
	悪性虫垂粘液瘤	悪性葉状腫瘍	悪性リンパ腫骨髄浸潤
	アグレッシブNK細胞白血病	足悪性軟部腫瘍	胃MALTリンパ腫
	胃管癌	胃癌骨転移	胃癌末期
	異形成母斑症候群	異型リンパ球増加症	胃原発絨毛癌
	胃脂肪肉腫	胃重複癌	胃小弯部癌
	胃進行癌	胃体部癌	胃大弯部癌
	胃底部癌	遺伝性大腸癌	胃肉腫
	胃胚細胞腫瘍	胃平滑筋肉腫	胃幽門部癌
	ウェーバ・クリスチャン病	運動過多症候群	腋窩悪性黒色腫
	腋窩黒色腫	壊死性血管炎	炎症性多発性関節障害
か	オーバーラップ症候群	下咽頭後部癌	下咽頭肉腫
	下顎骨腫瘍	下顎部悪性黒色腫	下顎部横紋筋肉腫
	下顎部腫瘍	下眼瞼悪性黒色腫	芽球増加を伴う不応性貧血－1
	芽球増加を伴う不応性貧血－2	顎関節滑膜骨軟骨腫症	下口唇悪性黒色腫
	家族性靱帯弛緩症	下腿悪性線維性組織球腫	下腿悪性軟部腫瘍
	下腿横紋筋肉腫	下腿滑膜肉腫	下腿線維肉腫
	下腿淡明細胞肉腫	下腿部悪性黒色腫	下腿平滑筋肉腫
	下腿胞巣状軟部肉腫	下腿類上皮肉腫	肩関節滑膜骨軟骨腫症
	褐色細胞腫性高血圧症	滑膜骨軟骨腫症	過敏性血管炎
	下葉小細胞肺癌	下葉肺癌	下葉肺腺癌
	下葉肺大細胞癌	下葉肺扁平上皮癌	下葉非小細胞肺癌
	癌	肝悪性腫瘍	肝炎後再生不良性貧血
	肝芽腫	眼窩神経芽腫	肝カルチノイド
	肝癌骨転移	肝奇形腫	肝血管肉腫
	眼瞼悪性黒色腫	肝細胞癌破裂	環指悪性黒色腫
	肝脂肪肉腫	癌性ニューロパチー	眼内腫瘍
	肝内胆管癌	肝のう胞腺癌	肝脾T細胞リンパ腫
	肝平滑筋肉腫	顔面悪性黒色腫	顔面横紋筋肉腫
	顔面骨腫瘍	肝門部癌	気管癌
	気管支カルチノイド	急性巨核芽球性白血病	急性リンパ性白血病
	胸骨腫瘍	胸椎腫瘍	胸椎転移
	強皮症腎	強皮症腎クリーゼ	強皮症性ミオパチー
	胸部悪性黒色腫	頬部悪性黒色腫	胸部悪性軟部腫瘍
	頬部横紋筋肉腫	胸壁悪性線維性組織球腫	胸壁横紋筋肉腫
	胸壁血管肉腫	胸壁線維肉腫	胸壁淡明細胞肉腫
	胸膜播種	距骨腫瘍	くすぶり型白血病
	グッドパスチャー症候群	グリセリ症候群	クレスト症候群
	クロム親和性芽細胞腫	クロム親和性細胞腫	脛骨遠位部骨腫瘍
	脛骨近位部骨腫瘍	脛骨骨幹部骨腫瘍	脛骨腫瘍
	形質芽球性リンパ腫	形質細胞性骨髄腫	形質細胞白血病
	頚椎腫瘍	頚部悪性黒色腫	頚部横紋筋肉腫
	頚部脂腺癌	頚部隆起性皮膚線維肉腫	血管内大細胞型B細胞性リンパ腫
	血管免疫芽球性T細胞リンパ腫	血清反応陰性関節リウマチ	血栓性血小板減少性紫斑病
	血栓性微小血管症	結膜腫瘍	肩甲骨腫瘍
	原発性滲出性リンパ腫	原発性免疫不全症候群	肩部悪性黒色腫
	肩部横紋筋肉腫	高2倍体性Bリンパ芽球性白血病	高2倍体性Bリンパ芽球性白血病/リンパ腫
	高2倍体性Bリンパ芽球性リンパ腫	膠原病	膠原病性心膜炎
	膠原病に伴う貧血	虹彩腫瘍	好酸球減少症
	好酸球性筋膜炎	好酸球増加・筋痛症候群	甲状腺MALTリンパ腫
	甲状腺癌骨転移	口唇悪性黒色腫	好中球増加症
	喉頭蓋前面癌	喉頭蓋谷癌	喉頭癌
	後頭骨腫瘍	後頭部転移性腫瘍	膠肉腫
	項部悪性黒色腫	後腹膜胚細胞腫瘍	肛門部悪性黒色腫
	高齢者EBV陽性びまん性大細胞型B細胞性リンパ腫	股関節滑膜骨軟骨腫症	股関節部滑膜肉腫
	骨外性形質細胞腫	骨髄性白血病骨髄浸潤	骨髄性類白血病反応
	骨髄転移	骨転移癌	骨盤骨腫瘍
	骨盤転移	骨盤内悪性軟部腫瘍	骨盤部悪性軟部腫瘍
さ	孤立性骨形質細胞腫	混合型肝癌	細気管支肺胞上皮癌
	鰓原性癌	臍部悪性黒色腫	鎖骨腫瘍
	坐骨腫瘍	残胃癌	趾悪性黒色腫

	耳介悪性黒色腫	指基節骨腫瘍	趾基節骨腫瘍
	子宮癌	子宮癌骨転移	子宮癌再発
	子宮頚部腺癌	子宮腟部癌	子宮内膜間質肉腫
	子宮肉腫	指骨腫瘍	趾骨腫瘍
	示指悪性黒色腫	耳前部悪性黒色腫	趾爪下悪性黒色腫
	肢端硬化症	指中節骨腫瘍	趾中節骨腫瘍
	膝蓋骨腫瘍	膝関節滑膜骨軟骨腫症	膝関節部滑膜肉腫
	膝部悪性黒色腫	膝部悪性線維性組織球腫	膝部淡明細胞肉腫
	膝部胞巣状軟部肉腫	指末節骨腫瘍	趾末節骨腫瘍
	尺側偏位	若年性多発性動脈炎	若年性皮膚筋炎
	尺骨腫瘍	縦隔原発大細胞型B細胞性リンパ腫	縦隔胚細胞腫瘍
	縦隔卵黄のう腫瘍	十二指腸悪性ガストリノーマ	十二指腸悪性ソマトスタチノーマ
	主気管支の悪性腫瘍	手指悪性黒色腫	手指爪下悪性黒色腫
	手掌部悪性黒色腫	手背部悪性黒色腫	手部悪性黒色腫
	手部横紋筋肉腫	上咽頭脂肪肉腫	上顎骨腫瘍
	上顎部腫瘍	松果体胚細胞腫瘍	松果体部膠芽腫
	上眼瞼悪性黒色腫	上行結腸カルチノイド	上口唇悪性黒色腫
	症候性貧血	踵骨腫瘍	小指悪性黒色腫
	上肢悪性黒色腫	小児EBV陽性T細胞リンパ増殖性疾患	小児急性リンパ性白血病
	小児骨髄異形成症候群	小児全身性EBV陽性T細胞リンパ増殖性疾患	小児不応性血球減少症
	踵部悪性黒色腫	上葉小細胞肺癌	上葉肺癌
	上葉肺腺癌	上葉肺大細胞癌	上葉肺扁平上皮癌
	上葉非小細胞肺癌	上腕横紋筋肉腫	上腕骨遠位部骨腫瘍
	上腕骨巨細胞腫	上腕骨近位部巨細胞腫	上腕骨近位部骨腫瘍
	上腕骨骨幹部骨腫瘍	上腕部悪性黒色腫	食道悪性間葉系腫瘍
	食道癌骨転移	腎癌骨転移	膵頚部癌
	膵脂肪肉腫	膵臓癌骨転移	膵体尾部癌
	髄膜癌腫症	髄膜白血病	スキルス胃癌
	正球性正色素性貧血	成人T細胞白血病骨髄浸潤	成人T細胞白血病リンパ腫
	成人T細胞白血病リンパ腫・急性型	成人T細胞白血病リンパ腫・くすぶり型	成人T細胞白血病リンパ腫・慢性型
	成人T細胞白血病リンパ腫・リンパ腫型	成人スチル病	精巣上体腫瘍
	精巣胚細胞腫瘍	精巣卵黄のう腫瘍	精のう腺腫瘍
	脊髄播種	脊椎転移	赤白血病
	節外性NK/T細胞リンパ腫・鼻型	赤血球造血刺激因子製剤低反応性貧血	前額部悪性黒色腫
	前胸部悪性黒色腫	仙骨部悪性黒色腫	全身性強皮症性呼吸器障害
	全身性自己免疫疾患	先天性免疫不全症候群	前頭骨腫瘍
	前頭部転移性腫瘍	前立腺癌骨転移	前リンパ球性白血病
	前腕横紋筋肉腫	前腕部悪性黒色腫	爪下黒色腫
	早期胃癌	足関節滑膜骨軟骨腫症	足関節部滑膜肉腫
	側胸部悪性黒色腫	足根骨腫瘍	足舟状骨腫瘍
	足底部悪性黒色腫	側頭骨腫瘍	側頭動脈炎
	側頭部転移性腫瘍	足背部悪性黒色腫	足部悪性黒色腫
	足部横紋筋肉腫	足部滑膜肉腫	足部淡明細胞肉腫
	足部類上皮肉腫	鼡径部悪性黒色腫	鼡径部悪性線維性組織球腫
た	鼡径部横紋筋肉腫	鼡径部滑膜肉腫	第2趾悪性黒色腫
	第3趾悪性黒色腫	第4趾悪性黒色腫	第5趾悪性黒色腫
	胎芽性肉腫	大腿悪性線維性組織球腫	大腿悪性軟部腫瘍
	大腿横紋筋肉腫	大腿滑膜肉腫	大腿血管肉腫
	大腿骨遠位部骨腫瘍	大腿骨近位部骨腫瘍	大腿骨骨幹部骨腫瘍
	大腿骨転移性骨腫瘍	大腿線維肉腫	大腿部悪性黒色腫
	大腿平滑筋肉腫	大腿胞巣状軟部肉腫	大腿類上皮肉腫
	大腸MALTリンパ腫	大腸癌	大腸癌骨転移
	大脳深部転移性腫瘍	多血球系異形成を伴う不応性血球減少症	多巣性線維性硬化症
	多発性血管炎	多発性血管炎重複症候群	多発性骨髄腫骨髄浸潤
	胆管細胞癌	単球性白血病	単球性類白血病反応
	単球増加症	男性生殖器腫瘍	胆のうカルチノイド
	恥骨腫瘍	チビエルジュ・ワイゼンバッハ症候群	中咽頭肉腫
	肘関節滑膜骨軟骨腫症	中指悪性黒色腫	中手骨腫瘍
	虫垂カルチノイド	虫垂杯細胞カルチノイド	中枢神経系原発びまん性大細胞型B細胞性リンパ腫
	中足骨腫瘍	肘部悪性黒色腫	中葉小細胞肺癌
	中葉肺癌	中葉肺腺癌	中葉肺大細胞癌
	中葉肺扁平上皮癌	中葉非小細胞肺癌	腸管症関連T細胞リンパ腫
	腸間膜腫瘍	蝶形骨腫瘍	腸骨腫瘍
	直腸MALTリンパ腫	直腸癌骨転移	直腸平滑筋肉腫
	低2倍体性Bリンパ芽球性白血病	低2倍体性Bリンパ芽球性白血病/リンパ腫	低2倍体性Bリンパ芽球性リンパ腫
	低形成性白血病	低補体血症性血管炎	転移性下顎癌
	転移性肝癌	転移性肝腫瘍	転移性骨腫瘍
	転移性骨腫瘍による大腿骨骨折	転移性上顎癌	転移性頭蓋骨腫瘍
	転移性脳腫瘍	転移性肺癌	転移性皮膚腫瘍
	テント上下転移性腫瘍	殿部悪性黒色腫	殿部悪性線維性組織球腫
	殿部悪性軟部腫瘍	殿部横紋筋肉腫	殿部滑膜肉腫
	殿部血管肉腫	殿部線維肉腫	殿部平滑筋肉腫
	殿部胞巣状軟部肉腫	橈骨腫瘍	頭頂骨腫瘍
	頭部悪性黒色腫	頭部横紋筋肉腫	頭部脂腺癌
な	頭部隆起性皮膚線維肉腫	特発性再生不良性貧血	ナイミーヘン染色体不安定症候群
	軟部腫瘍	二次性再生不良性貧血	乳癌・HER2過剰発現
	乳児偽白血病	乳腺腋窩尾部乳癌	乳頭悪性黒色腫
	乳頭部乳癌	乳房下外側部乳癌	乳房下内側部乳癌
	乳房境界部乳癌	乳房脂肪肉腫	乳房上外側部乳癌
	乳房上内側部乳癌	乳房中央部乳癌	乳房肉腫
は	乳房パジェット病	乳輪部乳癌	バーキット白血病
	肺MALTリンパ腫	肺芽腫	肺カルチノイド
	肺癌骨転移	肺癌肉腫	肺癌による閉塞性肺炎
	肺腺様のう胞癌	肺大細胞神経内分泌癌	肺肉腫
	肺粘表皮癌	背部悪性黒色腫	背部悪性線維性組織球腫
	背部悪性軟部腫瘍	背部横紋筋肉腫	肺門部小細胞癌
	肺門部腺癌	肺門部大細胞癌	肺門部非小細胞癌
	肺門部扁平上皮癌	白赤芽球症	白血球増加症
	白血病性関節症	脾B細胞性リンパ腫/白血病・分類不能型	鼻咽腔癌
	鼻腔悪性黒色腫	腓骨遠位部骨腫瘍	腓骨近位部骨腫瘍
	腓骨骨幹部骨腫瘍	腓骨腫瘍	尾骨腫瘍
	脾性貧血	鼻尖悪性黒色腫	鼻背悪性黒色腫
	脾びまん性赤脾髄小B細胞性リンパ腫	鼻部悪性黒色腫	皮膚境界部悪性黒色腫
	皮膚結節性多発動脈炎	皮膚原発びまん性大細胞型B細胞リンパ腫・下肢型	皮膚線維肉腫
	皮膚白血病	脾辺縁帯リンパ腫	肥満細胞性白血病
	びまん性好酸球性筋膜炎	びまん性大細胞型・バーキット中間型分類不能B細胞性リンパ腫	びまん性大細胞型・ホジキン中間型分類不能B細胞性リンパ腫
	鼻翼悪性黒色腫	披裂喉頭蓋ひだ喉頭面癌	貧血
	不応性血小板減少症	不応性好中球減少症	副咽頭間隙悪性腫瘍
	副甲状腺のう腫	副腎悪性腫瘍	副腎癌
	副腎腺腫	副腎のう腫	副腎皮質のう腫
	腹部悪性黒色腫	腹部悪性軟部腫瘍	腹部神経芽腫
	腹部平滑筋肉腫	腹壁悪性線維性組織球腫	腹壁横紋筋肉腫
	腹壁線維肉腫	プラスマ細胞増加症	分離母斑
	分類不能型骨髄異形成症候群	ヘアリー細胞白血病	ヘアリー細胞白血病亜型
	放射線性貧血	傍神経節腫	母指悪性黒色腫
	母趾悪性黒色腫	本態性再生不良性貧血	本態性白血球増多症
ま	末梢性T細胞リンパ腫	慢性NK細胞リンパ増殖性疾患	慢性炎症関連びまん性大細胞型B細胞性リンパ腫

や	慢性単球性白血病	未分化大細胞リンパ腫	無症候性骨髄腫
	無リンパ球症	盲腸カルチノイド	毛様体腫瘍
	薬剤性再生不良性貧血	薬剤誘発性過敏性血管炎	薬剤誘発性ループス
	幽門癌	幽門前庭部癌	腰椎腫瘍
	腰椎転移	腰部悪性黒色腫	腰部悪性線維性組織球腫
ら	卵管癌	卵巣カルチノイド	卵巣癌肉腫
	卵巣肉腫	卵巣胚細胞腫瘍	卵巣卵黄のう腫瘍
	リブマン・サックス心内膜炎	隆起性皮膚線維肉腫	良性対称性脂肪腫症
	良性副腎皮質腫瘍	輪状後部癌	リンパ球異常
	リンパ球減少症	リンパ球性類白血病反応	リンパ球増加症
	リンパ球豊富型古典的ホジキンリンパ腫	リンパ形質細胞性リンパ腫	リンパ性白血病
	リンパ性白血病骨髄浸潤	リンパ組織球増多症	涙腺腫瘍
	涙のう部腫瘍	類白血病反応	ループス胸膜炎
	ループス腎炎	ループス腸炎	ループス肺臓炎
	ループス膀胱炎	肋骨転移	濾胞性リンパ腫
※	**適応外使用可** 原則として，「シクロホスファミド【注射薬】」を「ステロイド抵抗性膠原病」,「多発性硬化症」,「慢性炎症性脱髄性多発神経炎(CIDP)」に対して処方した場合，当該使用事例を審査上認める。		

効能効果に関連する使用上の注意 遺伝性疾患に対する造血幹細胞移植の前治療に用いる場合には，それぞれの疾患に対する治療の現状と造血幹細胞移植を実施するリスク・ベネフィットを考慮した上で本剤を適応すること。

用法用量

効能効果(1)の場合

(1)単独で使用する場合：通常，成人にはシクロホスファミド(無水物換算)として1日1回100mgを連日静脈内に注射し，患者が耐えられる場合は1日量を200mgに増量する。総量3000～8000mgを投与するが，効果が認められたときは，できる限り長期間持続する。白血球数が減少してきた場合は，2～3日おきに投与し，正常の1/2以下に減少したときは，一時休薬し，回復を待って再び継続投与する。間欠的には，通常成人300～500mgを週1～2回静脈内に注射する。必要に応じて筋肉内，胸腔内，腹腔内又は腫瘍内に注射又は注入する。また，病巣部を灌流する主幹動脈内に1日量200～1000mgを急速に，あるいは，持続的に点滴注入するか，体外循環を利用して1回1000～2000mgを局所灌流により投与してもよい。なお，年齢，症状により適宜増減する。

(2)他の抗悪性腫瘍剤と併用する場合：単独で使用する場合に準じ，適宜減量する。

効能効果(2)の場合

(1)ドキソルビシン塩酸塩との併用において，標準的なシクロホスファミドの投与量及び投与方法は，シクロホスファミド(無水物換算)として1日1回600mg/m^2(体表面積)を静脈内投与後，20日間休薬する。これを1クールとし，4クール繰り返す。なお，年齢，症状により適宜減量する。

(2)エピルビシン塩酸塩との併用において，標準的なシクロホスファミドの投与量及び投与方法は，シクロホスファミド(無水物換算)として1日1回600mg/m^2(体表面積)を静脈内投与後，20日間休薬する。これを1クールとし，4～6クール繰り返す。なお，年齢，症状により適宜減量する。

(3)エピルビシン塩酸塩，フルオロウラシルとの併用において，標準的なシクロホスファミドの投与量及び投与方法は，シクロホスファミド(無水物換算)として1日1回500mg/m^2(体表面積)を静脈内投与後，20日間休薬する。これを1クールとし，4～6クール繰り返す。なお，年齢，症状により適宜減量する。

効能効果(3)の場合：ビンクリスチン硫酸塩，ダカルバジンとの併用において，通常，成人にはシクロホスファミド(無水物換算)として1日1回750mg/m^2(体表面積)を静脈内投与後，少なくとも20日間休薬する。これを1クールとし，投与を繰り返す。なお，患者の状態により適宜減量する。

効能効果(4)の場合

(1)急性白血病，慢性骨髄性白血病，骨髄異形成症候群の場合：通常，成人にはシクロホスファミド(無水物換算)として，1日1回60mg/kgを2～3時間かけて点滴静注し，連日2日間投与する。

(2)重症再生不良性貧血の場合：通常，成人にはシクロホスファミド(無水物換算)として，1日1回50mg/kgを2～3時間かけて点滴静注し，連日4日間投与する。

(3)悪性リンパ腫の場合：通常，成人にはシクロホスファミド(無水物換算)として，1日1回50mg/kgを2～3時間かけて点滴静注し，連日4日間投与する。患者の状態，併用する薬剤により適宜減量すること。

(4)遺伝性疾患(免疫不全，先天性代謝障害及び先天性血液疾患：Wiskott-Aldrich症候群，Hunter病等)の場合
通常，シクロホスファミド(無水物換算)として，1日1回50mg/kgを2～3時間かけて点滴静注し，連日4日間又は1日1回60mg/kgを2～3時間かけて点滴静注し，連日2日間投与するが，疾患及び患者の状態により適宜減量する。
Fanconi貧血に投与する場合には，細胞の脆弱性により，移植関連毒性の程度が高くなるとの報告があるので，総投与量40mg/kg(5～10mg/kgを4日間)を超えないこと。

効能効果(5)の場合

(1)成人：通常，シクロホスファミド(無水物換算)として1日1回500～1000mg/m^2(体表面積)を静脈内に注射する。原則として投与間隔を4週間とする。なお，年齢，症状により適宜増減する。

(2)小児：通常，シクロホスファミド(無水物換算)として1日1回500mg/m^2(体表面積)を静脈内に注射する。原則として投与間隔を4週間とする。なお，年齢，症状により適宜増減する。

用法用量に関連する使用上の注意

(1)造血幹細胞移植の前治療に本剤を投与する場合には，下記の点に注意すること。
①肥満患者には，投与量が過多にならないように，標準体重から換算した投与量を考慮すること。
②投与終了後24時間は150mL/時間以上の尿量を保つように，1日3L以上の輸液を投与するとともにメスナを併用すること。患者の年齢及び状態を考慮し，輸液の量を調節すること。

(2)褐色細胞腫患者において，本剤を含む化学療法施行後に高血圧クリーゼを含む血圧変動が報告されていることから，本剤を含む化学療法開始前にα遮断薬等を投与すること。

警告

(1)本剤とペントスタチンを併用しないこと。

(2)本剤を含むがん化学療法は，緊急時に十分対応できる医療施設において，がん化学療法に十分な知識・経験を持つ医師のもとで，本療法が適切と判断される症例についてのみ実施すること。適応患者の選択にあたっては，各併用薬剤の添付文書を参照して十分注意すること。また，治療開始に先立ち，患者又はその家族に有効性及び危険性を十分説明し，同意を得てから投与すること。

(3)造血幹細胞移植の前治療に本剤を投与する場合には，下記の点に注意すること。
①造血幹細胞移植に十分な知識と経験を有する医師のもとで行うこと。
②強い骨髄抑制により致命的な感染症等が発現するおそれがあるので，下記につき十分注意すること。
(a)重症感染症を合併している患者には投与しないこと。
(b)本剤投与後，患者の観察を十分に行い，感染症予防のための処置(抗感染症薬の投与等)を行うこと。
③「禁忌」,「慎重投与」,「重要な基本的注意」の項を参照し，慎重に投与すること。

(4)治療抵抗性のリウマチ性疾患に本剤を投与する場合には，緊急時に十分対応できる医療施設において，本剤についての十分な

知識と治療抵抗性のリウマチ性疾患治療の経験を持つ医師のもとで行うこと。

禁忌

(1)ペントスタチンを投与中の患者
(2)本剤の成分に対し重篤な過敏症の既往歴のある患者
(3)重症感染症を合併している患者

併用禁忌

薬剤名等	臨床症状・措置方法	機序・危険因子
ペントスタチン コホリン	造血幹細胞移植の患者で，本剤投与中にペントスタチンを単回投与したところ，錯乱，呼吸困難，低血圧，肺水腫等が認められ，心毒性により死亡したとの報告がある。 また，動物試験（マウス）においてペントスタチン（臨床用量の10倍相当量）とシクロホスファミド（LD_{50}前後）又はその類縁薬であるイホスファミド（LD_{50}前後）を同時期に単回投与したとき，それぞれを単独投与したときに比べて死亡率の増加が認められた。	明らかな機序は不明である。本剤は用量依存性の心毒性があり，ペントスタチンは心筋細胞に影響を及ぼすATPの代謝を阻害する。両剤の併用により心毒性が増強すると考えられている。

注射用サイメリン50mg　規格：50mg1瓶［12132円/瓶］
注射用サイメリン100mg　規格：100mg1瓶［24066円/瓶］
ラニムスチン　田辺三菱　421

【効能効果】

膠芽腫，骨髄腫，悪性リンパ腫，慢性骨髄性白血病，真性多血症，本態性血小板増多症

【対応標準病名】

◎	悪性リンパ腫	膠芽腫	真性赤血球増加症
	多発性骨髄腫	本態性血小板増加症	慢性骨髄性白血病
○	MALTリンパ腫	悪性小脳腫瘍	悪性神経膠腫
	悪性脳腫瘍	胃悪性リンパ腫	延髄神経膠腫
	海綿芽細胞腫	眼窩悪性リンパ腫	橋神経膠腫
	形質細胞腫	形質細胞白血病	頸部悪性リンパ腫
	血小板増加症	結腸悪性リンパ腫	原始神経外胚葉腫瘍
	原線維性星細胞腫	原発性悪性脳腫瘍	原発性脳腫瘍
	甲状腺悪性リンパ腫	後頭葉膠芽腫	後頭葉神経膠腫
	骨悪性リンパ腫	孤立性骨形質細胞腫	縦隔悪性リンパ腫
	十二指腸悪性リンパ腫	上衣芽細胞腫	上衣腫
	小腸悪性リンパ腫	小脳膠芽腫	小脳神経膠腫
	小脳星細胞腫	神経膠腫	心臓悪性リンパ腫
	星細胞腫	星状芽細胞腫	精巣悪性リンパ腫
	前頭葉神経膠腫	側頭葉膠芽腫	側頭葉神経膠腫
	退形成性上衣腫	退形成性星細胞腫	大腸悪性リンパ腫
	大脳深部神経膠腫	多発性神経膠腫	中脳神経膠腫
	直腸悪性リンパ腫	頭蓋部脊索腫	頭頂葉膠芽腫
	頭頂葉神経膠腫	脳悪性リンパ腫	脳幹膠芽腫
	脳幹神経膠腫	膿胸関連リンパ腫	脳胚細胞腫瘍
	白血病	脾悪性リンパ腫	非分泌型骨髄腫
	非ホジキンリンパ腫	ベンスジョーンズ型多発性骨髄腫	扁桃悪性リンパ腫
	乏突起神経膠腫	慢性骨髄単球性白血病	慢性白血病
	免疫芽球性リンパ節症	毛様細胞性星細胞腫	リンパ芽球性リンパ腫
	リンパ腫	濾胞性リンパ腫	
△	ALK陽性未分化大細胞リンパ腫	BCR－ABL1陽性Bリンパ芽球性白血病	BCR－ABL1陽性Bリンパ芽球性白血病/リンパ腫
	B細胞性前リンパ球性白血病	B細胞リンパ腫	Bリンパ芽球性白血病
	Bリンパ芽球性白血病/リンパ腫	CCR4陽性成人T細胞白血病リンパ腫	E2A－PBX1陽性Bリンパ芽球性白血病
	E2A－PBX1陽性Bリンパ芽球性白血病/リンパ腫	IL3－IGH陽性Bリンパ芽球性白血病	IL3－IGH陽性Bリンパ芽球性白血病/リンパ腫
	MLL再構成型Bリンパ芽球性白血病	MLL再構成型Bリンパ芽球性白血病/リンパ腫	Ph陽性急性リンパ性白血病
	POEMS症候群	TEL－AML1陽性Bリンパ芽球性白血病	TEL－AML1陽性Bリンパ芽球性白血病/リンパ腫
	T細胞性前リンパ球白血病	T細胞性大顆粒リンパ球白血病	Tリンパ芽球性白血病
	Tリンパ芽球性白血病/リンパ腫	悪性リンパ腫骨髄浸潤	アグレッシブNK細胞白血病
	鞍上部胚細胞腫瘍	胃MALTリンパ腫	胃癌骨転移
	異型リンパ球増加症	延髄星細胞腫	肝癌骨転移
	肝脾T細胞リンパ腫	急性巨核芽球性白血病	急性単球性白血病
	急性白血病	急性リンパ性白血病	胸椎転移
	くすぶり型白血病	形質細胞性骨髄腫	血管内大細胞型B細胞性リンパ腫
	血管免疫芽球性T細胞リンパ腫	高2倍体性Bリンパ芽球性白血病	高2倍体性Bリンパ芽球性白血病/リンパ腫
	好塩基球性白血病	好酸球減少症	好酸球性白血病
	甲状腺MALTリンパ腫	甲状腺癌骨転移	好中球性白血病
	好中球増加症	後頭部転移性腫瘍	後頭葉悪性腫瘍
	膠肉腫	骨外性形質細胞腫	骨髄異形成症候群
	骨髄性白血病	骨髄性白血病骨髄浸潤	骨髄単球性白血病
	骨髄転移	骨転移癌	骨盤転移
	混合型白血病	子宮癌骨転移	視床下部星細胞腫
	視床星細胞腫	若年性骨髄単球性白血病	症候性貧血
	小児EBV陽性T細胞リンパ増殖性疾患	小児急性リンパ性白血病	小児骨髄異形成症候群
	小児全身性EBV陽性T細胞リンパ増殖性疾患	小脳上衣腫	小脳髄芽腫
	小脳毛様細胞性星細胞腫	食道癌骨転移	腎癌骨転移
	髄芽腫	膵臓癌骨転移	髄膜癌腫症
	髄膜白血病	成人T細胞白血病骨髄浸潤	成人T細胞白血病リンパ腫
	成人T細胞白血病リンパ腫・急性型	成人T細胞白血病リンパ腫・くすぶり型	成人T細胞白血病リンパ腫・慢性型
	成人T細胞白血病リンパ腫・リンパ腫型	脊髄播種	脊椎転移
	赤白血病	節外性NK/T細胞リンパ腫・鼻型	前頭部転移性腫瘍
	前頭葉悪性腫瘍	前頭葉膠芽腫	前頭葉星細胞腫
	前頭葉退形成性星細胞腫	前立腺癌骨転移	前リンパ球性白血病
	側頭部転移性腫瘍	側頭葉悪性腫瘍	側頭葉星細胞腫
	側頭葉退形成性星細胞腫	側頭葉毛様細胞性星細胞腫	第4脳室上衣腫
	大腿骨転移性骨腫瘍	大腸MALTリンパ腫	大腸癌骨転移
	大脳悪性腫瘍	大脳深部転移性腫瘍	多発性骨髄腫骨髄浸潤
	単球性白血病	単球増加症	腸管症関連T細胞リンパ腫
	直腸MALTリンパ腫	直腸癌骨転移	低2倍体性Bリンパ芽球性白血病
	低2倍体性Bリンパ芽球性白血病/リンパ腫	低形成性白血病	転移性下顎癌
	転移性骨腫瘍	転移性骨腫瘍による大腿骨骨折	転移性上顎癌
	転移性頭蓋骨腫瘍	転移性脳腫瘍	転移性皮膚腫瘍
	テント上下転移性腫瘍	頭蓋内胚細胞腫瘍	頭頂葉悪性腫瘍
	頭頂葉星細胞腫	二次性白血病	乳癌骨転移
	乳癌皮膚転移	乳児偽白血病	脳幹悪性腫瘍
	脳幹部星細胞腫	脳室悪性腫瘍	脳室上衣腫
	バーキット白血病	肺MALTリンパ腫	肺癌骨転移
	白赤芽球症	白血球増加症	白血病性関節症
	脾B細胞性リンパ腫/白血病・分類不能型	脾性貧血	非定型的白血病

	非定型慢性骨髄性白血病	脾びまん性赤脾髄小B細胞性リンパ腫	皮膚白血病
	肥満細胞性白血病	びまん性星細胞腫	プラズマ細胞増加症
	分類不能型骨髄異形成症候群	ヘアリー細胞白血病	ヘアリー細胞白血病亜型
ま	本態性白血球増多症	末梢性T細胞リンパ腫	慢性NK細胞リンパ増殖性疾患
	慢性骨髄性白血病移行期	慢性骨髄性白血病急性転化	慢性骨髄性白血病慢性期
	慢性単球性白血病	慢性リンパ性白血病	マントル細胞リンパ腫
	未分化大細胞リンパ腫	無症候性骨髄腫	無リンパ球症
ら	腰椎転移	リンパ球異常	リンパ球減少症
	リンパ球増加症	リンパ性白血病	リンパ性白血病骨髄浸潤
	リンパ組織球増多症	肋骨転移	
※	適応外使用可 原則として，「ラニムスチン【注射薬】」を「造血幹細胞移植前処置」として処方した場合，当該使用事例を審査上認める。		

用法用量　通常，下記用量を生理食塩液又は5%ブドウ糖注射液100～250mLに溶解し，30～90分で点滴静注するか，又は10～20mLに溶解し，ゆっくり(30～60秒)静脈内に投与する。

ラニムスチンとして1回投与量は50～90mg/m^{2}とし，次回の投与は血液所見の推移にしたがって6～8週後に行う。悪性リンパ腫のうち成人T細胞白血病リンパ腫に対して他の抗悪性腫瘍剤と本剤を併用する場合は，投与間隔は4週間以上とする。

なお，患者の状態により適宜増減する。

警告　本剤は，緊急時に十分対応できる医療施設において，がん化学療法に十分な知識・経験を持つ医師のもとで，本剤の使用が適切と判断される患者についてのみ投与すること。また，本剤による治療開始に先立ち，患者又はその家族に有効性及び危険性を十分に説明し，同意を得てから投与を開始すること。

注射用シナシッド　規格：500mg1瓶[15669円/瓶]
キヌプリスチン　ダルホプリスチン　ファイザー　611

【効能効果】

〈適応菌種〉キヌプリスチン・ダルホプリスチンに感性のバンコマイシン耐性エンテロコッカス・フェシウム

〈適応症〉各種感染症

【対応標準病名】

該当病名なし

用法用量　通常，成人にはキヌプリスチン・ダルホプリスチンとして，1回7.5mg/kg，1日3回，60分かけて点滴静注する。本剤の溶解には5%ブドウ糖液又は注射用水を用い，希釈には5%ブドウ糖液を用いること。糖尿病患者に対しては10%マルトース液を用いてもよい。なお，生理食塩液やヘパリン含有液は用いないこと。

用法用量に関連する使用上の注意

(1)本剤の使用にあたっては，耐性菌の発現を防ぐため，次のことに注意すること。
①感染症の治療に十分な知識と経験を持つ医師又はその指導のもとで行うこと。
②原則として他の抗菌薬及び本剤に対する感受性(耐性)を確認すること。
③投与期間は，感染部位，重症度，患者の症状等を考慮し，適切な時期に，本剤の継続投与が必要か判定し，疾病の治療上必要な最低限の期間の投与にとどめること。

(2)末梢静脈投与による注射部位の炎症，疼痛，浮腫等を軽減するため，本剤投与直後に5%ブドウ糖液で静脈をフラッシュし，血管刺激を最小限に抑えること。なお，糖尿病患者に対しては10%マルトース液を使用してもよい。

(3)本剤は生理食塩液やヘパリンと混和すると沈殿を生ずるので，投与直後に生理食塩液あるいはヘパリンによるフラッシュは行わないこと。

(4)末梢静脈からの投与により注射部位に局所性の静脈性副作用を生じた場合は，中心静脈カテーテルによる投与を考慮する。

警告　本剤の耐性菌の発現を防ぐため，「用法用量に関連する使用上の注意」の項を熟読の上，適正使用に努めること。

禁忌

(1)本剤の成分又は他のストレプトグラミン系抗生物質(ミカマイシン等)に対し過敏症の既往歴のある患者

(2)スパルフロキサシン，ピモジド，キニジン又はシサプリドを投与中の患者

原則禁忌　重篤な肝障害のある患者

併用禁忌

薬剤名等	臨床症状・措置方法	機序・危険因子
ピモジド (オーラップ) キニジン (硫酸キニジン) シサプリド (国内承認整理済)	これらの薬剤の血中濃度を上昇させ，QT延長，心室性不整脈，血液障害，痙攣等の副作用を起こすことがある。	本剤はこれらの薬剤の主たる代謝酵素(CYP3A4)を阻害する。
スパルフロキサシン (スパラ)	QT延長，心室性不整脈を起こすことがある。	併用によりQT延長作用が相加的に増強する。

注射用タゴシッド200mg　規格：200mg1瓶[5512円/瓶]
テイコプラニン　サノフィ　611

【効能効果】

〈適応菌種〉本剤に感性のメチシリン耐性黄色ブドウ球菌(MRSA)

〈適応症〉敗血症，深在性皮膚感染症，慢性膿皮症，外傷・熱傷及び手術創等の二次感染，肺炎，膿胸，慢性呼吸器病変の二次感染

【対応標準病名】

◎	MRSA感染症	外傷	挫創
	術後創部感染	創傷	創傷感染症
	熱傷	膿胸	肺炎
	敗血症	皮膚感染症	慢性膿皮症
	裂傷	裂創	
○	MRCNS敗血症	MRSA関節炎	MRSA感染性心内膜炎
	MRSA股関節炎	MRSA骨髄炎	MRSA膝関節炎
	MRSA術後創部感染	MRSA髄膜炎	MRSA肘関節炎
	MRSA腸炎	MRSA膿胸	MRSA肺炎
	MRSA肺化膿症	MRSA敗血症	MRSA腹膜炎
あ	MRSA膀胱炎	足開放創	足挫創
	足切創	足第1度熱傷	足第2度熱傷
	足第3度熱傷	足熱傷	圧挫傷
	圧挫創	アルカリ腐蝕	胃腸管熱傷
	犬咬創	胃熱傷	陰茎開放創
	陰茎挫創	陰茎第1度熱傷	陰茎第2度熱傷
	陰茎第3度熱傷	陰茎熱傷	陰茎裂創
	咽頭開放創	咽頭創傷	咽頭熱傷
	院内感染敗血症	陰のう開放創	陰のう第1度熱傷
	陰のう第2度熱傷	陰のう第3度熱傷	陰のう熱傷
	陰のう裂創	陰部切創	会陰第1度熱傷
	会陰第2度熱傷	会陰第3度熱傷	会陰熱傷
	会陰部化膿創	会陰裂傷	腋窩第1度熱傷
	腋窩第2度熱傷	腋窩第3度熱傷	腋窩熱傷
	横隔膜損傷	黄色ブドウ球菌敗血症	汚染創
か	外陰開放創	外陰第1度熱傷	外陰第2度熱傷
	外陰第3度熱傷	外陰熱傷	外陰部挫創
	外陰部切創	外陰部裂傷	外耳開放創
	外耳道創傷	外耳部外傷性異物	外耳部外傷性皮下異物
	外耳部割創	外耳部貫通創	外耳部咬創
	外耳部挫傷	外耳部挫創	外耳部刺創
	外耳部切創	外耳部創傷	外傷後早期合併症
	外傷性異物	外傷性横隔膜ヘルニア	外傷性眼球ろう

外傷性虹彩離断	外傷性食道破裂	外傷性切断
外傷性脳圧迫・頭蓋内に達する開放創合併あり	外傷性破裂	外耳裂創
開放骨折	開放性外傷性脳圧迫	開放性陥没骨折
開放性胸膜損傷	開放性脱臼骨折	開放性脳挫創
開放性脳損傷髄膜炎	開放性脳底部挫傷	開放性びまん性脳損傷
開放性粉砕骨折	開放創	下咽頭創傷
下咽頭熱傷	化学外傷	下顎外傷性異物
下顎開放創	下顎割創	下顎貫通創
下顎口唇挫創	下顎咬創	下顎挫創
下顎刺創	下顎創傷	下顎熱傷
下顎部第1度熱傷	下顎部第2度熱傷	下顎部第3度熱傷
下顎裂創	踵裂創	顎関節部開放創
顎関節部割創	顎関節部貫通創	顎関節部咬創
顎関節部挫創	顎関節部刺創	顎関節部創傷
顎関節部裂創	角結膜腐蝕	角膜アルカリ化学熱傷
角膜挫創	角膜酸化学熱傷	角膜酸性熱傷
角膜切傷	角膜切創	角膜創傷
角膜熱傷	角膜破裂	角膜裂傷
下肢第1度熱傷	下肢第2度熱傷	下肢第3度熱傷
下肢熱傷	下腿汚染創	下腿開放創
下腿挫創	下腿切創	下腿足部熱傷
下腿熱傷	下腿部第1度熱傷	下腿部第2度熱傷
下腿部第3度熱傷	下腿裂創	割創
下半身第1度熱傷	下半身第2度熱傷	下半身第3度熱傷
下半身熱傷	下腹部第1度熱傷	下腹部第2度熱傷
下腹部第3度熱傷	眼化学熱傷	眼窩創傷
眼球結膜裂傷	眼球損傷	眼球熱傷
眼球破裂	眼球裂傷	眼瞼外傷性異物
眼瞼外傷性皮下異物	眼瞼開放創	眼瞼化学熱傷
眼瞼割創	眼瞼貫通創	眼瞼咬創
眼瞼挫創	眼瞼刺創	眼瞼切創
眼瞼創傷	眼瞼第1度熱傷	眼瞼第2度熱傷
眼瞼第3度熱傷	眼瞼熱傷	眼瞼裂創
環指圧挫傷	環指挫傷	環指挫創
環指切創	眼周囲化学熱傷	眼周囲第1度熱傷
眼周囲第2度熱傷	眼周囲第3度熱傷	眼周囲部外傷性異物
眼周囲部外傷性皮下異物	眼周囲部開放創	眼周囲部割創
眼周囲部貫通創	眼周囲部咬創	眼周囲部挫創
眼周囲部刺創	眼周囲部切創	眼周囲部創傷
眼周囲部裂創	関節挫傷	貫通刺創
貫通銃創	貫通性挫滅創	貫通創
眼熱傷	眼部外傷性異物	眼部外傷性皮下異物
眼部開放創	眼部割創	眼部貫通創
眼部咬創	眼部挫創	眼部刺創
眼部切創	眼部創傷	眼部裂創
顔面汚染創	顔面外傷性異物	顔面開放創
顔面割創	顔面貫通創	顔面咬創
顔面挫創	顔面刺創	顔面創傷
顔面掻創	顔面損傷	顔面第1度熱傷
顔面第2度熱傷	顔面第3度熱傷	顔面多発開放創
顔面多発割創	顔面多発貫通創	顔面多発咬創
顔面多発挫創	顔面多発刺創	顔面多発創傷
顔面多発裂創	顔面熱傷	顔面裂創
気管支食道瘻	気管支肺炎	気管食道瘻
気管支瘻膿胸	気管熱傷	気道熱傷
急性肺炎	胸管損傷	胸腔熱傷
胸腺損傷	胸部汚染創	胸部外傷
頬部外傷性異物	頬部開放創	頬部割創
頬部貫通創	頬部咬創	胸部挫創
頬部挫創	頬部刺創	胸部上腕熱傷
胸部食道損傷	胸部切創	頬部創傷
胸部損傷	胸部第1度熱傷	頬部第1度熱傷

胸部第2度熱傷	頬部第2度熱傷	胸部第3度熱傷
頬部第3度熱傷	胸部熱傷	頬部裂創
胸壁開放創	胸壁刺創	強膜切創
強膜創傷	胸膜損傷・胸腔に達する開放創合併あり	胸膜肺炎
強膜裂傷	胸膜裂創	胸膜瘻
棘刺創	魚咬創	躯幹薬傷
クラミジア肺炎	グラム陰性桿菌敗血症	グラム陰性菌敗血症
グラム陽性菌敗血症	頚管破裂	脛骨顆部割創
頚部開放創	頚部挫創	頚部食道開放創
頚部切創	頚部第1度熱傷	頚部第2度熱傷
頚部第3度熱傷	頚部熱傷	頚部膿疱
結膜創傷	結膜熱傷	結膜のうアルカリ化学熱傷
結膜のう酸化学熱傷	結膜腐蝕	結膜裂傷
限局性膿胸	肩甲間部第1度熱傷	肩甲間部第2度熱傷
肩甲間部第3度熱傷	肩甲間部熱傷	肩甲部第1度熱傷
肩甲部第2度熱傷	肩甲部第3度熱傷	肩甲部熱傷
肩部第1度熱傷	肩部第2度熱傷	肩部第3度熱傷
高エネルギー外傷	口蓋切創	口蓋裂創
口角部挫創	口角部裂創	口腔開放創
口腔割創	口腔挫創	口腔刺創
口腔創傷	口腔第1度熱傷	口腔第2度熱傷
口腔第3度熱傷	口腔熱傷	口腔粘膜咬創
口腔裂創	口唇外傷性異物	口唇開放創
口唇割創	口唇貫通創	口唇咬創
口唇挫傷	口唇挫創	口唇刺創
口唇創傷	口唇第1度熱傷	口唇第2度熱傷
口唇第3度熱傷	口唇熱傷	口唇裂創
溝創	咬創	喉頭外傷
喉頭損傷	喉頭熱傷	後頭部割創
後頭部挫傷	後頭部挫創	後頭部切創
後頭部裂創	肛門第1度熱傷	肛門第2度熱傷
肛門第3度熱傷	肛門熱傷	肛門裂創
さ 骨盤部裂創	細菌性ショック	臍周囲炎
挫傷	挫滅傷	挫滅創
酸腐蝕	耳介外傷性異物	耳介外傷性皮下異物
耳介開放創	耳介割創	耳介貫通創
耳介咬創	耳介挫傷	耳介挫創
耳介刺創	耳介切創	耳介創傷
耳介部第1度熱傷	耳介部第2度熱傷	耳介部第3度熱傷
趾開放創	耳介裂創	趾化膿創
指間切創	趾間切創	子宮頚管裂傷
子宮頚部環状剥離	子宮熱傷	刺咬症
趾挫創	示指MP関節挫傷	示指PIP開放創
示指割創	示指化膿創	四肢挫傷
示指挫傷	示指挫創	示指刺創
示指切創	四肢第1度熱傷	四肢第2度熱傷
四肢第3度熱傷	四肢熱傷	耳前部挫創
刺創	趾第1度熱傷	趾第2度熱傷
趾第3度熱傷	膝蓋部挫創	膝下部挫創
膝窩部銃創	膝関節部挫創	膝部開放創
膝部割創	膝部咬創	膝部挫創
膝部切創	膝部第1度熱傷	膝部第2度熱傷
膝部第3度熱傷	膝部裂創	歯肉切創
歯肉裂創	趾熱傷	射創
手圧挫傷	銃自殺未遂	銃創
手関節挫滅傷	手関節挫滅創	手関節掌側部挫創
手関節部挫創	手関節部切創	手関節部創傷
手関節部第1度熱傷	手関節部第2度熱傷	手関節部第3度熱傷
手関節部裂創	手指圧挫傷	手指汚染創
手指開放創	手指咬創	種子骨開放骨折
手指挫傷	手指挫創	手指挫滅傷
手指挫滅創	手指刺創	手指切創
手指第1度熱傷	手指第2度熱傷	手指第3度熱傷

	手指端熱傷	手指熱傷	手術創部膿瘍
	手掌挫創	手掌刺創	手掌切創
	手掌第１度熱傷	手掌第２度熱傷	手掌第３度熱傷
	手掌熱傷	手掌剥皮創	術後横隔膜下膿瘍
	術後膿瘍	術後腹腔内膿瘍	術後腹壁膿瘍
	手背第１度熱傷	手背第２度熱傷	手背第３度熱傷
	手背熱傷	手背部挫創	手背部切創
	手部汚染創	上顎部裂創	踵骨部挫滅創
	小指咬創	小指挫傷	小指挫創
	小指切創	上肢第１度熱傷	上肢第２度熱傷
	上肢第３度熱傷	上肢熱傷	焼身自殺未遂
	小児肺炎	小膿疱性皮膚炎	上半身第１度熱傷
	上半身第２度熱傷	上半身第３度熱傷	上半身熱傷
	踵部第１度熱傷	踵部第２度熱傷	踵部第３度熱傷
	上腕汚染創	上腕貫通銃創	上腕挫創
	上腕第１度熱傷	上腕第２度熱傷	上腕第３度熱傷
	上腕熱傷	上腕部開放創	食道気管支瘻
	食道気管瘻	食道損傷	食道熱傷
	処女膜裂傷	針刺創	精巣開放創
	精巣熱傷	精巣破裂	声門外傷
	舌開放創	舌下顎挫創	舌咬創
	舌挫創	舌刺創	舌切創
	切創	舌創傷	切断
	舌熱傷	舌裂傷	前額部外傷性異物
	前額部外傷性皮下異物	前額部開放創	前額部割創
	前額部貫通創	前額部咬創	前額部挫創
	前額部刺創	前額部切創	前額部創傷
	前額部第１度熱傷	前額部第２度熱傷	前額部第３度熱傷
	前額部裂創	前胸部挫創	前胸部第１度熱傷
	前胸部第２度熱傷	前胸部第３度熱傷	前胸部熱傷
	前頚頭頂部挫創	仙骨部挫創	全身挫傷
	全身第１度熱傷	全身第２度熱傷	全身第３度熱傷
	全身熱傷	穿通創	前頭部割創
	前頭部挫傷	前頭部挫創	前頭部切創
	全膿胸	前腕汚染創	前腕開放創
	前腕咬創	前腕挫創	前腕刺創
	前腕手部熱傷	前腕切創	前腕第１度熱傷
	前腕第２度熱傷	前腕第３度熱傷	前腕熱傷
	前腕裂創	爪下挫滅傷	爪下挫滅創
	創部膿瘍	足関節第１度熱傷	足関節第２度熱傷
	足関節第３度熱傷	足関節内果部挫創	足関節熱傷
	足関節部挫創	側胸部第１度熱傷	側胸部第２度熱傷
	側胸部第３度熱傷	足底熱傷	足底部咬創
	足底部刺創	足底部第１度熱傷	足底部第２度熱傷
	足底部第３度熱傷	側頭部割創	側頭部挫創
	側頭部切創	足背部挫創	足背部切創
	足背部第１度熱傷	足背部第２度熱傷	足背部第３度熱傷
	足部汚染創	側腹部咬創	側腹部挫創
	側腹部第１度熱傷	側腹部第２度熱傷	側腹部第３度熱傷
	側腹壁開放創	足部裂創	鼡径部開放創
	鼡径部切創	鼡径部第１度熱傷	鼡径部第２度熱傷
	鼡径部第３度熱傷	鼡径部熱傷	損傷
た	第１度熱傷	第１度腐蝕	第２度熱傷
	第２度腐蝕	第３度熱傷	第３度腐蝕
	第４度熱傷	体幹第１度熱傷	体幹第２度熱傷
	体幹第３度熱傷	体幹熱傷	大腿汚染創
	大腿咬創	大腿挫創	大腿熱傷
	大腿部開放創	大腿部刺創	大腿部切創
	大腿部第１度熱傷	大腿部第２度熱傷	大腿部第３度熱傷
	大腿裂創	大転子部挫創	体表面積 10%未満の熱傷
	体表面積 10 － 19%の熱傷	体表面積 20 － 29%の熱傷	体表面積 30 － 39%の熱傷
	体表面積 40 － 49%の熱傷	体表面積 50 － 59%の熱傷	体表面積 60 － 69%の熱傷
	体表面積 70 － 79%の熱傷	体表面積 80 － 89%の熱傷	体表面積 90%以上の熱傷
	大葉性肺炎	多発性外傷	多発性開放創
	多発性咬創	多発性昆虫咬創	多発性挫傷
	多発性擦過創	多発性切創	多発性穿刺創
	多発性第１度熱傷	多発性第２度熱傷	多発性第３度熱傷
	多発性熱傷	多発性膿疱症	多発性表在損傷
	多発性裂創	打撲割創	打撲挫創
	腟開放創	腟熱傷	腟裂傷
	肘関節挫創	肘関節部開放創	中指咬創
	中指挫傷	中指挫創	中指刺創
	中指切創	中手骨関節部挫創	虫垂炎術後残膿瘍
	肘部挫創	肘部切創	肘部第１度熱傷
	肘部第２度熱傷	肘部第３度熱傷	腸球菌敗血症
	沈下性肺炎	手開放創	手咬創
	手挫創	手刺創	手切創
	手第１度熱傷	手第２度熱傷	手第３度熱傷
	手熱傷	殿部開放創	殿部咬創
	殿部刺創	殿部切創	殿部第１度熱傷
	殿部第２度熱傷	殿部第３度熱傷	殿部熱傷
	殿部裂創	頭頂部挫傷	頭頂部挫創
	頭頂部切創	頭頂部裂創	頭皮開放創
	頭部外傷性皮下異物	頭部開放創	頭部割創
	頭部頚部挫傷	頭部頚部挫創	頭部挫傷
	頭部挫創	頭部刺創	頭部切創
	頭部第１度熱傷	頭部第２度熱傷	頭部第３度熱傷
	頭部多発開放創	頭部多発割創	頭部多発咬創
	頭部多発挫傷	頭部多発挫創	頭部多発刺創
	頭部多発切創	頭部多発創傷	頭部多発裂創
	動物咬創	頭部熱傷	頭部皮下異物
	頭部裂創	飛び降り自殺未遂	飛び込み自殺未遂
な	内部尿路性器の熱傷	軟口蓋挫創	軟口蓋創傷
	軟口蓋熱傷	軟口蓋破裂	乳児肺炎
	乳頭部第１度熱傷	乳頭部第２度熱傷	乳頭部第３度熱傷
	乳房第１度熱傷	乳房第２度熱傷	乳房第３度熱傷
	乳房熱傷	乳輪部第１度熱傷	乳輪部第２度熱傷
	乳輪部第３度熱傷	猫咬創	脳挫傷・頭蓋内に達する開放創合併あり
	脳挫創・頭蓋内に達する開放創合併あり	脳底部挫傷・頭蓋内に達する開放創合併あり	膿皮症
は	膿疱	敗血症性ショック	敗血症性肺炎
	敗血症性皮膚炎	敗血性壊疽	肺穿孔
	肺熱傷	背部第１度熱傷	背部第２度熱傷
	背部第３度熱傷	背部熱傷	肺瘻
	爆死自殺未遂	抜歯後感染	半身第１度熱傷
	半身第２度熱傷	半身第３度熱傷	鼻根部打撲挫創
	鼻根部裂創	膝汚染創	鼻前庭部挫創
	鼻尖部挫創	鼻部外傷性異物	鼻部外傷性皮下異物
	鼻部開放創	眉部割創	鼻部割創
	鼻部貫通創	腓腹筋挫創	皮膚欠損創
	鼻部咬創	鼻部挫傷	鼻部挫創
	鼻部刺創	鼻部切創	鼻部創傷
	鼻部第１度熱傷	鼻部第２度熱傷	鼻部第３度熱傷
	皮膚剥脱創	鼻部裂創	びまん性脳損傷・頭蓋内に達する開放創合併あり
	眉毛部割創	眉毛部裂創	鼻翼部切創
	鼻翼部裂創	伏針	副鼻腔開放創
	腹部汚染創	腹部刺創	腹部第１度熱傷
	腹部第２度熱傷	腹部第３度熱傷	腹部熱傷
	腹壁開放創	腹壁縫合糸膿瘍	腐蝕
	ぶどう球菌感染症	ぶどう球菌性胸膜炎	ぶどう球菌性股関節炎
	ぶどう球菌性膝関節炎	分娩時会陰裂傷	分娩時軟産道損傷
	閉塞性肺炎	縫合糸膿瘍	縫合部膿瘍
	放射線性熱傷	包皮挫創	包皮切創
	包皮裂創	母指球部第１度熱傷	母指球部第２度熱傷

	母指球部第3度熱傷	母指咬創	母指挫傷
	母指挫創	母趾挫創	母指示指間切創
	母指刺創	母指切創	母指第1度熱傷
	母指第2度熱傷	母指第3度熱傷	母指打撲挫創
ま	母指熱傷	母指末節部挫創	慢性膿胸
	眉間部挫創	眉間部裂創	耳後部挫創
	脈絡網膜熱傷	無熱性肺炎	盲管銃創
や	網脈絡膜裂傷	薬傷	腰部切創
	腰部第1度熱傷	腰部第2度熱傷	腰部第3度熱傷
ら	腰部打撲挫創	腰部熱傷	涙管損傷
	涙管断裂	涙道損傷	轢過創
	裂離	老人性肺炎	
△	MRCNS感染症	MRCNS肺炎	MRSA保菌者
あ	アキレス腱筋腱移行部断裂	アキレス腱挫傷	アキレス腱挫創
	アキレス腱切創	アキレス腱断裂	アキレス腱部分断裂
	足異物	亜脱臼	圧迫骨折
	圧迫神経炎	医原性気胸	陰茎折症
	インフルエンザ菌敗血症	横骨折	汚染擦過創
か	外耳部外傷性腫脹	外耳部擦過創	外耳部打撲傷
	外耳部虫刺傷	外耳部皮下血腫	外耳部皮下出血
	外傷性一過性麻痺	外傷性空気塞栓症	外傷性咬合
	外傷性硬膜動静脈瘻	外傷性耳出血	外傷性脂肪塞栓症
	外傷性縦隔気腫	外傷性脊髄出血	外傷性動静脈瘻
	外傷性動脈血腫	外傷性動脈瘤	外傷性乳び胸
	外傷性脳圧迫	外傷性脳圧迫・頭蓋内に達する開放創合併なし	外傷性脳症
	外傷性皮下気腫	外傷性皮下血腫	開放性脱臼
	下顎挫傷	下顎擦過創	下顎切創
	下顎打撲傷	下顎皮下血腫	下顎部挫傷
	下顎部打撲傷	下顎部皮膚欠損創	顎関節部挫傷
	顎関節部擦過創	顎関節部切創	顎関節部打撲傷
	顎関節部皮下血腫	顎部挫傷	顎部打撲傷
	下腿皮膚欠損創	カテーテル感染症	カテーテル敗血症
	眼黄斑部裂孔	眼窩部挫創	眼窩裂傷
	眼瞼外傷性腫脹	眼瞼擦過創	眼瞼虫刺傷
	環指剥皮創	環指皮膚欠損創	眼周囲部外傷性腫脹
	眼周囲部擦過創	眼周囲部虫刺傷	関節血腫
	関節骨折	関節打撲	完全骨折
	完全脱臼	眼部外傷性腫脹	眼部擦過創
	眼部虫刺傷	陥没骨折	顔面挫傷
	顔面擦過創	顔面切創	顔面多発挫傷
	顔面多発擦過創	顔面多発切創	顔面多発打撲傷
	顔面多発虫刺傷	顔面多発皮下血腫	顔面多発皮下出血
	顔面打撲傷	顔面皮下血腫	顔面皮膚欠損創
	頬粘膜咬傷	頬粘膜咬創	頬部挫傷
	頬部擦過創	頬部切創	頬部打撲傷
	胸部皮下気腫	頬部皮下血腫	胸部皮膚欠損創
	頬部皮膚欠損創	亀裂骨折	筋損傷
	筋断裂	筋肉内血腫	屈曲骨折
	頚部皮膚欠損創	血管切断	血管損傷
	血腫	嫌気性菌敗血症	腱切創
	腱損傷	腱断裂	腱部分断裂
	腱裂傷	コアグラーゼ陰性ぶどう球菌敗血症	口蓋挫傷
	口腔外傷性異物	口腔外傷性腫脹	口腔挫傷
	口腔擦過創	口腔切創	口腔打撲傷
	口腔内血腫	口腔粘膜咬傷	紅色陰癬
	口唇外傷性腫脹	口唇外傷性皮下異物	口唇咬傷
	口唇擦過創	口唇切創	口唇打撲傷
	口唇虫刺傷	口唇皮下血腫	口唇皮下出血
	後頭部外傷	後頭部打撲傷	広範性軸索損傷
	広汎性神経損傷	後方脱臼	硬膜損傷
	硬膜裂傷	骨折	昆虫咬創

さ	昆虫刺傷	コントル・クー損傷	採皮創
	擦過創	擦過皮下血腫	耳介外傷性腫脹
	耳介擦過創	耳介打撲傷	耳介虫刺傷
	耳介皮下血腫	耳介皮下出血	耳下腺部打撲
	四肢静脈損傷	四肢動脈損傷	示指皮膚欠損創
	膝関節部異物	膝部異物	歯肉挫傷
	斜骨折	尺骨近位端骨折	尺骨鉤状突起骨折
	縦隔血腫	縦骨折	重複骨折
	種子骨骨折	手指打撲傷	手指剥皮創
	手指皮下血腫	手指皮膚欠損創	手術創離開
	手掌皮膚欠損創	術後感染症	術後ショック
	術後髄膜炎	術後敗血症	術後皮下気腫
	手背皮膚欠損創	上顎挫傷	上顎擦過創
	上顎切創	上顎打撲傷	上顎皮下血腫
	上口唇挫傷	硝子体切断	小指皮膚欠損創
	上唇小帯裂創	上腕皮膚欠損創	神経根ひきぬき損傷
	神経切断	神経叢損傷	神経叢不全損傷
	神経損傷	神経断裂	新生児敗血症
	靱帯ストレイン	靱帯損傷	靱帯断裂
	靱帯捻挫	靱帯裂傷	心内異物
	ストレイン	舌咬傷	セレウス菌敗血症
	前額部外傷性腫脹	前額部擦過創	前額部虫刺傷
	前額部虫刺症	前額部皮膚欠損創	仙骨部皮膚欠損創
	線状骨折	全身擦過創	前頭部打撲傷
	前頭部皮膚欠損創	前方脱臼	前腕皮膚欠損創
	爪下異物	増殖性化膿性口内炎	搔創
	足底異物	足底部皮膚欠損創	側頭部打撲傷
た	側頭部皮下血腫	足部皮膚欠損創	第5趾皮膚欠損創
	大腿皮膚欠損創	多剤耐性腸球菌感染症	脱臼
	脱臼骨折	打撲血腫	打撲擦過創
	打撲傷	打撲皮下血腫	単純脱臼
	腟断端炎	腟壁縫合不全	肘関節骨折
	肘関節脱臼骨折	中指皮膚欠損創	中枢神経系損傷
	肘頭骨折	肘部皮膚欠損創	腸球菌感染症
	転位性骨折	殿部異物	殿部皮膚欠損創
	頭頂部擦過創	頭頂部打撲傷	頭皮外傷性腫脹
	頭皮下血腫	頭皮剥離	頭皮表在損傷
	頭部異物	頭部外傷性皮下気腫	頭部頚部打撲傷
	頭部血腫	頭部擦過創	頭部多発擦過創
	頭部多発打撲傷	頭部多発皮下血腫	頭部打撲
	頭部打撲血腫	頭部打撲傷	頭部虫刺傷
	頭部皮下血腫	頭部皮下出血	頭部皮膚欠損創
な	動脈損傷	特発性関節脱臼	内視鏡検査中腸穿孔
	軟口蓋血腫	肉離れ	乳腺内異物
	乳房異物	尿管切石術後感染症	捻挫
	脳挫傷	脳挫傷・頭蓋内に達する開放創合併なし	脳挫創
	脳挫創・頭蓋内に達する開放創合併なし	脳損傷	脳対側損傷
	脳直撃損傷	脳底部挫傷	脳底部挫傷・頭蓋内に達する開放創合併なし
は	脳裂傷	剥離骨折	破裂骨折
	バンコマイシン耐性腸球菌感染症	皮下異物	皮下気腫
	皮下血腫	鼻下擦過創	皮下静脈損傷
	皮下損傷	膝皮膚欠損創	皮神経挫傷
	非定型肺炎	非熱傷性水疱	鼻部外傷性腫脹
	眉部血腫	鼻部擦過創	皮膚損傷
	鼻部打撲傷	鼻部虫刺傷	鼻部皮下血腫
	鼻部皮下出血	鼻部皮膚欠損創	鼻部皮膚剥離創
	びまん性脳損傷	びまん性脳損傷・頭蓋内に達する開放創合併なし	びまん性肺炎
	表皮剥離	複雑脱臼	腹部皮膚欠損創
	腹壁異物	腹壁創し開	腹壁縫合不全
	不全骨折	ぶどう球菌性敗血症	ブラックアイ
	粉砕骨折	閉鎖性外傷性脳圧迫	閉鎖性骨折

	閉鎖性脱臼	閉鎖性脳挫創	閉鎖性脳底部挫傷
	閉鎖性びまん性脳損傷	ペニシリン耐性肺炎球菌感染症	縫合不全
	帽状腱膜下出血	母指打撲傷	母指皮膚欠損創
ま	母趾皮膚欠損創	末梢血管外傷	末梢神経損傷
	耳後部打撲傷	網膜振盪	モンテジア骨折
ら	らせん骨折	離開骨折	裂離骨折
	若木骨折		

用法用量

通常，成人にはテイコプラニンとして初日400mg(力価)又は800mg(力価)を2回に分け，以後1日1回200mg(力価)又は400mg(力価)を30分以上かけて点滴静注する。敗血症には，初日800mg(力価)を2回に分け，以後1日1回400mg(力価)を30分以上かけて点滴静注する。

通常，乳児，幼児又は小児にはテイコプラニンとして10mg(力価)/kgを12時間間隔で3回，以後6～10mg(力価)/kg(敗血症などの重症感染症では10mg(力価)/kg)を24時間ごとに30分以上かけて点滴静注する。また，新生児(低出生体重児を含む)にはテイコプラニンとして初回のみ16mg(力価)/kgを，以後8mg(力価)/kgを24時間ごとに30分以上かけて点滴静注する。

なお，年齢，体重，症状により適宜増減する。

用法用量に関連する使用上の注意

(1)本剤の使用にあたっては，耐性菌の発現を防ぐため，原則として感受性を確認し，疾病の治療上必要な最小限の期間の投与にとどめること。

(2)腎障害のある患者には，投与量を減ずるか，投与間隔をあけて使用すること。

(3)投与期間中は血中濃度をモニタリングすることが望ましい。トラフレベルの血中濃度は5～10μg/mLを保つことが投与の目安となるが，敗血症などの重症感染症においては確実な臨床効果を得るために10μg/mL以上を保つこと。

禁忌　本剤の成分に対し過敏症の既往歴のある患者

原則禁忌

(1)アミノグリコシド系抗生物質，ペプチド系抗生物質又はバンコマイシン類に対し過敏症の既往歴のある患者

(2)アミノグリコシド系抗生物質，ペプチド系抗生物質又はバンコマイシン類による難聴又はその他の難聴のある患者

テイコプラニン点滴静注用200mg「F」：富士製薬　200mg1瓶[3113円/瓶]，テイコプラニン点滴静注用200mg「HK」：大興　200mg1瓶[3113円/瓶]，テイコプラニン点滴静注用200mg「NP」：ニプロ　200mg1瓶[3113円/瓶]，テイコプラニン点滴静注用200mg「TYK」：大正薬品　200mg1瓶[2655円/瓶]，テイコプラニン点滴静注用200mg「ケミファ」：シオノ　200mg1瓶[3113円/瓶]，テイコプラニン点滴静注用200mg「サワイ」：沢井　200mg1瓶[3113円/瓶]，テイコプラニン点滴静注用200mg「サンド」：サンド　200mg1瓶[3113円/瓶]，テイコプラニン点滴静注用200mg「タイヨー」：テバ製薬　200mg1瓶[3113円/瓶]，テイコプラニン点滴静注用200mg「トーワ」：東和　200mg1瓶[3113円/瓶]，テイコプラニン点滴静注用200mg「日医工」：日医工　200mg1瓶[3113円/瓶]，テイコプラニン点滴静注用200mg「ファイザー」：マイラン製薬　200mg1瓶[3113円/瓶]，テイコプラニン点滴静注用200mg「明治」：Meiji Seika　200mg1瓶[3113円/瓶]，テイコプラニン点滴静注用400mg「F」：富士製薬　400mg1瓶[4293円/瓶]，テイコプラニン点滴静注用400mg「NP」：ニプロ　400mg1瓶[4293円/瓶]，テイコプラニン点滴静注用400mg「トーワ」：東和　400mg1瓶[4293円/瓶]，テイコプラニン点滴静注用400mg「日医工」：日医工　400mg1瓶[4293円/瓶]，テイコプラニン点滴静注用400mg「明治」：Meiji Seika　400mg1瓶[4293円/瓶]

注射用パニマイシン100mg　規格：100mg1瓶[708円/瓶]
パニマイシン注射液50mg　規格：50mg1管[472円/管]
パニマイシン注射液100mg　規格：100mg1管[719円/管]

ジベカシン硫酸塩　Meiji Seika　613

【効能効果】

〈適応菌種〉ジベカシンに感性の黄色ブドウ球菌，大腸菌，肺炎桿菌，プロテウス属，モルガネラ・モルガニー，プロビデンシア・レットゲリ，緑膿菌

〈適応症〉敗血症，深在性皮膚感染症，慢性膿皮症，外傷・熱傷及び手術創等の二次感染，扁桃炎，急性気管支炎，肺炎，慢性呼吸器病変の二次感染，膀胱炎，腎盂腎炎，腹膜炎，中耳炎

【対応標準病名】

◎	外傷	急性気管支炎	挫創
	術後創部感染	腎盂腎炎	創傷
	創傷感染症	中耳炎	熱傷
	肺炎	敗血症	皮膚感染症
	腹膜炎	扁桃炎	膀胱炎
	慢性膿皮症	裂傷	裂創
○あ	MRSA膀胱炎	亜急性気管支炎	足開放創
	足第1度熱傷	足第2度熱傷	足第3度熱傷
	足熱傷	アルカリ腐蝕	アレルギー性膀胱炎
	胃腸管熱傷	犬咬創	胃熱傷
	陰茎開放創	陰茎第1度熱傷	陰茎第2度熱傷
	陰茎第3度熱傷	陰茎熱傷	咽頭開放創
	咽頭創傷	咽頭熱傷	院内感染敗血症
	陰のう開放創	陰のう第1度熱傷	陰のう第2度熱傷
	陰のう第3度熱傷	陰のう熱傷	インフルエンザ菌気管支炎
	インフルエンザ菌敗血症	会陰第1度熱傷	会陰第2度熱傷
	会陰第3度熱傷	会陰熱傷	会陰部化膿創
	腋窩第1度熱傷	腋窩第2度熱傷	腋窩第3度熱傷
	腋窩熱傷	横隔膜下膿瘍	横隔膜下腹膜炎
	横隔膜損傷	汚染擦過創	汚染創
か	外陰開放創	外陰第1度熱傷	外陰第2度熱傷
	外陰第3度熱傷	外陰熱傷	外陰部挫創
	外陰部切創	外陰部裂傷	外耳開放創
	外耳道創傷	外耳部外傷性異物	外耳部割創
	外耳部貫通創	外耳部咬創	外耳部挫創
	外耳部刺創	外耳部創傷	外傷性異物
	外傷性眼球ろう	外傷性虹彩離断	外傷性食道破裂
	外傷性穿孔性中耳炎	外傷性中耳炎	外傷性脳圧迫・頭蓋内に達する開放創合併あり
	外傷性破裂	外耳裂創	開放骨折
	開放性外傷性脳圧迫	開放性陥没骨折	開放性胸膜損傷
	開放性脱臼骨折	開放性脳挫創	開放性脳損傷髄膜炎
	開放性脳底部挫傷	開放性びまん性脳損傷	開放性粉砕骨折
	開放創	潰瘍性膀胱炎	下咽頭創傷
	下咽頭熱傷	化学外傷	下顎外傷性異物
	下顎開放創	下顎割創	下顎貫通創
	下顎口唇挫創	下顎咬創	下顎挫創
	下顎刺創	下顎創傷	下顎熱傷
	下顎部第1度熱傷	下顎部第2度熱傷	下顎部第3度熱傷
	下顎裂創	顎関節部開放創	顎関節部割創
	顎関節部貫通創	顎関節部咬創	顎関節部挫創
	顎関節部刺創	顎関節部創傷	顎関節部裂創
	角結膜腐蝕	角膜アルカリ化学熱傷	角膜挫創
	角膜酸化学熱傷	角膜酸性熱傷	角膜切傷
	角膜切創	角膜創傷	角膜熱傷
	角膜破裂	角膜裂傷	下肢第1度熱傷
	下肢第2度熱傷	下肢第3度熱傷	下肢熱傷
	下腿開放創	下腿足部熱傷	下腿熱傷

下腿部第1度熱傷	下腿部第2度熱傷	下腿部第3度熱傷
割創	化膿性中耳炎	化膿性腹膜炎
下半身第1度熱傷	下半身第2度熱傷	下半身第3度熱傷
下半身熱傷	下腹部第1度熱傷	下腹部第2度熱傷
下腹部第3度熱傷	眼化学熱傷	眼窩創傷
肝下膿瘍	眼球結膜裂傷	眼球損傷
眼球熱傷	眼球破裂	眼球裂傷
眼瞼外傷性異物	眼瞼開放創	眼瞼化学熱傷
眼瞼割創	眼瞼貫通創	眼瞼咬創
眼瞼挫創	眼瞼刺創	眼瞼創傷
眼瞼第1度熱傷	眼瞼第2度熱傷	眼瞼第3度熱傷
眼瞼熱傷	眼瞼裂創	肝周囲炎
眼周囲化学熱傷	眼周囲第1度熱傷	眼周囲第2度熱傷
眼周囲第3度熱傷	眼周囲部外傷性異物	眼周囲部開放創
眼周囲部割創	眼周囲部貫通創	眼周囲部咬創
眼周囲部挫創	眼周囲部刺創	眼周囲部創傷
眼周囲部裂創	貫通刺創	貫通銃創
貫通性挫滅創	貫通創	眼熱傷
眼部外傷性異物	眼部開放創	眼部割創
眼部貫通創	眼部咬創	眼部挫創
眼部刺創	眼部創傷	眼部裂創
顔面外傷性異物	顔面開放創	顔面割創
顔面貫通創	顔面咬創	顔面挫創
顔面刺創	顔面創傷	顔面搔創
顔面損傷	顔面第1度熱傷	顔面第2度熱傷
顔面第3度熱傷	顔面多発開放創	顔面多発割創
顔面多発貫通創	顔面多発咬創	顔面多発挫創
顔面多発刺創	顔面多発創傷	顔面多発裂創
顔面熱傷	顔面裂創	気管支肺炎
気管熱傷	気腫性腎盂腎炎	気道熱傷
偽膜性気管支炎	偽膜性扁桃炎	急性アデノイド咽頭炎
急性アデノイド扁桃炎	急性壊疽性扁桃炎	急性潰瘍性扁桃炎
急性化膿性中耳炎	急性化膿性扁桃炎	急性気管気管支炎
急性限局性腹膜炎	急性喉頭気管気管支炎	急性骨盤腹膜炎
急性出血性膀胱炎	急性腺窩性扁桃炎	急性単純性膀胱炎
急性中耳炎	急性肺炎	急性汎発性腹膜炎
急性反復性気管支炎	急性腹膜炎	急性扁桃炎
急性膀胱炎	胸管損傷	胸腔熱傷
胸腺損傷	胸部汚染創	胸部外傷
頬部外傷性異物	頬部開放創	頬部割創
頬部貫通創	頬部咬創	胸部挫創
頬部挫創	頬部刺創	胸部上腕熱傷
胸部食道損傷	胸部切創	頬部創傷
胸部損傷	胸部第1度熱傷	頬部第1度熱傷
胸部第2度熱傷	頬部第2度熱傷	胸部第3度熱傷
頬部第3度熱傷	胸部熱傷	胸部皮膚欠損創
頬部裂創	胸壁開放創	胸壁刺創
強膜切創	強膜創傷	胸膜損傷・胸腔に達する開放創合併あり
胸膜肺炎	強膜裂傷	胸膜裂創
棘刺創	魚咬創	躯幹薬傷
グラデニーゴ症候群	クラミジア肺炎	クループ性気管支炎
頚部開放創	頚部挫創	頚部食道開放創
頚部切創	頚部第1度熱傷	頚部第2度熱傷
頚部第3度熱傷	頚部熱傷	頚部膿疱
頚部皮膚欠損創	結膜創傷	結膜熱傷
結膜のうアルカリ化学熱傷	結膜のう酸化学熱傷	結膜腐蝕
結膜裂傷	限局性腹膜炎	肩甲間部第1度熱傷
肩甲間部第2度熱傷	肩甲間部第3度熱傷	肩甲間部熱傷
肩甲部第1度熱傷	肩甲部第2度熱傷	肩甲部第3度熱傷
肩甲部熱傷	原発性腹膜炎	肩部第1度熱傷
肩部第2度熱傷	肩部第3度熱傷	コアグラーゼ陰性ぶどう球菌敗血症
高エネルギー外傷	口蓋切創	口蓋裂創
口角部挫創	口角部裂創	口腔開放創

さ

口腔割創	口腔挫創	口腔刺創
口腔創傷	口腔第1度熱傷	口腔第2度熱傷
口腔第3度熱傷	口腔熱傷	口腔粘膜咬創
口腔裂創	口唇外傷性異物	口唇開放創
口唇割創	口唇貫通創	口唇咬創
口唇挫創	口唇刺創	口唇創傷
口唇第1度熱傷	口唇第2度熱傷	口唇第3度熱傷
口唇熱傷	口唇裂創	溝創
咬創	喉頭外傷	喉頭損傷
喉頭熱傷	後腹膜炎	後腹膜膿瘍
肛門第1度熱傷	肛門第2度熱傷	肛門第3度熱傷
肛門熱傷	鼓室内水腫	骨盤直腸窩膿瘍
骨盤腹膜炎	細菌性ショック	細菌性腹膜炎
細菌性膀胱炎	臍周囲炎	再発性中耳炎
酸腐蝕	耳介外傷性異物	耳介開放創
耳介割創	耳介貫通創	耳介咬創
耳介挫創	耳介刺創	耳介創傷
耳介部第1度熱傷	耳介部第2度熱傷	耳介部第3度熱傷
趾開放創	耳介裂創	趾化膿創
指間切創	子宮熱傷	刺咬症
示指PIP開放創	示指化膿創	四肢挫傷
四肢第1度熱傷	四肢第2度熱傷	四肢第3度熱傷
四肢熱傷	耳前部挫創	刺創
趾第1度熱傷	趾第2度熱傷	趾第3度熱傷
膝窩部銃創	膝部開放創	膝部咬創
膝部第1度熱傷	膝部第2度熱傷	膝部第3度熱傷
歯肉切創	歯肉裂創	趾熱傷
射創	習慣性アンギナ	銃自殺未遂
銃創	十二指腸穿孔腹膜炎	手関節掌側部挫創
手関節部挫創	手関節部創傷	手関節部第1度熱傷
手関節部第2度熱傷	手関節部第3度熱傷	手指開放創
種子骨開放骨折	手指第1度熱傷	手指第2度熱傷
手指第3度熱傷	手指端熱傷	手指熱傷
手術創部膿瘍	手術創離開	手掌挫創
手掌刺創	手掌切創	手掌第1度熱傷
手掌第2度熱傷	手掌第3度熱傷	手掌熱傷
手掌剥皮創	出血性中耳炎	出血性膀胱炎
術後横隔膜下膿瘍	術後腎盂腎炎	術後性中耳炎
術後性慢性中耳炎	術後膿瘍	術後腹腔内膿瘍
術後腹壁膿瘍	術後腹膜炎	手背第1度熱傷
手背第2度熱傷	手背第3度熱傷	手背熱傷
手背部挫創	手背部切創	シュロッフェル腫瘤
上顎部裂創	上行性腎盂腎炎	上鼓室化膿症
小指咬創	上肢第1度熱傷	上肢第2度熱傷
上肢第3度熱傷	上肢熱傷	焼身自殺未遂
小児肺炎	小膿疱性皮膚炎	上半身第1度熱傷
上半身第2度熱傷	上半身第3度熱傷	上半身熱傷
踵部第1度熱傷	踵部第2度熱傷	踵部第3度熱傷
上腕貫通銃創	上腕第1度熱傷	上腕第2度熱傷
上腕第3度熱傷	上腕熱傷	上腕部開放創
食道損傷	食道熱傷	処女膜裂傷
針刺創	滲出性気管支炎	滲出性腹膜炎
新生児中耳炎	膵臓性腹膜炎	水疱性中耳炎
精巣開放創	精巣熱傷	声門外傷
舌開放創	舌下顎挫創	舌咬創
舌挫創	舌刺創	舌切創
舌創傷	切断	舌熱傷
舌裂創	前額部外傷性異物	前額部開放創
前額部割創	前額部貫通創	前額部咬創
前額部挫創	前額部刺創	前額部創傷
前額部第1度熱傷	前額部第2度熱傷	前額部第3度熱傷
前額部裂創	腺窩性アンギナ	前胸部挫創
前胸部第1度熱傷	前胸部第2度熱傷	前胸部第3度熱傷
前胸部熱傷	前頚頭頂部挫創	穿孔性中耳炎

	穿孔性腹腔内膿瘍	穿孔性腹膜炎	全身挫傷
	全身第1度熱傷	全身第2度熱傷	全身第3度熱傷
	全身熱傷	穿通創	前腕開放創
	前腕咬創	前腕手部熱傷	前腕第1度熱傷
	前腕第2度熱傷	前腕第3度熱傷	前腕熱傷
	増殖性化膿性口内炎	創部膿瘍	足関節第1度熱傷
	足関節第2度熱傷	足関節第3度熱傷	足関節熱傷
	側胸部第1度熱傷	側胸部第2度熱傷	側胸部第3度熱傷
	足底熱傷	足底部咬創	足底部第1度熱傷
	足底部第2度熱傷	足底部第3度熱傷	足背部第1度熱傷
	足背部第2度熱傷	足背部第3度熱傷	側腹部咬創
	側腹部第1度熱傷	側腹部第2度熱傷	側腹部第3度熱傷
	側腹壁開放創	鼡径部開放創	鼡径部第1度熱傷
	鼡径部第2度熱傷	鼡径部第3度熱傷	鼡径部熱傷
た	第1度熱傷	第1度腐蝕	第2度熱傷
	第2度腐蝕	第3度熱傷	第3度腐蝕
	第4度熱傷	体幹第1度熱傷	体幹第2度熱傷
	体幹第3度熱傷	体幹熱傷	大腿咬創
	大腿挫創	大腿熱傷	大腿部開放創
	大腿部刺創	大腿部切創	大腿部第1度熱傷
	大腿部第2度熱傷	大腿部第3度熱傷	大腿裂創
	大転子部挫創	体表面積10%未満の熱傷	体表面積10－19%の熱傷
	体表面積20－29%の熱傷	体表面積30－39%の熱傷	体表面積40－49%の熱傷
	体表面積50－59%の熱傷	体表面積60－69%の熱傷	体表面積70－79%の熱傷
	体表面積80－89%の熱傷	体表面積90%以上の熱傷	大網膿瘍
	大葉性肺炎	多発性外傷	多発性開放創
	多発性咬創	多発性昆虫咬創	多発性挫傷
	多発性擦過創	多発性漿膜炎	多発性穿刺創
	多発性第1度熱傷	多発性第2度熱傷	多発性第3度熱傷
	多発性腸間膜膿瘍	多発性熱傷	多発性膿疱症
	多発性表在損傷	打撲割創	打撲挫創
	胆汁性腹膜炎	単純性中耳炎	腟開放創
	腟熱傷	腟壁縫合不全	肘関節部開放創
	中耳炎性顔面神経麻痺	中指咬創	中手骨関節部挫創
	虫垂炎術後残膿瘍	肘部第1度熱傷	肘部第2度熱傷
	肘部第3度熱傷	腸間膜脂肪織炎	腸間膜膿瘍
	腸骨窩膿瘍	腸穿孔腹膜炎	腸腰筋膿瘍
	沈下性肺炎	陳旧性中耳炎	手開放創
	手咬創	手第1度熱傷	手第2度熱傷
	手第3度熱傷	手熱傷	殿部開放創
	殿部咬創	殿部第1度熱傷	殿部第2度熱傷
	殿部第3度熱傷	殿部熱傷	頭皮開放創
	頭部開放創	頭部第1度熱傷	頭部第2度熱傷
	頭部第3度熱傷	頭部多発開放創	頭部多発割創
	頭部多発咬創	頭部多発挫創	頭部多発刺創
	頭部多発創傷	頭部多発裂創	動物咬創
な	頭部熱傷	飛び降り自殺未遂	内部尿路性器の熱傷
	軟口蓋挫創	軟口蓋創傷	軟口蓋熱傷
	軟口蓋破裂	乳児肺炎	乳頭部第1度熱傷
	乳頭部第2度熱傷	乳頭部第3度熱傷	乳房第1度熱傷
	乳房第2度熱傷	乳房第3度熱傷	乳房熱傷
	乳輪部第1度熱傷	乳輪部第2度熱傷	乳輪部第3度熱傷
	尿細管間質性腎炎	尿膜管膿瘍	猫咬創
	脳挫傷・頭蓋内に達する開放創合併あり	脳挫創・頭蓋内に達する開放創合併あり	脳底部挫傷・頭蓋内に達する開放創合併あり
は	膿皮症	膿疱	肺炎球菌性気管支炎
	肺炎球菌性腹膜炎	敗血症性気管支炎	敗血症性ショック
	敗血症性肺炎	敗血症性皮膚炎	敗血性壊疽
	肺熱傷	背部第1度熱傷	背部第2度熱傷
	背部第3度熱傷	背部熱傷	爆死自殺未遂
	抜歯後感染	半身第1度熱傷	半身第2度熱傷
	半身第3度熱傷	汎発性化膿性腹膜炎	反復性膀胱炎
	鼻根部打撲挫創	鼻根部裂創	鼻前庭部挫創
	鼻尖部挫創	鼻部外傷性異物	鼻部開放創
	眉部割創	鼻部割創	鼻部貫通創
	皮膚欠損創	鼻部咬創	鼻部挫創
	鼻部刺創	鼻部創傷	鼻部第1度熱傷
	鼻部第2度熱傷	鼻部第3度熱傷	皮膚剥脱創
	鼻部裂創	びまん性脳損傷・頭蓋内に達する開放創合併あり	びまん性肺炎
	眉毛部割創	眉毛部裂創	鼻翼部切創
	鼻翼部裂創	びらん性膀胱炎	腹腔骨盤部膿瘍
	腹腔内遺残膿瘍	腹腔内膿瘍	伏針
	副鼻腔開放創	腹部第1度熱傷	腹部第2度熱傷
	腹部第3度熱傷	腹部熱傷	腹壁開放創
	腹壁創し開	腹壁縫合糸膿瘍	腹壁縫合不全
	腐蝕	ぶどう球菌性敗血症	ぶどう球菌性扁桃炎
	閉塞性肺炎	扁桃性アンギナ	膀胱後部膿瘍
	膀胱三角部炎	縫合糸膿瘍	膀胱周囲炎
	膀胱周囲膿瘍	縫合不全	縫合部膿瘍
	放射線性熱傷	母指球部第1度熱傷	母指球部第2度熱傷
	母指球部第3度熱傷	母指咬創	母指示指間切創
	母指第1度熱傷	母指第2度熱傷	母指第3度熱傷
ま	母指熱傷	慢性化膿性穿孔性中耳炎	慢性化膿性中耳炎
	慢性骨盤腹膜炎	慢性再発性膀胱炎	慢性耳管鼓室化膿性中耳炎
	慢性上鼓室乳突洞化膿性中耳炎	慢性穿孔性中耳炎	慢性中耳炎
	慢性中耳炎急性増悪	慢性中耳炎後遺症	慢性中耳炎術後再燃
	慢性複雑性膀胱炎	慢性腹膜炎	慢性扁桃炎
	慢性膀胱炎	眉間部挫創	眉間部裂創
	耳後部挫創	脈絡網膜熱傷	無熱性肺炎
	盲管銃創	盲腸後部膿瘍	網脈絡膜裂傷
や	薬傷	腰部第1度熱傷	腰部第2度熱傷
ら	腰部第3度熱傷	腰部熱傷	良性慢性化膿性中耳炎
	連鎖球菌気管支炎	連鎖球菌性扁桃炎	老人性肺炎

△	BKウイルス腎症	MRCNS敗血症	MRSA敗血症
あ	MRSA腹膜炎	RSウイルス気管支炎	アキレス腱筋腱移行部断裂
	アキレス腱挫傷	アキレス腱挫創	アキレス腱切創
	アキレス腱断裂	アキレス腱部分断裂	足異物
	足挫創	足切創	亜脱臼
	圧挫傷	圧挫創	圧迫骨折
	圧迫神経炎	医原性気胸	陰茎挫創
	陰茎折症	陰茎裂創	陰のう裂創
	陰部切創	ウイルス性気管支炎	ウイルス性扁桃炎
	会陰裂傷	エコーウイルス気管支炎	炎症性大網癒着
か	横骨折	黄色ぶどう球菌敗血症	外耳部外傷性腫脹
	外耳部外傷性皮下異物	外耳部挫傷	外耳部擦過創
	外耳部切創	外耳部打撲傷	外耳部虫刺傷
	外耳部皮下血腫	外耳部皮下出血	外傷後早期合併症
	外傷性一過性麻痺	外傷性横隔膜ヘルニア	外傷性空気塞栓症
	外傷性咬合	外傷性硬膜動静脈瘻	外傷性耳出血
	外傷性脂肪塞栓症	外傷性縦隔気腫	外傷性脊髄出血
	外傷性切断	外傷性動静脈瘻	外傷性動脈血腫
	外傷性動脈瘤	外傷性乳び胸	外傷性脳圧迫
	外傷性脳圧迫・頭蓋内に達する開放創合併なし	外傷性脳症	外傷性皮下気腫
	外傷性皮下血腫	開放性脱臼	下顎挫傷
	下顎擦過創	下顎切創	下顎打撲傷
	下顎皮下血腫	下顎部挫傷	下顎部打撲傷
	下顎部皮膚欠損創	踵裂創	顎関節部挫傷
	顎関節部擦過創	顎関節部切創	顎関節部打撲傷
	顎関節部皮下血腫	顎部挫傷	顎部打撲傷
	下腿汚染創	下腿挫創	下腿切創
	下腿皮膚欠損創	下腿裂創	カテーテル感染症

	カテーテル敗血症	過労性脛部痛	眼黄斑部裂孔
	眼窩部挫創	眼窩裂傷	眼瞼外傷性腫脹
	眼瞼外傷性皮下異物	眼瞼擦過創	眼瞼切創
	眼瞼虫刺傷	環指圧挫傷	環指挫傷
	環指挫創	環指切創	間質性膀胱炎
	環指剥皮創	環指皮膚欠損創	眼周囲部外傷性腫脹
	眼周囲部外傷性皮下異物	眼周囲部擦過創	眼周囲部切創
	眼周囲部虫刺傷	関節血腫	関節骨折
	関節挫傷	関節打撲	完全骨折
	完全脱臼	眼部外傷性腫脹	眼部外傷性皮下異物
	眼部擦過創	眼部切創	眼部虫刺傷
	陥没骨折	顔面汚染創	顔面挫傷
	顔面擦過創	顔面切創	顔面多発挫傷
	顔面多発擦過創	顔面多発切創	顔面多発打撲傷
	顔面多発虫刺傷	顔面多発皮下血腫	顔面多発皮下出血
	顔面打撲傷	顔面皮下血腫	顔面皮膚欠損創
	頬粘膜咬傷	頬粘膜咬創	頬部挫傷
	頬部擦過創	頬部切創	頬部打撲傷
	胸部皮下気腫	頬部皮下血腫	頬部皮膚欠損創
	亀裂骨折	筋損傷	筋断裂
	筋肉内血腫	屈曲骨折	グラム陰性桿菌敗血症
	グラム陰性菌敗血症	グラム陽性菌敗血症	頚管破裂
	脛骨顆部割創	結核性中耳炎	血管切断
	血管損傷	血腫	血性腹膜炎
	嫌気性菌敗血症	腱切創	腱損傷
	腱断裂	腱部分断裂	腱裂傷
	口蓋挫傷	口腔外傷性異物	口腔外傷性腫脹
	口腔挫傷	口腔擦過創	口腔切創
	口腔打撲傷	口腔内血腫	口腔粘膜咬傷
	後出血	紅色陰癬	口唇外傷性腫脹
	口唇外傷性皮下異物	口唇咬傷	口唇挫傷
	口唇擦過創	口唇切創	口唇打撲傷
	口唇虫刺傷	口唇皮下血腫	口唇皮下出血
	後頭部外傷	後頭部割創	後頭部挫傷
	後頭部挫創	後頭部切創	後頭部打撲傷
	後頭部裂創	広範性軸索損傷	広汎性神経損傷
	後方脱臼	硬膜損傷	硬膜裂傷
	肛門裂創	コクサッキーウイルス気管支炎	骨折
	骨盤部裂創	昆虫咬創	昆虫刺傷
さ	コントル・クー損傷	採皮創	挫傷
	擦過創	擦過皮下血腫	挫滅傷
	挫滅創	耳介外傷性腫脹	耳介外傷性皮下異物
	耳介挫傷	耳介擦過創	耳介切創
	耳介打撲傷	耳介虫刺傷	耳介皮下血腫
	耳介皮下出血	耳下腺部打撲	趾間切創
	子宮頚管裂傷	子宮頚部環状剥離	趾挫創
	示指 MP 関節挫傷	示指割創	示指挫傷
	示指挫創	示指刺創	四肢静脈損傷
	示指切創	四肢動脈損傷	示指皮膚欠損創
	膝蓋部挫創	膝下部挫創	膝関節部異物
	膝関節部挫創	膝部異物	膝部割創
	膝部挫創	膝部切創	膝部裂創
	歯肉挫傷	斜骨折	尺骨近位端骨折
	尺骨鉤状突起骨折	手圧挫傷	縦隔血腫
	習慣性扁桃炎	縦骨折	重複骨折
	手関節挫滅傷	手関節挫滅創	手関節部切創
	手関節部裂創	手指圧挫傷	手指汚染創
	手指咬創	種子骨骨折	手指挫傷
	手指挫創	手指挫滅傷	手指挫滅創
	手指刺創	手指切創	手指打撲傷
	手指剥皮創	手指皮下血腫	手指皮膚欠損創
	手掌皮膚欠損創	術後感染症	術後血腫
	術後消化管出血性ショック	術後ショック	術後髄膜炎
	術後敗血症	術後皮下気腫	手背皮膚欠損創
	手部汚染創	上顎挫傷	上顎擦過創
	上顎切創	上顎打撲傷	上顎皮下血腫
	上口唇挫傷	踵骨部挫滅創	小指挫傷
	小指挫創	小指切創	硝子体切断
	小指皮膚欠損創	上唇小帯裂創	上腕汚染創
	上腕挫創	上腕皮膚欠損創	神経根ひきぬき損傷
	神経切断	神経叢損傷	神経叢不全損傷
	神経損傷	神経断裂	新生児敗血症
	靭帯ストレイン	靭帯損傷	靭帯断裂
	靭帯捻挫	靭帯裂傷	心内異物
	ストレイン	精巣破裂	舌咬傷
	切創	舌扁桃炎	セレウス菌敗血症
	前額部外傷性腫脹	前額部外傷性皮下異物	前額部擦過創
	前額部切創	前額部虫刺傷	前額部虫刺症
	前額部皮膚欠損創	仙骨部挫創	仙骨部皮膚欠損創
	線状骨折	全身擦過創	前頭部割創
	前頭部挫傷	前頭部挫創	前頭部切創
	前頭部打撲傷	前頭部皮膚欠損創	前方脱臼
	前腕汚染創	前腕挫創	前腕刺創
	前腕切創	前腕皮膚欠損創	前腕裂創
	爪下異物	爪下挫滅傷	爪下挫滅創
	掻創	足関節内果部挫創	足関節部挫創
	足底異物	足底部刺創	足底部皮膚欠損創
	側頭部割創	側頭部挫創	側頭部切創
	側頭部打撲傷	側頭部皮下血腫	足背部挫創
	足背部切創	足部汚染創	側腹部挫創
	足部皮膚欠損創	足部裂創	鼡径部切創
た	損傷	第 5 趾皮膚欠損創	大腿汚染創
	大腿皮膚欠損創	脱臼	脱臼骨折
	多発性切創	多発性裂創	打撲血腫
	打撲擦過創	打撲傷	打撲皮下血腫
	単純脱臼	腟断端炎	腟断端出血
	腟裂傷	肘関節骨折	肘関節挫創
	肘関節脱臼骨折	中指挫傷	中指挫創
	中指刺創	中指切創	中指皮膚欠損創
	中枢神経系損傷	肘頭骨折	肘部挫創
	肘部切創	肘部皮膚欠損創	腸間膜脂肪壊死
	腸球菌敗血症	手挫創	手刺創
	手切創	転位性骨折	殿部異物
	殿部刺創	殿部切創	殿部皮膚欠損創
	殿部裂創	頭頂部挫傷	頭頂部挫創
	頭頂部擦過創	頭頂部切創	頭頂部打撲傷
	頭頂部裂創	頭皮外傷性腫脹	頭皮下血腫
	頭皮剥離	頭皮表在損傷	頭部異物
	頭部外傷性皮下異物	頭部外傷性皮下気腫	頭部割創
	頭部頚部挫傷	頭部頚部挫創	頭部頚部打撲傷
	頭部血腫	頭部挫傷	頭部挫創
	頭部擦過創	頭部刺創	頭部切創
	頭部多発挫傷	頭部多発擦過創	頭部多発切創
	頭部多発打撲傷	頭部多発皮下血腫	頭部打撲
	頭部打撲血腫	頭部打撲傷	頭部虫刺傷
	頭部皮下異物	頭部皮下血腫	頭部皮下出血
	頭部皮膚欠損創	頭部裂創	動脈損傷
な	特発性関節脱臼	飛び込み自殺未遂	内視鏡検査中腸穿孔
	軟口蓋血腫	肉離れ	乳腺内異物
	乳房異物	尿管切石術後感染症	尿性腹膜炎
	捻挫	脳挫傷	脳挫傷・頭蓋内に達する開放創合併なし
	脳挫創	脳挫創・頭蓋内に達する開放創合併なし	脳損傷
	脳対側損傷	脳直撃損傷	脳底部挫傷
は	脳底部挫傷・頭蓋内に達する開放創合併なし	脳裂傷	剥離骨折
	パラインフルエンザウイルス気管支炎	破裂骨折	皮下異物

	皮下気腫	皮下血腫	鼻下擦過創
	皮下静脈損傷	皮下損傷	膝汚染創
	膝皮膚欠損創	皮神経挫傷	非定型肺炎
	非熱傷性水疱	鼻部外傷性腫脹	鼻部外傷性皮下異物
	腓腹筋挫創	眉部血腫	鼻部挫傷
	鼻部擦過創	鼻部切創	皮膚損傷
	鼻部打撲傷	鼻部虫刺傷	鼻部皮下血腫
	鼻部皮下出血	鼻部皮膚欠損創	鼻部皮膚剥離創
	びまん性脳損傷	びまん性脳損傷・頭蓋内に達する開放創合併なし	表皮剥離
	フィブリン性腹膜炎	複雑脱臼	腹部汚染創
	腹部刺創	腹部皮膚欠損創	腹壁異物
	不全骨折	ブラックアイ	粉砕骨折
	分娩時会陰裂傷	分娩時軟産道損傷	閉鎖性外傷性脳圧迫
	閉鎖性骨折	閉鎖性脱臼	閉鎖性脳挫創
	閉鎖性脳底部挫傷	閉鎖性びまん性脳損傷	扁桃チフス
	縫合不全出血	放射線出血性膀胱炎	放射線性膀胱炎
	帽状腱膜下出血	包皮挫創	包皮切創
	包皮裂創	母指挫傷	母指挫創
	母趾挫創	母指刺創	母指切創
	母指打撲挫創	母指打撲傷	母指皮膚欠損創
ま	母趾皮膚欠損創	母指末節部挫創	マイコプラズマ気管支炎
	末梢血管外傷	末梢神経損傷	耳後部打撲傷
や	網膜振盪	モンテジア骨折	腰部切創
ら	腰部打撲挫創	ライノウイルス気管支炎	らせん骨折
	離開骨折	涙管損傷	涙管断裂
	涙道損傷	轢過創	裂離
	裂離骨折	若木骨折	

用法用量

［筋注の場合］：通常，成人にはジベカシンとして，1日量100mg(力価)を1～2回に分け，小児にはジベカシンとして，1日量1～2mg(力価)/kgを1～2回に分け，それぞれ筋肉内注射する。

［点滴静注の場合］

〔注射用パニマイシン100mg〕：通常，成人にジベカシンとして，1日量100mg(力価)を2回に分け，100～300mLの補液中に溶解し，30分～1時間かけて点滴静注する。

〔パニマイシン注射液50mg，パニマイシン注射液100mg〕：通常，成人にジベカシンとして，1日量100mg(力価)を2回に分け，100～300mLの補液で希釈し，30分～1時間かけて点滴静注する。

なお，いずれの場合も年齢，症状により適宜増減する。

用法用量に関連する使用上の注意

(1)本剤の使用にあたっては，耐性菌の発現等を防ぐため，原則として感受性を確認し，疾病の治療上必要な最小限の期間の投与にとどめること。

(2)腎障害のある患者には，投与量を減ずるか，投与間隔をあけて使用すること。

禁忌　本剤の成分並びにアミノグリコシド系抗生物質又はバシトラシンに対し過敏症の既往歴のある患者

原則禁忌　本人又はその血族がアミノグリコシド系抗生物質による難聴又はその他の難聴のある患者

注射用ビクシリンS100　規格：(100mg)1瓶［64円/瓶］

アンピシリンナトリウム　クロキサシリンナトリウム水和物

Meiji Seika　619

【効能効果】

(1)新生児の細菌感染予防

(2)その他

〈適応菌種〉アンピシリン/クロキサシリンに感性のブドウ球菌属，レンサ球菌属，肺炎球菌，腸球菌属，大腸菌，プロテウス・ミラビリス，インフルエンザ菌

〈適応症〉慢性膿皮症，咽頭・喉頭炎，急性気管支炎，肺炎，慢性呼吸器病変の二次感染，外耳炎

【対応標準病名】

◎	咽頭炎	咽頭喉頭炎	外耳炎
	急性気管支炎	喉頭炎	細菌感染症
	肺炎	慢性膿皮症	
○	亜急性気管支炎	悪性外耳炎	アレルギー性外耳道炎
	アンギナ	一過性菌血症	咽頭気管炎
	咽頭チフス	咽頭痛	咽頭扁桃炎
	院内感染	インフルエンザ菌気管支炎	インフルエンザ菌喉頭炎
	インフルエンザ菌性咽頭炎	インフルエンザ菌性喉頭気管炎	壊死性外耳炎
	壊疽性咽頭炎	外耳湿疹	外耳道真珠腫
	外耳道痛	外耳道肉芽腫	外耳道膿瘍
	外耳道閉塞性角化症	外耳道蜂巣炎	潰瘍性咽頭炎
	下咽頭炎	化学性急性外耳炎	カタル性咽頭炎
	化膿性喉頭炎	間欠的菌血症	感染性咽頭炎
	感染性外耳炎	感染性喉頭気管炎	気管支肺炎
	偽膜性咽頭炎	偽膜性気管支炎	偽膜性喉頭炎
	急性咽頭炎	急性咽頭喉頭炎	急性咽頭扁桃炎
	急性壊疽性喉頭炎	急性外耳炎	急性潰瘍性喉頭炎
	急性化膿性咽頭炎	急性化膿性外耳炎	急性気管気管支炎
	急性光線性外耳炎	急性喉頭炎	急性喉頭気管炎
	急性喉頭気管気管支炎	急性湿疹性外耳炎	急性声帯炎
	急性声門下喉頭炎	急性接触性外耳炎	急性肺炎
	急性反応性外耳炎	急性反復性気管支炎	急性浮腫性喉頭炎
	菌血症	グラム陰性桿菌感染症	グラム陰性球菌感染症
	グラム陰性菌感染症	グラム陽性球菌感染症	クループ性気管支炎
	限局性外耳道炎	喉頭周囲炎	耳介周囲湿疹
	耳介部皮膚炎	耳介蜂巣炎	持続的菌血症
	出血性外耳炎	上咽頭炎	小児肺炎
	侵襲性インフルエンザ菌感染症	侵襲性肺炎球菌感染症	滲出性気管支炎
	大葉性肺炎	沈下性肺炎	乳児肺炎
	膿皮症	肺炎球菌感染症	肺炎球菌性咽頭炎
	肺炎球菌性気管支炎	敗血症性咽頭炎	敗血症性気管支炎
	敗血症性肺炎	敗血症性皮膚炎	非感染性急性外耳炎
	非定型肺炎	びまん性外耳炎	びまん性肺炎
	日和見感染	ぶどう球菌性咽頭炎	閉塞性肺炎
	マイコプラズマ気管支炎	膜性咽頭炎	慢性咽喉頭炎
	慢性外耳炎	無熱性肺炎	緑膿菌性外耳炎
	連鎖球菌気管支炎	連鎖球菌性アンギナ	連鎖球菌性咽頭炎
	連鎖球菌性喉頭炎	連鎖球菌性喉頭気管炎	老人性肺炎
△	BLNAR感染症	B群溶連菌感染症	ESBL産生菌感染症
	MRCNS感染症	インフルエンザ菌感染症	エンテロバクター属感染
	胸膜肺炎	クラミジア肺炎	グラム陽性桿菌感染症
	クレブシエラ属感染	嫌気性菌感染	セラチア属感染
	増殖性化膿性口内炎	大腸菌感染症	多剤耐性アシネトバクター感染症
	多剤耐性腸球菌感染症	多剤耐性緑膿菌感染症	腸球菌感染症
	バクテロイデス感染症	バンコマイシン耐性腸球菌感染症	ぶどう球菌感染症
	プロテウス菌感染症	ペニシリン耐性肺炎球菌感染症	ペプトコッカス感染
	ペプトストレプトコッカス属感染	ヘリコバクター・ピロリ感染症	ムコーズス中耳炎
	溶連菌感染症	緑膿菌感染症	淋菌性咽頭炎
	連鎖球菌感染症		

※ **適応外使用可**

・原則として，「アンピシリンナトリウム・クロキサシリンナトリウム【注射薬】」を「現行の適応症について小児」に対して点滴静注した場合，当該使用事例を審査上認める。

・原則として，「アンピシリンナトリウム・クロキサシリンナトリウム水和物【注射薬】」を「骨髄炎」に対して処方した場合，当該使用事例を審査上認める。

・原則として「アンピシリンナトリウム・クロキサシリンナトリウム水和物【注射薬】」を「感染性心内膜炎」に対し「1回2gを4～6時間ごとに静脈内に投与(1日8～12g)」，「細菌性髄膜炎」に対し「1回2gを4時間ごとに静脈内に投与(1日12g)」した場合，当該使用事例を審査上認める。

用法用量　通常，新生児・未熟児・乳児に対し合剤として1日体重1kg当り，100mg(力価)を，6～8時間毎に分けて筋肉内注射する。

用法用量に関連する使用上の注意

(1)本剤の使用にあたっては，耐性菌の発現等を防ぐため，原則として感受性を確認し，疾病の治療上必要な最小限の期間の投与にとどめること。

(2)高度の腎障害のある患者には，投与間隔をあけて使用すること。

禁忌

(1)本剤の成分によるショックの既往歴のある患者

(2)伝染性単核症のある患者(アンピシリン)

原則禁忌　本剤の成分又はペニシリン系抗生物質に対し過敏症の既往歴のある患者

注射用ビクシリンS500　規格：(500mg)1瓶[215円/瓶]
注射用ビクシリンS1000　規格：(1g)1瓶[389円/瓶]

アンピシリンナトリウム　クロキサシリンナトリウム水和物　Meiji Seika 619

【効能効果】

〈適応菌種〉アンピシリン/クロキサシリンに感性のブドウ球菌属，レンサ球菌属，肺炎球菌，腸球菌属，大腸菌，プロテウス・ミラビリス，インフルエンザ菌

〈適応症〉敗血症，肺炎，肺膿瘍，慢性呼吸器病変の二次感染，膀胱炎，腎盂腎炎

【対応標準病名】

◎	腎盂腎炎	肺炎	敗血症
	肺膿瘍	膀胱炎	
○	MRSA 膀胱炎	院内感染敗血症	インフルエンザ菌敗血症
	壊死性肺炎	黄色ぶどう球菌敗血症	潰瘍性膀胱炎
	間質性膀胱炎	気管支肺炎	気腫性腎盂腎炎
	急性出血性膀胱炎	急性単純性膀胱炎	急性肺炎
	急性膀胱炎	グラム陰性桿菌敗血症	グラム陰性菌敗血症
	グラム陽性菌敗血症	コアグラーゼ陰性ぶどう球菌敗血症	細菌性膀胱炎
	縦隔膿瘍	出血性膀胱炎	術後腎盂腎炎
	上行性腎盂腎炎	小児肺炎	大葉性肺炎
	腸球菌敗血症	沈下性肺炎	乳児肺炎
	尿膜管膿瘍	肺壊疽	肺炎合併肺膿瘍
	肺化膿症	敗血症性ショック	敗血症性肺炎
	反復性膀胱炎	非定型肺炎	びまん性肺炎
	びらん性膀胱炎	ぶどう球菌性敗血症	ぶどう球菌性肺膿瘍
	閉塞性肺炎	膀胱後部膿瘍	膀胱三角部炎
	膀胱周囲炎	膀胱周囲膿瘍	慢性再発性膀胱炎
	慢性肺化膿症	慢性複雑性膀胱炎	慢性膀胱炎
	無熱性肺炎	老人性肺炎	
△	BK ウイルス腎症	MRCNS 敗血症	MRSA 肺化膿症
	MRSA 敗血症	アレルギー性膀胱炎	胸膜肺炎
	クラミジア肺炎	嫌気性菌敗血症	セレウス菌敗血症
	尿細管間質性腎炎	放射線出血性膀胱炎	放射線性膀胱炎

※ **適応外使用可**

・原則として，「アンピシリンナトリウム・クロキサシリンナトリウム【注射薬】」を「現行の適応症について小児」に対して点滴静注した場合，当該使用事例を審査上認める。

・原則として，「アンピシリンナトリウム・クロキサシリンナトリウム水和物【注射薬】」を「骨髄炎」に対して処方した場合，当該使用事例を審査上認める。

・原則として「アンピシリンナトリウム・クロキサシリンナトリウム水和物【注射薬】」を「感染性心内膜炎」に対し「1回2gを4～6時間ごとに静脈内に投与(1日8～12g)」，「細菌性髄膜炎」に対し「1回2gを4時間ごとに静脈内に投与(1日12g)」した場合，当該使用事例を審査上認める。

用法用量

[筋注の場合]

通常，成人には合剤(アンピシリンナトリウム・クロキサシリンナトリウム水和物)として，1日量1.5～3.0g(力価)を3～4回に分け筋肉内注射する。

小児には合剤(アンピシリンナトリウム・クロキサシリンナトリウム水和物)として，1日量50～100mg(力価)/kgを3～4回に分け筋肉内注射する。

[点滴静注の場合]：用時溶解し，通常成人には合剤(アンピシリンナトリウム・クロキサシリンナトリウム水和物)として，1回量1.0～2.0g(力価)を250mL～500mLの輸液中に溶解して，1日2回1～2時間かけて点滴静注する。

なお，いずれの場合も年齢，症状により適宜増減する。

用法用量に関連する使用上の注意

(1)本剤の使用にあたっては，耐性菌の発現等を防ぐため，原則として感受性を確認し，疾病の治療上必要な最小限の期間の投与にとどめること。

(2)高度の腎障害のある患者には，投与間隔をあけて使用すること。

禁忌

(1)本剤の成分によるショックの既往歴のある患者

(2)伝染性単核症のある患者(アンピシリン)

原則禁忌　本剤の成分又はペニシリン系抗生物質に対し過敏症の既往歴のある患者

注射用フィルデシン1mg　規格：1mg1瓶[4883円/瓶]
注射用フィルデシン3mg　規格：3mg1瓶[12975円/瓶]

ビンデシン硫酸塩　塩野義 424

【効能効果】

下記疾患の自覚的並びに他覚的症状の寛解

急性白血病(慢性骨髄性白血病の急性転化を含む)，悪性リンパ腫，肺癌，食道癌

【対応標準病名】

◎	悪性リンパ腫	急性白血病	食道癌
	肺癌	慢性骨髄性白血病急性転化	
○	ALK 陽性未分化大細胞リンパ腫	EGFR 遺伝子変異陽性非小細胞肺癌	KIT (CD117) 陽性食道消化管間質腫瘍
	胃 MALT リンパ腫	胃悪性リンパ腫	眼窩悪性リンパ腫
	気管支癌	急性骨髄性白血病	急性骨髄単球性白血病
	急性前骨髄球性白血病	急性単球性白血病	胸部食道癌
	頚部悪性リンパ腫	頚部食道癌	結腸悪性リンパ腫
	原発性肺癌	甲状腺 MALT リンパ腫	甲状腺悪性リンパ腫
	骨悪性リンパ腫	骨髄単球性白血病	縦隔悪性リンパ腫
	十二指腸悪性リンパ腫	小腸悪性リンパ腫	食道胃接合部癌
	食道消化管間質腫瘍	心臓悪性リンパ腫	精巣悪性リンパ腫
	大腸 MALT リンパ腫	大腸悪性リンパ腫	直腸 MALT リンパ腫
	直腸悪性リンパ腫	脳悪性リンパ腫	膿胸関連リンパ腫
	肺 MALT リンパ腫	肺腺癌	肺腺扁平上皮癌
	肺腺様のう胞癌	肺大細胞癌	肺大細胞神経内分泌癌
	肺粘表皮癌	肺扁平上皮癌	肺胞上皮癌

	肺未分化癌	肺門部肺癌	肺門部非小細胞癌
	肺門部扁平上皮癌	パンコースト症候群	脾悪性リンパ腫
	非小細胞肺癌	非ホジキンリンパ腫	扁桃悪性リンパ腫
	慢性骨髄性白血病移行期	マントル細胞リンパ腫	未分化大細胞リンパ腫
	免疫芽球性リンパ節症	リンパ芽球性リンパ腫	リンパ腫
	濾胞性リンパ腫		
△	ALK 融合遺伝子陽性非小細胞肺癌	BCR － ABL1 陽性 B リンパ芽球性白血病	BCR － ABL1 陽性 B リンパ芽球性白血病/リンパ腫
	B 細胞性前リンパ球性白血病	B 細胞リンパ腫	B リンパ芽球性白血病
	B リンパ芽球性白血病/リンパ腫	CCR4 陽性成人 T 細胞白血病リンパ腫	E2A － PBX1 陽性 B リンパ芽球性白血病
	E2A － PBX1 陽性 B リンパ芽球性白血病/リンパ腫	IL3 － IGH 陽性 B リンパ芽球性白血病	IL3 － IGH 陽性 B リンパ芽球性白血病/リンパ腫
	MALT リンパ腫	MLL 再構成型 B リンパ芽球性白血病	MLL 再構成型 B リンパ芽球性白血病/リンパ腫
	Ph 陽性急性リンパ性白血病	TEL － AML1 陽性 B リンパ芽球性白血病	TEL － AML1 陽性 B リンパ芽球性白血病/リンパ腫
	T 細胞性前リンパ球白血病	T 細胞性大顆粒リンパ球白血病	T リンパ芽球性白血病
	T リンパ芽球性白血病/リンパ腫	悪性リンパ腫骨髄浸潤	アグレッシブ NK 細胞白血病
	異型リンパ球増加症	下部食道癌	下葉小細胞肺癌
	下葉肺癌	下葉肺腺癌	下葉肺大細胞癌
	下葉肺扁平上皮癌	下葉非小細胞肺癌	顆粒球肉腫
	肝脾 T 細胞リンパ腫	気管癌	気管支カルチノイド
	急性巨核芽球性白血病	急性リンパ性白血病	胸部下部食道癌
	胸部上部食道癌	胸部中部食道癌	胸膜播種
	くすぶり型白血病	形質細胞白血病	血管内大細胞型 B 細胞性リンパ腫
	血管免疫芽球性 T 細胞リンパ腫	高 2 倍体性 B リンパ芽球性白血病	高 2 倍体性 B リンパ芽球性白血病/リンパ腫
	好塩基球性白血病	好酸球減少症	好酸球性白血病
	好中球性白血病	好中球増加症	骨髄異形成症候群
	骨髄性白血病	骨髄性白血病骨髄浸潤	骨髄性類白血病反応
	混合型白血病	細気管支肺胞上皮癌	若年性骨髄単球性白血病
	主気管支の悪性腫瘍	症候性貧血	小児 EBV 陽性 T 細胞リンパ増殖性疾患
	小児急性リンパ性白血病	小児骨髄異形成症候群	小児全身性 EBV 陽性 T 細胞リンパ増殖性疾患
	上部食道癌	上葉小細胞肺癌	上葉肺癌
	上葉肺腺癌	上葉肺大細胞癌	上葉肺扁平上皮癌
	上葉非小細胞肺癌	食道悪性間葉系腫瘍	食道癌骨転移
	食道脂肪肉腫	髄膜白血病	成人 T 細胞白血病骨髄浸潤
	成人 T 細胞白血病リンパ腫	成人 T 細胞白血病リンパ腫・急性型	成人 T 細胞白血病リンパ腫・くすぶり型
	成人 T 細胞白血病リンパ腫・慢性型	成人 T 細胞白血病リンパ腫・リンパ腫型	赤白血病
	節外性 NK/T 細胞リンパ腫・鼻型	前リンパ球性白血病	単球性白血病
	単球性類白血病反応	単球増加症	中部食道癌
	中葉小細胞肺癌	中葉肺癌	中葉肺腺癌
	中葉肺大細胞癌	中葉肺扁平上皮癌	中葉非小細胞肺癌
	腸管症関連 T 細胞リンパ腫	低 2 倍体性 B リンパ芽球性白血病	低 2 倍体性 B リンパ芽球性白血病/リンパ腫
	転移性肺癌	二次性白血病	乳児偽白血病
	バーキット白血病	肺癌骨転移	肺癌による閉塞性肺炎
	肺門部小細胞癌	肺門部腺癌	肺門部大細胞癌
	白赤芽球症	白血球増加症	白血病
	白血病性関節症	バレット食道癌	脾 B 細胞性リンパ腫/白血病・分類不能型
	脾性貧血	非定型的白血病	脾びまん性赤脾髄小 B 細胞性リンパ腫
	皮膚白血病	肥満細胞性白血病	腹部食道癌
	プラズマ細胞増加症	分類不能型骨髄異形成症候群	ヘアリー細胞白血病
	ヘアリー細胞白血病亜型	本態性白血球増多症	末梢性 T 細胞リンパ腫
	慢性 NK 細胞リンパ増殖性疾患	慢性骨髄単球性白血病	慢性単球性白血病
	慢性白血病	慢性リンパ性白血病	無リンパ球症
	リンパ球異常	リンパ球減少症	リンパ球性類白血病反応
	リンパ球増加症	リンパ性白血病	リンパ性白血病骨髄浸潤
	リンパ組織球増多症	類白血病反応	

用法用量

(1)急性白血病，悪性リンパ腫

通常，成人にはビンデシン硫酸塩として 1 回 3mg (0.06mg/kg)，小児には 1 回 0.07～0.1mg/kg を 1 週間間隔で静脈内に注射する。

なお，年齢，症状により，適宜増減する。

(2)肺癌，食道癌

通常，成人にはビンデシン硫酸塩として 1 回 3～4.5mg (0.06～0.09mg/kg) を 1 週間間隔で静脈内に注射する。

なお，年齢，症状により，適宜増減する。

禁忌

(1)本剤の成分に対し重篤な過敏症の既往歴のある患者

(2)髄腔内

注射用フサン10

規格：10mg1瓶［1042円/瓶］

ナファモスタットメシル酸塩　鳥居薬品　399

【効 能 効 果】

(1)膵炎の急性症状（急性膵炎，慢性膵炎の急性増悪，術後の急性膵炎，膵管造影後の急性膵炎，外傷性膵炎）の改善

(2)汎発性血管内血液凝固症（DIC）

(3)出血性病変又は出血傾向を有する患者の血液体外循環時の灌流血液の凝固防止（血液透析及びプラスマフェレーシス）

【対応標準病名】

◎	急性膵炎	出血傾向	術後膵炎
	膵炎	播種性血管内凝固	慢性膵炎
	慢性膵炎急性増悪		
○	亜急性膵炎	アナフィラクトイド紫斑	アルコール性慢性膵炎
	アレルギー性血管炎	アンチトロンビン欠乏症	異常血小板
	遺伝性血小板減少症	うっ血性紫斑病	壊死性膵炎
	エバンス症候群	円形血小板症	カサバッハ・メリット症候群
	化膿性膵炎	感染性膵壊死	急性出血壊死性膵炎
	急性膵壊死	急性特発性血小板減少性紫斑病	凝固因子欠乏症
	巨大血小板症候群	巨大血小板性血小板減少症	グレイ血小板症候群
	血液凝固異常	血管拡張性環状紫斑症	血小板機能異常症
	血小板機能低下	血小板減少症	血小板減少性紫斑病
	血小板障害症	血小板放出機構異常症	血小板無力症
	限局性膵炎	原発性血小板減少症	後天性血小板機能低下
	後天性第 XIII 因子欠乏症	骨髄低形成血小板減少症	再発性急性膵炎
	シェーンライン・ヘノッホ紫斑病	シェーンライン・ヘノッホ紫斑病性関節炎	自己赤血球感作症候群
	自己免疫性膵炎	四肢出血斑	紫斑病
	紫斑病腎炎	周期性血小板減少症	重症急性膵炎
	症候性紫斑病	ステロイド誘発性膵炎	全身性紫斑病
	先天性血液凝固因子異常	先天性血小板機能低下	先天性第 XI 因子欠乏症
	先天性プラスミノゲン欠損症	続発性血小板減少症	続発性血小板減少性紫斑病
	続発性紫斑病	単純性紫斑病	デビス紫斑
	特発性血小板減少性紫斑病	特発性血小板減少性紫斑病合併妊娠	特発性慢性膵炎
	ヘパリン起因性血小板減少症	ベルナール・スーリエ症候群	慢性再発性膵炎

	慢性特発性血小板減少性紫斑病	毛細管脆弱症	毛細血管脆弱症
	薬剤性血小板減少性紫斑病		
△	ERCP 後膵炎	アルコール性急性膵炎	劇症紫斑病
	後天性無フィブリノゲン血症	術後胆管炎	消費性凝固障害
	膵膿瘍	線維素溶解性紫斑病	線溶亢進
	続発性線維素溶解性障害	胆石性膵炎	浮腫性膵炎
	薬剤性膵炎	老人性紫斑	老年性出血
	ローゼンタール病		

用法用量

効能効果(1)の場合：通常，1回，ナファモスタットメシル酸塩として10mgを5%ブドウ糖注射液500mLに溶解し，約2時間前後かけて1日1〜2回静脈内に点滴注入する。なお，症状に応じ適宜増減する。

効能効果(2)の場合：通常，1日量を5%ブドウ糖注射液1,000mLに溶解し，ナファモスタットメシル酸塩として毎時0.06〜0.20mg/kgを24時間かけて静脈内に持続注入する。

効能効果(3)の場合：通常，体外循環開始に先だち，ナファモスタットメシル酸塩として20mgを生理食塩液500mLに溶解した液で血液回路内の洗浄・充てんを行い，体外循環開始後は，ナファモスタットメシル酸塩として毎時20〜50mgを5%ブドウ糖注射液に溶解し，抗凝固剤注入ラインより持続注入する。なお，症状に応じ適宜増減する。

禁忌　本剤の成分に対し過敏症の既往歴のある患者

注射用オプサン10：三和化学[256円/瓶]，コアヒビター注射用10mg：エイワイ[390円/瓶]，注射用ナオタミン10：旭化成[256円/瓶]，注射用ナファタット10：日医工[256円/瓶]，注射用ナファモスタット10「MEEK」：小林化工[256円/瓶]，ナファモスタットメシル酸塩注射用10mg「AFP」：エール[256円/瓶]，ナファモスタットメシル酸塩注射用10mg「F」：富士製薬[256円/瓶]，ナファモスタットメシル酸塩注射用10mg「NikP」：日医工ファーマ[256円/瓶]，ナファモスタットメシル酸塩注射用10mg「NP」：ニプロ[256円/瓶]，ナファモスタットメシル酸塩注射用10mg「PP」：ポーラ[256円/瓶]，ナファモスタットメシル酸塩注射用10mg「フソー」：東菱薬品[256円/瓶]，ファモセット注用10mg：東和[256円/瓶]，注射用ブイペル10：テバ製薬[256円/瓶]，注射用ブセロン10：沢井[256円/瓶]，注射用ロナスタット10：イセイ[256円/瓶]

注射用フサン50　規格：50mg1瓶[2731円/瓶]
ナファモスタットメシル酸塩　鳥居薬品　399

【効能効果】

(1)汎発性血管内血液凝固症(DIC)
(2)出血性病変又は出血傾向を有する患者の血液体外循環時の灌流血液の凝固防止(血液透析及びプラスマフェレーシス)

【対応標準病名】

◎	出血傾向	播種性血管内凝固	
○	アナフィラクトイド紫斑	アレルギー性血管炎	アンチトロンビン欠乏症
	異常血小板	遺伝性血小板減少症	うっ血性紫斑病
	エバンス症候群	円形血小板症	カサバッハ・メリット症候群
	急性特発性血小板減少性紫斑病	凝固因子欠乏症	巨大血小板症候群
	巨大血小板性血小板減少症	グレイ血小板症候群	血液凝固異常
	血管拡張性環状紫斑症	血小板機能異常症	血小板機能低下
	血小板減少症	血小板減少性紫斑病	血小板障害症
	血小板放出機構異常症	血小板無力症	原発性血小板減少症
	後天性血小板機能低下	後天性第 XIII 因子欠乏症	骨髄低形成血小板減少症
	シェーンライン・ヘノッホ紫斑病	シェーンライン・ヘノッホ紫斑病性関節炎	自己赤血球感作症候群
	四肢出血斑	紫斑病	紫斑病腎炎
	周期性血小板減少症	症候性紫斑病	全身性紫斑病
	先天性血液凝固因子異常	先天性血小板機能低下	先天性第 XI 因子欠乏症
	先天性プラスミノゲン欠損症	続発性血小板減少症	続発性血小板減少性紫斑病
	続発性紫斑病	単純性紫斑病	デビス紫斑
	特発性血小板減少性紫斑病	特発性血小板減少性紫斑病合併妊娠	ヘパリン起因性血小板減少症
	ベルナール・スーリエ症候群	慢性特発性血小板減少性紫斑病	毛細管脆弱症
	毛細血管脆弱症	薬剤性血小板減少性紫斑病	
△	劇症紫斑病	後天性無フィブリノゲン血症	消費性凝固障害
	線維素溶解性紫斑病	線溶亢進	続発性線維素溶解性障害
	老人性紫斑	老年性出血	ローゼンタール病

用法用量

効能効果(1)の場合：通常，1日量を5%ブドウ糖注射液1,000mLに溶解し，ナファモスタットメシル酸塩として毎時0.06〜0.20mg/kgを24時間かけて静脈内に持続注入する。

効能効果(2)の場合：通常，体外循環開始に先だち，ナファモスタットメシル酸塩として20mgを生理食塩液500mLに溶解した液で血液回路内の洗浄・充てんを行い，体外循環開始後は，ナファモスタットメシル酸塩として毎時20〜50mgを5%ブドウ糖注射液に溶解し，抗凝固剤注入ラインより持続注入する。なお，症状に応じ適宜増減する。

禁忌　本剤の成分に対し過敏症の既往歴のある患者

注射用オプサン50：三和化学　50mg1瓶[494円/瓶]，コアヒビター注射用50mg：エイワイ　50mg1瓶[901円/瓶]，コアヒビター注射用100mg：エイワイ　100mg1瓶[1436円/瓶]，コアヒビター注射用150mg：エイワイ　150mg1瓶[2697円/瓶]，注射用ナオタミン50：旭化成　50mg1瓶[494円/瓶]，注射用ナオタミン100：旭化成　100mg1瓶[1436円/瓶]，注射用ナファタット50：日医工　50mg1瓶[494円/瓶]，注射用ナファタット100：日医工　100mg1瓶[1436円/瓶]，注射用ナファモスタット50「MEEK」：小林化工　50mg1瓶[901円/瓶]，注射用ナファモスタット100「MEEK」：小林化工　100mg1瓶[1436円/瓶]，ナファモスタットメシル酸塩注射用50mg「AFP」：エール　50mg1瓶[494円/瓶]，ナファモスタットメシル酸塩注射用50mg「F」：富士製薬　50mg1瓶[494円/瓶]，ナファモスタットメシル酸塩注射用50mg「NikP」：日医工ファーマ　50mg1瓶[494円/瓶]，ナファモスタットメシル酸塩注射用50mg「NP」：ニプロ　50mg1瓶[494円/瓶]，ナファモスタットメシル酸塩注射用50mg「PP」：ポーラ　50mg1瓶[494円/瓶]，ナファモスタットメシル酸塩注射用50mg「フソー」：東菱薬品　50mg1瓶[494円/瓶]，ナファモスタットメシル酸塩注射用100mg「AFP」：エール　100mg1瓶[749円/瓶]，ナファモスタットメシル酸塩注射用100mg「NikP」：日医工ファーマ　100mg1瓶[1436円/瓶]，ナファモスタットメシル酸塩注射用100mg「フソー」：東菱薬品　100mg1瓶[1436円/瓶]，ファモセット注用50mg：東和　50mg1瓶[494円/瓶]，注射用ブイペル50：テバ製薬　50mg1瓶[494円/瓶]，注射用ブイペル100：テバ製薬　100mg1瓶[749円/瓶]，注射用ブセロン50：沢井　50mg1瓶[494円/瓶]，注射用ロナスタット50：イセイ　50mg1瓶[494円/瓶]

注射用フトラフール400　規格：400mg1瓶[519円/瓶]
フトラフール注400mg　規格：4%10mL1管[514円/管]
テガフール　大鵬薬品　422

【効能効果】

頭頸部癌，消化器癌(胃癌，結腸・直腸癌)の自覚的・他覚的症状の寛解

【対応標準病名】

◎	胃癌	咽頭癌	咽頭上皮内癌
	下咽頭癌	下咽頭後部癌	下顎歯肉癌
	下顎歯肉頬移行部癌	顎下腺癌	下口唇基底細胞癌
	下口唇皮膚癌	下口唇有棘細胞癌	下唇癌
	下唇赤唇部癌	頬粘膜癌	頬粘膜上皮内癌
	頚皮膚上皮内癌	頚部癌	頚部基底細胞癌
	頚部転移性腺癌	頚部皮膚癌	頚部有棘細胞癌
	結腸癌	口蓋癌	口蓋上皮内癌
	口蓋垂癌	口腔癌	口腔上皮内癌
	口腔前庭癌	口腔底癌	口腔底上皮内癌
	硬口蓋癌	甲状腺癌	甲状腺癌骨転移
	甲状腺髄様癌	甲状腺乳頭癌	甲状腺未分化癌
	甲状腺濾胞癌	口唇癌	口唇境界部癌
	口唇上皮内癌	口唇赤唇部癌	口唇皮膚上皮内癌
	口底癌	口底上皮内癌	喉頭蓋癌
	喉頭蓋前面癌	喉頭蓋谷癌	喉頭癌
	喉頭上皮内癌	耳下腺癌	篩骨洞癌
	歯肉癌	歯肉上皮内癌	上咽頭癌
	上咽頭後壁癌	上咽頭上壁癌	上咽頭前壁癌
	上咽頭側壁癌	上顎歯肉癌	上顎歯肉頬移行部癌
	上顎洞癌	上顎洞上皮内癌	上口唇基底細胞癌
	上口唇皮膚癌	上口唇有棘細胞癌	上唇癌
	上唇赤唇部癌	小唾液腺癌	唇交連癌
	正中型口腔底癌	正中型口底癌	声門下癌
	声門癌	声門上癌	舌縁癌
	舌下腺癌	舌下面癌	舌下面上皮内癌
	舌癌	舌根部癌	舌上皮内癌
	舌尖癌	舌背癌	側方型口腔底癌
	側方型口底癌	大唾液腺癌	唾液腺癌
	中咽頭癌	中咽頭後壁癌	中咽頭側壁癌
	直腸癌	転移性口腔癌	転移性舌癌
	転移性鼻腔癌	頭頚部癌	頭皮上皮内癌
	頭部基底細胞癌	頭部皮膚癌	頭部有棘細胞癌
	軟口蓋癌	鼻咽腔癌	鼻腔癌
	副甲状腺癌	副鼻腔癌	扁桃窩癌
	扁桃癌	梨状陥凹癌	輪状後部癌
○	KIT (CD117) 陽性胃消化管間質腫瘍	KIT (CD117) 陽性結腸消化管間質腫瘍	KIT (CD117) 陽性小腸消化管間質腫瘍
	KIT (CD117) 陽性食道消化管間質腫瘍	KIT (CD117) 陽性直腸消化管間質腫瘍	KRAS 遺伝子野生型結腸癌
	KRAS 遺伝子野生型直腸癌	S 状結腸癌	胃癌・HER2 過剰発現
	胃管癌	胃消化管間質腫瘍	胃小弯部癌
	胃進行癌	胃前庭部癌	胃体部癌
	胃大弯部癌	胃底部癌	胃幽門部癌
	横行結腸癌	回腸消化管間質腫瘍	回盲部癌
	下顎部メルケル細胞癌	顎下部悪性腫瘍	下行結腸癌
	眼角基底細胞癌	眼角皮膚癌	眼角有棘細胞癌
	眼瞼メルケル細胞癌	顔面メルケル細胞癌	頬部メルケル細胞癌
	空腸消化管間質腫瘍	頚部原発腫瘍	頚部メルケル細胞癌
	結腸消化管間質腫瘍	口唇メルケル細胞癌	項部メルケル細胞癌
	残胃癌	耳介メルケル細胞癌	十二指腸消化管間質腫瘍
	十二指腸神経内分泌腫瘍	上行結腸癌	小腸消化管間質腫瘍
	食道消化管間質腫瘍	前額部メルケル細胞癌	前頭洞癌
	早期胃癌	大腸癌	大腸粘液癌
	大網消化管間質腫瘍	虫垂癌	腸間膜消化管間質腫瘍
	蝶形骨洞癌	直腸 S 状部結腸癌	直腸癌術後再発
	直腸消化管間質腫瘍	転移性篩骨洞癌	転移性上顎洞癌
	転移性前頭洞癌	転移性蝶形骨洞癌	転移性副鼻腔癌
	頭部メルケル細胞癌	噴門癌	盲腸癌
	幽門癌	幽門前庭部癌	
△	悪性甲状腺腫	悪性虫垂粘液瘤	悪性頭蓋咽頭腫
	胃悪性間葉系腫瘍	胃癌骨転移	胃脂肪肉腫
	遺伝性非ポリポーシス大腸癌	胃平滑筋肉腫	咽頭腫瘍
	咽頭肉腫	外耳道癌	回腸カルチノイド
	下咽頭肉腫	下咽頭披裂喉頭蓋ひだ癌	下顎部基底細胞癌
	下顎部皮膚癌	下顎部有棘細胞癌	下眼瞼基底細胞癌
	下眼瞼皮膚癌	下眼瞼有棘細胞癌	仮声帯癌
	眼瞼脂腺癌	眼瞼皮膚の悪性腫瘍	顔面悪性腫瘍
	顔面基底細胞癌	顔面脂腺癌	顔面皮膚癌
	顔面有棘細胞癌	顔面隆起性皮膚線維肉腫	肝弯曲部癌
	臼後部癌	嗅神経芽腫	嗅神経上皮腫
	頬部基底細胞癌	胸部食道癌	頬部皮膚癌
	頬部有棘細胞癌	頬部隆起性皮膚線維肉腫	空腸カルチノイド
	頚部悪性腫瘍	頚部脂腺癌	頚部食道癌
	頚部皮膚悪性腫瘍	頚部隆起性皮膚線維肉腫	結腸脂肪肉腫
	口蓋弓癌	甲状腺悪性腫瘍	甲状軟骨の悪性腫瘍
	口唇皮膚悪性腫瘍	項部基底細胞癌	項部皮膚癌
	項部有棘細胞癌	鰓原性癌	耳介癌
	耳管癌	耳前部基底細胞癌	耳前部皮膚癌
	耳前部有棘細胞癌	十二指腸神経内分泌癌	上咽頭脂肪肉腫
	上顎癌	上顎結節部癌	上眼瞼基底細胞癌
	上眼瞼皮膚癌	上眼瞼有棘細胞癌	上行結腸カルチノイド
	上行結腸平滑筋肉腫	小腸カルチノイド	小腸平滑筋肉腫
	食道癌	舌脂肪肉腫	前額部基底細胞癌
	前額部皮膚癌	前額部有棘細胞癌	大腸癌骨転移
	中咽頭肉腫	中耳悪性腫瘍	虫垂杯細胞カルチノイド
	直腸癌骨転移	直腸脂肪肉腫	直腸平滑筋肉腫
	転移性下顎癌	転移性消化器腫瘍	転移性上顎癌
	転移性膵腫瘍	転移性脾腫瘍	頭部脂腺癌
	内耳癌	鼻尖基底細胞癌	鼻前庭癌
	鼻尖皮膚癌	鼻尖有棘細胞癌	鼻中隔癌
	鼻背基底細胞癌	鼻背皮膚癌	鼻背有棘細胞癌
	鼻部基底細胞癌	鼻部皮膚癌	鼻部有棘細胞癌
	鼻翼基底細胞癌	鼻翼皮膚癌	鼻翼有棘細胞癌
	披裂喉頭蓋ひだ下咽頭面癌	披裂喉頭蓋ひだ喉頭面癌	脾弯曲部癌
	副咽頭間隙悪性腫瘍	副甲状腺悪性腫瘍	扁桃肉腫
	盲腸カルチノイド		

用法用量　通常，1日量，体重1kg当たりテガフールとして，20mg相当量をそのまま静脈内に注射するか又は生理食塩液，5%糖液(ブドウ糖液，キシリトール液)300～500mLと混合し，静脈内に点滴注射する。注射用フトラフール400の場合は用時，注射用蒸留水，生理食塩液あるいは5%糖液10mLに溶解し，上記に準じて投与する。

警告

(1)劇症肝炎等の重篤な肝障害が起こることがあるので，定期的(特に投与開始から2ヵ月間は1ヵ月に1回以上)に肝機能検査を行うなど観察を十分に行い，肝障害の早期発見に努めること。肝障害の前兆又は自覚症状と考えられる食欲不振を伴う倦怠感等の発現に十分に注意し，黄疸(眼球黄染)があらわれた場合には直ちに投与を中止し，適切な処置を行うこと。

(2)テガフール・ギメラシル・オテラシルカリウム配合剤との併用により，重篤な血液障害等の副作用が発現するおそれがあるので，併用を行わないこと。

禁忌

(1)本剤の成分に対し重篤な過敏症の既往歴のある患者

(2)テガフール・ギメラシル・オテラシルカリウム配合剤投与中の患者及び投与中止後7日以内の患者

(3)妊婦又は妊娠している可能性のある婦人

併用禁忌

薬剤名等	臨床症状・措置方法	機序・危険因子
テガフール・ギメラシ	早期に重篤な血液障	ギメラシルがフルオロ

ル・オテラシルカリウム配合剤（ティーエスワン）	害や下痢，口内炎等の消化管障害等が発現するおそれがあるので，テガフール・ギメラシル・オテラシルカリウム配合剤投与中及び投与中止後少なくとも７日以内は本剤を投与しないこと。	ウラシルの異化代謝を阻害し，血中フルオロウラシル濃度が著しく上昇する。

イカルス静注400mg：イセイ　4%10mL1管［189円/管］

注射用ペニシリンGカリウム20万単位
規格：20万単位1瓶［170円/瓶］
注射用ペニシリンGカリウム100万単位
規格：100万単位1瓶［211円/瓶］
ベンジルペニシリンカリウム　Meiji Seika　611

【効能効果】

〈適応菌種〉ベンジルペニシリンに感性のブドウ球菌属，レンサ球菌属，肺炎球菌，腸球菌属，淋菌，髄膜炎菌，ジフテリア菌，炭疽菌，放線菌，破傷風菌，ガス壊疽菌群，回帰熱ボレリア，ワイル病レプトスピラ，鼠咬症スピリルム，梅毒トレポネーマ
〈適応症〉敗血症，感染性心内膜炎，表在性皮膚感染症，深在性皮膚感染症，リンパ管・リンパ節炎，乳腺炎，咽頭・喉頭炎，扁桃炎，急性気管支炎，肺炎，肺膿瘍，膿胸，慢性呼吸器病変の二次感染，淋菌感染症，化膿性髄膜炎，中耳炎，副鼻腔炎，猩紅熱，炭疽，ジフテリア（抗毒素併用），鼠咬症，破傷風（抗毒素併用），ガス壊疽（抗毒素併用），放線菌症，回帰熱，ワイル病，梅毒

【対応標準病名】

◎	咽頭炎	咽頭喉頭炎	黄疸出血性レプトスピラ症
	回帰熱	ガス壊疽	感染性心内膜炎
	急性気管支炎	急性細菌性髄膜炎	喉頭炎
	ジフテリア	猩紅熱	鼠咬症
	炭疽	中耳炎	乳腺炎
	膿胸	肺炎	敗血症
	梅毒	肺膿瘍	破傷風
	皮膚感染症	副鼻腔炎	扁桃炎
	放線菌症	リンパ管炎	リンパ節炎
	淋病		
○あ	亜急性感染性心内膜炎	亜急性気管支炎	亜急性細菌性心内膜炎
	亜急性リンパ管炎	アンギナ	異型猩紅熱
	胃腸炭疽	咽頭気管炎	咽頭ジフテリア
	咽頭チフス	咽頭扁桃炎	院内感染敗血症
	インフルエンザ菌気管支炎	インフルエンザ菌喉頭炎	インフルエンザ菌性咽頭炎
	インフルエンザ菌性喉頭気管炎	壊疽性咽頭炎	オスラー結節
か	外傷性穿孔性中耳炎	外傷性中耳炎	潰瘍性咽頭炎
	下咽頭炎	牙関緊急	顎放線菌症
	カタル性咽頭炎	滑膜梅毒	化膿性喉頭炎
	化膿性中耳炎	化膿性乳腺炎	化膿性副鼻腔炎
	化膿性リンパ節炎	眼瞼梅毒	感染性咽頭炎
	感染性喉頭気管炎	肝梅毒	眼梅毒
	偽猩紅熱	偽膜性気管支炎	偽膜性喉頭炎
	偽膜性扁桃炎	急性アデノイド咽頭炎	急性アデノイド扁桃炎
	急性咽頭炎	急性咽頭喉頭炎	急性咽頭扁桃炎
	急性壊疽性喉頭炎	急性壊疽性扁桃炎	急性潰瘍性喉頭炎
	急性潰瘍性扁桃炎	急性化膿性咽頭炎	急性化膿性中耳炎
	急性化膿性扁桃炎	急性感染性心内膜炎	急性気管気管支炎
	急性喉頭炎	急性喉頭気管炎	急性喉頭気管気管支炎
	急性細菌性心内膜炎	急性声帯炎	急性声門下喉頭炎
	急性腺窩性扁桃炎	急性中耳炎	急性乳腺炎
	急性肺炎	急性汎発性発疹性膿疱症	急性反復性気管支炎
	急性浮腫性喉頭炎	急性扁桃炎	急性淋菌性尿道炎
	胸膜肺炎	筋梅毒	クラミジア肺炎
	グラム陽性菌敗血症	クループ性気管支炎	頚部膿瘍
	頚部リンパ節炎	原因菌不明髄膜炎	限局性膿胸
	顕性神経梅毒	コアグラーゼ陰性ぶどう球菌敗血症	後期潜伏性梅毒
	口腔上顎洞瘻	口腔梅毒	口唇梅毒
	後天梅毒	喉頭ジフテリア	喉頭周囲炎
	喉頭梅毒	肛門扁平コンジローマ	肛門淋菌感染
さ	骨梅毒	ゴム腫	細菌性硬膜炎
	細菌性ショック	細菌性心内膜炎	細菌性髄膜炎
	臍周囲炎	再発性中耳炎	再発第２期梅毒
	篩骨洞炎	歯性上顎洞炎	歯性副鼻腔炎
	ジフテリア性結膜炎	ジフテリア性心筋炎	ジフテリア性多発ニューロパチー
	ジフテリア腹膜炎	縦隔膿瘍	習慣性アンギナ
	習慣性扁桃炎	出血性中耳炎	術後性中耳炎
	術後性慢性中耳炎	上咽頭炎	上顎洞炎
	猩紅熱性心筋炎	上鼓室化膿症	小児肺炎
	小児副鼻腔炎	小膿疱性皮膚炎	しらみ媒介性回帰熱
	神経梅毒	神経梅毒髄膜炎	心血管梅毒
	滲出性気管支炎	新生児中耳炎	新生児膿漏眼
	新生児梅毒	腎梅毒	髄膜脳炎
	脊髄ろう	舌扁桃炎	遷延性心内膜炎
	遷延梅毒	腺窩性アンギナ	穿孔性中耳炎
	先天梅毒	先天梅毒脊髄炎	先天梅毒脳炎
	先天梅毒脳脊髄炎	前頭洞炎	全膿胸
	潜伏性早期先天梅毒	潜伏性早期梅毒	潜伏性晩期先天梅毒
	潜伏梅毒	早期顕性先天梅毒	早期先天内臓梅毒
	早期先天皮膚粘膜梅毒	早期先天皮膚梅毒	早期梅毒
た	増殖性化膿性口内炎	鼠咬症スピロヘータ症	第１期肛門梅毒
	第１期性器梅毒	第２期梅毒髄膜炎	第２期梅毒性筋炎
	第２期梅毒性虹彩毛様体炎	第２期梅毒性骨膜炎	第２期梅毒性女性骨盤炎症性疾患
	第２期梅毒性リンパ節症	大腸放線菌症	大葉性肺炎
	だに媒介性回帰熱	多発性膿疱症	単純性中耳炎
	炭疽髄膜炎	炭疽敗血症	遅発性梅毒
	中耳炎性顔面神経麻痺	腸間膜リンパ節炎	腸球菌敗血症
	蝶形骨洞炎	直腸淋菌感染	沈下性肺炎
な	陳旧性中耳炎	内耳梅毒	乳児肺炎
	乳腺膿瘍	乳腺瘻孔	乳頭周囲炎
	乳頭びらん	乳房炎症性疾患	乳房潰瘍
	乳房膿瘍	乳房よう	乳輪下膿瘍
	脳脊髄梅毒	脳梅毒	膿皮症
は	膿疱	肺炎球菌性咽頭炎	肺炎球菌性気管支炎
	肺化膿症	敗血症性咽頭炎	敗血症性皮膚炎
	敗血性壊疽	肺炭疽	梅毒感染母体より出生した児
	梅毒腫	梅毒性滑液包炎	梅毒性気管炎
	梅毒性痙性脊髄麻痺	梅毒性喉頭気管炎	梅毒性呼吸器障害
	梅毒性ゴム腫	梅毒性視神経萎縮	梅毒性心筋炎
	梅毒性心内膜炎	梅毒性心弁膜炎	梅毒性心膜炎
	梅毒性髄膜炎	梅毒性脊髄性動脈炎	梅毒性脊椎炎
	梅毒性大動脈炎	梅毒性大動脈弁閉鎖不全症	梅毒性大動脈瘤
	梅毒性聴神経炎	梅毒性動脈炎	梅毒性動脈内膜炎
	梅毒性脳動脈炎	梅毒性肺動脈弁逆流症	梅毒性腹膜炎
	梅毒性網脈絡膜炎	肺梅毒	肺放線菌症
	晩期先天神経梅毒	晩期先天性心血管梅毒	晩期先天梅毒
	晩期先天梅毒性関節障害	晩期先天梅毒性骨軟骨障害	晩期梅毒
	晩期梅毒性滑液包炎	晩期梅毒性球後視神経炎	晩期梅毒性視神経萎縮
	晩期梅毒性上強膜炎	晩期梅毒性女性骨盤炎症性疾患	晩期梅毒性髄膜炎
	晩期梅毒性多発ニューロパチー	晩期梅毒性聴神経炎	晩期梅毒性白斑
	晩期梅毒脊髄炎	晩期梅毒脳炎	晩期梅毒脳脊髄炎
	汎副鼻腔炎	鼻咽頭ジフテリア	肥厚性硬膜炎

チ

	非特異性腸間膜リンパ節炎	非特異性リンパ節炎	皮膚ジフテリア
	皮膚炭疽	ぶどう球菌性咽頭炎	ぶどう球菌性胸膜炎
	ぶどう球菌性髄膜炎	ぶどう球菌性敗血症	ぶどう球菌性肺膿瘍
	ぶどう球菌性扁桃炎	閉塞性肺炎	扁桃ジフテリア
	扁桃性アンギナ	扁桃チフス	扁平コンジローマ
ま	膜性咽頭炎	慢性咽喉頭炎	慢性化膿性穿孔性中耳炎
	慢性化膿性中耳炎	慢性耳管鼓室化膿性中耳炎	慢性上鼓室乳突洞化膿性中耳炎
	慢性穿孔性中耳炎	慢性中耳炎	慢性中耳炎急性増悪
	慢性中耳炎後遺症	慢性中耳炎術後再燃	慢性膿胸
	慢性肺化膿症	慢性副鼻腔炎	慢性副鼻腔炎急性増悪
	慢性副鼻腔膿瘍	慢性扁桃炎	慢性淋菌性尿道炎
	慢性リンパ管炎	慢性リンパ節炎	耳後部リンパ節炎
	耳後部リンパ腺炎	無症候性神経梅毒	無熱性肺炎
ら	迷路梅毒	モニリフォルム連鎖桿菌症	良性慢性化膿性中耳炎
	淋菌性咽頭炎	淋菌性外陰炎	淋菌性外陰腟炎
	淋菌性滑膜炎	淋菌性関節炎	淋菌性亀頭炎
	淋菌性結膜炎	淋菌性腱滑膜炎	淋菌性虹彩毛様体炎
	淋菌性口内炎	淋菌性骨髄炎	淋菌性子宮頚管炎
	淋菌性女性骨盤炎	淋菌性心筋炎	淋菌性心内膜炎
	淋菌性心膜炎	淋菌性髄膜炎	淋菌性精巣炎
	淋菌性精巣上体炎	淋菌性前立腺炎	淋菌性腟炎
	淋菌性尿道炎	淋菌性尿道狭窄	淋菌性脳膿瘍
	淋菌性肺炎	淋菌性敗血症	淋菌性バルトリン腺膿瘍
	淋菌性腹膜炎	淋菌性膀胱炎	淋菌性卵管炎
	連鎖球菌気管支炎	連鎖球菌性アンギナ	連鎖球菌性咽頭炎
	連鎖球菌性喉頭炎	連鎖球菌性喉頭気管炎	連鎖球菌性心内膜炎
	連鎖球菌性髄膜炎	連鎖球菌性扁桃炎	老人性肺炎
△	MRCNS 敗血症	MRSA 感染性心内膜炎	MRSA 髄膜炎
	MRSA 膿胸	MRSA 肺化膿症	MRSA 敗血症
	RS ウイルス気管支炎	アーガイル・ロバートソン瞳孔	亜急性心内膜炎
	アレルギー性副鼻腔炎	咽頭痛	インフルエンザ菌性髄膜炎
	インフルエンザ菌敗血症	ウイルス性咽頭炎	ウイルス性気管支炎
	ウイルス性扁桃炎	エコーウイルス気管支炎	壊死性肺炎
	黄色ぶどう球菌敗血症	開口障害	乾酪性副鼻腔炎
	気管支食道瘻	気管支肺炎	気管食道瘻
	気管支瘻膿胸	偽性髄膜炎	偽膜性咽頭炎
	胸膜瘻	くも膜炎	クラットン関節
	グラデニーゴ症候群	グラム陰性桿菌敗血症	グラム陰性菌敗血症
	クレブシェラ性髄膜炎	痙性梅毒性運動失調症	結核性中耳炎
	嫌気性菌敗血症	紅色陰癬	硬性下疳
	硬膜炎	コクサッキーウイルス気管支炎	鼓室内水腫
	三尖弁心内膜炎	視神経髄膜炎	若年性進行麻痺
	若年性脊髄ろう	シャルコー関節	猩紅熱性中耳炎
	初期硬結	食道気管支瘻	食道気管瘻
	真菌性髄膜炎	神経原性関節症	神経障害性脊椎障害
	進行性運動性運動失調症	進行麻痺	新生児敗血症
	心内膜炎	水疱性中耳炎	髄膜炎菌性心内膜炎
	性器下疳	脊髄膜炎	脊髄ろう性関節炎
	セレウス菌敗血症	先天梅毒髄膜炎	先天梅毒性多発ニューロパチー
	早期先天梅毒性咽頭炎	早期先天梅毒性眼障害	早期先天梅毒性喉頭炎
	早期先天梅毒性骨軟骨障害	早期先天梅毒性肺炎	早期先天梅毒性鼻炎
	早期先天梅毒性網脈絡膜炎	早期梅毒性眼症	桑実状臼歯
	僧帽弁心内膜炎	第 2 期梅毒性眼障害	大腸菌髄膜炎
	腸チフス性心内膜炎	点状角膜炎	軟膜炎
	二次性網膜変性症	乳頭潰瘍	ニューロパチー性関節炎
	肺壊疽	肺炎合併肺膿瘍	肺炎球菌性髄膜炎
	敗血症性気管支炎	敗血症性ショック	敗血症性心内膜炎
	敗血症性肺炎	肺穿孔	梅毒血清反応偽陽性
	梅毒血清反応陽性	梅毒性鞍鼻	梅毒性角結膜炎
	梅毒性角膜炎	梅毒性乾癬	梅毒性筋炎
	梅毒性舌潰瘍	梅毒性脱毛症	梅毒性粘膜疹
	梅毒性パーキンソン症候群	梅毒性白斑	梅毒性ばら疹
	梅毒反応生物学的偽陽性	肺瘻	ハッチンソン三主徴
	ハッチンソン歯	パラインフルエンザウイルス気管支炎	晩期先天梅毒性間質性角膜炎
	晩期先天梅毒性眼障害	晩期先天梅毒性髄膜炎	晩期先天梅毒性多発ニューロパチー
	晩期先天梅毒性脳炎	非定型肺炎	皮膚放線菌症
	びまん性肺炎	フリードレンダー桿菌性髄膜炎	閉塞性髄膜炎
	放線菌症性敗血症	マイコプラズマ気管支炎	慢性髄膜炎
	慢性膿皮症	ムンプス髄膜炎	癒着性くも膜炎
	ライノウイルス気管支炎	リステリア性心内膜炎	緑膿菌髄膜炎
	ワッセルマン反応偽陽性		

※ **適応外使用可**

・原則として，「ベンジルペニシリンカリウム【注射薬】」を「壊死性筋膜炎」に対して「1 回 200～400 万単位を 4～6 時間毎，静脈内に投与」した場合，当該使用事例を審査上認める。

・原則として，「ベンジルペニシリンカリウム【注射薬】」を「脳膿瘍」に対して「1 回 400 万単位を 4 時間毎，静脈内に投与」した場合，当該使用事例を審査上認める。

用法用量

＜化膿性髄膜炎・感染性心内膜炎・梅毒を除く感染症＞

通常，成人には，ベンジルペニシリンとして 1 回 30～60 万単位を 1 日 2～4 回筋肉内注射する。

なお，年齢，症状により適宜増減する。

＜化膿性髄膜炎＞

通常，成人には，ベンジルペニシリンとして 1 回 400 万単位を 1 日 6 回，点滴静注する。

なお，年齢，症状により適宜減量する。

＜感染性心内膜炎＞

通常，成人には，ベンジルペニシリンとして 1 回 400 万単位を 1 日 6 回，点滴静注する。

なお，年齢，症状により適宜増減するが，1 回 500 万単位，1 日 3000 万単位を超えないこと。

＜梅毒＞

通常，成人には，ベンジルペニシリンとして 1 回 300～400 万単位を 1 日 6 回，点滴静注する。

なお，年齢，症状により適宜減量する。

用法用量に関連する使用上の注意

(1)本剤の使用にあたっては，耐性菌の発現等を防ぐため，原則として感受性を確認し，疾病の治療上必要な最小限の期間の投与にとどめること。

(2)高度の腎障害のある患者には，投与量・投与間隔の適切な調節をするなど慎重に投与すること。

(3)化膿性髄膜炎，感染性心内膜炎，梅毒への適用については，国内外の各種ガイドライン等，最新の情報を参考にして投与すること。

(4)小児に対する用法用量は確立していないので，小児に投与する場合は，国内外の各種ガイドライン等を参考にして，患者の状態を十分に観察しながら慎重に投与すること。

禁忌 本剤の成分によるショックの既往歴のある患者

原則禁忌 本剤の成分又はペニシリン系抗生物質に対し過敏症の既往歴のある患者

注射用マキシピーム0.5g　規格：500mg1瓶[716円/瓶]
注射用マキシピーム1g　規格：1g1瓶[935円/瓶]
セフェピム塩酸塩水和物　ブリストル　613

【効能効果】

(1)一般感染症
〈適応菌種〉セフェピムに感性のブドウ球菌属，レンサ球菌属，肺炎球菌，モラクセラ(ブランハメラ)・カタラーリス，大腸菌，シトロバクター属，クレブシエラ属，エンテロバクター属，セラチア属，プロテウス属，モルガネラ・モルガニー，プロビデンシア属，インフルエンザ菌，シュードモナス属，緑膿菌，バークホルデリア・セパシア，ステノトロホモナス(ザントモナス)・マルトフィリア，アシネトバクター属，ペプトストレプトコッカス属，バクテロイデス属，プレボテラ属(プレボテラ・ビビアを除く)
〈適応症〉敗血症，深在性皮膚感染症，外傷・熱傷及び手術創等の二次感染，肛門周囲膿瘍，扁桃炎(扁桃周囲膿瘍を含む)，肺炎，肺膿瘍，慢性呼吸器病変の二次感染，複雑性膀胱炎，腎盂腎炎，前立腺炎(急性症，慢性症)，腹膜炎，腹腔内膿瘍，胆嚢炎，胆管炎，子宮内感染，子宮旁結合織炎，中耳炎，副鼻腔炎
(2)発熱性好中球減少症

【対応標準病名】

◎	外傷	急性細菌性前立腺炎	肛門周囲膿瘍
	挫創	子宮内感染症	子宮傍組織炎
	術後創部感染	腎盂腎炎	前立腺炎
	創傷	創傷感染症	胆管炎
	胆のう炎	中耳炎	熱傷
	肺炎	敗血症	肺膿瘍
	発熱性好中球減少症	皮膚感染症	腹腔内膿瘍
	副鼻腔炎	腹膜炎	扁桃炎
	扁桃周囲膿瘍	慢性前立腺炎	慢性複雑性膀胱炎
	裂傷	裂創	
○あ	足開放創	足第1度熱傷	足第2度熱傷
	足第3度熱傷	足熱傷	アルカリ腐蝕
	アレルギー性副鼻腔炎	胃腸管熱傷	胃熱傷
	陰茎開放創	陰茎第1度熱傷	陰茎第2度熱傷
	陰茎第3度熱傷	陰茎熱傷	咽頭熱傷
	院内感染敗血症	陰のう開放創	陰のう第1度熱傷
	陰のう第2度熱傷	陰のう第3度熱傷	陰のう熱傷
	インフルエンザ菌敗血症	会陰第1度熱傷	会陰第2度熱傷
	会陰第3度熱傷	会陰熱傷	会陰部化膿創
	腋窩第1度熱傷	腋窩第2度熱傷	腋窩第3度熱傷
	腋窩熱傷	壊死性肺炎	壊疽性胆細管炎
	壊疽性胆のう炎	壊疽性扁桃周囲炎	横隔膜下膿瘍
か	横隔膜下腹膜炎	黄色ぶどう球菌敗血症	外陰開放創
	外陰第1度熱傷	外陰第2度熱傷	外陰第3度熱傷
	外陰熱傷	外傷性穿孔性中耳炎	外傷性中耳炎
	外傷性脳圧迫・頭蓋内に達する開放創合併あり	開放骨折	開放性外傷性脳圧迫
	開放性陥没骨折	開放性胸膜損傷	開放性脱臼骨折
	開放性脳挫創	開放性脳損傷髄膜炎	開放性脳底部挫傷
	開放性びまん性脳損傷	開放性粉砕骨折	潰瘍性膀胱炎
	下咽頭熱傷	化学外傷	下顎熱傷
	下顎部第1度熱傷	下顎部第2度熱傷	下顎部第3度熱傷
	角結膜腐蝕	角膜アルカリ化学熱傷	角膜酸化学熱傷
	角膜酸性熱傷	角膜熱傷	下肢第1度熱傷
	下肢第2度熱傷	下肢第3度熱傷	下肢熱傷
	下腿開放創	下腿足部熱傷	下腿熱傷
	下腿部第1度熱傷	下腿部第2度熱傷	下腿部第3度熱傷
	化膿性中耳炎	化膿性副鼻腔炎	化膿性腹膜炎
	化膿性扁桃周囲炎	下半身第1度熱傷	下半身第2度熱傷
	下半身第3度熱傷	下半身熱傷	下腹部第1度熱傷
	下腹部第2度熱傷	下腹部第3度熱傷	顆粒球減少症
	眼化学熱傷	肝下膿瘍	眼球熱傷
	眼瞼化学熱傷	眼瞼第1度熱傷	眼瞼第2度熱傷
	眼瞼第3度熱傷	眼瞼熱傷	肝周囲炎
	眼周囲化学熱傷	眼周囲第1度熱傷	眼周囲第2度熱傷
	眼周囲第3度熱傷	貫通性挫滅創	肝内胆細管炎
	眼熱傷	顔面損傷	顔面第1度熱傷
	顔面第2度熱傷	顔面第3度熱傷	顔面熱傷
	乾酪性副鼻腔炎	気管支肺炎	気管熱傷
	気腫性腎盂腎炎	気道熱傷	偽膜性扁桃炎
	逆行性胆管炎	急性アデノイド咽頭炎	急性アデノイド扁桃炎
	急性壊疽性扁桃炎	急性潰瘍性扁桃炎	急性化膿性胆管炎
	急性化膿性胆のう炎	急性化膿性中耳炎	急性化膿性扁桃炎
	急性気腫性胆のう炎	急性限局性腹膜炎	急性骨盤腹膜炎
	急性子宮傍結合織炎	急性腺窩性扁桃炎	急性胆管炎
	急性胆細管炎	急性胆のう炎	急性中耳炎
	急性肺炎	急性汎発性腹膜炎	急性腹膜炎
	急性閉塞性化膿性胆管炎	急性扁桃炎	胸腔熱傷
	狭窄性胆管炎	胸部外傷	胸部上腕熱傷
	胸部損傷	胸部第1度熱傷	頬部第1度熱傷
	胸部第2度熱傷	頬部第2度熱傷	胸部第3度熱傷
	頬部第3度熱傷	胸部熱傷	胸壁開放創
	胸膜損傷・胸腔に達する開放創合併あり	胸膜肺炎	胸膜裂創
	躯幹薬傷	グラデニーゴ症候群	クラミジア肺炎
	グラム陰性桿菌敗血症	グラム陰性菌敗血症	グラム陽性菌敗血症
	頚部第1度熱傷	頚部第2度熱傷	頚部第3度熱傷
	頚部熱傷	頚部膿疱	結核性中耳炎
	血性腹膜炎	結膜熱傷	結膜のうアルカリ化学熱傷
	結膜のう酸化学熱傷	結膜腐蝕	限局性腹膜炎
	肩甲間部第1度熱傷	肩甲間部第2度熱傷	肩甲間部第3度熱傷
	肩甲間部熱傷	肩甲部第1度熱傷	肩甲部第2度熱傷
	肩甲部第3度熱傷	肩甲部熱傷	原発性硬化性胆管炎
	原発性腹膜炎	肩部第1度熱傷	肩部第2度熱傷
	肩部第3度熱傷	コアグラーゼ陰性ぶどう球菌敗血症	高位筋間膿瘍
	高エネルギー外傷	口腔上顎洞瘻	口腔第1度熱傷
	口腔第2度熱傷	口腔第3度熱傷	口腔熱傷
	口唇第1度熱傷	口唇第2度熱傷	口唇第3度熱傷
	口唇熱傷	好中球G6PD欠乏症	好中球減少症
	喉頭外傷	喉頭損傷	喉頭熱傷
	後腹膜炎	後腹膜膿瘍	肛門括約筋内膿瘍
	肛門第1度熱傷	肛門第2度熱傷	肛門第3度熱傷
	肛門熱傷	肛門裂創	鼓室内水腫
	骨盤結合織炎	骨盤死腔炎	骨盤直腸窩膿瘍
	骨盤膿瘍	骨盤部感染性リンパのう胞	骨盤腹膜炎
さ	細菌性ショック	細菌性腹膜炎	細菌性膀胱炎
	臍周囲炎	細胆管炎	再発性胆管炎
	再発性中耳炎	坐骨直腸窩膿瘍	酸腐蝕
	耳介部第1度熱傷	耳介部第2度熱傷	耳介部第3度熱傷
	趾開放創	趾化膿創	子宮周囲炎
	子宮周囲膿瘍	子宮熱傷	篩骨洞炎
	自己免疫性好中球減少症	示指化膿創	四肢挫傷
	四肢第1度熱傷	四肢第2度熱傷	四肢第3度熱傷
	四肢熱傷	歯性上顎洞炎	歯性副鼻腔炎
	歯性扁桃周囲膿瘍	趾第1度熱傷	趾第2度熱傷
	趾第3度熱傷	膝窩部銃創	膝部開放創
	膝部咬創	膝部第1度熱傷	膝部第2度熱傷
	膝部第3度熱傷	趾熱傷	縦隔膿瘍
	習慣性アンギナ	習慣性扁桃炎	周期性好中球減少症

チ

	銃自殺未遂	十二指腸穿孔腹膜炎	十二指腸総胆管炎
	手関節部第1度熱傷	手関節部第2度熱傷	手関節部第3度熱傷
	手指開放創	手指咬創	種子骨開放骨折
	手指第1度熱傷	手指第2度熱傷	手指第3度熱傷
	手指端熱傷	手指熱傷	手術創部膿瘍
	手掌第1度熱傷	手掌第2度熱傷	手掌第3度熱傷
	手掌熱傷	出血性中耳炎	出血性膀胱炎
	術後横隔膜下膿瘍	術後腎盂腎炎	術後性中耳炎
	術後性慢性中耳炎	術後胆管炎	術後膿瘍
	術後腹腔内膿瘍	術後腹壁膿瘍	術後腹膜炎
	手背第1度熱傷	手背第2度熱傷	手背第3度熱傷
	手背熱傷	シュロッフェル腫瘤	上顎洞炎
	上行性腎盂腎炎	上鼓室化膿症	小指咬創
	上肢第1度熱傷	上肢第2度熱傷	上肢第3度熱傷
	上肢熱傷	焼身自殺未遂	小児遺伝性無顆粒球症
	小児肺炎	小児副鼻腔炎	小膿疱性皮膚炎
	上半身第1度熱傷	上半身第2度熱傷	上半身第3度熱傷
	上半身熱傷	踵部第1度熱傷	踵部第2度熱傷
	踵部第3度熱傷	上腕貫通銃創	上腕第1度熱傷
	上腕第2度熱傷	上腕第3度熱傷	上腕熱傷
	上腕部開放創	食道熱傷	女性急性骨盤蜂巣炎
	女性慢性骨盤蜂巣炎	滲出性腹膜炎	新生児中耳炎
	新生児敗血症	膵臓性腹膜炎	水疱性中耳炎
	精巣開放創	精巣熱傷	舌熱傷
	舌扁桃炎	セレウス菌敗血症	前額部第1度熱傷
	前額部第2度熱傷	前額部第3度熱傷	腺窩性アンギナ
	前胸部第1度熱傷	前胸部第2度熱傷	前胸部第3度熱傷
	前胸部熱傷	穿孔性中耳炎	穿孔性腹腔内膿瘍
	穿孔性腹膜炎	全身挫傷	全身第1度熱傷
	全身第2度熱傷	全身第3度熱傷	全身熱傷
	先天性好中球減少症	前頭洞炎	前立腺膿瘍
	前腕開放創	前腕咬創	前腕手部熱傷
	前腕第1度熱傷	前腕第2度熱傷	前腕第3度熱傷
	前腕熱傷	増殖性化膿性口内炎	創部膿瘍
	足関節第1度熱傷	足関節第2度熱傷	足関節第3度熱傷
	足関節熱傷	側胸部第1度熱傷	側胸部第2度熱傷
	側胸部第3度熱傷	足底熱傷	足底部咬創
	足底部第1度熱傷	足底部第2度熱傷	足底部第3度熱傷
	足背部第1度熱傷	足背部第2度熱傷	足背部第3度熱傷
	側腹部咬創	側腹部第1度熱傷	側腹部第2度熱傷
	側腹部第3度熱傷	側腹壁開放創	鼡径部開放創
	鼡径部第1度熱傷	鼡径部第2度熱傷	鼡径部第3度熱傷
た	鼡径部熱傷	第1度熱傷	第1度腐蝕
	第2度熱傷	第2度腐蝕	第3度熱傷
	第3度腐蝕	第4度熱傷	体幹第1度熱傷
	体幹第2度熱傷	体幹第3度熱傷	体幹熱傷
	大腿熱傷	大腿部第1度熱傷	大腿部第2度熱傷
	大腿部第3度熱傷	体表面積10%未満の熱傷	体表面積10－19%の熱傷
	体表面積20－29%の熱傷	体表面積30－39%の熱傷	体表面積40－49%の熱傷
	体表面積50－59%の熱傷	体表面積60－69%の熱傷	体表面積70－79%の熱傷
	体表面積80－89%の熱傷	体表面積90%以上の熱傷	大網膿瘍
	大葉性肺炎	多発性外傷	多発性開放創
	多発性咬創	多発性昆虫咬創	多発性挫傷
	多発性擦過創	多発性漿膜炎	多発性穿刺創
	多発性第1度熱傷	多発性第2度熱傷	多発性第3度熱傷
	多発性腸間膜膿瘍	多発性熱傷	多発性膿疱症
	多発性表在損傷	胆管胆のう炎	胆管膿瘍
	単球減少症	胆汁性腹膜炎	単純性中耳炎
	胆のう壊疽	胆のう周囲炎	胆のう周囲膿瘍
	胆のう膿瘍	腟開放創	腟熱傷
	肘関節部開放創	中耳炎性顔面神経麻痺	中指咬創
	虫垂炎術後残膿瘍	中毒性好中球減少症	肘部挫創

	肘部切創	肘部第1度熱傷	肘部第2度熱傷
	肘部第3度熱傷	腸間膜脂肪織炎	腸間膜膿瘍
	蝶形骨洞炎	腸骨窩膿瘍	腸穿孔腹膜炎
	腸腰筋膿瘍	直腸肛門周囲膿瘍	直腸周囲膿瘍
	沈下性肺炎	陳旧性中耳炎	低位筋間膿瘍
	手開放創	手咬創	手第1度熱傷
	手第2度熱傷	手第3度熱傷	手熱傷
	殿部開放創	殿部咬創	殿部第1度熱傷
	殿部第2度熱傷	殿部第3度熱傷	殿部熱傷
	頭皮開放創	頭部開放創	頭部第1度熱傷
	頭部第2度熱傷	頭部第3度熱傷	頭部熱傷
な	特発性好中球減少症	飛び降り自殺未遂	内部尿路性器の熱傷
	軟口蓋熱傷	二次性白血球減少症	乳児肺炎
	乳頭部第1度熱傷	乳頭部第2度熱傷	乳頭部第3度熱傷
	乳房第1度熱傷	乳房第2度熱傷	乳房第3度熱傷
	乳房熱傷	乳輪部第1度熱傷	乳輪部第2度熱傷
	乳輪部第3度熱傷	尿細管間質性腎炎	尿膜管膿瘍
	妊娠中の子宮内感染	妊娠中の性器感染症	脳挫傷・頭蓋内に達する開放創合併あり
	脳挫創・頭蓋内に達する開放創合併あり	脳底部挫傷・頭蓋内に達する開放創合併あり	膿皮症
は	膿疱	肺壊疽	肺炎合併肺膿瘍
	肺炎球菌性腹膜炎	肺化膿症	敗血症性ショック
	敗血症性肺炎	敗血症性皮膚炎	敗血性壊疽
	肺熱傷	背部第1度熱傷	背部第2度熱傷
	背部第3度熱傷	背部熱傷	爆死自殺未遂
	白血球減少症	抜歯後感染	半身第1度熱傷
	半身第2度熱傷	半身第3度熱傷	汎発性化膿性腹膜炎
	反復性膀胱炎	汎副鼻腔炎	脾性好中球減少症
	鼻部第1度熱傷	鼻部第2度熱傷	鼻部第3度熱傷
	びまん性脳損傷・頭蓋内に達する開放創合併あり	びまん性肺炎	腹腔骨盤部膿瘍
	腹腔内遺残膿瘍	腹部刺創	腹部第1度熱傷
	腹部第2度熱傷	腹部第3度熱傷	腹部熱傷
	腹壁開放創	腹壁膿瘍	腹壁縫合糸膿瘍
	腐蝕	ぶどう球菌性敗血症	ぶどう球菌性肺膿瘍
	ぶどう球菌性扁桃炎	閉塞性肺炎	扁桃周囲炎
	扁桃性アンギナ	扁桃膿瘍	蜂窩織炎性アンギナ
	膀胱炎	膀胱後部膿瘍	縫合糸膿瘍
	膀胱周囲炎	膀胱周囲膿瘍	縫合部膿瘍
	放射線性熱傷	母指球部第1度熱傷	母指球部第2度熱傷
	母指球部第3度熱傷	母指咬創	母指第1度熱傷
	母指第2度熱傷	母指第3度熱傷	母指熱傷
ま	慢性化膿性穿孔性中耳炎	慢性化膿性中耳炎	慢性骨盤腹膜炎
	慢性細菌性前立腺炎	慢性再発性膀胱炎	慢性耳管鼓室化膿性中耳炎
	慢性子宮傍結合織炎	慢性上鼓室乳突洞化膿性中耳炎	慢性穿孔性中耳炎
	慢性前立腺炎急性増悪	慢性胆管炎	慢性胆細管炎
	慢性胆のう炎	慢性中耳炎	慢性中耳炎急性増悪
	慢性中耳炎後遺症	慢性中耳炎術後再燃	慢性膿皮症
	慢性肺化膿症	慢性副鼻腔炎	慢性副鼻腔炎急性増悪
	慢性副鼻腔膿瘍	慢性腹膜炎	慢性扁桃炎
	慢性膀胱炎	慢性本態性好中球減少症症候群	慢性良性顆粒球減少症
	脈絡網膜熱傷	無顆粒球症	無顆粒球性アンギナ
や	無熱性肺炎	盲腸後部膿瘍	薬剤性顆粒球減少症
	薬傷	腰部第1度熱傷	腰部第2度熱傷
ら	腰部第3度熱傷	腰部熱傷	良性慢性化膿性中耳炎
	連鎖球菌性扁桃炎	老人性肺炎	

△	BK ウイルス腎症	MRCNS 敗血症	MRSA 肺化膿症
	MRSA 敗血症	MRSA 腹膜炎	MRSA 膀胱炎
あ	アキレス腱挫傷	アキレス腱挫創	アキレス腱切創
	足異物	足挫創	足切創
	圧挫傷	圧挫創	アレルギー性膀胱炎
	医原性気胸	犬咬創	陰茎挫創

陰茎折症	陰茎裂創	咽頭開放創
咽頭創傷	陰のう裂創	陰部切創
ウイルス性扁桃炎	会陰裂傷	炎症性大網癒着
横隔膜損傷	汚染擦過創	汚染創

か

外陰部挫創	外陰部切創	外陰部裂傷
外耳開放創	外耳道創傷	外耳部外傷性異物
外耳部外傷性腫脹	外耳部外傷性皮下異物	外耳部割創
外耳部貫通創	外耳部咬創	外耳部挫傷
外耳部挫創	外耳部擦過創	外耳部刺創
外耳部切創	外耳部創傷	外耳部虫刺傷
外傷後早期合併症	外傷性異物	外傷性横隔膜ヘルニア
外傷性眼球ろう	外傷性空気塞栓症	外傷性咬合
外傷性虹彩離断	外傷性耳出血	外傷性脂肪塞栓症
外傷性縦隔気腫	外傷性食道破裂	外傷性切断
外傷性乳び胸	外傷性脳症	外傷性破裂
外傷性皮下気腫	外耳裂創	開放創
下咽頭創傷	下顎外傷性異物	下顎開放創
下顎割創	下顎貫通創	下顎口唇挫創
下顎咬創	下顎挫傷	下顎挫創
下顎擦過創	下顎刺創	下顎切創
下顎創傷	下顎部挫傷	下顎部皮膚欠損創
下顎裂創	踵裂創	顎関節部開放創
顎関節部割創	顎関節部貫通創	顎関節部咬創
顎関節部挫傷	顎関節部挫創	顎関節部擦過創
顎関節部刺創	顎関節部切創	顎関節部創傷
顎関節部裂創	顎部挫傷	角膜挫創
角膜切傷	角膜切創	角膜創傷
角膜破裂	角膜裂傷	下腿汚染創
下腿挫創	下腿切創	下腿皮膚欠損創
下腿裂創	割創	カテーテル感染症
カテーテル敗血症	眼窩創傷	眼窩部挫創
眼窩裂傷	眼球結膜裂傷	眼球損傷
眼球破裂	眼球裂傷	眼瞼外傷性異物
眼瞼外傷性腫脹	眼瞼外傷性皮下異物	眼瞼開放創
眼瞼割創	眼瞼貫通創	眼瞼咬創
眼瞼挫創	眼瞼擦過創	眼瞼刺創
眼瞼切創	眼瞼創傷	眼瞼虫刺傷
眼瞼裂創	環指圧挫傷	環指挫傷
環指挫創	環指切創	環指剥皮創
環指皮膚欠損創	眼周囲部外傷性異物	眼周囲部外傷性腫脹
眼周囲部外傷性皮下異物	眼周囲部開放創	眼周囲部割創
眼周囲部貫通創	眼周囲部咬創	眼周囲部挫創
眼周囲部擦過創	眼周囲部刺創	眼周囲部切創
眼周囲部創傷	眼周囲部虫刺傷	眼周囲部裂創
関節血腫	関節挫傷	貫通刺創
貫通銃創	貫通創	眼部外傷性異物
眼部外傷性腫脹	眼部外傷性皮下異物	眼部開放創
眼部割創	眼部貫通創	眼部咬創
眼部挫創	眼部擦過創	眼部刺創
眼部切創	眼部創傷	眼部虫刺傷
眼部裂創	顔面汚染創	顔面外傷性異物
顔面開放創	顔面割創	顔面貫通創
顔面咬創	顔面挫傷	顔面挫創
顔面擦過創	顔面刺創	顔面切創
顔面創傷	顔面掻創	顔面多発開放創
顔面多発割創	顔面多発貫通創	顔面多発咬創
顔面多発挫傷	顔面多発挫創	顔面多発擦過創
顔面多発刺創	顔面多発切創	顔面多発創傷
顔面多発打撲傷	顔面多発虫刺傷	顔面多発裂創
顔面皮膚欠損創	顔面裂創	胸管損傷
胸腺損傷	頬粘膜咬傷	頬粘膜咬創
胸部汚染創	頬部外傷性異物	頬部開放創
頬部割創	頬部貫通創	頬部咬創
頬部挫傷	胸部挫創	頬部挫創
頬部擦過創	頬部刺創	胸部食道損傷
胸部切創	頬部切創	頬部創傷
胸部皮下気腫	胸部皮膚欠損創	頬部皮膚欠損創
頬部裂創	胸壁刺創	強膜切創
強膜創傷	強膜裂傷	棘刺創
魚咬創	頚管破裂	脛骨顆部割創
頚部開放創	頚部挫創	頚部食道開放創
頚部切創	頚部皮膚欠損創	血腫
結膜創傷	結膜裂傷	嫌気性菌敗血症
口蓋挫傷	口蓋切創	口蓋裂創
口角部挫創	口角部裂創	口腔外傷性異物
口腔外傷性腫脹	口腔開放創	口腔割創
口腔挫傷	口腔挫創	口腔擦過創
口腔刺創	口腔切創	口腔創傷
口腔打撲傷	口腔内血腫	口腔粘膜咬傷
口腔粘膜咬創	口腔裂創	後出血
紅色陰癬	口唇外傷性異物	口唇外傷性腫脹
口唇外傷性皮下異物	口唇開放創	口唇割創
口唇貫通創	口唇咬傷	口唇咬創
口唇挫傷	口唇挫創	口唇擦過創
口唇刺創	口唇切創	口唇創傷
口唇虫刺傷	口唇裂創	溝創
咬創	後頭部外傷	後頭部割創
後頭部挫傷	後頭部挫創	後頭部切創
後頭部裂創	硬膜損傷	硬膜裂傷
骨盤部裂創	昆虫咬創	昆虫刺傷

さ

採皮創	挫傷	擦過創
挫滅傷	挫滅創	耳介外傷性異物
耳介外傷性腫脹	耳介外傷性皮下異物	耳介開放創
耳介割創	耳介貫通創	耳介咬創
耳介挫傷	耳介挫創	耳介擦過創
耳介刺創	耳介切創	耳介創傷
耳介虫刺傷	耳介裂創	指間切創
趾間切創	子宮頚管裂傷	子宮頚部環状剥離
刺咬症	趾挫創	示指 MP 関節挫傷
示指 PIP 開放創	示指割創	示指挫傷
示指挫創	示指刺創	示指切創
示指皮膚欠損創	耳前部挫創	刺創
膝蓋部挫創	膝下部挫創	膝関節部異物
膝関節部挫創	膝部異物	膝部割創
膝部挫創	膝部切創	膝部裂創
歯肉挫傷	歯肉切創	歯肉裂創
射創	手圧挫傷	縦隔血腫
銃創	手関節挫滅傷	手関節挫滅創
手関節掌側部挫創	手関節部挫創	手関節部切創
手関節部創傷	手関節部裂創	手指圧挫傷
手指汚染創	手指挫傷	手指挫創
手指挫滅傷	手指挫滅創	手指刺創
手指切創	手指打撲傷	手指剥皮創
手指皮下血腫	手指皮膚欠損創	手術創離開
手掌挫創	手掌刺創	手掌切創
手掌剥皮創	手掌皮膚欠損創	術後感染症
術後血腫	術後消化管出血性ショック	術後ショック
術後髄膜炎	術後敗血症	手背皮膚欠損創
手背部挫創	手背部切創	手部汚染創
上顎挫傷	上顎擦過創	上顎切創
上顎部裂創	上口唇挫傷	踵骨部挫滅創
小指挫傷	小指挫創	小指切創
小指皮膚欠損創	上唇小帯裂創	上腕汚染創
上腕挫創	上腕皮膚欠損創	食道損傷
処女膜裂傷	針刺創	心内異物
精巣破裂	声門外傷	舌開放創
舌下顎挫創	舌咬傷	舌咬創
舌挫創	舌刺創	舌切創

	切創	舌創傷	切断
	舌裂創	前額部外傷性異物	前額部外傷性腫脹
	前額部外傷性皮下異物	前額部開放創	前額部割創
	前額部貫通創	前額部咬創	前額部挫創
	前額部擦過創	前額部刺創	前額部切創
	前額部創傷	前額部虫刺傷	前額部虫刺症
	前額部皮膚欠損創	前額部裂創	前胸部挫創
	前頚頭頂部挫創	仙骨部挫創	仙骨部皮膚欠損創
	全身擦過創	穿通創	前頭部割創
	前頭部挫傷	前頭部挫創	前頭部切創
	前頭部皮膚欠損創	前立腺痛	前腕汚染創
	前腕挫創	前腕刺創	前腕切創
	前腕皮膚欠損創	前腕裂創	爪下異物
	爪下挫滅傷	爪下挫滅創	掻創
	足関節内果部挫創	足関節部挫創	足底異物
	足底部刺創	足底部皮膚欠損創	側頭部割創
	側頭部挫創	側頭部切創	足背部挫創
	足背部切創	足部汚染創	側腹部挫創
	足部皮膚欠損創	足部裂創	鼡径部切創
た	損傷	第5趾皮膚欠損創	大腿汚染創
	大腿咬創	大腿挫創	大腿皮膚欠損創
	大腿部開放創	大腿部刺創	大腿部切創
	大腿裂創	大転子部挫創	多発性切創
	多発性裂創	打撲割創	打撲挫創
	打撲擦過創	胆道疾患	腟断端炎
	腟断端出血	腟壁縫合不全	腟裂傷
	肘関節挫創	中指挫傷	中指挫創
	中指刺創	中指切創	中指皮膚欠損創
	中手骨関節部挫創	肘部皮膚欠損創	腸間膜脂肪壊死
	腸球菌敗血症	手挫創	手刺創
	手切創	殿部異物	殿部刺創
	殿部切創	殿部皮膚欠損創	殿部裂創
	頭頂部挫傷	頭頂部挫創	頭頂部擦過創
	頭頂部切創	頭頂部裂創	頭皮外傷性腫脹
	頭皮表在損傷	頭部異物	頭部外傷性皮下異物
	頭部外傷性皮下気腫	頭部割創	頭部頚部挫傷
	頭部頚部挫創	頭部血腫	頭部挫傷
	頭部挫創	頭部擦過創	頭部刺創
	頭部切創	頭部多発開放創	頭部多発割創
	頭部多発咬創	頭部多発挫傷	頭部多発挫創
	頭部多発擦過創	頭部多発刺創	頭部多発切創
	頭部多発創傷	頭部多発裂創	頭部虫刺傷
	動物咬創	頭部皮下異物	頭部皮膚欠損創
な	頭部裂創	飛び込み自殺未遂	内視鏡検査中腸穿孔
	軟口蓋血腫	軟口蓋挫創	軟口蓋創傷
	軟口蓋破裂	乳腺内異物	乳房異物
	尿管切石術後感染症	尿性腹膜炎	妊娠中の子宮頚管炎
	猫咬創	脳挫傷	脳挫創
	脳損傷	脳対側損傷	脳直撃損傷
は	脳底部挫傷	脳裂傷	皮下異物
	皮下気腫	鼻下擦過創	鼻根部打撲挫創
	鼻根部裂創	膝汚染創	膝皮膚欠損創
	鼻前庭部挫創	鼻尖部挫創	非定型肺炎
	非熱傷性水疱	鼻部外傷性異物	鼻部外傷性腫脹
	鼻部外傷性皮下異物	鼻部開放創	眉部割創
	鼻部割創	鼻部貫通創	腓腹筋挫創
	眉部血腫	皮膚欠損創	鼻部咬創
	鼻部挫傷	鼻部挫創	鼻部擦過創
	鼻部刺創	鼻部切創	鼻部創傷
	皮膚損傷	鼻部虫刺傷	皮膚剥脱創
	鼻部皮膚欠損創	鼻部皮膚剥離創	鼻部裂創
	びまん性脳損傷	眉毛部割創	眉毛部裂創
	表皮剥離	鼻翼部切創	鼻翼部裂創
	びらん性膀胱炎	フィブリン性腹膜炎	伏針
	副鼻腔開放創	副鼻腔真菌症	腹部汚染創
	腹部皮膚欠損創	腹壁異物	腹壁創し開
	腹壁縫合不全	ブラックアイ	分娩時会陰裂傷
	分娩時軟産道損傷	扁桃チフス	縫合不全
	縫合不全出血	放射線出血性膀胱炎	包皮挫創
	包皮切創	包皮裂創	母指挫傷
	母指挫創	母趾挫創	母指示指間切創
	母指刺創	母指切創	母指打撲挫創
	母指打撲傷	母指皮膚欠損創	母趾皮膚欠損創
ま	母指末節部挫創	慢性非細菌性前立腺炎	眉間部挫創
	眉間部裂創	耳後部挫創	盲管銃創
や	網脈絡膜裂傷	腰部切創	腰部打撲挫創
ら	涙管損傷	涙管断裂	涙道損傷
	轢過創	裂離	

効能効果に関連する使用上の注意

発熱性好中球減少症

(1)本剤は，以下の2条件を満たす症例に投与すること。

① 1回の検温で38℃以上の発熱，又は1時間以上持続する37.5℃以上の発熱

②好中球数が500/mm^3未満の場合，又は1,000/mm^3未満で500/mm^3未満に減少することが予測される場合

(2)発熱性好中球減少症の患者への本剤の使用は，国内外のガイドラインを参照し，本疾患の治療に十分な経験を持つ医師のもとで，本剤の使用が適切と判断される症例についてのみ実施すること。

(3)発熱性好中球減少症に対し，本剤を投与する場合には，本剤投与前に血液培養を実施すること。起炎菌が判明した際には，本剤投与継続の必要性を検討すること。

(4)発熱性好中球減少症の患者への使用にあたっては，本剤投与の開始時期の指標である好中球数が緊急時等で確認できない場合には，白血球数の半数を好中球数として推定すること。

用法用量

本剤の使用に際しては，投与開始後3日をめやすとしてさらに継続投与が必要か判定し，投与中止又はより適切な他剤に切り替えるべきか検討を行うこと。さらに，本剤の投与期間は，原則として14日以内とすること。

(1)一般感染症：通常成人には，症状により1日1～2g(力価)を2回に分割し，静脈内注射又は点滴静注する。なお，難治性又は重症感染症には，症状に応じて1日量を4g(力価)まで増量し分割投与する。

(2)発熱性好中球減少症：通常成人には，1日4g(力価)を2回に分割し，静脈内注射又は点滴静注する。

静脈内注射の場合は，日局注射用水，日局生理食塩液又は日局ブドウ糖注射液に溶解し，緩徐に注射する。

また，点滴静注の場合は，糖液，電解質液又はアミノ酸製剤などの補液に加えて30分～1時間かけて点滴静注する。

用法用量に関連する使用上の注意

(1)本剤の使用にあたっては，耐性菌の発現等を防ぐため，原則として感受性を確認し，疾病の治療上必要な最小限の期間の投与にとどめること。

(2)腎障害患者：腎障害のある患者には，投与量を減ずるか，投与間隔をあけるなど慎重に投与すること。

禁忌 本剤の成分によるショックの既往歴のある患者

原則禁忌 本剤の成分又はセフェム系抗生物質に対し過敏症の既往歴のある患者

セフェピム塩酸塩静注用0.5g「CMX」：ケミックス　500mg1瓶[431円/瓶]，セフェピム塩酸塩静注用0.5g「サンド」：サンド　500mg1瓶[431円/瓶]，セフェピム塩酸塩静注用1g「CMX」：ケミックス　1g1瓶[587円/瓶]，セフェピム塩酸塩静注用1g「サンド」：サンド　1g1瓶[587円/瓶]

注射用メソトレキセート5mg　規格：5mg1瓶[860円/瓶]
メトトレキサート　ファイザー　422

【効能効果】

(1)メトトレキサート通常療法
下記疾患の自覚的並びに他覚的症状の緩解
急性白血病
慢性リンパ性白血病，慢性骨髄性白血病
絨毛性疾患（絨毛癌，破壊胞状奇胎，胞状奇胎）
(2) CMF 療法：乳癌
(3) M-VAC 療法：尿路上皮癌

【対応標準病名】

◎	急性白血病	絨毛癌	絨毛性疾患
	腎盂尿路上皮癌	侵入胞状奇胎	乳癌
	尿管尿路上皮癌	尿道尿路上皮癌	膀胱尿路上皮癌
	胞状奇胎	慢性骨髄性白血病	慢性リンパ性白血病
○	子宮付属器腫瘍合併妊娠	術後乳癌	腎盂癌
	腎盂腫瘍	腎盂乳頭状癌	腎盂扁平上皮癌
	進行乳癌	全胞状奇胎	存続絨毛症
	乳房パジェット病	尿管癌	尿道癌
	白血病	非定型慢性骨髄性白血病	膀胱癌
	膀胱扁平上皮癌	慢性骨髄性白血病移行期	慢性骨髄性白血病急性転化
	慢性骨髄性白血病慢性期	慢性白血病	卵巣絨毛癌
△	ALK 陽性未分化大細胞リンパ腫	BCR − ABL1 陽性 B リンパ芽球性白血病	BCR − ABL1 陽性 B リンパ芽球性白血病/リンパ腫
	B 細胞性前リンパ球性白血病	B リンパ芽球性白血病	B リンパ芽球性白血病/リンパ腫
	CCR4 陽性成人 T 細胞白血病リンパ腫	E2A − PBX1 陽性 B リンパ芽球性白血病	E2A − PBX1 陽性 B リンパ芽球性白血病/リンパ腫
	IL3 − IGH 陽性 B リンパ芽球性白血病	IL3 − IGH 陽性 B リンパ芽球性白血病/リンパ腫	MLL 再構成型 B リンパ芽球性白血病
	MLL 再構成型 B リンパ芽球性白血病/リンパ腫	Ph 陽性急性リンパ性白血病	TEL − AML1 陽性 B リンパ芽球性白血病
	TEL − AML1 陽性 B リンパ芽球性白血病/リンパ腫	T 細胞性前リンパ球白血病	T 細胞性大顆粒リンパ球白血病
	T リンパ芽球性白血病	T リンパ芽球性白血病/リンパ腫	悪性腫瘍
	悪性リンパ腫骨髄浸潤	アグレッシブ NK 細胞白血病	異型リンパ球増加症
	炎症性乳癌	顆粒球肉腫	肝脾 T 細胞リンパ腫
	急性巨核芽球性白血病	急性骨髄性白血病	急性骨髄単球性白血病
	急性前骨髄球性白血病	急性単球性白血病	急性リンパ性白血病
	くすぶり型白血病	形質細胞白血病	頚部隆起性皮膚線維肉腫
	血管内大細胞型 B 細胞性リンパ腫	高 2 倍体性 B リンパ芽球性白血病	高 2 倍体性 B リンパ芽球性白血病/リンパ腫
	好塩基球性白血病	好酸球減少症	好酸球性白血病
	好中球性白血病	好中球増加症	後腹膜胚細胞腫瘍
	骨髄異形成症候群	骨髄性白血病	骨髄性白血病骨髄浸潤
	骨髄単球性白血病	混合型白血病	若年性骨髄単球性白血病
	症候性貧血	小児 EBV 陽性 T 細胞リンパ増殖性疾患	小児急性リンパ性白血病
	小児骨髄異形成症候群	小児全身性 EBV 陽性 T 細胞リンパ増殖性疾患	腎盂腺癌
	髄膜白血病	成人 T 細胞白血病骨髄浸潤	成人 T 細胞白血病リンパ腫
	成人 T 細胞白血病リンパ腫・急性型	成人 T 細胞白血病リンパ腫・くすぶり型	成人 T 細胞白血病リンパ腫・慢性型
	成人 T 細胞白血病リンパ腫・リンパ腫型	赤白血病	節外性 NK/T 細胞リンパ腫・鼻型
	前リンパ球性白血病	多発性骨髄腫骨髄浸潤	単球性白血病
	単球増加症	腸管症関連 T 細胞リンパ腫	低 2 倍体性 B リンパ芽球性白血病
	低 2 倍体性 B リンパ芽球性白血病/リンパ腫	低形成性白血病	頭部脂腺癌
	頭部隆起性皮膚線維肉腫	二次性白血病	乳癌・HER2 過剰発現
	乳癌骨転移	乳癌再発	乳癌皮膚転移
	乳腺腋窩尾部乳癌	乳頭部乳癌	乳房下外側部乳癌
	乳房下内側部乳癌	乳房境界部乳癌	乳房脂肪肉腫
	乳房上外側部乳癌	乳房上内側部乳癌	乳房中央部乳癌
	乳輪部乳癌	尿管口部膀胱癌	尿膜管癌
	バーキット白血病	白赤芽球症	白血球増加症
	白血病性関節症	脾 B 細胞性リンパ腫/白血病・分類不能型	脾性貧血
	非定型的白血病	脾びまん性赤脾髄小 B 細胞性リンパ腫	皮膚白血病
	肥満細胞性白血病	プラスマ細胞増加症	分類不能型骨髄異形成症候群
	ヘアリー細胞白血病	ヘアリー細胞白血病亜型	膀胱円蓋部膀胱癌
	膀胱頚部膀胱癌	膀胱後壁部膀胱癌	膀胱三角部膀胱癌
	膀胱上皮内癌	膀胱前壁部膀胱癌	膀胱側壁部膀胱癌
	本態性白血球増多症	慢性 NK 細胞リンパ増殖性疾患	慢性骨髄単球性白血病
	慢性単球性白血病	無リンパ球症	卵巣胚細胞腫瘍
	リンパ球異常	リンパ球減少症	リンパ球増加症
	リンパ性白血病	リンパ性白血病骨髄浸潤	リンパ組織球増多症
※	適応外使用可 原則として，「メトトレキサート【注射薬】」を「造血幹細胞移植における移植片対宿主病（GVHD）の管理」に対して処方した場合，当該使用事例を審査上認める。		

用法用量

(1)メトトレキサート通常療法
本剤は静脈内，髄腔内又は筋肉内に注射する。
また，必要に応じて動脈内又は腫瘍内に注射する。
①急性白血病，慢性リンパ性白血病，慢性骨髄性白血病
メトトレキサートとして，通常，次の量を1日量として，1週間に3〜6回注射する。
幼児：1.25〜2.5mg
小児：2.5〜5mg
成人：5〜10mg
白血病の髄膜浸潤による髄膜症状（髄膜白血病）には，1回の注射量を体重1kg当たり0.2〜0.4mgとして，髄腔内に2〜7日ごとに1回注射する。
なお，年齢，症状により適宜増減する。
②絨毛性疾患
1クールを5日間とし，メトトレキサートとして，通常，成人1日10〜30mgを注射する。休薬期間は通常，7〜12日間であるが，前回の投与によって副作用があらわれた場合は，副作用が消失するまで休薬する。
なお，年齢，症状により適宜増減する。
(2) CMF 療法
シクロホスファミド及びフルオロウラシルとの併用において，メトトレキサートとして，通常，成人1回40mg/m^{2}を静脈内注射する。前回の投与によって副作用があらわれた場合は，減量するか又は副作用が消失するまで休薬する。
なお，年齢，症状により適宜増減する。
標準的な投与量及び投与方法は，シクロホスファミドを1日量として65mg/m^{2}を14日間連日経口投与，メトトレキサートを1日量として40mg/m^{2}を第1日目と第8日目に静脈内投与，及びフルオロウラシルを1日量として500mg/m^{2}を第1日目と第8日目に静脈内投与する。これを1クールとして4週ごとに繰り返す。
(3) M-VAC 療法
ビンブラスチン硫酸塩，ドキソルビシン塩酸塩及びシスプラチンとの併用において，メトトレキサートとして，通常，成人1回30mg/m^{2}を静脈内注射する。前回の投与によって副作用が

あらわれた場合は，減量するか又は副作用が消失するまで休薬する。
なお，年齢，症状により適宜減量する。
標準的な投与量及び投与方法は，治療 1，15 及び 22 日目にメトトレキサート 30mg/m^2，治療 2，15 及び 22 日目にビンブラスチン硫酸塩 3mg/m^2，治療 2 日目にドキソルビシン塩酸塩 30mg(力価)/m^{2}及びシスプラチン 70mg/m^{2}を静脈内投与する。これを 1 クールとして 4 週ごとに繰り返す。

警告　M-VAC 療法：M-VAC 療法は毒性を有する薬剤の併用療法であるので，緊急時に十分対応できる医療施設において，癌化学療法に十分な経験を持つ医師のもとで，本療法が適切と判断される症例についてのみ本療法を実施すること。また，各併用薬剤の添付文書を参照して適応患者の選択に十分注意すること。

禁忌
(1)本剤の成分に対し重篤な過敏症の既往歴のある患者
(2)肝障害のある患者
(3)腎障害のある患者
(4)胸水，腹水等のある患者

注射用メソトレキセート50mg　規格：50mg1瓶[2848円/瓶]
メトトレキサート　ファイザー　422

【効 能 効 果】

(1)メトトレキサート通常療法
下記疾患の自覚的並びに他覚的症状の緩解
急性白血病
慢性リンパ性白血病，慢性骨髄性白血病
絨毛性疾患(絨毛癌，破壊胞状奇胎，胞状奇胎)
(2) CMF 療法：乳癌
(3)メトトレキサート・ロイコボリン救援療法
肉腫(骨肉腫，軟部肉腫等)
急性白血病の中枢神経系及び睾丸への浸潤に対する寛解
悪性リンパ腫の中枢神経系への浸潤に対する寛解
(4)メトトレキサート・フルオロウラシル交代療法：胃癌に対するフルオロウラシルの抗腫瘍効果の増強
(5) M-VAC 療法：尿路上皮癌

【対応標準病名】

◎	悪性リンパ腫	胃癌	急性白血病
	骨原性肉腫	骨軟骨肉腫	骨肉腫
	絨毛癌	絨毛性疾患	腎盂尿路上皮癌
	侵入胞状奇胎	軟骨肉腫	肉腫
	乳癌	尿管尿路上皮癌	尿道尿路上皮癌
	膀胱尿路上皮癌	胞状奇胎	慢性骨髄性白血病
	慢性リンパ性白血病		
○	KIT(CD117)陽性胃消化管間質腫瘍	MALT リンパ腫	悪性骨腫瘍
	胃 MALT リンパ腫	胃悪性リンパ腫	胃管癌
	胃癌骨転移	胃消化管間質腫瘍	胃進行癌
	胃前庭部癌	胃体部癌	胃底部癌
	胃幽門部癌	横紋筋肉腫	下顎骨骨肉腫
	下顎部横紋筋肉腫	滑膜肉腫	眼窩悪性リンパ腫
	顔面横紋筋肉腫	頬部横紋筋肉腫	頬部血管肉腫
	頚部悪性線維性組織球腫	頚部悪性軟部腫瘍	頚部悪性リンパ腫
	頚部横紋筋肉腫	頚部滑膜肉腫	頚部血管肉腫
	血管肉腫	結腸悪性リンパ腫	原発性骨腫瘍
	肩部横紋筋肉腫	肩部滑膜肉腫	肩部線維肉腫
	肩部淡明細胞肉腫	肩部胞巣状軟部肉腫	甲状腺 MALT リンパ腫
	甲状腺悪性リンパ腫	骨悪性リンパ腫	骨線維肉腫
	骨膜性骨肉腫	残胃癌	子宮付属器腫瘍合併妊娠
	脂肪肉腫	縦隔悪性リンパ腫	十二指腸悪性リンパ腫
	手関節部滑膜肉腫	術後乳癌	手部横紋筋肉腫
	手部滑膜肉腫	手部淡明細胞肉腫	手部類上皮肉腫
	上顎骨骨肉腫	小腸悪性リンパ腫	上腕悪性線維性組織球腫
	上腕悪性軟部腫瘍	上腕横紋筋肉腫	上腕滑膜肉腫
	上腕線維肉腫	上腕淡明細胞肉腫	上腕胞巣状軟部肉腫
	上腕類上皮肉腫	腎盂癌	腎盂腫瘍
	腎盂乳頭状癌	腎盂扁平上皮癌	進行乳癌
	心臓悪性リンパ腫	スキルス胃癌	精巣悪性リンパ腫
	線維脂肪肉腫	仙骨軟骨肉腫	仙骨部脊索腫
	全胞状奇胎	前腕横紋筋肉腫	前腕滑膜肉腫
	前腕線維肉腫	前腕胞巣状軟部肉腫	前腕類上皮肉腫
	存続絨毛症	大腿骨骨肉腫	大腸 MALT リンパ腫
	大腸悪性リンパ腫	恥骨軟骨肉腫	肘部滑膜肉腫
	肘部線維肉腫	肘部類上皮肉腫	直腸 MALT リンパ腫
	直腸悪性リンパ腫	頭部悪性線維性組織球腫	頭部横紋筋肉腫
	頭部滑膜肉腫	頭部血管肉腫	乳房パジェット病
	尿管癌	尿道癌	脳悪性リンパ腫
	肺 MALT リンパ腫	白血病	脾悪性リンパ腫
	非定型慢性骨髄性白血病	非ホジキンリンパ腫	噴門癌
	平滑筋肉腫	扁桃悪性リンパ腫	膀胱癌
	膀胱扁平上皮癌	傍骨性骨肉腫	紡錘形細胞肉腫
	胞巣状軟部肉腫	慢性骨髄性白血病移行期	慢性骨髄性白血病急性転化
	慢性骨髄性白血病慢性期	慢性白血病	マントル細胞リンパ腫
	免疫芽球性リンパ節症	ユーイング肉腫	幽門癌
	幽門前庭部癌	卵巣絨毛癌	リンパ芽球性リンパ腫
	リンパ腫	濾胞性リンパ腫	
△	ALK 陽性未分化大細胞リンパ腫	BCR－ABL1 陽性 B リンパ芽球性白血病	BCR－ABL1 陽性 B リンパ芽球性白血病/リンパ腫
	B 細胞性前リンパ球性白血病	B 細胞リンパ腫	B リンパ芽球性白血病
	B リンパ芽球性白血病/リンパ腫	CCR4 陽性成人 T 細胞白血病リンパ腫	E2A－PBX1 陽性 B リンパ芽球性白血病
	E2A－PBX1 陽性 B リンパ芽球性白血病/リンパ腫	IL3－IGH 陽性 B リンパ芽球性白血病	IL3－IGH 陽性 B リンパ芽球性白血病/リンパ腫
	MLL 再構成型 B リンパ芽球性白血病	MLL 再構成型 B リンパ芽球性白血病/リンパ腫	Ph 陽性急性リンパ性白血病
	TEL－AML1 陽性 B リンパ芽球性白血病	TEL－AML1 陽性 B リンパ芽球性白血病/リンパ腫	T 細胞性前リンパ球白血病
	T 細胞性大顆粒リンパ球白血病	T リンパ芽球性白血病	T リンパ芽球性白血病/リンパ腫
あ	悪性エナメル上皮腫	悪性腫瘍	悪性リンパ腫骨髄浸潤
	アグレッシブ NK 細胞白血病	足悪性軟部腫瘍	胃悪性間葉系腫瘍
	胃癌・HER2 過剰発現	胃癌末期	異型リンパ球増加症
	胃原発絨毛癌	胃脂肪肉腫	胃重複癌
	胃小弯部癌	胃大弯部癌	胃胚細胞腫瘍
か	胃平滑筋肉腫	炎症性乳癌	下顎悪性エナメル上皮腫
	下顎骨悪性腫瘍	下腿悪性線維性組織球腫	下腿悪性軟部腫瘍
	下腿横紋筋肉腫	下腿滑膜肉腫	下腿脂肪肉腫
	下腿線維肉腫	下腿淡明細胞肉腫	下腿平滑筋肉腫
	下腿胞巣状軟部肉腫	下腿類上皮肉腫	顆粒球肉腫
	肝脾 T 細胞リンパ腫	急性巨核芽球性白血病	急性骨髄性白血病
	急性骨髄単球性白血病	急性前骨髄球性白血病	急性単球性白血病
	急性リンパ性白血病	胸骨骨肉腫	胸椎骨肉腫
	胸椎脊索腫	胸部悪性軟部腫瘍	胸壁悪性線維性組織球腫
	胸壁横紋筋肉腫	胸壁血管肉腫	胸壁脂肪肉腫
	胸壁線維肉腫	胸壁淡明細胞肉腫	くすぶり型白血病
	形質細胞白血病	頚椎骨肉腫	頚椎脊索腫
	頚部脂肪肉腫	頚部肉腫	頚部隆起性皮膚線維肉腫
	血管内大細胞型 B 細胞性リンパ腫	血管免疫芽球性 T 細胞性リンパ腫	肩甲部脂肪肉腫

	肩部悪性線維性組織球腫	高2倍体性Bリンパ芽球性白血病	高2倍体性Bリンパ芽球性白血病/リンパ腫
	好塩基球性白血病	好酸球減少症	好酸球性白血病
	好中球性白血病	好中球増加症	後腹膜胚細胞腫瘍
	股関節部滑膜肉腫	骨髄異形成症候群	骨髄性白血病
	骨髄性白血病骨髄浸潤	骨髄単球性白血病	骨盤骨肉腫
	骨盤内悪性軟部腫瘍	骨盤部悪性軟部腫瘍	骨盤ユーイング肉腫
さ	混合型白血病	鎖骨骨肉腫	坐骨直腸窩脂肪肉腫
	耳下部肉腫	軸椎脊索腫	膝関節部滑膜肉腫
	膝部悪性線維性組織球腫	膝部淡明細胞肉腫	膝部胞巣状軟部肉腫
	若年性骨髄単球性白血病	手部悪性線維性組織球腫	上顎悪性エナメル上皮腫
	上顎骨悪性腫瘍	症候性貧血	小児EBV陽性T細胞リンパ増殖性疾患
	小児急性リンパ性白血病	小児骨髄異形成症候群	小児全身性EBV陽性T細胞リンパ増殖性疾患
	上腕脂肪肉腫	腎盂腺癌	髄膜白血病
	成人T細胞白血病骨髄浸潤	成人T細胞白血病リンパ腫	成人T細胞白血病リンパ腫・急性型
	成人T細胞白血病リンパ腫・くすぶり型	成人T細胞白血病リンパ腫・慢性型	成人T細胞白血病リンパ腫・リンパ腫型
	赤白血病	節外性NK/T細胞リンパ腫・鼻型	仙骨骨肉腫
	仙骨ユーイング肉腫	前リンパ球性白血病	前腕悪性線維性組織球腫
	前腕悪性軟部腫瘍	早期胃癌	足関節部滑膜肉腫
	足部横紋筋肉腫	足部滑膜肉腫	足部淡明細胞肉腫
	足部類上皮肉腫	鼡径部悪性線維性組織球腫	鼡径部横紋筋肉腫
た	鼡径部滑膜肉腫	鼡径部脂肪肉腫	大腿悪性線維性組織球腫
	大腿悪性軟部腫瘍	大腿横紋筋肉腫	大腿滑膜肉腫
	大腿血管肉腫	大腿線維肉腫	大腿部脂肪肉腫
	大腿平滑筋肉腫	大腿胞巣状軟部肉腫	大腿類上皮肉腫
	多発性骨髄腫骨髄浸潤	単球性白血病	単球増加症
	淡明細胞肉腫	恥骨骨肉腫	腸管症関連T細胞リンパ腫
	腸骨ユーイング肉腫	低2倍体性Bリンパ芽球性白血病	低2倍体性Bリンパ芽球性白血病/リンパ腫
	低形成性白血病	手軟部悪性腫瘍	殿部悪性線維性組織球腫
	殿部悪性軟部腫瘍	殿部横紋筋肉腫	殿部滑膜肉腫
	殿部血管肉腫	殿部線維肉腫	殿部平滑筋肉腫
	殿部胞巣状軟部肉腫	頭蓋骨悪性腫瘍	頭蓋骨骨肉腫
	頭蓋底骨肉腫	頭部脂腺癌	頭部脂肪肉腫
な	頭部軟部組織悪性腫瘍	頭部隆起性皮膚線維肉腫	二次性白血病
	乳癌・HER2過剰発現	乳癌骨転移	乳癌再発
	乳癌皮膚転移	乳腺腋窩尾部乳癌	乳頭部乳癌
	乳房下外側部乳癌	乳房下内側部乳癌	乳房境界部乳癌
	乳房脂肪肉腫	乳房上外側部乳癌	乳房上内側部乳癌
	乳房中央部乳癌	乳輪部乳癌	尿管口部膀胱癌
は	尿膜管癌	膿胸関連リンパ腫	バーキット白血病
	背部悪性線維性組織球腫	背部悪性軟部腫瘍	背部横紋筋肉腫
	背部脂肪肉腫	白赤芽球症	白血球増加症
	白血病性関節症	脾B細胞性リンパ腫/白血病・分類不能型	脾性貧血
	非定型的白血病	脾びまん性赤脾髄小B細胞性リンパ腫	皮膚白血病
	肥満細胞性白血病	副咽頭間隙悪性腫瘍	腹部悪性軟部腫瘍
	腹部脂肪肉腫	腹部平滑筋肉腫	腹壁悪性線維性組織球腫
	腹壁横紋筋肉腫	腹壁線維肉腫	プラスマ細胞増加症
	分類不能型骨髄異形成症候群	ヘアリー細胞白血病	ヘアリー細胞白血病亜型
	膀胱円蓋部膀胱癌	膀胱頸部膀胱癌	膀胱後壁部膀胱癌
	膀胱三角部膀胱癌	膀胱上皮内癌	膀胱前壁部膀胱癌
ま	膀胱側壁部膀胱癌	本態性白血球増多症	末梢性T細胞リンパ腫
	慢性NK細胞リンパ増殖性疾患	慢性骨髄単球性白血病	慢性単球性白血病
や	未分化大細胞リンパ腫	無リンパ球症	腰椎骨肉腫
	腰椎脊索腫	腰部悪性線維性組織球腫	腰部脂肪肉腫
ら	卵巣胚細胞腫瘍	リンパ球異常	リンパ球減少症
	リンパ球増加症	リンパ性白血病	リンパ性白血病骨髄浸潤
	リンパ組織球増多症	類上皮肉腫	肋骨骨肉腫
	肋骨ユーイング肉腫		

※ **適応外使用可**

原則として，「メトトレキサート【注射薬】」を「造血幹細胞移植における移植片対宿主病（GVHD）の管理」に対して処方した場合，当該使用事例を審査上認める。

用法用量

(1)メトトレキサート通常療法

本剤は静脈内，髄腔内又は筋肉内に注射する。

また，必要に応じて動脈内又は腫瘍内に注射する。

①急性白血病，慢性リンパ性白血病，慢性骨髄性白血病

メトトレキサートとして，通常，次の量を1日量として，1週間に3〜6回注射する。

幼児：1.25〜2.5mg

小児：2.5〜5mg

成人：5〜10mg

白血病の髄膜浸潤による髄膜症状（髄膜白血病）には，1回の注射量を体重1kg当たり0.2〜0.4mgとして，髄腔内に2〜7日ごとに1回注射する。

なお，年齢，症状により適宜増減する。

②絨毛性疾患

1クールを5日間とし，メトトレキサートとして，通常，成人1日10〜30mgを注射する。休薬期間は通常，7〜12日間であるが，前回の投与によって副作用があらわれた場合は，副作用が消失するまで休薬する。

なお，年齢，症状により適宜増減する。

(2)CMF療法

乳癌

シクロホスファミド及びフルオロウラシルとの併用において，メトトレキサートとして，通常，成人1回40mg/m^{2}を静脈内注射する。前回の投与によって副作用があらわれた場合は，減量するか又は副作用が消失するまで休薬する。

なお，年齢，症状により適宜増減する。

標準的な投与量及び投与方法は，シクロホスファミドを1日量として65mg/m^{2}を14日間連日経口投与，メトトレキサートを1日量として40mg/m^{2}を第1日目と第8日目に静脈内投与，及びフルオロウラシルを1日量として500mg/m^{2}を第1日目と第8日目に静脈内投与する。これを1クールとして4週ごとに繰り返す。

(3)メトトレキサート・ロイコボリン救援療法

①肉腫：メトトレキサートとして，通常，1週間に1回100〜300mg/kgを約6時間で点滴静脈内注射する。その後，ロイコボリンの投与を行う[注1)]。メトトレキサートの投与間隔は，1〜4週間とする。なお，年齢，症状により適宜増減する。

②急性白血病，悪性リンパ腫

メトトレキサートとして，通常，1週間に1回30〜100mg/kg（有効なメトトレキサート脳脊髄液濃度を得るには，1回メトトレキサートとして30mg/kg以上の静脈内注射が必要）を約6時間で点滴静脈内注射する。

その後，ロイコボリンの投与を行う[注1)]。メトトレキサートの投与間隔は，1〜4週間とする。なお，年齢，症状により適宜増減する。

注1：ロイコボリンの投与は，通常，メトトレキサート投与終了3時間目よりロイコボリンとして1回15mgを3時間間隔で9回静脈内注射，以後6時間間隔で8回静脈内又は筋肉内注射する。

メトトレキサートによると思われる重篤な副作用があらわれた

チ

場合には，用量を増加し，投与期間を延長する。なお，年齢，症状により適宜増減する。

(4)メトトレキサート・フルオロウラシル交代療法

通常，成人にはメトトレキサートとして1回100mg/m^2(3mg/kg)を静脈内注射した後，1～3時間後にフルオロウラシルとして1回600mg/m^2(18mg/kg)を静脈内注射又は点滴静脈内注射する。その後，ロイコボリンの投与を行う[注2]。本療法の間隔は，1週間とする。なお，年齢，症状により適宜増減する。

注2：ロイコボリンの投与は，通常，メトトレキサート投与後24時間目よりロイコボリンとして1回15mgを6時間間隔で2～6回(メトトレキサート投与後24，30，36，42，48，54時間目)静脈内又は筋肉内注射あるいは経口投与する。

メトトレキサートによると思われる重篤な副作用があらわれた場合には，用量を増加し，投与期間を延長する。

なお，年齢，症状により適宜増減する。

(5)M-VAC療法

ビンブラスチン硫酸塩，ドキソルビシン塩酸塩及びシスプラチンとの併用において，メトトレキサートとして，通常，成人1回30mg/m^2を静脈内注射する。前回の投与によって副作用があらわれた場合は，減量するか又は副作用が消失するまで休薬する。なお，年齢，症状により適宜減量する。

標準的な投与量及び投与方法は，治療1，15及び22日目にメトトレキサート30mg/m^2，治療2，15及び22日目にビンブラスチン硫酸塩3mg/m^2，治療2日目にドキソルビシン塩酸塩30mg(力価)/m^2及びシスプラチン70mg/m^2を静脈内投与する。これを1クールとして4週ごとに繰り返す。

警告

(1)メトトレキサート・ロイコボリン救援療法，メトトレキサート・フルオロウラシル交代療法

メトトレキサート・ロイコボリン救援療法及びメトトレキサート・フルオロウラシル交代療法は高度の危険性を伴うので，投与中及び投与後の一定期間は患者を医師の監督下に置くこと。また，緊急時に十分に措置できる医療施設及び癌化学療法に十分な経験を持つ医師のもとで，本療法が適切と判断される症例についてのみ行うこと。

なお，本療法の開始にあたっては，添付文書を熟読のこと。

(2)M-VAC療法：M-VAC療法は毒性を有する薬剤の併用療法であるので，緊急時に十分対応できる医療施設において，癌化学療法に十分な経験を持つ医師のもとで，本療法が適切と判断される症例についてのみ本療法を実施すること。また，各併用薬剤の添付文書を参照して適応患者の選択に十分注意すること。

禁忌

(1)本剤の成分に対し重篤な過敏症の既往歴のある患者
(2)肝障害のある患者
(3)腎障害のある患者
(4)胸水，腹水等のある患者

注射用ルシドリール250mg　規格：250mg1瓶[193円/瓶]

メクロフェノキサート塩酸塩　共和薬品　119,219

【効能効果】

頭部外傷の急性期における意識障害
脳術後の意識障害

【対応標準病名】

◎	意識障害	頭部外傷	頭部損傷
	脳手術後遺症		
○	意識混濁	意識消失	意識不明
	一過性意識障害	急性意識障害	昏睡
	昏迷	重症頭部外傷	深昏睡
	遷延性意識障害	頭頚部外傷	頭部外傷1型
	頭部血管損傷	頭部挫創	頭部多発損傷
	頭部打撲	脳腫瘍摘出術後遺症	半昏睡
	非穿通性頭部外傷	副鼻腔損傷	部分的意識喪失
	閉鎖性頭部外傷		
△	外傷性外リンパ瘻	外傷性鼓膜穿孔	外傷性中耳腔出血
	急性音響性外傷	傾眠症	鼓膜損傷
	鼓膜裂傷	嗜眠	植物状態
	青色鼓膜	側頭部外傷	代謝性昏睡
	単純型顔面外傷	頭蓋骨損傷	頭皮外傷
	鼻損傷	もうろう状態	

用法用量　メクロフェノキサート塩酸塩(塩酸メクロフェノキサート)として，通常成人1回250mgを1日1～3回，注射用水10mLに溶解して静脈内又は筋肉内に注射する。

なお，年齢，症状により適宜増減する。

用法用量に関連する使用上の注意　血管痛があらわれた場合には，本剤を20%ブドウ糖注射液に溶解して投与することにより軽減できる。

注射用レザフィリン100mg　規格：100mg1瓶[387208円/瓶]

タラポルフィンナトリウム　Meiji Seika　429

【効能効果】

(1)外科的切除等の他の根治的治療が不可能な場合，あるいは，肺機能温存が必要な患者に他の治療法が使用できない場合で，かつ，内視鏡的に病巣全容が観察でき，レーザ光照射が可能な下記疾患。

早期肺癌(病期0期又はⅠ期肺癌)

(2)原発性悪性脳腫瘍(腫瘍摘出手術を施行する場合に限る)

【対応標準病名】

◎	原発性悪性脳腫瘍	肺癌	
○	EGFR遺伝子変異陽性非小細胞肺癌	悪性小脳腫瘍	悪性神経膠腫
	悪性脳腫瘍	鞍上部胚細胞腫瘍	延髄神経膠腫
	延髄星細胞腫	海綿芽細胞腫	気管支癌
	橋神経膠腫	原始神経外胚葉腫瘍	原線維性星細胞腫
	原発性脳腫瘍	原発性肺癌	膠芽腫
	後頭葉悪性腫瘍	後頭葉膠芽腫	後頭葉神経膠腫
	膠肉腫	視床下部星細胞腫	視床星細胞腫
	上衣芽細胞腫	上衣腫	小細胞肺癌
	小脳膠芽腫	小脳上衣腫	小脳神経膠腫
	小脳髄芽腫	小脳星細胞腫	小脳毛様細胞性星細胞腫
	神経膠腫	髄芽腫	星細胞腫
	星状芽細胞腫	前頭葉悪性腫瘍	前頭葉膠芽腫
	前頭葉神経膠腫	前頭葉星細胞腫	前頭葉退形成性星細胞腫
	側頭葉悪性腫瘍	側頭葉膠芽腫	側頭葉神経膠腫
	側頭葉星細胞腫	側頭葉退形成性星細胞腫	側頭葉毛様細胞性星細胞腫
	第4脳室上衣腫	退形成性上衣腫	退形成性星細胞腫
	大脳悪性腫瘍	大脳深部神経膠腫	多発性神経膠腫
	中脳神経膠腫	頭蓋底脊索腫	頭蓋内胚細胞腫瘍
	頭蓋部脊索腫	頭頂葉悪性腫瘍	頭頂葉膠芽腫
	頭頂葉神経膠腫	頭頂葉星細胞腫	脳幹悪性腫瘍
	脳幹膠芽腫	脳幹神経膠腫	脳幹部星細胞腫
	脳室悪性腫瘍	脳室上衣腫	脳胚細胞腫瘍
	肺腺癌	肺腺扁平上皮癌	肺腺様のう胞癌
	肺大細胞癌	肺大細胞神経内分泌癌	肺粘表皮癌
	肺扁平上皮癌	肺胞上皮癌	肺未分化癌
	肺門部小細胞癌	肺門部腺癌	肺門部大細胞癌
	肺門部肺癌	肺門部非小細胞癌	肺門部扁平上皮癌
	非小細胞肺癌	びまん性星細胞腫	乏突起神経膠腫
	毛様細胞性星細胞腫		
△	ALK融合遺伝子陽性非小細胞肺癌	下葉小細胞肺癌	下葉肺癌
	下葉肺腺癌	下葉肺大細胞癌	下葉肺扁平上皮癌
	下葉非小細胞肺癌	気管支カルチノイド	細気管支肺胞上皮癌
	主気管支の悪性腫瘍	松果体胚細胞腫瘍	松果体部膠芽腫

	上葉小細胞肺癌	上葉肺癌	上葉肺腺癌
	上葉肺大細胞癌	上葉肺扁平上皮癌	上葉非小細胞肺癌
	中葉小細胞肺癌	中葉肺癌	中葉肺腺癌
	中葉肺大細胞癌	中葉肺扁平上皮癌	中葉非小細胞肺癌
	肺癌による閉塞性肺炎		

効能効果に関連する使用上の注意　原発性悪性脳腫瘍の場合，臨床試験に組み入れられた患者の組織型等について，【臨床成績】の項の内容を熟知し，本剤の有効性及び安全性を十分に理解した上で，適応患者の選択を行うこと。

用法用量

(1)早期肺癌：タラポルフィンナトリウムとして40mg/m^{2}を1回静脈内注射する。静脈内注射4～6時間後にレーザ光を病巣部位に照射する。

(2)原発性悪性脳腫瘍：通常，成人にはタラポルフィンナトリウムとして40mg/m^{2}を1回静脈内注射する。静脈内注射22～26時間後にレーザ光を病巣部位に照射する。

用法用量に関連する使用上の注意

(1)注射液の調製法：1バイアルに日局生理食塩液4mLを加え，よく攪拌して溶解する。

(2)原発性悪性脳腫瘍の場合，術中蛍光診断薬又はカルムスチン脳内留置用剤との併用について，有効性及び安全性は確立していない。

禁忌

(1)本剤の成分に対し過敏症の既往歴のある患者

(2)ポルフィリン症の患者

(3)肺癌において，腫瘍が気管支軟骨層より外側に浸潤している患者

(4)肺癌において，太い気管の広範な病巣又は気管狭窄を来している患者

(5)肺癌において，亜区域支より末梢側に腫瘍のある患者

チョコラA筋注5万単位　規格：5万単位1管[126円/管]

レチノールパルミチン酸エステル　エーザイ　311

【効 能 効 果】

ビタミンA欠乏症の治療
（夜盲症，結膜乾燥症，角膜乾燥症，角膜軟化症）
ビタミンAの需要が増大し，食事からの摂取が不十分な際の補給
（妊産婦，授乳婦，乳幼児，消耗性疾患など）
下記疾患のうち，ビタミンAの欠乏又は代謝障害が関与すると推定される場合
角化性皮膚疾患

【対応標準病名】

◎	過角化症	ビタミンA欠乏症	ビタミンA欠乏性角膜乾燥症
	ビタミンA欠乏性角膜軟化症	ビタミンA欠乏性結膜乾燥症	夜盲症
○	角化棘細胞腫	乾皮症	顔面毛包性紅斑黒皮症
	後天性魚鱗癬	固定性扁豆状角化症	掌蹠角化症
	進行性指掌角皮症	点状角化症	皮角
	皮脂欠乏症	皮脂欠乏性湿疹	胞状異角化症
	毛孔角化症	老人性乾皮症	
△	小口病	角質増殖症	乾性角結膜炎
	視覚障害	視力障害	ビタミンA欠乏性角膜潰瘍
	ビタミンA欠乏性眼疾患	ビタミンA欠乏性夜盲	

用法用量　ビタミンAとして通常成人，1日3,000～100,000ビタミンA単位を筋肉内注射する。なお，年齢，症状により適宜増減する。

禁忌

(1)本剤の成分に対し過敏症の既往歴のある患者

(2)エトレチナート製剤を投与中の患者

(3)トレチノイン製剤を投与中の患者

(4)タミバロテン製剤を投与中の患者

(5)妊娠3カ月以内又は妊娠を希望する婦人へのビタミンA5,000IU/日以上の投与（ビタミンA欠乏症の婦人は除く）

併用禁忌

薬剤名等	臨床症状・措置方法	機序・危険因子
エトレチナート（チガソン）	ビタミンAの正常血中濃度には影響を及ぼさないが，ビタミンA過剰症と類似した副作用症状があらわれることがある。	エトレチナートのビタミンA様作用により，ビタミンAの作用が増強される。
トレチノイン（ベサノイド）	ビタミンA過剰症と類似した副作用症状を起こすおそれがある。	トレチノインはビタミンAの活性代謝物である。
タミバロテン（アムノレイク）		タミバロテンはビタミンAと同じレチノイドである。

治療用ダニアレルゲンエキス皮下注「トリイ」10,000JAU/mL　規格：2mL1瓶[4320円/瓶]
治療用ダニアレルゲンエキス皮下注「トリイ」100,000JAU/mL　規格：2mL1瓶[4320円/瓶]

アレルゲンエキス　鳥居薬品　449

【効 能 効 果】

ダニ抗原による下記アレルギー性疾患に対する減感作療法：アレルギー性鼻炎，気管支喘息

【対応標準病名】

◎	アレルギー性鼻炎	気管支喘息	
○	アトピー性喘息	アレルギー性気管支炎	アレルギー性鼻咽頭炎
	アレルギー性副鼻腔炎	運動誘発性喘息	外因性喘息
	気管支喘息合併妊娠	季節性アレルギー性鼻炎	混合型喘息
	小児喘息	小児喘息性気管支炎	職業喘息
	ステロイド依存性喘息	咳喘息	喘息性気管支炎
	通年性アレルギー性鼻炎	難治性喘息	乳児喘息
	夜間性喘息		

効能効果に関連する使用上の注意　本剤の投与開始に際し，皮膚反応テスト〔スクラッチテスト（プリックテスト），皮内テスト〕又は特異的IgE抗体検査を行い，ダニアレルギー性鼻炎，ダニアレルギー性気管支喘息の確定診断を行うこと。

用法用量

減感作療法の実施に際し，ダニアレルゲンに陽性の患者に皮内反応テストを行い，皮内反応閾値を求める。その閾値及びその時々の患者の症状に応じ，初回投与濃度及び量，初回後の投与濃度又は量，投与回数，投与間隔並びに維持量は適宜定める。

(1)閾値の求め方：本剤を診断用アレルゲン皮内エキス対照液「トリイ」で，1,000，100，10，1，0.1及び0.01JAU/mLに用時希釈し，さらに患者の症状に応じて低濃度に順次希釈する。最も低濃度の液から0.02mLずつ皮内に注射し，その反応を皮内反応判定基準に従って判定する。陽性反応を呈した最低濃度（最大希釈度）をもってその患者のアレルゲンに対する閾値とする。

(2)初回投与濃度：患者のアレルゲンに対する閾値の濃度，若しくは患者の症状の程度によってさらにこの濃度の1/10又は1/100の濃度を初回投与濃度とする。

(3)投与法：通常，初回投与量として0.02～0.05mLを皮下に注射する。初回後の投与量は1週1～2回約50%ずつ増量し，0.5mLに至れば10倍濃度の液0.05mLにかえて同様に増量しながら投与を続け次第に高濃度の液に移り，維持量に達したら2週に1回の注射を数回行い，その後は1ヵ月に1回とする。

(4)増量及び投与回数

各回の投与後の患者の状態を問診し，その結果に応じて次回

投与量を増減する。

例えば前回の注射により，喘息発作，全身性蕁麻疹及び鼻症状・眼症状を主とした臨床症状の増悪を起こし，また過大な局所反応を生じたときには増量を見合わせる。

また，増量期間中の投与間隔は通常1週1～2回であるが，間隔が長引いた場合には増量せずに直前の投与濃度の1/10又は1/100の濃度の液を投与する。

(5)維持量：患者において投与可能な最高用量をもって維持量とするが，患者のその時々の症状に応じて減量する等適宜投与量を定める。

用法用量に関連する使用上の注意

(1)患者の状態によってアレルゲンに対する反応が変動することがあるので，投与量，濃度，増量，維持量等は個々の患者の症状を考慮して決定すること。
(2)増量を急速に行う場合は，患者の状態を勘案し入院又はそれに準じた管理下での投与を考慮すること。
(3)予期しない強い反応が起こるおそれがあるので，使用するエキスのロットが変わるときには前回投与量の25～50%を減ずることが推奨される。また，高濃度のアレルゲンエキスでは，同一ロットでもショック等の強い反応を誘発するおそれがあるので，患者の状態を十分に観察しながら濃度を上げること。

警告　本剤は，緊急時に十分に対応できる医療機関において，減感作療法に関する十分な知識・経験を持つ医師のもとで使用すること。

禁忌　重症の気管支喘息患者

沈降インフルエンザワクチンH5N1「化血研」　規格：－[－]
沈降インフルエンザワクチン(H5N1株)　化血研　631

【効能効果】

本剤は，新型インフルエンザ(H5N1)の予防に使用する。

【対応標準病名】

◎	インフルエンザ(H5N1)		
○	インフルエンザ	鳥インフルエンザ(H5N1)	
△	インフルエンザ心筋炎	インフルエンザ性胃腸炎	インフルエンザ脊髄炎
	インフルエンザ中耳炎	インフルエンザ脳症	インフルエンザ脳脊髄炎
	インフルエンザ肺炎	急性インフルエンザ心筋炎	

用法用量　通常，0.5mLをおよそ3週間の間隔をおいて，筋肉内もしくは皮下に2回注射する。

沈降インフルエンザワクチンH5N1「北里第一三共」：北里第一三共[－]，沈降インフルエンザワクチンH5N1「生研」1mL：デンカ生研[－]，沈降インフルエンザワクチンH5N1「生研」10mL：デンカ生研[－]，沈降インフルエンザワクチンH5N1「ビケン」：阪大微研[－]

沈降ジフテリア破傷風混合トキソイド「タケダ」　規格：－[－]
沈降ジフテリア破傷風混合トキソイド　武田薬品　636

【効能効果】

本剤は，ジフテリア及び破傷風の予防に使用する。

【対応標準病名】

◎	ジフテリア	破傷風	
○	咽頭ジフテリア	牙関緊急	喉頭ジフテリア
	ジフテリア性結膜炎	ジフテリア性心筋炎	ジフテリア性多発ニューロパチー
	ジフテリア腹膜炎	鼻咽頭ジフテリア	皮膚ジフテリア
	扁桃ジフテリア		
△	開口障害	ジフテリア後麻痺	

用法用量

(1)初回免疫：通常，1回0.5mLずつを2回，3～8週間の間隔で皮下に注射する。ただし，10歳以上の者には，第1回量を0.1mLとし，副反応の少ないときは，第2回以後適宜増量する。
(2)追加免疫：第1回の追加免疫には，通常，初回免疫後6箇月以上の間隔をおいて，(標準として初回免疫終了後12箇月から18箇月までの間に)0.5mLを1回皮下に注射する。ただし，初回免疫のとき副反応の強かった者には適宜減量し，以後の追加免疫のときの接種量もこれに準ずる。また，10歳以上の者には，0.1mL以下を皮下に注射する。

用法用量に関連する使用上の注意

(1)接種対象者・接種時期：定期接種の場合には，ジフテリア及び破傷風の第2期の予防接種については，11歳以上13歳未満の者(11歳に達した時から12歳に達するまでの期間を標準的な接種期間とする)に，通常，本剤0.1mLを1回皮下に注射する。
(2)他のワクチン製剤との接種間隔
生ワクチンの接種を受けた者は，通常，27日以上，また他の不活化ワクチンの接種を受けた者は，通常，6日以上間隔を置いて本剤を接種すること。
ただし，医師が必要と認めた場合には，同時に接種することができる(なお，本剤を他のワクチンと混合して接種してはならない)。

接種不適当者

被接種者が次のいずれかに該当すると認められる場合には，接種を行ってはならない。

(1)明らかな発熱を呈している者
(2)重篤な急性疾患にかかっていることが明らかな者
(3)本剤の成分によってアナフィラキシーを呈したことがあることが明らかな者
(4)上記に掲げる者のほか，予防接種を行うことが不適当な状態にある者

DTビック：阪大微研，沈降ジフテリア破傷風混合トキソイド"化血研"：化血研，沈降ジフテリア破傷風混合トキソイド「北里第一三共」：北里第一三共

沈降破傷風トキソイド"化血研"　規格：0.5mL1瓶[424円/瓶]
沈降破傷風トキソイド　化血研　632

【効能効果】

本剤は，破傷風の予防に使用する。

【対応標準病名】

◎	破傷風

用法用量

(1)初回免疫：通常，1回0.5mLずつを2回，3～8週間の間隔で皮下又は筋肉内に注射する。
(2)追加免疫：第1回の追加免疫には，通常，初回免疫後6箇月以上の間隔をおいて，(標準として初回免疫終了後12箇月から18箇月までの間に)0.5mLを1回皮下又は筋肉内に注射する。ただし，初回免疫のとき，副反応の強かった者には，適宜減量する。以後の追加免疫のときの接種量もこれに準ずる。

用法用量に関連する使用上の注意

(1)接種対象者・接種時期
①初回免疫と追加免疫を完了した者には，数年ごとに再追加免疫として，通常，1回0.5mLを皮下又は筋肉内に注射する。なお，再追加免疫の接種間隔は職業，スポーツ等の実施状況を考慮すること。
②初回免疫，追加免疫，又は再追加免疫を受けた者で，破傷風感染のおそれのある負傷を受けたときは直ちに本剤を通常，1回0.5mLを皮下又は筋肉内に注射する。
(2)他のワクチン製剤との接種間隔
生ワクチンの接種を受けた者は，通常，27日以上，また，他の不活化ワクチンの接種を受けた者は，通常，6日以上間隔を置いて本剤を接種すること。

ただし，医師が必要と認めた場合には，同時に接種することができる（なお，本剤を他のワクチンと混合して接種してはならない）。

接種不適当者

被接種者が次のいずれかに該当すると認められる場合には，接種を行ってはならない。

⑴明らかな発熱を呈している者

⑵重篤な急性疾患にかかっていることが明らかな者

⑶本剤の成分によってアナフィラキシーを呈したことがあることが明らかな者

⑷上記に掲げる者のほか，予防接種を行うことが不適当な状態にある者

沈降破傷風トキソイド「生研」：デンカ生研［424円/瓶］，破トキ「ビケンF」：阪大微研［416円/瓶］

沈降破傷風トキソイド「北里第一三共」シリンジ

規格：0.5mL1筒［491円/筒］

沈降破傷風トキソイド　北里第一三共　632

【効 能 効 果】

本剤は，破傷風の予防に使用する。

【対応標準病名】

◎	破傷風

用法用量

⑴初回免疫：通常，1回0.5mLずつを2回，3〜8週間の間隔で皮下又は筋肉内に注射する。

⑵追加免疫：第1回の追加免疫には，通常，初回免疫後6箇月以上の間隔をおいて，（標準として初回免疫終了後12箇月から18箇月までの間に）0.5mLを1回皮下又は筋肉内に注射する。ただし，初回免疫のとき副反応の強かった者には適宜減量する。以後の追加免疫のときの接種量もこれに準ずる。

用法用量に関連する使用上の注意

⑴接種対象者・接種時期

①初回免疫と追加免疫を完了した者には，数年ごとに再追加免疫として，通常，1回0.5mLを皮下又は筋肉内に注射する。なお，再追加免疫の接種間隔は職業，スポーツ等の実施状況を考慮すること。

②初回免疫，追加免疫，又は再追加免疫を受けた者で，破傷風感染のおそれのある負傷を受けたときは直ちに本剤を通常，1回0.5mLを皮下又は筋肉内に注射する。

⑵他のワクチン製剤との接種間隔

生ワクチンの接種を受けた者は，通常，27日以上，また他の不活化ワクチンの接種を受けた者は，通常，6日以上間隔を置いて本剤を接種すること。

ただし，医師が必要と認めた場合には，同時に接種することができる（なお，本剤を他のワクチンと混合して接種してはならない）。

接種不適当者

被接種者が次のいずれかに該当すると認められる場合には，接種を行ってはならない。

⑴明らかな発熱を呈している者

⑵重篤な急性疾患にかかっていることが明らかな者

⑶本剤の成分によってアナフィラキシーを呈したことがあることが明らかな者

⑷上記に掲げる者のほか，予防接種を行うことが不適当な状態にある者

沈降破傷風トキソイドキット「タケダ」：武田薬品　0.5mL1筒［615円/筒］

沈降破傷風トキソイドキット「タケダ」

規格：0.5mL1筒［615円/筒］

沈降破傷風トキソイド　武田薬品　632

沈降破傷風トキソイド「北里第一三共」シリンジを参照（P1587）

ツベラクチン筋注用1g

規格：1g1瓶［713円/瓶］

エンビオマイシン硫酸塩　旭化成　616

【効 能 効 果】

〈適応菌種〉エンビオマイシンに感性の結核菌

〈適応症〉肺結核及びその他の結核症

【対応標準病名】

◎	結核	肺結核	
○ あ	S状結腸結核	胃結核	陰茎結核
	咽頭結核	咽頭流注膿瘍	陰のう結核
か	壊疽性丘疹状結核疹	外陰結核	回腸結核
	回盲部結核	潰瘍性粟粒結核	潰瘍性狼瘡
	顎下部結核	肩関節結核	活動性肺結核
	肝結核	眼結核	眼瞼結核
	関節結核	乾酪性肺炎	気管結核
	気管支結核	急性粟粒結核	胸腔内リンパ節結核・菌確認あり
	胸腔内リンパ節結核・組織学的確認あり	胸水結核菌陽性	胸腺結核
	胸椎結核	胸腰椎結核	筋肉結核
	筋膜結核	空腸結核	くも膜結核
	頚椎結核	珪肺結核	頚部リンパ節結核
	結核腫	結核初期感染	結核疹
	結核性アジソン病	結核性咳嗽	結核性角結膜炎
	結核性角膜炎	結核性角膜強膜炎	結核性喀血
	結核性滑膜炎	結核性気管支拡張症	結核性気胸
	結核性胸膜炎	結核性胸膜炎・菌確認あり	結核性胸膜炎・組織学的確認あり
	結核性空洞	結核性血胸	結核性下痢
	結核性腱滑膜炎	結核性瞼板炎	結核性硬化症
	結核性硬結性紅斑	結核性虹彩炎	結核性虹彩毛様体炎
	結核性硬膜炎	結核性骨髄炎	結核性女性骨盤炎症性疾患
	結核性痔瘻	結核性腎盂炎	結核性腎盂腎炎
	結核性心筋症	結核性髄膜炎	結核性精管炎
	結核性線維症	結核性前立腺炎	結核性多発ニューロパチー
	結核性低アドレナリン症	結核性動脈炎	結核性動脈内膜炎
	結核性軟膜炎	結核性膿胸	結核性膿腎症
	結核性脳脊髄炎	結核性脳動脈炎	結核性脳膿瘍
	結核性膿瘍	結核性肺線維症	結核性肺膿瘍
	結核性発熱	結核性貧血	結核性腹水
	結核性腹膜炎	結核性ぶどう膜炎	結核性脈絡網膜炎
	結核性網膜炎	結核性卵管炎	結核性卵巣炎
	結核性卵巣のう胞	結核性リンパ節炎	結節性肺結核
	結膜結核	口蓋垂結核	硬化性肺結核
	硬化性狼瘡	広間膜結核	口腔結核
	口腔粘膜結核	甲状腺結核	口唇結核
	喉頭結核	肛門結核	骨結核
さ	骨盤結核	耳管結核	子宮結核
	耳結核	縦隔結核	十二指腸結核
	小腸結核	初感染結核	食道結核
	心筋結核	神経系結核	腎結核
	尋常性狼瘡	心内膜結核	塵肺結核
	深部カリエス	心膜結核	髄液結核菌陽性
	髄膜結核腫	性器結核	精索結核
	精巣結核	精巣上体結核	精のう結核
	脊髄結核	脊髄結核腫	脊髄膜結核

た	脊椎結核	線維乾酪性心膜炎	仙骨部膿瘍
	潜在性結核感染症	先天性結核	前立腺結核
	粟粒結核	大腸結核	唾液腺結核
	ダグラス窩結核	多剤耐性結核	胆のう結核
	腸間膜リンパ節結核	腸結核	直腸結核
な	陳旧性肺結核	難治結核	尿管結核
	尿道球腺結核	尿道結核	尿路結核
	脳結核	脳結核腫	脳脊髄膜結核
は	肺炎結核	肺結核・鏡検確認あり	肺結核・組織学的確認あり
	肺結核・培養のみ確認あり	肺結核腫	肺門結核
	肺門リンパ節結核	播種性結核	鼻咽頭結核
	泌尿器結核	皮膚結核	皮膚腺病
	皮膚粟粒結核	皮膚疣状結核	副腎結核
	副鼻腔結核	腹壁冷膿瘍	膀胱結核
ら	脈絡膜結核	腰椎結核	肋骨カリエス
△	結核後遺症	結核性髄膜炎後遺症	結核性脊柱後弯症
	結核性脊柱前弯症	結核性脊柱側弯症	結核性中耳炎
	結核性膀胱炎後遺症	股関節結核後遺症	骨盤腹膜癒着
	腎石灰化症	脊椎カリエス後遺症	腸間膜リンパ節陳旧性結核
	陳旧性胸椎カリエス	陳旧性骨結核	陳旧性腎結核
	陳旧性腸結核	陳旧性腰椎カリエス	肺結核後遺症
	肺結核術後		

用法用量　通常成人には，エンビオマイシン硫酸塩として1日1回1g(力価)を注射用蒸留水に溶解〔1g(力価)当り2～4mL〕し，筋肉内に注射する。
初めの90日間は毎日，その後は1週間に2日投与する。
なお，年齢，症状に応じて適宜増減する。
また，他の抗結核剤と併用することが望ましい。

用法用量に関連する使用上の注意　本剤の使用にあたっては，耐性菌の発現等を防ぐため，原則として感受性を確認し，疾病の治療上必要な最小限の期間の投与にとどめること。

禁忌　本剤の成分に対する過敏症の既往歴のある患者

原則禁忌　本人又は家族がストレプトマイシン難聴又はその他の難聴の患者

1%ディプリバン注　規格：200mg20mL1管[1232円/管]，500mg50mL1瓶[1830円/瓶]，1g100mL1瓶[2110円/瓶]
1%ディプリバン注－キット　規格：200mg20mL1筒[1448円/筒]，500mg50mL1筒[2084円/筒]
プロポフォール　アストラゼネカ　111

【効能効果】

全身麻酔の導入及び維持
集中治療における人工呼吸中の鎮静

【対応標準病名】

該当病名なし

効能効果に関連する使用上の注意
〔1%ディプリバン注－キット〕
［全身麻酔の導入及び維持の場合］
(1) 1%ディプリバン注-キット(プレフィルドシリンジ)は，投与速度(mL/kg/時(プロポフォールとしてmg/kg/時))の変更により麻酔深度を調節する投与方法と，プロポフォールの目標血中濃度(μg/mL)の変更により麻酔深度を調節するディプリフューザーTCI(Target Controlled Infusion)機能を用いる投与方法で投与することができる。ディプリフューザーTCI機能を用いて投与する場合，ディプリフューザーTCIモジュールが組込まれた市販のシリンジポンプを使用すること。
(2) 1%ディプリバン注(アンプル，バイアル)は，ディプリフューザーTCI機能を用いる投与方法に使用することはできない。
(3)ディプリフューザーTCI機能は，プレフィルドシリンジからの本剤の投与を記憶し，これを基に逐次血中濃度の計算を行い，投与速度を制御するので，血中濃度を正しく予測し，過量投与を防止するために，以下の点に注意すること。
①本剤の投与開始後，ディプリフューザーTCI機能を用いる方法に切り替えて投与しないこと。
②本剤を投与終了後数時間のうちに，ディプリフューザーTCI機能を用いて投与しないこと。
③ディプリフューザーTCI機能を使用中にポンプの電源をオフにした患者に，ディプリフューザーTCI機能を用いて再投与しないこと。
④ディプリフューザーTCI機能を用いて本剤を投与中の患者に，他の注入経路から本剤を投与しないこと。
［集中治療における人工呼吸中の鎮静の場合］：ディプリフューザーTCI機能を用いる投与方法は使用しないこと。［ディプリフューザーTCI機能を用いる投与方法は，全身麻酔の導入及び維持における成人の臨床試験成績に基づいて設定されている。］

用法用量
(1)全身麻酔の導入及び維持
①ディプリフューザーTCI機能を用いない投与方法
(a)導入
通常，成人には本剤を0.05mL/kg/10秒(プロポフォールとして0.5mg/kg/10秒)の速度で，患者の全身状態を観察しながら，就眠が得られるまで静脈内に投与する。なお，ASAIII及びIVの患者には，より緩徐に投与する。
通常，成人には本剤0.20～0.25mL/kg(プロポフォールとして2.0～2.5mg/kg)で就眠が得られる。高齢者においては，より少量で就眠が得られる場合がある。就眠後は必要に応じて適宜追加投与する。
(b)維持：通常，酸素もしくは酸素・亜酸化窒素混合ガスと併用し，本剤を静脈内に投与する。適切な麻酔深度が得られるよう患者の全身状態を観察しながら，投与速度を調節する。通常，成人には，本剤0.4～1.0mL/kg/時(プロポフォールとして4～10mg/kg/時)の投与速度で適切な麻酔深度が得られる。また，鎮痛剤(麻薬性鎮痛剤，局所麻酔剤等)を併用すること。なお，局所麻酔剤併用時には通常より低用量で適切な麻酔深度が得られる。
②〔1%ディプリバン注－キットのみ〕ディプリフューザーTCI機能を用いる投与方法
(a)導入：通常，成人にはプロポフォールの目標血中濃度3.0μg/mLで静脈内に投与を開始し，投与開始3分後に就眠が得られない場合には1分毎に1.0～2.0μg/mLずつ目標血中濃度を上げる。通常，目標血中濃度3.0～6.0μg/mL，投与開始後1～3分で就眠が得られる。高齢者，ASAIII及びIVの患者には，より低い目標血中濃度で投与を開始すること。
(b)維持：通常，酸素もしくは酸素・亜酸化窒素混合ガスと併用し，本剤を静脈内に投与する。適切な麻酔深度が得られるよう患者の全身状態を観察しながら，目標血中濃度を調節する。通常，成人には，目標血中濃度2.0～5.0μg/mLで適切な麻酔深度が得られる。また，鎮痛剤(麻薬性鎮痛剤，局所麻酔剤等)を併用すること。
(2)集中治療における人工呼吸中の鎮静：成人(高齢者を含む)には本剤を0.03mL/kg/時(プロポフォールとして0.3mg/kg/時)の投与速度で，持続注入にて静脈内に投与を開始し，適切な鎮静深度が得られるよう患者の全身状態を観察しながら，投与速度を調節する。通常，成人には本剤0.03～0.30mL/kg/時(プロポフォールとして0.3～3.0mg/kg/時)の投与速度で適切な鎮静深度が得られる。なお，疾患の種類，症状の程度を考慮し，必要とする鎮静深度に応じて投与速度を増減すること。また，必要に応じて鎮痛剤を併用すること。

用法用量に関連する使用上の注意
［全身麻酔の導入及び維持の場合］
〔1%ディプリバン注〕

維持における使用例

導入後の時間	0～10分	10～20分	20～30分	30分～
投与速度	1.0mL/kg/時(プロポフォールとして10mg/kg/時)	0.8mL/kg/時(プロポフォールとして8mg/kg/時)	0.6mL/kg/時(プロポフォールとして6mg/kg/時)	全身状態をみながら調節する。

〔1%ディプリバン注－キット〕

(1)ディプリフューザーTCI機能を用いない投与方法

維持における使用例

導入後の時間	0～10分	10～20分	20～30分	30分～
投与速度	1.0mL/kg/時(プロポフォールとして10mg/kg/時)	0.8mL/kg/時(プロポフォールとして8mg/kg/時)	0.6mL/kg/時(プロポフォールとして6mg/kg/時)	全身状態をみながら調節する。

(2)ディプリフューザーTCI機能を用いる投与方法

本剤の血中濃度は個体差が大きく，患者別の調節が必要であるため，ディプリフューザーTCI機能を用いる場合においても，設定した目標血中濃度のみに依存せず，一般の全身麻酔剤と同様に，麻酔開始より患者が完全に覚醒するまで，麻酔技術に熟練した医師が，専任で患者の全身状態を注意深く監視し，患者の状態に応じて対応を行うこと。

使用例

時間	就眠まで	就眠後
目標血中濃度	3.0μg/mL(3分後に就眠が得られない場合1分毎に1.0～2.0μg/mLずつ目標血中濃度を上げる。)	2.0～5.0μg/mL(全身状態を観察しながら適宜増減)

[集中治療における人工呼吸中の鎮静の場合]

(1)本剤は，持続注入により投与すること。急速投与を行わないこと。

(2)本剤は，通常，7日を超えて投与しないこと。ただし，鎮静効果が認められ，7日を超えて本剤投与による鎮静が必要な場合には，患者の全身状態を引き続き慎重に観察すること。

使用例

時間	0～5分	5分～
投与速度	0.03mL/kg/時	0.03～0.30mL/kg/時(全身状態を観察しながら適宜増減)

禁忌

(1)本剤又は本剤の成分に対し過敏症の既往歴のある患者
(2)妊産婦
(3)小児(集中治療における人工呼吸中の鎮静)

プロポフォール1%静注20mL「日医工」：日医工　200mg20mL1管[844円/管]，プロポフォール1%静注20mL「ファイザー」：マイラン製薬　200mg20mL1管[844円/管]，プロポフォール1%静注20mL「マイラン」：マイラン製薬　200mg20mL1管[844円/管]，プロポフォール1%静注50mL「日医工」：日医工　500mg50mL1瓶[1193円/瓶]，プロポフォール1%静注50mL「ファイザー」：マイラン製薬　500mg50mL1瓶[1193円/瓶]，プロポフォール1%静注50mL「マイラン」：マイラン製薬　500mg50mL1瓶[1193円/瓶]，プロポフォール1%静注100mL「日医工」：日医工　1g100mL1瓶[1003円/瓶]，プロポフォール1%静注100mL「ファイザー」：マイラン製薬　1g100mL1瓶[1841円/瓶]，プロポフォール静注1%20mL「FK」：フレゼニウスカービ　200mg20mL1管[844円/管]，プロポフォール静注1%50mL「FK」：フレゼニウスカービ　500mg50mL1瓶[890円/瓶]，プロポフォール静注1%100mL「FK」：フレゼニウスカービ　1g100mL1瓶[1003円/瓶]，プロポフォール注1%「F」：富士製薬　500mg50mL1瓶[1193円/瓶]，1g100mL1瓶[1841円/瓶]，200mg20mL1瓶[844円/瓶]，1%プロポフォール注「マルイシ」：丸石　200mg20mL1管[844円/管]，500mg50mL1瓶[1193円/瓶]，1g100mL1瓶[1841円/瓶]，2%プロポフォール注「マルイシ」：丸石　1g50mL1瓶[1841円/瓶]

低分子デキストランL注

規格：500mL1袋[859円/袋]，250mL1袋[482円/袋]

デキストラン40　塩化カリウム　塩化カルシウム水和物　塩化ナトリウム　乳酸ナトリウム　　大塚製薬工場　331

【効能効果】

代用血漿として急性出血の治療，特に急性大量出血の際の初期治療として有効
外傷，熱傷，出血などに基づく外科的ショックの予防及び治療
手術時における輸血量の節減
体外循環灌流液として用い，灌流を容易にして手術中の併発症の危険を減少する。

【対応標準病名】

◎	外傷性出血性ショック	外傷性ショック	急性大量出血
	出血	出血性ショック	熱傷ショック
○	一次性ショック	胃腸管熱傷	一過性ショック
	胃熱傷	咽頭熱傷	エンドトキシン性ショック
	外傷後早期合併症	外傷性空気塞栓症	外傷性コンパートメント症候群
	外傷性脂肪塞栓症	外傷性縦隔気腫	外傷性無尿
	開放性脳損傷髄膜炎	下肢第3度熱傷	下肢熱傷
	下腿部第3度熱傷	下半身第2度熱傷	下半身第3度熱傷
	下半身熱傷	気管熱傷	気道熱傷
	急性循環不全	急性ショック	胸腔熱傷
	胸部上腕熱傷	局所出血	空気塞栓症
	後出血	喉頭熱傷	コンパートメント症候群
	挫滅症候群	子宮熱傷	四肢挫傷
	四肢第2度熱傷	四肢第3度熱傷	四肢熱傷
	実質性臓器出血	膝部第3度熱傷	脂肪塞栓症
	循環血液量減少性ショック	焼身自殺未遂	小動脈出血
	上半身第2度熱傷	上半身第3度熱傷	静脈出血
	食道熱傷	ショック	心原性ショック
	脊髄性ショック	全身挫傷	全身第2度熱傷
	全身第3度熱傷	全身打撲	全身熱傷
	大腿部第3度熱傷	体表面積20－29%の熱傷	体表面積40－49%の熱傷
	体表面積50－59%の熱傷	体表面積60－69%の熱傷	体表面積70－79%の熱傷
	体表面積80－89%の熱傷	体表面積90%以上の熱傷	多発性血腫
	多発性昆虫咬創	多発性挫傷	多発性第2度熱傷
	多発性第3度熱傷	多発性熱傷	多量出血
	疼痛性ショック	動脈性出血	内出血
	内部尿路性器の熱傷	二次性ショック	肺熱傷
	半身第2度熱傷	半身第3度熱傷	半身打撲
	末梢循環不全		
△ あ	足第1度熱傷	足第2度熱傷	足第3度熱傷
	足熱傷	アルカリ腐蝕	陰茎第1度熱傷
	陰茎第2度熱傷	陰茎第3度熱傷	陰茎熱傷
	陰のう第1度熱傷	陰のう第2度熱傷	陰のう第3度熱傷
	陰のう熱傷	会陰第1度熱傷	会陰第2度熱傷
	会陰第3度熱傷	会陰熱傷	腋窩第1度熱傷
	腋窩第2度熱傷	腋窩第3度熱傷	腋窩熱傷
か	汚染擦過創	外陰第1度熱傷	外陰第2度熱傷
	外陰第3度熱傷	外陰熱傷	外傷性皮下気腫
	外傷性皮下血腫	下咽頭熱傷	化学外傷
	下顎熱傷	下顎部第1度熱傷	下顎部第2度熱傷
	下顎部第3度熱傷	角結膜腐蝕	角膜アルカリ化学熱傷

	角膜酸化学熱傷	角膜酸性熱傷	角膜熱傷
	下肢第1度熱傷	下肢第2度熱傷	下腿足部熱傷
	下腿熱傷	下腿部第1度熱傷	下腿部第2度熱傷
	下半身第1度熱傷	下腹部第1度熱傷	下腹部第2度熱傷
	下腹部第3度熱傷	過労性脛部痛	眼化学熱傷
	眼球熱傷	眼瞼化学熱傷	眼瞼第1度熱傷
	眼瞼第2度熱傷	眼瞼第3度熱傷	眼瞼熱傷
	眼周囲化学熱傷	眼周囲第1度熱傷	眼周囲第2度熱傷
	眼周囲第3度熱傷	関節血腫	関節挫傷
	関節打撲	眼熱傷	顔面第1度熱傷
	顔面第2度熱傷	顔面第3度熱傷	顔面熱傷
	胸部第1度熱傷	頬部第1度熱傷	胸部第2度熱傷
	頬部第2度熱傷	胸部第3度熱傷	頬部第3度熱傷
	胸部熱傷	胸部皮下気腫	躯幹薬傷
	頚部第1度熱傷	頚部第2度熱傷	頚部第3度熱傷
	頚部熱傷	血腫	結膜熱傷
	結膜のうアルカリ化学熱傷	結膜のう酸化学熱傷	結膜腐蝕
	肩甲間部第1度熱傷	肩甲間部第2度熱傷	肩甲間部第3度熱傷
	肩甲間部熱傷	肩甲部第1度熱傷	肩甲部第2度熱傷
	肩甲部第3度熱傷	肩甲部熱傷	肩部第1度熱傷
	肩部第2度熱傷	肩部第3度熱傷	口腔第1度熱傷
	口腔第2度熱傷	口腔第3度熱傷	口腔熱傷
	口唇第1度熱傷	口唇第2度熱傷	口唇第3度熱傷
	口唇熱傷	肛門第1度熱傷	肛門第2度熱傷
	肛門第3度熱傷	肛門熱傷	昆虫咬創
さ	昆虫刺傷	採皮創	挫傷
	擦過創	擦過皮下血腫	酸腐蝕
	耳介部第1度熱傷	耳介部第2度熱傷	耳介部第3度熱傷
	四肢第1度熱傷	趾第1度熱傷	趾第2度熱傷
	趾第3度熱傷	膝部第1度熱傷	膝部第2度熱傷
	趾熱傷	手関節部第1度熱傷	手関節部第2度熱傷
	手関節部第3度熱傷	手指第1度熱傷	手指第2度熱傷
	手指第3度熱傷	手指端熱傷	手指熱傷
	手掌第1度熱傷	手掌第2度熱傷	手掌第3度熱傷
	手掌熱傷	手背第1度熱傷	手背第2度熱傷
	手背第3度熱傷	手背熱傷	上肢第1度熱傷
	上肢第2度熱傷	上肢第3度熱傷	上肢熱傷
	上半身第1度熱傷	上半身熱傷	踵部第1度熱傷
	踵部第2度熱傷	踵部第3度熱傷	上腕第1度熱傷
	上腕第2度熱傷	上腕第3度熱傷	上腕熱傷
	精巣熱傷	切創	舌熱傷
	前額部第1度熱傷	前額部第2度熱傷	前額部第3度熱傷
	前胸部第1度熱傷	前胸部第2度熱傷	前胸部第3度熱傷
	前胸部熱傷	全身擦過創	全身第1度熱傷
	前腕手部熱傷	前腕第1度熱傷	前腕第2度熱傷
	前腕第3度熱傷	前腕熱傷	創傷感染症
	搔創	足関節第1度熱傷	足関節第2度熱傷
	足関節第3度熱傷	足関節熱傷	側胸部第1度熱傷
	側胸部第2度熱傷	側胸部第3度熱傷	足底熱傷
	足底部第1度熱傷	足底部第2度熱傷	足底部第3度熱傷
	足背部第1度熱傷	足背部第2度熱傷	足背部第3度熱傷
	側腹部第1度熱傷	側腹部第2度熱傷	側腹部第3度熱傷
	鼡径部第1度熱傷	鼡径部第2度熱傷	鼡径部第3度熱傷
た	鼡径部熱傷	阻血性拘縮	第1度熱傷
	第1度腐蝕	第2度熱傷	第2度腐蝕
	第3度熱傷	第3度腐蝕	第4度熱傷
	体幹第1度熱傷	体幹第2度熱傷	体幹第3度熱傷
	体幹熱傷	大腿熱傷	大腿部第1度熱傷
	大腿部第2度熱傷	体表面積10%未満の熱傷	体表面積10－19%の熱傷
	体表面積30－39%の熱傷	多発性擦過創	多発性第1度熱傷
	多発性皮下出血	多発性非熱傷性水疱	多発性表在損傷
	打撲血腫	打撲擦過創	打撲傷
	打撲皮下血腫	膣熱傷	肘部第1度熱傷
	肘部第2度熱傷	肘部第3度熱傷	手第1度熱傷
	手第2度熱傷	手第3度熱傷	手熱傷
	デンタルショック	殿部第1度熱傷	殿部第2度熱傷
	殿部第3度熱傷	殿部熱傷	頭部第1度熱傷
	頭部第2度熱傷	頭部第3度熱傷	頭部熱傷
な	軟口蓋熱傷	乳頭部第1度熱傷	乳頭部第2度熱傷
	乳頭部第3度熱傷	乳房第1度熱傷	乳房第2度熱傷
	乳房第3度熱傷	乳房熱傷	乳輪部第1度熱傷
	乳輪部第2度熱傷	乳輪部第3度熱傷	熱傷
は	背部第1度熱傷	背部第2度熱傷	背部第3度熱傷
	背部熱傷	半身第1度熱傷	皮下異物
	皮下気腫	皮下血腫	皮下損傷
	非熱傷性水疱	皮膚損傷	鼻部第1度熱傷
	鼻部第2度熱傷	鼻部第3度熱傷	表皮剥離
	フォルクマン阻血性拘縮	腹部第1度熱傷	腹部第2度熱傷
	腹部第3度熱傷	腹部熱傷	腐蝕
	放射線性熱傷	母指球部第1度熱傷	母指球部第2度熱傷
	母指球部第3度熱傷	母指第1度熱傷	母指第2度熱傷
ま	母指第3度熱傷	母指熱傷	脈絡網膜熱傷
や	薬傷	腰部第1度熱傷	腰部第2度熱傷
	腰部第3度熱傷	腰部熱傷	

※ **適応外使用可**
原則として，「乳酸リンゲル(デキストラン加)【注射薬】」を「区域麻酔に伴う血圧低下の管理」に対して処方した場合，当該使用事例を審査上認める。

用法用量
通常，1回500mLを緩徐に静脈内に注射する。
なお，年齢，体重，症状に応じて適宜増減する。
体外循環灌流液として用いる場合には，体重kgあたりデキストラン40として2～3g(20～30mL)を注入する。

用法用量に関連する使用上の注意　長期連用を避けること(できるだけ短期投与にとどめ，5日以内とする)。

禁忌
(1)うっ血性心不全のある患者
(2)高乳酸血症の患者

低分子デキストラン糖注　規格：500mL1袋[849円/袋]
デキストラン40　ブドウ糖　大塚製薬工場　331

【効 能 効 果】

出血及びこれにより生じるショックの治療
手術時における輸血の節減
血栓症の予防及び治療
外傷・熱傷・骨折等及び重症ショック時の末梢血行改善
体外循環灌流液として用い，灌流を容易にして手術中の併発症の危険を減少する。

【対応標準病名】

◎	外傷	骨折	出血
	出血性ショック	静脈血栓症	ショック
	動脈血栓症	熱傷	
○ あ	足第3度熱傷	足の多発開放骨折	足の多発骨折
	一次性ショック	胃腸管熱傷	一過性ショック
	一側下肢多発開放骨折	一側下肢多発骨折	一側上肢多発開放骨折
	一側上肢多発骨折	胃熱傷	陰茎第3度熱傷
	咽頭熱傷	陰のう第3度熱傷	会陰第3度熱傷
	腋窩第3度熱傷	腋窩動脈血栓症	横突起開放骨折
か	横突起骨折	外陰第3度熱傷	外顆偽関節症
	外傷性血胸	外傷性硬膜動静脈瘻	外傷性出血性ショック
	外傷性ショック	外傷性脊髄出血	外傷性動静脈瘻
	外傷性動脈血腫	外傷性動脈瘤	外傷性歯の破折
	外傷性歯の複雑破折	外傷性破裂	開放骨折
	開放性陥没骨折	開放性三果骨折	開放性前腕骨折

開放性脱臼骨折	開放性粉砕骨折	化学外傷
下顎角部開放骨折	下顎角部骨折	下顎関節突起開放骨折
下顎関節突起骨折	下顎骨開放骨折	下顎骨筋突起開放骨折
下顎骨筋突起骨折	下顎骨骨折	下顎骨多発開放骨折
下顎骨多発骨折	下顎枝部開放骨折	下顎枝部骨折
下顎正中部開放骨折	下顎正中部骨折	下顎頭開放骨折
下顎頭骨折	下顎部第 3 度熱傷	顎関節頚部開放骨折
顎関節頚部骨折	顎顔面開放骨折	顎顔面骨折
拡大性頭蓋骨折	下肢急性動脈閉塞症	下肢静脈血栓症
下肢第 3 度熱傷	下肢多発開放骨折	下肢多発骨折
下肢熱傷	下肢慢性動脈閉塞症	下前腸骨棘剥離骨折
下腿偽関節	下腿骨骨髄炎	下腿骨折変形治癒
下大静脈血栓症	下腿多発開放骨折	下腿多発骨折
下腿複雑骨折後骨髄炎	下腿部第 3 度熱傷	肩開放骨折
肩関節開放性脱臼骨折	肩関節脱臼骨折	肩骨折
下半身第 2 度熱傷	下半身第 3 度熱傷	下半身熱傷
果部開放骨折	下腹部第 3 度熱傷	果部骨折
ガレアッチ骨折	眼窩骨折	眼窩上蓋開放骨折
眼窩上蓋陥没骨折	眼窩上蓋骨折	眼窩底開放骨折
眼窩底骨折	眼窩内側壁骨折	眼窩内壁骨折
眼窩吹き抜け骨折	眼窩変形治癒骨折	寛骨臼開放骨折
寛骨臼骨折	寛骨臼病的骨折	肝静脈血栓症
肝静脈塞栓症	関節内骨折	環椎開放骨折
環椎関節突起間開放骨折	環椎関節突起間骨折	環椎骨折
環椎椎弓骨折	環椎破裂骨折	貫通刺創
貫通銃創	貫通創	肝動脈血栓症
肝動脈塞栓症	顔面骨開放骨折	顔面骨骨折
顔面損傷	顔面第 3 度熱傷	顔面多発開放骨折
顔面多発骨折	顔面熱傷	気管開放骨折
気管骨折	偽関節	気管熱傷
気道熱傷	急性循環不全	急性静脈血栓症
急性ショック	急性大量出血	胸腔熱傷
胸骨開放骨折	頬骨開放骨折	頬骨弓骨折
胸骨亀裂骨折	胸骨骨折	頬骨骨折
頬骨上顎骨多発開放骨折	頬骨上顎骨多発骨折	胸骨不全骨折
胸骨柄開放骨折	胸骨柄骨折	頬骨変形治癒骨折
胸椎圧迫骨折	胸椎横突起開放骨折	胸椎横突起骨折
胸椎開放骨折	胸椎開放性脱臼骨折	胸椎棘突起開放骨折
胸椎棘突起骨折	胸椎骨折	胸椎脱臼骨折
胸椎多発圧迫骨折	胸椎多発骨折	胸椎椎弓開放骨折
胸椎椎弓骨折	胸椎椎体開放骨折	胸椎椎体骨折
胸椎破裂骨折	胸椎病的骨折	胸部外傷
胸部上腕熱傷	胸部損傷	胸部第 3 度熱傷
頬部第 3 度熱傷	胸腰椎圧迫骨折	局所出血
棘突起開放骨折	棘突起骨折	距骨骨軟骨損傷
脛骨遠位骨端線損傷	脛骨遠位端開放骨折	脛骨遠位端近位端開放骨折
脛骨遠位端近位端骨折	脛骨遠位端骨折	脛骨外顆剥離骨折
脛骨開放骨折	脛骨開放性粉砕骨折	脛骨顆開放骨折
脛骨顆開放性粉砕骨折	脛骨顆間隆起開放骨折	脛骨顆間隆起骨折
脛骨顆骨折	脛骨顆剥離骨折	脛骨顆粉砕骨折
脛骨偽関節症	脛骨近位端開放骨折	脛骨近位端開放性粉砕骨折
脛骨近位端骨折	脛骨近位端粉砕骨折	脛骨結節部剥離骨折
脛骨高原開放骨折	脛骨高原骨折	脛骨骨幹部開放骨折
脛骨骨幹部骨折	脛骨骨髄炎	脛骨骨折
脛骨骨折変形治癒	脛骨骨膜炎	脛骨膝関節内骨折
脛骨粗面開放骨折	脛骨粗面骨折	脛骨天蓋開放骨折
脛骨天蓋骨折	脛骨乳児骨髄炎	脛骨腓骨遠位端開放骨折
脛骨腓骨遠位端開放性粉砕骨折	脛骨腓骨遠位端骨折	脛骨腓骨遠位端粉砕骨折
脛骨腓骨開放骨折	脛骨腓骨近位端開放骨折	脛骨腓骨近位端開放性粉砕骨折
脛骨腓骨近位端骨折	脛骨腓骨近位端粉砕骨折	脛骨腓骨骨幹部開放骨折

脛骨腓骨骨幹部開放性粉砕骨折	脛骨腓骨骨幹部骨折	脛骨腓骨骨幹部粉砕骨折
脛骨腓骨骨折	脛骨疲労骨折	脛骨粉砕骨折
茎状突起開放骨折	茎状突起骨折	頚椎圧迫骨折
頚椎開放骨折	頚椎開放性脱臼骨折	頚椎棘突起開放骨折
頚椎棘突起骨折	頚椎骨折	頚椎骨粗鬆症
頚椎骨粗鬆症・病的骨折あり	頚椎脱臼骨折	頚椎多発開放骨折
頚椎多発骨折	頚椎椎間関節開放性脱臼骨折	頚椎椎間関節脱臼骨折
頚椎椎弓開放骨折	頚椎椎弓骨折	頚椎椎体開放骨折
頚椎椎体骨折	頚椎突起開放骨折	頚椎突起骨折
頚部第 3 度熱傷	頚部熱傷	血管切断
血管損傷	血栓塞栓症	肩甲間部第 3 度熱傷
肩甲骨烏口突起開放骨折	肩甲骨烏口突起骨折	肩甲骨開放骨折
肩甲骨関節窩開放骨折	肩甲骨関節窩骨折	肩甲骨頚部開放骨折
肩甲骨頚部骨折	肩甲骨肩峰開放骨折	肩甲骨肩峰骨折
肩甲骨骨折	肩甲骨体部開放骨折	肩甲骨体部骨折
肩甲部第 3 度熱傷	肩部第 3 度熱傷	高エネルギー外傷
口蓋骨開放骨折	口蓋骨骨折	後距踵関節内骨折
後十字靱帯付着部剥離骨折	後出血	甲状軟骨開放骨折
甲状軟骨骨折	口唇第 3 度熱傷	溝創
後頭蓋窩開放骨折	後頭蓋窩骨折	喉頭外傷
喉頭開放骨折	後頭骨開放骨折	後頭骨開放性陥没骨折
後頭骨陥没骨折	後頭骨骨折	喉頭骨折
後頭骨線状骨折	喉頭損傷	喉頭熱傷
広範性軸索損傷	広汎性神経損傷	肛門第 3 度熱傷
コーレス骨折	股関節開放骨折	股関節開放性脱臼骨折
股関節後方開放性脱臼骨折	股関節後方脱臼骨折	股関節骨折
股関節脱臼骨折	股関節中心性開放性脱臼骨折	股関節中心性脱臼骨折
骨折の癒合遅延	骨粗鬆症	骨粗鬆症・骨盤部病的骨折あり
骨粗鬆症・脊椎病的骨折あり	骨粗鬆症・前腕病的骨折あり	骨粗鬆症・大腿部病的骨折あり
骨粗鬆症・多発病的骨折あり	骨粗鬆症・病的骨折あり	骨盤開放骨折
骨盤骨折	骨盤骨折変形治癒	骨盤多発骨折
骨盤輪開放骨折	骨盤輪骨折	骨癒合不全症

さ

鎖骨遠位端開放骨折	鎖骨遠位端骨折	鎖骨開放骨折
坐骨開放骨折	鎖骨下動脈閉塞症	鎖骨亀裂開放骨折
鎖骨亀裂骨折	坐骨結節剥離骨折	鎖骨肩峰部開放骨折
鎖骨肩峰部骨折	鎖骨骨幹部開放骨折	鎖骨骨幹部骨折
鎖骨骨折	坐骨骨折	坐骨疲労骨折
シートベルト骨折	耳介部第 3 度熱傷	軸椎横突起骨折
軸椎開放骨折	軸椎骨折	軸椎椎弓骨折
軸椎椎体骨折	軸椎破裂骨折	篩骨洞開放骨折
篩骨洞骨折	篩骨板骨折	四肢挫傷
四肢静脈損傷	四肢第 2 度熱傷	四肢第 3 度熱傷
四肢動脈損傷	四肢熱傷	視神経管骨折
歯槽骨骨折	歯槽突起骨折	趾第 3 度熱傷
趾多発開放骨折	趾多発骨折	膝蓋骨開放骨折
膝蓋骨開放性粉砕骨折	膝蓋骨化膿性骨髄炎	膝蓋骨偽関節
膝蓋骨骨髄炎	膝蓋骨骨折	膝蓋骨骨折変形治癒
膝蓋骨不全骨折	膝蓋骨粉砕骨折	膝関節開放骨折
膝関節開放性脱臼骨折	膝関節骨折	膝関節脱臼骨折
膝関節内骨折	実質性臓器出血	膝部第 3 度熱傷
歯突起開放骨折	歯突起骨折	若年性骨粗鬆症
若年性骨粗鬆症・病的骨折あり	射創	尺骨遠位端開放骨折
尺骨遠位端骨折	尺骨開放骨折	尺骨偽関節
尺骨亀裂骨折	尺骨近位端開放骨折	尺骨近位端骨折
尺骨茎状突起開放骨折	尺骨茎状突起骨折	尺骨鉤状突起開放骨折
尺骨鉤状突起骨折	尺骨骨幹部開放骨折	尺骨骨幹部骨折
尺骨骨折	尺骨肘頭開放骨折	尺骨頭開放骨折
尺骨頭骨折	尺骨疲労骨折	重症虚血肢

舟状骨疲労骨折	銃創	重複性垂直骨盤開放骨折
重複性垂直骨盤骨折	手関節内骨折	手関節部第3度熱傷
種子骨開放骨折	手指骨折変形治癒	手指第3度熱傷
手掌第3度熱傷	術後吸収不良性骨粗鬆症	術後吸収不良性骨粗鬆症・病的骨折あり
手背第3度熱傷	循環血液量減少性ショック	上下顎骨開放骨折
上下顎骨骨折	上顎骨開放骨折	上顎骨骨折
上顎歯槽部開放骨折	上顎歯槽部骨折	上顎水平開放骨折
上顎水平骨折	踵骨関節内骨折	踵骨疲労骨折
上肢開放骨折	上肢急性動脈閉塞症	上肢骨折
上肢静脈血栓症	上肢第3度熱傷	上肢多発骨折・下肢骨折合併
上肢慢性動脈閉塞症	焼身自殺未遂	上前腸骨棘剥離骨折
小動脈出血	上半身第2度熱傷	上半身第3度熱傷
上半身熱傷	踵部第3度熱傷	静脈出血
静脈塞栓症	上腕骨遠位骨端線損傷	上腕骨遠位端開放骨折
上腕骨遠位端開放性粉砕骨折	上腕骨遠位端骨折	上腕骨遠位端粉砕骨折
上腕骨外顆開放骨折	上腕骨外顆骨折	上腕骨外上顆開放骨折
上腕骨外上顆骨折	上腕骨解剖頚開放骨折	上腕骨解剖頚骨折
上腕骨開放骨折	上腕骨開放性脱臼骨折	上腕骨開放性粉砕骨折
上腕骨顆開放性粉砕骨折	上腕骨顆間開放骨折	上腕骨顆間骨折
上腕骨顆上開放骨折	上腕骨顆上骨折	上腕骨滑車骨折
上腕骨顆部開放骨折	上腕骨顆部骨折	上腕骨顆粉砕骨折
上腕骨近位骨端線損傷	上腕骨近位端開放骨折	上腕骨近位端開放性粉砕骨折
上腕骨近位端骨折	上腕骨近位端病的骨折	上腕骨近位端粉砕骨折
上腕骨頚部開放骨折	上腕骨頚部骨折	上腕骨頚部変形治癒骨折
上腕骨外科頚開放骨折	上腕骨外科頚開放性脱臼骨折	上腕骨外科頚骨折
上腕骨外科頚脱臼骨折	上腕骨骨幹部開放骨折	上腕骨骨幹部骨折
上腕骨骨幹部病的骨折	上腕骨骨折	上腕骨骨頭開放骨折
上腕骨骨頭骨折	上腕骨小結節骨折	上腕骨小頭開放骨折
上腕骨小頭骨折	上腕骨大結節開放骨折	上腕骨大結節骨折
上腕骨大結節剥離骨折	上腕骨脱臼骨折	上腕骨通顆開放骨折
上腕骨通顆骨折	上腕骨内顆開放骨折	上腕骨内顆骨折
上腕骨内上顆開放骨折	上腕骨内上顆骨折	上腕骨病的骨折
上腕骨粉砕骨折	上腕骨変形治癒骨折	上腕骨らせん骨折
上腕静脈血栓症	上腕前腕開放骨折	上腕前腕骨折
上腕第3度熱傷	食道熱傷	神経根ひきぬき損傷
神経叢損傷	神経叢不全損傷	人工股関節周囲骨折
人工膝関節周囲骨折	腎静脈血栓症	腎静脈塞栓症
新生児鎖骨骨折	新生児頭蓋骨骨折	靱帯裂傷
深部静脈血栓症	ステロイド性骨粗鬆症	ステロイド性骨粗鬆症・病的骨折あり
ステロイド性脊椎圧迫骨折	スミス骨折	脊髄性ショック
脊椎圧迫骨折	脊椎開放骨折	脊椎後方開放骨折
脊椎後方骨折	脊椎骨折	脊椎骨粗鬆症
脊椎骨粗鬆症・病的骨折あり	脊椎病的骨折	脊椎疲労骨折
舌骨開放骨折	舌骨骨折	切歯破折
切断	前額部第3度熱傷	前胸部第3度熱傷
前胸部熱傷	仙骨開放骨折	仙骨亀裂骨折
仙骨骨折	前十字靱帯付着部剥離骨折	全身挫傷
全身第2度熱傷	全身第3度熱傷	全身打撲
全身熱傷	穿通創	前頭蓋窩開放骨折
前頭蓋窩骨折	前頭蓋底骨折	前頭骨開放骨折
前頭骨開放性陥没骨折	前頭骨陥没骨折	前頭骨骨折
前頭骨線状骨折	前頭洞開放骨折	前頭洞骨折
前腕骨折	前腕骨折後変形骨癒合	前腕静脈血栓症
前腕第3度熱傷	前腕多発開放骨折	前腕多発骨折
前腕若木開放骨折	前腕若木骨折	創傷
足関節外果開放骨折	足関節外果骨折	足関節外果剥離開放骨折

足関節外果剥離骨折	足関節開放骨折	足関節開放性脱臼骨折
足関節後果開放骨折	足関節後果骨折	足関節骨折
足関節前結節開放骨折	足関節前結節骨折	足関節第3度熱傷
足関節脱臼開放性粉砕骨折	足関節脱臼骨折	足関節脱臼粉砕骨折
足関節内果開放骨折	足関節内果偽関節	足関節内果骨折
足関節内骨折	側胸部第3度熱傷	塞栓性梗塞
足底部第3度熱傷	側頭骨開放骨折	側頭骨開放性陥没骨折
側頭骨陥没骨折	側頭骨骨折	側頭骨線状骨折
足背開放骨折	足背骨折	足背部第3度熱傷

た

側腹部第3度熱傷	鼡径部第3度熱傷	第1・2胸椎病的骨折
第2腰椎病的骨折	第3頚椎破裂骨折	第3度熱傷
第3腰椎病的骨折	第4頚椎破裂骨折	第4度熱傷
第4腰椎病的骨折	第5頚椎破裂骨折	第5腰椎病的骨折
第6頚椎破裂骨折	第7頚椎破裂骨折	体幹第3度熱傷
体幹熱傷	大静脈塞栓症	大腿頚部偽関節
大腿骨遠位骨端線損傷	大腿骨遠位端開放骨折	大腿骨遠位端骨折
大腿骨外顆開放骨折	大腿骨外顆骨折	大腿骨開放骨折
大腿骨顆上開放骨折	大腿骨顆上骨折	大腿骨顆上骨折後偽関節
大腿骨顆部開放骨折	大腿骨顆部骨折	大腿骨偽関節
大腿骨頚部横断開放骨折	大腿骨頚部横断骨折	大腿骨頚部外側開放骨折
大腿骨頚部外側貫通開放骨折	大腿骨頚部外側貫通骨折	大腿骨頚部外側骨折
大腿骨頚部開放骨折	大腿骨頚部基部開放骨折	大腿骨頚部基部骨折
大腿骨頚部骨折	大腿骨頚部内側開放骨折	大腿骨頚部内側骨折
大腿骨頚部疲労骨折	大腿骨骨幹部開放骨折	大腿骨骨幹部開放性粉砕骨折
大腿骨骨幹部偽関節	大腿骨骨幹部骨折	大腿骨骨幹部病的骨折
大腿骨骨幹部疲労骨折	大腿骨骨幹部粉砕骨折	大腿骨骨折
大腿骨骨折後骨癒合不全	大腿骨骨頭下開放骨折	大腿骨骨頭下骨折
大腿骨骨頭内側開放骨折	大腿骨骨頭内側骨折	大腿骨上部病的骨折
大腿骨側頚部開放骨折	大腿骨側頚部骨折	大腿骨多発開放骨折
大腿骨多発骨折	大腿骨転子部開放骨折	大腿骨転子部骨折
大腿骨内顆開放骨折	大腿骨内顆骨折	大腿骨病的骨折
大腿骨疲労骨折	大腿骨不全開放骨折	大腿骨不全骨折
大腿骨粉砕開放骨折	大腿骨粉砕骨折	大腿動脈閉塞症
大腿部第3度熱傷	大転子開放骨折	大転子骨折
大転子部剥離骨折	大動脈血栓症	大動脈塞栓症
体表面積40－49%の熱傷	体表面積50－59%の熱傷	体表面積60－69%の熱傷
体表面積70－79%の熱傷	体表面積80－89%の熱傷	体表面積90%以上の熱傷
多発開放骨折	多発骨折	多発性外傷
多発性胸椎開放骨折	多発性血腫	多発性昆虫咬創
多発性挫傷	多発性擦過創	多発性第2度熱傷
多発性第3度熱傷	多発性熱傷	多発性皮下出血
多発性非熱傷性水疱	多発性表在損傷	多発性複雑骨折
打撲割創	打撲挫創	多量出血
恥骨開放骨折	恥骨骨折	恥骨疲労骨折
チャンス骨折	肘関節開放骨折	肘関節開放性脱臼骨折
肘関節骨折	肘関節脱臼骨折	肘関節内骨折
中枢神経系損傷	中足骨疲労骨折	中頭蓋窩開放骨折
中頭蓋窩骨折	中頭蓋底骨折	肘頭骨折
肘部第3度熱傷	蝶形骨開放骨折	蝶形骨骨折
腸骨開放骨折	腸骨骨折	腸骨静脈圧迫症候群
腸骨動脈血栓症	腸骨動脈塞栓症	腸骨剥離骨折
椎弓開放骨折	椎弓骨折	椎体圧迫骨折
椎体開放骨折	椎体開放性脱臼骨折	椎体角離断症
椎体骨折	椎体脱臼骨折	手外傷後変形治癒
手第3度熱傷	デュピトラン骨折	転子下開放骨折
転子下骨折	転子間開放骨折	転子間骨折
転子貫通開放骨折	転子貫通骨折	デンタルショック
殿部第3度熱傷	頭蓋円蓋部開放骨折	頭蓋円蓋部骨折

テ

	頭蓋円蓋部線状骨折	頭蓋骨開放骨折	頭蓋骨開放性陥没骨折
	頭蓋骨開放性粉砕骨折	頭蓋骨陥没骨折	頭蓋骨骨折
	頭蓋骨線状骨折	頭蓋骨多発開放骨折	頭蓋骨多発骨折
	頭蓋骨粉砕骨折	頭蓋底開放骨折	頭蓋底骨折
	頭蓋離開骨折	橈骨遠位端開放骨折	橈骨遠位端開放性粉砕骨折
	橈骨遠位端関節内骨折	橈骨遠位端骨折	橈骨遠位端粉砕骨折
	橈骨開放骨折	橈骨偽関節	橈骨亀裂骨折
	橈骨近位端開放骨折	橈骨近位端骨折	橈骨茎状突起開放骨折
	橈骨茎状突起骨折	橈骨頚部開放骨折	橈骨頚部骨折
	橈骨骨幹部開放骨折	橈骨骨幹部骨折	橈骨骨折
	橈骨骨折後変形治癒	橈骨尺骨遠位部開放骨折	橈骨尺骨遠位部骨折
	橈骨尺骨開放骨折	橈骨尺骨骨幹部開放骨折	橈骨尺骨骨幹部骨折
	橈骨尺骨骨折	橈骨頭開放骨折	橈骨頭骨折
	橈骨頭粉砕骨折	橈骨末端手根骨開放骨折	橈骨末端手根骨骨折
	頭頂骨開放骨折	頭頂骨開放性陥没骨折	頭頂骨陥没骨折
	頭頂骨骨折	頭頂骨線状骨折	疼痛性ショック
	頭部第3度熱傷	動物咬創	頭部熱傷
	動脈性出血	動脈塞栓症	動脈損傷
な	特発性骨粗鬆症	特発性骨粗鬆症・病的骨折あり	内顆骨折偽関節
	内部尿路性器の熱傷	二次性骨粗鬆症	二次性骨粗鬆症・病的骨折あり
	二次性ショック	乳頭部第3度熱傷	乳房第3度熱傷
	乳輪部第3度熱傷	熱傷ショック	熱傷性筋骨化症
は	脳静脈血栓症	バートン骨折	肺熱傷
	背部第3度熱傷	背部熱傷	廃用性骨粗鬆症
	廃用性骨粗鬆症・病的骨折あり	バッド・キアリ症候群	鼻副鼻腔開放骨折
	鼻副鼻腔骨折	ハングマン骨折	半身第2度熱傷
	半身第3度熱傷	半身打撲	腓骨遠位端開放骨折
	腓骨遠位端骨折	腓骨遠位端剥離骨折	腓骨開放骨折
	尾骨開放骨折	鼻骨開放骨折	腓骨開放性粉砕骨折
	鼻骨開放性粉砕骨折	腓骨亀裂骨折	腓骨近位端開放骨折
	腓骨近位端骨折	腓骨骨幹部開放骨折	腓骨骨幹部骨折
	腓骨骨髄炎	腓骨骨折	尾骨骨折
	鼻骨骨折	腓骨頭開放骨折	腓骨頭開放性粉砕骨折
	腓骨頭骨折	腓骨頭粉砕骨折	腓骨剥離骨折
	腓骨疲労骨折	鼻骨粉砕骨折	鼻骨変形治癒骨折
	鼻中隔開放骨折	鼻中隔骨折	鼻部第3度熱傷
	疲労骨折	疲労性骨膜障害	腹部第3度熱傷
	腹部大動脈血栓症	腹部大動脈塞栓症	腹部熱傷
	閉経後骨粗鬆症	閉経後骨粗鬆症・骨盤部病的骨折あり	閉経後骨粗鬆症・脊椎病的骨折あり
	閉経後骨粗鬆症・前腕病的骨折あり	閉経後骨粗鬆症・大腿部病的骨折あり	閉経後骨粗鬆症・多発病的骨折あり
	閉経後骨粗鬆症・病的骨折あり	変形治癒骨折	放射線性熱傷
ま	母指球部第3度熱傷	母指第3度熱傷	末梢循環不全
	末梢動脈塞栓症	マルゲーヌ骨折	慢性動脈閉塞症
や	盲管銃創	モンテジア骨折	薬傷
	薬物誘発性骨粗鬆症	薬物誘発性骨粗鬆症・病的骨折あり	有鉤骨鉤骨折
	遊走性血栓性静脈炎	腰仙椎開放骨折	腰仙椎骨折
	腰椎圧迫骨折	腰椎横突起開放骨折	腰椎横突起骨折
	腰椎開放骨折	腰椎開放性脱臼骨折	腰椎棘突起開放骨折
	腰椎棘突起骨折	腰椎骨折	腰椎骨盤多発骨折
	腰椎脱臼骨折	腰椎多発圧迫骨折	腰椎多発骨折
	腰椎椎弓開放骨折	腰椎椎弓骨折	腰椎椎体開放骨折
	腰椎椎体骨折	腰椎破裂骨折	腰椎病的骨折
	腰椎不全骨折	腰部第3度熱傷	腰部熱傷
ら	卵巣摘出術後骨粗鬆症	卵巣摘出術後骨粗鬆症・病的骨折あり	両果部開放骨折
	両果部骨折	両側下肢多発開放骨折	両側下肢多発骨折
	両側上肢多発開放骨折	両側上肢多発骨折	ルフォー1型開放骨折
	ルフォー1型骨折	ルフォー2型開放骨折	ルフォー2型骨折
	ルフォー3型開放骨折	ルフォー3型骨折	ルリッシュ症候群
	連鎖球菌症候群	老年性骨粗鬆症	老年性骨粗鬆症・病的骨折あり
	肋軟骨開放骨折	肋軟骨骨折	肋骨開放骨折
	肋骨亀裂骨折	肋骨骨折	肋骨多発開放骨折
	肋骨多発骨折	肋骨疲労骨折	肋骨不全骨折

△	DIP 関節開放性脱臼骨折	DIP 関節脱臼骨折	DIP 関節内骨折
	MP 関節開放性脱臼骨折	MP 関節脱臼骨折	MP 関節内骨折
	PIP 関節開放性脱臼骨折	PIP 関節脱臼骨折	PIP 関節内骨折
あ	足趾部骨折後遺症	足第1度熱傷	足第2度熱傷
	足熱傷	足立方骨開放骨折	足立方骨骨折
	足立方骨剥離骨折	亜脱臼	圧挫後遺症
	圧挫傷	圧挫創	圧迫骨折
	圧迫神経炎	アルカリ腐蝕	犬咬創
	陰茎第1度熱傷	陰茎第2度熱傷	陰茎熱傷
	陰のう第1度熱傷	陰のう第2度熱傷	陰のう熱傷
	会陰第1度熱傷	会陰第2度熱傷	会陰熱傷
	腋窩第1度熱傷	腋窩第2度熱傷	腋窩熱傷
	エンドトキシン性ショック	横骨折	汚染擦過創
か	汚染創	外陰第1度熱傷	外陰第2度熱傷
	外陰熱傷	外傷後遺症	外傷性一過性麻痺
	外傷性異物	外傷性視神経症	外傷性切断
	外傷性切断後遺症	外傷性皮下血腫	開放性距骨下脱臼骨折
	開放性脱臼	開放創	下咽頭熱傷
	下顎熱傷	下顎部第1度熱傷	下顎部第2度熱傷
	角結膜腐蝕	角膜アルカリ化学熱傷	角膜酸化学熱傷
	角膜酸性熱傷	角膜熱傷	下肢骨折後遺症
	下肢第1度熱傷	下肢第2度熱傷	下腿骨骨折後拘縮
	下腿足部熱傷	下腿熱傷	下腿部第1度熱傷
	下腿部第2度熱傷	割創	下半身第1度熱傷
	下腹部第1度熱傷	下腹部第2度熱傷	眼化学熱傷
	眼球熱傷	眼瞼化学熱傷	眼瞼第1度熱傷
	眼瞼第2度熱傷	眼瞼第3度熱傷	眼瞼熱傷
	環指開放骨折	環指基節骨開放骨折	環指基節骨骨折
	環指基節骨骨端線損傷	環指骨折	環指中節骨開放骨折
	環指中節骨骨折	環指中節骨骨端線損傷	環指末節骨開放骨折
	環指末節骨骨折	環指末節骨骨端線損傷	眼周囲化学熱傷
	眼周囲第1度熱傷	眼周囲第2度熱傷	眼周囲第3度熱傷
	関節血腫	関節骨折	関節挫傷
	関節打撲	完全骨折	完全脱臼
	貫通性挫滅創	眼熱傷	陥没骨折
	顔面骨骨折後遺症	顔面第1度熱傷	顔面第2度熱傷
	胸椎骨折後遺症	胸椎陳旧性圧迫骨折	胸部血管損傷後遺症
	胸部第1度熱傷	頬部第1度熱傷	胸部第2度熱傷
	頬部第2度熱傷	胸部熱傷	棘刺創
	魚咬創	距骨開放骨折	距骨骨折
	亀裂骨折	筋損傷	筋断裂
	筋肉内血腫	躯幹薬傷	屈曲骨折
	脛骨近位骨端線損傷	頚椎脱臼後遺症	頚椎陳旧性圧迫骨折
	頚椎捻挫後遺症	頚部血管損傷後遺症	頚部第1度熱傷
	頚部第2度熱傷	血腫	楔状骨開放骨折
	月状骨開放骨折	楔状骨骨折	月状骨骨折
	結膜熱傷	結膜のうアルカリ化学熱傷	結膜のう酸化学熱傷
	結膜腐蝕	肩甲間部第1度熱傷	肩甲間部第2度熱傷
	肩甲間部熱傷	肩甲部第1度熱傷	肩甲部第2度熱傷
	肩甲部熱傷	腱切創	腱損傷
	腱断裂	肩部第1度熱傷	肩部第2度熱傷
	腱部分断裂	腱裂傷	口腔第1度熱傷
	口腔第2度熱傷	口腔第3度熱傷	口腔熱傷
	行軍骨折	口唇第1度熱傷	口唇第2度熱傷
	口唇熱傷	咬創	後方脱臼
	肛門第1度熱傷	肛門第2度熱傷	肛門熱傷

テ

	骨盤血管損傷後遺症	骨盤帯末梢神経損傷後遺症	コレステロール塞栓症
さ	昆虫咬創	昆虫刺傷	採皮創
	鎖骨骨折後遺症	挫傷	挫創
	擦過創	擦過皮下血腫	挫滅傷
	挫滅創	三角骨開放骨折	三角骨骨折
	三果骨折	酸腐蝕	耳介部第1度熱傷
	耳介部第2度熱傷	趾基節骨開放骨折	趾基節骨骨折
	趾基節骨骨端線損傷	趾基節骨剥離骨折	子宮熱傷
	刺咬症	指骨開放骨折	趾骨開放骨折
	指骨骨折	趾骨骨折	指骨不全骨折
	趾骨不全骨折	示指開放骨折	示指基節骨開放骨折
	示指基節骨骨折	示指基節骨骨端線損傷	示指骨折
	四肢第1度熱傷	示指中節骨開放骨折	示指中節骨骨折
	示指中節骨骨端線損傷	示指末節骨開放骨折	示指末節骨骨折
	示指末節骨骨端線損傷	指節骨開放骨折	趾節骨開放骨折
	指節骨骨折	趾節骨骨折	刺創
	趾第1度熱傷	趾第2度熱傷	趾中節骨開放骨折
	趾中節骨骨折	趾中節骨骨端線損傷	膝部第1度熱傷
	膝部第2度熱傷	趾熱傷	趾末節骨開放骨折
	趾末節骨骨折	斜骨折	縦骨折
	重複骨折	手関節開放骨折	手関節開放性脱臼骨折
	手関節骨折	手関節脱臼骨折	手関節部第1度熱傷
	手関節部第2度熱傷	手骨開放骨折	手骨骨折
	手骨多発開放骨折	手骨多発骨折	手根骨開放骨折
	手根骨骨折	種子骨骨折	手指第1度熱傷
	手指第2度熱傷	手指多発開放骨折	手指多発骨折
	手指端熱傷	手指中節骨開放骨折	手指中節骨骨折
	手指熱傷	手舟状骨開放骨折	手舟状骨開放性脱臼骨折
	手舟状骨骨折	手舟状骨脱臼骨折	手掌第1度熱傷
	手掌第2度熱傷	手掌熱傷	手背第1度熱傷
	手背第2度熱傷	手背熱傷	踵骨開放骨折
	踵骨骨折	踵骨骨折後遺症	小指開放骨折
	小指基節骨開放骨折	小指基節骨骨折	小指基節骨骨端線損傷
	小指骨折	上肢骨折後遺症	小指指節骨開放骨折
	小指指節骨骨折	上肢第1度熱傷	上肢第2度熱傷
	小指中手骨遠位端開放骨折	小指中手骨遠位端骨折	小指中節骨開放骨折
	小指中節骨骨折	小指中節骨骨端線損傷	上肢熱傷
	小指末節骨開放骨折	小指末節骨骨折	小指末節骨骨端線損傷
	上半身第1度熱傷	踵部第1度熱傷	踵部第2度熱傷
	小菱形骨開放骨折	小菱形骨骨折	上腕第1度熱傷
	上腕第2度熱傷	上腕熱傷	神経根損傷後遺症
	神経切断	神経損傷	神経断裂
	心原性ショック	針刺創	靱帯ストレイン
	靱帯損傷	靱帯断裂	靱帯捻挫
	ストレイン	精巣熱傷	脊椎骨折後遺症
	切創	舌熱傷	前額部第1度熱傷
	前額部第2度熱傷	前胸部第1度熱傷	前胸部第2度熱傷
	線状骨折	全身擦過創	全身第1度熱傷
	前方脱臼	前腕手部熱傷	前腕第1度熱傷
	前腕第2度熱傷	前腕熱傷	搔創
	足関節骨折後遺症	足関節第1度熱傷	足関節第2度熱傷
	足関節陳旧性内果骨折	足関節熱傷	側胸部第1度熱傷
	側胸部第2度熱傷	足根骨開放骨折	足根骨骨折
	足根骨部剥離骨折	足舟状骨開放骨折	足舟状骨骨折
	足底熱傷	足底部第1度熱傷	足底部第2度熱傷
	足背部第1度熱傷	足背部第2度熱傷	側腹部第1度熱傷
	側腹部第2度熱傷	鼡径部第1度熱傷	鼡径部第2度熱傷
た	鼡径部熱傷	損傷	第1手根中手関節開放性脱臼骨折
	第1手根中手関節脱臼骨折	第1度熱傷	第1度腐蝕
	第2趾基節骨開放骨折	第2趾基節骨骨折	第2趾中節骨開放骨折
	第2趾中節骨骨折	第2趾末節骨開放骨折	第2趾末節骨骨折

	第2度熱傷	第2度腐蝕	第3趾基節骨開放骨折
	第3趾基節骨骨折	第3趾中節骨開放骨折	第3趾中節骨骨折
	第3趾末節骨開放骨折	第3趾末節骨骨折	第3度腐蝕
	第4趾基節骨開放骨折	第4趾基節骨骨折	第4趾中節骨開放骨折
	第4趾中節骨骨折	第4趾末節骨開放骨折	第4趾末節骨骨折
	第5趾基節骨開放骨折	第5趾基節骨骨折	第5趾中節骨開放骨折
	第5趾中節骨骨折	第5趾末節骨開放骨折	第5趾末節骨骨折
	体幹骨折後遺症	体幹神経損傷後遺症	体幹第1度熱傷
	体幹第2度熱傷	大腿頚部骨折後遺症	大腿骨近位骨端線損傷
	大腿骨頚部骨折後遺症	大腿骨骨折後遺症	大腿熱傷
	大腿部第1度熱傷	大腿部第2度熱傷	体表面積10%未満の熱傷
	体表面積10－19%の熱傷	体表面積20－29%の熱傷	体表面積30－39%の熱傷
	大菱形骨開放骨折	大菱形骨骨折	脱臼
	脱臼骨折	多発性第1度熱傷	打撲血腫
	打撲擦過創	打撲傷	打撲皮下血腫
	単純脱臼	腟熱傷	中指開放骨折
	中指基節骨開放骨折	中指基節骨骨折	中指基節骨骨端線損傷
	中指骨折	中指中節骨開放骨折	中指中節骨骨折
	中指中節骨骨端線損傷	中指末節骨開放骨折	中指末節骨骨折
	中指末節骨骨端線損傷	中手骨開放骨折	中手骨骨折
	中手骨多発開放骨折	中手骨多発骨折	中節骨開放骨折
	中節骨骨折	中足骨開放骨折	中足骨開放性脱臼骨折
	中足骨亀裂骨折	中足骨骨折	中足骨脱臼骨折
	中足骨剥離骨折	中足骨不全骨折	肘部第1度熱傷
	肘部第2度熱傷	陳旧性下腿骨折	陳旧性胸腰椎圧迫骨折
	陳旧性脛骨遠位部骨折	陳旧性頚椎捻挫	陳旧性骨盤骨折
	陳旧性鎖骨骨折	陳旧性尺骨茎状突起骨折	陳旧性踵骨骨折
	陳旧性上腕骨外顆骨折	陳旧性前腕骨折	陳旧性前腕両骨骨折
	陳旧性大腿骨頚部骨折	陳旧性肘関節脱臼骨折	陳旧性中手骨骨折
	陳旧性椎体圧迫骨折	陳旧性橈骨頭骨折	陳旧性腰椎骨折
	陳旧性腰椎脱臼骨折	陳旧性肋骨骨折	手第1度熱傷
	手第2度熱傷	手熱傷	転位性骨折
	殿部第1度熱傷	殿部第2度熱傷	殿部熱傷
	頭蓋骨骨折後遺症	橈骨遠位骨端線損傷	橈骨近位骨端線損傷
	豆状骨開放骨折	豆状骨骨折	頭部第1度熱傷
な	頭部第2度熱傷	特発性関節脱臼	内出血
	軟口蓋熱傷	肉離れ	乳頭部第1度熱傷
	乳頭部第2度熱傷	乳房第1度熱傷	乳房第2度熱傷
	乳房熱傷	乳輪部第1度熱傷	乳輪部第2度熱傷
は	猫咬創	捻挫	背部第1度熱傷
	背部第2度熱傷	剥離骨折	破裂骨折
	半身第1度熱傷	皮下異物	皮下血腫
	皮下静脈損傷	皮下損傷	腓骨遠位骨端線損傷
	腓骨近位骨端線損傷	鼻骨陳旧性骨折	皮神経挫傷
	非熱傷性水疱	皮膚欠損創	皮膚損傷
	鼻部第1度熱傷	鼻部第2度熱傷	皮膚剥脱創
	病的骨折	表皮剥離	複雑脱臼
	腹部血管損傷後遺症	腹部第1度熱傷	腹部第2度熱傷
	腐蝕	不全骨折	粉砕骨折
	閉鎖性骨折	閉鎖性脱臼	ボクサー骨折
	母指開放骨折	母趾開放骨折	母指基節骨開放骨折
	母趾基節骨開放骨折	母指基節骨骨折	母趾基節骨骨折
	母指基節骨骨端線損傷	母趾基節骨骨端線損傷	母指球部第1度熱傷
	母指球部第2度熱傷	母指骨折	母趾骨折
	母指第1度熱傷	母指第2度熱傷	母指中手骨開放骨折
	母指中手骨骨折	母指熱傷	母指末節骨開放骨折
	母趾末節骨開放骨折	母指末節骨骨折	母趾末節骨骨折
ま	母指末節骨骨端線損傷	母趾末節骨骨端線損傷	末梢血管外傷
	末梢神経損傷	末節骨圧迫骨折	末節骨開放骨折
	末節骨亀裂骨折	末節骨骨折	末節骨複雑骨折
や	脈絡網膜熱傷	むちうち後遺症	有鉤骨開放骨折
	有鉤骨骨折	有頭骨開放骨折	有頭骨骨折
	腰椎陳旧性圧迫骨折	腰部第1度熱傷	腰部第2度熱傷

ら	腰部捻挫後遺症	らせん骨折	離開骨折
	リスフラン関節開放性脱臼骨折	リスフラン関節脱臼骨折	轢過創
	裂傷	裂創	裂離
	裂離骨折	若木骨折	

用法用量　通常成人１回 500mL を静脈内注射する。
最初の 24 時間の投与量は 20mL/kg 以下とする。
血栓症の予防及び治療として連続投与するときは，１日 10mL/kg 以下とし，５日以内とする。
体外循環灌流液としては，10～20mL/kg を注入する。
ただし，注入量は 20mL/kg 以下とする。
なお，投与量，投与速度は年齢，体重，症状に応じて適宜増減する。

用法用量に関連する使用上の注意　長期連用を避けること(できるだけ短期投与にとどめ，５日以内とする)。

禁忌
(1)低張性脱水症の患者
(2)うっ血性心不全のある患者

テイロック注射液5mg　規格：5mg2mL1管[16455円/管]
テイロック注射液10mg　規格：10mg4mL1管[34575円/管]
アレンドロン酸ナトリウム水和物　帝人　399

【効 能 効 果】

悪性腫瘍による高カルシウム血症

【対応標準病名】

◎	悪性腫瘍	高カルシウム血症	
○	家族性低カルシウム尿性高カルシウム血症	癌	
△ あ	ALK 融合遺伝子陽性非小細胞肺癌	S 状結腸癌	悪性エナメル上皮腫
	悪性下垂体腫瘍	悪性褐色細胞腫	悪性顆粒細胞腫
	悪性間葉腫	悪性奇形腫	悪性胸腺腫
	悪性グロームス腫瘍	悪性血管外皮腫	悪性甲状腺腫
	悪性骨腫瘍	悪性縦隔腫瘍	悪性神経膠腫
	悪性髄膜腫	悪性脊髄髄膜腫	悪性線維性組織球腫
	悪性虫垂粘液瘤	悪性停留精巣	悪性頭蓋咽頭腫
	悪性脳腫瘍	悪性末梢神経鞘腫	悪性葉状腫瘍
	悪性リンパ腫骨髄浸潤	鞍上部胚細胞腫瘍	胃悪性黒色腫
	胃カルチノイド	胃癌	胃管癌
	胃癌骨転移	胃癌末期	胃原発絨毛癌
	胃脂肪肉腫	胃重複癌	胃進行癌
	胃体部癌	胃底部癌	遺伝性大腸癌
	遺伝性非ポリポーシス大腸癌	胃肉腫	胃胚細胞腫瘍
	胃幽門部癌	陰核癌	陰茎癌
	陰茎亀頭部癌	陰茎体部癌	陰茎肉腫
	陰茎包皮部癌	咽頭癌	咽頭肉腫
	陰のう癌	陰のう内脂肪肉腫	ウイルムス腫瘍
	エクリン汗孔癌	炎症性乳癌	延髄神経膠腫
	延髄星細胞腫	横行結腸癌	横紋筋肉腫
か	外陰悪性黒色腫	外陰悪性腫瘍	外陰癌
	外陰部パジェット病	外耳道癌	回腸癌
	海綿芽細胞腫	回盲部癌	下咽頭癌
	下咽頭後部癌	下咽頭肉腫	下顎悪性エナメル上皮腫
	下顎骨悪性腫瘍	下顎歯肉癌	下顎歯肉頬移行部癌
	下眼瞼有棘細胞癌	顎下腺癌	顎下部悪性腫瘍
	角膜の悪性腫瘍	下行結腸癌	下肢悪性腫瘍
	下唇癌	下唇赤唇部癌	仮声帯癌
	滑膜腫	滑膜肉腫	下部食道癌
	下部胆管癌	下葉小細胞肺癌	下葉肺癌
	下葉肺腺癌	下葉肺大細胞癌	下葉肺扁平上皮癌
	下葉非小細胞肺癌	カルシウム代謝障害	肝悪性腫瘍
	眼窩悪性腫瘍	肝外胆管癌	眼窩神経芽腫
	肝カルチノイド	肝癌	肝癌骨転移
	癌関連網膜症	眼瞼皮膚の悪性腫瘍	肝細胞癌
	肝細胞癌破裂	癌性胸膜炎	汗腺癌
	顔面悪性腫瘍	肝門部癌	肝門部胆管癌
	気管癌	気管支癌	気管支リンパ節転移
	基底細胞癌	臼後部癌	嗅神経芽腫
	嗅神経上皮腫	胸腔内リンパ節の悪性腫瘍	橋神経膠腫
	胸腺カルチノイド	胸腺癌	胸腺腫
	胸椎転移	頬粘膜癌	胸部下部食道癌
	胸部上部食道癌	胸部食道癌	胸部中部食道癌
	胸膜悪性腫瘍	胸膜脂肪肉腫	胸膜播種
	巨大後腹膜脂肪肉腫	空腸癌	クルッケンベルグ腫瘍
	クロム親和性芽細胞腫	頚動脈小体悪性腫瘍	頚部悪性腫瘍
	頚部癌	頚部原発腫瘍	頚部脂腺癌
	頚部脂肪肉腫	頚部食道癌	頚部神経芽腫
	頚部肉腫	頚部皮膚悪性腫瘍	頚部隆起性皮膚線維肉腫
	血管肉腫	結腸癌	結腸脂肪肉腫
	結膜の悪性腫瘍	肩甲部脂肪肉腫	原始神経外胚葉腫瘍
	原線維性星細胞腫	原発性肝癌	原発性骨腫瘍
	原発性脳腫瘍	原発性肺癌	原発不明癌
	口蓋癌	口蓋垂癌	膠芽腫
	高カルシウム尿症	口腔悪性黒色腫	口腔癌
	口腔前庭癌	口腔底癌	硬口蓋癌
	後縦隔悪性腫瘍	甲状腺悪性腫瘍	甲状腺癌
	甲状腺癌骨転移	甲状腺髄様癌	甲状腺乳頭癌
	甲状腺未分化癌	甲状腺濾胞癌	甲状軟骨の悪性腫瘍
	口唇癌	口唇境界部癌	口唇赤唇部癌
	口唇皮膚悪性腫瘍	口底癌	喉頭蓋癌
	喉頭蓋前面癌	喉頭蓋谷癌	喉頭癌
	後頭部転移性腫瘍	後頭葉悪性腫瘍	膠肉腫
	後腹膜悪性腫瘍	後腹膜脂肪肉腫	後腹膜胚細胞腫瘍
	肛門悪性黒色腫	肛門癌	肛門管癌
	肛門部癌	肛門扁平上皮癌	骨悪性線維性組織球腫
	骨原性肉腫	骨髄性白血病骨髄浸潤	骨髄転移
	骨線維肉腫	骨転移癌	骨軟骨肉腫
	骨肉腫	骨盤転移	骨盤内リンパ節転移
さ	骨盤内リンパ節の悪性腫瘍	骨膜性骨肉腫	鰓原性癌
	残胃癌	耳介癌	耳下腺癌
	耳下部肉腫	耳管癌	色素性基底細胞癌
	子宮癌	子宮癌骨転移	子宮癌再発
	子宮癌肉腫	子宮体癌	子宮体癌再発
	子宮内膜癌	子宮内膜間質肉腫	子宮肉腫
	篩骨洞癌	視床下部星細胞腫	視床星細胞腫
	視神経膠腫	脂腺癌	歯肉癌
	脂肪肉腫	縦隔癌	縦隔脂肪肉腫
	縦隔神経芽腫	縦隔胚細胞腫瘍	縦隔卵黄のう腫瘍
	縦隔リンパ節転移	十二指腸悪性ガストリノーマ	十二指腸悪性ソマトスタチノーマ
	十二指腸カルチノイド	十二指腸癌	十二指腸乳頭癌
	十二指腸乳頭部癌	十二指腸平滑筋肉腫	絨毛癌
	主気管支の悪性腫瘍	術後乳癌	腫瘍随伴症候群
	上衣芽細胞腫	上衣腫	小陰唇癌
	上咽頭癌	上咽頭脂肪肉腫	上顎悪性エナメル上皮腫
	上顎癌	上顎結節部癌	上顎骨悪性腫瘍
	上顎歯肉癌	上顎歯肉頬移行部癌	上顎洞癌
	松果体悪性腫瘍	松果体芽腫	松果体胚細胞腫瘍
	松果体部膠芽腫	松果体未分化胚細胞腫	上行結腸カルチノイド
	上行結腸癌	上行結腸平滑筋肉腫	小細胞肺癌
	上肢悪性腫瘍	上唇癌	上唇赤唇部癌
	小唾液腺癌	小腸癌	小腸脂肪肉腫
	上部食道癌	上部胆管癌	上葉小細胞肺癌
	上葉肺癌	上葉肺腺癌	上葉肺大細胞癌

	上葉肺扁平上皮癌	上葉非小細胞肺癌	上腕脂肪肉腫
	食道悪性黒色腫	食道横紋筋肉腫	食道顆粒細胞腫
	食道カルチノイド	食道癌	食道癌骨転移
	食道癌肉腫	食道基底細胞癌	食道偽肉腫
	食道脂肪肉腫	食道小細胞癌	食道腺癌
	食道腺様のう胞癌	食道粘表皮癌	食道表在癌
	食道平滑筋肉腫	食道未分化癌	痔瘻癌
	腎悪性腫瘍	腎盂癌	腎盂乳頭状癌
	腎癌	腎癌骨転移	神経芽腫
	神経膠腫	神経線維肉腫	進行乳癌
	唇交連癌	腎細胞癌	腎周囲脂肪肉腫
	心臓悪性腫瘍	心臓横紋筋肉腫	心臓血管肉腫
	心臓脂肪肉腫	心臓線維肉腫	心臓粘液肉腫
	腎肉腫	膵芽腫	膵癌
	膵管癌	膵管内管状腺癌	膵管内乳頭粘液性腺癌
	膵脂肪肉腫	膵漿液性のう胞腺癌	膵腺房細胞癌
	膵臓癌骨転移	膵体部癌	膵頭部癌
	膵内胆管癌	膵粘液性のう胞腺癌	膵尾部癌
	髄膜癌腫症	髄膜白血病	スキルス胃癌
	星細胞腫	精索脂肪肉腫	精索肉腫
	星状芽細胞腫	精上皮腫	成人T細胞白血病骨髄浸潤
	精巣癌	精巣奇形癌	精巣奇形腫
	精巣絨毛癌	精巣上体癌	精巣胎児性癌
	精巣肉腫	精巣胚細胞腫瘍	精巣卵黄のう腫瘍
	精巣卵のう腫瘍	精母細胞腫	声門下癌
	声門癌	声門上癌	脊索腫
	脊髄播種	脊椎転移	舌縁癌
	石灰沈着症	舌下腺癌	舌下面癌
	舌癌	舌根部癌	舌脂肪肉腫
	舌尖癌	舌背癌	線維脂肪肉腫
	線維肉腫	前縦隔悪性腫瘍	全身性転移性癌
	前頭洞癌	前頭部転移性腫瘍	前頭葉悪性腫瘍
	前頭葉星細胞腫	前頭葉退形成性星細胞腫	前立腺癌
	前立腺癌骨転移	前立腺神経内分泌癌	前立腺肉腫
	早期胃癌	早期食道癌	総胆管癌
	側頭部転移性腫瘍	側頭葉悪性腫瘍	側頭葉膠芽腫
	側頭葉星細胞腫	側頭葉退形成性星細胞腫	側頭葉毛様細胞性星細胞腫
た	大陰唇癌	退形成性星細胞腫	胎児性癌
	胎児性精巣腫瘍	大腿骨転移性骨腫瘍	大唾液腺癌
	大腸カルチノイド	大腸癌	大腸癌骨転移
	大腸肉腫	大腸粘液癌	大脳悪性腫瘍
	大脳深部神経膠腫	大脳深部転移性腫瘍	大網脂肪肉腫
	唾液腺癌	多発性癌転移	多発性骨髄腫骨髄浸潤
	多発性神経膠腫	胆管癌	男性性器癌
	胆のう癌	胆のう管癌	胆のう肉腫
	腟悪性黒色腫	腟癌	中咽頭癌
	中咽頭側壁癌	中咽頭肉腫	中耳悪性腫瘍
	中縦隔悪性腫瘍	虫垂カルチノイド	虫垂癌
	中脳神経膠腫	中部食道癌	中部胆管癌
	中葉小細胞肺癌	中葉肺癌	中葉肺腺癌
	中葉肺大細胞癌	中葉肺扁平上皮癌	中葉非小細胞肺癌
	腸間膜悪性腫瘍	腸間膜脂肪肉腫	腸間膜肉腫
	蝶形骨洞癌	聴神経膠腫	直腸S状部結腸癌
	直腸悪性黒色腫	直腸カルチノイド	直腸癌
	直腸癌骨転移	直腸癌術後再発	直腸癌穿孔
	直腸脂肪肉腫	手軟部悪性腫瘍	転移性下顎癌
	転移性肝癌	転移性肝腫瘍	転移性胸膜腫瘍
	転移性口腔癌	転移性黒色腫	転移性骨腫瘍
	転移性縦隔腫瘍	転移性十二指腸癌	転移性腫瘍
	転移性消化器腫瘍	転移性上顎癌	転移性小腸腫瘍
	転移性腎腫瘍	転移性膵腫瘍	転移性舌癌
	転移性頭蓋骨腫瘍	転移性脳腫瘍	転移性肺癌
	転移性肺腫瘍	転移性脾腫瘍	転移性皮膚腫瘍

	転移性副腎腫瘍	転移性扁平上皮癌	転移性卵巣癌
	テント上下転移性腫瘍	頭蓋骨悪性腫瘍	頭蓋内胚細胞腫瘍
	頭蓋部脊索腫	頭頚部癌	透析腎癌
	頭頂葉悪性腫瘍	頭頂葉星細胞腫	頭部脂腺癌
	頭部脂肪肉腫	頭部軟部組織悪性腫瘍	頭部皮膚癌
な	頭部隆起性皮膚線維肉腫	特発性高カルシウム尿症	内耳癌
	内胚葉洞腫瘍	軟口蓋癌	軟骨肉腫
	軟部悪性巨細胞腫	軟部組織悪性腫瘍	肉腫
	乳癌	乳癌・HER2過剰発現	乳癌骨転移
	乳癌再発	乳癌皮膚転移	乳房外パジェット病
	乳房下外側部乳癌	乳房下内側部乳癌	乳房脂肪肉腫
	乳房上外側部乳癌	乳房上内側部乳癌	乳房中央部乳癌
	乳房肉腫	尿管癌	尿管口部膀胱癌
	尿道傍腺の悪性腫瘍	尿膜管癌	粘液性のう胞腺癌
	脳幹悪性腫瘍	脳幹神経膠腫	脳幹部星細胞腫
	脳室悪性腫瘍	脳神経悪性腫瘍	脳胚細胞腫瘍
は	バーネット症候群	肺芽腫	肺カルチノイド
	肺癌	肺癌骨転移	肺癌肉腫
	肺癌による閉塞性肺炎	胚細胞腫	肺腺癌
	肺腺扁平上皮癌	肺腺様のう胞癌	肺大細胞癌
	肺大細胞神経内分泌癌	肺肉腫	肺粘表皮癌
	肺扁平上皮癌	肺胞上皮癌	肺未分化癌
	肺門部小細胞癌	肺門部腺癌	肺門部大細胞癌
	肺門部肺癌	肺門部非小細胞癌	肺門部扁平上皮癌
	馬尾上衣腫	バレット食道癌	鼻咽腔癌
	鼻腔癌	脾脂肪肉腫	非小細胞肺癌
	鼻前庭癌	鼻中隔癌	脾の悪性腫瘍
	皮膚悪性腫瘍	皮膚悪性線維性組織球腫	皮膚癌
	皮膚脂肪肉腫	皮膚線維肉腫	皮膚白血病
	皮膚付属器癌	びまん性星細胞腫	披裂喉頭蓋ひだ喉頭面癌
	副咽頭間隙悪性腫瘍	腹腔内リンパ節の悪性腫瘍	腹腔リンパ節転移
	副甲状腺悪性腫瘍	副甲状腺癌	副腎悪性腫瘍
	副腎癌	副腎髄質の悪性腫瘍	副腎皮質癌
	副腎皮質の悪性腫瘍	副鼻腔癌	腹部悪性腫瘍
	腹部食道癌	腹部神経芽腫	腹膜悪性腫瘍
	腹膜癌	ぶどう膜悪性黒色腫	噴門癌
	平滑筋肉腫	扁桃窩癌	扁桃癌
	扁桃肉腫	膀胱円蓋部膀胱癌	膀胱癌
	膀胱頚部膀胱癌	膀胱後壁部膀胱癌	膀胱三角部膀胱癌
	膀胱前壁部膀胱癌	膀胱側壁部膀胱癌	膀胱肉腫
	傍骨性骨肉腫	紡錘形細胞肉腫	胞巣状軟部肉腫
ま	乏突起神経膠腫	末梢神経悪性腫瘍	脈絡膜悪性黒色腫
	メルケル細胞癌	盲腸カルチノイド	盲腸癌
	毛包癌	網膜芽細胞腫	網膜膠腫
や	毛様細胞性星細胞腫	毛様体悪性腫瘍	ユーイング肉腫
	有棘細胞癌	幽門癌	幽門前庭部癌
ら	腰椎転移	卵管癌	卵巣癌
	卵巣癌全身転移	卵巣絨毛癌	卵巣胎児性癌
	卵巣肉腫	卵巣胚細胞腫瘍	卵巣未分化胚細胞腫
	卵巣卵黄のう腫瘍	卵巣類皮のう胞癌	隆起性皮膚線維肉腫
	輪状後部癌	リンパ管肉腫	リンパ性白血病骨髄浸潤
	肋骨転移		

用法用量 通常，成人にはアレンドロン酸として10mgを日局「生理食塩液」又は日局「ブドウ糖注射液(5%)」500mLに混和し，約4時間かけて，単回点滴静脈内投与する。
なお，症状により用量を適宜増減する。ただし，アレンドロン酸として20mgを上限とする。
再投与が必要な場合には，初回投与による反応を確認するために少なくとも1週間の投与間隔を置くこと。

禁忌 本剤あるいは他のビスホスホン酸塩に対し，過敏症の既往歴のある患者

デカドロン注射液1.65mg　規格：1.65mg0.5mL1管[107円/管]
デカドロン注射液3.3mg　規格：3.3mg1mL1管[188円/管]
デカドロン注射液6.6mg　規格：6.6mg2mL1瓶[358円/瓶]
デキサメタゾンリン酸エステルナトリウム　MSD　245

【効能効果】

内分泌疾患
慢性副腎皮質機能不全(原発性，続発性，下垂体性，医原性)［筋肉内］
急性副腎皮質機能不全(副腎クリーゼ)［静脈内，点滴静脈内，筋肉内］
副腎性器症候群［▲筋肉内］
亜急性甲状腺炎［▲筋肉内］
甲状腺中毒症〔甲状腺(中毒性)クリーゼ〕［静脈内，点滴静脈内，▲筋肉内］
甲状腺疾患に伴う悪性眼球突出症［▲筋肉内］
特発性低血糖症［静脈内，点滴静脈内，▲筋肉内］
リウマチ性疾患，結合織炎及び関節炎
関節リウマチ［筋肉内，関節腔内］
若年性関節リウマチ(スチル病を含む)［筋肉内，関節腔内］
リウマチ熱(リウマチ性心炎を含む)［▲静脈内，▲点滴静脈内，筋肉内］
リウマチ性多発筋痛［筋肉内］
強直性脊椎炎(リウマチ性脊椎炎)［筋肉内］
強直性脊椎炎(リウマチ性脊椎炎)に伴う四肢関節炎［関節腔内］
関節周囲炎(非感染性のものに限る)［軟組織内，腱鞘内，滑液嚢内］
腱炎(非感染性のものに限る)［軟組織内，腱鞘内］
腱鞘炎(非感染性のものに限る)［腱鞘内］
腱周囲炎(非感染性のものに限る)［軟組織内，腱鞘内，滑液嚢内］
滑液包炎(非感染性のものに限る)［滑液嚢内］
変形性関節症(炎症症状がはっきり認められる場合)［関節腔内］
非感染性慢性関節炎［関節腔内］
痛風性関節炎［関節腔内］
膠原病
エリテマトーデス(全身性及び慢性円板状)［▲静脈内，▲点滴静脈内，筋肉内］
全身性血管炎(大動脈炎症候群，結節性動脈周囲炎，多発性動脈炎，ヴェゲナ肉芽腫症を含む)［▲静脈内，▲点滴静脈内，筋肉内］
多発性筋炎(皮膚筋炎)［▲静脈内，▲点滴静脈内，筋肉内］
強皮症［▲筋肉内］
腎疾患：ネフローゼ及びネフローゼ症候群［▲静脈内，▲点滴静脈内，▲筋肉内］
心疾患：うっ血性心不全［▲静脈内，▲点滴静脈内，▲筋肉内］
アレルギー性疾患
気管支喘息(但し，筋肉内注射以外の投与法では不適当な場合に限る)［静脈内，点滴静脈内，筋肉内，ネブライザー］
喘息性気管支炎(小児喘息性気管支炎を含む)［▲筋肉内，ネブライザー］
喘息発作重積状態［静脈内，点滴静脈内］
薬剤その他の化学物質によるアレルギー・中毒(薬疹，中毒疹を含む)［▲静脈内，▲点滴静脈内，▲筋肉内］
血清病［静脈内，点滴静脈内，▲筋肉内］
アナフィラキシーショック［静脈内，点滴静脈内］
血液疾患
紫斑病(血小板減少性及び血小板非減少性)［静脈内，点滴静脈内，▲筋肉内］
溶血性貧血(免疫性又は免疫性機序の疑われるもの)［静脈内，点滴静脈内，▲筋肉内］
白血病(急性白血病，慢性骨髄性白血病の急性転化，慢性リンパ性白血病)(皮膚白血病を含む)［静脈内，点滴静脈内，▲筋肉内］
上記疾患のうち髄膜白血病［脊髄腔内］
再生不良性貧血［静脈内，点滴静脈内，▲筋肉内］
凝固因子の障害による出血性素因［静脈内，点滴静脈内，▲筋肉内］
顆粒球減少症(本態性，続発性)［静脈内，点滴静脈内，▲筋肉内］
消化器疾患
潰瘍性大腸炎［▲静脈内，▲点滴静脈内，▲筋肉内］
限局性腸炎［▲静脈内，▲点滴静脈内，▲筋肉内］
重症消耗性疾患の全身状態の改善(癌末期，スプルーを含む)［▲静脈内，▲点滴静脈内，▲筋肉内］
肝疾患
劇症肝炎(臨床的に重症とみなされるものを含む)［静脈内，▲点滴静脈内，▲筋肉内］
肝硬変(活動型，難治性腹水を伴うもの，胆汁うっ滞を伴うもの)［▲筋肉内］
肺疾患：びまん性間質性肺炎(肺線維症)(放射線肺臓炎を含む)［▲静脈内，点滴静脈内，ネブライザー］
重症感染症：重症感染症(化学療法と併用する)［静脈内，点滴静脈内，▲筋肉内］
結核性疾患
結核性髄膜炎(抗結核剤と併用する)［脊髄腔内］
結核性胸膜炎(抗結核剤と併用する)［胸腔内］
神経疾患
脳脊髄炎(脳炎，脊髄炎を含む)(但し，一次性脳炎の場合は頭蓋内圧亢進症状がみられ，かつ他剤で効果が不十分なときに短期間用いること)［静脈内，点滴静脈内，▲筋肉内，脊髄腔内］
末梢神経炎(ギランバレー症候群を含む)［▲静脈内，▲点滴静脈内，▲筋肉内，脊髄腔内］
重症筋無力症［静脈内，点滴静脈内，▲筋肉内，脊髄腔内］
多発性硬化症(視束脊髄炎を含む)［静脈内，点滴静脈内，▲筋肉内，脊髄腔内］
小舞踏病［▲筋肉内］
顔面神経麻痺［▲筋肉内］
脊髄蜘網膜炎［▲筋肉内］
悪性腫瘍
悪性リンパ腫(リンパ肉腫症，細網肉腫症，ホジキン病，皮膚細網症，菌状息肉症)及び類似疾患(近縁疾患)［静脈内，点滴静脈内，▲筋肉内，脊髄腔内］
好酸性肉芽腫［静脈内，点滴静脈内，▲筋肉内］
乳癌の再発転移［▲筋肉内］
以下の悪性腫瘍に対する他の抗悪性腫瘍剤との併用療法
多発性骨髄腫［点滴静脈内］
抗悪性腫瘍剤(シスプラチンなど)投与に伴う消化器症状(悪心・嘔吐)［静脈内，点滴静脈内］
外科疾患
副腎摘除［静脈内，点滴静脈内，筋肉内］
臓器・組織移植［▲筋肉内］
侵襲後肺水腫［静脈内，ネブライザー］
副腎皮質機能不全患者に対する外科的侵襲［▲筋肉内］
外科的ショック及び外科的ショック様状態［静脈内］
脳浮腫［静脈内］
輸血による副作用［静脈内］
気管支痙攣(術中)［静脈内］
蛇毒・昆虫毒(重症の虫さされを含む)［▲筋肉内］
手術後の腹膜癒着防止［腹腔内］
整形外科疾患
椎間板ヘルニアにおける神経根炎(根性坐骨神経痛を含む)［硬膜外］
脊髄浮腫［静脈内，硬膜外］
産婦人科疾患：卵管整形術後の癒着防止［▲筋肉内］
泌尿器科疾患
前立腺癌(他の療法が無効な場合)［▲筋肉内］

テ

陰茎硬結 [▲筋肉内，局所皮内]

皮膚科疾患

★湿疹・皮膚炎群(急性湿疹，亜急性湿疹，慢性湿疹，接触皮膚炎，貨幣状湿疹，自家感作性皮膚炎，アトピー皮膚炎，乳・幼・小児湿疹，ビダール苔癬，その他の神経皮膚炎，脂漏性皮膚炎，進行性指掌角皮症，その他の手指の皮膚炎，陰部あるいは肛門湿疹，耳介及び外耳道の湿疹・皮膚炎，鼻前庭及び鼻翼周辺の湿疹・皮膚炎など)(但し，重症例以外は極力投与しないこと。局注は，浸潤，苔癬化の著しい場合のみとする) [▲筋肉内，局所皮内]

★痒疹群(小児ストロフルス，蕁麻疹様苔癬，固定蕁麻疹を含む)(但し，重症例に限る。また，固定蕁麻疹は局注が望ましい) [▲筋肉内，局所皮内]

蕁麻疹(慢性例を除く)(重症例に限る) [▲点滴静脈内，▲筋肉内]

★乾癬及び類症〔尋常性乾癬(重症例)，関節症性乾癬，乾癬性紅皮症，膿疱性乾癬，稽留性肢端皮膚炎，疱疹状膿痂疹，ライター症候群〕 [▲点滴静脈内，▲筋肉内]

上記疾患のうち★尋常性乾癬 [局所皮内]

★掌蹠膿疱症(重症例に限る) [▲筋肉内]

★扁平苔癬(重症例に限る) [▲筋肉内，局所皮内]

成年性浮腫性硬化症 [▲筋肉内]

紅斑症(★多形滲出性紅斑，結節性紅斑)(但し，多形滲出性紅斑の場合は重症例に限る) [▲筋肉内]

粘膜皮膚眼症候群〔開口部びらん性外皮症，スチブンス・ジョンソン病，皮膚口内炎，フックス症候群，ベーチェット病(眼症状のない場合)，リップシュッツ急性陰門潰瘍〕 [▲点滴静脈内，▲筋肉内]

★円形脱毛症(悪性型に限る) [局所皮内]

天疱瘡群(尋常性天疱瘡，落葉状天疱瘡，Senear-Usher 症候群，増殖性天疱瘡) [▲点滴静脈内，▲筋肉内]

デューリング疱疹状皮膚炎(類天疱瘡，妊娠性疱疹を含む) [▲点滴静脈内，▲筋肉内]

帯状疱疹(重症例に限る) [▲筋肉内]

★紅皮症(ヘブラ紅色粃糠疹を含む) [▲点滴静脈内，▲筋肉内]

★早期ケロイド及びケロイド防止 [局所皮内]

新生児スクレレーマ [▲筋肉内]

眼科疾患

内眼・視神経・眼窩・眼筋の炎症性疾患の対症療法(ブドウ膜炎，網脈絡膜炎，網膜血管炎，視神経炎，眼窩炎性偽腫瘍，眼窩漏斗尖端部症候群，眼筋麻痺) [▲静脈内，▲筋肉内，結膜下，球後，点眼]

外眼部及び前眼部の炎症性疾患の対症療法で点眼が不適当又は不十分な場合(眼瞼炎，結膜炎，角膜炎，強膜炎，虹彩毛様体炎) [▲静脈内，▲筋肉内，結膜下，球後]

眼科領域の術後炎症 [▲静脈内，▲筋肉内，結膜下，点眼]

耳鼻咽喉科疾患

急性・慢性中耳炎 [▲静脈内，▲点滴静脈内，▲筋肉内，中耳腔内]

滲出性中耳炎・耳管狭窄症 [▲静脈内，▲点滴静脈内，▲筋肉内，中耳腔内，耳管内]

メニエル病及びメニエル症候群 [静脈内，点滴静脈内，筋肉内]

急性感音性難聴 [静脈内，点滴静脈内，筋肉内]

血管運動(神経)性鼻炎 [筋肉内，ネブライザー，鼻腔内，鼻甲介内]

アレルギー性鼻炎 [筋肉内，ネブライザー，鼻腔内，鼻甲介内]

花粉症(枯草熱) [筋肉内，ネブライザー，鼻腔内，鼻甲介内]

副鼻腔炎・鼻茸 [筋肉内，ネブライザー，鼻腔内，副鼻腔内，鼻茸内]

進行性壊疽性鼻炎 [静脈内，点滴静脈内，筋肉内，ネブライザー，鼻腔内，副鼻腔内，喉頭・気管]

喉頭炎・喉頭浮腫 [静脈内，点滴静脈内，筋肉内，ネブライザー，喉頭・気管]

喉頭ポリープ・結節 [▲静脈内，▲点滴静脈内，▲筋肉内，ネブライザー，喉頭・気管]

食道の炎症(腐蝕性食道炎，直達鏡使用後)及び食道拡張術後 [静脈内，点滴静脈内，筋肉内，ネブライザー，食道]

耳鼻咽喉科領域の手術後の後療法 [静脈内，点滴静脈内，筋肉内，軟組織内，局所皮内，ネブライザー，鼻腔内，副鼻腔内，鼻甲介内，喉頭・気管，中耳腔内，食道]

歯科・口腔外科疾患：難治性口内炎及び舌炎(局所療法で治癒しないもの) [軟組織内]

<注釈>

(1)[ ]中は，適応に対する注射部位又は投与法を示す。

(2)▲印(注射部位又は投与法の左肩)

適応の▲印の附されている注射部位又は投与法に対しては，以下のような条件でのみ使用できるものを示す(その事由がなくなった場合は，速やかに他の投与法にきりかえること)。

①[▲静脈内]及び[▲点滴静脈内]の場合：経口投与不能時，緊急時及び筋肉内注射不適時

②[▲筋肉内]の場合：経口投与不能時

(3)★印(適応の左肩)：★印の附されている適応に対しては，外用剤を用いても効果が不十分な場合あるいは十分な効果を期待し得ないと推定される場合にのみ用いることとされたものを示す。

【対応標準病名】

◎あ	亜急性甲状腺炎	悪性組織球症	悪性リンパ腫
	アトピー性皮膚炎	アナフィラキシーショック	アレルギー性鼻炎
	医原性副腎皮質機能低下症	医薬品中毒	陰のう湿疹
	ウェジナー肉芽腫症	うっ血性心不全	会陰部肛囲湿疹
	壊疽性鼻炎	円形脱毛症	円板状エリテマトーデス
か	外陰潰瘍	外耳炎	外耳湿疹
	潰瘍性大腸炎	化学療法に伴う嘔吐症	角膜炎
	滑液包炎	花粉症	貨幣状湿疹
	顆粒球減少症	感音難聴	眼窩炎性偽腫瘍
	眼窩先端部症候群	眼筋麻痺	眼瞼炎
	肝硬変症	関節炎	関節周囲炎
	関節リウマチ	乾癬	乾癬性関節炎
	乾癬性紅皮症	顔面神経麻痺	気管支痙攣
	気管支喘息	気管支喘息重積発作	急性湿疹
	急性中耳炎	急性白血病	急性痒疹
	凝固因子欠乏症	強直性脊椎炎	強皮症
	強膜炎	拒絶反応	ギラン・バレー症候群
	菌状息肉症	クローン病	形成性陰茎硬化症
	稽留性肢端皮膚炎	劇症肝炎	結核性胸膜炎
	結核性髄膜炎	血管運動性鼻炎	血小板減少性紫斑病
	血清病	結節性紅斑	結節性多発動脈炎
	結節性痒疹	結膜炎	ケロイド
	腱炎	腱鞘炎	虹彩毛様体炎
	好酸球性肉芽腫	甲状腺クリーゼ	甲状腺中毒症
	甲状腺中毒性眼球突出症	喉頭炎	喉頭浮腫
	紅斑症	紅斑性天疱瘡	紅皮症
	肛門湿疹	根性坐骨神経症	昆虫毒
さ	再生不良性貧血	細網肉腫	シェーンライン・ヘノッホ紫斑病
	耳介部皮膚炎	自家感作性皮膚炎	耳管狭窄症
	視神経炎	視神経脊髄炎	刺虫症
	湿疹	紫斑病	若年性関節リウマチ
	重症感染症	重症筋無力症	ジューリング病
	手指湿疹	手指変形性関節症	出血傾向

	掌蹠膿疱症	小児湿疹	小児喘息性気管支炎
	小舞踏病	食道炎	ショック
	脂漏性皮膚炎	神経根炎	進行性指掌角皮症
	滲出性中耳炎	尋常性乾癬	尋常性天疱瘡
	新生児皮膚硬化症	じんま疹	髄膜白血病
	スチル病	スティーブンス・ジョンソン症候群	スプルー
	声帯結節症	声帯ポリープ	脊髄炎
	脊髄浮腫	脊髄膜炎	脊椎炎
	舌炎	接触皮膚炎	全身性エリテマトーデス
	全身性変形性関節症	喘息性気管支炎	前立腺癌
	早期ケロイド	増殖性天疱瘡	続発性副腎皮質機能低下症
た	帯状疱疹	大動脈炎症候群	多形滲出性紅斑
	多発性筋炎	多発性硬化症	多発性骨髄腫
	胆汁性肝硬変	中毒疹	椎間板ヘルニア
	痛風性関節炎	低血糖	転移性腫瘍
な	天疱瘡	難治性口内炎	難治性腹水
	乳癌再発	乳児皮膚炎	妊娠性疱疹
	ネフローゼ症候群	脳炎	脳脊髄炎
は	脳浮腫	膿疱性乾癬	肺水腫
	肺線維症	白血病	鼻茸
	鼻前庭部湿疹	ビダール苔癬	皮膚炎
	皮膚筋炎	皮膚白血病	びまん性間質性肺炎
	副腎クリーゼ	副腎性器症候群	副腎皮質機能低下症
	副鼻腔炎	腹膜癒着	腐食性食道炎
	ぶどう膜炎	ベーチェット病	ヘビ毒
	ヘブラ粃糠疹	変形性肩関節症	変形性関節症
	変形性胸鎖関節症	変形性肩鎖関節症	変形性股関節症
	変形性膝関節症	変形性手関節症	変形性足関節症
	変形性肘関節症	変形性中手関節症	扁平苔癬
	放射線肺炎	疱疹状膿痂疹	母指CM関節変形性関節症
ま	ホジキンリンパ腫	末期癌	末梢神経炎
	慢性関節炎	慢性骨髄性白血病急性転化	慢性湿疹
	慢性中耳炎	慢性リンパ性白血病	メニエール症候群
	メニエール病	毛孔性紅色粃糠疹	網膜血管炎
や	網脈絡膜炎	薬疹	薬物過敏症
	薬物中毒症	溶血性貧血	痒疹
ら	ライター症候群	落葉状天疱瘡	卵管癒着
	リウマチ性心炎	リウマチ性心臓炎	リウマチ性多発筋痛
	リウマチ熱	リンパ芽球性リンパ腫	類天疱瘡
○	21ハイドロキシラーゼ欠損症	ABO因子不適合輸血	ACTH不応症
	ALK陰性未分化大細胞リンパ腫	ALK融合遺伝子陽性非小細胞肺癌	ALK陽性大細胞型B細胞性リンパ腫
	ALK陽性未分化大細胞リンパ腫	ANCA関連血管炎	BCR－ABL1陽性Bリンパ芽球性白血病
	BCR－ABL1陽性Bリンパ芽球性白血病/リンパ腫	BCR－ABL1陽性Bリンパ芽球性リンパ腫	B型肝硬変
	B細胞性前リンパ球性白血病	B細胞リンパ腫	Bリンパ芽球性白血病
	Bリンパ芽球性白血病/リンパ腫	Bリンパ芽球性リンパ腫	CCR4陽性成人T細胞白血病リンパ腫
	CCR4陽性皮膚T細胞リンパ腫	CCR4陽性末梢性T細胞リンパ腫	CM関節変形性関節症
	C型劇症肝炎	DAX－1異常症	DIP関節炎
	DIP関節変形性関節症	E2A－PBX1陽性Bリンパ芽球性白血病	E2A－PBX1陽性Bリンパ芽球性白血病/リンパ腫
	E2A－PBX1陽性Bリンパ芽球性リンパ腫	GVHD・骨髄移植後	GVHD・臍帯血移植後
	GVHD・末梢血幹細胞移植後	HHV8多中心性キャッスルマン病随伴大細胞型B細胞性リンパ腫	IgG4関連疾患
	IL3－IGH陽性Bリンパ芽球性白血病	IL3－IGH陽性Bリンパ芽球性白血病/リンパ腫	IL3－IGH陽性Bリンパ芽球性リンパ腫
	IMAge症候群	IP関節炎	LE型薬疹
	LE蝶形皮疹	LE皮疹	MALTリンパ腫
	MLL再構成型Bリンパ芽球性白血病	MLL再構成型Bリンパ芽球性白血病/リンパ腫	MLL再構成型Bリンパ芽球性リンパ腫
	MP関節炎	Ph陽性急性リンパ性白血病	PIP関節炎
	PIP関節変形性関節症	POEMS症候群	Rh因子不適合輸血
	SF－1異常症	SLE眼底	S状結腸癌
	TEL－AML1陽性Bリンパ芽球性白血病	TEL－AML1陽性Bリンパ芽球性白血病/リンパ腫	TEL－AML1陽性Bリンパ芽球性リンパ腫
	TripleA症候群	T細胞性前リンパ球白血病	T細胞性大顆粒リンパ球白血病
	T細胞組織球豊富型大細胞型B細胞性リンパ腫	Tゾーンリンパ腫	Tリンパ芽球性白血病
あ	Tリンパ芽球性白血病/リンパ腫	Tリンパ芽球性リンパ腫	アカントアメーバ角膜炎
	亜急性アレルギー性中耳炎	亜急性壊死性ミエロパチー	亜急性関節炎
	亜急性血性中耳炎	亜急性結膜炎	亜急性虹彩炎
	亜急性虹彩毛様体炎	亜急性漿液ムチン性中耳炎	亜急性前部ぶどう膜炎
	亜急性皮膚エリテマトーデス	亜急性ムコイド中耳炎	亜急性毛様体炎
	亜急性痒疹	アキレス腱腱鞘炎	悪液質アフタ
	悪性エナメル上皮腫	悪性外耳炎	悪性下垂体腫瘍
	悪性褐色細胞腫	悪性顆粒細胞腫	悪性間葉腫
	悪性奇形腫	悪性胸腺腫	悪性グロームス腫瘍
	悪性血管外皮腫	悪性甲状腺腫	悪性骨腫瘍
	悪性縦隔腫瘍	悪性腫瘍合併性皮膚筋炎	悪性腫瘍に伴う貧血
	悪性神経膠腫	悪性髄膜腫	悪性脊髄髄膜腫
	悪性線維性組織球腫	悪性組織球症性関節症	悪性虫垂粘液瘤
	悪性停留精巣	悪性頭蓋咽頭腫	悪性脳腫瘍
	悪性肥満細胞腫	悪性末梢神経鞘腫	悪性葉状腫瘍
	悪性リンパ腫骨髄浸潤	アグレッシブNK細胞白血病	足滑液のう炎
	足湿疹	アジソン病	アシャール・チール症候群
	アスピリンじんま疹	アスピリン喘息	アスピリン不耐症
	アセトン血性嘔吐症	圧迫性脊髄炎	アトピー性角結膜炎
	アトピー性紅皮症	アトピー性湿疹	アトピー性神経皮膚炎
	アトピー性喘息	アナフィラキシー	アナフィラクトイド紫斑
	アフタ性口内炎	アルカリ性食道炎	アルコール性多発ニューロパチー
	アレルギー性外耳道炎	アレルギー性角膜炎	アレルギー性眼瞼炎
	アレルギー性眼瞼縁炎	アレルギー性関節炎	アレルギー性気管支炎
	アレルギー性血管炎	アレルギー性結膜炎	アレルギー性口内炎
	アレルギー性じんま疹	アレルギー性接触皮膚炎	アレルギー性中耳炎
	アレルギー性肉芽腫性血管炎	アレルギー性鼻咽頭炎	アレルギー性鼻結膜炎
	アレルギー性皮膚炎	アレルギー性副鼻腔炎	アレルギー性ぶどう膜炎
	鞍上部胚細胞腫瘍	アンチトロンビンIII欠乏症	アンチトロンビン欠乏症
	胃悪性黒色腫	胃悪性リンパ腫	イートン・ランバート症候群
	イエンセン病	胃カルチノイド	胃癌
	胃管癌	胃癌骨転移	異汗症
	異汗性湿疹	胃癌末期	胃クローン病

異型輸血後ショック	医原性低血糖症	胃原発絨毛癌
胃脂肪肉腫	胃十二指腸クローン病	胃重複癌
萎縮型加齢黄斑変性	萎縮性角結膜炎	萎縮性肝硬変
異常腹水	移植拒絶における腎尿細管間質性障害	移植歯不全
移植片拒絶	移植片対宿主病	異所性中毒性甲状腺腫
胃進行癌	イソギンチャク毒	胃体部癌
一次性ショック	一過性甲状腺機能亢進症	一過性ショック
一過性脊髄虚血	一側性外傷後股関節症	一側性外傷後膝関節症
一側性感音難聴	一側性形成不全性股関節症	一側性原発性股関節症
一側性原発性膝関節症	一側性混合性難聴	一側性続発性股関節症
一側性続発性膝関節症	胃底部癌	遺伝性血小板減少症
遺伝性大腸癌	遺伝性非ポリポーシス大腸癌	胃肉腫
イネ科花粉症	胃胚細胞腫瘍	胃幽門部癌
胃癒着	陰核癌	陰茎癌
陰茎亀頭部癌	陰茎体部癌	陰茎肉腫
陰茎包皮部癌	陰唇潰瘍	インスリン自己免疫症候群
インターフェロン網膜症	咽頭癌	咽頭肉腫
陰のう癌	陰のう内脂肪肉腫	陰部潰瘍
陰部間擦疹	インフルエンザ菌喉頭炎	インフルエンザ菌性喉頭気管炎
ウイルス肝炎感染後関節障害	ウイルス性肝炎	ウイルス性口内炎
ウイルス性ぶどう膜炎	ウイルソン紅色苔癬	ウィルブランド・ジュルゲンス血小板病
ウイルムス腫瘍	ウェジナー肉芽腫症性呼吸器障害	ウォーケス篩骨洞炎
右室不全	右心不全	うっ血性紫斑病
海ヘビ毒	運動誘発性喘息	栄養障害性角膜炎
栄養性肝硬変	腋窩湿疹	エクリン汗孔癌
壊死後性肝硬変	壊死性外耳炎	壊死性強膜炎
壊死性血管炎	壊死性食道炎	壊疽性口内炎
壊疽性帯状疱疹	エバンス症候群	エリテマトーデス
遠位橈尺関節変形性関節症	炎症後肺線維症	炎症性眼窩うっ血
炎症性多発性関節障害	炎症性乳癌	遠心性環状紅斑
遠心性丘疹性紅斑	延髄神経膠腫	延髄星細胞腫
円板状乾癬	横隔膜癒着	嘔気
横行結腸癌	横断性脊髄症	嘔吐症
黄斑部血管走行異常	黄斑部術後浮腫	黄斑部浮腫
横紋筋肉腫	悪心	温式自己免疫性溶血性貧血
温熱じんま疹	温熱性紅斑	カーンズ・セイアー症候群
外陰悪性黒色腫	外陰悪性腫瘍	外陰癌
外因性喘息	外陰部帯状疱疹	外陰部パジェット病
外陰部皮膚炎	外陰部びらん	外陰ベーチェット病
外眼筋不全麻痺	外眼筋麻痺	外耳道癌
外耳道真珠腫	外耳道痛	外耳道肉芽腫
外耳道膿瘍	外耳道閉塞性角化症	外耳道蜂巣炎
外耳部虫刺傷	外傷後股関節症	外傷後膝関節症
外傷性角膜炎	外傷性角膜潰瘍	外傷性肩関節症
外傷性関節障害	外傷性股関節症	外傷性膝関節症
外傷性手関節症	外傷性穿孔性中耳炎	外傷性足関節症
外傷性肘関節症	外傷性中耳炎	外傷性母指 CM 関節症
海水浴皮膚炎	外側上顆炎	回腸癌
回腸クローン病	外直筋麻痺	外転神経萎縮
外転神経根性麻痺	外転神経不全麻痺	外転神経麻痺
海綿芽細胞腫	回盲部癌	潰瘍性眼瞼炎
潰瘍性口内炎	潰瘍性大腸炎・左側大腸炎型	潰瘍性大腸炎・全大腸炎型
潰瘍性大腸炎・直腸S状結腸炎型	潰瘍性大腸炎・直腸炎型	潰瘍性大腸炎合併妊娠
潰瘍性大腸炎再燃	潰瘍性大腸炎性若年性関節炎	下咽頭癌

下咽頭後部癌	下咽頭肉腫	下顎悪性エナメル上皮腫
下顎骨悪性腫瘍	下顎骨軟骨肉腫	下顎歯肉癌
下顎歯肉頬移行部癌	化学性急性外耳炎	化学性結膜炎
化学性食道炎	化学性皮膚炎	踵関節症
下眼瞼有棘細胞癌	蝸牛型メニエール病	蝸牛神経性難聴
芽球増加を伴う不応性貧血	芽球増加を伴う不応性貧血－1	芽球増加を伴う不応性貧血－2
顎下腺癌	顎下部悪性腫瘍	角結膜炎
角結膜びらん	角膜移植拒絶反応	角膜潰瘍
角膜虹彩炎	角膜上皮びらん	角膜穿孔
角膜帯状疱疹	角膜中心潰瘍	角膜内皮炎
角膜の悪性腫瘍	角膜膿瘍	角膜パンヌス
角膜びらん	角膜腐蝕	下行結腸癌
下行性視神経炎	カサバッハ・メリット症候群	下肢悪性腫瘍
下肢腱腱鞘炎	下斜筋不全麻痺	下斜筋麻痺
下唇癌	下唇赤唇部癌	下垂体性 TSH 分泌亢進症
下垂体性甲状腺機能亢進症	仮声帯癌	家族性寒冷自己炎症症候群
家族性溶血性貧血	肩関節炎	肩関節症
肩関節痛風	カタル性角膜潰瘍	カタル性眼炎
カタル性結膜炎	カタル性口内炎	カタル性舌炎
下直筋不全麻痺	下直筋麻痺	滑液のう腫
滑液包石灰沈着症	滑車神経萎縮	滑車神経麻痺
活動期潰瘍性大腸炎	活動性肺結核	滑膜炎
滑膜腫	滑膜肉腫	化膿性角膜炎
化膿性結膜炎	化膿性腱鞘炎	化膿性虹彩炎
化膿性喉頭炎	化膿性脊髄炎	化膿性中耳炎
化膿性脳髄膜炎	化膿性皮膚疾患	化膿性副鼻腔炎
化膿性ぶどう膜炎	化膿性網膜炎	化膿性毛様体炎
下背部ストレイン	過敏性血管炎	下部食道癌
下部胆管癌	貨幣状角膜炎	カモガヤ花粉症
下葉小細胞肺癌	下葉肺癌	下葉肺腺癌
下葉肺大細胞癌	下葉肺扁平上皮癌	下葉非小細胞肺癌
顆粒球肉腫	癌	肝悪性腫瘍
肝移植拒絶反応	肝移植不全	眼炎
肝炎後肝硬変	肝炎後再生不良性貧血	眼窩悪性腫瘍
眼窩悪性リンパ腫	緩解期潰瘍性大腸炎	肝外胆管癌
眼窩炎	眼窩下膿瘍	眼窩筋炎
眼角部眼瞼炎	眼角部眼瞼縁結膜炎	眼窩骨髄炎
眼窩骨膜炎	眼窩神経芽腫	眼窩膿瘍
眼窩蜂巣炎	肝カルチノイド	肝癌
肝癌骨転移	癌関連網膜症	眼球突出症
眼球突出性眼筋麻痺	眼筋型重症筋無力症	眼筋不全麻痺
眼瞼縁炎	眼瞼縁結膜炎	眼瞼乾皮症
眼瞼結膜炎	眼瞼帯状疱疹	眼瞼虫刺傷
眼瞼皮膚炎	眼瞼皮膚の悪性腫瘍	眼瞼びらん
眼瞼瘻孔	肝硬化症	肝細胞癌
間擦疹	環指屈筋腱腱鞘炎	環指腱鞘炎
肝疾患による凝固因子欠乏	間質性視神経炎	間質性肺炎
眼周囲部虫刺傷	環状紅斑	環状鉄芽球を伴う不応性貧血
癌性悪液質	乾性角結膜炎	乾性角膜炎
癌性胸膜炎	癌性ニューロパチー	癌性ニューロミオパチー
癌性貧血	肝性腹水	癌性ミエロパチー
眼性類天疱瘡	関節型若年性特発性関節炎	関節症
関節包炎	関節リウマチ・顎関節	関節リウマチ・肩関節
関節リウマチ・胸椎	関節リウマチ・頚椎	関節リウマチ・股関節
関節リウマチ・指関節	関節リウマチ・趾関節	関節リウマチ・膝関節
関節リウマチ・手関節	関節リウマチ・脊椎	関節リウマチ・足関節
関節リウマチ・肘関節	関節リウマチ・腰椎	関節リウマチ性間質性肺炎
肝線維症	感染型気管支喘息	汗腺癌
感染後脳炎	感染後脳脊髄炎	感染性外耳炎

感染性角膜炎	感染性角膜潰瘍	乾癬性関節炎・肩関節
乾癬性関節炎・股関節	乾癬性関節炎・指関節	乾癬性関節炎・膝関節
乾癬性関節炎・手関節	乾癬性関節炎・仙腸関節	乾癬性関節炎・足関節
乾癬性関節炎・肘関節	感染性喉頭気管炎	感染性口内炎
感染性食道炎	乾癬性脊椎炎	乾燥性口内炎
眼底動脈蛇行症	肝内胆管狭窄	肝脾T細胞リンパ腫
眼部帯状疱疹	眼部虫刺傷	汗疱
汗疱性湿疹	顔面悪性腫瘍	顔面急性皮膚炎
顔面昆虫螫	顔面神経不全麻痺	顔面尋常性乾癬
顔面帯状疱疹	顔面多発虫刺傷	顔面播種状粟粒性狼瘡
肝門部癌	肝門部胆管癌	乾酪性肺炎
乾酪性副鼻腔炎	寒冷凝集素症	寒冷じんま疹
寒冷溶血素症候群	機械性じんま疹	機械的溶血性貧血
気管癌	気管結核	気管支癌
気管支結核	気管支喘息合併妊娠	気管支喘息発作
気管支リンパ節転移	義歯性潰瘍	義歯性口内炎
偽性円形脱毛症	偽性甲状腺機能亢進症	偽性髄膜炎
季節性アレルギー性結膜炎	季節性アレルギー性鼻炎	基底細胞癌
偽膜性結膜炎	偽膜性喉頭炎	偽膜性口内炎
球後視神経炎	臼後部癌	嗅神経芽腫
嗅神経上皮腫	丘疹紅皮症	丘疹状紅斑
丘疹状湿疹	丘疹状じんま疹	急性アレルギー性中耳炎
急性移植片対宿主病	急性ウイルス性肝炎	急性壊疽性喉頭炎
急性外耳炎	急性潰瘍性喉頭炎	急性潰瘍性大腸炎
急性角結膜炎	急性角膜炎	急性化膿性外耳炎
急性化膿性中耳炎	急性眼窩うっ血	急性眼窩炎
急性間質性肺炎	急性関節炎	急性巨核芽球性白血病
急性拒絶反応	急性激症型潰瘍性大腸炎	急性血性中耳炎
急性結膜炎	急性虹彩炎	急性虹彩毛様体炎
急性光線性外耳炎	急性喉頭炎	急性喉頭気管炎
急性骨髄性白血病	急性骨髄単球性白血病	急性散在性脳脊髄炎
急性視神経炎	急性湿疹性外耳炎	急性循環不全
急性漿液ムチン性中耳炎	急性上行性脊髄炎	急性小脳性失調症
急性ショック	急性滲出性中耳炎	急性心不全
急性声帯炎	急性声門下喉頭炎	急性脊髄炎
急性接触性外耳炎	急性前骨髄球性白血病	急性前部ぶどう膜炎
急性多発性硬化症	急性単球性白血病	急性低音障害型感音難聴
急性特発性血小板減少性紫斑病	急性乳児湿疹	急性脳症
急性肺水腫	急性反応性外耳炎	急性汎発性膿疱性乾癬
急性非化膿性中耳炎	急性浮腫性喉頭炎	急性ムコイド中耳炎
急性毛様体炎	急性薬物中毒	急性薬物誘発性間質性肺障害
急性腰痛症	急性リウマチ熱	急性リウマチ熱性輪状紅斑
急性リンパ性白血病	急性濾胞性結膜炎	急速破壊型股関節症
胸腔内リンパ節結核・菌確認あり	胸腔内リンパ節結核・組織学的確認あり	胸腔内リンパ節の悪性腫瘍
胸鎖関節炎	狭窄性腱鞘炎	橋神経膠腫
胸腺カルチノイド	胸腺癌	胸腺腫
胸腺腫合併重症筋無力症	胸腺摘出後重症筋無力症	強直性脊椎炎性呼吸器障害
強直脊椎炎性虹彩毛様体炎	胸椎炎	胸椎椎間板症
胸椎椎間板ヘルニア	胸椎椎間板変性	胸椎転移
胸椎部痛	頬粘膜癌	胸背部痛
強皮症性ミオパチー	胸部下部食道癌	胸部昆虫螫
胸部上部食道癌	胸部食道癌	胸部神経根炎
胸部帯状疱疹	胸部中部食道癌	胸膜悪性腫瘍
強膜潰瘍	強膜拡張症	胸膜脂肪肉腫
胸膜播種	強膜ぶどう腫	胸肋関節炎
局在性脈絡膜炎	局在性網膜炎	局在性網脈絡膜炎
局面状乾癬	巨細胞性甲状腺炎	距踵関節炎

去勢抵抗性前立腺癌	巨大血小板性血小板減少症	巨大後腹膜脂肪肉腫
巨大乳頭結膜炎	巨大フリクテン	亀裂性湿疹
筋筋膜性腰痛症	近視性脈絡膜新生血管	近視性網膜症
空腸癌	空腸クローン病	躯幹帯状疱疹
くすぶり型白血病	屈曲部乾癬	屈曲部湿疹
グッドパスチャー症候群	クモ毒	くも膜炎
くも膜結核	クラゲ毒	グラデニーゴ症候群
クラミジア結膜炎	グルーイヤー	クルッケンベルグ腫瘍
グレーブス病	クレスト症候群	クローン病性若年性関節炎
クロム親和性芽細胞腫	クロロキン網膜症	形質芽球性リンパ腫
形質細胞性骨髄腫	形質細胞白血病	軽症潰瘍性大腸炎
軽症再生不良性貧血	頚性頭痛	形成不全性股関節症
痙性めまい	頚椎炎	頚椎椎間板ヘルニア
頚椎転移	頚動脈小体悪性腫瘍	頚背部痛
頚部悪性腫瘍	頚部悪性リンパ腫	頚部炎症
頚部癌	頚部原発腫瘍	頚部脂腺癌
頚部脂肪肉腫	頚部食道癌	頚部神経芽腫
頚部神経根症	頚部虫刺症	頚部痛
頚部肉腫	頚部皮膚悪性腫瘍	頚部皮膚炎
頚部隆起性皮膚線維肉腫	稽留性肢端皮膚炎汎発型	頚腕神経痛
劇症型潰瘍性大腸炎	劇症帯状疱疹	血液凝固異常
結核性喀血	結核性気管支拡張症	結核性気胸
結核性胸膜炎・菌確認あり	結核性胸膜炎・組織学的確認あり	結核性空洞
結核性血胸	結核性硬膜炎	結核性軟膜炎
結核性膿胸	結核性肺線維症	結核性肺膿瘍
血管拡張性環状紫斑症	血管性血友病	血管性脊髄症
血管性パンヌス	血管内大細胞型B細胞性リンパ腫	血管肉腫
血管ベーチェット病	血管免疫芽球性T細胞リンパ腫	血小板減少症
血清反応陰性関節リウマチ	血性腹水	血清発疹
結節硬化型古典的ホジキンリンパ腫	結節虹彩炎	結節性眼炎
結節性肝硬変	結節性結膜炎	結節性紅斑性関節障害
結節性肺結核	結節性リンパ球優位型ホジキンリンパ腫	結腸悪性リンパ腫
結腸癌	結腸脂肪肉腫	結膜潰瘍
結膜の悪性腫瘍	結膜びらん	結膜濾胞症
ケトン性低血糖症	ケロイド拘縮	ケロイド体質
ケロイド瘢痕	限局型ウェジナー肉芽腫症	限局性円板状エリテマトーデス
限局性外耳道炎	限局性神経皮膚炎	限局性滲出性網脈絡膜炎
限局性前立腺癌	肩甲部脂肪肉腫	肩鎖関節炎
原始神経外胚葉腫瘍	腱鞘巨細胞腫	原線維性星細胞腫
原発性肝癌	原発性関節症	原発性血小板減少症
原発性甲状腺機能亢進症	原発性抗リン脂質抗体症候群	原発性股関節症
原発性骨腫瘍	原発性膝関節症	原発性滲出性リンパ腫
原発性全身性関節症	原発性胆汁性肝硬変	原発性痛風
原発性脳腫瘍	原発性肺癌	原発性ヘルペスウイルス性口内炎
原発性変形性関節症	原発性母指CM関節症	原発不明癌
顕微鏡的多発血管炎	腱付着部炎	腱付着部症
高2倍体性Bリンパ芽球性白血病	高2倍体性Bリンパ芽球性白血病/リンパ腫	高2倍体性Bリンパ芽球性リンパ腫
抗NMDA受容体脳炎	肛囲間擦疹	高インスリン血症
好塩基球性白血病	口蓋癌	口蓋垂癌
甲殻動物毒	膠芽腫	硬化性角膜炎
硬化性脊髄炎	硬化性舌炎	硬化性肺結核
交感神経性眼筋麻痺	後極ぶどう膜腫	口腔悪性黒色腫
口腔癌	口腔感染症	口腔上顎洞瘻
口腔褥瘡性潰瘍	口腔前庭癌	口腔帯状疱疹

口腔底癌	口腔ベーチェット病	口腔ヘルペス
口腔扁平苔癬	高血圧性眼底	高血圧性虹彩毛様体炎
高血圧性視神経網膜症	高血圧性網膜症	硬口蓋癌
虹彩異色	虹彩異色性毛様体炎	虹彩炎
好酸球性食道炎	好酸球性白血病	好酸球性副鼻腔炎
高脂血症性網膜症	後縦隔悪性腫瘍	甲状腺悪性腫瘍
甲状腺悪性リンパ腫	甲状腺炎	甲状腺癌
甲状腺癌骨転移	甲状腺眼症	甲状腺機能亢進症
甲状腺機能正常型グレーブス病	甲状腺髄様癌	甲状腺中毒症性関節障害
甲状腺中毒症性筋無力症候群	甲状腺中毒症性心筋症	甲状腺中毒性昏睡
甲状腺中毒性四肢麻痺	甲状腺中毒性周期性四肢麻痺	甲状腺中毒性心不全
甲状腺中毒性ミオパチー	甲状腺乳頭癌	甲状腺未分化癌
甲状腺濾胞癌	甲状軟骨の悪性腫瘍	口唇アフタ
口唇癌	口唇境界部癌	口唇赤唇部癌
口唇虫刺傷	口唇皮膚悪性腫瘍	後脊髄動脈症候群
光線眼症	交代性舞踏病	好中球 G6PD 欠乏症
好中球減少症	好中球性白血病	口底癌
後天性凝固因子欠乏症	後天性魚鱗癬	後天性第 XIII 因子欠乏症
後天性胆管狭窄症	後天性低プロトロンビン血症	後天性表皮水疱症
後天性溶血性貧血	喉頭蓋癌	喉頭蓋前面癌
喉頭蓋谷癌	喉頭癌	喉頭狭窄症
喉頭結核	喉頭周囲炎	後頭部帯状疱疹
後頭部転移性腫瘍	喉頭閉塞	後頭葉悪性腫瘍
口内炎	膠肉腫	後発性関節炎
広汎性円形脱毛症	紅斑性間擦疹	紅斑性湿疹
後鼻孔ポリープ	紅皮症型薬疹	高フィブリノゲン血症
後部強膜炎	後腹膜悪性腫瘍	後腹膜脂肪肉腫
後腹膜胚細胞腫瘍	項部癌	後部ぶどう腫
後部毛様体炎	硬膜炎	後迷路性難聴
肛門悪性黒色腫	肛門癌	肛門管癌
肛門クローン病	肛門部癌	肛門扁平上皮癌
抗リン脂質抗体症候群	高齢者 EBV 陽性びまん性大細胞型 B 細胞性リンパ腫	コーガン症候群
コーツ病	股関節炎	股関節症
呼吸細気管支炎関連性間質性肺疾患	鼓室内水腫	骨悪性線維性組織球腫
骨悪性リンパ腫	骨移植拒絶反応	骨移植不全
骨外性形質細胞腫	骨原性肉腫	骨髄異形成症候群
骨髄移植拒絶反応	骨髄腫腎	骨髄性白血病
骨髄性白血病骨髄浸潤	骨髄単球性白血病	骨髄低形成
骨髄低形成血小板減少症	骨髄転移	骨線維肉腫
骨転移癌	骨軟骨肉腫	骨肉腫
骨盤転移	骨盤内リンパ節転移	骨盤内リンパ節の悪性腫瘍
骨盤腹膜癒着	コッホ・ウィークス菌性結膜炎	骨膜性骨肉腫
固定薬疹	古典的ホジキンリンパ腫	孤立性アフタ
孤立性骨形質細胞腫	コリン性じんま疹	混合型肝硬変
混合型喘息	混合型白血病	混合細胞型古典的ホジキンリンパ腫
混合性難聴	根性腰痛症	昆虫刺傷
さ 細菌疹	細菌性結膜炎	鰓原性癌
最重症再生不良性貧血	再植歯不全	再燃緩解型潰瘍性大腸炎
再発性アフタ	再発性中耳炎	再発性ヘルペスウイルス性口内炎
再膨張性肺水腫	坐骨神経炎	坐骨神経絞扼症
坐骨神経根炎	坐骨神経痛	坐骨神経麻痺
坐骨単神経炎	坐骨単神経根炎	左室不全
左心不全	サソリ毒	残胃癌
散在性表層角膜炎	散在性脈絡膜炎	散在性網膜炎
散在性網脈絡膜炎	三叉神経帯状疱疹	蚕蝕性角膜潰瘍

しいたけ皮膚炎	シェーンライン・ヘノッホ紫斑病性関節炎	耳介癌
耳介周囲湿疹	紫外線角結膜炎	紫外線角膜炎
耳介虫刺傷	耳介蜂巣炎	耳下腺癌
耳下部肉腫	耳管癌	耳管鼓室炎
趾関節炎	趾関節症	耳管閉塞症
色素性基底細胞癌	色素性痒疹	子宮癌
子宮癌骨転移	子宮癌再発	子宮癌肉腫
子宮体癌	子宮体癌再発	子宮内膜癌
子宮内膜間質肉腫	子宮肉腫	子宮付属器癒着
軸性視神経炎	自己赤血球感作症候群	篩骨洞炎
篩骨洞癌	篩骨洞ポリープ	自己免疫性好中球減少症
自己免疫性じんま疹	自己免疫性副腎炎	自己免疫性溶血性貧血
四肢乾癬	示指屈筋腱腱鞘炎	示指腱鞘炎
四肢出血斑	四肢小児湿疹	四肢尋常性乾癬
四肢虫刺症	示指ばね指	四肢毛孔性紅色粃糠疹
糸状角膜炎	視床下部星細胞腫	指状嵌入細胞肉腫
視床星細胞腫	趾伸筋腱腱鞘炎	視神経膠腫
視神経周囲炎	視神経症	視神経障害
視神経髄膜炎	視神経乳頭炎	視神経網膜炎
視神経網膜障害	歯性上顎洞炎	歯性副鼻腔炎
耳性めまい	脂腺癌	持続性色素異常性紅斑
刺虫アレルギー	膝関節炎	膝関節滑膜炎
膝関節症	実質性角膜炎	湿疹性眼瞼炎
湿疹性眼瞼皮膚炎	湿疹性パンヌス	湿疹続発性紅皮症
湿疹様発疹	膝部腱膜炎	歯肉癌
紫斑型薬疹	紫斑病腎炎	脂肪肉腫
若年型重症筋無力症	若年性関節炎	若年性強直性脊椎炎
若年性骨髄単球性白血病	若年性再発性網膜硝子体出血	若年性多発性関節炎
若年性多発性動脈炎	若年性特発性関節炎	若年性皮膚筋炎
若年性ヘルペス状皮膚炎	シャルコー肝硬変	縦隔悪性リンパ腫
縦隔癌	縦隔原発大細胞型 B 細胞性リンパ腫	縦隔脂肪肉腫
縦隔神経芽腫	縦隔胚細胞腫瘍	縦隔卵黄のう腫瘍
縦隔リンパ節転移	周期性 ACTH・ADH 放出症候群	周期性血小板減少症
周期性好中球減少症	周期性再発性じんま疹	重症潰瘍性大腸炎
重症再生不良性貧血	重症多形滲出性紅斑・急性期	十二指腸悪性ガストリノーマ
十二指腸悪性ソマトスタチノーマ	十二指腸悪性リンパ腫	十二指腸カルチノイド
十二指腸癌	十二指腸乳頭癌	十二指腸乳頭部癌
十二指腸平滑筋肉腫	周辺性ぶどう膜炎	周辺性網脈絡膜炎
周辺部ぶどう膜炎	周辺部脈絡膜炎	絨毛癌
手関節炎	手関節周囲炎	手関節症
手関節部腱鞘炎	主気管支の悪性腫瘍	手根関節症
しゅさ性眼瞼炎	手指関節炎	手指腱鞘炎
手掌紅斑	出血性外耳炎	出血性角膜炎
出血性虹彩炎	出血性口内炎	出血性ショック
出血性じんま疹	出血性中耳炎	出血性鼻茸
出血性網膜炎	出血性網膜色素上皮剥離	術後急性肝炎
術後結膜炎	術後ケロイド瘢痕	術後虹彩炎
術後食道炎	術後性中耳炎	術後性慢性中耳炎
術後乳癌	術後溶血性貧血	種痘様水疱症様リンパ腫
手部腱鞘炎	主婦湿疹	シュモール結節
腫瘍随伴性天疱瘡	循環血液量減少性ショック	循環性抗凝血因子症
春季カタル	上衣芽細胞腫	上衣腫
小陰唇癌	上咽頭癌	上咽頭脂肪肉腫
漿液性滑膜炎	漿液性虹彩炎	漿液性網膜炎
漿液性網膜色素上皮剥離	上顎悪性エナメル上皮腫	上顎癌
上顎結節部癌	上顎骨悪性腫瘍	上顎骨軟骨肉腫
上顎歯肉癌	上顎歯肉頬移行部癌	上顎洞炎

上顎洞癌	上顎洞性後鼻孔ポリープ	上顎洞性中咽頭ポリープ
上顎洞ポリープ	消化性食道炎	松果体悪性腫瘍
松果体芽腫	松果体胚細胞腫瘍	松果体部膠芽腫
松果体未分化胚細胞腫	上眼窩裂症候群	少関節型若年性関節炎
上強膜炎	小結節性肝硬変	上行結腸カルチノイド
上行結腸癌	上行結腸平滑筋肉腫	上行性視神経炎
症候性紫斑病	上鼓室化膿症	踵骨滑液包炎
踵骨棘	小細胞肺癌	上肢悪性腫瘍
小指屈筋腱腱鞘炎	小指腱鞘炎	硝子体黄斑牽引症候群
上斜筋不全麻痺	上斜筋麻痺	上唇癌
上唇赤唇部癌	掌蹠角化症	掌蹠膿疱症性骨関節炎
小唾液腺癌	小腸悪性リンパ腫	小腸癌
小腸クローン病	小腸脂肪肉腫	小腸大腸クローン病
上直筋不全麻痺	上直筋麻痺	小児 EBV 陽性 T 細胞リンパ増殖性疾患
小児アトピー性湿疹	小児遺伝性無顆粒球症	小児乾燥型湿疹
小児急性リンパ性白血病	小児骨髄異形成症候群	小児声帯結節
小児全身性 EBV 陽性 T 細胞リンパ増殖性疾患	小児喘息	小児特発性低血糖症
小児ネフローゼ症候群	小児汎発性膿疱性乾癬	小児副鼻腔炎
上部食道癌	上部胆管癌	睫毛性眼瞼炎
上葉小細胞肺癌	上葉肺癌	上葉肺腺癌
上葉肺大細胞癌	上葉肺扁平上皮癌	上葉非小細胞肺癌
小リンパ球性リンパ腫	上腕三頭筋腱鞘炎	上腕脂肪肉腫
上腕神経痛	初回発作型潰瘍性大腸炎	職業性皮膚炎
職業喘息	食後悪心	食道悪性黒色腫
食道横紋筋肉腫	食道顆粒細胞腫	食道カルチノイド
食道癌	食道癌骨転移	食道癌肉腫
食道基底細胞癌	食道偽肉腫	食道脂肪肉腫
食道小細胞癌	食道腺癌	食道腺様のう胞癌
食道粘表皮癌	食道膿瘍	食道表在癌
食道平滑筋肉腫	食道未分化癌	食物依存性運動誘発アナフィラキシー
食物性皮膚炎	女性化副腎腫瘍	ショパール関節炎
痔瘻癌	脂漏性眼瞼炎	脂漏性乾癬
脂漏性乳児皮膚炎	腎悪性腫瘍	腎移植急性拒絶反応
腎移植拒絶反応	腎移植不全	腎移植慢性拒絶反応
人為的甲状腺中毒症	心因性喘息	腎盂癌
腎盂乳頭状癌	腎癌	腎癌骨転移
真菌性角膜潰瘍	真菌性髄膜炎	心筋不全
神経栄養性角結膜炎	神経芽腫	神経原性関節症
神経膠腫	神経性難聴	神経線維肉腫
神経ベーチェット病	心原性肺水腫	人工肛門部皮膚炎
人工じんま疹	進行性角膜潰瘍	進行性前立腺癌
進行性難聴	進行乳癌	唇交連癌
深在性エリテマトーデス	腎細胞癌	腎周囲脂肪肉腫
滲出型加齢黄斑変性	滲出性紅斑型中毒疹	滲出性腹水
滲出性網膜炎	滲出性網膜症	浸潤性表層角膜炎
真性ケロイド	新生児中耳炎	新生児皮下脂肪壊死症
新生児皮脂漏	新生児皮膚炎	腎性網膜症
心臓悪性腫瘍	心臓悪性リンパ腫	心臓移植拒絶反応
心臓移植不全	心臓横紋筋肉腫	深層角膜炎
心臓血管肉腫	心臓脂肪肉腫	心臓性呼吸困難
心臓性浮腫	心臓線維肉腫	心臓喘息
心臓粘液肉腫	靱帯炎	振動性じんま疹
腎肉腫	心肺移植拒絶反応	心肺移植不全
心不全	腎明細胞肉腫	腎ラブドイド腫瘍
膵移植拒絶反応	膵移植不全	膵芽腫
膵癌	膵管癌	膵管内管状腺癌
膵管内乳頭粘液性腺癌	膵脂肪肉腫	膵漿液性のう胞腺癌
水晶体原性虹彩毛様体炎	膵腺房細胞癌	膵臓癌骨転移

膵体部癌	水痘・帯状疱疹ウイルス感染母体より出生した児	水痘脳炎
膵頭部癌	膵内胆管癌	膵粘液性のう胞腺癌
膵尾部癌	水疱症	水疱性口内炎
水疱性多形紅斑	水疱性中耳炎	水疱性扁平苔癬
水疱性類天疱瘡	髄膜炎	髄膜癌腫症
髄膜結核腫	髄膜脊髄炎	髄膜脳炎
睡眠薬副作用	スギ花粉症	スキルス胃癌
ステロイド依存性潰瘍性大腸炎	ステロイド依存性クローン病	ステロイド依存性喘息
ステロイド依存性ネフローゼ症候群	ステロイド抵抗性ネフローゼ症候群	ステロイド皮膚炎
ステロイド誘発性皮膚症	ステロイド離脱症候群	スモン
制癌剤皮膚炎	星細胞腫	精索脂肪肉腫
精索肉腫	星状角膜炎	星状芽細胞腫
精上皮腫	星状網膜症	成人 T 細胞白血病骨髄浸潤
成人 T 細胞白血病リンパ腫	成人 T 細胞白血病リンパ腫・急性型	成人 T 細胞白血病リンパ腫・くすぶり型
成人 T 細胞白血病リンパ腫・慢性型	成人 T 細胞白血病リンパ腫・リンパ腫型	成人アトピー性皮膚炎
精巣悪性リンパ腫	精巣癌	精巣奇形癌
精巣奇形腫	精巣絨毛癌	精巣上体癌
精巣胎児性癌	精巣肉腫	精巣胚細胞腫瘍
精巣卵黄のう腫瘍	精巣卵のう腫瘍	精母細胞腫
声門下癌	声門下浮腫	声門癌
声門上癌	声門上浮腫	声門浮腫
ゼーミッシュ潰瘍	赤芽球ろう	石化性角膜炎
脊索腫	赤色湿疹	脊髄梗塞
脊髄硬膜外出血	脊髄硬膜下出血	脊髄出血
脊髄神経根症	脊髄髄膜炎	脊髄性間欠性跛行
脊髄多発性硬化症	脊髄動脈症候群	脊髄播種
脊髄膜結核	咳喘息	脊柱管内出血
脊椎関節痛	脊椎周囲炎	脊椎痛
脊椎転移	赤道ぶどう腫	赤白血病
赤痢後関節障害	セザリー症候群	舌縁癌
節外性 NK/T 細胞リンパ腫・鼻型	舌潰瘍	舌下腺癌
舌下面癌	舌癌	雪眼炎
赤血球破砕症候群	舌根部癌	舌脂肪肉腫
接触眼瞼皮膚炎	接触じんま疹	接触性眼瞼結膜炎
接触性口内炎	舌尖癌	節足動物毒
舌乳頭炎	舌膿瘍	舌背癌
舌びらん	セリアック病	線維脂肪肉腫
線維肉腫	遷延性虹彩炎	全外眼筋麻痺
前額部虫刺傷	前額部虫刺症	穿孔性角膜潰瘍
穿孔性中耳炎	潜在性結核感染症	前縦隔悪性腫瘍
線状角膜炎	線状網膜炎	全身型ウェジナー肉芽腫症
全身型若年性特発性関節炎	全身型重症筋無力症	全身湿疹
全身性エリテマトーデス性間質性肺炎	全身性エリテマトーデス性呼吸器障害	全身性エリテマトーデス性心膜炎
全身性エリテマトーデス性脳動脈炎	全身性エリテマトーデス性ミオパチー	全身性エリテマトーデス脊髄炎
全身性エリテマトーデス脳炎	全身性エリテマトーデス脳脊髄炎	全身性強皮症
全身性強皮症性呼吸器障害	全身性紫斑病	全身性転移性癌
全身の尋常性乾癬	全身毛孔性紅色粃糠疹	全身薬疹
前脊髄動脈症候群	仙腸関節炎	前庭型メニエール病
前庭障害	前庭神経炎	先天性外転神経麻痺
先天性血液凝固因子異常	先天性好中球減少症	先天性股関節脱臼治療後亜脱臼
先天性再生不良性貧血	先天性赤芽球ろう	先天性第 X 因子欠乏症
先天性第 XI 因子欠乏症	先天性第 XII 因子欠乏症	先天性第 XIII 因子欠乏症
先天性低形成貧血	先天性難聴	先天性ネフローゼ症候群

先天性副腎過形成	先天性副腎性器症候群	先天性プラスミノゲン欠損症
先天性無フィブリノゲン血症	先天性聾	前頭洞炎
前頭洞癌	前頭部転移性腫瘍	前頭葉悪性腫瘍
前頭葉星細胞腫	前頭葉退形成性星細胞腫	腺病性パンヌス
前房蓄膿	前房蓄膿性角膜炎	前房蓄膿性虹彩炎
前立腺横紋筋肉腫	前立腺癌骨転移	前立腺癌再発
前立腺小細胞癌	前立腺神経内分泌癌	前立腺肉腫
前リンパ球性白血病	前腕部腱鞘炎	造影剤ショック
早期胃癌	早期食道癌	増殖性化膿性口内炎
増殖性関節炎	増殖性硝子体網膜症	増殖性網膜炎
総胆管癌	総胆管狭窄症	総胆管閉塞症
早発アドレナルキ	創部瘢痕ケロイド	足関節炎
足関節滑液包炎	足関節周囲炎	足関節症
足関節部腱鞘炎	足底筋腱付着部炎	側頭動脈炎
側頭部転移性腫瘍	側頭葉悪性腫瘍	側頭葉膠芽腫
側頭葉星細胞腫	側頭葉退形成性星細胞腫	側頭葉毛様細胞性星細胞腫
足背腱鞘炎	続発性関節症	続発性血小板減少症
続発性血小板減少性紫斑病	続発性虹彩炎	続発性虹彩毛様体炎
続発性股関節症	続発性膝関節症	続発性紫斑病
続発性多発性関節症	続発性胆汁性肝硬変	続発性痛風
続発性脳炎	続発性舞踏病	続発性ぶどう膜炎
続発性母指CM関節症	足部屈筋腱腱鞘炎	第4・5腰椎椎間板ヘルニア
第4・5腰椎椎間板変性	第4腰椎椎間板変性	第V因子欠乏症
第5腰椎第1仙椎間椎間板変性	第VII因子欠乏症	大アフタ
大陰唇癌	体幹虫刺症	退形成性星細胞腫
大結節性肝硬変	胎児性癌	胎児性精巣腫瘍
体質性再生不良性貧血	代謝性脳症	代償性肝硬変
帯状脱毛症	帯状疱疹後ケロイド形成	帯状疱疹後三叉神経痛
帯状疱疹後膝神経節炎	帯状疱疹後神経痛	帯状疱疹後多発性ニューロパチー
帯状疱疹神経炎	帯状疱疹性角結膜炎	帯状疱疹性強膜炎
帯状疱疹性結膜炎	帯状疱疹性虹彩炎	帯状疱疹性虹彩毛様体炎
苔癬	大腿骨転移性骨腫瘍	大腿単神経根炎
大唾液腺癌	大腸悪性リンパ腫	大腸カルチノイド
大腸癌	大腸癌骨転移	大腸クローン病
大腸肉腫	大腸粘液癌	大転子部滑液包炎
大脳悪性腫瘍	大脳深部神経膠腫	大脳深部転移性腫瘍
大網脂肪肉腫	大網癒着	唾液腺癌
多形紅斑	多形紅斑性関節障害	多形慢性痒疹
多剤耐性結核	多巣性運動ニューロパチー	多中心性細網組織球症
多発性関節炎	多発性関節症	多発性乾癬性関節炎
多発性癌転移	多発性筋炎性間質性肺炎	多発性筋炎性呼吸器障害
多発性血管炎	多発性血管炎重複症候群	多発性口内炎
多発性骨髄腫骨髄浸潤	多発性骨髄腫性関節症	多発性神経炎
多発性神経膠腫	多発性神経障害	多発性神経脊髄炎
多発性脊髄神経根炎	多発性リウマチ性関節炎	多発ニューロパチー
胆管癌	胆管狭窄症	単関節炎
胆管閉塞症	単球減少症	単球性白血病
胆細管性肝硬変	胆汁うっ滞	胆汁性嘔吐
単純性角膜潰瘍	単純性関節炎	単純性顔面粃糠疹
単純性紫斑病	単純性中耳炎	単純苔癬
男性化副腎腫瘍	男性骨盤癒着	男性性器癌
胆のう癌	胆のう管癌	胆のう肉腫
蛋白病	弾発母趾	単葉性肝硬変
恥骨結合炎	地図状口内炎	地図状脈絡膜炎
腟悪性黒色腫	腟癌	チビエルジュ・ワイセンバッハ症候群

チャドクガ皮膚炎	中咽頭癌	中咽頭側壁癌
中咽頭肉腫	中隔性肝硬変	肘関節炎
肘関節滑膜炎	肘関節症	中間部ぶどう膜炎
中耳悪性腫瘍	中耳炎	中耳炎後遺症
中耳炎性顔面神経麻痺	中指屈筋腱腱鞘炎	中指腱鞘炎
虫刺性皮膚炎	中縦隔悪性腫瘍	中心性脈絡膜炎
中心性脈絡網膜症	中心性網膜炎	中心性網膜症
中心性網脈絡膜炎	虫垂カルチノイド	虫垂癌
虫垂クローン病	虫垂切除後大網癒着	虫垂切除後腸癒着症
中枢神経系原発びまん性大細胞型B細胞性リンパ腫	中枢神経ループス	中枢性嘔吐症
中枢性顔面神経麻痺	中枢性難聴	中足骨痛症
肘頭骨棘	中等症潰瘍性大腸炎	中等症再生不良性貧血
中毒性甲状腺腫	中毒性好中球減少症	中毒性紅斑
中毒性視神経炎	中毒性多結節性甲状腺腫	中毒性単結節性甲状腺腫
中毒性ニューロパチー	中毒性表皮壊死症	中毒性溶血性貧血
中脳神経膠腫	中部食道癌	中部胆管癌
中葉小細胞肺癌	中葉肺癌	中葉肺腺癌
中葉肺大細胞癌	中葉肺扁平上皮癌	中葉非小細胞肺癌
腸移植拒絶反応	腸移植不全	腸管症関連T細胞リンパ腫
腸管ベーチェット病	腸間膜悪性腫瘍	腸間膜脂肪肉腫
腸間膜肉腫	腸間膜癒着	腸管癒着
蝶形骨洞炎	蝶形骨洞癌	蝶形骨洞ポリープ
聴神経膠腫	直腸S状部結腸癌	直腸悪性黒色腫
直腸悪性リンパ腫	直腸カルチノイド	直腸癌
直腸癌骨転移	直腸癌術後再発	直腸癌穿孔
直腸クローン病	直腸脂肪肉腫	直腸癒着
陳旧性顔面神経麻痺	陳旧性虹彩炎	陳旧性虹彩毛様体炎
陳旧性中耳炎	椎間板症	椎間板ヘルニア性腰痛症
椎間板変形	椎間変性症	通常型間質性肺炎
通年性アレルギー性結膜炎	通年性アレルギー性鼻炎	痛風
痛風結節	痛風腎	痛風性関節症
痛風発作	手足症候群	低2倍体性Bリンパ芽球性白血病
低2倍体性Bリンパ芽球性白血病/リンパ腫	低2倍体性Bリンパ芽球性リンパ腫	低アルドステロン症
低形成性白血病	低形成性貧血	定型痛風
低血糖性脳症	低血糖発作	低酸素性脳症
低線維素血症	低補体血症性血管炎	低レニン性低アルドステロン症
滴状乾癬	手屈筋腱腱鞘炎	手湿疹
手伸筋腱腱鞘炎	手軟部悪性腫瘍	テニス肘
テノンのう炎	デビス紫斑	転移性下顎癌
転移性肝癌	転移性肝腫瘍	転移性胸膜腫瘍
転移性口腔癌	転移性黒色腫	転移性骨腫瘍
転移性縦隔腫瘍	転移性十二指腸癌	転移性消化器腫瘍
転移性上顎癌	転移性小腸腫瘍	転移性腎腫瘍
転移性膵腫瘍	転移性舌癌	転移性前立腺腫瘍
転移性頭蓋骨腫瘍	転移性脳腫瘍	転移性肺癌
転移性肺腫瘍	転移性脾腫瘍	転移性皮膚腫瘍
転移性副腎腫瘍	転移性扁平上皮癌	転移性卵巣癌
点状乾癬	デンスデポジット病ネフローゼ症候群	テント上下転移性腫瘍
殿部痛	ドゥ・ケルバン腱鞘炎	頭蓋骨悪性腫瘍
頭蓋底軟骨肉腫	頭蓋内圧亢進症	頭蓋内胚細胞腫瘍
頭蓋部脊索腫	動眼神経萎縮	動眼神経炎
動眼神経根性麻痺	動眼神経不全麻痺	動眼神経麻痺
冬期湿疹	頭頚部癌	橈骨茎状突起腱鞘炎
島細胞過形成症	透析腎癌	橈側手根屈筋腱鞘炎
頭頂葉悪性腫瘍	頭頂葉星細胞腫	頭部脂腺癌
頭部湿疹	頭部脂肪肉腫	頭部脂漏
頭部尋常性乾癬	頭部虫刺傷	頭部軟部組織悪性腫瘍

頭部粃糠疹	頭部皮膚癌	頭部隆起性皮膚線維肉腫
島ベータ細胞過形成症	動脈硬化性眼底	動脈硬化性眼底所見
トカゲ毒	兎眼性角膜炎	特発性アジソン病
特発性眼筋麻痺	特発性肝硬変	特発性間質性肺炎
特発性器質化肺炎	特発性血小板減少性紫斑病	特発性血小板減少性紫斑病合併妊娠
特発性好中球減少症	特発性喉頭肉芽腫	特発性再生不良性貧血
特発性じんま疹	特発性肺線維症	特発性副腎性器障害
特発性傍中心窩毛細血管拡張症	特発性末梢性顔面神経麻痺	特発性脈絡膜新生血管
特発性溶血性貧血	毒物性眼瞼炎	トッド肝硬変

な

ドルーゼン	内因性湿疹	内因性ぶどう膜炎
内耳癌	内側上顆炎	内直筋麻痺
内胚葉洞腫瘍	内リンパ水腫	鉛痛風
軟口蓋癌	軟骨肉腫	難治性喘息
難治性ネフローゼ症候群	難治性ぶどう膜炎	軟部悪性巨細胞腫
軟部組織悪性腫瘍	軟膜炎	肉芽腫性甲状腺炎
肉腫	二次性甲状腺機能亢進症	二次性再生不良性貧血
二次性ショック	二次性ネフローゼ症候群	二次性白血球減少症
二次性白血病	二次性変形性関節症	乳痂
乳癌	乳癌・HER2過剰発現	乳癌骨転移
乳癌皮膚転移	乳児赤芽球ろう	乳児喘息
乳腺腋窩尾部乳癌	乳頭部乳癌	乳頭網膜炎
乳房外パジェット病	乳房下外側部乳癌	乳房下内側部乳癌
乳房境界部乳癌	乳房脂肪肉腫	乳房上外側部乳癌
乳房上内側部乳癌	乳房中央部乳癌	乳房肉腫
乳房パジェット病	乳房皮膚炎	乳輪部乳癌
尿管癌	尿管口部膀胱癌	尿道傍腺の悪性腫瘍
尿膜管癌	妊娠湿疹	妊娠性痒疹
妊婦性皮膚炎	熱傷後ケロイド	熱傷後瘢痕ケロイド
熱傷後瘢痕ケロイド潰瘍	熱傷後瘢痕ケロイド拘縮	熱傷瘢痕
熱帯性スプルー	熱帯扁平苔癬	粘液性のう胞腺癌
粘液膿性結膜炎	脳悪性リンパ腫	脳幹悪性腫瘍
脳幹神経膠腫	脳幹多発性硬化症	脳幹部星細胞腫
膿胸関連リンパ腫	脳室悪性腫瘍	脳室炎
脳症	脳神経悪性腫瘍	脳性嘔吐
脳脊髄膜結核	脳胚細胞腫瘍	のう胞様黄斑浮腫

は

ノートナーゲル症候群	バーキット白血病	バーキットリンパ腫
肺移植拒絶反応	肺移植不全	肺炎結核
肺芽腫	肺カルチノイド	肺癌
肺癌骨転移	肺癌肉腫	肺癌による閉塞性肺炎
肺結核	肺結核・鏡検確認あり	肺結核・組織学的確認あり
肺結核・培養のみ確認あり	肺結核腫	肺好酸球性肉芽腫症
肺腺癌	肺腺扁平上皮癌	肺腺様のう胞癌
肺大細胞癌	肺大細胞神経内分泌癌	梅毒性髄膜炎
肺肉腫	肺粘表皮癌	背部圧迫感
背部痛	肺扁平上皮癌	肺胞上皮癌
肺未分化癌	肺門結核	肺門部小細胞癌
肺門部腺癌	肺門部大細胞癌	肺門部肺癌
肺門部非小細胞癌	肺門部扁平上皮癌	肺門リンパ節結核
破壊性関節炎	白質脳症	白色粃糠疹
拍動性眼球突出症	白内障術後結膜炎	剥離性間質性肺炎
剥離性食道炎	剥離性皮膚炎	バセドウ病
バセドウ病眼症	バセドウ病術後再発	白血球減少症
白血病性関節症	白血病性網膜症	発熱性好中球減少症
鼻背部湿疹	馬尾上衣腫	馬尾性間欠性跛行
ハブ咬傷	パラ血友病	バリズム
パリノー結膜炎	パリノー結膜腺症候群	パリノー症候群
バレット食道癌	汎血球減少症	瘢痕性類天疱瘡
斑点状網膜症	ハンド・シューラー・クリスチャン病	ハント症候群
汎発性帯状疱疹	汎発性膿疱性乾癬	反復性角膜潰瘍

反復性虹彩炎	反復性虹彩毛様体炎	反復性前部ぶどう膜炎
反復性前房蓄膿	反復性多発性神経炎	反復性毛様体炎
汎副鼻腔炎	脾B細胞性リンパ腫/白血病・分類不能型	脾悪性リンパ腫
非アトピー性喘息	鼻咽腔癌	鼻炎
皮下脂肪織炎様T細胞リンパ腫	非化膿性甲状腺炎	非化膿性中耳炎
非感染性急性外耳炎	鼻腔癌	鼻腔ポリープ
粃糠疹	肥厚性瘢痕	肥厚性扁平苔癬
非自己免疫性溶血性貧血	肘周囲炎	皮質聾
脾脂肪肉腫	微小血管障害性溶血性貧血	非小細胞肺癌
微小変化型ネフローゼ症候群	非心原性肺水腫	非水疱性多形紅斑
ヒスチオサイトーシスX	脾性好中球減少症	鼻性視神経炎
鼻前庭癌	非代償性肝硬変	ビタミンK欠乏による凝固因子欠乏
鼻中隔癌	非定型的白血病	非定型慢性骨髄性白血病
非特異性間質性肺炎	非特異性関節炎	非特異性慢性滑膜炎
ヒトデ毒	脾の悪性腫瘍	ヒノキ花粉症
脾びまん性赤脾髄小B細胞性リンパ腫	皮膚T細胞リンパ腫	皮膚悪性腫瘍
皮膚悪性線維性組織球腫	皮膚移植拒絶反応	皮膚移植不全
皮膚エリテマトーデス	皮膚癌	皮膚筋炎性呼吸器障害
皮膚結節性多発動脈炎	皮膚原発性CD30陽性T細胞リンパ増殖性疾患	皮膚原発性γδT細胞リンパ腫
皮膚原発性未分化大細胞リンパ腫	皮膚原発びまん性大細胞型B細胞リンパ腫・下肢型	皮膚脂肪肉腫
皮膚線維肉腫	鼻部虫刺傷	皮膚の肥厚性障害
皮膚描記性じんま疹	皮膚付属器癌	非分泌型骨髄腫
脾辺縁帯リンパ腫	非ホジキンリンパ腫	肥満細胞性白血病
びまん性外耳炎	びまん性乾癬	びまん性管内増殖性糸球体腎炎ネフローゼ症候群
びまん性神経皮膚炎	びまん性星細胞腫	びまん性大細胞型・バーキット中間型分類不能B細胞性リンパ腫
びまん性大細胞型・ホジキン中間型分類不能B細胞性リンパ腫	びまん性大細胞型B細胞性リンパ腫	びまん性中毒性甲状腺腫
びまん性肺胞傷害	びまん性表層角膜炎	びまん性膜性糸球体腎炎ネフローゼ症候群
びまん性脈絡膜炎	表在性角膜炎	表在性舌炎
表在性点状角膜炎	びらん性関節症	ビリグラフィンショック
ピリン疹	披裂喉頭蓋ひだ喉頭面癌	頻回再発型ネフローゼ症候群
貧血網膜症	ファンコニー貧血	フィブリノゲン異常症
フィブリノゲン欠乏症	フィブリノゲン減少症	フィブリン減少症
フィラメント状角膜炎	封入体筋炎	フォア・アラジュアニン症候群
フォークト・小柳・原田病	フォークト・小柳病	フォンウィルブランド病
副咽頭間隙悪性腫瘍	腹腔内リンパ節の悪性腫瘍	腹腔リンパ節転移
副甲状腺悪性腫瘍	副甲状腺癌	匐行性角膜潰瘍
副腎悪性腫瘍	副腎萎縮	副腎癌
副腎梗塞	副腎出血	副腎髄質の悪性腫瘍
副腎石灰化症	副腎皮質癌	副腎皮質機能低下に伴う貧血
副腎皮質の悪性腫瘍	副腎皮質ホルモン剤副作用	副鼻腔癌
副鼻腔真菌症	副鼻腔軟骨肉腫	副鼻腔ポリープ
腹部悪性腫瘍	腹部食道癌	腹部神経芽腫
腹部虫刺傷	腹膜悪性腫瘍	腹膜癌
ブシャール結節	不全型ハント症候群	不全型ベーチェット病
ブタクサ花粉症	フックス異色毛様体炎	不適合輸血反応
ぶどう球菌性眼瞼炎	舞踏病	舞踏病様運動
ぶどう膜悪性黒色腫	ぶどう膜角膜炎	ブラジル天疱瘡

プランマー病	フリクテン性角結膜炎	フリクテン性角膜炎
フリクテン性角膜潰瘍	フリクテン性結膜炎	フリクテン性パンヌス
プレカリクレイン欠乏症	プロテインＣ欠乏症	プロテインＳ欠乏症
プロトロンビン欠乏症	糞便性嘔吐	噴門癌
分類不能型骨髄異形成症候群	ヘアリー細胞白血病	ヘアリー細胞白血病亜型
平滑筋肉腫	閉塞性黄疸	閉塞性肝硬変
閉塞性髄膜炎	ヘーガース結節	ベーカーのう腫
ベドナーアフタ	ベニエ痒疹	ペニシリンアレルギー
ペニシリンショック	ヘバーデン結節	ヘパリン・コファクターII欠乏症
ヘパリン起因性血小板減少症	ヘビ咬傷	ヘブラ痒疹
ヘルペス口内炎	辺縁角膜炎	辺縁フリクテン
変形性脊髄症	ベンスジョーンズ型多発性骨髄腫	扁桃悪性リンパ腫
扁桃窩癌	扁桃癌	扁桃肉腫
扁平湿疹	膀胱円蓋部膀胱癌	膀胱癌
膀胱頚部膀胱癌	膀胱後壁部膀胱癌	膀胱三角部膀胱癌
膀胱前壁部膀胱癌	膀胱側壁部膀胱癌	膀胱肉腫
傍骨性骨肉腫	蜂刺症	放射線胸膜炎
放射線食道炎	放射線性口内炎	放射線性肺線維症
放射線性貧血	放射線脊髄症	放射線網膜症
胞状異角化症	疱疹状天疱瘡	紡錘形細胞肉腫
胞巣状軟部肉腫	乏突起神経膠腫	母指CM関節症
母指関節症	母指狭窄性腱鞘炎	母指屈筋腱腱鞘炎
母指腱鞘炎	発作性運動誘発舞踏アテトーシス	発作性ジストニア性舞踏アテトーシス
ポリープ状脈絡膜血管症	ポリープ様声帯	本態性再生不良性貧血

ま

本態性頭蓋内圧亢進症	麻疹様紅斑	麻酔ショック
末梢循環不全	末梢神経悪性腫瘍	末梢神経障害
末梢性Ｔ細胞リンパ腫	末梢性Ｔ細胞リンパ腫・詳細不明	末梢性顔面神経麻痺
末梢前庭障害	麻痺性斜視	慢性NK細胞リンパ増殖性疾患
慢性アキレス腱腱鞘炎	慢性アレルギー性中耳炎	慢性移植片対宿主病
慢性うっ血性心不全	慢性炎症関連びまん性大細胞型Ｂ細胞性リンパ腫	慢性炎症性脱髄性多発神経炎
慢性外耳炎	慢性角結膜炎	慢性カタル性結膜炎
慢性滑膜炎症	慢性化膿性穿孔性中耳炎	慢性化膿性中耳炎
慢性感染性貧血	慢性拒絶反応	慢性結膜炎
慢性虹彩毛様体炎	慢性骨髄性白血病	慢性骨髄性白血病移行期
慢性骨髄性白血病慢性期	慢性骨髄単球性白血病	慢性耳管鼓室カタル
慢性耳管鼓室化膿性中耳炎	慢性持続型潰瘍性大腸炎	慢性漿液性中耳炎
慢性漿液ムチン性中耳炎	慢性上鼓室乳突洞化膿性中耳炎	慢性進行性外眼筋麻痺症候群
慢性滲出性中耳炎	慢性心不全	慢性じんま疹
慢性髄膜炎	慢性脊髄炎	慢性舌炎
慢性単球性白血病	慢性中耳炎急性増悪	慢性中耳炎術後再燃
慢性特発性血小板減少性紫斑病	慢性乳児湿疹	慢性脳炎
慢性白血病	慢性非化膿性中耳炎	慢性表在性舌炎
慢性副鼻腔炎	慢性副鼻腔炎急性増悪	慢性副鼻腔膿瘍
慢性本態性好中球減少症症候群	慢性ムコイド中耳炎	慢性網膜症
慢性薬物中毒	慢性薬物誘発性間質性肺障害	慢性痒疹
慢性リウマチ性冠状動脈炎	慢性リウマチ性縦隔心膜炎	慢性リウマチ性心筋心膜炎
慢性リウマチ性心膜炎	慢性良性顆粒球減少症	慢性濾胞性結膜炎
マントル細胞リンパ腫	ミノール病	未分化大細胞リンパ腫
耳帯状疱疹	脈絡膜悪性黒色腫	脈絡膜炎
ミラーフィッシャー症候群	ミリッチ症候群	ムカデ咬創
無顆粒球症	無顆粒球性アンギナ	ムコイド中耳炎
ムコーズス中耳炎	無症候性骨髄腫	無症候性多発性硬化症
無フィブリノゲン血症	ムンプス髄膜炎	迷路性難聴
迷路性めまい	メラー舌炎	メルケル細胞癌
毛細管脆弱症	毛細血管脆弱症	毛虫皮膚炎
盲腸カルチノイド	盲腸癌	盲腸部癒着
毛包癌	毛包眼瞼炎	網膜うっ血
網膜炎	網膜芽細胞腫	網膜血管周囲炎
網膜血管腫状増殖	網膜血管障害	網膜血管鞘形成
網膜血管新生	網膜血管攣縮症	網膜血栓性静脈炎
網膜膠腫	網膜細動脈瘤	網膜症
網膜静脈炎	網膜静脈周囲炎	網膜静脈蛇行症
網膜静脈怒張	網膜静脈分枝閉塞症による黄斑浮腫	網膜静脈閉塞症による黄斑浮腫
網膜滲出斑	網膜中心静脈閉塞症による黄斑浮腫	網膜浮腫
網膜毛細血管瘤	毛様細胞性星細胞腫	毛様体悪性腫瘍
毛様体炎	モラックス・アクセンフェルド結膜炎	門脈周囲性肝硬変

や

門脈性肝硬変	夜間性喘息	夜間低血糖症
薬剤性過敏症症候群	薬剤性顆粒球減少症	薬剤性間質性肺炎
薬剤性血小板減少性紫斑病	薬剤性酵素欠乏性貧血	薬剤性再生不良性貧血
薬剤性自己免疫性溶血性貧血	薬剤性痛風	薬剤性溶血性貧血
薬剤誘発性過敏性血管炎	薬剤誘発性天疱瘡	薬剤誘発性ループス
薬物性角結膜炎	薬物性角膜炎	薬物性眼瞼炎
薬物性結膜炎	薬物性口唇炎	薬物性ショック
薬物性じんま疹	薬物性接触性皮膚炎	薬物誘発性多発ニューロパチー
薬物誘発性舞踏病	ユーイング肉腫	有棘細胞癌
幽門癌	幽門前庭部癌	輸血関連急性肺障害
輸血後GVHD	輸血後肝炎	輸血後肝障害
輸血後じんま疹	輸血によるショック	癒着性くも膜炎
腰仙椎間板障害	腰仙部神経根炎	腰椎炎
腰椎坐骨神経痛	腰椎シュモール結節	腰椎椎間板症
腰椎椎間板ヘルニア	腰椎椎間板変性症	腰椎転移
腰痛坐骨神経痛症候群	腰痛症	腰殿部帯状疱疹
腰殿部痛	腰腹帯状疱疹	腰腹痛
腰部神経根炎	腰部尋常性乾癬	腰麻ショック
ヨード過敏症	ヨードショック	予防接種後脳炎

ら

予防接種後脳脊髄炎	ライエル症候群	ライエル症候群型薬疹
落屑性湿疹	卵管癌	ランゲルハンス細胞組織球症
卵巣悪性腫瘍	卵巣癌	卵巣癌全身転移
卵巣絨毛癌	卵巣胎児性癌	卵巣肉腫
卵巣胚細胞腫瘍	卵巣未分化胚細胞腫	卵巣卵黄のう腫瘍
卵巣類皮のう胞癌	リウマチ性滑液包炎	リウマチ性環状紅斑
リウマチ性虹彩炎	リウマチ性心筋炎	リウマチ性心疾患
リウマチ性心臓弁膜症	リウマチ性心不全	リウマチ性心弁膜炎
リウマチ性皮下結節	リウマチ性癒着性心膜炎	リウマチ様関節炎
リウマトイド脊椎炎	リガ・フェーデ病	梨状筋症候群
リスフラン関節炎	リブマン・サックス心内膜炎	隆起性皮膚線維肉腫
流行性結膜炎	両心不全	良性移動性舌炎
良性頭蓋内圧亢進症	良性粘膜類天疱瘡	良性慢性化膿性中耳炎
両側性外傷後股関節症	両側性外傷後膝関節症	両側性外傷性母指CM関節症
両側性感音難聴	両側性形成不全性股関節症	両側性原発性股関節症
両側性原発性膝関節症	両側性原発性母指CM関節症	両側性高音障害急墜型感音難聴
両側性高音障害漸傾型感音難聴	両側性混合性難聴	両側性続発性股関節症
両側性続発性膝関節症	両側性続発性母指CM関節症	緑膿菌性外耳炎
輪状後部癌	鱗状湿疹	輪状網膜症
リンパ管肉腫	リンパ球減少型古典的ホジキンリンパ腫	リンパ球性間質性肺炎
リンパ球豊富型古典的ホジキンリンパ腫	リンパ形質細胞性リンパ腫	リンパ性白血病

	リンパ性白血病骨髄浸潤	輪紋状角膜炎	類苔癬
	ループスアンチコアグラント	ループス胸膜炎	ループス血小板減少症
	ループス腎炎	ループス腸炎	ループス肺臓炎
	ループス膀胱炎	レッテラー・ジーベ病	レルモワイエ症候群
	連鎖球菌性喉頭炎	連鎖球菌性喉頭気管炎	連鎖球菌性膿瘍疹
	レンネルトリンパ腫	老人性関節炎	老人性紫斑
	老人性舞踏病	老年性股関節症	老年性出血
	ローゼンタール病	濾出性腹水	肋間神経根炎
	肋骨転移	濾胞樹状細胞腫瘍	濾胞性乾癬
	濾胞性リンパ腫		
△	4型尿細管性アシドーシス	B型慢性肝炎	RS3PE症候群
あ	アルコール性神経筋障害	異型リンパ球増加症	異所性GHRH産生腫瘍
	一過性関節症	陰茎疾患	インスリン異常症
	インスリン低血糖	インスリン分泌異常症	壊死性潰瘍性歯周炎
	壊死性潰瘍性歯肉炎	壊疽性歯肉炎	横隔神経麻痺
か	外眼筋ミオパチー	回転性めまい	カルチノイド
	眼窩うっ血	眼窩血腫	眼窩内異物
	眼窩浮腫	眼球偏位	眼筋内異物
	間欠性眼球突出症	肝細胞癌破裂	カンジダ性口角びらん
	カンジダ性口内炎	感染性皮膚炎	完全脱毛症
	気管気管支虚脱	気管気管支ジスキネジア	気管支うっ血
	気管支潰瘍	気管支狭窄症	気管支軟化症
	気管支麻痺	気管支漏	偽膜性アンギナ
	木村病	球後異物	急性偽膜性カンジダ症
	胸椎化膿性脊椎炎	胸椎化膿性椎間板炎	頬粘膜白板症
	強膜疾患	胸腰椎化膿性椎間板炎	筋無力症
	頚胸椎化膿性椎間板炎	頚椎化膿性脊椎炎	頚椎化膿性椎間板炎
	ゲオトリクム症	ゲオトリクム性口内炎	結核性中耳炎
	結膜化膿性肉芽腫	硬化性腹膜炎	口腔カンジダ症
	口腔紅板症	口腔白板症	硬口蓋白板症
	好酸球減少症	溝状舌	口唇カンジダ症
	好中球増加症	口底白板症	紅板症
	後腹膜気腫	後腹膜腫瘤	骨髄性類白血病反応
さ	骨盤死腔炎	骨盤部感染性リンパのう胞	産褥期鉄欠乏性貧血
	耳管圧迫	歯肉カンジダ症	歯肉白板症
	尺側偏位	習慣性嘔吐	周術期口腔機能管理中
	重症熱性血小板減少症候群	十二指腸クローン病	術後悪心
	腫瘍随伴症候群	症候性貧血	上皮腫
	上葉無気肺	食道カンジダ症	神経炎
	神経障害性脊椎障害	膵性腹水	膵内分泌障害
	水疱性口内炎ウイルス病	正球性正色素性貧血	成人スチル病
	声帯炎	舌下隙膿瘍	舌カンジダ症
	赤血球造血刺激因子製剤低反応性貧血	舌切除後遺症	舌白板症
	全身こむらがえり病	全身性脱毛症	前庭性運動失調症
た	先天性筋無緊張症	体位性めまい	蛇行状脱毛症
	多発性神経筋炎	単球性類白血病反応	単球増加症
	中毒性神経筋障害	中葉無気肺	腸間膜腫瘤
	転移性脊髄腫瘍	デンタルショック	頭位眼振
	特発性アルドステロン症	特発性嘔吐症	特発性頚椎硬膜外血腫
な	軟口蓋白板症	ニコチン性口蓋白色角化症	ニコチン性口内炎
は	乳児偽白血病	胚細胞腫	白色水腫
	白赤芽球症	白血球増加症	板状無気肺
	反芻	反応性関節障害	汎発性脱毛症
	反復性嘔吐	脾性貧血	被のう性腹膜硬化症
	貧血	腹腔内遊離体	腹水症
	浮腫性声帯炎	プラズマ細胞増加症	平衡異常
	ヘルペスウイルス性咽頭炎	ヘルペスウイルス性歯肉口内炎	扁平苔癬様角化症
	保険給付歯科矯正抜歯	本態性音声振戦症	本態性白血球増多症
ま	末梢性めまい症	マムシ咬傷	慢性穿孔性中耳炎
	慢性中耳炎後遺症	ムチランス変形	無リンパ球症
	めまい症候群	免疫芽球性リンパ節症	網膜障害
や	輸血後鉄過剰症	輸血反応	腰仙部化膿性椎間板炎
ら	腰椎化膿性椎間板炎	予防接種後関節障害	卵黄のう腫瘍
	良性発作性頭位めまい症	良性発作性めまい	淋菌性口内炎
	リンパ球異常	リンパ球減少症	リンパ球性類白血病反応
	リンパ球増加症	リンパ腫	リンパ組織球増多症
わ	類白血病反応	ワンサンアンギナ	ワンサン気管支炎
	ワンサン扁桃炎		

※ **適応外使用可**

・原則として，「リン酸デキサメタゾンナトリウム【注射薬】」を「急性閉塞性喉頭炎（クループ症候群）」に対して処方した場合，当該使用事例を審査上認める。

・原則として，「リン酸デキサメタゾンナトリウム【注射薬】」を「細菌性髄膜炎」に対して処方した場合，当該使用事例を審査上認める。

用法用量

(1)通常，成人に対する用法用量は下表の通りである。

なお，年齢，症状により適宜増減する。

投与法（注射部位）	投与量・投与回数（デキサメタゾンとして）		（参考）（本剤の1回量：デキサメタゾン3.3mg/mLとして）
静脈内注射	1回1.65～6.6mg，3～6時間毎		0.5～2mL
点滴静脈内注射	1回1.65～8.3mg，1日1～2回		0.5～2.5mL
筋肉内注射	1回1.65～6.6mg，3～6時間毎		0.5～2mL
関節腔内注射	1回0.66～4.1mg	原則として投与間隔を2週間以上とすること	0.2～1.25mL
軟組織内注射	1回1.65～5.0mg		0.5～1.5mL
腱鞘内注射	1回0.66～2.1mg		0.2～0.625mL
滑液嚢内注入	1回0.66～4.1mg		0.2～1.25mL
硬膜外注射	1回1.65～8.3mg		0.5～2.5mL
脊髄腔内注入	1回0.83～4.1mg，週1～3回		0.25～1.25mL
胸腔内注入	1回0.83～4.1mg，週1～3回		0.25～1.25mL
腹腔内注入	1回1.65mg		0.5mL
局所皮内注射	1回0.04～0.08mg宛0.83mgまで週1回		生理食塩液で4倍に希釈して0.05～0.1mLを用いる。
結膜下注射	1回0.33～2.1mg，その液量は0.2～0.5mL		0.1～0.5mL
球後注射	1回0.83～4.1mg，その液量は0.5～1.0mL		0.25～1mL
点眼	1回0.21～0.83mg/mL溶液1～2滴を1日3～8回		4～16倍の生理食塩液希釈液を点眼する。
ネブライザー	1回0.08～1.65mg，1日1～3回		生理食塩液で10倍に希釈して0.25～5mLを用いる。
鼻腔内注入 副鼻腔内注入	1回0.08～1.65mg，1日1～3回		0.025～0.5mL
鼻甲介内注射 鼻茸内注射	1回0.66～4.1mg		0.2～1.25mL
喉頭・気管注入 中耳腔内注入 耳管内注入	1回0.08～1.65mg，1日1～3回		0.025～0.5mL
食道注入	1回0.83～1.65mg		0.25～0.5mL

(2)多発性骨髄腫に対する他の抗悪性腫瘍剤との併用療法における用法用量は下表の通りである。

テ

投与法 (注射部位)	投与量・投与回数 (デキサメタゾンとして)	(参考) (本剤の1回量：デキサメタゾン3.3mg/mLとして)
点滴静脈内注射	ビンクリスチン硫酸塩，ドキソルビシン塩酸塩との併用において，デキサメタゾンの投与量及び投与法は，通常1日量デキサメタゾンを33mgとし，21日から28日を1クールとして，第1日目から第4日目，第9日目から第12日目，第17日目から第20日目に，投与する。 なお，投与量及び投与日数は，年齢，患者の状態により適宜減ずる。	1日10mL(ビンクリスチン硫酸塩，ドキソルビシン塩酸塩との併用において，デキサメタゾンの投与量及び投与法は，通常1日量デキサメタゾンを10mLとし，21日から28日を1クールとして，第1日目から第4日目，第9日目から第12日目，第17日目から第20日目に，投与する。なお，投与量及び投与日数は，年齢，患者の状態により適宜減ずる。)

(3)抗悪性腫瘍剤(シスプラチンなど)投与に伴う消化器症状(悪心・嘔吐)に対する用法用量は下表の通りである。

投与法 (注射部位)	投与量・投与回数 (デキサメタゾンとして)	(参考) (本剤の1回量：デキサメタゾン3.3mg/mLとして)
静脈内注射 点滴静脈内注射	通常，成人には1日3.3～16.5mgを，1日1回又は2回に分割して投与する(最大16.5mgまで)。	1～5mL

用法用量に関連する使用上の注意　悪性リンパ腫に対する他の抗腫瘍剤との併用療法においては，併用薬剤の添付文書も参照すること。

警告　本剤を含むがん化学療法は，緊急時に十分対応できる医療施設において，がん化学療法に十分な知識・経験を持つ医師のもとで，本療法が適切と判断される症例についてのみ実施すること。適応患者の選択にあたっては，各併用薬剤の添付文書を参照して十分注意すること。また，治療開始に先立ち，患者又はその家族に有効性及び危険性を十分説明し，同意を得てから投与すること。

禁忌
(1)本剤の成分に対し過敏症の既往歴のある患者
(2)感染症のある関節腔内，滑液嚢内，腱鞘内又は腱周囲
(3)動揺関節の関節腔内

原則禁忌
(1)有効な抗菌剤の存在しない感染症，全身の真菌症の患者
(2)消化性潰瘍の患者
(3)精神病の患者
(4)結核性疾患の患者
(5)単純疱疹性角膜炎の患者
(6)後嚢白内障の患者
(7)緑内障の患者
(8)高血圧症の患者
(9)電解質異常のある患者
(10)血栓症の患者
(11)最近行った内臓の手術創のある患者
(12)急性心筋梗塞を起こした患者
(13)ウイルス性結膜・角膜疾患，結核性眼疾患，真菌性眼疾患及び急性化膿性眼疾患の患者に対する眼科的投与
(14)コントロール不良の糖尿病の患者

デキサート注射液1.65mg：富士製薬　1.65mg0.5mL1管[56円/管]，デキサート注射液3.3mg：富士製薬　3.3mg1mL1管[97円/管]，デキサート注射液6.6mg：富士製薬　6.6mg2mL1瓶[182円/瓶]

デキストロメトルファン臭化水素酸塩注射液5mg「日医工」　規格：0.5%1mL1管[54円/管]

デキストロメトルファン臭化水素酸塩水和物　日医工　222

【効能効果】

下記疾患に伴う咳嗽
感冒，急性気管支炎，慢性気管支炎，気管支拡張症，肺炎，肺結核，上気道炎(咽喉頭炎，鼻カタル)
気管支造影術および気管支鏡検査時の咳嗽

【対応標準病名】

◎	咽頭喉頭炎	かぜ	カタル性鼻炎
	感冒	気管支拡張症	急性気管支炎
	急性上気道炎	結核性咳嗽	咳
	肺炎	肺結核	慢性気管支炎
○	RSウイルス気管支炎	亜急性気管支炎	萎縮性咽頭炎
	咽頭気管炎	咽頭扁桃炎	インフルエンザ菌気管支炎
	ウイルス性気管支炎	エコーウイルス気管支炎	円柱状気管支拡張症
	潰瘍性粟粒結核	カタル性咳	活動性肺結核
	化膿性鼻炎	下葉気管支拡張症	顆粒性咽頭炎
	乾性咳	感染性鼻炎	乾燥性咽頭炎
	乾酪性肺炎	気管結核	気管支結核
	気管支肺炎	偽膜性気管支炎	急性咽頭喉頭炎
	急性咽頭扁桃炎	急性気管気管支炎	急性口蓋扁桃炎
	急性喉頭気管気管支炎	急性粟粒結核	急性肺炎
	急性反復性気管支炎	急性鼻咽頭炎	急性鼻炎
	胸水結核菌陽性	クループ性気管支炎	結核
	結核後遺症	結核腫	結核性喀血
	結核性気管支拡張症	結核性気胸	結核性空洞
	結核性硬化症	結核性線維症	結核性膿瘍
	結核性肺線維症	結核性肺膿瘍	血管運動性鼻炎
	結節性肺結核	限局性気管支拡張症	硬化性肺結核
	喉頭結核	コクサッキーウイルス気管支炎	細気管支拡張症
	湿性咳	小児肺炎	滲出性気管支炎
	咳失神	舌扁桃炎	潜在性結核感染症
	先天性結核	粟粒結核	大葉性肺炎
	多剤耐性結核	沈下性肺炎	難治結核
	乳児肺炎	妊娠中感冒	のう状気管支拡張症
	肺炎球菌性気管支炎	肺炎結核	肺結核・鏡検確認あり
	肺結核・組織学的確認あり	肺結核・培養のみ確認あり	肺結核腫
	敗血症性気管支炎	敗血症性肺炎	肺門結核
	播種性結核	パラインフルエンザウイルス気管支炎	鼻炎
	肥大性咽頭炎	非定型肺炎	ヒトメタニューモウイルス気管支炎
	びまん性気管支拡張症	びまん性肺炎	閉塞性肺炎
	閉塞性鼻炎	マイコプラズマ気管支炎	慢性咽喉頭炎
	慢性咽頭炎	慢性咽頭カタル	慢性咽頭痛
	慢性咳嗽	慢性潰瘍性鼻咽頭炎	慢性化膿性鼻咽頭炎
	慢性気管炎	慢性気管気管支炎	慢性気管支拡張症
	慢性気管支漏	慢性鼻咽頭炎	慢性鼻炎
	無熱性肺炎	夜間咳	ライノウイルス気管支炎
	連鎖球菌気管支炎	連鎖球菌性上気道感染	老人性気管支炎
	老人性肺炎	濾胞性咽頭炎	
△	萎縮性鼻炎	うっ血性鼻炎	潰瘍性鼻炎
	乾燥性鼻炎	胸膜肺炎	クラミジア肺炎
	珪肺結核	結核性発熱	好酸球増多性鼻炎
	臭鼻症	塵肺結核	陳旧性肺結核
	肉芽腫性鼻炎	肺結核後遺症	肺結核術後
	肺門リンパ節結核	肥厚性鼻炎	

用法用量　デキストロメトルファン臭化水素酸塩水和物として，通常成人1回10mg(2mL)を1日1回皮下または筋肉内注射

する。
なお，年齢，症状により適宜増減する。

禁忌

(1)本剤の成分に対し過敏症の既往歴のある患者
(2)MAO 阻害剤投与中の患者

併用禁忌

薬剤名等	臨床症状・措置方法	機序・危険因子
MAO 阻害剤	臨床症状：セロトニン症候群(痙攣，ミオクローヌス，反射亢進，発汗，異常高熱，昏睡等)があらわれるとの報告がある。	デキストロメトルファンは中枢のセロトニン濃度を上昇させる。MAO 阻害剤はセロトニンの代謝を阻害し，セロトニンの濃度を上昇させる。併用によりセロトニンの濃度が更に高くなるおそれがある。

テクネDMSAキット　規格：1回分[3118円/回分]

ジメルカプトコハク酸テクネチウム(^{99m}Tc)　富士フイルム RI　430

【効能効果】

腎シンチグラムによる腎疾患の診断

【対応標準病名】

該当病名なし

用法用量　本品に日局「過テクネチウム酸ナトリウム(^{99m}Tc)注射液」約 2mL を加えてよく振り混ぜ，ジメルカプトコハク酸テクネチウム(^{99m}Tc)注射液を得る。
得られたジメルカプトコハク酸テクネチウム(^{99m}Tc)注射液の 37～185MBq を静注し，1 時間以後に被検部をガンマカメラ又はスキャナで撮影することにより腎シンチグラムを得る。
なお，年齢，体重により，適宜増減する。

テクネDTPAキット　規格：1回分[3111円/回分]

ジエチレントリアミン五酢酸テクネチウム(^{99m}Tc)
富士フイルム RI　430

【効能効果】

腎シンチグラフィーによる腎疾患の診断

【対応標準病名】

該当病名なし

用法用量

(1)ジエチレントリアミン五酢酸テクネチウム(^{99m}Tc)注射液の調製
①冷蔵庫から本品を取り出し，約 5 分間放置して室温に戻す。
②放薬基「過テクネチウム酸ナトリウム(^{99m}Tc)注射液」2～9mL を本品バイアルに加える。
③よく振り混ぜて内容物を溶かした後，室温で 2～5 分間放置することによりジエチレントリアミン五酢酸テクネチウム(^{99m}Tc)注射液が調製される。
(2)腎シンチグラフィー及びレノグラフィー：上記によって得られたジエチレントリアミン五酢酸テクネチウム(^{99m}Tc)注射液 74～555MBq を静注した直後より，ガンマカメラを用いて撮影を始めることにより，血管相イメージ，機能相イメージ及びレノグラムを得る。

テクネMAAキット　規格：1回分[4237円/回分]

テクネチウム大凝集人血清アルブミン(^{99m}Tc)　富士フイルム RI　430

【効能効果】

肺シンチグラムによる肺血流分布異常部位の診断

【対応標準病名】

該当病名なし

用法用量

(1)テクネチウム大凝集人血清アルブミン(^{99m}Tc)注射液の調製
①フリーザーよりテクネ MAA キットを取り出し，10～20 分間放置して室温に戻す。
②放薬基「過テクネチウム酸ナトリウム(^{99m}Tc)注射液」1～9mL を本品バイアルに加える。
③10～15 秒間よく振り混ぜ，室温に 15 分間放置することにより，テクネチウム大凝集人血清アルブミン(^{99m}Tc)注射液が調製される。
(2)肺シンチグラフィー：上記によって得られたテクネチウム大凝集人血清アルブミン(^{99m}Tc)注射液をよく振り混ぜたのち注射筒にその 37～370MBq をとり被検者に静注する。静注 30 秒～3 分後にプローブ型シンチレーションスキャナー又はシンチカメラを用いてディテクターを体外より肺野部に向けて走査又は撮影することにより肺シンチグラムを得る。

テクネMAG3キット　規格：1回分[25443円/回分]
テクネMAG3注射液　規格：200MBq1筒[23564円/筒]，300MBq1筒[34652円/筒]，400MBq1筒[45674円/筒]

メルカプトアセチルグリシルグリシルグリシンテクネチウム(^{99m}Tc)　富士フイルム RI　430

【効能効果】

シンチグラフィ及びレノグラフィによる腎及び尿路疾患の診断

【対応標準病名】

該当病名なし

用法用量

〔テクネ MAG3 キットのみ〕：本品に，放射性医薬品基準過テクネチウム酸ナトリウム(^{99m}Tc)注射液ジェネレータの溶出液 200～400MBq(1～2mL)を加えてふり混ぜ，95～99℃で 10 分間加熱したのち，室温で約 15 分間放冷する。
通常，成人には 200～400MBq を静脈内に投与する。被検部に検出器を向け，投与直後から動態画像を得るとともに，データ処理装置にデータを収集し，画像上に関心領域を設定することによりレノグラムを得る。また，必要に応じて有効腎血流量または有効腎血漿流量を測定する。なお，投与量は，年齢，体重および検査目的により適宜増減する。

テクネMDPキット　規格：1回分[3086円/回分]
テクネMDP注射液　規格：740MBq1筒[28495円/筒]，370MBq1筒[21851円/筒]，555MBq1筒[21851円/筒]，925MBq1筒[36762円/筒]

メチレンジホスホン酸テクネチウム(^{99m}Tc)　富士フイルム RI　430

【効能効果】

〔キット〕
(1)骨シンチグラムによる骨疾患の診断
(2)脳シンチグラムによる脳腫瘍あるいは脳血管障害の診断
〔注射液〕
(1)骨シンチグラフィによる骨疾患の診断
(2)脳シンチグラフィによる脳腫瘍及び脳血管障害の診断

【対応標準病名】

該当病名なし

用法用量

〔キット〕
(1)メチレンジホスホン酸テクネチウム(^{99m}Tc)注射液の調製：本品を冷蔵庫から取り出し室温に戻した後，放薬基「過テクネチウム酸ナトリウム(^{99m}Tc)注射液」2～9mL を加え，よく振り混ぜた後，室温に 5 分間放置する。
(2)骨シンチグラフィー：メチレンジホスホン酸テクネチウム(^{99m}Tc)注射液 370～740MBq を被検者に静注し，2 時間以後にシンチレーションスキャナー又はシンチレーションカメラを用いてディテクターを体外より骨診断箇所に向けて走査又は撮影することにより骨シンチグラムを得る。

(3)脳シンチグラフィー：メチレンジホスホン酸テクネチウム(^{99m}Tc)注射液740～925MBqを被検者に静注し，静注直後より速やかにディテクターを体外より頭部に向けて撮影することによりRIアンギオグラムを得，またRIアンギオグラフィー終了後に撮影することにより早期シンチグラムを得る。更に静注2時間以後に撮影することにより遅延シンチグラムを得る。

なお，年齢，体重により適宜増減する。

〔注射液〕

(1)骨シンチグラフィ：本品370～740MBqを静注し，2時間以後にシンチレーションスキャナ又はシンチレーションカメラを用いてディテクタを体外より骨診断箇所に向けて走査又は撮影することにより骨シンチグラムを得る。

(2)脳シンチグラフィ

本品740～925MBqを静注し，静注直後より速やかにディテクタを体外より頭部に向けて走査又は撮影することにより，RIアンギオグラムを得る。

また，RIアンギオグラフィ終了後に撮影することにより，早期シンチグラムを得る。さらに静注2時間以後に撮影することにより遅延シンチグラムを得る。

なお，投与量は年齢，体重によりそれぞれ適宜増減する。

テクネアルブミンキット　規格：1回分[4269円/回分]

テクネチウム人血清アルブミン(^{99m}Tc)　富士フイルムRI　430

【効能効果】

RIアンギオカルヂオグラム及び心プールシンチグラムによる心疾患の診断

【対応標準病名】

該当病名なし

用法用量

(1)テクネチウム人血清アルブミン(^{99m}Tc)注射液の調製

①冷蔵庫から本品を取り出し，約5分間放置して室温に戻す。

②放薬基「過テクネチウム酸ナトリウム(^{99m}Tc)注射液」1～9mLを本品バイアルに加える。

③よく振盪して内容物を溶解した後，室温で5分間放置することにより，テクネチウム人血清アルブミン(^{99m}Tc)注射液が調製される。

(2) RIアンギオカルヂオグラフィー及び心プールシンチグラフィー

上記によって得られたテクネチウム人血清アルブミン(^{99m}Tc)注射液370～740MBqを肘静脈より急速注入し，ディテクターを患者の胸部に指向させたシンチカメラを用いて，注入直後から撮影を始めることにより，RIアンギオカルヂオグラムを得，またRIアンギオカルヂオグラフィー終了後に撮影することにより心プールシンチグラムを得る。

また，同じく上記によって得られたテクネチウム人血清アルブミン(^{99m}Tc)注射液185～370MBqを静注し，ディテクターを患者の胸部に指向させたシンチカメラ及びシンチスキャナーを用いて，注入数分後に撮影することにより心プールシンチグラムを得る。

テクネシンチ注-10M　規格：10MBq[28.4円/MBq]
テクネシンチ注-20M　規格：10MBq[28円/MBq]

過テクネチウム酸ナトリウム(^{99m}Tc)　日本メジフィジックス　430

【効能効果】

脳腫瘍及び脳血管障害の診断
甲状腺疾患の診断
唾液腺疾患の診断
異所性胃粘膜疾患の診断

【対応標準病名】

該当病名なし

用法用量

(1)脳シンチグラフィ：通常，成人には74～740MBqを静注し，静注後10～30分までに(やむを得ず経口投与の場合は1～2時間後に)被検部のシンチグラムを得る。

(2)甲状腺シンチグラフィ/甲状腺摂取率測定：通常，成人には74～370MBqを静注し，静注後被検部のシンチグラムを得る。同時に甲状腺摂取率を測定する場合には，投与量のカウントと被検部のカウントの比から甲状腺摂取率を測定する。また，7.4～74MBqを静注することにより，甲状腺摂取率のみを測定することもできる。

(3)唾液腺シンチグラフィ/RIシアログラフィ：通常，成人には185～555MBqを静注し，静注後被検部のシンチグラムを得る。必要に応じ，唾液分泌刺激物による負荷を行い，負荷後のシンチグラムを得る。また，時間放射能曲線を作成することにより，RIシアログラムを得ることもできる。

(4)異所性胃粘膜シンチグラフィ：通常，成人には185～370MBqを静注し，静注後被検部のシンチグラムを得る。

投与量は，年齢，体重により適宜増減する。

テクネゾール：富士フイルムRI[28円/MBq]

テクネピロリン酸キット　規格：1回分[3110円/回分]

ピロリン酸テクネチウム(^{99m}Tc)　富士フイルムRI　430

【効能効果】

(1)心シンチグラムによる心疾患の診断
(2)骨シンチグラムによる骨疾患の診断

【対応標準病名】

該当病名なし

用法用量

(1)心シンチグラフィー：本品を冷蔵庫から取り出し室温に戻した後，日局「生理食塩液」2～4mLを加え，よく振り混ぜた後，約半量を被検者に静注し，約30分後に放薬基「過テクネチウム酸ナトリウム(^{99m}Tc)注射液」370～740MBqを静注し，シンチレーションスキャナー又はシンチレーションカメラを用いて静注直後より速やかにディテクターを体外より胸部に向けて撮影することによりRIアンギオカルジオグラムを得，またRIアンギオカルジオグラフィー終了後に撮影することにより心プールシンチグラムを得る。

(2)骨シンチグラフィー

本品を冷蔵庫から取り出し室温に戻した後，放薬基「過テクネチウム酸ナトリウム(^{99m}Tc)注射液」1～9mLを加えよく振り混ぜた後，室温に5分間放置する。

調製されたピロリン酸テクネチウム(^{99m}Tc)注射液185～555MBqを被検者に静注し，1～6時間後にシンチレーションスキャナー又はシンチレーションカメラを用いてディテクターを体外より骨診断箇所に向けて走査又は撮影することにより骨シンチグラムを得る。

テクネフチン酸キット　規格：1回分[2545円/回分]

フィチン酸テクネチウム(^{99m}Tc)　富士フイルムRI　430

【効能効果】

(1)肝脾シンチグラムによる肝脾疾患の診断
(2)次の疾患におけるセンチネルリンパ節の同定及びリンパシンチグラフィ：乳癌，悪性黒色腫

【対応標準病名】

該当病名なし

効能効果に関連する使用上の注意　フィチン酸テクネチウム

(^{99m}Tc)注射液を用いたセンチネルリンパ節生検は，本検査法に十分な知識と経験を有する医師のもとで，実施が適切と判断される症例において実施すること。なお，症例の選択にあたっては，最新の関連ガイドライン等を参照し，適応となる腫瘍径や部位等について十分な検討を行うこと。

用法用量

(1)フィチン酸テクネチウム(^{99m}Tc)注射液の調製：本品に放薬基「過テクネチウム酸ナトリウム(^{99m}Tc)注射液」2～8mL を加え，よく振り混ぜてフィチン酸テクネチウム(^{99m}Tc)注射液を得る。

(2)肝脾シンチグラムによる肝脾疾患の診断
得られたフィチン酸テクネチウム(^{99m}Tc)注射液の 18.5～111MBq を静注し，20～30 分後に適当な位置に患者を固定し，シンチスキャナーあるいはシンチカメラでシンチグラムをとる。
なお，年齢・体重により適宜増減する。

(3)センチネルリンパ節の同定及びリンパシンチグラフィ：通常，成人には得られたフィチン酸テクネチウム(^{99m}Tc)注射液の 18.5～111MBq を，腫瘍近傍(皮下又は皮内)に適宜分割して投与し，2 時間以降にガンマ線検出用のプローブで被検部を走査することにより，センチネルリンパ節を同定する。また，必要に応じガンマカメラで被検部を撮像することによりリンパシンチグラムをとる。なお，投与から検査実施までの時間等により適宜増減する。

用法用量に関連する使用上の注意　センチネルリンパ節の同定においては，可能な限りフィチン酸テクネチウム(^{99m}Tc)注射液と色素法を併用することが望ましい。色素法との併用を行う際には，併用する薬剤の添付文書を参照した上で使用すること。

デスフェラール注射用500mg　規格：500mg1瓶[1630円/瓶]
デフェロキサミンメシル酸塩　ノバルティス　392

【効 能 効 果】

下記疾患における尿中への鉄排泄増加
原発性ヘモクロマトーシス
続発性ヘモクロマトーシス

【対応標準病名】

◎	続発性ヘモクロマトーシス	ヘモクロマトーシス	
○	肝ヘモクロマトーシス	肺ヘモシデローシス	ヘモクロマトーシス性関節障害
△	アノー・ショバール症候群	高アルミニウム血症	高鉄血症
	青銅性糖尿病	鉄代謝障害	ヘモジデリン沈着症

効能効果に関連する使用上の注意
本剤による治療を開始するにあたっては，下記の総輸血量及び血清フェリチン値を参考にすること。
(1)人赤血球濃厚液約 100mL/kg 以上(成人では約 40 単位以上に相当)の輸血を受けた場合。
(2)輸血による慢性鉄過剰症の所見として，血清フェリチン値が継続的に高値を示す場合。

用法用量　本剤 1 バイアル(デフェロキサミンメシル酸塩として 500mg)を通常，日本薬局方注射用水 5mL に溶解して使用する。通常，慢性鉄過剰症に対しては，1 日量デフェロキサミンメシル酸塩として 1000mg を 1～2 回に分けて筋肉内に注射する。
維持量としては，効果発現の程度に応じて，適宜 1 日量デフェロキサミンメシル酸塩として 500mg に減量する。
患者が特に重篤であったり，あるいはショックの状態にあるときには，1 回デフェロキサミンメシル酸塩として 1000mg を毎時 15mg/kg の速度で徐々に点滴静注し，1 日量が 80mg/kg を超えない範囲とする。

禁忌
(1)無尿又は重篤な腎障害のある患者(透析中の患者を除く)
(2)本剤の成分に対し過敏症の既往歴のある患者
(3)妊婦

デスモプレシン注4協和　規格：4μg1管[1835円/管]
デスモプレシン酢酸塩水和物　協和発酵キリン　241

【効 能 効 果】

下記疾患の自然発生性出血，外傷性出血および抜歯時，手術時出血の止血管理
軽症・中等症血友病 A(第 VIII 因子凝固活性が 2%以上の患者)
Type I・Type IIA の von Willebrand 病

【対応標準病名】

◎	血友病 A	血友病性出血	後出血
	出血	抜歯後出血	フォンウィルブランド病
○	ウィルブランド・ジュルゲンス血小板病	急性大量出血	局所出血
	血管性血友病	血友病	実質性臓器出血
	術後合併症	術後血腫	術後出血性ショック
	術後消化管出血性ショック	術後ショック	小動脈出血
	静脈出血	生検後出血	多量出血
	腟断端出血	動脈性出血	内出血
	縫合不全出血		
△	アンチトロンビン III 欠乏症	アンチトロンビン欠乏症	肝疾患による凝固因子欠乏
	血液凝固異常	血友病関節炎	原発性抗リン脂質抗体症候群
	後天性凝固因子欠乏症	後天性血友病 A	後天性血友病 B
	後天性低プロトロンビン血症	高フィブリノゲン血症	抗リン脂質抗体症候群
	出血傾向	循環性抗凝血因子症	先天性血液凝固因子異常
	先天性第 X 因子欠乏症	先天性第 XI 因子欠乏症	先天性第 XII 因子欠乏症
	先天性第 XIII 因子欠乏症	先天性プラスミノゲン欠損症	先天性無フィブリノゲン血症
	第 V 因子欠乏症	第 VII 因子欠乏症	第 IX 因子インヒビター陽性先天性血友病
	低線維素血症	パラ血友病	ビタミン K 欠乏による凝固因子欠乏
	フィブリノゲン異常症	フィブリノゲン欠乏症	フィブリノゲン減少症
	フィブリン減少症	プレカリクレイン欠乏症	プロテイン C 欠乏症
	プロテイン S 欠乏症	プロトロンビン欠乏症	ヘパリン・コファクター II 欠乏症
	無フィブリノゲン血症	ループスアンチコアグラント	ループス血小板減少症
	ローゼンタール病		

用法用量
(1)通常，デスモプレシン酢酸塩水和物として血友病 A は 0.2～0.4μg/kg を，von Willebrand 病は 0.4μg/kg を生理食塩液約 20mL に希釈し，10～20 分かけて緩徐に静脈内投与する。
(2)本剤を術前に投与する場合は，予定される外科的処置の 30 分前に 1 と同様の方法で静脈内投与する。

禁忌　本剤の成分に対し過敏症の既往歴のある患者

テタガムP筋注シリンジ250　規格：250国際単位1mL1筒[3627円/筒]
抗破傷風人免疫グロブリン　CSL ベーリング　634

【効 能 効 果】

破傷風の発症予防ならびに発症後の症状軽減のための治療に用いる。

【対応標準病名】

◎	破傷風

用法用量
(1)破傷風の発症予防：破傷風の潜伏期の初めに用いて破傷風の発症を予防するためには，成人において抗毒素 250 国際単位を筋肉内に注射する。
(2)破傷風の治療：破傷風発症後の症状を軽くするための治療用には，通常抗毒素 5,000 国際単位以上を筋肉内に注射する。

用法用量に関連する使用上の注意　筋肉内注射にのみ使用すること。決して静脈内に注射してはならない。
禁忌　本剤の成分に対しショックの既往歴のある患者
原則禁忌　本剤の成分に対し過敏症の既往歴のある患者

テタノブリンIH静注250単位　規格：250国際単位1瓶[3899円/瓶]
テタノブリンIH静注1500単位　規格：1,500国際単位1瓶[20859円/瓶]
ポリエチレングリコール処理抗破傷風人免疫グロブリン　日本血液　634

【効 能 効 果】

破傷風の発症予防並びに発症後の症状軽減のための治療に用いる。

【対応標準病名】

◎　破傷風

用法用量　本剤は点滴注射するか，又は直接静注する。直接静注する場合は，きわめて徐々に行うこと。
破傷風の発症を予防するためには，通常250国際単位を投与する。重症の外傷例には1,500国際単位を投与する。広汎な第II度熱傷などの場合は適宜反復投与する。
破傷風の治療においては，軽〜中等症例では，1,500〜3,000国際単位，重症例では3,000〜4,500国際単位を投与する。なお，症状により適宜増量する。
用法用量に関連する使用上の注意　急速に注射すると血圧降下を起こす可能性がある(低・無ガンマグロブリン血症の患者には注意すること)。
禁忌　本剤の成分に対しショックの既往歴のある患者
原則禁忌　本剤の成分に対し過敏症の既往歴のある患者

テタノブリン筋注用250単位　規格：250国際単位1瓶[3354円/瓶]
乾燥抗破傷風人免疫グロブリン　日本血液　634

【効 能 効 果】

破傷風の発症予防並びに発症後の症状軽減のための治療に用いる。

【対応標準病名】

◎　破傷風

用法用量
本剤1瓶の内容を添付の溶剤(日局・注射用水2.5mL)で溶解し，筋肉内に注射する。
(1)破傷風の潜伏期の初めに用いて破傷風の発症を予防するためには成人において抗毒素250国際単位を用いる。
(2)破傷風発症後の症状を軽くするための治療用には通常最低，抗毒素5,000国際単位以上を用いる。
禁忌　本剤の成分に対しショックの既往歴のある患者
原則禁忌　本剤の成分に対し過敏症の既往歴のある患者

テタノセーラ筋注用250単位：化血研[3354円/瓶]，破傷風グロブリン筋注用250単位「ニチヤク」：日本製薬[3354円/瓶]

テトカイン注用20mg「杏林」　規格：20mg1瓶[85円/瓶]
テトラカイン塩酸塩　杏林　121

【効 能 効 果】

脊椎麻酔(腰椎麻酔)，硬膜外麻酔，伝達麻酔，浸潤麻酔，表面麻酔

【対応標準病名】

該当病名なし

用法用量
使用に際し，目的濃度の水性注射液又は水性液として，使用する。
脊椎麻酔(腰椎麻酔)
テトラカイン塩酸塩として，通常成人下記量を使用する。
高比重溶液：0.1〜0.5%注射液とし，6〜15mg
低比重溶液：0.1%注射液とし，6〜15mg
硬膜外麻酔：0.15〜0.2%注射液とし，テトラカイン塩酸塩として，通常成人30〜60mgを使用する。
伝達麻酔：(基準最高用量：1回100mg)0.2%注射液とし，テトラカイン塩酸塩として，通常成人10〜75mgを使用する。
浸潤麻酔：(基準最高用量：1回100mg)0.1%注射液とし，テトラカイン塩酸塩として，通常成人20〜30mgを使用する。
表面麻酔：0.25〜2%液とし，テトラカイン塩酸塩として通常成人5〜80mgを使用する。
ただし，年齢，麻酔領域，部位，組織，症状，体質により適宜増減する。必要に応じアドレナリン(通常濃度1:1万〜2万)を添加して使用する。
禁忌
脊椎麻酔
次の患者又は部位には投与しないこと
(1)重篤な出血やショック状態
(2)注射部位又はその周辺の炎症
(3)敗血症
(4)本剤の成分又は安息香酸エステル(コカインを除く)系局所麻酔剤に対し，過敏症の既往歴のある患者
(5)中枢神経系疾患：髄膜炎，脊髄癆，灰白脊髄炎等の患者
硬膜外麻酔
(1)次の患者又は部位には投与しないこと
①重篤な出血やショック状態
②注射部位又はその周辺の炎症
③敗血症
④本剤の成分又は安息香酸エステル(コカインを除く)系局所麻酔剤に対し，過敏症の既往歴のある患者
⑤中枢神経系疾患：髄膜炎，脊髄癆，灰白脊髄炎等の患者
(2)次の患者には血管収縮剤(アドレナリン，ノルアドレナリン)を添加しないこと
①血管収縮剤に対し，過敏症の既往歴のある患者
②高血圧，動脈硬化，心不全，甲状腺機能亢進，糖尿病，血管痙攣等のある患者
浸潤，伝達麻酔
(1)次の患者又は部位には投与しないこと
本剤の成分又は安息香酸エステル(コカインを除く)系局所麻酔剤に対し，過敏症の既往歴のある患者
(2)次の患者には血管収縮剤(アドレナリン，ノルアドレナリン)を添加しないこと
①血管収縮剤に対し，過敏症の既往歴のある患者
②高血圧，動脈硬化，心不全，甲状腺機能亢進，糖尿病，血管痙攣等のある患者
③耳，指趾又は陰茎の麻酔
表面麻酔
(1)次の患者又は部位には投与しないこと
本剤の成分又は安息香酸エステル(コカインを除く)系局所麻酔剤に対し，過敏症の既往歴のある患者
(2)次の患者には血管収縮剤(アドレナリン，ノルアドレナリン)を添加しないこと
①血管収縮剤に対し，過敏症の既往歴のある患者
②高血圧，動脈硬化，心不全，甲状腺機能亢進，糖尿病，血管痙攣等のある患者

デトキソール静注液2g　規格：10%20mL1瓶[483円/瓶]
チオ硫酸ナトリウム水和物　日医工　392

【効 能 効 果】

シアン及びシアン化合物による中毒
ヒ素剤による中毒

【対応標準病名】

◎	シアン化水素中毒	シアン化物の毒作用	砒素中毒
○	ひ素色素沈着		
△	全身中毒症	中毒	毒物誤飲
	服毒自殺未遂		
※	適応外使用可 原則として，「チオ硫酸ナトリウム水和物【注射薬】」を「シスプラチン動脈注射時における副作用軽減目的」で処方した場合，当該使用事例を審査上認める。		

用法用量　チオ硫酸ナトリウム水和物として，通常，成人１日1～2gを静脈内注射する。
シアン及びシアン化合物中毒には，通常，成人１回12.5～25gを静脈内注射する。
なお，年齢，症状により適宜増減する。

テトラビック皮下注シリンジ　規格：－[－]

沈降精製百日せきジフテリア破傷風不活化ポリオ（セービン株）混合ワクチン　阪大微研　636

クアトロバック皮下注シリンジを参照（P1320）

デノシン点滴静注用500mg　規格：500mg1瓶[12079円/瓶]

ガンシクロビル　田辺三菱　625

【効 能 効 果】

下記におけるサイトメガロウイルス感染症
(1)後天性免疫不全症候群
(2)臓器移植（造血幹細胞移植も含む）
(3)悪性腫瘍

【対応標準病名】

◎	AIDS	悪性腫瘍	後天性免疫不全症候群
	サイトメガロウイルス感染症		
○	AIDS関連症候群	HIV－1感染症	HIV－2感染症
	HIV感染	HIV感染症	HIVサイトメガロウイルス感染症
	癌	サイトメガロウイルス感染症合併妊娠	サイトメガロウイルス感染母体より出生した児
	サイトメガロウイルス性肝炎	サイトメガロウイルス性膵炎	サイトメガロウイルス性単核症
	サイトメガロウイルス脊髄炎	サイトメガロウイルス腸炎	サイトメガロウイルス脳炎
	サイトメガロウイルス脳脊髄炎	サイトメガロウイルス肺炎	サイトメガロウイルス網脈絡膜炎
	新生児HIV感染症	先天性サイトメガロウイルス感染症	
△ あ	ALK融合遺伝子陽性非小細胞肺癌	S状結腸癌	悪性エナメル上皮腫
	悪性下垂体腫瘍	悪性褐色細胞腫	悪性顆粒細胞腫
	悪性間葉腫	悪性胸腺腫	悪性グロームス腫瘍
	悪性血管外皮腫	悪性甲状腺腫	悪性骨腫瘍
	悪性縦隔腫瘍	悪性神経膠腫	悪性髄膜腫
	悪性脊髄髄膜腫	悪性線維性組織球腫	悪性虫垂粘液瘤
	悪性停留精巣	悪性頭蓋咽頭腫	悪性脳腫瘍
	悪性末梢神経鞘腫	悪性葉状腫瘍	悪性リンパ腫骨髄浸潤
	鞍上部胚細胞腫瘍	胃悪性黒色腫	胃カルチノイド
	胃癌	胃管癌	胃癌骨転移
	胃癌末期	胃原発絨毛癌	胃脂肪肉腫
	胃重複癌	胃進行癌	胃体部癌
	胃底部癌	遺伝性大腸癌	遺伝性非ポリポーシス大腸癌
	胃肉腫	胃胚細胞腫瘍	胃幽門部癌
	陰核癌	陰茎癌	陰茎亀頭部癌
	陰茎体部癌	陰茎肉腫	陰茎包皮部癌
	咽頭癌	咽頭肉腫	陰のう癌
	陰のう内脂肪肉腫	ウイルムス腫瘍	エクリン汗孔癌
	炎症性乳癌	延髄神経膠腫	延髄星細胞腫
か	横行結腸癌	横紋筋肉腫	外陰悪性黒色腫
	外陰悪性腫瘍	外陰癌	外陰部パジェット病
	外耳道癌	回腸癌	海綿芽細胞腫
	回盲部癌	下咽頭癌	下咽頭後部癌
	下咽頭肉腫	下顎悪性エナメル上皮腫	下顎骨悪性腫瘍
	下顎歯肉癌	下顎歯肉頬移行部癌	下眼瞼有棘細胞癌
	顎下腺癌	顎下部悪性腫瘍	角膜の悪性腫瘍
	下行結腸癌	下肢悪性腫瘍	下唇癌
	下唇赤唇部癌	仮声帯癌	滑膜腫
	滑膜肉腫	化膿性網膜炎	下部食道癌
	下部胆管癌	下葉小細胞肺癌	下葉肺癌
	下葉肺腺癌	下葉肺大細胞癌	下葉肺扁平上皮癌
	下葉非小細胞肺癌	肝悪性腫瘍	眼窩悪性腫瘍
	肝外胆管癌	眼窩神経芽腫	肝カルチノイド
	肝癌	肝癌骨転移	癌関連網膜症
	眼瞼皮膚の悪性腫瘍	肝細胞癌	癌性胸膜炎
	汗腺癌	顔面悪性腫瘍	肝門部癌
	肝門部胆管癌	気管癌	気管支癌
	気管支リンパ節転移	基底細胞癌	臼後部癌
	嗅神経芽腫	嗅神経上皮腫	胸腔内リンパ節の悪性腫瘍
	橋神経膠腫	胸腺カルチノイド	胸腺癌
	胸腺腫	胸椎転移	頬粘膜癌
	胸部下部食道癌	胸部上部食道癌	胸部食道癌
	胸部中部食道癌	胸膜悪性腫瘍	胸膜脂肪肉腫
	胸膜播種	巨大後腹膜脂肪肉腫	空腸癌
	クルッケンベルグ腫瘍	クロム親和性芽細胞腫	頚動脈小体悪性腫瘍
	頚部悪性腫瘍	頚部癌	頚部原発腫瘍
	頚部脂腺癌	頚部脂肪肉腫	頚部食道癌
	頚部神経芽腫	頚部肉腫	頚部皮膚悪性腫瘍
	頚部隆起性皮膚線維肉腫	血管肉腫	結腸癌
	結腸脂肪肉腫	結膜の悪性腫瘍	肩甲部脂肪肉腫
	原始神経外胚葉腫瘍	原線維性星細胞腫	原発性肝癌
	原発性骨腫瘍	原発性脳腫瘍	原発性肺癌
	原発不明癌	口蓋癌	口蓋垂癌
	膠芽腫	口腔悪性黒色腫	口腔癌
	口腔前庭癌	口腔底癌	硬口蓋癌
	後縦隔悪性腫瘍	甲状腺悪性腫瘍	甲状腺癌
	甲状腺癌骨転移	甲状腺髄様癌	甲状腺乳頭癌
	甲状腺未分化癌	甲状腺濾胞癌	甲状軟骨の悪性腫瘍
	口唇癌	口唇境界部癌	口唇赤唇部癌
	口唇皮膚悪性腫瘍	口底癌	喉頭蓋癌
	喉頭蓋前面癌	喉頭蓋谷癌	喉頭癌
	後頭部転移性腫瘍	後頭葉悪性腫瘍	膠肉腫
	後腹膜悪性腫瘍	後腹膜脂肪肉腫	後腹膜胚細胞腫瘍
	肛門悪性黒色腫	肛門癌	肛門管癌
	肛門部癌	肛門扁平上皮癌	骨悪性線維性組織球腫
	骨原性肉腫	骨髄性白血病骨髄浸潤	骨髄転移
	骨線維肉腫	骨転移癌	骨軟骨肉腫
	骨肉腫	骨盤転移	骨盤内リンパ節転移
さ	骨盤内リンパ節の悪性腫瘍	骨膜性骨肉腫	鰓原性癌
	残胃癌	耳介癌	耳下腺癌
	耳下部肉腫	耳管癌	色素性基底細胞癌
	子宮癌	子宮癌骨転移	子宮癌再発
	子宮癌肉腫	子宮体癌	子宮体癌再発
	子宮内膜癌	子宮内膜間質肉腫	子宮肉腫
	篩骨洞癌	視床下部星細胞腫	視床星細胞腫
	視神経膠腫	視神経網膜炎	脂腺癌
	歯肉癌	脂肪肉腫	縦隔癌
	縦隔脂肪肉腫	縦隔神経芽腫	縦隔胚細胞腫瘍

	縦隔卵黄のう腫瘍	縦隔リンパ節転移	十二指腸悪性ガストリノーマ
	十二指腸悪性ソマトスタチノーマ	十二指腸カルチノイド	十二指腸癌
	十二指腸乳頭癌	十二指腸乳頭部癌	十二指腸平滑筋肉腫
	絨毛癌	主気管支の悪性腫瘍	術後乳癌
	腫瘍随伴症候群	上衣芽細胞腫	上衣腫
	小陰唇癌	上咽頭癌	上咽頭脂肪肉腫
	上顎悪性エナメル上皮腫	上顎癌	上顎結節部癌
	上顎骨悪性腫瘍	上顎歯肉癌	上顎歯肉頬移行部癌
	上顎洞癌	松果体悪性腫瘍	松果体芽腫
	松果体胚細胞腫瘍	松果体部膠芽腫	松果体未分化胚細胞腫
	上行結腸カルチノイド	上行結腸癌	上行結腸平滑筋肉腫
	小細胞肺癌	上肢悪性腫瘍	上唇癌
	上唇赤唇部癌	小唾液腺癌	小腸癌
	小腸脂肪肉腫	上部食道癌	上部胆管癌
	上葉小細胞肺癌	上葉肺癌	上葉肺腺癌
	上葉肺大細胞癌	上葉肺扁平上皮癌	上葉非小細胞肺癌
	上腕脂肪肉腫	食道悪性黒色腫	食道横紋筋肉腫
	食道顆粒細胞腫	食道カルチノイド	食道癌
	食道癌骨転移	食道癌肉腫	食道基底細胞癌
	食道偽肉腫	食道脂肪肉腫	食道小細胞癌
	食道腺癌	食道腺様のう胞癌	食道粘表皮癌
	食道表在癌	食道平滑筋肉腫	食道未分化癌
	痔瘻癌	腎悪性腫瘍	腎盂癌
	腎盂乳頭状癌	腎癌	腎癌骨転移
	神経芽腫	神経膠腫	神経線維肉腫
	進行乳癌	唇交連癌	腎細胞癌
	腎周囲脂肪肉腫	心臓悪性腫瘍	心臓横紋筋肉腫
	心臓血管肉腫	心臓脂肪肉腫	心臓線維肉腫
	心臓粘液肉腫	腎肉腫	膵芽腫
	膵癌	膵管癌	膵管内管状腺癌
	膵管内乳頭粘液性腺癌	膵脂肪肉腫	膵漿液性のう胞腺癌
	膵腺房細胞癌	膵臓癌骨転移	膵体部癌
	膵頭部癌	膵内胆管癌	膵粘液性のう胞腺癌
	膵尾部癌	髄膜癌腫症	髄膜白血病
	スキルス胃癌	星細胞腫	精索脂肪肉腫
	精索肉腫	星状芽細胞腫	精上皮腫
	成人Ｔ細胞白血病骨髄浸潤	精巣癌	精巣奇形癌
	精巣奇形腫	精巣絨毛癌	精巣上体癌
	精巣胎児性癌	精巣肉腫	精巣胚細胞腫瘍
	精巣卵黄のう腫瘍	精巣卵のう腫瘍	精母細胞腫
	声門下癌	声門癌	声門上癌
	脊髄播種	脊椎転移	舌縁癌
	舌下腺癌	舌下面癌	舌癌
	舌根部癌	舌脂肪肉腫	舌尖癌
	舌背癌	線維脂肪肉腫	線維肉腫
	前縦隔悪性腫瘍	線状網膜炎	前頭洞癌
	前頭部転移性腫瘍	前頭葉悪性腫瘍	前頭葉星細胞腫
	前頭葉退形成性星細胞腫	前立腺癌	前立腺癌骨転移
	前立腺神経内分泌癌	前立腺肉腫	早期胃癌
	早期食道癌	増殖性網膜炎	総胆管癌
	側頭部転移性腫瘍	側頭葉悪性腫瘍	側頭葉膠芽腫
	側頭葉星細胞腫	側頭葉退形成性星細胞腫	側頭葉毛様細胞性星細胞腫
た	大陰唇癌	退形成性星細胞腫	胎児性精巣腫瘍
	大腿骨転移性骨腫瘍	大唾液腺癌	大腸カルチノイド
	大腸癌	大腸癌骨転移	大腸肉腫
	大腸粘液癌	大脳悪性腫瘍	大脳深部神経膠腫
	大脳深部転移性腫瘍	大網脂肪肉腫	唾液腺癌
	多発性骨髄腫骨髄浸潤	多発性神経膠腫	胆管癌
	男性性器癌	胆のう癌	胆のう管癌
	胆のう肉腫	腟悪性黒色腫	腟癌
	中咽頭癌	中咽頭側壁癌	中咽頭肉腫

	中耳悪性腫瘍	中縦隔悪性腫瘍	虫垂カルチノイド
	虫垂癌	中脳神経膠腫	中部食道癌
	中部胆管癌	中葉小細胞肺癌	中葉肺癌
	中葉肺腺癌	中葉肺大細胞癌	中葉肺扁平上皮癌
	中葉非小細胞肺癌	腸間膜悪性腫瘍	腸間膜脂肪肉腫
	腸間膜肉腫	蝶形骨洞癌	聴神経膠腫
	直腸Ｓ状部結腸癌	直腸悪性黒色腫	直腸カルチノイド
	直腸癌	直腸癌骨転移	直腸癌術後再発
	直腸癌穿孔	直腸脂肪肉腫	手軟部悪性腫瘍
	転移性下顎癌	転移性肝癌	転移性肝腫瘍
	転移性胸膜腫瘍	転移性口腔癌	転移性黒色腫
	転移性骨腫瘍	転移性縦隔腫瘍	転移性十二指腸癌
	転移性消化器腫瘍	転移性上顎癌	転移性小腸腫瘍
	転移性腎腫瘍	転移性膵腫瘍	転移性舌癌
	転移性頭蓋骨腫瘍	転移性脳腫瘍	転移性肺癌
	転移性肺腫瘍	転移性脾腫瘍	転移性皮膚腫瘍
	転移性副腎腫瘍	転移性卵巣癌	テント上下転移性腫瘍
	頭蓋骨悪性腫瘍	頭蓋内胚細胞腫瘍	頭蓋部脊索腫
	頭頚部癌	透析腎癌	頭頂葉悪性腫瘍
	頭頂葉星細胞腫	頭部脂腺癌	頭部脂肪肉腫
	頭部軟部組織悪性腫瘍	頭部皮膚癌	頭部隆起性皮膚線維肉腫
な	内耳癌	軟口蓋癌	軟骨肉腫
	軟部悪性巨細胞腫	軟部組織悪性腫瘍	肉腫
	乳癌	乳癌・HER2 過剰発現	乳癌骨転移
	乳癌再発	乳癌皮膚転移	乳房外パジェット病
	乳房下外側部乳癌	乳房下内側部乳癌	乳房脂肪肉腫
	乳房上外側部乳癌	乳房上内側部乳癌	乳房中央部乳癌
	乳房肉腫	尿管癌	尿管口部膀胱癌
	尿道傍腺の悪性腫瘍	尿膜管癌	粘液性のう胞腺癌
	脳幹悪性腫瘍	脳幹神経膠腫	脳幹部星細胞腫
	脳室悪性腫瘍	脳神経悪性腫瘍	脳胚細胞腫瘍
は	肺芽腫	肺カルチノイド	肺癌
	肺癌骨転移	肺癌肉腫	肺癌による閉塞性肺炎
	肺腺癌	肺腺扁平上皮癌	肺腺様のう胞癌
	肺大細胞癌	肺大細胞神経内分泌癌	肺肉腫
	肺粘表皮癌	肺扁平上皮癌	肺胞上皮癌
	肺未分化癌	肺門部小細胞癌	肺門部腺癌
	肺門部大細胞癌	肺門部肺癌	肺門部非小細胞癌
	肺門部扁平上皮癌	馬尾上衣腫	バレット食道癌
	鼻咽腔癌	鼻腔癌	脾脂肪肉腫
	非小細胞肺癌	鼻前庭癌	鼻中隔癌
	脾の悪性腫瘍	皮膚悪性腫瘍	皮膚悪性線維性組織球腫
	皮膚癌	皮膚脂肪肉腫	皮膚線維肉腫
	皮膚白血病	皮膚付属器癌	びまん性星細胞腫
	披裂喉頭蓋ひだ喉頭面癌	副咽頭間隙悪性腫瘍	腹腔内リンパ節の悪性腫瘍
	腹腔リンパ節転移	副甲状腺悪性腫瘍	副甲状腺癌
	副腎悪性腫瘍	副腎癌	副腎髄質の悪性腫瘍
	副腎皮質癌	副腎皮質の悪性腫瘍	副鼻腔癌
	腹部悪性腫瘍	腹部食道癌	腹部神経芽腫
	腹膜悪性腫瘍	腹膜癌	ぶどう膜悪性黒色腫
	噴門癌	平滑筋肉腫	扁桃窩癌
	扁桃癌	扁桃肉腫	膀胱円蓋部膀胱癌
	膀胱癌	膀胱頚部膀胱癌	膀胱後壁部膀胱癌
	膀胱三角部膀胱癌	膀胱前壁部膀胱癌	膀胱側壁部膀胱癌
	膀胱肉腫	傍骨性骨肉腫	紡錘形細胞肉腫
ま	胞巣状軟部肉腫	乏突起神経膠腫	末梢神経悪性腫瘍
	脈絡膜悪性黒色腫	脈絡膜炎	メルケル細胞癌
	盲腸カルチノイド	盲腸癌	毛包癌
	網膜芽細胞腫	網膜膠腫	網脈絡膜炎
や	毛様細胞性星細胞腫	毛様体悪性腫瘍	ユーイング肉腫
	有棘細胞癌	幽門癌	幽門前庭部癌
ら	腰椎転移	卵管癌	卵巣癌
	卵巣絨毛癌	卵巣胎児性癌	卵巣肉腫

	卵巣胚細胞腫瘍	卵巣未分化胚細胞腫	卵巣卵黄のう腫瘍
	卵巣類皮のう胞癌	隆起性皮膚線維肉腫	輪状後部癌
	リンパ管肉腫	リンパ性白血病骨髄浸潤	肋骨転移

効能効果に関連する使用上の注意

(1)本剤は先天性若しくは新生児サイトメガロウイルス感染症は効能効果とはしていない。

(2)本剤の投与による重篤な副作用が報告されているので，サイトメガロウイルス感染症と確定診断された患者若しくは臨床的にサイトメガロウイルス感染症が強く疑われる患者において，治療上の効果が危険性を上回ると判断される場合にのみ投与すること。

用法用量　初期治療は，通常，ガンシクロビルとして1回体重1kg当たり5mgを1日2回，12時間毎に1時間以上かけて，点滴静注する。維持治療は，後天性免疫不全症候群の患者又は免疫抑制剤投与中の患者で，再発の可能性が高い場合は必要に応じ維持治療に移行することとし，通常，体重1kg当たり1日6mgを週に5日又は1日5mgを週に7日，1時間以上かけて点滴静注する。

維持治療中又は投与終了後，サイトメガロウイルス感染症の再発が認められる患者においては必要に応じて再投与として初期治療の用法用量にて投与することができる。

なお，腎機能障害のある患者に対しては，腎機能障害の程度に応じて適宜減量する。

用法用量に関連する使用上の注意

(1)サイトメガロウイルス血症の陰性化を確認した場合には，初期治療を終了すること。

(2)サイトメガロウイルス網膜炎の投与期間については，国内外の学会のガイドライン等，最新の情報を参考にすること。

(3)維持治療は，治療上の有益性が危険性を上回ると判断される場合にのみ行い，不必要な長期投与は避けること。

(4)本剤投与中，好中球減少($500/mm^3$未満)又は血小板減少($25,000/mm^3$未満)等，著しい骨髄抑制が認められた場合は，骨髄機能が回復するまで休薬すること。これより軽度の好中球減少($500〜1,000/mm^3$)及び血小板減少($50,000/mm^3$以下)の場合は減量すること。

(5)点滴静注によってのみ投与すること(他の投与方法では投与しないこと)。また，本剤の結晶が尿細管に沈着するおそれがあるので，十分な水分の補給を行い，尿への排泄を促すよう考慮する。

(6)腎機能障害例については，参考までに米国での標準的な本剤の減量の目安を下表に示す。

クレアチニンクリアランス値(mL/min)	初期治療		維持治療	
	用量(mg/kg)	投与間隔(時間)	用量(mg/kg)	投与間隔(時間)
≧70	5.0	12	5.0	24
50〜69	2.5	12	2.5	24
25〜49	2.5	24	1.25	24
10〜24	1.25	24	0.625	24
＜10	1.25	透析後週3回	0.625	透析後週3回

警告

(1)本剤の投与により，重篤な白血球減少，好中球減少，貧血，血小板減少，汎血球減少，再生不良性貧血及び骨髄抑制があらわれるので，頻回に血液学的検査を行うなど，患者の状態を十分に観察し，慎重に投与すること。

(2)動物実験において一時的又は不可逆的な精子形成機能障害を起こすこと及び妊孕性低下が報告されていること，また，ヒトにおいて精子形成機能障害を起こすおそれがあることを患者に説明し慎重に投与すること。

(3)動物実験において，催奇形性，変異原性及び発がん性のあることが報告されていることを患者に説明し慎重に投与すること。

禁忌

(1)好中球数$500/mm^3$未満又は血小板数$25,000/mm^3$未満等，著しい骨髄抑制が認められる患者

(2)ガンシクロビル，バルガンシクロビル又は本剤の成分，ガンシクロビル，バルガンシクロビルと化学構造が類似する化合物(アシクロビル，バラシクロビル等)に対する過敏症の既往歴のある患者

(3)妊婦又は妊娠している可能性のある婦人

10%デヒドロコール酸注「ニッシン」

規格：10%10mL1管[509円/管]

デヒドロコール酸　日新ー山形　236

【効能効果】

下記疾患における利胆

胆道(胆管・胆のう)系疾患及び胆汁うっ滞を伴う肝疾患

【対応標準病名】

◎	肝内胆汁うっ滞	胆汁うっ滞	胆道疾患
○	萎縮性肝硬変	うっ血性肝炎	栄養性肝硬変
	壊死後性肝硬変	肝炎	肝炎後肝硬変
	肝硬化症	肝硬変症	肝線維症
	肝内閉塞性黄疸	結節性肝硬変	原発性胆汁性肝硬変
	混合型肝硬変	小結節性肝硬変	小児肝炎
	続発性胆汁性肝硬変	大結節性肝硬変	代償性肝硬変
	胆細管性肝硬変	胆汁うっ滞性肝炎	胆汁性肝硬変
	単葉性肝硬変	中隔性肝硬変	中毒性肝炎
	特発性肝硬変	乳児肝炎	バイラー病
	非代償性肝硬変	閉塞性肝硬変	慢性薬物性肝不全
	門脈周囲性肝硬変	門脈性肝硬変	薬物性肝炎
	薬物性肝障害		
△	壊疽性胆細管炎	オディ括約筋収縮	化膿性肝膿瘍
	肝外閉塞性黄疸	肝周囲膿瘍	肝内胆管拡張症
	肝内胆管狭窄	肝内胆細管炎	肝膿瘍
	逆行性胆管炎	急性化膿性胆管炎	急性胆管炎
	急性胆細管炎	急性閉塞性化膿性胆管炎	急性薬物性肝炎
	急性薬物性肝不全	狭窄性胆管炎	原発性硬化性胆管炎
	後天性胆管狭窄症	細菌性肝膿瘍	細胆管炎
	再発性胆管炎	自己免疫性肝炎	自己免疫性胆管炎
	シャルコー肝硬変	十二指腸総胆管炎	十二指腸乳頭狭窄
	術後胆管炎	総胆管拡張症	総胆管狭窄症
	総胆管十二指腸瘻	総胆管皮膚瘻	総胆管閉塞症
	多発性肝膿瘍	胆管萎縮	胆管炎
	胆管炎性肝膿瘍	胆管潰瘍	胆管拡張症
	胆管狭窄症	胆管穿孔	胆管のう胞
	胆管閉塞症	胆管ポリープ	胆管癒着
	胆管瘻	胆汁瘻	胆道機能異常
	胆道ジスキネジア	胆道閉鎖	胆のう胞
	中毒性肝限局性結節性過形成	中毒性肝障害	中毒性肝静脈閉塞症
	中毒性肝臓紫斑病	中毒性肝肉芽腫	トッド肝硬変
	肉芽腫性肝炎	非特異的反応性肝炎	閉塞性黄疸
	慢性胆管炎	慢性胆細管炎	慢性薬物性肝炎
	ミリッチ症候群	門脈炎	門脈炎性肝膿瘍
	薬剤性劇症肝炎	リポイド肝炎	

用法用量　デヒドロコール酸として，通常成人1日100〜1000mgを1〜3日間隔で静脈内注射する。

なお，年齢，症状により適宜増減する。

禁忌

(1)完全胆道閉塞のある患者

(2)急性期の肝・胆道疾患のある患者

(3)重篤な肝障害のある患者

(4)気管支喘息，アレルギー性疾患のある患者

デフィブラーゼ点滴静注液10単位　規格：10単位1管[8685円/管]
バトロキソビン　東菱薬品　395

【効能効果】

(1)慢性動脈閉塞症(バージャー病，閉塞性動脈硬化症)に伴う虚血性諸症状の改善
(2)振動病における末梢循環障害の改善
(3)突発性難聴における聴力の回復並びに自覚症状の改善

【対応標準病名】

◎	振動病	突発性難聴	バージャー病
	閉塞性血栓血管炎	閉塞性動脈硬化症	末梢循環障害
	慢性動脈閉塞症		
○	アテローム動脈硬化症	下肢閉塞性動脈硬化症	血管運動性肢端感覚異常症
	血栓塞栓症	細動脈硬化症	鎖骨下動脈閉塞症
	四肢末梢循環障害	肢端紅痛症	趾端循環障害
	肢端チアノーゼ	肢端知覚異常	全身性閉塞性血栓血管炎
	塞栓性梗塞	動脈血栓症	動脈硬化症
	動脈硬化性壊疽	動脈硬化性閉塞性血管炎	動脈塞栓症
	閉塞性血管炎	閉塞性動脈内膜炎	末梢動脈硬化症
△	下肢血行障害	下肢末梢循環障害	間欠性跛行
	コレステロール塞栓症	重症虚血肢	スチール症候群
	低音性めまい	動脈硬化性間欠性跛行	動脈攣縮
	特発性両側性感音難聴	ブルートウ症候群	末梢循環不全
	末梢性血管攣縮	末梢動脈疾患	メンケベルグ硬化症
	レイノー現象	レイノー症候群	レイノー病

用法用量
通常，成人1日1回バトロキソビンとして10バトロキソビン単位(BU)を輸液で用時希釈し，隔日に1時間以上かけて点滴静注する。
ただし，以下の場合は初回量を20BUとする。
(1)治療前の血中フィブリノゲン濃度が400mg/dL以上の場合
(2)突発性難聴において急性効果を期待する場合
投与期間は6週間以内とする。

禁忌
(1)出血している患者(血小板減少性紫斑病，血管障害による出血傾向，血友病その他の凝固障害，月経期間中，手術時，消化管潰瘍，尿路出血，喀血，流早産・分娩直後等性器出血を伴う妊婦・産褥婦，頭蓋内出血の疑いのある患者等)
(2)手術直後の患者
(3)出血する可能性のある患者(内臓腫瘍，消化管の憩室炎，大腸炎，亜急性細菌性心内膜炎，重症高血圧症，重症糖尿病の患者等)
(4)重篤な肝障害・腎障害のある患者
(5)本剤の成分に対し過敏症の既往歴のある患者

デポスタット筋注200mg　規格：10%2mL1管[2107円/管]
ゲストノロンカプロン酸エステル　富士製薬　247

【効能効果】

前立腺肥大症

【対応標準病名】

◎	前立腺肥大症		
○	前立腺症	前立腺線維腫	

用法用量　ゲストノロンカプロン酸エステルとして，通常成人1週1回200mgを臀筋内に注射する。

用法用量に関連する使用上の注意　投与期間は，8～12週間を基準として以後漫然と投与を継続しないこと。

禁忌　重篤な肝障害のある患者

デポ・メドロール水懸注20mg　規格：20mg1mL1瓶[206円/瓶]
デポ・メドロール水懸注40mg　規格：40mg1mL1瓶[394円/瓶]
メチルプレドニゾロン酢酸エステル　ファイザー　245

【効能効果】

[　]内数字は投与法を示す
注Ⅰ参照のこと
＊印★印：注Ⅱ参照のこと
(1)内科・小児科領域
①内分泌疾患：副腎性器症候群〔*[1]〕
②膠原病：リウマチ熱(リウマチ性心炎を含む)，エリテマトーデス(全身性及び慢性円板状)，全身性血管炎(大動脈炎症候群，結節性動脈周囲炎，多発性動脈炎，ヴェゲナ肉芽腫症を含む)，多発性筋炎(皮膚筋炎)〔[1]〕
③アレルギー性疾患：気管支喘息(但し，筋肉内注射以外の投与法では不適当な場合に限る)〔[1][8]〕，喘息性気管支炎(小児喘息性気管支炎を含む)〔*[1][8]〕，薬剤その他の化学物質によるアレルギー・中毒(薬疹，中毒疹を含む)，蕁麻疹(慢性例を除く)(重症例に限る)，血清病〔*[1]〕
④血液疾患：溶血性貧血(免疫性又は免疫性機序の疑われるもの)，白血病(急性白血病，慢性骨髄性白血病の急性転化，慢性リンパ性白血病)(皮膚白血病を含む)，顆粒球減少症(本態性，続発性)，紫斑病(血小板減少性及び血小板非減少性)，再生不良性貧血〔*[1]〕
⑤神経疾患：脳脊髄炎(脳炎，脊髄炎を含む)(但し，一次性脳炎の場合は頭蓋内圧亢進症状がみられ，かつ他剤で効果が不十分なときに短期間用いること)，多発性硬化症(視束脊髄炎を含む)，顔面神経麻痺，脊髄蜘網膜炎，小舞踏病〔*[1]〕
⑥消化器疾患：胆汁うっ滞型急性肝炎，肝硬変(活動型，難治性腹水を伴うもの，胆汁うっ滞を伴うもの)，劇症肝炎(臨床的に重症とみなされるものを含む)〔*[1]〕，限局性腸炎，潰瘍性大腸炎〔*[1][7]〕
⑦呼吸器疾患：びまん性間質性肺炎(肺線維症)(放射線肺臓炎を含む)〔[8]〕
⑧循環器疾患：ネフローゼ及びネフローゼ症候群，うっ血性心不全〔*[1]〕
⑨重症感染症：重症感染症(化学療法と併用する)〔*[1]〕
⑩新陳代謝疾患：特発性低血糖症〔*[1]〕
⑪その他内科的疾患：悪性リンパ腫(リンパ肉腫症，細網肉腫症，ホジキン病，皮膚細網症，菌状息肉症)及び類似疾患(近縁疾患)，重症消耗性疾患の全身状態の改善(癌末期，スプルーを含む)〔*[1]〕
(2)外科領域：副腎皮質機能不全患者に対する外科的侵襲，蛇毒・昆虫毒(重症の虫さされを含む)〔*[1]〕，侵襲後肺水腫〔[8]〕
(3)整形外科領域：強直性脊椎炎(リウマチ性脊椎炎)〔[1]〕，強直性脊椎炎(リウマチ性脊椎炎)に伴う四肢関節炎〔[2]〕，関節リウマチ，若年性関節リウマチ(スチル病を含む)〔[1][2]〕，リウマチ性多発筋痛〔[1]〕，変形性関節症(炎症症状がはっきり認められる場合)，外傷後関節炎，非感染性慢性関節炎〔[2]〕，関節周囲炎(非感染性のものに限る)，腱周囲炎(非感染性のものに限る)〔[3][4][5]〕，腱炎(非感染性のものに限る)〔[3][4]〕，腱鞘炎(非感染性のものに限る)〔[4]〕，滑液包炎(非感染性のものに限る)〔[5]〕
(4)泌尿器科領域：前立腺癌(他の療法が無効な場合)〔*[1]〕，陰茎硬結〔*[1][6]〕
(5)眼科領域：内眼・視神経・眼窩・眼筋の炎症性疾患の対症療法(ブドウ膜炎，網脈絡膜炎，網膜血管炎，視神経炎，眼窩炎性偽腫瘍，眼窩漏斗尖端部症候群，眼筋麻痺)，外眼部及び前眼部の炎症性疾患の対症療法で点眼が不適当又は不十分な場合(眼瞼炎，結膜炎，角膜炎，強膜炎，虹彩毛様体炎)，眼科領域の術後炎症〔*[1]〕
(6)皮膚科領域：湿疹・皮膚炎群(急性湿疹，亜急性湿疹，慢性湿疹，接触皮膚炎，貨幣状湿疹，自家感作性皮膚炎，アトピー皮膚炎，乳・幼・小児湿疹，ビダール苔癬，その他の神経皮膚炎，脂漏

性皮膚炎，進行性指掌角皮症，その他の手指の皮膚炎，陰部あるいは肛門湿疹，耳介及び外耳道の湿疹・皮膚炎，鼻前庭及び鼻翼周辺の湿疹・皮膚炎など)(但し，重症例以外は極力投与しないこと)(局注は浸潤，苔癬化の著しい場合のみとする)，痒疹群(小児ストロフルス，蕁麻疹様苔癬，固定蕁麻疹を含む)(但し，重症例に限る，また固定蕁麻疹は局注が望ましい)，乾癬及び類症〔尋常性乾癬(重症例)，関節症性乾癬，乾癬性紅皮症，膿疱性乾癬，稽留性肢端皮膚炎，疱疹状膿痂疹，ライター症候群(局所皮内は尋常性乾癬のみ)〕〔★*[1]★[6]〕，扁平苔癬(重症例に限る)〔★*[1]★[6]〕，成年性浮腫性硬化症，紅斑症(★多形滲出性紅斑，結節性紅斑)(但し，多形滲出性紅斑の場合は重症例に限る)，アナフィラクトイド紫斑(単純型，シェーンライン型，ヘノッホ型)(重症例に限る)，ウェーバークリスチャン病，粘膜皮膚眼症候群〔開口部びらん性外皮症，スチブンス・ジョンソン病，皮膚口内炎，フックス症候群，ベーチェット病(眼症状のない場合)，リップシュッツ急性陰門潰瘍〕，天疱瘡群(尋常性天疱瘡，落葉状天疱瘡，Senear-Usher 症候群，増殖性天疱瘡)，デューリング疱疹状皮膚炎(類天疱瘡，妊娠性疱疹を含む)，帯状疱疹(重症例に限る)，潰瘍性慢性膿皮症，新生児スクレレーマ，レイノー病〔*[1]〕，紅皮症(ヘブラ紅色粃糠疹を含む)〔★*[1]〕，限局性強皮症〔[6]〕，強皮症〔*[1]〕，円形脱毛症(悪性型に限る)，早期ケロイド及びケロイド防止〔★[6]〕

(7)耳鼻咽喉科領域：耳鼻咽喉科領域の手術後の後療法〔[1][3][6][8][9][10][11][13][14]〕，副鼻腔炎・鼻茸〔[1][8][9][10][12]〕，進行性壊疽性鼻炎〔[1][8][9][10][13]〕，血管運動(神経)性鼻炎，アレルギー性鼻炎，花粉症(枯草熱)〔[1][8][9][11]〕，喉頭ポリープ・結節〔*[1][8][13]〕，難治性口内炎及び舌炎(局所療法で治癒しないもの)〔[3]〕

(8)口腔外科領域：口腔外科領域手術後の後療法〔[1]〕

注Ⅰ

投与法

[1]筋肉内注射
[2]関節腔内注射
[3]軟組織内注射
[4]腱鞘内注射
[5]滑液嚢内注入
[6]局所皮内注射
[7]注腸
[8]ネブライザー
[9]鼻腔内注入
[10]副鼻腔内注入
[11]鼻甲介内注射
[12]鼻茸内注射
[13]喉頭・気管注入
[14]中耳腔内注入

注Ⅱ

＊印ー筋肉内注射：経口投与不能な場合のみ用いること

★印ー外用剤を用いても効果が不十分な場合あるいは十分な効果を期待し得ないと推定される場合にのみ用いること

【対応標準病名】

◎あ	悪性組織球症	悪性リンパ腫	アトピー性皮膚炎
	アナフィラクトイド紫斑	アレルギー性鼻炎	医薬品中毒
	陰のう湿疹	ウェーバ・クリスチャン病	ウェジナー肉芽腫症
	うっ血性心不全	会陰部肛囲湿疹	壊疽性鼻炎
か	円形脱毛症	円板状エリテマトーデス	外陰潰瘍
	外耳炎	外耳湿疹	外傷性関節症
	潰瘍性大腸炎	潰瘍性慢性膿皮症	角膜炎
	滑液包炎	花粉症	貨幣状湿疹
	顆粒球減少症	眼窩炎性偽腫瘍	眼窩先端部症候群
	眼筋麻痺	眼瞼炎	肝硬変症
	関節炎	関節周囲炎	関節リウマチ
	乾癬	乾癬性関節炎	乾癬性紅皮症
	顔面神経麻痺	気管支喘息	急性肝炎
	急性湿疹	急性白血病	急性痒疹
	強直性脊椎炎	強皮症	強膜炎
	菌状息肉症	クローン病	形成性陰茎硬化症
	稽留性肢端皮膚炎	劇症肝炎	血管運動性鼻炎
	血小板減少性紫斑病	血清病	結節性紅斑
	結節性多発動脈炎	結節性痒疹	結膜炎
	ケロイド	腱炎	限局性強皮症
	腱鞘炎	虹彩毛様体炎	紅斑症
	紅斑性天疱瘡	紅皮症	肛門湿疹
さ	昆虫毒	再生不良性貧血	細網肉腫
	シェーンライン・ヘノッホ紫斑病	耳介部皮膚炎	自家感作性皮膚炎
	視神経炎	視神経脊髄炎	刺虫症
	湿疹	紫斑病	若年性関節リウマチ
	重症感染症	ジューリング病	手指湿疹
	手指変形性関節症	小児湿疹	小児喘息性気管支炎
	小舞踏病	脂漏性皮膚炎	進行性指掌角皮症
	尋常性乾癬	尋常性天疱瘡	新生児皮膚硬化症
	じんま疹	スチル病	スティーブンス・ジョンソン症候群
	スプルー	声帯結節症	声帯ポリープ
	脊髄炎	脊髄膜炎	脊椎炎
	舌炎	接触皮膚炎	全身性エリテマトーデス
	全身性変形性関節症	喘息性気管支炎	前立腺癌
た	早期ケロイド	増殖性天疱瘡	帯状疱疹
	大動脈炎症候群	多形滲出性紅斑	多発性筋炎
	多発性硬化症	胆汁うっ滞性肝炎	胆汁性肝硬変
	中毒疹	低血糖	天疱瘡
な	難治性口内炎	難治性腹水	乳児皮膚炎
	妊娠性疱疹	ネフローゼ症候群	脳炎
は	脳脊髄炎	膿疱性乾癬	肺水腫
	肺線維症	白血病	鼻茸
	鼻前庭部湿疹	ビダール苔癬	皮膚炎
	皮膚筋炎	皮膚白血病	びまん性間質性肺炎
	副腎性器症候群	副腎皮質機能低下症	副鼻腔炎
	ぶどう膜炎	ベーチェット病	ヘビ毒
	ヘブラ粃糠疹	変形性肩関節症	変形性関節症
	変形性胸鎖関節症	変形性肩鎖関節症	変形性股関節症
	変形性膝関節症	変形性手関節症	変形性足関節症
	変形性肘関節症	変形性中手関節症	扁平苔癬
	放射線肺炎	疱疹状膿痂疹	母指CM関節変形性関節症
ま	ホジキンリンパ腫	末期癌	慢性関節炎
	慢性骨髄性白血病急性転化	慢性湿疹	慢性リンパ性白血病
	毛孔性紅色粃糠疹	網膜血管炎	網脈絡膜炎
や	薬疹	薬物過敏症	薬物中毒症
ら	溶血性貧血	痒疹	ライター症候群
	落葉状天疱瘡	リウマチ性心炎	リウマチ性心臓炎
	リウマチ性多発筋痛	リウマチ熱	リンパ芽球性リンパ腫
	類天疱瘡	レイノー病	
○	Ⅰ型溶血性非球状赤血球性貧血	21 ハイドロキシラーゼ欠損症	Ⅱ型溶血性非球状赤血球性貧血
	ABO 因子不適合輸血	ACTH 不応症	ALK 陰性未分化大細胞リンパ腫
	ALK 陽性大細胞型 B 細胞性リンパ腫	ALK 陽性未分化大細胞リンパ腫	ANCA 関連血管炎

BCR－ABL1陽性Bリンパ芽球性白血病	BCR－ABL1陽性Bリンパ芽球性白血病/リンパ腫	BCR－ABL1陽性Bリンパ芽球性リンパ腫
B型肝硬変	B細胞性前リンパ球性白血病	B細胞リンパ腫
Bリンパ芽球性白血病	Bリンパ芽球性白血病/リンパ腫	Bリンパ芽球性リンパ腫
CCR4陽性成人T細胞白血病リンパ腫	CCR4陽性皮膚T細胞リンパ腫	CCR4陽性末梢性T細胞リンパ腫
CM関節変形性関節症	C型急性肝炎	C型劇症肝炎
DAX－1異常症	DIP関節炎	DIP関節変形性関節症
E2A－PBX1陽性Bリンパ芽球性白血病	E2A－PBX1陽性Bリンパ芽球性白血病/リンパ腫	E2A－PBX1陽性Bリンパ芽球性リンパ腫
HHV8多中心性キャッスルマン病随伴大細胞型B細胞性リンパ腫	IgG4関連疾患	IL3－IGH陽性Bリンパ芽球性白血病
IL3－IGH陽性Bリンパ芽球性白血病/リンパ腫	IL3－IGH陽性Bリンパ芽球性リンパ腫	IMAge症候群
IP関節炎	LE型薬疹	LE蝶形皮疹
LE皮疹	MALTリンパ腫	MLL再構成型Bリンパ芽球性白血病
MLL再構成型Bリンパ芽球性白血病/リンパ腫	MLL再構成型Bリンパ芽球性リンパ腫	MP関節炎
PIP関節炎	PIP関節変形性関節症	Rh因子不適合輸血
SF－1異常症	SLE眼底	TEL－AML1陽性Bリンパ芽球性白血病
TEL－AML1陽性Bリンパ芽球性白血病/リンパ腫	TEL－AML1陽性Bリンパ芽球性リンパ腫	TripleA症候群
T細胞性前リンパ球白血病	T細胞性大顆粒リンパ球白血病	T細胞組織球豊富型大細胞型B細胞性リンパ腫
Tゾーンリンパ腫	Tリンパ芽球性白血病	Tリンパ芽球性白血病/リンパ腫

あ

Tリンパ芽球性リンパ腫	亜急性関節炎	亜急性結膜炎
亜急性虹彩炎	亜急性虹彩毛様体炎	亜急性出血性白質脳炎
亜急性前部ぶどう膜炎	亜急性皮膚エリテマトーデス	亜急性毛様体炎
亜急性痒疹	アキレス腱腱鞘炎	悪液質アフタ
悪性外耳炎	悪性組織球症性関節症	悪性リンパ腫骨髄浸潤
アグレッシブNK細胞白血病	足滑液のう炎	足湿疹
アシャール・チール症候群	アスピリンじんま疹	アスピリン喘息
アスピリン不耐症	圧迫性脊髄炎	アトピー性角結膜炎
アトピー性紅皮症	アトピー性湿疹	アトピー性神経皮膚炎
アトピー性喘息	アフタ性口内炎	アレルギー性外耳道炎
アレルギー性角膜炎	アレルギー性眼瞼炎	アレルギー性眼瞼縁炎
アレルギー性関節炎	アレルギー性気管支炎	アレルギー性血管炎
アレルギー性結膜炎	アレルギー性口内炎	アレルギー性じんま疹
アレルギー性接触皮膚炎	アレルギー性鼻咽頭炎	アレルギー性鼻結膜炎
アレルギー性皮膚炎	アレルギー性副鼻腔炎	アレルギー性ぶどう膜炎
胃悪性リンパ腫	イエンセン病	異汗性湿疹
胃クローン病	異型輸血後ショック	胃十二指腸クローン病
萎縮型加齢黄斑変性	萎縮性角結膜炎	萎縮性肝硬変
異常血小板	イソギンチャク毒	一側性外傷後股関節症
一側性外傷後膝関節症	一側性形成不全性股関節症	一側性原発性股関節症
一側性原発性膝関節症	一側性続発性股関節症	一側性続発性膝関節症
遺伝性血小板減少症	イネ科花粉症	陰唇潰瘍
インターフェロン網膜症	陰部潰瘍	陰部間擦疹
ウィップル病	ウイルス性口内炎	ウイルス性ぶどう膜炎
ウイルソン紅色苔癬	ウェジナー肉芽腫症性呼吸器障害	ウォーケス篩骨洞炎
右室不全	右心不全	うっ血性肝炎
うっ血性紫斑病	海ヘビ毒	運動誘発性喘息
栄養障害性角膜炎	栄養性肝硬変	腋窩湿疹
壊死後性肝硬変	壊死性外耳炎	壊死性強膜炎
壊死性血管炎	壊疽性口内炎	壊疽性帯状疱疹
壊疽性膿皮症	エバンス症候群	エリテマトーデス
遠位橈尺関節変形性関節症	円形血小板症	炎症後肺線維症
炎症性角化症	炎症性多発性関節障害	遠心性環状紅斑
遠心性丘疹性紅斑	円板状乾癬	横断性脊髄症
黄斑部血管走行異常	温式自己免疫性溶血性貧血	温熱じんま疹

か

温熱性紅斑	カーンズ・セイアー症候群	外因性喘息
外陰部帯状疱疹	外陰部皮膚炎	外陰ベーチェット病
外眼筋不全麻痺	外眼筋麻痺	外耳道真珠腫
外耳道痛	外耳道肉芽腫	外耳道膿瘍
外耳道閉塞性角化症	外耳道蜂巣炎	外耳部虫刺傷
外傷後股関節症	外傷後膝関節症	外傷性角膜炎
外傷性角膜潰瘍	外傷性関節障害	外傷性股関節症
外傷性膝関節症	外傷性母指CM関節症	海水浴皮膚炎
外側上顆炎	回腸クローン病	外直筋麻痺
外転神経萎縮	外転神経根性麻痺	外転神経不全麻痺
外転神経麻痺	潰瘍性眼瞼炎	潰瘍性口内炎
潰瘍性大腸炎・左側大腸炎型	潰瘍性大腸炎・全大腸炎型	潰瘍性大腸炎・直腸S状結腸炎型
潰瘍性大腸炎・直腸炎型	潰瘍性大腸炎合併妊娠	潰瘍性大腸炎再燃
潰瘍性大腸炎性若年性関節炎	化学性急性外耳炎	化学性結膜炎
化学性皮膚炎	踵関節症	芽球増加を伴う不応性貧血
芽球増加を伴う不応性貧血－1	芽球増加を伴う不応性貧血－2	角結膜炎
角結膜びらん	角膜潰瘍	角膜虹彩炎
角膜上皮びらん	角膜穿孔	角膜帯状疱疹
角膜中心潰瘍	角膜内皮炎	角膜膿瘍
角膜パンヌス	角膜びらん	角膜腐蝕
下行性視神経炎	カサバッハ・メリット症候群	下肢腱腱鞘炎
下斜筋不全麻痺	下斜筋麻痺	家族性寒冷自己炎症症候群
家族性溶血性貧血	肩関節炎	肩関節症
カタル性角膜潰瘍	カタル性眼炎	カタル性結膜炎
カタル性口内炎	カタル性舌炎	下直筋不全麻痺
下直筋麻痺	滑液のう腫	滑液包石灰沈着症
滑車神経萎縮	滑車神経麻痺	活動期潰瘍性大腸炎
滑膜炎	化膿性角膜炎	化膿性肝膿瘍
化膿性結膜炎	化膿性腱鞘炎	化膿性虹彩炎
化膿性脊髄炎	化膿性脳髄膜炎	化膿性皮膚疾患
化膿性副鼻腔炎	化膿性ぶどう膜炎	化膿性網膜炎
化膿性毛様体炎	貨幣状角膜炎	カモガヤ花粉症
肝萎縮	肝壊死	肝炎
眼炎	肝炎後肝硬変	肝炎後再生不良性貧血
眼窩悪性リンパ腫	緩解期潰瘍性大腸炎	眼窩下膿瘍
眼角部眼瞼炎	眼角部眼瞼縁結膜炎	眼窩骨髄炎
眼窩骨膜炎	眼窩膿瘍	眼窩蜂巣炎
眼筋不全麻痺	眼瞼縁炎	眼瞼縁結膜炎
眼瞼乾皮症	眼瞼結膜炎	眼瞼帯状疱疹
眼瞼虫刺傷	眼瞼皮膚炎	肝硬化症
肝細胞性黄疸	間擦疹	環指屈筋腱腱鞘炎
環指腱鞘炎	間質性視神経炎	間質性肺炎
肝周囲膿瘍	眼周囲部虫刺傷	環状紅斑
環状鉄芽球を伴う不応性貧血	乾性角結膜炎	乾性角膜炎
肝性昏睡	肝性脳症	眼性類天疱瘡
関節型若年性特発性関節炎	関節症	関節包炎
関節リウマチ・顎関節	関節リウマチ・肩関節	関節リウマチ・胸椎
関節リウマチ・頚椎	関節リウマチ・股関節	関節リウマチ・指関節
関節リウマチ・趾関節	関節リウマチ・膝関節	関節リウマチ・手関節

関節リウマチ・脊椎	関節リウマチ・足関節	関節リウマチ・肘関節
関節リウマチ・腰椎	関節リウマチ性間質性肺炎	肝線維症
感染型気管支喘息	感染後脳炎	感染後脳脊髄炎
感染性外耳炎	感染性角膜潰瘍	乾癬性関節炎・肩関節
乾癬性関節炎・股関節	乾癬性関節炎・指関節	乾癬性関節炎・膝関節
乾癬性関節炎・手関節	乾癬性関節炎・仙腸関節	乾癬性関節炎・足関節
乾癬性関節炎・肘関節	感染性口内炎	乾癬性脊椎炎
乾燥性口内炎	眼底動脈蛇行症	肝内胆管狭窄
肝肉芽腫	肝膿瘍	肝脾T細胞リンパ腫
肝不全	眼部帯状疱疹	眼部虫刺傷
汗疱性湿疹	顔面急性皮膚炎	顔面昆虫螫
顔面神経不全麻痺	顔面尋常性乾癬	顔面帯状疱疹
顔面多発虫刺傷	顔面播種状粟粒性狼瘡	乾酪性副鼻腔炎
寒冷凝集素症	寒冷じんま疹	寒冷溶血素症候群
機械性じんま疹	機械的溶血性貧血	気管支喘息合併妊娠
気管内挿管不成功	義歯性潰瘍	義歯性口内炎
偽性円形脱毛症	偽性髄膜炎	季節性アレルギー性結膜炎
季節性アレルギー性鼻炎	偽膜性結膜炎	偽膜性口内炎
球後視神経炎	吸収不良症候群	丘疹紅皮症
丘疹状紅斑	丘疹状湿疹	丘疹状じんま疹
急性ウイルス性肝炎	急性外耳炎	急性潰瘍性大腸炎
急性角結膜炎	急性角膜炎	急性化膿性外耳炎
急性肝萎縮	急性眼窩うっ血	急性眼窩炎
急性間質性肺炎	急性関節炎	急性肝不全
急性巨核芽球性白血病	急性激症型潰瘍性大腸炎	急性結膜炎
急性虹彩炎	急性虹彩毛様体炎	急性光線性外耳炎
急性骨髄性白血病	急性骨髄単球性白血病	急性散在性脳脊髄炎
急性視神経炎	急性湿疹性外耳炎	急性出血性白質脳炎
急性上行性脊髄炎	急性小脳性失調症	急性心不全
急性脊髄炎	急性接触性外耳炎	急性前骨髄球性白血病
急性前部ぶどう膜炎	急性多発性硬化症	急性単球性白血病
急性特発性血小板減少性紫斑病	急性乳児湿疹	急性肺水腫
急性反応性外耳炎	急性汎発性膿疱性乾癬	急性毛様体炎
急性薬物中毒	急性リウマチ熱	急性リウマチ熱性輪状紅斑
急性リンパ性白血病	急性濾胞性結膜炎	急速破壊型股関節症
牛乳不耐症	胸鎖関節炎	狭窄性腱鞘炎
強直性脊椎炎性呼吸器障害	強直脊椎炎性虹彩毛様体炎	強皮症性ミオパチー
胸部昆虫螫	胸部帯状疱疹	強膜潰瘍
強膜拡張症	強膜ぶどう腫	胸肋関節炎
局在性脈絡膜炎	局在性網膜炎	局在性網脈絡膜炎
局面状乾癬	距踵関節炎	去勢抵抗性前立腺癌
巨大血小板症候群	巨大血小板性血小板減少症	巨大乳頭結膜炎
巨大フリクテン	亀裂性湿疹	近視性網膜症
空腸クローン病	躯幹帯状疱疹	くすぶり型白血病
屈曲部乾癬	屈曲部湿疹	クモ毒
くも膜炎	クラゲ毒	グレイ血小板症候群
クレスト症候群	クローン病性若年性関節炎	クロロキン網膜症
形質芽球性リンパ腫	形質細胞白血病	軽症潰瘍性大腸炎
軽症再生不良性貧血	形成不全性股関節症	頚部悪性リンパ腫
頚部虫刺症	頚部皮膚炎	稽留性肢端皮膚炎汎発型
劇症型潰瘍性大腸炎	劇症帯状疱疹	血管拡張性環状紫斑症
血管性パンヌス	血管内大細胞型B細胞性リンパ腫	血管ベーチェット病
血管免疫芽球性T細胞リンパ腫	血小板機能異常症	血小板機能低下
血小板減少症	血小板障害症	血小板放出機構異常症
血小板無力症	血清反応陰性関節リウマチ	血清発疹
結節硬化型古典的ホジキンリンパ腫	結節虹彩炎	結節性眼炎

結節性肝硬変	結節性結膜炎	結節性紅斑性関節障害
結節性リンパ球優位型ホジキンリンパ腫	結腸悪性リンパ腫	結膜潰瘍
結膜びらん	結膜濾胞症	ケロイド拘縮
ケロイド体質	ケロイド瘢痕	限局型ウェジナー肉芽腫症
限局性円板状エリテマトーデス	限局性外耳道炎	限局性神経皮膚炎
限局性滲出性網脈絡膜炎	限局性前立腺癌	肩鎖関節炎
腱鞘巨細胞腫	剣創状強皮症	原発性関節症
原発性血小板減少症	原発性股関節症	原発性膝関節症
原発性滲出性リンパ腫	原発性全身性関節症	原発性胆汁性肝硬変
原発性ヘルペスウイルス性口内炎	原発性変形性関節症	原発性母指CM関節症
顕微鏡的多発血管炎	腱付着部炎	腱付着部症
高2倍体性Bリンパ芽球性白血病	高2倍体性Bリンパ芽球性白血病/リンパ腫	高2倍体性Bリンパ芽球性リンパ腫
抗NMDA受容体脳炎	肛囲間擦疹	好塩基球性白血病
甲殻動物毒	硬化性角膜炎	硬化性脊髄炎
硬化性舌炎	後極ぶどう膜腫	口腔感染症
口腔上顎洞瘻	口腔褥瘡性潰瘍	口腔帯状疱疹
口腔ベーチェット病	口腔ヘルペス	口腔扁平苔癬
高血圧性眼底	高血圧性虹彩毛様体炎	高血圧性視神経網膜症
高血圧性網膜症	虹彩異色	虹彩異色性毛様体炎
虹彩炎	好酸球性白血病	好酸球性副鼻腔炎
高脂血症性網膜症	甲状腺悪性リンパ腫	口唇アフタ
口唇虫刺傷	光線眼症	酵素異常による遺伝性溶血性貧血
交代性舞踏病	光沢苔癬	好中球G6PD欠乏症
好中球減少症	好中球性白血病	後天性魚鱗癬
後天性血小板機能低下	後天性胆管狭窄症	後天性表皮水疱症
後天性溶血性貧血	後頭部帯状疱疹	口内炎
後発性関節炎	広汎性円形脱毛症	紅斑性間擦疹
紅斑性湿疹	後鼻孔ポリープ	紅皮症型薬疹
後部強膜炎	後部ぶどう腫	後部毛様体炎
硬膜炎	肛門クローン病	高齢者EBV陽性びまん性大細胞型B細胞性リンパ腫
コーガン症候群	コーツ病	股関節炎
股関節症	呼吸細気管支炎関連性間質性肺疾患	骨悪性リンパ腫
骨髄異形成症候群	骨髄性白血病	骨髄性白血病骨髄浸潤
骨髄単球性白血病	骨髄低形成	骨髄低形成血小板減少症
コッホ・ウィークス菌性結膜炎	固定薬疹	古典的ホジキンリンパ腫
孤立性アフタ	コリン性じんま疹	混合型肝硬変
混合型喘息	混合型白血病	混合細胞型古典的ホジキンリンパ腫

さ

昆虫刺傷	細菌疹	細菌性肝膿瘍
細菌性結膜炎	最重症再生不良性貧血	再燃緩解型潰瘍性大腸炎
再発性アフタ	再発性ヘルペスウイルス性口内炎	再膨張性肺水腫
左室不全	左心不全	サソリ毒
散在性表層角膜炎	散在性脈絡膜炎	散在性網膜炎
散在性網脈絡膜炎	三叉神経帯状疱疹	蚕蝕性角膜潰瘍
三炭糖りん酸イソメラーゼ欠乏性貧血	しいたけ皮膚炎	シェーンライン・ヘノッホ紫斑病性関節炎
耳介周囲湿疹	紫外線角結膜炎	紫外線角膜炎
耳介虫刺傷	耳介蜂巣炎	趾関節炎
趾関節症	色素性痒疹	軸性視神経炎
自己赤血球感作症候群	篩骨洞炎	篩骨洞ポリープ
自己免疫性肝炎	自己免疫性肝硬変	自己免疫性好中球減少症
自己免疫性じんま疹	自己免疫性溶血性貧血	四肢乾癬
示指屈筋腱腱鞘炎	示指腱鞘炎	四肢小児湿疹
四肢尋常性乾癬	四肢虫刺症	示指ばね指
四肢毛孔性紅色粃糠疹	糸状角膜炎	趾伸筋腱腱鞘炎
視神経周囲炎	視神経症	視神経障害

視神経髄膜炎	視神経乳頭炎	視神経網膜炎
視神経網膜障害	歯性上顎洞炎	歯性副鼻腔炎
持続性色素異常性紅斑	刺虫アレルギー	膝関節炎
膝関節滑膜炎	膝関節症	実質性角膜炎
湿疹性眼瞼炎	湿疹性眼瞼皮膚炎	湿疹性パンヌス
湿疹続発性紅皮症	膝部腱膜炎	紫斑型薬疹
紫斑病腎炎	脂肪不耐性吸収不良症	脂肪便
若年性関節炎	若年性強直性脊椎炎	若年性骨髄単球性白血病
若年性再発性網膜硝子体出血	若年性多発性関節炎	若年性多発性動脈炎
若年性特発性関節炎	若年性皮膚筋炎	若年性ヘルペス状皮膚炎
シャルコー肝硬変	縦隔悪性リンパ腫	縦隔原発大細胞型B細胞性リンパ腫
周期性血小板減少症	周期性好中球減少症	周期性再発性じんま疹
重症潰瘍性大腸炎	重症再生不良性貧血	重症多形滲出性紅斑・急性期
十二指腸悪性リンパ腫	十二指腸クローン病	周辺性ぶどう膜炎
周辺性網脈絡膜炎	周辺部ぶどう膜炎	周辺部脈絡膜炎
手関節炎	手関節周囲炎	手関節症
手関節部腱鞘炎	手根関節症	しゅさ性眼瞼炎
手指関節炎	手指腱鞘炎	手掌紅斑
出血傾向	出血性外耳炎	出血性角膜炎
出血性虹彩炎	出血性口内炎	出血性じんま疹
出血性鼻茸	出血性網膜炎	術後急性肝炎
術後結膜炎	術後ケロイド瘢痕	術後虹彩炎
術後溶血性貧血	種痘様水疱症様リンパ腫	手部腱鞘炎
主婦湿疹	腫瘍随伴性天疱瘡	春季カタル
漿液性滑膜炎	漿液性虹彩炎	上顎洞炎
上顎洞性後鼻孔ポリープ	上顎洞性中咽頭ポリープ	上顎洞ポリープ
上眼窩裂症候群	少関節型若年性関節炎	上強膜炎
小結節性肝硬変	症候性原発性胆汁性肝硬変	上行性視神経炎
症候性紫斑病	踵骨滑液包炎	踵骨棘
小指屈筋腱腱鞘炎	小指腱鞘炎	上斜筋不全麻痺
上斜筋麻痺	掌蹠角化症	掌蹠膿疱症
小腸悪性リンパ腫	小腸クローン病	小腸大腸クローン病
上直筋不全麻痺	上直筋麻痺	小児 EBV 陽性 T 細胞リンパ増殖性疾患
小児アトピー性湿疹	小児遺伝性無顆粒球症	小児肝炎
小児乾燥型湿疹	小児丘疹性先端皮膚炎	小児急性リンパ性白血病
小児骨髄異形成症候群	小児声帯結節	小児全身性 EBV 陽性 T 細胞リンパ増殖性疾患
小児喘息	小児特発性低血糖症	小児ネフローゼ症候群
小児汎発性膿疱性乾癬	小児副鼻腔炎	睫毛性眼瞼炎
上腕三頭筋腱鞘炎	初回発作型潰瘍性大腸炎	職業性皮膚炎
職業喘息	食物性皮膚炎	女性化副腎腫瘍
ショパール関節炎	脂漏性眼瞼炎	脂漏性乾癬
脂漏性乳児皮膚炎	心因性喘息	真菌性角膜潰瘍
真菌性髄膜炎	心筋不全	神経栄養性角結膜炎
神経原性関節症	神経ベーチェット病	心原性肺水腫
人工肛門部皮膚炎	人工じんま疹	進行性角膜潰瘍
進行性前立腺癌	深在性エリテマトーデス	滲出性紅斑型中毒疹
滲出性網膜炎	滲出性網膜症	浸潤性表層角膜炎
真性ケロイド	新生児皮下脂肪壊死症	新生児皮脂漏
新生児皮膚炎	新生児溶血性貧血	心臓悪性リンパ腫
深層角膜炎	心臓性呼吸困難	心臓性浮腫
心臓喘息	靱帯炎	振動性じんま疹
心不全	膵外分泌機能不全	水晶体原性虹彩毛様体炎
水痘・帯状疱疹ウイルス感染母体より出生した児	水痘脳炎	水疱性口内炎
水疱性多形紅斑	水疱性扁平苔癬	水疱性類天疱瘡

髄膜炎	髄膜脊髄炎	髄膜脳炎
髄膜白血病	スギ花粉症	ステロイド依存性潰瘍性大腸炎
ステロイド依存性クローン病	ステロイド依存性喘息	ステロイド依存性ネフローゼ症候群
ステロイド抵抗性ネフローゼ症候群	ステロイド皮膚炎	ステロイド誘発性皮膚症
制癌剤皮膚炎	星状角膜炎	星状網膜症
成人 T 細胞白血病骨髄浸潤	成人 T 細胞白血病リンパ腫	成人 T 細胞白血病リンパ腫・急性型
成人 T 細胞白血病リンパ腫・くすぶり型	成人 T 細胞白血病リンパ腫・慢性型	成人 T 細胞白血病リンパ腫・リンパ腫型
成人アトピー性皮膚炎	精巣悪性リンパ腫	声帯炎
ゼーミッシュ潰瘍	赤芽球ろう	石化性角膜炎
赤色湿疹	脊髄髄膜炎	脊髄多発性硬化症
咳喘息	脊椎周囲炎	脊椎麻酔後頭痛
赤道ぶどう腫	赤白血病	赤痢後関節障害
セザリー症候群	節外性 NK/T 細胞リンパ腫・鼻型	舌潰瘍
雪眼炎	赤血球酵素欠乏性貧血	接触眼瞼皮膚炎
接触じんま疹	接触性眼瞼結膜炎	接触性口内炎
節足動物毒	舌乳頭炎	舌膿瘍
舌びらん	セリアック病	遷延性虹彩炎
遷延性無呼吸	全外眼筋麻痺	前額部虫刺傷
前額部虫刺症	穿孔性角膜潰瘍	線状角膜炎
線状強皮症	線状苔癬	線状網膜炎
全身型ウェジナー肉芽腫症	全身型若年性特発性関節炎	全身湿疹
全身性エリテマトーデス性間質性肺炎	全身性エリテマトーデス性呼吸器障害	全身性エリテマトーデス性心膜炎
全身性エリテマトーデス性脳動脈炎	全身性エリテマトーデス性ミオパチー	全身性エリテマトーデス脊髄炎
全身性エリテマトーデス脳炎	全身性エリテマトーデス脳脊髄炎	全身性強皮症
全身性強皮症性呼吸器障害	全身性紫斑病	全身性転移性癌
全身の尋常性乾癬	全身毛孔性紅色粃糠疹	全身薬疹
先天性血小板機能低下	先天性好中球減少症	先天性股関節脱臼治療後亜脱臼
先天性再生不良性貧血	先天性赤芽球ろう	先天性低形成貧血
先天性ネフローゼ症候群	先天性副腎過形成	先天性副腎性器症候群
前頭洞炎	腺病性パンヌス	前房蓄膿
前房蓄膿性角膜炎	前房蓄膿性虹彩炎	前立腺横紋筋肉腫
前立腺癌再発	前立腺小細胞癌	前立腺神経内分泌癌
前立腺肉腫	前リンパ球性白血病	前腕部腱鞘炎
造影剤ショック	増殖性化膿性口内炎	増殖性関節炎
増殖性硝子体網膜症	増殖性網膜炎	増殖性網膜症
総胆管狭窄症	総胆管閉塞症	創部瘢痕ケロイド
足関節炎	足関節滑液包炎	足関節周囲炎
足関節症	足関節部腱鞘炎	足底筋腱付着部炎
足背腱鞘炎	続発性関節症	続発性血小板減少症
続発性血小板減少性紫斑病	続発性虹彩炎	続発性虹彩毛様体炎
続発性股関節症	続発性膝関節症	続発性紫斑病
続発性多発性関節症	続発性胆汁性肝硬変	続発性脳炎
続発性副腎皮質機能低下症	続発性舞踏病	続発性ぶどう膜炎
続発性母指 CM 関節症	足部屈筋腱腱鞘炎	大アフタ
体幹虫刺症	大結節性肝硬変	体質性再生不良性貧血
代償性肝硬変	帯状疱疹後ケロイド形成	帯状疱疹後三叉神経痛
帯状疱疹後膝神経節炎	帯状疱疹後神経痛	帯状疱疹後多発性ニューロパチー
帯状疱疹神経炎	帯状疱疹性角結膜炎	帯状疱疹性強膜炎
帯状疱疹性結膜炎	帯状疱疹性虹彩炎	帯状疱疹性虹彩毛様体炎
苔癬	大腸悪性リンパ腫	大腸クローン病
大転子部滑液包炎	多形紅斑	多形紅斑性関節障害
多形慢性痒疹	多発性関節炎	多発性関節症
多発性乾癬性関節炎	多発性癌転移	多発性肝膿瘍

多発性筋炎性間質性肺炎	多発性筋炎性呼吸器障害	多発性血管炎重複症候群
多発性口内炎	多発性神経脊髄炎	多発性脊髄神経根炎
多発性リウマチ性関節炎	胆管炎性肝膿瘍	胆管狭窄症
単関節炎	胆管閉塞症	単球減少症
単球性白血病	胆細管性肝硬変	胆汁うっ滞
単純性角膜潰瘍	単純性関節炎	単純性顔面粃糠疹
単純性紫斑病	単純苔癬	男性化副腎腫瘍
蛋白病	蛋白不耐性吸収不良症	蛋白漏出性胃腸症
弾発母趾	単葉性肝硬変	恥骨結合炎
地図状口内炎	地図状脈絡膜炎	腟部びらん
チビエルジュ・ワイゼンバッハ症候群	チャドクガ皮膚炎	中隔性肝硬変
肘関節炎	肘関節滑膜炎	肘関節症
中間部ぶどう膜炎	中耳炎性顔面神経麻痺	中指屈筋腱腱鞘炎
中指腱鞘炎	虫刺性皮膚炎	中心性脈絡膜炎
中心性脈絡網膜症	中心性網膜炎	中心性網膜症
中心性網脈絡膜炎	虫垂クローン病	中枢神経系原発びまん性大細胞型B細胞性リンパ腫
中枢神経ループス	中枢性顔面神経麻痺	中足骨痛症
肘頭骨棘	中等症潰瘍性大腸炎	中毒性好中球減少症
中毒性紅斑	中毒性視神経炎	中毒性表皮壊死症
中毒性溶血性貧血	腸管症関連T細胞リンパ腫	腸管ベーチェット病
蝶形骨洞炎	蝶形骨洞ポリープ	直腸悪性リンパ腫
直腸クローン病	陳旧性顔面神経麻痺	陳旧性虹彩炎
陳旧性虹彩毛様体炎	通常型間質性肺炎	通年性アレルギー性結膜炎
通年性アレルギー性鼻炎	痛風性関節炎	手足症候群
低2倍体性Bリンパ芽球性白血病	低2倍体性Bリンパ芽球性白血病/リンパ腫	低2倍体性Bリンパ芽球性リンパ腫
低形成性白血病	低形成性貧血	低血糖発作
滴状乾癬	手屈筋腱腱鞘炎	手湿疹
手伸筋腱腱鞘炎	テニス肘	テノンのう炎
デビス紫斑	転移性黒色腫	転移性腫瘍
転移性扁平上皮癌	点状乾癬	デンスデポジット病ネフローゼ症候群
ドゥ・ケルバン腱鞘炎	動眼神経萎縮	動眼神経炎
動眼神経根性麻痺	動眼神経不全麻痺	動眼神経麻痺
冬期湿疹	橈骨茎状突起腱鞘炎	糖質不耐性吸収不良症
橈側手根屈筋腱鞘炎	頭部湿疹	頭部脂漏
頭部尋常性乾癬	頭部虫刺傷	頭部粃糠疹
島ベータ細胞過形成症	動脈硬化性眼底	動脈硬化性眼底所見
トカゲ毒	兎眼性角膜炎	特発性アジソン病
特発性眼筋麻痺	特発性肝硬変	特発性間質性肺炎
特発性器質化肺炎	特発性血小板減少性紫斑病	特発性血小板減少性紫斑病合併妊娠
特発性好中球減少症	特発性再生不良性貧血	特発性じんま疹
特発性肺線維症	特発性副腎性器障害	特発性傍中心窩毛細血管拡張症
特発性末梢性顔面神経麻痺	特発性溶血性貧血	毒物性眼瞼炎
な トッド肝硬変	内因性湿疹	内因性ぶどう膜炎
内側上顆炎	内直筋麻痺	難治性喘息
難治性ネフローゼ症候群	難治性ぶどう膜炎	軟膜炎
肉芽腫性肝炎	二次性再生不良性貧血	二次性ネフローゼ症候群
二次性白血球減少症	二次性白血病	二次性変形性関節症
乳痂	乳児肝炎	乳児赤芽球ろう
乳児喘息	乳頭網膜炎	乳房皮膚炎
妊娠湿疹	妊娠性痒疹	妊婦性皮膚炎
熱傷後ケロイド	熱傷後瘢痕ケロイド	熱傷後瘢痕ケロイド潰瘍
熱傷後瘢痕ケロイド拘縮	熱傷瘢痕	熱帯性スプルー
熱帯扁平苔癬	粘液膿性結膜炎	念珠状紅色苔癬
脳悪性リンパ腫	脳幹多発性硬化症	膿胸関連リンパ腫

は 脳室炎	ノートナーゲル症候群	バーキット白血病
バーキットリンパ腫	梅毒性髄膜炎	破壊性関節炎
白色粃糠疹	白内障術後結膜炎	白内障術後虹彩炎
剥離性間質性肺炎	剥離性皮膚炎	白血球減少症
白血病性関節症	白血病性網膜症	発熱性好中球減少症
鼻背部湿疹	ハブ咬傷	バリズム
パリノー結膜炎	パリノー結膜腺症候群	パリノー症候群
汎血球減少症	瘢痕性類天疱瘡	斑状強皮症
斑点状網膜症	ハント症候群	汎発性帯状疱疹
汎発性膿疱性乾癬	反復性角膜潰瘍	反復性虹彩炎
反復性虹彩毛様体炎	反復性前部ぶどう膜炎	反復性前房蓄膿
反復性毛様体炎	汎副鼻腔炎	脾B細胞性リンパ腫/白血病・分類不能型
脾悪性リンパ腫	非アトピー性喘息	皮下脂肪織炎様T細胞リンパ腫
非感染性急性外耳炎	鼻腔ポリープ	粃糠疹
肥厚性瘢痕	肥厚性扁平苔癬	非自己免疫性溶血性貧血
肘周囲炎	微小血管障害性溶血性貧血	微小変化型ネフローゼ症候群
非心原性肺水腫	非水疱性多形紅斑	脾性好中球減少症
鼻性視神経炎	非代償性肝硬変	非定型的白血病
非定型慢性骨髄性白血病	非特異性間質性肺炎	非特異性関節炎
非特異性慢性滑膜炎	非特異的反応性肝炎	ヒトデ毒
ヒノキ花粉症	脾びまん性赤脾髄小B細胞性リンパ腫	皮膚T細胞リンパ腫
皮膚エリテマトーデス	皮膚筋炎性呼吸器障害	皮膚結節性多発動脈炎
皮膚原発性CD30陽性T細胞リンパ増殖性疾患	皮膚原発性γδT細胞リンパ腫	皮膚原発性未分化大細胞リンパ腫
皮膚原発びまん性大細胞型B細胞リンパ腫・下肢型	鼻部虫刺傷	皮膚の肥厚性障害
皮膚描記性じんま疹	脾辺縁帯リンパ腫	非ホジキンリンパ腫
肥満細胞性白血病	びまん性外耳炎	びまん性乾癬
びまん性管内増殖性糸球体腎炎ネフローゼ症候群	びまん性神経皮膚炎	びまん性大細胞型・バーキット中間型分類不能B細胞性リンパ腫
びまん性大細胞型・ホジキン中間型分類不能B細胞性リンパ腫	びまん性大細胞型B細胞性リンパ腫	びまん性肺胞傷害
びまん性表層角膜炎	びまん性膜性糸球体腎炎ネフローゼ症候群	びまん性脈絡膜炎
表在性角膜炎	表在性舌炎	表在性点状角膜炎
びらん性関節症	ピリグラフィンショック	ピリン疹
ピルビン酸キナーゼ欠乏性貧血	頻回再発型ネフローゼ症候群	貧血網膜症
ファンコニー貧血	フィラメント状角膜炎	封入体筋炎
不応性貧血	フォークト・小柳・原田病	フォークト・小柳病
匐行性角膜潰瘍	副鼻腔真菌症	副鼻腔ポリープ
腹部虫刺傷	ブシャール結節	浮腫性声帯炎
不全型ハント症候群	不全型ベーチェット病	ブタクサ花粉症
フックス異色毛様体炎	不適合輸血反応	ぶどう球菌性眼瞼炎
舞踏病	舞踏病様運動	ぶどう膜角膜炎
ブラジル天疱瘡	フリクテン性角結膜炎	フリクテン性角膜炎
フリクテン性角膜潰瘍	フリクテン性結膜炎	フリクテン性パンヌス
分類不能型骨髄異形成症候群	ヘアリー細胞白血病	ヘアリー細胞白血病亜型
閉塞性黄疸	閉塞性肝硬変	閉塞性髄膜炎
ヘーガース結節	ベーカーのう腫	ヘキソキナーゼ欠乏性貧血
ベドナーアフタ	ベニエ痒疹	ペニシリンアレルギー
ペニシリンショック	ヘバーデン結節	ヘパリン起因性血小板減少症
ヘビ咬傷	ヘブラ痒疹	ベルナール・スーリエ症候群
ヘルペス口内炎	辺縁角膜炎	辺縁フリクテン
扁桃悪性リンパ腫	扁平湿疹	扁平苔癬様角化症
蜂刺症	放射線胸膜炎	放射線性口内炎

	放射線性肺線維症	放射線性貧血	放射線網膜症
	胞状異角化症	疱疹状天疱瘡	母指CM関節症
	母指関節症	母指狭窄性腱鞘炎	母指屈筋腱腱鞘炎
	母指腱鞘炎	発作性運動誘発舞踏アテトーシス	発作性ジストニア性舞踏アテトーシス
ま	ポリープ状脈絡膜血管症	本態性再生不良性貧血	麻疹様紅斑
	麻酔後低体温	麻酔ショック	麻酔性悪性高熱症
	末梢性T細胞リンパ腫	末梢性T細胞リンパ腫・詳細不明	末梢性顔面神経麻痺
	麻痺性斜視	慢性NK細胞リンパ増殖性疾患	慢性アキレス腱腱鞘炎
	慢性うっ血性心不全	慢性炎症関連びまん性大細胞型B細胞性リンパ腫	慢性外耳炎
	慢性角結膜炎	慢性カタル性結膜炎	慢性滑膜炎症
	慢性肝不全	慢性結膜炎	慢性虹彩毛様体炎
	慢性骨髄単球性白血病	慢性持続型潰瘍性大腸炎	慢性進行性外眼筋麻痺症候群
	慢性心不全	慢性じんま疹	慢性髄膜炎
	慢性脊髄炎	慢性舌炎	慢性単球性白血病
	慢性特発性血小板減少性紫斑病	慢性乳児湿疹	慢性脳炎
	慢性白血病	慢性表在性舌炎	慢性副鼻腔炎
	慢性副鼻腔炎急性増悪	慢性副鼻腔膿瘍	慢性本態性好中球減少症症候群
	慢性網膜症	慢性痒疹	慢性リウマチ性冠状動脈炎
	慢性良性顆粒球減少症	慢性濾胞性結膜炎	マントル細胞リンパ腫
	未熟児網膜症	未分化大細胞リンパ腫	耳帯状疱疹
	脈絡膜炎	ミリッチ症候群	ムカデ咬創
	無顆粒球症	無顆粒球性アンギナ	無症候性多発性硬化症
	ムンプス髄膜炎	メラー舌炎	盲係蹄症候群
	毛細管脆弱症	毛細血管脆弱症	毛虫皮膚炎
	毛包眼瞼炎	網膜炎	網膜血管周囲炎
	網膜血管障害	網膜血管鞘形成	網膜血管新生
	網膜血管攣縮症	網膜血栓性静脈炎	網膜細動脈瘤
	網膜症	網膜障害	網膜静脈炎
	網膜静脈周囲炎	網膜静脈蛇行症	網膜静脈怒張
	網膜静脈分枝閉塞症による黄斑浮腫	網膜静脈閉塞症による黄斑浮腫	網膜中心静脈閉塞症による黄斑浮腫
	網膜浮腫	網膜毛細血管瘤	毛様体炎
	モラックス・アクセンフェルド結膜炎	門脈炎	門脈炎性肝膿瘍
や	門脈周囲性肝硬変	門脈性肝硬変	夜間性喘息
	夜間低血糖症	薬剤性過敏症症候群	薬剤性顆粒球減少症
	薬剤性間質性肺炎	薬剤性血小板減少性紫斑病	薬剤性酵素欠乏性貧血
	薬剤性再生不良性貧血	薬剤性自己免疫性溶血性貧血	薬剤性溶血性貧血
	薬剤誘発性天疱瘡	薬剤誘発性ループス	薬物性角結膜炎
	薬物性角膜炎	薬物性眼瞼炎	薬物性結膜炎
	薬物性口唇炎	薬物性ショック	薬物性じんま疹
	薬物性接触性皮膚炎	薬物誘発性舞踏病	輸血関連急性肺障害
	輸血後GVHD	輸血後肝炎	輸血後肝障害
	輸血後じんま疹	輸血によるショック	癒着性くも膜炎
	腰椎炎	腰殿部帯状疱疹	腰腹帯状疱疹
	腰部尋常性乾癬	腰麻ショック	ヨード過敏症
	ヨードショック	予防接種後脳炎	予防接種後脳脊髄炎
ら	ライエル症候群	ライエル症候群型薬疹	落屑性湿疹
	卵巣癌全身転移	リウマチ性滑液包炎	リウマチ性環状紅斑
	リウマチ性虹彩炎	リウマチ性心筋炎	リウマチ性心疾患
	リウマチ性心臓弁膜症	リウマチ性心不全	リウマチ性心弁膜炎
	リウマチ性皮下結節	リウマチ様関節炎	リウマトイド脊椎炎
	リガ・フェーデ病	リスフラン関節炎	リブマン・サックス心内膜炎
	リポイド肝炎	流行性結膜炎	両心不全
	良性移動性舌炎	良性粘膜類天疱瘡	両側性外傷後股関節症
	両側性外傷後膝関節症	両側性外傷性母指CM関節症	両側性形成不全性股関節症

	両側性原発性股関節症	両側性原発性膝関節症	両側性原発性母指CM関節症
	両側性続発性股関節症	両側性続発性膝関節症	両側性続発性母指CM関節症
	緑膿菌性外耳炎	鱗状湿疹	輪状網膜症
	リンパ球減少型古典的ホジキンリンパ腫	リンパ球性間質性肺炎	リンパ球豊富型古典的ホジキンリンパ腫
	リンパ形質細胞性リンパ腫	リンパ性白血病	リンパ性白血病骨髄浸潤
	輪紋状角膜炎	類苔癬	ループス胸膜炎
	ループス腎炎	ループス腸炎	ループス肺臓炎
	ループス膀胱炎	レイノー現象	レイノー症候群
	レッテラー・ジーベ病	連鎖球菌性膿痂疹	レンネルトリンパ腫
	老人性関節炎	老人性紫斑	老人性舞踏病
	老年性股関節症	老年性出血	濾胞性乾癬
	濾胞性リンパ腫		
△	4型尿細管性アシドーシス	ABO因子不適合	ABO溶血性疾患
	ALK融合遺伝子陽性非小細胞肺癌	B型慢性肝炎	G6PD欠乏性貧血
あ	RS3PE症候群	アインフム	アカントアメーバ角膜炎
	亜急性肝炎	悪性奇形腫	悪性腫瘍
	悪性腫瘍合併性皮膚筋炎	悪性腫瘍に伴う貧血	悪性肥満細胞腫
	悪性貧血	アミノ酸欠乏性貧血	アレルギー性肉芽腫性血管炎
	鞍上部胚細胞腫瘍	イートン・ランバート症候群	異汗症
	医原性低血糖症	胃原発絨毛癌	萎縮性声帯炎
	異常腹水	異常ヘモグロビン症性骨壊死	異所性GHRH産生腫瘍
	胃切除後巨赤芽球性貧血	胃切除後貧血	一過性関節症
	遺伝性球状赤血球症	遺伝性巨赤芽球性貧血	遺伝性楕円赤血球症
	遺伝性鉄芽球性貧血	遺伝性網膜ジストロフィー	胃胚細胞腫瘍
	イマースルンド・グレスベック症候群	陰茎疾患	インスリン異常症
	インスリン自己免疫症候群	インスリン低血糖	インスリン分泌異常症
	咽頭喉頭逆流症	ウイルキンソン・スネッドン症候群	ウイルス肝炎感染後関節障害
	ウイルス性外陰炎	ウイルス性肝炎	栄養性巨赤芽球性貧血
	壊死性潰瘍性歯周炎	壊死性潰瘍性歯肉炎	壊疽性歯肉炎
	炎症性眼窩うっ血	延髄星細胞腫	黄色斑眼底
	黄斑萎縮	黄斑円孔	黄斑下出血
	黄斑ジストロフィー	黄斑症	黄斑障害
	黄斑のう胞	黄斑部出血	黄斑部術後浮腫
	黄斑部白斑	黄斑部浮腫	黄斑部裂孔
	黄斑変性	黄斑裂孔	オロチン酸尿性貧血
か	外陰炎	外陰膿瘍	外陰部びらん
	外眼筋ミオパチー	回帰性リウマチ	壊血病性貧血
	外傷性肩関節症	外傷性眼球陥没症	外傷性手関節症
	外傷性足関節症	外傷性肘関節症	カシン・ベック病
	下垂体機能低下に伴う貧血	仮性声帯麻痺	家族性黄斑変性症
	家族性滲出性硝子体網膜症	鎌状赤血球症	下葉小細胞肺癌
	下葉肺腺癌	下葉肺大細胞癌	下葉肺扁平上皮癌
	下葉非小細胞肺癌	顆粒球肉腫	カルチノイド
	加齢黄斑変性	川崎病	川崎病性冠動脈瘤
	川崎病による虚血性心疾患	癌	眼窩萎縮
	眼窩うっ血	眼窩炎	眼窩外骨腫症
	眼窩隔壁弛緩症	眼窩筋炎	眼窩血腫
	眼窩脂肪ヘルニア	眼窩腫瘤	眼窩内異物
	眼窩内異物残留	眼窩内疾患	眼窩のう胞
	眼窩浮腫	眼窩変形	癌関連網膜症
	眼球陥没	眼球突出症	眼球突出性眼筋麻痺
	眼球偏位	眼筋内異物	眼筋内異物残留
	間欠性眼球突出症	間欠性関節水腫	眼瞼びらん

	眼瞼瘻孔	肝細胞癌破裂	カンジダ性口角びらん
	カンジダ性口内炎	肝疾患に伴う貧血	癌性悪液質
	癌性ニューロパチー	癌性ニューロミオパチー	癌性貧血
	肝性腹水	癌性ミエロパチー	感染性角膜炎
	感染性皮膚炎	完全脱毛症	眼底出血
	肝内胆汁うっ滞	汗疱	偽膜性アンギナ
	球後異物	吸収不良症候群によるビタミンB12欠乏性貧血	急性外陰腟炎
	急性偽膜性カンジダ症	急性喉頭蓋膿瘍	急性後部多発性斑状色素上皮症
	急性失血性貧血	急性熱性皮膚リンパ節症候群	急性網膜色素上皮炎
	急性薬物誘発性間質性肺障害	胸椎炎	胸椎化膿性脊椎炎
	胸椎化膿性椎間板炎	頬粘膜白板症	強膜疾患
	胸膜播種	胸腰椎化膿性椎間板炎	巨赤芽球性貧血
	近視性脈絡膜新生血管	クーリー貧血	クラミジア結膜炎
	クローン病によるビタミンB12欠乏性貧血	頚胸椎化膿性椎間板炎	頚椎炎
	頚椎化膿性脊椎炎	頚椎化膿性椎間板炎	頚部脂腺癌
	頚部隆起性皮膚線維肉腫	痙攣性喉頭気管炎	痙攣性発声障害
	ゲオトリクム症	ゲオトリクム性口内炎	血管新生性黄斑症
	血管性多形皮膚萎縮症	血性腹水	結膜化膿性肉芽腫
	ケトン性低血糖症	ゲルハルト症候群	原線維性星細胞腫
	原発不明癌	高インスリン血症	硬化性腹膜炎
	交感神経性眼筋麻痺	口腔カンジダ症	口腔紅板症
	口腔白板症	膠原病	膠原病性心膜炎
	膠原病に伴う貧血	硬口蓋白板症	好酸球性筋膜炎
	高色素性貧血	溝状舌	口唇カンジダ症
	口唇赤血球症	光線黄斑症	高地肺水腫
	口底白板症	後天性鉄芽球性貧血	喉頭アレルギー
	喉頭萎縮	喉頭壊死	喉頭蓋軟骨膜炎
	喉頭蓋のう胞	喉頭蓋膿瘍	喉頭潰瘍
	喉頭下垂症	喉頭機能低下	喉頭狭窄症
	喉頭痙攣	喉頭上皮過形成	喉頭軟骨膜炎
	喉頭肉芽腫	喉頭白斑症	喉頭びらん
	喉頭浮腫	喉頭閉塞	喉頭蜂巣炎
	喉頭麻痺	膠肉腫	紅板症
さ	後腹膜胚細胞腫瘍	細菌性腟炎	細菌性腟症
	菜食主義者貧血	サラセミア	産褥期鉄欠乏性貧血
	色素上皮網膜性ジストロフィー	色素性絨毛結節性滑膜炎	色素性網膜ジストロフィー
	思春期貧血	視床下部星細胞腫	指状嵌入細胞肉腫
	視床星細胞腫	肢端硬化症	湿疹様発疹
	歯肉カンジダ症	歯肉白板症	尺側偏位
	縦隔胚細胞腫瘍	縦隔卵黄のう腫瘍	重症熱性血小板減少症候群
	十二指腸悪性ガストリノーマ	十二指腸悪性ソマトスタチノーマ	周辺部網膜のう胞状変性
	手指硬化症	出血性網膜色素上皮剥離	術後貧血
	腫瘍随伴症候群	小陰唇膿瘍	漿液性網膜炎
	漿液性網膜色素上皮剥離	松果体胚細胞腫瘍	松果体部膠芽腫
	小球性低色素性貧血	小球性貧血	症候性巨赤芽球性貧血
	症候性貧血	硝子体黄斑牽引症候群	硝子体下出血
	硝子体網膜性ジストロフィー	硝子体網膜接面黄斑症	小腸切除によるビタミンB12欠乏性貧血
	小児外陰腟炎	小児食事性貧血	上皮腫
	上葉小細胞肺癌	上葉肺腺癌	上葉肺大細胞癌
	上葉肺扁平上皮癌	上葉非小細胞肺癌	小リンパ球性リンパ腫
	食事性貧血	食事性葉酸欠乏性貧血	滲出型加齢黄斑変性
	滲出性腹水	新生児ABO不適合溶血性疾患	新生児黄斑
	新生児期発症多臓器系炎症性疾患	新生児赤芽球症	新生児溶血性黄疸
	腎性貧血	腎性網膜症	腎透析合併症

	膵性腹水	錐体杆体ジストロフィー	錐体ジストロフィー
	膵内分泌障害	水疱性口内炎ウイルス病	睡眠薬副作用
	正球性正色素性貧血	正球性貧血	星細胞腫
	正色素性貧血	成人スチル病	精巣胚細胞腫瘍
	精巣卵黄のう腫瘍	声帯萎縮	声帯外転筋麻痺
	声帯機能不全	声帯溝症	声帯上皮過形成
	声帯肉芽腫	声帯粘膜線維症	声帯のう胞
	声帯膿瘍	声帯白斑症	声帯瘢痕形成
	声帯不全麻痺	声帯麻痺	声門下浮腫
	声門上浮腫	声門浮腫	脊索腫
	舌下隙膿瘍	舌カンジダ症	赤血球造血刺激因子製剤低反応性貧血
	赤血球破砕症候群	舌切除後遺症	舌白板症
	全身こむらがえり病	全身性自己免疫疾患	全身性脱毛症
	仙腸関節炎	先天性悪性貧血	先天性外転神経麻痺
	先天性赤血球形成異常性貧血	先天性赤血球酵素異常	先天性貧血
	先天性葉酸吸収不全	前頭葉星細胞腫	前頭葉退形成性星細胞腫
	側頭葉星細胞腫	側頭葉退形成性星細胞腫	側頭葉毛様細胞性星細胞腫
た	ソラ豆中毒	大陰唇膿瘍	大球性貧血
	退形成性星細胞腫	胎児性癌	胎児赤芽球症
	帯状脱毛症	蛇行状脱毛症	多巣性線維性硬化症
	多発性血管炎	多発性後部色素上皮症	蛋白欠乏性貧血
	腟炎	腟潰瘍	腟膿瘍
	中間型サラセミア	中心性漿液性脈絡膜症	中心性漿液性網脈絡膜症
	中等症再生不良性貧血	中毒性黄斑変性	中葉小細胞肺癌
	中葉肺腺癌	中葉肺大細胞癌	中葉肺扁平上皮癌
	中葉非小細胞肺癌	蝶形網膜ジストロフィー	低アルドステロン症
	低血糖性脳症	低色素性貧血	低補体血症性血管炎
	低レニン性低アルドステロン症	鉄芽球性貧血	鉄欠乏性貧血
	転移性皮膚腫瘍	頭蓋内胚細胞腫瘍	銅欠乏性貧血
	島細胞過形成症	透析困難症	透析腎癌
	透析低血圧症	透析不均衡症候群	頭頂葉星細胞腫
	頭部脂腺癌	頭部隆起性皮膚線維肉腫	特発性アルドステロン症
	特発性喉頭肉芽腫	特発性脈絡膜新生血管	ドルーゼン
な	内胚葉洞腫瘍	軟口蓋白板症	軟性ドルーゼン
	ニコチン性口蓋白色角化症	ニコチン性口内炎	乳癌皮膚転移
	乳児偽白血病	脳幹部星細胞腫	のう胞様黄斑浮腫
は	脳網膜変性症	肺癌による閉塞性肺炎	胚細胞腫
	肺胞蛋白症	肺胞微石症	肺門部小細胞癌
	肺門部腺癌	肺門部大細胞癌	肺門部非小細胞癌
	肺門部扁平上皮癌	白色水腫	白赤芽球症
	白点状眼底	白点状網膜炎	拍動性眼球突出症
	斑状網膜	伴性低色素性鉄芽球性貧血	ハンター舌炎
	反応性関節障害	汎発性脱毛症	鼻炎
	膝色素性絨毛結節性滑膜炎	脾性貧血	ビタミンB12欠乏性貧血
	ビタミン欠乏性貧血	非特異性外陰炎	被のう性腹膜硬化症
	皮膚石灰沈着症	びまん性好酸球性筋膜炎	びまん性星細胞腫
	ピリドキシン反応性貧血	微量元素欠乏性貧血	披裂喉頭蓋ひだ喉頭面癌
	貧血	不安定ヘモグロビン症	副咽頭間隙悪性腫瘍
	副腎萎縮	副腎梗塞	副腎出血
	副腎石灰化症	副腎皮質機能低下に伴う貧血	副腎皮質ホルモン剤副作用
	腹水症	フックス斑	ベータサラセミア
	ベール病	ヘモグロビンC病	ヘモグロビンD病
	ヘモグロビンE病	ヘモグロビン異常症	ヘルペスウイルス性咽頭炎
	ヘルペスウイルス性歯肉口内炎	ポリープ様声帯	本態性音声振戦症

ま	本態性貧血	末梢動脈疾患	マムシ咬傷
	慢性外陰炎	慢性感染性貧血	慢性骨髄性白血病
	慢性骨髄性白血病移行期	慢性骨髄性白血病慢性期	慢性腟炎
	慢性貧血	慢性薬物中毒	慢性薬物誘発性間質性肺障害
	慢性リウマチ性縦隔心膜炎	慢性リウマチ性心筋心膜炎	慢性リウマチ性心膜炎
	未熟児貧血	無症候性原発性胆汁性肝硬変	ムチランス変形
	免疫芽球性リンパ節症	網膜うっ血	網膜下出血
	網膜血管腫状増殖	網膜格子状変性	網膜柵状変性
	網膜敷石状変性	網膜色素異常	網膜色素上皮下出血
	網膜色素上皮症	網膜色素上皮剥離	網膜色素上皮変性
	網膜色素線条症	網膜色素線状症	網膜色素斑
	網膜色素変性	網膜周辺部瘢痕	網膜周辺部変性
	網膜出血	網膜小のう胞状変性	網膜滲出斑
	網膜深層出血	網膜性ジストロフィー	網膜赤道部変性
	網膜前出血	網膜前膜	網膜層剥離
	網膜白斑	網膜表在出血	網膜変性
	網膜網状変性	網脈絡膜出血	毛様細胞性星細胞腫
や	薬剤性鉄芽球性貧血	薬剤性葉酸欠乏性貧血	輸血後鉄過剰症
	輸血反応	溶血性貧血に伴う葉酸欠乏症	葉酸欠乏性貧血
	腰仙部化膿性椎間板炎	腰椎化膿性椎間板炎	予防接種後関節障害
ら	予防接種後感染症	予防接種後敗血症	卵黄状黄斑ジストロフィー
	卵黄のう腫瘍	卵巣胚細胞腫瘍	卵巣卵黄のう腫瘍
	リウマチ性癒着性心膜炎	リウマチ熱後慢性関節障害	淋菌性口内炎
	リンパ腫	老人性外陰炎	老人性貧血
わ	濾出性腹水	濾胞樹状細胞腫瘍	ワンサンアンギナ
	ワンサン気管支炎	ワンサン扁桃炎	

用法用量

各用法における，通常成人の用量(メチルプレドニゾロン酢酸エステルとして)は下記のとおりである。なお，年齢，症状により適宜増減する。

用法 注射・注入部位	1回の用量 (mg)	投与回数
[1]筋肉内注射	40～120	1～2週間隔1回
[2]関節腔内注射	4～40	間隔2週以上1回
[3]軟組織内注射	4～40	間隔2週以上1回
[4]腱鞘内注射	4～40	間隔2週以上1回
[5]滑液嚢内注入	4～40	間隔2週以上1回
[6]局所皮内注射	2～8mg宛40mgまで	週1回
[7]注腸	40～120	—
[8]ネブライザー	2～10	1日1～3回
[9]鼻腔内注入	2～10	1日1～3回
[10]副鼻腔内注入	2～10	1日1～3回
[11]鼻甲介内注射	4～40	—
[12]鼻茸内注射	4～40	—
[13]喉頭・気管注入	2～10	1日1～3回
[14]中耳腔内注入	2～10	1日1～3回

禁忌

(1)次の患者又は部位には投与しないこと
①本剤の成分に対し過敏症の既往歴のある患者
②感染症のある関節腔内，滑液嚢内，腱鞘内又は腱周囲
③動揺関節の関節腔内
(2)次の薬剤を投与しないこと：生ワクチン又は弱毒生ワクチン

原則禁忌

(1)有効な抗菌剤の存在しない感染症，全身の真菌症の患者
(2)消化性潰瘍，憩室炎の患者
(3)精神病の患者
(4)結核性疾患の患者
(5)単純疱疹性角膜炎の患者
(6)後嚢白内障の患者
(7)緑内障の患者
(8)高血圧症の患者
(9)電解質異常のある患者
(10)血栓症の患者
(11)最近行った内臓の手術創のある患者
(12)急性心筋梗塞を起こした患者

併用禁忌

薬剤名等	臨床症状・措置方法	機序・危険因子
生ワクチン又は弱毒生ワクチン(乾燥BCGワクチン等)	ワクチン株の異常増殖又は毒性の復帰があらわれるおそれがある。	免疫抑制が生じる量の副腎皮質ホルモン剤の投与を受けている患者

テモダール点滴静注用100mg
規格：100mg1瓶[37845円/瓶]
テモゾロミド
MSD 421

【効能効果】

悪性神経膠腫

【対応標準病名】

◎	悪性神経膠腫		
○	悪性脳腫瘍	海綿芽細胞腫	原始神経外胚葉腫瘍
	原線維性星細胞腫	原発性悪性脳腫瘍	原発性脳腫瘍
	膠芽腫	上衣芽細胞腫	上衣腫
	神経膠腫	星細胞腫	星状芽細胞腫
	退形成性上衣腫	退形成性星細胞腫	多発性神経膠腫
	頭蓋部脊索腫	脳胚細胞腫瘍	乏突起神経膠腫
	毛様細胞性星細胞腫		
△	鞍上部胚細胞腫瘍	延髄神経膠腫	延髄星細胞腫
	橋神経膠腫	後頭葉悪性腫瘍	後頭葉膠芽腫
	後頭葉神経膠腫	膠肉腫	視床下部星細胞腫
	視床星細胞腫	小脳膠芽腫	小脳上衣腫
	小脳神経膠腫	小脳髄芽腫	小脳星細胞腫
	小脳毛様細胞性星細胞腫	髄芽腫	前頭葉悪性腫瘍
	前頭葉膠芽腫	前頭葉神経膠腫	前頭葉星細胞腫
	前頭葉退形成性星細胞腫	側頭葉悪性腫瘍	側頭葉膠芽腫
	側頭葉神経膠腫	側頭葉星細胞腫	側頭葉退形成性星細胞腫
	側頭葉毛様細胞性星細胞腫	第4脳室上衣腫	大脳悪性腫瘍
	大脳深部神経膠腫	中脳神経膠腫	頭蓋底脊索腫
	頭蓋内胚細胞腫瘍	頭頂葉悪性腫瘍	頭頂葉膠芽腫
	頭頂葉神経膠腫	頭頂葉星細胞腫	脳幹悪性腫瘍
	脳幹膠芽腫	脳幹神経膠腫	脳幹部星細胞腫
	脳室悪性腫瘍	脳室上衣腫	びまん性星細胞腫

用法用量

下記のとおり本剤を90分間かけて静脈内投与する。
(1)初発の場合：放射線照射との併用にて，通常，成人ではテモゾロミドとして75mg/m^2(体表面積)を1日1回42日間投与し，4週間休薬する。その後，本剤単独にて，テモゾロミドとして150mg/m^2(体表面積)を1日1回5日間投与し，23日間休薬する。この28日を1クールとし，次クールでは1回200mg/m^{2}に増量することができる。
(2)再発の場合：通常，成人ではテモゾロミドとして150mg/m^2(体表面積)を1日1回5日間投与し，23日間休薬する。この28日を1クールとし，次クールで1回200mg/m^{2}に増量することができる。

用法用量に関連する使用上の注意

(1)一般的注意：本剤と他の抗悪性腫瘍剤との併用療法に関して，有効性及び安全性は確立していない。
(2)初発の場合
放射線照射との併用時
①本剤の投与開始にあたっては次の条件をすべて満たすこと。
(a)好中球数が1,500/mm^{3}以上

(b)血小板数が100,000/mm³以上

②少なくとも週1回の頻度で血液検査を実施し，本剤継続の可否を判断すること。以下の副作用発現時は投与量の増減を行わず，下記の基準に基づき休薬又は中止すること。

項目	継続基準	休薬基準	中止基準
好中球数	1,500/mm³以上	500/mm³以上，1,500/mm³未満	500/mm³未満
血小板数	100,000/mm³以上	10,000/mm³以上，100,000/mm³未満	10,000/mm³未満
非血液学的な副作用[注1)]（NCI-CTC Grade）	Grade1 以下	中等度の副作用（Grade2）	重度又は生命を脅かす副作用（Grade3 又は 4）

注1)脱毛，悪心，嘔吐は含まない。

③放射線照射の中断により放射線治療期間が延長した場合，(2)の継続基準の条件を満たしたときに限り，42日間連日点滴静注を最長49日まで延長することができる。

放射線照射後の単剤投与時

①本剤の投与開始にあたっては次の条件をすべて満たすこと。

(a)好中球数が1,500/mm³以上

(b)血小板数が100,000/mm³以上

②第1クールの期間中，次の条件をすべて満たした場合に限り，第2クールで投与量を200mg/m²/日に増量すること。なお，第2クール開始時に増量できなかった場合，それ以後のクールでは増量しないこと。

(a)好中球数の最低値が1,500/mm³以上

(b)血小板数の最低値が100,000/mm³以上

(c)脱毛，悪心，嘔吐を除く非血液学的な副作用の程度がGrade2(中等度)以下

③各クールの期間中，血液検査を適切な時期に実施し，好中球数及び血小板数の最低値に基づいて次クールでの用量調整の必要性について判断すること。なお，好中球数及び血小板数が最低値に達するのは本剤投与後22日以降と比較的遅いことが知られている。また，各クールの開始にあたっては，適切な時期に血液検査を実施し，好中球数が1,500/mm³以上，血小板数が100,000/mm³以上になるまで投与を開始しないこと。

④各クール開始にあたっては，直前のクールにおいて次の場合には本剤を50mg/m²減量とすること。

(a)好中球数の最低値が1,000/mm³未満

(b)血小板数の最低値が50,000/mm³未満

(c)脱毛，悪心，嘔吐を除くGrade3の非血液学的な副作用が出現した場合

⑤次の場合は本剤の投与を中止すること。

(a)脱毛，悪心，嘔吐を除くGrade4の非血液学的な副作用が出現した場合

(b)100mg/m²/日未満に減量が必要となった場合

(c)脱毛，悪心，嘔吐を除く，減量後に直前のクールと同じGrade3の非血液学的な副作用が再度出現した場合

(3)再発の場合

①本剤の投与開始にあたっては次の条件をすべて満たすこと。

(a)好中球数が1,500/mm³以上

(b)血小板数が100,000/mm³以上

②第1クール以後，次の条件をすべて満たした場合に限り，次クールの投与量を200mg/m²/日に増量することができる。

(a)好中球数の最低値が1,500/mm³以上

(b)血小板数の最低値が100,000/mm³以上

③各クールの期間中，血液検査を適切な時期に実施し，好中球数及び血小板数の最低値に基づいて次クールでの用量調整の必要性について判断すること。なお，好中球数及び血小板数が最低値に達するのは本剤投与後22日以降と比較的遅いことが知られている。また，各クールの開始にあたっては，適切な時期に血液検査を実施し，好中球数が1,500/mm³以上，血小板数が100,000/mm³以上になるまで投与を開始しないこと。

④各クール開始にあたっては，直前のクールにおいて次の場合には本剤を50mg/m²減量とすること。

(a)好中球数の最低値が1,000/mm³未満

(b)血小板数の最低値が50,000/mm³未満

(c)脱毛，悪心，嘔吐を除くGrade3の非血液学的な副作用が出現した場合

⑤100mg/m²/日未満に減量が必要となった場合は本剤の投与を中止すること。

警告

(1)本剤による治療は，緊急時に十分対応できる医療施設において，がん化学療法に十分な知識・経験を持つ医師のもとで，本療法が適切と判断される症例についてのみ実施すること。また，治療開始に先立ち，患者又はその家族に有効性及び危険性を十分説明し，同意を得てから投与すること。

(2)本剤と放射線照射を併用する場合に，重篤な副作用や放射線照射による合併症が発現する可能性があるため，放射線照射とがん化学療法の併用治療に十分な知識・経験を持つ医師のもとで実施すること。

(3)本剤の投与後にニューモシスチス肺炎が発生することがあるため，適切な措置の実施を考慮すること。

禁忌

(1)本剤又はダカルバジンに対し過敏症の既往歴のある患者

(2)妊婦又は妊娠している可能性のある婦人

テ

テラプチク静注45mg　規格：1.5%3mL1管[93円/管]
テラプチク皮下・筋注30mg　規格：1.5%2mL1管[93円/管]
ジモルホラミン　エーザイ　221

【効能効果】

下記の場合の呼吸障害及び循環機能低下：新生児仮死，ショック，催眠剤中毒，溺水，肺炎，熱性疾患，麻酔剤使用時

【対応標準病名】

◎	ショック	新生児仮死	睡眠剤中毒
	溺水	肺炎	
○	エンドトキシン性ショック	気管支肺炎	急性肺炎
	胸膜肺炎	クラミジア肺炎	グルテチミド中毒
	軽度新生児仮死	重症新生児仮死	出血性ショック
	循環血液量減少性ショック	小児肺炎	心原性ショック
	新生児低酸素血症	脊髄性ショック	ゾピクロン中毒
	第1度仮死	第2度仮死	大葉性肺炎
	沈下性肺炎	鎮静剤副作用	デンタルショック
	疼痛性ショック	乳児肺炎	敗血症性肺炎
	バルビツレート中毒	非定型肺炎	びまん性肺炎
	閉塞性肺炎	ベンゾジアゼピン中毒	慢性睡剤中毒
	無熱性肺炎	老人性肺炎	
△	一次性ショック	一過性ショック	急性循環不全
	急性ショック	入水自殺未遂	睡眠薬自殺未遂
	低音性めまい	溺死	二次性ショック
	末梢循環不全		

用法用量

〔静注45mg〕：ジモルホラミンとして，通常成人1回30～45mg(1回2mL～3mL)を静脈内注射する。新生児には1回7.5～15mg(1回0.5mL～1mL)を臍帯静脈内注射する。なお，年齢，症状により適宜増減し，必要に応じ反復投与するが，1日量250mgまでとする。

〔皮下・筋注30mg〕：ジモルホラミンとして，通常成人1回30～60mg(1回2mL～4mL)を皮下又は筋肉内注射する。新生児には1回7.5～22.5mg(1回0.5mL～1.5mL)を皮下又は筋肉内注射する。なお，年齢，症状により適宜増減し，必要に応じ反復投与するが，1日量200mgまでとする。

テラルビシン注射用10mg　規格：10mg1瓶［6472円/瓶］
テラルビシン注射用20mg　規格：20mg1瓶［12573円/瓶］
ピラルビシン　Meiji Seika　423

【効 能 効 果】

下記疾患の自覚的・他覚的症状の寛解並びに改善：頭頸部癌，乳癌，胃癌，尿路上皮癌（膀胱癌，腎盂・尿管腫瘍），卵巣癌，子宮癌，急性白血病，悪性リンパ腫

【対応標準病名】

◎	悪性リンパ腫	胃癌	咽頭癌
	咽頭上皮内癌	下咽頭癌	下咽頭後部癌
	下顎歯肉癌	下顎歯肉頬移行部癌	顎下腺癌
	下口唇基底細胞癌	下口唇皮膚癌	下口唇有棘細胞癌
	下唇癌	下唇赤唇部癌	急性白血病
	頬粘膜癌	頬粘膜上皮内癌	頬皮膚上皮内癌
	頸部癌	頸部基底細胞癌	頸部転移性腺癌
	頸部皮膚癌	頸部有棘細胞癌	口蓋癌
	口蓋上皮内癌	口蓋垂癌	口腔癌
	口腔上皮内癌	口腔前庭癌	口腔底癌
	口腔底上皮内癌	硬口蓋癌	甲状腺癌
	甲状腺癌骨転移	甲状腺髄様癌	甲状腺乳頭癌
	甲状腺未分化癌	甲状腺濾胞癌	口唇癌
	口唇境界部癌	口唇上皮内癌	口唇赤唇部癌
	口唇皮膚上皮内癌	口底癌	口底上皮内癌
	喉頭蓋癌	喉頭蓋前面癌	喉頭蓋谷癌
	喉頭癌	喉頭上皮内癌	耳下腺癌
	子宮癌	篩骨洞癌	歯肉癌
	歯肉上皮内癌	上咽頭癌	上咽頭後壁癌
	上咽頭上壁癌	上咽頭前壁癌	上咽頭側壁癌
	上顎歯肉癌	上顎歯肉頬移行部癌	上顎洞癌
	上顎洞上皮内癌	上口唇基底細胞癌	上口唇皮膚癌
	上口唇有棘細胞癌	上唇癌	上唇赤唇部癌
	小唾液腺癌	腎盂尿路上皮癌	唇交連癌
	正中型口腔底癌	正中型口底癌	声門下癌
	声門癌	声門上癌	舌縁癌
	舌下腺癌	舌下面癌	舌下面上皮内癌
	舌癌	舌根部癌	舌上皮内癌
	舌尖癌	舌背癌	側方型口腔底癌
	側方型口底癌	大唾液腺癌	唾液腺癌
	中咽頭癌	中咽頭後壁癌	中咽頭側壁癌
	転移性口腔癌	転移性舌癌	転移性鼻腔癌
	頭頸部癌	頭皮上皮内癌	頭部基底細胞癌
	頭部皮膚癌	頭部有棘細胞癌	軟口蓋癌
	乳癌	尿管尿路上皮癌	尿道尿路上皮癌
	鼻咽腔癌	鼻腔癌	副甲状腺癌
	副鼻腔癌	扁桃窩癌	扁桃癌
	膀胱尿路上皮癌	卵巣癌	梨状陥凹癌
	輪状後部癌		
○	KIT（CD117）陽性胃消化管間質腫瘍	KIT（CD117）陽性食道消化管間質腫瘍	胃悪性リンパ腫
	胃癌・HER2過剰発現	胃消化管間質腫瘍	胃小弯部癌
	胃前庭部癌	胃大弯部癌	炎症性乳癌
	回腸癌	下顎部メルケル細胞癌	顎下部悪性腫瘍
	眼窩悪性リンパ腫	眼角基底細胞癌	眼角皮膚癌
	眼角有棘細胞癌	眼瞼メルケル細胞癌	顔面メルケル細胞癌
	急性骨髄性白血病	急性骨髄単球性白血病	急性前骨髄球性白血病
	急性リンパ性白血病	頬部メルケル細胞癌	空腸癌
	頸部悪性リンパ腫	頸部メルケル細胞癌	結腸悪性リンパ腫
	甲状腺悪性リンパ腫	口唇メルケル細胞癌	項部メルケル細胞癌
	骨悪性リンパ腫	耳介メルケル細胞癌	子宮癌再発
	子宮体癌	子宮内膜癌	縦隔悪性リンパ腫
	十二指腸悪性リンパ腫	十二指腸癌	術後乳癌
	上顎癌	小腸悪性リンパ腫	小腸癌
	小児急性リンパ性白血病	食道消化管間質腫瘍	腎盂癌
	腎盂腫瘍	腎盂乳頭状癌	進行乳癌
	心臓悪性リンパ腫	精巣悪性リンパ腫	前額部メルケル細胞癌
	前頭洞癌	大腸悪性リンパ腫	蝶形骨洞癌
	直腸悪性リンパ腫	転移性篩骨洞癌	転移性上顎洞癌
	転移性前頭洞癌	転移性蝶形骨洞癌	転移性副鼻腔癌
	頭部メルケル細胞癌	乳癌骨転移	乳癌再発
	乳癌皮膚転移	尿管癌	尿道癌
	脳悪性リンパ腫	膿胸関連リンパ腫	脾悪性リンパ腫
	非ホジキンリンパ腫	噴門癌	扁桃悪性リンパ腫
	膀胱癌	末梢性T細胞リンパ腫	マントル細胞リンパ腫
	未分化大細胞リンパ腫	免疫芽球性リンパ節症	卵管癌
	リンパ芽球性リンパ腫	リンパ腫	濾胞性リンパ腫
△	ALK融合遺伝子陽性非小細胞肺癌	ALK陽性未分化大細胞リンパ腫	BCR－ABL1陽性Bリンパ芽球性白血病
	BCR－ABL1陽性Bリンパ芽球性白血病/リンパ腫	B細胞性前リンパ球性白血病	B細胞リンパ腫
	Bリンパ芽球性白血病	Bリンパ芽球性白血病/リンパ腫	CCR4陽性成人T細胞白血病リンパ腫
	E2A－PBX1陽性Bリンパ芽球性白血病	E2A－PBX1陽性Bリンパ芽球性白血病/リンパ腫	IL3－IGH陽性Bリンパ芽球性白血病
	IL3－IGH陽性Bリンパ芽球性白血病/リンパ腫	MALTリンパ腫	MLL再構成型Bリンパ芽球性白血病
	MLL再構成型Bリンパ芽球性白血病/リンパ腫	Ph陽性急性リンパ性白血病	TEL－AML1陽性Bリンパ芽球性白血病
	TEL－AML1陽性Bリンパ芽球性白血病/リンパ腫	T細胞性前リンパ球白血病	T細胞性大顆粒リンパ球白血病
あ	Tリンパ芽球性白血病	Tリンパ芽球性白血病/リンパ腫	悪性エナメル上皮腫
	悪性下垂体腫瘍	悪性褐色細胞腫	悪性甲状腺腫
	悪性骨腫瘍	悪性神経膠腫	悪性髄膜腫
	悪性脊髄髄膜腫	悪性頭蓋咽頭腫	悪性脳腫瘍
	悪性葉状腫瘍	悪性リンパ腫骨髄浸潤	アグレッシブNK細胞白血病
	鞍上部胚細胞腫瘍	胃MALTリンパ腫	胃悪性間葉系腫瘍
	胃管癌	胃癌骨転移	胃癌末期
	異型リンパ球増加症	胃原発絨毛癌	胃脂肪肉腫
	胃重複癌	胃上皮内癌	胃進行癌
	胃体部癌	胃底部癌	胃肉腫
	胃胚細胞腫瘍	胃平滑筋肉腫	胃幽門部癌
	咽頭腫瘍	咽頭肉腫	腋窩ボーエン病
か	延髄神経膠腫	延髄星細胞腫	外耳道癌
	外耳道ボーエン病	海綿芽細胞腫	下咽頭肉腫
	下咽頭披裂喉頭蓋ひだ癌	下顎悪性エナメル上皮腫	下顎骨悪性腫瘍
	下顎骨骨肉腫	下顎部横紋筋肉腫	下顎部基底細胞癌
	下顎部皮膚癌	下顎部ボーエン病	下顎部有棘細胞癌
	下眼瞼基底細胞癌	下眼瞼皮膚癌	下眼瞼ボーエン病
	下眼瞼有棘細胞癌	角膜の悪性腫瘍	下口唇ボーエン病
	下肢上皮内癌	仮声帯癌	下腿ボーエン病
	肩の皮膚上皮内癌	下部食道癌	下葉小細胞肺癌
	下葉肺腺癌	下葉肺大細胞癌	下葉肺扁平上皮癌
	下葉非小細胞肺癌	顆粒球肉腫	眼窩悪性腫瘍
	眼窩横紋筋肉腫	眼角皮膚上皮内癌	眼窩神経芽腫
	肝癌骨転移	眼瞼脂腺癌	眼瞼皮膚上皮内癌
	眼瞼皮膚の悪性腫瘍	肝細胞癌破裂	環指ボーエン病
	癌性心膜炎	癌性リンパ管症	肝脾T細胞リンパ腫
	顔面悪性腫瘍	顔面横紋筋肉腫	顔面基底細胞癌
	顔面脂腺癌	顔面皮膚癌	顔面皮膚上皮内癌
	顔面ボーエン病	顔面有棘細胞癌	顔面隆起性皮膚線維肉腫
	気管癌	気管支上皮内癌	気管上皮内癌
	臼後部癌	嗅神経芽腫	嗅神経上皮腫

	急性巨核芽球性白血病	急性単球性白血病	橋神経膠腫
	胸椎転移	頬部横紋筋肉腫	胸部下部食道癌
	頬部基底細胞癌	頬部血管肉腫	胸部上部食道癌
	胸部食道癌	胸部中部食道癌	頬部皮膚癌
	胸部ボーエン病	頬部ボーエン病	頬部有棘細胞癌
	頬部隆起性皮膚線維肉腫	胸膜播種	くすぶり型白血病
	クルッケンベルグ腫瘍	クロム親和性芽細胞腫	形質細胞白血病
	頚動脈小体悪性腫瘍	頚部悪性腫瘍	頚部悪性線維性組織球腫
	頚部悪性軟部腫瘍	頚部横紋筋肉腫	頚部滑膜肉腫
	頚部血管肉腫	頚部原発腫瘍	頚部脂腺癌
	頚部脂肪肉腫	頚部食道癌	頚部転移性腫瘍
	頚部肉腫	頚部皮膚悪性腫瘍	頚部ボーエン病
	頚部隆起性皮膚線維肉腫	血管内大細胞型B細胞性リンパ腫	血管免疫芽球性T細胞リンパ腫
	結膜の悪性腫瘍	原始神経外胚葉腫瘍	原線維性星細胞腫
	原発性骨腫瘍	原発性脳腫瘍	肩部ボーエン病
	高2倍体性Bリンパ芽球性白血病	高2倍体性Bリンパ芽球性白血病/リンパ腫	好塩基球性白血病
	口蓋弓癌	膠芽腫	口腔悪性黒色腫
	好酸球減少症	好酸球性白血病	甲状腺MALTリンパ腫
	甲状腺悪性腫瘍	甲状軟骨の悪性腫瘍	口唇皮膚悪性腫瘍
	好中球性白血病	好中球増加症	後頭部転移性腫瘍
	後頭葉悪性腫瘍	後頭葉膠芽腫	後頭葉神経膠腫
	膠肉腫	項部基底細胞癌	後腹膜胚細胞腫瘍
	項部皮膚癌	項部ボーエン病	項部有棘細胞癌
	肛門部ボーエン病	股関節部皮膚上皮内癌	骨悪性線維性組織球腫
	骨原性肉腫	骨髄異形成症候群	骨髄性白血病
	骨髄性白血病骨髄浸潤	骨髄性類白血病反応	骨髄単球性白血病
	骨髄転移	骨線維肉腫	骨転移癌
	骨軟骨肉腫	骨肉腫	骨盤転移
さ	骨膜性骨肉腫	混合型白血病	鰓原性癌
	臍部ボーエン病	残胃癌	耳介癌
	耳介ボーエン病	耳下部肉腫	耳管癌
	子宮癌骨転移	子宮癌肉腫	子宮体癌再発
	子宮内膜間質肉腫	子宮肉腫	子宮平滑筋肉腫
	示指ボーエン病	視床下部星細胞腫	視床星細胞腫
	視神経膠腫	耳前部基底細胞癌	耳前部皮膚癌
	耳前部ボーエン病	耳前部有棘細胞癌	膝部ボーエン病
	若年性骨髄単球性白血病	斜台部脊索腫	縦隔胚細胞腫瘍
	縦隔卵黄のう腫瘍	十二指腸悪性ガストリノーマ	十二指腸悪性ソマトスタチノーマ
	絨毛癌	手掌ボーエン病	手背ボーエン病
	手部ボーエン病	上衣芽細胞腫	上衣腫
	上咽頭脂肪肉腫	上顎悪性エナメル上皮腫	上顎結節部癌
	上顎骨悪性腫瘍	上顎骨骨肉腫	松果体悪性腫瘍
	松果体芽腫	松果体胚細胞腫瘍	松果体部膠芽腫
	松果体未分化胚細胞腫	上眼瞼基底細胞癌	上眼瞼皮膚癌
	上眼瞼ボーエン病	上眼瞼有棘細胞癌	上口唇ボーエン病
	症候性貧血	上肢上皮内癌	小指ボーエン病
	小児EBV陽性T細胞リンパ増殖性疾患	小児骨髄異形成症候群	小児全身性EBV陽性T細胞リンパ増殖性疾患
	上部食道癌	踵部ボーエン病	上葉小細胞肺癌
	上葉肺腺癌	上葉肺大細胞癌	上葉肺扁平上皮癌
	上葉非小細胞肺癌	上腕ボーエン病	食道悪性間葉系腫瘍
	食道悪性黒色腫	食道横紋筋肉腫	食道カルチノイド
	食道癌	食道癌骨転移	食道癌肉腫
	食道基底細胞癌	食道偽肉腫	食道脂肪肉腫
	食道小細胞癌	食道上皮内癌	食道腺癌
	食道腺様のう胞癌	食道粘表皮癌	食道表在癌
	食道平滑筋肉腫	食道未分化癌	腎盂腺癌
	腎盂扁平上皮癌	腎癌骨転移	神経芽腫
	神経膠腫	膵臓癌骨転移	髄膜癌腫症

	髄膜白血病	スキルス胃癌	星細胞腫
	星状芽細胞腫	成人T細胞白血病骨髄浸潤	成人T細胞白血病リンパ腫
	成人T細胞白血病リンパ腫・急性型	成人T細胞白血病リンパ腫・くすぶり型	成人T細胞白血病リンパ腫・慢性型
	成人T細胞白血病リンパ腫・リンパ腫型	精巣胚細胞腫瘍	精巣卵黄のう腫瘍
	脊髄播種	脊椎転移	赤白血病
	節外性NK/T細胞リンパ腫・鼻型	舌脂肪肉腫	前額部基底細胞癌
	前額部皮膚癌	前額部ボーエン病	前額部有棘細胞癌
	前胸部ボーエン病	仙骨部ボーエン病	前頭部転移性腫瘍
	前頭葉悪性腫瘍	前頭葉膠芽腫	前頭葉神経膠腫
	前頭葉星細胞腫	前頭葉退形成性星細胞腫	前立腺癌骨転移
	前リンパ球性白血病	前腕ボーエン病	早期食道癌
	側胸部ボーエン病	足底ボーエン病	側頭部転移性腫瘍
	側頭葉悪性腫瘍	側頭葉膠芽腫	側頭葉神経膠腫
	側頭葉星細胞腫	側頭葉退形成性星細胞腫	側頭葉毛様細胞性星細胞腫
	足背ボーエン病	足部ボーエン病	鼡径部ボーエン病
た	第2趾ボーエン病	第3趾ボーエン病	第4趾ボーエン病
	第4脳室上衣腫	第5趾ボーエン病	体幹皮膚上皮内癌
	退形成性星細胞腫	大腿骨転移性骨腫瘍	大腿ボーエン病
	大腸MALTリンパ腫	大腸癌骨転移	大脳悪性腫瘍
	大脳深部神経膠腫	大脳深部転移性腫瘍	多発性骨髄腫骨髄浸潤
	多発性神経膠腫	単球性白血病	単球性類白血病反応
	単球増加症	中咽頭肉腫	中耳悪性腫瘍
	中指ボーエン病	中脳神経膠腫	中部食道癌
	肘部ボーエン病	中葉小細胞肺癌	中葉肺腺癌
	中葉肺大細胞癌	中葉肺扁平上皮癌	中葉非小細胞肺癌
	腸管症関連T細胞リンパ腫	聴神経膠腫	直腸MALTリンパ腫
	直腸癌骨転移	低2倍体性Bリンパ芽球性白血病	低2倍体性Bリンパ芽球性白血病/リンパ腫
	転移性下顎癌	転移性気管腫瘍	転移性胸壁腫瘍
	転移性骨腫瘍	転移性骨腫瘍による大腿骨骨折	転移性子宮癌
	転移性消化器腫瘍	転移性上顎癌	転移性心腫瘍
	転移性膵腫瘍	転移性脊髄硬膜外腫瘍	転移性脊髄硬膜内髄外腫瘍
	転移性脊髄腫瘍	転移性腟腫瘍	転移性頭蓋骨腫瘍
	転移性脳腫瘍	転移性脾腫瘍	転移性皮膚腫瘍
	転移性副腎腫瘍	転移性卵巣癌	テント上下転移性腫瘍
	殿部ボーエン病	頭蓋骨悪性腫瘍	頭蓋骨骨肉腫
	頭蓋底骨肉腫	頭蓋底脊索腫	頭蓋内胚細胞腫瘍
	頭蓋部脊索腫	透析腎癌	頭頂葉悪性腫瘍
	頭頂葉膠芽腫	頭頂葉神経膠腫	頭頂葉星細胞腫
	頭部悪性線維性組織球腫	頭部横紋筋肉腫	頭部滑膜肉腫
	頭部血管肉腫	頭部脂腺癌	頭部脂肪肉腫
	頭部軟部組織悪性腫瘍	頭部ボーエン病	頭部隆起性皮膚線維肉腫
な	内耳癌	軟骨肉腫	乳癌・HER2過剰発現
	乳児偽白血病	乳腺腋窩尾部乳癌	乳頭部乳癌
	乳頭ボーエン病	乳房下外側部乳癌	乳房下内側部乳癌
	乳房境界部乳癌	乳房脂肪肉腫	乳房上外側部乳癌
	乳房上内側部乳癌	乳房中央部乳癌	乳房肉腫
	乳房パジェット病	乳輪部乳癌	尿管口部膀胱癌
	尿膜管癌	粘液性のう胞腺癌	脳幹悪性腫瘍
	脳幹膠芽腫	脳幹神経膠腫	脳幹部星細胞腫
	脳室悪性腫瘍	脳室上衣腫	脳神経悪性腫瘍
は	脳胚細胞腫瘍	バーキット白血病	肺MALTリンパ腫
	肺癌骨転移	肺癌による閉塞性肺炎	肺上皮内癌
	背部ボーエン病	肺門部小細胞癌	肺門部腺癌
	肺門部大細胞癌	肺門部非小細胞癌	肺門部扁平上皮癌
	白赤芽球症	白血球増加症	白血病
	白血病性関節症	馬尾上衣腫	バレット食道癌

脾B細胞性リンパ腫/白血病・分類不能型	脾性貧血	鼻尖基底細胞癌
鼻前庭癌	鼻尖皮膚癌	鼻尖ボーエン病
鼻尖有棘細胞癌	鼻中隔癌	非定型慢性骨髄性白血病
鼻背基底細胞癌	鼻背皮膚癌	鼻背ボーエン病
鼻背有棘細胞癌	脾びまん性赤脾髄小B細胞性リンパ腫	鼻部基底細胞癌
皮膚上皮内癌	皮膚白血病	鼻部皮膚癌
鼻部ボーエン病	鼻部有棘細胞癌	肥満細胞性白血病
びまん性星細胞腫	鼻翼基底細胞癌	鼻翼皮膚癌
鼻翼ボーエン病	鼻翼有棘細胞癌	披裂喉頭蓋ひだ下咽頭面癌
披裂喉頭蓋ひだ喉頭面癌	副咽頭間隙悪性腫瘍	副甲状腺悪性腫瘍
副腎悪性腫瘍	副腎癌	副腎髄質の悪性腫瘍
副腎皮質癌	副腎皮質の悪性腫瘍	腹部食道癌
腹部ボーエン病	ぶどう膜悪性黒色腫	プラスマ細胞増加症
分類不能型骨髄異形成症候群	ヘアリー細胞白血病	ヘアリー細胞白血病亜型
扁桃肉腫	膀胱円蓋部膀胱癌	膀胱頚部膀胱癌
膀胱後壁部膀胱癌	膀胱三角部膀胱癌	膀胱上皮内癌
膀胱前壁部膀胱癌	膀胱側壁部膀胱癌	膀胱扁平上皮癌
傍骨性骨肉腫	乏突起神経膠腫	ボーエン病
母指ボーエン病	母趾ボーエン病	本態性白血球増多症
慢性NK細胞リンパ増殖性疾患	慢性骨髄性白血病	慢性骨髄性白血病移行期
慢性骨髄性白血病急性転化	慢性骨髄性白血病慢性期	慢性骨髄単球性白血病
慢性単球性白血病	慢性リンパ性白血病	脈絡膜悪性黒色腫
脈絡膜転移癌	無リンパ球症	網膜芽細胞腫
網膜膠腫	毛様細胞性星細胞腫	毛様体悪性腫瘍
ユーイング肉腫	幽門癌	幽門前庭部癌
腰椎転移	腰部ボーエン病	卵巣カルチノイド
卵巣癌肉腫	卵巣絨毛癌	卵巣胎児性癌
卵巣肉腫	卵巣胚細胞腫瘍	卵巣未分化胚細胞腫
卵巣卵黄のう腫瘍	卵巣類皮のう胞癌	リンパ球異常
リンパ球減少症	リンパ球性類白血病反応	リンパ球増加症
リンパ性白血病	リンパ性白血病骨髄浸潤	リンパ組織球増多症
類白血病反応	肋骨転移	

用法用量

投与方法

投与は疾患別に下記の方法に準じて行う。

(1)静脈内注射の場合

頭頸部癌はIII法又はIV法を，乳癌及び胃癌はI法又はIII法を，卵巣癌及び子宮癌はI法を，尿路上皮癌はI法又はII法を，急性白血病はV法を，悪性リンパ腫はI法又はIV法を標準的用法用量として選択する。

I法(3～4週1回法)〔乳癌，胃癌，卵巣癌，子宮癌，尿路上皮癌，悪性リンパ腫〕：ピラルビシンとして，1日1回，40～60mg(25～40mg/m^2)(力価)を投与し，3～4週間休薬する。これを1クールとし，投与を繰り返す。

II法(3～4週2回法)〔尿路上皮癌〕：ピラルビシンとして，1日1回，30～40mg(20～25mg/m^2)(力価)を2日間連日投与し，3～4週間休薬する。これを1クールとし，投与を繰り返す。

III法(週1回法)〔頭頸部癌，乳癌，胃癌〕：ピラルビシンとして，1日1回，20～40mg(14～25mg/m^2)(力価)を1週間間隔で2～3回投与し，3～4週間休薬する。これを1クールとし，投与を繰り返す。

IV法(連日法)〔頭頸部癌，悪性リンパ腫〕：ピラルビシンとして，1日1回，10～20mg(7～14mg/m^2)(力価)を3～5日間連日投与し，3～4週間休薬する。これを1クールとし，投与を繰り返す。

V法(連日法)〔急性白血病〕：ピラルビシンとして，1日1回，10～30mg(7～20mg/m^2)(力価)を5日間連日投与する。骨髄機能が回復するまで休薬し，投与を繰り返す。

(2)動脈内注射による頭頸部癌，膀胱癌の場合：ピラルビシンとして，1日1回，10～20mg(7～14mg/m^2)(力価)を連日又は隔日に5～10回投与する。

(3)膀胱内注入による膀胱癌の場合：カテーテルを用いて導尿した後，ピラルビシンとして，1日1回，15～30mg(力価)を500～1000μg(力価)/mLの溶液として週3回，各1～2時間膀胱内把持する。これを1クールとし，2～3クール繰り返す。

なお，年齢，症状により適宜増減する。

禁忌

(1)心機能異常又はその既往歴のある患者
(2)本剤に対し重篤な過敏症の既往歴のある患者
(3)他のアントラサイクリン系薬剤等心毒性を有する薬剤による前治療が限界量(ドキソルビシン塩酸塩では総投与量が体表面積当り500mg/m^2，ダウノルビシン塩酸塩では総投与量が体重当り25mg/kg等)に達している患者

ピノルビン注射用10mg：日本マイクロバイオ　10mg1瓶[6472円/瓶]
ピノルビン注射用20mg：日本マイクロバイオ　20mg1瓶[12573円/瓶]

テリパラチド酢酸塩静注用100「旭化成」

規格：100酢酸テリパラチド単位1瓶[20063円/瓶]

テリパラチド酢酸塩　旭化成　722

【効能効果】

Ellsworth-Howard試験

【対応標準病名】

該当病名なし

用法用量　1回100テリパラチド酢酸塩単位を用時，日局生理食塩液3mLに溶解し，静脈内に注射する。

なお，体表面積が1m^{2}未満の小児の場合には，100テリパラチド酢酸塩単位/m^{2}投与する。

禁忌

(1)高カルシウム血症の患者
(2)本剤に対して過敏症の既往歴のある患者
(3)妊婦又は妊娠している可能性のある婦人

テリボン皮下注用56.5μg

規格：56.5μg1瓶[13342円/瓶]，56.5μg1瓶(溶解液付)[13342円/瓶]

テリパラチド酢酸塩　旭化成　243

【効能効果】

骨折の危険性の高い骨粗鬆症

【対応標準病名】

◎	骨粗鬆症		
○	特発性若年性骨粗鬆症	閉経後骨粗鬆症	閉経後骨粗鬆症・病的骨折あり
△	眼窩内側壁骨折	眼窩内壁骨折	環椎椎弓骨折
	脛骨近位骨端線損傷	頚椎骨粗鬆症	頚椎骨粗鬆症・病的骨折あり
	骨粗鬆症・骨盤部病的骨折あり	骨粗鬆症・脊椎病的骨折あり	骨粗鬆症・前腕病的骨折あり
	骨粗鬆症・大腿部病的骨折あり	骨粗鬆症・多発病的骨折あり	骨粗鬆症・病的骨折あり
	軸椎横突起骨折	軸椎椎弓骨折	軸椎椎体骨折
	篩骨板骨折	若年性骨粗鬆症	若年性骨粗鬆症・病的骨折あり
	術後吸収不良性骨粗鬆症	術後吸収不良性骨粗鬆症・病的骨折あり	上腕骨滑車骨折
	上腕骨近位骨端線損傷	上腕骨近位端病的骨折	上腕骨骨幹部病的骨折
	上腕骨小結節骨折	上腕骨らせん骨折	人工股関節周囲骨折
	人工膝関節周囲骨折	ステロイド性骨粗鬆症	ステロイド性骨粗鬆症・病的骨折あり
	ステロイド性脊椎圧迫骨折	脊椎骨粗鬆症	脊椎骨粗鬆症・病的骨折あり

脊椎疲労骨折	前頭蓋底骨折	前頭骨線状骨折
大腿骨近位骨端線損傷	中頭蓋底骨折	橈骨近位骨端線損傷
特発性骨粗鬆症	特発性骨粗鬆症・病的骨折あり	二次性骨粗鬆症
二次性骨粗鬆症・病的骨折あり	廃用性骨粗鬆症	廃用性骨粗鬆症・病的骨折あり
剥離骨折	腓骨近位骨端線損傷	閉経後骨粗鬆症・骨盤部病的骨折あり
閉経後骨粗鬆症・脊椎病的骨折あり	閉経後骨粗鬆症・前腕病的骨折あり	閉経後骨粗鬆症・大腿部病的骨折あり
閉経後骨粗鬆症・多発病的骨折あり	薬物誘発性骨粗鬆症	薬物誘発性骨粗鬆症・病的骨折あり
卵巣摘出術後骨粗鬆症	卵巣摘出術後骨粗鬆症・病的骨折あり	裂離骨折
老年性骨粗鬆症	老年性骨粗鬆症・病的骨折あり	

効能効果に関連する使用上の注意　本剤の適用にあたっては，低骨密度，既存骨折，加齢，大腿骨頸部骨折の家族歴等の骨折の危険因子を有する患者を対象とすること。

用法用量　通常，成人には，テリパラチドとして56.5μgを1週間に1回皮下注射する。
なお，本剤の投与は72週間までとすること。

用法用量に関連する使用上の注意
(1)本剤を投与期間の上限を超えて投与したときの安全性及び有効性は確立していないので，本剤の適用にあたっては，投与期間の上限を守ること。
(2)本剤の投与をやむを得ず一時中断したのちに再投与する場合であっても，投与期間の合計が72週間を超えないこと。また，72週間の投与終了後，再度72週間の投与を繰り返さないこと。
(3)他のテリパラチド製剤から本剤に切り替えた経験はなく，その安全性は確立していない。なお，他のテリパラチド製剤から本剤に切り替えたときにおける本剤の投与期間の上限は検討されていない。

禁忌
(1)次に掲げる骨肉腫発生のリスクが高いと考えられる患者
①骨ページェット病
②原因不明のアルカリフォスファターゼ高値を示す患者
③小児等及び若年者で骨端線が閉じていない患者
④過去に骨への影響が考えられる放射線治療を受けた患者
(2)高カルシウム血症の患者
(3)原発性の悪性骨腫瘍もしくは転移性骨腫瘍のある患者
(4)骨粗鬆症以外の代謝性骨疾患の患者(副甲状腺機能亢進症等)
(5)本剤の成分又は他のテリパラチド製剤に対し過敏症の既往歴のある患者
(6)妊婦又は妊娠している可能性のある婦人

点滴静注用ホスカビル注24mg/mL

規格：6g250mL1瓶[7260円/瓶]
ホスカルネットナトリウム水和物　ノーベルファーマ　625

【効能効果】

(1)後天性免疫不全症候群(エイズ)患者におけるサイトメガロウイルス網膜炎
(2)造血幹細胞移植患者におけるサイトメガロウイルス血症及びサイトメガロウイルス感染症

【対応標準病名】

◎	AIDS	HIV サイトメガロウイルス感染症	後天性免疫不全症候群
	サイトメガロウイルス感染症	サイトメガロウイルス網膜炎	
○	AIDS 関連症候群	HIV－1感染症	HIV－2感染症
	HIV 感染	HIV 感染症	化膿性網膜炎
	サイトメガロウイルス感染症合併妊娠	サイトメガロウイルス性肝炎	サイトメガロウイルス性膵炎
	サイトメガロウイルス脊髄炎	サイトメガロウイルス腸炎	サイトメガロウイルス脳炎
	サイトメガロウイルス脳脊髄炎	サイトメガロウイルス肺炎	サイトメガロウイルス網脈絡膜炎
	視神経網膜炎	新生児 HIV 感染症	線状網膜炎
	増殖性網膜炎	地図状脈絡膜炎	脈絡膜炎
	網脈絡膜炎		

効能効果に関連する使用上の注意
(1)本剤は，先天性もしくは新生児サイトメガロウイルス感染症を効能効果とはしていない。
(2)本剤は，サイトメガロウイルス感染が確認された患者において，治療上の有益性が危険性を上まわると判断される場合にのみ投与すること。
(3)本剤は，造血幹細胞移植患者におけるサイトメガロウイルス血症及びサイトメガロウイルス感染症において，他剤の治療効果が不十分又は忍容性に問題があると考えられる場合に投与すること。
(4)本剤をサイトメガロウイルス非感染者に感染予防の目的で使用しないこと。

用法用量
(1)後天性免疫不全症候群(エイズ)患者におけるサイトメガロウイルス網膜炎，造血幹細胞移植患者におけるサイトメガロウイルス感染症
①初期療法：通常，ホスカルネットナトリウム水和物として1回体重1kgあたり60mgを，1時間以上かけて8時間ごとに1日3回，又は1回体重1kgあたり90mgを，2時間以上かけて12時間ごとに1日2回，それぞれ点滴静注する。なお，初期療法は2～3週間以上行う。
②維持療法
初期療法に続く維持療法には，通常，ホスカルネットナトリウム水和物として1回体重1kgあたり90～120mgを2時間以上かけて1日1回点滴静注する。
維持療法中に再発が認められた場合は，初期療法の用法用量により再投与することができる。
(2)造血幹細胞移植患者におけるサイトメガロウイルス血症
①初期療法：通常，ホスカルネットナトリウム水和物として1回体重1kgあたり60mgを，1時間以上かけて12時間ごとに1日2回点滴静注する。初期療法は1～2週間以上行う。
②維持療法
通常，ホスカルネットナトリウム水和物として1回体重1kgあたり90～120mgを2時間以上かけて1日1回点滴静注する。
維持療法中に再発が認められた場合は，初期療法の用法用量により再投与することができる。
なお，初期療法，維持療法のいずれの場合も，本剤による腎障害を軽減するため，本剤による治療中には水分補給を十分に行い，利尿を確保すること。
＜投与法及び希釈調製法＞
本剤を中心静脈より投与する場合は希釈せずに用いるが，末梢静脈より投与する場合には，血管への刺激を軽減するため，5%ブドウ糖注射液又は生理食塩液にて2倍に希釈して用いる(12mg/mL)こと。なお，本剤の血漿中濃度の過剰な上昇により，本剤の毒性が増強することがあるので，点滴速度に十分注意し，点滴静注以外では投与しないこと。
また，点滴速度を調節するため，点滴ポンプを使用することが望ましい。
＜用量の調節＞：本剤の用量は，各患者の腎機能に応じて個別に調節すること。

用法用量に関連する使用上の注意
(1)サイトメガロウイルス血症に対して本剤を投与する場合には，臓器特異的感染症状の出現に関し注意深く経過観察を行うこと。なお，感染症状が出現した場合には，速やかにサイトメガロウイルス感染症に対する本剤投与量への変更等，適切な処置を行うこと。
(2)本剤の投与により重度の腎障害を起こすことがあるので，本剤投与中は，血清クレアチニン値を初期療法期には少なくとも隔日に，維持療法期では週に一度は測定し，腎機能に応じて投与量を調節すること。

なお，本剤投与中にクレアチニンクリアランス値が0.4mL/分/kg以下になった場合には休薬し，腎機能が回復するまで投与しないこと。

(3)本剤の腎障害を軽減するため，本剤初回投与前及び毎回の点滴静注時には適切な水分補給を行うこと(通常，本剤初回投与前及びその後本剤を点滴静注する毎にあわせて生理食塩液0.5〜1L/回，最大2.5L/日までを点滴静注する)。

(4)利尿薬を併用する場合にはチアジド系利尿薬を用いる。

(5)本剤は点滴静注によってのみ投与すること(局所投与等，他の投与方法では使用しないこと)。

警告

(1)本剤の投与により腎障害があらわれるので，頻回に血清クレアチニン値等の腎機能検査を行い，腎機能に応じた用量調節を行うこと。

(2)本剤は，電解質異常に伴う発作を誘発することがあるので，定期的に血清電解質を測定するなど，観察を十分に行い，慎重に投与すること。

禁忌

(1)本剤に対し過敏症の既往歴のある患者

(2)クレアチニンクリアランス値が，0.4mL/分/kg未満の患者

(3)ペンタミジンイセチオン酸塩を投与中の患者

併用禁忌

薬剤名等	臨床症状・措置方法	機序・危険因子
ペンタミジンイセチオン酸塩 ベナンバックス	腎障害の増強，低カルシウム血症が起こることがある。なお，海外で本剤とペンタミジンイセチオン酸塩(静注)との併用により，重篤な低カルシウム血症が発現し死亡した症例が報告されている。	相加的に副作用(腎障害，低カルシウム血症)が増強する。

5%糖液キットH

規格：5%50mL1キット[182円/キット]，5%100mL1キット[185円/キット]

ブドウ糖　　ニプロ　323

【効 能 効 果】

注射剤の溶解希釈剤

【対応標準病名】

該当病名なし

用法用量　注射剤の溶解希釈に用いる。

禁忌　低張性脱水症の患者

大塚糖液5%2ポート50mL：大塚製薬工場　5%50mL1キット[182円/キット]，大塚糖液5%2ポート100mL：大塚製薬工場　5%100mL1キット[185円/キット]，大塚糖液5%TN：大塚製薬工場　5%100mL1キット[186円/キット]，5%50mL1キット[184円/キット]，テルモ糖注TK：テルモ　5%100mL1キット[185円/キット]

糖液注5%「第一三共」

規格：5%20mL1管[65円/管]

ブドウ糖　　第一三共　323

【効 能 効 果】

脱水症特に水欠乏時の水補給，注射剤の溶解希釈剤

薬物・毒物中毒，肝疾患

【対応標準病名】

◎	肝疾患	脱水症	中毒
	薬物中毒症		
○	アニリン中毒	アレルギー性肝臓症	医薬品中毒
	うっ血肝	うっ血性肝硬変	肝下垂症
	肝機能障害	肝限局性結節性過形成	肝梗塞
	肝出血	肝腫瘤	肝障害
	肝静脈閉塞症	肝腎症候群	肝性胸水
	肝臓紫斑病	肝中心静脈閉塞症	肝のう胞
	肝肺症候群	肝浮腫	急性ニコチン中毒
	急性薬物中毒	クリュヴリエ・バウムガルテン症候群	血液量減少
	高張性脱水症	混合性脱水	細胞外液欠乏症
	サリン中毒	シアン化物の毒作用	脂肪肝
	ショック肝	水分欠乏症	体液量減少症
	タバコ誤飲	中心性出血性肝壊死	特発性門脈圧亢進症
	トリニトロトルエン中毒	ニトロベンゼン中毒	二硫化炭素の毒作用
	妊娠性急性脂肪肝	非アルコール性脂肪性肝炎	慢性薬物中毒
	門脈圧亢進症	門脈圧亢進症性胃症	門脈拡張症
	ラテックスアレルギー		
△	化学物質過敏症	肝細胞癌破裂	肝疾患に伴う貧血
	全身中毒症	多発性肝血管腫	毒物誤飲
	服毒自殺未遂	門脈圧亢進症性胃腸症	門脈圧亢進症性腸症

用法用量　水補給，薬物・毒物中毒，肝疾患には，通常成人1回5%液500〜1,000mL(ブドウ糖として25〜50g)を静脈内注射する。点滴静注する場合の速度は，ブドウ糖として0.5g/kg/hr以下とすること。注射剤の溶解希釈には適量を用いる。なお，年齢，症状により適宜増減する。

禁忌　低張性脱水症の患者

テルモ糖注5%：テルモ　5%100mL1袋[113円/袋]，5%250mL1袋[139円/袋]，5%500mL1袋[174円/袋]，糖注MP5%：マイラン製薬　5%20mL1管[61円/管]，5%250mL1瓶[139円/瓶]，5%500mL1瓶[174円/瓶]，光糖液5%：光　5%100mL1瓶[113円/瓶]，5%500mL1瓶[174円/瓶]，5%250mL1袋[139円/袋]，5%500mL1袋[174円/袋]，5%50mL1瓶[95円/瓶]，ブドウ糖注5%PL「フソー」：扶桑薬品　5%20mL1管[61円/管]，5%100mL1瓶[113円/瓶]，5%200mL1瓶[139円/瓶]，5%500mL1瓶[174円/瓶]，5%1L1瓶[219円/瓶]，ブドウ糖注5%バッグ「フソー」：扶桑薬品　5%250mL1袋[139円/袋]，5%500mL1袋[174円/袋]，5%ブドウ糖注射液「ニッシン」：日新－山形　5%20mL1管[61円/管]

糖液注20%「第一三共」

規格：20%20mL1管[66円/管]

糖液注50%「第一三共」

規格：50%20mL1管[97円/管]

ブドウ糖　　第一三共　323

【効 能 効 果】

循環虚脱，低血糖時の糖質補給，高カリウム血症，注射剤の溶解希釈剤，心疾患(GIK療法)

その他非経口的に水・エネルギー補給を必要とする場合

【対応標準病名】

◎	急性循環不全	高カリウム血症	心疾患
	低血糖		
○	医原性低血糖症	インスリン自己免疫症候群	インスリン低血糖
	エンドトキシン性ショック	ケトン性低血糖症	高インスリン血症
	出血性ショック	循環血液量減少性ショック	小児特発性低血糖症
	心原性ショック	脊髄性ショック	低血糖性脳症
	低血糖発作	低心拍出量症候群	疼痛性ショック
	島ベータ細胞過形成症	分娩時心臓合併症	末梢循環不全
	夜間低血糖症		
△	アシドーシス	一次性ショック	一過性ショック
	インスリン異常症	インスリン分泌異常症	右室肥大
	カリウム代謝異常	間質性心筋炎	急性ショック
	急性汎心炎	巨大左心房	ケトアシドーシス
	ケトン血性嘔吐症	腱索断裂	高塩素性アシドーシス
	呼吸性アシドーシス	混合型酸塩基平衡障害	左室肥大
	酸塩基平衡異常	ショック	心炎

心拡大	心筋炎	心筋疾患
心筋線維症	心筋変性症	心耳血栓症
心室内血栓症	心室瘤内血栓症	心尖部血栓症
心臓合併症	心内血栓症	心肥大
心房内血栓症	心房負荷	膵内分泌障害
続発性心室中隔欠損	続発性心房中隔欠損	代謝性アシドーシス
代償性アシドーシス	代償性呼吸性アシドーシス	代償性代謝性アシドーシス
炭酸過剰性アシドーシス	電解質異常	電解質平衡異常
デンタルショック	島細胞過形成症	二次性ショック
乳酸アシドーシス	乳児ケトアシドーシス	乳頭筋断裂
非呼吸性アシドーシス	ピルビン酸血症	慢性心筋炎
薬物性アシドーシス	両室肥大	

用法用量　循環虚脱，低血糖時の糖質補給，高カリウム血症，心疾患(GIK療法)，その他非経口的に水・エネルギー補給を必要とする場合には，通常成人1回10～50%液20～500mL(ブドウ糖として2～250g)を静脈内注射する。点滴静注する場合の速度は，ブドウ糖として0.5g/kg/hr以下とすること。注射剤の溶解希釈には適量を用いる。なお，年齢，症状により適宜増減する。

禁忌　低張性脱水症の患者

糖注MP20%：マイラン製薬　20%20mL1管[61円/管]，光糖液10%：光　10%500mL1袋[174円/袋]，光糖液20%：光　20%500mL1袋[224円/袋]，光糖液30%：光　30%500mL1袋[239円/袋]，光糖液50%：光　50%20mL1管[97円/管]，20%ブドウ糖注射液SN：シオノ　20%20mL1管[61円/管]，20%ブドウ糖注射液「ニッシン」：日新－山形　20%20mL1管[61円/管]，50%ブドウ糖注射液「ニッシン」：日新－山形　50%20mL1管[97円/管]，20%ブドウ糖注「日医工」：日医工　20%20mL1管[61円/管]

動注用アイエーコール50mg　規格：50mg1瓶[47328円/瓶]
動注用アイエーコール100mg　規格：100mg1瓶[86540円/瓶]
シスプラチン　日本化薬　429

【効能効果】

肝細胞癌

【対応標準病名】

◎	肝細胞癌	
○	肝癌	原発性肝癌
△	肝細胞癌破裂	

効能効果に関連する使用上の注意

(1)本剤と肝動脈塞栓療法との併用における有効性及び安全性は確立していない。
(2)本剤の術後補助療法における有効性及び安全性は確立していない。

用法用量

(1)シスプラチン100mgあたり70mLの生理食塩液を加えて溶解し，65mg/m^2(体表面積)を肝動脈内に挿入されたカテーテルから，1日1回肝動脈内に20～40分間で投与し，4～6週間休薬する。これを1クールとし，投与を繰り返す。なお，投与量は症状等により適宜減量する。
(2)本剤の投与時には腎毒性を軽減するために下記の処置を行うこと。
　①本剤投与前，1,000～2,000mLの適当な輸液を4時間以上かけて投与する。
　②本剤投与時から投与終了後，1,500～3,000mLの適当な輸液を6時間以上かけて投与する。
　③本剤投与中は，尿量確保に注意し，必要に応じてマンニトール及びフロセミド等の利尿剤を投与すること。

用法用量に関連する使用上の注意

(1)本剤を速やかに溶解するため，調製時には湯浴(約50℃)で加温した生理食塩液を加えて強く振り混ぜる。また，溶解後は速やかに投与すること。
(2)本剤をシスプラチン100mgあたり70mL未満の生理食塩液に溶解した場合，結晶が析出するおそれがある。

警告　本剤は，緊急時に十分に措置できる医療施設において，癌化学療法及び肝動注化学療法に十分な経験を持つ医師のもとで，本剤の投与が適切と判断される症例についてのみ投与すること。

禁忌

(1)重篤な腎障害のある患者
(2)本剤又は他の白金を含む薬剤に対し過敏症の既往歴のある患者
(3)妊婦又は妊娠している可能性のある婦人

原則禁忌

肝障害度(Liver damage)C注1)等の高度に肝機能が低下した患者
　注1)以下の2項目以上の所見を有する患者：治療効果が少ない腹水，血清ビリルビン値が3.0mg/dL超，血清アルブミン値が3.0g/dL未満，ICG R_{15}が40%超，プロトロンビン活性値が50%未満

ドキシル注20mg　規格：20mg10mL1瓶[99301円/瓶]
ドキソルビシン塩酸塩　ヤンセン　423

【効能効果】

(1)がん化学療法後に増悪した卵巣癌
(2)エイズ関連カポジ肉腫

【対応標準病名】

◎	HIVカポジ肉腫	卵巣癌	
○	AIDS	カポジ肉腫	後天性免疫不全症候群
	粘液性のう胞腺癌		
△	ALK融合遺伝子陽性非小細胞肺癌	鞍上部胚細胞腫瘍	胃原発絨毛癌
	胃胚細胞腫瘍	延髄星細胞腫	下葉小細胞肺癌
	下葉肺腺癌	下葉肺大細胞癌	下葉肺扁平上皮癌
	下葉非小細胞肺癌	肝細胞癌破裂	胸膜播種
	頚部脂腺癌	頚部隆起性皮膚線維肉腫	原線維性星細胞腫
	膠肉腫	後腹膜胚細胞腫瘍	視床下部星細胞腫
	視床星細胞腫	縦隔胚細胞腫瘍	縦隔卵黄のう腫瘍
	十二指腸悪性ガストリノーマ	十二指腸悪性ソマトスタチノーマ	松果体胚細胞腫瘍
	松果体部膠芽腫	上葉小細胞肺癌	上葉肺腺癌
	上葉肺大細胞癌	上葉肺扁平上皮癌	上葉非小細胞肺癌
	星細胞腫	精巣胚細胞腫瘍	精巣卵黄のう腫瘍
	前頭葉星細胞腫	前頭葉退形成性星細胞腫	側頭葉星細胞腫
	側頭葉退形成性星細胞腫	側頭葉毛様細胞性星細胞腫	退形成性星細胞腫
	中葉小細胞肺癌	中葉肺腺癌	中葉肺大細胞癌
	中葉肺扁平上皮癌	中葉非小細胞肺癌	頭蓋内胚細胞腫瘍
	透析腎癌	頭頂葉星細胞腫	頭部脂腺癌
	頭部隆起性皮膚線維肉腫	脳幹部星細胞腫	肺癌による閉塞性肺炎
	肺門部小細胞癌	肺門部腺癌	肺門部大細胞癌
	肺門部非小細胞癌	肺門部扁平上皮癌	びまん性星細胞腫
	披裂喉頭蓋ひだ喉頭面癌	副咽頭間隙悪性腫瘍	毛様細胞性星細胞腫
	卵巣カルチノイド	卵巣癌肉腫	卵巣絨毛癌
	卵巣胎児性癌	卵巣肉腫	卵巣胚細胞腫瘍
	卵巣未分化胚細胞腫	卵巣卵黄のう腫瘍	卵巣類皮のう胞癌

効能効果に関連する使用上の注意　<卵巣癌>：本剤の投与を行う場合には，白金製剤を含む化学療法施行後の症例を対象とし，白金製剤に対する感受性を考慮して本剤以外の他の治療法を慎重に検討した上で，本剤の投与を開始すること。

用法用量

(1)がん化学療法後に増悪した卵巣癌
　通常，成人にはドキソルビシン塩酸塩として1日1回50mg/m^{2}を1mg/分の速度で静脈内投与し，その後4週間休薬する。これを1コースとして投与を繰り返す。

なお，患者の状態により適宜減量する。

(2)エイズ関連カポジ肉腫

通常，成人にはドキソルビシン塩酸塩として1日1回 20mg/m²を1mg/分の速度で静脈内投与し，その後2～3週間休薬する。これを1コースとして投与を繰り返す。

なお，患者の状態により適宜減量する。

用法用量に関連する使用上の注意

(1)本剤と他の抗悪性腫瘍剤を併用した場合の有効性及び安全性は確立していない。

(2)本剤は，5%ブドウ糖注射液で希釈すること。希釈方法については，本剤の投与量に合わせ，以下の(1)，(2)いずれかの方法で行うこと。

①本剤の投与量が90mg未満の場合：5%ブドウ糖注射液250mLで希釈する

②本剤の投与量が90mg以上の場合：5%ブドウ糖注射液500mLで希釈する

急速な投与によりinfusion reaction発現の危険性が高くなるおそれがあるため，急速静脈内投与又は希釈しない溶液での投与は行わないこと。

(3)他の薬剤等との配合又は同じ静注ラインでの同時注入は避けること。

(4)副作用により，本剤を休薬，減量，中止する場合には，以下の基準を考慮すること。なお，減量を行った場合は，有害事象が軽快しても減量前の投与量に戻さないこと。

用量調節基準(卵巣癌)

＜手足症候群＞

Grade	用量の変更
1 (日常の活動を妨げない軽度の紅斑，腫脹又は落屑)	患者が以前にGrade3又は4の本事象を経験していない場合は投与を継続する。以前にGrade3又は4の本事象を経験している場合は，最長2週間投与を延期し，投与再開時には用量を25%減量する。
2 (正常な身体活動を妨げるが，不可能にはしない程度の紅斑，落屑又は腫脹。直径が2cm未満の小さな水疱又は潰瘍)	Grade0～1に軽快するまで最長2週間投与を延期する。2週間たっても軽快しない場合は，用量を25%減量の上，投与を再開する。2週間以内に軽快し，以前にGrade3又は4の本事象を経験していない場合は，投与を再開する。以前にGrade3又は4の本事象を経験している場合は，用量を25%減量の上，投与を再開する。
3 (歩行又は正常な日常活動を妨げる程度の水疱，潰瘍又は腫脹。普段の衣服を着ることができない。)	Grade0に回復するまで最長2週間投与を延期する。2週間たってもGrade0～2に軽快しない場合は，本剤の投与を中止する。2週間以内に軽快した場合は，用量を25%減量の上，投与を再開する。
4 (感染性合併症の原因となるびまん性又は局所性の進行，あるいは寝たきり状態又は入院)	Grade0に回復するまで最長2週間投与を延期する。2週間たってもGrade0～2に軽快しない場合は，本剤の投与を中止する。2週間以内に軽快した場合は，用量を25%減量の上，投与を再開する。

＜口内炎＞

Grade	用量の変更
1 (痛みのない潰瘍，紅斑又は軽度の痛み)	患者が以前にGrade3又は4の本事象を経験していない場合は投与を継続する。以前にGrade3又は4の本事象を経験している場合は，最長2週間投与を延期し，投与再開時には用量を25%減量する。
2 (痛みのある紅斑，浮腫又は潰瘍。食事はできる。)	Grade0～1に軽快するまで最長2週間投与を延期する。2週間たっても軽快しない場合は，用量を25%減量の上，投与を再開する。2週間以内に軽快し，以前にGrade3又は4の本事象を経験していない場合は，投与を再開する。以前にGrade3又は4の本事象を経験している場合は，用量を25%減量の上，投与を再開する。
3 (痛みのある紅斑，浮腫又は潰瘍。食事ができない。)	Grade0に回復するまで最長2週間投与を延期する。2週間たってもGrade0～2に軽快しない場合は，本剤の投与を中止する。2週間以内に軽快した場合は，用量を25%減量の上，投与を再開する。
4 (経静脈又は経管栄養を必要とする。)	Grade0に回復するまで最長2週間投与を延期する。2週間たってもGrade0～2に軽快しない場合は，本剤の投与を中止する。2週間以内に軽快した場合は，用量を25%減量の上，投与を再開する。

＜骨髄抑制＞

Grade	好中球(/μL)	血小板(/μL)	用量の変更
1	1,500以上 2,000未満	75,000以上 150,000未満	投与を継続する。
2	1,000以上 1,500未満	50,000以上 75,000未満	好中球1,500/μL以上，血小板75,000/μL以上になるまで投与を延期する。
3	500以上 1,000未満	25,000以上 50,000未満	好中球1,500/μL以上，血小板75,000/μL以上になるまで投与を延期する。
4	500未満	25,000未満	好中球1,500/μL以上，血小板75,000/μL以上になるまで投与を延期する。持続性の好中球数減少(好中球500/μL未満が7日以上継続するか，本剤投与後22日目までに軽快しない場合)又は血小板25,000/μL未満が認められた場合には，投与再開時，サイトカイン(G-CSF等)を併用するか，あるいは用量を25%減量する。

＜肝機能障害＞

血清ビリルビン値	用量の変更
1.2～3.0mg/dL	用量を25%減量の上，投与を再開する。
3.0mg/dLを超える	本剤との因果関係が否定できない場合，本剤の投与を中止する。本剤との因果関係が否定される場合，用量を50%減量の上，投与を再開する。

＜その他の副作用＞：重度の副作用(Grade3以上)が発現した場合，Grade0～2に軽快するまで最大2週間延期し，用量を25%減量する。

用量調節基準(エイズ関連カポジ肉腫)

＜手足症候群＞

Grade	用量の変更
1 (日常の活動を妨げない軽度の紅斑，腫脹又は落屑)	患者が以前にGrade3又は4の本事象を経験していない場合は投与を継続する。以前にGrade3又は4の本事象を経験している場合は，最長2週間投与を延期し，投与再開時には用量を25%減量する。
2 (正常な身体活動を妨げるが，不可能にはしない程度の紅斑，落屑又は腫脹。直径が2cm未満の小さな水疱又は潰瘍)	Grade0～1に軽快するまで最長2週間投与を延期する。2週間たっても軽快しない場合は，本剤の投与を中止する。2週間以内に軽快し，以前にGrade3又は4の本事象を経験していない場合は，投与を再開する。以前にGrade3又は4の本事象を経験している場合は，用量を25%減量の上，投与を再開する。
3 (歩行又は正常な日常活動を妨げ	Grade0～1に軽快するまで最長2週間投与を延期する。2週間たっ

る程度の水疱，潰瘍又は腫脹。普段の衣服を着ることができない。）	ても軽快しない場合は，本剤の投与を中止する。2週間以内に軽快した場合は，用量を25%減量の上，投与を再開する。
4 （感染性合併症の原因となるびまん性又は局所性の進行，あるいは寝たきり状態又は入院）	Grade0～1に軽快するまで最長2週間投与を延期する。2週間たっても軽快しない場合は，本剤の投与を中止する。2週間以内に軽快した場合は，用量を25%減量の上，投与を再開する。

＜口内炎＞

Grade	用量の変更
1 （痛みのない潰瘍，紅斑又は軽度の痛み）	患者が以前にGrade3又は4の本事象を経験していない場合は投与を継続する。以前にGrade3又は4の本事象を経験している場合は，最長2週間投与を延期し，投与再開時には用量を25%減量する。
2 （痛みのある紅斑，浮腫又は潰瘍。食事はできる。）	Grade0～1に軽快するまで最長2週間投与を延期する。2週間たっても軽快しない場合は，本剤の投与を中止する。2週間以内に軽快し，以前にGrade3又は4の本事象を経験していない場合は，投与を再開する。以前にGrade3又は4の本事象を経験している場合は，用量を25%減量の上，投与を再開する。
3 （痛みのある紅斑，浮腫又は潰瘍。食事ができない。）	Grade0～1に軽快するまで最長2週間投与を延期する。2週間たっても軽快しない場合は，本剤の投与を中止する。2週間以内に軽快した場合は，用量を25%減量の上，投与を再開する。
4 （経静脈又は経管栄養を必要とする。）	Grade0～1に軽快するまで最長2週間投与を延期する。2週間たっても軽快しない場合は，本剤の投与を中止する。2週間以内に軽快した場合は，用量を25%減量の上，投与を再開する。

＜骨髄抑制＞

Grade	好中球(/μL)	血小板(/μL)	用量の変更
1	1,500以上 2,000未満	75,000以上 150,000未満	投与を継続する。
2	1,000以上 1,500未満	50,000以上 75,000未満	好中球1,500/μL以上，血小板75,000/μL以上になるまで投与を延期する。
3	500以上 1,000未満	25,000以上 50,000未満	好中球1,500/μL以上，血小板75,000/μL以上になるまで投与を延期する。
4	500未満	25,000未満	好中球1,500/μL以上，血小板75,000/μL以上になるまで投与を延期する。投与再開時には，サイトカイン(G-CSF等)を併用するか，あるいは用量を25%減量する。

＜肝機能障害＞

肝機能障害のある患者に対する本剤の治療経験は限られている。従来のドキソルビシン塩酸塩製剤での経験に基づき，血清ビリルビン値が次のように上昇した場合は，本剤を減量することが望ましい。

①血清ビリルビン値が1.2～3.0mg/dLの場合は，通常量の1/2

②血清ビリルビン値が3.0mg/dLを超える場合は，通常量の1/4

警告

(1)従来のドキソルビシン塩酸塩製剤の代替として本剤を投与しないこと。

(2)本剤の投与は，緊急時に十分対応できる医療施設において，本剤投与が適切と判断される症例についてのみ実施すること。

(3)本剤の卵巣癌患者への投与は，がん化学療法に十分な知識・経験を持つ医師のもとで実施すること。また，治療開始に先立ち，患者又はその家族に本剤の臨床試験成績等を踏まえて，有効性及び危険性を十分説明し，同意を得てから投与すること。

(4)ドキソルビシン塩酸塩が有する心毒性に注意すること。ドキソルビシン塩酸塩の総投与量が$500mg/m^2$を超えると，心筋障害によるうっ血性心不全が生じる可能性がある。ドキソルビシン塩酸塩の総投与量については，他のアントラサイクリン系薬剤や関連化合物による前治療又は併用を考慮すること。また，縦隔に放射線療法を受けた患者又はシクロホスファミドなどの心毒性のある薬剤を併用している患者では，より低い総投与量($400mg/m^2$)で心毒性が発現する可能性があるので注意すること。本剤投与開始前，及び本剤投与中は頻回に心機能検査を行うなど患者の状態を十分に観察し，異常が認められた場合には投与を中止すること。

(5)心血管系疾患又はその既往歴のある患者には，治療上の有益性が危険性を上回る場合にのみ投与すること。

(6)重度の骨髄抑制が生じることがあるため，頻回に血液検査を行うなど患者の状態を十分に観察すること。

(7)ほてり，潮紅，呼吸困難，胸部不快感，熱感，悪心，息切れ，胸部及び咽喉の絞扼感，低血圧等を含む急性のinfusion reactionが認められている。これらの症状は，多くの患者で投与中止又は終了後，数時間から1日で軽快し，また，投与速度の減速により軽快することもある。一部の患者では，重篤で致死的なアレルギー様又はアナフィラキシー様のinfusion reactionが報告されている。緊急時に十分な対応のできるよう治療薬と救急装置を準備した上で投与を開始し，infusion reaction発現の危険性を最小限にするため投与速度は1mg/分を超えないこと。このようなinfusion reactionが生じた場合は投与を中止するなど適切な処置を行うこと。

禁忌　従来のドキソルビシン塩酸塩製剤又は本剤の成分に対して過敏症の既往歴のある患者

ドグマチール筋注50mg　規格：50mg1管[95円/管]

スルピリド　アステラス　117,232

【効能効果】

胃・十二指腸潰瘍，統合失調症

【対応標準病名】

◎	胃潰瘍	胃十二指腸潰瘍	十二指腸潰瘍
	統合失調症		
○	NSAID胃潰瘍	NSAID十二指腸潰瘍	アスペルガー症候群
	胃潰瘍瘢痕	胃十二指腸潰瘍瘢痕	胃穿孔
	型分類困難な統合失調症	偽神経症性統合失調症	急性胃潰瘍
	急性胃潰瘍穿孔	急性胃粘膜病変	急性十二指腸潰瘍
	急性十二指腸潰瘍穿孔	急性出血性胃潰瘍	急性出血性胃潰瘍穿孔
	急性出血性十二指腸潰瘍	急性出血性十二指腸潰瘍穿孔	急性統合失調症
	急性統合失調症性エピソード	急性統合失調症様精神病性障害	境界型統合失調症
	緊張型統合失調症	クッシング潰瘍	再発性胃潰瘍
	再発性十二指腸潰瘍	残胃潰瘍	残遺型統合失調症
	自閉的精神病質	十二指腸潰瘍瘢痕	出血性胃潰瘍
	出血性胃潰瘍穿孔	出血性十二指腸潰瘍	出血性十二指腸潰瘍穿孔
	術後胃潰瘍	術後胃十二指腸潰瘍	術後十二指腸潰瘍
	小児期型統合失調症	小児シゾイド障害	心因性胃潰瘍
	ステロイド潰瘍	ステロイド潰瘍穿孔	ストレス潰瘍
	ストレス性胃潰瘍	ストレス性十二指腸潰瘍	前駆期統合失調症
	穿孔性十二指腸潰瘍	潜在性統合失調症	穿通性胃潰瘍
	穿通性十二指腸潰瘍	体感症性統合失調症	多発胃潰瘍
	多発性十二指腸潰瘍	多発性出血性胃潰瘍	短期統合失調症様障害

	単純型統合失調症	遅発性統合失調症	デュラフォイ潰瘍
	統合失調症型障害	統合失調症型パーソナリティ障害	統合失調症後抑うつ
	統合失調症症状を伴う急性錯乱	統合失調症症状を伴う急性多形性精神病性障害	統合失調症症状を伴う類循環精神病
	統合失調症性パーソナリティ障害	統合失調症性反応	統合失調症様状態
	難治性胃潰瘍	難治性十二指腸潰瘍	破瓜型統合失調症
	慢性胃潰瘍	慢性胃潰瘍活動期	慢性十二指腸潰瘍
	慢性十二指腸潰瘍活動期	妄想型統合失調症	モレル・クレペリン病
	薬剤性胃潰瘍		
△	胃びらん	十二指腸球後部潰瘍	十二指腸穿孔
	十二指腸びらん	穿孔性胃潰瘍	統合失調症症状を伴わない急性錯乱
	統合失調症症状を伴わない急性多形性精神病性障害	統合失調症症状を伴わない類循環精神病	夢幻精神病

用法用量

(1)胃・十二指腸潰瘍

スルピリドとして，通常成人１回 50mg を１日２回筋肉内注射する。

なお症状により適宜増減する。

(2)統合失調症：スルピリドとして，通常成人１回 100～200mg を筋肉内注射する。なお年齢，症状により適宜増減するが，１日 600mg まで増量することができる。

禁忌

(1)本剤の成分に対し過敏症の既往歴のある患者

(2)プロラクチン分泌性の下垂体腫瘍(プロラクチノーマ)の患者

(3)褐色細胞腫の疑いのある患者

ピリカップル筋注50mg：イセイ[56円/管]

ドグマチール筋注100mg

規格：100mg1管[141円/管]

スルピリド　　アステラス　117

【効 能 効 果】

統合失調症

【対応標準病名】

◎	統合失調症		
○	アスペルガー症候群	型分類困難な統合失調症	偽神経症性統合失調症
	急性統合失調症	急性統合失調症性エピソード	急性統合失調症様精神病性障害
	境界型統合失調症	緊張型統合失調症	残遺型統合失調症
	自閉的精神病質	小児期型統合失調症	小児シゾイド障害
	前駆期統合失調症	潜在性統合失調症	体感症性統合失調症
	短期統合失調症様障害	単純型統合失調症	遅発性統合失調症
	統合失調症型障害	統合失調症型パーソナリティ障害	統合失調症後抑うつ
	統合失調症症状を伴う急性錯乱	統合失調症症状を伴う急性多形性精神病性障害	統合失調症症状を伴う類循環精神病
	統合失調症性パーソナリティ障害	統合失調症性反応	統合失調症様状態
	破瓜型統合失調症	妄想型統合失調症	モレル・クレペリン病
△	統合失調症症状を伴わない急性錯乱	統合失調症症状を伴わない急性多形性精神病性障害	統合失調症症状を伴わない類循環精神病
	夢幻精神病		

用法用量　スルピリドとして，通常成人１回 100～200mg を筋肉内注射する。なお年齢，症状により適宜増減するが，１日 600mg まで増量することができる。

禁忌

(1)本剤の成分に対し過敏症の既往歴のある患者

(2)プロラクチン分泌性の下垂体腫瘍(プロラクチノーマ)の患者

(3)褐色細胞腫の疑いのある患者

ドパストン静注25mg

規格：0.25%10mL1管[153円/管]

ドパストン静注50mg

規格：0.25%20mL1管[282円/管]

レボドパ　　大原薬品　116

【効 能 効 果】

パーキンソン病，パーキンソン症候群

【対応標準病名】

◎	パーキンソン症候群	パーキンソン病	
○	一側性パーキンソン症候群	家族性パーキンソン病	家族性パーキンソン病 Yahr1
	家族性パーキンソン病 Yahr2	家族性パーキンソン病 Yahr3	家族性パーキンソン病 Yahr4
	家族性パーキンソン病 Yahr5	若年性パーキンソン症候群	若年性パーキンソン病
	若年性パーキンソン病 Yahr3	若年性パーキンソン病 Yahr4	若年性パーキンソン病 Yahr5
	続発性パーキンソン症候群	動脈硬化性パーキンソン症候群	脳炎後パーキンソン症候群
	脳血管障害性パーキンソン症候群	パーキンソン病 Yahr1	パーキンソン病 Yahr2
	パーキンソン病 Yahr3	パーキンソン病 Yahr4	パーキンソン病 Yahr5
	パーキンソン病の認知症	梅毒性パーキンソン症候群	薬剤性パーキンソン症候群
△	LGL 症候群	WPW 症候群	アーガイル・ロバートソン瞳孔
	痙性梅毒性運動失調症	顕性神経梅毒	シャルコー関節
	神経原性関節症	神経障害性脊椎障害	神経梅毒髄膜炎
	進行性運動性運動失調症	進行麻痺	脊髄ろう
	脊髄ろう性関節炎	早期興奮症候群	ニューロパチー性関節炎
	脳脊髄梅毒	脳梅毒	梅毒性痙性脊髄麻痺
	梅毒性視神経萎縮	梅毒性髄膜炎	梅毒性聴神経炎
	晩期梅毒性球後視神経炎	晩期梅毒性視神経萎縮	晩期梅毒性髄膜炎
	晩期梅毒性多発ニューロパチー	晩期梅毒性聴神経炎	晩期梅毒脊髄炎
	晩期梅毒脳炎	晩期梅毒脳脊髄炎	

用法用量　通常成人１日量レボドパとして 25～50mg を１～２回に分けて，そのままゆっくり静注又は生理食塩液もしくはブドウ糖注射液などに希釈して点滴静注する。

なお，年齢・症状に応じて適宜増減する。

禁忌

(1)閉塞隅角緑内障の患者

(2)本剤の成分に対し過敏症の既往歴のある患者

(3)非選択的モノアミン酸化酵素阻害剤投与中の患者

併用禁忌

薬剤名等	臨床症状・措置方法	機序・危険因子
非選択的モノアミン酸化酵素阻害剤	血圧上昇等を起こすおそれがある。	レボドパから変換して産生されたドパミン，ノルアドレナリンの分解が非選択的モノアミン酸化酵素阻害剤によって抑制され，これが体内に蓄積されるためと考えられている。

ドブトレックスキット点滴静注用200mg

規格：0.1%200mL1袋[2862円/袋]

ドブトレックスキット点滴静注用600mg

規格：0.3%200mL1袋[5421円/袋]

ドブトレックス注射液100mg

規格：100mg1管[1208円/管]

ドブタミン塩酸塩　　塩野義　211

【効 能 効 果】

急性循環不全における心収縮力増強

【対応標準病名】

◎	急性循環不全		
○	一次性ショック	一過性ショック	エンドトキシン性ショック
	急性ショック	出血性ショック	循環血液量減少性ショック
	ショック	心原性ショック	脊髄性ショック
	デンタルショック	疼痛性ショック	二次性ショック
	末梢循環不全		

用法用量

〔キット点滴静注用〕

通常，ドブタミンとして，1分間あたり1～5μg/kgを点滴静注する。投与量は患者の病態に応じて，適宜増減し，必要ある場合には1分間あたり20μg/kgまで増量できる。

参考：投与量表

ドブトレックスキット点滴静注用200mg

体重(kg)	ドブタミン投与量(μg/kg/分)					
	3	5	7	10	15	20
10	1.8	3.0	4.2	6.0	9.0	12.0
20	3.6	6.0	8.4	12.0	18.0	24.0
30	5.4	9.0	12.6	18.0	27.0	36.0
40	7.2	12.0	16.8	24.0	36.0	48.0
50	9.0	15.0	21.0	30.0	45.0	60.0
60	10.8	18.0	25.2	36.0	54.0	72.0
70	12.6	21.0	29.4	42.0	63.0	84.0
80	14.4	24.0	33.6	48.0	72.0	96.0

表内の単位：小児用点滴セット(60滴≒1mL)を使用する場合は，滴/分，微量輸液ポンプを使用する場合は，mL/時を表示する。

ドブトレックスキット点滴静注用600mg

体重(kg)	ドブタミン投与量(μg/kg/分)					
	3	5	7	10	15	20
10	0.6	1.0	1.4	2.0	3.0	4.0
20	1.2	2.0	2.8	4.0	6.0	8.0
30	1.8	3.0	4.2	6.0	9.0	12.0
40	2.4	4.0	5.6	8.0	12.0	16.0
50	3.0	5.0	7.0	10.0	15.0	20.0
60	3.6	6.0	8.4	12.0	18.0	24.0
70	4.2	7.0	9.8	14.0	21.0	28.0
80	4.8	8.0	11.2	16.0	24.0	32.0

表内の単位：小児用点滴セット(60滴≒1mL)を使用する場合は，滴/分，微量輸液ポンプを使用する場合は，mL/時を表示する。

〔注射液〕

本剤は，用時，5%ブドウ糖注射液又は「日局」生理食塩液で希釈し，ドブタミンとして，通常1分間あたり1～5μg/kgを点滴静注する。投与量は患者の病態に応じて，適宜増減し，必要ある場合には1分間あたり20μg/kgまで増量できる。

参考：希釈法：希釈には5%ブドウ糖注射液，「日局」生理食塩液のほか5%果糖，5%キシリトール，5%ソルビトール，20%マンニトールあるいは乳酸リンゲルの各注射液も用いることができる。

禁忌

(1)肥大型閉塞性心筋症(特発性肥厚性大動脈弁下狭窄)の患者

(2)ドブタミン塩酸塩に対し過敏症の既往歴のある患者

塩酸ドブタミン注100mg：イセイ　100mg1管[284円/管]，ドブタミン点滴静注100mg「AFP」：エール　100mg1管[404円/管]，ドブタミン点滴静注100mg「アイロム」：アイロム　100mg1管[284円/管]，ドブタミン点滴静注液100mg「F」：富士製薬　100mg1管[284円/管]，ドブタミン塩酸塩点滴静注100mg「KN」：小林化工　100mg1管[284円/管]，ドブタミン塩酸塩点滴静注液100mg「サワイ」：沢井　100mg1管[284円/管]，ドブミンK注200：マイラン製薬　0.1%200mL1袋[1421円/袋]，ドプミンK注600：マイラン製薬　0.3%200mL1袋[2587円/袋]，ドプミン注100mg：マイラン製薬　100mg1管[284円/管]

ドブポン注0.1%シリンジ　規格：0.1%50mL1筒[460円/筒]
ドブポン注0.3%シリンジ　規格：0.3%50mL1筒[801円/筒]
ドブポン注0.6%シリンジ　規格：0.6%50mL1筒[1469円/筒]

ドブタミン塩酸塩　テルモ　211

【効能効果】

急性循環不全における心収縮力増強

【対応標準病名】

◎	急性循環不全		
○	一次性ショック	一過性ショック	エンドトキシン性ショック
	急性ショック	出血性ショック	循環血液量減少性ショック
	ショック	心原性ショック	脊髄性ショック
	デンタルショック	疼痛性ショック	二次性ショック
	末梢循環不全		

用法用量　通常，ドブタミンとして，1分間あたり1～5μg/kgを持続静注する。投与量は患者の病態に応じて，適宜増減し，必要ある場合には1分間あたり20μg/kgまで増量できる。

禁忌

(1)肥大型閉塞性心筋症(特発性肥厚性大動脈弁下狭窄)の患者

(2)ドブタミン塩酸塩に対し過敏症の既往歴のある患者

トブラシン注60mg　規格：60mg1管[425円/管]
トブラシン注90mg　規格：90mg1管[607円/管]
トブラシン注小児用10mg　規格：10mg1管[99円/管]

トブラマイシン　東和　612

【効能効果】

〈適応菌種〉本剤に感性の大腸菌，クレブシエラ属，エンテロバクター属，プロテウス属，モルガネラ・モルガニー，プロビデンシア属，緑膿菌

〈適応症〉敗血症，深在性皮膚感染症，慢性膿皮症，外傷・熱傷及び手術創等の二次感染，急性気管支炎，肺炎，慢性呼吸器病変の二次感染，膀胱炎，腎盂腎炎，腹膜炎

【対応標準病名】

◎	外傷	急性気管支炎	挫創
	術後創部感染	腎盂腎炎	創傷
	創傷感染症	熱傷	肺炎
	敗血症	皮膚感染症	腹膜炎
	膀胱炎	慢性膿皮症	裂傷
	裂創		
○あ	MRSA膀胱炎	亜急性気管支炎	足開放創
	足挫創	足切創	足第1度熱傷
	足第2度熱傷	足第3度熱傷	足熱傷
	圧挫傷	圧挫創	アルカリ腐蝕
	アレルギー性膀胱炎	胃腸管熱傷	犬咬創
	胃熱傷	陰茎開放創	陰茎挫創
	陰茎折症	陰茎第1度熱傷	陰茎第2度熱傷
	陰茎第3度熱傷	陰茎熱傷	陰茎裂創
	咽頭開放創	咽頭創傷	咽頭熱傷
	院内感染敗血症	陰のう開放創	陰のう第1度熱傷
	陰のう第2度熱傷	陰のう第3度熱傷	陰のう熱傷
	陰のう裂創	陰部切創	インフルエンザ菌気管支炎
	会陰第1度熱傷	会陰第2度熱傷	会陰第3度熱傷
	会陰熱傷	会陰部化膿創	会陰裂傷
	腋窩第1度熱傷	腋窩第2度熱傷	腋窩第3度熱傷
	腋窩熱傷	横隔膜下膿瘍	横隔膜下腹膜炎

ト

か

横隔膜損傷	汚染擦過創	汚染創
外陰開放創	外陰第１度熱傷	外陰第２度熱傷
外陰第３度熱傷	外陰熱傷	外陰部挫創
外陰部切創	外陰部裂傷	外耳開放創
外耳道創傷	外耳部外傷性異物	外耳部外傷性皮下異物
外耳部割創	外耳部貫通創	外耳部咬創
外耳部挫傷	外耳部挫創	外耳部擦過創
外耳部刺創	外耳部切創	外耳部創傷
外耳部虫刺傷	外傷性異物	外傷性横隔膜ヘルニア
外傷性眼球ろう	外傷性虹彩離断	外傷性食道破裂
外傷性切断	外傷性乳び胸	外傷性脳圧迫・頭蓋内に達する開放創合併あり
外傷性破裂	外耳裂創	開放骨折
開放性外傷性脳圧迫	開放性陥没骨折	開放性胸膜損傷
開放性脱臼骨折	開放性脳挫創	開放性脳損傷髄膜炎
開放性脳底部挫傷	開放性びまん性脳損傷	開放性粉砕骨折
開放創	潰瘍性膀胱炎	下咽頭創傷
下咽頭熱傷	化学外傷	下顎外傷性異物
下顎開放創	下顎割創	下顎貫通創
下顎口唇挫創	下顎咬創	下顎挫傷
下顎挫創	下顎擦過創	下顎刺創
下顎切創	下顎創傷	下顎熱傷
下顎部挫傷	下顎部第１度熱傷	下顎部第２度熱傷
下顎部第３度熱傷	下顎部皮膚欠損創	下顎裂創
踵裂創	顎関節部開放創	顎関節部割創
顎関節部貫通創	顎関節部咬創	顎関節部挫傷
顎関節部挫創	顎関節部擦過創	顎関節部刺創
顎関節部切創	顎関節部創傷	顎関節部裂創
角結膜腐蝕	顎部挫傷	角膜アルカリ化学熱傷
角膜挫創	角膜酸化学熱傷	角膜酸性熱傷
角膜切傷	角膜切創	角膜創傷
角膜熱傷	角膜破裂	角膜裂傷
下肢第１度熱傷	下肢第２度熱傷	下肢第３度熱傷
下肢熱傷	下腿汚染創	下腿開放創
下腿挫創	下腿切創	下腿足部熱傷
下腿熱傷	下腿皮膚欠損創	下腿部第１度熱傷
下腿部第２度熱傷	下腿部第３度熱傷	下腿裂創
割創	化膿性腹膜炎	下半身第１度熱傷
下半身第２度熱傷	下半身第３度熱傷	下半身熱傷
下腹部第１度熱傷	下腹部第２度熱傷	下腹部第３度熱傷
眼化学熱傷	眼窩創傷	肝下膿瘍
眼球結膜裂傷	眼球損傷	眼球熱傷
眼球破裂	眼球裂傷	眼瞼外傷性異物
眼瞼外傷性皮下異物	眼瞼開放創	眼瞼化学熱傷
眼瞼割創	眼瞼貫通創	眼瞼咬創
眼瞼挫創	眼瞼擦過創	眼瞼刺創
眼瞼切創	眼瞼創傷	眼瞼第１度熱傷
眼瞼第２度熱傷	眼瞼第３度熱傷	眼瞼虫刺傷
眼瞼熱傷	眼瞼裂創	環指圧挫傷
環指挫傷	環指挫創	環指切創
環指剥皮創	環指皮膚欠損創	肝周囲炎
眼周囲化学熱傷	眼周囲第１度熱傷	眼周囲第２度熱傷
眼周囲第３度熱傷	眼周囲部外傷性異物	眼周囲部外傷性皮下異物
眼周囲部開放創	眼周囲部割創	眼周囲部貫通創
眼周囲部咬創	眼周囲部挫創	眼周囲部擦過創
眼周囲部刺創	眼周囲部切創	眼周囲部創傷
眼周囲部虫刺傷	眼周囲部裂創	関節血腫
関節挫傷	貫通刺創	貫通銃創
貫通性挫滅創	貫通創	眼熱傷
眼部外傷性異物	眼部外傷性皮下異物	眼部開放創
眼部割創	眼部貫通創	眼部咬創
眼部挫創	眼部擦過創	眼部刺創
眼部切創	眼部創傷	眼部虫刺傷

眼部裂創	顔面汚染創	顔面外傷性異物
顔面開放創	顔面割創	顔面貫通創
顔面咬創	顔面挫傷	顔面挫創
顔面擦過創	顔面刺創	顔面切創
顔面創傷	顔面掻創	顔面損傷
顔面第１度熱傷	顔面第２度熱傷	顔面第３度熱傷
顔面多発開放創	顔面多発割創	顔面多発貫通創
顔面多発咬創	顔面多発挫傷	顔面多発挫創
顔面多発擦過創	顔面多発刺創	顔面多発切創
顔面多発創傷	顔面多発虫刺傷	顔面多発裂創
顔面熱傷	顔面皮膚欠損創	顔面裂創
気管支肺炎	気管熱傷	気腫性腎盂腎炎
気道熱傷	偽膜性気管支炎	急性気管気管支炎
急性限局性腹膜炎	急性喉頭気管気管支炎	急性骨盤腹膜炎
急性出血性膀胱炎	急性単純性膀胱炎	急性肺炎
急性汎発性腹膜炎	急性反復性気管支炎	急性腹膜炎
急性膀胱炎	胸管損傷	胸腔熱傷
胸腺損傷	頬粘膜咬傷	頬粘膜咬創
胸部汚染創	胸部外傷	頬部外傷性異物
頬部開放創	頬部割創	頬部貫通創
頬部咬創	頬部挫傷	胸部挫創
頬部挫創	頬部擦過創	頬部刺創
胸部上腕熱傷	胸部食道損傷	胸部切創
頬部切創	頬部創傷	胸部損傷
胸部第１度熱傷	頬部第１度熱傷	胸部第２度熱傷
頬部第２度熱傷	胸部第３度熱傷	頬部第３度熱傷
胸部熱傷	胸部皮膚欠損創	頬部皮膚欠損創
頬部裂創	胸壁開放創	胸壁刺創
強膜切創	強膜創傷	胸膜損傷・胸腔に達する開放創合併あり
強膜裂傷	胸膜裂創	棘刺創
魚咬創	躯幹薬傷	クループ性気管支炎
頚管破裂	脛骨顆部割創	頚部開放創
頚部挫創	頚部食道開放創	頚部切創
頚部第１度熱傷	頚部第２度熱傷	頚部第３度熱傷
頚部熱傷	頚部膿瘍	頚部皮膚欠損創
結膜創傷	結膜熱傷	結膜のうアルカリ化学熱傷
結膜のう酸化学熱傷	結膜腐蝕	結膜裂傷
限局性腹膜炎	肩甲間部第１度熱傷	肩甲間部第２度熱傷
肩甲間部第３度熱傷	肩甲間部熱傷	肩甲部第１度熱傷
肩甲部第２度熱傷	肩甲部第３度熱傷	肩甲部熱傷
原発性腹膜炎	肩部第１度熱傷	肩部第２度熱傷
肩部第３度熱傷	高エネルギー外傷	口蓋挫傷
口蓋切創	口蓋裂創	口角部挫創
口角部裂創	口腔外傷性異物	口腔開放創
口腔割創	口腔挫傷	口腔挫創
口腔擦過創	口腔刺創	口腔切創
口腔創傷	口腔第１度熱傷	口腔第２度熱傷
口腔第３度熱傷	口腔熱傷	口腔粘膜咬傷
口腔粘膜咬創	口腔裂創	口唇外傷性異物
口唇外傷性皮下異物	口唇開放創	口唇割創
口唇貫通創	口唇咬傷	口唇咬創
口唇挫傷	口唇挫創	口唇擦過創
口唇刺創	口唇切創	口唇創傷
口唇第１度熱傷	口唇第２度熱傷	口唇第３度熱傷
口唇虫刺傷	口唇熱傷	口唇裂創
溝創	咬創	喉頭外傷
喉頭損傷	喉頭熱傷	後頭部割創
後頭部挫傷	後頭部挫創	後頭部切創
後頭部裂創	後腹膜炎	後腹膜膿瘍
肛門第１度熱傷	肛門第２度熱傷	肛門第３度熱傷
肛門熱傷	肛門裂創	骨盤直腸窩膿瘍
骨盤腹膜炎	骨盤部裂創	昆虫咬創
昆虫刺傷	細菌性ショック	細菌性腹膜炎

さ

細菌性膀胱炎	臍周囲炎	採皮創
挫傷	擦過創	擦過皮下血腫
挫滅傷	挫滅創	酸腐蝕
耳介外傷性異物	耳介外傷性皮下異物	耳介開放創
耳介割創	耳介貫通創	耳介咬創
耳介挫傷	耳介挫創	耳介擦過創
耳介刺創	耳介切創	耳介創傷
耳介虫刺傷	耳介部第 1 度熱傷	耳介部第 2 度熱傷
耳介部第 3 度熱傷	趾開放創	耳介裂創
指間切創	趾間切創	子宮頚管裂傷
子宮頚部環状剥離	子宮熱傷	刺咬症
趾挫創	示指 MP 関節挫傷	示指 PIP 開放創
示指割創	示指化膿創	四肢挫傷
示指挫傷	示指挫創	示指刺創
示指切創	四肢第 1 度熱傷	四肢第 2 度熱傷
四肢第 3 度熱傷	四肢熱傷	示指皮膚欠損創
耳前部挫創	刺創	趾第 1 度熱傷
趾第 2 度熱傷	趾第 3 度熱傷	膝蓋部挫創
膝下部挫創	膝窩部銃創	膝関節部挫創
膝部開放創	膝部割創	膝部咬創
膝部挫創	膝部切創	膝部第 1 度熱傷
膝部第 2 度熱傷	膝部第 3 度熱傷	膝部裂創
歯肉挫傷	歯肉切創	歯肉裂創
趾熱傷	射創	手圧挫傷
銃自殺未遂	銃創	十二指腸穿孔腹膜炎
手関節挫滅傷	手関節挫滅創	手関節掌側部挫創
手関節部挫創	手関節部切創	手関節部創傷
手関節部第 1 度熱傷	手関節部第 2 度熱傷	手関節部第 3 度熱傷
手関節部裂創	手指圧挫傷	手指汚染創
手指開放創	手指咬創	種子骨開放骨折
手指挫傷	手指挫創	手指挫滅傷
手指挫滅創	手指刺創	手指切創
手指第 1 度熱傷	手指第 2 度熱傷	手指第 3 度熱傷
手指端熱傷	手指熱傷	手指剥皮創
手指皮膚欠損創	手術創部膿瘍	手術創離開
手掌挫創	手掌刺創	手掌切創
手掌第 1 度熱傷	手掌第 2 度熱傷	手掌第 3 度熱傷
手掌熱傷	手掌剥皮創	手掌皮膚欠損創
出血性膀胱炎	術後横隔膜下膿瘍	術後腎盂腎炎
術後膿瘍	術後腹腔内膿瘍	術後腹壁膿瘍
術後腹膜炎	手背第 1 度熱傷	手背第 2 度熱傷
手背第 3 度熱傷	手背熱傷	手背皮膚欠損創
手背部挫創	手背部切創	手部汚染創
シュロッフェル腫瘤	上顎挫傷	上顎擦過創
上顎切創	上顎部裂創	上口唇挫傷
上行性腎盂腎炎	踵骨部挫滅創	小指咬創
小指挫傷	小指挫創	小指切創
上肢第 1 度熱傷	上肢第 2 度熱傷	上肢第 3 度熱傷
上肢熱傷	小指皮膚欠損創	焼身自殺未遂
上唇小帯裂創	小児肺炎	小膿疱性皮膚炎
上半身第 1 度熱傷	上半身第 2 度熱傷	上半身第 3 度熱傷
上半身熱傷	踵部第 1 度熱傷	踵部第 2 度熱傷
踵部第 3 度熱傷	上腕汚染創	上腕貫通銃創
上腕挫創	上腕第 1 度熱傷	上腕第 2 度熱傷
上腕第 3 度熱傷	上腕熱傷	上腕皮膚欠損創
上腕部開放創	食道損傷	食道熱傷
処女膜裂傷	針刺創	滲出性気管支炎
滲出性腹膜炎	膵臓性腹膜炎	精巣開放創
精巣熱傷	精巣破裂	声門外傷
舌開放創	舌下顎挫創	舌咬傷
舌咬創	舌挫創	舌刺創
舌切創	切創	舌創傷
切断	舌熱傷	舌裂創
セレウス菌敗血症	前額部外傷性異物	前額部外傷性皮下異物

前額部開放創	前額部割創	前額部貫通創
前額部咬創	前額部挫創	前額部擦過創
前額部刺創	前額部切創	前額部創傷
前額部第 1 度熱傷	前額部第 2 度熱傷	前額部第 3 度熱傷
前額部虫刺傷	前額部虫刺症	前額部皮膚欠損創
前額部裂創	前胸部挫創	前胸部第 1 度熱傷
前胸部第 2 度熱傷	前胸部第 3 度熱傷	前胸部熱傷
前頚頭頂部挫創	穿孔性腹腔内膿瘍	穿孔性腹膜炎
仙骨部挫創	仙骨部皮膚欠損創	全身挫傷
全身擦過創	全身第 1 度熱傷	全身第 2 度熱傷
全身第 3 度熱傷	全身熱傷	穿通創
前頭部割創	前頭部挫傷	前頭部挫創
前頭部切創	前頭部皮膚欠損創	前腕汚染創
前腕開放創	前腕咬創	前腕挫創
前腕刺創	前腕手部熱傷	前腕切創
前腕第 1 度熱傷	前腕第 2 度熱傷	前腕第 3 度熱傷
前腕熱傷	前腕皮膚欠損創	前腕裂創
爪下挫滅傷	爪下挫滅創	掻創
創部膿瘍	足関節第 1 度熱傷	足関節第 2 度熱傷
足関節第 3 度熱傷	足関節内果部挫創	足関節熱傷
足関節部挫創	側胸部第 1 度熱傷	側胸部第 2 度熱傷
側胸部第 3 度熱傷	足底熱傷	足底部咬創
足底部刺創	足底部第 1 度熱傷	足底部第 2 度熱傷
足底部第 3 度熱傷	足底部皮膚欠損創	側頭部割創
側頭部挫創	側頭部切創	足背部挫創
足背部切創	足背部第 1 度熱傷	足背部第 2 度熱傷
足背部第 3 度熱傷	足部汚染創	側腹部咬創
側腹部挫創	側腹部第 1 度熱傷	側腹部第 2 度熱傷
側腹部第 3 度熱傷	側腹壁開放創	足部皮膚欠損創
足部裂創	鼡径部開放創	鼡径部切創
鼡径部第 1 度熱傷	鼡径部第 2 度熱傷	鼡径部第 3 度熱傷
鼡径部熱傷	損傷	第 1 度熱傷

た

第 1 度腐蝕	第 2 度熱傷	第 2 度腐蝕
第 3 度熱傷	第 3 度腐蝕	第 4 度熱傷
第 5 趾皮膚欠損創	体幹第 1 度熱傷	体幹第 2 度熱傷
体幹第 3 度熱傷	体幹熱傷	大腿汚染創
大腿咬創	大腿挫創	大腿熱傷
大腿皮膚欠損創	大腿部開放創	大腿部刺創
大腿部切創	大腿部第 1 度熱傷	大腿部第 2 度熱傷
大腿部第 3 度熱傷	大腿裂創	大転子部挫創
体表面積 10%未満の熱傷	体表面積 10 － 19%の熱傷	体表面積 20 － 29%の熱傷
体表面積 30 － 39%の熱傷	体表面積 40 － 49%の熱傷	体表面積 50 － 59%の熱傷
体表面積 60 － 69%の熱傷	体表面積 70 － 79%の熱傷	体表面積 80 － 89%の熱傷
体表面積 90%以上の熱傷	大網膿瘍	大葉性肺炎
多発性外傷	多発性開放創	多発性咬創
多発性昆虫咬創	多発性挫傷	多発性擦過創
多発性漿膜炎	多発性切創	多発性穿刺創
多発性第 1 度熱傷	多発性第 2 度熱傷	多発性第 3 度熱傷
多発性腸間膜膿瘍	多発性熱傷	多発性膿疱症
多発性表在損傷	多発性裂創	打撲割創
打撲挫創	打撲擦過創	胆汁性腹膜炎
腟開放創	腟熱傷	腟壁縫合不全
腟裂傷	肘関節挫創	肘関節部開放創
中指咬創	中指挫傷	中指挫創
中指刺創	中指切創	中指皮膚欠損創
中手骨関節部挫創	虫垂炎術後残膿瘍	肘部挫創
肘部切創	肘部第 1 度熱傷	肘部第 2 度熱傷
肘部第 3 度熱傷	肘部皮膚欠損創	腸間膜脂肪織炎
腸間膜膿瘍	腸球菌敗血症	腸骨窩膿瘍
腸穿孔腹膜炎	腸腰筋膿瘍	沈下性肺炎
手開放創	手咬創	手挫創
手刺創	手切創	手第 1 度熱傷

	手第2度熱傷	手第3度熱傷	手熱傷
	殿部開放創	殿部咬創	殿部刺創
	殿部切創	殿部第1度熱傷	殿部第2度熱傷
	殿部第3度熱傷	殿部熱傷	殿部皮膚欠損創
	殿部裂創	頭頂部挫傷	頭頂部挫創
	頭頂部擦過創	頭頂部切創	頭頂部裂創
	頭皮開放創	頭皮剥離	頭皮表在損傷
	頭部外傷性皮下異物	頭部外傷性皮下気腫	頭部開放創
	頭部割創	頭部頚部挫傷	頭部頚部挫創
	頭部挫傷	頭部挫創	頭部擦過創
	頭部刺創	頭部切創	頭部第1度熱傷
	頭部第2度熱傷	頭部第3度熱傷	頭部多発開放創
	頭部多発割創	頭部多発咬創	頭部多発挫傷
	頭部多発挫創	頭部多発擦過創	頭部多発刺創
	頭部多発切創	頭部多発創傷	頭部多発皮下血腫
	頭部多発裂創	頭部虫刺傷	動物咬創
	頭部熱傷	頭部皮膚欠損創	頭部裂創
な	飛び降り自殺未遂	飛び込み自殺未遂	内部尿路性器の熱傷
	軟口蓋挫創	軟口蓋創傷	軟口蓋熱傷
	軟口蓋破裂	乳児肺炎	乳頭部第1度熱傷
	乳頭部第2度熱傷	乳頭部第3度熱傷	乳房第1度熱傷
	乳房第2度熱傷	乳房第3度熱傷	乳房熱傷
	乳輪部第1度熱傷	乳輪部第2度熱傷	乳輪部第3度熱傷
	尿細管間質性腎炎	尿膜管膿瘍	猫咬創
	脳挫傷・頭蓋内に達する開放創合併あり	脳挫創・頭蓋内に達する開放創合併あり	脳底部挫傷・頭蓋内に達する開放創合併あり
は	膿皮症	膿疱	肺炎球菌性気管支炎
	肺炎球菌性腹膜炎	敗血症性ショック	敗血症性肺炎
	敗血症性皮膚炎	敗血性壊疽	肺熱傷
	背部第1度熱傷	背部第2度熱傷	背部第3度熱傷
	背部熱傷	爆死自殺未遂	抜歯後感染
	半身第1度熱傷	半身第2度熱傷	半身第3度熱傷
	汎発性化膿性腹膜炎	反復性膀胱炎	鼻下擦過創
	鼻根部打撲挫創	鼻根部裂創	膝汚染創
	膝皮膚欠損創	鼻前庭部挫創	鼻尖部挫創
	鼻部外傷性異物	鼻部外傷性皮下異物	鼻部開放創
	眉部割創	鼻部割創	鼻部貫通創
	腓腹筋挫創	皮膚欠損創	鼻部咬創
	鼻部挫傷	鼻部挫創	鼻部擦過創
	鼻部刺創	鼻部切創	鼻部創傷
	皮膚損傷	鼻部第1度熱傷	鼻部第2度熱傷
	鼻部第3度熱傷	鼻部虫刺傷	皮膚剥脱創
	鼻部皮膚欠損創	鼻部皮膚剥離創	鼻部裂創
	びまん性脳損傷・頭蓋内に達する開放創合併あり	眉毛部割創	眉毛部裂創
	表皮剥離	鼻翼部切創	鼻翼部裂創
	びらん性膀胱炎	腹腔骨盤部膿瘍	腹腔内遺残膿瘍
	腹腔内膿瘍	伏針	副鼻腔開放創
	腹部汚染創	腹部刺創	腹部第1度熱傷
	腹部第2度熱傷	腹部第3度熱傷	腹部熱傷
	腹部皮膚欠損創	腹壁開放創	腹壁創し開
	腹壁縫合糸膿瘍	腹壁縫合不全	腐蝕
	分娩時会陰裂傷	分娩時軟産道損傷	膀胱後部膿瘍
	膀胱三角部炎	縫合糸膿瘍	膀胱周囲炎
	膀胱周囲膿瘍	縫合不全	縫合部膿瘍
	放射線性熱傷	包皮挫創	包皮切創
	包皮裂創	母指球部第1度熱傷	母指球部第2度熱傷
	母指球部第3度熱傷	母指咬創	母指挫傷
	母指挫創	母趾挫創	母指示指間切創
	母指刺創	母指切創	母指第1度熱傷
	母指第2度熱傷	母指第3度熱傷	母指打撲挫創
	母指熱傷	母指皮膚欠損創	母趾皮膚欠損創
ま	母指末節部挫創	慢性骨盤腹膜炎	慢性再発性膀胱炎
	慢性複雑性膀胱炎	慢性腹膜炎	慢性膀胱炎
	眉間部挫創	眉間部裂創	耳後部挫創
	脈絡網膜熱傷	無熱性肺炎	盲管銃創
や	盲腸後部膿瘍	網脈絡膜裂傷	薬傷
	腰部切創	腰部第1度熱傷	腰部第2度熱傷
	腰部第3度熱傷	腰部打撲挫創	腰部熱傷
ら	涙管損傷	涙管断裂	涙道損傷
	轢過創	裂離	連鎖球菌気管支炎
	老人性肺炎		

△	BK ウイルス腎症	MRCNS 敗血症	MRSA 敗血症
あ	MRSA 腹膜炎	RS ウイルス気管支炎	アキレス腱筋腱移行部断裂
	アキレス腱挫傷	アキレス腱挫創	アキレス腱切創
	アキレス腱断裂	アキレス腱部分断裂	足異物
	亜脱臼	圧迫骨折	圧迫神経炎
	医原性気胸	インフルエンザ菌敗血症	ウイルス性気管支炎
	エコーウイルス気管支炎	炎症性大網癒着	横骨折
か	黄色ぶどう球菌敗血症	外耳部外傷性腫脹	外耳部打撲傷
	外耳部皮下血腫	外耳部皮下出血	外傷後早期合併症
	外傷性一過性麻痺	外傷性空気塞栓症	外傷性咬合
	外傷性硬膜動静脈瘻	外傷性耳出血	外傷性脂肪塞栓症
	外傷性縦隔気腫	外傷性脊髄出血	外傷性動静脈瘻
	外傷性動脈血腫	外傷性動脈瘤	外傷性脳圧迫
	外傷性脳圧迫・頭蓋内に達する開放創合併なし	外傷性脳症	外傷性皮下気腫
	外傷性皮下血腫	開放性脱臼	下顎打撲傷
	下顎皮下血腫	下顎部打撲傷	顎関節部打撲傷
	顎関節部皮下血腫	顎部打撲傷	カテーテル感染症
	カテーテル敗血症	過労性脛部痛	眼黄斑部裂孔
	眼窩部挫創	眼窩裂傷	眼瞼外傷性腫脹
	間質性膀胱炎	眼周囲部外傷性腫脹	関節骨折
	関節打撲	完全骨折	完全脱臼
	眼部外傷性腫脹	陥没骨折	顔面多発打撲傷
	顔面多発皮下血腫	顔面多発皮下出血	顔面打撲傷
	顔面皮下血腫	頬部打撲傷	胸部皮下気腫
	頬部皮下血腫	胸膜肺炎	亀裂骨折
	筋損傷	筋断裂	筋肉内血腫
	屈曲骨折	クラミジア肺炎	グラム陰性桿菌敗血症
	グラム陰性菌敗血症	グラム陽性菌敗血症	血管切断
	血管損傷	血腫	血性腹膜炎
	嫌気性菌敗血症	腱切創	腱損傷
	腱断裂	腱部分断裂	腱裂傷
	コアグラーゼ陰性ぶどう球菌敗血症	口腔外傷性腫脹	口腔打撲傷
	口腔内血腫	後出血	紅色陰癬
	口唇外傷性腫脹	口唇打撲傷	口唇皮下血腫
	口唇皮下出血	後頭部外傷	後頭部打撲傷
	広範性軸索損傷	広汎性神経損傷	後方脱臼
	硬膜損傷	硬膜裂傷	コクサッキーウイルス気管支炎
さ	骨折	コントル・クー損傷	耳介外傷性腫脹
	耳介打撲傷	耳介皮下血腫	耳介皮下出血
	耳下腺部打撲	四肢静脈損傷	四肢動脈損傷
	膝関節部異物	膝部異物	斜骨折
	尺骨近位端骨折	尺骨鈎状突起骨折	縦隔血腫
	縦骨折	重複骨折	種子骨骨折
	手指打撲傷	手指皮下血腫	術後感染症
	術後血腫	術後ショック	術後髄膜炎
	術後敗血症	術後皮下気腫	上顎打撲傷
	上顎皮下血腫	硝子体切断	神経根ひきぬき損傷
	神経切断	神経叢損傷	神経叢不全損傷
	神経損傷	神経断裂	新生児敗血症
	靱帯ストレイン	靱帯損傷	靱帯断裂
	靱帯捻挫	靱帯裂傷	心内異物
	ストレイン	生検後出血	前額部外傷性腫脹

	線状骨折	前頭部打撲傷	前方脱臼
	爪下異物	増殖性化膿性口内炎	足底異物
た	側頭部打撲傷	側頭部皮下血腫	脱臼
	脱臼骨折	打撲血腫	打撲傷
	打撲皮下血腫	単純脱臼	腟断端炎
	腟断端出血	肘関節骨折	肘関節脱臼骨折
	中枢神経系損傷	肘頭骨折	腸間膜脂肪壊死
	転位性骨折	殿部異物	頭頂部打撲傷
	頭皮外傷性腫脹	頭皮下血腫	頭部異物
	頭部頚部打撲傷	頭部血腫	頭部多発打撲傷
	頭部打撲	頭部打撲血腫	頭部打撲傷
	頭部皮下異物	頭部皮下血腫	頭部皮下出血
な	動脈損傷	特発性関節脱臼	内視鏡検査中腸穿孔
	軟口蓋血腫	肉離れ	乳腺内異物
	乳房異物	尿管切石術後感染症	尿性腹膜炎
	捻挫	脳挫傷	脳挫傷・頭蓋内に達する開放創合併なし
	脳挫創	脳挫創・頭蓋内に達する開放創合併なし	脳損傷
	脳対側損傷	脳直撃損傷	脳底部挫傷
は	脳底部挫傷・頭蓋内に達する開放創合併なし	脳裂傷	敗血症性気管支炎
	剥離骨折	抜歯後出血	パラインフルエンザウイルス気管支炎
	破裂骨折	皮下異物	皮下気腫
	皮下血腫	皮下静脈損傷	皮下損傷
	皮神経挫傷	非定型肺炎	非熱傷性水疱
	鼻部外傷性腫脹	眉部血腫	鼻部打撲傷
	鼻部皮下血腫	鼻部皮下出血	びまん性脳損傷
	びまん性脳損傷・頭蓋内に達する開放創合併なし	びまん性肺炎	フィブリン性腹膜炎
	複雑脱臼	腹壁異物	不全骨折
	ぶどう球菌性敗血症	ブラックアイ	粉砕骨折
	閉鎖性外傷性脳圧迫	閉鎖性骨折	閉鎖性脱臼
	閉鎖性脳挫創	閉鎖性脳底部挫傷	閉鎖性びまん性脳損傷
	閉塞性肺炎	縫合不全出血	放射線出血性膀胱炎
	放射線性膀胱炎	帽状腱膜下出血	母指打撲傷
ま	マイコプラズマ気管支炎	末梢血管外傷	末梢神経損傷
	耳後部打撲傷	網膜振盪	モンテジア骨折
ら	ライノウイルス気管支炎	らせん骨折	離開骨折
	裂離骨折	若木骨折	

用法用量

(1)成人

通常，トブラマイシンとして，膀胱炎および腎盂腎炎には，1日120mg(力価)を2回に，その他の感染症には1日180mg(力価)を2～3回に，それぞれ分割して，筋肉内注射または点滴静注する。

点滴静注においては30分～2時間かけて注入する。

1回90mg投与の場合には，1時間以上かけて注入することが望ましい。

なお，年齢，体重，症状により適宜増減する。

(2)小児

トブラマイシンとして，1日3mg(力価)/kgを2～3回に分割して，筋肉内注射または点滴静注する。

点滴静注においては30分～2時間かけて注入する。

なお，年齢，体重，症状により適宜増減する。

用法用量に関連する使用上の注意

(1)本剤の使用にあたっては，耐性菌の発現等を防ぐため，原則として感受性を確認し，疾病の治療上必要な最小限の期間の投与にとどめること。

(2)腎障害のある患者には，投与量を減らすか，投与間隔をあけて使用すること。

禁忌　本剤の成分並びに他のアミノグリコシド系抗生物質又はバシトラシンに対し過敏症の既往歴のある患者

原則禁忌　本人又はその血族がアミノグリコシド系抗生物質難聴者又はその他の難聴者

ドプラム注射液400mg

規格：20mg1mLバイアル[104円/mLV]

ドキサプラム塩酸塩水和物　キッセイ　221

【効能効果】

(1)下記の状態における呼吸抑制ならびに覚醒遅延
麻酔時，中枢神経系抑制剤による中毒時

(2)遷延性無呼吸の鑑別診断

(3)急性ハイパーカプニアを伴う慢性肺疾患

【対応標準病名】

◎	高炭酸ガス血症	神経抑制薬中毒	麻酔覚醒遅延
	薬物中毒症		
○	CO2ナルコーシス	覚醒剤中毒	抗うつ薬中毒
	抗精神病薬中毒	三環系抗うつ薬中毒	精神安定剤中毒
	精神作用薬中毒	チオキサンテン系神経抑制薬中毒	フェノチアジン系抗精神病薬中毒
	ブチロフェノン系神経抑制薬中毒	モノアミンオキシダーゼ阻害性抗うつ薬中毒	四環系抗うつ薬中毒
	リチウム中毒		
△	1型糖尿病性アセトン血症	2型糖尿病性アセトン血症	EUTHYROID SICK症候群
	アセトン血症	医薬品中毒	過換気症
	急性薬物中毒	血液ガス値異常	高窒素血症
	高乳酸血症	高ビリルビン血症	低炭酸ガス血症
	糖尿病性アセトン血症	慢性薬物中毒	

効能効果に関連する使用上の注意　中枢神経系抑制剤による中毒時における注意：中枢神経系抑制剤による重篤な中毒患者に対し，本剤のみでは，呼吸促進ならびに意識レベルの改善が十分得られないことがあるので，本剤は従来慣用された維持療法や蘇生術の補助として用いるべきである。

用法用量

(1)麻酔時

通常0.5～1.0mg/kgを徐々に静注する。

なお，必要に応じて5分間隔で通常量を投与し，総投与量は2.0mg/kgまでとする。

点滴静注の場合は，はじめ約5mg/minの速度で投与し，患者の状態に応じて注入速度を適宜調節する。

なお，総投与量は5.0mg/kgまでとする。

(2)中枢神経系抑制剤による中毒時

通常0.5～2.0mg/kgを徐々に静注する。初回投与に反応があった患者には維持量として，必要に応じて通常量を5～10分間隔で投与し，ついで1～2時間間隔で投与を繰り返す。

点滴静注の場合は症状に応じて1.0～3.0mg/kg/hrの速度で投与する。

(3)遷延性無呼吸の鑑別診断

通常1.0～2.0mg/kgを静注する。

本剤の投与により呼吸興奮が十分生じない場合は呼吸抑制の原因が筋弛緩剤の残存効果によることを考慮する。

(4)急性ハイパーカプニアを伴う慢性肺疾患

通常1.0～2.0mg/kg/hrの速度で点滴静注する。

本剤投与開始後1～2時間は，動脈血ガスを30分毎に測定し，血液ガスの改善がみられないか，悪化する場合にはレスピレータの使用を考慮する。本剤投与により血液ガスの改善がみられ，重篤な副作用が生じなければ投与を継続してもよい。動脈血ガス分圧の測定は適宜行い，血液ガスが適当なレベルに達したら投与を中断し，酸素吸入は必要に応じて継続する。本剤注入中断後，$PaCO_2$が上昇した場合には本剤の再投与を考慮する。

なお，本剤の1日の最大投与量は2.4gである。

用法用量に関連する使用上の注意　麻酔時における注意：本剤投与により，エピネフリン放出が増加する。したがって，カテコラミンに対する心筋の感受性を高める麻酔剤，例えばハロタン，シクロプロパン，エンフルランなどを使用したときには，本剤投与は麻酔剤投与中止後少なくとも10分間間隔をあけるべきである。

禁忌
(1)癲かんおよび他の痙攣状態の患者
(2)呼吸筋・胸郭・胸膜などの異常により換気能力の低下している患者
(3)重症の高血圧症および脳血管障害患者
(4)冠動脈疾患，明瞭な代償不全性心不全
(5)新生児，未熟児
(6)本剤の成分に対し過敏症の既往歴のある患者

トポテシン点滴静注40mg　規格：40mg2mL1瓶[5464円/瓶]
トポテシン点滴静注100mg　規格：100mg5mL1瓶[12401円/瓶]
イリノテカン塩酸塩水和物　第一三共　424

カンプト点滴静注 40mg，カンプト点滴静注 100mg を参照(P1300)

トラベルミン注　規格：1mL1管[66円/管]
ジフェンヒドラミン塩酸塩　ジプロフィリン　エーザイ　133

【効能効果】
下記の疾患又は状態に伴う悪心・嘔吐・めまい：動揺病，メニエール症候群

【対応標準病名】

◎	嘔吐症	悪心	動揺病
	メニエール症候群	メニエール病	めまい
○	アセトン血性嘔吐症	嘔気	化学療法に伴う嘔吐症
	蝸牛型メニエール病	車酔い	頚性めまい
	航空機酔い	習慣性嘔吐	食後悪心
	前庭型メニエール病	前庭障害	前庭神経炎
	前庭性運動失調症	胆汁性嘔吐	中枢性嘔吐症
	特発性嘔吐症	突発性めまい	内リンパ水腫
	脳性嘔吐	反芻	反復性嘔吐
	船酔い	糞便性嘔吐	平衡異常
	平衡障害	迷路性めまい	めまい感
	めまい症	めまい発作	夜間めまい
	よろめき感	レルモワイエ症候群	
△	エアハンマー症候群	外傷性血管攣縮性症候群	回転性めまい
	痙性めまい	耳性めまい	頭位眼振
	末梢性めまい症	末梢前庭障害	めまい症候群

用法用量　通常成人1回1mL(1管)を皮下又は筋肉内に注射する。
なお，必要により適宜増減する。

禁忌
(1)緑内障の患者
(2)前立腺肥大等下部尿路に閉塞性疾患のある患者

トラマール注100　規格：100mg1管[99円/管]
トラマドール塩酸塩　日本新薬　114

【効能効果】
下記疾患ならびに状態における鎮痛
各種癌，術後

【対応標準病名】

◎	悪性腫瘍	癌	術後疼痛
○	ALK 融合遺伝子陽性非小細胞肺癌	EGFR 遺伝子変異陽性非小細胞肺癌	KIT (CD117) 陽性胃消化管間質腫瘍
	KIT (CD117) 陽性結腸消化管間質腫瘍	KIT (CD117) 陽性小腸消化管間質腫瘍	KIT (CD117) 陽性食道消化管間質腫瘍
	KIT (CD117) 陽性直腸消化管間質腫瘍	KRAS 遺伝子野生型結腸癌	KRAS 遺伝子野生型直腸癌
あ	S 状結腸癌	悪性エナメル上皮腫	悪性下垂体腫瘍
	悪性褐色細胞腫	悪性顆粒細胞腫	悪性間葉腫
	悪性奇形腫	悪性胸腺腫	悪性グロームス腫瘍
	悪性血管外皮腫	悪性甲状腺腫	悪性骨腫瘍
	悪性縦隔腫瘍	悪性腫瘍合併性皮膚筋炎	悪性神経膠腫
	悪性髄膜腫	悪性脊髄髄膜腫	悪性線維性組織球腫
	悪性虫垂粘液瘤	悪性停留精巣	悪性頭蓋咽頭腫
	悪性脳腫瘍	悪性末梢神経鞘腫	悪性葉状腫瘍
	悪性リンパ腫骨髄浸潤	鞍上部胚細胞腫瘍	胃悪性間葉系腫瘍
	胃悪性黒色腫	胃カルチノイド	胃癌
	胃癌・HER2 過剰発現	胃管癌	胃癌骨転移
	胃癌末期	胃原発絨毛癌	胃脂肪肉腫
	胃重複癌	胃消化管間質腫瘍	胃進行癌
	胃前庭部癌	胃体部癌	胃底部癌
	遺伝性大腸癌	遺伝性非ポリポーシス大腸癌	胃肉腫
	胃胚細胞腫瘍	胃平滑筋肉腫	胃幽門部癌
	陰核癌	陰茎悪性黒色腫	陰茎癌
	陰茎亀頭部癌	陰茎体部癌	陰茎肉腫
	陰茎パジェット病	陰茎包皮部癌	陰茎有棘細胞癌
	咽頭癌	咽頭肉腫	陰のう悪性黒色腫
	陰のう癌	陰のう内脂肪肉腫	陰のうパジェット病
	陰のう有棘細胞癌	ウイルムス腫瘍	エクリン汗孔癌
	炎症性乳癌	延髄神経膠腫	延髄星細胞腫
か	横行結腸癌	横紋筋肉腫	外陰悪性黒色腫
	外陰悪性腫瘍	外陰癌	外陰部パジェット病
	外陰部有棘細胞癌	外耳道癌	回腸カルチノイド
	回腸癌	回腸消化管間質腫瘍	開腹術後愁訴
	海綿芽細胞腫	回盲部癌	下咽頭癌
	下咽頭後部癌	下咽頭肉腫	下顎悪性エナメル上皮腫
	下顎骨悪性腫瘍	下顎骨骨肉腫	下顎歯肉癌
	下顎歯肉頬移行部癌	下顎部横紋筋肉腫	下眼瞼基底細胞癌
	下眼瞼皮膚癌	下眼瞼有棘細胞癌	顎下腺癌
	顎下部悪性腫瘍	角膜の悪性腫瘍	下行結腸癌
	下口唇基底細胞癌	下口唇皮膚癌	下口唇有棘細胞癌
	下肢悪性腫瘍	下唇癌	下唇赤唇部癌
	仮声帯癌	滑膜腫	滑膜肉腫
	下部食道癌	下部胆管癌	下葉小細胞肺癌
	下葉肺癌	下葉肺腺癌	下葉肺大細胞癌
	下葉肺扁平上皮癌	下葉非小細胞肺癌	カルチノイド
	肝悪性腫瘍	眼窩悪性腫瘍	肝外胆管癌
	眼窩横紋筋肉腫	眼角基底細胞癌	眼角皮膚癌
	眼角有棘細胞癌	眼窩神経芽腫	肝カルチノイド
	肝癌	肝癌骨転移	癌関連網膜症
	眼瞼脂腺癌	眼瞼皮膚の悪性腫瘍	眼瞼メルケル細胞癌
	肝細胞癌	肝細胞癌破裂	癌性悪液質
	癌性胸水	癌性胸膜炎	癌性ニューロパチー
	汗腺癌	顔面悪性腫瘍	顔面横紋筋肉腫
	肝門部癌	肝門部胆管癌	気管癌
	気管支カルチノイド	気管支癌	気管支リンパ節転移
	基底細胞癌	臼後部癌	嗅神経芽腫
	嗅神経上皮腫	胸腔内リンパ節の悪性腫瘍	橋神経膠腫
	胸腺カルチノイド	胸腺癌	胸腺腫
	胸椎転移	頬粘膜癌	頬部横紋筋肉腫
	胸部下部食道癌	頬部血管肉腫	胸部上部食道癌
	胸部食道癌	胸部中部食道癌	胸膜悪性腫瘍
	胸膜脂肪肉腫	胸膜播種	去勢抵抗性前立腺癌
	巨大後腹膜脂肪肉腫	空腸カルチノイド	空腸癌
	空腸消化管間質腫瘍	クルッケンベルグ腫瘍	クロム親和性芽細胞腫
	頚動脈小体悪性腫瘍	頚部悪性腫瘍	頚部悪性線維性組織球腫
	頚部悪性軟部腫瘍	頚部横紋筋肉腫	頚部滑膜肉腫
	頚部癌	頚部基底細胞癌	頚部血管肉腫
	頚部原発腫瘍	頚部脂腺癌	頚部脂肪肉腫
	頚部食道癌	頚部神経芽腫	頚部肉腫
	頚部皮膚悪性腫瘍	頚部皮膚癌	頚部メルケル細胞癌

頸部有棘細胞癌	頸部隆起性皮膚線維肉腫	血管肉腫
結腸癌	結腸脂肪肉腫	結腸消化管間質腫瘍
結膜の悪性腫瘍	限局性前立腺癌	肩甲部脂肪肉腫
原始神経外胚葉腫瘍	原線維性星細胞腫	原発性悪性脳腫瘍
原発性肝癌	原発性骨腫瘍	原発性脳腫瘍
原発性肺癌	原発不明癌	肩部悪性線維性組織球腫
肩部横紋筋肉腫	肩部滑膜肉腫	肩部線維肉腫
肩部淡明細胞肉腫	肩部胞巣状軟部肉腫	口蓋癌
口蓋垂癌	膠芽腫	口腔悪性黒色腫
口腔癌	口腔前庭癌	口腔底癌
硬口蓋癌	後縦隔悪性腫瘍	甲状腺悪性腫瘍
甲状腺癌	甲状腺癌骨転移	甲状腺髄様癌
甲状腺乳頭癌	甲状腺未分化癌	甲状腺濾胞癌
甲状軟骨の悪性腫瘍	口唇癌	口唇境界部癌
口唇赤唇部癌	口唇皮膚悪性腫瘍	口唇メルケル細胞癌
口底癌	喉頭蓋癌	喉頭蓋前面癌
喉頭蓋谷癌	喉頭癌	後頭部転移性腫瘍
後頭葉悪性腫瘍	後頭葉膠芽腫	後頭葉神経膠腫
膠肉腫	項部基底細胞癌	後腹膜悪性腫瘍
後腹膜悪性線維性組織球腫	後腹膜横紋筋肉腫	後腹膜血管肉腫
後腹膜脂肪肉腫	後腹膜神経芽腫	後腹膜線維肉腫
後腹膜胚細胞腫瘍	後腹膜平滑筋肉腫	後腹膜リンパ節転移
項部皮膚癌	項部メルケル細胞癌	項部有棘細胞癌
肛門悪性黒色腫	肛門癌	肛門管癌
肛門部癌	肛門扁平上皮癌	骨悪性線維性組織球腫
骨原性肉腫	骨髄性白血病骨髄浸潤	骨髄転移
骨線維肉腫	骨転移癌	骨軟骨肉腫
骨肉腫	骨盤転移	骨盤内リンパ節転移

さ

骨盤内リンパ節の悪性腫瘍	骨膜性骨肉腫	鰓原性癌
残胃癌	耳介癌	耳介メルケル細胞癌
耳下腺癌	耳下部肉腫	耳管癌
色素性基底細胞癌	子宮癌	子宮癌骨転移
子宮癌再発	子宮癌術後後遺症	子宮癌肉腫
子宮体癌	子宮体癌再発	子宮内膜癌
子宮内膜間質肉腫	子宮肉腫	子宮平滑筋肉腫
篩骨洞癌	視床下部星細胞腫	視床星細胞腫
視神経膠腫	脂腺癌	歯肉癌
脂肪肉腫	斜台部脊索腫	縦隔癌
縦隔脂肪肉腫	縦隔神経芽腫	縦隔胚細胞腫瘍
縦隔卵黄のう腫瘍	縦隔リンパ節転移	十二指腸悪性ガストリノーマ
十二指腸悪性ソマトスタチノーマ	十二指腸カルチノイド	十二指腸癌
十二指腸消化管間質腫瘍	十二指腸神経内分泌癌	十二指腸神経内分泌腫瘍
十二指腸乳頭癌	十二指腸乳頭部癌	十二指腸平滑筋肉腫
絨毛癌	手関節部滑膜肉腫	主気管支の悪性腫瘍
術後合併症	術後乳癌	術後腰痛
術創部痛	手部悪性線維性組織球腫	手部横紋筋肉腫
手部滑膜肉腫	手部淡明細胞肉腫	手部類上皮肉腫
上衣芽細胞腫	上衣腫	小陰唇癌
上咽頭癌	上咽頭脂肪肉腫	上顎悪性エナメル上皮腫
上顎癌	上顎結節部癌	上顎骨悪性腫瘍
上顎骨骨肉腫	上顎歯肉癌	上顎歯肉頬移行部癌
上顎洞癌	松果体悪性腫瘍	松果体芽腫
松果体胚細胞腫瘍	松果体部膠芽腫	松果体未分化胚細胞腫
上眼瞼基底細胞癌	上眼瞼皮膚癌	上眼瞼有棘細胞癌
上行結腸カルチノイド	上行結腸癌	上行結腸平滑筋肉腫
上口唇基底細胞癌	上口唇皮膚癌	上口唇有棘細胞癌
小細胞肺癌	上肢悪性腫瘍	上唇癌
上唇赤唇部癌	小唾液腺癌	小腸カルチノイド
小腸癌	小腸脂肪肉腫	小腸消化管間質腫瘍

小腸平滑筋肉腫	上皮腫	上部食道癌
上部胆管癌	上葉小細胞肺癌	上葉肺癌
上葉肺腺癌	上葉肺大細胞癌	上葉肺扁平上皮癌
上葉非小細胞肺癌	上腕悪性線維性組織球腫	上腕悪性軟部腫瘍
上腕横紋筋肉腫	上腕滑膜肉腫	上腕脂肪肉腫
上腕線維肉腫	上腕淡明細胞肉腫	上腕胞巣状軟部肉腫
上腕類上皮肉腫	食道悪性間葉系腫瘍	食道悪性黒色腫
食道横紋筋肉腫	食道顆粒細胞腫	食道カルチノイド
食道癌	食道癌骨転移	食道癌肉腫
食道基底細胞癌	食道偽肉腫	食道脂肪肉腫
食道消化管間質腫瘍	食道小細胞癌	食道腺癌
食道腺様のう胞癌	食道粘表皮癌	食道表在癌
食道平滑筋肉腫	食道未分化癌	痔瘻癌
腎悪性腫瘍	腎盂癌	腎盂腺癌
腎盂乳頭状癌	腎盂尿路上皮癌	腎盂扁平上皮癌
腎カルチノイド	腎癌	腎癌骨転移
神経芽腫	神経膠腫	神経線維肉腫
進行性前立腺癌	進行乳癌	唇交連癌
腎細胞癌	腎周囲脂肪肉腫	心臓悪性腫瘍
心臓横紋筋肉腫	心臓血管肉腫	心臓脂肪肉腫
心臓線維肉腫	心臓粘液肉腫	腎肉腫
膵芽腫	膵癌	膵管癌
膵管内管状腺癌	膵管内乳頭粘液性腺癌	膵脂肪肉腫
膵漿液性のう胞腺癌	膵腺房細胞癌	膵臓癌骨転移
膵体部癌	膵頭部カルチノイド	膵頭部癌
膵内胆管癌	膵粘液性のう胞腺癌	膵尾部癌
髄膜癌腫症	髄膜白血病	スキルス胃癌
星細胞腫	精索脂肪肉腫	精索肉腫
星状芽細胞腫	精上皮腫	成人T細胞白血病骨髄浸潤
精巣横紋筋肉腫	精巣癌	精巣奇形癌
精巣奇形腫	精巣絨毛癌	精巣上体癌
精巣胎児性癌	精巣肉腫	精巣胚細胞腫瘍
精巣卵黄のう腫瘍	精巣卵のう腫瘍	精母細胞腫
声門下癌	声門癌	声門上癌
脊索腫	脊髄播種	脊椎転移
脊椎麻酔後頭痛	舌縁癌	舌下腺癌
舌下面癌	舌癌	舌根部癌
舌脂肪肉腫	舌尖癌	舌背癌
線維脂肪肉腫	線維肉腫	前縦隔悪性腫瘍
全身性転移性癌	前頭洞癌	前頭部転移性腫瘍
前頭葉悪性腫瘍	前頭葉膠芽腫	前頭葉神経膠腫
前頭葉星細胞腫	前頭葉退形成性星細胞腫	前立腺横紋筋肉腫
前立腺癌	前立腺癌骨転移	前立腺癌再発
前立腺小細胞癌	前立腺神経内分泌癌	前立腺肉腫
前腕悪性線維性組織球腫	前腕悪性軟部腫瘍	前腕横紋筋肉腫
前腕滑膜肉腫	前腕線維肉腫	前腕胞巣状軟部肉腫
前腕類上皮肉腫	早期胃癌	早期食道癌
総胆管癌	側頭部転移性腫瘍	側頭葉悪性腫瘍
側頭葉膠芽腫	側頭葉神経膠腫	側頭葉星細胞腫

た

側頭葉退形成性星細胞腫	側頭葉毛様細胞性星細胞腫	第4脳室上衣腫
大陰唇癌	退形成性上衣腫	退形成性星細胞腫
胎児性癌	胎児性精巣腫瘍	大腿骨転移性骨腫瘍
大唾液腺癌	大腸カルチノイド	大腸癌
大腸癌骨転移	大腸肉腫	大腸粘液癌
大動脈周囲リンパ節転移	大脳悪性腫瘍	大脳深部神経膠腫
大脳深部転移性腫瘍	大網脂肪肉腫	大網消化管間質腫瘍
唾液腺癌	多発性癌転移	多発性骨髄腫骨髄浸潤
多発性神経膠腫	胆管癌	男性性器癌
胆のうカルチノイド	胆のう癌	胆のう管癌
胆のう肉腫	淡明細胞肉腫	膣悪性黒色腫
膣癌	中咽頭癌	中咽頭側壁癌

	中咽頭肉腫	中耳悪性腫瘍	中縦隔悪性腫瘍
	虫垂カルチノイド	虫垂癌	虫垂杯細胞カルチノイド
	中脳神経膠腫	肘部滑膜肉腫	中部食道癌
	肘部線維肉腫	中部胆管癌	肘部類上皮肉腫
	中葉小細胞肺癌	中葉肺癌	中葉肺腺癌
	中葉肺大細胞癌	中葉肺扁平上皮癌	中葉非小細胞肺癌
	腸間膜悪性腫瘍	腸間膜脂肪肉腫	腸間膜消化管間質腫瘍
	腸間膜肉腫	腸間膜平滑筋肉腫	蝶形骨洞癌
	腸骨リンパ節転移	聴神経膠腫	直腸Ｓ状部結腸癌
	直腸悪性黒色腫	直腸カルチノイド	直腸癌
	直腸癌骨転移	直腸癌術後再発	直腸癌穿孔
	直腸脂肪肉腫	直腸消化管間質腫瘍	直腸平滑筋肉腫
	手軟部悪性腫瘍	転移性下顎癌	転移性肝癌
	転移性肝腫瘍	転移性胸膜腫瘍	転移性口腔癌
	転移性黒色腫	転移性骨腫瘍	転移性縦隔腫瘍
	転移性十二指腸癌	転移性腫瘍	転移性消化器腫瘍
	転移性上顎癌	転移性小腸腫瘍	転移性腎腫瘍
	転移性膵腫瘍	転移性舌癌	転移性頭蓋骨腫瘍
	転移性脳腫瘍	転移性肺癌	転移性肺腫瘍
	転移性脾腫瘍	転移性皮膚腫瘍	転移性副腎腫瘍
	転移性腹壁腫瘍	転移性扁平上皮癌	転移性卵巣癌
	テント上下転移性腫瘍	頭蓋骨悪性腫瘍	頭蓋骨骨肉腫
	頭蓋底骨肉腫	頭蓋底脊索腫	頭蓋内胚細胞腫瘍
	頭蓋部脊索腫	頭頚部癌	透析腎癌
	頭頂葉悪性腫瘍	頭頂葉膠芽腫	頭頂葉神経膠腫
	頭頂葉星細胞腫	頭部悪性線維性組織球腫	頭部横紋筋肉腫
	頭部滑膜肉腫	頭部基底細胞癌	頭部血管肉腫
	頭部脂腺癌	頭部脂肪肉腫	頭部軟部組織悪性腫瘍
	頭部皮膚癌	頭部メルケル細胞癌	頭部有棘細胞癌
な	頭部隆起性皮膚線維肉腫	内耳癌	内胚葉洞腫瘍
	軟口蓋癌	軟骨肉腫	軟部悪性巨細胞腫
	軟部組織悪性腫瘍	肉腫	乳癌
	乳癌・HER2 過剰発現	乳癌骨転移	乳癌再発
	乳癌術後後遺症	乳癌皮膚転移	乳房外パジェット病
	乳房下外側部乳癌	乳房下内側部乳癌	乳房脂肪肉腫
	乳房上外側部乳癌	乳房上内側部乳癌	乳房中央部乳癌
	乳房肉腫	尿管癌	尿管口部膀胱癌
	尿管尿路上皮癌	尿道傍腺の悪性腫瘍	尿膜管癌
	粘液性のう胞腺癌	脳幹悪性腫瘍	脳幹膠芽腫
	脳幹神経膠腫	脳幹部星細胞腫	脳室悪性腫瘍
	脳室上衣腫	脳手術後遺症	脳腫瘍摘出術後遺症
は	脳神経悪性腫瘍	脳胚細胞腫瘍	肺芽腫
	肺カルチノイド	肺癌	肺癌骨転移
	肺癌肉腫	肺癌による閉塞性肺炎	胚細胞腫
	肺腺癌	肺腺扁平上皮癌	肺腺様のう胞癌
	肺大細胞癌	肺大細胞神経内分泌癌	肺肉腫
	肺粘表皮癌	肺扁平上皮癌	肺胞上皮癌
	肺未分化癌	肺門部小細胞癌	肺門部腺癌
	肺門部大細胞癌	肺門部肺癌	肺門部非小細胞癌
	肺門部扁平上皮癌	肺門リンパ節転移	抜歯後疼痛
	馬尾上衣腫	バレット食道癌	パンコースト症候群
	鼻咽腔癌	鼻腔癌	脾脂肪肉腫
	非小細胞肺癌	鼻前庭癌	鼻中隔癌
	脾の悪性腫瘍	皮膚悪性腫瘍	皮膚悪性線維性組織球腫
	皮膚癌	皮膚脂肪肉腫	皮膚線維肉腫
	皮膚白血病	皮膚付属器癌	びまん性星細胞腫
	脾門部リンパ節転移	披裂喉頭蓋ひだ喉頭面癌	副咽頭間隙悪性腫瘍
	腹腔内リンパ節の悪性腫瘍	腹腔リンパ節転移	副甲状腺悪性腫瘍
	副甲状腺癌	副腎悪性腫瘍	副腎癌
	副腎神経芽腫	副腎髄質の悪性腫瘍	副腎皮質癌
	副腎皮質の悪性腫瘍	副鼻腔炎術後症	副鼻腔癌
	腹部悪性腫瘍	腹部食道癌	腹部神経芽腫
	腹膜悪性腫瘍	腹膜癌	ぶどう膜悪性黒色腫
	噴門癌	平滑筋肉腫	扁桃窩癌
	扁桃癌	扁桃肉腫	膀胱円蓋部膀胱癌
	膀胱癌	膀胱頚部膀胱癌	膀胱後壁部膀胱癌
	膀胱三角部膀胱癌	膀胱前壁部膀胱癌	膀胱側壁部膀胱癌
	膀胱肉腫	膀胱尿路上皮癌	膀胱扁平上皮癌
	傍骨性骨肉腫	紡錘形細胞肉腫	胞巣状軟部肉腫
ま	乏突起神経膠腫	末期癌	末梢神経悪性腫瘍
	脈絡膜悪性黒色腫	メルケル細胞癌	盲腸カルチノイド
	盲腸癌	毛包癌	網膜芽細胞腫
	網膜膠腫	毛様細胞性星細胞腫	毛様体悪性腫瘍
や	ユーイング肉腫	有棘細胞癌	幽門癌
ら	幽門前庭部癌	腰椎転移	卵黄のう腫瘍
	卵管癌	卵巣カルチノイド	卵巣癌
	卵巣癌全身転移	卵巣癌肉腫	卵巣絨毛癌
	卵巣胎児性癌	卵巣肉腫	卵巣胚細胞腫瘍
	卵巣未分化胚細胞腫	卵巣卵黄のう腫瘍	卵巣類皮のう胞癌
	隆起性皮膚線維肉腫	輪状後部癌	リンパ管肉腫
	リンパ性白血病骨髄浸潤	類上皮肉腫	肋骨転移
△	悪性腫瘍に伴う貧血	イートン・ランバート症候群	癌性ニューロミオパチー
	癌性貧血	癌性ミエロパチー	金属歯冠修復過高
	金属歯冠修復粗造	金属歯冠修復脱離	金属歯冠修復低位
	金属歯冠修復破損	金属歯冠修復不適合	腫瘍随伴症候群
	転移性骨腫瘍による大腿骨骨折	疼痛	

用法用量 通常成人にはトラマドール塩酸塩として1回100～150mgを筋肉内に注射し，その後必要に応じて4～5時間毎に反復注射する。なお，症状により適宜増減する。

禁忌

(1)重篤な呼吸抑制状態にある患者
(2)頭部傷害，脳に病変がある場合などで意識混濁が危惧される患者
(3)本剤の成分に対し過敏症の既往歴のある患者
(4)アルコール，睡眠剤，鎮痛剤，オピオイド鎮痛剤又は向精神薬による急性中毒患者
(5)モノアミン酸化酵素阻害剤を投与中の患者，又は投与中止後14日以内の患者
(6)治療により十分な管理がされていないてんかん患者

併用禁忌

薬剤名等	臨床症状・措置方法	機序・危険因子
モノアミン酸化酵素阻害剤 セレギリン塩酸塩 エフピー	外国において，セロトニン症候群（錯乱，激越，発熱，発汗，運動失調，反射異常亢進，ミオクローヌス，下痢等）を含む中枢神経系（攻撃的行動，固縮，痙攣，昏睡，頭痛），呼吸器系（呼吸抑制）及び心血管系（低血圧，高血圧）の重篤な副作用が報告されている。モノアミン酸化酵素阻害剤を投与中の患者及び投与中止後14日以内の患者には投与しないこと。また，本剤投与中止後にモノアミン酸化酵素阻害剤の投与を開始する場合には，2～3日間の間隔をあけることが望ましい。	相加的に作用が増強され，また，中枢神経のセロトニンが蓄積すると考えられる。

トランサミン注5%　規格：5%5mL1管[64円/管]
トランサミン注10%
規格：10%2.5mL1管[64円/管]，10%10mL1管[128円/管]
トラネキサム酸　第一三共　332,449

【効能効果】

(1)全身性線溶亢進が関与すると考えられる出血傾向(白血病，再生不良性貧血，紫斑病等，及び手術中・術後の異常出血)
(2)局所線溶亢進が関与すると考えられる異常出血(肺出血，鼻出血，性器出血，腎出血，前立腺手術中・術後の異常出血)
(3)下記疾患における紅斑・腫脹・そう痒等の症状
湿疹及びその類症，蕁麻疹，薬疹・中毒疹
(4)下記疾患における咽頭痛・発赤・充血・腫脹等の症状
扁桃炎，咽喉頭炎
(5)口内炎における口内痛及び口内粘膜アフター

【対応標準病名】

◎	アフタ性口内炎	咽頭喉頭炎	咽頭痛
	咽頭発赤	口内炎	口内痛
	紅斑症	紅斑性湿疹	再生不良性貧血
	湿疹	紫斑病	出血
	出血傾向	腎出血	じんま疹
	性器出血	線溶亢進	前立腺出血
	そう痒	中毒疹	肺出血
	白血病	鼻出血症	扁桃炎
	薬疹		
○ あ	LE型薬疹	足湿疹	アスピリンじんま疹
	アレルギー性口内炎	アレルギー性じんま疹	アンギナ
	異汗性湿疹	陰茎出血	咽喉出血
	咽後膿瘍	咽頭炎	咽頭気管炎
	咽頭周囲膿瘍	咽頭出血	咽頭膿瘍
	咽頭扁桃炎	陰のう湿疹	陰のうそう痒症
	陰のう内出血	陰部間擦疹	ウイルス性咽頭炎
	ウイルス性口内炎	ウイルス性扁桃炎	会陰部肛囲湿疹
	腋窩湿疹	壊疽性咽頭炎	遠心性環状紅斑
	遠心性丘疹性紅斑	温熱じんま疹	温熱性紅斑
か	外陰部出血	外陰部そう痒症	外陰部皮膚炎
	潰瘍性咽頭炎	潰瘍性口内炎	下咽頭炎
	カタル性咽頭炎	カタル性口内炎	化膿性口内炎
	化膿性皮膚疾患	貨幣状湿疹	肝炎後再生不良性貧血
	間擦疹	環状紅斑	感染性咽頭炎
	感染性口内炎	感染性皮膚炎	乾燥性口内炎
	汗疱性湿疹	顔面急性皮膚炎	寒冷じんま疹
	機械性じんま疹	気管支出血	気管内出血
	義歯性口内炎	器質性性器出血	気道出血
	機能性子宮出血	機能性性器出血	偽膜性咽頭炎
	偽膜性口内炎	偽膜性扁桃炎	丘疹状紅斑
	丘疹状湿疹	急性アデノイド咽頭炎	急性アデノイド扁桃炎
	急性咽頭炎	急性咽頭喉頭炎	急性咽頭扁桃炎
	急性壊疽性扁桃炎	急性潰瘍性扁桃炎	急性化膿性咽頭炎
	急性化膿性扁桃炎	急性口蓋扁桃炎	急性湿疹
	急性上気道炎	急性腺窩性扁桃炎	急性大量出血
	急性白血病	急性扁桃炎	凝固因子欠乏症
	局所出血	亀裂性湿疹	軽症再生不良性貧血
	頚部皮膚炎	血液凝固異常	血小板減少性紫斑病
	結節性痒疹	限局性そう痒症	原発性ヘルペスウイルス性口内炎
	肛囲間擦疹	口腔感染症	口腔褥瘡性潰瘍
	口腔内異常感症	口腔内感覚異常症	口腔ヘルペス
	後出血	口唇アフタ	後天性第XIII因子欠乏症
	喉頭出血	紅斑性間擦疹	肛門湿疹
	肛門そう痒症	骨髄低形成	固定薬疹
さ	孤立性アフタ	コリン性じんま疹	最重症再生不良性貧血
	再発性アフタ	再発性ヘルペスウイルス性口内炎	しいたけ皮膚炎
	シェーンライン・ヘノッホ紫斑病	シェーンライン・ヘノッホ紫斑病性関節炎	自家感作性皮膚炎
	子宮出血	子宮不正出血	実質性臓器出血
	湿疹様発疹	紫斑型薬疹	紫斑病腎炎
	若年性子宮機能出血	習慣性アンギナ	習慣性鼻出血
	周期性再発性じんま疹	重症再生不良性貧血	手指湿疹
	手掌紅斑	出血性口内炎	出血性じんま疹
	上咽頭炎	症候性紫斑病	症候性そう痒症
	小動脈出血	静脈出血	食物性皮膚炎
	人工肛門部皮膚炎	人工じんま疹	腎周囲出血
	滲出性紅斑型中毒疹	新生児皮膚炎	振動性じんま疹
	水疱性口内炎	ステロイド皮膚炎	ステロイド誘発性皮膚症
	制癌剤皮膚炎	精索血腫	声帯出血
	赤芽球ろう	赤色湿疹	接触じんま疹
	接触性口内炎	舌扁桃炎	腺窩性アンギナ
	全身湿疹	全身薬疹	先天性血液凝固因子異常
	先天性再生不良性貧血	先天性赤芽球ろう	先天性低形成貧血
	増殖性化膿性口内炎	続発性血小板減少性紫斑病	続発性紫斑病
た	大アフタ	体質性再生不良性貧血	多発性口内炎
	多量出血	地図状口内炎	中等症再生不良性貧血
	中毒性紅斑	低形成性白血病	低形成性貧血
	手湿疹	冬期湿疹	頭部湿疹
	動脈性出血	特発性血小板減少性紫斑病	特発性血小板減少性紫斑病合併妊娠
	特発性再生不良性貧血	特発性腎出血	特発性じんま疹
な	特発性鼻出血	突発性咽頭出血	内出血
	難治性口内炎	二次性再生不良性貧血	乳児赤芽球ろう
	乳房皮膚炎	妊娠湿疹	妊婦性皮膚炎
は	肺炎球菌性咽頭炎	敗血症性咽頭炎	肺胞出血
	白色粃糠疹	播種性血管内凝固	鼻血
	鼻背部湿疹	汎血球減少症	汎発性皮膚そう痒症
	鼻咽頭膿瘍	鼻咽頭蜂巣炎	鼻前庭部湿疹
	鼻中隔出血	非定型的白血病	非特異性そう痒症
	皮膚炎	皮膚そう痒症	皮膚描記性じんま疹
	ピリン疹	ファンコニー貧血	不正性器出血
	ぶどう球菌性咽頭炎	ぶどう球菌性扁桃炎	ベドナーアフタ
	ヘルペス口内炎	扁桃性アンギナ	扁桃チフス
	扁平湿疹	放射線性口内炎	放射線性貧血
	蜂巣炎性咽頭炎	発赤	本態性再生不良性貧血
ま	膜性咽頭炎	慢性湿疹	慢性上気道炎
	慢性じんま疹	慢性白血病	慢性扁桃炎
や	薬剤性血小板減少性紫斑病	薬剤性再生不良性貧血	薬物性口唇炎
ら	薬物性じんま疹	落屑性湿疹	卵管留血腫
	リウマチ性環状紅斑	淋菌性咽頭炎	鱗状湿疹
	連鎖球菌性アンギナ	連鎖球菌性咽頭炎	連鎖球菌性上気道感染
	連鎖球菌性扁桃炎	老年性そう痒症	
△	ALK陽性未分化大細胞リンパ腫	BCR－ABL1陽性Bリンパ芽球性白血病	BCR－ABL1陽性Bリンパ芽球性白血病/リンパ腫
	B細胞性前リンパ球性白血病	Bリンパ芽球性白血病	Bリンパ芽球性白血病/リンパ腫
	CCR4陽性成人T細胞白血病リンパ腫	E2A－PBX1陽性Bリンパ芽球性白血病	E2A－PBX1陽性Bリンパ芽球性白血病/リンパ腫
	IL3－IGH陽性Bリンパ芽球性白血病	IL3－IGH陽性Bリンパ芽球性白血病/リンパ腫	MLL再構成型Bリンパ芽球性白血病
	MLL再構成型Bリンパ芽球性白血病/リンパ腫	Ph陽性急性リンパ性白血病	TEL－AML1陽性Bリンパ芽球性白血病
	TEL－AML1陽性Bリンパ芽球性白血病/リンパ腫	T細胞性前リンパ球白血病	T細胞性大顆粒リンパ球白血病
あ	Tリンパ芽球性白血病	Tリンパ芽球性白血病/リンパ腫	悪性リンパ腫骨髄浸潤

	アグレッシブNK細胞白血病	アデノウイルス咽頭炎	アデノウイルス扁桃炎
	アナフィラクトイド紫斑	アレルギー性血尿	アレルギー性皮膚炎
	アンチトロンビン欠乏症	異汗症	異常血小板
	遺伝性血小板減少症	陰茎炎	陰茎潰瘍
	陰茎膿瘍	陰茎びらん	咽頭蓋のう胞
	咽頭潰瘍	咽頭角化症	咽頭狭窄症
	咽頭収縮筋麻痺	咽頭腫瘤	咽頭上皮過形成症
	咽頭チフス	咽頭のう腫	咽頭のう胞
	咽頭浮腫	咽頭麻痺	インフルエンザ菌性咽頭炎
	陰門疾患	うっ血性紫斑病	壊死性潰瘍性歯周炎
	壊死性潰瘍性歯肉炎	壊疽性口内炎	壊疽性歯肉炎
	エバンス症候群	円形血小板症	エンテロウイルス性リンパ結節性咽頭炎
か	黄体血腫	海綿体炎	海綿体膿瘍
	芽球増加を伴う不応性貧血	芽球増加を伴う不応性貧血－1	芽球増加を伴う不応性貧血－2
	カサバッハ・メリット症候群	家族性寒冷自己炎症症候群	下腿発赤
	顆粒球肉腫	カンジダ性口角びらん	カンジダ性口内炎
	環状鉄芽球を伴う不応性貧血	乾癬性紅皮症	乾燥性閉鎖性亀頭炎
	肝脾T細胞リンパ腫	汗疱	亀頭炎
	亀頭部潰瘍	亀頭部びらん	亀頭包皮炎
	機能低下性子宮出血	偽膜性アンギナ	丘疹紅皮症
	急性偽膜性カンジダ症	急性巨核芽球性白血病	急性骨髄性白血病
	急性骨髄単球性白血病	急性前骨髄球性白血病	急性単球性白血病
	急性リンパ性白血病	頬粘膜白板症	巨大血小板症候群
	巨大血小板性血小板減少症	くすぶり型白血病	グレイ血小板症候群
	形質細胞白血病	ゲオトリクム症	ゲオトリクム性口内炎
	劇症紫斑病	血管拡張性環状紫斑症	血管内大細胞型B細胞性リンパ腫
	月経中間期出血	血小板機能異常症	血小板機能低下
	血小板減少症	血小板障害症	血小板放出機構異常症
	血小板無力症	血尿	血尿症候群
	原発性血小板減少症	顕微鏡的血尿	高2倍体性Bリンパ芽球性白血病
	高2倍体性Bリンパ芽球性白血病/リンパ腫	好塩基球性白血病	口蓋垂結核
	広間膜裂傷症候群	口腔カンジダ症	口腔結核
	口腔紅板症	口腔粘膜結核	口腔白板症
	硬口蓋白板症	好酸球性白血病	口唇カンジダ症
	口唇結核	好中球性白血病	口底白板症
	後天性血小板機能低下	後天性無フィブリノゲン血症	更年期出血
	紅板症	紅皮症	紅皮症型薬疹
	コクサッキーウイルス咽頭炎	骨髄異形成症候群	骨髄性白血病
	骨髄性白血病骨髄浸潤	骨髄性類白血病反応	骨髄単球性白血病
さ	骨髄低形成血小板減少症	混合型白血病	子宮広間膜内血腫
	自己赤血球感作症候群	自己免疫性じんま疹	四肢出血斑
	思春期月経異常	思春期月経過多	思春期出血
	持続性色素異常性紅斑	歯肉カンジダ症	歯肉白板症
	若年性骨髄単球性白血病	若年性子宮出血	習慣性扁桃炎
	周期性血小板減少症	出血性黄体のう胞	出血性卵胞のう胞
	上気道出血	小児EBV陽性T細胞リンパ増殖性疾患	小児急性リンパ性白血病
	小児骨髄異形成症候群	小児全身性EBV陽性T細胞リンパ増殖性疾患	消費性凝固障害
	食道異物感	腎血尿	腎後性血尿
	腎障害	腎性血尿	水痘後急性扁桃炎
	水疱性咽頭炎	水疱性口内炎ウイルス病	髄膜白血病
	正球性正色素性貧血	性交後出血	成人T細胞白血病骨髄浸潤
	成人T細胞白血病リンパ腫	成人T細胞白血病リンパ腫・急性型	成人T細胞白血病リンパ腫・くすぶり型
	成人T細胞白血病リンパ腫・慢性型	成人T細胞白血病リンパ腫・リンパ腫型	赤白血病
	節外性NK/T細胞リンパ腫・鼻型	舌カンジダ症	赤血球造血刺激因子製剤低反応性貧血
	舌白板症	線維素溶解性紫斑病	全身性紫斑病
	先天性血小板機能低下	先天性第XI因子欠乏症	先天性プラスミノゲン欠損症
	前リンパ球性白血病	続発性血小板減少症	続発性線維素溶解性障害
た	単球性白血病	単球性類白血病反応	単純性紫斑病
	腸管症関連T細胞リンパ腫	つかえ感	手足症候群
	低2倍体性Bリンパ芽球性白血病	低2倍体性Bリンパ芽球性白血病/リンパ腫	デビス紫斑
な	透析皮膚そう痒症	軟口蓋白板症	肉眼的血尿
	ニコチン性口蓋白色角化症	ニコチン性口内炎	二次性白血病
は	尿管炎	尿管感染	バーキット白血病
	排卵期出血	白血病性関節症	脾B細胞性リンパ腫/白血病・分類不能型
	鼻咽頭のう胞	鼻咽頭浮腫	非定型慢性骨髄性白血病
	脾びまん性赤脾髄小B細胞性リンパ腫	皮膚白血病	肥満細胞性白血病
	貧血	プラスマ細胞増加症	分類不能型骨髄異形成症候群
	ヘアリー細胞白血病	ヘアリー細胞白血病亜型	ヘパリン起因性血小板減少症
	ベルナール・スーリエ症候群	ヘルペスウイルス性咽頭炎	ヘルペスウイルス性歯肉口内炎
ま	放射線咽頭炎	包皮炎	麻疹様紅斑
	慢性NK細胞リンパ増殖性疾患	慢性咽喉頭炎	慢性骨髄性白血病
	慢性骨髄性白血病移行期	慢性骨髄性白血病急性転化	慢性骨髄性白血病慢性期
	慢性骨髄単球性白血病	慢性腎臓病ステージG1	慢性腎臓病ステージG2
	慢性単球性白血病	慢性リンパ性白血病	無症候性血尿
ら	薬剤性過敏症症候群	卵管破裂	卵巣出血
	卵巣破裂	卵胞出血	淋菌性口内炎
	リンパ球性類白血病反応	リンパ性白血病	リンパ性白血病骨髄浸潤
	類白血病反応	老人性紫斑	老年性出血
わ	ローゼンタール病	ワンサンアンギナ	ワンサン気管支炎
	ワンサン扁桃炎		

用法用量

トラネキサム酸として，通常成人1日250～500mgを1～2回に分けて静脈内又は筋肉内注射する。術中・術後等には必要に応じ1回500～1,000mgを静脈内注射するか，又は500～2,500mgを点滴静注する。

〔トランサミン注5%〕：通常成人1日5～10mL(1～2アンプル)を1～2回に分けて静注又は筋注する。術中・術後等，必要に応じ1回10～50mL(2～10アンプル)を点滴静注する。

〔トランサミン注10%〕：通常成人1日2.5～5mLを1～2回に分けて静注又は筋注する。術中・術後等，必要に応じ1回5～10mLを静注するか，又は5～25mLを点滴静注する。

なお，年齢，症状により適宜増減する。

禁忌

(1)トロンビンを投与中の患者

(2)本剤の成分に対し過敏症の既往歴のある患者

併用禁忌

薬剤名等	臨床症状・措置方法	機序・危険因子
トロンビン	血栓形成傾向があらわれるおそれがある。	血栓形成を促進する作用があり，併用により血栓形成傾向が増大する。

トラネキサム酸注250mg/5mL「日新」：日新－山形　5%5mL1管[58円/管]，トラネキサム酸注1000mg/10mL「日新」：日新－山形　10%10mL1管[68円/管]，トラネキサム酸注1g「NP」：ニ

プロ　10%10mL1管[68円/管]，トラネキサム酸注1gシリンジ「NP」：ニプロ　10%10mL1筒[164円/筒]，トラネキサム酸注射液1000mg「タイヨー」：テバ製薬　10%10mL1管[68円/管]，ヘムロン注250mg/5mL：日新－山形　5%5mL1管[58円/管]，ヘムロン注1000mg/10mL：日新－山形　10%10mL1管[68円/管]，ラノビス注250mg：イセイ　10%2.5mL1管[58円/管]，ラノビス注1000mg：イセイ　10%10mL1管[68円/管]，リカバリン注250mg：旭化成　5%5mL1管[58円/管]，リカバリン注1000mg：旭化成　10%10mL1管[68円/管]

トリセノックス注10mg　規格：10mg1管[34268円/管]

三酸化ヒ素　日本新薬　429

【効能効果】

再発又は難治性の急性前骨髄球性白血病

【対応標準病名】

◎	急性前骨髄球性白血病		
○	白血病		
△	急性骨髄性白血病	急性骨髄単球性白血病	急性白血病
	好中球性白血病	骨髄異形成症候群	骨髄性白血病
	骨髄単球性白血病	混合型白血病	小児骨髄異形成症候群
	低形成性白血病	二次性白血病	非定型的白血病
	皮膚白血病	分類不能型骨髄異形成症候群	慢性白血病

効能効果に関連する使用上の注意　染色体検査〔t(15;17)転座〕又は遺伝子検査(PML-RAR α 遺伝子)により急性前骨髄球性白血病と診断された患者に使用すること。本剤により完全寛解を得た後に再発した急性前骨髄球性白血病に対して，本剤の有効性・安全性は確立していない。

用法用量

通常，三酸化ヒ素として，0.15mg/kgを5%ブドウ糖液あるいは生理食塩液に混合して100～250mLとし，1～2時間かけて投与する。

(1)寛解導入療法：骨髄寛解が得られるまで1日1回静脈内投与する。合計の投与回数は60回を超えないこと。

(2)寛解後療法：寛解が得られた場合には，寛解導入終了後3～6週間後に開始する。5週間の間に1日1回，計25回静脈内投与する。

用法用量に関連する使用上の注意

(1)投与にあたっては5%ブドウ糖液あるいは生理食塩液に混合して使用し，他の薬剤又は輸液と混合しないこと。

(2)本剤投与時に，急性の血管収縮・拡張に伴う症状(低血圧，めまい，頭部ふらふら感，潮紅，頭痛等)が認められた場合には4時間まで投与時間を延長することができる。

(3)寛解後療法の用法用量を複数回繰り返し(本剤の25回を超える投与)実施した場合の有効性・安全性は確立していない(投与経験が極めて少ない)。

警告

(1)本剤による治療は危険性を伴うため，原則として，投与期間中は患者を入院環境で医師の管理下に置くこと。また，緊急医療体制の整備された医療機関において白血病〔特に急性前骨髄球性白血病(APL)〕の治療に十分な知識と経験を持つ医師のもとで治療を行うこと。

(2)本剤はQT延長，完全房室ブロック等の不整脈を起こすことがある。QT延長は致命的となりうるtorsade de pointes(TdP)タイプの心室性不整脈を引き起こすことがあるので失神や頻脈等の不整脈が認められた場合には，休薬し，症状によっては投与中止も考慮に入れること。投与開始前には12誘導心電図を実施し，血清電解質(カリウム，カルシウム，マグネシウム)及びクレアチニンについて検査すること。電解質異常が認められている場合には是正し，QT延長をきたす併用薬剤の投与を避けること。本剤投与中は12誘導心電図を最低週2回実施し，更に心電図モニター等による監視も考慮すること。

(3)本剤はAPL分化症候群(APL differentiation syndrome)と呼ばれるレチノイン酸症候群と類似した副作用が発現し，致死的な転帰をたどることがあるので，十分な経過観察を行うこと。このような症状があらわれた場合には休薬し，副腎皮質ホルモン剤のパルス療法等の適切な処置を行うこと。

(4)本剤使用にあたっては，「禁忌」，「原則禁忌」，「慎重投与」，「重要な基本的注意」の項を参照し，慎重に患者を選択すること。なお，本剤使用時には，添付文書を熟読すること。

禁忌

(1)ヒ素に対して過敏症の既往歴のある患者

(2)妊婦又は妊娠している可能性のある婦人

原則禁忌　妊娠する可能性のある婦人

トーリセル点滴静注液25mg

規格：25mg1mL1瓶(希釈液付)[136713円/瓶]

テムシロリムス　ファイザー　429

【効能効果】

根治切除不能又は転移性の腎細胞癌

【対応標準病名】

◎	腎細胞癌	転移性腎腫瘍	
○	腎癌		
△	ウイルムス腫瘍	胸膜播種	腎悪性腫瘍
	腎カルチノイド	腎肉腫	透析腎癌

効能効果に関連する使用上の注意

(1)本剤の術後補助化学療法としての有効性及び安全性は確立していない。

(2)「臨床成績」の項の内容を熟知し，本剤の有効性及び安全性を十分に踏まえた上で，適応患者の選択を行うこと。

用法用量　通常，成人にはテムシロリムスとして25mgを1週間に1回，30～60分間かけて点滴静脈内投与する。なお，患者の状態により適宜減量する。

用法用量に関連する使用上の注意

(1)サイトカイン製剤を含む他の抗悪性腫瘍剤との併用について，有効性及び安全性は確立していない。

(2)間質性肺疾患が発現した場合は，症状，重症度に応じて，以下の目安を考慮して，休薬又は中止すること。

間質性肺疾患に対する休薬・中止の目安

症状	投与の可否等
無症候性で画像所見の異常のみ	投与継続。
軽度の臨床症状注)を認める(日常生活に支障なし)	症状が回復するまで休薬すること。
重度の臨床症状注)を認める(日常生活に支障があり，酸素療法を要する)	投与中止。
臨床症状に増悪傾向を認め，肺拡散能の低下を認める	
肺の基礎疾患があり，臨床上又は画像所見上の変化を認める	

注：呼吸困難，咳嗽等

(3)間質性肺疾患以外の重度(グレード3以上)の副作用が発現した場合は，回復まで本剤の投与を休止し，3週間以内に回復が認められ，再投与を行う場合には，投与量を1レベル減量して投与すること(減量のレベル：開始用量25mg→20mg→15mg→10mg)。

(4)infusion reactionを予防するため，本剤の投与前に，抗ヒスタミン剤(*d*-クロルフェニラミンマレイン酸塩，ジフェンヒドラミン塩酸塩等)を投与すること。本剤投与中にinfusion reactionが発現した場合には，投与を直ちに中止すること。

(5)本剤を投与する際には，可塑剤としてDEHP〔di-(2-ethylhexyl)phthalate：フタル酸ジ-(2-エチルヘキシル)〕を含む輸液セット等を使用しないこと。

(6)本剤を投与する際には，孔径5μm以下のインラインフィルターを使用すること。
(7)重度の肝機能障害のある患者では，減量を考慮すること。

警告

(1)本剤の投与にあたっては，緊急時に十分対応できる医療施設において，がん化学療法に十分な知識・経験を持つ医師のもとで，本療法が適切と判断される症例についてのみ実施すること。また，治療開始に先立ち，患者又はその家族に有効性及び危険性(特に，間質性肺疾患の初期症状，投与中の注意事項，死亡に至った例があること等に関する情報)を十分に説明し，同意を得てから投与すること。
(2)臨床試験において，本剤の投与により，間質性肺疾患が認められており，死亡に至った例が報告されている。投与に際しては咳嗽，呼吸困難，発熱等の臨床症状に注意するとともに，投与前及び投与中は定期的に胸部CT検査を実施すること。また，異常が認められた場合には，適切な処置を行うとともに，投与継続の可否について慎重に検討すること。
(3)肝炎ウイルスキャリアの患者では，本剤の投与期間中に肝炎ウイルスの再活性化を生じ，肝不全から死亡に至る可能性がある。本剤の投与期間中又は投与終了後は，定期的に肝機能検査を行うなど，肝炎ウイルスの再活性化の徴候や症状の発現に注意すること。

禁忌

(1)本剤の成分又はシロリムス誘導体に対し重度の過敏症の既往歴のある患者
(2)妊婦又は妊娠している可能性のある婦人

併用禁忌

薬剤名等	臨床症状・措置方法	機序・危険因子
生ワクチン(乾燥弱毒生麻しんワクチン，乾燥弱毒生風しんワクチン，経口生ポリオワクチン，乾燥BCG等)	免疫抑制下で生ワクチンを接種すると発症するおそれがあるので併用しないこと。	免疫抑制下で生ワクチンを接種すると増殖し，病原性をあらわす可能性がある。

トリノシンS注射液10mg　規格：10mg1管[61円/管]
トリノシンS注射液20mg　規格：20mg1管[61円/管]
アデノシン三リン酸二ナトリウム水和物　トーアエイヨー　399

アデホス－Lコーワ注10mg，アデホス－Lコーワ注20mgを参照(P1139)

トリパレン1号輸液　規格：600mL1袋[396円/袋]
トリパレン2号輸液　規格：600mL1袋[432円/袋]
高カロリー輸液用基本液　大塚製薬工場　323

【効能効果】

経口・経腸管栄養補給が不能又は不十分で，経中心静脈栄養に頼らざるを得ない場合の水分，電解質，カロリー補給

【対応標準病名】

該当病名なし

用法用量

〔トリパレン1号輸液〕
本品は経中心静脈栄養療法の開始時で，耐糖能が不明の場合や耐糖能の低下している場合の開始液として，あるいは糖尿病状態時や侵襲時等でインスリンの分泌が低下しており，ブドウ糖を制限する必要がある場合の維持液として用いる。
本品200mLに対して10～12%アミノ酸注射液を100mLの割合で加えて開始液とする。通常，成人1日1800mLの開始液を24時間かけて中心静脈内に持続点滴注入する。なお，症状，年齢，体重に応じて適宜増減する。
〔トリパレン2号輸液〕
本品は経中心静脈栄養療法の維持液として用いる。
本品200mLに対して10～12%アミノ酸注射液を100mLの割合で加えて維持液とする。通常，成人1日1800mLの維持液を24時間かけて中心静脈内に持続点滴注入する。なお，症状，年齢，体重に応じて適宜増減する。

用法用量に関連する使用上の注意

(1)高カロリー輸液療法施行中にビタミンB_1欠乏により重篤なアシドーシスが起こることがあるので，本剤を投与する場合には，必ず必要量(1日3mg以上を目安)のビタミンB_1を併用すること。
(2)トリパレン1号輸液のNa^+及びCl^-の含量は抑えてあるので，必要のある場合はこれら電解質を補正すること。また，トリパレン2号輸液には1日量(1200mL)として，70mEqのNa^+及び88mEqのCl^-が含有されている。したがって，Na^+に比べてCl^-が過剰に含まれるアミノ酸注射液等を混注した時には，これらの薬剤に由来するCl^-が増加し，アシドーシスを助長することがあるので注意すること。

警告　ビタミンB_1を併用せずに高カロリー輸液療法を施行すると重篤なアシドーシスが発現することがあるので，必ずビタミンB_1を併用すること。
ビタミンB_1欠乏症と思われる重篤なアシドーシスが発現した場合には，直ちに100～400mgのビタミンB_1製剤を急速静脈内投与すること。
また，高カロリー輸液療法を施行中の患者では，基礎疾患及び合併症に起因するアシドーシスが発現することがあるので，症状があらわれた場合には高カロリー輸液療法を中断し，アルカリ化剤の投与等の処置を行うこと。

禁忌

(1)電解質代謝異常のある患者
①高カリウム血症(乏尿，アジソン病，高窒素血症等)の患者
②高リン血症(副甲状腺機能低下症等)の患者
③高マグネシウム血症(甲状腺機能低下症等)の患者
④高カルシウム血症の患者
(2)肝性昏睡又は肝性昏睡のおそれのある患者
(3)重篤な腎障害のある患者
(4)アミノ酸代謝異常症の患者
(5)遺伝性果糖不耐症の患者

トリビック　規格：－[－]
沈降精製百日せきジフテリア破傷風混合ワクチン　阪大微研　636

【効能効果】

本剤は，百日せき，ジフテリア及び破傷風の予防に使用する。

【対応標準病名】

◎	ジフテリア	破傷風	百日咳
○	咽頭ジフテリア	牙関緊急	喉頭ジフテリア
	ジフテリア性結膜炎	ジフテリア性心筋炎	ジフテリア性多発ニューロパチー
	ジフテリア腹膜炎	鼻咽頭ジフテリア	皮膚ジフテリア
	扁桃ジフテリア		
△	開口障害		

用法用量

初回免疫：通常，1回0.5mLずつを3回，いずれも3～8週間の間隔で皮下に注射する。
追加免疫：通常，初回免疫後6カ月以上の間隔をおいて，(標準として初回免疫終了後12カ月から18カ月までの間に)0.5mLを1回皮下に注射する。

用法用量に関連する使用上の注意

(1)接種対象者・接種時期
本剤の接種は，生後3月から90月までの間にある者に行うが，初回免疫については，標準として生後3月から12月までの者に，追加免疫については，標準として初回免疫終了後12カ月から18カ月を経過した者に接種する。
なお，被接種者が保育所，幼稚園等の集団生活に入る場合には，その前に接種を完了することが望ましい。
(2)他のワクチン製剤との接種間隔
生ワクチンの接種を受けた者は，通常，27日以上，また他の不活化ワクチンの接種を受けた者は，通常，6日以上間隔を置い

て本剤を接種すること。
ただし，医師が必要と認めた場合には，同時に接種することができる(なお，本剤を他のワクチンと混合して接種してはならない)。

接種不適当者

被接種者が次のいずれかに該当すると認められる場合には，接種を行ってはならない。
(1)明らかな発熱を呈している者
(2)重篤な急性疾患にかかっていることが明らかな者
(3)本剤の成分によってアナフィラキシーを呈したことがあることが明らかな者
(4)上記に掲げる者のほか，予防接種を行うことが不適当な状態にある者

沈降精製百日せきジフテリア破傷風混合ワクチン「北里第一三共」：北里第一三共，沈降精製百日せきジフテリア破傷風混合ワクチン「北里第一三共」シリンジ：北里第一三共

トリフリード輸液

規格：500mL1瓶又は1袋[205円/瓶(袋)]，1L1袋[312円/袋]
糖　電解質　大塚製薬工場　331

【効能効果】

経口摂取不能又は不十分な場合の水分・電解質の補給・維持，エネルギー補給

【対応標準病名】

該当病名なし

用法用量　通常成人には1回500～1000mLを点滴静注する。
投与速度は，通常成人には糖質として1時間あたり0.5g/kg体重以下とする。
なお，年齢，症状，体重により適宜増減する。

禁忌

(1)重篤な肝障害，高度の腎障害のある患者
(2)電解質代謝異常のある患者
①高カリウム血症(乏尿，アジソン病，重症熱傷，高窒素血症等)の患者
②高カルシウム血症の患者
③高リン血症(副甲状腺機能低下症等)の患者
④高マグネシウム血症(甲状腺機能低下症等)の患者
(3)遺伝性果糖不耐症の患者

ドルミカム注射液10mg

規格：10mg2mL1管[133円/管]
ミダゾラム　アステラス　112

【効能効果】

(1)麻酔前投薬
(2)全身麻酔の導入及び維持
(3)集中治療における人工呼吸中の鎮静
(4)歯科・口腔外科領域における手術及び処置時の鎮静

【対応標準病名】

該当病名なし

効能効果に関連する使用上の注意　歯科・口腔外科領域における手術及び処置時の鎮静：目標とする鎮静レベルは，呼びかけに応答できる程度とすること。

用法用量

(1)麻酔前投薬
通常，成人にはミダゾラム0.08～0.10mg/kgを手術前30分～1時間に筋肉内に注射する。
通常，修正在胎45週以上(在胎週数＋出生後週数)の小児にはミダゾラム0.08～0.15mg/kgを手術前30分～1時間に筋肉内に注射する。
(2)全身麻酔の導入及び維持
通常，成人にはミダゾラム0.15～0.30mg/kgを静脈内に注射し，必要に応じて初回量の半量ないし同量を追加投与する。
静脈内に注射する場合には，なるべく太い静脈を選んで，できるだけ緩徐に(1分間以上の時間をかけて)注射する。
(3)集中治療における人工呼吸中の鎮静
導入
通常，成人には，初回投与はミダゾラム0.03mg/kgを少なくとも1分以上かけて静脈内に注射する。より確実な鎮静導入が必要とされる場合の初回投与量は0.06mg/kgまでとする。必要に応じて，0.03mg/kgを少なくとも5分以上の間隔を空けて追加投与する。但し，初回投与及び追加投与の総量は0.30mg/kgまでとする。
通常，修正在胎45週以上(在胎週数＋出生後週数)の小児には，初回投与はミダゾラム0.05～0.20mg/kgを少なくとも2～3分以上かけて静脈内に注射する。必要に応じて，初回量と同量を少なくとも5分以上の間隔を空けて追加投与する。
維持
通常，成人にはミダゾラム0.03～0.06mg/kg/hより持続静脈内投与を開始し，患者の鎮静状態をみながら適宜増減する。(0.03～0.18mg/kg/hの範囲が推奨される)
通常，修正在胎45週以上(在胎週数＋出生後週数)の小児には，ミダゾラム0.06～0.12mg/kg/hより持続静脈内投与を開始し，患者の鎮静状態をみながら適宜増減する。(投与速度の増減は25%の範囲内とする)
通常，修正在胎45週未満(在胎週数＋出生後週数)の小児のうち，修正在胎32週未満ではミダゾラム0.03mg/kg/h，修正在胎32週以上ではミダゾラム0.06mg/kg/hより持続静脈内投与を開始し，患者の鎮静状態をみながら適宜増減する。
(4)歯科・口腔外科領域における手術及び処置時の鎮静：通常，成人には，初回投与としてミダゾラム1～2mgをできるだけ緩徐に(1～2mg/分)静脈内に注射し，必要に応じて0.5～1mgを少なくとも2分以上の間隔を空けて，できるだけ緩徐に(1～2mg/分)追加投与する。但し，初回の目標鎮静レベルに至るまでの，初回投与及び追加投与の総量は5mgまでとする。
なお，いずれの場合も，患者の年齢，感受性，全身状態，手術術式，麻酔方法等に応じて適宜増減する。

用法用量に関連する使用上の注意

(1)ミダゾラムに対する反応は個人差があり，患者の年齢，感受性，全身状態，目標鎮静レベル及び併用薬等を考慮して，過度の鎮静を避けるべく投与量を決定すること。特に，高齢者，衰弱患者，心不全患者，及び麻酔薬，鎮痛薬(麻薬性及び非麻薬性鎮痛薬)，局所麻酔薬，中枢神経系抑制薬等を併用する場合は投与量を減じること。
(2)患者によってはより高い用量が必要な場合があるが，この場合は過度の鎮静及び呼吸器・循環器系の抑制に注意すること。
(3)投与は常にゆっくりと用量調節しながら行うこと。また，より緩徐な静脈内投与を行うためには，本剤を適宜希釈して使用することが望ましい。
集中治療における人工呼吸中の鎮静
(1)導入：過度の鎮静及び呼吸器・循環器系の抑制に注意すること。
(2)導入：導入時の用法用量が設定されている修正在胎45週以上(在胎週数＋出生後週数)の小児における初回投与及び追加投与の総量は0.60mg/kgまでを目安とすること。
(3)維持：鎮静を維持する場合は，目的とする鎮静度が得られる最低の速度で持続投与すること。
(4)全身麻酔後の患者など，患者の状態によっては，持続静脈内投与から開始してもよい。
(5)本剤を長期間(100時間を超える)にわたって投与する場合は，患者の状態をみながら投与量の増加あるいは鎮痛剤の併用を検討すること。
歯科・口腔外科領域における手術及び処置時の鎮静
(1)目標とする鎮静レベル(呼びかけに応答できる程度)に達するまで，患者の鎮静状態を観察しながら緩徐に投与すること。
低体重の患者では，過度の鎮静(呼びかけに対する応答がなくなる程度)にならないよう投与量に注意すること。

(2)目標とする鎮静レベルに達した後の追加投与については，更なる鎮静が明らかに必要な場合にのみ，患者の状態を考慮して，必要最少量を投与すること。

警告

(1)「重要な基本的注意」に留意し，呼吸及び循環動態の連続的な観察ができる設備を有し，緊急時に十分な措置が可能な施設においてのみ用いること。

(2)低出生体重児及び新生児に対して急速静脈内投与をしてはならない。

禁忌

(1)本剤の成分に対し過敏症の既往歴のある患者

(2)急性狭隅角緑内障のある患者

(3)重症筋無力症のある患者

(4) HIV プロテアーゼ阻害剤(リトナビルを含有する薬剤，サキナビル，インジナビル，ネルフィナビル，アタザナビル，ホスアンプレナビル，ダルナビル)，エファビレンツ及びコビシスタットを含有する薬剤を投与中の患者

(5)ショックの患者，昏睡の患者，バイタルサインの抑制がみられる急性アルコール中毒の患者

併用禁忌

薬剤名等	臨床症状・措置方法	機序・危険因子
HIV プロテアーゼ阻害剤 リトナビルを含有する薬剤 (ノービア，カレトラ) サキナビル (インビラーゼ) インジナビル (クリキシバン) ネルフィナビル (ビラセプト) アタザナビル (レイアタッツ) ホスアンプレナビル (レクシヴァ) ダルナビル (プリジスタ) エファビレンツ (ストックリン) コビシスタットを含有する薬剤 (スタリビルド)	過度の鎮静や呼吸抑制を起こすおそれがある。	これらの薬剤による CYP3A4 に対する競合的阻害作用により，本剤の血中濃度が上昇することが考えられている。

ミダゾラム注10mg「サンド」：サンド[75円/管]，ミダゾラム注射液10mg「タイヨー」：テバ製薬[75円/管]

トレアキシン点滴静注用100mg　規格：100mg1瓶[94995円/瓶]
ベンダムスチン塩酸塩　シンバイオ　421

【効能効果】

再発又は難治性の下記疾患

低悪性度 B 細胞性非ホジキンリンパ腫

マントル細胞リンパ腫

【対応標準病名】

◎	B 細胞リンパ腫	非ホジキンリンパ腫	マントル細胞リンパ腫
△	ALK 陽性大細胞型 B 細胞性リンパ腫	ALK 陽性未分化大細胞リンパ腫	BCR － ABL1 陽性 B リンパ芽球性リンパ腫
	B リンパ芽球性リンパ腫	E2A － PBX1 陽性 B リンパ芽球性リンパ腫	HHV8 多中心性キャッスルマン病随伴大細胞型 B 細胞性リンパ腫
	IL3 － IGH 陽性 B リンパ芽球性リンパ腫	MALT リンパ腫	MLL 再構成型 B リンパ芽球性リンパ腫
	TEL － AML1 陽性 B リンパ芽球性リンパ腫	T 細胞組織球豊富型大細胞型 B 細胞性リンパ腫	T リンパ芽球性リンパ腫
	悪性リンパ腫	胃 MALT リンパ腫	胃悪性リンパ腫
	眼窩悪性リンパ腫	肝脾 T 細胞リンパ腫	形質芽球性リンパ腫
	頸部悪性リンパ腫	血管内大細胞型 B 細胞性リンパ腫	結腸悪性リンパ腫
	原発性滲出性リンパ腫	高 2 倍体性 B リンパ芽球性リンパ腫	甲状腺 MALT リンパ腫
	甲状腺悪性リンパ腫	高齢者 EBV 陽性びまん性大細胞型 B 細胞性リンパ腫	骨悪性リンパ腫
	細網肉腫	縦隔悪性リンパ腫	縦隔原発大細胞型 B 細胞性リンパ腫
	十二指腸悪性リンパ腫	小腸悪性リンパ腫	小児 EBV 陽性 T 細胞リンパ増殖性疾患
	小児全身性 EBV 陽性 T 細胞リンパ増殖性疾患	小リンパ球性リンパ腫	心臓悪性リンパ腫
	精巣悪性リンパ腫	節外性 NK/T 細胞リンパ腫・鼻型	大腸 MALT リンパ腫
	大腸悪性リンパ腫	中枢神経系原発びまん性大細胞型 B 細胞性リンパ腫	腸管症関連 T 細胞リンパ腫
	直腸 MALT リンパ腫	直腸悪性リンパ腫	低 2 倍体性 B リンパ芽球性リンパ腫
	脳悪性リンパ腫	膿胸関連リンパ腫	バーキットリンパ腫
	肺 MALT リンパ腫	脾 B 細胞性リンパ腫/白血病・分類不能型	脾悪性リンパ腫
	脾びまん性赤脾髄小 B 細胞性リンパ腫	皮膚原発びまん性大細胞型 B 細胞リンパ腫・下肢型	脾辺縁帯リンパ腫
	びまん性大細胞型・バーキット中間型分類不能 B 細胞性リンパ腫	びまん性大細胞型・ホジキン中間型分類不能 B 細胞性リンパ腫	びまん性大細胞型 B 細胞性リンパ腫
	ヘアリー細胞白血病亜型	扁桃悪性リンパ腫	慢性炎症関連びまん性大細胞型 B 細胞性リンパ腫
	未分化大細胞リンパ腫	免疫芽球性リンパ節症	リンパ芽球性リンパ腫
	リンパ形質細胞性リンパ腫	リンパ腫	

用法用量　通常，成人には，ベンダムスチン塩酸塩として 120mg/m^2(体表面積)を1日1回1時間かけて点滴静注する。投与を2日間連日行い，19日間休薬する。これを1サイクルとして，投与を繰り返す。なお，患者の状態により適宜減量する。

用法用量に関連する使用上の注意

(1)他の抗悪性腫瘍剤との併用について，有効性及び安全性は確立していない。

(2)本剤による治療中に高度の骨髄抑制が認められた場合には，次のような目安により，適切に休薬，減量又は投与中止を考慮すること。

投与間隔又は投与量の調節		指標
休薬	次サイクル投与開始にあたり，好中球数及び血小板数が右記の指標に回復するまで休薬すること。	好中球数 1,000/mm^{3}以上及び血小板数 75,000/mm^{3}以上
減量又は中止	治療中に右記の指標に該当する骨髄抑制が認められた場合には，休薬の項の指標に回復したことを確認の上，次サイクルの投与を開始すること。その場合，以下のとおり減量又は投与中止を考慮すること。 前サイクル投与量 120mg/m^{2}の場合：90mg/m^{2}に減量 前サイクル投与量 90mg/m^{2}の場合：60mg/m^{2}に減量 前サイクル投与量 60mg/m^{2}の場合：投与中止 なお，減量を行った場合には，以降投与量を維持し，増量しないこと。	好中球数 500/mm^{3}未満又は血小板数 25,000/mm^{3}未満

(3)本剤による治療中に非血液毒性が認められた場合には，次のような目安により，適切に休薬，減量又は投与中止を考慮すること。

投与間隔又は投与量の調節		指標

休薬	次サイクル投与開始にあたり，臨床検査値が右記の指標に回復するまで休薬すること。	Grade2注2以下の非血液毒性 総ビリルビン：2.0mg/dL 未満 血清クレアチニン：2.0mg/dL 未満
減量又は中止	治療中に，右記の指標に該当する副作用が認められた場合には，休薬の項の指標に回復したことを確認の上，次サイクルの投与を開始すること。その場合，以下のとおり減量又は投与中止を考慮すること。 前サイクル投与量 $120mg/m^2$の場合：$90mg/m^2$に減量 前サイクル投与量 $90mg/m^2$の場合：$60mg/m^2$に減量 前サイクル投与量 $60mg/m^2$の場合：投与中止 なお，減量を行った場合には，以降投与量を維持し，増量しないこと。	Grade3注2以上の非血液毒性

注2：NCI-CTCAE Version 3.0

(4) 1日用量の調製方法：本剤1バイアルあたり 40mL の注射用水で溶解する。患者の体表面積から換算した投与量を生理食塩液で希釈し，最終投与液を 250mL に調製すること。

警告

(1)本剤は，緊急時に十分対応できる医療施設において，造血器悪性腫瘍の治療に対して十分な知識・経験を持つ医師のもとで，本剤の投与が適切と判断される症例についてのみ投与すること。また，本剤による治療開始に先立ち，患者又はその家族に有効性及び危険性を十分に説明し，同意を得てから投与を開始すること。

(2)骨髄抑制により感染症等の重篤な副作用があらわれることがあるので，頻回に血液検査を行うなど，患者の状態を十分に観察すること。

なお，本剤の使用にあたっては，添付文書を熟読のこと。

禁忌

(1)本剤の成分に対し重篤な過敏症の既往歴のある患者

(2)妊婦又は妊娠している可能性のある婦人

トレシーバ注フレックスタッチ
規格：300単位1キット［2619円/キット］

トレシーバ注ペンフィル
規格：300単位1筒［1847円/筒］

インスリンデグルデク(遺伝子組換え)　ノボノルディスク　249

【効能効果】

インスリン療法が適応となる糖尿病

【対応標準病名】

◎	糖尿病		
○	1型糖尿病	1型糖尿病・眼合併症あり	1型糖尿病・関節合併症あり
	1型糖尿病・ケトアシドーシス合併あり	1型糖尿病・昏睡合併あり	1型糖尿病・腎合併症あり
	1型糖尿病・神経学的合併症あり	1型糖尿病・多発糖尿病性合併症あり	1型糖尿病・糖尿病性合併症あり
	1型糖尿病・糖尿病性合併症なし	1型糖尿病・末梢循環合併症あり	1型糖尿病黄斑症
	1型糖尿病性アシドーシス	1型糖尿病性アセトン血症	1型糖尿病性胃腸症
	1型糖尿病性壊疽	1型糖尿病性黄斑浮腫	1型糖尿病性潰瘍
	1型糖尿病性眼筋麻痺	1型糖尿病性肝障害	1型糖尿病性関節症
	1型糖尿病性筋萎縮症	1型糖尿病性血管障害	1型糖尿病性ケトアシドーシス
	1型糖尿病性高コレステロール血症	1型糖尿病性虹彩炎	1型糖尿病性骨症
	1型糖尿病性昏睡	1型糖尿病性自律神経ニューロパチー	1型糖尿病性神経因性膀胱
	1型糖尿病性神経痛	1型糖尿病性腎硬化症	1型糖尿病性腎症
	1型糖尿病性腎症第1期	1型糖尿病性腎症第2期	1型糖尿病性腎症第3期
	1型糖尿病性腎症第3期A	1型糖尿病性腎症第3期B	1型糖尿病性腎症第4期
	1型糖尿病性腎症第5期	1型糖尿病性腎不全	1型糖尿病性水疱
	1型糖尿病性精神障害	1型糖尿病性そう痒症	1型糖尿病性多発ニューロパチー
	1型糖尿病性単ニューロパチー	1型糖尿病性中心性網膜症	1型糖尿病性低血糖性昏睡
	1型糖尿病性動脈硬化症	1型糖尿病性動脈閉塞症	1型糖尿病性ニューロパチー
	1型糖尿病性白内障	1型糖尿病性皮膚障害	1型糖尿病性浮腫性硬化症
	1型糖尿病性末梢血管症	1型糖尿病性末梢血管障害	1型糖尿病性末梢神経障害
	1型糖尿病性網膜症	インスリン抵抗性糖尿病	ウイルス性糖尿病・ケトアシドーシス合併あり
	ウイルス性糖尿病・昏睡合併あり	緩徐進行1型糖尿病	緩徐進行1型糖尿病・眼合併症あり
	緩徐進行1型糖尿病・関節合併症あり	緩徐進行1型糖尿病・ケトアシドーシス合併あり	緩徐進行1型糖尿病・昏睡合併あり
	緩徐進行1型糖尿病・腎合併症あり	緩徐進行1型糖尿病・神経学的合併症あり	緩徐進行1型糖尿病・多発糖尿病性合併症あり
	緩徐進行1型糖尿病・糖尿病性合併症なし	緩徐進行1型糖尿病・末梢循環合併症あり	劇症1型糖尿病
	高浸透圧性非ケトン性昏睡	術後低インスリン血症	膵性糖尿病
	膵性糖尿病・ケトアシドーシス合併あり	膵性糖尿病・昏睡合併あり	膵全摘後二次性糖尿病
	ステロイド糖尿病・ケトアシドーシス合併あり	ステロイド糖尿病・昏睡合併あり	増殖性糖尿病性網膜症・1型糖尿病
	糖尿病性アシドーシス	糖尿病性アセトン血症	糖尿病性ケトアシドーシス
	糖尿病性昏睡	糖尿病性低血糖性昏睡	二次性糖尿病・ケトアシドーシス合併あり
	二次性糖尿病・昏睡合併あり	不安定型糖尿病	薬剤性糖尿病・ケトアシドーシス合併あり
	薬剤性糖尿病・昏睡合併あり		
△	1型糖尿病合併妊娠	B型インスリン受容体異常症	ウイルス性糖尿病・眼合併症あり
	ウイルス性糖尿病・腎合併症あり	ウイルス性糖尿病・神経学的合併症あり	ウイルス性糖尿病・多発糖尿病性合併症あり
	ウイルス性糖尿病・糖尿病性合併症あり	ウイルス性糖尿病・糖尿病性合併症なし	ウイルス性糖尿病・末梢循環合併症あり
	化学的糖尿病	キンメルスチール・ウイルソン症候群	高血糖高浸透圧症候群
	新生児一過性糖尿病	新生児糖尿病	膵性糖尿病・眼合併症あり
	膵性糖尿病・腎合併症あり	膵性糖尿病・神経学的合併症あり	膵性糖尿病・多発糖尿病性合併症あり
	膵性糖尿病・糖尿病性合併症あり	膵性糖尿病・糖尿病性合併症なし	膵性糖尿病・末梢循環合併症あり
	ステロイド糖尿病・眼合併症あり	ステロイド糖尿病・腎合併症あり	ステロイド糖尿病・神経学的合併症あり
	ステロイド糖尿病・多発糖尿病性合併症あり	ステロイド糖尿病・糖尿病性合併症あり	ステロイド糖尿病・糖尿病性合併症なし
	ステロイド糖尿病・末梢循環合併症あり	増殖性糖尿病性網膜症	糖尿病・糖尿病性合併症なし
	糖尿病黄斑症	糖尿病黄斑浮腫	糖尿病合併症
	糖尿病性壊疽	糖尿病性潰瘍	糖尿病性眼筋麻痺
	糖尿病性肝障害	糖尿病性関節症	糖尿病性筋萎縮症
	糖尿病性血管障害	糖尿病性高コレステロール血症	糖尿病性虹彩炎
	糖尿病性骨症	糖尿病性自律神経ニューロパチー	糖尿病性神経因性膀胱
	糖尿病性神経痛	糖尿病性腎硬化症	糖尿病性腎症
	糖尿病性腎不全	糖尿病性水疱	糖尿病性精神障害
	糖尿病性そう痒症	糖尿病性多発ニューロパチー	糖尿病性単ニューロパチー
	糖尿病性中心性網膜症	糖尿病性動脈硬化症	糖尿病性動脈閉塞症

ト

糖尿病性ニューロパチー	糖尿病性白内障	糖尿病性皮膚障害
糖尿病性浮腫性硬化症	糖尿病性末梢血管症	糖尿病性末梢血管障害
糖尿病性末梢神経障害	糖尿病網膜症	二次性糖尿病・眼合併症あり
二次性糖尿病・腎合併症あり	二次性糖尿病・神経学的合併症あり	二次性糖尿病・多発糖尿病性合併症あり
二次性糖尿病・糖尿病性合併症あり	二次性糖尿病・糖尿病性合併症なし	二次性糖尿病・末梢循環合併症あり
妊娠中の糖尿病	妊娠糖尿病	薬剤性糖尿病・眼合併症あり
薬剤性糖尿病・腎合併症あり	薬剤性糖尿病・神経学的合併症あり	薬剤性糖尿病・多発糖尿病性合併症あり
薬剤性糖尿病・糖尿病性合併症あり	薬剤性糖尿病・糖尿病性合併症なし	薬剤性糖尿病・末梢循環合併症あり

効能効果に関連する使用上の注意　糖尿病の診断が確立した患者に対してのみ適用を考慮すること。
糖尿病以外にも耐糖能異常や尿糖陽性を呈する糖尿病類似の病態(腎性糖尿，甲状腺機能異常等)があることに留意すること。

用法用量
〔フレックスタッチ〕：通常，成人では，初期は1日1回4～20単位を皮下注射する。注射時刻は毎日一定とする。投与量は患者の症状及び検査所見に応じて適宜増減する。他のインスリン製剤を併用することがあるが，他のインスリン製剤の投与量を含めた維持量は，通常1日4～80単位である。但し，必要により上記用量を超えて使用することがある。
〔ペンフィル〕：通常，成人では，初期は1日1回4～20単位を専用のインスリンペン型注入器を用いて皮下注射する。注射時刻は毎日一定とする。投与量は患者の症状及び検査所見に応じて適宜増減する。他のインスリン製剤を併用することがあるが，他のインスリン製剤の投与量を含めた維持量は，通常1日4～80単位である。但し，必要により上記用量を超えて使用することがある。

用法用量に関連する使用上の注意
(1)適用にあたっては，本剤の作用持続時間や患者の病状に留意し，患者の病状が本剤の製剤的特徴に適する場合に投与すること。
(2)毎日一定の時刻に投与させること。
(3)糖尿病性昏睡，急性感染症，手術等緊急の場合は，本剤のみで処置することは適当でなく，速効型インスリン製剤を使用すること。
(4)中間型又は持効型インスリン製剤から本剤に変更する場合は，以下を参考に本剤の投与を開始し，その後の患者の状態に応じて用量を増減するなど，本剤の作用特性を考慮の上慎重に行うこと。
　①Basalインスリン製剤を用いた治療，Basal-Bolus療法による治療及び混合製剤による治療から本剤に切り替える場合，目安として，前治療で使用していたBasalインスリンと同じ単位数から投与を開始し，その後調整すること。
　②Basal-Bolus療法による治療において，1日2回投与のBasalインスリン製剤から本剤に切り替える場合，患者の状態に応じて用量を決定すること。それぞれの患者の血糖コントロールに基づき減量が必要な場合もある。
(5)インスリン以外の他の糖尿病用薬から本剤に切り替える場合又はインスリン以外の他の糖尿病用薬と併用する場合は，低用量から開始するなど，本剤の作用特性を考慮の上慎重に行うこと。
(6)本剤の投与開始時及びその後数週間は血糖コントロールのモニタリングを十分に行うこと。
併用する超速効型，速効型インスリン又は他の糖尿病用薬の用量や投与スケジュールの調整が必要となることがある。

禁忌
(1)低血糖症状を呈している患者
(2)本剤の成分に対し過敏症の既往歴のある患者

トレプロスト注射液20mg　規格：20mg20mL1瓶[186277円/瓶]
トレプロスト注射液50mg　規格：50mg20mL1瓶[339537円/瓶]
トレプロスト注射液100mg　規格：100mg20mL1瓶[534711円/瓶]
トレプロスト注射液200mg　規格：200mg20mL1瓶[842076円/瓶]
トレプロスチニル　持田　219

【効能効果】
肺動脈性肺高血圧症(WHO機能分類クラスII，III及びIV)

【対応標準病名】

◎	肺動脈性肺高血圧症		
○	新生児遷延性肺高血圧症	特発性肺動脈性肺高血圧症	二次性肺高血圧症
	肺高血圧症	肺静脈閉塞症	肺性心
	肺性心疾患	肺毛細血管腫症	慢性血栓塞栓性肺高血圧症
	慢性肺性心		

効能効果に関連する使用上の注意
(1)本剤は肺動脈性肺高血圧症と診断された患者にのみ使用すること。
(2)先天性短絡性心疾患に伴う肺動脈性肺高血圧症については，Eisenmenger症候群あるいは術後に肺高血圧の残存している患者にのみ使用すること。
(3)本剤は経口肺血管拡張薬で十分な治療効果が得られない場合に適用を考慮すること。
(4)特発性肺動脈性肺高血圧症，遺伝性肺動脈性肺高血圧症及び膠原病に伴う肺動脈性肺高血圧症以外の肺動脈性肺高血圧症における有効性及び安全性は確立していない。

用法用量
通常，成人にはトレプロスチニルとして1.25ng/kg/分の投与速度で持続静脈内投与又は持続皮下投与を開始する。この初期投与速度が本剤の全身性の副作用により耐えられない場合は，投与速度を0.625ng/kg/分に減量する。
患者の状態を十分に観察しながら，原則，最初の4週間は，1週間あたり最大1.25ng/kg/分で増量し，その後は臨床症状に応じて1週間あたり最大2.5ng/kg/分で増量し，最適投与速度を決定する。1週間あたり1.25又は2.5ng/kg/分を超えて増量する場合，患者の忍容性を十分確認しながら慎重に投与する。最適投与速度の決定にあたっては，本剤の副作用と肺高血圧症状の改善を指標とする。
<投与方法>
(1)持続静脈内投与
本剤は日局注射用水又は日局生理食塩液で希釈し，外科的に留置された中心静脈カテーテルを介し，フィルターを接続した精密持続点滴装置(シリンジポンプ又は輸液ポンプ)を用いて持続静脈内投与する。まず投与流量を決定し，決定した投与流量(mL/hr)，投与速度(ng/kg/分)及び患者の体重(kg)から，本剤の希釈濃度(mg/mL)を算出する。投与流量の決定にあたっては，精密持続点滴装置の薬液容器の交換まで最大48時間であるため，投与期間が48時間以内になるよう選択する。本剤の希釈濃度は0.004mg/mL以上とすること。
本剤希釈濃度の計算方法
本剤希釈濃度(mg/mL)＝投与速度(ng/kg/分)×体重(kg)×0.00006*/投与流量(mL/hr)
*換算係数0.00006＝60分/hr×0.000001mg/ng
算出された本剤の希釈濃度の薬液を，使用する薬液容器サイズに合わせて調製するために必要な本剤注射液の量は，以下の式より算出する。
本剤注射液量の計算方法：本剤注射液量(mL)＝本剤希釈濃度(mg/mL)/本剤注射液濃度(mg/mL)×薬液容器サイズ(本剤の希釈溶液量：mL)
算出された量の本剤注射液を，希釈液(日局注射用水又は日局生理食塩液)とともに薬液容器に加え，必要量に調製する。
参考計算例

例1)

ステップ1：体重60kgの患者に対し，投与速度5ng/kg/分，投与流量1mL/hrで，薬液容器50mLを使用して投与する場合，本剤の希釈濃度は以下のように計算される。

本剤希釈濃度(mg/mL) = 5ng/kg/分 × 60kg × 0.00006/1mL/hr = 0.018mg/mL

ステップ2：本剤の希釈濃度0.018mg/mLで，薬液を50mLに調製するために必要な本剤の注射液量は，20mgバイアル(本剤注射液濃度1mg/mL)を使用した場合，以下のように計算される。

本剤注射液量(mL) = 0.018mg/mL/1mg/mL × 50mL = 0.9mL

例2)

ステップ1：体重75kgの患者に対し，投与速度30ng/kg/分，投与流量2mL/hrで，薬液容器100mLを使用して投与する場合，本剤の希釈濃度は以下のように計算される。

本剤希釈濃度(mg/mL) = 30ng/kg/分 × 75kg × 0.00006/2mL/hr = 0.0675mg/mL

ステップ2：本剤の希釈濃度0.0675mg/mLで，薬液を100mLに調製するために必要な本剤の注射液量は，50mgバイアル(本剤注射液濃度2.5mg/mL)を使用した場合，以下のように計算される。

本剤注射液量(mL) = 0.0675mg/mL/2.5mg/mL × 100mL = 2.7mL

(2)持続皮下投与

本剤は，精密持続点滴装置(注射筒輸液ポンプ)を使用し，自己挿入型皮下カテーテルを経由して持続皮下投与する。本剤は希釈せずに，投与速度(ng/kg/分)，体重(kg)，本剤注射液の濃度(mg/mL)に基づき計算された投与流量(μL/hr)で投与する。

投与流量の計算方法

投与流量(μL/hr) = 投与速度(ng/kg/分) × 体重(kg) × 0.06*/本剤注射液濃度(mg/mL)

*換算係数0.06 = 60分/hr × 0.000001mg/ng × 1000μL/mL

参考計算例

例1)

体重50kgの患者に対し，20mgバイアル(本剤注射液濃度1mg/mL)を使用し，投与速度1.25ng/kg/分で投与を行う場合：投与流量(μL/hr) = 1.25ng/kg/分 × 50kg × 0.06/1mg/mL = 4μL/hr

例2)

体重60kgの患者に対し，100mgバイアル(本剤注射液濃度5mg/mL)を使用し，投与速度15ng/kg/分で投与を行う場合：投与流量(μL/hr) = 15ng/kg/分 × 60kg × 0.06/5mg/mL = 11μL/hr

(3)精密持続点滴装置は以下の条件を満たすものを使用すること。

①閉塞/投与不能，残量，電池の消耗，プログラムエラー及びモーターの機能故障のアラームがあること。

②送達精度は±6%より優れること。

③陽圧駆動であること。

④薬液容器は塩化ビニル，ポリプロピレンあるいはガラス製であること。

⑤約2μL/hr刻みの調節が可能であること(皮下投与のみ)。

用法用量に関連する使用上の注意

(1)投与開始時及び投与速度調節の際は患者の症状をよく観察し，心拍数，血圧等血行動態の変化による副作用の発現に留意し，異常が認められた場合には本剤の減量など適切な処置を行うこと。

(2)肺高血圧症状が急激に増悪するおそれがあるので，突然の投与中止又は急激な減量を避けること。

(3)本剤の減量中又は投与中止後に症状の悪化又は再発が認められることがあるので，患者の状態に注意し，このような場合には，適宜増量又は再投与する等の適切な処置を行うこと。

(4)本剤の消失半減期は0.8～4.6時間であるため，長時間投与を中止した後再開する場合には投与速度を再設定すること。

(5)本剤の投与経路を変更する場合は，原則，同一用量で変更し，変更後は患者の症状をよく観察すること。

(6)肝障害のある患者において，本剤の血中濃度が上昇するため，0.625ng/kg/分から投与を開始し，慎重に増量すること。

(7)国内外において290ng/kg/分を超えた投与速度の経験は少ないため，290ng/kg/分を超えて投与する場合は患者の状態に十分注意すること。

警告 外国で本剤の急激な中止により死亡に至った症例が報告されているので，本剤を休薬又は投与中止する場合は，徐々に減量すること。

禁忌

(1)本剤の成分に対し過敏症の既往歴のある患者

(2)右心不全の急性増悪時の患者

(3)重篤な左心機能障害を有する患者

(4)重篤な低血圧患者

トロビシン筋注用2g　規格：2g1瓶[2407円/瓶]

スペクチノマイシン塩酸塩水和物　ファイザー　612

【効能効果】

〈適応菌種〉スペクチノマイシンに感性の淋菌

〈適応症〉淋菌感染症

【対応標準病名】

◎	淋病		
○	急性淋菌性尿道炎	肛門淋菌感染	新生児膿漏眼
	直腸淋菌感染	慢性淋菌性尿道炎	淋菌性咽頭炎
	淋菌性外陰炎	淋菌性外陰腟炎	淋菌性滑膜炎
	淋菌性関節炎	淋菌性亀頭炎	淋菌性結膜炎
	淋菌性腱滑膜炎	淋菌性虹彩毛様体炎	淋菌性口内炎
	淋菌性骨髄炎	淋菌性子宮頸管炎	淋菌性女性骨盤炎
	淋菌性心筋炎	淋菌性心内膜炎	淋菌性心膜炎
	淋菌性髄膜炎	淋菌性精巣炎	淋菌性精巣上体炎
	淋菌性前立腺炎	淋菌性腟炎	淋菌性尿道炎
	淋菌性尿道狭窄	淋菌性脳膿瘍	淋菌性肺炎
	淋菌性敗血症	淋菌性バルトリン腺膿瘍	淋菌性腹膜炎
	淋菌性膀胱炎	淋菌性卵管炎	

用法用量　[筋注]

スペクチノマイシンとして，通常成人は2g(力価)を1回臀部筋肉内に注射する。また，2g(力価)1回投与にて効果の不十分なときは，4g(力価)を1回追加投与する。4g(力価)投与は左右の臀筋の2箇所に分けてもよい。

なお，年齢，症状により適宜増減する。

用法用量に関連する使用上の注意

(1)本剤の使用にあたっては，耐性菌の発現等を防ぐため，原則として感受性を確認し，疾病の治療上必要な最小限の期間の投与にとどめること。

(2)本剤は1回投与後3～5日間は経過を観察し，効果判定をすること。なお，追加投与の必要のある場合は，用法用量に準ずること。

禁忌　本剤の成分に対し過敏症の既往歴のある患者

トロペロン注4mg　規格：4mg2mL1管[206円/管]

チミペロン　第一三共　117

【効能効果】

統合失調症，躁病

【対応標準病名】

◎	躁状態	統合失調症	
○	アスペルガー症候群	型分類困難な統合失調症	偽神経症性統合失調症

ト

	急性統合失調症	急性統合失調症性エピソード	急性統合失調症様精神病性障害
	境界型統合失調症	緊張型統合失調症	軽躁病
	興奮状態	残遺型統合失調症	自閉的精神病質
	小児期型統合失調症	小児シゾイド障害	精神病症状を伴う躁病
	前駆期統合失調症	潜在性統合失調症	躁病性昏迷
	躁病発作	体感症性統合失調症	短期統合失調症様障害
	単極性躁病	単純型統合失調症	遅発性統合失調症
	統合失調症型障害	統合失調症型パーソナリティ障害	統合失調症後抑うつ
	統合失調症症状を伴う急性錯乱	統合失調症症状を伴う急性多形性精神病性障害	統合失調症症状を伴う類循環精神病
	統合失調症性パーソナリティ障害	統合失調症性反応	統合失調症様状態
	破瓜型統合失調症	妄想型統合失調症	
△	精神病症状を伴わない躁病	統合失調症症状を伴わない急性錯乱	統合失調症症状を伴わない急性多形性精神病性障害
	統合失調症症状を伴わない類循環精神病	反応性興奮	夢幻精神病
	モレル・クレペリン病		

用法用量　急性期症状において緊急を要する場合及び経口投与が困難な場合に用いる。
チミペロンとして，通常成人1回4mg(2mL)を1日1回もしくは2回，筋肉内又は静脈内注射する。
なお，年齢，症状により適宜増減する。

禁忌
(1)昏睡状態の患者
(2)バルビツール酸誘導体等の中枢神経抑制薬の強い影響下にある患者
(3)重症の心不全患者
(4)パーキンソン病のある患者
(5)本剤の成分又はブチロフェノン系化合物に対し過敏症の既往歴のある患者
(6)アドレナリンを投与中の患者
(7)妊婦又は妊娠している可能性のある婦人

併用禁忌

薬剤名等	臨床症状・措置方法	機序・危険因子
アドレナリン ボスミン	アドレナリンの作用を反転させ，重篤な血圧低下を起こすことがある。	アドレナリンはアドレナリン作動性α及びβ刺激薬であるが，本剤のα遮断作用により，β刺激作用が優位となり，血圧降下作用が増強されると考えられている。

ドロレプタン注射液25mg　規格：2.5mg1mLバイアル[123円/mLV]
ドロペリドール　第一三共　111

【効能効果】
(1)フェンタニルとの併用による，手術，検査，及び処置時の全身麻酔並びに局所麻酔の補助
(2)ドロペリドールの単独投与による麻酔前投薬

【対応標準病名】
該当病名なし

用法用量
(1)フェンタニルクエン酸塩との併用による場合
導入麻酔剤として投与する場合には通常成人ドロレプタン注射液0.1〜0.2mL/kg(ドロペリドールとして0.25〜0.5mg/kg)をフェンタニル注射液0.1〜0.2mL/kg(フェンタニルとして5〜10μg/kg)と共に緩徐に静注するか，又はブドウ糖液等に希釈して点滴静注する。
局所麻酔の補助として投与する場合には局所麻酔剤投与10〜15分後に通常成人ドロレプタン注射液0.1mL/kg(ドロペリドールとして0.25mg/kg)をフェンタニル注射液0.1mL/kg(フェンタニルとして5μg/kg)と共に緩徐に静注する。
なお，患者の年齢・症状に応じて適宜増減する。
(2)ドロペリドール単独で麻酔前投薬として投与する場合
通常成人ドロレプタン注射液0.02〜0.04mL/kg(ドロペリドールとして0.05〜0.1mg/kg)を麻酔開始30〜60分前に筋注する。
なお，患者の年齢・症状に応じて適宜増減する。

用法用量に関連する使用上の注意
本剤の用法用量は，患者の感受性，全身状態，手術々式，麻酔方法等に応じてきめるが，一般にフェンタニルとの併用による導入麻酔・局所麻酔，また本剤単独投与による前投薬は通常次の如く行われている。
(1)導入麻酔剤として：アトロピン硫酸塩水和物など通常の前投薬に引き続き，本剤及びフェンタニルの1回量を緩徐に静注(点滴静注が安全で確実)する。なお症例により，同時にGO，GOF等の吸入麻酔やチアミラール等の静注用全身麻酔剤の併用も行われる。
(2)局所麻酔の補助として：メピバカイン等による持続硬膜外麻酔の補助として本剤を併用する(症例によっては，全身麻酔や気管内挿管を必要としないで手術可能な例もある)。
(3)前投薬として
通常麻酔開始30分〜1時間前に本剤1回量の筋注を行う。
投与後10〜30分後にはほとんどの例に十分な鎮静効果が得られる。
なお症例により，アトロピン硫酸塩水和物が併用される場合もある。

禁忌
(1)本剤の成分に対し過敏症の既往歴のある患者
(2)痙攣発作の既往歴のある患者
(3)外来患者
(4)重篤な心疾患を有する患者
(5)QT延長症候群のある患者
(6)2歳以下の乳児・小児

ナイクリン注射液20mg　規格：20mg1管[93円/管]
ナイクリン注射液50mg　規格：50mg1管[93円/管]
ニコチン酸　トーアエイヨー　313

【効能効果】
(1)ニコチン酸欠乏症の予防及び治療(ペラグラなど)
(2)ニコチン酸の需要が増大し食事からの摂取が不十分な際の補給(消耗性疾患，妊産婦，授乳婦，はげしい肉体労働時など)
(3)下記疾患のうちニコチン酸の欠乏又は代謝障害が関与すると推定される場合
①口角炎，口内炎，舌炎
②接触皮膚炎，急・慢性湿疹，光線過敏性皮膚炎
③メニエル症候群
④末梢循環障害(レイノー病，四肢冷感，凍瘡，凍傷)
⑤耳鳴，難聴
⑥SMONによるしびれ感
(上記(3)に対して，効果がないのに月余にわたって漫然と使用すべきでない。)

【対応標準病名】

◎	急性湿疹	口角炎	口内炎
	しびれ感	耳鳴症	スモン
	舌炎	接触皮膚炎	凍傷
	凍瘡	ナイアシン欠乏症	難聴
	日光過敏性皮膚炎	冷え症	ペラグラ
	末梢循環障害	慢性湿疹	メニエール症候群
	レイノー病		
○	悪液質アフタ	足湿疹	アフタ性口内炎
	アルコール性ペラグラ	異汗性湿疹	遺伝性難聴
	陰のう湿疹	会陰部肛囲湿疹	腋窩湿疹
	外陰部皮膚炎	下肢血行障害	下肢しびれ

	下肢末梢循環障害	カタル性舌炎	貨幣状湿疹
	感音性耳鳴	感覚運動障害	間欠性跛行
	汗疱性湿疹	顔面急性皮膚炎	丘疹状湿疹
	亀裂性湿疹	形質細胞性口唇炎	軽度難聴
	頚部皮膚炎	血管運動性肢端感覚異常症	口角口唇炎
	口角びらん	硬化性舌炎	口唇アフタ
	口唇炎	口唇潰瘍	口唇色素沈着症
	口唇粘液のう胞	口唇びらん	紅斑性湿疹
	肛門湿疹	孤立性アフタ	こわばり感
	再発性アフタ	自覚的耳鳴	四肢しびれ
	四肢端しびれ	四肢知覚異常	四肢末梢循環障害
	四肢末梢知覚異常	耳性めまい	肢端紅痛症
	趾端循環障害	肢端チアノーゼ	湿疹
	手指湿疹	手指先しびれ	主婦湿疹
	上肢しびれ	上肢知覚異常	職業性難聴
	職業性皮膚炎	人工肛門部皮膚炎	新生児皮膚炎
	水疱性口唇炎	赤色湿疹	舌潰瘍
	接触性口唇炎	舌乳頭炎	舌びらん
	全身湿疹	全身のしびれ感	腺性口唇炎
	続発性ペラグラ	大アフタ	体感異常
	知覚機能障害	知覚障害	聴覚障害
	聴覚消失	手湿疹	冬期湿疹
	頭部湿疹	動脈硬化性間欠性跛行	動脈攣縮
	内耳性耳鳴症	内リンパ水腫	肉芽腫性口唇炎
	乳房皮膚炎	妊娠湿疹	妊婦性皮膚炎
	剥離性口唇炎	鼻背部湿疹	鼻前庭部湿疹
	皮膚炎	皮膚知覚障害	表在性舌炎
	ブルートウ症候群	ベドナーアフタ	ペラグラ性脳症
	ペラグラ性皮膚炎	扁平湿疹	末梢循環不全
	末梢性血管攣縮	慢性舌炎	慢性表在性舌炎
	無症候性耳鳴	無難聴性耳鳴	迷路性めまい
	メニエール病	メラー舌炎	腰足知覚障害
	落屑性湿疹	リガ・フェーデ病	鱗状湿疹
	レイノー現象	レイノー症候群	レルモワイエ症候群
△	足凍傷	アレルギー性口内炎	アレルギー性接触皮膚炎
	異常知覚	一時的いき値移動	ウイルス性口内炎
	腕の表在性凍傷	壊死性潰瘍性歯周炎	壊死性潰瘍性歯肉炎
	壊疽性口内炎	壊疽性歯肉炎	エンドトキシン血症
	悪寒	悪寒戦慄	お血
	音響外傷	潰瘍性口内炎	化学性皮膚炎
	蝸牛型メニエール病	下肢冷感	カタル性口内炎
	カナマイ難聴	カンジダ性口角びらん	カンジダ性口内炎
	感染性口内炎	乾燥性口内炎	顔面凍傷
	気逆	気血両虚	義歯性口内炎
	器質性難聴	偽性ペラグラ	気滞
	偽膜性口内炎	急性偽膜性カンジダ症	頬粘膜白板症
	頚性耳鳴	頚部の表在性凍傷	ゲオトリクム症
	ゲオトリクム性口内炎	高音障害型難聴	口蓋垂結核
	口腔カンジダ症	口腔感染症	口腔結核
	口腔紅板症	口腔褥瘡性潰瘍	口腔内感覚異常症
	口腔粘膜結核	口腔白板症	硬口蓋白板症
	溝状舌	口唇カンジダ症	口唇結核
	口唇部膿瘍	口唇麻痺	口唇瘻
	口底白板症	後天性聾唖	高度難聴
	紅板症	こわばり	錯聴
	ざんごう足	自家感作性皮膚炎	視覚失認
	自声強調	肢端知覚異常	湿疹様発疹
	歯肉カンジダ症	歯肉白板症	出血性口内炎
	手背凍傷	職業性聴力損失	水毒
	水疱性口内炎	水疱性口内炎ウイルス病	ストマイ難聴
	舌カンジダ症	接触性口内炎	舌切除後遺症
	舌膿瘍	舌白板症	全身性炎症反応症候群
	前庭型メニエール病	全聾	第1度凍傷
	第2度凍傷	第3度凍傷	第4度凍傷
	体幹凍傷	多形日光疹	多臓器不全
	多発性口内炎	多発性神経炎	多発性神経障害
	多発性凍傷	多発性表在性凍傷	多発ニューロパチー
	地図状口内炎	中等度難聴	中毒性難聴
	聴覚異常	聴覚過敏	聴覚補充現象
	聴神経萎縮	聴神経炎	聴神経障害
	低音障害型難聴	手凍傷	頭部外傷性耳鳴
	頭部の表在性凍傷	特発性両側性感音難聴	突発性難聴
	軟口蓋白板症	難治性口内炎	ニコチン性口蓋白色角化症
	ニコチン性口内炎	日光じんま疹	乳幼児突発性危急事態
	白色水腫	半身しびれ	半身知覚障害
	反復性多発性神経炎	反復性聴力障害	光接触皮膚炎
	表在性凍傷	フォアダイス病	複聴
	平衡異常	ヘルペスウイルス性歯肉口内炎	ベルロック皮膚炎
	片側聾	放射線性口内炎	末梢神経炎
	末梢神経障害	末梢性めまい症	末梢動脈疾患
	耳疾患	めまい症候群	薬物性接触性皮膚炎
	薬物性光アレルギー性反応	薬物性光毒性反応	薬物誘発性多発ニューロパチー
	湯あたり	淋菌性口内炎	聾
	聾唖		

用法用量　ニコチン酸として，通常成人1日10～100mgを皮下，筋肉内又は静脈内注射する。
なお，年齢，症状により適宜増減する。

禁忌

(1)本剤に対し過敏症の既往歴のある患者
(2)重症低血圧又は動脈出血のある患者

ナグラザイム点滴静注液5mg　規格：5mg5mL1瓶[264111円/瓶]
ガルスルファーゼ(遺伝子組換え)　アンジェス MG　395

【効 能 効 果】

ムコ多糖症 VI 型

【対応標準病名】

◎	ムコ多糖症 VI 型
○	ムコ多糖症

用法用量　通常，ガルスルファーゼ(遺伝子組換え)として，1回体重1kgあたり1mgを週1回，点滴静注する。

用法用量に関連する使用上の注意

(1)希釈方法：患者の体重あたりで計算した必要量を取り，体重が20kg以下の患者には日局生理食塩液100mLで希釈する。体重が20kgを超える患者には薬液総量が250mLとなるよう希釈すること。
(2)投与速度：本剤の投与は注入ポンプを用いて，総量を4時間以上かけて投与すること。投与速度は，体重が20kg以下の患者の場合，初めの1時間は3mL/時とし忍容性が良好なら38mL/時に投与速度を上げ，投与を終了する。体重が20kgを超える患者の場合は，初めの1時間は6mL/時とし忍容性が良好なら80mL/時に投与速度を上げ，投与を終了する。
(3)本剤の投与によりinfusion associated reaction(発熱，頭痛，発疹等)が発現する可能性がある。これらの症状発現の予防及び発現時の症状を軽減させるために，抗ヒスタミン剤，解熱鎮痛剤又はその両方を本剤投与開始の30～60分前に前投与することが望ましい。

警告

(1)本剤の投与中又は投与終了後の当日の本剤に関連するinfusion associated reactionのうち，アナフィラキシー反応があらわれる可能性があるので，本剤は，緊急時に十分な対応のできる準備をした上で投与を開始し，投与中及び投与終了後も十分な観察を行うこと。また，重篤なinfusion associated reactionが発生した場合には，本剤の投与を中止し，適切な処置を行うこと。
(2)重症な呼吸不全又は急性呼吸器疾患のある患者に投与した場

合，infusion associated reaction によって症状の急性増悪が起こる可能性があるので，患者の状態を十分に観察し，必要に応じて適切な処置を行うこと。

禁忌 本剤の成分に対してアナフィラキシーショックの既往歴のある患者

ナゼア注射液0.3mg 規格：0.3mg2mL1管［4829円/管］
ラモセトロン塩酸塩 アステラス 239

【効能効果】

抗悪性腫瘍剤（シスプラチン等）投与に伴う消化器症状（悪心，嘔吐）

【対応標準病名】

◎	化学療法に伴う嘔吐症		
○ あ	S状結腸癌	悪性エナメル上皮腫	悪性下垂体腫瘍
	悪性褐色細胞腫	悪性顆粒細胞腫	悪性間葉腫
	悪性奇形腫	悪性胸腺腫	悪性グロームス腫瘍
	悪性血管外皮腫	悪性甲状腺腫	悪性骨腫瘍
	悪性縦隔腫瘍	悪性腫瘍	悪性腫瘍合併性皮膚筋炎
	悪性腫瘍に伴う貧血	悪性神経膠腫	悪性髄膜腫
	悪性脊髄髄膜腫	悪性線維性組織球腫	悪性虫垂粘液瘤
	悪性停留精巣	悪性頭蓋咽頭腫	悪性脳腫瘍
	悪性末梢神経鞘腫	悪性葉状腫瘍	悪性リンパ腫骨髄浸潤
	アセトン血性嘔吐症	胃悪性黒色腫	イートン・ランバート症候群
	胃カルチノイド	胃癌	胃管癌
	胃癌骨転移	胃癌末期	胃脂肪肉腫
	胃重複癌	胃進行癌	胃体部癌
	胃底部癌	遺伝性大腸癌	遺伝性非ポリポーシス大腸癌
	胃肉腫	胃幽門部癌	陰核癌
	陰茎癌	陰茎亀頭部癌	陰茎体部癌
	陰茎肉腫	陰茎包皮部癌	咽頭癌
	咽頭肉腫	陰のう癌	陰のう内脂肪肉腫
	ウイルムス腫瘍	エクリン汗孔癌	炎症性乳癌
	延髄神経膠腫	嘔気	横行結腸癌
	嘔吐症	横紋筋肉腫	悪心
か	外陰悪性黒色腫	外陰悪性腫瘍	外陰癌
	外陰部パジェット病	外耳道癌	回腸癌
	海綿芽細胞腫	回盲部癌	下咽頭癌
	下咽頭後部癌	下咽頭肉腫	下顎悪性エナメル上皮腫
	下顎骨悪性腫瘍	下顎歯肉癌	下顎歯肉頬移行部癌
	下眼瞼有棘細胞癌	顎下腺癌	顎下部悪性腫瘍
	角膜の悪性腫瘍	下行結腸癌	下肢悪性腫瘍
	下唇癌	下唇赤唇部癌	仮声帯癌
	滑膜腫	滑膜肉腫	下部食道癌
	下部胆管癌	下葉肺癌	カルチノイド
	癌	肝悪性腫瘍	眼窩悪性腫瘍
	肝外胆管癌	眼窩神経芽腫	肝カルチノイド
	肝癌	肝癌骨転移	癌関連網膜症
	眼瞼皮膚の悪性腫瘍	肝細胞癌	癌性悪液質
	癌性胸膜炎	癌性ニューロパチー	癌性ニューロミオパチー
	癌性貧血	癌性ミエロパチー	汗腺癌
	顔面悪性腫瘍	肝門部癌	肝門部胆管癌
	気管癌	気管支癌	気管支リンパ節転移
	基底細胞癌	臼後部癌	嗅神経芽腫
	嗅神経上皮腫	胸腔内リンパ節の悪性腫瘍	橋神経膠腫
	胸腺カルチノイド	胸腺癌	胸腺腫
	胸椎転移	頬粘膜癌	胸部下部食道癌
	胸部上部食道癌	胸部食道癌	胸部中部食道癌
	胸膜悪性腫瘍	胸膜脂肪肉腫	巨大後腹膜脂肪肉腫
	空腸癌	クルッケンベルグ腫瘍	クロム親和性芽細胞腫
	頚動脈小体悪性腫瘍	頚部悪性腫瘍	頚部癌
	頚部原発腫瘍	頚部脂肪肉腫	頚部食道癌
	頚部神経芽腫	頚部肉腫	頚部皮膚悪性腫瘍
	血管肉腫	結腸癌	結腸脂肪肉腫
	結膜の悪性腫瘍	肩甲部脂肪肉腫	原始神経外胚葉腫瘍
	原線維性星細胞腫	原発性肝癌	原発性骨腫瘍
	原発性脳腫瘍	原発性肺癌	原発不明癌
	口蓋癌	口蓋垂癌	膠芽腫
	口腔悪性黒色腫	口腔癌	口腔前庭癌
	口腔底癌	硬口蓋癌	後縦隔悪性腫瘍
	甲状腺悪性腫瘍	甲状腺癌	甲状腺癌骨転移
	甲状腺髄様癌	甲状腺乳頭癌	甲状腺未分化癌
	甲状腺濾胞癌	甲状軟骨の悪性腫瘍	口唇癌
	口唇境界部癌	口唇赤唇部癌	口唇皮膚悪性腫瘍
	口底癌	喉頭蓋癌	喉頭蓋前面癌
	喉頭蓋谷癌	喉頭癌	後頭部転移性腫瘍
	後頭葉悪性腫瘍	後腹膜悪性腫瘍	後腹膜脂肪肉腫
	肛門悪性黒色腫	肛門癌	肛門管癌
	肛門部癌	肛門扁平上皮癌	骨悪性線維性組織球腫
	骨原性肉腫	骨髄性白血病骨髄浸潤	骨髄転移
	骨線維肉腫	骨転移癌	骨軟骨肉腫
	骨肉腫	骨盤転移	骨盤内リンパ節転移
さ	骨盤内リンパ節の悪性腫瘍	骨膜性骨肉腫	鰓原性癌
	残胃癌	耳介癌	耳下腺癌
	耳下部肉腫	耳管癌	色素性基底細胞癌
	子宮癌	子宮癌骨転移	子宮癌再発
	子宮癌肉腫	子宮体癌	子宮体癌再発
	子宮内膜癌	子宮内膜間質肉腫	子宮肉腫
	篩骨洞癌	視神経膠腫	脂腺癌
	歯肉癌	脂肪肉腫	縦隔癌
	縦隔脂肪肉腫	縦隔神経芽腫	縦隔リンパ節転移
	習慣性嘔吐	十二指腸カルチノイド	十二指腸癌
	十二指腸乳頭癌	十二指腸乳頭部癌	十二指腸平滑筋肉腫
	絨毛癌	主気管支の悪性腫瘍	術後乳癌
	腫瘍随伴症候群	上衣芽細胞腫	上衣腫
	小陰唇癌	上咽頭癌	上咽頭脂肪肉腫
	上顎悪性エナメル上皮腫	上顎癌	上顎結節部癌
	上顎骨悪性腫瘍	上顎歯肉癌	上顎歯肉頬移行部癌
	上顎洞癌	松果体悪性腫瘍	松果体芽腫
	松果体未分化胚細胞腫	上行結腸カルチノイド	上行結腸癌
	上行結腸平滑筋肉腫	小細胞肺癌	上肢悪性腫瘍
	上唇癌	上唇赤唇部癌	小唾液腺癌
	小腸癌	小腸脂肪肉腫	上皮腫
	上部食道癌	上部胆管癌	上葉肺癌
	上腕脂肪肉腫	食後悪心	食道悪性黒色腫
	食道横紋筋肉腫	食道カルチノイド	食道癌
	食道癌骨転移	食道癌肉腫	食道基底細胞癌
	食道脂肪肉腫	食道小細胞癌	食道腺癌
	食道腺様のう胞癌	食道粘表皮癌	食道表在癌
	食道平滑筋肉腫	食道未分化癌	痔瘻癌
	腎悪性腫瘍	腎盂癌	腎盂乳頭状癌
	腎癌	腎癌骨転移	神経芽腫
	神経膠腫	神経線維肉腫	進行乳癌
	唇交連癌	腎細胞癌	腎周囲脂肪肉腫
	心臓悪性腫瘍	心臓横紋筋肉腫	心臓血管肉腫
	心臓脂肪肉腫	心臓線維肉腫	心臓粘液肉腫
	腎肉腫	膵芽腫	膵癌
	膵管癌	膵管内管状腺癌	膵管内乳頭粘液性腺癌
	膵脂肪肉腫	膵漿液性のう胞腺癌	膵腺房細胞癌
	膵臓癌骨転移	膵体部癌	膵頭部癌
	膵内胆管癌	膵粘液性のう胞腺癌	膵尾部癌
	髄膜癌腫症	髄膜白血病	スキルス胃癌

	星細胞腫	精索脂肪肉腫	精索肉腫
	星状芽細胞腫	精上皮腫	成人T細胞白血病骨髄浸潤
	精巣癌	精巣奇形癌	精巣奇形腫
	精巣絨毛癌	精巣上体癌	精巣胎児性癌
	精巣肉腫	精巣卵のう腫瘍	精母細胞腫
	声門下癌	声門癌	声門上癌
	脊索腫	脊髄播種	脊椎転移
	舌縁癌	舌下腺癌	舌下面癌
	舌癌	舌根部癌	舌脂肪肉腫
	舌尖癌	舌背癌	線維脂肪肉腫
	線維肉腫	前縦隔悪性腫瘍	全身性転移性癌
	前頭洞癌	前頭部転移性腫瘍	前頭葉悪性腫瘍
	前立腺癌	前立腺癌骨転移	前立腺神経内分泌癌
	前立腺肉腫	早期胃癌	早期食道癌
	総胆管癌	側頭部転移性腫瘍	側頭葉悪性腫瘍
た	側頭葉膠芽腫	大陰唇癌	退形成性星細胞腫
	胎児性癌	胎児性精巣腫瘍	大腿骨転移性骨腫瘍
	大唾液腺癌	大腸カルチノイド	大腸癌
	大腸癌骨転移	大腸肉腫	大腸粘液癌
	大脳悪性腫瘍	大脳深部神経膠腫	大脳深部転移性腫瘍
	大網脂肪肉腫	唾液腺癌	多発性癌転移
	多発性骨髄腫骨髄浸潤	多発性神経膠腫	胆管癌
	胆汁性嘔吐	男性性器癌	胆のう癌
	胆のう管癌	胆のう肉腫	腟悪性黒色腫
	腟癌	中咽頭癌	中咽頭側壁癌
	中咽頭肉腫	中耳悪性腫瘍	中縦隔悪性腫瘍
	虫垂カルチノイド	虫垂癌	中枢性嘔吐症
	中脳神経膠腫	中部食道癌	中部胆管癌
	中葉肺癌	腸間膜悪性腫瘍	腸間膜脂肪肉腫
	腸間膜肉腫	蝶形骨洞癌	聴神経膠腫
	直腸S状結腸癌	直腸悪性黒色腫	直腸カルチノイド
	直腸癌	直腸癌骨転移	直腸癌術後再発
	直腸癌穿孔	直腸脂肪肉腫	手軟部悪性腫瘍
	転移性下顎癌	転移性肝癌	転移性肝腫瘍
	転移性胸膜腫瘍	転移性口腔癌	転移性黒色腫
	転移性骨腫瘍	転移性縦隔腫瘍	転移性十二指腸癌
	転移性腫瘍	転移性消化器腫瘍	転移性上顎癌
	転移性小腸腫瘍	転移性腎腫瘍	転移性膵腫瘍
	転移性舌癌	転移性頭蓋骨腫瘍	転移性脳腫瘍
	転移性肺癌	転移性肺腫瘍	転移性脾腫瘍
	転移性皮膚腫瘍	転移性副腎腫瘍	転移性扁平上皮癌
	転移性卵巣癌	テント上下転移性腫瘍	頭蓋骨悪性腫瘍
	頭蓋部脊索腫	頭頸部癌	頭頂葉悪性腫瘍
	頭部脂肪肉腫	頭部軟部組織悪性腫瘍	頭部皮膚癌
な	特発性嘔吐症	内耳癌	内胚葉洞腫瘍
	軟口蓋癌	軟骨肉腫	軟部悪性巨細胞腫
	軟部組織悪性腫瘍	肉腫	乳癌
	乳癌・HER2過剰発現	乳癌骨転移	乳癌再発
	乳癌皮膚転移	乳房外パジェット病	乳房下外側部乳癌
	乳房下内側部乳癌	乳房脂肪肉腫	乳房上外側部乳癌
	乳房上内側部乳癌	乳房中央部乳癌	乳房肉腫
	尿管癌	尿管口部膀胱癌	尿道傍腺の悪性腫瘍
	尿膜管癌	粘液性のう胞腺癌	脳幹悪性腫瘍
	脳幹神経膠腫	脳室悪性腫瘍	脳神経悪性腫瘍
は	脳性嘔吐	脳胚細胞腫瘍	肺芽腫
	肺カルチノイド	肺癌	肺癌骨転移
	肺癌肉腫	肺癌による閉塞性肺炎	胚細胞腫
	肺腺癌	肺腺扁平上皮癌	肺腺様のう胞癌
	肺大細胞癌	肺大細胞神経内分泌癌	肺肉腫
	肺粘表皮癌	肺扁平上皮癌	肺胞上皮癌
	肺未分化癌	肺門部肺癌	馬尾上衣腫
	バレット食道癌	反芻	反復性嘔吐
	鼻咽腔癌	鼻腔癌	脾脂肪肉腫
	非小細胞肺癌	鼻前庭癌	鼻中隔癌
	脾の悪性腫瘍	皮膚悪性腫瘍	皮膚悪性線維性組織球腫
	皮膚癌	皮膚脂肪肉腫	皮膚線維肉腫
	皮膚白血病	皮膚付属器癌	腹腔内リンパ節の悪性腫瘍
	腹腔リンパ節転移	副甲状腺悪性腫瘍	副甲状腺癌
	副腎悪性腫瘍	副腎癌	副腎髄質の悪性腫瘍
	副腎皮質癌	副腎皮質の悪性腫瘍	副鼻腔癌
	腹部悪性腫瘍	腹部食道癌	腹部神経芽腫
	腹膜悪性腫瘍	腹膜癌	ぶどう膜悪性黒色腫
	糞便性嘔吐	噴門癌	平滑筋肉腫
	扁桃窩癌	扁桃癌	扁桃肉腫
	膀胱円蓋部膀胱癌	膀胱癌	膀胱頸部膀胱癌
	膀胱後壁部膀胱癌	膀胱三角部膀胱癌	膀胱前壁部膀胱癌
	膀胱側壁部膀胱癌	膀胱肉腫	傍骨性骨肉腫
	紡錘形細胞肉腫	胞巣状軟部肉腫	乏突起神経膠腫
ま	末期癌	末梢神経悪性腫瘍	脈絡膜悪性黒色腫
	メルケル細胞癌	盲腸カルチノイド	盲腸癌
	毛包癌	網膜芽細胞腫	網膜膠腫
や	毛様細胞性星細胞腫	毛様体悪性腫瘍	ユーイング肉腫
	有棘細胞癌	幽門癌	幽門前庭部癌
ら	腰椎転移	卵黄のう腫瘍	卵管癌
	卵巣癌	卵巣癌全身転移	卵巣絨毛癌
	卵巣胎児性癌	卵巣肉腫	卵巣未分化胚細胞腫
	卵巣類皮のう胞癌	隆起性皮膚線維肉腫	輪状後部癌
	リンパ管肉腫	リンパ性白血病骨髄浸潤	肋骨転移
△	術後悪心	食道顆粒細胞腫	食道偽肉腫

用法用量　通常，成人にはラモセトロン塩酸塩として0.3mgを1日1回静脈内投与する。
なお，年齢，症状により適宜増減する。また，効果不十分な場合には，同用量を追加投与できる。
ただし，1日量として0.6mgを超えないこととする。

禁忌　本剤の成分に対し過敏症の既往歴のある患者

ラモセトロン塩酸塩静注液0.3mg「F」：富士製薬　0.3mg2mL1管［2573円/管］，ラモセトロン塩酸塩静注液0.3mgシリンジ「F」：富士製薬　0.3mg2mL1筒［3341円/筒］，ラモセトロン塩酸塩静注液0.3mgシリンジ「サンド」：サンド　0.3mg2mL1筒［3341円/筒］，ラモセトロン塩酸塩静注液0.3mg「タイヨー」：テバ製薬　0.3mg2mL1管［2573円/管］，ラモセトロン塩酸塩静注液0.3mg「ファイザー」：マイラン製薬　0.3mg2mL1管［2573円/管］，ラモセトロン塩酸塩注射液0.3mg「EMEC」：高田　0.3mg2mL1管［2394円/管］

ナーブロック筋注2500単位　規格：2,500単位0.5mL1瓶［29728円/瓶］
B型ボツリヌス毒素　エーザイ　122

【効能効果】

痙性斜頸

【対応標準病名】

◎	痙性斜頸	
△	骨性斜頸	先天性筋性斜頸

用法用量

通常，成人にはB型ボツリヌス毒素として以下の用量を緊張筋*に筋肉内注射する。緊張筋が複数ある場合は，分割して投与する。

(1)初回投与の場合には，合計で2500～5000単位を投与する。

(2)効果不十分または症状再発の場合には，合計で10000単位を上限として再投与することができる。ただし，2ヵ月以内の再投与は避けること。

＊緊張筋：胸鎖乳突筋，斜角筋，僧帽筋，肩甲挙筋，頭板状筋，頭半棘筋等

用法用量に関連する使用上の注意

(1)本剤の力価(単位)は，本剤特有のもので，他のボツリヌス毒素製剤(A型ボツリヌス毒素製剤)とは異なること，また換算もで

きないことに留意し，必ず本剤の投与量を慎重に確認してから投与すること。
(2)緊張筋が深部であるなど，触診で緊張筋の同定が困難な場合には，筋電計を用いて注意深く目標とする部位を同定すること。
(3)効果が認められない場合は，用量及び投与部位について再検討した上で次の投与を行うこと。
(4)本剤投与筋の筋緊張が低下した後，その協働筋側の緊張が亢進し，異常姿勢をきたすことがあるため，初回投与以降も緊張筋を注意深く同定して投与すること。
(5)初回及び再投与により全く効果が認められない場合は，より高頻度・高投与量で投与を行っても効果が期待できない場合があるため，本剤の投与中止を考慮すること。
(6)筋ごとの適切な部位及び投与量に留意し，注射すること。〔臨床成績等から，以下のような投与部位及び投与量が推奨されている。〕

投与筋	初回投与量注3)，投与部位数	最高投与量注4)
胸鎖乳突筋注1)	625～1500単位を2ヵ所以上に分割	4000単位
斜角筋	500～1250単位	2500単位
僧帽筋	750～2000単位を2ヵ所以上に分割	4000単位
肩甲挙筋注2)	625～1250単位	2500単位
頭板状筋	1000～2500単位を2ヵ所以上に分割	5000単位
頭半棘筋	500～1250単位	2500単位

注1)胸鎖乳突筋に投与する場合は，嚥下障害発現のリスクを軽減するため，両側への投与を避けること。
注2)肩甲挙筋へ投与する場合は，嚥下障害及び呼吸器感染のリスクが増大するおそれがあるので注意すること。
注3)各筋に対し，初めて投与する場合の投与量を示す。
注4)各投与部位への投与量の上限は通常1000単位までとし，最大でも2500単位を上限とすること。
(7)本剤と他のボツリヌス毒素製剤(A型ボツリヌス毒素製剤)の同時投与は原則として避けること。
(8)他のボツリヌス毒素製剤(A型ボツリヌス毒素製剤)を投与後に本剤を使用する場合には，少なくとも他のボツリヌス毒素製剤の用法用量で規定されている投与間隔をあけるとともに，患者の症状を十分に観察した上で，効果が消失し，安全性上の問題がないと判断された場合にのみ投与すること。

警告

(1)本剤の有効成分は，ボツリヌス菌によって産生されるB型ボツリヌス毒素であるため，使用上の注意を熟読した上で，用法用量を厳守し，痙性斜頸以外には安全性が確立されていないので絶対使用しないこと。
(2)本剤の投与は，講習を受けた医師で，本剤の安全性及び有効性を十分理解し，高度な頸部筋の解剖学的知識，筋電図測定技術及び本剤の施注手技に関する十分な知識・経験のある医師が行うこと。
(3)本剤の投与により，呼吸困難があらわれることがある。

禁忌

(1)全身性の神経筋接合部の障害をもつ患者(重症筋無力症，ランバート・イートン症候群，筋萎縮性側索硬化症等)
(2)高度の呼吸機能障害のある患者
(3)本剤の成分に対し過敏症の既往歴のある患者

ナベルビン注10　規格：10mg1mL1瓶［5419円/瓶］
ナベルビン注40　規格：40mg4mL1瓶［19425円/瓶］
ビノレルビン酒石酸塩　協和発酵キリン　424

【効能効果】

非小細胞肺癌，手術不能又は再発乳癌

【対応標準病名】

◎	乳癌	乳癌再発	非小細胞肺癌
○	ALK融合遺伝子陽性非小細胞肺癌	EGFR遺伝子変異陽性非小細胞肺癌	炎症性乳癌
	下葉肺癌	下葉非小細胞肺癌	気管支癌
	原発性肺癌	細気管支肺胞上皮癌	術後乳癌
	上葉肺癌	上葉非小細胞肺癌	進行乳癌
	中葉肺癌	中葉非小細胞肺癌	乳癌骨転移
	乳癌皮膚転移	肺癌	肺腺癌
	肺腺扁平上皮癌	肺腺様のう胞癌	肺大細胞癌
	肺大細胞神経内分泌癌	肺粘表皮癌	肺扁平上皮癌
	肺胞上皮癌	肺門部肺癌	肺門部非小細胞癌
△	胃悪性間葉系腫瘍	胃癌・HER2過剰発現	胃原発絨毛癌
	胃胚細胞腫瘍	胃平滑筋肉腫	回腸カルチノイド
	下顎骨骨肉腫	下葉小細胞肺癌	下葉肺腺癌
	下葉肺大細胞癌	下葉肺扁平上皮癌	癌関連網膜症
	肝細胞癌破裂	胸膜播種	空腸カルチノイド
	頚部脂腺癌	頚部隆起性皮膚線維肉腫	後腹膜胚細胞腫瘍
	後腹膜リンパ節転移	縦隔胚細胞腫瘍	十二指腸悪性ガストリノーマ
	十二指腸悪性ソマトスタチノーマ	十二指腸神経内分泌癌	上顎骨骨肉腫
	小腸カルチノイド	小腸平滑筋肉腫	上葉小細胞肺癌
	上葉肺腺癌	上葉肺大細胞癌	上葉肺扁平上皮癌
	食道悪性間葉系腫瘍	膵頭部カルチノイド	大動脈周囲リンパ節転移
	胆のうカルチノイド	虫垂杯細胞カルチノイド	中葉小細胞肺癌
	中葉肺腺癌	中葉肺大細胞癌	中葉肺扁平上皮癌
	腸骨リンパ節転移	直腸平滑筋肉腫	転移性骨腫瘍による大腿骨骨折
	頭蓋骨骨肉腫	頭蓋底骨肉腫	頭部脂腺癌
	頭部隆起性皮膚線維肉腫	乳癌・HER2過剰発現	乳腺腋窩尾部乳癌
	乳頭部乳癌	乳房下外側部乳癌	乳房下内側部乳癌
	乳房境界部乳癌	乳房脂肪肉腫	乳房上外側部乳癌
	乳房上内側部乳癌	乳房中央部乳癌	乳房パジェット病
	乳輪部乳癌	肺癌による閉塞性肺炎	肺未分化癌
	肺門部小細胞癌	肺門部腺癌	肺門部大細胞癌
	肺門部扁平上皮癌	肺門リンパ節転移	脾門部リンパ節転移
	披裂喉頭蓋ひだ喉頭面癌	副咽頭間隙悪性腫瘍	

効能効果に関連する使用上の注意

手術不能又は再発乳癌の場合
(1)本剤の術前・術後化学療法における有効性及び安全性は確立していない(使用経験がない)。
(2)本剤の投与を行う場合には，アントラサイクリン系抗悪性腫瘍剤及びタキサン系抗悪性腫瘍剤による化学療法後の増悪若しくは再発例を対象とすること。
(3)初回化学療法における本剤を含む他の抗悪性腫瘍剤との併用療法に関して，有効性及び安全性は確立していない。

用法用量

非小細胞肺癌の場合
通常，成人にはビノレルビンとして1回20～25mg/m²を1週間間隔で静脈内に緩徐に注射する。
なお，年齢，症状により適宜増減する。ただし，1回最高用量は25mg/m²とする。
手術不能又は再発乳癌の場合
通常，成人にはビノレルビンとして1回25mg/m²を1週間間隔で2週連続投与し，3週目は休薬する。
なお，年齢，症状により適宜減量する。

用法用量に関連する使用上の注意

(1)投与前の白血球数が2,000/mm³未満であった場合には投与を延期し，2,000/mm³以上に回復するのを待って投与する。
(2)本剤をあらかじめ約50mLの日局生理食塩液，日局5%ブドウ糖注射液，日局リンゲル液又は乳酸リンゲル液で希釈すること。投与は開始から10分以内に終了することが望ましい。なお，投与後は補液等により，薬液を十分洗い流すこと。

警告

(1)本剤を含むがん化学療法は，緊急時に十分対応できる医療施設において，がん化学療法に十分な知識・経験を持つ医師のもとで，本療法が適切と判断される症例についてのみ実施すること。また，治療開始に先立ち，患者又はその家族に有効性及び危険性を十分説明し，同意を得てから投与すること。

(2)骨髄機能抑制に起因すると考えられる死亡症例が認められているので，投与に際しては，頻回に臨床検査を行うなど，患者の状態を十分に観察すること。

禁忌

(1)骨髄機能低下の著しい患者

(2)重篤な感染症を合併している患者

(3)本剤及び他のビンカアルカロイド系抗悪性腫瘍剤の成分に対し重篤な過敏症の既往歴のある患者

(4)髄腔内には投与しないこと。

ロゼウス静注液10mg：日本化薬　10mg1mL1瓶[3750円/瓶]，
ロゼウス静注液40mg：日本化薬　40mg4mL1瓶[13551円/瓶]

ナロキソン塩酸塩静注0.2mg「第一三共」

規格：0.2mg1mL1管[952円/管]

ナロキソン塩酸塩　第一三共　221

【効能効果】

麻薬による呼吸抑制ならびに覚醒遅延の改善

【対応標準病名】

該当病名なし

用法用量　ナロキソン塩酸塩として，通常成人1回0.2mgを静脈内注射する。

効果不十分の場合，さらに2～3分間隔で0.2mgを1～2回追加投与する。

なお，患者の状態に応じて適宜増減する。

禁忌

(1)本剤の成分に対し過敏症の既往歴のある患者

(2)バルビツール系薬剤等の非麻薬性中枢神経抑制剤又は病的原因による呼吸抑制のある患者

ニコリンH注射液0.5g　規格：25%2mL1管[438円/管]
ニコリンH注射液1g　規格：25%4mL1管[710円/管]
ニコリン注射液100mg　規格：5%2mL1管[178円/管]
ニコリン注射液250mg　規格：12.5%2mL1管[298円/管]
ニコリン注射液500mg　規格：5%10mL1管[443円/管]

シチコリン　武田薬品　119,239

【効能効果】

(1)頭部外傷に伴う意識障害

(2)脳手術に伴う意識障害

(3)脳梗塞急性期意識障害

(4)脳卒中片麻痺患者の上肢機能回復促進：ただし，発作後1年以内で，リハビリテーション及び通常の内服薬物療法（脳代謝賦活剤，脳循環改善剤などの投与）を行っている症例のうち，下肢の麻痺が比較的軽度なもの。

(5)下記疾患に対する蛋白分解酵素阻害剤との併用療法
①急性膵炎
②慢性再発性膵炎の急性増悪期
③術後の急性膵炎

【対応標準病名】

◎	意識障害	急性膵炎	術後膵炎
	頭部外傷	頭部損傷	脳梗塞・急性期
	脳手術後遺症	脳卒中後片麻痺	慢性再発性膵炎
○	ERCP後膵炎	亜急性膵炎	アテローム血栓性脳梗塞
	アテローム血栓性脳梗塞・急性期	アルコール性急性膵炎	アルコール性慢性膵炎
	意識混濁	意識消失	意識不明
	一過性意識障害	壊死性膵炎	炎症性膵のう胞
	延髄梗塞	延髄梗塞・急性期	外傷性鼓膜穿孔
	外傷性中耳腔出血	化膿性膵炎	化膿性膵のう胞
	感染性膵壊死	奇異性脳塞栓症	急性意識障害
	急性音響性外傷	急性出血壊死性膵炎	急性膵壊死
	橋梗塞	橋梗塞・急性期	虚血性脳卒中
	くも膜下出血後遺症	血栓性小脳梗塞	血栓性脳梗塞
	限局性膵炎	後大脳動脈狭窄	後大脳動脈血栓症
	後大脳動脈症候群	後大脳動脈塞栓症	後大脳動脈閉塞症
	鼓膜損傷	鼓膜裂傷	昏睡
	昏迷	再発性急性膵炎	再発性脳梗塞
	矢状静脈洞血栓症	重症急性膵炎	重症頭部外傷
	出血性脳梗塞	小窩性卒中	小脳梗塞
	小脳梗塞後遺症	小脳卒中症候群	小脳動脈狭窄
	小脳動脈血栓症	小脳動脈塞栓症	小脳動脈閉塞
	静脈血栓性脳梗塞	静脈性脳梗塞	心原性小脳梗塞
	心原性脳塞栓症	深昏睡	膵炎
	ステロイド誘発性膵炎	セスタン－シュネ症候群	遷延性意識障害
	前大脳動脈狭窄	前大脳動脈血栓症	前大脳動脈症候群
	前大脳動脈塞栓症	前大脳動脈閉塞症	穿通枝梗塞
	塞栓性小脳梗塞	塞栓性小脳梗塞・急性期	塞栓性脳梗塞
	塞栓性脳梗塞・急性期	多発性小脳梗塞	多発性脳梗塞
	多発性ラクナ梗塞	中大脳動脈狭窄症	中大脳動脈血栓症
	中大脳動脈症候群	中大脳動脈塞栓症	中大脳動脈閉塞症
	陳旧性アテローム血栓性脳梗塞	陳旧性延髄梗塞	陳旧性橋梗塞
	陳旧性小脳梗塞	陳旧性塞栓性脳梗塞	陳旧性多発性脳梗塞
	陳旧性脳幹梗塞	陳旧性脳梗塞	陳旧性ラクナ梗塞
	椎骨動脈狭窄症	椎骨動脈血栓症	椎骨動脈塞栓症
	椎骨動脈閉塞症	椎骨脳底動脈狭窄症	頭部外傷1型
	頭部血管損傷	頭部多発損傷	内頚動脈狭窄症
	内頚動脈血栓症	内頚動脈塞栓症	内頚動脈閉塞症
	脳外主幹動脈血栓症脳梗塞	脳外主幹動脈塞栓症脳梗塞	脳外主幹動脈閉塞脳梗塞
	脳幹梗塞	脳幹梗塞・急性期	脳血管閉塞性脳梗塞
	脳血管攣縮による脳梗塞	脳梗塞	脳梗塞後遺症
	脳梗塞後の片麻痺	脳出血後遺症	脳腫瘍摘出術後遺症
	脳静脈血栓症	脳静脈洞血栓症	脳卒中後遺症
	脳底動脈狭窄症	脳底動脈血栓症	脳底動脈循環不全
	脳底動脈先端塞栓症	脳底動脈塞栓症	脳底動脈閉塞症
	脳動脈解離による脳梗塞	脳動脈狭窄症	脳動脈閉塞症
	半昏睡	皮質枝梗塞	皮質静脈血栓症
	非穿通性頭部外傷	副鼻腔損傷	浮腫性膵炎
	部分的意識喪失	分水界梗塞	閉鎖性頭部外傷
	慢性膵炎急性増悪	無症候性脳梗塞	薬剤性膵炎
	ラクナ梗塞	ワレンベルグ症候群	
△	外傷性内耳損傷	傾眠症	鎖骨下動脈閉塞症
	自己免疫性膵炎	嗜眠	術後胆管炎
	植物状態	真性膵のう胞	膵機能異常
	膵疾患	膵のう胞	膵膿瘍
	青色鼓膜	側頭部外傷	代謝性昏睡
	単純型顔面外傷	胆石性膵炎	頭蓋骨損傷
	頭頸部外傷	頭部挫創	頭部打撲
	特発性慢性膵炎	脳卒中後てんかん	脳底動脈先端症候群
	脳軟化症	副鼻腔炎術後症	慢性膵炎
	無症候性多発性脳梗塞	無症候性ラクナ梗塞	もうろう状態

用法用量

(1)頭部外傷並びに脳手術に伴う意識障害の場合
シチコリンとして，通常成人1回0.1～0.5gを1日1～2回点滴静脈内注射，静脈内注射又は筋肉内注射する。

なお，年齢，症状により適宜増減する。

(2)脳梗塞急性期意識障害の場合：通常，1日1回シチコリンとして1gを2週間連日静脈内投与する。

(3)脳卒中後の片麻痺の場合：通常，シチコリンとして1日1回1gを4週間連日静脈内注射する。又は，シチコリンとして1日1回0.25gを4週間連日静脈内注射し，改善傾向が認められる場合には更に4週間継続投与する。

(4)膵炎の場合：通常，蛋白分解酵素阻害剤と併用して，1日1回シチコリンとして1gを2週間連日静脈内投与する。

禁忌　本剤の成分に対し過敏症の既往歴のある患者

シスコリン注射液250mg：東和　12.5%2mL1管[58円/管]，シスコリン注射液500mg：東和　5%10mL1管[89円/管]，シチコリンH注0.5g「KN」：小林化工　25%2mL1管[73円/管]，シチコリンH注500mgシリンジ「NP」：ニプロ　500mg2mL1筒[191円/筒]，シチコリンH注1g「KN」：小林化工　25%4mL1管[131円/管]，シチコリン注100mg/2mL「NP」：ニプロ　5%2mL1管[56円/管]，シチコリン注100mg/2mL「日医工」：日医工　5%2mL1管[56円/管]，シチコリン注250mg/2mL「日医工」：日医工　12.5%2mL1管[58円/管]，シチコリン注500mg/2mL「NP」：ニプロ　25%2mL1管[73円/管]，シチコリン注500mg/2mL「日医工」：日医工　25% 2mL1管[73円/管]，シチコリン注500mg/10mL「日医工」：日医工　5%10mL1管[89円/管]，シチコリン注1000mg/4mL「日医工」：日医工　25%4mL1管[131円/管]

日赤ポリグロビンN10%静注5g/50mL
規格：5g50mL1瓶[41914円/瓶]

日赤ポリグロビンN10%静注10g/100mL
規格：10g100mL1瓶[80314円/瓶]

日赤ポリグロビンN5%静注0.5g/10mL
規格：500mg10mL1瓶[5040円/瓶]

日赤ポリグロビンN5%静注2.5g/50mL
規格：2.5g50mL1瓶[22207円/瓶]

日赤ポリグロビンN5%静注5g/100mL
規格：5g100mL1瓶[41914円/瓶]

pH4 処理酸性人免疫グロブリン　日本血液　634

【効能効果】

(1)低又は無ガンマグロブリン血症

(2)重症感染症における抗生物質との併用

(3)特発性血小板減少性紫斑病（他剤が無効で，著明な出血傾向があり，外科的処置又は出産等一時的止血管理を必要とする場合）

(4)川崎病の急性期（重症であり，冠状動脈障害の発生の危険がある場合）

【対応標準病名】

◎	川崎病	急性熱性皮膚リンパ節症候群	重症感染症
	低ガンマグロブリン血症	特発性血小板減少性紫斑病	無ガンマグロブリン血症
○	X連鎖無ガンマグロブリン血症	遺伝性低ガンマグロブリン血症	エバンス症候群
	川崎病性冠動脈瘤	川崎病による虚血性心疾患	急性特発性血小板減少性紫斑病
	血小板減少性紫斑病	常染色体性劣性無ガンマグロブリン血症	成人型原発性無ガンマグロブリン血症
	先天性無ガンマグロブリン血症	特発性血小板減少性紫斑病合併妊娠	乳児一過性低ガンマグロブリン血症
	非家族性低ガンマグロブリン血症	慢性特発性血小板減少性紫斑病	
△	IgA欠損症	IgGサブクラス欠損症	IgM欠損症
	X連鎖高IgM症候群	アナフィラクトイド紫斑	アレルギー性血管炎
	異常血小板	遺伝性血小板減少症	うっ血性紫斑病
	円形血小板症	カサバッハ・メリット症候群	カッパ鎖欠乏症
	感染性角膜炎	巨大血小板症候群	巨大血小板性血小板減少症
	グレイ血小板症候群	血管拡張性環状紫斑症	血小板機能異常症
	血小板機能低下	血小板減少症	血小板障害症
	血小板放出機構異常症	血小板無力症	原発性血小板減少症
	高IgM症候群	後天性血小板機能低下	骨髄低形成血小板減少症
	細菌性結膜炎	シェーンライン・ヘノッホ紫斑病	シェーンライン・ヘノッホ紫斑病性関節炎
	自己赤血球感作症候群	紫斑病	紫斑病腎炎
	周期性血小板減少症	出血傾向	症候性紫斑病
	線状IgA病	全身性紫斑病	先天性血小板機能低下
	続発性血小板減少症	続発性血小板減少性紫斑病	続発性紫斑病
	体液性免疫不全症	単純性紫斑病	デビス紫斑
	皮膚結節性多発動脈炎	不全型川崎病	ヘパリン起因性血小板減少症
	ベルナール・スーリエ症候群	慢性感染性貧血	免疫グロブリンH鎖欠損症
	毛細管脆弱症	毛細血管脆弱症	薬剤性血小板減少性紫斑病
	老人性紫斑	老年性出血	

効能効果に関連する使用上の注意

(1)重症感染症において抗生物質との併用に用いる場合は，適切な抗菌化学療法によっても十分な効果の得られない重症感染症を対象とすること。

(2)川崎病に用いる場合は，発病後7日以内に投与を開始することが望ましい。

用法用量

本剤は，効能効果に応じて以下のとおり投与する。なお，直接静注する場合は，きわめて徐々に行うこと。

(1)低又は無ガンマグロブリン血症に使用する場合：通常，1回人免疫グロブリンGとして200〜600mg/kg体重を3〜4週間隔で点滴静注又は直接静注する。患者の状態に応じて適宜増減する。

(2)重症感染症における抗生物質との併用に使用する場合：通常，成人に対しては，1回人免疫グロブリンGとして2,500〜5,000mgを，小児に対しては，1回人免疫グロブリンGとして50〜150mg/kg体重を点滴静注又は直接静注する。症状に応じて適宜増減する。

(3)特発性血小板減少性紫斑病に使用する場合：通常1日に，人免疫グロブリンGとして400mg/kg体重を点滴静注又は直接静注する。なお，5日間使用しても症状に改善が認められない場合は，以降の投与を中止すること。年齢及び症状に応じて適宜増減する。

(4)川崎病の急性期に使用する場合：通常1日に，人免疫グロブリンGとして200mg/kg体重を5日間点滴静注又は直接静注，もしくは2,000mg/kg体重を1回点滴静注する。なお，年齢及び症状に応じて5日間投与の場合は適宜増減，1回投与の場合は適宜減量する。

用法用量に関連する使用上の注意

(1)急速に注射すると血圧降下を起こす可能性がある。（低又は無ガンマグロブリン血症の患者には注意すること）

(2)投与速度

①初日の投与開始から30分間は0.01〜0.02mL/kg/分で投与し，副作用等の異常所見が認められなければ，0.03〜0.06mL/kg/分まで徐々に投与速度を上げてもよい。2日目以降は，前日に耐容した速度で投与することができる。

②

〔5%静注〕：川崎病に対し2,000mg(40mL)/kgを1回投与する場合には，基本的には(1)の投与速度を遵守することとするが，目安としては12時間以上かけて点滴静注とすること。

〔10%静注〕：川崎病に対し2,000mg(20mL)/kgを1回投与する場合には，基本的には(1)の投与速度を遵守することとするが，目安としては6時間以上かけて点滴静注とすること。

(3)低又は無ガンマグロブリン血症の用法用量は，血清IgGトラフ値を参考に，基礎疾患や感染症などの臨床症状に応じて，投与量，投与間隔を調節する必要があることを考慮すること。

禁忌　本剤の成分に対しショックの既往歴のある患者

原則禁忌　本剤の成分に対し過敏症の既往歴のある患者

ニトプロ持続静注液6mg　規格：6mg2mL1管[742円/管]
ニトプロ持続静注液30mg　規格：30mg10mL1管[3114円/管]
ニトロプルシドナトリウム水和物　丸石　214

【効 能 効 果】

(1)手術時の低血圧維持
(2)手術時の異常高血圧の救急処置

【対応標準病名】

◎	術中異常高血圧症
○	高血圧性緊急症

用法用量

本剤は，5%ブドウ糖注射液で希釈し，ニトロプルシドナトリウムとして0.06〜0.1%(1mL当たり0.6〜1mg)溶液を持続静注する。

通常，成人には1分間に体重1kg当たりニトロプルシドナトリウムとして効能効果ごとに下記に基づき投与する。なお，最高投与速度は3μg/kg/分を限度とする。また，開始投与速度は年齢，症状により適宜減量する。

(1)手術時の低血圧維持：0.5μg/kg/分の投与速度で投与を開始し，過度の血圧低下に注意しながら徐々に増量して目的値まで血圧を下げ，以後血圧をモニターしながら投与速度を調節する。通常，2.5μg/kg/分以下の投与速度で目的とする血圧が得られ，それを維持することができる。

(2)手術時の異常高血圧の救急処置：0.5μg/kg/分の投与速度で投与を開始し，過度の血圧低下に注意しながら徐々に増量して目的値まで血圧を下げ，以後血圧をモニターしながら投与速度を調節する。通常，2.0μg/kg/分以下の投与速度で目的とする血圧が得られ，それを維持することができる。

用法用量に関連する使用上の注意

(1)本剤の血圧降下作用は強く，また，個人差も見られるので，必ず血圧と心拍数を連続的に監視しながら投与速度に注意し，慎重に投与すること。なお，外国では血圧のモニターを怠った患者において過度の低血圧が強くあらわれることにより非可逆性の虚血性障害や，場合によっては死亡に至る可能性があると報告されている。

(2)本剤の投与により血圧が低下し過ぎた場合には減量又は投与を中止すること。また，速やかに血圧を回復させたい場合には昇圧剤を投与すること。

(3)高齢者では本剤の血圧低下作用が強くあらわれることがあるので，低用量から投与を開始するなど，患者の状態を観察しながら慎重に投与すること。

(4)本剤の過量投与によりシアン中毒を生じるおそれがあるので，血圧や心拍数の他に，心電図，血液ガス及び酸塩基平衡をモニターし，シアン中毒を疑わせる異常(耐薬性の出現，代謝性アシドーシスの進行，静脈血酸素含量の上昇及び心電図ST-T波変化など)が観察された場合には直ちに本剤の投与を中止し，シアン中毒に対する治療を行うこと。シアン中毒の治療には日局チオ硫酸ナトリウム水和物の静脈内投与，日局亜硝酸アミルの吸入又は亜硝酸ナトリウム注)の静脈内投与等が有効であり，特に亜硝酸剤投与後にチオ硫酸ナトリウム水和物を投与する併用療法の効果が高いので，本剤の使用に際してはこれらの薬剤をあらかじめ用意し，救急処置の準備をしておくことが望ましい。また，硬膜外麻酔等施行時の局所麻酔薬の副作用や全身麻酔覚醒時の症状の中には，頭痛，めまい，嘔気，嘔吐等のように，シアン中毒時の自覚症状と類似するものがあるので，これらの症状があらわれた場合も血液ガス及び酸塩基平衡等を観察し，シアン中毒を疑わせる場合は同様の処置を行うこと。血中シアン濃度の上昇には個人差があり，特に肥満においては高値を示すことがあるので，肥満患者においては投与速度に注意し，慎重に投与すること。なお，外国ではニトロプルシドナトリウムの過量投与によるシアン中毒の死亡例も報告されており，また，500μg/kg以上のニトロプルシドナトリウムを2μg/kg/分より速く投与すれば，体内における解毒処理能力を超えてシアンが生成されることが知られているため，投与速度とともに投与量にも注意すること。

「注)亜硝酸ナトリウムについては医薬品として市販されていない。」

警告

(1)本剤の投与により過度の低血圧が急激にあらわれることがあり，場合によっては死に至る可能性があるので，必ず血圧を連続的にモニター(観血的動脈圧測定等)しながら，慎重に投与すること。

(2)本剤の過量投与によりシアン中毒があらわれることがあり，場合によっては死に至ることがあるので，血圧，心拍数，心電図の他に血液ガス及び酸塩基平衡が常時測定できる十分な設備が整った施設において，慎重に投与すること。

禁忌

(1)脳に高度な循環障害のある患者
(2)甲状腺機能不全の患者
(3)レーベル病(遺伝性視神経萎縮症)，たばこ弱視あるいはビタミンB_{12}欠乏症の患者
(4)重篤な肝機能障害のある患者
(5)重篤な腎機能障害のある患者
(6)高度な貧血の患者
(7)ホスホジエステラーゼ5阻害作用を有する薬剤(シルデナフィルクエン酸塩，バルデナフィル塩酸塩水和物，タダラフィル)又はグアニル酸シクラーゼ刺激作用を有する薬剤(リオシグアト)を投与中の患者

併用禁忌

薬剤名等	臨床症状・措置方法	機序・危険因子
ホスホジエステラーゼ5阻害作用を有する薬剤 シルデナフィルクエン酸塩(バイアグラ，レバチオ)，バルデナフィル塩酸塩水和物(レビトラ)，タダラフィル(シアリス，アドシルカ，ザルティア)	併用により，降圧作用が増強することがある。	本剤はcGMPの産生を促進し，一方，ホスホジエステラーゼ5阻害作用を有する薬剤はcGMPの分解を抑制することから，両剤の併用によりcGMPの増大を介する本剤の降圧作用が増強する。
グアニル酸シクラーゼ刺激作用を有する薬剤 リオシグアト(アデムパス)		本剤とグアニル酸シクラーゼ刺激作用を有する薬剤は，ともにcGMPの産生を促進することから，両剤の併用によりcGMPの増大を介する本剤の降圧作用が増強する。

ニドラン注射用25mg　規格：25mg1瓶[4616円/瓶]
ニドラン注射用50mg　規格：50mg1瓶[7903円/瓶]
ニムスチン塩酸塩　第一三共　421

【効 能 効 果】

下記疾患の自覚的ならびに他覚的症状の寛解
脳腫瘍，消化器癌(胃癌，肝臓癌，結腸・直腸癌)，肺癌，悪性リンパ腫，慢性白血病

【対応標準病名】

◎	悪性リンパ腫	胃癌	肝癌
	結腸癌	直腸癌	脳腫瘍
	肺癌	慢性白血病	
○	EGFR遺伝子変異陽性非小細胞肺癌	KIT(CD117)陽性胃消化管間質腫瘍	KIT(CD117)陽性結腸消化管間質腫瘍
	KIT(CD117)陽性小腸消化管間質腫瘍	KIT(CD117)陽性食道消化管間質腫瘍	KIT(CD117)陽性直腸消化管間質腫瘍
	KRAS遺伝子野生型結腸癌	KRAS遺伝子野生型直腸癌	MALTリンパ腫

ニ

	S状結腸癌	胃悪性間葉系腫瘍	胃悪性リンパ腫
	胃癌・HER2過剰発現	胃管癌	胃癌末期
	胃重複癌	胃消化管間質腫瘍	胃小弯部癌
	胃進行癌	胃前庭部癌	胃体部癌
	胃大弯部癌	胃底部癌	遺伝性大腸癌
	遺伝性非ポリポーシス大腸癌	胃幽門部癌	延髄血管芽細胞腫
	延髄腫瘍	横行結腸癌	回腸消化管間質腫瘍
	回盲部癌	下行結腸癌	眼窩悪性リンパ腫
	肝細胞癌	肝内胆管癌	間脳腫瘍
	気管癌	空腸消化管間質腫瘍	頚部悪性リンパ腫
	結腸悪性リンパ腫	結腸消化管間質腫瘍	原発性肝癌
	甲状腺悪性リンパ腫	後頭蓋窩腫瘍	後頭葉腫瘍
	骨悪性リンパ腫	残胃癌	視床下部腫瘍
	視床腫瘍	縦隔悪性リンパ腫	十二指腸悪性リンパ腫
	十二指腸消化管間質腫瘍	十二指腸神経内分泌腫瘍	上衣下腫
	上行結腸癌	小細胞肺癌	小腸悪性リンパ腫
	小腸消化管間質腫瘍	小脳橋角部腫瘍	小脳血管芽腫
	小脳腫瘍	小脳中部腫瘍	食道消化管間質腫瘍
	心臓悪性リンパ腫	スキルス胃癌	精巣悪性リンパ腫
	前頭葉腫瘍	側頭葉腫瘍	第3脳室腫瘍
	第4脳室腫瘍	大後頭孔部腫瘍	大腸悪性リンパ腫
	大腸癌	大網消化管間質腫瘍	虫垂癌
	腸間膜消化管間質腫瘍	直腸悪性黒色腫	直腸悪性リンパ腫
	直腸カルチノイド	直腸消化管間質腫瘍	テント下脳腫瘍
	テント上脳腫瘍	頭頂葉腫瘍	乳頭状上衣腫
	粘液乳頭状上衣腫	脳悪性リンパ腫	脳幹部腫瘍
	膿胸関連リンパ腫	脳神経腫瘍	肺門部肺癌
	脾悪性リンパ腫	非ホジキンリンパ腫	噴門癌
	扁桃悪性リンパ腫	傍鞍部腫瘍	慢性骨髄性白血病
	慢性リンパ性白血病	マントル細胞リンパ腫	免疫芽球性リンパ節症
	盲腸癌	幽門癌	幽門前庭部癌
	リンパ芽球性リンパ腫	リンパ腫	濾胞性リンパ腫
△	ALK融合遺伝子陽性非小細胞肺癌	ALK陽性未分化大細胞リンパ腫	BCR－ABL1陽性Bリンパ芽球性白血病
	BCR－ABL1陽性Bリンパ芽球性白血病/リンパ腫	B細胞性前リンパ球性白血病	B細胞リンパ腫
	Bリンパ芽球性白血病	Bリンパ芽球性白血病/リンパ腫	CCR4陽性成人T細胞白血病リンパ腫
	E2A－PBX1陽性Bリンパ芽球性白血病	E2A－PBX1陽性Bリンパ芽球性白血病/リンパ腫	IL3－IGH陽性Bリンパ芽球性白血病
	IL3－IGH陽性Bリンパ芽球性白血病/リンパ腫	MLL再構成型Bリンパ芽球性白血病	MLL再構成型Bリンパ芽球性白血病/リンパ腫
	Ph陽性急性リンパ性白血病	TEL－AML1陽性Bリンパ芽球性白血病	TEL－AML1陽性Bリンパ芽球性白血病/リンパ腫
	T細胞性前リンパ球白血病	T細胞性大顆粒リンパ球白血病	Tリンパ芽球性白血病
あ	Tリンパ芽球性白血病/リンパ腫	悪性虫垂粘液癌	悪性リンパ腫骨髄浸潤
	アグレッシブNK細胞白血病	鞍上部胚細胞腫瘍	胃MALTリンパ腫
	胃癌骨転移	異型リンパ球増加症	胃原発絨毛癌
	胃脂肪肉腫	胃胚細胞腫瘍	胃平滑筋肉腫
か	延髄星細胞腫	回腸カルチノイド	下葉小細胞肺癌
	下葉肺癌	下葉肺腺癌	下葉肺大細胞癌
	下葉肺扁平上皮癌	下葉非小細胞肺癌	顆粒球肉腫
	肝悪性腫瘍	肝芽腫	肝カルチノイド
	肝癌骨転移	肝奇形腫	肝血管肉腫
	肝細胞癌破裂	肝脂肪肉腫	肝のう胞腺癌
	肝脾T細胞リンパ腫	肝平滑筋肉腫	肝門部癌
	肝弯曲部癌	気管支カルチノイド	気管支癌
	急性巨核芽球性白血病	急性骨髄性白血病	急性骨髄単球性白血病
	急性前骨髄球性白血病	急性単球性白血病	急性リンパ性白血病
	胸椎転移	空腸カルチノイド	くすぶり型白血病
	形質細胞白血病	血管内大細胞型B細胞性リンパ腫	血管免疫芽球性T細胞リンパ腫
	結腸脂肪肉腫	原線維性星細胞腫	原発性肺癌
	高2倍体性Bリンパ芽球性白血病	高2倍体性Bリンパ芽球性白血病/リンパ腫	好塩基球性白血病
	好酸球性白血病	甲状腺MALTリンパ腫	甲状腺癌骨転移
	好中球性白血病	後頭部転移性腫瘍	膠肉腫
	骨髄異形成症候群	骨髄性白血病	骨髄性白血病骨髄浸潤
	骨髄単球性白血病	混合型肝癌	混合型白血病
さ	細気管支肺胞上皮癌	視床下部星細胞腫	視床星細胞腫
	若年性骨髄単球性白血病	十二指腸悪性ガストリノーマ	十二指腸悪性ソマトスタチノーマ
	十二指腸神経内分泌癌	主気管支の悪性腫瘍	上衣下巨細胞性星細胞腫
	松果体胚細胞腫瘍	松果体部膠芽腫	上行結腸カルチノイド
	上行結腸平滑筋肉腫	小腸カルチノイド	小腸平滑筋肉腫
	小児EBV陽性T細胞リンパ増殖性疾患	小児急性リンパ性白血病	小児骨髄異形成症候群
	小児全身性EBV陽性T細胞リンパ増殖性疾患	上葉小細胞肺癌	上葉肺癌
	上葉肺腺癌	上葉肺大細胞癌	上葉肺扁平上皮癌
	上葉非小細胞肺癌	髄膜癌腫症	髄膜白血病
	星細胞腫	成人T細胞白血病骨髄浸潤	成人T細胞白血病リンパ腫
	成人T細胞白血病リンパ腫・急性型	成人T細胞白血病リンパ腫・くすぶり型	成人T細胞白血病リンパ腫・慢性型
	成人T細胞白血病リンパ腫・リンパ腫型	脊髄播種	赤白血病
	節外性NK/T細胞リンパ腫・鼻型	前頭部転移性腫瘍	前頭葉星細胞腫
	前頭葉退形成性星細胞腫	前リンパ球性白血病	側頭部転移性腫瘍
	側頭葉星細胞腫	側頭葉退形成性星細胞腫	側頭葉毛様細胞性星細胞腫
た	胎芽性肉腫	退形成性星細胞腫	大腸MALTリンパ腫
	大腸粘液癌	大脳深部転移性腫瘍	胆管細胞癌
	単球性白血病	単球増加症	虫垂杯細胞カルチノイド
	中葉小細胞肺癌	中葉肺癌	中葉肺腺癌
	中葉肺大細胞癌	中葉肺扁平上皮癌	中葉非小細胞肺癌
	腸管症関連T細胞リンパ腫	直腸MALTリンパ腫	直腸S状部結腸癌
	直腸癌術後再発	直腸癌穿孔	直腸脂肪肉腫
	直腸平滑筋肉腫	低2倍体性Bリンパ芽球性白血病	低2倍体性Bリンパ芽球性白血病/リンパ腫
	転移性脳腫瘍	転移性肺癌	転移性皮膚腫瘍
	テント上下転移性腫瘍	頭蓋内胚細胞腫瘍	頭頂葉星細胞腫
な	二次性白血病	乳癌皮膚転移	脳幹部星細胞腫
は	バーキット白血病	肺MALTリンパ腫	肺癌骨転移
	肺癌肉腫	肺癌による閉塞性肺炎	肺腺癌
	肺腺扁平上皮癌	肺腺様のう胞癌	肺大細胞癌
	肺大細胞神経内分泌癌	肺肉腫	肺粘表皮癌
	肺扁平上皮癌	肺胞上皮癌	肺未分化癌
	肺門部小細胞癌	肺門部腺癌	肺門部大細胞癌
	肺門部非小細胞癌	肺門部扁平上皮癌	白赤芽球症
	白血球増加症	白血病	白血病性関節症
	脾B細胞性リンパ腫/白血病・分類不能型	非小細胞肺癌	非定型的白血病
	非定型慢性骨髄性白血病	脾びまん性赤脾髄小B細胞性リンパ腫	皮膚白血病
	肥満細胞性白血病	びまん性星細胞腫	披裂喉頭蓋ひだ喉頭面癌
	脾弯曲部癌	副咽頭間隙悪性腫瘍	プラスマ細胞増加症
	分類不能型骨髄異形成症候群	ヘアリー細胞白血病	ヘアリー細胞白血病亜型
ま	本態性白血球増多症	末梢性T細胞リンパ腫	慢性NK細胞リンパ増殖性疾患
	慢性骨髄性白血病移行期	慢性骨髄性白血病急性転化	慢性骨髄性白血病慢性期
	慢性骨髄単球性白血病	慢性単球性白血病	未分化大細胞リンパ腫
や	盲腸カルチノイド	毛様細胞性星細胞腫	腰椎転移

ら	リンパ球増加症	リンパ性白血病	リンパ性白血病骨髄浸潤
	リンパ組織球増多症		
※	適応外使用可 原則として，「ニムスチン塩酸塩【注射薬】」を「悪性黒色腫」に対し処方した場合，当該使用事例を審査上認める。		

用法用量

通常，下記用量を本剤5mgあたり日本薬局方注射用水1mLに溶解し，静脈内又は動脈内に投与する。

(1)ニムスチン塩酸塩として2～3mg/kgを1回投与し，投与後末梢血液所見により4～6週間休薬する。

(2)ニムスチン塩酸塩として1回2mg/kgを1週間隔で2～3週投与し，投与後末梢血液所見により4～6週間休薬する。

尚，年齢・症状により適宜増減する。

(投与法の例示)

用法用量に関連する使用上の注意　悪性星細胞腫，乏突起膠腫成分を有する神経膠腫に対する他の抗悪性腫瘍剤との併用療法(プロカルバジン塩酸塩，ニムスチン塩酸塩，ビンクリスチン硫酸塩)においては，併用薬剤の添付文書及び関連文献(「抗がん剤報告書：プロカルバジン塩酸塩(脳腫瘍)」，「抗がん剤報告書：ビンクリスチン硫酸塩(脳腫瘍)」等)を熟読すること。

警告　本剤を含むがん化学療法は，緊急時に十分対応できる医療施設において，がん化学療法に十分な知識・経験を持つ医師のもとで，本療法が適切と判断される症例についてのみ実施すること。適応患者の選択にあたっては，各併用薬剤の添付文書を参照して十分注意すること。また，治療開始に先立ち，患者又はその家族に有効性及び危険性を十分説明し，同意を得てから投与すること。

禁忌

(1)骨髄機能抑制のある患者

(2)本剤の成分に対し重篤な過敏症の既往歴のある患者

ニトロール持続静注25mgシリンジ
規格：25mg50mL1筒[1030円/筒]
ニトロール点滴静注50mgバッグ
規格：0.05%100mL1袋[1801円/袋]
ニトロール点滴静注100mgバッグ
規格：0.05%200mL1袋[3232円/袋]

硝酸イソソルビド　エーザイ　217

【効能効果】

(1)急性心不全(慢性心不全の急性増悪期を含む)

(2)不安定狭心症

【対応標準病名】

◎	急性心不全	不安定狭心症	慢性心不全
○	安静時狭心症	異型狭心症	右室不全
	右心不全	うっ血性心不全	冠攣縮性狭心症
	狭心症	狭心症3枝病変	左室不全
	左心不全	初発労作型狭心症	心筋不全
	心原性肺水腫	心臓性呼吸困難	心臓性浮腫
	心臓喘息	心不全	増悪労作型狭心症
	微小血管性狭心症	慢性うっ血性心不全	夜間狭心症
	両心不全	労作時兼安静時狭心症	労作性狭心症
△	心筋梗塞後症候群	ドレッスラー症候群	

用法用量

(1)急性心不全：通常，成人には，硝酸イソソルビドとして1時間あたり1.5～8mgを持続静注または点滴静注する。投与量は患者の病態に応じて適宜増減するが，増量は1時間あたり10mgまでとする。

(2)不安定狭心症：通常，成人には，硝酸イソソルビドとして1時間あたり2～5mgを持続静注または点滴静注する。投与量は患者の病態に応じて適宜増減する。

禁忌

(1)重篤な低血圧又は心原性ショックのある患者

(2)Eisenmenger症候群又は原発性肺高血圧症の患者

(3)右室梗塞の患者

(4)脱水症状のある患者

(5)神経循環無力症の患者

(6)閉塞隅角緑内障の患者

(7)硝酸・亜硝酸エステル系薬剤に対し過敏症の既往歴のある患者

(8)頭部外傷又は脳出血のある患者

(9)ホスホジエステラーゼ5阻害作用を有する薬剤(シルデナフィルクエン酸塩，バルデナフィル塩酸塩水和物，タダラフィル)又はグアニル酸シクラーゼ刺激作用を有する薬剤(リオシグアト)を投与中の患者

併用禁忌

薬剤名等	臨床症状・措置方法	機序・危険因子
ホスホジエステラーゼ5阻害作用を有する薬剤 シルデナフィルクエン酸塩 (バイアグラ，レバチオ) バルデナフィル塩酸塩水和物 (レビトラ) タダラフィル (シアリス，アドシルカ，ザルティア)	併用により，降圧作用を増強することがある。	本剤はcGMPの産生を促進し，一方，ホスホジエステラーゼ5阻害作用を有する薬剤はcGMPの分解を抑制することから，両剤の併用によりcGMPの増大を介する本剤の降圧作用が増強する。
グアニル酸シクラーゼ刺激作用を有する薬剤 リオシグアト (アデムパス)		本剤とグアニル酸シクラーゼ刺激作用を有する薬剤は，ともにcGMPの産生を促進することから，両剤の併用によりcGMPの増大を介する本剤の降圧作用が増強する。

ニトロール注5mg
規格：0.05%10mL1管[247円/管]
ニトロール注5mgシリンジ
規格：5mg10mL1筒[339円/筒]

硝酸イソソルビド　エーザイ　217

【効能効果】

(1)急性心不全(慢性心不全の急性増悪期を含む)

(2)不安定狭心症

(3)冠動脈造影時の冠攣縮寛解

【対応標準病名】

◎	急性心不全	不安定狭心症	慢性心不全
○	安静時狭心症	異型狭心症	右室不全
	右心不全	うっ血性心不全	冠攣縮性狭心症
	狭心症	狭心症3枝病変	左室不全
	左心不全	初発労作型狭心症	心筋不全
	心原性肺水腫	心臓性呼吸困難	心臓性浮腫
	心臓喘息	心不全	増悪労作型狭心症
	微小血管性狭心症	慢性うっ血性心不全	夜間狭心症
	両心不全	労作時兼安静時狭心症	労作性狭心症
△	心筋梗塞後症候群	ドレッスラー症候群	

用法用量

(1)急性心不全：通常，成人には，本剤を注射液そのまま，又は生理食塩液，5%ブドウ糖注射液等で希釈して0.05～0.001%溶液とし，硝酸イソソルビドとして1時間あたり1.5～8mgを点滴静注する。投与量は患者の病態に応じて適宜増減するが，増量は1時間あたり10mgまでとする。

(2)不安定狭心症：通常，成人には，本剤を注射液そのまま，又は生理食塩液，5%ブドウ糖注射液等で希釈して0.05～0.001%溶液とし，硝酸イソソルビドとして1時間あたり2～5mgを点滴静注する。投与量は患者の病態に応じて適宜増減する。

(3)冠動脈造影時の冠攣縮寛解：通常，成人には，冠動脈造影時に本剤を注射液そのまま，硝酸イソソルビドとして5mgをカテーテルを通し，バルサルバ洞内に1分以内に注入する。なお，投与量は，患者の症状に応じて適宜増減するが，投与量の上限は

10mg までとする。

用法用量に関連する使用上の注意　冠動脈造影時に冠攣縮を誘発した場合は，迅速に攣縮寛解のための処置を行うこと。また，まれに完全閉塞寛解時に reperfusion injury によると考えられる心室細動などの危険な不整脈や血圧低下を起こすことがあるので電気的除細動などの適切な処置を行うこと。

禁忌

(1)重篤な低血圧又は心原性ショックのある患者
(2)Eisenmenger 症候群又は原発性肺高血圧症の患者
(3)右室梗塞の患者
(4)脱水症状のある患者
(5)神経循環無力症の患者
(6)閉塞隅角緑内障の患者
(7)硝酸・亜硝酸エステル系薬剤に対し過敏症の既往歴のある患者
(8)頭部外傷又は脳出血のある患者
(9)ホスホジエステラーゼ５阻害作用を有する薬剤(シルデナフィルクエン酸塩，バルデナフィル塩酸塩水和物，タダラフィル)又はグアニル酸シクラーゼ刺激作用を有する薬剤(リオシグアト)を投与中の患者

併用禁忌

薬剤名等	臨床症状・措置方法	機序・危険因子
ホスホジエステラーゼ５阻害作用を有する薬剤 シルデナフィルクエン酸塩 (バイアグラ，レバチオ) バルデナフィル塩酸塩水和物 (レビトラ) タダラフィル (シアリス，アドシルカ，ザルティア)	併用により，降圧作用を増強することがある。	本剤は cGMP の産生を促進し，一方，ホスホジエステラーゼ５阻害作用を有する薬剤は cGMP の分解を抑制することから，両剤の併用により cGMP の増大を介する本剤の降圧作用が増強する。
グアニル酸シクラーゼ刺激作用を有する薬剤 リオシグアト (アデムパス)		本剤とグアニル酸シクラーゼ刺激作用を有する薬剤は，ともに cGMP の産生を促進することから，両剤の併用により cGMP の増大を介する本剤の降圧作用が増強する。

硝酸イソソルビド注5mg/5mL「タカタ」：高田　0.1%5mL1管[171円/管]，硝酸イソソルビド注5mg/10mL「タカタ」：高田　0.05%10mL1管[185円/管]，硝酸イソソルビド注50mg/50mL「タカタ」：高田　0.1%50mL1瓶[1428円/瓶]，硝酸イソソルビド注50mg/100mL「タカタ」：高田　0.05%100mL1瓶[1465円/瓶]，硝酸イソソルビド注100mg/100mL「タカタ」：高田　0.1%100mL1瓶[2614円/瓶]

乳酸Na補正液1mEq/mL　規格：1モル20mL1管[57円/管]

乳酸ナトリウム　大塚製薬工場　331

【効能効果】

電解質補液の電解質補正，代謝性アシドーシス

【対応標準病名】

◎	代謝性アシドーシス		
○	アシドーシス	ケトアシドーシス	ケトン血性嘔吐症
	高塩素性アシドーシス	代償性アシドーシス	炭酸過剰性アシドーシス
	乳児ケトアシドーシス	非呼吸性アシドーシス	
△	呼吸性アシドーシス	混合型酸塩基平衡障害	酸塩基平衡異常
	代償性呼吸性アシドーシス	代償性代謝性アシドーシス	電解質異常
	電解質平衡異常	乳酸アシドーシス	ピルビン酸血症
	薬物性アシドーシス		

用法用量

(1)電解質補液の電解質補正：電解質補液に適宜必要量を添加して点滴静注する。
(2)代謝性アシドーシス
通常成人，1日80～300mL を少なくとも等量以上に希釈して点滴静注する。希釈後の投与速度は希釈濃度に応じて1分間30～60滴とし，1時間に100mEq を超えない量とする。
なお，年齢，症状により適宜増減する。

用法用量に関連する使用上の注意　小児に対しては，1日に体重1kg あたり7mM(7mL)を限度とする。

禁忌　高乳酸血症の患者

ニューモバックスNP　規格：0.5mL1瓶[4737円/瓶]

肺炎球菌ワクチン　MSD　631

【効能効果】

投与対象

2歳以上で肺炎球菌による重篤疾患に罹患する危険が高い次のような個人及び患者

(1)脾摘患者における肺炎球菌による感染症の発症予防
(2)肺炎球菌による感染症の予防
①鎌状赤血球疾患，あるいはその他の原因で脾機能不全である患者
②心・呼吸器の慢性疾患，腎不全，肝機能障害，糖尿病，慢性髄液漏等の基礎疾患のある患者
③高齢者
④免疫抑制作用を有する治療が予定されている者で治療開始まで少なくとも14日以上の余裕のある患者

【対応標準病名】

◎	肝機能障害	腎不全	糖尿病
	脳脊髄液漏	肺炎球菌感染症	脾機能低下症
○	1型糖尿病	2型糖尿病	安定型糖尿病
	インスリンレセプター異常症	ウイルス性糖尿病	肝疾患
	肝障害	緩徐進行1型糖尿病	菌血症
	グラム陰性桿菌感染症	グラム陰性球菌感染症	グラム陰性菌感染症
	グラム陽性桿菌感染症	グラム陽性球菌感染症	細菌感染症
	若年2型糖尿病	侵襲性肺炎球菌感染症	髄液耳漏
	髄液鼻漏	ステロイド糖尿病	二次性糖尿病
	尿毒症	不安定型糖尿病	無機能腎
	薬剤性糖尿病		
△	一過性菌血症	インスリン抵抗性糖尿病	院内感染
	間欠的菌血症	肝細胞癌破裂	肝疾患に伴う貧血
	偽性髄膜瘤	境界型糖尿病	持続的菌血症
	腎性貧血	腎性無尿	膵性糖尿病
	脊髄くも膜のう胞	多発性肝血管腫	中枢神経障害性疼痛
	糖尿病合併症	妊娠糖尿病	脳脊髄液漏出症
	脾萎縮	日和見感染	ペニシリン耐性肺炎球菌感染症
	慢性感染性貧血	ムコーズス中耳炎	門脈圧亢進症性胃腸症
	門脈圧亢進症性腸症		

用法用量　1回0.5mL を筋肉内又は皮下に注射する。

用法用量に関連する使用上の注意　他のワクチン製剤との接種間隔：生ワクチンの接種を受けた者は，通常，27日以上，また他の不活化ワクチンの接種を受けた者は，通常，6日以上間隔を置いて本剤を接種すること。ただし，医師が必要と認めた場合には，同時に接種することができる(なお，本剤を他のワクチンと混合して接種してはならない)。

接種不適当者

被接種者が次のいずれかに該当すると認められる場合には，接種を行ってはならない。

(1)2歳未満の者では，含有される莢膜型抗原の一部に対して十分応答しないことが知られており，また本剤の安全性も確立していないので投与しないこと。
(2)明らかな発熱を呈している者
(3)重篤な急性疾患にかかっていることが明らかな者

(4)本剤の成分によってアナフィラキシーを呈したことがあることが明らかな者
(5)上記に掲げる者のほか，予防接種を行うことが不適当な状態にある者

ニューロライト第一　規格：1回分［18389円/回分］
ニューロライト注射液第一
規格：400MBq1筒［28697円/筒］，600MBq1筒［43506円/筒］
［N,N'−エチレンジ−L−システイネート(3−)］オキソテクネチウム(^{99m}Tc)，ジエチルエステル　富士フイルムRI　430

【効能効果】

局所脳血流シンチグラフィ

【対応標準病名】

該当病名なし

用法用量

(1)〔ニューロライト第一のみ〕〔N,N'-エチレンジ-L-システイネート(3−)〕オキソテクネチウム(^{99m}Tc)，ジエチルエステル注射液の調製
①放薬基「過テクネチウム酸ナトリウム(^{99m}Tc)注射液ジェネレータ」の溶出液400〜800MBq(3mL以下)をバイアルBに加える。
②日局生理食塩液3.0mLをバイアルAに加えて振り混ぜ，内容物を溶かす。
③バイアルAの溶液1.0mLを直ちにバイアルBに加えて振り混ぜ，室温に30分間静置する。
(2)局所脳血流シンチグラフィ：通常，成人には400〜800MBqを静脈内に投与し，投与5分以降より被検部にガンマカメラ等の検出部を向け撮像もしくはデータを収録し，脳血流シンチグラムを得る。なお，投与量は，年齢，体重及び検査方法により適宜増減する。

ネオアミユー輸液　規格：200mL1袋［502円/袋］
アミノ酸製剤〔腎不全用〕　エイワイ　325

【効能効果】

下記の状態にある急性・慢性腎不全時のアミノ酸補給
低蛋白血症，低栄養状態，手術前後

【対応標準病名】

◎	栄養失調	急性腎不全	低蛋白血症
	慢性腎不全		
○	1型糖尿病性腎不全	2型糖尿病性腎不全	急性腎後性腎不全
	急性腎性腎不全	急性腎前性腎不全	急性腎皮質壊死
	急性尿細管壊死	術後低蛋白血症	ショック腎
	腎髄質壊死	腎性網膜症	腎乳頭壊死
	糖尿病性腎不全	尿毒症性心膜炎	尿毒症性多発性ニューロパチー
	尿毒症性ニューロパチー	尿毒症性脳症	尿毒症肺
	末期腎不全	慢性腎臓病ステージG3	慢性腎臓病ステージG3a
	慢性腎臓病ステージG3b	慢性腎臓病ステージG4	慢性腎臓病ステージG5
	慢性腎臓病ステージG5D		
△	アスパルチルグルコサミン尿症	栄養失調性白内障	栄養障害
	赤血球造血刺激因子製剤低反応性貧血	蛋白質欠乏性障害	尿毒症性心筋症
	β−マンノシドーシス	マンノシドーシス	

用法用量

(1)慢性腎不全
①末梢静脈投与する場合，通常，成人には1日1回200mLを緩徐に点滴静注する。投与速度は200mLあたり120〜180分を基準とし，小児，高齢者，重篤な患者には更に緩徐に注入する。なお，年齢，症状，体重により適宜増減する。また，透析療法施行時には透析終了90〜60分前より透析回路の静脈側に注入する。生体のアミノ酸利用効率上，摂取熱量を1,500kcal/日以上とすることが望ましい。
②高カロリー輸液法にて投与する場合，通常，成人には1日400mLを中心静脈内に持続点滴注入する。なお，年齢，症状，体重により適宜増減する。また，生体のアミノ酸利用効率上，投与窒素1.6g(本剤：200mL)あたり500kcal以上の非蛋白熱量を投与する。
(2)急性腎不全：通常，成人には1日400mLを高カロリー輸液法により，中心静脈内に持続点滴注入する。なお，年齢，症状，体重により適宜増減する。また，生体のアミノ酸利用効率上，投与窒素1.6g(本剤：200mL)あたり500kcal以上の非蛋白熱量を投与する。

禁忌

(1)肝性昏睡又は肝性昏睡のおそれのある患者
(2)高アンモニア血症の患者
(3)先天性アミノ酸代謝異常症を有する患者

ネオシネジンコーワ注1mg　規格：0.1%1mL1管［59円/管］
ネオシネジンコーワ注5mg　規格：0.5%1mL1管［61円/管］
フェニレフリン塩酸塩　興和　216

【効能効果】

(1)各種疾患若しくは状態に伴う急性低血圧又はショック時の補助治療
(2)発作性上室頻拍
(3)局所麻酔時の作用延長

【対応標準病名】

◎	一過性低血圧症	ショック	発作性上室頻拍
○	一次性ショック	一過性ショック	エンドトキシン性ショック
	急性循環不全	急性ショック	起立性調節障害
	起立性低血圧症	持続性心室頻拍	出血性ショック
	循環血液量減少性ショック	上室頻拍	心原性ショック
	心房頻拍	脊髄性ショック	体位性失神
	体位性低血圧症	低血圧症	デンタルショック
	透析低血圧症	疼痛性ショック	洞頻脈
	特発性低血圧症	トルサードドポアント	二次性起立性低血圧症
	二次性ショック	頻拍症	頻脈症
	頻脈性不整脈	発作性心房頻拍	発作性接合部頻拍
	発作性頻拍	本態性低血圧症	末梢循環不全
	無脈性心室頻拍	薬剤性低血圧症	ワゴトニーによる低血圧症
△	起立性眩暈	呼吸性不整脈	心室頻拍
	非持続性心室頻拍	リエントリー性心室性不整脈	

用法用量

〔皮下注射及び筋肉内注射〕
フェニレフリン塩酸塩として，通常成人1回2〜5mgを皮下注射又は筋肉内注射する。なお，年齢，症状により適宜増減するが，その範囲は1〜10mgとし，初回量は5mgを超えないこと。
また，反復投与を行う場合には，10〜15分おきに行うこと。
〔静脈内注射〕：フェニレフリン塩酸塩として，通常成人1回0.2mgを注射液そのまま，又は約10mLの生理食塩液，リンゲル液若しくは5%ブドウ糖液等に混入して静脈内注射する。なお，年齢，症状により適宜増減するが，その範囲は0.1〜0.5mgとする。また反復投与を行う場合には，10〜15分おきに行うこと。
〔点滴静脈内注射〕：100mLの血液，リンゲル液又は5%ブドウ糖液等に対し，フェニレフリン塩酸塩として0.5〜1.0mgの割合で混入し，血圧を測定しながら滴数を加減して点滴静注する。
〔局麻時の作用延長〕：通常，20mLの局所麻酔剤に対してフェニレフリン塩酸塩として1mgの割合で混入して使用する。

原則禁忌

(1)心室性頻拍のある患者

(2)本剤の成分に対し過敏症の既往歴のある患者

ネオパレン1号輸液　規格：1000mL1キット[1147円/キット]，1500mL1キット[1523円/キット]，2000mL1キット[1786円/キット]
ネオパレン2号輸液　規格：1000mL1キット[1251円/キット]，1500mL1キット[1658円/キット]，2000mL1キット[2037円/キット]
アミノ酸　糖　電解質　ビタミン　大塚製薬工場　325

【効 能 効 果】

経口・経腸管栄養補給が不能又は不十分で，経中心静脈栄養に頼らざるを得ない場合の水分，電解質，カロリー，アミノ酸，ビタミン補給

【対応標準病名】

◎	摂食機能障害		
△	異常腸音	胃内停水	回盲部腫瘤
	下腹部腫瘤	胸脇苦満	筋性防御
	口苦	口腔内異常感症	口腔内感覚異常症
	口内痛	後腹膜腫瘤	黒色便
	骨盤内腫瘤	臍部腫瘤	しぶり腹
	小腹拘急	小腹硬満	上腹部腫瘤
	小腹不仁	食道異物感	蠕動亢進
	大量便	腸音欠如	腸音亢進
	腸間膜腫瘤	つかえ感	粘液便
	排便習慣の変化	排便障害	腹腔内腫瘤
	腹皮拘急	腹部腫脹	腹部腫瘤
	腹部板状硬	腹部不快感	便異常
	便色異常	便潜血	膀胱直腸障害
	緑色便		

用法用量

〔ネオパレン１号輸液〕

本剤は経中心静脈栄養法の開始時で，耐糖能が不明の場合や耐糖能が低下している場合の開始液として，あるいは侵襲時等で耐糖能が低下しており，ブドウ糖を制限する必要がある場合の維持液として用いる。

用時に上下２室の隔壁と上室内にある黄褐色の小室を同時に開通し十分に混合して，開始液又は維持液とする。通常，成人には１日2000mLの開始液又は維持液を24時間かけて中心静脈内に持続点滴注入する。なお，症状，年齢，体重に応じて適宜増減する。

〔ネオパレン２号輸液〕

本剤は経中心静脈栄養法の維持液として用いる。

用時に上下２室の隔壁と上室内にある黄褐色の小室を同時に開通し十分に混合して，維持液とする。通常，成人には１日2000mLの維持液を24時間かけて中心静脈内に持続点滴注入する。なお，症状，年齢，体重に応じて適宜増減する。

警告　ビタミンB_1欠乏症と思われる重篤なアシドーシスが発現した場合には，直ちに100～400mgのビタミンB_1製剤を急速静脈内投与すること。また，高カロリー輸液療法を施行中の患者では，基礎疾患及び合併症に起因するアシドーシスが発現することがあるので，症状があらわれた場合には高カロリー輸液療法を中断し，アルカリ化剤の投与等の処置を行うこと。

禁忌

(1)電解質代謝異常のある患者
①高ナトリウム血症の患者
②高クロル血症の患者
③高カリウム血症(乏尿，アジソン病，高窒素血症等)の患者
④高リン血症(副甲状腺機能低下症等)の患者
⑤高マグネシウム血症(甲状腺機能低下症等)の患者
⑥高カルシウム血症の患者
(2)重篤な肝障害(肝性昏睡又は肝性昏睡のおそれ等)のある患者
(3)重篤な腎障害のある患者
(4)アミノ酸代謝異常のある患者
(5)本剤又は本剤配合成分に過敏症の既往歴のある患者
(6)血友病の患者

ネオビタカイン注2mL　規格：2mL1管[183円/管]
ネオビタカイン注5mL　規格：5mL1管[226円/管]
ネオビタカイン注シリンジ2mL　規格：2mL1筒[314円/筒]
ネオビタカイン注シリンジ5mL　規格：5mL1筒[353円/筒]
サリチル酸ナトリウム　ジブカイン塩酸塩　臭化カルシウム
ビタカイン　114

【効 能 効 果】

症候性神経痛，筋肉痛，腰痛症，肩関節周囲炎

【対応標準病名】

◎	肩関節周囲炎	筋肉痛	神経痛
	腰痛症		
○	足炎	回旋腱板症候群	踵痛
	下肢筋肉痛	下肢神経痛	下肢痛
	下腿三頭筋痛	下腿神経炎	下腿痛
	肩インピンジメント症候群	肩滑液包炎	肩関節腱板炎
	肩関節硬結性腱炎	肩周囲炎	肩石灰性腱炎
	下背部ストレイン	環指痛	急性腰痛症
	胸骨周囲炎	胸鎖乳突筋痛	胸背部筋肉痛
	胸部筋肉痛	胸腹部筋痛	胸壁神経痛
	棘上筋症候群	筋筋膜性腰痛症	頚肩部筋肉痛
	頚性頭痛	頚部筋肉痛	頚部神経痛
	頚部痛	結合織炎	肩甲周囲炎
	肩甲上神経痛	肩甲部筋肉痛	肩部筋痛
	肩部痛	後足部痛	後頭下神経痛
	後頭神経痛	後頭部神経痛	項背部筋痛
	項部筋肉痛	項部神経痛	項部痛
	股痛	根性腰痛症	坐骨神経根炎
	坐骨神経痛	坐骨単神経根炎	四肢神経痛
	四肢痛	示指痛	四肢末端痛
	趾痛	手指神経炎	手指痛
	手背部痛	手部痛	上肢筋肉痛
	上肢神経痛	小指痛	上肢痛
	上腕筋肉痛	上腕三頭筋痛	上腕神経痛
	上腕痛	上腕二頭筋腱炎	上腕二頭筋腱鞘炎
	上腕二頭筋痛	神経炎	神経根炎
	脊髄神経根症	脊椎痛	線維筋痛症
	前足部痛	前腕筋肉痛	前腕神経痛
	前腕痛	僧帽筋痛	足痛
	足底部痛	側頭部神経痛	足背痛
	大腿筋痛	大腿神経痛	大腿痛
	大腿内側部痛	多発性筋肉痛	多発性神経痛
	中指痛	中足部痛	殿部筋肉痛
	殿部痛	頭部筋肉痛	頭部神経痛
	特発性神経痛	背部筋肉痛	背部神経痛
	背部痛	腓腹筋痛	腓腹部痛
	腹壁筋痛	腹壁神経痛	母指球部痛
	母指痛	母趾痛	末梢神経炎
	慢性神経痛	野球肩	癒着性肩関節包炎
	腰筋痛症	腰仙部神経根炎	腰痛坐骨神経痛症候群
	腰殿部痛	腰背筋痛症	腰皮神経痛
	腰部神経根炎	リウマチ性筋炎	肋間筋肉痛
	肋間神経痛		
△	足異物	下腿筋肉内異物残留	肩関節異所性骨化
	胸部筋肉内異物残留	棘上筋石灰化症	肩部筋肉内異物残留
	膝関節部異物	膝部異物	膝部筋肉内異物残留
	手掌筋肉内異物残留	上腕筋肉内異物残留	スルーダー神経痛
	前腕筋肉内異物残留	爪下異物	足底異物
	足底筋肉内異物残留	足部筋肉内異物残留	大腿筋肉内異物残留
	殿部異物	殿部筋肉内異物残留	頭部異物
	背部圧迫感	背部筋肉内異物残留	伏針
	腹壁異物	腰部筋肉内異物残留	腰腹痛

用法用量
血管内を避けて局所に注射する。
(1)顔面頸骨各部：0.5～1.0mL
(2)肩甲部：1.0～2.0mL
(3)胸・腰各部：1.0～2.5mL
(4)その他局所：0.5～1.0mL

警告　本剤を脊椎麻酔に使用しないこと

禁忌
［共通＜硬膜外ブロック，浸潤・伝達ブロック（トリガーポイント注射等）に使用時＞］：本剤の成分に対し過敏症の既往歴のある患者
［硬膜外ブロックに使用時］
(1)大量出血やショック状態の患者
(2)注射部位又はその周辺に炎症のある患者
(3)敗血症の患者

ジカベリン注2mL：シオノ　2mL1管［59円/管］，ジカベリン注5mL：シオノ　5mL1管［75円/管］，ジブカルソー注：日新－山形　2mL1管［59円/管］，5mL1管［75円/管］，タイオゼット注2mL：テバ製薬　2mL1管［59円/管］，タイオゼット注5mL：テバ製薬　5mL1管［65円/管］，トリガイン注2mL：共和薬品　2mL1管［59円/管］，トリガイン注5mL：共和薬品　5mL1管［75円/管］，ビーセルファ注：東和　2mL1管［59円/管］，5mL1管［75円/管］

ネオフィリン注250mg　規格：2.5%10mL1管［92円/管］
ネオフィリン注PL250mg　規格：2.5%10mL1管［92円/管］
ネオフィリン注点滴用バッグ250mg　規格：250mg250mL1袋［218円/袋］

アミノフィリン水和物　エーザイ　211

【効能効果】

気管支喘息，喘息性（様）気管支炎，肺性心，うっ血性心不全，肺水腫，心臓喘息，チェーン・ストークス呼吸，閉塞性肺疾患（肺気腫，慢性気管支炎など）における呼吸困難，狭心症（発作予防），脳卒中発作急性期

【対応標準病名】

◎	うっ血性心不全	気管支喘息	狭心症
	呼吸困難	心臓喘息	喘息性気管支炎
	チェーン・ストークス呼吸	脳血管発作	脳卒中
	肺気腫	肺水腫	肺性心
	肺性心疾患	慢性気管支炎	慢性閉塞性肺疾患
○	アスピリン喘息	アトピー性喘息	アレルギー性気管支炎
	安定狭心症	萎縮性肺気腫	一側性肺気腫
	右室不全	右心不全	運動誘発性喘息
	外因性喘息	感染型気管支喘息	気管支喘息合併妊娠
	起坐呼吸	気腫性肺のう胞	急性心不全
	急性肺水腫	狭心症3枝病変	虚血性脳卒中
	巨大気腫性肺のう胞	呼吸困難発作	混合型喘息
	再膨張性肺水腫	左室不全	左心不全
	小児喘息	小児喘息性気管支炎	小葉間肺気腫
	職業喘息	心因性喘息	心筋不全
	心原性肺水腫	心臓性呼吸困難	心臓性浮腫
	心不全	ステロイド依存性喘息	咳喘息
	中心小葉性肺気腫	特発性肺動脈性肺高血圧症	難治性喘息
	二次性肺高血圧症	乳児喘息	肺高血圧症
	肺静脈閉塞症	肺動脈性肺高血圧症	肺胞性肺気腫
	肺毛細血管腫症	汎小葉性肺気腫	非アトピー性喘息
	びまん性汎細気管支炎	ブラ性肺気腫	閉塞性気管支炎
	閉塞性細気管支炎	閉塞性肺気腫	マクロード症候群
	慢性うっ血性心不全	慢性気管炎	慢性気管気管支炎
	慢性血栓塞栓性肺高血圧症	慢性心不全	慢性肺気腫
	慢性肺性心	夜間性喘息	両心不全
	老人性気管支炎	老人性肺気腫	
△	CO2ナルコーシス	安静時狭心症	息切れ
	異型狭心症	冠攣縮性狭心症	高炭酸ガス血症
	呼吸促迫	周期性呼吸	初発労作型狭心症
	進行性脳卒中	ぜいぜい音	喘鳴
	増悪労作型狭心症	肺性呼吸困難	微小血管性狭心症
	非心原性肺水腫	不安定狭心症	発作性呼吸困難
	慢性気管支漏	夜間狭心症	夜間呼吸困難
	労作時兼安静時狭心症	労作時呼吸困難	労作性狭心症

用法用量
〔ネオフィリン注〕：アミノフィリン水和物として，通常成人1回250mgを1日1～2回生理食塩液又は糖液に稀釈して5～10分を要して静脈内に緩徐に注入する。必要に応じて点滴静脈内注射する。小児には1回3～4mg/kgを静脈内注射する。投与間隔は8時間以上とし，最高用量は1日12mg/kgを限度とする。必要に応じて点滴静脈内注射する。なお，年齢，症状により適宜増減する。
〔ネオフィリン注PL250mg，ネオフィリン注点滴用バッグ〕：アミノフィリン水和物として，通常成人1回250mgを1日1～2回，点滴静脈内注射する。小児には1回3～4mg/kgを点滴静脈内注射する。投与間隔は8時間以上とし，最高用量は1日12mg/kgを限度とする。なお，年齢，症状により適宜増減する。

用法用量に関連する使用上の注意
本剤を小児の気管支喘息に投与する場合の投与量，投与方法等については，学会のガイドライン※等，最新の情報を参考とすること。
※日本小児アレルギー学会：小児気管支喘息治療・管理ガイドライン2012
(1)アミノフィリン水和物投与量の目安

	年齢	テオフィリン等が経口投与されていない場合	テオフィリン等が既に経口投与されている場合
初期投与量	6ヵ月～2歳未満	3～4mg/kgを30分以上かけて点滴投与	3～4mg/kgを30分以上かけて点滴投与。なお，テオフィリン等が投与されている場合は，その製剤の種類，投与後の経過時間，投与量などを考慮して，適宜，減量する。
	2歳～15歳未満[注1)注2)]	4～5mg/kgを30分以上かけて点滴投与	3～4mg/kgを30分以上かけて点滴投与

注1）初期投与量は，250mgを上限とする。
注2）肥満児の投与量は，標準体重で計算する。

	年齢	投与量
維持投与量	6ヵ月～1歳未満	0.4mg/kg/時
	1歳～2歳未満	0.8mg/kg/時
	2歳～15歳未満[注2)]	0.8mg/kg/時

注2）肥満児の投与量は，標準体重で計算する。
(2)注意すべき投与対象等：2歳以上の大発作又は呼吸不全の患児を除き，他剤無効又は効果不十分な場合に，患児の状態（発熱，痙攣等）等を十分に観察するなど適用を慎重に検討し投与すること。なお，2歳未満の熱性痙攣やてんかんなどのけいれん性疾患のある児への投与は原則として推奨されない。

禁忌　本剤又は他のキサンチン系薬剤に対し重篤な副作用の既往歴のある患者

アミノフィリン静注2.5%「ミタ」：キョーリンリメディオ　2.5%10mL1管［92円/管］，アミノフィリン静注250mg「トーワ」：東和　2.5%10mL1管［92円/管］，アミノフィリン静注液250mg「ツルハラ」：鶴原　2.5%10mL1管［92円/管］，アミノフィリン静注液250mg「日医工」：日医工　2.5%10mL1管［92円/管］，アミノフィリン注250mg「NP」：ニプロ　2.5%10mL1管［92円/管］，キョーフィリン静注250mg：杏林　2.5%10mL1管［92円/管］，テオカルヂン静注250mg：イセイ　2.5%10mL1管［92円/管］，ニチフィリン注250mg：日新－山形　2.5%10mL1管［92円

/管]，ニチフィリン注PB250mg：日新－山形　2.5%10mL1管［56円/管］

ネオペリドール注50　規格：50mg1mL1管[1609円/管]
ネオペリドール注100　規格：100mg1mL1管[2526円/管]
ハロペリドールデカン酸エステル
ジョンソン・エンド・ジョンソン　117

【効 能 効 果】

統合失調症

【対応標準病名】

◎	統合失調症		
○	アスペルガー症候群	型分類困難な統合失調症	偽神経症性統合失調症
	急性統合失調症	急性統合失調症性エピソード	急性統合失調症様精神病性障害
	境界型統合失調症	緊張型統合失調症	残遺型統合失調症
	小児期型統合失調症	小児シゾイド障害	前駆期統合失調症
	潜在性統合失調症	体感症性統合失調症	短期統合失調症様障害
	単純型統合失調症	遅発性統合失調症	統合失調症型障害
	統合失調症型パーソナリティ障害	統合失調症後抑うつ	統合失調症症状を伴う急性錯乱
	統合失調症症状を伴う急性多形性精神病性障害	統合失調症症状を伴う類循環精神病	統合失調症性パーソナリティ障害
	統合失調症性反応	統合失調症様状態	破瓜型統合失調症
	妄想型統合失調症	モレル・クレペリン病	
△	自閉的精神病質	統合失調症症状を伴わない急性錯乱	統合失調症症状を伴わない急性多形性精神病性障害
	統合失調症症状を伴わない類循環精神病	夢幻精神病	

用法用量　ハロペリドールとして，通常1回量50mg～150mgを4週間隔で筋肉内投与する。投薬量，注射間隔は症状に応じて適宜増減ならびに間隔を調節する。
なお，初回用量は，経口ハロペリドールの1日用量の10～15倍を目安とし，可能な限り少量より始め，100mgを超えないものとする。

用法用量に関連する使用上の注意　本剤を増量する場合は慎重に行うこと。[本剤の急激な増量により悪性症候群(Syndrome malin)が起こることがある。]

禁忌
(1)昏睡状態の患者
(2)バルビツール酸誘導体等の中枢神経抑制剤の強い影響下にある患者
(3)重症の心不全患者
(4)パーキンソン病の患者
(5)本剤の成分又はブチロフェノン系化合物に対し過敏症の既往歴のある患者
(6)アドレナリン，クロザピンを投与中の患者
(7)妊婦又は妊娠している可能性のある婦人

併用禁忌

薬剤名等	臨床症状・措置方法	機序・危険因子
アドレナリン(ボスミン)	血圧低下を起こすことがある。	アドレナリンのα作用を本剤が阻害しβ作用のみが発現し，アドレナリンの作用を逆転させる。
クロザピン(クロザリル)	クロザピンは原則単剤で使用し，他の抗精神病薬とは併用しないこととされている。本剤は半減期が長いため，本剤が体内から消失するまでクロザピンを投与しないこと。	本剤が血中から消失するまでに時間を要する。

ハロマンス注50mg：ヤンセン　50mg1mL1管［1728円/管］
ハロマンス注100mg：ヤンセン　100mg1mL1管［2766円/管］

ネオラミン・スリービー液(静注用)　規格：10mL1管[121円/管]
チアミンジスルフィド　ヒドロキソコバラミン酢酸塩
ピリドキシン塩酸塩　日本化薬　317

【効 能 効 果】

(1)本剤に含まれるビタミン類の需要が増大し，食事からの摂取が不十分な際の補給(消耗性疾患，妊産婦，授乳婦など)
(2)下記疾患のうち，本剤に含まれるビタミン類の欠乏又は代謝障害が関与すると推定される場合
①神経痛
②筋肉痛・関節痛
③末梢神経炎・末梢神経麻痺
効果がないのに月余にわたって漫然と使用すべきでない。

【対応標準病名】

◎	関節痛	筋肉痛	神経痛
	ビタミン欠乏症	末梢神経炎	末梢神経障害
○	複合ビタミン欠乏症		
△	MP関節痛	腋窩部痛	外傷性肩不安定症
	下肢関節痛	下肢筋肉痛	下肢神経痛
	下腿関節痛	下腿三頭筋痛	下腿神経炎
	肩関節痛症	偽性股関節痛	胸鎖関節痛
	胸鎖乳突筋痛	胸背部筋肉痛	胸部筋肉痛
	胸腹部筋痛	胸壁神経痛	頚肩部筋肉痛
	頚性頭痛	頚部筋肉痛	頚部神経痛
	頚部痛	肩甲上神経痛	肩甲部筋肉痛
	肩鎖関節痛	肩部筋痛	後頭下神経痛
	後頭神経痛	後頭部神経痛	項背部筋痛
	項部筋肉痛	項部神経痛	項部痛
	股関節痛	趾関節痛	四肢神経痛
	膝窩部痛	膝関節痛	手関節痛
	手指関節痛	手指神経炎	上肢筋肉痛
	上肢神経痛	上腕筋肉痛	上腕三頭筋痛
	上腕神経痛	上腕二頭筋痛	神経炎
	スルーダー神経痛	脊椎関節痛	仙腸関節痛
	前腕筋肉痛	前腕神経痛	僧帽筋痛
	足関節痛	側頭部神経痛	大腿筋痛
	大腿神経痛	多発性関節痛	多発性筋肉痛
	多発性神経炎	多発性神経痛	多発ニューロパチー
	肘関節痛	中指関節痛	殿部筋肉痛
	頭部筋肉痛	頭部神経痛	特発性神経痛
	背部筋肉痛	背部神経痛	反復性多発性神経炎
	腓腹筋痛	腹壁筋痛	腹壁神経痛
	母指MP関節痛	母趾関節痛	慢性神経痛
	腰筋痛症	腰背筋痛症	腰皮神経痛
	肋間筋肉痛	肋間神経痛	

用法用量　通常成人1日1回10mLを緩徐に静脈内注射する。なお，年齢，症状により適宜増減する。

禁忌　本剤及びチアミンジスルフィドに対し過敏症の既往歴のある患者

ジアイナミックス注射液：鶴原　10mL1管[57円/管]，ナイロジン注：イセイ　10mL1管[57円/管]，ノルニチカミン注：日新－山形　10mL1管[57円/管]，ビースリミン注：シオノ　10mL1管[57円/管]，ビタメジン静注用：第一三共　1瓶[128円/瓶]，リメファー3B注射液：東和　10mL1管[57円/管]

ネオラミン・マルチV注射用　規格：1瓶[186円/瓶]
ビタミン〔高カロリー輸液用〕〔総合〕　日本化薬　317

【効 能 効 果】

経口，経腸管栄養補給が不能又は不十分で高カロリー静脈栄養に頼らざるを得ない場合のビタミン補給

【対応標準病名】

該当病名なし

用法用量　本剤を高カロリー経静脈栄養輸液に溶解し，点滴静注する。用量は通常，成人1日1バイアルとする。
なお，年齢，症状により適宜増減する。

禁忌

(1)本剤又は本剤配合成分に過敏症の既往歴のある患者
(2)血友病患者

ダイメジン・マルチ注：日医工[136円/瓶]

ネスプ注射液5μgプラシリンジ　規格：5μg0.5mL1筒[1451円/筒]
ネスプ注射液10μgプラシリンジ　規格：10μg0.5mL1筒[2651円/筒]
ネスプ注射液15μgプラシリンジ　規格：15μg0.5mL1筒[3755円/筒]
ネスプ注射液20μgプラシリンジ　規格：20μg0.5mL1筒[4787円/筒]
ネスプ注射液30μgプラシリンジ　規格：30μg0.5mL1筒[6834円/筒]
ネスプ注射液40μgプラシリンジ　規格：40μg0.5mL1筒[8538円/筒]
ネスプ注射液60μgプラシリンジ　規格：60μg0.5mL1筒[12195円/筒]
ネスプ注射液120μgプラシリンジ　規格：120μg0.5mL1筒[21657円/筒]
ネスプ注射液180μgプラシリンジ　規格：180μg0.5mL1筒[30509円/筒]
ダルベポエチンアルファ(遺伝子組換え)　協和発酵キリン　399

【効 能 効 果】

腎性貧血
骨髄異形成症候群に伴う貧血

【対応標準病名】

◎	骨髄異形成症候群	腎性貧血	貧血
○	小児骨髄異形成症候群	分類不能型骨髄異形成症候群	
△	正球性正色素性貧血	赤血球造血刺激因子製剤低反応性貧血	

効能効果に関連する使用上の注意

【骨髄異形成症候群に伴う貧血】
(1)IPSS注)によるリスク分類の中間-2リスク及び高リスクに対する有効性及び安全性は確立していない。
(2)臨床試験の対象となった患者における血清中エリスロポエチン濃度等について，「臨床成績」の項の内容を熟知し，本剤の有効性及び安全性を十分に理解した上で，学会のガイドライン等，最新の情報を参考に適応患者の選択を行うこと。
注)International prognostic scoring system(国際予後スコアリングシステム)

用法用量

【腎性貧血】
＜血液透析患者＞
(1)初回用量
成人：通常，成人にはダルベポエチン　アルファ(遺伝子組換え)として，週1回20μgを静脈内投与する。
小児：通常，小児にはダルベポエチン　アルファ(遺伝子組換え)として，週1回0.33μg/kg(最高20μg)を静脈内投与する。
(2)エリスロポエチン〔エポエチン　アルファ(遺伝子組換え)，エポエチン　ベータ(遺伝子組換え)等〕製剤からの切替え初回用量
成人：通常，成人にはダルベポエチン　アルファ(遺伝子組換え)として，週1回15〜60μgを静脈内投与する。
(3)維持用量
成人：貧血改善効果が得られたら，通常，成人にはダルベポエチン　アルファ(遺伝子組換え)として，週1回15〜60μgを静脈内投与する。週1回投与で貧血改善が維持されている場合には，その時点での1回の投与量の2倍量を開始用量として，2週に1回投与に変更し，2週に1回30〜120μgを静脈内投与することができる。
小児：貧血改善効果が得られたら，通常，小児にはダルベポエチン　アルファ(遺伝子組換え)として，週1回5〜60μgを静脈内投与する。週1回投与で貧血改善が維持されている場合には，その時点での1回の投与量の2倍量を開始用量として，2週に1回投与に変更し，2週に1回10〜120μgを静脈内投与することができる。
なお，いずれの場合も貧血症状の程度，年齢等により適宜増減するが，最高投与量は，1回180μgとする。
＜腹膜透析患者及び保存期慢性腎臓病患者＞
(1)初回用量
成人：通常，成人にはダルベポエチン　アルファ(遺伝子組換え)として，2週に1回30μgを皮下又は静脈内投与する。
小児：通常，小児にはダルベポエチン　アルファ(遺伝子組換え)として，2週に1回0.5μg/kg(最高30μg)を皮下又は静脈内投与する。
(2)エリスロポエチン〔エポエチン　アルファ(遺伝子組換え)，エポエチン　ベータ(遺伝子組換え)等〕製剤からの切替え初回用量
成人：通常，成人にはダルベポエチン　アルファ(遺伝子組換え)として，2週に1回30〜120μgを皮下又は静脈内投与する。
小児：通常，小児にはダルベポエチン　アルファ(遺伝子組換え)として，2週に1回10〜60μgを皮下又は静脈内投与する。
(3)維持用量
成人：貧血改善効果が得られたら，通常，成人にはダルベポエチン　アルファ(遺伝子組換え)として，2週に1回30〜120μgを皮下又は静脈内投与する。2週に1回投与で貧血改善が維持されている場合には，その時点での1回の投与量の2倍量を開始用量として，4週に1回投与に変更し，4週に1回60〜180μgを皮下又は静脈内投与することができる。
小児：貧血改善効果が得られたら，通常，小児にはダルベポエチン　アルファ(遺伝子組換え)として，2週に1回5〜120μgを皮下又は静脈内投与する。2週に1回投与で貧血改善が維持されている場合には，その時点での1回の投与量の2倍量を開始用量として，4週に1回投与に変更し，4週に1回10〜180μgを皮下又は静脈内投与することができる。
なお，いずれの場合も貧血症状の程度，年齢等により適宜増減するが，最高投与量は，1回180μgとする。
【骨髄異形成症候群に伴う貧血】：通常，成人にはダルベポエチン　アルファ(遺伝子組換え)として，週1回240μgを皮下投与する。なお，貧血症状の程度，年齢等により適宜減量する。

用法用量に関連する使用上の注意

【腎性貧血】
貧血改善効果の目標値は学会のガイドライン等，最新の情報を参考にすること。
(1)小児の初回用量
＜血液透析患者＞
通常，小児には下表を参考に，ダルベポエチン　アルファ(遺伝子組換え)として，週1回5〜20μgを静脈内投与する。

体重	本剤投与量
30kg未満	5μg
30kg以上40kg未満	10μg
40kg以上60kg未満	15μg
60kg以上	20μg

＜腹膜透析患者及び保存期慢性腎臓病患者＞
通常，小児には下表を参考に，ダルベポエチン　アルファ(遺伝子組換え)として，2週に1回5〜30μgを皮下又は静脈内投与する。

体重	本剤投与量
20kg 未満	5μg
20kg 以上 30kg 未満	10μg
30kg 以上 40kg 未満	15μg
40kg 以上 60kg 未満	20μg
60kg 以上	30μg

(2)切替え初回用量
下表を参考に，切替え前のエリスロポエチン製剤投与量から本剤の投与量及び投与頻度を決定し，切り替えること。
なお，小児に対して1回3μg/kgを超えて投与する場合，慎重に投与すること(小児に対して1回3μg/kgを超える使用経験はない)。
①エリスロポエチン製剤が週2回あるいは週3回投与されている患者：切替え前1週間のエリスロポエチン製剤投与量を合計し，下表を参考に本剤の初回用量を決定し，週1回から投与を開始する。
②エリスロポエチン製剤が週1回あるいは2週に1回投与されている患者：切替え前2週間のエリスロポエチン製剤投与量を合計し，下表を参考に本剤の初回用量を決定し，2週に1回から投与を開始する。

	本剤投与量	
切替え前1週間あるいは2週間のエリスロポエチン製剤投与量の合計(小児は切替え前2週間)	成人	小児
3,000IU 未満	15μg	10μg
3,000IU		15μg
4,500IU	20μg	20μg
6,000IU	30μg	30μg
9,000IU	40μg	40μg
12,000IU	60μg	60μg

(3)投与量調整
投与初期にヘモグロビン濃度あるいはヘマトクリット値に適度な上昇がみられなかった場合や，維持投与期にヘモグロビン濃度あるいはヘマトクリット値が2週連続して目標範囲から逸脱した場合など，用量調整が必要な場合には，下表を参考に投与量を増減すること。なお，増量する場合には原則として1段階ずつ行うこと。
また，小児に対して1回3μg/kgを超えて投与する場合，慎重に投与すること(小児に対して1回3μg/kgを超える使用経験はない)。

成人(皮下投与時)の投与量調整表

段階	本剤投与量
1	15μg
2	30μg
3	60μg
4	90μg
5	120μg
6	180μg

成人(静脈内投与時)及び小児(皮下又は静脈内投与時)の投与量調整表

段階	本剤投与量
1	5μg
2	10μg
3	15μg
4	20μg
5	30μg
6	40μg
7	50μg
8	60μg
9	80μg
10	100μg
11	120μg
12	140μg
13	160μg
14	180μg

(4)投与間隔変更時
①本剤の投与間隔を変更する際には，投与間隔を延長する前のヘモグロビン濃度あるいはヘマトクリット値の推移を十分に観察し，同一の投与量でヘモグロビン濃度あるいはヘマトクリット値が安定した推移を示していることを確認した上で，週1回から2週に1回あるいは2週に1回から4週に1回に変更すること。変更後にはヘモグロビン濃度あるいはヘマトクリット値の推移を確認し，適宜調整を行うこと。
②1回あたり180μgを投与してもヘモグロビン濃度あるいはヘマトクリット値が目標範囲に達しない場合には，投与量を1/2とし，投与頻度を2週に1回から週1回あるいは4週に1回から2週に1回に変更すること。

【骨髄異形成症候群に伴う貧血】
(1)他の抗悪性腫瘍剤との併用について，有効性及び安全性は確立していない。
(2)必要以上の造血作用(ヘモグロビン濃度で11g/dL超を目安とする)を認めた場合等，減量が必要な場合には，その時点での投与量の半量を目安に減量すること。その後，ヘモグロビン濃度が低下し増量が必要となった場合(ヘモグロビン濃度で9g/dL未満を目安とする)には，その時点での投与量の倍量を目安に増量すること。ただし，最高投与量は，1回240μgとする。
(3)本剤を投与しても，十分な貧血改善効果が認められない場合，又は病勢の進行が認められた場合には，他の治療法への切替えを考慮すること。なお，本剤投与開始後16週時点を目安として，本剤の投与継続の要否を検討すること。

禁忌　本剤の成分又はエリスロポエチン製剤に過敏症の患者

ノイアップ注25　規格：25μg1瓶(溶解液付)[4421円/瓶]
ノイアップ注50　規格：50μg1瓶(溶解液付)[8225円/瓶]
ノイアップ注100　規格：100μg1瓶(溶解液付)[16256円/瓶]
ノイアップ注250　規格：250μg1瓶(溶解液付)[26348円/瓶]
ナルトグラスチム(遺伝子組換え)　ヤクルト　339

【効能効果】
骨髄移植時の好中球数の増加促進
がん化学療法による好中球減少症
小児再生不良性貧血に伴う好中球減少症
先天性・特発性好中球減少症

【対応標準病名】

◎	悪性腫瘍	悪性リンパ腫	癌
	急性リンパ性白血病	好中球減少症	再生不良性貧血
	腫瘍	小細胞肺癌	神経芽腫
	精巣腫瘍	先天性好中球減少症	特発性好中球減少症
	胚細胞腫	薬剤性顆粒球減少症	卵巣胚細胞腫瘍
○	ALK融合遺伝子陽性非小細胞肺癌	ALK陽性未分化大細胞リンパ腫	BCR－ABL1陽性Bリンパ芽球性白血病
	BCR－ABL1陽性Bリンパ芽球性白血病/リンパ腫	B細胞性前リンパ球性白血病	B細胞リンパ腫
	Bリンパ芽球性白血病	Bリンパ芽球性白血病/リンパ腫	CCR4陽性成人T細胞白血病リンパ腫

	E2A－PBX1陽性Bリンパ芽球性白血病	E2A－PBX1陽性Bリンパ芽球性白血病/リンパ腫	EGFR遺伝子変異陽性非小細胞肺癌
	IL3－IGH陽性Bリンパ芽球性白血病	IL3－IGH陽性Bリンパ芽球性白血病/リンパ腫	KIT（CD117）陽性胃消化管間質腫瘍
	KIT（CD117）陽性結腸消化管間質腫瘍	KIT（CD117）陽性小腸消化管間質腫瘍	KIT（CD117）陽性食道消化管間質腫瘍
	KIT（CD117）陽性直腸消化管間質腫瘍	KRAS遺伝子野生型結腸癌	KRAS遺伝子野生型直腸癌
	MALTリンパ腫	MLL再構成型Bリンパ芽球性白血病	MLL再構成型Bリンパ芽球性白血病/リンパ腫
	Ph陽性急性リンパ性白血病	TEL－AML1陽性Bリンパ芽球性白血病	TEL－AML1陽性Bリンパ芽球性白血病/リンパ腫
	T細胞性前リンパ球白血病	T細胞性大顆粒リンパ球白血病	Tリンパ芽球性白血病
あ	Tリンパ芽球性白血病/リンパ腫	悪性褐色細胞腫	アグレッシブNK細胞白血病
	鞍上部胚細胞腫瘍	胃MALTリンパ腫	胃悪性リンパ腫
	胃原発絨毛癌	胃消化管間質腫瘍	胃前庭部癌
	胃胚細胞腫瘍	陰茎悪性黒色腫	陰茎有棘細胞癌
	陰のう悪性黒色腫	陰のう有棘細胞癌	延髄星細胞腫
か	外陰部有棘細胞癌	回腸消化管間質腫瘍	下葉小細胞肺癌
	下葉肺癌	下葉肺腺癌	下葉肺大細胞癌
	下葉肺扁平上皮癌	下葉非小細胞肺癌	顆粒球減少症
	顆粒球肉腫	肝炎後再生不良性貧血	眼窩悪性リンパ腫
	眼角基底細胞癌	眼角皮膚癌	眼角有棘細胞癌
	眼瞼脂腺癌	眼瞼メルケル細胞癌	癌性胸水
	肝脾T細胞リンパ腫	急性巨核芽球性白血病	急性骨髄性白血病
	急性骨髄単球性白血病	急性前骨髄球性白血病	急性単球性白血病
	急性白血病	去勢抵抗性前立腺癌	空腸消化管間質腫瘍
	くすぶり型白血病	形質細胞白血病	軽症再生不良性貧血
	頚部悪性リンパ腫	頚部脂腺癌	頚部メルケル細胞癌
	頚部隆起性皮膚線維肉腫	血管内大細胞型B細胞性リンパ腫	血管免疫芽球性T細胞リンパ腫
	結腸悪性リンパ腫	結腸消化管間質腫瘍	限局性前立腺癌
	原発性悪性脳腫瘍	原発性肺癌	高2倍体性Bリンパ芽球性白血病
	高2倍体性Bリンパ芽球性白血病/リンパ腫	好塩基球性白血病	好酸球性白血病
	甲状腺MALTリンパ腫	甲状腺悪性リンパ腫	口唇メルケル細胞癌
	好中球G6PD欠乏症	好中球性白血病	膠肉腫
	後腹膜奇形腫	後腹膜腫瘍	後腹膜神経芽腫
	後腹膜胚細胞腫瘍	項部メルケル細胞癌	骨悪性リンパ腫
	骨髄異形成症候群	骨髄性白血病	骨髄単球性白血病
さ	混合型白血病	細気管支肺胞上皮癌	最重症再生不良性貧血
	耳介メルケル細胞癌	視床下部星細胞腫	視床星細胞腫
	若年性骨髄単球性白血病	縦隔悪性リンパ腫	縦隔胚細胞腫瘍
	縦隔卵黄のう腫瘍	充実性卵巣腫瘍	重症再生不良性貧血
	重症先天性好中球減少症	十二指腸悪性ガストリノーマ	十二指腸悪性ソマトスタチノーマ
	十二指腸悪性リンパ腫	十二指腸消化管間質腫瘍	獣皮様母斑
	主気管支の悪性腫瘍	松果体胚細胞腫瘍	松果体部膠芽腫
	小腸悪性リンパ腫	小腸消化管間質腫瘍	小児EBV陽性T細胞リンパ増殖性疾患
	小児急性リンパ性白血病	小児骨髄異形成症候群	小児全身性EBV陽性T細胞リンパ増殖性疾患
	上葉小細胞肺癌	上葉肺癌	上葉肺腺癌
	上葉肺大細胞癌	上葉肺扁平上皮癌	上葉非小細胞肺癌
	食道消化管間質腫瘍	神経節芽細胞腫	進行性前立腺癌
	心臓悪性リンパ腫	侵入胞状奇胎	精上皮腫
	成人T細胞白血病リンパ腫	成人T細胞白血病リンパ腫・急性型	成人T細胞白血病リンパ腫・くすぶり型
	成人T細胞白血病リンパ腫・慢性型	成人T細胞白血病リンパ腫・リンパ腫型	精巣悪性リンパ腫
	精巣横紋筋肉腫	精巣癌	精巣奇形癌
	精巣奇形腫	精巣絨毛癌	精巣胎児性癌

	精巣肉腫	精巣胚細胞腫瘍	精巣卵黄のう腫瘍
	精巣卵のう腫瘍	精母細胞腫	赤芽球ろう
	赤白血病	節外性NK/T細胞リンパ腫・鼻型	先天性再生不良性貧血
	先天性赤芽球ろう	前頭葉星細胞腫	前頭葉退形成性星細胞腫
	前立腺癌再発	前リンパ球性白血病	側頭葉星細胞腫
	側頭葉退形成性星細胞腫	側頭葉毛様細胞性星細胞腫	存続絨毛症
た	退形成性上衣腫	胎児性精巣腫瘍	大腸MALTリンパ腫
	大腸悪性リンパ腫	大網消化管間質腫瘍	単球減少症
	単球性白血病	男性生殖器腫瘍	中等症再生不良性貧血
	中葉小細胞肺癌	中葉肺癌	中葉肺腺癌
	中葉肺大細胞癌	中葉肺扁平上皮癌	中葉非小細胞肺癌
	腸管症関連T細胞リンパ腫	腸間膜消化管間質腫瘍	直腸MALTリンパ腫
	直腸悪性リンパ腫	直腸消化管間質腫瘍	低2倍体性Bリンパ芽球性白血病
	低2倍体性Bリンパ芽球性白血病/リンパ腫	低形成性白血病	転移性腹壁腫瘍
	転移性扁平上皮癌	頭蓋内胚細胞腫瘍	透析腎癌
	頭頂葉星細胞腫	頭部脂腺癌	頭部メルケル細胞癌
な	頭部隆起性皮膚線維肉腫	特発性再生不良性貧血	二次性再生不良性貧血
	二次性白血球減少症	二次性白血病	粘液性のう胞腺癌
	脳悪性リンパ腫	脳幹部星細胞腫	膿胸関連リンパ腫
は	のう胞性卵巣腫瘍	バーキット白血病	肺MALTリンパ腫
	肺癌	肺門部小細胞癌	肺門部腺癌
	肺門部大細胞癌	肺門部肺癌	肺門部非小細胞癌
	肺門部扁平上皮癌	白血球減少症	脾B細胞性リンパ腫/白血病・分類不能型
	脾悪性リンパ腫	脾性好中球減少症	非定型的白血病
	非定型慢性骨髄性白血病	脾びまん性赤脾髄小B細胞性リンパ腫	非ホジキンリンパ腫
	肥満細胞性白血病	びまん性星細胞腫	披裂喉頭蓋ひだ喉頭面癌
	ファンコニー貧血	副咽頭間隙悪性腫瘍	副腎神経芽腫
	副腎髄質の悪性腫瘍	副腎皮質癌	副腎皮質の悪性腫瘍
	分類不能型骨髄異形成症候群	ヘアリー細胞白血病	ヘアリー細胞白血病亜型
	扁桃悪性リンパ腫	放射線性貧血	ホルモン産生卵巣腫瘍
ま	末梢性T細胞リンパ腫	慢性NK細胞リンパ増殖性疾患	慢性骨髄性白血病
	慢性骨髄性白血病移行期	慢性骨髄性白血病急性転化	慢性骨髄性白血病慢性期
	慢性骨髄単球性白血病	慢性単球性白血病	慢性白血病
	慢性リンパ性白血病	マントル細胞リンパ腫	未分化大細胞リンパ腫
や	無顆粒球症	免疫芽球性リンパ節症	薬剤性再生不良性貧血
ら	卵巣顆粒膜細胞腫	卵巣カルチノイド	卵巣癌
	卵巣癌肉腫	卵巣絨毛癌	卵巣腫瘍
	卵巣腫瘍中間悪性群	卵巣腫瘍破裂	卵巣胎児性癌
	卵巣肉腫	卵巣未分化胚細胞腫	卵巣卵黄のう腫瘍
	卵巣類皮のう胞癌	リンパ芽球性リンパ腫	リンパ性白血病

△あ	悪性奇形腫	悪性腫瘍合併性皮膚筋炎	悪性腫瘍に伴う貧血
	イートン・ランバート症候群	陰茎腫瘍	陰のう腫瘍
か	外耳腫瘍	外耳道腫瘍	下顎骨腫瘍
	下顎部腫瘍	芽球増加を伴う不応性貧血	芽球増加を伴う不応性貧血－1
	芽球増加を伴う不応性貧血－2	カルチノイド	癌関連網膜症
	肝細胞癌破裂	環状鉄芽球を伴う不応性貧血	癌性悪液質
	癌性ニューロパチー	癌性ニューロミオパチー	癌性貧血
	癌性ミエロパチー	眼内腫瘍	顔面骨腫瘍
	顔面皮膚腫瘍	気管支癌	奇形腫
	亀頭部腫瘤	胸骨腫瘍	胸椎腫瘍
	胸膜播種	距骨腫瘍	巨大母斑細胞母斑
	クロム親和性芽細胞腫	脛骨遠位部骨腫瘍	脛骨近位部骨腫瘍
	脛骨骨幹部骨腫瘍	脛骨腫瘍	頚椎腫瘍

	血管内皮腫	結膜腫瘍	肩甲骨腫瘍
	原発不明癌	肛囲腫瘍	交感神経節腫瘍
	虹彩腫瘍	好中球 G6PD 欠乏症	後頭骨腫瘍
さ	骨髄低形成	骨盤骨腫瘍	鎖骨腫瘍
	坐骨腫瘍	産褥期鉄欠乏性貧血	耳介腫瘍
	指基節骨腫瘍	趾基節骨腫瘍	指骨腫瘍
	趾骨腫瘍	自己免疫性好中球減少症	指中節骨腫瘍
	趾中節骨腫瘍	膝蓋骨腫瘍	指末節骨腫瘍
	趾末節骨腫瘍	尺骨腫瘍	周期性好中球減少症
	腫瘍随伴症候群	上顎骨腫瘍	上顎部腫瘍
	踵骨腫瘍	小児遺伝性無顆粒球症	上皮腫
	上腕骨遠位部骨腫瘍	上腕骨近位部骨腫瘍	上腕骨骨幹部骨腫瘍
	神経細胞腫瘍	神経節膠腫	正球性正色素性貧血
	精巣上体腫瘍	精のう腺腫瘍	脊索腫
	赤血球造血刺激因子製剤低反応性貧血	全身性転移性癌	先天性低形成貧血
	前頭骨腫瘍	前立腺腫瘍	足根骨腫瘍
た	足舟状骨腫瘍	側頭骨腫瘍	胎児性癌
	体質性再生不良性貧血	大腿骨遠位部骨腫瘍	大腿骨近位部骨腫瘍
	大腿骨骨幹部骨腫瘍	大網腫瘍	多発性癌転移
	恥骨腫瘍	中手骨腫瘍	中足骨腫瘍
	中毒性好中球減少症	腸間膜腫瘍	蝶形骨腫瘍
	腸骨腫瘍	低形成性貧血	デニーブラウン感覚性ニューロパチー
	転移性黒色腫	転移性腫瘍	橈骨腫瘍
な	頭頂骨腫瘍	内胚葉洞腫瘍	乳児偽白血病
	乳児赤芽球ろう	乳腺腫瘍	乳房腫瘍
は	乳房葉状腫瘍	肺芽腫	肺カルチノイド
	肺癌肉腫	肺腺癌	肺腺扁平上皮癌
	肺腺様のう胞癌	肺大細胞癌	肺大細胞神経内分泌癌
	肺肉腫	肺粘表皮癌	肺扁平上皮癌
	肺胞上皮癌	肺未分化癌	白赤芽球症
	白血病性関節症	発熱性好中球減少症	汎血球減少症
	腓骨遠位部骨腫瘍	腓骨近位部骨腫瘍	腓骨骨幹部骨腫瘍
	腓骨腫瘍	尾骨腫瘍	皮脂腺腫瘍
	非小細胞肺癌	皮膚腫瘍	皮膚付属器腫瘍
	表在性皮膚脂肪腫性母斑	貧血	副腎悪性腫瘍
	副腎癌	副乳部腫瘍	腹膜腫瘍
	分離母斑	包皮腫瘤	本態性再生不良性貧血
ま	マイボーム腺腫瘍	末期癌	末梢神経腫瘍
	慢性本態性好中球減少症症候群	慢性良性顆粒球減少症	耳腫瘍
や	無顆粒球性アンギナ	毛様体腫瘍	葉状腫瘍
ら	腰椎腫瘍	卵黄のう腫瘍	卵巣癌全身転移
	リンパ球減少症	リンパ腫	涙腺腫瘍
	涙のう部腫瘍	濾胞性リンパ腫	

用法用量

効能効果	用法用量			(投与中止時期)
骨髄移植時の好中球数の増加促進	成人	通常，骨髄移植施行翌日ないし5日後よりナルトグラスチム(遺伝子組換え)として8μg/kgを1日1回静脈内投与する。		好中球数が5,000/mm^3以上に増加した場合は症状を観察しながら投与を中止する。
	小児	骨髄移植施行翌日ないし5日後よりナルトグラスチム(遺伝子組換え)として8μg/kgを1日1回静脈内投与する。		
	なお，本剤投与の中止時期の指標である好中球数が緊急時等で確認できない場合には，白血球数の半数を好中球数として推定する。			
がん化学療法による好中球減少症	成人・小児	急性リンパ性白血病	通常，がん化学療法剤投与終了後(翌日以降)から，ナルトグラスチム(遺伝子組換え)として2μg/kgを1日1回静脈内投与(点滴静注を含む)する。出血傾向等の問題がない場合は1μg/kgを1日1回皮下投与する。	好中球数が最低値を示す時期を経過後5,000/mm^3に達した場合は投与を中止する。
	成人・小児	悪性リンパ腫，小細胞肺癌，胚細胞腫瘍(睾丸腫瘍，卵巣腫瘍など)，神経芽細胞腫，小児がん	通常，がん化学療法剤投与終了後(翌日以降)から，ナルトグラスチム(遺伝子組換え)として1μg/kgを1日1回皮下投与する。出血傾向等により皮下投与が困難な場合は2μg/kgを1日1回静脈内投与(点滴静注を含む)する。	
	成人・小児	その他のがん腫(急性骨髄性白血病は除く)	通常，がん化学療法剤投与終了後，好中球数1,000/mm^3未満で発熱(原則として38℃以上)あるいは好中球数500/mm^3未満が観察された時点から，ナルトグラスチム(遺伝子組換え)として1μg/kgを1日1回皮下投与する。出血傾向等により皮下投与が困難な場合は2μg/kgを1日1回静脈内投与(点滴静注を含む)する。 また，がん化学療法により好中球数1,000/mm^3未満で発熱(原則として38℃以上)あるいは好中球数500/mm^3未満が観察された症例で，引き続き同一がん化学療法を施行する場合，次回以降のがん化学療法において，好中球数1,000/mm^3未満が観察された時点からナルトグラスチム(遺伝子組換え)として1μg/kgを1日1回皮下投与する。出血傾向等により皮下投与が困難な場合は2μg/kgを1日1回静脈内投与(点滴静注を含む)する。	

	なお，本剤投与の開始時期及び中止時期の指標である好中球数が緊急時等で確認できない場合には，白血球数の半数を好中球数として推定する。		
小児再生不良性貧血に伴う好中球減少症	小児	通常，好中球数1,000/mm^3未満の状態を示した時点よりナルトグラスチム（遺伝子組換え）として4μg/kgを1日1回皮下投与又は8μg/kgを1日1回静脈内投与する。	好中球数が5,000/mm^3以上に増加した場合は症状を観察しながら減量あるいは投与を中止する。
先天性・特発性好中球減少症	成人	通常，好中球数1,000/mm^3未満の状態を示した時点よりナルトグラスチム（遺伝子組換え）として2μg/kgを1日1回皮下投与又は4μg/kgを1日1回静脈内投与する。	
	小児	好中球数1,000/mm^3未満の状態を示した時点よりナルトグラスチム（遺伝子組換え）として2μg/kgを1日1回皮下投与又は4μg/kgを1日1回静脈内投与する。	

なお，いずれの場合も年齢，症状により適宜増減する。

用法用量に関連する使用上の注意

がん化学療法による好中球減少症

(1)胚細胞腫瘍で卵巣腫瘍に該当するものは，未熟奇形腫，未分化胚細胞腫，卵黄嚢腫瘍等である。

(2)その他のがん腫（急性骨髄性白血病は除く）に対する用法用量における同一のがん化学療法とは，抗悪性腫瘍薬の種類及びその用量も同一の化学療法レジメンである。

(3)本剤の投与により，好中球数が最低値を示す時期を経過後5,000/mm^3に達した場合は投与を中止するが，好中球数が2,000/mm^3以上に回復し，感染症が疑われるような症状がなく，本剤に対する反応性から患者の安全が確保できると判断した場合には，本剤の減量あるいは中止を検討すること。

禁忌

(1)本剤の成分又は他の顆粒球コロニー形成刺激因子製剤に過敏症の患者

(2)骨髄中の芽球が十分減少していない骨髄性白血病患者及び末梢血液中に芽球の認められる骨髄性白血病患者

ノイアート静注用500単位
規格：500単位1瓶（溶解液付）[28972円/瓶]

ノイアート静注用1500単位
規格：1,500単位1瓶（溶解液付）[74645円/瓶]

乾燥濃縮人アンチトロンビンIII　日本血液　634

【効 能 効 果】

先天性アンチトロンビンIII欠乏に基づく血栓形成傾向

アンチトロンビンIII低下を伴う汎発性血管内凝固症候群(DIC)

【対応標準病名】

◎	アンチトロンビンIII欠乏症	アンチトロンビン欠乏症	播種性血管内凝固
○	ウィルブランド・ジュルゲンス血小板病	凝固因子欠乏症	劇症紫斑病
	血管性血友病	後天性無フィブリノゲン血症	消費性凝固障害
	線維素溶解性紫斑病	先天性血液凝固因子異常	線溶亢進
	続発性線維素溶解性障害	フォンウィルブランド病	
△	血液凝固異常	高フィブリノゲン血症	先天性プラスミノゲン欠損症
	フィブリノゲン異常症	プレカリクレイン欠乏症	ローゼンタール病

用法用量

本剤を添付の注射用水で溶解し，緩徐に静注もしくは点滴静注する。

先天性アンチトロンビンIII欠乏に基づく血栓形成傾向	本剤1日1,000〜3,000国際単位（又は20〜60国際単位/kg）を投与する。 なお，年齢，症状により適宜減量する。
アンチトロンビンIII低下を伴う汎発性血管内凝固症候群(DIC)	アンチトロンビンIIIが正常の70%以下に低下した場合は，通常成人に対し，ヘパリンの持続点滴静注のもとに本剤1日1,500国際単位（又は30国際単位/kg）を投与する。 ただし，産科的，外科的DICなどで緊急処置として本剤を使用する場合は，1日1回40〜60国際単位/kgを投与する。 なお，年齢，体重，症状により適宜増減する。

用法用量に関連する使用上の注意

(1)出血検査等出血管理を十分行いつつ使用すること。

(2)ヘパリンの併用により出血を助長する危険性のある場合は本剤の単独投与を行うこと。

(3)DICの場合におけるヘパリンの1日持続点滴は，通常10,000単位が適当と考えられるが，臨床症状により適宜増減すること。ただし，ヘパリンの投与は1時間当たり500単位を超えないこと。

禁忌　本剤の成分に対しショックの既往歴のある患者

原則禁忌　本剤の成分に対し過敏症の既往歴のある患者

アンスロビンP500注射用：化血研　500単位1瓶（溶解液付）[27522円/瓶]，アンスロビンP1500注射用：化血研　1,500単位1瓶（溶解液付）[72255円/瓶]，献血ノンスロン500注射用：日本製薬　500単位1瓶（溶解液付）[27522円/瓶]，献血ノンスロン1500注射用：日本製薬　1,500単位1瓶（溶解液付）[72255円/瓶]

ノイトロジン注50μg
規格：50μg1瓶（溶解液付）[5430円/瓶]

ノイトロジン注100μg
規格：100μg1瓶（溶解液付）[9907円/瓶]

ノイトロジン注250μg
規格：250μg1瓶（溶解液付）[24566円/瓶]

レノグラスチム（遺伝子組換え）　中外　339

【効 能 効 果】

造血幹細胞の末梢血中への動員

造血幹細胞移植時の好中球数の増加促進

がん化学療法による好中球減少症

骨髄異形成症候群に伴う好中球減少症

再生不良性貧血に伴う好中球減少症

先天性・特発性好中球減少症

ヒト免疫不全ウイルス(HIV)感染症の治療に支障を来す好中球減少症

免疫抑制療法（腎移植）に伴う好中球減少症

【対応標準病名】

◎	悪性腫瘍	悪性リンパ腫	癌
	急性骨髄性白血病	急性リンパ性白血病	好中球減少症
	骨髄異形成症候群	再生不良性貧血	腫瘍
	小細胞肺癌	神経芽腫	精巣腫瘍
	先天性好中球減少症	特発性好中球減少症	胚細胞腫
	末梢血幹細胞移植ドナー	薬剤性顆粒球減少症	卵巣胚細胞腫瘍
○	ALK融合遺伝子陽性非小細胞肺癌	ALK陽性未分化大細胞リンパ腫	BCR－ABL1陽性Bリンパ芽球性白血病
	BCR－ABL1陽性Bリンパ芽球性白血病/リンパ腫	B細胞性前リンパ球性白血病	B細胞リンパ腫
	Bリンパ芽球性白血病	Bリンパ芽球性白血病/リンパ腫	CCR4陽性成人T細胞白血病リンパ腫
	E2A－PBX1陽性Bリンパ芽球性白血病	E2A－PBX1陽性Bリンパ芽球性白血病/リンパ腫	EGFR遺伝子変異陽性非小細胞肺癌
	IL3－IGH陽性Bリンパ芽球性白血病	IL3－IGH陽性Bリンパ芽球性白血病/リンパ腫	KIT(CD117)陽性胃消化管間質腫瘍
	KIT(CD117)陽性結腸消化管間質腫瘍	KIT(CD117)陽性小腸消化管間質腫瘍	KIT(CD117)陽性食道消化管間質腫瘍
	KIT(CD117)陽性直腸消化管間質腫瘍	KRAS遺伝子野生型結腸癌	KRAS遺伝子野生型直腸癌
	MALTリンパ腫	MLL再構成型Bリンパ芽球性白血病	MLL再構成型Bリンパ芽球性白血病/リンパ腫

	Ph陽性急性リンパ性白血病	TEL－AML1陽性Bリンパ芽球性白血病	TEL－AML1陽性Bリンパ芽球性白血病/リンパ腫
	T細胞性前リンパ球白血病	T細胞性大顆粒リンパ球白血病	Tリンパ芽球性白血病
あ	Tリンパ芽球性白血病/リンパ腫	悪性褐色細胞腫	アグレッシブNK細胞白血病
	鞍上部胚細胞腫瘍	胃MALTリンパ腫	胃悪性リンパ腫
	胃原発絨毛癌	胃消化管間質腫瘍	胃前庭部癌
	胃胚細胞腫瘍	陰茎悪性黒色腫	陰茎有棘細胞癌
	陰のう悪性黒色腫	陰のう有棘細胞癌	延髄星細胞腫
か	外陰部有棘細胞癌	回腸消化管間質腫瘍	下顎骨腫瘍
	下顎部腫瘍	下葉小細胞肺癌	下葉肺癌
	下葉肺腺癌	下葉肺大細胞癌	下葉肺扁平上皮癌
	下葉非小細胞肺癌	顆粒球減少症	顆粒球肉腫
	肝炎後再生不良性貧血	眼窩悪性リンパ腫	眼角基底細胞癌
	眼角皮膚癌	眼角有棘細胞癌	眼瞼脂腺癌
	眼瞼メルケル細胞癌	癌性胸水	眼内腫瘍
	肝脾T細胞リンパ腫	顔面骨腫瘍	急性巨核芽球性白血病
	急性骨髄単球性白血病	急性前骨髄球性白血病	急性単球性白血病
	急性白血病	胸骨腫瘍	胸椎腫瘍
	距骨腫瘍	去勢抵抗性前立腺癌	空腸消化管間質腫瘍
	くすぶり型白血病	脛骨遠位部骨腫瘍	脛骨近位部骨腫瘍
	脛骨骨幹部骨腫瘍	脛骨腫瘍	形質細胞白血病
	軽症再生不良性貧血	頚椎腫瘍	頚部悪性リンパ腫
	頚部脂腺癌	頚部メルケル細胞癌	頚部隆起性皮膚線維肉腫
	血管内大細胞型B細胞性リンパ腫	血管免疫芽球性T細胞リンパ腫	結腸悪性リンパ腫
	結腸消化管間質腫瘍	結膜腫瘍	限局性前立腺癌
	肩甲骨腫瘍	原発性悪性脳腫瘍	原発性肺癌
	高2倍体性Bリンパ芽球性白血病	高2倍体性Bリンパ芽球性白血病/リンパ腫	好塩基球性白血病
	虹彩腫瘍	好酸球性白血病	甲状腺MALTリンパ腫
	甲状腺悪性リンパ腫	口唇メルケル細胞癌	好中球性白血病
	後頭骨腫瘍	膠肉腫	後腹膜神経芽腫
	後腹膜胚細胞腫瘍	項部メルケル細胞癌	骨悪性リンパ腫
	骨髄性白血病	骨髄単球性白血病	骨盤骨腫瘍
さ	混合型白血病	細気管支肺胞上皮癌	最重症再生不良性貧血
	鎖骨腫瘍	坐骨腫瘍	耳介メルケル細胞癌
	指基節骨腫瘍	趾基節骨腫瘍	指骨腫瘍
	趾骨腫瘍	視床下部星細胞腫	視床星細胞腫
	指中節骨腫瘍	趾中節骨腫瘍	膝蓋骨腫瘍
	指末節骨腫瘍	趾末節骨腫瘍	若年性骨髄単球性白血病
	尺骨腫瘍	縦隔悪性リンパ腫	縦隔胚細胞腫瘍
	縦隔卵黄のう腫瘍	充実性卵巣腫瘍	重症再生不良性貧血
	重症先天性好中球減少症	十二指腸悪性ガストリノーマ	十二指腸悪性ソマトスタチノーマ
	十二指腸悪性リンパ腫	十二指腸消化管間質腫瘍	獣皮様母斑
	主気管支の悪性腫瘍	上顎骨腫瘍	上顎部腫瘍
	松果体胚細胞腫瘍	松果体部膠芽腫	踵骨腫瘍
	小腸悪性リンパ腫	小腸消化管間質腫瘍	小児EBV陽性T細胞リンパ増殖性疾患
	小児急性リンパ性白血病	小児骨髄異形成症候群	小児全身性EBV陽性T細胞リンパ増殖性疾患
	上葉小細胞肺癌	上葉肺癌	上葉肺腺癌
	上葉肺大細胞癌	上葉肺扁平上皮癌	上葉非小細胞肺癌
	上腕骨遠位部骨腫瘍	上腕骨近位部骨腫瘍	上腕骨骨幹部骨腫瘍
	食道消化管間質腫瘍	神経節芽細胞腫	進行性前立腺癌
	心臓悪性リンパ腫	精上皮腫	成人T細胞白血病リンパ腫
	成人T細胞白血病リンパ腫・急性型	成人T細胞白血病リンパ腫・くすぶり型	成人T細胞白血病リンパ腫・慢性型
	成人T細胞白血病リンパ腫・リンパ腫型	精巣悪性リンパ腫	精巣横紋筋肉腫
	精巣癌	精巣奇形癌	精巣奇形腫
	精巣絨毛癌	精巣胎児性癌	精巣肉腫
	精巣胚細胞腫瘍	精巣卵黄のう腫瘍	精巣卵のう腫瘍
	精母細胞腫	赤芽球ろう	赤白血病
	節外性NK/T細胞リンパ腫・鼻型	先天性再生不良性貧血	先天性赤芽球ろう
	前頭骨腫瘍	前頭葉星細胞腫	前頭葉退形成性星細胞腫
	前立腺癌再発	前リンパ球性白血病	足根骨腫瘍
	足舟状骨腫瘍	側頭骨腫瘍	側頭葉星細胞腫
た	側頭葉退形成性星細胞腫	側頭葉毛様細胞性星細胞腫	退形成性上衣腫
	胎児性精巣腫瘍	体質性再生不良性貧血	大腿骨遠位部骨腫瘍
	大腿骨近位部骨腫瘍	大腿骨骨幹部骨腫瘍	大腿骨腫瘍
	大腸MALTリンパ腫	大腸悪性リンパ腫	大網消化管間質腫瘍
	単球減少症	単球性白血病	男性生殖器腫瘍
	恥骨腫瘍	中手骨腫瘍	中足骨腫瘍
	中等症再生不良性貧血	中葉小細胞肺癌	中葉肺癌
	中葉肺腺癌	中葉肺大細胞癌	中葉肺扁平上皮癌
	中葉非小細胞肺癌	腸管症関連T細胞リンパ腫	腸間膜腫瘍
	腸間膜消化管間質腫瘍	蝶形骨腫瘍	腸骨腫瘍
	直腸MALTリンパ腫	直腸悪性リンパ腫	直腸消化管間質腫瘍
	低2倍体性Bリンパ芽球性白血病	低2倍体性Bリンパ芽球性白血病/リンパ腫	低形成性白血病
	転移性腹壁腫瘍	転移性扁平上皮癌	頭蓋内胚細胞腫瘍
	橈骨腫瘍	透析腎癌	頭頂骨腫瘍
	頭頂葉星細胞腫	頭部脂腺癌	頭部メルケル細胞癌
な	頭部隆起性皮膚線維肉腫	特発性再生不良性貧血	二次性再生不良性貧血
	二次性白血球減少症	二次性白血病	乳児赤芽球ろう
	粘液性のう胞腺癌	脳悪性リンパ腫	脳幹部星細胞腫
は	膿胸関連リンパ腫	のう胞性卵巣腫瘍	バーキット白血病
	肺MALTリンパ腫	肺癌	肺門部小細胞癌
	肺門部腺癌	肺門部大細胞癌	肺門部肺癌
	肺門部非小細胞癌	肺門部扁平上皮癌	白血球減少症
	白血病性関節症	脾B細胞性リンパ腫/白血病・分類不能型	脾悪性リンパ腫
	腓骨遠位部骨腫瘍	腓骨近位部骨腫瘍	腓骨骨幹部骨腫瘍
	腓骨腫瘍	尾骨腫瘍	非定型的白血病
	非定型慢性骨髄性白血病	脾びまん性赤脾髄小B細胞性リンパ腫	肥満細胞性白血病
	びまん性星細胞腫	披裂喉頭蓋ひだ喉頭面癌	ファンコニー貧血
	副咽頭間隙悪性腫瘍	副腎神経芽腫	副腎髄質の悪性腫瘍
	副腎皮質癌	副腎皮質の悪性腫瘍	分類不能型骨髄異形成症候群
	ヘアリー細胞白血病	ヘアリー細胞白血病亜型	扁桃悪性リンパ腫
ま	放射線性貧血	ホルモン産生卵巣腫瘍	末梢性T細胞リンパ腫
	慢性NK細胞リンパ増殖性疾患	慢性骨髄性白血病	慢性骨髄性白血病移行期
	慢性骨髄性白血病急性転化	慢性骨髄性白血病慢性期	慢性骨髄単球性白血病
	慢性単球性白血病	慢性白血病	慢性リンパ性白血病
	マントル細胞リンパ腫	未分化大細胞リンパ腫	無顆粒球症
や	免疫芽球性リンパ節症	毛様体腫瘍	薬剤性再生不良性貧血
ら	腰椎腫瘍	卵巣顆粒膜細胞腫	卵巣カルチノイド
	卵巣癌	卵巣癌肉腫	卵巣絨毛癌
	卵巣腫瘍	卵巣腫瘍中間悪性群	卵巣腫瘍破裂
	卵巣胎児性癌	卵巣肉腫	卵巣未分化胚細胞腫
	卵巣卵黄のう腫瘍	卵巣類皮のう胞癌	リンパ芽球性リンパ腫
	リンパ腫	リンパ性白血病	涙腺腫瘍
	涙のう部腫瘍	濾胞性リンパ腫	

△	1系統に異形成を伴う不応性血球減少症	5q－症候群	RAEB-T
	悪性奇形腫	悪性腫瘍合併性皮膚筋炎	悪性腫瘍に伴う貧血
	悪性リンパ腫骨髄浸潤	イートン・ランバート症候群	胃癌骨転移
	芽球増加を伴う不応性貧血	芽球増加を伴う不応性貧血－1	芽球増加を伴う不応性貧血－2

カルチノイド	肝癌骨転移	癌関連網膜症
肝細胞癌破裂	環状鉄芽球を伴う不応性貧血	癌性悪液質
癌性ニューロパチー	癌性ニューロミオパチー	癌性貧血
癌性ミエロパチー	気管支癌	奇形腫
亀頭部腫瘍	胸椎転移	胸膜播種
クロム親和性芽細胞腫	血管内皮腫	原発不明癌
甲状腺癌骨転移	好中球 G6PD 欠乏症	後頭部転移性腫瘍
骨髄性白血病骨髄浸潤	骨髄低形成	骨髄転移
骨転移癌	骨盤転移	産褥期鉄欠乏性貧血
子宮癌骨転移	自己免疫性好中球減少症	周期性好中球減少症
腫瘍随伴症候群	症候性貧血	小児遺伝性無顆粒球症
小児不応性血球減少症	上皮腫	食道癌骨転移
腎癌骨転移	神経細胞腫瘍	神経節膠腫
侵入胞状奇胎	膵移植ドナー	膵臓癌骨転移
髄膜癌腫症	髄膜白血病	正球性正色素性貧血
成人T細胞白血病骨髄浸潤	脊索腫	脊髄播種
脊椎転移	赤血球造血刺激因子製剤低反応性貧血	全身性転移性癌
先天性低形成貧血	前頭部転移性腫瘍	前立腺癌骨転移
側頭部転移性腫瘍	存続絨毛症	胎児性癌
大腿骨転移性骨腫瘍	大腸癌骨転移	大脳深部転移性腫瘍
多血球系異形成を伴う不応性血球減少症	多発性癌転移	多発性骨髄腫骨髄浸潤
中毒性好中球減少症	直腸癌骨転移	低形成性貧血
デニーブラウン感覚性ニューロパチー	転移性下顎癌	転移性黒色腫
転移性骨腫瘍	転移性骨腫瘍による大腿骨骨折	転移性腫瘍
転移性上顎癌	転移性頭蓋骨腫瘍	転移性脳腫瘍
転移性皮膚腫瘍	テント上下転移性腫瘍	内胚葉洞腫瘍
乳癌骨転移	乳癌皮膚転移	乳児偽白血病
肺芽腫	肺カルチノイド	肺癌骨転移
肺癌肉腫	肺腺癌	肺腺扁平上皮癌
肺腺様のう胞癌	肺大細胞癌	肺大細胞神経内分泌癌
肺肉腫	肺粘表皮癌	肺扁平上皮癌
肺胞上皮癌	肺未分化癌	白赤芽球症
発熱性好中球減少症	汎血球減少症	非小細胞肺癌
脾性好中球減少症	脾性貧血	皮膚白血病
非ホジキンリンパ腫	貧血	不応性血小板減少症
不応性好中球減少症	不応性貧血	副腎悪性腫瘍
副腎癌	包皮腫瘍	本態性再生不良性貧血
末期癌	慢性本態性好中球減少症症候群	慢性良性顆粒球減少症
無顆粒球性アンギナ	無リンパ球症	腰椎転移
卵黄のう腫瘍	卵巣癌全身転移	リンパ球減少症
リンパ性白血病骨髄浸潤	肋骨転移	

用法用量

効能効果	用法用量（レノグラスチム（遺伝子組換え）として）			
	投与開始時期（投与時期）・経路及び用量			投与中止時期
造血幹細胞の末梢血中への動員	がん化学療法終了後の動員	成人・小児	通常，がん化学療法剤投与終了後（翌日以降）から，1日量5μg/kgを1日1回又は2回に分けてアフェレーシスが終了する時点まで皮下投与する。十分な動員効果が期待できないと考えられる場合には1日量の上限を10μg/kgとする。なお，状態に応じて適宜減量する。	アフェレーシス終了前に白血球数が50,000/mm^{3}以上に増加した場合は減量し，減量後，白血球数が75,000/mm^{3}に達した場合は投与を中止する。
	自家末梢血幹細胞移植を目的とした本剤単独による動員	成人・小児	通常，1日量10μg/kgを1日1回又は2回に分けて4～6日間，アフェレーシスが終了する時点まで皮下投与する。なお，状態に応じて適宜減量する。	
	末梢血幹細胞移植ドナーに対する本剤単独での動員	通常，成人には1日量10μg/kgを1日1回又は2回に分けて4～6日間，アフェレーシスが終了する時点まで皮下投与する。なお，状態に応じて適宜減量する。		

効能効果	用法用量（レノグラスチム（遺伝子組換え）として）			
	投与開始時期		経路及び用量	投与中止時期
造血幹細胞移植時の好中球数の増加促進	成人	通常，造血幹細胞移植施行翌日ないし5日後より	点滴静注5μg/kg1日1回	好中球数が5,000/mm^{3}以上に増加した場合は症状を観察しながら投与を中止する。
	小児	造血幹細胞移植施行翌日ないし5日後より		
	なお，本剤投与の中止時期の指標である好中球数が緊急時等で確認できない場合には，白血球数の半数を好中球数として推定する。			

なお，いずれの場合も年齢，症状により適宜増減する。

効能効果	用法用量（レノグラスチム（遺伝子組換え）として）				
	投与開始時期			経路及び用量	投与中止時期
がん化学療法による好中球減少症	急性骨髄性白血病，急性リンパ性白血病	成人 小児	通常，がん化学療法剤投与終了後（翌日以降）で骨髄中の芽球が十分減少し末梢血液中に芽球が認められない時点から	静脈内投与（点滴静注を含む）5μg/kg1日1回 出血傾向等の問題がない場合 皮下投与2μg/kg1日1回	好中球数が最低値を示す時期を経過後5,000/mm^{3}に達した場合は投与を中止する。
	悪性リンパ腫，小細胞肺癌，胚細胞腫瘍（睾丸腫瘍，卵巣腫瘍など），神経芽細胞腫，小児がん	成人 小児	通常，がん化学療法剤投与終了後（翌日以降）から	皮下投与2μg/kgを1日1回 出血傾向等により皮下投与が困難な場合 静脈内投与（点滴静注を含む）5μg/kg1日1回	
	その他のがん腫	成人 小児	通常，がん化学療法により好中球数1,000/mm^{3}未満で発熱（原則として38℃以上）あるいは好中球数500/mm^{3}未満が観察された時点から また，がん化学療法により好中球数1,000/mm^{3}未満で発熱（原則として38℃以上）あるいは好中球数500/mm^{3}未		

ノ

		満が観察され，引き続き同一のがん化学療法を施行する症例に対しては，次回以降のがん化学療法施行時には好中球数1,000/mm^3未満が観察された時点から		
	なお，本剤投与の開始時期及び中止時期の指標である好中球数が緊急時等で確認できない場合には，白血球数の半数を好中球数として推定する。			
骨髄異形成症候群に伴う好中球減少症	成人	通常，好中球数1,000/mm^3未満の状態を示した時点より	静脈内投与5μg/kg1日1回	好中球数が5,000/mm^3以上に増加した場合は症状を観察しながら減量，あるいは投与を中止する。
再生不良性貧血に伴う好中球減少症	成人	通常，好中球数1,000/mm^3未満の状態を示した時点より	静脈内投与5μg/kg1日1回	
	小児	好中球数1,000/mm^3未満の状態を示した時点より	皮下投与又は静脈内投与5μg/kg1日1回	
先天性・特発性好中球減少症	成人	通常，好中球数1,000/mm^3未満の状態を示した時点より	皮下投与又は静脈内投与2μg/kg1日1回	
	小児	好中球数1,000/mm^3未満の状態を示した時点より		
ヒト免疫不全ウイルス(HIV)感染症の治療に支障を来す好中球減少症	成人	通常，好中球数1,000/mm^3未満の状態を示した時点より	静脈内投与5μg/kg1日1回	投与期間は2週間を目安とするが，好中球数が3,000/mm^3以上に増加した場合は症状を観察しながら減量，あるいは投与を中止する。
	小児	好中球数1,000/mm^3未満の状態を示した時点より		
免疫抑制療法(腎移植)に伴う好中球減少症	成人	通常，好中球数1,500/mm^3(白血球数3,000/mm^3)未満の状態を示した時点より	皮下投与2μg/kg1日1回	好中球数が5,000/mm^3以上に増加した場合は症状を観察しながら減量，あるいは投与を中止する。
	小児	好中球数1,500/mm^3(白血球数3,000/mm^3)未満の状態を示した時点より		

なお，いずれの場合も年齢，症状により適宜増減する。

用法用量に関連する使用上の注意

(1)造血幹細胞の末梢血中への動員：自家末梢血幹細胞移植を目的としてがん患者に使用する場合は，対象患者は化学療法や放射線療法に感受性のある悪性腫瘍の患者であること。

(2)がん化学療法による好中球減少症

①胚細胞腫瘍で卵巣腫瘍に該当するものは，未熟奇形腫，未分化胚細胞腫，卵黄嚢腫瘍などである。

②その他のがん腫に対する用法用量における，同一のがん化学療法とは，抗悪性腫瘍薬の種類及びその用量も同一の化学療法レジメンである。

③本剤の投与により，好中球数が最低値を示す時期を経過後5,000/mm^3に達した場合は投与を中止するが，好中球数が2,000/mm^3以上に回復し，感染症が疑われるような症状がなく，本剤に対する反応性から患者の安全が確保できると判断した場合には，本剤の減量あるいは中止を検討すること。

禁忌

(1)本剤又は他の顆粒球コロニー形成刺激因子製剤に過敏症の患者

(2)骨髄中の芽球が十分減少していない骨髄性白血病患者及び末梢血液中に芽球の認められる骨髄性白血病患者

ノイロトロピン注射液1.2単位　規格：1mL1管[87円/管]
ノイロトロピン注射液3.6単位　規格：3mL1管[167円/管]

ワクシニアウイルス接種家兎炎症皮膚抽出液　日本臓器　114,442

【効能効果】

(1)腰痛症，頸肩腕症候群，症候性神経痛，皮膚疾患(湿疹・皮膚炎，蕁麻疹)に伴うそう痒，アレルギー性鼻炎

(2)スモン(SMON)後遺症状の冷感・異常知覚・痛み

【対応標準病名】

◎	アレルギー性鼻炎	異常知覚	頸肩腕症候群
	湿疹	神経痛	じんま疹
	スモン	そう痒	疼痛
	冷え症	皮膚炎	腰痛症
○	アレルギー性じんま疹	アレルギー性鼻咽頭炎	アレルギー性鼻結膜炎
	アレルギー性副鼻腔炎	異汗性湿疹	異常触覚
	イネ科花粉症	陰のうそう痒症	陰部間擦疹
	温度感覚異常	温熱じんま疹	外陰部そう痒症
	外陰部皮膚炎	下肢神経痛	下肢知覚異常
	下腿神経炎	下腿知覚異常	化膿性皮膚疾患
	貨幣状湿疹	カモガヤ花粉症	感覚異常症
	間擦疹	感染性皮膚炎	汗疱
	汗疱性湿疹	寒冷じんま疹	機械性じんま疹
	季節性アレルギー性鼻炎	蟻走感	胸壁神経痛
	頸肩腕障害	頸部神経痛	血管運動性鼻炎
	肩甲上神経痛	肛囲間擦疹	口腔内異常感症
	後頭下神経痛	後頭神経痛	後頭部神経痛
	紅斑性間擦疹	項部神経痛	肛門そう痒症
	肛門部違和感	コリン性じんま疹	根性腰痛症
	坐骨神経根炎	坐骨神経痛	坐骨単神経根炎
	自家感作性皮膚炎	四肢神経痛	趾知覚異常
	湿疹様発疹	周期性再発性じんま疹	手指神経炎
	手指知覚異常	出血性じんま疹	手背知覚異常
	上肢神経痛	上腕神経痛	神経根炎
	人工じんま疹	振動性じんま疹	スギ花粉症
	脊髄神経根症	脊椎痛	接触じんま疹
	前腕神経痛	足底部知覚異常	側頭部神経痛
	大腿神経痛	大腿単神経根炎	多発性神経痛
	通年性アレルギー性鼻炎	手知覚異常	冬期湿疹
	頭部神経痛	特発性神経痛	特発性じんま疹
	背部神経痛	背部痛	白色粃糠疹
	汎発性皮膚そう痒症	ヒノキ花粉症	皮膚感覚異常
	皮膚描記性じんま疹	腹壁神経痛	ブタクサ花粉症
	片側感覚異常	末梢神経炎	慢性神経痛
	慢性じんま疹	夜間異常知覚症	薬物性じんま疹
	薬物誘発性多発ニューロパチー	腰仙部神経根炎	腰痛坐骨神経痛症候群
	腰皮神経痛	腰部神経根炎	老年性そう痒症
	肋間神経痛		
△あ	足異物	足炎	足湿疹
	圧痛	異汗症	咽喉頭知覚麻痺

	陰のう湿疹	会陰部肛囲湿疹	腋窩湿疹
	延髄性知覚消失	悪寒	悪寒戦慄
	オトガイ神経知覚異常	オトガイ部知覚低下	温痛覚過敏
か	温度感覚過敏	踵痛	下肢しびれ
	下肢知覚低下	下肢痛	下肢冷感
	家族性寒冷自己炎症症候群	下腿筋肉内異物残留	下腿痛
	下背部ストレイン	花粉症	感覚運動障害
	環指痛	癌性疼痛	顔面急性皮膚炎
	丘疹状湿疹	急性湿疹	急性疼痛
	急性腰痛症	胸部筋肉内異物残留	局所知覚消失
	亀裂性湿疹	筋筋膜性腰痛症	頚椎不安定症
	頚部皮膚炎	限局性そう痒症	肩部筋肉内異物残留
	後足部痛	紅斑性湿疹	肛門湿疹
	股痛	こわばり	こわばり感
さ	自己免疫性じんま疹	四肢しびれ	四肢端しびれ
	四肢知覚異常	四肢痛	示指痛
	四肢末梢知覚異常	四肢末端痛	持続痛
	趾痛	膝関節部異物	膝部異物
	膝部筋肉内異物残留	しびれ感	手指湿疹
	手指先しびれ	手指痛	手掌筋肉内異物残留
	手背部痛	手部痛	症候性そう痒症
	上肢しびれ	上肢知覚異常	小指痛
	上肢痛	上腕筋肉内異物残留	上腕痛
	触覚鈍麻	神経炎	神経障害性疼痛
	人工肛門部皮膚炎	新生児皮膚炎	身体痛
	スルーダー神経痛	赤色湿疹	脊髄性片側感覚消失
	全身湿疹	全身性炎症反応症候群	全身痛
	全身のしびれ感	前足部痛	先端失認症
	先端知覚脱失	先端知覚麻痺	全知覚鈍麻
	前腕筋肉内異物残留	前腕痛	爪下異物
	足痛	足底異物	足底筋肉内異物残留
	足底部痛	足背痛	足部筋肉内異物残留
た	体感異常	体感消失	対性知覚麻痺
	大腿筋肉内異物残留	大腿痛	大腿内側部痛
	大脳性半身知覚鈍麻	多臓器不全	多発性神経炎
	多発性神経障害	多発ニューロパチー	知覚機能障害
	知覚障害	知覚神経麻痺	知覚鈍麻
	チクチク感	中指痛	中枢神経障害性疼痛
	中足部痛	中毒性ニューロパチー	手湿疹
	殿部異物	殿部筋肉内異物残留	殿部痛
	透析皮膚そう痒症	頭部異物	頭部湿疹
な	鈍痛	難治性疼痛	乳房皮膚炎
は	乳幼児突発性危急事態	背部圧迫感	背部筋肉内異物残留
	鼻背部湿疹	半身しびれ	半身知覚障害
	半側温覚消失	反復性多発性神経炎	鼻前庭部湿疹
	非特異性そう痒症	腓腹部痛	皮膚そう痒症
	皮膚知覚過敏	皮膚知覚障害	皮膚疼痛症
	ピリピリ感	伏針	腹壁異物
	ベルゲル感覚異常	片側感覚消失	片側感覚鈍麻
	片側対性知覚麻痺	片側知覚過敏	片側知覚不全
	片側知覚麻痺	片側痛覚過敏	片側痛覚消失
	片側痛覚鈍麻	扁平湿疹	放散痛
	母指球部痛	母指痛	母趾痛
ま	末梢神経障害	末梢神経障害性疼痛	慢性湿疹
や	無感覚症	無触覚症	湯あたり
	有痛性感覚脱失	腰足知覚障害	腰殿部痛
ら	腰部筋肉内異物残留	腰腹痛	落屑性湿疹
	鱗状湿疹		

用法用量

効能効果(1)の場合：通常成人１日１回ノイロトロピン単位として，3.6単位を静脈内，筋肉内又は皮下に注射する。なお，年齢，症状により適宜増減する。

効能効果(2)の場合：通常成人１日１回ノイロトロピン単位として，7.2単位を静脈内に注射する。

用法用量に関連する使用上の注意　スモン（SMON）後遺症状の冷感・異常知覚・痛みに対する投与期間は，６週間を目安とする。ただし，投与開始２週間で何ら効果が認められない場合には漫然と投薬を続けないように注意すること。

禁忌　本剤に対し過敏症の既往歴のある患者

ナブトピン注：東菱薬品　3mL1管［86円/管］

濃厚血小板HLA－LR「日赤」

規格：10単位約200mL1袋［94809円/袋］，15単位約250mL1袋［142214円/袋］，20単位約250mL1袋［189618円/袋］

人血小板濃厚液　日本赤十字　634

【効能効果】

血小板減少症を伴う疾患で，抗HLA抗体を有するため通常の血小板製剤では効果がみられない場合に適応する。

【対応標準病名】

◎	血小板減少症		
○	アナフィラクトイド紫斑	アレルギー性血管炎	異常血小板
	遺伝性血小板減少症	うっ血性紫斑病	エバンス症候群
	円形血小板症	カサバッハ・メリット症候群	急性特発性血小板減少性紫斑病
	巨大血小板症候群	巨大血小板性血小板減少症	グレイ血小板症候群
	血管拡張性環状紫斑症	血小板機能異常症	血小板機能低下
	血小板減少性紫斑病	血小板障害症	血小板放出機構異常症
	血小板無力症	原発性血小板減少症	後天性血小板機能低下
	骨髄低形成血小板減少症	シェーンライン・ヘノッホ紫斑病	シェーンライン・ヘノッホ紫斑病性関節炎
	自己赤血球感作症候群	紫斑病	紫斑病腎炎
	周期性血小板減少症	症候性紫斑病	全身性紫斑病
	先天性血小板機能低下	続発性血小板減少症	続発性血小板減少性紫斑病
	続発性紫斑病	単純性紫斑病	デビス紫斑
	特発性血小板減少性紫斑病	特発性血小板減少性紫斑病合併妊娠	ヘパリン起因性血小板減少症
	ベルナール・スーリエ症候群	慢性特発性血小板減少性紫斑病	薬剤性血小板減少性紫斑病
	老人性紫斑		
△	四肢出血斑	出血傾向	毛細管脆弱症
	毛細血管脆弱症	老年性出血	

用法用量　ろ過装置を具備した輸血用器具を用いて，静脈内に必要量を輸注する。

用法用量に関連する使用上の注意

(1)輸血用器具：生物学的製剤基準・通則44に規定する輸血に適当と認められた器具であって，そのまま直ちに使用でき，かつ，１回限りの使用で使い捨てるものをいう。

(2)輸血速度：成人の場合は，通常，最初の10～15分間は１分間に1mL程度で行い，その後は１分間に5mL程度で行うこと。なお，輸血中は患者の様子を適宜観察すること。

警告

(1)本剤の輸血1～2週間後に発熱，紅斑が出現し，引き続き下痢，肝機能障害，顆粒球減少症等を伴う移植片対宿主病（GVHD：graft versus host disease）による死亡例がまれに（0.1％未満）報告されている。GVHD発症の危険性が高いと判断される患者に輸血する場合は，あらかじめ本剤に15～50Gyの放射線を照射すること。

(2)次の点について留意して輸血療法を行うこと。

①輸血について十分な知識・経験を持つ医師のもとで使用すること。

②輸血に際しては副作用発現時に救急処置をとれる準備をあらかじめしておくこと。

濃厚血小板－LR「日赤」

規格：1単位約20mL1袋［7762円/袋］，2単位約40mL1袋［15523円/袋］，5単位約100mL1袋［39665円/袋］，10単位約200mL1袋［79007円/袋］，15単位約250mL1袋［118499円/袋］，20単位約250mL1袋［157999円/袋］

人血小板濃厚液　日本赤十字　634

【効 能 効 果】

血小板減少症を伴う疾患に適応する。

【対応標準病名】

◎	血小板減少症		
○	アナフィラクトイド紫斑	アレルギー性血管炎	遺伝性血小板減少症
	円形血小板症	カサバッハ・メリット症候群	急性特発性血小板減少性紫斑病
	巨大血小板症候群	巨大血小板性血小板減少症	グレイ血小板症候群
	血管拡張性環状紫斑症	血小板減少性紫斑病	原発性血小板減少症
	骨髄低形成血小板減少症	シェーンライン・ヘノッホ紫斑病	シェーンライン・ヘノッホ紫斑病性関節炎
	紫斑病腎炎	周期性血小板減少症	症候性紫斑病
	続発性血小板減少症	続発性血小板減少性紫斑病	デビス紫斑
	特発性血小板減少性紫斑病	特発性血小板減少性紫斑病合併妊娠	ヘパリン起因性血小板減少症
	ベルナール・スーリエ症候群	慢性特発性血小板減少性紫斑病	薬剤性血小板減少性紫斑病
△	異常血小板	うっ血性紫斑病	エバンス症候群
	血小板機能異常症	血小板機能低下	血小板障害症
	血小板放出機構異常症	血小板無力症	後天性血小板機能低下
	自己赤血球感作症候群	四肢出血斑	紫斑病
	出血傾向	全身性紫斑病	先天性血小板機能低下
	続発性紫斑病	単純性紫斑病	毛細管脆弱症
	毛細血管脆弱症	老人性紫斑	老年性出血

用法用量　ろ過装置を具備した輸血用器具を用いて，静脈内に必要量を輸注する。

用法用量に関連する使用上の注意

(1)輸血用器具：生物学的製剤基準・通則44に規定する輸血に適当と認められた器具であって，そのまま直ちに使用でき，かつ，1回限りの使用で使い捨てるものをいう。

(2)輸血速度：成人の場合は，通常，最初の10～15分間は1分間に1mL程度で行い，その後は1分間に5mL程度で行うこと。なお，輸血中は患者の様子を適宜観察すること。

警告

(1)本剤の輸血1～2週間後に発熱，紅斑が出現し，引き続き下痢，肝機能障害，顆粒球減少症等を伴う移植片対宿主病（GVHD：graft versus host disease）による死亡例がまれに（0.1％未満）報告されている。GVHD発症の危険性が高いと判断される患者に輸血する場合は，あらかじめ本剤に15～50Gyの放射線を照射すること。

(2)次の点について留意して輸血療法を行うこと。

①輸血について十分な知識・経験を持つ医師のもとで使用すること。

②輸血に際しては副作用発現時に救急処置をとれる準備をあらかじめしておくこと。

ノバクトM静注用400単位

規格：400単位1瓶（溶解液付）［18019円/瓶］

ノバクトM静注用500単位

規格：－［－］

ノバクトM静注用800単位

規格：800単位1瓶（溶解液付）［32321円/瓶］

ノバクトM静注用1000単位

規格：－［－］

ノバクトM静注用1600単位

規格：1,600単位1瓶（溶解液付）［56393円/瓶］

ノバクトM静注用2000単位

規格：－［－］

乾燥濃縮人血液凝固第IX因子　化血研　634

【効 能 効 果】

血液凝固第IX因子欠乏患者の出血傾向を抑制する。

【対応標準病名】

◎	血友病B	出血傾向	
○	先天性血液凝固因子異常	低トロンビン血症	
△	血液凝固異常	四肢出血斑	先天性第XI因子欠乏症
	老年性出血		

用法用量　本剤を添付の日本薬局方注射用水で溶解し，通常1回血液凝固第IX因子800～1,600国際単位を静脈内に緩徐に注射する。用量は，年齢・症状に応じ適宜増減する。

用法用量に関連する使用上の注意　1分間に5mLを超えない速度でゆっくり注入すること。

クリスマシンM静注用400単位：日本血液　400単位1瓶（溶解液付）［26980円/瓶］

ノバスタンHI注10mg/2mL

規格：10mg2mL1管［3327円/管］

アルガトロバン水和物　田辺三菱　219

スロンノンHI注10mg/2mLを参照（P1462）

ノバミン筋注5mg

規格：0.5％1mL1管［61円/管］

プロクロルペラジンメシル酸塩　塩野義　117

【効 能 効 果】

術前・術後等の悪心・嘔吐

【対応標準病名】

◎	嘔吐症	悪心	術後悪心
○	胃切除後消化障害	胃切除後症候群	嘔気
	ダンピング症候群	中枢性嘔吐症	脳性嘔吐
	反復性嘔吐	迷走神経切離後症候群	
△	アセトン血性嘔吐症	化学療法に伴う嘔吐症	習慣性嘔吐
	食後悪心	胆汁性嘔吐	特発性嘔吐症
	反芻	糞便性嘔吐	

用法用量

通常，成人にはプロクロルペラジンとして1日1回5mgを筋肉内注射する。

なお，年齢，症状により適宜増減する。

参考

通常，小児には0.1mg/kgを筋肉内注射する。

生後6ヵ月未満の乳児への使用は避けることが望ましい。

禁忌

(1)昏睡状態，循環虚脱状態にある患者

(2)バルビツール酸誘導体・麻酔剤等の中枢神経抑制剤の強い影響下にある患者

(3)アドレナリンを投与中の患者

(4)フェノチアジン系化合物及びその類似化合物に対し過敏症の患者

原則禁忌　皮質下部の脳障害（脳炎，脳腫瘍，頭部外傷後遺症等）の疑いのある患者

併用禁忌

薬剤名等	臨床症状・措置方法	機序・危険因子
アドレナリン ボスミン	臨床症状：アドレナリンの作用を逆転させ，血圧降下を起こすことがある。	アドレナリンのα作用が遮断され，β作用が優位になることがある。

ノバントロン注10mg　規格：10mg5mL1瓶[21904円/瓶]
ノバントロン注20mg　規格：20mg10mL1瓶[40123円/瓶]
ミトキサントロン塩酸塩　あすか　429

【効能効果】

急性白血病(慢性骨髄性白血病の急性転化を含む)，悪性リンパ腫，乳癌，肝細胞癌

【対応標準病名】

◎	悪性リンパ腫	肝細胞癌	急性白血病
	乳癌	慢性骨髄性白血病急性転化	
○	BCR－ABL1陽性Bリンパ芽球性白血病	BCR－ABL1陽性Bリンパ芽球性白血病/リンパ腫	B細胞性前リンパ球性白血病
	Bリンパ芽球性白血病	Bリンパ芽球性白血病/リンパ腫	CCR4陽性成人T細胞白血病リンパ腫
	E2A－PBX1陽性Bリンパ芽球性白血病	E2A－PBX1陽性Bリンパ芽球性白血病/リンパ腫	IL3－IGH陽性Bリンパ芽球性白血病
	IL3－IGH陽性Bリンパ芽球性白血病/リンパ腫	MLL再構成型Bリンパ芽球性白血病	MLL再構成型Bリンパ芽球性白血病/リンパ腫
	Ph陽性急性リンパ性白血病	TEL－AML1陽性Bリンパ芽球性白血病	TEL－AML1陽性Bリンパ芽球性白血病/リンパ腫
	T細胞性前リンパ球白血病	T細胞性大顆粒リンパ球白血病	Tリンパ芽球性白血病
	Tリンパ芽球性白血病/リンパ腫	アグレッシブNK細胞白血病	胃MALTリンパ腫
	胃悪性リンパ腫	炎症性乳癌	眼窩悪性リンパ腫
	肝癌	肝脾T細胞リンパ腫	急性巨核芽球性白血病
	急性骨髄性白血病	急性骨髄単球性白血病	急性前骨髄球性白血病
	急性単球性白血病	急性リンパ性白血病	くすぶり型白血病
	形質細胞白血病	頚部悪性リンパ腫	血管内大細胞型B細胞性リンパ腫
	結腸悪性リンパ腫	原発性肝癌	高2倍体性Bリンパ芽球性白血病
	高2倍体性Bリンパ芽球性白血病/リンパ腫	甲状腺MALTリンパ腫	甲状腺悪性リンパ腫
	骨悪性リンパ腫	縦隔悪性リンパ腫	十二指腸悪性リンパ腫
	小腸悪性リンパ腫	小児EBV陽性T細胞リンパ増殖性疾患	小児急性リンパ性白血病
	小児全身性EBV陽性T細胞リンパ増殖性疾患	心臓悪性リンパ腫	成人T細胞白血病リンパ腫
	成人T細胞白血病リンパ腫・急性型	成人T細胞白血病リンパ腫・くすぶり型	成人T細胞白血病リンパ腫・リンパ腫型
	精巣悪性リンパ腫	赤白血病	節外性NK/T細胞リンパ腫・鼻型
	前リンパ球性白血病	大腸MALTリンパ腫	大腸悪性リンパ腫
	単球性白血病	腸管症関連T細胞リンパ腫	直腸MALTリンパ腫
	直腸悪性リンパ腫	低2倍体性Bリンパ芽球性白血病	低2倍体性Bリンパ芽球性白血病/リンパ腫
	乳癌骨転移	乳癌再発	乳癌皮膚転移
	乳房下外側部乳癌	乳房下内側部乳癌	乳房上外側部乳癌
	乳房上内側部乳癌	乳房中央部乳癌	脳悪性リンパ腫
	膿胸関連リンパ腫	バーキット白血病	肺MALTリンパ腫
	脾悪性リンパ腫	脾びまん性赤脾髄小B細胞性リンパ腫	非ホジキンリンパ腫
	肥満細胞性白血病	ヘアリー細胞白血病	扁桃悪性リンパ腫
	慢性NK細胞リンパ増殖性疾患	慢性骨髄性白血病移行期	マントル細胞リンパ腫
	免疫芽球性リンパ節症	リンパ芽球性リンパ腫	リンパ腫
	リンパ性白血病	濾胞性リンパ腫	
△	ALK陽性未分化大細胞リンパ腫	B細胞リンパ腫	MALTリンパ腫
	肝細胞癌破裂	肝門部癌	血管免疫芽球性T細胞リンパ腫
	好塩基球性白血病	好酸球性白血病	好中球性白血病
	骨髄性白血病	骨髄単球性白血病	混合型白血病
	若年性骨髄単球性白血病	術後乳癌	進行乳癌
	乳癌・HER2過剰発現	乳腺腋窩尾部乳癌	乳頭部乳癌
	乳房境界部乳癌	乳房脂肪肉腫	乳房パジェット病
	乳輪部乳癌	白血病	脾B細胞性リンパ腫/白血病・分類不能型
	ヘアリー細胞白血病亜型	末梢性T細胞リンパ腫	慢性骨髄単球性白血病
	未分化大細胞リンパ腫		
※	適応外使用可 原則として，「ミトキサントロン塩酸塩」を「骨髄異形成症候群(高リスク群)，難治性の造血器悪性腫瘍」に対し処方した場合，当該使用事例を審査上認める。		

用法用量

急性白血病(慢性骨髄性白血病の急性転化を含む)：通常，成人にはミトキサントロンとして1日1回2～5mg/m^2(本剤1～2.5mL/m^2)を5日間連日，3～4週間隔で静脈内にゆっくり投与する。

悪性リンパ腫，乳癌：通常，成人にはミトキサントロンとして1日1回2～4mg/m^2(本剤1～2mL/m^2)を5日間連日あるいは1回8～14mg/m^2(本剤4～7mL/m^2)を，3～4週間隔で静脈内にゆっくり投与する。

肝細胞癌：通常，成人にはミトキサントロンとして1日1回6～12mg/m^2(本剤3～6mL/m^2)を，3～4週間隔で静脈内にゆっくり投与する。

なお，いずれの場合も年齢，症状により適宜増減する。

禁忌

(1)心機能異常又はその既往歴のある患者

(2)本剤の成分に対し重篤な過敏症の既往歴のある患者

ノーベルバール静注用250mg　規格：250mg1瓶[2119円/瓶]
フェノバルビタールナトリウム　ノーベルファーマ　113

【効能効果】

新生児けいれん
てんかん重積状態

【対応標準病名】

◎	新生児痙攣	てんかん重積状態	
○	欠神発作重積状態	小発作持続状態	精神運動発作重積症
	大発作持続状態	部分発作重延状態	

効能効果に関連する使用上の注意　本剤は，作用発現が遅く，長時間作用型に属することから，てんかん重積状態の患者では，速効性の薬剤を第一選択とし，本剤は第二選択以降に使用することが望ましい。

用法用量

新生児けいれん

初回投与：フェノバルビタールとして，20mg/kgを静脈内投与する。けいれんがコントロールできない場合は，患者の状態に応じ，初回投与量を超えない範囲で用量を調節し，静脈内に追加投与する。

維持投与：フェノバルビタールとして，2.5～5mg/kgを1日1回静脈内投与する。

てんかん重積状態：フェノバルビタールとして，15～20mg/kgを1日1回静脈内投与する。

用法用量に関連する使用上の注意

<新生児けいれん及びてんかん重積状態>：意識障害，血圧低下，呼吸抑制があらわれることがあるので，用量調節を適切に行うために，本剤の血中濃度測定を行うことが望ましい。また，呼吸抑制があらわれた場合には，直ちに人工呼吸など適切な処置を行うこと。

＜新生児けいれん＞：新生児では，5〜10分かけて緩徐に投与すること。ただし，患者の状態に応じ，より緩徐に投与することも考慮すること。また，追加投与を行う際には，患者の状態を観察し，初回投与から十分な間隔をあけた上で，実施すること。
＜てんかん重積状態＞：小児及び成人では，10分以上かけて緩徐に投与すること。ただし，100mg/分の投与速度を超えないこと。

禁忌

(1)本剤の成分又はバルビツール酸系化合物に対して過敏症の既往歴のある患者
(2)急性間欠性ポルフィリン症の患者
(3)ボリコナゾール，タダラフィル(アドシルカ)，リルピビリンを投与中の患者

併用禁忌

薬剤名等	臨床症状・措置方法	機序・危険因子
ボリコナゾール(ブイフェンド) タダラフィル(アドシルカ) リルピビリン(エジュラント)	これらの薬剤の代謝が促進され，血中濃度が低下するおそれがある。	本剤の肝薬物代謝酵素(CYP3A4)誘導作用による。

ノボエイト静注用250　規格：250国際単位1瓶(溶解液付)［23197円/瓶］
ノボエイト静注用500　規格：500国際単位1瓶(溶解液付)［43018円/瓶］
ノボエイト静注用1000　規格：1,000国際単位1瓶(溶解液付)［79776円/瓶］
ノボエイト静注用1500　規格：1,500国際単位1瓶(溶解液付)［114491円/瓶］
ノボエイト静注用2000　規格：2,000国際単位1瓶(溶解液付)［147942円/瓶］
ノボエイト静注用3000　規格：3,000国際単位1瓶(溶解液付)［212319円/瓶］
ツロクトコグアルファ(遺伝子組換え)　ノボノルディスク　634

【効能効果】

血液凝固第VIII因子欠乏患者における出血傾向の抑制

【対応標準病名】

◎	血友病A	出血傾向	
○	血液凝固異常	血友病	血友病関節炎
	血友病性出血	後天性血友病A	先天性血液凝固因子異常
	第VIII因子インヒビター陽性先天性血友病		

用法用量　本剤を添付の溶解液全量で溶解し，1〜2mL/分で緩徐に静脈内に注射する。
通常，1回体重1kg当たり10〜30国際単位を投与するが，症状に応じて適宜増減する。
定期的に投与する場合，通常，体重1kg当たり20〜40国際単位を隔日投与，又は20〜50国際単位を週3回投与し，12歳未満の小児に対しては体重1kg当たり25〜50国際単位を隔日投与，又は25〜60国際単位を週3回投与する。

用法用量に関連する使用上の注意

1国際単位(IU)の第VIII因子活性は健常人の血漿1mL中の第VIII因子活性に相当する。必要量は，体重1kg当たり1IUの第VIII因子の投与により血漿第VIII因子活性が2IU/dL上昇するという経験則より，以下の計算式に基づいて算出すること。
　必要な単位(IU)＝体重(kg)×第VIII因子の目標上昇値(%又はIU/dL)×0.5(IU/kg/IU/dL)
出血症状の程度に応じて必要な期間，以下の表に示す第VIII因子活性(%又はIU/dL)を下回らないように維持する。用量及び投与の間隔は臨床的な効果が得られるように個々の症例に応じて調整すること。
　出血エピソード及び外科手術における用量の指標

出血の程度/外科手術の種類		必要な第VIII因子活性値(%)(IU/dL)	投与の間隔(時間)：治療期間(日)
出血	軽度 関節内出血，筋肉内出血又は口腔内出血の早期	20〜40	12〜24時間毎：疼痛が改善し，出血エピソードが回復するまで
	中等度 より進行した関節内出血，筋肉内出血又は血腫	30〜60	12〜24時間毎：疼痛や急性の障害が回復するまで3〜4日又はそれ以上
	重度 生命を脅かす出血	60〜100	8〜24時間毎：危機的状況から脱するまで
外科手術	小手術 抜歯を含む	30〜60	24時間毎：必要に応じて回復するまで
	大手術	80〜100 (手術前〜術後)	8〜24時間毎に注射し，第VIII因子レベルを創傷が治癒するまで維持する。引き続き7日間，第VIII因子レベルを30〜60%(IU/dL)に維持する

ノボセブンHI静注用1mg
規格：1mg1mL1瓶(溶解液付)［99953円/瓶］
ノボセブンHI静注用1mgシリンジ
規格：1mg1mL1瓶(溶解液付)［99953円/瓶］
ノボセブンHI静注用2mg
規格：2mg2mL1瓶(溶解液付)［194400円/瓶］
ノボセブンHI静注用2mgシリンジ
規格：2mg2mL1瓶(溶解液付)［194400円/瓶］
ノボセブンHI静注用5mg
規格：5mg5mL1瓶(溶解液付)［463039円/瓶］
ノボセブンHI静注用5mgシリンジ
規格：5mg5mL1瓶(溶解液付)［463039円/瓶］
ノボセブンHI静注用8mgシリンジ
規格：8mg8mL1瓶(溶解液付)［722697円/瓶］
エプタコグアルファ(活性型)(遺伝子組換え)　ノボノルディスク　634

【効能効果】

(1)血液凝固第VIII因子又は第IX因子に対するインヒビターを保有する先天性血友病患者の出血抑制
(2)後天性血友病患者の出血抑制
(3)先天性第VII因子欠乏症患者における出血傾向の抑制
(4)血小板に対する同種抗体を保有し，血小板輸血不応状態が過去又は現在みられるグランツマン血小板無力症患者の出血傾向の抑制

【対応標準病名】

◎	血小板無力症	血友病性出血	後天性血友病A
	後天性血友病B	出血傾向	第VII因子欠乏症
	第VIII因子インヒビター陽性先天性血友病	第IX因子インヒビター陽性先天性血友病	
○	血友病	血友病A	血友病B
	後天性第XIII因子欠乏症	低トロンビン血症	
△	ウィルブランド・ジュルゲンス血小板病	肝疾患による凝固因子欠乏	血液凝固異常
	血管性血友病	血小板機能異常症	血小板機能低下
	血友病関節炎	原発性抗リン脂質抗体症候群	後天性凝固因子欠乏症
	抗リン脂質抗体症候群	先天性血液凝固因子異常	先天性血小板機能低下
	ビタミンK欠乏による凝固因子欠乏	フォンウィルブランド病	無フィブリノゲン血症

効能効果に関連する使用上の注意　グランツマン血小板無力症：血小板に対する同種抗体は，抗血小板抗体検査等により確認すること。

用法用量

〔静注用〕：本剤は製剤に添付された溶解液を全量用いて溶解し，2～5分かけて静脈内に注射する。

〔静注用シリンジ〕：本剤は製剤に添付された専用溶解用液を全量用いて溶解し，2～5分かけて静脈内に注射する。

効能効果(1)の場合：初回投与量は90μg/kg(4.5KIU/kg)とする。その後は1回投与量として60～120μg/kg(3～6KIU/kg)を，出血の種類及び程度に応じて適宜増減する。初期は，止血が得られ，臨床的改善が観察されるまで，2～3時間ごとに投与する。その後も治療が必要と判断される期間は，投与間隔を適宜延長する。なお，軽度から中等度の出血に対しては270μg/kg(13.5KIU/kg)を単回投与することができる。

効能効果(2)の場合：初回投与量は90μg/kg(4.5KIU/kg)とする。その後は1回投与量として60～120μg/kg(3～6KIU/kg)を，出血の種類及び程度に応じて適宜増減する。初期は，止血が得られ，臨床的改善が観察されるまで，2～3時間ごとに投与する。その後も治療が必要と判断される期間は，投与間隔を適宜延長する。

効能効果(3)の場合：15～30μg/kg(0.75～1.5KIU/kg)を止血が得られるまで4～6時間ごとに投与する。出血の種類及び程度に応じて投与量は適宜増減できる。また，投与間隔も適宜調整できる。

効能効果(4)の場合：80～120μg/kg(4.0～6.0KIU/kg)を止血が得られ，臨床的改善が観察されるまで，1.5～2.5時間ごとに投与する。

用法用量に関連する使用上の注意

(1)血液凝固第VIII因子又は第IX因子に対するインヒビターを保有する先天性血友病：270μg/kg(13.5KIU/kg)単回投与後も治療が必要と判断される場合は，本剤の追加投与の使用経験は限られているため，慎重に投与すること。

(2)グランツマン血小板無力症：血小板輸血不応状態ではない患者の場合，グランツマン血小板無力症の第一選択療法は血小板輸血である。

原則禁忌

(1)敗血症(特に，重度のグラム陰性菌感染に伴う敗血症)患者

(2)本剤の成分に対し過敏症の既往歴のある患者

ノボ・ヘパリン注5千単位/5mL

規格：5,000単位5mL1瓶［204円/瓶］

ノボ・ヘパリン注1万単位/10mL

規格：10,000単位10mL1瓶［347円/瓶］

ヘパリンナトリウム　持田　333

【効能効果】

(1)汎発性血管内血液凝固症候群の治療，血液透析・人工心肺その他の体外循環装置使用時の血液凝固の防止，血管カテーテル挿入時の血液凝固の防止，輸血及び血液検査の際の血液凝固の防止

(2)血栓塞栓症(静脈血栓症，心筋梗塞症，肺塞栓症，脳塞栓症，四肢動脈血栓塞栓症，手術中・術後の血栓塞栓症等)の治療及び予防

【対応標準病名】

◎	血栓塞栓症	静脈血栓症	心筋梗塞
	動脈血栓症	動脈塞栓症	脳塞栓症
	肺塞栓症	播種性血管内凝固	
○	ST上昇型急性心筋梗塞	腋窩動脈血栓症	延髄外側症候群
	延髄性うつ病	下肢急性動脈閉塞症	下肢静脈血栓症
	下肢慢性動脈閉塞症	下大静脈血栓症	冠状動脈血栓症
	冠状動脈血栓塞栓症	肝静脈血栓症	肝静脈塞栓症
	肝動脈血栓症	肝動脈塞栓症	急性右室梗塞
	急性下後壁心筋梗塞	急性下側壁心筋梗塞	急性下壁心筋梗塞
	急性貫壁性心筋梗塞	急性基部側壁心筋梗塞	急性高位側壁心筋梗塞
	急性後基部心筋梗塞	急性後側部心筋梗塞	急性広範前壁心筋梗塞
	急性後壁心筋梗塞	急性後壁中隔心筋梗塞	急性静脈血栓症
	急性心筋梗塞	急性心尖部側壁心筋梗塞	急性心内膜下梗塞
	急性前側壁心筋梗塞	急性前壁心筋梗塞	急性前壁心尖部心筋梗塞
	急性前壁中隔心筋梗塞	急性側壁心筋梗塞	急性中隔心筋梗塞
	クロード症候群	腱索断裂・急性心筋梗塞に合併	後下小脳動脈閉塞症
	後交通動脈閉塞症	後大脳動脈狭窄	後大脳動脈血栓症
	後大脳動脈症候群	後大脳動脈塞栓症	後大脳動脈閉塞症
	鎖骨下動脈閉塞症	視床痛	重症虚血肢
	小窩性卒中	上肢急性動脈閉塞症	上肢静脈血栓症
	上肢慢性動脈閉塞症	上小脳動脈閉塞症	小脳卒中症候群
	小脳動脈狭窄	小脳動脈血栓症	小脳動脈塞栓症
	小脳動脈閉塞	静脈塞栓症	上腕静脈血栓症
	心原性脳塞栓症	心室中隔穿孔・急性心筋梗塞に合併	心室内血栓症・急性心筋梗塞に合併
	腎静脈血栓症	腎静脈塞栓症	心尖部血栓症・急性心筋梗塞に合併
	心破裂・急性心筋梗塞に合併	深部静脈血栓症	心房中隔穿孔・急性心筋梗塞に合併
	心房内血栓症・急性心筋梗塞に合併	心膜血腫・急性心筋梗塞に合併	前下小脳動脈閉塞症
	前交通動脈閉塞症	前大脳動脈狭窄	前大脳動脈血栓症
	前大脳動脈症候群	前大脳動脈塞栓症	前大脳動脈閉塞症
	前腕静脈血栓症	塞栓性梗塞	大静脈塞栓症
	大腿動脈閉塞症	大動脈血栓症	大動脈塞栓症
	中大脳動脈狭窄症	中大脳動脈血栓症	中大脳動脈症候群
	中大脳動脈塞栓症	中大脳動脈閉塞症	腸骨動脈血栓症
	腸骨動脈塞栓症	乳頭筋断裂・急性心筋梗塞に合併	乳頭筋不全症・急性心筋梗塞に合併
	脳血栓症	脳静脈血栓症	脳底動脈塞栓症
	脳動脈狭窄症	脳動脈閉塞症	バッド・キアリ症候群
	非Q波心筋梗塞	非ST上昇型心筋梗塞	腹部大動脈血栓症
	腹部大動脈塞栓症	閉塞性脳血管障害	末梢動脈塞栓症
	慢性動脈閉塞症	遊走性血栓性静脈炎	ルリッシュ症候群
	ワレンベルグ症候群		
△	冠状動脈口閉鎖	急性肺性心	劇症紫斑病
	後天性無フィブリノゲン血症	コレステロール塞栓症	消費性凝固障害
	線維素溶解性紫斑病	線溶亢進	続発性線維素溶解性障害
	陳旧性心筋梗塞	特発性慢性肺血栓塞栓症	脳静脈洞血栓症
	肺梗塞	肺静脈血栓症	肺静脈血栓塞栓症
	肺動脈血栓症	肺動脈血栓塞栓症	慢性肺血栓塞栓症
※	適応外使用可 原則として，「ヘパリンナトリウム」を「抗リン脂質抗体症候群合併妊娠」に対し処方した場合，当該使用事例を審査上認める。		

用法用量

本剤は通常下記の各投与法によって投与されるが，それらは症例又は適応領域，目的によって決定される。

通常，本剤投与後，全血凝固時間(Lee-White法)又は全血活性化部分トロンボプラスチン時間(WBAPTT)が正常値の2～3倍になるように年齢，症状に応じて適宜用量をコントロールする。

(1)静脈内点滴注射法：10,000～30,000単位を5%ブドウ糖注射液，生理食塩液，リンゲル液1,000mLで希釈し，最初1分間30滴前後の速度で，続いて全血凝固時間又はWBAPTTが投与前の2～3倍になれば1分間20滴前後の速度で，静脈内に点滴注射する。

(2)静脈内間歇注射法

1回5,000～10,000単位を4～8時間ごとに静脈内注射する。注射開始3時間後から，2～4時間ごとに全血凝固時間又はWBAPTTを測定し，投与前の2～3倍になるようにコントロールする。

(3)皮下注射・筋肉内注射法

1回5,000単位を4時間ごとに皮下注射又は筋肉内注射する。なお，筋肉内注射にあたっては，組織・神経などへの影響を避けるため，下記の点に配慮すること。

①神経走行部位を避けるように注意すること。
②繰り返し注射する場合には，注射部位を変え，例えば左右交互に注射するなど行うこと。なお，乳・幼・小児には連用しないことが望ましい。
③注射針を刺入したとき，激痛を訴えたり，血液の逆流をみた場合は，直ちに針を抜き，部位を変えて注射すること。

(4)体外循環時(血液透析・人工心肺)における使用法
①人工腎では各患者の適切な使用量を透析前に各々のヘパリン感受性試験の結果に基づいて算出するが，全身ヘパリン化法の場合，通常，透析開始に先だって，1,000～3,000単位を投与し，透析開始後は，1時間当たり，500～1,500単位を持続的に，又は1時間ごとに500～1,500単位を間歇的に追加する。局所ヘパリン化法の場合は，1時間当たり1,500～2,500単位を持続注入し，体内灌流時にプロタミン硫酸塩で中和する。
②術式，方法によって多少異なるが，人工心肺灌流時には，150～300単位/kgを投与し，更に体外循環時間の延長とともに必要に応じて適宜追加する。体外循環後は，術後出血を防止し，ヘパリンの作用を中和するためにプロタミン硫酸塩を用いる。

(5)輸血及び血液検査の際の血液凝固防止法
輸血の際の血液凝固の防止には，通常，血液100mLに対して400～500単位を用いる。
血液検査の際の血液凝固の防止にもほぼ同様に，血液20～30mLに対して100単位を用いる。

原則禁忌

(1)出血している患者：血小板減少性紫斑病，血管障害による出血傾向，血友病その他の血液凝固障害(汎発性血管内血液凝固症候群(DIC)を除く。)，月経期間中，手術時，消化管潰瘍，尿路出血，喀血，流早産・分娩直後等性器出血を伴う妊産褥婦，頭蓋内出血の疑いのある患者等
(2)出血する可能性のある患者：内臓腫瘍，消化管の憩室炎，大腸炎，亜急性細菌性心内膜炎，重症高血圧症，重症糖尿病の患者等
(3)重篤な肝障害のある患者
(4)重篤な腎障害のある患者
(5)中枢神経系の手術又は外傷後日の浅い患者
(6)本剤の成分に対し過敏症の既往歴のある患者
(7)ヘパリン起因性血小板減少症(HIT:heparin-induced thrombocytopenia)の既往歴のある患者

ヘパリンNa注5千単位/5mL「F」：富士製薬　5,000単位5mL1瓶[149円/瓶]，ヘパリンNa注5千単位/5mL「モチダ」：持田　5,000単位5mL1瓶[204円/瓶]，ヘパリンNa注1万単位/10mL「モチダ」：持田　10,000単位10mL1瓶[347円/瓶]，ヘパリンNa注5万単位/50mL「F」：富士製薬　50,000単位50mL1瓶[729円/瓶]，ヘパリンNa注10万単位/100mL「F」：富士製薬　100,000単位100mL1瓶[1272円/瓶]，ヘパリンナトリウム注1万単位/10mL「AY」：エイワイ　10,000単位10mL1瓶[396円/瓶]，ヘパリンナトリウム注1万単位/10mL「ニプロ」：ニプロ　10,000単位10mL1瓶[417円/瓶]，ヘパリンナトリウム注5万単位/50mL「AY」：エイワイ　50,000単位50mL1瓶[1033円/瓶]，ヘパリンナトリウム注5万単位/50mL「ニプロ」：ニプロ　50,000単位50mL1瓶[1622円/瓶]，ヘパリンナトリウム注10万単位/100mL「AY」：エイワイ　100,000単位100mL1瓶[2131円/瓶]，ヘパリンナトリウム注N5千単位/5mL「AY」：エイワイ　5,000単位5mL1管[160円/管]，ヘパリンナトリウム注N1万単位/10mL「AY」：エイワイ　10,000単位10mL1瓶[396円/瓶]

ノボラピッド30ミックス注フレックスペン
規格：300単位1キット[2352円/キット]

ノボラピッド30ミックス注ペンフィル
規格：300単位1筒[1685円/筒]

ノボラピッド50ミックス注フレックスペン
規格：300単位1キット[2352円/キット]

ノボラピッド70ミックス注フレックスペン
規格：300単位1キット[2351円/キット]

ノボラピッド注100単位/mL
規格：100単位1mLバイアル[415円/mLV]

ノボラピッド注イノレット
規格：300単位1キット[2211円/キット]

ノボラピッド注フレックスタッチ
規格：300単位1キット[2385円/キット]

ノボラピッド注フレックスペン
規格：300単位1キット[2351円/キット]

ノボラピッド注ペンフィル
規格：300単位1筒[1669円/筒]

インスリンアスパルト(遺伝子組換え)　ノボノルディスク　249

【効能効果】

インスリン療法が適応となる糖尿病

【対応標準病名】

◎	糖尿病		
○	1型糖尿病	1型糖尿病・眼合併症あり	1型糖尿病・関節合併症あり
	1型糖尿病・ケトアシドーシス合併あり	1型糖尿病・昏睡合併あり	1型糖尿病・腎合併症あり
	1型糖尿病・神経学的合併症あり	1型糖尿病・多発糖尿病性合併症あり	1型糖尿病・糖尿病性合併症あり
	1型糖尿病・糖尿病性合併症なし	1型糖尿病・末梢循環合併症あり	1型糖尿病黄斑症
	1型糖尿病合併妊娠	1型糖尿病性アシドーシス	1型糖尿病性アセトン血症
	1型糖尿病性胃腸症	1型糖尿病性壊疽	1型糖尿病性黄斑浮腫
	1型糖尿病性潰瘍	1型糖尿病性眼筋麻痺	1型糖尿病性肝障害
	1型糖尿病性関節症	1型糖尿病性筋萎縮症	1型糖尿病性血管障害
	1型糖尿病性ケトアシドーシス	1型糖尿病性高コレステロール血症	1型糖尿病性虹彩炎
	1型糖尿病性骨症	1型糖尿病性昏睡	1型糖尿病性自律神経ニューロパチー
	1型糖尿病性神経因性膀胱	1型糖尿病性神経痛	1型糖尿病性腎硬化症
	1型糖尿病性腎症	1型糖尿病性腎症第1期	1型糖尿病性腎症第2期
	1型糖尿病性腎症第3期	1型糖尿病性腎症第3期A	1型糖尿病性腎症第3期B
	1型糖尿病性腎症第4期	1型糖尿病性腎症第5期	1型糖尿病性腎不全
	1型糖尿病性水疱	1型糖尿病性精神障害	1型糖尿病性そう痒症
	1型糖尿病性多発ニューロパチー	1型糖尿病性単ニューロパチー	1型糖尿病性中心性網膜症
	1型糖尿病性低血糖性昏睡	1型糖尿病性動脈硬化症	1型糖尿病性動脈閉塞症
	1型糖尿病性ニューロパチー	1型糖尿病性白内障	1型糖尿病性皮膚障害
	1型糖尿病性浮腫性硬化症	1型糖尿病性末梢血管症	1型糖尿病性末梢血管障害
あ	1型糖尿病性末梢神経障害	1型糖尿病性網膜症	ウイルス性糖尿病・眼合併症あり
	ウイルス性糖尿病・ケトアシドーシス合併あり	ウイルス性糖尿病・昏睡合併あり	ウイルス性糖尿病・腎合併症あり
	ウイルス性糖尿病・神経学的合併症あり	ウイルス性糖尿病・多発糖尿病性合併症あり	ウイルス性糖尿病・糖尿病性合併症あり
か	ウイルス性糖尿病・糖尿病性合併症なし	ウイルス性糖尿病・末梢循環合併症あり	緩徐進行1型糖尿病
	緩徐進行1型糖尿病・眼合併症あり	緩徐進行1型糖尿病・関節合併症あり	緩徐進行1型糖尿病・ケトアシドーシス合併あり
	緩徐進行1型糖尿病・昏睡合併あり	緩徐進行1型糖尿病・腎合併症あり	緩徐進行1型糖尿病・神経学的合併症あり
	緩徐進行1型糖尿病・多発糖尿病性合併症あり	緩徐進行1型糖尿病・糖尿病性合併症なし	緩徐進行1型糖尿病・末梢循環合併症あり

	キンメルスチール・ウイルソン症候群	劇症１型糖尿病	高血糖高浸透圧症候群
さ	高浸透圧性非ケトン性昏睡	術後低インスリン血症	膵性糖尿病・眼合併症あり
	膵性糖尿病・ケトアシドーシス合併あり	膵性糖尿病・昏睡合併あり	膵性糖尿病・腎合併症あり
	膵性糖尿病・神経学的合併症あり	膵性糖尿病・多発糖尿病性合併症あり	膵性糖尿病・糖尿病性合併症あり
	膵性糖尿病・糖尿病性合併症なし	膵性糖尿病・末梢循環合併症あり	膵全摘後二次性糖尿病
	ステロイド糖尿病・眼合併症あり	ステロイド糖尿病・ケトアシドーシス合併あり	ステロイド糖尿病・昏睡合併あり
	ステロイド糖尿病・腎合併症あり	ステロイド糖尿病・神経学的合併症あり	ステロイド糖尿病・多発糖尿病性合併症あり
	ステロイド糖尿病・糖尿病性合併症あり	ステロイド糖尿病・糖尿病性合併症なし	ステロイド糖尿病・末梢循環合併症あり
た	増殖性糖尿病性網膜症	増殖性糖尿病性網膜症・１型糖尿病	糖尿病・糖尿病性合併症なし
	糖尿病黄斑症	糖尿病黄斑浮腫	糖尿病性アシドーシス
	糖尿病性アセトン血症	糖尿病性壊疽	糖尿病性潰瘍
	糖尿病性眼筋麻痺	糖尿病性肝障害	糖尿病性関節症
	糖尿病性筋萎縮症	糖尿病性血管障害	糖尿病性ケトアシドーシス
	糖尿病性高コレステロール血症	糖尿病性虹彩炎	糖尿病性骨症
	糖尿病性昏睡	糖尿病性自律神経ニューロパチー	糖尿病性神経因性膀胱
	糖尿病性神経痛	糖尿病性腎硬化症	糖尿病性腎症
	糖尿病性腎不全	糖尿病性水疱	糖尿病性精神障害
	糖尿病性そう痒症	糖尿病性多発ニューロパチー	糖尿病性単ニューロパチー
	糖尿病性中心性網膜症	糖尿病性低血糖性昏睡	糖尿病性動脈閉塞症
	糖尿病性ニューロパチー	糖尿病性白内障	糖尿病性皮膚障害
	糖尿病性浮腫性硬化症	糖尿病性末梢血管症	糖尿病性末梢血管障害
な	糖尿病性末梢神経障害	糖尿病網膜症	二次性糖尿病・眼合併症あり
	二次性糖尿病・ケトアシドーシス合併あり	二次性糖尿病・昏睡合併あり	二次性糖尿病・腎合併症あり
	二次性糖尿病・神経学的合併症あり	二次性糖尿病・多発糖尿病性合併症あり	二次性糖尿病・糖尿病性合併症あり
	二次性糖尿病・糖尿病性合併症なし	二次性糖尿病・末梢循環合併症あり	妊娠中の糖尿病
や	妊娠糖尿病母体児症候群	不安定型糖尿病	薬剤性糖尿病・眼合併症あり
	薬剤性糖尿病・ケトアシドーシス合併あり	薬剤性糖尿病・昏睡合併あり	薬剤性糖尿病・腎合併症あり
	薬剤性糖尿病・神経学的合併症あり	薬剤性糖尿病・多発糖尿病性合併症あり	薬剤性糖尿病・糖尿病性合併症あり
	薬剤性糖尿病・糖尿病性合併症なし	薬剤性糖尿病・末梢循環合併症あり	
△	インスリン抵抗性糖尿病	化学的糖尿病	境界型糖尿病
	新生児一過性糖尿病	新生児糖尿病	膵性糖尿病
	糖尿病合併症	糖尿病性動脈硬化症	糖尿病母体児
	妊娠糖尿病		

※　**適応外使用可**
原則として，「インスリンアスパルト(遺伝子組換え)【注射薬】」を「高血糖」，「グルコース・インスリン・カリウム療法(GIK療法)」に対して処方した場合，当該使用事例を審査上認める。

効能効果に関連する使用上の注意　糖尿病の診断が確立した患者に対してのみ適用を考慮すること。糖尿病以外にも耐糖能異常や尿糖陽性を呈する糖尿病類似の病態(腎性糖尿，甲状腺機能異常等)があることに留意すること。

用法用量

〔ノボラピッド30ミックス注フレックスペン〕：本剤は，超速効型インスリンアナログと中間型インスリンアナログを３：７の割合で含有する混合製剤である。通常，成人では，初期は１回４～20単位を１日２回，朝食直前と夕食直前に皮下注射する。なお，１日１回投与のときは朝食直前に皮下注射する。投与量は症状及び検査所見に応じて適宜増減するが，維持量は通常１日４～80単位である。

〔ノボラピッド30ミックス注ペンフィル〕：本剤は，超速効型インスリンアナログと中間型インスリンアナログを３：７の割合で含有する混合製剤である。通常，成人では，初期は１回４～20単位を１日２回，朝食直前と夕食直前に専用のインスリン注入器を用いて皮下注射する。なお，１日１回投与のときは朝食直前に皮下注射する。投与量は症状及び検査所見に応じて適宜増減するが，維持量は通常１日４～80単位である。

〔ノボラピッド50ミックス注フレックスペン〕：本剤は，超速効型インスリンアナログと中間型インスリンアナログを５：５の割合で含有する混合製剤である。通常，成人では，初期は１回４～20単位を１日２回，朝食直前と夕食直前に皮下注射する。なお，１日１回投与のときは朝食直前に皮下注射する。投与量は症状及び検査所見に応じて適宜増減するが，維持量は通常１日４～80単位である。

〔ノボラピッド70ミックス注フレックスペン〕：本剤は，超速効型インスリンアナログと中間型インスリンアナログを７：３の割合で含有する混合製剤である。通常，成人では，初期は１回２～20単位を１日３回毎食直前に皮下注射する。投与量は症状及び検査所見に応じて適宜増減するが，他のインスリン製剤の投与量を含めた維持量は通常１日４～100単位である。

〔ノボラピッド注100単位/mL〕：通常，成人では，初期は１回２～20単位を毎食直前に皮下注射するが，持続型インスリン製剤と併用することがある。なお，投与量は症状及び検査所見に応じて適宜増減するが，持続型インスリン製剤の投与量を含めた維持量は通常１日４～100単位である。必要に応じ静脈内注射，持続静脈内注入又は筋肉内注射を行う。

〔ノボラピッド注イノレット，注フレックスタッチ，注フレックスペン〕：本剤は持続型インスリン製剤と併用する超速効型インスリンアナログ製剤である。通常，成人では，初期は１回２～20単位を毎食直前に皮下注射する。なお，投与量は症状及び検査所見に応じて適宜増減するが，持続型インスリン製剤の投与量を含めた維持量は通常１日４～100単位である。

〔ノボラピッド注ペンフィル〕：本剤は持続型インスリン製剤と併用する超速効型インスリンアナログ製剤である。通常，成人では，初期は１回２～20単位を毎食直前に，専用のインスリン注入器を用いて皮下注射する。なお，投与量は症状及び検査所見に応じて適宜増減するが，持続型インスリン製剤の投与量を含めた維持量は通常１日４～100単位である。

用法用量に関連する使用上の注意

〔ノボラピッド30ミックス注フレックスペン，30ミックス注ペンフィル，50ミックス注フレックスペン，70ミックス注フレックスペン〕

(1)本剤は，ヒト二相性イソフェンインスリン水性懸濁注射液より作用発現が速いため，食直前に投与すること。
(2)適用にあたっては本剤の作用時間，1mLあたりのインスリンアスパルト含有単位と患者の病状に留意し，その製剤的特徴に適する場合に投与すること。
(3)糖尿病性昏睡，急性感染症，手術等緊急の場合は，本剤のみで処置することは適当でなく，速効型ヒトインスリン製剤を使用すること。

〔ノボラピッド注100単位/mL〕

(1)本剤は，速効型ヒトインスリン製剤より作用発現が速いため，食直前に投与すること。
(2)適用にあたっては本剤の作用時間，1mLあたりのインスリンアスパルト含有単位と患者の病状に留意し，その製剤的特徴に適する場合に投与すること。
(3)静脈内注射，持続静脈内注入又は筋肉内注射は，医師等の管理下で行うこと。

〔ノボラピッド注イノレット，注フレックスタッチ，注フレックスペン，注ペンフィル〕

(1)本剤は，速効型ヒトインスリン製剤より作用発現が速いため，食直前に投与すること。
(2)適用にあたっては本剤の作用時間，1mLあたりのインスリンアスパルト含有単位と患者の病状に留意し，その製剤的特徴に適する場合に投与すること。

禁忌

(1)低血糖症状を呈している患者
(2)本剤の成分に対し過敏症の既往歴のある患者

ノボリン30R注フレックスペン
規格：300単位1キット[2072円/キット]
ノボリンN注フレックスペン
規格：300単位1キット[2067円/キット]
ノボリンR注100単位/mL　規格：100単位1mLバイアル[346円/mLV]
ノボリンR注フレックスペン
規格：300単位1キット[2044円/キット]
ヒトインスリン(遺伝子組換え)　ノボノルディスク　249

【効　能　効　果】

インスリン療法が適応となる糖尿病

【対応標準病名】

◎	糖尿病		
○	1型糖尿病	1型糖尿病・眼合併症あり	1型糖尿病・関節合併症あり
	1型糖尿病・ケトアシドーシス合併あり	1型糖尿病・昏睡合併あり	1型糖尿病・腎合併症あり
	1型糖尿病・神経学的合併症あり	1型糖尿病・多発糖尿病性合併症あり	1型糖尿病・糖尿病性合併症あり
	1型糖尿病・糖尿病性合併症なし	1型糖尿病・末梢循環合併症あり	1型糖尿病黄斑症
	1型糖尿病合併妊娠	1型糖尿病性アシドーシス	1型糖尿病性アセトン血症
	1型糖尿病性胃腸症	1型糖尿病性壊疽	1型糖尿病性黄斑浮腫
	1型糖尿病性潰瘍	1型糖尿病性眼筋麻痺	1型糖尿病性肝障害
	1型糖尿病性関節症	1型糖尿病性筋萎縮症	1型糖尿病性血管障害
	1型糖尿病性ケトアシドーシス	1型糖尿病性高コレステロール血症	1型糖尿病性虹彩炎
	1型糖尿病性骨症	1型糖尿病性昏睡	1型糖尿病性自律神経ニューロパチー
	1型糖尿病性神経因性膀胱	1型糖尿病性神経痛	1型糖尿病性腎硬化症
	1型糖尿病性腎症	1型糖尿病性腎症第1期	1型糖尿病性腎症第2期
	1型糖尿病性腎症第3期	1型糖尿病性腎症第3期A	1型糖尿病性腎症第3期B
	1型糖尿病性腎症第4期	1型糖尿病性腎症第5期	1型糖尿病性腎不全
	1型糖尿病性水疱	1型糖尿病性精神障害	1型糖尿病性そう痒症
	1型糖尿病性多発ニューロパチー	1型糖尿病性単ニューロパチー	1型糖尿病性中心性網膜症
	1型糖尿病性低血糖性昏睡	1型糖尿病性動脈硬化症	1型糖尿病性動脈閉塞症
	1型糖尿病性ニューロパチー	1型糖尿病性白内障	1型糖尿病性皮膚障害
	1型糖尿病性浮腫性硬化症	1型糖尿病性末梢血管症	1型糖尿病性末梢血管障害
あ	1型糖尿病性末梢神経障害	1型糖尿病性網膜症	ウイルス性糖尿病・眼合併症あり
	ウイルス性糖尿病・ケトアシドーシス合併あり	ウイルス性糖尿病・昏睡合併あり	ウイルス性糖尿病・腎合併症あり
	ウイルス性糖尿病・神経学的合併症あり	ウイルス性糖尿病・多発糖尿病性合併症あり	ウイルス性糖尿病・糖尿病性合併症あり
か	ウイルス性糖尿病・糖尿病性合併症なし	ウイルス性糖尿病・末梢循環合併症あり	緩徐進行1型糖尿病
	緩徐進行1型糖尿病・眼合併症あり	緩徐進行1型糖尿病・関節合併症あり	緩徐進行1型糖尿病・ケトアシドーシス合併あり
	緩徐進行1型糖尿病・昏睡合併あり	緩徐進行1型糖尿病・腎合併症あり	緩徐進行1型糖尿病・神経学的合併症あり
	緩徐進行1型糖尿病・多発糖尿病性合併症あり	緩徐進行1型糖尿病・糖尿病性合併症なし	緩徐進行1型糖尿病・末梢循環合併症あり
	キンメルスチール・ウイルソン症候群	劇症1型糖尿病	高血糖高浸透圧症候群
さ	高浸透圧性非ケトン性昏睡	術後低インスリン血症	膵性糖尿病・眼合併症あり
	膵性糖尿病・ケトアシドーシス合併あり	膵性糖尿病・昏睡合併あり	膵性糖尿病・腎合併症あり
	膵性糖尿病・神経学的合併症あり	膵性糖尿病・多発糖尿病性合併症あり	膵性糖尿病・糖尿病性合併症あり
	膵性糖尿病・糖尿病性合併症なし	膵性糖尿病・末梢循環合併症あり	膵全摘後二次性糖尿病
	ステロイド糖尿病・眼合併症あり	ステロイド糖尿病・ケトアシドーシス合併あり	ステロイド糖尿病・昏睡合併あり
	ステロイド糖尿病・腎合併症あり	ステロイド糖尿病・神経学的合併症あり	ステロイド糖尿病・多発糖尿病性合併症あり
	ステロイド糖尿病・糖尿病性合併症あり	ステロイド糖尿病・糖尿病性合併症なし	ステロイド糖尿病・末梢循環合併症あり
た	増殖性糖尿病性網膜症	増殖性糖尿病性網膜症・1型糖尿病	糖尿病・糖尿病性合併症なし
	糖尿病黄斑症	糖尿病黄斑浮腫	糖尿病性アシドーシス
	糖尿病性アセトン血症	糖尿病性壊疽	糖尿病性潰瘍
	糖尿病性眼筋麻痺	糖尿病性肝障害	糖尿病性関節症
	糖尿病性筋萎縮症	糖尿病性血管障害	糖尿病性ケトアシドーシス
	糖尿病性高コレステロール血症	糖尿病性虹彩炎	糖尿病性骨症
	糖尿病性昏睡	糖尿病性自律神経ニューロパチー	糖尿病性神経因性膀胱
	糖尿病性神経痛	糖尿病性腎硬化症	糖尿病性腎症
	糖尿病性腎不全	糖尿病性水疱	糖尿病性精神障害
	糖尿病性そう痒症	糖尿病性多発ニューロパチー	糖尿病性単ニューロパチー
	糖尿病性中心性網膜症	糖尿病性低血糖性昏睡	糖尿病性動脈閉塞症
	糖尿病性ニューロパチー	糖尿病性白内障	糖尿病性皮膚障害
	糖尿病性浮腫性硬化症	糖尿病性末梢血管症	糖尿病性末梢血管障害
な	糖尿病性末梢神経障害	糖尿病網膜症	二次性糖尿病・眼合併症あり
	二次性糖尿病・ケトアシドーシス合併あり	二次性糖尿病・昏睡合併あり	二次性糖尿病・腎合併症あり
	二次性糖尿病・神経学的合併症あり	二次性糖尿病・多発糖尿病性合併症あり	二次性糖尿病・糖尿病性合併症あり
	二次性糖尿病・糖尿病性合併症なし	二次性糖尿病・末梢循環合併症あり	妊娠中の糖尿病
や	妊娠糖尿病母体児症候群	不安定型糖尿病	薬剤性糖尿病・眼合併症あり
	薬剤性糖尿病・ケトアシドーシス合併あり	薬剤性糖尿病・昏睡合併あり	薬剤性糖尿病・腎合併症あり
	薬剤性糖尿病・神経学的合併症あり	薬剤性糖尿病・多発糖尿病性合併症あり	薬剤性糖尿病・糖尿病性合併症あり
	薬剤性糖尿病・糖尿病性合併症なし	薬剤性糖尿病・末梢循環合併症あり	
△	インスリン抵抗性糖尿病	化学的糖尿病	境界型糖尿病
	新生児一過性糖尿病	新生児糖尿病	膵性糖尿病
	糖尿病合併症	糖尿病性動脈硬化症	糖尿病母体児
	妊娠糖尿病		

効能効果に関連する使用上の注意　糖尿病の診断が確立した患者に対してのみ適用を考慮すること。糖尿病以外にも耐糖能異常や尿糖陽性を呈する糖尿病類似の病態(腎性糖尿，甲状腺機能異常等)があることに留意すること。

用法用量

〔ノボリン30R注フレックスペン〕：本剤は速効型インスリンと中間型インスリンを3：7の割合で含有する混合製剤である。成人では通常1回4～20単位を1日2回，朝食前と夕食前30分以内に皮下注射する。なお，1日1回投与のときは朝食前に皮下注射する。投与量は症状及び検査所見に応じて適宜増減するが，維持量は通常1日4～80単位である。但し，必要により上記用量を超えて使用することがある。

〔ノボリンN注フレックスペン〕：通常，成人では，初期は1回4～20単位を朝食前30分以内に皮下注射するが，ときに回数をふやしたり，他のインスリン製剤を併用する。以後症状及び検査所見に応じて投与量を増減するが，維持量は通常1日4～80単位である。但し，必要により上記用量を超えて使用することがある。

〔ノボリンR注100単位/mL〕：通常，成人では，初期は1回4～20単位を一般に毎食前に皮下注射するが，ときに回数をふやしたり，他のインスリン製剤を併用する。以後症状及び検査所見に応じて投与量を増減するが，維持量は通常1日4～100単位である。但し，必要により上記用量を超えて使用することがある。

糖尿病昏睡には，必要に応じ皮下，筋肉内，静脈内注射又は持続静脈内注入を行う。
〔ノボリンR注フレックスペン〕：本剤は持続型インスリン製剤と併用する速効型インスリン製剤である。成人では通常毎食前に2〜20単位を皮下注射する。なお，投与量は症状及び検査所見に応じて適宜増減するが，持続型インスリン製剤の投与量を含めた維持量は通常1日4〜100単位である。

用法用量に関連する使用上の注意
〔ノボリン30R注フレックスペン，N注フレックスペン〕：適用にあたっては本剤の作用時間，1mLあたりのインスリン含有単位と患者の病状に留意し，その製剤的特徴に適する場合に投与すること。なお，糖尿病性昏睡，急性感染症，手術等緊急の場合は，本剤のみで処置することは適当でなく，速効型インスリン製剤を使用すること。
〔ノボリンR注100単位/mL，R注フレックスペン〕：適用にあたっては本剤の作用時間，1mLあたりのインスリン含有単位と患者の病状に留意し，その製剤的特徴に適する場合に投与すること。

禁忌
(1)低血糖症状を呈している患者
(2)本剤の成分に対し過敏症の既往歴のある患者

ノーモサング点滴静注250mg 規格：250mg10mL1管[101273円/管]
ヘミン　オーファンパシフィック　634

【効能効果】

急性ポルフィリン症患者における急性発作症状の改善

【対応標準病名】

◎	急性ポルフィリン症		
○	異型性ポルフィリン症	遺伝性コプロポルフィリン症	遺伝性赤芽球増殖性ポルフィリン症
	肝性ポルフィリン症	急性間欠性ポルフィリン症	赤芽球増殖性プロトポルフィリン症
	先天性ポルフィリン症	プロトポルフィリン症	ポルフィリン症
△	晩発性皮膚ポルフィリン症		

効能効果に関連する使用上の注意
(1)本剤は臨床症状及び生化学検査等により急性ポルフィリン症と診断された患者に投与すること。
(2)本剤による急性発作の予防効果は確認されていないことから，予防的には使用しないこと。

用法用量　通常，ヘミンとして3mg/kgを1日1回，4日間点滴静注する。
ただし，1日あたりの投与量は250mgを超えないこと。

用法用量に関連する使用上の注意
(1)希釈方法：患者の体重あたりで計算した必要量を取り，日局生理食塩液100mLで希釈する。
(2)投与時の留意点：本剤投与時に注射部位反応や静脈炎の合併が報告されていることから，できるだけ太い静脈を選び，少なくとも30分以上かけて点滴静注すること。本剤投与後は，続けて日局生理食塩液等を静脈内投与することにより薬液を洗い流すことが望ましい。
(3)本剤は1アンプルあたり21.4mgの鉄を含有している。再投与による鉄蓄積の懸念があるため，血清フェリチン値等の鉄の体内蓄積量に関する検査を行い，適切な処置を行うこと。

禁忌　本剤の成分に対し過敏症の既往歴のある患者

ノルアドリナリン注1mg 規格：0.1%1mL1管[92円/管]
ノルアドレナリン　第一三共　245

【効能効果】

各種疾患若しくは状態に伴う急性低血圧又はショック時の補助治療（心筋梗塞によるショック，敗血症によるショック，アナフィラキシー性ショック，循環血液量低下を伴う急性低血圧ないしショック，全身麻酔時の急性低血圧など）

【対応標準病名】

◎	アナフィラキシーショック	一過性低血圧症	循環血液量減少性ショック
	ショック	心筋梗塞	心原性ショック
	敗血症性ショック		
○	MRSA敗血症	ST上昇型急性心筋梗塞	アナフィラキシー
	アレルギー	アレルギー性浮腫	一次性ショック
	一過性ショック	咽頭アレルギー	院内感染敗血症
	インフルエンザ菌敗血症	右室自由壁破裂	エンドトキシン性ショック
	黄色ぶどう球菌敗血症	冠状動脈血栓症	冠状動脈血栓塞栓症
	冠状動脈口閉鎖	急性右室梗塞	急性下後壁心筋梗塞
	急性下側壁心筋梗塞	急性下壁心筋梗塞	急性貫壁性心筋梗塞
	急性基部側壁心筋梗塞	急性局所性浮腫	急性高位側壁心筋梗塞
	急性後基部心筋梗塞	急性後側部心筋梗塞	急性広範前壁心筋梗塞
	急性後壁心筋梗塞	急性後壁中隔心筋梗塞	急性循環不全
	急性ショック	急性心筋梗塞	急性心尖部側壁心筋梗塞
	急性心内膜下梗塞	急性前側壁心筋梗塞	急性前壁心筋梗塞
	急性前壁心尖部心筋梗塞	急性前壁中隔心筋梗塞	急性側壁心筋梗塞
	急性中隔心筋梗塞	急性本態性浮腫	巨大じんま疹
	起立性眩暈	起立性調節障害	起立性低血圧症
	クインケ浮腫	グラム陰性桿菌敗血症	グラム陰性菌敗血症
	血管神経性浮腫	嫌気性菌敗血症	腱索断裂・急性心筋梗塞に合併
	コアグラーゼ陰性ぶどう球菌敗血症	細菌性ショック	左室自由壁破裂
	周期性浮腫	出血性ショック	食物アレルギー
	心室中隔穿孔・急性心筋梗塞に合併	心室内血栓症・急性心筋梗塞に合併	心尖部血栓症・急性心筋梗塞に合併
	心破裂・急性心筋梗塞に合併	心房中隔穿孔・急性心筋梗塞に合併	心房内血栓症・急性心筋梗塞に合併
	心膜血腫・急性心筋梗塞に合併	脊髄性ショック	体位性失神
	体位性低血圧症	陳旧性心筋梗塞	低血圧症
	疼痛性ショック	特発性低血圧症	二次性起立性低血圧症
	二次性ショック	乳頭筋断裂・急性心筋梗塞に合併	乳頭筋不全症・急性心筋梗塞に合併
	敗血症	敗血性壊疽	非Q波心筋梗塞
	非ST上昇型心筋梗塞	ぶどう球菌性敗血症	本態性低血圧症
	末梢循環不全	薬剤性低血圧症	ワゴトニーによる低血圧症
△	特異体質	有害作用	

用法用量
点滴静脈内注射：ノルアドレナリンとして，通常，成人1回1mgを250mLの生理食塩液，5%ブドウ糖液，血漿または全血などに溶解して点滴静注する。一般に点滴の速度は1分間につき0.5〜1.0mLであるが，血圧を絶えず観察して適宜調節する。
皮下注射
　ノルアドレナリンとして，通常，成人1回0.1〜1mgを皮下注射する。
　なお，年齢，症状により適宜増減する。

禁忌
(1)ハロゲン含有吸入麻酔剤投与中の患者
(2)他のカテコールアミン製剤投与中の患者

原則禁忌
(1)コカイン中毒の患者
(2)心室性頻拍のある患者

併用禁忌

薬剤名等	臨床症状・措置方法	機序・危険因子
ハロゲン含有吸入麻酔剤 フローセン セボフレン等	頻脈，心室細動をおこすおそれがある。	ハロゲン含有吸入麻酔剤が心筋のカテコールアミン感受性を増大させるためと考えられている。
他のカテコールアミン製剤 プロタノール等	不整脈，場合により心停止をおこすおそれがある。	両剤とも心臓を刺激するため。

ノルディトロピンS注10mg　規格：10mg1筒［66689円/筒］
ノルディトロピンフレックスプロ注5mg
規格：5mg1キット［50632円/キット］
ノルディトロピンフレックスプロ注10mg
規格：10mg1キット［96088円/キット］
ノルディトロピンフレックスプロ注15mg
規格：15mg1キット［141767円/キット］
ソマトロピン（遺伝子組換え）　ノボノルディスク　241

【効 能 効 果】

(1)骨端線閉鎖を伴わない成長ホルモン分泌不全性低身長症
(2)骨端線閉鎖を伴わないターナー症候群における低身長
(3)骨端線閉鎖を伴わない軟骨異栄養症における低身長
(4)成人成長ホルモン分泌不全症（重症に限る）
(5)骨端線閉鎖を伴わない SGA（small-for-gestational age）性低身長症

【対応標準病名】

◎	SGA 性低身長症	重症成人成長ホルモン分泌不全	成長ホルモン分泌不全性低身長症
	ターナー症候群	低身長症	軟骨異栄養症
○	XO 症候群	下垂体機能低下症	カルマン症候群
	骨異栄養症	成長ホルモン単独欠損症	成長ホルモン分泌不全
	続発性下垂体機能低下症	ターナー症候群 46XY	ターナー症候群核型 45X
	ターナー症候群モザイク	ターナー症候群モザイク 45X	ターナー症候群モザイク 46XX
	体質性低身長	特発性下垂体機能低下症	軟骨異形成症
	軟骨形成異常症	軟骨形成不全症	軟骨低形成症
	軟骨無形成症	汎下垂体機能低下症	バンデルヘーベ症候群
	複合下垂体ホルモン欠損症	ラロン型低身長症	ローラン症候群
△	ACTH 単独欠損症	FSH 単独欠損症	LH 単独欠損症
	TSH 単独欠損症	下垂体機能低下に伴う貧血	下垂体腫瘤
	下垂体障害	下垂体性男子性腺機能低下症	下垂体性不妊症
	下垂体性卵巣機能低下	下垂体卒中	下垂体膿瘍
	ゴナドトロピン単独欠損症	ゴナドトロピン分泌異常	シーハン症候群
	子宮内胎児発育遅延	視床下部機能障害	脂肪性器ジストロフィー
	松果体のう胞	性器発育異常	性腺発育不全
	胎児栄養失調症	低ゴナドトロピン性性腺機能低下症	特発性低身長症
	トルコ鞍空洞症	内分泌機能異常	内分泌疾患
	内分泌障害	肉芽腫性下垂体炎	妊娠期間に比較して低体重
	妊娠期間に比較して低体重・低身長	濃化異骨症	薬物誘発性下垂体機能低下症
	ラトケのう胞	リンパ球性下垂体炎	

効能効果に関連する使用上の注意

(1)成長ホルモン分泌不全性低身長症：本剤の成長ホルモン分泌不全性低身長症への適用は，厚生省特定疾患間脳下垂体機能障害調査研究班，成長ホルモン分泌不全性低身長症診断の手引きの診断の基準確実例とすること。

(2)ターナー症候群における低身長

①ターナー症候群における低身長への適用基準：染色体検査によりターナー症候群と確定診断された者で，現在の身長が同年齢の〔標準値－2SD〕以下である場合，又は年間の成長速度が2年以上にわたって標準値の－1.5SD 以下である場合。

②ターナー症候群における低身長の治療継続基準

1年ごとに以下の基準を満たしているかどうかを判定し，いずれかを満たしたときに治療の継続をする。

(a)成長速度　≧4.0cm/年

(b)治療中1年間の成長速度と治療前1年間の成長速度の差が，≧1.0cm/年の場合

(c)治療2年目以降で，治療中1年間の成長速度が下記の場合

2年目　≧2.0cm/年

3年目以降　≧1.0cm/年

ただし，以上のいずれも満たさないとき，又は骨年齢が15歳以上に達したときは投与を中止すること。

(3)軟骨異栄養症における低身長

①軟骨異栄養症における低身長への適用基準：現在の身長が同性，同年齢の〔標準値－3SD〕以下である場合。

②軟骨異栄養症における低身長の治療継続基準

1年ごとに以下の基準を満たしているかどうかを判定し，いずれかを満たしたときに治療の継続をする。

(a)成長速度　≧4.0cm/年

(b)治療中1年間の成長速度と治療前1年間の成長速度の差が，≧1.0cm/年の場合

(c)治療2年目以降で，治療中1年間の成長速度が下記の場合

2年目　≧2.0cm/年

3年目以降　≧1.0cm/年

(4)成人成長ホルモン分泌不全症

本剤の成人成長ホルモン分泌不全症への適用は，(1)小児期に成長ホルモン分泌不全症と確定診断されている患者（小児期発症型），もしくは(2)成人期発症型では頭蓋内器質性疾患の合併ないし既往歴，治療歴または周産期異常の既往がある患者のうち，厚生労働省難治性疾患克服研究事業間脳下垂体機能障害調査研究班の「成人成長ホルモン分泌不全症の診断と治療の手引き」において重症と診断された患者とすること。

重症成人成長ホルモン分泌不全症の診断基準

①小児期発症型：2種類以上の成長ホルモン分泌刺激試験における血清（血漿）成長ホルモン濃度の頂値がすべて3ng/mL 以下（GHRP-2 負荷試験では 15ng/mL 以下）であること。ただし，頭蓋内器質性疾患の合併ないし既往歴，治療歴，または周産期異常があり，成長ホルモンを含む複数の下垂体ホルモンの分泌低下がある患者では，1種類の成長ホルモン分泌刺激試験における血清（血漿）成長ホルモン濃度の頂値が 3ng/mL 以下（GHRP-2 負荷試験では 15ng/mL 以下）であること。小児期に成長ホルモン分泌不全症と診断されたものでも，本治療開始前に再度成長ホルモン分泌刺激試験を行い，成長ホルモン分泌不全症であることを確認すること。

②成人期発症型：成長ホルモンを含む複数の下垂体ホルモン（あるいは成長ホルモン単独）の分泌低下がある患者で，かつ1種類（成長ホルモンの単独欠損の患者では2種類）の成長ホルモン分泌刺激試験における血清（血漿）成長ホルモン濃度の頂値が 3ng/mL 以下（GHRP-2 負荷試験では 15ng/mL 以下）であること。

ただし，遺伝子組換え型の成長ホルモンを標準品とした場合は，血清（血漿）成長ホルモン濃度の頂値が 1.8ng/mL 以下（GHRP-2 負荷試験では 9ng/mL 以下）であること。

［成長ホルモン分泌刺激試験の種類と成人成長ホルモン分泌不全症で重症と診断される血清（血漿）成長ホルモン濃度の頂値］

成長ホルモン分泌刺激物質	ヒト成長ホルモン標準品	
	遺伝子組換え	下垂体抽出
インスリン，アルギニン，グルカゴン	1.8ng/mL 以下	3ng/mL 以下
GHRP-2	9ng/mL 以下	15ng/mL 以下

(5)SGA 性低身長症

① SGA 性低身長症への適用基準

以下のいずれの基準も満たすこと。

(a)出生時

出生時の体重及び身長がともに在胎週数相当の 10 パーセンタイル未満であり，かつ出生時の体重あるいは身長

のいずれかが在胎週数相当の〔標準値－2SD〕未満であること。
なお，重症の新生児出生時に身長が測定できないことがあるので，測定されていない場合には出生体重のみで判定すること。
(b)治療の開始条件
1)3歳以上の患者であること
2)治療開始時点における身長が同性，同年齢の〔標準値－2.5SD〕未満
3)治療開始前1年間の成長速度が標準成長速度の0SD未満
(c)出生後の成長障害が子宮内発育遅延以外の疾患等に起因する患者でないこと。また，成長障害をもたらすと考えられる治療を受けている患者でないこと。
② SGA性低身長症の治療継続基準
1年ごとに以下の基準を満たしているかどうかを判定し，いずれかを満たしたときに治療の継続をする。
(a)成長速度　≧4cm/年
(b)治療中1年間の成長速度と，投与前1年間の成長速度の差が1.0cm/年以上の場合。
(c)治療2年目以降，増量後の治療中1年間の成長速度が下記の場合
2年目　≧2.0cm/年
3年目以降　≧1.0cm/年
ただし，二次性徴発来後，年間成長速度が2cmを下回るとき，あるいは骨年齢が男17歳，女15歳以上に達したときは投与を中止すること。

用法用量

〔S注10mg〕
効能効果(1)の場合：通常1週間に体重kg当たり，ソマトロピン（遺伝子組換え）として0.175mgを6～7回に分けて，専用の医薬品ペン型注入器を用いて皮下に注射する。
効能効果(2)，(3)の場合：通常1週間に体重kg当たり，ソマトロピン（遺伝子組換え）として0.35mgを6～7回に分けて，専用の医薬品ペン型注入器を用いて皮下に注射する。
効能効果(4)の場合：通常開始用量として，1週間に体重kg当たり，ソマトロピン（遺伝子組換え）として0.021mgを6～7回に分けて，専用の医薬品ペン型注入器を用いて皮下に注射する。患者の臨床症状に応じて1週間に体重kg当たり0.084mgを上限として漸増し，1週間に6～7回に分けて，専用の医薬品ペン型注入器を用いて皮下に注射する。なお，投与量は臨床症状及び血清インスリン様成長因子-I（IGF-I）濃度等の検査所見に応じて適宜増減する。ただし，1日量として1mgを超えないこと。
効能効果(5)の場合：通常1週間に体重kg当たり，ソマトロピン（遺伝子組換え）として0.23mgを6～7回に分けて，専用の医薬品ペン型注入器を用いて皮下に注射する。なお，効果不十分な場合は1週間に体重kg当たり0.47mgまで増量し，6～7回に分けて，専用の医薬品ペン型注入器を用いて皮下に注射する。
〔フレックスプロ注〕
効能効果(1)の場合：通常1週間に体重kg当たり，ソマトロピン（遺伝子組換え）として0.175mgを6～7回に分けて皮下に注射する。
効能効果(2)，(3)の場合：通常1週間に体重kg当たり，ソマトロピン（遺伝子組換え）として0.35mgを6～7回に分けて皮下に注射する。
効能効果(4)の場合：通常開始用量として，1週間に体重kg当たり，ソマトロピン（遺伝子組換え）として0.021mgを6～7回に分けて皮下に注射する。患者の臨床症状に応じて1週間に体重kg当たり0.084mgを上限として漸増し，1週間に6～7回に分けて皮下に注射する。なお，投与量は臨床症状及び血清インスリン様成長因子-I（IGF-I）濃度等の検査所見に応じて適宜増減する。ただし，1日量として1mgを超えないこと。
効能効果(5)の場合：通常1週間に体重kg当たり，ソマトロピン（遺伝子組換え）として0.23mgを6～7回に分けて皮下に注射する。なお，効果不十分な場合は1週間に体重kg当たり0.47mgまで増量し，6～7回に分けて皮下に注射する。

用法用量に関連する使用上の注意

(1)成人成長ホルモン分泌不全症
①本剤の投与量は，血清IGF-I濃度を参照して調整すること。血清IGF-I濃度は投与開始後24週目までは4週間に1回，それ以降は12週から24週間に1回の測定を目安とすること。
また，副作用の発現等の際は，適宜，血清IGF-I濃度を測定し，本剤の減量，一時的な投与中止等適切な処置をとること。
②加齢に伴い生理的な成長ホルモンの分泌量や血清IGF-I濃度が低下することが知られている。本剤投与による症状の改善が認められなくなり，かつ本剤を投与しなくても血清IGF-I濃度が基準範囲内にある場合は，投与中止を考慮すること。
(2)SGA性低身長症：用量の増量にあたっては，Δ身長SDスコア，低身長の程度等を考慮して総合的に判断すること。

禁忌

(1)糖尿病患者
(2)悪性腫瘍のある患者
(3)妊婦又は妊娠している可能性のある婦人

バイエッタ皮下注5μgペン300
規格：300μg1キット(5μg) [9937円/キット]
バイエッタ皮下注10μgペン300
規格：300μg1キット(10μg) [9937円/キット]
エキセナチド　アストラゼネカ　249

【効 能 効 果】

2型糖尿病：ただし，食事療法・運動療法に加えてスルホニルウレア剤（ビグアナイド系薬剤又はチアゾリジン系薬剤との併用を含む）を使用しても十分な効果が得られない場合に限る。

【対応標準病名】

◎	2型糖尿病		
○	2型糖尿病・眼合併症あり	2型糖尿病・関節合併症あり	2型糖尿病・腎合併症あり
	2型糖尿病・神経学的合併症あり	2型糖尿病・多発糖尿病性合併症あり	2型糖尿病・糖尿病性合併症あり
	2型糖尿病・糖尿病性合併症なし	2型糖尿病・末梢循環合併症あり	2型糖尿病黄斑症
	2型糖尿病性壊疽	2型糖尿病性黄斑浮腫	2型糖尿病性潰瘍
	2型糖尿病性眼筋麻痺	2型糖尿病性関節症	2型糖尿病性筋萎縮症
	2型糖尿病性血管障害	2型糖尿病性高コレステロール血症	2型糖尿病性虹彩炎
	2型糖尿病性骨症	2型糖尿病性神経因性膀胱	2型糖尿病性神経痛
	2型糖尿病性腎症第1期	2型糖尿病性腎症第2期	2型糖尿病性腎症第3期
	2型糖尿病性腎症第3期A	2型糖尿病性腎症第3期B	2型糖尿病性水疱
	2型糖尿病性精神障害	2型糖尿病性そう痒症	2型糖尿病性単ニューロパチー
	2型糖尿病性中心性網膜症	2型糖尿病性動脈硬化症	2型糖尿病性動脈閉塞症
	2型糖尿病性白内障	2型糖尿病性皮膚障害	2型糖尿病性浮腫性硬化症
	2型糖尿病性末梢血管症	2型糖尿病性末梢血管障害	2型糖尿病性末梢神経障害
	2型糖尿病性ミオパチー	2型糖尿病性網膜症	安定型糖尿病
	インスリン抵抗性糖尿病	若年2型糖尿病	増殖性糖尿病性網膜症・2型糖尿病
	糖尿病・糖尿病性合併症なし		
△	2型糖尿病・ケトアシドーシス合併あり	2型糖尿病・昏睡合併あり	2型糖尿病合併妊娠
	2型糖尿病性アシドーシス	2型糖尿病性アセトン血症	2型糖尿病性肝障害
	2型糖尿病性ケトアシドーシス	2型糖尿病性昏睡	2型糖尿病性自律神経ニューロパチー

2型糖尿病性腎硬化症	2型糖尿病性腎症	2型糖尿病性腎症第4期
2型糖尿病性腎症第5期	2型糖尿病性腎不全	2型糖尿病性多発ニューロパチー
2型糖尿病性低血糖性昏睡	2型糖尿病性ニューロパチー	キンメルスチール・ウイルソン症候群
高血糖高浸透圧症候群	高浸透圧性非ケトン性昏睡	増殖性糖尿病性網膜症
糖尿病	糖尿病黄斑症	糖尿病黄斑浮腫
糖尿病合併症	糖尿病性アシドーシス	糖尿病性アセトン血症
糖尿病性壊疽	糖尿病性潰瘍	糖尿病性眼筋麻痺
糖尿病性肝障害	糖尿病性関節症	糖尿病性筋萎縮症
糖尿病性血管障害	糖尿病性ケトアシドーシス	糖尿病性高コレステロール血症
糖尿病性虹彩炎	糖尿病性骨症	糖尿病性昏睡
糖尿病性自律神経ニューロパチー	糖尿病性神経因性膀胱	糖尿病性神経痛
糖尿病性腎硬化症	糖尿病性腎症	糖尿病性腎不全
糖尿病性水疱	糖尿病性精神障害	糖尿病性そう痒症
糖尿病性多発ニューロパチー	糖尿病性単ニューロパチー	糖尿病性中心性網膜症
糖尿病性低血糖性昏睡	糖尿病性動脈硬化症	糖尿病性動脈閉塞症
糖尿病性ニューロパチー	糖尿病性白内障	糖尿病性皮膚障害
糖尿病性浮腫性硬化症	糖尿病性末梢血管症	糖尿病性末梢血管障害
糖尿病性末梢神経障害	糖尿病網膜症	

効能効果に関連する使用上の注意　本剤は，食事療法・運動療法に加えてスルホニルウレア剤単独療法，スルホニルウレア剤とビグアナイド系薬剤の併用療法，又はスルホニルウレア剤とチアゾリジン系薬剤の併用療法を行っても十分な効果が得られない場合に限り適用を考慮すること。

用法用量　通常，成人には，エキセナチドとして，1回5μgを1日2回朝夕食前に皮下注射する。投与開始から1ヵ月以上の経過観察後，患者の状態に応じて1回10μg，1日2回投与に増量できる。

用法用量に関連する使用上の注意

(1)本剤の投与は原則として朝夕食前60分以内に行い，食後の投与は行わないこと。

(2)本剤の投与は1回5μg，1日2回より開始すること。1回5μgから10μgに増量した後に，低血糖や胃腸障害が増加する傾向が認められているため，少なくとも投与開始から1ヵ月以上経過観察を行い，また，有効性と安全性を考慮して，1回10μg，1日2回への増量の可否を慎重に判断すること。

禁忌

(1)本剤の成分に対し過敏症の既往歴のある患者

(2)糖尿病性ケトアシドーシス，糖尿病性昏睡又は前昏睡，1型糖尿病の患者

(3)重症感染症，手術等の緊急の場合

(4)透析患者を含む重度腎機能障害のある患者

バイオゲン静注50mg　規格：50mg20mL1管[56円/管]
バイオゲン注10mg　規格：10mg1管[55円/管]
チアミンジスルフィド　扶桑薬品　312

【効 能 効 果】

(1)ビタミンB_1欠乏症の予防及び治療

(2)ビタミンB_1の需要が増大し，食事からの摂取が不十分な際の補給(消耗性疾患，甲状腺機能亢進症，妊産婦，授乳婦，はげしい肉体労働時など)

(3)ウェルニッケ脳炎

(4)脚気衝心

(5)下記疾患のうち，ビタミンB_1の欠乏又は代謝障害が関与すると推定される場合

①神経痛

②筋肉痛・関節痛

③末梢神経炎・末梢神経麻痺

④便秘などの胃腸運動機能障害

⑤術後腸管麻痺

上記の諸症のうちビタミンB_1欠乏症の予防及び治療，ビタミンB_1の需要が増大し，食事からの摂取が不十分な際の補給，ウェルニッケ脳炎，脚気衝心以外の効能効果に対しては，効果がないのに月余にわたって漫然と使用すべきでない。

【対応標準病名】

◎	胃腸運動機能障害	ウェルニッケ脳炎	脚気心
	関節痛	筋肉痛	甲状腺機能亢進症
	神経痛	腸麻痺	ビタミンB1欠乏症
	便秘症	末梢神経炎	末梢神経障害
○	異所性中毒性甲状腺腫	脚気	脚気症候群
	脚気神経炎	乾性脚気	グレーブス病
	痙性イレウス	甲状腺眼症	甲状腺機能正常型グレーブス病
	甲状腺クリーゼ	甲状腺中毒性昏睡	産後脚気
	湿性脚気	小腸麻痺	人為的甲状腺中毒症
	大腸麻痺	中毒性甲状腺腫	中毒性多結節性甲状腺腫
	中毒性単結節性甲状腺腫	バセドウ病	バセドウ病眼症
	バセドウ病術後再発	びまん性中毒性甲状腺腫	プランマー病
	麻痺性イレウス	肋間神経痛	
△あ	MP関節痛	亜イレウス	亜急性連合性脊髄変性症
	アルコール性多発ニューロパチー	胃うっ血	胃運動機能障害
	胃運動亢進症	胃液欠乏	胃液分泌過多
	胃拡張	胃下垂	胃機能亢進
	胃狭窄	胃痙攣	胃軸捻症
	胃十二指腸嵌頓	胃腫瘤	胃切除後癒着
	胃腸機能異常	胃腸機能減退	胃腸虚弱
	一過性甲状腺機能亢進症	胃粘膜過形成	胃粘膜下腫瘤
	胃のう胞	胃壁軟化症	イレウス
か	腋窩部痛	炎症性大網癒着	外傷性肩不安定症
	顎関節痛	過酸症	下肢関節痛
	下肢筋肉痛	下肢神経痛	下垂体性TSH分泌亢進症
	下垂体性甲状腺機能亢進症	下腿関節痛	下腿三頭筋痛
	下腿神経炎	肩関節痛症	偽性イレウス
	偽性甲状腺機能亢進症	偽性股関節痛	機能性嘔吐
	機能性便秘症	急性胃腸障害	急性胃粘膜病変
	胸鎖関節痛	胸鎖乳突筋痛	胸背部筋肉痛
	胸部筋肉痛	胸腹部筋痛	胸壁神経痛
	挙上空腸狭窄	頚肩部筋肉痛	痙性胃炎
	頚部筋肉痛	頚部神経痛	痙攣性便秘
	結腸アトニー	肩甲上神経痛	肩甲部筋肉痛
	肩鎖関節痛	原発性甲状腺機能亢進症	肩部筋痛
	甲状腺中毒症	甲状腺中毒症性関節障害	甲状腺中毒症性筋無力症候群
	甲状腺中毒症性心筋症	甲状腺中毒性眼球突出症	甲状腺中毒性四肢麻痺
	甲状腺中毒性周期性四肢麻痺	甲状腺中毒性心不全	甲状腺中毒性ミオパチー
	後頭下神経痛	後頭神経痛	後頭部神経痛
	項背部筋痛	項部筋肉痛	項部神経痛
さ	股関節痛	弛緩性便秘症	趾関節痛
	四肢神経痛	膝窩部痛	膝関節痛
	習慣性便秘	重症便秘症	十二指腸腫瘤
	手関節痛	手指関節痛	手指神経炎
	術後便秘	上肢筋肉痛	上肢神経痛
	上腕筋肉痛	上腕三頭筋痛	上腕神経痛
	上腕二頭筋痛	食事性便秘	神経炎
	スルーダー神経痛	脊椎関節痛	線維筋痛症
	仙腸関節痛	前腕筋肉痛	前腕神経痛

	僧帽筋痛	足関節痛	側頭部神経痛
た	大腿筋痛	大腿神経痛	大腸機能障害
	大腸ジスキネジア	多発性関節痛	多発性筋肉痛
	多発性神経炎	多発性神経障害	多発性神経痛
	多発ニューロパチー	単純性便秘	肘関節痛
	中指関節痛	腸アトニー	腸管運動障害
	腸管麻痺性便秘	腸機能障害	腸ジスキネジア
	直腸性便秘	低酸症	殿部筋肉痛
	頭部筋肉痛	頭部神経痛	特発性神経痛
は	二次性甲状腺機能亢進症	乳幼児便秘	背部筋肉痛
	背部神経痛	反復性多発性神経炎	肥厚性幽門狭窄症
	腓腹筋痛	腹壁筋痛	腹壁神経痛
	糞便性イレウス	ペラグラ性脳症	便通異常
ま	母指MP関節痛	母趾関節痛	慢性神経痛
や	無酸症	薬物胃障害	腰筋痛症
ら	腰背筋痛症	腰皮神経痛	肋間筋肉痛

用法用量

〔バイオゲン静注50mg〕：チアミンジスルフィドとして，通常成人1日5～100mgを緩徐に静脈内注射する。なお，年齢，症状により適宜増減する。

〔バイオゲン注10mg〕：チアミンジスルフィドとして，通常成人1日5～100mgを皮下，筋肉内又は緩徐に静脈内注射する。なお，年齢，症状により適宜増減する。

禁忌　本剤に対し過敏症の既往歴のある患者

ハイカムチン注射用1.1mg　規格：1.1mg1瓶[10130円/瓶]
ノギテカン塩酸塩　日本化薬 424

【効 能 効 果】

小細胞肺癌，がん化学療法後に増悪した卵巣癌，小児悪性固形腫瘍

【対応標準病名】

◎	悪性腫瘍	腫瘍	小細胞肺癌
	卵巣癌		
○	EGFR遺伝子変異陽性非小細胞肺癌	KIT（CD117）陽性胃消化管間質腫瘍	KIT（CD117）陽性結腸消化管間質腫瘍
	KIT（CD117）陽性小腸消化管間質腫瘍	KIT（CD117）陽性食道消化管間質腫瘍	KIT（CD117）陽性直腸消化管間質腫瘍
	KRAS遺伝子野生型結腸癌	KRAS遺伝子野生型直腸癌	胃消化管間質腫瘍
	胃前庭部癌	陰茎悪性黒色腫	陰茎有棘細胞癌
	陰のう悪性黒色腫	陰のう有棘細胞癌	外陰部有棘細胞癌
	回腸消化管間質腫瘍	下葉肺癌	眼角基底細胞癌
	眼角皮膚癌	眼角有棘細胞癌	眼瞼脂腺癌
	眼瞼メルケル細胞癌	癌性胸水	去勢抵抗性前立腺癌
	空腸消化管間質腫瘍	頚部メルケル細胞癌	結腸消化管間質腫瘍
	限局性前立腺癌	原発性悪性脳腫瘍	原発性肺癌
	口唇メルケル細胞癌	後腹膜神経芽腫	項部メルケル細胞癌
	耳介メルケル細胞癌	十二指腸消化管間質腫瘍	獣皮様母斑
	小腸消化管間質腫瘍	上葉肺癌	食道消化管間質腫瘍
	進行性前立腺癌	前立腺癌再発	退形成性上衣腫
	大網消化管間質腫瘍	中葉肺癌	腸間膜消化管間質腫瘍
	直腸消化管間質腫瘍	転移性腹壁腫瘍	頭部メルケル細胞癌
	肺癌	肺門部肺癌	副腎神経芽腫
△ あ	ALK融合遺伝子陽性非小細胞肺癌	悪性エナメル上皮腫	悪性下垂体腫瘍
	悪性褐色細胞腫	悪性顆粒細胞腫	悪性間葉腫
	悪性奇形腫	悪性胸腺腫	悪性グロームス腫瘍
	悪性血管外皮腫	悪性甲状腺腫	悪性骨腫瘍
	悪性縦隔腫瘍	悪性神経膠腫	悪性髄膜腫
	悪性脊髄髄膜腫	悪性線維性組織球腫	悪性停留精巣
	悪性頭蓋咽頭腫	悪性脳腫瘍	悪性末梢神経鞘腫
	悪性葉状腫瘍	悪性リンパ腫骨髄浸潤	鞍上部胚細胞腫瘍
	胃悪性間葉系腫瘍	胃悪性黒色腫	イートン・ランバート症候群
	胃カルチノイド	胃癌	胃癌・HER2過剰発現
	胃管癌	胃癌骨転移	胃癌末期
	胃原発絨毛癌	胃脂肪肉腫	胃重複癌
	胃進行癌	胃体部癌	胃底部癌
	胃肉腫	胃胚細胞腫瘍	胃平滑筋肉腫
	胃幽門部癌	陰核癌	陰茎癌
	陰茎亀頭部癌	陰茎体部癌	陰茎肉腫
	陰茎パジェット病	陰茎包皮部癌	咽頭癌
	咽頭肉腫	陰のう癌	陰のう内脂肪肉腫
	陰のうパジェット病	ウイルムス腫瘍	腋窩腫瘍
	腋窩部軟部腫瘍	エクリン汗孔癌	炎症性乳癌
	延髄神経膠腫	延髄星細胞腫	横紋筋肉腫
か	外陰悪性黒色腫	外陰悪性腫瘍	外陰癌
	外陰部パジェット病	外耳腫瘍	外耳道癌
	外耳道腫瘍	海綿芽細胞腫	下咽頭癌
	下咽頭後部癌	下咽頭肉腫	下顎悪性エナメル上皮腫
	下顎骨悪性腫瘍	下顎骨肉腫	下顎骨腫瘍
	下顎腫瘍	下顎部横紋筋肉腫	下顎部腫瘍
	下眼瞼基底細胞癌	下眼瞼皮膚癌	下眼瞼有棘細胞癌
	顎下腺癌	顎下部悪性腫瘍	顎関節滑膜骨軟骨腫症
	顎部腫瘍	角膜の悪性腫瘍	下口唇基底細胞癌
	下口唇皮膚癌	下口唇有棘細胞癌	下肢悪性腫瘍
	仮声帯癌	下腿腫瘍	下腿軟部腫瘍
	下腿皮下腫瘍	肩関節滑膜骨軟骨腫症	肩軟部腫瘍
	滑膜骨軟骨腫症	滑膜腫	滑膜肉腫
	下腹部腫瘍	下部食道癌	下部胆管癌
	下葉小細胞肺癌	下葉肺腺癌	下葉肺大細胞癌
	下葉肺扁平上皮癌	下葉非小細胞肺癌	肝悪性腫瘍
	眼窩悪性腫瘍	肝外胆管癌	眼窩横紋筋肉腫
	眼窩腫瘍	眼窩神経芽腫	肝カルチノイド
	肝癌	肝癌骨転移	眼瞼皮膚の悪性腫瘍
	眼瞼部腫瘍	肝細胞癌	肝細胞癌破裂
	癌性胸膜炎	関節軟骨腫瘍	汗腺癌
	眼内腫瘍	顔面悪性腫瘍	顔面横紋筋肉腫
	顔面骨腫瘍	顔面皮下腫瘍	顔面皮膚腫瘍
	肝門部癌	肝門部胆管癌	間葉腫
	気管癌	気管支カルチノイド	気管支癌
	気管支リンパ節転移	奇形腫	基底細胞癌
	臼後部癌	嗅神経芽腫	嗅神経上皮腫
	胸腔内リンパ節の悪性腫瘍	胸骨腫瘍	橋神経膠腫
	胸腺癌	胸腺腫	胸椎腫瘍
	胸椎転移	頬部横紋筋肉腫	胸部下部食道癌
	頬部血管肉腫	頬部腫瘍	胸部上部食道癌
	胸部食道癌	胸部中部食道癌	胸壁腫瘍
	胸膜悪性腫瘍	胸膜脂肪肉腫	胸膜播種
	距骨腫瘍	巨大後腹膜脂肪肉腫	巨大母斑細胞母斑
	季肋部腫瘍	クルッケンベルグ腫瘍	クロム親和性芽細胞腫
	脛骨遠位部骨腫瘍	脛骨近位部巨細胞腫	脛骨近位部骨腫瘍
	脛骨骨幹部骨腫瘍	脛骨腫瘍	頚椎腫瘍
	頚動脈小体悪性腫瘍	頚部悪性腫瘍	頚部悪性線維性組織球腫
	頚部悪性軟部腫瘍	頚部横紋筋肉腫	頚部滑膜肉腫
	頚部癌	頚部基底細胞癌	頚部血管肉腫
	頚部原発腫瘍	頚部脂腺癌	頚部脂肪肉腫
	頚部腫瘍	頚部食道癌	頚部神経芽腫
	頚部軟部腫瘍	頚部肉腫	頚部皮膚悪性腫瘍
	頚部皮膚癌	頚部有棘細胞癌	頚部隆起性皮膚線維肉腫
	頚部リンパ節腫	頚部リンパ節腫瘍	血管芽細胞腫
	血管周皮腫	血管内皮腫	血管肉腫
	結膜腫瘍	結膜の悪性腫瘍	肩甲骨腫瘍
	肩甲部脂肪肉腫	肩甲部腫瘍	原始神経外胚葉腫瘍

原線維性星細胞腫	原発性肝癌	原発性骨腫瘍
原発性脳腫瘍	肩部悪性線維性組織球腫	肩部横紋筋肉腫
肩部滑膜肉腫	肩部線維肉腫	肩部淡明細胞肉腫
肩部胞巣状軟部肉腫	肛囲腫瘍	膠芽腫
交感神経節腫瘍	口腔悪性黒色腫	口腔癌
口腔前庭癌	虹彩腫瘍	後縦隔悪性腫瘍
甲状腺悪性腫瘍	甲状腺癌	甲状腺癌骨転移
甲状腺髄様癌	甲状腺乳頭癌	甲状腺未分化癌
甲状腺濾胞癌	甲状軟骨の悪性腫瘍	口唇皮膚悪性腫瘍
喉頭蓋癌	喉頭蓋前面癌	喉頭蓋谷癌
喉頭癌	後頭骨腫瘍	後頭部転移性腫瘍
後頭葉悪性腫瘍	後頭葉膠芽腫	後頭葉神経膠腫
膠肉腫	項部基底細胞癌	後腹膜悪性腫瘍
後腹膜悪性線維性組織球腫	後腹膜横紋筋肉腫	後腹膜奇形腫
後腹膜血管肉腫	後腹膜脂肪肉腫	後腹膜腫瘍
後腹膜線維肉腫	後腹膜胚細胞腫瘍	後腹膜平滑筋肉腫
後腹膜リンパ節転移	項部腫瘍	項部皮膚癌
項部有棘細胞癌	項部リンパ節腫	肛門悪性黒色腫
肛門癌	肛門管癌	肛門部癌
肛門扁平上皮癌	股関節滑膜骨軟骨腫症	骨悪性線維性組織球腫
骨巨細胞腫	骨原性肉腫	骨腫瘍
骨髄性白血病骨髄浸潤	骨髄転移	骨線維肉腫
骨転移癌	骨軟骨肉腫	骨肉腫
骨盤骨腫瘍	骨盤腫瘍	骨盤転移
骨盤内リンパ節転移	骨盤内リンパ節の悪性腫瘍	骨膜性骨肉腫

さ

細気管支肺胞上皮癌	鰓原性癌	鎖骨腫瘍
坐骨腫瘍	鎖骨部腫瘍	残胃癌
耳介癌	耳介腫瘍	耳介部腫瘍
耳下腺癌	耳下部肉腫	耳管癌
指基節骨腫瘍	趾基節骨腫瘍	色素性基底細胞癌
子宮癌	子宮癌骨転移	子宮癌再発
子宮癌肉腫	子宮体癌	子宮体癌再発
子宮内膜癌	子宮内膜間質肉腫	子宮肉腫
子宮平滑筋肉腫	指骨腫瘍	趾骨腫瘍
篩骨洞癌	視床下部星細胞腫	視床星細胞腫
視神経膠腫	脂腺癌	指中節骨腫瘍
趾中節骨腫瘍	膝蓋骨腫瘍	膝関節滑膜骨軟骨腫症
膝関節腫瘍	膝部腫瘍	膝部軟部腫瘍
趾軟部腫瘍	脂肪肉腫	指末節骨腫瘍
趾末節骨腫瘍	斜台部脊索腫	尺骨腫瘍
縦隔癌	縦隔脂肪肉腫	縦隔神経芽腫
縦隔胚細胞腫瘍	縦隔卵黄のう腫瘍	縦隔リンパ節転移
十二指腸乳頭癌	十二指腸乳頭部癌	絨毛癌
手関節部滑膜肉腫	手関節部腫瘍	主気管支の悪性腫瘍
手掌部軟部腫瘍	術後乳癌	手部悪性線維性組織球腫
手部横紋筋肉腫	手部滑膜肉腫	手部淡明細胞肉腫
手部類上皮肉腫	上衣芽細胞腫	上衣腫
小陰唇癌	上咽頭癌	上咽頭脂肪肉腫
上顎悪性エナメル上皮腫	上顎癌	上顎結節部癌
上顎骨悪性腫瘍	上顎骨骨肉腫	上顎骨腫瘍
上顎歯肉頬移行部癌	上顎腫瘍	上顎洞癌
上顎部腫瘍	松果体悪性腫瘍	松果体芽腫
松果体胚細胞腫瘍	松果体部膠芽腫	松果体未分化胚細胞腫
上眼瞼基底細胞癌	上眼瞼皮膚癌	上眼瞼有棘細胞癌
上口唇基底細胞癌	上口唇皮膚癌	上口唇有棘細胞癌
踵骨腫瘍	上肢悪性腫瘍	小唾液腺癌
上皮腫	上腹部腫瘍	上部食道癌
上部胆管癌	上葉小細胞肺癌	上葉肺腺癌
上葉肺大細胞癌	上葉肺扁平上皮癌	上葉非小細胞肺癌
上腕悪性線維性組織球腫	上腕悪性軟部腫瘍	上腕横紋筋肉腫
上腕滑膜肉腫	上腕骨遠位部骨腫瘍	上腕骨巨細胞腫
上腕骨近位部巨細胞腫	上腕骨近位部骨腫瘍	上腕骨骨幹部骨腫瘍
上腕骨腫瘍	上腕脂肪肉腫	上腕線維肉腫
上腕淡明細胞肉腫	上腕軟部腫瘍	上腕胞巣状軟部肉腫
上腕類上皮肉腫	食道悪性間葉系腫瘍	食道悪性黒色腫
食道横紋筋肉腫	食道カルチノイド	食道癌骨転移
食道癌肉腫	食道基底細胞癌	食道偽肉腫
食道脂肪肉腫	食道小細胞癌	食道腺癌
食道腺様のう胞癌	食道粘表皮癌	食道表在癌
食道平滑筋肉腫	食道未分化癌	痔瘻癌
腎悪性腫瘍	腎盂癌	腎盂腺癌
腎盂乳頭状癌	腎盂尿路上皮癌	腎盂扁平上皮癌
腎カルチノイド	腎癌	腎癌骨転移
心筋腫瘍	神経芽腫	神経膠腫
神経細胞腫瘍	神経節膠腫	神経線維肉腫
進行乳癌	腎細胞癌	腎周囲脂肪肉腫
心臓悪性腫瘍	心臓横紋筋肉腫	心臓血管肉腫
心臓脂肪肉腫	心臓腫瘍	心臓線維肉腫
心臓粘液肉腫	心内膜腫瘍	腎肉腫
心膜腫瘍	膵芽腫	膵癌
膵管癌	膵管内管状腺癌	膵管内乳頭粘液性腺癌
膵脂肪肉腫	膵漿液性のう胞腺癌	膵腺房細胞癌
膵臓癌骨転移	膵体部癌	膵頭部カルチノイド
膵頭部癌	膵内胆管癌	膵粘液性のう胞腺癌
膵尾部癌	髄膜癌腫症	髄膜白血病
スキルス胃癌	星細胞腫	精索脂肪肉腫
精索肉腫	星状芽細胞腫	精上皮腫
成人T細胞白血病骨髄浸潤	精巣横紋筋肉腫	精巣癌
精巣奇形癌	精巣奇形腫	精巣絨毛癌
精巣上体癌	精巣胎児性癌	精巣肉腫
精巣胚細胞腫瘍	精巣卵黄のう腫瘍	精巣卵のう腫瘍
精母細胞腫	声門下癌	声門癌
声門上癌	脊索腫	脊髄播種
脊椎腫瘍	脊椎転移	舌下腺癌
線維脂肪肉腫	線維肉腫	仙骨腫瘍
前縦隔悪性腫瘍	全身性転移性癌	前頭骨腫瘍
前頭洞癌	前頭部転移性腫瘍	前頭葉悪性腫瘍
前頭葉膠芽腫	前頭葉神経膠腫	前頭葉星細胞腫
前頭葉退形成性星細胞腫	仙尾部奇形腫	仙尾部腫瘍
前立腺横紋筋肉腫	前立腺癌	前立腺癌骨転移
前立腺小細胞癌	前立腺神経内分泌癌	前立腺肉腫
前腕悪性線維性組織球腫	前腕悪性軟部腫瘍	前腕横紋筋肉腫
前腕滑膜肉腫	前腕腫瘍	前腕線維肉腫
前腕軟部腫瘍	前腕胞巣状軟部肉腫	前腕類上皮肉腫
早期胃癌	早期食道癌	総胆管癌
足関節滑膜骨軟骨腫症	足根骨腫瘍	足舟状骨腫瘍
足底部腫瘍	足底部軟部腫瘍	側頭骨腫瘍
側頭部転移性腫瘍	側頭葉悪性腫瘍	側頭葉膠芽腫
側頭葉神経膠腫	側頭葉星細胞腫	側頭葉退形成性星細胞腫
側頭葉毛様細胞性星細胞腫	足背腫瘍	足部腫瘍

た

鼡径部腫瘍	第4脳室上衣腫	大陰唇癌
退形成性星細胞腫	胎児性癌	胎児性精巣腫瘍
大腿骨遠位部巨細胞腫	大腿骨遠位部骨腫瘍	大腿骨近位部骨腫瘍
大腿骨骨幹部骨腫瘍	大腿骨腫瘍	大腿骨転移性骨腫瘍
大腿腫瘍	大腿軟部腫瘍	大唾液腺癌
大腸癌	大腸癌骨転移	大腸肉腫
大腸粘液癌	大動脈周囲リンパ節転移	大脳悪性腫瘍
大脳深部神経膠腫	大脳深部転移性腫瘍	大網脂肪肉腫
大網腫瘍	唾液腺癌	多発性癌転移
多発性骨髄腫骨髄浸潤	多発性神経膠腫	胆管癌
男性性器癌	胆のうカルチノイド	胆のう癌
胆のう管癌	胆のう肉腫	淡明細胞肉腫

	恥骨腫瘍	腟悪性黒色腫	腟癌
	中咽頭癌	中咽頭側壁癌	中咽頭肉腫
	肘関節滑膜骨軟骨腫症	中耳悪性腫瘍	中縦隔悪性腫瘍
	中手骨腫瘍	中足骨腫瘍	中脳神経膠腫
	肘部滑膜肉腫	中部食道癌	肘部線維肉腫
	中部胆管癌	肘部軟部腫瘍	肘部類上皮肉腫
	中葉小細胞肺癌	中葉肺腺癌	中葉肺大細胞癌
	中葉肺扁平上皮癌	中葉非小細胞肺癌	腸間膜悪性腫瘍
	腸間膜脂肪肉腫	腸間膜腫瘍	腸間膜肉腫
	腸間膜平滑筋肉腫	蝶形骨腫瘍	蝶形骨洞癌
	腸骨腫瘍	腸骨リンパ節転移	聴神経膠腫
	直腸Ｓ状部結腸癌	直腸悪性黒色腫	直腸癌
	直腸癌骨転移	直腸癌術後再発	直腸癌穿孔
	直腸脂肪肉腫	直腸平滑筋肉腫	デスモイド
	手軟部悪性腫瘍	転移性下顎癌	転移性肝癌
	転移性肝腫瘍	転移性胸膜腫瘍	転移性口腔癌
	転移性黒色腫	転移性骨腫瘍	転移性骨腫瘍による大腿骨骨折
	転移性縦隔腫瘍	転移性十二指腸癌	転移性腫瘍
	転移性消化器腫瘍	転移性上顎癌	転移性小腸腫瘍
	転移性腎腫瘍	転移性膵腫瘍	転移性舌癌
	転移性頭蓋骨腫瘍	転移性脳腫瘍	転移性肺癌
	転移性肺腫瘍	転移性脾腫瘍	転移性皮膚腫瘍
	転移性副腎腫瘍	転移性扁平上皮癌	転移性卵巣癌
	テント上下転移性腫瘍	殿部腫瘍	頭蓋骨悪性腫瘍
	頭蓋骨骨肉腫	頭蓋骨腫瘍	頭蓋底骨肉腫
	頭蓋底腫瘍	頭蓋底脊索腫	頭蓋内胚細胞腫瘍
	頭蓋部脊索腫	頭頚部癌	橈骨腫瘍
	頭頂骨腫瘍	頭頂部軟部腫瘍	頭頂葉悪性腫瘍
	頭頂葉膠芽腫	頭頂葉神経膠腫	頭頂葉星細胞腫
	頭部悪性線維性組織球腫	頭部横紋筋肉腫	頭部滑膜肉腫
	頭部基底細胞癌	頭部血管肉腫	頭部脂腺癌
	頭部脂肪肉腫	頭部軟部組織悪性腫瘍	頭部皮下腫瘍
	頭部皮膚癌	頭部有棘細胞癌	頭部隆起性皮膚線維肉腫
な	内耳癌	内胚葉洞腫瘍	軟骨肉腫
	軟部悪性巨細胞腫	軟部腫瘍	軟部組織悪性腫瘍
	肉腫	乳癌	乳癌・HER2 過剰発現
	乳癌骨転移	乳癌再発	乳癌皮膚転移
	乳腺腫瘍	乳房外パジェット病	乳房下外側部乳癌
	乳房下内側部乳癌	乳房脂肪肉腫	乳房腫瘍
	乳房上外側部乳癌	乳房上内側部乳癌	乳房中央部乳癌
	乳房肉腫	乳房葉状腫瘍	尿管癌
	尿管口部膀胱癌	尿管尿路上皮癌	尿道傍腺の悪性腫瘍
	尿膜管癌	粘液性のう胞腺癌	脳幹悪性腫瘍
	脳幹膠芽腫	脳幹神経膠腫	脳幹部星細胞腫
	脳室悪性腫瘍	脳室上衣腫	脳神経悪性腫瘍
は	脳胚細胞腫瘍	肺芽腫	肺カルチノイド
	肺癌骨転移	肺癌肉腫	胚細胞腫
	肺腺癌	肺腺扁平上皮癌	肺腺様のう胞癌
	肺大細胞癌	肺大細胞神経内分泌癌	肺肉腫
	肺粘表皮癌	背部腫瘍	背部軟部腫瘍
	背部皮下腫瘍	肺扁平上皮癌	肺胞上皮癌
	肺未分化癌	肺門部小細胞癌	肺門部腺癌
	肺門部大細胞癌	肺門部非小細胞癌	肺門部扁平上皮癌
	肺門リンパ節転移	馬尾上衣腫	バレット食道癌
	パンコースト症候群	鼻咽腔癌	皮下腫瘍
	鼻腔癌	腓骨遠位部骨腫瘍	腓骨近位部骨腫瘍
	腓骨骨幹部骨腫瘍	腓骨腫瘍	尾骨腫瘍
	皮脂腺腫瘍	脾脂肪肉腫	非小細胞肺癌
	鼻前庭癌	鼻中隔癌	脾の悪性腫瘍
	皮膚悪性腫瘍	皮膚悪性線維性組織球腫	皮膚癌
	皮膚脂肪肉腫	皮膚腫瘍	皮膚線維肉腫
	皮膚白血病	皮膚付属器癌	皮膚付属器腫瘍
	びまん性星細胞腫	脾門部リンパ節転移	披裂喉頭蓋ひだ喉頭面癌
	副咽頭間隙悪性腫瘍	腹腔内デスモイド	腹腔内リンパ節の悪性腫瘍
	腹腔リンパ節転移	副甲状腺悪性腫瘍	副甲状腺癌
	副腎悪性腫瘍	副腎癌	副腎髄質の悪性腫瘍
	副腎皮質癌	副腎皮質の悪性腫瘍	副乳部腫瘍
	副鼻腔癌	腹部悪性腫瘍	腹部食道癌
	腹部神経芽腫	腹部皮下腫瘍	腹壁外デスモイド
	腹壁デスモイド	腹膜悪性腫瘍	腹膜癌
	腹膜腫瘍	ぶどう膜悪性黒色腫	噴門癌
	平滑筋肉腫	扁桃窩癌	扁桃癌
	扁桃肉腫	膀胱円蓋部膀胱癌	膀胱癌
	膀胱頚部膀胱癌	膀胱後壁部膀胱癌	膀胱三角部膀胱癌
	膀胱前壁部膀胱癌	膀胱側壁部膀胱癌	膀胱肉腫
	膀胱尿路上皮癌	膀胱扁平上皮癌	傍骨性骨肉腫
	紡錘形細胞肉腫	胞巣状軟部肉腫	乏突起神経膠腫
ま	マイボーム腺癌	末期癌	末梢神経悪性腫瘍
	末梢神経腫瘍	耳後部腫瘍	耳腫瘍
	脈絡膜悪性黒色腫	脈絡膜腫瘍	メルケル細胞癌
	毛包癌	網膜芽細胞腫	網膜膠腫
	網膜腫瘍	毛様細胞性星細胞腫	毛様体悪性腫瘍
や	毛様体腫瘍	ユーイング肉腫	有棘細胞癌
	幽門癌	幽門前庭部癌	葉状腫瘍
	腰椎腫瘍	腰椎転移	腰椎部腫瘍
ら	卵黄のう腫瘍	卵管癌	卵巣カルチノイド
	卵巣癌全身転移	卵巣癌肉腫	卵巣絨毛癌
	卵巣胎児性癌	卵巣肉腫	卵巣胚細胞腫瘍
	卵巣未分化胚細胞腫	卵巣卵黄のう腫瘍	卵巣類皮のう胞癌
	隆起性皮膚線維肉腫	輪状後部癌	リンパ管肉腫
	リンパ性白血病骨髄浸潤	リンパ節腫	リンパ節腫瘍
	類上皮血管筋脂肪腫	類上皮肉腫	涙腺腫瘍
	涙のう部腫瘍	肋軟骨腫瘍	肋骨腫瘍
	肋骨転移		

効能効果に関連する使用上の注意　がん化学療法後に増悪した卵巣癌において，本剤を投与する場合には，白金製剤を含む化学療法施行後の症例を対象とし，白金製剤に対する感受性を考慮して本剤以外の治療法を慎重に検討した上で，本剤の投与を開始すること。

用法用量

(1)小細胞肺癌については，ノギテカンとして，通常，成人に1日1回，1.0mg/m^2(体表面積)を5日間連日点滴静注し，少なくとも16日間休薬する。

これを1コースとして，投与を繰り返す。

なお，患者の状態により適宜増減する。

(2)がん化学療法後に増悪した卵巣癌については，ノギテカンとして，通常，成人に1日1回，1.5mg/m^2(体表面積)を5日間連日点滴静注し，少なくとも16日間休薬する。

これを1コースとして，投与を繰り返す。

なお，患者の状態により適宜減量する。

(3)小児悪性固形腫瘍については，他の抗悪性腫瘍剤との併用でノギテカンとして，1日1回，0.75mg/m^2(体表面積)を5日間連日点滴静注し，少なくとも16日間休薬する。

これを1コースとして，投与を繰り返す。

なお，患者の状態により適宜減量する。

(4)本剤投与時，100mLの生理食塩液に混和し，30分かけて点滴静注する。

用法用量に関連する使用上の注意

(1)小細胞肺癌

本剤投与により重度の血液毒性所見があらわれることがあるので，投与後，血液学的検査値の変動に十分留意し，次コースの投与量は患者の状態により適宜増減すること。

＜増減量の目安＞

増減量の段階	投与量

1段階増量	1.2mg/m²/日
初回投与量	1.0mg/m²/日
1段階減量	0.8mg/m²/日

なお，1.2mg/m²/日を超える用量で検討された本邦での小細胞肺癌の成績はない。

(2)がん化学療法後に増悪した卵巣癌
本剤投与により重度の血液毒性所見があらわれることがあるので，投与後，血液学的検査値の変動に十分留意し，次コースの投与量は患者の状態により適宜減量すること。
＜減量の目安＞

減量の段階	投与量
初回投与量	1.5mg/m²/日
1段階減量	1.25mg/m²/日
2段階減量	1.0mg/m²/日

(3)腎障害（クレアチニンクリアランス20～39mL/分）のある患者では，ノギテカンの血漿クリアランスの低下及び血中半減期の延長が起こるおそれがあるので，初回投与量は通常用量の半量とする。なお，クレアチニンクリアランスが20mL/分未満の腎障害患者では十分な成績は得られていない。

警告
(1)本剤は骨髄抑制性が強いため，投与に際しては緊急時に十分な措置のできる設備の整った医療施設及びがん化学療法に十分な経験を持つ医師のもとで，本剤の投与が適切と判断される症例についてのみ投与し，下記の患者には投与しないなど適応患者の選択を慎重に行うこと。また，治療開始に先立ち，患者又はその家族に有効性及び危険性を十分説明し，同意を得てから投与すること。
①重篤な骨髄抑制のある患者
②重篤な感染症を合併している患者
③妊婦又は妊娠している可能性のある患者
④授乳中の患者
⑤本剤の成分に対し過敏症の既往歴のある患者
なお，本剤使用にあたっては，添付文書を熟読すること。
(2)本剤を含む小児悪性固形腫瘍に対するがん化学療法は，小児のがん化学療法に十分な知識・経験を持つ医師のもとで実施すること。

禁忌
(1)重篤な骨髄抑制のある患者
(2)重篤な感染症を合併している患者
(3)妊婦又は妊娠している可能性のある患者
(4)授乳中の患者
(5)本剤の成分に対し過敏症の既往歴のある患者

ハイカリックRF輸液　規格：250mL1袋[238円/袋]，500mL1袋[440円/袋]，1L1袋[868円/袋]
グルコン酸カルシウム水和物　ブドウ糖　塩化ナトリウム　塩化マグネシウム　乳酸ナトリウム　硫酸亜鉛水和物　テルモ　323

【効能効果】
経口，経腸管栄養補給が不能又は不十分で，経中心静脈栄養に頼らざるを得ない場合の水分，電解質，カロリー補給（腎不全等による高カリウム血症，高リン血症の患者又はそのおそれのある患者に限る）。

【対応標準病名】
該当病名なし

効能効果に関連する使用上の注意　本剤はナトリウム，マグネシウム，カルシウム，クロール及び亜鉛の配合量を必要最小量としているので患者の病態に応じて適宜添加すること。

用法用量　本剤は，経中心静脈輸液療法の基本液として用いる。本剤1000mLに対して，ナトリウム及びクロールを含有しないか，あるいは含有量の少ない5.9～12％アミノ酸注射液を200～600mLの割合で加えてよく混合し，通常成人1日1200～1600mLの維持量を24時間かけて中心静脈内に持続点滴注入する。
本剤は，高濃度のブドウ糖含有製剤なので，特に投与開始時には耐糖能，肝機能等に注意し，目安として維持量の半量程度から徐々に1日当たりの投与量を漸増し，維持量とする。
なお，年齢，症状，体重により適宜増減する。

用法用量に関連する使用上の注意
(1)重篤なアシドーシスが起こることがあるので，必ず必要量（1日3mg以上を目安）のビタミンB_1を併用すること。
(2)本剤はナトリウム及びクロールを含有するので，ナトリウム及びクロールを含有しないか，あるいはナトリウム及びクロールの含有量が少ないアミノ酸注射液を加えて使用すること。

警告　ビタミンB_1を併用せずに高カロリー輸液療法を施行すると重篤なアシドーシスが発現することがあるので，必ずビタミンB_1を併用すること。
ビタミンB_1欠乏症と思われる重篤なアシドーシスが発現した場合には，直ちに100～400mgのビタミンB_1製剤を急速静脈内投与すること。
また，高カロリー輸液療法を施行中の患者では，基礎疾患及び合併症に起因するアシドーシスが発現することがあるので，症状があらわれた場合には高カロリー輸液療法を中断し，アルカリ化剤の投与等の処置を行うこと。

禁忌
(1)乳酸血症の患者
(2)高ナトリウム血症の患者
(3)高クロール血症の患者
(4)高マグネシウム血症，甲状腺機能低下症の患者
(5)高カルシウム血症の患者
(6)肝性昏睡又は肝性昏睡のおそれのある患者
(7)遺伝性果糖不耐症の患者（ソルビトールを含有するアミノ酸注射液を混合した場合）

ハイカリック液−1号　規格：700mL1袋[357円/袋]
ハイカリック液−2号　規格：700mL1袋[357円/袋]
ハイカリック液−3号　規格：700mL1袋[404円/袋]
グルコン酸カルシウム水和物　ブドウ糖　リン酸二水素カリウム　酢酸カリウム　硫酸マグネシウム水和物　硫酸亜鉛水和物　テルモ　323

【効能効果】
消化管栄養が不能又は不十分な場合，あるいは休止する場合の経中心静脈輸液療法による栄養補給に用いる。

【対応標準病名】
該当病名なし

用法用量
〔ハイカリック液-1号〕：本剤700mLに対して10％又は12％アミノ酸注射液を200～300mLの割合で加えてよく混合し，経中心静脈輸液療法の開始液とする。通常成人1日1800～2000mLの開始液を24時間かけて中心静脈内に持続点滴注入する。なお，年齢，体重，症状により適宜増減する。
〔ハイカリック液-2号及びハイカリック液-3号〕：本剤700mLに対して10％又は12％アミノ酸注射液を300～400mLの割合で加えてよく混合し，経中心静脈輸液療法の維持液とする。通常成人1日2000～2200mLの維持液を24時間かけて中心静脈内に持続点滴注入する。なお，年齢，体重，症状により適宜増減する。

用法用量に関連する使用上の注意　重篤なアシドーシスが起こることがあるので，必ず必要量（1日3mg以上を目安）のビタミンB_1を併用すること。

警告　ビタミンB_1を併用せずに高カロリー輸液療法を施行すると重篤なアシドーシスが発現することがあるので，必ずビタミンB_1を併用すること。
ビタミンB_1欠乏症と思われる重篤なアシドーシスが発現した場合には，直ちに100～400mgのビタミンB_1製剤を急速静脈内投与すること。

また，高カロリー輸液療法を施行中の患者では，基礎疾患及び合併症に起因するアシドーシスが発現することがあるので，症状があらわれた場合には高カロリー輸液療法を中断し，アルカリ化剤の投与等の処置を行うこと。

禁忌

(1)乳酸血症の患者
(2)高カリウム血症，乏尿，アジソン病，高窒素血症の患者
(3)高リン血症，副甲状腺機能低下症の患者
(4)高マグネシウム血症，甲状腺機能低下症の患者
(5)高カルシウム血症の患者
(6)肝性昏睡又は肝性昏睡のおそれのある患者
(7)重篤な腎障害のある患者
(8)アミノ酸代謝異常のある患者
(9)遺伝性果糖不耐症の患者(ソルビトールを含有するアミノ酸注射液を混合した場合)

バイクロット配合静注用

規格：(第VIIa因子1.5mg 第X因子15mg) 1瓶 (溶解液付) [263394円/瓶]

乾燥濃縮人血液凝固第Ｘ因子加活性化第 VII 因子　化血研　634

【効 能 効 果】

血液凝固第 VIII 因子又は第 IX 因子に対するインヒビターを保有する患者の出血抑制

【対応標準病名】

◎	凝固因子欠乏症	出血
○	第 VIII 因子インヒビター陽性先天性血友病	第 IX 因子インヒビター陽性先天性血友病

用法用量　本剤１バイアルを添付の日本薬局方注射用水2.5mL で溶解する。活性化人血液凝固第 VII 因子として，体重1kg 当たり症状に応じて１回 60～120μg を 2～6 分かけて緩徐に静脈内に注射する。追加投与は，8 時間以上の間隔をあけて行い，初回投与の用量と合わせて，体重 1kg 当たり 180μg を超えないこととする。

用法用量に関連する使用上の注意

(1)出血頻度の低減を目的とした定期的な投与は避けること。
(2)本剤１バイアルを添付の日本薬局方注射用水 2.5mL で溶解して，活性化人血液凝固第 VII 因子として 0.6mg/mL の濃度とした後，必要量を投与すること。
(3)初回投与から 36 時間以内の本剤投与は追加投与として取り扱うこと。
(4)追加投与は１回とし，十分な効果が得られない場合には，血液凝固第 X 因子の蓄積を考慮した上で，他の対処方法も考慮すること。
(5)追加投与の後，次に本剤を投与するまでの間隔は，48 時間以上あけること。

ハイスコ皮下注0.5mg

規格：0.05%1mL1管 [62円/管]

スコポラミン臭化水素酸塩水和物　杏林　124

【効 能 効 果】

麻酔の前投薬，特発性及び脳炎後パーキンソニズム

【対応標準病名】

◎	脳炎後パーキンソン症候群	パーキンソン病	
○	一側性パーキンソン症候群	家族性パーキンソン病	家族性パーキンソン病 Yahr1
	家族性パーキンソン病 Yahr2	家族性パーキンソン病 Yahr3	家族性パーキンソン病 Yahr4
	家族性パーキンソン病 Yahr5	若年性パーキンソン症候群	若年性パーキンソン病
	若年性パーキンソン病 Yahr3	若年性パーキンソン病 Yahr4	若年性パーキンソン病 Yahr5
	続発性パーキンソン症候群	動脈硬化性パーキンソン症候群	脳血管障害性パーキンソン症候群
	パーキンソン症候群	パーキンソン病 Yahr1	パーキンソン病 Yahr2
	パーキンソン病 Yahr3	パーキンソン病 Yahr4	パーキンソン病 Yahr5
	薬剤性パーキンソン症候群		
△	パーキンソン病の認知症	梅毒性パーキンソン症候群	

用法用量　スコポラミン臭化水素酸塩水和物として，通常成人１回 0.25～0.5mg を皮下注射する。
なお，年齢，症状により適宜増減する。

禁忌

(1)緑内障の患者
(2)前立腺肥大による排尿障害のある患者
(3)重篤な心疾患のある患者
(4)麻痺性イレウスのある患者
(5)本剤の成分に対し過敏症の既往歴のある患者
(6)喘息の患者
(7)肝炎の患者

ハイスタミン注2mg

規格：0.2%1mL1管 [64円/管]

ジフェニルピラリン塩酸塩　エーザイ　441

【効 能 効 果】

皮膚疾患に伴う瘙痒(湿疹・皮膚炎，皮膚瘙痒症，小児ストロフルス，薬疹，中毒疹)，じん麻疹，アレルギー性鼻炎，感冒等上気道炎に伴うくしゃみ・鼻汁・咳嗽

【対応標準病名】

◎	アレルギー性鼻炎	かぜ	感冒
	急性上気道炎	急性痒疹	くしゃみ
	湿疹	じんま疹	咳
	そう痒	中毒疹	鼻汁
	皮膚炎	皮膚そう痒症	鼻漏
	薬疹		
○	LE 型薬疹	足湿疹	アスピリンじんま疹
	アトピー咳嗽	アレルギー性咳嗽	アレルギー性じんま疹
	アレルギー性鼻咽頭炎	アレルギー性鼻結膜炎	アレルギー性副鼻腔炎
	異汗症	異汗性湿疹	イネ科花粉症
	咽頭気管炎	咽頭喉頭炎	陰のう湿疹
	陰のうそう痒症	陰部間擦疹	うっ血性鼻炎
	会陰部肛囲湿疹	腋窩湿疹	温熱じんま疹
	外陰部そう痒症	外陰部皮膚炎	家族性寒冷自己炎症症候群
	カタル性咳	カタル性鼻炎	化膿性皮膚疾患
	貨幣状湿疹	カモガヤ花粉症	間擦疹
	乾性咳	感染後咳嗽	感染性鼻炎
	感染性皮膚炎	汗疱	汗疱性湿疹
	顔面急性皮膚炎	寒冷じんま疹	機械性じんま疹
	季節性アレルギー性鼻炎	丘疹状湿疹	丘疹状じんま疹
	急性咽頭喉頭炎	急性湿疹	急性鼻咽頭炎
	急性鼻炎	亀裂性湿疹	頚部皮膚炎
	血管運動性鼻炎	結節性痒疹	限局性神経皮膚炎
	限局性そう痒症	肛囲間擦疹	紅斑性間擦疹
	紅斑性湿疹	紅皮症型薬疹	肛門湿疹
	肛門そう痒症	固定薬疹	コリン性じんま疹
	しいたけ皮膚炎	自家感作性皮膚炎	色素性痒疹
	自己免疫性じんま疹	湿疹様発疹	湿性咳
	紫斑型薬疹	周期性再発性じんま疹	手指湿疹
	出血性じんま疹	症候性そう痒症	食物性皮膚炎
	人工肛門部皮膚炎	人工じんま疹	新生児皮膚炎
	振動性じんま疹	スギ花粉症	ステロイド皮膚炎
	ステロイド誘発性皮膚症	制癌剤皮膚炎	赤色湿疹
	接触じんま疹	遷延性咳嗽	全身湿疹
	全身薬疹	苔癬	多形慢性痒疹
	単純苔癬	通年性アレルギー性鼻炎	手湿疹

	冬期湿疹	透析皮膚そう痒症	頭部湿疹
	特発性じんま疹	乳房皮膚炎	妊娠湿疹
	妊娠中感冒	妊婦性皮膚炎	白色粃糠疹
	鼻背部湿疹	汎発性皮膚そう痒症	鼻炎
	鼻前庭部湿疹	ビダール苔癬	非特異性そう痒症
	ヒノキ花粉症	皮膚描記性じんま疹	ピリン疹
	ブタクサ花粉症	閉塞性鼻炎	ヘブラ痒疹
	扁平湿疹	慢性湿疹	慢性じんま疹
	薬剤性過敏症症候群	薬物性口唇炎	薬物性じんま疹
	痒疹	落屑性湿疹	鱗状湿疹
	類苔癬	連鎖球菌性上気道感染	老年性そう痒症
△	アレルギー性皮膚炎	咽頭扁桃炎	花粉症
	急性咽頭扁桃炎	急性口蓋扁桃炎	好酸球増多性鼻炎
	水様性鼻漏	舌扁桃炎	手足症候群
	粘液性鼻漏	膿性鼻閉	慢性咳嗽
	夜間咳		

用法用量　通常成人1回1～2管(ジフェニルピラリン塩酸塩として2～4mg)を1日1～2回皮下又は筋肉内注射する。
なお，年齢，症状により適宜増減する。

禁忌

(1)本剤の成分に対し過敏症の既往歴のある患者
(2)緑内障の患者
(3)前立腺肥大等下部尿路に閉塞性疾患のある患者

ハイゼントラ20%皮下注1g/5mL
規格：1g5mL1瓶[9426円/瓶]
ハイゼントラ20%皮下注2g/10mL
規格：2g10mL1瓶[17790円/瓶]
ハイゼントラ20%皮下注4g/20mL
規格：4g20mL1瓶[33575円/瓶]

pH4 処理酸性人免疫グロブリン　CSL ベーリング　634

【効能効果】

無又は低ガンマグロブリン血症

【対応標準病名】

◎	低ガンマグロブリン血症	無ガンマグロブリン血症	
○	X連鎖無ガンマグロブリン血症	遺伝性低ガンマグロブリン血症	常染色体性劣性無ガンマグロブリン血症
	成人型原発性無ガンマグロブリン血症	先天性無ガンマグロブリン血症	乳児一過性低ガンマグロブリン血症
	非家族性低ガンマグロブリン血症		
△	IgA欠損症	IgGサブクラス欠損症	IgM欠損症
	X連鎖高IgM症候群	カッパ鎖欠乏症	高IgM症候群
	線状IgA病	体液性免疫不全症	免疫グロブリンH鎖欠損症

用法用量　通常，人免疫グロブリンGとして50～200mg(0.25～1mL)/kg体重を週1回皮下投与する。なお，患者の状態に応じて，1週あたりの投与量及び投与回数は適宜増減する。

用法用量に関連する使用上の注意

(1)皮下注射にのみ使用すること。静脈内に投与してはならない。
(2)静注用人免疫グロブリン製剤から本剤に切り換える患者において，本剤の1週あたりの投与量は，静注用人免疫グロブリン製剤を3週間間隔で投与していた場合はその1/3量，また，4週間間隔で投与していた場合はその1/4量から開始し，初回投与は静注用人免疫グロブリン製剤の最終投与1週間後に投与すること。以降の本剤の投与量は，感染頻度や重症度など本剤による治療の臨床反応及び血清IgG濃度を参考に調節すること。
(3)人免疫グロブリン製剤による治療歴のない患者を対象とした本剤の臨床試験は実施されていない。人免疫グロブリン製剤による治療歴のない患者に対して本剤による導入を行う場合は，感染頻度や重症度など本剤による治療の臨床反応と血清IgG濃度を参考に，投与量を慎重に調節すること。また，1週あたりの投与量を数日に分割して投与するなど，投与間隔の調節も考慮すること。
(4)部位あたりの投与量は，初回投与では15mL以下とし，以降の投与では患者の状態に応じて最大25mLまで増量することができる。投与速度は，初回投与では部位あたり25mL/時間以下とし，患者の状態に応じて最大35mL/時間まで徐々に増加することができる。ただし，全ての投与部位をあわせて50mL/時間を超えないこと。
(5)本剤の投与開始にあたっては，医療施設において，必ず医師によるか，医師の直接の監督のもとで投与を行うこと。本剤による治療開始後，医師により適用が妥当と判断された患者については，自己投与も可能である。

禁忌

(1)本剤の成分に対しショックの既往歴のある患者
(2)高プロリン血症1型又は2型の患者

バイフィル専用炭酸水素ナトリウム補充液1.39%
規格：1L1袋[488円/袋]，2L1袋[940円/袋]

炭酸水素ナトリウム　エイワイ　341

【効能効果】

慢性腎不全における透析ろ過型人工腎臓の補充液として用いる。(透析型人工腎臓では治療の持続又は管理困難な場合に用いる)

【対応標準病名】

◎	慢性腎不全		
○	1型糖尿病性腎不全	2型糖尿病性腎不全	腎性網膜症
	糖尿病性腎不全	尿毒症性心膜炎	尿毒症性多発性ニューロパチー
	尿毒症性ニューロパチー	尿毒症性脳症	尿毒症肺
	末期腎不全	慢性腎臓病ステージG5	慢性腎臓病ステージG5D
△	赤血球造血刺激因子製剤低反応性貧血	尿毒症性心筋症	慢性腎臓病ステージG3
	慢性腎臓病ステージG3a	慢性腎臓病ステージG3b	慢性腎臓病ステージG4

効能効果に関連する使用上の注意

透析ろ過型人工腎臓の補充液として次のような場合に用いること。
(1)透析療法では不均衡症候群，血圧低下等のため治療の持続又は管理の困難な場合
(2)透析療法ではアシドーシスの是正が不十分な場合

用法用量　透析ろ過型人工腎臓使用時の体液量の保持及び代謝性アシドーシスの是正の目的で，静脈側血液回路内に点滴注入する。投与はろ過液量と体液量とのバランスを保つように十分注意して行う。
通常，成人1時間あたり1.2～2.0Lの投与速度で症状，血液生化学異常，電解質・酸塩基平衡異常，体液バランス異常等が是正されるまで行う。通常，1回の治療では4～10Lを4～5時間で投与する。
なお，1時間あたり1.5Lから投与を開始し，症状，血液生化学値，体液異常等により適宜増減する。また，血液流量が1分間あたり170mL未満の患者には1時間あたり1.3Lから投与を開始する。
本剤はバイフィル透析剤と同時に使用する。

用法用量に関連する使用上の注意

(1)ろ過と補充の適正なバランスが保たれないと循環血液量の急激な減少による血圧低下，又は溢水による血圧上昇等を起こすおそれがあるので，ろ過量と補充量のバランスに十分注意すること。
(2)投与中は，血液ガス分析装置により酸塩基平衡を定期的(投与初期には週1回，維持投与期には2～4週間に1回程度)に観察し，アルカローシスにならないように十分注意する。アルカローシスを認めた場合は，本剤を減量するなど適切な処置をとること。

警告

(1)本剤を単独で用いた場合には，過度のアルカローシスが起こることがあるので必ず「バイフィル透析剤」と同時に使用し，単

独では使用しないこと。また，他の透析型人工腎臓の透析液とは同時に使用しないこと。
(2)本剤を動脈側血液回路内に投与した場合には，過度のアシドーシスが起こることがあるので必ず静脈側血液回路内に投与すること。
(3)投与中は十分な観察を行い，また，適宜，血液ガス分析装置により酸塩基平衡をモニターすること。アシドーシス又はアルカローシスが発現した場合には適切な処置を行うこと。

バイフィル透析剤　規格：6L1瓶[2050円/瓶]

ブドウ糖　塩化カリウム　塩化カルシウム水和物　塩化ナトリウム　塩化マグネシウム　エイワイ　341

【効能効果】

慢性腎不全における透析ろ過型人工腎臓の灌流液として用いる。(透析型人工腎臓では治療の持続又は管理困難な場合に用いる)

【対応標準病名】

◎	慢性腎不全		
○	1型糖尿病性腎不全	2型糖尿病性腎不全	腎性網膜症
	糖尿病性腎不全	尿毒症性心膜炎	尿毒症性多発性ニューロパチー
	尿毒症性ニューロパチー	尿毒症性脳症	尿毒症肺
	末期腎不全	慢性腎臓病ステージG5	慢性腎臓病ステージG5D
△	赤血球造血刺激因子製剤低反応性貧血	尿毒症性心筋症	慢性腎臓病ステージG3
	慢性腎臓病ステージG3a	慢性腎臓病ステージG3b	慢性腎臓病ステージG4

効能効果に関連する使用上の注意
透析ろ過型人工腎臓の透析液として次のような場合に用いること。
(1)透析療法では不均衡症候群，血圧低下等のため治療の持続又は管理の困難な場合
(2)透析療法ではアシドーシスの是正が不十分な場合

用法用量　用時，本剤1容に対し，水34容を加えて希釈して用いる。用量は透析時間により異なるが，通常，灌流液として120～210Lを用いる。本剤はバイフィル専用炭酸水素ナトリウム補充液1.39%と同時に使用する。

用法用量に関連する使用上の注意
(1)投与経路：本剤は注射又は腹膜灌流に用いないこと。
(2)調製時
①本剤は用時調製用の製剤であり，調製後速やかに使用すること。
②定められた希釈液として調製すること。
③希釈する水については脱イオン水が望ましいが，水道水等を用いる場合は，水道水中のカルシウム濃度を十分考慮に入れて使用すること。特にカルシウム濃度が0.5mEq/Lを超えるような場合は，軟水化装置(イオン交換樹脂)等による軟水又は脱イオン水を用いることが望ましい。
(3)使用時
①本剤を単独で用いた場合には，過度のアシドーシスが起こることがあるので必ず「バイフィル専用炭酸水素ナトリウム補充液1.39%」と同時に使用し，単独では使用しないこと。また他の透析ろ過型又はろ過型人工腎臓の補充液とは同時に使用しないこと。
②投与中は，血液ガス分析装置により酸塩基平衡を定期的(投与初期には週1回，維持投与期には2～4週間に1回程度)に観察し，アルカローシスにならないように十分注意する。アルカローシスを認めた場合は，「バイフィル専用炭酸水素ナトリウム補充液1.39%」を減量するなど適切な処置をとること。
③使用前に透析液の電解質濃度を測定し，それらが適正であることを確認すること。
④透析患者の血清浸透圧は，高窒素血症のため高値を示すのが普通であるから，血液側の陽圧によって，透析液浸透圧とのバランスを保つこと。
⑤透析液の浸透圧測定に際しては，生理食塩液の浸透圧(理論値308mOsm/L)を測定し，実測値を補正すること。
⑥使用に際しては，体温程度に温めること。
⑦透析液中の沈殿の有無を透析器前の透析液回路で確認し，沈殿を生じた透析液は使用しないこと。

警告
(1)本剤はアルカリ化剤を含まない透析液であり，単独で用いた場合には，過度のアシドーシスが起こることがあるので必ず「バイフィル専用炭酸水素ナトリウム補充液1.39%」と同時に使用し，単独では使用しないこと。また，他の透析ろ過型又はろ過型人工腎臓の補充液とは同時に使用しないこと。
(2)投与中は十分な観察を行い，また，適宜，血液ガス分析装置により酸塩基平衡をモニターすること。アシドーシス又はアルカローシスが発現した場合には適切な処置を行うこと。

ハイ・プレアミンS注-10%　規格：(10%)20mL1管[58円/管]

アミノ酸製剤(ソルビトール添加)　扶桑薬品　325

【効能効果】

下記状態時のアミノ酸補給
低蛋白血症，低栄養状態，手術前後

【対応標準病名】

◎	栄養失調	低蛋白血症	
○	術後低蛋白血症		
△	I細胞病	アスパルチルグルコサミン尿症	栄養失調性白内障
	栄養障害	シアリドーシス	蛋白質欠乏性障害
	フコース症	β-マンノシドーシス	マンノシドーシス
	ムコリピドーシス	ムコリピドーシス3型	

用法用量　通常成人1回20～500mLを緩徐に静注又は点滴静注する。投与速度は，アミノ酸の量として60分間に10g前後が体内利用に望ましく通常成人200mLあたり80～100分を基準とし，小児，老人，重篤な患者にはさらに緩徐に注入する。
なお，年齢，症状，体重により適宜増減する。
ただし，1日量はD-ソルビトールとして100gまでとする。

禁忌
(1)肝性昏睡又は肝性昏睡のおそれのある患者
(2)重篤な腎障害又は高窒素血症のある患者
(3)アミノ酸代謝異常のある患者
(4)遺伝性果糖不耐症の患者

ハイ・プレアミン注-10%　規格：(10%)20mL1管[58円/管]

アミノ酸製剤　扶桑薬品　325

【効能効果】

下記状態時のアミノ酸補給
低蛋白血症，低栄養状態，手術前後

【対応標準病名】

◎	栄養失調	低蛋白血症	
○	術後低蛋白血症		
△	I細胞病	アスパルチルグルコサミン尿症	栄養失調性白内障
	栄養障害	シアリドーシス	蛋白質欠乏性障害
	フコース症	β-マンノシドーシス	マンノシドーシス
	ムコリピドーシス	ムコリピドーシス3型	

用法用量　通常成人1回20～500mLを緩徐に静注又は点滴静注する。投与速度は，アミノ酸の量として60分間に10g前後が体内利用に望ましく通常成人200mLあたり80～100分を基準とし，小児，老人，重篤な患者にはさらに緩徐に注入する。
なお，年齢，症状，体重により適宜増減する。
生体のアミノ酸利用効率上，糖類輸液剤と同時投与することが望ましい。

禁忌
(1)肝性昏睡又は肝性昏睡のおそれのある患者
(2)重篤な腎障害又は高窒素血症のある患者
(3)アミノ酸代謝異常のある患者

パオスクレー内痔核内注射用250mg

規格：5%5mL1管[880円/管]
フェノール　鳥居薬品　255

【効能効果】

内痔核

【対応標準病名】

◎	内痔核		
○	炎症性内痔核	潰瘍性内痔核	血栓性内痔核
	出血性内痔核	脱出性内痔核	
△	潰瘍性痔核	嵌頓痔核	血栓性痔核
	痔核	出血性痔核	脱出性痔核
	直腸静脈瘤		

用法用量　通常，成人1回5mLを粘膜下に注射し，1部位に対する1回の注射量は1～3mLとする。
症状に応じ，適宜増減する。

禁忌
(1)肛門(歯状線より下方)〔疼痛を伴う。〕
(2)直腸下部の粘膜下以外の部位

バクトラミン注

規格：5mL1管[561円/管]
スルファメトキサゾール　トリメトプリム　中外　641

【効能効果】

〈適応菌種〉ニューモシスチス・カリニ
〈適応症〉カリニ肺炎

【対応標準病名】

◎	ニューモシスチス肺炎
○	ニューモシスティス症

用法用量　通常，トリメトプリムとして1日量15～20mg/kgを3回に分け，1～2時間かけて点滴静注する。
なお，年齢，症状に応じて適宜増減する。

警告　ショック及び重篤な皮膚障害，肝障害，血液障害等の副作用が報告されている。本剤の投与によりこのような症状が発現した場合には投与を中止すること。

禁忌
(1)本剤の成分又はサルファ剤に対し過敏症の既往歴のある患者
(2)妊婦又は妊娠している可能性のある婦人
(3)低出生体重児，新生児

原則禁忌
(1)血液障害又はその既往歴のある患者
(2)本人又は両親，兄弟が気管支喘息，発疹，蕁麻疹等のアレルギー症状を起こしやすい体質を有する患者又は他の薬剤に対し過敏症の既往歴のある患者

パージェタ点滴静注420mg/14mL

規格：420mg14mL1瓶[238491円/瓶]
ペルツズマブ(遺伝子組換え)　中外　429

【効能効果】

HER2陽性の手術不能又は再発乳癌

【対応標準病名】

◎	乳癌・HER2過剰発現	乳癌再発	
○	悪性葉状腫瘍	炎症性乳癌	術後乳癌
	進行乳癌	乳癌	乳腺腋窩尾部乳癌
	乳頭部乳癌	乳房下外側部乳癌	乳房下内側部乳癌
	乳房境界部乳癌	乳房脂肪肉腫	乳房上外側部乳癌
	乳房上内側部乳癌	乳房中央部乳癌	乳房肉腫
	乳房パジェット病	乳輪部乳癌	

効能効果に関連する使用上の注意
(1)HER2陽性の検査は，十分な経験を有する病理医又は検査施設において実施すること。
(2)本剤の手術の補助化学療法としての有効性及び安全性は確立していない。

用法用量　トラスツズマブ(遺伝子組換え)と他の抗悪性腫瘍剤との併用において，通常，成人に対して1日1回，ペルツズマブ(遺伝子組換え)として初回投与時には840mgを，2回目以降は420mgを60分かけて3週間間隔で点滴静注する。なお，初回投与の忍容性が良好であれば，2回目以降の投与時間は30分間まで短縮できる。

用法用量に関連する使用上の注意
(1)トラスツズマブ以外の他の抗悪性腫瘍剤の中止後に本剤を投与するときには，トラスツズマブと併用すること。
(2)本剤と併用するトラスツズマブ以外の抗悪性腫瘍剤は【臨床成績】の項を熟知した上で選択すること。
(3)本剤を単独投与した場合の有効性及び安全性は確立していない。
(4)何らかの理由により予定された投与が遅れた場合には，以下のとおり投与することが望ましい。
①前回投与日から6週間未満のときには，420mgを投与する。
②前回投与日から6週間以上のときには，改めて初回投与量の840mgで投与を行う。なお，次回以降は420mgを3週間間隔で投与する。
(5)本剤投与時には，バイアルから本剤溶液を抜き取り，日局生理食塩液250mLに添加し，全量を点滴静注する。

警告　本剤を含むがん化学療法は，緊急時に十分対応できる医療施設において，がん化学療法に十分な知識・経験を持つ医師のもとで，本剤が適切と判断される症例についてのみ実施すること。適応患者の選択にあたっては，本剤及び各併用薬剤の添付文書を参照して十分注意すること。また，治療開始に先立ち，患者又はその家族に有効性及び危険性を十分説明し，同意を得てから投与すること。

禁忌
(1)本剤の成分に対し過敏症の既往歴のある患者
(2)妊婦又は妊娠している可能性のある婦人

パシル点滴静注液300mg

規格：300mg100mL1キット[1407円/キット]

パシル点滴静注液500mg

規格：500mg100mL1キット[1891円/キット]

パシル点滴静注液1000mg

規格：1,000mg200mL1キット[2825円/キット]
パズフロキサシンメシル酸塩　富山化学　624

【効能効果】

〈適応菌種〉パズフロキサシンに感性のブドウ球菌属，レンサ球菌属，肺炎球菌，腸球菌属，モラクセラ(ブランハメラ)・カタラーリス，大腸菌，シトロバクター属，クレブシエラ属，エンテロバクター属，セラチア属，プロテウス属，モルガネラ・モルガニー，プロビデンシア属，インフルエンザ菌，緑膿菌，アシネトバクター属，レジオネラ属，バクテロイデス属，プレボテラ属
〈適応症〉
(1)敗血症
(2)外傷・熱傷及び手術創等の二次感染
(3)肺炎，肺膿瘍，慢性呼吸器病変の二次感染
(4)複雑性膀胱炎，腎盂腎炎，前立腺炎(急性症，慢性症)
(5)腹膜炎，腹腔内膿瘍
(6)胆嚢炎，胆管炎，肝膿瘍
(7)子宮付属器炎，子宮旁結合織炎

【対応標準病名】

◎	外傷	肝膿瘍	急性細菌性前立腺炎
	挫創	子宮付属器炎	子宮傍組織炎
	術後創部感染	腎盂腎炎	前立腺炎
	創傷	創傷感染症	胆管炎
	胆のう炎	熱傷	肺炎
	敗血症	肺膿瘍	腹腔内膿瘍
	腹膜炎	慢性前立腺炎	慢性複雑性膀胱炎
	裂傷	裂創	
○あ	MRSA 肺化膿症	MRSA 腹膜炎	足第 1 度熱傷
	足第 2 度熱傷	足第 3 度熱傷	足熱傷
	アルカリ腐蝕	胃腸管熱傷	胃熱傷
	陰茎第 1 度熱傷	陰茎第 2 度熱傷	陰茎第 3 度熱傷
	陰茎熱傷	咽頭熱傷	院内感染敗血症
	陰のう第 1 度熱傷	陰のう第 2 度熱傷	陰のう第 3 度熱傷
	陰のう熱傷	インフルエンザ菌敗血症	会陰第 1 度熱傷
	会陰第 2 度熱傷	会陰第 3 度熱傷	会陰熱傷
	会陰部化膿創	腋窩第 1 度熱傷	腋窩第 2 度熱傷
	腋窩第 3 度熱傷	腋窩熱傷	壊疽性胆細管炎
	壊疽性胆のう炎	横隔膜下膿瘍	横隔膜下腹膜炎
か	黄色ぶどう球菌敗血症	汚染擦過創	外陰第 1 度熱傷
	外陰第 2 度熱傷	外陰第 3 度熱傷	外陰熱傷
	外傷性乳び胸	開放性脳損傷髄膜炎	潰瘍性膀胱炎
	下咽頭熱傷	化学外傷	下顎熱傷
	下顎部第 1 度熱傷	下顎部第 2 度熱傷	下顎部第 3 度熱傷
	下顎部皮膚欠損創	角結膜腐蝕	角膜アルカリ化学熱傷
	角膜酸化学熱傷	角膜酸性熱傷	角膜熱傷
	下肢第 1 度熱傷	下肢第 2 度熱傷	下肢第 3 度熱傷
	下肢熱傷	下腿足部熱傷	下腿熱傷
	下腿部第 1 度熱傷	下腿部第 2 度熱傷	下腿部第 3 度熱傷
	カテーテル感染症	カテーテル敗血症	化膿性肝膿瘍
	化膿性腹膜炎	下半身第 1 度熱傷	下半身第 2 度熱傷
	下半身第 3 度熱傷	下半身熱傷	下腹部第 1 度熱傷
	下腹部第 2 度熱傷	下腹部第 3 度熱傷	眼化学熱傷
	肝下膿瘍	眼球熱傷	眼瞼化学熱傷
	眼瞼第 1 度熱傷	眼瞼第 2 度熱傷	眼瞼第 3 度熱傷
	眼瞼熱傷	肝周囲炎	眼周囲化学熱傷
	眼周囲第 1 度熱傷	眼周囲第 2 度熱傷	眼周囲第 3 度熱傷
	肝周囲膿瘍	肝内胆細管炎	眼熱傷
	顔面汚染創	顔面損傷	顔面第 1 度熱傷
	顔面第 2 度熱傷	顔面第 3 度熱傷	顔面熱傷
	気管支肺炎	気管熱傷	気腫性腎盂腎炎
	気道熱傷	逆行性胆管炎	急性化膿性胆管炎
	急性化膿性胆のう炎	急性気腫性胆のう炎	急性限局性腹膜炎
	急性骨盤腹膜炎	急性子宮傍結合織炎	急性胆管炎
	急性胆細管炎	急性胆のう炎	急性肺炎
	急性汎発性腹膜炎	急性腹膜炎	急性付属器炎
	急性閉塞性化膿性胆管炎	急性卵管炎	急性卵巣炎
	胸腔熱傷	狭窄性胆管炎	頬粘膜咬創
	胸部外傷	胸部上腕熱傷	胸部損傷
	胸部第 1 度熱傷	頬部第 1 度熱傷	胸部第 2 度熱傷
	頬部第 2 度熱傷	胸部第 3 度熱傷	頬部第 3 度熱傷
	胸部熱傷	頬部皮膚欠損創	躯幹薬傷
	グラム陰性桿菌敗血症	グラム陰性菌敗血症	グラム陽性菌敗血症
	頚部第 1 度熱傷	頚部第 2 度熱傷	頚部第 3 度熱傷
	頚部熱傷	血性腹膜炎	結膜熱傷
	結膜のうアルカリ化学熱傷	結膜のう酸化学熱傷	結膜腐蝕
	限局性腹膜炎	肩甲間部第 1 度熱傷	肩甲間部第 2 度熱傷
	肩甲間部第 3 度熱傷	肩甲間部熱傷	肩甲部第 1 度熱傷
	肩甲部第 2 度熱傷	肩甲部第 3 度熱傷	肩甲部熱傷
	原発性硬化性胆管炎	原発性腹膜炎	肩部第 1 度熱傷
	肩部第 2 度熱傷	肩部第 3 度熱傷	コアグラーゼ陰性ぶどう球菌敗血症
	口腔第 1 度熱傷	口腔第 2 度熱傷	口腔第 3 度熱傷
	口腔熱傷	口唇第 1 度熱傷	口唇第 2 度熱傷
	口唇第 3 度熱傷	口唇熱傷	喉頭外傷
	喉頭損傷	喉頭熱傷	後腹膜炎
	後腹膜膿瘍	肛門第 1 度熱傷	肛門第 2 度熱傷
	肛門第 3 度熱傷	肛門熱傷	骨盤結合織炎
	骨盤死腔炎	骨盤直腸窩膿瘍	骨盤膿瘍
さ	骨盤腹膜炎	細菌性肝膿瘍	細菌性腹膜炎
	細菌性膀胱炎	細胆管炎	再発性胆管炎
	酸腐蝕	耳介部第 1 度熱傷	耳介部第 2 度熱傷
	耳介部第 3 度熱傷	趾化膿創	子宮周囲炎
	子宮周囲膿瘍	子宮熱傷	示指化膿創
	四肢挫傷	四肢第 1 度熱傷	四肢第 2 度熱傷
	四肢第 3 度熱傷	四肢熱傷	趾第 1 度熱傷
	趾第 2 度熱傷	趾第 3 度熱傷	膝部第 1 度熱傷
	膝部第 2 度熱傷	膝部第 3 度熱傷	趾熱傷
	縦隔膿瘍	十二指腸穿孔腹膜炎	十二指腸総胆管炎
	手関節部第 1 度熱傷	手関節部第 2 度熱傷	手関節部第 3 度熱傷
	手指第 1 度熱傷	手指第 2 度熱傷	手指第 3 度熱傷
	手指端熱傷	手指熱傷	手術創部膿瘍
	手掌第 1 度熱傷	手掌第 2 度熱傷	手掌第 3 度熱傷
	手掌熱傷	手掌皮膚欠損創	術後横隔膜下膿瘍
	術後感染症	術後腎盂腎炎	術後髄膜炎
	術後胆管炎	術後膿瘍	術後敗血症
	術後腹腔内膿瘍	術後腹壁膿瘍	術後腹膜炎
	手背第 1 度熱傷	手背第 2 度熱傷	手背第 3 度熱傷
	手背熱傷	手背皮膚欠損創	シュロッフェル腫瘤
	上行性腎盂腎炎	上肢第 1 度熱傷	上肢第 2 度熱傷
	上肢第 3 度熱傷	上肢熱傷	焼身自殺未遂
	上唇小帯裂創	小児肺炎	上半身第 1 度熱傷
	上半身第 2 度熱傷	上半身第 3 度熱傷	上半身熱傷
	踵部第 1 度熱傷	踵部第 2 度熱傷	踵部第 3 度熱傷
	上腕第 1 度熱傷	上腕第 2 度熱傷	上腕第 3 度熱傷
	上腕熱傷	食道熱傷	女性急性骨盤蜂巣炎
	女性慢性骨盤蜂巣炎	滲出性腹膜炎	膵臓性腹膜炎
	精巣熱傷	舌熱傷	前額部第 1 度熱傷
	前額部第 2 度熱傷	前額部第 3 度熱傷	前額部皮膚欠損創
	前胸部第 1 度熱傷	前胸部第 2 度熱傷	前胸部第 3 度熱傷
	前胸部熱傷	穿孔性腹腔内膿瘍	穿孔性腹膜炎
	全身挫傷	全身第 1 度熱傷	全身第 2 度熱傷
	全身第 3 度熱傷	全身熱傷	前立腺膿瘍
	前腕手部熱傷	前腕第 1 度熱傷	前腕第 2 度熱傷
	前腕第 3 度熱傷	前腕熱傷	創部膿瘍
	足関節第 1 度熱傷	足関節第 2 度熱傷	足関節第 3 度熱傷
	足関節熱傷	側胸部第 1 度熱傷	側胸部第 2 度熱傷
	側胸部第 3 度熱傷	足底熱傷	足底部第 1 度熱傷
	足底部第 2 度熱傷	足底部第 3 度熱傷	足背部第 1 度熱傷
	足背部第 2 度熱傷	足背部第 3 度熱傷	側腹部第 1 度熱傷
	側腹部第 2 度熱傷	側腹部第 3 度熱傷	鼡径部第 1 度熱傷
	鼡径部第 2 度熱傷	鼡径部第 3 度熱傷	鼡径部熱傷
た	第 1 度熱傷	第 1 度腐蝕	第 2 度熱傷
	第 2 度腐蝕	第 3 度熱傷	第 3 度腐蝕
	第 4 度熱傷	体幹第 1 度熱傷	体幹第 2 度熱傷
	体幹第 3 度熱傷	体幹熱傷	大腿汚染創
	大腿熱傷	大腿皮膚欠損創	大腿部第 1 度熱傷
	大腿部第 2 度熱傷	大腿部第 3 度熱傷	体表面積 10%未満の熱傷
	体表面積 10 － 19%の熱傷	体表面積 20 － 29%の熱傷	体表面積 30 － 39%の熱傷
	体表面積 40 － 49%の熱傷	体表面積 50 － 59%の熱傷	体表面積 60 － 69%の熱傷
	体表面積 70 － 79%の熱傷	体表面積 80 － 89%の熱傷	体表面積 90%以上の熱傷
	大網膿瘍	大葉性肺炎	多発性外傷

	多発性肝膿瘍	多発性昆虫咬創	多発性挫傷
	多発性擦過創	多発性漿膜炎	多発性第１度熱傷
	多発性第２度熱傷	多発性第３度熱傷	多発性腸間膜膿瘍
	多発性熱傷	多発性表在損傷	胆管炎性肝膿瘍
	胆管胆のう炎	胆管膿瘍	胆汁性腹膜炎
	胆のう壊疽	胆のう周囲炎	胆のう周囲膿瘍
	胆のう膿瘍	腟断端炎	腟熱傷
	虫垂炎術後残膿瘍	肘部第１度熱傷	肘部第２度熱傷
	肘部第３度熱傷	腸間膜脂肪壊死	腸間膜脂肪織炎
	腸間膜膿瘍	腸骨窩膿瘍	腸穿孔腹膜炎
	腸腰筋膿瘍	手第１度熱傷	手第２度熱傷
	手第３度熱傷	手熱傷	殿部第１度熱傷
	殿部第２度熱傷	殿部第３度熱傷	殿部熱傷
	頭部第１度熱傷	頭部第２度熱傷	頭部第３度熱傷
な	頭部熱傷	内部尿路性器の熱傷	軟口蓋熱傷
	乳児肺炎	乳頭部第１度熱傷	乳頭部第２度熱傷
	乳頭部第３度熱傷	乳房第１度熱傷	乳房第２度熱傷
	乳房第３度熱傷	乳房熱傷	乳輪部第１度熱傷
	乳輪部第２度熱傷	乳輪部第３度熱傷	尿管切石術後感染症
	尿細管間質性腎炎	尿性腹膜炎	尿膜管膿瘍
は	肺炎合併肺膿瘍	肺炎球菌性腹膜炎	肺化膿症
	敗血症性ショック	敗血症性肺炎	肺熱傷
	背部第１度熱傷	背部第２度熱傷	背部第３度熱傷
	背部熱傷	抜歯後感染	半身第１度熱傷
	半身第２度熱傷	半身第３度熱傷	汎発性化膿性腹膜炎
	非定型肺炎	鼻部第１度熱傷	鼻部第２度熱傷
	鼻部第３度熱傷	鼻部皮膚欠損創	びまん性肺炎
	フィブリン性腹膜炎	腹腔骨盤部膿瘍	腹腔内遺残膿瘍
	腹部第１度熱傷	腹部第２度熱傷	腹部第３度熱傷
	腹部熱傷	腹壁膿瘍	腹壁縫合糸膿瘍
	腐蝕	ぶどう球菌性敗血症	ぶどう球菌性肺膿瘍
	膀胱後部膿瘍	縫合糸膿瘍	膀胱周囲炎
	膀胱周囲膿瘍	縫合部膿瘍	放射線性熱傷
	母指球部第１度熱傷	母指球部第２度熱傷	母指球部第３度熱傷
	母指第１度熱傷	母指第２度熱傷	母指第３度熱傷
ま	母指熱傷	慢性骨盤腹膜炎	慢性細菌性前立腺炎
	慢性再発性膀胱炎	慢性子宮傍結合織炎	慢性前立腺炎急性増悪
	慢性胆管炎	慢性胆細管炎	慢性胆のう炎
	慢性肺化膿症	慢性腹膜炎	慢性付属器炎
	慢性膀胱炎	慢性卵管炎	慢性卵巣炎
	脈絡網膜熱傷	無熱性肺炎	盲腸後部膿瘍
や	門脈炎性肝膿瘍	薬傷	腰部第１度熱傷
	腰部第２度熱傷	腰部第３度熱傷	腰部熱傷
ら	卵管炎	卵管周囲炎	卵管卵巣膿瘍
	卵管留水症	卵管留膿症	卵巣炎
	卵巣周囲炎	卵巣膿瘍	卵巣卵管周囲炎
	老人性肺炎		

△	BK ウイルス腎症	MRCNS 敗血症	MRSA 術後創部感染
あ	MRSA 敗血症	MRSA 膀胱炎	アキレス腱筋腱移行部断裂
	アキレス腱挫傷	アキレス腱挫創	アキレス腱切創
	アキレス腱断裂	アキレス腱部分断裂	足異物
	足開放創	足挫創	足切創
	亜脱臼	圧挫傷	圧挫創
	圧迫骨折	圧迫神経炎	アレルギー性膀胱炎
	医原性気胸	犬咬創	陰茎開放創
	陰茎挫創	陰茎折症	陰茎裂創
	咽頭開放創	咽頭創傷	陰のう開放創
	陰のう裂創	陰部切創	会陰裂傷
	壊死性肺炎	炎症性大網癒着	横隔膜損傷
か	横骨折	汚染創	外陰開放創
	外陰部挫創	外陰部切創	外陰部裂傷
	外耳開放創	外耳道創傷	外耳部外傷性異物
	外耳部外傷性腫脹	外耳部外傷性皮下異物	外耳部割創
	外耳部貫通創	外耳部咬創	外耳部挫傷

外耳部挫創	外耳部擦過創	外耳部刺創
外耳部切創	外耳部創傷	外耳部打撲傷
外耳部虫刺傷	外耳部皮下血腫	外耳部皮下出血
外傷後早期合併症	外傷性一過性麻痺	外傷性異物
外傷性横隔膜ヘルニア	外傷性眼球ろう	外傷性空気塞栓症
外傷性咬合	外傷性虹彩離断	外傷性硬膜動静脈瘻
外傷性耳出血	外傷性脂肪塞栓症	外傷性縦隔気腫
外傷性食道破裂	外傷性脊髄出血	外傷性切断
外傷性動静脈瘻	外傷性動脈血腫	外傷性動脈瘤
外傷性脳圧迫	外傷性脳圧迫・頭蓋内に達する開放創合併あり	外傷性脳圧迫・頭蓋内に達する開放創合併なし
外傷性脳症	外傷性破裂	外傷性皮下気腫
外傷性皮下血腫	外耳裂創	開放骨折
開放性外傷性脳圧迫	開放性陥没骨折	開放性胸膜損傷
開放性脱臼	開放性脱臼骨折	開放性脳挫創
開放性脳底部挫傷	開放性びまん性脳損傷	開放性粉砕骨折
開放創	下咽頭創傷	下顎外傷性異物
下顎開放創	下顎割創	下顎貫通創
下顎口唇挫創	下顎咬創	下顎挫傷
下顎挫創	下顎擦過創	下顎刺創
下顎切創	下顎創傷	下顎打撲傷
下顎皮下血腫	下顎部挫傷	下顎部打撲傷
下顎裂創	踵裂創	顎関節部開放創
顎関節部割創	顎関節部貫通創	顎関節部咬創
顎関節部挫傷	顎関節部挫創	顎関節部擦過創
顎関節部刺創	顎関節部切創	顎関節部創傷
顎関節部打撲傷	顎関節部皮下血腫	顎関節部裂創
顎部挫傷	顎部打撲傷	角膜挫創
角膜切傷	角膜切創	角膜創傷
角膜破裂	角膜裂傷	下腿汚染創
下腿開放創	下腿挫創	下腿切創
下腿皮膚欠損創	下腿裂創	割創
眼黄斑部裂孔	眼窩創傷	眼窩部挫創
眼窩裂傷	眼球結膜裂傷	眼球損傷
眼球破裂	眼球裂傷	眼瞼外傷性異物
眼瞼外傷性腫脹	眼瞼外傷性皮下異物	眼瞼開放創
眼瞼割創	眼瞼貫通創	眼瞼咬創
眼瞼挫創	眼瞼擦過創	眼瞼刺創
眼瞼切創	眼瞼創傷	眼瞼虫刺傷
眼瞼裂創	環指圧挫傷	環指挫傷
環指挫創	環指切創	環指剥皮創
環指皮膚欠損創	眼周囲部外傷性異物	眼周囲部外傷性腫脹
眼周囲部外傷性皮下異物	眼周囲部開放創	眼周囲部割創
眼周囲部貫通創	眼周囲部咬創	眼周囲部挫創
眼周囲部擦過創	眼周囲部刺創	眼周囲部切創
眼周囲部創傷	眼周囲部虫刺傷	眼周囲部裂創
関節血腫	関節骨折	関節挫傷
関節打撲	完全骨折	完全脱臼
貫通刺創	貫通銃創	貫通性挫滅創
貫通創	肝肉芽腫	眼部外傷性異物
眼部外傷性腫脹	眼部外傷性皮下異物	眼部開放創
眼部割創	眼部貫通創	眼部咬創
眼部挫創	眼部擦過創	眼部刺創
眼部切創	眼部創傷	眼部虫刺傷
眼部裂創	陥没骨折	顔面外傷性異物
顔面開放創	顔面割創	顔面貫通創
顔面咬創	顔面挫傷	顔面挫創
顔面擦過創	顔面刺創	顔面切創
顔面創傷	顔面掻創	顔面多発開放創
顔面多発割創	顔面多発貫通創	顔面多発咬創
顔面多発挫傷	顔面多発挫創	顔面多発擦過創
顔面多発刺創	顔面多発切創	顔面多発創傷
顔面多発打撲傷	顔面多発虫刺傷	顔面多発皮下血腫

顔面多発皮下出血	顔面多発裂創	顔面打撲傷
顔面皮下血腫	顔面皮膚欠損創	顔面裂創
胸管損傷	胸腺損傷	頬粘膜咬傷
胸部汚染創	頬部外傷性異物	頬部開放創
頬部割創	頬部貫通創	頬部咬創
頬部挫傷	胸部挫創	頬部挫創
頬部擦過創	頬部刺創	胸部食道損傷
胸部切創	頬部切創	頬部創傷
頬部打撲傷	胸部皮下気腫	頬部皮下血腫
胸部皮膚欠損創	頬部裂創	胸壁開放創
胸壁刺創	強膜切創	強膜創傷
胸膜損傷・胸腔に達する開放創合併あり	胸膜肺炎	強膜裂傷
胸膜裂創	棘刺創	魚咬創
亀裂骨折	筋損傷	筋断裂
筋肉内血腫	空気塞栓症	屈曲骨折
クラミジア肺炎	頚管破裂	脛骨顆部割創
頚部開放創	頚部挫創	頚部食道開放創
頚部切創	頚部皮膚欠損創	血管切断
血管損傷	血腫	結膜創傷
結膜裂傷	嫌気性菌敗血症	腱切創
腱損傷	腱断裂	腱部分断裂
腱裂傷	高エネルギー外傷	口蓋挫傷
口蓋切創	口蓋裂創	口角部挫創
口角部裂創	口腔外傷性異物	口腔外傷性腫脹
口腔開放創	口腔割創	口腔挫傷
口腔挫創	口腔擦過創	口腔刺創
口腔切創	口腔創傷	口腔打撲傷
口腔内血腫	口腔粘膜咬傷	口腔粘膜咬創
口腔裂創	後出血	口唇外傷性異物
口唇外傷性腫脹	口唇外傷性皮下異物	口唇開放創
口唇割創	口唇貫通創	口唇咬傷
口唇咬創	口唇挫傷	口唇挫創
口唇擦過創	口唇刺創	口唇切創
口唇創傷	口唇打撲傷	口唇虫刺傷
口唇皮下血腫	口唇皮下出血	口唇裂創
溝創	咬創	後頭部外傷
後頭部割創	後頭部挫傷	後頭部挫創
後頭部切創	後頭部打撲傷	後頭部裂創
広範性軸索損傷	広汎性神経損傷	後方脱臼
硬膜損傷	硬膜裂傷	肛門裂創
骨折	骨盤部感染性リンパのう胞	骨盤部裂創
昆虫咬創	昆虫刺傷	コントル・クー損傷
さ 採皮創	挫傷	擦過創
擦過皮下血腫	挫滅傷	挫滅創
耳介外傷性異物	耳介外傷性腫脹	耳介外傷性皮下異物
耳介開放創	耳介割創	耳介貫通創
耳介咬創	耳介挫傷	耳介挫創
耳介擦過創	耳介刺創	耳介切創
耳介創傷	耳介打撲傷	耳介虫刺傷
耳介皮下血腫	耳介皮下出血	趾開放創
耳介裂創	耳下腺部打撲	指間切創
趾間切創	子宮頚管裂傷	子宮頚部環状剥離
刺咬症	趾挫創	示指 MP 関節挫傷
示指 PIP 開放創	示指割創	示指挫傷
示指挫創	示指刺創	四肢静脈損傷
示指切創	四肢動脈損傷	示指皮膚欠損創
耳前部挫創	刺創	膝蓋部挫創
膝下部挫創	膝窩部銃創	膝関節部異物
膝関節部挫創	膝部異物	膝部開放創
膝部割創	膝部咬創	膝部挫創
膝部切創	膝部裂創	歯肉挫傷
歯肉切創	歯肉裂創	脂肪塞栓症
斜骨折	射創	尺骨近位端骨折

尺骨鉤状突起骨折	手圧挫傷	縦隔血腫
縦骨折	銃自殺未遂	銃創
重複骨折	手関節挫滅傷	手関節挫滅創
手関節掌側部挫創	手関節部挫創	手関節部切創
手関節部創傷	手関節部裂創	手指圧挫傷
手指汚染創	手指開放創	手指咬創
種子骨開放骨折	種子骨骨折	手指挫傷
手指挫創	手指挫滅傷	手指挫滅創
手指刺創	手指切創	手指打撲傷
手指剥皮創	手指皮下血腫	手指皮膚欠損創
手術創離開	手掌挫創	手掌刺創
手掌切創	手掌剥皮創	出血性膀胱炎
術後血腫	術後出血性ショック	術後消化管出血性ショック
術後ショック	術後皮下気腫	手背部挫創
手背部切創	手部汚染創	上顎挫傷
上顎擦過創	上顎切創	上顎打撲傷
上顎皮下血腫	上顎部裂創	上口唇挫傷
踵骨部挫滅創	小指咬創	小指挫傷
小指挫創	小指切創	硝子体切断
小指皮膚欠損創	上腕汚染創	上腕貫通銃創
上腕挫創	上腕皮膚欠損創	上腕部開放創
食道損傷	処女膜裂傷	神経根ひきぬき損傷
神経切断	神経叢損傷	神経叢不全損傷
神経損傷	神経断裂	針刺創
靱帯ストレイン	靱帯損傷	靱帯断裂
靱帯捻挫	靱帯裂傷	心内異物
ストレイン	生検後出血	精巣開放創
精巣破裂	声門外傷	舌開放創
舌下顎挫創	舌咬傷	舌咬創
舌挫創	舌刺創	舌切創
切創	舌創傷	切断
舌裂創	セレウス菌敗血症	前額部外傷性異物
前額部外傷性腫脹	前額部外傷性皮下異物	前額部開放創
前額部割創	前額部貫通創	前額部咬創
前額部挫創	前額部擦過創	前額部刺創
前額部切創	前額部創傷	前額部虫刺傷
前額部虫刺症	前額部裂創	前胸部挫創
前頚頭頂部挫創	仙骨部挫創	仙骨部皮膚欠損創
線状骨折	全身擦過創	穿通創
前頭部割創	前頭部挫傷	前頭部挫創
前頭部切創	前頭部打撲傷	前頭部皮膚欠損創
前方脱臼	前立腺痛	前腕汚染創
前腕開放創	前腕咬創	前腕挫創
前腕刺創	前腕切創	前腕皮膚欠損創
前腕裂創	爪下異物	爪下挫滅傷
爪下挫滅創	掻創	足関節内果部挫創
足関節部挫創	足底異物	足底部咬創
足底部刺創	足底部皮膚欠損創	側頭部割創
側頭部挫創	側頭部切創	側頭部打撲傷
側頭部皮下血腫	足背部挫創	足背部切創
足部汚染創	側腹部咬創	側腹部挫創
側腹壁開放創	足部皮膚欠損創	足部裂創
鼡径部開放創	鼡径部切創	損傷
た 第 5 趾皮膚欠損創	大腿咬創	大腿挫創
大腿部開放創	大腿部刺創	大腿部切創
大腿裂創	大転子部挫創	脱臼
脱臼骨折	多発性開放創	多発性咬創
多発性切創	多発性穿刺創	多発性裂創
打撲割創	打撲血腫	打撲挫創
打撲擦過創	打撲傷	打撲皮下血腫
単純脱臼	腟開放創	腟断端出血
腟壁縫合不全	腟裂傷	肘関節骨折
肘関節挫創	肘関節脱臼骨折	肘関節部開放創
中指咬創	中指挫傷	中指挫創

	中指刺創	中指切創	中指皮膚欠損創
	中手骨関節部挫創	中枢神経系損傷	肘頭骨折
	肘部挫創	肘部切創	肘部皮膚欠損創
	腸球菌敗血症	沈下性肺炎	手開放創
	手咬創	手挫創	手刺創
	手切創	転位性骨折	殿部異物
	殿部開放創	殿部咬創	殿部刺創
	殿部切創	殿部皮膚欠損創	殿部裂創
	頭頂部挫傷	頭頂部挫創	頭頂部擦過創
	頭頂部切創	頭頂部打撲傷	頭頂部裂創
	頭皮外傷性腫脹	頭皮開放創	頭皮下血腫
	頭皮剥離	頭皮表在損傷	頭部異物
	頭部外傷性皮下異物	頭部外傷性皮下気腫	頭部開放創
	頭部割創	頭部頚部挫傷	頭部頚部挫創
	頭部頚部打撲傷	頭部血腫	頭部挫傷
	頭部挫創	頭部擦過創	頭部刺創
	頭部切創	頭部多発開放創	頭部多発割創
	頭部多発咬創	頭部多発挫傷	頭部多発挫創
	頭部多発擦過創	頭部多発刺創	頭部多発切創
	頭部多発創傷	頭部多発打撲傷	頭部多発皮下血腫
	頭部多発裂創	頭部打撲	頭部打撲血腫
	頭部打撲傷	頭部虫刺傷	動物咬創
	頭部皮下異物	頭部皮下血腫	頭部皮下出血
	頭部皮膚欠損創	頭部裂創	動脈損傷
	特発性関節脱臼	飛び降り自殺未遂	飛び込み自殺未遂
な	内視鏡検査中腸穿孔	軟口蓋血腫	軟口蓋挫創
	軟口蓋創傷	軟口蓋破裂	肉離れ
	乳腺内異物	乳房異物	猫咬創
	捻挫	脳挫傷	脳挫傷・頭蓋内に達する開放創合併あり
	脳挫傷・頭蓋内に達する開放創合併なし	脳挫創	脳挫創・頭蓋内に達する開放創合併あり
	脳挫創・頭蓋内に達する開放創合併なし	脳損傷	脳対側損傷
	脳直撃損傷	脳底部挫傷	脳底部挫傷・頭蓋内に達する開放創合併あり
は	脳底部挫傷・頭蓋内に達する開放創合併なし	脳裂傷	肺壊疽
	爆死自殺未遂	剥離骨折	抜歯後出血
	破裂骨折	反復性膀胱炎	皮下異物
	皮下気腫	皮下血腫	鼻下擦過創
	皮下静脈損傷	皮下損傷	鼻根部打撲挫創
	鼻根部裂創	膝汚染創	膝皮膚欠損創
	皮神経挫傷	鼻前庭部挫創	鼻尖部挫創
	非熱傷性水疱	鼻部外傷性異物	鼻部外傷性腫脹
	鼻部外傷性皮下異物	鼻部開放創	眉部割創
	鼻部割創	鼻部貫通創	腓腹筋挫創
	眉部血腫	皮膚欠損創	鼻部咬創
	鼻部挫傷	鼻部挫創	鼻部擦過創
	鼻部刺創	鼻部切創	鼻部創傷
	皮膚損傷	鼻部打撲傷	鼻部虫刺傷
	皮膚剥脱創	鼻部皮下血腫	鼻部皮下出血
	鼻部皮膚剥離創	鼻部裂創	びまん性脳損傷
	びまん性脳損傷・頭蓋内に達する開放創合併あり	びまん性脳損傷・頭蓋内に達する開放創合併なし	眉毛部割創
	眉毛部裂創	表皮剥離	鼻翼部切創
	鼻翼部裂創	びらん性膀胱炎	複雑脱臼
	伏針	副鼻腔開放創	腹部汚染創
	腹部刺創	腹部皮膚欠損創	腹壁異物
	腹壁開放創	腹壁創し開	腹壁縫合不全
	不全骨折	ブラックアイ	粉砕骨折
	分娩時会陰裂傷	分娩時軟産道損傷	閉鎖性外傷性脳圧迫
	閉鎖性骨折	閉鎖性脱臼	閉鎖性脳挫創
	閉鎖性脳底部挫傷	閉鎖性びまん性脳損傷	閉塞性肺炎
	膀胱炎	縫合不全	縫合不全出血
	放射線出血性膀胱炎	帽状腱膜下出血	包皮挫創
	包皮切創	包皮裂創	母指咬創
	母指挫傷	母指挫創	母趾挫創
	母指示指間切創	母指刺創	母指切創
	母指打撲挫創	母指打撲傷	母指皮膚欠損創
ま	母趾皮膚欠損創	母指末節部挫創	末梢血管外傷
	末梢神経損傷	慢性非細菌性前立腺炎	眉間部挫創
	眉間部裂創	耳後部挫創	耳後部打撲傷
	盲管銃創	網膜振盪	網脈絡膜裂傷
や	モンテジア骨折	腰部切創	腰部打撲挫創
ら	らせん骨折	離開骨折	涙管損傷
	涙管断裂	涙道損傷	轢過創
わ	裂離	裂離骨折	若木骨折

効能効果に関連する使用上の注意　本剤の使用に際しては，起炎菌と適応患者を十分考慮し，一次選択薬としての要否を検討すること。

用法用量

通常，成人にはパズフロキサシンとして1日1000mgを2回に分けて点滴静注する。なお，年齢，症状に応じ，1日600mgを2回に分けて点滴静注するなど，減量すること。点滴静注に際しては，30分〜1時間かけて投与すること。

敗血症，肺炎球菌による肺炎，重症・難治性の呼吸器感染症(肺炎，慢性呼吸器病変の二次感染に限る)の場合

通常，成人にはパズフロキサシンとして1日2000mgを2回に分けて点滴静注する。

点滴静注に際しては，1時間かけて投与すること。

用法用量に関連する使用上の注意

(1)本剤の使用にあたっては，細菌学的検査を実施した後に投与すること。また，耐性菌の発現を防ぐため，原則として感受性を確認し，疾病の治療上必要な最小限の期間の投与にとどめること。

(2)本剤の使用に際しては，投与開始後3日を目安として継続投与が必要か判定し，投与中止又はより適切な他剤に切り替えるべきか検討を行うこと。更に，本剤の投与期間は，原則として14日以内とすること。

(3)原則として他剤及び輸液と配合しないこと。

(4)本剤の臨床試験において，1日1000mg投与時と比較して1日2000mg投与時では，注射部位反応などの副作用発現率が高い傾向が認められたため，1日2000mg投与は，他の抗菌薬の投与を考慮した上で，必要な患者に限り，副作用の発現に十分注意して慎重に投与すること。

(5)腎障害のある患者に対して1日2000mgを投与する場合には，患者の状態を十分に観察するなど，血中濃度上昇による副作用の発現に十分注意すること。異常が認められた場合には症状に応じて減量，休薬等の適切な処置を行うこと。

(6)高度の腎障害のある患者には，投与量及び投与間隔を適切に調節するなど慎重に投与すること。参考として，体内動態試験の結果より，以下の用量が目安として推察されている。

Ccr (mL/min)	通常用法用量	
	1回500mg1日2回投与対象の場合	1回1000mg1日2回投与対象の場合
20以上30未満	1回500mg1日2回(用量調節不要)	1回500mg1日2回
20未満	1回500mg1日1回	1回500mg1日1回

(7)血液透析施行患者には，投与量及び投与間隔を適切に調節し，患者の状態を観察しながら慎重に投与すること。

禁忌

(1)本剤の成分に対し過敏症の既往歴のある患者

(2)妊婦又は妊娠している可能性のある婦人

(3)小児等

パズクロス点滴静注液300mg：田辺三菱　300mg100mL1キット[1407円/キット]

パズクロス点滴静注液500mg：田辺三菱　500mg100mL1キット[1891円/キット]

パズクロス点滴静注液1000mg：田辺三菱　1,000mg200mL1

キット[2825円/キット]

パズクロス点滴静注液300mg
規格：300mg100mL1キット[1407円/キット]
パズクロス点滴静注液500mg
規格：500mg100mL1キット[1891円/キット]
パズクロス点滴静注液1000mg
規格：1,000mg200mL1キット[2825円/キット]
パズフロキサシンメシル酸塩　田辺三菱　624

パシル点滴静注液 300mg，パシル点滴静注液 500mg，パシル点滴静注液 1000mg を参照(P1694)

ハーセプチン注射用60　規格：60mg1瓶(溶解液付)[24567円/瓶]
ハーセプチン注射用150　規格：150mg1瓶(溶解液付)[57515円/瓶]
トラスツズマブ(遺伝子組換え)　中外　429

【効 能 効 果】

HER2 過剰発現が確認された乳癌
HER2 過剰発現が確認された治癒切除不能な進行・再発の胃癌

【対応標準病名】

◎	胃癌・HER2 過剰発現	胃進行癌	乳癌・HER2 過剰発現
○	KIT (CD117) 陽性胃消化管間質腫瘍	胃消化管間質腫瘍	胃前庭部癌
	炎症性乳癌	術後乳癌	進行乳癌
	乳癌	乳癌再発	
△	胃悪性間葉系腫瘍	胃悪性黒色腫	胃カルチノイド
	胃癌	胃管癌	胃癌末期
	胃脂肪肉腫	胃重複癌	胃小弯部癌
	胃体部癌	胃大弯部癌	胃底部癌
	胃肉腫	胃平滑筋肉腫	胃幽門部癌
	残胃癌	スキルス胃癌	早期胃癌
	乳腺腋窩尾部乳癌	乳頭部乳癌	乳房下外側部乳癌
	乳房下内側部乳癌	乳房境界部乳癌	乳房脂肪肉腫
	乳房上外側部乳癌	乳房上内側部乳癌	乳房中央部乳癌
	乳房パジェット病	乳輪部乳癌	噴門癌
	幽門癌	幽門前庭部癌	

効能効果に関連する使用上の注意

(1) HER2 過剰発現の検査は，十分な経験を有する病理医又は検査施設において実施すること。
(2) HER2 過剰発現が確認された胃癌の場合
①本剤による術後補助化学療法の有効性及び安全性は確立していない。
②接合部領域における原発部位，組織型等に関して【臨床成績】の項の内容を熟知し，適応患者の選択を行うこと。

用法用量

HER2 過剰発現が確認された乳癌にはA法又はB法を使用する。
HER2 過剰発現が確認された治癒切除不能な進行・再発の胃癌には他の抗悪性腫瘍剤との併用でB法を使用する。
A法：通常，成人に対して1日1回，トラスツズマブ(遺伝子組換え)として初回投与時には 4mg/kg(体重)を，2回目以降は 2mg/kg を 90 分以上かけて1週間間隔で点滴静注する。
B法：通常，成人に対して1日1回，トラスツズマブ(遺伝子組換え)として初回投与時には 8mg/kg(体重)を，2回目以降は 6mg/kg を 90 分以上かけて3週間間隔で点滴静注する。
なお，初回投与の忍容性が良好であれば，2回目以降の投与時間は 30 分間まで短縮できる。

用法用量に関連する使用上の注意

(1) HER2 過剰発現が確認された乳癌における術後補助化学療法においては，以下の点に注意すること。
①1年を超える投与の有効性及び安全性は確立していない。
②本剤は【臨床成績】の項を熟知した上で投与すること。
(2) HER2 過剰発現が確認された治癒切除不能な進行・再発の胃癌においては，以下の点に注意すること。
①本剤は，他の抗悪性腫瘍剤との併用により開始すること。本剤と併用する抗悪性腫瘍剤は，【臨床成績】の項の内容を熟知した上で，選択すること。
②併用する抗悪性腫瘍剤の添付文書を熟読すること。
(3)本剤を投与する場合に，何らかの理由により予定された投与が遅れた際には，以下のとおり投与することが望ましい。
①投与予定日より1週間以内の遅れで投与する際は，A法では 2mg/kg を，B法では 6mg/kg を投与する。
②投与予定日より1週間を超えた後に投与する際は，改めて初回投与量(A法では 4mg/kg，B法では 8mg/kg)で投与を行う。なお，次回以降はA法では 2mg/kg を1週間間隔で，B法では 6mg/kg を3週間間隔で投与する。
(4)本剤の投与時には，添付の日局注射用水により溶解してトラスツズマブ 21mg/mL の濃度とした後，必要量を注射筒で抜き取り，直ちに日局生理食塩液 250mL に希釈し，点滴静注する。

警告

(1)本剤を含むがん化学療法は，緊急時に十分対応できる医療施設において，がん化学療法に十分な知識・経験を持つ医師のもとで，本剤が適切と判断される症例についてのみ実施すること。適応患者の選択にあたっては，本剤及び各併用薬剤の添付文書を参照して十分注意すること。また，治療開始に先立ち，患者又はその家族に有効性及び危険性を十分説明し，同意を得てから投与すること。
(2)心不全等の重篤な心障害があらわれ，死亡に至った例も報告されているので，必ず本剤投与開始前には，患者の心機能を確認すること。また，本剤投与中は適宜心機能検査(心エコー等)を行い患者の状態(左室駆出率(LVEF)の変動を含む)を十分に観察すること。特に以下の患者については，心機能検査(心エコー等)を頻回に行うこと。
①アントラサイクリン系薬剤を投与中の患者又はその前治療歴のある患者
②胸部へ放射線を照射中の患者
③心不全症状のある患者
④冠動脈疾患(心筋梗塞，狭心症等)の患者又はその既往歴のある患者
⑤高血圧症の患者又はその既往歴のある患者
(3)本剤投与中又は本剤投与開始後 24 時間以内に多くあらわれる Infusion reaction のうち，アナフィラキシー様症状，肺障害等の重篤な副作用(気管支痙攣，重度の血圧低下，急性呼吸促迫症候群等)が発現し死亡に至った例が報告されている。これらの副作用は，特に安静時呼吸困難(肺転移，循環器疾患等による)のある患者又はその既往歴のある患者において重篤化しやすいので，患者の状態を十分に観察しながら慎重に投与すること。

禁忌　本剤の成分に対し過敏症の既往歴のある患者

原則禁忌

次の患者については，本剤投与による有益性と危険性を慎重に評価すること。
重篤な心障害のある患者

パパベリン塩酸塩注40mg「日医工」
規格：4%1mL1管[92円/管]
パパベリン塩酸塩　日医工　124

【効 能 効 果】

下記疾患に伴う内臓平滑筋の痙れん症状
胃炎，胆道(胆管・胆のう)系疾患
急性動脈塞栓，急性肺塞栓，末梢循環障害，冠循環障害における血管拡張と症状の改善

【対応標準病名】

◎	胃炎	胃痙攣	急性肺性心
	痙性胃炎	痙攣	胆道疾患
	動脈塞栓症	肺塞栓症	末梢循環障害

○	アルコール性胃炎	アレルギー性胃炎	胃十二指腸炎
	萎縮性胃炎	萎縮性化生性胃炎	胃びらん
	腋窩動脈血栓症	壊疽性胆細管炎	下肢急性動脈閉塞症
	下肢慢性動脈閉塞症	肝外閉塞性黄疸	肝動脈血栓症
	肝動脈塞栓症	肝内胆管拡張症	肝内胆管狭窄
	肝内胆細管炎	逆行性胆管炎	急性胃炎
	急性化膿性胆管炎	急性胆管炎	急性胆細管炎
	急性びらん性胃炎	急性閉塞性化膿性胆管炎	狭窄性胆管炎
	血管運動性肢端感覚異常症	原発性硬化性胆管炎	後天性胆管狭窄症
	細胆管炎	再発性胆管炎	鎖骨下動脈閉塞症
	四肢末梢循環障害	肢端紅痛症	趾端循環障害
	肢端チアノーゼ	肢端知覚異常	重症虚血肢
	十二指腸総胆管炎	十二指腸乳頭狭窄	上肢急性動脈閉塞症
	上肢慢性動脈閉塞症	神経性胃炎	スチール症候群
	全身性閉塞性血栓血管炎	総胆管拡張症	総胆管狭窄症
	総胆管閉塞症	大腿動脈閉塞症	大動脈血栓症
	大動脈塞栓症	胆管炎	胆管狭窄症
	胆管閉塞症	胆汁うっ滞	胆道ジスキネジア
	中毒性胃炎	腸骨動脈血栓症	腸骨動脈塞栓症
	バージャー病	表層性胃炎	腹部大動脈血栓症
	腹部大動脈塞栓症	ブルートウ症候群	閉塞性黄疸
	閉塞性血栓血管炎	ヘリコバクター・ピロリ胃炎	末梢動脈塞栓症
	慢性胃炎	慢性胆管炎	慢性胆細管炎
	ミリッチ症候群	メネトリエ病	疣状胃炎
	ルリッシュ症候群	レイノー現象	レイノー症候群
	レイノー病		
△	胃うっ血	胃運動機能障害	胃運動亢進症
	胃液分泌過多	胃拡張	胃機能亢進
	胃軸捻症	胃腸運動機能障害	胃腸機能異常
	胃腸機能減退	胃特発性破裂	胃粘膜過形成
	胃のう胞	胃壁軟化症	胃蜂窩織炎
	オディ括約筋収縮	過酸症	下肢血行障害
	下肢末梢循環障害	間欠性跛行	急性胃腸障害
	急性胃粘膜病変	痙攣発作	血栓塞栓症
	コレステロール塞栓症	十二指腸破裂	出血性胃炎
	術後残胃胃炎	塞栓性梗塞	胆管萎縮
	胆管潰瘍	胆管拡張症	胆管ポリープ
	胆管癒着	胆道機能異常	胆道閉鎖
	動脈血栓症	動脈硬化性間欠性跛行	動脈攣縮
	特発性慢性肺血栓塞栓症	肉芽腫性胃炎	肺梗塞
	肺静脈血栓症	肺静脈血栓塞栓症	肺動脈血栓症
	肺動脈血栓塞栓症	肥厚性幽門狭窄症	びらん性胃炎
	放射線胃炎	末梢循環不全	末梢性血管攣縮
	末梢動脈疾患	慢性動脈閉塞症	慢性肺血栓塞栓症
	薬物胃障害	連鎖球菌症候群	

用法用量　パパベリン塩酸塩として，通常成人1回30～50mg(0.75～1.25mL)，1日100～200mg(2.5～5mL)を注射する。主として皮下注射するが，筋肉内注射することもできる。また，急性動脈塞栓には，1回50mg(1.25mL)を動脈内注射，急性肺塞栓には，1回50mg(1.25mL)を静脈内注射することができる。
なお，年齢，症状により適宜増減する。

禁忌
(1)房室ブロックのある患者
(2)本剤の成分に対し過敏症の既往歴のある患者

パビナール・アトロピン注　規格：1mL1管[365円/管]

アトロピン硫酸塩水和物　オキシコドン塩酸塩水和物　ヒドロコタルニン塩酸塩水和物　武田薬品　811

【効能効果】

(1)激しい疼痛時における鎮痛・鎮静・鎮痙
(2)激しい咳嗽発作における鎮咳
(3)麻酔前投薬

【対応標準病名】

◎	咳	疼痛	
○	アトピー咳嗽	アレルギー性咳嗽	カタル性咳
	癌性持続痛	乾性咳	癌性疼痛
	癌性突出痛	感染後咳嗽	湿性咳
	神経障害性疼痛	遷延性咳嗽	中枢神経障害性疼痛
	突出痛	難治性疼痛	末梢神経障害性疼痛
	慢性咳嗽	慢性疼痛	夜間咳
△	圧痛	持続痛	術創部痛
	身体痛	咳失神	全身痛
	鈍痛	皮膚疼痛症	放散痛

用法用量　通常，成人には，オキシコドン塩酸塩水和物として1回3～8mg(本剤0.375～1mL)を皮下に注射する。
なお，年齢，症状により適宜増減する。

禁忌
(1)重篤な心疾患のある患者
(2)重篤な呼吸抑制のある患者
(3)気管支喘息発作中の患者
(4)重篤な肝障害のある患者
(5)慢性肺疾患に続発する心不全の患者
(6)痙攣状態(てんかん重積症，破傷風，ストリキニーネ中毒)にある患者
(7)急性アルコール中毒の患者
(8)アヘンアルカロイド及びアトロピンに対し過敏症の既往歴のある患者
(9)緑内障の患者
(10)前立腺肥大による排尿障害，尿道狭窄，尿路手術術後の患者
(11)器質的幽門狭窄，麻痺性イレウス又は最近消化管手術を行った患者

パビナール注　規格：1mL1管[355円/管]

オキシコドン塩酸塩水和物　ヒドロコタルニン塩酸塩水和物　武田薬品　811

【効能効果】

(1)激しい疼痛時における鎮痛・鎮静
(2)激しい咳嗽発作における鎮咳
(3)麻酔前投薬

【対応標準病名】

◎	咳	疼痛	
○	アトピー咳嗽	アレルギー性咳嗽	カタル性咳
	癌性持続痛	乾性咳	癌性疼痛
	癌性突出痛	感染後咳嗽	湿性咳
	神経障害性疼痛	咳失神	遷延性咳嗽
	中枢神経障害性疼痛	突出痛	難治性疼痛
	末梢神経障害性疼痛	慢性咳嗽	慢性疼痛
	夜間咳		
△	圧痛	持続痛	術創部痛
	身体痛	全身痛	鈍痛
	皮膚疼痛症	放散痛	

用法用量　通常，成人には，オキシコドン塩酸塩水和物として，1回3～10mg(本剤0.375～1.25mL)を皮下に注射する。なお，年齢，症状により適宜増減する。

禁忌
(1)重篤な呼吸抑制のある患者

(2)気管支喘息発作中の患者
(3)重篤な肝障害のある患者
(4)慢性肺疾患に続発する心不全の患者
(5)痙攣状態(てんかん重積症，破傷風，ストリキニーネ中毒)にある患者
(6)急性アルコール中毒の患者
(7)アヘンアルカロイドに対し過敏症の患者

パーヒューザミン注　規格：10MBq[279.2円/MBq]

塩酸N－イソプロピル－4－ヨードアンフェタミン(^{123}I)　日本メジフィジックス　430

【効能効果】

局所脳血流シンチグラフィ

【対応標準病名】

該当病名なし

用法用量　通常，成人には本剤37～222MBqを静脈内に注射し，投与後15～30分後より被検部にガンマカメラ等の検出部を向け撮像もしくはデータを収録し，脳血流シンチグラムを得る。必要に応じて局所脳血流量を求める。
投与量は，年齢，体重により適宜増減する。

イオフェタミン(^{123}I)注射液「第一」：富士フイルムRI[247.3円/MBq]

ハプトグロビン静注2000単位「ベネシス」

規格：2,000単位100mL1瓶[43569円/瓶]

人ハプトグロビン　日本血液　634

【効能効果】

熱傷・火傷，輸血，体外循環下開心術などの溶血反応に伴うヘモグロビン血症，ヘモグロビン尿症の治療

【対応標準病名】

◎	熱傷	ヘモグロビン尿症	
○あ	足第1度熱傷	足第2度熱傷	足第3度熱傷
	足熱傷	アルカリ腐蝕	胃腸管熱傷
	胃熱傷	陰茎第1度熱傷	陰茎第2度熱傷
	陰茎第3度熱傷	陰茎熱傷	咽頭熱傷
	陰のう第1度熱傷	陰のう第2度熱傷	陰のう第3度熱傷
	陰のう熱傷	会陰第1度熱傷	会陰第2度熱傷
	会陰第3度熱傷	会陰熱傷	腋窩第1度熱傷
	腋窩第2度熱傷	腋窩第3度熱傷	腋窩熱傷
か	外陰第1度熱傷	外陰第2度熱傷	外陰第3度熱傷
	外陰熱傷	下咽頭熱傷	化学外傷
	下顎熱傷	下顎部第1度熱傷	下顎部第2度熱傷
	下顎部第3度熱傷	角結膜腐蝕	角膜アルカリ化学熱傷
	角膜酸化学熱傷	角膜酸性熱傷	角膜熱傷
	下肢第1度熱傷	下肢第2度熱傷	下肢第3度熱傷
	下肢熱傷	下腿足部熱傷	下腿熱傷
	下腿部第1度熱傷	下腿部第2度熱傷	下腿部第3度熱傷
	下半身第1度熱傷	下半身第2度熱傷	下半身第3度熱傷
	下半身熱傷	下腹部第1度熱傷	下腹部第2度熱傷
	下腹部第3度熱傷	眼化学熱傷	眼球熱傷
	眼瞼化学熱傷	眼瞼第1度熱傷	眼瞼第2度熱傷
	眼瞼第3度熱傷	眼瞼熱傷	眼周囲化学熱傷
	眼周囲第1度熱傷	眼周囲第2度熱傷	眼周囲第3度熱傷
	眼熱傷	顔面第1度熱傷	顔面第2度熱傷
	顔面第3度熱傷	顔面熱傷	気管熱傷
	気道熱傷	胸腔熱傷	胸部上腕熱傷
	胸部第1度熱傷	頬部第1度熱傷	胸部第2度熱傷
	頬部第2度熱傷	胸部第3度熱傷	頬部第3度熱傷
	胸部熱傷	躯幹薬傷	頸部第1度熱傷
	頸部第2度熱傷	頸部第3度熱傷	頸部熱傷
	結膜熱傷	結膜のうアルカリ化学熱傷	結膜のう酸化学熱傷
	結膜腐蝕	肩甲間部第1度熱傷	肩甲間部第2度熱傷
	肩甲間部第3度熱傷	肩甲間部熱傷	肩甲部第1度熱傷
	肩甲部第2度熱傷	肩甲部第3度熱傷	肩甲部熱傷
	肩部第1度熱傷	肩部第2度熱傷	肩部第3度熱傷
	口腔第1度熱傷	口腔第2度熱傷	口腔第3度熱傷
	口腔熱傷	口唇第1度熱傷	口唇第2度熱傷
	口唇第3度熱傷	口唇熱傷	喉頭熱傷
	肛門第1度熱傷	肛門第2度熱傷	肛門第3度熱傷
さ	肛門熱傷	酸腐蝕	耳介部第1度熱傷
	耳介部第2度熱傷	耳介部第3度熱傷	子宮熱傷
	四肢第1度熱傷	四肢第2度熱傷	四肢第3度熱傷
	四肢熱傷	趾第1度熱傷	趾第2度熱傷
	趾第3度熱傷	膝部第1度熱傷	膝部第2度熱傷
	膝部第3度熱傷	趾熱傷	手関節部第1度熱傷
	手関節部第2度熱傷	手関節部第3度熱傷	手指第1度熱傷
	手指第2度熱傷	手指第3度熱傷	手指端熱傷
	手指熱傷	手掌第1度熱傷	手掌第2度熱傷
	手掌第3度熱傷	手掌熱傷	手背第1度熱傷
	手背第2度熱傷	手背第3度熱傷	手背熱傷
	上肢第1度熱傷	上肢第2度熱傷	上肢第3度熱傷
	上肢熱傷	焼身自殺未遂	上半身第1度熱傷
	上半身第2度熱傷	上半身第3度熱傷	上半身熱傷
	踵部第1度熱傷	踵部第2度熱傷	踵部第3度熱傷
	上腕第1度熱傷	上腕第2度熱傷	上腕第3度熱傷
	上腕熱傷	食道熱傷	精巣熱傷
	舌熱傷	前額部第1度熱傷	前額部第2度熱傷
	前額部第3度熱傷	前胸部第1度熱傷	前胸部第2度熱傷
	前胸部第3度熱傷	前胸部熱傷	全身第1度熱傷
	全身第2度熱傷	全身第3度熱傷	全身熱傷
	前腕手部熱傷	前腕第1度熱傷	前腕第2度熱傷
	前腕第3度熱傷	前腕熱傷	足関節第1度熱傷
	足関節第2度熱傷	足関節第3度熱傷	足関節熱傷
	側胸部第1度熱傷	側胸部第2度熱傷	側胸部第3度熱傷
	足底熱傷	足底部第1度熱傷	足底部第2度熱傷
	足底部第3度熱傷	足背部第1度熱傷	足背部第2度熱傷
	足背部第3度熱傷	側腹部第1度熱傷	側腹部第2度熱傷
	側腹部第3度熱傷	鼡径部第1度熱傷	鼡径部第2度熱傷
た	鼡径部第3度熱傷	鼡径部熱傷	第1度熱傷
	第1度腐蝕	第2度熱傷	第2度腐蝕
	第3度熱傷	第3度腐蝕	第4度熱傷
	体幹第1度熱傷	体幹第2度熱傷	体幹第3度熱傷
	体幹熱傷	大腿熱傷	大腿部第1度熱傷
	大腿部第2度熱傷	大腿部第3度熱傷	体表面積10%未満の熱傷
	体表面積10－19%の熱傷	体表面積20－29%の熱傷	体表面積30－39%の熱傷
	体表面積40－49%の熱傷	体表面積50－59%の熱傷	体表面積60－69%の熱傷
	体表面積70－79%の熱傷	体表面積80－89%の熱傷	体表面積90%以上の熱傷
	多発性第1度熱傷	多発性第2度熱傷	多発性第3度熱傷
	多発性熱傷	腟熱傷	肘部第1度熱傷
	肘部第2度熱傷	肘部第3度熱傷	手第1度熱傷
	手第2度熱傷	手第3度熱傷	手熱傷
	殿部第1度熱傷	殿部第2度熱傷	殿部第3度熱傷
	殿部熱傷	頭部第1度熱傷	頭部第2度熱傷
	頭部第3度熱傷	頭部熱傷	特発性血色素尿症
な	内部尿路性器の熱傷	軟口蓋熱傷	乳頭部第1度熱傷
	乳頭部第2度熱傷	乳頭部第3度熱傷	乳房第1度熱傷
	乳房第2度熱傷	乳房第3度熱傷	乳房熱傷
	乳輪部第1度熱傷	乳輪部第2度熱傷	乳輪部第3度熱傷
は	熱傷ショック	肺熱傷	背部第1度熱傷
	背部第2度熱傷	背部第3度熱傷	背部熱傷

ハ

	半身第 1 度熱傷	半身第 2 度熱傷	半身第 3 度熱傷
	鼻部第 1 度熱傷	鼻部第 2 度熱傷	鼻部第 3 度熱傷
	腹部第 1 度熱傷	腹部第 2 度熱傷	腹部第 3 度熱傷
	腹部熱傷	腐蝕	放射線性熱傷
	母指球部第 1 度熱傷	母指球部第 2 度熱傷	母指球部第 3 度熱傷
	母指第 1 度熱傷	母指第 2 度熱傷	母指第 3 度熱傷
まや	母指熱傷	脈絡網膜熱傷	メトヘモグロビン尿症
	薬傷	腰部第 1 度熱傷	腰部第 2 度熱傷
	腰部第 3 度熱傷	腰部熱傷	
△	尿中 17 －ケトステロイド上昇		

用法用量
通常，成人では 1 回 4,000 単位を緩徐に静脈内に点滴注射するか，体外循環時に使用する場合は灌流液中に投与する。
症状により適宜反復投与する。
年齢，体重により適宜増減する。
(参考)：小児に対する投与量は，通常 1 回 2,000 単位を目安とすること。

用法用量に関連する使用上の注意　急速な注入により，血圧降下を起こすことがあるので，注射速度をできるだけ緩徐にすること。

禁忌　本剤の成分に対しショックの既往歴のある患者

原則禁忌　本剤の成分に対し過敏症の既往歴のある患者

ハベカシン注射液25mg　規格：25mg0.5mL1管[2215円/管]
ハベカシン注射液75mg　規格：75mg1.5mL1管[4296円/管]
ハベカシン注射液100mg　規格：100mg2mL1管[4543円/管]
ハベカシン注射液200mg　規格：200mg4mL1管[5645円/管]

アルベカシン硫酸塩　Meiji Seika　611

【効 能 効 果】

〈適応菌種〉アルベカシンに感性のメチシリン耐性黄色ブドウ球菌(MRSA)
〈適応症〉敗血症，肺炎

【対応標準病名】

◎	MRSA 感染症	肺炎	敗血症
○	MRCNS 敗血症	MRSA 関節炎	MRSA 感染性心内膜炎
	MRSA 股関節炎	MRSA 骨髄炎	MRSA 膝関節炎
	MRSA 術後創部感染	MRSA 髄膜炎	MRSA 肘関節炎
	MRSA 腸炎	MRSA 膿胸	MRSA 肺炎
	MRSA 肺化膿症	MRSA 敗血症	MRSA 腹膜炎
	MRSA 膀胱炎	院内感染敗血症	黄色ブドウ球菌敗血症
	気管支肺炎	急性肺炎	胸膜肺炎
	クラミジア肺炎	グラム陰性桿菌敗血症	グラム陰性菌敗血症
	コアグラーゼ陰性ぶどう球菌敗血症	細菌性ショック	小児肺炎
	大葉性肺炎	沈下性肺炎	乳児肺炎
	敗血症性ショック	敗血症性肺炎	敗血性壊疽
	ぶどう球菌感染症	ぶどう球菌性敗血症	閉塞性肺炎
	無熱性肺炎	老人性肺炎	
△	BLNAR 感染症	ESBL 産生菌感染症	MRCNS 感染症
	MRCNS 肺炎	MRSA 保菌者	亜急性感染性心内膜炎
	亜急性細菌性心内膜炎	亜急性細菌性心膜炎	アレルギー性膀胱炎
	インフルエンザ菌敗血症	ウイルス性心膜炎	横隔膜下膿瘍
	横隔膜下腹膜炎	黄色ぶどう球菌敗血症	潰瘍性眼瞼炎
	潰瘍性膀胱炎	カテーテル感染症	カテーテル敗血症
	化膿性骨髄炎	化膿性心膜炎	化膿性腹膜炎
	眼角部眼瞼炎	肝下膿瘍	眼瞼炎
	眼瞼縁炎	感染性心内膜炎	感染性心膜炎
	急性感染性心内膜炎	急性限局性腹膜炎	急性細菌性心内膜炎
	急性細菌性心膜炎	急性汎発性腹膜炎	急性腹膜炎
	グラム陽性菌敗血症	嫌気性菌敗血症	嫌気性骨髄炎
	限局性膿胸	後腹膜膿瘍	骨炎
	骨顆炎	骨幹炎	骨周囲炎
	骨髄炎	骨盤直腸窩膿瘍	骨膜炎
	骨膜のう炎	細菌性骨髄炎	細菌性心内膜炎
	細菌性心膜炎	細菌性膀胱炎	湿疹性眼瞼炎
	十二指腸穿孔腹膜炎	しゅさ性眼瞼炎	種子骨炎
	手術創部膿瘍	術後横隔膜下膿瘍	術後感染症
	術後骨髄炎	術後髄膜炎	術後膿瘍
	術後敗血症	術後腹腔内膿瘍	術後腹壁膿瘍
	睫毛性眼瞼炎	脂漏性眼瞼炎	新生児敗血症
	膵臓性腹膜炎	セレウス菌敗血症	遷延性心内膜炎
	穿孔性腹腔内膿瘍	穿孔性腹膜炎	全膿胸
	増殖性骨膜炎	創部膿瘍	大網膿瘍
	多剤耐性アシネトバクター感染症	多剤耐性腸球菌感染症	多剤耐性緑膿菌感染症
	多発性腸間膜膿瘍	腟断端炎	虫垂炎術後残膿瘍
	腸間膜膿瘍	腸球菌感染症	腸球菌敗血症
	腸骨窩膿瘍	腸穿孔腹膜炎	腸腰筋膿瘍
	毒物性眼瞼炎	尿管切石術後感染症	尿膜管膿瘍
	膿胸	肺炎球菌性心膜炎	肺炎球菌性腹膜炎
	肺化膿症	敗血症性骨髄炎	敗血症性心内膜炎
	敗血症性心膜炎	肺膿瘍	抜歯後感染
	バンコマイシン耐性腸球菌感染症	汎発性化膿性腹膜炎	非定型肺炎
	非特異骨髄炎	びまん性肺炎	びらん性膀胱炎
	腹腔骨盤部膿瘍	腹腔内遺残膿瘍	腹腔内膿瘍
	腹壁縫合糸膿瘍	ぶどう球菌食中毒	ぶどう球菌性咽頭炎
	ぶどう球菌性眼瞼炎	ぶどう球菌性関節炎	ぶどう球菌性胸膜炎
	ぶどう球菌性股関節炎	ぶどう球菌性膝関節炎	ぶどう球菌性心膜炎
	ぶどう球菌性髄膜炎	ぶどう球菌性先天性肺炎	ぶどう球菌性熱傷様皮膚症候群
	ぶどう球菌性肺炎	ぶどう球菌性肺膿瘍	ぶどう球菌性扁桃炎
	ペニシリン耐性肺炎球菌感染症	膀胱後部膿瘍	縫合糸膿瘍
	膀胱周囲炎	膀胱周囲膿瘍	縫合部膿瘍
	慢性膿胸	慢性肺化膿症	ムコーズス中耳炎
	盲腸後部膿瘍	毛包眼瞼炎	薬物性眼瞼炎
	溶連菌感染症	緑膿菌性腸炎	連鎖球菌感染症
	連鎖球菌性心内膜炎	連鎖球菌性心膜炎	

用法用量
(1)成人への投与：通常，成人にはアルベカシン硫酸塩として，1 日 1 回 150～200mg(力価)を 30 分～2 時間かけて点滴静注する。必要に応じ，1 日 150～200mg(力価)を 2 回に分けて点滴静注することもできる。また，静脈内投与が困難な場合，アルベカシン硫酸塩として，1 日 150～200mg(力価)を 1 回又は 2 回に分けて筋肉内注射することもできる。なお，年齢，体重，症状により適宜増減する。
(2)小児への投与：通常，小児にはアルベカシン硫酸塩として，1 日 1 回 4～6mg(力価)/kg を 30 分かけて点滴静注する。必要に応じ，1 日 4～6mg(力価)/kg を 2 回に分けて点滴静注することもできる。なお，年齢，体重，症状により適宜増減する。

用法用量に関連する使用上の注意
(1)本剤の薬効は最高血中濃度と最も相関するとされていることから，1 日 1 回静脈内投与が望ましい。
(2)本剤の使用にあたっては，耐性菌の発現等を防ぐため，原則として感受性を確認し，疾病の治療上必要な最小限の期間の投与にとどめること。
(3)本剤の使用にあたっては，腎機能異常及び聴力障害等の副作用に留意し，本剤の投与期間は，原則として 14 日以内とすること。患者の状態などから判断して，14 日以上にわたって本剤を投与する場合には，その理由を常時明確にし，漫然とした継続投与は行わないこと。

禁忌　本剤の成分並びにアミノグリコシド系抗生物質又はバシトラシンに対し過敏症の既往歴のある患者

原則禁忌
(1)本人又はその血族がアミノグリコシド系抗生物質による難聴又

はその他の難聴のある患者
(2)腎障害のある患者
(3)肝障害のある患者

アルベカシン硫酸塩注射液25mg「HK」：大興　25mg0.5mL1管[1261円/管]，アルベカシン硫酸塩注射液25mg「ケミファ」：シオノ　25mg0.5mL1管[1261円/管]，アルベカシン硫酸塩注射液25mg「テバ」：テバ製薬　25mg0.5mL1管[1261円/管]，アルベカシン硫酸塩注射液75mg「HK」：大興　75mg1.5mL1管[2435円/管]，アルベカシン硫酸塩注射液75mg「ケミファ」：シオノ　75mg1.5mL1管[2435円/管]，アルベカシン硫酸塩注射液75mg「テバ」：テバ製薬　75mg1.5mL1管[2435円/管]，アルベカシン硫酸塩注射液100mg「HK」：大興　100mg2mL1管[2142円/管]，アルベカシン硫酸塩注射液100mg「ケミファ」：シオノ　100mg2mL1管[2633円/管]，アルベカシン硫酸塩注射液100mg「テバ」：テバ製薬　100mg2mL1管[2633円/管]，アルベカシン硫酸塩注射液200mg「HK」：大興　200mg4mL1管[3314円/管]，アルベカシン硫酸塩注射液200mg「ケミファ」：シオノ　200mg4mL1管[3314円/管]，アルベカシン硫酸塩注射液200mg「テバ」：テバ製薬　200mg4mL1管[3314円/管]

パム静注500mg　規格：2.5%20mL1管[617円/管]
プラリドキシムヨウ化物　大日本住友　392

【効能効果】

有機リン剤の中毒

【対応標準病名】

◎	有機リン中毒	
○	除草剤中毒	農薬中毒
△	パラコート肺	

用法用量　プラリドキシムヨウ化物として，通常成人1回1gを静脈内に徐々に注射する。なお，年齢，症状により適宜増減する。

パラアミノ馬尿酸ソーダ注射液10%　規格：10%20mL1管[1287円/管]
パラアミノ馬尿酸ナトリウム　第一三共　722

【効能効果】

腎機能検査(両腎・分腎の有効腎血流量の測定による)

【対応標準病名】

該当病名なし

用法用量
(1)腎血漿流量測定(両腎)の場合
①標準法(点滴静注法)
初回量として，パラアミノ馬尿酸ナトリウム注射液をとり，場合によっては必要量のマンニトール注射液又はチオ硫酸ナトリウム注射液を加え，パラアミノ馬尿酸ナトリウムの濃度が0.5～1.2%位になるように生理食塩液又は注射用水などで希釈して約50mLとし，1分間に約10mLの速度で5分間で静注する。
次いで維持量として，パラアミノ馬尿酸ナトリウムの濃度が0.4～0.7%になるように，パラアミノ馬尿酸ナトリウム注射液を必要量のマンニトール注射液又はチオ硫酸ナトリウム注射液と混ぜ，生理食塩液又は注射用水などで希釈した混合液を，1分間に約3mLの速度で検査終了時まで持続点滴注入する。
②簡便法(1回注入法)：パラアミノ馬尿酸ナトリウム注射液10～20mLを，場合によっては，必要量のマンニトール注射液又はチオ硫酸ナトリウム注射液の混液として，約10分間かけて徐々に静注する。
(2)腎血漿流量測定(分腎)の場合
仰臥位にて太いテフロン針を留置し，ついでパラアミノ馬尿酸ナトリウムとして体重1kgあたり0.007gに相当する量を負荷する。引き続き，あらかじめ用意した灌流液注1)を1分間に約10mLの速度で点滴注入する。点滴開始後5～10分後にADHを負荷注2)し，さらに15分後座位をとらせる。
注1)灌流液組成
マンニトール：80g(20%マンニトール400mL)
PAH：13mL
ADH：ADH負荷量×1.8(mL)
以上に生理食塩液を加えて総量を1,000mLとする。
注2)ADH負荷量
負荷すべき量(mL)＝ADH溶液1mL×体重(kg)×1/2×1/100
ADH溶液：20U/mLのバソプレシン注射液1mLに生理食塩液19mLを加えて1U/mLに調整する。

ハラヴェン静注1mg　規格：1mg2mL1瓶[65901円/瓶]
エリブリンメシル酸塩　エーザイ　429

【効能効果】

手術不能又は再発乳癌

【対応標準病名】

◎	乳癌	乳癌再発	
○	炎症性乳癌	術後乳癌	進行乳癌
	乳癌・HER2過剰発現	乳腺腋窩尾部乳癌	乳房下外側部乳癌
	乳房下内側部乳癌	乳房境界部乳癌	乳房上外側部乳癌
	乳房上内側部乳癌	乳房中央部乳癌	
△	乳頭部乳癌	乳房脂肪肉腫	乳房パジェット病
	乳輪部乳癌		

効能効果に関連する使用上の注意
(1)本剤の術前・術後補助化学療法における有効性及び安全性は確立していない。
(2)本剤の投与を行う場合には，アントラサイクリン系抗悪性腫瘍剤及びタキサン系抗悪性腫瘍剤を含む化学療法を施行後の増悪若しくは再発例を対象とすること。

用法用量　通常，成人には，エリブリンメシル酸塩として，1日1回1.4mg/m^2(体表面積)を2～5分間かけて，週1回，静脈内投与する。これを2週連続で行い，3週目は休薬する。これを1サイクルとして，投与を繰り返す。なお，患者の状態により適宜減量する。

用法用量に関連する使用上の注意
(1)他の抗悪性腫瘍剤との併用について，有効性及び安全性は確立していない。
(2)本剤の投与にあたっては，以下の基準を参考に必要に応じて，投与を延期，減量又は休薬すること。
<各サイクル1週目>
投与開始基準
下記の基準を満たさない場合，投与を延期する。
①好中球数：1,000/mm^{3}以上
②血小板数：75,000/mm^{3}以上
③非血液毒性：Grade2注1)以下
減量基準
前サイクルにおいて以下の副作用等が発現した場合，減量した上で投与する注2)。
①7日間を超えて継続する好中球数減少(500/mm^{3}未満)
②発熱又は感染を伴う好中球数減少(1,000/mm^{3}未満)
③血小板数減少(25,000/mm^{3}未満)
④輸血を要する血小板数減少(50,000/mm^{3}未満)
⑤Grade3注1)以上の非血液毒性
⑥副作用等により，2週目に休薬した場合
<各サイクル2週目>
投与開始基準
下記の基準を満たさない場合，投与を延期する。

①好中球数：1,000/mm^{3}以上
②血小板数：75,000/mm^{3}以上
③非血液毒性：Grade2[注1)]以下

投与再開基準：投与延期後1週間以内に上記の投与開始基準を満たした場合，減量して投与する[注2)]。
休薬基準：投与延期後1週間以内に上記の投与開始基準を満たさない場合は，休薬する。

注 1) Common Terminology Criteria for Adverse Events (CTCAE) v3.0 に基づく。
注 2) 減量を行う際，次の用量を参考にすること。

減量前の投与量→減量後の投与量
1.4mg/m^2→ 1.1mg/m^2
1.1mg/m^2→ 0.7mg/m^2
0.7mg/m^2→投与中止を考慮

(3)肝機能障害を有する患者に投与する場合は，減量を考慮すること。
(4)本剤投与時，希釈する場合は日本薬局方生理食塩液を使用すること。

警告

(1)本剤を含むがん化学療法は，緊急時に十分な対応ができる医療施設において，がん化学療法に十分な知識・経験を持つ医師のもとで，本療法が適切と判断される症例についてのみ実施すること。また，本剤による治療開始に先立ち，患者又はその家族に有効性及び危険性を十分に説明し，同意を得てから投与すること。
(2)骨髄抑制があらわれることがあるので，頻回に血液検査を行うなど，患者の状態を十分に観察すること。また，「禁忌」，「慎重投与」及び「重要な基本的注意」の項を参照し，適応患者の選択を慎重に行うこと。

なお，本剤の使用にあたっては，添付文書を熟読すること。

禁忌

(1)高度な骨髄抑制のある患者
(2)本剤の成分に対し過敏症の既往歴のある患者
(3)妊婦又は妊娠している可能性のある婦人

パラプラチン注射液50mg　規格：50mg5mL1瓶[4812円/瓶]
パラプラチン注射液150mg　規格：150mg15mL1瓶[13528円/瓶]
パラプラチン注射液450mg　規格：450mg45mL1瓶[34838円/瓶]

カルボプラチン　ブリストル　429

【効能効果】

頭頸部癌，肺小細胞癌，睾丸腫瘍，卵巣癌，子宮頸癌，悪性リンパ腫，非小細胞肺癌，乳癌
以下の悪性腫瘍に対する他の抗悪性腫瘍剤との併用療法：小児悪性固形腫瘍（神経芽腫・網膜芽腫・肝芽腫・中枢神経系胚細胞腫瘍，再発又は難治性のユーイング肉腫ファミリー腫瘍・腎芽腫）

【対応標準病名】

◎	悪性リンパ腫	咽頭癌	咽頭上皮内癌
	ウイルムス腫瘍	下咽頭癌	下咽頭後部癌
	下顎歯肉癌	下顎歯肉頬移行部癌	顎下腺癌
	下口唇基底細胞癌	下口唇皮膚癌	下口唇有棘細胞癌
	下唇癌	下唇赤唇部癌	肝芽腫
	頬粘膜癌	頬粘膜上皮内癌	頚皮膚上皮内癌
	頚部癌	頚部基底細胞癌	頚部転移性腺癌
	頚部皮膚癌	頚部有棘細胞癌	口蓋癌
	口蓋上皮内癌	口蓋垂癌	口腔癌
	口腔上皮内癌	口腔前庭癌	口腔底癌
	口腔底上皮内癌	硬口蓋癌	甲状腺癌
	甲状腺癌骨転移	甲状腺髄様癌	甲状腺乳頭癌
	甲状腺未分化癌	甲状腺濾胞癌	口唇癌
	口唇境界部癌	口唇上皮内癌	口唇赤唇部癌
	口唇皮膚上皮内癌	口底癌	口底上皮内癌
	喉頭蓋癌	喉頭蓋前面癌	喉頭蓋谷癌
	喉頭癌	喉頭上皮内癌	耳下腺癌
	子宮頸癌	篩骨洞癌	歯肉癌
	歯肉上皮内癌	腫瘍	上咽頭癌
	上咽頭後壁癌	上咽頭上壁癌	上咽頭前壁癌
	上咽頭側壁癌	上顎歯肉癌	上顎歯肉頬移行部癌
	上顎洞癌	上顎洞上皮内癌	上口唇基底細胞癌
	上口唇皮膚癌	上口唇有棘細胞癌	小細胞肺癌
	上唇癌	上唇赤唇部癌	小唾液腺癌
	神経芽腫	唇交連癌	精巣腫瘍
	正中型口腔底癌	正中型口底癌	声門下癌
	声門癌	声門上癌	舌縁癌
	舌下腺癌	舌下面癌	舌下面上皮内癌
	舌癌	舌根部癌	舌上皮内癌
	舌尖癌	舌背癌	側方型口腔底癌
	側方型口底癌	大唾液腺癌	唾液腺癌
	中咽頭癌	中咽頭後壁癌	中咽頭側壁癌
	転移性口腔癌	転移性舌癌	転移性鼻腔癌
	頭頸部癌	頭皮上皮内癌	頭部基底細胞癌
	頭部皮膚癌	頭部有棘細胞癌	軟口蓋癌
	乳癌	胚細胞腫	鼻咽腔癌
	鼻腔癌	非小細胞肺癌	副甲状腺癌
	副鼻腔癌	扁桃窩癌	扁桃癌
	網膜芽細胞腫	ユーイング肉腫	卵巣癌
	梨状陥凹癌	輪状後部癌	
○	ALK 融合遺伝子陽性非小細胞肺癌	EGFR 遺伝子変異陽性非小細胞肺癌	悪性甲状腺腫
	胃 MALT リンパ腫	胃悪性リンパ腫	外耳道癌
	下顎部メルケル細胞癌	仮声帯癌	下葉小細胞肺癌
	下葉肺癌	下葉非小細胞肺癌	眼窩悪性リンパ腫
	眼角基底細胞癌	眼角皮膚癌	眼角有棘細胞癌
	眼瞼メルケル細胞癌	顔面メルケル細胞癌	気管支癌
	嗅神経芽腫	嗅神経上皮腫	頬部メルケル細胞癌
	頚部悪性リンパ腫	頚部原発腫瘍	頚部メルケル細胞癌
	結腸悪性リンパ腫	原発性悪性脳腫瘍	原発性肺癌
	原発不明癌	甲状腺 MALT リンパ腫	甲状腺悪性腫瘍
	甲状腺悪性リンパ腫	甲状軟骨の悪性腫瘍	口唇メルケル細胞癌
	後腹膜神経芽腫	項部メルケル細胞癌	骨悪性リンパ腫
	鰓原性癌	耳介癌	耳介メルケル細胞癌
	耳管癌	子宮断端癌	縦隔悪性リンパ腫
	十二指腸悪性リンパ腫	術後乳癌	上顎癌
	小腸悪性リンパ腫	小児 EBV 陽性 T 細胞リンパ増殖性疾患	小児全身性 EBV 陽性 T 細胞リンパ増殖性疾患
	上葉小細胞肺癌	上葉肺癌	上葉非小細胞肺癌
	神経節芽細胞腫	進行乳癌	心臓悪性リンパ腫
	精巣悪性リンパ腫	精巣癌	前額部メルケル細胞癌
	前頭洞癌	退形成性上衣腫	大腸 MALT リンパ腫
	大腸悪性リンパ腫	中耳悪性腫瘍	中葉小細胞肺癌
	中葉肺癌	中葉非小細胞肺癌	蝶形骨洞癌
	直腸 MALT リンパ腫	直腸悪性リンパ腫	転移性篩骨洞癌
	転移性上顎洞癌	転移性前頭洞癌	転移性蝶形骨洞癌
	転移性副鼻腔癌	頭部メルケル細胞癌	内耳癌
	乳癌・HER2 過剰発現	乳癌再発	乳腺腋窩尾部乳癌
	乳頭部乳癌	乳房境界部乳癌	乳輪部乳癌
	脳悪性リンパ腫	膿胸関連リンパ腫	肺 MALT リンパ腫
	肺癌	肺腺癌	肺腺扁平上皮癌
	肺腺様のう胞癌	肺大細胞癌	肺大細胞神経内分泌癌
	肺粘表皮癌	肺扁平上皮癌	肺胞上皮癌
	肺未分化癌	肺門部小細胞癌	肺門部非小細胞癌
	肺門部扁平上皮癌	脾悪性リンパ腫	鼻前庭癌
	鼻中隔癌	非ホジキンリンパ腫	披裂喉頭蓋ひだ喉頭面癌

副甲状腺悪性腫瘍	副腎神経芽腫	ヘアリー細胞白血病亜型
扁桃悪性リンパ腫	マントル細胞リンパ腫	免疫芽球性リンパ節症
卵巣カルチノイド	卵巣癌全身転移	卵巣癌肉腫
リンパ芽球性リンパ腫	リンパ腫	濾胞性リンパ腫

△	ALK 陽性未分化大細胞リンパ腫	B 細胞リンパ腫	MALT リンパ腫
あ	S 状結腸癌	悪性エナメル上皮腫	悪性下垂体腫瘍
	悪性褐色細胞腫	悪性顆粒細胞腫	悪性間葉腫
	悪性奇形腫	悪性胸腺腫	悪性グロームス腫瘍
	悪性血管外皮腫	悪性骨腫瘍	悪性縦隔腫瘍
	悪性腫瘍	悪性腫瘍合併性皮膚筋炎	悪性腫瘍に伴う貧血
	悪性神経膠腫	悪性髄膜腫	悪性脊髄髄膜腫
	悪性線維性組織球腫	悪性虫垂粘液瘤	悪性停留精巣
	悪性頭蓋咽頭腫	悪性脳腫瘍	悪性末梢神経鞘腫
	悪性葉状腫瘍	悪性リンパ腫骨髄浸潤	鞍上部胚細胞腫瘍
	胃悪性間葉系腫瘍	胃悪性黒色腫	イートン・ランバート症候群
	胃カルチノイド	胃癌	胃癌・HER2 過剰発現
	胃管癌	胃癌骨転移	胃癌末期
	胃原発絨毛癌	胃脂肪肉腫	胃重複癌
	胃上皮内癌	胃進行癌	胃体部癌
	胃底部癌	遺伝性大腸癌	遺伝性非ポリポーシス大腸癌
	胃肉腫	胃胚細胞腫瘍	胃平滑筋肉腫
	胃幽門部癌	陰核癌	陰茎癌
	陰茎亀頭部癌	陰茎体部癌	陰茎肉腫
	陰茎パジェット病	陰茎包皮部癌	咽頭腫瘍
	咽頭肉腫	陰のう癌	陰のう内脂肪肉腫
	陰のうパジェット病	会陰部パジェット病	腋窩基底細胞癌
	腋窩パジェット病	腋窩皮膚癌	腋窩ボーエン病
	腋窩有棘細胞癌	エクリン汗孔癌	炎症性乳癌
	延髄神経膠腫	延髄星細胞腫	横行結腸癌
か	横紋筋肉腫	外陰悪性黒色腫	外陰悪性腫瘍
	外陰癌	外陰部パジェット病	外耳道ボーエン病
	回腸カルチノイド	回腸癌	海綿芽細胞腫
	回盲部癌	下咽頭肉腫	下咽頭披裂喉頭蓋ひだ癌
	下顎悪性エナメル上皮腫	下顎骨悪性腫瘍	下顎骨肉腫
	下顎骨腫瘍	下顎部横紋筋肉腫	下顎部基底細胞癌
	下顎部腫瘍	下顎部皮膚癌	下顎部ボーエン病
	下顎部有棘細胞癌	下眼瞼基底細胞癌	下眼瞼皮膚癌
	下眼瞼ボーエン病	下眼瞼有棘細胞癌	角膜の悪性腫瘍
	下行結腸癌	下口唇ボーエン病	下肢上皮内癌
	下肢皮膚癌	下腿基底細胞癌	下腿皮膚癌
	下腿ボーエン病	下腿有棘細胞癌	下腿隆起性皮膚線維肉腫
	肩の皮膚上皮内癌	肩隆起性皮膚線維肉腫	滑膜腫
	滑膜肉腫	下部食道癌	下部胆管癌
	下葉肺腺癌	下葉肺大細胞癌	下葉肺扁平上皮癌
	カルチノイド	癌	肝悪性腫瘍
	眼窩悪性腫瘍	肝外胆管癌	眼窩横紋筋肉腫
	眼角皮膚上皮内癌	眼窩神経芽腫	肝カルチノイド
	肝癌	肝癌骨転移	癌関連網膜症
	眼瞼脂腺癌	眼瞼皮膚上皮内癌	眼瞼皮膚の悪性腫瘍
	肝細胞癌	肝細胞癌破裂	環指基底細胞癌
	環指皮膚癌	環指ボーエン病	環指有棘細胞癌
	癌性悪液質	癌性胸膜炎	癌性心膜炎
	癌性ニューロパチー	癌性ニューロミオパチー	癌性貧血
	癌性腹水	癌性腹膜炎	癌性ミエロパチー
	癌性リンパ管症	汗腺癌	眼内腫瘍
	肝脾 T 細胞リンパ腫	顔面横紋筋肉腫	顔面基底細胞癌
	顔面骨腫瘍	顔面脂腺癌	顔面皮膚癌
	顔面皮膚上皮内癌	顔面ボーエン病	顔面有棘細胞癌
	顔面隆起性皮膚線維肉腫	肝門部癌	肝門部胆管癌

	気管癌	気管支カルチノイド	気管支上皮内癌
	気管上皮内癌	気管支リンパ節転移	基底細胞癌
	亀頭部腫瘍	臼後部癌	胸腔内リンパ節の悪性腫瘍
	胸骨骨肉腫	胸骨腫瘍	橋神経膠腫
	胸腺カルチノイド	胸腺癌	胸腺腫
	胸椎骨肉腫	胸椎腫瘍	胸椎脊索腫
	胸椎転移	頬部横紋筋肉腫	胸部下部食道癌
	胸部基底細胞癌	頬部基底細胞癌	頬部血管肉腫
	胸部上部食道癌	胸部食道癌	胸部中部食道癌
	胸部皮膚癌	頬部皮膚癌	胸部ボーエン病
	頬部ボーエン病	胸部有棘細胞癌	頬部有棘細胞癌
	胸部隆起性皮膚線維肉腫	頬部隆起性皮膚線維肉腫	胸膜悪性腫瘍
	胸膜脂肪肉腫	胸膜播種	距骨腫瘍
	巨大後腹膜脂肪肉腫	空腸カルチノイド	空腸癌
	クルッケンベルグ腫瘍	クロム親和性芽細胞腫	脛骨遠位部骨腫瘍
	脛骨近位部骨腫瘍	脛骨骨幹部骨腫瘍	脛骨腫瘍
	頚椎骨肉腫	頚椎腫瘍	頚椎脊索腫
	頚動脈小体悪性腫瘍	頚部悪性線維性組織球腫	頚部悪性軟部腫瘍
	頚部横紋筋肉腫	頚部滑膜肉腫	頚部血管肉腫
	頚部脂腺癌	頚部脂肪肉腫	頚部食道癌
	頚部転移性腫瘍	頚部肉腫	頚部皮膚悪性腫瘍
	頚部ボーエン病	頚部隆起性皮膚線維肉腫	血管内大細胞型 B 細胞性リンパ腫
	血管肉腫	血管免疫芽球性 T 細胞リンパ腫	結腸癌
	結腸脂肪肉腫	結膜腫瘍	結膜の悪性腫瘍
	肩甲骨腫瘍	肩甲部脂肪肉腫	原始神経外胚葉腫瘍
	原線維性星細胞腫	原発性肝癌	原発性骨腫瘍
	原発性脳腫瘍	肩部悪性線維性組織球腫	肩部横紋筋肉腫
	肩部滑膜肉腫	肩部基底細胞癌	肩部線維肉腫
	肩部淡明細胞肉腫	肩部皮膚癌	肩部胞巣状軟部肉腫
	肩部ボーエン病	肩部有棘細胞癌	口蓋弓癌
	膠芽腫	口腔悪性黒色腫	虹彩腫瘍
	後縦隔悪性腫瘍	口唇皮膚悪性腫瘍	後頭骨腫瘍
	後頭部転移性腫瘍	後頭葉悪性腫瘍	後頭葉膠芽腫
	後頭葉神経膠腫	膠肉腫	項部基底細胞癌
	後腹膜悪性腫瘍	後腹膜悪性線維性組織球腫	後腹膜横紋筋肉腫
	後腹膜血管肉腫	後腹膜脂肪肉腫	後腹膜線維肉腫
	後腹膜胚細胞腫瘍	後腹膜平滑筋肉腫	後腹膜リンパ節転移
	項部皮膚癌	項部ボーエン病	項部有棘細胞癌
	肛門悪性黒色腫	肛門癌	肛門管癌
	肛門周囲パジェット病	肛門部癌	肛門部基底細胞癌
	肛門部皮膚癌	肛門部ボーエン病	肛門部有棘細胞癌
	肛門扁平上皮癌	股関節部皮膚上皮内癌	骨悪性線維性組織球腫
	骨原性肉腫	骨髄性白血病骨髄浸潤	骨髄転移
	骨線維肉腫	骨転移癌	骨軟骨肉腫
	骨肉腫	骨盤骨腫瘍	骨盤骨肉腫
	骨盤転移	骨盤内リンパ節転移	骨盤内リンパ節の悪性腫瘍
さ	骨盤ユーイング肉腫	骨膜性骨肉腫	細気管支肺胞上皮癌
	臍部基底細胞癌	臍部皮膚癌	臍部ボーエン病
	臍部有棘細胞癌	鎖骨骨肉腫	鎖骨腫瘍
	坐骨腫瘍	鎖骨部隆起性皮膚線維肉腫	残胃癌
	耳介ボーエン病	耳下部肉腫	指基節骨腫瘍
	趾基節骨腫瘍	色素性基底細胞癌	子宮癌
	子宮癌骨転移	子宮癌再発	子宮癌肉腫
	子宮頚部腺癌	子宮体癌	子宮体癌再発
	子宮腟部癌	子宮内膜癌	子宮内膜間質肉腫
	子宮肉腫	子宮平滑筋肉腫	指骨腫瘍
	趾骨腫瘍	示指基底細胞癌	示指皮膚癌
	示指ボーエン病	示指有棘細胞癌	視床下部星細胞腫
	視床星細胞腫	視神経膠腫	脂腺癌

耳前部基底細胞癌	耳前部皮膚癌	耳前部ボーエン病
耳前部有棘細胞癌	指中節骨腫瘍	趾中節骨腫瘍
膝蓋骨腫瘍	膝部基底細胞癌	膝部皮膚癌
膝部ボーエン病	膝部有棘細胞癌	脂肪肉腫
指末節骨腫瘍	趾末節骨腫瘍	斜台部脊索腫
尺骨腫瘍	縦隔癌	縦隔脂肪肉腫
縦隔神経芽腫	縦隔胚細胞腫瘍	縦隔卵黄のう腫瘍
縦隔リンパ節転移	十二指腸悪性ガストリノーマ	十二指腸悪性ソマトスタチノーマ
十二指腸カルチノイド	十二指腸癌	十二指腸神経内分泌癌
十二指腸乳頭癌	十二指腸乳頭部癌	十二指腸平滑筋肉腫
絨毛癌	手関節部滑膜肉腫	主気管支の悪性腫瘍
手掌基底細胞癌	手掌皮膚癌	手掌ボーエン病
手掌有棘細胞癌	手指隆起性皮膚線維肉腫	手背皮膚癌
手背部基底細胞癌	手背ボーエン病	手背有棘細胞癌
手部悪性線維性組織球腫	手部横紋筋肉腫	手部滑膜肉腫
手部基底細胞癌	手部淡明細胞肉腫	手部皮膚癌
手部ボーエン病	手部有棘細胞癌	手部隆起性皮膚線維肉腫
手部類上皮肉腫	腫瘍随伴症候群	上衣芽細胞腫
上衣腫	小陰唇癌	上咽頭脂肪肉腫
上顎悪性エナメル上皮腫	上顎結節部癌	上顎骨悪性腫瘍
上顎骨骨肉腫	上顎骨腫瘍	上顎部腫瘍
松果体悪性腫瘍	松果体芽腫	松果体胚細胞腫瘍
松果体部膠芽腫	松果体未分化胚細胞腫	上眼瞼基底細胞癌
上眼瞼皮膚癌	上眼瞼ボーエン病	上眼瞼有棘細胞癌
上行結腸カルチノイド	上行結腸癌	上行結腸平滑筋肉腫
上口唇ボーエン病	踵骨腫瘍	小指基底細胞癌
上肢上皮内癌	小指皮膚癌	上肢皮膚癌
小指ボーエン病	小指有棘細胞癌	小腸カルチノイド
小腸癌	小腸脂肪肉腫	小腸平滑筋肉腫
上皮腫	踵部基底細胞癌	上部食道癌
上部胆管癌	踵部皮膚癌	踵部ボーエン病
踵部有棘細胞癌	上葉肺腺癌	上葉肺大細胞癌
上葉肺扁平上皮癌	上腕悪性線維性組織球腫	上腕悪性軟部腫瘍
上腕横紋筋肉腫	上腕滑膜肉腫	上腕基底細胞癌
上腕骨遠位部骨腫瘍	上腕骨近位部骨腫瘍	上腕骨骨幹部骨腫瘍
上腕脂肪肉腫	上腕線維肉腫	上腕淡明細胞肉腫
上腕皮膚癌	上腕胞巣状軟部肉腫	上腕ボーエン病
上腕有棘細胞癌	上腕隆起性皮膚線維肉腫	上腕類上皮肉腫
食道悪性間葉系腫瘍	食道悪性黒色腫	食道横紋筋肉腫
食道カルチノイド	食道癌	食道癌骨転移
食道癌肉腫	食道基底細胞癌	食道偽肉腫
食道脂肪肉腫	食道小細胞癌	食道上皮内癌
食道腺癌	食道腺様のう胞癌	食道粘表皮癌
食道表在癌	食道平滑筋肉腫	食道未分化癌
趾隆起性皮膚線維肉腫	痔瘻癌	腎悪性腫瘍
腎盂癌	腎盂腺癌	腎盂乳頭状癌
腎盂尿路上皮癌	腎盂扁平上皮癌	腎カルチノイド
腎癌	腎癌骨転移	神経膠腫
神経線維肉腫	腎細胞癌	腎周囲脂肪肉腫
心臓悪性腫瘍	心臓横紋筋肉腫	心臓血管肉腫
心臓脂肪肉腫	心臓線維肉腫	心臓粘液肉腫
腎肉腫	膵芽腫	膵癌
膵管癌	膵管内管状腺癌	膵管内乳頭粘液性腺癌
膵脂肪肉腫	膵漿液性のう胞腺癌	膵腺房細胞癌
膵臓癌骨転移	膵体部癌	膵頭部カルチノイド
膵頭部癌	膵内胆管癌	膵粘液性のう胞腺癌
膵尾部癌	髄膜癌腫症	髄膜白血病
スキルス胃癌	星細胞腫	精索脂肪肉腫
精索肉腫	星状芽細胞腫	精上皮腫
成人 T 細胞白血病骨髄浸潤	精巣横紋筋肉腫	精巣奇形癌

精巣奇形腫	精巣絨毛癌	精巣上体癌
精巣胎児性癌	精巣肉腫	精巣胚細胞腫瘍
精巣卵黄のう腫瘍	精巣卵のう腫瘍	精母細胞腫
脊索腫	脊髄播種	脊椎転移
節外性 NK/T 細胞リンパ腫・鼻型	舌脂肪肉腫	線維脂肪肉腫
線維肉腫	前額部基底細胞癌	前額部皮膚癌
前額部ボーエン病	前額部有棘細胞癌	前胸部基底細胞癌
前胸部皮膚癌	前胸部ボーエン病	前胸部有棘細胞癌
仙骨骨肉腫	仙骨部基底細胞癌	仙骨部皮膚癌
仙骨部ボーエン病	仙骨部有棘細胞癌	仙骨ユーイング肉腫
前縦隔悪性腫瘍	全身性転移性癌	前頭骨腫瘍
前頭部転移性腫瘍	前頭葉悪性腫瘍	前頭葉膠芽腫
前頭葉神経膠腫	前頭葉星細胞腫	前頭葉退形成性星細胞腫
仙尾部胚細胞腫瘍	前立腺横紋筋肉腫	前立腺癌
前立腺癌骨転移	前立腺小細胞癌	前立腺神経内分泌癌
前立腺肉腫	前腕悪性線維性組織球腫	前腕悪性軟部腫瘍
前腕横紋筋肉腫	前腕滑膜肉腫	前腕基底細胞癌
前腕線維肉腫	前腕皮膚癌	前腕胞巣状軟部肉腫
前腕ボーエン病	前腕有棘細胞癌	前腕隆起性皮膚線維肉腫
前腕類上皮肉腫	早期胃癌	早期食道癌
総胆管癌	側胸部基底細胞癌	側胸部皮膚癌
側胸部ボーエン病	側胸部有棘細胞癌	足根骨腫瘍
足舟状骨腫瘍	足底基底細胞癌	足底皮膚癌
足底ボーエン病	足底有棘細胞癌	側頭骨腫瘍
側頭部転移性腫瘍	側頭葉悪性腫瘍	側頭葉膠芽腫
側頭葉神経膠腫	側頭葉星細胞腫	側頭葉退形成性星細胞腫
側頭葉毛様細胞性星細胞腫	足背基底細胞癌	足背皮膚癌
足背ボーエン病	足背有棘細胞癌	足部基底細胞癌
足部皮膚癌	足部ボーエン病	足部有棘細胞癌
足部隆起性皮膚線維肉腫	鼡径部基底細胞癌	鼡径部パジェット病
鼡径部皮膚癌	鼡径部ボーエン病	鼡径部有棘細胞癌

た

第 2 趾基底細胞癌	第 2 趾皮膚癌	第 2 趾ボーエン病
第 2 趾有棘細胞癌	第 3 趾基底細胞癌	第 3 趾皮膚癌
第 3 趾ボーエン病	第 3 趾有棘細胞癌	第 4 趾基底細胞癌
第 4 趾皮膚癌	第 4 趾ボーエン病	第 4 趾有棘細胞癌
第 4 脳室上衣腫	第 5 趾基底細胞癌	第 5 趾皮膚癌
第 5 趾ボーエン病	第 5 趾有棘細胞癌	大陰唇癌
体幹皮膚上皮内癌	退形成性星細胞腫	胎児性癌
胎児性精巣腫瘍	大腿基底細胞癌	大腿骨遠位部骨腫瘍
大腿骨近位部骨腫瘍	大腿骨骨幹部骨腫瘍	大腿骨骨肉腫
大腿骨腫瘍	大腿骨転移性骨腫瘍	大腿皮膚癌
大腿ボーエン病	大腿有棘細胞癌	大腿隆起性皮膚線維肉腫
大腸カルチノイド	大腸癌	大腸癌骨転移
大腸肉腫	大腸粘液癌	大動脈周囲リンパ節転移
大脳悪性腫瘍	大脳深部神経膠腫	大脳深部転移性腫瘍
大網脂肪肉腫	多発性癌転移	多発性骨髄腫骨髄浸潤
多発性神経膠腫	胆管癌	男性性器癌
男性生殖器腫瘍	胆のうカルチノイド	胆のう癌
胆のう管癌	胆のう肉腫	淡明細胞肉腫
恥骨骨肉腫	恥骨腫瘍	腟悪性黒色腫
腟癌	中咽頭肉腫	中指基底細胞癌
中指皮膚癌	中指ボーエン病	中縦隔悪性腫瘍
中指有棘細胞癌	中手骨腫瘍	虫垂癌
虫垂杯細胞カルチノイド	中足骨腫瘍	中脳神経膠腫
肘部滑膜肉腫	肘部基底細胞癌	中部食道癌
肘部線維肉腫	中部胆管癌	肘部皮膚癌
肘部ボーエン病	肘部有棘細胞癌	肘部隆起性皮膚線維肉腫
肘部類上皮肉腫	中葉肺腺癌	中葉肺大細胞癌

	中葉肺扁平上皮癌	腸管症関連Ｔ細胞リンパ腫	腸間膜悪性腫瘍
	腸間膜脂肪肉腫	腸間膜腫瘍	腸間膜肉腫
	腸間膜平滑筋肉腫	蝶形骨腫瘍	腸骨腫瘍
	腸骨ユーイング肉腫	腸骨リンパ節転移	聴神経膠腫
	直腸Ｓ状部結腸癌	直腸悪性黒色腫	直腸カルチノイド
	直腸癌	直腸癌骨転移	直腸癌術後再発
	直腸癌穿孔	直腸脂肪肉腫	直腸平滑筋肉腫
	手軟部悪性腫瘍	転移性下顎癌	転移性肝癌
	転移性肝腫瘍	転移性気管腫瘍	転移性胸壁腫瘍
	転移性胸膜腫瘍	転移性後腹膜腫瘍	転移性黒色腫
	転移性骨腫瘍	転移性骨腫瘍による大腿骨骨折	転移性子宮癌
	転移性縦隔腫瘍	転移性十二指腸癌	転移性腫瘍
	転移性消化器腫瘍	転移性上顎癌	転移性小腸腫瘍
	転移性心腫瘍	転移性腎腫瘍	転移性膵腫瘍
	転移性脊髄硬膜外腫瘍	転移性脊髄硬膜内髄外腫瘍	転移性脊髄腫瘍
	転移性大腸腫瘍	転移性腟腫瘍	転移性直腸腫瘍
	転移性頭蓋骨腫瘍	転移性脳腫瘍	転移性肺癌
	転移性肺腫瘍	転移性脾腫瘍	転移性皮膚腫瘍
	転移性副腎腫瘍	転移性扁平上皮癌	転移性膀胱癌
	転移性卵巣癌	テント上下転移性腫瘍	殿部基底細胞癌
	殿部皮膚癌	殿部ボーエン病	殿部有棘細胞癌
	殿部隆起性皮膚線維肉腫	頭蓋骨悪性腫瘍	頭蓋骨骨肉腫
	頭蓋底骨肉腫	頭蓋底脊索腫	頭蓋内胚細胞腫瘍
	頭蓋部脊索腫	橈骨腫瘍	透析腎癌
	頭頂骨腫瘍	頭頂葉悪性腫瘍	頭頂葉膠芽腫
	頭頂葉神経膠腫	頭頂葉星細胞腫	頭部悪性線維性組織球腫
	頭部横紋筋肉腫	頭部滑膜肉腫	頭部血管肉腫
	頭部脂腺癌	頭部脂肪肉腫	頭部軟部組織悪性腫瘍
な	頭部ボーエン病	頭部隆起性皮膚線維肉腫	内胚葉洞腫瘍
	軟骨肉腫	軟部悪性巨細胞腫	軟部組織悪性腫瘍
	肉腫	乳癌骨転移	乳癌皮膚転移
	乳頭基底細胞癌	乳頭皮膚癌	乳頭ボーエン病
	乳頭有棘細胞癌	乳房外パジェット病	乳房下外側部乳癌
	乳房下内側部乳癌	乳房脂肪肉腫	乳房上外側部乳癌
	乳房上内側部乳癌	乳房中央部乳癌	乳房肉腫
	乳房パジェット病	尿管癌	尿管口部膀胱癌
	尿管尿路上皮癌	尿道傍腺の悪性腫瘍	尿膜管癌
	粘液性のう胞腺癌	脳幹悪性腫瘍	脳幹膠芽腫
	脳幹神経膠腫	脳幹部星細胞腫	脳室悪性腫瘍
	脳室上衣腫	脳神経悪性腫瘍	脳胚細胞腫瘍
は	肺芽腫	肺カルチノイド	肺癌骨転移
	肺癌肉腫	肺癌による閉塞性肺炎	肺上皮内癌
	肺肉腫	背部基底細胞癌	背部皮膚癌
	背部ボーエン病	背部有棘細胞癌	背部隆起性皮膚線維肉腫
	肺門部腺癌	肺門部大細胞癌	肺門部肺癌
	肺門リンパ節転移	馬尾上衣腫	バレット食道癌
	パンコースト症候群	脾Ｂ細胞性リンパ腫／白血病・分類不能型	腓骨遠位部骨腫瘍
	腓骨近位部骨腫瘍	腓骨骨幹部骨腫瘍	腓骨腫瘍
	尾骨腫瘍	脾脂肪肉腫	鼻尖基底細胞癌
	鼻尖皮膚癌	鼻尖ボーエン病	鼻尖有棘細胞癌
	脾の悪性腫瘍	鼻背基底細胞癌	鼻背皮膚癌
	鼻背ボーエン病	鼻背有棘細胞癌	脾びまん性赤脾髄小Ｂ細胞性リンパ腫
	皮膚悪性腫瘍	皮膚悪性線維性組織球腫	皮膚癌
	鼻部基底細胞癌	皮膚脂肪肉腫	皮膚上皮内癌
	皮膚線維肉腫	皮膚白血病	鼻部皮膚癌
	皮膚付属器癌	鼻部ボーエン病	鼻部有棘細胞癌
	びまん性星細胞腫	脾門部リンパ節転移	鼻翼基底細胞癌
	鼻翼皮膚癌	鼻翼ボーエン病	鼻翼有棘細胞癌
	披裂喉頭蓋ひだ下咽頭面癌	副咽頭間隙悪性腫瘍	腹腔内リンパ節の悪性腫瘍
	腹腔リンパ節転移	副腎悪性腫瘍	副腎癌
	副腎髄質の悪性腫瘍	副腎皮質癌	副腎皮質の悪性腫瘍
	腹部基底細胞癌	腹部食道癌	腹部皮膚癌
	腹部皮膚線維肉腫	腹部ボーエン病	腹部有棘細胞癌
	腹部隆起性皮膚線維肉腫	腹膜悪性腫瘍	腹膜癌
	腹膜偽粘液腫	腹膜転移	腹膜播種
	ぶどう膜悪性黒色腫	噴門癌	分離母斑
	平滑筋肉腫	辺縁系脳炎	扁桃肉腫
	膀胱円蓋部膀胱癌	膀胱癌	膀胱頚部膀胱癌
	膀胱後壁部膀胱癌	膀胱三角部膀胱癌	膀胱前壁部膀胱癌
	膀胱側壁部膀胱癌	膀胱肉腫	膀胱尿路上皮癌
	膀胱扁平上皮癌	傍骨性骨肉腫	紡錘形細胞肉腫
	胞巣状軟部肉腫	乏突起神経膠腫	包皮腫瘍
	ボーエン病	母指基底細胞癌	母趾基底細胞癌
	母指皮膚癌	母趾皮膚癌	母指ボーエン病
	母趾ボーエン病	母指有棘細胞癌	母趾有棘細胞癌
ま	末期癌	末梢神経悪性腫瘍	末梢性Ｔ細胞リンパ腫
	未分化大細胞リンパ腫	脈絡膜悪性黒色腫	脈絡膜転移癌
	メルケル細胞癌	盲腸カルチノイド	盲腸癌
	毛包癌	網膜膠腫	毛様細胞性星細胞腫
や	毛様体悪性腫瘍	毛様体腫瘍	有棘細胞癌
	幽門癌	幽門前庭部癌	腰椎腫瘍
	腰椎脊索腫	腰椎転移	腰部基底細胞癌
	腰部皮膚癌	腰部ボーエン病	腰部有棘細胞癌
ら	卵黄のう腫瘍	卵管癌	卵巣絨毛癌
	卵巣胎児性癌	卵巣肉腫	卵巣胚細胞腫瘍
	卵巣未分化胚細胞腫	卵巣卵黄のう腫瘍	卵巣類皮のう胞癌
	隆起性皮膚線維肉腫	リンパ管肉腫	リンパ性白血病骨髄浸潤
	類上皮肉腫	涙腺腫瘍	涙のう部腫瘍
	肋骨骨肉腫	肋骨転移	肋骨ユーイング肉腫

※ **適応外使用可**

- 原則として，「カルボプラチン」を「子宮体癌」に対し処方した場合，当該使用事例を審査上認める。
- 原則として，「カルボプラチン【注射薬】」を現行の適応症に対し動脈注射として使用した場合，当該使用事例を審査上認める。
- 原則として「カルボプラチン【注射薬】」を「腎機能障害がある尿路上皮癌」に対し点滴静注した場合，当該使用事例を審査上認める。

用法用量

(1)頭頸部癌，肺小細胞癌，睾丸腫瘍，卵巣癌，子宮頸癌，悪性リンパ腫，非小細胞肺癌の場合：通常，成人にはカルボプラチンとして，1日1回300～400mg/m^2(体表面積)を投与し，少なくとも4週間休薬する。これを1クールとし，投与を繰り返す。なお，投与量は，年齢，疾患，症状により適宜増減する。

(2)乳癌の場合：トラスツズマブ(遺伝子組換え)及びタキサン系抗悪性腫瘍剤との併用において，通常，成人にはカルボプラチンとして，1日1回300～400mg/m^2(体表面積)を投与し，少なくとも3週間休薬する。これを1クールとし，投与を繰り返す。なお，投与量は，患者の状態により適宜減ずる。

(3)小児悪性固形腫瘍(神経芽腫・網膜芽腫・肝芽腫・中枢神経系胚細胞腫瘍，再発又は難治性のユーイング肉腫ファミリー腫瘍・腎芽腫)に対する他の抗悪性腫瘍剤との併用療法の場合

①神経芽腫・肝芽腫・中枢神経系胚細胞腫瘍，再発又は難治性のユーイング肉腫ファミリー腫瘍・腎芽腫に対する他の抗悪性腫瘍剤との併用療法の場合

イホスファミドとエトポシドとの併用療法において，カルボプラチンの投与量及び投与方法は，カルボプラチンとして635mg/m^2(体表面積)を1日間点滴静注又は400mg/m^2(体表面積)を2日間点滴静注し，少なくとも3～4週間休薬する。これを1クールとし，投与を繰り返す。

なお，投与量及び投与日数は疾患，症状，併用する他の抗悪

性腫瘍剤により適宜減ずる。

また，1歳未満もしくは体重10kg未満の小児に対して，投与量には十分配慮すること。

②網膜芽腫に対する他の抗悪性腫瘍剤との併用療法の場合

ビンクリスチン硫酸塩とエトポシドとの併用療法において，カルボプラチンの投与量及び投与方法は，カルボプラチンとして560mg/m^2(体表面積)を1日間点滴静注し，少なくとも3〜4週間休薬する。これを1クールとし，投与を繰り返す。ただし，36ヵ月齢以下の患児にはカルボプラチンを18.6mg/kgとする。

なお，投与量及び投与日数は疾患，症状，併用する他の抗悪性腫瘍剤により適宜減ずる。

(4)本剤投与時，投与量に応じて250mL以上のブドウ糖注射液又は生理食塩液に混和し，30分以上かけて点滴静注する。

用法用量に関連する使用上の注意

(1)乳癌患者に本剤を投与する場合，併用する他の抗悪性腫瘍剤の添付文書を熟読すること。

(2)小児悪性固形腫瘍に対する他の抗悪性腫瘍剤との併用療法において，腎機能が低下している患者では，骨髄抑制，聴器障害，腎障害の発現に特に注意し，用量並びに投与間隔に留意するなど患者の状態を観察しながら慎重に投与すること。なお，腎機能の指標としてGFR(Glomerular filtration rate：糸球体ろ過値)等を考慮して，投与量を選択することが望ましい。

(3)小児悪性固形腫瘍に対する他の抗悪性腫瘍剤との併用療法においては，関連文献(「抗がん剤報告書：カルボプラチン(小児)」等)及び併用薬剤の添付文書を熟読すること。

警告

(1)本剤を含むがん化学療法は，緊急時に十分対応できる医療施設において，がん化学療法に十分な知識・経験を持つ医師のもとで，本療法が適切と判断される症例についてのみ実施すること。適応患者の選択にあたっては，各併用薬剤の添付文書を参照して十分注意すること。また，治療開始に先立ち，患者又はその家族に有効性及び危険性を十分説明し，同意を得てから投与すること。

(2)本剤を含む小児悪性固形腫瘍に対するがん化学療法は，小児のがん化学療法に十分な知識・経験を持つ医師のもとで実施すること。

禁忌

(1)重篤な骨髄抑制のある患者

(2)本剤又は他の白金を含む薬剤に対し，重篤な過敏症の既往歴のある患者

(3)妊婦又は妊娠している可能性のある婦人

カルボプラチン注射液50mg「日医工」：日医工　50mg5mL1瓶[3813円/瓶]，カルボプラチン注射液150mg「日医工」：日医工　150mg15mL1瓶[9244円/瓶]，カルボプラチン注射液450mg「日医工」：日医工　450mg45mL1瓶[16255円/瓶]，カルボプラチン点滴静注液50mg「NK」：マイラン製薬　50mg5mL1瓶[3813円/瓶]，カルボプラチン点滴静注液50mg「TYK」：大正薬品　50mg5mL1瓶[3813円/瓶]，カルボプラチン点滴静注液50mg「サワイ」：沢井　50mg5mL1瓶[3813円/瓶]，カルボプラチン点滴静注液50mg「サンド」：サンド　50mg5mL1瓶[3813円/瓶]，カルボプラチン点滴静注液150mg「NK」：マイラン製薬　150mg15mL1瓶[9244円/瓶]，カルボプラチン点滴静注液150mg「TYK」：大正薬品　150mg15mL1瓶[9244円/瓶]，カルボプラチン点滴静注液150mg「サワイ」：沢井　150mg15mL1瓶[9244円/瓶]，カルボプラチン点滴静注液150mg「サンド」：サンド　150mg15mL1瓶[6725円/瓶]，カルボプラチン点滴静注液450mg「NK」：マイラン製薬　450mg45mL1瓶[22854円/瓶]，カルボプラチン点滴静注液450mg「TYK」：大正薬品　450mg45mL1瓶[16255円/瓶]，カルボプラチン点滴静注液450mg「サワイ」：沢井　450mg45mL1瓶[22854円/瓶]，カルボプラチン点滴静注液450mg「サンド」：サンド　450mg45mL1瓶[16255円/瓶]

バル筋注100mg「第一三共」

規格：10%1mL1管[1615円/管]

ジメルカプロール　　第一三共　392

【効 能 効 果】

ヒ素・水銀・鉛・銅・金・ビスマス・クロム・アンチモンの中毒

【対応標準病名】

◎	アンチモン中毒	金属中毒	クロム中毒
	水銀中毒	銅中毒	鉛中毒
	ビスマス中毒	砒素中毒	
○	金属アレルギー	金属の毒作用	水銀中毒性振戦
	鉛中毒性振戦	ひ素色素沈着	水俣病
	有機水銀中毒		
△	亜鉛中毒	金属熱	銀沈着症
	錫中毒	ベリリウム中毒	マグネシウム中毒
	マンガン中毒		

用法用量

(1)ジメルカプロールとして通常成人1回2.5mg/kgを第1日目は6時間間隔で4回筋肉内注射し，第2日目以降6日間は毎日1回2.5mg/kgを筋肉内注射する。

(2)重症緊急を要する中毒症状の場合は，1回2.5mg/kgを最初の2日間は4時間ごとに1日6回，3日目には1日4回，以降10日間あるいは回復するまで毎日2回筋肉内注射する。

なお，年齢，症状により適宜増減する。

原則禁忌　肝障害，腎障害のある患者

パルクス注5μg
パルクス注10μg

規格：5μg1mL1管[2988円/管]

規格：10μg2mL1管[4877円/管]

アルプロスタジル　　大正　219

【効 能 効 果】

(1)慢性動脈閉塞症(バージャー病，閉塞性動脈硬化症)における四肢潰瘍ならびに安静時疼痛の改善

(2)下記疾患における皮膚潰瘍の改善

進行性全身性硬化症

全身性エリテマトーデス

(3)糖尿病における皮膚潰瘍の改善

(4)振動病における末梢血行障害に伴う自覚症状の改善ならびに末梢循環・神経・運動機能障害の回復

(5)動脈管依存性先天性心疾患における動脈管の開存

(6)経上腸間膜動脈性門脈造影における造影能の改善

【対応標準病名】

◎	振動病	全身性エリテマトーデス	全身性強皮症
	先天性心疾患	疼痛	糖尿病性潰瘍
	糖尿病性皮膚障害	動脈管開存症	バージャー病
	皮膚潰瘍	閉塞性血栓血管炎	閉塞性動脈硬化症
	末梢循環障害	末梢神経障害	慢性動脈閉塞症
○	1型糖尿病性潰瘍	2型糖尿病性潰瘍	アテローム動脈硬化症
	インスリン抵抗性糖尿病	腋窩難治性皮膚潰瘍	腋窩皮膚潰瘍
	下肢血行障害	下肢末梢循環障害	間欠性跛行
	境界型糖尿病	胸部難治性皮膚潰瘍	胸部皮膚潰瘍
	頚部難治性皮膚潰瘍	頚部皮膚潰瘍	血管運動性肢端感覚異常症
	血栓塞栓症	コレステロール塞栓症	細動脈硬化症
	四肢末梢循環障害	指尖難治性皮膚潰瘍	指尖皮膚潰瘍
	肢端紅痛症	趾端循環障害	肢端チアノーゼ
	肢端知覚異常	重症虚血肢	手指難治性皮膚潰瘍
	手指皮膚潰瘍	手部難治性皮膚潰瘍	手部皮膚潰瘍
	膵性糖尿病	前腕難治性皮膚潰瘍	前腕皮膚潰瘍
	塞栓性梗塞	殿部難治性皮膚潰瘍	殿部皮膚潰瘍
	動脈血栓症	動脈硬化症	動脈硬化性間欠性跛行
	動脈硬化性閉塞性血管炎	動脈塞栓症	動脈攣縮

	難治性皮膚潰瘍	背部難治性皮膚潰瘍	背部皮膚潰瘍
	腹部難治性皮膚潰瘍	腹部皮膚潰瘍	ブルートウ症候群
	閉塞性血管炎	閉塞性動脈内膜炎	末梢性血管攣縮
	末梢動脈疾患	レイノー現象	レイノー症候群
	レイノー病		
△	1型糖尿病性壊疽	1型糖尿病性そう痒症	1型糖尿病性皮膚障害
	2型糖尿病性壊疽	2型糖尿病性そう痒症	2型糖尿病性皮膚障害
	アカツキ病	圧痛	遺伝性心疾患
	右室二腔症	腋窩動脈血栓症	下肢急性動脈閉塞症
	下肢閉塞性動脈硬化症	下肢慢性動脈閉塞症	癌性疼痛
	肝動脈血栓症	肝動脈塞栓症	顔面播種状粟粒性狼瘡
	急性疼痛	強皮症	結節状石灰化大動脈狭窄症
	ゴールドブラット腎	三心房心	持続痛
	手指粘液のう腫	上肢急性動脈閉塞症	上肢慢性動脈閉塞症
	神経障害性疼痛	心臓奇形	心臓血管奇形
	身体痛	腎動脈アテローム硬化症	腎動脈狭窄症
	ストーマ粘膜皮膚侵入	成人型大動脈縮窄症	石灰沈着性大動脈狭窄症
	全身性閉塞性血栓血管炎	全身痛	先天性冠状動脈異常
	先天性冠状動脈瘻	大腿動脈閉塞症	大動脈アテローム硬化症
	大動脈血栓症	大動脈硬化症	大動脈石灰化症
	大動脈塞栓症	多発性神経炎	多発性神経障害
	多発ニューロパチー	チアノーゼ性先天性心疾患	中枢神経障害性疼痛
	腸骨動脈血栓症	腸骨動脈塞栓症	糖尿病
	糖尿病合併症	糖尿病性壊疽	糖尿病性そう痒症
	糖尿病性動脈硬化症	動脈硬化性壊疽	鈍痛
	難治性疼痛	妊娠糖尿病	熱帯性潰瘍
	反復性多発性神経炎	皮膚疼痛症	皮膚びらん
	複雑心奇形	腹壁瘢痕部潰瘍	放散痛
	末梢循環不全	末梢神経炎	末梢神経障害性疼痛
	末梢動脈硬化症	末梢動脈塞栓症	メンケベルグ硬化症
※	適応外使用可 ・原則として，「アルプロスタジル【注射薬】」を「血行再建後の血流維持」に対して処方した場合，当該使用事例を審査上認める。 ・原則として，「アルプロスタジル【注射薬】」を「突発性難聴」に対して処方した場合，当該使用事例を審査上認める。		

用法用量

効能効果(1)，(2)，(3)，(4)の場合：通常，成人1日1回1～2mL(アルプロスタジルとして5～10μg)をそのまま又は輸液に混和して緩徐に静注，又は点滴静注する。なお，症状により適宜増減する。
効能効果(5)の場合：輸液に混和し，開始時アルプロスタジル5ng/kg/minとして持続静注し，その後は症状に応じて適宜増減して有効最小量とする。
効能効果(6)の場合：通常，成人には1回1mL(アルプロスタジルとして5μg)を生理食塩液で10mLに希釈し，造影剤注入30秒前に3～5秒間で経カテーテル的に上腸間膜動脈内に投与する。

用法用量に関連する使用上の注意

(1)本剤を輸液以外の他の薬剤と混和使用しないこと。ただし血漿増量剤(デキストラン，ゼラチン製剤等)との混和は避けること。なお，持続投与を行う場合には，ライン内での凝集を防ぐため，必ず単独ラインで投与すること。
(2)経上腸間膜動脈性門脈造影に用いる場合には，凝集・クリーミングを起こす可能性があるため，造影剤と直接混和しないこと。また，本剤を投与した後，カテーテル内を生理食塩液で洗浄してから造影剤を投与すること。

警告　動脈管依存性先天性心疾患(新生児)に投与する場合には，本剤投与により無呼吸発作が発現することがあるので，呼吸管理設備の整っている施設で投与すること。

禁忌

(1)重篤な心不全の患者
(2)出血(頭蓋内出血，消化管出血，喀血等)している患者
(3)妊婦又は妊娠している可能性のある婦人
(4)本剤の成分に対し過敏症の既往歴のある患者。

リプル注5μg：田辺三菱　5μg1mL1管[2877円/管]
リプル注10μg：田辺三菱　10μg2mL1管[4598円/管]

アリプロスト注5μg：富士製薬　5μg1mL1管[1614円/管]，アリプロスト注10μg：富士製薬　10μg2mL1管[1779円/管]，アルプロスタジル注5μg「MED」：メディサ　5μg1mL1管[1353円/管]，アルプロスタジル注5μg「サワイ」：沢井　5μg1mL1管[1353円/管]，アルプロスタジル注10μg「MED」：メディサ　10μg2mL1管[1779円/管]，アルプロスタジル注10μg「サワイ」：沢井　10μg2mL1管[1779円/管]，プリンク注5μg：テバ製薬　5μg1mL1管[1614円/管]，プリンク注10μg：テバ製薬　10μg2mL1管[1779円/管]

パルクス注ディスポ10μg　規格：10μg2mL1筒[4940円/筒]
アルプロスタジル　大正　219

【効 能 効 果】

(1)慢性動脈閉塞症(バージャー病，閉塞性動脈硬化症)における四肢潰瘍ならびに安静時疼痛の改善
(2)下記疾患における皮膚潰瘍の改善
　進行性全身性硬化症
　全身性エリテマトーデス
(3)糖尿病における皮膚潰瘍の改善
(4)振動病における末梢血行障害に伴う自覚症状の改善ならびに末梢循環・神経・運動機能障害の回復
(5)動脈管依存性先天性心疾患における動脈管の開存

【対応標準病名】

◎	振動病	全身性エリテマトーデス	全身性強皮症
	先天性心疾患	疼痛	糖尿病性潰瘍
	糖尿病性皮膚障害	動脈管開存症	バージャー病
	皮膚潰瘍	閉塞性血栓血管炎	閉塞性動脈硬化症
	末梢循環障害	末梢神経障害	慢性動脈閉塞症
○	1型糖尿病性潰瘍	2型糖尿病性潰瘍	アテローム動脈硬化症
	インスリン抵抗性糖尿病	腋窩難治性皮膚潰瘍	腋窩皮膚潰瘍
	下肢血行障害	下肢末梢循環障害	間欠性跛行
	境界型糖尿病	胸部難治性皮膚潰瘍	胸部皮膚潰瘍
	頚部難治性皮膚潰瘍	頚部皮膚潰瘍	血管運動性肢端感覚異常症
	血栓塞栓症	コレステロール塞栓症	細動脈硬化症
	四肢末梢循環障害	指尖難治性皮膚潰瘍	指尖皮膚潰瘍
	肢端紅痛症	趾端循環障害	肢端チアノーゼ
	肢端知覚異常	重症虚血肢	手指難治性皮膚潰瘍
	手指皮膚潰瘍	手部難治性皮膚潰瘍	手部皮膚潰瘍
	膵性糖尿病	前腕難治性皮膚潰瘍	前腕皮膚潰瘍
	塞栓性梗塞	殿部難治性皮膚潰瘍	殿部皮膚潰瘍
	動脈血栓症	動脈硬化症	動脈硬化性間欠性跛行
	動脈硬化性閉塞性血管炎	動脈塞栓症	動脈攣縮
	難治性皮膚潰瘍	背部難治性皮膚潰瘍	背部皮膚潰瘍
	腹部難治性皮膚潰瘍	腹部皮膚潰瘍	ブルートウ症候群
	閉塞性血管炎	閉塞性動脈内膜炎	末梢性血管攣縮
	末梢動脈疾患	レイノー現象	レイノー症候群
	レイノー病		
△	1型糖尿病性壊疽	1型糖尿病性そう痒症	1型糖尿病性皮膚障害
	2型糖尿病性壊疽	2型糖尿病性そう痒症	2型糖尿病性皮膚障害
	アカツキ病	圧痛	遺伝性心疾患
	右室二腔症	腋窩動脈血栓症	下肢急性動脈閉塞症
	下肢閉塞性動脈硬化症	下肢慢性動脈閉塞症	癌性疼痛
	肝動脈血栓症	肝動脈塞栓症	顔面播種状粟粒性狼瘡
	急性疼痛	強皮症	結節状石灰化大動脈狭窄症
	ゴールドブラット腎	三心房心	持続痛

手指粘液のう腫	上肢急性動脈閉塞症	上肢慢性動脈閉塞症
神経障害性疼痛	心臓奇形	心臓血管奇形
身体痛	腎動脈アテローム硬化症	腎動脈狭窄症
ストーマ粘膜皮膚侵入	成人型大動脈縮窄症	石灰沈着性大動脈狭窄症
全身性閉塞性血栓血管炎	全身痛	先天性冠状動脈異常
先天性冠状動脈瘻	大腿動脈閉塞症	大動脈アテローム硬化症
大動脈血栓症	大動脈硬化症	大動脈石灰化症
大動脈塞栓症	多発性神経炎	多発性神経障害
多発ニューロパチー	チアノーゼ性先天性心疾患	中枢神経障害性疼痛
腸骨動脈血栓症	腸骨動脈塞栓症	糖尿病
糖尿病合併症	糖尿病性壊疽	糖尿病性そう痒症
糖尿病性動脈硬化症	動脈硬化性壊疽	鈍痛
難治性疼痛	妊娠糖尿病	熱帯性潰瘍
反復性多発性神経炎	皮膚疼痛症	皮膚びらん
複雑心奇形	腹壁瘢痕部潰瘍	放散痛
末梢循環不全	末梢神経炎	末梢神経障害性疼痛
末梢動脈硬化症	末梢動脈塞栓症	メンケベルグ硬化症

※　**適応外使用可**
- 原則として，「アルプロスタジル【注射薬】」を「血行再建後の血流維持」に対して処方した場合，当該使用事例を審査上認める。
- 原則として，「アルプロスタジル【注射薬】」を「突発性難聴」に対して処方した場合，当該使用事例を審査上認める。

用法用量
効能効果(1)，(2)，(3)，(4)の場合：通常，成人1日1回1～2mL(アルプロスタジルとして5～10μg)をそのまま又は輸液に混和して緩徐に静注，又は点滴静注する。なお，症状により適宜増減する。
効能効果(5)の場合：輸液に混和し，開始時アルプロスタジル5ng/kg/minとして持続静注し，その後は症状に応じて適宜増減して有効最小量とする。

用法用量に関連する使用上の注意　本剤を輸液以外の他の薬剤と混和使用しないこと。ただし血漿増量剤(デキストラン，ゼラチン製剤等)との混和は避けること。なお，持続投与を行う場合には，ライン内での凝集を防ぐため，必ず単独ラインで投与すること。

警告　動脈管依存性先天性心疾患(新生児)に投与する場合には，本剤投与により無呼吸発作が発現することがあるので，呼吸管理設備の整っている施設で投与すること。

禁忌
(1)重篤な心不全の患者
(2)出血(頭蓋内出血，消化管出血，喀血等)している患者
(3)妊婦又は妊娠している可能性のある婦人
(4)本剤の成分に対し過敏症の既往歴のある患者。

リプルキット注10μg：田辺三菱　10μg2mL1筒[4598円/筒]
アリプロスト注シリンジ5μg：富士製薬　5μg1mL1筒[1676円/筒]，アリプロスト注シリンジ10μg：富士製薬　10μg2mL1筒[1942円/筒]，アルプロスタジル注5μgシリンジ「MED」：メディサ　5μg1mL1筒[1676円/筒]，アルプロスタジル注5μgシリンジ「サワイ」：沢井　5μg1mL1筒[1676円/筒]，アルプロスタジル注10μgシリンジ「MED」：メディサ　10μg2mL1筒[1942円/筒]，アルプロスタジル注10μgシリンジ「サワイ」：沢井　10μg2mL1筒[1942円/筒]，アルプロスタジル注10μgシリンジ「トーワ」：東和　10μg2mL1筒[1942円/筒]，アルプロスタジル注10μgシリンジ「日医工」：日医工　10μg2mL1筒[1942円/筒]，アルプロスタジル注5μgシリンジ「トーワ」：東和　5μg1mL1筒[1676円/筒]，アルプロスタジル注5μgシリンジ「日医工」：日医工　5μg1mL1筒[1676円/筒]，プリンク注シリンジ5μg：テバ製薬　5μg1mL1筒[1676円/筒]，プリンク注シリンジ10μg：テバ製薬　10μg2mL1筒[1942円/筒]

ハルトマンD液「小林」　規格：500mL1瓶[157円/瓶]
ブドウ糖　塩化カリウム　塩化カルシウム水和物　塩化ナトリウム　乳酸ナトリウム　アイロム　331

【効能効果】
(1)循環血液量及び組織間液の減少時における細胞外液の補給・補正
(2)代謝性アシドーシスの補正
(3)エネルギーの補給

【対応標準病名】

◎	代謝性アシドーシス		
○	アシドーシス	ケトアシドーシス	代償性代謝性アシドーシス
	非呼吸性アシドーシス		
△	ケトン血性嘔吐症	高塩素性アシドーシス	呼吸性アシドーシス
	混合型酸塩基平衡障害	酸塩基平衡異常	代償性アシドーシス
	代償性呼吸性アシドーシス	炭酸過剰性アシドーシス	電解質異常
	電解質平衡異常	乳酸アシドーシス	乳児ケトアシドーシス
	ピルビン酸血症	薬物性アシドーシス	

用法用量　通常成人，1回500～1,000mLを点滴静注する。投与速度は通常成人ブドウ糖として1時間当たり0.5g/kg体重以下とする。
なお，年齢，症状，体重により適宜増減する。

禁忌　乳酸血症の患者

ソルラクトD輸液：テルモ　500mL1袋[157円/袋]，250mL1袋[140円/袋]，ラクテックD輸液：大塚製薬工場　500mL1袋[157円/袋]

パレセーフ輸液　規格：500mL1キット[647円/キット]
アミノ酸　糖　電解質　ビタミン　エイワイ　325

アミグランド輸液を参照(P1166)

パレプラス輸液　規格：500mL1キット[647円/キット]，1000mL1キット[883円/キット]
アミノ酸　糖　電解質　ビタミン　エイワイ　325

【効能効果】
下記状態時のアミノ酸，電解質，水溶性ビタミン及び水分の補給
(1)経口摂取不十分で，軽度の低蛋白血症又は軽度の低栄養状態にある場合
(2)手術前後

【対応標準病名】

◎	栄養失調	摂食機能障害	低蛋白血症
○	栄養失調性白内障	術後低蛋白血症	蛋白質欠乏性障害

用法用量
用時に隔壁を開通して大室液と小室液をよく混合する。
通常，成人には1回500mLを末梢静脈内に点滴静注する。
投与速度は通常，500mL当たり120分を目安とし，高齢者，重篤な患者には更に緩徐に注入する。
なお，年齢，症状，体重により適宜増減するが，最大投与量は1日2500mLまでとする。

禁忌
(1)本剤又は本剤の配合成分に過敏症の既往歴がある患者
(2)血友病患者
(3)肝性昏睡又は肝性昏睡のおそれのある患者
(4)重篤な腎障害又は高窒素血症のある患者
(5)アミノ酸代謝異常のある患者
(6)高度のアシドーシス(乳酸血症)のある患者
(7)高カリウム血症，乏尿，アジソン病のある患者
(8)高リン血症，副甲状腺機能低下症のある患者

(9)高マグネシウム血症，甲状腺機能低下症のある患者
(10)高カルシウム血症のある患者
(11)うっ血性心不全のある患者
(12)閉塞性尿路疾患により尿量が減少している患者

ハロスポア静注用0.25g　規格：250mg1瓶[316円/瓶]
ハロスポア静注用0.5g　規格：500mg1瓶[489円/瓶]
ハロスポア静注用1g　規格：1g1瓶[715円/瓶]
セフォチアム塩酸塩　富山化学　613

【効 能 効 果】

〈適応菌種〉セフォチアムに感性のブドウ球菌属，レンサ球菌属，肺炎球菌，大腸菌，シトロバクター属，クレブシエラ属，エンテロバクター属，プロテウス属，モルガネラ・モルガニー，プロビデンシア・レットゲリ，インフルエンザ菌
〈適応症〉
(1)敗血症
(2)深在性皮膚感染症，慢性膿皮症
(3)外傷・熱傷及び手術創等の二次感染
(4)骨髄炎，関節炎
(5)扁桃炎(扁桃周囲炎，扁桃周囲膿瘍を含む)，急性気管支炎，肺炎，肺膿瘍，膿胸，慢性呼吸器病変の二次感染
(6)膀胱炎，腎盂腎炎，前立腺炎(急性症，慢性症)
(7)腹膜炎
(8)胆嚢炎，胆管炎
(9)バルトリン腺炎，子宮内感染，子宮付属器炎，子宮旁結合織炎
(10)化膿性髄膜炎
(11)中耳炎，副鼻腔炎

【対応標準病名】

◎	外傷	関節炎	急性気管支炎
	急性細菌性髄膜炎	急性細菌性前立腺炎	骨髄炎
	挫創	子宮内感染症	子宮付属器炎
	子宮傍組織炎	術後創部感染	腎盂腎炎
	前立腺炎	創傷	創傷感染症
	胆管炎	胆のう炎	中耳炎
	熱傷	膿胸	肺炎
	敗血症	肺膿瘍	バルトリン腺炎
	皮膚感染症	副鼻腔炎	腹膜炎
	扁桃炎	扁桃周囲炎	扁桃周囲膿瘍
	膀胱炎	慢性前立腺炎	慢性膿皮症
	裂傷	裂創	
○	DIP 関節炎	IP 関節炎	MP 関節炎
あ	MRSA 膀胱炎	PIP 関節炎	亜急性関節炎
	亜急性気管支炎	亜急性骨髄炎	足開放創
	足挫創	足切創	足第 1 度熱傷
	足第 2 度熱傷	足第 3 度熱傷	足熱傷
	圧挫傷	圧挫創	アルカリ腐蝕
	アレルギー性副鼻腔炎	アレルギー性膀胱炎	胃腸管熱傷
	犬咬創	胃熱傷	陰茎開放創
	陰茎第 1 度熱傷	陰茎第 2 度熱傷	陰茎第 3 度熱傷
	陰茎熱傷	咽頭開放創	咽頭創傷
	咽頭熱傷	院内感染敗血症	陰のう開放創
	陰のう第 1 度熱傷	陰のう第 2 度熱傷	陰のう第 3 度熱傷
	陰のう熱傷	インフルエンザ菌気管支炎	インフルエンザ菌敗血症
	会陰第 1 度熱傷	会陰第 2 度熱傷	会陰第 3 度熱傷
	会陰熱傷	会陰部化膿創	腋窩第 1 度熱傷
	腋窩第 2 度熱傷	腋窩第 3 度熱傷	腋窩熱傷
	壊死性肺炎	壊疽性胆細管炎	壊疽性胆のう炎
	壊疽性扁桃周囲炎	横隔膜下膿瘍	横隔膜下腹膜炎
	横隔膜損傷	黄色ぶどう球菌敗血症	汚染擦過創
か	汚染創	外陰開放創	外陰第 1 度熱傷
	外陰第 2 度熱傷	外陰第 3 度熱傷	外陰熱傷
	外傷性異物	外傷性眼球ろう	外傷性虹彩離断
	外傷性食道破裂	外傷性切断	外傷性穿孔性中耳炎
	外傷性中耳炎	外傷性脳圧迫・頭蓋内に達する開放創合併あり	外傷性破裂
	外傷性皮下血腫	開放骨折	開放性外傷性脳圧迫
	開放性陥没骨折	開放性胸膜損傷	開放性大腿骨骨髄炎
	開放性脱臼骨折	開放性脳挫創	開放性脳損傷髄膜炎
	開放性脳底部挫傷	開放性びまん性脳損傷	開放性粉砕骨折
	開放創	潰瘍性膀胱炎	下咽頭創傷
	下咽頭熱傷	化学外傷	下顎骨骨髄炎
	下顎熱傷	下顎部第 1 度熱傷	下顎部第 2 度熱傷
	下顎部第 3 度熱傷	踵裂創	顎関節部開放創
	顎関節部割創	顎関節部貫通創	顎関節部挫創
	顎関節部刺創	角結膜腐蝕	顎骨骨髄炎
	角膜アルカリ化学熱傷	角膜挫創	角膜酸化学熱傷
	角膜酸性熱傷	角膜切傷	角膜切創
	角膜創傷	角膜熱傷	角膜破裂
	角膜裂傷	下肢第 1 度熱傷	下肢第 2 度熱傷
	下肢第 3 度熱傷	下肢熱傷	下腿汚染創
	下腿開放創	下腿骨骨髄炎	下腿骨慢性骨髄炎
	下腿挫創	下腿切創	下腿足部熱傷
	下腿熱傷	下腿皮膚欠損創	下腿複雑骨折後骨髄炎
	下腿部第 1 度熱傷	下腿部第 2 度熱傷	下腿部第 3 度熱傷
	下腿裂創	肩関節炎	割創
	化膿性骨髄炎	化膿性中耳炎	化膿性副鼻腔炎
	化膿性腹膜炎	化膿性扁桃周囲炎	下半身第 1 度熱傷
	下半身第 2 度熱傷	下半身第 3 度熱傷	下半身熱傷
	下腹部第 1 度熱傷	下腹部第 2 度熱傷	下腹部第 3 度熱傷
	眼化学熱傷	眼窩骨髄炎	眼窩創傷
	肝下膿瘍	眼球結膜裂傷	眼球損傷
	眼球熱傷	眼球破裂	眼球裂傷
	眼瞼化学熱傷	眼瞼第 1 度熱傷	眼瞼第 2 度熱傷
	眼瞼第 3 度熱傷	眼瞼熱傷	環指骨髄炎
	肝周囲炎	眼周囲化学熱傷	眼周囲第 1 度熱傷
	眼周囲第 2 度熱傷	眼周囲第 3 度熱傷	関節血腫
	関節挫傷	関節症	関節打撲
	貫通刺創	貫通銃創	貫通性挫滅創
	貫通創	肝内胆細管炎	眼熱傷
	眼部開放創	顔面損傷	顔面第 1 度熱傷
	顔面第 2 度熱傷	顔面第 3 度熱傷	顔面熱傷
	乾酪性副鼻腔炎	気管支食道瘻	気管支肺炎
	気管食道瘻	気管支瘻膿胸	気管熱傷
	気腫性腎盂腎炎	気道熱傷	偽膜性気管支炎
	偽膜性扁桃炎	逆行性胆管炎	急性アデノイド咽頭炎
	急性アデノイド扁桃炎	急性壊疽性扁桃炎	急性潰瘍性扁桃炎
	急性顎骨骨髄炎	急性化膿性脛骨骨髄炎	急性化膿性骨髄炎
	急性化膿性胆管炎	急性化膿性胆のう炎	急性化膿性中耳炎
	急性化膿性扁桃炎	急性関節炎	急性気管気管支炎
	急性気腫性胆のう炎	急性脛骨骨髄炎	急性血行性骨髄炎
	急性限局性腹膜炎	急性喉頭気管気管支炎	急性骨髄炎
	急性骨盤腹膜炎	急性子宮傍結合織炎	急性出血性膀胱炎
	急性腺窩性扁桃炎	急性胆管炎	急性胆細管炎
	急性単純性膀胱炎	急性胆のう炎	急性中耳炎
	急性肺炎	急性汎発性腹膜炎	急性反復性気管支炎
	急性腹膜炎	急性付属器炎	急性閉塞性化膿性胆管炎
	急性扁桃炎	急性膀胱炎	急性卵管炎
	急性卵巣炎	胸管損傷	胸腔熱傷
	胸骨骨髄炎	胸鎖関節炎	狭窄性胆管炎
	胸腺損傷	胸椎骨髄炎	胸部外傷
	胸部上腕熱傷	胸部食道損傷	胸部損傷
	胸部第 1 度熱傷	頬部第 1 度熱傷	胸部第 2 度熱傷
	頬部第 2 度熱傷	胸部第 3 度熱傷	頬部第 3 度熱傷

胸部熱傷	胸壁開放創	強膜切創
強膜創傷	胸膜損傷・胸腔に達する開放創合併あり	胸膜肺炎
強膜裂傷	胸膜瘻	胸肋関節炎
棘刺創	魚咬創	距骨骨髄炎
距踵関節炎	躯幹薬傷	グラデニーゴ症候群
クラミジア肺炎	グラム陰性桿菌敗血症	グラム陰性菌敗血症
グラム陽性菌敗血症	クループ性気管支炎	クレブシェラ性髄膜炎
脛骨顆部割創	脛骨骨髄炎	脛骨骨膜炎
脛骨乳児骨髄炎	脛骨慢性化膿性骨髄炎	脛骨慢性骨髄炎
頚椎骨髄炎	頚部開放創	頚部食道開放創
頚部第1度熱傷	頚部第2度熱傷	頚部第3度熱傷
頚部熱傷	頚部膿疱	血行性脛骨骨髄炎
血行性骨髄炎	血行性大腿骨骨髄炎	血腫
結膜創傷	結膜熱傷	結膜のうアルカリ化学熱傷
結膜のう酸化学熱傷	結膜腐蝕	結膜裂傷
原因菌不明髄膜炎	嫌気性骨髄炎	限局性膿胸
限局性腹膜炎	肩甲間部第1度熱傷	肩甲間部第2度熱傷
肩甲間部第3度熱傷	肩甲間部熱傷	肩甲骨周囲炎
肩甲部第1度熱傷	肩甲部第2度熱傷	肩甲部第3度熱傷
肩甲部熱傷	肩鎖関節炎	原発性硬化性胆管炎
原発性腹膜炎	肩部第1度熱傷	肩部第2度熱傷
肩部第3度熱傷	コアグラーゼ陰性ぶどう球菌敗血症	高エネルギー外傷
硬化性骨髄炎	口腔上顎洞瘻	口腔第1度熱傷
口腔第2度熱傷	口腔第3度熱傷	口腔熱傷
口唇第1度熱傷	口唇第2度熱傷	口唇第3度熱傷
口唇熱傷	溝創	咬創
喉頭外傷	喉頭損傷	喉頭熱傷
後発性関節炎	後腹膜炎	後腹膜膿瘍
肛門第1度熱傷	肛門第2度熱傷	肛門第3度熱傷
肛門熱傷	股関節炎	鼓室内水腫
骨炎	骨顆炎	骨幹炎
骨周囲炎	骨髄炎後遺症	骨盤化膿性骨髄炎
骨盤結合織炎	骨盤死腔炎	骨盤直腸窩膿瘍
骨盤部感染性リンパのう胞	骨盤腹膜炎	骨膜炎
骨膜下膿瘍	骨膜骨髄炎	骨膜のう炎
昆虫咬創	昆虫刺傷	細菌性硬膜炎
細菌性骨髄炎	細菌性ショック	細菌性髄膜炎
細菌性腹膜炎	細菌性膀胱炎	臍周囲炎
細胆管炎	再発性胆管炎	再発性中耳炎
採皮創	坐骨骨炎	挫傷
擦過創	擦過皮下血腫	挫滅傷
挫滅創	酸腐蝕	耳介部第1度熱傷
耳介部第2度熱傷	耳介部第3度熱傷	趾開放創
趾化膿創	趾関節炎	趾間切創
子宮周囲炎	子宮周囲膿瘍	子宮熱傷
刺咬症	指骨炎	趾骨炎
指骨髄炎	趾骨髄炎	篩骨洞炎
趾挫創	示指PIP開放創	示指化膿創
四肢挫傷	四肢第1度熱傷	四肢第2度熱傷
四肢第3度熱傷	四肢熱傷	歯性上顎洞炎
歯性副鼻腔炎	歯性扁桃周囲膿瘍	刺創
趾第1度熱傷	趾第2度熱傷	趾第3度熱傷
膝蓋骨化膿性骨髄炎	膝蓋骨骨髄炎	膝蓋部挫創
膝下部挫創	膝窩部銃創	膝関節炎
膝関節部異物	膝関節部挫創	膝部開放創
膝部割創	膝部咬創	膝部挫創
膝部切創	膝部第1度熱傷	膝部第2度熱傷
膝部第3度熱傷	膝部裂創	趾熱傷
射創	尺骨遠位部骨髄炎	手圧挫傷
縦隔膿瘍	習慣性アンギナ	習慣性扁桃炎
銃自殺未遂	銃創	十二指腸穿孔腹膜炎
十二指腸総胆管炎	手関節炎	手関節挫滅傷

手関節挫滅創	手関節部第1度熱傷	手関節部第2度熱傷
手関節部第3度熱傷	手指開放創	手指関節炎
手指咬創	種子骨炎	種子骨開放骨折
手指第1度熱傷	手指第2度熱傷	手指第3度熱傷
手指端熱傷	手指熱傷	手術創部膿瘍
手掌第1度熱傷	手掌第2度熱傷	手掌第3度熱傷
手掌熱傷	出血性中耳炎	出血性膀胱炎
術後横隔膜下膿瘍	術後骨髄炎	術後腎盂腎炎
術後性中耳炎	術後性慢性中耳炎	術後胆管炎
術後膿瘍	術後腹腔内膿瘍	術後腹壁膿瘍
術後腹膜炎	手背第1度熱傷	手背第2度熱傷
手背第3度熱傷	手背熱傷	シュロッフェル腫瘤
上顎骨骨髄炎	上顎洞炎	上行性腎盂腎炎
上鼓室化膿症	踵骨炎	踵骨骨髄炎
踵骨部挫滅創	小指咬創	上肢第1度熱傷
上肢第2度熱傷	上肢第3度熱傷	上肢熱傷
焼身自殺未遂	小児肺炎	小児副鼻腔炎
小膿疱性皮膚炎	上半身第1度熱傷	上半身第2度熱傷
上半身第3度熱傷	上半身熱傷	踵部第1度熱傷
踵部第2度熱傷	踵部第3度熱傷	上腕貫通銃創
上腕骨骨髄炎	上腕第1度熱傷	上腕第2度熱傷
上腕第3度熱傷	上腕熱傷	上腕部開放創
食道気管支瘻	食道気管瘻	食道損傷
食道熱傷	女性急性骨盤蜂巣炎	女性慢性骨盤蜂巣炎
ショパール関節炎	針刺創	滲出性気管支炎
滲出性腹膜炎	新生児上顎骨骨髄炎	新生児中耳炎
新生児敗血症	膵臓性腹膜炎	水疱性中耳炎
精巣開放創	精巣熱傷	声門外傷
脊椎骨髄炎	切創	切断
舌熱傷	舌扁桃炎	前額部第1度熱傷
前額部第2度熱傷	前額部第3度熱傷	腺窩性アンギナ
前胸部第1度熱傷	前胸部第2度熱傷	前胸部第3度熱傷
前胸部熱傷	穿孔性中耳炎	穿孔性腹腔内膿瘍
穿孔性腹膜炎	全身挫傷	全身擦過創
全身第1度熱傷	全身第2度熱傷	全身第3度熱傷
全身熱傷	穿通創	全膿胸
前立腺膿瘍	前腕開放創	前腕咬創
前腕骨髄炎	前腕手部熱傷	前腕第1度熱傷
前腕第2度熱傷	前腕第3度熱傷	前腕熱傷
爪下挫滅創	増殖性化膿性口内炎	増殖性関節炎
増殖性骨膜炎	掻創	創部膿瘍
足関節炎	足関節第1度熱傷	足関節第2度熱傷
足関節第3度熱傷	足関節内果部挫創	足関節熱傷
足関節部挫創	側胸部第1度熱傷	側胸部第2度熱傷
側胸部第3度熱傷	足底異物	足底熱傷
足底部咬創	足底部刺創	足底部第1度熱傷
足底部第2度熱傷	足底部第3度熱傷	足底部皮膚欠損創
足背部挫創	足背部切創	足背部第1度熱傷
足背部第2度熱傷	足背部第3度熱傷	足部汚染創
側腹部咬創	側腹部第1度熱傷	側腹部第2度熱傷
側腹部第3度熱傷	側腹壁開放創	足部骨髄炎
足部皮膚欠損創	足部裂創	鼡径部開放創
鼡径部第1度熱傷	鼡径部第2度熱傷	鼡径部第3度熱傷
鼡径部熱傷	損傷	第1度熱傷
第1度腐蝕	第2度熱傷	第2度腐蝕
第3度熱傷	第3度腐蝕	第4度熱傷
第5趾皮膚欠損創	体幹第1度熱傷	体幹第2度熱傷
体幹第3度熱傷	体幹熱傷	大腿汚染創
大腿骨骨髄炎	大腿骨膿瘍	大腿骨膜炎
大腿骨慢性化膿性骨髄炎	大腿骨慢性骨髄炎	大腿熱傷
大腿皮膚欠損創	大腿部第1度熱傷	大腿部第2度熱傷
大腿部第3度熱傷	大腸菌髄膜炎	体表面積10%未満の熱傷
体表面積10－19%の熱傷	体表面積20－29%の熱傷	体表面積30－39%の熱傷

	体表面積 40 − 49%の熱傷	体表面積 50 − 59%の熱傷	体表面積 60 − 69%の熱傷
	体表面積 70 − 79%の熱傷	体表面積 80 − 89%の熱傷	体表面積 90%以上の熱傷
	大網膿瘍	大葉性肺炎	多発性外傷
	多発性開放創	多発性関節炎	多発性咬創
	多発性昆虫咬創	多発性挫傷	多発性擦過創
	多発性漿膜炎	多発性切創	多発性穿刺創
	多発性第 1 度熱傷	多発性第 2 度熱傷	多発性第 3 度熱傷
	多発性腸間膜膿瘍	多発性熱傷	多発性膿疱症
	多発性表在損傷	多発性裂創	打撲割創
	打撲血腫	打撲挫創	打撲擦過創
	打撲傷	打撲皮下血腫	単関節炎
	胆管胆のう炎	胆管膿瘍	胆汁性腹膜炎
	単純性関節炎	単純性中耳炎	胆のう壊疽
	胆のう周囲炎	胆のう周囲膿瘍	胆のう膿瘍
	恥骨結合炎	恥骨骨炎	恥骨骨膜炎
	腟開放創	腟熱傷	肘関節炎
	肘関節部開放創	肘関節慢性骨髄炎	中耳炎性顔面神経麻痺
	中指咬創	中手骨膿瘍	虫垂炎術後残膿瘍
	肘部第 1 度熱傷	肘部第 2 度熱傷	肘部第 3 度熱傷
	腸間膜脂肪織炎	腸間膜膿瘍	腸骨窩膿瘍
	腸骨骨髄炎	腸穿孔腹膜炎	腸腰筋膿瘍
	沈下性肺炎	陳旧性中耳炎	痛風性関節炎
	手開放創	手咬創	手第 1 度熱傷
	手第 2 度熱傷	手第 3 度熱傷	手熱傷
	殿部開放創	殿部咬創	殿部第 1 度熱傷
	殿部第 2 度熱傷	殿部第 3 度熱傷	殿部熱傷
	頭蓋骨骨髄炎	橈骨骨髄炎	頭皮開放創
	頭部開放創	頭部頚部挫傷	頭部頚部挫創
	頭部頚部打撲傷	頭部第 1 度熱傷	頭部第 2 度熱傷
	頭部第 3 度熱傷	動物咬創	頭部熱傷
な	飛び降り自殺未遂	飛び込み自殺未遂	内部尿路性器の熱傷
	軟口蓋熱傷	乳児肺炎	乳頭部第 1 度熱傷
	乳頭部第 2 度熱傷	乳頭部第 3 度熱傷	乳房第 1 度熱傷
	乳房第 2 度熱傷	乳房第 3 度熱傷	乳房熱傷
	乳輪部第 1 度熱傷	乳輪部第 2 度熱傷	乳輪部第 3 度熱傷
	尿細管間質性腎炎	尿膜管膿瘍	妊娠中の子宮内感染
	妊娠中の性器感染症	猫咬創	脳挫傷・頭蓋内に達する開放創合併あり
	脳挫創・頭蓋内に達する開放創合併あり	脳底部挫傷・頭蓋内に達する開放創合併あり	膿皮症
は	膿疱	肺壊疽	肺炎合併肺膿瘍
	肺炎球菌性気管支炎	肺炎球菌性腹膜炎	肺化膿症
	敗血症性骨髄炎	敗血症性ショック	敗血症性肺炎
	敗血症性皮膚炎	敗血性壊疽	肺穿孔
	肺熱傷	背部第 1 度熱傷	背部第 2 度熱傷
	背部第 3 度熱傷	背部熱傷	肺瘻
	爆死自殺未遂	抜歯後感染	バルトリン腺膿瘍
	半身第 1 度熱傷	半身第 2 度熱傷	半身第 3 度熱傷
	汎発性化膿性腹膜炎	反復性膀胱炎	汎副鼻腔炎
	肥厚性硬膜炎	腓骨骨髄炎	尾骨骨髄炎
	膝汚染創	膝皮膚欠損創	非特異骨髄炎
	非特異性関節炎	腓腹筋挫創	皮膚欠損創
	皮膚損傷	鼻部第 1 度熱傷	鼻部第 2 度熱傷
	鼻部第 3 度熱傷	皮膚剥脱創	びまん性脳損傷・頭蓋内に達する開放創合併あり
	びまん性肺炎	表皮剥離	びらん性膀胱炎
	腹腔骨盤部膿瘍	腹腔内遺残膿瘍	腹腔内膿瘍
	伏針	副鼻腔開放創	腹部第 1 度熱傷
	腹部第 2 度熱傷	腹部第 3 度熱傷	腹部熱傷
	腹壁開放創	腹壁縫合糸膿瘍	腐蝕
	ぶどう球菌性胸膜炎	ぶどう球菌性髄膜炎	ぶどう球菌性敗血症
	ぶどう球菌性肺膿瘍	ぶどう球菌性扁桃炎	フリードレンダー桿菌性髄膜炎
	ブロディー骨膿瘍	閉塞性肺炎	扁桃性アンギナ

	扁桃膿瘍	蜂窩織炎性アンギナ	膀胱後部膿瘍
	膀胱三角部炎	縫合糸膿瘍	膀胱周囲炎
	膀胱周囲膿瘍	縫合部膿瘍	放射線性熱傷
	母指球部第 1 度熱傷	母指球部第 2 度熱傷	母指球部第 3 度熱傷
	母指咬創	母指骨髄炎	母趾骨髄炎
	母趾挫創	母指第 1 度熱傷	母指第 2 度熱傷
	母指第 3 度熱傷	母指熱傷	母趾皮膚欠損創
ま	慢性顎骨骨髄炎	慢性化膿性骨髄炎	慢性化膿性穿孔性中耳炎
	慢性化膿性中耳炎	慢性関節炎	慢性血行性骨髄炎
	慢性骨髄炎	慢性骨盤腹膜炎	慢性再発性膀胱炎
	慢性耳管鼓室化膿性中耳炎	慢性子宮傍結合織炎	慢性上鼓室乳突洞化膿性中耳炎
	慢性穿孔性中耳炎	慢性多発性骨髄炎	慢性胆管炎
	慢性胆細管炎	慢性胆のう炎	慢性中耳炎
	慢性中耳炎急性増悪	慢性中耳炎後遺症	慢性中耳炎術後再燃
	慢性膿胸	慢性肺化膿症	慢性複雑性膀胱炎
	慢性副鼻腔炎	慢性副鼻腔炎急性増悪	慢性副鼻腔膿瘍
	慢性腹膜炎	慢性付属器炎	慢性扁桃炎
	慢性膀胱炎	慢性卵管炎	慢性卵巣炎
	脈絡網膜熱傷	無熱性肺炎	盲管銃創
や	盲腸後部膿瘍	網脈絡膜裂傷	薬傷
	腰椎骨髄炎	腰部第 1 度熱傷	腰部第 2 度熱傷
ら	腰部第 3 度熱傷	腰部熱傷	卵管炎
	卵管周囲炎	卵管卵巣膿瘍	卵管留水症
	卵管留膿症	卵巣炎	卵巣周囲炎
	卵巣膿瘍	卵巣卵管周囲炎	リスフラン関節炎
	良性慢性化膿性中耳炎	緑膿菌髄膜炎	淋菌性バルトリン腺膿瘍
	轢過創	裂離	連鎖球菌気管支炎
	連鎖球菌性髄膜炎	連鎖球菌性扁桃炎	老人性肺炎
	肋骨骨髄炎	肋骨周囲炎	
△	BK ウイルス腎症	MRCNS 敗血症	MRSA 骨髄炎
	MRSA 髄膜炎	MRSA 膿胸	MRSA 肺化膿症
	MRSA 敗血症	MRSA 腹膜炎	RS ウイルス気管支炎
あ	アキレス腱筋腱移行部断裂	アキレス腱挫傷	アキレス腱挫創
	アキレス腱切創	アキレス腱断裂	アキレス腱部分断裂
	足異物	亜脱臼	圧迫骨折
	圧迫神経炎	アレルギー性関節炎	医原性気胸
	陰茎挫創	陰茎折症	陰茎裂創
	陰のう裂創	陰部切創	インフルエンザ菌性髄膜炎
	ウイルス性気管支炎	ウイルス性扁桃炎	会陰裂傷
	エキノコックス性骨髄炎	エコーウイルス気管支炎	炎症性大網癒着
か	横骨折	外陰部挫創	外陰部切創
	外陰部裂傷	外耳開放創	外耳道創傷
	外耳部外傷性異物	外耳部外傷性腫脹	外耳部外傷性皮下異物
	外耳部割創	外耳部貫通創	外耳部咬創
	外耳部挫傷	外耳部挫創	外耳部擦過創
	外耳部刺創	外耳部切創	外耳部創傷
	外耳部打撲傷	外耳部虫刺傷	外耳部皮下血腫
	外耳部皮下出血	外傷後早期合併症	外傷性一過性麻痺
	外傷性横隔膜ヘルニア	外傷性空気塞栓症	外傷性咬合
	外傷性硬膜動静脈瘻	外傷性耳出血	外傷性脂肪塞栓症
	外傷性縦隔気腫	外傷性脊髄出血	外傷性動静脈瘻
	外傷性動脈血腫	外傷性動脈瘤	外傷性乳び胸
	外傷性脳圧迫	外傷性脳圧迫・頭蓋内に達する開放創合併なし	外傷性脳症
	外傷性皮下気腫	外耳裂創	開放性脱臼
	下顎外傷性異物	下顎開放創	下顎割創
	下顎貫通創	下顎口唇挫創	下顎咬創
	下顎挫傷	下顎挫創	下顎擦過創
	下顎刺創	下顎切創	下顎創傷
	下顎打撲傷	下顎皮下血腫	下顎部挫傷
	下顎部打撲傷	下顎部皮膚欠損創	下顎裂創

顎関節部咬創	顎関節部挫傷	顎関節部擦過創
顎関節部切創	顎関節部創傷	顎関節部打撲傷
顎関節部皮下血腫	顎関節部裂創	顎部挫傷
顎部打撲傷	カテーテル感染症	カテーテル敗血症
眼黄斑部裂孔	眼窩部挫創	眼窩裂傷
眼瞼外傷性異物	眼瞼外傷性腫脹	眼瞼外傷性皮下異物
眼瞼開放創	眼瞼割創	眼瞼貫通創
眼瞼咬創	眼瞼挫創	眼瞼擦過創
眼瞼刺創	眼瞼切創	眼瞼創傷
眼瞼虫刺傷	眼瞼裂創	環指圧挫傷
環指挫傷	環指挫創	環指切創
間質性膀胱炎	環指剥皮創	環指皮膚欠損創
眼周囲部外傷性異物	眼周囲部外傷性腫脹	眼周囲部外傷性皮下異物
眼周囲部開放創	眼周囲部割創	眼周囲部貫通創
眼周囲部咬創	眼周囲部挫創	眼周囲部擦過創
眼周囲部刺創	眼周囲部切創	眼周囲部創傷
眼周囲部虫刺傷	眼周囲部裂創	関節骨折
完全骨折	完全脱臼	眼部外傷性異物
眼部外傷性腫脹	眼部外傷性皮下異物	眼部割創
眼部貫通創	眼部咬創	眼部挫創
眼部擦過創	眼部刺創	眼部切創
眼部創傷	眼部虫刺傷	眼部裂創
陥没骨折	顔面汚染創	顔面外傷性異物
顔面開放創	顔面割創	顔面貫通創
顔面咬創	顔面挫傷	顔面挫創
顔面擦過創	顔面刺創	顔面切創
顔面創傷	顔面搔創	顔面多発開放創
顔面多発割創	顔面多発貫通創	顔面多発咬創
顔面多発挫傷	顔面多発挫創	顔面多発擦過創
顔面多発刺創	顔面多発切創	顔面多発創傷
顔面多発打撲傷	顔面多発虫刺傷	顔面多発皮下血腫
顔面多発皮下出血	顔面多発裂創	顔面打撲傷
顔面皮下血腫	顔面皮膚欠損創	顔面裂創
偽性髄膜炎	頬粘膜咬傷	頬粘膜咬創
胸部汚染創	頬部外傷性異物	頬部開放創
頬部割創	頬部貫通創	頬部咬創
頬部挫傷	胸部挫創	頬部挫創
頬部擦過創	頬部刺創	胸部切創
頬部切創	頬部創傷	頬部打撲傷
胸部皮下気腫	頬部皮下血腫	胸部皮膚欠損創
頬部皮膚欠損創	頬部裂創	胸壁刺創
胸膜裂創	亀裂骨折	筋損傷
筋断裂	筋肉内血腫	屈曲骨折
くも膜炎	頚管破裂	頚部挫創
頚部切創	頚部皮膚欠損創	結核性骨髄炎
血管切断	血管損傷	血性腹膜炎
嫌気性菌敗血症	腱切創	腱損傷
腱断裂	腱部分断裂	腱裂傷
口蓋挫傷	口蓋切創	口蓋裂創
口角部挫創	口角部裂創	口腔外傷性異物
口腔外傷性腫脹	口腔開放創	口腔割創
口腔挫傷	口腔挫創	口腔擦過創
口腔刺創	口腔切創	口腔創傷
口腔打撲傷	口腔内血腫	口腔粘膜咬傷
口腔粘膜咬創	口腔裂創	後出血
紅色陰癬	口唇外傷性異物	口唇外傷性腫脹
口唇外傷性皮下異物	口唇開放創	口唇割創
口唇貫通創	口唇咬傷	口唇咬創
口唇挫傷	口唇挫創	口唇擦過創
口唇刺創	口唇切創	口唇創傷
口唇打撲傷	口唇虫刺傷	口唇皮下血腫
口唇皮下出血	口唇裂創	後頭部外傷
後頭部割創	後頭部挫傷	後頭部挫創
後頭部切創	後頭部打撲傷	後頭部裂創
広範性軸索損傷	広汎性神経損傷	後方脱臼
硬膜炎	硬膜損傷	硬膜裂傷
肛門裂創	コクサッキーウイルス気管支炎	骨髄肉芽腫
骨折	骨盤部裂創	コントル・クー損傷

さ

サルモネラ骨髄炎	耳介外傷性異物	耳介外傷性腫脹
耳介外傷性皮下異物	耳介開放創	耳介割創
耳介貫通創	耳介咬創	耳介挫傷
耳介挫創	耳介擦過創	耳介刺創
耳介切創	耳介創傷	耳介打撲傷
耳介虫刺傷	耳介皮下血腫	耳介皮下出血
耳介裂創	耳下腺部打撲	指間切創
子宮頚管裂傷	子宮頚部環状剥離	示指 MP 関節挫傷
示指割創	示指挫傷	示指挫創
示指刺創	四肢静脈損傷	示指切創
四肢動脈損傷	示指皮膚欠損創	視神経髄膜炎
耳前部挫創	膝部異物	歯肉挫傷
歯肉切創	歯肉裂創	斜骨折
尺骨近位端骨折	尺骨鉤状突起骨折	縦隔血腫
縦骨折	重複骨折	手関節掌側部挫創
手関節部挫創	手関節部切創	手関節部創傷
手関節部裂創	手指圧挫傷	手指汚染創
種子骨骨折	手指挫傷	手指挫創
手指挫滅傷	手指挫滅創	手指刺創
手指切創	手指打撲傷	手指剥皮創
手指皮下血腫	手指皮膚欠損創	手術創離開
手掌挫創	手掌刺創	手掌切創
手掌剥皮創	手掌皮膚欠損創	術後感染症
術後血腫	術後消化管出血性ショック	術後ショック
術後髄膜炎	術後敗血症	術後皮下気腫
手背皮膚欠損創	手背部挫創	手背部切創
手部汚染創	上顎挫傷	上顎擦過創
上顎切創	上顎打撲傷	上顎皮下血腫
上顎部裂創	上口唇挫傷	小指挫傷
小指挫創	小指切創	硝子体切断
小指皮膚欠損創	上唇小帯裂創	上腕汚染創
上腕挫創	上腕皮膚欠損創	処女膜裂傷
真菌性髄膜炎	神経根ひきぬき損傷	神経切断
神経叢損傷	神経叢不全損傷	神経損傷
神経断裂	靱帯ストレイン	靱帯損傷
靱帯断裂	靱帯捻挫	靱帯裂傷
髄膜脳炎	ストレイン	精巣破裂
脊髄膜炎	舌開放創	舌下顎挫創
舌咬傷	舌咬創	舌挫創
舌刺創	舌切創	舌創傷
舌裂創	セレウス菌敗血症	前額部外傷性異物
前額部外傷性腫脹	前額部外傷性皮下異物	前額部開放創
前額部割創	前額部貫通創	前額部咬創
前額部挫創	前額部擦過創	前額部刺創
前額部切創	前額部創傷	前額部虫刺傷
前額部虫刺症	前額部皮膚欠損創	前額部裂創
前胸部挫創	前頚頭頂部挫創	仙骨部挫創
仙骨部皮膚欠損創	線状骨折	前頭洞炎
前頭部割創	前頭部挫傷	前頭部挫創
前頭部切創	前頭部打撲傷	前頭部皮膚欠損創
前方脱臼	前立腺痛	前腕汚染創
前腕挫創	前腕刺創	前腕切創
前腕皮膚欠損創	前腕裂創	爪下異物
爪下挫滅傷	側頭部割創	側頭部挫創
側頭部切創	側頭部打撲傷	側頭部皮下血腫

た

側腹部挫創	鼡径部切創	大腿咬創
大腿挫創	大腿部開放創	大腿部刺創
大腿部切創	大腿裂創	大転子部挫創
脱臼	脱臼骨折	単純脱臼

	胆道疾患	腟断端炎	腟断端出血
	腟壁縫合不全	腟裂傷	肘関節骨折
	肘関節挫創	肘関節脱臼骨折	中指挫傷
	中指挫創	中指刺創	中指切創
	中指皮膚欠損創	中手骨関節部挫創	中枢神経系損傷
	肘頭骨折	肘部挫創	肘部切創
	肘部皮膚欠損創	腸間膜脂肪壊死	腸球菌敗血症
	蝶形骨洞炎	手挫創	手刺創
	手切創	転位性骨折	殿部異物
	殿部刺創	殿部切創	殿部皮膚欠損創
	殿部裂創	頭頂部挫傷	頭頂部挫創
	頭頂部擦過創	頭頂部切創	頭頂部打撲傷
	頭頂部裂創	頭皮外傷性腫脹	頭皮下血腫
	頭皮剥離	頭皮表在損傷	頭部異物
	頭部外傷性皮下異物	頭部外傷性皮下気腫	頭部割創
	頭部血腫	頭部挫傷	頭部挫創
	頭部擦過創	頭部刺創	頭部切創
	頭部多発開放創	頭部多発割創	頭部多発咬創
	頭部多発挫傷	頭部多発挫創	頭部多発擦過創
	頭部多発刺創	頭部多発切創	頭部多発創傷
	頭部多発打撲傷	頭部多発皮下血腫	頭部多発裂創
	頭部打撲	頭部打撲血腫	頭部打撲傷
	頭部虫刺傷	頭部皮下異物	頭部皮下血腫
	頭部皮下出血	頭部皮膚欠損創	頭部裂創
な	動脈損傷	特発性関節脱臼	内視鏡検査中腸穿孔
	軟口蓋血腫	軟口蓋挫創	軟口蓋創傷
	軟口蓋破裂	軟膜炎	肉離れ
	乳腺内異物	乳房異物	尿管切石術後感染症
	尿性腹膜炎	妊娠中の子宮頚管炎	捻挫
	脳挫傷	脳挫傷・頭蓋内に達する開放創合併なし	脳挫創
	脳挫創・頭蓋内に達する開放創合併なし	脳損傷	脳対側損傷
	脳直撃損傷	脳底部挫傷	脳底部挫傷・頭蓋内に達する開放創合併なし
は	脳裂傷	肺炎球菌性髄膜炎	敗血症性気管支炎
	梅毒性髄膜炎	剥離骨折	パラインフルエンザウイルス気管支炎
	バルトリン腺のう胞	破裂骨折	皮下異物
	皮下気腫	皮下血腫	鼻下擦過創
	皮下静脈損傷	皮下損傷	非結核性抗酸菌性骨髄炎
	鼻根部打撲挫創	鼻根部裂創	皮神経挫傷
	鼻前庭部挫創	鼻尖部挫創	非定型肺炎
	非熱傷性水疱	鼻部外傷性異物	鼻部外傷性腫脹
	鼻部外傷性皮下異物	鼻部開放創	眉部割創
	鼻部割創	鼻部貫通創	眉部血腫
	鼻部咬創	鼻部挫傷	鼻部挫創
	鼻部擦過創	鼻部刺創	鼻部切創
	鼻部創傷	鼻部打撲傷	鼻部虫刺傷
	鼻部皮下血腫	鼻部皮下出血	鼻部皮膚欠損創
	鼻部皮膚剥離創	鼻部裂創	びまん性脳損傷
	びまん性脳損傷・頭蓋内に達する開放創合併なし	眉毛部割創	眉毛部裂創
	鼻翼部切創	鼻翼部裂創	フィブリン性腹膜炎
	複雑脱臼	副鼻腔真菌症	腹部汚染創
	腹部刺創	腹部皮膚欠損創	腹壁異物
	腹壁創し開	腹壁縫合不全	不全骨折
	ブラックアイ	粉砕骨折	分娩時会陰裂傷
	分娩時軟産道損傷	閉鎖性外傷性脳圧迫	閉鎖性骨折
	閉鎖性脱臼	閉鎖性脳挫創	閉鎖性脳底部挫傷
	閉鎖性びまん性脳損傷	閉塞性髄膜炎	扁桃チフス
	縫合不全	縫合不全出血	放射線出血性膀胱炎
	放射線性下顎骨骨髄炎	放射線性膀胱炎	帽状腱膜下出血
	包皮挫創	包皮切創	包皮裂創
	母指挫傷	母指挫創	母指示指間切創
	母指刺創	母指切創	母指打撲挫創
	母指打撲傷	母指皮膚欠損創	母指末節部挫創
ま	マイコプラズマ気管支炎	末梢血管外傷	末梢神経損傷
	慢性細菌性前立腺炎	慢性髄膜炎	慢性前立腺炎急性増悪
	慢性非細菌性前立腺炎	眉間部挫創	眉間部裂創
	耳後部挫創	耳後部打撲傷	ムンプス髄膜炎
	網膜振盪	モラレ髄膜炎	モンテジア骨折
や	癒着性くも膜炎	腰部切創	腰部打撲挫創
ら	ライノウイルス気管支炎	らせん骨折	離開骨折
	淋菌性骨髄炎	涙管損傷	涙管断裂
わ	涙道損傷	裂離骨折	若木骨折

用法用量　通常，成人にはセフォチアム塩酸塩として1日0.5～2g(力価)を2～4回に分け，また，小児にはセフォチアム塩酸塩として1日40～80mg(力価)/kgを3～4回に分けて静脈内に注射する。
なお，年齢，症状に応じ適宜増減するが，成人の敗血症には1日4g(力価)まで，小児の敗血症，化膿性髄膜炎等の重症・難治性感染症には1日160mg(力価)/kgまで増量することができる。
静脈内注射に際しては，日局「注射用水」，日局「生理食塩液」又は日局「ブドウ糖注射液」に溶解して用いる。
また，成人の場合は本剤の1回用量0.25～2g(力価)を糖液，電解質液又はアミノ酸製剤等の補液に加えて，30分～2時間で点滴静脈内注射を行うこともできる。
なお，小児の場合は上記投与量を考慮し，補液に加えて，30分～1時間で点滴静脈内注射を行うこともできる。

用法用量に関連する使用上の注意
(1)高度の腎機能障害のある患者には，投与量・投与間隔の適切な調節をするなど慎重に投与すること。
(2)本剤の使用にあたっては，耐性菌の発現等を防ぐため，原則として感受性を確認し，疾病の治療上必要な最小限の期間の投与にとどめること。

禁忌　本剤の成分によるショックの既往歴のある患者

原則禁忌　本剤の成分又はセフェム系抗生物質に対し過敏症の既往歴のある患者

ケミスポリン静注用0.25g：ケミックス　250mg1瓶[222円/瓶]，ケミスポリン静注用0.5g：ケミックス　500mg1瓶[321円/瓶]，ケミスポリン静注用1g：ケミックス　1g1瓶[344円/瓶]，セファピコール静注用0.25g：テバ製薬　250mg1瓶[222円/瓶]，セファピコール静注用0.5g：テバ製薬　500mg1瓶[321円/瓶]，セファピコール静注用1g：テバ製薬　1g1瓶[440円/瓶]，セフォチアム塩酸塩静注用0.25g「NP」：ニプロ　250mg1瓶[222円/瓶]，セフォチアム塩酸塩静注用0.25g「SN」：シオノ　250mg1瓶[185円/瓶]，セフォチアム塩酸塩静注用0.25g「日医工」：日医工　250mg1瓶[222円/瓶]，セフォチアム塩酸塩静注用0.5g「NP」：ニプロ　500mg1瓶[273円/瓶]，セフォチアム塩酸塩静注用0.5g「SN」：シオノ　500mg1瓶[273円/瓶]，セフォチアム塩酸塩静注用0.5g「日医工」：日医工　500mg1瓶[273円/瓶]，セフォチアム塩酸塩静注用1g「NP」：ニプロ　1g1瓶[344円/瓶]，セフォチアム塩酸塩静注用1g「SN」：シオノ　1g1瓶[440円/瓶]，セフォチアム塩酸塩静注用1g「日医工」：日医工　1g1瓶[344円/瓶]

ハロマンス注50mg　規格：50mg1mL1管[1728円/管]
ハロマンス注100mg　規格：100mg1mL1管[2766円/管]
ハロペリドールデカン酸エステル　ヤンセン　117

ネオペリドール注50，ネオペリドール注100を参照(P1666)

ハ

パンオピン皮下注20mg　規格：2%1mL1管[309円/管]
アヘンアルカロイド塩酸塩　武田薬品　811

【効 能 効 果】

(1)激しい疼痛時における鎮痛・鎮静・鎮痙
(2)激しい咳嗽発作における鎮咳
(3)激しい下痢症状の改善及び手術後等の腸管蠕動運動の抑制
(4)麻酔前投薬

【対応標準病名】

◎	下痢症	咳	疼痛
○	S状結腸炎	アトピー咳嗽	アレルギー性咳嗽
	炎症性腸疾患	カタル性咳	癌性持続痛
	乾性咳	癌性疼痛	癌性突出痛
	感染後咳嗽	感染性胃腸炎	感冒性大腸炎
	急性胃腸炎	急性大腸炎	急性腸炎
	湿性咳	出血性腸炎	神経障害性疼痛
	遷延性咳嗽	中枢神経障害性疼痛	突出痛
	難治性疼痛	難治性乳児下痢症	末梢神経障害性疼痛
	慢性咳嗽	慢性疼痛	夜間咳
△	圧痛	胃腸炎	開胸術後疼痛症候群
	回腸炎	カタル性胃腸炎	感染性下痢症
	感染性大腸炎	感染性腸炎	感冒性胃腸炎
	感冒性腸炎	機能性下痢	抗生物質起因性大腸炎
	抗生物質起因性腸炎	持続痛	術後疼痛
	術創部痛	身体痛	咳失神
	全身痛	大腸炎	腸炎
	腸カタル	鈍痛	乳児下痢
	皮膚疼痛症	放散痛	

用法用量　通常，成人には，アヘンアルカロイド塩酸塩として，1回10mg(本剤0.5mL)を皮下に注射する。なお，年齢，症状により適宜増減する。

禁忌

(1)重篤な呼吸抑制のある患者
(2)気管支喘息発作中の患者
(3)重篤な肝障害のある患者
(4)慢性肺疾患に続発する心不全の患者
(5)痙攣状態(てんかん重積症，破傷風，ストリキニーネ中毒)にある患者
(6)急性アルコール中毒の患者
(7)アヘンアルカロイドに対し過敏症の患者
(8)出血性大腸炎の患者

原則禁忌　細菌性下痢のある患者

オピアル皮下注20mg「タナベ」：田辺三菱製薬工場[309円/管]

パンスポリン筋注用0.25g　規格：250mg1瓶(溶解液付)[448円/瓶]
パンスポリン静注用0.25g　規格：250mg1瓶[371円/瓶]
パンスポリン静注用0.5g　規格：500mg1瓶[556円/瓶]
パンスポリン静注用1g　規格：1g1瓶[801円/瓶]
パンスポリン静注用1gバッグG
規格：1g1キット(5%ブドウ糖注射液100mL付)[1276円/キット]
パンスポリン静注用1gバッグS
規格：1g1キット(生理食塩液100mL付)[1185円/キット]

セフォチアム塩酸塩　武田薬品　613

【効 能 効 果】

〈適応菌種〉セフォチアムに感性のブドウ球菌属，レンサ球菌属，肺炎球菌，大腸菌，シトロバクター属，クレブシエラ属，エンテロバクター属，プロテウス属，モルガネラ・モルガニー，プロビデンシア・レットゲリ，インフルエンザ菌

〈適応症〉

敗血症
深在性皮膚感染症，慢性膿皮症，外傷・熱傷及び手術創等の二次感染
骨髄炎，関節炎
扁桃炎(扁桃周囲炎，扁桃周囲膿瘍を含む)，急性気管支炎，肺炎，肺膿瘍，膿胸，慢性呼吸器病変の二次感染
膀胱炎，腎盂腎炎，前立腺炎(急性症，慢性症)
腹膜炎
胆嚢炎，胆管炎
バルトリン腺炎，子宮内感染，子宮付属器炎，子宮旁結合織炎
化膿性髄膜炎
中耳炎，副鼻腔炎

【対応標準病名】

◎	外傷	関節炎	急性気管支炎
	急性細菌性髄膜炎	急性細菌性前立腺炎	骨髄炎
	挫創	子宮内感染症	子宮付属器炎
	子宮傍組織炎	術後創部感染	腎盂腎炎
	前立腺炎	創傷	創傷感染症
	胆管炎	胆のう炎	中耳炎
	熱傷	膿胸	肺炎
	敗血症	肺膿瘍	バルトリン腺炎
	皮膚感染症	副鼻腔炎	腹膜炎
	扁桃炎	扁桃周囲炎	扁桃周囲膿瘍
	膀胱炎	慢性前立腺炎	慢性膿皮症
	裂傷	裂創	
○ あ	DIP関節炎	IP関節炎	MP関節炎
	MRSA膀胱炎	PIP関節炎	亜急性関節炎
	亜急性気管支炎	亜急性骨髄炎	足開放創
	足挫創	足切創	足第1度熱傷
	足第2度熱傷	足第3度熱傷	足熱傷
	圧挫傷	圧挫創	アルカリ腐蝕
	アレルギー性副鼻腔炎	アレルギー性膀胱炎	胃腸管熱傷
	犬咬創	胃熱傷	陰茎開放創
	陰茎第1度熱傷	陰茎第2度熱傷	陰茎第3度熱傷
	陰茎熱傷	咽頭開放創	咽頭創傷
	咽頭熱傷	院内感染敗血症	陰のう開放創
	陰のう第1度熱傷	陰のう第2度熱傷	陰のう第3度熱傷
	陰のう熱傷	インフルエンザ菌気管支炎	インフルエンザ菌敗血症
	会陰第1度熱傷	会陰第2度熱傷	会陰第3度熱傷
	会陰熱傷	会陰部化膿創	腋窩第1度熱傷
	腋窩第2度熱傷	腋窩第3度熱傷	腋窩熱傷
	壊死性肺炎	壊疽性胆細管炎	壊疽性胆のう炎
	壊疽性扁桃周囲炎	横隔膜下膿瘍	横隔膜下腹膜炎
	横隔膜損傷	黄色ぶどう球菌敗血症	汚染擦過創
か	汚染創	外陰開放創	外陰第1度熱傷
	外陰第2度熱傷	外陰第3度熱傷	外陰熱傷
	外傷性異物	外傷性眼球ろう	外傷性虹彩離断
	外傷性食道破裂	外傷性切断	外傷性穿孔性中耳炎
	外傷性中耳炎	外傷性脳圧迫・頭蓋内に達する開放創合併あり	外傷性破裂
	外傷性皮下血腫	開放骨折	開放性外傷性脳圧迫
	開放性陥没骨折	開放性胸膜損傷	開放性大腿骨骨髄炎
	開放性脱臼骨折	開放性脳挫創	開放性脳損傷髄膜炎
	開放性脳底部挫傷	開放性びまん性脳損傷	開放性粉砕骨折
	開放創	潰瘍性膀胱炎	下咽頭創傷
	下咽頭熱傷	化学外傷	下顎骨骨髄炎
	下顎熱傷	下顎部第1度熱傷	下顎部第2度熱傷
	下顎部第3度熱傷	踵裂創	顎関節部開放創
	顎関節部割創	顎関節部貫通創	顎関節部挫創
	顎関節部刺創	角結膜腐蝕	顎骨骨髄炎
	角膜アルカリ化学熱傷	角膜挫創	角膜酸化学熱傷
	角膜酸性熱傷	角膜切傷	角膜切創
	角膜創傷	角膜熱傷	角膜破裂
	角膜裂傷	下肢第1度熱傷	下肢第2度熱傷

下肢第3度熱傷	下肢熱傷	下腿汚染創
下腿開放創	下腿骨骨髄炎	下腿骨慢性骨髄炎
下腿挫創	下腿切創	下腿足部熱傷
下腿熱傷	下腿皮膚欠損創	下腿複雑骨折後骨髄炎
下腿部第1度熱傷	下腿部第2度熱傷	下腿部第3度熱傷
下腿裂創	肩関節炎	割創
化膿性骨髄炎	化膿性中耳炎	化膿性副鼻腔炎
化膿性腹膜炎	化膿性扁桃周囲炎	下半身第1度熱傷
下半身第2度熱傷	下半身第3度熱傷	下半身熱傷
下腹部第1度熱傷	下腹部第2度熱傷	下腹部第3度熱傷
眼化学熱傷	眼窩骨髄炎	眼窩創傷
肝下膿瘍	眼球結膜裂傷	眼球損傷
眼球熱傷	眼球破裂	眼球裂傷
眼瞼化学熱傷	眼瞼第1度熱傷	眼瞼第2度熱傷
眼瞼第3度熱傷	眼瞼熱傷	環指骨髄炎
肝周囲炎	眼周囲化学熱傷	眼周囲第1度熱傷
眼周囲第2度熱傷	眼周囲第3度熱傷	関節血腫
関節挫傷	関節症	関節打撲
貫通刺創	貫通銃創	貫通性挫滅創
貫通創	肝内胆細管炎	眼熱傷
眼部開放創	顔面損傷	顔面第1度熱傷
顔面第2度熱傷	顔面第3度熱傷	顔面熱傷
乾酪性副鼻腔炎	気管支食道瘻	気管支肺炎
気管食道瘻	気管支瘻膿胸	気管熱傷
気腫性腎盂腎炎	気道熱傷	偽膜性気管支炎
偽膜性扁桃炎	逆行性胆管炎	急性アデノイド咽頭炎
急性アデノイド扁桃炎	急性壊疽性扁桃炎	急性潰瘍性扁桃炎
急性顎骨骨髄炎	急性化膿性脛骨骨髄炎	急性化膿性骨髄炎
急性化膿性胆管炎	急性化膿性胆のう炎	急性化膿性中耳炎
急性化膿性扁桃炎	急性関節炎	急性気管気管支炎
急性気腫性胆のう炎	急性脛骨骨髄炎	急性血行性骨髄炎
急性限局性腹膜炎	急性喉頭気管気管支炎	急性骨髄炎
急性骨盤腹膜炎	急性子宮傍結合織炎	急性出血性膀胱炎
急性腺窩性扁桃炎	急性胆管炎	急性胆細管炎
急性単純性膀胱炎	急性胆のう炎	急性中耳炎
急性肺炎	急性汎発性腹膜炎	急性反復性気管支炎
急性腹膜炎	急性付属器炎	急性閉塞性化膿性胆管炎
急性扁桃炎	急性膀胱炎	急性卵管炎
急性卵巣炎	胸管損傷	胸腔熱傷
胸骨骨髄炎	胸鎖関節炎	狭窄性胆管炎
胸腺損傷	胸椎骨髄炎	胸部外傷
胸部上腕熱傷	胸部食道損傷	胸部損傷
胸部第1度熱傷	頬部第1度熱傷	胸部第2度熱傷
頬部第2度熱傷	胸部第3度熱傷	頬部第3度熱傷
胸部熱傷	胸壁開放創	強膜切創
強膜創傷	胸膜損傷・胸腔に達する開放創合併あり	胸膜肺炎
強膜裂傷	胸膜瘻	胸肋関節炎
棘刺創	魚咬創	距骨骨髄炎
距踵関節炎	躯幹薬傷	グラデニーゴ症候群
クラミジア肺炎	グラム陰性桿菌敗血症	グラム陰性菌敗血症
グラム陽性菌敗血症	クループ性気管支炎	クレブシェラ性髄膜炎
脛骨顆部割創	脛骨骨髄炎	脛骨骨膜炎
脛骨乳児骨髄炎	脛骨慢性化膿性骨髄炎	脛骨慢性骨髄炎
頚椎骨髄炎	頚部開放創	頚部食道開放創
頚部第1度熱傷	頚部第2度熱傷	頚部第3度熱傷
頚部熱傷	頚部膿疱	血行性脛骨骨髄炎
血行性骨髄炎	血行性大腿骨骨髄炎	血腫
結膜創傷	結膜熱傷	結膜のうアルカリ化学熱傷
結膜のう酸化学熱傷	結膜腐蝕	結膜裂傷
原因菌不明髄膜炎	嫌気性骨髄炎	限局性膿胸
限局性腹膜炎	肩甲間部第1度熱傷	肩甲間部第2度熱傷
肩甲間部第3度熱傷	肩甲間部熱傷	肩甲骨周囲炎
肩甲部第1度熱傷	肩甲部第2度熱傷	肩甲部第3度熱傷

肩甲部熱傷	肩鎖関節炎	原発性硬化性胆管炎
原発性腹膜炎	肩部第1度熱傷	肩部第2度熱傷
肩部第3度熱傷	コアグラーゼ陰性ぶどう球菌敗血症	高エネルギー外傷
硬化性骨髄炎	口腔上顎洞瘻	口腔第1度熱傷
口腔第2度熱傷	口腔第3度熱傷	口腔熱傷
口唇第1度熱傷	口唇第2度熱傷	口唇第3度熱傷
口唇熱傷	溝創	咬創
喉頭外傷	喉頭損傷	喉頭熱傷
後発性関節炎	後腹膜炎	後腹膜膿瘍
肛門第1度熱傷	肛門第2度熱傷	肛門第3度熱傷
肛門熱傷	股関節炎	鼓室内水腫
骨炎	骨顆炎	骨幹炎
骨周囲炎	骨髄炎後遺症	骨盤化膿性骨髄炎
骨盤結合織炎	骨盤死腔炎	骨盤直腸窩膿瘍
骨盤部感染性リンパのう胞	骨盤腹膜炎	骨膜炎
骨膜下膿瘍	骨膜骨髄炎	骨膜のう炎
昆虫咬創	昆虫刺傷	細菌性硬膜炎
細菌性骨髄炎	細菌性ショック	細菌性髄膜炎
細菌性腹膜炎	細菌性膀胱炎	臍周囲炎
細胆管炎	再発性胆管炎	再発性中耳炎
採皮創	坐骨骨炎	挫傷
擦過創	擦過皮下血腫	挫滅傷
挫滅創	酸腐蝕	耳介部第1度熱傷
耳介部第2度熱傷	耳介部第3度熱傷	趾開放創
趾化膿創	趾関節炎	趾間切創
子宮周囲炎	子宮周囲膿瘍	子宮熱傷
刺咬症	指骨炎	趾骨炎
指骨髄炎	趾骨髄炎	篩骨洞炎
趾挫創	示指PIP開放創	示指化膿創
四肢挫傷	四肢第1度熱傷	四肢第2度熱傷
四肢第3度熱傷	四肢熱傷	歯性上顎洞炎
歯性副鼻腔炎	歯性扁桃周囲膿瘍	刺創
趾第1度熱傷	趾第2度熱傷	趾第3度熱傷
膝蓋骨化膿性骨髄炎	膝蓋骨骨髄炎	膝蓋部挫創
膝下部挫創	膝窩部銃創	膝関節炎
膝関節部異物	膝関節部挫創	膝部開放創
膝部割創	膝部咬創	膝部挫創
膝部切創	膝部第1度熱傷	膝部第2度熱傷
膝部第3度熱傷	膝部裂創	趾熱傷
射創	尺骨遠位部骨髄炎	手圧挫傷
縦隔膿瘍	習慣性アンギナ	習慣性扁桃炎
銃自殺未遂	銃創	十二指腸穿孔腹膜炎
十二指腸総胆管炎	手関節炎	手関節挫滅傷
手関節挫滅創	手関節部第1度熱傷	手関節部第2度熱傷
手関節部第3度熱傷	手指開放創	手指関節炎
手指咬創	種子骨炎	種子骨開放骨折
手指第1度熱傷	手指第2度熱傷	手指第3度熱傷
手指端熱傷	手指熱傷	手術創部膿瘍
手掌第1度熱傷	手掌第2度熱傷	手掌第3度熱傷
手掌熱傷	出血性中耳炎	出血性膀胱炎
術後横隔膜下膿瘍	術後骨髄炎	術後腎盂腎炎
術後性中耳炎	術後性慢性中耳炎	術後胆管炎
術後膿瘍	術後腹腔内膿瘍	術後腹壁膿瘍
術後腹膜炎	手背第1度熱傷	手背第2度熱傷
手背第3度熱傷	手背熱傷	シュロッフェル腫瘤
上顎骨骨髄炎	上顎洞炎	上行性腎盂腎炎
上鼓室化膿症	踵骨炎	踵骨骨髄炎
踵骨部挫滅創	小指咬創	上肢第1度熱傷
上肢第2度熱傷	上肢第3度熱傷	上肢熱傷
焼身自殺未遂	小児肺炎	小児副鼻腔炎
小膿疱性皮膚炎	上半身第1度熱傷	上半身第2度熱傷
上半身第3度熱傷	上半身熱傷	踵部第1度熱傷
踵部第2度熱傷	踵部第3度熱傷	上腕貫通銃創

上腕骨骨髄炎	上腕第1度熱傷	上腕第2度熱傷
上腕第3度熱傷	上腕熱傷	上腕部開放創
食道気管支瘻	食道気管瘻	食道損傷
食道熱傷	女性急性骨盤蜂巣炎	女性慢性骨盤蜂巣炎
ショパール関節炎	針刺創	滲出性気管支炎
滲出性腹膜炎	新生児上顎骨骨髄炎	新生児中耳炎
新生児敗血症	膵臓性腹膜炎	水疱性中耳炎
精巣開放創	精巣熱傷	声門外傷
脊椎骨髄炎	切創	切断
舌熱傷	舌扁桃炎	前額部第1度熱傷
前額部第2度熱傷	前額部第3度熱傷	腺窩性アンギナ
前胸部第1度熱傷	前胸部第2度熱傷	前胸部第3度熱傷
前胸部熱傷	穿孔性中耳炎	穿孔性腹腔内膿瘍
穿孔性腹膜炎	全身挫傷	全身擦過創
全身第1度熱傷	全身第2度熱傷	全身第3度熱傷
全身熱傷	穿通創	全膿胸
前立腺膿瘍	前腕開放創	前腕咬創
前腕骨髄炎	前腕手部熱傷	前腕第1度熱傷
前腕第2度熱傷	前腕第3度熱傷	前腕熱傷
爪下挫滅創	増殖性化膿性口内炎	増殖性関節炎
増殖性骨膜炎	搔創	創部膿瘍
足関節炎	足関節第1度熱傷	足関節第2度熱傷
足関節第3度熱傷	足関節内果部挫創	足関節熱傷
足関節部挫創	側胸部第1度熱傷	側胸部第2度熱傷
側胸部第3度熱傷	足底異物	足底熱傷
足底部咬創	足底部刺創	足底部第1度熱傷
足底部第2度熱傷	足底部第3度熱傷	足底部皮膚欠損創
足背部挫創	足背部切創	足背部第1度熱傷
足背部第2度熱傷	足背部第3度熱傷	足部汚染創
側腹部咬創	側腹部第1度熱傷	側腹部第2度熱傷
側腹部第3度熱傷	側腹壁開放創	足部骨髄炎
足部皮膚欠損創	足部裂創	鼡径部開放創
鼡径部第1度熱傷	鼡径部第2度熱傷	鼡径部第3度熱傷

た

鼡径部熱傷	損傷	第1度熱傷
第1度腐蝕	第2度熱傷	第2度腐蝕
第3度熱傷	第3度腐蝕	第4度熱傷
第5趾皮膚欠損創	体幹第1度熱傷	体幹第2度熱傷
体幹第3度熱傷	体幹熱傷	大腿汚染創
大腿骨骨髄炎	大腿骨膿瘍	大腿骨膜炎
大腿骨慢性化膿性骨髄炎	大腿骨慢性骨髄炎	大腿熱傷
大腿皮膚欠損創	大腿部第1度熱傷	大腿部第2度熱傷
大腿部第3度熱傷	大腸菌髄膜炎	体表面積10%未満の熱傷
体表面積10－19%の熱傷	体表面積20－29%の熱傷	体表面積30－39%の熱傷
体表面積40－49%の熱傷	体表面積50－59%の熱傷	体表面積60－69%の熱傷
体表面積70－79%の熱傷	体表面積80－89%の熱傷	体表面積90%以上の熱傷
大網膿瘍	大葉性肺炎	多発性外傷
多発性開放創	多発性関節炎	多発性咬創
多発性昆虫咬創	多発性挫傷	多発性擦過創
多発性漿膜炎	多発性切創	多発性穿刺創
多発性第1度熱傷	多発性第2度熱傷	多発性第3度熱傷
多発性腸間膜膿瘍	多発性熱傷	多発性膿疱症
多発性表在損傷	多発性裂創	打撲割創
打撲血腫	打撲挫創	打撲擦過創
打撲傷	打撲皮下血腫	単関節炎
胆管胆のう炎	胆管膿瘍	胆汁性腹膜炎
単純性関節炎	単純性中耳炎	胆のう壊疽
胆のう周囲炎	胆のう周囲膿瘍	胆のう膿瘍
恥骨結合炎	恥骨骨炎	恥骨骨膜炎
腟開放創	腟熱傷	肘関節炎
肘関節部開放創	肘関節慢性骨髄炎	中耳炎性顔面神経麻痺
中指咬創	中手骨膿瘍	虫垂炎術後残膿瘍
肘部第1度熱傷	肘部第2度熱傷	肘部第3度熱傷
腸間膜脂肪織炎	腸間膜膿瘍	腸骨窩膿瘍
腸骨骨髄炎	腸穿孔腹膜炎	腸腰筋膿瘍
沈下性肺炎	陳旧性中耳炎	痛風性関節炎
手開放創	手咬創	手第1度熱傷
手第2度熱傷	手第3度熱傷	手熱傷
殿部開放創	殿部咬創	殿部第1度熱傷
殿部第2度熱傷	殿部第3度熱傷	殿部熱傷
頭蓋骨骨髄炎	橈骨骨髄炎	頭皮開放創
頭部開放創	頭部頚部挫傷	頭部頚部挫創
頭部頚部打撲傷	頭部第1度熱傷	頭部第2度熱傷
頭部第3度熱傷	動物咬創	頭部熱傷

な

飛び降り自殺未遂	飛び込み自殺未遂	内部尿路性器の熱傷
軟口蓋熱傷	乳児肺炎	乳頭部第1度熱傷
乳頭部第2度熱傷	乳頭部第3度熱傷	乳房第1度熱傷
乳房第2度熱傷	乳房第3度熱傷	乳房熱傷
乳輪部第1度熱傷	乳輪部第2度熱傷	乳輪部第3度熱傷
尿細管間質性腎炎	尿膜管膿瘍	妊娠中の子宮内感染
妊娠中の性器感染症	猫咬創	脳挫傷・頭蓋内に達する開放創合併あり
脳挫創・頭蓋内に達する開放創合併あり	脳底部挫傷・頭蓋内に達する開放創合併あり	膿皮症

は

膿疱	肺壊疽	肺炎合併肺膿瘍
肺炎球菌性気管支炎	肺炎球菌性腹膜炎	肺化膿症
敗血症性骨髄炎	敗血症性ショック	敗血症性肺炎
敗血症性皮膚炎	敗血性壊疽	肺穿孔
肺熱傷	背部第1度熱傷	背部第2度熱傷
背部第3度熱傷	背部熱傷	肺瘻
爆死自殺未遂	抜歯後感染	バルトリン腺膿瘍
半身第1度熱傷	半身第2度熱傷	半身第3度熱傷
汎発性化膿性腹膜炎	反復性膀胱炎	汎副鼻腔炎
肥厚性硬膜炎	腓骨骨髄炎	尾骨骨髄炎
膝汚染創	膝皮膚欠損創	非特異骨髄炎
非特異性関節炎	腓腹筋挫創	皮膚欠損創
皮膚損傷	鼻部第1度熱傷	鼻部第2度熱傷
鼻部第3度熱傷	皮膚剥脱創	びまん性脳損傷・頭蓋内に達する開放創合併あり
びまん性肺炎	表皮剥離	びらん性膀胱炎
腹腔骨盤部膿瘍	腹腔内遺残膿瘍	腹腔内膿瘍
伏針	副鼻腔開放創	腹部第1度熱傷
腹部第2度熱傷	腹部第3度熱傷	腹部熱傷
腹壁開放創	腹壁縫合糸膿瘍	腐蝕
ぶどう球菌性胸膜炎	ぶどう球菌性髄膜炎	ぶどう球菌性敗血症
ぶどう球菌性肺膿瘍	ぶどう球菌性扁桃炎	フリードレンダー桿菌性髄膜炎
ブロディー骨膿瘍	閉塞性肺炎	扁桃性アンギナ
扁桃膿瘍	蜂窩織炎性アンギナ	膀胱後部膿瘍
膀胱三角部炎	縫合糸膿瘍	膀胱周囲炎
膀胱周囲膿瘍	縫合部膿瘍	放射線性熱傷
母指球部第1度熱傷	母指球部第2度熱傷	母指球部第3度熱傷
母指咬創	母指骨髄炎	母趾骨髄炎
母趾挫創	母指第1度熱傷	母指第2度熱傷
母指第3度熱傷	母指熱傷	母趾皮膚欠損創

ま

慢性顎骨骨髄炎	慢性化膿性骨髄炎	慢性化膿性穿孔性中耳炎
慢性化膿性中耳炎	慢性関節炎	慢性血行性骨髄炎
慢性骨髄炎	慢性骨盤腹膜炎	慢性再発性膀胱炎
慢性耳管鼓室化膿性中耳炎	慢性子宮傍結合織炎	慢性上鼓室乳突洞化膿性中耳炎
慢性穿孔性中耳炎	慢性多発性骨髄炎	慢性胆管炎
慢性胆細管炎	慢性胆のう炎	慢性中耳炎
慢性中耳炎急性増悪	慢性中耳炎後遺症	慢性中耳炎術後再燃
慢性膿胸	慢性肺化膿症	慢性複雑性膀胱炎
慢性副鼻腔炎	慢性副鼻腔炎急性増悪	慢性副鼻腔膿瘍
慢性腹膜炎	慢性付属器炎	慢性扁桃炎
慢性膀胱炎	慢性卵管炎	慢性卵巣炎

	脈絡網膜熱傷	無熱性肺炎	盲管銃創
や	盲腸後部膿瘍	網脈絡膜裂傷	薬傷
	腰椎骨髄炎	腰部第１度熱傷	腰部第２度熱傷
ら	腰部第３度熱傷	腰部熱傷	卵管炎
	卵管周囲炎	卵管卵巣膿瘍	卵管留水症
	卵管留膿症	卵巣炎	卵巣周囲炎
	卵巣膿瘍	卵巣卵管周囲炎	リスフラン関節炎
	良性慢性化膿性中耳炎	緑膿菌髄膜炎	淋菌性バルトリン腺膿瘍
	轢過創	裂離	連鎖球菌気管支炎
	連鎖球菌性髄膜炎	連鎖球菌性扁桃炎	老人性肺炎
	肋骨骨髄炎	肋骨周囲炎	
△	BK ウイルス腎症	MRCNS 敗血症	MRSA 骨髄炎
	MRSA 髄膜炎	MRSA 膿胸	MRSA 肺化膿症
	MRSA 敗血症	MRSA 腹膜炎	RS ウイルス気管支炎
あ	アキレス腱筋腱移行部断裂	アキレス腱挫傷	アキレス腱挫創
	アキレス腱切創	アキレス腱断裂	アキレス腱部分断裂
	足異物	亜脱臼	圧迫骨折
	圧迫神経炎	アレルギー性関節炎	医原性気胸
	陰茎挫創	陰茎折症	陰茎裂創
	陰のう裂創	陰部切創	インフルエンザ菌性髄膜炎
	ウイルス性気管支炎	ウイルス性扁桃炎	会陰裂傷
	エキノコックス性骨髄炎	エコーウイルス気管支炎	炎症性大網癒着
か	横骨折	外陰部挫創	外陰部切創
	外陰部裂傷	外耳開放創	外耳道創傷
	外耳部外傷性異物	外耳部外傷性腫脹	外耳部外傷性皮下異物
	外耳部割創	外耳部貫通創	外耳部咬創
	外耳部挫傷	外耳部挫創	外耳部擦過創
	外耳部刺創	外耳部切創	外耳部創傷
	外耳部打撲傷	外耳部虫刺傷	外耳部皮下血腫
	外耳部皮下出血	外傷後早期合併症	外傷性一過性麻痺
	外傷性横隔膜ヘルニア	外傷性空気塞栓症	外傷性咬合
	外傷性硬膜動静脈瘻	外傷性耳出血	外傷性脂肪塞栓症
	外傷性縦隔気腫	外傷性脊髄出血	外傷性動静脈瘻
	外傷性動脈血腫	外傷性動脈瘤	外傷性乳び胸
	外傷性脳圧迫	外傷性脳圧迫・頭蓋内に達する開放創合併なし	外傷性脳症
	外傷性皮下気腫	外耳裂創	開放性脱臼
	下顎外傷性異物	下顎開放創	下顎割創
	下顎貫通創	下顎口唇挫創	下顎咬創
	下顎挫傷	下顎挫創	下顎擦過創
	下顎刺創	下顎切創	下顎創傷
	下顎打撲傷	下顎皮下血腫	下顎部挫傷
	下顎部打撲傷	下顎部皮膚欠損創	下顎裂創
	顎関節部咬創	顎関節部挫傷	顎関節部擦過創
	顎関節部切創	顎関節部創傷	顎関節部打撲傷
	顎関節部皮下血腫	顎関節部裂創	顎部挫傷
	顎部打撲傷	カテーテル感染症	カテーテル敗血症
	眼黄斑部裂孔	眼窩部挫創	眼窩裂傷
	眼瞼外傷性異物	眼瞼外傷性腫脹	眼瞼外傷性皮下異物
	眼瞼開放創	眼瞼割創	眼瞼貫通創
	眼瞼咬創	眼瞼挫創	眼瞼擦過創
	眼瞼刺創	眼瞼切創	眼瞼創傷
	眼瞼虫刺傷	眼瞼裂創	環指圧挫傷
	環指挫傷	環指挫創	環指切創
	間質性膀胱炎	環指剥皮創	環指皮膚欠損創
	眼周囲部外傷性異物	眼周囲部外傷性腫脹	眼周囲部外傷性皮下異物
	眼周囲部開放創	眼周囲部割創	眼周囲部貫通創
	眼周囲部咬創	眼周囲部挫創	眼周囲部擦過創
	眼周囲部刺創	眼周囲部切創	眼周囲部創傷
	眼周囲部虫刺傷	眼周囲部裂創	関節骨折
	完全骨折	完全脱臼	眼部外傷性異物

	眼部外傷性腫脹	眼部外傷性皮下異物	眼部割創
	眼部貫通創	眼部咬創	眼部挫創
	眼部擦過創	眼部刺創	眼部切創
	眼部創傷	眼部虫刺傷	眼部裂創
	陥没骨折	顔面汚染創	顔面外傷性異物
	顔面開放創	顔面割創	顔面貫通創
	顔面咬創	顔面挫傷	顔面挫創
	顔面擦過創	顔面刺創	顔面切創
	顔面創傷	顔面掻創	顔面多発開放創
	顔面多発割創	顔面多発貫通創	顔面多発咬創
	顔面多発挫傷	顔面多発挫創	顔面多発擦過創
	顔面多発刺創	顔面多発切創	顔面多発創傷
	顔面多発打撲傷	顔面多発虫刺傷	顔面多発皮下血腫
	顔面多発皮下出血	顔面多発裂創	顔面打撲傷
	顔面皮下血腫	顔面皮膚欠損創	顔面裂創
	偽性髄膜炎	頬粘膜咬傷	頬粘膜咬創
	胸部汚染創	頬部外傷性異物	頬部開放創
	頬部割創	頬部貫通創	頬部咬創
	頬部挫傷	胸部挫創	頬部挫創
	頬部擦過創	頬部刺創	胸部切創
	頬部切創	頬部創傷	頬部打撲傷
	胸部皮下気腫	頬部皮下血腫	胸部皮膚欠損創
	頬部皮膚欠損創	頬部裂創	胸壁刺創
	胸膜裂創	亀裂骨折	筋損傷
	筋断裂	筋肉内血腫	屈曲骨折
	くも膜炎	頸管破裂	頸部挫創
	頸部切創	頸部皮膚欠損創	結核性骨髄炎
	血管切断	血管損傷	血性腹膜炎
	嫌気性菌敗血症	腱切創	腱損傷
	腱断裂	腱部分断裂	腱裂傷
	口蓋挫傷	口蓋切創	口蓋裂創
	口角部挫創	口角部裂創	口腔外傷性異物
	口腔外傷性腫脹	口腔開放創	口腔割創
	口腔挫傷	口腔挫創	口腔擦過創
	口腔刺創	口腔切創	口腔創傷
	口腔打撲傷	口腔内血腫	口腔粘膜咬傷
	口腔粘膜咬創	口腔裂創	後出血
	紅色陰癬	口唇外傷性異物	口唇外傷性腫脹
	口唇外傷性皮下異物	口唇開放創	口唇割創
	口唇貫通創	口唇咬傷	口唇咬創
	口唇挫傷	口唇挫創	口唇擦過創
	口唇刺創	口唇切創	口唇創傷
	口唇打撲傷	口唇虫刺傷	口唇皮下血腫
	口唇皮下出血	口唇裂創	後頭部外傷
	後頭部割創	後頭部挫傷	後頭部挫創
	後頭部切創	後頭部打撲傷	後頭部裂創
	広範性軸索損傷	広汎性神経損傷	後方脱臼
	硬膜炎	硬膜損傷	硬膜裂傷
	肛門裂創	コクサッキーウイルス気管支炎	骨髄肉芽腫
	骨折	骨盤部裂創	コントル・クー損傷
さ	サルモネラ骨髄炎	耳介外傷性異物	耳介外傷性腫脹
	耳介外傷性皮下異物	耳介開放創	耳介割創
	耳介貫通創	耳介咬創	耳介挫傷
	耳介挫創	耳介擦過創	耳介刺創
	耳介切創	耳介創傷	耳介打撲傷
	耳介虫刺傷	耳介皮下血腫	耳介皮下出血
	耳介裂創	耳下腺部打撲	指間切創
	子宮頸管裂傷	子宮頸部環状剥離	示指 MP 関節挫傷
	示指割創	示指挫傷	示指挫創
	示指刺創	四肢静脈損傷	示指切創
	四肢動脈損傷	示指皮膚欠損創	視神経髄膜炎
	耳前部挫創	膝部異物	歯肉挫傷
	歯肉切創	歯肉裂創	斜骨折
	尺骨近位端骨折	尺骨鉤状突起骨折	縦隔血腫

	縦骨折	重複骨折	手関節掌側部挫創
	手関節部挫創	手関節部切創	手関節部創傷
	手関節部裂創	手指圧挫傷	手指汚染創
	種子骨骨折	手指挫傷	手指挫創
	手指挫滅傷	手指挫滅創	手指刺創
	手指切創	手指打撲傷	手指剥皮創
	手指皮下血腫	手指皮膚欠損創	手術創離開
	手掌挫創	手掌刺創	手掌切創
	手掌剥皮創	手掌皮膚欠損創	術後感染症
	術後血腫	術後消化管出血性ショック	術後ショック
	術後髄膜炎	術後敗血症	術後皮下気腫
	手背皮膚欠損創	手背部挫創	手背部切創
	手部汚染創	上顎挫傷	上顎擦過創
	上顎切創	上顎打撲傷	上顎皮下血腫
	上顎部裂創	上口唇挫傷	小指挫傷
	小指挫創	小指切創	硝子体切断
	小指皮膚欠損創	上唇小帯裂創	上腕汚染創
	上腕挫創	上腕皮膚欠損創	処女膜裂傷
	真菌性髄膜炎	神経根ひきぬき損傷	神経切断
	神経叢損傷	神経叢不全損傷	神経損傷
	神経断裂	靱帯ストレイン	靱帯損傷
	靱帯断裂	靱帯捻挫	靱帯裂傷
	髄膜脳炎	ストレイン	精巣破裂
	脊髄膜炎	舌開放創	舌下顎挫創
	舌咬傷	舌咬創	舌挫創
	舌刺創	舌切創	舌創傷
	舌裂創	セレウス菌敗血症	前額部外傷性異物
	前額部外傷性腫脹	前額部外傷性皮下異物	前額部開放創
	前額部割創	前額部貫通創	前額部咬創
	前額部挫創	前額部擦過創	前額部刺創
	前額部切創	前額部創傷	前額部虫刺傷
	前額部虫刺症	前額部皮膚欠損創	前額部裂創
	前胸部挫創	前頚頭頂部挫創	仙骨部挫創
	仙骨部皮膚欠損創	線状骨折	前頭洞炎
	前頭部割創	前頭部挫傷	前頭部挫創
	前頭部切創	前頭部打撲傷	前頭部皮膚欠損創
	前方脱臼	前立腺痛	前腕汚染創
	前腕挫創	前腕刺創	前腕切創
	前腕皮膚欠損創	前腕裂創	爪下異物
	爪下挫滅傷	側頭部割創	側頭部挫創
	側頭部切創	側頭部打撲傷	側頭部皮下血腫
た	側腹部挫創	鼡径部切創	大腿咬創
	大腿挫創	大腿部開放創	大腿部刺創
	大腿部切創	大腿裂創	大転子部挫創
	脱臼	脱臼骨折	単純脱臼
	胆道疾患	腟断端炎	腟断端出血
	腟壁縫合不全	腟裂傷	肘関節骨折
	肘関節挫創	肘関節脱臼骨折	中指挫傷
	中指挫創	中指刺創	中指切創
	中指皮膚欠損創	中手骨関節部挫創	中枢神経系損傷
	肘頭骨折	肘部挫創	肘部切創
	肘部皮膚欠損創	腸間膜脂肪壊死	腸球菌敗血症
	蝶形骨洞炎	手挫創	手刺創
	手切創	転位性骨折	殿部異物
	殿部刺創	殿部切創	殿部皮膚欠損創
	殿部裂創	頭頂部挫傷	頭頂部挫創
	頭頂部擦過創	頭頂部切創	頭頂部打撲傷
	頭頂部裂創	頭皮外傷性腫脹	頭皮下血腫
	頭皮剥離	頭皮表在損傷	頭部異物
	頭部外傷性皮下異物	頭部外傷性皮下気腫	頭部割創
	頭部血腫	頭部挫傷	頭部挫創
	頭部擦過創	頭部刺創	頭部切創
	頭部多発開放創	頭部多発割創	頭部多発咬創
	頭部多発挫傷	頭部多発挫創	頭部多発擦過創

	頭部多発刺創	頭部多発切創	頭部多発創傷
	頭部多発打撲傷	頭部多発皮下血腫	頭部多発裂創
	頭部打撲	頭部打撲血腫	頭部打撲傷
	頭部虫刺傷	頭部皮下異物	頭部皮下血腫
	頭部皮下出血	頭部皮膚欠損創	頭部裂創
な	動脈損傷	特発性関節脱臼	内視鏡検査中腸穿孔
	軟口蓋血腫	軟口蓋挫創	軟口蓋創傷
	軟口蓋破裂	軟膜炎	肉離れ
	乳腺内異物	乳房異物	尿管切石術後感染症
	尿性腹膜炎	妊娠中の子宮頚管炎	捻挫
	脳挫傷	脳挫傷・頭蓋内に達する開放創合併なし	脳挫創
	脳挫創・頭蓋内に達する開放創合併なし	脳損傷	脳対側損傷
	脳直撃損傷	脳底部挫傷	脳底部挫傷・頭蓋内に達する開放創合併なし
は	脳裂傷	肺炎球菌性髄膜炎	敗血症性気管支炎
	梅毒性髄膜炎	剥離骨折	パラインフルエンザウイルス気管支炎
	バルトリン腺のう胞	破裂骨折	皮下異物
	皮下気腫	皮下血腫	鼻下擦過創
	皮下静脈損傷	皮下損傷	非結核性抗酸菌性骨髄炎
	鼻根部打撲挫創	鼻根部裂創	皮神経挫傷
	鼻前庭部挫創	鼻尖部挫創	非定型肺炎
	非熱傷性水疱	鼻部外傷性異物	鼻部外傷性腫脹
	鼻部外傷性皮下異物	鼻部開放創	眉部割創
	鼻部割創	鼻部貫通創	眉部血腫
	鼻部咬創	鼻部挫傷	鼻部挫創
	鼻部擦過創	鼻部刺創	鼻部切創
	鼻部創傷	鼻部打撲傷	鼻部虫刺傷
	鼻部皮下血腫	鼻部皮下出血	鼻部皮膚欠損創
	鼻部皮膚剥離創	鼻部裂創	びまん性脳損傷
	びまん性脳損傷・頭蓋内に達する開放創合併なし	眉毛部割創	眉毛部裂創
	鼻翼部切創	鼻翼部裂創	フィブリン性腹膜炎
	複雑脱臼	副鼻腔真菌症	腹部汚染創
	腹部刺創	腹部皮膚欠損創	腹壁異物
	腹壁創し開	腹壁縫合不全	不全骨折
	ブラックアイ	粉砕骨折	分娩時会陰裂傷
	分娩時軟産道損傷	閉鎖性外傷性脳圧迫	閉鎖性骨折
	閉鎖性脱臼	閉鎖性脳挫創	閉鎖性脳底部挫傷
	閉鎖性びまん性脳損傷	閉塞性髄膜炎	扁桃チフス
	縫合不全	縫合不全出血	放射線出血性膀胱炎
	放射線性下顎骨骨髄炎	放射線性膀胱炎	帽状腱膜下出血
	包皮挫創	包皮切創	包皮裂創
	母指挫傷	母指挫創	母指示指間切創
	母指刺創	母指切創	母指打撲挫創
	母指打撲傷	母指皮膚欠損創	母指末節部挫創
ま	マイコプラズマ気管支炎	末梢血管外傷	末梢神経損傷
	慢性細菌性前立腺炎	慢性髄膜炎	慢性前立腺炎急性増悪
	慢性非細菌性前立腺炎	眉間部挫創	眉間部裂創
	耳後部挫創	耳後部打撲傷	ムンプス髄膜炎
	網膜振盪	モラレ髄膜炎	モンテジア骨折
や	癒着性くも膜炎	腰部切創	腰部打撲挫創
ら	ライノウイルス気管支炎	らせん骨折	離開骨折
	淋菌性骨髄炎	涙管損傷	涙管断裂
わ	涙道損傷	裂離骨折	若木骨折

用法用量

〔筋注用 0.25g〕：通常，成人にはセフォチアム塩酸塩として 1 日 0.5～2g(力価)を 2～4 回に分けて筋肉内に注射する。なお，年齢，症状に応じて適宜増減する。また，筋肉内注射に際しては，1 バイアル当たり添付のパンスポリン筋注用溶解液 3mL で溶解する。

〔静注用 0.25g，静注用 0.5g，静注用 1g，静注用 1g バッグ G，静

ハ

注用1gバッグS〕：通常，成人にはセフォチアム塩酸塩として1日0.5～2g(力価)を2～4回に分け，また，小児にはセフォチアム塩酸塩として1日40～80mg(力価)/kgを3～4回に分けて静脈内に注射する。なお，年齢，症状に応じ適宜増減するが，成人の敗血症には1日4g(力価)まで，小児の敗血症，化膿性髄膜炎等の重症・難治性感染症には1日160mg(力価)/kgまで増量することができる。静脈内注射に際しては，日局「注射用水」，日局「生理食塩液」又は日局「ブドウ糖注射液」に溶解して用いる。また，成人の場合は本剤の1回用量0.25～2g(力価)を糖液，電解質液又はアミノ酸製剤等の補液に加えて，30分～2時間で点滴静脈内注射を行うこともできる。なお，小児の場合は上記投与量を考慮し，補液に加えて，30分～1時間で点滴静脈内注射を行うこともできる。また，バッグG及びバッグSはそれぞれ添付の5%ブドウ糖注射液側又は生理食塩液側を手で圧し，隔壁を開通させ，セフォチアム塩酸塩を溶解した後，30分～2時間で点滴静脈内注射を行う。

用法用量に関連する使用上の注意

(1)高度の腎障害のある患者には，投与量・投与間隔の適切な調節をするなど慎重に投与すること。
(2)本剤の使用にあたっては，耐性菌の発現等を防ぐため，原則として感受性を確認し，疾病の治療上必要な最少限の期間の投与にとどめること。

禁忌

〔筋注用0.25g〕
(1)本剤の成分によるショックの既往歴のある患者
(2)低出生体重児，新生児，乳児，幼児，小児
(3)メピバカイン塩酸塩又はアニリド系局所麻酔剤に対し過敏症の既往歴のある患者

〔静注用0.25g，静注用0.5g，静注用1g，静注用1gバッグG，静注用1gバッグS〕
(1)本剤の成分によるショックの既往歴のある患者
(2)低張性脱水症の患者：5%ブドウ糖注射液添付のバッグGの場合

原則禁忌　本剤の成分又はセフェム系抗生物質に対し過敏症の既往歴のある患者

ケミスポリン静注用0.25g：ケミックス　250mg1瓶[222円/瓶]，ケミスポリン静注用0.5g：ケミックス　500mg1瓶[321円/瓶]，ケミスポリン静注用1g：ケミックス　1g1瓶[344円/瓶]，セファピコール静注用0.25g：テバ製薬　250mg1瓶[222円/瓶]，セファピコール静注用0.5g：テバ製薬　500mg1瓶[321円/瓶]，セファピコール静注用1g：テバ製薬　1g1瓶[440円/瓶]，セフォチアム静注用1gバッグ「日医工」：日医工　1g1キット(生理食塩液100mL付)[666円/キット]，セフォチアム塩酸塩静注用0.25g「NP」：ニプロ　250mg1瓶[222円/瓶]，セフォチアム塩酸塩静注用0.25g「SN」：シオノ　250mg1瓶[185円/瓶]，セフォチアム塩酸塩静注用0.25g「日医工」：日医工　250mg1瓶[222円/瓶]，セフォチアム塩酸塩静注用0.5g「NP」：ニプロ　500mg1瓶[273円/瓶]，セフォチアム塩酸塩静注用0.5g「SN」：シオノ　500mg1瓶[273円/瓶]，セフォチアム塩酸塩静注用0.5g「日医工」：日医工　500mg1瓶[273円/瓶]，セフォチアム塩酸塩静注用1g「NP」：ニプロ　1g1瓶[344円/瓶]，セフォチアム塩酸塩静注用1g「SN」：シオノ　1g1瓶[440円/瓶]，セフォチアム塩酸塩静注用1g「日医工」：日医工　1g1瓶[344円/瓶]，セフォチアム塩酸塩点滴静注用1gバッグ「NP」：ニプロ　1g1キット(生理食塩液100mL付)[666円/キット]

パントシン注5%　　規格：100mg1管[58円/管]
パントシン注10%　　規格：200mg1管[59円/管]

パンテチン　　第一三共エスファ　313

【効能効果】

(1)パントテン酸欠乏症の予防及び治療
(2)パントテン酸の需要が増大し，食事からの摂取が不十分な際の補給(消耗性疾患，甲状腺機能亢進症，妊産婦，授乳婦など)
(3)下記疾患のうち，パントテン酸の欠乏又は代謝障害が関与すると推定される場合
高脂血症
術後腸管麻痺
ストレプトマイシン及びカナマイシンによる副作用の予防及び治療
急・慢性湿疹
血液疾患の血小板数ならびに出血傾向の改善
なお，(3)の適応に対して，効果がないのに月余にわたって漫然と使用すべきでない。

【対応標準病名】

◎	急性湿疹	血小板減少症	高脂血症
	甲状腺機能亢進症	高リポ蛋白血症	出血傾向
	腸麻痺	パントテン酸欠乏症	慢性湿疹
○	足湿疹	異汗性湿疹	異所性中毒性甲状腺腫
	一過性甲状腺機能亢進症	陰のう湿疹	会陰部肛囲湿疹
	腋窩湿疹	下垂体性甲状腺機能亢進症	カナマイ難聴
	貨幣状湿疹	汗疱性湿疹	偽性甲状腺機能亢進症
	丘疹状湿疹	巨大血小板性血小板減少症	亀裂性湿疹
	グレーブス病	痙性イレウス	原発性甲状腺機能亢進症
	甲状腺機能正常型グレーブス病	甲状腺クリーゼ	甲状腺中毒性眼球突出症
	甲状腺中毒性昏睡	甲状腺中毒性周期性四肢麻痺	紅斑性湿疹
	肛門湿疹	ゴパラン症候群	湿疹
	周期性血小板減少症	手指湿疹	小腸麻痺
	人為的甲状腺中毒症	ストマイ難聴	赤色湿疹
	全身湿疹	大腸麻痺	中毒性甲状腺腫
	中毒性多結節性甲状腺腫	中毒性単結節性甲状腺腫	手湿疹
	冬期湿疹	頭部湿疹	二次性甲状腺機能亢進症
	妊娠湿疹	妊婦性皮膚炎	バセドウ病
	バセドウ病術後再発	鼻背部湿疹	鼻前庭部湿疹
	ビタミンB群欠乏症	皮膚炎	びまん性中毒性甲状腺腫
	プランマー病	扁平湿疹	本態性高脂血症
	麻痺性イレウス	落屑性湿疹	鱗状湿疹
	老年性出血		
△	1型糖尿病性高コレステロール血症	2型糖尿病性高コレステロール血症	亜イレウス
	亜急性連合性脊髄変性症	アンチトロンビン欠乏症	イレウス
	炎症性大網癒着	外陰部皮膚炎	下垂体性TSH分泌亢進症
	家族性高コレステロール血症	家族性高コレステロール血症・ヘテロ接合体	家族性高コレステロール血症・ホモ接合体
	家族性高トリグリセライド血症	家族性高リポ蛋白血症1型	家族性高リポ蛋白血症2a型
	家族性高リポ蛋白血症2b型	家族性高リポ蛋白血症3型	家族性高リポ蛋白血症4型
	家族性高リポ蛋白血症5型	家族性複合型高脂血症	顔面急性皮膚炎
	機械的イレウス	偽性イレウス	凝固因子欠乏症
	挙上空腸狭窄	頚部皮膚炎	血液凝固異常
	結節性黄色腫	高LDL血症	高カイロミクロン血症
	高コレステロール血症	高コレステロール血症性黄色腫	甲状腺眼症
	甲状腺中毒症	甲状腺中毒症性関節障害	甲状腺中毒症性筋無力症候群
	甲状腺中毒症性心筋症	甲状腺中毒性四肢麻痺	甲状腺中毒性心不全
	甲状腺中毒性ミオパチー	高トリグリセライド血症	混合型高脂質血症
	自家感作性皮膚炎	四肢出血斑	脂質異常症
	脂質代謝異常	湿疹様発疹	小腸イレウス
	食事性高脂血症	人工肛門部皮膚炎	新生児皮膚炎

	先天性血液凝固因子異常	先天性脂質代謝異常	先天性第 XI 因子欠乏症
	先天性プラスミノゲン欠損症	続発性血小板減少症	多中心性細網組織球症
	糖尿病性高コレステロール血症	特発性血小板減少性紫斑病	二次性高脂血症
	乳房皮膚炎	バセドウ病眼症	ビオチン欠乏症
	ビタミン B12 欠乏症	糞便性イレウス	本態性高コレステロール血症
	葉酸欠乏症	葉酸先天代謝異常	ローゼンタール病

用法用量　通常，成人にはパンテチンとして 1 日 20～100mg を 1～2 回に分けて，皮下，筋肉内又は静脈内注射する。血液疾患，術後腸管麻痺には，パンテチンとして 1 日 200mg を 1～2 回に分けて，皮下，筋肉内又は静脈内注射する。なお，年齢，症状により適宜増減する。

デルモリチン注10%：イセイ　200mg1管[56円/管]，パンテチン注10%「小林」：アイロム　200mg1管[56円/管]

パントール注射液100mg　規格：100mg1管[56円/管]
パントール注射液250mg　規格：250mg1管[56円/管]
パントール注射液500mg　規格：500mg1管[56円/管]
パンテノール　トーアエイヨー　313

【効 能 効 果】

(1)パントテン酸欠乏症の予防及び治療
(2)パントテン酸の需要が増大し，食事からの摂取が不十分な際の補給
(消耗性疾患，甲状腺機能亢進症，妊産婦，授乳婦等)
(3)下記疾患のうち，パントテン酸の欠乏又は代謝障害が関与すると推定される場合
　①ストレプトマイシン及びカナマイシンによる副作用の予防及び治療
　②接触皮膚炎，急・慢性湿疹
　③術後腸管麻痺
(上記(3)に対して，効果がないのに月余にわたって漫然と使用すべきでない。)

【対応標準病名】

◎	急性湿疹	甲状腺機能亢進症	接触皮膚炎
	腸麻痺	パントテン酸欠乏症	慢性湿疹
○	足湿疹	異汗性湿疹	異所性中毒性甲状腺腫
	陰のう湿疹	会陰部肛囲湿疹	腋窩湿疹
	外陰部皮膚炎	下垂体性甲状腺機能亢進症	カナマイ難聴
	貨幣状湿疹	汗疱性湿疹	顔面急性皮膚炎
	丘疹状湿疹	亀裂性湿疹	グレーブス病
	痙性イレウス	頚部皮膚炎	甲状腺機能正常型グレーブス病
	甲状腺クリーゼ	甲状腺中毒性昏睡	紅斑性湿疹
	肛門湿疹	ゴバラン症候群	湿疹
	手指湿疹	主婦湿疹	小腸麻痺
	職業性皮膚炎	人為的甲状腺中毒症	人工肛門部皮膚炎
	新生児皮膚炎	ストマイ難聴	赤色湿疹
	全身湿疹	大腸麻痺	中毒性甲状腺腫
	中毒性多結節性甲状腺腫	中毒性単結節性甲状腺腫	手湿疹
	冬期湿疹	頭部湿疹	二次性甲状腺機能亢進症
	乳房皮膚炎	妊娠湿疹	妊婦性皮膚炎
	バセドウ病	バセドウ病術後再発	鼻背部湿疹
	鼻前庭部湿疹	ビタミン B 群欠乏症	皮膚炎
	びまん性中毒性甲状腺腫	プランマー病	扁平湿疹
	麻痺性イレウス	落屑性湿疹	鱗状湿疹
△	亜イレウス	亜急性連合性脊髄変性症	アレルギー性接触皮膚炎
	一過性甲状腺機能亢進症	イレウス	炎症性大網癒着
	化学性皮膚炎	下垂体性 TSH 分泌亢進症	機械的イレウス
	偽性イレウス	偽性甲状腺機能亢進症	挙上空腸狭窄
	原発性甲状腺機能亢進症	甲状腺眼症	甲状腺中毒症
	甲状腺中毒症性関節障害	甲状腺中毒症性筋無力症候群	甲状腺中毒症性心筋症
	甲状腺中毒性眼球突出症	甲状腺中毒性四肢麻痺	甲状腺中毒性周期性四肢麻痺
	甲状腺中毒性心不全	甲状腺中毒性ミオパチー	自家感作性皮膚炎
	湿疹様発疹	小腸イレウス	バセドウ病眼症
	ビオチン欠乏症	ビタミン B12 欠乏症	糞便性イレウス
	薬物性接触性皮膚炎	葉酸欠乏症	葉酸先天代謝異常

用法用量　通常，成人にはパンテノールとして 1 回 20～100mg を 1 日 1～2 回，術後腸管麻痺には 1 回 50～500mg を 1 日 1～3 回，必要に応じては 6 回まで，皮下，筋肉内又は静脈内注射する。なお，年齢，症状により適宜増減する。

禁忌　血友病の患者

パンテニール注100mg：アイロム　100mg1管[56円/管]，パンテニール注250mg：アイロム　250mg1管[56円/管]，パンテニール注500mg：アイロム　500mg1管[56円/管]

ハンプ注射用1000　規格：1,000μg1瓶[2159円/瓶]
カルペリチド(遺伝子組換え)　第一三共　217

【効 能 効 果】

急性心不全(慢性心不全の急性増悪期を含む)

【対応標準病名】

◎	急性心不全	慢性心不全	
○	右室不全	右心不全	うっ血性心不全
	左室不全	左心不全	心筋不全
	心原性肺水腫	心臓性呼吸困難	心臓性浮腫
	心臓喘息	心不全	慢性うっ血性心不全
	両心不全		

用法用量　本剤は日本薬局方注射用水 5mL に溶解し，必要に応じて日本薬局方生理食塩液又は 5%ブドウ糖注射液で希釈し，カルペリチドとして 1 分間あたり 0.1μg/kg を持続静脈内投与する。なお，投与量は血行動態をモニターしながら適宜調節するが，患者の病態に応じて 1 分間あたり 0.2μg/kg まで増量できる。

禁忌
(1)重篤な低血圧，又は心原性ショックのある患者
(2)右室梗塞のある患者
(3)脱水症状の患者

ピーエヌツイン-1号輸液　規格：1キット[819円/キット]
ピーエヌツイン-2号輸液　規格：1キット[919円/キット]
ピーエヌツイン-3号輸液　規格：1キット[1055円/キット]
アミノ酸　糖　電解質　エイワイ　325

【効 能 効 果】

経口，経腸管栄養補給が不能又は不十分で，経中心静脈栄養に頼らざるを得ない場合の水分，電解質，アミノ酸，カロリー補給

【対応標準病名】

◎	摂食機能障害		
△	異常腸音	胃内停水	回盲部腫瘤
	下腹部腫瘤	胸脇苦満	筋性防御
	口苦	口腔内異常感症	口腔内感覚異常症
	口内痛	後腹膜腫瘤	黒色便
	骨盤内腫瘤	臍部腫瘤	しぶり腹
	小腹拘急	小腹硬満	上腹部腫瘤
	小腹不仁	食道異物感	心下急

心下痞	心下痞堅	心下痞硬
心窩部振水音	心窩部不快	蠕動亢進
大量便	腸音欠如	腸音亢進
腸間膜腫瘤	つかえ感	粘液便
排便習慣の変化	排便障害	腹腔内腫瘤
腹皮拘急	腹部腫脹	腹部腫瘤
腹部板状硬	腹部不快感	便異常
便色異常	便潜血	膀胱直腸障害
緑色便		

用法用量
〔1号輸液〕
経中心静脈栄養療法の開始時で，耐糖能が不明の場合や耐糖能が低下している場合の開始液として，あるいは侵襲時等で耐糖能が低下しており，ブドウ糖を制限する必要がある場合の維持液として用いる。
用時隔壁部を開通し，I層及びII層の液を混合して維持液又は開始液とする。通常，成人1日2000mLの開始液又は維持液を24時間かけて中心静脈内に持続点滴注入する。なお，症状，年齢，体重に応じて適宜増減する。
〔2号輸液〕
経中心静脈栄養療法の維持液として用いる。
用時隔壁部を開通し，I層及びII層の液を混合して維持液とする。通常，成人1日2200mLの維持液を24時間かけて中心静脈内に持続点滴注入する。なお，症状，年齢，体重に応じて適宜増減する。
〔3号輸液〕
経中心静脈栄養療法の維持液として用いる。
用時隔壁部を開通し，I層及びII層の液を混合して維持液とする。通常，成人1日2400mLの維持液を24時間かけて中心静脈内に持続点滴注入する。なお，症状，年齢，体重に応じて適宜増減する。

用法用量に関連する使用上の注意　高カロリー輸液療法施行中にビタミンB_1欠乏により重篤なアシドーシスが起こることがあるので，必ず必要量(1日3mg以上を目安)のビタミンB_1を併用すること。

警告　ビタミンB_1を併用せずに高カロリー輸液療法を施行すると重篤なアシドーシスが発現することがあるので，必ずビタミンB_1を併用すること。
ビタミンB_1欠乏症と思われる重篤なアシドーシスが発現した場合には，直ちに100～400mgのビタミンB_1製剤を急速静脈内投与すること。
また，高カロリー輸液療法を施行中の患者では，基礎疾患及び合併症に起因するアシドーシスが発現することがあるので，症状があらわれた場合には高カロリー輸液療法を中断し，アルカリ化剤の投与等の処置を行うこと。

禁忌
(1)高ナトリウム血症の患者
(2)高クロール血症の患者
(3)高カリウム血症，乏尿，アジソン病，高窒素血症の患者
(4)高リン血症，副甲状腺機能低下症の患者
(5)高マグネシウム血症，甲状腺機能低下症の患者
(6)高カルシウム血症の患者
(7)肝性昏睡又は肝性昏睡のおそれのある患者
(8)重篤な腎障害のある患者
(9)アミノ酸代謝異常のある患者

ビオチン注1mg「フソー」　規格：1mg1管[62円/管]
ビオチン　扶桑薬品　319

【効能効果】
急・慢性湿疹，小児湿疹，接触皮膚炎，脂漏性湿疹，尋常性痤瘡。

【対応標準病名】

◎	急性湿疹	小児湿疹	脂漏性皮膚炎
	尋常性ざ瘡	接触皮膚炎	慢性湿疹
○	足湿疹	アトピー性湿疹	アレルギー性接触皮膚炎
	陰のう湿疹	会陰部肛囲湿疹	腋窩湿疹
	顔面急性皮膚炎	顔面ざ瘡	顔面尋常性ざ瘡
	丘疹状湿疹	急性乳児湿疹	亀裂性湿疹
	屈曲部湿疹	口囲ざ瘡	紅斑性湿疹
	肛門湿疹	ざ瘡	ざ瘡様発疹
	四肢小児湿疹	湿疹	若年性女子表皮剥離性ざ瘡
	集簇性ざ瘡	手指湿疹	主婦湿疹
	小児アトピー性湿疹	小児乾燥型湿疹	小児ざ瘡
	脂漏性乳児皮膚炎	新生児ざ瘡	新生児皮脂漏
	ステロイドざ瘡	赤色湿疹	粟粒性壊死性ざ瘡
	単純性顔面粃糠疹	手湿疹	痘瘡性ざ瘡
	頭部湿疹	頭部脂漏	頭部粃糠疹
	内因性湿疹	乳痂	乳房皮膚炎
	妊娠湿疹	妊婦性皮膚炎	熱帯性ざ瘡
	膿痂疹性ざ瘡	膿疱性ざ瘡	鼻背部湿疹
	粃糠疹	ベニエ痒疹	扁平湿疹
	慢性乳児湿疹	面皰	薬物性接触性皮膚炎
	落屑性湿疹	鱗状湿疹	
△	アトピー性角結膜炎	アトピー性神経皮膚炎	アトピー性皮膚炎
	外陰部皮膚炎	海水浴皮膚炎	化学性皮膚炎
	頚部皮膚炎	職業性皮膚炎	人工肛門部皮膚炎
	新生児皮膚炎	成人アトピー性皮膚炎	全身湿疹
	乳児皮膚炎	鼻前庭部湿疹	皮膚炎
	びまん性神経皮膚炎		
※	適応外使用可 原則として，「ビオチン」を「ビオチン依存性マルチプルカルボキシラーゼ欠損症」に対し処方した場合，当該使用事例を審査上認める。		

用法用量　ビオチンとして，通常成人1日0.5～2mg(本剤1～4mL)を皮下・筋肉内又は静脈内に注射する。
なお，年齢，症状により適宜増減する。

ビーカップ静注50mg　規格：50mg20mL1管[56円/管]
ビーカップ注10mg　規格：10mg1管[50円/管]
チアミンジスルフィド硝化物　イセイ　312

【効能効果】
(1)ビタミンB_1欠乏症の予防及び治療
(2)ビタミンB_1の需要が増大し，食事からの摂取が不十分な際の補給(消耗性疾患，甲状腺機能亢進症，妊産婦，授乳婦，はげしい肉体労働時など)
(3)ウェルニッケ脳炎
(4)脚気衝心
(5)下記疾患のうちビタミンB_1の欠乏又は代謝障害が関与すると推定される場合
神経痛
筋肉痛
関節痛
末梢神経炎，末梢神経麻痺
便秘などの胃腸運動機能障害
術後腸管麻痺
(神経痛～術後腸管麻痺については，効果がないのに月余にわたって漫然と使用すべきでない。)

【対応標準病名】

◎	胃腸運動機能障害	ウェルニッケ脳症	脚気心
	関節痛	筋肉痛	甲状腺機能亢進症
	神経痛	腸麻痺	ビタミンB1欠乏症
	便秘症	末梢神経炎	末梢神経障害

○	異所性中毒性甲状腺腫	脚気	脚気症候群
	脚気神経炎	乾性脚気	グレーブス病
	甲状腺眼症	甲状腺機能正常型グレーブス病	甲状腺クリーゼ
	甲状腺中毒性昏睡	産後脚気	湿性脚気
	人為的甲状腺中毒症	中毒性甲状腺腫	中毒性多結節性甲状腺腫
	中毒性単結節性甲状腺腫	バセドウ病	バセドウ病眼症
	バセドウ病術後再発	びまん性中毒性甲状腺腫	プランマー病
	肋間神経痛		
△	MP 関節痛	亜イレウス	亜急性連合性脊髄変性症
	アルコール性多発ニューロパチー	胃運動機能障害	胃運動亢進症
	胃液分泌過多	胃機能亢進	胃石症
	胃腸機能異常	胃腸機能減退	胃腸虚弱
	一過性甲状腺機能亢進症	イレウス	腋窩部痛
	炎症性大網癒着	外傷性肩不安定症	顎関節痛
	下肢関節痛	下肢筋肉痛	下肢神経痛
	下垂体性 TSH 分泌亢進症	下垂体性甲状腺機能亢進症	下腿関節痛
	下腿三頭筋痛	下腿神経炎	肩関節痛症
	偽性イレウス	偽性甲状腺機能亢進症	偽性股関節痛
	機能性便秘症	急性胃腸障害	胸鎖関節痛
	胸鎖乳突筋痛	胸背部筋肉痛	胸部筋肉痛
	胸腹部筋痛	胸壁神経痛	挙上空腸狭窄
	頚肩部筋肉痛	痙性イレウス	頚部筋肉痛
	頚部神経痛	痙攣性便秘	結腸アトニー
	肩甲上神経痛	肩甲部筋肉痛	肩鎖関節痛
	原発性甲状腺機能亢進症	肩部筋痛	甲状腺中毒症
	甲状腺中毒症性関節障害	甲状腺中毒症性筋無力症候群	甲状腺中毒症性心筋症
	甲状腺中毒性眼球突出症	甲状腺中毒性四肢麻痺	甲状腺中毒性周期性四肢麻痺
	甲状腺中毒性心不全	甲状腺中毒性ミオパチー	後頭下神経痛
	後頭神経痛	後頭部神経痛	項背部筋痛
	項部筋肉痛	項部神経痛	股関節痛
	弛緩性便秘症	趾関節痛	四肢神経痛
	膝窩部痛	膝関節痛	習慣性便秘
	重症便秘症	手関節痛	手指関節痛
	手指神経炎	術後便秘	上肢筋肉痛
	上肢神経痛	小腸麻痺	上腕筋肉痛
	上腕三頭筋痛	上腕神経痛	上腕二頭筋痛
	食事性便秘	神経炎	スルーダー神経痛
	脊椎関節痛	線維筋痛症	仙腸関節痛
	前腕筋肉痛	前腕神経痛	僧帽筋痛
	足関節痛	側頭部神経痛	大腿筋痛
	大腿神経痛	大腸機能障害	大腸ジスキネジア
	大腸麻痺	多発性関節痛	多発性筋肉痛
	多発性神経炎	多発性神経障害	多発性神経痛
	多発ニューロパチー	単純性便秘	肘関節痛
	中指関節痛	腸アトニー	腸管運動障害
	腸管麻痺性便秘	腸機能障害	腸ジスキネジア
	直腸性便秘	殿部筋肉痛	頭部筋肉痛
	頭部神経痛	特発性神経痛	二次性甲状腺機能亢進症
	乳幼児便秘	背部筋肉痛	背部神経痛
	反復性多発性神経炎	肥厚性幽門狭窄症	腓腹筋痛
	腹壁筋痛	腹壁神経痛	糞便性イレウス
	ペラグラ性脳症	便通異常	母指 MP 関節痛
	母趾関節痛	麻痺性イレウス	慢性神経痛
	盲腸アトニー	腰筋痛症	腰背筋痛症
	腰皮神経痛	肋間筋肉痛	

用法用量
〔ビーカップ静注 50mg〕：チアミンジスルフィドとして，通常成人1日 5〜100mg を緩徐に静脈内に注射する。なお，年齢，症状により適宜増減する。
〔ビーカップ注 10mg〕：チアミンジスルフィドとして，通常成人1日 5〜100mg を皮下，筋肉内又は緩徐に静脈内注射する。なお，年齢，症状により適宜増減する。

禁忌　本剤に対し過敏症の既往歴のある患者

チアデラ静注25mg：東和　25mg10mL1管[54円/管]，チアデラ静注50mg：東和　50mg20mL1管[56円/管]，チアデラ注10mg：東和　10mg1管[50円/管]，プラチアミン50注射液：共和薬品　50mg1管[56円/管]

ビカネイト輸液

規格：500mL1袋[234円/袋]，1L1袋[453円/袋]

クエン酸ナトリウム水和物　塩化カリウム　塩化カルシウム水和物　塩化ナトリウム　塩化マグネシウム　炭酸水素ナトリウム　大塚製薬工場　331

【効 能 効 果】

循環血液量及び組織間液の減少時における細胞外液の補給・補正，代謝性アシドーシスの補正

【対応標準病名】

◎	代謝性アシドーシス		
○	アシドーシス	ケトアシドーシス	代償性代謝性アシドーシス
	非呼吸性アシドーシス		
△	ケトン血性嘔吐症	高塩素性アシドーシス	呼吸性アシドーシス
	混合型酸塩基平衡障害	酸塩基平衡異常	代償性アシドーシス
	代償性呼吸性アシドーシス	炭酸過剰性アシドーシス	電解質異常
	電解質平衡異常	乳酸アシドーシス	乳児ケトアシドーシス
	ピルビン酸血症	薬物性アシドーシス	

用法用量　通常，成人1回 500〜1000mL を点滴静注する。投与速度は通常成人1時間あたり 10mL/kg 体重以下とする。なお，年齢，症状，体重により適宜増減する。

禁忌　高マグネシウム血症，甲状腺機能低下症の患者

ビカーボン輸液

規格：500mL1袋[233円/袋]

クエン酸ナトリウム水和物　塩化カリウム　塩化カルシウム水和物　塩化ナトリウム　塩化マグネシウム　炭酸水素ナトリウム　エイワイ　331

【効 能 効 果】

循環血液量及び組織間液の減少時における細胞外液の補給・補正，代謝性アシドーシスの補正

【対応標準病名】

◎	代謝性アシドーシス		
○	アシドーシス	ケトアシドーシス	代償性代謝性アシドーシス
	非呼吸性アシドーシス		
△	ケトン血性嘔吐症	高塩素性アシドーシス	呼吸性アシドーシス
	混合型酸塩基平衡障害	酸塩基平衡異常	代償性アシドーシス
	代償性呼吸性アシドーシス	炭酸過剰性アシドーシス	電解質異常
	電解質平衡異常	乳酸アシドーシス	乳児ケトアシドーシス
	ピルビン酸血症	薬物性アシドーシス	

用法用量　通常，成人には1回 500mL〜1,000mL を点滴静注する。投与速度は1時間あたり 10mL/kg 体重以下とする。なお，年齢，症状，体重に応じて適宜増減する。

禁忌　高マグネシウム血症，甲状腺機能低下症の患者

ビクシリン注射用0.25g　規格：250mg1瓶［151円/瓶］
ビクシリン注射用0.5g　規格：500mg1瓶［219円/瓶］
ビクシリン注射用1g　規格：1g1瓶［353円/瓶］
ビクシリン注射用2g　規格：2g1瓶［666円/瓶］
アンピシリンナトリウム　Meiji Seika　613

【効 能 効 果】

〈適応菌種〉アンピシリンに感性のブドウ球菌属，レンサ球菌属，肺炎球菌，腸球菌属，淋菌，髄膜炎菌，炭疽菌，放線菌，大腸菌，赤痢菌，プロテウス・ミラビリス，インフルエンザ菌，リステリア・モノサイトゲネス

〈適応症〉敗血症，感染性心内膜炎，表在性皮膚感染症，深在性皮膚感染症，リンパ管・リンパ節炎，慢性膿皮症，外傷・熱傷及び手術創等の二次感染，乳腺炎，骨髄炎，咽頭・喉頭炎，扁桃炎，急性気管支炎，肺炎，肺膿瘍，膿胸，慢性呼吸器病変の二次感染，膀胱炎，腎盂腎炎，淋菌感染症，腹膜炎，肝膿瘍，感染性腸炎，子宮内感染，化膿性髄膜炎，眼瞼膿瘍，角膜炎(角膜潰瘍を含む)，中耳炎，副鼻腔炎，歯周組織炎，歯冠周囲炎，顎炎，抜歯創・口腔手術創の二次感染，猩紅熱，炭疽，放線菌症

【対応標準病名】

◎	咽頭炎	咽頭喉頭炎	外傷
	角膜炎	角膜潰瘍	感染性心内膜炎
	感染性腸炎	肝膿瘍	急性気管支炎
	急性細菌性髄膜炎	喉頭炎	骨髄炎
	挫創	歯冠周囲炎	子宮内感染症
	歯根のう胞	歯周炎	歯髄炎
	歯性顎炎	術後創部感染	猩紅熱
	腎盂腎炎	創傷	創傷感染症
	炭疽	中耳炎	乳腺炎
	熱傷	膿胸	肺炎
	敗血症	肺膿瘍	麦粒腫
	抜歯後感染	皮膚感染症	副鼻腔炎
	腹膜炎	扁桃炎	膀胱炎
	放線菌症	慢性膿皮症	リンパ管炎
	リンパ節炎	淋病	裂傷
	裂創		
○あ	MRSA 膀胱炎	S 状結腸炎	亜急性感染性心内膜炎
	亜急性骨髄炎	亜急性細菌性心内膜炎	亜急性リンパ管炎
	足開放創	足挫創	足切創
	足第 1 度熱傷	足第 2 度熱傷	足第 3 度熱傷
	足熱傷	アルカリ腐蝕	アレルギー性角膜炎
	アンギナ	異型猩紅熱	一部性歯髄炎
	胃腸炎	胃腸管熱傷	胃熱傷
	陰茎開放創	陰茎挫創	陰茎第 1 度熱傷
	陰茎第 2 度熱傷	陰茎第 3 度熱傷	陰茎熱傷
	陰茎裂創	咽頭気管炎	咽頭チフス
	咽頭痛	咽頭熱傷	咽頭扁桃炎
	院内感染敗血症	陰のう開放創	陰のう第 1 度熱傷
	陰のう第 2 度熱傷	陰のう第 3 度熱傷	陰のう熱傷
	陰のう裂創	陰部切創	インフルエンザ菌気管支炎
	インフルエンザ菌喉頭炎	インフルエンザ菌性咽頭炎	インフルエンザ菌性喉頭気管炎
	インフルエンザ菌敗血症	う蝕第 2 度単純性歯髄炎	う蝕第 3 度急性化膿性根尖性歯周炎
	う蝕第 3 度急性化膿性歯髄炎	う蝕第 3 度急性単純性根尖性歯周炎	う蝕第 3 度歯髄壊死
	う蝕第 3 度歯髄壊疽	う蝕第 3 度慢性壊疽性歯髄炎	う蝕第 3 度慢性潰瘍性歯髄炎
	う蝕第 3 度慢性化膿性根尖性歯周炎	う蝕第 3 度慢性増殖性歯髄炎	栄養障害性角膜炎
	会陰第 1 度熱傷	会陰第 2 度熱傷	会陰第 3 度熱傷
	会陰熱傷	会陰部化膿創	会陰裂傷
	腋窩第 1 度熱傷	腋窩第 2 度熱傷	腋窩第 3 度熱傷
	腋窩熱傷	壊死性潰瘍性歯周炎	壊死性潰瘍性歯肉炎
	壊死性肺炎	壊疽性咽頭炎	壊疽性歯髄炎
	壊疽性歯肉炎	炎症性腸疾患	横隔膜下膿瘍
	横隔膜下腹膜炎	黄色ブドウ球菌敗血症	オスラー結節
か	外陰開放創	外陰第 1 度熱傷	外陰第 2 度熱傷
	外陰第 3 度熱傷	外陰熱傷	外陰部挫創
	外陰部切創	外陰部裂傷	外傷性角膜炎
	外傷性角膜潰瘍	外傷性歯根膜炎	外傷性歯髄炎
	外傷性穿孔性中耳炎	外傷性中耳炎	外傷性脳圧迫・頭蓋内に達する開放創合併あり
	回腸炎	外麦粒腫	開放骨折
	開放性外傷性脳圧迫	開放性陥没骨折	開放性胸膜損傷
	開放性大腿骨骨髄炎	開放性脱臼骨折	開放性脳挫創
	開放性脳損傷髄膜炎	開放性脳底部挫傷	開放性びまん性脳損傷
	開放性粉砕骨折	潰瘍性咽頭炎	潰瘍性歯肉炎
	潰瘍性膀胱炎	下咽頭炎	下咽頭熱傷
	化学外傷	下顎骨壊死	下顎骨炎
	下顎骨骨髄炎	下顎骨骨膜炎	下顎骨骨膜下膿瘍
	下顎骨周囲炎	下顎骨周囲膿瘍	下顎熱傷
	下顎膿瘍	下顎部第 1 度熱傷	下顎部第 2 度熱傷
	下顎部第 3 度熱傷	踵裂創	下眼瞼蜂巣炎
	角結膜炎	角結膜びらん	角結膜腐蝕
	顎骨炎	顎骨骨髄炎	顎骨骨膜炎
	顎放線菌症	角膜アルカリ化学熱傷	角膜酸化学熱傷
	角膜酸性熱傷	角膜上皮びらん	角膜穿孔
	角膜中心潰瘍	角膜内皮炎	角膜熱傷
	角膜膿瘍	角膜パンヌス	角膜びらん
	角膜腐蝕	下肢第 1 度熱傷	下肢第 2 度熱傷
	下肢第 3 度熱傷	下肢熱傷	下腿汚染創
	下腿開放創	下腿骨骨髄炎	下腿骨慢性骨髄炎
	下腿挫創	下腿切創	下腿足部熱傷
	下腿熱傷	下腿複雑骨折後骨髄炎	下腿部第 1 度熱傷
	下腿部第 2 度熱傷	下腿部第 3 度熱傷	下腿裂創
	カタル性胃腸炎	カタル性咽頭炎	カタル性角膜潰瘍
	カテーテル感染症	カテーテル敗血症	化膿性角膜炎
	化膿性肝膿瘍	化膿性喉頭炎	化膿性骨髄炎
	化膿性歯周炎	化膿性歯肉炎	化膿性中耳炎
	化膿性乳腺炎	化膿性副鼻腔炎	化膿性腹膜炎
	化膿性リンパ節炎	下半身第 1 度熱傷	下半身第 2 度熱傷
	下半身第 3 度熱傷	下半身熱傷	下腹部第 1 度熱傷
	下腹部第 2 度熱傷	下腹部第 3 度熱傷	貨幣状角膜炎
	カリエスのない歯髄炎	眼化学熱傷	眼窩骨髄炎
	肝下膿瘍	眼球熱傷	眼瞼外傷性皮下異物
	眼瞼化学熱傷	眼瞼切創	眼瞼第 1 度熱傷
	眼瞼第 2 度熱傷	眼瞼第 3 度熱傷	眼瞼熱傷
	眼瞼蜂巣炎	環指圧挫傷	環指骨髄炎
	環指挫傷	環指挫創	環指切創
	環指剥皮創	肝周囲炎	眼周囲化学熱傷
	眼周囲第 1 度熱傷	眼周囲第 2 度熱傷	眼周囲第 3 度熱傷
	肝周囲膿瘍	眼周囲部外傷性皮下異物	眼周囲部切創
	乾性角結膜炎	乾性角膜炎	関節挫傷
	感染性胃腸炎	感染性咽頭炎	感染性角膜潰瘍
	感染性下痢症	感染性喉頭気管炎	感染性大腸炎
	眼熱傷	眼部外傷性皮下異物	眼部切創
	感冒性胃腸炎	感冒性大腸炎	感冒性腸炎
	顔面汚染創	顔面損傷	顔面第 1 度熱傷
	顔面第 2 度熱傷	顔面第 3 度熱傷	顔面熱傷
	気管支食道瘻	気管支肺炎	気管食道瘻
	気管支瘻膿胸	気管熱傷	気腫性腎盂腎炎
	偽猩紅熱	気道熱傷	偽膜性アンギナ
	偽膜性咽頭炎	偽膜性喉頭炎	偽膜性扁桃炎
	急性アデノイド咽頭炎	急性アデノイド扁桃炎	急性一部性化膿性歯髄炎
	急性一部性単純性歯髄炎	急性胃腸炎	急性咽頭炎

ヒ

急性咽頭喉頭炎	急性咽頭扁桃炎	急性壊疽性喉頭炎
急性壊疽性歯髄炎	急性壊疽性扁桃炎	急性潰瘍性喉頭炎
急性潰瘍性扁桃炎	急性角結膜炎	急性顎骨骨髄炎
急性顎骨骨膜炎	急性角膜炎	急性化膿性咽頭炎
急性化膿性下顎骨炎	急性化膿性脛骨骨髄炎	急性化膿性骨髄炎
急性化膿性根尖性歯周炎	急性化膿性歯根膜炎	急性化膿性歯髄炎
急性化膿性上顎骨炎	急性化膿性中耳炎	急性化膿性辺縁性歯根膜炎
急性化膿性扁桃炎	急性感染性心内膜炎	急性気管気管支炎
急性脛骨骨髄炎	急性血行性骨髄炎	急性限局性腹膜炎
急性喉頭炎	急性喉頭気管炎	急性喉頭気管気管支炎
急性骨髄炎	急性骨盤腹膜炎	急性根尖性歯周炎
急性細菌性心内膜炎	急性歯冠周囲炎	急性歯周炎
急性歯髄炎	急性歯槽膿瘍	急性歯肉炎
急性出血性膀胱炎	急性声帯炎	急性声門下喉頭炎
急性腺窩性扁桃炎	急性全部性化膿性歯髄炎	急性全部性単純性歯髄炎
急性大腸炎	急性単純性根尖性歯周炎	急性単純性歯髄炎
急性単純性膀胱炎	急性中耳炎	急性腸炎
急性乳腺炎	急性肺炎	急性汎発性腹膜炎
急性反復性気管支炎	急性腹膜炎	急性浮腫性喉頭炎
急性扁桃炎	急性膀胱炎	急性淋菌性尿道炎
急速進行性歯周炎	胸腔熱傷	胸骨骨髄炎
胸椎骨髄炎	頬粘膜咬創	胸部汚染創
胸部外傷	胸部挫創	胸部上腕熱傷
胸部切創	胸部損傷	胸部第１度熱傷
頬部第１度熱傷	胸部第２度熱傷	頬部第２度熱傷
胸部第３度熱傷	頬部第３度熱傷	胸部熱傷
胸壁開放創	胸壁刺創	胸膜損傷・胸腔に達する開放創合併あり
胸膜肺炎	胸膜裂創	胸膜瘻
距骨骨髄炎	巨大フリクテン	躯幹薬傷
グラデニーゴ症候群	クラミジア肺炎	グラム陰性桿菌敗血症
グラム陰性菌敗血症	グラム陽性菌敗血症	クループ性気管支炎
頸管破裂	脛骨顆部割創	脛骨骨髄炎
脛骨骨膜炎	脛骨乳児骨髄炎	脛骨慢性化膿性骨髄炎
脛骨慢性骨髄炎	頚椎骨髄炎	頚部開放創
頚部挫創	頚部切創	頚部第１度熱傷
頚部第２度熱傷	頚部第３度熱傷	頚部熱傷
頚部膿疱	頚部リンパ節炎	血管性パンヌス
血行性脛骨骨髄炎	血行性骨髄炎	血行性歯髄炎
血行性大腿骨骨髄炎	結節性眼炎	結節性結膜炎
結膜熱傷	結膜のうアルカリ化学熱傷	結膜のう酸化学熱傷
結膜腐蝕	下痢症	原因菌不明髄膜炎
限局型若年性歯周炎	限局性膿胸	限局性腹膜炎
肩甲間部第１度熱傷	肩甲間部第２度熱傷	肩甲間部第３度熱傷
肩甲間部熱傷	肩甲骨周囲炎	肩甲部第１度熱傷
肩甲部第２度熱傷	肩甲部第３度熱傷	肩甲部熱傷
原発性腹膜炎	肩部第１度熱傷	肩部第２度熱傷
肩部第３度熱傷	コアグラーゼ陰性ぶどう球菌敗血症	高エネルギー外傷
硬化性角膜炎	硬化性骨髄炎	口腔上顎洞瘻
口腔第１度熱傷	口腔第２度熱傷	口腔第３度熱傷
口腔熱傷	口唇第１度熱傷	口唇第２度熱傷
口唇第３度熱傷	口唇熱傷	光線眼症
喉頭外傷	喉頭周囲炎	喉頭損傷
喉頭熱傷	後頭部割創	後頭部挫傷
後頭部挫創	後頭部切創	後頭部裂創
広汎型若年性歯周炎	後腹膜炎	後腹膜膿瘍
肛門第１度熱傷	肛門第２度熱傷	肛門第３度熱傷
肛門熱傷	肛門淋菌感染	肛門裂創
コーガン症候群	鼓室内水腫	骨炎
骨顆炎	骨幹炎	骨周囲炎
骨髄炎後遺症	骨盤化膿性骨髄炎	骨盤直腸窩膿瘍

骨盤腹膜炎	骨盤部裂創	骨膜炎
骨膜下膿瘍	骨膜骨髄炎	骨膜のう炎
根尖周囲膿瘍	根尖性歯周炎	根尖膿瘍
根側歯周膿瘍	細菌性肝膿瘍	細菌性骨髄炎
細菌性ショック	細菌性心内膜炎	細菌性髄膜炎
細菌性腹膜炎	細菌性膀胱炎	臍周囲炎
再発性中耳炎	坐骨骨炎	挫傷
サルモネラ骨髄炎	散在性表層角膜炎	蚕蝕性角膜潰瘍
残髄炎	酸腐蝕	紫外線角結膜炎
紫外線角膜炎	耳介部第１度熱傷	耳介部第２度熱傷
耳介部第３度熱傷	趾開放創	趾化膿創
歯冠周囲膿瘍	趾間切創	子宮頚管裂傷
子宮頚部環状剥離	子宮熱傷	指骨炎
趾骨炎	指骨髄炎	趾骨髄炎
篩骨洞炎	歯根膜下膿瘍	趾挫創
示指 MP 関節挫傷	示指 PIP 開放創	示指割創
示指化膿創	四肢挫傷	示指挫傷
示指挫創	示指刺創	示指切創
四肢第１度熱傷	四肢第２度熱傷	四肢第３度熱傷
四肢熱傷	歯周症	歯周膿瘍
思春期性歯肉炎	糸状角膜炎	歯髄壊死
歯髄壊疽	歯性上顎洞炎	歯性副鼻腔炎
歯槽膿瘍	趾第１度熱傷	趾第２度熱傷
趾第３度熱傷	膝蓋骨化膿性骨髄炎	膝蓋骨骨髄炎
膝蓋部挫創	膝下部挫創	膝窩部銃創
膝関節部挫創	実質性角膜炎	湿疹性パンヌス
膝部開放創	膝部割創	膝部咬創
膝部挫創	膝部切創	膝部第１度熱傷
膝部第２度熱傷	膝部第３度熱傷	膝部裂創
歯肉炎	歯肉膿瘍	趾熱傷
若年性歯周炎	尺骨遠位部骨髄炎	手圧挫傷
縦隔膿瘍	習慣性アンギナ	習慣性扁桃炎
銃自殺未遂	十二指腸穿孔腹膜炎	手関節挫滅傷
手関節挫滅創	手関節部切創	手関節部第１度熱傷
手関節部第２度熱傷	手関節部第３度熱傷	手関節部裂創
手指圧挫傷	手指汚染創	手指開放創
手指咬創	種子骨炎	種子骨開放骨折
手指挫傷	手指挫創	手指挫滅傷
手指挫滅創	手指刺創	手指切創
手指第１度熱傷	手指第２度熱傷	手指第３度熱傷
手指端熱傷	手指熱傷	手術創部膿瘍
手掌第１度熱傷	手掌第２度熱傷	手掌第３度熱傷
手掌熱傷	出血性角膜炎	出血性大腸炎
出血性中耳炎	出血性腸炎	出血性膀胱炎
術後横隔膜下膿瘍	術後感染症	術後骨髄炎
術後腎盂腎炎	術後髄膜炎	術後性中耳炎
術後性慢性中耳炎	術後膿瘍	術後敗血症
術後腹腔内膿瘍	術後腹壁膿瘍	術後腹膜炎
手背第１度熱傷	手背第２度熱傷	手背第３度熱傷
手背熱傷	手部汚染創	シュロッフェル腫瘤
上咽頭炎	上顎骨炎	上顎骨骨髄炎
上顎骨骨膜炎	上顎骨骨膜下膿瘍	上顎洞炎
上眼瞼蜂巣炎	上行性歯髄炎	上行性腎盂腎炎
猩紅熱性心筋炎	猩紅熱性中耳炎	上鼓室化膿症
踵骨炎	踵骨骨髄炎	踵骨部挫滅創
小指咬創	小指挫傷	小指挫創
小指切創	上肢第１度熱傷	上肢第２度熱傷
上肢第３度熱傷	上肢熱傷	焼身自殺未遂
上唇小帯裂創	小児肺炎	小児副鼻腔炎
小膿疱性皮膚炎	上半身第１度熱傷	上半身第２度熱傷
上半身第３度熱傷	上半身熱傷	踵部第１度熱傷
踵部第２度熱傷	踵部第３度熱傷	上腕汚染創
上腕貫通銃創	上腕骨骨髄炎	上腕挫創
上腕第１度熱傷	上腕第２度熱傷	上腕第３度熱傷

	上腕熱傷	上腕部開放創	食道気管支瘻
	食道気管瘻	食道熱傷	処女膜裂傷
	真菌性角膜潰瘍	神経栄養性角結膜炎	進行性角膜潰瘍
	滲出性気管支炎	滲出性腹膜炎	浸潤性表層角膜炎
	新生児上顎骨骨髄炎	新生児中耳炎	新生児膿漏眼
	深層角膜炎	膵臓性腹膜炎	水疱性中耳炎
	星状角膜炎	精巣開放創	精巣熱傷
	精巣破裂	ゼーミッシュ潰瘍	石化性角膜炎
	脊椎骨髄炎	切創	舌熱傷
	舌扁桃炎	遷延性心内膜炎	前額部外傷性皮下異物
	前額部切創	前額部第１度熱傷	前額部第２度熱傷
	前額部第３度熱傷	腺窩性アンギナ	前胸部挫創
	前胸部第１度熱傷	前胸部第２度熱傷	前胸部第３度熱傷
	前胸部熱傷	穿孔性角膜潰瘍	穿孔性中耳炎
	穿孔性腹腔内膿瘍	穿孔性腹膜炎	仙骨部挫創
	前思春期性歯周炎	線状角膜炎	全身挫傷
	全身第１度熱傷	全身第２度熱傷	全身第３度熱傷
	全身熱傷	前頭洞炎	前頭部割創
	前頭部挫傷	前頭部挫創	前頭部切創
	全膿胸	腺病性パンヌス	全部性歯髄炎
	前房蓄膿性角膜炎	前腕汚染創	前腕開放創
	前腕咬創	前腕骨髄炎	前腕挫創
	前腕刺創	前腕手部熱傷	前腕切創
	前腕第１度熱傷	前腕第２度熱傷	前腕第３度熱傷
	前腕熱傷	前腕裂創	爪下挫滅傷
	爪下挫滅創	早期発症型歯周炎	増殖性化膿性口内炎
	増殖性骨膜炎	増殖性歯肉炎	創部膿瘍
	足関節第１度熱傷	足関節第２度熱傷	足関節第３度熱傷
	足関節内果部挫創	足関節熱傷	足関節部挫創
	側胸部第１度熱傷	側胸部第２度熱傷	側胸部第３度熱傷
	足底熱傷	足底部咬創	足底部刺創
	足底部第１度熱傷	足底部第２度熱傷	足底部第３度熱傷
	側頭部割創	側頭部挫創	側頭部切創
	足背部挫創	足背部第１度熱傷	足背部第２度熱傷
	足背部第３度熱傷	足部汚染創	側腹部咬創
	側腹部挫創	側腹部第１度熱傷	側腹部第２度熱傷
	側腹部第３度熱傷	側腹壁開放創	足部骨髄炎
	足部裂創	鼡径部開放創	鼡径部切創
	鼡径部第１度熱傷	鼡径部第２度熱傷	鼡径部第３度熱傷
た	鼡径部熱傷	損傷	第１度熱傷
	第１度腐蝕	第２度熱傷	第２度腐蝕
	第３度熱傷	第３度腐蝕	第４度熱傷
	体幹第１度熱傷	体幹第２度熱傷	体幹第３度熱傷
	体幹熱傷	大腿汚染創	大腿骨骨髄炎
	大腿骨膿瘍	大腿骨膜炎	大腿骨慢性化膿性骨髄炎
	大腿骨慢性骨髄炎	大腿熱傷	大腿部第１度熱傷
	大腿部第２度熱傷	大腿部第３度熱傷	大腸炎
	大腸菌髄膜炎	大腸放線菌症	体表面積10％未満の熱傷
	体表面積10－19％の熱傷	体表面積20－29％の熱傷	体表面積30－39％の熱傷
	体表面積40－49％の熱傷	体表面積50－59％の熱傷	体表面積60－69％の熱傷
	体表面積70－79％の熱傷	体表面積80－89％の熱傷	体表面積90％以上の熱傷
	大網膿瘍	大葉性肺炎	多発性外傷
	多発性開放創	多発性肝膿瘍	多発性咬創
	多発性昆虫咬創	多発性挫傷	多発性擦過創
	多発性漿膜炎	多発性切創	多発性穿刺創
	多発性第１度熱傷	多発性第２度熱傷	多発性第３度熱傷
	多発性腸間膜膿瘍	多発性熱傷	多発性膿疱症
	多発性表在損傷	多発性裂創	胆管炎性肝膿瘍
	胆汁性腹膜炎	単純性角膜潰瘍	単純性歯周炎
	単純性歯肉炎	単純性中耳炎	恥骨骨炎
	恥骨骨膜炎	智歯周囲炎	腟開放創

	腟熱傷	腟裂傷	中隔部肉芽形成
	肘関節挫創	肘関節部開放創	肘関節慢性骨髄炎
	中耳炎性顔面神経麻痺	中指咬創	中指挫傷
	中指挫創	中指刺創	中指切創
	中手骨膿瘍	虫垂炎術後残膿瘍	肘部挫創
	肘部切創	肘部第１度熱傷	肘部第２度熱傷
	肘部第３度熱傷	腸炎	腸カタル
	腸間膜脂肪織炎	腸間膜膿瘍	腸間膜リンパ節炎
	腸球菌敗血症	蝶形骨洞炎	腸骨窩膿瘍
	腸骨骨髄炎	腸穿孔腹膜炎	腸腰筋膿瘍
	直腸淋菌感染	沈下性肺炎	陳旧性中耳炎
	手開放創	手咬創	手挫創
	手刺創	手切創	手第１度熱傷
	手第２度熱傷	手第３度熱傷	手熱傷
	殿部開放創	殿部咬創	殿部刺創
	殿部切創	殿部第１度熱傷	殿部第２度熱傷
	殿部第３度熱傷	殿部熱傷	殿部裂創
	頭蓋骨骨髄炎	橈骨骨髄炎	頭頂部挫傷
	頭頂部挫創	頭頂部切創	頭頂部裂創
	頭皮開放創	頭部外傷性皮下異物	頭部開放創
	頭部割創	頭部頚部挫傷	頭部頚部挫創
	頭部挫傷	頭部挫創	頭部刺創
	頭部切創	頭部第１度熱傷	頭部第２度熱傷
	頭部第３度熱傷	頭部熱傷	頭部裂創
	兎眼性角膜炎	特殊性歯周炎	飛び降り自殺未遂
な	飛び込み自殺未遂	内麦粒腫	内部尿路性器の熱傷
	軟口蓋熱傷	難治性歯周炎	難治性乳児下痢症
	乳児下痢	乳児肺炎	乳腺膿瘍
	乳腺瘻孔	乳頭周囲炎	乳頭びらん
	乳頭部第１度熱傷	乳頭部第２度熱傷	乳頭部第３度熱傷
	乳房炎症性疾患	乳房潰瘍	乳房第１度熱傷
	乳房第２度熱傷	乳房第３度熱傷	乳房熱傷
	乳房膿瘍	乳房よう	乳輪下膿瘍
	乳輪部第１度熱傷	乳輪部第２度熱傷	乳輪部第３度熱傷
	尿管切石術後感染症	尿細管間質性腎炎	尿膜管膿瘍
	妊娠中の子宮内感染	妊娠中の性器感染症	脳挫傷・頭蓋内に達する開放創合併あり
	脳挫創・頭蓋内に達する開放創合併あり	脳底部挫傷・頭蓋内に達する開放創合併あり	膿皮症
は	膿疱	肺壊疽	肺炎合併肺膿瘍
	肺炎球菌性咽頭炎	肺炎球菌性気管支炎	肺炎球菌性腹膜炎
	肺化膿症	敗血症性咽頭炎	敗血症性気管支炎
	敗血症性骨髄炎	敗血症性ショック	敗血症性心内膜炎
	敗血症性肺炎	敗血症性皮膚炎	敗血性壊疽
	肺穿孔	肺熱傷	背部第１度熱傷
	背部第２度熱傷	背部第３度熱傷	背部熱傷
	肺放線菌症	肺瘻	爆死自殺未遂
	剥離性歯肉炎	抜歯創瘻孔形成	半身第１度熱傷
	半身第２度熱傷	半身第３度熱傷	汎発性化膿性腹膜炎
	反復性角膜潰瘍	反復性膀胱炎	汎副鼻腔炎
	肥厚性硬膜炎	腓骨骨髄炎	尾骨骨髄炎
	膝汚染創	肥大性歯肉炎	非特異骨髄炎
	非特異性腸間膜リンパ節炎	非特異性リンパ節炎	腓腹筋挫創
	鼻部第１度熱傷	鼻部第２度熱傷	鼻部第３度熱傷
	皮膚放線菌症	びまん性脳損傷・頭蓋内に達する開放創合併あり	びまん性表層角膜炎
	表在性角膜炎	表在性点状角膜炎	びらん性歯肉炎
	びらん性膀胱炎	フィラメント状角膜炎	腹腔骨盤部膿瘍
	腹腔内遺残膿瘍	腹腔内膿瘍	匐行性角膜潰瘍
	複雑性歯周炎	複雑性歯肉炎	腹部汚染創
	腹部刺創	腹部第１度熱傷	腹部第２度熱傷
	腹部第３度熱傷	腹部熱傷	腹壁開放創
	腹壁縫合糸膿瘍	腐蝕	ぶどう球菌性咽頭炎
	ぶどう球菌性髄膜炎	ぶどう球菌性敗血症	ぶどう球菌性肺膿瘍

	ぶどう球菌性扁桃炎	フリードレンダー桿菌性髄膜炎	フリクテン性角結膜炎
	フリクテン性角膜炎	フリクテン性角膜潰瘍	フリクテン性結膜炎
	フリクテン性パンヌス	ブロディー骨膿瘍	分娩時会陰裂傷
	分娩時軟産道損傷	閉塞性肺炎	辺縁角膜炎
	辺縁性化膿性歯根膜炎	辺縁性歯周組織炎	辺縁フリクテン
	扁桃性アンギナ	扁桃チフス	膀胱後部膿瘍
	膀胱三角部炎	縫合糸膿瘍	膀胱周囲炎
	膀胱周囲膿瘍	縫合部膿瘍	放射線性下顎骨骨髄炎
	放射線性熱傷	萌出性歯肉炎	放線菌症性敗血症
	包皮挫創	包皮切創	包皮裂創
	母指球部第１度熱傷	母指球部第２度熱傷	母指球部第３度熱傷
	母指咬創	母指骨髄炎	母趾骨髄炎
	母指挫傷	母指挫創	母趾挫創
	母指刺創	母指切創	母指第１度熱傷
	母指第２度熱傷	母指第３度熱傷	母指打撲挫創
ま	母指熱傷	母指末節部挫創	マイボーム腺炎
	膜性咽頭炎	慢性咽喉頭炎	慢性壊疽性歯髄炎
	慢性開放性歯髄炎	慢性潰瘍性歯髄炎	慢性角結膜炎
	慢性顎骨炎	慢性顎骨骨髄炎	慢性化膿性骨髄炎
	慢性化膿性根尖性歯周炎	慢性化膿性穿孔性中耳炎	慢性化膿性中耳炎
	慢性血行性骨髄炎	慢性骨髄炎	慢性骨盤腹膜炎
	慢性根尖性歯周炎	慢性再発性膀胱炎	慢性耳管鼓室化膿性中耳炎
	慢性歯冠周囲炎	慢性歯周炎	慢性歯周膿瘍
	慢性歯髄炎	慢性歯槽膿瘍	慢性歯肉炎
	慢性上鼓室乳突洞化膿性中耳炎	慢性穿孔性中耳炎	慢性増殖性歯髄炎
	慢性多発性骨髄炎	慢性単純性歯髄炎	慢性中耳炎
	慢性中耳炎急性増悪	慢性中耳炎後遺症	慢性中耳炎術後再燃
	慢性膿胸	慢性肺化膿症	慢性複雑性膀胱炎
	慢性副鼻腔炎	慢性副鼻腔炎急性増悪	慢性副鼻腔膿瘍
	慢性腹膜炎	慢性閉鎖性歯髄炎	慢性辺縁性歯周炎急性発作
	慢性辺縁性歯周炎軽度	慢性辺縁性歯周炎重度	慢性辺縁性歯周炎中等度
	慢性扁桃炎	慢性膀胱炎	慢性淋菌性尿道炎
	慢性リンパ管炎	慢性リンパ節炎	耳後部リンパ節炎
	耳後部リンパ腺炎	脈絡網膜熱傷	無熱性肺炎
や	盲腸後部膿瘍	門脈炎性肝膿瘍	薬傷
	薬物性角結膜炎	薬物性角膜炎	腰椎骨髄炎
	腰部切創	腰部第１度熱傷	腰部第２度熱傷
	腰部第３度熱傷	腰部打撲挫創	腰部熱傷
ら	良性慢性化膿性中耳炎	淋菌性咽頭炎	淋菌性外陰炎
	淋菌性外陰腟炎	淋菌性滑膜炎	淋菌性関節炎
	淋菌性亀頭炎	淋菌性結膜炎	淋菌性腱滑膜炎
	淋菌性虹彩毛様体炎	淋菌性口内炎	淋菌性骨髄炎
	淋菌性子宮頚管炎	淋菌性女性骨盤炎	淋菌性心筋炎
	淋菌性心内膜炎	淋菌性心膜炎	淋菌性髄膜炎
	淋菌性精巣炎	淋菌性精巣上体炎	淋菌性前立腺炎
	淋菌性腟炎	淋菌性尿道炎	淋菌性尿道狭窄
	淋菌性脳膿瘍	淋菌性肺炎	淋菌性敗血症
	淋菌性バルトリン腺膿瘍	淋菌性腹膜炎	淋菌性膀胱炎
	淋菌性卵管炎	輪紋状角膜炎	涙管損傷
	涙管断裂	涙道損傷	連鎖球菌気管支炎
	連鎖球菌性アンギナ	連鎖球菌性咽頭炎	連鎖球菌性喉頭炎
	連鎖球菌性喉頭気管炎	連鎖球菌性心内膜炎	連鎖球菌性髄膜炎
	連鎖球菌性扁桃炎	老人性肺炎	肋骨骨髄炎
わ	肋骨周囲炎	ワンサンアンギナ	ワンサン気管支炎
	ワンサン扁桃炎		

△	BK ウイルス腎症	MRCNS 敗血症	MRSA 感染性心内膜炎
	MRSA 骨髄炎	MRSA 術後創部感染	MRSA 髄膜炎
	MRSA 膿胸	MRSA 肺化膿症	MRSA 敗血症
あ	MRSA 腹膜炎	RS ウイルス気管支炎	アカントアメーバ角膜炎
	亜急性気管支炎	亜急性心内膜炎	アキレス腱筋腱移行部断裂
	アキレス腱挫傷	アキレス腱挫創	アキレス腱切創
	アキレス腱断裂	アキレス腱部分断裂	足異物
	亜脱臼	圧挫傷	圧挫創
	圧迫骨折	圧迫神経炎	アレルギー性副鼻腔炎
	アレルギー性膀胱炎	医原性気胸	胃腸炭疽
	犬咬創	陰茎折症	咽頭開放創
	咽頭創傷	インフルエンザ菌性髄膜炎	ウイルス性咽頭炎
	ウイルス性気管支炎	ウイルス性表層角膜炎	ウイルス性扁桃炎
	エキノコックス性骨髄炎	エコーウイルス気管支炎	炎症性大網癒着
	円板状角膜炎	横隔膜損傷	横骨折
か	汚染擦過創	汚染創	外耳開放創
	外耳道創傷	外耳部外傷性異物	外耳部外傷性腫脹
	外耳部外傷性皮下異物	外耳部割創	外耳部貫通創
	外耳部咬創	外耳部挫傷	外耳部挫創
	外耳部擦過創	外耳部刺創	外耳部切創
	外耳部創傷	外耳部打撲傷	外耳部虫刺傷
	外耳部皮下血腫	外耳部皮下出血	外傷後早期合併症
	外傷性一過性麻痺	外傷性異物	外傷性横隔膜ヘルニア
	外傷性眼球ろう	外傷性空気塞栓症	外傷性咬合
	外傷性虹彩離断	外傷性硬膜動静脈瘻	外傷性耳出血
	外傷性脂肪塞栓症	外傷性縦隔気腫	外傷性食道破裂
	外傷性脊髄出血	外傷性切断	外傷性動静脈瘻
	外傷性動脈血腫	外傷性動脈瘤	外傷性乳び胸
	外傷性脳圧迫	外傷性脳圧迫・頭蓋内に達する開放創合併なし	外傷性脳症
	外傷性破裂	外傷性皮下気腫	外傷性皮下血腫
	外耳裂創	外歯瘻	開放性脱臼
	開放創	下咽頭創傷	下顎外傷性異物
	下顎開放創	下顎割創	下顎貫通創
	下顎口唇挫創	下顎咬創	下顎挫傷
	下顎挫創	下顎擦過創	下顎刺創
	下顎切創	下顎創傷	下顎打撲傷
	下顎皮下血腫	下顎部挫傷	下顎部打撲傷
	下顎部皮膚欠損創	下顎裂創	顎関節部開放創
	顎関節部割創	顎関節部貫通創	顎関節部咬創
	顎関節部挫傷	顎関節部挫創	顎関節部擦過創
	顎関節部刺創	顎関節部切創	顎関節部創傷
	顎関節部打撲傷	顎関節部皮下血腫	顎関節部裂創
	顎堤増大	顎腐骨	顎部挫傷
	顎部打撲傷	角膜挫創	角膜切傷
	角膜切創	角膜創傷	角膜帯状疱疹
	角膜破裂	角膜裂傷	下腿皮膚欠損創
	割創	眼黄斑部裂孔	眼窩創傷
	眼窩部挫創	眼窩裂傷	眼球結膜裂傷
	眼球損傷	眼球破裂	眼球裂傷
	眼瞼外傷性異物	眼瞼外傷性腫脹	眼瞼開放創
	眼瞼割創	眼瞼貫通創	眼瞼咬創
	眼瞼挫創	眼瞼擦過創	眼瞼刺創
	眼瞼創傷	眼瞼虫刺傷	眼瞼裂創
	間質性膀胱炎	環指皮膚欠損創	眼周囲部外傷性異物
	眼周囲部外傷性腫脹	眼周囲部開放創	眼周囲部割創
	眼周囲部貫通創	眼周囲部咬創	眼周囲部挫創
	眼周囲部擦過創	眼周囲部刺創	眼周囲部創傷
	眼周囲部虫刺傷	眼周囲部裂創	関節血腫
	関節骨折	関節打撲	完全骨折
	感染性角膜炎	完全脱臼	貫通刺創
	貫通銃創	貫通性挫滅創	貫通創
	肝肉芽腫	眼部外傷性異物	眼部外傷性腫脹
	眼部開放創	眼部割創	眼部貫通創
	眼部咬創	眼部挫創	眼部擦過創
	眼部刺創	眼部創傷	眼部虫刺傷

眼部裂創	陥没骨折	顔面外傷性異物
顔面開放創	顔面割創	顔面貫通創
顔面咬創	顔面挫傷	顔面挫創
顔面擦過創	顔面刺創	顔面切創
顔面創傷	顔面掻創	顔面多発開放創
顔面多発割創	顔面多発貫通創	顔面多発咬創
顔面多発挫傷	顔面多発挫創	顔面多発擦過創
顔面多発刺創	顔面多発切創	顔面多発創傷
顔面多発打撲傷	顔面多発虫刺傷	顔面多発皮下血腫
顔面多発皮下出血	顔面多発裂創	顔面打撲傷
顔面皮下血腫	顔面皮膚欠損創	顔面裂創
乾酪性副鼻腔炎	偽性髄膜炎	偽膜性気管支炎
急性リウマチ性心内膜炎	胸管損傷	胸腺損傷
頬粘膜咬傷	頬部外傷性異物	頬部開放創
頬部割創	頬部貫通創	頬部咬創
頬部挫傷	頬部挫創	頬部擦過創
頬部刺創	胸部食道損傷	頬部切創
頬部創傷	頬部打撲傷	胸部皮下気腫
頬部皮下血腫	胸部皮膚欠損創	頬部皮膚欠損創
頬部裂創	強膜切創	強膜創傷
強膜裂傷	棘刺創	魚咬創
亀裂骨折	筋損傷	筋断裂
筋肉内血腫	屈曲骨折	くも膜炎
クレブシェラ性髄膜炎	頚部食道開放創	頚部皮膚欠損創
結核性骨髄炎	結核性中耳炎	血管切断
血管損傷	血腫	血性腹膜炎
血栓性心内膜炎	結膜創傷	結膜裂傷
嫌気性菌敗血症	嫌気性骨髄炎	腱切創
腱損傷	腱断裂	腱部分断裂
腱裂傷	口蓋挫傷	口蓋切創
口蓋裂創	口角部挫創	口角部裂創
口腔外傷性異物	口腔外傷性腫脹	口腔開放創
口腔割創	口腔挫傷	口腔挫創
口腔擦過創	口腔刺創	口腔切創
口腔創傷	口腔打撲傷	口腔内血腫
口腔粘膜咬傷	口腔粘膜咬創	口腔裂創
後出血	紅色陰癬	口唇外傷性異物
口唇外傷性腫脹	口唇外傷性皮下異物	口唇開放創
口唇割創	口唇貫通創	口唇咬傷
口唇咬創	口唇挫傷	口唇挫創
口唇擦過創	口唇刺創	口唇切創
口唇創傷	口唇打撲傷	口唇虫刺傷
口唇皮下血腫	口唇皮下出血	口唇裂創
抗生物質起因性大腸炎	抗生物質起因性腸炎	溝創
咬創	後頭部外傷	後頭部打撲傷
広範性軸索損傷	広汎性神経損傷	後方脱臼
硬膜炎	硬膜損傷	硬膜裂傷
コクサッキーウイルス気管支炎	骨髄肉芽腫	骨折
根管異常	根管狭窄	根管穿孔
根管側壁穿孔	根管内異物	根尖周囲のう胞
根尖肉芽腫	昆虫咬創	昆虫刺傷

さ

コントル・クー損傷	細菌性硬膜炎	採皮創
擦過創	擦過皮下血腫	挫滅傷
挫滅創	三尖弁心内膜炎	残存性歯根のう胞
耳介外傷性異物	耳介外傷性腫脹	耳介外傷性皮下異物
耳介開放創	耳介割創	耳介貫通創
耳介咬創	耳介挫傷	耳介挫創
耳介擦過創	耳介刺創	耳介切創
耳介創傷	耳介打撲傷	耳介虫刺傷
耳介皮下血腫	耳介皮下出血	耳介裂創
耳下腺部打撲	指間切創	刺咬症
歯根膜ポリープ	四肢静脈損傷	四肢動脈損傷
示指皮膚欠損創	歯周のう胞	視神経髄膜炎

歯髄充血	歯髄出血	歯髄露出
耳前部挫創	刺創	歯痛
失活歯	膝関節部異物	膝部異物
歯肉挫傷	歯肉切創	歯肉裂創
斜骨折	射創	尺骨近位端骨折
尺骨鉤状突起骨折	縦隔血腫	縦骨折
銃創	重複骨折	手関節掌側部挫創
手関節部挫創	手関節部創傷	種子骨骨折
樹枝状角膜炎	樹枝状角膜潰瘍	手指打撲傷
手指剥皮創	手指皮下血腫	手指皮膚欠損創
手術創離開	手掌挫創	手掌刺創
手掌切創	手掌剥皮創	手掌皮膚欠損創
術後血腫	術後ショック	術後皮下気腫
手背皮膚欠損創	手背部挫創	手背部切創
上顎挫傷	上顎擦過創	上顎切創
上顎打撲傷	上顎皮下血腫	上顎部裂創
上口唇挫傷	硝子体切断	小指皮膚欠損創
上腕皮膚欠損創	食道損傷	真菌性髄膜炎
神経根ひきぬき損傷	神経切断	神経叢損傷
神経叢不全損傷	神経損傷	神経断裂
神経痛性歯痛	針刺創	新生児敗血症
靭帯ストレイン	靭帯損傷	靭帯断裂
靭帯捻挫	靭帯裂傷	心内異物
心内膜炎	髄室側壁穿孔	髄床底穿孔
髄膜炎菌性心内膜炎	髄膜脳炎	ストレイン
声門外傷	脊髄膜炎	舌開放創
舌下顎挫創	雪眼炎	舌咬傷
舌咬創	舌挫創	舌刺創
舌切創	舌創傷	切断
舌裂創	セレウス菌敗血症	前額部外傷性異物
前額部外傷性腫脹	前額部開放創	前額部割創
前額部貫通創	前額部咬創	前額部挫創
前額部擦過創	前額部刺創	前額部創傷
前額部虫刺傷	前額部虫刺症	前額部皮膚欠損創
前額部裂創	前額頭頂部挫創	仙骨部皮膚欠損創
線状骨折	全身擦過創	穿通創
前頭部打撲傷	前頭部皮膚欠損創	前方脱臼
前腕皮膚欠損創	爪下異物	掻創
僧帽弁心内膜炎	足底異物	足底部皮膚欠損創
側頭部打撲傷	側頭部皮下血腫	足背部切創

た

足部皮膚欠損創	咀嚼障害	第5趾皮膚欠損創
大腿咬創	大腿挫創	大腿皮膚欠損創
大腿部開放創	大腿部刺創	大腿部切創
大腿裂創	大転子部挫創	脱臼
脱臼骨折	打撲割創	打撲血腫
打撲挫創	打撲擦過創	打撲傷
打撲皮下血腫	単純脱臼	炭疽髄膜炎
炭疽敗血症	地図状角膜炎	腟断端炎
腟断端出血	腟壁縫合不全	肘関節骨折
肘関節脱臼骨折	中指皮膚欠損創	中手骨関節部挫創
中枢神経系損傷	肘頭骨折	肘部皮膚欠損創
腸間膜脂肪壊死	腸チフス性心内膜炎	転位性骨折
殿部異物	殿部皮膚欠損創	頭頂部擦過創
頭頂部打撲傷	頭皮外傷性腫脹	頭皮下血腫
頭皮剥離	頭皮表在損傷	頭部異物
頭部外傷性皮下気腫	頭部頚部打撲傷	頭部血腫
頭部擦過創	頭部多発開放創	頭部多発割創
頭部多発咬創	頭部多発挫傷	頭部多発挫創
頭部多発擦過創	頭部多発刺創	頭部多発切創
頭部多発創傷	頭部多発打撲傷	頭部多発皮下血腫
頭部多発裂創	頭部打撲	頭部打撲血腫
頭部打撲傷	頭部虫刺傷	動物咬創
頭部皮下異物	頭部皮下血腫	頭部皮下出血
頭部皮膚欠損創	動脈損傷	トキソプラスマ角膜炎

な	特発性関節脱臼	内視鏡検査中腸穿孔	内歯瘻
	軟口蓋血腫	軟口蓋挫創	軟口蓋創傷
	軟口蓋破裂	軟膜炎	肉離れ
	乳腺内異物	乳頭潰瘍	乳房異物
	尿性腹膜炎	妊娠中の子宮頸管炎	猫咬創
	捻挫	脳挫傷	脳挫傷・頭蓋内に達する開放創合併なし
	脳挫創	脳挫創・頭蓋内に達する開放創合併なし	脳損傷
	脳対側損傷	脳直撃損傷	脳底部挫傷
は	脳底部挫傷・頭蓋内に達する開放創合併なし	脳裂傷	肺炎球菌性髄膜炎
	肺炭疽	梅毒性角結膜炎	梅毒性角膜炎
	梅毒性心内膜炎	梅毒性髄膜炎	剥離骨折
	抜歯後出血	抜歯後疼痛	パラインフルエンザウイルス気管支炎
	破裂骨折	晩期先天梅毒性間質性角膜炎	皮下異物
	皮下気腫	皮下血腫	鼻下擦過創
	皮下静脈損傷	皮下損傷	非結核性抗酸菌性骨髄炎
	鼻根部打撲挫創	鼻根部裂創	膝皮膚欠損創
	皮神経挫傷	鼻前庭部挫創	鼻尖部挫創
	ビタミンＡ欠乏性角膜潰瘍	非定型肺炎	非熱傷性水疱
	鼻部外傷性異物	鼻部外傷性腫脹	鼻部外傷性皮下異物
	鼻部開放創	眉部割創	鼻部割創
	鼻部貫通創	眉部血腫	皮膚欠損創
	鼻部咬創	鼻部挫傷	鼻部挫創
	鼻部擦過創	鼻部刺創	鼻部切創
	鼻部創傷	皮膚損傷	鼻部打撲傷
	皮膚炭疽	鼻部虫刺傷	皮膚剥脱創
	鼻部皮下血腫	鼻部皮下出血	鼻部皮膚欠損創
	鼻部皮膚剥離創	鼻部裂創	びまん性脳損傷
	びまん性脳損傷・頭蓋内に達する開放創合併なし	びまん性肺炎	眉毛部割創
	眉毛部裂創	表皮剥離	鼻翼部切創
	鼻翼部裂創	フィブリン性腹膜炎	不規則歯槽突起
	複雑脱臼	伏針	副鼻腔開放創
	副鼻腔真菌症	腹部皮膚欠損創	腹壁異物
	腹壁創し開	腹壁縫合不全	不全骨折
	ぶどう球菌性胸膜炎	ブラックアイ	粉砕骨折
	閉鎖性外傷性脳圧迫	閉鎖性骨折	閉鎖性脱臼
	閉鎖性脳挫創	閉鎖性脳底部挫傷	閉鎖性びまん性脳損傷
	閉塞性髄膜炎	ヘルペスウイルス性角結膜炎	ヘルペス角膜炎
	縫合不全	縫合不全出血	放散性歯痛
	放射線出血性膀胱炎	放射線性顎骨壊死	放射線性化膿性顎骨壊死
	放射線性膀胱炎	帽状腱膜下出血	母指示指間切創
	母指打撲傷	母指皮膚欠損創	母趾皮膚欠損創
ま	マイコプラズマ気管支炎	末梢血管外傷	末梢神経損傷
	慢性萎縮性老人性歯肉炎	慢性髄膜炎	慢性放射線性顎骨壊死
	眉間部挫創	眉間部裂創	耳後部挫創
	耳後部打撲傷	無髄歯	盲管銃創
	網膜振盪	網脈絡膜裂傷	モラレ髄膜炎
ら	モンテジア骨折	癒着性くも膜炎	ライノウイルス気管支炎
	らせん骨折	離開骨折	リステリア性心内膜炎
	緑膿菌髄膜炎	轢過創	裂離
	裂離骨折	若木骨折	

※ **適応外使用可**

・原則として,「アンピシリンナトリウム【注射薬】」を「リステリア症」に対して処方した場合，当該使用事例を審査上認める。

・原則として,「アンピシリンナトリウム【注射薬】」を「細菌性髄膜炎」に対して「1回2gを4時間毎，静脈内に投与」した場合，当該使用事例を審査上認める。

用法用量

(1)成人

[筋肉内注射の場合]

アンピシリンとして，通常，成人には1回250〜1000mg(力価)を1日2〜4回筋肉内注射する。

敗血症，感染性心内膜炎，化膿性髄膜炎については，一般に通常用量より大量を使用する。

なお，年齢，症状により適宜増減する。

[静脈内注射の場合]

アンピシリンとして，通常，成人には1日量1〜2g(力価)を1〜2回に分けて日局生理食塩液又は日局ブドウ糖注射液に溶解し静脈内注射し，点滴静注による場合は，アンピシリンとして，通常，成人には1日量1〜4g(力価)を1〜2回に分けて輸液100〜500mLに溶解し1〜2時間かけて静脈内に点滴注射する。

敗血症，感染性心内膜炎，化膿性髄膜炎については，一般に通常用量より大量を使用する。

なお，年齢，症状により適宜増減する。

(2)小児：アンピシリンとして，通常，小児には1日100〜200mg(力価)/kgを3〜4回に分けて日局生理食塩液又は日局ブドウ糖注射液に溶解し静脈内注射し，点滴静注による場合は，輸液に溶解して用いる。なお，症状・病態に応じて適宜増量とするが，投与量の上限は1日400mg(力価)/kgまでとする。

(3)新生児：アンピシリンとして，通常，新生児には1日50〜200mg(力価)/kgを2〜4回に分けて日局生理食塩液又は日局ブドウ糖注射液に溶解し静脈内注射し，点滴静注による場合は，輸液に溶解して用いる。

用法用量に関連する使用上の注意

(1)本剤の使用にあたっては，耐性菌の発現等を防ぐため，原則として感受性を確認し，疾病の治療上必要な最小限の期間の投与にとどめること。

(2)高度の腎障害のある患者には，投与間隔をあけて使用すること。

禁忌

(1)本剤の成分によるショックの既往歴のある患者

(2)伝染性単核症のある患者

原則禁忌　本剤の成分又はペニシリン系抗生物質に対し過敏症の既往歴のある患者

ビクトーザ皮下注18mg　規格：18mg3mL1キット[10245円/キット]

リラグルチド(遺伝子組換え)　ノボノルディスク　249

【効能効果】

2型糖尿病

【対応標準病名】

◎	2型糖尿病		
○	2型糖尿病・眼合併症あり	2型糖尿病・関節合併症あり	2型糖尿病・ケトアシドーシス合併あり
	2型糖尿病・昏睡合併あり	2型糖尿病・腎合併症あり	2型糖尿病・神経学的合併症あり
	2型糖尿病・多発糖尿病性合併症あり	2型糖尿病・糖尿病性合併症あり	2型糖尿病・糖尿病性合併症なし
	2型糖尿病・末梢循環合併症あり	2型糖尿病黄斑症	2型糖尿病性アシドーシス
	2型糖尿病性アセトン血症	2型糖尿病性壊疽	2型糖尿病性黄斑浮腫
	2型糖尿病性潰瘍	2型糖尿病性眼筋麻痺	2型糖尿病性肝障害
	2型糖尿病性関節症	2型糖尿病性筋萎縮症	2型糖尿病性血管障害
	2型糖尿病性ケトアシドーシス	2型糖尿病性高コレステロール血症	2型糖尿病性虹彩炎
	2型糖尿病性骨症	2型糖尿病性昏睡	2型糖尿病性自律神経ニューロパチー
	2型糖尿病性神経因性膀胱	2型糖尿病性神経痛	2型糖尿病性腎硬化症
	2型糖尿病性腎症	2型糖尿病性腎症第1期	2型糖尿病性腎症第2期
	2型糖尿病性腎症第3期	2型糖尿病性腎症第3期Ａ	2型糖尿病性腎症第3期Ｂ

	2型糖尿病性腎症第4期	2型糖尿病性腎症第5期	2型糖尿病性腎不全
	2型糖尿病性水疱	2型糖尿病性精神障害	2型糖尿病性そう痒症
	2型糖尿病性多発ニューロパチー	2型糖尿病性単ニューロパチー	2型糖尿病性中心性網膜症
	2型糖尿病性低血糖性昏睡	2型糖尿病性動脈硬化症	2型糖尿病性動脈閉塞症
	2型糖尿病性ニューロパチー	2型糖尿病性白内障	2型糖尿病性皮膚障害
	2型糖尿病性浮腫性硬化症	2型糖尿病性末梢血管症	2型糖尿病性末梢血管障害
	2型糖尿病性末梢神経障害	2型糖尿病性ミオパチー	2型糖尿病性網膜症
	安定型糖尿病	インスリン抵抗性糖尿病	若年2型糖尿病
	増殖性糖尿病性網膜症・2型糖尿病		

効能効果に関連する使用上の注意　2型糖尿病の診断が確立した患者に対してのみ適用を考慮すること。糖尿病以外にも耐糖能異常や尿糖陽性を呈する糖尿病類似の病態(腎性糖尿，甲状腺機能異常等)があることに留意すること。

用法用量　通常，成人には，リラグルチド(遺伝子組換え)として，0.9mgを1日1回朝又は夕に皮下注射する。ただし，1日1回0.3mgから開始し，1週間以上の間隔で0.3mgずつ増量する。なお，患者の状態に応じて適宜増減するが，1日0.9mgを超えないこと。

用法用量に関連する使用上の注意

(1)本剤は，1日1回朝又は夕に投与するが，投与は可能な限り同じ時刻に行うこと。

(2)胃腸障害の発現を軽減するため，低用量より投与を開始し，用量の漸増を行うこと。

本剤0.9mgで良好な忍容性が得られない患者には，0.6mgへの減量を考慮すること。さらに症状が持続する場合は，休薬を考慮すること。

1〜2日間の減量又は休薬で症状が消失すれば，0.9mgの投与を再開できる。

禁忌

(1)本剤の成分に対し過敏症の既往歴のある患者

(2)糖尿病性ケトアシドーシス，糖尿病性昏睡，1型糖尿病患者

(3)重症感染症，手術等の緊急の場合

ビーシックス注「フソー」−10mg　規格：10mg1管[86円/管]
ビーシックス注「フソー」−30mg　規格：30mg1管[86円/管]

ピリドキシン塩酸塩　扶桑薬品　313

【効 能 効 果】

(1)ビタミンB_6欠乏症の予防及び治療(薬物投与によるものを含む。たとえばイソニアジド)

(2)ビタミンB_6の需要が増大し，食事からの摂取が不十分な際の補給(消耗性疾患，妊産婦，授乳婦など)

(3)ビタミンB_6依存症(ビタミンB_6反応性貧血など)

(4)下記疾患のうち，ビタミンB_6の欠乏又は代謝障害が関与すると推定される場合

①口角炎，口唇炎，舌炎

②急・慢性湿疹，脂漏性湿疹，接触皮膚炎

③末梢神経炎

④放射線障害(宿酔)

上記の諸症のうちビタミンB_6欠乏症の予防及び治療，ビタミンB_6の需要が増大し，食事からの摂取が不十分な際の補給，ビタミンB_6依存症以外の効能効果に対しては，効果がないのに月余にわたって漫然と使用すべきでない。

【対応標準病名】

◎	急性湿疹	口角炎	口唇炎
	脂漏性皮膚炎	舌炎	接触皮膚炎
	ビタミンB6欠乏症	ピリドキシン欠乏症	ピリドキシン反応性貧血
	放射線宿酔	末梢神経炎	慢性湿疹
○	異汗性湿疹	貨幣状湿疹	汗疱性湿疹
	口唇色素沈着症	ゴバラン症候群	主婦湿疹
	職業性皮膚炎	脂漏性乳児皮膚炎	新生児皮脂漏
	多発性神経炎	多発ニューロパチー	冬期湿疹
	頭部脂漏	妊娠湿疹	妊婦性皮膚炎
	反復性多発性神経炎	ビタミンB群欠乏症	末梢神経障害
△	悪液質アフタ	足湿疹	アルコール性多発ニューロパチー
	アレルギー性接触皮膚炎	陰のう湿疹	会陰部肛囲湿疹
	腋窩湿疹	外陰部皮膚炎	カタル性舌炎
	環状鉄芽球を伴う不応性貧血	顔面急性皮膚炎	丘疹状湿疹
	亀裂性湿疹	形質細胞性口唇炎	頚部皮膚炎
	口角口唇炎	口角びらん	硬化性舌炎
	溝状舌	口唇潰瘍	口唇粘液のう胞
	口唇びらん	口唇部膿瘍	口唇麻痺
	口唇瘻	紅斑性湿疹	肛門湿疹
	自家感作性皮膚炎	湿疹	湿疹様発疹
	手指湿疹	小児食事性貧血	食事性貧血
	神経炎	人工肛門部皮膚炎	新生児皮膚炎
	唇裂術後	水疱性口唇炎	正球性正色素性貧血
	赤色湿疹	舌潰瘍	赤血球造血刺激因子製剤低反応性貧血
	接触性口唇炎	舌切除後遺症	舌乳頭炎
	舌膿瘍	舌びらん	全身湿疹
	腺性口唇炎	多発性神経障害	中毒性ニューロパチー
	手湿疹	鉄芽球性貧血	頭部湿疹
	肉芽腫性口唇炎	乳房皮膚炎	剥離性口唇炎
	鼻背部湿疹	鼻前庭部湿疹	ビタミン欠乏性貧血
	皮膚炎	表在性舌炎	貧血
	フォアダイス病	扁平湿疹	慢性舌炎
	慢性表在性舌炎	慢性貧血	メラー舌炎
	薬物性接触皮膚炎	薬物誘発性多発ニューロパチー	落屑性湿疹
	リガ・フェーデ病	鱗状湿疹	

用法用量　ピリドキシン塩酸塩として，通常成人1日10〜100mgを，1〜2回に分けて皮下，筋肉内又は静脈内注射する。なお，年齢，症状により適宜増減する。

きわめてまれであるが，依存症の場合には，より大量を用いる必要のある場合もある。

用法用量に関連する使用上の注意

(1)本剤は添加物としてベンジルアルコールを含有するので，新生児(低出生体重児)等に大量に用いる場合は他のベンジルアルコールを含有しない製剤の使用を考慮すること。

(2)依存症に大量を用いる必要のある場合は観察を十分に行いながら投与すること。特に新生児，乳幼児への投与は少量から徐々に増量し，症状に適合した投与量に到達させること。

ビタミンB_6注「日医工」10mg：日医工　10mg1管[82円/管]

ビジパーク270注20mL　規格：54.97%20mL1瓶[2320円/瓶]
ビジパーク270注50mL　規格：54.97%50mL1瓶[5525円/瓶]
ビジパーク270注100mL　規格：54.97%100mL1瓶[10587円/瓶]
ビジパーク320注50mL　規格：65.15%50mL1瓶[6746円/瓶]
ビジパーク320注100mL　規格：65.15%100mL1瓶[13166円/瓶]

イオジキサノール　第一三共　721

【効 能 効 果】

〔ビジパーク270注〕：脳血管撮影，四肢血管撮影，逆行性尿路撮影，内視鏡的逆行性膵胆管撮影

〔ビジパーク320注〕：四肢血管撮影

【対応標準病名】

該当病名なし

効能効果に関連する使用上の注意　内視鏡的逆行性膵胆管撮影

の場合：原則として，急性膵炎の診断には本剤を用いた内視鏡的逆行性膵胆管撮影を施行しないこと。ただし，他の方法で診断され，胆管炎の合併や胆道通過障害の遷延が疑われる胆石性膵炎等の内視鏡的治療を前提とした内視鏡的逆行性膵胆管撮影の場合は，最新の急性膵炎診療ガイドライン等を参考に施行すること。

用法用量

通常，成人1回，下記の量を使用する。なお，非血管内への注入に際しては，年齢，体重，症状，目的により適宜増減する。また，血管内に投与する場合の総投与量は，270mgI/mL 製剤は 180mL，320mgI/mL 製剤は 150mL までとする。

［（　）内はヨード含有量を示す］

撮影の種類	用量	
	ビジパーク270注	ビジパーク320注
脳血管撮影	4～15mL (1.08～4.05g)	—
四肢血管撮影	8～80mL (2.16～21.6g)	12～70mL (3.84～22.4g)
逆行性尿路撮影	20～200mL (5.4～54g)	—
	原液を生理食塩水で2倍希釈し用いることも可能とする。	—
内視鏡的逆行性膵胆管撮影	3～40mL注) (0.81～10.8g)	—

注）1回の検査における総使用量を示す。

警告

(1)即時性ショック，遅発性ショック等の重篤な副作用があらわれることがある。
(2)本剤は脳槽・脊髄造影の効能効果を有していないので，脳槽・脊髄造影には使用しないこと。

禁忌

(1)ヨード又はヨード造影剤に過敏症の既往歴のある患者
(2)重篤な甲状腺疾患のある患者

原則禁忌

(1)一般状態の極度に悪い患者
(2)気管支喘息のある患者
(3)重篤な心障害のある患者
(4)重篤な肝障害のある患者
(5)重篤な腎障害(無尿等)のある患者
(6)マクログロブリン血症の患者
(7)多発性骨髄腫の患者
(8)テタニーのある患者
(9)褐色細胞腫のある患者及びその疑いのある患者

ピシバニール注射用0.2KE　規格：0.2KE1瓶(溶解液付)［801円/瓶］
ピシバニール注射用0.5KE　規格：0.5KE1瓶(溶解液付)［1715円/瓶］
ピシバニール注射用1KE　規格：1KE1瓶(溶解液付)［3232円/瓶］
ピシバニール注射用5KE　規格：5KE1瓶(溶解液付)［7215円/瓶］
ストレプトコックス・ピオゲネス(A群3型)Su株ペニシリン処理凍結乾燥粉末　中外　429

【効能効果】

(1)胃癌(手術例)患者及び原発性肺癌患者における化学療法との併用による生存期間の延長
(2)消化器癌患者及び肺癌患者における癌性胸・腹水の減少
(3)他剤無効の，頭頸部癌(上顎癌，喉頭癌，咽頭癌，舌癌)及び甲状腺癌
(4)リンパ管腫

【対応標準病名】

◎	胃癌	咽頭癌	咽頭上皮内癌
	下咽頭癌	下咽頭後部癌	癌性腹水
	胸水貯留	頸皮膚上皮内癌	頸部癌
	頸部基底細胞癌	頸部転移性腺癌	頸部皮膚癌
	頸部有棘細胞癌	原発性肺癌	甲状腺癌
	甲状腺癌骨転移	甲状腺髄様癌	甲状腺乳頭癌
	甲状腺未分化癌	甲状腺濾胞癌	喉頭蓋癌
	喉頭蓋前面癌	喉頭蓋谷癌	喉頭癌
	喉頭上皮内癌	上咽頭癌	上咽頭後壁癌
	上咽頭上壁癌	上咽頭前壁癌	上咽頭側壁癌
	上顎癌	声門下癌	声門癌
	声門上癌	舌縁癌	舌下面癌
	舌下面上皮内癌	舌癌	舌根部癌
	舌上皮内癌	舌尖癌	舌背癌
	中咽頭癌	中咽頭後壁癌	中咽頭側壁癌
	転移性舌癌	頭頸部癌	頭皮上皮内癌
	頭部基底細胞癌	頭部皮膚癌	頭部有棘細胞癌
	肺癌	副甲状腺癌	扁桃窩癌
	扁桃癌	梨状陥凹癌	輪状後部癌
	リンパ管腫		
○	ALK融合遺伝子陽性非小細胞肺癌	EGFR遺伝子変異陽性非小細胞肺癌	KIT(CD117)陽性胃消化管間質腫瘍
	KIT(CD117)陽性結腸消化管間質腫瘍	KIT(CD117)陽性小腸消化管間質腫瘍	KIT(CD117)陽性食道消化管間質腫瘍
	KIT(CD117)陽性直腸消化管間質腫瘍	KRAS遺伝子野生型結腸癌	KRAS遺伝子野生型直腸癌
あ	S状結腸癌	悪性甲状腺腫	胃悪性黒色腫
	胃カルチノイド	胃癌・HER2過剰発現	胃管癌
	胃癌末期	胃原発絨毛癌	胃重複癌
	胃消化管間質腫瘍	胃小弯部癌	胃進行癌
	胃前庭部癌	胃体部癌	胃大弯部癌
	胃底部癌	遺伝性大腸癌	遺伝性非ポリポーシス大腸癌
	胃肉腫	胃平滑筋肉腫	胃幽門部癌
	咽頭腫瘍	咽頭肉腫	横行結腸癌
か	回腸癌	回腸消化管間質腫瘍	回盲部癌
	下顎部メルケル細胞癌	顎下部悪性腫瘍	下行結腸癌
	下部食道癌	下葉小細胞肺癌	下葉肺腺癌
	下葉肺大細胞癌	下葉肺扁平上皮癌	下葉非小細胞肺癌
	眼角基底細胞癌	眼角皮膚癌	眼角有棘細胞癌
	眼瞼メルケル細胞癌	癌性腹膜炎	顔面悪性腫瘍
	顔面メルケル細胞癌	気管支癌	頬粘膜上皮内癌
	胸部下部食道癌	胸部上部食道癌	胸部食道癌
	胸部中部食道癌	頬部メルケル細胞癌	空腸癌
	空腸消化管間質腫瘍	頸部原発腫瘍	頸部食道癌
	頸部のう胞性リンパ管腫	頸部メルケル細胞癌	血管リンパ管腫
	血性胸水	結腸癌	結腸消化管間質腫瘍
	口蓋上皮内癌	口腔上皮内癌	口腔底上皮内癌
	甲状腺悪性腫瘍	口唇上皮内癌	口唇メルケル細胞癌
さ	口底上皮内癌	項部メルケル細胞癌	残胃癌
	耳介メルケル細胞癌	耳下腺癌	膝窩部のう胞性リンパ管腫
	歯肉上皮内癌	十二指腸癌	十二指腸消化管間質腫瘍
	十二指腸神経内分泌腫瘍	上顎洞癌	上行結腸癌
	小細胞肺癌	小腸癌	小腸消化管間質腫瘍
	上部食道癌	上葉小細胞肺癌	上葉肺腺癌
	上葉肺大細胞癌	上葉肺扁平上皮癌	上葉非小細胞肺癌
	食道癌	食道基底細胞癌	食道消化管間質腫瘍
	食道小細胞癌	食道腺癌	食道腺様のう胞癌
	食道粘表皮癌	食道表在癌	食道未分化癌
	食道リンパ管腫	スキルス胃癌	前額部メルケル細胞癌
	前胸部リンパ管腫	早期胃癌	足関節部のう胞性リンパ管腫
た	大腿リンパ管腫	大腸癌	肘関節部のう胞性リンパ管腫
	肘関節部リンパ管腫	虫垂癌	中部食道癌
	中葉小細胞肺癌	中葉肺腺癌	中葉肺大細胞癌
	中葉肺扁平上皮癌	中葉非小細胞肺癌	直腸S状部結腸癌
	直腸癌	直腸癌術後再発	直腸消化管間質腫瘍
	転移性後腹膜腫瘍	転移性篩骨洞癌	転移性上顎洞癌
	転移性前頭洞癌	転移性蝶形骨洞癌	転移性副鼻腔癌

は	頭部メルケル細胞癌	のう胞性リンパ管腫	肺芽腫
	肺腺癌	肺腺扁平上皮癌	肺腺様のう胞癌
	肺大細胞癌	肺大細胞神経内分泌癌	肺粘表皮癌
	背部リンパ管腫	肺扁平上皮癌	肺胞上皮癌
	肺未分化癌	肺門部小細胞癌	肺門部腺癌
	肺門部大細胞癌	肺門部肺癌	肺門部非小細胞癌
	肺門部扁平上皮癌	バレット食道癌	パンコースト症候群
	非小細胞肺癌	腹腔内リンパ管腫	副腎神経芽腫
	腹部食道癌	腹膜偽粘液腫	腹膜転移
ま	腹膜播種	噴門癌	盲腸癌
	幽門癌	幽門前庭部癌	
△あ	悪性虫垂粘液瘤	胃悪性間葉系腫瘍	胃脂肪肉腫
か	胃上皮内癌	胃胚細胞腫瘍	外耳道ボーエン病
	回腸カルチノイド	下咽頭肉腫	下咽頭披裂喉頭蓋ひだ癌
	下顎歯肉癌	下顎歯肉頬移行部癌	下顎部基底細胞癌
	下顎部皮膚癌	下顎部ボーエン病	下顎部有棘細胞癌
	下眼瞼ボーエン病	顎下腺癌	下口唇ボーエン病
	下唇癌	下唇赤唇部癌	仮声帯癌
	下葉肺癌	眼角皮膚上皮内癌	眼瞼脂腺癌
	眼瞼皮膚上皮内癌	肝細胞癌破裂	癌性リンパ管症
	顔面基底細胞癌	顔面脂腺癌	顔面皮膚癌
	顔面皮膚上皮内癌	顔面ボーエン病	顔面有棘細胞癌
	顔面隆起性皮膚線維肉腫	気管支カルチノイド	気管支上皮内癌
	気管上皮内癌	臼後部癌	頬粘膜癌
	頬部基底細胞癌	頬部皮膚癌	頬部ボーエン病
	頬部有棘細胞癌	頬部隆起性皮膚線維肉腫	胸膜播種
	空腸カルチノイド	頚部悪性腫瘍	頚部脂腺癌
	頚部転移性腫瘍	頚部ボーエン病	頚部隆起性皮膚線維肉腫
	結腸脂肪肉腫	口蓋癌	口蓋弓癌
	口蓋垂癌	口腔悪性黒色腫	口腔癌
	口腔前庭癌	口腔底癌	硬口蓋癌
	甲状軟骨の悪性腫瘍	口唇癌	口唇境界部癌
	口唇赤唇部癌	口唇皮膚上皮内癌	口底癌
さ	項部ボーエン病	コレステリン胸膜炎	細気管支肺胞上皮癌
	細菌性胸膜炎	鰓原性癌	耳介ボーエン病
	篩骨洞癌	耳前部基底細胞癌	耳前部皮膚癌
	耳前部ボーエン病	耳前部有棘細胞癌	湿性胸膜炎
	歯肉癌	十二指腸悪性ガストリノーマ	十二指腸悪性ソマトスタチノーマ
	十二指腸カルチノイド	十二指腸神経内分泌癌	十二指腸平滑筋肉腫
	主気管支の悪性腫瘍	上咽頭脂肪肉腫	上顎結節部癌
	上顎歯肉癌	上顎歯肉頬移行部癌	上顎洞上皮内癌
	上眼瞼ボーエン病	上行結腸カルチノイド	上行結腸平滑筋肉腫
	上口唇ボーエン病	上唇癌	上唇赤唇部癌
	小唾液腺癌	小腸カルチノイド	小腸脂肪肉腫
	小腸平滑筋肉腫	上葉肺癌	食道悪性間葉系腫瘍
	食道悪性黒色腫	食道横紋筋肉腫	食道顆粒細胞腫
	食道カルチノイド	食道癌肉腫	食道偽肉腫
	食道脂肪肉腫	食道上皮内癌	食道平滑筋肉腫
	唇交連癌	滲出性胸水	膵頭部カルチノイド
	精巣胚細胞腫瘍	舌下腺癌	舌脂肪肉腫
	前額部基底細胞癌	前額部皮膚癌	前額部ボーエン病
た	前額部有棘細胞癌	前頭洞癌	大唾液腺癌
	大腸カルチノイド	大腸肉腫	大腸粘液癌
	唾液腺癌	胆のうカルチノイド	中咽頭肉腫
	虫垂カルチノイド	虫垂杯細胞カルチノイド	中葉肺癌
	蝶形骨洞癌	直腸悪性黒色腫	直腸カルチノイド
	直腸癌穿孔	直腸脂肪肉腫	直腸平滑筋肉腫
	転移性気管腫瘍	転移性胸壁腫瘍	転移性脊髄硬膜外腫瘍
	転移性脊髄硬膜内髄外腫瘍	転移性脊髄腫瘍	転移性大腸腫瘍
	転移性直腸腫瘍	転移性鼻腔癌	転移性膀胱癌
	頭部脂腺癌	頭部ボーエン病	頭部隆起性皮膚線維肉腫
は	軟口蓋癌	肺癌による閉塞性肺炎	肺上皮内癌
	鼻咽腔癌	鼻尖基底細胞癌	鼻尖皮膚癌
	鼻尖ボーエン病	鼻尖有棘細胞癌	鼻背基底細胞癌
	鼻背皮膚癌	鼻背ボーエン病	鼻背有棘細胞癌
	鼻部基底細胞癌	皮膚上皮内癌	鼻部皮膚癌
	鼻部ボーエン病	鼻部有棘細胞癌	鼻翼基底細胞癌
	鼻翼皮膚癌	鼻翼ボーエン病	鼻翼有棘細胞癌
	披裂喉頭蓋ひだ下咽頭面癌	披裂喉頭蓋ひだ喉頭面癌	副咽頭間隙悪性腫瘍
	副鼻腔癌	扁桃肉腫	ボーエン病
や	脈絡膜転移癌	盲腸カルチノイド	葉間胸水
ら	卵巣胚細胞腫瘍	連鎖球菌性胸膜炎	漏出性胸水

※ **適応外使用可**
原則として，「溶連菌抽出物【注射薬】」を「がま腫」に対して処方した場合，当該使用事例を審査上認める。

用法用量

(1)胃癌(手術例)患者及び原発性肺癌患者における化学療法との併用による生存期間の延長の場合：化学療法に併用し，各投与量(KE)を添付の生理食塩液で適宜懸濁溶解して，筋肉内，皮下又は皮内投与する。通常，初回0.2～0.5KEより開始し，患者の状態を観察しつつ，連日又は隔日1回の投与で2～3週間かけて2～5KEまで漸増する。維持量は1回2～5KE，週1～2回とする。

(2)消化器癌患者及び肺癌患者における癌性胸・腹水の減少の場合：通常，1回5～10KEを添付の生理食塩液で適宜懸濁溶解して，週に1～2回漿膜腔内投与する。

(3)他剤無効の，頭頸部癌(上顎癌，喉頭癌，咽頭癌，舌癌)及び甲状腺癌の場合：通常，1回5～10KEを添付の生理食塩液で適宜懸濁溶解して，毎日又は数日に1回，腫瘍内又は腫瘍辺縁部に注入する。
ただし，同日内に同一患者に対し，2経路による投与は行わない。

(4)リンパ管腫の場合：本剤の投与に際しては，生理食塩液で適宜懸濁溶解して，0.05～0.1KE/mL濃度の懸濁溶解液を調製する。通常，吸引リンパ管腫液量と同量の懸濁溶解液を局所に注入する。1回総投与量2KEを上限として，年齢，症状により適宜増減する。

用法用量に関連する使用上の注意 患者によって本剤に対する発熱などの感受性が異なるため，「消化器癌患者及び肺癌患者における癌性胸・腹水の減少の場合」，「他剤無効の，頭頸部癌(上顎癌，喉頭癌，咽頭癌，舌癌)及び甲状腺癌の場合」についても少量投与から始め，患者の状態を観察しつつ漸増することが望ましい。

禁忌

(1)本剤によるショックの既往歴のある患者
(2)ベンジルペニシリンによるショックの既往歴のある患者

原則禁忌 本剤又はペニシリン系抗生物質に対し過敏症の既往歴のある患者

ビスダイン静注用15mg
規格：15mg1瓶[187663円/瓶]
ベルテポルフィン　ノバルティス　131

【効能効果】

中心窩下脈絡膜新生血管を伴う加齢黄斑変性症

【対応標準病名】

◎	加齢黄斑変性		
△	萎縮型加齢黄斑変性	黄斑萎縮	黄斑円孔
	黄斑症	黄斑障害	黄斑のう胞
	黄斑部裂孔	黄斑変性	黄斑裂孔
	近視性脈絡膜新生血管	血管新生黄斑症	光線黄斑症
	出血性網膜色素上皮剥離	漿液性網膜色素上皮剥離	硝子体網膜接面黄斑症
	滲出型加齢黄斑変性	新生児黄斑	中毒性黄斑変性
	特発性脈絡膜新生血管	ドルーゼン	軟性ドルーゼン

ポリープ状脈絡膜血管症	網膜血管腫状増殖	網膜色素線条症
網膜色素線状症	網膜赤道部変性	網膜前膜
網膜浮腫		

効能効果に関連する使用上の注意　Occult CNV（脈絡膜新生血管）又はminimally classic CNVを有する患者では，本剤の有効性（視力低下抑制）はプラセボと統計学的有意差がみられなかったとの成績があるので，これらの患者に本剤を適用することについてはリスクとベネフィットを勘案した上で判断すること。

用法用量　ベルテポルフィンとして$6mg/m^2$（体表面積）を10分間かけて静脈内投与し，本剤投与開始から15分後にレーザー光〔波長689 ± 3nm，光照射エネルギー量$50J/cm^2$（照射出力$600mW/cm^2$で83秒間）〕を治療スポットに照射する。
なお，3ヵ月毎の検査時に蛍光眼底造影で脈絡膜新生血管からのフルオレセインの漏出が認められた場合は，再治療を実施する。

用法用量に関連する使用上の注意
本剤による光線力学的療法（本PDT）は，本剤の静脈内投与（第1段階）及び眼科用光線力学的療法用レーザー（非発熱性ダイオードレーザー）からのレーザー光照射によるビスダインの活性化（第2段階）の2つのプロセスからなる。
(1)再治療：3ヵ月以内の間隔で再治療を実施しても，視力低下の維持においてさらなる有効性は認められなかったとの成績があるので，再治療の実施時期については，各患者の症状や検査成績の推移について慎重に検討した上で判断すること。
(2)注射液の調製法・投与時の注意等
①本剤1バイアルに日局注射用水7mLを加えて溶解し，ベルテポルフィン2mg/mLを含有する7.5mLの溶液を調製する。バイアルから$6mg/m^2$（体表面積）相当量のビスダイン溶液を吸引し，総量として30mLになるよう日局ブドウ糖注射液（5%）で希釈し，投与用注射液とする。総量30mLを適切なシリンジポンプとインフュージョン・ラインフィルターを用い，10分間（3mL/分）かけて静脈内に投与する。
②本剤の血管外漏出がみられた場合には，直ちに投与を中止し，冷湿布を行うとともに，重度の局所的光過敏反応（日焼け等）が発現するおそれがあるので，腫脹や変色が消退するまで漏出部位を直射日光から完全に保護すること。
③本剤は生理食塩液中で沈殿するため，日局注射用水以外の溶解液（生理食塩液等）は使用しないこと。また，他剤との混注は行わないこと。
④溶解，希釈後は使用するまで遮光し，4時間以内に使用すること。
(3)血管外漏出を避けるための本剤投与中の標準的な留意事項
①本剤の静脈内投与を開始する前に静注ラインを確認し，投与後注意深くモニターする。
②高齢者は静脈壁がぜい弱である可能性が高いので，できるだけ大きな腕の静脈，できれば前肘静脈を用いることが望ましい。
③手背の細い静脈からの投与は避ける。
(4)病変サイズの測定
①蛍光眼底血管造影及びカラー眼底写真によって病変の最大直径（GLD：greatest linear dimension）を測定する。
②この測定には全てのclassic CNV及びoccult CNV，血液又は蛍光のブロック（blocked fluorescence）及び網膜色素上皮の漿液性剥離を含めること。また，眼底カメラは倍率2.4～2.6の範囲内のものが望ましい。
③蛍光眼底血管造影での病変のGLDについては，眼底カメラの倍率に関する補正を加えて，網膜病変のGLDを算定する。
(5)スポットサイズの決定
①治療スポットサイズは，網膜病変部に500μmの縁取りを行い，病変部を完全にカバーできるようにするために，GLDに1,000μmを加える。
②ただし，治療スポットの鼻側縁端は，視神経乳頭の側頭側縁端から200μm以上離れた位置とする。
(6)レーザー光照射
①視力矯正用コンタクトレンズを使用している患者の場合，本PDTの前にコンタクトレンズをはずしてから治療を開始すること。
②ベルテポルフィンの光による活性化は照射する総エネルギー量でコントロールする。
③CNVの治療における照射エネルギー量はCNV病変$1cm^2$あたり50Jである（照射出力$600mW/cm^2$で83秒間照射することになる）。
④事前に決定した治療スポットに適切にレーザー光を照射するためには，照射エネルギー量，照射出力，眼科用レンズの倍率，ズームレンズの設定が重要なパラメータとなる。レーザー照射手順の設定と操作については使用するレーザーシステムマニュアルに従い，用法用量に定めた照射条件を厳密に遵守すること。
⑤689 ± 3nmの波長を安定に出力できるレーザーを使用する。
⑥レーザー光は適切な眼科用拡大レンズを使用し，光ファイバー及びスリットランプを介して単円スポットとして網膜に照射する。
⑦必要な場合には，眼球運動防止のための球後麻酔を併用することができる。
(7)両眼治療（臨床試験では両眼治療は行われていない。）
初回治療における両眼同時治療は避けること。なお，両眼に治療対象となる病変がある場合は，両眼同時治療の有益性と危険性を慎重に評価する必要がある。
①過去に本PDTを施行した経験がなく，両眼に治療対象となる病変がある患者については，まず片眼（病変が進行している眼）にのみ本PDTを施行し，1週間以上観察した上で，特に安全性上問題がないと判断できる場合に限って，もう一方の眼への本PDTの施行を考慮すること。
②過去に片眼に対して本PDTを施行し，特に安全性上問題がなかった場合において，両眼に治療対象となる病変がある患者については，最初に進行がより高度である眼の病変を対象として，用法用量に従い本PDTを施行すること。その後直ちにもう一方の眼の治療のためにレーザーを再設定し，本剤投与開始から20分以内（投与終了10分以内）に光照射を実施すること。

警告
(1)本剤による光線力学的療法は，規定の講習を受け，光線力学的療法の安全性・有効性を十分に理解し，本剤の調製・投与及びレーザー照射に関する十分な知識・経験のある眼科専門医のみが実施すること。
(2)本剤投与後48時間は皮膚又は眼を直射日光や強い室内光に暴露させないよう注意すること。
(3)本剤投与後48時間以内に緊急手術を要する場合は，できる限り内部組織を強い光から保護すること。
(4)光照射により本剤を活性化させた場合に，視力低下等の高度の視覚障害が誘発されるおそれがあり，回復しなかった症例も認められていることから，本剤による光線力学的療法のリスクについても十分に患者に説明した上で，本治療を施行すること
(5)本剤は特定の適切な眼科用光線力学的療法用レーザーにより光照射した場合にのみ，適正かつ安全に使用できることが確認されているので，本剤の光活性化の基準に適合しないレーザーは使用しないこと。光熱凝固のために使用されているレーザーを本剤の活性化に用いることはできない。

禁忌
(1)ポルフィリン症の患者
(2)本剤の成分に対し過敏症の既往歴のある患者
(3)眼底の観察が困難な患者

ヒスタグロビン皮下注用

規格：(人免疫グロブリン12mg ヒスタミン二塩酸塩0.15μg) 1瓶(溶解液付) [718円/瓶]

ヒスタミン二塩酸塩 人免疫グロブリン 化血研 639

【効 能 効 果】

アレルギー性鼻炎，血管運動性鼻炎，アレルギー性皮膚疾患(アトピー性皮膚炎，じんま疹，慢性湿疹)
気管支喘息

【対応標準病名】

◎	アトピー性皮膚炎	アレルギー性じんま疹	アレルギー性鼻炎
	アレルギー性皮膚炎	気管支喘息	血管運動性鼻炎
	じんま疹	慢性湿疹	
○	LE型薬疹	足湿疹	アスピリンじんま疹
	アスピリン喘息	アトピー性紅皮症	アトピー性湿疹
	アトピー性神経皮膚炎	アトピー性喘息	アレルギー性気管支炎
	アレルギー性鼻咽頭炎	アレルギー性鼻結膜炎	アレルギー性副鼻腔炎
	異汗症	異汗性湿疹	イネ科花粉症
	陰のう湿疹	陰部間擦疹	運動誘発性喘息
	会陰部肛囲湿疹	腋窩湿疹	温熱じんま疹
	外因性喘息	外陰部皮膚炎	花粉症
	貨幣状湿疹	カモガヤ花粉症	間擦疹
	感染型気管支喘息	汗疱	汗疱性湿疹
	顔面急性皮膚炎	寒冷じんま疹	機械性じんま疹
	気管支喘息合併妊娠	季節性アレルギー性鼻炎	丘疹状湿疹
	急性湿疹	亀裂性湿疹	頚部皮膚炎
	結節性痒疹	肛囲間擦疹	紅斑性間擦疹
	紅斑性湿疹	肛門湿疹	コリン性じんま疹
	混合型喘息	しいたけ皮膚炎	自家感作性皮膚炎
	湿疹	湿疹様発疹	紫斑型薬疹
	周期性再発性じんま疹	手指湿疹	出血性じんま疹
	小児アトピー性湿疹	小児喘息	小児喘息性気管支炎
	職業喘息	食物性皮膚炎	人工肛門部皮膚炎
	人工じんま疹	新生児皮膚炎	振動性じんま疹
	スギ花粉症	ステロイド依存性喘息	ステロイド皮膚炎
	ステロイド誘発性皮膚症	制癌剤皮膚炎	成人アトピー性皮膚炎
	赤色湿疹	咳喘息	接触じんま疹
	全身湿疹	全身薬疹	喘息性気管支炎
	通年性アレルギー性鼻炎	手湿疹	冬期湿疹
	頭部湿疹	特発性じんま疹	難治性喘息
	乳児喘息	乳房皮膚炎	妊娠湿疹
	妊婦性皮膚炎	白色粃糠疹	鼻背部湿疹
	非アトピー性喘息	鼻炎	鼻前庭部湿疹
	ヒノキ花粉症	皮膚炎	皮膚描記性じんま疹
	ピリン疹	ブタクサ花粉症	扁平湿疹
	慢性じんま疹	夜間性喘息	薬疹
	薬物性じんま疹	落屑性湿疹	鱗状湿疹
△	アトピー性角結膜炎	家族性寒冷自己炎症症候群	化膿性皮膚疾患
	急性乳児湿疹	屈曲部湿疹	固定薬疹
	自己免疫性じんま疹	四肢小児湿疹	小児乾燥型湿疹
	小児湿疹	心因性喘息	中毒疹
	手足症候群	内因性湿疹	乳児皮膚炎
	びまん性神経皮膚炎	ベニエ痒疹	慢性乳児湿疹
	薬物性口唇炎		

用法用量

アレルギー性鼻炎，血管運動性鼻炎，アレルギー性皮膚疾患(アトピー性皮膚炎，じんま疹，慢性湿疹)

本剤1バイアルを注射用水1.5mLに溶解し，皮下に注射する。
通常1回1バイアルを成人では週1～2回，小児では週1回の間隔で3回又は6回注射し1クールとする。十分な効果のあらわれない場合には更に1クールの注射を行う。この場合，成人に対しては1回投与量を最高3バイアルまで増量することができる。
また，いったんあらわれた効果を維持するためには3～4ヶ月ごとに1回の注射を反復する。

気管支喘息

本剤1バイアルを注射用水1.5mLに溶解し，皮下に注射する。
通常1回1バイアルを成人では週1～2回，小児では週1回の間隔で6回注射し1クールとする。
十分な効果のあらわれない場合には更に1クールの注射を行う。この場合，成人に対しては1回投与量を最高3バイアルまで増量することができる。
また，いったんあらわれた効果を維持するためには3～4ヶ月ごとに1回の注射を反復する。

禁忌

(1)本剤の成分に対しショックの既往歴のある患者
(2)激しい喘息発作時の患者
(3)月経直前及び期間中の患者
(4)妊婦又は妊娠している可能性のある婦人
(5)著しく衰弱している患者

原則禁忌 本剤の成分に対し過敏症の既往歴のある患者

ビスタマイシン筋注500mg

規格：500mg1管[288円/管]

ビスタマイシン筋注1000mg

規格：1g1管[450円/管]

リボスタマイシン硫酸塩 Meiji Seika 613

【効 能 効 果】

〈適応菌種〉リボスタマイシンに感性のブドウ球菌属，レンサ球菌属，肺炎球菌，淋菌，大腸菌，肺炎桿菌，プロテウス属
〈適応症〉敗血症，表在性皮膚感染症，深在性皮膚感染症，リンパ管・リンパ節炎，慢性膿皮症，骨髄炎，咽頭・喉頭炎，扁桃炎，急性気管支炎，肺炎，肺膿瘍，膿胸，慢性呼吸器病変の二次感染，膀胱炎，腎盂腎炎，淋菌感染症，腹膜炎，胆嚢炎，涙嚢炎，角膜炎(角膜潰瘍を含む)，中耳炎，副鼻腔炎，顎炎

【対応標準病名】

◎	咽頭炎	咽頭喉頭炎	角膜炎
	角膜潰瘍	急性気管支炎	喉頭炎
	骨髄炎	歯性顎炎	腎盂腎炎
	胆のう炎	中耳炎	膿胸
	肺炎	敗血症	肺膿瘍
	皮膚感染症	副鼻腔炎	腹膜炎
	扁桃炎	膀胱炎	慢性膿皮症
	リンパ管炎	リンパ節炎	淋病
	涙のう炎		
○あ	MRSA膀胱炎	亜急性気管支炎	亜急性骨髄炎
	亜急性リンパ管炎	亜急性涙のう炎	アレルギー性角膜炎
	アレルギー性膀胱炎	アンギナ	咽頭気管炎
	咽頭扁桃炎	院内感染敗血症	インフルエンザ菌気管支炎
	インフルエンザ菌喉頭炎	栄養障害性角膜炎	壊死性肺炎
	壊疽性咽頭炎	壊疽性胆のう炎	横隔膜下膿瘍
か	横隔膜下腹膜炎	外傷性角膜炎	外傷性角膜潰瘍
	外傷性穿孔性中耳炎	外傷性中耳炎	開放性大腿骨骨髄炎
	潰瘍性咽頭炎	潰瘍性膀胱炎	下咽頭炎
	下顎骨壊死	下顎骨炎	下顎骨骨髄炎
	下顎骨骨膜炎	下顎骨骨膜下膿瘍	下顎骨周囲炎
	下顎骨周囲膿瘍	下顎膿瘍	角結膜炎
	角結膜びらん	顎骨炎	顎骨骨髄炎
	顎骨骨膜炎	角膜上皮びらん	角膜穿孔
	角膜中心潰瘍	角膜内皮炎	角膜膿瘍
	角膜パンヌス	角膜びらん	角膜腐蝕
	下腿骨骨髄炎	下腿骨慢性骨髄炎	下腿複雑骨折後骨髄炎
	カタル性咽頭炎	カタル性角膜潰瘍	化膿性角膜炎

ヒ

	化膿性喉頭炎	化膿性骨髄炎	化膿性中耳炎
	化膿性副鼻腔炎	化膿性腹膜炎	化膿性リンパ節炎
	貨幣状角膜炎	眼窩骨髄炎	肝下膿瘍
	環指骨髄炎	肝周囲炎	乾性角結膜炎
	乾性角膜炎	感染性咽頭炎	感染性角膜潰瘍
	感染性喉頭気管炎	気管支肺炎	気管支瘻膿胸
	偽膜性咽頭炎	偽膜性気管支炎	偽膜性喉頭炎
	偽膜性扁桃炎	急性アデノイド咽頭炎	急性アデノイド扁桃炎
	急性咽頭炎	急性咽頭喉頭炎	急性咽頭扁桃炎
	急性壊疽性喉頭炎	急性壊疽性扁桃炎	急性潰瘍性喉頭炎
	急性潰瘍性扁桃炎	急性角結膜炎	急性顎骨骨髄炎
	急性顎骨骨膜炎	急性角膜炎	急性化膿性咽頭炎
	急性化膿性下顎骨炎	急性化膿性脛骨骨髄炎	急性化膿性骨髄炎
	急性化膿性上顎骨炎	急性化膿性胆のう炎	急性化膿性中耳炎
	急性化膿性扁桃炎	急性気管気管支炎	急性気腫性胆のう炎
	急性脛骨骨髄炎	急性血行性骨髄炎	急性限局性腹膜炎
	急性喉頭炎	急性喉頭気管炎	急性喉頭気管気管支炎
	急性骨髄炎	急性骨盤腹膜炎	急性出血性膀胱炎
	急性声帯炎	急性声門下喉頭炎	急性腺窩性扁桃炎
	急性単純性膀胱炎	急性胆のう炎	急性中耳炎
	急性肺炎	急性汎発性腹膜炎	急性反復性気管支炎
	急性腹膜炎	急性浮腫性喉頭炎	急性扁桃炎
	急性膀胱炎	急性淋菌性尿道炎	急性涙のう炎
	胸骨骨髄炎	胸椎骨髄炎	胸膜肺炎
	胸膜瘻	距骨骨髄炎	巨大フリクテン
	グラデニーゴ症候群	クラミジア肺炎	グラム陽性菌敗血症
	クループ性気管支炎	脛骨骨髄炎	脛骨骨膜炎
	脛骨乳児骨髄炎	脛骨慢性化膿性骨髄炎	脛骨慢性骨髄炎
	頚椎骨髄炎	頚部膿疱	頚部リンパ節炎
	血管性パンヌス	血行性脛骨骨髄炎	血行性骨髄炎
	血行性大腿骨骨髄炎	結節性眼炎	結節性結膜炎
	嫌気性骨髄炎	限局性膿胸	限局性腹膜炎
	肩甲骨周囲炎	原発性腹膜炎	コアグラーゼ陰性ぶどう球菌敗血症
	硬化性角膜炎	硬化性骨髄炎	口腔上顎洞瘻
	光線眼症	喉頭周囲炎	後腹膜炎
	後腹膜膿瘍	肛門淋菌感染	コーガン症候群
	鼓室内水腫	骨炎	骨顆炎
	骨幹炎	骨周囲炎	骨髄炎後遺症
	骨盤化膿性骨髄炎	骨盤直腸窩膿瘍	骨盤腹膜炎
	骨膜炎	骨膜下膿瘍	骨膜骨髄炎
さ	骨膜のう炎	細菌性骨髄炎	細菌性ショック
	細菌性腹膜炎	細菌性膀胱炎	臍周囲炎
	再発性中耳炎	坐骨骨炎	散在性表層角膜炎
	蚕蝕性角膜潰瘍	紫外線角結膜炎	紫外線角膜炎
	指骨炎	趾骨炎	指骨髄炎
	趾骨髄炎	篩骨洞炎	糸状角膜炎
	歯性上顎洞炎	歯性副鼻腔炎	膝蓋骨化膿性骨髄炎
	膝蓋骨骨髄炎	実質性角膜炎	湿疹性パンヌス
	尺骨遠位部骨髄炎	縦隔膿瘍	習慣性アンギナ
	習慣性扁桃炎	十二指腸穿孔腹膜炎	種子骨炎
	出血性角膜炎	出血性中耳炎	出血性膀胱炎
	術後骨髄炎	術後腎盂腎炎	術後性中耳炎
	術後性慢性中耳炎	術後腹膜炎	シュロッフェル腫瘤
	上咽頭炎	上顎骨炎	上顎骨骨髄炎
	上顎骨骨膜炎	上顎骨骨膜下膿瘍	上顎洞炎
	上行性腎盂腎炎	上鼓室化膿症	踵骨炎
	踵骨骨髄炎	小児肺炎	小児副鼻腔炎
	小膿疱性皮膚炎	上腕骨骨髄炎	真菌性角膜潰瘍
	神経栄養性角結膜炎	進行性角膜潰瘍	滲出性気管支炎
	滲出性腹膜炎	浸潤性表層角膜炎	新生児上顎骨骨髄炎
	新生児中耳炎	新生児膿漏眼	深層角膜炎
	膵臓性腹膜炎	水疱性中耳炎	星状角膜炎
	ゼーミッシュ潰瘍	石化性角膜炎	脊椎骨髄炎
	雪眼炎	舌扁桃炎	セレウス菌敗血症

	腺窩性アンギナ	穿孔性角膜潰瘍	穿孔性中耳炎
	穿孔性腹腔内膿瘍	穿孔性腹膜炎	線状角膜炎
	前頭洞炎	全膿胸	腺病性パンヌス
	前房蓄膿性角膜炎	前腕骨髄炎	増殖性化膿性口内炎
た	増殖性骨膜炎	足部骨髄炎	大腿骨骨髄炎
	大腿骨膿瘍	大腿骨膜炎	大腿骨慢性化膿性骨髄炎
	大腿骨慢性骨髄炎	大網膿瘍	大葉性肺炎
	多発性漿膜炎	多発性腸間膜膿瘍	多発性膿疱症
	胆管胆のう炎	胆管膿瘍	胆汁性腹膜炎
	単純性角膜潰瘍	単純性中耳炎	胆のう壊疽
	胆のう周囲炎	胆のう周囲膿瘍	胆のう膿瘍
	恥骨骨炎	恥骨骨膜炎	肘関節慢性骨髄炎
	中耳炎性顔面神経麻痺	中手骨膿瘍	腸間膜脂肪織炎
	腸間膜膿瘍	腸間膜リンパ節炎	蝶形骨洞炎
	腸骨窩膿瘍	腸骨骨髄炎	腸穿孔腹膜炎
	腸腰筋膿瘍	直腸淋菌感染	沈下性肺炎
	陳旧性中耳炎	頭蓋骨骨髄炎	橈骨骨髄炎
な	兎眼性角膜炎	乳児肺炎	尿細管間質性腎炎
	尿膜管膿瘍	膿皮症	膿疱
は	肺壊疽	肺炎合併肺膿瘍	肺炎球菌性咽頭炎
	肺炎球菌性気管支炎	肺炎球菌性腹膜炎	肺化膿症
	敗血症性咽頭炎	敗血症性骨髄炎	敗血症性ショック
	敗血症性肺炎	敗血症性皮膚炎	敗血性壊疽
	汎発性化膿性腹膜炎	反復性角膜潰瘍	反復性膀胱炎
	汎副鼻腔炎	腓骨骨髄炎	尾骨骨髄炎
	非特異骨髄炎	非特異性腸間膜リンパ節炎	非特異性リンパ節炎
	びまん性肺炎	びまん性表層角膜炎	表在性角膜炎
	表在性点状角膜炎	びらん性膀胱炎	フィラメント状角膜炎
	腹腔骨盤部膿瘍	腹腔内遺残膿瘍	腹腔内膿瘍
	匐行性角膜潰瘍	ぶどう球菌性咽頭炎	ぶどう球菌性胸膜炎
	ぶどう球菌性敗血症	ぶどう球菌性肺膿瘍	ぶどう球菌性扁桃炎
	フリクテン性角結膜炎	フリクテン性角膜炎	フリクテン性角膜潰瘍
	フリクテン性結膜炎	フリクテン性パンヌス	ブロディー骨膿瘍
	閉塞性肺炎	辺縁角膜炎	辺縁フリクテン
	扁桃性アンギナ	膀胱後部膿瘍	膀胱三角部炎
	膀胱周囲炎	膀胱周囲膿瘍	母指骨髄炎
ま	母趾骨髄炎	膜性咽頭炎	慢性咽喉頭炎
	慢性角結膜炎	慢性顎骨炎	慢性顎骨骨髄炎
	慢性化膿性骨髄炎	慢性化膿性穿孔性中耳炎	慢性化膿性中耳炎
	慢性血行性骨髄炎	慢性骨髄炎	慢性骨盤腹膜炎
	慢性再発性膀胱炎	慢性耳管鼓室化膿性中耳炎	慢性上鼓室乳突洞化膿性中耳炎
	慢性穿孔性中耳炎	慢性多発性骨髄炎	慢性胆のう炎
	慢性中耳炎	慢性中耳炎急性増悪	慢性中耳炎後遺症
	慢性中耳炎術後再燃	慢性膿胸	慢性肺化膿症
	慢性複雑性膀胱炎	慢性副鼻腔炎	慢性副鼻腔炎急性増悪
	慢性副鼻腔膿瘍	慢性腹膜炎	慢性扁桃炎
	慢性膀胱炎	慢性淋菌性尿道炎	慢性リンパ管炎
	慢性リンパ節炎	慢性涙小管炎	慢性涙のう炎
	耳後部リンパ節炎	耳後部リンパ腺炎	無熱性肺炎
や	盲腸後部膿瘍	薬物性角結膜炎	薬物性角膜炎
ら	腰椎骨髄炎	良性慢性化膿性中耳炎	淋菌性咽頭炎
	淋菌性外陰炎	淋菌性外陰腟炎	淋菌性滑膜炎
	淋菌性関節炎	淋菌性亀頭炎	淋菌性結膜炎
	淋菌性腱滑膜炎	淋菌性虹彩毛様体炎	淋菌性口内炎
	淋菌性骨髄炎	淋菌性子宮頚管炎	淋菌性女性骨盤炎
	淋菌性心筋炎	淋菌性心内膜炎	淋菌性心膜炎
	淋菌性髄膜炎	淋菌性精巣炎	淋菌性精巣上体炎
	淋菌性前立腺炎	淋菌性腟炎	淋菌性尿道炎
	淋菌性尿道狭窄	淋菌性脳膿瘍	淋菌性肺炎
	淋菌性敗血症	淋菌性バルトリン腺膿瘍	淋菌性腹膜炎
	淋菌性膀胱炎	淋菌性卵管炎	輪紋状角膜炎

	涙小管炎	涙のう周囲炎	涙のう周囲膿瘍
	連鎖球菌気管支炎	連鎖球菌性アンギナ	連鎖球菌性咽頭炎
	連鎖球菌性喉頭炎	連鎖球菌性喉頭気管炎	連鎖球菌性扁桃炎
	老人性肺炎	肋骨骨髄炎	肋骨周囲炎
△	BKウイルス腎症	MRCNS敗血症	MRSA骨髄炎
	MRSA膿胸	MRSA肺化膿症	MRSA敗血症
	MRSA腹膜炎	RSウイルス気管支炎	アカントアメーバ角膜炎
	アレルギー性副鼻腔炎	咽頭チフス	咽頭痛
	インフルエンザ菌性咽頭炎	インフルエンザ菌性喉頭気管炎	インフルエンザ菌敗血症
	ウイルス性咽頭炎	ウイルス性気管支炎	ウイルス性表層角膜炎
	ウイルス性扁桃炎	エキノコックス性骨髄炎	エコーウイルス気管支炎
	炎症性大網癒着	円板状角膜炎	黄色ブドウ球菌敗血症
	顎腐骨	角膜帯状疱疹	間質性膀胱炎
	感染性角膜炎	乾酪性副鼻腔炎	気管支食道瘻
	気管食道瘻	気腫性腎盂腎炎	グラム陰性桿菌敗血症
	グラム陰性菌敗血症	結核性角結膜炎	結核性角膜炎
	結核性角膜強膜炎	結核性骨髄炎	結核性中耳炎
	血性腹膜炎	嫌気性菌敗血症	紅色陰癬
	コクサッキーウイルス気管支炎	骨髄肉芽腫	サルモネラ骨髄炎
	樹枝状角膜炎	樹枝状角膜潰瘍	食道気管支瘻
	食道気管瘻	新生児敗血症	水痘性角結膜炎
	水痘性角膜炎	帯状疱疹性角結膜炎	地図状角膜炎
	腸間膜脂肪壊死	腸管リンパ管拡張症	腸球菌敗血症
	点状角膜炎	トキソプラスマ角膜炎	尿性腹膜炎
	敗血症性気管支炎	肺穿孔	梅毒性角結膜炎
	梅毒性角膜炎	肺瘻	パラインフルエンザウイルス気管支炎
	晩期先天梅毒性間質性角膜炎	非結核性抗酸菌性骨髄炎	ビタミンA欠乏性角膜潰瘍
	非定型肺炎	フィブリン性腹膜炎	ヘルペスウイルス性角結膜炎
	ヘルペス角膜炎	扁桃チフス	放射線出血性膀胱炎
	放射線性下顎骨骨髄炎	放射線性顎骨壊死	放射線性化膿性顎骨壊死
	放射線性膀胱炎	マイコプラズマ気管支炎	麻疹性角結膜炎
	麻疹性角膜炎	麻疹性結膜炎	慢性放射線性顎骨壊死
	ライノウイルス気管支炎	流行性角結膜炎	涙小管のう胞

用法用量　通常，成人はリボスタマイシンとして1日量1.0g(力価)を1～2回に分け，小児・乳幼児はリボスタマイシンとして1日量20～40mg(力価)/kgを1～2回に分け，それぞれ筋肉内に注射する。
なお，年齢，症状により適宜増減する。

用法用量に関連する使用上の注意
(1)本剤の使用にあたっては，耐性菌の発現等を防ぐため，原則として感受性を確認し，疾病の治療上必要な最小限の期間の投与にとどめること。
(2)腎障害のある患者には，投与量を減ずるか，投与間隔をあけて使用すること。

禁忌　本剤の成分並びにアミノグリコシド系抗生物質又はバシトラシンに対し過敏症の既往歴のある患者

原則禁忌　本人又はその血族がアミノグリコシド系抗生物質による難聴又はその他の難聴のある患者

ビスラーゼ注射液10mg　規格：10mg1管[86円/管]
ビスラーゼ注射液20mg　規格：20mg1管[93円/管]
リボフラビンリン酸エステルナトリウム　トーアエイヨー　313

【効能効果】

(1)ビタミンB_2欠乏症の予防及び治療
(2)ビタミンB_2の需要が増大し，食事からの摂取が不十分な際の補給(消耗性疾患，妊産婦，授乳婦，はげしい肉体労働時など)
(3)下記疾患のうち，ビタミンB_2の欠乏又は代謝障害が関与すると推定される場合
①口角炎，口唇炎，舌炎
②肛門周囲及び陰部びらん
③急・慢性湿疹，脂漏性湿疹
④ペラグラ
⑤尋常性痤瘡，酒さ
⑥日光皮膚炎
⑦結膜炎
⑧びまん性表層角膜炎
(上記(3)に対して，効果がないのに月余にわたって漫然と使用すべきでない。)

【対応標準病名】

◎	外陰部びらん	急性湿疹	結膜炎
	口角炎	口唇炎	肛門部びらん
	しゅさ	脂漏性皮膚炎	尋常性ざ瘡
	舌炎	日光皮膚炎	ビタミンB2欠乏症
	皮膚びらん	びまん性表層角膜炎	ペラグラ
	慢性湿疹	リボフラビン欠乏症	
○	角結膜びらん	貨幣状湿疹	汗疱性湿疹
	顔面光線角化症	口唇色素沈着症	光線角化症
	ゴバラン症候群	湿疹様発疹	しゅさ鼻
	脂漏性乳児皮膚炎	新生児皮脂漏	ステロイドしゅさ
	冬期湿疹	頭部脂漏	ナイアシン欠乏症
	妊娠湿疹	妊婦性皮膚炎	ビタミンB群欠乏症
△ あ	亜急性結膜炎	悪液質アフタ	足湿疹
	アトピー性角結膜炎	アルコール性ペラグラ	アレルギー性角膜炎
	アレルギー性結膜炎	異汗性湿疹	萎縮性角結膜炎
	陰唇潰瘍	陰のう湿疹	陰部潰瘍
	栄養障害性角膜炎	会陰部肛囲湿疹	腋窩湿疹
か	外陰炎	外陰潰瘍	外陰部皮膚炎
	外傷性角膜炎	化学性結膜炎	角結膜炎
	角膜炎	角膜上皮びらん	角膜内皮炎
	角膜びらん	角膜腐蝕	カタル性眼炎
	カタル性結膜炎	カタル性舌炎	化膿性角膜炎
	化膿性結膜炎	貨幣状角膜炎	眼炎
	眼角部眼瞼縁結膜炎	眼瞼縁結膜炎	眼瞼結膜炎
	乾性角結膜炎	乾性角膜炎	感染性皮膚炎
	顔面急性皮膚炎	顔面ざ瘡	顔面しゅさ
	顔面尋常性ざ瘡	偽性ペラグラ	季節性アレルギー性結膜炎
	偽膜性結膜炎	丘疹状湿疹	急性外陰腟炎
	急性角結膜炎	急性角膜炎	急性結膜炎
	急性濾胞性結膜炎	巨大乳頭結膜炎	亀裂性湿疹
	クラミジア結膜炎	形質細胞性口唇炎	頚部皮膚炎
	結膜潰瘍	結膜化膿性肉芽腫	結膜びらん
	結膜濾胞症	口囲ざ瘡	口角口唇炎
	口角びらん	硬化性舌炎	溝状舌
	口唇潰瘍	口唇粘液のう胞	口唇びらん
	口唇部膿瘍	口唇麻痺	口唇瘻
	光線眼症	紅斑性湿疹	肛門陰窩炎
	肛門炎	肛門狭窄	肛門疾患
	肛門湿疹	肛門周囲痛	肛門皮垂
	肛門部周囲炎	肛門部痛	コッホ・ウィークス菌性結膜炎
さ	細菌性結膜炎	ざ瘡	ざ瘡様発疹
	散在性表層角膜炎	紫外線角膜炎	自家感作性皮膚炎
	糸状角膜炎	湿疹	若年性女子表皮剥離性ざ瘡
	集簇性ざ瘡	宿便性潰瘍	しゅさ性角膜炎
	しゅさ性ざ瘡	しゅさ様皮膚炎	手指湿疹
	出血性角膜炎	術後結膜炎	春季カタル
	小児ざ瘡	痔瘻術後肛門周囲炎	神経栄養性角結膜炎

	人工肛門部皮膚炎	浸潤性表層角膜炎	新生児ざ瘡
	新生児皮膚炎	唇裂術後	水疱性口唇炎
	ステロイドざ瘡	ストーマ粘膜皮膚侵入	星状角膜炎
	石化性角膜炎	赤色湿疹	舌潰瘍
	雪眼炎	接触性眼瞼結膜炎	接触性口唇炎
	舌切除後遺症	舌乳頭炎	舌膿瘍
	舌びらん	線状角膜炎	全身湿疹
	腺性口唇炎	続発性ペラグラ	粟粒性壊死性ざ瘡
た	地図状舌	腟潰瘍	腟部びらん
	直腸周囲炎	通年性アレルギー性結膜炎	手湿疹
	殿部皮膚潰瘍	痘瘡性ざ瘡	頭部湿疹
な	兎眼性角膜炎	肉芽腫性口唇炎	乳房皮膚炎
	熱帯性潰瘍	熱帯性ざ瘡	粘液膿性結膜炎
は	膿痂疹性ざ瘡	膿疱性ざ瘡	白内障術後結膜炎
	剥離性限局性舌炎	剥離性口唇炎	剥離性舌炎
	鼻背部湿疹	パリノー結膜炎	パリノー結膜腺症候群
	瘢痕性肛門狭窄	鼻前庭部湿疹	非特異性外陰炎
	皮膚炎	皮膚潰瘍	表在性角膜炎
	表在性舌炎	表在性点状角膜炎	フィラメント状角膜炎
	フォアダイス病	腹壁瘢痕部潰瘍	ペラグラ性脳症
	ペラグラ性皮膚炎	辺縁角膜炎	辺縁フリクテン
ま	扁平湿疹	慢性外陰炎	慢性角結膜炎
	慢性カタル性結膜炎	慢性結膜炎	慢性光線性皮膚炎
	慢性舌炎	慢性表在性舌炎	慢性濾胞性結膜炎
	メラー舌炎	面皰	モラックス・アクセンフェルド結膜炎
や	薬物性角結膜炎	薬物性角膜炎	薬物性結膜炎
ら	落屑性湿疹	リガ・フェーデ病	流行性結膜炎
	良性移動性舌炎	鱗状湿疹	輪紋状角膜炎

※ **適応外使用可**
原則として，「リボフラビン」を「ビタミンB_2依存性マルチプルアシルCoA脱水素酵素異常症」に対し処方した場合，当該使用事例を審査上認める。

用法用量　リボフラビンとして，通常成人1日2〜30mgを皮下，筋肉内又は静脈内注射する。
なお，年齢，症状により適宜増減する。

ビタミンB_2注1%「イセイ」：イセイ　10mg1管[86円/管]，ビタミンB_2注「日医工」10mg：日医工　10mg1管[86円/管]，ホスフラン注−5mg：扶桑薬品　5mg1管[86円/管]，ホスフラン注−10mg：扶桑薬品　10mg1管[86円/管]，ホスフラン注−20mg：扶桑薬品　20mg1管[93円/管]

ピーゼットシー筋注2mg　規格：0.2%1mL1管[62円/管]
塩酸ペルフェナジン　田辺三菱　117

【効能効果】

統合失調症，術前・術後の悪心・嘔吐，メニエル症候群(眩暈，耳鳴)

【対応標準病名】

◎	嘔吐症	悪心	耳鳴症
	術後悪心	統合失調症	メニエール症候群
	メニエール病	めまい	
○	アスペルガー症候群	胃切除後消化障害	胃切除後症候群
	化学療法に伴う嘔吐症	蝸牛型メニエール病	型分類困難な統合失調症
	感音性耳鳴	偽神経症性統合失調症	急性統合失調症
	急性統合失調症性エピソード	急性統合失調症様精神病性障害	境界型統合失調症
	緊張型統合失調症	頚性耳鳴	頚性めまい
	残遺型統合失調症	自覚的耳鳴	自閉的精神病質
	小児期型統合失調症	小児シゾイド障害	前駆期統合失調症
	潜在性統合失調症	前庭型メニエール病	体感症性統合失調症
	短期統合失調症様障害	単純型統合失調症	ダンピング症候群
	遅発性統合失調症	統合失調症型障害	統合失調症型パーソナリティ障害
	統合失調症後抑うつ	統合失調症症状を伴う急性錯乱	統合失調症症状を伴う急性多形性精神病性障害
	統合失調症症状を伴う類循環精神病	統合失調症性パーソナリティ障害	統合失調症性反応
	統合失調症様状態	頭部外傷性耳鳴	突発性めまい
	内耳性耳鳴症	内リンパ水腫	破瓜型統合失調症
	反復性嘔吐	平衡障害	夢幻精神病
	無症候性耳鳴	無難聴性耳鳴	迷走神経切離後症候群
	迷路性めまい	めまい感	めまい症
	めまい発作	妄想型統合失調症	夜間めまい
	よろめき感		
△	アセトン血性嘔吐症	嘔気	回転性めまい
	習慣性嘔吐	食後悪心	胆汁性嘔吐
	中枢性嘔吐症	聴覚異常	統合失調症症状を伴わない急性錯乱
	統合失調症症状を伴わない急性多形性精神病性障害	統合失調症症状を伴わない類循環精神病	特発性嘔吐症
	脳性嘔吐	反芻	糞便性嘔吐
	末梢性めまい症	耳疾患	モレル・クレペリン病

用法用量　ペルフェナジンとして，通常，成人1回2〜5mgを筋肉内注射する。なお，年齢，症状により適宜増減する。

禁忌
(1)昏睡状態，循環虚脱状態の患者
(2)バルビツール酸誘導体・麻酔剤等の中枢神経抑制剤の強い影響下にある患者
(3)アドレナリンを投与中の患者
(4)フェノチアジン系化合物及びその類似化合物に対し過敏症の患者

原則禁忌　皮質下部の脳障害(脳炎，脳腫瘍，頭部外傷後遺症等)の疑いがある患者

併用禁忌

薬剤名等	臨床症状・措置方法	機序・危険因子
アドレナリン(ボスミン)	アドレナリンの作用を逆転させ，重篤な血圧降下を起こすことがある。	アドレナリンはアドレナリン作動性α，β-受容体の刺激剤であり，本剤のα-受容体遮断作用により，β-受容体刺激作用が優位となり，血圧降下作用が増強される。

ビソルボン注4mg　規格：0.2%2mL1管[57円/管]
ブロムヘキシン塩酸塩　日本ベーリンガー　223

【効能効果】

経口投与困難な場合における下記疾患ならびに状態の去痰：肺結核，塵肺症，手術後
気管支造影後の造影剤の排泄の促進

【対応標準病名】

◎	塵肺症	肺結核	
○	潰瘍性粟粒結核	活動性肺結核	乾酪性肺炎
	気管結核	気管支結核	急性粟粒結核
	珪肺結核	結核	結核後遺症
	結核腫	結核性咳嗽	結核性喀血
	結核性気管支拡張症	結核性気胸	結核性空洞
	結核性肺線維症	結核性肺膿瘍	結節性肺結核
	硬化性肺結核	喉頭結核	塵肺結核
	潜在性結核感染症	粟粒結核	多剤耐性結核
	難治結核	肺炎結核	肺結核・鏡検確認あり
	肺結核・組織学的確認あり	肺結核・培養のみ確認あり	肺結核腫
	肺結核術後	肺門結核	播種性結核
△	陳旧性肺結核	肺結核後遺症	肺門リンパ節結核

用法用量　通常成人には1回1〜2管(ブロムヘキシン塩酸塩と

して4〜8mg)を1日1〜2回筋肉内又は静脈内に注射する。
なお，年齢，症状により適宜増減する。
禁忌　本剤の成分に対し過敏症の既往歴のある患者

ブロムヘキシン塩酸塩注射液4mg「タイヨー」：テバ製薬[56円/管]

ビダーザ注射用100mg　規格：100mg1瓶[51421円/瓶]
アザシチジン　日本新薬　429

【効 能 効 果】

骨髄異形成症候群

【対応標準病名】

◎	骨髄異形成症候群		
○	1系統に異形成を伴う不応性血球減少症	5q－症候群	RAEB－t
	芽球増加を伴う不応性貧血	芽球増加を伴う不応性貧血－1	芽球増加を伴う不応性貧血－2
	環状鉄芽球を伴う不応性貧血	小児骨髄異形成症候群	小児不応性血球減少症
	多血球系異形成を伴う不応性血球減少症	不応性貧血	分類不能型骨髄異形成症候群
△	顆粒球肉腫	急性巨核芽球性白血病	急性骨髄性白血病
	急性骨髄単球性白血病	急性単球性白血病	急性白血病
	くすぶり型白血病	混合型白血病	症候性貧血
	髄膜白血病	赤白血病	単球性白血病
	低形成性白血病	二次性白血病	白赤芽球症
	白血病	非定型的白血病	非定型慢性骨髄性白血病
	皮膚白血病	不応性血小板減少症	不応性好中球減少症
	慢性骨髄単球性白血病	慢性単球性白血病	慢性白血病

効能効果に関連する使用上の注意　「臨床成績」の項の内容を熟知し，本剤の有効性及び安全性を十分に理解した上で，適応患者の選択を行うこと。
用法用量　通常，成人にはアザシチジンとして75mg/m^2(体表面積)を1日1回7日間皮下投与又は10分かけて点滴静注し，3週間休薬する。これを1サイクルとし，投与を繰り返す。なお，患者の状態により適宜減量する。
用法用量に関連する使用上の注意
(1)他の抗悪性腫瘍剤との併用について，有効性及び安全性は確立していない。
(2)原則として皮下投与を行うこと。出血傾向等により皮下投与が困難な場合は，点滴静注を行うこと。
(3)本剤の投与については，以下の基準を目安に，適切に減量，治療開始の延期(休薬)及び投与中止の判断を行うこと。
①グレード3以上の非血液毒性が発現した場合，治療開始前の状態に回復するまで休薬する。次サイクル開始予定日から21日以内に回復しない場合，又は当該毒性が重篤化した場合は投与を中止する(グレードはCTCAEに準じる)。
②血液学的検査値による投与量調節
(a)治療開始前値が白血球数≧3,000/mm^3，好中球数≧1,500/mm^{3}かつ血小板数≧75,000/mm^{3}の全てを満たす患者

当該サイクルの最低値	次サイクルの治療開始の延期(休薬)・減量基準
好中球数＜1,000/mm^{3}又は血小板数＜50,000/mm^3	治療開始前値からの減少量の50%が回復*した後，次サイクルを開始する 14日以内に回復*しない場合，次サイクル投与量を50%量に減量する

*回復：血球数≧最低値＋[0.5×(治療開始前値－最低値)]
(b)治療開始前値が白血球数＜3,000/mm^3，好中球数＜1,500/mm^{3}又は血小板数＜75,000/mm^{3}のいずれかに該当する患者

当該サイクルの最低値	次サイクルの治療開始の延期(休薬)・減量基準
白血球数，好中球数又は血小板数のいずれかが治療開始前値の50%以下に減少 (ただし，同時にいずれかに輸血等の処置なしで当該サイクル開始時よりも増加が認められる場合は該当しない)	治療開始前値からの減少量の50%が回復*した後，次サイクルを開始する 14日以内に回復*しない場合，下表に従う 骨髄細胞密度＞50%：次サイクル投与量　100%量で継続する 骨髄細胞密度15〜50%：次サイクル投与量　21日以内に回復*しない場合，50%量に減量する 骨髄細胞密度＜15%：次サイクル投与量　21日以内に回復*しない場合，33%量に減量する

*回復：血球数≧最低値＋[0.5×(治療開始前値－最低値)]
③腎機能及び血清電解質による投与量調節

当該サイクル	次サイクルの治療開始の延期(休薬)・減量基準
血清重炭酸塩＜20mEq/L(静脈血)	次サイクル投与量を50%量に減量する
BUN又は血清クレアチニンが施設基準値上限を超え，治療開始前値の2倍以上に上昇	施設基準値又は治療開始前値に回復した後，次サイクル投与量を50%量に減量する

警告　本剤は，緊急時に十分対応できる医療施設において，造血器悪性腫瘍の治療に対して十分な知識・経験を持つ医師のもとで，本剤の投与が適切と判断される症例についてのみ投与すること。また，本剤による治療開始に先立ち，患者又はその家族に有効性及び危険性を十分に説明し，同意を得てから投与を開始すること。
禁忌
(1)本剤の成分に対し過敏症の既往歴のある患者
(2)妊婦又は妊娠している可能性のある婦人

ビタジェクト注キット　規格：2筒1キット[293円/キット]
ビタミン〔高カロリー輸液用〕〔総合〕　テルモ　317

【効 能 効 果】

経口，経腸管栄養補給が不能又は不十分で高カロリー静脈栄養に頼らざるを得ない場合のビタミン補給。

【対応標準病名】

該当病名なし

用法用量
A液およびB液を，高カロリー経静脈輸液に専用の器具を用いて注入し，点滴静注する。
用量は，通常成人1日1キットとする。
なお，年齢・症状により適宜増減する。
〈注意〉
1キット＝1セット

禁忌
(1)本剤又は本剤配合成分に過敏症の既往歴のある患者
(2)血友病の患者

ビタシミン注射液100mg　規格：100mg1管[86円/管]
ビタシミン注射液500mg　規格：500mg1管[86円/管]
アスコルビン酸　武田薬品　314

【効 能 効 果】

(1)ビタミンC欠乏症の予防及び治療：(壊血病，メルレル・バロー病)
(2)ビタミンCの需要が増大し，食事からの摂取が不十分な際の補給：(消耗性疾患，妊産婦，授乳婦，はげしい肉体労働時など)
(3)下記疾患のうち，ビタミンCの欠乏又は代謝障害が関与すると推定される場合
(1)毛細管出血(鼻出血，歯肉出血，血尿など)
(2)薬物中毒
(3)副腎皮質機能障害

(4)骨折時の骨基質形成・骨癒合促進
(5)肝斑・雀卵斑・炎症後の色素沈着
(6)光線過敏性皮膚炎
(3)の適応に対して，効果がないのに月余にわたって漫然と使用すべきでない。

【対応標準病名】

◎	炎症後色素沈着	肝斑	血尿
	歯肉出血	雀卵斑	日光過敏性皮膚炎
	鼻出血症	ビタミンＣ欠乏症	副腎皮質機能低下症
	メラー・バロウ病	毛細血管出血	薬物中毒症
○	妊娠性肝斑	皮膚色素沈着	
△	アレルギー性血尿	医薬品中毒	エプーリス
	外耳部外傷性色素沈着	外傷性色素沈着	眼瞼外傷性色素沈着
	眼周囲部外傷性色素沈着	眼部外傷性色素沈着	器質性性器出血
	機能性性器出血	急性薬物中毒	巨細胞エプーリス
	血尿症候群	顕微鏡的血尿	光線性花弁状色素斑
	黒皮症	耳介外傷性色素沈着	歯肉潰瘍
	歯肉ポリープ	習慣性鼻出血	腎血尿
	腎後性血尿	腎性血尿	性器出血
	線維性エプーリス	前額部外傷性色素沈着	先天性エプーリス
	続発性副腎皮質機能低下症	多形日光疹	低アルドステロン症
	低レニン性低アルドステロン症	特発性アルドステロン症	特発性鼻出血
	肉眼的血尿	日光じんま疹	鼻血
	ビタミンＣ欠乏症性歯肉炎	鼻中隔出血	鼻部外傷性色素沈着
	副腎萎縮	副腎梗塞	副腎出血
	副腎石灰化症	副腎皮質機能低下に伴う貧血	慢性薬物中毒
	無症候性血尿	老人性色素斑	

用法用量
〔ビタシミン注射液100mg〕：アスコルビン酸として，通常，成人1日50～2,000mgを1～数回に分けて皮下，筋肉内又は静脈内注射する。なお，年齢，症状により適宜増減する。
〔ビタシミン注射液500mg〕：アスコルビン酸として，通常，成人1日50～2,000mgを1～数回に分けて静脈内注射する。なお，年齢，症状により適宜増減する。

アスコルビン酸注100mg「NP」：ニプロ　100mg1管[82円/管]，アスコルビン酸注500mg「NP」：ニプロ　500mg1管[82円/管]，アスコルビン酸注1g「NP」：ニプロ　1g1管[82円/管]，アスコルビン酸注射液100mg「サワイ」：沢井　100mg1管[82円/管]，アスコルビン酸注射液100mg「トーワ」：東和　100mg1管[82円/管]，アスコルビン酸注射液500mg「サワイ」：沢井　500mg1管[82円/管]，アスコルビン酸注射液500mg「トーワ」：東和　500mg1管[82円/管]，アスコルビン酸注射液1000mg「トーワ」：東和　1g1管[82円/管]，アスコルビン酸注射液2000mg「トーワ」：東和　2g1管[82円/管]，カラシミンC注射液10%：鶴原　100mg1管[82円/管]，カラシミンC注射液25%：鶴原　500mg1管[82円/管]，シータック注20%：イセイ　1g1管[82円/管]，シータック注25%：イセイ　500mg1管[82円/管]，シータック注100：イセイ　100mg1管[82円/管]，ビーシー注100mg：日医工　100mg1管[82円/管]，ビーシー注500：日医工　500mg1管[82円/管]，ビタC注10%：アイロム　100mg1管[82円/管]，ビタC注25%：アイロム　500mg1管[82円/管]，ビタミンC注10%PB：日新－山形　500mg1管[56円/管]，ビタミンC注「フソー」－100mg：扶桑薬品　100mg1管[82円/管]，ビタミンC注「フソー」－500mg：扶桑薬品　500mg1管[82円/管]，ビタミンC注「フソー」－2g：扶桑薬品　2g1管[82円/管]

ビタミンK_1注10mg　規格：10mg1管[54円/管]
ビタミンK_1注30mg　規格：30mg1管[56円/管]
ビタミンK_1注50mg　規格：50mg1管[56円/管]
フィトナジオン　イセイ　316

【効能効果】
ビタミンＫ欠乏症の予防および治療
(1)各種薬剤（クマリン系抗凝血薬，サリチル酸，抗生物質など）投与中におこる低プロトロンビン血症
(2)胆道および胃腸障害に伴うビタミンＫの吸収障害
(3)新生児の低プロトロンビン血症
(4)肝障害に伴う低プロトロンビン血症
ビタミンＫ欠乏が推定される出血

【対応標準病名】

◎	胃腸疾患	肝障害	出血
	新生児低プロトロンビン血症	胆道疾患	ビタミンＫ欠乏症
	ビタミンＫ欠乏による凝固因子欠乏	プロトロンビン欠乏症	
○	肝疾患による凝固因子欠乏	肝内胆管狭窄	局所出血
	後天性凝固因子欠乏症	後天性胆管狭窄症	後天性低プロトロンビン血症
	実質性臓器出血	静脈出血	総胆管狭窄症
	総胆管閉塞症	胆管狭窄症	胆管閉塞症
	胆汁うっ滞	動脈性出血	内出血
	乳児遅発性ビタミンＫ欠乏症	閉塞性黄疸	
△	アンチトロンビンIII欠乏症	アンチトロンビン欠乏症	一過性新生児血小板減少症
	肝機能障害	肝疾患	肝疾患に伴う貧血
	急性大量出血	高フィブリノゲン血症	出血傾向
	消化管障害	小動脈出血	新生児血小板減少症
	先天性第Ｘ因子欠乏症	先天性第XII因子欠乏症	先天性第XIII因子欠乏症
	先天性プラスミノゲン欠損症	先天性無フィブリノゲン血症	第Ｖ因子欠乏症
	第VII因子欠乏症	多量出血	パラ血友病
	ビタミン欠乏症	フィブリノゲン異常症	フィブリン減少症
	複合ビタミン欠乏症	プレカリクレイン欠乏症	ミリッチ症候群

用法用量　フィトナジオンとして通常成人，1日5～15mg，新生児出血の予防には母体に対し10mg，薬剤投与中におこる低プロトロンビン血症等には20～50mgを皮下，筋肉内または静脈内注射する。
新生児出血の予防には生後直ちに1日0.5～2mgを皮下又は筋肉内注射する。
なお，年齢，症状により適宜増減する。

禁忌
(1)本剤に対し過敏症の既往歴のある患者
(2)ポリオキシエチレン硬化ヒマシ油を含有する医薬品に対し過敏症の既往歴のある患者

ビデュリオン皮下注用2mg
規格：2mg1キット（懸濁用液付）[3586円/キット]
ビデュリオン皮下注用2mgペン　規格：－[－]
エキセナチド　アストラゼネカ　249

【効能効果】
2型糖尿病：ただし，食事療法・運動療法に加えてスルホニルウレア剤，ビグアナイド系薬剤及びチアゾリジン系薬剤（各薬剤単独療法又は併用療法を含む）による治療で十分な効果が得られない場合に限る。

【対応標準病名】

◎	2型糖尿病		
○	2型糖尿病・眼合併症あり	2型糖尿病・関節合併症あり	2型糖尿病・糖尿病性合併症なし
	2型糖尿病・末梢循環合併症あり	2型糖尿病合併妊娠	キンメルスチール・ウイルソン症候群
	高血糖高浸透圧症候群	高浸透圧性非ケトン性昏睡	若年2型糖尿病
	増殖性糖尿病性網膜症	糖尿病・糖尿病性合併症なし	糖尿病黄斑症
	糖尿病黄斑浮腫	糖尿病合併症	糖尿病性アシドーシス
	糖尿病性アセトン血症	糖尿病性壊疽	糖尿病性潰瘍
	糖尿病性眼筋麻痺	糖尿病性肝障害	糖尿病性関節症
	糖尿病性筋萎縮症	糖尿病性血管障害	糖尿病性ケトアシドーシス
	糖尿病性高コレステロール血症	糖尿病性虹彩炎	糖尿病性骨症
	糖尿病性昏睡	糖尿病性自律神経ニューロパチー	糖尿病性神経因性膀胱
	糖尿病性神経痛	糖尿病性腎硬化症	糖尿病性腎症
	糖尿病性腎不全	糖尿病性水疱	糖尿病性精神障害
	糖尿病性そう痒症	糖尿病性多発ニューロパチー	糖尿病性単ニューロパチー
	糖尿病性中心性網膜症	糖尿病性低血糖性昏睡	糖尿病性動脈硬化症
	糖尿病性動脈閉塞症	糖尿病性ニューロパチー	糖尿病性白内障
	糖尿病性皮膚障害	糖尿病性浮腫性硬化症	糖尿病性末梢血管症
	糖尿病性末梢血管障害	糖尿病性末梢神経障害	糖尿病網膜症
△	2型糖尿病・ケトアシドーシス合併あり	2型糖尿病・昏睡合併あり	2型糖尿病・腎合併症あり
	2型糖尿病・神経学的合併症あり	2型糖尿病・多発糖尿病性合併症あり	2型糖尿病・糖尿病性合併症あり
	2型糖尿病黄斑症	2型糖尿病性アシドーシス	2型糖尿病性アセトン血症
	2型糖尿病性壊疽	2型糖尿病性黄斑浮腫	2型糖尿病性潰瘍
	2型糖尿病性眼筋麻痺	2型糖尿病性肝障害	2型糖尿病性関節症
	2型糖尿病性筋萎縮症	2型糖尿病性血管障害	2型糖尿病性ケトアシドーシス
	2型糖尿病性高コレステロール血症	2型糖尿病性虹彩炎	2型糖尿病性骨症
	2型糖尿病性昏睡	2型糖尿病性自律神経ニューロパチー	2型糖尿病性神経因性膀胱
	2型糖尿病性神経痛	2型糖尿病性腎硬化症	2型糖尿病性腎症
	2型糖尿病性腎症第1期	2型糖尿病性腎症第2期	2型糖尿病性腎症第3期
	2型糖尿病性腎症第3期A	2型糖尿病性腎症第3期B	2型糖尿病性腎症第4期
	2型糖尿病性腎症第5期	2型糖尿病性腎不全	2型糖尿病性水疱
	2型糖尿病性精神障害	2型糖尿病性そう痒症	2型糖尿病性多発ニューロパチー
	2型糖尿病性単ニューロパチー	2型糖尿病性中心性網膜症	2型糖尿病性低血糖性昏睡
	2型糖尿病性動脈硬化症	2型糖尿病性動脈閉塞症	2型糖尿病性ニューロパチー
	2型糖尿病性白内障	2型糖尿病性皮膚障害	2型糖尿病性浮腫性硬化症
	2型糖尿病性末梢血管症	2型糖尿病性末梢血管障害	2型糖尿病性末梢神経障害
	2型糖尿病性ミオパチー	2型糖尿病性網膜症	安定型糖尿病
	インスリン抵抗性糖尿病	増殖性糖尿病性網膜症・2型糖尿病	糖尿病
	妊娠中の糖尿病	妊娠糖尿病	

効能効果に関連する使用上の注意　本剤は，食事療法・運動療法に加えてスルホニルウレア剤，ビグアナイド系薬剤，チアゾリジン系薬剤の各薬剤の単独療法，又はスルホニルウレア剤とビグアナイド系薬剤，スルホニルウレア剤とチアゾリジン系薬剤，ビグアナイド系薬剤とチアゾリジン系薬剤との併用療法を行っても十分な効果が得られない場合に限り適用を考慮すること。

用法用量　通常，成人には，エキセナチドとして，2mgを週に1回，皮下注射する。

禁忌

(1)本剤の成分に対し過敏症の既往歴のある患者
(2)糖尿病性ケトアシドーシス，糖尿病性昏睡又は前昏睡，1型糖尿病の患者
(3)重症感染症，手術等の緊急の場合
(4)透析患者を含む重度腎機能障害のある患者

ヒトCRH静注用100μg「タナベ」

規格：100μg1瓶(溶解液付)［20269円/瓶］

コルチコレリン(ヒト)　田辺三菱　722

【効能効果】

視床下部・下垂体・副腎皮質系ホルモン分泌機能検査

＜判定基準＞

血中ACTH値及び血中コルチゾール値から判定を行う。

血中ACTH値は測定方法，試験実施時刻等により異なるので正常反応は個々の施設において設定されるべきであるが，通常，正常人では，午前9時ごろ試験を行った場合，ラジオイムノアッセイ法による測定にて投与前15pg/mL程度で投与後30分に最高濃度に達し投与前値の3倍程度となる。しかし投与後30分の血中ACTH値だけでは十分な判定ができないと考えられる場合は，投与後経時的に測定し，判定することが望ましい。

血中コルチゾール値は測定方法，試験実施時刻等により異なるので正常反応は個々の施設において設定されるべきであるが，通常，正常人では，午前9時ごろ試験を行った場合，ラジオイムノアッセイ法による測定にて投与前10μg/dL程度で投与後60分に最高濃度に達し投与前値の2倍程度となる。しかし投与後60分の血中コルチゾール値だけでは十分な判定ができないと考えられる場合は，投与後経時的に測定し，判定することが望ましい。

【対応標準病名】

該当病名なし

用法用量　本剤を生理食塩液1mLに溶解し，成人には100μgを，小児には体重1kgあたり1.5μgを早朝空腹時，静脈内に30秒程度かけて徐々に注射する。

ピドキサール注10mg　規格：10mg1管［56円/管］
ピドキサール注30mg　規格：30mg1管［57円/管］

ピリドキサールリン酸エステル水和物　中外　313

【効能効果】

(1)ビタミンB_6欠乏症の予防及び治療(薬物投与によるものを含む。例えばイソニアジド)
(2)ビタミンB_6の需要が増大し，食事からの摂取が不十分な際の補給(消耗性疾患，妊産婦，授乳婦など)
(3)ビタミンB_6依存症(ビタミンB_6反応性貧血など)
(4)下記疾患のうち，ビタミンB_6の欠乏または代謝障害が関与すると推定される場合
　①口角炎，口唇炎，舌炎，口内炎
　②急・慢性湿疹，脂漏性湿疹，接触皮膚炎，アトピー皮膚炎，尋常性痤瘡
　③末梢神経炎
　④放射線障害(宿酔)

なお，上記適応(効能効果)のうち，「ビタミンB_6の欠乏または代謝障害が関与すると推定される場合」の疾患に対して，効果がないのに月余にわたって漫然と使用すべきでない。

【対応標準病名】

◎	アトピー性皮膚炎	急性湿疹	口角炎
	口唇炎	口内炎	脂漏性皮膚炎
	尋常性ざ瘡	舌炎	接触皮膚炎
	ビタミンB6欠乏症	ピリドキシン欠乏症	ピリドキシン反応性貧血
	放射線宿酔	末梢神経炎	慢性湿疹
○	アフタ性口内炎	異汗性湿疹	貨幣状湿疹
	汗疱性湿疹	口唇アフタ	口唇色素沈着症
	ゴバラン症候群	孤立性アフタ	再発性アフタ

	脂漏性乳児皮膚炎	新生児皮脂漏	大アフタ
	冬期湿疹	頭部湿疹	頭部脂漏
	妊娠湿疹	妊婦性皮膚炎	ビタミンＢ群欠乏症
	ベドナーアフタ	末梢神経障害	
△あ	悪液質アフタ	足湿疹	アトピー性湿疹
	アトピー性神経皮膚炎	アルコール性多発ニューロパチー	アレルギー性口内炎
	アレルギー性接触皮膚炎	胃結核	陰のう湿疹
	ウイルス性口内炎	会陰部肛囲湿疹	腋窩湿疹
	壊死性潰瘍性歯周炎	壊死性潰瘍性歯肉炎	壊疽性口内炎
か	壊疽性歯肉炎	外陰部皮膚炎	潰瘍性口内炎
	顎下部結核	カタル性口内炎	カタル性舌炎
	肝結核	カンジダ性口角びらん	カンジダ性口内炎
	感染性口内炎	乾燥性口内炎	顔面急性皮膚炎
	顔面ざ瘡	顔面尋常性ざ瘡	義歯性口内炎
	偽膜性口内炎	丘疹状湿疹	急性偽膜性カンジダ症
	急性乳児湿疹	胸腺結核	頬粘膜白板症
	亀裂性湿疹	筋肉結核	筋膜結核
	屈曲部湿疹	形質細胞性口唇炎	頚部皮膚炎
	ゲオトリクム性口内炎	結核性貧血	口囲ざ瘡
	口蓋垂結核	口角口唇炎	口角びらん
	硬化性舌炎	口腔カンジダ症	口腔感染症
	口腔結核	口腔紅板症	口腔粘膜結核
	口腔白板症	硬口蓋白板症	甲状腺結核
	口唇潰瘍	口唇カンジダ症	口唇結核
	口唇粘液のう胞	口唇びらん	口唇部膿瘍
	口唇麻痺	口唇瘻	口底白板症
	紅板症	紅斑性湿疹	肛門湿疹
さ	ざ瘡	ざ瘡様発疹	自家感作性皮膚炎
	四肢小児湿疹	湿疹	湿疹様発疹
	歯肉カンジダ症	歯肉白板症	若年性女子表皮剥離性ざ瘡
	集簇性ざ瘡	手指湿疹	出血性口内炎
	主婦湿疹	小児アトピー性湿疹	小児乾燥型湿疹
	小児ざ瘡	小児湿疹	小児食事性貧血
	職業性皮膚炎	食事性貧血	食道結核
	心筋結核	神経炎	人工肛門部皮膚炎
	新生児ざ瘡	新生児皮膚炎	心内膜結核
	心膜結核	唇裂術後	水疱性口唇炎
	水疱性口内炎	水疱性口内炎ウイルス病	ステロイドざ瘡
	正球性正色素性貧血	成人アトピー性皮膚炎	赤色湿疹
	舌潰瘍	舌カンジダ症	赤血球造血刺激因子製剤低反応性貧血
	接触性口唇炎	接触性口内炎	舌乳頭炎
	舌膿瘍	舌白板症	舌びらん
	線維乾酪性心膜炎	全身湿疹	腺性口唇炎
た	粟粒性壊死性ざ瘡	唾液腺結核	多発性口内炎
	多発性神経炎	多発性神経障害	多発ニューロパチー
	胆のう結核	地図状口内炎	中毒性ニューロパチー
	手湿疹	鉄芽球性貧血	痘瘡性ざ瘡
な	内因性湿疹	軟口蓋白板症	難治性口内炎
	肉芽腫性口唇炎	ニコチン性口蓋白色角化症	ニコチン性口内炎
	乳児皮膚炎	乳房皮膚炎	熱帯性ざ瘡
は	膿痂疹性ざ瘡	膿疱性ざ瘡	白色水腫
	剥離性口唇炎	鼻背部湿疹	反復性多発性神経炎
	鼻前庭部湿疹	ビタミン欠乏性貧血	皮膚炎
	びまん性神経皮膚炎	表在性舌炎	貧血
	フォアダイス病	ベニエ痒疹	ヘルペスウイルス性歯肉口内炎
ま	扁平湿疹	放射線性口内炎	慢性舌炎
	慢性乳児湿疹	慢性表在性舌炎	慢性貧血
や	メラー舌炎	面皰	薬物性接触性皮膚炎
ら	薬物誘発性多発ニューロパチー	落屑性湿疹	リガ・フェーデ病
	淋菌性口内炎	鱗状湿疹	

用法用量　ピリドキサールリン酸エステル水和物として，通常，成人１日5～60mgを1～2回に分けて，皮下，筋肉内または静脈内注射する。
なお，年齢，症状により適宜増減する。
きわめてまれであるが，依存症の場合には，より大量を用いる必要のある場合もある。

用法用量に関連する使用上の注意
(1)本剤は添加物としてベンジルアルコールを含有するので，新生児（低出生体重児）等に大量に用いる場合は他のベンジルアルコールを含有しない製剤の使用を考慮すること。
(2)依存症に大量を用いる必要のある場合は観察を十分に行いながら投与すること。特に新生児，乳幼児への投与は少量から徐々に増量し，症状に適合した投与量に到達させること。

ハイピリドキシン注10mg：アイロム　10mg1管[56円/管]，ハイピリドキシン注30mg：アイロム　30mg1管[56円/管]，ハイピリドキシン注60mg：アイロム　60mg1管[56円/管]，ハイミタン注30：キョーリンリメディオ　30mg1管[56円/管]，ビタゼックス注30mg：東和　30mg1管[56円/管]，ピリドキサール注10mg「イセイ」：イセイ　10mg1管[50円/管]

人全血液－LR「日赤」

規格：血液200mLに由来する血液量1袋[8160円/袋]，血液400mLに由来する血液量1袋[16320円/袋]
人全血液　日本赤十字　634

【効能効果】

一般の輸血〈適応症〉に用いる。

【対応標準病名】

該当病名なし

用法用量　ろ過装置を具備した輸血用器具を用いて，静脈内に必要量を輸注する。

用法用量に関連する使用上の注意
(1)輸血用器具：生物学的製剤基準・通則44に規定する輸血に適当と認められた器具であって，そのまま直ちに使用でき，かつ，1回限りの使用で使い捨てるものをいう。
(2)輸血速度：成人の場合は，通常，最初の10～15分間は1分間に1mL程度で行い，その後は1分間に5mL程度で行うこと。また，うっ血性心不全が認められない低出生体重児の場合，通常，1～2mL/kg（体重）/時間の速度を目安とすること。なお，輸血中は患者の様子を適宜観察すること。

警告
(1)本剤の輸血1～2週間後に発熱，紅斑が出現し，引き続き下痢，肝機能障害，顆粒球減少症等を伴う移植片対宿主病（GVHD：graft versus host disease）による死亡例がまれに（0.1%未満）報告されている。GVHD発症の危険性が高いと判断される患者に輸血する場合は，あらかじめ本剤に15～50Gyの放射線を照射すること。
(2)次の点について留意して輸血療法を行うこと。
①輸血について十分な知識・経験を持つ医師のもとで使用すること。
②輸血に際しては副作用発現時に救急処置をとれる準備をあらかじめしておくこと。

ピトレシン注射液20

規格：20単位1管[756円/管]
バソプレシン　第一三共　241

【効能効果】

下垂体性尿崩症，下垂体性又は腎性尿崩症の鑑別診断，腸内ガスの除去（鼓腸，胆のう撮影の前処置，腎盂撮影の前処置），食道静脈瘤出血の緊急処置

【対応標準病名】

◎	下垂体性尿崩症		
○	家族性中枢性尿崩症	続発性中枢性尿崩症	中枢性尿崩症
	特発性中枢性尿崩症		
△	下垂体機能低下症	下垂体障害	視床下部機能障害
	続発性下垂体機能低下症	特発性下垂体機能低下症	肉芽腫性下垂体炎
	二次性尿崩症	尿崩症	汎下垂体機能低下症
	複合下垂体ホルモン欠損症	薬物誘発性下垂体機能低下症	
※	適応外使用可 原則として，「バソプレシン【注射薬】」を「急性低血圧」,「ショック時の補助治療」に対して処方した場合，当該使用事例を審査上認める。		

用法用量

下垂体性尿崩症：通常，成人にはバソプレシンとして1回2～10単位を必要に応じて1日2～3回皮下又は筋肉内注射する。なお，年齢，症状に応じ適宜増減する。

下垂体性又は腎性尿崩症の鑑別診断：通常，成人にはバソプレシンとして5～10単位を皮下又は筋肉内注射するか，0.1単位を静脈内注射し，その後尿量の減少が著しく，かつ尿比重が1.010以上にまで上昇すれば，バソプレシン反応性尿崩症が考えられる。なお，年齢，症状に応じ適宜増減する。

腸内ガスの除去(鼓腸，胆のう撮影の前処置，腎盂撮影の前処置)：通常，成人にはバソプレシンとして5～10単位を皮下又は筋肉内注射する。なお，年齢，症状に応じ適宜増減する。

食道静脈瘤出血の緊急処置：通常，成人にはバソプレシンとして20単位を5%ブドウ糖液など100～200mLに混和し，0.1～0.4単位/分の注入速度で持続的に静脈内注射する。なお，年齢，症状に応じ適宜増減する。

禁忌

(1)本剤の成分に対しアナフィラキシー又は過敏症の既往歴のある患者
(2)冠動脈硬化症(心筋梗塞症，狭心症等)の患者
(3)急速な細胞外水分の増加が危険となるような病態(心不全，喘息，妊娠高血圧症候群，片頭痛，てんかん等)のある患者
(4)血中窒素貯留のある慢性腎炎の患者

ピノルビン注射用10mg 規格：10mg1瓶[6472円/瓶]
ピノルビン注射用20mg 規格：20mg1瓶[12573円/瓶]
ピラルビシン　日本マイクロバイオ　423

テラルビシン注射用10mg，テラルビシン注射用20mgを参照(P1626)

ビーフリード輸液 規格：500mL1キット[472円/キット]，1L1キット[644円/キット]
アミノ酸　糖　電解質　ビタミン　大塚製薬工場　325

【効能効果】

下記状態時のアミノ酸，電解質，ビタミンB_1及び水分の補給
(1)経口摂取不十分で，軽度の低蛋白血症又は軽度の低栄養状態にある場合
(2)手術前後

【対応標準病名】

◎	栄養失調	摂食機能障害	低蛋白血症
○	術後低蛋白血症		
△	アスパルチルグルコサミン尿症	異常腸音	胃内停水
	栄養失調性白内障	栄養障害	回盲部腫瘤
	下腹部腫瘤	胸脇苦満	筋性防御
	口苦	口腔内異常感症	口腔内感覚異常症
	口内痛	後腹膜腫瘤	黒色便
	骨盤内腫瘤	臍部腫瘤	しぶり腹
	小腹拘急	小腹硬満	上腹部腫瘤
	小腹不仁	食道異物感	心下急
	心下痞	心下痞堅	心下痞硬
	心窩部振水音	心窩部不快	蠕動亢進
	大量便	蛋白質欠乏性障害	腸音欠如
	腸音亢進	腸間膜腫瘤	つかえ感
	粘液便	排便習慣の変化	排便障害
	腹腔内腫瘤	腹皮拘急	腹部膨脹
	腹部腫瘤	腹部板状硬	腹部不快感
	β-マンノシドーシス	便異常	便色異常
	便潜血	膀胱直腸障害	マンノシドーシス
	緑色便		

用法用量　用時に隔壁を開通して上室液と下室液をよく混合する。通常，成人には1回500mLを末梢静脈内に点滴静注する。投与速度は，通常，成人500mLあたり120分を基準とし，高齢者，重篤な患者には更に緩徐に注入する。
なお，年齢，症状，体重により適宜増減するが，最大投与量は1日2500mLまでとする。

禁忌

(1)肝性昏睡又は肝性昏睡のおそれのある患者
(2)重篤な腎障害のある患者又は高窒素血症の患者
(3)うっ血性心不全のある患者
(4)高度のアシドーシス(高乳酸血症等)のある患者
(5)電解質代謝異常のある患者
①高カリウム血症(乏尿，アジソン病等)の患者
②高リン血症(副甲状腺機能低下症等)の患者
③高マグネシウム血症(甲状腺機能低下症等)の患者
④高カルシウム血症の患者
(6)閉塞性尿路疾患により尿量が減少している患者
(7)アミノ酸代謝異常症の患者
(8)チアミン塩化物塩酸塩に対し過敏症の既往歴のある患者

ビプリブ点滴静注用400単位 規格：400単位1瓶[300146円/瓶]
ベラグルセラーゼアルファ(遺伝子組換え)　シャイアー　395

【効能効果】

ゴーシェ病の諸症状(貧血，血小板減少症，肝脾腫及び骨症状)の改善

【対応標準病名】

◎	肝脾腫	血小板減少症	ゴーシェ病
	貧血		
○	ゴーシェ病1型	ゴーシェ病2型	ゴーシェ病3型

効能効果に関連する使用上の注意

(1)本剤はゴーシェ病と確定診断された患者にのみ使用すること。
(2)ゴーシェ病の神経症状に対する本剤の効果は期待できない。
(3)ゴーシェ病II型及びIII型患者における諸症状(特に骨症状)に対する本剤の効果は必ずしも十分な有効性が示されていない。

用法用量　通常，ベラグルセラーゼ　アルファ(遺伝子組換え)として，1回体重1kgあたり60単位を隔週点滴静脈内投与する。

用法用量に関連する使用上の注意

(1)投与速度：投与速度が速いとinfusion-related reactionが発現しやすいため，患者の状態を観察しながら，60分以上かけて投与すること。
(2)溶解・希釈方法：1バイアルにつき日局注射用水4.3mLで本剤を溶解し，1バイアルあたり4.0mL(400単位)を採取できる。患者の体重あたりで計算した必要量の溶液を取り，100mLの日局生理食塩液に希釈し点滴液とする。
(3)イミグルセラーゼ(遺伝子組換え)から本剤に切替える場合は，目安としてイミグルセラーゼ(遺伝子組換え)と同一用量で本剤の投与を開始する。
(4)患者の状態に応じて本剤の用量を調整することができる。なお，体重1kgあたり60単位を超える用量は臨床試験では検討されていない。

禁忌　本剤の成分に対しアナフィラキシーショックの既往歴の

ヒ

ある患者

ヒベルナ注25mg　規格：2.5%1mL1管[61円/管]
プロメタジン塩酸塩　田辺三菱　441

【効 能 効 果】

(1)振せん麻痺，パーキンソニスム
(2)麻酔前投薬，人工(薬物)冬眠
(3)感冒等上気道炎に伴うくしゃみ・鼻汁・咳嗽，枯草熱，アレルギー性鼻炎
(4)皮膚疾患に伴う瘙痒(湿疹・皮膚炎，皮膚瘙痒症，薬疹，中毒疹)，じん麻疹，血管運動性浮腫
(5)動揺病

【対応標準病名】

◎	アレルギー性鼻炎	かぜ	花粉症
	感冒	急性上気道炎	くしゃみ
	血管神経性浮腫	湿疹	じんま疹
	咳	そう痒	中毒疹
	動揺病	パーキンソン症候群	パーキンソン病
	鼻汁	皮膚炎	皮膚そう痒症
	鼻漏	薬疹	
○	LE 型薬疹	足湿疹	アスピリンじんま疹
	アトピー咳嗽	アレルギー	アレルギー性咳嗽
	アレルギー性じんま疹	アレルギー性鼻咽頭炎	アレルギー性鼻結膜炎
	アレルギー性副鼻腔炎	アレルギー性浮腫	異汗症
	異汗性湿疹	一側性パーキンソン症候群	イネ科花粉症
	咽頭アレルギー	咽頭気管炎	咽頭喉頭炎
	陰のう湿疹	陰のうそう痒症	陰部間擦疹
	うっ血性鼻炎	会陰部肛囲湿疹	腋窩湿疹
	温熱じんま疹	外陰部そう痒症	外陰部皮膚炎
	家族性寒冷自己炎症症候群	家族性パーキンソン病	家族性パーキンソン病 Yahr1
	家族性パーキンソン病 Yahr2	家族性パーキンソン病 Yahr3	家族性パーキンソン病 Yahr4
	家族性パーキンソン病 Yahr5	カタル性咳	カタル性鼻炎
	化膿性皮膚疾患	貨幣状湿疹	カモガヤ花粉症
	間擦疹	乾性咳	感染後咳嗽
	感染性鼻炎	感染性皮膚炎	汗疱
	汗疱性湿疹	顔面急性皮膚炎	寒冷じんま疹
	機械性じんま疹	季節性アレルギー性鼻炎	丘疹状湿疹
	急性咽頭喉頭炎	急性湿疹	急性鼻咽頭炎
	急性鼻炎	亀裂性湿疹	クインケ浮腫
	頚部皮膚炎	血管運動性鼻炎	結節性痒疹
	限局性そう痒症	肛囲間擦疹	紅斑性間擦疹
	紅斑性湿疹	紅皮症型薬疹	肛門湿疹
	肛門そう痒症	固定薬疹	コリン性じんま疹
	しいたけ皮膚炎	自家感作性皮膚炎	自己免疫性じんま疹
	湿疹様発疹	湿性咳	紫斑型薬疹
	若年性パーキンソン症候群	若年性パーキンソン病	若年性パーキンソン病 Yahr3
	若年性パーキンソン病 Yahr4	若年性パーキンソン病 Yahr5	周期性再発性じんま疹
	手指湿疹	出血性じんま疹	症候性そう痒症
	食物アレルギー	食物依存性運動誘発アナフィラキシー	食物性皮膚炎
	人工肛門部皮膚炎	人工じんま疹	新生児皮膚炎
	振動性じんま疹	スギ花粉症	ステロイド皮膚炎
	ステロイド誘発性皮膚症	制癌剤皮膚炎	赤色湿疹
	接触じんま疹	遷延性咳嗽	全身湿疹
	全身薬疹	続発性パーキンソン症候群	通年性アレルギー性鼻炎
	手湿疹	冬期湿疹	透析皮膚そう痒症
	頭部湿疹	動脈硬化性パーキンソン症候群	特発性じんま疹
	乳房皮膚炎	妊娠湿疹	妊娠中感冒
	妊婦性皮膚炎	脳炎後パーキンソン症候群	脳血管障害性パーキンソン症候群
	パーキンソン病 Yahr1	パーキンソン病 Yahr2	パーキンソン病 Yahr3
	パーキンソン病 Yahr4	パーキンソン病 Yahr5	白色粃糠疹
	鼻背部湿疹	汎発性皮膚そう痒症	鼻炎
	鼻前庭部湿疹	非特異性そう痒症	ヒノキ花粉症
	皮膚描記性じんま疹	ピリン疹	ブタクサ花粉症
	閉塞性鼻炎	扁平湿疹	慢性湿疹
	慢性じんま疹	薬剤性過敏症症候群	薬剤性パーキンソン症候群
	薬物性口唇炎	薬物性じんま疹	落屑性湿疹
	鱗状湿疹	連鎖球菌性上気道感染	老年性そう痒症
△	アレルギー性皮膚炎	咽頭扁桃炎	急性咽頭扁桃炎
	急性局所性浮腫	急性口蓋扁桃炎	急性本態性浮腫
	巨大じんま疹	車酔い	航空機酔い
	好酸球増多性鼻炎	周期性浮腫	水様性鼻漏
	咳失神	舌扁桃炎	手足症候群
	低音性めまい	粘液性鼻漏	膿性鼻閉
	パーキンソン病の認知症	船酔い	慢性咳嗽
	夜間咳		

[効能効果に関連する使用上の注意]　抗パーキンソン剤はフェノチアジン系化合物，ブチロフェノン系化合物等による口周部等の不随意運動(遅発性ジスキネジア)を通常軽減しない。場合によっては，このような症状を増悪，顕性化させることがある。

[用法用量]　プロメタジン塩酸塩として，通常，成人1回5～50mgを，皮下あるいは筋肉内注射する。なお，年齢，症状により適宜増減する。

[禁忌]
(1)フェノチアジン系化合物又はその類似化合物に対し過敏症の既往歴のある患者
(2)昏睡状態の患者
(3)バルビツール酸誘導体・麻酔剤等の中枢神経抑制剤の強い影響下にある患者
(4)緑内障の患者
(5)前立腺肥大等下部尿路に閉塞性疾患のある患者
(6)2歳未満の乳幼児

ヒポクライン注射液1.2　規格：1.2mg3mL1管[22116円/管]
ヒポクライン注射液2.4　規格：2.4mg3mL1管[41351円/管]
ゴナドレリン酢酸塩　田辺三菱　249

【効 能 効 果】

下記疾患における視床下部性性腺機能低下症
(1)成長ホルモン分泌不全性低身長症(ゴナドトロピン分泌不全を伴う)
(2)視床下部器質性障害
(3)ゴナドトロピン単独欠損症

【対応標準病名】

◎	ゴナドトロピン単独欠損症	視床下部機能障害	性腺機能低下症
	成長ホルモン分泌不全性低身長症	低ゴナドトロピン性性腺機能低下症	
○	FSH 単独欠損症	LH 単独欠損症	下垂体機能低下症
	下垂体障害	下垂体性男子性腺機能低下症	下垂体性不妊症
	下垂体性卵巣機能低下	カルマン症候群	ゴナドトロピン分泌異常
	シーハン症候群	視床下部性卵巣機能低下	続発性下垂体機能低下症
	特発性下垂体機能低下症	汎下垂体機能低下症	複合下垂体ホルモン欠損症
	ローラン症候群		

ヒ

△	ACTH 単独欠損症	TSH 単独欠損症	黄体機能不全
	下垂体機能低下に伴う貧血	下垂体腫瘤	下垂体卒中
	下垂体膿瘍	原発性卵巣機能低下症	更年期卵巣機能低下症
	脂肪性器ジストロフィー	成長ホルモン単独欠損症	成長ホルモン分泌不全
	早発閉経	早発卵巣不全	トルコ鞍空洞症
	薬物誘発性下垂体機能低下症	ラトケのう胞	卵巣機能異常
	卵巣機能不全	卵巣欠落症状	卵巣発育不全
	リンパ球性下垂体炎		

用法用量　ゴナドレリン酢酸塩として通常1回10～20μgを2時間間隔で1日12回皮下投与する。なお，12週間投与し，血中ゴナドトロピンあるいは性ホルモンの上昇がみられない場合は投与を中止する。

禁忌

(1)エストロゲン依存性悪性腫瘍(例えば，乳癌，子宮内膜癌)及びその疑いのある患者

(2)アンドロゲン依存性悪性腫瘍(例えば，前立腺癌)及びその疑いのある患者

ビームゲン注0.25mL　規格：0.25mL1瓶[2172円/瓶]
ビームゲン注0.5mL　規格：0.5mL1瓶[2434円/瓶]

組換え沈降B型肝炎ワクチン(酵母由来)　化血研　631

【効能効果】

(1)B型肝炎の予防

(2)B型肝炎ウイルス母子感染の予防(抗HBs人免疫グロブリンとの併用)

(3)HBs抗原陽性でかつHBe抗原陽性の血液による汚染事故後のB型肝炎発症予防(抗HBs人免疫グロブリンとの併用)

【対応標準病名】

◎	B型肝炎	B型肝炎ウイルス感染	B型肝炎ウイルス感染母体より出生した児
	母子感染		
○	B型肝炎合併妊娠	B型急性肝炎	B型劇症肝炎
	HBウイルス腎症		
△	B群溶連菌感染母体より出生した児	HIV感染母体より出生した児	先天性感染

用法用量

効能効果(1)の場合：通常，0.5mLずつを4週間隔で2回，更に，20～24週を経過した後に1回0.5mLを皮下又は筋肉内に注射する。ただし，10歳未満の者には，0.25mLずつを同様の投与間隔で皮下に注射する。ただし，能動的HBs抗体が獲得されていない場合には追加注射する。

効能効果(2)の場合：通常，0.25mLを1回，生後12時間以内を目安に皮下に注射する。更に，0.25mLずつを初回注射の1箇月後及び6箇月後の2回，同様の用法で注射する。ただし，能動的HBs抗体が獲得されていない場合には追加注射する。

効能効果(3)の場合：通常，0.5mLを1回，事故発生後7日以内に皮下又は筋肉内に注射する。更に0.5mLずつを初回注射の1箇月後及び3～6箇月後の2回，同様の用法で注射する。なお，10歳未満の者には，0.25mLずつを同様の投与間隔で皮下に注射する。ただし，能動的HBs抗体が獲得されていない場合には追加注射する。

用法用量に関連する使用上の注意

(1)一般的注意

①B型肝炎ウイルス母子感染の予防及びHBs抗原陽性でかつHBe抗原陽性の血液による汚染事故後のB型肝炎発症予防には，抗HBs人免疫グロブリンを併用すること。

②B型肝炎ウイルス母子感染の予防における初回注射の時期は，被接種者の状況に応じて生後12時間以降とすることもできるが，その場合であっても生後できるだけ早期に行うこと。

③本剤の3回目接種1～2箇月後を目途に抗体検査を行い，HBs抗体が獲得されていない被接種者には追加接種を考慮すること。

(2)他のワクチン製剤との接種間隔

生ワクチンの接種を受けた者は，通常，27日以上，また，他の不活化ワクチンの接種を受けた者は，通常，6日以上間隔を置いて本剤を接種すること。

ただし，医師が必要と認めた場合には，同時に接種することができる(なお，本剤を他のワクチンと混合して接種してはならない)。

接種不適当者

被接種者が次のいずれかに該当すると認められる場合には，接種を行ってはならない。

(1)明らかな発熱を呈している者

(2)重篤な急性疾患にかかっていることが明らかな者

(3)本剤の成分によってアナフィラキシーを呈したことがあることが明らかな者

(4)上記に掲げる者のほか，予防接種を行うことが不適当な状態にある者

ヒューマトロープ注射用6mg
規格：6mg1筒(溶解液付)[48963円/筒]
ヒューマトロープ注射用12mg
規格：12mg1筒(溶解液付)[90802円/筒]

ソマトロピン(遺伝子組換え)　日本イーライリリー　241

【効能効果】

骨端線閉鎖を伴わない成長ホルモン分泌不全性低身長症
骨端線閉鎖を伴わないターナー症候群における低身長
骨端線閉鎖を伴わない軟骨異栄養症(軟骨無形成症・軟骨低形成症)における低身長
成人成長ホルモン分泌不全症(重症に限る)

【対応標準病名】

◎	重症成人成長ホルモン分泌不全	成長ホルモン分泌不全性低身長症	ターナー症候群
	低身長症	軟骨異栄養症	軟骨低形成症
○	SGA性低身長症	XO症候群	下垂体機能低下症
	カルマン症候群	骨異栄養症	成長ホルモン単独欠損症
	成長ホルモン分泌不全	続発性下垂体機能低下症	ターナー症候群46XY
	ターナー症候群核型45X	ターナー症候群モザイク	ターナー症候群モザイク45X
	ターナー症候群モザイク46XX	特発性下垂体機能低下症	軟骨異形成症
	軟骨形成異常症	軟骨形成不全症	軟骨無形成症
	汎下垂体機能低下症	パンデルヘーベ症候群	複合下垂体ホルモン欠損症
	ローラン症候群		
△	ACTH単独欠損症	FSH単独欠損症	LH単独欠損症
	TSH単独欠損症	エリス・ヴァンクレベルド症候群	下垂体機能低下に伴う貧血
	下垂体腫瘤	下垂体障害	下垂体性男子性腺機能低下症
	下垂体性不妊症	下垂体性卵巣機能低下	下垂体卒中
	下垂体膿瘍	ゴナドトロピン単独欠損症	ゴナドトロピン分泌異常
	シーハン症候群	視床下部機能障害	脂肪性器ジストロフィー
	松果体のう胞	性器発育異常	性腺発育不全
	体質性低身長	低ゴナドトロピン性性腺機能低下症	特発性低身長症
	トルコ鞍空洞症	内分泌機能異常	内分泌疾患
	内分泌障害	肉芽腫性下垂体炎	濃化異骨症
	薬物誘発性下垂体機能低下症	ラトケのう胞	ラロン型低身長症
	リンパ球性下垂体炎	彎曲肢骨異形成症	

効能効果に関連する使用上の注意

(1)成長ホルモン分泌不全性低身長症：本剤の成長ホルモン分泌不全性低身長症の適用は，厚生省特定疾患間脳下垂体機能障害調査研究班，成長ホルモン分泌不全性低身長症診断の手引きの診断の基準確実例とすること。

(2)ターナー症候群における低身長

①ターナー症候群における低身長への適用基準：染色体検査によりターナー症候群と確定診断された者で，現在の身長が同年齢の[標準値－2SD]以下である場合，又は年間の成長速度が2年以上にわたって標準値の－1.5SD以下である場合

②ターナー症候群における低身長の治療継続基準

1年ごとに以下の基準を充たしているかどうかを判定し，いずれかを充たしたときに治療の継続をする。

(a)成長速度≧4.0cm/年

(b)治療中1年間の成長速度と治療前1年間の成長速度の差が，≧1.0cm/年の場合

(c)治療2年目以降で，治療中1年間の成長速度が下記の場合

2年目≧2.0cm/年

3年目以降≧1.0cm/年

ただし，以上のいずれも充たさないとき，又は骨年齢が15歳以上に達したときは投与を中止する。

(3)軟骨異栄養症(軟骨無形成症・軟骨低形成症)における低身長

①軟骨異栄養症(軟骨無形成症・軟骨低形成症)における低身長への適用基準：現在の身長が同性，同年齢の[標準値－3SD]以下である場合

②軟骨異栄養症(軟骨無形成症・軟骨低形成症)における低身長の治療継続基準

1年ごとに以下の基準を充たしているかどうかを判定し，いずれかを充たしたときに治療の継続をする。

(a)成長速度≧4.0cm/年

(b)治療中1年間の成長速度と治療前1年間の成長速度の差が，≧1.0cm/年の場合

(c)治療2年目以降で，治療中1年間の成長速度が下記の場合

2年目≧2.0cm/年

3年目以降≧1.0cm/年

(4)成人成長ホルモン分泌不全症

本剤の成人成長ホルモン分泌不全症への適用は，(1)小児期に成長ホルモン分泌不全症と確定診断されている患者(小児期発症型)，もしくは(2)成人期発症型では頭蓋内器質性疾患の合併ないし既往歴，治療歴又は周産期異常の既往がある患者のうち，厚生労働省難治性疾患克服研究事業間脳下垂体機能障害調査研究班の「成人成長ホルモン分泌不全症の診断の手引き」において重症と診断された患者とすること。

重症成人成長ホルモン分泌不全症の診断基準

①小児期発症型：2種類以上の成長ホルモン分泌刺激試験における血清(血漿)成長ホルモン濃度の頂値がすべて3ng/mL以下(GHRP－2負荷試験では15ng/mL以下)であること。ただし，頭蓋内器質性疾患の合併ないし既往歴，治療歴，又は周産期異常があり，成長ホルモンを含む複数の下垂体ホルモンの分泌低下がある患者では，1種類の成長ホルモン分泌刺激試験における血清(血漿)成長ホルモン濃度の頂値が3ng/mL以下(GHRP-2負荷試験では15ng/mL以下)であること。小児期に成長ホルモン分泌不全症と診断された者でも，本治療開始前に再度成長ホルモン分泌刺激試験を行い，成長ホルモン分泌不全症であることを確認すること。

②成人期発症型：成長ホルモンを含む複数の下垂体ホルモン(あるいは成長ホルモン単独)の分泌低下がある患者で，かつ1種類(成長ホルモンの単独欠損の患者では2種類)の成長ホルモン分泌刺激試験における血清(血漿)成長ホルモン濃度の頂値が3ng/mL以下(GHRP-2負荷試験では15ng/mL以下)であること。ただし，遺伝子組換え型の成長ホルモンを標準品とした場合は，血清(血漿)成長ホルモン濃度の頂値が1.8ng/mL以下(GHRP-2負荷試験では9ng/mL以下)であること。

[成長ホルモン分泌刺激試験の種類と成人成長ホルモン分泌不全症で重症と診断される血清(血漿)成長ホルモン濃度の頂値]

成長ホルモン分泌刺激物質	ヒト成長ホルモン標準品	
	遺伝子組換え	下垂体抽出
インスリン，アルギニン，グルカゴン	1.8ng/mL以下	3ng/mL以下
GHRP-2	9ng/mL以下	15ng/mL以下

用法用量

効能効果	用法用量
骨端線閉鎖を伴わない成長ホルモン分泌不全性低身長症	通常1週間に体重kg当たり，ソマトロピン(遺伝子組換え)として0.175mgを2〜4回に分けて筋肉内に注射するか，あるいは6〜7回に分けて皮下に注射する。
骨端線閉鎖を伴わないターナー症候群における低身長	通常1週間に体重kg当たり，ソマトロピン(遺伝子組換え)として0.35mgを2〜4回に分けて筋肉内に注射するか，あるいは6〜7回に分けて皮下に注射する。
骨端線閉鎖を伴わない軟骨異栄養症(軟骨無形成症・軟骨低形成症)における低身長	通常1週間に体重kg当たり，ソマトロピン(遺伝子組換え)として0.35mgを6〜7回に分けて皮下に注射する。
成人成長ホルモン分泌不全症(重症に限る)	通常開始用量として，1週間に体重kg当たり，ソマトロピン(遺伝子組換え)として0.021mgを6〜7回に分けて皮下に注射する。患者の臨床症状に応じて1週間に体重kg当たり0.084mgを上限として漸増し，1週間に6〜7回に分けて皮下に注射する。なお，投与量は臨床症状及び血清インスリン様成長因子-I(IGF-I)濃度等の検査所見に応じて適宜増減する。ただし，1日量として1mgを超えないこと。

用法用量に関連する使用上の注意

成人成長ホルモン分泌不全症

(1)本剤の投与量は，血清IGF-I濃度を参照して調整すること。血清IGF-I濃度は投与開始後24週目までは4週間に1回，それ以降は12週から24週間に1回の測定を目安とすること。また，副作用の発現等の際は，適宜，血清IGF-I濃度を測定し，本剤の減量，投与中止等適切な処置をとること。

(2)加齢に伴い生理的な成長ホルモンの分泌量や血清IGF-I濃度が低下することが知られている。本剤投与による症状の改善が認められなくなり，かつ本剤を投与しなくても血清IGF-I濃度が基準範囲内にある場合は，投与中止を考慮すること。

禁忌

(1)糖尿病患者

(2)悪性腫瘍のある患者

(3)妊婦又は妊娠している可能性のある婦人

ヒ

ヒューマリン3/7注100単位/mL
規格：100単位1mLバイアル[355円/mLV]
ヒューマリン3/7注カート　規格：300単位1筒[1369円/筒]
ヒューマリン3/7注ミリオペン
規格：300単位1キット[1831円/キット]
ヒューマリンN注100単位/mL
規格：100単位1mLバイアル[352円/mLV]
ヒューマリンN注カート　規格：300単位1筒[1369円/筒]
ヒューマリンN注ミリオペン
規格：300単位1キット[1843円/キット]
ヒューマリンR注100単位/mL
規格：100単位1mLバイアル[330円/mLV]
ヒューマリンR注カート　規格：300単位1筒[1369円/筒]
ヒューマリンR注ミリオペン
規格：300単位1キット[1788円/キット]
ヒトインスリン(遺伝子組換え)　日本イーライリリー　249

【効 能 効 果】

インスリン療法が適応となる糖尿病

【対応標準病名】

◎	糖尿病		
○	1型糖尿病	1型糖尿病・眼合併症あり	1型糖尿病・関節合併症あり
	1型糖尿病・ケトアシドーシス合併あり	1型糖尿病・昏睡合併あり	1型糖尿病・腎合併症あり
	1型糖尿病・神経学的合併症あり	1型糖尿病・多発糖尿病性合併症あり	1型糖尿病・糖尿病性合併症あり
	1型糖尿病・糖尿病性合併症なし	1型糖尿病・末梢循環合併症あり	1型糖尿病黄斑症
	1型糖尿病合併妊娠	1型糖尿病性アシドーシス	1型糖尿病性アセトン血症
	1型糖尿病性胃腸症	1型糖尿病性壊疽	1型糖尿病性黄斑浮腫
	1型糖尿病性潰瘍	1型糖尿病性眼筋麻痺	1型糖尿病性肝障害
	1型糖尿病性関節症	1型糖尿病性筋萎縮症	1型糖尿病性血管障害
	1型糖尿病性ケトアシドーシス	1型糖尿病性高コレステロール血症	1型糖尿病性虹彩炎
	1型糖尿病性骨症	1型糖尿病性昏睡	1型糖尿病性自律神経ニューロパチー
	1型糖尿病性神経因性膀胱	1型糖尿病性神経痛	1型糖尿病性腎硬化症
	1型糖尿病性腎症	1型糖尿病性腎症第1期	1型糖尿病性腎症第2期
	1型糖尿病性腎症第3期	1型糖尿病性腎症第3期A	1型糖尿病性腎症第3期B
	1型糖尿病性腎症第4期	1型糖尿病性腎症第5期	1型糖尿病性腎不全
	1型糖尿病性水疱	1型糖尿病性精神障害	1型糖尿病性そう痒症
	1型糖尿病性多発ニューロパチー	1型糖尿病性単ニューロパチー	1型糖尿病性中心性網膜症
	1型糖尿病性低血糖性昏睡	1型糖尿病性動脈硬化症	1型糖尿病性動脈閉塞症
	1型糖尿病性ニューロパチー	1型糖尿病性白内障	1型糖尿病性皮膚障害
	1型糖尿病性浮腫性硬化症	1型糖尿病性末梢血管症	1型糖尿病性末梢血管障害
あ	1型糖尿病性末梢神経障害	1型糖尿病性網膜症	ウイルス性糖尿病・眼合併症あり
	ウイルス性糖尿病・ケトアシドーシス合併あり	ウイルス性糖尿病・昏睡合併あり	ウイルス性糖尿病・腎合併症あり
	ウイルス性糖尿病・神経学的合併症あり	ウイルス性糖尿病・多発糖尿病性合併症あり	ウイルス性糖尿病・糖尿病性合併症あり
か	ウイルス性糖尿病・糖尿病性合併症なし	ウイルス性糖尿病・末梢循環合併症あり	緩徐進行1型糖尿病
	緩徐進行1型糖尿病・眼合併症あり	緩徐進行1型糖尿病・関節合併症あり	緩徐進行1型糖尿病・ケトアシドーシス合併あり
	緩徐進行1型糖尿病・昏睡合併あり	緩徐進行1型糖尿病・腎合併症あり	緩徐進行1型糖尿病・神経学的合併症あり
	緩徐進行1型糖尿病・多発糖尿病性合併症あり	緩徐進行1型糖尿病・糖尿病性合併症なし	緩徐進行1型糖尿病・末梢循環合併症あり
	キンメルスチール・ウイルソン症候群	劇症1型糖尿病	高血糖高浸透圧症候群
さ	高浸透圧性非ケトン性昏睡	術後低インスリン血症	膵性糖尿病・眼合併症あり
	膵性糖尿病・ケトアシドーシス合併あり	膵性糖尿病・昏睡合併あり	膵性糖尿病・腎合併症あり
	膵性糖尿病・神経学的合併症あり	膵性糖尿病・多発糖尿病性合併症あり	膵性糖尿病・糖尿病性合併症あり
	膵性糖尿病・糖尿病性合併症なし	膵性糖尿病・末梢循環合併症あり	膵全摘後二次性糖尿病
	ステロイド糖尿病・眼合併症あり	ステロイド糖尿病・ケトアシドーシス合併あり	ステロイド糖尿病・昏睡合併あり
	ステロイド糖尿病・腎合併症あり	ステロイド糖尿病・神経学的合併症あり	ステロイド糖尿病・多発糖尿病性合併症あり
	ステロイド糖尿病・糖尿病性合併症あり	ステロイド糖尿病・糖尿病性合併症なし	ステロイド糖尿病・末梢循環合併症あり
た	増殖性糖尿病性網膜症	増殖性糖尿病性網膜症・1型糖尿病	糖尿病・糖尿病性合併症なし
	糖尿病黄斑症	糖尿病黄斑浮腫	糖尿病性アシドーシス
	糖尿病性アセトン血症	糖尿病性壊疽	糖尿病性潰瘍
	糖尿病性眼筋麻痺	糖尿病性肝障害	糖尿病性関節症
	糖尿病性筋萎縮症	糖尿病性血管障害	糖尿病性ケトアシドーシス
	糖尿病性高コレステロール血症	糖尿病性虹彩炎	糖尿病性骨症
	糖尿病性昏睡	糖尿病性自律神経ニューロパチー	糖尿病性神経因性膀胱
	糖尿病性神経痛	糖尿病性腎硬化症	糖尿病性腎症
	糖尿病性腎不全	糖尿病性水疱	糖尿病性精神障害
	糖尿病性そう痒症	糖尿病性多発ニューロパチー	糖尿病性単ニューロパチー
	糖尿病性中心性網膜症	糖尿病性低血糖性昏睡	糖尿病性動脈閉塞症
	糖尿病性ニューロパチー	糖尿病性白内障	糖尿病性皮膚障害
	糖尿病性浮腫性硬化症	糖尿病性末梢血管症	糖尿病性末梢血管障害
な	糖尿病性末梢神経障害	糖尿病網膜症	二次性糖尿病・眼合併症あり
	二次性糖尿病・ケトアシドーシス合併あり	二次性糖尿病・昏睡合併あり	二次性糖尿病・腎合併症あり
	二次性糖尿病・神経学的合併症あり	二次性糖尿病・多発糖尿病性合併症あり	二次性糖尿病・糖尿病性合併症あり
	二次性糖尿病・糖尿病性合併症なし	二次性糖尿病・末梢循環合併症あり	妊娠中の糖尿病
や	妊娠糖尿病母体児症候群	不安定型糖尿病	薬剤性糖尿病・眼合併症あり
	薬剤性糖尿病・ケトアシドーシス合併あり	薬剤性糖尿病・昏睡合併あり	薬剤性糖尿病・腎合併症あり
	薬剤性糖尿病・神経学的合併症あり	薬剤性糖尿病・多発糖尿病性合併症あり	薬剤性糖尿病・糖尿病性合併症あり
	薬剤性糖尿病・糖尿病性合併症なし	薬剤性糖尿病・末梢循環合併症あり	
△	インスリン抵抗性糖尿病	化学的糖尿病	境界型糖尿病
	新生児一過性糖尿病	新生児糖尿病	膵性糖尿病
	糖尿病合併症	糖尿病性動脈硬化症	糖尿病母体児
	妊娠糖尿病		

効能効果に関連する使用上の注意　糖尿病の診断が確立した患者に対してのみ適用を考慮すること。糖尿病以外にも耐糖能異常，尿糖陽性等，糖尿病類似の症状を有する疾患(腎性糖尿，甲状腺機能異常等)があることに留意すること。

用法用量

〔ヒューマリン3/7注100単位/mL〕：本剤は速効型水溶性インスリンと中間型イソフェンインスリンの混合製剤である。通常，成人では1回4〜20単位を1日2回，朝食前と夕食前30分以内に皮下注射する。なお，1日1回投与のときは朝食前に皮下注射する。投与量は症状及び検査所見に応じて適宜増減するが，維持量は通常1日4〜80単位である。

〔ヒューマリン3/7注カート，3/7注ミリオペン〕：本剤は速効型水溶性インスリンと中間型イソフェンインスリンの混合製剤である。通常，成人では1回4〜20単位を1日2回，朝食前と夕食前30分以内に万年筆型注入器を用いて皮下注射する。なお，1日1回投与のときは朝食前に皮下注射する。投与量は症状及び検査所見に応じて適宜増減するが，維持量は通常1日4〜80単位である。

〔ヒューマリンN注100単位/mL〕：通常，成人では初期は1回4〜20単位を朝食前30分以内に皮下注射するが，ときに回数を増やしたり，他のインスリン製剤を併用する。以後症状及び検査所見に応じて投与量を増減するが，維持量は通常1日4〜80単位である。ただし，必要により上記用量を超えて使用することがある。
〔ヒューマリンN注カート，N注ミリオペン〕：通常，成人では初期は1回4〜20単位を朝食前30分以内に万年筆型注入器を用いて皮下注射するが，ときに回数を増やしたり，他のインスリン製剤を併用する。以後症状及び検査所見に応じて投与量を増減するが，維持量は通常1日4〜80単位である。ただし，必要により上記用量を超えて使用することがある。
〔ヒューマリンR注100単位/mL〕：通常，成人では初期は1回4〜20単位を一般に毎食前に皮下注射するが，ときに回数を増やしたり，他のインスリン製剤を併用する。以後症状及び検査所見に応じて投与量を増減するが，維持量は通常成人1日4〜100単位である。ただし，必要により上記用量を超えて使用することがある。糖尿病昏睡には，必要に応じ皮下，筋肉内，静脈内注射又は持続静脈内注入を行う。
〔ヒューマリンR注カート，R注ミリオペン〕：本剤は持続型インスリン製剤と併用する速効型インスリン製剤である。通常，成人では1回2〜20単位を毎食前に万年筆型注入器を用いて皮下注射する。投与量は症状及び検査所見に応じて適宜増減するが，持続型インスリン製剤の投与量を含めた維持量は通常1日4〜100単位である。

用法用量に関連する使用上の注意

〔ヒューマリン3/7注100単位/mL，3/7注カート，3/7注ミリオペン，N注100単位/mL，N注カート，N注ミリオペン〕：適用にあたっては本剤の作用時間，1mL当たりのインスリン含有単位と患者の病状に留意し，その製剤的特徴に適する場合に投与すること。なお，糖尿病性昏睡，急性感染症，手術等緊急の場合は，本剤のみで処置することは適当でなく，速効型インスリン製剤を使用すること。
〔ヒューマリンR注100単位/mL，R注カート，R注ミリオペン〕：適用にあたっては本剤の作用時間，1mL当たりのインスリン含有単位と患者の病状に留意し，その製剤的特徴に適する場合に投与すること。

禁忌

(1)低血糖症状を呈している患者
(2)本剤の成分に対し過敏症の既往歴のある患者

ヒューマログN注カート　規格：300単位1筒［1649円/筒］
ヒューマログN注ミリオペン　規格：300単位1キット［1976円/キット］
ヒューマログ注100単位/mL　規格：100単位1mLバイアル［390円/mLV］
ヒューマログ注カート　規格：300単位1筒［1636円/筒］
ヒューマログ注ミリオペン　規格：300単位1キット［1953円/キット］
ヒューマログミックス25注カート　規格：300単位1筒［1649円/筒］
ヒューマログミックス25注ミリオペン　規格：300単位1キット［1953円/キット］
ヒューマログミックス50注カート　規格：300単位1筒［1644円/筒］
ヒューマログミックス50注ミリオペン　規格：300単位1キット［1953円/キット］
インスリンリスプロ(遺伝子組換え)　日本イーライリリー　249

【効能効果】

インスリン療法が適応となる糖尿病

【対応標準病名】

◎	糖尿病		
○	1型糖尿病	1型糖尿病・眼合併症あり	1型糖尿病・関節合併症あり
	1型糖尿病・ケトアシドーシス合併あり	1型糖尿病・昏睡合併あり	1型糖尿病・腎合併症あり
	1型糖尿病・神経学的合併症あり	1型糖尿病・多発糖尿病性合併症あり	1型糖尿病・糖尿病性合併症あり
	1型糖尿病・糖尿病性合併症なし	1型糖尿病・末梢循環合併症あり	1型糖尿病黄斑症
	1型糖尿病合併妊娠	1型糖尿病性アシドーシス	1型糖尿病性アセトン血症
	1型糖尿病性胃腸症	1型糖尿病性壊疽	1型糖尿病性黄斑浮腫
	1型糖尿病性潰瘍	1型糖尿病性眼筋麻痺	1型糖尿病性肝障害
	1型糖尿病性関節症	1型糖尿病性筋萎縮症	1型糖尿病性血管障害
	1型糖尿病性ケトアシドーシス	1型糖尿病性高コレステロール血症	1型糖尿病性虹彩炎
	1型糖尿病性骨症	1型糖尿病性昏睡	1型糖尿病性自律神経ニューロパチー
	1型糖尿病性神経因性膀胱	1型糖尿病性神経痛	1型糖尿病性腎硬化症
	1型糖尿病性腎症	1型糖尿病性腎症第1期	1型糖尿病性腎症第2期
	1型糖尿病性腎症第3期	1型糖尿病性腎症第3期A	1型糖尿病性腎症第3期B
	1型糖尿病性腎症第4期	1型糖尿病性腎症第5期	1型糖尿病性腎不全
	1型糖尿病性水疱	1型糖尿病性精神障害	1型糖尿病性そう痒症
	1型糖尿病性多発ニューロパチー	1型糖尿病性単ニューロパチー	1型糖尿病性中心性網膜症
	1型糖尿病性低血糖性昏睡	1型糖尿病性動脈硬化症	1型糖尿病性動脈閉塞症
	1型糖尿病性ニューロパチー	1型糖尿病性白内障	1型糖尿病性皮膚障害
	1型糖尿病性浮腫性硬化症	1型糖尿病性末梢血管症	1型糖尿病性末梢血管障害
あ	1型糖尿病性末梢神経障害	1型糖尿病性網膜症	ウイルス性糖尿病・眼合併症あり
	ウイルス性糖尿病・ケトアシドーシス合併あり	ウイルス性糖尿病・昏睡合併あり	ウイルス性糖尿病・腎合併症あり
	ウイルス性糖尿病・神経学的合併症あり	ウイルス性糖尿病・多発糖尿病性合併症あり	ウイルス性糖尿病・糖尿病性合併症あり
か	ウイルス性糖尿病・糖尿病性合併症なし	ウイルス性糖尿病・末梢循環合併症あり	緩徐進行1型糖尿病
	緩徐進行1型糖尿病・眼合併症あり	緩徐進行1型糖尿病・関節合併症あり	緩徐進行1型糖尿病・ケトアシドーシス合併あり
	緩徐進行1型糖尿病・昏睡合併あり	緩徐進行1型糖尿病・腎合併症あり	緩徐進行1型糖尿病・神経学的合併症あり
	緩徐進行1型糖尿病・多発糖尿病性合併症あり	緩徐進行1型糖尿病・糖尿病性合併症なし	緩徐進行1型糖尿病・末梢循環合併症あり
	キンメルスチール・ウイルソン症候群	劇症1型糖尿病	高血糖高浸透圧症候群
さ	高浸透圧性非ケトン性昏睡	術後低インスリン血症	膵性糖尿病・眼合併症あり
	膵性糖尿病・ケトアシドーシス合併あり	膵性糖尿病・昏睡合併あり	膵性糖尿病・腎合併症あり
	膵性糖尿病・神経学的合併症あり	膵性糖尿病・多発糖尿病性合併症あり	膵性糖尿病・糖尿病性合併症あり
	膵性糖尿病・糖尿病性合併症なし	膵性糖尿病・末梢循環合併症あり	膵全摘後二次性糖尿病
	ステロイド糖尿病・眼合併症あり	ステロイド糖尿病・ケトアシドーシス合併あり	ステロイド糖尿病・昏睡合併あり
	ステロイド糖尿病・腎合併症あり	ステロイド糖尿病・神経学的合併症あり	ステロイド糖尿病・多発糖尿病性合併症あり
	ステロイド糖尿病・糖尿病性合併症あり	ステロイド糖尿病・糖尿病性合併症なし	ステロイド糖尿病・末梢循環合併症あり
た	増殖性糖尿病性網膜症	増殖性糖尿病性網膜症・1型糖尿病	糖尿病・糖尿病性合併症なし
	糖尿病黄斑症	糖尿病黄斑浮腫	糖尿病性アシドーシス
	糖尿病性アセトン血症	糖尿病性壊疽	糖尿病性潰瘍
	糖尿病性眼筋麻痺	糖尿病性肝障害	糖尿病性関節症
	糖尿病性筋萎縮症	糖尿病性血管障害	糖尿病性ケトアシドーシス
	糖尿病性高コレステロール血症	糖尿病性虹彩炎	糖尿病性骨症
	糖尿病性昏睡	糖尿病性自律神経ニューロパチー	糖尿病性神経因性膀胱
	糖尿病性神経痛	糖尿病性腎硬化症	糖尿病性腎症
	糖尿病性腎不全	糖尿病性水疱	糖尿病性精神障害
	糖尿病性そう痒症	糖尿病性多発ニューロパチー	糖尿病性単ニューロパチー
	糖尿病性中心性網膜症	糖尿病性低血糖性昏睡	糖尿病性動脈閉塞症

	糖尿病性ニューロパチー	糖尿病性白内障	糖尿病性皮膚障害
	糖尿病性浮腫性硬化症	糖尿病性末梢血管症	糖尿病性末梢血管障害
な	糖尿病性末梢神経障害	糖尿病網膜症	二次性糖尿病・眼合併症あり
	二次性糖尿病・ケトアシドーシス合併あり	二次性糖尿病・昏睡合併あり	二次性糖尿病・腎合併症あり
	二次性糖尿病・神経学的合併症あり	二次性糖尿病・多発糖尿病性合併症あり	二次性糖尿病・糖尿病性合併症あり
は	二次性糖尿病・糖尿病性合併症なし	二次性糖尿病・末梢循環合併症あり	不安定型糖尿病
や	薬剤性糖尿病・眼合併症あり	薬剤性糖尿病・ケトアシドーシス合併あり	薬剤性糖尿病・昏睡合併あり
	薬剤性糖尿病・腎合併症あり	薬剤性糖尿病・神経学的合併症あり	薬剤性糖尿病・多発糖尿病性合併症あり
	薬剤性糖尿病・糖尿病性合併症あり	薬剤性糖尿病・糖尿病性合併症なし	薬剤性糖尿病・末梢循環合併症あり
△	インスリン抵抗性糖尿病	化学的糖尿病	境界型糖尿病
	新生児一過性糖尿病	新生児糖尿病	膵性糖尿病
	糖尿病合併症	糖尿病性動脈硬化症	糖尿病母体児
	妊娠中の糖尿病	妊娠糖尿病	妊娠糖尿病母体児症候群

効能効果に関連する使用上の注意　糖尿病の診断が確立した患者に対してのみ適用を考慮すること。糖尿病以外にも耐糖能異常，尿糖陽性等，糖尿病類似の症状を有する疾患(腎性糖尿，甲状腺機能異常等)があることに留意すること。

用法用量

〔ヒューマログＮ注カート，Ｎ注ミリオペン〕：通常，成人では，初期は１回４～20単位を朝食直前に皮下注射する。ときに投与回数を増やしたり，他のインスリン製剤を併用する。以後患者の症状及び検査所見に応じて投与量を増減するが，維持量としては通常１日４～80単位である。ただし，必要により上記用量を超えて使用することがある。

〔ヒューマログ注100単位/mL〕：通常，成人では１回２～20単位を毎食直前に皮下注射するが，持続型インスリン製剤を併用したり，ときに投与回数を増やす。投与量は，患者の症状及び検査所見に応じて増減するが，持続型インスリン製剤の投与量を含めた維持量としては通常１日４～100単位である。必要に応じ持続皮下注入ポンプを用いて投与する。

〔ヒューマログ注カート，注ミリオペン〕：本剤は，持続型インスリン製剤と併用する超速効型インスリンアナログ製剤である。通常，成人では１回２～20単位を毎食直前に皮下注射するが，ときに投与回数を増やす。投与量は，患者の症状及び検査所見に応じて増減するが，持続型インスリン製剤の投与量を含めた維持量としては通常１日４～100単位である。

〔ヒューマログミックス25注カート，ミックス25注ミリオペン〕：本剤は，超速効型インスリンアナログであるインスリンリスプロと中間型インスリンリスプロを25：75の割合で含有する混合製剤である。通常，成人では１回４～20単位を１日２回，朝食直前と夕食直前に皮下注射する。なお，１日１回投与の時は朝食直前に皮下注射する。投与量は，患者の症状及び検査所見に応じて増減するが，維持量としては通常１日４～80単位である。

〔ヒューマログミックス50注カート，ミックス50注ミリオペン〕：本剤は，超速効型インスリンアナログであるインスリンリスプロと中間型インスリンリスプロを50：50の割合で含有する混合製剤である。通常，成人では１回４～20単位を１日２回，朝食直前と夕食直前に皮下注射する。ときに投与回数を増減することができるが，その場合においても本剤は食直前に投与する。なお，１日１回投与の時は朝食直前に皮下注射する。投与量は，患者の症状及び検査所見に応じて増減するが，維持量としては通常１日４～80単位である。

用法用量に関連する使用上の注意

〔ヒューマログＮ注カート，Ｎ注ミリオペン〕：本剤の吸収と作用特性は中間型のNPH製剤に類似している。適用にあたっては本剤の作用時間と患者の病状に留意し，その製剤的特徴に適する場合に投与すること。また，他のインスリン製剤から本剤に変更する場合にも，その作用特性や薬物動態を考慮し，必要に応じて投与量を増減するなど，慎重に行うこと。なお，糖尿病性昏睡，急性感染症，手術等緊急の場合は，本剤のみで処置することは適当でなく，速効型インスリン製剤を使用すること。

〔ヒューマログ注100単位/mL，注カート，注ミリオペン〕

本剤は，速効型インスリン製剤に比べ，皮下からより迅速に吸収され，血糖降下作用は同等(本剤１モルと速効型インスリン製剤１モルは，同等の血糖降下作用を有する)である。したがって，その作用の発現はより速やかで作用持続の時間が短い(投与後約５時間まで)ので，速効型インスリン製剤(通常食事の30分前に投与)と異なり食直前(15分以内)に投与を行うこと。

また，他のインスリン製剤から本剤に変更する場合にも，その作用特性や薬物動態を考慮し，必要に応じて投与量を増減するなど，慎重に行うこと。持続型インスリン製剤を併用している患者では，持続型インスリン製剤の投与量及び投与スケジュールの調節が必要となる場合があるので注意すること。

〔ヒューマログミックス25注カート，ミックス25注ミリオペン，ミックス50注カート，ミックス50注ミリオペン〕

本剤は，超速効型のインスリンリスプロの迅速な効果発現と，中間型インスリンリスプロの持続作用が保持されている。インスリンリスプロの超速効作用のために，速効型インスリンを含む混合製剤(通常食事の30分前に投与)と異なり食直前(15分以内)に投与を行うこと。

また，他のインスリン製剤から本剤に変更する場合にも，その作用特性や薬物動態を考慮し，必要に応じて投与量を増減するなど，慎重に行うこと。臨床試験において切り替え時に一過性の低血糖の増加が認められたため注意すること。なお，糖尿病性昏睡，急性感染症，手術等緊急の場合は，本剤のみで処置することは適当でなく，速効型インスリン製剤を使用すること。

禁忌

(1)低血糖症状を呈している患者
(2)本剤の成分に対し過敏症の既往歴のある患者

ヒュミラ皮下注20mgシリンジ0.4mL

規格：20mg0.4mL1筒[33608円/筒]

アダリムマブ(遺伝子組換え)　アッヴィ　399

【効 能 効 果】

既存治療で効果不十分な下記疾患：多関節に活動性を有する若年性特発性関節炎

【対応標準病名】

◎	関節型若年性特発性関節炎	若年性特発性関節炎	
○	若年性多発性関節炎	全身型若年性特発性関節炎	
△	若年性関節炎	若年性関節リウマチ	少関節型若年性関節炎

効能効果に関連する使用上の注意　過去の治療において，少なくとも１剤の抗リウマチ薬(生物製剤を除く)等による適切な治療を行っても，疾患に起因する明らかな臨床症状が残る場合に投与すること。全身型若年性特発性関節炎については，全身症状に対する有効性及び安全性が確立していないため，全身症状が安定し，多関節炎が主症状の場合に投与すること。

用法用量　通常，アダリムマブ(遺伝子組換え)として，体重15kg以上30kg未満の場合は20mgを，体重30kg以上の場合は40mgを２週に１回，皮下注射する。

用法用量に関連する使用上の注意

(1)本剤の投与開始にあたっては，医療施設において，必ず医師によるか，医師の直接の監督のもとで投与を行うこと。本剤による治療開始後，医師により適用が妥当と判断された患者については，自己投与も可能である。
(2)投与毎に注射部位を変えること。また，皮膚が敏感な部位，皮膚に異常のある部位(傷，発疹，発赤，硬結等の部位)，乾癬の部位には注射しないこと。
(3)多関節に活動性を有する若年性特発性関節炎において，本剤による治療反応は，通常投与開始から12週以内に得られる。12週以内に治療反応が得られない場合は，現在の治療計画の継続を慎重に再考すること。
(4)本剤は1回に全量を使用すること。

警告

(1)本剤投与により，結核，肺炎，敗血症を含む重篤な感染症及び脱髄疾患の新たな発生もしくは悪化等が報告されており，本剤との関連性は明らかではないが，悪性腫瘍の発現も報告されている。本剤が疾病を完治させる薬剤でないことも含め，これらの情報を患者に十分説明し，患者が理解したことを確認した上で，治療上の有益性が危険性を上回ると判断される場合にのみ投与すること。また，本剤の投与において，重篤な副作用により，致命的な経過をたどることがあるので，緊急時の対応が十分可能な医療施設及び医師の管理指導のもとで使用し，本剤投与後に副作用が発現した場合には，主治医に連絡するよう患者に注意を与えること。

(2)感染症

①重篤な感染症：敗血症，肺炎，真菌感染症を含む日和見感染症等の致命的な感染症が報告されているため，十分な観察を行うなど感染症の発症に注意すること。

②結核：播種性結核(粟粒結核)及び肺外結核(胸膜，リンパ節等)を含む結核が発症し，死亡例も認められている。結核の既感染者では症状の顕在化及び悪化のおそれがあるため，本剤投与に先立って結核に関する十分な問診及び胸部X線検査に加え，インターフェロン-γ遊離試験又はツベルクリン反応検査を行い，適宜胸部CT検査等を行うことにより，結核感染の有無を確認すること。また，結核の既感染者には，抗結核薬の投与をした上で，本剤を投与すること。ツベルクリン反応等の検査が陰性の患者において，投与後活動性結核が認められた例も報告されている。

(3)脱髄疾患(多発性硬化症等)の臨床症状・画像診断上の新たな発生もしくは悪化が，本剤を含む抗TNF製剤でみられたとの報告がある。脱髄疾患(多発性硬化症等)及びその既往歴のある患者には投与しないこととし，脱髄疾患を疑う患者や家族歴を有する患者に投与する場合には，適宜画像診断等の検査を実施するなど，十分な観察を行うこと。

(4)関節リウマチ患者では，本剤の治療を行う前に，少なくとも1剤の抗リウマチ薬等の使用を十分勘案すること。また，本剤についての十分な知識とリウマチ治療の経験をもつ医師が使用し，自己投与の場合もその管理指導のもとで使用すること。

(5)尋常性乾癬及び関節症性乾癬の患者では，本剤の治療を行う前に，既存の全身療法(紫外線療法を含む)の適用を十分に勘案すること。乾癬の治療経験を持つ医師と本剤の副作用への対応について十分な知識を有する医師との連携のもと使用すること。自己投与の場合もこれらの医師の管理指導のもとで使用すること。

(6)強直性脊椎炎では，本剤の治療を行う前に，既存治療薬(非ステロイド性抗炎症薬等)の使用を十分勘案すること。また，本剤についての十分な知識と強直性脊椎炎の診断及び治療の経験をもつ医師が使用し，自己投与の場合もその管理指導のもとで使用すること。

(7)多関節に活動性を有する若年性特発性関節炎の患者では，本剤の治療を行う前に，少なくとも1剤の抗リウマチ薬等の使用を十分勘案すること。また，本剤についての十分な知識と若年性特発性関節炎治療の経験をもつ医師が使用し，自己投与の場合もその管理指導のもとで使用すること。

(8)腸管型ベーチェット病では，本剤の治療を行う前に，ステロイド又は免疫調節剤等の使用を十分勘案すること。また，本剤についての十分な知識と腸管型ベーチェット病治療の経験をもつ医師が使用し，自己投与の場合もその管理指導のもとで使用すること。

(9)クローン病では，本剤の治療を行う前に，栄養療法，ステロイド，免疫調節剤等の使用を十分勘案すること。また，本剤についての十分な知識とクローン病治療の経験をもつ医師が使用し，自己投与の場合もその管理指導のもとで使用すること。

(10)潰瘍性大腸炎では，本剤の治療を行う前に，ステロイド又は免疫調節剤等の使用を十分勘案すること。また，本剤についての十分な知識と潰瘍性大腸炎治療の経験をもつ医師が使用し，自己投与の場合もその管理指導のもとで使用すること。

禁忌

(1)重篤な感染症(敗血症等)の患者
(2)活動性結核の患者
(3)本剤の成分に対し過敏症の既往歴のある患者
(4)脱髄疾患(多発性硬化症等)及びその既往歴のある患者
(5)うっ血性心不全の患者

ヒュミラ皮下注40mgシリンジ0.8mL

規格：40mg0.8mL1筒[65144円/筒]
アダリムマブ(遺伝子組換え)　アッヴィ　399

【効能効果】

関節リウマチ(関節の構造的損傷の防止を含む)
既存治療で効果不十分な下記疾患
　尋常性乾癬，関節症性乾癬
　強直性脊椎炎
　多関節に活動性を有する若年性特発性関節炎
　腸管型ベーチェット病
中等症又は重症の活動期にあるクローン病の寛解導入及び維持療法(既存治療で効果不十分な場合に限る)
中等症又は重症の潰瘍性大腸炎の治療(既存治療で効果不十分な場合に限る)

【対応標準病名】

◎	潰瘍性大腸炎	関節型若年性特発性関節炎	関節リウマチ
	乾癬性関節炎	強直性脊椎炎	クローン病
	若年性特発性関節炎	尋常性乾癬	腸管ベーチェット病
○	胃クローン病	胃十二指腸クローン病	円板状乾癬
	回腸クローン病	潰瘍性大腸炎・左側大腸炎型	潰瘍性大腸炎・全大腸炎型
	潰瘍性大腸炎・直腸S状結腸炎型	潰瘍性大腸炎・直腸炎型	潰瘍性大腸炎再燃
	潰瘍性大腸炎性若年性関節炎	活動期潰瘍性大腸炎	緩解期潰瘍性大腸炎
	関節リウマチ・顎関節	関節リウマチ・肩関節	関節リウマチ・胸椎
	関節リウマチ・頚椎	関節リウマチ・股関節	関節リウマチ・指関節
	関節リウマチ・趾関節	関節リウマチ・膝関節	関節リウマチ・手関節
	関節リウマチ・脊椎	関節リウマチ・足関節	関節リウマチ・肘関節
	関節リウマチ・腰椎	乾癬	乾癬性関節炎・肩関節
	乾癬性関節炎・股関節	乾癬性関節炎・指関節	乾癬性関節炎・膝関節
	乾癬性関節炎・手関節	乾癬性関節炎・仙腸関節	乾癬性関節炎・足関節
	乾癬性関節炎・肘関節	乾癬性脊椎炎	顔面尋常性乾癬
	急性潰瘍性大腸炎	急性激症型潰瘍性大腸炎	局面状乾癬
	空腸クローン病	軽症潰瘍性大腸炎	劇症型潰瘍性大腸炎
	肛門クローン病	再燃緩解型潰瘍性大腸炎	四肢乾癬
	四肢尋常性乾癬	若年性多発性関節炎	重症潰瘍性大腸炎
	十二指腸クローン病	小腸クローン病	小腸大腸クローン病
	初回発作型潰瘍性大腸炎	ステロイド依存性潰瘍性大腸炎	ステロイド抵抗性潰瘍性大腸炎
	全身型若年性特発性関節炎	全身の尋常性乾癬	大腸クローン病
	多発性乾癬性関節炎	多発性リウマチ性関節炎	虫垂クローン病
	中等症潰瘍性大腸炎	直腸クローン病	頭部尋常性乾癬
	破壊性関節炎	びまん性乾癬	ベーチェット病
	慢性持続型潰瘍性大腸炎	腰部尋常性乾癬	リウマチ性滑液包炎
	リウマチ様関節炎		
△	RS3PE症候群	炎症性多発性関節障害	潰瘍性大腸炎合併妊娠
	強直性脊椎炎性呼吸器障害	強直脊椎炎性虹彩毛様体炎	クローン病性若年性関節炎
	血清反応陰性関節リウマチ	尺側偏位	若年性関節炎

若年性関節リウマチ	少関節型若年性関節炎	脂漏性乾癬
ステロイド依存性クローン病	成人スチル病	滴状乾癬
点状乾癬	不全型ベーチェット病	ムチランス変形
リウマチ性皮下結節	濾胞性乾癬	

効能効果に関連する使用上の注意

関節リウマチ

(1)本剤の適用は，原則として既存治療で効果不十分な関節リウマチ患者に限定すること。ただし，関節の構造的損傷の進展が早いと予想される患者に対しては，抗リウマチ薬による治療歴がない場合でも使用できるが，最新のガイドライン等を参照した上で，患者の状態を評価し，本剤の使用の必要性を慎重に判断すること。

(2)本剤とアバタセプト(遺伝子組換え)の併用は行わないこと。

尋常性乾癬及び関節症性乾癬

(1)少なくとも1種類の既存の全身療法(紫外線療法を含む)で十分な効果が得られず，皮疹が体表面積(BSA)の10%以上に及ぶ場合に投与すること。

(2)難治性の皮疹又は関節症状を有する場合に投与すること。

強直性脊椎炎：過去の治療において，既存治療薬(非ステロイド性抗炎症薬等)による適切な治療を行っても，疾患に起因する明らかな臨床症状が残る場合に投与すること。

多関節に活動性を有する若年性特発性関節炎：過去の治療において，少なくとも1剤の抗リウマチ薬(生物製剤を除く)等による適切な治療を行っても，疾患に起因する明らかな臨床症状が残る場合に投与すること。全身型若年性特発性関節炎については，全身症状に対する有効性及び安全性が確立していないため，全身症状が安定し，多関節炎が主症状の場合に投与すること。

腸管型ベーチェット病：過去の治療において，既存治療薬(ステロイド又は免疫調節剤等)による適切な治療を行っても，疾患に起因する明らかな臨床症状が残る場合に投与すること。

クローン病：過去の治療において，栄養療法，他の薬物療法(5-アミノサリチル酸製剤，ステロイド，アザチオプリン等)等による適切な治療を行っても，疾患に起因する明らかな臨床症状が残る場合に投与すること。なお，寛解維持投与は漫然と行わず経過を観察しながら行うこと。

潰瘍性大腸炎

(1)過去の治療において，他の薬物療法(ステロイド，アザチオプリン等)等による適切な治療を行っても，疾患に起因する明らかな臨床症状が残る場合に投与すること。ただし，本剤よりも先に他の抗TNF製剤による治療を考慮すること。

(2)寛解維持効果は確認されていないため，漫然と投与しないこと。

用法用量

関節リウマチ：通常，成人にはアダリムマブ(遺伝子組換え)として40mgを2週に1回，皮下注射する。なお，効果不十分な場合，1回80mgまで増量できる。

尋常性乾癬及び関節症性乾癬：通常，成人にはアダリムマブ(遺伝子組換え)として初回に80mgを皮下注射し，以後2週に1回，40mgを皮下注射する。なお，効果不十分な場合には1回80mgまで増量できる。

強直性脊椎炎：通常，成人にはアダリムマブ(遺伝子組換え)として40mgを2週に1回，皮下注射する。なお，効果不十分な場合，1回80mgまで増量できる。

多関節に活動性を有する若年性特発性関節炎：通常，アダリムマブ(遺伝子組換え)として，体重15kg以上30kg未満の場合は20mgを，体重30kg以上の場合は40mgを2週に1回，皮下注射する。

腸管型ベーチェット病：通常，成人にはアダリムマブ(遺伝子組換え)として初回に160mgを，初回投与2週間後に80mgを皮下注射する。初回投与4週間後以降は，40mgを2週に1回，皮下注射する。

クローン病：通常，成人にはアダリムマブ(遺伝子組換え)として初回に160mgを，初回投与2週間後に80mgを皮下注射する。初回投与4週間後以降は，40mgを2週に1回，皮下注射する。

潰瘍性大腸炎：通常，成人にはアダリムマブ(遺伝子組換え)として初回に160mgを，初回投与2週間後に80mgを皮下注射する。初回投与4週間後以降は，40mgを2週に1回，皮下注射する。

用法用量に関連する使用上の注意

(1)本剤の投与開始にあたっては，医療施設において，必ず医師によるか，医師の直接の監督のもとで投与を行うこと。本剤による治療開始後，医師により適用が妥当と判断された患者については，自己投与も可能である。

(2)投与毎に注射部位を変えること。また，皮膚が敏感な部位，皮膚に異常のある部位(傷，発疹，発赤，硬結等の部位)，乾癬の部位には注射しないこと。

(3)関節リウマチ及び強直性脊椎炎において，本剤による治療反応は，通常投与開始から12週以内に得られる。12週以内に治療反応が得られない場合は，現在の治療計画の継続を慎重に再考すること。また，増量を行っても効果が得られない場合，現在の治療計画の継続を慎重に再考すること。

(4)尋常性乾癬及び関節症性乾癬において，本剤による治療反応は，通常投与開始から16週以内に得られる。16週以内に治療反応が得られない場合は，現在の治療計画の継続を慎重に再考すること。また，増量を行っても効果が得られない場合，現在の治療計画の継続を慎重に再考すること。

(5)多関節に活動性を有する若年性特発性関節炎において，本剤による治療反応は，通常投与開始から12週以内に得られる。12週以内に治療反応が得られない場合は，現在の治療計画の継続を慎重に再考すること。

(6)腸管型ベーチェット病において，12週以内に臨床症状や内視鏡所見等による治療反応が得られない場合は，本剤の継続投与の必要性を慎重に再考すること。

(7)クローン病において，本剤による治療反応は，通常投与開始から4週以内に得られる。4週時点で臨床症状や内視鏡所見等による治療反応が得られない場合，また，寛解維持投与中に効果不十分となった場合は，本剤の継続投与の必要性を検討し，他の治療法への切替えを考慮すること。

(8)潰瘍性大腸炎において，本剤による治療反応は，通常投与開始から8週以内に得られる。8週時点で臨床症状や内視鏡所見等による明らかな改善効果が得られない場合は，本剤の投与を中止すること。

(9)本剤は1回に全量を使用すること。

警告

(1)本剤投与により，結核，肺炎，敗血症を含む重篤な感染症及び脱髄疾患の新たな発生もしくは悪化等が報告されており，本剤との関連性は明らかではないが，悪性腫瘍の発現も報告されている。本剤が疾病を完治させる薬剤でないことも含め，これらの情報を患者に十分説明し，患者が理解したことを確認した上で，治療上の有益性が危険性を上回ると判断される場合にのみ投与すること。また，本剤の投与において，重篤な副作用により，致命的な経過をたどることがあるので，緊急時の対応が十分可能な医療施設及び医師の管理指導のもとで使用し，本剤投与後に副作用が発現した場合には，主治医に連絡するよう患者に注意を与えること。

(2)感染症

①重篤な感染症：敗血症，肺炎，真菌感染症を含む日和見感染症等の致命的な感染症が報告されているため，十分な観察を行うなど感染症の発症に注意すること。

②結核：播種性結核(粟粒結核)及び肺外結核(胸膜，リンパ節等)を含む結核が発症し，死亡例も認められている。結核の既感染者では症状の顕在化及び悪化のおそれがあるため，本剤投与に先立って結核に関する十分な問診及び胸部X線検査に加え，インターフェロン-γ遊離試験又はツベルクリン反応検査を行い，適宜胸部CT検査等を行うことにより，結核感染の有無を確認すること。また，結核の既感染者には，抗結核薬の投与をした上で，本剤を投与すること。ツベルクリン反応等の検査が陰性の患者において，投与後活動性結核が認められた例も報告されている。

(3)脱髄疾患(多発性硬化症等)の臨床症状・画像診断上の新たな発

生もしくは悪化が，本剤を含む抗 TNF 製剤でみられたとの報告がある。脱髄疾患（多発性硬化症等）及びその既往歴のある患者には投与しないこととし，脱髄疾患を疑う患者や家族歴を有する患者に投与する場合には，適宜画像診断等の検査を実施するなど，十分な観察を行うこと。

(4)関節リウマチ患者では，本剤の治療を行う前に，少なくとも1剤の抗リウマチ薬等の使用を十分勘案すること。また，本剤についての十分な知識とリウマチ治療の経験をもつ医師が使用し，自己投与の場合もその管理指導のもとで使用すること。

(5)尋常性乾癬及び関節症性乾癬の患者では，本剤の治療を行う前に，既存の全身療法（紫外線療法を含む）の適用を十分に勘案すること。乾癬の治療経験を持つ医師と本剤の副作用への対応について十分な知識を有する医師との連携のもと使用すること。自己投与の場合もこれらの医師の管理指導のもとで使用すること。

(6)強直性脊椎炎では，本剤の治療を行う前に，既存治療薬（非ステロイド性抗炎症薬等）の使用を十分勘案すること。また，本剤についての十分な知識と強直性脊椎炎の診断及び治療の経験をもつ医師が使用し，自己投与の場合もその管理指導のもとで使用すること。

(7)多関節に活動性を有する若年性特発性関節炎の患者では，本剤の治療を行う前に，少なくとも1剤の抗リウマチ薬等の使用を十分勘案すること。また，本剤についての十分な知識と若年性特発性関節炎治療の経験をもつ医師が使用し，自己投与の場合もその管理指導のもとで使用すること。

(8)腸管型ベーチェット病では，本剤の治療を行う前に，ステロイド又は免疫調節剤等の使用を十分勘案すること。また，本剤についての十分な知識と腸管型ベーチェット病治療の経験をもつ医師が使用し，自己投与の場合もその管理指導のもとで使用すること。

(9)クローン病では，本剤の治療を行う前に，栄養療法，ステロイド，免疫調節剤等の使用を十分勘案すること。また，本剤についての十分な知識とクローン病治療の経験をもつ医師が使用し，自己投与の場合もその管理指導のもとで使用すること。

(10)潰瘍性大腸炎では，本剤の治療を行う前に，ステロイド又は免疫調節剤等の使用を十分勘案すること。また，本剤についての十分な知識と潰瘍性大腸炎治療の経験をもつ医師が使用し，自己投与の場合もその管理指導のもとで使用すること。

禁忌

(1)重篤な感染症（敗血症等）の患者
(2)活動性結核の患者
(3)本剤の成分に対し過敏症の既往歴のある患者
(4)脱髄疾患（多発性硬化症等）及びその既往歴のある患者
(5)うっ血性心不全の患者

ビリスコピン点滴静注50　規格：10.55%100mL1瓶［2488円/瓶］
イオトロクス酸　バイエル薬品　721

【効能効果】

胆嚢・胆管撮影

【対応標準病名】

該当病名なし

用法用量　通常，成人では本剤 100mL を 30～60 分にわたり点滴静注する。
なお，年齢，体重，症状により適宜増減する。

警告

(1)ショック等の重篤な副作用があらわれることがある。
(2)本剤を脳・脊髄腔内に投与すると重篤な副作用が発現するおそれがあるので，脳槽・脊髄造影には使用しないこと。

禁忌

(1)ヨード又はヨード造影剤に過敏症の既往歴のある患者
(2)重篤な甲状腺疾患のある患者

原則禁忌

(1)一般状態の極度に悪い患者
(2)気管支喘息の患者
(3)重篤な心障害のある患者
(4)重篤な肝障害のある患者
(5)重篤な腎障害（無尿等）のある患者
(6)マクログロブリン血症の患者
(7)テタニーのある患者
(8)褐色細胞腫の患者及びその疑いのある患者

ヒルトニン0.5mg注射液　規格：0.5mg1管［2154円/管］
プロチレリン酒石酸塩水和物　武田薬品　119,722

【効能効果】

(1)下記疾患に伴う昏睡，半昏睡を除く遷延性意識障害
①頭部外傷
②くも膜下出血，ただし，意識障害固定期間3週以内
(2)脊髄小脳変性症における運動失調の改善
(3)下垂体 TSH 分泌機能検査
①採血時間：本剤注射前と注射後 30 分に採血するが，必要に応じて，更に経時的に採血する。
②測定方法：TSH 測定キットを使用し，ラジオイムノアッセイ法により測定する。
③正常範囲：血中 TSH の正常範囲はラジオイムノアッセイの操作法及び判定基準により若干異なるので，施設ごとに設定すべきであるが，通常，正常人では本剤投与後 30 分でピークに達し，血中 TSH 値は 10μU/mL 以上になる。また，投与前の血中 TSH 値は 5μU/mL 以下である。

【対応標準病名】

◎	運動失調	くも膜下出血	脊髄小脳変性症
	遷延性意識障害	頭部外傷	頭部損傷
○	IC－PC 動脈瘤破裂によるくも膜下出血	アルコール性脳変性	アルパース病
	意識混濁	運動調節障害	外傷性頚動脈海綿静脈洞瘻
	外傷性鼓膜穿孔	外傷性中耳腔出血	急性音響性外傷
	協調運動障害	くも膜下出血後遺症	後交通動脈瘤破裂によるくも膜下出血
	後大脳動脈瘤破裂によるくも膜下出血	鼓膜損傷	鼓膜裂傷
	昏迷	重症頭部外傷	前交通動脈瘤破裂によるくも膜下出血
	前大脳動脈瘤破裂によるくも膜下出血	先天性脳動脈瘤破裂	前頭側頭葉型認知症
	中大脳動脈瘤破裂によるくも膜下出血	椎骨動脈瘤破裂によるくも膜下出血	頭蓋骨損傷
	頭蓋内動脈瘤破裂によるくも膜下出血	頭部血管損傷	頭部多発損傷
	特発性くも膜下出血	内頚動脈瘤破裂によるくも膜下出血	脳底動脈瘤破裂によるくも膜下出血
	脳動静脈奇形破裂	脳動静脈奇形破裂によるくも膜下出血	脳動脈瘤破裂
	半昏睡	非穿通性頭部外傷	ピック病
	副鼻腔損傷	閉鎖性頭部外傷	もうろう状態
	リー症候群	レビー小体型認知症	老人性脳変性
△	亜急性小脳変性症	アルコール性小脳性運動失調症	アルコール性脳症
	意識障害	意識消失	意識不明
	一過性意識障害	外耳損傷	外耳道外傷
	外耳道損傷	外傷性外リンパ瘻	外傷性内耳損傷
	外鼻外傷	眼瞼外傷	顔面損傷
	顔面軟部組織外傷	急性意識障害	急性運動失調
	急性中毒性小脳失調症	頬粘膜外傷	傾眠症
	限局性脳萎縮症	口蓋外傷	口蓋垂外傷
	口腔底外傷	口腔内損傷	口唇外傷
	口底外傷	昏睡	嗜眠
	小脳萎縮	小脳変性症	植物状態
	深昏睡	髄膜出血	青色鼓膜
	舌外傷	側頭部外傷	代謝性昏睡
	大脳萎縮症	遅発性ジスキネジア	中毒性小脳失調症

	頭頸部外傷	頭皮外傷	頭皮損傷
	頭部外傷１型	頭部挫創	頭部打撲
	軟口蓋外傷	軟口蓋損傷	鼻外傷
	鼻損傷	羽ばたき振戦	破裂性椎骨動脈解離
	破裂性内頸動脈解離	鼻咽腔天蓋部損傷	部分的意識喪失
	耳損傷		

用法用量

(1)遷延性意識障害の場合(ただし，昏睡，半昏睡を除く)

通常，成人には疾患に応じて，下記の用量を１日１回10日間静注又は点滴静注する。

静脈内注射の場合は，生理食塩液，ブドウ糖注射液又は注射用水5～10mLに希釈して，徐々に注射する。

①頭部外傷：1回プロチレリン酒石酸塩水和物として0.732～2.92mg(プロチレリンとして0.5～2mg)

②くも膜下出血(ただし，意識障害固定期間３週以内)：1回プロチレリン酒石酸塩水和物として2.92mg(プロチレリンとして2mg)

(2)脊髄小脳変性症の場合

通常，成人には１日１回プロチレリン酒石酸塩水和物として0.732～2.92mg(プロチレリンとして0.5～2mg)を筋肉内又は静脈内に注射するが，重症例にはプロチレリン酒石酸塩水和物として2.92mg(プロチレリンとして2mg)を注射する。

2～3週間連日注射した後，2～3週間の休薬期間をおく。以後，これを反復するか，週2～3回の間歇注射を行う。静脈内注射の場合は，生理食塩液，ブドウ糖注射液又は注射用水5～10mLに希釈して，徐々に注射する。

(3)下垂体TSH分泌機能検査の場合：通常，成人には１回プロチレリン酒石酸塩水和物0.732mg(プロチレリンとして0.5mg)を静脈内又は皮下に注射する。静脈内注射の場合は，生理食塩液あるいは注射用水5～10mLに希釈して，徐々に注射する。

プロチレリン酒石酸塩注0.5mg「NP」：ニプロ[525円/管]，プロチレリン酒石酸塩注射液0.5mg「サワイ」：沢井[525円/管]，ボグニン注0.5mg：日医工[525円/管]

ヒルトニン1mg注射液　規格：1mg1mL1管[4797円/管]
ヒルトニン2mg注射液　規格：2mg1mL1管[8888円/管]
プロチレリン酒石酸塩水和物　武田薬品　119

【効能効果】

(1)下記疾患に伴う昏睡，半昏睡を除く遷延性意識障害

①頭部外傷

②くも膜下出血，ただし意識障害固定期間３週以内

(2)脊髄小脳変性症における運動失調の改善

【対応標準病名】

◎	運動失調	くも膜下出血	脊髄小脳変性症
	遷延性意識障害	頭部外傷	頭部損傷
○	IC－PC動脈瘤破裂によるくも膜下出血	アルコール性脳変性	アルパース病
	意識混濁	運動調節障害	外傷性頸動脈海綿静脈洞瘻
	外傷性鼓膜穿孔	外傷性中耳腔出血	急性音響性外傷
	協調運動障害	くも膜下出血後遺症	後交通動脈瘤破裂によるくも膜下出血
	後大脳動脈瘤破裂によるくも膜下出血	鼓膜損傷	鼓膜裂傷
	昏迷	重症頭部外傷	前交通動脈瘤破裂によるくも膜下出血
	前大脳動脈瘤破裂によるくも膜下出血	先天性脳動脈瘤破裂	前頭側頭葉型認知症
	中大脳動脈瘤破裂によるくも膜下出血	椎骨動脈瘤破裂によるくも膜下出血	頭蓋骨損傷
	頭蓋内動脈瘤破裂によるくも膜下出血	頭部血管損傷	頭部多発損傷
	特発性くも膜下出血	内頸動脈瘤破裂によるくも膜下出血	脳底動脈瘤破裂によるくも膜下出血
	脳動静脈奇形破裂	脳動静脈奇形破裂によるくも膜下出血	脳動脈瘤破裂
	半昏睡	非穿通性頭部外傷	ピック病
	副鼻腔損傷	閉鎖性頭部外傷	もうろう状態
	リー症候群	レビー小体型認知症	老人性脳変性
△	亜急性小脳変性症	アルコール性小脳性運動失調症	アルコール性脳症
	意識障害	意識消失	意識不明
	一過性意識障害	外耳損傷	外耳道外傷
	外耳道損傷	外傷性外リンパ瘻	外傷性内耳損傷
	外鼻外傷	眼瞼外傷	顔面損傷
	顔面軟部組織外傷	急性意識障害	急性運動失調
	急性中毒性小脳失調症	頬粘膜外傷	傾眠症
	限局性脳萎縮症	口蓋外傷	口蓋垂外傷
	口腔底外傷	口腔内損傷	口唇外傷
	口底外傷	昏睡	嗜眠
	小脳萎縮	小脳変性症	植物状態
	深昏睡	髄膜出血	青色鼓膜
	舌外傷	側頭部外傷	代謝性昏睡
	大脳萎縮症	遅発性ジスキネジア	中毒性小脳失調症
	頭頸部外傷	頭皮外傷	頭皮損傷
	頭部外傷１型	頭部挫創	頭部打撲
	軟口蓋外傷	軟口蓋損傷	鼻外傷
	鼻損傷	羽ばたき振戦	破裂性椎骨動脈解離
	破裂性内頸動脈解離	鼻咽腔天蓋部損傷	部分的意識喪失
	耳損傷		

用法用量

(1)遷延性意識障害の場合(ただし，昏睡，半昏睡を除く)

通常，成人には疾患に応じて，下記の用量を１日１回10日間静注又は点滴静注する。

静脈内注射の場合は，生理食塩液，ブドウ糖注射液又は注射用水5～10mLに希釈して，徐々に注射する。

①頭部外傷：1回プロチレリン酒石酸塩水和物として0.732～2.92mg(プロチレリンとして0.5～2mg)

②くも膜下出血(ただし，意識障害固定期間３週以内)：1回プロチレリン酒石酸塩水和物として2.92mg(プロチレリンとして2mg)

(2)脊髄小脳変性症の場合

通常，成人には１日１回プロチレリン酒石酸塩水和物として0.732～2.92mg(プロチレリンとして0.5～2mg)を筋肉内又は静脈内に注射するが，重症例にはプロチレリン酒石酸塩水和物として2.92mg(プロチレリンとして2mg)を注射する。

2～3週間連日注射した後，2～3週間の休薬期間をおく。以後，これを反復するか，週2～3回の間歇注射を行う。

静脈内注射の場合は，生理食塩液，ブドウ糖注射液又は注射用水5～10mLに希釈して，徐々に注射する。

プロチレリン酒石酸塩注1mg「NP」：ニプロ　1mg1mL1管[1117円/管]，プロチレリン酒石酸塩注2mg「NP」：ニプロ　2mg1mL1管[2333円/管]，プロチレリン酒石酸塩注射液1mg「サワイ」：沢井　1mg1mL1管[1117円/管]，プロチレリン酒石酸塩注射液2mg「サワイ」：沢井　2mg1mL1管[2333円/管]，ボグニン注1mg：日医工　1mg1mL1管[1117円/管]，ボグニン注2mg：日医工　2mg1mL1管[2333円/管]

ヒルナミン筋注25mg　規格：2.5%1mL1管[56円/管]
レボメプロマジン塩酸塩　塩野義　117

【効能効果】

統合失調症，躁病，うつ病における不安・緊張

【対応標準病名】

◎	うつ病	躁状態	統合失調症
	不安緊張状態	不安神経症	
○	２型双極性障害	アスペルガー症候群	うつ状態
	うつ病型統合失調感情障害	延髄性うつ病	外傷後遺症性うつ病

	型分類困難な統合失調症	仮面うつ病	寛解中の反復性うつ病性障害
	偽神経症性統合失調症	急性統合失調症	急性統合失調症性エピソード
	急性統合失調症様精神病性障害	境界型統合失調症	緊張型統合失調症
	軽症うつ病エピソード	軽症反復性うつ病性障害	軽躁病
	興奮状態	混合性不安抑うつ障害	残遺型統合失調症
	産褥期うつ状態	思春期うつ病	自閉的精神病質
	循環型躁うつ病	小児期型統合失調症	小児シゾイド障害
	心気性うつ病	神経症性抑うつ状態	精神病症状を伴う重症うつ病エピソード
	精神病症状を伴う躁病	精神病症状を伴わない躁病	前駆期統合失調症
	潜在性統合失調症	全般性不安障害	躁うつ病
	双極性感情障害・軽症のうつ病エピソード	双極性感情障害・精神病症状を伴う重症うつ病エピソード	双極性感情障害・精神病症状を伴わない重症うつ病エピソード
	双極性感情障害・中等症のうつ病エピソード	躁病性昏迷	躁病発作
	体感症性統合失調症	退行期うつ病	短期統合失調症様障害
	単極性うつ病	単極性躁病	単純型統合失調症
	単発反応性うつ病	遅発性統合失調症	中等症うつ病エピソード
	中等症反復性うつ病性障害	統合失調症型障害	統合失調症型パーソナリティ障害
	統合失調症後抑うつ	統合失調症症状を伴う急性錯乱	統合失調症症状を伴う急性多形性精神病性障害
	統合失調症症状を伴う類循環精神病	統合失調症性反応	統合失調症様状態
	動脈硬化性うつ病	内因性うつ病	破瓜型統合失調症
	パニック障害	パニック発作	反応性うつ病
	反復心因性うつ病	反復性うつ病	反復性心因性抑うつ精神病
	反復性精神病性うつ病	反復性短期うつ病エピソード	非定型うつ病
	不安うつ病	妄想型統合失調症	モレル・クレペリン病
	抑うつ神経症	抑うつ性パーソナリティ障害	老年期うつ病
	老年期認知症抑うつ型		
△	延髄外側症候群	感染症後うつ病	器質性うつ病性障害
	器質性気分障害	器質性混合性感情障害	器質性双極性障害
	器質性躁病性障害	気分変調症	原発性認知症
	後下小脳動脈閉塞症	周期性精神病	上小脳動脈閉塞症
	小脳卒中症候群	小脳動脈狭窄	小脳動脈血栓症
	小脳動脈塞栓症	小脳動脈閉塞	初老期精神病
	初老期認知症	初老期妄想状態	精神病症状を伴わない重症うつ病エピソード
	前下小脳動脈閉塞症	挿間性発作性不安	双極性感情障害
	統合失調症症状を伴わない急性錯乱	統合失調症症状を伴わない急性多形性精神病性障害	統合失調症症状を伴わない類循環精神病
	統合失調症性パーソナリティ障害	二次性認知症	認知症
	破局発作状態	反応性興奮	反復性気分障害
	反復性躁病エピソード	不安障害	不安ヒステリー
	夢幻精神病	老年期認知症	老年期認知症妄想型
	老年期妄想状態	老年精神病	ワレンベルグ症候群

用法用量　通常，成人にはレボメプロマジンとして１回25mgを筋肉内注射する。
なお，年齢，症状により適宜増減する。

禁忌
(1)昏睡状態，循環虚脱状態にある患者
(2)バルビツール酸誘導体・麻酔剤等の中枢神経抑制剤の強い影響下にある患者
(3)アドレナリンを投与中の患者
(4)フェノチアジン系化合物及びその類似化合物に対し過敏症の患者

原則禁忌　皮質下部の脳障害（脳炎，脳腫瘍，頭部外傷後遺症等）の疑いのある患者

併用禁忌

薬剤名等	臨床症状・措置方法	機序・危険因子
アドレナリン ボスミン	臨床症状：アドレナリンの作用を逆転させ，血圧降下を起こすことがある。	アドレナリンのα作用が遮断され，β作用が優位になることがある。

レボトミン筋注25mg：田辺三菱　2.5%1mL1管［56円/管］

ヒロポン注射液
規格：0.3%1mL1管［612円/管］
メタンフェタミン塩酸塩　大日本住友　115

【効能効果】

下記疾病・症状の改善
　ナルコレプシー，各種の昏睡，嗜眠，もうろう状態，インシュリンショック
　うつ病・うつ状態，統合失調症の遅鈍症
手術中・手術後の虚脱状態からの回復促進および麻酔からの覚せい促進
麻酔剤，睡眠剤の急性中毒の改善

【対応標準病名】

◎	医薬品中毒	インスリンショック	うつ状態
	うつ病	急性薬物中毒	昏睡
	嗜眠	術後ショック	睡眠剤中毒
	統合失調症	ナルコレプシー	もうろう状態
	薬物中毒症		
○	アスペルガー症候群	意識混濁	意識障害
	意識消失	一過性意識障害	うつ病型統合失調感情障害
	延髄性うつ病	外傷後遺症性うつ病	型分類困難な統合失調症
	仮面うつ病	寛解中の反復性うつ病性障害	感染症後うつ病
	器質性うつ病性障害	偽神経症性統合失調症	急性意識障害
	急性統合失調症	急性統合失調症性エピソード	急性統合失調症様精神病性障害
	境界型統合失調症	緊張型統合失調症	グルテチミド中毒
	軽症うつ病エピソード	軽症反復性うつ病性障害	傾眠症
	混合性不安抑うつ障害	昏迷	残遺型統合失調症
	産褥期うつ状態	思春期うつ病	術後出血性ショック
	術後消化管出血性ショック	循環型躁うつ病	小児期型統合失調症
	心気性うつ病	神経症性抑うつ状態	深昏睡
	精神病症状を伴う重症うつ病エピソード	精神病症状を伴わない重症うつ病エピソード	遷延性意識障害
	前駆期統合失調症	潜在性統合失調症	躁うつ病
	双極性感情障害・軽症のうつ病エピソード	双極性感情障害・精神病症状を伴う重症うつ病エピソード	双極性感情障害・精神病症状を伴わない重症うつ病エピソード
	双極性感情障害・中等症のうつ病エピソード	体感症性統合失調症	退行期うつ病
	代謝性昏睡	短期統合失調症様障害	単極性うつ病
	単純型統合失調症	遅発性統合失調症	中等症うつ病エピソード
	中等症反復性うつ病性障害	低血糖昏睡	統合失調症型障害
	統合失調症型パーソナリティ障害	統合失調症後抑うつ	統合失調症症状を伴う急性錯乱
	統合失調症症状を伴う急性多形性精神病性障害	統合失調症症状を伴う類循環精神病	統合失調症性パーソナリティ障害
	統合失調症性反応	統合失調症様状態	動脈硬化性うつ病
	内因性うつ病	破瓜型統合失調症	バルビツレート中毒
	バルプロ酸中毒	半昏睡	反復心因性うつ病
	反復性うつ病	反復性心因性抑うつ精神病	反復性精神病性うつ病
	反復性短期うつ病エピソード	非定型うつ病	不安うつ病
	部分的意識喪失	ベンゾジアゼピン中毒	抱水クロラール中毒

	メタカロン中毒	妄想型統合失調症	抑うつ神経症
	抑うつ性パーソナリティ障害	老年期うつ病	老年期認知症抑うつ型
△	2型双極性障害	意識不明	延髄外側症候群
	カタプレキシー	器質性気分障害	器質性混合性感情障害
	器質性双極性障害	器質性躁病性障害	気分変調症
	原発性認知症	後下小脳動脈閉塞症	自閉的精神病質
	周期性精神病	上小脳動脈閉塞症	小脳卒中症候群
	小脳動脈狭窄	小脳動脈血栓症	小脳動脈塞栓症
	小脳動脈閉塞	植物状態	初老期精神病
	初老期認知症	初老期妄想状態	睡眠薬自殺未遂
	前下小脳動脈閉塞症	双極性感情障害	ゾピクロン中毒
	脱力発作	単極性躁病	単発反応性うつ病
	鎮静剤副作用	統合失調症症状を伴わない急性錯乱	統合失調症症状を伴わない急性多形性精神病性障害
	統合失調症症状を伴わない類循環精神病	特発性過眠症	二次性認知症
	認知症	反応性うつ病	反復性気分障害
	反復性躁病エピソード	非糖尿病性低血糖性昏睡	慢性眠剤中毒
	慢性薬物中毒	夢幻精神病	モレル・クレペリン病
	レム睡眠行動障害	老年期認知症	老年期認知症妄想型
	老年期妄想状態	老年精神病	ワレンベルグ症候群

用法用量　通常，成人には，1日1～2mL(メタンフェタミン塩酸塩として3～6mg)を皮下または筋肉内に注射する。なお，年齢，症状により適宜増減する。

禁忌

(1)モノアミン酸化酵素阻害剤投与中または投与後2週間以内の患者
(2)重篤な高血圧症，動脈硬化症の患者
(3)心疾患のある患者
(4)甲状腺機能亢進症の患者
(5)本剤の成分またはアドレナリン作動薬に対し過敏症の患者
(6)不眠症，激越状態にある患者
(7)薬物乱用の既往歴のある患者

併用禁忌

薬剤名等	臨床症状・措置方法	機序・危険因子
モノアミン酸化酵素阻害剤	高血圧クリーゼを起こすことがある。	モノアミン酸化酵素阻害により増加したノルアドレナリンが，本剤により神経終末から大量に遊離される。

ファイバ注射用500　規格：500単位10mL1瓶(溶解液付)[92352円/瓶]
ファイバ注射用1000　規格：1,000単位20mL1瓶(溶解液付)[191559円/瓶]

乾燥人血液凝固因子抗体迂回活性複合体　バクスター　634

【効能効果】

血液凝固第VIII因子又は第IX因子インヒビターを保有する患者に対し，血漿中の血液凝固活性を補いその出血傾向を抑制する。

【対応標準病名】

◎	凝固因子欠乏症	出血傾向	
○	アンチトロンビンIII欠乏症	アンチトロンビン欠乏症	ウィルブランド・ジュルゲンス血小板病
	肝疾患による凝固因子欠乏	血液凝固異常	血管性血友病
	原発性抗リン脂質抗体症候群	後天性凝固因子欠乏症	後天性第XIII因子欠乏症
	後天性低プロトロンビン血症	高フィブリノゲン血症	抗リン脂質抗体症候群
	循環性抗凝血因子症	先天性血液凝固因子異常	先天性第X因子欠乏症
	先天性第XI因子欠乏症	先天性第XII因子欠乏症	先天性第XIII因子欠乏症
	先天性プラスミノゲン欠損症	先天性無フィブリノゲン血症	第V因子欠乏症
	第VII因子欠乏症	第VIII因子インヒビター陽性先天性血友病	第IX因子インヒビター陽性先天性血友病
	低線維素血症	パラ血友病	ビタミンK欠乏による凝固因子欠乏
	フィブリノゲン異常症	フィブリノゲン欠乏症	フィブリノゲン減少症
	フィブリン減少症	プレカリクレイン欠乏症	プロテインC欠乏症
	プロテインS欠乏症	ヘパリン・コファクターII欠乏症	無フィブリノゲン血症
	ループスアンチコアグラント	ループス血小板減少症	ローゼンタール病

用法用量　本品1瓶を添付の溶剤で溶解し，緩徐に静注又は点滴静注する(1分間に体重1kg当たり，2単位をこえる注射速度はさけること)。
出血時に投与する場合，通常体重1kg当たり50～100単位を8～12時間間隔で投与する。なお，年齢・症状に応じて適宜増減する。
ただし，原則として1日最大投与量は体重1kg当たり200単位をこえないこととする。
定期的に投与する場合，通常体重1kg当たり70～100単位を1日おきに投与する。

用法用量に関連する使用上の注意　本剤の使用にあたっては，患者の出血症状及び治療歴等を総合的に判断して使用すること。
なお，本剤の出血時投与による効果が認められない場合は，他剤への切り替えを検討すること。
本剤の出血時投与後，定期的な投与を開始する場合は，直近の投与から1日以上の間隔をおくことを目安とする。

禁忌

(1)血液凝固因子インヒビターを有していない患者
(2)DICを生じている患者

原則禁忌　心筋梗塞，急性血栓症・塞栓症の患者(冠動脈疾患，急性血栓症・塞栓症又はこれらの疑いのある患者で頭蓋内出血等生命に危険のおよぶ出血の場合にのみ使用すること。)

ファーストシン静注用0.5g　規格：500mg1瓶[980円/瓶]
ファーストシン静注用1g　規格：1g1瓶[1430円/瓶]
ファーストシン静注用1gバッグG　規格：1g1キット(5%ブドウ糖注射液100mL付)[2093円/キット]
ファーストシン静注用1gバッグS　規格：1g1キット(生理食塩液100mL付)[1814円/キット]

セフォゾプラン塩酸塩　武田薬品　613

【効能効果】

〈適応菌種〉セフォゾプランに感性のブドウ球菌属，レンサ球菌属，肺炎球菌，腸球菌属，モラクセラ(ブランハメラ)・カタラーリス，大腸菌，シトロバクター属，クレブシエラ属，エンテロバクター属，セラチア属，プロテウス属，モルガネラ・モルガニー，プロビデンシア属，インフルエンザ菌，シュードモナス属，緑膿菌，バークホルデリア・セパシア，ステノトロホモナス(ザントモナス)・マルトフィリア，アシネトバクター属，ペプトストレプトコッカス属，バクテロイデス属，プレボテラ属

〈適応症〉

敗血症
外傷・熱傷及び手術創等の二次感染
咽頭・喉頭炎，扁桃炎(扁桃周囲膿瘍を含む)，肺炎，肺膿瘍，膿胸，慢性呼吸器病変の二次感染
複雑性膀胱炎，腎盂腎炎，前立腺炎(急性症，慢性症)
腹膜炎，腹腔内膿瘍
胆嚢炎，胆管炎，肝膿瘍
子宮内感染，子宮付属器炎，子宮旁結合織炎
化膿性髄膜炎
眼窩感染，角膜炎(角膜潰瘍を含む)，眼内炎(全眼球炎を含む)
中耳炎，副鼻腔炎，化膿性唾液腺炎

【対応標準病名】

◎	咽頭炎	咽頭喉頭炎	外傷
	角膜炎	角膜潰瘍	化膿性唾液腺炎
	眼内炎	肝膿瘍	急性細菌性髄膜炎
	急性細菌性前立腺炎	喉頭炎	挫創
	子宮内感染症	子宮付属器炎	子宮傍組織炎
	術後創部感染	腎盂腎炎	全眼球炎
	前立腺炎	創傷	創傷感染症
	胆管炎	胆のう炎	中耳炎
	熱傷	膿胸	肺炎
	敗血症	肺膿瘍	腹腔内膿瘍
	副鼻腔炎	腹膜炎	扁桃炎
	扁桃周囲膿瘍	慢性前立腺炎	慢性複雑性膀胱炎
	裂傷	裂創	
○あ	足開放創	足第１度熱傷	足第２度熱傷
	足第３度熱傷	足熱傷	アルカリ腐蝕
	アレルギー性角膜炎	アレルギー性副鼻腔炎	アンギナ
	胃腸管熱傷	犬咬創	胃熱傷
	陰茎開放創	陰茎第１度熱傷	陰茎第２度熱傷
	陰茎第３度熱傷	陰茎熱傷	咽頭開放創
	咽頭気管炎	咽頭創傷	咽頭チフス
	咽頭熱傷	咽頭扁桃炎	院内感染敗血症
	陰のう開放創	陰のう第１度熱傷	陰のう第２度熱傷
	陰のう第３度熱傷	陰のう熱傷	インフルエンザ菌喉頭炎
	インフルエンザ菌性咽頭炎	インフルエンザ菌性喉頭気管炎	インフルエンザ菌敗血症
	栄養障害性角膜炎	会陰第１度熱傷	会陰第２度熱傷
	会陰第３度熱傷	会陰熱傷	会陰部化膿創
	腋窩第１度熱傷	腋窩第２度熱傷	腋窩第３度熱傷
	腋窩熱傷	壊死性肺炎	壊疽性咽頭炎
	壊疽性胆細管炎	壊疽性胆のう炎	壊疽性扁桃周囲炎
	横隔膜下膿瘍	横隔膜下腹膜炎	横隔膜損傷
	黄色ぶどう球菌敗血症	汚染擦過創	汚染創
か	外陰開放創	外陰第１度熱傷	外陰第２度熱傷
	外陰第３度熱傷	外陰熱傷	外耳開放創
	外耳道創傷	外耳部外傷性異物	外耳部外傷性皮下異物
	外耳部割創	外耳部貫通創	外耳部咬創
	外耳部挫創	外耳部刺創	外耳部創傷
	外傷性異物	外傷性角膜炎	外傷性角膜潰瘍
	外傷性眼球ろう	外傷性虹彩離断	外傷性食道破裂
	外傷性穿孔性中耳炎	外傷性中耳炎	外傷性脳圧迫・頭蓋内に達する開放創合併あり
	外傷性破裂	外耳裂創	開放骨折
	開放性外傷性脳圧迫	開放性陥没骨折	開放性胸膜損傷
	開放性脱臼骨折	開放性脳挫創	開放性脳損傷髄膜炎
	開放性脳底部挫傷	開放性びまん性脳損傷	開放性粉砕骨折
	開放創	潰瘍性咽頭炎	潰瘍性膀胱炎
	下咽頭炎	下咽頭創傷	下咽頭熱傷
	化学外傷	下顎外傷性異物	下顎開放創
	下顎割創	下顎貫通創	下顎口唇挫創
	下顎咬創	下顎挫創	下顎刺創
	下顎創傷	下顎熱傷	下顎部第１度熱傷
	下顎部第２度熱傷	下顎部第３度熱傷	下顎裂創
	顎下腺炎	顎下腺管炎	顎下腺膿瘍
	顎関節部開放創	顎関節部割創	顎関節部貫通創
	顎関節部咬創	顎関節部挫創	顎関節部刺創
	顎関節部創傷	顎関節部裂創	角結膜炎
	角結膜びらん	角結膜腐蝕	角膜アルカリ化学熱傷
	角膜挫創	角膜酸化学熱傷	角膜酸性熱傷
	角膜上皮びらん	角膜切傷	角膜切創
	角膜穿孔	角膜創傷	角膜中心潰瘍
	角膜内皮炎	角膜熱傷	角膜膿瘍

角膜破裂	角膜パンヌス	角膜びらん
角膜腐蝕	角膜裂傷	下肢第１度熱傷
下肢第２度熱傷	下肢第３度熱傷	下肢熱傷
下腿開放創	下腿足部熱傷	下腿熱傷
下腿部第１度熱傷	下腿部第２度熱傷	下腿部第３度熱傷
カタル性咽頭炎	カタル性角膜潰瘍	割創
化膿性角膜炎	化膿性眼内炎	化膿性肝膿瘍
化膿性喉頭炎	化膿性耳下腺炎	化膿性中耳炎
化膿性副鼻腔炎	化膿性腹膜炎	化膿性扁桃周囲炎
化膿性網膜炎	下半身第１度熱傷	下半身第２度熱傷
下半身第３度熱傷	下半身熱傷	下腹部第１度熱傷
下腹部第２度熱傷	下腹部第３度熱傷	貨幣状角膜炎
眼化学熱傷	眼窩創傷	肝下膿瘍
眼球炎	眼球結膜裂傷	眼球損傷
眼球熱傷	眼球破裂	眼球裂傷
眼瞼外傷性異物	眼瞼外傷性皮下異物	眼瞼開放創
眼瞼化学熱傷	眼瞼割創	眼瞼貫通創
眼瞼咬創	眼瞼挫創	眼瞼刺創
眼瞼創傷	眼瞼第１度熱傷	眼瞼第２度熱傷
眼瞼第３度熱傷	眼瞼熱傷	眼瞼裂創
肝周囲炎	眼周囲化学熱傷	眼周囲第１度熱傷
眼周囲第２度熱傷	眼周囲第３度熱傷	肝周囲膿瘍
眼周囲部外傷性異物	眼周囲部開放創	眼周囲部割創
眼周囲部貫通創	眼周囲部咬創	眼周囲部挫創
眼周囲部刺創	眼周囲部創傷	眼周囲部裂創
乾性角結膜炎	乾性角膜炎	感染性咽頭炎
感染性角膜炎	感染性角膜潰瘍	感染性喉頭気管炎
貫通刺創	貫通銃創	貫通創
肝内胆細管炎	眼熱傷	眼部外傷性異物
眼部外傷性皮下異物	眼部開放創	眼部割創
眼部貫通創	眼部咬創	眼部挫創
眼部刺創	眼部創傷	眼部裂創
顔面外傷性異物	顔面開放創	顔面割創
顔面貫通創	顔面咬創	顔面挫創
顔面刺創	顔面創傷	顔面搔創
顔面損傷	顔面第１度熱傷	顔面第２度熱傷
顔面第３度熱傷	顔面多発開放創	顔面多発割創
顔面多発貫通創	顔面多発咬創	顔面多発挫創
顔面多発刺創	顔面多発創傷	顔面多発裂創
顔面熱傷	顔面裂創	乾酪性副鼻腔炎
気管支肺炎	気管支瘻膿胸	気管熱傷
気腫性腎盂腎炎	気道熱傷	偽膜性咽頭炎
偽膜性喉頭炎	偽膜性扁桃炎	逆行性胆管炎
急性アデノイド咽頭炎	急性アデノイド扁桃炎	急性咽頭炎
急性咽頭喉頭炎	急性咽頭扁桃炎	急性壊疽性喉頭炎
急性壊疽性扁桃炎	急性潰瘍性喉頭炎	急性潰瘍性扁桃炎
急性角結膜炎	急性角膜炎	急性化膿性咽頭炎
急性化膿性顎下腺炎	急性化膿性耳下腺炎	急性化膿性胆管炎
急性化膿性胆のう炎	急性化膿性中耳炎	急性化膿性扁桃炎
急性気腫性胆のう炎	急性限局性腹膜炎	急性喉頭炎
急性喉頭気管炎	急性骨盤腹膜炎	急性耳下腺炎
急性子宮傍結合織炎	急性声帯炎	急性声門下喉頭炎
急性腺窩性扁桃炎	急性胆管炎	急性胆細管炎
急性胆のう炎	急性中耳炎	急性肺炎
急性汎発性腹膜炎	急性腹膜炎	急性浮腫性喉頭炎
急性付属器炎	急性閉塞性化膿性胆管炎	急性扁桃炎
急性卵管炎	急性卵巣炎	キュットネル腫瘍
胸管損傷	胸腔熱傷	狭窄性胆管炎
胸腺損傷	胸部外傷	頬部外傷性異物
頬部開放創	頬部割創	頬部貫通創
頬部咬創	頬部挫創	頬部刺創
胸部上腕熱傷	胸部食道損傷	頬部創傷
胸部損傷	胸部第１度熱傷	頬部第１度熱傷
胸部第２度熱傷	頬部第２度熱傷	胸部第３度熱傷

頬部第3度熱傷	胸部熱傷	頬部裂創
胸壁開放創	強膜切創	強膜創傷
胸膜損傷・胸腔に達する開放創合併あり	胸膜肺炎	強膜裂傷
胸膜瘻	棘刺創	魚咬創
巨大フリクテン	躯幹薬傷	グラデニーゴ症候群
クラミジア肺炎	グラム陰性桿菌敗血症	グラム陰性菌敗血症
グラム陽性菌敗血症	クレブシェラ性髄膜炎	頚管破裂
頚部開放創	頚部食道開放創	頚部第1度熱傷
頚部第2度熱傷	頚部第3度熱傷	頚部熱傷
結核性中耳炎	血管性パンヌス	結節性眼炎
結節性結膜炎	結膜創傷	結膜熱傷
結膜のうアルカリ化学熱傷	結膜のう酸化学熱傷	結膜腐蝕
結膜裂傷	原因菌不明髄膜炎	限局性膿胸
限局性腹膜炎	肩甲間部第1度熱傷	肩甲間部第2度熱傷
肩甲間部第3度熱傷	肩甲間部熱傷	肩甲部第1度熱傷
肩甲部第2度熱傷	肩甲部第3度熱傷	肩甲部熱傷
原発性硬化性胆管炎	原発性腹膜炎	肩部第1度熱傷
肩部第2度熱傷	肩部第3度熱傷	コアグラーゼ陰性ぶどう球菌敗血症
高エネルギー外傷	口蓋切創	口蓋裂創
口角部挫創	口角部裂創	硬化性角膜炎
交感性眼炎	交感性ぶどう膜炎	口腔開放創
口腔割創	口腔挫創	口腔刺創
口腔上顎洞瘻	口腔創傷	口腔第1度熱傷
口腔第2度熱傷	口腔第3度熱傷	口腔熱傷
口腔粘膜咬創	口腔裂創	虹彩毛様体脈絡膜炎
口唇外傷性異物	口唇開放創	口唇割創
口唇貫通創	口唇咬創	口唇挫創
口唇刺創	口唇創傷	口唇第1度熱傷
口唇第2度熱傷	口唇第3度熱傷	口唇熱傷
口唇裂創	光線眼症	溝創
咬創	喉頭外傷	喉頭周囲炎
喉頭損傷	喉頭熱傷	後腹膜炎
後腹膜膿瘍	肛門第1度熱傷	肛門第2度熱傷
肛門第3度熱傷	肛門熱傷	コーガン症候群
鼓室内水腫	骨盤結合織炎	骨盤死腔炎
骨盤直腸窩膿瘍	骨盤膿瘍	骨盤部感染性リンパのう胞

さ

骨盤腹膜炎	細菌性肝膿瘍	細菌性硬膜炎
細菌性ショック	細菌性髄膜炎	細菌性腹膜炎
細菌性膀胱炎	細胆管炎	再発性胆管炎
再発性中耳炎	散在性表層角膜炎	蚕蝕性角膜潰瘍
酸腐蝕	耳介外傷性異物	耳介外傷性皮下異物
耳介開放創	耳介割創	耳介貫通創
耳介咬創	耳介挫創	耳介刺創
紫外線角結膜炎	紫外線角膜炎	耳介創傷
耳介部第1度熱傷	耳介部第2度熱傷	耳介部第3度熱傷
趾開放創	耳介裂創	耳下腺炎
耳下腺管炎	耳下腺膿瘍	趾化膿創
指間切創	子宮頚管裂傷	子宮周囲炎
子宮周囲膿瘍	子宮熱傷	刺咬症
篩骨洞炎	示指PIP開放創	示指化膿創
四肢挫傷	四肢第1度熱傷	四肢第2度熱傷
四肢第3度熱傷	四肢熱傷	糸状角膜炎
歯性上顎洞炎	歯性副鼻腔炎	歯性扁桃周囲膿瘍
耳前部挫創	刺創	趾第1度熱傷
趾第2度熱傷	趾第3度熱傷	膝窩部銃創
実質性角膜炎	湿疹性パンヌス	膝部開放創
膝部咬創	膝部第1度熱傷	膝部第2度熱傷
膝部第3度熱傷	歯肉切創	歯肉裂創
趾熱傷	射創	縦隔膿瘍
習慣性アンギナ	習慣性扁桃炎	銃自殺未遂
銃創	十二指腸穿孔腹膜炎	十二指腸総胆管炎
手関節掌側部挫創	手関節部挫創	手関節部創傷
手関節部第1度熱傷	手関節部第2度熱傷	手関節部第3度熱傷
手指開放創	手指咬創	種子骨開放骨折
手指第1度熱傷	手指第2度熱傷	手指第3度熱傷
手指端熱傷	手指熱傷	手術創部膿瘍
手掌挫創	手掌刺創	手掌切創
手掌第1度熱傷	手掌第2度熱傷	手掌第3度熱傷
手掌熱傷	手掌剥皮創	出血性角膜炎
出血性中耳炎	術後横隔膜下膿瘍	術後眼内炎
術後腎盂腎炎	術後性耳下腺炎	術後性中耳炎
術後性慢性中耳炎	術後胆管炎	術後膿瘍
術後腹腔内膿瘍	術後腹壁膿瘍	術後腹膜炎
手背第1度熱傷	手背第2度熱傷	手背第3度熱傷
手背熱傷	手背部挫創	手背部切創
シュロッフェル腫瘤	上咽頭炎	上顎洞炎
上顎部裂創	上行性腎盂腎炎	上鼓室化膿症
小指咬創	上肢第1度熱傷	上肢第2度熱傷
上肢第3度熱傷	硝子体膿瘍	上肢熱傷
焼身自殺未遂	小児肺炎	小児副鼻腔炎
上半身第1度熱傷	上半身第2度熱傷	上半身第3度熱傷
上半身熱傷	踵部第1度熱傷	踵部第2度熱傷
踵部第3度熱傷	上腕第1度熱傷	上腕第2度熱傷
上腕第3度熱傷	上腕熱傷	上腕部開放創
食道損傷	食道熱傷	女性急性骨盤蜂巣炎
女性慢性骨盤蜂巣炎	神経栄養性角結膜炎	進行性角膜潰瘍
針刺創	滲出性腹膜炎	浸潤性表層角膜炎
新生児中耳炎	新生児敗血症	深層角膜炎
水晶体過敏性眼内炎	膵臓性腹膜炎	水疱性中耳炎
星状角膜炎	精巣開放創	精巣熱傷
声門外傷	ゼーミッシュ潰瘍	石化性角膜炎
舌開放創	舌下顎挫創	舌下腺炎
舌下腺膿瘍	雪眼炎	舌咬創
舌挫創	舌刺創	舌切創
舌創傷	切断	舌熱傷
舌扁桃炎	舌裂創	セレウス菌敗血症
前額部外傷性異物	前額部外傷性皮下異物	前額部開放創
前額部割創	前額部貫通創	前額部咬創
前額部挫創	前額部刺創	前額部創傷
前額部第1度熱傷	前額部第2度熱傷	前額部第3度熱傷
前額部裂創	腺窩性アンギナ	前胸部第1度熱傷
前胸部第2度熱傷	前胸部第3度熱傷	前胸部熱傷
前頚頭頂部挫創	穿孔性角膜潰瘍	穿孔性中耳炎
穿孔性腹腔内膿瘍	穿孔性腹膜炎	線状角膜炎
全身挫傷	全身第1度熱傷	全身第2度熱傷
全身第3度熱傷	全身熱傷	穿通創
前頭洞炎	全膿胸	腺病性パンヌス
前房蓄膿性角膜炎	前立腺膿瘍	前腕開放創
前腕咬創	前腕手部熱傷	前腕第1度熱傷
前腕第2度熱傷	前腕第3度熱傷	前腕熱傷
足関節第1度熱傷	足関節第2度熱傷	足関節第3度熱傷
足関節熱傷	側胸部第1度熱傷	側胸部第2度熱傷
側胸部第3度熱傷	足底熱傷	足底部第1度熱傷
足底部第2度熱傷	足底部第3度熱傷	足背部第1度熱傷
足背部第2度熱傷	足背部第3度熱傷	側腹部咬創
側腹部第1度熱傷	側腹部第2度熱傷	側腹部第3度熱傷
側腹壁開放創	鼡径部開放創	鼡径部第1度熱傷
鼡径部第2度熱傷	鼡径部第3度熱傷	鼡径部熱傷

た

第1度熱傷	第1度腐蝕	第2度熱傷
第2度腐蝕	第3度熱傷	第3度腐蝕
第4度熱傷	体幹第1度熱傷	体幹第2度熱傷
体幹第3度熱傷	体幹熱傷	大腿咬創
大腿挫創	大腿熱傷	大腿部開放創
大腿部刺創	大腿部切創	大腿部第1度熱傷
大腿部第2度熱傷	大腿部第3度熱傷	大腿裂創
大腸菌髄膜炎	大転子部挫創	体表面積10%未満の熱傷

	体表面積10－19%の熱傷	体表面積20－29%の熱傷	体表面積30－39%の熱傷
	体表面積40－49%の熱傷	体表面積50－59%の熱傷	体表面積60－69%の熱傷
	体表面積70－79%の熱傷	体表面積80－89%の熱傷	体表面積90%以上の熱傷
	大網膿瘍	大葉性肺炎	唾液腺炎
	唾液腺管炎	唾液腺膿瘍	多発性外傷
	多発性開放創	多発性肝膿瘍	多発性咬創
	多発性昆虫咬創	多発性挫傷	多発性擦過創
	多発性漿膜炎	多発性穿刺創	多発性第1度熱傷
	多発性第2度熱傷	多発性第3度熱傷	多発性腸間膜膿瘍
	多発性熱傷	多発性表在損傷	打撲割創
	打撲挫創	胆管炎性肝膿瘍	胆管胆のう炎
	胆管膿瘍	胆汁性腹膜炎	単純性角膜潰瘍
	単純性中耳炎	胆のう壊疽	胆のう周囲炎
	胆のう周囲膿瘍	胆のう膿瘍	腟開放創
	腟熱傷	肘関節部開放創	中耳炎性顔面神経麻痺
	中指咬創	中手骨関節部挫創	虫垂炎術後残膿瘍
	肘部第1度熱傷	肘部第2度熱傷	肘部第3度熱傷
	腸間膜脂肪織炎	腸間膜膿瘍	蝶形骨洞炎
	腸骨窩膿瘍	腸穿孔腹膜炎	腸腰筋膿瘍
	沈下性肺炎	陳旧性中耳炎	手開放創
	手咬創	手第1度熱傷	手第2度熱傷
	手第3度熱傷	手熱傷	殿部開放創
	殿部咬創	殿部第1度熱傷	殿部第2度熱傷
	殿部第3度熱傷	殿部熱傷	頭部外傷性皮下異物
	頭部開放創	頭部第1度熱傷	頭部第2度熱傷
	頭部第3度熱傷	頭部多発開放創	頭部多発割創
	頭部多発咬創	頭部多発挫創	頭部多発刺創
	頭部多発創傷	頭部多発裂創	動物咬創
な	頭部熱傷	兎眼性角膜炎	内部尿路性器の熱傷
	軟口蓋挫創	軟口蓋創傷	軟口蓋熱傷
	軟口蓋破裂	乳児肺炎	乳頭部第1度熱傷
	乳頭部第2度熱傷	乳頭部第3度熱傷	乳房第1度熱傷
	乳房第2度熱傷	乳房第3度熱傷	乳房熱傷
	乳輪部第1度熱傷	乳輪部第2度熱傷	乳輪部第3度熱傷
	尿細管間質性腎炎	尿膜管膿瘍	妊娠中の子宮内感染
	妊娠中の性器感染症	猫咬創	脳挫傷・頭蓋内に達する開放創合併あり
は	脳挫創・頭蓋内に達する開放創合併あり	脳底部挫傷・頭蓋内に達する開放創合併あり	肺壊疽
	肺炎合併肺膿瘍	肺炎球菌性咽頭炎	肺炎球菌性腹膜炎
	肺化膿症	敗血症性咽頭炎	敗血症性ショック
	敗血症性肺炎	敗血性壊疽	肺穿孔
	肺熱傷	背部第1度熱傷	背部第2度熱傷
	背部第3度熱傷	背部熱傷	肺瘻
	爆死自殺未遂	抜歯後感染	半身第1度熱傷
	半身第2度熱傷	半身第3度熱傷	汎発性化膿性腹膜炎
	反復性角膜潰瘍	反復性耳下腺炎	汎副鼻腔炎
	汎ぶどう膜炎	肥厚性硬膜炎	鼻根部打撲挫創
	鼻根部裂創	鼻前庭部挫創	鼻尖部挫創
	鼻部外傷性異物	鼻部外傷性皮下異物	鼻部開放創
	眉部割創	鼻部割創	鼻部貫通創
	皮膚欠損創	鼻部咬創	鼻部挫創
	鼻部刺創	鼻部創傷	鼻部第1度熱傷
	鼻部第2度熱傷	鼻部第3度熱傷	皮膚剥脱創
	鼻部裂創	びまん性脳損傷・頭蓋内に達する開放創合併あり	びまん性肺炎
	びまん性表層角膜炎	眉毛部割創	眉毛部裂創
	表在性角膜炎	表在性点状角膜炎	鼻翼部切創
	鼻翼部裂創	フィラメント状角膜炎	腹腔骨盤部膿瘍
	腹腔内遺残膿瘍	匐行性角膜潰瘍	伏針
	副鼻腔開放創	腹部第1度熱傷	腹部第2度熱傷
	腹部第3度熱傷	腹部熱傷	腹壁開放創
	腹壁膿瘍	腹壁縫合糸膿瘍	腐蝕

	ぶどう球菌性咽頭炎	ぶどう球菌性胸膜炎	ぶどう球菌性髄膜炎
	ぶどう球菌性敗血症	ぶどう球菌性肺膿瘍	ぶどう球菌性扁桃炎
	フリードレンダー桿菌性髄膜炎	フリクテン性角結膜炎	フリクテン性角膜炎
	フリクテン性角膜潰瘍	フリクテン性結膜炎	フリクテン性パンヌス
	閉塞性肺炎	辺縁角膜炎	辺縁フリクテン
	扁桃周囲炎	扁桃性アンギナ	扁桃膿瘍
	蜂窩織炎性アンギナ	膀胱炎	膀胱後部膿瘍
	縫合糸膿瘍	膀胱周囲炎	膀胱周囲膿瘍
	縫合部膿瘍	放射線性熱傷	母指球部第1度熱傷
	母指球部第2度熱傷	母指球部第3度熱傷	母指咬創
	母指示指間切創	母指第1度熱傷	母指第2度熱傷
ま	母指第3度熱傷	母指熱傷	膜性咽頭炎
	慢性咽喉頭炎	慢性顎下腺炎	慢性角結膜炎
	慢性化膿性穿孔性中耳炎	慢性化膿性中耳炎	慢性骨盤腹膜炎
	慢性細菌性前立腺炎	慢性再発性膀胱炎	慢性耳下腺炎
	慢性耳管鼓室化膿性中耳炎	慢性子宮傍結合織炎	慢性上鼓室乳突洞化膿性中耳炎
	慢性穿孔性中耳炎	慢性前立腺炎急性増悪	慢性唾液腺炎
	慢性胆管炎	慢性胆細管炎	慢性胆のう炎
	慢性中耳炎	慢性中耳炎急性増悪	慢性中耳炎後遺症
	慢性中耳炎術後再燃	慢性膿胸	慢性肺化膿症
	慢性副鼻腔炎	慢性副鼻腔炎急性増悪	慢性副鼻腔膿瘍
	慢性腹膜炎	慢性付属器炎	慢性扁桃炎
	慢性膀胱炎	慢性卵管炎	慢性卵巣炎
	眉間部挫創	眉間部裂創	耳後部挫創
	脈絡網膜熱傷	無熱性肺炎	盲管銃創
	盲腸後部膿瘍	網脈絡膜裂傷	門脈炎性肝膿瘍
や	薬傷	薬物性角結膜炎	薬物性角膜炎
	腰部第1度熱傷	腰部第2度熱傷	腰部第3度熱傷
ら	腰部熱傷	卵管炎	卵管周囲炎
	卵管卵巣膿瘍	卵管留膿症	卵巣炎
	卵巣周囲炎	卵巣膿瘍	卵巣卵管周囲炎
	良性慢性化膿性中耳炎	緑膿菌髄膜炎	輪紋状角膜炎
	連鎖球菌性アンギナ	連鎖球菌性咽頭炎	連鎖球菌性喉頭炎
	連鎖球菌性喉頭気管炎	連鎖球菌性髄膜炎	連鎖球菌性扁桃炎
	老人性肺炎		

△	BK ウイルス腎症	MRCNS 敗血症	MRSA 髄膜炎
	MRSA 膿胸	MRSA 肺化膿症	MRSA 敗血症
あ	MRSA 腹膜炎	MRSA 膀胱炎	アキレス腱挫傷
	アキレス腱挫創	アキレス腱切創	足異物
	足挫創	足切創	圧挫傷
	圧挫創	アレルギー性膀胱炎	医原性気胸
	陰茎挫創	陰茎折症	陰茎裂創
	咽頭痛	陰のう裂創	陰部切創
	インフルエンザ菌性髄膜炎	ウイルス性咽頭炎	ウイルス性表層角膜炎
	ウイルス性扁桃炎	会陰裂傷	炎症性大網癒着
か	円板状角膜炎	外陰部挫創	外陰部切創
	外陰部裂傷	外耳部外傷性腫脹	外耳部挫傷
	外耳部擦過創	外耳部切創	外耳部打撲傷
	外耳部虫刺傷	外耳部皮下血腫	外耳部皮下出血
	外傷後早期合併症	外傷性横隔膜ヘルニア	外傷性空気塞栓症
	外傷性咬合	外傷性耳出血	外傷性脂肪塞栓症
	外傷性縦隔気腫	外傷性切断	外傷性乳び胸
	外傷性脳症	外傷性皮下気腫	下顎挫傷
	下顎擦過創	下顎切創	下顎打撲傷
	下顎皮下血腫	下顎部挫傷	下顎部打撲傷
	下顎部皮膚欠損創	踵裂創	顎関節部挫傷
	顎関節部擦過創	顎関節部切創	顎関節部打撲傷
	顎関節部皮下血腫	顎部挫傷	顎部打撲傷
	角膜帯状疱疹	下腿汚染創	下腿挫創
	下腿切創	下腿皮膚欠損創	下腿裂創
	カテーテル感染症	カテーテル敗血症	眼窩部挫創
	眼窩裂傷	眼球後壁異物残留	眼球内異物残留

	眼瞼擦過創	眼瞼切創	眼瞼虫刺傷
	環指圧挫傷	環指挫傷	環指挫創
	環指切創	環指剥皮創	環指皮膚欠損創
	眼周囲部外傷性皮下異物	眼周囲部擦過創	眼周囲部切創
	眼周囲部虫刺傷	関節血腫	関節挫傷
	貫通性挫滅創	眼内非磁性異物残留	眼部擦過創
	眼部切創	眼部虫刺傷	顔面汚染創
	顔面挫傷	顔面擦過創	顔面切創
	顔面多発挫傷	顔面多発擦過創	顔面多発切創
	顔面多発打撲傷	顔面多発虫刺傷	顔面多発皮下血腫
	顔面多発皮下出血	顔面打撲傷	顔面皮下血腫
	顔面皮膚欠損創	気管支食道瘻	気管食道瘻
	偽性髄膜炎	頬粘膜咬傷	頬粘膜咬創
	胸部汚染創	頬部挫傷	胸部挫創
	頬部擦過創	胸部切創	頬部切創
	頬部打撲傷	胸部皮下気腫	頬部皮下血腫
	胸部皮膚欠損創	頬部皮膚欠損創	胸壁刺創
	胸膜裂創	くも膜炎	脛骨顆部割創
	頚部挫創	頚部切創	頚部皮膚欠損創
	結核性角結膜炎	結核性角膜炎	結核性角膜強膜炎
	血性腹膜炎	嫌気性菌敗血症	口蓋挫傷
	口腔外傷性異物	口腔外傷性腫脹	口腔挫傷
	口腔擦過創	口腔切創	口腔打撲傷
	口腔内血腫	口腔粘膜咬傷	虹彩異物
	虹彩異物残留	後出血	口唇外傷性腫脹
	口唇外傷性皮下異物	口唇咬傷	口唇挫傷
	口唇擦過創	口唇切創	口唇打撲傷
	口唇虫刺傷	口唇皮下血腫	口唇皮下出血
	後頭部外傷	後頭部割創	後頭部挫傷
	後頭部挫創	後頭部切創	後頭部裂創
	硬膜炎	硬膜損傷	硬膜裂傷
	肛門裂創	骨盤部裂創	昆虫咬創
さ	昆虫刺傷	採皮創	挫傷
	擦過創	擦過皮下血腫	挫滅傷
	挫滅創	耳介外傷性腫脹	耳介挫傷
	耳介擦過創	耳介切創	耳介打撲傷
	耳介虫刺傷	耳介皮下血腫	耳介皮下出血
	耳下腺部打撲	趾間切創	子宮頚部環状剥離
	趾挫創	示指 MP 関節挫傷	示指割創
	示指挫傷	示指挫創	示指刺創
	示指切創	示指皮膚欠損創	視神経髄膜炎
	膝蓋部挫創	膝下部挫創	膝関節部異物
	膝関節部挫創	膝部異物	膝部割創
	膝部挫創	膝部切創	膝部裂創
	歯肉挫傷	手圧挫傷	縦隔血腫
	手関節挫滅傷	手関節挫滅創	手関節部切創
	手関節部裂創	手指圧挫傷	手指汚染創
	手指挫傷	手指挫創	手指挫滅傷
	手指挫滅創	手指刺創	樹枝状角膜炎
	樹枝状角膜潰瘍	手指切創	手指剥皮創
	手指皮膚欠損創	手術創離開	手掌皮膚欠損創
	出血性膀胱炎	術後感染症	術後血腫
	術後消化管出血性ショック	術後ショック	術後髄膜炎
	術後敗血症	手背皮膚欠損創	手部汚染創
	上顎挫傷	上顎擦過創	上顎切創
	上顎打撲傷	上顎皮下血腫	上口唇挫傷
	踵骨部挫滅創	小指挫傷	小指挫創
	小指切創	硝子体異物	硝子体異物残留
	小指皮膚欠損創	上唇小帯裂創	小唾液腺炎
	上腕汚染創	上腕貫通銃創	上腕挫創
	上腕皮膚欠損創	食道気管支瘻	食道気管瘻
	処女膜裂傷	真菌性角膜潰瘍	真菌性髄膜炎
	心内異物	水晶体異物	水晶体異物残留

	水痘性角結膜炎	水痘性角膜炎	髄膜脳炎
	精巣破裂	脊髄膜炎	舌咬傷
	切創	前額部擦過創	前額部切創
	前額部虫刺傷	前額部虫刺症	前額部皮膚欠損創
	前胸部挫創	仙骨部挫創	仙骨部皮膚欠損創
	全身擦過創	前頭部割創	前頭部挫傷
	前頭部挫創	前頭部切創	前頭部皮膚欠損創
	前房異物残留	前立腺痛	前腕汚染創
	前腕挫創	前腕刺創	前腕切創
	前腕皮膚欠損創	前腕裂創	爪下異物
	爪下挫滅傷	爪下挫滅創	搔創
	創部膿瘍	足関節内果部挫創	足関節部挫創
	足底異物	足底部咬創	足底部刺創
	足底部皮膚欠損創	側頭部割創	側頭部挫創
	側頭部切創	足背部挫創	足背部切創
	足部汚染創	側腹部挫創	足部皮膚欠損創
	足部裂創	鼡径部切創	損傷
た	第 5 趾皮膚欠損創	帯状疱疹性角結膜炎	大腿汚染創
	大腿皮膚欠損創	多発性切創	多発性裂創
	打撲擦過創	胆道疾患	地図状角膜炎
	腟断端炎	腟断端出血	腟壁縫合不全
	腟裂傷	肘関節挫創	中指挫傷
	中指挫創	中指刺創	中指切創
	中指皮膚欠損創	肘部挫創	肘部切創
	肘部皮膚欠損創	腸間膜脂肪壊死	腸球菌敗血症
	手挫創	手刺創	手切創
	点状角膜炎	殿部異物	殿部刺創
	殿部切創	殿部皮膚欠損創	殿部裂創
	頭頂部挫傷	頭頂部挫創	頭頂部擦過創
	頭頂部切創	頭頂部裂創	頭皮開放創
	頭皮剥離	頭皮表在損傷	頭部異物
	頭部外傷性皮下気腫	頭部割創	頭部頚部挫傷
	頭部頚部挫創	頭部挫傷	頭部挫創
	頭部擦過創	頭部刺創	頭部切創
	頭部多発挫傷	頭部多発擦過創	頭部多発切創
	頭部多発打撲傷	頭部多発皮下血腫	頭部虫刺傷
	頭部皮下異物	頭部皮膚欠損創	頭部裂創
	トキソプラスマ角膜炎	飛び降り自殺未遂	飛び込み自殺未遂
な	内視鏡検査中腸穿孔	軟口蓋血腫	軟膜炎
	乳腺内異物	乳房異物	尿管切石術後感染症
	尿性腹膜炎	妊娠中の子宮頚管炎	脳挫傷
	脳挫創	脳損傷	脳対側損傷
	脳直撃損傷	脳底部挫傷	脳裂傷
は	肺炎球菌性髄膜炎	梅毒性角結膜炎	梅毒性角膜炎
	梅毒性髄膜炎	晩期先天梅毒性間質性角膜炎	反復性膀胱炎
	皮下異物	皮下気腫	鼻下擦過創
	膝汚染創	膝皮膚欠損創	ビタミン A 欠乏性角膜潰瘍
	ビタミン A 欠乏性角膜乾燥症	ビタミン A 欠乏性角膜軟化症	非定型肺炎
	非熱傷性水疱	鼻部外傷性腫脹	腓腹筋挫創
	鼻部挫傷	鼻部擦過創	鼻部切創
	皮膚損傷	鼻部打撲傷	鼻部虫刺傷
	鼻部皮下血腫	鼻部皮下出血	鼻部皮膚欠損創
	鼻部皮膚剥離創	びまん性脳損傷	表皮剥離
	びらん性膀胱炎	フィブリン性腹膜炎	副鼻腔真菌症
	腹部汚染創	腹部刺創	腹部皮膚欠損創
	腹壁異物	腹壁創し開	腹壁縫合不全
	ブラックアイ	分娩時会陰裂傷	分娩時軟産道損傷
	閉塞性髄膜炎	ヘルペス角膜炎	扁桃チフス
	縫合不全	縫合不全出血	放射線出血性膀胱炎
	包皮挫創	包皮切創	包皮裂創
	母指挫傷	母指挫創	母趾挫創
	母指刺創	母指切創	母指打撲挫創
	母指皮膚欠損創	母趾皮膚欠損創	母指末節部挫創

ま	麻疹性角結膜炎	麻疹性角膜炎	麻疹性結膜炎
	慢性髄膜炎	慢性非細菌性前立腺炎	耳後部打撲傷
や	毛様体異物残留	モラレ髄膜炎	癒着性くも膜炎
ら	腰部切創	腰部打撲挫創	卵管留水症
	流行性角結膜炎	淋菌性咽頭炎	涙管損傷
	涙管断裂	涙道損傷	轢過創
	裂離		

用法用量

本剤の使用に際しては，投与開始後3日をめやすとしてさらに継続投与が必要か判定し，投与中止又はより適切な他剤に切り替えるべきか検討を行うこと。さらに，本剤の投与期間は，原則として14日以内とすること。

成人

通常，成人にはセフォゾプラン塩酸塩として1日1～2g(力価)を2回に分けて静脈内注射又は点滴静脈内注射する。

なお，年齢，症状に応じて適宜増減するが，難治性又は重症感染症には1日4g(力価)まで増量し，2～4回に分けて投与する。

小児

通常，小児には1日40～80mg(力価)/kgを3～4回に分けて静脈内注射又は点滴静脈内注射する。

なお，難治性又は重症感染症には1日160mg(力価)/kgまで増量し，3～4回に分けて投与する。化膿性髄膜炎には1日200mg(力価)/kgまで増量できる。ただし，成人における1日最大用量4g(力価)を超えないこととする。

新生児(低出生体重児を含む)

通常，新生児(低出生体重児を含む)には1回20mg(力価)/kgを0日齢(生後24時間未満)は1日1～2回，1(生後24時間以降)～7日齢は1日2～3回，8日齢以降は1日3～4回静脈内注射又は点滴静脈内注射する。

なお，重症又は難治性感染症には1回40mg(力価)/kgまで増量できる。

<静脈内注射の場合>：日局「注射用水」，日局「生理食塩液」又は日局「ブドウ糖注射液」に溶解して，緩徐に静脈内に注射する。

<点滴静脈内注射の場合>：糖液，電解質液又はアミノ酸製剤などの輸液に加えて，30分～2時間かけて静脈内に点滴注射する。

<バッグの場合>：バッグSは生理食塩液側を，バッグGは5%ブドウ糖注射液側を手で圧し，隔壁を開通させ，セフォゾプラン塩酸塩を溶解した後，30分～2時間かけて静脈内に点滴注射する。

用法用量に関連する使用上の注意

(1)高度の腎障害(例えばクレアチニンクリアランス値：30mL/分以下等)のある患者には，投与量・投与間隔の適切な調節をするなど慎重に投与すること。

(2)本剤の使用にあたっては，耐性菌の発現等を防ぐため，原則として感受性を確認し，疾病の治療上必要な最少限の期間の投与にとどめること。

禁忌

(1)本剤の成分によるショックの既往歴のある患者

(2)低張性脱水症の患者(5%ブドウ糖注射液添付のバッグGの場合)

原則禁忌　本剤の成分又はセフェム系抗生物質に対し過敏症の既往歴のある患者

ファブラザイム点滴静注用5mg　規格：5mg1瓶[129964円/瓶]
ファブラザイム点滴静注用35mg　規格：35mg1瓶[726768円/瓶]

アガルシダーゼベータ(遺伝子組換え)　ジェンザイム　395

【効 能 効 果】

ファブリー病

【対応標準病名】

◎	ファブリー病

効能効果に関連する使用上の注意

(1)本剤はファブリー病と確定診断された患者にのみ使用すること。

(2)心臓にのみ病変が認められる亜型のいわゆる心ファブリー病患者での安全性及び有効性は確立していない。

用法用量　通常，アガルシダーゼ　ベータ(遺伝子組換え)として，1回体重1kgあたり1mgを隔週，点滴静注する。

用法用量に関連する使用上の注意

(1)投与速度：Infusion associated reactionが発現するおそれがあるため，初回投与速度は0.25mg/分(15mg/時)以下とすること。患者の忍容性が十分に確認された場合，徐々に速めてもよい。ただし，投与速度は0.5mg/分を超えないこと。

(2)溶解及び希釈方法：用時1バイアルを5mg製剤は日局注射用水1.1mLで，35mg製剤は日局注射用水7.2mLでそれぞれ溶解し，アガルシダーゼ　ベータ(遺伝子組換え)として5mg/mLの溶液とする。患者の体重あたりで計算した必要量を採取し，日局生理食塩液で希釈して500mLとする。

警告　本剤投与により重篤なアナフィラキシー様症状が発現する可能性があるので，本剤は，緊急時に十分な対応のできる準備をした上で投与を開始し，投与終了後も十分な観察を行うこと。また，重篤なinfusion associated reactionが発現した場合には，本剤の投与を中止し，適切な処置を行うこと。

禁忌　本剤の成分又はα-ガラクトシダーゼ製剤に対するアナフィラキシーショックの既往歴のある患者

ファルモルビシンRTU注射液10mg
規格：10mg5mL1瓶[4836円/瓶]
ファルモルビシンRTU注射液50mg
規格：50mg25mL1瓶[21679円/瓶]
ファルモルビシン注射用10mg　規格：10mg1瓶[4836円/瓶]
ファルモルビシン注射用50mg　規格：50mg1瓶[21679円/瓶]

エピルビシン塩酸塩　ファイザー　423

【効 能 効 果】

(1)下記疾患の自覚的並びに他覚的症状の緩解：急性白血病，悪性リンパ腫，乳癌，卵巣癌，胃癌，肝癌，尿路上皮癌(膀胱癌，腎盂・尿管腫瘍)

(2)以下の悪性腫瘍に対する他の抗悪性腫瘍剤との併用療法：乳癌(手術可能例における術前，あるいは術後化学療法)

【対応標準病名】

◎	悪性リンパ腫	胃癌	肝癌
	急性白血病	腎盂尿路上皮癌	乳癌
	尿管尿路上皮癌	尿道尿路上皮癌	膀胱尿路上皮癌
	卵巣癌		
○	KIT(CD117)陽性胃消化管間質腫瘍	胃悪性リンパ腫	胃癌・HER2過剰発現
	胃管癌	胃癌骨転移	胃消化管間質腫瘍
	胃進行癌	胃前庭部癌	胃肉腫
	炎症性乳癌	回腸癌	眼窩悪性リンパ腫
	肝細胞癌	肝内胆管癌	急性骨髄性白血病
	急性骨髄単球性白血病	急性前骨髄球性白血病	空腸癌
	頚部悪性リンパ腫	結腸悪性リンパ腫	原発性肝癌
	甲状腺悪性リンパ腫	骨悪性リンパ腫	残胃癌
	縦隔悪性リンパ腫	十二指腸悪性リンパ腫	十二指腸癌
	術後乳癌	小腸悪性リンパ腫	小腸癌
	腎盂癌	腎盂乳頭状癌	進行乳癌
	心臓悪性リンパ腫	スキルス胃癌	精巣悪性リンパ腫
	大腸悪性リンパ腫	直腸悪性リンパ腫	乳癌骨転移
	乳癌再発	乳癌皮膚転移	尿管癌
	尿道癌	粘液性のう胞腺癌	脳悪性リンパ腫
	膿胸関連リンパ腫	脾悪性リンパ腫	非ホジキンリンパ腫

	噴門癌	扁桃悪性リンパ腫	膀胱癌
	末梢性Ｔ細胞リンパ腫	マントル細胞リンパ腫	未分化大細胞リンパ腫
	免疫芽球性リンパ節症	卵管癌	卵巣絨毛癌
	卵巣胎児性癌	卵巣未分化胚細胞腫	卵巣類皮のう胞癌
	リンパ芽球性リンパ腫	リンパ腫	濾胞性リンパ腫
△	ALK融合遺伝子陽性非小細胞肺癌	ALK陽性未分化大細胞リンパ腫	BCR－ABL1陽性Ｂリンパ芽球性白血病
	BCR－ABL1陽性Ｂリンパ芽球性白血病/リンパ腫	Ｂ細胞性前リンパ球性白血病	Ｂ細胞リンパ腫
	Ｂリンパ芽球性白血病	Ｂリンパ芽球性白血病/リンパ腫	CCR4陽性成人Ｔ細胞白血病リンパ腫
	E2A－PBX1陽性Ｂリンパ芽球性白血病	E2A－PBX1陽性Ｂリンパ芽球性白血病/リンパ腫	IL3－IGH陽性Ｂリンパ芽球性白血病
	IL3－IGH陽性Ｂリンパ芽球性白血病/リンパ腫	MALTリンパ腫	MLL再構成型Ｂリンパ芽球性白血病
	MLL再構成型Ｂリンパ芽球性白血病/リンパ腫	Ph陽性急性リンパ性白血病	TEL－AML1陽性Ｂリンパ芽球性白血病
	TEL－AML1陽性Ｂリンパ芽球性白血病/リンパ腫	Ｔ細胞性前リンパ球性白血病	Ｔ細胞性大顆粒リンパ球白血病
あ	Ｔリンパ芽球性白血病	Ｔリンパ芽球性白血病/リンパ腫	悪性葉状腫瘍
	悪性リンパ腫骨髄浸潤	アグレッシブNK細胞白血病	鞍上部胚細胞腫瘍
	胃MALTリンパ腫	胃悪性間葉系腫瘍	胃癌末期
	異型リンパ球増加症	胃原発絨毛癌	胃脂肪肉腫
	胃重複癌	胃小弯部癌	胃体部癌
	胃大弯部癌	胃底部癌	胃胚細胞腫瘍
	胃平滑筋肉腫	胃幽門部癌	延髄星細胞腫
か	下葉小細胞肺癌	下葉肺腺癌	下葉肺大細胞癌
	下葉肺扁平上皮癌	下葉非小細胞肺癌	顆粒球肉腫
	肝悪性腫瘍	肝芽腫	肝カルチノイド
	肝癌骨転移	肝奇形腫	肝血管肉腫
	肝細胞癌破裂	肝脂肪肉腫	肝のう胞腺癌
	肝脾Ｔ細胞リンパ腫	肝平滑筋肉腫	肝門部癌
	急性巨核芽球性白血病	急性単球性白血病	急性リンパ性白血病
	胸椎転移	胸膜播種	くすぶり型白血病
	形質細胞白血病	頚部脂腺癌	頚部隆起性皮膚線維肉腫
	血管内大細胞型Ｂ細胞性リンパ腫	血管免疫芽球性Ｔ細胞リンパ腫	原線維性星細胞腫
	高２倍体性Ｂリンパ芽球性白血病	高２倍体性Ｂリンパ芽球性白血病/リンパ腫	好塩基球性白血病
	好酸球減少症	好酸球性白血病	甲状腺MALTリンパ腫
	甲状腺癌骨転移	好中球性白血病	好中球増加症
	後頭部転移性腫瘍	膠肉腫	後腹膜胚細胞腫瘍
	骨髄異形成症候群	骨髄性白血病	骨髄性白血病骨髄浸潤
	骨髄性類白血病反応	骨髄単球性白血病	骨髄転移
	骨転移癌	骨盤転移	混合型肝癌
さ	混合型白血病	子宮癌骨転移	視床下部星細胞腫
	視床星細胞腫	若年性骨髄単球性白血病	縦隔胚細胞腫瘍
	縦隔卵黄のう腫瘍	十二指腸悪性ガストリノーマ	十二指腸悪性ソマトスタチノーマ
	絨毛癌	松果体胚細胞腫瘍	松果体部膠芽腫
	症候性貧血	小児EBV陽性Ｔ細胞リンパ増殖性疾患	小児急性リンパ性白血病
	小児骨髄異形成症候群	小児全身性EBV陽性Ｔ細胞リンパ増殖性疾患	上葉小細胞肺癌
	上葉肺腺癌	上葉肺大細胞癌	上葉肺扁平上皮癌
	上葉非小細胞肺癌	食道癌骨転移	腎盂腫瘍
	腎盂腺癌	腎盂扁平上皮癌	腎癌骨転移
	膵臓癌骨転移	髄膜癌腫症	髄膜白血病
	星細胞腫	成人Ｔ細胞白血病骨髄浸潤	成人Ｔ細胞白血病リンパ腫
	成人Ｔ細胞白血病リンパ腫・急性型	成人Ｔ細胞白血病リンパ腫・くすぶり型	成人Ｔ細胞白血病リンパ腫・慢性型
	成人Ｔ細胞白血病リンパ腫・リンパ腫型	精巣胚細胞腫瘍	精巣卵黄のう腫瘍
	脊髄播種	脊椎転移	赤白血病
	節外性NK/Ｔ細胞リンパ腫・鼻型	前頭部転移性腫瘍	前頭葉星細胞腫
	前頭葉退形成性星細胞腫	前立腺癌骨転移	前リンパ球性白血病
	側頭部転移性腫瘍	側頭葉星細胞腫	側頭葉退形成性星細胞腫
た	側頭葉毛様細胞性星細胞腫	胎芽性肉腫	退形成性星細胞腫
	大腿骨転移性骨腫瘍	大腸MALTリンパ腫	大腸癌骨転移
	大脳深部転移性腫瘍	多発性骨髄腫骨髄浸潤	胆管細胞癌
	単球性白血病	単球性類白血病反応	単球増加症
	中葉小細胞肺癌	中葉肺腺癌	中葉肺大細胞癌
	中葉肺扁平上皮癌	中葉非小細胞肺癌	腸管症関連Ｔ細胞リンパ腫
	直腸MALTリンパ腫	直腸癌骨転移	低２倍体性Ｂリンパ芽球性白血病
	低２倍体性Ｂリンパ芽球性白血病/リンパ腫	転移性下顎癌	転移性肝癌
	転移性肝腫瘍	転移性骨腫瘍	転移性骨腫瘍による大腿骨骨折
	転移性上顎癌	転移性頭蓋骨腫瘍	転移性脳腫瘍
	転移性皮膚腫瘍	テント上下転移性腫瘍	頭蓋内胚細胞腫瘍
	透析腎癌	頭頂葉星細胞腫	頭部脂腺癌
な	頭部隆起性皮膚線維肉腫	乳癌・HER2過剰発現	乳児偽白血病
	乳腺腋窩尾部乳癌	乳頭部乳癌	乳房下外側部乳癌
	乳房下内側部乳癌	乳房境界部乳癌	乳房脂肪肉腫
	乳房上外側部乳癌	乳房上内側部乳癌	乳房中央部乳癌
	乳房肉腫	乳房パジェット病	乳輪部乳癌
	尿管口部膀胱癌	尿膜管癌	脳幹部星細胞腫
は	バーキット白血病	肺MALTリンパ腫	肺癌骨転移
	肺癌による閉塞性肺炎	肺門部小細胞癌	肺門部腺癌
	肺門部大細胞癌	肺門部非小細胞癌	肺門部扁平上皮癌
	白赤芽球症	白血球増加症	白血病
	白血病性関節症	脾Ｂ細胞性リンパ腫/白血病・分類不能型	脾性貧血
	非定型慢性骨髄性白血病	脾びまん性赤脾髄小Ｂ細胞性リンパ腫	皮膚白血病
	肥満細胞性白血病	びまん性星細胞腫	披裂喉頭蓋ひだ喉頭面癌
	副咽頭間隙悪性腫瘍	プラスマ細胞増加症	分類不能型骨髄異形成症候群
	ヘアリー細胞白血病	ヘアリー細胞白血病亜型	膀胱円蓋部膀胱癌
	膀胱頚部膀胱癌	膀胱後壁部膀胱癌	膀胱三角部膀胱癌
	膀胱上皮内癌	膀胱前壁部膀胱癌	膀胱側壁部膀胱癌
ま	膀胱扁平上皮癌	本態性白血球増多症	慢性NK細胞リンパ増殖性疾患
	慢性骨髄性白血病	慢性骨髄性白血病移行期	慢性骨髄性白血病急性転化
	慢性骨髄性白血病慢性期	慢性骨髄単球性白血病	慢性単球性白血病
	慢性リンパ性白血病	無リンパ球症	毛様細胞性星細胞腫
やら	幽門癌	幽門前庭部癌	腰椎転移
	卵巣カルチノイド	卵巣癌肉腫	卵巣肉腫
	卵巣胚細胞腫瘍	卵巣卵黄のう腫瘍	リンパ球異常
	リンパ球減少症	リンパ球性類白血病反応	リンパ球増加症
	リンパ性白血病	リンパ性白血病骨髄浸潤	リンパ組織球増多症
	類白血病反応	肋骨転移	

用法用量

〔RTU注射液10mg，RTU注射液50mg〕

急性白血病の場合：エピルビシン塩酸塩として15mg（力価）/m^2（体表面積）を１日１回５～７日間連日静脈内に投与し３週間休薬する。これを１クールとし，必要に応じて２～３クール反復する。

悪性リンパ腫の場合：エピルビシン塩酸塩として40～60mg（力

価)/m²(体表面積)を1日1回静脈内に投与し3〜4週休薬する。これを1クールとし，通常3〜4クール反復する。
乳癌，卵巣癌，胃癌，尿路上皮癌(膀胱癌，腎盂・尿管腫瘍)の場合：エピルビシン塩酸塩として60mg(力価)/m²(体表面積)を1日1回静脈内に投与し3〜4週休薬する。これを1クールとし，通常3〜4クール反復する。
肝癌の場合：エピルビシン塩酸塩として60mg(力価)/m²(体表面積)を肝動脈内に挿入されたカテーテルより，1日1回肝動脈内に投与し3〜4週休薬する。これを1クールとし，通常3〜4クール反復する。
膀胱癌(表在性膀胱癌に限る)の場合：エピルビシン塩酸塩として60mg(力価)を1日1回3日間連日膀胱腔内に注入し4日間休薬する。これを1クールとし，通常2〜4クール反復する。注入に際しては，ネラトンカテーテルで導尿し十分に膀胱腔内を空にした後，同カテーテルより注入し，1〜2時間膀胱腔内に把持する。
なお投与量は年齢，症状，副作用により，適宜増減する。
乳癌(手術可能例における術前，あるいは術後化学療法)に対する他の抗悪性腫瘍剤との併用療法の場合
(1)シクロホスファミド水和物との併用において，標準的なエピルビシン塩酸塩の投与量及び投与方法は，エピルビシン塩酸塩として100mg(力価)/m²(体表面積)を1日1回静脈内に投与後，20日間休薬する。これを1クールとし，通常4〜6クール反復する。
(2)シクロホスファミド水和物，フルオロウラシルとの併用において，標準的なエピルビシン塩酸塩の投与量及び投与方法は，エピルビシン塩酸塩として100mg(力価)/m²(体表面積)を1日1回静脈内に投与後，20日間休薬する。これを1クールとし，通常4〜6クール反復する。
なお，投与量は年齢，症状により適宜減量する。
〔注射用10mg，注射用50mg〕
急性白血病の場合：エピルビシン塩酸塩として15mg(力価)/m²(体表面積)を約20mLの日局注射用水に溶解し，1日1回5〜7日間連日静脈内に投与し3週間休薬する。これを1クールとし，必要に応じて2〜3クール反復する。
悪性リンパ腫の場合：エピルビシン塩酸塩として40〜60mg(力価)/m²(体表面積)を約20mLの日局注射用水に溶解し，1日1回静脈内に投与し3〜4週休薬する。これを1クールとし，通常3〜4クール反復する。
乳癌，卵巣癌，胃癌，尿路上皮癌(膀胱癌，腎盂・尿管腫瘍)の場合：エピルビシン塩酸塩として60mg(力価)/m²(体表面積)を約20mLの日局注射用水に溶解し，1日1回静脈内に投与し3〜4週休薬する。これを1クールとし，通常3〜4クール反復する。
肝癌の場合：エピルビシン塩酸塩として60mg(力価)/m²(体表面積)を約20mLの日局注射用水に溶解し，肝動脈内に挿入されたカテーテルより，1日1回肝動脈内に投与し3〜4週休薬する。これを1クールとし，通常3〜4クール反復する。
膀胱癌(表在性膀胱癌に限る)の場合：エピルビシン塩酸塩として60mg(力価)を30mLの日局生理食塩液に溶解し，1日1回3日間連日膀胱腔内に注入し4日間休薬する。これを1クールとし，通常2〜4クール反復する。注入に際しては，ネラトンカテーテルで導尿し十分に膀胱腔内を空にした後，同カテーテルよりエピルビシン塩酸塩溶液を注入し，1〜2時間膀胱腔内に把持する。
なお投与量は年齢，症状，副作用により，適宜増減する。
乳癌(手術可能例における術前，あるいは術後化学療法)に対する他の抗悪性腫瘍剤との併用療法の場合
(1)シクロホスファミド水和物との併用において，標準的なエピルビシン塩酸塩の投与量及び投与方法は，エピルビシン塩酸塩として100mg(力価)/m²(体表面積)を約20mLの日局注射用水に溶解し，1日1回静脈内に投与後，20日間休薬する。これを1クールとし，通常4〜6クール反復する。
(2)シクロホスファミド水和物，フルオロウラシルとの併用において，標準的なエピルビシン塩酸塩の投与量及び投与方法は，エピルビシン塩酸塩として100mg(力価)/m²(体表面積)を約20mLの日局注射用水に溶解し，1日1回静脈内に投与後，20日間休薬する。これを1クールとし，通常4〜6クール反復する。
なお，投与量は年齢，症状により適宜減量する。
肝癌に対する肝動脈化学塞栓療法(TACE)の場合：エピルビシン塩酸塩として10mg(力価)に対し，ヨード化ケシ油脂肪酸エチルエステルを0.5〜2mLの割合で加え，肝動脈内に挿入されたカテーテルより肝動脈内に投与する。本剤の投与量は，1日60mg(力価)/m²(体表面積)とするが，患者の状態により適宜増減し，腫瘍血管に乳濁液が充満した時点で終了すること。

用法用量に関連する使用上の注意
〔注射用10mg，注射用50mgのみ〕
肝癌に対する肝動脈化学塞栓療法(TACE)の場合
(1)再投与を行う場合には，肝機能の回復状況等の患者の状態に応じて適切な投与間隔を設定すること。
(2)X線透視下に本剤の乳濁液を緩徐に投与すること。

警告　本剤を含むがん化学療法は，緊急時に十分対応できる医療施設において，がん化学療法に十分な知識・経験を持つ医師のもとで，本療法が適切と判断される症例についてのみ実施すること。適応患者の選択にあたっては，各併用薬剤の添付文書を参照して十分注意すること。
また，治療開始に先立ち，患者又はその家族に有効性及び危険性を十分説明し，同意を得てから投与すること。

禁忌
(1)心機能異常又はその既往歴のある患者
(2)本剤に対し重篤な過敏症の既往歴のある患者
(3)他のアントラサイクリン系薬剤等心毒性を有する薬剤による前治療が限界量(ドキソルビシン塩酸塩では総投与量が体表面積当り500mg/m²，ダウノルビシン塩酸塩では総投与量が体重当り25mg/kg等)に達している患者
(4)〔注射用10mg，注射用50mgのみ〕
肝癌に対する肝動脈化学塞栓療法(TACE)の場合
①ヨード系薬剤に対し過敏症の既往歴のある患者
②重篤な甲状腺疾患のある患者

原則禁忌　〔注射用10mg，注射用50mgのみ〕
肝癌に対する肝動脈化学塞栓療法(TACE)の場合：総ビリルビン値が3mg/dL以上の患者又は重度の肝障害(Child-Pugh分類C)のある患者

エピルビシン塩酸塩注射液10mg/5mL「NK」：日本化薬　10mg5mL1瓶[2837円/瓶]，**エピルビシン塩酸塩注射液10mg/5mL「サワイ」**：沢井　10mg5mL1瓶[2837円/瓶]，**エピルビシン塩酸塩注射液10mg/5mL「サンド」**：サンド　10mg5mL1瓶[2837円/瓶]，**エピルビシン塩酸塩注射液10mg/5mL「ホスピーラ」**：ホスピーラ　10mg5mL1瓶[2837円/瓶]，**エピルビシン塩酸塩注射液50mg/25mL「NK」**：日本化薬　50mg25mL1瓶[13375円/瓶]，**エピルビシン塩酸塩注射液50mg/25mL「サワイ」**：沢井　50mg25mL1瓶[13375円/瓶]，**エピルビシン塩酸塩注射液50mg/25mL「サンド」**：サンド　50mg25mL1瓶[13375円/瓶]，**エピルビシン塩酸塩注射液50mg/25mL「ホスピーラ」**：ホスピーラ　50mg25mL1瓶[9162円/瓶]，**エピルビシン塩酸塩注射用10mg「NK」**：マイラン製薬　10mg1瓶[2837円/瓶]，**エピルビシン塩酸塩注射用10mg「サワイ」**：沢井　10mg1瓶[2837円/瓶]，**エピルビシン塩酸塩注射用50mg「NK」**：マイラン製薬　50mg1瓶[13375円/瓶]，**エピルビシン塩酸塩注射用50mg「サワイ」**：沢井　50mg1瓶[9162円/瓶]

ファンガード点滴用25mg　規格：25mg1瓶[3983円/瓶]
ファンガード点滴用50mg　規格：50mg1瓶[6762円/瓶]
ファンガード点滴用75mg　規格：75mg1瓶[9787円/瓶]
ミカファンギンナトリウム　アステラス　617

【効 能 効 果】

アスペルギルス属及びカンジダ属による下記感染症：真菌血症，呼吸器真菌症，消化管真菌症
造血幹細胞移植患者におけるアスペルギルス症及びカンジダ症の予防

【対応標準病名】

◎	アスペルギルス症	カンジダ症	真菌血症
	真菌症		
○	アジアスピロミセス症	アスペルギルス腫	アスペルギルス症性外耳炎
	アレルギー性気管支肺アスペルギルス症	アレルギー性気管支肺カンジダ症	アレルギー性気管支肺真菌症
	会陰部カンジダ症	腋窩カンジダ症	外陰真菌症
	外陰部カンジダ症	外陰部腟カンジダ症	外耳道真菌症
	角膜真菌症	カプスラーツム急性肺ヒストプラスマ症	カプスラーツム肺ヒストプラスマ症
	カプスラーツム慢性肺ヒストプラスマ症	カンジダ性間擦疹	カンジダ性亀頭炎
	カンジダ性口角びらん	カンジダ性口唇炎	カンジダ性口内炎
	カンジダ性股関節炎	カンジダ性指間びらん	カンジダ性趾間びらん
	カンジダ性膝関節炎	カンジダ性湿疹	カンジダ性心内膜炎
	カンジダ性髄膜炎	カンジダ性肉芽腫	カンジダ性尿道炎
	カンジダ性敗血症	カンジダ性膀胱炎	気管支真菌症
	急性偽膜性カンジダ症	急性肺クリプトコッカス症	急性肺コクシジオイデス症
	急性肺ブラストミセス症	肛囲カンジダ症	口腔カンジダ症
	口唇カンジダ症	肛門カンジダ症	指間カンジダ症
	趾間カンジダ症	糸状菌症	耳内真菌症
	歯肉カンジダ症	消化管カンジダ症	食道カンジダ症
	食道真菌症	真菌症性関節炎	真菌症性筋炎
	真菌性外陰腟炎	真菌性髄膜炎	真菌性腟炎
	深在性真菌症	侵襲性肺アスペルギルス症	舌カンジダ症
	全身性カンジダ症	腟カンジダ症	腸管カンジダ症
	爪カンジダ症	爪周囲カンジダ症	殿部カンジダ症
	尿路カンジダ症	肺アスペルギルス症	肺アスペルギローマ
	肺カンジダ症	肺コクシジオイデス症	肺真菌症
	肺スポロトリコーシス	肺パラコクシジオイデス症	肺ブラストミセス症
	肺ムコール症	播種性アスペルギルス症	汎発性皮膚カンジダ症
	皮膚カンジダ症	日和見真菌症	副鼻腔アスペルギローマ
	副鼻腔真菌症	扁桃アスペルギルス症	慢性壊死性肺アスペルギルス症
	慢性肺コクシジオイデス症	慢性肺ブラストミセス症	慢性皮膚粘膜カンジダ症
	耳真菌症		
△	HIV カンジダ病	化膿性副鼻腔炎	乾酪性副鼻腔炎
	歯性副鼻腔炎	小児副鼻腔炎	真菌性角膜潰瘍
	副鼻腔炎	慢性副鼻腔炎	慢性副鼻腔炎急性増悪
	慢性副鼻腔膿瘍		

用法用量

(1)成人

アスペルギルス症

通常，成人にはミカファンギンナトリウムとして50～150mg(力価)を1日1回点滴静注する。

重症又は難治性アスペルギルス症には症状に応じて増量できるが，1日300mg(力価)を上限とする。

カンジダ症

通常，成人にはミカファンギンナトリウムとして50mg(力価)を1日1回点滴静注する。

重症又は難治性カンジダ症には症状に応じて増量できるが，1日300mg(力価)を上限とする。

造血幹細胞移植患者におけるアスペルギルス症及びカンジダ症の予防：成人にはミカファンギンナトリウムとして50mg(力価)を1日1回点滴静注する。

点滴静注に際しては，生理食塩液，ブドウ糖注射液又は補液に溶解し，75mg(力価)以下では30分以上，75mg(力価)を超えて投与する場合は1時間以上かけて行う。

溶解にあたっては，注射用水を使用しないこと。

(2)小児

アスペルギルス症

通常，小児にはミカファンギンナトリウムとして1～3mg(力価)/kgを1日1回点滴静注する。

重症又は難治性アスペルギルス症には症状に応じて増量できるが，1日6mg(力価)/kgを上限とする。

カンジダ症

通常，小児にはミカファンギンナトリウムとして1mg(力価)/kgを1日1回点滴静注する。

重症又は難治性カンジダ症には症状に応じて増量できるが，1日6mg(力価)/kgを上限とする。

造血幹細胞移植患者におけるアスペルギルス症及びカンジダ症の予防：小児にはミカファンギンナトリウムとして1mg(力価)/kgを1日1回点滴静注する。

点滴静注に際しては，生理食塩液，ブドウ糖注射液又は補液に溶解し，1時間以上かけて行う。

溶解にあたっては，注射用水を使用しないこと。

用法用量に関連する使用上の注意

(1)本剤の使用に際しては，疾病の治療上必要な最小限の期間の投与にとどめること。

(2)成人に対しては，下記の点に注意すること。

アスペルギルス症及びカンジダ症：体重50kg以下の患者に対しては，体重換算で1日あたり6mg(力価)/kgを超えないこと。

造血幹細胞移植患者におけるアスペルギルス症及びカンジダ症の予防

①好中球数が500個/mm^{3}以上に回復するなど，適切な時期に投与を終了すること。

②体重50kg以下の患者に対しては，体重換算で1日あたり1mg(力価)/kgを超えないこと。

(3)小児に対しては，下記の点に注意すること。

アスペルギルス症及びカンジダ症：体重50kg以上の患者に対しては，1日あたり300mg(力価)を超えないこと。

造血幹細胞移植患者におけるアスペルギルス症及びカンジダ症の予防

①好中球数が500個/mm^{3}以上に回復するなど，適切な時期に投与を終了すること。

②体重50kg以上の患者に対しては，1日あたり50mg(力価)を超えないこと。

禁忌　本剤の成分に対し過敏症の既往歴のある患者

ファンギゾン注射用50mg　規格：50mg1瓶[1004円/瓶]
アムホテリシンB　ブリストル　617

【効 能 効 果】

〈有効菌種〉アスペルギルス，カンジダ，ムコール，クリプトコッカス，ブラストマイセス，ヒストプラズマ，コクシジオイデス，ホルモデンドラム，ヒアロホーラ，ホルミシチウム
〈適応症〉上記真菌による深在性感染症

【対応標準病名】

◎	深在性真菌症		
○	足爪白癬	アレルギー性気管支肺アスペルギルス症	アレルギー性気管支肺カンジダ症
	アレルギー性気管支肺真菌症	陰部真菌症	外陰真菌症

	外陰部カンジダ症	外陰部腟カンジダ症	外耳道真菌症
	角膜真菌症	カプスラーツム急性肺ヒストプラスマ症	カプスラーツム肺ヒストプラスマ症
	カプスラーツム慢性肺ヒストプラスマ症	顔面真菌性湿疹	顔面白癬
	気管支真菌症	急性肺クリプトコッカス症	急性肺コクシジオイデス症
	急性肺ブラストミセス症	クロモミコーシス	ケルスス禿瘡
	糸状菌症	耳内真菌症	手指爪白癬
	食道真菌症	真菌血症	真菌症
	真菌症性関節炎	真菌症性筋炎	真菌性外陰腟炎
	真菌性角膜潰瘍	真菌性眼内炎	真菌性髄膜炎
	真菌性腟炎	深在性皮膚真菌症	侵襲性肺アスペルギルス症
	スポロトリクム症関節炎	腟カンジダ症	中耳真菌症
	爪白癬	頭部白癬	禿瘡
	肺アスペルギルス症	肺カンジダ症	肺コクシジオイデス症
	肺真菌症	肺スポロトリコーシス	肺パラコクシジオイデス症
	白癬性毛瘡	汎発性皮膚真菌症	ひげ白癬
	皮膚真菌症	日和見真菌症	副鼻腔真菌症
	扁桃アスペルギルス症	慢性肺コクシジオイデス症	慢性肺ブラストミセス症
	耳真菌症		
△	アジアスピロミセス症	アレシェリア症	乾酪性副鼻腔炎
	ゲオトリクム症	ゲオトリクム性口内炎	黒癬
	ペトリエリド症	ペニシリウム症	リノスポリジウム症
	ロボミコーシス		

用法用量
（静注）
（調製法）：本品１バイアル（50mg）中に注射用水または5%ブドウ糖注射液10mLを加えて溶かし，溶液が透明になるまでゆっくりと振盪する。この溶解液（アムホテリシンB5mg/mL）をさらに5%ブドウ糖注射液で500mL以上に希釈（アムホテリシンB0.1mg/mL以下の濃度）して使用する。
通常，成人に対しては，１日体重1kg当りアムホテリシンB0.25mg（力価）より開始し，次回より症状を観察しながら漸増し，１日量として体重1kg当り0.5mg（力価）を点滴静注するが，投与量は１日体重1kg当り1mg（力価）または隔日体重1kg当り1.5mg（力価）までとする。副作用の発現のため投与困難な場合には，初回量は１日1mg（力価）より開始し，症状を観察しながら漸増し，１日総量50mg（力価）までを連日又は隔日１回点滴静注する。
点滴静注は3～6時間以上かけて徐々に行う。
患者の症状，状態に応じて適宜用量を調節する。
（気管内注入）
本品１バイアル（50mg）を注射用水10mLに溶解し，その0.2～4mL（1～20mg）を更に注射用水約10mLに希釈（アムホテリシンB0.1～2mg/mL）して用いる。
通常，初回量は１日1mg（力価）または5～10mg（力価）より開始し，漸次増量し，１日10～20mg（力価）を隔日１回気管内に注入する。
（胸膜内注入）：気管内注入と同じ要領で溶解したアムホテリシンB液を，初回量は１日1mg（力価）より開始し，漸次増量し，5～20mg（力価）を週１～3回，胸水排除後，胸膜内に注入する。
（髄腔内注入）
１バイアル（50mg）を注射用水10mLに溶解し，その0.2～4mL（1～20mg）を更に注射用水20～30mLに適宜希釈して用いる。
通常１回0.25～1mg（力価）を採取髄液量を超えない液量で漸増法により１日１回隔日，又は３日毎に徐々に注入する。
（膀胱内注入）：膀胱内の尿を排除し，アムホテリシンB15～20mg（力価）を注射用水100mLに溶解し，１日1～2回尿道カテーテルをとおして直接注入する。注入後薬剤は１時間以上（出来れば2～3時間）膀胱内にとどめておく。
（皮内注）：１バイアル（50mg）を2%プロカイン10mLに溶かし，その0.1～0.4mL（アムホテリシンBとして0.5～2mg（力価））を病巣皮内及び皮下に分注する。１回の総量は50mg（力価）を限度とし，10～30日の間隔で行う。
（吸入）：１バイアル（50mg）を注射用水10～20mLで溶解し，１回2.5～5mg/mLを１日2～5回吸入する。1～2ヵ月継続して行う。

用法用量に関連する使用上の注意
(1)静注においては，副作用発現により投与困難な場合があるので，初回は試験的に1mg（力価）を5%ブドウ糖注射液20mLに溶解し20～30分かけて投与し，30分毎に体温，脈拍，呼吸，血圧を2～4時間観察することが望ましい。
(2)静注においては，１日総投与量は体重1kg当り1.5mg（力価）を超えないこと。
(3)静注においては，休薬後７日以上を経て投与を再開する場合には用法用量欄の記載に従い初回量より再開すること。

禁忌　本剤の成分に対し過敏症の既往歴のある患者

併用禁忌

薬剤名等	臨床症状・措置方法	機序・危険因子
白血球輸注	白血球輸注中又は直後に本剤を投与した患者に，急性肺機能障害がみられたとの報告があるので，同時投与はできるだけ避けるか，肺機能をモニターすることが望ましい。	機序は不明である。

フィジオ35輸液
規格：250mL1袋[192円/袋]，500mL1袋[194円/袋]
維持液　大塚製薬工場　331

【効能効果】
経口摂取が不能又は不十分な場合の水分・電解質の補給・維持，エネルギーの補給

【対応標準病名】
該当病名なし

効能効果に関連する使用上の注意　本剤をエネルギー補給の目的で使用する場合には，患者の必要エネルギー量や経口摂取量など，また，高カロリー輸液や経腸栄養剤などの適応を考慮の上，使用すること。

用法用量　通常成人には，１回500～1000mLを点滴静注する。
投与速度は，通常成人ではブドウ糖として１時間当たり0.5g/kg体重以下とする。
なお，年齢，症状，体重により適宜増減する。

用法用量に関連する使用上の注意　本剤は1000mL当たりエネルギー量として400kcal含んでいるが，本剤のみでは１日に必要とされるエネルギー量を十分に満たすことはできないので，手術等による経口摂取不能な患者に対する本剤のみでの使用は短期間とすること。

禁忌
(1)高カリウム血症，乏尿，アジソン病，重症熱傷，高窒素血症の患者
(2)高リン血症，副甲状腺機能低下症の患者
(3)高カルシウム血症，高マグネシウム血症，甲状腺機能低下症の患者

グルアセト35注：アイロム　250mL1袋[178円/袋]，500mL1瓶[181円/瓶]

フィジオ70輸液
規格：500mL1袋[216円/袋]
ブドウ糖　塩化カリウム　塩化カルシウム水和物　塩化ナトリウム　無水酢酸ナトリウム　大塚製薬工場　331

【効能効果】
(1)大量出血を伴わない循環血液量及び組織間液減少時の細胞外液の補給・補正
(2)代謝性アシドーシスの補正

(3)高張性脱水又はその傾向が認められる場合の細胞外液の補給・補正

【対応標準病名】

◎	高張性脱水症	代謝性アシドーシス	
○	アシドーシス	血液量減少	ケトアシドーシス
	混合性脱水	細胞外液欠乏症	水分欠乏症
	体液量減少症	脱水症	低張性脱水症
	非呼吸性アシドーシス		
△	ケトン血性嘔吐症	高塩素性アシドーシス	呼吸性アシドーシス
	混合型酸塩基平衡障害	酸塩基平衡異常	代償性アシドーシス
	代償性呼吸性アシドーシス	代償性代謝性アシドーシス	炭酸過剰性アシドーシス
	電解質異常	電解質平衡異常	乳酸アシドーシス
	乳児ケトアシドーシス	ピルビン酸血症	薬物性アシドーシス

用法用量　通常成人，1回500～1000mLを点滴静注する。投与速度は通常成人ブドウ糖として1時間当たり0.25g/kg体重以下とする。
なお，年齢，症状，体重により適宜増減する。

フィジオ140輸液　規格：250mL1袋[182円/袋]，500mL1袋[182円/袋]
酢酸リンゲル液(ブドウ糖加)　大塚製薬工場　331

【効能効果】

循環血液量及び組織間液の減少時における細胞外液の補給・補正，代謝性アシドーシスの補正

【対応標準病名】

◎	代謝性アシドーシス		
○	アシドーシス	ケトアシドーシス	代償性代謝性アシドーシス
	非呼吸性アシドーシス		
△	ケトン血性嘔吐症	高塩素性アシドーシス	呼吸性アシドーシス
	混合型酸塩基平衡障害	酸塩基平衡異常	代償性アシドーシス
	代償性呼吸性アシドーシス	炭酸過剰性アシドーシス	電解質異常
	電解質平衡異常	乳酸アシドーシス	乳児ケトアシドーシス
	ピルビン酸血症	薬物性アシドーシス	

効能効果に関連する使用上の注意　本剤はエネルギー補給を目的とした薬剤ではないため，エネルギー補給を目的に使用しないこと。
用法用量　通常，成人1回500～1000mLを点滴静注する。投与速度は通常成人1時間あたり15mL/kg体重以下とする。
なお，年齢，症状，体重により適宜増減する。
用法用量に関連する使用上の注意　本剤はエネルギー補給を目的とした薬剤ではないため，本剤の投与により患者の循環動態等が安定した場合には，患者の状態を考慮の上，漫然と投与することなく本剤の投与を中止し，必要に応じ維持輸液や高カロリー輸液等の投与に切り替えること。
禁忌　高マグネシウム血症，甲状腺機能低下症の患者

フィジオゾール3号輸液　規格：500mL1袋[180円/袋]
ブドウ糖　塩化カリウム　塩化ナトリウム　塩化マグネシウム　乳酸ナトリウム　大塚製薬工場　331

【効能効果】

経口摂取不能又は不十分な場合の水分・電解質の補給・維持，エネルギーの補給

【対応標準病名】

該当病名なし

用法用量　通常成人，1回500～1000mLを点滴静注する。投与速度は，通常成人ブドウ糖として1時間当たり0.5g/kg体重以下とする。
なお，年齢，症状，体重により適宜増減する。

禁忌
(1)高乳酸血症の患者
(2)電解質代謝異常のある患者
①高カリウム血症(乏尿，アジソン病，重症熱傷，高窒素血症等)の患者
②高マグネシウム血症(甲状腺機能低下症等)の患者

アステマリン3号MG輸液：マイラン製薬　500mL1瓶[179円/瓶]

フィニバックスキット点滴静注用0.25g
規格：250mg1キット(生理食塩液100mL付)[1708円/キット]
フィニバックス点滴静注用0.25g　規格：250mg1瓶[1165円/瓶]
フィニバックス点滴静注用0.5g　規格：500mg1瓶[1647円/瓶]
ドリペネム水和物　塩野義　613

【効能効果】

〈適応菌種〉ドリペネムに感性のブドウ球菌属，レンサ球菌属，肺炎球菌，腸球菌属(エンテロコッカス・フェシウムを除く)，モラクセラ(ブランハメラ)・カタラーリス，大腸菌，シトロバクター属，クレブシエラ属，エンテロバクター属，セラチア属，プロテウス属，モルガネラ・モルガニー，プロビデンシア属，インフルエンザ菌，緑膿菌，アシネトバクター属，ペプトストレプトコッカス属，バクテロイデス属，プレボテラ属
〈適応症〉
(1)敗血症，感染性心内膜炎
(2)深在性皮膚感染症，リンパ管・リンパ節炎
(3)外傷・熱傷及び手術創等の二次感染
(4)骨髄炎，関節炎
(5)咽頭・喉頭炎，扁桃炎(扁桃周囲炎，扁桃周囲膿瘍を含む)
(6)肺炎，肺膿瘍，膿胸，慢性呼吸器病変の二次感染
(7)複雑性膀胱炎，腎盂腎炎，前立腺炎(急性症，慢性症)，精巣上体炎(副睾丸炎)
(8)腹膜炎，腹腔内膿瘍
(9)胆嚢炎，胆管炎，肝膿瘍
(10)子宮内感染，子宮付属器炎，子宮旁結合織炎
(11)化膿性髄膜炎
(12)眼窩感染，角膜炎(角膜潰瘍を含む)，眼内炎(全眼球炎を含む)
(13)中耳炎
(14)顎骨周辺の蜂巣炎，顎炎

【対応標準病名】

◎	咽頭炎	咽頭喉頭炎	外傷
	角膜炎	角膜潰瘍	関節炎
	感染性心内膜炎	眼内炎	肝膿瘍
	急性細菌性髄膜炎	急性細菌性前立腺炎	喉頭炎
	骨髄炎	挫創	子宮内感染症
	子宮付属器炎	子宮傍組織炎	歯性顎炎
	術後創部感染	腎盂腎炎	精巣上体炎
	全眼球炎	前立腺炎	創傷
	創傷感染症	胆管炎	胆のう炎
	中耳炎	熱傷	膿胸
	肺炎	敗血症	肺膿瘍
	皮膚感染症	腹腔内膿瘍	腹膜炎
	扁桃炎	扁桃周囲炎	扁桃周囲膿瘍
	蜂窩織炎	蜂巣炎	慢性前立腺炎
	慢性複雑性膀胱炎	リンパ管炎	リンパ節炎
	裂傷	裂創	
○ あ	DIP関節炎	IP関節炎	MP関節炎
	PIP関節炎	亜急性関節炎	亜急性感染性心内膜炎
	亜急性骨髄炎	亜急性細菌性心内膜炎	亜急性リンパ管炎
	足開放創	足挫創	足切創
	足第1度熱傷	足第2度熱傷	足第3度熱傷
	足熱傷	足蜂巣炎	圧挫傷

圧挫創	アルカリ腐蝕	アレルギー性角膜炎
アンギナ	胃腸管熱傷	胃熱傷
陰茎開放創	陰茎挫創	陰茎第1度熱傷
陰茎第2度熱傷	陰茎第3度熱傷	陰茎熱傷
陰茎裂創	咽頭気管炎	咽頭チフス
咽頭熱傷	咽頭扁桃炎	院内感染敗血症
陰のう開放創	陰のう第1度熱傷	陰のう第2度熱傷
陰のう第3度熱傷	陰のう熱傷	陰のう裂創
陰部切創	インフルエンザ菌喉頭炎	インフルエンザ菌性咽頭炎
インフルエンザ菌性喉頭気管炎	インフルエンザ菌性髄膜炎	インフルエンザ菌敗血症
栄養障害性角膜炎	会陰第1度熱傷	会陰第2度熱傷
会陰第3度熱傷	会陰熱傷	会陰部化膿創
会陰部蜂巣炎	会陰裂傷	腋窩第1度熱傷
腋窩第2度熱傷	腋窩第3度熱傷	腋窩熱傷
腋窩蜂巣炎	壊死性肺炎	壊疽性咽頭炎
壊疽性胆細管炎	壊疽性胆のう炎	壊疽性扁桃周囲炎
横隔膜下膿瘍	横隔膜下腹膜炎	オスラー結節
汚染擦過創	外陰開放創	外陰第1度熱傷
外陰第2度熱傷	外陰第3度熱傷	外陰熱傷
外陰部挫創	外陰部切創	外陰部裂傷
外耳道蜂巣炎	外傷性角膜炎	外傷性角膜潰瘍
外傷性縦隔気腫	外傷性切断	外傷性穿孔性中耳炎
外傷性中耳炎	外傷性脳圧迫・頭蓋内に達する開放創合併あり	外傷性皮下気腫
開放骨折	開放性外傷性脳圧迫	開放性陥没骨折
開放性胸膜損傷	開放性大腿骨骨髄炎	開放性脱臼骨折
開放性脳挫創	開放性脳損傷髄膜炎	開放性脳底部挫傷
開放性びまん性脳損傷	開放性粉砕骨折	潰瘍性咽頭炎
潰瘍性膀胱炎	下咽頭炎	下咽頭熱傷
化学外傷	下顎骨壊死	下顎骨炎
下顎骨骨髄炎	下顎骨骨膜炎	下顎骨骨膜下膿瘍
下顎骨周囲炎	下顎骨周囲膿瘍	下顎熱傷
下顎膿瘍	下顎部第1度熱傷	下顎部第2度熱傷
下顎部第3度熱傷	下顎部蜂巣炎	踵裂創
角結膜炎	角結膜びらん	角結膜腐蝕
顎骨炎	顎骨骨髄炎	顎骨骨膜炎
角膜アルカリ化学熱傷	角膜酸化学熱傷	角膜酸性熱傷
角膜上皮びらん	角膜穿孔	角膜中心潰瘍
角膜内皮炎	角膜熱傷	角膜膿瘍
角膜パンヌス	角膜びらん	角膜腐蝕
下肢第1度熱傷	下肢第2度熱傷	下肢第3度熱傷
下肢熱傷	下肢蜂巣炎	下腿汚染創
下腿開放創	下腿骨骨髄炎	下腿骨慢性骨髄炎
下腿挫創	下腿切創	下腿足部熱傷
下腿熱傷	下腿複雑骨折後骨髄炎	下腿部第1度熱傷
下腿部第2度熱傷	下腿部第3度熱傷	下腿蜂巣炎
下腿裂創	肩関節炎	肩蜂巣炎
カタル性咽頭炎	カタル性角膜潰瘍	化膿性角膜炎
化膿性眼内炎	化膿性肝膿瘍	化膿性喉頭炎
化膿性骨髄炎	化膿性爪囲炎	化膿性中耳炎
化膿性腹膜炎	化膿性扁桃周囲炎	化膿性網膜炎
化膿性リンパ節炎	下半身第1度熱傷	下半身第2度熱傷
下半身第3度熱傷	下半身熱傷	下腹部第1度熱傷
下腹部第2度熱傷	下腹部第3度熱傷	貨幣状角膜炎
眼化学熱傷	眼窩骨髄炎	肝下膿瘍
眼球炎	眼球熱傷	眼瞼外傷性皮下異物
眼瞼化学熱傷	眼瞼切創	眼瞼第1度熱傷
眼瞼第2度熱傷	眼瞼第3度熱傷	眼瞼熱傷
環指圧挫傷	環指骨髄炎	環指挫傷
環指挫創	環指切創	環指剥皮創
肝周囲炎	眼周囲化学熱傷	眼周囲第1度熱傷
眼周囲第2度熱傷	眼周囲第3度熱傷	肝周囲膿瘍
眼周囲部外傷性皮下異物	眼周囲部切創	乾性角結膜炎
乾性角膜炎	関節挫傷	関節症
感染性咽頭炎	感染性角膜潰瘍	感染性喉頭気管炎
貫通性挫滅創	肝内胆細管炎	眼熱傷
眼部外傷性皮下異物	眼部切創	顔面汚染創
顔面損傷	顔面第1度熱傷	顔面第2度熱傷
顔面第3度熱傷	顔面熱傷	顔面蜂巣炎
気管支食道瘻	気管支肺炎	気管食道瘻
気管支瘻膿胸	気管熱傷	気腫性腎盂腎炎
気道熱傷	偽膜性咽頭炎	偽膜性喉頭炎
偽膜性扁桃炎	逆行性胆管炎	急性アデノイド咽頭炎
急性アデノイド扁桃炎	急性咽頭炎	急性咽頭喉頭炎
急性咽頭扁桃炎	急性壊疽性喉頭炎	急性壊疽性扁桃炎
急性潰瘍性喉頭炎	急性潰瘍性扁桃炎	急性角結膜炎
急性顎骨骨髄炎	急性顎骨骨膜炎	急性角膜炎
急性化膿性咽頭炎	急性化膿性下顎骨炎	急性化膿性脛骨骨髄炎
急性化膿性骨髄炎	急性化膿性上顎骨炎	急性化膿性胆管炎
急性化膿性胆のう炎	急性化膿性中耳炎	急性化膿性扁桃炎
急性関節炎	急性感染性心内膜炎	急性気腫性胆のう炎
急性脛骨骨髄炎	急性血行性骨髄炎	急性限局性腹膜炎
急性喉頭炎	急性喉頭気管炎	急性骨髄炎
急性骨盤腹膜炎	急性細菌性心内膜炎	急性子宮傍結合織炎
急性精巣上体炎	急性声帯炎	急性声門下喉頭炎
急性腺窩性扁桃炎	急性胆管炎	急性胆細管炎
急性胆のう炎	急性中耳炎	急性肺炎
急性汎発性腹膜炎	急性腹膜炎	急性浮腫性喉頭炎
急性付属器炎	急性閉塞性化膿性胆管炎	急性扁桃炎
急性卵管炎	急性卵巣炎	急性リンパ管炎
胸腔熱傷	胸骨骨髄炎	胸鎖関節炎
狭窄性胆管炎	胸椎骨髄炎	胸部汚染創
胸部外傷	胸部挫創	胸部上腕熱傷
胸部切創	胸部損傷	胸部第1度熱傷
頬部第1度熱傷	胸部第2度熱傷	頬部第2度熱傷
胸部第3度熱傷	頬部第3度熱傷	胸部熱傷
頬部蜂巣炎	胸壁開放創	胸壁刺創
胸壁蜂巣炎	胸膜損傷・胸腔に達する開放創合併あり	胸膜裂創
胸膜瘻	胸肋関節炎	距骨骨髄炎
距踵関節炎	巨大フリクテン	躯幹薬傷
くも膜炎	グラデニーゴ症候群	グラム陽性菌敗血症
頚管破裂	脛骨顆部割創	脛骨骨髄炎
脛骨骨膜炎	脛骨乳児骨髄炎	脛骨慢性化膿性骨髄炎
脛骨慢性骨髄炎	頚椎骨髄炎	頚部第1度熱傷
頚部第2度熱傷	頚部第3度熱傷	頚部熱傷
頚部膿疱	頚部蜂巣炎	頚部リンパ節炎
血管性パンヌス	血行性脛骨骨髄炎	血行性骨髄炎
血行性大腿骨骨髄炎	結節性眼炎	結節性結膜炎
結膜熱傷	結膜のうアルカリ化学熱傷	結膜のう酸化学熱傷
結膜腐蝕	嫌気性菌敗血症	嫌気性骨髄炎
限局性膿胸	限局性腹膜炎	肩甲間部第1度熱傷
肩甲間部第2度熱傷	肩甲間部第3度熱傷	肩甲間部熱傷
肩甲骨周囲炎	肩甲部第1度熱傷	肩甲部第2度熱傷
肩甲部第3度熱傷	肩甲部熱傷	肩鎖関節炎
原発性硬化性胆管炎	原発性腹膜炎	肩部第1度熱傷
肩部第2度熱傷	肩部第3度熱傷	コアグラーゼ陰性ぶどう球菌敗血症
高エネルギー外傷	硬化性角膜炎	硬化性骨髄炎
交感性眼炎	交感性ぶどう膜炎	口腔第1度熱傷
口腔第2度熱傷	口腔第3度熱傷	口腔底蜂巣炎
口腔熱傷	虹彩毛様体脈絡膜炎	口唇第1度熱傷
口唇第2度熱傷	口唇第3度熱傷	口唇熱傷
光線眼症	喉頭外傷	喉頭周囲炎
喉頭損傷	喉頭熱傷	後頭部割創

後頭部挫傷	後頭部挫創	後頭部切創
後頭部裂創	喉頭蜂巣炎	後発性関節炎
広汎性フレグモーネ	後腹膜炎	後腹膜膿瘍
硬膜炎	肛門第1度熱傷	肛門第2度熱傷
肛門第3度熱傷	肛門熱傷	肛門裂創
コーガン症候群	股関節炎	股関節部蜂巣炎
鼓室内水腫	骨炎	骨顆炎
骨幹炎	骨周囲炎	骨髄炎後遺症
骨盤化膿性骨髄炎	骨盤結合織炎	骨盤死腔炎
骨盤直腸窩膿瘍	骨盤膿瘍	骨盤腹膜炎
骨盤部裂創	骨膜炎	骨膜下膿瘍

さ

骨膜骨髄炎	骨膜のう炎	細菌性肝膿瘍
細菌性硬膜炎	細菌性骨髄炎	細菌性ショック
細菌性心内膜炎	細菌性髄膜炎	細菌性腹膜炎
細菌性膀胱炎	臍周囲炎	細胆管炎
再発性胆管炎	再発性中耳炎	臍部蜂巣炎
坐骨骨炎	挫傷	挫滅傷
挫滅創	散在性表層角膜炎	蚕蝕性角膜潰瘍
酸腐蝕	紫外線角結膜炎	紫外線角膜炎
耳介部第1度熱傷	耳介部第2度熱傷	耳介部第3度熱傷
趾開放創	耳介蜂巣炎	趾関節炎
趾間切創	子宮頚管裂傷	子宮頚部環状剥離
子宮周囲炎	子宮周囲膿瘍	子宮熱傷
指骨炎	趾骨炎	指骨髄炎
趾骨髄炎	趾挫創	示指MP関節挫傷
示指PIP開放創	示指割創	示指化膿創
四肢挫傷	示指挫傷	示指挫創
示指刺創	示指切創	四肢第1度熱傷
四肢第2度熱傷	四肢第3度熱傷	四肢熱傷
糸状角膜炎	歯性扁桃周囲膿瘍	趾第1度熱傷
趾第2度熱傷	趾第3度熱傷	膝蓋骨化膿性骨髄炎
膝蓋骨骨髄炎	膝蓋部挫創	膝下部挫創
膝窩部銃創	膝関節炎	膝関節部挫創
実質性角膜炎	湿疹性パンヌス	膝部開放創
膝部割創	膝部咬創	膝部挫創
膝部切創	膝部第1度熱傷	膝部第2度熱傷
膝部第3度熱傷	膝部蜂巣炎	膝部裂創
趾熱傷	趾ひょう疽	尺骨遠位部骨髄炎
手圧挫傷	縦隔膿瘍	習慣性アンギナ
習慣性扁桃炎	銃自殺未遂	十二指腸穿孔腹膜炎
十二指腸総胆管炎	手関節炎	手関節挫滅傷
手関節挫滅創	手関節部切創	手関節部第1度熱傷
手関節部第2度熱傷	手関節部第3度熱傷	手関節部裂創
手指圧挫傷	手指汚染創	手指開放創
手指関節炎	手指咬創	種子骨炎
種子骨開放骨折	手指挫傷	手指挫創
手指挫滅傷	手指挫滅創	手指刺創
手指切創	手指第1度熱傷	手指第2度熱傷
手指第3度熱傷	手指端熱傷	手指熱傷
手指剥皮創	手指ひょう疽	手術創部膿瘍
手術創離開	手掌第1度熱傷	手掌第2度熱傷
手掌第3度熱傷	手掌熱傷	出血性角膜炎
出血性膀胱炎	術後横隔膜下膿瘍	術後眼内炎
術後骨髄炎	術後腎盂腎炎	術後性中耳炎
術後性慢性中耳炎	術後胆管炎	術後膿瘍
術後腹腔内膿瘍	術後腹壁膿瘍	術後腹膜炎
手背第1度熱傷	手背第2度熱傷	手背第3度熱傷
手背熱傷	手部汚染創	シュロッフェル腫瘤
上咽頭炎	上顎骨炎	上顎骨骨髄炎
上顎骨骨膜炎	上顎骨骨膜下膿瘍	上行性腎盂腎炎
上鼓室化膿症	踵骨炎	踵骨骨髄炎
踵骨部挫滅創	小指咬創	小指挫傷
小指挫創	小指切創	上肢第1度熱傷
上肢第2度熱傷	上肢第3度熱傷	硝子体膿瘍
上肢熱傷	焼身自殺未遂	小児肺炎
小膿疱性皮膚炎	上半身第1度熱傷	上半身第2度熱傷
上半身第3度熱傷	上半身熱傷	踵部第1度熱傷
踵部第2度熱傷	踵部第3度熱傷	上腕汚染創
上腕貫通銃創	上腕骨骨髄炎	上腕挫創
上腕第1度熱傷	上腕第2度熱傷	上腕第3度熱傷
上腕熱傷	上腕部開放創	上腕蜂巣炎
食道気管支瘻	食道気管瘻	食道熱傷
処女膜裂傷	女性急性骨盤蜂巣炎	女性慢性骨盤蜂巣炎
ショパール関節炎	真菌性角膜潰瘍	神経栄養性角結膜炎
進行性角膜潰瘍	深在性フレグモーネ	滲出性腹膜炎
浸潤性表層角膜炎	新生児上顎骨骨髄炎	新生児中耳炎
深層角膜炎	水晶体過敏性眼内炎	膵臓性腹膜炎
水疱性中耳炎	髄膜脳炎	星状角膜炎
精巣炎	精巣開放創	精巣上体膿瘍
精巣精巣上体炎	精巣熱傷	精巣膿瘍
精巣破裂	精巣蜂巣炎	ゼーミッシュ潰瘍
石化性角膜炎	脊髄膜炎	脊椎骨髄炎
雪眼炎	切創	舌熱傷
舌扁桃炎	セレウス菌敗血症	遷延性心内膜炎
前額部外傷性皮下異物	前額部切創	前額部第1度熱傷
前額部第2度熱傷	前額部第3度熱傷	腺窩性アンギナ
前胸部挫創	前胸部第1度熱傷	前胸部第2度熱傷
前胸部第3度熱傷	前胸部熱傷	穿孔性角膜潰瘍
穿孔性中耳炎	穿孔性腹腔内膿瘍	穿孔性腹膜炎
仙骨部挫創	線状角膜炎	全身挫傷
全身第1度熱傷	全身第2度熱傷	全身第3度熱傷
全身熱傷	前頭部割創	前頭部挫傷
前頭部挫創	前頭部切創	全膿胸
腺病性パンヌス	前房蓄膿性角膜炎	前立腺膿瘍
前腕汚染創	前腕開放創	前腕咬創
前腕骨髄炎	前腕挫創	前腕刺創
前腕手部熱傷	前腕切創	前腕第1度熱傷
前腕第2度熱傷	前腕第3度熱傷	前腕熱傷
前腕蜂巣炎	前腕裂創	爪囲炎
爪下挫滅傷	爪下挫滅創	爪下膿瘍
爪床炎	増殖性化膿性口内炎	増殖性関節炎
増殖性骨膜炎	創部膿瘍	足関節炎
足関節第1度熱傷	足関節第2度熱傷	足関節第3度熱傷
足関節内果部挫創	足関節熱傷	足関節部挫創
足関節部蜂巣炎	側胸部第1度熱傷	側胸部第2度熱傷
側胸部第3度熱傷	足底熱傷	足底部咬創
足底部刺創	足底部第1度熱傷	足底部第2度熱傷
足底部第3度熱傷	側頭部割創	側頭部挫創
側頭部切創	足背部挫創	足背部切創
足背部第1度熱傷	足背部第2度熱傷	足背部第3度熱傷
足背蜂巣炎	足部汚染創	側腹部咬創
側腹部挫創	側腹部第1度熱傷	側腹部第2度熱傷
側腹部第3度熱傷	側腹壁開放創	足部骨髄炎
足部裂創	鼡径部開放創	鼡径部切創
鼡径部第1度熱傷	鼡径部第2度熱傷	鼡径部第3度熱傷
鼡径部熱傷	鼡径部蜂巣炎	損傷

た

第1度熱傷	第1度腐蝕	第2度熱傷
第2度腐蝕	第3度熱傷	第3度腐蝕
第4度熱傷	体幹第1度熱傷	体幹第2度熱傷
体幹第3度熱傷	体幹熱傷	体幹蜂巣炎
大腿汚染創	大腿骨骨髄炎	大腿骨膿瘍
大腿骨膜炎	大腿骨慢性化膿性骨髄炎	大腿骨慢性骨髄炎
大腿熱傷	大腿部第1度熱傷	大腿部第2度熱傷
大腿部第3度熱傷	大腿部蜂巣炎	体表面積10%未満の熱傷
体表面積10－19%の熱傷	体表面積20－29%の熱傷	体表面積30－39%の熱傷
体表面積40－49%の熱傷	体表面積50－59%の熱傷	体表面積60－69%の熱傷

	体表面積70－79%の熱傷	体表面積80－89%の熱傷	体表面積90%以上の熱傷
	大網膿瘍	大葉性肺炎	多発性外傷
	多発性開放創	多発性関節炎	多発性肝膿瘍
	多発性咬創	多発性昆虫咬創	多発性挫傷
	多発性擦過創	多発性漿膜炎	多発性切創
	多発性穿刺創	多発性第1度熱傷	多発性第2度熱傷
	多発性第3度熱傷	多発性腸間膜膿瘍	多発性熱傷
	多発性膿疱症	多発性表在損傷	多発性裂創
	胆管炎性肝膿瘍	単関節炎	胆管胆のう炎
	胆管膿瘍	胆汁性腹膜炎	単純性角膜潰瘍
	単純性関節炎	単純性中耳炎	胆のう壊疽
	胆のう周囲炎	胆のう周囲膿瘍	胆のう膿瘍
	恥骨結合炎	恥骨骨炎	恥骨骨膜炎
	腟開放創	腟熱傷	腟壁縫合不全
	腟裂傷	肘関節炎	肘関節挫創
	肘関節部開放創	肘関節慢性骨髄炎	中耳炎性顔面神経麻痺
	中指咬創	中指挫傷	中指挫創
	中指刺創	中指切創	中手骨膿瘍
	虫垂炎術後残膿瘍	肘部挫創	肘部切創
	肘部第1度熱傷	肘部第2度熱傷	肘部第3度熱傷
	肘部蜂巣炎	腸間膜脂肪織炎	腸間膜膿瘍
	腸間膜リンパ節炎	腸球菌敗血症	腸骨窩膿瘍
	腸骨骨髄炎	腸穿孔腹膜炎	腸腰筋膿瘍
	沈下性肺炎	陳旧性中耳炎	手開放創
	手咬創	手挫創	手刺創
	手切創	手第1度熱傷	手第2度熱傷
	手第3度熱傷	手熱傷	手蜂巣炎
	殿部開放創	殿部咬創	殿部刺創
	殿部切創	殿部第1度熱傷	殿部第2度熱傷
	殿部第3度熱傷	殿部熱傷	殿部蜂巣炎
	殿部裂創	頭蓋骨骨髄炎	橈骨骨髄炎
	頭頂部挫傷	頭頂部挫創	頭頂部切創
	頭頂部裂創	頭皮開放創	頭皮蜂巣炎
	頭部異物	頭部外傷性皮下異物	頭部開放創
	頭部割創	頭部挫傷	頭部挫創
	頭部刺創	頭部切創	頭部第1度熱傷
	頭部第2度熱傷	頭部第3度熱傷	頭部熱傷
	頭部裂創	兎眼性角膜炎	飛び降り自殺未遂
な	飛び込み自殺未遂	内部尿路性器の熱傷	軟口蓋熱傷
	軟膜炎	乳児肺炎	乳頭部第1度熱傷
	乳頭部第2度熱傷	乳頭部第3度熱傷	乳房第1度熱傷
	乳房第2度熱傷	乳房第3度熱傷	乳房熱傷
	乳輪部第1度熱傷	乳輪部第2度熱傷	乳輪部第3度熱傷
	尿膜管膿瘍	妊娠中の子宮内感染	妊娠中の性器感染症
	脳挫傷・頭蓋内に達する開放創合併あり	脳挫創・頭蓋内に達する開放創合併あり	脳底部挫傷・頭蓋内に達する開放創合併あり
は	膿皮症	膿疱	肺壊疽
	肺炎合併肺膿瘍	肺炎球菌性咽頭炎	肺炎球菌性髄膜炎
	肺炎球菌性腹膜炎	肺化膿症	敗血症性咽頭炎
	敗血症性骨髄炎	敗血症性ショック	敗血症性心内膜炎
	敗血症性肺炎	敗血症性皮膚炎	敗血性壊疽
	肺穿孔	肺熱傷	背部第1度熱傷
	背部第2度熱傷	背部第3度熱傷	背部熱傷
	背部蜂巣炎	肺瘻	爆死自殺未遂
	抜歯後感染	鼻蜂巣炎	半身第1度熱傷
	半身第2度熱傷	半身第3度熱傷	汎発性化膿性腹膜炎
	反復性角膜潰瘍	反復性膀胱炎	汎ぶどう膜炎
	肥厚性硬膜炎	腓骨骨髄炎	尾骨骨髄炎
	膝汚染創	非特異骨髄炎	非特異性関節炎
	非特異性腸間膜リンパ節炎	非特異性リンパ節炎	腓腹筋挫創
	鼻部第1度熱傷	鼻部第2度熱傷	鼻部第3度熱傷
	びまん性脳損傷・頭蓋内に達する開放創合併あり	びまん性肺炎	びまん性表層角膜炎

	表在性角膜炎	表在性点状角膜炎	ひょう疽
	びらん性膀胱炎	フィラメント状角膜炎	腹腔骨盤部膿瘍
	腹腔内遺残膿瘍	匐行性角膜潰瘍	腹部汚染創
	腹部刺創	腹部第1度熱傷	腹部第2度熱傷
	腹部第3度熱傷	腹部熱傷	腹壁開放創
	腹壁創し開	腹壁膿瘍	腹壁縫合糸膿瘍
	腹壁縫合不全	腹壁蜂巣炎	腐蝕
	ぶどう球菌性咽頭炎	ぶどう球菌性胸膜炎	ぶどう球菌性髄膜炎
	ぶどう球菌性敗血症	ぶどう球菌性肺膿瘍	ぶどう球菌性扁桃炎
	フリクテン性角結膜炎	フリクテン性角膜炎	フリクテン性角膜潰瘍
	フリクテン性結膜炎	フリクテン性パンヌス	ブロディー骨膿瘍
	分娩時会陰裂傷	分娩時軟産道損傷	閉塞性肺炎
	辺縁角膜炎	辺縁フリクテン	扁桃性アンギナ
	扁桃膿瘍	蜂窩織炎性アンギナ	膀胱炎
	膀胱後部膿瘍	縫合糸膿瘍	膀胱周囲炎
	膀胱周囲膿瘍	縫合不全	縫合部膿瘍
	放射線性熱傷	包皮挫創	包皮切創
	包皮裂創	母指球部第1度熱傷	母指球部第2度熱傷
	母指球部第3度熱傷	母指咬創	母指骨髄炎
	母趾骨髄炎	母指挫傷	母指挫創
	母趾挫創	母指刺創	母指切創
	母指第1度熱傷	母指第2度熱傷	母指第3度熱傷
	母指打撲挫創	母指熱傷	母指末節部挫創
ま	慢性咽喉頭炎	慢性角結膜炎	慢性顎骨炎
	慢性顎骨骨髄炎	慢性化膿性骨髄炎	慢性化膿性穿孔性中耳炎
	慢性化膿性中耳炎	慢性関節炎	慢性血行性骨髄炎
	慢性骨髄炎	慢性骨盤腹膜炎	慢性細菌性前立腺炎
	慢性再発性膀胱炎	慢性耳管鼓室化膿性中耳炎	慢性子宮傍結合織炎
	慢性上鼓室乳突洞化膿性中耳炎	慢性髄膜炎	慢性精巣上体炎
	慢性穿孔性中耳炎	慢性前立腺炎急性増悪	慢性多発性骨髄炎
	慢性胆管炎	慢性胆細管炎	慢性胆のう炎
	慢性中耳炎	慢性中耳炎急性増悪	慢性中耳炎後遺症
	慢性中耳炎術後再燃	慢性膿胸	慢性膿皮症
	慢性肺化膿症	慢性腹膜炎	慢性付属器炎
	慢性扁桃炎	慢性膀胱炎	慢性卵管炎
	慢性卵巣炎	慢性リンパ管炎	慢性リンパ節炎
	耳後部リンパ節炎	耳後部リンパ腺炎	脈絡網膜熱傷
	無熱性肺炎	盲腸後部膿瘍	門脈炎性肝膿瘍
や	薬傷	薬物性角膜炎	癒着性くも膜炎
	腰椎骨髄炎	腰部第1度熱傷	腰部第2度熱傷
	腰部第3度熱傷	腰部打撲挫創	腰部熱傷
ら	卵管炎	卵管周囲炎	卵管卵巣膿瘍
	卵管留膿症	卵巣炎	卵巣周囲炎
	卵巣膿瘍	卵巣卵管周囲炎	リスフラン関節炎
	良性慢性化膿性中耳炎	輪紋状角膜炎	轢過創
	裂離	連鎖球菌性アンギナ	連鎖球菌性咽頭炎
	連鎖球菌性喉頭炎	連鎖球菌性喉頭気管炎	連鎖球菌性心内膜炎
	連鎖球菌性扁桃炎	老人性肺炎	肋骨骨髄炎
	肋骨周囲炎		
△	BKウイルス腎症	MRCNS敗血症	MRSA感染性心内膜炎
	MRSA骨髄炎	MRSA膿胸	MRSA肺化膿症
	MRSA敗血症	MRSA腹膜炎	MRSA膀胱炎
あ	亜急性心内膜炎	アキレス腱筋腱移行部断裂	アキレス腱挫傷
	アキレス腱挫創	アキレス腱切創	アキレス腱断裂
	アキレス腱部分断裂	足異物	亜脱臼
	圧迫骨折	圧迫神経炎	アレルギー性関節炎
	アレルギー性膀胱炎	胃空腸周囲炎	医原性気胸
	胃周囲炎	犬咬創	胃蜂窩織炎
	陰茎炎	陰茎折症	陰茎膿瘍
	咽頭開放創	咽頭創傷	咽頭痛
	咽頭膿瘍	ウイルス性咽頭炎	ウイルス性表層角膜炎

ウイルス性扁桃炎	ウォーケス篩骨洞炎	エキノコックス性骨髄炎
炎症性大網癒着	円板状角膜炎	横隔膜損傷
横骨折	黄色ぶどう球菌敗血症	汚染創

か

オトガイ下膿瘍	外耳開放創	外耳道創傷
外耳部外傷性異物	外耳部外傷性腫脹	外耳部外傷性皮下異物
外耳部割創	外耳部貫通創	外耳部咬創
外耳部挫傷	外耳部挫創	外耳部擦過創
外耳部刺創	外耳部切創	外耳部創傷
外耳部打撲傷	外耳部虫刺傷	外耳部皮下血腫
外耳部皮下出血	外傷後早期合併症	外傷性一過性麻痺
外傷性異物	外傷性横隔膜ヘルニア	外傷性眼球ろう
外傷性空気塞栓症	外傷性咬合	外傷性虹彩離断
外傷性硬膜動静脈瘻	外傷性耳出血	外傷性脂肪塞栓症
外傷性食道破裂	外傷性脊髄出血	外傷性低眼圧症
外傷性動静脈瘻	外傷性動脈血腫	外傷性動脈瘤
外傷性乳び胸	外傷性脳圧迫	外傷性脳圧迫・頭蓋内に達する開放創合併なし
外傷性脳症	外傷性破裂	外傷性皮下血腫
外耳裂創	外麦粒腫	開放性脱臼
開放創	海綿体炎	海綿体膿瘍
下咽頭創傷	下顎外傷性異物	下顎開放創
下顎割創	下顎貫通創	下顎口唇挫創
下顎咬創	下顎挫傷	下顎挫創
下顎擦過創	下顎刺創	下顎切創
下顎創傷	下顎打撲傷	下顎頭過形成
下顎皮下血腫	下顎部挫傷	下顎部打撲傷
下顎部皮膚欠損創	下顎裂創	下眼瞼蜂巣炎
顎下部膿瘍	顎関節部開放創	顎関節部割創
顎関節部貫通創	顎関節部咬創	顎関節部挫傷
顎関節部挫創	顎関節部擦過創	顎関節部刺創
顎関節部切創	顎関節部創傷	顎関節部打撲傷
顎関節部皮下血腫	顎関節部裂創	顎腐骨
顎部挫傷	顎部打撲傷	角膜挫創
角膜切傷	角膜切創	角膜創傷
角膜帯状疱疹	角膜破裂	角膜裂傷
ガス壊疽	下腿皮膚欠損創	割創
カテーテル感染症	カテーテル敗血症	化膿性口内炎
眼黄斑部裂孔	眼窩下膿瘍	眼窩骨膜炎
眼窩創傷	眼窩膿瘍	眼窩部挫創
眼窩裂傷	眼球萎縮症	眼球結膜裂傷
眼球後壁異物残留	眼球損傷	眼球内異物残留
眼球破裂	眼球裂傷	眼球ろう
眼瞼外傷性異物	眼瞼外傷性腫脹	眼瞼開放創
眼瞼割創	眼瞼貫通創	眼瞼咬創
眼瞼挫創	眼瞼擦過創	眼瞼刺創
眼瞼創傷	眼瞼虫刺傷	眼瞼蜂巣炎
眼瞼裂創	環指皮膚欠損創	眼周囲部外傷性異物
眼周囲部外傷性腫脹	眼周囲部開放創	眼周囲部割創
眼周囲部貫通創	眼周囲部咬創	眼周囲部挫創
眼周囲部擦過創	眼周囲部刺創	眼周囲部創傷
眼周囲部虫刺傷	眼周囲部裂創	関節血腫
関節骨折	関節打撲	完全骨折
感染性角膜炎	完全脱臼	貫通刺創
貫通銃創	貫通創	眼内非磁性異物残留
肝肉芽腫	眼部外傷性異物	眼部外傷性腫脹
眼部開放創	眼部割創	眼部貫通創
眼部咬創	眼部挫創	眼部擦過創
眼部刺創	眼部創傷	眼部虫刺傷
眼部裂創	陥没骨折	顔面外傷性異物
顔面開放創	顔面割創	顔面貫通創
顔面咬創	顔面挫傷	顔面挫創
顔面擦過創	顔面刺創	顔面切創
顔面創傷	顔面掻創	顔面多発開放創
顔面多発割創	顔面多発貫通創	顔面多発咬創
顔面多発挫傷	顔面多発挫創	顔面多発擦過創
顔面多発刺創	顔面多発切創	顔面多発創傷
顔面多発打撲傷	顔面多発虫刺傷	顔面多発皮下血腫
顔面多発皮下出血	顔面多発裂創	顔面打撲傷
顔面皮下血腫	顔面皮膚欠損創	顔面裂創
偽性髄膜炎	急性眼窩うっ血	急性眼窩炎
急性喉頭蓋膿瘍	急性心内膜炎	急性リウマチ性心内膜炎
胸管損傷	胸腺損傷	頬粘膜咬傷
頬粘膜咬創	頬部外傷性異物	頬部開放創
頬部割創	頬部貫通創	頬部咬創
頬部挫傷	頬部挫創	頬部擦過創
頬部刺創	胸部食道損傷	頬部切創
頬部創傷	頬部打撲傷	胸部皮下気腫
頬部皮下血腫	胸部皮膚欠損創	頬部皮膚欠損創
頬部裂創	強膜切創	強膜創傷
胸膜肺炎	強膜裂傷	棘刺創
魚咬創	亀裂骨折	筋損傷
筋断裂	筋肉内血腫	屈曲骨折
クラミジア肺炎	グラム陰性桿菌敗血症	グラム陰性菌敗血症
頚部開放創	頚部挫創	頚部食道開放創
頚部切創	頚部皮膚欠損創	結核性角結膜炎
結核性角膜炎	結核性角膜強膜炎	結核性骨髄炎
結核性中耳炎	血管切断	血管損傷
血腫	血性腹膜炎	血栓性心内膜炎
結膜創傷	結膜裂傷	原因菌不明髄膜炎
腱切創	腱損傷	腱断裂
腱部分断裂	腱裂傷	口蓋挫傷
口蓋垂炎	口蓋切創	口蓋膿瘍
口蓋裂創	口角部挫創	口角部裂創
口腔外傷性異物	口腔外傷性腫脹	口腔開放創
口腔割創	口腔挫傷	口腔挫創
口腔擦過創	口腔刺創	口腔切創
口腔創傷	口腔打撲傷	口腔底膿瘍
口腔内血腫	口腔粘膜咬傷	口腔粘膜咬創
口腔膿瘍	口腔裂創	虹彩異物
虹彩異物残留	好酸球性蜂巣炎	後出血
紅色陰癬	口唇外傷性異物	口唇外傷性腫脹
口唇外傷性皮下異物	口唇開放創	口唇割創
口唇貫通創	口唇咬傷	口唇咬創
口唇挫傷	口唇挫創	口唇擦過創
口唇刺創	口唇切創	口唇創傷
口唇打撲傷	口唇虫刺傷	口唇皮下血腫
口唇皮下出血	口唇裂創	溝創
咬創	口底膿瘍	口底蜂巣炎
喉頭壊死	喉頭蓋軟骨膜炎	喉頭蓋膿瘍
喉頭潰瘍	喉頭軟骨膜炎	喉頭びらん
後頭部外傷	後頭部打撲傷	広範性軸索損傷
広汎性神経損傷	後方脱臼	硬膜損傷
硬膜裂傷	骨髄肉芽腫	骨折
骨盤部感染性リンパのう胞	昆虫咬創	昆虫刺傷

さ

コントル・クー損傷	採皮創	擦過創
擦過皮下血腫	サルモネラ骨髄炎	三尖弁心内膜炎
耳介外傷性異物	耳介外傷性腫脹	耳介外傷性皮下異物
耳介開放創	耳介割創	耳介貫通創
耳介咬創	耳介挫傷	耳介挫創
耳介擦過創	耳介刺創	耳介切創
耳介創傷	耳介打撲傷	耳介虫刺傷
耳介皮下血腫	耳介皮下出血	耳介裂創
耳下腺部打撲	指間切創	刺咬症
四肢静脈損傷	四肢動脈損傷	示指皮膚欠損創
視神経髄膜炎	耳前部挫創	刺創
膝関節部異物	膝部異物	歯肉挫傷

歯肉切創	歯肉裂創	斜骨折
射創	尺骨近位端骨折	尺骨鉤状突起骨折
縦隔血腫	縦骨折	銃創
重複骨折	手関節掌側部挫創	手関節部挫創
手関節部創傷	種子骨骨折	樹枝状角膜炎
樹枝状角膜潰瘍	手指打撲傷	手指皮下血腫
手指皮膚欠損創	手掌挫創	手掌刺創
手掌切創	手掌剥皮創	手掌皮膚欠損創
出血性中耳炎	術後感染症	術後血腫
術後消化管出血性ショック	術後ショック	術後髄膜炎
術後敗血症	術後皮下気腫	手背皮膚欠損創
手背部挫創	手背部切創	上顎挫傷
上顎擦過創	上顎切創	上顎打撲傷
上顎皮下血腫	上顎部裂創	上眼瞼蜂巣炎
上口唇挫傷	硝子体異物	硝子体異物残留
硝子体切断	小指皮膚欠損創	上唇小帯裂創
上腕皮膚欠損創	食道損傷	真菌性髄膜炎
神経根ひきぬき損傷	神経切断	神経叢損傷
神経叢不全損傷	神経損傷	神経断裂
針刺創	新生児敗血症	靱帯ストレイン
靱帯損傷	靱帯断裂	靱帯捻挫
靱帯裂傷	心内異物	心内膜炎
心内膜結核	水晶体異物	水晶体異物残留
水痘性角結膜炎	水痘性角膜炎	髄膜炎菌性心内膜炎
ストレイン	声門外傷	舌開放創
舌下顎挫創	舌下隙膿瘍	舌咬傷
舌咬創	舌挫創	舌刺創
舌切創	舌創傷	絶対緑内障
切断	舌裂創	前額部外傷性異物
前額部外傷性腫脹	前額部開放創	前額部割創
前額部貫通創	前額部咬創	前額部挫創
前額部擦過創	前額部刺創	前額部創傷
前額部虫刺傷	前額部虫刺症	前額部皮膚欠損創
前額部裂創	前額頭頂部挫創	仙骨部皮膚欠損創
線状骨折	全身擦過創	穿通創
先天性乳び胸	前頭部打撲傷	前頭部皮膚欠損創
前房異物残留	前方脱臼	前立腺痛
前腕皮膚欠損創	爪下異物	搔創
僧帽弁心内膜炎	足底異物	足底部皮膚欠損創
側頭部打撲傷	側頭部皮下血腫	足部皮膚欠損創
第5趾皮膚欠損創	帯状疱疹性角結膜炎	大腿咬創
大腿挫創	大腿皮膚欠損創	大腿部開放創
大腿部刺創	大腿部切創	大腿裂創
大転子部挫創	脱臼	脱臼骨折
打撲割創	打撲血腫	打撲挫創
打撲擦過創	打撲傷	打撲皮下血腫
単純脱臼	胆道疾患	地図状角膜炎
腟断端炎	腟断端出血	肘関節骨折
肘関節脱臼骨折	中指皮膚欠損創	中手骨関節部挫創
中枢神経系損傷	肘頭骨折	肘部皮膚欠損創
腸間膜脂肪壊死	腸チフス性心内膜炎	痛風性関節炎
低眼圧	テノンのう炎	転位性骨折
点状角膜炎	殿部異物	殿部皮膚欠損創
銅症	頭頂部擦過創	頭頂部打撲傷
頭皮外傷性腫脹	頭皮下血腫	頭皮剥離
頭皮表在損傷	頭部外傷性皮下気腫	頭部頚部挫傷
頭部頚部挫創	頭部頚部打撲傷	頭部血腫
頭部擦過創	頭部多発開放創	頭部多発割創
頭部多発咬創	頭部多発挫傷	頭部多発挫創
頭部多発擦過創	頭部多発刺創	頭部多発切創
頭部多発創傷	頭部多発打撲傷	頭部多発皮下血腫
頭部多発裂創	頭部打撲	頭部打撲血腫
頭部打撲傷	頭部虫刺傷	動物咬創
頭部皮下異物	頭部皮下血腫	頭部皮下出血

頭部皮膚欠損創	動脈損傷	トキソプラスマ角膜炎
特発性関節脱臼	内視鏡検査中腸穿孔	内麦粒腫
軟口蓋血腫	軟口蓋挫創	軟口蓋創傷
軟口蓋破裂	肉離れ	乳腺内異物
乳房異物	尿管切石術後感染症	尿細管間質性腎炎
尿性腹膜炎	妊娠中の子宮頚管炎	猫咬創
捻挫	脳挫傷	脳挫傷・頭蓋内に達する開放創合併なし
脳挫創	脳挫創・頭蓋内に達する開放創合併なし	脳損傷
脳対側損傷	脳直撃損傷	脳底部挫傷
脳底部挫傷・頭蓋内に達する開放創合併なし	脳裂傷	梅毒性角結膜炎
梅毒性角膜炎	梅毒性心内膜炎	梅毒性髄膜炎
剥離骨折	麦粒腫	鼻入口部膿瘍
鼻壊死	鼻壊疽	鼻潰瘍
破裂骨折	晩期先天梅毒性間質性角膜炎	鼻咽頭膿瘍
鼻咽頭蜂巣炎	皮下異物	皮下気腫
皮下血腫	鼻下擦過創	皮下静脈損傷
皮下損傷	鼻腔内膿瘍	非結核性抗酸菌性骨髄炎
鼻根部打撲挫創	鼻根部裂創	膝皮膚欠損創
皮神経挫傷	鼻せつ	鼻前庭せつ
鼻前庭部挫創	鼻尖部挫創	ビタミンA欠乏性角膜潰瘍
ビタミンA欠乏性角膜乾燥症	ビタミンA欠乏性角膜軟化症	鼻中隔壊死
鼻中隔潰瘍	鼻中隔膿瘍	鼻中隔びらん
非定型肺炎	非熱傷性水疱	鼻部外傷性異物
鼻部外傷性腫脹	鼻部外傷性皮下異物	鼻部開放創
眉部割創	鼻部割創	鼻部貫通創
眉部血腫	皮膚欠損創	鼻部咬創
鼻部挫傷	鼻部挫創	鼻部擦過創
鼻部刺創	鼻部切創	鼻部創傷
皮膚損傷	鼻部打撲傷	鼻部虫刺傷
皮膚剥脱創	鼻部皮下血腫	鼻部皮下出血
鼻部皮膚欠損創	鼻部皮膚剥離創	鼻部裂創
びまん性脳損傷	びまん性脳損傷・頭蓋内に達する開放創合併なし	眉毛部割創
眉毛部裂創	表皮剥離	鼻翼膿瘍
鼻翼部切創	鼻翼部裂創	フィブリン性腹膜炎
複雑脱臼	伏針	副鼻腔開放創
腹部皮膚欠損創	腹壁異物	不全骨折
ブラックアイ	粉砕骨折	閉鎖性外傷性脳圧迫
閉鎖性骨折	閉鎖性脱臼	閉鎖性脳挫創
閉鎖性脳底部挫傷	閉鎖性びまん性脳損傷	閉塞性髄膜炎
ヘルペス角膜炎	扁桃チフス	縫合不全出血
放射線出血性膀胱炎	放射線性下顎骨骨髄炎	放射線性顎骨壊死
放射線性化膿性顎骨壊死	帽状腱膜下出血	蜂巣炎性咽頭炎
母指示指間切創	母指打撲傷	母指皮膚欠損創
母趾皮膚欠損創	マイボーム腺炎	膜性咽頭炎
麻疹性角結膜炎	麻疹性角膜炎	麻疹性結膜炎
末梢血管外傷	末梢神経損傷	慢性非細菌性前立腺炎
慢性放射線性顎骨壊死	眉間部挫創	眉間部裂創
耳後部挫創	耳後部打撲傷	無菌性髄膜炎
ムンプス髄膜炎	盲管銃創	網膜振盪
網脈絡膜裂傷	毛様体異物残留	モラレ髄膜炎
モンテジア骨折	薬物性角結膜炎	腰部切創
らせん骨折	卵管留水症	離開骨折
リステリア性心内膜炎	流行性角結膜炎	淋菌性咽頭炎
淋菌性骨髄炎	淋菌性心内膜炎	涙管損傷
涙管断裂	涙道損傷	裂離骨折
若木骨折		

用法用量

通常，成人にはドリペネムとして1回0.25g(力価)を1日2回又は3回，30分以上かけて点滴静注する。
なお，年齢・症状に応じて適宜増減するが，重症・難治性感染症には，1回0.5g(力価)を1日3回投与し，増量が必要と判断される場合に限り1回量として1.0g(力価)，1日量として3.0g(力価)まで投与できる。
通常，小児にはドリペネムとして1回20mg(力価)/kgを1日3回，30分以上かけて点滴静注する。
なお，年齢・症状に応じて適宜増減するが，重症・難治性感染症には，1回40mg(力価)/kgまで増量することができる。ただし，投与量の上限は1回1.0g(力価)までとする。

用法用量に関連する使用上の注意

(1)高度の腎障害のある患者では，投与量を減らすか，投与間隔をあけるなど患者の状態を十分に観察し，慎重に投与すること。
腎機能障害患者への投与に際しては，下表を目安に投与量を調節すること。
腎機能正常者の1日投与量に対応するCcr別の1日投与量の目安：

Ccr (mL/min)	腎機能正常者(70≦Ccr)の1日投与量に対応する1日投与量(力価)			
	0.25g×2回	0.25g×3回	0.5g×3回	1.0g×3回
50≦Ccr＜70	0.25g×2回	0.25g×2〜3回	0.5g×2〜3回	1.0g×2回※1
30≦Ccr＜50	0.25g×2回		0.25g×3回又は0.5g×2回	0.5g×3回
Ccr＜30	0.25g×2回※2			0.25g×3回※2

Ccr：クレアチニンクリアランス
※1：1.0g×3回投与は避けることが望ましい。
※2：低体重患者では安全性に留意し，慎重に投与すること。

(2)本剤の使用にあたっては，耐性菌の発現等を防ぐため，原則として感受性を確認し，疾病の治療上必要な最小限の期間の投与にとどめること。
(3)本剤の使用に際しては，投与開始後3日を目安として更に継続投与が必要か判定し，投与中止又はより適切な他剤に切り替えるべきか検討を行うこと。

禁忌

(1)本剤の成分によるショックの既往歴のある患者
(2)バルプロ酸ナトリウムを投与中の患者

原則禁忌　本剤の成分に対し過敏症の既往歴のある患者

併用禁忌

薬剤名等	臨床症状・措置方法	機序・危険因子
バルプロ酸ナトリウム デパケン，バレリン，ハイセレニン等	バルプロ酸の血中濃度が低下し，てんかんの発作が再発するおそれがある。	機序は不明

ブイフェンド200mg静注用　規格：200mg1瓶[11994円/瓶]
ボリコナゾール　ファイザー　617

【効能効果】

下記の重症又は難治性真菌感染症
(1)侵襲性アスペルギルス症，肺アスペルギローマ，慢性壊死性肺アスペルギルス症
(2)カンジダ血症，カンジダ腹膜炎，気管支・肺カンジダ症
(3)クリプトコックス髄膜炎，肺クリプトコックス症
(4)フサリウム症
(5)スケドスポリウム症

【対応標準病名】

◎	カンジダ症	急性肺クリプトコッカス症	クリプトコッカス性髄膜炎
	侵襲性肺アスペルギルス症	スケドスポリウム症	肺アスペルギローマ
	肺カンジダ症	腹膜炎	フサリウム症
	慢性壊死性肺アスペルギルス症		
○	HIVカンジダ病	MRSA腹膜炎	アスペルギルス腫
	アスペルギルス症	アスペルギルス症性外耳炎	アレルギー性気管支肺アスペルギルス症
	アレルギー性気管支肺カンジダ症	アレルギー性気管支肺真菌症	陰部真菌症
	会陰部カンジダ症	腋窩カンジダ症	横隔膜下膿瘍
	横隔膜下腹膜炎	外陰真菌症	外陰部カンジダ症
	外陰部腟カンジダ症	外耳道真菌症	角膜真菌症
	化膿性腹膜炎	肝下膿瘍	カンジダ感染母体より出生した児
	カンジダ性間擦疹	カンジダ性亀頭炎	カンジダ性口角びらん
	カンジダ性口唇炎	カンジダ性口内炎	カンジダ性股関節炎
	カンジダ性指間びらん	カンジダ性趾間びらん	カンジダ性膝関節炎
	カンジダ性湿疹	カンジダ性心内膜炎	カンジダ性髄膜炎
	カンジダ性肉芽腫	カンジダ性尿道炎	カンジダ性敗血症
	カンジダ性膀胱炎	関節リウマチ性間質性肺炎	顔面真菌性湿疹
	気管支真菌症	急性偽膜性カンジダ症	急性限局性腹膜炎
	急性汎発性腹膜炎	急性腹膜炎	クリプトコッカス症
	クリプトコッカス性脳髄膜炎	限局性腹膜炎	肛囲カンジダ症
	口腔カンジダ症	口唇カンジダ症	後腹膜炎
	後腹膜膿瘍	肛門カンジダ症	骨盤直腸窩膿瘍
	指間カンジダ症	趾間カンジダ症	糸状菌症
	耳内真菌症	歯肉カンジダ症	十二指腸穿孔腹膜炎
	消化管カンジダ症	食道カンジダ症	食道真菌症
	真菌血症	真菌症	真菌症性関節炎
	真菌症性筋炎	真菌性外陰腟炎	真菌性髄膜炎
	真菌性腟炎	深在性真菌症	深在性皮膚真菌症
	新生児カンジダ症	髄液クリプトコッカス陽性	膵臓性腹膜炎
	舌カンジダ症	穿孔性腹腔内膿瘍	穿孔性腹膜炎
	全身性カンジダ症	大網膿瘍	多発性腸間膜膿瘍
	腟カンジダ症	腸管カンジダ症	腸間膜膿瘍
	腸骨窩膿瘍	腸穿孔腹膜炎	腸腰筋膿瘍
	爪カンジダ症	爪周囲カンジダ症	殿部カンジダ症
	尿路カンジダ症	脳クリプトコッカス症	肺アスペルギルス症
	肺炎球菌性腹膜炎	肺真菌症	播種性アスペルギルス症
	播種性クリプトコッカス症	汎発性化膿性腹膜炎	汎発性皮膚カンジダ症
	汎発性皮膚真菌症	皮膚カンジダ症	皮膚真菌症
	日和見真菌症	腹腔骨盤部膿瘍	腹腔内遺残膿瘍
	腹腔内膿瘍	副鼻腔アスペルギローマ	副鼻腔真菌症
	扁桃アスペルギルス症	慢性皮膚粘膜カンジダ症	慢性腹膜炎
	耳真菌症	盲腸後部膿瘍	
△	炎症性大網癒着	乾酪性副鼻腔炎	血性腹膜炎
	原発性腹膜炎	骨クリプトコッカス症	術後腹膜炎
	真菌性角膜潰瘍	滲出性腹膜炎	多発性漿膜炎
	中耳真菌症	皮膚クリプトコッカス症	フィブリン性腹膜炎

効能効果に関連する使用上の注意　カンジダ感染の治療については，他の抗真菌剤が無効あるいは忍容性に問題があると考えられる場合に本剤の使用を考慮すること。

用法用量

成人	通常，ボリコナゾールとして初日は1回6mg/kgを1日2回，2日目以降は1回3mg/kg又は1回4mg/kgを1日2回点滴静注する。
小児(2歳以上12歳未満及び12歳以上で体重50kg未満)	通常，ボリコナゾールとして初日は1回9mg/kgを1日2回，2日目以降は1回8mg/kgを1日2回点滴静注する。 なお，効果不十分の場合には1mg/kgずつ増量し，忍容性が不十分の場合には1mg/kgずつ減量する。
小児(12歳以上で体重50kg以上)	通常，ボリコナゾールとして初日

	は1回6mg/kgを1日2回，2日目以降は1回4mg/kgを1日2回点滴静注する。

用法用量に関連する使用上の注意

(1)注射剤からボリコナゾールの投与を開始した成人患者において，経口投与可能であると医師が判断した場合は，錠剤又はドライシロップに切り替えることができる。なお，小児においては，症状の改善がみられ，経口投与可能であると医師が判断した場合に，錠剤又はドライシロップに切り替えることができるが，投与開始から1週間未満で注射剤から経口剤に変更した際の有効性及び安全性は検討されていないため慎重に判断すること。

(2)腎機能障害のある患者で注射剤の投与ができない成人患者に対しては，錠剤又はドライシロップを使用すること。

(3)軽度～中等度の肝機能低下(Child Pugh 分類クラスA，Bの肝硬変に相当)がある患者では投与初日は通常の初日投与量とし，2日目以降は通常の2日目以降投与量の半量とすること。

(4)投与期間中は血中濃度をモニタリングすることが望ましい。

(5)小児で用量を増減する時には，患者の状態を十分に観察し，効果及び副作用の発現を考慮して，治療上必要な最小限の増量又は減量にとどめること。ただし，原則として，投与開始後及び増量後，少なくとも3日間は増量しないこと。

警告

(1)本剤の使用にあたっては，感染症の治療に十分な知識と経験を持つ医師又はその指導のもとで，重症又は難治性の真菌感染症患者を対象に行うこと。

(2)重篤な肝障害があらわれることがあるので，投与にあたっては，観察を十分に行い，肝機能検査を定期的に行うこと。異常が認められた場合には投与を中止し，適切な処置を行うこと。

(3)羞明，霧視，視覚障害等の症状があらわれ，本剤投与中止後も症状が持続することがある。本剤投与中及び投与中止後もこれらの症状が回復するまでは，自動車の運転等危険を伴う機械の操作には従事させないように十分注意すること。

禁忌

(1)次の薬剤を投与中の患者：リファンピシン，リファブチン，エファビレンツ，リトナビル，カルバマゼピン，長時間作用型バルビツール酸誘導体，ピモジド，キニジン硫酸塩水和物，麦角アルカロイド(エルゴタミン含有製剤)，トリアゾラム

(2)本剤の成分に対して過敏症の既往歴のある患者

(3)妊婦又は妊娠している可能性のある患者

原則禁忌　重度の腎機能障害のある患者(クレアチニンクリアランス＜30mL/min)

併用禁忌

薬剤名等	臨床症状・措置方法	機序・危険因子
リファンピシン(リマクタン，アプテシン，リファジン)	リファンピシンとの併用により，本剤のCmaxは93%，AUCは，96%減少した。	リファンピシンは，本剤の代謝酵素(CYP3A4)を誘導する。
リファブチン(ミコブティン)	リファブチンとの併用により，本剤のCmaxは69%，AUCは78%減少した。	リファブチンは，本剤の代謝酵素(CYP3A4)を誘導する。
リファブチン(ミコブティン)	本剤との併用によりリファブチンのCmaxは3.0倍，AUCは4.3倍増加した。	本剤はリファブチンの代謝酵素(CYP3A4)を阻害する。
エファビレンツ(ストックリン)	エファビレンツとの併用により，本剤のCmaxは61%，AUCは77%減少した。	エファビレンツは，本剤の代謝酵素(CYP2C19及びCYP2C9)を誘導する。
エファビレンツ(ストックリン)	本剤との併用によりエファビレンツのCmaxは1.4倍，AUCは1.4倍増加した。	本剤はエファビレンツの代謝酵素(CYP3A4)を阻害する。
リトナビル(ノービア) リトナビル含有製剤(カレトラ)	リトナビルとの併用により，本剤のCmaxは66%，AUCは82%減少した。	リトナビルは，本剤の代謝酵素(CYP2C19及びCYP2C9)を誘導する。
カルバマゼピン(テグレトール) 長時間作用型バルビツール酸誘導体 バルビタール，フェノバルビタール	これらの薬剤との併用により，本剤の代謝が促進され血中濃度が減少するおそれがある。	これらの薬剤は，本剤の代謝酵素(CYP3A4)を誘導する。
ピモジド(オーラップ) キニジン硫酸塩水和物(硫酸キニジン)	本剤との併用により，これらの薬剤の血中濃度が増加し，QT延長，心室性不整脈(torsades de pointesを含む)などの心血管系の副作用を引き起こすおそれがある。	本剤はこれらの薬剤の代謝酵素(CYP3A4)を阻害する。
麦角アルカロイド エルゴタミン(エルゴタミン酒石酸塩，ジヒドロエルゴタミンメシル酸塩)含有製剤(クリアミン配合錠，ジヒデルゴット)	本剤との併用により，これらの薬剤の血中濃度が増加し，麦角中毒を引き起こすおそれがある。	本剤はこれら薬剤の代謝酵素(CYP3A4)を阻害する。
トリアゾラム(ハルシオン)	本剤との併用により，トリアゾラムの血中濃度が増加し，作用の増強や作用時間延長を引き起こすおそれがある。	本剤はトリアゾラムの代謝酵素(CYP3A4)を阻害する。

フィブリノゲンHT静注用1g「ベネシス」

規格：1g1瓶(溶解液付)［25214円/瓶］

乾燥人フィブリノゲン　日本血液　634

【効 能 効 果】

先天性低フィブリノゲン血症の出血傾向

【対応標準病名】

◎	出血傾向	フィブリノゲン欠乏症	
○	凝固因子欠乏症	先天性血液凝固因子異常	先天性無フィブリノゲン血症
	フィブリノゲン減少症	フィブリン減少症	無フィブリノゲン血症
△	血液凝固異常	四肢出血斑	先天性プラスミノゲン欠損症
	低線維素血症	フィブリノゲン異常症	プロテインC欠乏症
	プロテインS欠乏症	ヘパリン・コファクターII欠乏症	ループスアンチコアグラント
	ループス血小板減少症	老年性出血	

用法用量　注射用水に溶解し，静脈内に注入する。通常1回3gを用いる。なお，年齢・症状により適宜増減する。

用法用量に関連する使用上の注意　輸注速度が速すぎるとチアノーゼ，心悸亢進又は血管内凝固による栓塞を起こすおそれがあるのでゆっくり注入すること。

フィブロガミンP静注用

規格：正常人血漿1mL中含有量の240倍1瓶(溶解液付)［8173円/瓶］

人血液凝固第XIII因子　CSLベーリング　634

【効 能 効 果】

(1)先天性及び後天性血液凝固第XIII因子欠乏による出血傾向

(2)血液凝固第XIII因子低下に伴う縫合不全及び瘻孔

(3)シェーンライン・ヘノッホ紫斑病における下記症状の改善：腹部症状，関節症状

【対応標準病名】

◎	後天性第XIII因子欠乏症	シェーンライン・ヘノッホ紫斑病	シェーンライン・ヘノッホ紫斑病性関節炎
	出血傾向	先天性第XIII因子欠乏症	皮膚瘻
	縫合不全		
○	アナフィラクトイド紫斑	アレルギー性血管炎	アンチトロンビンIII欠乏症
	アンチトロンビン欠乏症	血液凝固異常	血友病
	血友病A	後天性凝固因子欠乏症	高フィブリノゲン血症

	紫斑病	紫斑病腎炎	手術創離開
	症候性紫斑病	先天性血液凝固因子異常	先天性第Ｘ因子欠乏症
	先天性第 XII 因子欠乏症	先天性無フィブリノゲン血症	第Ｖ因子欠乏症
	第 VII 因子欠乏症	難治性瘻孔	パラ血友病
	フィブリノゲン異常症	フィブリン減少症	腹壁創し開
	腹壁縫合不全	プレカリクレイン欠乏症	プロトロンビン欠乏症
	縫合不全出血	毛細管脆弱症	毛細血管脆弱症
△	腋窩難治性皮膚潰瘍	腋窩皮膚潰瘍	胸部難治性皮膚潰瘍
	胸部皮膚潰瘍	頚部難治性皮膚潰瘍	頚部皮膚潰瘍
	血友病関節炎	血友病性出血	四肢出血斑
	指尖難治性皮膚潰瘍	指尖皮膚潰瘍	手指難治性皮膚潰瘍
	手指粘液のう腫	手指皮膚潰瘍	手部難治性皮膚潰瘍
	手部皮膚潰瘍	ストーマ粘膜皮膚侵入	前腕難治性皮膚潰瘍
	前腕皮膚潰瘍	腟壁縫合不全	虫垂切除術腹壁瘢痕部瘻孔
	殿部難治性皮膚潰瘍	殿部皮膚潰瘍	難治性皮膚潰瘍
	背部難治性皮膚潰瘍	背部皮膚潰瘍	抜歯創瘻孔形成
	腹部難治性皮膚潰瘍	腹部皮膚潰瘍	老年性出血

用法用量
本品を添付の日局注射用水に溶解する。
＜先天性及び後天性血液凝固第 XIII 因子欠乏による出血傾向＞：1 日量 4～20mL を緩徐に静脈内投与する。なお，年齢，症状などにより適宜増減する。
＜血液凝固第 XIII 因子低下に伴う縫合不全及び瘻孔＞：通常，成人に対して 1 日量 12～24mL を緩徐に静脈内投与する。ただし，本剤は急性炎症，急性感染の消褪した後で，血清総タンパク，血清アルブミン等に異常が無く，縫合不全，瘻孔が存続し，血液凝固第 XIII 因子が 70％以下に低下している患者に投与すること。なお，5 日間投与しても症状に改善が認められない場合には，投与を中止すること。
＜シェーンライン・ヘノッホ紫斑病における下記症状の改善＞：通常，1 日 1 回 12～20mL を緩徐に静脈内投与する。なお，年齢，症状により適宜増減する。ただし，血液凝固第 XIII 因子が 90％以下に低下している患者に投与すること。原則的に 3 日間の投与とする。

用法用量に関連する使用上の注意　後天性血液凝固第 XIII 因子欠乏症に対して本剤の用量を増減する場合は，関連文献を参考に欠乏の原因（インヒビターなど）についても考慮すること。

禁忌　本剤の成分に対し過敏症の既往歴のある患者

フェオMIBG－I131注射液

規格：1MBq［1089円/MBq］
3－ヨードベンジルグアニジン（^{131}I）　富士フイルム RI　430

【効 能 効 果】

シンチグラフィによる褐色細胞腫，神経芽細胞腫または甲状腺髄様癌の診断

【対応標準病名】

該当病名なし

用法用量　通常，成人には，本品 20～40MBq を静脈より投与し，1～4 日後にガンマカメラを用いてシンチグラムを得る。
なお，投与量は，年齢，体重により適宜増減する。
また，小児，幼児または乳児への投与量は必要最小量とし，原則として 20MBq を超えて投与しないこと。

フェジン静注40mg

規格：40mg2mL1管［62円/管］
含糖酸化鉄　日医工　322

【効 能 効 果】

鉄欠乏性貧血

【対応標準病名】

◎	鉄欠乏性貧血		
○	急性失血性貧血	産褥期鉄欠乏性貧血	出血性貧血
	小球性低色素性貧血	小球性貧血	低色素性貧血
	妊娠性鉄欠乏性貧血	プランマー・ヴィンソン症候群	
△	胃切除後貧血	菜食主義者貧血	産褥期貧血
	思春期貧血	術後貧血	小児食事性貧血
	食事性貧血	正球性正色素性貧血	赤血球造血刺激因子製剤低反応性貧血
	妊娠貧血症	貧血	本態性貧血
	慢性貧血	未熟児貧血	老人性貧血

用法用量
本剤は経口鉄剤の投与が困難又は不適当な場合に限り使用すること。
必要鉄量を算出して投与するが，鉄として，通常成人 1 日 40～120mg（2～6mL）を 2 分以上かけて徐々に静脈内注射する。
なお，年齢，症状により適宜増減する。
＜参考：必要鉄量の算出法＞
あらかじめ総投与鉄量を算定して治療を行うことにより，鉄の過剰投与による障害が避けられるとともに，不足鉄量を補うことができる。なお，とくに鉄欠乏性貧血では利用可能な貯蔵鉄が零に近いので，鉄必要量の他に貯蔵鉄をも加算する必要がある。
総投与鉄量（貯蔵鉄を加えた鉄量）
患者のヘモグロビン値 Xg/dL と体重 Wkg より算定する。
（中尾式による。ただし，Hb 値：16g/dL を 100％とする）
総投与鉄量（mg）＝〔2.72（16 － X）＋ 17〕W
総投与鉄量［mg］一覧

体重 kg ＼ 治療前 Hb 量 g/dL	5	6	7	8	9	10	11	12	13
20	940	880	830	780	720	670	610	560	500
30	1,410	1,330	1,240	1,160	1,080	1,000	920	840	750
40	1,880	1,770	1,660	1,550	1,440	1,330	1,220	1,120	1,010
50	2,350	2,210	2,070	1,940	1,800	1,670	1,530	1,390	1,260
60	2,820	2,650	2,490	2,330	2,160	2,000	1,840	1,670	1,510
70	3,280	3,090	2,900	2,710	2,520	2,330	2,140	1,950	1,760

1 管 2mL 中鉄として 40mg 含有

用法用量に関連する使用上の注意　本剤の投与に際しては，あらかじめ必要鉄量を算出し，投与中も定期的に血液検査を行い，フェリチン値等を確認するなど，過量投与にならないよう注意すること。

禁忌
(1)鉄欠乏状態にない患者
(2)重篤な肝障害のある患者
(3)本剤に対し過敏症の既往歴のある患者

フェソロデックス筋注250mg

規格：250mg5mL1筒［50792円/筒］
フルベストラント　アストラゼネカ　429

【効 能 効 果】

閉経後乳癌

【対応標準病名】

◎	乳癌		
○	術後乳癌	進行乳癌	乳癌再発
	乳房下外側部乳癌	乳房下内側部乳癌	乳房上外側部乳癌
	乳房上内側部乳癌	乳房中央部乳癌	
△	乳癌・HER2 過剰発現	乳腺腋窩尾部乳癌	乳頭部乳癌
	乳房境界部乳癌	乳輪部乳癌	

効能効果に関連する使用上の注意
(1)本剤の使用開始にあたっては，原則としてホルモン受容体の発

現の有無を確認し，ホルモン受容体が陰性と判断された場合には本剤を使用しないこと。
(2)本剤の内分泌療法未治療例における有効性及び安全性は確立していない。
(3)本剤の手術の補助療法としての有効性及び安全性は確立していない。

用法用量　通常，成人には本剤2筒(フルベストラントとして500mg含有)を，初回，2週後，4週後，その後4週ごとに1回，左右の臀部に1筒ずつ筋肉内投与する。

用法用量に関連する使用上の注意　1回の投与で本剤2筒を一側の臀部に投与しないこと。また，硬結に至ることがあるので，注射部位を毎回変更するなど十分注意して投与すること。

禁忌
(1)妊婦又は妊娠している可能性のある婦人
(2)授乳婦
(3)本剤の成分に対し過敏症の既往歴のある患者

フェノバール注射液100mg　規格：10%1mL1管[75円/管]
フェノバルビタール　藤永　112,113

【効能効果】

不安緊張状態の鎮静(緊急に必要な場合)
てんかんのけいれん発作：強直間代発作(全般けいれん発作，大発作)，焦点発作(ジャクソン型発作を含む)
自律神経発作，精神運動発作

【対応標準病名】

◎	強直間代発作	痙攣発作	ジャクソンてんかん
	焦点性てんかん	自律神経発作	精神運動発作
	てんかん	てんかん大発作	不安緊張状態
○	アトニー性非特異性てんかん発作	アブサンス	アルコールてんかん
	一過性痙攣発作	ウンベルリヒトてんかん	家族性痙攣
	間代性痙攣	強直性痙攣	局所性痙攣
	局所性てんかん	痙攣	痙攣重積発作
	光原性てんかん	後天性てんかん	混合性不安抑うつ障害
	持続性部分てんかん	若年性アブサンスてんかん	若年性ミオクローヌスてんかん
	術後てんかん	症候性痙攣発作	症候性てんかん
	小児期アブサンスてんかん	小児痙攣性疾患	自律神経てんかん
	心因発作	進行性ミオクローヌスてんかん	睡眠喪失てんかん
	ストレスてんかん	全身痙攣	全身痙攣発作
	全般性不安障害	側頭葉てんかん	体知覚性発作
	遅発性てんかん	聴覚反射てんかん	てんかん合併妊娠
	てんかん小発作	てんかん性自動症	てんかん単純部分発作
	てんかん複雑部分発作	てんかん様発作	点頭てんかん
	難治性てんかん	乳児痙攣	乳児重症ミオクロニーてんかん
	乳児点頭痙攣	脳炎後てんかん	拝礼発作
	パニック障害	パニック発作	反応性てんかん
	ヒプサルスミア	不安うつ病	不安障害
	不安神経症	腹部てんかん	部分てんかん
	憤怒痙攣	片側痙攣片麻痺てんかん症候群	ミオクローヌスてんかん
	無熱性痙攣	薬物てんかん	幼児痙攣
	良性新生児痙攣	良性乳児ミオクローヌスてんかん	
△	亜急性錯乱状態	解離性運動障害	解離性感覚障害
	解離性痙攣	解離性健忘	解離性昏迷
	解離性障害	解離性遁走	カタレプシー
	急性精神錯乱	疾病逃避	失立
	症候性早期ミオクローヌス性脳症	焦点性知覚性発作	心因性昏迷
	心因性錯乱	心因性失声	心因性振戦
	心因性難聴	心因性もうろう状態	神経性眼精疲労
	前頭葉てんかん	挿間性発作性不安	多重パーソナリティ障害
	聴覚性発作	定型欠神発作	テタニー様発作
	転換性障害	泣き入りひきつけ	熱性痙攣
	ノロウイルス性胃腸炎に伴う痙攣	破局発作状態	反応性錯乱
	非アルコール性亜急性錯乱状態	ひきつけ	ヒステリー性運動失調症
	ヒステリー性失声症	ヒステリー性てんかん	ヒステリー反応
	不安ヒステリー	モーア症候群	ラフォラ疾患
	レノックス・ガストー症候群	ロタウイルス性胃腸炎に伴う痙攣	

用法用量　フェノバルビタールとして，通常成人1回50〜200mgを1日1〜2回，皮下又は筋肉内注射する。なお，年齢，症状により適宜増減する。

禁忌
(1)本剤の成分又はバルビツール酸系化合物に対して過敏症の患者
(2)急性間欠性ポルフィリン症の患者
(3)ボリコナゾール，タダラフィル(アドシルカ)，リルピビリンを投与中の患者

併用禁忌

薬剤名等	臨床症状・措置方法	機序・危険因子
ボリコナゾール(ブイフェンド) タダラフィル(アドシルカ) リルピビリン(エジュラント)	これらの薬剤の代謝が促進され，血中濃度が低下するおそれがある。	本剤の肝薬物代謝酵素(CYP3A4)誘導作用による。

フェノールスルホンフタレイン注0.6%「第一三共」　規格：0.6%1.3mL1管[95円/管]
フェノールスルホンフタレイン　第一三共　722

【効能効果】

腎機能検査

【対応標準病名】

該当病名なし

用法用量
排尿後，水300〜500mLを飲ませ，30分後に通常成人ではフェノールスルホンフタレイン注射液1.0mL(フェノールスルホンフタレインとして6.0mg)を肘静脈又は筋肉内に注射する。
小児用量例

体重(kg)	3〜5	5〜10	10〜20	20以上
注射量(mg)	2	3	4	6

禁忌　本剤の成分に対し過敏症の既往歴のある患者

フェリコン鉄静注液50mg　規格：50mg2mL1管[162円/管]
シデフェロン　日本臓器　322

【効能効果】

下記の場合の鉄欠乏性貧血(急・慢性出血による貧血，本態性低色素性貧血等)
(1)鉄剤の経口投与が無効の場合，又は経口投与によってヘモグロビン値が満足すべきほど上昇しない場合。
(2)鉄剤の経口投与が禁忌の場合，あるいは不耐容性の場合(たとえば消化器潰瘍のある場合，消化不良症状がある場合等)。
(3)大量あるいは頻回の失血により鉄欠損があって，鉄の急速な補給を必要とする場合。

【対応標準病名】

◎	急性失血性貧血	出血性貧血	低色素性貧血
	鉄欠乏性貧血		
○	産褥期鉄欠乏性貧血	術後貧血	妊娠性鉄欠乏性貧血
	プランマー・ヴィンソン症候群		

フ

△	胃切除後貧血	菜食主義者貧血	産褥期貧血
	思春期貧血	小球性低色素性貧血	小球性貧血
	小児食事性貧血	食事性貧血	正球性正色素性貧血
	赤血球造血刺激因子製剤低反応性貧血	妊娠貧血症	貧血
	本態性貧血	慢性貧血	未熟児貧血
	老人性貧血		

用法用量

通常成人1日2.0～4.0mL(鉄として50～100mg)をそのまま，又は，5～20%ブドウ糖液又は5～20%果糖液10～20mLに用時希釈し，2～3分間かけて徐々に静脈内注射する。

点滴静注を行う場合は，5%ブドウ糖液，5%果糖液又はラクトリンゲル液200～300mLに用時混合し，約1時間かけて点滴静注する。

投与総量は患者の体重及びヘモグロビン値に基づき算出する(中尾式による)。

投与総量(鉄としてのmg)：=〔2.7(15－治療前患者ヘモグロビン量g/dL)＋17〕×(体重kg)

又は，投与総量(鉄としてのmg)

=〔0.4(100－治療前患者ヘモグロビン値% Sahli)＋17〕×(体重kg)

〈参考〉必要アンプル本数(必要鉄量mg)

Hb値15g/dLを100%とする。

体重(kg)＼投与前Hb値(g/dL)	5	6	7	8	9	10	11	12
20	17 (880)	16 (830)	15 (770)	14 (720)	13 (660)	12 (610)	11 (560)	10 (500)
30	26 (1320)	24 (1240)	23 (1160)	21 (1080)	20 (1000)	18 (920)	16 (830)	15 (750)
40	35 (1760)	33 (1650)	30 (1540)	28 (1440)	26 (1330)	24 (1220)	22 (1110)	20 (1000)
50	44 (2200)	41 (2070)	38 (1930)	36 (1800)	33 (1660)	30 (1530)	27 (1390)	25 (1260)
60	52 (2640)	49 (2480)	46 (2320)	43 (2150)	39 (1990)	36 (1830)	33 (1670)	30 (1510)
70	61 (3080)	57 (2890)	54 (2700)	50 (2510)	46 (2320)	42 (2140)	39 (1950)	35 (1760)
80	70 (3520)	66 (3300)	61 (3090)	57 (2870)	53 (2660)	48 (2440)	44 (2220)	40 (2010)

1アンプル2mL中，鉄として50mg含有

禁忌

(1)重篤な肝障害を有する患者
(2)鉄欠乏状態にない患者
(3)鉄注射剤に対し過敏症の既往歴のある患者

フエロン注射用100万
規格：100万国際単位1瓶(溶解液付)[8002円/瓶]

フエロン注射用300万
規格：300万国際単位1瓶(溶解液付)[21688円/瓶]

フエロン注射用600万
規格：600万国際単位1瓶(溶解液付)[41843円/瓶]

インターフェロンベータ　東レ　639

【効能効果】

膠芽腫，髄芽腫，星細胞腫，
皮膚悪性黒色腫，
HBe抗原陽性でかつDNAポリメラーゼ陽性のB型慢性活動性肝炎のウイルス血症の改善，
C型慢性肝炎におけるウイルス血症の改善，
リバビリンとの併用による以下のいずれかのC型慢性肝炎におけるウイルス血症の改善，
(1)血中HCV-RNA量が高値の患者
(2)インターフェロン製剤単独療法で無効の患者又はインターフェロン製剤単独療法後再燃した患者

C型代償性肝硬変におけるウイルス血症の改善(HCVセログループ1の血中HCV-RNA量が高い場合を除く)

【対応標準病名】

◎	B型慢性肝炎	C型代償性肝硬変	C型慢性肝炎
	HBe抗原検査陽性	悪性黒色腫	ウイルス血症
	活動性慢性肝炎	膠芽腫	髄芽腫
	星細胞腫		
○	B型代償性肝硬変	B型非代償性肝硬変	C型肝炎
	C型肝炎ウイルス感染	C型肝炎合併妊娠	C型肝硬変
	C型非代償性肝硬変	悪性小脳腫瘍	悪性神経膠腫
	悪性脳腫瘍	ウイルス感染症	腋窩黒色腫
	延髄神経膠腫	下肢悪性黒色腫	眼瞼悪性黒色腫
	肝硬化症	肝硬変症	橋神経膠腫
	原発性悪性脳腫瘍	口唇悪性黒色腫	後頭葉悪性腫瘍
	シャルコー肝硬変	上肢悪性黒色腫	小脳髄芽腫
	小脳星細胞腫	神経膠腫	前頭葉悪性腫瘍
	爪下黒色腫	側頭葉悪性腫瘍	側頭葉膠芽腫
	退形成性上衣腫	退形成性星細胞腫	代償性肝硬変
	大脳悪性腫瘍	大脳深部神経膠腫	中脳神経膠腫
	頭頂葉悪性腫瘍	トッド肝硬変	乳頭悪性黒色腫
	脳幹悪性腫瘍	脳幹神経膠腫	脳室悪性腫瘍
	鼻腔悪性黒色腫	皮膚境界部悪性黒色腫	慢性ウイルス肝炎
	毛様細胞性星細胞腫		
△	B型肝硬変	鞍上部胚細胞腫瘍	異形成母斑症候群
	萎縮性肝硬変	栄養性肝硬変	腋窩悪性黒色腫
	壊死後性肝硬変	延髄星細胞腫	海綿芽細胞腫
	下顎部悪性黒色腫	下眼瞼悪性黒色腫	下口唇悪性黒色腫
	下腿部悪性黒色腫	肝炎後肝硬変	環指悪性黒色腫
	肝線維症	顔面悪性黒色腫	胸部悪性黒色腫
	頬部悪性黒色腫	頚部悪性黒色腫	結節性肝硬変
	原始神経外胚葉腫瘍	原線維性星細胞腫	原発性胆汁性肝硬変
	原発性脳腫瘍	肩部悪性黒色腫	後頭葉膠芽腫
	膠肉腫	項部悪性黒色腫	肛門部悪性黒色腫
	混合型肝硬変	臍部悪性黒色腫	趾悪性黒色腫
	耳介悪性黒色腫	示指悪性黒色腫	視床下部星細胞腫
	視床星細胞腫	耳前部悪性黒色腫	趾爪下悪性黒色腫
	膝部悪性黒色腫	手指悪性黒色腫	手指爪下悪性黒色腫
	手掌部悪性黒色腫	手背部悪性黒色腫	手部悪性黒色腫
	上衣芽細胞腫	上衣腫	上眼瞼悪性黒色腫
	小結節性肝硬変	上口唇悪性黒色腫	小指悪性黒色腫
	小脳膠芽腫	小脳毛様細胞性星細胞腫	踵部悪性黒色腫
	上腕部悪性黒色腫	星状芽細胞腫	遷延性肝炎
	前額部悪性黒色腫	前胸部悪性黒色腫	仙骨部悪性黒色腫
	前頭葉膠芽腫	前頭葉星細胞腫	前頭葉退形成性星細胞腫
	前腕部悪性黒色腫	側胸部悪性黒色腫	足底部悪性黒色腫
	側頭葉星細胞腫	側頭葉退形成性星細胞腫	側頭葉毛様細胞性星細胞腫
	足背部悪性黒色腫	続発性胆汁性肝硬変	足部悪性黒色腫
	鼡径部悪性黒色腫	第2趾悪性黒色腫	第3趾悪性黒色腫
	第4趾悪性黒色腫	第5趾悪性黒色腫	大結節性肝硬変
	大腿部悪性黒色腫	多発性神経膠腫	胆細管性肝硬変
	胆汁性肝硬変	単葉性肝硬変	中隔性肝硬変
	中指悪性黒色腫	肘部悪性黒色腫	殿部悪性黒色腫
	頭頂葉膠芽腫	頭頂葉星細胞腫	頭部悪性黒色腫
	特発性肝硬変	脳幹膠芽腫	脳幹部星細胞腫
	背部悪性黒色腫	鼻尖悪性黒色腫	鼻背悪性黒色腫
	鼻部悪性黒色腫	びまん性星細胞腫	鼻翼悪性黒色腫
	腹部悪性黒色腫	閉塞性肝硬変	乏突起神経膠腫
	母指悪性黒色腫	母趾悪性黒色腫	慢性肝炎
	慢性肝炎増悪	慢性持続性肝炎	慢性非活動性肝炎
	門脈周囲性肝硬変	門脈性肝硬変	腰部悪性黒色腫

効能効果に関連する使用上の注意

(1)リバビリンとの併用によるＣ型慢性肝炎におけるウイルス血症の改善：血中 HCV-RNA 量が高値のＣ型慢性肝炎に本剤を用いる場合，血中 HCV-RNA 量がアンプリコア法で 100KIU/mL 以上であること，又はリアルタイム PCR 法で 5.0LogIU/mL 以上であることを確認すること。

(2)Ｃ型代償性肝硬変におけるウイルス血症の改善(HCV セログループ１の血中 HCV-RNA 量が高い場合を除く)：HCV セログループ１の場合には，血中 HCV-RNA 量がアンプリコア法では 100KIU/mL 以上でないこと，又は bDNA プローブ法では 1Meq/mL 以上でないことを確認すること。

用法用量

膠芽腫，髄芽腫，星細胞腫

局所投与：添付溶解液の適量に溶解し，通常，成人は１日 100 万～600 万国際単位を髄腔内(腫瘍内を含む)に投与する。なお年齢，症状により適宜増減する。

点滴静注：生理食塩液又は 5%ブドウ糖注射液等に溶解し，通常，成人は１日 100 万～600 万国際単位を点滴静注する。なお年齢，症状により適宜増減する。

皮膚悪性黒色腫

添付溶解液の適量に溶解し，通常，成人は病巣あたり１日１回 40 万～80 万国際単位を腫瘍内又はその周辺部に投与する。

１日総投与量は 100 万～300 万国際単位とする。なお腫瘍の大きさ，状態および年齢，症状により適宜増減する。

HBe 抗原陽性でかつ DNA ポリメラーゼ陽性のＢ型慢性活動性肝炎のウイルス血症の改善

静脈内投与又は点滴静注：生理食塩液又は 5%ブドウ糖注射液等に溶解し，通常，成人は１回 300 万国際単位を初日１回，以後６日間１日１～2 回，２週目より１日１回静脈内投与又は点滴静注する。

Ｃ型慢性肝炎におけるウイルス血症の改善

静脈内投与又は点滴静注

使用にあたっては，HCV-RNA が陽性であることを確認したうえで行う。

生理食塩液又は 5%ブドウ糖注射液等に溶解し，通常，成人は１回 300 万～600 万国際単位を１日１回連日静脈内投与又は点滴静注する。

リバビリンとの併用によるＣ型慢性肝炎におけるウイルス血症の改善

静脈内投与又は点滴静注

使用にあたっては，HCV-RNA が陽性であることを確認したうえで行う。

生理食塩液又は 5%ブドウ糖注射液等に溶解し，通常，成人は１日 600 万国際単位で投与を開始し，投与後４週間までは連日，以後週３回静脈内投与又は点滴静注する。

Ｃ型代償性肝硬変におけるウイルス血症の改善(HCV セログループ１の血中 HCV-RNA 量が高い場合を除く)

静脈内投与又は点滴静注

使用にあたっては，HCV-RNA が陽性であることを確認したうえで行う。

生理食塩液又は 5%ブドウ糖注射液等に溶解し，通常，成人は１日 600 万国際単位で投与を開始し，投与後６週間までは１日 300 万～600 万国際単位を連日，以後１日 300 万国際単位を週３回静脈内投与又は点滴静注する。

用法用量に関連する使用上の注意

(1)膠芽腫，髄芽腫，星細胞腫：２カ月間の投与を目安とし，その後の継続投与については，臨床効果及び副作用の程度を考慮し，慎重に行うこと。

(2)皮膚悪性黒色腫：１カ月間の投与を目安とし，その後の継続投与については，臨床効果及び副作用の程度を考慮し，慎重に行うこと。

(3) HBe 抗原陽性でかつ DNA ポリメラーゼ陽性のＢ型慢性活動性肝炎のウイルス血症の改善：４週間の投与を目安とし，その後の継続投与については，臨床効果及び副作用の程度を考慮し，慎重に行うこと。

(4)Ｃ型慢性肝炎におけるウイルス血症の改善：投与期間は，臨床効果及び副作用の程度を考慮し，慎重に決定する。なお，総投与量として 25,200 万国際単位投与しても効果が認められない場合には投与を中止すること。

(5)リバビリンとの併用によるＣ型慢性肝炎におけるウイルス血症の改善

①通常，成人には下記の用法用量のリバビリンを経口投与する。本剤の投与に際しては，患者の状態を考慮し，減量，中止等の適切な処置を行うこと。

患者の体重	リバビリンの投与量		
	１日の投与量	朝食後	夕食後
60kg 以下	600mg	200mg	400mg
60kg を超え 80kg 以下	800mg	400mg	400mg
80kg を超える	1,000mg	400mg	600mg

②本剤の使用にあたっては，ヘモグロビン濃度が 12g/dL 以上であることが望ましい。

③本剤及びリバビリンの投与期間は，臨床効果(HCV-RNA，ALT 等)及び副作用の程度を考慮しながら慎重に決定すること。特に白血球数，好中球数，血小板数，ヘモグロビン濃度の変動に注意し，異常が認められた場合には，用量の変更あるいは投与の中止について考慮すること。

HCV セログループ１で血中 HCV-RNA 量が高値の患者における通常の投与期間は 48 週間である。それ以外の患者における通常の投与期間は 24 週間である。

(6)Ｃ型代償性肝硬変におけるウイルス血症の改善(HCV セログループ１の血中 HCV-RNA 量が高い場合を除く)：投与期間は，臨床効果及び副作用の程度を考慮し，慎重に決定する。通常，成人は１日 600 万国際単位を１週間，以後１日 300 万国際単位を５週間連日，７週目より１日 300 万国際単位を週３回静脈内投与又は点滴静注する。

警告　本剤の投与により間質性肺炎，自殺企図があらわれることがあるので，「使用上の注意」に十分留意し，患者に対し副作用発現の可能性について十分説明すること。

禁忌

(1)自己免疫性肝炎の患者
(2)小柴胡湯を投与中の患者
(3)本剤の成分及びウシ由来物質に対し，過敏症の既往歴のある患者
(4)ワクチン等生物学的製剤に対し，過敏症の既往歴のある患者

併用禁忌

薬剤名等	臨床症状・措置方法	機序・危険因子
小柴胡湯	間質性肺炎があらわれるおそれがある。なお，類薬(インターフェロン　アルファ製剤)と小柴胡湯との併用で間質性肺炎があらわれたとの報告がある。	機序は不明である。

フェンタニル注射液0.1mg「第一三共」

規格：0.005%2mL1管[302円/管]

フェンタニル注射液0.25mg「第一三共」

規格：0.005%5mL1管[724円/管]

フェンタニルクエン酸塩　第一三共プロ　821

【効能効果】

(1)全身麻酔，全身麻酔における鎮痛
(2)局所麻酔における鎮痛の補助
(3)激しい疼痛(術後疼痛，癌性疼痛など)に対する鎮痛

【対応標準病名】

◎	癌性疼痛	術後疼痛	疼痛
○	開胸術後疼痛症候群	癌性持続痛	癌性突出痛
	術後腰痛	術創部痛	神経障害性疼痛

	突出痛	難治性疼痛	末梢神経障害性疼痛
	慢性疼痛		
△	BCG 副反応	圧痛	開腹術後愁訴
	金属歯冠修復過高	金属歯冠修復粗造	金属歯冠修復脱離
	金属歯冠修復低位	金属歯冠修復破損	金属歯冠修復不適合
	子宮癌術後後遺症	持続痛	術後合併症
	身体痛	全身痛	中枢神経障害性疼痛
	鈍痛	乳癌術後後遺症	脳手術後遺症
	脳腫瘍摘出術後遺症	抜歯後疼痛	皮膚疼痛症
	放散痛		

用法用量

(1)全身麻酔，全身麻酔における鎮痛

通常，成人には，下記用量を用いる。なお，患者の年齢，全身状態に応じて適宜増減する。

〔バランス麻酔に用いる場合〕

麻酔導入時：フェンタニル注射液として0.03～0.16mL/kg(フェンタニルとして1.5～8μg/kg)を緩徐に静注するか，又はブドウ糖液などに希釈して点滴静注する。

麻酔維持

ブドウ糖液などに希釈して，下記(1)又は(2)により投与する。

①間欠投与：フェンタニル注射液として0.5～1mL(フェンタニルとして25～50μg)ずつ静注する。

②持続投与：フェンタニル注射液として0.01～0.1mL/kg/h(フェンタニルとして0.5～5μg/kg/h)の速さで点滴静注する。

〔大量フェンタニル麻酔に用いる場合〕

麻酔導入時：フェンタニル注射液として0.4～3mL/kg(フェンタニルとして20～150μg/kg)を緩徐に静注するか，又はブドウ糖液などに希釈して点滴静注する。

麻酔維持：必要に応じて，ブドウ糖液などに希釈して，フェンタニル注射液として0.4～0.8mL/kg/h(フェンタニルとして20～40μg/kg/h)の速さで点滴静注する。

通常，小児には，下記用量を用いる。なお，患者の年齢，全身状態に応じて適宜増減する。

〔バランス麻酔又は大量フェンタニル麻酔に用いる場合〕

麻酔導入時：フェンタニル注射液として0.02～0.1mL/kg(フェンタニルとして1～5μg/kg)を緩徐に静注するか，又はブドウ糖液などに希釈して点滴静注する。大量フェンタニル麻酔に用いる場合は，通常，フェンタニル注射液として2mL/kg(フェンタニルとして100μg/kg)まで投与できる。

麻酔維持：フェンタニル注射液として0.02～0.1mL/kg(フェンタニルとして1～5μg/kg)ずつ間欠的に静注するか，又はブドウ糖液などに希釈して点滴静注する。

(2)局所麻酔における鎮痛の補助：通常，成人には，フェンタニル注射液として0.02～0.06mL/kg(フェンタニルとして1～3μg/kg)を静注する。なお，患者の年齢，全身状態，疼痛の程度に応じて適宜増減する。

(3)激しい疼痛(術後疼痛，癌性疼痛など)に対する鎮痛

通常，成人には，下記用量を用いる。なお，患者の年齢，症状に応じて適宜増減する。

〔静脈内投与の場合〕

術後疼痛に用いる場合は，フェンタニル注射液として0.02～0.04mL/kg(フェンタニルとして1～2μg/kg)を緩徐に静注後，フェンタニル注射液として0.02～0.04mL/kg/h(フェンタニルとして1～2μg/kg/h)の速さで点滴静注する。

癌性疼痛に対して点滴静注する場合は，フェンタニル注射液として1日2～6mL(フェンタニルとして0.1～0.3mg)から開始し，患者の症状に応じて適宜増量する。

〔硬膜外投与の場合〕

単回投与法：フェンタニル注射液として1回0.5～2mL(フェンタニルとして1回25～100μg)を硬膜外腔に注入する。

持続注入法：フェンタニル注射液として0.5～2mL/h(フェンタニルとして25～100μg/h)の速さで硬膜外腔に持続注入する。

〔くも膜下投与の場合〕

単回投与法：フェンタニル注射液として1回0.1～0.5mL(フェンタニルとして1回5～25μg)をくも膜下腔に注入する。

用法用量に関連する使用上の注意

(1)バランス麻酔においては，適宜，全身麻酔剤や筋弛緩剤等を併用すること。

(2)大量フェンタニル麻酔の導入時(開心術においては人工心肺開始時まで)には，適切な麻酔深度が得られるよう患者の全身状態を観察しながら補助呼吸下で緩徐に投与すること。また，必要に応じて，局所麻酔剤，静脈麻酔剤，吸入麻酔剤，筋弛緩剤等を併用すること。

(3)硬膜外投与及びくも膜下投与時には局所麻酔剤等を併用すること。

(4)患者の状態(呼吸抑制等)を観察しながら慎重に投与すること。特に癌性疼痛に対して追加投与及び他のオピオイド製剤から本剤へ変更する場合には，前投与薬剤の投与量，効力比及び鎮痛効果の持続時間を考慮して，副作用の発現に注意しながら，適宜用量調節を行うこと。

(5)癌性疼痛に対して初めてオピオイド製剤として本剤を静注する場合には，個人差も踏まえ，通常よりも低用量(ガイドライン※参照)から開始することを考慮し，鎮痛効果及び副作用の発現状況を観察しながら用量調節を行うこと。

※日本麻酔科学会－麻酔薬および麻酔関連薬使用ガイドライン(抜粋)

3)使用法(フェンタニル注射液について)

(3)激しい疼痛(術後疼痛，癌性疼痛など)に対する鎮痛

[1]静注

a)術後痛：術後痛に対しては，初回投与量として1～2μg/kgを静注し，引き続き1～2μg/kg/hrで持続静注する。患者の年齢，症状に応じて適宜増減が必要である。患者自己調節鎮痛(PCA)を行う場合は，4～60μg/hrで持続投与を行い，痛みに応じて5～10分以上の間隔で7～50μg(10～20μgを用いることが多い)の単回投与を行う。

b)癌性疼痛：癌性疼痛に対して，経口モルヒネ製剤から切り替える場合は，1日量の1/300量から開始する。持続静注の維持量は，0.1～3.9mg/dayと個人差が大きいので，0.1～0.3mg/dayから開始し，投与量を滴定する必要がある。

警告 本剤の硬膜外及びくも膜下投与は，これらの投与法に習熟した医師のみにより，本剤の投与が適切と判断される患者についてのみ実施すること。

禁忌

○印は各投与方法での該当する項目

項目＼投与方法	静脈内投与	硬膜外投与	くも膜下投与
1. 注射部位又はその周辺に炎症のある患者[硬膜外投与及びくも膜下投与により化膿性髄膜炎症状を起こすことがある。]		○	○
2. 敗血症の患者[硬膜外投与及びくも膜下投与により敗血症性の髄膜炎を生じるおそれがある。]		○	○
3. 中枢神経系疾患(髄膜炎，灰白			○

フ

脊髄炎，脊髄瘻等)の患者[くも膜下投与により病状が悪化するおそれがある。]			
4. 脊髄・脊椎に結核，脊椎炎及び転移性腫瘍等の活動性疾患のある患者[くも膜下投与により病状が悪化するおそれがある。]			○
5. 筋弛緩剤の使用が禁忌の患者	○	○	○
6. 本剤の成分に対し過敏症の既往歴のある患者	○	○	○
7. 頭部外傷，脳腫瘍等による昏睡状態のような呼吸抑制を起こしやすい患者[フェンタニル投与により重篤な呼吸抑制が起こることがある。]	○	○	○
8. 痙攣発作の既往歴のある患者[麻酔導入中に痙攣が起こることがある。]	○	○	○
9. 喘息患者[気管支収縮が起こることがある。]	○	○	○

フェンタニル注射液0.1mg「ヤンセン」：ヤンセン　0.005%2mL1管[225円/管]，フェンタニル注射液0.25mg「ヤンセン」：ヤンセン　0.005%5mL1管[535円/管]，フェンタニル注射液0.5mg「ヤンセン」：ヤンセン　0.005%10mL1管[1039円/管]

フォトフリン静注用75mg　規格：75mg1瓶[178162円/瓶]
ポルフィマーナトリウム　ファイザー　429

【効能効果】

手術等の他の根治的治療が不可能な場合，あるいは，肺又は子宮頸部の機能温存が必要な患者に他の治療法が使用できない場合で，かつ，内視鏡的に病巣全容が観察でき，レーザー光照射が可能な下記疾患。

早期肺癌(病期0期又は病期I期肺癌)
表在型食道癌
表在型早期胃癌
子宮頸部初期癌及び異形成

【対応標準病名】

◎	子宮頸癌	子宮頸部異形成	食道表在癌
	早期胃癌	肺癌	
○	EGFR遺伝子変異陽性非小細胞肺癌	KIT(CD117)陽性胃消化管間質腫瘍	KIT(CD117)陽性食道消化管間質腫瘍
	胃悪性黒色腫	胃カルチノイド	胃癌
	胃癌・HER2過剰発現	胃管癌	胃癌末期
	胃重複癌	胃消化管間質腫瘍	胃進行癌
	胃前庭部癌	胃肉腫	気管支癌
	頚部食道癌	原発性肺癌	残胃癌
	子宮頚部軽度異形成	子宮頚部高度異形成	子宮頚部中等度異形成
	子宮頚部微小浸潤癌	子宮断端癌	主気管支の悪性腫瘍
	小細胞肺癌	食道悪性黒色腫	食道胃接合部癌
	食道横紋筋肉腫	食道顆粒細胞腫	食道カルチノイド
	食道癌肉腫	食道基底細胞癌	食道偽肉腫
	食道消化管間質腫瘍	食道小細胞癌	食道腺癌
	食道腺様のう胞癌	食道粘表皮癌	食道平滑筋肉腫
	食道未分化癌	スキルス胃癌	早期食道癌
	肺芽腫	肺カルチノイド	肺癌肉腫
	肺腺癌	肺腺扁平上皮癌	肺腺様のう胞癌
	肺大細胞癌	肺大細胞神経内分泌癌	肺肉腫
	肺粘表皮癌	肺扁平上皮癌	肺胞上皮癌
	肺未分化癌	肺門部肺癌	非小細胞肺癌
△	ALK融合遺伝子陽性非小細胞肺癌	胃悪性間葉系腫瘍	胃原発絨毛癌
	胃脂肪肉腫	胃小弯部癌	胃体部癌
	胃大弯部癌	胃底部癌	胃胚細胞腫瘍
	胃平滑筋肉腫	胃幽門部癌	下部食道癌
	下葉小細胞肺癌	下葉肺癌	下葉肺腺癌
	下葉肺大細胞癌	下葉肺扁平上皮癌	下葉非小細胞肺癌
	気管支カルチノイド	胸部下部食道癌	胸部上部食道癌
	胸部中部食道癌	細気管支肺胞上皮癌	子宮頸部上皮内腫瘍
	子宮頸部腺癌	子宮腟部癌	上部食道癌
	上葉小細胞肺癌	上葉肺癌	上葉肺腺癌
	上葉肺大細胞癌	上葉肺扁平上皮癌	上葉非小細胞肺癌
	食道悪性間葉系腫瘍	食道脂肪肉腫	中部食道癌
	中葉小細胞肺癌	中葉肺癌	中葉肺腺癌
	中葉肺大細胞癌	中葉肺扁平上皮癌	中葉非小細胞肺癌
	肺癌による閉塞性肺炎	肺門部小細胞癌	肺門部腺癌
	肺門部大細胞癌	肺門部非小細胞癌	肺門部扁平上皮癌
	バレット食道癌	腹部食道癌	噴門癌
	幽門癌	幽門前庭部癌	

用法用量　ポルフィマーナトリウムとして2mg/kgを1回静脈内注射する。
静脈内注射48～72時間後レーザー光を病巣部位に照射する。

禁忌
(1)本剤の成分に対し重篤な過敏症の既往歴のある患者
(2)ポルフィリン症の患者
(3)肺癌において腫瘍が気管支軟骨層より外側に浸潤している患者
(4)肺癌において太い気管の広範な病巣又は気管狭窄を来している患者
(5)食道癌において全周囲性の腫瘍のある患者
(6)次の部位に腫瘍のある患者
①早期肺癌における亜区域支より末梢側
②表在型食道癌における食道入口部，食道・胃接合部
③表在型早期胃癌における食道・胃接合部，幽門輪
④子宮頸部初期癌及び異形成において開口摂子を用いても扁平円柱上皮境界(2nd S-C Junction)の上限を確認できないもの

フォリアミン注射液　規格：15mg1管[94円/管]
葉酸　日本製薬　313

【効能効果】

(1)葉酸欠乏症の予防及び治療
(2)葉酸の需要が増大し，食事からの摂取が不十分な際の補給(消耗性疾患，妊産婦，授乳婦等)
(3)吸収不全症候群(スプルー等)
(4)悪性貧血の補助療法
(5)下記疾患のうち，葉酸の欠乏又は代謝障害が関与すると推定される場合
①栄養性貧血
②妊娠性貧血
③小児貧血
④抗けいれん剤，抗マラリア剤投与に起因する貧血
(6)アルコール中毒及び肝疾患に関連する大赤血球性貧血
(7)再生不良性貧血
(8)顆粒球減少症
※(5)の効能効果に対して，効果がないのに月余にわたって漫然と使用すべきでない。

【対応標準病名】

◎	悪性貧血	アルコール依存症	顆粒球減少症

	肝疾患	吸収不良症候群	急性アルコール中毒
	再生不良性貧血	食事性葉酸欠乏性貧血	スプルー
	大球性貧血	妊娠性葉酸欠乏性貧血	貧血
	薬剤性葉酸欠乏性貧血	葉酸欠乏症	葉酸欠乏性貧血
○	栄養性巨赤芽球性貧血	肝炎後再生不良性貧血	高色素性貧血
	骨髄低形成	ゴバラン症候群	赤芽球ろう
	先天性悪性貧血	先天性再生不良性貧血	先天性赤芽球ろう
	先天性低形成貧血	先天性葉酸吸収不全	体質性再生不良性貧血
	低形成性貧血	特発性再生不良性貧血	二次性再生不良性貧血
	乳児赤芽球ろう	熱帯性スプルー	汎血球減少症
	ビタミンＢ群欠乏症	ビタミン欠乏性貧血	ファンコニー貧血
	放射線性貧血	本態性再生不良性貧血	薬剤性再生不良性貧血
	溶血性貧血に伴う葉酸欠乏症	葉酸先天代謝異常	
△	亜急性連合性脊髄変性症	ウィップル病	芽球増加を伴う不応性貧血
	芽球増加を伴う不応性貧血－1	芽球増加を伴う不応性貧血－2	肝機能障害
	肝疾患に伴う貧血	肝障害	環状鉄芽球を伴う不応性貧血
	牛乳不耐症	巨赤芽球性貧血	軽症再生不良性貧血
	好中球 G6PD 欠乏症	好中球減少症	最重症再生不良性貧血
	産褥期心臓合併症	産褥期鉄欠乏性貧血	産褥期貧血
	自己免疫性好中球減少症	思春期貧血	脂肪不耐性吸収不良症
	脂肪便	周期性好中球減少症	重症再生不良性貧血
	宿酔	症候性巨赤芽球性貧血	症候性貧血
	小児遺伝性無顆粒球症	膵外分泌機能不全	正球性正色素性貧血
	正球性貧血	正色素性貧血	赤血球造血刺激因子製剤低反応性貧血
	セリアック病	先天性好中球減少症	単球減少症
	単純酩酊	蛋白不耐性吸収不良症	蛋白漏出性胃腸症
	中等症再生不良性貧血	中毒性好中球減少症	糖質不耐性吸収不良症
	特発性好中球減少症	二次性白血球減少症	妊娠期心臓合併症
	妊娠性鉄欠乏性貧血	妊娠貧血症	白血球減少症
	発熱性好中球減少症	ハンター舌炎	パントテン酸欠乏症
	ビオチン欠乏症	脾性好中球減少症	ビタミン B12 欠乏症
	ビタミン B12 欠乏性貧血	病的酩酊	複雑酩酊
	本態性貧血	慢性本態性好中球減少症症候群	慢性良性顆粒球減少症
	無顆粒球症	無顆粒球性アンギナ	盲係蹄症候群
	薬剤性顆粒球減少症	薬剤性酵素欠乏性貧血	老人性貧血

用法用量　葉酸として，通常成人１回 15mg（本剤１管）を１日１回，皮下又は筋肉内注射する。
なお，年齢，症状により適宜増減する。

フォリスチム注50　規格：50国際単位0.5mL1瓶［3031円/瓶］
フォリトロピンベータ（遺伝子組換え）　MSD　241

【効 能 効 果】

視床下部－下垂体機能障害に伴う無排卵及び希発排卵における排卵誘発

【対応標準病名】

◎	下垂体障害	視床下部機能障害	無排卵症
○	下垂体機能低下症	下垂体性不妊症	下垂体性卵巣機能低下
	続発性下垂体機能低下症	薬物誘発性下垂体機能低下症	
△	ACTH 単独欠損症	FSH 単独欠損症	LH 単独欠損症
	TSH 単独欠損症	下垂体機能低下に伴う貧血	カルマン症候群
	ゴナドトロピン単独欠損症	ゴナドトロピン分泌異常	シーハン症候群
	女性不妊症	成長ホルモン単独欠損症	成長ホルモン分泌不全
	成長ホルモン分泌不全性低身長症	低ゴナドトロピン性性腺機能低下症	特発性下垂体機能低下症
	肉芽腫性下垂体炎	排卵障害	汎下垂体機能低下症
	複合下垂体ホルモン欠損症	不妊症	無排卵月経
	卵巣性不妊症	ローラン症候群	

用法用量　フォリトロピンベータ（遺伝子組換え）として通常１日 50 国際単位を７日間皮下又は筋肉内投与する。その後は卵胞の発育程度を観察しながら用量を調整し（卵巣の反応性が低い場合は，原則として，７日間ごとに 25 国際単位を増量），平均径 18mm 以上の卵胞を超音波断層法により確認した後，ヒト絨毛性性腺刺激ホルモン製剤により排卵を誘起する。

用法用量に関連する使用上の注意
卵巣の反応性が低い場合の増量について，原則として，25 国際単位の増量とすること。なお，50 国際単位を超える増量での試験は実施されておらず，増量幅に注意し慎重に投与すること。
本剤の使用に際しては十分な経過観察（超音波断層法による卵胞計測，血清エストラジオール検査等）が必要である。卵巣過剰刺激症候群を防止するため上記経過観察に加えて自覚症状や臨床所見についても観察を十分に行い，腹痛，呼吸困難，乏尿などの自覚症状並びにヘマトクリット値上昇，大量腹水，胸水貯留などの臨床所見を認める場合は，速やかに安静及び補液などの適切な処置を行い，必要により入院管理を行うこと。
これまでの治療経験及び患者特性（年齢，多嚢胞性卵巣症候群等）を考慮して，卵巣の反応性が高く卵巣過剰刺激症候群発現のおそれがある場合には，ヒト絨毛性性腺刺激ホルモン製剤の投与を中止すること。

警告　本剤の投与に引き続き，ヒト絨毛性性腺刺激ホルモン製剤を投与した場合，血栓塞栓症等を伴う重篤な卵巣過剰刺激症候群があらわれることがある。

禁忌
(1)エストロゲン依存性悪性腫瘍（例えば，乳癌，子宮内膜癌）及びその疑いのある患者，卵巣，下垂体又は視床下部に腫瘍のある患者
(2)妊婦又は妊娠している可能性のある婦人及び授乳婦
(3)診断の確定していない不正出血のある患者
(4)本剤の成分に対し過敏症のある患者
(5)多嚢胞性卵巣症候群に起因しない卵巣嚢胞又は卵巣腫大のある患者

フォリスチム注75　規格：75国際単位0.5mL1瓶［3739円/瓶］
フォリスチム注300IUカートリッジ
規格：300国際単位1筒［17534円/筒］
フォリスチム注600IUカートリッジ
規格：600国際単位1筒［34508円/筒］
フォリスチム注900IUカートリッジ
規格：900国際単位1筒［51159円/筒］
フォリトロピンベータ（遺伝子組換え）　MSD　241

【効 能 効 果】

(1)複数卵胞発育のための調節卵巣刺激
(2)視床下部－下垂体機能障害に伴う無排卵及び希発排卵における排卵誘発

【対応標準病名】

◎	下垂体障害	視床下部機能障害	無排卵症
○	下垂体機能低下症	下垂体性不妊症	下垂体性卵巣機能低下
	続発性下垂体機能低下症	薬物誘発性下垂体機能低下症	
△	ACTH 単独欠損症	FSH 単独欠損症	LH 単独欠損症
	TSH 単独欠損症	下垂体機能低下に伴う貧血	カルマン症候群
	ゴナドトロピン単独欠損症	ゴナドトロピン分泌異常	シーハン症候群
	女性不妊症	成長ホルモン単独欠損症	成長ホルモン分泌不全

成長ホルモン分泌不全性低身長症	低ゴナドトロピン性性腺機能低下症	特発性下垂体機能低下症
肉芽腫性下垂体炎	排卵障害	汎下垂体機能低下症
複合下垂体ホルモン欠損症	不妊症	無排卵月経
卵巣性不妊症	ローラン症候群	

用法用量

効能効果(1)に使用する場合：フォリトロピンベータ(遺伝子組換え)として通常1日150又は225国際単位を4日間皮下又は筋肉内投与する。その後は卵胞の発育程度を観察しながら用量を調整し(通常75～375国際単位を6～12日間)，平均径16～20mmの卵胞3個以上を超音波断層法により確認した後，ヒト絨毛性性腺刺激ホルモン製剤により排卵を誘起する。

効能効果(2)に使用する場合：フォリトロピンベータ(遺伝子組換え)として通常1日50国際単位を7日間皮下又は筋肉内投与する。その後は卵胞の発育程度を観察しながら用量を調整し(卵巣の反応性が低い場合は，原則として，7日間ごとに25国際単位を増量)，平均径18mm以上の卵胞を超音波断層法により確認した後，ヒト絨毛性性腺刺激ホルモン製剤により排卵を誘起する。

用法用量に関連する使用上の注意

効能効果(1)に使用する場合：本剤の使用に際しては十分な経過観察(超音波断層法による卵胞計測，血清エストラジオール検査等)が必要である。卵巣過剰刺激症候群を防止するため上記経過観察に加えて自覚症状や臨床所見についても観察を十分に行い，腹痛，呼吸困難，乏尿などの自覚症状並びにヘマトクリット値上昇，大量腹水，胸水貯留などの臨床所見を認める場合は，速やかに安静及び補液などの適切な処置を行い，必要により入院管理を行うこと。これまでの治療経験及び患者特性(年齢，多嚢胞性卵巣症候群等)を考慮して，卵巣の反応性が高く卵巣過剰刺激症候群の発現が懸念される場合の初期投与量は低用量とし，卵巣過剰刺激症候群発現のおそれがある場合には，ヒト絨毛性性腺刺激ホルモン製剤の投与を中止すること。

効能効果(2)に使用する場合：卵巣の反応性が低い場合の増量について，原則として，25国際単位の増量とすること。なお，50国際単位を超える増量での試験は実施されておらず，増量幅に注意し慎重に投与すること。本剤の使用に際しては十分な経過観察(超音波断層法による卵胞計測，血清エストラジオール検査等)が必要である。卵巣過剰刺激症候群を防止するため上記経過観察に加えて自覚症状や臨床所見についても観察を十分に行い，腹痛，呼吸困難，乏尿などの自覚症状並びにヘマトクリット値上昇，大量腹水，胸水貯留などの臨床所見を認める場合は，速やかに安静及び補液などの適切な処置を行い，必要により入院管理を行うこと。これまでの治療経験及び患者特性(年齢，多嚢胞性卵巣症候群等)を考慮して，卵巣の反応性が高く卵巣過剰刺激症候群発現のおそれがある場合には，ヒト絨毛性性腺刺激ホルモン製剤の投与を中止すること。

警告　本剤の投与に引き続き，ヒト絨毛性性腺刺激ホルモン製剤を投与した場合，血栓塞栓症等を伴う重篤な卵巣過剰刺激症候群があらわれることがある。

禁忌

(1)エストロゲン依存性悪性腫瘍(例えば，乳癌，子宮内膜癌)及びその疑いのある患者，卵巣，下垂体又は視床下部に腫瘍のある患者
(2)妊婦又は妊娠している可能性のある婦人及び授乳婦
(3)診断の確定していない不正出血のある患者
(4)本剤の成分に対し過敏症のある患者
(5)多嚢胞性卵巣症候群に起因しない卵巣嚢胞又は卵巣腫大のある患者

フォリスチム注150

規格：－[－]

フォリトロピンベータ(遺伝子組換え)　MSD　241

【効能効果】

複数卵胞発育のための調節卵巣刺激

【対応標準病名】

該当病名なし

用法用量　フォリトロピンベータ(遺伝子組換え)として通常1日150又は225国際単位を4日間皮下又は筋肉内投与する。その後は卵胞の発育程度を観察しながら用量を調整し(通常75～375国際単位を6～12日間)，平均径16～20mmの卵胞3個以上を超音波断層法により確認した後，ヒト絨毛性性腺刺激ホルモン製剤により排卵を誘起する。

用法用量に関連する使用上の注意

本剤の使用に際しては十分な経過観察(超音波断層法による卵胞計測，血清エストラジオール検査等)が必要である。卵巣過剰刺激症候群を防止するため上記経過観察に加えて自覚症状や臨床所見についても観察を十分に行い，腹痛，呼吸困難，乏尿などの自覚症状並びにヘマトクリット値上昇，大量腹水，胸水貯留などの臨床所見を認める場合は，速やかに安静及び補液などの適切な処置を行い，必要により入院管理を行うこと。

これまでの治療経験及び患者特性(年齢，多嚢胞性卵巣症候群等)を考慮して，卵巣の反応性が高く卵巣過剰刺激症候群の発現が懸念される場合の初期投与量は低用量とし，卵巣過剰刺激症候群発現のおそれがある場合には，ヒト絨毛性性腺刺激ホルモン製剤の投与を中止すること。

警告　本剤の投与に引き続き，ヒト絨毛性性腺刺激ホルモン製剤を投与した場合，血栓塞栓症等を伴う重篤な卵巣過剰刺激症候群があらわれることがある。

禁忌

(1)エストロゲン依存性悪性腫瘍(例えば，乳癌，子宮内膜癌)及びその疑いのある患者，卵巣，下垂体又は視床下部に腫瘍のある患者
(2)妊婦又は妊娠している可能性のある婦人及び授乳婦
(3)診断の確定していない不正出血のある患者
(4)本剤の成分に対し過敏症のある患者
(5)多嚢胞性卵巣症候群に起因しない卵巣嚢胞又は卵巣腫大のある患者

フォルテオ皮下注キット600μg

規格：600μg1キット[53353円/キット]

テリパラチド(遺伝子組換え)　日本イーライリリー　243

【効能効果】

骨折の危険性の高い骨粗鬆症

【対応標準病名】

◎	骨粗鬆症		
○	頚椎骨粗鬆症	頚椎骨粗鬆症・病的骨折あり	骨粗鬆症・骨盤部病的骨折あり
	骨粗鬆症・脊椎病的骨折あり	骨粗鬆症・前腕病的骨折あり	骨粗鬆症・大腿部病的骨折あり
	骨粗鬆症・多発病的骨折あり	骨粗鬆症・病的骨折あり	若年性骨粗鬆症
	若年性骨粗鬆症・病的骨折あり	術後吸収不良性骨粗鬆症	術後吸収不良性骨粗鬆症・病的骨折あり
	ステロイド性骨粗鬆症	ステロイド性骨粗鬆症・病的骨折あり	ステロイド性脊椎圧迫骨折
	脊椎骨粗鬆症	脊椎骨粗鬆症・病的骨折あり	脊椎疲労骨折
	特発性骨粗鬆症	特発性骨粗鬆症・病的骨折あり	特発性若年性骨粗鬆症
	二次性骨粗鬆症	二次性骨粗鬆症・病的骨折あり	廃用性骨粗鬆症
	廃用性骨粗鬆症・病的骨折あり	閉経後骨粗鬆症	閉経後骨粗鬆症・骨盤部病的骨折あり
	閉経後骨粗鬆症・脊椎病的骨折あり	閉経後骨粗鬆症・前腕病的骨折あり	閉経後骨粗鬆症・大腿部病的骨折あり
	閉経後骨粗鬆症・多発病的骨折あり	閉経後骨粗鬆症・病的骨折あり	薬物誘発性骨粗鬆症
	薬物誘発性骨粗鬆症・病的骨折あり	卵巣摘出術後骨粗鬆症	卵巣摘出術後骨粗鬆症・病的骨折あり
	老年性骨粗鬆症	老年性骨粗鬆症・病的骨折あり	
△	眼窩内側壁骨折	眼窩内壁骨折	環椎椎弓骨折

脛骨近位骨端線損傷	軸椎横突起骨折	軸椎椎弓骨折
軸椎椎体骨折	篩骨板骨折	上腕骨滑車骨折
上腕骨近位骨端線損傷	上腕骨近位端病的骨折	上腕骨骨幹部病的骨折
上腕骨小結節骨折	上腕骨らせん骨折	人工股関節周囲骨折
人工膝関節周囲骨折	前頭蓋底骨折	前頭骨線状骨折
大腿骨近位骨端線損傷	中頭蓋底骨折	橈骨近位骨端線損傷
腓骨近位骨端線損傷	裂離骨折	

効能効果に関連する使用上の注意　本剤の適用にあたっては，低骨密度，既存骨折，加齢，大腿骨頸部骨折の家族歴等の骨折の危険因子を有する患者を対象とすること。

用法用量　通常，成人には1日1回テリパラチド(遺伝子組換え)として20μgを皮下に注射する。
なお，本剤の投与は24ヵ月間までとすること。

用法用量に関連する使用上の注意

(1)本剤を投与期間の上限を超えて投与したときの安全性は確立していないので，本剤の適用にあたっては，投与期間の上限を守ること。
(2)本剤の投与をやむを得ず一時中断したのちに再投与する場合であっても，投与日数の合計が24ヵ月を超えないこと。また，24ヵ月の投与終了後，再度24ヵ月の投与を繰り返さないこと。
(3)他のテリパラチド製剤から本剤に切り替えた経験はなく，その安全性は確立していない。なお，他のテリパラチド製剤から本剤に切り替えたときにおける本剤の投与期間の上限は検討されていない。

禁忌

(1)高カルシウム血症の患者
(2)次に掲げる骨肉腫発生のリスクが高いと考えられる患者
　①骨ページェット病の患者
　②原因不明のアルカリフォスファターゼ高値を示す患者
　③小児等及び若年者で骨端線が閉じていない患者
　④過去に骨への影響が考えられる放射線治療を受けた患者
(3)原発性の悪性骨腫瘍もしくは転移性骨腫瘍のある患者
(4)骨粗鬆症以外の代謝性骨疾患の患者(副甲状腺機能亢進症等)
(5)妊婦又は妊娠している可能性のある婦人及び授乳婦
(6)本剤の成分又はテリパラチド酢酸塩に対し過敏症の既往歴のある患者

ブスコパン注20mg
規格：2%1mL1管[58円/管]
ブチルスコポラミン臭化物　日本ベーリンガー　124

【効能効果】

下記疾患における痙攣並びに運動機能亢進：胃・十二指腸潰瘍，食道痙攣，幽門痙攣，胃炎，腸炎，腸疝痛，痙攣性便秘，機能性下痢，胆のう・胆管炎，胆石症，胆道ジスキネジー，胃・胆のう切除後の後遺症，尿路結石症，膀胱炎，器具挿入による尿道・膀胱痙攣，月経困難症，分娩時の子宮下部痙攣
消化管のX線及び内視鏡検査の前処置

【対応標準病名】

◎	胃運動亢進症	胃炎	胃潰瘍
	胃痙攣	胃十二指腸潰瘍	胃切除後症候群
	機能性下痢	痙性胃炎	痙攣
	痙攣性便秘	月経困難症	子宮痙攣
	十二指腸潰瘍	食道痙攣	胆管炎
	胆管胆のう炎	胆道ジスキネジア	胆のう炎
	胆のう結石症	胆のう摘出後症候群	腸炎
	腸仙痛	尿道痙攣	尿路結石症
	膀胱炎	幽門痙攣	
○	MRSA膀胱炎	NSAID十二指腸潰瘍	アルコール性胃炎
	アレルギー性胃炎	胃運動機能障害	胃十二指腸炎
	胃十二指腸潰瘍瘢痕	萎縮性胃炎	萎縮性化生性胃炎
	胃砂時計状狭窄	胃腸運動機能障害	胃腸機能異常
	胃腸機能減退	胃蜂窩織炎	外傷後尿道狭窄
	外傷後膀胱頸部狭窄	肝内結石症	器質性月経困難症
	機能性月経困難症	機能的幽門狭窄	急性胃炎
	急性胃腸障害	急性十二指腸潰瘍	急性十二指腸潰瘍穿孔
	急性出血性胃潰瘍穿孔	急性出血性十二指腸潰瘍	急性出血性十二指腸潰瘍穿孔
	急性びらん性胃炎	クッシング潰瘍	下痢症
	原発性月経困難症	再発性十二指腸潰瘍	珊瑚状結石
	持続腹痛	周期性腹痛	出血性胃潰瘍穿孔
	出血性十二指腸潰瘍穿孔	出血性膀胱炎	術後胃潰瘍
	術後胃十二指腸潰瘍	術後イレウス	術後吸収不良
	術後十二指腸潰瘍	術後胆管炎	術後幽門狭窄
	術後癒着性イレウス	消化管術後後遺症	小児仙痛
	心因性胃潰瘍	心因性幽門痙攣	腎盂結石症
	神経性胃炎	腎結石自排	腎結石症
	腎砂状結石	腎尿管結石	ストレス潰瘍
	ストレス性胃潰瘍	ストレス性十二指腸潰瘍	成人肥厚性幽門狭窄症
	仙痛	穿通性胃潰瘍	穿通性十二指腸潰瘍
	総胆管結石	総胆管結石性胆管炎	総胆管結石性胆のう炎
	続発性月経困難症	側腹部痛	大腸ジスキネジア
	多発胃潰瘍	多発性十二指腸潰瘍	多発性出血性胃潰瘍
	多発性腎結石	胆管結石症	胆管結石性胆管炎
	胆管結石性胆のう炎	胆泥	胆道結石
	胆のう胆管結石症	中毒性胃炎	腸ジスキネジア
	デュラフォイ潰瘍	難治性十二指腸潰瘍	乳幼児仙痛
	尿管結石症	尿道結石症	尿膜管膿瘍
	反復性腹痛	表層性胃炎	腹痛症
	腹部圧痛	分娩後遺症尿道狭窄	ヘリコバクター・ピロリ胃炎
	放射線胃炎	慢性胃炎	慢性胃潰瘍活動期
	慢性十二指腸潰瘍	慢性十二指腸潰瘍活動期	慢性胆のう炎
	メネトリエ病	薬剤性胃潰瘍	疣状胃炎
	幽門狭窄症	幽門閉鎖	ループス膀胱炎
△ あ	NSAID胃潰瘍	S状結腸炎	アレルギー性膀胱炎
	胃うっ血	胃液欠乏	胃液分泌過多
	胃潰瘍瘢痕	胃拡張	胃機能亢進
	胃狭窄	胃憩室症	遺残胆石症
	胃軸捻症	胃神経症	胃切除後消化障害
	胃腸炎	胃腸虚弱	胃腸神経症
	胃痛	胃粘膜過形成	胃粘膜下腫瘤
	胃びらん	胃壁軟化症	咽喉頭食道神経症
	壊疽性胆細管炎	壊疽性胆のう炎	炎症性腸疾患
か	回腸炎	外尿道口狭窄	回盲部痛
	潰瘍性膀胱炎	過酸症	カタル性胃腸炎
	下腹痛	肝外閉塞性黄疸	間質性膀胱炎
	感染性胃腸炎	感染性下痢症	感染性大腸炎
	感染性腸炎	嵌頓性胆石症	肝内胆管拡張症
	肝内胆管狭窄	肝内胆細管炎	感冒性胃腸炎
	感冒性大腸炎	感冒性腸炎	気管食道狭窄
	機能性嘔吐	機能性便秘症	逆行性胆管炎
	急性胃潰瘍	急性胃潰瘍穿孔	急性胃腸炎
	急性胃粘膜病変	急性化膿性胆管炎	急性化膿性胆のう炎
	急性気腫性胆のう炎	急性出血性胃潰瘍	急性出血性膀胱炎
	急性大腸炎	急性胆管炎	急性胆細管炎
	急性単純性膀胱炎	急性胆のう炎	急性腸炎
	急性腹症	急性閉塞性化膿性胆管炎	急性膀胱炎
	狭窄性胆管炎	空気嚥下症	痙攣発作
	血管運動神経症	月経痛	月経モリミナ
	結石性腎盂腎炎	原発性硬化性胆管炎	後期ダンピング症候群
	抗生物質起因性大腸炎	抗生物質起因性腸炎	後天性胆管狭窄症
さ	後部尿道狭窄	コレステロール結石	臍下部痛
	細菌性膀胱炎	臍周囲痛	細胆管炎
	再発性胃潰瘍	再発性胆管炎	残胃潰瘍

	弛緩性便秘症	子宮萎縮	子宮線維症
	子宮内膜萎縮	子宮留水症	自己免疫性胆管炎
	持続性臍仙痛	習慣性便秘	重症便秘症
	十二指腸潰瘍瘢痕	十二指腸球後部潰瘍	十二指腸総胆管炎
	十二指腸乳頭狭窄	十二指腸びらん	出血性胃炎
	出血性胃潰瘍	出血性十二指腸潰瘍	出血性腸炎
	術後残胃胃炎	術後便秘	授乳性子宮萎縮
	常習性吃逆	上腹部痛	食事性便秘
	食道障害	食道神経症	心因性胃アトニー
	心因性胃液分泌過多症	心因性胃痙攣	心因性下痢
	心因性鼓腸	心因性消化不良症	心窩部痛
	神経性胃腸炎	神経性食道通過障害	ステロイド潰瘍
	ステロイド潰瘍穿孔	穿孔性胃潰瘍	穿孔性十二指腸潰瘍
	早期ダンピング症候群	総胆管拡張症	総胆管狭窄症
た	総胆管閉塞症	鼡径部痛	大腸炎
	大腸機能障害	多発胆石症	胆管萎縮
	胆管潰瘍	胆管拡張症	胆管狭窄症
	胆管膿瘍	胆管閉塞症	胆管ポリープ
	胆汁うっ滞	単純性便秘	胆石性急性胆のう炎
	胆石性膵炎	胆石性胆のう炎	胆石仙痛
	胆道機能異常	胆道疾患	胆のう壊疽
	胆のう管結石症	胆のう周囲炎	胆のう周囲膿瘍
	胆のう膿瘍	ダンピング症候群	虫垂仙痛
	腸カタル	腸管運動障害	腸管麻痺性便秘
	腸機能障害	腸骨窩部痛	直腸性便秘
な	内臓神経症	難治性胃潰瘍	難治性乳児下痢症
	肉芽腫性胃炎	乳児下痢	乳幼児便秘
は	尿道狭窄症	反復性臍仙痛	反復性膀胱炎
	肥厚性幽門狭窄症	びまん性食道痙攣	びらん性胃炎
	びらん性膀胱炎	ビリルビン結石	腹部神経症
	便通異常	便秘症	膀胱後部膿瘍
	膀胱三角部炎	膀胱周囲炎	膀胱周囲膿瘍
ま	放射線出血性膀胱炎	放射線性膀胱炎	膜様月経困難症
	慢性胃潰瘍	慢性再発性膀胱炎	慢性胆管炎
	慢性胆細管炎	慢性複雑性膀胱炎	慢性膀胱炎
	ミリッチ症候群	無痛性胆石症	迷走神経切離後症候群
	薬物胃障害	螺旋状食道	

用法用量　通常成人には1回1/2～1管(ブチルスコポラミン臭化物として10～20mg)を静脈内又は皮下，筋肉内に注射する。
なお，年齢，症状により適宜増減する。

禁忌
(1)出血性大腸炎の患者
(2)緑内障の患者
(3)前立腺肥大による排尿障害のある患者
(4)重篤な心疾患のある患者
(5)麻痺性イレウスの患者
(6)本剤に対し過敏症の既往歴のある患者

原則禁忌　細菌性下痢患者

スコルパン注20mg：東和　2%1mL1管[56円/管]，ブチルスコポラミン臭化物注20mg「NP」：ニプロ　2%1mL1管[56円/管]，ブチルスコポラミン臭化物注20mgシリンジ「NP」：ニプロ　20mg1mL1筒[155円/筒]，ブチルスコポラミン臭化物注20mg「日医工」：日医工ファーマ　2%1mL1管[56円/管]，ブチルミン注射液20mg：高田　2%1mL1管[56円/管]，リラダン注20mg：イセイ　2%1mL1管[56円/管]

フストジル注射液50mg　規格：2mL1管[56円/管]
グアイフェネシン　京都薬品　224

【効能効果】

下記疾患に伴う咳嗽及び喀痰喀出困難
感冒，急性気管支炎，慢性気管支炎，肺結核，上気道炎(咽喉頭炎，鼻カタル)

【対応標準病名】

◎	咽頭喉頭炎	喀痰喀出困難	かぜ
	カタル性鼻炎	感冒	急性気管支炎
	急性上気道炎	結核性咳嗽	咳
	肺結核	慢性気管支炎	
○	RSウイルス気管支炎	亜急性気管支炎	萎縮性咽頭炎
	萎縮性鼻炎	異常喀痰	咽頭気管炎
	咽頭扁桃炎	インフルエンザ菌気管支炎	ウイルス性気管支炎
	うっ血性鼻炎	エコーウイルス気管支炎	潰瘍性粟粒結核
	潰瘍性鼻炎	喀痰	過剰喀痰
	カタル性咳	活動性肺結核	化膿性鼻炎
	顆粒性咽頭炎	乾性咳	感染性鼻炎
	乾燥性鼻炎	乾酪性肺炎	気管結核
	気管支結核	偽膜性気管支炎	急性咽頭喉頭炎
	急性咽頭扁桃炎	急性気管気管支炎	急性口蓋扁桃炎
	急性喉頭気管気管支炎	急性粟粒結核	急性反復性気管支炎
	急性鼻咽頭炎	急性鼻炎	クループ性気管支炎
	珪肺結核	結核	結核後遺症
	結核腫	結核性喀血	結核性気管支拡張症
	結核性気胸	結核性空洞	結核性硬化症
	結核性線維症	結核性膿瘍	結核性肺線維症
	結核性肺膿瘍	結核性発熱	結節性肺結核
	硬化性肺結核	喉頭結核	コクサッキーウイルス気管支炎
	湿性咳	滲出性気管支炎	塵肺結核
	咳失神	舌扁桃炎	潜在性結核感染症
	先天性結核	粟粒結核	多剤耐性結核
	難治結核	肉芽腫性鼻炎	妊娠中感冒
	膿性痰	肺炎球菌性気管支炎	肺炎結核
	肺結核・鏡検確認あり	肺結核・組織学的確認あり	肺結核・培養のみ確認あり
	肺結核後遺症	肺結核腫	肺結核術後
	敗血症性気管支炎	肺門結核	播種性結核
	パラインフルエンザウイルス気管支炎	鼻炎	肥厚性鼻炎
	肥大性咽頭炎	ヒトメタニューモウイルス気管支炎	閉塞性鼻炎
	マイコプラズマ気管支炎	慢性咽喉頭炎	慢性咽頭炎
	慢性咽頭カタル	慢性咽頭痛	慢性咳嗽
	慢性潰瘍性鼻咽頭炎	慢性化膿性鼻咽頭炎	慢性気管炎
	慢性気管気管支炎	慢性気管支漏	慢性鼻咽頭炎
	慢性鼻炎	夜間咳	ライノウイルス気管支炎
	連鎖球菌気管支炎	連鎖球菌性上気道感染	老人性気管支炎
	濾胞性咽頭炎		
△	好酸球増多性鼻炎	臭鼻症	陳旧性胸膜炎
	陳旧性肺結核	肺門リンパ節結核	鼻咽頭萎縮

用法用量　グアイフェネシンとして，通常成人1回50mg(1アンプル)を1日1～2回皮下又は筋肉内注射する。
なお，年齢，症状により適宜増減する。

ブスルフェクス点滴静注用60mg　規格：60mg1瓶[40672円/瓶]
ブスルファン　大塚　421

【効能効果】

(1)同種造血幹細胞移植の前治療
(2)ユーイング肉腫ファミリー腫瘍，神経芽細胞腫における自家造血幹細胞移植の前治療

【対応標準病名】

◎	神経芽腫	ユーイング肉腫	
○	悪性骨腫瘍	クロム親和性芽細胞腫	原発性骨腫瘍
	骨悪性線維性組織球腫	骨原性肉腫	骨線維肉腫
	骨軟骨肉腫	骨肉腫	骨膜性骨肉腫

	神経節芽細胞腫	軟骨肉腫	副腎悪性腫瘍
	副腎癌	副腎神経芽腫	傍骨性骨肉腫
△	胸骨骨肉腫	胸椎骨肉腫	胸椎脊索腫
	頚椎骨肉腫	頚椎脊索腫	骨盤骨肉腫
	骨盤ユーイング肉腫	鎖骨骨肉腫	軸椎脊索腫
	仙骨骨肉腫	仙骨軟骨肉腫	仙骨部脊索腫
	仙骨ユーイング肉腫	恥骨骨肉腫	恥骨軟骨肉腫
	腸骨ユーイング肉腫	腰椎骨肉腫	腰椎脊索腫
	肋骨骨肉腫	肋骨ユーイング肉腫	

用法用量

成人	他の抗悪性腫瘍剤との併用において，ブスルファンとして1回0.8mg/kgを生理食塩液又は5%ブドウ糖液に混和・調製して2時間かけて点滴静注する。本剤は6時間毎に1日4回，4日間投与する。なお，年齢，患者の状態により適宜減量する。	
小児	他の抗悪性腫瘍剤との併用において，ブスルファンとして以下の体重別の投与量を生理食塩液又は5%ブドウ糖液に混和・調製して2時間かけて点滴静注する。本剤は6時間毎に1日4回，4日間投与する。なお，年齢，患者の状態により適宜減量する。	
	実体重	本剤投与量〔mg/kg〕
	9kg未満	1.0
	9kg以上16kg未満	1.2
	16kg以上23kg以下	1.1
	23kg超34kg以下	0.95
	34kg超	0.8

用法用量に関連する使用上の注意

(1)シクロホスファミドあるいはメルファランとの併用以外での有効性及び安全性は確立されていない。
(2)肥満患者(BMIが25以上)では投与量が過多にならないように，標準体重から換算した投与量を考慮すること。
(3)薬液が血管外に漏れると組織障害を起こすおそれがあるので，中心静脈より投与すること。

警告

(1)造血幹細胞移植の前治療に本剤を投与する場合には，緊急時に十分対応できる医療施設において，造血幹細胞移植に十分な知識と経験をもつ医師のもとで，適切と判断される患者にのみ実施すること。また，治療開始に先立ち，患者又はその家族に有効性及び危険性を十分説明し，同意を得てから投与すること。
(2)本剤を小児に投与する場合には，小児のがん化学療法に十分な知識と経験をもつ医師のもとで実施すること。
(3)本剤の使用にあたっては，本剤及び併用薬剤の添付文書を熟読し，慎重に患者を選択すること。

禁忌

(1)重症感染症を合併している患者
(2)本剤の成分に対し過敏症の既往歴のある患者
(3)妊婦又は妊娠している可能性のある婦人

ブドウ糖注50%シリンジ「テルモ」

規格：50%20mL1筒［124円/筒］

ブドウ糖　テルモ　323

【効能効果】

脱水症特に水欠乏時の水補給，循環虚脱，低血糖時の糖質補給，高カリウム血症，注射剤の溶解希釈剤，薬物・毒物中毒，心疾患(GIK療法)，肝疾患，その他非経口的に水・エネルギー補給を必要とする場合。

【対応標準病名】

◎	肝疾患	急性循環不全	高カリウム血症
	心疾患	脱水症	中毒
	低血糖	薬物中毒症	
○	アニリン中毒	アレルギー性肝臓症	医原性低血糖症
	医薬品中毒	インスリン自己免疫症候群	インスリン低血糖
	うっ血肝	うっ血性肝硬変	エンドトキシン性ショック
	肝下垂症	肝機能障害	肝限局性結節性過形成
	肝梗塞	肝出血	肝腫瘤
	肝障害	肝静脈閉塞症	肝腎症候群
	肝性胸水	肝臓紫斑病	肝中心静脈閉塞症
	肝のう胞	肝肺症候群	肝浮腫
	急性ニコチン中毒	急性薬物中毒	クリュヴリエ・バウムガルテン症候群
	血液量減少	ケトン性低血糖症	高インスリン血症
	高張性脱水症	混合性脱水	細胞外液欠乏症
	サリン中毒	シアン化物の毒作用	脂肪肝
	出血性ショック	循環血液量減少性ショック	小児特発性低血糖症
	ショック肝	心原性ショック	水分欠乏症
	脊髄性ショック	体液量減少症	タバコ誤飲
	中心性出血性肝壊死	低血糖性脳症	低血糖発作
	低心拍出量症候群	疼痛性ショック	島ベータ細胞過形成症
	特発性門脈圧亢進症	トリニトロトルエン中毒	ニトロベンゼン中毒
	二硫化炭素の毒作用	妊娠性急性脂肪肝	非アルコール性脂肪性肝炎
	分娩時心臓合併症	末梢循環不全	慢性薬物中毒
	門脈圧亢進症	門脈圧亢進症性胃症	門脈拡張症
	夜間低血糖症	ラテックスアレルギー	
△	アシドーシス	一次性ショック	一過性ショック
	インスリン異常症	インスリン分泌異常症	右室肥大
	化学物質過敏症	カリウム代謝異常	肝細胞癌破裂
	肝疾患に伴う貧血	間質性心筋炎	急性ショック
	急性汎心炎	巨大左心房	ケトアシドーシス
	ケトン血性嘔吐症	腱索断裂	高塩素性アシドーシス
	呼吸性アシドーシス	混合型酸塩基平衡障害	左室肥大
	酸塩基平衡異常	ショック	心炎
	心拡大	心筋炎	心筋疾患
	心筋線維症	心筋変性症	心耳血栓症
	心室内血栓症	心室瘤内血栓症	心尖部血栓症
	心臓合併症	心内血栓症	心肥大
	心房内血栓症	心房負荷	膵内分泌障害
	全身中毒症	続発性心室中隔欠損	続発性心房中隔欠損
	代謝性アシドーシス	代償性アシドーシス	代償性呼吸性アシドーシス
	代償性代謝性アシドーシス	多発性肝血管腫	炭酸過剰性アシドーシス
	電解質異常	電解質平衡異常	デンタルショック
	島細胞過形成症	毒物誤飲	二次性ショック
	乳酸アシドーシス	乳児ケトアシドーシス	乳頭筋断裂
	非呼吸性アシドーシス	ビルビン酸血症	服毒自殺未遂
	慢性心筋炎	門脈圧亢進症性胃腸症	門脈圧亢進症性腸症
	薬物性アシドーシス	両室肥大	

用法用量

水補給，薬物・毒物中毒，肝疾患には通常成人1回5%液500～1000mLを静脈内注射する。
循環虚脱，低血糖時の糖質補給，高カリウム血症，心疾患(GIK療法)，その他非経口的に水・エネルギー補給を必要とする場合には通常成人1回10～50%液20～500mLを静脈内注射する。
点滴静注する場合の速度は，ブドウ糖として0.5g/kg/hr以下とすること。
注射剤の溶解希釈には適量を用いる。
なお，年齢・症状により適宜増減する。

禁忌　低張性脱水症の患者

大塚糖液5%：大塚製薬工場　5%20mL1管［65円/管］，5%100mL1瓶［113円/瓶］，5%250mL1瓶［139円/瓶］，5%250mL1袋［139円/袋］，5%500mL1袋［174円/袋］，5%50mL1瓶［95円/瓶］，大塚糖液10%：大塚製薬工場　10%20mL1管［65円/管］，10%500mL1袋［174円/袋］，大塚糖液20%：大塚製薬工場　20%20mL1管［66円/管］，大塚糖液40%：大塚製薬工場　40%20mL1

管[97円/管]，大塚糖液50%：大塚製薬工場　50%200mL1袋[251円/袋]，50%500mL1袋[303円/袋]，大塚糖液70%：大塚製薬工場　70%350mL1袋[322円/袋]，小林糖液5%：アイロム　5%500mL1瓶[174円/瓶]，テルモ糖注10%：テルモ　10%500mL1袋[174円/袋]，テルモ糖注50%：テルモ　50%200mL1袋[251円/袋]，50%500mL1袋[303円/袋]，光糖液5%：光　5%20mL1管[61円/管]，光糖液20%：光　20%20mL1管[61円/管]，ブドウ糖注5%「NP」：ニプロ　5%250mL1袋[139円/袋]，5%500mL1袋[174円/袋]，ブドウ糖注5%シリンジ「NP」：ニプロ　5%20mL1筒[175円/筒]，ブドウ糖注10%PL「フソー」：扶桑薬品　10%500mL1瓶[174円/瓶]，ブドウ糖注10%バッグ「フソー」：扶桑薬品　10%500mL1袋[174円/袋]，ブドウ糖注20%「CMX」：ケミックス　20%20mL1管[61円/管]，ブドウ糖注20%「NP」：ニプロ　20%20mL1管[66円/管]，ブドウ糖注20%PL「Hp」：原沢　20%20mL1管[61円/管]，ブドウ糖注20%PL「フソー」：扶桑薬品　20%20mL1管[61円/管]，ブドウ糖注20%「TX」：トライックス　20%20mL1管[61円/管]，ブドウ糖注20%「イセイ」：イセイ　20%20mL1管[61円/管]，ブドウ糖注20%「ウジ」：共和薬品　20%20mL1管[61円/管]，ブドウ糖注20%シリンジ「NP」：ニプロ　20%20mL1筒[177円/筒]，ブドウ糖注40%PL「フソー」：扶桑薬品　40%20mL1管[97円/管]，ブドウ糖注射液20%「トーワ」：東和　20%20mL1管[61円/管]

ブライアン点滴静注1g　規格：20%5mL1管[436円/管]

エデト酸カルシウムニナトリウム水和物　日新－山形　392

【効能効果】

鉛中毒

【対応標準病名】

◎	鉛中毒
○	鉛中毒性振戦
△	金属中毒

用法用量　エデト酸カルシウム二ナトリウム水和物として，通常成人1回1gを250～500mLの5%ブドウ糖注射液又は生理食塩液で希釈して約1時間をついやして静脈内に点滴注射をする。最初の5日間は1日2回，その後必要があれば2日間休薬して更に5日間点滴注射をする。小児は体重15kg当たり0.5g以下，1日2回点滴静注をする。ただし，15kg当たり1日1g以下であること。

フラグミン静注5000単位/5mL

規格：5,000低分子ヘパリン国際単位1瓶[1217円/瓶]

ダルテパリンナトリウム　ファイザー　333

【効能効果】

(1)血液体外循環時の灌流血液の凝固防止(血液透析)
(2)汎発性血管内血液凝固症(DIC)

【対応標準病名】

◎	播種性血管内凝固		
△	劇症紫斑病	後天性無フィブリノゲン血症	消費性凝固障害
	線維素溶解性紫斑病	線溶亢進	続発性線維素溶解性障害

用法用量

(1)血液体外循環時の灌流血液の凝固防止(血液透析)

本剤を直接又は生理食塩液により希釈して投与する。

出血性病変又は出血傾向を有しない患者の場合：通常，成人には体外循環開始時，ダルテパリンナトリウムとして15～20国際単位/kgを回路内に単回投与し，体外循環開始後は毎時7.5～10国際単位/kgを抗凝固薬注入ラインより持続注入する。

出血性病変又は出血傾向を有する患者の場合：通常，成人には体外循環開始時，ダルテパリンナトリウムとして10～15国際単位/kgを回路内に単回投与し，体外循環開始後は毎時7.5国際単位/kgを抗凝固薬注入ラインより持続注入する。

(2)汎発性血管内血液凝固症(DIC)

通常，成人にはダルテパリンナトリウムとして1日量75国際単位/kgを24時間かけて静脈内に持続投与する。

なお，症状に応じ適宜増減する。

禁忌　妊婦又は妊娠している可能性のある婦人

原則禁忌

(1)高度な出血症状を有する患者(汎発性血管内血液凝固症(DIC)を除く)
(2)ヘパリン起因性血小板減少症(HIT：heparin-induced thrombocytopenia)の既往歴のある患者
(3)本剤の成分又はヘパリン，他の低分子量ヘパリンに対し過敏症の既往歴のある患者
(4)重篤な肝障害又はその既往歴のある患者

ダルテパリンNa静注2500単位/10mLシリンジ「ニプロ」：ニプロ　2,500低分子ヘパリン国際単位10mL1筒[484円/筒]，ダルテパリンNa静注3000単位/12mLシリンジ「ニプロ」：ニプロ　3,000低分子ヘパリン国際単位12mL1筒[552円/筒]，ダルテパリンNa静注4000単位/16mLシリンジ「ニプロ」：ニプロ　4,000低分子ヘパリン国際単位16mL1筒[680円/筒]，ダルテパリンNa静注5千単位/5mL「HK」：光　5,000低分子ヘパリン国際単位1瓶[701円/瓶]，ダルテパリンNa静注5000単位/5mL「サワイ」：沢井　5,000低分子ヘパリン国際単位1瓶[701円/瓶]，ダルテパリンNa静注5千単位/5mLシリンジ「HK」：光　5,000低分子ヘパリン国際単位5mL1筒[780円/筒]，ダルテパリンNa静注5000単位/5mL「タイヨー」：テバ製薬　5,000低分子ヘパリン国際単位1瓶[701円/瓶]，ダルテパリンNa静注5000単位/5mL「日医工」：日医工　5,000低分子ヘパリン国際単位1瓶[701円/瓶]，ダルテパリンNa静注5000単位/5mL「日本臓器」：日本臓器　5,000低分子ヘパリン国際単位1瓶[701円/瓶]，ダルテパリンNa静注5000単位/5mL「マイラン」：マイラン製薬　5,000低分子ヘパリン国際単位1管[701円/管]，ダルテパリンNa静注5000単位/20mLシリンジ「ニプロ」：ニプロ　5,000低分子ヘパリン国際単位20mL1筒[780円/筒]，ダルテパリンNa静注5000単位/5mL「AFP」：エール　5,000低分子ヘパリン国際単位1瓶[597円/瓶]，フレスバル静注5000単位/5mL：日新－山形　5,000低分子ヘパリン国際単位1管[701円/管]，リザルミン静注5000単位/5mL：ILS　5,000低分子ヘパリン国際単位1瓶[701円/瓶]

プラスアミノ輸液　規格：200mL1袋[243円/袋]，500mL1袋[341円/袋]

アミノ酸製剤(ブドウ糖添加)　大塚製薬工場　325

【効能効果】

下記状態時のアミノ酸補給
低蛋白血症　低栄養状態　手術前後

【対応標準病名】

◎	栄養失調	低蛋白血症	
○	術後低蛋白血症		
△	アスパルチルグルコサミン尿症	栄養失調性白内障	栄養障害
	蛋白質欠乏性障害	β-マンノシドーシス	マンノシドーシス

用法用量　通常成人1回500～1000mLを点滴静注する。
投与速度は，アミノ酸の量として60分間に10g前後が体内利用に望ましく，通常成人500mLあたり90～120分を基準とし，小児，老人，重篤な患者には更に緩徐に注入する。
なお，年齢，症状，体重により適宜増減する。

用法用量に関連する使用上の注意　本剤にはナトリウムイオン約34mEq/L，クロルイオン約34mEq/Lが含まれているので，電解質液を併用する場合には電解質バランスに注意すること。また，カリウムイオンは含まれていないので，必要であればカリウム塩を添加し，補正して使用すること。

禁忌

(1)肝性昏睡又は肝性昏睡のおそれのある患者
(2)重篤な腎障害のある患者又は高窒素血症の患者
(3)アミノ酸代謝異常症の患者

フラビタン注5mg　規格：5mg1管[59円/管]
フラビタン注射液10mg　規格：10mg1管[59円/管]
フラビタン注射液20mg　規格：20mg1管[66円/管]
フラビンアデニンジヌクレオチドナトリウム　トーアエイヨー　313

【効能効果】

(1)ビタミンB_2欠乏症の予防及び治療
(2)ビタミンB_2の需要が増大し，食事からの摂取が不十分な際の補給（消耗性疾患，妊産婦，授乳婦，はげしい肉体労働時など）
(3)下記疾患のうち，ビタミンB_2の欠乏又は代謝障害が関与すると推定される場合
　①口角炎，口唇炎，舌炎，口内炎
　②肛門周囲及び陰部びらん
　③急・慢性湿疹，脂漏性湿疹
　④ペラグラ
　⑤尋常性痤瘡，酒さ
　⑥日光皮膚炎
　⑦結膜炎
　⑧びまん性表層角膜炎，角膜部周擁充血，角膜脈管新生
（上記(3)に対して，効果がないのに月余にわたって漫然と使用すべきでない。）

【対応標準病名】

◎	外陰部びらん	角膜周囲充血	角膜パンヌス
	急性湿疹	結膜炎	口角炎
	口唇炎	口内炎	肛門部びらん
	しゅさ	脂漏性皮膚炎	尋常性ざ瘡
	舌炎	日光皮膚炎	ビタミンB2欠乏症
	皮膚びらん	びまん性表層角膜炎	ペラグラ
	慢性湿疹	リボフラビン欠乏症	
○	アフタ性口内炎	異汗性湿疹	壊疽性口内炎
	角結膜びらん	角膜びらん	貨幣状湿疹
	汗疱性湿疹	クラミジア結膜炎	血管性パンヌス
	口唇アフタ	口唇色素沈着症	肛門陰窩炎
	肛門炎	肛門管炎	肛門部周囲炎
	ゴバラン症候群	孤立性アフタ	再発性アフタ
	ざ瘡	湿疹性パンヌス	しゅさ鼻
	痔瘻術後肛門周囲炎	脂漏性乳児皮膚炎	新生児皮脂漏
	ステロイドしゅさ	腺病性パンヌス	大アフタ
	冬期湿疹	頭部脂漏	ナイアシン欠乏症
	難治性口内炎	妊娠湿疹	妊婦性皮膚炎
	ビタミンB群欠乏症	フリクテン性パンヌス	
△あ	1型糖尿病性潰瘍	2型糖尿病性潰瘍	亜急性結膜炎
	悪液質アフタ	足湿疹	アトピー性角結膜炎
	アトピー皮膚	アルコール性ペラグラ	アレルギー性角膜炎
	アレルギー性結膜炎	アレルギー性口内炎	異汗症
	萎縮性角結膜炎	遺伝性角膜ジストロフィー	いぼ性口腔粘膜黄色腫
	陰唇潰瘍	陰のう湿疹	陰部潰瘍
	陰部間擦疹	ウイルス性外陰炎	ウイルス性口内炎
	栄養障害性角膜炎	会陰部肛囲湿疹	腋窩湿疹
	壊死性潰瘍性歯周炎	壊死性潰瘍性歯肉炎	壊疽性歯肉炎
か	円錐角膜	オトガイ下膿瘍	外陰炎
	外陰潰瘍	外陰膿瘍	外陰部皮膚炎
	カイザー・フライシャー輪	外傷性角膜炎	外傷性角膜潰瘍
	潰瘍性口内炎	化学性結膜炎	顎下部膿瘍

	角結膜炎	角結膜乾燥症	角膜萎縮
	角膜炎	角膜潰瘍	角膜拡張症
	角膜乾燥症	角膜色素沈着	角膜ジストロフィー
	角膜疾患	角膜脂肪変性	角膜症
	角膜上皮欠損	角膜上皮剥離	角膜上皮びらん
	角膜浸潤	角膜穿孔	角膜知覚過敏
	角膜知覚消失	角膜知覚鈍麻	角膜着色
	角膜中心潰瘍	角膜内皮炎	角膜内皮障害
	角膜軟化	角膜膿瘍	角膜剥離
	角膜浮腫	角膜腐蝕	角膜ぶどう腫
	角膜変性症	角膜瘤	家族性角膜ジストロフィー
	カタル性角膜潰瘍	カタル性眼炎	カタル性結膜炎
	カタル性口内炎	カタル性舌炎	化膿性角膜炎
	化膿性結膜炎	化膿性口腔粘膜肉芽腫	化膿性口内炎
	化膿性皮膚疾患	貨幣状角膜炎	顆粒状角膜ジストロフィー
	眼炎	眼角部眼瞼縁結膜炎	眼瞼縁結膜炎
	眼瞼結膜炎	間擦疹	カンジダ性口角びらん
	カンジダ性口唇炎	カンジダ性口内炎	乾性角結膜炎
	乾性角膜炎	感染性角膜潰瘍	感染性口内炎
	感染性皮膚炎	乾燥性口内炎	汗疱
	顔面急性皮膚炎	顔面光線角化症	顔面ざ瘡
	顔面しゅさ	顔面尋常性ざ瘡	義歯性口内炎
	偽性ペラグラ	季節性アレルギー性結膜炎	偽膜性アンギナ
	偽膜性結膜炎	偽膜性口内炎	丘疹状湿疹
	急性外陰腟炎	急性角結膜炎	急性角膜炎
	急性偽膜性カンジダ症	急性結膜炎	急性濾胞性結膜炎
	頬粘膜白板症	鋸歯状舌	巨大乳頭結膜炎
	巨大フリクテン	亀裂性湿疹	亀裂舌
	クルーケンベルグ紡錘	形質細胞性口唇炎	頚部皮膚炎
	ゲオトリクム症	ゲオトリクム性口内炎	結節状角膜ジストロフィー
	結節性眼炎	結節性結膜炎	結膜潰瘍
	結膜化膿性肉芽腫	結膜びらん	結膜濾胞症
	限局性直腸潰瘍	肛囲間擦疹	口囲ざ瘡
	口囲湿疹	口蓋垂炎	口蓋垂結核
	口蓋乳頭過形成	口蓋膿瘍	口角口唇炎
	口角びらん	硬化性角膜炎	硬化性舌炎
	口腔アレルギー症候群	口腔カンジダ症	口腔感染症
	口腔結核	口腔紅板症	口腔出血
	口腔褥瘡性潰瘍	口腔底膿瘍	口腔底蜂巣炎
	口腔内腫瘤	口腔粘膜結核	口腔粘膜の刺激性過形成
	口腔膿瘍	口腔白板症	硬口蓋白板症
	好酸球性口腔粘膜肉芽腫	好酸球性蜂巣炎	格子状角膜変性
	溝状舌	口唇潰瘍	口唇カンジダ症
	口唇結核	口唇粘液のう胞	口唇びらん
	口唇部膿瘍	口唇麻痺	口唇瘻
	光線角化症	光線眼症	光線肉芽腫
	光線類細網症	口底膿瘍	口底白板症
	口底蜂巣炎	後天性肛門狭窄	紅板症
	紅斑性間擦疹	紅斑性湿疹	項部菱形皮膚
	肛門潰瘍	肛門括約筋不全	肛門括約筋麻痺
	肛門狭窄	肛門疾患	肛門湿疹
	肛門周囲痛	肛門出血	肛門脱
	肛門皮垂	肛門部痛	肛門ポリープ
	肛門ポリポーシス	膠様滴状角膜ジストロフィー	コーガン症候群
さ	黒毛舌	コッホ・ウィークス菌性結膜炎	細菌性結膜炎
	細菌性腟炎	細菌性腟症	再発性角膜びらん
	ざ瘡様発疹	ザルツマン結節性ジストロフィー	散在性表層角膜炎
	蚕蝕性角膜潰瘍	紫外線角結膜炎	紫外線角膜炎
	自家感作性皮膚炎	糸状角膜炎	実質性角膜炎

フ

湿疹	湿疹様発疹	歯肉カンジダ症
歯肉白板症	若年環	若年性女子表皮剥離性ざ瘡
集簇性ざ瘡	宿便性潰瘍	しゅさ性角膜炎
しゅさ性ざ瘡	しゅさ様皮膚炎	手指湿疹
出血性角膜炎	出血性口内炎	術後結膜炎
春季カタル	小陰唇膿瘍	掌蹠角化腫
小児外陰腟炎	小児ざ瘡	真菌性角膜潰瘍
神経栄養性角結膜炎	神経症性掻破	人工肛門部皮膚炎
進行性角膜潰瘍	人工皮膚炎	浸潤性表層角膜炎
新生児ざ瘡	新生児皮膚炎	深層角膜炎
唇裂術後	スイート症候群	スイート病
水疱性角膜症	水疱性口唇炎	水疱性口内炎
水疱性口内炎ウイルス病	皺襞デスメ膜	ステロイドざ瘡
ストーマ粘膜皮膚侵入	スモーカーメラニン沈着症	星状角膜炎
正中菱形舌炎	ゼーミッシュ潰瘍	石化性角膜炎
赤色湿疹	舌萎縮	舌潰瘍
雪眼炎	舌カンジダ症	接触性眼瞼結膜炎
接触性口唇炎	接触性口内炎	舌切除後遺症
舌苔	舌痛症	舌乳頭萎縮
舌乳頭炎	舌乳頭肥大	舌粘膜下線維症
舌膿瘍	舌白板症	舌びらん
穿孔性角膜潰瘍	穿孔性角膜軟化	線状角膜炎
全身湿疹	腺性口唇炎	先天性顆粒状角膜変性
前房蓄膿性角膜炎	増殖性化膿性口内炎	続発性ペラグラ
粟粒性壊死性ざ瘡	大陰唇膿瘍	帯状角膜症
多発性角膜びらん	多発性口内炎	単純性角膜潰瘍
単純性顔面粃糠疹	地図状口内炎	地図状舌
腟炎	腟潰瘍	腟膿瘍
腟部びらん	直腸炎	直腸潰瘍
直腸狭窄	直腸周囲炎	直腸出血
直腸腫瘤	直腸障害	直腸脱
直腸痛	直腸粘膜脱	直腸びらん
直腸ポリープ	通年性アレルギー性結膜炎	手湿疹
デスメ瘤	テリエン周辺角膜変性	点状角質融解症
点状角膜炎	殿部難治性皮膚潰瘍	殿部皮膚潰瘍
痘瘡性ざ瘡	糖尿病性潰瘍	頭部湿疹
頭部粃糠疹	兎眼性角膜炎	軟口蓋白板症
軟口蓋麻痺	難治性瘻孔	肉芽腫性口唇炎
ニコチン性口蓋白色角化症	ニコチン性口内炎	乳痂
乳房皮膚炎	尿酸角膜変性	熱帯性潰瘍
熱帯性ざ瘡	粘液水腫性苔癬	粘液膿性結膜炎
膿痂疹性ざ瘡	膿疱性ざ瘡	排便後出血
白色水腫	白色粃糠疹	白内障術後結膜炎
剥離性限局性舌炎	剥離性口唇炎	剥離性舌炎
ハッサル・ヘンレ疣	ハドソン・ステーリ線	鼻背部湿疹
パリノー結膜炎	パリノー結膜腺症候群	破裂デスメ膜
瘢痕性肛門狭窄	斑状角膜変性	パントテン酸欠乏症
反復性角膜潰瘍	ビオチン欠乏症	粃糠疹
鼻前庭部湿疹	ビタミン B6 欠乏症	非特異性外陰炎
非特異性直腸潰瘍	皮膚炎	皮膚潰瘍
皮膚瘻	表在性角膜炎	表在性舌炎
表在性点状角膜炎	病巣性口腔ムチン症	病巣性ムチン症
ピリドキシン欠乏症	フィラメント状角膜炎	フォアダイス病
匐行性角膜潰瘍	腹壁瘢痕部潰瘍	フックスジストロフィー
フリクテン性角結膜炎	フリクテン性角膜炎	フリクテン性角膜潰瘍
フリクテン性結膜炎	ベドナーアフタ	ペラグラ性脳症
ペラグラ性皮膚炎	ヘルペスウイルス性咽頭炎	ヘルペスウイルス性歯肉口内炎
辺縁角膜炎	辺縁フリクテン	扁平湿疹
放射線性口内炎	放射線直腸炎	慢性外陰炎
慢性角結膜炎	慢性カタル性結膜炎	慢性結膜炎
慢性光線性皮膚炎	慢性舌炎	慢性腟炎
慢性表在性舌炎	慢性濾胞性結膜炎	ムチン沈着症
メラー舌炎	メラニン過剰沈着	面皰
毛細血管拡張性肉芽腫	毛状白板症	モラックス・アクセンフェルド結膜炎
薬物性角結膜炎	薬物性角膜炎	薬物性結膜炎
落屑性湿疹	リガ・フェーデ病	流行性結膜炎
良性移動性舌炎	淋菌性口内炎	輪状角膜ジストロフィー
鱗状湿疹	輪紋状角膜炎	老人環
老人性外陰炎	老人性弛緩性皮膚	老人性弾力線維症
ワンサン扁桃炎		

用法用量　FADとして，通常成人1日1～40mgを1～2回に分けて皮下，筋肉内又は静脈内注射する。
なお，年齢，症状により適宜増減する。

FAD注10mg（ツルハラ）：鶴原　10mg1管［56円/管］，FAD注20mg（ツルハラ）：鶴原　20mg1管［56円/管］，アデフラビン注10mg：東和　10mg1管［56円/管］，フラジレン注10mg：イセイ　10mg1管［56円/管］，フラジレン注20mg：イセイ　20mg1管［56円/管］，ワカデニン注射液10mg：わかもと　10mg1管［56円/管］，ワカデニン注射液20mg：わかもと　20mg1管［56円/管］，ワカデニン注射液30mg：わかもと　30mg1管［56円/管］

プラリア皮下注60mgシリンジ　規格：60mg1mL1筒［29296円/筒］
デノスマブ（遺伝子組換え）　第一三共　399

【効能効果】
骨粗鬆症

【対応標準病名】

◎	骨粗鬆症		
○	特発性若年性骨粗鬆症		
△	眼窩内側壁骨折	眼窩内壁骨折	眼窩吹き抜け骨折
	環椎椎弓骨折	軸椎横突起骨折	軸椎椎弓骨折
	軸椎椎体骨折	篩骨板骨折	歯突起開放骨折
	歯突起骨折	上腕骨滑車骨折	上腕骨近位端病的骨折
	上腕骨骨幹部病的骨折	上腕骨小結節骨折	上腕骨らせん骨折
	人工股関節周囲骨折	人工膝関節周囲骨折	前頭蓋底骨折
	前頭骨線状骨折	側頭骨線状骨折	中頭蓋底骨折
	頭蓋円蓋部線状骨折		

効能効果に関連する使用上の注意　本剤の適用にあたっては，日本骨代謝学会の診断基準等を参考に，骨粗鬆症との診断が確定している患者を対象とすること。
用法用量　通常，成人にはデノスマブ（遺伝子組換え）として60mgを6ヵ月に1回，皮下投与する。
禁忌
(1)本剤の成分に対し過敏症の既往歴のある患者
(2)低カルシウム血症の患者
(3)妊婦又は妊娠している可能性のある婦人

ブリカニール皮下注0.2mg　規格：0.2mg1管［60円/管］
テルブタリン硫酸塩　アストラゼネカ　225

【効能効果】
下記疾患の気道閉塞性障害に基づく呼吸困難等の諸症状の緩解
気管支喘息

【対応標準病名】

◎	気管支喘息	気道閉塞	呼吸困難
○	アスピリン喘息	アトピー性喘息	アレルギー性気管支炎
	運動誘発性喘息	外因性喘息	感染型気管支喘息
	気管支狭窄症	気管支喘息合併妊娠	起坐呼吸
	呼吸困難発作	呼吸促迫	混合型喘息
	小児喘息	小児喘息性気管支炎	職業喘息
	ステロイド依存性喘息	咳喘息	喘息性気管支炎

	難治性喘息	乳児喘息	肺性呼吸困難
	非アトピー性喘息	発作性呼吸困難	夜間呼吸困難
	夜間性喘息	労作時呼吸困難	
△	CO2 ナルコーシス	息切れ	気道狭窄
	急性呼吸器感染症	高炭酸ガス血症	上葉無気肺
	ぜいぜい音	喘鳴	中葉無気肺
	板状無気肺		

用法用量
通常１回量として，下記用量を皮下注射する。
なお，年齢，症状に応じ適宜増減する。

成人	1 管(0.2mg)
6 歳以上の小児	1/2 管(0.1mg)
5 歳以下の幼児	1/4 管(0.05mg)

(　)内：テルブタリン硫酸塩としての用量

禁忌　本剤に対し過敏症の既往歴のある患者

ブリディオン静注200mg　規格：200mg2mL1瓶[10231円/瓶]
ブリディオン静注500mg　規格：500mg5mL1瓶[24328円/瓶]
スガマデクスナトリウム　MSD　392

【効 能 効 果】

ロクロニウム臭化物又はベクロニウム臭化物による筋弛緩状態からの回復

【対応標準病名】

該当病名なし

効能効果に関連する使用上の注意　本剤はロクロニウム臭化物又はベクロニウム臭化物以外の筋弛緩剤による筋弛緩状態からの回復に対しては使用しないこと。

用法用量　通常，成人にはスガマデクスとして，浅い筋弛緩状態(筋弛緩モニターにおいて四連(TOF)刺激による２回目の収縮反応(T_2)の再出現を確認した後)では１回 2mg/kg を，深い筋弛緩状態(筋弛緩モニターにおいてポスト・テタニック・カウント(PTC)刺激による1～2回の単収縮反応(1-2PTC)の出現を確認した後)では１回 4mg/kg を静脈内投与する。また，ロクロニウム臭化物の挿管用量投与直後に緊急に筋弛緩状態からの回復を必要とする場合，通常，成人にはスガマデクスとして，ロクロニウム臭化物投与３分後を目安に１回 16mg/kg を静脈内投与する。

用法用量に関連する使用上の注意
(1)筋弛緩モニターによる確認ができない場合は，十分な自発呼吸の発現を確認した後はスガマデクスとして 2mg/kg を投与すること。十分な自発呼吸の発現を確認する前のロクロニウム臭化物による筋弛緩に対してはスガマデクスとして 4mg/kg を投与するが，筋弛緩状態からの回復が遅延することがあるため，患者の状態を十分に観察すること。なお，筋弛緩モニターによる確認ができない場合の自発呼吸の発現を確認する前のベクロニウム臭化物による筋弛緩に対する本剤の有効性及び安全性は確立されていない。
(2)ベクロニウム臭化物の挿管用量投与直後に緊急に筋弛緩状態からの回復を必要とする場合の本剤の有効性及び安全性は確立していない。

禁忌　本剤の成分に対し過敏症の既往歴のある患者

ブリプラチン注10mg　規格：10mg20mL1瓶[2787円/瓶]
ブリプラチン注25mg　規格：25mg50mL1瓶[6757円/瓶]
ブリプラチン注50mg　規格：50mg100mL1瓶[11890円/瓶]
シスプラチン　ブリストル　429

【効 能 効 果】

(1)シスプラチン通常療法
睾丸腫瘍，膀胱癌，腎盂・尿管腫瘍，前立腺癌，卵巣癌，頭頸部癌，非小細胞肺癌，食道癌，子宮頸癌，神経芽細胞腫，胃癌，小細胞肺癌，骨肉腫，胚細胞腫瘍(精巣腫瘍，卵巣腫瘍，性腺外腫瘍)，悪性胸膜中皮腫，胆道癌
以下の悪性腫瘍に対する他の抗悪性腫瘍剤との併用療法：悪性骨腫瘍，子宮体癌(術後化学療法，転移・再発時化学療法)，再発・難治性悪性リンパ腫，小児悪性固形腫瘍(横紋筋肉腫，神経芽腫，肝芽腫その他肝原発悪性腫瘍，髄芽腫等)
(2) M-VAC 療法：尿路上皮癌

【対応標準病名】

◎	悪性胸膜中皮腫	悪性骨腫瘍	悪性リンパ腫
	胃癌	咽頭癌	咽頭上皮内癌
	横紋筋肉腫	下咽頭癌	下咽頭後部癌
	下顎歯肉癌	下顎歯肉頬移行部癌	顎下腺癌
	下口唇基底細胞癌	下口唇皮膚癌	下口唇有棘細胞癌
	下唇癌	下唇赤唇部癌	肝芽腫
	肝癌	頬粘膜癌	頬粘膜上皮内癌
	頚皮膚上皮内癌	頚部癌	頚部基底細胞癌
	頚部転移性腺癌	頚部皮膚癌	頚部有棘細胞癌
	原発性肝癌	口蓋癌	口蓋上皮内癌
	口蓋垂癌	口腔癌	口腔上皮内癌
	口腔前庭癌	口腔底癌	口腔底上皮内癌
	硬口蓋癌	甲状腺癌	甲状腺癌骨転移
	甲状腺髄様癌	甲状腺乳頭癌	甲状腺未分化癌
	甲状腺濾胞癌	口唇癌	口唇境界部癌
	口唇上皮内癌	口唇赤唇部癌	口唇皮膚上皮内癌
	口底癌	口底上皮内癌	喉頭蓋癌
	喉頭蓋前面癌	喉頭蓋谷癌	喉頭癌
	喉頭上皮内癌	骨原性肉腫	骨肉腫
	耳下腺癌	子宮頚癌	子宮体癌
	子宮体癌再発	篩骨洞癌	歯肉癌
	歯肉上皮内癌	腫瘍	上咽頭癌
	上咽頭後壁癌	上咽頭上壁癌	上咽頭前壁癌
	上咽頭側壁癌	上顎歯肉癌	上顎歯肉頬移行部癌
	上顎洞癌	上顎洞上皮内癌	上口唇基底細胞癌
	上口唇皮膚癌	上口唇有棘細胞癌	小細胞肺癌
	上唇癌	上唇赤唇部癌	小唾液腺癌
	食道癌	腎盂腫瘍	腎盂尿路上皮癌
	神経芽腫	唇交連癌	髄芽腫
	精巣腫瘍	精巣胚細胞腫瘍	正中型口腔底癌
	正中型口底癌	声門下癌	声門癌
	声門上癌	舌縁癌	舌下腺癌
	舌下面癌	舌下面上皮内癌	舌癌
	舌根部癌	舌上皮内癌	舌尖癌
	舌背癌	前立腺癌	側方型口腔底癌
	側方型口底癌	大唾液腺癌	唾液腺癌
	胆道癌	中咽頭癌	中咽頭後壁癌
	中咽頭側壁癌	転移性口腔癌	転移性子宮癌
	転移性舌癌	転移性鼻腔癌	頭頚部癌
	頭皮上皮内癌	頭部基底細胞癌	頭部皮膚癌
	頭部有棘細胞癌	軟口蓋癌	尿管腫瘍
	尿管尿路上皮癌	尿道尿路上皮癌	胚細胞腫
	鼻咽腔癌	鼻腔癌	非小細胞肺癌
	副甲状腺癌	副鼻腔癌	扁桃窩癌
	扁桃癌	膀胱癌	膀胱尿路上皮癌
	卵巣癌	卵巣胚細胞腫瘍	梨状陥凹癌
	輪状後部癌		
○	ALK 融合遺伝子陽性非小細胞肺癌	EGFR 遺伝子変異陽性非小細胞肺癌	KIT (CD117) 陽性胃消化管間質腫瘍
あ	KIT (CD117) 陽性食道消化管間質腫瘍	悪性間葉腫	悪性血管外皮腫
	悪性腫瘍	悪性小脳腫瘍	悪性心膜中皮腫
	悪性髄膜腫	悪性脊髄髄膜腫	悪性線維性組織球腫
	悪性中皮腫	悪性腹膜中皮腫	悪性末梢神経鞘腫
	胃悪性リンパ腫	胃癌・HER2 過剰発現	胃管癌
	胃癌末期	胃重複癌	胃消化管間質腫瘍

か	胃進行癌	胃前庭部癌	下咽頭披裂喉頭蓋ひだ癌
	下顎部メルケル細胞癌	顎下部悪性腫瘍	仮声帯癌
	滑膜肉腫	下部胆管癌	下葉小細胞肺癌
	下葉非小細胞肺癌	癌	肝右葉腫瘍
	眼窩悪性腫瘍	眼窩悪性リンパ腫	肝外胆管癌
	眼窩横紋筋肉腫	眼角基底細胞癌	眼角皮膚癌
	眼角有棘細胞癌	眼窩神経芽腫	眼瞼メルケル細胞癌
	肝細胞癌	顔面悪性腫瘍	顔面メルケル細胞癌
	肝門部胆管癌	気管支癌	臼後部癌
	胸部食道癌	頬部メルケル細胞癌	胸膜中皮腫
	去勢抵抗性前立腺癌	巨大後腹膜脂肪肉腫	クロム親和性芽細胞腫
	頚部悪性腫瘍	頚部悪性リンパ腫	頚部原発腫瘍
	頚部食道癌	頚部神経芽腫	頚部メルケル細胞癌
	血管肉腫	結腸悪性リンパ腫	限局性悪性胸膜中皮腫
	限局性前立腺癌	原発性悪性脳腫瘍	原発性骨腫瘍
	原発性肺癌	口蓋弓癌	甲状腺悪性リンパ腫
	口唇メルケル細胞癌	後腹膜悪性腫瘍	後腹膜悪性線維性組織球腫
	後腹膜横紋筋肉腫	後腹膜血管肉腫	後腹膜脂肪肉腫
	後腹膜神経芽腫	後腹膜線維肉腫	後腹膜胚細胞腫瘍
	後腹膜平滑筋肉腫	項部メルケル細胞癌	骨悪性線維性組織球腫
	骨悪性リンパ腫	骨線維肉腫	骨軟骨肉腫
さ	骨膜性骨肉腫	鰓原性癌	残胃癌
	耳介メルケル細胞癌	耳管癌	子宮癌
	子宮癌再発	子宮峡部癌	子宮断端癌
	子宮腟部癌	子宮底癌	子宮内膜癌
	視神経膠腫	脂肪肉腫	縦隔悪性リンパ腫
	充実性卵巣腫瘍	十二指腸悪性リンパ腫	上顎癌
	小腸悪性リンパ腫	小脳髄芽腫	小脳星細胞腫
	上部胆管癌	上葉小細胞肺癌	上葉非小細胞肺癌
	食道胃接合部癌	食道基底細胞癌	食道消化管間質腫瘍
	食道腺癌	食道未分化癌	腎盂癌
	腎盂乳頭状癌	神経細胞腫瘍	神経節芽細胞腫
	神経節膠腫	神経線維肉腫	進行性前立腺癌
	腎周囲脂肪肉腫	心臓悪性リンパ腫	心臓横紋筋肉腫
	心膜中皮腫	膵内胆管癌	髄膜癌腫症
	スキルス胃癌	精巣悪性リンパ腫	精巣横紋筋肉腫
	精巣癌	線維肉腫	前額部メルケル細胞癌
	前頭洞癌	前立腺横紋筋肉腫	前立腺癌再発
	前立腺小細胞癌	前立腺神経内分泌癌	総胆管癌
た	退形成性上衣腫	大腿骨骨肉腫	大腸悪性リンパ腫
	胆管癌	胆のうカルチノイド	胆のう癌
	胆のう管癌	胆のう肉腫	中部胆管癌
	中葉小細胞肺癌	中葉非小細胞肺癌	蝶形骨洞癌
	聴神経膠腫	直腸悪性リンパ腫	転移性黒色腫
	転移性篩骨洞癌	転移性腫瘍	転移性上顎洞癌
	転移性前頭洞癌	転移性蝶形骨洞癌	転移性副鼻腔癌
な	頭部メルケル細胞癌	軟骨肉腫	軟部組織悪性腫瘍
	肉腫	尿管癌	尿道癌
	尿道傍腺の悪性腫瘍	粘液性のう胞腺癌	脳悪性リンパ腫
	膿胸関連リンパ腫	脳神経悪性腫瘍	のう胞性卵巣腫瘍
は	肺癌	肺腺癌	肺腺扁平上皮癌
	肺腺様のう胞癌	肺大細胞癌	肺大細胞神経内分泌癌
	肺粘表皮癌	肺扁平上皮癌	肺胞上皮癌
	肺未分化癌	肺門部小細胞癌	肺門部非小細胞癌
	馬尾上衣腫	脾悪性リンパ腫	鼻前庭癌
	鼻中隔癌	非ホジキンリンパ腫	披裂喉頭蓋ひだ下咽頭面癌
	披裂喉頭蓋ひだ喉頭面癌	副腎癌	副腎神経芽腫
	腹膜中皮腫	ぶどう膜悪性黒色腫	噴門癌
	平滑筋肉腫	扁桃悪性リンパ腫	膀胱肉腫
	傍骨性骨肉腫	胞巣状軟部肉腫	ホルモン産生卵巣腫瘍
ま	末期癌	末梢神経悪性腫瘍	マントル細胞リンパ腫
	脈絡膜悪性黒色腫	免疫芽球性リンパ節症	網膜芽細胞腫
やら	網膜膠腫	毛様体悪性腫瘍	ユーイング肉腫
	卵黄のう腫瘍	卵管癌	卵巣顆粒膜細胞腫
	卵巣癌全身転移	卵巣絨毛癌	卵巣腫瘍
	卵巣腫瘍中間悪性群	卵巣腫瘍破裂	卵巣胎児性癌
	卵巣肉腫	卵巣未分化胚細胞腫	卵巣類皮のう胞癌
	リンパ芽球性リンパ腫	リンパ腫	濾胞性リンパ腫

△	ALK 陽性未分化大細胞リンパ腫	B 細胞リンパ腫	MALT リンパ腫
あ	S 状結腸癌	悪性エナメル上皮腫	悪性下垂体腫瘍
	悪性褐色細胞腫	悪性顆粒細胞腫	悪性奇形腫
	悪性グロームス腫瘍	悪性甲状腺腫	悪性腫瘍合併性皮膚筋炎
	悪性腫瘍に伴う貧血	悪性神経膠腫	悪性頭蓋咽頭腫
	悪性脳腫瘍	悪性リンパ腫骨髄浸潤	足悪性軟部腫瘍
	鞍上部胚細胞腫瘍	胃 MALT リンパ腫	胃悪性間葉系腫瘍
	胃悪性黒色腫	イートン・ランバート症候群	胃カルチノイド
	胃癌骨転移	胃原発絨毛癌	胃脂肪肉腫
	胃小弯部癌	胃体部癌	胃大弯部癌
	胃底部癌	遺伝性大腸癌	遺伝性非ポリポーシス大腸癌
	胃肉腫	胃胚細胞腫瘍	胃平滑筋肉腫
	胃幽門部癌	陰茎癌	陰茎亀頭部癌
	陰茎腫瘍	陰茎体部癌	陰茎包皮部癌
	咽頭腫瘍	咽頭肉腫	陰のう癌
	陰のう腫瘍	腋窩基底細胞癌	腋窩皮膚癌
	腋窩部軟部腫瘍	腋窩有棘細胞癌	エクリン汗孔癌
	延髄神経膠腫	延髄星細胞腫	横行結腸癌
か	外耳道癌	外尿道口腫瘍	海綿芽細胞腫
	下咽頭肉腫	下顎悪性エナメル上皮腫	下顎骨悪性腫瘍
	下顎骨肉腫	下顎骨腫瘍	下顎腫瘍
	下顎部横紋筋肉腫	下顎部基底細胞癌	下顎部腫瘍
	下顎部皮膚癌	下顎部有棘細胞癌	下眼瞼基底細胞癌
	下眼瞼皮膚癌	下眼瞼有棘細胞癌	角膜の悪性腫瘍
	下行結腸癌	下肢皮膚癌	下腿悪性線維性組織球腫
	下腿悪性軟部腫瘍	下腿横紋筋肉腫	下腿滑膜肉腫
	下腿基底細胞癌	下腿脂肪肉腫	下腿線維肉腫
	下腿淡明細胞肉腫	下腿軟部腫瘍	下腿皮下腫瘍
	下腿皮膚癌	下腿平滑筋肉腫	下腿胞巣状軟部肉腫
	下腿有棘細胞癌	下腿類上皮肉腫	肩軟部腫瘍
	肩隆起性皮膚線維肉腫	滑膜腫	下部食道癌
	下葉肺癌	下葉肺腺癌	下葉肺大細胞癌
	下葉肺扁平上皮癌	カルチノイド	肝悪性腫瘍
	肝カルチノイド	肝癌骨転移	癌関連網膜症
	肝血管肉腫	眼瞼脂腺癌	眼瞼皮膚の悪性腫瘍
	環指基底細胞癌	環指皮膚癌	肝脂肪肉腫
	環指有棘細胞癌	癌性悪液質	癌性心膜炎
	癌性ニューロパチー	癌性ニューロミオパチー	癌性貧血
	癌性ミエロパチー	癌性リンパ管症	関節軟骨腫瘍
	汗腺癌	眼内腫瘍	肝内胆管癌
	肝のう胞腺癌	肝脾 T 細胞リンパ腫	肝平滑筋肉腫
	顔面横紋筋肉腫	顔面基底細胞癌	顔面骨腫瘍
	顔面脂腺癌	顔面皮下腫瘍	顔面皮膚癌
	顔面有棘細胞癌	顔面隆起性皮膚線維肉腫	肛門部癌
	間葉腫	気管癌	気管支リンパ節転移
	基底細胞癌	嗅神経芽腫	嗅神経上皮腫
	胸腔内リンパ節の悪性腫瘍	胸骨骨肉腫	胸骨腫瘍
	橋神経膠腫	胸腺癌	胸椎骨肉腫
	胸椎腫瘍	胸椎脊索腫	胸部悪性軟部腫瘍
	頬部横紋筋肉腫	胸部下部食道癌	胸部基底細胞癌
	頬部基底細胞癌	頬部血管肉腫	胸部上部食道癌
	胸部中部食道癌	胸部皮膚癌	頬部皮膚癌
	胸部有棘細胞癌	頬部有棘細胞癌	胸部隆起性皮膚線維肉腫

頬部隆起性皮膚線維肉腫	胸壁悪性線維性組織球腫	胸壁横紋筋肉腫
胸壁血管肉腫	胸壁脂肪肉腫	胸壁線維肉腫
胸壁淡明細胞肉腫	胸膜悪性腫瘍	胸膜播種
距骨腫瘍	クルッケンベルグ腫瘍	脛骨遠位部骨腫瘍
脛骨近位部巨細胞腫	脛骨近位部骨腫瘍	脛骨骨幹部骨腫瘍
脛骨腫瘍	頚椎骨肉腫	頚椎腫瘍
頚椎脊索腫	頚動脈小体悪性腫瘍	頚部悪性線維性組織球腫
頚部悪性軟部腫瘍	頚部横紋筋肉腫	頚部滑膜肉腫
頚部血管肉腫	頚部脂腺癌	頚部脂肪肉腫
頚部転移性腫瘍	頚部軟部腫瘍	頚部肉腫
頚部皮膚悪性腫瘍	頚部隆起性皮膚線維肉腫	血管芽細胞腫
血管周皮腫	血管内大細胞型Ｂ細胞性リンパ腫	血管免疫芽球性Ｔ細胞リンパ腫
結腸癌	結膜腫瘍	結膜の悪性腫瘍
限局性中皮腫	肩甲骨腫瘍	肩甲部脂肪肉腫
原始神経外胚葉腫瘍	原線維性星細胞腫	原発性脳腫瘍
原発不明癌	肩部悪性線維性組織球腫	肩部横紋筋肉腫
肩部滑膜肉腫	肩部基底細胞癌	肩部線維肉腫
肩部淡明細胞肉腫	肩部皮膚癌	肩部胞巣状軟部肉腫
肩部有棘細胞癌	膠芽腫	交感神経節腫瘍
口腔悪性黒色腫	甲状腺MALTリンパ腫	甲状腺悪性腫瘍
甲状軟骨の悪性腫瘍	口唇皮膚悪性腫瘍	後頭骨腫瘍
後頭葉悪性腫瘍	後頭葉膠芽腫	後頭葉神経膠腫
膠肉腫	項部基底細胞癌	後腹膜リンパ節転移
項部皮膚癌	項部有棘細胞癌	肛門癌
肛門管癌	肛門部癌	肛門部基底細胞癌
肛門部皮膚癌	肛門部有棘細胞癌	肛門扁平上皮癌
股関節部滑膜肉腫	骨腫瘍	骨盤骨腫瘍
骨盤骨肉腫	骨盤内悪性軟部腫瘍	骨盤部悪性軟部腫瘍
さ 骨盤ユーイング肉腫	混合型肝癌	細気管支肺胞上皮癌
臍部基底細胞癌	臍部皮膚癌	臍部有棘細胞癌
鎖骨骨肉腫	鎖骨腫瘍	坐骨腫瘍
坐骨直腸窩脂肪肉腫	鎖骨部隆起性皮膚線維肉腫	耳介癌
耳下部肉腫	指基節骨腫瘍	趾基節骨腫瘍
色素性基底細胞癌	子宮癌骨転移	子宮癌肉腫
子宮頚部腺癌	子宮内膜間質肉腫	子宮肉腫
軸椎脊索腫	指骨腫瘍	趾骨腫瘍
示指基底細胞癌	示指皮膚癌	示指有棘細胞癌
視床下部星細胞腫	視床星細胞腫	脂腺癌
耳前部基底細胞癌	耳前部皮膚癌	耳前部有棘細胞癌
指中節骨腫瘍	趾中節骨腫瘍	膝蓋骨腫瘍
膝関節腫瘍	膝関節部滑膜肉腫	膝部悪性線維性組織球腫
膝部基底細胞癌	膝部淡明細胞肉腫	膝部軟部腫瘍
膝部皮膚癌	膝部胞巣状軟部肉腫	膝部有棘細胞癌
趾軟部腫瘍	指末節骨腫瘍	趾末節骨腫瘍
斜台部脊索腫	尺骨腫瘍	縦隔胚細胞腫瘍
縦隔卵黄のう腫瘍	縦隔リンパ節転移	十二指腸癌
十二指腸神経内分泌癌	十二指腸乳頭癌	十二指腸乳頭部癌
絨毛癌	手関節部滑膜肉腫	主気管支の悪性腫瘍
手掌基底細胞癌	手掌皮膚癌	手掌部軟部腫瘍
手掌有棘細胞癌	手背皮膚癌	手背部基底細胞癌
手背有棘細胞癌	手部悪性線維性組織球腫	手部横紋筋肉腫
手部滑膜肉腫	手部基底細胞癌	手部淡明細胞肉腫
手部皮膚癌	手部有棘細胞癌	手部類上皮肉腫
腫瘍随伴症候群	上衣芽細胞腫	上衣腫
上咽頭脂肪肉腫	上顎悪性エナメル上皮腫	上顎結節部癌
上顎骨悪性腫瘍	上顎骨骨肉腫	上顎骨腫瘍
上顎腫瘍	上顎部腫瘍	松果体悪性腫瘍
松果体芽腫	松果体胚細胞腫瘍	松果体部膠芽腫
松果体未分化胚細胞腫	上眼瞼基底細胞癌	上眼瞼皮膚癌

上眼瞼有棘細胞癌	上行結腸癌	踵骨腫瘍
小指基底細胞癌	小指皮膚癌	上肢皮膚癌
小指有棘細胞癌	小腸癌	小児EBV陽性Ｔ細胞リンパ増殖性疾患
小児全身性EBV陽性Ｔ細胞リンパ増殖性疾患	上皮腫	踵部基底細胞癌
上部食道癌	踵部皮膚癌	踵部有棘細胞癌
上葉肺癌	上葉肺腺癌	上葉肺大細胞癌
上葉肺扁平上皮癌	上腕悪性線維性組織球腫	上腕悪性軟部腫瘍
上腕横紋筋肉腫	上腕滑膜肉腫	上腕基底細胞癌
上腕骨遠位部骨腫瘍	上腕骨近位部骨腫瘍	上腕骨骨幹部骨腫瘍
上腕骨腫瘍	上腕脂肪肉腫	上腕線維肉腫
上腕淡明細胞肉腫	上腕軟部腫瘍	上腕皮膚癌
上腕胞巣状軟部肉腫	上腕有棘細胞癌	上腕類上皮肉腫
食道悪性間葉系腫瘍	食道悪性黒色腫	食道横紋筋肉腫
食道カルチノイド	食道癌骨転移	食道癌肉腫
食道偽肉腫	食道脂肪肉腫	食道小細胞癌
食道上皮内癌	食道腺様のう胞癌	食道粘表皮癌
食道表在癌	食道平滑筋肉腫	痔瘻癌
腎盂腺癌	腎盂扁平上皮癌	腎癌
腎癌骨転移	神経膠腫	腎細胞癌
腎腫瘍	膵芽腫	膵癌
膵管癌	膵管内管状腺癌	膵管内乳頭粘液性腺癌
膵脂肪肉腫	膵漿液性のう胞腺癌	膵腺房細胞癌
膵臓癌骨転移	膵体部癌	膵頭部カルチノイド
膵頭部癌	膵粘液性のう胞腺癌	膵尾部癌
星細胞腫	星状芽細胞腫	精上皮腫
成人Ｔ細胞白血病骨髄浸潤	精巣奇形癌	精巣奇形腫
精巣絨毛癌	精巣上体癌	精巣上体腫瘍
精巣胎児性癌	精巣肉腫	精巣卵黄のう腫瘍
精巣卵のう腫瘍	精のう腺腫瘍	精母細胞腫
脊索腫	脊椎腫瘍	節外性NK/T細胞リンパ腫・鼻型
舌脂肪肉腫	線維脂肪肉腫	前額部基底細胞癌
前額部皮膚癌	前額部有棘細胞癌	前胸部基底細胞癌
前胸部皮膚癌	前胸部有棘細胞癌	仙骨骨肉腫
仙骨腫瘍	仙骨軟骨肉腫	仙骨部基底細胞癌
仙骨部脊索腫	仙骨部皮膚癌	仙骨部有棘細胞癌
仙骨ユーイング肉腫	全身性転移性癌	前頭骨腫瘍
前頭葉悪性腫瘍	前頭葉膠芽腫	前頭葉神経膠腫
前頭葉星細胞腫	前頭葉退形成性星細胞腫	前立腺肉腫
前腕悪性線維性組織球腫	前腕悪性軟部腫瘍	前腕横紋筋肉腫
前腕滑膜肉腫	前腕基底細胞癌	前腕線維肉腫
前腕軟部腫瘍	前腕皮膚癌	前腕胞巣状軟部肉腫
前腕有棘細胞癌	前腕類上皮肉腫	早期胃癌
早期食道癌	足関節部滑膜肉腫	側胸部基底細胞癌
側胸部皮膚癌	側胸部有棘細胞癌	足根骨腫瘍
足舟状骨腫瘍	足底基底細胞癌	足底皮膚癌
足底部軟部腫瘍	足底有棘細胞癌	側頭骨腫瘍
側頭葉悪性腫瘍	側頭葉膠芽腫	側頭葉神経膠腫
側頭葉星細胞腫	側頭葉退形成性星細胞腫	側頭葉毛様細胞性星細胞腫
足背基底細胞癌	足背皮膚癌	足背有棘細胞癌
足部横紋筋肉腫	足部滑膜肉腫	足部基底細胞癌
足部淡明細胞肉腫	足部皮膚癌	足部有棘細胞癌
足部類上皮肉腫	鼡径部悪性線維性組織球腫	鼡径部横紋筋肉腫
鼡径部滑膜肉腫	鼡径部基底細胞癌	鼡径部脂肪肉腫
た 鼡径部皮膚癌	鼡径部有棘細胞癌	第２趾基底細胞癌
第２趾皮膚癌	第２趾有棘細胞癌	第３趾基底細胞癌
第３趾皮膚癌	第３趾有棘細胞癌	第４趾基底細胞癌
第４趾皮膚癌	第４趾有棘細胞癌	第４脳室上衣腫
第５趾基底細胞癌	第５趾皮膚癌	第５趾有棘細胞癌

胎芽性肉腫	退形成性星細胞腫	胎児性癌
胎児性精巣腫瘍	大腿悪性線維性組織球腫	大腿悪性軟部腫瘍
大腿横紋筋肉腫	大腿滑膜肉腫	大腿基底細胞癌
大腿血管肉腫	大腿骨遠位部巨細胞腫	大腿骨遠位部骨腫瘍
大腿骨近位部骨腫瘍	大腿骨骨幹部骨腫瘍	大腿骨腫瘍
大腿線維肉腫	大腿軟部腫瘍	大腿皮膚癌
大腿部脂肪肉腫	大腿平滑筋肉腫	大腿胞巣状軟部肉腫
大腿有棘細胞癌	大腿類上皮肉腫	大腸 MALT リンパ腫
大腸癌	大腸癌骨転移	大腸粘液癌
大動脈周囲リンパ節転移	大脳悪性腫瘍	大脳深部神経膠腫
多発性癌転移	多発性神経膠腫	多発性膀胱腫瘍
胆管細胞癌	男性性器癌	淡明細胞肉腫
恥骨骨肉腫	恥骨腫瘍	恥骨軟骨肉腫
中咽頭肉腫	中耳悪性腫瘍	中指基底細胞癌
中指皮膚癌	中指有棘細胞癌	中手骨腫瘍
虫垂癌	中足骨腫瘍	中脳神経膠腫
中皮腫	肘部滑膜肉腫	肘部基底細胞癌
中部食道癌	肘部線維肉腫	肘部軟部腫瘍
肘部皮膚癌	肘部有棘細胞癌	肘部類上皮肉腫
中葉肺癌	中葉肺腺癌	中葉肺大細胞癌
中葉肺扁平上皮癌	腸管症関連 T 細胞リンパ腫	蝶形骨腫瘍
腸骨腫瘍	腸骨ユーイング肉腫	腸骨リンパ節転移
直腸 MALT リンパ腫	直腸 S 状部結腸癌	直腸癌
直腸癌骨転移	直腸癌術後再発	手軟部悪性腫瘍
転移性下顎癌	転移性胸壁腫瘍	転移性骨腫瘍による大腿骨骨折
転移性上顎癌	転移性心腫瘍	転移性腟腫瘍
転移性扁平上皮癌	転移性膀胱癌	転移性卵巣癌
殿部悪性線維性組織球腫	殿部悪性軟部腫瘍	殿部横紋筋肉腫
殿部滑膜肉腫	殿部基底細胞癌	殿部血管肉腫
殿部線維肉腫	殿部皮膚癌	殿部平滑筋肉腫
殿部胞巣状軟部肉腫	殿部有棘細胞癌	殿部隆起性皮膚線維肉腫
頭蓋骨悪性腫瘍	頭蓋骨骨肉腫	頭蓋骨腫瘍
頭蓋底骨肉腫	頭蓋底腫瘍	頭蓋底脊索腫
頭蓋内胚細胞腫瘍	頭蓋部脊索腫	橈骨腫瘍
透析腎癌	頭頂骨腫瘍	頭頂部軟部腫瘍
頭頂葉悪性腫瘍	頭頂葉膠芽腫	頭頂葉神経膠腫
頭頂葉星細胞腫	頭部悪性線維性組織球腫	頭部横紋筋肉腫
頭部滑膜肉腫	頭部血管肉腫	頭部脂腺癌
頭部脂肪肉腫	頭部軟部組織悪性腫瘍	頭部皮下腫瘍
内耳癌	内胚葉洞腫瘍	軟部悪性巨細胞腫
軟部腫瘍	乳癌骨転移	乳頭基底細胞癌
乳頭皮膚癌	乳頭有棘細胞癌	尿管口部膀胱癌
尿道周囲腫瘍	尿道腫瘍	尿道腫瘤
尿膜管癌	脳幹悪性腫瘍	脳幹膠芽腫
脳幹神経膠腫	脳幹部星細胞腫	脳室悪性腫瘍
脳室上衣腫	脳胚細胞腫瘍	肺 MALT リンパ腫
肺芽腫	肺カルチノイド	肺癌骨転移
肺癌肉腫	肺肉腫	背部悪性線維性組織球腫
背部悪性軟部腫瘍	背部横紋筋肉腫	背部基底細胞癌
背部脂肪肉腫	背部軟部腫瘍	背部皮下腫瘍
背部皮膚癌	背部有棘細胞癌	背部隆起性皮膚線維肉腫
肺門部腺癌	肺門部大細胞癌	肺門部肺癌
肺門部扁平上皮癌	肺門リンパ節転移	バレット食道癌
パンコースト症候群	脾 B 細胞性リンパ腫/白血病・分類不能型	腓骨遠位部骨腫瘍
腓骨近位部骨腫瘍	腓骨骨幹部骨腫瘍	腓骨腫瘍
尾骨腫瘍	鼻尖基底細胞癌	鼻尖皮膚癌
鼻尖有棘細胞癌	鼻背基底細胞癌	鼻背皮膚癌
鼻背有棘細胞癌	脾びまん性赤脾髄小 B 細胞性リンパ腫	皮膚悪性腫瘍
皮膚悪性線維性組織球腫	皮膚癌	鼻部基底細胞癌
皮膚脂肪肉腫	皮膚線維肉腫	鼻部皮膚癌
皮膚付属器癌	鼻部有棘細胞癌	びまん性星細胞腫
びまん性中皮腫	脾門部リンパ節転移	鼻翼基底細胞癌
鼻翼皮膚癌	鼻翼有棘細胞癌	副咽頭間隙悪性腫瘍
腹腔内リンパ節の悪性腫瘍	腹腔リンパ節転移	副甲状腺悪性腫瘍
副腎悪性腫瘍	副腎髄質の悪性腫瘍	副腎皮質癌
副腎皮質の悪性腫瘍	腹部悪性軟部腫瘍	腹部基底細胞癌
腹部脂肪肉腫	腹部食道癌	腹部皮膚癌
腹部平滑筋肉腫	腹部有棘細胞癌	腹壁悪性線維性組織球腫
腹壁横紋筋肉腫	腹壁線維肉腫	腹膜転移
腹膜播種	ヘアリー細胞白血病亜型	辺縁系脳炎
扁桃肉腫	膀胱円蓋部膀胱癌	膀胱頚部膀胱癌
膀胱後壁部膀胱癌	膀胱三角部膀胱癌	膀胱上皮内癌
膀胱前壁部膀胱癌	膀胱側壁部膀胱癌	膀胱扁平上皮癌
膀胱ポリープ	紡錘形細胞肉腫	乏突起神経膠腫
母指基底細胞癌	母趾基底細胞癌	母指皮膚癌
母趾皮膚癌	母指有棘細胞癌	母趾有棘細胞癌
ホルモン産生精巣腫瘍	末梢神経腫瘍	末梢性 T 細胞リンパ腫
未分化大細胞リンパ腫	脈絡膜転移癌	メルケル細胞癌
盲腸癌	毛包癌	毛様細胞性星細胞腫
有棘細胞癌	幽門癌	幽門前庭部癌
腰椎骨肉腫	腰椎腫瘍	腰椎脊索腫
腰部悪性線維性組織球腫	腰部基底細胞癌	腰部脂肪肉腫
腰部皮膚癌	腰部有棘細胞癌	卵巣カルチノイド
卵巣癌肉腫	卵巣卵黄のう腫瘍	リンパ管肉腫
リンパ性白血病骨髄浸潤	類上皮肉腫	肋軟骨腫瘍
肋骨骨肉腫	肋骨腫瘍	肋骨ユーイング肉腫

※ **適応外使用可**

・原則として，「シスプラチン【注射薬】」を「悪性黒色腫」，「扁平上皮癌」に対し処方した場合，当該使用事例を審査上認める。

・原則として，「シスプラチン【注射薬】」を現行の適応症に対し動脈注射として使用した場合，当該使用事例を審査上認める。

効能効果に関連する使用上の注意 シスプラチン通常療法：胆道癌での本剤の術後補助化学療法における有効性及び安全性は確立していない。

用法用量

(1)シスプラチン通常療法

①睾丸腫瘍，膀胱癌，腎盂・尿管腫瘍，前立腺癌には，A 法を標準的用法用量とし，患者の状態により C 法を選択する。

卵巣癌には，B 法を標準的用法用量とし，患者の状態により A 法，C 法を選択する。

頭頸部癌には，D 法を標準的用法用量とし，患者の状態により B 法を選択する。

非小細胞肺癌には，E 法を標準的用法用量とし，患者の状態により F 法を選択する。

食道癌には，B 法を標準的用法用量とし，患者の状態により A 法を選択する。

子宮頸癌には，A 法を標準的用法用量とし，患者の状態により E 法を選択する。

神経芽細胞腫，胃癌，小細胞肺癌には，E 法を選択する。

骨肉腫には，G 法を選択する。

胚細胞腫瘍には，確立された標準的な他の抗悪性腫瘍剤との併用療法として，F 法を選択する。

悪性胸膜中皮腫には，ペメトレキセドとの併用療法として，H 法を選択する。

胆道癌には，ゲムシタビン塩酸塩との併用療法として，I 法を選択する。

A 法：シスプラチンとして 15～20mg/m^2(体表面積)を 1 日

1回，5日間連続投与し，少なくとも2週間休薬する。これを1クールとし，投与を繰り返す。
B法：シスプラチンとして50～70mg/m^2(体表面積)を1日1回投与し，少なくとも3週間休薬する。これを1クールとし，投与を繰り返す。
C法：シスプラチンとして25～35mg/m^2(体表面積)を1日1回投与し，少なくとも1週間休薬する。これを1クールとし，投与を繰り返す。
D法：シスプラチンとして10～20mg/m^2(体表面積)を1日1回，5日間連続投与し，少なくとも2週間休薬する。これを1クールとし，投与を繰り返す。
E法：シスプラチンとして70～90mg/m^2(体表面積)を1日1回投与し，少なくとも3週間休薬する。これを1クールとし，投与を繰り返す。
F法：シスプラチンとして20mg/m^2(体表面積)を1日1回，5日間連続投与し，少なくとも2週間休薬する。これを1クールとし，投与を繰り返す。
G法：シスプラチンとして100mg/m^2(体表面積)を1日1回投与し，少なくとも3週間休薬する。これを1クールとし，投与を繰り返す。
なお，A～G法の投与量は疾患，症状により適宜増減する。
H法：シスプラチンとして75mg/m^2(体表面積)を1日1回投与し，少なくとも20日間休薬する。これを1クールとし，投与を繰り返す。
なお，H法の投与量は症状により適宜減量する。
I法：シスプラチンとして25mg/m^2(体表面積)を60分かけて点滴静注し，週1回投与を2週連続し，3週目は休薬する。これを1クールとして投与を繰り返す。
なお，I法の投与量は患者の状態により適宜減量する。

②以下の悪性腫瘍に対する他の抗悪性腫瘍剤との併用療法の場合

悪性骨腫瘍の場合
ドキソルビシン塩酸塩との併用において，シスプラチンの投与量及び投与方法は，シスプラチンとして100mg/m^2(体表面積)を1日1回投与し，少なくとも3週間休薬する。これを1クールとし，投与を繰り返す。本剤単剤では，G法を選択する。
なお，投与量は症状により適宜減量する。

子宮体癌の場合
ドキソルビシン塩酸塩との併用において，シスプラチンの投与量及び投与方法は，シスプラチンとして50mg/m^2(体表面積)を1日1回投与し，少なくとも3週間休薬する。これを1クールとし，投与を繰り返す。
なお，投与量は症状により適宜減量する。

再発・難治性悪性リンパ腫の場合
他の抗悪性腫瘍剤との併用において，シスプラチンの投与量及び投与方法は，1日量100mg/m^2(体表面積)を1日間持続静注し，少なくとも20日間休薬し，これを1クールとして投与を繰り返す。または1日量25mg/m^2(体表面積)を4日間連続持続静注し，少なくとも17日間休薬し，これを1クールとして投与を繰り返す。
なお，投与量及び投与日数は症状，併用する他の抗悪性腫瘍剤により適宜減ずる。

小児悪性固形腫瘍(横紋筋肉腫，神経芽腫，肝芽腫その他肝原発悪性腫瘍，髄芽腫等)に対する他の抗悪性腫瘍剤との併用療法の場合
他の抗悪性腫瘍剤との併用において，シスプラチンの投与量及び投与方法は，シスプラチンとして60～100mg/m^2(体表面積)を1日1回投与し，少なくとも3週間休薬する。これを1クールとし，投与を繰り返す。
もしくは，他の抗悪性腫瘍剤との併用において，シスプラチンの投与量及び投与方法は，シスプラチンとして20mg/m^2(体表面積)を1日1回，5日間連続投与し，少なくとも2週間休薬する。これを1クールとし，投与を繰り返す。
なお，投与量及び投与日数は疾患，症状，併用する他の抗悪性腫瘍剤により適宜減ずる。

③本剤の投与時には腎毒性を軽減する為に下記の処置を行うこと。

成人の場合
(a)本剤投与前，1,000～2,000mLの適当な輸液を4時間以上かけて投与する。
(b)本剤投与時，投与量に応じて500～1,000mLの生理食塩液またはブドウ糖－食塩液に混和し，2時間以上かけて点滴静注する。
なお，点滴時間が長時間に及ぶ場合には遮光して投与すること。
(c)本剤投与終了後，1,000～2,000mLの適当な輸液を4時間以上かけて投与する。
(d)本剤投与中は，尿量確保に注意し，必要に応じてマンニトール及びフロセミド等の利尿剤を投与すること。

小児の場合
(a)本剤投与前，300～900mL/m^2(体表面積)の適当な輸液を2時間以上かけて投与する。
(b)本剤投与時，投与量に応じて300～900mL/m^2(体表面積)の生理食塩液またはブドウ糖－食塩液に混和し，2時間以上かけて点滴静注する。
なお，点滴時間が長時間に及ぶ場合には遮光して投与すること。
(c)本剤投与終了後，600mL/m^2(体表面積)以上の適当な輸液を3時間以上かけて投与する。
(d)本剤投与中は，尿量確保に注意し，必要に応じてマンニトール及びフロセミド等の利尿剤を投与すること。

(2) M-VAC療法
①メトトレキサート，ビンブラスチン硫酸塩及びドキソルビシン塩酸塩との併用において，通常，シスプラチンとして成人1回70mg/m^2(体表面積)を静注する。
標準的な投与量及び投与方法は，メトトレキサート30mg/m^{2}を1日目に投与した後に，2日目にビンブラスチン硫酸塩3mg/m^2，ドキソルビシン塩酸塩30mg(力価)/m^{2}及びシスプラチン70mg/m^{2}を静注する。15日目及び22日目にメトトレキサート30mg/m^{2}及びビンブラスチン硫酸塩3mg/m^{2}を静注する。これを1コースとし，4週毎に繰り返す。
②シスプラチンの投与時には腎毒性を軽減するために，シスプラチン通常療法の【用法用量】の(3)に準じた処置を行うこと。

用法用量に関連する使用上の注意

シスプラチン通常療法
(1)胚細胞腫瘍に対する確立された標準的な他の抗悪性腫瘍剤との併用療法(BEP療法(ブレオマイシン塩酸塩，エトポシド，シスプラチン併用療法))においては，併用薬剤の添付文書を熟読すること。
(2)再発又は難治性の胚細胞腫瘍に対する確立された標準的な他の抗悪性腫瘍剤との併用療法(VeIP療法(ビンブラスチン硫酸塩，イホスファミド，シスプラチン併用療法))においては，併用薬剤の添付文書を熟読すること。
(3)再発・難治性悪性リンパ腫に対する他の抗悪性腫瘍剤との併用療法においては，関連文献(「抗がん剤報告書：シスプラチン(悪性リンパ腫)」等)及び併用薬剤の添付文書を熟読すること。
(4)小児悪性固形腫瘍に対する他の抗悪性腫瘍剤との併用療法においては，関連文献(「抗がん剤報告書：シスプラチン(小児悪性固形腫瘍)」等)及び併用薬剤の添付文書を熟読すること。
(5)悪性胸膜中皮腫に対するペメトレキセドとの併用療法においては，ペメトレキセドの添付文書を熟読すること。

警告

(1)本剤を含むがん化学療法は，緊急時に十分対応できる医療施設において，がん化学療法に十分な知識・経験を持つ医師のもとで，本療法が適切と判断される症例についてのみ実施すること。適応患者の選択にあたっては，各併用薬剤の添付文書を参照して十分注意すること。また，治療開始に先立ち，患者又はその

家族に有効性及び危険性を十分説明し，同意を得てから投与すること。
(2)本剤を含む小児悪性固形腫瘍に対するがん化学療法は，小児のがん化学療法に十分な知識・経験を持つ医師のもとで実施すること。

禁忌

(1)重篤な腎障害のある患者
(2)本剤又は他の白金を含む薬剤に対し過敏症の既往歴のある患者
(3)妊婦又は妊娠している可能性のある婦人

ランダ注10mg/20mL：日本化薬　10mg20mL1瓶[2787円/瓶]
ランダ注25mg/50mL：日本化薬　25mg50mL1瓶[6757円/瓶]
ランダ注50mg/100mL：日本化薬　50mg100mL1瓶[11890円/瓶]

シスプラチン注10mg「日医工」：日医工　10mg20mL1瓶[1184円/瓶]，シスプラチン注25mg「日医工」：日医工　25mg50mL1瓶[3819円/瓶]，シスプラチン注50mg「日医工」：日医工　50mg100mL1瓶[5236円/瓶]，シスプラチン点滴静注10mg「マルコ」：日医工ファーマ　10mg20mL1瓶[1184円/瓶]，シスプラチン点滴静注25mg「マルコ」：日医工ファーマ　25mg50mL1瓶[3819円/瓶]，シスプラチン点滴静注50mg「マルコ」：日医工ファーマ　50mg100mL1瓶[5236円/瓶]，プラトシン注10：ファイザー　10mg20mL1瓶[2155円/瓶]，プラトシン注25：ファイザー　25mg50mL1瓶[3819円/瓶]，プラトシン注50：ファイザー　50mg100mL1瓶[9127円/瓶]

プリモジアン・デポー筋注　規格：1mL1管[530円/管]

エストラジオール吉草酸エステル　テストステロンエナント酸エステル

富士製薬　248

【効　能　効　果】

更年期障害，卵巣欠落症状，骨粗鬆症

【対応標準病名】

◎	更年期症候群	骨粗鬆症	卵巣欠落症状
○	黄体機能不全	原発性卵巣機能低下症	更年期神経症
	更年期性浮腫	更年期卵巣機能低下症	産褥卵巣機能低下症
	若年性骨粗鬆症	人工的閉経後症候群	性腺機能低下症
	早発閉経	早発卵巣不全	血の道症
	特発性若年性骨粗鬆症	二次性骨粗鬆症	閉経期障害
	閉経後出血	閉経後症候群	卵巣機能障害
	卵巣機能不全	老年性骨粗鬆症	
△	萎縮性腟炎	エストロジェン欠乏性腟炎	眼窩内側壁骨折
	眼窩内壁骨折	眼窩吹き抜け骨折	環椎椎弓骨折
	脛骨近位骨端線損傷	頚椎骨粗鬆症	頚椎骨粗鬆症・病的骨折あり
	更年期無月経	骨粗鬆症・骨盤部病的骨折あり	骨粗鬆症・脊椎病的骨折あり
	骨粗鬆症・前腕病的骨折あり	骨粗鬆症・大腿部病的骨折あり	骨粗鬆症・多発病的骨折あり
	骨粗鬆症・病的骨折あり	軸椎横突起骨折	軸椎椎弓骨折
	軸椎椎体骨折	篩骨板骨折	視床下部性卵巣機能低下
	歯突起開放骨折	歯突起骨折	若年性骨粗鬆症・病的骨折あり
	術後吸収不良性骨粗鬆症	術後吸収不良性骨粗鬆症・病的骨折あり	上腕骨滑車骨折
	上腕骨近位骨端線損傷	上腕骨近位端病的骨折	上腕骨骨幹部病的骨折
	上腕骨小結節骨折	上腕骨らせん骨折	人工股関節周囲骨折
	人工膝関節周囲骨折	ステロイド性骨粗鬆症	ステロイド性骨粗鬆症・病的骨折あり
	ステロイド性脊椎圧迫骨折	脊椎骨粗鬆症	脊椎骨粗鬆症・病的骨折あり
	前頭蓋底骨折	前頭骨線状骨折	側頭骨線状骨折
	大腿骨近位骨端線損傷	中頭蓋底骨折	頭蓋円蓋部線状骨折
	橈骨近位骨端線損傷	特発性骨粗鬆症	特発性骨粗鬆症・病的骨折あり
	二次性骨粗鬆症・病的骨折あり	廃用性骨粗鬆症	廃用性骨粗鬆症・病的骨折あり
	剥離骨折	晩発閉経	腓骨近位骨端線損傷
	閉経	閉経後萎縮性腟炎	閉経後骨粗鬆症
	閉経後骨粗鬆症・骨盤部病的骨折あり	閉経後骨粗鬆症・脊椎病的骨折あり	閉経後骨粗鬆症・前腕病的骨折あり
	閉経後骨粗鬆症・大腿部病的骨折あり	閉経後骨粗鬆症・多発病的骨折あり	閉経後骨粗鬆症・病的骨折あり
	薬物誘発性骨粗鬆症	薬物誘発性骨粗鬆症・病的骨折あり	らせん骨折
	卵巣機能異常	卵巣性無月経	卵巣摘出術後骨粗鬆症
	卵巣摘出術後骨粗鬆症・病的骨折あり	卵巣発育不全	裂離骨折
	老年性骨粗鬆症・病的骨折あり		

用法用量　通常，2〜4週毎に1回1mLを筋肉内注射する。なお，症状により適宜増減する。

用法用量に関連する使用上の注意　「骨粗鬆症」に本剤を投与する場合，投与後6ヵ月〜1年後に骨密度を測定し，効果が認められない場合には投与を中止し，他の療法を考慮すること。

禁忌

(1)アンドロゲン依存性悪性腫瘍(例えば前立腺癌)及びその疑いのある患者
(2)エストロゲン依存性悪性腫瘍(例えば乳癌，子宮内膜癌)及びその疑いのある患者
(3)乳癌の既往歴のある患者
(4)未治療の子宮内膜増殖症のある患者
(5)血栓性静脈炎や肺塞栓症の患者又はその既往歴のある患者
(6)動脈性の血栓塞栓疾患(例えば，冠動脈性心疾患，脳卒中)又はその既往歴のある患者
(7)重篤な肝障害のある患者
(8)診断の確定していない異常性器出血のある患者
(9)脂質代謝障害のある患者
(10)妊娠中に悪化した耳硬化症の既往歴のある患者
(11)妊婦又は妊娠している可能性のある女性
(12)小児

ダイホルモン・デポー注：持田[386円/管]

プリモボラン・デポー筋注100mg　規格：100mg1管[673円/管]

メテノロンエナント酸エステル

富士製薬　244

【効　能　効　果】

骨粗鬆症
下記疾患による著しい消耗状態
　慢性腎疾患，悪性腫瘍，手術後，外傷，熱傷
下記疾患による骨髄の消耗状態
　再生不良性貧血

【対応標準病名】

◎	悪性腫瘍	外傷	骨粗鬆症
	再生不良性貧血	腎炎	熱傷
○	EGFR遺伝子変異陽性非小細胞肺癌	KIT(CD117)陽性胃消化管間質腫瘍	KIT(CD117)陽性結腸消化管間質腫瘍
	KIT(CD117)陽性小腸消化管間質腫瘍	KIT(CD117)陽性食道消化管間質腫瘍	KIT(CD117)陽性直腸消化管間質腫瘍
	KRAS遺伝子野生型結腸癌	KRAS遺伝子野生型直腸癌	S状結腸癌
あ	悪性エナメル上皮腫	悪性下垂体腫瘍	悪性褐色細胞腫
	悪性顆粒細胞腫	悪性間葉腫	悪性奇形腫
	悪性胸腺腫	悪性グロームス腫瘍	悪性血管外皮腫
	悪性甲状腺腫	悪性骨腫瘍	悪性縦隔腫瘍
	悪性神経膠腫	悪性髄膜腫	悪性脊髄髄膜腫
	悪性線維性組織球腫	悪性虫垂粘液瘤	悪性停留精巣
	悪性頭蓋咽頭腫	悪性脳腫瘍	悪性末梢神経鞘腫
	悪性葉状腫瘍	悪性リンパ腫骨髄浸潤	足第1度熱傷
	足第2度熱傷	足第3度熱傷	足熱傷
	圧挫傷	圧挫創	胃悪性黒色腫
	胃カルチノイド	胃癌	胃管癌
	胃癌骨転移	胃癌末期	胃脂肪肉腫

胃重複癌	胃消化管間質腫瘍	胃進行癌
胃前庭部癌	胃体部癌	胃腸管熱傷
胃底部癌	遺伝性大腸癌	遺伝性非ポリポーシス大腸癌
胃肉腫	胃熱傷	胃幽門部癌
陰核癌	陰茎悪性黒色腫	陰茎癌
陰茎亀頭部癌	陰茎第1度熱傷	陰茎第2度熱傷
陰茎第3度熱傷	陰茎体部癌	陰茎肉腫
陰茎熱傷	陰茎包皮部癌	陰茎有棘細胞癌
咽頭癌	咽頭肉腫	咽頭熱傷
陰のう悪性黒色腫	陰のう癌	陰のう第1度熱傷
陰のう第2度熱傷	陰のう第3度熱傷	陰のう内脂肪肉腫
陰のう熱傷	陰のう有棘細胞癌	ウイルムス腫瘍
会陰第1度熱傷	会陰第2度熱傷	会陰第3度熱傷
会陰熱傷	腋窩第1度熱傷	腋窩第2度熱傷
腋窩第3度熱傷	腋窩熱傷	エクリン汗孔癌
炎症性乳癌	延髄神経膠腫	横行結腸癌
横紋筋肉腫	外陰悪性黒色腫	外陰悪性腫瘍
外陰癌	外陰第1度熱傷	外陰第2度熱傷
外陰第3度熱傷	外陰熱傷	外陰部パジェット病
外陰部有棘細胞癌	外耳道癌	外傷性硬膜動静脈瘻
外傷性脊髄出血	外傷性切断	外傷性動静脈瘻
外傷性動脈血腫	外傷性動脈瘤	外傷性破裂
回腸癌	回腸消化管間質腫瘍	開放骨折
開放性陥没骨折	開放性脱臼骨折	開放性粉砕骨折
海綿芽細胞腫	回盲部癌	下咽頭癌
下咽頭後部癌	下咽頭肉腫	下咽頭熱傷
下顎悪性エナメル上皮腫	下顎骨悪性腫瘍	下顎歯肉癌
下顎歯肉頬移行部癌	下顎熱傷	下顎部第1度熱傷
下顎部第2度熱傷	下顎部第3度熱傷	顎下腺癌
顎下部悪性腫瘍	角結膜腐蝕	角膜アルカリ化学熱傷
角膜酸化学熱傷	角膜酸性熱傷	角膜熱傷
角膜の悪性腫瘍	下行結腸癌	下肢悪性腫瘍
下肢第1度熱傷	下肢第2度熱傷	下肢第3度熱傷
下肢熱傷	下唇癌	下唇赤唇部癌
仮声帯癌	下腿足部熱傷	下腿熱傷
下腿部第1度熱傷	下腿部第2度熱傷	下腿部第3度熱傷
割創	滑膜腫	滑膜肉腫
下半身第1度熱傷	下半身第2度熱傷	下半身第3度熱傷
下半身熱傷	下腹部第1度熱傷	下腹部第2度熱傷
下腹部第3度熱傷	下部食道癌	下部胆管癌
下葉肺癌	カルチノイド	癌
肝悪性腫瘍	肝炎後再生不良性貧血	眼窩悪性腫瘍
肝外胆管癌	眼化学熱傷	眼角基底細胞癌
眼角皮膚癌	眼角有棘細胞癌	眼窩神経芽腫
肝カルチノイド	肝癌	肝癌骨転移
眼球熱傷	眼瞼化学熱傷	眼瞼脂腺癌
眼瞼第1度熱傷	眼瞼第2度熱傷	眼瞼第3度熱傷
眼瞼熱傷	眼瞼皮膚の悪性腫瘍	眼瞼メルケル細胞癌
肝細胞癌	眼周囲化学熱傷	眼周囲第1度熱傷
眼周囲第2度熱傷	眼周囲第3度熱傷	癌性悪液質
癌性胸水	癌性胸膜炎	関節内骨折
汗腺癌	貫通刺創	貫通銃創
貫通性挫滅創	貫通創	管内性増殖性糸球体腎炎
眼熱傷	顔面悪性腫瘍	顔面損傷
顔面第1度熱傷	顔面第2度熱傷	顔面第3度熱傷
顔面熱傷	肝門部癌	肝門部胆管癌
気管癌	気管支癌	気管支リンパ節転移
気管熱傷	基底細胞癌	気道熱傷
臼後部癌	嗅神経芽腫	嗅神経上皮腫
胸腔内リンパ節の悪性腫瘍	胸腔熱傷	橋神経膠腫
胸腺カルチノイド	胸腺癌	胸腺腫
胸椎転移	頬粘膜癌	胸部外傷

胸部下部食道癌	胸部上部食道癌	胸部上腕熱傷
胸部食道癌	胸部損傷	胸部第1度熱傷
頬部第1度熱傷	胸部第2度熱傷	頬部第2度熱傷
胸部第3度熱傷	頬部第3度熱傷	胸部中部食道癌
胸部熱傷	胸膜悪性腫瘍	胸膜脂肪肉腫
去勢抵抗性前立腺癌	巨大後腹膜脂肪肉腫	筋損傷
筋断裂	筋肉内血腫	空腸癌
空腸消化管間質腫瘍	躯幹薬傷	クルッケンベルグ腫瘍
クロム親和性芽細胞腫	軽症再生不良性貧血	頚椎骨粗鬆症
頚椎骨粗鬆症・病的骨折あり	頚動脈小体悪性腫瘍	軽微糸球体変化
頚部悪性腫瘍	頚部癌	頚部原発腫瘍
頚部脂肪肉腫	頚部食道癌	頚部神経芽腫
頚部第1度熱傷	頚部第2度熱傷	頚部第3度熱傷
頚部肉腫	頚部熱傷	頚部皮膚悪性腫瘍
頚部メルケル細胞癌	血管切断	血管損傷
血管肉腫	結腸癌	結腸脂肪肉腫
結腸消化管間質腫瘍	結膜熱傷	結膜の悪性腫瘍
結膜のうアルカリ化学熱傷	結膜のう酸化学熱傷	結膜腐蝕
限局性前立腺癌	肩甲間部第1度熱傷	肩甲間部第2度熱傷
肩甲間部第3度熱傷	肩甲間部熱傷	肩甲部脂肪肉腫
肩甲部第1度熱傷	肩甲部第2度熱傷	肩甲部第3度熱傷
肩甲部熱傷	原始神経外胚葉腫瘍	原線維性星細胞腫
原発性悪性脳腫瘍	原発性肝癌	原発性骨腫瘍
原発性脳腫瘍	原発性肺癌	原発不明癌
肩部第1度熱傷	肩部第2度熱傷	肩部第3度熱傷
高エネルギー外傷	口蓋癌	口蓋垂癌
膠芽腫	口腔悪性黒色腫	口腔癌
口腔前庭癌	口腔第1度熱傷	口腔第2度熱傷
口腔第3度熱傷	口腔底癌	口腔熱傷
硬口蓋癌	後縦隔悪性腫瘍	甲状腺悪性腫瘍
甲状腺癌	甲状腺癌骨転移	甲状腺髄様癌
甲状腺乳頭癌	甲状腺未分化癌	甲状腺濾胞癌
甲状軟骨の悪性腫瘍	口唇癌	口唇境界部癌
口唇赤唇部癌	口唇第1度熱傷	口唇第2度熱傷
口唇第3度熱傷	口唇熱傷	口唇皮膚悪性腫瘍
口唇メルケル細胞癌	口底癌	喉頭蓋癌
喉頭外傷	喉頭蓋前面癌	喉頭蓋谷癌
喉頭癌	喉頭損傷	喉頭熱傷
後頭部転移性腫瘍	後頭葉悪性腫瘍	広範性軸索損傷
広汎性神経損傷	後腹膜悪性腫瘍	後腹膜脂肪肉腫
後腹膜神経芽腫	項部メルケル細胞癌	肛門悪性黒色腫
肛門癌	肛門管癌	肛門第1度熱傷
肛門第2度熱傷	肛門第3度熱傷	肛門熱傷
肛門部癌	肛門扁平上皮癌	骨悪性線維性組織球腫
骨原性肉腫	骨髄性白血病骨髄浸潤	骨髄低形成
骨髄転移	骨線維肉腫	骨粗鬆症・骨盤部病的骨折あり
骨粗鬆症・脊椎病的骨折あり	骨粗鬆症・前腕病的骨折あり	骨粗鬆症・大腿部病的骨折あり
骨粗鬆症・多発病的骨折あり	骨粗鬆症・病的骨折あり	骨転移癌
骨軟骨肉腫	骨肉腫	骨盤転移
骨盤内リンパ節転移	骨盤内リンパ節の悪性腫瘍	骨膜性骨肉腫
鰓原性癌	最重症再生不良性貧血	挫滅傷
挫滅創	残胃癌	耳介癌
耳介部第1度熱傷	耳介部第2度熱傷	耳介部第3度熱傷
耳介メルケル細胞癌	耳下腺癌	耳下部肉腫
耳管癌	色素性基底細胞癌	子宮癌
子宮癌骨転移	子宮癌再発	子宮癌肉腫
子宮体癌	子宮体癌再発	糸球体腎炎
子宮内膜癌	子宮内膜間質肉腫	子宮肉腫
子宮熱傷	篩骨洞癌	四肢静脈損傷
四肢第1度熱傷	四肢第2度熱傷	四肢第3度熱傷
四肢動脈損傷	四肢熱傷	視神経膠腫

脂腺癌	趾第1度熱傷	趾第2度熱傷
趾第3度熱傷	膝部第1度熱傷	膝部第2度熱傷
膝部第3度熱傷	歯肉癌	趾熱傷
脂肪肉腫	若年性骨粗鬆症	若年性骨粗鬆症・病的骨折あり
射創	縦隔癌	縦隔脂肪肉腫
縦隔神経芽腫	縦隔リンパ節転移	重症再生不良性貧血
銃創	十二指腸カルチノイド	十二指腸癌
十二指腸消化管間質腫瘍	十二指腸神経内分泌腫瘍	十二指腸乳頭癌
十二指腸乳頭部癌	十二指腸平滑筋肉腫	絨毛癌
手関節部第1度熱傷	手関節部第2度熱傷	手関節部第3度熱傷
主気管支の悪性腫瘍	種子骨開放骨折	手指第1度熱傷
手指第2度熱傷	手指第3度熱傷	手指端熱傷
手指熱傷	手掌第1度熱傷	手掌第2度熱傷
手掌第3度熱傷	手掌熱傷	術後吸収不良性骨粗鬆症
術後吸収不良性骨粗鬆症・病的骨折あり	術後乳癌	手背第1度熱傷
手背第2度熱傷	手背第3度熱傷	手背熱傷
上衣芽細胞腫	上衣腫	小陰唇癌
上咽頭癌	上咽頭脂肪肉腫	上顎悪性エナメル上皮腫
上顎癌	上顎結節部癌	上顎骨悪性腫瘍
上顎歯肉癌	上顎歯肉頬移行部癌	上顎洞癌
松果体悪性腫瘍	松果体芽腫	松果体未分化胚細胞腫
上行結腸カルチノイド	上行結腸癌	上行結腸平滑筋肉腫
小細胞肺癌	上肢悪性腫瘍	上肢第1度熱傷
上肢第2度熱傷	上肢第3度熱傷	上肢熱傷
上唇癌	焼身自殺未遂	上唇赤唇部癌
小唾液腺癌	小腸癌	小腸脂肪肉腫
小腸消化管間質腫瘍	上半身第1度熱傷	上半身第2度熱傷
上半身第3度熱傷	上半身熱傷	上皮腫
上部食道癌	踵部第1度熱傷	踵部第2度熱傷
踵部第3度熱傷	上部胆管癌	上葉肺癌
上腕脂肪肉腫	上腕第1度熱傷	上腕第2度熱傷
上腕第3度熱傷	上腕熱傷	食道悪性黒色腫
食道横紋筋肉腫	食道顆粒細胞腫	食道カルチノイド
食道癌	食道癌骨転移	食道癌肉腫
食道基底細胞癌	食道偽肉腫	食道脂肪肉腫
食道消化管間質腫瘍	食道小細胞癌	食道腺癌
食道腺様のう胞癌	食道熱傷	食道粘表皮癌
食道表在癌	食道平滑筋肉腫	食道未分化癌
痔瘻癌	腎悪性腫瘍	腎盂癌
腎盂乳頭状癌	腎癌	腎癌骨転移
神経芽腫	神経膠腫	神経線維肉腫
進行性前立腺癌	進行乳癌	唇交連癌
腎細胞癌	腎周囲脂肪肉腫	心臓悪性腫瘍
心臓横紋筋肉腫	心臓血管肉腫	心臓脂肪肉腫
心臓線維肉腫	心臓粘液肉腫	腎肉腫
膵芽腫	膵癌	膵管癌
膵管内管状腺癌	膵管内乳頭粘液性腺癌	膵脂肪肉腫
膵漿液性のう胞腺癌	膵腺房細胞癌	膵臓癌骨転移
膵体部癌	膵頭部癌	膵内胆管癌
膵粘液性のう胞腺癌	膵尾部癌	髄膜癌腫症
髄膜白血病	スキルス胃癌	ステロイド性骨粗鬆症
ステロイド性骨粗鬆症・病的骨折あり	ステロイド性脊椎圧迫骨折	星細胞腫
精索脂肪肉腫	精索肉腫	星状芽細胞腫
精上皮腫	成人T細胞白血病骨髄浸潤	精巣癌
精巣奇形癌	精巣奇形腫	精巣絨毛癌
精巣上体癌	精巣胎児性癌	精巣肉腫
精巣熱傷	精巣卵のう腫瘍	精母細胞腫
声門下癌	声門癌	声門上癌
赤芽球ろう	脊索腫	脊髄播種
脊椎骨粗鬆症・病的骨折あり	脊椎転移	舌縁癌

舌下腺癌	舌下面癌	舌癌
舌根部癌	舌脂肪肉腫	舌尖癌
切断	舌熱傷	舌背癌
線維脂肪肉腫	線維肉腫	前額部第1度熱傷
前額部第2度熱傷	前額部第3度熱傷	前胸部第1度熱傷
前胸部第2度熱傷	前胸部第3度熱傷	前胸部熱傷
前縦隔悪性腫瘍	全身性転移性癌	全身第1度熱傷
全身第2度熱傷	全身第3度熱傷	全身熱傷
穿通創	先天性再生不良性貧血	先天性赤芽球ろう
先天性低形成貧血	前頭洞癌	前頭部転移性腫瘍
前頭葉悪性腫瘍	前立腺癌	前立腺癌骨転移
前立腺癌再発	前立腺神経内分泌癌	前立腺肉腫
前腕手部熱傷	前腕第1度熱傷	前腕第2度熱傷
前腕第3度熱傷	前腕熱傷	早期胃癌
早期食道癌	巣状糸球体硬化症	巣状糸球体腎炎
増殖性糸球体腎炎	総胆管癌	足関節第1度熱傷
足関節第2度熱傷	足関節第3度熱傷	足関節熱傷
側胸部第1度熱傷	側胸部第2度熱傷	側胸部第3度熱傷
足底熱傷	足底部第1度熱傷	足底部第2度熱傷
足底部第3度熱傷	側頭部転移性腫瘍	側頭葉悪性腫瘍
側頭葉膠芽腫	足背部第1度熱傷	足背部第2度熱傷
足背部第3度熱傷	側腹部第1度熱傷	側腹部第2度熱傷
側腹部第3度熱傷	鼡径部第1度熱傷	鼡径部第2度熱傷
鼡径部第3度熱傷	鼡径部熱傷	損傷

た

第1度熱傷	第2度熱傷	第3度熱傷
第4度熱傷	大陰唇癌	体幹第1度熱傷
体幹第2度熱傷	体幹第3度熱傷	体幹熱傷
退形成性上衣腫	退形成性星細胞腫	胎児性癌
胎児性精巣腫瘍	体質性再生不良性貧血	大腿骨転移性骨腫瘍
大腿熱傷	大腿部第1度熱傷	大腿部第2度熱傷
大腿部第3度熱傷	大唾液腺癌	大腸カルチノイド
大腸癌	大腸癌骨転移	大腸肉腫
大腸粘液癌	大脳悪性腫瘍	大脳深部神経膠腫
大脳深部転移性腫瘍	体表面積10%未満の熱傷	体表面積10－19%の熱傷
体表面積20－29%の熱傷	体表面積30－39%の熱傷	体表面積40－49%の熱傷
体表面積50－59%の熱傷	体表面積60－69%の熱傷	体表面積70－79%の熱傷
体表面積80－89%の熱傷	体表面積90%以上の熱傷	大網脂肪肉腫
大網消化管間質腫瘍	唾液腺癌	多発性外傷
多発性癌転移	多発性骨髄腫骨髄浸潤	多発性神経膠腫
多発性第1度熱傷	多発性第2度熱傷	多発性第3度熱傷
多発性熱傷	胆管癌	男性性器癌
胆のう癌	胆のう管癌	胆のう肉腫
腟悪性黒色腫	腟癌	腟熱傷
中咽頭癌	中咽頭側壁癌	中咽頭肉腫
中耳悪性腫瘍	中縦隔悪性腫瘍	虫垂カルチノイド
虫垂癌	中等症再生不良性貧血	中脳神経膠腫
中部食道癌	肘部第1度熱傷	肘部第2度熱傷
肘部第3度熱傷	中部胆管癌	中葉肺癌
腸間膜悪性腫瘍	腸間膜脂肪肉腫	腸間膜消化管間質腫瘍
腸間膜肉腫	蝶形骨洞癌	聴神経膠腫
直腸S状部結腸癌	直腸悪性黒色腫	直腸カルチノイド
直腸癌	直腸癌骨転移	直腸癌術後再発
直腸癌穿孔	直腸脂肪肉腫	直腸消化管間質腫瘍
低形成性貧血	手第1度熱傷	手第2度熱傷
手第3度熱傷	手軟部悪性腫瘍	手熱傷
転移性下顎癌	転移性肝癌	転移性肝腫瘍
転移性胸膜腫瘍	転移性口腔癌	転移性黒色腫
転移性骨腫瘍	転移性縦隔腫瘍	転移性十二指腸癌
転移性腫瘍	転移性消化器腫瘍	転移性上顎癌
転移性小腸腫瘍	転移性腎腫瘍	転移性膵腫瘍
転移性舌癌	転移性頭蓋骨腫瘍	転移性脳腫瘍
転移性肺癌	転移性肺腫瘍	転移性脾腫瘍

	転移性皮膚腫瘍	転移性副腎腫瘍	転移性腹壁腫瘍
	転移性扁平上皮癌	転移性卵巣癌	テント上下転移性腫瘍
	殿部第1度熱傷	殿部第2度熱傷	殿部第3度熱傷
	殿部熱傷	頭蓋骨悪性腫瘍	頭蓋部脊索腫
	頭頚部癌	頭頂葉悪性腫瘍	頭部脂肪肉腫
	頭部第1度熱傷	頭部第2度熱傷	頭部第3度熱傷
	頭部軟部組織悪性腫瘍	頭部熱傷	頭部皮膚癌
	頭部メルケル細胞癌	動脈損傷	特発性骨粗鬆症
	特発性骨粗鬆症・病的骨折あり	特発性再生不良性貧血	特発性若年性骨粗鬆症
な	内耳癌	内胚葉洞腫瘍	内部尿路性器の熱傷
	軟口蓋癌	軟口蓋熱傷	軟骨肉腫
	軟部悪性巨細胞腫	軟部組織悪性腫瘍	肉腫
	肉離れ	二次性骨粗鬆症	二次性骨粗鬆症・病的骨折あり
	二次性再生不良性貧血	乳癌	乳癌・HER2過剰発現
	乳癌骨転移	乳癌再発	乳癌皮膚転移
	乳児赤芽球ろう	乳頭部第1度熱傷	乳頭部第2度熱傷
	乳頭部第3度熱傷	乳房外パジェット病	乳房下外側部乳癌
	乳房下内側部乳癌	乳房脂肪肉腫	乳房上外側部乳癌
	乳房上内側部乳癌	乳房第1度熱傷	乳房第2度熱傷
	乳房第3度熱傷	乳房中央部乳癌	乳房肉腫
	乳房熱傷	乳輪部第1度熱傷	乳輪部第2度熱傷
	乳輪部第3度熱傷	尿管癌	尿管口部膀胱癌
	尿道傍腺の悪性腫瘍	尿膜管癌	熱傷ショック
	粘液性のう胞腺癌	脳幹悪性腫瘍	脳幹神経膠腫
	脳室悪性腫瘍	脳神経悪性腫瘍	脳胚細胞腫瘍
は	肺芽腫	肺カルチノイド	肺癌
	肺癌骨転移	肺癌肉腫	肺癌による閉塞性肺炎
	胚細胞腫	肺腺癌	肺腺扁平上皮癌
	肺腺様のう胞癌	肺大細胞癌	肺大細胞神経内分泌癌
	肺肉腫	肺熱傷	肺粘表皮癌
	背部第1度熱傷	背部第2度熱傷	背部第3度熱傷
	背部熱傷	肺扁平上皮癌	肺胞上皮癌
	肺未分化癌	肺門部肺癌	廃用性骨粗鬆症
	廃用性骨粗鬆症・病的骨折あり	馬尾上衣腫	バレット食道癌
	汎血球減少症	半月体形成性糸球体腎炎	半身第1度熱傷
	半身第2度熱傷	半身第3度熱傷	鼻咽腔癌
	皮下静脈損傷	鼻腔癌	脾脂肪肉腫
	非小細胞肺癌	鼻前庭癌	鼻中隔癌
	脾の悪性腫瘍	皮膚悪性腫瘍	皮膚悪性線維性組織球腫
	皮膚癌	皮膚脂肪肉腫	皮膚線維肉腫
	鼻部第1度熱傷	鼻部第2度熱傷	鼻部第3度熱傷
	皮膚白血病	皮膚付属器癌	ファンコニー貧血
	腹腔内リンパ節の悪性腫瘍	腹腔リンパ節転移	副甲状腺悪性腫瘍
	副甲状腺癌	副腎悪性腫瘍	副腎癌
	副腎神経芽腫	副腎髄質の悪性腫瘍	副腎皮質癌
	副腎皮質の悪性腫瘍	副鼻腔癌	腹部悪性腫瘍
	腹部食道癌	腹部神経芽腫	腹部第1度熱傷
	腹部第2度熱傷	腹部第3度熱傷	腹部熱傷
	腹膜悪性腫瘍	腹膜癌	ぶどう膜悪性黒色腫
	噴門癌	平滑筋肉腫	閉経後骨粗鬆症・骨盤部病的骨折あり
	閉経後骨粗鬆症・脊椎病的骨折あり	閉経後骨粗鬆症・前腕病的骨折あり	閉経後骨粗鬆症・大腿部病的骨折あり
	閉経後骨粗鬆症・多発病的骨折あり	閉経後骨粗鬆症・病的骨折あり	扁桃窩癌
	扁桃癌	扁桃肉腫	膀胱円蓋部膀胱癌
	膀胱癌	膀胱頚部膀胱癌	膀胱後壁部膀胱癌
	膀胱三角部膀胱癌	膀胱前壁部膀胱癌	膀胱側壁部膀胱癌
	膀胱肉腫	傍骨性骨肉腫	放射線性熱傷
	放射線性貧血	紡錘形細胞肉腫	胞巣状軟部肉腫
	乏突起神経膠腫	母指球部第1度熱傷	母指球部第2度熱傷
	母指球部第3度熱傷	母指第1度熱傷	母指第2度熱傷

	母指第3度熱傷	母指熱傷	本態性再生不良性貧血
ま	膜性糸球体腎炎	膜性増殖性糸球体腎炎	膜性増殖性糸球体腎炎1型
	膜性増殖性糸球体腎炎2型	膜性増殖性糸球体腎炎3型	末期癌
	末期腎不全	末梢神経悪性腫瘍	慢性糸球体腎炎
	慢性腎盂腎炎	慢性腎不全	慢性尿細管間質性腎炎
	慢性複雑性腎盂腎炎	脈絡膜悪性黒色腫	脈絡網膜熱傷
	メサンギウム増殖性糸球体腎炎	メルケル細胞癌	盲管銃創
	盲腸カルチノイド	盲腸癌	毛包癌
	網膜芽細胞腫	網膜膠腫	毛様細胞性星細胞腫
や	毛様体悪性腫瘍	薬剤性再生不良性貧血	薬物誘発性骨粗鬆症
	薬物誘発性骨粗鬆症・病的骨折あり	ユーイング肉腫	有棘細胞癌
	幽門癌	幽門前庭部癌	腰椎転移
	腰部第1度熱傷	腰部第2度熱傷	腰部第3度熱傷
ら	腰部熱傷	溶連菌感染後糸球体腎炎	卵黄のう腫瘍
	卵管癌	卵巣癌	卵巣癌全身転移
	卵巣絨毛癌	卵巣胎児性癌	卵巣摘出術後骨粗鬆症
	卵巣摘出術後骨粗鬆症・病的骨折あり	卵巣肉腫	卵巣未分化胚細胞腫
	卵巣類皮のう胞癌	隆起性皮膚線維肉腫	輪状後部癌
	リンパ管肉腫	リンパ性白血病骨髄浸潤	轢過創
	裂傷	裂創	裂離
	老年性骨粗鬆症	老年性骨粗鬆症・病的骨折あり	肋骨転移

△あ	ALK融合遺伝子陽性非小細胞肺癌	悪性腫瘍合併性皮膚筋炎	悪性腫瘍に伴う貧血
	亜脱臼	圧迫骨折	圧迫神経炎
	鞍上部胚細胞腫瘍	胃悪性間葉系腫瘍	イートン・ランバート症候群
	胃癌・HER2過剰発現	胃原発絨毛癌	犬咬創
	胃胚細胞腫瘍	胃平滑筋肉腫	陰茎パジェット病
	陰のうパジェット病	延髄星細胞腫	横骨折
か	汚染擦過創	汚染創	外傷後遺症
	外傷性一過性麻痺	外傷性異物	外傷性視神経症
	外傷性皮下血腫	回腸カルチノイド	開放性脱臼
	開放創	下顎骨肉腫	下顎部横紋筋肉腫
	下眼瞼基底細胞癌	下眼瞼皮膚癌	下眼瞼有棘細胞癌
	芽球増加を伴う不応性貧血	芽球増加を伴う不応性貧血－1	芽球増加を伴う不応性貧血－2
	下口唇基底細胞癌	下口唇皮膚癌	下口唇有棘細胞癌
	下葉小細胞肺癌	下葉肺腺癌	下葉肺大細胞癌
	下葉肺扁平上皮癌	下葉非小細胞肺癌	眼窩横紋筋肉腫
	眼窩内側壁骨折	眼窩内壁骨折	眼窩吹き抜け骨折
	癌関連網膜症	肝細胞癌破裂	環状鉄芽球を伴う不応性貧血
	癌性ニューロパチー	癌性ニューロミオパチー	癌性貧血
	癌性ミエロパチー	関節血腫	関節骨折
	関節挫傷	関節打撲	完全骨折
	完全脱臼	環椎椎弓骨折	陥没骨折
	顔面横紋筋肉腫	気管支カルチノイド	頬部横紋筋肉腫
	頬部血管肉腫	胸膜播種	棘刺創
	魚咬創	亀裂骨折	空腸カルチノイド
	屈曲骨折	脛骨近位骨端線損傷	頚部悪性線維性組織球腫
	頚部悪性軟部腫瘍	頚部横紋筋肉腫	頚部滑膜肉腫
	頚部基底細胞癌	頚部血管肉腫	頚部脂腺癌
	頚部皮膚癌	頚部有棘細胞癌	頚部隆起性皮膚線維肉腫
	血腫	腱切創	腱損傷
	腱断裂	肩部悪性線維性組織球腫	肩部横紋筋肉腫
	肩部滑膜肉腫	肩部線維肉腫	肩部淡明細胞肉腫
	腱部分断裂	肩部胞巣状軟部肉腫	腱裂傷
	溝創	咬創	後頭葉膠芽腫
	後頭葉神経膠腫	膠肉腫	項部基底細胞癌

	後腹膜悪性線維性組織球腫	後腹膜横紋筋肉腫	後腹膜血管肉腫
	後腹膜線維肉腫	後腹膜胚細胞腫瘍	後腹膜平滑筋肉腫
	後腹膜リンパ節転移	項部皮膚癌	項部有棘細胞癌
	後方脱臼	骨折	昆虫咬創
さ	昆虫刺傷	採皮創	挫傷
	挫創	擦過創	擦過皮下血腫
	子宮平滑筋肉腫	軸椎横突起骨折	軸椎椎弓骨折
	軸椎椎体骨折	刺咬症	篩骨板骨折
	視床下部星細胞腫	視床星細胞腫	刺創
	歯突起開放骨折	歯突起骨折	斜骨折
	斜台部脊索腫	縦隔胚細胞腫瘍	縦隔卵黄のう腫瘍
	縦骨折	銃自殺未遂	十二指腸悪性ガストリノーマ
	十二指腸悪性ソマトスタチノーマ	十二指腸神経内分泌癌	重複骨折
	手関節部滑膜肉腫	種子骨骨折	手部悪性線維性組織球腫
	手部横紋筋肉腫	手部滑膜肉腫	手部淡明細胞肉腫
	手部類上皮肉腫	腫瘍随伴症候群	上顎骨骨肉腫
	松果体胚細胞腫瘍	松果体部膠芽腫	上眼瞼基底細胞癌
	上眼瞼皮膚癌	上眼瞼有棘細胞癌	上口唇基底細胞癌
	上口唇皮膚癌	上口唇有棘細胞癌	小腸カルチノイド
	小腸平滑筋肉腫	上葉小細胞肺癌	上葉肺腺癌
	上葉肺大細胞癌	上葉肺扁平上皮癌	上葉非小細胞肺癌
	上腕悪性線維性組織球腫	上腕悪性軟部腫瘍	上腕横紋筋肉腫
	上腕滑膜肉腫	上腕骨滑車骨折	上腕骨近位骨端線損傷
	上腕骨近位端病的骨折	上腕骨骨幹部病的骨折	上腕骨小結節骨折
	上腕骨らせん骨折	上腕線維肉腫	上腕淡明細胞肉腫
	上腕胞巣状軟部肉腫	上腕類上皮肉腫	食道悪性間葉系腫瘍
	腎盂腺癌	腎盂尿路上皮癌	腎盂扁平上皮癌
	腎カルチノイド	神経根ひきぬき損傷	神経切断
	神経叢損傷	神経叢不全損傷	神経損傷
	神経断裂	人工股関節周囲骨折	人工膝関節周囲骨折
	針刺創	腎性網膜症	靱帯ストレイン
	靱帯損傷	靱帯断裂	靱帯捻挫
	靱帯裂傷	膵頭部カルチノイド	ストレイン
	正球性正色素性貧血	精巣横紋筋肉腫	精巣胚細胞腫瘍
	精巣卵黄のう腫瘍	脊椎骨粗鬆症	赤血球造血刺激因子製剤低反応性貧血
	切創	線状骨折	全身擦過創
	前頭蓋底骨折	前頭骨線状骨折	前頭葉膠芽腫
	前頭葉神経膠腫	前頭葉星細胞腫	前頭葉退形成性星細胞腫
	前方脱臼	前立腺横紋筋肉腫	前立腺小細胞癌
	前腕悪性線維性組織球腫	前腕悪性軟部腫瘍	前腕横紋筋肉腫
	前腕滑膜肉腫	前腕線維肉腫	前腕胞巣状軟部肉腫
	前腕類上皮肉腫	創傷	掻創
	側頭骨線状骨折	側頭葉神経膠腫	側頭葉星細胞腫
た	側頭葉退形成性星細胞腫	側頭葉毛様細胞性星細胞腫	第4脳室上衣腫
	大腿骨近位骨端線損傷	大動脈周囲リンパ節転移	脱臼
	脱臼骨折	打撲割創	打撲血腫
	打撲挫創	打撲擦過創	打撲傷
	打撲皮下血腫	単純脱臼	胆のうカルチノイド
	淡明細胞肉腫	虫垂杯細胞カルチノイド	中枢神経系損傷
	中頭蓋底骨折	肘部滑膜肉腫	肘部線維肉腫
	肘部類上皮肉腫	中葉小細胞肺癌	中葉肺腺癌
	中葉肺大細胞癌	中葉肺扁平上皮癌	中葉非小細胞肺癌
	腸間膜平滑筋肉腫	腸骨リンパ節転移	直腸平滑筋肉腫
	転移性骨腫瘍による大腿骨骨折	転位性骨折	頭蓋円蓋部線状骨折
	頭蓋骨肉腫	頭蓋底骨肉腫	頭蓋底脊索腫
	頭蓋内胚細胞腫瘍	橈骨近位骨端線損傷	透析腎癌
	頭頂葉膠芽腫	頭頂葉神経膠腫	頭頂葉星細胞腫
	頭部悪性線維性組織球腫	頭部横紋筋肉腫	頭部滑膜肉腫
	頭部基底細胞癌	頭部血管肉腫	頭部脂腺癌
	動物咬創	頭部有棘細胞癌	頭部隆起性皮膚線維肉腫
	特発性関節脱臼	飛び降り自殺未遂	飛び込み自殺未遂
な	尿管尿路上皮癌	尿毒症性心膜炎	尿毒症性多発性ニューロパチー
	尿毒症性ニューロパチー	尿毒症性脳症	尿毒症肺
	猫咬創	捻挫	脳幹膠芽腫
は	脳幹部星細胞腫	脳室上衣腫	肺門部小細胞癌
	肺門部腺癌	肺門部大細胞癌	肺門部非小細胞癌
	肺門部扁平上皮癌	肺門リンパ節転移	爆死自殺未遂
	剥離骨折	破裂骨折	パンコースト症候群
	皮下異物	皮下血腫	皮下損傷
	腓骨近位骨端線損傷	皮神経挫傷	非熱傷性水疱
	皮膚欠損創	皮膚損傷	皮膚剥脱創
	びまん性星細胞腫	脾門部リンパ節転移	病的骨折
	表皮剥離	披裂喉頭蓋ひだ喉頭面癌	貧血
	副咽頭間隙悪性腫瘍	複雑脱臼	不全骨折
	粉砕骨折	閉経後骨粗鬆症	閉鎖性骨折
	閉鎖性脱臼	膀胱尿路上皮癌	膀胱扁平上皮癌
ら	末梢血管外傷	末梢神経損傷	らせん骨折
	卵巣カルチノイド	卵巣癌肉腫	卵巣胚細胞腫瘍
	卵巣卵黄のう腫瘍	離開骨折	類上皮肉腫
	裂離骨折	若木骨折	

用法用量　メテノロンエナント酸エステルとして，通常，成人1回100mgを1～2週間ごとに筋肉内注射する。なお，年齢，症状により適宜増減する。

禁忌

(1)アンドロゲン依存性悪性腫瘍(例えば前立腺癌)及びその疑いのある患者

(2)妊婦又は妊娠している可能性のある女性

プリンペラン注射液10mg　規格：0.5%2mL1管[57円/管]

塩酸メトクロプラミド　アステラス　239

【効 能 効 果】

(1)次の場合における消化器機能異常(悪心・嘔吐・食欲不振・腹部膨満感)

胃炎，胃・十二指腸潰瘍，胆嚢・胆道疾患，腎炎，尿毒症，乳幼児嘔吐，薬剤(制癌剤・抗生物質・抗結核剤・麻酔剤)投与時，胃内・気管内挿管時，放射線照射時，開腹術後

(2)X線検査時のバリウムの通過促進

【対応標準病名】

◎	胃炎	胃潰瘍	胃十二指腸潰瘍
	嘔吐症	悪心	化学療法に伴う嘔吐症
	十二指腸潰瘍	消化管障害	食欲不振
	腎炎	胆道疾患	尿毒症
	腹部膨満		
○	NSAID 胃潰瘍	NSAID 十二指腸潰瘍	アルコール性胃炎
	アレルギー性胃炎	胃潰瘍瘢痕	胃十二指腸潰瘍瘢痕
	萎縮性胃炎	萎縮性化生性胃炎	胃穿孔
	胃内ガス貯留	噯気	おくび
	急性胃炎	急性胃潰瘍	急性胃潰瘍穿孔
	急性胃粘膜病変	急性十二指腸潰瘍	急性出血性胃潰瘍
	急性びらん性胃炎	クッシング潰瘍	鼓腸
	再発性胃潰瘍	再発性十二指腸潰瘍	残胃潰瘍
	糸球体腎炎	習慣性嘔吐	十二指腸潰瘍瘢痕
	十二指腸球後部潰瘍	十二指腸穿孔	出血性胃炎
	出血性胃潰瘍	出血性十二指腸潰瘍	術後胃潰瘍
	術後胃十二指腸潰瘍	術後悪心	術後残胃胃炎
	術後十二指腸潰瘍	消化管狭窄	食後悪心

	心因性胃潰瘍	神経性胃炎	腎不全
	ステロイド潰瘍	ステロイド潰瘍穿孔	ストレス潰瘍
	ストレス性胃潰瘍	ストレス性十二指腸潰瘍	穿孔性胃潰瘍
	穿孔性十二指腸潰瘍	穿通性胃潰瘍	穿通性十二指腸潰瘍
	多発胃潰瘍	多発性十二指腸潰瘍	多発性出血性胃潰瘍
	胆汁性嘔吐	中枢性嘔吐症	中毒性胃炎
	デュラフォイ潰瘍	難治性胃潰瘍	難治性十二指腸潰瘍
	肉芽腫性胃炎	反芻	反復性嘔吐
	表層性胃炎	びらん性胃炎	ヘリコバクター・ピロリ胃炎
	放射線胃炎	放屁	慢性胃炎
	慢性胃潰瘍	慢性胃潰瘍活動期	慢性十二指腸潰瘍
	慢性十二指腸潰瘍活動期	メネトリエ病	薬剤性胃潰瘍
	疣状胃炎	溶連菌感染後糸球体腎炎	
△	アセトン血性嘔吐症	胃運動機能障害	胃空腸周囲炎
	胃周囲炎	異常体重減少	胃腸疾患
	胃粘膜過形成	胃びらん	胃蜂窩織炎
	壊疽性胆細管炎	オディ括約筋収縮	ガス痛
	肝外閉塞性黄疸	管内性増殖性糸球体腎炎	肝内胆管拡張症
	肝内胆管狭窄	肝内胆細管炎	逆行性胆管炎
	急性化膿性胆管炎	急性十二指腸潰瘍穿孔	急性出血性胃潰瘍穿孔
	急性出血性十二指腸潰瘍	急性出血性十二指腸潰瘍穿孔	急性胆管炎
	急性胆細管炎	急性閉塞性化膿性胆管炎	狭窄性胆管炎
	経口摂取困難	軽微糸球体変化	原発性硬化性胆管炎
	後天性胆管狭窄症	細胆管炎	再発性胆管炎
	十二指腸総胆管炎	十二指腸乳頭狭窄	十二指腸びらん
	出血性胃潰瘍穿孔	出血性十二指腸潰瘍穿孔	術後乳癌
	消化不良症	腎性貧血	腎性無尿
	巣状糸球体硬化症	巣状糸球体腎炎	増殖性糸球体腎炎
	総胆管拡張症	総胆管狭窄症	総胆管十二指腸瘻
	総胆管皮膚瘻	総胆管閉塞症	体重減少
	胆管萎縮	胆管炎	胆管潰瘍
	胆管拡張症	胆管狭窄症	胆管穿孔
	胆管のう胞	胆管閉塞症	胆管癒着
	胆管瘻	胆汁うっ滞	胆汁瘻
	胆道機能異常	胆道ジスキネジア	胆道閉鎖
	胆のう胞	特発性嘔吐症	脳性嘔吐
	半月体形成性糸球体腎炎	反応性リンパ組織増生症	糞便性嘔吐
	閉塞性黄疸	膜性糸球体腎炎	膜性増殖性糸球体腎炎
	膜性増殖性糸球体腎炎1型	膜性増殖性糸球体腎炎2型	膜性増殖性糸球体腎炎3型
	慢性胆管炎	慢性胆細管炎	ミリッチ症候群
	無機能腎	メサンギウム増殖性糸球体腎炎	やせ

用法用量　メトクロプラミドとして，通常成人1回7.67mg（塩酸メトクロプラミドとして10mg，注射液1管）を1日1〜2回筋肉内又は静脈内に注射する。なお，年齢，症状により適宜増減する。

禁忌

(1)本剤の成分に対し過敏症の既往歴のある患者
(2)褐色細胞腫の疑いのある患者
(3)消化管に出血，穿孔又は器質的閉塞のある患者

エリーテン注10mg/2mL：高田[56円/管]，テルペラン注射液10mg：あすか[56円/管]，メトクロプラミド注10mg「テバ」：テバ製薬[56円/管]

フルオレサイト静注500mg　規格：10%5mL1瓶[1207円/瓶]

フルオレセイン　日本アルコン　729

【効能効果】

ぶどう膜・網膜・視神経等の疾患の診断

【対応標準病名】

該当病名なし

用法用量　フルオレセインとして，通常200〜500mgを肘静脈に注射する。

用法用量に関連する使用上の注意　本剤は静脈内にのみ使用し，髄腔内への使用は重篤な副作用が発現する可能性があるので使用しないこと。

警告　ショック等の重篤な副作用があらわれることがある。

禁忌

(1)本剤に対し過敏症の既往歴のある患者
(2)全身衰弱の患者
(3)重篤な糖尿病の患者
(4)重篤な心疾患のある患者
(5)重篤な脳血流障害のある患者
(6)妊婦又は妊娠している可能性のある婦人
(7)肝硬変の患者

原則禁忌

(1)褐色細胞腫あるいは心疾患の疑いのある患者
(2)高齢者

フルカリック1号輸液　規格：903mL1キット[1014円/キット]，1354.5mL1キット[1266円/キット]
フルカリック2号輸液　規格：1003mL1キット[1071円/キット]，1504.5mL1キット[1361円/キット]
フルカリック3号輸液　規格：1103mL1キット[1217円/キット]

アミノ酸　糖　電解質　ビタミン　テルモ　325

【効能効果】

経口，経腸管栄養補給が不能又は不十分で，経中心静脈栄養に頼らざるを得ない場合の水分，電解質，カロリー，アミノ酸及びビタミンの補給。

【対応標準病名】

◎	摂食機能障害		
△	異常腸音	胃内停水	回盲部腫瘤
	下腹部腫瘤	胸脇苦満	筋性防御
	口苦	口腔内異常感症	口腔内感覚異常症
	口内痛	後腹膜腫瘤	黒色便
	骨盤内腫瘤	臍部腫瘤	しぶり腹
	小腹拘急	小腹硬満	上腹部腫瘤
	小腹不仁	食道異物感	蠕動亢進
	大量便	腸音欠如	腸音亢進
	腸間膜腫瘤	つかえ感	粘液便
	排便習慣の変化	排便障害	腹腔内腫瘤
	腹皮拘急	腹部腫脹	腹部腫瘤
	腹部板状硬	腹部不快感	便異常
	便色異常	便潜血	膀胱直腸障害
	緑色便		

用法用量

〔フルカリック1号輸液〕：本剤は経中心静脈栄養療法の開始時で，耐糖能が不明の場合や耐糖能が低下している場合の開始液として，あるいは侵襲時等で耐糖能が低下しており，ブドウ糖を制限する必要がある場合の維持液として用いる。通常，成人には1日1806mLを24時間かけて中心静脈内に持続点滴注入する。なお，年齢，症状，体重により適宜増減する。

〔フルカリック2号輸液〕：本剤は経中心静脈栄養療法の維持液として用いる。通常，成人には1日2006mLを24時間かけて中心静脈内に持続点滴注入する。なお，年齢，症状，体重により適宜

増減する。
〔フルカリック3号輸液〕：本剤は経中心静脈栄養療法の維持液として用いる。通常，成人には1日2206mLを24時間かけて中心静脈内に持続点滴注入する。なお，年齢，症状，体重により適宜増減する。

警告 ビタミンB_1欠乏症と思われる重篤なアシドーシスが発現した場合には，直ちに100～400mgのビタミンB_1製剤を急速静脈内投与すること。
また，高カロリー輸液療法を施行中の患者では，基礎疾患及び合併症に起因するアシドーシスが発現することがあるので，症状があらわれた場合には高カロリー輸液療法を中断し，アルカリ化剤の投与等の処置を行うこと。

禁忌
(1)本剤又は本剤配合成分に過敏症の既往歴のある患者
(2)血友病の患者
(3)乳酸血症の患者
(4)高ナトリウム血症の患者
(5)高クロール血症の患者
(6)高カリウム血症，乏尿，アジソン病，高窒素血症の患者
(7)高リン血症，副甲状腺機能低下症の患者
(8)高マグネシウム血症，甲状腺機能低下症の患者
(9)高カルシウム血症の患者
(10)肝性昏睡又は肝性昏睡のおそれのある患者
(11)重篤な腎障害のある患者
(12)アミノ酸代謝異常のある患者

フルクトラクト注 規格：200mL1袋[141円/袋]，500mL1袋[182円/袋]

塩化カリウム　塩化ナトリウム　果糖　乳酸ナトリウム
大塚製薬工場 331

【効能効果】

経口摂取不能又は不十分な場合の水分・電解質の補給・維持

【対応標準病名】

該当病名なし

用法用量 通常成人1回500～1000mLを点滴静注する。
投与速度は通常成人1時間あたり300～500mL，小児の場合，1時間あたり50～100mLとする。
なお，年齢，症状，体重により適宜増減する。

禁忌
(1)高乳酸血症の患者
(2)高カリウム血症(乏尿，アジソン病，重症熱傷，高窒素血症等)の患者
(3)遺伝性果糖不耐症の患者

20%フルクトン注 規格：20%20mL1管[96円/管]

果糖
大塚製薬工場 323

【効能効果】

(1)注射剤の溶解希釈剤
(2)糖尿病及び糖尿病状態時のエネルギー補給
(3)薬物中毒
(4)アルコール中毒
(5)その他非経口的に水・エネルギー補給を必要とする場合

【対応標準病名】

◎	急性アルコール中毒	糖尿病	薬物中毒症
○	1型糖尿病	1型糖尿病・眼合併症あり	1型糖尿病・関節合併症あり
	1型糖尿病・ケトアシドーシス合併あり	1型糖尿病・昏睡合併症あり	1型糖尿病・腎合併症あり
	1型糖尿病・神経学的合併症あり	1型糖尿病・多発糖尿病性合併症あり	1型糖尿病・糖尿病性合併症あり
	1型糖尿病・糖尿病性合併症なし	1型糖尿病・末梢循環合併症あり	1型糖尿病黄斑症
	1型糖尿病合併妊娠	1型糖尿病性アシドーシス	1型糖尿病性アセトン血症
	1型糖尿病性壊疽	1型糖尿病性黄斑浮腫	1型糖尿病性潰瘍
	1型糖尿病性眼筋麻痺	1型糖尿病性肝障害	1型糖尿病性関節症
	1型糖尿病性筋萎縮症	1型糖尿病性血管障害	1型糖尿病性ケトアシドーシス
	1型糖尿病性高コレステロール血症	1型糖尿病性虹彩炎	1型糖尿病性骨症
	1型糖尿病性昏睡	1型糖尿病性自律神経ニューロパチー	1型糖尿病性神経因性膀胱
	1型糖尿病性神経痛	1型糖尿病性腎硬化症	1型糖尿病性腎症
	1型糖尿病性腎症第1期	1型糖尿病性腎症第2期	1型糖尿病性腎症第3期
	1型糖尿病性腎症第3期A	1型糖尿病性腎症第3期B	1型糖尿病性腎症第4期
	1型糖尿病性腎症第5期	1型糖尿病性腎不全	1型糖尿病性水疱
	1型糖尿病性精神障害	1型糖尿病性そう痒症	1型糖尿病性多発ニューロパチー
	1型糖尿病性単ニューロパチー	1型糖尿病性中心性網膜症	1型糖尿病性低血糖性昏睡
	1型糖尿病性動脈硬化症	1型糖尿病性動脈閉塞症	1型糖尿病性ニューロパチー
	1型糖尿病性白内障	1型糖尿病性皮膚障害	1型糖尿病性浮腫性硬化症
	1型糖尿病性末梢血管症	1型糖尿病性末梢血管障害	1型糖尿病性末梢神経障害
	1型糖尿病性網膜症	2型糖尿病	2型糖尿病・眼合併症あり
	2型糖尿病・関節合併症あり	2型糖尿病・ケトアシドーシス合併あり	2型糖尿病・昏睡合併あり
	2型糖尿病・腎合併症あり	2型糖尿病・神経学的合併症あり	2型糖尿病・多発糖尿病性合併症あり
	2型糖尿病・糖尿病性合併症あり	2型糖尿病・糖尿病性合併症なし	2型糖尿病・末梢循環合併症あり
	2型糖尿病黄斑症	2型糖尿病合併妊娠	2型糖尿病性アシドーシス
	2型糖尿病性アセトン血症	2型糖尿病性壊疽	2型糖尿病性黄斑浮腫
	2型糖尿病性潰瘍	2型糖尿病性眼筋麻痺	2型糖尿病性肝障害
	2型糖尿病性関節症	2型糖尿病性筋萎縮症	2型糖尿病性血管障害
	2型糖尿病性ケトアシドーシス	2型糖尿病性高コレステロール血症	2型糖尿病性虹彩炎
	2型糖尿病性骨症	2型糖尿病性昏睡	2型糖尿病性自律神経ニューロパチー
	2型糖尿病性神経因性膀胱	2型糖尿病性神経痛	2型糖尿病性腎硬化症
	2型糖尿病性腎症	2型糖尿病性腎症第1期	2型糖尿病性腎症第2期
	2型糖尿病性腎症第3期	2型糖尿病性腎症第3期A	2型糖尿病性腎症第3期B
	2型糖尿病性腎症第4期	2型糖尿病性腎症第5期	2型糖尿病性腎不全
	2型糖尿病性水疱	2型糖尿病性精神障害	2型糖尿病性そう痒症
	2型糖尿病性多発ニューロパチー	2型糖尿病性単ニューロパチー	2型糖尿病性中心性網膜症
	2型糖尿病性低血糖性昏睡	2型糖尿病性動脈硬化症	2型糖尿病性動脈閉塞症
	2型糖尿病性ニューロパチー	2型糖尿病性白内障	2型糖尿病性皮膚障害
	2型糖尿病性浮腫性硬化症	2型糖尿病性末梢血管症	2型糖尿病性末梢血管障害
	2型糖尿病性末梢神経障害	2型糖尿病性ミオパチー	2型糖尿病性網膜症
あ	アルコール依存症	アルコール幻覚症	アルコール性コルサコフ症候群
	アルコール性残遺性感情障害	アルコール性持続性認知障害	アルコール性嫉妬
	アルコール性振戦せん妄	アルコール性精神病	アルコール性せん妄
	アルコール性躁病	アルコール性多発性神経炎性精神病	アルコール性遅発性精神病性障害
	アルコール性遅発性パーソナリティ障害	アルコール性認知症	アルコール性脳症候群
	アルコール性フラッシュバック	アルコール性妄想	アルコール乱用
	アルコール離脱状態	安定型糖尿病	医薬品中毒
	インスリンレセプター異常症	ウイルス性糖尿病	ウイルス性糖尿病・眼合併症あり

	ウイルス性糖尿病・ケトアシドーシス合併あり	ウイルス性糖尿病・昏睡合併あり	ウイルス性糖尿病・腎合併症あり
	ウイルス性糖尿病・神経学的合併症あり	ウイルス性糖尿病・多発糖尿病性合併症あり	ウイルス性糖尿病・糖尿病性合併症あり
	ウイルス性糖尿病・糖尿病性合併症なし	ウイルス性糖尿病・末梢循環合併症あり	うつ状態アルコール中毒
か	栄養不良関連糖尿病	緩徐進行１型糖尿病	緩徐進行１型糖尿病・眼合併症あり
	緩徐進行１型糖尿病・関節合併症あり	緩徐進行１型糖尿病・ケトアシドーシス合併あり	緩徐進行１型糖尿病・昏睡合併あり
	緩徐進行１型糖尿病・腎合併症あり	緩徐進行１型糖尿病・神経学的合併症あり	緩徐進行１型糖尿病・多発糖尿病性合併症あり
	緩徐進行１型糖尿病・糖尿病性合併症なし	緩徐進行１型糖尿病・末梢循環合併症あり	急性薬物中毒
	キンメルスチール・ウイルソン症候群	劇症１型糖尿病	高血糖高浸透圧症候群
さ	高浸透圧性非ケトン性昏睡	コルサコフ症候群	若年２型糖尿病
	宿酔	膵性糖尿病・眼合併症あり	膵性糖尿病・ケトアシドーシス合併あり
	膵性糖尿病・昏睡合併あり	膵性糖尿病・腎合併症あり	膵性糖尿病・神経学的合併症あり
	膵性糖尿病・多発糖尿病性合併症あり	膵性糖尿病・糖尿病性合併症あり	膵性糖尿病・糖尿病性合併症なし
	膵性糖尿病・末梢循環合併症あり	ステロイド糖尿病	ステロイド糖尿病・眼合併症あり
	ステロイド糖尿病・ケトアシドーシス合併あり	ステロイド糖尿病・昏睡合併あり	ステロイド糖尿病・腎合併症あり
	ステロイド糖尿病・神経学的合併症あり	ステロイド糖尿病・多発糖尿病性合併症あり	ステロイド糖尿病・糖尿病性合併症あり
	ステロイド糖尿病・糖尿病性合併症なし	ステロイド糖尿病・末梢循環合併症あり	増殖性糖尿病性網膜症
た	増殖性糖尿病性網膜症・１型糖尿病	増殖性糖尿病性網膜症・２型糖尿病	単純酩酊
	糖尿病・糖尿病性合併症なし	糖尿病黄斑症	糖尿病黄斑浮腫
	糖尿病性アシドーシス	糖尿病性アセトン血症	糖尿病性壊疽
	糖尿病性潰瘍	糖尿病性眼筋麻痺	糖尿病性肝障害
	糖尿病性関節症	糖尿病性筋萎縮症	糖尿病性血管障害
	糖尿病性ケトアシドーシス	糖尿病性高コレステロール血症	糖尿病性虹彩炎
	糖尿病性骨症	糖尿病性昏睡	糖尿病性自律神経ニューロパチー
	糖尿病性神経因性膀胱	糖尿病性神経痛	糖尿病性腎硬化症
	糖尿病性腎症	糖尿病性腎不全	糖尿病性水疱
	糖尿病性精神障害	糖尿病性そう痒症	糖尿病性多発ニューロパチー
	糖尿病性単ニューロパチー	糖尿病性中心性網膜症	糖尿病性低血糖性昏睡
	糖尿病性動脈閉塞症	糖尿病性ニューロパチー	糖尿病性白内障
	糖尿病性皮膚障害	糖尿病性浮腫性硬化症	糖尿病性末梢血管症
	糖尿病性末梢血管障害	糖尿病性末梢神経障害	糖尿病網膜症
な	二次性糖尿病	二次性糖尿病・眼合併症あり	二次性糖尿病・ケトアシドーシス合併あり
	二次性糖尿病・昏睡合併あり	二次性糖尿病・腎合併症あり	二次性糖尿病・神経学的合併症あり
	二次性糖尿病・多発糖尿病性合併症あり	二次性糖尿病・糖尿病性合併症あり	二次性糖尿病・糖尿病性合併症なし
	二次性糖尿病・末梢循環合併症あり	妊娠中の耐糖能低下	妊娠中の糖尿病
は	妊娠糖尿病母体児症候群	病的酩酊	不安定型糖尿病
ま	複雑酩酊	慢性アルコール性脳症候群	慢性薬物中毒
や	薬剤性糖尿病	薬剤性糖尿病・眼合併症あり	薬剤性糖尿病・ケトアシドーシス合併あり
	薬剤性糖尿病・昏睡合併あり	薬剤性糖尿病・腎合併症あり	薬剤性糖尿病・神経学的合併症あり
	薬剤性糖尿病・多発糖尿病性合併症あり	薬剤性糖尿病・糖尿病性合併症あり	薬剤性糖尿病・糖尿病性合併症なし
	薬剤性糖尿病・末梢循環合併症あり		
△	インスリンショック	インスリン抵抗性糖尿病	化学的糖尿病
	境界型糖尿病	新生児一過性糖尿病	新生児糖尿病
	膵性糖尿病	低血糖昏睡	糖尿病合併症
	糖尿病性動脈硬化症	糖尿病母体児	妊娠糖尿病
	非糖尿病性低血糖性昏睡		

用法用量　通常，成人１回20～500mLを静脈内注射する。
注射剤の溶解希釈には適量を用いる。
なお，年齢，症状により適宜増減する。

禁忌
(1)遺伝性果糖不耐症の患者
(2)低張性脱水症の患者

果糖注5%「フソー」：扶桑薬品　5%1L1瓶[326円/瓶]，果糖注20%「フソー」：扶桑薬品　20%20mL1管[92円/管]

プール シンチ注　規格：10MBq[57円/MBq]

人血清アルブミンジエチレントリアミン五酢酸テクネチウム(^{99m}Tc)　日本メジフィジックス　430

【効能効果】

RIアンギオグラフィ及び血液プールシンチグラフィによる各種臓器・部位の血行動態及び血管性病変の診断

【対応標準病名】

該当病名なし

用法用量

通常，成人には，740MBqを静脈内投与し，被検部に検出器を向け，投与直後から連続画像(RIアンギオグラム)を得る。終了後，被検部の各方向から平衡時画像(血液プールシンチグラム)を得る。いずれも必要に応じデータ処理装置を用いデータ収集及び処理を行う。
また，必要に応じ，同時に血液を採取することにより循環血漿あるいは血液量の測定を追加することも可能である。
投与量は，年齢，体重及び検査目的に応じ，適宜増減する。

フルダラ静注用50mg　規格：50mg1瓶[38192円/瓶]

フルダラビンリン酸エステル　サノフィ　422

【効能効果】

(1)貧血又は血小板減少症を伴う慢性リンパ性白血病
(2)再発又は難治性の下記疾患
　低悪性度B細胞性非ホジキンリンパ腫
　マントル細胞リンパ腫
(3)下記疾患における同種造血幹細胞移植の前治療
　急性骨髄性白血病，骨髄異形成症候群，慢性骨髄性白血病，慢性リンパ性白血病，悪性リンパ腫，多発性骨髄腫

【対応標準病名】

◎	B細胞リンパ腫	悪性リンパ腫	急性骨髄性白血病
	血小板減少症	骨髄異形成症候群	多発性骨髄腫
	非ホジキンリンパ腫	貧血	慢性骨髄性白血病
	慢性リンパ性白血病	マントル細胞リンパ腫	
○	MALTリンパ腫	RAEB－t	芽球増加を伴う不応性貧血
	環状鉄芽球を伴う不応性貧血	急性骨髄単球性白血病	急性前骨髄球性白血病
	形質細胞性骨髄腫	骨悪性リンパ腫	症候性貧血
	前リンパ球性白血病	白血病	非定型慢性骨髄性白血病
	非分泌型骨髄腫	ヘアリー細胞白血病	ベンスジョーンズ型多発性骨髄腫
	慢性骨髄性白血病移行期	慢性骨髄性白血病急性転化	慢性骨髄性白血病慢性期
	慢性白血病	免疫芽球性リンパ節症	リンパ腫
△	１系統に異形成を伴う不応性血球減少症	5q－症候群	ALK陽性大細胞型B細胞性リンパ腫

ALK陽性未分化大細胞リンパ腫	BCR－ABL1陽性Bリンパ芽球性白血病	BCR－ABL1陽性Bリンパ芽球性白血病/リンパ腫
BCR－ABL1陽性Bリンパ芽球性リンパ腫	B細胞性前リンパ球性白血病	Bリンパ芽球性白血病
Bリンパ芽球性白血病/リンパ腫	Bリンパ芽球性リンパ腫	CCR4陽性成人T細胞白血病リンパ腫
E2A－PBX1陽性Bリンパ芽球性白血病	E2A－PBX1陽性Bリンパ芽球性白血病/リンパ腫	E2A－PBX1陽性Bリンパ芽球性リンパ腫
HHV8多中心性キャッスルマン病随伴大細胞型B細胞性リンパ腫	IL3－IGH陽性Bリンパ芽球性白血病	IL3－IGH陽性Bリンパ芽球性白血病/リンパ腫
IL3－IGH陽性Bリンパ芽球性リンパ腫	MLL再構成型Bリンパ芽球性白血病	MLL再構成型Bリンパ芽球性白血病/リンパ腫
MLL再構成型Bリンパ芽球性リンパ腫	Ph陽性急性リンパ性白血病	POEMS症候群
TEL－AML1陽性Bリンパ芽球性白血病	TEL－AML1陽性Bリンパ芽球性白血病/リンパ腫	TEL－AML1陽性Bリンパ芽球性リンパ腫
T細胞性前リンパ球白血病	T細胞性大顆粒リンパ球白血病	T細胞組織球豊富型大細胞型B細胞性リンパ腫
Tリンパ芽球性白血病	Tリンパ芽球性白血病/リンパ腫	Tリンパ芽球性リンパ腫
悪性リンパ腫骨髄浸潤	アグレッシブNK細胞白血病	胃悪性リンパ腫
芽球増加を伴う不応性貧血－1	芽球増加を伴う不応性貧血－2	顆粒球肉腫
眼窩悪性リンパ腫	肝脾T細胞リンパ腫	急性巨核芽球性白血病
急性単球性白血病	急性白血病	急性リンパ性白血病
くすぶり型白血病	形質芽球性リンパ腫	形質細胞白血病
頚部悪性リンパ腫	血管内大細胞型B細胞性リンパ腫	血管免疫芽球性T細胞リンパ腫
結腸悪性リンパ腫	原発性滲出性リンパ腫	高2倍体性Bリンパ芽球性白血病
高2倍体性Bリンパ芽球性白血病/リンパ腫	高2倍体性Bリンパ芽球性リンパ腫	好塩基球性白血病
好酸球性白血病	甲状腺悪性リンパ腫	好中球性白血病
高齢者EBV陽性びまん性大細胞型B細胞性リンパ腫	骨外性形質細胞腫	骨髄腫腎
骨髄性白血病	骨髄性白血病骨髄浸潤	骨髄単球性白血病
孤立性骨形質細胞腫	混合型白血病	若年性骨髄単球性白血病
縦隔悪性リンパ腫	縦隔原発大細胞型B細胞性リンパ腫	十二指腸悪性リンパ腫
小腸悪性リンパ腫	小児EBV陽性T細胞リンパ増殖性疾患	小児急性リンパ性白血病
小児骨髄異形成症候群	小児全身性EBV陽性T細胞リンパ増殖性疾患	小児不応性血球減少症
小リンパ球性リンパ腫	心臓悪性リンパ腫	髄膜白血病
成人T細胞白血病骨髄浸潤	成人T細胞白血病リンパ腫	成人T細胞白血病リンパ腫・急性型
成人T細胞白血病リンパ腫・くすぶり型	成人T細胞白血病リンパ腫・慢性型	成人T細胞白血病リンパ腫・リンパ腫型
赤白血病	節外性NK/T細胞リンパ腫・鼻型	大腸悪性リンパ腫
多血球系異形成を伴う不応性血球減少症	多発性骨髄腫骨髄浸潤	多発性骨髄腫性関節症
単球性白血病	中枢神経系原発びまん性大細胞型B細胞性リンパ腫	腸管症関連T細胞リンパ腫
直腸悪性リンパ腫	低2倍体性Bリンパ芽球性白血病	低2倍体性Bリンパ芽球性白血病/リンパ腫
低2倍体性Bリンパ芽球性リンパ腫	低形成性白血病	低形成性貧血
二次性白血病	脳悪性リンパ腫	バーキット白血病
バーキットリンパ腫	白血病性関節症	脾B細胞性リンパ腫/白血病・分類不能型
脾悪性リンパ腫	非定型的白血病	脾びまん性赤脾髄小B細胞性リンパ腫
皮膚原発びまん性大細胞型B細胞リンパ腫・下肢型	皮膚白血病	脾辺縁帯リンパ腫
肥満細胞性白血病	びまん性大細胞型・バーキット中間型分類不能B細胞性リンパ腫	びまん性大細胞型・ホジキン中間型分類不能B細胞性リンパ腫
不応性血小板減少症	不応性好中球減少症	不応性貧血
分類不能型骨髄異形成症候群	ヘアリー細胞白血病亜型	扁桃悪性リンパ腫
末梢性T細胞リンパ腫	慢性NK細胞リンパ増殖性疾患	慢性炎症関連びまん性大細胞型B細胞性リンパ腫
慢性骨髄単球性白血病	慢性単球性白血病	未分化大細胞リンパ腫
無症候性骨髄腫	リンパ芽球性リンパ腫	リンパ形質細胞性リンパ腫
リンパ性白血病	リンパ性白血病骨髄浸潤	濾胞性リンパ腫

※ **適応外使用可**
原則として，「リン酸フルダラビン【注射薬】」を「造血幹細胞移植の前治療」として処方した場合，当該使用事例を審査上認める。

効能効果に関連する使用上の注意 慢性リンパ性白血病において，本剤の対象は，未治療例の場合，原疾患の進展に起因する貧血又は血小板減少症を伴う慢性リンパ性白血病患者(Rai分類でハイリスク群又はBinet分類でB又はC期)であり，既治療例の場合，少なくとも一種類の標準的なアルキル化剤を含む治療に無効又は進行性の慢性リンパ性白血病患者である。

用法用量

(1)貧血又は血小板減少症を伴う慢性リンパ性白血病
(2)再発又は難治性の低悪性度B細胞性非ホジキンリンパ腫及びマントル細胞リンパ腫
通常，成人にはフルダラビンリン酸エステルとして，1日量20mg/m^2(体表面積)を5日間連日点滴静注(約30分)し，23日間休薬する。これを1クールとし，投薬を繰り返す。
なお，患者の状態により適宜増減する。
(3)同種造血幹細胞移植の前治療：フルダラビンリン酸エステルとして，1日量30mg/m^2(体表面積)を6日間連日点滴静注(約30分)する。なお，患者の状態により，投与量及び投与日数は適宜減ずる。

用法用量に関連する使用上の注意

(1)慢性リンパ性白血病，低悪性度B細胞性非ホジキンリンパ腫及びマントル細胞リンパ腫において，腎機能が低下している患者(クレアチニンクリアランスが30～70mL/分)では，腎機能の低下に応じて次のような目安により投与量を減量し，安全性を確認しながら慎重に投与すること。
＜減量の目安＞：

クレアチニンクリアランス(mL/分)	投与量(mg/m^2)
70	18
50	14
30	12

(2)慢性リンパ性白血病，低悪性度B細胞性非ホジキンリンパ腫及びマントル細胞リンパ腫への本剤投与にあたっては，好中球，血小板等の変動に十分留意し，前クールにおいて，高度の骨髄抑制が認められなかった場合に限り増量(最大25mg/m^2/日)を考慮する。
(3)同種造血幹細胞移植の前治療においては，他の抗悪性腫瘍剤や全身放射線照射と併用すること。
(4)小児における本剤の同種造血幹細胞移植の前治療としての有効性及び安全性は確立していない。[使用経験が限られている。]
(5)本剤は，通常2.5mLの注射用水にて溶解し(フルダラビンリン酸エステル20mg/mL)，体表面積より計算した必要量をとり，日局生理食塩液100mL以上に希釈する。

警告

(1)本剤は，緊急時に十分対応できる医療施設において，造血器悪性腫瘍の治療に十分な知識・経験を持つ医師のもとで，本剤の投与が適切と判断される症例についてのみ投与すること。また，治療開始に先立ち，患者又はその家族に本剤の有効性及び危険性を十分説明し，同意を得てから投与すること。

同種造血幹細胞移植の前治療として本剤を使用する場合には，同種造血幹細胞移植に十分な知識・経験を持つ医師のもとで，適切と判断される症例についてのみ投与すること。
(2)骨髄抑制により感染症又は出血傾向等の重篤な副作用が増悪又は発現することがあるので，頻回に臨床検査(血液検査，肝機能・腎機能検査等)を行うなど，患者の状態を十分に観察すること。
(3)遷延性のリンパ球減少により，重症の免疫不全が増悪又は発現する可能性があるので，頻回に臨床検査(血液検査等)を行うなど，免疫不全の徴候について綿密な検査を行うこと。
(4)致命的な自己免疫性溶血性貧血が報告されているので，自己免疫性溶血性貧血の既往歴の有無，クームス試験の結果に拘わらず，溶血性貧血の徴候について綿密な検査を行うこと。
(5)放射線非照射血の輸血により移植片対宿主病(GVHD:graft versus host disease)があらわれることがあるので，本剤による治療中又は治療後の患者で輸血を必要とする場合は，照射処理された血液を輸血すること。
(6)ペントスタチンとの併用により致命的な肺毒性が報告されているので併用しないこと。
なお，本剤使用にあたっては，本剤及び併用薬剤の添付文書を熟読し，慎重に患者を選択すること。

禁忌
(1)重篤な腎障害のある患者(クレアチニンクリアランス＜24時間蓄尿により測定＞が30mL/分未満の患者)
(2)妊婦又は妊娠している可能性のある女性
(3)ペントスタチンを投与中の患者
(4)フルダラビンリン酸エステルにより溶血性貧血を起こしたことのある患者
(5)本剤の成分に対し過敏症の既往歴のある患者
(6)重症感染症を合併している患者

併用禁忌

薬剤名等	臨床症状・措置方法	機序・危険因子
ペントスタチン(コホリン)	致命的な肺毒性が発現することがある。	機序は不明

フルデカシン筋注25mg　規格：25mg1mL1瓶［1564円/瓶］
フルフェナジンデカン酸エステル　田辺三菱　117

【効能効果】

統合失調症

【対応標準病名】

◎	統合失調症		
○	アスペルガー症候群	型分類困難な統合失調症	偽神経症性統合失調症
	急性統合失調症	急性統合失調症性エピソード	急性統合失調症様精神病性障害
	境界型統合失調症	緊張型統合失調症	残遺型統合失調症
	自閉的精神病質	小児期型統合失調症	小児シゾイド障害
	前駆期統合失調症	潜在性統合失調症	体感症性統合失調症
	短期統合失調症様障害	単純型統合失調症	遅発性統合失調症
	統合失調症型障害	統合失調症型パーソナリティ障害	統合失調症後抑うつ
	統合失調症症状を伴う急性錯乱	統合失調症症状を伴う急性多形性精神病性障害	統合失調症症状を伴う類循環精神病
	統合失調症性パーソナリティ障害	統合失調症性反応	統合失調症様状態
	破瓜型統合失調症	夢幻精神病	妄想型統合失調症
△	統合失調症症状を伴わない急性錯乱	統合失調症症状を伴わない急性多形性精神病性障害	統合失調症症状を伴わない類循環精神病
	モレル・クレペリン病		

用法用量　通常成人には，フルフェナジンデカン酸エステルとして1回12.5mg～75mgを4週間隔で筋肉内注射する。
薬量及び注射間隔は病状又は本剤による随伴症状の程度に応じて適宜増減並びに間隔を調節する。
なお，初回用量は，可能な限り少量より始め，50mgを超えないものとする。

禁忌
(1)昏睡状態の患者
(2)バルビツール酸誘導体・麻酔剤等の中枢神経抑制剤の強い影響下にある患者
(3)重症の心不全患者
(4)パーキンソン病の患者
(5)フェノチアジン系化合物及びその類似化合物に対し過敏症の既往歴のある患者
(6)アドレナリンを投与中の患者
(7)妊婦又は妊娠している可能性のある婦人
(8)クロザピンを投与中，あるいは投与を検討されている患者

原則禁忌　皮質下部の脳障害(脳炎，脳腫瘍，頭部外傷後遺症等)の疑いがある患者

併用禁忌

薬剤名等	臨床症状・措置方法	機序・危険因子
アドレナリン(ボスミン)	アドレナリンの作用を逆転させ，重篤な血圧降下を起こすことがある。	アドレナリンはアドレナリン作動性α，β-受容体の刺激剤であり，本剤のα-受容体遮断作用により，β-受容体刺激作用が優位となり，血圧降下作用が増強される。
クロザピン(クロザリル)	クロザピンは，原則として単剤で使用し，他の抗精神病薬とは併用しないこととされている。本剤は筋肉内投与後緩徐に血中に移行し，直ちに薬物を体外に排除する方法がないため，クロザピンと併用しないこと。	本剤が血中から消失するまでに時間を要する。

フルマリンキット静注用1g
規格：1g1キット(生理食塩液100mL付)［1712円/キット］
フルマリン静注用0.5g　規格：500mg1瓶［987円/瓶］
フルマリン静注用1g　規格：1g1瓶［1366円/瓶］
フロモキセフナトリウム　塩野義　613

【効能効果】

〈適応菌種〉フロモキセフに感性のブドウ球菌属，レンサ球菌属，肺炎球菌，淋菌，モラクセラ(ブランハメラ)・カタラーリス，大腸菌，クレブシエラ属，プロテウス属，モルガネラ・モルガニー，プロビデンシア属，インフルエンザ菌，ペプトストレプトコッカス属，バクテロイデス属，プレボテラ属(プレボテラ・ビビアを除く)
〈適応症〉
(1)敗血症，感染性心内膜炎
(2)外傷・熱傷及び手術創等の二次感染
(3)咽頭・喉頭炎，扁桃炎，急性気管支炎，慢性呼吸器病変の二次感染
(4)膀胱炎，腎盂腎炎，前立腺炎(急性症，慢性症)
(5)尿道炎
(6)腹膜炎，腹腔内膿瘍
(7)胆嚢炎，胆管炎
(8)バルトリン腺炎，子宮内感染，子宮付属器炎，子宮旁結合織炎
(9)中耳炎，副鼻腔炎

【対応標準病名】

◎	咽頭炎	咽頭喉頭炎	外傷
	感染性心内膜炎	急性気管支炎	急性細菌性前立腺炎
	喉頭炎	挫創	子宮内感染症
	子宮付属器炎	子宮傍組織炎	術後創部感染

腎盂腎炎	前立腺炎	創傷
創傷感染症	胆管炎	胆のう炎
中耳炎	尿道炎	熱傷
敗血症	バルトリン腺炎	腹腔内膿瘍
副鼻腔炎	腹膜炎	扁桃炎
膀胱炎	慢性前立腺炎	裂傷
裂創		

○あ	MRSA膀胱炎	亜急性感染性心内膜炎	亜急性気管支炎
	亜急性細菌性心内膜炎	亜急性心内膜炎	足開放創
	足第1度熱傷	足第2度熱傷	足第3度熱傷
	足熱傷	アルカリ腐蝕	アレルギー性副鼻腔炎
	アレルギー性膀胱炎	アンギナ	胃腸管熱傷
	犬咬創	胃熱傷	陰茎開放創
	陰茎第1度熱傷	陰茎第2度熱傷	陰茎第3度熱傷
	陰茎熱傷	咽頭開放創	咽頭気管炎
	咽頭創傷	咽頭熱傷	咽頭扁桃炎
	院内感染敗血症	陰のう開放創	陰のう第1度熱傷
	陰のう第2度熱傷	陰のう第3度熱傷	陰のう熱傷
	インフルエンザ菌気管支炎	インフルエンザ菌喉頭炎	インフルエンザ菌性咽頭炎
	インフルエンザ菌性喉頭気管炎	インフルエンザ菌敗血症	会陰第1度熱傷
	会陰第2度熱傷	会陰第3度熱傷	会陰熱傷
	会陰部化膿創	腋窩第1度熱傷	腋窩第2度熱傷
	腋窩第3度熱傷	腋窩熱傷	壊疽性咽頭炎
	壊疽性胆細管炎	壊疽性胆のう炎	横隔膜下膿瘍
	横隔膜下腹膜炎	横隔膜損傷	黄色ぶどう球菌敗血症
	オスラー結節	汚染擦過創	汚染創
か	外陰開放創	外陰第1度熱傷	外陰第2度熱傷
	外陰第3度熱傷	外陰熱傷	外耳開放創
	外耳道創傷	外耳部外傷性異物	外耳部割創
	外耳部貫通創	外耳部咬創	外耳部挫創
	外耳部刺創	外耳部創傷	外傷性異物
	外傷性眼球ろう	外傷性虹彩離断	外傷性食道破裂
	外傷性穿孔性中耳炎	外傷性中耳炎	外傷性脳圧迫・頭蓋内に達する開放創合併あり
	外傷性破裂	外耳裂創	開放骨折
	開放性外傷性脳圧迫	開放性陥没骨折	開放性胸膜損傷
	開放性脱臼骨折	開放性脳挫創	開放性脳損傷髄膜炎
	開放性脳底部挫傷	開放性びまん性脳損傷	開放性粉砕骨折
	開放創	潰瘍性咽頭炎	潰瘍性膀胱炎
	下咽頭炎	下咽頭創傷	下咽頭熱傷
	化学外傷	下顎外傷性異物	下顎開放創
	下顎割創	下顎貫通創	下顎口唇挫創
	下顎咬創	下顎挫創	下顎刺創
	下顎創傷	下顎熱傷	下顎部第1度熱傷
	下顎部第2度熱傷	下顎部第3度熱傷	下顎裂創
	顎関節部開放創	顎関節部割創	顎関節部貫通創
	顎関節部咬創	顎関節部挫創	顎関節部刺創
	顎関節部創傷	顎関節部裂創	角結膜腐蝕
	角膜アルカリ化学熱傷	角膜挫創	角膜酸化学熱傷
	角膜酸性熱傷	角膜切傷	角膜切創
	角膜創傷	角膜熱傷	角膜破裂
	角膜裂傷	下肢第1度熱傷	下肢第2度熱傷
	下肢第3度熱傷	下肢熱傷	下腿開放創
	下腿足部熱傷	下腿熱傷	下腿部第1度熱傷
	下腿部第2度熱傷	下腿部第3度熱傷	カタル性咽頭炎
	割創	化膿性喉頭炎	化膿性中耳炎
	化膿性副鼻腔炎	化膿性腹膜炎	下半身第1度熱傷
	下半身第2度熱傷	下半身第3度熱傷	下半身熱傷
	下腹部第1度熱傷	下腹部第2度熱傷	下腹部第3度熱傷
	眼化学熱傷	眼窩創傷	肝下膿瘍
	眼球結膜裂傷	眼球損傷	眼球熱傷
	眼球破裂	眼球裂傷	眼瞼外傷性異物

眼瞼開放創	眼瞼化学熱傷	眼瞼割創
眼瞼貫通創	眼瞼咬創	眼瞼挫創
眼瞼刺創	眼瞼創傷	眼瞼第1度熱傷
眼瞼第2度熱傷	眼瞼第3度熱傷	眼瞼熱傷
眼瞼裂創	肝周囲炎	眼周囲化学熱傷
眼周囲第1度熱傷	眼周囲第2度熱傷	眼周囲第3度熱傷
眼周囲部外傷性異物	眼周囲部開放創	眼周囲部割創
眼周囲部貫通創	眼周囲部咬創	眼周囲部挫創
眼周囲部刺創	眼周囲部創傷	眼周囲部裂創
感染性咽頭炎	感染性喉頭気管炎	貫通刺創
貫通銃創	貫通性挫滅創	貫通創
肝内胆細管炎	眼熱傷	眼部外傷性異物
眼部開放創	眼部割創	眼部貫通創
眼部咬創	眼部挫創	眼部刺創
眼部創傷	眼部裂創	顔面外傷性異物
顔面開放創	顔面割創	顔面貫通創
顔面咬創	顔面挫創	顔面刺創
顔面創傷	顔面掻創	顔面損傷
顔面第1度熱傷	顔面第2度熱傷	顔面第3度熱傷
顔面多発開放創	顔面多発割創	顔面多発貫通創
顔面多発咬創	顔面多発挫創	顔面多発刺創
顔面多発創傷	顔面多発裂創	顔面熱傷
顔面裂創	乾酪性副鼻腔炎	気管熱傷
気腫性腎盂腎炎	気道熱傷	偽膜性咽頭炎
偽膜性気管支炎	偽膜性喉頭炎	偽膜性扁桃炎
逆行性胆管炎	急性アデノイド咽頭炎	急性アデノイド扁桃炎
急性咽頭炎	急性咽頭喉頭炎	急性咽頭扁桃炎
急性壊疽性喉頭炎	急性壊疽性扁桃炎	急性潰瘍性喉頭炎
急性潰瘍性扁桃炎	急性化膿性咽頭炎	急性化膿性胆管炎
急性化膿性胆のう炎	急性化膿性中耳炎	急性化膿性扁桃炎
急性感染性心内膜炎	急性気管気管支炎	急性気腫性胆のう炎
急性限局性腹膜炎	急性喉頭炎	急性喉頭気管炎
急性喉頭気管気管支炎	急性骨盤腹膜炎	急性細菌性心内膜炎
急性子宮傍結合織炎	急性出血性膀胱炎	急性心内膜炎
急性声帯炎	急性声門下喉頭炎	急性腺窩性扁桃炎
急性胆管炎	急性胆細管炎	急性単純性膀胱炎
急性胆のう炎	急性中耳炎	急性尿道炎
急性汎発性腹膜炎	急性反復性気管支炎	急性腹膜炎
急性浮腫性喉頭炎	急性付属器炎	急性閉塞性化膿性胆管炎
急性扁桃炎	急性膀胱炎	急性卵管炎
急性卵巣炎	胸管損傷	胸腔熱傷
狭窄性胆管炎	胸腺損傷	胸部外傷
頬部外傷性異物	頬部開放創	頬部割創
頬部貫通創	頬部咬創	頬部挫創
頬部刺創	胸部上腕熱傷	胸部食道損傷
頬部創傷	胸部損傷	胸部第1度熱傷
頬部第1度熱傷	胸部第2度熱傷	頬部第2度熱傷
胸部第3度熱傷	頬部第3度熱傷	胸部熱傷
頬部裂創	胸壁開放創	胸壁刺創
強膜切創	強膜創傷	胸膜損傷・胸腔に達する開放創合併あり
強膜裂傷	胸膜裂創	棘刺創
魚咬創	躯幹薬傷	グラデニーゴ症候群
グラム陰性桿菌敗血症	グラム陰性菌敗血症	グラム陽性菌敗血症
クループ性気管支炎	頚部開放創	頚部食道開放創
頚部第1度熱傷	頚部第2度熱傷	頚部第3度熱傷
頚部熱傷	結核性中耳炎	結膜創傷
結膜熱傷	結膜のうアルカリ化学熱傷	結膜のう酸化学熱傷
結膜腐蝕	結膜裂傷	嫌気性菌敗血症
限局性腹膜炎	肩甲間部第1度熱傷	肩甲間部第2度熱傷
肩甲間部第3度熱傷	肩甲間部熱傷	肩甲部第1度熱傷
肩甲部第2度熱傷	肩甲部第3度熱傷	肩甲部熱傷
原発性硬化性胆管炎	原発性腹膜炎	肩部第1度熱傷

肩部第2度熱傷	肩部第3度熱傷	コアグラーゼ陰性ぶどう球菌敗血症
高エネルギー外傷	口蓋切創	口蓋裂創
口角部挫創	口角部裂創	口腔開放創
口腔割創	口腔挫創	口腔刺創
口腔上顎洞瘻	口腔創傷	口腔第1度熱傷
口腔第2度熱傷	口腔第3度熱傷	口腔熱傷
口腔粘膜咬創	口腔裂創	口唇外傷性異物
口唇開放創	口唇割創	口唇貫通創
口唇咬創	口唇挫創	口唇刺創
口唇創傷	口唇第1度熱傷	口唇第2度熱傷
口唇第3度熱傷	口唇熱傷	口唇裂創
溝創	咬創	喉頭外傷
喉頭周囲炎	喉頭損傷	喉頭熱傷
後腹膜炎	後腹膜膿瘍	肛門第1度熱傷
肛門第2度熱傷	肛門第3度熱傷	肛門熱傷
鼓室内水腫	骨盤結合織炎	骨盤死腔炎
骨盤直腸窩膿瘍	骨盤膿瘍	骨盤部感染性リンパのう胞

さ

骨盤腹膜炎	細菌性ショック	細菌性心内膜炎
細菌性腹膜炎	細菌性膀胱炎	細胆管炎
再発性胆管炎	再発性中耳炎	再発性尿道炎
酸腐蝕	耳介外傷性異物	耳介開放創
耳介割創	耳介貫通創	耳介咬創
耳介挫創	耳介刺創	耳介創傷
耳介部第1度熱傷	耳介部第2度熱傷	耳介部第3度熱傷
趾開放創	耳介裂創	趾化膿創
指間切創	子宮周囲炎	子宮周囲膿瘍
子宮熱傷	刺咬症	篩骨洞炎
示指化膿創	四肢挫傷	四肢第1度熱傷
四肢第2度熱傷	四肢第3度熱傷	四肢熱傷
歯性上顎洞炎	歯性副鼻腔炎	耳前部挫創
刺創	趾第1度熱傷	趾第2度熱傷
趾第3度熱傷	膝窩部銃創	膝部開放創
膝部咬創	膝部第1度熱傷	膝部第2度熱傷
膝部第3度熱傷	歯肉切創	歯肉裂創
趾熱傷	射創	習慣性アンギナ
習慣性扁桃炎	銃自殺未遂	銃創
十二指腸穿孔腹膜炎	十二指腸総胆管炎	手関節掌側部挫創
手関節部挫創	手関節部創傷	手関節部第1度熱傷
手関節部第2度熱傷	手関節部第3度熱傷	手指開放創
手指咬創	種子骨開放骨折	手指第1度熱傷
手指第2度熱傷	手指第3度熱傷	手指端熱傷
手指熱傷	手術創部膿瘍	手術創離開
手掌挫創	手掌刺創	手掌切創
手掌第1度熱傷	手掌第2度熱傷	手掌第3度熱傷
手掌熱傷	手掌剥皮創	出血性中耳炎
出血性膀胱炎	術後横隔膜下膿瘍	術後腎盂腎炎
術後性中耳炎	術後性慢性中耳炎	術後胆管炎
術後膿瘍	術後腹腔内膿瘍	術後腹壁膿瘍
術後腹膜炎	手背第1度熱傷	手背第2度熱傷
手背第3度熱傷	手背熱傷	手背部挫創
手背部切創	シュロッフェル腫瘤	上咽頭炎
上顎洞炎	上顎部裂創	上行性腎盂腎炎
上鼓室化膿症	小指咬創	上肢第1度熱傷
上肢第2度熱傷	上肢第3度熱傷	上肢熱傷
焼身自殺未遂	小児副鼻腔炎	上半身第1度熱傷
上半身第2度熱傷	上半身第3度熱傷	上半身熱傷
踵部第1度熱傷	踵部第2度熱傷	踵部第3度熱傷
上腕貫通銃創	上腕第1度熱傷	上腕第2度熱傷
上腕第3度熱傷	上腕熱傷	上腕部開放創
食道損傷	食道熱傷	女性急性骨盤蜂巣炎
女性慢性骨盤蜂巣炎	針刺創	滲出性気管支炎
滲出性腹膜炎	新生児中耳炎	新生児敗血症
膵臓性腹膜炎	水疱性中耳炎	精巣開放創
精巣熱傷	声門外傷	舌開放創
舌下顎挫創	舌咬創	舌挫創
舌刺創	舌切創	舌創傷
切断	舌熱傷	舌扁桃炎
舌裂創	遷延性心内膜炎	前額部外傷性異物
前額部開放創	前額部割創	前額部貫通創
前額部咬創	前額部挫創	前額部刺創
前額部創傷	前額部第1度熱傷	前額部第2度熱傷
前額部第3度熱傷	前額部裂創	腺窩性アンギナ
前胸部第1度熱傷	前胸部第2度熱傷	前胸部第3度熱傷
前胸部熱傷	前頚頭頂部挫創	穿孔性中耳炎
穿孔性腹腔内膿瘍	穿孔性腹膜炎	全身挫傷
全身第1度熱傷	全身第2度熱傷	全身第3度熱傷
全身熱傷	穿通創	前頭洞炎
前立腺膿瘍	前腕開放創	前腕咬創
前腕手部熱傷	前腕第1度熱傷	前腕第2度熱傷
前腕第3度熱傷	前腕熱傷	創部膿瘍
足関節第1度熱傷	足関節第2度熱傷	足関節第3度熱傷
足関節熱傷	足関節部挫創	側胸部第1度熱傷
側胸部第2度熱傷	側胸部第3度熱傷	足底熱傷
足底部咬創	足底部第1度熱傷	足底部第2度熱傷
足底部第3度熱傷	足背部第1度熱傷	足背部第2度熱傷
足背部第3度熱傷	側腹部咬創	側腹部第1度熱傷
側腹部第2度熱傷	側腹部第3度熱傷	側腹壁開放創
鼡径部開放創	鼡径部第1度熱傷	鼡径部第2度熱傷

た

鼡径部第3度熱傷	鼡径部熱傷	第1度熱傷
第1度腐蝕	第2度熱傷	第2度腐蝕
第3度熱傷	第3度腐蝕	第4度熱傷
体幹第1度熱傷	体幹第2度熱傷	体幹第3度熱傷
体幹熱傷	大腿咬創	大腿挫創
大腿熱傷	大腿部開放創	大腿部刺創
大腿部切創	大腿部第1度熱傷	大腿部第2度熱傷
大腿部第3度熱傷	大腿裂創	大転子部挫創
体表面積10%未満の熱傷	体表面積10－19%の熱傷	体表面積20－29%の熱傷
体表面積30－39%の熱傷	体表面積40－49%の熱傷	体表面積50－59%の熱傷
体表面積60－69%の熱傷	体表面積70－79%の熱傷	体表面積80－89%の熱傷
体表面積90%以上の熱傷	大網膿瘍	多発性外傷
多発性開放創	多発性咬創	多発性昆虫咬創
多発性挫傷	多発性擦過創	多発性漿膜炎
多発性穿刺創	多発性第1度熱傷	多発性第2度熱傷
多発性第3度熱傷	多発性腸間膜膿瘍	多発性熱傷
多発性表在損傷	打撲割創	打撲挫創
胆管胆のう炎	胆管膿瘍	胆汁性腹膜炎
単純性中耳炎	胆のう壊疽	胆のう周囲炎
胆のう周囲膿瘍	胆のう膿瘍	腟開放創
腟熱傷	腟壁縫合不全	肘関節部開放創
中耳炎性顔面神経麻痺	中指咬創	中手骨関節部挫創
虫垂炎術後残膿瘍	肘部第1度熱傷	肘部第2度熱傷
肘部第3度熱傷	腸間膜脂肪織炎	腸間膜膿瘍
蝶形骨洞炎	腸骨窩膿瘍	腸穿孔腹膜炎
腸腰筋膿瘍	陳旧性中耳炎	手開放創
手咬創	手第1度熱傷	手第2度熱傷
手第3度熱傷	手熱傷	殿部開放創
殿部咬創	殿部第1度熱傷	殿部第2度熱傷
殿部第3度熱傷	殿部熱傷	頭皮開放創
頭部開放創	頭部第1度熱傷	頭部第2度熱傷
頭部第3度熱傷	頭部多発開放創	頭部多発割創
頭部多発咬創	頭部多発挫創	頭部多発刺創
頭部多発創傷	頭部多発裂創	動物咬創

な

頭部熱傷	飛び降り自殺未遂	内部尿路性器の熱傷
軟口蓋挫創	軟口蓋創傷	軟口蓋熱傷
軟口蓋破裂	乳頭部第1度熱傷	乳頭部第2度熱傷

	乳頭部第3度熱傷	乳房第1度熱傷	乳房第2度熱傷
	乳房第3度熱傷	乳房熱傷	乳輪部第1度熱傷
	乳輪部第2度熱傷	乳輪部第3度熱傷	尿細管間質性腎炎
	尿道口炎	尿道周囲炎	尿膜管膿瘍
	妊娠中の子宮内感染	妊娠中の性器感染症	猫咬創
	脳挫傷・頭蓋内に達する開放創合併あり	脳挫創・頭蓋内に達する開放創合併あり	脳底部挫傷・頭蓋内に達する開放創合併あり
は	肺炎球菌性咽頭炎	肺炎球菌性気管支炎	肺炎球菌性腹膜炎
	敗血症性咽頭炎	敗血症性ショック	敗血症性心内膜炎
	敗血性壊疽	肺熱傷	背部第1度熱傷
	背部第2度熱傷	背部第3度熱傷	背部熱傷
	爆死自殺未遂	抜歯後感染	バルトリン腺膿瘍
	半身第1度熱傷	半身第2度熱傷	半身第3度熱傷
	汎発性化膿性腹膜炎	反復性膀胱炎	汎副鼻腔炎
	鼻根部打撲挫創	鼻根部裂創	非性病性尿道炎
	鼻前庭部挫創	鼻尖部挫創	非特異性尿道炎
	鼻部外傷性異物	鼻部開放創	眉部割創
	鼻部割創	鼻部貫通創	皮膚欠損創
	鼻部咬創	鼻部挫創	鼻部刺創
	鼻部創傷	鼻部第1度熱傷	鼻部第2度熱傷
	鼻部第3度熱傷	皮膚剥脱創	鼻部裂創
	びまん性脳損傷・頭蓋内に達する開放創合併あり	眉毛部割創	眉毛部裂創
	鼻翼部切創	鼻翼部裂創	びらん性膀胱炎
	非淋菌性尿道炎	腹腔骨盤部膿瘍	腹腔内遺残膿瘍
	伏針	副鼻腔開放創	腹部刺創
	腹部第1度熱傷	腹部第2度熱傷	腹部第3度熱傷
	腹部熱傷	腹壁開放創	腹壁創し開
	腹壁膿瘍	腹壁縫合糸膿瘍	腹壁縫合不全
	腐蝕	ぶどう球菌性咽頭炎	ぶどう球菌性敗血症
	ぶどう球菌性扁桃炎	扁桃性アンギナ	膀胱後部膿瘍
	膀胱三角部炎	縫合糸膿瘍	膀胱周囲炎
	膀胱周囲膿瘍	膀胱尿道炎	縫合不全
	縫合部膿瘍	放射線性熱傷	母指球部第1度熱傷
	母指球部第2度熱傷	母指球部第3度熱傷	母指咬創
	母趾挫創	母指示指間切創	母指第1度熱傷
	母指第2度熱傷	母指第3度熱傷	母指熱傷
ま	膜性咽頭炎	慢性咽喉頭炎	慢性化膿性穿孔性中耳炎
	慢性化膿性中耳炎	慢性骨盤腹膜炎	慢性細菌性前立腺炎
	慢性再発性膀胱炎	慢性耳管鼓室化膿性中耳炎	慢性子宮傍結合織炎
	慢性上鼓室乳突洞化膿性中耳炎	慢性穿孔性中耳炎	慢性前立腺炎急性増悪
	慢性胆管炎	慢性胆細管炎	慢性胆のう炎
	慢性中耳炎	慢性中耳炎急性増悪	慢性中耳炎後遺症
	慢性中耳炎術後再燃	慢性尿道炎	慢性複雑性膀胱炎
	慢性副鼻腔炎	慢性副鼻腔炎急性増悪	慢性副鼻腔膿瘍
	慢性腹膜炎	慢性付属器炎	慢性扁桃炎
	慢性膀胱炎	慢性卵管炎	慢性卵巣炎
	眉間部挫創	眉間部裂創	耳後部挫創
	脈絡網膜熱傷	盲管銃創	盲腸後部膿瘍
や	網脈絡膜裂傷	薬傷	腰部第1度熱傷
	腰部第2度熱傷	腰部第3度熱傷	腰部熱傷
ら	卵管炎	卵管周囲炎	卵管卵巣膿瘍
	卵管留膿症	卵巣炎	卵巣周囲炎
	卵巣膿瘍	卵巣卵管周囲炎	良性慢性化膿性中耳炎
	淋菌性心内膜炎	淋菌性バルトリン腺膿瘍	連鎖球菌気管支炎
	連鎖球菌性アンギナ	連鎖球菌性咽頭炎	連鎖球菌性喉頭炎
	連鎖球菌性喉頭気管炎	連鎖球菌性心内膜炎	連鎖球菌性扁桃炎
△	BK ウイルス腎症	MRCNS 敗血症	MRSA 感染性心内膜炎
	MRSA 敗血症	MRSA 腹膜炎	RS ウイルス気管支炎
あ	アキレス腱挫傷	アキレス腱挫創	アキレス腱切創
	足異物	足挫創	足切創
	圧挫傷	圧挫創	医原性気胸

	陰茎挫創	陰茎折症	陰茎裂創
	咽頭チフス	咽頭痛	陰のう裂創
	陰部切創	ウイルス性咽頭炎	ウイルス性気管支炎
	ウイルス性扁桃炎	会陰裂傷	エコーウイルス気管支炎
か	炎症性大網癒着	外陰部挫創	外陰部切創
	外陰部裂傷	外耳部外傷性腫脹	外耳部外傷性皮下異物
	外耳部挫傷	外耳部擦過創	外耳部切創
	外耳部打撲傷	外耳部虫刺傷	外耳部皮下血腫
	外耳部皮下出血	外傷後早期合併症	外傷性横隔膜ヘルニア
	外傷性空気塞栓症	外傷性咬合	外傷性耳出血
	外傷性脂肪塞栓症	外傷性縦隔気腫	外傷性切断
	外傷性乳び胸	外傷性脳症	外傷性皮下気腫
	外傷性皮下血腫	下顎挫傷	下顎擦過創
	下顎切創	下顎打撲傷	下顎皮下血腫
	下顎部挫傷	下顎部打撲傷	下顎部皮膚欠損創
	踵裂創	顎関節部挫傷	顎関節部擦過創
	顎関節部切創	顎関節部打撲傷	顎関節部皮下血腫
	顎部挫傷	顎部打撲傷	下腿汚染創
	下腿挫創	下腿切創	下腿皮膚欠損創
	下腿裂創	カテーテル感染症	カテーテル敗血症
	眼窩部挫創	眼窩裂傷	眼瞼外傷性腫脹
	眼瞼外傷性皮下異物	眼瞼擦過創	眼瞼切創
	眼瞼虫刺傷	環指圧挫傷	環指挫傷
	環指挫創	環指切創	間質性膀胱炎
	環指剥皮創	環指皮膚欠損創	眼周囲部外傷性腫脹
	眼周囲部外傷性皮下異物	眼周囲部擦過創	眼周囲部切創
	眼周囲部虫刺傷	関節血腫	関節挫傷
	眼部外傷性腫脹	眼部外傷性皮下異物	眼部擦過創
	眼部切創	眼部虫刺傷	顔面汚染創
	顔面挫傷	顔面擦過創	顔面切創
	顔面多発挫傷	顔面多発擦過創	顔面多発切創
	顔面多発打撲傷	顔面多発虫刺傷	顔面多発皮下血腫
	顔面多発皮下出血	顔面打撲傷	顔面皮下血腫
	顔面皮膚欠損創	急性リウマチ性心内膜炎	頬粘膜咬傷
	頬粘膜咬創	胸部汚染創	頬部挫傷
	胸部挫創	頬部擦過創	胸部切創
	頬部切創	頬部打撲傷	胸部皮下気腫
	頬部皮下血腫	胸部皮膚欠損創	頬部皮膚欠損創
	頚管破裂	脛骨顆部割創	頚部挫創
	頚部切創	頚部皮膚欠損創	血腫
	血性腹膜炎	血栓性心内膜炎	口蓋挫傷
	口腔外傷性異物	口腔外傷性腫脹	口腔挫傷
	口腔擦過創	口腔切創	口腔打撲傷
	口腔内血腫	口腔粘膜咬傷	後出血
	口唇外傷性腫脹	口唇外傷性皮下異物	口唇咬傷
	口唇挫傷	口唇擦過創	口唇切創
	口唇打撲傷	口唇虫刺傷	口唇皮下血腫
	口唇皮下出血	後頭部外傷	後頭部割創
	後頭部挫傷	後頭部挫創	後頭部切創
	後頭部裂創	硬膜損傷	硬膜裂傷
	肛門裂創	コクサッキーウイルス気管支炎	コクサッキーウイルス心内膜炎
	骨盤部裂創	昆虫咬創	昆虫刺傷
さ	採皮創	挫傷	擦過創
	擦過皮下血腫	挫滅傷	挫滅創
	三尖弁心内膜炎	耳介外傷性腫脹	耳介外傷性皮下異物
	耳介挫傷	耳介擦過創	耳介切創
	耳介打撲傷	耳介虫刺傷	耳介皮下血腫
	耳介皮下出血	耳下腺部打撲	趾間切創
	子宮頚管裂傷	子宮頚部環状剥離	趾挫創
	示指 MP 関節挫傷	示指 PIP 開放創	示指割創
	示指挫傷	示指挫創	示指刺創
	示指切創	示指皮膚欠損創	膝蓋部挫創

	膝下部挫創	膝関節部異物	膝関節部挫創
	膝部異物	膝部割創	膝部挫創
	膝部切創	膝部裂創	歯肉挫傷
	手圧挫傷	縦隔血腫	手関節挫滅傷
	手関節挫滅創	手関節部切創	手関節部裂創
	手指圧挫傷	手指汚染創	手指挫傷
	手指挫創	手指挫滅傷	手指挫滅創
	手指刺創	手指切創	手指打撲傷
	手指剥皮創	手指皮下血腫	手指皮膚欠損創
	手掌皮膚欠損創	術後感染症	術後血腫
	術後消化管出血性ショック	術後ショック	術後髄膜炎
	術後敗血症	手背皮膚欠損創	手部汚染創
	上顎挫傷	上顎擦過創	上顎切創
	上顎打撲傷	上顎皮下血腫	上口唇挫傷
	踵骨部挫滅創	小指挫傷	小指挫創
	小指切創	小指皮膚欠損創	上唇小帯裂創
	上腕汚染創	上腕挫創	上腕皮膚欠損創
	処女膜裂傷	心内異物	心内膜炎
	心内膜結核	髄膜炎菌性心内膜炎	精巣破裂
	舌咬傷	切創	セレウス菌敗血症
	前額部外傷性腫脹	前額部外傷性皮下異物	前額部擦過創
	前額部切創	前額部虫刺傷	前額部虫刺症
	前額部皮膚欠損創	前胸部挫創	仙骨部挫創
	仙骨部皮膚欠損創	全身擦過創	前頭部割創
	前頭部挫傷	前頭部挫創	前頭部切創
	前頭部皮膚欠損創	前立腺痛	前腕汚染創
	前腕挫創	前腕刺創	前腕切創
	前腕皮膚欠損創	前腕裂創	爪下異物
	爪下挫滅傷	爪下挫滅創	掻創
	僧帽弁心内膜炎	足関節内果部挫創	足底異物
	足底部刺創	足底部皮膚欠損創	側頭部割創
	側頭部挫創	側頭部切創	足背部挫創
	足背部切創	足部汚染創	側腹部挫創
	足部皮膚欠損創	足部裂創	鼡径部切創
た	損傷	第5趾皮膚欠損創	大腿汚染創
	大腿皮膚欠損創	多発性切創	多発性裂創
	打撲擦過創	胆道疾患	腟断端炎
	腟断端出血	腟裂傷	肘関節挫創
	中指挫傷	中指挫創	中指刺創
	中指切創	中指皮膚欠損創	肘部挫創
	肘部切創	肘部皮膚欠損創	腸間膜脂肪壊死
	腸球菌敗血症	腸チフス性心内膜炎	手挫創
	手刺創	手切創	殿部異物
	殿部刺創	殿部切創	殿部皮膚欠損創
	殿部裂創	頭頂部挫傷	頭頂部挫創
	頭頂部擦過創	頭頂部切創	頭頂部裂創
	頭皮外傷性腫脹	頭皮剥離	頭皮表在損傷
	頭部異物	頭部外傷性皮下異物	頭部外傷性皮下気腫
	頭部割創	頭部頚部挫傷	頭部頚部挫創
	頭部頚部打撲傷	頭部血腫	頭部挫傷
	頭部挫創	頭部擦過創	頭部刺創
	頭部切創	頭部多発挫傷	頭部多発擦過創
	頭部多発切創	頭部多発打撲傷	頭部多発皮下血腫
	頭部虫刺傷	頭部皮下異物	頭部皮膚欠損創
な	頭部裂創	飛び込み自殺未遂	内視鏡検査中腸穿孔
	軟口蓋血腫	乳腺内異物	乳房異物
	尿管切石術後感染症	尿性腹膜炎	尿道症候群
	妊娠中の子宮頚管炎	脳挫傷	脳挫創
	脳損傷	脳対側損傷	脳直撃損傷
は	脳底部挫傷	脳裂傷	敗血症性気管支炎
	梅毒性心内膜炎	パラインフルエンザウイルス気管支炎	バルトリン腺のう胞
	皮下異物	皮下気腫	鼻下擦過創
	膝汚染創	膝皮膚欠損創	非熱傷性水疱
	鼻部外傷性腫脹	鼻部外傷性皮下異物	腓腹筋挫創
	眉部血腫	鼻部挫傷	鼻部擦過創
	鼻部切創	皮膚損傷	鼻部打撲傷
	鼻部虫刺傷	鼻部皮下血腫	鼻部皮下出血
	鼻部皮膚欠損創	鼻部皮膚剥離創	びまん性脳損傷
	表皮剥離	フィブリン性腹膜炎	腹部汚染創
	腹部皮膚欠損創	腹壁異物	ブラックアイ
	分娩時会陰裂傷	分娩時軟産道損傷	扁桃チフス
	縫合不全出血	放射線出血性膀胱炎	放射線性膀胱炎
	包皮挫創	包皮切創	包皮裂創
	母指挫傷	母指挫創	母指刺創
	母指切創	母指打撲挫創	母指打撲傷
	母指皮膚欠損創	母趾皮膚欠損創	母指末節部挫創
ま	マイコプラズマ気管支炎	慢性非細菌性前立腺炎	耳後部打撲傷
ら	腰部切創	腰部打撲挫創	ライノウイルス気管支炎
	卵管留水症	リウマチ性心弁膜炎	リステリア性心内膜炎
	淋菌性咽頭炎	涙管損傷	涙管断裂
	涙道損傷	轢過創	裂離

用法用量

〔フルマリンキット静注用1g〕

通常，成人にはフロモキセフナトリウムとして1日1～2g(力価)を2回に分割して点滴静注する。通常，小児には1日60～80mg(力価)/kgを3～4回に分割して点滴静注する。通常，未熟児，新生児には1回20mg(力価)/kgを生後3日までは1日2～3回，4日以降は，1日3～4回点滴静注する。

なお，年齢，症状に応じて適宜増減するが，難治性又は重症感染症には成人では1日4g(力価)まで増量し，2～4回に分割投与する。また未熟児，新生児，小児では1日150mg(力価)/kgまで増量し，3～4回に分割投与する。

〔フルマリン静注用0.5g及びフルマリン静注用1g〕

通常，成人にはフロモキセフナトリウムとして1日1～2g(力価)を2回に分割して静脈内注射又は点滴静注する。通常，小児には1日60～80mg(力価)/kgを3～4回に分割して静脈内注射又は点滴静注する。通常，未熟児，新生児には1回20mg(力価)/kgを生後3日までは1日2～3回，4日以降は，1日3～4回静脈内注射又は点滴静注する。

なお，年齢，症状に応じて適宜増減するが，難治性又は重症感染症には成人では1日4g(力価)まで増量し，2～4回に分割投与する。また未熟児，新生児，小児では1日150mg(力価)/kgまで増量し，3～4回に分割投与する。

用法用量に関連する使用上の注意

(1)本剤の使用にあたっては，耐性菌の発現等を防ぐため，原則として感受性を確認し，疾病の治療上必要な最小限の期間の投与にとどめること。

(2)低出生体重児(未熟児)・新生児では在胎週数，投与時の体重を考慮すること。

禁忌　本剤の成分によるショックの既往歴のある患者

原則禁忌　本剤の成分又はセフェム系抗生物質に対し過敏症の既往歴のある患者

プレアミン－P注射液　規格：200mL1袋［421円/袋］

アミノ酸製剤〔小児用〕　扶桑薬品　325

【効能効果】

新生児，乳児及び1～3歳の幼児における下記状態時のアミノ酸補給に用いる。ただし，原則として新生児は出生時体重2kg以上とする。

低蛋白血症，低栄養状態，手術前後

【対応標準病名】

◎	栄養失調	低蛋白血症	
○	栄養障害	術後低蛋白血症	
△	I細胞病	アスパルチルグルコサミン尿症	栄養失調性白内障

シアリドーシス	蛋白質欠乏性障害	フコース症
β－マンノシドーシス	マンノシドーシス	ムコリピドーシス
ムコリピドーシス3型		

用法用量　通常，新生児(出生時体重2kg以上)及び乳児にはアミノ酸の量として1.75～2.75g(本品23～36mL)/kg体重/日，1～3歳の幼児には1.50～2.50g(本品20～33mL)/kg体重/日を高カロリー輸液法により静脈内に持続点滴注入する。
なお，臨床症状，臨床検査値により適宜増減する。

禁忌
(1)肝性昏睡又は肝性昏睡のおそれのある患者
(2)重篤な腎障害又は高窒素血症のある患者
(3)アミノ酸代謝異常のある患者

ブレオ注射用5mg　規格：5mg1瓶[1879円/瓶]
ブレオ注射用15mg　規格：15mg1瓶[5412円/瓶]
ブレオマイシン塩酸塩　日本化薬　423

【効能効果】

皮膚癌，頭頸部癌(上顎癌，舌癌，口唇癌，咽頭癌，喉頭癌，口腔癌等)，肺癌(特に原発性及び転移性扁平上皮癌)，食道癌，悪性リンパ腫，子宮頸癌，神経膠腫，甲状腺癌，胚細胞腫瘍(精巣腫瘍，卵巣腫瘍，性腺外腫瘍)

【対応標準病名】

◎	悪性リンパ腫	咽頭癌	咽頭上皮内癌
	下咽頭癌	下咽頭後部癌	下顎歯肉癌
	下顎歯肉頬移行部癌	顎下腺癌	下口唇基底細胞癌
	下口唇皮膚癌	下口唇有棘細胞癌	下唇癌
	下唇赤唇部癌	癌	頬粘膜癌
	頬粘膜上皮内癌	頚皮膚上皮内癌	頚部癌
	頚部基底細胞癌	頚部転移性腺癌	頚部皮膚癌
	頚部有棘細胞癌	口蓋癌	口蓋上皮内癌
	口蓋垂癌	口腔癌	口腔上皮内癌
	口腔前庭癌	口腔底癌	口腔底上皮内癌
	硬口蓋癌	甲状腺癌	甲状腺癌骨転移
	甲状腺髄様癌	甲状腺乳頭癌	甲状腺未分化癌
	甲状腺濾胞癌	口唇癌	口唇境界部癌
	口唇上皮内癌	口唇赤唇部癌	口唇皮膚上皮内癌
	口底癌	口底上皮内癌	喉頭蓋癌
	喉頭蓋前面癌	喉頭蓋谷癌	喉頭癌
	喉頭上皮内癌	耳下腺癌	子宮頚癌
	篩骨洞癌	歯肉癌	歯肉上皮内癌
	上咽頭癌	上咽頭後壁癌	上咽頭上壁癌
	上咽頭前壁癌	上咽頭側壁癌	上顎癌
	上顎歯肉癌	上顎歯肉頬移行部癌	上顎洞癌
	上顎洞上皮内癌	上口唇基底細胞癌	上口唇皮膚癌
	上口唇有棘細胞癌	上唇癌	上唇赤唇部癌
	小唾液腺癌	食道癌	神経膠腫
	唇交連癌	精巣胚細胞腫瘍	正中型口腔底癌
	正中型口底癌	声門下癌	声門癌
	声門上癌	舌縁癌	舌下腺癌
	舌下面癌	舌下面上皮内癌	舌癌
	舌根部癌	舌上皮内癌	舌尖癌
	舌背癌	側方型口腔底癌	側方型口底癌
	大唾液腺癌	唾液腺癌	中咽頭癌
	中咽頭後壁癌	中咽頭側壁癌	転移性口腔癌
	転移性舌癌	転移性鼻腔癌	転移性扁平上皮癌
	頭頚部癌	頭皮上皮内癌	頭部基底細胞癌
	頭部皮膚癌	頭部有棘細胞癌	軟口蓋癌
	肺癌	胚細胞腫	鼻咽腔癌
	鼻腔癌	皮膚癌	副甲状腺癌
	副鼻腔癌	扁桃窩癌	扁桃癌
	卵巣胚細胞腫瘍	梨状陥凹癌	輪状後部癌
○	EGFR遺伝子変異陽性非小細胞肺癌	KIT(CD117)陽性食道消化管間質腫瘍	悪性奇形腫
	悪性小脳腫瘍	悪性神経膠腫	悪性脳腫瘍
	胃悪性リンパ腫	咽頭腫瘍	エクリン汗孔癌
	外耳道癌	海綿芽細胞腫	下顎部メルケル細胞癌
	下眼瞼基底細胞癌	下眼瞼皮膚癌	下眼瞼有棘細胞癌
	顎下部悪性腫瘍	下腿メルケル細胞癌	眼窩悪性リンパ腫
	眼角基底細胞癌	眼角皮膚癌	眼角有棘細胞癌
	眼瞼皮膚の悪性腫瘍	眼瞼メルケル細胞癌	汗腺癌
	顔面悪性腫瘍	顔面メルケル細胞癌	基底細胞癌
	胸部食道癌	胸部メルケル細胞癌	頬部メルケル細胞癌
	頚部悪性リンパ腫	頚部食道癌	頚部メルケル細胞癌
	結腸悪性リンパ腫	原始神経外胚葉腫瘍	原線維性星細胞腫
	原発性悪性脳腫瘍	原発性脳腫瘍	肩部メルケル細胞癌
	膠芽腫	口腔悪性黒色腫	甲状腺悪性腫瘍
	甲状腺悪性リンパ腫	口唇皮膚悪性腫瘍	口唇メルケル細胞癌
	後頭葉神経膠腫	項部基底細胞癌	項部皮膚癌
	項部メルケル細胞癌	項部有棘細胞癌	骨悪性リンパ腫
	鰓原性癌	耳介癌	耳介メルケル細胞癌
	耳管癌	色素性基底細胞癌	子宮断端癌
	脂腺癌	膝部メルケル細胞癌	趾メルケル細胞癌
	縦隔悪性リンパ腫	十二指腸悪性リンパ腫	手指メルケル細胞癌
	手部メルケル細胞癌	上衣芽細胞腫	上衣腫
	上顎結節部癌	上眼瞼基底細胞癌	上眼瞼皮膚癌
	上眼瞼有棘細胞癌	小腸悪性リンパ腫	小脳神経膠腫
	上腕メルケル細胞癌	食道胃接合部癌	食道癌骨転移
	食道基底細胞癌	食道消化管間質腫瘍	食道粘表皮癌
	心臓悪性リンパ腫	星細胞腫	星状芽細胞腫
	精巣悪性リンパ腫	精巣癌	精巣腫瘍
	前額部メルケル細胞癌	前頭葉神経膠腫	前腕メルケル細胞癌
	側頭葉神経膠腫	足部メルケル細胞癌	鼡径部メルケル細胞癌
	退形成性上衣腫	退形成性星細胞腫	胎児性癌
	大腿メルケル細胞癌	大腸悪性リンパ腫	多発性神経膠腫
	直腸悪性リンパ腫	転移性篩骨洞癌	転移性上顎洞癌
	転移性前頭洞癌	転移性蝶形骨洞癌	転移性副鼻腔癌
	殿部メルケル細胞癌	頭蓋部脊索腫	頭頂葉神経膠腫
	頭部メルケル細胞癌	内胚葉洞腫瘍	乳房外パジェット病
	脳悪性リンパ腫	脳胚細胞腫瘍	背部メルケル細胞癌
	肺門部肺癌	脾悪性リンパ腫	皮膚付属器癌
	非ホジキンリンパ腫	腹部メルケル細胞癌	扁桃悪性リンパ腫
	乏突起神経膠腫	末梢性T細胞リンパ腫	マントル細胞リンパ腫
	メルケル細胞癌	免疫芽球性リンパ節症	毛包癌
	毛様細胞性星細胞腫	有棘細胞癌	卵巣顆粒膜細胞腫
	卵巣腫瘍	リンパ芽球性リンパ腫	リンパ腫
	濾胞性リンパ腫		
△	ALK融合遺伝子陽性非小細胞肺癌	ALK陽性未分化大細胞リンパ腫	B細胞リンパ腫
あ	MALTリンパ腫	悪性停留精巣	鞍上部胚細胞腫瘍
	胃MALTリンパ腫	胃原発絨毛癌	胃上皮内癌
	胃胚細胞腫瘍	会陰部パジェット病	腋窩基底細胞癌
	腋窩パジェット病	腋窩皮膚癌	腋窩ボーエン病
	腋窩有棘細胞癌	延髄神経膠腫	延髄星細胞腫
か	外耳道ボーエン病	下咽頭肉腫	下咽頭披裂喉頭蓋ひだ癌
	下顎骨骨肉腫	下顎部基底細胞癌	下顎部皮膚癌
	下顎部ボーエン病	下顎部有棘細胞癌	下眼瞼ボーエン病
	下口唇ボーエン病	下肢上皮内癌	下肢皮膚癌
	仮声帯癌	下腿基底細胞癌	下腿皮膚癌
	下腿ボーエン病	下腿有棘細胞癌	下腿隆起性皮膚線維肉腫
	肩の皮膚上皮内癌	肩隆起性皮膚線維肉腫	下部食道癌
	下葉小細胞肺癌	下葉肺癌	下葉肺腺癌
	下葉肺大細胞癌	下葉肺扁平上皮癌	下葉非小細胞肺癌
	眼角皮膚上皮内癌	眼瞼脂腺癌	眼瞼皮膚上皮内癌

肝細胞癌破裂	環指基底細胞癌	環指皮膚癌
環指ボーエン病	環指有棘細胞癌	癌性心膜炎
癌性腹水	癌性腹膜炎	癌性リンパ管症
肝脾Ｔ細胞リンパ腫	顔面基底細胞癌	顔面脂腺癌
顔面皮膚癌	顔面皮膚上皮内癌	顔面ボーエン病
顔面有棘細胞癌	顔面隆起性皮膚線維肉腫	気管癌
気管支カルチノイド	気管支癌	気管支上皮内癌
気管上皮内癌	臼後部癌	嗅神経芽腫
嗅神経上皮腫	橋神経膠腫	胸部下部食道癌
胸部基底細胞癌	頬部基底細胞癌	胸部上部食道癌
胸部中部食道癌	胸部皮膚癌	頬部皮膚癌
胸部ボーエン病	頬部ボーエン病	胸部有棘細胞癌
頬部有棘細胞癌	胸部隆起性皮膚線維肉腫	頬部隆起性皮膚線維肉腫
胸膜播種	頚部悪性腫瘍	頚部原発腫瘍
頚部脂腺癌	頚部転移性腫瘍	頚部皮膚悪性腫瘍
頚部ボーエン病	頚部隆起性皮膚線維肉腫	血管内大細胞型Ｂ細胞性リンパ腫
血管免疫芽球性Ｔ細胞リンパ腫	原発性肺癌	肩部基底細胞癌
肩部皮膚癌	肩部ボーエン病	肩部有棘細胞癌
口蓋弓癌	甲状腺 MALT リンパ腫	甲状軟骨の悪性腫瘍
後頭葉悪性腫瘍	後頭葉膠芽腫	膠肉腫
後腹膜胚細胞腫瘍	項部ボーエン病	肛門周囲パジェット病
肛門部基底細胞癌	肛門部皮膚癌	肛門部ボーエン病
肛門部有棘細胞癌	股関節部皮膚上皮内癌	細気管支肺胞上皮癌
臍部基底細胞癌	臍部皮膚癌	臍部ボーエン病
臍部有棘細胞癌	鎖骨部隆起性皮膚線維肉腫	耳介ボーエン病
子宮頚部腺癌	子宮腟部癌	示指基底細胞癌
示指皮膚癌	示指ボーエン病	示指有棘細胞癌
視床下部星細胞腫	視床星細胞腫	耳前部基底細胞癌
耳前部皮膚癌	耳前部ボーエン病	耳前部有棘細胞癌
膝部基底細胞癌	膝部皮膚癌	膝部ボーエン病
膝部有棘細胞癌	縦隔胚細胞腫瘍	縦隔卵黄のう腫瘍
充実性卵巣腫瘍	十二指腸悪性ガストリノーマ	十二指腸悪性ソマトスタチノーマ
主気管支の悪性腫瘍	手掌基底細胞癌	手掌皮膚癌
手掌ボーエン病	手掌有棘細胞癌	手指隆起性皮膚線維肉腫
手背皮膚癌	手背部基底細胞癌	手背ボーエン病
手背有棘細胞癌	手部基底細胞癌	手部皮膚癌
手部ボーエン病	手部有棘細胞癌	手部隆起性皮膚線維肉腫
腫瘍随伴症候群	上咽頭脂肪肉腫	松果体胚細胞腫瘍
松果体部膠芽腫	上眼瞼ボーエン病	上口唇ボーエン病
小指基底細胞癌	上肢上皮内癌	小指皮膚癌
上肢皮膚癌	小指ボーエン病	小指有棘細胞癌
小児 EBV 陽性Ｔ細胞リンパ増殖性疾患	小児全身性 EBV 陽性Ｔ細胞リンパ増殖性疾患	小脳膠芽腫
小脳上衣腫	小脳髄芽腫	小脳星細胞腫
小脳毛様細胞性星細胞腫	踵部基底細胞癌	上部食道癌
踵部皮膚癌	踵部ボーエン病	踵部有棘細胞癌
上葉小細胞肺癌	上葉肺癌	上葉肺腺癌
上葉肺大細胞癌	上葉肺扁平上皮癌	上葉非小細胞肺癌
上腕基底細胞癌	上腕皮膚癌	上腕ボーエン病
上腕有棘細胞癌	上腕隆起性皮膚線維肉腫	食道悪性間葉系腫瘍
食道上皮内癌	食道腺癌	食道表在癌
食道未分化癌	趾隆起性皮膚線維肉腫	侵入胞状奇胎
髄芽腫	精上皮腫	精巣横紋筋肉腫
精巣奇形癌	精巣奇形腫	精巣絨毛癌
精巣上体腫瘍	精巣胎児性癌	精巣肉腫
精巣卵黄のう腫瘍	精巣卵のう腫瘍	精のう腺腫瘍
精母細胞腫	節外性 NK/T 細胞リンパ腫・鼻型	舌脂肪肉腫
前額部基底細胞癌	前額部皮膚癌	前額部ボーエン病
前額部有棘細胞癌	前胸部基底細胞癌	前胸部皮膚癌
前胸部ボーエン病	前胸部有棘細胞癌	仙骨部基底細胞癌
仙骨部皮膚癌	仙骨部ボーエン病	仙骨部有棘細胞癌
前頭洞癌	前頭部転移性腫瘍	前頭葉悪性腫瘍
前頭葉膠芽腫	前頭葉星細胞腫	前頭葉退形成性星細胞腫
仙尾部胚細胞腫瘍	前腕基底細胞癌	前腕皮膚癌
前腕ボーエン病	前腕有棘細胞癌	前腕隆起性皮膚線維肉腫
側胸部基底細胞癌	側胸部皮膚癌	側胸部ボーエン病
側胸部有棘細胞癌	足底基底細胞癌	足底皮膚癌
足底ボーエン病	足底有棘細胞癌	側頭部転移性腫瘍
側頭葉悪性腫瘍	側頭葉膠芽腫	側頭葉星細胞腫
側頭葉退形成性星細胞腫	側頭葉毛様細胞性星細胞腫	足背基底細胞癌
足背皮膚癌	足背ボーエン病	足背有棘細胞癌
足部基底細胞癌	足部皮膚癌	足部ボーエン病
足部有棘細胞癌	足部隆起性皮膚線維肉腫	鼡径部基底細胞癌
鼡径部パジェット病	鼡径部皮膚癌	鼡径部ボーエン病
鼡径部有棘細胞癌	存続絨毛症	第２趾基底細胞癌
第２趾皮膚癌	第２趾ボーエン病	第２趾有棘細胞癌
第３趾基底細胞癌	第３趾皮膚癌	第３趾ボーエン病
第３趾有棘細胞癌	第４趾基底細胞癌	第４趾皮膚癌
第４趾ボーエン病	第４趾有棘細胞癌	第４脳室上衣腫
第５趾基底細胞癌	第５趾皮膚癌	第５趾ボーエン病
第５趾有棘細胞癌	体幹皮膚上皮内癌	胎児性精巣腫瘍
大腿基底細胞癌	大腿皮膚癌	大腿ボーエン病
大腿有棘細胞癌	大腿隆起性皮膚線維肉腫	大腸 MALT リンパ腫
大脳悪性腫瘍	大脳深部神経膠腫	中咽頭肉腫
中耳悪性腫瘍	中指基底細胞癌	中指皮膚癌
中指ボーエン病	中指有棘細胞癌	中脳神経膠腫
肘部基底細胞癌	中部食道癌	肘部皮膚癌
肘部ボーエン病	肘部有棘細胞癌	肘部隆起性皮膚線維肉腫
中葉小細胞肺癌	中葉肺癌	中葉肺腺癌
中葉肺大細胞癌	中葉肺扁平上皮癌	中葉非小細胞肺癌
腸管症関連Ｔ細胞リンパ腫	蝶形骨洞癌	直腸 MALT リンパ腫
転移性気管腫瘍	転移性胸壁腫瘍	転移性後腹膜腫瘍
転移性子宮癌	転移性心腫瘍	転移性脊髄硬膜外腫瘍
転移性脊髄硬膜内髄外腫瘍	転移性脊髄腫瘍	転移性大腸腫瘍
転移性腟腫瘍	転移性直腸腫瘍	転移性肺癌
転移性膀胱癌	殿部基底細胞癌	殿部皮膚癌
殿部ボーエン病	殿部有棘細胞癌	殿部隆起性皮膚線維肉腫
頭蓋内胚細胞腫瘍	透析腎癌	頭頂葉悪性腫瘍
頭頂葉膠芽腫	頭頂葉星細胞腫	頭部脂腺癌
頭部ボーエン病	頭部隆起性皮膚線維肉腫	内耳癌
乳頭基底細胞癌	乳頭皮膚癌	乳頭ボーエン病
乳頭有棘細胞癌	粘液性のう胞腺癌	脳幹悪性腫瘍
脳幹膠芽腫	脳幹神経膠腫	脳幹部星細胞腫
膿胸関連リンパ腫	脳室悪性腫瘍	脳室上衣腫
のう胞性卵巣腫瘍	肺 MALT リンパ腫	肺癌骨転移
肺癌による閉塞性肺炎	肺上皮内癌	背部基底細胞癌
背部皮膚癌	背部ボーエン病	背部有棘細胞癌
背部隆起性皮膚線維肉腫	肺扁平上皮癌	肺胞上皮癌
肺門部小細胞癌	肺門部腺癌	肺門部大細胞癌
肺門部非小細胞癌	肺門部扁平上皮癌	バレット食道癌
脾Ｂ細胞性リンパ腫／白血病・分類不能型	非小細胞肺癌	鼻尖基底細胞癌
鼻前庭癌	鼻尖皮膚癌	鼻尖ボーエン病
鼻尖有棘細胞癌	鼻中隔癌	鼻背基底細胞癌
鼻背皮膚癌	鼻背ボーエン病	鼻背有棘細胞癌

脾びまん性赤脾髄小B細胞性リンパ腫	皮膚悪性腫瘍	鼻部基底細胞癌
皮膚上皮内癌	鼻部皮膚癌	鼻部ボーエン病
鼻部有棘細胞癌	びまん性星細胞腫	鼻翼基底細胞癌
鼻翼皮膚癌	鼻翼ボーエン病	鼻翼有棘細胞癌
披裂喉頭蓋ひだ下咽頭面癌	披裂喉頭蓋ひだ喉頭面癌	副咽頭間隙悪性腫瘍
腹部基底細胞癌	腹部食道癌	腹部皮膚癌
腹部皮膚線維肉腫	腹部ボーエン病	腹部有棘細胞癌
腹部隆起性皮膚線維肉腫	腹膜偽粘液腫	腹膜転移
腹膜播種	ヘアリー細胞白血病亜型	扁桃肉腫
ボーエン病	母指基底細胞癌	母趾基底細胞癌
母指皮膚癌	母趾皮膚癌	母指ボーエン病
母趾ボーエン病	母指有棘細胞癌	母趾有棘細胞癌
ホルモン産生精巣腫瘍	ホルモン産生卵巣腫瘍	未分化大細胞リンパ腫
脈絡膜転移癌	腰部基底細胞癌	腰部皮膚癌
腰部ボーエン病	腰部有棘細胞癌	卵巣カルチノイド
卵巣癌	卵巣癌肉腫	卵巣絨毛癌
卵巣胎児性癌	卵巣肉腫	卵巣未分化胚細胞腫
卵巣卵黄のう腫瘍	卵巣類皮のう胞癌	

まやら

用法用量

(1)静脈内注射

通常成人には，ブレオマイシン塩酸塩として15mg～30mg(力価)を生理食塩液又は，ブドウ糖液等の適当な静脈用注射液約5～20mLに溶解し，緩徐に静注する。

発熱の著しい場合は1回量を5mg(力価)又はそれ以下とする。

(2)筋肉内注射，皮下注射：通常成人には，ブレオマイシン塩酸塩として15mg～30mg(力価)を生理食塩液等の適当な溶解液約5mLに溶解し，筋注又は皮下注する。患部の周辺に皮下注射する場合はブレオマイシン塩酸塩として1mg(力価)/1mL以下の濃度とする。

(3)動脈注射：通常成人には，ブレオマイシン塩酸塩として5mg～15mg(力価)を生理食塩液又はブドウ糖液等の適当な注射液に溶解し，シングルショット又は連続的に注射する。

(4)注射の頻度：1週2回を原則とし，症状に応じて1日1回(連日)ないし1週間1回に適宜増減する。

(5)総投与量

ブレオマイシン塩酸塩の総投与量は腫瘍の消失を目標とし，300mg(力価)以下とする。

ただし，胚細胞腫瘍に対し，確立された標準的な他の抗癌剤との併用療法にあっては360mg(力価)以下とする。

(6)小児への投与

小児の胚細胞腫瘍，悪性リンパ腫に対しては，下記の用法用量で投与する。

ブレオマイシン塩酸塩として，1回10mg～20mg(力価)/m^2(体表面積)を1～4週間ごとに静脈内投与する。ただし，1回量として成人の最大用量(30mg)を超えないこと。

用法用量に関連する使用上の注意

(1)胚細胞腫瘍に対し，確立された標準的な他の抗癌剤との併用療法における本剤の投与頻度は，原則として週1回とすること。

(2)本剤は副作用発現の個人差が著しく，比較的少量の投与でも副作用があらわれることがあるので，使用上の注意に十分留意すること。

なお，投与にあたっては，患者の状態・症状に応じて低用量から開始すること。

(3)総投与量は300mg(力価)を超えないようにすること。

なお，経路を重複して投与した場合，結果的に投与量が増加することに留意すること。

(4)胚細胞腫瘍に対し，確立された標準的な他の抗癌剤との併用療法を適用することにより，やむを得ず300mg(力価)を超える場合には，間質性肺炎又は肺線維症等の肺症状の発現率が高まる可能性があるので注意すること。

(5)胚細胞腫瘍に対し，確立された標準的な他の抗癌剤との併用療法(BEP療法(ブレオマイシン塩酸塩，エトポシド，シスプラチン併用療法))においては，併用薬剤の添付文書も参照すること。

(6)ペプロマイシンを投与された患者に対するブレオマイシンの投与量は，原則として投与されたペプロマイシン量とブレオマイシン量の和でもって総投与量とすること。

警告

(1)本剤の投与により間質性肺炎・肺線維症等の重篤な肺症状を呈することがあり，ときに致命的な経過をたどることがあるので，本剤の投与が適切と判断される症例についてのみ投与し，投与中及び投与終了後の一定期間(およそ2ヵ月位)は患者を医師の監督下におくこと。

特に60歳以上の高齢者及び肺に基礎疾患を有する患者への投与に際しては，使用上の注意に十分留意すること。

労作性呼吸困難，発熱，咳，捻髪音(ラ音)，胸部レントゲン異常陰影，$A\text{-}aDo_2$・Pao_2・DLcoの異常などの初期症状があらわれた場合には直ちに投与を中止し，適切な処置を行うこと。

(2)本剤を含む抗癌剤併用療法は，緊急時に十分対応できる医療施設において，癌化学療法に十分な経験を持つ医師のもとで，本療法が適切と判断される症例についてのみ実施すること。また，各併用薬剤の添付文書を参照して適応患者の選択に十分注意すること。

禁忌

(1)重篤な肺機能障害，胸部レントゲン写真上びまん性の線維化病変及び著明な病変を呈する患者

(2)本剤の成分及び類似化合物(ペプロマイシン)に対する過敏症の既往歴のある患者

(3)重篤な腎機能障害のある患者

(4)重篤な心疾患のある患者

(5)胸部及びその周辺部への放射線照射を受けている患者

併用禁忌

薬剤名等	臨床症状・措置方法	機序・危険因子
胸部及びその周辺部への放射線照射	臨床症状： 間質性肺炎・肺線維症等の重篤な肺症状を起こすことがある。 措置方法： 「2. 重要な基本的注意」の項参照	ともに間質性肺炎・肺線維症等の重篤な肺症状を誘発する作用を有する。

フレスミンS注射液1000μg　規格：1mg1管[102円/管]
ヒドロキソコバラミン酢酸塩　エイワイ　313

【効 能 効 果】

ビタミンB_{12}欠乏症の予防及び治療

ビタミンB_{12}の需要が増大し，食事からの摂取が不十分な際の補給(消耗性疾患，甲状腺機能亢進症，妊産婦，授乳婦等)

巨赤芽球性貧血

広節裂頭条虫症

悪性貧血に伴う神経障害

吸収不全症候群(スプルー等)

下記疾患のうち，ビタミンB_{12}の欠乏又は代謝障害が関与すると推定される場合

(1)栄養性及び妊娠性貧血

(2)胃切除後の貧血

(3)肝障害に伴う貧血

(4)放射線による白血球減少症

(5)神経痛

(6)末梢神経炎，末梢神経麻痺

(7)筋肉痛，関節痛

ビタミンB_{12}欠乏症の予防及び治療，ビタミンB_{12}の需要が増大し，食事からの摂取が不十分な際の補給，巨赤芽球性貧血，広節裂頭条虫症，悪性貧血に伴う神経障害，吸収不全症候群(スプルー等)以外の効能効果に対して，効果がないのに月余にわたって漫然と使用すべきでない。

フ

【対応標準病名】

◎	悪性貧血	胃切除後巨赤芽球性貧血	胃切除後貧血
	肝疾患に伴う貧血	関節痛	吸収不良症候群
	巨赤芽球性貧血	筋肉痛	甲状腺機能亢進症
	広節裂頭条虫症	食事性貧血	神経痛
	スプルー	二次性白血球減少症	妊娠貧血症
	ビタミンB12欠乏症	ビタミンB12欠乏性貧血	末梢神経炎
	末梢神経障害		
○	異所性中毒性甲状腺腫	遺伝性巨赤芽球性貧血	イマースルンド・グレスベック症候群
	栄養性巨赤芽球性貧血	下垂体性甲状腺機能亢進症	吸収不良症候群によるビタミンB12欠乏性貧血
	グレーブス病	クローン病によるビタミンB12欠乏性貧血	甲状腺機能正常型グレーブス病
	甲状腺クリーゼ	甲状腺中毒性昏睡	ゴパラン症候群
	菜食主義者貧血	症候性巨赤芽球性貧血	条虫症
	小腸切除によるビタミンB12欠乏性貧血	小児食事性貧血	人為的甲状腺中毒症
	スルーダー神経痛	先天性悪性貧血	中毒性甲状腺腫
	中毒性多結節性甲状腺腫	中毒性単結節性甲状腺腫	トランスコバラミンII欠乏症
	二次性甲状腺機能亢進症	日本海裂頭条虫症	熱帯性スプルー
	バセドウ病	バセドウ病術後再発	ビタミンB群欠乏症
	ビタミン欠乏性貧血	びまん性中毒性甲状腺腫	プランマー病
	慢性貧血		
△あ	MP関節痛	亜急性連合性脊髄変性症	アルコール性多発ニューロパチー
	胃切除後消化障害	胃切除後症候群	一過性甲状腺機能亢進症
か	ウィップル病	腋窩部痛	外傷性肩不安定症
	顎関節痛	顎関節疼痛機能障害症候群	下肢関節痛
	下肢筋肉痛	下肢神経痛	下垂体性TSH分泌亢進症
	下腿関節痛	下腿三頭筋痛	下腿神経炎
	肩関節痛症	顆粒球減少症	肝機能障害
	肝疾患	肝障害	偽性甲状腺機能亢進症
	偽性股関節痛	牛乳不耐症	胸鎖関節痛
	胸鎖乳突筋痛	胸背部筋肉痛	胸部筋肉痛
	胸腹部筋痛	胸壁神経痛	頚肩部筋肉痛
	頚部筋肉痛	頚部神経痛	肩甲上神経痛
	肩甲部筋肉痛	肩鎖関節痛	原発性甲状腺機能亢進症
	肩部筋痛	後期ダンピング症候群	高色素性貧血
	甲状腺眼症	甲状腺中毒症	甲状腺中毒症性関節障害
	甲状腺中毒症性筋無力症候群	甲状腺中毒症性心筋症	甲状腺中毒性眼球突出症
	甲状腺中毒性四肢麻痺	甲状腺中毒性周期性四肢麻痺	甲状腺中毒性心不全
	甲状腺中毒性ミオパチー	好中球G6PD欠乏症	好中球減少症
	後頭下神経痛	後頭神経痛	後頭部神経痛
	項背部筋痛	項部筋肉痛	項部神経痛
さ	股関節痛	産褥期心臓合併症	産褥期鉄欠乏性貧血
	産褥期貧血	趾関節痛	自己免疫性好中球減少症
	四肢神経痛	膝窩部痛	膝関節痛
	脂肪不耐性吸収不良症	脂肪便	周期性好中球減少症
	手関節痛	手指関節痛	手指神経炎
	術後吸収不良	上肢筋肉痛	上肢神経痛
	小児遺伝性無顆粒球症	上腕筋肉痛	上腕三頭筋痛
	上腕神経痛	上腕二頭筋痛	食事性葉酸欠乏性貧血
	神経炎	膵外分泌機能不全	正球性正色素性貧血
	脊椎関節痛	赤血球造血刺激因子製剤低反応性貧血	セリアック病
	線維筋痛症	仙腸関節痛	先天性好中球減少症
	前腕筋肉痛	前腕神経痛	早期ダンピング症候群
	僧帽筋痛	足関節痛	側頭部神経痛
た	大球性貧血	大腿筋痛	大腿神経痛
	多発性関節痛	多発性筋肉痛	多発性神経炎
	多発性神経障害	多発性神経痛	多発ニューロパチー
	単球減少症	蛋白不耐性吸収不良症	蛋白漏出性胃腸症
	ダンピング症候群	肘関節痛	中指関節痛
	中毒性好中球減少症	中毒性ニューロパチー	殿部筋肉痛
	糖質不耐性吸収不良症	頭部筋肉痛	頭部神経痛
な	特発性好中球減少症	特発性神経痛	妊娠期心臓合併症
は	妊娠性鉄欠乏性貧血	妊娠性葉酸欠乏性貧血	背部筋肉痛
	背部神経痛	バセドウ病眼症	白血球減少症
	発熱性好中球減少症	ハンター舌炎	パントテン酸欠乏症
	反復性多発性神経炎	ビオチン欠乏症	脾性好中球減少症
	腓腹筋痛	貧血	腹壁筋痛
	腹壁神経痛	母指MP関節痛	母趾関節痛
ま	慢性神経痛	慢性本態性好中球減少症候群	慢性良性顆粒球減少症
	無顆粒球症	無顆粒球性アンギナ	盲係蹄症候群
や	薬剤性顆粒球減少症	薬剤性葉酸欠乏性貧血	薬物誘発性多発ニューロパチー
	腰筋痛症	葉酸欠乏症	葉酸欠乏性貧血
	葉酸先天代謝異常	腰背筋痛症	腰皮神経痛
	肋間筋肉痛	肋間神経痛	

用法用量　通常成人1回1管(ヒドロキソコバラミンとして1,000μg)までを筋肉内又は静脈内注射する。
なお，年齢，症状により適宜増減する。

ヒドロキソコバラミン注1000μg「イセイ」：イセイ[56円/管]，マスブロン注1mg：扶桑薬品[57円/管]

プレセデックス静注液200μg「ホスピーラ」

規格：200μg2mL1瓶[5192円/瓶]

デクスメデトミジン塩酸塩　ホスピーラ　112

【効能効果】

集中治療における人工呼吸中及び離脱後の鎮静
局所麻酔下における非挿管での手術及び処置時の鎮静

【対応標準病名】

該当病名なし

効能効果に関連する使用上の注意　【局所麻酔下における非挿管での手術及び処置時の鎮静】：全身麻酔に移行する意識下気管支ファイバー挿管に対する本剤の有効性及び安全性は確立されていない。

用法用量

(1)集中治療における人工呼吸中及び離脱後の鎮静：通常，成人には，デクスメデトミジンを6μg/kg/時の投与速度で10分間静脈内へ持続注入し(初期負荷投与)，続いて患者の状態に合わせて，至適鎮静レベルが得られる様，維持量として0.2～0.7μg/kg/時の範囲で持続注入する(維持投与)。また，維持投与から開始することもできる。なお，患者の状態に合わせて，投与速度を適宜減速すること。
(2)局所麻酔下における非挿管での手術及び処置時の鎮静：通常，成人には，デクスメデトミジンを6μg/kg/時の投与速度で10分間静脈内へ持続注入し(初期負荷投与)，続いて患者の状態に合わせて，至適鎮静レベルが得られる様，維持量として0.2～0.7μg/kg/時の範囲で持続注入する(維持投与)。なお，患者の状態に合わせて，投与速度を適宜減速すること。

用法用量に関連する使用上の注意

【共通】

(1)本剤は患者の循環動態が安定し，循環動態，呼吸等について継続的な監視体制が整った状況で投与を開始すること。
(2)本剤の初期負荷投与中に一過性の血圧上昇があらわれた場合には，初期負荷投与速度の減速等を考慮すること。〔本剤の末梢血管収縮作用により一過性の血圧上昇があらわれること

フ

がある。〕

(3)鎮静の維持開始速度は0.4μg/kg/時の速度を目安とし，初期負荷から維持への移行を慎重に行うこと。また，維持速度は0.7μg/kg/時を超えないこと。

(4)本剤は投与速度を適切に調節することができるシリンジポンプ等を用いて，緩徐に持続的に投与すること。

(5)本剤を使用するときは本剤2mLに生理食塩液48mLを加え，50mL(4μg/mL)とすること。

【集中治療における人工呼吸中及び離脱後の鎮静】：本剤は人工呼吸中，離脱過程及び離脱後を通じて投与可能であるが，本剤の持続投与期間が120時間(5日間)を超える使用経験は少ないので，それを超えて鎮静が必要な場合には，患者の全身状態を引き続き慎重に観察すること。

警告

(1)本剤の投与により低血圧，高血圧，徐脈，心室細動等があらわれ，心停止にいたるおそれがある。したがって，本剤は，患者の呼吸状態，循環動態等の全身状態を注意深く継続的に監視できる設備を有し，緊急時に十分な措置が可能な施設で，本剤の薬理作用を正しく理解し，集中治療又は非挿管下での鎮静における患者管理に熟練した医師のみが使用すること。

(2)迷走神経の緊張が亢進しているか，急速静注，単回急速投与等，通常の用法用量以外の方法で本剤を投与した場合に重篤な徐脈，洞停止等があらわれたとの報告があるので，本剤は定められた用法用量に従い，緩徐に持続注入することを厳守し，患者の状況を慎重に観察するとともに，このような症状があらわれた場合には適切な処置を行うこと。

禁忌　本剤の成分に対し過敏症の既往歴のある患者

プレセデックス静注液200μg「マルイシ」：丸石　200μg2mL1瓶[5192円/瓶]

プレセデックス静注液200μg「マルイシ」

規格：200μg2mL1瓶[5192円/瓶]

デクスメデトミジン塩酸塩　丸石　112

プレセデックス静注液200μg「ホスピーラ」を参照(P1809)

プレドパ注200　規格：0.1%200mL1袋[926円/袋]
プレドパ注600　規格：0.3%200mL1袋[1395円/袋]

ドパミン塩酸塩　マイラン製薬　211

【効能効果】

急性循環不全(心原性ショック，出血性ショック)

下記のような急性循環不全状態に使用する。

(1)無尿，乏尿や利尿剤で利尿が得られない場合

(2)脈拍数の増加した状態

(3)他の強心・昇圧剤により副作用が認められたり，好ましい反応が得られない状態

【対応標準病名】

◎	急性循環不全	出血性ショック	心原性ショック
	乏尿	無尿	
○	一次性ショック	一過性ショック	エンドトキシン性ショック
	急性ショック	循環血液量減少性ショック	ショック
	真性無尿	脊髄性ショック	デンタルショック
	疼痛性ショック	二次性ショック	反射性無尿
	末梢循環不全		
△	外傷性ショック	仮性無尿	熱傷ショック

※　適応外使用可

・原則として，「ドパミン塩酸塩」を「麻酔時の昇圧，乏尿等の急性循環不全の前状態」に対し処方した場合，当該使用事例を審査上認める。

・原則として，「ドパミン塩酸塩【注射薬】」を「現行の適応症について小児」に処方した場合，当該使用事例を審査上認める。

用法用量

通常ドパミン塩酸塩として1分間あたり1〜5μg/kgを点滴静脈投与し，患者の病態に応じ20μg/kgまで増量することができる。投与量は患者の血圧，脈拍数及び尿量により適宜増減する。なお，体重と投与量の関係は下記のとおりである。

〔プレドパ注200投与量(滴/分：mL/時)〕：＊微量点滴セット使用

		ドパミン塩酸塩投与量(μg/kg/min)					
		3	5	7	10	15	20
体重(kg)	20	3.6	6.0	8.4	12.0	18.0	24.0
	30	5.4	9.0	12.6	18.0	27.0	36.0
	40	7.2	12.0	16.8	24.0	36.0	48.0
	50	9.0	15.0	21.0	30.0	45.0	60.0
	60	10.8	18.0	25.2	36.0	54.0	72.0
	70	12.6	21.0	29.4	42.0	63.0	84.0
	80	14.4	24.0	33.6	48.0	72.0	96.0

〔プレドパ注600投与量(滴/分：mL/時)〕：＊微量点滴セット使用

		ドパミン塩酸塩投与量(μg/kg/min)					
		3	5	7	10	15	20
体重(kg)	20	1.2	2.0	2.8	4.0	6.0	8.0
	30	1.8	3.0	4.2	6.0	9.0	12.0
	40	2.4	4.0	5.6	8.0	12.0	16.0
	50	3.0	5.0	7.0	10.0	15.0	20.0
	60	3.6	6.0	8.4	12.0	18.0	24.0
	70	4.2	7.0	9.8	14.0	21.0	28.0
	80	4.8	8.0	11.2	16.0	24.0	32.0

禁忌　褐色細胞腫

塩酸ドパミン注キット200：アイロム　0.1%200mL1袋[320円/袋]，塩酸ドパミン注キット600：アイロム　0.3%200mL1袋[559円/袋]，カコージンD注0.1%：日本製薬　0.1%200mL1袋[926円/袋]，カコージンD注0.3%：日本製薬　0.3%200mL1袋[1395円/袋]，カタボンHi注600mg：大正薬品　0.3%200mL1袋[1395円/袋]，カタボンLow注200mg：大正薬品　0.1%200mL1袋[926円/袋]，ドパミン液600「トーワ」：東和　0.3%200mL1袋[559円/袋]

プレビタS注射液　規格：5mL1管[58円/管]

アスコルビン酸　チアミン塩化物塩酸塩　リボフラビンリン酸エステルナトリウム　扶桑薬品　317

【効能効果】

本剤に含まれるビタミン類の需要が増大し，食事からの摂取が不十分な際の補給(消耗性疾患，妊産婦，授乳婦など)。

効果がないのに月余にわたって漫然と使用すべきでない。

【対応標準病名】

該当病名なし

用法用量　通常成人1日5〜10mLを，糖液，電解質補液，生理食塩液あるいは総合アミノ酸注射液等に混じ，静脈内又は点滴静脈内注射する。

なお，年齢，症状により適宜増減する。

禁忌　本剤及びチアミン塩化物塩酸塩に対し過敏症の既往歴のある患者

サブビタン静注：アイロム[58円/管]

ブレビブロック注100mg 規格：100mg10mL1瓶［4130円/瓶］
エスモロール塩酸塩 丸石 212

【効 能 効 果】

手術時の上室性頻脈性不整脈に対する緊急処置

【対応標準病名】

◎	頻脈症	頻脈性不整脈	不整脈
○	三段脈	上室頻拍	心室頻拍
	心房期外収縮	心房頻拍	洞頻脈
	トルサードドポアント	非持続性心室頻拍	頻拍症
	ブブレ症候群	発作性上室頻拍	発作性心房頻拍
	発作性接合部頻拍	発作性頻拍	リエントリー性心室性不整脈
△	QT 延長症候群	QT 短縮症候群	異所性心室調律
	異所性心房調律	異所性調律	異所性拍動
	一過性心室細動	遺伝性 QT 延長症候群	期外収縮
	期外収縮性不整脈	起立性調律障害	呼吸性不整脈
	上室期外収縮	徐脈頻脈症候群	心室期外収縮
	心室細動	心室性二段脈	心室粗動
	心拍異常	接合部調律	多源性心室期外収縮
	多発性期外収縮	洞結節機能低下	洞不整脈
	洞不全症候群	特発性 QT 延長症候群	二次性 QT 延長症候群
	副収縮	ブルガダ症候群	房室接合部期外収縮
	薬物性 QT 延長症候群		

効能効果に関連する使用上の注意　洞性頻脈においては，その原因検索及びその除去が重要であることに十分留意するとともに，本剤の効果が心拍数の減少であることを踏まえて，本剤は緊急処置として必要に応じて使用すること。

用法用量

通常，成人には 1 回 0.1mL/kg（エスモロール塩酸塩として 1mg/kg）を 30 秒間で心電図の連続監視下に静脈内に投与する。
なお，年齢，症状により適宜減量する。
引き続き持続投与を行う場合は，0.9mL/kg/時（150μg/kg/分）の投与速度で持続静脈内投与を開始し，適宜投与速度を調節し，目標とする心拍数を維持する。
なお，持続投与は，年齢，症状により適宜低用量から開始する。

用法用量に関連する使用上の注意

(1)本剤の単回投与により効果を認めたものの，その後頻脈が再発し，再投与が必要な場合には，少なくとも 5 分間の投与間隔を置くこと。
(2)褐色細胞腫の患者では，他の β 遮断剤投与により急激に血圧が上昇したとの報告があるため，褐色細胞腫の患者に投与する場合には，α 遮断剤で初期治療を行った後に本剤を投与し，常に α 遮断剤を投与すること。
(3)国内臨床試験において，本剤 150μg/kg/分を超える速度に増量することによる有効性の増強は証明されておらず，国内臨床試験において，本剤 300μg/kg/分を超える速度での投与経験はないことを踏まえ，用量調節に当たっては，心拍数，血圧等の変化に十分注意すること。

禁忌

(1)本剤及び他の β 遮断剤の成分に対し過敏症の既往歴のある患者
(2)糖尿病性ケトアシドーシス，代謝性アシドーシスのある患者
(3)洞性徐脈，房室ブロック（II，III 度），洞房ブロック，洞不全症候群のある患者
(4)心原性ショックの患者
(5)肺高血圧による右心不全のある患者
(6)うっ血性心不全のある患者
(7)未治療の褐色細胞腫の患者

プレベナー13水性懸濁注 規格：－［－］
沈降 13 価肺炎球菌結合型ワクチン（無毒性変異ジフテリア毒素結合体） ファイザー 631

【効 能 効 果】

(1)高齢者：肺炎球菌（血清型 1，3，4，5，6A，6B，7F，9V，14，18C，19A，19F 及び 23F）による感染症の予防
(2)小児：肺炎球菌（血清型 1，3，4，5，6A，6B，7F，9V，14，18C，19A，19F 及び 23F）による侵襲性感染症の予防

【対応標準病名】

◎	侵襲性肺炎球菌感染症	肺炎球菌感染症

効能効果に関連する使用上の注意

(1)本剤に含まれている肺炎球菌血清型以外による感染症あるいは他の起炎菌による感染症を予防することはできない。
(2)ジフテリアの予防接種に転用することはできない。
(3)免疫抑制状態（悪性腫瘍，ネフローゼ症候群等）にある者における本剤の安全性及び有効性は確立していない。

用法用量

(1)高齢者：1 回 0.5mL を筋肉内に注射する。
(2)小児
初回免疫：通常，1 回 0.5mL ずつを 3 回，いずれも 27 日間以上の間隔で皮下に注射する。
追加免疫：通常，1 回 0.5mL を 1 回，皮下に注射する。ただし，3 回目接種から 60 日間以上の間隔をおく。

用法用量に関連する使用上の注意

(1)接種対象者・接種時期
①高齢者：本剤の接種は 65 歳以上の者に行う。
②小児
本剤の接種は 2 か月齢以上 6 歳未満の間にある者に行う。
標準として 2 か月齢以上 7 か月齢未満で接種を開始すること。ただし，3 回目接種については，12 か月齢未満までに完了し，追加免疫は 12 か月齢以降，標準として 12～15 か月齢の間に行うこと。
また，接種もれ者に対しては下記の接種間隔及び回数による接種とすることができる。
7 か月齢以上 12 か月齢未満（接種もれ者）
(a)初回免疫：1 回 0.5mL ずつを 2 回，27 日間以上の間隔で皮下に注射する。
(b)追加免疫：1 回 0.5mL を 1 回，2 回目の接種後 60 日間以上の間隔で，12 か月齢以降，皮下に注射する。
12 か月齢以上 24 か月齢未満（接種もれ者）：1 回 0.5mL ずつを 2 回，60 日間以上の間隔で皮下に注射する。
24 か月齢以上 6 歳未満（接種もれ者）：1 回 0.5mL を皮下に注射する。
(2)CRM_{197}とは異なるキャリアたん白を結合した肺炎球菌結合型ワクチンと本剤又は沈降 7 価肺炎球菌結合型ワクチンとの互換性に関する安全性及び有効性は確立していない。
(3)他のワクチン製剤との接種間隔：生ワクチンの接種を受けた者は，通常，27 日以上，また他の不活化ワクチンの接種を受けた者は，通常，6 日以上間隔をおいて本剤を接種すること。ただし，医師が必要と認めた場合には，同時に接種することができる（なお，本剤を他のワクチンと混合して接種してはならない）。

接種不適当者

被接種者が次のいずれかに該当すると認められる場合には，接種を行ってはならない。
(1)本剤の成分又はジフテリアトキソイドによってアナフィラキシーを呈したことがあることが明らかな者
(2)明らかな発熱を呈している者
(3)重篤な急性疾患にかかっていることが明らかな者
(4)上記に掲げる者のほか，予防接種を行うことが不適当な状態にある者

プレベナー水性懸濁皮下注　規格：－[－]

沈降7価肺炎球菌結合型ワクチン(無毒性変異ジフテリア毒素結合体)　ファイザー　631

【効 能 効 果】

肺炎球菌(血清型4, 6B, 9V, 14, 18C, 19F及び23F)による侵襲性感染症の予防

【対応標準病名】

◎	侵襲性肺炎球菌感染症

効能効果に関連する使用上の注意

(1)本剤に含まれる肺炎球菌血清型に起因する侵襲性感染症に対する予防効果が期待できるが，本剤に含まれている肺炎球菌血清型以外による感染症あるいは他の起炎菌による感染症を予防することはできない。

(2)予防接種法に基づくジフテリアの予防接種に転用することはできない。

(3)侵襲性感染症のリスクがより高い免疫抑制状態に至る疾患(鎌状赤血球症，無脾症，後天性免疫不全症候群，慢性疾患等)を有する24カ月齢以上における肺炎球菌感染症の予防効果は確立されていない。

用法用量

(1)初回免疫：通常，1回0.5mLずつを3回，いずれも27日間以上の間隔で皮下に注射する。

(2)追加免疫：通常，1回0.5mLを1回，皮下に注射する。ただし，3回目接種から60日間以上の間隔をおく。

用法用量に関連する使用上の注意

(1)接種対象者・接種時期

本剤の接種は2カ月齢以上9歳以下の間にある者に行う。

標準として2カ月齢以上7カ月齢未満で接種を開始すること。ただし，3回目接種については，12カ月齢未満までに完了し，追加免疫は，標準として12～15カ月齢の間に行うこと。

また，接種もれ者に対しては下記の接種間隔及び回数による接種とすることができる。

7カ月齢以上12カ月齢未満(接種もれ者)

①初回免疫：1回0.5mLずつを2回，27日間以上の間隔で皮下に注射する。

②追加免疫：1回0.5mLを1回，2回目の接種後60日間以上の間隔で，12カ月齢後，皮下に注射する。

12カ月齢以上24カ月齢未満(接種もれ者)：1回0.5mLずつを2回，60日間以上の間隔で皮下に注射する。

24カ月齢以上9歳以下(接種もれ者)：1回0.5mLを皮下に注射する。

(2)他のワクチン製剤との接種間隔：生ワクチンの接種を受けた者は，通常，27日以上，また他の不活化ワクチンの接種を受けた者は，通常，6日以上間隔をおいて本剤を接種すること。ただし，医師が必要と認めた場合には，同時に接種することができる(なお，本剤を他のワクチンと混合して接種してはならない)。

接種不適当者

被接種者が次のいずれかに該当すると認められる場合には，接種を行ってはならない。

(1)本剤の成分又はジフテリアトキソイドによってアナフィラキシーを呈したことがあることが明らかな者

(2)明らかな発熱を呈している者

(3)重篤な急性疾患にかかっていることが明らかな者

(4)上記に掲げる者のほか，予防接種を行うことが不適当な状態にある者

プレペノン注50mgシリンジ　規格：1%5mL1筒[1431円/筒]

モルヒネ塩酸塩水和物　テルモ　811

【効 能 効 果】

〔皮下及び静脈内投与の場合〕：中等度から高度の疼痛を伴う各種癌における鎮痛

〔硬膜外及びくも膜下投与の場合〕

激しい疼痛時における鎮痛

中等度から高度の疼痛を伴う各種癌における鎮痛

【対応標準病名】

◎	悪性腫瘍	癌	癌性疼痛
	疼痛		
○	ALK融合遺伝子陽性非小細胞肺癌	EGFR遺伝子変異陽性非小細胞肺癌	KIT(CD117)陽性胃消化管間質腫瘍
	KIT(CD117)陽性結腸消化管間質腫瘍	KIT(CD117)陽性小腸消化管間質腫瘍	KIT(CD117)陽性食道消化管間質腫瘍
	KIT(CD117)陽性直腸消化管間質腫瘍	KRAS遺伝子野生型結腸癌	KRAS遺伝子野生型直腸癌
あ	S状結腸癌	悪性エナメル上皮腫	悪性下垂体腫瘍
	悪性褐色細胞腫	悪性顆粒細胞腫	悪性間葉腫
	悪性奇形腫	悪性胸腺腫	悪性グロームス腫瘍
	悪性血管外皮腫	悪性甲状腺腫	悪性骨腫瘍
	悪性縦隔腫瘍	悪性神経膠腫	悪性髄膜腫
	悪性脊髄髄膜腫	悪性線維性組織球腫	悪性虫垂粘液瘤
	悪性停留精巣	悪性頭蓋咽頭腫	悪性脳腫瘍
	悪性末梢神経鞘腫	悪性葉状腫瘍	悪性リンパ腫骨髄浸潤
	圧痛	鞍上部胚細胞腫瘍	胃悪性間葉系腫瘍
	胃悪性黒色腫	胃カルチノイド	胃癌
	胃癌・HER2過剰発現	胃管癌	胃癌骨転移
	胃癌末期	胃原発絨毛癌	胃脂肪肉腫
	胃重複癌	胃消化管間質腫瘍	胃進行癌
	胃前庭部癌	胃体部癌	胃底部癌
	遺伝性大腸癌	遺伝性非ポリポーシス大腸癌	胃肉腫
	胃胚細胞腫瘍	胃平滑筋肉腫	胃幽門部癌
	陰核癌	陰茎悪性黒色腫	陰茎癌
	陰茎亀頭部癌	陰茎体部癌	陰茎肉腫
	陰茎パジェット病	陰茎包皮部癌	陰茎有棘細胞癌
	咽頭癌	咽頭肉腫	陰のう悪性黒色腫
	陰のう癌	陰のう内脂肪肉腫	陰のうパジェット病
	陰のう有棘細胞癌	ウイルムス腫瘍	エクリン汗孔癌
	炎症性乳癌	延髄神経膠腫	延髄星細胞腫
か	横行結腸癌	横紋筋肉腫	外陰悪性黒色腫
	外陰悪性腫瘍	外陰癌	外陰部パジェット病
	外陰部有棘細胞癌	開胸術後疼痛症候群	外耳道癌
	回腸カルチノイド	回腸癌	回腸消化管間質腫瘍
	海綿芽細胞腫	回盲部癌	下咽頭癌
	下咽頭後部癌	下咽頭肉腫	下顎悪性エナメル上皮腫
	下顎骨悪性腫瘍	下顎骨骨肉腫	下顎歯肉癌
	下顎歯肉頬移行部癌	下顎部横紋筋肉腫	下眼瞼基底細胞癌
	下眼瞼皮膚癌	下眼瞼有棘細胞癌	顎下腺癌
	顎下部悪性腫瘍	角膜の悪性腫瘍	下行結腸癌
	下口唇基底細胞癌	下口唇皮膚癌	下口唇有棘細胞癌
	下肢悪性腫瘍	下唇癌	下唇赤唇部癌
	仮声帯癌	滑膜腫	滑膜肉腫
	下部食道癌	下部胆管癌	下葉小細胞肺癌
	下葉肺癌	下葉肺腺癌	下葉肺大細胞癌
	下葉肺扁平上皮癌	下葉非小細胞肺癌	肝悪性腫瘍
	眼窩悪性腫瘍	肝外胆管癌	眼窩横紋筋肉腫
	眼角基底細胞癌	眼角皮膚癌	眼角有棘細胞癌
	眼窩神経芽腫	肝カルチノイド	肝癌
	肝癌骨転移	眼瞼脂腺癌	眼瞼皮膚の悪性腫瘍
	眼瞼メルケル細胞癌	肝細胞癌	肝細胞癌破裂
	癌性胸水	癌性胸膜炎	癌性持続痛
	癌性突出痛	汗腺癌	顔面悪性腫瘍
	顔面横紋筋肉腫	肝門部癌	肝門部胆管癌
	気管癌	気管支カルチノイド	気管支癌
	気管支リンパ節転移	基底細胞癌	臼後部癌
	嗅神経芽腫	嗅神経上皮腫	急性疼痛

胸腔内リンパ節の悪性腫瘍	橋神経膠腫	胸腺カルチノイド
胸腺癌	胸腺腫	胸椎転移
頬粘膜癌	頬部横紋筋肉腫	胸部下部食道癌
頬部血管肉腫	胸部上部食道癌	胸部食道癌
胸部中部食道癌	胸膜悪性腫瘍	胸膜脂肪肉腫
胸膜播種	去勢抵抗性前立腺癌	巨大後腹膜脂肪肉腫
空腸カルチノイド	空腸癌	空腸消化管間質腫瘍
クルッケンベルグ腫瘍	クロム親和性芽細胞腫	頚動脈小体悪性腫瘍
頚部悪性腫瘍	頚部悪性線維性組織球腫	頚部悪性軟部腫瘍
頚部横紋筋肉腫	頚部滑膜肉腫	頚部癌
頚部基底細胞癌	頚部血管肉腫	頚部原発腫瘍
頚部脂腺癌	頚部脂肪肉腫	頚部食道癌
頚部神経芽腫	頚部肉腫	頚部皮膚悪性腫瘍
頚部皮膚癌	頚部メルケル細胞癌	頚部有棘細胞癌
頚部隆起性皮膚線維肉腫	血管肉腫	結腸癌
結腸脂肪肉腫	結腸消化管間質腫瘍	結膜の悪性腫瘍
限局性前立腺癌	肩甲部脂肪肉腫	原始神経外胚葉腫瘍
原線維性星細胞腫	原発性悪性脳腫瘍	原発性肝癌
原発性骨腫瘍	原発性脳腫瘍	原発性肺癌
原発不明癌	肩部悪性線維性組織球腫	肩部横紋筋肉腫
肩部滑膜肉腫	肩部線維肉腫	肩部淡明細胞肉腫
肩部胞巣状軟部肉腫	口蓋癌	口蓋垂癌
膠芽腫	口腔悪性黒色腫	口腔癌
口腔前庭癌	口腔底癌	硬口蓋癌
後縦隔悪性腫瘍	甲状腺悪性腫瘍	甲状腺癌
甲状腺癌骨転移	甲状腺髄様癌	甲状腺乳頭癌
甲状腺未分化癌	甲状腺濾胞癌	甲状軟骨の悪性腫瘍
口唇癌	口唇境界部癌	口唇赤唇部癌
口唇皮膚悪性腫瘍	口唇メルケル細胞癌	口底癌
喉頭蓋癌	喉頭蓋前面癌	喉頭蓋谷癌
喉頭癌	後頭部転移性腫瘍	後頭葉悪性腫瘍
後頭葉膠芽腫	後頭葉神経膠腫	膠肉腫
項部基底細胞癌	後腹膜悪性腫瘍	後腹膜悪性線維性組織球腫
後腹膜横紋筋肉腫	後腹膜血管肉腫	後腹膜脂肪肉腫
後腹膜神経芽腫	後腹膜線維肉腫	後腹膜胚細胞腫瘍
後腹膜平滑筋肉腫	後腹膜リンパ節転移	項部皮膚癌
項部メルケル細胞癌	項部有棘細胞癌	肛門悪性黒色腫
肛門癌	肛門管癌	肛門部癌
肛門扁平上皮癌	骨悪性線維性組織球腫	骨原性肉腫
骨髄性白血病骨髄浸潤	骨髄転移	骨線維肉腫
骨転移癌	骨軟骨肉腫	骨肉腫
骨盤転移	骨盤内リンパ節転移	骨盤内リンパ節の悪性腫瘍

さ

骨膜性骨肉腫	鰓原性癌	残胃癌
耳介癌	耳介メルケル細胞癌	耳下腺癌
耳下部肉腫	耳管癌	色素性基底細胞癌
子宮癌	子宮癌骨転移	子宮癌再発
子宮癌肉腫	子宮体癌	子宮体癌再発
子宮内膜癌	子宮内膜間質肉腫	子宮肉腫
子宮平滑筋肉腫	篩骨洞癌	視床下部星細胞腫
視床星細胞腫	視神経膠腫	脂腺癌
持続痛	歯肉癌	脂肪肉腫
斜台部脊索腫	縦隔癌	縦隔脂肪肉腫
縦隔神経芽腫	縦隔胚細胞腫瘍	縦隔卵黄のう腫瘍
縦隔リンパ節転移	十二指腸悪性ガストリノーマ	十二指腸悪性ソマトスタチノーマ
十二指腸カルチノイド	十二指腸癌	十二指腸消化管間質腫瘍
十二指腸神経内分泌癌	十二指腸神経内分泌腫瘍	十二指腸乳頭癌
十二指腸乳頭部癌	十二指腸平滑筋肉腫	絨毛癌
手関節部滑膜肉腫	主気管支の悪性腫瘍	術後乳癌
手部悪性線維性組織球腫	手部横紋筋肉腫	手部滑膜肉腫

手部淡明細胞肉腫	手部類上皮肉腫	上衣芽細胞腫
上衣腫	小陰唇癌	上咽頭癌
上咽頭脂肪肉腫	上顎悪性エナメル上皮腫	上顎癌
上顎結節部癌	上顎骨悪性腫瘍	上顎骨骨肉腫
上顎歯肉癌	上顎歯肉頬移行部癌	上顎洞癌
松果体悪性腫瘍	松果体芽腫	松果体胚細胞腫瘍
松果体部膠芽腫	松果体未分化胚細胞腫	上眼瞼基底細胞癌
上眼瞼皮膚癌	上眼瞼有棘細胞癌	上行結腸カルチノイド
上行結腸癌	上行結腸平滑筋肉腫	上口唇基底細胞癌
上口唇皮膚癌	上口唇有棘細胞癌	小細胞肺癌
上肢悪性腫瘍	上唇癌	上唇赤唇部癌
小唾液腺癌	小腸カルチノイド	小腸癌
小腸脂肪肉腫	小腸消化管間質腫瘍	小腸平滑筋肉腫
上皮腫	上部食道癌	上部胆管癌
上葉小細胞肺癌	上葉肺癌	上葉肺腺癌
上葉肺大細胞癌	上葉肺扁平上皮癌	上葉非小細胞肺癌
上腕悪性線維性組織球腫	上腕悪性軟部腫瘍	上腕横紋筋肉腫
上腕滑膜肉腫	上腕脂肪肉腫	上腕線維肉腫
上腕淡明細胞肉腫	上腕胞巣状軟部肉腫	上腕類上皮肉腫
食道悪性間葉系腫瘍	食道悪性黒色腫	食道横紋筋肉腫
食道カルチノイド	食道癌	食道癌骨転移
食道癌肉腫	食道基底細胞癌	食道偽肉腫
食道脂肪肉腫	食道消化管間質腫瘍	食道小細胞癌
食道腺癌	食道腺様のう胞癌	食道粘表皮癌
食道表在癌	食道平滑筋肉腫	食道未分化癌
痔瘻癌	腎悪性腫瘍	腎盂癌
腎盂腺癌	腎盂乳頭状癌	腎盂尿路上皮癌
腎盂扁平上皮癌	腎カルチノイド	腎癌
腎癌骨転移	神経芽腫	神経膠腫
神経障害性疼痛	神経線維肉腫	進行性前立腺癌
進行乳癌	唇交連癌	腎細胞癌
腎周囲脂肪肉腫	心臓悪性腫瘍	心臓横紋筋肉腫
心臓血管肉腫	心臓脂肪肉腫	心臓線維肉腫
心臓粘液肉腫	身体痛	腎肉腫
膵芽腫	膵癌	膵管癌
膵管内管状腺癌	膵管内乳頭粘液性腺癌	膵脂肪肉腫
膵漿液性のう胞腺癌	膵腺房細胞癌	膵臓癌骨転移
膵体部癌	膵頭部カルチノイド	膵頭部癌
膵内胆管癌	膵粘液性のう胞腺癌	膵尾部癌
髄膜癌腫症	髄膜白血病	スキルス胃癌
星細胞腫	精索脂肪肉腫	精索肉腫
星状芽細胞腫	精上皮腫	成人T細胞白血病骨髄浸潤
精巣横紋筋肉腫	精巣癌	精巣奇形癌
精巣奇形腫	精巣絨毛癌	精巣上体癌
精巣胎児性癌	精巣肉腫	精巣胚細胞腫瘍
精巣卵黄のう腫瘍	精巣卵のう腫瘍	精母細胞腫
声門下癌	声門癌	声門上癌
脊索腫	脊髄播種	脊椎転移
舌縁癌	舌下腺癌	舌下面癌
舌癌	舌根部癌	舌脂肪肉腫
舌尖癌	舌背癌	線維脂肪肉腫
線維肉腫	前縦隔悪性腫瘍	全身性転移性癌
全身痛	前頭洞癌	前頭部転移性腫瘍
前頭葉悪性腫瘍	前頭葉膠芽腫	前頭葉神経膠腫
前頭葉星細胞腫	前頭葉退形成性星細胞腫	前立腺横紋筋肉腫
前立腺癌	前立腺癌骨転移	前立腺癌再発
前立腺小細胞癌	前立腺神経内分泌癌	前立腺肉腫
前腕悪性線維性組織球腫	前腕悪性軟部腫瘍	前腕横紋筋肉腫
前腕滑膜肉腫	前腕線維肉腫	前腕胞巣状軟部肉腫
前腕類上皮肉腫	早期胃癌	早期食道癌
総胆管癌	側頭部転移性腫瘍	側頭葉悪性腫瘍

	側頭葉膠芽腫	側頭葉神経膠腫	側頭葉星細胞腫
た	側頭葉退形成性星細胞腫	側頭葉毛様細胞性星細胞腫	第４脳室上衣腫
	大陰唇癌	退形成性上衣腫	退形成性星細胞腫
	胎児性癌	胎児性精巣腫瘍	大腿骨転移性骨腫瘍
	大唾液腺癌	大腸カルチノイド	大腸癌
	大腸癌骨転移	大腸肉腫	大腸粘液癌
	大動脈周囲リンパ節転移	大脳悪性腫瘍	大脳深部神経膠腫
	大脳深部転移性腫瘍	大網脂肪肉腫	大網消化管間質腫瘍
	唾液腺癌	多発性癌転移	多発性骨髄腫骨髄浸潤
	多発性神経膠腫	胆管癌	男性性器癌
	胆のうカルチノイド	胆のう癌	胆のう管癌
	胆のう肉腫	淡明細胞肉腫	腟悪性黒色腫
	腟癌	中咽頭癌	中咽頭側壁癌
	中咽頭肉腫	中耳悪性腫瘍	中縦隔悪性腫瘍
	虫垂癌	虫垂杯細胞カルチノイド	中枢神経障害性疼痛
	中脳神経膠腫	肘部滑膜肉腫	中部食道癌
	肘部線維肉腫	中部胆管癌	肘部類上皮肉腫
	中葉小細胞肺癌	中葉肺癌	中葉肺腺癌
	中葉肺大細胞癌	中葉肺扁平上皮癌	中葉非小細胞肺癌
	腸間膜悪性腫瘍	腸間膜脂肪肉腫	腸間膜消化管間質腫瘍
	腸間膜肉腫	腸間膜平滑筋肉腫	蝶形骨洞癌
	腸骨リンパ節転移	聴神経膠腫	直腸Ｓ状部結腸癌
	直腸悪性黒色腫	直腸カルチノイド	直腸癌
	直腸癌骨転移	直腸癌術後再発	直腸癌穿孔
	直腸脂肪肉腫	直腸消化管間質腫瘍	直腸平滑筋肉腫
	手軟部悪性腫瘍	転移性下顎癌	転移性肝癌
	転移性肝腫瘍	転移性胸膜腫瘍	転移性口腔癌
	転移性黒色腫	転移性骨腫瘍	転移性骨腫瘍による大腿骨骨折
	転移性縦隔腫瘍	転移性十二指腸癌	転移性腫瘍
	転移性消化器腫瘍	転移性上顎癌	転移性小腸腫瘍
	転移性腎腫瘍	転移性膵腫瘍	転移性舌癌
	転移性頭蓋骨腫瘍	転移性脳腫瘍	転移性肺癌
	転移性肺腫瘍	転移性脾腫瘍	転移性皮膚腫瘍
	転移性副腎腫瘍	転移性腹壁腫瘍	転移性扁平上皮癌
	転移性卵巣癌	テント上下転移性腫瘍	頭蓋骨悪性腫瘍
	頭蓋骨骨肉腫	頭蓋底骨肉腫	頭蓋底脊索腫
	頭蓋内胚細胞腫瘍	頭蓋部脊索腫	頭頚部癌
	透析腎癌	頭頂葉悪性腫瘍	頭頂葉膠芽腫
	頭頂葉神経膠腫	頭頂葉星細胞腫	頭部悪性線維性組織球腫
	頭部横紋筋肉腫	頭部滑膜肉腫	頭部基底細胞癌
	頭部血管肉腫	頭部脂腺癌	頭部脂肪肉腫
	頭部軟部組織悪性腫瘍	頭部皮膚癌	頭部メルケル細胞癌
	頭部有棘細胞癌	頭部隆起性皮膚線維肉腫	突出痛
な	鈍痛	内耳癌	内胚葉洞腫瘍
	軟口蓋癌	軟骨肉腫	難治性疼痛
	軟部悪性巨細胞腫	軟部組織悪性腫瘍	肉腫
	乳癌	乳癌・HER2 過剰発現	乳癌骨転移
	乳癌再発	乳癌皮膚転移	乳房外パジェット病
	乳房下外側部乳癌	乳房下内側部乳癌	乳房脂肪肉腫
	乳房上外側部乳癌	乳房上内側部乳癌	乳房中央部乳癌
	乳房肉腫	尿管癌	尿管口部膀胱癌
	尿管尿路上皮癌	尿道傍腺の悪性腫瘍	尿膜管癌
	粘液性のう胞腺癌	脳幹悪性腫瘍	脳幹膠芽腫
	脳幹神経膠腫	脳幹部星細胞腫	脳室悪性腫瘍
	脳室上衣腫	脳神経悪性腫瘍	脳胚細胞腫瘍
は	肺芽腫	肺カルチノイド	肺癌
	肺癌骨転移	肺癌肉腫	肺癌による閉塞性肺炎
	胚細胞腫	肺腺癌	肺腺扁平上皮癌
	肺腺様のう胞癌	肺大細胞癌	肺大細胞神経内分泌癌
	肺肉腫	肺粘表皮癌	肺扁平上皮癌
	肺胞上皮癌	肺未分化癌	肺門部小細胞癌
	肺門部腺癌	肺門部大細胞癌	肺門部肺癌
	肺門部非小細胞癌	肺門部扁平上皮癌	肺門リンパ節転移
	馬尾上衣腫	バレット食道癌	パンコースト症候群
	鼻咽腔癌	鼻腔癌	脾脂肪肉腫
	非小細胞肺癌	鼻前庭癌	鼻中隔癌
	脾の悪性腫瘍	皮膚悪性腫瘍	皮膚悪性線維性組織球腫
	皮膚癌	皮膚脂肪肉腫	皮膚線維肉腫
	皮膚疼痛症	皮膚白血病	皮膚付属器癌
	びまん性星細胞腫	脾門部リンパ節転移	披裂喉頭蓋ひだ喉頭面癌
	副咽頭間隙悪性腫瘍	腹腔内リンパ節の悪性腫瘍	腹腔リンパ節転移
	副甲状腺悪性腫瘍	副甲状腺癌	副腎悪性腫瘍
	副腎癌	副腎神経芽腫	副腎髄質の悪性腫瘍
	副腎皮質癌	副腎皮質の悪性腫瘍	副鼻腔癌
	腹部悪性腫瘍	腹部食道癌	腹部神経芽腫
	腹膜悪性腫瘍	腹膜癌	ぶどう膜悪性黒色腫
	噴門癌	平滑筋肉腫	扁桃窩癌
	扁桃癌	扁桃肉腫	膀胱円蓋部膀胱癌
	膀胱癌	膀胱頚部膀胱癌	膀胱後壁部膀胱癌
	膀胱三角部膀胱癌	膀胱前壁部膀胱癌	膀胱側壁部膀胱癌
	膀胱肉腫	膀胱尿路上皮癌	膀胱扁平上皮癌
	傍骨性骨肉腫	放散痛	紡錘形細胞肉腫
ま	胞巣状軟部肉腫	乏突起神経膠腫	末期癌
	末梢神経悪性腫瘍	末梢神経障害性疼痛	慢性疼痛
	脈絡膜悪性黒色腫	メルケル細胞癌	盲腸カルチノイド
	盲腸癌	毛包癌	網膜芽細胞腫
	網膜膠腫	毛様細胞性星細胞腫	毛様体悪性腫瘍
や	ユーイング肉腫	有棘細胞癌	幽門癌
ら	幽門前庭部癌	腰椎転移	卵黄のう腫瘍
	卵管癌	卵巣カルチノイド	卵巣癌
	卵巣癌全身転移	卵巣癌肉腫	卵巣絨毛癌
	卵巣胎児性癌	卵巣肉腫	卵巣胚細胞腫瘍
	卵巣未分化胚細胞腫	卵巣卵黄のう腫瘍	卵巣類皮のう胞癌
	隆起性皮膚線維肉腫	輪状後部癌	リンパ管肉腫
	リンパ性白血病骨髄浸潤	類上皮肉腫	肋骨転移

△	悪性腫瘍合併性皮膚筋炎	悪性腫瘍に伴う貧血	イートン・ランバート症候群
	カルチノイド	癌関連網膜症	癌性悪液質
	癌性ニューロパチー	癌性ニューロミオパチー	癌性貧血
	癌性ミエロパチー	術創部痛	腫瘍随伴症候群

※ **適応外使用可**

原則として，「モルヒネ塩酸塩【内服薬】・【注射薬】・【外用薬】」を「筋萎縮性側索硬化症(ALS)」，「筋ジストロフィーの呼吸困難時の除痛」に対して処方した場合，当該使用事例を審査上認める。

用法用量

〔皮下及び静脈内投与の場合〕：通常，成人には，モルヒネ塩酸塩水和物として，1回50〜200mgを持続点滴静注又は持続皮下注により投与する。なお，年齢，症状により適宜増減する。

〔硬膜外投与の場合〕

通常，成人には，モルヒネ塩酸塩水和物として，1回2〜6mgを硬膜外腔に注入する。なお，年齢，症状により適宜増減する。

硬膜外腔に持続注入する場合は，通常，成人には，モルヒネ塩酸塩水和物の1日量として2〜10mgを投与する。なお，年齢，症状により適宜増減する。

〔くも膜下投与の場合〕：通常，成人には，モルヒネ塩酸塩水和物として，1回0.1〜0.5mgをくも膜下腔に注入する。なお，年齢，症状により適宜増減する。

用法用量に関連する使用上の注意

〔硬膜外投与の場合〕

(1)オピオイド系鎮痛薬を使用していない患者に対しては，初回投与時には，24時間以内の総投与量が10mgを超えないこと。

(2)硬膜外投与で十分な鎮痛効果が得られず，さらに追加投与が必要な場合には，患者の状態(呼吸抑制等)を観察しながら慎重に投与すること。

〔くも膜下投与の場合〕

(1)くも膜下投与には原則としてモルヒネ塩酸塩注射液10mgを使用すること。

(2)患者の状態(呼吸抑制等)を観察しながら慎重に投与すること。

(3)原則として追加投与や持続投与は行わないが，他の方法で鎮痛効果が得られない場合には，患者の状態を観察しながら，安全性上問題がないと判断できる場合にのみ，その実施を考慮すること。

警告　本剤の硬膜外及びくも膜下投与は，これらの投与法に習熟した医師のみにより，本剤の投与が適切と判断される患者についてのみ実施すること。

禁忌

〔皮下，静脈内，硬膜外及びくも膜下投与共通〕

(1)重篤な呼吸抑制のある患者

(2)気管支喘息発作中の患者

(3)重篤な肝障害のある患者

(4)慢性肺疾患に続発する心不全の患者

(5)痙攣状態(てんかん重積症，破傷風，ストリキニーネ中毒)にある患者

(6)急性アルコール中毒の患者

(7)アヘンアルカロイドに対し過敏症の患者

(8)出血性大腸炎の患者

〔硬膜外投与の場合〕

(1)注射部位又はその周辺に炎症のある患者

(2)敗血症の患者

〔くも膜下投与の場合〕

(1)注射部位又はその周辺に炎症のある患者

(2)敗血症の患者

(3)中枢神経系疾患(髄膜炎，灰白脊髄炎，脊髄癆等)の患者

(4)脊髄・脊椎に結核，脊椎炎及び転移性腫瘍等の活動性疾患のある患者

原則禁忌　〔皮下，静脈内，硬膜外及びくも膜下投与共通〕：細菌性下痢のある患者

プレペノン注100mgシリンジ　規格：1%10mL1筒[2770円/筒]
モルヒネ塩酸塩水和物　テルモ　811

【効能効果】

中等度から高度の疼痛を伴う各種癌における鎮痛

【対応標準病名】

◎	悪性腫瘍	癌	癌性疼痛
○	ALK融合遺伝子陽性非小細胞肺癌	EGFR遺伝子変異陽性非小細胞肺癌	KIT(CD117)陽性胃消化管間質腫瘍
	KIT(CD117)陽性結腸消化管間質腫瘍	KIT(CD117)陽性小腸消化管間質腫瘍	KIT(CD117)陽性食道消化管間質腫瘍
	KIT(CD117)陽性直腸消化管間質腫瘍	KRAS遺伝子野生型結腸癌	KRAS遺伝子野生型直腸癌
あ	S状結腸癌	悪性エナメル上皮腫	悪性下垂体腫瘍
	悪性褐色細胞腫	悪性顆粒細胞腫	悪性間葉腫
	悪性奇形腫	悪性胸腺腫	悪性グロームス腫瘍
	悪性血管外皮腫	悪性甲状腺腫	悪性骨腫瘍
	悪性縦隔腫瘍	悪性神経膠腫	悪性髄膜腫
	悪性脊髄髄膜腫	悪性線維性組織球腫	悪性虫垂粘液瘤
	悪性停留精巣	悪性頭蓋咽頭腫	悪性脳腫瘍
	悪性末梢神経鞘腫	悪性葉状腫瘍	悪性リンパ腫骨髄浸潤
	鞍上部胚細胞腫瘍	胃悪性間葉系腫瘍	胃悪性黒色腫
	胃カルチノイド	胃癌	胃癌・HER2過剰発現
	胃管癌	胃癌骨転移	胃癌末期
	胃原発絨毛癌	胃脂肪肉腫	胃重複癌
	胃消化管間質腫瘍	胃進行癌	胃前庭部癌
	胃体部癌	胃底部癌	遺伝性大腸癌
	遺伝性非ポリポーシス大腸癌	胃肉腫	胃胚細胞腫瘍
	胃平滑筋肉腫	胃幽門部癌	陰核癌
	陰茎悪性黒色腫	陰茎癌	陰茎亀頭部癌
	陰茎体部癌	陰茎肉腫	陰茎パジェット病
	陰茎包皮部癌	陰茎有棘細胞癌	咽頭癌
	咽頭肉腫	陰のう悪性黒色腫	陰のう癌
	陰のう内脂肪肉腫	陰のうパジェット病	陰のう有棘細胞癌
	ウイルムス腫瘍	エクリン汗孔癌	炎症性乳癌
	延髄神経膠腫	延髄星細胞腫	横行結腸癌
か	横紋筋肉腫	外陰悪性黒色腫	外陰悪性腫瘍
	外陰癌	外陰部パジェット病	外陰部有棘細胞癌
	外耳道癌	回腸カルチノイド	回腸癌
	回腸消化管間質腫瘍	海綿芽細胞腫	回盲部癌
	下咽頭癌	下咽頭後部癌	下咽頭肉腫
	下顎悪性エナメル上皮腫	下顎骨悪性腫瘍	下顎骨骨肉腫
	下顎歯肉癌	下顎歯肉頬移行部癌	下顎部横紋筋肉腫
	下眼瞼基底細胞癌	下眼瞼皮膚癌	下眼瞼有棘細胞癌
	顎下腺癌	顎下部悪性腫瘍	角膜の悪性腫瘍
	下行結腸癌	下口唇基底細胞癌	下口唇皮膚癌
	下口唇有棘細胞癌	下肢悪性腫瘍	下唇癌
	下唇赤唇部癌	仮声帯癌	滑膜腫
	滑膜肉腫	下部食道癌	下部胆管癌
	下葉小細胞肺癌	下葉肺癌	下葉肺腺癌
	下葉肺大細胞癌	下葉肺扁平上皮癌	下葉非小細胞肺癌
	肝悪性腫瘍	眼窩悪性腫瘍	肝外胆管癌
	眼窩横紋筋肉腫	眼角基底細胞癌	眼角皮膚癌
	眼角有棘細胞癌	眼窩神経芽腫	肝カルチノイド
	肝癌	肝癌骨転移	眼瞼脂腺癌
	眼瞼皮膚の悪性腫瘍	眼瞼メルケル細胞癌	肝細胞癌
	肝細胞癌破裂	癌性胸水	癌性腹膜炎
	癌性持続痛	癌性突出痛	汗腺癌
	顔面悪性腫瘍	顔面横紋筋肉腫	肝門部癌
	肝門部胆管癌	気管癌	気管支カルチノイド
	気管支癌	気管支リンパ節転移	基底細胞癌
	臼後部癌	嗅神経芽腫	嗅神経上皮腫
	胸腔内リンパ節の悪性腫瘍	橋神経膠腫	胸腺カルチノイド
	胸腺癌	胸腺腫	胸椎転移
	頬粘膜癌	頬部横紋筋肉腫	胸部下部食道癌
	頬部血管肉腫	胸部上部食道癌	胸部食道癌
	胸部中部食道癌	胸膜悪性腫瘍	胸膜脂肪肉腫
	胸膜播種	去勢抵抗性前立腺癌	巨大後腹膜脂肪肉腫
	空腸カルチノイド	空腸癌	空腸消化管間質腫瘍
	クルッケンベルグ腫瘍	クロム親和性芽細胞腫	頚動脈小体悪性腫瘍
	頚部悪性腫瘍	頚部悪性線維性組織球腫	頚部悪性軟部腫瘍
	頚部横紋筋肉腫	頚部滑膜肉腫	頚部癌
	頚部基底細胞癌	頚部血管肉腫	頚部原発腫瘍
	頚部脂腺癌	頚部脂肪肉腫	頚部食道癌
	頚部神経芽腫	頚部肉腫	頚部皮膚悪性腫瘍
	頚部皮膚癌	頚部メルケル細胞癌	頚部有棘細胞癌
	頚部隆起性皮膚線維肉腫	血管肉腫	結腸癌
	結腸脂肪肉腫	結腸消化管間質腫瘍	結膜の悪性腫瘍
	限局性前立腺癌	肩甲部脂肪肉腫	原始神経外胚葉腫瘍
	原線維性星細胞腫	原発性悪性脳腫瘍	原発性肝癌
	原発性骨腫瘍	原発性脳腫瘍	原発性肺癌
	原発不明癌	肩部悪性線維性組織球腫	肩部横紋筋肉腫
	肩部滑膜肉腫	肩部線維肉腫	肩部淡明細胞肉腫
	肩部胞巣状軟部肉腫	口蓋癌	口蓋垂癌
	膠芽腫	口腔悪性黒色腫	口腔癌
	口腔前庭癌	口腔底癌	硬口蓋癌
	後縦隔悪性腫瘍	甲状腺悪性腫瘍	甲状腺癌
	甲状腺癌骨転移	甲状腺髄様癌	甲状腺乳頭癌

甲状腺未分化癌	甲状腺濾胞癌	甲状軟骨の悪性腫瘍
口唇癌	口唇境界部癌	口唇赤唇部癌
口唇皮膚悪性腫瘍	口唇メルケル細胞癌	口底癌
喉頭蓋癌	喉頭蓋前面癌	喉頭蓋谷癌
喉頭癌	後頭部転移性腫瘍	後頭葉悪性腫瘍
後頭葉膠芽腫	後頭葉神経膠腫	膠肉腫
項部基底細胞癌	後腹膜悪性腫瘍	後腹膜悪性線維性組織球腫
後腹膜横紋筋肉腫	後腹膜血管肉腫	後腹膜脂肪肉腫
後腹膜神経芽腫	後腹膜線維肉腫	後腹膜胚細胞腫瘍
後腹膜平滑筋肉腫	後腹膜リンパ節転移	項部皮膚癌
項部メルケル細胞癌	項部有棘細胞癌	肛門悪性黒色腫
肛門癌	肛門管癌	肛門部癌
肛門扁平上皮癌	骨悪性線維性組織球腫	骨原性肉腫
骨髄性白血病骨髄浸潤	骨髄転移	骨線維肉腫
骨転移癌	骨軟骨肉腫	骨肉腫
骨盤転移	骨盤内リンパ節転移	骨盤内リンパ節の悪性腫瘍
骨膜性骨肉腫	鰓原性癌	残胃癌
耳介癌	耳介メルケル細胞癌	耳下腺癌
耳下部肉腫	耳管癌	色素性基底細胞癌
子宮癌	子宮癌骨転移	子宮癌再発
子宮癌肉腫	子宮体癌	子宮体癌再発
子宮内膜癌	子宮内膜間質肉腫	子宮肉腫
子宮平滑筋肉腫	篩骨洞癌	視床下部星細胞腫
視床星細胞腫	視神経膠腫	脂腺癌
歯肉癌	脂肪肉腫	斜台部脊索腫
縦隔癌	縦隔脂肪肉腫	縦隔神経芽腫
縦隔胚細胞腫瘍	縦隔卵黄のう腫瘍	縦隔リンパ節転移
十二指腸悪性ガストリノーマ	十二指腸悪性ソマトスタチノーマ	十二指腸カルチノイド
十二指腸癌	十二指腸消化管間質腫瘍	十二指腸神経内分泌癌
十二指腸神経内分泌腫瘍	十二指腸乳頭癌	十二指腸乳頭部癌
十二指腸平滑筋肉腫	絨毛癌	手関節部滑膜肉腫
主気管支の悪性腫瘍	術後乳癌	手部悪性線維性組織球腫
手部横紋筋肉腫	手部滑膜肉腫	手部淡明細胞肉腫
手部類上皮肉腫	上衣芽細胞腫	上衣腫
小陰唇癌	上咽頭癌	上咽頭脂肪肉腫
上顎悪性エナメル上皮腫	上顎癌	上顎結節部癌
上顎骨悪性腫瘍	上顎骨肉腫	上顎歯肉癌
上顎歯肉頬移行部癌	上顎洞癌	松果体悪性腫瘍
松果体芽腫	松果体胚細胞腫瘍	松果体部膠芽腫
松果体未分化胚細胞腫	上眼瞼基底細胞癌	上眼瞼皮膚癌
上眼瞼有棘細胞癌	上行結腸カルチノイド	上行結腸癌
上行結腸平滑筋肉腫	上口唇基底細胞癌	上口唇皮膚癌
上口唇有棘細胞癌	小細胞肺癌	上肢悪性腫瘍
上唇癌	上唇赤唇部癌	小唾液腺癌
小腸カルチノイド	小腸癌	小腸脂肪肉腫
小腸消化管間質腫瘍	小腸平滑筋肉腫	上皮腫
上部食道癌	上部胆管癌	上葉小細胞肺癌
上葉肺癌	上葉肺腺癌	上葉肺大細胞癌
上葉肺扁平上皮癌	上葉非小細胞肺癌	上腕悪性線維性組織球腫
上腕悪性軟部腫瘍	上腕横紋筋肉腫	上腕滑膜肉腫
上腕脂肪肉腫	上腕線維肉腫	上腕淡明細胞肉腫
上腕胞巣状軟部肉腫	上腕類上皮肉腫	食道悪性間葉系腫瘍
食道悪性黒色腫	食道横紋筋肉腫	食道カルチノイド
食道癌	食道癌骨転移	食道癌肉腫
食道基底細胞癌	食道偽肉腫	食道脂肪肉腫
食道消化管間質腫瘍	食道小細胞癌	食道腺癌
食道腺様のう胞癌	食道粘表皮癌	食道表在癌
食道平滑筋肉腫	食道未分化癌	痔瘻癌
腎悪性腫瘍	腎盂癌	腎盂腺癌
腎盂乳頭状癌	腎盂尿路上皮癌	腎盂扁平上皮癌

腎カルチノイド	腎癌	腎癌骨転移
神経芽腫	神経膠腫	神経障害性疼痛
神経線維肉腫	進行性前立腺癌	進行乳癌
唇交連癌	腎細胞癌	腎周囲脂肪肉腫
心臓悪性腫瘍	心臓横紋筋肉腫	心臓血管肉腫
心臓脂肪肉腫	心臓線維肉腫	心臓粘液肉腫
腎肉腫	膵芽腫	膵癌
膵管癌	膵管内管状腺癌	膵管内乳頭粘液性腺癌
膵脂肪肉腫	膵漿液性のう胞腺癌	膵腺房細胞癌
膵臓癌骨転移	膵体部癌	膵頭部カルチノイド
膵頭部癌	膵内胆管癌	膵粘液性のう胞腺癌
膵尾部癌	髄膜癌腫症	髄膜白血病
スキルス胃癌	星細胞腫	精索脂肪肉腫
精索肉腫	星状芽細胞腫	精上皮腫
成人Ｔ細胞白血病骨髄浸潤	精巣横紋筋肉腫	精巣癌
精巣奇形癌	精巣奇形腫	精巣絨毛癌
精巣上体癌	精巣胎児性癌	精巣肉腫
精巣胚細胞腫瘍	精巣卵黄のう腫瘍	精巣卵のう腫瘍
精母細胞腫	声門下癌	声門癌
声門上癌	脊索腫	脊髄播種
脊椎転移	舌縁癌	舌下腺癌
舌下面癌	舌癌	舌根部癌
舌脂肪肉腫	舌尖癌	舌背癌
線維脂肪肉腫	線維肉腫	前縦隔悪性腫瘍
全身性転移性癌	前頭洞癌	前頭部転移性腫瘍
前頭葉悪性腫瘍	前頭葉膠芽腫	前頭葉神経膠腫
前頭葉星細胞腫	前頭葉退形成性星細胞腫	前立腺横紋筋肉腫
前立腺癌	前立腺癌骨転移	前立腺癌再発
前立腺小細胞癌	前立腺神経内分泌癌	前立腺肉腫
前腕悪性線維性組織球腫	前腕悪性軟部腫瘍	前腕横紋筋肉腫
前腕滑膜肉腫	前腕線維肉腫	前腕胞巣状軟部肉腫
前腕類上皮肉腫	早期胃癌	早期食道癌
総胆管癌	側頭部転移性腫瘍	側頭葉悪性腫瘍
側頭葉膠芽腫	側頭葉神経膠腫	側頭葉星細胞腫
側頭葉退形成性星細胞腫	側頭葉毛様細胞性星細胞腫	第４脳室上衣腫
大陰唇癌	退形成性上衣腫	退形成性星細胞腫
胎児性癌	胎児性精巣腫瘍	大腿骨転移性骨腫瘍
大唾液腺癌	大腸カルチノイド	大腸癌
大腸癌骨転移	大腸肉腫	大腸粘液癌
大動脈周囲リンパ節転移	大脳悪性腫瘍	大脳深部神経膠腫
大脳深部転移性腫瘍	大網脂肪肉腫	大網消化管間質腫瘍
唾液腺癌	多発性癌転移	多発性骨髄腫骨髄浸潤
多発性神経膠腫	胆管癌	男性性器癌
胆のうカルチノイド	胆のう癌	胆のう管癌
胆のう肉腫	淡明細胞肉腫	腟悪性黒色腫
腟癌	中咽頭癌	中咽頭側壁癌
中咽頭肉腫	中耳悪性腫瘍	中縦隔悪性腫瘍
虫垂癌	虫垂杯細胞カルチノイド	中脳神経膠腫
肘部滑膜肉腫	中部食道癌	肘部線維肉腫
中部胆管癌	肘部類上皮肉腫	中葉小細胞肺癌
中葉肺癌	中葉肺腺癌	中葉肺大細胞癌
中葉肺扁平上皮癌	中葉非小細胞肺癌	腸間膜悪性腫瘍
腸間膜脂肪肉腫	腸間膜消化管間質腫瘍	腸間膜肉腫
腸間膜平滑筋肉腫	蝶形骨洞癌	腸骨リンパ節転移
聴神経膠腫	直腸Ｓ状部結腸癌	直腸悪性黒色腫
直腸カルチノイド	直腸癌	直腸癌骨転移
直腸癌術後再発	直腸癌穿孔	直腸脂肪肉腫
直腸消化管間質腫瘍	直腸平滑筋肉腫	手軟部悪性腫瘍
転移性下顎癌	転移性肝癌	転移性肝腫瘍
転移性胸膜腫瘍	転移性口腔癌	転移性黒色腫

	転移性骨腫瘍	転移性骨腫瘍による大腿骨骨折	転移性縦隔腫瘍
	転移性十二指腸癌	転移性腫瘍	転移性消化器腫瘍
	転移性上顎癌	転移性小腸腫瘍	転移性腎腫瘍
	転移性膵腫瘍	転移性舌癌	転移性頭蓋骨腫瘍
	転移性脳腫瘍	転移性肺癌	転移性肺腫瘍
	転移性脾腫瘍	転移性皮膚腫瘍	転移性副腎腫瘍
	転移性腹壁腫瘍	転移性扁平上皮癌	転移性卵巣癌
	テント上下転移性腫瘍	頭蓋骨悪性腫瘍	頭蓋骨骨肉腫
	頭蓋底骨肉腫	頭蓋底脊索腫	頭蓋内胚細胞腫瘍
	頭蓋部脊索腫	頭頚部癌	透析腎癌
	頭頂葉悪性腫瘍	頭頂葉膠芽腫	頭頂葉神経膠腫
	頭頂葉星細胞腫	疼痛	頭部悪性線維性組織球腫
	頭部横紋筋肉腫	頭部滑膜肉腫	頭部基底細胞癌
	頭部血管肉腫	頭部脂腺癌	頭部脂肪肉腫
	頭部軟部組織悪性腫瘍	頭部皮膚癌	頭部メルケル細胞癌
	頭部有棘細胞癌	頭部隆起性皮膚線維肉腫	突出痛
な	内耳癌	内胚葉洞腫瘍	軟口蓋癌
	軟骨肉腫	難治性疼痛	軟部悪性巨細胞腫
	軟部組織悪性腫瘍	肉腫	乳癌
	乳癌・HER2 過剰発現	乳癌骨転移	乳癌再発
	乳癌皮膚転移	乳房外パジェット病	乳房下外側部乳癌
	乳房下内側部乳癌	乳房脂肪肉腫	乳房上外側部乳癌
	乳房上内側部乳癌	乳房中央部乳癌	乳房肉腫
	尿管癌	尿管口部膀胱癌	尿管尿路上皮癌
	尿道傍腺の悪性腫瘍	尿膜管癌	粘液性のう胞腺癌
	脳幹悪性腫瘍	脳幹膠芽腫	脳幹神経膠腫
	脳幹部星細胞腫	脳室悪性腫瘍	脳室上衣腫
は	脳神経悪性腫瘍	脳胚細胞腫瘍	肺芽腫
	肺カルチノイド	肺癌	肺癌骨転移
	肺癌肉腫	肺癌による閉塞性肺炎	胚細胞腫
	肺腺癌	肺腺扁平上皮癌	肺腺様のう胞癌
	肺大細胞癌	肺大細胞神経内分泌癌	肺肉腫
	肺粘表皮癌	肺扁平上皮癌	肺胞上皮癌
	肺未分化癌	肺門部小細胞癌	肺門部腺癌
	肺門部大細胞癌	肺門部肺癌	肺門部非小細胞癌
	肺門部扁平上皮癌	肺門リンパ節転移	馬尾上衣腫
	バレット食道癌	パンコースト症候群	鼻咽腔癌
	鼻腔癌	脾脂肪肉腫	非小細胞肺癌
	鼻前庭癌	鼻中隔癌	脾の悪性腫瘍
	皮膚悪性腫瘍	皮膚悪性線維性組織球腫	皮膚癌
	皮膚脂肪肉腫	皮膚線維肉腫	皮膚白血病
	皮膚付属器癌	びまん性星細胞腫	脾門部リンパ節転移
	披裂喉頭蓋ひだ喉頭面癌	副咽頭間隙悪性腫瘍	腹腔内リンパ節の悪性腫瘍
	腹腔リンパ節転移	副甲状腺悪性腫瘍	副甲状腺癌
	副腎悪性腫瘍	副腎癌	副腎神経芽腫
	副腎髄質の悪性腫瘍	副腎皮質癌	副腎皮質の悪性腫瘍
	副鼻腔癌	腹部悪性腫瘍	腹部食道癌
	腹部神経芽腫	腹膜悪性腫瘍	腹膜癌
	ぶどう膜悪性黒色腫	噴門癌	平滑筋肉腫
	扁桃窩癌	扁桃癌	扁桃肉腫
	膀胱円蓋部膀胱癌	膀胱癌	膀胱頚部膀胱癌
	膀胱後壁部膀胱癌	膀胱三角部膀胱癌	膀胱前壁部膀胱癌
	膀胱側壁部膀胱癌	膀胱肉腫	膀胱尿路上皮癌
	膀胱扁平上皮癌	傍骨性骨肉腫	紡錘形細胞肉腫
ま	胞巣状軟部肉腫	乏突起神経膠腫	末期癌
	末梢神経悪性腫瘍	末梢神経障害性疼痛	慢性疼痛
	脈絡膜悪性黒色腫	メルケル細胞癌	盲腸カルチノイド
	盲腸癌	毛包癌	網膜芽細胞腫
	網膜膠腫	毛様細胞性星細胞腫	毛様体悪性腫瘍
や	ユーイング肉腫	有棘細胞癌	幽門癌
ら	幽門前庭部癌	腰椎転移	卵黄のう腫瘍
	卵管癌	卵巣カルチノイド	卵巣癌
	卵巣癌全身転移	卵巣癌肉腫	卵巣絨毛癌
	卵巣胎児性癌	卵巣肉腫	卵巣胚細胞腫瘍
	卵巣未分化胚細胞腫	卵巣卵黄のう腫瘍	卵巣類皮のう胞癌
	隆起性皮膚線維肉腫	輪状後部癌	リンパ管肉腫
	リンパ性白血病骨髄浸潤	類上皮肉腫	肋骨転移
△	悪性腫瘍合併性皮膚筋炎	悪性腫瘍に伴う貧血	圧痛
	イートン・ランバート症候群	カルチノイド	癌関連網膜症
	癌性悪液質	癌性ニューロパチー	癌性ニューロミオパチー
	癌性貧血	癌性ミエロパチー	持続痛
	術創部痛	腫瘍随伴症候群	身体痛
	全身痛	中枢神経障害性疼痛	鈍痛
	皮膚疼痛症	放散痛	

※ **適応外使用可**
原則として，「モルヒネ塩酸塩【内服薬】・【注射薬】・【外用薬】」を「筋萎縮性側索硬化症(ALS)」，「筋ジストロフィーの呼吸困難時の除痛」に対して処方した場合，当該使用事例を審査上認める。

用法用量　通常，成人には，モルヒネ塩酸塩水和物として，1回50～200mg を持続点滴静注又は持続皮下注により投与する。
なお，年齢，症状により適宜増減する。

用法用量に関連する使用上の注意　本剤は，皮下又は静脈内注射にのみ使用すること。(硬膜外及びくも膜下投与には使用しないこと。)

禁忌
(1)重篤な呼吸抑制のある患者
(2)気管支喘息発作中の患者
(3)重篤な肝障害のある患者
(4)慢性肺疾患に続発する心不全の患者
(5)痙攣状態(てんかん重積症，破傷風，ストリキニーネ中毒)にある患者
(6)急性アルコール中毒の患者
(7)アヘンアルカロイドに対し過敏症の患者
(8)出血性大腸炎の患者

原則禁忌　細菌性下痢のある患者

プロイメンド点滴静注用150mg　規格：150mg1瓶[14705円/瓶]
ホスアプレピタントメグルミン　小野薬品　239

【効能効果】

抗悪性腫瘍剤(シスプラチン等)投与に伴う消化器症状(悪心，嘔吐)(遅発期を含む)

【対応標準病名】

◎	化学療法に伴う嘔吐症		
○	嘔吐症	悪心	癌
	原発不明癌	十二指腸神経内分泌腫瘍	反復性嘔吐
△あ	ALK 融合遺伝子陽性非小細胞肺癌	S 状結腸癌	悪性エナメル上皮腫
	悪性下垂体腫瘍	悪性褐色細胞腫	悪性顆粒細胞腫
	悪性間葉腫	悪性奇形腫	悪性胸腺腫
	悪性グロームス腫瘍	悪性血管外皮腫	悪性甲状腺腫
	悪性骨腫瘍	悪性縦隔腫瘍	悪性腫瘍合併性皮膚筋炎
	悪性腫瘍に伴う貧血	悪性神経膠腫	悪性髄膜腫
	悪性脊髄髄膜腫	悪性線維性組織球腫	悪性虫垂粘液瘤
	悪性停留精巣	悪性頭蓋咽頭腫	悪性脳腫瘍
	悪性末梢神経鞘腫	悪性葉状腫瘍	悪性リンパ腫骨髄浸潤
	鞍上部胚細胞腫瘍	胃悪性間葉系腫瘍	胃悪性黒色腫
	イートン・ランバート症候群	胃カルチノイド	胃癌
	胃癌・HER2 過剰発現	胃管癌	胃癌骨転移

胃癌末期	胃原発絨毛癌	胃脂肪肉腫
胃重複癌	胃進行癌	胃体部癌
胃底部癌	遺伝性大腸癌	遺伝性非ポリポーシス大腸癌
胃肉腫	胃胚細胞腫瘍	胃平滑筋肉腫
胃幽門部癌	陰核癌	陰茎癌
陰茎亀頭部癌	陰茎体部癌	陰茎肉腫
陰茎パジェット病	陰茎包皮部癌	咽頭癌
咽頭肉腫	陰のう癌	陰のう内脂肪肉腫
陰のうパジェット病	ウイルムス腫瘍	エクリン汗孔癌
炎症性乳癌	延髄神経膠腫	延髄星細胞腫
横行結腸癌	横紋筋肉腫	外陰悪性黒色腫
外陰悪性腫瘍	外陰癌	外陰部パジェット病
外耳道癌	回腸カルチノイド	回腸癌
海綿芽細胞腫	回盲部癌	下咽頭癌
下咽頭後部癌	下咽頭肉腫	下顎悪性エナメル上皮腫
下顎骨悪性腫瘍	下顎骨骨肉腫	下顎歯肉癌
下顎歯肉頬移行部癌	下顎部横紋筋肉腫	下眼瞼基底細胞癌
下眼瞼皮膚癌	下眼瞼有棘細胞癌	顎下腺癌
顎下部悪性腫瘍	角膜の悪性腫瘍	下行結腸癌
下口唇基底細胞癌	下口唇皮膚癌	下口唇有棘細胞癌
下肢悪性腫瘍	下唇癌	下唇赤唇部癌
仮声帯癌	滑膜腫	滑膜肉腫
下部食道癌	下部胆管癌	下葉小細胞肺癌
下葉肺癌	下葉肺腺癌	下葉肺大細胞癌
下葉肺扁平上皮癌	下葉非小細胞肺癌	カルチノイド
肝悪性腫瘍	眼窩悪性腫瘍	肝外胆管癌
眼窩横紋筋肉腫	眼窩神経芽腫	肝カルチノイド
肝癌	肝癌骨転移	癌関連網膜症
眼瞼皮膚の悪性腫瘍	肝細胞癌	肝細胞癌破裂
癌性悪液質	癌性胸膜炎	癌性ニューロパチー
癌性ニューロミオパチー	癌性貧血	癌性ミエロパチー
汗腺癌	顔面悪性腫瘍	顔面横紋筋肉腫
肝門部癌	肝門部胆管癌	気管癌
気管支カルチノイド	気管支癌	気管支リンパ節転移
基底細胞癌	臼後部癌	嗅神経芽腫
嗅神経上皮腫	胸腔内リンパ節の悪性腫瘍	橋神経膠腫
胸腺カルチノイド	胸腺癌	胸腺腫
胸椎転移	頬粘膜癌	頬部横紋筋肉腫
胸部下部食道癌	頬部血管肉腫	胸部上部食道癌
胸部食道癌	胸部中部食道癌	胸膜悪性腫瘍
胸膜脂肪肉腫	胸膜播種	巨大後腹膜脂肪肉腫
空腸カルチノイド	空腸癌	クルッケンベルグ腫瘍
クロム親和性芽細胞腫	頚動脈小体悪性腫瘍	頚部悪性腫瘍
頚部悪性線維性組織球腫	頚部悪性軟部腫瘍	頚部横紋筋肉腫
頚部滑膜肉腫	頚部癌	頚部基底細胞癌
頚部血管肉腫	頚部原発腫瘍	頚部脂腺癌
頚部脂肪肉腫	頚部食道癌	頚部神経芽腫
頚部肉腫	頚部皮膚悪性腫瘍	頚部皮膚癌
頚部有棘細胞癌	頚部隆起性皮膚線維肉腫	血管肉腫
結腸癌	結腸脂肪肉腫	結膜の悪性腫瘍
肩甲部脂肪肉腫	原始神経外胚葉腫瘍	原線維性星細胞腫
原発性肝癌	原発性骨腫瘍	原発性脳腫瘍
原発性肺癌	肩部悪性線維性組織球腫	肩部横紋筋肉腫
肩部滑膜肉腫	肩部線維肉腫	肩部淡明細胞肉腫
肩部胞巣状軟部肉腫	口蓋癌	口蓋垂癌
膠芽腫	口腔悪性黒色腫	口腔癌
口腔前庭癌	口腔底癌	硬口蓋癌
後縦隔悪性腫瘍	甲状腺悪性腫瘍	甲状腺癌
甲状腺癌骨転移	甲状腺髄様癌	甲状腺乳頭癌
甲状腺未分化癌	甲状腺濾胞癌	甲状軟骨の悪性腫瘍

口唇癌	口唇境界部癌	口唇赤唇部癌
口唇皮膚悪性腫瘍	口底癌	喉頭蓋癌
喉頭蓋前面癌	喉頭蓋谷癌	喉頭癌
後頭部転移性腫瘍	後頭葉悪性腫瘍	後頭葉膠芽腫
後頭葉神経膠腫	膠肉腫	項部基底細胞癌
後腹膜悪性腫瘍	後腹膜悪性線維性組織球腫	後腹膜横紋筋肉腫
後腹膜血管肉腫	後腹膜脂肪肉腫	後腹膜線維肉腫
後腹膜胚細胞腫瘍	後腹膜平滑筋肉腫	後腹膜リンパ節転移
項部皮膚癌	項部有棘細胞癌	肛門悪性黒色腫
肛門癌	肛門管癌	肛門部癌
肛門扁平上皮癌	骨悪性線維性組織球腫	骨原性肉腫
骨髄性白血病骨髄浸潤	骨髄転移	骨線維肉腫
骨転移癌	骨軟骨肉腫	骨肉腫
骨盤転移	骨盤内リンパ節転移	骨盤内リンパ節の悪性腫瘍
骨膜性骨肉腫	鰓原性癌	残胃癌
耳介癌	耳下腺癌	耳下部肉腫
耳管癌	色素性基底細胞癌	子宮癌
子宮癌骨転移	子宮癌再発	子宮癌肉腫
子宮体癌	子宮体癌再発	子宮内膜癌
子宮内膜間質肉腫	子宮肉腫	子宮平滑筋肉腫
篩骨洞癌	視床下部星細胞腫	視床星細胞腫
視神経膠腫	脂腺癌	歯肉癌
脂肪肉腫	斜台部脊索腫	縦隔癌
縦隔脂肪肉腫	縦隔神経芽腫	縦隔胚細胞腫瘍
縦隔卵黄のう腫瘍	縦隔リンパ節転移	十二指腸悪性ガストリノーマ
十二指腸悪性ソマトスタチノーマ	十二指腸カルチノイド	十二指腸癌
十二指腸神経内分泌癌	十二指腸乳頭癌	十二指腸乳頭部癌
十二指腸平滑筋肉腫	絨毛癌	手関節部滑膜肉腫
主気管支の悪性腫瘍	術後乳癌	手部悪性線維性組織球腫
手部横紋筋肉腫	手部滑膜肉腫	手部淡明細胞肉腫
手部類上皮肉腫	腫瘍随伴症候群	上衣芽細胞腫
上衣腫	小陰唇癌	上咽頭癌
上咽頭脂肪肉腫	上顎悪性エナメル上皮腫	上顎癌
上顎結節部癌	上顎骨悪性腫瘍	上顎骨骨肉腫
上顎歯肉癌	上顎歯肉頬移行部癌	上顎洞癌
松果体悪性腫瘍	松果体芽腫	松果体胚細胞腫瘍
松果体部膠芽腫	松果体未分化胚細胞腫	上眼瞼基底細胞癌
上眼瞼皮膚癌	上眼瞼有棘細胞癌	上行結腸カルチノイド
上行結腸癌	上行結腸平滑筋肉腫	上口唇基底細胞癌
上口唇皮膚癌	上口唇有棘細胞癌	小細胞肺癌
上肢悪性腫瘍	上唇癌	上唇赤唇部癌
小唾液腺癌	小腸カルチノイド	小腸癌
小腸脂肪肉腫	小腸平滑筋肉腫	上皮腫
上部食道癌	上部胆管癌	上葉小細胞肺癌
上葉肺癌	上葉肺腺癌	上葉肺大細胞癌
上葉肺扁平上皮癌	上葉非小細胞肺癌	上腕悪性線維性組織球腫
上腕悪性軟部腫瘍	上腕横紋筋肉腫	上腕滑膜肉腫
上腕脂肪肉腫	上腕線維肉腫	上腕淡明細胞肉腫
上腕胞巣状軟部肉腫	上腕類上皮肉腫	食道悪性間葉系腫瘍
食道悪性黒色腫	食道横紋筋肉腫	食道カルチノイド
食道癌	食道癌骨転移	食道癌肉腫
食道基底細胞癌	食道偽肉腫	食道脂肪肉腫
食道小細胞癌	食道腺癌	食道腺様のう胞癌
食道粘表皮癌	食道表在癌	食道平滑筋肉腫
食道未分化癌	痔瘻癌	腎悪性腫瘍
腎盂癌	腎盂腺癌	腎盂乳頭状癌
腎盂尿路上皮癌	腎盂扁平上皮癌	腎カルチノイド
腎癌	腎癌骨転移	神経芽腫
神経膠腫	神経線維肉腫	進行乳癌
唇交連癌	腎細胞癌	腎周囲脂肪肉腫

	心臓悪性腫瘍	心臓横紋筋肉腫	心臓血管肉腫
	心臓脂肪肉腫	心臓線維肉腫	心臓粘液肉腫
	腎肉腫	膵芽腫	膵癌
	膵管癌	膵管内管状腺癌	膵管内乳頭粘液性腺癌
	膵脂肪肉腫	膵漿液性のう胞腺癌	膵腺房細胞癌
	膵臓癌骨転移	膵体部癌	膵頭部カルチノイド
	膵頭部癌	膵内胆管癌	膵粘液性のう胞腺癌
	膵尾部癌	髄膜癌腫症	髄膜白血病
	スキルス胃癌	星細胞腫	精索脂肪肉腫
	精索肉腫	星状芽細胞腫	精上皮腫
	成人Ｔ細胞白血病骨髄浸潤	精巣横紋筋肉腫	精巣癌
	精巣奇形癌	精巣奇形腫	精巣絨毛癌
	精巣上体癌	精巣胎児性癌	精巣肉腫
	精巣胚細胞腫瘍	精巣卵黄のう腫瘍	精巣卵のう腫瘍
	精母細胞腫	声門下癌	声門癌
	声門上癌	脊索腫	脊髄播種
	脊椎転移	舌縁癌	舌下腺癌
	舌下面癌	舌癌	舌根部癌
	舌脂肪肉腫	舌尖癌	舌背癌
	線維脂肪肉腫	線維肉腫	前縦隔悪性腫瘍
	全身性転移性癌	前頭洞癌	前頭部転移性腫瘍
	前頭葉悪性腫瘍	前頭葉膠芽腫	前頭葉神経膠腫
	前頭葉星細胞腫	前頭葉退形成性星細胞腫	前立腺横紋筋肉腫
	前立腺癌	前立腺癌骨転移	前立腺小細胞癌
	前立腺神経内分泌癌	前立腺肉腫	前腕悪性線維性組織球腫
	前腕悪性軟部腫瘍	前腕横紋筋肉腫	前腕滑膜肉腫
	前腕線維肉腫	前腕胞巣状軟部肉腫	前腕類上皮肉腫
	早期胃癌	早期食道癌	総胆管癌
	側頭部転移性腫瘍	側頭葉悪性腫瘍	側頭葉膠芽腫
	側頭葉神経膠腫	側頭葉星細胞腫	側頭葉退形成性星細胞腫
た	側頭葉毛様細胞性星細胞腫	第４脳室上衣腫	大陰唇癌
	退形成性星細胞腫	胎児性癌	胎児性精巣腫瘍
	大腿骨転移性骨腫瘍	大唾液腺癌	大腸カルチノイド
	大腸癌	大腸癌骨転移	大腸肉腫
	大腸粘液癌	大動脈周囲リンパ節転移	大脳悪性腫瘍
	大脳深部神経膠腫	大脳深部転移性腫瘍	大網脂肪肉腫
	唾液腺癌	多発性癌転移	多発性骨髄腫骨髄浸潤
	多発性神経膠腫	胆管癌	男性性器癌
	胆のうカルチノイド	胆のう癌	胆のう管癌
	胆のう肉腫	淡明細胞肉腫	腟悪性黒色腫
	腟癌	中咽頭癌	中咽頭側壁癌
	中咽頭肉腫	中耳悪性腫瘍	中縦隔悪性腫瘍
	虫垂癌	虫垂杯細胞カルチノイド	中脳神経膠腫
	肘部滑膜肉腫	中部食道癌	肘部線維肉腫
	中部胆管癌	肘部類上皮肉腫	中葉小細胞肺癌
	中葉肺癌	中葉肺腺癌	中葉肺大細胞癌
	中葉肺扁平上皮癌	中葉非小細胞肺癌	腸間膜悪性腫瘍
	腸間膜脂肪肉腫	腸間膜肉腫	腸間膜平滑筋肉腫
	蝶形骨洞癌	腸骨リンパ節転移	聴神経膠腫
	直腸Ｓ状部結腸癌	直腸悪性黒色腫	直腸カルチノイド
	直腸癌	直腸癌骨転移	直腸癌術後再発
	直腸癌穿孔	直腸脂肪肉腫	直腸平滑筋肉腫
	手軟部悪性腫瘍	転移性下顎癌	転移性肝癌
	転移性肝腫瘍	転移性胸膜腫瘍	転移性口腔癌
	転移性黒色腫	転移性骨腫瘍	転移性骨腫瘍による大腿骨骨折
	転移性縦隔腫瘍	転移性十二指腸癌	転移性腫瘍
	転移性消化器腫瘍	転移性上顎癌	転移性小腸腫瘍
	転移性腎腫瘍	転移性膵腫瘍	転移性舌癌
	転移性頭蓋骨腫瘍	転移性脳腫瘍	転移性肺癌
	転移性肺腫瘍	転移性脾腫瘍	転移性皮膚腫瘍

	転移性副腎腫瘍	転移性扁平上皮癌	転移性卵巣癌
	テント上下転移性腫瘍	頭蓋骨悪性腫瘍	頭蓋骨骨肉腫
	頭蓋底骨肉腫	頭蓋底脊索腫	頭蓋内胚細胞腫瘍
	頭蓋部脊索腫	頭頚部癌	透析腎癌
	頭頂葉悪性腫瘍	頭頂葉膠芽腫	頭頂葉神経膠腫
	頭頂葉星細胞腫	頭部悪性線維性組織球腫	頭部横紋筋肉腫
	頭部滑膜肉腫	頭部基底細胞癌	頭部血管肉腫
	頭部脂腺癌	頭部脂肪肉腫	頭部軟部組織悪性腫瘍
	頭部皮膚癌	頭部有棘細胞癌	頭部隆起性皮膚線維肉腫
な	内耳癌	内胚葉洞腫瘍	軟口蓋癌
	軟骨肉腫	軟部悪性巨細胞腫	軟部組織悪性腫瘍
	肉腫	乳癌	乳癌・HER2過剰発現
	乳癌骨転移	乳癌再発	乳癌皮膚転移
	乳房外パジェット病	乳房下外側部乳癌	乳房下内側部乳癌
	乳房脂肪肉腫	乳房上外側部乳癌	乳房上内側部乳癌
	乳房中央部乳癌	乳房肉腫	尿管癌
	尿管口部膀胱癌	尿管尿路上皮癌	尿道傍腺の悪性腫瘍
	尿膜管癌	粘液性のう胞腺癌	脳幹悪性腫瘍
	脳幹膠芽腫	脳幹神経膠腫	脳幹部星細胞腫
	脳室悪性腫瘍	脳室上衣腫	脳神経悪性腫瘍
は	脳胚細胞腫瘍	肺芽腫	肺カルチノイド
	肺癌	肺癌骨転移	肺癌肉腫
	肺癌による閉塞性肺炎	胚細胞腫	肺腺癌
	肺腺扁平上皮癌	肺腺様のう胞癌	肺大細胞癌
	肺大細胞神経内分泌癌	肺肉腫	肺粘表皮癌
	肺扁平上皮癌	肺胞上皮癌	肺未分化癌
	肺門部小細胞癌	肺門部腺癌	肺門部大細胞癌
	肺門部肺癌	肺門部非小細胞癌	肺門部扁平上皮癌
	肺門リンパ節転移	馬尾上衣腫	バレット食道癌
	パンコースト症候群	鼻咽腔癌	鼻腔癌
	脾脂肪肉腫	非小細胞肺癌	鼻前庭癌
	鼻中隔癌	脾の悪性腫瘍	皮膚悪性腫瘍
	皮膚悪性線維性組織球腫	皮膚癌	皮膚脂肪肉腫
	皮膚線維肉腫	皮膚白血病	皮膚付属器癌
	びまん性星細胞腫	脾門部リンパ節転移	披裂喉頭蓋ひだ喉頭面癌
	副咽頭間隙悪性腫瘍	腹腔内リンパ節の悪性腫瘍	腹腔リンパ節転移
	副甲状腺悪性腫瘍	副甲状腺癌	副腎悪性腫瘍
	副腎癌	副腎髄質の悪性腫瘍	副腎皮質癌
	副腎皮質の悪性腫瘍	副鼻腔癌	腹部悪性腫瘍
	腹部食道癌	腹部神経芽腫	腹膜悪性腫瘍
	腹膜癌	ぶどう膜悪性黒色腫	噴門癌
	平滑筋肉腫	辺縁系脳炎	扁桃窩癌
	扁桃癌	扁桃肉腫	膀胱円蓋部膀胱癌
	膀胱癌	膀胱頚部膀胱癌	膀胱後壁部膀胱癌
	膀胱三角部膀胱癌	膀胱前壁部膀胱癌	膀胱側壁部膀胱癌
	膀胱肉腫	膀胱尿路上皮癌	膀胱扁平上皮癌
	傍骨性骨肉腫	紡錘形細胞肉腫	胞巣状軟部肉腫
ま	乏突起神経膠腫	末期癌	末梢神経悪性腫瘍
	脈絡膜悪性黒色腫	メルケル細胞癌	盲腸カルチノイド
	盲腸癌	毛包癌	網膜芽細胞腫
	網膜膠腫	毛様細胞性星細胞腫	毛様体悪性腫瘍
や	ユーイング肉腫	有棘細胞癌	幽門癌
ら	幽門前庭部癌	腰椎転移	卵黄のう腫瘍
	卵管癌	卵巣カルチノイド	卵巣癌
	卵巣癌全身転移	卵巣癌肉腫	卵巣絨毛癌
	卵巣胎児性癌	卵巣肉腫	卵巣胚細胞腫瘍
	卵巣未分化胚細胞腫	卵巣卵黄のう腫瘍	卵巣類皮のう胞癌
	隆起性皮膚線維肉腫	輪状後部癌	リンパ管肉腫
	リンパ性白血病骨髄浸潤	類上皮肉腫	肋骨転移

効能効果に関連する使用上の注意　本剤は強い悪心，嘔吐が生じる抗悪性腫瘍剤（シスプラチン等）の投与の場合に限り使用する

フ

こと。

用法用量 他の制吐剤との併用において，通常，成人にはホスアプレピタントとして150mgを抗悪性腫瘍剤投与1日目に1回，点滴静注する。

用法用量に関連する使用上の注意

(1)本剤は，原則としてコルチコステロイド及び5-HT_3受容体拮抗型制吐剤と併用して使用すること。なお，併用するコルチコステロイド及び5-HT_3受容体拮抗型制吐剤の用法用量については，各々の薬剤の添付文書等，最新の情報を参考にし，投与すること。ただし，コルチコステロイドの用量については，本剤又は活性本体アプレピタントとコルチコステロイドの薬物相互作用を考慮して適宜減量すること。

(2)本剤は，投与速度の増加及び投与濃度の上昇により，注射部位障害が発現しやすくなるため，本剤1バイアル(ホスアプレピタントとして150mg)を5mLの生理食塩液で溶解し，最終容量が100〜250mLとなるように生理食塩液で希釈し，抗悪性腫瘍剤の投与1時間前に30分間かけて点滴静注すること。

禁忌

(1)本剤の成分又はアプレピタントに対し過敏症の既往歴のある患者

(2)ピモジド投与中の患者

併用禁忌

薬剤名等	臨床症状・措置方法	機序・危険因子
ピモジド オーラップ錠1mg，3mg，細粒1%	左記薬剤の血中濃度上昇により，QT延長，心室性不整脈等の重篤な副作用を起こすおそれがある。	本剤の活性本体アプレピタントの用量依存的なCYP3A4阻害作用によって，左記薬剤の血中濃度上昇を来すことがあり，重篤又は生命を脅かす事象の原因となるおそれがある。

プロカニン注0.5%

規格：0.5%5mL1管[92円/管]

プロカイン塩酸塩

光 121

【効 能 効 果】

浸潤麻酔

【対応標準病名】

該当病名なし

用法用量 (基準最高用量：1回1,000mg)

プロカイン塩酸塩として，通常成人1回1,000mgの範囲内で使用する。ただし，年齢，麻酔領域，部位，組織，症状，体質により適宜増減する。必要に応じアドレナリン(通常濃度1：10万〜20万)を添加して使用する。

禁忌

(1)次の患者には投与しないこと

①メトヘモグロビン血症の患者

②本剤の成分又は安息香酸エステル(コカインを除く)系局所麻酔剤に対し，過敏症の既往歴のある患者

(2)次の患者に投与する場合には，血管収縮剤(アドレナリン，ノルアドレナリン)を添加しないこと

①血管収縮剤に対し過敏症の既往歴のある患者

②高血圧，動脈硬化のある患者

③心不全のある患者

④甲状腺機能亢進のある患者

⑤糖尿病の患者

⑥血管痙れんのある患者

⑦耳，指趾又は陰茎の麻酔

0.5%塩酸プロカイン注射液「トーワ」：東和 0.5%1mL1管[92円/管]，0.5%2mL1管[92円/管]，プロカイン塩酸塩注射液0.5%「日医工」：日医工 0.5%5mL1管[92円/管]，0.5%10mL1管[92円/管]

プロギノン・デポー筋注10mg

規格：10mg1管[314円/管]

エストラジオール吉草酸エステル

富士製薬 247

【効 能 効 果】

無月経，月経周期異常(稀発月経，多発月経)，月経量異常(過少月経，過多月経)，月経困難症，機能性子宮出血，子宮発育不全症，卵巣欠落症状，更年期障害，不妊症

【対応標準病名】

◎	異常月経	過少月経	過多月経
	機能性子宮出血	希発月経	月経困難症
	更年期症候群	子宮発育不全	頻発月経
	不妊症	無月経症	卵巣欠落症状
○	萎縮性膣炎	エストロジェン欠乏性膣炎	黄体機能不全
	下垂体性無月経	過長月経	機能性性器出血
	機能性無月経	弓状子宮	頚管性不妊症
	月経異常	月経不順	月経モリミナ
	原発性希発月経	原発性不妊症	原発性無月経
	原発性卵巣機能低下症	更年期出血	更年期神経症
	更年期性浮腫	更年期無月経	更年期卵巣機能低下症
	痕跡子宮	産褥卵巣機能低下症	子宮性無月経
	子宮不正出血	思春期月経異常	思春期月経過多
	思春期出血	視床下部性無月経	視床下部性卵巣機能低下
	若年性子宮機能出血	若年性子宮出血	女性不妊症
	心因性無月経	神経性食欲不振症無月経	人工的閉経後症候群
	精神性無月経	性腺機能低下症	遷延性月経
	双頚子宮	早発閉経	早発卵巣不全
	続発性希発月経	続発性無月経	第1度無月経
	第2度無月経	体重減少性無月経	血の道症
	中枢性無月経	乳汁漏出無月経症候群	不規則月経
	閉経期障害	閉経後萎縮性膣炎	閉経後出血
	閉経後症候群	膜様月経困難症	卵巣機能障害
	卵巣機能不全	卵巣発育不全	
△	アンドロゲン過剰症	器質性月経困難症	器質性性器出血
	機能性月経困難症	機能性不妊症	月経随伴性気胸
	月経性歯肉炎	月経前症候群	月経前浮腫
	月経前片頭痛	月経中間期出血	月経痛
	原発性月経困難症	原発性無精子症	高プロラクチン血症性無月経
	骨盤内うっ血症候群	子宮完全欠損	子宮奇形
	子宮性不妊症	射精不能症	重複子宮
	重複子宮・重複膣	授乳性無月経	性器出血
	性機能亢進症	性交痛	性交疼痛症
	精子減少症	先天性子宮欠損	双角子宮
	双頚双角子宮	続発性月経困難症	続発性不妊症
	多のう胞性卵巣	多のう胞性卵巣症候群	単角子宮
	単頚双角子宮	男性不妊症	中隔子宮
	排卵期出血	排卵障害	排卵痛
	晩発閉経	非交通性副角子宮	副角子宮
	不全中隔子宮	分離性重複子宮	閉経
	無精子症	無排卵月経	無排卵症
	卵管機能異常	卵管狭窄症	卵管性不妊症
	卵管閉塞	卵巣機能異常	卵巣機能亢進症
	卵巣性不妊症	卵巣性無月経	卵巣痛

用法用量 エストラジオール吉草酸エステルとして，通常，成人1回5〜10mgを1〜4週間毎に筋肉内注射する。

なお，症状により適宜増減する。

禁忌

(1)エストロゲン依存性悪性腫瘍(例えば乳癌，子宮内膜癌)及びその疑いのある患者

(2)乳癌の既往歴のある患者

(3)未治療の子宮内膜増殖症のある患者

(4)血栓性静脈炎や肺塞栓症の患者又はその既往歴のある患者

(5)動脈性の血栓塞栓疾患(例えば，冠動脈性心疾患，脳卒中)又はその既往歴のある患者
(6)重篤な肝障害のある患者
(7)診断の確定していない異常性器出血のある患者
(8)妊婦又は妊娠している可能性のある女性

プログラフ注射液2mg　規格：2mg0.4mL1管[2786円/管]
プログラフ注射液5mg　規格：5mg1mL1管[5879円/管]
タクロリムス水和物　アステラス　399

【効能効果】

(1)下記の臓器移植における拒絶反応の抑制：腎移植，肝移植，心移植，肺移植，膵移植，小腸移植
(2)骨髄移植における拒絶反応及び移植片対宿主病の抑制

【対応標準病名】

◎	GVHD・骨髄移植後	移植片対宿主病	肝移植拒絶反応
	骨髄移植拒絶反応	腎移植拒絶反応	心臓移植拒絶反応
	膵移植拒絶反応	腸移植拒絶反応	肺移植拒絶反応
○	移植片拒絶	肝移植不全	急性移植片対宿主病
	急性拒絶反応	拒絶反応	腎移植急性拒絶反応
	腎移植不全	腎移植慢性拒絶反応	心臓移植不全
	心肺移植拒絶反応	心肺移植不全	腸移植不全
	慢性移植片対宿主病	慢性拒絶反応	
△	移植拒絶における腎尿細管間質性障害	角膜移植拒絶反応	骨移植拒絶反応
	骨移植不全	膵移植不全	肺移植不全
	皮膚移植拒絶反応	皮膚移植不全	輸血後GVHD

効能効果に関連する使用上の注意　骨髄移植時の使用に際し，HLA適合同胞間移植では本剤を第一選択薬とはしないこと。

用法用量

腎移植の場合：通常，タクロリムスとして1回0.10mg/kgを生理食塩液又はブドウ糖注射液で希釈して24時間かけて点滴静注する。内服可能となった後はできるだけ速やかに経口投与に切り換える。

肝移植の場合：通常，タクロリムスとして1回0.10mg/kgを生理食塩液又はブドウ糖注射液で希釈して24時間かけて点滴静注する。内服可能となった後はできるだけ速やかに経口投与に切り換える。

心移植の場合：通常，タクロリムスとして1回0.05mg/kgを生理食塩液又はブドウ糖注射液で希釈して24時間かけて点滴静注する。内服可能となった後はできるだけ速やかに経口投与に切り換える。

肺移植の場合：通常，タクロリムスとして1回0.05mg/kgを生理食塩液又はブドウ糖注射液で希釈して24時間かけて点滴静注する。内服可能となった後はできるだけ速やかに経口投与に切り換える。

膵移植の場合：通常，タクロリムスとして1回0.10mg/kgを生理食塩液又はブドウ糖注射液で希釈して24時間かけて点滴静注する。内服可能となった後はできるだけ速やかに経口投与に切り換える。

小腸移植の場合：通常，タクロリムスとして1回0.10mg/kgを生理食塩液又はブドウ糖注射液で希釈して24時間かけて点滴静注する。内服可能となった後はできるだけ速やかに経口投与に切り換える。

骨髄移植の場合：通常，移植1日前よりタクロリムスとして1回0.03mg/kgを生理食塩液又はブドウ糖注射液で希釈して24時間かけて点滴静注する。また，移植片対宿主病発現後に本剤の投与を開始する場合には，通常，タクロリムスとして1回0.10mg/kgを生理食塩液又はブドウ糖注射液で希釈して24時間かけて点滴静注する。内服可能となった後はできるだけ速やかに経口投与に切り換える。

なお，本剤の血中濃度は患者により個人差があるので，血中濃度の高い場合の副作用並びに血中濃度が低い場合の拒絶反応及び移植片対宿主病の発現を防ぐため，患者の状況に応じて血中濃度を測定し，投与量を調節すること。特に移植直後あるいは投与開始直後は頻回に血中濃度測定を行うことが望ましい。

用法用量に関連する使用上の注意

(1)血液中のタクロリムスの多くは赤血球画分に分布するため，本剤の投与量を調節する際には全血中濃度を測定すること。
(2)高い血中濃度が持続する場合に腎障害が認められているので，血中濃度をできるだけ20ng/mL以下に維持すること。なお，骨髄移植ではクレアチニン値が投与前の25%以上上昇した場合には，本剤の25%以上の減量又は休薬等の適切な処置を考慮すること。
(3)他の免疫抑制剤との併用により，過度の免疫抑制の可能性があるため注意すること。特に，臓器移植において3剤あるいは4剤の免疫抑制剤を組み合わせた多剤免疫抑制療法を行う場合には，本剤の初期投与量を低く設定することが可能な場合もあるが，移植患者の状態及び併用される他の免疫抑制剤の種類・投与量等を考慮して調節すること。
(4)肝移植，腎移植及び骨髄移植では，市販後の調査において，承認された用量に比べ低用量を投与した成績が得られているので，投与量設定の際に考慮すること。
(5)骨髄移植では血中濃度が低い場合に移植片対宿主病が認められているので，移植片対宿主病好発時期には血中濃度をできるだけ10～20ng/mLとすること。
(6)肝障害あるいは腎障害のある患者では，副作用の発現を防ぐため，定期的に血中濃度を測定し，投与量を調節することが望ましい。

警告

(1)本剤の投与において，重篤な副作用(腎不全，心不全，感染症，全身痙攣，意識障害，脳梗塞，血栓性微小血管障害，汎血球減少症等)により，致死的な経過をたどることがあるので，緊急時に十分に措置できる医療施設及び本剤についての十分な知識と経験を有する医師が使用すること。
(2)臓器移植における本剤の投与は，免疫抑制療法及び移植患者の管理に精通している医師又はその指導のもとで行うこと。

禁忌

(1)本剤の成分(ポリオキシエチレン硬化ヒマシ油を含む)に対し過敏症の既往歴のある患者
(2)シクロスポリン又はボセンタン投与中の患者
(3)カリウム保持性利尿剤投与中の患者
(4)妊婦又は妊娠している可能性のある婦人

併用禁忌

薬剤名等	臨床症状・措置方法	機序・危険因子
生ワクチン 乾燥弱毒生麻しんワクチン 乾燥弱毒生風しんワクチン 経口生ポリオワクチン 等	類薬による免疫抑制下で，生ワクチン接種により発症したとの報告がある。	免疫抑制作用により発症の可能性が増加する。
シクロスポリン(サンディミュン，ネオーラル)	シクロスポリンの血中濃度が上昇し，副作用が増強されたとの報告がある。なお，シクロスポリンより本剤に切り換える場合はシクロスポリンの最終投与から24時間以上経過後に本剤の投与を開始することが望ましい。	本剤とシクロスポリンは薬物代謝酵素CYP3A4で代謝されるため，併用した場合，競合的に拮抗しシクロスポリンの代謝が阻害される。
ボセンタン(トラクリア)	ボセンタンの血中濃度が上昇し，ボセンタンの副作用が発現する可能性がある。また，本剤の血中濃度が変動する可能性がある。	本剤とボセンタンは薬物代謝酵素CYP3A4で代謝されるため，併用によりボセンタンの血中濃度が上昇する可能性がある。また，ボセンタンはCYP3A4で代謝されるとともにCYP3A4誘導作用も有するため，併用により本剤の血中濃度が変動

フ

		する可能性がある。
カリウム保持性利尿剤 スピロノラクトン （アルダクトンA） カンレノ酸カリウム （ソルダクトン） トリアムテレン （トリテレン）	高カリウム血症が発現することがある。	本剤と相手薬の副作用が相互に増強される。

プロゲデポー筋注125mg

規格：125mg1管［183円/管］

ヒドロキシプロゲステロンカプロン酸エステル　持田　247

オオホルミンルテウムデポー筋注125mgを参照（P1244）

プロゲホルモン筋注用10mg

規格：10mg1管［108円/管］

プロゲホルモン筋注用25mg

規格：25mg1管［152円/管］

プロゲステロン　持田　247

【効能効果】

無月経，月経困難症，機能性子宮出血，黄体機能不全による不妊症，切迫流早産，習慣性流早産

【対応標準病名】

◎	黄体機能不全	機能性子宮出血	月経困難症
	自然早産	習慣流産	女性不妊症
	切迫早産	切迫流産	不妊症
	無月経症		
○	下垂体性無月経	器質性月経困難症	機能性月経困難症
	機能性性器出血	機能性無月経	頚管性不妊症
	月経前症候群	月経前浮腫	月経前片頭痛
	月経中間期出血	月経痛	月経モリミナ
	原発性月経困難症	原発性不妊症	原発性無月経
	原発性卵巣機能低下症	更年期出血	更年期卵巣機能低下症
	高プロラクチン血症性無月経	産褥卵巣機能低下症	子宮性不妊症
	子宮性無月経	子宮不正出血	思春期出血
	視床下部性無月経	若年性子宮機能出血	若年性子宮出血
	心因性無月経	神経性食欲不振症無月経	精神性無月経
	性腺機能低下症	早発閉経	早発卵巣不全
	続発性月経困難症	続発性不妊症	続発性無月経
	第1度無月経	第2度無月経	体重減少性無月経
	中枢性無月経	乳汁漏出無月経症候群	妊娠満37週以前の偽陣痛
	排卵期出血	排卵障害	排卵痛
	膜様月経困難症	無排卵月経	無排卵症
	卵巣機能不全	卵巣欠落症状	卵巣性不妊症
	卵巣発育不全		
△	アンドロゲン過剰症	異常月経	陰部痛
	エストロジェン過剰症	エストロジェン産生腫瘍	過少月経
	過多月経	過長月経	器質性性器出血
	機能性不妊症	希発月経	月経異常
	月経随伴性気胸	月経性歯肉炎	月経不順
	原発性希発月経	骨盤内うっ血症候群	思春期月経異常
	思春期月経過多	視床下部性卵巣機能低下	絨毛膜下血腫
	授乳性無月経	性器出血	性機能亢進症
	遷延性月経	続発性希発月経	多のう胞性卵巣
	多のう胞性卵巣症候群	腟痙	妊娠初期の出血
	晩発閉経	頻発月経	不規則月経
	卵管機能異常	卵管狭窄症	卵管性不妊症
	卵管閉塞	卵巣機能異常	卵巣機能亢進症
	卵巣機能障害	卵巣性無月経	卵巣痛

用法用量　プロゲステロンとして，通常成人1日10〜50mgを1〜2回に分けて筋肉内注射する。

禁忌

(1)重篤な肝障害・肝疾患のある患者

(2)妊婦又は妊娠している可能性のある婦人（流早産の患者に投与する場合を除く）

(3)妊娠ヘルペスの既往歴のある患者

ルテウム注10：あすか　10mg1管［108円/管］

ルテウム注25：あすか　25mg1管［152円/管］

プロゲステロン筋注25mg「F」：富士製薬　25mg1管［142円/管］，

プロゲステロン筋注50mg「F」：富士製薬　50mg1管［195円/管］

プロジフ静注液100

規格：8%1.25mL1瓶［5405円/瓶］

プロジフ静注液200

規格：8%2.5mL1瓶［10090円/瓶］

プロジフ静注液400

規格：8%5mL1瓶［19071円/瓶］

ホスフルコナゾール　ファイザー　629

【効能効果】

カンジダ属及びクリプトコッカス属による下記感染症：真菌血症，呼吸器真菌症，真菌腹膜炎，消化管真菌症，尿路真菌症，真菌髄膜炎

【対応標準病名】

◎	真菌血症	真菌症	真菌性髄膜炎
	尿路感染症	腹膜炎	
○	アレルギー性気管支肺真菌症	院内尿路感染症	横隔膜下膿瘍
	横隔膜下腹膜炎	角膜真菌症	化膿性腹膜炎
	肝下膿瘍	急性限局性腹膜炎	急性骨盤腹膜炎
	急性尿路感染	急性汎発性腹膜炎	急性腹膜炎
	後腹膜炎	後腹膜膿瘍	骨盤直腸窩膿瘍
	骨盤腹膜炎	糸状菌症	耳内真菌症
	十二指腸穿孔腹膜炎	術後腹膜炎	真菌症性関節炎
	真菌症性筋炎	穿孔性腹腔内膿瘍	穿孔性腹膜炎
	大網膿瘍	多発性腸間膜膿瘍	単純性尿路感染症
	腸間膜膿瘍	腸骨窩膿瘍	腸穿孔腹膜炎
	腸腰筋膿瘍	膿尿	肺炎球菌性腹膜炎
	肺真菌症	汎発性化膿性腹膜炎	反復性尿路感染症
	腹腔骨盤部膿瘍	腹腔内遺残膿瘍	腹腔内膿瘍
	複雑性尿路感染症	副鼻腔真菌症	慢性骨盤腹膜炎
	慢性尿路感染症	慢性腹膜炎	盲腸後部膿瘍
△	カンジダ性髄膜炎	肝周囲炎	乾酪性副鼻腔炎
	クリプトコッカス性髄膜炎	クリプトコッカス性脳髄膜炎	血性腹膜炎
	限局性腹膜炎	原発性腹膜炎	コクシジオイデス性髄膜炎
	細菌尿	シュロッフェル腫瘤	滲出性腹膜炎
	膵臓性腹膜炎	髄膜炎	多発性漿膜炎
	胆汁性腹膜炎	腸間膜脂肪壊死	尿性腹膜炎
	フィブリン性腹膜炎	無症候性細菌尿	無症候性膿尿

用法用量

カンジダ症：通常，成人にはホスフルコナゾール63.1〜126.1mg（フルコナゾールとして50〜100mg）を維持用量として1日1回静脈内に投与する。ただし，初日，2日目は維持用量の倍量として，ホスフルコナゾール126.1〜252.3mg（フルコナゾールとして100〜200mg）を投与する。

クリプトコッカス症：通常，成人にはホスフルコナゾール63.1〜252.3mg（フルコナゾールとして50〜200mg）を維持用量として1日1回静脈内に投与する。ただし，初日，2日目は維持用量の倍量として，ホスフルコナゾール126.1〜504.5mg（フルコナゾールとして100〜400mg）を投与する。

なお，重症又は難治性真菌感染症の場合には，ホスフルコナゾール504.5mg（フルコナゾールとして400mg）まで維持用量を増量できる。ただし，初日，2日目は維持用量の倍量として，ホスフルコナゾール1009mg（フルコナゾールとして800mg）まで投与できる。

用法用量に関連する使用上の注意

腎障害のある患者においては，フルコナゾールのクリアランスがクレアチニン・クリアランスとともに低下し，フルコナゾールの血中濃度が持続するので，下表に示すクレアチニン・クリアランス値を参考に用量を調節すること。

クレアチニン・クリアランス(mL/min)	用量の目安
＞50	通常用量
≦50(透析患者を除く)	半量
透析患者	透析終了後に通常用量

禁忌

(1)次の薬剤を投与中の患者：トリアゾラム，エルゴタミン，ジヒドロエルゴタミン，キニジン，ピモジド
(2)本剤の成分又はフルコナゾールに対して過敏症の既往歴のある患者
(3)妊婦又は妊娠している可能性のある患者

併用禁忌

薬剤名等	臨床症状・措置方法	機序・危険因子
トリアゾラム(ハルシオン等)	トリアゾラムの代謝遅滞による血中濃度の上昇，作用の増強及び作用時間延長の報告がある。	フルコナゾールはこれらの薬剤の肝臓における主たる代謝酵素であるチトクローム P450 3A4 を阻害するので，併用によりこれらの薬剤の血中濃度が上昇することがある。
エルゴタミン(クリアミン配合錠)ジヒドロエルゴタミン(ジヒデルゴット等)	アゾール系抗真菌剤等の CYP 3A4 を阻害する薬剤とエルゴタミンとの併用により，エルゴタミンの血中濃度が上昇し，血管攣縮等の副作用を起こすおそれがある。	
キニジン(硫酸キニジン)ピモジド(オーラップ)	これらの薬剤の血中濃度が上昇することにより，QT 延長，torsades de pointes を発現するおそれがある。	

プロスコープ300注20mL　規格：62.34%20mL1瓶[1947円/瓶]
プロスコープ300注50mL　規格：62.34%50mL1瓶[4786円/瓶]
プロスコープ300注100mL　規格：62.34%100mL1瓶[9161円/瓶]
プロスコープ300注シリンジ50mL　規格：62.34%50mL1筒[4967円/筒]
プロスコープ300注シリンジ80mL　規格：62.34%80mL1筒[8183円/筒]
プロスコープ300注シリンジ100mL　規格：62.34%100mL1筒[9161円/筒]
プロスコープ370注20mL　規格：76.89%20mL1瓶[2381円/瓶]
プロスコープ370注50mL　規格：76.89%50mL1瓶[5748円/瓶]
プロスコープ370注100mL　規格：76.89%100mL1瓶[10822円/瓶]
プロスコープ370注シリンジ50mL　規格：76.89%50mL1筒[5824円/筒]
プロスコープ370注シリンジ80mL　規格：76.89%80mL1筒[9155円/筒]
プロスコープ370注シリンジ100mL　規格：76.89%100mL1筒[10574円/筒]
イオプロミド　アルフレッサファーマ　721

【効能効果】

プロスコープ300注20mL
プロスコープ300注：脳血管撮影，胸部血管撮影，腹部血管撮影，四肢血管撮影，ディジタルX線撮影法による静脈性血管撮影，ディジタルX線撮影法による動脈性血管撮影，コンピューター断層撮影における造影，静脈性尿路撮影

【対応標準病名】

該当病名なし

用法用量

プロスコープ300注20mL
通常，成人1回下記量を使用する。なお，年齢，体重，症状，目的により適宜増減するが，複数回投与する場合の総投与量は260mLまでとする。

	プロスコープ300注
脳血管撮影	5～15mL
血管心臓撮影	–
胸部血管撮影	5～50mL
腹部血管撮影	5～50mL
四肢血管撮影	10～50mL
ディジタルX線撮影法による静脈性血管撮影	20～40mL
ディジタルX線撮影法による動脈性血管撮影	＊ 3～30mL
コンピューター断層撮影における造影	＊＊ 50～100mL
静脈性尿路撮影	＊＊ 50～100mL

＊：原液又は原液を生理食塩液で2～4倍希釈し用いる。
＊＊：50mL以上投与するときは，通常点滴静注とする。

警告

(1)ショック等の重篤な副作用があらわれることがある。
(2)本剤は尿路・血管用造影剤であり，特に高濃度製剤(370mgI/mL)については脳・脊髄腔内に投与すると重篤な副作用が発現するおそれがあるので，脳槽・脊髄造影には使用しないこと。

禁忌

(1)ヨード又はヨード造影剤に過敏症の既往歴のある患者
(2)重篤な甲状腺疾患のある患者

原則禁忌

(1)一般状態の極度に悪い患者
(2)気管支喘息の患者
(3)重篤な心障害のある患者
(4)重篤な肝障害のある患者
(5)重篤な腎障害のある患者
(6)マクログロブリン血症の患者
(7)多発性骨髄腫の患者
(8)テタニーのある患者
(9)褐色細胞腫のある患者及びその疑いのある患者

イオプロミド300注20mL「FRI」：富士フイルムRI　62.34%20mL1瓶[1408円/瓶]，イオプロミド300注50mL「FRI」：富士フイルムRI　62.34%50mL1瓶[3425円/瓶]，イオプロミド300注100mL「FRI」：富士フイルムRI　62.34%100mL1瓶[6099円/瓶]，イオプロミド300注シリンジ50mL「FRI」：富士フイルムRI　62.34%50mL1筒[3425円/筒]，イオプロミド300注シリンジ80mL「FRI」：富士フイルムRI　62.34%80mL1筒[5509円/筒]，イオプロミド300注シリンジ100mL「FRI」：富士フイルムRI　62.34%100mL1筒[6893円/筒]，イオプロミド370注20mL「FRI」：富士フイルムRI　76.89%20mL1瓶[1631円/瓶]，イオプロミド370注50mL「FRI」：富士フイルムRI　76.89%50mL1瓶[4008円/瓶]，イオプロミド370注100mL「FRI」：富士フイルムRI　76.89%100mL1瓶[7541円/瓶]，イオプロミド370注シリンジ50mL「FRI」：富士フイルムRI　76.89%50mL1筒[4294円/筒]，イオプロミド370注シリンジ80mL「FRI」：富士フイルムRI　76.89%80mL1筒[6856円/筒]，イオプロミド370注シリンジ100mL「FRI」：富士フイルムRI　76.89%100mL1筒[8076円/筒]

プロスタルモン・F注射液1000　規格：1mg1mL1管[925円/管]
プロスタルモン・F注射液2000　規格：2mg2mL1管[1774円/管]
ジノプロスト　小野薬品　249

【効能効果】

(1)静脈内注射投与
①妊娠末期における陣痛誘発・陣痛促進・分娩促進
②下記における腸管蠕動亢進
(a)胃腸管の手術における術後腸管麻痺の回復遅延の場合
(b)麻痺性イレウスにおいて他の保存的治療で効果が認められない場合
(2)卵膜外投与：治療的流産

【対応標準病名】

◎	腸麻痺	治療的流産	麻痺性イレウス
○	亜イレウス	イレウス	偽性イレウス
	痙性イレウス	小腸イレウス	小腸麻痺
	人工妊娠中絶	塞栓症合併不完全人工流産	大腸麻痺
△	炎症性大網癒着	機械的イレウス	挙上空腸狭窄
	糞便充塞	糞便性イレウス	

用法用量
(1)注射投与
①妊娠末期における陣痛誘発・陣痛促進・分娩促進には通常1～2mLを静脈内に点滴または持続注入する。
(a)点滴静注：本剤1mLに5%ブドウ糖注射液または糖液を加えて500mLに希釈し，通常ジノプロストとして0.1μg/kg/分の割合で点滴静注する。なお，希釈する輸液の量及び種類は患者の状態に応じて適切に選択する。
(b)シリンジポンプによる静注(持続注入)：本剤1mLに生理食塩液を加えて50mLに希釈し，通常ジノプロストとして0.1μg/kg/分(0.05～0.15μg/kg/分)の割合で静注する。
(c)症状により適宜増減する。
②腸管蠕動亢進には
(a)通常1回ジノプロストとして1,000～2,000μg(本剤1～2mL)を輸液500mLに希釈し，1～2時間(10～20μg/分の投与速度)で1日2回静脈内に点滴注射する。
(b)本剤の投与は，手術侵襲の程度ならびに他の処置などを考慮して慎重に行うこと。
(c)3日間投与しても効果が認められないときは直ちに投与を中止し他の療法にきりかえる。
(d)症状，体重により適宜増減する。
(2)卵膜外投与
治療的流産には
①妊娠12週以降
本剤1mLに生理食塩液を加え4mLに希釈し，この液を子宮壁と卵膜の間に数回に分け注入投与する。
(a)薬液注入カテーテルの固定：通常フォーリーカテーテルを用いる。カテーテルを子宮頸管を通じ挿入，カテーテルのバルーン部が子宮口を通過して，子宮下部まで到達した後，バルーン部に生理食塩液を充満，内子宮口を閉鎖し，カテーテルの脱出と腟への薬液漏出を防止する。次にカテーテルを大腿部内側へテープで固定する。
(b)薬液の注入
1)初回量：希釈液(ジノプロスト250μg/mL)1mLを注入し，薬液がカテーテル内に残らないように引き続きカテーテルの内腔量を若干上回る生理食塩液を注入する(通例，16号カテーテルでは約3.5mL)。
2)2回目以降：本剤の2回目以降の注入投与は，原則として2時間ごとに希釈液3～4mL(750～1,000μg)を反復投与するが，初回投与による子宮収縮，その他の反応が強すぎる場合には，次回の投与量を2mL(500μg)に減量または4時間後に投与する。
3)本剤の投与は原則として2時間々隔で行うが，本剤による効果及びその他の反応を観察しながら適宜投与量及び投与間隔を1～4時間の間で調節する。
4)本投与法においては薬剤注入の度に，カテーテルの内腔量を若干上回る生理食塩液を引き続き注入することに注意すること。
②妊娠12週未満
胞状奇胎，合併症で全身麻酔が困難な症例，頸管拡張の困難な症例又はその場合の除去術の前処置に使用する。その際本剤の注入は，硫酸アトロピン，鎮痛剤の投与後，前麻酔効果があらわれてから行うことが望ましい。
(a)チューブの挿入
通常F4～5号の合成樹脂製の細いチューブを用い，使用前にチューブ内腔に生理食塩液を満たしておく。チューブを鉗子ではさみ，外子宮口より子宮腔内にゆっくりと約7cm位まで挿入する。
直視下で薬液の注入を行う以外は，チューブの排出をふせぐためチューブをとりかこむようにガーゼを腟腔内につめる。注射器をチューブに接続し，また，チューブを大腿部内側にテープで固定する。
(b)薬液の注入
1)分割注入法
妊娠12週以降の場合に準じ，本剤1mLに生理食塩液を加え4mLに希釈した液を用い分割注入する。
a)初回量は希釈液1mL(ジノプロスト250μg/mL)を注入し，また薬液がチューブ内に残らないように引き続きチューブ内腔量を若干上回る生理食塩液を注入する。
b)2回目以降の注入は，原則として1時間ごとに希釈液3～4mL(750～1,000μg)を反復投与するが，初回投与による子宮収縮，その他の反応が強すぎる場合には，次回の投与量を2mL(500μg)に減量または投与時間々隔をおくらせる。
c)本剤の投与は原則として総投与量3,000μgとし，また1時間々隔で行うが，本剤による効果及びその他の反応を観察しながら適宜に投与量及び投与時間々隔を調節する。
d)本投与法においては薬剤注入の度にチューブの内腔量を若干上回る生理食塩液を引き続き注入することに注意する。
2)一回注入法
a)通常ジノプロスト1,000μg/1mL含有注射剤を希釈しないで，一回に2,000～3,000μg(2～3mL)をゆっくり注入する。本剤による効果及びその反応を観察しながら適宜に投与量を増減する。
b)注入後チューブの内腔量を若干上回る生理食塩液を引き続き注入する。チューブは薬液注入が終了すれば抜きとる。

用法用量に関連する使用上の注意　陣痛誘発，陣痛促進，分娩促進の目的で本剤を投与する際は，精密持続点滴装置を用いて投与すること。

警告
本剤を妊娠末期における陣痛誘発，陣痛促進，分娩促進の目的で使用するにあたって
過強陣痛や強直性子宮収縮により，胎児仮死，子宮破裂，頸管裂傷，羊水塞栓等が起こることがあり，母体あるいは児が重篤な転帰に至った症例が報告されているので，本剤の投与にあたっては以下の事項を遵守し慎重に行うこと。
(1)母体及び胎児の状態を十分観察して，本剤の有益性及び危険性を考慮した上で，慎重に適応を判断すること。特に子宮破裂，頸管裂傷等は経産婦，帝王切開あるいは子宮切開術既往歴のある患者で起こりやすいので，注意すること。
(2)分娩監視装置を用いて，胎児の心音，子宮収縮の状態を十分に監視すること。
(3)本剤の感受性は個人差が大きく，少量でも過強陣痛になる

症例も報告されているので，ごく少量からの点滴より開始し，陣痛の状況により徐々に増減すること。また，精密持続点滴装置を用いて投与すること。

(4)オキシトシン，ジノプロストン(PGE_2)との同時併用は行わないこと。また，前後して投与する場合も，過強陣痛を起こすおそれがあるので，十分な分娩監視を行い，慎重に投与すること。

(5)患者に本剤を用いた陣痛誘発，陣痛促進，分娩促進の必要性及び危険性を十分説明し，同意を得てから本剤を使用すること。

本剤の使用にあたっては，添付文書を熟読すること。

禁忌

本剤を妊娠末期における陣痛誘発，陣痛促進，分娩促進の目的で使用するにあたって

(1)骨盤狭窄，児頭骨盤不均衡，骨盤位等の胎位異常のある患者
(2)全前置胎盤
(3)気管支喘息又はその既往歴のある患者
(4)オキシトシン，ジノプロストン(PGE_2)を投与中の患者
(5)本剤の成分に対し過敏症の既往歴のある患者

本剤を腸管蠕動亢進の目的で使用するにあたって

(1)本剤の成分に対し過敏症の既往歴のある患者
(2)気管支喘息又はその既往歴のある患者
(3)妊婦又は妊娠している可能性のある婦人

本剤を治療的流産の目的で使用するにあたって

(1)前置胎盤，子宮外妊娠等で，操作により出血の危険性のある患者
(2)骨盤内感染による発熱のある患者
(3)気管支喘息又はその既往歴のある患者
(4)本剤の成分に対し過敏症の既往歴のある患者

原則禁忌

本剤を妊娠末期における陣痛誘発，陣痛促進，分娩促進の目的で使用するにあたって

(1)前置胎盤
(2)常位胎盤早期剝離
(3)胎児仮死のある患者

併用禁忌

薬剤名等	臨床症状・措置方法	機序・危険因子
オキシトシン アトニン-O ジノプロストン(PGE_2) プロスタグランジンE_2錠 0.5mg	これらの薬剤と同時併用することにより過強陣痛を起こしやすい。	本剤は子宮収縮作用を有するため，類似の作用を持つ薬剤を併用することにより作用を増強する。

ジノプロスト注射液1000μg「F」：富士製薬　1mg1mL1管［277円/管］，ジノプロスト注射液2000μg「F」：富士製薬　2mg2mL1管［541円/管］

プロスタンディン注射用20μg　規格：20μg1瓶［1846円/瓶］

アルプロスタジルアルファデクス　小野薬品　219

【効 能 効 果】

(1)動脈内投与：慢性動脈閉塞症（バージャー病，閉塞性動脈硬化症）における四肢潰瘍ならびに安静時疼痛の改善

(2)静脈内投与

①振動病における末梢血行障害に伴う自覚症状の改善ならびに末梢循環・神経・運動機能障害の回復

②血行再建術後の血流維持

③動脈内投与が不適と判断される慢性動脈閉塞症（バージャー病，閉塞性動脈硬化症）における四肢潰瘍ならびに安静時疼痛の改善

④動脈管依存性先天性心疾患における動脈管の開存

(3)陰茎海綿体内投与：勃起障害の診断

【対応標準病名】

◎	**振動病**	**先天性心疾患**	**疼痛**
	動脈管開存症	**バージャー病**	**皮膚潰瘍**
	閉塞性血栓血管炎	**閉塞性動脈硬化症**	**末梢循環障害**
	末梢神経障害	**慢性動脈閉塞症**	
○	1型糖尿病性潰瘍	2型糖尿病性潰瘍	アテローム動脈硬化症
	腋窩難治性皮膚潰瘍	腋窩皮膚潰瘍	下肢血行障害
	下肢末梢循環障害	間欠性跛行	急性疼痛
	胸部難治性皮膚潰瘍	胸部皮膚潰瘍	頚部難治性皮膚潰瘍
	頚部皮膚潰瘍	血栓塞栓症	コレステロール塞栓症
	細動脈硬化症	鎖骨下動脈閉塞症	四肢末梢循環障害
	指尖難治性皮膚潰瘍	指尖皮膚潰瘍	肢端紅痛症
	趾端循環障害	肢端チアノーゼ	肢端知覚異常
	手指難治性皮膚潰瘍	手指皮膚潰瘍	手部難治性皮膚潰瘍
	手部皮膚潰瘍	前腕難治性皮膚潰瘍	前腕皮膚潰瘍
	塞栓性梗塞	殿部難治性皮膚潰瘍	殿部皮膚潰瘍
	糖尿病性潰瘍	動脈血栓症	動脈硬化症
	動脈硬化性間欠性跛行	動脈硬化性閉塞性血管炎	動脈塞栓症
	動脈攣縮	難治性疼痛	難治性皮膚潰瘍
	背部難治性皮膚潰瘍	背部皮膚潰瘍	腹部難治性皮膚潰瘍
	腹部皮膚潰瘍	閉塞性血管炎	閉塞性動脈内膜炎
	末梢性血管攣縮	末梢動脈疾患	レイノー現象
	レイノー症候群	レイノー病	
△	圧痛	アルコール性多発ニューロパチー	遺伝性心疾患
	ウイリアムズ症候群	ウール病	右胸心
	右室二腔症	右室漏斗部狭窄	右心症
	右側大動脈弓	腋窩動脈血栓症	大型動脈の先天奇形
	下肢急性動脈閉塞症	下肢閉塞性動脈硬化症	下肢慢性動脈閉塞症
	肝動脈血栓症	肝動脈塞栓症	冠動脈肺動脈起始症
	血管運動性肢端感覚異常症	結節状石灰化大動脈狭窄症	ゴールドブラット腎
	左胸心	左心症	三心房心
	持続痛	重症虚血肢	重複大動脈弓
	主要大動脈肺動脈側副血行路	上肢急性動脈閉塞症	上肢慢性動脈閉塞症
	神経障害性疼痛	心臓奇形	心臓血管奇形
	心臓転位症	身体痛	腎動脈アテローム硬化症
	腎動脈狭窄症	心膜腔のう胞	心膜憩室
	心膜のう胞	成人型大動脈縮窄症	石灰沈着性大動脈狭窄症
	全身性閉塞性血栓血管炎	全身痛	先天性冠状動脈異常
	先天性冠状動脈瘤	先天性冠状動脈瘻	先天性左室憩室
	先天性心筋奇形	先天性心ブロック	先天性心膜奇形
	先天性心膜欠損症	先天性大動脈拡張	先天性大動脈瘤
	先天性肺動静脈瘻	先天性肺動脈異常	先天性肺動脈瘤
	大腿動脈閉塞症	大動脈アテローム硬化症	大動脈騎乗
	大動脈弓屈曲遺残症	大動脈弓離断症	大動脈狭窄症
	大動脈形成不全症	大動脈血栓症	大動脈欠損症
	大動脈硬化症	大動脈縮窄症	大動脈石灰化症
	大動脈先天異常	大動脈塞栓症	大動脈弁下部狭窄症
	大動脈弁上狭窄症	大動脈弁閉鎖症	多発性神経炎
	多発性神経障害	多発ニューロパチー	チアノーゼ性先天性心疾患
	中枢神経障害性疼痛	中毒性ニューロパチー	腸骨動脈血栓症
	腸骨動脈塞栓症	動脈硬化性壊疽	動脈硬化性網膜症
	鈍痛	乳児型大動脈狭窄症	熱帯性潰瘍
	肺動脈異常	肺動脈起始異常	肺動脈狭窄症
	肺動脈形成不全症	肺動脈欠損	肺動脈分岐部狭窄症
	肺動脈閉鎖症	肺動脈弁下狭窄症	肺動脈弁上狭窄症
	バルサルバ洞動脈瘤	反復性多発性神経炎	皮膚疼痛症
	皮膚びらん	複雑心奇形	腹部大動脈血栓症
	腹部大動脈塞栓症	腹壁瘢痕部潰瘍	ブルートウ症候群
	放散痛	末梢循環不全	末梢神経炎

	末梢神経障害性疼痛	末梢性肺動脈狭窄症	末梢動脈硬化症
	末梢動脈塞栓症	メンケベルグ硬化症	ルリッシュ症候群
	連鎖球菌症候群		
※	適応外使用可 原則として，「アルプロスタジルアルファデクス【注射薬】」を「突発性難聴」に対して処方した場合，当該使用事例を審査上認める。		

用法用量

(1)動脈内投与

慢性動脈閉塞症(バージャー病，閉塞性動脈硬化症)における四肢潰瘍ならびに安静時疼痛の改善

①本品1バイアル(アルプロスタジル20μg)を生理食塩液5mLに溶かし，通常成人1日量アルプロスタジルとして10～15μg(およそ0.1～0.15ng/kg/分)をシリンジポンプを用い持続的に動脈内へ注射投与する。

②症状により0.05～0.2ng/kg/分の間で適宜増減する。

(2)静脈内投与

①振動病における末梢血行障害に伴う自覚症状の改善ならびに末梢循環・神経・運動機能障害の回復

②血行再建術後の血流維持

③動脈内投与が不適と判断される慢性動脈閉塞症(バージャー病，閉塞性動脈硬化症)における四肢潰瘍ならびに安静時疼痛の改善

(a)通常成人1回量本品2～3バイアル(アルプロスタジル40～60μg)を輸液500mLに溶解し，2時間かけて点滴静注する(5～10ng/kg/分)。

なお，投与速度は体重1kg2時間あたり1.2μgをこえないこと。

(b)投与回数は1日1～2回。

(c)症状により適宜増減する。

④動脈管依存性先天性心疾患における動脈管の開存：通常，アルプロスタジルとして50～100ng/kg/分の速度で静脈内投与を開始し，症状に応じて適宜増減し，有効最小量で持続投与する。

(3)陰茎海綿体内投与

勃起障害の診断：本品1バイアル(アルプロスタジル20μg)を生理食塩液1mLに溶かし，通常，成人1回量アルプロスタジルとして20μgを陰茎海綿体へ注射する。

用法用量に関連する使用上の注意　動脈管依存性先天性心疾患に対し投与する場合は，観察を十分行い慎重に投与量の調整を行うこと。効果が得られた場合には減量し，有効最小量で投与を持続すること。動脈管開存の維持には10ng/kg/分でも有効な場合がある。

警告

(1)動脈管依存性先天性心疾患に投与する場合には，本剤投与により無呼吸発作が発現することがあるので，呼吸管理設備の整っている施設で投与すること。

(2)勃起障害の診断で投与する場合

①本剤投与により4時間以上の勃起の延長又は持続勃起症(6時間以上持続する勃起)が発現することがあるので，勃起が4時間以上持続する症状がみられた場合，速やかに適切な処置を行うこと。持続勃起症に対する処置を速やかに行わないと陰茎組織の損傷又は勃起機能を永続的に損なうことがある。

②本剤投与により勃起の延長又は持続勃起症，不整脈，一過性の低血圧等が発現することがあるので，本剤を用いた勃起障害の診断は，勃起障害の診断及び治療に精通し，本剤投与時の副作用への対処が可能な医師が，緊急時の対応が可能な状況で行うこと。

禁忌

(1)重篤な心不全，肺水腫のある患者(ただし，動脈管依存性先天性心疾患の患者は除く)

(2)出血(頭蓋内出血，出血性眼疾患，消化管出血，喀血等)している患者

(3)妊婦又は妊娠している可能性のある婦人

(4)本剤の成分に対し過敏症の既往歴のある患者

アピスタンディン注射用20μg：富士製薬　20μg1管[434円/管]，注射用アルテジール20：テバ製薬　20μg1管[434円/管]，アルプロスタジルアルファデクス注射用20μg「AFP」：エール　20μg1瓶[434円/瓶]，タンデトロン注射用20：高田　20μg1瓶[434円/瓶]

プロスタンディン点滴静注用500μg

規格：500μg1瓶[20527円/瓶]

アルプロスタジルアルファデクス　小野薬品　219

【効能効果】

(1)下記における外科手術時の低血圧維持：高血圧症または軽度の虚血性心疾患を合併する場合

(2)外科手術時の異常高血圧の救急処置

【対応標準病名】

◎	虚血性心疾患	高血圧症	術中異常高血圧症
	本態性高血圧症		
○	悪性高血圧症	境界型高血圧症	虚血性心筋症
	高血圧性腎疾患	高血圧切迫症	高レニン性高血圧症
	若年高血圧症	若年性境界型高血圧症	収縮期高血圧症
	心筋虚血	腎血管性高血圧症	腎実質性高血圧症
	腎性高血圧症	低レニン性高血圧症	内分泌性高血圧症
	二次性高血圧症	副腎性高血圧症	無症候性心筋虚血
△	冠状動脈性心疾患	冠状動脈閉塞症	冠動脈拡張
	冠動脈石灰化	陳旧性前壁心筋梗塞	

用法用量　通常成人には本品1バイアル(アルプロスタジルとして500μg)を輸液100mLに溶解し毎分5～10μg(0.1～0.2μg/kg/分)の注入速度で点滴静注を開始する。血圧の下降に注意しながら目的とする血圧まで下げ，以後それを維持できる点滴速度に調節する。低血圧を維持するためには通常毎分2.5～10μg(0.05～0.2μg/kg/分)を必要とする。

禁忌

(1)重症の動脈硬化症及び心あるいは脳に高度な循環障害のある患者

(2)重症の肝疾患，腎疾患のある患者

(3)非代償性の高度の出血，ショック状態及び呼吸不全の患者，未治療の貧血患者

(4)妊婦又は妊娠している可能性のある婦人

(5)本剤の成分に対し過敏症の既往歴のある患者

アピスタンディン注射用500μg：富士製薬[7972円/瓶]，注射用アルテジール500：テバ製薬[5880円/瓶]，タンデトロン注射用500：高田[5880円/瓶]

プロタノールL注0.2mg

規格：0.02%1mL1管[237円/管]

プロタノールL注1mg

規格：0.02%5mL1管[1034円/管]

l-イソプレナリン塩酸塩　興和　211

【効能効果】

アダムス・ストークス症候群(徐脈型)の発作時(高度の徐脈，心停止を含む)，あるいは発作反復時

心筋梗塞や細菌内毒素等による急性心不全

手術後の低心拍出量症候群

気管支喘息の重症発作時

【対応標準病名】

◎	アダムス・ストークス症候群	アダムス・ストークス発作	気管支喘息重積発作
	急性心不全	徐脈	心筋梗塞
	心停止	ストークス・アダムス症候群	低心拍出量症候群
○	ST上昇型急性心筋梗塞	右室不全	右心不全
	うっ血性心不全	冠状動脈口閉鎖	気管支喘息発作

	急性右室梗塞	急性下後壁心筋梗塞	急性下側壁心筋梗塞
	急性下壁心筋梗塞	急性貫壁性心筋梗塞	急性基部側壁心筋梗塞
	急性高位側壁心筋梗塞	急性後基部心筋梗塞	急性後側部心筋梗塞
	急性広範前壁心筋梗塞	急性後壁心筋梗塞	急性後壁中隔心筋梗塞
	急性心筋梗塞	急性心尖部側壁心筋梗塞	急性心内膜下梗塞
	急性前側壁心筋梗塞	急性前壁心筋梗塞	急性前壁心尖部心筋梗塞
	急性前壁中隔心筋梗塞	急性側壁心筋梗塞	急性中隔心筋梗塞
	左室不全	左心不全	徐脈性失神
	徐脈性不整脈	徐脈発作	心筋不全
	心原性肺水腫	心室内血栓症・急性心筋梗塞に合併	心尖部血栓症・急性心筋梗塞に合併
	心臓性呼吸困難	心臓性浮腫	心臓喘息
	心肺停止	心不全	心房内血栓症・急性心筋梗塞に合併
	心膜血腫・急性心筋梗塞に合併	非Q波心筋梗塞	非ST上昇型心筋梗塞
	慢性心不全	来院時心肺停止	両心不全
△	LGL症候群	WPW症候群	一過性脚ブロック
	右脚ブロック	右室自由壁破裂	干渉解離
	冠状動脈血栓症	冠状動脈血栓塞栓症	完全右脚ブロック
	完全脚ブロック	脚ブロック	急性汎心炎
	腱索断裂	腱索断裂・急性心筋梗塞に合併	高血圧性心不全
	左室自由壁破裂	三枝ブロック	三束ブロック
	三段脈	心炎	心疾患
	心室中隔穿孔・急性心筋梗塞に合併	心室内ブロック	心臓合併症
	心臓急死	心臓破裂	心拍異常
	心破裂・急性心筋梗塞に合併	心ブロック	心房中隔穿孔・急性心筋梗塞に合併
	心房内ブロック	早期興奮症候群	蘇生に成功した心停止
	たこつぼ型心筋症	陳旧性心筋梗塞	洞徐脈
	洞停止	洞房ブロック	二枝ブロック
	二束ブロック	乳頭筋断裂	乳頭筋断裂・急性心筋梗塞に合併
	乳頭筋不全症・急性心筋梗塞に合併	非特異性心室内ブロック	不完全右脚ブロック
	不完全脚ブロック	房室解離	ランゲニールセン症候群
	ロマノワード症候群		
※	**適応外使用可** 原則として，「*l*-イソプレナリン塩酸塩【注射薬】」を「現行の適応症について小児」に処方した場合，当該使用事例を審査上認める。		

用法用量

（点滴静注）

l-イソプレナリン塩酸塩として0.2～1.0mgを等張溶液200～500mLに溶解し，心拍数又は心電図をモニターしながら注入する。

徐脈型アダムス・ストークス症候群においては，心拍数を原則として毎分50～60に保つ。

ショックないし低拍出量症候群においては，心拍数を原則として毎分110前後に保つようにする。

（緊急時）

急速な効果発現を必要とする時には，*l*-イソプレナリン塩酸塩として0.2mgを等張溶液20mLに溶解し，その2～20mLを静脈内（徐々に），筋肉内又は皮下に注射する。

心臓がまさに停止せんとする時には，*l*-イソプレナリン塩酸塩として0.02～0.2mgを心内に与えてもよい。

なお，症状により適宜増量する。

禁忌

(1)特発性肥大性大動脈弁下狭窄症の患者

(2)ジギタリス中毒の患者

(3)カテコールアミン（アドレナリン等），エフェドリン，メチルエフェドリン，メチルエフェドリンサッカリネート，オルシプレナリン，フェノテロール，ドロキシドパとの併用は避けること。

併用禁忌

薬剤名等	臨床症状・措置方法	機序・危険因子
カテコールアミン アドレナリン （ボスミン）等	重篤ないし致死的不整脈，場合によっては心停止を起こすおそれがあるので併用を避けること。	左記薬剤のβ刺激作用により，相加的に交感神経興奮作用が増強されると考えられている。
エフェドリン メチルエフェドリン （メチエフ） メチルエフェドリンサッカリネート		
オルシプレナリン （アロテック） フェノテロール （ベロテック）		
ドロキシドパ （ドプス）		

プロタミン硫酸塩静注100mg「モチダ」

規格：1%10mLバイアル［67.1円/mLV］

プロタミン硫酸塩　持田　339

【効能効果】

ヘパリン過量投与時の中和，血液透析・人工心肺・選択的脳灌流冷却法等の血液体外循環後のヘパリン作用の中和

【対応標準病名】

◎	高ヘパリン血症		
△	アンチトロンビン欠乏症	抗凝固剤投与状態	先天性第XI因子欠乏症
	先天性プラスミノゲン欠損症	ローゼンタール病	

用法用量　通常，ヘパリン1,000単位に対して，本剤1.0～1.5mL（プロタミン硫酸塩として10～15mg）を投与する。

ヘパリンの中和に要するプロタミン硫酸塩量は，投与したヘパリン量及びヘパリン投与後の時間経過により異なるので，本剤の投与量はプロタミンによる中和試験により決める。

投与に際しては，通常1回につき本剤5mL（プロタミン硫酸塩として50mg）を超えない量を，生理食塩液又は5%ブドウ糖注射液100～200mLに希釈し，10分間以上をかけて徐々に静脈内に注入する。

禁忌　本剤の成分に対し過敏症の既往歴のある患者

プロテアミン12注射液

規格：(12%)200mL1袋［343円/袋］

アミノ酸製剤　テルモ　325

【効能効果】

下記状態時のアミノ酸補給

(1)手術前後，消化管障害，食事制限など蛋白質の摂取または吸収に障害のある場合

(2)手術，熱傷などで蛋白質の損失が著しい場合

(3)各種疾患で低蛋白血症があり，かつ経口摂取の不良な場合

(4)熱性・消耗性疾患など蛋白質の消耗並びに需要が著しく増大している場合

【対応標準病名】

◎	消化管障害	低蛋白血症	熱傷
○	足第3度熱傷	胃運動機能障害	胃腸疾患
	陰茎第3度熱傷	陰のう第3度熱傷	会陰第3度熱傷
	腋窩第3度熱傷	外陰第3度熱傷	外傷性出血性ショック
	外傷性ショック	下顎部第3度熱傷	下肢第3度熱傷
	下腿部第3度熱傷	下半身第3度熱傷	下腹部第3度熱傷
	顔面第3度熱傷	胸部第3度熱傷	頬部第3度熱傷
	頚部第3度熱傷	肩甲間部第3度熱傷	肩甲部第3度熱傷
	肩部第3度熱傷	口腔第3度熱傷	口唇第3度熱傷
	肛門第3度熱傷	耳介部第3度熱傷	四肢第3度熱傷
	趾第3度熱傷	膝部第3度熱傷	手関節部第3度熱傷
	手指第3度熱傷	手掌第3度熱傷	術後低蛋白血症
	手背第3度熱傷	消化不良症	上肢第3度熱傷

	上半身第3度熱傷	踵部第3度熱傷	上腕第3度熱傷
	前額部第3度熱傷	前胸部第3度熱傷	全身第3度熱傷
	前腕第3度熱傷	足関節第3度熱傷	側胸部第3度熱傷
	足底部第3度熱傷	足背部第3度熱傷	側腹部第3度熱傷
	鼡径部第3度熱傷	第3度熱傷	体幹第3度熱傷
	大腿部第3度熱傷	体表面積30－39%の熱傷	体表面積40－49%の熱傷
	体表面積50－59%の熱傷	体表面積60－69%の熱傷	体表面積70－79%の熱傷
	体表面積80－89%の熱傷	体表面積90%以上の熱傷	多発性第3度熱傷
	肘部第3度熱傷	手第3度熱傷	殿部第3度熱傷
	頭部第3度熱傷	乳頭部第3度熱傷	乳房第3度熱傷
	乳輪部第3度熱傷	熱傷ショック	背部第3度熱傷
	半身第3度熱傷	鼻部第3度熱傷	腹部第3度熱傷
	ぶどう球菌性熱傷様皮膚症候群	放射線性熱傷	母指球部第3度熱傷
	母指第3度熱傷	腰部第3度熱傷	
△	S状結腸潰瘍	S状結腸穿孔	S状結腸ポリープ
あ	S状結腸瘻	足第2度熱傷	足熱傷
	アスパルチルグルコサミン尿症	アルカリ腐蝕	胃腸管熱傷
	胃熱傷	陰茎第2度熱傷	陰茎熱傷
	咽頭熱傷	陰のう第2度熱傷	陰のう熱傷
	会陰第2度熱傷	会陰熱傷	腋窩第2度熱傷
か	腋窩熱傷	横行結腸ポリープ	外陰第2度熱傷
	外陰熱傷	下咽頭熱傷	化学外傷
	下顎熱傷	下顎部第2度熱傷	下行結腸ポリープ
	下肢第2度熱傷	下肢熱傷	下腿足部熱傷
	下腿熱傷	下腿部第2度熱傷	下半身第2度熱傷
	下半身熱傷	下腹部第2度熱傷	顔面第2度熱傷
	顔面熱傷	気管熱傷	気道熱傷
	胸腔熱傷	胸部上腕熱傷	胸部第2度熱傷
	頬部第2度熱傷	胸部熱傷	躯幹薬傷
	頚部第2度熱傷	頚部熱傷	結腸潰瘍
	結腸穿孔	結腸ポリープ	結腸瘻
	肩甲間部第2度熱傷	肩甲間部熱傷	肩甲部第2度熱傷
	肩甲部熱傷	肩部第2度熱傷	口腔第2度熱傷
	口腔熱傷	口唇第2度熱傷	口唇熱傷
	喉頭熱傷	肛門第2度熱傷	肛門熱傷
さ	酸腐蝕	耳介部第2度熱傷	子宮熱傷
	四肢第2度熱傷	四肢熱傷	趾第2度熱傷
	膝部第2度熱傷	趾熱傷	手関節部第2度熱傷
	宿便性潰瘍	手指第2度熱傷	手指端熱傷
	手指熱傷	手掌第2度熱傷	手掌熱傷
	手背第2度熱傷	手背熱傷	上行結腸ポリープ
	上肢第2度熱傷	上肢熱傷	焼身自殺未遂
	小腸潰瘍	小腸穿孔	小腸瘻
	上半身第2度熱傷	上半身熱傷	踵部第2度熱傷
	上腕第2度熱傷	上腕熱傷	食道熱傷
	新生児天疱瘡	水疱性膿痂疹	精巣熱傷
	舌熱傷	前額部第2度熱傷	前胸部第2度熱傷
	前胸部熱傷	全身挫傷	全身第2度熱傷
	全身打撲	全身熱傷	前腕手部熱傷
	前腕第2度熱傷	前腕熱傷	足関節第2度熱傷
	足関節熱傷	側胸部第2度熱傷	足底熱傷
	足底部第2度熱傷	足背部第2度熱傷	側腹部第2度熱傷
た	鼡径部第2度熱傷	鼡径部熱傷	第1度熱傷
	第1度腐蝕	第2度熱傷	第2度腐蝕
	第3度腐蝕	第4度熱傷	体幹第2度熱傷
	体幹熱傷	大腿熱傷	大腿部第2度熱傷
	大腸ポリープ	体表面積10%未満の熱傷	体表面積10－19%の熱傷
	体表面積20－29%の熱傷	多発性血腫	多発性昆虫咬創
	多発性挫傷	多発性擦過創	多発性第2度熱傷
	多発性熱傷	多発性皮下出血	多発性非熱傷性水疱
	多発性表在損傷	腟熱傷	肘部第2度熱傷
	腸潰瘍	腸穿孔	腸膿瘍
	腸瘻	直腸穿孔	手第2度熱傷
	手熱傷	殿部第2度熱傷	殿部熱傷
な	頭部第2度熱傷	頭部熱傷	内部尿路性器の熱傷
	軟口蓋熱傷	乳頭部第2度熱傷	乳房第2度熱傷
は	乳房熱傷	乳輪部第2度熱傷	肺熱傷
	背部第2度熱傷	背部熱傷	半身第2度熱傷
	半身打撲	非外傷性腸穿孔	非特異性多発性小腸潰瘍
	鼻部第2度熱傷	腹部第2度熱傷	腹部熱傷
	腹壁瘻孔	腐蝕	糞瘻
	β－マンノシドーシス	母指球部第2度熱傷	母指第2度熱傷
ま	母指熱傷	マンノシドーシス	盲腸潰瘍
や	盲腸ポリープ	盲腸瘻	薬傷
	腰部第2度熱傷	腰部熱傷	

用法用量　通常1回量として，本剤200mLを静脈内に点滴注射する。注入速度は本剤200mL当たり120分を基準とする。
経中心静脈輸液法に用いる場合は，本剤を糖液などと配合し，中心静脈内に24時間持続点滴注入する。
なお，年齢，症状により適宜増減する。

禁忌

(1)肝性昏睡又は肝性昏睡のおそれのある患者
(2)重篤な腎障害又は高窒素血症のある患者
(3)アミノ酸代謝異常のある患者

プロハンス静注5mL　規格：5mL1瓶[3659円/瓶]
プロハンス静注10mL　規格：10mL1瓶[6735円/瓶]
プロハンス静注15mL　規格：15mL1瓶[9016円/瓶]
プロハンス静注20mL　規格：20mL1瓶[12989円/瓶]
プロハンス静注シリンジ13mL　規格：13mL1筒[8132円/筒]
プロハンス静注シリンジ17mL　規格：17mL1筒[10437円/筒]

ガドテリドール　ブラッコ・エーザイ　729

【効能効果】

磁気共鳴コンピューター断層撮影における下記造影
　脳・脊髄造影
　軀幹部・四肢造影

【対応標準病名】

該当病名なし

用法用量　通常，成人には本剤0.2mL/kgを静脈内注射する。
腎臓を対象とする場合には0.1mL/kgを静脈内注射する。
なお，転移性脳腫瘍が疑われる患者において0.2mL/kg初回投与後，腫瘍が検出されないか，または検出されても造影効果が不十分であった場合には，初回投与後30分以内に0.2mL/kgを追加投与することができる。

警告

(1)本剤を脳・脊髄腔内に投与すると重篤な副作用が発現するおそれがあるので，脳・脊髄腔内には投与しないこと。
(2)重篤な腎障害のある患者では，ガドリニウム造影剤による腎性全身性線維症の発現のリスクが上昇することが報告されているので，腎障害のある患者又は腎機能が低下しているおそれのある患者では，十分留意すること。

禁忌

(1)本剤投与により重篤な副作用がみられた患者
(2)本剤の成分又はガドリニウム造影剤に対し過敏症の既往歴のある患者

原則禁忌

(1)一般状態の極度に悪い患者
(2)気管支喘息のある患者
(3)重篤な腎障害のある患者
(4)初回投与時に副作用がみられ，追加投与を行う必要がある患者

フロリードF注200mg 規格：1%20mL1管[1901円/管]
ミコナゾール 持田 629

【効能効果】

クリプトコックス，カンジダ，アスペルギルス，コクシジオイデスのうち本剤感性菌による下記感染症：真菌血症，肺真菌症，消化管真菌症，尿路真菌症，真菌髄膜炎

【対応標準病名】

◎	真菌血症	真菌症	真菌性髄膜炎
	尿路感染症	肺真菌症	
○	アレルギー性気管支肺真菌症	院内尿路感染症	角膜真菌症
	カンジダ性髄膜炎	急性尿路感染	細菌尿
	糸状菌症	耳内真菌症	真菌症性関節炎
	真菌症性筋炎	深在性真菌症	単純性尿路感染症
	膿尿	肺アスペルギローマ	肺カンジダ症
	反復性尿路感染症	複雑性尿路感染症	副鼻腔真菌症
	慢性壊死性肺アスペルギルス症	慢性尿路感染症	無症候性細菌尿
	無症候性膿尿		
△	アレルギー性気管支肺アスペルギルス症	アレルギー性気管支肺カンジダ症	カプスラーツム急性肺ヒストプラスマ症
	カプスラーツム肺ヒストプラスマ症	カプスラーツム慢性肺ヒストプラスマ症	気管支真菌症
	急性肺クリプトコッカス症	急性肺コクシジオイデス症	急性肺ブラストミセス症
	クリプトコッカス性髄膜炎	クリプトコッカス性脳髄膜炎	コクシジオイデス性髄膜炎
	侵襲性肺アスペルギルス症	髄膜炎	肺アスペルギルス症
	肺コクシジオイデス症	肺スポロトリコーシス	肺パラコクシジオイデス症
	肺ブラストミセス症	副鼻腔アスペルギローマ	扁桃アスペルギルス症
	慢性肺コクシジオイデス症	慢性肺ブラストミセス症	
※	適応外使用可 原則として，「ミコナゾール【注射薬】」を「真菌性角膜炎」，「アカントアメーバ角膜炎」に対し処方した場合，当該使用事例を審査上認める。		

用法用量

点滴静注

本剤を，ミコナゾールとして200mgあたり200mL以上の生理食塩液又は5%ブドウ糖注射液で希釈し，通常，成人にはミコナゾールとして初回200mgより開始し，以後1回200〜400mgを1日1〜3回，30〜60分以上かけて点滴静注する。

ただし，輸液量が制限される場合には，ミコナゾールとして200mgあたり50mL以上の生理食塩液又は5%ブドウ糖注射液で希釈し，30〜60分以上かけて点滴静注する。

また，髄膜炎の場合は髄腔内注入を併用する。

髄腔内注入：通常，成人にはミコナゾールとして1日1回5〜20mgを1〜7日ごとに髄腔内に注入する。

なお，年齢・症状により適宜増減する。

用法用量に関連する使用上の注意

(1)本剤を希釈せずに急速に注射した場合，一過性の頻脈又は不整脈があらわれるおそれがあるので，本剤の使用にあたっては用法用量を厳守すること。

(2)髄腔内注入は確定診断がなされた真菌髄膜炎のみに行うこと。投与に際しては観察を十分に行い，投与部位，投与速度，投与間隔等に十分注意すること。

禁忌

(1)本剤の成分に対し過敏症の既往歴のある患者

(2)ピモジド，キニジン，トリアゾラム，シンバスタチン，アゼルニジピン，ニソルジピン，ブロナンセリン，エルゴタミン酒石酸塩，ジヒドロエルゴタミンメシル酸塩，リバーロキサバン，アスナプレビルを投与中の患者

(3)妊婦又は妊娠している可能性のある婦人

併用禁忌

薬剤名等	臨床症状・措置方法	機序・危険因子
ピモジド オーラップ	ピモジドによるQT延長，心室性不整脈(torsades de pointesを含む)等の重篤な心臓血管系の副作用があらわれるおそれがある。	ミコナゾールがこれらの薬剤の代謝酵素であるチトクロームP-450を阻害することによると考えられる。
キニジン 硫酸キニジン	キニジンによるQT延長等があらわれるおそれがある。	
トリアゾラム ハルシオン	トリアゾラムの作用の増強及び作用時間の延長があらわれるおそれがある。	
シンバスタチン リポバス	シンバスタチンによる横紋筋融解症があらわれるおそれがある。	
アゼルニジピン カルブロック レザルタス配合錠 ニソルジピン バイミカード ブロナンセリン ロナセン	これらの薬剤の血中濃度が上昇するおそれがある。	
エルゴタミン酒石酸塩 クリアミン配合錠等 ジヒドロエルゴタミンメシル酸塩 ジヒデルゴット等	これらの薬剤の血中濃度が上昇し，血管攣縮等の重篤な副作用があらわれるおそれがある。	
リバーロキサバン イグザレルト	リバーロキサバンの血中濃度が上昇し，抗凝固作用が増強されることにより，出血の危険性が増大するおそれがある。	
アスナプレビル スンベプラ	アスナプレビルの血中濃度が上昇し，肝臓に関連した有害事象が発現又は重症化するおそれがある。	

ペガシス皮下注45μg 規格：45μg0.5mL1瓶[7403円/瓶]
ペグインターフェロンアルファ-2a(遺伝子組換え) 中外 639

【効能効果】

(1)リバビリンとの併用によるC型代償性肝硬変におけるウイルス血症の改善

(2)B型慢性活動性肝炎におけるウイルス血症の改善

【対応標準病名】

◎	B型慢性肝炎	C型代償性肝硬変	ウイルス血症
	活動性慢性肝炎		
○	B型肝硬変	B型代償性肝硬変	B型非代償性肝硬変
	C型肝炎	C型肝炎ウイルス感染	C型肝炎合併妊娠
	C型肝硬変	C型慢性肝炎	代償性肝硬変
	慢性ウイルス肝炎	慢性肝炎	慢性持続性肝炎
△	肝硬化症	肝線維症	

効能効果に関連する使用上の注意

(1)C型慢性肝炎又はC型代償性肝硬変におけるウイルス血症の改善への本剤の使用にあたっては，HCV-RNAが陽性であること，及び組織像又は肝予備能，血小板数等により，慢性肝炎又は代償性肝硬変であることを確認すること。

(2)B型慢性活動性肝炎におけるウイルス血症の改善への本剤の使用にあたっては，HBV-DNA量の測定等によりウイルスの増殖を確認すること，及び組織像又は肝予備能，血小板数等により，肝硬変を伴わない慢性活動性肝炎であることを確認する

こと。また，ガイドライン等，最新の情報を参照し，本剤の使用が適切と判断される患者に投与すること。

用法用量

効能効果(1)の場合

使用にあたっては，HCV-RNA が陽性であることを確認したうえで行う。

通常，成人にはペグインターフェロン　アルファ-2a(遺伝子組換え)1 回 90μg(インターフェロン　アルファ-2a(遺伝子組換え)として)を週 1 回，皮下に投与する。

本剤の投与に際しては，患者の状態を考慮し，減量，中止等の適切な処置を行うこと。

効能効果(2)の場合

使用にあたっては，HBV-DNA 量の測定等によりウイルスの増殖を確認したうえで行う。

通常，成人にはペグインターフェロン　アルファ-2a(遺伝子組換え)1 回 90μg(インターフェロン　アルファ-2a(遺伝子組換え)として)を週 1 回，皮下に投与する。なお，年齢，HBV-DNA 量等に応じて，1 回の投与量を 180μg とすることができる。

本剤の投与に際しては，患者の状態を考慮し，減量，中止等の適切な処置を行うこと。

用法用量に関連する使用上の注意

(1) C 型慢性肝炎(本剤単独)又は B 型慢性活動性肝炎におけるウイルス血症の改善

①C 型慢性肝炎において，本剤単独の投与期間は，臨床効果及び副作用の程度を考慮しながら慎重に決定するが，投与 12 週で効果が認められない場合には投与を中止すること。

②B 型慢性活動性肝炎において，本剤の投与期間は，臨床効果及び副作用の程度を考慮しながら慎重に決定すること。本剤による標準的な治療期間は 48 週間である。

③B 型慢性活動性肝炎において，本剤の投与量として 180μg を選択する際には，患者の年齢，HBV-DNA 量，臨床効果，副作用の程度等を考慮しながら慎重に決定すること。

④本剤単独の投与は，下表の臨床検査値を確認してから開始すること。

検査項目	投与前値
好中球数	1,500/μL 以上
血小板数	90,000/μL 以上
ヘモグロビン量	10g/dL 以上

⑤本剤の減量又は中止を必要とする中等度から重度の副作用(臨床検査値異常を含む)が報告されているので，重度の副作用を発現する可能性の高い患者又は投与開始前の臨床検査値が上記の基準に近い患者では，投与開始から 2 週間は原則入院させること。

⑥本剤投与中は，定期的に血液学的検査を実施し，好中球数，血小板数，ヘモグロビン量の減少が発現した場合には，下表を参考にして用量を調整すること。ただし，血小板数が 25,000/μL 未満を示した場合は，本剤による治療の中止を考慮すること。

C 型慢性肝炎におけるウイルス血症の改善

検査項目	数値	ペグインターフェロン　アルファ-2a(遺伝子組換え)
好中球数	750/μL 未満	90μg に減量
	500/μL 未満	中止
血小板数	50,000/μL 未満	90μg に減量
	25,000/μL 未満	中止
ヘモグロビン量	8.5g/dL 未満	中止

B 型慢性活動性肝炎におけるウイルス血症の改善

検査項目	数値	ペグインターフェロン　アルファ-2a(遺伝子組換え)
好中球数	750/μL 未満	半量に減量
	500/μL 未満	中止
血小板数	50,000/μL 未満	半量に減量
	25,000/μL 未満	中止
ヘモグロビン量	8.5g/dL 未満	中止

(2)リバビリンとの併用による C 型慢性肝炎又は C 型代償性肝硬変におけるウイルス血症の改善

①本剤の投与期間は，臨床効果及び副作用の程度を考慮しながら慎重に決定するが，投与 24 週で効果が認められない場合には投与の中止を考慮すること。

②臨床試験の結果より，投与中止例では有効率が低下するため，減量・休薬等の処置により，可能な限り 48 週間投与することが望ましい。ただし，C 型慢性肝炎において，セログループ 1(ジェノタイプⅠ(1a)又はⅡ(1b))で HCV-RNA 量が高値の患者以外に対しては，患者の状態や治療への反応性に応じて 24 週間で投与終了するなど投与期間の短縮も考慮すること。

③通常，成人には下記の用法用量のリバビリンを経口投与すること。

体重	1 日投与量	朝食後	夕食後
60kg 以下	600mg	200mg	400mg
60kg を超え 80kg 以下	800mg	400mg	400mg
80kg を超える	1,000mg	400mg	600mg

④本剤とリバビリンの併用投与は，下表の臨床検査値を確認してから開始すること。

C 型慢性肝炎におけるウイルス血症の改善

検査項目	投与前値
白血球数	3,000/μL 以上
好中球数	1,500/μL 以上
血小板数	90,000/μL 以上
ヘモグロビン量	12g/dL 以上

C 型代償性肝硬変におけるウイルス血症の改善

検査項目	投与前値
白血球数	3,000/μL 以上
好中球数	1,500/μL 以上
血小板数	75,000/μL 以上
ヘモグロビン量	12g/dL 以上

⑤本剤の減量又は中止を必要とする中等度から重度の副作用(臨床検査値異常を含む)が報告されているので，重度の副作用を発現する可能性の高い患者又は投与開始前の臨床検査値が上記の基準に近い患者では，投与開始から 2 週間は原則入院させること。

⑥本剤とリバビリンの併用投与中は，定期的に血液学的検査を実施し，好中球数，血小板数，ヘモグロビン量の減少が発現した場合には，下表を参考にして用量を調整すること。

なお，投与を再開する場合には，臨床検査値が下表の中止基準を上回ったことを確認すること。また，血小板数の減少による投与中止後の本剤の再開は，下表を参考にすること。

C 型慢性肝炎におけるウイルス血症の改善

検査項目	数値	リバビリン	ペグインターフェロン　アルファ-2a(遺伝子組換え)
好中球数	750/μL 未満	変更なし	90μg に減量
	500/μL 未満	中止	中止
血小板数	50,000/μL 未満	中止	中止(50,000/μL 以上に回復後 90μg で再開可)
	25,000/μL 未満	中止(再開不可)	中止(再開不可)
ヘモグロビン量(心疾患又はその既往なし)	10g/dL 未満	減量 600mg/日→400mg/日 800mg/日→600mg/日 1,000mg/日→600mg/日	変更なし
	8.5g/dL 未満	中止	中止

ヘモグロビン量（心疾患又はその既往あり）	10g/dL 未満，又は投与中，投与前値に比べ 2g/dL 以上の減少が 4 週間持続	減量 600mg/日→400mg/日 800mg/日→600mg/日 1,000mg/日→600mg/日	変更なし
	8.5g/dL 未満，又は減量後，4 週間経過しても 12g/dL 未満	中止	中止

C 型代償性肝硬変におけるウイルス血症の改善

検査項目	数値	リバビリン	ペグインターフェロン　アルファ-2a（遺伝子組換え）
好中球数	1,000/μL 未満	変更なし	45μg に減量
	750/μL 未満	変更なし	22.5μg に減量
	500/μL 未満	中止	中止
血小板数	50,000/μL 未満	中止	中止（50,000/μL 以上に回復後 45μg で再開可）
	35,000/μL 未満	中止	中止（50,000/μL 以上に回復後 22.5μg で再開可）
	25,000/μL 未満	中止（再開不可）	中止（再開不可）
ヘモグロビン量（心疾患又はその既往なし）	投与開始 1～4 週時 11g/dL 未満	減量 600mg/日→200mg/日 800mg/日→400mg/日 1,000mg/日→400mg/日	変更なし
	投与開始 5～48 週時 10g/dL 未満	減量 600mg/日→200mg/日 800mg/日→400mg/日 1,000mg/日→400mg/日	変更なし
	8.5g/dL 未満	中止	中止
ヘモグロビン量（心疾患又はその既往あり）	投与開始 1～4 週時 11g/dL 未満，又は投与中，投与前値に比べ 2g/dL 以上の減少が 4 週間持続	減量 600mg/日→200mg/日 800mg/日→400mg/日 1,000mg/日→400mg/日	変更なし
	投与開始 5～48 週時 10g/dL 未満，又は投与中，投与前値に比べ 2g/dL 以上の減少が 4 週間持続	減量 600mg/日→200mg/日 800mg/日→400mg/日 1,000mg/日→400mg/日	変更なし
	8.5g/dL 未満，又は減量後，4 週間経過しても 12g/dL 未満	中止	中止

警告　本剤の投与により間質性肺炎，自殺企図があらわれることがあるので，「使用上の注意」に十分留意し，患者に対し副作用発現の可能性について十分説明すること。

禁忌

(1)小柴胡湯を投与中の患者
(2)間質性肺炎の既往歴のある患者
(3)自己免疫性肝炎の患者
(4)本剤の成分又は他のインターフェロン製剤に対し過敏症の既往歴のある患者
(5)低出生体重児，新生児，乳児，3 歳未満の幼児
(6)ワクチン等生物学的製剤に対し過敏症の既往歴のある患者

併用禁忌

薬剤名等	臨床症状・措置方法	機序・危険因子
小柴胡湯（ツムラ小柴胡湯エキス，クラシエ小柴胡湯エキス，テイコク小柴胡湯エキス　等）	間質性肺炎があらわれることがある。	機序は不明であるが，間質性肺炎の発現例には小柴胡湯との併用例が多い。

ペガシス皮下注90μg　規格：90μg1mL1瓶［14376円/瓶］

ペグインターフェロンアルファー2a（遺伝子組換え）　中外　639

【効能効果】

(1)C 型慢性肝炎におけるウイルス血症の改善
(2)リバビリンとの併用による以下のいずれかの C 型慢性肝炎におけるウイルス血症の改善
　①セログループ 1（ジェノタイプ I（1a）又は II（1b））で HCV-RNA 量が高値の患者
　②インターフェロン単独療法で無効又はインターフェロン単独療法後再燃した患者
(3)リバビリンとの併用による C 型代償性肝硬変におけるウイルス血症の改善
(4)B 型慢性活動性肝炎におけるウイルス血症の改善

【対応標準病名】

◎	B 型慢性肝炎	C 型代償性肝硬変	C 型慢性肝炎
	ウイルス血症	活動性慢性肝炎	
○	B 型肝硬変	B 型代償性肝硬変	B 型非代償性肝硬変
	C 型肝炎	C 型肝炎ウイルス感染	C 型肝炎合併妊娠
	C 型肝硬変	C 型非代償性肝硬変	ウイルス感染症
	ウイルス性敗血症	代償性肝硬変	慢性ウイルス肝炎
	慢性肝炎	慢性持続性肝炎	
△	ウイルス性表層角膜炎	肝硬化症	肝線維症

効能効果に関連する使用上の注意

(1)C 型慢性肝炎又は C 型代償性肝硬変におけるウイルス血症の改善への本剤の使用にあたっては，HCV-RNA が陽性であること，及び組織像又は肝予備能，血小板数等により，慢性肝炎又は代償性肝硬変であることを確認すること。
(2)B 型慢性活動性肝炎におけるウイルス血症の改善への本剤の使用にあたっては，HBV-DNA 量の測定等によりウイルスの増殖を確認すること，及び組織像又は肝予備能，血小板数等により，肝硬変を伴わない慢性活動性肝炎であることを確認すること。また，ガイドライン等，最新の情報を参照し，本剤の使用が適切と判断される患者に投与すること。

用法用量

効能効果(1)，(2)の場合
　使用にあたっては，HCV-RNA が陽性であることを確認したうえで行う。
　通常，成人にはペグインターフェロン　アルファ-2a（遺伝子組換え）1 回 180μg（インターフェロン　アルファ-2a（遺伝子組換え）として）を週 1 回，皮下に投与する。
　本剤の投与に際しては，患者の状態を考慮し，減量，中止等の適切な処置を行うこと。
効能効果(3)の場合
　使用にあたっては，HCV-RNA が陽性であることを確認したうえで行う。
　通常，成人にはペグインターフェロン　アルファ-2a（遺伝子組換え）1 回 90μg（インターフェロン　アルファ-2a（遺伝子組換え）として）を週 1 回，皮下に投与する。
　本剤の投与に際しては，患者の状態を考慮し，減量，中止等の適切な処置を行うこと。
効能効果(4)の場合
　使用にあたっては，HBV-DNA 量の測定等によりウイルスの増殖を確認したうえで行う。
　通常，成人にはペグインターフェロン　アルファ-2a（遺伝子組換え）1 回 90μg（インターフェロン　アルファ-2a（遺伝子組換え）として）を週 1 回，皮下に投与する。なお，年齢，HBV-DNA 量等に応じて，1 回の投与量を 180μg とすることができる。

本剤の投与に際しては，患者の状態を考慮し，減量，中止等の適切な処置を行うこと。

用法用量に関連する使用上の注意

(1) C 型慢性肝炎(本剤単独)又は B 型慢性活動性肝炎におけるウイルス血症の改善

①C 型慢性肝炎において，本剤単独の投与期間は，臨床効果及び副作用の程度を考慮しながら慎重に決定するが，投与 12 週で効果が認められない場合には投与を中止すること。

②B 型慢性活動性肝炎において，本剤の投与期間は，臨床効果及び副作用の程度を考慮しながら慎重に決定すること。本剤による標準的な治療期間は 48 週間である。

③B 型慢性活動性肝炎において，本剤の投与量として 180μg を選択する際には，患者の年齢，HBV-DNA 量，臨床効果，副作用の程度等を考慮しながら慎重に決定すること。

④本剤単独の投与は，下表の臨床検査値を確認してから開始すること。

検査項目	投与前値
好中球数	1,500/μL 以上
血小板数	90,000/μL 以上
ヘモグロビン量	10g/dL 以上

⑤本剤の減量又は中止を必要とする中等度から重度の副作用(臨床検査値異常を含む)が報告されているので，重度の副作用を発現する可能性の高い患者又は投与開始前の臨床検査値が上記の基準に近い患者では，投与開始から 2 週間は原則入院させること。

⑥本剤投与中は，定期的に血液学的検査を実施し，好中球数，血小板数，ヘモグロビン量の減少が発現した場合には，下表を参考にして用量を調整すること。ただし，血小板数が 25,000/μL 未満を示した場合は，本剤による治療の中止を考慮すること。

C 型慢性肝炎におけるウイルス血症の改善

検査項目	数値	ペグインターフェロン アルファ-2a(遺伝子組換え)
好中球数	750/μL 未満	90μg に減量
	500/μL 未満	中止
血小板数	50,000/μL 未満	90μg に減量
	25,000/μL 未満	中止
ヘモグロビン量	8.5g/dL 未満	中止

B 型慢性活動性肝炎におけるウイルス血症の改善

検査項目	数値	ペグインターフェロン アルファ-2a(遺伝子組換え)
好中球数	750/μL 未満	半量に減量
	500/μL 未満	中止
血小板数	50,000/μL 未満	半量に減量
	25,000/μL 未満	中止
ヘモグロビン量	8.5g/dL 未満	中止

(2) リバビリンとの併用による C 型慢性肝炎又は C 型代償性肝硬変におけるウイルス血症の改善

①本剤の投与期間は，臨床効果及び副作用の程度を考慮しながら慎重に決定するが，投与 24 週で効果が認められない場合には投与の中止を考慮すること。

②臨床試験の結果より，投与中止例では有効率が低下するため，減量・休薬等の処置により，可能な限り 48 週間投与することが望ましい。ただし，C 型慢性肝炎において，セログループ 1(ジェノタイプⅠ(1a)又はⅡ(1b))で HCV-RNA 量が高値の患者以外に対しては，患者の状態や治療への反応性に応じて 24 週間で投与終了するなど投与期間の短縮も考慮すること。

③通常，成人には下記の用法用量のリバビリンを経口投与すること。

体重	1 日投与量	朝食後	夕食後
60kg 以下	600mg	200mg	400mg
60kg を超え 80kg 以下	800mg	400mg	400mg
80kg を超える	1,000mg	400mg	600mg

④本剤とリバビリンの併用投与は，下表の臨床検査値を確認してから開始すること。

C 型慢性肝炎におけるウイルス血症の改善

検査項目	投与前値
白血球数	3,000/μL 以上
好中球数	1,500/μL 以上
血小板数	90,000/μL 以上
ヘモグロビン量	12g/dL 以上

C 型代償性肝硬変におけるウイルス血症の改善

検査項目	投与前値
白血球数	3,000/μL 以上
好中球数	1,500/μL 以上
血小板数	75,000/μL 以上
ヘモグロビン量	12g/dL 以上

⑤本剤の減量又は中止を必要とする中等度から重度の副作用(臨床検査値異常を含む)が報告されているので，重度の副作用を発現する可能性の高い患者又は投与開始前の臨床検査値が上記の基準に近い患者では，投与開始から 2 週間は原則入院させること。

⑥本剤とリバビリンの併用投与中は，定期的に血液学的検査を実施し，好中球数，血小板数，ヘモグロビン量の減少が発現した場合には，下表を参考にして用量を調整すること。

なお，投与を再開する場合には，臨床検査値が下表の中止基準を上回ったことを確認すること。また，血小板数の減少による投与中止後の本剤の再開は，下表を参考にすること。

C 型慢性肝炎におけるウイルス血症の改善

検査項目	数値	リバビリン	ペグインターフェロン アルファ-2a(遺伝子組換え)
好中球数	750/μL 未満	変更なし	90μg に減量
	500/μL 未満	中止	中止
血小板数	50,000/μL 未満	中止	中止(50,000/μL 以上に回復後 90μg で再開可)
	25,000/μL 未満	中止(再開不可)	中止(再開不可)
ヘモグロビン量(心疾患又はその既往なし)	10g/dL 未満	減量 600mg/日→400mg/日 800mg/日→600mg/日 1,000mg/日→600mg/日	変更なし
	8.5g/dL 未満	中止	中止
ヘモグロビン量(心疾患又はその既往あり)	10g/dL 未満，又は投与中，投与前値に比べ 2g/dL 以上の減少が 4 週間持続	減量 600mg/日→400mg/日 800mg/日→600mg/日 1,000mg/日→600mg/日	変更なし
	8.5g/dL 未満，又は減量後，4 週間経過しても 12g/dL 未満	中止	中止

C 型代償性肝硬変におけるウイルス血症の改善

検査項目	数値	リバビリン	ペグインターフェロン アルファ-2a(遺伝子組換え)
好中球数	1,000/μL 未満	変更なし	45μg に減量
	750/μL 未満	変更なし	22.5μg に減量
	500/μL 未満	中止	中止
血小板数	50,000/μL 未満	中止	中止(50,000/μL 以上に回復後 45μg で再開可)

	35,000/μL 未満	中止	中止(50,000/μL 以上に回復後 22.5μg で再開可)
	25,000/μL 未満	中止(再開不可)	中止(再開不可)
ヘモグロビン量(心疾患又はその既往なし)	投与開始 1〜4 週時 11g/dL 未満	減量 600mg/日→200mg/日 800mg/日→400mg/日 1,000mg/日→400mg/日	変更なし
	投与開始 5〜48 週時 10g/dL 未満	減量 600mg/日→200mg/日 800mg/日→400mg/日 1,000mg/日→400mg/日	変更なし
	8.5g/dL 未満	中止	中止
ヘモグロビン量(心疾患又はその既往あり)	投与開始 1〜4 週時 11g/dL 未満，又は投与中，投与前値に比べ 2g/dL 以上の減少が 4 週間持続	減量 600mg/日→200mg/日 800mg/日→400mg/日 1,000mg/日→400mg/日	変更なし
	投与開始 5〜48 週時 10g/dL 未満，又は投与中，投与前値に比べ 2g/dL 以上の減少が 4 週間持続	減量 600mg/日→200mg/日 800mg/日→400mg/日 1,000mg/日→400mg/日	変更なし
	8.5g/dL 未満，又は減量後，4 週間経過しても 12g/dL 未満	中止	中止

警告　本剤の投与により間質性肺炎，自殺企図があらわれることがあるので，「使用上の注意」に十分留意し，患者に対し副作用発現の可能性について十分説明すること。

禁忌

(1)小柴胡湯を投与中の患者
(2)間質性肺炎の既往歴のある患者
(3)自己免疫性肝炎の患者
(4)本剤の成分又は他のインターフェロン製剤に対し過敏症の既往歴のある患者
(5)低出生体重児，新生児，乳児，3 歳未満の幼児
(6)ワクチン等生物学的製剤に対し過敏症の既往歴のある患者

併用禁忌

薬剤名等	臨床症状・措置方法	機序・危険因子
小柴胡湯(ツムラ小柴胡湯エキス，クラシエ小柴胡湯エキス，テイコク小柴胡湯エキス　等)	間質性肺炎があらわれることがある。	機序は不明であるが，間質性肺炎の発現例には小柴胡湯との併用例が多い。

ペガシス皮下注180μg　規格：180μg1mL1瓶[27920円/瓶]

ペグインターフェロンアルファー 2a(遺伝子組換え)　中外　639

【効能効果】

(1)C 型慢性肝炎におけるウイルス血症の改善
(2)リバビリンとの併用による以下のいずれかの C 型慢性肝炎におけるウイルス血症の改善
　①セログループ 1(ジェノタイプ I(1a)又は II(1b))で HCV-RNA 量が高値の患者
　②インターフェロン単独療法で無効又はインターフェロン単独療法後再燃した患者
(3)B 型慢性活動性肝炎におけるウイルス血症の改善

【対応標準病名】

◎	B 型慢性肝炎	C 型慢性肝炎	ウイルス血症
	活動性慢性肝炎		
○	B 型肝硬変	B 型代償性肝硬変	B 型非代償性肝硬変
	C 型肝炎	C 型肝炎ウイルス感染	C 型肝炎合併妊娠
	C 型代償性肝硬変	C 型非代償性肝硬変	ウイルス感染症
	ウイルス性敗血症	慢性ウイルス肝炎	慢性肝炎
	慢性持続性肝炎		
△	C 型肝硬変	ウイルス性表層角膜炎	

効能効果に関連する使用上の注意

(1)C 型慢性肝炎又は C 型代償性肝硬変におけるウイルス血症の改善への本剤の使用にあたっては，HCV-RNA が陽性であること，及び組織像又は肝予備能，血小板数等により，慢性肝炎又は代償性肝硬変であることを確認すること。
(2)B 型慢性活動性肝炎におけるウイルス血症の改善への本剤の使用にあたっては，HBV-DNA 量の測定等によりウイルスの増殖を確認すること，及び組織像又は肝予備能，血小板数等により，肝硬変を伴わない慢性活動性肝炎であることを確認すること。また，ガイドライン等，最新の情報を参照し，本剤の使用が適切と判断される患者に投与すること。

用法用量

効能効果(1)，(2)の場合
　使用にあたっては，HCV-RNA が陽性であることを確認したうえで行う。
　通常，成人にはペグインターフェロン　アルファ-2a(遺伝子組換え)1 回 180μg(インターフェロン　アルファ-2a(遺伝子組換え)として)を週 1 回，皮下に投与する。
　本剤の投与に際しては，患者の状態を考慮し，減量，中止等の適切な処置を行うこと。
効能効果(3)の場合
　使用にあたっては，HBV-DNA 量の測定等によりウイルスの増殖を確認したうえで行う。
　通常，成人にはペグインターフェロン　アルファ-2a(遺伝子組換え)1 回 90μg(インターフェロン　アルファ-2a(遺伝子組換え)として)を週 1 回，皮下に投与する。なお，年齢，HBV-DNA 量等に応じて，1 回の投与量を 180μg とすることができる。
　本剤の投与に際しては，患者の状態を考慮し，減量，中止等の適切な処置を行うこと。

用法用量に関連する使用上の注意

(1)C 型慢性肝炎(本剤単独)又は B 型慢性活動性肝炎におけるウイルス血症の改善
　①C 型慢性肝炎において，本剤単独の投与期間は，臨床効果及び副作用の程度を考慮しながら慎重に決定するが，投与 12 週で効果が認められない場合には投与を中止すること。
　②B 型慢性活動性肝炎において，本剤の投与期間は，臨床効果及び副作用の程度を考慮しながら慎重に決定すること。本剤による標準的な治療期間は 48 週間である。
　③B 型慢性活動性肝炎において，本剤の投与量として 180μg を選択する際には，患者の年齢，HBV-DNA 量，臨床効果，副作用の程度等を考慮しながら慎重に決定すること。
　④本剤単独の投与は，下表の臨床検査値を確認してから開始すること。

検査項目	投与前値
好中球数	1,500/μL 以上
血小板数	90,000/μL 以上
ヘモグロビン量	10g/dL 以上

　⑤本剤の減量又は中止を必要とする中等度から重度の副作用(臨床検査値異常を含む)が報告されているので，重度の副作用を発現する可能性の高い患者又は投与開始前の臨床検査値が上記の基準に近い患者では，投与開始から 2 週間は原則入院させること。
　⑥本剤投与中は，定期的に血液学的検査を実施し，好中球数，血小板数，ヘモグロビン量の減少が発現した場合には，下表を参考にして用量を調整すること。ただし，血小板数が 25,000/μL 未満を示した場合は，本剤による治療の中止を考

慮すること。

C 型慢性肝炎におけるウイルス血症の改善

検査項目	数値	ペグインターフェロン アルファ-2a(遺伝子組換え)
好中球数	750/μL 未満	90μg に減量
	500/μL 未満	中止
血小板数	50,000/μL 未満	90μg に減量
	25,000/μL 未満	中止
ヘモグロビン量	8.5g/dL 未満	中止

B 型慢性活動性肝炎におけるウイルス血症の改善

検査項目	数値	ペグインターフェロン アルファ-2a(遺伝子組換え)
好中球数	750/μL 未満	半量に減量
	500/μL 未満	中止
血小板数	50,000/μL 未満	半量に減量
	25,000/μL 未満	中止
ヘモグロビン量	8.5g/dL 未満	中止

(2)リバビリンとの併用によるＣ型慢性肝炎又はＣ型代償性肝硬変におけるウイルス血症の改善

①本剤の投与期間は，臨床効果及び副作用の程度を考慮しながら慎重に決定するが，投与 24 週で効果が認められない場合には投与の中止を考慮すること。

②臨床試験の結果より，投与中止例では有効率が低下するため，減量・休薬等の処置により，可能な限り 48 週間投与することが望ましい。ただし，Ｃ型慢性肝炎において，セログループ 1(ジェノタイプⅠ(1a)又はⅡ(1b))で HCV-RNA 量が高値の患者以外に対しては，患者の状態や治療への反応性に応じて 24 週間で投与終了するなど投与期間の短縮も考慮すること。

③通常，成人には下記の用法用量のリバビリンを経口投与すること。

体重	1 日投与量	朝食後	夕食後
60kg 以下	600mg	200mg	400mg
60kg を超え 80kg 以下	800mg	400mg	400mg
80kg を超える	1,000mg	400mg	600mg

④本剤とリバビリンの併用投与は，下表の臨床検査値を確認してから開始すること。

C 型慢性肝炎におけるウイルス血症の改善

検査項目	投与前値
白血球数	3,000/μL 以上
好中球数	1,500/μL 以上
血小板数	90,000/μL 以上
ヘモグロビン量	12g/dL 以上

C 型代償性肝硬変におけるウイルス血症の改善

検査項目	投与前値
白血球数	3,000/μL 以上
好中球数	1,500/μL 以上
血小板数	75,000/μL 以上
ヘモグロビン量	12g/dL 以上

⑤本剤の減量又は中止を必要とする中等度から重度の副作用(臨床検査値異常を含む)が報告されているので，重度の副作用を発現する可能性の高い患者又は投与開始前の臨床検査値が上記の基準に近い患者では，投与開始から 2 週間は原則入院させること。

⑥本剤とリバビリンの併用投与中は，定期的に血液学的検査を実施し，好中球数，血小板数，ヘモグロビン量の減少が発現した場合には，下表を参考にして用量を調整すること。

なお，投与を再開する場合には，臨床検査値が下表の中止基準を上回ったことを確認すること。また，血小板数の減少による投与中止後の本剤の再開は，下表を参考にすること。

C 型慢性肝炎におけるウイルス血症の改善

検査項目	数値	リバビリン	ペグインターフェロン アルファ-2a(遺伝子組換え)
好中球数	750/μL 未満	変更なし	90μg に減量
	500/μL 未満	中止	中止
血小板数	50,000/μL 未満	中止	中止(50,000/μL 以上に回復後 90μg で再開可)
	25,000/μL 未満	中止(再開不可)	中止(再開不可)
ヘモグロビン量(心疾患又はその既往なし)	10g/dL 未満	減量 600mg/日→400mg/日 800mg/日→600mg/日 1,000mg/日→600mg/日	変更なし
	8.5g/dL 未満	中止	中止
ヘモグロビン量(心疾患又はその既往あり)	10g/dL 未満，又は投与中，投与前値に比べ 2g/dL 以上の減少が 4 週間持続	減量 600mg/日→400mg/日 800mg/日→600mg/日 1,000mg/日→600mg/日	変更なし
	8.5g/dL 未満，又は減量後，4 週間経過しても 12g/dL 未満	中止	中止

C 型代償性肝硬変におけるウイルス血症の改善

検査項目	数値	リバビリン	ペグインターフェロン アルファ-2a(遺伝子組換え)
好中球数	1,000/μL 未満	変更なし	45μg に減量
	750/μL 未満	変更なし	22.5μg に減量
	500/μL 未満	中止	中止
血小板数	50,000/μL 未満	中止	中止(50,000/μL 以上に回復後 45μg で再開可)
	35,000/μL 未満	中止	中止(50,000/μL 以上に回復後 22.5μg で再開可)
	25,000/μL 未満	中止(再開不可)	中止(再開不可)
ヘモグロビン量(心疾患又はその既往なし)	投与開始 1～4 週時 11g/dL 未満	減量 600mg/日→200mg/日 800mg/日→400mg/日 1,000mg/日→400mg/日	変更なし
	投与開始 5～48 週時 10g/dL 未満	減量 600mg/日→200mg/日 800mg/日→400mg/日 1,000mg/日→400mg/日	変更なし
	8.5g/dL 未満	中止	中止
ヘモグロビン量(心疾患又はその既往あり)	投与開始 1～4 週時 11g/dL 未満，又は投与中，投与前値に比べ 2g/dL 以上の減少が 4 週間持続	減量 600mg/日→200mg/日 800mg/日→400mg/日 1,000mg/日→400mg/日	変更なし
	投与開始 5～48 週時 10g/dL 未満，又は投与中，投与前値に比べ 2g/dL 以上の減少が 4 週間持続	減量 600mg/日→200mg/日 800mg/日→400mg/日 1,000mg/日→400mg/日	変更なし
	8.5g/dL 未満，又は減量後，4 週間経過しても 12g/dL 未満	中止	中止

警告　本剤の投与により間質性肺炎，自殺企図があらわれることがあるので，「使用上の注意」に十分留意し，患者に対し副作用発現の可能性について十分説明すること。

禁忌
(1)小柴胡湯を投与中の患者
(2)間質性肺炎の既往歴のある患者
(3)自己免疫性肝炎の患者
(4)本剤の成分又は他のインターフェロン製剤に対し過敏症の既往歴のある患者
(5)低出生体重児，新生児，乳児，3歳未満の幼児
(6)ワクチン等生物学的製剤に対し過敏症の既往歴のある患者

併用禁忌

薬剤名等	臨床症状・措置方法	機序・危険因子
小柴胡湯（ツムラ小柴胡湯エキス，クラシエ小柴胡湯エキス，テイコク小柴胡湯エキス　等）	間質性肺炎があらわれることがある。	機序は不明であるが，間質性肺炎の発現例には小柴胡湯との併用例が多い。

ヘキサブリックス320注20mL　規格：53.33%20mL1瓶［2791円/瓶］
ヘキサブリックス320注50mL　規格：53.33%50mL1瓶［6853円/瓶］
ヘキサブリックス320注100mL　規格：53.33%100mL1瓶［11604円/瓶］

イオキサグル酸　ゲルベ　721

【効能効果】

脳血管撮影，血管心臓撮影（冠状動脈撮影を含む），胸部臓器血管撮影，腹部臓器血管撮影，四肢血管撮影，コンピューター断層撮影における造影，静脈性尿路撮影，ディジタルX線撮影法による静脈性血管撮影

【対応標準病名】

該当病名なし

用法用量
通常，成人1回下記量を使用する。なお，年齢，体重，症状，目的により適宜増減する。

	用量
脳血管撮影	5〜15mL
血管心臓撮影（冠状動脈撮影）	20〜50mL（5〜8mL）
胸部臓器血管撮影	5〜50mL
腹部臓器血管撮影	5〜60mL
四肢血管撮影	10〜50mL
コンピューター断層撮影における造影	50〜100mL（50mL を超えて投与するときは通常点滴とする）
静脈性尿路撮影	20〜100mL（50mL を超えて投与するときは通常点滴とする）
ディジタルX線撮影法による静脈性血管撮影	30〜40mL

警告
(1)ショック等の重篤な副作用があらわれることがある。
(2)本剤を脳・脊髄腔内に投与すると重篤な副作用が発現するおそれがあるので，脳槽・脊髄造影には使用しないこと。

禁忌
(1)ヨード又はヨード造影剤に過敏症の既往歴のある患者
(2)重篤な甲状腺疾患のある患者

原則禁忌
(1)一般状態の極度に悪い患者
(2)気管支喘息のある患者
(3)重篤な心障害のある患者
(4)重篤な肝障害のある患者
(5)重篤な腎障害（無尿等）のある患者
(6)マクログロブリン血症の患者
(7)多発性骨髄腫の患者
(8)褐色細胞腫の患者及びその疑いのある患者

ヘキサミン静注液2g「ニッシン」　規格：40%5mL1管［128円/管］

ヘキサミン　日新－山形　251

【効能効果】

尿路感染症（膀胱炎，腎盂腎炎）

【対応標準病名】

◎	腎盂腎炎	尿路感染症	膀胱炎
○	院内尿路感染症	潰瘍性膀胱炎	気腫性腎盂腎炎
	急性出血性膀胱炎	急性単純性膀胱炎	急性尿路感染
	急性膀胱炎	細菌性膀胱炎	出血性膀胱炎
	術後腎盂腎炎	上行性腎盂腎炎	単純性尿路感染症
	尿細管間質性腎炎	尿膜管膿瘍	反復性尿路感染症
	反復性膀胱炎	びらん性膀胱炎	複雑性尿路感染症
	膀胱後部膿瘍	膀胱三角部炎	膀胱周囲炎
	膀胱周囲膿瘍	慢性再発性膀胱炎	慢性尿路感染症
	慢性複雑性膀胱炎	慢性膀胱炎	
△	BK ウイルス腎症	MRSA 膀胱炎	アレルギー性膀胱炎
	間質性膀胱炎	細菌尿	膿尿
	放射線性膀胱炎	無症候性細菌尿	無症候性膿尿

用法用量　ヘキサミンとして，通常成人1日1〜2gを静脈内注射する。なお，年齢，症状により適宜増減する。

禁忌
(1)腎不全のある患者
(2)本剤に対し過敏症の既往歴のある患者

併用禁忌

薬剤名等	臨床症状・措置方法	機序・危険因子
尿をアルカリ性にする薬剤 炭酸水素ナトリウム（重曹）等	本剤の効果が減弱することがある。	本剤は酸性尿（pH が5.5以下）中で抗菌作用を発現するが，尿をアルカリ性にする薬剤は本剤の作用を減弱させる。

ペグイントロン皮下注用50μg/0.5mL用
規格：50μg1瓶（溶解液付）［15634円/瓶］
ペグイントロン皮下注用100μg/0.5mL用
規格：100μg1瓶（溶解液付）［30332円/瓶］
ペグイントロン皮下注用150μg/0.5mL用
規格：150μg1瓶（溶解液付）［45396円/瓶］

ペグインターフェロンアルファ-2b（遺伝子組換え）　MSD　639

【効能効果】

(1)リバビリンとの併用による次のいずれかのC型慢性肝炎におけるウイルス血症の改善
①血中 HCV RNA 量が高値の患者
②インターフェロン製剤単独療法で無効の患者又はインターフェロン製剤単独療法後再燃した患者
(2)リバビリンとの併用によるC型代償性肝硬変におけるウイルス血症の改善

【対応標準病名】

◎	C型代償性肝硬変	C型慢性肝炎	ウイルス血症
○	C型肝炎	C型肝炎ウイルス感染	C型肝炎合併妊娠
	C型肝硬変	C型非代償性肝硬変	ウイルス性敗血症
	代償性肝硬変		
△	ウイルス感染症	ウイルス性表層角膜炎	肝硬化症
	肝線維症	慢性ウイルス肝炎	

効能効果に関連する使用上の注意
(1)本剤はリバビリンと併用すること。
(2)本剤の使用に際しては，HCV RNA が陽性であること，及び組

織像又は肝予備能，血小板数等により，慢性肝炎又は代償性肝硬変であることを確認すること。なお，血中 HCV RNA 量が高値のＣ型慢性肝炎に本剤を用いる場合，血中 HCV RNA 量が RT-PCR 法で 10^5IU/mL 以上又は b-DNA 法で 1Meq./mL 以上であることを確認すること。

(3)本剤の単独投与時の国内における有効性・安全性は確立していない。

用法用量

(1)リバビリンとの併用によるＣ型慢性肝炎におけるウイルス血症の改善の場合
リバビリンと併用すること。
通常，成人には，ペグインターフェロン　アルファ-2b(遺伝子組換え)として１回 1.5μg/kg を週１回皮下投与する。
本剤の投与に際しては，患者の状態を考慮し，減量，中止等の適切な処置を行うこと。

(2)リバビリンとの併用によるＣ型代償性肝硬変におけるウイルス血症の改善の場合
リバビリンと併用すること。
通常，成人には，ペグインターフェロン　アルファ-2b(遺伝子組換え)として１回 1.0μg/kg を週１回皮下投与する。
本剤の投与に際しては，患者の状態を考慮し，減量，中止等の適切な処置を行うこと。

用法用量に関連する使用上の注意

(1)本剤を添付の日本薬局方「注射用水」0.7mL に溶解したとき，溶解液 0.5mL 中に表示量のペグインターフェロン　アルファ-2b(遺伝子組換え)を含有する。
本剤の投与に際しては，下記を参考に，患者の体重に応じて必要量を用いる。

Ｃ型慢性肝炎におけるウイルス血症の改善

体重(kg)	投与量(μg)	使用バイアル	液量(mL)
35～45	60	100μg/0.5mL 用	0.3
46～60	80		0.4
61～75	100		0.5
76～90	120	150μg/0.5mL 用	0.4
91～120	150		0.5

Ｃ型代償性肝硬変におけるウイルス血症の改善

体重(kg)	投与量(μg)	使用バイアル	液量(mL)
35～45	40	50μg/0.5mL 用	0.4
46～60	50		0.5
61～75	70	100μg/0.5mL 用	0.35
76～90	80		0.4
91～120	100		0.5

(2)通常，成人には，下記の用法用量のリバビリンを経口投与する。
本剤の投与に際しては，患者の状態を考慮し，減量，中止等の適切な処置を行うこと。

Ｃ型慢性肝炎におけるウイルス血症の改善

患者の体重	リバビリンの投与量		
	１日投与量	朝食後	夕食後
60kg 以下	600mg	200mg	400mg
60kg を超え 80kg 以下	800mg	400mg	400mg
80kg を超える	1,000mg	400mg	600mg

Ｃ型代償性肝硬変におけるウイルス血症の改善

投与開始前のヘモグロビン濃度	患者の体重	リバビリンの投与量		
		１日投与量	朝食後	夕食後
14g/dL 以上	60kg 以下	600mg	200mg	400mg
	60kg を超え 80kg 以下	800mg	400mg	400mg
	80kg を超える	1,000mg	400mg	600mg
14g/dL 未満	60kg 以下	400mg	200mg	200mg
	60kg を超え 80kg 以下	600mg	200mg	400mg
	80kg を超える	800mg	400mg	400mg

(3)本剤の投与期間は，臨床効果(HCV RNA，ALT 等)及び副作用の程度を考慮しながら慎重に決定すること。特に好中球数，血小板数，ヘモグロビン濃度の推移に注意し，本剤又はリバビリンの減量あるいは中止基準に従うこと。

①Ｃ型慢性肝炎におけるウイルス血症の改善の場合

(a)セログループ１(ジェノタイプⅠ(1a)又はⅡ(1b))で血中 HCV RNA 量が高値の患者における通常の投与期間は 48 週間である。臨床試験の結果より，投与中止例では有効性が低下するため，減量・休薬などの処置により可能な限り 48 週間投与することが望ましい。なお，24 週間以上の投与で効果が認められない場合には投与の中止を考慮すること。

(b)それ以外の患者における通常の投与期間は 24 週間である。

②Ｃ型代償性肝硬変におけるウイルス血症の改善の場合，通常の投与期間は 48 週間である。なお，24 週間以上の投与で効果が認められない場合には投与の中止を考慮すること。

(4)本剤とリバビリンの併用投与にあたっては，下表の臨床検査値を確認することが望ましい。

Ｃ型慢性肝炎におけるウイルス血症の改善

検査項目	投与前値
白血球数	4,000/mm^3以上
好中球数	1,500/mm^3以上
血小板数	100,000/mm^3以上
ヘモグロビン濃度	12g/dL 以上

Ｃ型代償性肝硬変におけるウイルス血症の改善

検査項目	投与前値
好中球数	1,500/mm^3以上
血小板数	70,000/mm^3以上
ヘモグロビン濃度	12g/dL 以上

(5)投与開始前のヘモグロビン濃度が 14g/dL 未満，好中球数 2,000/mm^3未満あるいは血小板数 120,000/mm^3未満の患者，高齢者及び女性では減量を要する頻度が高くなる傾向が認められているので，投与開始から２週間は原則入院させること。

(6)本剤とリバビリンの併用投与中は，定期的に血液学的検査を実施し，白血球数，好中球数，血小板数又はヘモグロビン濃度の低下が認められた場合には，下表を参考に本剤又はリバビリンの用量を変更すること。

Ｃ型慢性肝炎におけるウイルス血症の改善

検査項目	数値	リバビリン	本剤
白血球数	1,500/mm^3未満	変更なし	半量に減量
	1,000/mm^3未満	中止	
好中球数	750/mm^3未満	変更なし	半量に減量
	500/mm^3未満	中止	
血小板数	80,000/mm^3未満	変更なし	半量に減量
	50,000/mm^3未満	中止	
ヘモグロビン濃度(心疾患又はその既往なし)	10g/dL 未満	減量 600mg/日→ 400mg/日 800mg/日→ 600mg/日 1,000mg/日→ 600mg/日	変更なし
	8.5g/dL 未満	中止	
ヘモグロビン濃度(心疾患又はその既往あり)	10g/dL 未満，又は投与中，投与前値に比べ 2g/dL 以上の減少が４週間持続	減量 600mg/日→ 400mg/日 800mg/日→ 600mg/日 1,000mg/日→	変更なし

		600mg/日	
	8.5g/dL 未満，又は減量後，4週間経過しても12g/dL 未満	中止	

C 型代償性肝硬変におけるウイルス血症の改善

検査項目	数値	リバビリン	本剤
好中球数	750/mm³未満	変更なし	半量に減量
	500/mm³未満	中止	
血小板数	50,000/mm³未満	変更なし	半量に減量
	35,000/mm³未満	中止	
ヘモグロビン濃度注)（投与開始前の Hb 濃度が14g/dL 以上）	10g/dL 未満	減量 600mg/日→400mg/日 800mg/日→600mg/日 1,000mg/日→600mg/日	変更なし
	8.5g/dL 未満	中止	
ヘモグロビン濃度注)（投与開始前の Hb 濃度が14g/dL 未満）	10g/dL 未満	減量 400mg/日→200mg/日 600mg/日→400mg/日 800mg/日→400mg/日	変更なし
	8.5g/dL 未満	中止	

注)心疾患又はその既往がある患者に投与する場合には，Hb 濃度が 10g/dL 以上であっても投与前に比べ 2g/dL 以上の減少が 4 週間持続する場合はリバビリンの減量を，Hb 濃度が 8.5g/dL 以上であっても減量後 4 週間経過しても 12g/dL 未満の場合には投与中止を考慮すること。

警告　本剤の投与により間質性肺炎，自殺企図があらわれることがあるので，【使用上の注意】に十分留意し，患者に対し副作用発現の可能性について十分説明すること。

禁忌

(1)本剤又は他のインターフェロン製剤に対し過敏症の既往歴のある患者

(2)ワクチン等生物学的製剤に対して過敏症の既往歴のある患者

(3)小柴胡湯を投与中の患者

(4)自己免疫性肝炎の患者

併用禁忌

薬剤名等	臨床症状・措置方法	機序・危険因子
小柴胡湯（ツムラ小柴胡湯，クラシエ小柴胡湯等）	他のインターフェロン　アルファ製剤との併用で間質性肺炎が報告されている。	作用機序は不明であるが，間質性肺炎の発現例には小柴胡湯との併用例が多い。

ベクティビックス点滴静注100mg

規格：100mg5mL1瓶［77726円/瓶］

ベクティビックス点滴静注400mg

規格：400mg20mL1瓶［295995円/瓶］

パニツムマブ（遺伝子組換え）　武田薬品　429

【効 能 効 果】

KRAS 遺伝子野生型の治癒切除不能な進行・再発の結腸・直腸癌

【対応標準病名】

◎	KRAS 遺伝子野生型結腸癌	KRAS 遺伝子野生型直腸癌	癌
○	KIT（CD117）陽性結腸消化管間質腫瘍	KIT（CD117）陽性直腸消化管間質腫瘍	S 状結腸癌
	横行結腸癌	下行結腸癌	結腸癌
	結腸消化管間質腫瘍	大腸癌	直腸 S 状部結腸癌
	直腸癌	直腸癌術後再発	直腸消化管間質腫瘍
△	遺伝性大腸癌	遺伝性非ポリポーシス大腸癌	肝弯曲部癌
	結腸脂肪肉腫	上行結腸カルチノイド	上行結腸癌
	大腸カルチノイド	大腸肉腫	大腸粘液癌
	直腸カルチノイド	直腸癌穿孔	直腸平滑筋肉腫
	脾弯曲部癌		

効能効果に関連する使用上の注意

(1)術後補助化学療法として本剤を使用した場合の有効性及び安全性は確立していない。

(2) *KRAS* 遺伝子変異を示す患者での有効性は確立していない。

(3)【臨床成績】の項の内容を熟知し，本剤の有効性及び安全性を十分に理解した上で，適応患者の選択を行うこと。

用法用量　通常，成人には 2 週間に 1 回，パニツムマブ（遺伝子組換え）として 1 回 6mg/kg（体重）を 60 分以上かけて点滴静注する。なお，患者の状態に応じて適宜減量する。

用法用量に関連する使用上の注意

(1)本剤と併用する他の抗悪性腫瘍剤は，【臨床成績】及び「その他の注意」の項の内容を熟知し，選択すること。

(2)重度（Grade3 以上）の皮膚障害があらわれた場合は，下表を目安に本剤の用量を調節すること。

＜重度（Grade3 以上）の皮膚障害発現時の用量調節の目安＞

皮膚障害発現時の本剤の投与量	本剤の投与	投与延期後の状態	本剤の用量調節
6mg/kg	投与延期	6 週間以内に Grade2 以下に回復注4)	6mg/kg 又は 4.8mg/kg
4.8mg/kg	投与延期	6 週間以内に Grade2 以下に回復注4)	3.6mg/kg
3.6mg/kg	投与中止		

注 4) 6 週間以内に Grade2 以下に回復しなかった場合は，本剤の投与を中止する。

(3)重度（Grade3 以上）の Infusion reaction があらわれた場合，本剤の投与を中止し，以降，本剤を再投与しないこと。また，Grade2 以下の Infusion reaction があらわれた場合は，投与速度を減じて慎重に投与すること。

(4)本剤の投与にあたっては，インラインフィルター（0.2 又は 0.22 ミクロン）を使用すること。

(5)注射液の調製法及び点滴時間

①本剤の投与時には 1 回投与量として 6mg/kg となるように必要量を抜き取り，日局生理食塩液に添加して全量を約 100mL とする。なお，日局生理食塩液で希釈後の点滴溶液中の本剤の最終濃度は 10mg/mL を超えないこと。

②本剤は，60 分以上かけて点滴静注すること。ただし，1 回投与量として 1,000mg を超える場合は，日局生理食塩液で希釈し約 150mL とし，90 分以上かけて点滴静注すること。

警告

(1)本剤を投与する場合は，緊急時に十分対応できる医療施設において，がん化学療法に十分な知識と経験を持つ医師のもとで，本剤が適切と判断される症例についてのみ投与すること。また，治療開始に先立ち，患者又はその家族に有効性及び危険性を十分説明し，同意を得てから投与すること。

(2)間質性肺疾患があらわれることがあり，死亡に至った症例も報告されている。異常が認められた場合には本剤の投与を中止し，副腎皮質ホルモン剤の投与等の適切な処置を行うこと。

(3)重度の Infusion reaction が発現し，死亡に至る例が報告されている。症状としては，アナフィラキシー様症状，血管浮腫，気管支痙攣，発熱，悪寒，呼吸困難，低血圧等があらわれることがある。重度の Infusion reaction があらわれた場合には，本剤の投与を中止し，以降，本剤を再投与しないこと。

禁忌　本剤の成分に対し重度の過敏症の既往歴のある患者

ベストコール筋注用0.5g　規格：500mg1瓶(溶解液付)［777円/瓶］
セフメノキシム塩酸塩　武田薬品　613

【効 能 効 果】

〈適応菌種〉セフメノキシムに感性のレンサ球菌属，肺炎球菌，大腸菌，シトロバクター属，クレブシエラ属，エンテロバクター属，セラチア属，プロテウス属，モルガネラ・モルガニー，プロビデンシア属，インフルエンザ菌，ペプトストレプトコッカス属，バクテロイデス属

〈適応症〉

敗血症

外傷・熱傷及び手術創等の二次感染

急性気管支炎，肺炎，肺膿瘍，膿胸，慢性呼吸器病変の二次感染

膀胱炎，腎盂腎炎，

腹膜炎

胆嚢炎，胆管炎，肝膿瘍

バルトリン腺炎，子宮内感染，子宮付属器炎，子宮旁結合織炎

【対応標準病名】

◎	外傷	肝膿瘍	急性気管支炎
	挫創	子宮内感染症	子宮付属器炎
	子宮傍組織炎	術後創部感染	腎盂腎炎
	創傷	創傷感染症	胆管炎
	胆のう炎	熱傷	膿胸
	肺炎	敗血症	肺膿瘍
	バルトリン腺炎	腹膜炎	膀胱炎
	裂傷	裂創	
○ あ	MRSA膀胱炎	亜急性気管支炎	足開放創
	足第1度熱傷	足第2度熱傷	足第3度熱傷
	足熱傷	アルカリ腐蝕	アレルギー性膀胱炎
	胃腸管熱傷	犬咬創	胃熱傷
	陰茎開放創	陰茎第1度熱傷	陰茎第2度熱傷
	陰茎第3度熱傷	陰茎熱傷	咽頭開放創
	咽頭創傷	咽頭熱傷	院内感染敗血症
	陰のう開放創	陰のう第1度熱傷	陰のう第2度熱傷
	陰のう第3度熱傷	陰のう熱傷	インフルエンザ菌気管支炎
	インフルエンザ菌敗血症	会陰第1度熱傷	会陰第2度熱傷
	会陰第3度熱傷	会陰熱傷	会陰部化膿創
	腋窩第1度熱傷	腋窩第2度熱傷	腋窩第3度熱傷
	腋窩熱傷	壊死性肺炎	壊疽性胆細管炎
	壊疽性胆のう炎	横隔膜下膿瘍	横隔膜下腹膜炎
	横隔膜損傷	汚染擦過創	汚染創
か	外陰開放創	外陰第1度熱傷	外陰第2度熱傷
	外陰第3度熱傷	外陰熱傷	外耳開放創
	外耳道創傷	外耳部外傷性異物	外耳部割創
	外耳部貫通創	外耳部咬創	外耳部挫創
	外耳部刺創	外耳部創傷	外傷性異物
	外傷性眼球ろう	外傷性虹彩離断	外傷性食道破裂
	外傷性脳圧迫・頭蓋内に達する開放創合併あり	外傷性破裂	外耳裂創
	開放骨折	開放性外傷性脳圧迫	開放性陥没骨折
	開放性胸膜損傷	開放性脱臼骨折	開放性脳挫創
	開放性脳損傷髄膜炎	開放性脳底部挫傷	開放性びまん性脳損傷
	開放性粉砕骨折	開放創	潰瘍性膀胱炎
	下咽頭創傷	下咽頭熱傷	化学外傷
	下顎外傷性異物	下顎開放創	下顎割創
	下顎貫通創	下顎口唇挫創	下顎咬創
	下顎挫創	下顎刺創	下顎創傷
	下顎熱傷	下顎部第1度熱傷	下顎部第2度熱傷
	下顎部第3度熱傷	下顎裂創	顎関節部開放創
	顎関節部割創	顎関節部貫通創	顎関節部咬創
	顎関節部挫創	顎関節部刺創	顎関節部創傷
	顎関節部裂創	角結膜腐蝕	角膜アルカリ化学熱傷
	角膜挫創	角膜酸化学熱傷	角膜酸性熱傷
	角膜切傷	角膜切創	角膜創傷
	角膜熱傷	角膜破裂	角膜裂傷
	下肢第1度熱傷	下肢第2度熱傷	下肢第3度熱傷
	下肢熱傷	下腿開放創	下腿足部熱傷
	下腿熱傷	下腿部第1度熱傷	下腿部第2度熱傷
	下腿部第3度熱傷	割創	化膿性肝膿瘍
	化膿性腹膜炎	下半身第1度熱傷	下半身第2度熱傷
	下半身第3度熱傷	下半身熱傷	下腹部第1度熱傷
	下腹部第2度熱傷	下腹部第3度熱傷	眼化学熱傷
	眼窩創傷	肝下膿瘍	眼球結膜裂傷
	眼球損傷	眼球熱傷	眼球破裂
	眼球裂傷	眼瞼外傷性異物	眼瞼開放創
	眼瞼化学熱傷	眼瞼割創	眼瞼貫通創
	眼瞼咬創	眼瞼挫創	眼瞼刺創
	眼瞼創傷	眼瞼第1度熱傷	眼瞼第2度熱傷
	眼瞼第3度熱傷	眼瞼熱傷	眼瞼裂創
	肝周囲炎	眼周囲化学熱傷	眼周囲第1度熱傷
	眼周囲第2度熱傷	眼周囲第3度熱傷	肝周囲膿瘍
	眼周囲部外傷性異物	眼周囲部開放創	眼周囲部割創
	眼周囲部貫通創	眼周囲部咬創	眼周囲部挫創
	眼周囲部刺創	眼周囲部創傷	眼周囲部裂創
	貫通刺創	貫通銃創	貫通創
	肝内胆細管炎	眼熱傷	眼部外傷性異物
	眼部開放創	眼部割創	眼部貫通創
	眼部咬創	眼部挫創	眼部刺創
	眼部創傷	眼部裂創	顔面外傷性異物
	顔面開放創	顔面割創	顔面貫通創
	顔面咬創	顔面挫創	顔面刺創
	顔面創傷	顔面掻創	顔面損傷
	顔面第1度熱傷	顔面第2度熱傷	顔面第3度熱傷
	顔面多発開放創	顔面多発割創	顔面多発貫通創
	顔面多発咬創	顔面多発挫創	顔面多発刺創
	顔面多発創傷	顔面多発裂創	顔面熱傷
	顔面裂創	気管支肺炎	気管支膿胸
	気管熱傷	気腫性腎盂腎炎	気道熱傷
	偽膜性気管支炎	逆行性胆管炎	急性化膿性胆管炎
	急性化膿性胆のう炎	急性気管気管支炎	急性気腫性胆のう炎
	急性限局性腹膜炎	急性喉頭気管気管支炎	急性骨盤腹膜炎
	急性子宮傍結合織炎	急性出血性膀胱炎	急性胆管炎
	急性胆細管炎	急性単純性膀胱炎	急性胆のう炎
	急性肺炎	急性汎発性腹膜炎	急性反復性気管支炎
	急性腹膜炎	急性付属器炎	急性閉塞性化膿性胆管炎
	急性膀胱炎	急性卵管炎	急性卵巣炎
	胸管損傷	胸腔熱傷	狭窄性胆管炎
	胸腺損傷	胸部外傷	頬部外傷性異物
	頬部開放創	頬部割創	頬部貫通創
	頬部咬創	頬部挫創	頬部刺創
	胸部上腕熱傷	胸部食道損傷	頬部創傷
	胸部損傷	胸部第1度熱傷	頬部第1度熱傷
	胸部第2度熱傷	頬部第2度熱傷	胸部第3度熱傷
	頬部第3度熱傷	胸部熱傷	頬部裂創
	胸壁開放創	胸壁刺創	強膜切創
	強膜創傷	胸膜損傷・胸腔に達する開放創合併あり	胸膜肺炎
	強膜裂傷	胸膜裂創	胸膜瘻
	棘刺創	魚咬創	躯幹薬傷
	クラミジア肺炎	グラム陽性菌敗血症	クループ性気管支炎
	頚部開放創	頚部食道開放創	頚部第1度熱傷
	頚部第2度熱傷	頚部第3度熱傷	頚部熱傷
	結膜創傷	結膜熱傷	結膜のうアルカリ化学熱傷
	結膜のう酸化学熱傷	結膜腐蝕	結膜裂傷

嫌気性菌敗血症	限局性膿胸	限局性腹膜炎
肩甲間部第1度熱傷	肩甲間部第2度熱傷	肩甲間部第3度熱傷
肩甲間部熱傷	肩甲部第1度熱傷	肩甲部第2度熱傷
肩甲部第3度熱傷	肩甲部熱傷	原発性硬化性胆管炎
原発性腹膜炎	肩部第1度熱傷	肩部第2度熱傷
肩部第3度熱傷	コアグラーゼ陰性ぶどう球菌敗血症	高エネルギー外傷
口蓋切創	口蓋裂創	口角部挫創
口角部裂創	口腔開放創	口腔割創
口腔挫創	口腔刺創	口腔創傷
口腔第1度熱傷	口腔第2度熱傷	口腔第3度熱傷
口腔熱傷	口腔粘膜咬創	口腔裂創
口唇外傷性異物	口唇開放創	口唇割創
口唇貫通創	口唇咬創	口唇挫創
口唇刺創	口唇創傷	口唇第1度熱傷
口唇第2度熱傷	口唇第3度熱傷	口唇熱傷
口唇裂創	溝創	咬創
喉頭外傷	喉頭損傷	喉頭熱傷
後腹膜炎	後腹膜膿瘍	肛門第1度熱傷
肛門第2度熱傷	肛門第3度熱傷	肛門熱傷
骨盤結合織炎	骨盤死腔炎	骨盤直腸窩膿瘍

さ

骨盤部感染性リンパのう胞	骨盤腹膜炎	細菌性肝膿瘍
細菌性ショック	細菌性腹膜炎	細菌性膀胱炎
細胆管炎	再発性胆管炎	酸腐蝕
耳介外傷性異物	耳介開放創	耳介割創
耳介貫通創	耳介咬創	耳介挫創
耳介刺創	耳介創傷	耳介部第1度熱傷
耳介部第2度熱傷	耳介部第3度熱傷	趾開放創
耳介裂創	趾化膿創	指間切創
子宮周囲炎	子宮周囲膿瘍	子宮熱傷
刺咬症	示指PIP開放創	示指化膿創
四肢挫傷	四肢第1度熱傷	四肢第2度熱傷
四肢第3度熱傷	四肢熱傷	耳前部挫創
刺創	趾第1度熱傷	趾第2度熱傷
趾第3度熱傷	膝蓋部挫創	膝関節部挫創
膝部開放創	膝部咬創	膝部第1度熱傷
膝部第2度熱傷	膝部第3度熱傷	歯肉切創
歯肉裂創	趾熱傷	射創
縦隔膿瘍	銃自殺未遂	銃創
十二指腸穿孔腹膜炎	十二指腸総胆管炎	手関節掌側部挫創
手関節部挫創	手関節部創傷	手関節部第1度熱傷
手関節部第2度熱傷	手関節部第3度熱傷	手指開放創
手指咬創	種子骨開放骨折	手指第1度熱傷
手指第2度熱傷	手指第3度熱傷	手指端熱傷
手指熱傷	手術創部膿瘍	手掌挫創
手掌刺創	手掌切創	手掌第1度熱傷
手掌第2度熱傷	手掌第3度熱傷	手掌熱傷
手掌剥皮創	出血性膀胱炎	術後横隔膜下膿瘍
術後腎盂腎炎	術後胆管炎	術後膿瘍
術後腹腔内膿瘍	術後腹壁膿瘍	術後腹膜炎
手背第1度熱傷	手背第2度熱傷	手背第3度熱傷
手背熱傷	手背部挫創	手背部切創
シュロッフェル腫瘤	上顎部裂創	上行性腎盂腎炎
小指咬創	上肢第1度熱傷	上肢第2度熱傷
上肢第3度熱傷	上肢熱傷	焼身自殺未遂
小児肺炎	上半身第1度熱傷	上半身第2度熱傷
上半身第3度熱傷	上半身熱傷	踵部第1度熱傷
踵部第2度熱傷	踵部第3度熱傷	上腕貫通銃創
上腕第1度熱傷	上腕第2度熱傷	上腕第3度熱傷
上腕熱傷	上腕部開放創	食道損傷
食道熱傷	女性急性骨盤蜂巣炎	女性慢性骨盤蜂巣炎
針刺創	滲出性気管支炎	滲出性腹膜炎
膵臓性腹膜炎	精巣開放創	精巣熱傷
声門外傷	舌開放創	舌下顎挫創

舌咬創	舌挫創	舌刺創
舌切創	舌創傷	切断
舌熱傷	舌裂創	セレウス菌敗血症
前額部外傷性異物	前額部開放創	前額部割創
前額部貫通創	前額部咬創	前額部挫創
前額部刺創	前額部創傷	前額部第1度熱傷
前額部第2度熱傷	前額部第3度熱傷	前額部裂創
前胸部第1度熱傷	前胸部第2度熱傷	前胸部第3度熱傷
前胸部熱傷	前頚頭頂部挫創	穿孔性腹腔内膿瘍
穿孔性腹膜炎	全身挫傷	全身第1度熱傷
全身第2度熱傷	全身第3度熱傷	全身熱傷
穿通創	全膿胸	前腕開放創
前腕咬創	前腕手部熱傷	前腕第1度熱傷
前腕第2度熱傷	前腕第3度熱傷	前腕熱傷
創部膿瘍	足関節第1度熱傷	足関節第2度熱傷
足関節第3度熱傷	足関節熱傷	側胸部第1度熱傷
側胸部第2度熱傷	側胸部第3度熱傷	足底熱傷
足底部咬創	足底部第1度熱傷	足底部第2度熱傷
足底部第3度熱傷	足背部第1度熱傷	足背部第2度熱傷
足背部第3度熱傷	側腹部咬創	側腹部第1度熱傷
側腹部第2度熱傷	側腹部第3度熱傷	側腹壁開放創
鼡径部開放創	鼡径部第1度熱傷	鼡径部第2度熱傷

た

鼡径部第3度熱傷	鼡径部熱傷	第1度熱傷
第1度腐蝕	第2度熱傷	第2度腐蝕
第3度熱傷	第3度腐蝕	第4度熱傷
体幹第1度熱傷	体幹第2度熱傷	体幹第3度熱傷
体幹熱傷	大腿咬創	大腿挫創
大腿熱傷	大腿部開放創	大腿部刺創
大腿部切創	大腿部第1度熱傷	大腿部第2度熱傷
大腿部第3度熱傷	大腿裂創	大転子部挫創
体表面積10%未満の熱傷	体表面積10－19%の熱傷	体表面積20－29%の熱傷
体表面積30－39%の熱傷	体表面積40－49%の熱傷	体表面積50－59%の熱傷
体表面積60－69%の熱傷	体表面積70－79%の熱傷	体表面積80－89%の熱傷
体表面積90%以上の熱傷	大網膿瘍	大葉性肺炎
多発性外傷	多発性開放創	多発性肝膿瘍
多発性咬創	多発性昆虫咬創	多発性挫傷
多発性擦過創	多発性漿膜炎	多発性穿刺創
多発性第1度熱傷	多発性第2度熱傷	多発性第3度熱傷
多発性腸間膜膿瘍	多発性熱傷	多発性表在損傷
打撲割創	打撲挫創	胆管炎性肝膿瘍
胆管胆のう炎	胆管膿瘍	胆汁性腹膜炎
胆のう壊疽	胆のう周囲炎	胆のう周囲膿瘍
胆のう膿瘍	腟開放創	腟熱傷
肘関節部開放創	中指咬創	中手骨関節部挫創
虫垂炎術後残膿瘍	肘部第1度熱傷	肘部第2度熱傷
肘部第3度熱傷	腸間膜脂肪壊死	腸間膜脂肪織炎
腸間膜膿瘍	腸骨窩膿瘍	腸穿孔腹膜炎
腸腰筋膿瘍	沈下性肺炎	手開放創
手咬創	手第1度熱傷	手第2度熱傷
手第3度熱傷	手熱傷	殿部開放創
殿部咬創	殿部第1度熱傷	殿部第2度熱傷
殿部第3度熱傷	殿部熱傷	頭皮開放創
頭部開放創	頭部第1度熱傷	頭部第2度熱傷
頭部第3度熱傷	頭部多発開放創	頭部多発割創
頭部多発咬創	頭部多発挫創	頭部多発刺創
頭部多発創傷	頭部多発裂創	動物咬創

な

頭部熱傷	飛び降り自殺未遂	内部尿路性器の熱傷
軟口蓋挫創	軟口蓋創傷	軟口蓋熱傷
軟口蓋破裂	乳児肺炎	乳頭部第1度熱傷
乳頭部第2度熱傷	乳頭部第3度熱傷	乳房第1度熱傷
乳房第2度熱傷	乳房第3度熱傷	乳房熱傷
乳輪部第1度熱傷	乳輪部第2度熱傷	乳輪部第3度熱傷

	尿細管間質性腎炎	尿膜管膿瘍	妊娠中の子宮内感染
	妊娠中の性器感染症	猫咬創	脳挫傷・頭蓋内に達する開放創合併あり
は	脳挫創・頭蓋内に達する開放創合併あり	脳底部挫傷・頭蓋内に達する開放創合併あり	肺壊疽
	肺炎合併肺膿瘍	肺炎球菌性気管支炎	肺炎球菌性腹膜炎
	肺化膿症	敗血症性ショック	敗血症性肺炎
	敗血性壊疽	肺熱傷	背部第１度熱傷
	背部第２度熱傷	背部第３度熱傷	背部熱傷
	爆死自殺未遂	抜歯後感染	バルトリン腺膿瘍
	半身第１度熱傷	半身第２度熱傷	半身第３度熱傷
	汎発性化膿性腹膜炎	反復性膀胱炎	鼻根部打撲挫創
	鼻根部裂創	膝汚染創	膝皮膚欠損創
	鼻前庭部挫創	鼻尖部挫創	鼻部外傷性異物
	鼻部開放創	眉部割創	鼻部割創
	鼻部貫通創	皮膚欠損創	鼻部咬創
	鼻部挫創	鼻部刺創	鼻部創傷
	鼻部第１度熱傷	鼻部第２度熱傷	鼻部第３度熱傷
	皮膚剥脱創	鼻部裂創	びまん性脳損傷・頭蓋内に達する開放創合併あり
	びまん性肺炎	眉毛部割創	眉毛部裂創
	鼻翼部切創	鼻翼部裂創	びらん性膀胱炎
	腹腔骨盤部膿瘍	腹腔内遺残膿瘍	腹腔内膿瘍
	伏針	副鼻腔開放創	腹部第１度熱傷
	腹部第２度熱傷	腹部第３度熱傷	腹部熱傷
	腹壁開放創	腹壁縫合糸膿瘍	腐蝕
	ぶどう球菌性胸膜炎	ぶどう球菌性敗血症	ぶどう球菌性肺膿瘍
	閉塞性肺炎	膀胱後部膿瘍	膀胱三角部炎
	縫合糸膿瘍	膀胱周囲炎	膀胱周囲膿瘍
	縫合部膿瘍	放射線性熱傷	母指球部第１度熱傷
	母指球部第２度熱傷	母指球部第３度熱傷	母指咬創
	母指示指間切創	母指第１度熱傷	母指第２度熱傷
ま	母指第３度熱傷	母指熱傷	慢性骨盤腹膜炎
	慢性再発性膀胱炎	慢性子宮傍結合織炎	慢性胆管炎
	慢性胆細管炎	慢性胆のう炎	慢性膿胸
	慢性肺化膿症	慢性複雑性膀胱炎	慢性腹膜炎
	慢性付属器炎	慢性膀胱炎	慢性卵管炎
	慢性卵巣炎	眉間部挫創	眉間部裂創
	耳後部挫創	脈絡網膜熱傷	無熱性肺炎
	盲管銃創	盲腸後部膿瘍	網脈絡膜裂傷
や	門脈炎性肝膿瘍	薬傷	腰部第１度熱傷
	腰部第２度熱傷	腰部第３度熱傷	腰部熱傷
ら	卵管炎	卵管周囲炎	卵管卵巣膿瘍
	卵管留膿症	卵巣炎	卵巣周囲炎
	卵巣膿瘍	卵巣卵管周囲炎	淋菌性バルトリン腺膿瘍
	連鎖球菌気管支炎	老人性肺炎	
△	BK ウイルス腎症	MRCNS 敗血症	MRSA 膿胸
	MRSA 肺化膿症	MRSA 敗血症	MRSA 腹膜炎
あ	RS ウイルス気管支炎	アキレス腱筋腱移行部断裂	アキレス腱挫傷
	アキレス腱挫創	アキレス腱切創	アキレス腱断裂
	アキレス腱部分断裂	足異物	足挫創
	足切創	亜脱臼	圧挫傷
	圧挫創	圧迫骨折	圧迫神経炎
	医原性気胸	陰茎挫創	陰茎折症
	陰茎裂創	陰のう裂創	陰部切創
	ウイルス性気管支炎	会陰裂傷	エコーウイルス気管支炎
	炎症性大網癒着	横骨折	黄色ぶどう球菌敗血症
か	外陰部挫創	外陰部切創	外陰部裂傷
	外耳部外傷性腫脹	外耳部外傷性皮下異物	外耳部挫傷
	外耳部擦過創	外耳部切創	外耳部打撲傷
	外耳部虫刺傷	外耳部皮下血腫	外耳部皮下出血
	外傷後早期合併症	外傷性一過性麻痺	外傷性横隔膜ヘルニア
	外傷性空気塞栓症	外傷性咬合	外傷性硬膜動静脈瘻

	外傷性耳出血	外傷性脂肪塞栓症	外傷性縦隔気腫
	外傷性脊髄出血	外傷性切断	外傷性動静脈瘻
	外傷性動脈血腫	外傷性動脈瘤	外傷性乳び胸
	外傷性脳圧迫	外傷性脳圧迫・頭蓋内に達する開放創合併なし	外傷性脳症
	外傷性皮下気腫	外傷性皮下血腫	開放性脱臼
	下顎挫傷	下顎擦過創	下顎切創
	下顎打撲傷	下顎皮下血腫	下顎部挫傷
	下顎部打撲傷	下顎部皮膚欠損創	踵裂創
	顎関節部挫傷	顎関節部擦過創	顎関節部切創
	顎関節部打撲傷	顎関節部皮下血腫	顎部挫傷
	顎部打撲傷	下腿汚染創	下腿挫創
	下腿切創	下腿皮膚欠損創	下腿裂創
	カテーテル感染症	カテーテル敗血症	眼黄斑部裂孔
	眼窩部挫創	眼窩裂傷	眼瞼外傷性腫脹
	眼瞼外傷性皮下異物	眼瞼擦過創	眼瞼切創
	眼瞼虫刺傷	環指圧挫傷	環指挫傷
	環指挫創	環指切創	間質性膀胱炎
	環指剥皮創	環指皮膚欠損創	眼周囲部外傷性腫脹
	眼周囲部外傷性皮下異物	眼周囲部擦過創	眼周囲部切創
	眼周囲部虫刺傷	関節血腫	関節骨折
	関節挫傷	関節打撲	完全骨折
	完全脱臼	貫通性挫滅創	肝肉芽腫
	眼部外傷性腫脹	眼部外傷性皮下異物	眼部擦過創
	眼部切創	眼部虫刺傷	陥没骨折
	顔面汚染創	顔面挫傷	顔面擦過創
	顔面切創	顔面多発挫傷	顔面多発擦過創
	顔面多発切創	顔面多発打撲傷	顔面多発虫刺傷
	顔面多発皮下血腫	顔面多発皮下出血	顔面打撲傷
	顔面皮下血腫	顔面皮膚欠損創	気管支食道瘻
	気管食道瘻	頬粘膜咬傷	頬粘膜咬創
	胸部汚染創	頬部挫傷	胸部挫創
	頬部擦過創	胸部切創	頬部切創
	頬部打撲傷	胸部皮下気腫	頬部皮下血腫
	胸部皮膚欠損創	頬部皮膚欠損創	亀裂骨折
	筋損傷	筋断裂	筋肉内血腫
	屈曲骨折	グラム陰性桿菌敗血症	グラム陰性菌敗血症
	頚管破裂	脛骨顆部割創	頚部挫創
	頚部切創	頚部皮膚欠損創	血管切断
	血管損傷	血腫	血性腹膜炎
	腱切創	腱損傷	腱断裂
	腱部分断裂	腱裂傷	口蓋挫傷
	口腔外傷性異物	口腔外傷性腫脹	口腔挫傷
	口腔擦過創	口腔切創	口腔打撲傷
	口腔内血腫	口腔粘膜咬傷	後出血
	口唇外傷性腫脹	口唇外傷性皮下異物	口唇咬傷
	口唇挫傷	口唇擦過創	口唇切創
	口唇打撲傷	口唇虫刺傷	口唇皮下血腫
	口唇皮下出血	後頭部外傷	後頭部割創
	後頭部挫傷	後頭部挫創	後頭部切創
	後頭部打撲傷	後頭部裂創	広範性軸索損傷
	広汎性神経損傷	後方脱臼	硬膜損傷
	硬膜裂傷	肛門裂創	コクサッキーウイルス気管支炎
	骨折	骨盤部裂創	昆虫咬創
さ	昆虫刺傷	コントル・クー損傷	採皮創
	挫傷	擦過創	擦過皮下血腫
	挫滅傷	挫滅創	耳介外傷性腫脹
	耳介外傷性皮下異物	耳介挫傷	耳介擦過創
	耳介切創	耳介打撲傷	耳介虫刺傷
	耳介皮下血腫	耳介皮下出血	耳下腺部打撲
	趾間切創	子宮頚管裂傷	子宮頚部環状剥離
	趾挫創	示指 MP 関節挫傷	示指割創
	示指挫傷	示指挫創	示指刺創

	四肢静脈損傷	示指切創	四肢動脈損傷
	示指皮膚欠損創	膝下部挫創	膝窩部銃創
	膝関節部異物	膝部異物	膝部割創
	膝部挫創	膝部切創	膝部裂創
	歯肉挫傷	斜骨折	尺骨近位端骨折
	尺骨鉤状突起骨折	手圧挫傷	縦隔血腫
	縦骨折	重複骨折	手関節挫滅傷
	手関節挫滅創	手関節部切創	手関節部裂創
	手指圧挫傷	手指汚染創	種子骨骨折
	手指挫傷	手指挫創	手指挫滅傷
	手指挫滅創	手指刺創	手指切創
	手指打撲傷	手指剥皮創	手指皮下血腫
	手指皮膚欠損創	手術創離開	手掌皮膚欠損創
	術後感染症	術後血腫	術後消化管出血性ショック
	術後ショック	術後髄膜炎	術後敗血症
	術後皮下気腫	手背皮膚欠損創	手部汚染創
	上顎挫傷	上顎擦過創	上顎切創
	上顎打撲傷	上顎皮下血腫	上口唇挫傷
	踵骨部挫滅創	小指挫傷	小指挫創
	小指切創	硝子体切断	小指皮膚欠損創
	上唇小帯裂創	上腕汚染創	上腕挫創
	上腕皮膚欠損創	食道気管支瘻	食道気管瘻
	処女膜裂傷	神経根ひきぬき損傷	神経切断
	神経叢損傷	神経叢不全損傷	神経損傷
	神経断裂	新生児敗血症	靱帯ストレイン
	靱帯損傷	靱帯断裂	靱帯捻挫
	靱帯裂傷	心内異物	ストレイン
	精巣破裂	舌咬傷	切創
	前額部外傷性腫脹	前額部外傷性皮下異物	前額部擦過創
	前額部切創	前額部虫刺傷	前額部虫刺症
	前額部皮膚欠損創	前胸部挫創	仙骨部挫創
	仙骨部皮膚欠損創	線状骨折	全身擦過創
	前頭部割創	前頭部挫傷	前頭部挫創
	前頭部切創	前頭部打撲傷	前頭部皮膚欠損創
	前方脱臼	前腕汚染創	前腕挫創
	前腕刺創	前腕切創	前腕皮膚欠損創
	前腕裂創	爪下異物	爪下挫滅傷
	爪下挫滅創	搔創	足関節内果部挫創
	足関節部挫創	足底異物	足底部刺創
	足底部皮膚欠損創	側頭部割創	側頭部挫創
	側頭部切創	側頭部打撲傷	側頭部皮下血腫
	足背部挫創	足背部切創	足部汚染創
	側腹部挫創	足部皮膚欠損創	足部裂創
た	鼡径部切創	損傷	第５趾皮膚欠損創
	大腿汚染創	大腿皮膚欠損創	脱臼
	脱臼骨折	多発性切創	多発性裂創
	打撲血腫	打撲擦過創	打撲傷
	打撲皮下血腫	単純脱臼	胆道疾患
	腟断端炎	腟断端出血	腟壁縫合不全
	腟裂傷	肘関節骨折	肘関節挫創
	肘関節脱臼骨折	中指挫傷	中指挫創
	中指刺創	中指切創	中指皮膚欠損創
	中枢神経系損傷	肘頭骨折	肘部挫創
	肘部切創	肘部皮膚欠損創	腸球菌敗血症
	手挫創	手刺創	手切創
	転位性骨折	殿部異物	殿部刺創
	殿部切創	殿部皮膚欠損創	殿部裂創
	頭頂部挫傷	頭頂部挫創	頭頂部擦過創
	頭頂部切創	頭頂部打撲傷	頭頂部裂創
	頭皮外傷性腫脹	頭皮下血腫	頭皮剥離
	頭皮表在損傷	頭部異物	頭部外傷性皮下異物
	頭部外傷性皮下気腫	頭部割創	頭部頚部挫傷
	頭部頚部挫創	頭部頚部打撲傷	頭部血腫
	頭部挫傷	頭部挫創	頭部擦過創
	頭部刺創	頭部切創	頭部多発挫傷
	頭部多発擦過創	頭部多発切創	頭部多発打撲傷
	頭部多発皮下血腫	頭部打撲	頭部打撲血腫
	頭部打撲傷	頭部虫刺傷	頭部皮下異物
	頭部皮下血腫	頭部皮下出血	頭部皮膚欠損創
	頭部裂創	動脈損傷	特発性関節脱臼
な	飛び込み自殺未遂	内視鏡検査中腸穿孔	軟口蓋血腫
	肉離れ	乳腺内異物	乳房異物
	尿管切石術後感染症	尿性腹膜炎	妊娠中の子宮頚管炎
	捻挫	脳挫傷	脳挫傷・頭蓋内に達する開放創合併なし
	脳挫創	脳挫創・頭蓋内に達する開放創合併なし	脳損傷
	脳対側損傷	脳直撃損傷	脳底部挫傷
は	脳底部挫傷・頭蓋内に達する開放創合併なし	脳裂傷	敗血症性気管支炎
	肺穿孔	肺瘻	剥離骨折
	パラインフルエンザウイルス気管支炎	バルトリン腺のう胞	破裂骨折
	皮下異物	皮下気腫	皮下血腫
	鼻下擦過創	皮下静脈損傷	皮下損傷
	皮神経挫傷	非定型肺炎	非熱傷性水疱
	鼻部外傷性腫脹	鼻部外傷性皮下異物	腓腹筋挫創
	眉部血腫	鼻部挫傷	鼻部擦過創
	鼻部切創	皮膚損傷	鼻部打撲傷
	鼻部虫刺傷	鼻部皮下血腫	鼻部皮下出血
	鼻部皮膚欠損創	鼻部皮膚剥離創	びまん性脳損傷
	びまん性脳損傷・頭蓋内に達する開放創合併なし	表皮剥離	フィブリン性腹膜炎
	複雑脱臼	腹部汚染創	腹部刺創
	腹部皮膚欠損創	腹壁異物	腹壁創し開
	腹壁縫合不全	不全骨折	ブラックアイ
	粉砕骨折	分娩時会陰裂傷	分娩時軟産道損傷
	閉鎖性外傷性脳圧迫	閉鎖性骨折	閉鎖性脱臼
	閉鎖性脳挫創	閉鎖性脳底部挫傷	閉鎖性びまん性脳損傷
	縫合不全	縫合不全出血	放射線出血性膀胱炎
	放射線性膀胱炎	帽状腱膜下出血	包皮挫創
	包皮切創	包皮裂創	母指挫傷
	母指挫創	母趾挫創	母指刺創
	母指切創	母指打撲挫創	母指打撲傷
	母指皮膚欠損創	母趾皮膚欠損創	母指末節部挫創
ま	マイコプラズマ気管支炎	末梢血管外傷	末梢神経損傷
	耳後部打撲傷	網膜振盪	モンテジア骨折
ら	腰部切創	腰部打撲挫創	ライノウイルス気管支炎
	らせん骨折	卵管留水症	離開骨折
	涙管損傷	涙管断裂	涙道損傷
	轢過創	裂離	裂離骨折
	若木骨折		

用法用量　成人にはセフメノキシム塩酸塩として１日１～2g（力価）を２回に分けて筋肉内に注射する。

筋肉内注射に際しては，添付のベストコール筋注用溶解液に溶解して用いる。

用法用量に関連する使用上の注意

(1)高度の腎障害のある患者には，投与量・投与間隔の適切な調節をするなど慎重に投与すること。

(2)本剤の使用にあたっては，耐性菌の発現等を防ぐため，原則として感受性を確認し，疾病の治療上必要な最少限の期間の投与にとどめること。

禁忌

(1)本剤の成分によるショックの既往歴のある患者

(2)低出生体重児，新生児，乳児，幼児，小児

(3)メピバカイン塩酸塩又はアニリド系局所麻酔剤に対し過敏症の既往歴のある患者

原則禁忌　本剤の成分又はセフェム系抗生物質に対し過敏症の既往歴のある患者

ベストコール静注用0.5g　規格：500mg1瓶[792円/瓶]
ベストコール静注用1g　規格：1g1瓶[1211円/瓶]
セフメノキシム塩酸塩　武田薬品　613

【効 能 効 果】

〈適応菌種〉セフメノキシムに感性のレンサ球菌属，肺炎球菌，大腸菌，シトロバクター属，クレブシエラ属，エンテロバクター属，セラチア属，プロテウス属，モルガネラ・モルガニー，プロビデンシア属，インフルエンザ菌，ペプトストレプトコッカス属，バクテロイデス属

〈適応症〉

敗血症

外傷・熱傷及び手術創等の二次感染

急性気管支炎，肺炎，肺膿瘍，膿胸，慢性呼吸器病変の二次感染

膀胱炎，腎盂腎炎

腹膜炎

胆嚢炎，胆管炎，肝膿瘍

バルトリン腺炎，子宮内感染，子宮付属器炎，子宮旁結合織炎

化膿性髄膜炎

【対応標準病名】

◎	外傷	肝膿瘍	急性気管支炎
	急性細菌性髄膜炎	挫創	子宮内感染症
	子宮付属器炎	子宮傍組織炎	術後創部感染
	腎盂腎炎	創傷	創傷感染症
	胆管炎	胆のう炎	熱傷
	膿胸	肺炎	敗血症
	肺膿瘍	バルトリン腺炎	腹膜炎
	膀胱炎	裂傷	裂創
○あ	MRSA 膀胱炎	亜急性気管支炎	足開放創
	足第１度熱傷	足第２度熱傷	足第３度熱傷
	足熱傷	アルカリ腐蝕	アレルギー性膀胱炎
	胃腸管熱傷	犬咬創	胃熱傷
	陰茎開放創	陰茎第１度熱傷	陰茎第２度熱傷
	陰茎第３度熱傷	陰茎熱傷	咽頭開放創
	咽頭創傷	咽頭熱傷	院内感染敗血症
	陰のう開放創	陰のう第１度熱傷	陰のう第２度熱傷
	陰のう第３度熱傷	陰のう熱傷	インフルエンザ菌気管支炎
	インフルエンザ菌敗血症	会陰第１度熱傷	会陰第２度熱傷
	会陰第３度熱傷	会陰熱傷	会陰部化膿創
	腋窩第１度熱傷	腋窩第２度熱傷	腋窩第３度熱傷
	腋窩熱傷	壊死性肺炎	壊疽性胆細管炎
	壊疽性胆のう炎	横隔膜下膿瘍	横隔膜下腹膜炎
	横隔膜損傷	汚染擦過創	汚染創
か	外陰開放創	外陰第１度熱傷	外陰第２度熱傷
	外陰第３度熱傷	外陰熱傷	外耳開放創
	外耳道創傷	外耳部外傷性異物	外耳部割創
	外耳部貫通創	外耳部咬創	外耳部挫創
	外耳部刺創	外耳部創傷	外傷性異物
	外傷性眼球ろう	外傷性虹彩離断	外傷性食道破裂
	外傷性脳圧迫・頭蓋内に達する開放創合併あり	外傷性破裂	外耳裂創
	開放骨折	開放性外傷性脳圧迫	開放性陥没骨折
	開放性胸膜損傷	開放性脱臼骨折	開放性脳挫創
	開放性脳損傷髄膜炎	開放性脳底部挫傷	開放性びまん性脳損傷
	開放性粉砕骨折	開放創	潰瘍性膀胱炎
	下咽頭創傷	下咽頭熱傷	化学外傷
	下顎外傷性異物	下顎開放創	下顎割創
	下顎貫通創	下顎口唇挫創	下顎咬創
	下顎挫創	下顎刺創	下顎創傷
	下顎熱傷	下顎部第１度熱傷	下顎部第２度熱傷
	下顎部第３度熱傷	下顎裂創	顎関節部開放創
	顎関節部割創	顎関節部貫通創	顎関節部咬創
	顎関節部挫創	顎関節部刺創	顎関節部創傷
	顎関節部裂創	角結膜腐蝕	角膜アルカリ化学熱傷
	角膜挫創	角膜酸化学熱傷	角膜酸性熱傷
	角膜切傷	角膜切創	角膜創傷
	角膜熱傷	角膜破裂	角膜裂傷
	下肢第１度熱傷	下肢第２度熱傷	下肢第３度熱傷
	下肢熱傷	下腿開放創	下腿足部熱傷
	下腿熱傷	下腿部第１度熱傷	下腿部第２度熱傷
	下腿部第３度熱傷	割創	化膿性肝膿瘍
	化膿性腹膜炎	下半身第１度熱傷	下半身第２度熱傷
	下半身第３度熱傷	下半身熱傷	下腹部第１度熱傷
	下腹部第２度熱傷	下腹部第３度熱傷	眼化学熱傷
	眼窩創傷	肝下膿瘍	眼球結膜裂傷
	眼球損傷	眼球熱傷	眼球破裂
	眼球裂傷	眼瞼外傷性異物	眼瞼開放創
	眼瞼化学熱傷	眼瞼割創	眼瞼貫通創
	眼瞼咬創	眼瞼挫創	眼瞼刺創
	眼瞼創傷	眼瞼第１度熱傷	眼瞼第２度熱傷
	眼瞼第３度熱傷	眼瞼熱傷	眼瞼裂創
	肝周囲炎	眼周囲化学熱傷	眼周囲第１度熱傷
	眼周囲第２度熱傷	眼周囲第３度熱傷	肝周囲膿瘍
	眼周囲部外傷性異物	眼周囲部開放創	眼周囲部割創
	眼周囲部貫通創	眼周囲部咬創	眼周囲部挫創
	眼周囲部刺創	眼周囲部創傷	眼周囲部裂創
	貫通刺創	貫通銃創	貫通創
	肝内胆細管炎	眼熱傷	眼部外傷性異物
	眼部開放創	眼部割創	眼部貫通創
	眼部咬創	眼部挫創	眼部刺創
	眼部創傷	眼部裂創	顔面外傷性異物
	顔面開放創	顔面割創	顔面貫通創
	顔面咬創	顔面挫創	顔面刺創
	顔面創傷	顔面掻創	顔面損傷
	顔面第１度熱傷	顔面第２度熱傷	顔面第３度熱傷
	顔面多発開放創	顔面多発割創	顔面多発貫通創
	顔面多発咬創	顔面多発挫創	顔面多発刺創
	顔面多発創傷	顔面多発裂創	顔面熱傷
	顔面裂創	気管支肺炎	気管支瘻膿胸
	気管熱傷	気腫性腎盂腎炎	気道熱傷
	偽膜性気管支炎	逆行性胆管炎	急性化膿性胆管炎
	急性化膿性胆のう炎	急性気管気管支炎	急性気腫性胆のう炎
	急性限局性腹膜炎	急性喉頭気管気管支炎	急性骨盤腹膜炎
	急性子宮傍結合織炎	急性出血性膀胱炎	急性胆管炎
	急性胆細管炎	急性単純性膀胱炎	急性胆のう炎
	急性肺炎	急性汎発性腹膜炎	急性反復性気管支炎
	急性腹膜炎	急性付属器炎	急性閉塞性化膿性胆管炎
	急性膀胱炎	急性卵管炎	急性卵巣炎
	胸管損傷	胸腔熱傷	狭窄性胆管炎
	胸腺損傷	胸部外傷	頬部外傷性異物
	頬部開放創	頬部割創	頬部貫通創
	頬部咬創	頬部挫創	頬部刺創
	胸部上腕熱傷	胸部食道損傷	頬部創傷
	胸部損傷	胸部第１度熱傷	頬部第１度熱傷
	胸部第２度熱傷	頬部第２度熱傷	胸部第３度熱傷
	頬部第３度熱傷	胸部熱傷	頬部裂創
	胸壁開放創	胸壁刺創	強膜切創
	強膜創傷	胸膜損傷・胸腔に達する開放創合併あり	胸膜肺炎
	強膜裂傷	胸膜裂創	胸膜瘻
	棘刺創	魚咬創	躯幹薬傷
	クラミジア肺炎	グラム陽性菌敗血症	クループ性気管支炎
	クレブシエラ性髄膜炎	頚部開放創	頚部食道開放創
	頚部第１度熱傷	頚部第２度熱傷	頚部第３度熱傷

頸部熱傷	結膜創傷	結膜熱傷
結膜のうアルカリ化学熱傷	結膜のう酸化学熱傷	結膜腐蝕
結膜裂傷	原因菌不明髄膜炎	嫌気性菌敗血症
限局性膿胸	限局性腹膜炎	肩甲間部第1度熱傷
肩甲間部第2度熱傷	肩甲間部第3度熱傷	肩甲間部熱傷
肩甲部第1度熱傷	肩甲部第2度熱傷	肩甲部第3度熱傷
肩甲部熱傷	原発性硬化性胆管炎	原発性腹膜炎
肩部第1度熱傷	肩部第2度熱傷	肩部第3度熱傷
コアグラーゼ陰性ぶどう球菌敗血症	高エネルギー外傷	口蓋切創
口蓋裂創	口角部挫創	口角部裂創
口腔開放創	口腔割創	口腔挫創
口腔刺創	口腔創傷	口腔第1度熱傷
口腔第2度熱傷	口腔第3度熱傷	口腔熱傷
口腔粘膜咬創	口腔裂創	口唇外傷性異物
口唇開放創	口唇割創	口唇貫通創
口唇咬創	口唇挫創	口唇刺創
口唇創傷	口唇第1度熱傷	口唇第2度熱傷
口唇第3度熱傷	口唇熱傷	口唇裂創
溝創	咬創	喉頭外傷
喉頭損傷	喉頭熱傷	後腹膜炎
後腹膜膿瘍	肛門第1度熱傷	肛門第2度熱傷
肛門第3度熱傷	肛門熱傷	骨盤結合織炎
骨盤死腔炎	骨盤直腸窩膿瘍	骨盤部感染性リンパのう胞

さ

骨盤腹膜炎	細菌性肝膿瘍	細菌性硬膜炎
細菌性ショック	細菌性髄膜炎	細菌性腹膜炎
細菌性膀胱炎	細胆管炎	再発性胆管炎
酸腐蝕	耳介外傷性異物	耳介開放創
耳介割創	耳介貫通創	耳介咬創
耳介挫創	耳介刺創	耳介創傷
耳介部第1度熱傷	耳介部第2度熱傷	耳介部第3度熱傷
趾開放創	耳介裂創	趾化膿創
指間切創	子宮周囲炎	子宮周囲膿瘍
子宮熱傷	刺咬症	示指PIP開放創
示指化膿創	四肢挫傷	四肢第1度熱傷
四肢第2度熱傷	四肢第3度熱傷	四肢熱傷
耳前部挫創	刺創	趾第1度熱傷
趾第2度熱傷	趾第3度熱傷	膝蓋部挫創
膝関節部挫創	膝部開放創	膝部咬創
膝部第1度熱傷	膝部第2度熱傷	膝部第3度熱傷
歯肉切創	歯肉裂創	趾熱傷
射創	縦隔膿瘍	銃自殺未遂
銃創	十二指腸穿孔腹膜炎	十二指腸総胆管炎
手関節掌側部挫創	手関節部挫創	手関節部創傷
手関節部第1度熱傷	手関節部第2度熱傷	手関節部第3度熱傷
手指開放創	手指咬創	種子骨開放骨折
手指第1度熱傷	手指第2度熱傷	手指第3度熱傷
手指端熱傷	手指熱傷	手術創部膿瘍
手掌挫創	手掌刺創	手掌切創
手掌第1度熱傷	手掌第2度熱傷	手掌第3度熱傷
手掌熱傷	手掌剥皮創	出血性膀胱炎
術後横隔膜下膿瘍	術後腎盂腎炎	術後胆管炎
術後膿瘍	術後腹腔内膿瘍	術後腹壁膿瘍
術後腹膜炎	手背第1度熱傷	手背第2度熱傷
手背第3度熱傷	手背熱傷	手背部挫創
手背部切創	シュロッフェル腫瘤	上顎部裂創
上行性腎盂腎炎	小指咬創	上肢第1度熱傷
上肢第2度熱傷	上肢第3度熱傷	上肢熱傷
焼身自殺未遂	小児肺炎	上半身第1度熱傷
上半身第2度熱傷	上半身第3度熱傷	上半身熱傷
踵部第1度熱傷	踵部第2度熱傷	踵部第3度熱傷
上腕貫通銃創	上腕第1度熱傷	上腕第2度熱傷
上腕第3度熱傷	上腕熱傷	上腕部開放創
食道損傷	食道熱傷	女性急性骨盤蜂巣炎
女性慢性骨盤蜂巣炎	針刺創	滲出性気管支炎
滲出性腹膜炎	膵臓性腹膜炎	精巣開放創
精巣熱傷	声門外傷	舌開放創
舌下顎挫創	舌咬創	舌挫創
舌刺創	舌切創	舌創傷
切断	舌熱傷	舌裂創
セレウス菌敗血症	前額部外傷性異物	前額部開放創
前額部割創	前額部貫通創	前額部咬創
前額部挫創	前額部刺創	前額部創傷
前額部第1度熱傷	前額部第2度熱傷	前額部第3度熱傷
前額部裂創	前胸部第1度熱傷	前胸部第2度熱傷
前胸部第3度熱傷	前胸部熱傷	前頚頂部挫創
穿孔性腹腔内膿瘍	穿孔性腹膜炎	全身挫傷
全身第1度熱傷	全身第2度熱傷	全身第3度熱傷
全身熱傷	穿通創	全膿胸
前腕開放創	前腕咬創	前腕手部熱傷
前腕第1度熱傷	前腕第2度熱傷	前腕第3度熱傷
前腕熱傷	創部膿瘍	足関節第1度熱傷
足関節第2度熱傷	足関節第3度熱傷	足関節熱傷
側胸部第1度熱傷	側胸部第2度熱傷	側胸部第3度熱傷
足底熱傷	足底部咬創	足底部第1度熱傷
足底部第2度熱傷	足底部第3度熱傷	足背部第1度熱傷
足背部第2度熱傷	足背部第3度熱傷	側腹部咬創
側腹部第1度熱傷	側腹部第2度熱傷	側腹部第3度熱傷
側腹壁開放創	鼡径部開放創	鼡径部第1度熱傷
鼡径部第2度熱傷	鼡径部第3度熱傷	鼡径部熱傷

た

第1度熱傷	第1度腐蝕	第2度熱傷
第2度腐蝕	第3度熱傷	第3度腐蝕
第4度熱傷	体幹第1度熱傷	体幹第2度熱傷
体幹第3度熱傷	体幹熱傷	大腿咬創
大腿挫創	大腿熱傷	大腿部開放創
大腿部刺創	大腿部切創	大腿部第1度熱傷
大腿部第2度熱傷	大腿部第3度熱傷	大腿裂創
大腸菌髄膜炎	大転子部挫創	体表面積10%未満の熱傷
体表面積10－19%の熱傷	体表面積20－29%の熱傷	体表面積30－39%の熱傷
体表面積40－49%の熱傷	体表面積50－59%の熱傷	体表面積60－69%の熱傷
体表面積70－79%の熱傷	体表面積80－89%の熱傷	体表面積90%以上の熱傷
大網膿瘍	大葉性肺炎	多発性外傷
多発性開放創	多発性肝膿瘍	多発性咬創
多発性昆虫咬創	多発性挫傷	多発性擦過創
多発性漿膜炎	多発性穿刺創	多発性第1度熱傷
多発性第2度熱傷	多発性第3度熱傷	多発性腸間膜膿瘍
多発性熱傷	多発性表在損傷	打撲割創
打撲挫創	胆管炎性肝膿瘍	胆管胆のう炎
胆管膿瘍	胆汁性腹膜炎	胆のう壊疽
胆のう周囲炎	胆のう周囲膿瘍	胆のう膿瘍
腟開放創	腟熱傷	肘関節部開放創
中指咬創	中手骨関節部挫創	虫垂炎術後残膿瘍
肘部第1度熱傷	肘部第2度熱傷	肘部第3度熱傷
腸間膜脂肪壊死	腸間膜脂肪織炎	腸間膜膿瘍
腸骨窩膿瘍	腸穿孔腹膜炎	腸腰筋膿瘍
沈下性肺炎	手開放創	手咬創
手第1度熱傷	手第2度熱傷	手第3度熱傷
手熱傷	殿部開放創	殿部咬創
殿部第1度熱傷	殿部第2度熱傷	殿部第3度熱傷
殿部熱傷	頭皮開放創	頭部開放創
頭部第1度熱傷	頭部第2度熱傷	頭部第3度熱傷
頭部多発開放創	頭部多発割創	頭部多発咬創
頭部多発挫創	頭部多発刺創	頭部多発創傷
頭部多発裂創	動物咬創	頭部熱傷

な

飛び降り自殺未遂	内部尿路性器の熱傷	軟口蓋挫創
軟口蓋創傷	軟口蓋熱傷	軟口蓋破裂

	乳児肺炎	乳頭部第１度熱傷	乳頭部第２度熱傷
	乳頭部第３度熱傷	乳房第１度熱傷	乳房第２度熱傷
	乳房第３度熱傷	乳房熱傷	乳輪部第１度熱傷
	乳輪部第２度熱傷	乳輪部第３度熱傷	尿細管間質性腎炎
	尿膜管膿瘍	妊娠中の子宮内感染	妊娠中の性器感染症
	猫咬創	脳挫傷・頭蓋内に達する開放創合併あり	脳挫創・頭蓋内に達する開放創合併あり
は	脳底部挫傷・頭蓋内に達する開放創合併あり	肺壊疽	肺炎合併肺膿瘍
	肺炎球菌性気管支炎	肺炎球菌性腹膜炎	肺化膿症
	敗血症性ショック	敗血症性肺炎	敗血性壊疽
	肺熱傷	背部第１度熱傷	背部第２度熱傷
	背部第３度熱傷	背部熱傷	爆死自殺未遂
	抜歯後感染	バルトリン腺膿瘍	半身第１度熱傷
	半身第２度熱傷	半身第３度熱傷	汎発性化膿性腹膜炎
	反復性膀胱炎	肥厚性硬膜炎	鼻根部打撲挫創
	鼻根部裂創	膝汚染創	膝皮膚欠損創
	鼻前庭部挫創	鼻尖部挫創	鼻部外傷性異物
	鼻部開放創	眉部割創	鼻部割創
	鼻部貫通創	皮膚欠損創	鼻部咬創
	鼻部挫創	鼻部刺創	鼻部創傷
	鼻部第１度熱傷	鼻部第２度熱傷	鼻部第３度熱傷
	皮膚剥脱創	鼻部裂創	びまん性脳損傷・頭蓋内に達する開放創合併あり
	びまん性肺炎	眉毛部割創	眉毛部裂創
	鼻翼部切創	鼻翼部裂創	びらん性膀胱炎
	腹腔骨盤部膿瘍	腹腔内遺残膿瘍	腹腔内膿瘍
	伏針	副鼻腔開放創	腹部第１度熱傷
	腹部第２度熱傷	腹部第３度熱傷	腹部熱傷
	腹壁開放創	腹壁縫合糸膿瘍	腐蝕
	ぶどう球菌性胸膜炎	ぶどう球菌性敗血症	ぶどう球菌性肺膿瘍
	閉塞性肺炎	膀胱後部膿瘍	膀胱三角部炎
	縫合糸膿瘍	膀胱周囲炎	膀胱周囲膿瘍
	縫合部膿瘍	放射線性熱傷	母指球部第１度熱傷
	母指球部第２度熱傷	母指球部第３度熱傷	母指咬創
	母指示指間切創	母指第１度熱傷	母指第２度熱傷
ま	母指第３度熱傷	母指熱傷	慢性骨盤腹膜炎
	慢性再発性膀胱炎	慢性子宮傍結合織炎	慢性胆管炎
	慢性胆細管炎	慢性胆のう炎	慢性膿胸
	慢性肺化膿症	慢性複雑性膀胱炎	慢性腹膜炎
	慢性付属器炎	慢性膀胱炎	慢性卵管炎
	慢性卵巣炎	眉間部挫創	眉間部裂創
	耳後部挫創	脈絡網膜熱傷	無熱性肺炎
	盲管銃創	盲腸後部膿瘍	網脈絡膜裂傷
や	門脈炎性肝膿瘍	薬傷	腰部第１度熱傷
	腰部第２度熱傷	腰部第３度熱傷	腰部熱傷
ら	卵管炎	卵管周囲炎	卵管卵巣膿瘍
	卵管留膿症	卵巣炎	卵巣周囲炎
	卵巣膿瘍	卵巣卵管周囲炎	緑膿菌髄膜炎
	淋菌性バルトリン腺膿瘍	連鎖球菌気管支炎	連鎖球菌性髄膜炎
	老人性肺炎		

△	BK ウイルス腎症	MRCNS 敗血症	MRSA 髄膜炎
	MRSA 膿胸	MRSA 肺化膿症	MRSA 敗血症
あ	MRSA 腹膜炎	RS ウイルス気管支炎	アキレス腱筋腱移行部断裂
	アキレス腱挫傷	アキレス腱挫創	アキレス腱切創
	アキレス腱断裂	アキレス腱部分断裂	足異物
	足挫創	足切創	亜脱臼
	圧挫傷	圧挫創	圧迫骨折
	圧迫神経炎	医原性気胸	陰茎挫創
	陰茎折症	陰茎裂創	陰のう裂創
	陰部切創	インフルエンザ菌性髄膜炎	ウイルス性気管支炎
	会陰裂傷	エコーウイルス気管支炎	炎症性大網癒着
か	横骨折	黄色ぶどう球菌敗血症	外陰部挫創
	外陰部切創	外陰部裂傷	外耳部外傷性腫脹
	外耳部外傷性皮下異物	外耳部挫傷	外耳部擦過創
	外耳部切創	外耳部打撲傷	外耳部虫刺傷
	外耳部皮下血腫	外耳部皮下出血	外傷後早期合併症
	外傷性一過性麻痺	外傷性横隔膜ヘルニア	外傷性空気塞栓症
	外傷性咬合	外傷性硬膜動静脈瘻	外傷性耳出血
	外傷性脂肪塞栓症	外傷性縦隔気腫	外傷性脊髄出血
	外傷性切断	外傷性動静脈瘻	外傷性動脈血腫
	外傷性動脈瘤	外傷性乳び胸	外傷性脳圧迫
	外傷性脳圧迫・頭蓋内に達する開放創合併なし	外傷性脳症	外傷性皮下気腫
	外傷性皮下血腫	開放性脱臼	下顎挫傷
	下顎擦過創	下顎切創	下顎打撲傷
	下顎皮下血腫	下顎部挫傷	下顎部打撲傷
	下顎部皮膚欠損創	踵裂創	顎関節部挫傷
	顎関節部擦過創	顎関節部切創	顎関節部打撲傷
	顎関節部皮下血腫	顎部挫傷	顎部打撲傷
	下腿汚染創	下腿挫創	下腿切創
	下腿皮膚欠損創	下腿裂創	カテーテル感染症
	カテーテル敗血症	眼黄斑部裂孔	眼窩部挫創
	眼窩裂傷	眼瞼外傷性腫脹	眼瞼外傷性皮下異物
	眼瞼擦過創	眼瞼切創	眼瞼虫刺傷
	環指圧挫傷	環指挫傷	環指挫創
	環指切創	間質性膀胱炎	環指剥皮創
	環指皮膚欠損創	眼周囲部外傷性腫脹	眼周囲部外傷性皮下異物
	眼周囲部擦過創	眼周囲部切創	眼周囲部虫刺傷
	関節血腫	関節骨折	関節挫傷
	関節打撲	完全骨折	完全脱臼
	貫通性挫滅創	肝肉芽腫	眼部外傷性腫脹
	眼部外傷性皮下異物	眼部擦過創	眼部切創
	眼部虫刺傷	陥没骨折	顔面汚染創
	顔面挫傷	顔面擦過創	顔面切創
	顔面多発挫傷	顔面多発擦過創	顔面多発切創
	顔面多発打撲傷	顔面多発虫刺傷	顔面多発皮下血腫
	顔面多発皮下出血	顔面打撲傷	顔面皮下血腫
	顔面皮膚欠損創	気管支食道瘻	気管食道瘻
	偽性髄膜炎	頬粘膜咬傷	頬粘膜咬創
	胸部汚染創	頬部挫傷	胸部挫創
	頬部擦過創	胸部切創	頬部切創
	頬部打撲傷	胸部皮下気腫	頬部皮下血腫
	胸部皮膚欠損創	頬部皮膚欠損創	亀裂骨折
	筋損傷	筋断裂	筋肉内血腫
	屈曲骨折	くも膜炎	グラム陰性桿菌敗血症
	グラム陰性菌敗血症	頚管破裂	脛骨顆部割創
	頚部挫創	頚部切創	頚部皮膚欠損創
	血管切断	血管損傷	血腫
	血性腹膜炎	腱切創	腱損傷
	腱断裂	腱部分断裂	腱裂傷
	口蓋挫傷	口腔外傷性異物	口腔外傷性腫脹
	口腔挫傷	口腔擦過創	口腔切創
	口腔打撲傷	口腔内血腫	口腔粘膜咬傷
	後出血	口唇外傷性腫脹	口唇外傷性皮下異物
	口唇咬傷	口唇挫傷	口唇擦過創
	口唇切創	口唇打撲傷	口唇虫刺傷
	口唇皮下血腫	口唇皮下出血	後頭部外傷
	後頭部割創	後頭部挫傷	後頭部挫創
	後頭部切創	後頭部打撲傷	後頭部裂創
	広範性軸索損傷	広汎性神経損傷	後方脱臼
	硬膜炎	硬膜損傷	硬膜裂傷
	肛門裂創	コクサッキーウイルス気管支炎	骨折
	骨盤部裂創	昆虫咬創	昆虫刺傷
さ	コントル・クー損傷	採皮創	挫傷
	擦過創	擦過皮下血腫	挫滅傷

	挫滅創	耳介外傷性腫脹	耳介外傷性皮下異物
	耳介挫傷	耳介擦過創	耳介切創
	耳介打撲傷	耳介虫刺傷	耳介皮下血腫
	耳介皮下出血	耳下腺部打撲	趾間切創
	子宮頚管裂傷	子宮頚部環状剥離	趾挫創
	示指 MP 関節挫傷	示指割創	示指挫傷
	示指挫創	示指刺創	四肢静脈損傷
	示指切創	四肢動脈損傷	示指皮膚欠損創
	視神経髄膜炎	膝下部挫創	膝窩部銃創
	膝関節部異物	膝部異物	膝部割創
	膝部挫創	膝部切創	膝部裂創
	歯肉挫傷	斜骨折	尺骨近位端骨折
	尺骨鉤状突起骨折	手圧挫傷	縦隔血腫
	縦骨折	重複骨折	手関節挫滅傷
	手関節挫滅創	手関節部切創	手関節部裂創
	手指圧挫傷	手指汚染創	種子骨骨折
	手指挫傷	手指挫創	手指挫滅傷
	手指挫滅創	手指刺創	手指切創
	手指打撲傷	手指剥皮創	手指皮下血腫
	手指皮膚欠損創	手術創離開	手掌皮膚欠損創
	術後感染症	術後血腫	術後消化管出血性ショック
	術後ショック	術後髄膜炎	術後敗血症
	術後皮下気腫	手背皮膚欠損創	手部汚染創
	上顎挫傷	上顎擦過創	上顎切創
	上顎打撲傷	上顎皮下血腫	上口唇挫傷
	踵骨部挫滅創	小指挫傷	小指挫創
	小指切創	硝子体切断	小指皮膚欠損創
	上唇小帯裂創	上腕汚染創	上腕挫創
	上腕皮膚欠損創	食道気管支瘻	食道気管瘻
	処女膜裂傷	真菌性髄膜炎	神経根ひきぬき損傷
	神経切断	神経叢損傷	神経叢不全損傷
	神経損傷	神経断裂	新生児敗血症
	靱帯ストレイン	靱帯損傷	靱帯断裂
	靱帯捻挫	靱帯裂傷	心内異物
	髄膜脳炎	ストレイン	精巣破裂
	脊髄膜炎	舌咬傷	切創
	前額部外傷性腫脹	前額部外傷性皮下異物	前額部擦過創
	前額部切創	前額部虫刺傷	前額部虫刺症
	前額部皮膚欠損創	前胸部挫創	仙骨部挫創
	仙骨部皮膚欠損創	線状骨折	全身擦過創
	前頭部割創	前頭部挫傷	前頭部挫創
	前頭部切創	前頭部打撲傷	前頭部皮膚欠損創
	前方脱臼	前腕汚染創	前腕挫創
	前腕刺創	前腕切創	前腕皮膚欠損創
	前腕裂創	爪下異物	爪下挫滅傷
	爪下挫滅創	掻創	足関節内果部挫創
	足関節部挫創	足底異物	足底部刺創
	足底部皮膚欠損創	側頭部割創	側頭部挫創
	側頭部切創	側頭部打撲傷	側頭部皮下血腫
	足背部挫創	足背部切創	足部汚染創
	側腹部挫創	足部皮膚欠損創	足部裂創
た	鼡径部切創	損傷	第 5 趾皮膚欠損創
	大腿汚染創	大腿皮膚欠損創	脱臼
	脱臼骨折	多発性切創	多発性裂創
	打撲血腫	打撲擦過創	打撲傷
	打撲皮下血腫	単純脱臼	胆道疾患
	腟断端炎	腟断端出血	腟壁縫合不全
	腟裂傷	肘関節骨折	肘関節挫創
	肘関節脱臼骨折	中指挫傷	中指挫創
	中指刺創	中指切創	中指皮膚欠損創
	中枢神経系損傷	肘頭骨折	肘部挫創
	肘部切創	肘部皮膚欠損創	腸球菌敗血症
	手挫創	手刺創	手切創
	転位性骨折	殿部異物	殿部刺創

	殿部切創	殿部皮膚欠損創	殿部裂創
	頭頂部挫傷	頭頂部挫創	頭頂部擦過創
	頭頂部切創	頭頂部打撲傷	頭頂部裂創
	頭皮外傷性腫脹	頭皮下血腫	頭皮剥離
	頭皮表在損傷	頭部異物	頭部外傷性皮下異物
	頭部外傷性皮下気腫	頭部割創	頭部頚部挫傷
	頭部頚部挫創	頭部頚部打撲傷	頭部血腫
	頭部挫傷	頭部挫創	頭部擦過創
	頭部刺創	頭部切創	頭部多発挫傷
	頭部多発擦過創	頭部多発切創	頭部多発打撲傷
	頭部多発皮下血腫	頭部打撲	頭部打撲血腫
	頭部打撲傷	頭部虫刺傷	頭部皮下異物
	頭部皮下血腫	頭部皮下出血	頭部皮膚欠損創
	頭部裂創	動脈損傷	特発性関節脱臼
な	飛び込み自殺未遂	内視鏡検査中腸穿孔	軟口蓋血腫
	軟膜炎	肉離れ	乳腺内異物
	乳房異物	尿管切石術後感染症	尿性腹膜炎
	妊娠中の子宮頚管炎	捻挫	脳挫傷
	脳挫傷・頭蓋内に達する開放創合併なし	脳挫創	脳挫創・頭蓋内に達する開放創合併なし
	脳損傷	脳対側損傷	脳直撃損傷
	脳底部挫傷	脳底部挫傷・頭蓋内に達する開放創合併なし	脳裂傷
は	肺炎球菌性髄膜炎	敗血症性気管支炎	肺穿孔
	梅毒性髄膜炎	肺瘻	剥離骨折
	パラインフルエンザウイルス気管支炎	バルトリン腺のう胞	破裂骨折
	皮下異物	皮下気腫	皮下血腫
	鼻下擦過創	皮下静脈損傷	皮下損傷
	皮神経挫傷	非定型肺炎	非熱傷性水疱
	鼻部外傷性腫脹	鼻部外傷性皮下異物	腓腹筋挫創
	眉部血腫	鼻部挫傷	鼻部擦過創
	鼻部切創	皮膚損傷	鼻部打撲傷
	鼻部虫刺傷	鼻部皮下血腫	鼻部皮下出血
	鼻部皮膚欠損創	鼻部皮膚剥離創	びまん性脳損傷
	びまん性脳損傷・頭蓋内に達する開放創合併なし	表皮剥離	フィブリン性腹膜炎
	複雑脱臼	腹部汚染創	腹部刺創
	腹部皮膚欠損創	腹壁異物	腹壁創し開
	腹壁縫合不全	不全骨折	ぶどう球菌性髄膜炎
	ブラックアイ	フリードレンダー桿菌性髄膜炎	粉砕骨折
	分娩時会陰裂傷	分娩時軟産道損傷	閉鎖性外傷性脳圧迫
	閉鎖性骨折	閉鎖性脱臼	閉鎖性脳挫創
	閉鎖性脳底部挫傷	閉鎖性びまん性脳損傷	閉塞性髄膜炎
	縫合不全	縫合不全出血	放射線出血性膀胱炎
	放射線性膀胱炎	帽状腱膜下出血	包皮挫創
	包皮切創	包皮裂創	母指挫傷
	母指挫創	母趾挫創	母指刺創
	母指切創	母指打撲挫創	母指打撲傷
	母指皮膚欠損創	母趾皮膚欠損創	母指末節部挫創
ま	マイコプラズマ気管支炎	末梢血管外傷	末梢神経損傷
	慢性髄膜炎	耳後部打撲傷	網膜振盪
や	モラレ髄膜炎	モンテジア骨折	癒着性くも膜炎
ら	腰部切創	腰部打撲挫創	ライノウイルス気管支炎
	らせん骨折	卵管留水症	離開骨折
	涙管損傷	涙管断裂	涙道損傷
	轢過創	裂離	裂離骨折
	若木骨折		

用法用量

成人

通常，セフメノキシム塩酸塩として１日 1～2g(力価)を２回に分けて静脈内に注射する。

なお，難治性又は重症感染症には症状に応じて１日 4g(力価)まで増量し，2～4 回に分割投与する。

小児

通常，セフメノキシム塩酸塩として１日40～80mg(力価)/kgを3～4回に分けて静脈内に注射する。

なお，年齢，症状に応じ，適宜増減するが，難治性又は重症感染症には１日160mg(力価)/kgまで増量し，3～4回に分割投与するが，化膿性髄膜炎には１日200mg(力価)/kgまで増量できる。

静脈内注射に際しては，日本薬局方「注射用水」，日本薬局方「生理食塩液」又は日本薬局方「ブドウ糖注射液」に溶解して用いる。また，成人では本剤の１回用量0.5～2g(力価)を糖液，電解質液又はアミノ酸製剤などの補液に加えて，30分～2時間で点滴静脈内注射を行うこともできる。

小児では上記投与量を考慮した１回用量を補液に加えて，30分～1時間で点滴静脈内注射を行うこともできる。

用法用量に関連する使用上の注意

(1)高度の腎障害のある患者には，投与量・投与間隔の適切な調節をするなど慎重に投与すること。

(2)本剤の使用にあたっては，耐性菌の発現等を防ぐため，原則として感受性を確認し，疾病の治療上必要な最少限の期間の投与にとどめること。

禁忌　本剤の成分によるショックの既往歴のある患者

原則禁忌　本剤の成分又はセフェム系抗生物質に対し過敏症の既往歴のある患者

ヘスパンダー輸液

規格：500mL1袋[777円/袋]

ヒドロキシエチルデンプン70000　フレゼニウスカービ　331

【効能効果】

各科領域における出血多量の場合
体外循環における血液希釈液

【対応標準病名】

◎	多量出血		
○	急性大量出血	動脈性出血	
△	局所出血	実質性臓器出血	出血
	小動脈出血	静脈出血	内出血
※	適応外使用可 原則として，「ヒドロキシエチルデンプン【注射薬】」を「区域麻酔に伴う血圧低下の管理」に対して処方した場合，当該使用事例を審査上認める。		

効能効果に関連する使用上の注意　重症敗血症等の重症患者管理における相対的な循環血液量低下には使用しないこと。

用法用量

成人は１回100～1,000mLを静脈内に注射する。小児は通常体重kgあたり，10mL以内を用いる。症状に応じ，適宜増減する。

体外循環における血液希釈液としては，通常体重kgあたり10～20mLを用いる。

警告　組織残留性が認められるので，投与は緊急時に短期間にとどめること。

禁忌

(1)うっ血性心不全のある患者

(2)乏尿等を伴う腎障害又は脱水状態のある患者

原則禁忌

(1)線維素原減少症又は血小板減少症等の出血傾向のある患者

(2)発疹等過敏症の既往歴のある患者

ベタフェロン皮下注用960万国際単位

規格：960万国際単位1瓶(溶解液付)[11309円/瓶]

インターフェロンベーター1b(遺伝子組換え)　バイエル薬品　639

【効能効果】

多発性硬化症の再発予防及び進行抑制

【対応標準病名】

◎	多発性硬化症		
○	急性多発性硬化症	脊髄多発性硬化症	脳幹多発性硬化症
	無症候性多発性硬化症		

用法用量　通常，成人には800万国際単位を皮下に隔日投与する。

用法用量に関連する使用上の注意

(1)投与に際しては，１バイアルあたり，添付の0.54%塩化ナトリウム液1.2mL全量を用いて，内容物を溶解し，溶解液1mLを用いること。

(2)注射部位反応(壊死，紅斑，疼痛，硬結，瘙痒感，腫脹，発疹等)が報告されているので，投与毎に注射部位を変えること。

警告

(1)本剤の投与により，自殺企図，間質性肺炎があらわれることがあるので，投与にあたっては，精神神経症状や呼吸器症状が発現する可能性があることを患者等に十分説明し，不眠，不安，咳，呼吸困難等があらわれた場合には直ちに連絡するよう注意を与えること。

(2)注射部位壊死があらわれることがあるので，観察を十分に行い，異常が認められた場合には投与を中止するなど，適切な処置を行うこと。

禁忌

(1)本剤の成分又は他のインターフェロン製剤及びヒトアルブミンに対し過敏症の既往歴のある患者

(2)妊婦又は妊娠している可能性のある女性

(3)重度のうつ病又は自殺念慮の既往歴のある患者

(4)非代償性肝疾患の患者

(5)自己免疫性肝炎の患者

(6)治療により十分な管理がされていないてんかん患者

(7)小柴胡湯を投与中の患者

(8)ワクチン等生物学的製剤に対し過敏症の既往歴のある患者

併用禁忌

薬剤名等	臨床症状・措置方法	機序・危険因子
小柴胡湯	間質性肺炎があらわれるおそれがある。なお，類薬(インターフェロン-α製剤)と小柴胡湯との併用で間質性肺炎があらわれたとの報告がある。	機序は不明である。

ベナンバックス注用300mg

規格：300mg1瓶[7618円/瓶]

ペンタミジンイセチオン酸塩　サノフィ　641

【効能効果】

〈適応菌種〉ニューモシスチス・カリニ
〈適応症〉カリニ肺炎

【対応標準病名】

◎	ニューモシスチス肺炎
○	ニューモシスティス症

用法用量

［静脈内・筋肉内投与］

通常，ペンタミジンイセチオン酸塩として4mg/kgを１日１回投与する。

(1)静脈内点滴投与：日局注射用水3～5mLに溶解した後，日局ブドウ糖注射液又は日局生理食塩液50～250mLに希釈し，1～2時間かけて点滴静注する。

(2)筋肉内投与：日局注射用水3mLに溶解した後，2箇所以上の部位に分けて筋注する。

［吸入投与］：通常，ペンタミジンイセチオン酸塩として300～600mgを日局注射用水(1バイアルにつき3～5mL)に溶解し，吸入装置を用いて１日１回30分かけて投与する。吸入装置は5μm以下のエアロゾル粒子を生成する能力を有する超音波ネブライザー又はコンプレッサー式ネブライザー等を使用するこ

と。なお，吸入装置により霧化能力，薬液槽容量が異なるので，使用する機種に応じて薬液を日局注射用水で適切な量に希釈して用いること。

用法用量に関連する使用上の注意　生理食塩液やブドウ糖液等で直接溶解すると懸濁・固化するおそれがあるので溶解には必ず日局注射用水を用いること。

警告　重篤な低血圧，低血糖及び不整脈があらわれることがある。【用法用量】,【使用上の注意】に特に留意し，このような症状が発現した場合は直ちに本薬の投与を中止し，再投与しないこと。

禁忌

(1)本剤に対する過敏症の既往歴のある患者
(2)ザルシタビンを投与中の患者
(3)ホスカルネットナトリウムを投与中の患者
(4)吸入投与は，換気障害が重症の患者(PaO_2 60mmHg 以下)には行わないこと。
(5)アミオダロン(注射剤)を投与中の患者

併用禁忌

薬剤名等	臨床症状・措置方法	機序・危険因子
ザルシタビン ハイビッド	カリニ肺炎の治療のため本剤が必要になった場合は，ザルシタビンを休薬すること。海外で本剤(静注)との併用により劇症膵炎による死亡例が報告されている。	機序不明
ホスカルネットナトリウム ホスカビル	腎障害の増強，低カルシウム血症が起こることがある。なお，海外で本剤(静注)との併用により，重篤な低カルシウム血症が発現した死亡例が報告されている。	相加的に副作用(腎障害，低カルシウム血症)が増強する。
アミオダロン(注射剤) アンカロン注	併用により Torsades de pointes のリスクが増加する。	併用により QT 延長作用が相加的に増強すると考えられる。

ベネフィクス静注用500
規格：500国際単位1瓶(溶解液付)[54690円/瓶]
ベネフィクス静注用1000
規格：1,000国際単位1瓶(溶解液付)[107135円/瓶]
ベネフィクス静注用2000
規格：2,000国際単位1瓶(溶解液付)[212026円/瓶]
ベネフィクス静注用3000
規格：3,000国際単位1瓶(溶解液付)[316085円/瓶]

ノナコグアルファ(遺伝子組換え)　ファイザー　634

【効 能 効 果】

血友病 B(先天性血液凝固第 IX 因子欠乏症)患者における出血傾向の抑制

【対応標準病名】

◎	血友病 B	出血傾向	
△	血液凝固異常	先天性血液凝固因子異常	先天性第 XI 因子欠乏症
	第 IX 因子インヒビター陽性先天性血友病	ローゼンタール病	

用法用量　本剤は製剤に添付された溶解液を全量用いて溶解し，数分かけて緩徐に静脈内に注射する。初回用量は通常，本剤 50 国際単位/kg とするが，患者の状態に応じて適宜増減できる。また，次回以降は患者の状態，血液凝固第 IX 因子の上昇値[(国際単位/dL)/(国際単位/kg)]に応じて適宜増減する。

用法用量に関連する使用上の注意

(1)本剤を含む血液凝固第 IX 因子製剤の投与は，個々の患者に応じて用量調節が必要である。用量及び投与期間は，血液凝固第 IX 因子欠乏の程度，出血の部位と程度及び患者の臨床症状により決定すること。
(2)本剤の回収率はヒト血漿由来の血液凝固第 IX 因子製剤の回収率より低い可能性があるため，投与量の調節を考慮すること。
(3)血液凝固第 IX 因子活性測定等によりモニタリングすること。特に外科的処置の場合は留意すること。臨床症状，血液凝固第 IX 因子活性，薬物動態パラメータ(血液凝固第 IX 因子の上昇値等)を考慮し，用量を調節すること。
(4)投与速度が速すぎると注射部位疼痛等が発現するおそれがあるので，患者の状態をみながら 1 分間に 4mL を超えない速度でゆっくり注入すること。

用量は，以下に基づいて算出すること。

必要な第 IX 因子単位＝体重(kg)×血液凝固第 IX 因子の目標上昇値(%又は国際単位/dL)×血液凝固第 IX 因子の上昇値の逆数(国際単位/dL あたりの国際単位/kg)

血液凝固第 IX 因子の上昇値[(国際単位/dL)/(国際単位/kg)]：本剤投与前から本剤投与 30 分後の第 IX 因子の増加量を体重あたりの投与量(国際単位/kg)で除した値として求める。

出血エピソード及び外科手術における用量：出血エピソード及び外科手術における用量は，国内外の最新のガイドラインも参照のこと。

原則禁忌　本剤の成分又はハムスターたん白質に対し過敏症の既往歴のある患者

ヘパティメージ注
規格：10MBq[79.6円/MBq]

N－ピリドキシル－5－メチルトリプトファンテクネチウム(^{99m}Tc)　日本メジフィジックス　430

【効 能 効 果】

肝胆道系疾患及び機能の診断

【対応標準病名】

該当病名なし

用法用量　通常，成人には本剤 74～185MBq を静脈内に注射し，投与直後から適当な間隔をおいて経時的に肝胆道系シンチグラムをとる。

投与量は，年齢，体重により適宜増減する。

ヘパリンCa注射液2万単位/20mL「サワイ」
規格：20,000単位20mL1瓶[698円/瓶]
ヘパリンCa注射液5万単位/50mL「サワイ」
規格：50,000単位50mL1瓶[1043円/瓶]
ヘパリンCa注射液10万単位/100mL「サワイ」
規格：100,000単位100mL1瓶[1725円/瓶]

ヘパリンカルシウム　沢井　333

【効 能 効 果】

血液体外循環時における灌流血液の凝固防止(人工腎臓及び人工心肺等)
汎発性血管内血液凝固症候群の治療
血管カテーテル挿入時の血液凝固の防止
輸血及び血液検査の際の血液凝固の防止
血栓塞栓症(静脈血栓症，心筋梗塞症，肺塞栓症，脳塞栓症，四肢動脈血栓塞栓症，手術中・術後の血栓塞栓症等)の治療及び予防

【対応標準病名】

◎	血栓塞栓症	静脈血栓症	心筋梗塞
	動脈血栓症	動脈塞栓症	脳塞栓症
	肺塞栓症	播種性血管内凝固	
○	ST 上昇型急性心筋梗塞	腋窩動脈血栓症	延髄外側症候群
	下肢急性動脈閉塞症	下肢静脈血栓症	下肢慢性動脈閉塞症
	下大静脈血栓症	冠状動脈血栓症	冠状動脈血栓塞栓症
	肝静脈血栓症	肝静脈塞栓症	肝動脈血栓症
	肝動脈塞栓症	急性右室梗塞	急性下後壁心筋梗塞
	急性下側壁心筋梗塞	急性下壁心筋梗塞	急性貫壁性心筋梗塞
	急性基部側壁心筋梗塞	急性高位側壁心筋梗塞	急性後基部心筋梗塞

	急性後側部心筋梗塞	急性広範前壁心筋梗塞	急性後壁心筋梗塞
	急性後壁中隔心筋梗塞	急性静脈血栓症	急性心筋梗塞
	急性心尖部側壁心筋梗塞	急性心内膜下梗塞	急性前側壁心筋梗塞
	急性前壁心筋梗塞	急性前壁心尖部心筋梗塞	急性前壁中隔心筋梗塞
	急性側壁心筋梗塞	急性中隔心筋梗塞	クロード症候群
	腱索断裂・急性心筋梗塞に合併	後下小脳動脈閉塞症	後交通動脈閉塞症
	後大脳動脈狭窄	後大脳動脈血栓症	後大脳動脈症候群
	後大脳動脈塞栓症	後大脳動脈閉塞症	鎖骨下動脈閉塞症
	重症虚血肢	小窩性卒中	上肢急性動脈閉塞症
	上肢静脈血栓症	上肢慢性動脈閉塞症	上小脳動脈閉塞症
	小脳卒中症候群	小脳動脈狭窄	小脳動脈血栓症
	小脳動脈塞栓症	小脳動脈閉塞	静脈塞栓症
	上腕静脈血栓症	心室中隔穿孔・急性心筋梗塞に合併	心室内血栓症・急性心筋梗塞に合併
	腎静脈血栓症	腎静脈塞栓症	心尖部血栓症・急性心筋梗塞に合併
	心破裂・急性心筋梗塞に合併	深部静脈血栓症	心房中隔穿孔・急性心筋梗塞に合併
	心房内血栓症・急性心筋梗塞に合併	心膜血腫・急性心筋梗塞に合併	前下小脳動脈閉塞症
	前交通動脈閉塞症	前大脳動脈狭窄	前大脳動脈血栓症
	前大脳動脈症候群	前大脳動脈塞栓症	前大脳動脈閉塞症
	前腕静脈血栓症	塞栓性梗塞	大静脈塞栓症
	大腿動脈閉塞症	大動脈血栓症	大動脈塞栓症
	中大脳動脈狭窄症	中大脳動脈血栓症	中大脳動脈症候群
	中大脳動脈塞栓症	中大脳動脈閉塞症	腸骨動脈血栓症
	腸骨動脈塞栓症	乳頭筋断裂・急性心筋梗塞に合併	乳頭筋不全症・急性心筋梗塞に合併
	脳血栓症	脳静脈血栓症	脳動脈狭窄症
	脳動脈閉塞症	バッド・キアリ症候群	非Q波心筋梗塞
	非ST上昇型心筋梗塞	腹部大動脈血栓症	腹部大動脈塞栓症
	閉塞性脳血管障害	末梢動脈塞栓症	慢性動脈閉塞症
	遊走性血栓性静脈炎	ルリッシュ症候群	ワレンベルグ症候群
△	右室自由壁破裂	延髄性うつ病	冠状動脈口閉鎖
	急性肺性心	劇症紫斑病	後天性無フィブリノゲン血症
	コレステロール塞栓症	左室自由壁破裂	視床痛
	消費性凝固障害	心原性脳塞栓症	心臓破裂
	線維素溶解性紫斑病	線溶亢進	続発性線維素溶解性障害
	陳旧性心筋梗塞	特発性慢性肺血栓塞栓症	脳静脈洞血栓症
	脳底動脈塞栓症	肺梗塞	肺静脈血栓症
	肺静脈血栓塞栓症	肺動脈血栓症	肺動脈血栓塞栓症
	慢性肺血栓塞栓症		

※ **適応外使用可**
原則として，「ヘパリンカルシウム【注射薬】」を「抗リン脂質抗体症候群合併妊娠」に対して処方した場合，当該使用事例を審査上認める。

用法用量

本剤は通常下記の各投与法によって投与されるが，それらは症例又は適応領域，目的によって決定される。
通常本剤投与後，全血凝固時間(Lee-White法)又は全血活性化部分トロンボプラスチン時間(WBAPTT)が正常値の2〜3倍になるように年齢・症状に応じて適宜用量をコントロールする。
体外循環時(血液透析・人工心肺)における使用法
(1)人工腎では各患者の適切な使用量を透析前に各々のヘパリン感受性試験の結果に基づいて算出するが，全身ヘパリン化法の場合，通常透析開始に先だって，1,000〜3,000単位を投与し，透析開始後は1時間当り500〜1,500単位を持続的に，又は1時間ごとに500〜1,500単位を間歇的に追加する。局所ヘパリン化法の場合は，1時間当り1,500〜2,500単位を持続注入し，体内灌流時にプロタミン硫酸塩で中和する。
(2)術式・方法によって多少異なるが，人工心肺灌流時には150〜300単位/kgを投与し，更に体外循環時間の延長とともに必要に応じて適宜追加する。体外循環後は，術後出血を防止し，ヘパリンの作用を中和するためにプロタミン硫酸塩を用いる。
静脈内点滴注射法：10,000〜30,000単位を5%ブドウ糖注射液，生理食塩液，リンゲル液1,000mLで希釈し，最初1分間30滴前後の速度で，続いて全血凝固時間又はWBAPTTが投与前の2〜3倍になれば1分間20滴前後の速度で，静脈内に点滴注射する。
静脈内間歇注射法：1回5,000〜10,000単位を4〜8時間ごとに静脈内注射する。注射開始3時間後から，2〜4時間ごとに全血凝固時間又はWBAPTTを測定し，投与前の2〜3倍になるようにコントロールする。
輸血及び血液検査の際の血液凝固防止法
輸血の際の血液凝固の防止には，通常血液100mLに対して400〜500単位を用いる。
血液検査の際の血液凝固の防止にもほぼ同様に，血液20〜30mLに対して100単位を用いる。

原則禁忌

(1)出血している患者：血小板減少性紫斑病，血管障害による出血傾向，血友病その他の血液凝固障害(汎発性血管内血液凝固症候群(DIC)を除く)，月経期間中，手術時，消化管潰瘍，尿路出血，喀血，流早産・分娩直後等性器出血を伴う妊産褥婦，頭蓋内出血の疑いのある患者等
(2)出血する可能性のある患者：内臓腫瘍，消化管の憩室炎，大腸炎，亜急性細菌性心内膜炎，重症高血圧症，重症糖尿病の患者等
(3)重篤な肝障害のある患者
(4)重篤な腎障害のある患者
(5)中枢神経系の手術又は外傷後日の浅い患者
(6)本剤の成分に対し過敏症の既往歴のある患者
(7)ヘパリン起因性血小板減少症(HIT：heparin-induced thrombocytopenia)の既往歴のある患者

ヘパリンカルシウム注1万単位/10mL「AY」：エイワイ　10,000単位10mL1瓶[375円/瓶]，ヘパリンカルシウム注5万単位/50mL「AY」：エイワイ　50,000単位50mL1瓶[1043円/瓶]

ヘパリンCa皮下注2万単位/0.8mL「サワイ」

規格：20,000単位1瓶[698円/瓶]
ヘパリンカルシウム　沢井　333

【効能効果】

汎発性血管内血液凝固症候群の治療
血栓塞栓症(静脈血栓症，心筋梗塞症，肺塞栓症，脳塞栓症，四肢動脈血栓塞栓症，手術中・術後の血栓塞栓症等)の治療及び予防

【対応標準病名】

◎	血栓塞栓症	静脈血栓症	心筋梗塞
	動脈血栓症	動脈塞栓症	脳塞栓症
	肺塞栓症	播種性血管内凝固	
○	ST上昇型急性心筋梗塞	腋窩動脈血栓症	延髄外側症候群
	下肢急性動脈閉塞症	下肢静脈血栓症	下肢慢性動脈閉塞症
	下大静脈血栓症	冠状動脈血栓症	冠状動脈血栓塞栓症
	肝静脈血栓症	肝静脈塞栓症	肝動脈血栓症
	肝動脈塞栓症	急性右室梗塞	急性下後壁心筋梗塞
	急性下側壁心筋梗塞	急性下壁心筋梗塞	急性貫壁性心筋梗塞
	急性基部側壁心筋梗塞	急性高位側壁心筋梗塞	急性後基部心筋梗塞
	急性後側部心筋梗塞	急性広範前壁心筋梗塞	急性後壁心筋梗塞
	急性後壁中隔心筋梗塞	急性静脈血栓症	急性心筋梗塞
	急性心尖部側壁心筋梗塞	急性心内膜下梗塞	急性前側壁心筋梗塞
	急性前壁心筋梗塞	急性前壁心尖部心筋梗塞	急性前壁中隔心筋梗塞
	急性側壁心筋梗塞	急性中隔心筋梗塞	クロード症候群
	腱索断裂・急性心筋梗塞に合併	後下小脳動脈閉塞症	後交通動脈閉塞症

	後大脳動脈狭窄	後大脳動脈血栓症	後大脳動脈症候群
	後大脳動脈塞栓症	後大脳動脈閉塞症	鎖骨下動脈閉塞症
	重症虚血肢	小窩性卒中	上肢急性動脈閉塞症
	上肢静脈血栓症	上肢慢性動脈閉塞症	上小脳動脈閉塞症
	小脳卒中症候群	小脳動脈狭窄	小脳動脈血栓症
	小脳動脈塞栓症	小脳動脈閉塞	静脈塞栓症
	上腕静脈血栓症	心室中隔穿孔・急性心筋梗塞に合併	心室内血栓症・急性心筋梗塞に合併
	腎静脈血栓症	腎静脈塞栓症	心尖部血栓症・急性心筋梗塞に合併
	心破裂・急性心筋梗塞に合併	深部静脈血栓症	心房中隔穿孔・急性心筋梗塞に合併
	心房内血栓症・急性心筋梗塞に合併	心膜血腫・急性心筋梗塞に合併	前下小脳動脈閉塞症
	前交通動脈閉塞症	前大脳動脈狭窄	前大脳動脈血栓症
	前大脳動脈症候群	前大脳動脈塞栓症	前大脳動脈閉塞症
	前腕静脈血栓症	塞栓性梗塞	大静脈塞栓症
	大腿動脈閉塞症	大動脈血栓症	大動脈塞栓症
	中大脳動脈狭窄症	中大脳動脈血栓症	中大脳動脈症候群
	中大脳動脈塞栓症	中大脳動脈閉塞症	腸骨動脈血栓症
	腸骨動脈塞栓症	乳頭筋断裂・急性心筋梗塞に合併	乳頭筋不全症・急性心筋梗塞に合併
	脳血栓症	脳静脈血栓症	脳動脈狭窄症
	脳動脈閉塞症	バッド・キアリ症候群	非Q波心筋梗塞
	非ST上昇型心筋梗塞	腹部大動脈血栓症	腹部大動脈塞栓症
	閉塞性脳血管障害	末梢動脈塞栓症	慢性動脈閉塞症
	遊走性血栓性静脈炎	ルリッシュ症候群	ワレンベルグ症候群
△	右室自由壁破裂	延髄性うつ病	冠状動脈口閉鎖
	急性肺性心	劇症紫斑病	後天性無フィブリノゲン血症
	コレステロール塞栓症	左室自由壁破裂	視床痛
	消費性凝固障害	心原性脳塞栓症	心臓破裂
	線維素溶解性紫斑病	線溶亢進	続発性線維素溶解性障害
	陳旧性心筋梗塞	特発性慢性肺血栓塞栓症	脳静脈洞血栓症
	脳底動脈塞栓症	肺梗塞	肺静脈血栓症
	肺静脈血栓塞栓症	肺動脈血栓症	肺動脈血栓塞栓症
	慢性肺血栓塞栓症		
※	**適応外使用可** 原則として，「ヘパリンカルシウム【注射薬】」を「抗リン脂質抗体症候群合併妊娠」に対して処方した場合，当該使用事例を審査上認める。		

用法用量

本剤は通常下記の各投与法によって投与されるが，それらは症例又は適応領域，目的によって決定される。

通常本剤投与後，全血凝固時間（Lee-White法）又は全血活性化部分トロンボプラスチン時間（WBAPTT）が正常値の2～3倍になるように年齢・症状に応じて適宜用量をコントロールする。

初回に15,000～20,000単位，続いて維持量として1回10,000～15,000単位を1日2回，12時間間隔で皮下注射する。手術後又は心筋梗塞等に続発する静脈血栓症の予防には，5,000単位を12時間ごとに7～10日間皮下注射する。

原則禁忌

(1)出血している患者：血小板減少性紫斑病，血管障害による出血傾向，血友病その他の血液凝固障害（汎発性血管内血液凝固症候群（DIC）を除く），月経期間中，手術時，消化管潰瘍，尿路出血，喀血，流早産・分娩直後等性器出血を伴う妊産褥婦，頭蓋内出血の疑いのある患者等

(2)出血する可能性のある患者：内臓腫瘍，消化管の憩室炎，大腸炎，亜急性細菌性心内膜炎，重症高血圧症，重症糖尿病の患者等

(3)重篤な肝障害のある患者

(4)重篤な腎障害のある患者

(5)中枢神経系の手術又は外傷後日の浅い患者

(6)本剤の成分に対し過敏症の既往歴のある患者

(7)ヘパリン起因性血小板減少症（HIT：heparin-induced thrombocytopenia）の既往歴のある患者

ヘパリンカルシウム皮下注5千単位/0.2mLシリンジ「モチダ」：持田　5,000単位0.2mL1筒[387円/筒]

ヘパリンNa透析用150単位/mLシリンジ20mL「フソー」
規格：3,000単位20mL1筒[196円/筒]

ヘパリンNa透析用150単位/mL「フソー」20mL
規格：3,000単位20mL1管[94円/管]

ヘパリンNa透析用200単位/mLシリンジ20mL「フソー」
規格：4,000単位20mL1筒[209円/筒]

ヘパリンNa透析用200単位/mL「フソー」20mL
規格：4,000単位20mL1管[99円/管]

ヘパリンNa透析用250単位/mLシリンジ20mL「フソー」
規格：5,000単位20mL1筒[209円/筒]

ヘパリンNa透析用250単位/mL「フソー」20mL
規格：5,000単位20mL1管[99円/管]

ヘパリンNa透析用350単位/mLシリンジ20mL「フソー」
規格：7,000単位20mL1筒[305円/筒]

ヘパリンナトリウム　扶桑薬品　333

【効 能 効 果】

〔ヘパリンNa透析用250単位/mL「フソー」20mL以外〕：血液透析の体外循環装置使用時の血液凝固の防止

〔ヘパリンNa透析用250単位/mL「フソー」20mL〕：血液透析その他の体外循環装置使用時の血液凝固の防止

【対応標準病名】

該当病名なし

用法用量

〔ヘパリンNa透析用250単位/mL「フソー」20mL以外〕

本剤は通常下記の投与法によって投与されるが，それらは症例又は適応領域，目的によって決定される。通常本剤投与後，全血凝固時間（Lee-White法）又は全血活性化部分トロンボプラスチン時間（WBAPTT）が正常値の2～3倍になるように年齢，症状に応じて適宜用量をコントロールする。

体外循環時（血液透析）における使用法：人工腎では各患者の適切な使用量を透析前に各々のヘパリン感受性試験の結果に基づいて算出するが，全身ヘパリン化法の場合，通常透析開始に先だって，1,000～3,000単位を投与し，透析開始後は，1時間当り500～1,500単位を持続的に，又は1時間毎に500～1,500単位を間歇的に追加する。局所ヘパリン化法の場合は，1時間当り1,500～2,500単位を持続注入し，体内灌流時にプロタミン硫酸塩で中和する。

〔ヘパリンNa透析用250単位/mL「フソー」20mL〕：人工腎では各患者の適切な使用量を透析前に各々のヘパリン感受性試験の結果に基づいて算出するが，全身ヘパリン化法の場合，通常透析開始に先だって，1,000～3,000単位を投与し，透析開始後は，1時間当り500～1,500単位を持続的に，又は1時間毎に500～1,500単位を間歇的に追加する。局所ヘパリン化法の場合は，1時間当り1,500～2,500単位を持続注入し，体内灌流時にプロタミン硫酸塩で中和する。

原則禁忌

(1)出血している患者：血小板減少性紫斑病，血管障害による出血傾向，血友病その他の血液凝固障害（汎発性血管内血液凝固症候群（DIC）を除く。），月経期間中，手術時，消化管潰瘍，尿路出血，喀血，流早産・分娩直後等性器出血を伴う妊産褥婦，頭蓋内出血の疑いのある患者等

(2)出血する可能性のある患者：内臓腫瘍，消化管の憩室炎，大腸炎，亜急性細菌性心内膜炎，重症高血圧症，重症糖尿病の患者等

(3)重篤な肝障害のある患者

(4)重篤な腎障害のある患者

(5)中枢神経系の手術又は外傷後日の浅い患者

(6)本剤の成分に対し過敏症の既往歴のある患者

(7)ヘパリン起因性血小板減少症(HIT：heparin-induced thrombocytopenia)の既往歴のある患者

ヘパフィルド透析用150単位/mLシリンジ20mL：大塚製薬工場　3,000単位20mL1筒[196円/筒]，ヘパフィルド透析用200単位/mLシリンジ20mL：大塚製薬工場　4,000単位20mL1筒[209円/筒]，ヘパフィルド透析用250単位/mLシリンジ20mL：大塚製薬工場　5,000単位20mL1筒[209円/筒]，ヘパリンNa透析用150単位/mLシリンジ20mL「AT」：テバ製薬　3,000単位20mL1筒[196円/筒]，ヘパリンNa透析用200単位/mLシリンジ20mL「AT」：テバ製薬　4,000単位20mL1筒[209円/筒]，ヘパリンNa透析用250単位/mL「NS」20mL：日新－山形　5,000単位20mL1管[111円/管]，ヘパリンNa透析用250単位/mLシリンジ20mL「AT」：テバ製薬　5,000単位20mL1筒[209円/筒]，ヘパリンNa透析用250単位/mLシリンジ20mL「ニプロ」：ニプロ　5,000単位20mL1筒[209円/筒]

ヘパリンNa透析用250単位/mLシリンジ12mL「ニプロ」
規格：3,000単位12mL1筒[196円/筒]

ヘパリンNa透析用250単位/mLシリンジ16mL「ニプロ」
規格：4,000単位16mL1筒[209円/筒]

ヘパリンNa透析用500単位/mLシリンジ10mL「NP」
規格：5,000単位10mL1筒[209円/筒]

ヘパリンNa透析用500単位/mLシリンジ20mL「NP」
規格：10,000単位20mL1筒[305円/筒]

ヘパリンNaロック用10単位/mLシリンジ5mL「ニプロ」
規格：50単位5mL1筒[138円/筒]

ヘパリンNaロック用10単位/mLシリンジ10mL「ニプロ」
規格：100単位10mL1筒[138円/筒]

ヘパリンNaロック用100単位/mLシリンジ5mL「ニプロ」
規格：500単位5mL1筒[161円/筒]

ヘパリンNaロック用100単位/mLシリンジ10mL「ニプロ」
規格：1,000単位10mL1筒[170円/筒]

ヘパリンナトリウム　ニプロ　333

【効能効果】

〔ヘパリンNa透析用〕：血液透析の体外循環装置使用時の血液凝固の防止
〔ヘパリンNaロック用〕：静脈内留置ルート内の血液凝固の防止

【対応標準病名】

該当病名なし

効能効果に関連する使用上の注意

〔ヘパリンNa透析用〕：血液透析の体外循環装置使用時の血液凝固防止の目的以外に使用しないこと。
〔ヘパリンNaロック用〕：静脈内留置ルート内の血液凝固防止(ヘパリンロック)の目的以外に使用しないこと。

用法用量

〔ヘパリンNa透析用〕

本剤は，通常，下記の投与法によって投与されるが，それらは症例又は適応領域，目的によって決定される。通常，本剤投与後，全血凝固時間(Lee-White法)又は全血活性化部分トロンボプラスチン時間(WBAPTT)が正常値の2～3倍になるように年齢，症状に応じて適宜用量をコントロールする。

体外循環時(血液透析)における使用法：人工腎では各患者の適切な使用量を透析前に各々のヘパリン感受性試験の結果に基づいて算出するが，全身ヘパリン化法の場合，通常，透析開始に先だって，1,000～3,000単位を投与し，透析開始後は，1時間当たり，500～1,500単位を持続的に，又は1時間ごとに500～1,500単位を間歇的に追加する。局所ヘパリン化法の場合は，1時間当たり1,500～2,500単位を持続注入し，体内灌流時にプロタミン硫酸塩で中和する。

〔ヘパリンNaロック用〕：静脈内留置ルート内を充填するのに十分な量を注入する。

用法用量に関連する使用上の注意　〔ヘパリンNaロック用〕：10単位/mL製剤は通常6時間までの，100単位/mL製剤は12時間までを標準とし最長24時間までの静脈内留置ルート内の血液凝固防止(ヘパリンロック)に用いる。

原則禁忌

(1)出血している患者：血小板減少性紫斑病，血管障害による出血傾向，血友病その他の血液凝固障害(汎発性血管内血液凝固症候群(DIC)を除く)，月経期間中，手術時，消化管潰瘍，尿路出血，喀血，流早産・分娩直後等性器出血を伴う妊産褥婦，頭蓋内出血の疑いのある患者等
(2)出血する可能性のある患者：内臓腫瘍，消化管の憩室炎，大腸炎，亜急性細菌性心内膜炎，重症高血圧症，重症糖尿病の患者等
(3)重篤な肝障害のある患者
(4)重篤な腎障害のある患者
(5)中枢神経系の手術又は外傷後日の浅い患者
(6)本剤の成分に対し過敏症の既往歴のある患者
(7)ヘパリン起因性血小板減少症(HIT：heparin-induced thrombocytopenia)の既往歴のある患者

ヘパフラッシュ10単位/mLシリンジ5mL：テルモ　50単位5mL1筒[109円/筒]，ヘパフラッシュ10単位/mLシリンジ10mL：テルモ　100単位10mL1筒[111円/筒]，ヘパフラッシュ100単位/mLシリンジ5mL：テルモ　500単位5mL1筒[139円/筒]，ヘパフラッシュ100単位/mLシリンジ10mL：テルモ　1,000単位10mL1筒[153円/筒]，ヘパリンNaロック用10単位/mLシリンジ5mL「テバ」：テバ製薬　50単位5mL1筒[114円/筒]，ヘパリンNaロック用10単位/mLシリンジ10mL「テバ」：テバ製薬　100単位10mL1筒[114円/筒]，ヘパリンNaロック用10単位/mLシリンジ「SN」5mL：シオノ　50単位5mL1筒[114円/筒]，ヘパリンNaロック用10単位/mLシリンジ「SN」10mL：シオノ　100単位10mL1筒[114円/筒]，ヘパリンNaロック用100単位/mLシリンジ5mL「テバ」：テバ製薬　500単位5mL1筒[140円/筒]，ヘパリンNaロック用100単位/mLシリンジ10mL「テバ」：テバ製薬　1,000単位10mL1筒[152円/筒]，ヘパリンNaロック用100単位/mLシリンジ「SN」5mL：シオノ　500単位5mL1筒[140円/筒]，ヘパリンNaロック用100単位/mLシリンジ「SN」10mL：シオノ　1,000単位10mL1筒[152円/筒]，ヘパリンNaロック用10単位/mLシリンジ「オーツカ」5mL：大塚製薬工場　50単位5mL1筒[114円/筒]，ヘパリンNaロック用10単位/mLシリンジ「オーツカ」10mL：大塚製薬工場　100単位10mL1筒[114円/筒]，ヘパリンNaロック用100単位/mLシリンジ「オーツカ」5mL：大塚製薬工場　500単位5mL1筒[140円/筒]，ヘパリンNaロック用100単位/mLシリンジ「オーツカ」10mL：大塚製薬工場　1,000単位10mL1筒[152円/筒]

ベプシド注100mg
規格：100mg5mL1瓶[5390円/瓶]

エトポシド　ブリストル　424

【効能効果】

肺小細胞癌，悪性リンパ腫，急性白血病，睾丸腫瘍，膀胱癌，絨毛性疾患，胚細胞腫瘍(精巣腫瘍，卵巣腫瘍，性腺外腫瘍)
以下の悪性腫瘍に対する他の抗悪性腫瘍剤との併用療法：小児悪性固形腫瘍(ユーイング肉腫ファミリー腫瘍，横紋筋肉腫，神経芽腫，網膜芽腫，肝芽腫その他肝原発悪性腫瘍，腎芽腫その他腎原発悪性腫瘍等)

【対応標準病名】

◎	悪性リンパ腫	ウイルムス腫瘍	横紋筋肉腫
	肝芽腫	肝癌	急性白血病
	原発性肝癌	絨毛性疾患	腫瘍
	小細胞肺癌	腎悪性腫瘍	神経芽腫
	精巣腫瘍	精巣胚細胞腫瘍	胚細胞腫
	膀胱癌	網膜芽細胞腫	ユーイング肉腫
	卵巣胚細胞腫瘍		

○	EGFR遺伝子変異陽性非小細胞肺癌	悪性奇形腫	悪性腫瘍合併性皮膚筋炎
	胃悪性リンパ腫	滑膜肉腫	下葉小細胞肺癌
	下葉肺癌	眼窩悪性リンパ腫	肝細胞癌
	肝内胆管癌	気管支癌	急性骨髄性白血病
	頸部悪性リンパ腫	結腸悪性リンパ腫	原発性悪性脳腫瘍
	原発性肺癌	原発不明癌	甲状腺悪性リンパ腫
	骨悪性リンパ腫	縦隔悪性リンパ腫	十二指腸悪性リンパ腫
	小腸悪性リンパ腫	上葉小細胞肺癌	上葉肺癌
	神経節芽細胞腫	心臓悪性リンパ腫	精巣悪性リンパ腫
	精巣癌	全胞状奇胎	存続絨毛症
	退形成性上衣腫	胎児性癌	大腿骨骨肉腫
	大腸悪性リンパ腫	中葉小細胞肺癌	中葉肺癌
	直腸悪性リンパ腫	内胚葉洞腫瘍	軟部腫瘍
	脳悪性リンパ腫	肺癌	肺門部小細胞癌
	肺門部肺癌	白血病	脾悪性リンパ腫
	非ホジキンリンパ腫	副腎神経芽腫	扁桃悪性リンパ腫
	マントル細胞リンパ腫	免疫芽球性リンパ節症	網膜膠腫
	卵巣顆粒膜細胞腫	卵巣腫瘍	リンパ芽球性リンパ腫
	リンパ腫	濾胞性リンパ腫	
△	ALK融合遺伝子陽性非小細胞肺癌	ALK陽性未分化大細胞リンパ腫	BCR－ABL1陽性Bリンパ芽球性白血病
	BCR－ABL1陽性Bリンパ芽球性白血病/リンパ腫	B細胞性前リンパ球性白血病	B細胞リンパ腫
	Bリンパ芽球性白血病	Bリンパ芽球性白血病/リンパ腫	CCR4陽性成人T細胞白血病リンパ腫
	E2A－PBX1陽性Bリンパ芽球性白血病	E2A－PBX1陽性Bリンパ芽球性白血病/リンパ腫	IL3－IGH陽性Bリンパ芽球性白血病
	IL3－IGH陽性Bリンパ芽球性白血病/リンパ腫	MALTリンパ腫	MLL再構成型Bリンパ芽球性白血病
	MLL再構成型Bリンパ芽球性白血病/リンパ腫	Ph陽性急性リンパ性白血病	TEL－AML1陽性Bリンパ芽球性白血病
	TEL－AML1陽性Bリンパ芽球性白血病/リンパ腫	T細胞性前リンパ球白血病	T細胞性大顆粒リンパ球白血病
あ	Tリンパ芽球性白血病	Tリンパ芽球性白血病/リンパ腫	悪性停留精巣
	悪性リンパ腫骨髄浸潤	アグレッシブNK細胞白血病	足悪性軟部腫瘍
	胃MALTリンパ腫	胃癌骨転移	異型リンパ球増加症
か	胃原発絨毛癌	胃胚細胞腫瘍	回腸カルチノイド
	下顎部横紋筋肉腫	下腿悪性線維性組織球腫	下腿悪性軟部腫瘍
	下腿横紋筋肉腫	下腿滑膜肉腫	下腿線維肉腫
	下腿淡明細胞肉腫	下腿平滑筋肉腫	下腿胞巣状軟部肉腫
	下腿類上皮肉腫	下葉肺腺癌	下葉肺大細胞癌
	下葉肺扁平上皮癌	下葉非小細胞肺癌	顆粒球肉腫
	肝悪性腫瘍	肝カルチノイド	肝癌骨転移
	肝奇形腫	肝血管肉腫	肝細胞癌破裂
	肝脂肪肉腫	肝のう胞腺癌	肝脾T細胞リンパ腫
	肝平滑筋肉腫	顔面横紋筋肉腫	肝門部癌
	亀頭部腫瘤	急性巨核芽球性白血病	急性骨髄単球性白血病
	急性前骨髄球性白血病	急性単球性白血病	急性リンパ性白血病
	胸骨骨肉腫	胸椎骨肉腫	胸椎脊索腫
	胸椎転移	胸部悪性軟部腫瘍	頬部横紋筋肉腫
	頬部血管肉腫	胸壁悪性線維性組織球腫	胸壁横紋筋肉腫
	胸壁血管肉腫	胸壁線維肉腫	胸壁淡明細胞肉腫
	胸膜播種	空腸カルチノイド	くすぶり型白血病
	形質細胞白血病	頚椎骨肉腫	頚椎脊索腫
	頚部悪性線維性組織球腫	頚部悪性軟部腫瘍	頚部横紋筋肉腫
	頚部滑膜肉腫	頚部血管肉腫	頚部脂腺癌
	頚部隆起性皮膚線維肉腫	血管内大細胞型B細胞性リンパ腫	血管免疫芽球性T細胞リンパ腫
	肩部悪性線維性組織球腫	肩部横紋筋肉腫	肩部滑膜肉腫

	肩部線維肉腫	肩部淡明細胞肉腫	肩部胞巣状軟部肉腫
	高2倍体性Bリンパ芽球性白血病	高2倍体性Bリンパ芽球性白血病/リンパ腫	好塩基球性白血病
	好酸球減少症	好酸球性白血病	甲状腺MALTリンパ腫
	甲状腺癌骨転移	好中球性白血病	好中球増加症
	後頭部転移性腫瘍	膠肉腫	後腹膜悪性線維性組織球腫
	後腹膜横紋筋肉腫	後腹膜血管肉腫	後腹膜線維肉腫
	後腹膜胚細胞腫瘍	後腹膜平滑筋肉腫	後腹膜リンパ節転移
	股関節部滑膜肉腫	骨髄異形成症候群	骨髄性白血病
	骨髄性白血病骨髄浸潤	骨髄性類白血病反応	骨髄単球性白血病
	骨髄転移	骨転移癌	骨盤骨肉腫
	骨盤転移	骨盤内悪性軟部腫瘍	骨盤部悪性軟部腫瘍
さ	骨盤ユーイング肉腫	混合型肝癌	細気管支肺胞上皮癌
	鎖骨骨肉腫	子宮癌骨転移	膝関節部滑膜肉腫
	膝部悪性線維性組織球腫	膝部淡明細胞肉腫	膝部胞巣状軟部肉腫
	若年性骨髄単球性白血病	縦隔胚細胞腫瘍	縦隔卵黄のう腫瘍
	十二指腸悪性ガストリノーマ	十二指腸悪性ソマトスタチノーマ	十二指腸神経内分泌癌
	手関節部滑膜肉腫	手部悪性線維性組織球腫	手部横紋筋肉腫
	手部滑膜肉腫	手部淡明細胞肉腫	手部類上皮肉腫
	腫瘍随伴症候群	松果体胚細胞腫瘍	松果体部膠芽腫
	症候性貧血	小腸カルチノイド	小腸平滑筋肉腫
	小児EBV陽性T細胞リンパ増殖性疾患	小児急性リンパ性白血病	小児骨髄異形成症候群
	小児全身性EBV陽性T細胞リンパ増殖性疾患	上葉肺腺癌	上葉肺大細胞癌
	上葉肺扁平上皮癌	上葉非小細胞肺癌	上腕悪性線維性組織球腫
	上腕悪性軟部腫瘍	上腕横紋筋肉腫	上腕滑膜肉腫
	上腕線維肉腫	上腕淡明細胞肉腫	上腕胞巣状軟部肉腫
	上腕類上皮肉腫	食道癌骨転移	腎癌骨転移
	膵臓癌骨転移	膵頭部カルチノイド	髄膜癌腫症
	髄膜白血病	精上皮腫	成人T細胞白血病骨髄浸潤
	成人T細胞白血病リンパ腫	成人T細胞白血病リンパ腫・急性型	成人T細胞白血病リンパ腫・くすぶり型
	成人T細胞白血病リンパ腫・慢性型	成人T細胞白血病リンパ腫・リンパ腫型	精巣横紋筋肉腫
	精巣奇形癌	精巣奇形腫	精巣絨毛癌
	精巣上体腫瘍	精巣胎児性癌	精巣肉腫
	精巣卵黄のう腫瘍	精巣卵のう腫瘍	精のう腺腫瘍
	精母細胞腫	脊髄播種	脊椎転移
	赤白血病	節外性NK/T細胞リンパ腫・鼻型	仙骨骨肉腫
	仙骨ユーイング肉腫	前頭部転移性腫瘍	前立腺癌骨転移
	前リンパ球性白血病	前腕悪性線維性組織球腫	前腕悪性軟部腫瘍
	前腕横紋筋肉腫	前腕滑膜肉腫	前腕線維肉腫
	前腕胞巣状軟部肉腫	前腕類上皮肉腫	足関節部滑膜肉腫
	側頭部転移性腫瘍	足部横紋筋肉腫	足部滑膜肉腫
	足部淡明細胞肉腫	足部類上皮肉腫	鼡径部悪性線維性組織球腫
た	鼡径部横紋筋肉腫	鼡径部滑膜肉腫	胎芽性肉腫
	胎児性精巣腫瘍	大腿悪性線維性組織球腫	大腿悪性軟部腫瘍
	大腿横紋筋肉腫	大腿滑膜肉腫	大腿血管肉腫
	大腿骨転移性骨腫瘍	大腿線維肉腫	大腿平滑筋肉腫
	大腿胞巣状軟部肉腫	大腿類上皮肉腫	大腸MALTリンパ腫
	大腸癌骨転移	大動脈周囲リンパ節転移	大脳深部転移性腫瘍
	多発性骨髄腫骨髄浸潤	胆管細胞癌	単球性白血病
	単球性類白血病反応	単球増加症	男性生殖器腫瘍
	胆のうカルチノイド	恥骨骨肉腫	虫垂杯細胞カルチノイド
	肘部滑膜肉腫	肘部線維肉腫	肘部類上皮肉腫
	中葉肺腺癌	中葉肺大細胞癌	中葉肺扁平上皮癌

	中葉非小細胞肺癌	腸管症関連T細胞リンパ腫	腸間膜平滑筋肉腫
	腸骨ユーイング肉腫	腸骨リンパ節転移	直腸MALTリンパ腫
	直腸癌骨転移	直腸平滑筋肉腫	低2倍体性Bリンパ芽球性白血病
	低2倍体性Bリンパ芽球性白血病/リンパ腫	転移性下顎癌	転移性骨腫瘍
	転移性骨腫瘍による大腿骨骨折	転移性上顎癌	転移性頭蓋骨腫瘍
	転移性脳腫瘍	転移性皮膚腫瘍	テント上下転移性腫瘍
	殿部悪性線維性組織球腫	殿部悪性軟部腫瘍	殿部横紋筋肉腫
	殿部滑膜肉腫	殿部血管肉腫	殿部線維肉腫
	殿部平滑筋肉腫	殿部胞巣状軟部肉腫	頭部悪性線維性組織球腫
	頭部横紋筋肉腫	頭部滑膜肉腫	頭部血管肉腫
な	頭部脂腺癌	頭部隆起性皮膚線維肉腫	乳癌骨転移
	乳癌皮膚転移	乳児偽白血病	尿管癌
	尿管口部膀胱癌	尿膜管癌	粘液性のう胞腺癌
は	膿胸関連リンパ腫	バーキット白血病	肺MALTリンパ腫
	肺癌骨転移	肺癌による閉塞性肺炎	背部悪性線維性組織球腫
	背部悪性軟部腫瘍	背部横紋筋肉腫	肺未分化癌
	肺門部腺癌	肺門部大細胞癌	肺門部非小細胞癌
	肺門部扁平上皮癌	白赤芽球症	白血球増加症
	脾B細胞性リンパ腫/白血病・分類不能型	非侵入全奇胎	非侵入部分奇胎
	脾性貧血	非定型慢性骨髄性白血病	脾びまん性赤脾髄小B細胞性リンパ腫
	皮膚線維肉腫	皮膚白血病	肥満細胞性白血病
	脾門部リンパ節転移	副腎皮質癌	腹部悪性軟部腫瘍
	腹部平滑筋肉腫	腹壁悪性線維性組織球腫	腹壁横紋筋肉腫
	腹壁線維肉腫	部分胞状奇胎	プラスマ細胞増加症
	分離母斑	分類不能型骨髄異形成症候群	ヘアリー細胞白血病
	ヘアリー細胞白血病亜型	平滑筋肉腫	膀胱円蓋部膀胱癌
	膀胱頚部膀胱癌	膀胱後壁部膀胱癌	膀胱三角部膀胱癌
	膀胱上皮内癌	膀胱前壁部膀胱癌	膀胱側壁部膀胱癌
	膀胱尿路上皮癌	膀胱扁平上皮癌	包皮腫瘤
ま	ホルモン産生精巣腫瘍	本態性白血球増多症	末梢性T細胞リンパ腫
	慢性NK細胞リンパ増殖性疾患	慢性骨髄性白血病	慢性骨髄性白血病移行期
	慢性骨髄性白血病急性転化	慢性骨髄性白血病慢性期	慢性骨髄単球性白血病
	慢性単球性白血病	慢性リンパ性白血病	未分化大細胞リンパ腫
や	無リンパ球症	腰椎脊索腫	腰椎転移
ら	腰部悪性線維性組織球腫	卵巣カルチノイド	卵巣癌
	卵巣癌肉腫	卵巣絨毛癌	卵巣胎児性癌
	卵巣肉腫	卵巣未分化胚細胞腫	卵巣卵黄のう腫瘍
	卵巣類皮のう胞癌	隆起性皮膚線維肉腫	リンパ球異常
	リンパ球減少症	リンパ球性類白血病反応	リンパ球増加症
	リンパ性白血病	リンパ性白血病骨髄浸潤	リンパ組織球増多症
	類白血病反応	肋骨骨肉腫	肋骨転移
	肋骨ユーイング肉腫		

※　**適応外使用可**
原則として,「エトポシド」を「卵巣癌」に対し処方した場合, 当該使用事例を審査上認める。

用法用量

(1)エトポシドとして, 1日量60〜100mg/m^2(体表面積)を5日間連続点滴静注し, 3週間休薬する。これを1クールとし, 投与を繰り返す。なお, 投与量は疾患, 症状により適宜増減する。
(2)胚細胞腫瘍に対しては, 確立された標準的な他の抗悪性腫瘍剤との併用療法を行い, エトポシドとして, 1日量100mg/m^2(体表面積)を5日間連続点滴静注し, 16日間休薬する。これを1クールとし, 投与を繰り返す。

小児悪性固形腫瘍(ユーイング肉腫ファミリー腫瘍, 横紋筋肉腫, 神経芽腫, 網膜芽腫, 肝芽腫その他肝原発悪性腫瘍, 腎芽腫その他腎原発悪性腫瘍等)に対する他の抗悪性腫瘍剤との併用療法の場合：他の抗悪性腫瘍剤との併用において, エトポシドの投与量及び投与方法は, 1日量100〜150mg/m^2(体表面積)を3〜5日間連続点滴静注し, 3週間休薬する。これを1クールとし, 投与を繰り返す。なお, 投与量及び投与日数は疾患, 症状, 併用する他の抗悪性腫瘍剤により適宜減ずる。

用法用量に関連する使用上の注意

(1)本剤の投与時には予め100mgあたり250mL以上の生理食塩液等の輸液に混和し, 30分以上かけて点滴静注する。
(2)胚細胞腫瘍に対する確立された標準的な他の抗悪性腫瘍剤との併用療法(BEP療法(塩酸ブレオマイシン, エトポシド, シスプラチン併用療法))においては, 併用薬剤の添付文書を熟読すること。
(3)小児悪性固形腫瘍に対する他の抗悪性腫瘍剤との併用療法においては, 併用薬剤の添付文書を熟読すること。
(4)再発・難治性悪性リンパ腫に対する他の抗悪性腫瘍剤との併用療法においては, 関連文献(「抗がん剤報告書：シスプラチン(悪性リンパ腫)」等)及び併用薬剤の添付文書を熟読すること。

警告

(1)本剤を含むがん化学療法は, 緊急時に十分対応できる医療施設において, がん化学療法に十分な知識・経験を持つ医師のもとで, 本療法が適切と判断される症例についてのみ実施すること。適応患者の選択にあたっては, 各併用薬剤の添付文書を参照して十分注意すること。また, 治療開始に先立ち, 患者又はその家族に有効性及び危険性を十分説明し, 同意を得てから投与すること。
(2)本剤を含む小児悪性固形腫瘍に対するがん化学療法は, 小児のがん化学療法に十分な知識・経験を持つ医師のもとで実施すること。

禁忌

(1)重篤な骨髄抑制のある患者
(2)本剤に対する重篤な過敏症の既往歴のある患者
(3)妊婦又は妊娠している可能性のある婦人

ラステット注100mg/5mL：日本化薬　100mg5mL1瓶[5390円/瓶]

エトポシド点滴静注100mg「タイヨー」：テバ製薬[3521円/瓶], エトポシド点滴静注液100mg「DK」：大興[3521円/瓶], エトポシド点滴静注液100mg「SN」：シオノ[3521円/瓶], エトポシド点滴静注液100mg「サンド」：サンド[3521円/瓶]

ヘブスブリンIH静注1000単位

規格：1,000単位5mL1瓶[35322円/瓶]
ポリエチレングリコール処理抗HBs人免疫グロブリン
日本血液　634

【効能効果】

(1)HBs抗原陽性血液の汚染事故後のB型肝炎発症予防
(2)HBs抗原陽性のレシピエントにおける肝移植後のB型肝炎再発抑制
(3)HBc抗体陽性ドナーからの肝移植後のレシピエントにおけるB型肝炎発症抑制

【対応標準病名】

◎	B型肝炎	B型肝炎ウイルス感染	HBs抗原検査陽性
	肝移植後		
○	B型肝炎合併妊娠	B型急性肝炎	B型劇症肝炎
	HBウイルス腎症	移植歯	角膜移植後
	急性B型肝炎・肝性昏睡合併あり	骨移植後	臍帯血移植後
	自家末梢血幹細胞移植後	腎移植後	心臓移植後
	心肺移植後	膵移植後	同種骨髄移植後

	肺移植後	歯の移植術後	被移植歯
	皮膚移植後		
△	HBe 抗原検査陽性	死体肝移植後	死体腎移植後
	死体膵移植後	死体肺移植後	死体皮膚移植後
	生体肝移植後	生体骨移植後	生体腎移植後
	生体肺移植後	生体皮膚移植後	遷延性副甲状腺機能亢進症
	脳死肝移植後	脳死腎移植後	脳死膵移植後
	脳死肺移植後		

用法用量

本剤は効能効果に応じて以下のとおり投与する。

なお，本剤は直接静注するか，又は日本薬局方生理食塩液など中性に近い補液に混じて点滴静注する。直接静注する場合は，きわめて徐々に行うこと。

(1) HBs 抗原陽性血液の汚染事故後の B 型肝炎発症予防
通常，成人に対して，1 回 1,000～2,000 単位(5～10mL)を使用する。
小児には 1 回 32～48 単位(0.16～0.24mL)/kg 体重を使用する。
投与の時期は事故発生後 7 日以内とする。なお，48 時間以内が望ましい。

(2) HBs 抗原陽性のレシピエントにおける肝移植後の B 型肝炎再発抑制：通常，成人には，無肝期に 5,000～10,000 単位(25～50mL)，術後初期に 1 日当たり 2,000～10,000 単位(10～50mL)を投与する。小児には，無肝期に 100～200 単位(0.5～1mL)/kg 体重，術後初期に 1 日当たり 40～200 単位(0.2～1mL)/kg 体重を投与する。術後初期の投与は 7 日間以内とする。その後，患者の状態に応じ血中 HBs 抗体価 200～1,000 単位/L 以上を維持するように投与する。

(3) HBc 抗体陽性ドナーからの肝移植後のレシピエントにおける B 型肝炎発症抑制：通常，成人には，無肝期に 10,000 単位(50mL)，術後初期に 1 日当たり 10,000 単位(50mL)を投与する。小児には，無肝期に 200 単位(1mL)/kg 体重，術後初期に 1 日当たり 200 単位(1mL)/kg 体重を投与する。術後初期の投与は 7 日間以内とする。その後，患者の状態に応じ血中 HBs 抗体価 200 単位/L 以上を維持するように投与する。

用法用量に関連する使用上の注意

(1)点滴静注により投与することが望ましい。直接静注する場合はきわめて徐々に行うこと(低・無ガンマグロブリン血症の患者には注意すること)。
(2)肝移植患者に対して本剤を大量投与する場合，必要投与量を直接又は生理食塩液等中性に近い補液に混じ，30 分～60 分以上かけてシリンジポンプ等を用いて静注するか又は点滴静注し，経過を十分に観察すること。
(3)肝移植患者に使用する場合，血中 HBs 抗体価の低下による B 型肝炎再発又は発症を防ぐため患者の状態に応じて適宜血中 HBs 抗体価を測定し，本剤の投与量及び血中 HBs 抗体価の測定間隔を調節すること。特に，血中 HBs 抗体価に影響を与える因子(術前の HBV-DNA 量，術中の出血量，術後の腹水貯留・ドレナージ等)が患者毎に異なっている術後早期並びに患者の肝機能に変化が生じた際には頻回に血中 HBs 抗体価を測定することが望ましい。

禁忌

(1)本剤の成分に対しショックの既往歴のある患者
(2) HBs 抗原陽性者(肝移植施行患者を除く。)

原則禁忌　本剤の成分に対し過敏症の既往歴のある患者

ヘプタバックス－II
規格：0.5mL1瓶[2434円/瓶]
組換え沈降 B 型肝炎ワクチン(酵母由来)　MSD　631

【効 能 効 果】

(1) B 型肝炎の予防
(2) B 型肝炎ウイルス母子感染の予防(抗 HBs 人免疫グロブリンとの併用)
(3) HBs 抗原陽性でかつ HBe 抗原陽性の血液による汚染事故後の B 型肝炎発症予防(抗 HBs 人免疫グロブリンとの併用)

【対応標準病名】

◎	B 型肝炎	B 型肝炎ウイルス感染	B 型肝炎ウイルス感染母体より出生した児
	母子感染		
○	B 型肝炎合併妊娠	B 型急性肝炎	B 型劇症肝炎
	HB ウイルス腎症		
△	B 群溶連菌感染母体より出生した児	HIV 感染母体より出生した児	先天性感染

用法用量

効能効果(1)の場合：通常，0.5mL ずつを 4 週間隔で 2 回，更に，20～24 週を経過した後に 1 回 0.5mL を皮下又は筋肉内に注射する。ただし，10 歳未満の者には，0.25mL ずつを同様の投与間隔で皮下に注射する。ただし，能動的 HBs 抗体が獲得されていない場合には追加注射する。

効能効果(2)の場合：通常，0.25mL を 1 回，生後 12 時間以内を目安に皮下に注射する。更に，0.25mL ずつを初回注射の 1 箇月後及び 6 箇月後の 2 回，同様の用法で注射する。ただし，能動的 HBs 抗体が獲得されていない場合には追加注射する。

効能効果(3)の場合：通常，0.5mL を 1 回，事故発生後 7 日以内に皮下又は筋肉内に注射する。更に 0.5mL ずつを初回注射の 1 箇月後及び 3～6 箇月後の 2 回，同様の用法で注射する。なお，10 歳未満の者には，0.25mL ずつを同様の投与間隔で皮下に注射する。ただし，能動的 HBs 抗体が獲得されていない場合には追加注射する。

用法用量に関連する使用上の注意

(1)一般的注意
① B 型肝炎ウイルス母子感染の予防及び HBs 抗原陽性でかつ HBe 抗原陽性の血液による汚染事故後の B 型肝炎発症予防には，抗 HBs 人免疫グロブリンを併用すること。
② B 型肝炎ウイルス母子感染の予防における初回注射の時期は，被接種者の状況に応じて生後 12 時間以降とすることもできるが，その場合であっても生後できるだけ早期に行うこと。
③本剤の 3 回目接種 1～2 箇月後を目途に抗体検査を行い，HBs 抗体が獲得されていない被接種者には追加接種を考慮すること。
(2)他のワクチン製剤との接種間隔：生ワクチンの接種を受けた者は，通常，27 日以上，また他の不活化ワクチンの接種を受けた者は，通常，6 日以上間隔を置いて本剤を接種すること。ただし，医師が必要と認めた場合には，同時に接種することができる(なお，本剤を他のワクチンと混合して接種してはならない)。

接種不適当者

被接種者が次のいずれかに該当すると認められる場合には，接種を行ってはならない。
(1)明らかな発熱を呈している者
(2)重篤な急性疾患にかかっていることが明らかな者
(3)本剤の成分によってアナフィラキシーを呈したことがあることが明らかな者
(4)上記に掲げる者のほか，予防接種を行うことが不適当な状態にある者

ペプレオ注射用5mg
規格：5mg1瓶[4037円/瓶]
ペプレオ注射用10mg
規格：10mg1瓶[7090円/瓶]
ペプロマイシン硫酸塩　日本化薬　423

【効 能 効 果】

皮膚癌，頭頸部悪性腫瘍(上顎癌，舌癌・その他の口腔癌，咽頭癌，喉頭癌)，肺癌(扁平上皮癌)，前立腺癌，悪性リンパ腫

【対応標準病名】

◎	悪性リンパ腫	咽頭癌	咽頭上皮内癌
	下咽頭癌	下咽頭後部癌	下顎歯肉癌
	下顎歯肉頬移行部癌	癌	頬粘膜癌
	頬粘膜上皮内癌	頚皮膚上皮内癌	頚部癌
	頚部基底細胞癌	頚部転移性腺癌	頚部皮膚癌
	頚部有棘細胞癌	口蓋癌	口蓋上皮内癌
	口蓋垂癌	口腔癌	口腔上皮内癌
	口腔前庭癌	口腔底癌	口腔底上皮内癌
	硬口蓋癌	口底癌	口底上皮内癌
	喉頭蓋癌	喉頭蓋前面癌	喉頭蓋谷癌
	喉頭癌	喉頭上皮内癌	歯肉癌
	歯肉上皮内癌	上咽頭癌	上咽頭後壁癌
	上咽頭上壁癌	上咽頭前壁癌	上咽頭側壁癌
	上顎癌	上顎歯肉癌	上顎歯肉頬移行部癌
	上顎洞上皮内癌	正中型口腔底癌	正中型口底癌
	声門下癌	声門癌	声門上癌
	舌縁癌	舌下面癌	舌下面上皮内癌
	舌癌	舌根部癌	舌尖癌
	舌背癌	前立腺癌	側方型口腔底癌
	側方型口底癌	中咽頭癌	中咽頭後壁癌
	中咽頭側壁癌	転移性口腔癌	転移性舌癌
	頭頚部癌	頭皮上皮内癌	頭部基底細胞癌
	頭部皮膚癌	頭部有棘細胞癌	軟口蓋癌
	肺癌	皮膚癌	扁桃窩癌
	扁桃癌	梨状陥凹癌	輪状後部癌
○	ALK 融合遺伝子陽性非小細胞肺癌	EGFR 遺伝子変異陽性非小細胞肺癌	KIT (CD117) 陽性食道消化管間質腫瘍
あ	MALT リンパ腫	悪性エナメル上皮腫	悪性甲状腺腫
	胃 MALT リンパ腫	胃悪性リンパ腫	咽頭腫瘍
か	外耳道癌	外耳道ボーエン病	下咽頭披裂喉頭蓋ひだ癌
	下顎悪性エナメル上皮腫	下顎骨悪性腫瘍	下顎骨骨肉腫
	下顎部横紋筋肉腫	下顎部基底細胞癌	下顎部皮膚癌
	下顎部ボーエン病	下顎部メルケル細胞癌	下顎部有棘細胞癌
	下眼瞼基底細胞癌	下眼瞼皮膚癌	下眼瞼ボーエン病
	顎下腺癌	顎下部悪性腫瘍	下口唇基底細胞癌
	下口唇皮膚癌	下口唇ボーエン病	下口唇有棘細胞癌
	下腿メルケル細胞癌	下部食道癌	下葉小細胞肺癌
	下葉肺腺癌	下葉肺大細胞癌	下葉肺扁平上皮癌
	下葉非小細胞肺癌	眼窩悪性リンパ腫	眼角基底細胞癌
	眼角皮膚癌	眼角皮膚上皮内癌	眼角有棘細胞癌
	眼瞼脂腺癌	眼瞼皮膚上皮内癌	眼瞼メルケル細胞癌
	顔面悪性腫瘍	顔面横紋筋肉腫	顔面基底細胞癌
	顔面脂腺癌	顔面皮膚癌	顔面皮膚上皮内癌
	顔面ボーエン病	顔面メルケル細胞癌	顔面有棘細胞癌
	顔面隆起性皮膚線維肉腫	気管支カルチノイド	気管支癌
	気管上皮内癌	基底細胞癌	嗅神経芽腫
	嗅神経上皮腫	頬部横紋筋肉腫	胸部下部食道癌
	頬部基底細胞癌	頬部血管肉腫	胸部上部食道癌
	胸部食道癌	胸部中部食道癌	頬部皮膚癌
	頬部ボーエン病	胸部メルケル細胞癌	頬部メルケル細胞癌
	頬部有棘細胞癌	頬部隆起性皮膚線維肉腫	去勢抵抗性前立腺癌
	頚動脈小体悪性腫瘍	頚部悪性腫瘍	頚部悪性線維性組織球腫
	頚部悪性軟部腫瘍	頚部悪性リンパ腫	頚部横紋筋肉腫
	頚部滑膜肉腫	頚部血管肉腫	頚部原発腫瘍
	頚部脂腺癌	頚部食道癌	頚部皮膚悪性腫瘍
	頚部ボーエン病	頚部メルケル細胞癌	頚部隆起性皮膚線維肉腫
	結腸悪性リンパ腫	限局性前立腺癌	原発性肺癌
	肩部メルケル細胞癌	口蓋弓癌	口腔悪性黒色腫
	甲状腺 MALT リンパ腫	甲状腺悪性腫瘍	甲状腺悪性リンパ腫
	甲状腺癌	甲状腺髄様癌	甲状腺乳頭癌
	甲状腺未分化癌	甲状腺濾胞癌	口唇上皮内癌
	口唇皮膚上皮内癌	口唇メルケル細胞癌	項部基底細胞癌
	項部皮膚癌	項部ボーエン病	項部メルケル細胞癌
さ	項部有棘細胞癌	骨悪性リンパ腫	耳介癌
	耳介ボーエン病	耳介メルケル細胞癌	耳下腺癌
	耳管癌	色素性基底細胞癌	篩骨洞癌
	耳前部基底細胞癌	耳前部皮膚癌	耳前部ボーエン病
	耳前部有棘細胞癌	膝部メルケル細胞癌	趾メルケル細胞癌
	斜台部脊索腫	縦隔悪性リンパ腫	十二指腸悪性リンパ腫
	手指メルケル細胞癌	手部メルケル細胞癌	上顎骨骨肉腫
	上顎洞癌	上眼瞼基底細胞癌	上眼瞼皮膚癌
	上眼瞼ボーエン病	上眼瞼有棘細胞癌	上口唇基底細胞癌
	上口唇皮膚癌	上口唇ボーエン病	上口唇有棘細胞癌
	小細胞肺癌	小唾液腺癌	小腸悪性リンパ腫
	上部食道癌	上葉小細胞肺癌	上葉肺腺癌
	上葉肺大細胞癌	上葉肺扁平上皮癌	上葉非小細胞肺癌
	上腕メルケル細胞癌	食道悪性黒色腫	食道横紋筋肉腫
	食道カルチノイド	食道癌	食道癌肉腫
	食道基底細胞癌	食道偽肉腫	食道脂肪肉腫
	食道消化管間質腫瘍	食道小細胞癌	食道上皮内癌
	食道腺癌	食道腺様のう胞癌	食道粘表皮癌
	食道表在癌	食道平滑筋肉腫	食道未分化癌
	進行性前立腺癌	心臓悪性リンパ腫	精巣悪性リンパ腫
	舌下腺癌	舌上皮内癌	前額部基底細胞癌
	前額部皮膚癌	前額部ボーエン病	前額部メルケル細胞癌
	前額部有棘細胞癌	前頭洞癌	前立腺癌再発
	前立腺小細胞癌	前腕メルケル細胞癌	早期食道癌
た	足部メルケル細胞癌	鼡径部メルケル細胞癌	大腿メルケル細胞癌
	大唾液腺癌	大腸 MALT リンパ腫	大腸悪性リンパ腫
	唾液腺癌	中耳悪性腫瘍	中部食道癌
	中葉小細胞肺癌	中葉肺腺癌	中葉肺大細胞癌
	中葉肺扁平上皮癌	中葉非小細胞肺癌	蝶形骨洞癌
	直腸 MALT リンパ腫	直腸悪性リンパ腫	転移性扁平上皮癌
	殿部メルケル細胞癌	頭蓋骨骨肉腫	頭蓋底骨肉腫
	頭部悪性線維性組織球腫	頭部横紋筋肉腫	頭部滑膜肉腫
	頭部血管肉腫	頭部脂腺癌	頭部ボーエン病
な	頭部メルケル細胞癌	頭部隆起性皮膚線維肉腫	内耳癌
は	脳悪性リンパ腫	膿胸関連リンパ腫	肺 MALT リンパ腫
	肺癌骨転移	肺腺癌	肺腺扁平上皮癌
	肺腺様のう胞癌	肺大細胞癌	肺粘表皮癌
	背部メルケル細胞癌	肺扁平上皮癌	肺胞上皮癌
	肺未分化癌	肺門部小細胞癌	肺門部腺癌
	肺門部大細胞癌	肺門部肺癌	肺門部非小細胞癌
	肺門部扁平上皮癌	バレット食道癌	脾悪性リンパ腫
	鼻腔癌	非小細胞肺癌	鼻尖基底細胞癌
	鼻前庭癌	鼻尖皮膚癌	鼻尖ボーエン病
	鼻尖有棘細胞癌	鼻中隔癌	鼻背基底細胞癌
	鼻背皮膚癌	鼻背ボーエン病	鼻背有棘細胞癌
	鼻部基底細胞癌	鼻部皮膚癌	皮膚付属器癌
	鼻部ボーエン病	鼻部有棘細胞癌	非ホジキンリンパ腫
	鼻翼基底細胞癌	鼻翼皮膚癌	鼻翼ボーエン病
	鼻翼有棘細胞癌	披裂喉頭蓋ひだ下咽頭面癌	披裂喉頭蓋ひだ喉頭面癌
	副咽頭間隙悪性腫瘍	副甲状腺悪性腫瘍	副甲状腺癌
	副鼻腔癌	腹部食道癌	腹部メルケル細胞癌
ま	扁桃悪性リンパ腫	末梢性 T 細胞リンパ腫	マントル細胞リンパ腫
や	免疫芽球性リンパ節症	毛包癌	有棘細胞癌
ら	リンパ芽球性リンパ腫	リンパ腫	濾胞性リンパ腫
△ あ	ALK 陽性未分化大細胞リンパ腫	B 細胞リンパ腫	鞍上部胚細胞腫瘍
	胃原発絨毛癌	胃胚細胞腫瘍	会陰部パジェット病

	腋窩基底細胞癌	腋窩パジェット病	腋窩皮膚癌
	腋窩有棘細胞癌	エクリン汗孔癌	延髄星細胞腫
か	下咽頭肉腫	下眼瞼有棘細胞癌	下肢皮膚癌
	下唇癌	下唇赤唇部癌	仮声帯癌
	下腿基底細胞癌	下腿皮膚癌	下腿有棘細胞癌
	下腿隆起性皮膚線維肉腫	肩隆起性皮膚線維肉腫	下葉肺癌
	眼瞼皮膚の悪性腫瘍	肝細胞癌破裂	環指基底細胞癌
	環指皮膚癌	環指有棘細胞癌	肝脾Ｔ細胞リンパ腫
	気管癌	臼後部癌	胸部基底細胞癌
	胸部皮膚癌	胸部有棘細胞癌	胸部隆起性皮膚線維肉腫
	胸膜播種	頚部脂肪肉腫	頚部肉腫
	血管内大細胞型Ｂ細胞性リンパ腫	血管免疫芽球性Ｔ細胞リンパ腫	原線維性星細胞腫
	肩部基底細胞癌	肩部皮膚癌	肩部有棘細胞癌
	甲状軟骨の悪性腫瘍	口唇癌	口唇境界部癌
	口唇赤唇部癌	口唇皮膚悪性腫瘍	膠肉腫
	後腹膜胚細胞腫瘍	肛門周囲パジェット病	肛門部基底細胞癌
さ	肛門部皮膚癌	肛門部有棘細胞癌	細気管支肺胞上皮癌
	鰓原性癌	臍部基底細胞癌	臍部皮膚癌
	臍部有棘細胞癌	鎖骨部隆起性皮膚線維肉腫	耳下部肉腫
	示指基底細胞癌	示指皮膚癌	示指有棘細胞癌
	視床下部星細胞腫	視床星細胞腫	膝部基底細胞癌
	膝部皮膚癌	膝部有棘細胞癌	縦隔胚細胞腫瘍
	縦隔卵黄のう腫瘍	十二指腸悪性ガストリノーマ	十二指腸悪性ソマトスタチノーマ
	主気管支の悪性腫瘍	手掌基底細胞癌	手掌皮膚癌
	手掌有棘細胞癌	手指隆起性皮膚線維肉腫	手背皮膚癌
	手背部基底細胞癌	手背有棘細胞癌	手部基底細胞癌
	手部皮膚癌	手部有棘細胞癌	手部隆起性皮膚線維肉腫
	上咽頭脂肪肉腫	上顎悪性エナメル上皮腫	上顎結節部癌
	上顎骨悪性腫瘍	松果体胚細胞腫瘍	松果体部膠芽腫
	小指基底細胞癌	小指皮膚癌	上肢皮膚癌
	小指有棘細胞癌	上唇癌	上唇赤唇部癌
	小児 EBV 陽性Ｔ細胞リンパ増殖性疾患	小児全身性 EBV 陽性Ｔ細胞リンパ増殖性疾患	踵部基底細胞癌
	踵部皮膚癌	踵部有棘細胞癌	上葉肺癌
	上腕基底細胞癌	上腕皮膚癌	上腕有棘細胞癌
	上腕隆起性皮膚線維肉腫	趾隆起性皮膚線維肉腫	唇交連癌
	星細胞腫	精巣胚細胞腫瘍	精巣卵黄のう腫瘍
	節外性 NK/T 細胞リンパ腫・鼻型	舌脂肪肉腫	前胸部基底細胞癌
	前胸部皮膚癌	前胸部有棘細胞癌	仙骨部基底細胞癌
	仙骨部皮膚癌	仙骨部有棘細胞癌	前頭葉星細胞腫
	前頭葉退形成性星細胞腫	前立腺横紋筋肉腫	前腕基底細胞癌
	前腕皮膚癌	前腕有棘細胞癌	前腕隆起性皮膚線維肉腫
	側胸部基底細胞癌	側胸部皮膚癌	側胸部有棘細胞癌
	足底基底細胞癌	足底皮膚癌	足底有棘細胞癌
	側頭葉星細胞腫	側頭葉退形成性星細胞腫	側頭葉毛様細胞性星細胞腫
	足背基底細胞癌	足背皮膚癌	足背有棘細胞癌
	足部基底細胞癌	足部皮膚癌	足部有棘細胞癌
	足部隆起性皮膚線維肉腫	鼡径部基底細胞癌	鼡径部パジェット病
た	鼡径部皮膚癌	鼡径部有棘細胞癌	第２趾基底細胞癌
	第２趾皮膚癌	第２趾有棘細胞癌	第３趾基底細胞癌
	第３趾皮膚癌	第３趾有棘細胞癌	第４趾基底細胞癌
	第４趾皮膚癌	第４趾有棘細胞癌	第５趾基底細胞癌
	第５趾皮膚癌	第５趾有棘細胞癌	退形成性星細胞腫
	大腿基底細胞癌	大腿皮膚癌	大腿有棘細胞癌
	大腿隆起性皮膚線維肉腫	中咽頭肉腫	中指基底細胞癌
	中指皮膚癌	中指有棘細胞癌	肘部基底細胞癌
	肘部皮膚癌	肘部有棘細胞癌	肘部隆起性皮膚線維肉腫
	中葉肺癌	腸管症関連Ｔ細胞リンパ腫	転移性肺癌
	転移性肺腫瘍	殿部基底細胞癌	殿部皮膚癌
	殿部有棘細胞癌	殿部隆起性皮膚線維肉腫	頭蓋骨悪性腫瘍
	頭蓋内胚細胞腫瘍	透析腎癌	頭頂葉星細胞腫
な	頭部脂肪肉腫	頭部軟部組織悪性腫瘍	乳頭基底細胞癌
	乳頭皮膚癌	乳頭有棘細胞癌	脳幹部星細胞腫
は	肺癌による閉塞性肺炎	背部基底細胞癌	背部皮膚癌
	背部有棘細胞癌	背部隆起性皮膚線維肉腫	脾Ｂ細胞性リンパ腫/白血病・分類不能型
	鼻咽腔癌	脾びまん性赤脾髄小Ｂ細胞性リンパ腫	皮膚悪性腫瘍
	びまん性星細胞腫	腹部基底細胞癌	腹部皮膚癌
	腹部皮膚線維肉腫	腹部有棘細胞癌	腹部隆起性皮膚線維肉腫
	ヘアリー細胞白血病亜型	扁桃肉腫	母指基底細胞癌
	母趾基底細胞癌	母指皮膚癌	母趾皮膚癌
ま	母指有棘細胞癌	母趾有棘細胞癌	未分化大細胞リンパ腫
や	メルケル細胞癌	毛様細胞性星細胞腫	腰部基底細胞癌
ら	腰部皮膚癌	腰部有棘細胞癌	卵巣胚細胞腫瘍
	卵巣卵黄のう腫瘍		

用法用量

(1)静脈内注射：ペプロマイシン硫酸塩として5～10mg(力価)を生理食塩液又はブドウ糖液等の適当な静脈用注射液約5～20mLに溶解し，緩徐に静注する。

(2)筋肉内注射：ペプロマイシン硫酸塩として5～10mg(力価)を生理食塩液等の適当な溶解液約5mLに溶解し筋注する。

(3)動脈内注射：ペプロマイシン硫酸塩として5～10mg(力価)をヘパリン等の血液凝固阻止剤を加えた生理食塩液等の適当な動脈用注射液3～25mLに溶解し，ワンショット動注，又は持続動注する。

(4)注射の頻度：通常1週2～3回投与とし，症状に応じて1日1回連日投与から週1回投与まで適宜増減する。週間投与量20～30mg(力価)を標準とする。

(5)総投与量：腫瘍の消失を目標とし，150mg(力価)以下とする。

用法用量に関連する使用上の注意

(1)本剤は副作用発現の個人差が著しく，比較的少量の投与でも副作用があらわれることがあるので，使用上の注意に十分留意すること。

なお，投与にあたっては，患者の状態・症状に応じて低用量から開始することとし，週間投与量についても過量にならぬよう十分注意すること。

(2) 90mg(力価)までに明らかな制癌効果の認められない場合には，原則としてそれ以上の投与は行わないようにすること。

(3)総投与量は150mg(力価)を超えないようにすること。

なお，経路を重複して投与した場合，結果的に投与量が増加することに留意すること。

(4)ブレオマイシンを投与された患者に対するペプロマイシンの投与量は，原則として投与されたブレオマイシン量とペプロマイシン量の和でもって総投与量とすること。

警告　本剤の投与により間質性肺炎・肺線維症等の重篤な肺症状を呈することがあり，ときに致命的な経過をたどることがあるので，本剤の投与が適切と判断される症例についてのみ投与し，投与中及び投与終了後の一定期間(およそ2ヵ月位)は患者を医師の監督下におくこと。

特に60歳以上の高齢者及び肺に基礎疾患を有する患者への投与に際しては，使用上の注意に十分留意すること。

労作性呼吸困難，発熱，咳，捻髪音(ラ音)，胸部レントゲン異常陰影，$A\text{-}aDo_2$・Pao_2・DLcoの異常などの初期症状があらわれた場合には直ちに投与を中止し，適切な処置を行うこと。

禁忌

(1)重篤な肺機能障害，胸部レントゲン写真上びまん性の線維化病

変及び著明な病変を呈する患者
(2)本剤の成分及び類似化合物(ブレオマイシン)に対する過敏症の既往歴のある患者
(3)重篤な腎機能障害のある患者
(4)重篤な心疾患のある患者
(5)胸部及びその周辺部への放射線照射を受けている患者

併用禁忌

薬剤名等	臨床症状・措置方法	機序・危険因子
胸部及びその周辺部への放射線照射	臨床症状：間質性肺炎・肺線維症等の重篤な肺症状を起こすことがある。 措置方法：「2. 重要な基本的注意」の項参照	ともに間質性肺炎・肺線維症等の重篤な肺症状を誘発する作用を有する。

ペラニンデポー筋注5mg 規格：5mg1管[147円/管]
ペラニンデポー筋注10mg 規格：10mg1管[226円/管]
エストラジオール吉草酸エステル 持田 247

【効 能 効 果】

無月経，月経周期異常(稀発月経，多発月経)，月経量異常(過少月経，過多月経)，月経困難症，機能性子宮出血，子宮発育不全症，卵巣欠落症状，更年期障害，不妊症

【対応標準病名】

◎	異常月経	過少月経	過多月経
	機能性子宮出血	希発月経	月経困難症
	更年期症候群	子宮発育不全	頻発月経
	不妊症	無月経症	卵巣欠落症状
○	萎縮性腟炎	エストロジェン欠乏性腟炎	黄体機能不全
	下垂体性無月経	過長月経	機能性性器出血
	機能性無月経	弓状子宮	頚管性不妊症
	月経異常	月経不順	月経モリミナ
	原発性希発月経	原発性不妊症	原発性無月経
	原発性卵巣機能低下症	更年期出血	更年期神経症
	更年期性浮腫	更年期無月経	更年期卵巣機能低下症
	痕跡子宮	産褥卵巣機能低下症	子宮性無月経
	子宮不正出血	思春期月経異常	思春期月経過多
	思春期出血	視床下部性無月経	視床下部性卵巣機能低下
	若年性子宮機能出血	若年性子宮出血	女性不妊症
	心因性無月経	神経性食欲不振症無月経	人工的閉経後症候群
	精神性無月経	性腺機能低下症	遷延性月経
	双頚子宮	早発閉経	早発卵巣不全
	続発性希発月経	続発性無月経	第１度無月経
	第２度無月経	体重減少性無月経	血の道症
	中枢性無月経	乳汁漏出無月経症候群	不規則月経
	閉経期障害	閉経後萎縮性腟炎	閉経後出血
	閉経後症候群	膜様月経困難症	卵巣機能障害
	卵巣機能不全	卵巣発育不全	
△	アンドロゲン過剰症	器質性月経困難症	器質性性器出血
	機能性月経困難症	機能性不妊症	月経随伴性気胸
	月経性歯肉炎	月経前症候群	月経前浮腫
	月経前片頭痛	月経中間期出血	月経痛
	原発性月経困難症	原発性無精子症	高プロラクチン血症性無月経
	骨盤内うっ血症候群	子宮完全欠損	子宮奇形
	子宮性不妊症	射精不能症	重複子宮
	重複子宮・重複腟	授乳性無月経	性器出血
	性機能亢進症	性交痛	性交疼痛症
	精子減少症	先天性子宮欠損	双角子宮
	双頚双角子宮	続発性月経困難症	続発性不妊症
	多のう胞性卵巣	多のう胞性卵巣症候群	単角子宮
	単頚双角子宮	男性不妊症	中隔子宮
	排卵期出血	排卵障害	排卵痛
	晩発閉経	非交通性副角子宮	副角子宮
	不全中隔子宮	分離性重複子宮	閉経
	無精子症	無排卵月経	無排卵症
	卵管機能異常	卵管狭窄症	卵管性不妊症
	卵管閉塞	卵巣機能異常	卵巣機能亢進症
	卵巣性不妊症	卵巣性無月経	卵巣痛

用法用量 エストラジオール吉草酸エステルとして，通常成人1回5～10mgを1～4週間ごとに筋肉内注射する。
なお，症状により適宜増減する。

禁忌
(1)エストロゲン依存性悪性腫瘍(例えば，乳癌，子宮内膜癌)及びその疑いのある患者
(2)乳癌の既往歴のある患者
(3)未治療の子宮内膜増殖症のある患者
(4)血栓性静脈炎，肺塞栓症又はその既往歴のある患者
(5)動脈性の血栓塞栓疾患(例えば，冠動脈性心疾患，脳卒中)又はその既往歴のある患者
(6)重篤な肝障害のある患者
(7)診断の確定していない異常性器出血のある患者
(8)妊婦又は妊娠している可能性のある女性

ペリセート360NL腹膜透析液 規格：1L1袋[634円/袋]，1.5L1袋[940円/袋]，2L1袋[1075円/袋]，3L1袋[1646円/袋]，1L1袋(排液用バッグ付)[1512円/袋]，1.5L1袋(排液用バッグ付)[1795円/袋]，2L1袋(排液用バッグ付)[1942円/袋]，2.5L1袋(排液用バッグ付)[2217円/袋]
ペリセート400NL腹膜透析液 規格：1L1袋[567円/袋]，1.5L1袋[943円/袋]，2L1袋[991円/袋]，3L1袋[1578円/袋]，1L1袋(排液用バッグ付)[1192円/袋]，1.5L1袋(排液用バッグ付)[1741円/袋]，2L1袋(排液用バッグ付)[1957円/袋]，2.5L1袋(排液用バッグ付)[1957円/袋]
ブドウ糖 塩化カルシウム水和物 塩化ナトリウム 塩化マグネシウム 乳酸ナトリウム ジェイ・エム・エス 342

【効 能 効 果】

慢性腎不全患者における腹膜透析(代謝性アシドーシスの改善が不十分で，かつ炭酸カルシウム製剤や活性型ビタミンＤ製剤の投与により高カルシウム血症をきたすおそれのある場合に用いる。)

【対応標準病名】

◎	代謝性アシドーシス	慢性腎不全	
○	1型糖尿病性腎不全	2型糖尿病性腎不全	腎性網膜症
	糖尿病性腎不全	尿毒症性心膜炎	尿毒症性多発性ニューロパチー
	尿毒症性ニューロパチー	尿毒症性脳症	尿毒症肺
	末期腎不全	慢性腎臓病ステージG5	慢性腎臓病ステージG5D
△	赤血球造血刺激因子製剤低反応性貧血	尿毒症性心筋症	慢性腎臓病ステージG3
	慢性腎臓病ステージG3a	慢性腎臓病ステージG3b	慢性腎臓病ステージG4

効能効果に関連する使用上の注意
ペリセート360N腹膜透析液，同400N腹膜透析液及びペリセート460腹膜透析液並びにペリセート360NL腹膜透析液，同400NL腹膜透析液は，おのおの次のような場合に使用すること。
(1)ペリセート360N腹膜透析液，同400N腹膜透析液及びペリセート460腹膜透析液：炭酸カルシウム製剤や活性型ビタミンＤ製剤の投与により高カルシウム血症をきたすおそれのない場合
(2)ペリセート360NL腹膜透析液，同400NL腹膜透析液：代謝性アシドーシスの改善が不十分で，かつ炭酸カルシウム製剤や活性型ビタミンＤ製剤の投与により高カルシウム血症をきたすおそれのある場合

用法用量
(1)使用前にＧ液(小室液)とＥ液(大室液)を混合する。
(2)腹腔内に注入し，透析治療を目的とした液として使用する。通

常，成人では1回1.5～2Lを腹腔内に注入し，4～8時間滞液し，効果期待後に排液除去する。以上の操作を1回とし，体液の過剰が1kg/日以下の場合，通常1日あたりペリセート360NL腹膜透析液のみ3～4回の連続操作を継続して行う。体液の過剰が1kg/日以上認められる場合，通常ペリセート400NL腹膜透析液を1～4回処方し，ペリセート360NL腹膜透析液と組み合せて1日あたり3～5回の連続操作を継続して行う。

なお，注入量，滞液時間，操作回数は，症状，血液生化学値及び体液の平衡異常，年齢，体重などにより適宜増減する。

注入及び排液速度は，通常300mL/分以下とする。

用法用量に関連する使用上の注意

(1)ペリセート360NL腹膜透析液は患者の体液の過剰が1kg/日以下の場合，これのみを1日に3～4回交換使用すること。ペリセート400NL腹膜透析液は患者の体液の過剰が1kg/日以上の場合，通常1日に1～4回処方し，ペリセート360NL腹膜透析液と組み合せて交換使用すること。体液過剰の状況は，患者の体重と基準体重とを比較検討し決定する。基準体重は浮腫がなく，細胞外液の過剰に基づくと考えられる心不全等の症状がない状態で測定した体重値である。

(2)本剤は，使用直前に隔壁を開通し，G液(小室液)とE液(大室液)をよく混合した後に使用する。なお，混合操作は以下に示す。

〔混合操作〕

①外袋を破り，バッグを取り出す。
注意：外袋は表示に従い開封する。表示に従わず開封するとキャップ等の外れの原因になる場合がある。

②隔壁に開通がないことを確認する。
注意：隔壁に開通が認められる場合は使用しない。

③バッグからの液漏れがなく，液が澄明であることを確認する。

④G液(小室液)側を強くつかみ，G液を隔壁側(矢印の方向)に押し出すように圧力をかけ，隔壁を開通する。
注意：硬い物にぶつけて，隔壁を開通させない。バッグが破損し液漏れの原因になる場合がある。

⑤隔壁の開通を確認して，G液(小室液)とE液(大室液)をよく混合する。

⑥よく混合した後，腹膜側コネクターとバッグを接続する。

(3)本剤はG液(小室液)とE液(大室液)を混合して使用する腹膜透析液であるため，混合操作を行っていない液は決して腹腔内に注入しないこと。

禁忌

(1)横隔膜欠損のある患者
(2)腹部に挫滅傷又は熱傷のある患者
(3)高度の腹膜癒着のある患者
(4)尿毒症に起因する以外の出血性素因のある患者
(5)乳酸代謝障害の疑いのある患者
(6)高度の換気障害のある患者
(7)憩室炎のある患者
(8)人工肛門使用患者
(9)高度の脂質代謝異常のある患者
(10)高度の肥満がみられる患者

ペリセート360N腹膜透析液

規格：1L1袋[578円/袋]，1.5L1袋[837円/袋]，2L1袋[1114円/袋]，3L1袋[1553円/袋]，1L1袋(排液用バッグ付)[1429円/袋]，1.5L1袋(排液用バッグ付)[1761円/袋]，2L1袋(排液用バッグ付)[1908円/袋]，2.5L1袋(排液用バッグ付)[2199円/袋]

ペリセート400N腹膜透析液

規格：1L1袋[536円/袋]，1.5L1袋[781円/袋]，2L1袋[1179円/袋]，3L1袋[1662円/袋]，1L1袋(排液用バッグ付)[1357円/袋]，1.5L1袋(排液用バッグ付)[1661円/袋]，2L1袋(排液用バッグ付)[1816円/袋]，2.5L1袋(排液用バッグ付)[1971円/袋]

ブドウ糖　塩化カルシウム水和物　塩化ナトリウム　塩化マグネシウム　乳酸ナトリウム　ジェイ・エム・エス　342

【効能効果】

慢性腎不全患者における腹膜透析
(炭酸カルシウム製剤や活性型ビタミンD製剤の投与により高カルシウム血症をきたすおそれのない場合に用いる。)

【対応標準病名】

◎	慢性腎不全		
○	1型糖尿病性腎不全	2型糖尿病性腎不全	腎性網膜症
	糖尿病性腎不全	尿毒症性心膜炎	尿毒症性多発性ニューロパチー
	尿毒症性ニューロパチー	尿毒症性脳症	尿毒症肺
	末期腎不全	慢性腎臓病ステージG5	慢性腎臓病ステージG5D
△	赤血球造血刺激因子製剤低反応性貧血	尿毒症性心筋症	慢性腎臓病ステージG3
	慢性腎臓病ステージG3a	慢性腎臓病ステージG3b	慢性腎臓病ステージG4

効能効果に関連する使用上の注意

ペリセート360N腹膜透析液，同400N腹膜透析液及びペリセート460腹膜透析液並びにペリセート360NL腹膜透析液，同400NL腹膜透析液は，おのおの次のような場合に使用すること。

(1)ペリセート360N腹膜透析液，同400N腹膜透析液及びペリセート460腹膜透析液：炭酸カルシウム製剤や活性型ビタミンD製剤の投与により高カルシウム血症をきたすおそれのない場合

(2)ペリセート360NL腹膜透析液，同400NL腹膜透析液：代謝性アシドーシスの改善が不十分で，かつ炭酸カルシウム製剤や活性型ビタミンD製剤の投与により高カルシウム血症をきたすおそれのある場合

用法用量

(1)使用前にG液(小室液)とE液(大室液)を混合する。

(2)腹腔内に注入し，透析治療を目的とした液として使用する。通常，成人では1回1.5～2Lを腹腔内に注入し，4～8時間滞液し，効果期待後に排液除去する。以上の操作を1回とし，体液の過剰が1kg/日以下の場合，通常1日あたりペリセート360N腹膜透析液のみ3～4回の連続操作を継続して行う。体液の過剰が1kg/日以上認められる場合，通常ペリセート400N腹膜透析液を1～4回処方し，ペリセート360N腹膜透析液と組み合せて1日あたり3～5回の連続操作を継続して行う。

なお，注入量，滞液時間，操作回数は，症状，血液生化学値及び体液の平衡異常，年齢，体重などにより適宜増減する。

注入及び排液速度は，通常300mL/分以下とする。

用法用量に関連する使用上の注意

(1)ペリセート360N腹膜透析液は患者の体液の過剰が1kg/日以下の場合，これのみを1日に3～4回交換使用すること。ペリセート400N腹膜透析液は患者の体液の過剰が1kg/日以上の場合，通常1日に1～4回処方し，ペリセート360N腹膜透析液と組み合せて交換使用すること。体液過剰の状況は，患者の体重と基準体重とを比較検討し決定する。基準体重は浮腫がなく，細胞外液の過剰に基づくと考えられる心不全等の症状がない状態で測定した体重値である。

(2)本剤は，使用直前に隔壁を開通し，G液(小室液)とE液(大室液)をよく混合した後に使用する。なお，混合操作を以下に示す。

〔混合操作〕

①外袋を破り，バッグを取り出す。
注意：外袋は表示に従い開封する。表示に従わず開封するとキャップ等の外れの原因になる場合がある。
②隔壁に開通がないことを確認する。
隔壁が開いていないか目視で確認する。
注意：隔壁に開通が認められる場合は使用しない。
③バッグからの液漏れがなく，液が澄明であることを確認する。
④G液(小室液)側を強くつかみ，G液を隔壁側(矢印の方向)に押し出すように圧力をかけ，隔壁を開通する。
G液(小室液)側を強くつかみ矢印の方向に圧力をかけ，隔壁を開通する。
注意：硬い物にぶつけて，隔壁を開通させない。バッグが破損し液漏れの原因になる場合がある。
⑤隔壁の開通を確認して，G液(小室液)とE液(大室液)をよく混合する。
G液(小室液)とE液(大室液)を交互に押してよく混合する。
⑥よく混合した後，腹膜側コネクターとバッグを接続する。

(3)本剤はG液(小室液)とE液(大室液)を混合して使用する腹膜透析液であるため，混合操作を行っていない液は決して腹腔内に注入しないこと。

禁忌

(1)横隔膜欠損のある患者
(2)腹部に挫滅傷又は熱傷のある患者
(3)高度の腹膜癒着のある患者
(4)尿毒症に起因する以外の出血性素因のある患者
(5)乳酸代謝障害の疑いのある患者
(6)高度の換気障害のある患者
(7)憩室炎のある患者
(8)人工肛門使用患者
(9)高度の脂質代謝異常のある患者
(10)高度の肥満がみられる患者

ベリナートP静注用500

規格：500国際単位1瓶(溶解液付)[99483円/瓶]
ヒトC－1インアクチベーター　CSLベーリング　634

【効能効果】

遺伝性血管性浮腫の急性発作

【対応標準病名】

◎	遺伝性血管性浮腫		
△	LFA－1欠乏症	原発性補体欠損症	補体欠損症

用法用量

(1)用法：本剤を添付の日局注射用水全量で徐々に溶解し，直接静注するか，点滴静注する。直接静注の場合は，緩徐に行う。
(2)用量：通常，成人には1,000～1,500国際単位を投与する。本剤投与後，数時間以内に効果の発現が認められないか，あるいは，不十分な場合には，500～1,000国際単位を追加投与する。また，24時間後でも症状の改善が不十分な場合には，その症状に応じて繰り返し投与する。

禁忌　本剤の成分に対し過敏症の既往歴のある患者

ベルケイド注射用3mg

規格：3mg1瓶[169646円/瓶]
ボルテゾミブ　ヤンセン　429

【効能効果】

多発性骨髄腫

【対応標準病名】

◎	多発性骨髄腫		
○	骨髄腫腎	多発性骨髄腫性関節症	ベンスジョーンズ型多発性骨髄腫
△	POEMS症候群	形質細胞性骨髄腫	骨外性形質細胞腫
	孤立性骨形質細胞腫	非分泌型骨髄腫	無症候性骨髄腫

効能効果に関連する使用上の注意　「臨床成績」の項の内容を熟知し，本剤の有効性及び安全性を十分に理解した上で，適応患者の選択を行うこと。

用法用量

(1)未治療の多発性骨髄腫：他の抗悪性腫瘍剤との併用において，通常，成人に1日1回，ボルテゾミブとして1.3mg/m^2(体表面積)を1，4，8，11，22，25，29，32日目に静脈内投与又は皮下投与し，10日間休薬(33～42日目)する。この6週間を1サイクルとし，4サイクルまで投与を繰り返す。5サイクル以降は，1日1回，1，8，22，29日目に静脈内投与又は皮下投与し，13日間休薬(30～42日目)する。この6週間を1サイクルとし，9サイクルまで投与を繰り返す。本剤は最低72時間空けて投与すること。
(2)再発又は難治性の多発性骨髄腫
通常，成人に1日1回，ボルテゾミブとして1.3mg/m^2(体表面積)を週2回，2週間(1，4，8，11日目)静脈内投与又は皮下投与した後，10日間休薬(12～21日目)する。この3週間を1サイクルとし，投与を繰り返す。本剤は最低72時間空けて投与すること。
8サイクルを超えて継続投与する場合には上記の用法用量で投与を継続するか，又は維持療法として週1回，4週間(1，8，15，22日目)静脈内投与又は皮下投与した後，13日間休薬(23～35日目)する。この5週間を1サイクルとし，投与を繰り返す。

用法用量に関連する使用上の注意

(1)本剤を含むがん化学療法は，「臨床成績」の項の内容を熟知した上で，患者の状態や化学療法歴に応じて選択をすること。
(2)他の抗悪性腫瘍剤と併用する場合は，併用薬剤の添付文書を熟読すること。
(3)未治療の多発性骨髄腫に対し，本剤単独投与での有効性及び安全性は確立していない。
(4)本剤の投与については，以下の表に従って，適切に減量，休薬又は投与中止の判断を行うこと。
①Grade 3/4*の副作用の場合(末梢性ニューロパシー又は神経障害性疼痛を除く)
Grade 3以上の非血液毒性(末梢性ニューロパシー・神経障害性疼痛を除く)又はGrade 4の血液毒性に該当する副作用が発現した場合は，回復するまで休薬する。投与を再開する場合には，本剤の投与による有益性と危険性を慎重に検討した上で，下表を目安として減量等を考慮する。副作用が回復しない場合又は最低投与量(0.7mg/m^2)でも再発する場合は，本剤の投与中止を考慮する。
Grade 3/4の副作用(末梢性ニューロパシー又は神経障害性疼痛を除く)に対する減量の目安

副作用発現時の投与量	減量の目安
1.3mg/m^2	1.0mg/m^2
1.0mg/m^2	0.7mg/m^2
0.7mg/m^2	投与中止

＊NCI-CTCAE v4.0

②末梢性ニューロパシー又は神経障害性疼痛について本剤に起因すると考えられる末梢性ニューロパシー又は神経障害性疼痛が発現した場合は，以下に示す用法用量変更の目安に従って減量，休薬又は中止すること。
末梢性ニューロパシー又は神経障害性疼痛に対する用法用量変更の目安

NCI-CTCAE Grade*(症状)	用法用量変更の目安
疼痛又は機能消失を伴わないGrade 1(症状がない；深部腱反射の低下又は知覚異常)	なし
疼痛を伴うGrade 1又はGrade 2(中等度の症状がある；身の回り以外の日常生活動作の制限)	1.3mg/m^{2}の場合1.0mg/m^{2}へ減量又は1.0mg/m^{2}の場合0.7mg/m^{2}へ減量
疼痛を伴うGrade 2又はGrade 3(高度の症状がある；身の回りの日	回復するまで休薬。症状が回復した場合は，0.7mg/m^{2}に減量した上

常生活動作の制限）	で週1回投与に変更
Grade 4(生命を脅かす；緊急処置を要する)	投与中止

＊NCI-CTCAE v4.0

警告

(1)本剤の投与は，緊急時に十分対応できる医療施設において，造血器悪性腫瘍の治療に対して十分な知識・経験を持つ医師のもとで，本剤の投与が適切と判断される症例のみに行うこと。また，治療開始に先立ち，患者又はその家族に有効性及び危険性を十分に説明し，同意を得てから投与を開始すること。

(2)国内における本剤の使用経験が限られていることから，治療初期は入院環境で医師の管理下にて適切な処置を行うこと。

(3)国内の臨床試験において，本剤との因果関係の否定できない肺障害(間質性肺炎)による死亡例が認められている。海外ではまれであるが，国内では本剤との因果関係の否定できない肺障害(間質性肺炎，肺水腫，急性呼吸窮迫症候群，胸水等)がより高頻度に発生する可能性があるため，特に以下の事項に十分注意すること。

①本剤による治療を開始するにあたり，胸部X線検査，胸部CT検査等を実施し，異常の有無を確認した上で，治療開始の可否を慎重に判断すること。

②本剤による治療中及び治療後，特に治療開始後早期は，息切れ，呼吸困難，咳，発熱等の自覚症状や，胸部聴診所見，呼吸数等での異常の有無を慎重に観察すること。必要に応じて動脈血酸素飽和度や胸部CT検査等を適切に実施し，経過を観察すること。本剤による肺障害が疑われた場合には，投与中止も含め適切な処置を行うこと。

(4)本剤の使用にあたっては，添付文書等を熟読すること。

禁忌　ボルテゾミブ，マンニトール又はホウ素に対して過敏症の既往歴のある患者

ペルサンチン静注10mg

規格：0.5%2mL1管［61円/管］

ジピリダモール　日本ベーリンガー　217

【効能効果】

狭心症，心筋梗塞，その他の虚血性心疾患，うっ血性心不全

【対応標準病名】

◎	うっ血性心不全	狭心症	虚血性心疾患
	心筋梗塞		
○	ST上昇型急性心筋梗塞	安静時狭心症	安定狭心症
	異型狭心症	右室不全	右心不全
	冠状動脈アテローム性硬化症	冠状動脈炎	冠状動脈狭窄症
	冠状動脈血栓症	冠状動脈血栓塞栓症	冠状動脈硬化症
	冠状動脈性心疾患	冠状動脈閉塞症	冠状動脈瘤
	冠動静脈瘻	冠動脈硬化性心疾患	冠動脈疾患
	冠攣縮性狭心症	急性右室梗塞	急性下後壁心筋梗塞
	急性下側壁心筋梗塞	急性下壁心筋梗塞	急性貫壁性心筋梗塞
	急性基部側壁心筋梗塞	急性高位側壁心筋梗塞	急性後基部心筋梗塞
	急性後側部心筋梗塞	急性広範前壁心筋梗塞	急性後壁心筋梗塞
	急性後壁中隔心筋梗塞	急性心尖部側壁心筋梗塞	急性心内膜下梗塞
	急性心不全	急性前側壁心筋梗塞	急性前壁心筋梗塞
	急性前壁心尖部心筋梗塞	急性前壁中隔心筋梗塞	急性側壁心筋梗塞
	急性中隔心筋梗塞	狭心症3枝病変	虚血性心筋症
	腱索断裂・急性心筋梗塞に合併	左室不全	左心不全
	初発労作型狭心症	心筋虚血	心筋不全
	心原性肺水腫	心室中隔穿孔・急性心筋梗塞に合併	心室中隔瘤
	心室内血栓症・急性心筋梗塞に合併	心室瘤	心尖部血栓症・急性心筋梗塞に合併
	心臓性呼吸困難	心臓喘息	心破裂・急性心筋梗塞に合併
	心不全	心房中隔穿孔・急性心筋梗塞に合併	心房内血栓症・急性心筋梗塞に合併
	心房瘤	心膜血腫・急性心筋梗塞に合併	増悪労作型狭心症
	陳旧性下壁心筋梗塞	陳旧性後壁心筋梗塞	陳旧性心筋梗塞
	陳旧性前壁心筋梗塞	陳旧性前壁中隔心筋梗塞	陳旧性側壁心筋梗塞
	動脈硬化性冠不全	乳頭筋断裂・急性心筋梗塞に合併	乳頭筋不全症・急性心筋梗塞に合併
	非Q波心筋梗塞	非ST上昇型心筋梗塞	微小血管性狭心症
	不安定狭心症	慢性うっ血性心不全	慢性冠状動脈不全
	慢性心不全	無症候性心筋虚血	夜間狭心症
	両心不全	労作時兼安静時狭心症	労作性狭心症
△	冠状動脈口閉鎖	冠動脈拡張	冠動脈石灰化
	急性心筋梗塞	心臓性浮腫	

用法用量　ジピリダモールとして，通常成人1回10mgを1日1～3回徐々に静脈内注射する。

なお，年齢，症状により適宜増減する。

禁忌　本剤の成分に対し過敏症の既往歴のある患者

併用禁忌

薬剤名等	臨床症状・措置方法	機序・危険因子
アデノシン（アデノスキャン）	完全房室ブロック，心停止等が発現することがある。本剤の投与を受けた患者にアデノシン(アデノスキャン)を投与する場合には少なくとも12時間の間隔をおく。もし完全房室ブロック，心停止等の症状があらわれた場合はアデノシン(アデノスキャン)の投与を中止する。	本剤は体内でのアデノシンの血球，血管内皮や各臓器での取り込みを抑制し，血中アデノシン濃度を増大させることによりアデノシンの作用を増強する。

アジリース静注10mg：イセイ［56円/管］，ジピリダモール静注液10mg「日医工」：日医工［56円/管］，トーモル静注10mg：キョーリンリメディオ［56円/管］

ペルジピン注射液2mg　ペルジピン注射液10mg　ペルジピン注射液25mg

規格：2mg2mL1管［188円/管］

規格：10mg10mL1管［693円/管］

規格：25mg25mL1管［1516円/管］

ニカルジピン塩酸塩　アステラス　214

【効能効果】

(1)手術時の異常高血圧の救急処置

(2)高血圧性緊急症

(3)急性心不全(慢性心不全の急性増悪を含む)

【対応標準病名】

◎	急性心不全	高血圧性緊急症	術中異常高血圧症
	慢性心不全		
○	悪性高血圧症	右室不全	右心不全
	うっ血性心不全	高血圧性悪性脳症	高血圧性心不全
	高血圧性脳循環障害	高血圧性脳症	左室不全
	左心不全	心筋不全	心原性肺水腫
	心臓性呼吸困難	心臓性浮腫	心臓喘息
	心不全	慢性うっ血性心不全	両心不全

用法用量

(1)手術時の異常高血圧の救急処置：本剤は，生理食塩液又は5%ブドウ糖注射液で希釈し，ニカルジピン塩酸塩として0.01～0.02%(1mL当たり0.1～0.2mg)溶液を点滴静注する。この場合1分間に，体重1kg当たり2～10μgの点滴速度で投与を開始し，目的値まで血圧を下げ，以後血圧をモニターしながら点滴速度を調節する。なお，急速に血圧を下げる必要がある場合には，本剤をそのまま体重1kg当たりニカルジピン塩酸塩として10～30μgを静脈内投与する。

(2)高血圧性緊急症：本剤は，生理食塩液又は5%ブドウ糖注射液で希釈し，ニカルジピン塩酸塩として0.01～0.02%(1mL当たり0.1～0.2mg)溶液を点滴静注する。この場合1分間に，体重1kg当たり0.5～6μgの点滴速度で投与する。なお，投与に際しては1分間に，体重1kg当たり0.5μgより開始し，目的値まで血圧を下げ，以後血圧をモニターしながら点滴速度を調節する。

(3)急性心不全(慢性心不全の急性増悪を含む)：本剤は，生理食塩液又は5%ブドウ糖注射液で希釈し，ニカルジピン塩酸塩として0.01～0.02%(1mL当たり0.1～0.2mg)溶液を点滴静注する。この場合1分間に，体重1kg当たり1μgの点滴速度で投与する。なお，患者の病態に応じて1分間に，体重1kg当たり0.5～2μgの範囲で点滴速度を調節する。

用法用量に関連する使用上の注意

(1)高血圧性緊急症においては，本剤投与により目的の血圧が得られた後，引き続いて降圧治療が必要で経口投与が可能な場合には，経口投与に切り替えること。

(2)高血圧性緊急症において，本剤投与終了後に血圧が再上昇することがあるので，本剤の投与を終了する際には徐々に減量し，投与終了後も血圧を十分に管理すること。なお，経口投与に切り替えた後にも血圧の再上昇等に留意すること。

(3)急性心不全において，本剤の投与によっても，期待された改善がみられない場合には投与を中止し，他の治療法(利尿薬，陽性変力作用をもついわゆる強心薬，血管拡張薬等の静脈内投与又は機械的補助循環等)に切り替えるなど必要な措置を講じること。

(4)点滴静注時の薬剤の調製法の例示

点滴静注する場合の本剤の0.01～0.02%溶液は，下表の例示を参考に本剤と配合可能な輸液に本剤の必要量を加えて調製する。

配合する輸液の量(mL)	調製するペルジピン溶液の濃度		
	約0.01%	約0.015%	約0.02%
	加えるペルジピン注射液の量(mL)		
100	12	18	24
250	30	45	60
500	60	90	120

警告　本剤を脳出血急性期の患者及び脳卒中急性期で頭蓋内圧が亢進している患者に投与する場合には，緊急対応が可能な医療施設において，最新の関連ガイドラインを参照しつつ，血圧等の患者の状態を十分にモニタリングしながら投与すること。

禁忌

(1)本剤の成分に対し過敏症の既往歴のある患者

(2)急性心不全において，高度な大動脈弁狭窄・僧帽弁狭窄，肥大型閉塞性心筋症，低血圧(収縮期血圧90mmHg未満)，心原性ショックのある患者

(3)急性心不全において，発症直後で病態が安定していない重篤な急性心筋梗塞患者

ニカルジピン塩酸塩注2mg「タイヨー」：テバ製薬　2mg2mL1管[92円/管]，ニカルジピン塩酸塩注10mg「タイヨー」：テバ製薬　10mg10mL1管[245円/管]，ニカルジピン塩酸塩注25mg「タイヨー」：テバ製薬　25mg25mL1管[584円/管]，ニカルジピン塩酸塩注射液2mg「FY」：富士薬品　2mg2mL1管[92円/管]，ニカルジピン塩酸塩注射液2mg「サワイ」：沢井　2mg2mL1管[92円/管]，ニカルジピン塩酸塩注射液2mg「日医工」：日医工　2mg2mL1管[92円/管]，ニカルジピン塩酸塩注射液10mg「FY」：富士薬品　10mg10mL1管[245円/管]，ニカルジピン塩酸塩注射液10mg「サワイ」：沢井　10mg10mL1管[203円/管]，ニカルジピン塩酸塩注射液10mg「日医工」：日医工　10mg10mL1管[203円/管]，ニカルジピン塩酸塩注射液25mg「FY」：富士薬品　25mg25mL1瓶[584円/瓶]，ニカルジピン塩酸塩注射液25mg「サワイ」：沢井　25mg25mL1管[393円/管]，ニカルジピン塩酸塩注射液25mg「日医工」：日医工　25mg25mL1管[393円/管]，ニスタジール注2mg：東和　2mg2mL1管[92円/管]，ニスタジール注10mg：東和　10mg10mL1管[203円/管]，ニスタジール注25mg：東和　25mg25mL1管[393円/管]

ヘルベッサー注射用10　規格：10mg1瓶[406円/瓶]
ヘルベッサー注射用50　規格：50mg1瓶[1391円/瓶]
ジルチアゼム塩酸塩　田辺三菱　217

【効能効果】

(1)頻脈性不整脈(上室性)
(2)手術時の異常高血圧の救急処置
(3)高血圧性緊急症
(4)不安定狭心症

【対応標準病名】

◎	高血圧性緊急症	術中異常高血圧症	頻脈症
	頻脈性不整脈	不安定狭心症	不整脈
○	悪性高血圧症	安静時狭心症	異型狭心症
	冠攣縮性狭心症	狭心症	狭心症3枝病変
	高血圧性悪性脳症	高血圧性脳循環障害	高血圧性脳症
	呼吸性不整脈	上室期外収縮	初発労作型狭心症
	徐脈頻脈症候群	増悪労作型狭心症	洞頻脈
	トルサードドポアント	微小血管性狭心症	頻拍症
	夜間狭心症	労作時兼安静時狭心症	労作性狭心症
△	QT延長症候群	QT短縮症候群	異所性心室調律
	異所性調律	異所性拍動	一過性心室細動
	遺伝性QT延長症候群	期外収縮	期外収縮性不整脈
	境界型高血圧症	起立性調律障害	高血圧症
	高血圧性脳内出血	高血圧切迫症	臍傍悸
	三段脈	心下悸	心室期外収縮
	心室細動	心室性二段脈	心室粗動
	心拍異常	心房静止	多源性心室期外収縮
	多発性期外収縮	動悸	洞結節機能低下
	洞不整脈	洞不全症候群	特発性QT延長症候群
	二次性QT延長症候群	二次性高血圧症	二段脈
	副収縮	ブルガダ症候群	房室接合部期外収縮
	薬物性QT延長症候群		

用法用量

本剤は，5mL以上の生理食塩液又はブドウ糖注射液に用時溶解し，次のごとく投与する。

(1)頻脈性不整脈(上室性)：通常，成人にはジルチアゼム塩酸塩として1回10mgを約3分間で緩徐に静注する。なお，年齢，症状により適宜増減する。

(2)手術時の異常高血圧の救急処置

1回静注の場合：通常，成人にはジルチアゼム塩酸塩として1回10mgを約1分間で緩徐に静注する。なお，年齢，症状により適宜増減する。

点滴静注の場合：通常，成人には1分間に体重kg当たりジルチアゼム塩酸塩として5～15μgを点滴静注する。目標値まで血圧を下げ，以後血圧をモニターしながら点滴速度を調節する。

(3)高血圧性緊急症：通常，成人には1分間に体重kg当たりジルチアゼム塩酸塩として5～15μgを点滴静注する。目標値まで血圧を下げ，以後血圧をモニターしながら点滴速度を調節する。

(4)不安定狭心症：通常，成人には1分間に体重kg当たりジルチアゼム塩酸塩として1～5μgを点滴静注する。投与量は低用量から開始し，患者の病態に応じて適宜増減するが，最高用量は1分間に体重kg当たり5μgまでとする。

禁忌

(1)重篤な低血圧あるいは心原性ショックのある患者

(2)2度以上の房室ブロック，洞不全症候群(持続性の洞性徐脈(50

拍/分未満)，洞停止，洞房ブロック等)のある患者
(3)重篤なうっ血性心不全の患者
(4)重篤な心筋症のある患者
(5)本剤の成分に対し過敏症の既往歴のある患者
(6)妊婦又は妊娠している可能性のある婦人

塩酸ジルチアゼム注射用10「日医工」：日医工　10mg1管[154円/管]，塩酸ジルチアゼム注射用50「日医工」：日医工　50mg1管[470円/管]，ジルチアゼム塩酸塩注射用10mg「サワイ」：沢井　10mg1瓶[154円/瓶]，ジルチアゼム塩酸塩注射用50mg「サワイ」：沢井　50mg1瓶[470円/瓶]

ヘルベッサー注射用250　規格：250mg1瓶[5845円/瓶]
ジルチアゼム塩酸塩　田辺三菱　217

【効 能 効 果】

(1)高血圧性緊急症
(2)不安定狭心症

【対応標準病名】

◎	高血圧性緊急症	不安定狭心症	
○	悪性高血圧症	安静時狭心症	異型狭心症
	冠攣縮性狭心症	狭心症	狭心症3枝病変
	高血圧性悪性脳症	高血圧性脳循環障害	高血圧性脳症
	初発労作型狭心症	増悪労作型狭心症	微小血管性狭心症
	夜間狭心症	労作時兼安静時狭心症	労作性狭心症

用法用量

本剤(ジルチアゼム塩酸塩として250mg)は，5mL以上の生理食塩液又はブドウ糖注射液に用時溶解し，次のごとく投与する。
(1)高血圧性緊急症：通常，成人には1分間に体重kg当たりジルチアゼム塩酸塩として5～15μgを点滴静注する。目標値まで血圧を下げ，以後血圧をモニターしながら点滴速度を調節する。
(2)不安定狭心症：通常，成人には1分間に体重kg当たりジルチアゼム塩酸塩として1～5μgを点滴静注する。投与量は低用量から開始し，患者の病態に応じて適宜増減するが，最高用量は1分間に体重kg当たり5μgまでとする。

禁忌

(1)重篤な低血圧あるいは心原性ショックのある患者
(2)2度以上の房室ブロック，洞不全症候群(持続性の洞性徐脈(50拍/分未満)，洞停止，洞房ブロック等)のある患者
(3)重篤なうっ血性心不全の患者
(4)重篤な心筋症のある患者
(5)本剤の成分に対し過敏症の既往歴のある患者
(6)妊婦又は妊娠している可能性のある婦人

塩酸ジルチアゼム注射用250「日医工」：日医工[1269円/瓶]，ジルチアゼム塩酸塩注射用250mg「サワイ」：沢井[2144円/瓶]

ベンゾダイン注　規格：10MBq[345.9円/MBq]
イオマゼニル(^{123}I)　日本メジフィジックス　430

【効 能 効 果】

外科的治療が考慮される部分てんかん患者におけるてんかん焦点の診断

【対応標準病名】

該当病名なし

用法用量

通常，成人には本剤167MBqを静脈内投与し，投与後約3時間に頭部のシンチグラムを得る。
投与量は，年齢，体重により適宜増減するが，最大222MBqまでとする。

ペンタジン注射液15　規格：15mg1管[68円/管]
ペンタゾシン　第一三共　114

ソセゴン注射液15mgを参照(P1490)

ペンタジン注射液30　規格：30mg1管[133円/管]
ペンタゾシン　第一三共　114

ソセゴン注射液30mgを参照(P1492)

ペントシリン静注用1gバッグ
規格：1g1キット(生理食塩液100mL付)[816円/キット]
ペントシリン静注用2gバッグ
規格：2g1キット(生理食塩液100mL付)[1089円/キット]
ペントシリン注射用1g　規格：1g1瓶[406円/瓶]
ペントシリン注射用2g　規格：2g1瓶[688円/瓶]
ピペラシリンナトリウム　富山化学　613

【効 能 効 果】

〈適応菌種〉ピペラシリンに感性のブドウ球菌属，レンサ球菌属，肺炎球菌，腸球菌属，大腸菌，シトロバクター属，肺炎桿菌，エンテロバクター属，セラチア属，プロテウス属，モルガネラ・モルガニー，プロビデンシア属，インフルエンザ菌，緑膿菌，バクテロイデス属，プレボテラ属(プレボテラ・ビビアを除く)
〈適応症〉
(1)敗血症
(2)急性気管支炎，肺炎，肺膿瘍，膿胸，慢性呼吸器病変の二次感染
(3)膀胱炎，腎盂腎炎
(4)胆嚢炎，胆管炎
(5)バルトリン腺炎，子宮内感染，子宮付属器炎，子宮旁結合織炎
(6)化膿性髄膜炎

【対応標準病名】

◎	急性気管支炎	急性細菌性髄膜炎	子宮内感染症
	子宮付属器炎	子宮傍組織炎	腎盂腎炎
	胆管炎	胆のう炎	膿胸
	肺炎	敗血症	肺膿瘍
	バルトリン腺炎	膀胱炎	
○	MRSA膀胱炎	亜急性気管支炎	院内感染敗血症
	インフルエンザ菌気管支炎	インフルエンザ菌敗血症	壊死性肺炎
	壊疽性胆細管炎	壊疽性胆のう炎	黄色ブドウ球菌敗血症
	潰瘍性膀胱炎	肝内胆細管炎	気管支食道瘻
	気管支肺炎	気管食道瘻	気管支瘻膿胸
	気腫性腎盂腎炎	偽膜性気管支炎	逆行性胆管炎
	急性化膿性胆管炎	急性化膿性胆のう炎	急性気管気管支炎
	急性気腫性胆のう炎	急性喉頭気管気管支炎	急性子宮傍結合織炎
	急性出血性膀胱炎	急性胆管炎	急性胆細管炎
	急性単純性膀胱炎	急性胆のう炎	急性肺炎
	急性反復性気管支炎	急性付属器炎	急性閉塞性化膿性胆管炎
	急性膀胱炎	急性卵管炎	急性卵巣炎
	狭窄性胆管炎	胸膜肺炎	胸膜瘻
	クラミジア肺炎	グラム陰性桿菌敗血症	グラム陰性菌敗血症
	グラム陽性菌敗血症	クループ性気管支炎	クレブシエラ性髄膜炎
	原因菌不明髄膜炎	限局性膿胸	原発性硬化性胆管炎
	骨盤結合織炎	骨盤死腔炎	骨盤部感染性リンパのう胞
	細菌性ショック	細菌性髄膜炎	細菌性膀胱炎
	細胆管炎	再発性胆管炎	子宮周囲炎
	子宮周囲膿瘍	縦隔膿瘍	十二指腸総胆管炎
	出血性膀胱炎	術後腎盂腎炎	術後胆管炎
	上行性腎盂腎炎	小児肺炎	食道気管支瘻

	食道気管瘻	女性急性骨盤蜂巣炎	女性慢性骨盤蜂巣炎
	滲出性気管支炎	セレウス菌敗血症	全膿胸
	大腸菌髄膜炎	大葉性肺炎	胆管胆のう炎
	胆管膿瘍	胆のう壊疽	胆のう周囲炎
	胆のう周囲膿瘍	胆のう膿瘍	腸球菌敗血症
	沈下性肺炎	乳児肺炎	尿細管間質性腎炎
	尿膜管膿瘍	妊娠中の子宮内感染	妊娠中の性器感染症
	肺壊疽	肺炎合併肺膿瘍	肺炎球菌性気管支炎
	肺化膿症	敗血症性ショック	敗血症性肺炎
	敗血性壊疽	肺穿孔	肺瘻
	バルトリン腺膿瘍	反復性膀胱炎	肥厚性硬膜炎
	びらん性膀胱炎	ぶどう球菌性髄膜炎	ぶどう球菌性敗血症
	フリードレンダー桿菌性髄膜炎	閉塞性肺炎	膀胱後部膿瘍
	膀胱三角部炎	膀胱周囲炎	膀胱周囲膿瘍
	慢性再発性膀胱炎	慢性子宮傍結合織炎	慢性胆管炎
	慢性胆細管炎	慢性胆のう炎	慢性膿胸
	慢性肺化膿症	慢性複雑性膀胱炎	慢性付属器炎
	慢性膀胱炎	慢性卵管炎	慢性卵巣炎
	無熱性肺炎	卵管炎	卵管周囲炎
	卵管卵巣膿瘍	卵管留膿症	卵巣炎
	卵巣周囲炎	卵巣膿瘍	卵巣卵管周囲炎
	緑膿菌髄膜炎	連鎖球菌気管支炎	連鎖球菌性髄膜炎
	老人性肺炎		
△	BK ウイルス腎症	MRCNS 敗血症	MRSA 髄膜炎
	MRSA 膿胸	MRSA 肺化膿症	MRSA 敗血症
	RS ウイルス気管支炎	アレルギー性膀胱炎	インフルエンザ菌性髄膜炎
	ウイルス性気管支炎	エコーウイルス気管支炎	間質性膀胱炎
	偽性髄膜炎	くも膜炎	嫌気性菌敗血症
	コアグラーゼ陰性ぶどう球菌敗血症	硬膜炎	コクサッキーウイルス気管支炎
	細菌性硬膜炎	視神経髄膜炎	真菌性髄膜炎
	新生児敗血症	髄膜脳炎	脊髄膜炎
	胆道疾患	軟膜炎	妊娠中の子宮頸管炎
	肺炎球菌性髄膜炎	敗血症性気管支炎	梅毒性髄膜炎
	パラインフルエンザウイルス気管支炎	バルトリン腺のう胞	非定型肺炎
	びまん性肺炎	ぶどう球菌性胸膜炎	ぶどう球菌性肺膿瘍
	閉塞性髄膜炎	放射線出血性膀胱炎	放射線性膀胱炎
	マイコプラズマ気管支炎	慢性髄膜炎	モラレ髄膜炎
	癒着性くも膜炎	ライノウイルス気管支炎	卵管留水症
	淋菌性バルトリン腺膿瘍		

※ **適応外使用可**

・原則として，「ピペラシリンナトリウム【注射薬】」を「外傷・熱傷・手術創等の二次感染」に対して処方した場合，当該使用事例を審査上認める。

・原則として，「ピペラシリンナトリウム【注射薬】」を「現行の適応症」に対し「1回3gを6時間毎，静脈内に投与」した場合，当該使用事例を審査上認める。

用法用量

〔ペントシリン静注用1gバッグ，ペントシリン静注用2gバッグ〕

ピペラシリンナトリウムとして，通常成人には，1日2～4g(力価)を2～4回に分けて静脈内に投与する。通常小児には1日50～125mg(力価)/kgを2～4回に分けて静脈内に投与する。

なお，難治性又は重症感染症には症状に応じて，成人では1日8g(力価)，小児では，1日200mg(力価)/kgまで増量して静脈内に投与する。

投与に際しては，用時，添付の日局生理食塩液に溶解し，静脈内に点滴投与する。

〔ペントシリン注射用1g，ペントシリン注射用2g〕

ピペラシリンナトリウムとして，通常成人には，1日2～4g(力価)を2～4回に分けて静脈内に投与するが，筋肉内に投与もできる。通常小児には1日50～125mg(力価)/kgを2～4回に分けて静脈内に投与する。

なお，難治性又は重症感染症には症状に応じて，成人では1日8g(力価)，小児では1日200mg(力価)/kgまで増量して静脈内に投与する。

静脈内投与に際しては，日局注射用水，日局生理食塩液又は日局ブドウ糖注射液に溶解し緩徐に注射する。点滴による静脈内投与に際しては，通常本剤1～2g(力価)を100～500mLの補液に加え，1～2時間で注射する。筋肉内投与に際しては，通常本剤1g(力価)を日局リドカイン注射液(0.5w/v%)3mLに溶解し注射する。

点滴静注時の溶解にあたっての注意：点滴静注にあたっては，注射用水を使用しないこと(溶液が等張にならないため)。

用法用量に関連する使用上の注意

(1)高度の腎障害のある患者には，投与量・投与間隔の適切な調節をするなど慎重に投与すること。

(2)本剤の使用にあたっては，耐性菌の発現等を防ぐため，原則として感受性を確認し，疾病の治療上必要な最小限の期間の投与にとどめること。

禁忌

(1)本剤の成分によるショックの既往歴のある患者

(2)伝染性単核球症の患者

原則禁忌　本剤の成分又はペニシリン系抗生物質に対し過敏症の既往歴のある患者

ピペユンシン注射用1g：ケミックス　1g1瓶[214円/瓶]，ピペユンシン注射用2g：ケミックス　2g1瓶[261円/瓶]，ピペラシリンNa注射用1g「SN」：シオノ　1g1瓶[165円/瓶]，ピペラシリンNa注射用1g「サワイ」：沢井　1g1瓶[214円/瓶]，ピペラシリンNa注射用1g「テバ」：テバ製薬　1g1瓶[165円/瓶]，ピペラシリンNa注射用2g「SN」：シオノ　2g1瓶[261円/瓶]，ピペラシリンNa注射用2g「サワイ」：沢井　2g1瓶[368円/瓶]，ピペラシリンNa注射用2g「テバ」：テバ製薬　2g1瓶[261円/瓶]，ピペラシリンNa注用1g「トーワ」：東和　1g1瓶[165円/瓶]，ピペラシリンNa注用2g「トーワ」：東和　2g1瓶[261円/瓶]，ピペラシリンナトリウム注射用1g「日医工」：日医工　1g1瓶[165円/瓶]，ピペラシリンナトリウム注射用2g「日医工」：日医工　2g1瓶[261円/瓶]，ピペラシリンナトリウム点滴静注用バッグ1g「NP」：ニプロ　1g1キット(生理食塩液100mL付)[585円/キット]，ピペラシリンナトリウム点滴静注用バッグ2g「NP」：ニプロ　2g1キット(生理食塩液100mL付)[654円/キット]

放射性クロム酸ナトリウム注射液

規格：1MBq[1150円/MBq]

クロム酸ナトリウム(^{51}Cr)　富士フイルムRI　430

【効能効果】

(1)循環血液量・循環赤血球量の測定

(2)赤血球寿命の測定

【対応標準病名】

該当病名なし

用法用量

(1)循環血液量・循環赤血球量の測定

①アスコルビン酸還元法

被検血液20～30mLにACD液及び本品1.11～3.7MBqを加え放置後，アスコルビン酸を添加し^{51}Cr標識血液を調製する。^{51}Cr標識血液10～20mLを静注し，10～30分後に血液5～10mLを採血する。^{51}Cr標識血液及び採取血液はいずれも一定量を生理食塩水で洗浄したのち，その計数率を測定し，次式により循環血液量等を算出する。

(a)循環血液量(mL)＝(^{51}Cr標識血液1mLあたりの赤血球計数率/採取血液1mLあたりの赤血球計数率)×注入量

(b)循環赤血球量(mL)＝循環血液量×静脈ヘマトクリット値×0.9※

※静脈ヘマトクリットの補正値

②赤血球洗浄法

被検血液20〜30mLにACD液及び本品1.11〜3.7MBqを加え放置後，生理食塩水で洗浄し，最後に生理食塩水を加えて^{51}Cr標識赤血球浮遊液を調製する。^{51}Cr標識赤血球浮遊液10〜20mLを静注し，10〜30分後に血液5〜10mLを採血し，^{51}Cr標識赤血球浮遊液と共に計数率を測定する。次式により，循環血液量等を算出する。

(a)循環血液量(mL)＝(^{51}Cr標識赤血球浮遊液1mLあたりの計数率/採取血液1mLあたりの計数率)×注入量

(b)循環赤血球量(mL)＝循環血液量×静脈ヘマトクリット値×0.9※

※静脈ヘマトクリットの補正値

(2)赤血球寿命の測定

本品3.7MBqを用いて循環血液量・循環赤血球量測定の際と同様の方法で，赤血球を標識する。^{51}Cr標識液10〜20mL静注後経時的に採血し，計数率を測定する。次式により，赤血球生存率を算出しグラフ上にプロットする。

赤血球生存率＝(静注後任意日の採取血液1mLあたりの計数率/静注30分あるいは24時間後の採取血液1mLあたりの計数率)×100

計数率が半分になった時，すなわち生存半減期をもって赤血球半寿命とする。

放射性ヨウ化人血清アルブミン注射液

規格：1MBq[3251円/MBq]

ヨウ化人血清アルブミン(^{131}I)　富士フイルムRI　430

【効 能 効 果】

(1)循環血漿量の測定
(2)循環血液量の測定
(3)血液循環時間の測定
(4)心拍出量の測定

【対応標準病名】

該当病名なし

用法用量

(1)循環血漿量の測定：本品0.185〜0.74MBqを静注し，10〜15分後採血し血漿中の放射能を計測する。注射全放射能と10〜15分後血漿中放射能から希釈法の原理に従って次式により循環血漿量を算出する。

循環血漿量(mL)＝(注射液を希釈したもの1mLあたりの計数値/注射後血漿1mLあたりの計数値)×希釈倍数×注射量(mL)

(2)循環血液量の測定：循環血漿量を求めたのち，ヘマトクリット値(Ht)から次式により算出する。

循環血液量(mL)＝(循環血漿量/100 − Ht(%))×100

(3)血液循環時間の測定：本品0.185〜1.85MBqを可及的速やかに注射し，ガンマカメラ又は指向性シンチレーション検出器を測定しようとする部位にあて，放射能の出現までに要する時間を測定する。

(4)心拍出量の測定：本品0.185〜1.85MBq静注後，ガンマカメラ又は指向性シンチレーション検出器を心臓部にあて，放射能を連続記録する。注射5分後に採血し，体外計数値を較正する。得られた希釈曲線をもとにして算出する。

心拍出量(mL/分)＝((注入した総計数値)×60)/((血液中の平均計数値)×(第一次循環に要する時間(秒))

ホストイン静注750mg

規格：750mg10mL1瓶[6361円/瓶]

ホスフェニトインナトリウム水和物　ノーベルファーマ　113

【効 能 効 果】

(1)てんかん重積状態
(2)脳外科手術又は意識障害(頭部外傷等)時のてんかん発作の発現抑制
(3)フェニトインを経口投与しているてんかん患者における一時的な代替療法

【対応標準病名】

◎	意識障害	てんかん	てんかん重積状態
	頭部外傷		
○	アトニー性非特異性てんかん発作	アルコールてんかん	ウンベルリヒトてんかん
	家族性痙攣	間代性痙攣	強直間代発作
	局所性てんかん	光原性てんかん	後天性てんかん
	持続性部分てんかん	ジャクソンてんかん	若年性ミオクローヌスてんかん
	術後てんかん	症候性早期ミオクローヌス性脳症	症候性てんかん
	焦点性知覚性発作	焦点性てんかん	自律神経てんかん
	進行性ミオクローヌスてんかん	ストレスてんかん	精神運動発作
	精神運動発作重積症	前頭葉てんかん	側頭葉てんかん
	体知覚性発作	大発作持続状態	遅発性てんかん
	聴覚性発作	聴覚反射てんかん	てんかん合併妊娠
	てんかん性自動症	てんかん大発作	てんかん単純部分発作
	てんかん複雑部分発作	点頭てんかん	難治性てんかん
	乳児重症ミオクロニーてんかん	乳児点頭痙攣	脳炎後てんかん
	挿礼発作	反応性てんかん	ヒプサルスミア
	腹部てんかん	部分てんかん	部分発作重延状態
	片側痙攣片麻痺てんかん症候群	ミオクローヌスてんかん	モーア症候群
	薬物てんかん	ラフォラ疾患	良性新生児痙攣
	良性乳児ミオクローヌスてんかん	レノックス・ガストー症候群	
△	アブサンス	欠神発作重積状態	若年性アブサンスてんかん
	小児期アブサンスてんかん	小発作持続状態	睡眠喪失てんかん
	定型欠神発作	てんかん小発作	

効能効果に関連する使用上の注意　フェニトインを経口投与しているてんかん患者における一時的な代替療法に用いる場合には，フェニトインの経口投与により発作がコントロールされているてんかん患者で，一時的にフェニトインの経口投与が不可能となった場合にのみ投与すること。

用法用量

通常，成人又は2歳以上の小児には，以下の用法用量にて投与すること。

(1)てんかん重積状態

初回投与：ホスフェニトインナトリウムとして22.5mg/kgを静脈内投与する。投与速度は3mg/kg/分又は150mg/分のいずれか低い方を超えないこと。

維持投与：ホスフェニトインナトリウムとして5〜7.5mg/kg/日を1回又は分割にて静脈内投与する。投与速度は1mg/kg/分又は75mg/分のいずれか低い方を超えないこと。

(2)脳外科手術又は意識障害(頭部外傷等)時のてんかん発作の発現抑制

初回投与：ホスフェニトインナトリウムとして15〜18mg/kgを静脈内投与する。投与速度は1mg/kg/分又は75mg/分のいずれか低い方を超えないこと。

維持投与：ホスフェニトインナトリウムとして5〜7.5mg/kg/日を1回又は分割にて静脈内投与する。投与速度は1mg/kg/分又は75mg/分のいずれか低い方を超えないこと。

(3)フェニトインを経口投与しているてんかん患者における一時的な代替療法：ホスフェニトインナトリウムとして経口フェニトインの1日投与量の1.5倍量を，1日1回又は分割にて静脈内投与する。投与速度は1mg/kg/分又は75mg/分のいずれか低い方を超えないこと。

用法用量に関連する使用上の注意

(1)急速に静脈内投与した場合，心停止，一過性の血圧低下，呼吸抑制等の循環・呼吸障害を起こすことがあるので，用法用量を遵守すること。また，衰弱の著しい患者，高齢者，心疾患，肝障害又は腎障害のある患者等では，通常の投与速度よりも，より緩徐に投与するなど注意すること。

(2)維持投与は，初回投与から12～24時間あけて行うこと。また，本剤を投与しても発作が止まらない場合，他の抗てんかん薬の投与を考慮し，本剤の追加投与はしないこと。〔血漿蛋白との結合部位においてホスフェニトインとフェニトインの置換が生じることにより，血中非結合型フェニトイン濃度が上昇するおそれがある。〕

(3)初回投与，維持投与前には，可能な限り血中フェニトイン濃度を測定し，過量投与とならないよう注意すること。なお，初回投与時に神経症状等が発現した患者では，血中フェニトイン濃度の測定を行うとともに，維持投与速度の減速を考慮すること。

(4)経口投与が可能になった場合は速やかに経口フェニトイン製剤に切り替えること。〔国内では，3日間を超えて連用した経験がない。〕

(5)本薬（ホスフェニトインナトリウムとして）の分子量はフェニトインナトリウムの約1.5倍である。

(6)本剤を希釈する場合には，配合変化に注意すること。

(7)フェニトインを経口投与しているてんかん患者における一時的な代替療法における用法は，フェニトイン経口投与時と同じ用法とすること。

禁忌

(1)本剤の成分又はヒダントイン系化合物に対し過敏症の患者

(2)洞性徐脈，高度の刺激伝導障害のある患者

(3)タダラフィル（アドシルカ），リルピビリンを投与中の患者

併用禁忌

薬剤名等	臨床症状・措置方法	機序・危険因子
タダラフィル（アドシルカ） リルピビリン（エジュラント）	これらの薬剤の代謝が促進され，血中濃度が低下することがある。	フェニトインの肝薬物代謝酵素（CYP3A4）誘導による。

ホスミシンS静注用0.5g　規格：500mg1瓶［355円/瓶］
ホスミシンS静注用1g　規格：1g1瓶［576円/瓶］
ホスミシンS静注用2g　規格：2g1瓶［847円/瓶］
ホスミシンSバッグ1g点滴静注用　規格：1g1キット（5%ブドウ糖注射液100mL付）［971円/キット］
ホスミシンSバッグ2g点滴静注用　規格：2g1キット（5%ブドウ糖注射液100mL付）［1214円/キット］
ホスホマイシンナトリウム　Meiji Seika　613

【効能効果】

〈適応菌種〉ホスホマイシンに感性のブドウ球菌属，大腸菌，セラチア属，プロテウス属，モルガネラ・モルガニー，プロビデンシア・レットゲリ，緑膿菌

〈適応症〉敗血症，急性気管支炎，肺炎，肺膿瘍，膿胸，慢性呼吸器病変の二次感染，膀胱炎，腎盂腎炎，腹膜炎，バルトリン腺炎，子宮内感染，子宮付属器炎，子宮旁結合織炎

【対応標準病名】

◎	急性気管支炎	子宮内感染症	子宮付属器炎
	子宮傍組織炎	腎盂腎炎	膿胸
	肺炎	敗血症	肺膿瘍
	バルトリン腺炎	腹膜炎	膀胱炎
○	MRSA膿胸	MRSA肺化膿症	MRSA腹膜炎
	MRSA膀胱炎	亜急性気管支炎	アレルギー性膀胱炎
	院内感染敗血症	インフルエンザ菌気管支炎	壊死性肺炎
	横隔膜下膿瘍	横隔膜下腹膜炎	黄色ぶどう球菌敗血症
	潰瘍性膀胱炎	化膿性腹膜炎	肝下膿瘍
	肝周囲炎	気管支肺炎	気管支瘻膿胸
	気腫性腎盂腎炎	偽膜性気管支炎	急性気管気管支炎
	急性限局性腹膜炎	急性喉頭気管気管支炎	急性骨盤腹膜炎
	急性子宮傍結合織炎	急性出血性膀胱炎	急性単純性膀胱炎
	急性肺炎	急性汎発性腹膜炎	急性反復性気管支炎
	急性腹膜炎	急性付属器炎	急性膀胱炎
	急性卵管炎	急性卵巣炎	胸膜肺炎
	胸膜瘻	クラミジア肺炎	グラム陰性桿菌敗血症
	グラム陰性菌敗血症	グラム陽性菌敗血症	クループ性気管支炎
	限局性膿胸	限局性腹膜炎	原発性腹膜炎
	コアグラーゼ陰性ぶどう球菌敗血症	後腹膜炎	後腹膜膿瘍
	骨盤結合織炎	骨盤死腔炎	骨盤直腸窩膿瘍
	骨盤腹膜炎	細菌性ショック	細菌性腹膜炎
	細菌性膀胱炎	子宮周囲炎	子宮周囲膿瘍
	縦隔膿瘍	十二指腸穿孔腹膜炎	出血性膀胱炎
	術後腎盂腎炎	術後腹膜炎	シュロッフェル腫瘤
	上行性腎盂腎炎	小児肺炎	女性急性骨盤蜂巣炎
	女性慢性骨盤蜂巣炎	滲出性気管支炎	滲出性腹膜炎
	新生児敗血症	膵臓性腹膜炎	穿孔性腹腔内膿瘍
	穿孔性腹膜炎	全膿胸	大網膿瘍
	大葉性肺炎	多発性漿膜炎	多発性腸間膜膿瘍
	胆汁性腹膜炎	腸間膜脂肪織炎	腸間膜膿瘍
	腸骨窩膿瘍	腸穿孔腹膜炎	腸腰筋膿瘍
	沈下性肺炎	乳児肺炎	尿細管間質性腎炎
	尿膜管膿瘍	妊娠中の子宮内感染	妊娠中の性器感染症
	肺壊疽	肺炎合併肺膿瘍	肺炎球菌性気管支炎
	肺炎球菌性腹膜炎	肺化膿症	敗血症性ショック
	敗血性壊疽	バルトリン腺膿瘍	汎発性化膿性腹膜炎
	反復性膀胱炎	びまん性肺炎	びらん性膀胱炎
	腹腔骨盤部膿瘍	腹腔内遺残膿瘍	腹腔内膿瘍
	ぶどう球菌性胸膜炎	ぶどう球菌性敗血症	ぶどう球菌性肺膿瘍
	閉塞性肺炎	膀胱後部膿瘍	膀胱三角部炎
	膀胱周囲炎	膀胱周囲膿瘍	慢性骨盤腹膜炎
	慢性再発性膀胱炎	慢性子宮傍結合織炎	慢性膿胸
	慢性肺化膿症	慢性複雑性膀胱炎	慢性腹膜炎
	慢性付属器炎	慢性膀胱炎	慢性卵管炎
	慢性卵巣炎	無熱性肺炎	盲腸後部膿瘍
	卵管炎	卵管周囲炎	卵管卵巣膿瘍
	卵管留膿症	卵巣炎	卵巣周囲炎
	卵巣膿瘍	卵巣卵管周囲炎	連鎖球菌気管支炎
	老人肺炎		
△	BKウイルス腎症	MRCNS敗血症	MRSA敗血症
	RSウイルス気管支炎	インフルエンザ菌敗血症	ウイルス性気管支炎
	エコーウイルス気管支炎	炎症性大網癒着	間質性膀胱炎
	気管支食道瘻	気管食道瘻	血性腹膜炎
	嫌気性菌敗血症	コクサッキーウイルス気管支炎	骨盤部感染性リンパのう胞
	食道気管支瘻	食道気管瘻	セレウス菌敗血症
	腸間膜脂肪壊死	腸球菌敗血症	尿性腹膜炎
	妊娠中の子宮頸管炎	敗血症性気管支炎	敗血症性肺炎
	肺穿孔	肺瘻	パラインフルエンザウイルス気管支炎
	バルトリン腺のう胞	非定型肺炎	フィブリン性腹膜炎
	放射線出血性膀胱炎	放射線性膀胱炎	マイコプラズマ気管支炎
	ライノウイルス気管支炎	卵管留水症	淋菌性バルトリン腺膿瘍
※	適応外使用可 原則として，「ホスホマイシンナトリウム【注射薬】」を「緑膿菌を含むバイオフィルム等による多剤耐性菌による感染症（他抗菌薬との併用療法）」に対して処方した場合，当該使用事例を審査上認める。		

用法用量

〔静注用〕

［点滴静脈内注射］：通常，成人にはホスホマイシンとして1日2～4g（力価），また小児には1日100～200mg（力価）/kgを2回に分け，補液100～500mLに溶解して，1～2時間かけて静脈内に点滴注射する。

［静脈内注射］：通常，成人にはホスホマイシンとして1日2～4g（力価），また小児には1日100～200mg（力価）/kgを2～4回に分け，5分以上かけてゆっくり静脈内に注射する。溶

解には日局注射用水又は日局ブドウ糖注射液を用い，本剤1～2g(力価)を20mLに溶解する。
なお，いずれの場合も年齢，症状により適宜増減する。
〔点滴静注用〕
用時，薬剤を溶解液に溶解する。
通常，成人にはホスホマイシンとして1日2～4g(力価)，また小児には1日100～200mg(力価)/kgを2回に分け，1～2時間かけて静脈内に点滴注射する。なお，年齢，症状により適宜増減する。

用法用量に関連する使用上の注意　本剤の使用にあたっては，耐性菌の発現等を防ぐため，原則として感受性を確認し，疾病の治療上必要な最小限の期間の投与にとどめること。

禁忌
〔ホスミシンS静注用0.5g，ホスミシンS静注用1g，ホスミシンS静注用2g〕：ホスホマイシンに対して過敏症の既往歴のある患者
〔ホスミシンSバッグ1g点滴静注用，ホスミシンSバッグ2g点滴静注用〕
(1)ホスホマイシンに対して過敏症の既往歴のある患者
(2)低張性脱水症の患者

フラゼミシン静注用0.5g：テバ製薬　500mg1瓶[145円/瓶]，フラゼミシン静注用1g：テバ製薬　1g1瓶[196円/瓶]，フラゼミシン静注用2g：テバ製薬　2g1瓶[301円/瓶]，フラゼミシン点滴静注用2gキット：テバ製薬　2g1キット(注射用水100mL付)[653円/キット]，ホスカリーゼ静注用0.5g：シオノ　500mg1瓶[145円/瓶]，ホスカリーゼ静注用1g：シオノ　1g1瓶[196円/瓶]，ホスカリーゼ静注用2g：シオノ　2g1瓶[301円/瓶]，ホスホマイシンNa静注用0.5g「NP」：ニプロ　500mg1瓶[101円/瓶]，ホスホマイシンNa静注用0.5g「タカタ」：高田　500mg1瓶[205円/瓶]，ホスホマイシンNa静注用1g「NP」：ニプロ　1g1瓶[196円/瓶]，ホスホマイシンNa静注用1g「タカタ」：高田　1g1瓶[367円/瓶]，ホスホマイシンNa静注用2g「NP」：ニプロ　2g1瓶[301円/瓶]，ホスホマイシンNa静注用2g「タカタ」：高田　2g1瓶[578円/瓶]，ホスホマイシンナトリウム静注用0.5g「日医工」：日医工　500mg1瓶[145円/瓶]，ホスホマイシンナトリウム静注用1g「日医工」：日医工　1g1瓶[196円/瓶]，ホスホマイシンナトリウム静注用2g「日医工」：日医工　2g1瓶[301円/瓶]

ボスミン注1mg
規格：0.1%1mL1管[92円/管]
アドレナリン
第一三共　245

【効 能 効 果】

(1)下記疾患に基づく気管支痙攣の緩解
気管支喘息，百日咳
(2)各種疾患もしくは状態に伴う急性低血圧又はショック時の補助治療
(3)局所麻酔薬の作用延長
(4)手術時の局所出血の予防と治療
(5)心停止の補助治療
(6)虹彩毛様体炎時における虹彩癒着の防止

【対応標準病名】

◎	一過性低血圧症	気管支痙攣	気管支喘息
	局所出血	虹彩毛様体炎	虹彩癒着
	ショック	心停止	百日咳
○	亜急性虹彩炎	亜急性虹彩毛様体炎	亜急性前部ぶどう膜炎
	亜急性毛様体炎	アスピリン喘息	アトピー性喘息
	アレルギー性気管支炎	アレルギー性ぶどう膜炎	一次性ショック
	一過性ショック	ウイルス性ブドウ膜炎	運動誘発性喘息
	エンドトキシン性ショック	外因性喘息	角膜虹彩炎
	化膿性虹彩炎	化膿性ぶどう膜炎	化膿性毛様体炎
	感染型気管支喘息	気管支喘息合併妊娠	急性虹彩炎
	急性虹彩毛様体炎	急性循環不全	急性ショック
	急性前部ぶどう膜炎	急性大量出血	急性毛様体炎
	起立性眩暈	起立性調節障害	起立性低血圧症
	隅角癒着	結節虹彩炎	高血圧性虹彩毛様体炎
	虹彩異色	虹彩異色性毛様体炎	虹彩炎
	虹彩後癒着	虹彩前癒着	混合型喘息
	実質性臓器出血	周辺性ブドウ膜炎	出血
	出血性虹彩炎	出血性ショック	術後虹彩炎
	循環血液量減少性ショック	漿液性虹彩炎	小動脈出血
	小児喘息	小児喘息性気管支炎	静脈出血
	職業喘息	心因性喘息	心原性ショック
	心肺停止	水晶体原性虹彩毛様体炎	ステロイド依存性喘息
	脊髄性ショック	咳喘息	遷延性虹彩炎
	喘息性気管支炎	前房蓄膿	前房蓄膿性虹彩炎
	続発性虹彩炎	続発性虹彩毛様体炎	続発性ぶどう膜炎
	蘇生に成功した心停止	体位性失神	体位性低血圧症
	多量出血	中間部ぶどう膜炎	陳旧性虹彩炎
	陳旧性虹彩毛様体炎	低血圧症	デンタルショック
	疼痛性ショック	動脈性出血	特発性低血圧症
	内因性ブドウ膜炎	内出血	難治性喘息
	難治性ぶどう膜炎	二次性起立性低血圧症	二次性ショック
	乳児喘息	反復性虹彩炎	反復性虹彩毛様体炎
	反復性前部ぶどう膜炎	反復性前房蓄膿	反復性毛様体炎
	非アトピー性喘息	フォークト・小柳病	フックス異色毛様体炎
	ぶどう膜炎	ぶどう膜角膜炎	本態性低血圧症
	慢性虹彩毛様体炎	毛様体炎	夜間性喘息
	薬剤性低血圧症	来院時心肺停止	リウマチ性虹彩炎
	ワゴトニーによる低血圧症		
△	気管支漏	狭隅角	隅角解離
	隅角後退	隅角剥離	虹彩欠損症
	虹彩脈絡膜欠損症	虹彩離断	心臓急死
	末梢循環不全		

※　適応外使用可
・原則として，「アドレナリン」を心停止時の心拍再開のため，1回1mg静注(反復投与)した場合，審査上認める。
・原則として，「アドレナリン【注射薬】」を「現行の適応症について小児」に対し処方した場合，当該使用事例を審査上認める。

用法用量
〔気管支喘息及び百日咳に基づく気管支痙攣の緩解，各種疾患もしくは状態に伴う急性低血圧又はショック時の補助治療，心停止の補助治療〕
アドレナリンとして，通常成人1回0.2～1mg(0.2～1mL)を皮下注射又は筋肉内注射する。なお，年齢，症状により適宜増減する。
蘇生などの緊急時には，アドレナリンとして，通常成人1回0.25mg(0.25mL)を超えない量を生理食塩液などで希釈し，できるだけゆっくりと静注する。なお，必要があれば5～15分ごとにくりかえす。
〔局所麻酔薬の作用延長〕：アドレナリンの0.1%溶液として，血管収縮薬未添加の局所麻酔薬10mLに1～2滴(アドレナリン濃度1:10～20万)の割合に添加して用いる。なお，年齢，症状により適宜増減する。
〔手術時の局所出血の予防と治療〕：アドレナリンの0.1%溶液として，単独に，又は局所麻酔薬に添加し，局所注入する。なお，年齢，症状により適宜増減する。
〔虹彩毛様体炎時における虹彩癒着の防止〕：アドレナリンの0.1%溶液として，点眼するか又は結膜下に0.1mg(0.1mL)以下を注射する。なお，年齢，症状により適宜増減する。

禁忌
(1)次の薬剤を投与中の患者
①ブチロフェノン系・フェノチアジン系等の抗精神病薬，α遮断薬

ホ

②イソプロテレノール等のカテコールアミン製剤，アドレナリン作動薬(ただし，蘇生等の緊急時はこの限りでない。)
(2)狭隅角や前房が浅いなど眼圧上昇の素因のある患者(点眼・結膜下注射使用時)

原則禁忌

(1)本剤の成分に対し過敏症の既往歴のある患者
(2)交感神経作動薬に対し過敏な反応を示す患者
(3)動脈硬化症の患者
(4)甲状腺機能亢進症の患者
(5)糖尿病の患者
(6)心室性頻拍等の重症不整脈のある患者
(7)精神神経症の患者
(8)コカイン中毒の患者

併用禁忌

薬剤名等	臨床症状・措置方法	機序・危険因子
抗精神病薬 ブチロフェノン系薬剤 (セレネース，トロペロン等) フェノチアジン系薬剤 (ウインタミン等) イミノジベンジル系薬剤 (デフェクトン等) ゾテピン (ロドピン) リスペリドン (リスパダール) α遮断薬	本剤の昇圧作用の反転により，低血圧があらわれることがある。	これらの薬剤のα遮断作用により，本剤のβ刺激作用が優位になると考えられている。
イソプロテレノール等のカテコールアミン製剤，アドレナリン作動薬 プロタノール等	不整脈，場合により心停止があらわれることがある。 蘇生等の緊急時以外には併用しない。	これらの薬剤のβ刺激作用により，交感神経興奮作用が増強すると考えられている。

ボセルモン水懸注

規格：1mL1管[64円/管]

エストラジオール　テストステロン　あすか　248

【効 能 効 果】

更年期障害

【対応標準病名】

◎	更年期症候群		
○	エストロジェン欠乏性腟炎	更年期神経症	更年期性浮腫
	更年期無月経	血の道症	閉経
	閉経期障害	閉経後萎縮性腟炎	閉経後症候群
△	萎縮性腟炎	閉経後出血	

用法用量　通常，1日1回又は隔日に1回1～2mLを筋肉内注射又は皮下注射する。
なお，症状により適宜増減する。

禁忌

(1)エストロゲン依存性悪性腫瘍(例えば，乳癌，子宮内膜癌)及びその疑いのある患者
(2)未治療の子宮内膜増殖症のある患者
(3)乳癌の既往歴のある患者
(4)血栓性静脈炎，肺塞栓症又はその既往歴のある患者
(5)動脈性の血栓塞栓疾患(例えば，冠動脈性心疾患，脳卒中)又はその既往歴のある患者
(6)重篤な肝障害のある患者
(7)診断の確定していない異常性器出血のある患者
(8)妊婦又は妊娠している可能性のある女性

ボセルモンデポー筋注

規格：1mL1管[294円/管]

エストラジオール吉草酸エステル　テストステロンエナント酸エステル　テストステロンプロピオン酸エステル　あすか　248

【効 能 効 果】

更年期障害，骨粗鬆症

【対応標準病名】

◎	更年期症候群	骨粗鬆症	
○	更年期神経症	更年期性浮腫	若年性骨粗鬆症
	人工的閉経後症候群	血の道症	特発性若年性骨粗鬆症
	二次性骨粗鬆症	閉経期障害	閉経後症候群
	老年性骨粗鬆症		
△	萎縮性腟炎	エストロジェン欠乏性腟炎	眼窩内側壁骨折
	眼窩内壁骨折	眼窩吹き抜け骨折	環椎椎弓骨折
	脛骨近位骨端線損傷	頚椎骨粗鬆症	頚椎骨粗鬆症・病的骨折あり
	更年期無月経	骨粗鬆症・骨盤部病的骨折あり	骨粗鬆症・脊椎病的骨折あり
	骨粗鬆症・前腕病的骨折あり	骨粗鬆症・大腿部病的骨折あり	骨粗鬆症・多発病的骨折あり
	骨粗鬆症・病的骨折あり	軸椎横突起骨折	軸椎椎弓骨折
	軸椎椎体骨折	篩骨板骨折	歯突起開放骨折
	歯突起骨折	若年性骨粗鬆症・病的骨折あり	術後吸収不良性骨粗鬆症
	術後吸収不良性骨粗鬆症・病的骨折あり	上腕骨滑車骨折	上腕骨近位骨端線損傷
	上腕骨近位端病的骨折	上腕骨骨幹部病的骨折	上腕骨小結節骨折
	上腕骨らせん骨折	人工股関節周囲骨折	人工膝関節周囲骨折
	ステロイド性骨粗鬆症	ステロイド性骨粗鬆症・病的骨折あり	ステロイド性脊椎圧迫骨折
	脊椎骨粗鬆症	脊椎骨粗鬆症・病的骨折あり	前頭蓋底骨折
	前頭骨線状骨折	側頭骨線状骨折	大腿骨近位骨端線損傷
	中頭蓋底骨折	頭蓋円蓋部線状骨折	橈骨近位骨端線損傷
	特発性骨粗鬆症	特発性骨粗鬆症・病的骨折あり	二次性骨粗鬆症・病的骨折あり
	廃用性骨粗鬆症	廃用性骨粗鬆症・病的骨折あり	剥離骨折
	腓骨近位骨端線損傷	閉経	閉経後萎縮性腟炎
	閉経後骨粗鬆症	閉経後骨粗鬆症・骨盤部病的骨折あり	閉経後骨粗鬆症・脊椎病的骨折あり
	閉経後骨粗鬆症・前腕病的骨折あり	閉経後骨粗鬆症・大腿部病的骨折あり	閉経後骨粗鬆症・多発病的骨折あり
	閉経後骨粗鬆症・病的骨折あり	閉経後出血	薬物誘発性骨粗鬆症
	薬物誘発性骨粗鬆症・病的骨折あり	らせん骨折	卵巣摘出術後骨粗鬆症
	卵巣摘出術後骨粗鬆症・病的骨折あり	裂離骨折	老年性骨粗鬆症・病的骨折あり

用法用量　通常，2～4週ごとに1回1mLを筋肉内注射する。
なお，症状により適宜増減する。

用法用量に関連する使用上の注意　「骨粗鬆症」に本剤を投与する場合，投与後6カ月～1年後に骨密度を測定し，効果が認められない場合には投与を中止し他の療法を考慮すること。

禁忌

(1)アンドロゲン依存性悪性腫瘍(例えば前立腺癌)及びその疑いのある患者
(2)エストロゲン依存性悪性腫瘍(例えば，乳癌，子宮内膜癌)及びその疑いのある患者
(3)未治療の子宮内膜増殖症のある患者
(4)乳癌の既往歴のある患者
(5)血栓性静脈炎，肺塞栓症又はその既往歴のある患者
(6)動脈性の血栓塞栓疾患(例えば，冠動脈性心疾患，脳卒中)又はその既往歴のある患者
(7)重篤な肝障害のある患者
(8)診断の確定していない異常性器出血のある患者
(9)妊婦又は妊娠している可能性のある女性
(10)小児

ポタコールR輸液

規格：250mL1袋[160円/袋]，500mL1袋[184円/袋]

マルトース水和物　塩化カリウム　塩化カルシウム水和物　塩化ナトリウム　乳酸ナトリウム　大塚製薬工場　331

【効能効果】

大量出血や異常出血を伴わない循環血液量及び組織間液の減少時における細胞外液の補給・補正
代謝性アシドーシスの補正
熱源の補給

【対応標準病名】

◎	代謝性アシドーシス		
○	アシドーシス	ケトアシドーシス	代償性代謝性アシドーシス
	非呼吸性アシドーシス		
△	ケトン血性嘔吐症	高塩素性アシドーシス	呼吸性アシドーシス
	混合型酸塩基平衡障害	酸塩基平衡異常	代償性アシドーシス
	代償性呼吸性アシドーシス	炭酸過剰性アシドーシス	電解質異常
	電解質平衡異常	乳酸アシドーシス	乳児ケトアシドーシス
	ピルビン酸血症	薬物性アシドーシス	

用法用量

通常成人は1回500～1000mLを徐々に静脈内に点滴注入する。
投与速度は通常成人マルトース水和物として1時間あたり0.3g/kg体重以下(体重50kgとして本剤500mLを2時間以上)とする。
なお，年齢，症状により適宜増減する。

禁忌　高乳酸血症の患者

ソルラクトTMR輸液：テルモ　500mL1袋[185円/袋]，250mL1袋[161円/袋]，ニソリM注：マイラン製薬　250mL1瓶[161円/瓶]，500mL1瓶[185円/瓶]，500mL1袋[185円/袋]，250mL1袋[161円/袋]，ラクトリンゲルM注「フソー」：扶桑薬品　500mL1瓶[185円/瓶]，500mL1袋[185円/袋]，200mL1袋[161円/袋]，200mL1瓶[161円/瓶]

ポテリジオ点滴静注20mg

規格：20mg5mL1瓶[160456円/瓶]

モガムリズマブ(遺伝子組換え)　協和発酵キリン　429

【効能効果】

CCR4陽性の成人T細胞白血病リンパ腫
再発又は難治性のCCR4陽性の末梢性T細胞リンパ腫
再発又は難治性のCCR4陽性の皮膚T細胞性リンパ腫

【対応標準病名】

◎	CCR4陽性成人T細胞白血病リンパ腫	CCR4陽性皮膚T細胞リンパ腫	CCR4陽性末梢性T細胞リンパ腫
○	ALK陰性未分化大細胞リンパ腫	ALK陽性未分化大細胞リンパ腫	T細胞性前リンパ球白血病
	T細胞性大顆粒リンパ球白血病	Tゾーンリンパ腫	Tリンパ芽球性白血病
	Tリンパ芽球性白血病/リンパ腫	悪性リンパ腫	肝脾T細胞リンパ腫
	菌状息肉症	形質細胞白血病	血管免疫芽球性T細胞リンパ腫
	種痘様水疱症様リンパ腫	小児EBV陽性T細胞リンパ増殖性疾患	小児急性リンパ性白血病
	小児全身性EBV陽性T細胞リンパ増殖性疾患	成人T細胞白血病骨髄浸潤	成人T細胞白血病リンパ腫
	成人T細胞白血病リンパ腫・急性型	成人T細胞白血病リンパ腫・くすぶり型	成人T細胞白血病リンパ腫・慢性型
	成人T細胞白血病リンパ腫・リンパ腫型	セザリー症候群	節外性NK/T細胞リンパ腫・鼻型
	腸管症関連T細胞リンパ腫	バーキット白血病	白血病
	皮下脂肪織炎様T細胞リンパ腫	皮膚T細胞リンパ腫	皮膚原発性CD30陽性T細胞リンパ増殖性疾患
	皮膚原発性γδT細胞リンパ腫	皮膚原発性未分化大細胞リンパ腫	ヘアリー細胞白血病亜型
	末梢性T細胞リンパ腫	末梢性T細胞リンパ腫・詳細不明	慢性NK細胞リンパ増殖性疾患
	リンパ性白血病	レンネルトリンパ腫	

効能効果に関連する使用上の注意

(1)本剤投与の適応となる疾患の診断は，病理診断に十分な経験を持つ医師又は施設により行うこと。
(2)CCR4抗原は，フローサイトメトリー(FCM)又は免疫組織化学染色(IHC)法により検査を行い，陽性であることが確認されている患者のみに投与すること。
(3)CCR4陽性の成人T細胞白血病リンパ腫(ATL)の場合，臨床試験に組み入れられた患者の病型及び予後不良因子の有無等について，【臨床成績】の項の内容を熟知し，本剤の有効性及び安全性を十分に理解した上で，適応患者の選択を行うこと。
(4)再発又は難治性のCCR4陽性の末梢性T細胞リンパ腫(PTCL)又は皮膚T細胞性リンパ腫(CTCL)の場合，臨床試験に組み入れられた患者の病理組織型等について，【臨床成績】の項の内容を熟知し，本剤の有効性及び安全性を十分に理解した上で，適応患者の選択を行うこと。

用法用量

CCR4陽性の成人T細胞白血病リンパ腫
　通常，成人には，モガムリズマブ(遺伝子組換え)として，1回量1mg/kgを1週間間隔で8回点滴静注する。
　他の抗悪性腫瘍剤と併用する場合は，通常，成人には，モガムリズマブ(遺伝子組換え)として，1回量1mg/kgを2週間間隔で8回点滴静注する。
　なお，化学療法未治療例に対しては他の抗悪性腫瘍剤と併用すること。
再発又は難治性のCCR4陽性の末梢性T細胞リンパ腫
再発又は難治性のCCR4陽性の皮膚T細胞性リンパ腫：通常，成人には，モガムリズマブ(遺伝子組換え)として，1回量1mg/kgを1週間間隔で8回点滴静注する。

用法用量に関連する使用上の注意

(1)化学療法未治療のCCR4陽性のATLの場合
　①本剤単独投与での有効性及び安全性は確立していない。
　②本剤を含むがん化学療法は，【臨床成績】の項の内容を熟知した上で，選択すること。
　③併用する抗悪性腫瘍剤の添付文書を熟読すること。
(2)再発又は難治性のCCR4陽性のATL，PTCL又はCTCLの場合：本剤と他の抗悪性腫瘍剤との併用における有効性及び安全性は確立していない。
(3)本剤投与時にあらわれることがあるInfusion reaction(発熱，悪寒，頻脈等)を軽減させるために，本剤投与の30分前に抗ヒスタミン剤，解熱鎮痛剤，副腎皮質ホルモン剤等の前投与を行うこと。
(4)患者の状態を十分に観察し，Infusion reactionを認めた場合は，直ちに投与の中断や投与速度の減速を考慮すること。投与再開する場合は，必要に応じて投与速度を減じて慎重に投与すること。また，投与再開後にInfusion reactionが再度発現し投与を中止した場合には，本剤を再投与しないこと。
(5)注射液の調製方法及び点滴時間：本剤の投与時には必要量を注射筒で抜き取り，200mL～250mLの日局生理食塩液に添加し，2時間かけて点滴静注する。

警告

(1)本剤は，緊急時に十分に対応できる医療施設において，造血器悪性腫瘍の治療に対して，十分な知識・経験を持つ医師のもとで，本剤の使用が適切と判断される患者にのみ投与すること。また，治療開始に先立ち，患者又はその家族に有効性及び危険性を十分に説明し，同意を得てから投与を開始すること。
(2)中毒性表皮壊死融解症(Toxic Epidermal Necrolysis:TEN)，皮膚粘膜眼症候群(Stevens-Johnson症候群)等の全身症状を伴う重度の皮膚障害が報告されていることから，本剤投与開始時より皮膚科と連携の上，治療を行うこと。また，次の事項に注意すること。

①重度の皮膚障害が本剤投与中だけではなく，投与終了後数週間以降も発現することが報告されているため，観察を十分に行うこと。
②皮膚障害発現早期から適切な処置(副腎皮質ホルモン剤，抗アレルギー剤，抗ヒスタミン剤の使用等)を行うこと。重度の皮膚障害が発現した場合には投与を中止し，適切な処置を行うこと。

禁忌　本剤の成分に対し過敏症の既往歴のある患者

ボトックス注用50単位　規格：50単位1瓶[49231円/瓶]
ボトックス注用100単位　規格：100単位1瓶[87536円/瓶]
A型ボツリヌス毒素　グラクソ・スミスクライン　122

【効能効果】

眼瞼痙攣，片側顔面痙攣，痙性斜頸，上肢痙縮，下肢痙縮，2歳以上の小児脳性麻痺患者における下肢痙縮に伴う尖足，重度の原発性腋窩多汗症

【対応標準病名】

◎	下肢痙縮	眼瞼痙攣	顔面痙攣症
	痙性斜頚	原発性腋窩多汗症	上肢痙縮
	尖足	脳性麻痺	
○	アテトーシス型脳性麻痺	異常発汗	腋窩多汗症
	開口障害	牙関緊急	下肢痙攣
	下垂足	間代強直性痙攣	顔面痙攣
	顔面多汗症	顔面ミオキミア	急性痙攣
	局所性多汗症	筋痙縮	筋痙直
	痙性脊髄麻痺	痙攣	原発性局所性多汗症
	原発性掌蹠多汗症	原発性全身性多汗症	四肢筋痙攣
	四肢痙攣	四肢痙攣発作	ジスキネジア性脳性麻痺
	重複性アテトーシス	手掌多汗症	掌蹠多汗症
	小児片麻痺	全身性多汗症	先天性アテトーシス
	先天性痙性麻痺	先天性四肢麻痺	先天性対麻痺
	先天性片麻痺	足底多汗症	多汗症
	乳児片麻痺	寝汗	脳性対麻痺
	脳性両麻痺	発汗障害	不随意痙攣性運動
	メージュ症候群	有痛性筋痙攣	リットル病
	両側性アテトーシス		
△	異常頭部運動	運動失調性脳性麻痺	開口不全
	顔面神経不全麻痺	顔面神経麻痺	痙性内反足
	こむら返り	混合型脳性麻痺症候群	弛緩型脳性麻痺
	舟底足	踵足	垂直距骨
	線維束性攣縮	前足部変形	先天性筋性斜頚
	先天性槌趾	先天性舞踏病	足根骨癒合
	足部変形	代償性発汗	垂れ手
	中耳炎性顔面神経麻痺	中枢性顔面神経麻痺	陳旧性顔面神経麻痺
	特発性末梢性顔面神経麻痺	内反尖足	内反足
	二分種子骨	非対称性弯曲足	扁平内反足
	末梢性顔面神経麻痺	麻痺性尖足	有痛性外脛骨
	弯曲足		

効能効果に関連する使用上の注意
(1)本剤を上肢痙縮，下肢痙縮及び2歳以上の小児脳性麻痺患者における下肢痙縮に伴う尖足に対して投与する場合は，以下の点に注意すること。
①本剤は理学療法，作業療法等の標準的治療の代替とはならないため，これらの治療と併用して使用すること。
②本剤は非可逆的拘縮状態となった関節の可動域の改善に対しては効果を有しない。
③上肢痙縮，下肢痙縮については，痙縮の原因となる疾患の診断及び治療を併せて行うこと。
(2)原発性腋窩多汗症の診断及び本剤による治療は，国内外のガイドライン等の情報を参考にして慎重に行うこと。

用法用量
眼瞼痙攣
通常，成人にはA型ボツリヌス毒素として初回1.25〜2.5単位/部位を，1眼当たり眼輪筋6部位の筋肉内に注射する。また，眼輪筋切除術施行後の患者に投与する場合には，筋電計を用いて注意深く目標とする部位を同定すること。効果は通常3〜4ヵ月間持続するが，症状再発の場合には再投与する。ただし，2ヵ月以内の再投与は避けること。また，再投与は初回投与量の2倍までの用量を用いることができるが，本剤の薬理作用である筋麻痺作用が予想以上に強く発現した結果と見られる閉瞼不全，眼瞼下垂等の副作用が現れた場合には，再投与時の用量を適宜減量すること。
また，1ヵ月間に累積で45単位を超える投与は避けること。
片側顔面痙攣
通常，成人にはA型ボツリヌス毒素として以下の用量を痙攣筋*に筋肉内注射する。痙攣筋が複数ある場合は，分割して投与する。
(1)初回投与の場合には合計で10単位を投与する。
(2)初回投与後4週間観察し，効果が不十分な場合には，さらに追加で合計20単位を上限として投与することができる。
(3)症状再発の場合には，合計で30単位を上限として再投与することができる。ただし，2ヵ月以内の再投与は避けること。
＊痙攣筋：眼輪筋，皺眉筋，前頭筋，口輪筋，大頬骨筋，小頬骨筋，笑筋，広頸筋，オトガイ筋等
痙性斜頸
通常，成人にはA型ボツリヌス毒素として以下の用量を緊張筋*に筋肉内注射する。緊張筋が複数ある場合は，分割して投与する。
(1)初回投与の場合には合計で30〜60単位を投与する。
(2)初回投与後4週間観察し，効果が不十分な場合には，さらに追加で合計180単位を上限として投与することができる。
(3)症状再発の場合には，合計で240単位を上限として再投与することができる。ただし，2ヵ月以内の再投与は避けること。
＊緊張筋：胸鎖乳突筋，僧帽筋，板状筋，斜角筋，僧帽筋前縁，肩甲挙筋，傍脊柱筋，広頸筋等
上肢痙縮：通常，成人にはA型ボツリヌス毒素として複数の緊張筋*に合計240単位を分割して筋肉内注射する。1回あたりの最大投与量は240単位であるが，対象となる緊張筋の種類や数により，投与量は必要最小限となるよう適宜減量する。また，再投与は前回の効果が減弱した場合に可能であるが，3ヵ月以内の再投与は避けること。
＊緊張筋：橈側手根屈筋，尺側手根屈筋，深指屈筋，浅指屈筋，長母指屈筋，母指内転筋等
下肢痙縮：通常，成人にはA型ボツリヌス毒素として複数の緊張筋*に合計300単位を分割して筋肉内注射する。1回あたりの最大投与量は300単位であるが，対象となる緊張筋の種類や数により，投与量は必要最小限となるよう適宜減量する。また，再投与は前回の効果が減弱した場合に可能であるが，3ヵ月以内の再投与は避けること。
＊緊張筋：腓腹筋(内側頭，外側頭)，ヒラメ筋，後脛骨筋等
2歳以上の小児脳性麻痺患者における下肢痙縮に伴う尖足：通常，2歳以上の小児にはA型ボツリヌス毒素として4単位/kgを，罹患している腓腹筋の内側頭・外側頭の各々2ヵ所に筋肉内注射する。両下肢に投与する場合は，4単位/kgを両肢に分割して投与する。初回投与以後，効果不十分な場合にはヒラメ筋，後脛骨筋等へ投与することができる。なお，症状に応じて適宜増減することができる。ただし，1回の総投与量は200単位を超えないこととし，再投与は前回の効果が消失した場合に可能であるが，3ヵ月以内の再投与は避けること。
重度の原発性腋窩多汗症：通常，成人にはA型ボツリヌス毒素として片腋窩あたり50単位を，複数の部位(10〜15ヵ所)に1〜2cm間隔で皮内投与する。再投与は前回の効果が減弱した場合に可能

であるが，4ヵ月以内の再投与は避けること。

用法用量に関連する使用上の注意

(1)複数の適応に本剤を同時投与した場合の安全性は確立されていないため，複数の適応に本剤を同時に投与しないことが望ましい。やむを得ず同時に投与する場合には，それぞれの効能効果で規定されている投与量の上限及び投与間隔を厳守するとともに，3ヵ月間のA型ボツリヌス毒素の累積投与量として360単位を上限とすること。

(2)本剤の力価(単位)は，A型ボツリヌス毒素製剤特有のもので，B型ボツリヌス毒素製剤とは異なること，また換算もできないことに留意し，必ず本剤の投与量を慎重に確認してから投与すること。

(3)本剤と他のボツリヌス毒素製剤の同時投与は原則として避けること。

(4)他のボツリヌス毒素製剤を投与後に本剤を使用する場合には，少なくとも他のボツリヌス毒素製剤の用法用量で規定されている投与間隔をあけるとともに，患者の症状を十分に観察した上で，効果が消失し，安全性上の問題がないと判断された場合にのみ投与すること。

眼瞼痙攣：眼瞼下垂があらわれることがあるので，上眼瞼挙筋周囲への投与を避けること。

片側顔面痙攣

(1)片側顔面痙攣で痙攣筋の同定が困難な場合には，筋電計を用いて注意深く目標とする部位を同定すること。

(2)片側顔面痙攣の患者には，筋ごとの適切な部位及び投与量に留意し，痙攣している筋肉内に注射する。

	投与筋	1部位当たりの投与量(単位/部位)	投与部位数(部位)
初回投与	眼輪筋	1.25	4
	その他の筋	痙攣筋に眼輪筋とあわせて合計10単位を分割投与	
初回投与後の追加投与及び再投与	眼輪筋	2.5注1	4
	皺眉筋	2.5	1
	前頭筋	2.5	1
	口輪筋	2.5	2
	大頬骨筋	5.0	1
	小頬骨筋	5.0	1
	笑筋	5.0	1
	オトガイ筋	5.0	1
	広頸筋注2	2.5	上限4

注1：臨床試験では，追加投与及び再投与時には眼輪筋に対して1部位当たり5単位まで投与された症例がある。なお，眼輪筋に対して2.5単位を超えて投与する場合には，特に副作用の発現に留意しながら慎重に投与すること。

注2：広頸筋に対しては筋緊張によりスジ状として隆起している部位に投与する。なお，薄い皮筋であるため穿通しないよう注意すること。

痙性斜頸

(1)痙性斜頸で緊張筋が深部であるなど，触診で緊張筋の同定が困難な場合には，筋電計を用いて注意深く目標とする部位を同定すること。

(2)投与による効果が認められない場合は，用量及び投与部位について再検討した上で追加投与を行うこと。

(3)痙性斜頸では，本剤注射により投与筋の筋緊張が低下したのち，その協働筋側の緊張が亢進し，異常姿勢を来すことがあるため，初回投与以降では緊張が亢進している筋を注意深く同定し，投与すること。

(4)痙性斜頸では，初回及び初回後の追加投与を含む240単位までの投与により全く効果が認められない場合は，より高頻度・高投与量で投与を行っても効果が期待できない場合があるため，本剤の投与中止を考慮すること。

(5)痙性斜頸の患者には，筋ごとの適切な部位及び投与量に留意し，注射する。[臨床成績等から，以下のような投与部位及び投与量が推奨されている。]

投与筋	初回投与量注3，投与部位数	最高投与量注4
胸鎖乳突筋注1	15-50単位を2ヵ所以上に分割	100単位
僧帽筋	30-60単位を2ヵ所以上に分割	100単位
板状筋	25-50単位を2ヵ所以上に分割	100単位
斜角筋	15-25単位	50単位
僧帽筋前縁	15-30単位	100単位
肩甲挙筋注2	20-30単位	80単位
傍脊柱筋	20単位	50単位
広頸筋	20-30単位	80単位

注1：胸鎖乳突筋に投与する場合は，嚥下障害発現のリスクを軽減するため，両側への投与を避けること。

注2：肩甲挙筋へ投与する場合は，嚥下障害及び呼吸器感染のリスクが増大する可能性があるので注意すること。

注3：各筋に対し，初めて投与する場合の投与量を示す。

注4：各投与部位への投与量は30単位を上限とすること。

上肢痙縮

(1)上肢痙縮で緊張筋の同定が困難な場合には，筋電計，超音波検査やスティミュレーター等を用いて注意深く目標とする部位を同定すること。

(2)上肢痙縮患者には，筋ごとの適切な部位及び投与量に留意すること。[臨床成績等から，以下のような投与筋，投与量及び投与部位数が推奨されている。]

投与筋	投与量(単位/筋)	投与部位数(部位/筋)
橈側手根屈筋	50	1
尺側手根屈筋	50	1
深指屈筋	50	1
浅指屈筋	50	1
長母指屈筋	20	1
母指内転筋	20	1

下肢痙縮

(1)下肢痙縮で緊張筋の同定が困難な場合には，筋電計，超音波検査やスティミュレーター等を用いて注意深く目標とする部位を同定すること。

(2)下肢痙縮患者には，筋ごとの適切な部位及び投与量に留意すること。[臨床成績等から，以下のような投与筋，投与量及び投与部位数が推奨されている。]

投与筋	投与量(単位/筋)	投与部位数(部位/筋)
腓腹筋(内側頭)	75	3
腓腹筋(外側頭)	75	3
ヒラメ筋	75	3
後脛骨筋	75	3

2歳以上の小児脳性麻痺患者における下肢痙縮に伴う尖足

(1)小児脳性麻痺患者における下肢痙縮に伴う尖足で緊張筋の同定が困難な場合には，筋電計，超音波検査やスティミュレーター等を用いて注意深く目標とする部位を同定すること。

(2)小児脳性麻痺患者における下肢痙縮に伴う尖足の患者には，筋ごとの適切な部位及び投与量に留意し，注射する。

重度の原発性腋窩多汗症

(1)投与前にMinor'sヨウ素デンプン反応等の染色法を使用して目標とする発汗部位を同定すること。

(2)原発性腋窩多汗症の患者には，注射針は針先端の斜め部分を上にして，皮膚表面に対し45°の角度で約2mmの深さへの皮内注射が推奨されている。また，効果のない部分を最小限にとどめるため，注射位置を下図のように等間隔でジグザグ状に配置することが推奨されている。

警告

(1)本剤の有効成分は，ボツリヌス菌によって産生されるA型ボツリヌス毒素であるため，使用上の注意を熟読した上で，用法用量を厳守し，眼瞼痙攣，片側顔面痙攣，痙性斜頸，上肢痙縮，下肢痙縮，2歳以上の小児脳性麻痺患者における下肢痙縮に伴

ホ

う尖足及び重度の原発性腋窩多汗症以外には使用しないこと。
(2)眼瞼痙攣，片側顔面痙攣及び重度の原発性腋窩多汗症に対する投与は，講習を受けた医師で，本剤の安全性及び有効性を十分理解し，本剤の施注手技に関する十分な知識・経験のある医師が行うこと。
(3)痙性斜頸，上肢痙縮，下肢痙縮及び2歳以上の小児脳性麻痺患者における下肢痙縮に伴う尖足に対する投与は，講習を受けた医師で，本剤の安全性及び有効性を十分理解し，高度な解剖学的知識，筋電図測定技術及び本剤の施注手技に関する十分な知識・経験のある医師が行うこと。
(4)頸部関連筋への投与により，呼吸困難があらわれることがある。
(5)眼瞼痙攣患者に，1回投与量として100単位を投与し，投与筋以外の遠隔筋に対する影響と考えられる呼吸困難及び筋無力症が発現したという報告がある。

禁忌
(1)全身性の神経筋接合部の障害をもつ患者(重症筋無力症，ランバート・イートン症候群，筋萎縮性側索硬化症等)
(2)痙性斜頸においては，高度の呼吸機能障害のある患者
(3)妊婦又は妊娠している可能性のある婦人及び授乳婦
(4)本剤の成分に対し過敏症の既往歴のある患者

ボトックスビスタ注用50単位　規格：－[－]
A型ボツリヌス毒素　アラガン　122

【効能効果】
65歳未満の成人における眉間の表情皺

【対応標準病名】
該当病名なし

効能効果に関連する使用上の注意　高齢者(65歳以上)への投与は推奨できない。

用法用量　通常，65歳未満の成人にはA型ボツリヌス毒素として合計10～20単位を左右の皺眉筋に各2部位(合計4部位)及び鼻根筋1部位に均等に分割して筋肉内注射する。なお，症状再発の場合には再投与することができるが，3ヵ月以内の再投与は避けること。

用法用量に関連する使用上の注意
(1)使用にあたっては本剤の用法用量を遵守し，1回の投与量は最大で合計20単位までとすること。
(2)眼瞼下垂の発現を減らすために，上眼瞼挙筋周囲へ投与することを避けること。特に眉間周囲の下制筋群(鼻根筋，皺眉筋，眉毛下制筋)が大きな患者において皺眉筋へ投与する際は，骨眼窩上隆起から1cm以上上方に投与すること。
(3)本剤の力価(単位)は，A型ボツリヌス毒素製剤特有のもので，B型ボツリヌス毒素製剤とは異なること，また換算もできないことに留意し，必ず本剤の投与量を慎重に確認してから投与すること。
(4)本剤と他のボツリヌス毒素製剤の同時投与は避けること。

警告
(1)本剤の有効成分は，ボツリヌス菌によって産生されるA型ボツリヌス毒素であるため，使用上の注意を熟読した上で，用法用量を厳守し，眉間の表情皺以外には使用しないこと。
(2)本剤を使用する場合は，講習を受けた医師で，本剤の安全性及び有効性を十分理解し，高度な解剖学的知識及び本剤の施注手技に関する十分な知識・経験のある医師が行うこと。
(3)頸部関連筋へのボトックス注用の投与により，呼吸困難があらわれることがある。
(4)眼瞼痙攣患者に，ボトックス注用を1回投与量として100単位を投与し，投与筋以外の遠隔筋に対する影響と考えられる呼吸困難及び筋無力症が発現したという報告がある。

禁忌
(1)全身性の神経筋接合部の障害をもつ患者(重症筋無力症，ランバート・イートン症候群，筋萎縮性側索硬化症等)
(2)妊婦又は妊娠している可能性のある婦人及び授乳婦
(3)本剤の成分に対し過敏症の既往歴のある患者
(4)他のボツリヌス毒素製剤にて治療中の患者

併用禁忌

薬剤名等	臨床症状・措置方法	機序・危険因子
他のボツリヌス毒素製剤	過剰な筋弛緩があらわれることがあり，呼吸困難，嚥下障害等を発現するリスクが高まるおそれがあるため，本剤と他のボツリヌス毒素製剤の同時投与は避けること。	本剤及びこれらの薬剤は，ともに筋弛緩作用を有するため作用が増強されるおそれがある。

ボナロン点滴静注バッグ900μg　規格：900μg100mL1袋[4627円/袋]
アレンドロン酸ナトリウム水和物　帝人　399

【効能効果】
骨粗鬆症

【対応標準病名】

◎	骨粗鬆症		
○	頚椎骨粗鬆症	頚椎骨粗鬆症・病的骨折あり	骨粗鬆症・骨盤部病的骨折あり
	骨粗鬆症・脊椎病的骨折あり	骨粗鬆症・前腕病的骨折あり	骨粗鬆症・大腿部病的骨折あり
	骨粗鬆症・多発病的骨折あり	骨粗鬆症・病的骨折あり	若年性骨粗鬆症
	若年性骨粗鬆症・病的骨折あり	術後吸収不良性骨粗鬆症	術後吸収不良性骨粗鬆症・病的骨折あり
	ステロイド性骨粗鬆症	ステロイド性骨粗鬆症・病的骨折あり	ステロイド性脊椎圧迫骨折
	脊椎骨粗鬆症・病的骨折あり	特発性骨粗鬆症	特発性骨粗鬆症・病的骨折あり
	特発性若年性骨粗鬆症	二次性骨粗鬆症	二次性骨粗鬆症・病的骨折あり
	廃用性骨粗鬆症	廃用性骨粗鬆症・病的骨折あり	閉経後骨粗鬆症・骨盤部病的骨折あり
	閉経後骨粗鬆症・脊椎病的骨折あり	閉経後骨粗鬆症・前腕病的骨折あり	閉経後骨粗鬆症・大腿部病的骨折あり
	閉経後骨粗鬆症・多発病的骨折あり	閉経後骨粗鬆症・病的骨折あり	薬物誘発性骨粗鬆症
	薬物誘発性骨粗鬆症・病的骨折あり	卵巣摘出術後骨粗鬆症	卵巣摘出術後骨粗鬆症・病的骨折あり
	老年性骨粗鬆症	老年性骨粗鬆症・病的骨折あり	
△	眼窩内側壁骨折	眼窩内壁骨折	眼窩吹き抜け骨折
	環椎椎弓骨折	軸椎横突起骨折	軸椎椎弓骨折
	軸椎椎体骨折	篩骨板骨折	歯突起開放骨折
	歯突起骨折	上腕骨滑車骨折	上腕骨近位端病的骨折
	上腕骨骨幹部病的骨折	上腕骨小結節骨折	上腕骨らせん骨折
	人工股関節周囲骨折	人工膝関節周囲骨折	脊椎骨粗鬆症
	前頭蓋底骨折	前頭骨線状骨折	側頭骨線状骨折
	中頭蓋底骨折	頭蓋円蓋部線状骨折	剥離骨折
	閉経後骨粗鬆症	らせん骨折	裂離骨折

効能効果に関連する使用上の注意　本剤の適用にあたっては，日本骨代謝学会の診断基準等を参考に，骨粗鬆症との診断が確定している患者を対象とすること。

用法用量　通常，成人には4週に1回アレンドロン酸として900μgを30分以上かけて点滴静脈内投与する。

禁忌
(1)本剤の成分あるいは他のビスホスホネート系薬剤に対し過敏症の既往歴のある患者
(2)低カルシウム血症の患者

ポプスカイン0.25%注25mg/10mL
規格：25mg10mL1管[357円/管]
ポプスカイン0.25%注シリンジ25mg/10mL
規格：25mg10mL1筒[459円/筒]
ポプスカイン0.25%注バッグ250mg/100mL
規格：250mg100mL1袋[1708円/袋]
ポプスカイン0.5%注50mg/10mL
規格：50mg10mL1管[524円/管]
ポプスカイン0.5%注シリンジ50mg/10mL
規格：50mg10mL1筒[626円/筒]
ポプスカイン0.75%注75mg/10mL
規格：75mg10mL1管[645円/管]
ポプスカイン0.75%注150mg/20mL
規格：150mg20mL1管[1185円/管]
ポプスカイン0.75%注シリンジ75mg/10mL
規格：75mg10mL1筒[760円/筒]
塩酸レボブピバカイン　丸石　121

【効 能 効 果】

〔0.25%注 25mg/10mL，0.25%注シリンジ 25mg/10mL〕：術後鎮痛，伝達麻酔
〔0.25%注バッグ 250mg/100mL〕：術後鎮痛
〔0.5%注 50mg/10mL，0.5%注シリンジ 50mg/10mL〕：伝達麻酔
〔0.75%注 75mg/10mL，0.75%注 150mg/20mL，0.75%注シリンジ 75mg/10mL〕：硬膜外麻酔

【対応標準病名】

該当病名なし

効能効果に関連する使用上の注意　〔0.25% 注 25mg/10mL，0.25%注シリンジ 25mg/10mL，0.5%注 50mg/10mL，0.5%注シリンジ 50mg/10mL〕
［伝達麻酔］：子宮頸管傍ブロックへは使用しないこと。

用法用量
〔0.25%注 25mg/10mL，0.25%注シリンジ 25mg/10mL〕
術後鎮痛には，手術終了時に，通常，成人に 6mL/時(レボブピバカインとして 15mg/時)を硬膜外腔に持続投与する。なお，期待する痛覚遮断域，手術部位，年齢，身長，体重，全身状態等により 4〜8mL/時の範囲で適宜増減する。
伝達麻酔には，通常，成人に 1 回 40mL(レボブピバカインとして 100mg)までを目標の神経あるいは神経叢近傍に投与する。複数の神経ブロックを必要とする場合でも，総量として 60mL(レボブピバカインとして 150mg)を超えないこと。なお，期待する痛覚遮断域，手術部位，年齢，身長，体重，全身状態等により適宜減量する。
〔0.25%注バッグ 250mg/100mL〕：手術終了時に，通常，成人に 6mL/時(レボブピバカインとして 15mg/時)を硬膜外腔に持続投与する。なお，期待する痛覚遮断域，手術部位，年齢，身長，体重，全身状態等により 4〜8mL/時の範囲で適宜増減する。
〔0.5%注 50mg/10mL，0.5%注シリンジ 50mg/10mL〕：通常，成人に 1 回 30mL(レボブピバカインとして 150mg)までを目標の神経あるいは神経叢近傍に投与する。複数の神経ブロックを必要とする場合でも，総量として 30mL(レボブピバカインとして 150mg)を超えないこと。なお，期待する痛覚遮断域，手術部位，年齢，身長，体重，全身状態等により適宜減量する。
〔0.75%注 75mg/10mL，0.75%注 150mg/20mL，0.75%注シリンジ 75mg/10mL〕：通常，成人に 1 回 20mL(レボブピバカインとして 150mg)までを硬膜外腔に投与する。なお，期待する痛覚遮断域，手術部位，年齢，身長，体重，全身状態等により適宜減量する。

用法用量に関連する使用上の注意
〔0.25%注 25mg/10mL，0.25%注シリンジ 25mg/10mL〕
［共通(術後鎮痛，伝達麻酔)］：本剤に血管収縮剤(アドレナリン)を添加しても，作用持続時間の延長は認められない。
［術後鎮痛］
(1)血圧低下，運動障害等の副作用の発現が増加するおそれがあるので，本剤 6mL/時を超える投与速度で硬膜外に投与する場合は，患者の状態を考慮しながら慎重に判断し，注意深く観察を行うこと。
(2)持続投与開始時に手術部位(手術創傷部位及び手術操作部位)に痛覚遮断域が到達していない場合は，ポプスカイン等の局所麻酔剤を硬膜外腔に単回投与し，適切な痛覚遮断域を確保すること。
(3)あらかじめ痛覚遮断域を確保するために，術前又は術中からポプスカイン等の局所麻酔剤を投与することが望ましい。
(4)術後に局所麻酔剤を単回投与する場合は，血圧低下に注意しながら投与すること。
〔0.25%注バッグ 250mg/100mL〕
(1)血圧低下，運動障害等の副作用の発現が増加するおそれがあるので，本剤 6mL/時を超える投与速度で硬膜外に投与する場合は，患者の状態を考慮しながら慎重に判断し，注意深く観察を行うこと。
(2)本剤に血管収縮剤(アドレナリン)を添加しても，作用持続時間の延長は認められない。
(3)持続投与開始時に手術部位(手術創傷部位及び手術操作部位)に痛覚遮断域が到達していない場合は，ポプスカイン等の局所麻酔剤を硬膜外腔に単回投与し，適切な痛覚遮断域を確保すること。
(4)あらかじめ痛覚遮断域を確保するために，術前又は術中からポプスカイン等の局所麻酔剤を投与することが望ましい。
(5)術後に局所麻酔剤を単回投与する場合は，血圧低下に注意しながら投与すること。
〔0.5%注 50mg/10mL，0.5%注シリンジ 50mg/10mL〕：本剤に血管収縮剤(アドレナリン)を添加しても，作用持続時間の延長は認められない。
〔0.75%注 75mg/10mL，0.75%注 150mg/20mL，0.75%注シリンジ 75mg/10mL〕：本剤に血管収縮剤(アドレナリン)を添加しても作用持続時間の延長は認められない。本剤を全身麻酔と併用する際にはできる限り少ない投与で開始すること。

禁忌
〔0.25%注 25mg/10mL，0.25%注シリンジ 25mg/10mL〕
［共通(術後鎮痛，伝達麻酔)］：本剤の成分又はアミド型局所麻酔剤に対し過敏症の既往歴のある患者
［術後鎮痛］
(1)大量出血やショック状態の患者
(2)注射部位又はその周辺に炎症のある患者
(3)敗血症の患者
〔0.25%注バッグ 250mg/100mL，0.75%注 75mg/10mL，0.75%注 150mg/20mL，0.75%注シリンジ 75mg/10mL〕
(1)大量出血やショック状態の患者
(2)注射部位又はその周辺に炎症のある患者
(3)敗血症の患者
(4)本剤の成分又はアミド型局所麻酔剤に対し過敏症の既往歴のある患者
〔0.5%注 50mg/10mL，0.5%注シリンジ 50mg/10mL〕：本剤の成分又はアミド型局所麻酔剤に対し過敏症の既往歴のある患者

ホメピゾール点滴静注1.5g「タケダ」
規格：1.5g1瓶[137893円/瓶]
ホメピゾール　武田薬品　392

【効 能 効 果】

エチレングリコール中毒，メタノール中毒

【対応標準病名】

◎	エチレングリコール中毒	メチルアルコール中毒
○	グリコール中毒	グリコール類の毒作用

用法用量

通常，ホメピゾールとして初回は 15mg/kg，2 回目から 5 回目は 10mg/kg，6 回目以降は 15mg/kg を，12 時間ごとに 30 分間以上かけて点滴静注する。
なお，血液透析を併用する場合は，以下に従い投与する。

透析開始時	直前の本剤投与から 6 時間未満の場合は，透析直前には投与しない。
	直前の本剤投与から 6 時間以上経過している場合は，透析直前に投与する。
透析中	透析開始時から 4 時間ごとに投与する。
透析終了時	直前の本剤投与から 1 時間未満の場合は，透析終了時には投与しない。
	直前の本剤投与から 1 時間以上 3 時間以内の場合は，通常用量の 1/2 量を透析終了直後に投与する。
	直前の本剤投与から 3 時間超経過している場合は，透析終了直後に投与する。
透析終了後	直前の本剤投与から 12 時間ごとに投与する。

用法用量に関連する使用上の注意　本剤は日局生理食塩液又は日局 5%ブドウ糖注射液にて，1.0～15.0mg/mL となるように希釈し，30 分間以上かけて静脈内に点滴投与すること（本剤を 5 分間で静脈内投与した場合に静脈の灼熱感及び静脈硬化症が認められたとの報告がある）。

禁忌　本剤の成分に対し過敏症の既往歴のある患者

ポララミン注5mg　規格：0.5%1mL1管[58円/管]

d-クロルフェニラミンマレイン酸塩　高田　441

【効 能 効 果】

蕁麻疹，枯草熱，皮膚疾患に伴う瘙痒（湿疹・皮膚炎，皮膚瘙痒症，薬疹，咬刺症），アレルギー性鼻炎，血管運動性鼻炎

【対応標準病名】

◎	アレルギー性鼻炎	花粉症	血管運動性鼻炎
	刺虫症	湿疹	じんま疹
	そう痒	皮膚炎	皮膚そう痒症
	薬疹		
○	LE 型薬疹	足湿疹	アスピリンじんま疹
	アレルギー性じんま疹	アレルギー性鼻咽頭炎	アレルギー性鼻結膜炎
	アレルギー性皮膚炎	アレルギー性副鼻腔炎	異汗症
	異汗性湿疹	イソギンチャク毒	イネ科花粉症
	陰のう湿疹	陰のうそう痒症	陰部間擦疹
	会陰部肛囲湿疹	腋窩湿疹	温熱じんま疹
	外陰部そう痒症	外陰部皮膚炎	外耳部虫刺傷
	家族性寒冷自己炎症症候群	化膿性皮膚疾患	貨幣状湿疹
	カモガヤ花粉症	眼瞼虫刺傷	間擦疹
	眼周囲部虫刺傷	感染性皮膚炎	眼部虫刺傷
	汗疱	汗疱性湿疹	顔面急性皮膚炎
	顔面昆虫螫	顔面多発虫刺傷	寒冷じんま疹
	機械性じんま疹	季節性アレルギー性鼻炎	丘疹状湿疹
	急性湿疹	胸部昆虫螫	亀裂性湿疹
	クラゲ毒	頚部虫刺症	頚部皮膚炎
	限局性そう痒症	肛囲間擦疹	甲殻動物毒
	口唇虫刺傷	紅斑性間擦疹	紅斑性湿疹
	紅皮症型薬疹	肛門湿疹	肛門そう痒症
	固定薬疹	コリン性じんま疹	昆虫刺傷
	昆虫毒	しいたけ皮膚炎	耳介虫刺傷
	自家感作性皮膚炎	自己免疫性じんま疹	四肢虫刺症
	刺虫アレルギー	湿疹様発疹	紫斑型薬疹
	周期性再発性じんま疹	手指湿疹	出血性じんま疹
	症候性そう痒症	食物性皮膚炎	人工肛門部皮膚炎
	人工じんま疹	新生児皮膚炎	振動性じんま疹
	スギ花粉症	ステロイド皮膚炎	ステロイド誘発性皮膚症
	制癌剤皮膚炎	赤色湿疹	接触じんま疹
	節足動物毒	前額部虫刺傷	前額部虫刺症
	全身湿疹	全身薬疹	体幹虫刺症
	チャドクガ皮膚炎	虫刺性皮膚炎	中毒疹
	通年性アレルギー性鼻炎	手湿疹	冬期湿疹
	透析皮膚そう痒症	頭部湿疹	頭部虫刺傷
	特発性じんま疹	乳房皮膚炎	白色粃糠疹
	鼻背部湿疹	鼻炎	鼻前庭部湿疹
	非特異性そう痒症	ヒトデ毒	ヒノキ花粉症
	鼻部虫刺傷	皮膚描記性じんま疹	ピリン疹
	腹部虫刺傷	ブタクサ花粉症	扁平湿疹
	蜂刺症	慢性湿疹	慢性じんま疹
	ムカデ咬創	毛虫皮膚炎	薬剤性過敏症症候群
	薬物性口唇炎	薬物性じんま疹	落屑性湿疹
	鱗状湿疹		
△	手足症候群		

用法用量　*d*-クロルフェニラミンマレイン酸塩として，通常，成人 1 回 5mg を 1 日 1 回皮下，筋肉内又は静脈内注射する。
なお，年齢，症状により適宜増減する。

禁忌

(1)本剤の成分又は類似化合物に対し過敏症の既往歴のある患者
(2)緑内障の患者
(3)前立腺肥大等下部尿路に閉塞性疾患のある患者
(4)低出生体重児・新生児

2mgクロダミン注：日医工　0.2%1mL1管[82円/管]，5mgクロダミン注：日医工　0.5%1mL1管[82円/管]，ビスミラー注5mg：扶桑薬品　0.5%1mL1管[86円/管]，フェニラミン注5：イセイ　0.5%1mL1管[82円/管]

ホリゾン注射液10mg　規格：10mg1管[98円/管]

ジアゼパム　丸石　112

【効 能 効 果】

(1)神経症における不安・緊張・抑うつ
(2)下記疾患及び状態における不安・興奮・抑うつの軽減：麻酔前，麻酔導入時，麻酔中，術後，アルコール依存症の禁断（離脱）症状，分娩時
(3)下記状態における痙攣の抑制：てんかん様重積状態，有機リン中毒，カーバメート中毒

【対応標準病名】

◎	アルコール依存症	アルコール離脱状態	うつ状態
	カーバメート中毒	痙攣	痙攣重積発作
	興奮状態	神経症	神経症性抑うつ状態
	てんかん重積状態	てんかん様発作	不安うつ病
	不安緊張状態	不安神経症	有機リン中毒
	抑うつ神経症		
○	2 型双極性障害	アルコール幻覚症	アルコール性コルサコフ症候群
	アルコール性残遺性感情障害	アルコール性持続性認知障害	アルコール性振戦せん妄
	アルコール性精神病	アルコール性せん妄	アルコール性躁病
	アルコール性多発性神経炎性精神病	アルコール性遅発性精神病性障害	アルコール性遅発性パーソナリティ障害
	アルコール性認知症	アルコール性脳症候群	アルコール性フラッシュバック
	アルコール性妄想	アルコール乱用	一過性痙攣発作
	うつ状態アルコール中毒	うつ病	外傷後遺症性うつ病
	牙関緊急	仮面うつ病	寛解中の反復性うつ病性障害

	間代強直性痙攣	間代性痙攣	急性痙攣
	強直性痙攣	筋痙直	軽症うつ病エピソード
	軽症反復性うつ病性障害	痙攣発作	激越
	欠神発作重積状態	拘禁性抑うつ状態	コルサコフ症候群
	混合性不安抑うつ障害	産褥期うつ状態	四肢筋痙攣
	四肢痙攣	四肢痙攣発作	思春期うつ病
	社交不安障害	循環型躁うつ病	症候性痙攣発作
	情緒不安定状態	小児痙攣性疾患	小発作持続状態
	心気性うつ病	精神運動発作重積症	精神神経症
	精神病症状を伴う重症うつ病エピソード	精神病症状を伴わない重症うつ病エピソード	全身痙攣
	全身痙攣発作	全般性不安障害	双極性感情障害・精神病症状を伴う重症うつ病エピソード
	双極性感情障害・精神病症状を伴わない重症うつ病エピソード	躁病発作	退行期うつ病
	大発作持続状態	単極性うつ病	単極性躁病
	単発反応性うつ病	中等症うつ病エピソード	中等症反復性うつ病性障害
	内因性うつ病	乳児痙攣	農薬中毒
	パニック障害	パニック発作	反応性うつ病
	反応性興奮	反復心因性うつ病	反復性うつ病
	反復性気分障害	反復性心因性抑うつ精神病	反復性精神病性うつ病
	反復性躁病エピソード	反復性短期うつ病エピソード	ひきつけ
	非定型うつ病	不穏状態	不随意痙攣性運動
	部分発作重延状態	慢性アルコール性脳症候群	有痛性筋痙攣
	幼児痙攣	抑うつ性パーソナリティ障害	
△	アテトーシス	アルコール性嫉妬	異常頭部運動
	異常不随意運動	一側性アテトーシス	うつ病型統合失調感情障害
	オプソクローヌス	開口障害	開口不全
	下肢痙攣	感染症後うつ病	器質性うつ病性障害
	器質性気分障害	器質性混合性感情障害	器質性双極性障害
	器質性躁病性障害	気分循環症	気分変調症
	恐怖症性不安障害	筋痙縮	軽躁病
	原発性認知症	高所恐怖症	こむら返り
	災害神経症	持続性気分障害	社会不安障害
	周期性精神病	術後神経症	小児神経症
	職業神経症	食道神経症	除草剤中毒
	初老期精神病	初老期認知症	初老期妄想状態
	神経衰弱	精神病症状を伴う躁病	精神病症状を伴わない躁病
	線維束性攣縮	躁うつ病	挿間性発作性不安
	双極性感情障害	双極性感情障害・軽症のうつ病エピソード	双極性感情障害・中等症のうつ病エピソード
	躁状態	躁病性昏迷	テタニー様発作
	動脈硬化性うつ病	泣き入りひきつけ	二次性認知症
	認知症	熱性痙攣	ノロウイルス性胃腸炎に伴う痙攣
	破局発作状態	パラコート肺	反射性痙攣
	不安障害	不安ヒステリー	不随意運動症
	無熱性痙攣	老年期うつ病	老年期認知症
	老年期認知症妄想型	老年期認知症抑うつ型	老年期妄想状態
	老年精神病	ロタウイルス性胃腸炎に伴う痙攣	
※	適応外使用可 ・原則として，「ジアゼパム」を「新生児痙攣，鎮静」に対し処方した場合，当該使用事例を審査上認める。 ・原則として，「ジアゼパム【内服薬・注射薬】」を「てんかん」に対し処方した場合，当該使用事例を審査上認める。		

用法用量　本剤は，疾患の種類，症状の程度，年齢及び体重等を考慮して用いる。一般に成人には，初回2mL(ジアゼパムとして10mg)を筋肉内又は静脈内にできるだけ緩徐に注射する。以後，必要に応じて3～4時間ごとに注射する。なお，静脈内に注射する場合には，なるべく太い静脈を選んで，できるだけ緩徐に(2分間以上をかけて)注射する。

用法用量に関連する使用上の注意

(1)次の患者には筋肉内注射しないこと。
低出生体重児，新生児，乳・幼児，小児
(2)痙攣の抑制のために本剤を投与する時，特に追加投与を繰り返す際には，呼吸器・循環器系の抑制に注意すること。
(3)有機リン中毒，カーバメート中毒患者に本剤を投与する際は，特に下記事項に注意すること。
①有機リン中毒，カーバメート中毒における痙攣に対して投与する場合は，必ず呼吸状態の把握及び気道確保を行うこと。
②本剤は直接的な解毒作用を有さないため，アトロピン及びプラリドキシムを投与した上で本剤を投与すること。

禁忌

(1)急性狭隅角緑内障のある患者
(2)重症筋無力症のある患者
(3)ショック，昏睡，バイタルサインの悪い急性アルコール中毒の患者
(4)リトナビル(HIV プロテアーゼ阻害剤)を投与中の患者

併用禁忌

薬剤名等	臨床症状・措置方法	機序・危険因子
HIV プロテアーゼ阻害剤 リトナビル (ノービア)	過度の鎮静や呼吸抑制を起こすおそれがある。	チトクローム P450 に対する競合的阻害作用による。

ジアゼパム注射液10mg「タイヨー」：テバ製薬［58円/管］

ポリドカスクレロール0.5%注2mL

規格：0.5%2mL1管［711円/管］

ポリドカスクレロール1%注2mL

規格：1%2mL1管［795円/管］

ポリドカスクレロール3%注2mL

規格：3%2mL1管［964円/管］

ポリドカノール　　カイゲンファーマ　332

【効能効果】

一次性下肢静脈瘤(伏在静脈瘤の本幹を除く)の硬化退縮

【対応標準病名】

◎	下肢静脈瘤		
○	下肢血栓性静脈瘤	下肢静脈瘤性潰瘍	下腿静脈瘤
	静脈瘤		

効能効果に関連する使用上の注意　直径8mmを超える一次性下肢静脈瘤に対する本剤の有効性及び安全性は確認されていない。

用法用量

〔ポリドカスクレロール0.5%注2mL〕
直径1mm未満の一次性下肢静脈瘤を対象に，1穿刺あたり0.1～0.5mLを基準として静脈瘤内に1箇所又は2箇所以上投与する。なお，1回の総投与量は2mg/kg以下とする。
1回の処置で治療が終了しない場合，次回の投与は原則として1週間後とする。

〔ポリドカスクレロール1%注2mL〕
直径1mm以上3mm未満の一次性下肢静脈瘤を対象に，1穿刺あたり0.5～1mLを基準として静脈瘤内に1箇所又は2箇所以上投与する。なお，1回の総投与量は2mg/kg以下とする。
1回の処置で治療が終了しない場合，次回の投与は原則として1週間後とする。

〔ポリドカスクレロール3%注2mL〕
直径3mm以上8mm以下の一次性下肢静脈瘤を対象に，1穿刺あたり0.5～1mLを基準として静脈瘤内に1箇所又は2箇所以上投与する。なお，1回の総投与量は2mg/kg以下とする。
1回の処置で治療が終了しない場合，次回の投与は原則として1週間後とする。

用法用量に関連する使用上の注意

(1)投与方法：静脈針又は翼状針を静脈瘤内に穿刺して血液の逆流等で瘤内に穿刺されていることを確認し，ポリドカスクレロー

ル1%注2mL，ポリドカスクレロール3%注2mLを投与する場合はまず生理食塩液等を注入し瘤内の血液をなるべく除外したのち，本剤を注入後，直ちに枕子等で圧迫後弾力包帯又は弾力ストッキングを装着し，投与部位の血管内皮を接着させ，積極的に歩行させるか，屈伸運動を行い，深部静脈血栓形成の防止に努める。ゆっくり注入し，注入量は必要最小限にとどめること。

(2)投与後処置：弾力包帯又は弾力ストッキングを用い，圧迫は最低1週間行う。圧迫1週間後に下肢検査を行う。血栓切除術はこの時点で行う。その後弾力ストッキングで約1カ月間圧迫する。

(3)3%製剤では，有害事象の発現頻度が比較的高く，患者の選択も含め，慎重に投与すること。

(参考)

静脈瘤径	使用薬剤	患者体重(kg)	1日上限投与量(mL)
直径1mm未満	ポリドカスクレロール0.5%注2mL	50kg	20.0mL
		60kg	24.0mL
		70kg	28.0mL
直径1mm以上3mm未満	ポリドカスクレロール1%注2mL	50kg	10.0mL
		60kg	12.0mL
		70kg	14.0mL
直径3mm以上8mm以下	ポリドカスクレロール3%注2mL	50kg	3.3mL
		60kg	4.0mL
		70kg	4.6mL

警告

(1)動脈内へ使用しないこと。

(2)本剤投与により，肺塞栓，深部静脈血栓等の重篤な副作用が発現するおそれがあるので，症状等を注意深く観察し，発症が疑われた場合は適切な処置を行うこと。

(3)本剤は下肢静脈瘤硬化療法に十分な知識及び経験のある医師が使用すること。

禁忌

(1)深部静脈血栓症を有する，あるいは血栓症の既往のある患者。

(2)動脈性血行障害を有する患者(動脈硬化又は糖尿病性細小血管症の患者を含む)。

(3)歩行の困難な患者。

(4)多臓器障害あるいはDIC(播種性血管内血液凝固症候群)状態の患者。

(5)経口避妊薬を服用している患者。

(6)抗凝固剤，抗血小板剤を服用している患者。

(7)重篤な心疾患のある患者。

(8)ショックあるいは前ショック状態にある患者。

(9)本剤の成分に対し過敏症の既往歴のある患者。

(10)気管支喘息の患者。

(11)妊婦又は妊娠の疑われる患者。

(12)投与部位並びにその周辺に炎症又は潰瘍のある患者。

ホーリン筋注用10mg　規格：10mg1mL1管[158円/管]

エストリオール　あすか　247

【効能効果】

分娩時の頸管軟化

【対応標準病名】

該当病名なし

用法用量　エストリオールとして，通常1日5～20mg(1/2～2管)を筋肉内注射する。
なお，年齢，症状により適宜増減する。

禁忌

(1)エストロゲン依存性悪性腫瘍(例えば，乳癌，子宮内膜癌)及びその疑いのある患者

(2)血栓性静脈炎，肺塞栓症又はその既往歴のある患者

ボルビサール注　規格：2mL1管[153円/管]

ヨウ化カリウム　塩化第二鉄　硫酸亜鉛水和物　硫酸銅　富士薬品　322

【効能効果】

経口，経腸管栄養補給が不能又は不十分で高カロリー静脈栄養に頼らざるを得ない場合の亜鉛，鉄，銅及びヨウ素の補給。

【対応標準病名】

該当病名なし

用法用量　通常，成人には1日2mL(本剤1管)を高カロリー静脈栄養輸液に添加し，点滴静注する。なお，年齢，症状に応じて適宜増減する。

用法用量に関連する使用上の注意

(1)本剤は，経口・経腸管栄養補給が十分になった場合には，速やかに投与を中止すること(通常，経口・経腸管栄養により微量元素は補給される)。

(2)高カロリー輸液用基本液等には微量元素が含まれた製剤があるので，それらの微量元素量に応じて適宜減量すること。

(3)本剤投与中に銅などの微量元素の血漿中濃度の上昇が認められた場合には，休薬，減量もしくは中止等を考慮すること。
血漿中微量元素濃度の基準値*

中央値(下限値～上限値)	
Fe(μg/dL)	103(35～174)
Zn(μg/dL)	97(70～124)
Cu(μg/dL)	94(62～132)
I(μg/dL)	5.7(3.7～14.0)

*健常成人男女各20名より求めた。

(4)本剤はマンガンが配合されていないので，投与中にマンガンの全血中濃度が基準値以下となった場合には，マンガン配合微量元素製剤の投与を考慮すること。
全血中マンガン濃度の基準値

Mn(μg/dL)	0.52～2.4

禁忌

(1)胆道閉塞のある患者

(2)本剤又は本剤配合成分に過敏症の既往歴のある患者

ボルベン輸液6%　規格：6%500mL1袋[970円/袋]

ヒドロキシエチルデンプン130000　フレゼニウスカービ　331

【効能効果】

循環血液量の維持

【対応標準病名】

該当病名なし

用法用量　持続的に静脈内投与する。投与量及び投与速度は，症状に応じ適宜調節するが，1日50mL/kgを上限とする。

用法用量に関連する使用上の注意　投与に際しては，通常成人では本剤500mLあたり，小児では10mL/kgあたり30分以上かけて点滴静注することが望ましい。

警告　重症敗血症等の重症患者管理における相対的な循環血液量低下で本剤を使用した場合には，患者の状態を悪化させるおそれがあるため，治療上の有益性が危険性を上回る場合にのみ投与すること。

禁忌

(1)肺水腫，うっ血性心不全など水分過負荷のある患者

(2)乏尿あるいは無尿を伴う腎不全の患者

(3)透析治療を受けている患者

(4)頭蓋内出血を有する患者

(5)重度の高ナトリウム血症あるいは重度の高クロール血症を有する患者

(6)本剤及び本剤の成分に対し過敏症の既往歴のある患者

ボンビバ静注1mgシリンジ　規格：1mg1mL1筒［5059円/筒］
イバンドロン酸ナトリウム水和物　中外　399

【効能効果】

骨粗鬆症

【対応標準病名】

◎	骨粗鬆症
○	特発性若年性骨粗鬆症

効能効果に関連する使用上の注意　本剤の適用にあたっては，日本骨代謝学会の診断基準等を参考に，骨粗鬆症との診断が確定している患者を対象とすること。

用法用量　通常，成人にはイバンドロン酸として1mgを1カ月に1回，静脈内投与する。

用法用量に関連する使用上の注意

(1)本剤はできるだけ緩徐に静脈内投与すること。

(2)本剤は月1回投与する薬剤である。本剤の投与が予定から遅れた場合は可能な限り速やかに投与を行い，以後，その投与を基点とし，1カ月間隔で投与すること。

禁忌

(1)本剤の成分又は他のビスホスホネート系薬剤に対し過敏症の既往歴のある患者

(2)低カルシウム血症の患者

(3)妊婦又は妊娠している可能性のある婦人

マイオザイム点滴静注用50mg　規格：50mg1瓶［96680円/瓶］
アルグルコシダーゼアルファ(遺伝子組換え)　ジェンザイム　395

【効能効果】

糖原病Ⅱ型

【対応標準病名】

◎	糖原病2型	ポンペ病	
○	小児型ポンペ病	成人型ポンペ病	糖原病
	乳児型ポンペ病		
△	アンダーソン病	神崎病	グリコーゲンシンセターゼ欠損
	グリコーゲン性びまん性肝肥大症	グリコーゲン蓄積疾患性ミオパチー	コリ病
	シンドラー病	デキストリン尿症	糖原病1型
	糖原病3型	糖原病4型	糖原病5型
	糖原病6型	糖原病7型	ハース病
	フォーブス病	フォンギールケ病	マックアードル病

効能効果に関連する使用上の注意　成人型糖原病Ⅱ型患者に対する本剤の有効性及び安全性は確立していない。

用法用量　通常，アルグルコシダーゼ　アルファ(遺伝子組換え)として，1回体重1kgあたり20mgを隔週点滴静脈内投与する。

用法用量に関連する使用上の注意

(1)溶解及び希釈方法：1バイアルに対し日局注射用水10.3mLで本剤を溶解し，1バイアルにつき10mLの溶液を得る。患者の体重及び推奨用量に基づき算出した患者用量分をとり，日局生理食塩液で点滴液中の最終濃度0.5～4mg/mLに希釈する。

(2)投与速度

本剤20mg/kgをおおよそ4時間にわたり投与する。初回点滴速度は，1mg/kg/時を超えないこと。最大点滴速度7mg/kg/時に達するまで，患者の状態を確認しながら，30分毎に2mg/kg/時ずつ点滴速度を上げる。

体重範囲(kg)	総点滴量(mL)	第1段階	第2段階	第3段階	第4段階
		1mg/kg/時	3mg/kg/時	5mg/kg/時	7mg/kg/時
1.25-10	50	3mL/時	8mL/時	13mL/時	18mL/時
10.1-20	100	5	15	25	35
20.1-30	150	8	23	38	53
30.1-35	200	10	30	50	70
35.1-50	250	13	38	63	88
50.1-60	300	15	45	75	105
60.1-100	500	25	75	125	175
100.1-120	600	30	90	150	210

警告

(1)本剤の投与によりinfusion associated reaction(IAR)のうちアナフィラキシー反応があらわれる可能性がある。緊急時に十分な対応のできる準備をした上で投与を開始し，投与終了後も十分な観察を行うこと。重篤なinfusion associated reactionが発現した場合には，速やかに本剤の投与を中止し，適切な処置を行うこと。また，本剤の使用中に免疫複合体を介すると考えられる反応(免疫関連反応)が報告されている。

(2)心肥大を併発する乳児型糖原病Ⅱ型患者に本剤を投与する場合は急性心肺不全を発症する危険性があるため，患者の状態を十分観察し，異常が認められた場合には速やかに本剤の投与を中止し，適切な処置を行うこと。

禁忌　本剤の成分に対しアナフィラキシーショックの既往歴のある患者

マイオビュー「注射用」　規格：1回分［29556円/回分］
マイオビュー注シリンジ　規格：296MBq1筒［23795円/筒］，592MBq1筒［43401円/筒］，740MBq1筒［48247円/筒］
テトロホスミンテクネチウム(^{99m}Tc)　日本メジフィジックス　430

【効能効果】

心筋シンチグラフィによる心臓疾患の診断
初回循環時法による心機能の診断

【対応標準病名】

該当病名なし

用法用量

(1)〔マイオビュー「注射用」のみ〕テトロホスミンテクネチウム(^{99m}Tc)注射液の調製：本品に日局過テクネチウム酸ナトリウム(^{99m}Tc)注射液2～8mLを加え，静かに振とうした後，常温で15分間以上放置し，テトロホスミンテクネチウム(^{99m}Tc)注射液を調製する。

(2)心筋シンチグラフィ：通常，成人にはテトロホスミンテクネチウム(^{99m}Tc)注射液185～740MBqを静脈内に投与し，投与後10分以降に，被検部に検出器を向け，撮像若しくはデータ収集及び処理を行い，心筋シンチグラムを得る。なお，投与量は，年齢，体重，検査方法により，適宜増減する。

(3)初回循環時法：通常，成人にはテトロホスミンテクネチウム(^{99m}Tc)注射液370～740MBqを静脈内に急速に投与し，投与直後よりデータを収集し，心RIアンジオグラムを得る。必要に応じ，収集したデータより，左室駆出分画等を算出する。なお，投与量は，年齢，体重，検査方法により，適宜増減する。

マイトマイシン注用2mg　規格：2mg1瓶［459円/瓶］
マイトマイシン注用10mg　規格：10mg1瓶［2141円/瓶］
マイトマイシンC　協和発酵キリン　423

【効能効果】

下記疾患の自覚的並びに他覚的症状の緩解
慢性リンパ性白血病，慢性骨髄性白血病，胃癌，結腸・直腸癌，肺癌，膵癌，肝癌，子宮頸癌，子宮体癌，乳癌，頭頸部腫瘍，膀胱腫瘍

【対応標準病名】

◎	胃癌	咽頭癌	咽頭上皮内癌
	下咽頭癌	下咽頭後部癌	下顎歯肉癌
	下顎歯肉頬移行部癌	顎下腺癌	下口唇基底細胞癌
	下口唇皮膚癌	下口唇有棘細胞癌	下唇癌
	下唇赤唇部癌	肝癌	頬粘膜癌
	頬粘膜上皮内癌	頚皮膚上皮内癌	頚部癌

頚部基底細胞癌	頚部腫瘍	頚部転移性腺癌
頚部皮膚癌	頚部有棘細胞癌	結腸癌
口蓋癌	口蓋上皮内癌	口蓋垂癌
口腔癌	口腔上皮内癌	口腔前庭癌
口腔底癌	口腔底上皮内癌	硬口蓋癌
甲状腺癌	甲状腺癌骨転移	甲状腺髄様癌
甲状腺乳頭癌	甲状腺未分化癌	甲状腺濾胞癌
口唇癌	口唇境界部癌	口唇上皮内癌
口唇赤唇部癌	口唇皮膚上皮内癌	口底癌
口底上皮内癌	喉頭蓋癌	喉頭蓋前面癌
喉頭蓋谷癌	喉頭癌	喉頭上皮内癌
耳下腺癌	子宮頚癌	子宮体癌
篩骨洞癌	歯肉癌	歯肉上皮内癌
腫瘍	上咽頭癌	上咽頭後壁癌
上咽頭上壁癌	上咽頭前壁癌	上咽頭側壁癌
上顎歯肉癌	上顎歯肉頬移行部癌	上顎洞癌
上顎洞上皮内癌	上口唇基底細胞癌	上口唇皮膚癌
上口唇有棘細胞癌	上唇癌	上唇赤唇部癌
小唾液腺癌	唇交連癌	膵癌
正中型口腔底癌	正中型口底癌	声門下癌
声門癌	声門上癌	舌縁癌
舌下腺癌	舌下面癌	舌下面上皮内癌
舌癌	舌根部癌	舌上皮内癌
舌尖癌	舌背癌	側方型口腔底癌
側方型口底癌	大唾液腺癌	唾液腺癌
中咽頭癌	中咽頭後壁癌	中咽頭側壁癌
直腸癌	転移性口腔癌	転移性舌癌
転移性鼻腔癌	頭頚部癌	頭皮上皮内癌
頭部基底細胞癌	頭部皮膚癌	頭部有棘細胞癌
軟口蓋癌	乳癌	肺癌
鼻咽腔癌	鼻腔癌	副甲状腺癌
副鼻腔癌	扁桃窩癌	扁桃癌
膀胱癌	膀胱腫瘍	慢性骨髄性白血病
慢性リンパ性白血病	梨状陥凹癌	輪状後部癌

○

EGFR遺伝子変異陽性非小細胞肺癌	KIT (CD117) 陽性胃消化管間質腫瘍	KIT (CD117) 陽性結腸消化管間質腫瘍
KIT (CD117) 陽性食道消化管間質腫瘍	KIT (CD117) 陽性直腸消化管間質腫瘍	KRAS遺伝子野生型結腸癌
KRAS遺伝子野生型直腸癌	S状結腸癌	胃管癌
胃癌骨転移	胃消化管間質腫瘍	胃進行癌
胃前庭部癌	胃体部癌	胃底部癌
遺伝性非ポリポーシス大腸癌	胃幽門部癌	炎症性乳癌
横行結腸癌	回腸癌	回盲部癌
下顎部メルケル細胞癌	下行結腸癌	眼角基底細胞癌
眼角皮膚癌	眼角有棘細胞癌	眼瞼メルケル細胞癌
肝細胞癌	肝内胆管癌	顔面メルケル細胞癌
気管癌	気管支癌	頬部メルケル細胞癌
空腸癌	頚部メルケル細胞癌	結腸消化管間質腫瘍
原発性肝癌	原発性肺癌	虹彩腫瘍
口唇メルケル細胞癌	項部メルケル細胞癌	残胃癌
耳介メルケル細胞癌	子宮癌	子宮癌骨転移
子宮峡部癌	子宮断端癌	子宮腟部癌
子宮底癌	子宮内膜癌	十二指腸癌
術後乳癌	上顎癌	上行結腸癌
小腸癌	食道消化管間質腫瘍	進行乳癌
膵芽腫	膵管癌	膵漿液性のう胞腺癌
膵腺房細胞癌	膵体部癌	膵頭部癌
膵粘液性のう胞腺癌	膵尾部癌	スキルス胃癌
前額部メルケル細胞癌	前頭洞癌	大腸癌
大腸粘液癌	虫垂癌	蝶形骨洞癌
直腸S状部結腸癌	直腸癌骨転移	直腸癌術後再発
直腸消化管間質腫瘍	転移性篩骨洞癌	転移性上顎洞癌
転移性前頭洞癌	転移性蝶形骨洞癌	転移性副鼻腔癌
頭部メルケル細胞癌	尿管口部膀胱癌	尿道傍腺の悪性腫瘍
肺腺癌	肺腺扁平上皮癌	肺腺様のう胞癌
肺大細胞癌	肺大細胞神経内分泌癌	肺粘表皮癌
肺扁平上皮癌	肺胞上皮癌	肺未分化癌
肺門部肺癌	白血病	非小細胞肺癌
噴門癌	膀胱円蓋部膀胱癌	膀胱頚部膀胱癌
膀胱後壁部膀胱癌	膀胱三角部膀胱癌	膀胱前壁部膀胱癌
膀胱側壁部膀胱癌	膀胱肉腫	膀胱尿路上皮癌
膀胱扁平上皮癌	慢性白血病	盲腸癌
幽門癌	幽門前庭部癌	

△

	ALK融合遺伝子陽性非小細胞肺癌	ALK陽性未分化大細胞リンパ腫	BCR－ABL1陽性Bリンパ芽球性白血病
	BCR－ABL1陽性Bリンパ芽球性白血病/リンパ腫	B細胞性前リンパ球性白血病	Bリンパ芽球性白血病
	Bリンパ芽球性白血病/リンパ腫	CCR4陽性成人T細胞白血病リンパ腫	E2A－PBX1陽性Bリンパ芽球性白血病
	E2A－PBX1陽性Bリンパ芽球性白血病/リンパ腫	IL3－IGH陽性Bリンパ芽球性白血病	IL3－IGH陽性Bリンパ芽球性白血病/リンパ腫
	MLL再構成型Bリンパ芽球性白血病	MLL再構成型Bリンパ芽球性白血病/リンパ腫	Ph陽性急性リンパ性白血病
	TEL－AML1陽性Bリンパ芽球性白血病	TEL－AML1陽性Bリンパ芽球性白血病/リンパ腫	T細胞性前リンパ球白血病
	T細胞性大顆粒リンパ球白血病	Tリンパ芽球性白血病	Tリンパ芽球性白血病/リンパ腫
あ	VIP産生腫瘍	悪性インスリノーマ	悪性エナメル上皮腫
	悪性下垂体腫瘍	悪性ガストリノーマ	悪性顆粒細胞腫
	悪性間葉腫	悪性グルカゴノーマ	悪性グロームス腫瘍
	悪性血管外皮腫	悪性甲状腺腫	悪性骨腫瘍
	悪性神経膠腫	悪性膵内分泌腫瘍	悪性髄膜腫
	悪性脊髄髄膜腫	悪性線維性組織球腫	悪性ソマトスタチノーマ
	悪性虫垂粘液瘤	悪性頭蓋咽頭腫	悪性脳腫瘍
	悪性リンパ腫骨髄浸潤	アグレッシブNK細胞白血病	鞍上部胚細胞腫瘍
	胃悪性間葉系腫瘍	胃癌・HER2過剰発現	胃癌末期
	異型リンパ球増加症	胃原発絨毛癌	胃脂肪肉腫
	胃重複癌	胃上皮内癌	胃小弯部癌
	胃大弯部癌	遺伝性大腸癌	胃胚細胞腫瘍
	胃平滑筋肉腫	咽頭腫瘍	咽頭肉腫
	延髄神経膠腫	延髄星細胞腫	横紋筋肉腫
か	外耳腫瘍	外耳道癌	外耳道腫瘍
	外耳道ボーエン病	海綿芽細胞腫	下咽頭肉腫
	下咽頭披裂喉頭蓋ひだ癌	下顎悪性エナメル上皮腫	下顎骨悪性腫瘍
	下顎骨骨肉腫	下顎骨腫瘍	下顎腫瘍
	下顎部基底細胞癌	下顎部腫瘍	下顎部皮膚癌
	下顎部ボーエン病	下顎部有棘細胞癌	下眼瞼基底細胞癌
	下眼瞼皮膚癌	下眼瞼ボーエン病	下眼瞼有棘細胞癌
	顎下部悪性腫瘍	顎部腫瘍	角膜の悪性腫瘍
	下口唇ボーエン病	仮声帯癌	滑膜腫
	滑膜肉腫	下部食道癌	下葉小細胞肺癌
	下葉肺癌	下葉肺腺癌	下葉肺大細胞癌
	下葉肺扁平上皮癌	下葉非小細胞肺癌	顆粒球肉腫
	肝悪性腫瘍	眼窩悪性腫瘍	眼窩横紋筋肉腫
	眼角皮膚上皮内癌	肝芽腫	眼窩腫瘍
	眼窩神経芽腫	肝カルチノイド	肝癌骨転移
	肝奇形腫	肝血管肉腫	眼瞼脂腺癌
	眼瞼皮膚上皮内癌	眼瞼皮膚の悪性腫瘍	眼瞼部腫瘍
	肝細胞癌破裂	肝脂肪肉腫	癌性心膜炎
	癌性リンパ管症	関節軟骨腫瘍	眼内腫瘍
	肝のう胞腺癌	肝脾T細胞リンパ腫	肝平滑筋肉腫
	顔面悪性腫瘍	顔面基底細胞癌	顔面骨腫瘍
	顔面脂腺癌	顔面皮下腫瘍	顔面皮膚癌
	顔面皮膚腫瘍	顔面皮膚上皮内癌	顔面ボーエン病

	顔面有棘細胞癌	顔面隆起性皮膚線維肉腫	肝門部癌
	肝弯曲部癌	気管支カルチノイド	気管支上皮内癌
	気管上皮内癌	臼後部癌	嗅神経芽腫
	嗅神経上皮腫	急性巨核芽球性白血病	急性骨髄性白血病
	急性骨髄単球性白血病	急性前骨髄球性白血病	急性単球性白血病
	急性白血病	急性リンパ性白血病	胸骨腫瘍
	橋神経膠腫	胸椎腫瘍	胸椎転移
	胸部下部食道癌	頬部基底細胞癌	頬部腫瘍
	胸部上部食道癌	胸部食道癌	胸部中部食道癌
	頬部皮膚癌	頬部ボーエン病	頬部有棘細胞癌
	頬部隆起性皮膚線維肉腫	胸膜播種	距骨腫瘍
	巨大母斑細胞母斑	くすぶり型白血病	クルッケンベルグ腫瘍
	脛骨遠位部骨腫瘍	脛骨近位部骨腫瘍	脛骨骨幹部骨腫瘍
	脛骨腫瘍	形質細胞白血病	頚椎腫瘍
	頚動脈小体悪性腫瘍	頚部悪性腫瘍	頚部原発腫瘍
	頚部脂腺癌	頚部食道癌	頚部神経芽腫
	頚部転移性腫瘍	頚部軟部腫瘍	頚部皮膚悪性腫瘍
	頚部ボーエン病	頚部隆起性皮膚線維肉腫	血管内大細胞型 B 細胞性リンパ腫
	血管肉腫	結腸脂肪肉腫	結腸腫瘍
	結膜の悪性腫瘍	肩甲骨腫瘍	原始神経外胚葉腫瘍
	原線維性星細胞腫	原発性骨腫瘍	原発性脳腫瘍
	高 2 倍体性 B リンパ芽球性白血病	高 2 倍体性 B リンパ芽球性白血病/リンパ腫	好塩基球性白血病
	口蓋弓癌	膠芽腫	口腔悪性黒色腫
	好酸球減少症	好酸球性白血病	甲状腺悪性腫瘍
	甲状軟骨の悪性腫瘍	口唇皮膚悪性腫瘍	好中球性白血病
	好中球増加症	後頭骨腫瘍	後頭部転移性腫瘍
	後頭葉悪性腫瘍	後頭葉膠芽腫	後頭葉神経膠腫
	膠肉腫	項部基底細胞癌	後腹膜胚細胞腫瘍
	項部皮膚癌	項部ボーエン病	項部有棘細胞癌
	骨悪性線維性組織球腫	骨原性肉腫	骨腫瘍
	骨髄異形成症候群	骨髄性白血病	骨髄性白血病骨髄浸潤
	骨髄性類白血病反応	骨髄単球性白血病	骨髄転移
	骨線維肉腫	骨転移癌	骨軟骨肉腫
	骨肉腫	骨盤骨腫瘍	骨盤転移
	骨膜性骨肉腫	混合型肝癌	混合型白血病
さ	細気管支肺胞上皮癌	鰓原性癌	鎖骨腫瘍
	坐骨腫瘍	耳介癌	耳介腫瘍
	耳介部腫瘍	耳介ボーエン病	耳管癌
	指基節骨腫瘍	趾基節骨腫瘍	子宮癌再発
	子宮頚部腺癌	子宮内膜間質肉腫	子宮肉腫
	指骨腫瘍	趾骨腫瘍	視床下部星細胞腫
	視床星細胞腫	視神経膠腫	耳前部基底細胞癌
	耳前部皮膚癌	耳前部ボーエン病	耳前部有棘細胞癌
	指中節骨腫瘍	趾中節骨腫瘍	膝蓋骨腫瘍
	膝関節腫瘍	脂肪肉腫	指末節骨腫瘍
	趾末節骨腫瘍	若年性骨髄単球性白血病	斜台部脊索腫
	尺骨腫瘍	縦隔胚細胞腫瘍	縦隔卵黄のう腫瘍
	十二指腸悪性ガストリノーマ	十二指腸悪性ソマトスタチノーマ	主気管支の悪性腫瘍
	上衣芽細胞腫	上衣腫	上咽頭脂肪肉腫
	上顎悪性エナメル上皮腫	上顎結節部癌	上顎骨悪性腫瘍
	上顎骨骨肉腫	上顎骨腫瘍	上顎腫瘍
	上顎部腫瘍	松果体悪性腫瘍	松果体芽腫
	松果体胚細胞腫瘍	松果体部膠芽腫	松果体未分化胚細胞腫
	上眼瞼基底細胞癌	上眼瞼皮膚癌	上眼瞼ボーエン病
	上眼瞼有棘細胞癌	上行結腸カルチノイド	上行結腸平滑筋肉腫
	上口唇ボーエン病	症候性貧血	踵骨腫瘍
	小児 EBV 陽性 T 細胞リンパ増殖性疾患	小児急性リンパ性白血病	小児骨髄異形成症候群
	小児全身性 EBV 陽性 T 細胞リンパ増殖性疾患	上部食道癌	上葉小細胞肺癌

	上葉肺癌	上葉肺腺癌	上葉肺大細胞癌
	上葉肺扁平上皮癌	上葉非小細胞肺癌	上腕骨遠位部骨腫瘍
	上腕骨近位部骨腫瘍	上腕骨骨幹部骨腫瘍	食道悪性間葉系腫瘍
	食道悪性黒色腫	食道横紋筋肉腫	食道カルチノイド
	食道癌	食道癌骨転移	食道癌肉腫
	食道基底細胞癌	食道偽肉腫	食道脂肪肉腫
	食道小細胞癌	食道上皮内癌	食道腺癌
	食道腺様のう胞癌	食道粘表皮癌	食道表在癌
	食道平滑筋肉腫	食道未分化癌	腎癌骨転移
	神経膠腫	膵管内管状腺癌	膵管内乳頭粘液性腺癌
	膵頚部癌	膵脂肪肉腫	膵臓癌骨転移
	膵体尾部癌	膵頭部カルチノイド	髄膜癌腫症
	髄膜白血病	星細胞腫	星状芽細胞腫
	成人 T 細胞白血病骨髄浸潤	成人 T 細胞白血病リンパ腫	成人 T 細胞白血病リンパ腫・急性型
	成人 T 細胞白血病リンパ腫・くすぶり型	成人 T 細胞白血病リンパ腫・慢性型	成人 T 細胞白血病リンパ腫・リンパ腫型
	精巣胚細胞腫瘍	精巣卵黄のう腫瘍	脊髄播種
	脊椎転移	赤白血病	節外性 NK/T 細胞リンパ腫・鼻型
	舌脂肪肉腫	線維脂肪肉腫	線維肉腫
	前額部基底細胞癌	前額部皮膚癌	前額部ボーエン病
	前額部有棘細胞癌	前頭骨腫瘍	前頭部転移性腫瘍
	前頭葉悪性腫瘍	前頭葉膠芽腫	前頭葉神経膠腫
	前頭葉星細胞腫	前頭葉退形成性星細胞腫	前立腺癌骨転移
	前リンパ球性白血病	早期食道癌	足根骨腫瘍
	足舟状骨腫瘍	側頭骨腫瘍	側頭部転移性腫瘍
	側頭葉悪性腫瘍	側頭葉膠芽腫	側頭葉神経膠腫
	側頭葉星細胞腫	側頭葉退形成性星細胞腫	側頭葉毛様細胞性星細胞腫
た	第 4 脳室上衣腫	胎芽性肉腫	退形成性星細胞腫
	大腿骨遠位部骨腫瘍	大腿骨近位部骨腫瘍	大腿骨骨幹部骨腫瘍
	大腿骨腫瘍	大腿骨転移性骨腫瘍	大腸癌骨転移
	大脳悪性腫瘍	大脳深部神経膠腫	大脳深部転移性腫瘍
	多発性骨髄腫骨髄浸潤	多発性神経膠腫	胆管細胞癌
	単球性白血病	単球性類白血病反応	単球増加症
	淡明細胞肉腫	恥骨腫瘍	中咽頭肉腫
	中耳悪性腫瘍	中手骨腫瘍	中足骨腫瘍
	中脳神経膠腫	中部食道癌	中葉小細胞肺癌
	中葉肺癌	中葉肺腺癌	中葉肺大細胞癌
	中葉肺扁平上皮癌	中葉非小細胞肺癌	腸管症関連 T 細胞リンパ腫
	腸間膜腫瘍	蝶形骨腫瘍	腸骨腫瘍
	聴神経膠腫	直腸癌穿孔	直腸脂肪肉腫
	直腸平滑筋肉腫	低 2 倍体性 B リンパ芽球性白血病	低 2 倍体性 B リンパ芽球性白血病/リンパ腫
	低形成性白血病	転移性下顎癌	転移性肝癌
	転移性気管腫瘍	転移性胸壁腫瘍	転移性骨腫瘍
	転移性骨腫瘍による大腿骨骨折	転移性子宮癌	転移性消化器腫瘍
	転移性上顎癌	転移性心腫瘍	転移性膵腫瘍
	転移性脊髄硬膜外腫瘍	転移性脊髄硬膜内髄外腫瘍	転移性脊髄腫瘍
	転移性腟腫瘍	転移性頭蓋骨腫瘍	転移性脳腫瘍
	転移性脾腫瘍	転移性皮膚腫瘍	転移性副腎腫瘍
	転移性卵巣癌	テント上下転移性腫瘍	頭蓋骨悪性腫瘍
	頭蓋骨骨肉腫	頭蓋骨腫瘍	頭蓋底骨肉腫
	頭蓋底腫瘍	頭蓋底脊索腫	頭蓋内胚細胞腫瘍
	頭蓋部脊索腫	橈骨腫瘍	透析腎癌
	頭頂骨腫瘍	頭頂部軟部腫瘍	頭頂葉悪性腫瘍
	頭頂葉膠芽腫	頭頂葉神経膠腫	頭頂葉星細胞腫
	頭部脂腺癌	頭部皮下腫瘍	頭部ボーエン病
な	頭部隆起性皮膚線維肉腫	内耳癌	軟骨肉腫
	軟部悪性巨細胞腫	軟部組織悪性腫瘍	肉腫
	二次性白血病	乳癌・HER2 過剰発現	乳癌骨転移
	乳癌再発	乳癌皮膚転移	乳児偽白血病

	乳腺腋窩尾部乳癌	乳頭部乳癌	乳房下外側部乳癌
	乳房下内側部乳癌	乳房境界部乳癌	乳房脂肪肉腫
	乳房上外側部乳癌	乳房上内側部乳癌	乳房中央部乳癌
	乳房パジェット病	乳輪部乳癌	尿道腫瘍
	脳幹悪性腫瘍	脳幹膠芽腫	脳幹神経膠腫
	脳幹部星細胞腫	脳室悪性腫瘍	脳室上衣腫
は	脳神経悪性腫瘍	脳胚細胞腫瘍	バーキット白血病
	肺癌骨転移	肺癌による閉塞性肺炎	肺上皮内癌
	肺門部小細胞癌	肺門部腺癌	肺門部大細胞癌
	肺門部非小細胞癌	肺門部扁平上皮癌	白赤芽球症
	白血球増加症	白血病性関節症	馬尾上衣腫
	バレット食道癌	脾B細胞性リンパ腫/白血病・分類不能型	腓骨遠位部骨腫瘍
	腓骨近位部骨腫瘍	腓骨骨幹部骨腫瘍	腓骨腫瘍
	尾骨腫瘍	皮脂腺腫瘍	脾性貧血
	鼻尖基底細胞癌	鼻前庭癌	鼻尖皮膚癌
	鼻尖ボーエン病	鼻尖有棘細胞癌	鼻中隔癌
	非定型的白血病	鼻背基底細胞癌	鼻背皮膚癌
	鼻背ボーエン病	鼻背有棘細胞癌	脾びまん性赤脾髄小B細胞性リンパ腫
	鼻部基底細胞癌	皮膚白血病	鼻部皮膚癌
	鼻部ボーエン病	鼻部有棘細胞癌	肥満細胞性白血病
	びまん性星細胞腫	鼻翼基底細胞癌	鼻翼皮膚癌
	鼻翼ボーエン病	鼻翼有棘細胞癌	披裂喉頭蓋ひだ下咽頭面癌
	披裂喉頭蓋ひだ喉頭面癌	脾弯曲部癌	副咽頭間隙悪性腫瘍
	副甲状腺悪性腫瘍	腹部食道癌	ぶどう膜悪性黒色腫
	プラスマ細胞増加症	分類不能型骨髄異形成症候群	ヘアリー細胞白血病
	ヘアリー細胞白血病亜型	平滑筋肉腫	扁桃肉腫
	傍骨性骨肉腫	紡錘形細胞肉腫	胞巣状軟部肉腫
ま	乏突起神経膠腫	本態性白血球増多症	慢性NK細胞リンパ増殖性疾患
	慢性骨髄単球性白血病	慢性単球性白血病	耳後部腫瘍
	耳腫瘍	脈絡膜悪性黒色腫	脈絡膜転移癌
	無リンパ球症	盲腸カルチノイド	網膜芽細胞腫
	網膜膠腫	毛様細胞性星細胞腫	毛様体悪性腫瘍
や	毛様体腫瘍	ユーイング肉腫	腰椎腫瘍
ら	腰椎転移	卵巣胚細胞腫瘍	卵巣卵黄のう腫瘍
	リンパ管肉腫	リンパ球異常	リンパ球減少症
	リンパ球性類白血病反応	リンパ球増加症	リンパ性白血病
	リンパ性白血病骨髄浸潤	リンパ組織球増多症	類上皮肉腫
	涙腺腫瘍	涙のう部腫瘍	類白血病反応
	肋骨転移		

用法用量

(1)間歇投与法：マイトマイシンCとして，通常成人1日4〜6mg(力価)を週1〜2回静脈内に注射する。

(2)連日投与法：マイトマイシンCとして，通常成人1日2mg(力価)を連日静脈内に注射する。

(3)大量間歇投与法：マイトマイシンCとして，通常成人1日10〜30mg(力価)を1〜3週間以上の間隔で静脈内に注射する。

(4)他の抗悪性腫瘍剤との併用

マイトマイシンCとして，通常成人1日2〜4mg(力価)を週1〜2回他の抗悪性腫瘍剤と併用して投与する。

また，必要に応じて動脈内，髄腔内又は胸・腹腔内に通常成人1日2〜10mg(力価)を適宜注入する。

なお，年齢，症状により適宜増減する。

(5)膀胱腫瘍の場合

再発予防には通常マイトマイシンCとして，1日1回あるいは隔日に4〜10mg(力価)を膀胱内に注入する。

治療には通常マイトマイシンCとして，1日1回10〜40mg(力価)を膀胱内に注入する。

年齢，症状により適宜増減する。

禁忌　本剤の成分に対し重篤な過敏症の既往歴のある患者

マイロターグ点滴静注用5mg

規格：5mg1瓶[247984円/瓶]

ゲムツズマブオゾガマイシン(遺伝子組換え)　ファイザー　423

【効能効果】

再発又は難治性のCD33陽性の急性骨髄性白血病

【対応標準病名】

◎	急性骨髄性白血病		
○	急性骨髄単球性白血病	急性前骨髄球性白血病	白血病
△	ALK陽性未分化大細胞リンパ腫	BCR－ABL1陽性Bリンパ芽球性白血病	BCR－ABL1陽性Bリンパ芽球性白血病/リンパ腫
	B細胞性前リンパ球性白血病	Bリンパ芽球性白血病	Bリンパ芽球性白血病/リンパ腫
	CCR4陽性成人T細胞白血病リンパ腫	E2A－PBX1陽性Bリンパ芽球性白血病	E2A－PBX1陽性Bリンパ芽球性白血病/リンパ腫
	IL3－IGH陽性Bリンパ芽球性白血病	IL3－IGH陽性Bリンパ芽球性白血病/リンパ腫	MLL再構成型Bリンパ芽球性白血病
	MLL再構成型Bリンパ芽球性白血病/リンパ腫	Ph陽性急性リンパ性白血病	TEL－AML1陽性Bリンパ芽球性白血病
	TEL－AML1陽性Bリンパ芽球性白血病/リンパ腫	T細胞性前リンパ球白血病	T細胞性大顆粒リンパ球白血病
	Tリンパ芽球性白血病	Tリンパ芽球性白血病/リンパ腫	悪性リンパ腫骨髄浸潤
	アグレッシブNK細胞白血病	異型リンパ球増加症	肝脾T細胞リンパ腫
	急性巨核芽球性白血病	急性単球性白血病	急性白血病
	急性リンパ性白血病	くすぶり型白血病	形質細胞白血病
	血管内大細胞型B細胞性リンパ腫	高2倍体性Bリンパ芽球性白血病	高2倍体性Bリンパ芽球性白血病/リンパ腫
	好塩基球性白血病	好酸球減少症	好酸球性白血病
	好中球性白血病	好中球増加症	骨髄異形成症候群
	骨髄性白血病	骨髄性白血病骨髄浸潤	骨髄性類白血病反応
	骨髄単球性白血病	混合型白血病	若年性骨髄単球性白血病
	症候性貧血	小児EBV陽性T細胞リンパ増殖性疾患	小児急性リンパ性白血病
	小児骨髄異形成症候群	小児全身性EBV陽性T細胞リンパ増殖性疾患	髄膜白血病
	成人T細胞白血病骨髄浸潤	成人T細胞白血病リンパ腫	成人T細胞白血病リンパ腫・急性型
	成人T細胞白血病リンパ腫・くすぶり型	成人T細胞白血病リンパ腫・慢性型	成人T細胞白血病リンパ腫・リンパ腫型
	赤白血病	節外性NK/T細胞リンパ腫・鼻型	前リンパ球性白血病
	単球性白血病	単球性類白血病反応	単球増加症
	腸管症関連T細胞リンパ腫	低2倍体性Bリンパ芽球性白血病	低2倍体性Bリンパ芽球性白血病/リンパ腫
	低形成性白血病	二次性白血病	乳児偽白血病
	バーキット白血病	白赤芽球症	白血球増加症
	白血病性関節症	脾B細胞性リンパ腫/白血病・分類不能型	脾性貧血
	非定型的白血病	脾びまん性赤脾髄小B細胞性リンパ腫	皮膚白血病
	肥満細胞性白血病	プラスマ細胞増加症	分類不能型骨髄異形成症候群
	ヘアリー細胞白血病	ヘアリー細胞白血病亜型	本態性白血球増多症
	慢性NK細胞リンパ増殖性疾患	慢性骨髄単球性白血病	慢性単球性白血病
	慢性白血病	慢性リンパ性白血病	無リンパ球症
	リンパ球異常	リンパ球減少症	リンパ球性類白血病反応
	リンパ球増加症	リンパ性白血病	リンパ性白血病骨髄浸潤
	リンパ組織球増多症	類白血病反応	

効能効果に関連する使用上の注意

(1)本剤の使用にあたっては本剤の使用の必要性を慎重に検討すること。また，本剤の使用は他の再寛解導入療法の適応がない以下のいずれかの患者を対象とすること。

①再寛解導入療法(シタラビン大量療法等)に不応あるいは抵抗性があると予測される難治性の患者
②高齢者(60 歳以上の初回再発患者)
③再発を 2 回以上繰り返す患者
④同種造血幹細胞移植後の再発患者
⑤急性前骨髄球性白血病患者で，再寛解導入療法(トレチノイン療法等)に不応あるいは抵抗性があると予測される患者

(2)下記の患者群に対して，本剤の有効性及び安全性は確立していない。
①骨髄異形成症候群から進行した急性骨髄性白血病患者(使用経験が少ない)
骨髄異形成症候群に本剤を用いた海外の臨床試験において，本剤の有効性が示されず，かつ，致死的な転帰に至る重篤な副作用の発現等の安全性上に極めて重大な懸念があることが示されている。
②抗悪性腫瘍剤に関連して発症した二次性の急性骨髄性白血病患者
③ 60 歳以上の高齢者において，第 2 再発以降の患者での再寛解導入療法
④本剤を投与した後の再発患者

(3)本剤の使用にあたっては，フローサイトメトリー検査により患者の白血病細胞が CD33 陽性であることを確認すること。

用法用量　通常成人には，ゲムツズマブオゾガマイシン 1 回量 $9mg/m^2$(たん白質量として表記)を 2 時間かけて点滴静脈内投与する。投与回数は，少なくとも 14 日間の投与間隔をおいて，2 回とする。

用法用量に関連する使用上の注意

(1)本剤投与時にあらわれることがある infusion reaction(発熱，悪寒，呼吸困難等)を軽減させるために，本剤投与の 1 時間前に抗ヒスタミン剤(ジフェンヒドラミン等)及び解熱鎮痛剤(アセトアミノフェン等)の前投与を行い，その後も必要に応じ解熱鎮痛剤(アセトアミノフェン等)の追加投与を考慮する。さらに，本剤投与前に副腎皮質ホルモン剤(メチルプレドニゾロン等)を投与すると infusion reaction が軽減されることがある。本剤投与中及び投与終了後 4 時間はバイタルサインをモニターすること。その後も必要に応じ，患者の状態を十分に観察し，適切な処置を行うこと。なお，本剤は前投与を実施しない場合の安全性は確立していない。

(2)高尿酸血症を予防するため，必ず適切な処置(水分補給又はアロプリノール投与等)を行うこと。

(3)本剤の投与にあたっては，孔径 1.2μm 以下の蛋白結合性の低いメンブランフィルター(ポリエーテルスルフォン製等)を用いたインラインフィルターを通し末梢静脈又は中心静脈ラインを使用すること。同一の点滴ラインで他の薬剤を使用しないこと。

(4)本剤は末梢静脈又は中心静脈より 2 時間かけて点滴投与し，静脈内への急速投与は行わないこと。

(5)本剤は 3 回以上投与した場合の有効性・安全性は確立していない。

警告

(1)臨床試験において本剤に関連したと考えられる死亡例が認められている。本剤の投与は，白血病患者のモニタリングと治療に対応できる十分な設備の整った医療施設及び急性白血病の治療に十分な経験をもつ医師のもとで行うこと。「禁忌」，「慎重投与」，「重要な基本的注意」の項を慎重に考慮し，治療が適切と判断された患者にのみ本剤を投与すること。なお，本剤の使用にあたっては，添付文書を熟読すること。

(2)他の抗悪性腫瘍剤との併用下で本剤を使用した場合の安全性は確立していない。本剤は他の抗悪性腫瘍剤と併用しないこと。

(3)本剤の使用にあたっては，患者又はその家族に有効性及び危険性を十分に説明し，同意を得てから投与を開始すること。

(4)本剤を投与したすべての患者に重篤な骨髄抑制があらわれることがあり，その結果，致命的な感染症及び出血等が惹起されることがあるので，本剤の使用にあたっては，感染症及び出血等に十分に注意すること。また，臨床試験において血小板数の回復が比較的遅延することが認められているので，特に注意すること。

(5)本剤の投与により，重篤な過敏症(アナフィラキシーを含む)のほか，重症肺障害を含む infusion reaction があらわれることがあり，致命的な過敏症及び肺障害も報告されている。ほとんどの infusion reaction の症状は本剤投与開始後 24 時間以内に発現している。本剤は，緊急時に十分な対応のできる準備をした上で投与を開始すること。本剤投与中及び投与終了後 4 時間はバイタルサインをモニターすること。その後も必要に応じ，患者の状態を十分に観察し，適切な処置を行うこと。呼吸困難，臨床的に重大な低血圧，アナフィラキシー，肺水腫又は急性呼吸窮迫症候群があらわれた場合は直ちに投与を中止し，適切な処置を行い，症状が回復するまで患者の状態を十分に観察すること。末梢血芽球数の多い患者は肺障害及び腫瘍崩壊症候群を発症するリスクが高いと考えられるため，本剤投与前に末梢血白血球数を 30,000/μL 未満に抑えるよう，白血球除去を考慮すること。

(6)本剤の投与により重篤な静脈閉塞性肝疾患(VOD)を含む肝障害が報告されている。造血幹細胞移植(HSCT)の施行前又は施行後に本剤を投与する患者及び肝障害のある患者は，VOD を発症するリスクが高く，肝不全及び VOD による死亡例が報告されているため，VOD を含む肝障害の症状に対して患者を注意深く観察すること。

禁忌　本剤の成分に対し重篤な過敏症の既往歴のある患者

マーカイン注0.125%　規格：0.125%10mLバイアル[13.3円/mLV]
マーカイン注0.25%　規格：0.25%10mLバイアル[15円/mLV]
マーカイン注0.5%　規格：0.5%10mLバイアル[20.3円/mLV]
マーカイン注脊麻用0.5%高比重　規格：0.5%4mL1管[451円/管]
マーカイン注脊麻用0.5%等比重　規格：0.5%4mL1管[451円/管]
ブピバカイン塩酸塩水和物　アストラゼネカ　121

【効 能 効 果】

〔注 0.125%〕：硬膜外麻酔
〔注 0.25%，注 0.5%〕：伝達麻酔，硬膜外麻酔
〔注脊麻用 0.5%高比重，注脊麻用 0.5%等比重〕：脊椎麻酔(腰椎麻酔)

【対応標準病名】

該当病名なし

効能効果に関連する使用上の注意

〔注脊麻用 0.5%高比重，注脊麻用 0.5%等比重〕
以下に示す本剤の等比重製剤，高比重製剤の特性並びに手術部位及び患者の状態を十分考慮して適宜，製剤を選択すること。
等比重製剤：麻酔範囲の広がりが緩徐で，高比重製剤に比べて作用発現時間が遅く，作用持続時間が長い。
高比重製剤：麻酔範囲の広がりが比重に依存しているため手術台の傾斜によりある程度の麻酔範囲の調節が可能である。等比重製剤に比べて作用発現時間が早く，作用持続時間が短い。

用法用量

〔注 0.125%〕：硬膜外麻酔に用いるが，その麻酔部位，年齢及び全身状態等により適宜用量を決定する。一般にブピバカイン塩酸塩水和物(無水物として)成人 1 回体重 1kg 当り 2mg(注 0.125%：1.6mL)までを使用する。
なお，マーカイン注 0.125%は硬膜外麻酔による疼痛疾患の治療の目的に主として用いられる。〔1 回 10mL(12.5mg)〕
〔注 0.25%，注 0.5%〕
伝達麻酔あるいは硬膜外麻酔に用いるが，その麻酔部位，年齢及び全身状態等により適宜用量を決定する。一般にブピバカイン塩酸塩水和物(無水物として)成人 1 回体重 1kg 当り 2mg(注 0.25%：0.8mL，注 0.5%：0.4mL)までを使用する。
＜参考＞麻酔方法別使用量一覧

マ

麻酔法	濃度(%)	注射剤としての用量(mL)	ブピバカイン塩酸塩水和物(無水物として)の用量(mg)
伝達麻酔［三叉神経ブロック］	0.25	1～2	2.5～5
伝達麻酔［星状神経節ブロック］	0.25	5～10	12.5～25
伝達麻酔［腕神経叢ブロック(腋窩法)］	0.25 0.5	20～30 10～20	50～75 50～100
伝達麻酔[注1)]［肋間神経ブロック］	0.25 0.5	5以下 5以下	12.5以下 25以下
伝達麻酔［腰部交感神経節ブロック］	0.25	5～10	12.5～25
硬膜外麻酔	0.5	15～20	75～100
硬膜外麻酔［持続硬膜外麻酔］	0.25 0.5	最初10mLついで3～5～8mLを4～6時間ごと。この用量は，期待する鎮痛効果による分節の数及び患者の年齢による。	最初25～50mgついで0.25%は7.5～12.5～20mg，0.5%は15～25～40mgを4～6時間ごと。この用量は，期待する鎮痛効果による分節の数及び患者の年齢による。
硬膜外麻酔［仙骨麻酔］	0.25 0.5	15～30 15～20	37.5～75 75～100

注1)この用量は各神経当りのものである。

＜血管収縮剤の添加について＞：本剤は，血管収縮剤を添加しなくても十分な作用時間がえられるが，さらに作用時間の延長を望む場合は血管収縮剤を適宜添加する。

〔注脊麻用0.5%高比重，注脊麻用0.5%等比重〕：通常，成人にはブピバカイン塩酸塩水和物(無水物として)1回10～20mg(2～4mL)を脊髄クモ膜下腔に注入する。なお，年齢，身長，麻酔領域，部位，組織，症状，体質に応じ適宜増減するが，1回20mg(4mL)を超えないこと。

用法用量に関連する使用上の注意　〔注脊麻用0.5%高比重，注脊麻用0.5%等比重〕：20mg(4mL)を超えて投与しないこと。[20mgを超えて投与された場合の有効性・安全性が評価されていない。]

禁忌

〔注0.125%，注0.25%，注0.5%〕

［共通(伝達麻酔・硬膜外麻酔)］：本剤の成分又はアミド型局所麻酔薬に対し過敏症の既往歴のある患者

［硬膜外麻酔］

(1)大量出血やショック状態の患者

(2)注射部位又はその周辺に炎症のある患者

(3)敗血症の患者

〔注脊麻用0.5%高比重，注脊麻用0.5%等比重〕

(1)大量出血やショック状態の患者

(2)注射部位又はその周辺に炎症のある患者

(3)敗血症の患者

(4)本剤の成分又はアミド型局所麻酔薬に対し過敏症の既往歴のある患者

(5)中枢神経系疾患：髄膜炎，灰白脊髄炎，脊髄ろう等の患者

(6)脊椎に結核，脊椎炎及び転移性腫瘍等の活動性疾患のある患者

マキュエイド硝子体内注用40mg　規格：40mg1瓶［8296円/瓶］

トリアムシノロンアセトニド　わかもと　131

【効能効果】

(1)硝子体手術時の硝子体可視化

(2)糖尿病黄斑浮腫

【対応標準病名】

◎	糖尿病黄斑浮腫		
○	1型糖尿病性黄斑浮腫	2型糖尿病性黄斑浮腫	
△	1型糖尿病・眼合併症あり	1型糖尿病黄斑症	1型糖尿病性虹彩炎
	1型糖尿病性網膜症	2型糖尿病・眼合併症あり	2型糖尿病・多発糖尿病性合併症あり
	2型糖尿病黄斑症	2型糖尿病性網膜症	ウイルス性糖尿病・眼合併症あり
	ウイルス性糖尿病・多発糖尿病性合併症あり	ウイルス性糖尿病・糖尿病性合併症あり	緩徐進行1型糖尿病・眼合併症あり
	膵性糖尿病・眼合併症あり	膵性糖尿病・多発糖尿病性合併症あり	膵性糖尿病・糖尿病性合併症あり
	ステロイド糖尿病・眼合併症あり	ステロイド糖尿病・多発糖尿病性合併症あり	ステロイド糖尿病・糖尿病性合併症あり
	増殖性糖尿病性網膜症	増殖性糖尿病性網膜症・1型糖尿病	増殖性糖尿病性網膜症・2型糖尿病
	糖尿病黄斑症	糖尿病合併症	糖尿病性虹彩炎
	糖尿病網膜症	二次性糖尿病・眼合併症あり	二次性糖尿病・多発糖尿病性合併症あり
	二次性糖尿病・糖尿病性合併症あり	薬剤性糖尿病・眼合併症あり	薬剤性糖尿病・多発糖尿病性合併症あり
	薬剤性糖尿病・糖尿病性合併症あり		

用法用量

【硝子体手術時の硝子体可視化】

通常，本剤1バイアルに4mLの生理食塩液又は眼灌流液を注入してトリアムシノロンアセトニド濃度が10mg/mLになるように用時懸濁し，トリアムシノロンアセトニドとして0.5～4mg(懸濁液として0.05～0.4mL)を硝子体内に注入する。

なお，懸濁液のトリアムシノロンアセトニド濃度は，術式，患者の状態等に応じて適宜増減できるが，40mg/mLを超えないこと。

【糖尿病黄斑浮腫】：通常，本剤1バイアルに1mLの生理食塩液又は眼灌流液を注入してトリアムシノロンアセトニド濃度が40mg/mLになるように用時懸濁し，トリアムシノロンアセトニドとして4mg(懸濁液として0.1mL)を硝子体内に投与する。

用法用量に関連する使用上の注意

【糖尿病黄斑浮腫】

(1)長期投与時の有効性及び安全性は確立していない。長期投与により，白内障のリスクが高くなるおそれがあることから，継続的な長期投与は避けること。再投与は，患者の状態をみながら治療上の有益性が危険性を上回ると判断される場合にのみ，3ヵ月以上の間隔をあけ，トリアムシノロンアセトニド粒子の消失を細隙灯顕微鏡等で確認した後に行うこと。

(2)臨床試験においては，両眼治療は行われていない。両眼に治療対象となる病変がある場合は，両眼同時治療の有益性と危険性を慎重に評価した上で本剤を投与すること。なお，初回治療における両眼同日投与は避け，片眼での安全性を十分に評価した上で対側眼の治療を行うこと。

禁忌

【共通】：本剤の成分に対し過敏症の既往歴のある患者

【糖尿病黄斑浮腫】

(1)眼又は眼周囲に感染のある患者，あるいは感染の疑いのある患者

(2)コントロール不良の緑内障の患者

マクジェン硝子体内注射用キット0.3mg

規格：0.3mg90μL1筒［126984円/筒］

ペガプタニブナトリウム　ファイザー　131

【効　能　効　果】

中心窩下脈絡膜新生血管を伴う加齢黄斑変性症

【対応標準病名】

◎	加齢黄斑変性		
△	萎縮型加齢黄斑変性	黄斑症	黄斑障害
	黄斑部血管走行異常	黄斑変性	血管新生性黄斑症
	出血性網膜色素上皮剥離	漿液性網膜色素上皮剥離	滲出型加齢黄斑変性
	滲出性網膜炎	滲出性網膜症	増殖性硝子体網膜症
	増殖性網膜症	中心性漿液性脈絡膜症	中心性漿液性網脈絡膜症
	特発性脈絡膜新生血管	ポリープ状脈絡膜血管症	網膜血管腫状増殖
	網膜血管障害	網膜血管新生	網膜浮腫

用法用量　ペガプタニブナトリウム0.3mg(ペガプタニブのオリゴヌクレオチドとして)を6週ごとに1回，硝子体内投与する。

用法用量に関連する使用上の注意

(1)本剤投与12週間後(2回投与後)及びその後の適切な時期に，定期的に視力等に基づき有効性を評価し，本剤の投与継続の可否について考慮すること。有効性が認められない場合には漫然と投与しないこと。

(2)臨床試験においては，両眼治療は行われていない。両眼に治療対象となる病変がある場合は，両眼同時治療の有益性と危険性を慎重に評価した上で本剤を投与すること。なお，初回治療における両眼同日治療は避け，片眼での安全性を十分に評価した上で対眼の治療を行うこと。

禁忌

(1)本剤の成分に対し過敏症の既往歴のある患者

(2)眼又は眼周囲に感染のある患者，あるいは感染の疑いのある患者

マグセント注100mL

規格：100mL1瓶［2246円/瓶］

ブドウ糖　硫酸マグネシウム水和物　東亜薬品工業　259

【効　能　効　果】

(1)切迫早産における子宮収縮の抑制

(2)重症妊娠高血圧症候群における子癇の発症抑制及び治療

【対応標準病名】

◎	産褥子癇	子癇	重症妊娠高血圧症候群
	切迫早産	妊娠子癇	分娩子癇
○	子癇発作		
△	HELLP症候群	軽症妊娠高血圧症候群	混合型妊娠高血圧症候群
	産後高血圧症	純粋型妊娠高血圧症候群	前陣痛
	早発型妊娠高血圧症候群	遅発型妊娠高血圧症候群	妊娠・分娩・産褥の既存の二次性高血圧症
	妊娠・分娩・産褥の既存の本態性高血圧症	妊娠高血圧症	妊娠高血圧症候群
	妊娠高血圧腎症	妊娠中一過性高血圧症	妊娠満37週以後の偽陣痛
	妊娠満37週以前の偽陣痛		

効能効果に関連する使用上の注意

(1)切迫早産における妊娠の延長に関する硫酸マグネシウム水和物の有効性及び安全性は確立されていない。

(2)切迫早産への本剤の投与は，副作用等によりリトドリン塩酸塩の投与が制限される場合，又はリトドリン塩酸塩で収縮が抑制されない場合に投与すること。

用法用量

(1)切迫早産における子宮収縮の抑制

初回量として，40mL(硫酸マグネシウム水和物として4g)を20分以上かけて静脈内投与した後，毎時10mL(1g)より持続静脈内投与を行う。なお，子宮収縮が抑制されない場合は毎時5mL(0.5g)ずつ増量し，最大投与量は毎時20mL(2g)までとする。

子宮収縮抑制後は症状を観察しながら漸次減量し，子宮収縮の再発がみられないことが確認された場合には中止する。

本剤は持続注入ポンプを用いて投与すること。

(2)重症妊娠高血圧症候群における子癇の発症抑制及び治療：初回量として，40mL(硫酸マグネシウム水和物として4g)を20分以上かけて静脈内投与した後，毎時10mL(1g)より持続静脈内投与を行う。症状に応じて毎時5mL(0.5g)ずつ増量し，最大投与量は毎時20mL(2g)までとする。本剤は初回量投与の場合を除いて，持続注入ポンプを用いて投与すること。

用法用量に関連する使用上の注意

(1)本剤をプラスチック瓶のまま初回投与量として使用してはならない。初回量として使用する場合は，40mL(硫酸マグネシウム水和物として4g)をシリンジに吸引して使用するものとし，残液は持続注入ポンプを用いて静脈内に持続投与する。

(2)本剤の投与は48時間を原則とし，継続して投与する場合は，治療上の有益性が危険性を上回ると判断される場合に限って投与することとし，漫然とした投与は行わないこと。

(3)本剤の投与中は，血中マグネシウム濃度をモニターしながら，副作用に注意して使用すること。

(4)本剤の投与中は，マグネシウム中毒を防止するため慎重な観察を行うこと。

投与前及び増量時の膝蓋腱反射の検査，呼吸数の変動の確認，尿量の測定

警告

(1)本剤の投与により高マグネシウム血症が起こり，マグネシウム中毒(血圧低下，中枢神経抑制，心機能抑制，呼吸麻痺等)が惹起されることがあるため，投与中は，慎重な観察(膝蓋腱反射，呼吸数の変動の確認あるいは血中マグネシウム濃度の測定等)を行うこと。

(2)本剤を投与する場合には，出産にあたって新生児に対する気管内挿管を含む必要十分な蘇生を実施できる体制等，新生児及び母体を含めた適切な周産期管理が可能な体制を確保すること。

禁忌

(1)重症筋無力症の患者

(2)心ブロックの既往歴のある患者

(3)低張性脱水症の患者

マグセント注シリンジ40mL：東亜薬品工業　40mL1筒［1642円/筒］

マグネスコープ静注38%シリンジ10mL

規格：37.695%10mL1筒［5602円/筒］

マグネスコープ静注38%シリンジ11mL

規格：37.695%11mL1筒［5908円/筒］

マグネスコープ静注38%シリンジ13mL

規格：37.695%13mL1筒［6645円/筒］

マグネスコープ静注38%シリンジ15mL

規格：37.695%15mL1筒［7456円/筒］

マグネスコープ静注38%シリンジ20mL

規格：37.695%20mL1筒［9866円/筒］

ガドテル酸メグルミン　ゲルベ　729

【効　能　効　果】

磁気共鳴コンピューター断層撮影における下記造影

脳・脊髄造影

躯幹部・四肢造影

【対応標準病名】

該当病名なし

用法用量　通常，成人には本剤0.2mL/kgを静脈内注射する。腎臓を対象とする場合は，0.1mL/kgを静脈内注射するが，必要に応じて，0.2mL/kgまで増量することができる。

マ

警告
(1)本剤を髄腔内に投与すると重篤な副作用を発現するおそれがあるので，髄腔内には投与しないこと。
(2)重篤な腎障害のある患者では，ガドリニウム造影剤による腎性全身性線維症の発現のリスクが上昇することが報告されているので，腎障害のある患者又は腎機能が低下しているおそれのある患者では，十分留意すること。

禁忌　本剤の成分又はガドリニウム造影剤に対し過敏症の既往歴のある患者

原則禁忌
(1)一般状態の極度に悪い患者
(2)気管支喘息のある患者
(3)重篤な肝障害のある患者
(4)重篤な腎障害のある患者

マグネビスト静注
規格：37.14%10mL1瓶[5885円/瓶]，37.14%15mL1瓶[6970円/瓶]，37.14%20mL1瓶[8863円/瓶]，37.14%30mL1瓶[12825円/瓶]

マグネビスト静注シリンジ
規格：37.14%5mL1筒[3457円/筒]，37.14%10mL1筒[6286円/筒]，37.14%15mL1筒[8545円/筒]，37.14%20mL1筒[10949円/筒]

ガドペンテト酸メグルミン　バイエル薬品　729

【効能効果】

磁気共鳴コンピューター断層撮影における下記造影
脳・脊髄造影
躯幹部・四肢造影

【対応標準病名】

該当病名なし

用法用量
通常，成人には本剤0.2mL/kgを静脈内注射する。
腎臓を対象とする場合は，0.1mL/kgを静脈内注射する。
腹部から下肢までを連続して血管撮影する場合は，0.4mL/kgを静脈内注射する。

効能効果	脳・脊髄造影	躯幹部・四肢造影		
対象	脳・脊髄	腎臓	腹部から下肢までの連続した血管撮影	左記以外
投与量	0.2mL/kg	0.1mL/kg	0.4mL/kg	0.2mL/kg

警告
(1)ショック，アナフィラキシー様症状等の重篤な副作用が発現することがある。特に気管支喘息の患者ではそれ以外の患者よりも高い頻度で重篤な副作用が発現するおそれがある。
(2)本剤の投与にあたっては，必ず救急処置の準備を行うこと。
(3)本剤を髄腔内に投与すると重篤な副作用を発現するおそれがあるので，髄腔内には投与しないこと。
(4)重篤な腎障害のある患者では，ガドリニウム造影剤による腎性全身性線維症の発現のリスクが上昇することが報告されているので，腎障害のある患者又は腎機能が低下しているおそれのある患者では，十分留意すること。

禁忌
(1)本剤の成分又はガドリニウム造影剤に対し過敏症の既往歴のある患者
(2)重篤な腎障害のある患者

原則禁忌
(1)一般状態の極度に悪い患者
(2)気管支喘息の患者
(3)重篤な肝障害のある患者

ガドペンテト酸メグルミン静注液37.14%シリンジ5mL「DK」：大興　37.14%5mL1筒[3253円/筒]，ガドペンテト酸メグルミン静注液37.14%シリンジ5mL「F」：富士製薬　37.14%5mL1筒[3253円/筒]，ガドペンテト酸メグルミン静注液37.14%シリンジ5mL「SN」：シオノ　37.14%5mL1筒[3253円/筒]，ガドペンテト酸メグルミン静注液37.14%シリンジ5mL「タイヨー」：テバ製薬　37.14%5mL1筒[3253円/筒]，ガドペンテト酸メグルミン静注液37.14%シリンジ5mL「トーワ」：東和　37.14%5mL1筒[3253円/筒]，ガドペンテト酸メグルミン静注液37.14%シリンジ10mL「DK」：大興　37.14%10mL1筒[4785円/筒]，ガドペンテト酸メグルミン静注液37.14%シリンジ10mL「F」：富士製薬　37.14%10mL1筒[4785円/筒]，ガドペンテト酸メグルミン静注液37.14%シリンジ10mL「SN」：シオノ　37.14%10mL1筒[4785円/筒]，ガドペンテト酸メグルミン静注液37.14%シリンジ10mL「タイヨー」：テバ製薬　37.14%10mL1筒[4785円/筒]，ガドペンテト酸メグルミン静注液37.14%シリンジ10mL「トーワ」：東和　37.14%10mL1筒[4785円/筒]，ガドペンテト酸メグルミン静注液37.14%シリンジ13mL「F」：富士製薬　37.14%13mL1筒[5126円/筒]，ガドペンテト酸メグルミン静注液37.14%シリンジ15mL「DK」：大興　37.14%15mL1筒[5401円/筒]，ガドペンテト酸メグルミン静注液37.14%シリンジ15mL「F」：富士製薬　37.14%15mL1筒[5401円/筒]，ガドペンテト酸メグルミン静注液37.14%シリンジ15mL「SN」：シオノ　37.14%15mL1筒[5401円/筒]，ガドペンテト酸メグルミン静注液37.14%シリンジ15mL「タイヨー」：テバ製薬　37.14%15mL1筒[5401円/筒]，ガドペンテト酸メグルミン静注液37.14%シリンジ15mL「トーワ」：東和　37.14%15mL1筒[5401円/筒]，ガドペンテト酸メグルミン静注液37.14%シリンジ20mL「DK」：大興　37.14%20mL1筒[6228円/筒]，ガドペンテト酸メグルミン静注液37.14%シリンジ20mL「F」：富士製薬　37.14%20mL1筒[6228円/筒]，ガドペンテト酸メグルミン静注液37.14%シリンジ20mL「SN」：シオノ　37.14%20mL1筒[6228円/筒]，ガドペンテト酸メグルミン静注液37.14%シリンジ20mL「タイヨー」：テバ製薬　37.14%20mL1筒[6228円/筒]，ガドペンテト酸メグルミン静注液37.14%シリンジ20mL「トーワ」：東和　37.14%20mL1筒[6228円/筒]

マスキュラックス静注用4mg
規格：4mg1管(溶解液付)[383円/管]

マスキュラックス静注用10mg
規格：10mg1瓶[807円/瓶]

ベクロニウム臭化物　MSD　122

【効能効果】

麻酔時の筋弛緩，気管内挿管時の筋弛緩

【対応標準病名】

該当病名なし

用法用量　通常，成人には初回量ベクロニウム臭化物として0.08〜0.1mg/kgを静脈内投与し，術中必要に応じて0.02〜0.04mg/kgを追加投与する。
なお，年齢，症状により適宜増減する。

警告　本剤は，その作用及び使用法について熟知した医師によってのみ使用すること。

禁忌
(1)本剤の成分又は臭化物に対して過敏症の既往歴のある患者
(2)重症筋無力症，筋無力症候群の患者
(3)妊婦又は妊娠している可能性のある患者

マスキュレート静注用4mg：富士製薬　4mg1管(溶解液付)[259円/管]，マスキュレート静注用10mg：富士製薬　10mg1瓶[554円/瓶]

マブキャンパス点滴静注30mg
規格：30mg1mL1瓶[89254円/瓶]

アレムツズマブ(遺伝子組換え)　サノフィ　429

【効能効果】

再発又は難治性の慢性リンパ性白血病

【対応標準病名】

◎	慢性リンパ性白血病		
○	ALK陽性未分化大細胞リンパ腫	BCR－ABL1陽性Bリンパ芽球性白血病	BCR－ABL1陽性Bリンパ芽球性白血病/リンパ腫
	B細胞性前リンパ球性白血病	Bリンパ芽球性白血病	Bリンパ芽球性白血病/リンパ腫
	CCR4陽性成人T細胞白血病リンパ腫	E2A－PBX1陽性Bリンパ芽球性白血病	E2A－PBX1陽性Bリンパ芽球性白血病/リンパ腫
	IL3－IGH陽性Bリンパ芽球性白血病	IL3－IGH陽性Bリンパ芽球性白血病/リンパ腫	MLL再構成型Bリンパ芽球性白血病
	MLL再構成型Bリンパ芽球性白血病/リンパ腫	Ph陽性急性リンパ性白血病	TEL－AML1陽性Bリンパ芽球性白血病
	TEL－AML1陽性Bリンパ芽球性白血病/リンパ腫	T細胞性前リンパ球白血病	T細胞性大顆粒リンパ球白血病
	Tリンパ芽球性白血病	Tリンパ芽球性白血病/リンパ腫	異型リンパ球増加症
	顆粒球肉腫	肝脾T細胞リンパ腫	急性骨髄性白血病
	急性骨髄単球性白血病	急性前骨髄球性白血病	急性単球性白血病
	急性リンパ性白血病	形質細胞白血病	血管内大細胞型B細胞性リンパ腫
	高2倍体性Bリンパ芽球性白血病	高2倍体性Bリンパ芽球性白血病/リンパ腫	好塩基球性白血病
	好酸球減少症	好酸球性白血病	好中球性白血病
	好中球増加症	骨髄性白血病	骨髄性白血病骨髄浸潤
	骨髄性類白血病反応	骨髄単球性白血病	若年性骨髄単球性白血病
	小児EBV陽性T細胞リンパ増殖性疾患	小児急性リンパ性白血病	小児全身性EBV陽性T細胞リンパ増殖性疾患
	成人T細胞白血病骨髄浸潤	成人T細胞白血病リンパ腫	成人T細胞白血病リンパ腫・急性型
	成人T細胞白血病リンパ腫・くすぶり型	成人T細胞白血病リンパ腫・慢性型	成人T細胞白血病リンパ腫・リンパ腫型
	節外性NK/T細胞リンパ腫・鼻型	前リンパ球性白血病	単球性白血病
	単球性類白血病反応	単球増加症	腸管症関連T細胞リンパ腫
	低2倍体性Bリンパ芽球性白血病	低2倍体性Bリンパ芽球性白血病/リンパ腫	バーキット白血病
	白血球増加症	脾B細胞性リンパ腫/白血病・分類不能型	非定型慢性骨髄性白血病
	脾びまん性赤脾髄小B細胞性リンパ腫	ヘアリー細胞白血病	ヘアリー細胞白血病亜型
	本態性白血球増多症	慢性NK細胞リンパ増殖性疾患	慢性骨髄性白血病
	慢性骨髄性白血病移行期	慢性骨髄性白血病急性転化	慢性骨髄性白血病慢性期
	慢性骨髄単球性白血病	慢性単球性白血病	リンパ球異常
	リンパ球減少症	リンパ球性類白血病反応	リンパ球増加症
	リンパ性白血病	リンパ性白血病骨髄浸潤	リンパ組織球増多症

用法用量　通常，成人にはアレムツズマブ(遺伝子組換え)として1日1回3mgの連日点滴静注から開始し，1日1回10mgを連日点滴静注した後，1日1回30mgを週3回隔日に点滴静注する。ただし，投与開始から12週間までの投与とする。なお，患者の状態により適宜減量する。

用法用量に関連する使用上の注意

(1)1日1回3mg及び1日1回10mgの連日点滴静注において，Grade3以上のinfusion reactionが認められない場合，1日1回3mgでは1日1回10mgの連日点滴静注に，1日1回10mgでは1日1回30mgの週3回隔日点滴静注に，それぞれ増量することができる。(注：GradeはNCI CTCAEv3.0に準じる)

(2)他の抗悪性腫瘍剤との併用について，有効性及び安全性は確立していない。

(3)ベースライン時の好中球絶対数が500/μL以下の患者について，有効性及び安全性は確立していない。

(4)infusion reactionを軽減するため，本剤の投与前に抗ヒスタミン剤及び解熱鎮痛剤を投与すること。さらに，本剤投与前に副腎皮質ステロイド剤を投与するとinfusion reactionが軽減されることがある。

(5)本剤の投与中に好中球数減少及び血小板数減少が認められた場合，下表を参考に本剤の用量を調節すること。

休薬，中止又は再開基準

ベースラインの好中球絶対数が500/μL超で治療を開始した患者において，好中球絶対数が250/μL未満となった場合，又はベースラインの血小板数が25,000/μL超で治療を開始した患者において，血小板数が25,000/μL以下となった場合	
初回発現時	休薬すること。好中球絶対数500/μL以上及び血小板数50,000/μL以上に回復した場合，休薬時の用量で投与を再開できる。ただし，7日以上休薬した場合，再開時の開始用量は1日1回3mgとすること。
2回目発現時	休薬すること。好中球絶対数500/μL以上及び血小板数50,000/μL以上に回復した場合，本剤1日1回10mg又は休薬時の用量のいずれか低い方の用量で投与を再開できる。ただし，7日以上休薬した場合，再開時の開始用量は1日1回3mgとすること。
3回目発現時	本剤の投与を中止すること。
ベースラインの血小板数が25,000/μL以下で治療を開始した患者において，ベースラインの数値から50%以上減少した場合	
初回発現時	休薬すること。好中球絶対数及び血小板数がベースライン値に回復した場合，休薬時の用量で投与を再開できる。ただし，7日以上休薬した場合，再開時の開始用量は1日1回3mgとすること。
2回目発現時	休薬すること。好中球絶対数及び血小板数がベースライン値に回復した場合，本剤1日1回10mg又は休薬時の用量のいずれか低い方の用量で投与を再開できる。ただし，7日以上休薬した場合，再開時の開始用量は1日1回3mgとすること。
3回目発現時	本剤の投与を中止すること。

(6)自己免疫性溶血性貧血又は自己免疫性血小板減少症が認められた場合，本剤の投与を中止すること。

(7)重篤な感染症が認められた場合，症状が回復するまで休薬すること。

(8)注射液の調製法及び点滴時間

①本剤の投与時には必要量を注射筒で抜き取り，点滴バッグ等を用い生理食塩液又は5%ブドウ糖注射液100mLで希釈して使用すること。

②本剤は，いずれの用量も1日量を2時間以上かけて点滴静注すること。

警告

(1)本剤は，緊急時に十分対応できる医療施設において，造血器悪性腫瘍の治療に十分な知識・経験を持つ医師のもとで，本剤が適切と判断される症例についてのみ投与すること。また，治療開始に先立ち，患者又はその家族に有効性及び危険性を十分説明し，同意を得てから投与すること。

(2)本剤の投与により，低血圧，悪寒，発熱，呼吸困難，発疹，気管支痙攣等のinfusion reactionがあらわれ，死亡に至った症例も報告されている。本剤投与中は患者を注意深くモニタリングし，重度のinfusion reactionが認められた場合は直ちに本剤の投与を中止し，適切な処置を行うこと。

(3)本剤の投与により，末梢血リンパ球の減少があらわれ，治療終了後も持続することなど，免疫抑制作用により，細菌，ウイルス，真菌，寄生虫による感染症が生じる又は悪化する可能性がある。また，重篤な感染症により死亡に至った症例が報告されている。本剤投与に先立って感染症対策を講じるとともに，本剤投与中は患者の状態を十分観察し，異常が認められた場合には適切な処置を行うこと。

マ

禁忌

(1)本剤の成分又はマウスタンパク質由来製品に対する過敏症又はアナフィラキシー反応の既往歴のある患者
(2)重篤な感染症を合併している患者
(3)妊婦，妊娠している可能性のある婦人

マルタミン注射用　規格：1瓶[209円/瓶]

ビタミン〔高カロリー輸液用〕〔総合〕　エイワイ　317

【効能効果】

経口・経腸管栄養補給が不能又は不十分で高カロリー静脈栄養に頼らざるを得ない場合のビタミン補給

【対応標準病名】

該当病名なし

用法用量　1バイアルに注射用水，生理食塩液又は高カロリー経静脈栄養輸液を約5mL加えて溶解した後，その溶解液を高カロリー経静脈栄養輸液に添加し，点滴静注する。
用量は通常，成人1日1バイアルとする。
なお，年齢・症状により適宜増減する。

禁忌

(1)本剤又は本剤配合成分に過敏症の既往歴のある患者
(2)血友病患者

マルトス輸液10%

規格：10%250mL1袋[208円/袋]，10%500mL1袋[212円/袋]

マルトース水和物　大塚製薬工場　323

【効能効果】

糖尿病及び術中・術後で非経口的に水・エネルギー補給を必要とする場合

【対応標準病名】

◎	糖尿病		
○	1型糖尿病	1型糖尿病・眼合併症あり	1型糖尿病・関節合併症あり
	1型糖尿病・ケトアシドーシス合併あり	1型糖尿病・昏睡合併あり	1型糖尿病・腎合併症あり
	1型糖尿病・神経学的合併症あり	1型糖尿病・多発糖尿病性合併症あり	1型糖尿病・糖尿病性合併症あり
	1型糖尿病・糖尿病性合併症なし	1型糖尿病・末梢循環合併症あり	1型糖尿病黄斑症
	1型糖尿病合併妊娠	1型糖尿病性アシドーシス	1型糖尿病性アセトン血症
	1型糖尿病性壊疽	1型糖尿病性黄斑浮腫	1型糖尿病性潰瘍
	1型糖尿病性眼筋麻痺	1型糖尿病性肝障害	1型糖尿病性関節症
	1型糖尿病性筋萎縮症	1型糖尿病性血管障害	1型糖尿病性ケトアシドーシス
	1型糖尿病性高コレステロール血症	1型糖尿病性虹彩炎	1型糖尿病性骨症
	1型糖尿病性昏睡	1型糖尿病性自律神経ニューロパチー	1型糖尿病性神経因性膀胱
	1型糖尿病性神経痛	1型糖尿病性腎硬化症	1型糖尿病性腎症
	1型糖尿病性腎症第1期	1型糖尿病性腎症第2期	1型糖尿病性腎症第3期
	1型糖尿病性腎症第3期A	1型糖尿病性腎症第3期B	1型糖尿病性腎症第4期
	1型糖尿病性腎症第5期	1型糖尿病性腎不全	1型糖尿病性水疱
	1型糖尿病性精神障害	1型糖尿病性そう痒症	1型糖尿病性多発ニューロパチー
	1型糖尿病性単ニューロパチー	1型糖尿病性中心性網膜症	1型糖尿病性低血糖性昏睡
	1型糖尿病性動脈硬化症	1型糖尿病性動脈閉塞症	1型糖尿病性ニューロパチー
	1型糖尿病性白内障	1型糖尿病性皮膚障害	1型糖尿病性浮腫性硬化症
	1型糖尿病性末梢血管症	1型糖尿病性末梢血管障害	1型糖尿病性末梢神経障害
	1型糖尿病性網膜症	2型糖尿病	2型糖尿病・眼合併症あり
	2型糖尿病・関節合併症あり	2型糖尿病・ケトアシドーシス合併あり	2型糖尿病・昏睡合併あり
	2型糖尿病・腎合併症あり	2型糖尿病・神経学的合併症あり	2型糖尿病・多発糖尿病性合併症あり
	2型糖尿病・糖尿病性合併症あり	2型糖尿病・糖尿病性合併症なし	2型糖尿病・末梢循環合併症あり
	2型糖尿病黄斑症	2型糖尿病合併妊娠	2型糖尿病性アシドーシス
	2型糖尿病性アセトン血症	2型糖尿病性壊疽	2型糖尿病性黄斑浮腫
	2型糖尿病性潰瘍	2型糖尿病性眼筋麻痺	2型糖尿病性肝障害
	2型糖尿病性関節症	2型糖尿病性筋萎縮症	2型糖尿病性血管障害
	2型糖尿病性ケトアシドーシス	2型糖尿病性高コレステロール血症	2型糖尿病性虹彩炎
	2型糖尿病性骨症	2型糖尿病性昏睡	2型糖尿病性自律神経ニューロパチー
	2型糖尿病性神経因性膀胱	2型糖尿病性神経痛	2型糖尿病性腎硬化症
	2型糖尿病性腎症	2型糖尿病性腎症第1期	2型糖尿病性腎症第2期
	2型糖尿病性腎症第3期	2型糖尿病性腎症第3期A	2型糖尿病性腎症第3期B
	2型糖尿病性腎症第4期	2型糖尿病性腎症第5期	2型糖尿病性腎不全
	2型糖尿病性水疱	2型糖尿病性精神障害	2型糖尿病性そう痒症
	2型糖尿病性多発ニューロパチー	2型糖尿病性単ニューロパチー	2型糖尿病性中心性網膜症
	2型糖尿病性低血糖性昏睡	2型糖尿病性動脈硬化症	2型糖尿病性動脈閉塞症
	2型糖尿病性ニューロパチー	2型糖尿病性白内障	2型糖尿病性皮膚障害
	2型糖尿病性浮腫性硬化症	2型糖尿病性末梢血管症	2型糖尿病性末梢血管障害
	2型糖尿病性末梢神経障害	2型糖尿病性ミオパチー	2型糖尿病性網膜症
あ	安定型糖尿病	インスリンレセプター異常症	ウイルス性糖尿病
	ウイルス性糖尿病・眼合併症あり	ウイルス性糖尿病・ケトアシドーシス合併あり	ウイルス性糖尿病・昏睡合併あり
	ウイルス性糖尿病・腎合併症あり	ウイルス性糖尿病・神経学的合併症あり	ウイルス性糖尿病・多発糖尿病性合併症あり
	ウイルス性糖尿病・糖尿病性合併症あり	ウイルス性糖尿病・糖尿病性合併症なし	ウイルス性糖尿病・末梢循環合併症あり
か	栄養不良関連糖尿病	緩徐進行1型糖尿病	緩徐進行1型糖尿病・眼合併症あり
	緩徐進行1型糖尿病・関節合併症あり	緩徐進行1型糖尿病・ケトアシドーシス合併あり	緩徐進行1型糖尿病・昏睡合併あり
	緩徐進行1型糖尿病・腎合併症あり	緩徐進行1型糖尿病・神経学的合併症あり	緩徐進行1型糖尿病・多発糖尿病性合併症あり
	緩徐進行1型糖尿病・糖尿病性合併症なし	緩徐進行1型糖尿病・末梢循環合併症あり	キンメルスチール・ウイルソン症候群
	劇症1型糖尿病	高血糖高浸透圧症候群	高浸透圧性非ケトン性昏睡
さ	若年2型糖尿病	新生児一過性糖尿病	新生児糖尿病
	膵性糖尿病・眼合併症あり	膵性糖尿病・ケトアシドーシス合併あり	膵性糖尿病・昏睡合併あり
	膵性糖尿病・腎合併症あり	膵性糖尿病・神経学的合併症あり	膵性糖尿病・多発糖尿病性合併症あり
	膵性糖尿病・糖尿病性合併症あり	膵性糖尿病・糖尿病性合併症なし	膵性糖尿病・末梢循環合併症あり
	ステロイド糖尿病	ステロイド糖尿病・眼合併症あり	ステロイド糖尿病・ケトアシドーシス合併あり
	ステロイド糖尿病・昏睡合併あり	ステロイド糖尿病・腎合併症あり	ステロイド糖尿病・神経学的合併症あり
	ステロイド糖尿病・多発糖尿病性合併症あり	ステロイド糖尿病・糖尿病性合併症あり	ステロイド糖尿病・糖尿病性合併症なし
	ステロイド糖尿病・末梢循環合併症あり	増殖性糖尿病性網膜症	増殖性糖尿病性網膜症・1型糖尿病
た	増殖性糖尿病性網膜症・2型糖尿病	糖尿病・糖尿病性合併症なし	糖尿病黄斑症
	糖尿病黄斑浮腫	糖尿病性アシドーシス	糖尿病性アセトン血症
	糖尿病性壊疽	糖尿病性潰瘍	糖尿病性眼筋麻痺
	糖尿病性肝障害	糖尿病性関節症	糖尿病性筋萎縮症
	糖尿病性血管障害	糖尿病性ケトアシドーシス	糖尿病性高コレステロール血症
	糖尿病性虹彩炎	糖尿病性骨症	糖尿病性昏睡

	糖尿病性自律神経ニューロパチー	糖尿病性神経因性膀胱	糖尿病性神経痛
	糖尿病性腎硬化症	糖尿病性腎症	糖尿病性腎不全
	糖尿病性水疱	糖尿病性精神障害	糖尿病性そう痒症
	糖尿病性多発ニューロパチー	糖尿病性単ニューロパチー	糖尿病性中心性網膜症
	糖尿病性低血糖性昏睡	糖尿病性動脈閉塞症	糖尿病性ニューロパチー
	糖尿病性白内障	糖尿病性皮膚障害	糖尿病性浮腫性硬化症
	糖尿病性末梢血管症	糖尿病性末梢血管障害	糖尿病性末梢神経障害
な	糖尿病網膜症	二次性糖尿病	二次性糖尿病・眼合併症あり
	二次性糖尿病・ケトアシドーシス合併あり	二次性糖尿病・昏睡合併あり	二次性糖尿病・腎合併症あり
	二次性糖尿病・神経学的合併症あり	二次性糖尿病・多発糖尿病性合併症あり	二次性糖尿病・糖尿病性合併症あり
	二次性糖尿病・糖尿病性合併症なし	二次性糖尿病・末梢循環合併症あり	妊娠中の耐糖能低下
は	妊娠中の糖尿病	妊娠糖尿病母体児症候群	不安定型糖尿病
や	薬剤性糖尿病	薬剤性糖尿病・眼合併症あり	薬剤性糖尿病・ケトアシドーシス合併あり
	薬剤性糖尿病・昏睡合併あり	薬剤性糖尿病・腎合併症あり	薬剤性糖尿病・神経学的合併症あり
	薬剤性糖尿病・多発糖尿病性合併症あり	薬剤性糖尿病・糖尿病性合併症あり	薬剤性糖尿病・糖尿病性合併症なし
	薬剤性糖尿病・末梢循環合併症あり		
△	インスリンショック	インスリン抵抗性糖尿病	化学的糖尿病
	境界型糖尿病	膵性糖尿病	低血糖昏睡
	糖尿病合併症	糖尿病性動脈硬化症	糖尿病母体児
	妊娠糖尿病	非糖尿病性低血糖性昏睡	

用法用量　通常成人は1回500～1000mLを徐々に静脈内に点滴注入する。
投与速度は通常成人マルトース水和物として1時間あたり0.3g/kg体重以下(体重50kgとして10%液500mLを4時間以上)とする。
なお，年齢，症状により適宜増減する。

マドロス輸液10%：扶桑薬品　10%500mL1袋[213円/袋]，10%200mL1瓶[210円/瓶]，10%200mL1袋[210円/袋]

マンニットールS注射液

規格：300mL1瓶[386円/瓶]，500mL1瓶[583円/瓶]
D－ソルビトール　D－マンニトール　陽進堂　323

【効能効果】

脳圧降下及び脳容積の縮小を必要とする場合。
眼内圧降下を必要とする場合。
術中・術後・外傷後及び薬物中毒時の急性腎不全を浸透圧利尿により予防及び治療する場合。

【対応標準病名】

◎	急性腎不全		
○	急性腎性腎不全	急性腎前性腎不全	急性腎皮質壊死
	急性尿細管壊死	ショック腎	腎髄質壊死
	腎乳頭壊死		
△	急性腎後性腎不全		

用法用量　通常，体重1kgあたり7～20mLを点滴静注する。投与速度は，3～10分間に100mLとする。なお，年齢，症状により適宜増減する。ただし，1日量は，D-マンニトールとして200gまでとする。

禁忌
(1)遺伝性果糖不耐症の患者
(2)低張性脱水症の患者
(3)急性頭蓋内血腫のある患者

20%マンニットール注射液「YD」

規格：20%300mL1瓶[411円/瓶]，20%500mL1瓶[583円/瓶]
D－マンニトール　陽進堂　219

【効能効果】

術中・術後・外傷後及び薬物中毒時の急性腎不全の予防及び治療する場合。
脳圧降下及び脳容積の縮小を必要とする場合。
眼内圧降下を必要とする場合。

【対応標準病名】

◎	急性腎不全		
○	急性腎性腎不全	急性腎前性腎不全	急性腎皮質壊死
	急性尿細管壊死	ショック腎	腎髄質壊死
	腎乳頭壊死		
△	急性腎後性腎不全		

用法用量　D-マンニトールとして，通常1回体重1kg当り1.0～3.0g(5～15mL)を点滴静注する。なお，年齢，症状により適宜増減する。ただし，D-マンニトールとして1日量200gまでとする。投与速度は100mL/3～10分とする。

禁忌　急性頭蓋内血腫のある患者

マンニットT注15%：テルモ　15%500mL1袋[365円/袋]

ミオMIBG－I123注射液

規格：10MBq[396.9円/MBq]
3－ヨードベンジルグアニジン(^{123}I)　富士フイルムRI　430

【効能効果】

(1)心シンチグラフィによる心臓疾患の診断
(2)腫瘍シンチグラフィによる下記疾患の診断
神経芽腫，褐色細胞腫

【対応標準病名】

該当病名なし

用法用量
(1)心シンチグラフィ
通常，成人には，本品111MBqを静脈より投与し，約15分後以降にガンマカメラを用いて心シンチグラムを得る。
必要に応じて，3～6時間後の心シンチグラムを得る。
必要に応じて，運動負荷時投与の心シンチグラムを得る。
なお，投与量は，年齢，体重により適宜増減する。
(2)腫瘍シンチグラフィ
①神経芽腫
通常，小児には，400MBqを最大用量として200～400MBq/1.7m^2(体表面積)を静脈より投与し，6時間後及び24時間後にガンマカメラを用いて腫瘍シンチグラムを得る。
必要に応じて，48時間後の腫瘍シンチグラムを得る。
また，通常，成人への投与量は，200～400MBqとし，年齢，体重により適宜増減する。
②褐色細胞腫
通常，本品111MBqを静脈より投与し，24時間後にガンマカメラを用いて腫瘍シンチグラムを得る。
必要に応じて，6時間後及び48時間後の腫瘍シンチグラムを得る。
なお，投与量は，年齢，体重等により適宜増減するが，222MBqを上限とする。

ミオテクター冠血管注

規格：1瓶1管1組[1904円/組]
塩化カリウム　塩化カルシウム水和物　塩化ナトリウム　塩化マグネシウム　炭酸水素ナトリウム　アイロム　799

【効能効果】

低体温体外循環下，大動脈を遮断し実施される心臓外科手術における，心停止及び心筋保護

【対応標準病名】

該当病名なし

用法用量 本剤は，用時 A 液に B 液を全量添加し，十分に混合して使用する。A 液に B 液を混合後，本剤を 4℃前後に冷却し，人工心肺装置を用い，患者を体外循環下に置き，体外循環灌流温を予定の低温にした後，上行大動脈を遮断し，直ちに，通常成人体重 1kg 当たり 10〜20mL を，順行性冠灌流にて注入する場合は 2〜4 分かけて冠状動脈(大動脈基部)に，また，逆行性冠灌流にて注入する場合は 4〜7 分かけて冠状静脈(冠状静脈洞)に注入する。ただし，心停止が得られない場合は，心停止が得られるまで適宜増量する。また，同時に，心嚢内に 4℃前後に冷却した局所冷却液(生理食塩液，リンゲル液，乳酸リンゲル液等)を持続的若しくは定期的に注入し，あるいはアイススラッシュを用いて，心臓の局所冷却を維持する。以後，20〜30 分ごとに，本剤(A，B 混合液)を初回注入量の半量を目安に心停止が維持できるよう追加注入する。また，途中で心機能が回復した場合，若しくは心筋温が 15〜20℃以上に上昇した場合は，速やかに心停止が得られるまで追加注入を行う。本剤(A，B 混合液)の注入に当たっては，順行性冠灌流を基本とし，順行性冠灌流のみでは本剤が心筋に十分行き渡らない可能性がある場合，逆行性冠灌流の併用あるいは逆行性冠灌流を行う。なお，1 手術当たりの注入量は，手術の種類や手術時間により異なる。注入に際しては，注入圧をモニターし，過度の注入圧を回避すべく注意する。

ミキシッドH輸液　規格：900mL1キット[1571円/キット]
ミキシッドL輸液　規格：900mL1キット[1480円/キット]

アミノ酸 糖 脂肪 電解質　大塚製薬工場 325

【効 能 効 果】

経口，経腸管栄養補給が不能又は不十分で，経中心静脈栄養に頼らざるを得ない場合の水分，電解質，アミノ酸，脂肪，カロリー補給

【対応標準病名】

◎	摂食機能障害		
△	異常腸音	胃内停水	回盲部腫瘤
	下腹部腫瘤	胸脇苦満	筋性防御
	口苦	口腔内異常感症	口腔内感覚異常症
	口内痛	後腹膜腫瘤	黒色便
	骨盤内腫瘤	臍部腫瘤	しぶり腹
	小腹拘急	小腹硬満	上腹部腫瘤
	小腹不仁	食道異物感	心下急
	心下痞	心下痞堅	心下痞硬
	心窩部振水音	心窩部不快	蠕動亢進
	大量便	腸音欠如	腸音亢進
	腸間膜腫瘤	つかえ感	粘液便
	排便習慣の変化	排便障害	腹腔内腫瘤
	腹皮拘急	腹部腫脹	腹部腫瘤
	腹部板状硬	腹部不快感	便異常
	便色異常	便潜血	膀胱直腸障害
	緑色便		

用法用量

〔ミキシッド L 輸液〕

本品は経中心静脈輸液療法の開始時で，耐糖能が不明の場合や耐糖能が低下している場合の開始液として，あるいは侵襲時等で耐糖能が低下しており，ブドウ糖を制限する必要がある場合の維持液として用いる。

用時，隔壁を開通して上室液と下室液をよく混合し，開始液又は維持液とする。通常，成人には 1 日 1800mL の開始液又は維持液を，24 時間かけて中心静脈内に持続点滴注入する。なお，年齢，症状，体重により適宜増減する。

〔ミキシッド H 輸液〕

本品は経中心静脈輸液療法の維持液として用いる。

用時，隔壁を開通して上室液と下室液をよく混合し，維持液とする。通常，成人には 1 日 1800mL の維持液を，24 時間かけて中心静脈内に持続点滴注入する。なお，年齢，症状，体重により適宜増減する。

用法用量に関連する使用上の注意

(1)高カロリー輸液療法施行中にビタミン B_1 欠乏により重篤なアシドーシスが起こることがあるので，本剤を投与する場合には，必ず必要量(1 日 3mg 以上を目安)のビタミン B_1 を投与すること。

(2)細菌混入の防止に関する注意事項

本剤に含有される脂肪が目詰まりするため除菌用ファイナルフィルターを使用できない。このため細菌混入の防止に関し以下の点に注意すること。なお，混注操作法及び本剤使用時の形態については，8．適用上の注意(2)調製時 6)ビタミン剤，微量元素製剤，電解質製剤(ナトリウム製剤，カリウム製剤のみ)の混注操作の項を参照のこと。

①ビタミン剤，微量元素製剤又は電解質製剤(ナトリウム製剤，カリウム製剤のみ)の投与：本剤バッグへの直接添加は，バッグの混注用フィルターを介して行うこと。

②ビタミン剤，微量元素製剤及び電解質製剤(ナトリウム製剤，カリウム製剤のみ)以外の薬剤の投与：本剤バッグへ直接添加せず，他の輸液ラインから無菌的に投与すること。

③輸液ラインの接合部は，常に清潔な状態にしておくこと。

④本剤は，連結管による連続投与を行わないこと。バッグの付け替えは，瓶針の刺し換えにより，速やかに行うこと。

(3)カテーテル刺入部位は，常に清潔な状態にしておくこと。

(4)発熱などカテーテル感染が疑われた場合は，カテーテルを抜去するなど適切な処置を講じること。

警告

(1)ビタミン B_1 を併用せずに高カロリー輸液療法を施行すると重篤なアシドーシスが発現することがあるので，必ずビタミン B_1 を併用すること。

ビタミン B_1 欠乏症と思われる重篤なアシドーシスが発現した場合には，直ちに 100〜400mg のビタミン B_1 製剤を急速静脈内投与すること。

また，高カロリー輸液療法を施行中の患者では，基礎疾患及び合併症に起因するアシドーシスが発現することがあるので，症状があらわれた場合には高カロリー輸液療法を中断し，アルカリ化剤の投与等の処置を行うこと。

(2)使用施設：本剤は医療施設内でのみ使用すること(在宅療法では使用しないこと)。

(3)本剤は脂肪を含有する経中心静脈投与輸液であり，除菌用ファイナルフィルターが使用できないため，投与にあたっては細菌混入の防止について特に注意すること。

禁忌

(1)電解質代謝異常のある患者

①高カリウム血症(乏尿，アジソン病，高窒素血症等)の患者

②高リン血症(副甲状腺機能低下症等)の患者

③高マグネシウム血症(甲状腺機能低下症等)の患者

④高カルシウム血症の患者

⑤高ナトリウム血症の患者

⑥高クロル血症の患者

(2)肝性昏睡又は肝性昏睡のおそれのある患者

(3)重篤な腎障害のある患者

(4)アミノ酸代謝異常のある患者

(5)重篤な血液凝固異常のある患者

(6)血栓症の患者

(7)ケトーシスを伴った糖尿病の患者

(8)高脂血症の患者

ミダフレッサ静注0.1%　規格：10mg10mL1瓶[3340円/瓶]

ミダゾラム　アルフレッサファーマ 113

【効 能 効 果】

てんかん重積状態

【対応標準病名】

◎	てんかん重積状態		
○	欠神発作重積状態	小発作持続状態	精神運動発作重積症
	大発作持続状態	部分発作重延状態	

用法用量

静脈内投与：通常，修正在胎45週以上(在胎週数＋出生後週数)の小児には，ミダゾラムとして0.15mg/kgを静脈内投与する。投与速度は1mg/分を目安とすること。なお，必要に応じて1回につき0.1～0.3mg/kgの範囲で追加投与するが，初回投与と追加投与の総量として0.6mg/kgを超えないこと。

持続静脈内投与：通常，修正在胎45週以上(在胎週数＋出生後週数)の小児には，ミダゾラムとして0.1mg/kg/時より持続静脈内投与を開始し，必要に応じて0.05～0.1mg/kg/時ずつ増量する。最大投与量は0.4mg/kg/時までとすること。

用法用量に関連する使用上の注意

(1)ミダゾラムに対する反応は個人差があり，患者の年齢，感受性，全身状態及び併用薬等を考慮して，投与量を決定すること。特に，高齢者，衰弱患者，心不全患者，及び中枢神経系抑制剤等を併用する場合は投与量を減量すること。

(2)投与量の急激な減少又は中止によりてんかん重積状態があらわれることがあるので，持続静脈内投与を終了する場合には0.05～0.1mg/kg/時を目安として緩徐に減量すること。

警告

(1)「重要な基本的注意」に留意し，呼吸及び循環動態の連続的な観察ができる施設においてのみ用いること。

(2)低出生体重児及び新生児に対して急速静脈内投与をしてはならない。

禁忌

(1)本剤の成分に対し過敏症の既往歴のある患者

(2)急性狭隅角緑内障のある患者

(3)重症筋無力症のある患者

(4)HIVプロテアーゼ阻害剤(リトナビルを含有する製剤，サキナビル，インジナビル，ネルフィナビル，ダルナビル，アタザナビル，ホスアンプレナビル)，エファビレンツ及びコビシスタットを含有する製剤を投与中の患者

(5)ショックの患者，昏睡の患者，バイタルサインの抑制がみられる急性アルコール中毒の患者

併用禁忌

薬剤名等	臨床症状・措置方法	機序・危険因子
HIVプロテアーゼ阻害剤 リトナビルを含有する製剤 (ノービア，カレトラ) サキナビル (インビラーゼ) インジナビル (クリキシバン) ネルフィナビル (ビラセプト) ダルナビル (プリジスタ，プリジスタナイーブ) アタザナビル (レイアタッツ) ホスアンプレナビル (レクシヴァ)	過度の鎮静や呼吸抑制を起こすおそれがある。	これらの薬剤によるCYP3A4に対する競合的阻害作用により，本剤の血中濃度が上昇することが考えられている。
エファビレンツ (ストックリン) コビシスタットを含有する製剤 (スタリビルド)	不整脈，持続的な鎮静や呼吸抑制を起こすおそれがある。	

ミッドペリック135腹膜透析液

規格：1L1袋[580円/袋]，1.5L1袋[910円/袋]，2L1袋[1096円/袋]，1L1袋(排液用バッグ付)[1474円/袋]，1.5L1袋(排液用バッグ付)[1643円/袋]，2L1袋(排液用バッグ付)[1911円/袋]

ミッドペリック250腹膜透析液

規格：1L1袋[674円/袋]，1.5L1袋[868円/袋]，2L1袋[1074円/袋]，1L1袋(排液用バッグ付)[1547円/袋]，1.5L1袋(排液用バッグ付)[1604円/袋]，2L1袋(排液用バッグ付)[1946円/袋]

ミッドペリック400腹膜透析液

規格：2L1袋[1076円/袋]，1L1袋(排液用バッグ付)[1673円/袋]，1.5L1袋(排液用バッグ付)[1687円/袋]，2L1袋(排液用バッグ付)[2298円/袋]

ブドウ糖　塩化カルシウム水和物　塩化ナトリウム　塩化マグネシウム　乳酸ナトリウム　テルモ　342

【効能効果】

慢性腎不全患者における腹膜透析

【対応標準病名】

◎	慢性腎不全		
○	1型糖尿病性腎不全	2型糖尿病性腎不全	腎性網膜症
	糖尿病性腎不全	尿毒症性心膜炎	尿毒症性多発性ニューロパチー
	尿毒症性ニューロパチー	尿毒症性脳症	尿毒症肺
	末期腎不全	慢性腎臓病ステージG5	慢性腎臓病ステージG5D
△	赤血球造血刺激因子製剤低反応性貧血	尿毒症性心筋症	慢性腎臓病ステージG3
	慢性腎臓病ステージG3a	慢性腎臓病ステージG3b	慢性腎臓病ステージG4

用法用量

透析治療を目的とし，腹腔内に注入して使用する。

通常成人では，1回1.5～2Lを腹腔内に注入し，4～8時間滞液し，効果期待後に排液除去する。以上の操作を1回とし，ミッドペリック135腹膜透析液，ミッドペリック250腹膜透析液及びミッドペリック400腹膜透析液を適宜組み合わせるか又は単独使用して，通常1日当たり4回の連続操作を継続して行う。

なお，注入量，滞液時間，操作回数は症状，血液生化学値及び体液異常，年齢，体重等により適宜増減する。

注入及び排液速度は通常300mL/分以下とする。

(本剤は隔壁を開通し，大室液と小室液を混合した後，使用する。なお混合は以下に示す方法にて行う。)

＜混合方法＞

(1)開封：バッグを外袋より取り出す。

(2)確認

隔壁に開通がないことを確認する。

注意：隔壁に開通が認められる場合は使用しないでください。

(3)開通

大室側を強くつかみ隔壁側へ押し出すように圧力をかけ，隔壁を開通する。

注意：机にぶつけたりして，隔壁を開通させないでください。バッグが破損することがあります。

(4)混合：両手で交互に押し，十分混合する。

用法用量に関連する使用上の注意

(1)注入量及び交換回数

注入量(容量設定)は，次表を目安とし，また交換回数は通常1日4回とする。

体重50kg未満	1.5L容量を使用する
体重50kg以上	2L容量を使用する

なお，2L貯留を行っている患者で透析不足による全身倦怠感，食欲不振，不眠等の尿毒症症状が認められる場合，患者の腹腔内容積や肺活量に応じて1日の透析量を増やすことを考慮すること。

(2)組合せ処方

ミッドペリック135腹膜透析液，ミッドペリック250腹膜透析

液及びミッドペリック 400 腹膜透析液の 1 日の組合せ処方は，次表の推定除水量を参考とすること。
なお，ミッドペリック 400 腹膜透析液は高張液であり，これのみを投与すると脱水症状を起こすことがあるので，適宜ミッドペリック 135 腹膜透析液又はミッドペリック 250 腹膜透析液を組み合わせて投与すること。

1 日の組合せ処方			推定除水量(mL)	
ミッドペリック 135 腹膜透析液	ミッドペリック 250 腹膜透析液	ミッドペリック 400 腹膜透析液	1.5L 容量	2L 容量
0	1	3	2000	2550
0	2	2	1800	2300
1	0	3	1800	2300
0	3	1	1600	2050
1	1	2	1600	2050
1	2	1	1400	1800
2	0	2	1400	1800
0	4	0	1400	1800
1	3	0	1200	1550
2	1	1	1200	1550
2	2	0	1000	1300
3	0	1	1000	1300
3	1	0	800	1050
4	0	0	600	800

禁忌
(1)横隔膜欠損のある患者
(2)腹部に挫滅傷又は熱傷のある患者
(3)高度の腹膜癒着のある患者
(4)尿毒症に起因する以外の出血性素因のある患者
(5)乳酸代謝障害の疑いのある患者

ミネラリン注
規格：2mL1管[246円/管]
ヨウ化カリウム　塩化マンガン　塩化第二鉄　硫酸亜鉛水和物　硫酸銅
日本製薬　322

エレメンミック注を参照(P1234)

ミノマイシン点滴静注用100mg
規格：100mg1瓶[513円/瓶]
ミノサイクリン塩酸塩
ファイザー　615

【効 能 効 果】

〈適応菌種〉ミノサイクリンに感性の黄色ブドウ球菌，レンサ球菌属，肺炎球菌，腸球菌属，モラクセラ・ラクナータ(モラー・アクセンフェルト菌)，炭疽菌，大腸菌，クレブシエラ属，エンテロバクター属，インフルエンザ菌，シュードモナス・フルオレッセンス，緑膿菌，バークホルデリア・セパシア，ステノトロホモナス(ザントモナス)・マルトフィリア，アシネトバクター属，フラボバクテリウム属，レジオネラ・ニューモフィラ，リケッチア属(オリエンチア・ツツガムシ)，クラミジア属，肺炎マイコプラズマ(マイコプラズマ・ニューモニエ)
〈適応症〉敗血症，深在性皮膚感染症，慢性膿皮症，扁桃炎，急性気管支炎，肺炎，慢性呼吸器病変の二次感染，膀胱炎，腎盂腎炎，腹膜炎，炭疽，つつが虫病，オウム病

【対応標準病名】

◎	オウム病	急性気管支炎	腎盂腎炎
	炭疽	つつが虫病	肺炎
	敗血症	皮膚感染症	腹膜炎
	扁桃炎	膀胱炎	慢性膿皮症
○	MRCNS 敗血症	MRSA 腹膜炎	MRSA 膀胱炎
	亜急性気管支炎	アレルギー性膀胱炎	胃腸炭疽
	院内感染敗血症	インフルエンザ菌気管支炎	横隔膜下膿瘍
	横隔膜下腹膜炎	黄色ぶどう球菌敗血症	オウム病肺炎
	潰瘍性膀胱炎	化膿性腹膜炎	肝下膿瘍
	間質性膀胱炎	肝周囲炎	気管支肺炎
	気腫性腎盂腎炎	偽膜性扁桃炎	急性アデノイド咽頭炎
	急性アデノイド扁桃炎	急性壊疽性扁桃炎	急性潰瘍性扁桃炎
	急性化膿性扁桃炎	急性気管気管支炎	急性限局性腹膜炎
	急性喉頭気管気管支炎	急性骨盤腹膜炎	急性出血性膀胱炎
	急性腺窩性扁桃炎	急性単純性膀胱炎	急性肺炎
	急性汎発性腹膜炎	急性反復性気管支炎	急性腹膜炎
	急性扁桃炎	急性膀胱炎	グラム陰性桿菌敗血症
	グラム陰性菌敗血症	グラム陽性菌敗血症	クループ性気管支炎
	頚部膿瘍	血性腹膜炎	限局性腹膜炎
	原発性腹膜炎	コアグラーゼ陰性ぶどう球菌敗血症	紅色陰癬
	後腹膜炎	後腹膜膿瘍	骨盤直腸窩膿瘍
	骨盤腹膜炎	細菌性腹膜炎	細菌性膀胱炎
	臍周囲炎	習慣性アンギナ	習慣性扁桃炎
	十二指腸穿孔腹膜炎	出血性膀胱炎	術後腎盂腎炎
	術後腹膜炎	シュロッフェル腫瘤	上行性腎盂腎炎
	小児肺炎	小膿疱性皮膚炎	滲出性気管支炎
	滲出性腹膜炎	膵臓性腹膜炎	舌扁桃炎
	セレウス菌敗血症	腺窩性アンギナ	穿孔性腹腔内膿瘍
	穿孔性腹膜炎	増殖性化膿性口内炎	大網膿瘍
	大葉性肺炎	多発性漿膜炎	多発性腸間膜膿瘍
	多発性膿疱症	胆汁性腹膜炎	炭疽髄膜炎
	炭疽敗血症	腸間膜脂肪壊死	腸間膜脂肪織炎
	腸間膜膿瘍	腸球菌敗血症	腸骨窩膿瘍
	腸穿孔腹膜炎	腸腰筋膿瘍	沈下性肺炎
	乳児肺炎	尿細管間質性腎炎	尿性腹膜炎
	尿膜管膿瘍	膿皮症	膿疱
	肺炎球菌性気管支炎	肺炎球菌性腹膜炎	敗血症性気管支炎
	敗血症性ショック	敗血症性肺炎	敗血症性皮膚炎
	肺炭疽	汎発性化膿性腹膜炎	反復性膀胱炎
	非定型肺炎	皮膚炭疽	びまん性肺炎
	びらん性膀胱炎	フィブリン性腹膜炎	腹腔骨盤部膿瘍
	腹腔内遺残膿瘍	腹腔内膿瘍	ぶどう球菌性敗血症
	ぶどう球菌性扁桃炎	閉塞性肺炎	扁桃性アンギナ
	膀胱後部膿瘍	膀胱三角部炎	膀胱周囲炎
	膀胱周囲膿瘍	放射線性膀胱炎	マイコプラズマ気管支炎
	慢性骨盤腹膜炎	慢性再発性膀胱炎	慢性複雑性膀胱炎
	慢性腹膜炎	慢性扁桃炎	慢性膀胱炎
	無熱性肺炎	盲腸後部膿瘍	連鎖球菌気管支炎
	連鎖球菌性扁桃炎	老人性肺炎	
△	BK ウイルス腎症	MRSA 敗血症	インフルエンザ菌敗血症
	ウイルス性扁桃炎	炎症性大網癒着	偽膜性気管支炎
	胸膜肺炎	クラミジア肺炎	嫌気性菌敗血症
	扁桃チフス	放射線出血性膀胱炎	

※ **適応外使用可**
原則として，「ミノサイクリン塩酸塩【内服薬】【注射薬】」を「日本紅斑熱」に対して処方した場合，当該使用事例を審査上認める。

効能効果に関連する使用上の注意
(1)胎児に一過性の骨発育不全，歯牙の着色・エナメル質形成不全を起こすことがある。また，動物実験(ラット)で胎児毒性が認められているので，妊婦又は妊娠している可能性のある婦人には治療上の有益性が危険性を上回ると判断される場合にのみ投与すること。
(2)小児(特に歯牙形成期にある 8 歳未満の小児)に投与した場合，歯牙の着色・エナメル質形成不全，また，一過性の骨発育不全を起こすことがあるので，他の薬剤が使用できないか，無効の場合にのみ適用を考慮すること。

用法用量　点滴静脈内注射は，経口投与不能の患者及び救急の場合に行い，経口投与が可能になれば経口用剤に切り替える。
通常成人には，初回ミノサイクリン塩酸塩 100〜200mg(力価)，以後 12 時間ないし 24 時間ごとに 100mg(力価)を補液に溶かし，

30分～2時間かけて点滴静脈内注射する。

用法用量に関連する使用上の注意

(1)本剤の使用にあたっては，耐性菌の発現等を防ぐため，原則として感受性を確認し，疾病の治療上必要な最少限の期間の投与にとどめること。

(2)炭疽の発症及び進展抑制には，類薬であるドキシサイクリンについて米国疾病管理センター(CDC)が，60日間の投与を推奨している。

禁忌　テトラサイクリン系薬剤に対し過敏症の既往歴のある患者

ミノサイクリン塩酸塩点滴静注用100mg「F」：富士製薬[182円/瓶]，ミノサイクリン塩酸塩点滴静注用100mg「サワイ」：沢井[182円/瓶]，ミノサイクリン塩酸塩点滴静注用100mg「タイヨー」：テバ製薬[182円/瓶]，ミノサイクリン塩酸塩点滴静注用100mg「日医工」：日医工[144円/瓶]

ミラクリッド　規格：25,000単位1瓶[984円/瓶]，50,000単位1瓶[1316円/瓶]，100,000単位1瓶[2369円/瓶]

ミラクリッド注射液2万5千単位　規格：25,000単位0.5mL1管[984円/管]

ミラクリッド注射液5万単位　規格：50,000単位1mL1管[1316円/管]

ミラクリッド注射液10万単位　規格：100,000単位2mL1管[2369円/管]

ウリナスタチン　持田　399

【効能効果】

(1)急性膵炎(外傷性，術後及びERCP後の急性膵炎を含む)

(2)慢性再発性膵炎の急性増悪期

(3)急性循環不全(出血性ショック，細菌性ショック，外傷性ショック，熱傷性ショック)

【対応標準病名】

◎	ERCP後膵炎	外傷性ショック	急性循環不全
	急性膵炎	細菌性ショック	出血性ショック
	術後膵炎	熱傷ショック	慢性再発性膵炎
○	亜急性膵炎	一次性ショック	一過性ショック
	壊死性膵炎	エンドトキシン性ショック	外傷性出血性ショック
	化膿性膵炎	感染性膵壊死	急性出血壊死性膵炎
	急性ショック	急性膵壊死	限局性膵炎
	再発性急性膵炎	自己免疫性膵炎	重症急性膵炎
	循環血液量減少性ショック	ショック	膵炎
	ステロイド誘発性膵炎	脊髄性ショック	疼痛性ショック
	二次性ショック	敗血症性ショック	慢性膵炎急性増悪
△	アルコール性急性膵炎	アルコール性慢性膵炎	院内感染敗血症
	心原性ショック	膵機能異常	膵疾患
	膵膿瘍	胆石性膵炎	特発性慢性膵炎
	熱傷	敗血症	浮腫性膵炎
	放射線性熱傷	末梢循環不全	慢性膵炎
	薬剤性膵炎		

用法用量

〔ミラクリッド注射液〕

効能効果(1)，(2)の場合：通常，成人には初期投与量として1回25,000～50,000単位を500mLの輸液で希釈し，1回当たり1～2時間かけて1日1～3回点滴静注する。以後は症状の消退に応じ減量する。なお，年齢，症状により適宜増減する。

効能効果(3)の場合：通常，成人には1回100,000単位を500mLの輸液で希釈し，1回当たり1～2時間かけて1日1～3回点滴静注するか，又は，1回100,000単位を1日1～3回緩徐に静注する。なお，年齢，症状により適宜増減する。

〔ミラクリッド(凍結乾燥製剤)〕

効能効果(1)，(2)の場合：通常，成人には初期投与量として1回25,000～50,000単位を500mLの輸液に溶かし，1回当たり1～2時間かけて1日1～3回点滴静注する。以後は症状の消退に応じ減量する。なお，年齢，症状により適宜増減する。

効能効果(3)の場合：通常，成人には1回100,000単位を500mLの輸液に溶かし，1回当たり1～2時間かけて1日1～3回点滴静注するか，又は1回100,000単位を2mLの輸液に溶かし，1日1～3回緩徐に静注する。なお，年齢，症状により適宜増減する。

警告　本剤の投与は緊急時に十分対応できる医療施設において，患者の状態を観察しながら行うこと。

禁忌　ウリナスタチン製剤に対し過敏症の既往歴のある患者

ミリスロール注1mg/2mL　規格：1mg2mL1管[135円/管]

ミリスロール注5mg/10mL　規格：5mg10mL1管[481円/管]

ミリスロール注25mg/50mL　規格：25mg50mL1瓶[1882円/瓶]

ミリスロール注50mg/100mL　規格：50mg100mL1瓶[3326円/瓶]，50mg100mL1袋[3326円/袋]

ニトログリセリン　日本化薬　214,217

【効能効果】

(1)手術時の低血圧維持

(2)手術時の異常高血圧の救急処置

(3)急性心不全(慢性心不全の急性増悪期を含む)

(4)不安定狭心症

【対応標準病名】

◎	急性心不全	術中異常高血圧症	不安定狭心症
	慢性心不全		
○	安静時狭心症	異型狭心症	右室不全
	右心不全	うっ血性心不全	冠攣縮性狭心症
	狭心症	狭心症3枝病変	左室不全
	左心不全	初発労作型狭心症	心原性肺水腫
	心臓性呼吸困難	心臓性浮腫	心臓喘息
	心不全	増悪労作型狭心症	微小血管性狭心症
	慢性うっ血性心不全	夜間狭心症	両心不全
	労作時兼安静時狭心症	労作性狭心症	
△	高血圧性緊急症	心筋梗塞後症候群	心筋不全
	ドレッスラー症候群		
※	適応外使用可 ・原則として，「ニトログリセリン【注射薬】」を「異常高血圧」，「開心術後心不全」，「冠動脈虚血」，「肺動脈性肺高血圧症」に対して処方した場合，当該使用事例を審査上認める。 ・原則として「ニトログリセリン【注射薬】」を「分娩時の緊急子宮弛緩」を目的とする治療として，1回60～90μg，最大100μgを緩徐に静脈内に投与した場合，当該使用事例を審査上認める。(ミリスロール注1mg/2mL)		

用法用量

本剤は，注射液そのまま，又は生理食塩液，5%ブドウ糖注射液，乳酸リンゲル液等で希釈し，ニトログリセリンとして0.005～0.05%(1mL当たり50～500μg)溶液を点滴静注する。

本剤は，通常1分間に体重1kg当たりニトログリセリンとして，効能効果ごとに下表に基づき投与する。

効能効果	用法用量
手術時の低血圧維持	1～5μg/kg/分の投与量で投与を開始し，目的値まで血圧を下げ，以後血圧をモニターしながら点滴速度を調節する。
手術時の異常高血圧の救急処置	0.5～5μg/kg/分の投与量で投与を開始し，目的値まで血圧を下げ，以後血圧をモニターしながら点滴速度を調節する。
急性心不全(慢性心不全の急性増悪期を含む)	0.05～0.1μg/kg/分の投与量で投与を開始し，目的とする血行動態を得るまで血圧，左心室充満圧などの循環動態をモニターしながら5～15分ごとに0.1～0.2μg/kg/分ずつ増量し，最適点滴速度で維持する。
不安定狭心症	0.1～0.2μg/kg/分の投与量で投与を開始し，発作の経過及び血圧をモニターしながら約5分ごとに0.1～0.2μg/kg/分ずつ増量し，1～2μg/kg/分で維持する。効果がみられない

	場合には20～40μg/kgの静注を1時間ごとに併用する。なお，静注する場合は1～3分かけて緩徐に投与する。

用法用量に関連する使用上の注意

(1)本剤は塩化ビニル製の輸液容器及び輸液セットに吸着されるので，本剤点滴時にはガラス製，ポリエチレン製又はポリプロピレン製の輸液容器を使用すること。また，輸液セットへの吸着は点滴速度が遅い程及び輸液セットの長さが長くなる程吸着率が大きくなるので注意すること。

(2)用法用量のうち急性心不全及び不安定狭心症については吸着のない輸液セットを使用した場合の用法用量であり，従って塩化ビニル製の輸液セットを用いる場合には多量を要することがあるので注意すること。

禁忌

(1)硝酸・亜硝酸エステル系薬剤に対し過敏症の既往歴のある患者
(2)閉塞隅角緑内障の患者
(3)高度な貧血の患者
(4)ホスホジエステラーゼ5阻害作用を有する薬剤(シルデナフィルクエン酸塩，バルデナフィル塩酸塩水和物，タダラフィル)又はグアニル酸シクラーゼ刺激作用を有する薬剤(リオシグアト)を投与中の患者

併用禁忌

薬剤名等	臨床症状・措置方法	機序・危険因子
ホスホジエステラーゼ5阻害作用を有する薬剤 シルデナフィルクエン酸塩(バイアグラ，レバチオ) バルデナフィル塩酸塩水和物(レビトラ) タダラフィル(シアリス，アドシルカ，ザルティア)	併用により，降圧作用を増強することがある。	本剤はcGMPの産生を促進し，一方，ホスホジエステラーゼ5阻害作用を有する薬剤はcGMPの分解を抑制することから，両剤の併用によりcGMPの増大を介する本剤の降圧作用が増強する。
グアニル酸シクラーゼ刺激作用を有する薬剤 リオシグアト(アデムパス)		本剤とグアニル酸シクラーゼ刺激作用を有する薬剤は，ともにcGMPの産生を促進することから，両剤の併用によりcGMPの増大を介する本剤の降圧作用が増強する。

ニトログリセリン注1mg/2mL「HK」：光　1mg2mL1管[98円/管]，ニトログリセリン注5mg/10mL「HK」：光　5mg10mL1瓶[351円/瓶]，ニトログリセリン注25mg/50mLシリンジ「テルモ」：テルモ　25mg50mL1筒[1585円/筒]，ニトログリセリン点滴静注25mg/50mL「HK」：光　25mg50mL1袋[1429円/袋]，ニトログリセリン点滴静注50mg/100mL「HK」：光　50mg100mL1袋[2487円/袋]，バソレーター注1mg：三和化学　1mg2mL1管[98円/管]，バソレーター注5mg：三和化学　5mg10mL1管[351円/管]，バソレーター注25mg：三和化学　25mg50mL1瓶[1429円/瓶]，バソレーター注50mg：三和化学　50mg100mL1瓶[2487円/瓶]，ミオコール静注1mg：トーアエイヨー　1mg2mL1管[98円/管]，ミオコール静注5mg：トーアエイヨー　5mg10mL1管[351円/管]，ミオコール点滴静注25mg：トーアエイヨー　25mg50mL1袋[1429円/袋]，ミオコール点滴静注50mg：トーアエイヨー　50mg100mL1袋[2487円/袋]

ミリプラ動注用70mg　規格：70mg1瓶[47955円/瓶]
ミリプラチン水和物　大日本住友　429

【効 能 効 果】

肝細胞癌におけるリピオドリゼーション

【対応標準病名】

◎	肝細胞癌		
○	肝癌	原発性肝癌	
△	肝奇形腫	肝血管肉腫	肝細胞癌破裂
	肝脂肪肉腫	肝内胆管癌	肝のう胞腺癌
	肝平滑筋肉腫	胎芽性肉腫	胆管細胞癌

用法用量　ミリプラチン70mgを本剤懸濁用液3.5mLに懸濁し，1日1回肝動脈内に挿入されたカテーテルより投与する。本剤の投与は，腫瘍血管に懸濁液が充満した時点で終了すること。ただし，上限を1回6mL(ミリプラチンとして120mg)とする。また，繰り返し投与する場合には，4週間以上の観察期間をおくこと。

用法用量に関連する使用上の注意

(1)多孔性ゼラチン粒等の塞栓材を併用した場合の有効性及び安全性は確立していない。
(2)他の抗悪性腫瘍剤と併用した場合の有効性及び安全性は確立していない。
(3)X線透視下に懸濁液が粒状になる速度で少量ずつ投与すること。

警告　本剤は，緊急時に十分対応できる医療施設において，がん化学療法及び肝細胞癌に対する局所療法(経皮的エタノール注入療法，ラジオ波熱凝固療法，マイクロ波凝固療法，肝動脈塞栓療法・肝動脈化学塞栓療法，放射線療法等)に十分な知識・経験を持つ医師のもとで，本剤が適切と判断される症例にのみ使用すること。
また，治療開始に先立ち，患者又はその家族に有効性及び危険性を十分説明し，同意を得てから実施すること。

禁忌

(1)本剤，他の白金を含む薬剤又はヨード系薬剤に対する重篤な過敏症の既往歴のある患者
(2)重篤な甲状腺疾患のある患者
(3)妊婦又は妊娠している可能性のある婦人

原則禁忌　総ビリルビン値が3mg/dL以上の患者又は肝障害度Cの患者

ミリプラ用懸濁用液4mL　規格：4mL1管[344円/管]
ヨード化ケシ油脂肪酸エチルエステル　大日本住友　799

【効 能 効 果】

ミリプラ動注用70mgの懸濁用

【対応標準病名】

該当病名なし

用法用量　ミリプラチン70mgに対し，本懸濁用液3.5mLを加えて使用する。

用法用量に関連する使用上の注意

(1)多孔性ゼラチン粒等の塞栓材を併用した場合の有効性及び安全性は確立していない。
(2)他の抗悪性腫瘍剤と併用した場合の有効性及び安全性は確立していない。
(3)X線透視下に懸濁液が粒状になる速度で少量ずつ投与すること。

警告　本剤は，緊急時に十分対応できる医療施設において，がん化学療法及び肝細胞癌に対する局所療法(経皮的エタノール注入療法，ラジオ波熱凝固療法，マイクロ波凝固療法，肝動脈塞栓療法・肝動脈化学塞栓療法，放射線療法等)に十分な知識・経験を持つ医師のもとで，本剤が適切と判断される症例にのみ使用すること。
また，治療開始に先立ち，患者又はその家族に有効性及び危険性を十分説明し，同意を得てから実施すること。

禁忌

(1)ミリプラチン，他の白金を含む薬剤又はヨード系薬剤に対する重篤な過敏症の既往歴のある患者
(2)重篤な甲状腺疾患のある患者
(3)妊婦又は妊娠している可能性のある婦人

原則禁忌　総ビリルビン値が3mg/dL以上の患者又は肝障害度Cの患者

ミルセラ注シリンジ25μg　規格：25μg0.3mL1筒[7153円/筒]
ミルセラ注シリンジ50μg　規格：50μg0.3mL1筒[12797円/筒]
ミルセラ注シリンジ75μg　規格：75μg0.3mL1筒[18029円/筒]
ミルセラ注シリンジ100μg　規格：100μg0.3mL1筒[22913円/筒]
ミルセラ注シリンジ150μg　規格：150μg0.3mL1筒[32219円/筒]
ミルセラ注シリンジ200μg　規格：200μg0.3mL1筒[40969円/筒]
ミルセラ注シリンジ250μg　規格：250μg0.3mL1筒[49414円/筒]
エポエチンベータペゴル(遺伝子組換え)　中外　399

【効能効果】

腎性貧血

【対応標準病名】

◎	腎性貧血	
△	正球性正色素性貧血	赤血球造血刺激因子製剤低反応性貧血

用法用量

＜血液透析患者＞

(1)初回用量：通常，成人にはエポエチン　ベータ　ペゴル(遺伝子組換え)として，1回50μgを2週に1回静脈内投与する。

(2)エリスロポエチン(エポエチンアルファ(遺伝子組換え)，エポエチン　ベータ(遺伝子組換え)等)製剤からの切替え初回用量：通常，成人にはエポエチン　ベータ　ペゴル(遺伝子組換え)として，1回100μg又は150μgを4週に1回静脈内投与する。

(3)維持用量：貧血改善効果が得られたら，通常，成人にはエポエチン　ベータ　ペゴル(遺伝子組換え)として，1回25～250μgを4週に1回静脈内投与する。

なお，いずれの場合も貧血症状の程度，年齢等により適宜増減するが，最高投与量は，1回250μgとする。

＜腹膜透析患者及び保存期慢性腎臓病患者＞

(1)初回用量：通常，成人にはエポエチン　ベータ　ペゴル(遺伝子組換え)として，1回25μgを2週に1回皮下又は静脈内投与する。

(2)エリスロポエチン(エポエチンアルファ(遺伝子組換え)，エポエチン　ベータ(遺伝子組換え)等)製剤からの切替え初回用量：通常，成人にはエポエチン　ベータ　ペゴル(遺伝子組換え)として，1回100μg又は150μgを4週に1回皮下又は静脈内投与する。

(3)維持用量：貧血改善効果が得られたら，通常，成人にはエポエチン　ベータ　ペゴル(遺伝子組換え)として，1回25～250μgを4週に1回皮下又は静脈内投与する。

なお，いずれの場合も貧血症状の程度，年齢等により適宜増減するが，最高投与量は，1回250μgとする。

用法用量に関連する使用上の注意

貧血改善効果の目標値は学会のガイドライン等，最新の情報を参考にすること。

(1)切替え初回用量：エリスロポエチン製剤から本剤に切替える場合には，ヘモグロビン濃度あるいはヘマトクリット値の推移が安定していることを確認した上で，週あたりのエリスロポエチン製剤の投与量が4500IU未満の患者には本剤100μg，4500IU以上の患者には本剤150μgを4週に1回皮下又は静脈内投与する。なお，国内臨床試験において，ダルベポエチン　アルファ(遺伝子組換え)製剤からの切替え初回用量については検討されていない。

(2)投与量調整

投与初期にヘモグロビン濃度あるいはヘマトクリット値に適度な上昇がみられなかった場合や維持投与期にヘモグロビン濃度あるいはヘマトクリット値を目標範囲内に維持することが困難な場合など，用量調整が必要な場合には，下表を参考に投与量を増減すること。本剤は持続型の製剤であり，造血効果が長時間持続するため，ヘモグロビン濃度あるいはヘマトクリット値の推移を十分に観察し，目標値を逸脱する前に増減量を考慮し，超えた場合には減量・休薬すること。なお，増量する場合には原則として1段階ずつ行うこと。

段階	1	2	3	4	5	6	7
本剤投与量	25μg	50μg	75μg	100μg	150μg	200μg	250μg

(3)投与間隔変更時

①目標とする貧血改善効果が得られたら，本剤の投与間隔を延長することができる。その場合には，投与間隔を延長する前のヘモグロビン濃度あるいはヘマトクリット値の推移を十分に観察し，同一の投与量でヘモグロビン濃度あるいはヘマトクリット値の推移が安定していることを確認した上で，1回の投与量を2倍にし，2週に1回から4週に1回に変更すること。変更後には，ヘモグロビン濃度あるいはヘマトクリット値の推移を確認し，適宜用量の調整を行うこと。

②4週に1回の投与間隔でヘモグロビン濃度あるいはヘマトクリット値が目標範囲に維持できない場合には，1回の投与量を1/2にし，2週に1回の投与間隔に変更することができる。変更後には，ヘモグロビン濃度あるいはヘマトクリット値の推移を確認し，適宜用量の調整を行うこと。

禁忌　本剤の成分又はエリスロポエチン製剤・ダルベポエチンアルファ製剤に過敏症の患者

ミールビック　規格：－[－]
乾燥弱毒生麻しん風しん混合ワクチン　阪大微研　636

【効能効果】

本剤は，麻しん及び風しんの予防に使用する。

【対応標準病名】

◎	風疹	麻疹	
○	妊娠中風疹感染	非定型麻疹	風疹髄膜炎
	風疹性関節炎	風疹性髄膜脳炎	風疹性肺炎
	風疹脊髄炎	風疹脳炎	風疹脳脊髄炎
	麻疹髄膜炎	麻疹性角結膜炎	麻疹性角膜炎
	麻疹性結膜炎	麻疹性中耳炎	麻疹脊髄炎
	麻疹脳炎	麻疹脳脊髄炎	麻疹肺炎

用法用量　本剤を添付の溶剤(日本薬局方注射用水)0.7mLで溶解し，通常，その0.5mLを1回皮下に注射する。

用法用量に関連する使用上の注意

(1)接種対象者

①定期の予防接種

(a)第1期：生後12月から24月に至るまでの間にある者。

(b)第2期：5歳以上7歳未満の者であって，小学校就学の始期に達する日の1年前の日から当該始期に達する日の前日までの間にある者(小学校就学前の1年間にある者)。

②任意の予防接種：任意接種として，性，年齢に関係なく接種できる。

(2)輸血及びガンマグロブリン製剤投与との関係：輸血又はガンマグロブリン製剤の投与を受けた者は，通常，3カ月以上間隔を置いて本剤を接種すること。また，ガンマグロブリン製剤の大量療法において200mg/kg以上投与を受けた者は，6カ月以上間隔を置いて本剤を接種すること。

(3)他のワクチン製剤との接種間隔

他の生ワクチンの接種を受けた者は，通常，27日以上間隔を置いて本剤を接種すること。

また，不活化ワクチンの接種を受けた者は，通常，6日以上間隔を置いて本剤を接種すること。

ただし，医師が必要と認めた場合には，同時に接種することができる(なお，本剤を他のワクチンと混合して接種してはならない)。

接種不適当者

被接種者が次のいずれかに該当すると認められる場合には，接種を行ってはならない。

(1)明らかな発熱を呈している者

(2)重篤な急性疾患にかかっていることが明らかな者
(3)本剤の成分によってアナフィラキシーを呈したことがあることが明らかな者
(4)明らかに免疫機能に異常のある疾患を有する者及び免疫抑制をきたす治療を受けている者
(5)妊娠していることが明らかな者
(6)上記に掲げる者のほか，予防接種を行うことが不適当な状態にある者

併用禁忌

薬剤名等	臨床症状・措置方法	機序・危険因子
副腎皮質ステロイド剤 プレドニゾロン等 (注射剤，経口剤) 免疫抑制剤 シクロスポリン サンディミュン タクロリムス プログラフ アザチオプリン イムラン 等	本生ワクチン接種により，右記機序で麻しん又は風しん様症状があらわれるおそれがあるので接種しないこと。	免疫機能抑制下で本剤を接種すると，ワクチンウイルスの感染を増強あるいは持続させる可能性がある。 免疫抑制的な作用を持つ薬剤の投与を受けている者，特に長期あるいは大量投与を受けている者，又は投与中止後6カ月以内の者。

乾燥弱毒生麻しん風しん混合ワクチン「タケダ」：武田薬品，はしか風しん混合生ワクチン「北里第一三共」：北里第一三共

ミルリーラK注射液22.5mg　規格：22.5mg150mL1袋[10384円/袋]
ミルリーラ注射液10mg　規格：10mg10mL1管[5403円/管]
ミルリノン　アステラス　211

【効能効果】

下記の状態で他の薬剤を投与しても効果が不十分な場合：急性心不全

【対応標準病名】

◎	急性心不全		
○	右室不全	右心不全	うっ血性心不全
	高血圧性心不全	左室不全	左心不全
	心筋不全	心原性肺水腫	心臓性呼吸困難
	心臓性浮腫	心臓喘息	心不全
	慢性うっ血性心不全	慢性心不全	両心不全
※	適応外使用可 原則として，「ミルリノン【注射薬】」を「現行の適応症について小児」に対して処方した場合，当該使用事例を審査上認める。		

用法用量

〔ミルリーラK〕：本剤は，ミルリノンとして体重1kgあたり50μgを10分間かけて静脈内投与し，引き続き1分間あたり0.5μg/kgを点滴静脈内投与する。なお，点滴投与量は患者の血行動態，臨床症状に応じて1分間あたり0.25～0.75μg/kgの範囲で適宜増減できる。また，患者の状態によっては，点滴静脈内投与から開始してもよい。

〔ミルリーラ〕：本剤は，注射液そのまま，又は必要に応じて生理食塩液，ブドウ糖注射液，乳酸リンゲル液，総合アミノ酸注射液等で希釈し，ミルリノンとして体重1kgあたり50μgを10分間かけて静脈内投与し，引き続き1分間あたり0.5μg/kgを点滴静脈内投与する。なお，点滴投与量は患者の血行動態，臨床症状に応じて1分間あたり0.25～0.75μg/kgの範囲で適宜増減できる。また，患者の状態によっては，点滴静脈内投与から開始してもよい。

用法用量に関連する使用上の注意

(1)本剤の投与により臨床症状が改善し，患者の状態が安定した場合(急性期の状態を脱した場合)には，漫然と投与することなく他の治療方法に変更すること。投与期間は患者の反応性に応じて異なるが，48時間を超えて投与する必要が生じた場合には，血行動態及び全身状態等を十分管理しながら慎重に投与すること。なお，1日の総投与量は1.13mg/kg(承認用量の上限で24時間投与した場合に相当)を超えないこと。
(2)本剤は腎排泄型の薬剤であり，腎機能が低下している患者(慢性腎不全，糖尿病性腎症，高齢者等)では血漿中濃度が高くなるおそれがあるので，血圧，心拍数，心電図，尿量，腎機能，体液及び電解質，また可能な限り肺動脈楔入圧，心拍出量及び血液ガス等，患者の状態を十分観察しながら，点滴静脈内投与の際には1分間あたり0.25μg/kgから開始するなど過量投与にならないよう慎重に投与すること。なお，血清クレアチニン値3.0mg/dLを超える患者で，本剤の血漿中濃度が高まることが認められているので，このような患者では特に注意すること。

禁忌

(1)肥大型閉塞性心筋症のある患者
(2)本剤の成分に対し過敏症の既往歴のある患者

ミルリノン静注液10mg「タイヨー」：テバ製薬　10mg10mL1管[2505円/管]，ミルリノン注10「KN」：小林化工　10mg10mL1管[2505円/管]，ミルリノン注10mg「タカタ」：高田　10mg10mL1管[2505円/管]，ミルリノン注22.5mgバッグ「タカタ」：高田　22.5mg150mL1袋[4850円/袋]，ミルリノン注射液10mg「F」：富士製薬　10mg10mL1瓶[3499円/瓶]，ミルリノン注射液22.5mg「F」：富士製薬　22.5mg150mL1瓶[6503円/瓶]

無水エタノール注「ファイザー」　規格：5mL1管[－]
無水エタノール　マイラン製薬　429

【効能効果】

肝細胞癌における経皮的エタノール注入療法

【対応標準病名】

◎	肝細胞癌		
○	肝右葉腫瘍	肝癌	肝内胆管癌
	原発性肝癌		
△	肝細胞癌破裂		

用法用量　腫瘍病変毎に対して，総注入量は腫瘍体積により決定する。患者当たり1日注入量は最大10mL以内を原則とする。総注入量が1日最大注入量を超える場合，数日に分けて治療を行うが，通常，週2回の注入手技を限度とする。

用法用量に関連する使用上の注意

(1)1日注入量が10mLを超える場合の安全性は確立されていないので，それ以上の注入量が必要な際は，慎重に注入すること。
(2)総注入量は，$4/3\pi(r+0.5)^3$mL(r + 0.5：腫瘍の最大径の半分＋安全域cm)の計算式を目安として求めること。

警告　経皮的エタノール注入療法は，緊急時に十分処置できる医療施設及び経皮的エタノール注入療法に十分な経験を持つ医師のもとで，本療法が適切と判断される症例についてのみ実施すること。

禁忌　エタノールに対し過敏症の既往歴のある患者

原則禁忌

(1)総ビリルビン値が3mg/dL以上の患者又は管理困難な腹水を有する等，重篤な肝障害を有する患者
(2)重篤な出血傾向を有する患者

無水エタノール注「フソー」　規格：5mL1管[－]
無水エタノール　扶桑薬品　429

【効能効果】

肝細胞癌における経皮的エタノール注入療法

【対応標準病名】

◎	肝細胞癌		
○	肝右葉腫瘍	肝癌	肝内胆管癌
	原発性肝癌		
△	肝細胞癌破裂		

用法用量　腫瘍病変毎に対して，総注入量は腫瘍体積により決定する。患者当たり1日注入量は最大10mL以内を原則とする。総注入量が1日最大注入量を超える場合，数日に分けて治療を行

うが，通常，週２回の注入手技を限度とする。

用法用量に関連する使用上の注意

(1)１日注入量が10mLを超える場合の安全性は確立されていないので，それ以上の注入量が必要な際は，慎重に注入すること。

(2)総注入量は，$4/3\pi(r+0.5)^3$mL（r＋0.5：腫瘍の最大径の半分＋安全域cm）の計算式を目安として求めること。

警告　経皮的エタノール注入療法は，緊急時に十分処置できる医療施設及び経皮的エタノール注入療法に十分な経験を持つ医師のもとで，本療法が適切と判断される症例についてのみ実施すること。

禁忌　エタノールに対し過敏症の既往歴のある患者

原則禁忌

(1)総ビリルビン値が3mg/dL以上の患者又は管理困難な腹水を有する等，重篤な肝障害を有する患者

(2)重篤な出血傾向を有する患者

メイセリン静注用1g　規格：1g1瓶［707円/瓶］
セフミノクスナトリウム水和物　Meiji Seika　613

【効能効果】

〈適応菌種〉セフミノクスに感性のレンサ球菌属，肺炎球菌，大腸菌，肺炎桿菌，プロテウス属，モルガネラ・モルガニー，プロビデンシア属，インフルエンザ菌，バクテロイデス属，プレボテラ属（プレボテラ・ビビアを除く）

〈適応症〉敗血症，扁桃炎（扁桃周囲膿瘍を含む），急性気管支炎，肺炎，肺膿瘍，慢性呼吸器病変の二次感染，膀胱炎，腎盂腎炎，腹膜炎，胆嚢炎，胆管炎，子宮内感染，子宮付属器炎，子宮旁結合織炎

【対応標準病名】

◎	急性気管支炎	子宮内感染症	子宮付属器炎
	子宮傍組織炎	腎盂腎炎	胆管炎
	胆のう炎	肺炎	敗血症
	肺膿瘍	腹膜炎	扁桃炎
	扁桃周囲膿瘍	膀胱炎	
○ あ	MRSA膀胱炎	亜急性気管支炎	アレルギー性膀胱炎
	院内感染敗血症	インフルエンザ菌気管支炎	インフルエンザ菌敗血症
	壊死性肺炎	壊疽性胆細管炎	壊疽性胆のう炎
	壊疽性扁桃周囲炎	横隔膜下膿瘍	横隔膜下腹膜炎
か	潰瘍性膀胱炎	化膿性腹膜炎	化膿性扁桃周囲炎
	肝下膿瘍	肝周囲炎	肝内胆細管炎
	気管支肺炎	気腫性腎盂腎炎	偽膜性気管支炎
	偽膜性扁桃炎	逆行性胆管炎	急性アデノイド咽頭炎
	急性アデノイド扁桃炎	急性壊疽性扁桃炎	急性潰瘍性扁桃炎
	急性化膿性胆管炎	急性化膿性胆のう炎	急性化膿性扁桃炎
	急性気管気管支炎	急性気腫性胆のう炎	急性限局性腹膜炎
	急性喉頭気管気管支炎	急性骨盤腹膜炎	急性子宮傍結合織炎
	急性出血性膀胱炎	急性腺窩性扁桃炎	急性胆管炎
	急性胆細管炎	急性単純性膀胱炎	急性胆のう炎
	急性肺炎	急性汎発性腹膜炎	急性反復性気管支炎
	急性腹膜炎	急性付属器炎	急性閉塞性化膿性胆管炎
	急性扁桃炎	急性膀胱炎	急性卵管炎
	急性卵巣炎	狭窄性胆管炎	グラム陽性菌敗血症
	クループ性気管支炎	嫌気性菌敗血症	限局性腹膜炎
	原発性硬化性胆管炎	原発性腹膜炎	後腹膜炎
	後腹膜膿瘍	骨盤結合織炎	骨盤死腔炎
	骨盤直腸窩膿瘍	骨盤内炎症性疾患	骨盤部感染性リンパのう胞
さ	骨盤腹膜炎	細菌性ショック	細菌性腹膜炎
	細菌性膀胱炎	細胆管炎	再発性胆管炎
	子宮周囲炎	子宮周囲膿瘍	子宮付属器癒着
	歯性扁桃周囲膿瘍	縦隔膿瘍	習慣性アンギナ
	習慣性扁桃炎	十二指腸穿孔腹膜炎	十二指腸総胆管炎
	出血性膀胱炎	術後腎盂腎炎	術後胆管炎
	術後腹膜炎	シュロッフェル腫瘤	上行性腎盂腎炎
	小児肺炎	女性急性骨盤蜂巣炎	女性慢性骨盤蜂巣炎
	滲出性気管支炎	滲出性腹膜炎	膵臓性腹膜炎
	舌扁桃炎	セレウス菌敗血症	腺窩性アンギナ
た	穿孔性腹腔内膿瘍	穿孔性腹膜炎	大網膿瘍
	大葉性肺炎	ダグラス窩膿瘍	多発性漿膜炎
	多発性腸間膜膿瘍	胆管胆のう炎	胆管膿瘍
	胆汁性腹膜炎	胆のう壊疽	胆のう周囲炎
	胆のう周囲膿瘍	胆のう膿瘍	腸間膜脂肪織炎
	腸間膜膿瘍	腸骨窩膿瘍	腸穿孔腹膜炎
な	腸腰筋膿瘍	沈下性肺炎	乳児肺炎
	尿細管間質性腎炎	尿膜管膿瘍	妊娠中の子宮内感染
は	妊娠中の性器感染症	肺壊疽	肺炎合併肺膿瘍
	肺炎球菌性気管支炎	肺炎球菌性腹膜炎	肺化膿症
	敗血症性ショック	敗血症性肺炎	敗血性壊疽
	汎発性化膿性腹膜炎	反復性膀胱炎	びまん性肺炎
	びらん性膀胱炎	腹腔骨盤部膿瘍	腹腔内遺残膿瘍
	腹腔内膿瘍	ぶどう球菌性肺膿瘍	閉塞性肺炎
	扁桃周囲炎	扁桃性アンギナ	扁桃膿瘍
	蜂窩織炎性アンギナ	膀胱後部膿瘍	膀胱三角部炎
ま	膀胱周囲炎	膀胱周囲膿瘍	慢性骨盤腹膜炎
	慢性再発性膀胱炎	慢性子宮傍結合織炎	慢性胆管炎
	慢性胆細管炎	慢性胆のう炎	慢性肺化膿症
	慢性複雑性膀胱炎	慢性腹膜炎	慢性付属器炎
	慢性扁桃炎	慢性膀胱炎	慢性卵管炎
	慢性卵巣炎	無熱性肺炎	盲腸後部膿瘍
ら	卵管炎	卵管周囲炎	卵管癒着
	卵管卵巣膿瘍	卵管留膿症	卵巣炎
	卵巣周囲炎	卵巣膿瘍	卵巣卵管周囲炎
	連鎖球菌気管支炎	連鎖球菌性扁桃炎	老人性肺炎
△	BKウイルス腎症	MRCNS敗血症	MRSA肺化膿症
	MRSA敗血症	MRSA腹膜炎	RSウイルス気管支炎
	ウイルス性気管支炎	ウイルス性扁桃炎	エコーウイルス気管支炎
	炎症性大網癒着	黄色ぶどう球菌敗血症	間質性膀胱炎
	胸膜肺炎	クラミジア肺炎	グラム陰性桿菌敗血症
	グラム陰性菌敗血症	血性腹膜炎	コアグラーゼ陰性ぶどう球菌敗血症
	コクサッキーウイルス気管支炎	新生児敗血症	腸間膜脂肪壊死
	腸球菌敗血症	尿性腹膜炎	妊娠中の子宮頸管炎
	敗血症性気管支炎	パラインフルエンザウイルス気管支炎	非定型肺炎
	フィブリン性腹膜炎	ぶどう球菌性敗血症	ぶどう球菌性扁桃炎
	扁桃チフス	放射線出血性膀胱炎	放射線性膀胱炎
	マイコプラズマ気管支炎	ライノウイルス気管支炎	卵管留水症

用法用量　通常，成人には１日2g（力価）を２回に分割し，静脈内注射又は点滴静注する。小児には１回20mg（力価）/kgを１日3～4回静脈内注射又は点滴静注する。

なお，年齢，症状により適宜増減するが，敗血症，難治性又は重症感染症には，成人では１日6g（力価）まで増量し3～4回に分割して投与する。

静脈内注射の場合は，1g（力価）当り20mLの注射用水，糖液又は電解質溶液に溶解して緩徐に注射する。

また，点滴静注の場合は，1g（力価）当り100～500mLの糖液又は電解質溶液に溶解して1～2時間かけて静注する。

用法用量に関連する使用上の注意

(1)本剤の使用にあたっては，耐性菌の発現等を防ぐため，原則として感受性を確認し，疾病の治療上必要な最小限の期間の投与にとどめること。

(2)高度の腎障害のある患者には，投与量を減ずるか，投与間隔をあけて使用すること。

禁忌　本剤の成分によるショックの既往歴のある患者

原則禁忌　本剤の成分又はセフェム系抗生物質に対し過敏症の

既往歴のある患者

メイロン静注7%
規格：7%20mL1管[94円/管]，7%250mL1袋[243円/袋]

メイロン静注8.4%
規格：8.4%20mL1管[94円/管]，8.4%250mL1袋[243円/袋]

炭酸水素ナトリウム　大塚製薬工場　392

【効能効果】

アシドーシス
薬物中毒の際の排泄促進(ただし，pHの上昇により尿中排泄の促進される薬物に限る)
下記疾患又は状態に伴う悪心・嘔吐及びめまい
　動揺病
　メニエール症候群
　その他の内耳障害
急性蕁麻疹

【対応標準病名】

◎	アシドーシス	嘔吐症	悪心
	じんま疹	動揺病	迷路障害
	メニエール症候群	メニエール病	めまい
	薬物中毒症		
○	アスピリンじんま疹	アセトン血性嘔吐症	アレルギー性じんま疹
	医薬品中毒	嘔気	温熱じんま疹
	化学療法に伴う嘔吐症	蝸牛型メニエール病	家族性寒冷自己炎症症候群
	寒冷じんま疹	機械性じんま疹	急性薬物中毒
	車酔い	頚性めまい	ケトアシドーシス
	高塩素性アシドーシス	航空機酔い	呼吸性アシドーシス
	コリン性じんま疹	自己免疫性じんま疹	習慣性嘔吐
	周期性再発性じんま疹	出血性じんま疹	術後悪心
	食後悪心	人工じんま疹	振動性じんま疹
	接触じんま疹	前庭型メニエール病	代謝性アシドーシス
	代償性アシドーシス	代償性呼吸性アシドーシス	代償性代謝性アシドーシス
	炭酸過剰性アシドーシス	胆汁性嘔吐	中枢性嘔吐症
	低音性めまい	特発性嘔吐症	特発性じんま疹
	突発性めまい	乳酸アシドーシス	乳児ケトアシドーシス
	脳性嘔吐	反芻	反復性嘔吐
	非呼吸性アシドーシス	皮膚描記性じんま疹	船酔い
	糞便性嘔吐	平衡障害	末梢性めまい症
	慢性じんま疹	慢性薬物中毒	迷路性めまい
	めまい感	めまい症	めまい発作
	夜間めまい	薬物性アシドーシス	薬物性じんま疹
	よろめき感	レルモワイエ症候群	
△	ウイルス性内耳炎	外傷性外リンパ瘻	回転性めまい
	外リンパ瘻	器質性めまい	急性迷路炎
	痙性めまい	ケトン血性嘔吐症	混合型酸塩基平衡障害
	細菌性内耳炎	酸塩基平衡異常	耳性めまい
	小脳血管性めまい	食塩欠乏性脱水症	前庭炎
	前庭障害	前庭神経炎	前庭性運動失調症
	体位性めまい	体液調節不全症	脱水型低ナトリウム血症
	中耳炎性内耳炎	中枢性眼振	中枢性頭位眼振
	中枢性めまい症	低ナトリウム血症	電解質異常
	電解質平衡異常	頭位眼振	頭位変換性めまい
	頭位めまい症	内耳炎	内リンパ水腫
	ナトリウム欠乏症	ナトリウム欠乏性脱水	ピルビン酸血症
	平衡異常	ボニエ症候群	末梢前庭障害
	末梢迷路障害	迷路過敏症	迷路機能異常
	迷路機能損失	迷路機能低下症	迷路瘻
	めまい症候群	良性発作性頭位めまい症	良性発作性めまい

用法用量

〔メイロン静注7%〕
アシドーシスには，一般に通常用量を次式により算出し，静脈内注射する。
　必要量(mEq)＝不足塩基量(Base Deficit mEq/L)×0.2×体重(kg)
　メイロン静注7%の場合：必要量(mL)＝不足塩基量(Base Deficit mEq/L)×1/4×体重(kg)
薬物中毒の際の排泄促進，動揺病等に伴う悪心・嘔吐及びめまい並びに急性蕁麻疹には，炭酸水素ナトリウムとして通常成人1回12～60mEq(1～5g：本剤14～72mL)を静脈内注射する。
なお，いずれの場合も年齢，症状により適宜増減する。

〔メイロン静注8.4%〕
アシドーシスには，一般に通常用量を次式により算出し，静脈内注射する。
　必要量(mEq)＝不足塩基量(Base Deficit mEq/L)×0.2×体重(kg)
　メイロン静注8.4%の場合：必要量(mL)＝不足塩基量(Base Deficit mEq/L)×0.2×体重(kg)
薬物中毒の際の排泄促進，動揺病等に伴う悪心・嘔吐及びめまい並びに急性蕁麻疹には，炭酸水素ナトリウムとして通常成人1回12～60mEq(1～5g：本剤12～60mL)を静脈内注射する。
なお，いずれの場合も年齢，症状により適宜増減する。

重ソー静注7%「NS」：日新－山形　7%20mL1管[87円/管]，重ソー静注8.4%「NS」：日新－山形　8.4%20mL1管[94円/管]，重ソー注7%「CMX」：ケミックス　7%20mL1管[87円/管]，重ソー注7%PL「Hp」：原沢　7%20mL1管[87円/管]，重ソー注7%「トーワ」：東和　7%20mL1管[87円/管]，炭酸水素Na静注1.26%バッグ「フソー」：扶桑薬品　1.26%1L1袋[484円/袋]，炭酸水素Na静注7%PL「フソー」：扶桑薬品　7%20mL1管[94円/管]，炭酸水素Na静注8.4%PL「フソー」：扶桑薬品　8.4%20mL1管[94円/管]，炭酸水素ナトリウム静注7%「NP」：ニプロ　7%20mL1管[87円/管]，炭酸水素ナトリウム静注7%PL「イセイ」：イセイ　7%20mL1管[87円/管]，炭酸水素ナトリウム注射液T7%：原沢　7%20mL1管[87円/管]，タンソニン注7%：陽進堂　7%20mL1管[87円/管]，プレビネート注7%：共和薬品　7%20mL1管[87円/管]

メキシチール点滴静注125mg
規格：125mg5mL1管[682円/管]

メキシレチン塩酸塩　日本ベーリンガー　212

【効能効果】

頻脈性不整脈(心室性)

【対応標準病名】

◎	頻脈症	頻脈性不整脈	不整脈
○	QT延長症候群	QT短縮症候群	一過性心室細動
	遺伝性QT延長症候群	呼吸性不整脈	三段脈
	心室細動	心室粗動	多源性心室期外収縮
	多発性期外収縮	洞頻脈	特発性QT延長症候群
	トルサードドポアント	二次性QT延長症候群	頻拍症
	ブルガダ症候群	薬物性QT延長症候群	
△	異所性心室調律	異所性心房調律	異所性調律
	異所性拍動	期外収縮	期外収縮性不整脈
	上室期外収縮	心室期外収縮	心室性二段脈
	心拍異常	心房期外収縮	心房静止
	洞不整脈	二段脈	副収縮
	房室接合部期外収縮		

用法用量

静脈内1回投与法
　通常成人には1回1管(メキシレチン塩酸塩として125mg，2～3mg/kg)を必要に応じて生理食塩液又はブドウ糖液等に希釈し，心電図の監視下に臨床症状の観察，血圧測定を頻回に行いながら5～10分間かけ徐々に静脈内に注射する。

なお，年齢，症状により適宜増減する。

点滴静脈内投与法

静脈内1回投与が有効で，効果の持続を期待する場合に，心電図の連続監視下に臨床症状の観察，血圧測定を頻回に行いながら点滴静脈内注射を行う。

通常成人には，次のいずれかの方法で投与する。

なお，年齢，症状により適宜増減する。

(1)シリンジポンプを用いる場合：1管(メキシレチン塩酸塩として125mg)を必要に応じて生理食塩液又はブドウ糖液等に希釈し，1時間にメキシレチン塩酸塩として0.4〜0.6mg/kgの速度で投与する。

(2)微量調整用の自動点滴装置又は微量調整用の輸液セットを用いる場合：1管(メキシレチン塩酸塩として125mg)を必要に応じて生理食塩液又はブドウ糖液等500mLに希釈し，メキシレチン塩酸塩として0.4〜0.6mg/kg/時(体重50kgの場合1分間に1.3〜2.0mLに相当)の速度で投与する。

禁忌　重篤な刺激伝導障害(ペースメーカー未使用のII〜III度房室ブロック等)のある患者

メサドロン注2mg　規格：2mg1管[58円/管]
メサドロン注3mg　規格：3mg1管[60円/管]

デキサメタゾンメタスルホ安息香酸エステルナトリウム

小林化工　245

【効 能 効 果】

下表のとおり。ただし，投与経路(略号)は【用法用量】欄に説明してあります。

＊印

下記の場合にのみ用いること

(1)静脈内注射及び点滴静脈内注射：経口投与不能時，緊急時及び筋肉内注射不適時

(2)筋肉内注射：経口投与不能時

★印：外用剤を用いても効果が不十分な場合あるいは十分な効果を期待し得ないと推定される場合にのみ用いること

効能効果		投与経路(略号)
内分泌疾患	急性副腎皮質機能不全(副腎クリーゼ)	静，点，筋
	慢性副腎皮質機能不全(原発性，続発性，下垂体性，医原性)	筋
	副腎性器症候群	*筋
	甲状腺中毒症[甲状腺(中毒性)クリーゼ]	静，点，*筋
	亜急性甲状腺炎	*筋
リウマチ性疾患	リウマチ熱(リウマチ性心炎を含む)	*静，*点，筋
	関節リウマチ	筋，関
	若年性関節リウマチ(スチル病を含む)	筋，関
	リウマチ性多発筋痛	筋
	強直性脊椎炎(リウマチ性脊椎炎)	筋
	強直性脊椎炎(リウマチ性脊椎炎)に伴う四肢関節炎	関
結合織炎・関節炎	変形性関節症(炎症症状がはっきり認められる場合)	関
	非感染性慢性関節炎	関
	痛風性関節炎	関
	腱炎(非感染性のものに限る)	軟，腱
	腱周囲炎(非感染性のものに限る)	軟，腱，滑
	腱鞘炎(非感染性のものに限る)	腱
	滑液包炎(非感染性のものに限る)	滑
膠原病	エリテマトーデス(全身性及び慢性円板状)	*静，*点，筋
	全身性血管炎(大動脈炎症候群，結節性動脈周囲炎，多発性動脈炎，ヴェゲナ肉芽腫症を含む)	*静，*点，筋
	多発性筋炎(皮膚筋炎)	*静，*点，筋
	強皮症	*筋
アレルギー性疾患	気管支喘息(但し，筋肉内注射以外の投与法では，不適当な場合に限る)	静，点，筋
	薬剤その他の化学物質によるアレルギー・中毒(薬疹，中毒疹を含む)	*静，*点，*筋
	血清病	静，点，*筋
	喘息性気管支炎(小児喘息性気管支炎を含む)	*筋
	蕁麻疹(慢性例を除く)(重症例に限る)	*点，*筋
血液疾患	溶血性貧血(免疫性又は免疫性機序の疑われるもの)	静，点，*筋
	白血病(急性白血病，慢性骨髄性白血病の急性転化，慢性リンパ性白血病)(皮膚白血病を含む)	静，点，*筋
	顆粒球減少症(本態性，続発性)	静，点，*筋
	紫斑病(血小板減少性及び血小板非減少性)	静，点，*筋
	再生不良性貧血	静，点，*筋
神経疾患	脳脊髄炎(脳炎，脊髄炎を含む)(但し，一次性脳炎の場合は頭蓋内圧亢進症状がみられ，かつ他剤で効果が不十分なときに短期間用いること)	静，点，*筋
	多発性硬化症(視束脊髄炎を含む)	静，点，*筋
	末梢神経炎(ギランバレー症候群を含む)	*静，*点，*筋
	小舞踏病	*筋
	脊髄蜘網膜炎	*筋
消化器疾患・肝疾患	食道の炎症(腐蝕性食道炎，直達鏡使用後)及び食道拡張術後	静，点，筋
	胆汁うっ滞型急性肝炎	*点，*筋
	劇症肝炎(臨床的に重症とみなされるものを含む)	静，点，*筋
	肝硬変(活動型，難治性腹水を伴うもの，胆汁うっ滞を伴うもの)	*筋
	限局性腸炎	*静，*点，*筋
	潰瘍性大腸炎	*静，*点，*筋
重症感染症・重症消耗性疾患	重症感染症(化学療法と併用する)	静，点，*筋
	重症消耗性疾患の全身状態の改善(癌末期，スプルーを含む)	*静，*点，*筋
腫瘍性疾患	悪性リンパ腫(リンパ肉腫症，細網肉腫症，ホジキン病，皮膚細網症，菌状息肉症)及び類似疾患(近縁疾患)	静，点，*筋
	好酸性肉芽腫	静，点，*筋
	前立腺癌(他の療法が無効な場合)	*筋

	乳癌の再発転移	*筋
代謝疾患	特発性低血糖症	静，点，*筋
腎疾患・泌尿器科	ネフローゼ及びネフローゼ症候群	*静，*点，*筋
	陰茎硬結	*筋
外科疾患・蛇毒・昆虫毒	外科的ショック及び外科的ショック様状態	静
	副腎摘除	静，点，筋
	侵襲後肺水腫	静
	気管支痙攣(術中)	静
	副腎皮質機能不全患者に対する外科的侵襲	*筋
	脳浮腫	静
	輸血による副作用	静
	蛇毒・昆虫毒(重症の虫さされを含む)	*筋
循環器	レイノー病	*筋
耳鼻咽喉科疾患	急性・慢性中耳炎	*静，*点，*筋
	滲出性中耳炎・耳管狭窄症	*静，*点，*筋
	進行性壊疽性鼻炎	静，点，筋
	喉頭炎・喉頭浮腫	静，点，筋
	副鼻腔炎・鼻茸	筋，茸
	アレルギー性鼻炎	筋，甲
	花粉症(枯草熱)	筋，甲
	血管運動(神経)性鼻炎	筋，甲
皮膚科疾患	乾癬及び類症[尋常性乾癬(重症例)，関節症性乾癬，乾癬性紅皮症，膿疱性乾癬，稽留性肢端皮膚炎，疱疹状膿痂疹，ライター症候群]	*★点，*★筋
	アナフィラクトイド紫斑(単純型，シェーンライン型，ヘノッホ型)(重症例に限る)	*点，*筋
	粘膜皮膚眼症候群[開口部びらん性外皮症，スチブンス・ジョンソン病，皮膚口内炎，フックス症候群，ベーチェット病(眼症状のない場合)，リップシュッツ急性陰門潰瘍]	*点，*筋
	天疱瘡群(尋常性天疱瘡，落葉状天疱瘡，Senear-Usher 症候群，増殖性天疱瘡)	*点，*筋
	デューリング疱疹状皮膚炎(類天疱瘡，妊娠性疱疹を含む)	*点，筋
	紅皮症(ヘブラ紅色粃糠疹を含む)	*★点，*★筋
	ウェーバークリスチャン病	*点，*筋
	湿疹・皮膚炎群(急性湿疹，亜急性湿疹，慢性湿疹，接触皮膚炎，貨幣状湿疹，自家感作性皮膚炎，アトピー皮膚炎，乳・幼・小児湿疹，ビダール苔癬，その他の神経皮膚炎，脂漏性皮膚炎，進行性指掌角皮症，その他の手指の皮膚炎，陰部あるいは肛門湿疹，耳介及び外耳道の湿疹・皮膚炎，鼻前庭及び鼻翼周辺の湿疹・皮膚炎など)(但し，重症例以外は極力投与しないこと)	*★筋
	成年性浮腫性硬化症	*筋
	紅斑症(★多形滲出性紅斑，結節性紅斑)(但し，多形滲出性紅斑の場合は重症例に限る)	*筋
	痒疹群(小児ストロフルス，蕁麻疹様苔癬，固定蕁麻疹を含む)(但し，重症例以外は極力投与しないこと。また固定蕁麻疹は局注が望ましい)	*★筋
	扁平苔癬(重症例に限る)	*★筋
	帯状疱疹(重症例に限る)	*筋
	潰瘍性慢性膿皮症	*筋
眼科疾患	内眼・視神経・眼窩・眼筋の炎症性疾患の対症療法(ブドウ膜炎，網脈絡膜炎，網膜血管炎，視神経炎，眼窩炎性偽腫瘍，眼窩漏斗尖端部症候群，眼筋麻痺)	静，*筋
	外眼部及び前眼部の炎症性疾患の対症療法で点眼が不適当又は不十分な場合(眼瞼炎，結膜炎，角膜炎，強膜炎，虹彩毛様体炎)	*静，*筋
	眼科領域の術後炎症	*静，*筋
口腔外科 口腔内疾患	口腔外科領域手術後の後療法	静，点，筋
	難治性口内炎及び舌炎(局所療法で治癒しないもの)	軟

【対応標準病名】

◎ あ	亜急性甲状腺炎	悪性組織球症	悪性リンパ腫
	アトピー性皮膚炎	アナフィラクトイド紫斑	アレルギー性鼻炎
	医原性副腎皮質機能低下症	医薬品中毒	陰のう湿疹
	ウェーバ・クリスチャン病	ウェジナー肉芽腫症	会陰部肛囲湿疹
か	壊疽性鼻炎	円板状エリテマトーデス	外陰潰瘍
	外耳炎	外耳湿疹	潰瘍性大腸炎
	潰瘍性慢性膿皮症	角膜炎	滑液包炎
	花粉症	貨幣状湿疹	顆粒球減少症
	眼窩炎性偽腫瘍	眼窩先端部症候群	眼筋麻痺
	眼瞼炎	肝硬変症	関節炎
	関節リウマチ	乾癬	乾癬性関節炎
	乾癬性紅皮症	気管支痙攣	気管支喘息
	急性肝炎	急性湿疹	急性中耳炎
	急性白血病	急性痒疹	強直性脊椎炎
	強皮症	強膜炎	ギラン・バレー症候群
	菌状息肉症	クローン病	形成性陰茎硬化症
	稽留性肢端皮膚炎	劇症肝炎	血管運動性鼻炎
	血小板減少性紫斑病	血清病	結節性紅斑
	結節性多発動脈炎	結節性痒疹	結膜炎
	腱炎	腱鞘炎	虹彩毛様体炎
	好酸球性肉芽腫	甲状腺クリーゼ	甲状腺中毒症
	喉頭炎	喉頭浮腫	紅斑症
	紅斑性天疱瘡	紅皮症	肛門湿疹
さ	昆虫毒	再生不良性貧血	細網肉腫
	シェーンライン・ヘノッホ紫斑病	耳介部皮膚炎	自家感作性皮膚炎
	耳管狭窄症	視神経炎	視神経脊髄炎
	刺虫症	湿疹	紫斑病

	若年性関節リウマチ	重症感染症	ジューリング病
	手指湿疹	手指変形性関節症	小児湿疹
	小児喘息性気管支炎	小舞踏病	食道炎
	ショック	脂漏性皮膚炎	進行性指掌角皮症
	滲出性中耳炎	尋常性乾癬	尋常性天疱瘡
	じんま疹	スチル病	スティーブンス・ジョンソン症候群
	スプルー	脊髄炎	脊髄膜炎
	脊椎炎	舌炎	接触皮膚炎
	全身性エリテマトーデス	全身性変形性関節症	喘息性気管支炎
	前立腺癌	増殖性天疱瘡	続発性副腎皮質機能低下症
た	帯状疱疹	大動脈炎症候群	多形滲出性紅斑
	多発性筋炎	多発性硬化症	胆汁うっ滞性肝炎
	胆汁性肝硬変	中毒疹	痛風性関節炎
	低血糖	転移性腫瘍	天疱瘡
な	難治性口内炎	難治性腹水	乳癌再発
	乳児皮膚炎	妊娠性疱疹	ネフローゼ症候群
	脳炎	脳脊髄炎	脳浮腫
は	膿疱性乾癬	肺水腫	白血病
	鼻茸	鼻前庭部湿疹	ビダール苔癬
	皮膚炎	皮膚筋炎	皮膚白血病
	副腎クリーゼ	副腎性器症候群	副腎皮質機能低下症
	副鼻腔炎	腐食性食道炎	ぶどう膜炎
	ベーチェット病	ヘビ毒	ヘブラ粃糠疹
	変形性肩関節症	変形性関節症	変形性胸鎖関節症
	変形性肩鎖関節症	変形性股関節症	変形性膝関節症
	変形性手関節症	変形性足関節症	変形性肘関節症
	変形性中手関節症	扁平苔癬	疱疹状膿痂疹
ま	母指 CM 関節変形性関節症	ホジキンリンパ腫	末期癌
	末梢神経炎	慢性関節炎	慢性骨髄性白血病急性転化
	慢性湿疹	慢性中耳炎	慢性リンパ性白血病
	毛孔性紅色粃糠疹	網膜血管炎	網脈絡膜炎
や	薬疹	薬物過敏症	薬物中毒症
ら	溶血性貧血	痒疹	ライター症候群
	落葉状天疱瘡	リウマチ性心炎	リウマチ性心臓炎
	リウマチ性多発筋痛	リウマチ熱	リンパ芽球性リンパ腫
	類天疱瘡	レイノー病	
○	ABO 因子不適合輸血	ACTH 不応症	ALK 陰性未分化大細胞リンパ腫
	ALK 陽性大細胞型 B 細胞性リンパ腫	ALK 陽性未分化大細胞リンパ腫	ANCA 関連血管炎
	BCR － ABL1 陽性 B リンパ芽球性白血病	BCR － ABL1 陽性 B リンパ芽球性白血病/リンパ腫	BCR － ABL1 陽性 B リンパ芽球性リンパ腫
	B 型肝硬変	B 細胞性前リンパ球性白血病	B リンパ芽球性白血病
	B リンパ芽球性白血病/リンパ腫	B リンパ芽球性リンパ腫	CCR4 陽性成人 T 細胞白血病リンパ腫
	CCR4 陽性皮膚 T 細胞リンパ腫	CCR4 陽性末梢性 T 細胞リンパ腫	CM 関節変形性関節症
	C 型急性肝炎	C 型劇症肝炎	DAX － 1 異常症
	DIP 関節炎	DIP 関節変形性関節症	E2A － PBX1 陽性 B リンパ芽球性白血病
	E2A － PBX1 陽性 B リンパ芽球性白血病/リンパ腫	E2A － PBX1 陽性 B リンパ芽球性リンパ腫	HHV8 多中心性キャッスルマン病随伴大細胞型 B 細胞性リンパ腫
	IgG4 関連疾患	IL3 － IGH 陽性 B リンパ芽球性白血病	IL3 － IGH 陽性 B リンパ芽球性白血病/リンパ腫
	IL3 － IGH 陽性 B リンパ芽球性リンパ腫	IMAge 症候群	IP 関節炎

	LE 型薬疹	LE 蝶形皮疹	LE 皮疹
	MALT リンパ腫	MLL 再構成型 B リンパ芽球性白血病	MLL 再構成型 B リンパ芽球性白血病/リンパ腫
	MLL 再構成型 B リンパ芽球性リンパ腫	MP 関節炎	PIP 関節炎
	PIP 関節変形性関節症	Rh 因子不適合輸血	RS3PE 症候群
	SF － 1 異常症	TEL － AML1 陽性 B リンパ芽球性白血病	TEL － AML1 陽性 B リンパ芽球性白血病/リンパ腫
	TEL － AML1 陽性 B リンパ芽球性リンパ腫	TripleA 症候群	T 細胞性前リンパ球白血病
	T 細胞性大顆粒リンパ球白血病	T 細胞組織球豊富型大細胞型 B 細胞性リンパ腫	T ゾーンリンパ腫
	T リンパ芽球性白血病	T リンパ芽球性白血病/リンパ腫	T リンパ芽球性リンパ腫
あ	アカントアメーバ角膜炎	亜急性アレルギー性中耳炎	亜急性肝炎
	亜急性関節炎	亜急性血性中耳炎	亜急性結膜炎
	亜急性虹彩炎	亜急性虹彩毛様体炎	亜急性漿液ムチン性中耳炎
	亜急性前部ぶどう膜炎	亜急性皮膚エリテマトーデス	亜急性ムコイド中耳炎
	亜急性毛様体炎	アキレス腱腱鞘炎	悪液質アフタ
	悪性外耳炎	悪性組織球症性関節症	悪性葉状腫瘍
	悪性リンパ腫骨髄浸潤	アグレッシブ NK 細胞白血病	足湿疹
	アジソン病	アシャール・チール症候群	アスピリンじんま疹
	アスピリン喘息	アスピリン不耐症	圧迫性脊髄炎
	アトピー性角結膜炎	アトピー性紅皮症	アトピー性湿疹
	アトピー性神経皮膚炎	アトピー性喘息	アルカリ性食道炎
	アルコール性多発ニューロパチー	アレルギー性外耳道炎	アレルギー性角膜炎
	アレルギー性眼瞼炎	アレルギー性眼瞼縁炎	アレルギー性関節炎
	アレルギー性気管支炎	アレルギー性血管炎	アレルギー性結膜炎
	アレルギー性口内炎	アレルギー性じんま疹	アレルギー性接触皮膚炎
	アレルギー性中耳炎	アレルギー性鼻咽頭炎	アレルギー性鼻結膜炎
	アレルギー性皮膚炎	アレルギー性副鼻腔炎	アレルギー性ぶどう膜炎
	胃悪性リンパ腫	イエンセン病	異汗症
	異汗性湿疹	胃クローン病	胃十二指腸クローン病
	萎縮型加齢黄斑変性	萎縮性角結膜炎	萎縮性肝硬変
	異常腹水	異所性中毒性甲状腺腫	イソギンチャク毒
	一次性ショック	一過性関節症	一過性甲状腺機能亢進症
	一過性ショック	一側性外傷後股関節症	一側性外傷後膝関節症
	一側性形成不全性股関節症	一側性原発性股関節症	一側性原発性膝関節症
	一側性続発性股関節症	一側性続発性膝関節症	遺伝性血小板減少症
	イネ科花粉症	陰茎疾患	陰唇潰瘍
	インターフェロン網膜症	陰部潰瘍	陰部間擦疹
	インフルエンザ菌喉頭炎	インフルエンザ菌性喉頭気管炎	ウイルス性口内炎
	ウイルス性ブドウ膜炎	ウイルソン紅色苔癬	ウェジナー肉芽腫症性呼吸器障害
	ウォーケス篩骨洞炎	海ヘビ毒	運動誘発性喘息
	栄養障害性角膜炎	栄養性肝硬変	腋窩湿疹
	壊死後性肝硬変	壊死性外耳炎	壊死性強膜炎
	壊死性血管炎	壊死性食道炎	壊疽性口内炎
	壊疽性帯状疱疹	壊疽性膿皮症	エリテマトーデス
	遠位橈尺関節変形性関節症	炎症性眼窩うっ血	炎症性多発性関節障害
	炎症性乳癌	遠心性丘疹性紅斑	円板状乾癬
	横断性脊髄症	黄斑部血管走行異常	黄斑部術後浮腫
	黄斑部浮腫	温式自己免疫性溶血性貧血	温熱じんま疹
か	温熱性紅斑	カーンズ・セイアー症候群	外因性喘息
	外陰部帯状疱疹	外陰部皮膚炎	外陰部びらん
	外陰ベーチェット病	外眼筋不全麻痺	外眼筋麻痺

外耳道真珠腫	外耳道痛	外耳道肉芽腫
外耳道膿瘍	外耳道閉塞性角化症	外耳道蜂巣炎
外耳部虫刺傷	外傷後股関節症	外傷後膝関節症
外傷性角膜炎	外傷性角膜潰瘍	外傷性肩関節症
外傷性関節障害	外傷性股関節症	外傷性膝関節症
外傷性手関節症	外傷性穿孔性中耳炎	外傷性足関節症
外傷性肘関節症	外傷性中耳炎	外傷性母指 CM 関節症
海水浴皮膚炎	回腸クローン病	外直筋麻痺
外転神経萎縮	外転神経根性麻痺	外転神経不全麻痺
外転神経麻痺	潰瘍性眼瞼炎	潰瘍性口内炎
潰瘍性大腸炎・左側大腸炎型	潰瘍性大腸炎・全大腸炎型	潰瘍性大腸炎・直腸 S 状結腸炎型
潰瘍性大腸炎・直腸炎型	潰瘍性大腸炎合併妊娠	潰瘍性大腸炎再燃
潰瘍性大腸炎性若年性関節炎	化学性急性外耳炎	化学性結膜炎
化学性食道炎	化学性皮膚炎	踵関節症
芽球増加を伴う不応性貧血	芽球増加を伴う不応性貧血－1	芽球増加を伴う不応性貧血－2
角結膜炎	角結膜びらん	角膜潰瘍
角膜虹彩炎	角膜上皮びらん	角膜穿孔
角膜帯状疱疹	角膜中心潰瘍	角膜内皮炎
角膜膿瘍	角膜パンヌス	角膜びらん
角膜腐蝕	下行性視神経炎	カサバッハ・メリット症候群
下肢腱腱鞘炎	下斜筋不全麻痺	下斜筋麻痺
下垂体性 TSH 分泌亢進症	下垂体性甲状腺機能亢進症	家族性寒冷自己炎症症候群
家族性溶血性貧血	肩関節炎	肩関節症
肩関節痛風	カタル性角膜潰瘍	カタル性眼炎
カタル性結膜炎	カタル性口内炎	カタル性舌炎
下直筋不全麻痺	下直筋麻痺	滑液のう腫
滑液包石灰沈着症	滑車神経萎縮	滑車神経麻痺
活動期潰瘍性大腸炎	滑膜炎	化膿性角膜炎
化膿性結膜炎	化膿性腱鞘炎	化膿性虹彩炎
化膿性喉頭炎	化膿性脊髄炎	化膿性脳髄膜炎
化膿性皮膚疾患	化膿性副鼻腔炎	化膿性ぶどう膜炎
化膿性網膜炎	化膿性毛様体炎	過敏性血管炎
貨幣状角膜炎	カモガヤ花粉症	顆粒球肉腫
眼炎	肝炎後肝硬変	肝炎後再生不良性貧血
眼窩悪性リンパ腫	緩解期潰瘍性大腸炎	眼窩炎
眼窩下膿瘍	眼窩筋炎	眼角部眼瞼炎
眼角部眼瞼縁結膜炎	眼窩骨髄炎	眼窩骨膜炎
眼窩内異物	眼窩膿瘍	眼窩蜂巣炎
癌関連網膜症	眼筋内異物	眼筋不全麻痺
眼瞼縁炎	眼瞼縁結膜炎	眼瞼乾皮症
眼瞼結膜炎	眼瞼帯状疱疹	眼瞼虫刺傷
眼瞼皮膚炎	眼瞼びらん	眼瞼瘻孔
肝硬化症	環指屈筋腱腱鞘炎	環指腱鞘炎
カンジダ性口内炎	間質性視神経炎	眼周囲部虫刺傷
環状紅斑	環状鉄芽球を伴う不応性貧血	癌性悪液質
乾性角結膜炎	乾性角膜炎	肝性腹水
眼性類天疱瘡	関節周囲炎	関節症
関節包炎	関節リウマチ・顎関節	関節リウマチ・肩関節
関節リウマチ・胸椎	関節リウマチ・頚椎	関節リウマチ・股関節
関節リウマチ・指関節	関節リウマチ・趾関節	関節リウマチ・膝関節
関節リウマチ・手関節	関節リウマチ・脊椎	関節リウマチ・足関節
関節リウマチ・肘関節	関節リウマチ・腰椎	関節リウマチ性間質性肺炎
肝線維症	感染型気管支喘息	感染後脳炎
感染後脳脊髄炎	感染性外耳炎	感染性角膜炎
感染性角膜潰瘍	乾癬性関節炎・肩関節	乾癬性関節炎・股関節
乾癬性関節炎・指関節	乾癬性関節炎・膝関節	乾癬性関節炎・手関節
乾癬性関節炎・仙腸関節	乾癬性関節炎・足関節	乾癬性関節炎・肘関節
感染性喉頭気管炎	感染性口内炎	感染性食道炎
乾癬性脊椎炎	乾燥性口内炎	眼底動脈蛇行症

肝内胆管狭窄	肝肉芽腫	肝脾 T 細胞リンパ腫
眼部帯状疱疹	眼部虫刺傷	汗疱
汗疱性湿疹	顔面急性皮膚炎	顔面昆虫螫
顔面尋常性乾癬	顔面帯状疱疹	顔面多発虫刺傷
顔面播種状粟粒性狼瘡	乾酪性副鼻腔炎	寒冷凝集素症
寒冷じんま疹	寒冷溶血素症候群	機械性じんま疹
機械的溶血性貧血	気管支喘息合併妊娠	義歯性潰瘍
義歯性口内炎	偽甲状腺機能亢進症	偽性髄膜炎
季節性アレルギー性結膜炎	季節性アレルギー性鼻炎	偽膜性結膜炎
偽膜性喉頭炎	偽膜性口内炎	球後異物
球後視神経炎	丘疹紅皮症	丘疹状紅斑
丘疹状湿疹	丘疹状じんま疹	急性アレルギー性中耳炎
急性ウイルス性肝炎	急性壊疽性喉頭炎	急性外耳炎
急性潰瘍性喉頭炎	急性潰瘍性大腸炎	急性角結膜炎
急性角膜炎	急性化膿性外耳炎	急性肝萎縮
急性眼窩うっ血	急性眼窩炎	急性関節炎
急性肝不全	急性巨核芽球性白血病	急性激症型潰瘍性大腸炎
急性血性中耳炎	急性結膜炎	急性虹彩炎
急性虹彩毛様体炎	急性光線性外耳炎	急性喉頭炎
急性喉頭気管炎	急性骨髄性白血病	急性骨髄単球性白血病
急性散在性脳脊髄炎	急性視神経炎	急性湿疹性外耳炎
急性循環不全	急性漿液ムチン性中耳炎	急性上行性脊髄炎
急性ショック	急性滲出性中耳炎	急性声帯炎
急性声門下喉頭炎	急性脊髄炎	急性接触性外耳炎
急性前骨髄球性白血病	急性前部ぶどう膜炎	急性多発性硬化症
急性単球性白血病	急性特発性血小板減少性紫斑病	急性乳児湿疹
急性脳症	急性肺水腫	急性反応性外耳炎
急性汎発性膿疱性乾癬	急性非化膿性中耳炎	急性浮腫性喉頭炎
急性ムコイド中耳炎	急性毛様体炎	急性薬物中毒
急性リウマチ熱	急性リウマチ熱性輪状紅斑	急性リンパ性白血病
急性濾胞性結膜炎	急速破壊型股関節症	胸鎖関節炎
狭窄性腱鞘炎	強直性脊椎炎性呼吸器障害	強直脊椎炎性虹彩毛様体炎
強皮症性ミオパチー	胸部昆虫螫	胸部帯状疱疹
強膜潰瘍	強膜拡張症	強膜疾患
強膜ぶどう腫	胸肋関節炎	局在性脈絡膜炎
局在性網膜炎	局在性網脈絡膜炎	局面状乾癬
巨細胞性甲状腺炎	距踵関節炎	去勢抵抗性前立腺癌
巨大乳頭結膜炎	巨大フリクテン	亀裂性湿疹
近視性脈絡膜新生血管	近視性網膜症	空腸クローン病
躯幹帯状疱疹	くすぶり型白血病	屈曲部乾癬
屈曲部湿疹	グッドパスチャー症候群	クモ毒
くも膜炎	クラゲ毒	クラミジア結膜炎
グルーイヤー	クレスト症候群	クローン病性若年性関節炎
クロロキン網膜症	形質芽球性リンパ腫	形質細胞白血病
軽症潰瘍性大腸炎	軽症再生不良性貧血	形成不全性股関節症
頚部悪性リンパ腫	頚部虫刺症	頚部皮膚炎
稽留性肢端皮膚炎汎発型	ゲオトリクム症	ゲオトリクム性口内炎
劇症型潰瘍性大腸炎	劇症帯状疱疹	結核性中耳炎
血管拡張性環状紫斑症	血管性パンヌス	血管内大細胞型 B 細胞性リンパ腫
血管ベーチェット病	血管免疫芽球性 T 細胞リンパ腫	血清反応陰性関節リウマチ
血性腹水	血清発疹	結節硬化型古典的ホジキンリンパ腫
結節虹彩炎	結節性眼炎	結節性肝硬変
結節性結膜炎	結節性紅斑性関節障害	結節性リンパ球優位型ホジキンリンパ腫
結腸悪性リンパ腫	結膜潰瘍	結膜びらん
結膜濾胞症	限局型ウェジナー肉芽腫症	限局性円板状エリテマトーデス

限局性外耳道炎	限局性神経皮膚炎	限局性滲出性網脈絡膜炎
限局性前立腺癌	肩鎖関節炎	腱鞘巨細胞腫
原発性関節症	原発性血小板減少症	原発性甲状腺機能亢進症
原発性股関節症	原発性膝関節症	原発性滲出性リンパ腫
原発性全身性関節症	原発性痛風	原発性ヘルペスウイルス性口内炎
原発性変形性関節症	原発性母指 CM 関節症	顕微鏡的多発血管炎
腱付着部炎	腱付着部症	高 2 倍体性 B リンパ芽球性白血病
高 2 倍体性 B リンパ芽球性白血病/リンパ腫	高 2 倍体性 B リンパ芽球性リンパ腫	抗 NMDA 受容体脳炎
肛囲間擦疹	好塩基球性白血病	甲殻動物毒
硬化性角膜炎	硬化性脊髄炎	硬化性舌炎
交感神経性眼筋麻痺	後極ぶどう膜腫	口腔感染症
口腔褥瘡性潰瘍	口腔帯状疱疹	口腔ベーチェット病
口腔ヘルペス	口腔扁平苔癬	高血圧性眼底
高血圧性虹彩毛様体炎	高血圧性視神経網膜症	高血圧性網膜症
虹彩異色	虹彩異色性毛様体炎	虹彩炎
好酸球性食道炎	好酸球性白血病	好酸球性副鼻腔炎
高脂血症性網膜症	甲状腺悪性リンパ腫	甲状腺炎
甲状腺眼症	甲状腺機能亢進症	甲状腺中毒症性関節障害
甲状腺中毒症性筋無力症候群	甲状腺中毒症性心筋症	甲状腺中毒性眼球突出症
甲状腺中毒性昏睡	甲状腺中毒性四肢麻痺	甲状腺中毒性周期性四肢麻痺
甲状腺中毒性心不全	甲状腺中毒性ミオパチー	口唇虫刺傷
光線眼症	交代性舞踏病	好中球 G6PD 欠乏症
好中球減少症	好中球性白血病	後天性胆管狭窄症
後天性表皮水疱症	後天性溶血性貧血	喉頭狭窄症
喉頭周囲炎	後頭部帯状疱疹	喉頭閉塞
口内炎	後発性関節炎	紅斑性湿疹
後鼻孔ポリープ	紅皮症型薬疹	後部強膜炎
後部ぶどう腫	後部毛様体炎	硬膜炎
肛門クローン病	高齢者 EBV 陽性びまん性大細胞型 B 細胞性リンパ腫	コーガン症候群
コーツ病	股関節炎	股関節症
鼓室内水腫	骨悪性リンパ腫	骨髄異形成症候群
骨髄性白血病	骨髄性白血病骨髄浸潤	骨髄単球性白血病
骨髄低形成	骨髄低形成血小板減少症	コッホ・ウィークス菌性結膜炎
固定薬疹	古典的ホジキンリンパ腫	コリン性じんま疹
混合型肝硬変	混合型喘息	混合型白血病
混合細胞型古典的ホジキンリンパ腫	昆虫刺傷	細菌性結膜炎
最重症再生不良性貧血	再燃緩解型潰瘍性大腸炎	再発性中耳炎
再発性ヘルペスウイルス性口内炎	再膨張性肺水腫	サソリ毒
散在性表層角膜炎	散在性脈絡膜炎	散在性網膜炎
散在性網脈絡膜炎	三叉神経帯状疱疹	蚕蝕性角膜潰瘍
しいたけ皮膚炎	シェーンライン・ヘノッホ紫斑病性関節炎	耳介周囲湿疹
紫外線角結膜炎	紫外線角膜炎	耳介虫刺傷
耳介蜂巣炎	耳管圧迫	耳管鼓室炎
趾関節炎	趾関節症	耳管閉塞症
色素性痒疹	軸性視神経炎	自己赤血球感作症候群
篩骨洞ポリープ	自己免疫性肝硬変	自己免疫性好中球減少症
自己免疫性じんま疹	自己免疫性副腎炎	自己免疫性溶血性貧血
四肢乾癬	示指屈筋腱腱鞘炎	示指腱鞘炎
四肢小児湿疹	四肢尋常性乾癬	四肢虫刺症
示指ばね指	四肢毛孔性紅色粃糠疹	糸状角膜炎
趾伸筋腱腱鞘炎	視神経周囲炎	視神経症
視神経障害	視神経髄膜炎	視神経乳頭炎
視神経網膜炎	視神経網膜障害	歯性副鼻腔炎

持続性色素異常性紅斑	刺虫アレルギー	膝関節炎
膝関節滑膜炎	膝関節症	実質性角膜炎
湿疹性眼瞼炎	湿疹性眼瞼皮膚炎	湿疹性パンヌス
湿疹続発性紅皮症	湿疹様発疹	膝部腱膜炎
紫斑型薬疹	紫斑病腎炎	尺側偏位
若年性骨髄単球性白血病	若年性再発性網膜硝子体出血	若年性多発性動脈炎
若年性皮膚筋炎	若年性ヘルペス状皮膚炎	縦隔悪性リンパ腫
縦隔原発大細胞型 B 細胞性リンパ腫	周期性好中球減少症	重症潰瘍性大腸炎
重症再生不良性貧血	重症多形滲出性紅斑・急性期	十二指腸悪性リンパ腫
周辺性ブドウ膜炎	周辺性網脈絡膜炎	周辺部ぶどう膜炎
周辺部脈絡膜炎	手関節炎	手関節症
手関節部腱鞘炎	手根関節症	しゅさ性眼瞼炎
手指腱鞘炎	手掌紅斑	出血性外耳炎
出血性角膜炎	出血性虹彩炎	出血性口内炎
出血性中耳炎	出血性鼻茸	出血性網膜炎
出血性網膜色素上皮剥離	術後急性肝炎	術後結膜炎
術後虹彩炎	術後食道炎	術後性中耳炎
術後性慢性中耳炎	術後乳癌	術後溶血性貧血
種痘様水疱症様リンパ腫	手部腱鞘炎	主婦湿疹
腫瘍随伴性天疱瘡	春季カタル	漿液性滑膜炎
漿液性虹彩炎	漿液性網膜炎	漿液性網膜色素上皮剥離
上顎洞性後鼻孔ポリープ	上顎洞性中咽頭ポリープ	上顎洞ポリープ
消化性食道炎	上眼窩裂症候群	上強膜炎
小結節性肝硬変	上行性視神経炎	症候性紫斑病
小指屈筋腱腱鞘炎	小指腱鞘炎	硝子体黄斑牽引症候群
上斜筋不全麻痺	上斜筋麻痺	掌蹠角化症
小腸悪性リンパ腫	小腸クローン病	小腸大腸クローン病
上直筋不全麻痺	上直筋麻痺	小児 EBV 陽性 T 細胞リンパ増殖性疾患
小児アトピー性湿疹	小児遺伝性無顆粒球症	小児乾燥型湿疹
小児急性リンパ性白血病	小児骨髄異形成症候群	小児全身性 EBV 陽性 T 細胞リンパ増殖性疾患
小児喘息	小児ネフローゼ症候群	小児汎発性膿疱性乾癬
小児副鼻腔炎	睫毛性眼瞼炎	小リンパ球性リンパ腫
上腕三頭筋腱鞘炎	初回発作型潰瘍性大腸炎	職業性皮膚炎
職業喘息	食道カンジダ症	食物性皮膚炎
女性化副腎腫瘍	ショパール関節炎	脂漏性眼瞼炎
脂漏性乾癬	脂漏性乳児皮膚炎	人為的甲状腺中毒症
心因性喘息	真菌性角膜潰瘍	真菌性髄膜炎
神経栄養性角結膜炎	神経原性関節症	神経ベーチェット病
人工肛門部皮膚炎	人工じんま疹	進行性角膜潰瘍
進行性前立腺癌	進行乳癌	深在性エリテマトーデス
滲出型加齢黄斑変性	滲出性紅斑型中毒疹	滲出性腹水
滲出性網膜炎	滲出性網膜症	浸潤性表層角膜炎
新生児中耳炎	新生児皮脂漏	新生児皮膚炎
腎性網膜症	心臓悪性リンパ腫	深層角膜炎
靱帯炎	振動性じんま疹	水晶体原性虹彩毛様体炎
水痘・帯状疱疹ウイルス感染母体より出生した児	水痘脳炎	水疱性口内炎
水疱性口内炎ウイルス病	水疱性多形紅斑	水疱性扁平苔癬
水疱性類天疱瘡	髄膜炎	髄膜脊髄炎
髄膜脳炎	髄膜白血病	スギ花粉症
ステロイド依存性潰瘍性大腸炎	ステロイド依存性クローン病	ステロイド依存性喘息
ステロイド依存性ネフローゼ症候群	ステロイド抵抗性ネフローゼ症候群	ステロイド皮膚炎
ステロイド誘発性皮膚症	ステロイド離脱症候群	スモン
制癌剤皮膚炎	星状角膜炎	星状網膜症

成人T細胞白血病骨髄浸潤	成人T細胞白血病リンパ腫	成人T細胞白血病リンパ腫・急性型
成人T細胞白血病リンパ腫・くすぶり型	成人T細胞白血病リンパ腫・慢性型	成人T細胞白血病リンパ腫・リンパ腫型
成人アトピー性皮膚炎	成人スチル病	精巣悪性リンパ腫
声門下浮腫	声門上浮腫	声門浮腫
ゼーミッシュ潰瘍	赤芽球ろう	石化性角膜炎
赤色湿疹	脊髄髄膜炎	脊髄多発性硬化症
咳喘息	脊椎周囲炎	赤道ぶどう腫
赤白血病	セザリー症候群	節外性NK/T細胞リンパ腫・鼻型
舌潰瘍	雪眼炎	舌カンジダ症
赤血球破砕症候群	接触眼瞼皮膚炎	接触じんま疹
接触性眼瞼結膜炎	接触性口内炎	節足動物毒
舌乳頭炎	舌膿瘍	舌びらん
セリアック病	遷延性虹彩炎	全外眼筋麻痺
前額部虫刺傷	前額部虫刺症	穿孔性角膜潰瘍
穿孔性中耳炎	線状角膜炎	線状網膜炎
全身型ウェジナー肉芽腫症	全身湿疹	全身性エリテマトーデス性間質性肺炎
全身性エリテマトーデス性呼吸器障害	全身性エリテマトーデス性心膜炎	全身性エリテマトーデス性脳動脈炎
全身性エリテマトーデス性ミオパチー	全身性エリテマトーデス脊髄炎	全身性エリテマトーデス脳炎
全身性エリテマトーデス脳脊髄炎	全身性強皮症	全身性強皮症性呼吸器障害
全身性紫斑病	全身性転移性癌	全身の尋常性乾癬
全身毛孔性紅色粃糠疹	全身薬疹	先天性外転神経麻痺
先天性好中球減少症	先天性股関節脱臼治療後亜脱臼	先天性再生不良性貧血
先天性赤芽球ろう	先天性低形成貧血	先天性ネフローゼ症候群
先天性副腎過形成	先天性副腎性器症候群	前頭洞炎
腺病性パンヌス	前房蓄膿	前房蓄膿性角膜炎
前房蓄膿性虹彩炎	前立腺横紋筋肉腫	前立腺癌再発
前立腺小細胞癌	前立腺神経内分泌癌	前立腺肉腫
前リンパ球性白血病	前腕部腱鞘炎	造影剤ショック
増殖性化膿性口内炎	増殖性関節炎	増殖性硝子体網膜症
増殖性網膜炎	総胆管狭窄症	総胆管閉塞症
足関節炎	足関節滑液包炎	足関節症
足関節部腱鞘炎	側頭動脈炎	足背腱鞘炎
続発性関節症	続発性血小板減少症	続発性血小板減少性紫斑病
続発性虹彩炎	続発性虹彩毛様体炎	続発性股関節症
続発性膝関節症	続発性紫斑病	続発性多発性関節症
続発性脳炎	続発性舞踏病	続発性ぶどう膜炎

た

続発性母指CM関節症	足部屈筋腱腱鞘炎	体幹虫刺症
大結節性肝硬変	胎児性癌	体質性再生不良性貧血
代謝性脳症	代償性肝硬変	帯状疱疹後ケロイド形成
帯状疱疹後三叉神経痛	帯状疱疹後膝神経節炎	帯状疱疹後神経痛
帯状疱疹後多発性ニューロパチー	帯状疱疹神経炎	帯状疱疹性角結膜炎
帯状疱疹性強膜炎	帯状疱疹性結膜炎	帯状疱疹性虹彩炎
帯状疱疹性虹彩毛様体炎	苔癬	大腸悪性リンパ腫
大腸クローン病	大転子部滑液包炎	多形紅斑
多形紅斑性関節障害	多形慢性痒疹	多中心性細網組織球症
多発性関節炎	多発性関節症	多発性乾癬性関節炎
多発性癌転移	多発性筋炎性間質性肺炎	多発性筋炎性呼吸器障害
多発性血管炎	多発性血管炎重複症候群	多発性口内炎
多発性神経炎	多発性神経障害	多発性脊髄神経根炎
多発性リウマチ性関節炎	多発ニューロパチー	胆管狭窄症
単関節炎	胆管閉塞症	単球減少症
単球性白血病	胆細管性肝硬変	胆汁うっ滞
単純性角膜潰瘍	単純性関節炎	単純性顔面粃糠疹
単純性紫斑病	単純性中耳炎	単純苔癬
男性化副腎腫瘍	蛋白病	弾発母趾
恥骨結合炎	地図状口内炎	地図状脈絡膜炎
チビエルジュ・ワイゼンバッハ症候群	チャドクガ皮膚炎	中隔性肝硬変
肘関節炎	肘関節滑膜炎	肘関節症
中間部ぶどう膜炎	中耳炎	中耳炎後遺症
中耳炎性顔面神経麻痺	中指屈筋腱腱鞘炎	中指腱鞘炎
虫刺性皮膚炎	中心性脈絡膜炎	中心性脈絡網膜症
中心性網膜炎	中心性網膜症	中心性網脈絡膜炎
虫垂クローン病	中枢神経系原発びまん性大細胞型B細胞性リンパ腫	中等症潰瘍性大腸炎
中等症再生不良性貧血	中毒性好中球減少症	中毒性紅斑
中毒性視神経炎	中毒性多結節性甲状腺腫	中毒性単結節性甲状腺腫
中毒性ニューロパチー	中毒性表皮壊死症	中毒性溶血性貧血
腸管症関連T細胞リンパ腫	腸管ベーチェット病	蝶形骨洞炎
蝶形骨洞ポリープ	直腸悪性リンパ腫	直腸クローン病
陳旧性虹彩炎	陳旧性虹彩毛様体炎	陳旧性中耳炎
通年性アレルギー性結膜炎	通年性アレルギー性鼻炎	痛風
痛風腎	痛風性関節症	手足症候群
低2倍体性Bリンパ芽球性白血病	低2倍体性Bリンパ芽球性白血病/リンパ腫	低2倍体性Bリンパ芽球性リンパ腫
低アルドステロン症	低形成性白血病	低形成性貧血
定型痛風	低血糖発作	低補体血症性血管炎
低レニン性低アルドステロン症	滴状乾癬	手屈筋腱腱鞘炎
手湿疹	手伸筋腱腱鞘炎	テノンのう炎
デビス紫斑	転移性黒色腫	転移性扁平上皮癌
点状乾癬	デンスデポジット病ネフローゼ症候群	デンタルショック
ドゥ・ケルバン腱鞘炎	頭蓋内圧亢進症	動眼神経萎縮
動眼神経炎	動眼神経根性麻痺	動眼神経不全麻痺
動眼神経麻痺	橈骨茎状突起腱鞘炎	橈側手根屈筋腱鞘炎
頭部湿疹	頭部脂漏	頭部尋常性乾癬
頭部虫刺傷	頭部粃糠疹	動脈硬化性眼底
動脈硬化性眼底所見	トカゲ毒	兎眼性角膜炎
特発性アジソン病	特発性眼筋麻痺	特発性肝硬変
特発性血小板減少性紫斑病	特発性血小板減少性紫斑病合併妊娠	特発性好中球減少症
特発性喉頭肉芽腫	特発性再生不良性貧血	特発性じんま疹
特発性副腎性器障害	特発性傍中心窩毛細血管拡張症	特発性脈絡膜新生血管
特発性溶血性貧血	毒物性眼瞼炎	ドルーゼン

な

内因性湿疹	内因性ブドウ膜炎	内直筋麻痺
難治性喘息	難治性ネフローゼ症候群	難治性ぶどう膜炎
軟膜炎	肉芽腫性甲状腺炎	ニコチン性口内炎
二次性甲状腺機能亢進症	二次性再生不良性貧血	二次性ショック
二次性ネフローゼ症候群	二次性白血球減少症	二次性白血病
二次性変形性関節症	乳痂	乳癌
乳癌・HER2過剰発現	乳癌骨転移	乳癌皮膚転移
乳児赤芽球ろう	乳児喘息	乳腺腋窩尾部乳癌
乳頭部乳癌	乳頭網膜炎	乳房下外側部乳癌
乳房下内側部乳癌	乳房境界部乳癌	乳房脂肪肉腫
乳房上外側部乳癌	乳房上内側部乳癌	乳房中央部乳癌
乳房肉腫	乳房パジェット病	乳房皮膚炎
乳輪部乳癌	妊娠湿疹	妊婦性皮膚炎
熱帯性スプルー	熱帯扁平苔癬	粘液膿性結膜炎
脳悪性リンパ腫	脳幹多発性硬化症	膿胸関連リンパ腫
脳室炎	脳症	のう胞様黄斑浮腫

は

ノートナーゲル症候群	バーキット白血病	バーキットリンパ腫
肺好酸球性肉芽腫症	梅毒性髄膜炎	破壊性関節炎
白質脳症	白色粃糠疹	白内障術後結膜炎
白内障術後虹彩炎	剥離性食道炎	剥離性皮膚炎
白血球減少症	白血病性関節症	白血病性網膜症

発熱性好中球減少症	鼻背部湿疹	ハブ咬傷
バリズム	パリノー結膜炎	パリノー結膜腺症候群
パリノー症候群	汎血球減少症	瘢痕性類天疱瘡
斑点状網膜症	ハンド・シューラー・クリスチャン病	ハント症候群
汎発性帯状疱疹	汎発性膿疱性乾癬	反復性角膜潰瘍
反復性虹彩炎	反復性虹彩毛様体炎	反復性前部ぶどう膜炎
反復性前房蓄膿	反復性多発性神経炎	反復性毛様体炎
汎副鼻腔炎	脾B細胞性リンパ腫/白血病・分類不能型	脾悪性リンパ腫
非アトピー性喘息	鼻炎	皮下脂肪織炎様T細胞リンパ腫
非化膿性甲状腺炎	非化膿性中耳炎	非感染性急性外耳炎
鼻腔ポリープ	粃糠疹	肥厚性扁平苔癬
非自己免疫性溶血性貧血	微小血管障害性溶血性貧血	微小変化型ネフローゼ症候群
非心原性肺水腫	非水疱性多形紅斑	ヒスチオサイトーシスX
脾性好中球減少症	鼻性視神経炎	非代償性肝硬変
非定型的白血病	非定型慢性骨髄性白血病	非特異性関節炎
非特異性慢性滑膜炎	ヒトデ毒	ヒノキ花粉症
脾びまん性赤脾髄小B細胞性リンパ腫	皮膚T細胞リンパ腫	皮膚エリテマトーデス
皮膚結節性多発動脈炎	皮膚原発性CD30陽性T細胞リンパ増殖性疾患	皮膚原発性γδT細胞リンパ腫
皮膚原発性未分化大細胞リンパ腫	皮膚原発びまん性大細胞型B細胞リンパ腫・下肢型	鼻部虫刺傷
皮膚描記性じんま疹	脾辺縁帯リンパ腫	非ホジキンリンパ腫
肥満細胞性白血病	びまん性外耳炎	びまん性乾癬
びまん性管内増殖性糸球体腎炎ネフローゼ症候群	びまん性神経皮膚炎	びまん性大細胞型・バーキット中間型分類不能B細胞性リンパ腫
びまん性大細胞型・ホジキン中間型分類不能B細胞性リンパ腫	びまん性大細胞型B細胞性リンパ腫	びまん性表層角膜炎
びまん性膜性糸球体腎炎ネフローゼ症候群	びまん性脈絡膜炎	表在性角膜炎
表在性舌炎	表在性点状角膜炎	びらん性関節症
ビリグラフィンショック	ピリン疹	頻回再発型ネフローゼ症候群
貧血網膜症	ファンコニー貧血	フィラメント状角膜炎
封入体筋炎	フォークト・小柳・原田病	フォークト・小柳病
匐行性角膜潰瘍	副腎萎縮	副腎皮質機能低下に伴う貧血
腹水症	副鼻腔真菌症	副鼻腔ポリープ
腹部虫刺傷	ブシャール結節	不全型ハント症候群
不全型ベーチェット病	ブタクサ花粉症	フックス異色毛様体炎
ぶどう球菌性眼瞼炎	舞踏病	舞踏病様運動
ぶどう膜角膜炎	ブラジル天疱瘡	プランマー病
フリクテン性角結膜炎	フリクテン性角膜炎	フリクテン性角膜潰瘍
フリクテン性結膜炎	フリクテン性パンヌス	分類不能型骨髄異形成症候群
ヘアリー細胞白血病	ヘアリー細胞白血病亜型	閉塞性黄疸
閉塞性髄膜炎	ヘーガース結節	ベニエ痒疹
ペニシリンアレルギー	ペニシリンショック	ヘバーデン結節
ヘパリン起因性血小板減少症	ヘビ咬傷	ヘブラ痒疹
ヘルペスウイルス性歯肉口内炎	ヘルペス口内炎	辺縁角膜炎
辺縁フリクテン	扁桃悪性リンパ腫	扁平湿疹
扁平苔癬様角化症	蜂刺症	放射線食道炎
放射線性口内炎	放射線性貧血	放射線網膜症
胞状異角化症	疱疹状天疱瘡	母指CM関節症
母指関節症	母指狭窄性腱鞘炎	母指屈筋腱腱鞘炎
母指腱鞘炎	ポスナーシュロスマン症候群	発作性運動誘発舞踏アテトーシス
発作性ジストニア性舞踏アテトーシス	ポリープ状脈絡膜血管症	本態性再生不良性貧血
ま 本態性頭蓋内圧亢進症	麻疹様紅斑	末梢循環不全

末梢神経障害	末梢性T細胞リンパ腫	末梢性T細胞リンパ腫・詳細不明
麻痺性斜視	マムシ咬傷	慢性NK細胞リンパ増殖性疾患
慢性アキレス腱腱鞘炎	慢性アレルギー性中耳炎	慢性炎症関連びまん性大細胞型B細胞性リンパ腫
慢性外耳炎	慢性角結膜炎	慢性カタル性結膜炎
慢性滑膜炎症	慢性結膜炎	慢性虹彩毛様体炎
慢性骨髄性白血病	慢性骨髄性白血病移行期	慢性骨髄性白血病慢性期
慢性骨髄単球性白血病	慢性耳管鼓室カタル	慢性持続型潰瘍性大腸炎
慢性漿液性中耳炎	慢性漿液ムチン性中耳炎	慢性進行性外眼筋麻痺症候群
慢性滲出性中耳炎	慢性じんま疹	慢性髄膜炎
慢性脊髄炎	慢性舌炎	慢性単球性白血病
慢性中耳炎急性増悪	慢性中耳炎術後再燃	慢性特発性血小板減少性紫斑病
慢性乳児湿疹	慢性脳炎	慢性白血病
慢性非化膿性中耳炎	慢性表在性舌炎	慢性副鼻腔炎
慢性副鼻腔炎急性増悪	慢性副鼻腔膿瘍	慢性本態性好中球減少症症候群
慢性ムコイド中耳炎	慢性網膜症	慢性リウマチ性冠状動脈炎
慢性リウマチ性縦隔心膜炎	慢性リウマチ性心筋心膜炎	慢性リウマチ性心膜炎
慢性良性顆粒球減少症	慢性濾胞性結膜炎	マントル細胞リンパ腫
未分化大細胞リンパ腫	耳帯状疱疹	脈絡膜炎
ミラーフィッシャー症候群	ミリッチ症候群	ムカデ咬創
無顆粒球症	無顆粒球性アンギナ	ムコイド中耳炎
ムコーズス中耳炎	無症候性多発性硬化症	ムチランス変形
ムンプス髄膜炎	メラー舌炎	毛虫皮膚炎
毛包眼瞼炎	網膜うっ血	網膜炎
網膜血管周囲炎	網膜血管腫状増殖	網膜血管障害
網膜血管鞘形成	網膜血管新生	網膜血管攣縮症
網膜血栓性静脈炎	網膜細動脈瘤	網膜症
網膜障害	網膜静脈炎	網膜静脈周囲炎
網膜静脈蛇行症	網膜静脈怒張	網膜静脈分枝閉塞症による黄斑浮腫
網膜静脈閉塞症による黄斑浮腫	網膜滲出斑	網膜中心静脈閉塞症による黄斑浮腫
網膜浮腫	網膜毛細血管瘤	毛様体炎
モラックス・アクセンフェルド結膜炎	門脈周囲性肝硬変	門脈性肝硬変
や 夜間性喘息	夜間低血糖症	野球肘
薬剤性過敏症症候群	薬剤性顆粒球減少症	薬剤性血小板減少性紫斑病
薬剤性酵素欠乏性貧血	薬剤性再生不良性貧血	薬剤性自己免疫性溶血性貧血
薬剤性溶血性貧血	薬剤誘発性過敏性血管炎	薬剤誘発性天疱瘡
薬剤誘発性ループス	薬物性角結膜炎	薬物性角膜炎
薬物性眼瞼炎	薬物性結膜炎	薬物性口唇炎
薬物性ショック	薬物性接触性皮膚炎	薬物誘発性多発ニューロパチー
薬物誘発性舞踏病	輸血関連急性肺障害	輸血後肝炎
輸血後肝障害	輸血後じんま疹	輸血によるショック
癒着性くも膜炎	腰椎炎	腰殿部帯状疱疹
腰腹帯状疱疹	腰部尋常性乾癬	ヨード過敏症
ヨードショック	予防接種後脳炎	予防接種後脳脊髄炎
ら ライエル症候群	ライエル症候群型薬疹	落屑性湿疹
ランゲルハンス細胞組織球症	卵巣癌全身転移	リウマチ性滑液包炎
リウマチ性虹彩炎	リウマチ性心筋炎	リウマチ性心疾患
リウマチ性心臓弁膜症	リウマチ性心不全	リウマチ性心弁膜炎
リウマチ性皮下結節	リウマチ性癒着性心膜炎	リウマチ様関節炎
リガ・フェーデ病	リスフラン関節炎	流行性結膜炎
良性頭蓋内圧亢進症	良性粘膜類天疱瘡	両側性外傷後股関節症
両側性外傷後膝関節症	両側性外傷性母指CM関節症	両側性形成不全性股関節症

	両側性原発性股関節症	両側性原発性膝関節症	両側性原発性母指CM関節症
	両側性続発性股関節症	両側性続発性膝関節症	両側性続発性母指CM関節症
	緑膿菌性外耳炎	淋菌性口内炎	鱗状湿疹
	輪状網膜症	リンパ球減少型古典的ホジキンリンパ腫	リンパ球豊富型古典的ホジキンリンパ腫
	リンパ形質細胞性リンパ腫	リンパ性白血病	リンパ性白血病骨髄浸潤
	輪紋状角膜炎	類苔癬	ループス膀胱炎
	レイノー現象	レイノー症候群	レッテラー・ジーベ病
	連鎖球菌性喉頭炎	連鎖球菌性喉頭気管炎	連鎖球菌性膿痂疹
	レンネルトリンパ腫	老人性関節炎	老人性紫斑
	老人性舞踏病	老年性股関節症	濾出性腹水
	濾胞性乾癬	濾胞性リンパ腫	
△	4型尿細管性アシドーシス	ALK融合遺伝子陽性非小細胞肺癌	B型慢性肝炎
あ	悪性奇形腫	悪性腫瘍	悪性腫瘍合併性皮膚筋炎
	悪性腫瘍に伴う貧血	鞍上部胚細胞腫瘍	イートン・ランバート症候群
	医原性低血糖症	胃原発絨毛癌	異所性GHRH産生腫瘍
	胃胚細胞腫瘍	インスリン異常症	インスリン低血糖
	インスリン分泌異常症	ウイルス肝炎感染後関節障害	ウイルス性肝炎
	壊死性潰瘍性歯周炎	壊死性潰瘍性歯肉炎	壊疽性歯肉炎
か	延髄星細胞腫	横隔神経麻痺	外眼筋ミオパチー
	化膿性中耳炎	下葉小細胞肺癌	下葉肺腺癌
	下葉肺大細胞癌	下葉肺扁平上皮癌	下葉非小細胞肺癌
	カルチノイド	癌	肝細胞癌破裂
	カンジダ性口角びらん	癌性ニューロパチー	癌性ニューロミオパチー
	癌性貧血	癌性ミエロパチー	感染性皮膚炎
	気管気管支虚脱	気管気管支ジスキネジア	気管支うっ血
	気管支狭窄症	気管支軟化症	気管支麻痺
	気管支漏	偽膜性アンギナ	木村病
	急性化膿性中耳炎	急性偽膜性カンジダ症	急性小脳性失調症
	胸椎化膿性脊椎炎	胸椎化膿性椎間板炎	頬粘膜白板症
	胸膜播種	胸腰椎化膿性椎間板炎	グラデニーゴ症候群
	頚胸椎化膿性椎間板炎	頚椎化膿性脊椎炎	頚椎化膿性椎間板炎
	頚部脂腺癌	頚部隆起性皮膚線維肉腫	結膜化膿性肉芽腫
	原線維性星細胞腫	原発不明癌	口腔カンジダ症
	口腔紅板症	口腔白板症	硬口蓋白板症
	溝状舌	口唇カンジダ症	口底白板症
	膠肉腫	紅板症	後腹膜胚細胞腫瘍
さ	産褥期鉄欠乏性貧血	視床下部星細胞腫	視床星細胞腫
	歯肉カンジダ症	歯肉白板症	縦隔胚細胞腫瘍
	縦隔卵黄のう腫瘍	周期性ACTH・ADH放出症候群	重症熱性血小板減少症候群
	十二指腸悪性ガストリノーマ	十二指腸悪性ソマトスタチノーマ	十二指腸クローン病
	手指関節炎	出血性ショック	術後無気肺
	腫瘍随伴症候群	循環血液量減少性ショック	松果体胚細胞腫瘍
	松果体部膠芽腫	上鼓室化膿症	小児特発性低血糖症
	上皮腫	上葉小細胞肺癌	上葉肺腺癌
	上葉肺大細胞癌	上葉肺扁平上皮癌	上葉非小細胞肺癌
	上葉無気肺	食道膿瘍	神経炎
	膵性腹水	膵内分泌障害	水疱性中耳炎
	睡眠薬副作用	正球性正色素性貧血	星細胞腫
	精巣胚細胞腫瘍	精巣卵黄のう腫瘍	脊索腫
	舌下隙膿瘍	赤血球造血刺激因子製剤低反応性貧血	舌切除後遺症
	舌白板症	前頭葉星細胞腫	前頭葉退形成性星細胞腫
	早発アドレナルキ	側頭葉星細胞腫	側頭葉退形成性星細胞腫
た	側頭葉毛様細胞性星細胞腫	退形成性星細胞腫	中葉小細胞肺癌
	中葉肺腺癌	中葉肺大細胞癌	中葉肺扁平上皮癌
	中葉非小細胞肺癌	中葉無気肺	低酸素性脳症
	転移性皮膚腫瘍	頭蓋内胚細胞腫瘍	島細胞過形成症
	透析腎癌	頭頂葉星細胞腫	頭部脂腺癌
な	頭部隆起性皮膚線維肉腫	特発性アルドステロン症	内胚葉洞腫瘍
	軟口蓋白板症	ニコチン性口蓋白色角化症	脳幹部星細胞腫
は	肺癌による閉塞性肺炎	胚細胞腫	肺穿孔
	肺門部小細胞癌	肺門部腺癌	肺門部大細胞癌
	肺門部非小細胞癌	肺門部扁平上皮癌	白色水腫
	板状無気肺	びまん性星細胞腫	披裂喉頭蓋ひだ喉頭面癌
	貧血	副咽頭間隙悪性腫瘍	副腎梗塞
	副腎出血	副腎石灰化症	副腎皮質ホルモン剤副作用
	ベーカーのう腫	ヘルペスウイルス性咽頭炎	本態性音声振戦症
ま	末梢動脈疾患	慢性化膿性穿孔性中耳炎	慢性化膿性中耳炎
	慢性感染性貧血	慢性耳管鼓室化膿性中耳炎	慢性上鼓室乳突洞化膿性中耳炎
	慢性穿孔性中耳炎	慢性中耳炎後遺症	慢性薬物中毒
や	免疫芽球性リンパ節症	毛様細胞性星細胞腫	輸血後鉄過剰症
ら	腰仙部化膿性椎間板炎	腰椎化膿性椎間板炎	卵黄のう腫瘍
	卵巣胚細胞腫瘍	卵巣卵黄のう腫瘍	リウマトイド脊椎炎
わ	良性慢性化膿性中耳炎	リンパ腫	ワンサンアンギナ
	ワンサン気管支炎	ワンサン扁桃炎	

用法用量

通常成人には下表のとおり投与する。なお，年齢，症状により適宜増減する。

投与経路(略号)		静脈内(静) 筋肉内(筋)	点滴静脈内(点)	関節腔内(関) 軟組織内(軟) 腱鞘内(腱) 滑液嚢内(滑)	鼻甲介内(甲) 鼻茸内(茸)
1回の投与量	デキサメタゾンとして	2〜8mg	2〜10mg	1〜5mg	
投与回数		3〜6時間毎	1日1〜2回	原則として投与間隔を2週間以上とすること	ー

用法用量に関連する使用上の注意 悪性リンパ腫に対する他の抗腫瘍剤との併用療法においては，併用薬剤の添付文書も参照すること。

警告 本剤を含むがん化学療法は，緊急時に十分対応できる医療施設において，がん化学療法に十分な知識・経験を持つ医師のもとで，本療法が適切と判断される症例についてのみ実施すること。適応患者の選択にあたっては，各併用薬剤の添付文書を参照して十分注意すること。また，治療開始に先立ち，患者又はその家族に有効性及び危険性を十分説明し，同意を得てから投与すること。

禁忌

(1)本剤の成分に対し過敏症の既往歴のある患者
(2)感染症のある関節腔内，滑液嚢内，腱鞘内又は腱周囲
(3)動揺関節の関節腔内

原則禁忌

(1)有効な抗菌剤の存在しない感染症，全身の真菌症の患者
(2)消化性潰瘍の患者
(3)精神病の患者
(4)結核性疾患の患者
(5)単純疱疹性角膜炎の患者
(6)後嚢白内障の患者
(7)緑内障の患者
(8)高血圧症の患者
(9)電解質異常のある患者
(10)血栓症の患者

⑾最近行った内臓の手術創のある患者
⑿急性心筋梗塞を起こした患者
⒀コントロール不良の糖尿病の患者

メジェイド筋注50mg
規格：50mg1管［56円/管］
ケトプロフェン　日新－山形　114

カピステン筋注 50mg を参照(P1281)

メソトレキセート点滴静注液200mg
規格：200mg8mL1瓶［10011円/瓶］
メソトレキセート点滴静注液1000mg
規格：1,000mg40mL1瓶［43726円/瓶］
メトトレキサート　ファイザー　422

【効 能 効 果】
メトトレキサート・ロイコボリン救援療法
　肉腫(骨肉腫，軟部肉腫等)
　急性白血病の中枢神経系及び睾丸への浸潤に対する寛解
　悪性リンパ腫の中枢神経系への浸潤に対する寛解

【対応標準病名】

◎	悪性リンパ腫	急性白血病	骨原性肉腫
	骨軟骨肉腫	骨肉腫	軟骨肉腫
	肉腫		
○	MALT リンパ腫	悪性骨腫瘍	胃 MALT リンパ腫
	胃悪性リンパ腫	横紋筋肉腫	下顎骨骨肉腫
	下顎部横紋筋肉腫	滑膜肉腫	眼窩悪性リンパ腫
	顔面横紋筋肉腫	頬部横紋筋肉腫	頬部血管肉腫
	頚部悪性線維性組織球腫	頚部悪性軟部腫瘍	頚部悪性リンパ腫
	頚部横紋筋肉腫	頚部滑膜肉腫	頚部血管肉腫
	血管肉腫	結腸悪性リンパ腫	原発性骨腫瘍
	肩部横紋筋肉腫	肩部滑膜肉腫	肩部線維肉腫
	肩部淡明細胞肉腫	肩部胞巣状軟部肉腫	甲状腺 MALT リンパ腫
	甲状腺悪性リンパ腫	骨悪性リンパ腫	骨線維肉腫
	骨膜性骨肉腫	脂肪肉腫	縦隔悪性リンパ腫
	十二指腸悪性リンパ腫	手関節部滑膜肉腫	手部横紋筋肉腫
	手部滑膜肉腫	手部淡明細胞肉腫	手部類上皮肉腫
	上顎骨骨肉腫	小腸悪性リンパ腫	上腕悪性線維性組織球腫
	上腕悪性軟部腫瘍	上腕横紋筋肉腫	上腕滑膜肉腫
	上腕線維肉腫	上腕淡明細胞肉腫	上腕胞巣状軟部肉腫
	上腕類上皮肉腫	心臓悪性リンパ腫	精巣悪性リンパ腫
	線維脂肪肉腫	仙骨軟骨肉腫	仙骨部脊索腫
	前腕横紋筋肉腫	前腕滑膜肉腫	前腕線維肉腫
	前腕胞巣状軟部肉腫	前腕類上皮肉腫	大腿骨骨肉腫
	大腸 MALT リンパ腫	大腸悪性リンパ腫	恥骨軟骨肉腫
	肘部滑膜肉腫	肘部線維肉腫	肘部類上皮肉腫
	直腸 MALT リンパ腫	直腸悪性リンパ腫	頭部悪性線維性組織球腫
	頭部横紋筋肉腫	頭部滑膜肉腫	頭部血管肉腫
	脳悪性リンパ腫	肺 MALT リンパ腫	白血病
	脾悪性リンパ腫	非ホジキンリンパ腫	平滑筋肉腫
	扁桃悪性リンパ腫	傍骨性骨肉腫	紡錘形細胞肉腫
	胞巣状軟部肉腫	マントル細胞リンパ腫	免疫芽球性リンパ節症
	ユーイング肉腫	リンパ芽球性リンパ腫	リンパ腫
	濾胞性リンパ腫		
△	ALK 陽性未分化大細胞リンパ腫	BCR － ABL1 陽性 B リンパ芽球性白血病	BCR － ABL1 陽性 B リンパ芽球性白血病/リンパ腫
	B 細胞性前リンパ球性白血病	B 細胞リンパ腫	B リンパ芽球性白血病
	B リンパ芽球性白血病/リンパ腫	CCR4 陽性成人 T 細胞白血病リンパ腫	E2A － PBX1 陽性 B リンパ芽球性白血病
	E2A － PBX1 陽性 B リンパ芽球性白血病/リンパ腫	IL3 － IGH 陽性 B リンパ芽球性白血病	IL3 － IGH 陽性 B リンパ芽球性白血病/リンパ腫
	MLL 再構成型 B リンパ芽球性白血病	MLL 再構成型 B リンパ芽球性白血病/リンパ腫	Ph 陽性急性リンパ性白血病
	TEL － AML1 陽性 B リンパ芽球性白血病	TEL － AML1 陽性 B リンパ芽球性白血病/リンパ腫	T 細胞性前リンパ球白血病
	T 細胞性大顆粒リンパ球白血病	T リンパ芽球性白血病	T リンパ芽球性白血病/リンパ腫
あ	悪性エナメル上皮腫	悪性リンパ腫骨髄浸潤	アグレッシブ NK 細胞白血病
か	足悪性軟部腫瘍	異型リンパ球増加症	下顎悪性エナメル上皮腫
	下顎骨悪性腫瘍	下腿悪性線維性組織球腫	下腿悪性軟部腫瘍
	下腿横紋筋肉腫	下腿滑膜肉腫	下腿脂肪肉腫
	下腿線維肉腫	下腿淡明細胞肉腫	下腿平滑筋肉腫
	下腿胞巣状軟部肉腫	下腿類上皮肉腫	顆粒球肉腫
	肝脾 T 細胞リンパ腫	急性巨核芽球性白血病	急性骨髄性白血病
	急性骨髄単球性白血病	急性前骨髄球性白血病	急性単球性白血病
	急性リンパ性白血病	胸骨骨肉腫	胸椎骨肉腫
	胸椎脊索腫	胸部悪性軟部腫瘍	胸壁悪性線維性組織球腫
	胸壁横紋筋肉腫	胸壁血管肉腫	胸壁脂肪肉腫
	胸壁線維肉腫	胸壁淡明細胞肉腫	くすぶり型白血病
	形質細胞白血病	頚椎骨肉腫	頚椎脊索腫
	頚部脂肪肉腫	頚部肉腫	血管内大細胞型 B 細胞性リンパ腫
	血管免疫芽球性 T 細胞リンパ腫	肩甲部脂肪肉腫	肩部悪性線維性組織球腫
	高 2 倍体性 B リンパ芽球性白血病	高 2 倍体性 B リンパ芽球性白血病/リンパ腫	好塩基球性白血病
	好酸球減少症	好酸球性白血病	好中球性白血病
	好中球増加症	股関節部滑膜肉腫	骨髄異形成症候群
	骨髄性白血病	骨髄性白血病骨髄浸潤	骨髄単球性白血病
	骨盤骨肉腫	骨盤内悪性軟部腫瘍	骨盤部悪性軟部腫瘍
さ	骨盤ユーイング肉腫	鎖骨骨肉腫	坐骨直腸窩脂肪肉腫
	耳下部肉腫	軸椎脊索腫	膝関節部滑膜肉腫
	膝部悪性線維性組織球腫	膝部淡明細胞肉腫	膝部胞巣状軟部肉腫
	若年性骨髄単球性白血病	手部悪性線維性組織球腫	上顎悪性エナメル上皮腫
	上顎骨悪性腫瘍	症候性貧血	小児 EBV 陽性 T 細胞リンパ増殖性疾患
	小児急性リンパ性白血病	小児骨髄異形成症候群	小児全身性 EBV 陽性 T 細胞リンパ増殖性疾患
	上腕脂肪肉腫	成人 T 細胞白血病骨髄浸潤	成人 T 細胞白血病リンパ腫
	成人 T 細胞白血病リンパ腫・急性型	成人 T 細胞白血病リンパ腫・くすぶり型	成人 T 細胞白血病リンパ腫・慢性型
	成人 T 細胞白血病リンパ腫・リンパ腫型	赤白血病	節外性 NK/T 細胞リンパ腫・鼻型
	仙骨骨肉腫	仙骨ユーイング肉腫	前リンパ球性白血病
	前腕悪性線維性組織球腫	前腕悪性軟部腫瘍	足関節部滑膜肉腫
	足部横紋筋肉腫	足部滑膜肉腫	足部淡明細胞肉腫
	足部類上皮肉腫	鼡径部悪性線維性組織球腫	鼡径部横紋筋肉腫
た	鼡径部滑膜肉腫	鼡径部脂肪肉腫	大腿悪性線維性組織球腫
	大腿悪性軟部腫瘍	大腿横紋筋肉腫	大腿滑膜肉腫
	大腿血管肉腫	大腿線維肉腫	大腿部脂肪肉腫
	大腿平滑筋肉腫	大腿胞巣状軟部肉腫	大腿類上皮肉腫
	単球性白血病	単球増加症	淡明細胞肉腫
	恥骨骨肉腫	腸管症関連 T 細胞リンパ腫	腸骨ユーイング肉腫
	低 2 倍体性 B リンパ芽球性白血病	低 2 倍体性 B リンパ芽球性白血病/リンパ腫	手軟部悪性腫瘍
	殿部悪性線維性組織球腫	殿部悪性軟部腫瘍	殿部横紋筋肉腫
	殿部滑膜肉腫	殿部血管肉腫	殿部線維肉腫
	殿部平滑筋肉腫	殿部胞巣状軟部肉腫	頭蓋骨悪性腫瘍
	頭蓋骨骨肉腫	頭蓋底骨肉腫	頭部脂肪肉腫
な	頭部軟部組織悪性腫瘍	乳癌骨転移	膿胸関連リンパ腫

は	バーキット白血病	背部悪性線維性組織球腫	背部悪性軟部腫瘍
	背部横紋筋肉腫	背部脂肪肉腫	白赤芽球症
	白血球増加症	脾B細胞性リンパ腫/白血病・分類不能型	脾性貧血
	非定型慢性骨髄性白血病	脾びまん性赤脾髄小B細胞性リンパ腫	皮膚白血病
	肥満細胞性白血病	腹部悪性軟部腫瘍	腹部脂肪肉腫
	腹部平滑筋肉腫	腹壁悪性線維性組織球腫	腹壁横紋筋肉腫
	腹壁線維肉腫	プラスマ細胞増加症	分類不能型骨髄異形成症候群
	ヘアリー細胞白血病	ヘアリー細胞白血病亜型	本態性白血球増多症
ま	末梢性T細胞リンパ腫	慢性NK細胞リンパ増殖性疾患	慢性骨髄性白血病
	慢性骨髄性白血病移行期	慢性骨髄性白血病急性転化	慢性骨髄性白血病慢性期
	慢性骨髄単球性白血病	慢性単球性白血病	慢性リンパ性白血病
や	未分化大細胞リンパ腫	無リンパ球症	腰椎骨肉腫
	腰椎脊索腫	腰部悪性線維性組織球腫	腰部脂肪肉腫
ら	リンパ球異常	リンパ球減少症	リンパ球増加症
	リンパ性白血病	リンパ性白血病骨髄浸潤	リンパ組織球増多症
	類上皮肉腫	肋骨骨肉腫	肋骨ユーイング肉腫

※ **適応外使用可**
原則として，「メトトレキサート【注射薬】」を「造血幹細胞移植における移植片対宿主病(GVHD)の管理」に対して処方した場合，当該使用事例を審査上認める。

用法用量
メトトレキサート・ロイコボリン救援療法
肉腫
メトトレキサートとして，通常，1週間に1回100～300mg/kgを約6時間で点滴静脈内注射する。その後，ロイコボリンの投与を行う注)。メトトレキサートの投与間隔は，1～4週間とする。
なお，年齢，症状により適宜増減する。
急性白血病，悪性リンパ腫
メトトレキサートとして，通常，1週間に1回30～100mg/kg(有効なメトトレキサート脳脊髄液濃度を得るには，1回メトトレキサートとして30mg/kg以上の静脈内注射が必要)を約6時間で点滴静脈内注射する。
その後，ロイコボリンの投与を行う注)。メトトレキサートの投与間隔は，1～4週間とする。
なお，年齢，症状により適宜増減する。
注)ロイコボリンの投与は，メトトレキサート投与終了後，通常，3時間後よりロイコボリンとして15mgを3時間毎に9回静脈内注射，以後6時間毎に8回静脈内又は筋肉内注射する。
メトトレキサートによると思われる重篤な副作用があらわれた場合にはロイコボリンの用量を増加し，投与期間を延長する。
なお，年齢，症状により適宜増減する。

用法用量に関連する使用上の注意　本剤は防腐剤を含有しないので，調製にあたっては細菌汚染に注意すること。
なお，調製後は速やかに使用すること。

警告　メトトレキサート・ロイコボリン救援療法
メトトレキサート・ロイコボリン救援療法は高度の危険性を伴うので，投与中及び投与後の一定期間は患者を医師の監督下に置くこと。
また，緊急時に十分に措置できる医療施設及び癌化学療法に十分な経験を持つ医師のもとで，本療法が適切と判断される症例についてのみ行うこと。
なお，本療法の開始にあたっては，添付文書を熟読のこと。

禁忌
(1)本剤の成分に対し重篤な過敏症の既往歴のある患者
(2)肝障害のある患者
(3)腎障害のある患者
(4)胸水，腹水等のある患者

メタストロン注　規格：10MBq[2332.7円/MBq]
塩化ストロンチウム(^{89}Sr)　日本メジフィジックス　430

【効 能 効 果】

固形癌患者における骨シンチグラフィで陽性像を呈する骨転移部位の疼痛緩和

【対応標準病名】

◎	癌性疼痛	骨転移癌	
○	胃癌骨転移	肝癌骨転移	癌性持続痛
	癌性突出痛	急性疼痛	胸椎転移
	甲状腺癌骨転移	骨髄転移	骨盤転移
	子宮癌骨転移	食道癌骨転移	腎癌骨転移
	膵臓癌骨転移	脊椎転移	前立腺癌骨転移
	大腿骨転移性骨腫瘍	大腸癌骨転移	直腸癌骨転移
	転移性下顎癌	転移性骨腫瘍	転移性上顎癌
	転移性頭蓋骨腫瘍	転移性腹壁腫瘍	難治性疼痛
	乳癌骨転移	肺癌骨転移	腰椎転移
	肋骨転移		
△	悪性リンパ腫骨髄浸潤	骨髄性白血病骨髄浸潤	持続痛
	神経障害性疼痛	身体痛	成人T細胞白血病骨髄浸潤
	多発性骨髄腫骨髄浸潤	中枢神経障害性疼痛	末梢神経障害性疼痛
	リンパ性白血病骨髄浸潤		

効能効果に関連する使用上の注意
(1)本剤は，疼痛緩和を目的とした標準的な鎮痛剤に置き換わる薬剤ではないため，骨転移の疼痛に対する他の治療法(手術，化学療法，内分泌療法，鎮痛剤，外部放射線照射等)で疼痛コントロールが不十分な患者のみに使用すること。
(2)本剤の投与にあたっては，骨シンチグラフィを実施し，疼痛部位に一致する集積増加がある患者のみに使用すること。
(3)本剤は，悪性腫瘍の骨転移に伴う骨折の予防・治療を目的として使用しないこと。
(4)本剤は，骨転移部位の腫瘍に対する治療を目的として使用しないこと。
(5)本剤は，脊椎転移に伴う脊髄圧迫等，緊急性を必要とする場合に放射線照射の代替として使用しないこと。

用法用量　通常，成人には1回2.0MBq/kgを静注するが，最大141MBqまでとする。反復投与をする場合には，投与間隔は少なくとも3ヵ月以上とする。

用法用量に関連する使用上の注意　本剤の再投与を行う場合には，前回投与から3ヵ月以上の間隔をとり，かつ骨髄機能の回復を確認すること。なお，国内臨床試験で2回以上投与を行った経験はない。

警告
(1)本剤は，緊急時に十分対応できる医療施設において，がん化学療法，放射線治療及び緩和医療に十分な知識・経験を持つ医師のもとで，本剤が適切と判断される症例についてのみ投与すること。また，治療開始に先立ち，患者又はその家族に危険性及び有効性を十分説明し，同意を得てから投与すること。
(2)本剤による骨髄抑制に起因したと考えられる死亡例が認められている。本剤の投与にあたっては，がん化学療法の前治療歴及び血液検査により，骨髄機能を評価し，慎重に患者を選択すること。また，本剤の投与後は定期的に血液検査を行い，骨髄抑制について確認すること。

禁忌
(1)重篤な骨髄抑制のある患者
(2)妊婦又は妊娠している可能性のある婦人

メタボリンG注射液10mg　規格：10mg1管[82円/管]
メタボリンG注射液20mg　規格：20mg1管[82円/管]
メタボリン注射液50mg　規格：50mg1管[92円/管]
チアミン塩化物塩酸塩　武田薬品　312

【効 能 効 果】

(1)ビタミンB_1欠乏症の予防及び治療
(2)ビタミンB_1の需要が増大し，食事からの摂取が不十分な際の補給（消耗性疾患，甲状腺機能亢進症，妊産婦，授乳婦，はげしい肉体労働時など）
(3)ウェルニッケ脳炎
(4)脚気衝心
(5)下記疾患のうち，ビタミンB_1の欠乏又は代謝障害が関与すると推定される場合
　①神経痛
　②筋肉痛，関節痛
　③末梢神経炎，末梢神経麻痺
　④心筋代謝障害
　(5)の適応に対して，効果がないのに月余にわたって漫然と使用すべきでない。

【対応標準病名】

◎	ウェルニッケ脳症	脚気心	関節痛
	筋肉痛	甲状腺機能亢進症	心筋疾患
	神経痛	ビタミンB1欠乏症	末梢神経炎
	末梢神経障害		
○	異所性中毒性甲状腺腫	脚気	脚気症候群
	脚気神経炎	乾性脚気	グレーブス病
	甲状腺眼症	甲状腺機能正常型グレーブス病	甲状腺クリーゼ
	甲状腺中毒性昏睡	産後脚気	湿性脚気
	人為的甲状腺中毒症	心筋変性症	中毒性甲状腺腫
	中毒性多結節性甲状腺腫	中毒性単結節性甲状腺腫	バセドウ病
	バセドウ病眼症	バセドウ病術後再発	びまん性中毒性甲状腺腫
	プランマー病	肋間神経痛	
△	MP関節痛	アルコール性多発ニューロパチー	一過性甲状腺機能亢進症
	腋窩部痛	外傷性肩不安定症	顎関節痛
	下肢関節痛	下肢筋肉痛	下肢神経痛
	下垂体性TSH分泌亢進症	下垂体性甲状腺機能亢進症	下腿関節痛
	下腿三頭筋痛	下腿神経炎	肩関節痛症
	間質性心筋炎	偽性甲状腺機能亢進症	偽性股関節痛
	胸鎖関節痛	胸鎖乳突筋痛	胸背部筋肉痛
	胸部筋肉痛	胸腹部筋痛	胸壁神経痛
	頚肩部筋肉痛	頚部筋肉痛	頚部神経痛
	肩甲上神経痛	肩甲部筋肉痛	肩鎖関節痛
	原発性甲状腺機能亢進症	肩部筋痛	甲状腺中毒症
	甲状腺中毒症性関節障害	甲状腺中毒症性筋無力症候群	甲状腺中毒症性心筋症
	甲状腺中毒性眼球突出症	甲状腺中毒性四肢麻痺	甲状腺中毒性周期性四肢麻痺
	甲状腺中毒性心不全	甲状腺中毒性ミオパチー	後頭下神経痛
	後頭神経痛	後頭部神経痛	項背部筋痛
	項部筋肉痛	項部神経痛	股関節痛
	趾関節痛	四肢神経痛	膝窩部痛
	膝関節痛	手関節痛	手指関節痛
	手指神経炎	上肢筋肉痛	上肢神経痛
	上腕筋肉痛	上腕三頭筋痛	上腕神経痛
	上腕二頭筋痛	心筋炎	心筋線維症
	神経炎	心疾患	スルーダー神経痛
	脊椎関節痛	線維筋痛症	仙腸関節痛
	前腕筋肉痛	前腕神経痛	僧帽筋痛
	足関節痛	側頭部神経痛	大腿筋痛
	大腿神経痛	多発性関節痛	多発性筋肉痛
	多発性神経炎	多発性神経障害	多発性神経痛
	多発ニューロパチー	肘関節痛	中指関節痛
	殿部筋肉痛	頭部筋肉痛	頭部神経痛
	特発性神経痛	二次性甲状腺機能亢進症	背部筋肉痛
	背部神経痛	反復性多発性神経炎	腓腹筋痛
	腹壁筋痛	腹壁神経痛	ペラグラ性脳症
	母指MP関節痛	母趾関節痛	慢性心筋炎
	慢性神経痛	腰筋痛症	腰背筋痛症
	腰皮神経痛	肋間筋肉痛	

※ **適応外使用可**
原則として，「チアミン塩化物塩酸塩，チアミン硝化物」を「ビタミンB_1依存性楓糖尿症，ピルビン酸脱水素酵素異常症」に対し処方した場合，当該使用事例を審査上認める。

用法用量　チアミン塩化物塩酸塩として，通常，成人1日1～50mgを皮下，筋肉内又は静脈内注射する。なお，年齢，症状により適宜増減する。

禁忌　本剤の成分に対し過敏症の既往歴のある患者

アクタミン注射液：日新－山形　10mg1管[82円/管]，20mg1管[82円/管]，塩酸チアミン注5mg「フソー」：扶桑薬品　5mg1管[82円/管]，塩酸チアミン注10mg「フソー」：扶桑薬品　10mg1管[82円/管]，塩酸チアミン注20mg「フソー」：扶桑薬品　20mg1管[82円/管]，塩酸チアミン注50mg「フソー」：扶桑薬品　50mg1管[92円/管]，グラビタン10注射液：東和　10mg1管[82円/管]，グラビタン20注射液：東和　20mg1管[82円/管]，チアミン塩化物塩酸塩注10mg「NP」：ニプロ　10mg1管[82円/管]，チアミン塩化物塩酸塩注射液10mg「ツルハラ」：鶴原　10mg1管[82円/管]，チアミン塩化物塩酸塩注射液50mg「ツルハラ」：鶴原　50mg1管[87円/管]，ビーワン注10mg：原沢　10mg1管[82円/管]，ビタミンB_1注10mg「イセイ」：イセイ　10mg1管[82円/管]，ビタミンB_1注「日医工」10mg：日医工　10mg1管[82円/管]，ベルミンビー注10mg：アイロム　10mg1管[82円/管]，ムツタミン注射液10mg：京都薬品　10mg1管[82円/管]，ロンベリン注射液10mg：マイラン製薬　10mg1管[82円/管]，ロンベリン注射液20mg：マイラン製薬　20mg1管[82円/管]

メチエフ注40mg　規格：4%1mL1管[65円/管]
dl-メチルエフェドリン塩酸塩　田辺三菱　222

【効 能 効 果】

(1)下記疾患に伴う咳嗽
　気管支喘息，感冒，急性気管支炎，慢性気管支炎，肺結核，上気道炎（咽喉頭炎，鼻カタル）
(2)蕁麻疹，湿疹

【対応標準病名】

◎	咽頭喉頭炎	かぜ	カタル性鼻炎
	感冒	気管支喘息	急性気管支炎
	急性上気道炎	結核性咳嗽	湿疹
	じんま疹	咳	肺結核
	慢性気管支炎		
○ あ	RSウイルス気管支炎	亜急性気管支炎	足湿疹
	アスピリン喘息	アトピー性喘息	アレルギー性気管支炎
	アレルギー性じんま疹	異汗症	異汗性湿疹
	萎縮性咽頭炎	咽頭気管炎	咽頭結核
	咽頭扁桃炎	咽頭流注膿瘍	陰のう湿疹
	陰部間擦疹	インフルエンザ菌気管支炎	ウイルス性気管支炎
	運動誘発性喘息	会陰部肛囲湿疹	腋窩湿疹
か	エコーウイルス気管支炎	温熱じんま疹	外因性喘息
	外陰部皮膚炎	潰瘍性粟粒結核	潰瘍性狼瘡

	家族性寒冷自己炎症症候群	カタル性咳	活動性肺結核
	化膿性鼻炎	化膿性皮膚疾患	貨幣状湿疹
	顆粒性咽頭炎	間擦疹	乾性咳
	感染性鼻炎	感染性皮膚炎	乾燥性咽頭炎
	汗疱	汗疱性湿疹	乾酪性肺炎
	寒冷じんま疹	機械性じんま疹	気管結核
	気管支結核	気管支喘息合併妊娠	偽膜性気管支炎
	丘疹状湿疹	急性咽頭喉頭炎	急性咽頭扁桃炎
	急性気管気管支炎	急性口蓋扁桃炎	急性喉頭気管気管支炎
	急性湿疹	急性粟粒結核	急性反復性気管支炎
	急性鼻咽頭炎	急性鼻炎	胸腔内リンパ節結核・菌確認あり
	胸腔内リンパ節結核・組織学的確認あり	亀裂性湿疹	クループ性気管支炎
	頸部リンパ節結核	結核	結核腫
	結核初期感染	結核疹	結核性喀血
	結核性気管支拡張症	結核性気胸	結核性胸膜炎
	結核性胸膜炎・菌確認あり	結核性胸膜炎・組織学的確認あり	結核性空洞
	結核性血胸	結核性硬化症	結核性線維症
	結核性膿胸	結核性膿瘍	結核性肺線維症
	結核性肺膿瘍	結核性リンパ節炎	血管運動性鼻炎
	結節性肺結核	肛囲間擦疹	口蓋垂結核
	硬化性肺結核	硬化性狼瘡	口腔結核
	口腔粘膜結核	口唇結核	喉頭結核
	紅斑性間擦疹	紅斑性湿疹	肛門湿疹
	コクサッキーウイルス気管支炎	コリン性じんま疹	混合型喘息
さ	自家感作性皮膚炎	自己免疫性じんま疹	湿疹様発疹
	湿性咳	縦隔結核	周期性再発性じんま疹
	手指湿疹	出血性じんま疹	小児喘息
	小児喘息性気管支炎	初感染結核	職業喘息
	人工じんま疹	滲出性気管支炎	尋常性狼瘡
	新生児皮膚炎	振動性じんま疹	ステロイド依存性喘息
	咳失神	赤色湿疹	咳喘息
	接触じんま疹	舌扁桃炎	潜在性結核感染症
	全身湿疹	喘息性気管支炎	粟粒結核
た	手湿疹	冬期湿疹	頭部湿疹
な	特発性じんま疹	難治結核	難治性喘息
	乳児喘息	妊娠湿疹	妊娠中感冒
は	妊婦性皮膚炎	肺炎球菌性気管支炎	肺炎結核
	肺結核・鏡検確認あり	肺結核・組織学的確認あり	肺結核・培養のみ確認あり
	肺結核腫	敗血症性気管支炎	肺門結核
	白色粃糠疹	播種性結核	鼻背部湿疹
	パラインフルエンザウイルス気管支炎	非アトピー性喘息	鼻咽頭結核
	鼻炎	鼻前庭部湿疹	肥大性咽頭炎
	ヒトメタニューモウイルス気管支炎	皮膚粟粒結核	皮膚描記性じんま疹
	副鼻腔結核	閉塞性鼻炎	扁平湿疹
ま	マイコプラズマ気管支炎	慢性咽喉頭炎	慢性咽頭炎
	慢性咽頭カタル	慢性咽頭痛	慢性咳嗽
	慢性潰瘍性鼻咽頭炎	慢性化膿性鼻咽頭炎	慢性気管炎
	慢性気管気管支炎	慢性気管支漏	慢性湿疹
	慢性じんま疹	慢性鼻咽頭炎	慢性鼻炎
や	夜間性喘息	夜間咳	薬物性じんま疹
ら	ライノウイルス気管支炎	落屑性湿疹	鱗状湿疹
	連鎖球菌気管支炎	連鎖球菌性上気道感染	老人性気管支炎
	濾胞性咽頭炎		
△	S状結腸結核	胃結核	萎縮性鼻炎
	陰茎結核	陰のう結核	うっ血性鼻炎
	壊疽性丘疹状結核疹	外陰結核	回腸結核
	回盲部結核	潰瘍性鼻炎	顎下部結核
	肩関節結核	肝結核	眼結核
	眼瞼結核	関節結核	感染型気管支喘息
	乾燥性鼻炎	顔面急性皮膚炎	胸腺結核
	筋肉結核	筋膜結核	空腸結核
	くも膜結核	頸部皮膚炎	結核後遺症
	結核性アジソン病	結核性角結膜炎	結核性角膜炎
	結核性角膜強膜炎	結核性滑膜炎	結核性下痢
	結核性腱滑膜炎	結核性瞼板炎	結核性硬結性紅斑
	結核性虹彩炎	結核性虹彩毛様体炎	結核性硬膜炎
	結核性骨髄炎	結核性女性骨盤炎症性疾患	結核性痔瘻
	結核性腎盂炎	結核性腎盂腎炎	結核性心筋症
	結核性髄膜炎	結核性髄膜炎後遺症	結核性精管炎
	結核性脊柱後弯症	結核性脊柱前弯症	結核性脊柱側弯症
	結核性前立腺炎	結核性多発ニューロパチー	結核性中耳炎
	結核性低アドレナリン症	結核性動脈炎	結核性動脈内膜炎
	結核性軟膜炎	結核性膿腎症	結核性脳脊髄炎
	結核性脳動脈炎	結核性脳膿瘍	結核性発熱
	結核性貧血	結核性腹水	結核性腹膜炎
	結核性ぶどう膜炎	結核性膀胱炎後遺症	結核性脈絡網膜炎
	結核性網膜炎	結核性卵管炎	結核性卵巣炎
	結核性卵巣のう胞	結膜結核	広間膜結核
	好酸球増多性鼻炎	甲状腺結核	肛門結核
	骨結核	骨盤結核	骨盤腹膜癒着
	耳管結核	子宮結核	耳結核
	十二指腸結核	臭鼻症	小腸結核
	食道結核	心筋結核	神経系結核
	腎結核	人工肛門部皮膚炎	心内膜結核
	深部カリエス	心膜結核	髄膜結核腫
	性器結核	精索結核	精巣結核
	精巣上体結核	精のう結核	脊髄結核
	脊髄結核腫	脊髄膜結核	脊椎結核
	線維乾酪性心膜炎	仙骨部膿瘍	前立腺結核
	大腸結核	唾液腺結核	ダグラス窩結核
	多剤耐性結核	胆のう結核	腸間膜リンパ節結核
	腸結核	直腸結核	陳旧性肺結核
	肉芽腫性鼻炎	乳房皮膚炎	尿管結核
	尿道球腺結核	尿道結核	尿路結核
	脳結核	脳結核腫	脳脊髄膜結核
	肺結核後遺症	肺結核術後	肺門リンパ節結核
	バスツレラ症	鼻咽頭萎縮	肥厚性鼻炎
	鼻汁	泌尿器結核	皮膚炎
	皮膚結核	皮膚腺病	皮膚疣状結核
	副腎結核	腹壁冷膿瘍	膀胱結核
	脈絡膜結核	肋骨カリエス	

用法用量　メチルエフェドリン塩酸塩として，通常成人1回40mg(1管)を皮下注射する。
なお，年齢，症状により適宜増減する。

禁忌　カテコールアミン製剤(アドレナリン，イソプレナリン等)を投与中の患者

併用禁忌

薬剤名等	臨床症状・措置方法	機序・危険因子
カテコールアミン製剤(アドレナリン，イソプレナリン等)	不整脈，場合によっては心停止を起こすおそれがあるので併用を避けること。	相加的に作用(交感神経刺激作用)を増強させる。

メチコバール注射液500μg　規格：0.5mg1管[116円/管]
メコバラミン　エーザイ　313

【効 能 効 果】

末梢性神経障害
ビタミンB_{12}欠乏による巨赤芽球性貧血

【対応標準病名】

◎	巨赤芽球性貧血	ビタミンB12欠乏性貧血	末梢神経障害
○	悪性貧血	胃切除後巨赤芽球性貧血	遺伝性巨赤芽球性貧血
	栄養性巨赤芽球性貧血	吸収不良症候群によるビタミンB12欠乏性貧血	クローン病によるビタミンB12欠乏性貧血
	菜食主義者貧血	症候性巨赤芽球性貧血	小腸切除によるビタミンB12欠乏性貧血
	先天性悪性貧血	多発性神経炎	多発ニューロパチー
	トランスコバラミンII欠乏症	反復性多発性神経炎	末梢神経炎
△	アルコール性多発ニューロパチー	イマースルンド・グレスベック症候群	芽球増加を伴う不応性貧血
	芽球増加を伴う不応性貧血－1	芽球増加を伴う不応性貧血－2	環状鉄芽球を伴う不応性貧血
	高色素性貧血	正球性正色素性貧血	赤血球造血刺激因子製剤低反応性貧血
	大球性貧血	多発性神経障害	中毒性ニューロパチー
	ハンター舌炎	ビタミン欠乏性貧血	貧血
	薬物誘発性多発ニューロパチー		
※	適応外使用可 原則として，「メコバラミン」を「ベル麻痺，突発性難聴，反回神経麻痺」に対し処方した場合，当該使用事例を審査上認める。		

効能効果に関連する使用上の注意　本剤投与で効果が認められない場合，月余にわたって漫然と使用すべきでない。

用法用量

(1)末梢性神経障害の場合：通常，成人は1日1回1アンプル（メコバラミンとして500μg）を週3回，筋肉内または静脈内に注射する。ただし，年齢及び症状により適宜増減する。

(2)巨赤芽球性貧血の場合：通常，成人は1日1回1アンプル（メコバラミンとして500μg）を週3回，筋肉内または静脈内に注射する。約2ヵ月投与した後，維持療法として1～3ヵ月に1回1アンプルを投与する。

イセコバミン注500μg：イセイ　0.5mg1管[56円/管]，コメスゲン注射液500μg：辰巳化学　0.5mg1管[56円/管]，ビーコバM注500μg：原沢　0.5mg1管[56円/管]，メコバラミン注500μg「NP」：ニプロ　0.5mg1管[56円/管]，メコバラミン注500μgシリンジ「NP」：ニプロ　500μg1mL1筒[164円/筒]，メコバラミン注射液500μg「トーワ」：東和　0.5mg1管[56円/管]

メチルエルゴメトリン注0.2mg「あすか」

規格：0.02%1mL1管[58円/管]

メチルエルゴメトリンマレイン酸塩　あすか　253

【効能効果】

子宮収縮の促進並びに子宮出血の予防及び治療の目的で次の場合に使用する。

胎盤娩出前後，弛緩出血，子宮復古不全，帝王切開術，流産，人工妊娠中絶

【対応標準病名】

◎	弛緩出血	子宮出血	子宮退縮不全
	人工妊娠中絶	帝王切開	流産
○	完全流産	緊急帝王切開	子宮弛緩症
	自然流産	進行流産	性器出血
	選択的帝王切開	胎盤部分残留	治療的流産
	晩期産褥出血	反復帝王切開	不正性器出血
	不全流産	部分癒着胎盤	分娩後出血
	卵膜残留		
△	器質性性器出血	機能性性器出血	機能低下性子宮出血
	子宮肥大	若年性子宮機能出血	

用法用量　メチルエルゴメトリンマレイン酸塩として通常，成人1回0.1～0.2mg（1/2～1管）を静脈内注射するか，又は0.2mg（1管）を皮下，筋肉内注射する。なお，症状により適宜増減する。

用法用量に関連する使用上の注意　静脈内注射は血圧等に注意しながら徐々に行うこと（特に麻酔剤，昇圧剤等を併用する場合）。

禁忌

(1)妊婦又は妊娠している可能性のある女性
(2)児頭娩出前
(3)本剤又は麦角アルカロイドに対し過敏症の既往歴のある患者
(4)重篤な虚血性心疾患又はその既往歴のある患者
(5)敗血症の患者
(6)HIVプロテアーゼ阻害剤（リトナビル，インジナビル，ネルフィナビル，サキナビル，アタザナビル，ホスアンプレナビル，ダルナビル），エファビレンツ，アゾール系抗真菌薬（イトラコナゾール，ボリコナゾール），テラプレビル，5-HT$_{1B/1D}$受容体作動薬（スマトリプタン，ゾルミトリプタン，エレトリプタン，リザトリプタン），エルゴタミン，ジヒドロエルゴタミンを投与中の患者

併用禁忌

薬剤名等	臨床症状・措置方法	機序・危険因子
HIVプロテアーゼ阻害剤 リトナビル ノービア等 インジナビル クリキシバン ネルフィナビル ビラセプト サキナビル インビラーゼ アタザナビル レイアタッツ ホスアンプレナビル レクシヴァ ダルナビル プリジスタ・プリジスタナイーブ エファビレンツ ストックリン アゾール系抗真菌薬 イトラコナゾール イトリゾール等 ボリコナゾール ブイフェンド テラプレビル テラビック	本剤の血中濃度が上昇し，血管攣縮等の重篤な副作用を起こすおそれがある。	本剤での報告はないが，CYP3A4の競合阻害により，本剤の代謝が阻害されるおそれがある。
5-HT$_{1B/1D}$受容体作動薬 スマトリプタン イミグラン ゾルミトリプタン ゾーミッグ エレトリプタン レルパックス リザトリプタン マクサルト エルゴタミン クリアミン ジヒドロエルゴタミン ジヒデルゴット等	血圧上昇又は血管攣縮が増強されるおそれがある。なお，5-HT$_{1B/1D}$受容体作動薬と本剤を前後して投与する場合は24時間以上の間隔をあけて投与すること。	これらの薬剤との薬理的相加作用により，相互に作用（血管収縮作用）を増強させる。

パルタンM注0.2mg：持田[58円/管]，メチルエルゴメトリンマレイン酸塩注0.2mg「F」：富士製薬[58円/管]，メチルエルゴメトリンマレイン酸塩注0.2mg「イセイ」：イセイ[58円/管]

メチレンブルー静注50mg「第一三共」

規格：50mg10mL1管[120382円/管]

メチルチオニニウム塩化物水和物　第一三共　392

【効能効果】

中毒性メトヘモグロビン血症

【対応標準病名】

◎	中毒性メトヘモグロビン血症		
○	後天性メトヘモグロビン血症	スルフヘモグロビン血症	メトヘモグロビン血症

用法用量

通常，生後3ヵ月を過ぎた乳幼児，小児及び成人には，メチルチオニニウム塩化物水和物として1回1〜2mg/kgを5分以上かけて静脈内投与する。投与1時間以内に症状が改善しない場合は，必要に応じ，同量を繰り返し投与できるが，累積投与量は最大7mg/kgまでとする。

通常，新生児及び生後3ヵ月以下の乳児には，メチルチオニニウム塩化物水和物として1回0.3〜0.5mg/kgを5分以上かけて静脈内投与する。投与1時間以内に症状が改善しない場合は，必要に応じ，同量を繰り返し投与できる。

用法用量に関連する使用上の注意

(1)本剤1アンプルに対し5%ブドウ糖注射液50mLで希釈する。

(2)生後3ヵ月を過ぎた乳幼児，小児及び成人におけるアニリン又はジアフェニルスルホンによるメトヘモグロビン血症の場合の累積投与量は最大4mg/kgまでとする。

(3)新生児及び生後3ヵ月以下の乳児における最大累積投与量に関する情報は限られている。新生児及び生後3ヵ月以下の乳児では，本剤によりメトヘモグロビン血症の増悪や溶血を起こしやすいため，繰り返し投与を行う場合は，患者の状態を観察しながら慎重に投与すること。

禁忌

(1)本剤の成分，フェノチアジン系化合物及びその類似化合物に対し過敏症の既往歴のある患者

(2)グルコース-6-リン酸脱水素酵素欠損症と判明している患者

(3)NADPH還元酵素欠損症と判明している患者

(4)塩素酸塩によるメトヘモグロビン血症患者

(5)シアン化合物中毒の解毒剤として投与した亜硝酸化合物によるメトヘモグロビン血症患者

メチロン注25%

規格：25%1mL1管[92円/管]，25%2mL1管[95円/管]

スルピリン水和物　第一三共　114

【効能効果】

他の解熱剤では効果が期待できないか，あるいは他の解熱剤の投与が不可能な場合の緊急解熱

【対応標準病名】

◎	発熱		
○	悪寒発熱	夏期熱	稽留熱
	高熱	持続熱	弛張熱
	突発性発熱		
△	悪性高熱症	往来寒熱	飢餓熱
	術後発熱	超高熱	微熱
	不明熱	本態性高体温症	慢性微熱

用法用量　メチロン注25%

スルピリン水和物として，通常，成人1回0.25g(1mL)，症状により最大0.5gを皮下又は筋肉内に注射する。症状の改善が認められない時には1日2回を限度として皮下又は筋肉内に注射する。

なお，経口投与，直腸内投与が可能になった場合には速やかに経口投与又は直腸内投与にきりかえること。

また，長期連用は避けるべきである。

用法用量に関連する使用上の注意

(1)低出生体重児，新生児，乳児，幼児，小児，高齢者，衰弱者に投与する場合には，5w/v%ブドウ糖液又は注射用蒸留水で適宜希釈し注射すること。

(2)本剤の皮下・筋肉内投与後，神経麻痺又は硬結等をきたすことがあるので，下記のことに注意すること。なお，低出生体重児，新生児，乳児，幼児，小児，高齢者，衰弱者においては，特に注意すること。

①注射部位については，神経走行部位(特に橈骨神経，尺骨神経，坐骨神経等)を避けて慎重に投与すること。

②くりかえし注射する場合には，同一注射部位を避けること。なお，低出生体重児，新生児，乳児，幼児，小児においては連用しないことが望ましい。

③注射針刺入時，激痛を訴えたり，血液の逆流を見た場合は，直ちに針を抜き，部位を変えて注射すること。

警告　ショック等の重篤な副作用が発現することがあるので，効能効果，使用上の注意に特に留意すること。

禁忌

(1)本剤の成分又はピラゾロン系化合物に対し過敏症の既往歴のある患者

(2)先天性G-6PD欠乏症の患者

(3)消化性潰瘍のある患者

(4)重篤な血液の異常のある患者

(5)重篤な肝障害のある患者

(6)重篤な腎障害のある患者

(7)重篤な心機能不全のある患者

(8)アスピリン喘息(非ステロイド性消炎鎮痛薬等による喘息発作の誘発)又はその既往歴のある患者

スペロン注250mg：扶桑薬品　25%1mL1管[92円/管]，スペロン注500mg：扶桑薬品　25%2mL1管[95円/管]，スルピリン注25%「イセイ」：イセイ　25%1mL1管[92円/管]，スルピリン注250mg「NP」：ニプロ　25%1mL1管[92円/管]，スルピリン注射液250mg「トーワ」：東和　25%1mL1管[92円/管]，スルピリン注射液250mg「日医工」：日医工　25%1mL1管[92円/管]，スルピリン注射液500mg「トーワ」：東和　25%2mL1管[92円/管]，スルピリン注射液500mg「日医工」：日医工　25%2mL1管[92円/管]

メドウェイ注25%

規格：25%50mL1瓶[8189円/瓶]

人血清アルブミン(遺伝子組換え)　田辺三菱　634

【効能効果】

アルブミンの喪失(熱傷，ネフローゼ症候群など)及びアルブミン合成低下(肝硬変症など)による低アルブミン血症，出血性ショック

【対応標準病名】

◎	肝硬変症	出血性ショック	低アルブミン血症
	熱傷	ネフローゼ症候群	
○	足第3度熱傷	陰茎第3度熱傷	陰のう第3度熱傷
	会陰第3度熱傷	腋窩第3度熱傷	外陰第3度熱傷
	外傷性ショック	下顎部第3度熱傷	下肢第3度熱傷
	下腿部第3度熱傷	下半身第3度熱傷	下腹部第3度熱傷
	眼瞼第3度熱傷	肝硬化症	眼周囲第3度熱傷
	顔面第3度熱傷	胸部第3度熱傷	頬部第3度熱傷
	頚部第3度熱傷	肩甲間部第3度熱傷	肩甲部第3度熱傷
	肩部第3度熱傷	口腔第3度熱傷	口唇第3度熱傷
	肛門第3度熱傷	耳介部第3度熱傷	四肢第3度熱傷
	趾第3度熱傷	膝部第3度熱傷	手関節部第3度熱傷
	手指第3度熱傷	手掌第3度熱傷	手背第3度熱傷
	循環血液量減少性ショック	上肢第3度熱傷	小児ネフローゼ症候群
	上半身第3度熱傷	踵部第3度熱傷	上腕第3度熱傷
	ステロイド依存性ネフローゼ症候群	前額部第3度熱傷	前胸部第3度熱傷
	全身第3度熱傷	先天性ネフローゼ症候群	前腕第3度熱傷
	足関節第3度熱傷	側胸部第3度熱傷	足底部第3度熱傷
	足背部第3度熱傷	側腹部第3度熱傷	鼡径部第3度熱傷
	第3度熱傷	第4度熱傷	体幹第3度熱傷
	大腿部第3度熱傷	体表面積30−39%の熱傷	体表面積40−49%の熱傷
	体表面積50−59%の熱傷	体表面積60−69%の熱傷	体表面積70−79%の熱傷
	体表面積80−89%の熱傷	体表面積90%以上の熱傷	多発性第3度熱傷
	肘部第3度熱傷	手第3度熱傷	殿部第3度熱傷
	頭部第3度熱傷	二次性ネフローゼ症候群	乳頭部第3度熱傷
	乳房第3度熱傷	乳輪部第3度熱傷	熱傷ショック

	背部第3度熱傷	半身第3度熱傷	鼻部第3度熱傷
	腹部第3度熱傷	母指球部第3度熱傷	母指第3度熱傷
	腰部第3度熱傷		
△ あ	足第1度熱傷	足第2度熱傷	足熱傷
	胃腸管熱傷	胃熱傷	陰茎第1度熱傷
	陰茎第2度熱傷	陰茎熱傷	咽頭熱傷
	陰のう第1度熱傷	陰のう第2度熱傷	陰のう熱傷
	会陰第1度熱傷	会陰第2度熱傷	会陰熱傷
	腋窩第1度熱傷	腋窩第2度熱傷	腋窩熱傷
か	外陰第1度熱傷	外陰第2度熱傷	外陰熱傷
	下咽頭熱傷	下顎熱傷	下顎部第1度熱傷
	下顎部第2度熱傷	角膜熱傷	下肢第1度熱傷
	下肢第2度熱傷	下肢熱傷	下腿足部熱傷
	下腿熱傷	下腿部第1度熱傷	下腿部第2度熱傷
	下半身第1度熱傷	下半身第2度熱傷	下半身熱傷
	下腹部第1度熱傷	下腹部第2度熱傷	眼球熱傷
	眼瞼第1度熱傷	眼瞼第2度熱傷	眼瞼熱傷
	眼周囲第1度熱傷	眼周囲第2度熱傷	肝線維症
	眼熱傷	顔面第1度熱傷	顔面第2度熱傷
	顔面熱傷	気管熱傷	気道熱傷
	胸腔熱傷	胸部上腕熱傷	胸部第1度熱傷
	頬部第1度熱傷	胸部第2度熱傷	頬部第2度熱傷
	胸部熱傷	躯幹薬傷	頚部第1度熱傷
	頚部第2度熱傷	頚部熱傷	結膜熱傷
	肩甲間部第1度熱傷	肩甲間部第2度熱傷	肩甲間部熱傷
	肩甲部第1度熱傷	肩甲部第2度熱傷	肩甲部熱傷
	肩部第1度熱傷	肩部第2度熱傷	口腔第1度熱傷
	口腔第2度熱傷	口腔熱傷	口唇第1度熱傷
	口唇第2度熱傷	口唇熱傷	喉頭熱傷
	肛門第1度熱傷	肛門第2度熱傷	肛門熱傷
さ	耳介部第1度熱傷	耳介部第2度熱傷	子宮熱傷
	四肢第1度熱傷	四肢第2度熱傷	四肢熱傷
	趾第1度熱傷	趾第2度熱傷	膝部第1度熱傷
	膝部第2度熱傷	趾熱傷	手関節部第1度熱傷
	手関節部第2度熱傷	手指第1度熱傷	手指第2度熱傷
	手指端熱傷	手指熱傷	手掌第1度熱傷
	手掌第2度熱傷	手掌熱傷	手背第1度熱傷
	手背第2度熱傷	手背熱傷	上肢第1度熱傷
	上肢第2度熱傷	上肢熱傷	焼身自殺未遂
	上半身第1度熱傷	上半身第2度熱傷	上半身熱傷
	踵部第1度熱傷	踵部第2度熱傷	上腕第1度熱傷
	上腕第2度熱傷	上腕熱傷	食道熱傷
	精巣熱傷	舌熱傷	前額部第1度熱傷
	前額部第2度熱傷	前胸部第1度熱傷	前胸部第2度熱傷
	前胸部熱傷	全身第1度熱傷	全身第2度熱傷
	全身熱傷	前腕手部熱傷	前腕第1度熱傷
	前腕第2度熱傷	前腕熱傷	足関節第1度熱傷
	足関節第2度熱傷	足関節熱傷	側胸部第1度熱傷
	側胸部第2度熱傷	足底熱傷	足底部第1度熱傷
	足底部第2度熱傷	足背部第1度熱傷	足背部第2度熱傷
	側腹部第1度熱傷	側腹部第2度熱傷	鼡径部第1度熱傷
た	鼡径部第2度熱傷	鼡径部熱傷	第1度熱傷
	第2度熱傷	体幹第1度熱傷	体幹第2度熱傷
	体幹熱傷	大腿熱傷	大腿部第1度熱傷
	大腿部第2度熱傷	体表面積10%未満の熱傷	体表面積10－19%の熱傷
	体表面積20－29%の熱傷	多発性第1度熱傷	多発性第2度熱傷
	多発性熱傷	腟熱傷	肘部第1度熱傷
	肘部第2度熱傷	手第1度熱傷	手第2度熱傷
	手熱傷	デンタルショック	殿部第1度熱傷
	殿部第2度熱傷	殿部熱傷	頭部第1度熱傷
な	頭部第2度熱傷	頭部熱傷	内部尿路性器の熱傷
	軟口蓋熱傷	乳頭部第1度熱傷	乳頭部第2度熱傷
	乳房第1度熱傷	乳房第2度熱傷	乳房熱傷
は	乳輪部第1度熱傷	乳輪部第2度熱傷	肺熱傷
	背部第1度熱傷	背部第2度熱傷	背部熱傷
	半身第1度熱傷	半身第2度熱傷	鼻部第1度熱傷
	鼻部第2度熱傷	腹部第1度熱傷	腹部第2度熱傷
	腹部熱傷	母指球部第1度熱傷	母指球部第2度熱傷
	母指第1度熱傷	母指第2度熱傷	母指熱傷
や	脈絡網膜熱傷	腰部第1度熱傷	腰部第2度熱傷
	腰部熱傷		

用法用量　通常成人1回50mL〔人血清アルブミン(遺伝子組換え)として12.5g〕を緩徐に静脈内注射又は点滴静脈内注射する。なお，年齢，症状，体重により適宜増減する。

用法用量に関連する使用上の注意

(1)本剤を点滴静脈内注射する際には，1バイアル(50mL)あたり1時間を目安に投与すること。

(2)本剤の使用時には急激に循環血漿量が増加するので，肺水腫，心不全などの発生に注意すること。なお，本剤50mL(アルブミン12.5g)の輸注は約250mLの循環血漿量の増加に相当する。

(3)投与後の目標血清アルブミン濃度としては，急性の場合は3.0g/dL以上，慢性の場合は2.5g/dL以上とする。本剤の投与前には，その必要性を明確に把握し，投与前後の血清アルブミン濃度と臨床所見の改善の程度を比較して，投与効果の評価を3日間を目途に行い，使用の継続を判断し，漫然と投与し続けることのないよう注意すること。

(4)抗ピキア酵母成分IgE抗体陽性患者において，アレルギーが起こる可能性を否定できないことから，本剤投与の際には抗ピキア酵母成分IgE抗体を測定し，原則として陽性患者への投与は避けること。陽性患者へ投与する際もしくは緊急時等で抗ピキア酵母成分IgE抗体測定結果が得られる前に投与する際にはリスク・ベネフィットを考慮し，やむを得ない場合に限ること。投与にあたっては，観察を十分に行い，重篤なアレルギー又はアナフィラキシー反応に備え，適切な薬剤治療や緊急処置を直ちに実施できる体制下で行うこと。

禁忌　本剤の成分に対しショックの既往歴のある患者

原則禁忌　本剤の成分に対し過敏症の既往歴のある患者

メトレレプチン皮下注用11.25mg「シオノギ」

規格：11.25mg1瓶[34845円/瓶]

メトレレプチン(遺伝子組換え)　塩野義　249

【効能効果】

脂肪萎縮症

【対応標準病名】

◎	脂肪異栄養症	リポジストロフィー	
△	限局性脂肪異栄養症	小児遠心性腹壁脂肪異栄養症	進行性脂肪異栄養症
	全身性脂肪異栄養症	先天性脂肪異栄養症	

効能効果に関連する使用上の注意

(1)本剤は，インスリン抵抗性を有する脂肪萎縮症と診断された患者にのみ使用すること。

(2)糖尿病，高インスリン血症又は高トリグリセライド血症を有しない脂肪萎縮症患者に対する有効性は確立していない。

(3)HIVに関連する脂肪萎縮症における有効性は確立していない。

用法用量　通常，メトレレプチンとして，男性には0.04mg/kg，18歳未満の女性には0.06mg/kg，18歳以上の女性には0.08mg/kgを1日1回皮下注射する。

投与はそれぞれ0.02mg/kg，0.03mg/kg，0.04mg/kgから投与開始し，1ヵ月程度をかけ，上記投与量まで増量する。

なお，症状に応じて適宜減量する。

用法用量に関連する使用上の注意

性別及び年齢別の投与量

	開始用量	維持用量
男性	0.02mg/kg	0.04mg/kg

女性(18歳未満)	0.03mg/kg	0.06mg/kg
女性(18歳以上)	0.04mg/kg	0.08mg/kg

禁忌 本剤の成分に対し過敏症の既往歴のある患者

メナクトラ筋注

規格：0.5mL1瓶[19827円/瓶]

4価髄膜炎菌ワクチン(ジフテリアトキソイド結合体) サノフィ 631

【効能効果】

髄膜炎菌(血清型A，C，Y及びW-135)による侵襲性髄膜炎菌感染症の予防

【対応標準病名】

◎	侵襲性髄膜炎菌感染症		
○	ウォターハウスフリードリクセン症候群	急性髄膜炎菌菌血症	髄膜炎菌感染症
	髄膜炎菌血症	髄膜炎菌性関節炎	髄膜炎菌性球後視神経炎
	髄膜炎菌性結膜炎	髄膜炎菌性心炎	髄膜炎菌性心筋炎
	髄膜炎菌性心疾患	髄膜炎菌性心内膜炎	髄膜炎菌性心膜炎
	髄膜炎菌性髄膜炎	髄膜炎菌性脊髄炎	髄膜炎菌性脳炎
	髄膜炎菌性脳脊髄炎	髄膜炎菌性敗血症	慢性髄膜炎菌菌血症

効能効果に関連する使用上の注意

(1)本剤では，血清型A，C，Y及びW-135以外に起因する侵襲性髄膜炎菌感染症を予防することはできない(血清型Bに起因する侵襲性髄膜炎菌感染症を予防することはできない)。

(2)既に発症している髄膜炎菌感染症を治療することはできない。

(3)本剤に含まれるジフテリアトキソイドを，予防接種法に基づくジフテリアの予防接種に転用することはできない。

用法用量 1回，0.5mLを筋肉内接種する。

用法用量に関連する使用上の注意

(1)2歳未満の小児等に対する安全性及び有効性は確立していない。

(2)他のワクチン製剤との接種間隔：生ワクチンの接種を受けた者は，通常，27日以上，また他の不活化ワクチンの接種を受けた者は，通常，6日以上間隔を置いて本剤を接種すること。ただし，医師が必要と認めた場合には，同時に接種することができる(なお,本剤を他のワクチンと混合して接種してはならない)。

接種不適当者

被接種者が次のいずれかに該当すると認められる場合には，接種を行ってはならない。

(1)明らかな発熱を呈している者

(2)重篤な急性疾患にかかっていることが明らかな者

(3)本剤の成分又はジフテリアトキソイドによってアナフィラキシーを呈したことがあることが明らかな者

(4)上記に掲げる者のほか，予防接種を行うことが不適当な状態にある者

メルカゾール注10mg

規格：10mg1管[109円/管]

チアマゾール 中外 243

【効能効果】

甲状腺機能亢進症

【対応標準病名】

◎	甲状腺機能亢進症		
○	異所性中毒性甲状腺腫	一過性甲状腺機能亢進症	下垂体性TSH分泌亢進症
	下垂体性甲状腺機能亢進症	偽性甲状腺機能亢進症	グレーブス病
	原発性甲状腺機能亢進症	甲状腺眼症	甲状腺機能正常型グレーブス病
	甲状腺クリーゼ	甲状腺中毒症	甲状腺中毒症性関節障害
	甲状腺中毒症性筋無力症候群	甲状腺中毒症性心筋症	甲状腺中毒性眼球突出症
	甲状腺中毒性昏睡	甲状腺中毒性四肢麻痺	甲状腺中毒性周期性四肢麻痺
	甲状腺中毒性心不全	甲状腺中毒性ミオパチー	人為的甲状腺中毒症
	中毒性甲状腺腫	中毒性多結節性甲状腺腫	中毒性単結節性甲状腺腫
	二次性甲状腺機能亢進症	バセドウ病	バセドウ病眼症
	バセドウ病術後再発	びまん性中毒性甲状腺腫	プランマー病

用法用量 主として救急の場合に投与する。

チアマゾールとして，通常成人に対しては1回30～60mgを皮下，筋肉内又は静脈内注射する。

なお，年齢，症状により適宜増減する。

警告

(1)重篤な無顆粒球症が主に投与開始後2ヶ月以内に発現し，死亡に至った症例も報告されている。少なくとも投与開始後2ヶ月間は，原則として2週に1回，それ以降も定期的に白血球分画を含めた血液検査を実施し，顆粒球の減少傾向等の異常が認められた場合には，直ちに投与を中止し，適切な処置を行うこと。また，一度投与を中止して投与を再開する場合にも同様に注意すること。

(2)本剤投与に先立ち，無顆粒球症等の副作用が発現する場合があること及びこの検査が必要であることを患者に説明するとともに，下記について患者を指導すること。

①無顆粒球症の症状(咽頭痛，発熱等)があらわれた場合には，速やかに主治医に連絡すること。

②少なくとも投与開始後2ヶ月間は原則として2週に1回，定期的な血液検査を行う必要があるので，通院すること。

禁忌 本剤に対し過敏症の既往歴のある患者

メルスモン

規格：2mL1管[196円/管]

胎盤絨毛分解物 メルスモン 325

【効能効果】

更年期障害，乳汁分泌不全

【対応標準病名】

◎	更年期症候群	乳汁分泌不全	
○	萎縮性腟炎	エストロジェン欠乏性腟炎	更年期神経症
	更年期性浮腫	更年期無月経	人工的閉経後症候群
	血の道症	乳汁分泌過少症	乳汁分泌欠如
	閉経	閉経期障害	閉経後萎縮性腟炎
	閉経後出血	閉経後症候群	
△	産褥性乳汁分泌抑制	選択的乳汁分泌抑制	続発性乳汁分泌抑制
	治療的乳汁分泌抑制	乳汁分泌抑制	

用法用量 通常，1日1回2mLを毎日又は隔日に皮下注射する。

禁忌 本剤又は他の薬物に対し過敏症の既往歴のある患者

メロペン点滴用キット0.5g

規格：500mg1キット(生理食塩液100mL付)[1624円/キット]

メロペン点滴用バイアル0.25g

規格：250mg1瓶[880円/瓶]

メロペン点滴用バイアル0.5g

規格：500mg1瓶[1192円/瓶]

メロペネム水和物 大日本住友 613

【効能効果】

(1)一般感染症

〈適応菌種〉メロペネムに感性のブドウ球菌属，レンサ球菌属，肺炎球菌，腸球菌属，髄膜炎菌，モラクセラ(ブランハメラ)・カタラーリス，大腸菌，シトロバクター属，クレブシエラ属，エンテロバクター属，セラチア属，プロテウス属，プロビデンシア属，インフルエンザ菌，シュードモナス属，緑膿菌，バークホルデリア・セパシア，バクテロイデス属，プレボテラ属

〈適応症〉敗血症，深在性皮膚感染症，リンパ管・リンパ節炎，外傷・熱傷及び手術創等の二次感染，肛門周囲膿瘍，骨髄炎，関節炎，扁桃炎(扁桃周囲膿瘍を含む)，肺炎，肺膿瘍，膿胸，

慢性呼吸器病変の二次感染，複雑性膀胱炎，腎盂腎炎，腹膜炎，胆嚢炎，胆管炎，肝膿瘍，子宮内感染，子宮付属器炎，子宮旁結合織炎，化膿性髄膜炎，眼内炎(全眼球炎を含む)，中耳炎，副鼻腔炎，顎骨周辺の蜂巣炎，顎炎
(2)発熱性好中球減少症

【対応標準病名】

◎	外傷	関節炎	眼内炎
	肝膿瘍	急性細菌性髄膜炎	肛門周囲膿瘍
	骨髄炎	挫創	子宮内感染症
	子宮付属器炎	子宮傍組織炎	歯性顎炎
	術後創部感染	腎盂腎炎	全眼球炎
	創傷	創傷感染症	胆管炎
	胆のう炎	中耳炎	熱傷
	膿胸	肺炎	敗血症
	肺膿瘍	発熱性好中球減少症	皮膚感染症
	副鼻腔炎	腹膜炎	扁桃炎
	扁桃周囲膿瘍	蜂窩織炎	蜂巣炎
	慢性複雑性膀胱炎	リンパ管炎	リンパ節炎
	裂傷	裂創	
○	DIP関節炎	IP関節炎	MP関節炎
あ	PIP関節炎	亜急性関節炎	亜急性骨髄炎
	亜急性リンパ管炎	足開放創	足挫創
	足切創	足第1度熱傷	足第2度熱傷
	足第3度熱傷	足熱傷	足蜂巣炎
	圧挫傷	圧挫創	アルカリ腐蝕
	胃腸管熱傷	胃熱傷	陰茎開放創
	陰茎挫創	陰茎第1度熱傷	陰茎第2度熱傷
	陰茎第3度熱傷	陰茎熱傷	咽頭熱傷
	院内感染敗血症	陰のう第1度熱傷	陰のう第2度熱傷
	陰のう第3度熱傷	陰のう熱傷	インフルエンザ菌敗血症
	会陰第1度熱傷	会陰第2度熱傷	会陰第3度熱傷
	会陰熱傷	会陰部化膿創	会陰部蜂巣炎
	腋窩第1度熱傷	腋窩第2度熱傷	腋窩第3度熱傷
	腋窩熱傷	腋窩蜂巣炎	壊死性肺炎
	壊疽性胆細管炎	壊疽性胆のう炎	壊疽性扁桃周囲炎
	横隔膜下膿瘍	横隔膜下腹膜炎	汚染擦過創
か	外陰第1度熱傷	外陰第2度熱傷	外陰第3度熱傷
	外陰熱傷	外傷性切断	外傷性穿孔性中耳炎
	外傷性中耳炎	外傷性脳圧迫・頭蓋内に達する開放創合併あり	開放骨折
	開放性外傷性脳圧迫	開放性陥没骨折	開放性胸膜損傷
	開放性大腿骨骨髄炎	開放性脱臼骨折	開放性脳挫創
	開放性脳損傷髄膜炎	開放性脳底部挫傷	開放性びまん性脳損傷
	開放性粉砕骨折	潰瘍性膀胱炎	下咽頭熱傷
	化学外傷	下顎骨壊死	下顎骨炎
	下顎骨骨髄炎	下顎骨骨膜炎	下顎骨骨膜下膿瘍
	下顎骨周囲炎	下顎骨周囲膿瘍	下顎歯槽骨炎
	下顎熱傷	下顎膿瘍	下顎部第1度熱傷
	下顎部第2度熱傷	下顎部第3度熱傷	下顎部蜂巣炎
	踵裂創	角結膜腐蝕	顎骨炎
	顎骨骨髄炎	顎骨骨膜炎	顎腐骨
	角膜アルカリ化学熱傷	角膜酸化学熱傷	角膜酸性熱傷
	角膜熱傷	下肢第1度熱傷	下肢第2度熱傷
	下肢第3度熱傷	下肢熱傷	下肢蜂巣炎
	下腿汚染創	下腿開放創	下腿骨骨髄炎
	下腿骨慢性骨髄炎	下腿挫創	下腿切創
	下腿足部熱傷	下腿熱傷	下腿複雑骨折後骨髄炎
	下腿部第1度熱傷	下腿部第2度熱傷	下腿部第3度熱傷
	下腿蜂巣炎	下腿裂創	肩関節炎
	肩蜂巣炎	化膿性眼内炎	化膿性肝膿瘍
	化膿性骨髄炎	化膿性歯槽骨炎	化膿性爪囲炎
	化膿性中耳炎	化膿性副鼻腔炎	化膿性腹膜炎

化膿性扁桃周囲炎	化膿性網膜炎	化膿性リンパ節炎
下半身第1度熱傷	下半身第2度熱傷	下半身第3度熱傷
下半身熱傷	下腹部第1度熱傷	下腹部第2度熱傷
下腹部第3度熱傷	眼化学熱傷	眼窩骨髄炎
肝下膿瘍	眼球炎	眼球熱傷
眼瞼外傷性皮下異物	眼瞼化学熱傷	眼瞼切創
眼瞼第1度熱傷	眼瞼第2度熱傷	眼瞼第3度熱傷
眼瞼熱傷	環指圧挫傷	環指骨髄炎
環指挫傷	環指挫創	環指切創
環指剥皮創	肝周囲炎	眼周囲化学熱傷
眼周囲第1度熱傷	眼周囲第2度熱傷	眼周囲第3度熱傷
肝周囲膿瘍	眼周囲部外傷性皮下異物	眼周囲部切創
関節挫傷	関節症	貫通性挫滅創
肝内胆細管炎	眼熱傷	眼部外傷性皮下異物
眼部切創	顔面汚染創	顔面損傷
顔面第1度熱傷	顔面第2度熱傷	顔面第3度熱傷
顔面熱傷	顔面蜂巣炎	乾酪性副鼻腔炎
気管支食道瘻	気管支肺炎	気管食道瘻
気管支瘻膿胸	気管熱傷	気腫性腎盂腎炎
気道熱傷	偽膜性扁桃炎	逆行性胆管炎
急性アデノイド咽頭炎	急性アデノイド扁桃炎	急性壊疽性扁桃炎
急性潰瘍性扁桃炎	急性顎骨骨髄炎	急性顎骨骨膜炎
急性化膿性下顎骨炎	急性化膿性脛骨骨髄炎	急性化膿性骨髄炎
急性化膿性上顎骨炎	急性化膿性胆管炎	急性化膿性胆のう炎
急性化膿性中耳炎	急性化膿性扁桃炎	急性関節炎
急性気腫性胆のう炎	急性脛骨骨髄炎	急性血行性骨髄炎
急性限局性腹膜炎	急性骨髄炎	急性骨盤腹膜炎
急性子宮傍結合織炎	急性歯槽骨炎	急性腺窩性扁桃炎
急性胆管炎	急性胆細管炎	急性胆のう炎
急性中耳炎	急性肺炎	急性汎発性腹膜炎
急性腹膜炎	急性付属器炎	急性閉塞性化膿性胆管炎
急性扁桃炎	急性卵管炎	急性卵巣炎
急性リンパ管炎	胸腔熱傷	胸骨骨髄炎
胸鎖関節炎	狭窄性胆管炎	胸椎骨髄炎
胸部汚染創	胸部外傷	胸部挫創
胸部上腕熱傷	胸部切創	胸部損傷
胸部第1度熱傷	頬部第1度熱傷	胸部第2度熱傷
頬部第2度熱傷	胸部第3度熱傷	頬部第3度熱傷
胸部熱傷	頬部蜂巣炎	胸壁開放創
胸壁刺創	胸壁蜂巣炎	胸膜損傷・胸腔に達する開放創合併あり
胸膜肺炎	胸膜裂創	胸膜瘻
胸肋関節炎	距骨骨髄炎	距踵関節炎
躯幹薬傷	くも膜炎	グラデニーゴ症候群
クラミジア肺炎	グラム陽性菌敗血症	クレブシエラ性髄膜炎
頚管破裂	脛骨顆部割創	脛骨骨髄炎
脛骨骨膜炎	脛骨乳児骨髄炎	脛骨慢性化膿性骨髄炎
脛骨慢性骨髄炎	頚椎骨髄炎	頚部第1度熱傷
頚部第2度熱傷	頚部第3度熱傷	頚部熱傷
頚部膿疱	頚部蜂巣炎	頚部リンパ節炎
血行性脛骨骨髄炎	血行性骨髄炎	血行性大腿骨骨髄炎
結膜熱傷	結膜のうアルカリ化学熱傷	結膜のう酸化学熱傷
結膜腐蝕	原因菌不明髄膜炎	嫌気性菌敗血症
嫌気性骨髄炎	限局性膿胸	限局性腹膜炎
肩甲間部第1度熱傷	肩甲間部第2度熱傷	肩甲間部第3度熱傷
肩甲間部熱傷	肩甲骨周囲炎	肩甲部第1度熱傷
肩甲部第2度熱傷	肩甲部第3度熱傷	肩甲部熱傷
肩鎖関節炎	原発性硬化性胆管炎	原発性腹膜炎
肩部第1度熱傷	肩部第2度熱傷	肩部第3度熱傷
コアグラーゼ陰性ぶどう球菌敗血症	高位筋間膿瘍	高エネルギー外傷
硬化性骨髄炎	交感性眼炎	交感性ぶどう膜炎
口腔上顎洞瘻	口腔第1度熱傷	口腔第2度熱傷

口腔第 3 度熱傷	口腔底蜂巣炎	口腔熱傷
虹彩毛様体脈絡膜炎	口唇第 1 度熱傷	口唇第 2 度熱傷
口唇第 3 度熱傷	口唇熱傷	口底蜂巣炎
喉頭外傷	喉頭損傷	喉頭熱傷
後頭部割創	後頭部挫傷	後頭部挫創
後頭部切創	後頭部裂創	広汎性フレグモーネ
後腹膜炎	後腹膜膿瘍	硬膜炎
肛門括約筋内膿瘍	肛門第 1 度熱傷	肛門第 2 度熱傷
肛門第 3 度熱傷	肛門熱傷	股関節炎
股関節部蜂巣炎	鼓室内水腫	骨炎
骨顆炎	骨幹炎	骨周囲炎
骨髄炎後遺症	骨盤化膿性骨髄炎	骨盤結合織炎
骨盤死腔炎	骨盤直腸窩膿瘍	骨盤内炎症性疾患
骨盤腹膜炎	骨盤部裂創	骨膜炎
骨膜下膿瘍	骨膜骨髄炎	骨膜のう炎

さ

細菌性肝膿瘍	細菌性硬膜炎	細菌性骨髄炎
細菌性ショック	細菌性髄膜炎	細菌性腹膜炎
細菌性膀胱炎	臍周囲炎	細胆管炎
再発性胆管炎	再発性中耳炎	臍部蜂巣炎
坐骨骨炎	坐骨直腸窩膿瘍	挫傷
挫滅傷	挫滅創	酸腐蝕
耳介部第 1 度熱傷	耳介部第 2 度熱傷	耳介部第 3 度熱傷
趾開放創	耳介蜂巣炎	趾化膿創
趾関節炎	趾間切創	子宮頚管裂傷
子宮頚部環状剥離	子宮周囲炎	子宮周囲膿瘍
子宮熱傷	指骨炎	趾骨炎
指骨髄炎	趾骨髄炎	篩骨洞炎
趾挫創	示指 MP 関節挫傷	示指 PIP 開放創
示指割創	示指化膿創	四肢挫傷
示指挫傷	示指挫創	示指刺創
示指切創	四肢第 1 度熱傷	四肢第 2 度熱傷
四肢第 3 度熱傷	四肢熱傷	歯性上顎洞炎
歯性副鼻腔炎	歯性扁桃周囲膿瘍	歯槽骨炎
歯槽骨膜炎	趾第 1 度熱傷	趾第 2 度熱傷
趾第 3 度熱傷	膝蓋骨化膿性骨髄炎	膝蓋骨骨髄炎
膝蓋部挫創	膝下部挫創	膝窩部銃創
膝関節炎	膝関節部挫創	膝部開放創
膝部割創	膝部咬創	膝部挫創
膝部切創	膝部第 1 度熱傷	膝部第 2 度熱傷
膝部第 3 度熱傷	膝部蜂巣炎	膝部裂創
趾熱傷	趾ひょう疽	尺骨遠位部骨髄炎
手圧挫傷	縦隔膿瘍	習慣性アンギナ
習慣性扁桃炎	銃自殺未遂	十二指腸穿孔腹膜炎
十二指腸総胆管炎	手関節炎	手関節挫滅傷
手関節挫滅創	手関節部切創	手関節部第 1 度熱傷
手関節部第 2 度熱傷	手関節部第 3 度熱傷	手関節部裂創
手指圧挫傷	手指汚染創	手指開放創
手指関節炎	手指咬創	種子骨炎
種子骨開放骨折	手指挫傷	手指挫創
手指挫滅傷	手指挫滅創	手指刺創
手指切創	手指第 1 度熱傷	手指第 2 度熱傷
手指第 3 度熱傷	手指端熱傷	手指熱傷
手指剥皮創	手指ひょう疽	手術創部膿瘍
手術創離開	手掌第 1 度熱傷	手掌第 2 度熱傷
手掌第 3 度熱傷	手掌熱傷	出血性中耳炎
術後横隔膜下膿瘍	術後眼内炎	術後骨髄炎
術後腎盂腎炎	術後性中耳炎	術後性慢性中耳炎
術後胆管炎	術後膿瘍	術後腹腔内膿瘍
術後腹壁膿瘍	術後腹膜炎	手背第 1 度熱傷
手背第 2 度熱傷	手背第 3 度熱傷	手背熱傷
手部汚染創	シュロッフェル腫瘤	上顎骨炎
上顎骨骨髄炎	上顎骨骨膜炎	上顎骨骨膜下膿瘍
上顎歯槽骨炎	上顎洞炎	上行性腎盂腎炎
上鼓室化膿症	踵骨炎	踵骨骨髄炎
踵骨部挫滅創	小指咬創	小指挫傷
小指挫創	小指切創	上肢第 1 度熱傷
上肢第 2 度熱傷	上肢第 3 度熱傷	硝子体膿瘍
上肢熱傷	焼身自殺未遂	小児肺炎
小児副鼻腔炎	小膿疱性皮膚炎	上半身第 1 度熱傷
上半身第 2 度熱傷	上半身第 3 度熱傷	上半身熱傷
踵部第 1 度熱傷	踵部第 2 度熱傷	踵部第 3 度熱傷
上腕汚染創	上腕骨骨髄炎	上腕第 1 度熱傷
上腕第 2 度熱傷	上腕第 3 度熱傷	上腕熱傷
上腕蜂巣炎	食道気管支瘻	食道気管瘻
食道熱傷	女性急性骨盤蜂巣炎	女性慢性骨盤蜂巣炎
ショパール関節炎	深在性フレグモーネ	滲出性腹膜炎
新生児上顎骨骨髄炎	新生児中耳炎	水晶体過敏性眼内炎
膵臓性腹膜炎	水疱性中耳炎	髄膜脳炎
精巣熱傷	脊髄膜炎	脊椎骨髄炎
切創	舌熱傷	舌扁桃炎
セレウス菌敗血症	前額部外傷性皮下異物	前額部切創
前額部第 1 度熱傷	前額部第 2 度熱傷	前額部第 3 度熱傷
腺窩性アンギナ	前胸部挫創	前胸部第 1 度熱傷
前胸部第 2 度熱傷	前胸部第 3 度熱傷	前胸部熱傷
穿孔性中耳炎	穿孔性腹腔内膿瘍	穿孔性腹膜炎
全身挫傷	全身第 1 度熱傷	全身第 2 度熱傷
全身第 3 度熱傷	全身熱傷	前頭洞炎
前頭部割創	前頭部挫傷	前頭部挫創
前頭部切創	全膿胸	前腕汚染創
前腕咬創	前腕骨髄炎	前腕挫創
前腕刺創	前腕手部熱傷	前腕切創
前腕第 1 度熱傷	前腕第 2 度熱傷	前腕第 3 度熱傷
前腕熱傷	前腕蜂巣炎	前腕裂創
爪囲炎	爪下挫滅傷	爪下挫滅創
爪下膿瘍	爪床炎	増殖性化膿性口内炎
増殖性関節炎	増殖性骨膜炎	創部膿瘍
足関節炎	足関節第 1 度熱傷	足関節第 2 度熱傷
足関節第 3 度熱傷	足関節内果部挫創	足関節熱傷
足関節部挫創	足関節部蜂巣炎	側胸部第 1 度熱傷
側胸部第 2 度熱傷	側胸部第 3 度熱傷	足底熱傷
足底部咬創	足底部刺創	足底部第 1 度熱傷
足底部第 2 度熱傷	足底部第 3 度熱傷	側頭部割創
側頭部挫創	側頭部切創	足背部挫創
足背部切創	足背部第 1 度熱傷	足背部第 2 度熱傷
足背部第 3 度熱傷	足背蜂巣炎	足部汚染創
側腹部咬創	側腹部挫創	側腹部第 1 度熱傷
側腹部第 2 度熱傷	側腹部第 3 度熱傷	側腹壁開放創
足部骨髄炎	足部裂創	鼡径部開放創
鼡径部切創	鼡径部第 1 度熱傷	鼡径部第 2 度熱傷
鼡径部第 3 度熱傷	鼡径部熱傷	鼡径部蜂巣炎

た

損傷	第 1 度熱傷	第 1 度腐蝕
第 2 度熱傷	第 2 度腐蝕	第 3 度熱傷
第 3 度腐蝕	第 4 度熱傷	体幹第 1 度熱傷
体幹第 2 度熱傷	体幹第 3 度熱傷	体幹熱傷
体幹蜂巣炎	大腿汚染創	大腿骨骨髄炎
大腿骨膿瘍	大腿骨膜炎	大腿骨慢性化膿性骨髄炎
大腿骨慢性骨髄炎	大腿熱傷	大腿部第 1 度熱傷
大腿部第 2 度熱傷	大腿部第 3 度熱傷	大腿部蜂巣炎
大腸菌髄膜炎	体表面積 10%未満の熱傷	体表面積 10 − 19%の熱傷
体表面積 20 − 29%の熱傷	体表面積 30 − 39%の熱傷	体表面積 40 − 49%の熱傷
体表面積 50 − 59%の熱傷	体表面積 60 − 69%の熱傷	体表面積 70 − 79%の熱傷
体表面積 80 − 89%の熱傷	体表面積 90%以上の熱傷	大網膿瘍
大葉性肺炎	ダグラス窩膿瘍	多発性外傷
多発性開放創	多発性関節炎	多発性肝膿瘍
多発性咬創	多発性昆虫咬創	多発性挫傷

	多発性擦過創	多発性漿膜炎	多発性切創
	多発性穿刺創	多発性第１度熱傷	多発性第２度熱傷
	多発性第３度熱傷	多発性腸間膜膿瘍	多発性熱傷
	多発性膿疱症	多発性表在損傷	多発性裂創
	胆管炎性肝膿瘍	単関節炎	胆管胆のう炎
	胆管膿瘍	胆汁性腹膜炎	単純性関節炎
	単純性中耳炎	胆のう壊疽	胆のう周囲炎
	胆のう周囲膿瘍	胆のう膿瘍	恥骨結合炎
	恥骨骨炎	恥骨骨膜炎	膣熱傷
	膣壁縫合不全	緻密性歯槽骨炎	肘関節炎
	肘関節慢性骨髄炎	中耳炎性顔面神経麻痺	中指咬創
	中指挫傷	中指挫創	中指刺創
	中指切創	中手骨膿瘍	虫垂炎術後残膿瘍
	肘部第１度熱傷	肘部第２度熱傷	肘部第３度熱傷
	肘部蜂巣炎	腸間膜脂肪織炎	腸間膜膿瘍
	腸間膜リンパ節炎	腸球菌敗血症	蝶形骨洞炎
	腸骨窩膿瘍	腸骨骨髄炎	腸穿孔腹膜炎
	腸腰筋膿瘍	直腸肛門周囲膿瘍	直腸周囲膿瘍
	沈下性肺炎	陳旧性中耳炎	低位筋間膿瘍
	手開放創	手咬創	手挫創
	手刺創	手切創	手第１度熱傷
	手第２度熱傷	手第３度熱傷	手熱傷
	手蜂巣炎	殿部開放創	殿部咬創
	殿部刺創	殿部切創	殿部第１度熱傷
	殿部第２度熱傷	殿部第３度熱傷	殿部熱傷
	殿部蜂巣炎	殿部裂創	頭蓋骨骨髄炎
	橈骨骨髄炎	頭頂部挫傷	頭頂部挫創
	頭頂部切創	頭頂部裂創	頭皮開放創
	頭皮蜂巣炎	頭部外傷性皮下異物	頭部開放創
	頭部割創	頭部挫傷	頭部挫創
	頭部刺創	頭部切創	頭部第１度熱傷
	頭部第２度熱傷	頭部第３度熱傷	頭部熱傷
	頭部裂創	飛び降り自殺未遂	飛び込み自殺未遂
な	内部尿路性器の熱傷	軟口蓋熱傷	軟膜炎
	乳児肺炎	乳頭部第１度熱傷	乳頭部第２度熱傷
	乳頭部第３度熱傷	乳房第１度熱傷	乳房第２度熱傷
	乳房第３度熱傷	乳房熱傷	乳輪部第１度熱傷
	乳輪部第２度熱傷	乳輪部第３度熱傷	尿細管間質性腎炎
	尿膜管膿瘍	妊娠中の子宮内感染	妊娠中の性器感染症
	妊娠中の尿路性器感染症	脳挫傷・頭蓋内に達する開放創合併あり	脳挫創・頭蓋内に達する開放創合併あり
	脳底部挫傷・頭蓋内に達する開放創合併あり	膿皮症	膿疱
は	肺壊疽	肺炎合併肺膿瘍	肺炎球菌性腹膜炎
	肺化膿症	敗血症性骨髄炎	敗血症性ショック
	敗血症性肺炎	敗血症性皮膚炎	敗血性壊疽
	肺穿孔	肺熱傷	背部第１度熱傷
	背部第２度熱傷	背部第３度熱傷	背部熱傷
	背部蜂巣炎	肺瘻	爆死自殺未遂
	抜歯窩治癒不全	抜歯後感染	抜歯後歯槽骨炎
	半身第１度熱傷	半身第２度熱傷	半身第３度熱傷
	汎発性化膿性腹膜炎	反復性膀胱炎	汎副鼻腔炎
	汎ぶどう膜炎	鼻咽頭蜂巣炎	肥厚性硬膜炎
	腓骨骨髄炎	尾骨骨髄炎	膝汚染創
	非特異骨髄炎	非特異性関節炎	非特異性腸間膜リンパ節炎
	非特異性リンパ節炎	腓腹筋挫創	鼻部第１度熱傷
	鼻部第２度熱傷	鼻部第３度熱傷	びまん性脳損傷・頭蓋内に達する開放創合併あり
	びまん性肺炎	ひょう疽	びらん性膀胱炎
	腹腔骨盤部膿瘍	腹腔内遺残膿瘍	腹腔内膿瘍
	腹部汚染創	腹部第１度熱傷	腹部第２度熱傷
	腹部第３度熱傷	腹部熱傷	腹壁開放創
	腹壁創し開	腹壁縫合糸膿瘍	腹壁縫合不全
	腹壁蜂巣炎	腐蝕	ぶどう球菌性胸膜炎

	ぶどう球菌性髄膜炎	ぶどう球菌性敗血症	ぶどう球菌性肺膿瘍
	ぶどう球菌性扁桃炎	フリードレンダー桿菌性髄膜炎	ブロディー骨膿瘍
	分娩時会陰裂傷	分娩時軟産道損傷	閉塞性肺炎
	扁桃周囲炎	扁桃性アンギナ	扁桃膿瘍
	蜂窩織炎性アンギナ	膀胱後部膿瘍	膀胱三角部炎
	縫合糸膿瘍	膀胱周囲炎	膀胱周囲膿瘍
	縫合不全	縫合部膿瘍	放射線性熱傷
	母指球部第１度熱傷	母指球部第２度熱傷	母指球部第３度熱傷
	母指咬創	母指骨髄炎	母趾骨髄炎
	母指挫傷	母指挫創	母趾挫創
	母指刺創	母指切創	母指第１度熱傷
	母指第２度熱傷	母指第３度熱傷	母指打撲挫創
ま	母指熱傷	母指末節部挫創	慢性顎骨炎
	慢性顎骨骨髄炎	慢性化膿性骨髄炎	慢性化膿性穿孔性中耳炎
	慢性化膿性中耳炎	慢性関節炎	慢性血行性骨髄炎
	慢性骨髄炎	慢性骨盤腹膜炎	慢性再発性膀胱炎
	慢性耳管鼓室化膿性中耳炎	慢性子宮傍結合織炎	慢性上鼓室乳突洞化膿性中耳炎
	慢性髄膜炎	慢性穿孔性中耳炎	慢性多発性骨髄炎
	慢性胆管炎	慢性胆細管炎	慢性胆のう炎
	慢性中耳炎	慢性中耳炎急性増悪	慢性中耳炎後遺症
	慢性中耳炎術後再燃	慢性膿胸	慢性膿皮症
	慢性肺化膿症	慢性副鼻腔炎	慢性副鼻腔炎急性増悪
	慢性副鼻腔膿瘍	慢性腹膜炎	慢性付属器炎
	慢性扁桃炎	慢性膀胱炎	慢性卵管炎
	慢性卵巣炎	慢性リンパ管炎	慢性リンパ節炎
	耳後部リンパ節炎	耳後部リンパ腺炎	脈絡網膜熱傷
	無熱性肺炎	盲腸後部膿瘍	門脈炎性肝膿瘍
や	薬傷	癒着性くも膜炎	腰椎骨髄炎
	腰部切創	腰部第１度熱傷	腰部第２度熱傷
ら	腰部第３度熱傷	腰部熱傷	卵管炎
	卵管周囲炎	卵管卵巣膿瘍	卵管留膿症
	卵巣炎	卵巣周囲炎	卵巣膿瘍
	卵巣卵管周囲炎	リスフラン関節炎	良性慢性化膿性中耳炎
	緑膿菌髄膜炎	轢過創	裂離
	連鎖球菌性髄膜炎	連鎖球菌性扁桃炎	老人性肺炎
	肋骨骨髄炎	肋骨周囲炎	
△	BK ウイルス腎症	MRCNS 敗血症	MRSA 骨髄炎
	MRSA 膿胸	MRSA 肺化膿症	MRSA 敗血症
あ	MRSA 腹膜炎	MRSA 膀胱炎	アキレス腱筋腱移行部断裂
	アキレス腱挫傷	アキレス腱挫創	アキレス腱切創
	アキレス腱断裂	アキレス腱部分断裂	足異物
	亜脱臼	圧迫骨折	圧迫神経炎
	アレルギー性副鼻腔炎	アレルギー性膀胱炎	胃空腸周囲炎
	医原性気胸	胃周囲炎	犬咬創
	胃蜂窩織炎	陰茎炎	陰茎折症
	陰茎膿瘍	陰茎裂創	咽頭開放創
	咽頭創傷	咽頭膿瘍	陰のう開放創
	陰のう裂創	陰部切創	インフルエンザ菌性髄膜炎
	ウイルス性扁桃炎	ウォーケス篩骨洞炎	会陰裂傷
	エキノコックス性骨髄炎	炎症性大網癒着	横隔膜損傷
	横骨折	黄色ぶどう球菌敗血症	汚染創
か	オトガイ下膿瘍	外陰開放創	外陰部挫創
	外陰部切創	外陰部裂傷	外耳開放創
	外耳道創傷	外耳道蜂巣炎	外耳部外傷性異物
	外耳部外傷性腫脹	外耳部外傷性皮下異物	外耳部割創
	外耳部貫通創	外耳部咬創	外耳部挫傷
	外耳部挫創	外耳部擦過創	外耳部刺創
	外耳部切創	外耳部創傷	外耳部打撲傷
	外耳部虫刺傷	外耳部皮下血腫	外耳部皮下出血
	外傷後早期合併症	外傷性一過性麻痺	外傷性異物
	外傷性横隔膜ヘルニア	外傷性眼球ろう	外傷性咬合

メ

外傷性虹彩離断	外傷性硬膜動静脈瘻	外傷性耳出血
外傷性食道破裂	外傷性脊髄出血	外傷性動静脈瘻
外傷性動脈血腫	外傷性動脈瘤	外傷性乳び胸
外傷性脳圧迫	外傷性脳圧迫・頭蓋内に達する開放創合併なし	外傷性脳症
外傷性破裂	外傷性皮下血腫	外耳裂創
外麦粒腫	開放性脱臼	開放創
海綿体炎	海綿体膿瘍	下咽頭創傷
下顎外傷性異物	下顎開放創	下顎割創
下顎貫通創	下顎口唇挫創	下顎咬創
下顎挫傷	下顎挫創	下顎擦過創
下顎刺創	下顎切創	下顎創傷
下顎打撲傷	下顎頭過形成	下顎皮下血腫
下顎部挫傷	下顎部打撲傷	下顎部皮膚欠損創
下顎裂創	下眼瞼蜂巣炎	顎下部膿瘍
顎関節部開放創	顎関節部割創	顎関節部貫通創
顎関節部咬創	顎関節部挫傷	顎関節部挫創
顎関節部擦過創	顎関節部刺創	顎関節部切創
顎関節部創傷	顎関節部打撲傷	顎関節部皮下血腫
顎関節部裂創	顎部挫傷	顎部打撲傷
角膜挫創	角膜切傷	角膜切創
角膜創傷	角膜破裂	角膜裂傷
ガス壊疽	下腿皮膚欠損創	割創
カテーテル感染症	カテーテル敗血症	化膿性口内炎
眼黄斑部裂孔	眼窩下膿瘍	眼窩骨膜炎
眼窩創傷	眼窩膿瘍	眼窩部挫創
眼窩裂傷	眼球結膜裂傷	眼球後壁異物残留
眼球損傷	眼球内異物残留	眼球破裂
眼球裂傷	眼瞼外傷性異物	眼瞼外傷性腫脹
眼瞼開放創	眼瞼割創	眼瞼貫通創
眼瞼咬創	眼瞼挫創	眼瞼擦過創
眼瞼刺創	眼瞼創傷	眼瞼虫刺傷
眼瞼蜂巣炎	眼瞼裂創	環指皮膚欠損創
眼周囲部外傷性異物	眼周囲部外傷性腫脹	眼周囲部開放創
眼周囲部割創	眼周囲部貫通創	眼周囲部咬創
眼周囲部挫創	眼周囲部擦過創	眼周囲部刺創
眼周囲部創傷	眼周囲部虫刺傷	眼周囲部裂創
関節血腫	関節骨折	関節打撲
完全骨折	完全脱臼	貫通刺創
貫通銃創	貫通創	眼内非磁性異物残留
肝肉芽腫	眼部外傷性異物	眼部外傷性腫脹
眼部開放創	眼部割創	眼部貫通創
眼部咬創	眼部挫創	眼部擦過創
眼部刺創	眼部創傷	眼部虫刺傷
眼部裂創	陥没骨折	顔面外傷性異物
顔面開放創	顔面割創	顔面貫通創
顔面咬創	顔面挫傷	顔面挫創
顔面擦過創	顔面刺創	顔面切創
顔面創傷	顔面掻創	顔面多発開放創
顔面多発割創	顔面多発貫通創	顔面多発咬創
顔面多発挫傷	顔面多発挫創	顔面多発擦過創
顔面多発刺創	顔面多発切創	顔面多発創傷
顔面多発打撲傷	顔面多発虫刺傷	顔面多発皮下血腫
顔面多発皮下出血	顔面多発裂創	顔面打撲傷
顔面皮下血腫	顔面皮膚欠損創	顔面裂創
偽性髄膜炎	急性眼窩うっ血	急性眼窩炎
急性喉頭蓋膿瘍	胸管損傷	胸腺損傷
頬粘膜咬傷	頬粘膜咬創	頬部外傷性異物
頬部開放創	頬部割創	頬部貫通創
頬部咬創	頬部挫傷	頬部挫創
頬部擦過創	頬部刺創	胸部食道損傷
頬部切創	頬部創傷	頬部打撲傷
頬部皮下血腫	胸部皮膚欠損創	頬部皮膚欠損創
頬部裂創	強膜切創	強膜創傷

強膜裂傷	棘刺創	魚咬創
亀裂骨折	筋損傷	筋断裂
筋肉内血腫	屈曲骨折	グラム陰性桿菌敗血症
グラム陰性菌敗血症	頚部開放創	頚部挫創
頚部食道開放創	頚部切創	頚部皮膚欠損創
結核性骨髄炎	結核性中耳炎	血管切断
血管損傷	血腫	血性腹膜炎
結膜創傷	結膜裂傷	腱切創
腱損傷	腱断裂	腱部分断裂
腱裂傷	口蓋挫傷	口蓋垂炎
口蓋切創	口蓋膿瘍	口蓋裂創
口角部挫創	口角部裂創	口腔外傷性異物
口腔外傷性腫脹	口腔開放創	口腔割創
口腔挫傷	口腔挫創	口腔擦過創
口腔刺創	口腔切創	口腔創傷
口腔打撲傷	口腔底膿瘍	口腔内血腫
口腔粘膜咬傷	口腔粘膜咬創	口腔膿瘍
口腔裂創	虹彩異物	虹彩異物残留
好酸球性蜂巣炎	後出血	紅色陰癬
口唇外傷性異物	口唇外傷性腫脹	口唇外傷性皮下異物
口唇開放創	口唇割創	口唇貫通創
口唇咬傷	口唇咬創	口唇挫傷
口唇挫創	口唇擦過創	口唇刺創
口唇切創	口唇創傷	口唇打撲傷
口唇虫刺傷	口唇皮下血腫	口唇皮下出血
口唇裂創	溝創	咬創
口底膿瘍	喉頭壊死	喉頭蓋軟骨膜炎
喉頭蓋膿瘍	喉頭潰瘍	喉頭軟骨膜炎
喉頭びらん	後頭部外傷	後頭部打撲傷
喉頭蜂巣炎	広範性軸索損傷	広汎性神経損傷
後方脱臼	硬膜損傷	硬膜裂傷
肛門裂創	骨髄肉芽腫	骨折
骨盤部感染性リンパのう胞	昆虫咬創	昆虫刺傷
さ コントル・クー損傷	採皮創	擦過創
擦過皮下血腫	サルモネラ骨髄炎	耳介外傷性異物
耳介外傷性腫脹	耳介外傷性皮下異物	耳介開放創
耳介割創	耳介貫通創	耳介咬創
耳介挫傷	耳介挫創	耳介擦過創
耳介刺創	耳介切創	耳介創傷
耳介打撲傷	耳介虫刺傷	耳介皮下血腫
耳介皮下出血	耳介裂創	耳下腺部打撲
指間切創	子宮付属器癒着	刺咬症
四肢静脈損傷	四肢動脈損傷	示指皮膚欠損創
視神経髄膜炎	耳前部挫創	刺創
膝関節部異物	膝部異物	歯肉挫傷
歯肉切創	歯肉裂創	斜骨折
射創	尺骨近位端骨折	尺骨鉤状突起骨折
縦隔血腫	縦骨折	銃創
重複骨折	手関節掌側部挫創	手関節部挫創
手関節部創傷	種子骨骨折	手指打撲傷
手指皮下血腫	手指皮膚欠損創	手掌挫創
手掌刺創	手掌切創	手掌剥皮創
手掌皮膚欠損創	出血性膀胱炎	術後感染症
術後血腫	術後髄膜炎	術後敗血症
術後皮下気腫	手背皮膚欠損創	手背部挫創
手背部切創	上顎挫傷	上顎擦過創
上顎切創	上顎打撲傷	上顎皮下血腫
上顎部裂創	上眼瞼蜂巣炎	上口唇挫傷
硝子体異物	硝子体異物残留	硝子体切断
小指皮膚欠損創	上唇小帯裂創	上腕貫通銃創
上腕挫創	上腕皮膚欠損創	上腕部開放創
食道損傷	処女膜裂傷	真菌性髄膜炎
神経根ひきぬき損傷	神経切断	神経叢損傷
神経叢不全損傷	神経損傷	神経断裂

	針刺創	新生児敗血症	靱帯ストレイン
	靱帯損傷	靱帯断裂	靱帯捻挫
	靱帯裂傷	心内異物	水晶体異物
	水晶体異物残留	ストレイン	精巣開放創
	精巣上体膿瘍	精巣膿瘍	精巣破裂
	精巣蜂巣炎	声門外傷	舌開放創
	舌下顎挫創	舌下隙膿瘍	舌咬傷
	舌咬創	舌挫創	舌刺創
	舌切創	舌創傷	切断
	舌裂創	前額部外傷性異物	前額部外傷性腫脹
	前額部開放創	前額部割創	前額部貫通創
	前額部咬創	前額部挫創	前額部擦過創
	前額部刺創	前額部創傷	前額部虫刺傷
	前額部虫刺症	前額部皮膚欠損創	前額部裂創
	前額頭頂部挫創	仙骨部挫創	仙骨部皮膚欠損創
	線状骨折	全身擦過創	穿通創
	前頭部打撲傷	前頭部皮膚欠損創	前房異物残留
	前方脱臼	前腕開放創	前腕皮膚欠損創
	爪下異物	掻創	足底異物
	足底部皮膚欠損創	側頭部打撲傷	側頭部皮下血腫
た	足部皮膚欠損創	第5趾皮膚欠損創	大腿咬創
	大腿挫創	大腿皮膚欠損創	大腿部開放創
	大腿部刺創	大腿部切創	大腿裂創
	大転子部挫創	脱臼	脱臼骨折
	打撲割創	打撲血腫	打撲挫創
	打撲擦過創	打撲傷	打撲皮下血腫
	単純脱臼	腟開放創	腟断端炎
	腟断端出血	腟裂傷	肘関節骨折
	肘関節挫創	肘関節脱臼骨折	肘関節部開放創
	中指皮膚欠損創	中手骨関節部挫創	中枢神経系損傷
	肘頭骨折	肘部挫創	肘部切創
	肘部皮膚欠損創	腸間膜脂肪壊死	テノンのう炎
	転位性骨折	殿部異物	殿部皮膚欠損創
	銅症	頭頂部擦過創	頭頂部打撲傷
	頭皮外傷性腫脹	頭皮下血腫	頭皮剥離
	頭皮表在損傷	頭部異物	頭部外傷性皮下気腫
	頭部頚部挫傷	頭部頚部挫創	頭部頚部打撲傷
	頭部血腫	頭部擦過創	頭部多発開放創
	頭部多発割創	頭部多発咬創	頭部多発挫傷
	頭部多発挫創	頭部多発擦過創	頭部多発刺創
	頭部多発切創	頭部多発創傷	頭部多発打撲傷
	頭部多発皮下血腫	頭部多発裂創	頭部打撲
	頭部打撲血腫	頭部打撲傷	頭部虫刺傷
	動物咬創	頭部皮下異物	頭部皮下血腫
	頭部皮下出血	頭部皮膚欠損創	動脈損傷
な	特発性関節脱臼	ドライソケット	内視鏡検査中腸穿孔
	内麦粒腫	軟口蓋血腫	軟口蓋挫創
	軟口蓋創傷	軟口蓋破裂	肉離れ
	乳腺内異物	乳房異物	尿管切石術後感染症
	尿性腹膜炎	妊娠中の子宮頚管炎	猫咬創
	捻挫	脳挫傷	脳挫傷・頭蓋内に達する開放創合併なし
	脳挫創	脳挫創・頭蓋内に達する開放創合併なし	脳損傷
	脳対側損傷	脳直撃損傷	脳底部挫傷
は	脳底部挫傷・頭蓋内に達する開放創合併なし	脳裂傷	肺炎球菌性髄膜炎
	梅毒性髄膜炎	剥離骨折	麦粒腫
	鼻入口部膿瘍	鼻壊死	鼻壊疽
	鼻潰瘍	鼻蜂巣炎	破裂骨折
	鼻咽頭膿瘍	皮下異物	皮下血腫
	鼻下擦過創	皮下静脈損傷	皮下損傷
	鼻腔内膿瘍	非結核性抗酸菌性骨髄炎	鼻根部打撲挫創
	鼻根部裂創	膝皮膚欠損創	皮神経挫傷
	鼻せつ	鼻前庭せつ	鼻前庭部挫創

	鼻尖部挫創	鼻中隔壊死	鼻中隔潰瘍
	鼻中隔膿瘍	鼻中隔びらん	非定型肺炎
	非熱傷性水疱	鼻部外傷性異物	鼻部外傷性腫脹
	鼻部外傷性皮下異物	鼻部開放創	眉部割創
	鼻部割創	鼻部貫通創	眉部血腫
	皮膚欠損創	鼻部咬創	鼻部挫傷
	鼻部挫創	鼻部擦過創	鼻部刺創
	鼻部切創	鼻部創傷	皮膚損傷
	鼻部打撲傷	鼻部虫刺傷	皮膚剥脱創
	鼻部皮下血腫	鼻部皮下出血	鼻部皮膚欠損創
	鼻部皮膚剥離創	鼻部裂創	びまん性脳損傷
	びまん性脳損傷・頭蓋内に達する開放創合併なし	眉毛部割創	眉毛部裂創
	表皮剥離	鼻翼膿瘍	鼻翼部切創
	鼻翼部裂創	フィブリン性腹膜炎	複雑脱臼
	伏針	副鼻腔開放創	腹部刺創
	腹部皮膚欠損創	腹壁異物	不全骨折
	ブラックアイ	粉砕骨折	閉鎖性外傷性脳圧迫
	閉鎖性骨折	閉鎖性脱臼	閉鎖性脳挫創
	閉鎖性脳底部挫傷	閉鎖性びまん性脳損傷	閉塞性髄膜炎
	扁桃チフス	膀胱炎	縫合不全出血
	放射線出血性膀胱炎	放射線性下顎骨骨髄炎	放射線性顎骨壊死
	放射線性化膿性顎骨壊死	帽状腱膜下出血	蜂巣炎性咽頭炎
	包皮挫創	包皮切創	包皮裂創
	母指示指間切創	母指打撲傷	母指皮膚欠損創
ま	母趾皮膚欠損創	マイボーム腺炎	末梢血管外傷
	末梢神経損傷	慢性放射線性顎骨壊死	眉間部挫創
	眉間部裂創	耳後部挫創	耳後部打撲傷
	無菌性髄膜炎	ムンプス髄膜炎	盲管銃創
	網膜振盪	網脈絡膜裂傷	毛様体異物残留
や	モラレ髄膜炎	モンテジア骨折	腰部打撲挫創
ら	らせん骨折	卵管癒着	卵管留水症
	離開骨折	淋菌性骨髄炎	涙管損傷
	涙管断裂	涙道損傷	裂離骨折
	若木骨折		

※ **適応外使用可**
原則として，「メロペネム水和物【注射薬】」を「細菌性髄膜炎」に対して「1回2gを8時間毎，静脈内に投与」した場合，当該使用事例を審査上認める。

効能効果に関連する使用上の注意

発熱性好中球減少症

(1)本剤は，以下の2条件を満たす症例に投与すること。
①1回の検温で38℃以上の発熱，又は1時間以上持続する37.5℃以上の発熱
②好中球数が500/mm^{3}未満の場合，又は1000/mm^{3}未満で500/mm^{3}未満に減少することが予測される場合

(2)発熱性好中球減少症の患者への本剤の使用は，国内外のガイドライン等を参照し，本疾患の治療に十分な経験を持つ医師のもとで，本剤の使用が適切と判断される症例についてのみ実施すること。

(3)発熱性好中球減少症の患者への使用にあたっては，本剤投与前に血液培養等の検査を実施すること。起炎菌が判明した際には，本剤投与継続の必要性を検討すること。

(4)発熱性好中球減少症の患者への使用にあたっては，本剤投与の開始時期の指標である好中球数が緊急時等で確認できない場合には，白血球数の半数を好中球数として推定すること。

用法用量

本剤の使用に際しては，投与開始後3日を目安としてさらに継続投与が必要か判定し，投与中止又はより適切な他剤に切り替えるべきか検討を行うこと。

(1)一般感染症
①化膿性髄膜炎以外の一般感染症
通常，成人にはメロペネムとして，1日0.5～1g(力価)を2～3回に分割し，30分以上かけて点滴静注する。なお，年

齢・症状に応じて適宜増減するが，重症・難治性感染症には，1回1g(力価)を上限として，1日3g(力価)まで増量することができる。

通常，小児にはメロペネムとして，1日30～60mg(力価)/kgを3回に分割し，30分以上かけて点滴静注する。なお，年齢・症状に応じて適宜増減するが，重症・難治性感染症には，1日120mg(力価)/kgまで増量することができる。ただし，成人における1日最大用量3g(力価)を超えないこととする。

②化膿性髄膜炎

通常，成人にはメロペネムとして，1日6g(力価)を3回に分割し，30分以上かけて点滴静注する。なお，年齢・症状に応じて適宜減量する。

通常，小児にはメロペネムとして，1日120mg(力価)/kgを3回に分割し，30分以上かけて点滴静注する。なお，年齢・症状に応じて適宜減量する。ただし，成人における1日用量6g(力価)を超えないこととする。

(2)発熱性好中球減少症

通常，成人にはメロペネムとして，1日3g(力価)を3回に分割し，30分以上かけて点滴静注する。

通常，小児にはメロペネムとして，1日120mg(力価)/kgを3回に分割し，30分以上かけて点滴静注する。ただし，成人における1日用量3g(力価)を超えないこととする。

用法用量に関連する使用上の注意

(1)腎障害のある患者では，次表を目安に本剤の投与量及び投与間隔を調節するなど，患者の状態を観察しながら慎重に投与すること。

Ccr※が50mL/min以下の腎障害患者(成人)の投与量，投与間隔の目安

Ccr(mL/min)	投与量，投与間隔
26～50	1回あたりの投与量を減量せず12時間毎に投与
10～25	1回あたりの投与量を1/2に減量し12時間毎に投与
< 10	1回あたりの投与量を1/2に減量し24時間毎に投与

※クレアチニンクリアランス：血液透析日には，透析終了後に投与すること。

(2)本剤の使用にあたっては，耐性菌の発現等を防ぐため，原則として感受性を確認し，疾病の治療上必要な最小限の期間の投与にとどめること。

禁忌

(1)本剤の成分によるショックの既往歴のある患者

(2)バルプロ酸ナトリウム投与中の患者

原則禁忌　本剤の成分に対し過敏症の既往歴のある患者

併用禁忌

薬剤名等	臨床症状・措置方法	機序・危険因子
バルプロ酸ナトリウム デパケン バレリン ハイセレニン等	本剤との併用により，バルプロ酸の血中濃度が低下し，てんかんの発作が再発することがある。	機序は解明されていない。

メロペネム点滴静注用0.25g「NP」：ニプロ　250mg1瓶[436円/瓶]，メロペネム点滴静注用0.25g「ケミファ」：日本ケミファ　250mg1瓶[550円/瓶]，メロペネム点滴静注用0.25g「サワイ」：沢井　250mg1瓶[550円/瓶]，メロペネム点滴静注用0.25g「タイヨー」：テバ製薬　250mg1瓶[550円/瓶]，メロペネム点滴静注用0.25g「タナベ」：田辺三菱　250mg1瓶[550円/瓶]，メロペネム点滴静注用0.25g「トーワ」：東和　250mg1瓶[550円/瓶]，メロペネム点滴静注用0.25g「日医工」：日医工　250mg1瓶[550円/瓶]，メロペネム点滴静注用0.25g「ファイザー」：ファイザー　250mg1瓶[550円/瓶]，メロペネム点滴静注用0.25g「明治」：Meiji Seika　250mg1瓶[550円/瓶]，メロペネム点滴静注用0.5g「NP」：ニプロ　500mg1瓶[777円/瓶]，メロペネム点滴静注用0.5g「ケミファ」：日本ケミファ　500mg1瓶[777円/瓶]，メロペネム点滴静注用0.5g「サワイ」：沢井　500mg1瓶[777円/瓶]，メロペネム点滴静注用0.5g「タイヨー」：テバ製薬　500mg1瓶[777円/瓶]，メロペネム点滴静注用0.5g「タナベ」：田辺三菱　500mg1瓶[777円/瓶]，メロペネム点滴静注用0.5g「トーワ」：東和　500mg1瓶[777円/瓶]，メロペネム点滴静注用0.5g「日医工」：日医工　500mg1瓶[777円/瓶]，メロペネム点滴静注用0.5g「ファイザー」：ファイザー　500mg1瓶[777円/瓶]，メロペネム点滴静注用0.5g「明治」：Meiji Seika　500mg1瓶[777円/瓶]，メロペネム点滴静注用1g「NP」：ニプロ　－[－]，メロペネム点滴静注用1g「明治」：Meiji Seika　－[－]，メロペネム点滴静注用バッグ0.5g「NP」：ニプロ　500mg1キット(生理食塩液100mL付)[1127円/キット]，メロペネム点滴静注用バッグ0.5g「日医工」：日医工　500mg1キット(生理食塩液100mL付)[1127円/キット]，メロペネム点滴静注用バッグ0.5g「明治」：Meiji Seika　500mg1キット(生理食塩液100mL付)[1127円/キット]

モダシン静注用0.5g　規格：500mg1瓶[727円/瓶]
モダシン静注用1g　規格：1g1瓶[1096円/瓶]

セフタジジム水和物　グラクソ・スミスクライン　613

【効 能 効 果】

〈適応菌種〉本剤に感性のブドウ球菌属，レンサ球菌属，肺炎球菌，大腸菌，シトロバクター属，クレブシエラ属，エンテロバクター属，セラチア属，プロテウス属，モルガネラ・モルガニー，プロビデンシア属，インフルエンザ菌，シュードモナス属，緑膿菌，バークホルデリア・セパシア，ステノトロホモナス(ザントモナス)・マルトフィリア，アシネトバクター属，ペプトストレプトコッカス属，バクテロイデス属，プレボテラ属(プレボテラ・ビビアを除く)

〈適応症〉敗血症，感染性心内膜炎，外傷・熱傷及び手術創等の二次感染，咽頭・喉頭炎，扁桃炎(扁桃周囲炎，扁桃周囲膿瘍を含む)，急性気管支炎，肺炎，肺膿瘍，膿胸，慢性呼吸器病変の二次感染，膀胱炎，腎盂腎炎，前立腺炎(急性症，慢性症)，腹膜炎，胆嚢炎，胆管炎，肝膿瘍，バルトリン腺炎，子宮内感染，子宮付属器炎，子宮旁結合織炎，化膿性髄膜炎，中耳炎，副鼻腔炎

【対応標準病名】

◎	咽頭炎	咽頭喉頭炎	外傷
	感染性心内膜炎	肝膿瘍	急性気管支炎
	急性細菌性髄膜炎	急性細菌性前立腺炎	喉頭炎
	挫創	子宮内感染症	子宮付属器炎
	子宮傍組織炎	術後創部感染	腎盂腎炎
	髄膜炎	前立腺炎	創傷
	創傷感染症	胆管炎	胆のう炎
	中耳炎	熱傷	膿胸
	肺炎	敗血症	肺膿瘍
	バルトリン腺炎	副鼻腔炎	腹膜炎
	扁桃炎	扁桃周囲炎	扁桃周囲膿瘍
	膀胱炎	慢性前立腺炎	裂傷
	裂創		
○あ	MRSA膀胱炎	亜急性感染性心内膜炎	亜急性気管支炎
	亜急性細菌性心内膜炎	亜急性心内膜炎	足開放創
	足第1度熱傷	足第2度熱傷	足第3度熱傷
	足熱傷	アルカリ腐蝕	アレルギー性膀胱炎
	アンギナ	胃腸管熱傷	胃熱傷
	陰茎開放創	陰茎第1度熱傷	陰茎第2度熱傷
	陰茎第3度熱傷	陰茎熱傷	咽頭気管炎
	咽頭チフス	咽頭熱傷	咽頭扁桃炎
	院内感染敗血症	陰のう開放創	陰のう第1度熱傷
	陰のう第2度熱傷	陰のう第3度熱傷	陰のう熱傷

モ

か

陰のう裂創	インフルエンザ菌気管支炎	インフルエンザ菌喉頭炎
インフルエンザ菌性咽頭炎	インフルエンザ菌性喉頭気管炎	インフルエンザ菌敗血症
会陰第1度熱傷	会陰第2度熱傷	会陰第3度熱傷
会陰熱傷	会陰部化膿創	腋窩第1度熱傷
腋窩第2度熱傷	腋窩第3度熱傷	腋窩熱傷
壊死性肺炎	壊疽性咽頭炎	壊疽性胆細管炎
壊疽性胆のう炎	壊疽性扁桃周囲炎	横隔膜下膿瘍
横隔膜下腹膜炎	オスラー結節	外陰開放創
外陰第1度熱傷	外陰第2度熱傷	外陰第3度熱傷
外陰熱傷	外傷性穿孔性中耳炎	外傷性中耳炎
外傷性脳圧迫・頭蓋内に達する開放創合併あり	開放骨折	開放性外傷性脳圧迫
開放性陥没骨折	開放性胸膜損傷	開放性脱臼骨折
開放性脳挫創	開放性脳底部挫傷	開放性びまん性脳損傷
開放性粉砕骨折	潰瘍性咽頭炎	潰瘍性膀胱炎
下咽頭炎	下咽頭熱傷	化学外傷
下顎熱傷	下顎部第1度熱傷	下顎部第2度熱傷
下顎部第3度熱傷	角結膜腐蝕	角膜アルカリ化学熱傷
角膜酸化学熱傷	角膜酸性熱傷	角膜熱傷
下肢第1度熱傷	下肢第2度熱傷	下肢第3度熱傷
下肢熱傷	下腿汚染創	下腿開放創
下腿足部熱傷	下腿熱傷	下腿部第1度熱傷
下腿部第2度熱傷	下腿部第3度熱傷	カタル性咽頭炎
化膿性肝膿瘍	化膿性喉頭炎	化膿性中耳炎
化膿性副鼻腔炎	化膿性腹膜炎	化膿性扁桃周囲炎
下半身第1度熱傷	下半身第2度熱傷	下半身第3度熱傷
下半身熱傷	下腹部第1度熱傷	下腹部第2度熱傷
下腹部第3度熱傷	眼化学熱傷	肝下膿瘍
眼球熱傷	眼瞼化学熱傷	眼瞼第1度熱傷
眼瞼第2度熱傷	眼瞼第3度熱傷	眼瞼熱傷
肝周囲炎	眼周囲化学熱傷	眼周囲第1度熱傷
眼周囲第2度熱傷	眼周囲第3度熱傷	肝周囲膿瘍
感染性咽頭炎	感染性喉頭気管炎	肝内胆細管炎
眼熱傷	顔面損傷	顔面第1度熱傷
顔面第2度熱傷	顔面第3度熱傷	顔面熱傷
気管支肺炎	気管支瘻膿胸	気管熱傷
気腫性腎盂腎炎	気道熱傷	偽膜性咽頭炎
偽膜性気管支炎	偽膜性喉頭炎	偽膜性扁桃炎
逆行性胆管炎	急性アデノイド咽頭炎	急性アデノイド扁桃炎
急性咽頭炎	急性咽頭喉頭炎	急性咽頭扁桃炎
急性壊疽性喉頭炎	急性壊疽性扁桃炎	急性潰瘍性喉頭炎
急性潰瘍性扁桃炎	急性化膿性咽頭炎	急性化膿性胆管炎
急性化膿性胆のう炎	急性化膿性中耳炎	急性化膿性扁桃炎
急性感染性心内膜炎	急性気管気管支炎	急性気腫性胆のう炎
急性限局性腹膜炎	急性喉頭炎	急性喉頭気管炎
急性喉頭気管気管支炎	急性骨盤腹膜炎	急性細菌性心内膜炎
急性子宮傍結合織炎	急性出血性膀胱炎	急性心内膜炎
急性声帯炎	急性声門下喉頭炎	急性腺窩性扁桃炎
急性胆管炎	急性胆細管炎	急性単純性膀胱炎
急性胆のう炎	急性中耳炎	急性肺炎
急性汎発性腹膜炎	急性反復性気管支炎	急性腹膜炎
急性浮腫性喉頭炎	急性付属器炎	急性閉塞性化膿性胆管炎
急性扁桃炎	急性膀胱炎	急性卵管炎
急性卵巣炎	胸腔熱傷	狭窄性胆管炎
胸部外傷	胸部上腕熱傷	胸部損傷
胸部第1度熱傷	頬部第1度熱傷	胸部第2度熱傷
頬部第2度熱傷	胸部第3度熱傷	頬部第3度熱傷
胸部熱傷	胸壁開放創	胸膜損傷・胸腔に達する開放創合併あり
胸膜瘻	躯幹薬傷	グラデニーゴ症候群
クループ性気管支炎	クレブシェラ性髄膜炎	頚部第1度熱傷
頚部第2度熱傷	頚部第3度熱傷	頚部熱傷

さ

結膜熱傷	結膜のうアルカリ化学熱傷	結膜のう酸化学熱傷
結膜腐蝕	原因菌不明髄膜炎	嫌気性菌敗血症
限局性膿胸	限局性腹膜炎	肩甲間部第1度熱傷
肩甲間部第2度熱傷	肩甲間部第3度熱傷	肩甲間部熱傷
肩甲部第1度熱傷	肩甲部第2度熱傷	肩甲部第3度熱傷
肩甲部熱傷	原発性硬化性胆管炎	原発性腹膜炎
肩部第1度熱傷	肩部第2度熱傷	肩部第3度熱傷
コアグラーゼ陰性ぶどう球菌敗血症	口腔上顎洞瘻	口腔第1度熱傷
口腔第2度熱傷	口腔第3度熱傷	口腔熱傷
口唇第1度熱傷	口唇第2度熱傷	口唇第3度熱傷
口唇熱傷	喉頭外傷	喉頭周囲炎
喉頭損傷	喉頭熱傷	後腹膜炎
後腹膜膿瘍	肛門第1度熱傷	肛門第2度熱傷
肛門第3度熱傷	肛門熱傷	鼓室内水腫
骨盤結合織炎	骨盤死腔炎	骨盤直腸窩膿瘍
骨盤部感染性リンパのう胞	骨盤腹膜炎	細菌性肝膿瘍
細菌性硬膜炎	細菌性ショック	細菌性心内膜炎
細菌性髄膜炎	細菌性腹膜炎	細菌性膀胱炎
細胆管炎	再発性胆管炎	再発性中耳炎
酸腐蝕	耳介部第1度熱傷	耳介部第2度熱傷
耳介部第3度熱傷	趾開放創	趾化膿創
子宮周囲炎	子宮周囲膿瘍	子宮熱傷
篩骨洞炎	示指PIP開放創	示指化膿創
四肢挫傷	四肢第1度熱傷	四肢第2度熱傷
四肢第3度熱傷	四肢熱傷	歯性上顎洞炎
歯性副鼻腔炎	歯性扁桃周囲膿瘍	趾第1度熱傷
趾第2度熱傷	趾第3度熱傷	膝部開放創
膝部咬創	膝部第1度熱傷	膝部第2度熱傷
膝部第3度熱傷	趾熱傷	手圧挫傷
縦隔膿瘍	習慣性アンギナ	習慣性扁桃炎
十二指腸穿孔腹膜炎	十二指腸総胆管炎	手関節挫滅傷
手関節挫滅創	手関節部第1度熱傷	手関節部第2度熱傷
手関節部第3度熱傷	手指圧挫傷	手指開放創
手指咬創	種子骨開放骨折	手指挫滅傷
手指挫滅創	手指第1度熱傷	手指第2度熱傷
手指第3度熱傷	手指端熱傷	手指熱傷
手術創部膿瘍	手掌第1度熱傷	手掌第2度熱傷
手掌第3度熱傷	手掌熱傷	出血性中耳炎
出血性膀胱炎	術後横隔膜下膿瘍	術後腎盂腎炎
術後性中耳炎	術後性慢性中耳炎	術後胆管炎
術後膿瘍	術後腹腔内膿瘍	術後腹壁膿瘍
術後腹膜炎	手背第1度熱傷	手背第2度熱傷
手背第3度熱傷	手背熱傷	手部汚染創
シュロッフェル腫瘤	上咽頭炎	上顎洞炎
上行性腎盂腎炎	上鼓室化膿症	小指咬創
上肢第1度熱傷	上肢第2度熱傷	上肢第3度熱傷
上肢熱傷	焼身自殺未遂	小児肺炎
小児副鼻腔炎	上半身第1度熱傷	上半身第2度熱傷
上半身第3度熱傷	上半身熱傷	踵部第1度熱傷
踵部第2度熱傷	踵部第3度熱傷	上腕汚染創
上腕第1度熱傷	上腕第2度熱傷	上腕第3度熱傷
上腕熱傷	上腕部開放創	食道熱傷
女性急性骨盤蜂巣炎	女性慢性骨盤蜂巣炎	滲出性気管支炎
滲出性腹膜炎	新生児中耳炎	心内膜炎
膵臓性腹膜炎	水疱性中耳炎	精巣開放創
精巣熱傷	舌熱傷	舌扁桃炎
遷延性心内膜炎	前額部第1度熱傷	前額部第2度熱傷
前額部第3度熱傷	腺窩性アンギナ	前胸部第1度熱傷
前胸部第2度熱傷	前胸部第3度熱傷	前胸部熱傷
穿孔性中耳炎	穿孔性腹腔内膿瘍	穿孔性腹膜炎
全身挫傷	全身第1度熱傷	全身第2度熱傷
全身第3度熱傷	全身熱傷	前頭洞炎
全膿胸	前立腺膿瘍	前腕開放創

モ

	前腕咬創	前腕手部熱傷	前腕第1度熱傷
	前腕第2度熱傷	前腕第3度熱傷	前腕熱傷
	爪下挫滅傷	爪下挫滅創	創部膿瘍
	足関節第1度熱傷	足関節第2度熱傷	足関節第3度熱傷
	足関節熱傷	側胸部第1度熱傷	側胸部第2度熱傷
	側胸部第3度熱傷	足底熱傷	足底部咬創
	足底部第1度熱傷	足底部第2度熱傷	足底部第3度熱傷
	足背部第1度熱傷	足背部第2度熱傷	足背部第3度熱傷
	足部汚染創	側腹部咬創	側腹部第1度熱傷
	側腹部第2度熱傷	側腹部第3度熱傷	側腹壁開放創
	鼡径部開放創	鼡径部第1度熱傷	鼡径部第2度熱傷
た	鼡径部第3度熱傷	鼡径部熱傷	第1度熱傷
	第1度腐蝕	第2度熱傷	第2度腐蝕
	第3度熱傷	第3度腐蝕	第4度熱傷
	体幹第1度熱傷	体幹第2度熱傷	体幹第3度熱傷
	体幹熱傷	大腿汚染創	大腿熱傷
	大腿部第1度熱傷	大腿部第2度熱傷	大腿部第3度熱傷
	大腸菌髄膜炎	体表面積10%未満の熱傷	体表面積10－19%の熱傷
	体表面積20－29%の熱傷	体表面積30－39%の熱傷	体表面積40－49%の熱傷
	体表面積50－59%の熱傷	体表面積60－69%の熱傷	体表面積70－79%の熱傷
	体表面積80－89%の熱傷	体表面積90%以上の熱傷	大網膿瘍
	大葉性肺炎	多発性外傷	多発性開放創
	多発性肝膿瘍	多発性昆虫咬創	多発性挫傷
	多発性擦過創	多発性漿膜炎	多発性第1度熱傷
	多発性第2度熱傷	多発性第3度熱傷	多発性腸間膜膿瘍
	多発性熱傷	多発性表在損傷	胆管炎性肝膿瘍
	胆管胆のう炎	胆管膿瘍	胆汁性腹膜炎
	単純性中耳炎	胆のう壊疽	胆のう周囲炎
	胆のう周囲膿瘍	胆のう膿瘍	腟熱傷
	肘関節部開放創	中耳炎性顔面神経麻痺	中指咬創
	虫垂炎術後残膿瘍	肘部第1度熱傷	肘部第2度熱傷
	肘部第3度熱傷	腸間膜脂肪織炎	腸間膜膿瘍
	蝶形骨洞炎	腸骨窩膿瘍	腸穿孔腹膜炎
	腸腰筋膿瘍	沈下性肺炎	陳旧性中耳炎
	手開放創	手咬創	手第1度熱傷
	手第2度熱傷	手第3度熱傷	手熱傷
	殿部開放創	殿部咬創	殿部第1度熱傷
	殿部第2度熱傷	殿部第3度熱傷	殿部熱傷
	頭部第1度熱傷	頭部第2度熱傷	頭部第3度熱傷
な	頭部熱傷	内部尿路性器の熱傷	軟口蓋熱傷
	乳児肺炎	乳頭部第1度熱傷	乳頭部第2度熱傷
	乳頭部第3度熱傷	乳房第1度熱傷	乳房第2度熱傷
	乳房第3度熱傷	乳房熱傷	乳輪部第1度熱傷
	乳輪部第2度熱傷	乳輪部第3度熱傷	尿管切石術後感染症
	尿細管間質性腎炎	尿膜管膿瘍	妊娠中の子宮内感染
	妊娠中の性器感染症	脳挫傷・頭蓋内に達する開放創合併あり	脳挫創・頭蓋内に達する開放創合併あり
は	脳底部挫傷・頭蓋内に達する開放創合併あり	肺壊疽	肺炎合併肺膿瘍
	肺炎球菌性咽頭炎	肺炎球菌性気管支炎	肺炎球菌性腹膜炎
	肺化膿症	敗血症性咽頭炎	敗血症性ショック
	敗血症性心内膜炎	敗血症性肺炎	敗血性壊疽
	肺穿孔	肺熱傷	背部第1度熱傷
	背部第2度熱傷	背部第3度熱傷	背部熱傷
	爆死自殺未遂	抜歯後感染	バルトリン腺膿瘍
	半身第1度熱傷	半身第2度熱傷	半身第3度熱傷
	汎発性化膿性腹膜炎	反復性膀胱炎	汎副鼻腔炎
	肥厚性硬膜炎	膝汚染創	鼻部第1度熱傷
	鼻部第2度熱傷	鼻部第3度熱傷	びまん性脳損傷・頭蓋内に達する開放創合併あり
	びまん性肺炎	びらん性膀胱炎	腹腔骨盤部膿瘍
	腹腔内遺残膿瘍	腹腔内膿瘍	腹部刺創
	腹部第1度熱傷	腹部第2度熱傷	腹部第3度熱傷

	腹部熱傷	腹壁開放創	腹壁縫合糸膿瘍
	腐蝕	ぶどう球菌性咽頭炎	ぶどう球菌性胸膜炎
	ぶどう球菌性髄膜炎	ぶどう球菌性敗血症	ぶどう球菌性肺膿瘍
	ぶどう球菌性扁桃炎	フリードレンダー桿菌性髄膜炎	閉塞性肺炎
	扁桃性アンギナ	扁桃膿瘍	蜂窩織炎性アンギナ
	膀胱後部膿瘍	膀胱三角部炎	縫合糸膿瘍
	膀胱周囲炎	膀胱周囲膿瘍	縫合部膿瘍
	放射線性熱傷	母指球部第1度熱傷	母指球部第2度熱傷
	母指球部第3度熱傷	母指咬創	母指第1度熱傷
	母指第2度熱傷	母指第3度熱傷	母指熱傷
ま	膜性咽頭炎	慢性咽喉頭炎	慢性化膿性穿孔性中耳炎
	慢性化膿性中耳炎	慢性骨盤腹膜炎	慢性細菌性前立腺炎
	慢性再発性膀胱炎	慢性耳管鼓室化膿性中耳炎	慢性子宮傍結合織炎
	慢性上鼓室乳突洞化膿性中耳炎	慢性穿孔性中耳炎	慢性前立腺炎急性増悪
	慢性胆管炎	慢性胆細管炎	慢性胆のう炎
	慢性中耳炎	慢性中耳炎急性増悪	慢性中耳炎後遺症
	慢性中耳炎術後再燃	慢性膿胸	慢性肺化膿症
	慢性複雑性膀胱炎	慢性副鼻腔炎	慢性副鼻腔炎急性増悪
	慢性副鼻腔膿瘍	慢性腹膜炎	慢性付属器炎
	慢性扁桃炎	慢性膀胱炎	慢性卵管炎
	慢性卵巣炎	脈絡網膜熱傷	無熱性肺炎
や	盲腸後部膿瘍	門脈炎性肝膿瘍	薬傷
	腰部第1度熱傷	腰部第2度熱傷	腰部第3度熱傷
ら	腰部熱傷	卵管炎	卵管周囲炎
	卵管卵巣膿瘍	卵管留膿症	卵巣炎
	卵巣周囲炎	卵巣膿瘍	卵巣卵管周囲炎
	良性慢性化膿性中耳炎	緑膿菌髄膜炎	淋菌性バルトリン腺膿瘍
	連鎖球菌気管支炎	連鎖球菌性アンギナ	連鎖球菌性咽頭炎
	連鎖球菌性喉頭炎	連鎖球菌性喉頭気管炎	連鎖球菌性心内膜炎
	連鎖球菌性髄膜炎	連鎖球菌性扁桃炎	老人性肺炎

△	BK ウイルス腎症	MRCNS 敗血症	MRSA 感染性心内膜炎
	MRSA 髄膜炎	MRSA 膿胸	MRSA 肺化膿症
	MRSA 敗血症	MRSA 腹膜炎	RS ウイルス気管支炎
あ	アキレス腱挫傷	アキレス腱挫創	アキレス腱切創
	足異物	足挫創	足切創
	圧挫傷	圧挫創	アレルギー性副鼻腔炎
	医原性気胸	犬咬創	陰茎挫創
	陰茎折症	陰茎裂創	咽頭開放創
	咽頭創傷	咽頭痛	陰部切創
	インフルエンザ菌性髄膜炎	ウイルス性咽頭炎	ウイルス性気管支炎
	ウイルス性扁桃炎	会陰裂傷	エコーウイルス気管支炎
	炎症性大網癒着	横隔膜損傷	黄色ブドウ球菌敗血症
か	汚染擦過創	汚染創	外陰部挫創
	外陰部切創	外陰部裂傷	外耳開放創
	外耳道創傷	外耳部外傷性異物	外耳部外傷性皮下異物
	外耳部割創	外耳部貫通創	外耳部咬創
	外耳部挫傷	外耳部挫創	外耳部擦過創
	外耳部刺創	外耳部切創	外耳部創傷
	外耳部虫刺傷	外傷後早期合併症	外傷性異物
	外傷性横隔膜ヘルニア	外傷性眼球ろう	外傷性空気塞栓症
	外傷性咬合	外傷性虹彩離断	外傷性耳出血
	外傷性脂肪塞栓症	外傷性縦隔気腫	外傷性食道破裂
	外傷性切断	外傷性乳び胸	外傷性脳圧迫・頭蓋内に達する開放創合併なし
	外傷性脳症	外傷性破裂	外傷性皮下気腫
	外耳裂創	開放性脳損傷髄膜炎	開放創
	下咽頭創傷	下顎外傷性異物	下顎開放創
	下顎割創	下顎貫通創	下顎口唇挫創
	下顎咬創	下顎挫傷	下顎挫創

下顎擦過創	下顎刺創	下顎切創
下顎創傷	下顎部挫傷	下顎部皮膚欠損創
下顎裂創	踵裂創	顎関節部開放創
顎関節部割創	顎関節部貫通創	顎関節部咬創
顎関節部挫傷	顎関節部挫創	顎関節部擦過創
顎関節部刺創	顎関節部切創	顎関節部創傷
顎関節部裂創	顎部挫傷	角膜挫創
角膜切傷	角膜切創	角膜創傷
角膜破裂	角膜裂傷	下腿挫創
下腿切創	下腿皮膚欠損創	下腿裂創
割創	カテーテル感染症	カテーテル敗血症
眼窩創傷	眼窩部挫創	眼窩裂傷
眼球結膜裂傷	眼球損傷	眼球破裂
眼球裂傷	眼瞼外傷性異物	眼瞼外傷性皮下異物
眼瞼開放創	眼瞼割創	眼瞼貫通創
眼瞼咬創	眼瞼挫創	眼瞼擦過創
眼瞼刺創	眼瞼切創	眼瞼創傷
眼瞼虫刺傷	眼瞼裂創	環指圧挫傷
環指挫傷	環指挫創	環指切創
カンジダ性心内膜炎	間質性膀胱炎	環指剥皮創
環指皮膚欠損創	眼周囲部外傷性異物	眼周囲部外傷性皮下異物
眼周囲部開放創	眼周囲部割創	眼周囲部貫通創
眼周囲部咬創	眼周囲部挫創	眼周囲部擦過創
眼周囲部刺創	眼周囲部切創	眼周囲部創傷
眼周囲部虫刺傷	眼周囲部裂創	関節血腫
関節挫傷	貫通刺創	貫通銃創
貫通性挫滅創	貫通創	眼部外傷性異物
眼部外傷性皮下異物	眼部開放創	眼部割創
眼部貫通創	眼部咬創	眼部挫創
眼部擦過創	眼部刺創	眼部切創
眼部創傷	眼部虫刺傷	眼部裂創
顔面汚染創	顔面外傷性異物	顔面開放創
顔面割創	顔面貫通創	顔面咬創
顔面挫傷	顔面挫創	顔面擦過創
顔面刺創	顔面切創	顔面創傷
顔面掻創	顔面多発開放創	顔面多発割創
顔面多発貫通創	顔面多発咬創	顔面多発挫傷
顔面多発挫創	顔面多発擦過創	顔面多発刺創
顔面多発切創	顔面多発創傷	顔面多発虫刺傷
顔面多発裂創	顔面皮膚欠損創	顔面裂創
乾酪性副鼻腔炎	気管支食道瘻	気管食道瘻
偽性髄膜炎	胸管損傷	胸腺損傷
頬粘膜咬傷	頬粘膜咬創	胸部汚染創
頬部外傷性異物	頬部開放創	頬部割創
頬部貫通創	頬部咬創	頬部挫傷
胸部挫創	頬部挫創	頬部擦過創
頬部刺創	胸部食道損傷	胸部切創
頬部切創	頬部創傷	胸部皮下気腫
胸部皮膚欠損創	頬部皮膚欠損創	頬部裂創
胸壁刺創	強膜切創	強膜創傷
胸膜肺炎	強膜裂傷	胸膜裂創
棘刺創	魚咬創	くも膜炎
クラミジア肺炎	グラム陰性桿菌敗血症	グラム陰性菌敗血症
グラム陽性菌敗血症	頚管破裂	脛骨顆部割創
頚部開放創	頚部挫創	頚部食道開放創
頚部切創	頚部皮膚欠損創	結核性中耳炎
血性腹膜炎	血栓性心内膜炎	結膜創傷
結膜裂傷	高エネルギー外傷	口蓋挫傷
口蓋切創	口蓋裂創	口角部挫創
口角部裂創	口腔外傷性異物	口腔開放創
口腔割創	口腔挫傷	口腔挫創
口腔擦過創	口腔刺創	口腔切創
口腔創傷	口腔粘膜咬傷	口腔粘膜咬創
口腔裂創	後出血	口唇外傷性異物

口唇外傷性皮下異物	口唇開放創	口唇割創
口唇貫通創	口唇咬傷	口唇咬創
口唇挫傷	口唇挫創	口唇擦過創
口唇刺創	口唇切創	口唇創傷
口唇虫刺傷	口唇裂創	溝創
咬創	後頭部外傷	後頭部割創
後頭部挫傷	後頭部挫創	後頭部切創
後頭部裂創	硬膜炎	硬膜損傷
硬膜裂傷	肛門裂創	コクサッキーウイルス気管支炎
コクサッキーウイルス心内膜炎	骨盤部裂創	昆虫咬創

さ

昆虫刺傷	採皮創	挫傷
擦過創	擦過皮下血腫	挫滅傷
挫滅創	耳介外傷性異物	耳介外傷性皮下異物
耳介開放創	耳介割創	耳介貫通創
耳介咬創	耳介挫傷	耳介挫創
耳介擦過創	耳介刺創	耳介切創
耳介創傷	耳介虫刺傷	耳介裂創
指間切創	趾間切創	子宮頚管裂傷
子宮頚部環状剥離	刺咬症	趾挫創
示指 MP 関節挫傷	示指割創	示指挫傷
示指挫創	示指刺創	示指切創
示指皮膚欠損創	視神経髄膜炎	耳前部挫創
刺創	膝蓋部挫創	膝下部挫創
膝窩部銃創	膝関節部異物	膝関節部挫創
膝部異物	膝部割創	膝部挫創
膝部切創	膝部裂創	歯肉挫傷
歯肉切創	歯肉裂創	射創
縦隔血腫	銃自殺未遂	銃創
手関節掌側部挫創	手関節部挫創	手関節部切創
手関節部創傷	手関節部裂創	手指汚染創
手指挫傷	手指挫創	手指刺創
手指切創	手指剥皮創	手指皮膚欠損創
手術創離開	手掌挫創	手掌刺創
手掌切創	手掌剥皮創	手掌皮膚欠損創
術後感染症	術後血腫	術後消化管出血性ショック
術後ショック	術後髄膜炎	術後敗血症
手背皮膚欠損創	手背部挫創	手背部切創
上顎挫傷	上顎擦過創	上顎切創
上顎部裂創	上口唇挫傷	踵骨部挫滅創
小指挫傷	小指挫創	小指切創
小指皮膚欠損創	上唇小帯裂創	上腕貫通銃創
上腕挫創	上腕皮膚欠損創	食道気管支瘻
食道気管瘻	食道損傷	処女膜裂傷
真菌性髄膜炎	針刺創	新生児敗血症
心内異物	心内膜結核	髄膜炎菌性心内膜炎
髄膜脳炎	精巣破裂	声門外傷
脊髄膜炎	舌開放創	舌下顎挫創
舌咬傷	舌咬創	舌挫創
舌刺創	舌切創	切創
舌創傷	切断	舌裂創
セレウス菌敗血症	前額部外傷性異物	前額部外傷性皮下異物
前額部開放創	前額部割創	前額部貫通創
前額部咬創	前額部挫創	前額部擦過創
前額部刺創	前額部切創	前額部創傷
前額部虫刺傷	前額部虫刺症	前額部皮膚欠損創
前額部裂創	前胸部挫創	前頚頭頂部挫創
仙骨部挫創	仙骨部皮膚欠損創	全身擦過創
穿通創	前頭部割創	前頭部挫傷
前頭部挫創	前頭部切創	前頭部皮膚欠損創
前立腺痛	前腕汚染創	前腕挫創
前腕刺創	前腕切創	前腕皮膚欠損創
前腕裂創	爪下異物	掻創
足関節内果部挫創	足関節部挫創	足底異物

	足底部刺創	足底部皮膚欠損創	側頭部割創
	側頭部挫創	側頭部切創	足背部挫創
	足背部切創	側腹部挫創	足部皮膚欠損創
	足部裂創	鼡径部切創	損傷
た	第5趾皮膚欠損創	大腿咬創	大腿挫創
	大腿皮膚欠損創	大腿部開放創	大腿部刺創
	大腿部切創	大腿裂創	大転子部挫創
	多発性咬創	多発性切創	多発性穿刺創
	多発性裂創	打撲割創	打撲挫創
	打撲擦過創	胆道疾患	腟開放創
	腟断端炎	腟断端出血	腟壁縫合不全
	腟裂傷	肘関節挫創	中指挫傷
	中指挫創	中指刺創	中指切創
	中指皮膚欠損創	中手骨関節部挫創	肘部挫創
	肘部切創	肘部皮膚欠損創	腸間膜脂肪壊死
	腸球菌敗血症	腸チフス性心内膜炎	手挫創
	手刺創	手切創	殿部異物
	殿部刺創	殿部切創	殿部皮膚欠損創
	殿部裂創	頭頂部挫傷	頭頂部挫創
	頭頂部擦過創	頭頂部切創	頭頂部裂創
	頭皮開放創	頭皮剥離	頭皮表在損傷
	頭部異物	頭部外傷性皮下異物	頭部外傷性皮下気腫
	頭部開放創	頭部割創	頭部頚部挫傷
	頭部頚部挫創	頭部血腫	頭部挫傷
	頭部挫創	頭部擦過創	頭部刺創
	頭部切創	頭部多発開放創	頭部多発割創
	頭部多発咬創	頭部多発挫傷	頭部多発挫創
	頭部多発擦過創	頭部多発刺創	頭部多発切創
	頭部多発創傷	頭部多発裂創	頭部虫刺傷
	動物咬創	頭部皮下異物	頭部皮膚欠損創
	頭部裂創	飛び降り自殺未遂	飛び込み自殺未遂
な	内視鏡検査中腸穿孔	軟口蓋挫創	軟口蓋創傷
	軟口蓋破裂	軟膜炎	乳腺内異物
	乳房異物	尿性腹膜炎	妊娠中の子宮頚管炎
	猫咬創	脳挫傷	脳挫傷・頭蓋内に達する開放創合併なし
	脳挫創	脳挫創・頭蓋内に達する開放創合併なし	脳損傷
	脳対側損傷	脳直撃損傷	脳底部挫傷
は	脳底部挫傷・頭蓋内に達する開放創合併なし	脳裂傷	肺炎球菌性髄膜炎
	敗血症性気管支炎	梅毒性心内膜炎	梅毒性髄膜炎
	肺瘻	パラインフルエンザウイルス気管支炎	バルトリン腺のう胞
	皮下異物	皮下気腫	鼻下擦過創
	鼻根部打撲挫創	鼻根部裂創	膝皮膚欠損創
	鼻前庭部挫創	鼻尖部挫創	非定型肺炎
	非熱傷性水疱	鼻部外傷性異物	鼻部外傷性皮下異物
	鼻部開放創	眉部割創	鼻部割創
	鼻部貫通創	腓腹筋挫創	皮膚欠損創
	鼻部咬創	鼻部挫傷	鼻部挫創
	鼻部擦過創	鼻部刺創	鼻部切創
	鼻部創傷	皮膚損傷	鼻部虫刺傷
	皮膚剥脱創	鼻部皮膚欠損創	鼻部皮膚剥離創
	鼻部裂創	びまん性脳損傷	びまん性脳損傷・頭蓋内に達する開放創合併なし
	眉毛部割創	眉毛部裂創	表皮剥離
	鼻翼部切創	鼻翼部裂創	フィブリン性腹膜炎
	伏針	副鼻腔開放創	副鼻腔真菌症
	腹部汚染創	腹部皮膚欠損創	腹壁異物
	腹壁創し開	腹壁縫合不全	ブラックアイ
	分娩時会陰裂傷	分娩時軟産道損傷	閉塞性髄膜炎
	扁桃チフス	縫合不全	縫合不全出血
	放射線出血性膀胱炎	放射線性膀胱炎	包皮挫創
	包皮切創	包皮裂創	母指挫傷
	母指挫創	母趾挫創	母指示指間切創
	母指刺創	母指切創	母指打撲挫創
	母指皮膚欠損創	母趾皮膚欠損創	母指末節部挫創
ま	マイコプラズマ気管支炎	慢性髄膜炎	慢性非細菌性前立腺炎
	眉間部挫創	眉間部裂創	耳後部挫創
	盲管銃創	網脈絡膜裂傷	モラレ髄膜炎
や	癒着性くも膜炎	腰部切創	腰部打撲挫創
ら	ライノウイルス気管支炎	卵管留水症	リステリア性心内膜炎
	淋菌性咽頭炎	淋菌性心内膜炎	涙管損傷
	涙管断裂	涙道損傷	轢過創
	裂離		

※ **適応外使用可**
原則として，「セフタジジム水和物【注射薬】」を「発熱性好中球減少症」に対し「1回2gを8時間毎，静脈内に投与」した場合，当該使用事例を審査上認める。

用法用量

成人：通常，成人には1日1～2g(力価)を2回に分割し静脈内に注射する。なお，難治性又は重症感染症には症状に応じて1日量を4g(力価)まで増量し，2～4回に分割投与する。

小児：通常，小児には1日40～100mg(力価)/kgを2～4回に分割し静脈内に注射する。なお，難治性又は重症感染症には症状に応じて1日量を150mg(力価)/kgまで増量し，2～4回に分割投与する。

未熟児・新生児：通常，未熟児・新生児の生後0～3日齢には1回20mg(力価)/kgを1日2～3回，また，生後4日齢以降には1回20mg(力価)/kgを1日3～4回静脈内に注射する。なお，難治性又は重症感染症には，症状に応じて1日量を150mg(力価)/kgまで増量し，2～4回に分割投与する。

静脈内注射に際しては，日局注射用水，日局生理食塩液又は日局ブドウ糖注射液に溶解し，緩徐に投与する。なお，本剤は糖液，電解質液又はアミノ酸製剤などの補液に加えて30分～2時間かけて点滴静注することもできる。

用法用量に関連する使用上の注意

(1)本剤の使用にあたっては，耐性菌の発現等を防ぐため，原則として感受性を確認し，疾病の治療上必要な最少限の期間の投与にとどめること。

(2)腎機能障害患者では，血中濃度半減期の延長及び尿中排泄率の低下が認められ，血中濃度が増大するので，腎機能障害の程度に応じて投与量，投与間隔の調節が必要である。

下表に投与法の一例を示す。[外国人のデータ]

腎機能検査値		投与法	
クレアチニンクリアランス (mL/min)	血清クレアチニン (mg/dL)	1回投与量 [g(力価)]	投与間隔 (時間)
50～31	1.7～2.3	1.0	12
30～16	2.3～4.0	1.0	24
15～6	4.0～5.6	0.5	24
＜5	＞5.6	0.5	48

禁忌 本剤の成分によるショックの既往歴のある患者

原則禁忌 本剤の成分又はセフェム系抗生物質に対し過敏症の既往歴のある患者

セフタジジム静注用0.5g「NP」：ニプロ　500mg1瓶[414円/瓶]，セフタジジム静注用0.5g「SN」：シオノ　500mg1瓶[414円/瓶]，セフタジジム静注用0.5g「サワイ」：沢井　500mg1瓶[414円/瓶]，セフタジジム静注用0.5g「サンド」：サンド　500mg1瓶[353円/瓶]，セフタジジム静注用0.5g「タイヨー」：テバ製薬　500mg1瓶[353円/瓶]，セフタジジム静注用0.5g「日医工」：日医工　500mg1瓶[414円/瓶]，セフタジジム静注用0.5g「マイラン」：マイラン製薬　500mg1瓶[414円/瓶]，セフタジジム静注用1g「NP」：ニプロ　1g1瓶[607円/瓶]，セフタジジム静注用1g「SN」：シオノ　1g1瓶[494円/瓶]，セフタジジム静注用1g「サワイ」：沢井　1g1瓶[607円/瓶]，セフタジジム静注用1g「サンド」：サンド　1g1瓶[494円/瓶]，セフタジジム静注用1g「日医工」：日医工　1g1瓶[607円/瓶]，セフタジジム静注用1g「マイラン」：マイラン製薬　1g1瓶[494円/瓶]，モダケミン静注用0.5g：ケミックス　500mg1瓶[414円/瓶]，モダケミン静注用1g：ケミックス　1g1瓶[607円/瓶]，モベンゾシン静注用1g：テバ製薬　1g1瓶[607円/瓶]

モノフィリン注200mg　規格：10%2mL1管[56円/管]

プロキシフィリン　日医工　211

【効能効果】

気管支喘息，喘息性(様)気管支炎，うっ血性心不全

【対応標準病名】

◎	うっ血性心不全	気管支喘息	喘息性気管支炎
○	アスピリン喘息	アトピー性喘息	アレルギー性気管支炎
	右室不全	右心不全	運動誘発性喘息
	外因性喘息	感染型気管支喘息	気管支喘息合併妊娠
	急性心不全	混合型喘息	左室不全
	左心不全	小児喘息	小児喘息性気管支炎
	職業喘息	心因性喘息	心筋不全
	心原性肺水腫	心臓性呼吸困難	心臓性浮腫
	心臓喘息	心不全	ステロイド依存性喘息
	咳喘息	難治性喘息	乳児喘息
	非アトピー性喘息	慢性うっ血性心不全	慢性心不全
	夜間性喘息	両心不全	

用法用量　プロキシフィリンとして，通常成人1回200mgを皮下，筋肉内あるいは静脈内注射する。
なお，年齢，症状により適宜増減する。

禁忌　本剤，又は他のキサンチン系薬剤に対し，重篤な副作用の既往歴のある患者

モヒアト注射液　規格：1mL1管[332円/管]

アトロピン硫酸塩水和物　モルヒネ塩酸塩水和物　田辺三菱製薬工場　811

【効能効果】

(1)激しい疼痛時における鎮痛・鎮静・鎮痙
(2)激しい咳嗽発作における鎮咳
(3)激しい下痢症状の改善及び手術後等の腸管蠕動運動の抑制
(4)麻酔前投薬

【対応標準病名】

◎	下痢症	咳	疼痛
○	S状結腸炎	アトピー咳嗽	アレルギー性咳嗽
	胃腸炎	開胸術後疼痛症候群	回腸炎
	カタル性咳	癌性持続痛	乾性咳
	癌性疼痛	癌性突出痛	感染後咳嗽
	急性胃腸炎	急性大腸炎	急性腸炎
	湿性咳	術後疼痛	神経障害性疼痛
	遷延性咳嗽	大腸炎	中枢神経障害性疼痛
	突出痛	難治性疼痛	難治性乳児下痢症
	乳児下痢	末梢神経障害性疼痛	慢性咳嗽
	慢性疼痛	夜間咳	
△	圧痛	炎症性腸疾患	カタル性胃腸炎
	感染性胃腸炎	感染性下痢症	感染性大腸炎
	感染性腸炎	感冒性胃腸炎	感冒性大腸炎
	感冒性腸炎	機能性下痢	抗生物質起因性大腸炎
	抗生物質起因性腸炎	持続痛	出血性腸炎
	術創部痛	身体痛	咳失神
	全身痛	腸炎	腸カタル
	鈍痛	皮膚疼痛症	放散痛

用法用量　通常成人には，モルヒネ塩酸塩水和物として1回5～10mgを皮下に注射する。
なお，年齢，症状により適宜増減する。

禁忌
(1)重篤な心疾患のある患者
(2)重篤な呼吸抑制のある患者
(3)気管支喘息発作中の患者
(4)重篤な肝障害のある患者
(5)慢性肺疾患に続発する心不全の患者
(6)痙攣状態(てんかん重積症，破傷風，ストリキニーネ中毒)にある患者
(7)急性アルコール中毒の患者
(8)アヘンアルカロイド及びアトロピンに対し過敏症の既往歴のある患者
(9)緑内障の患者
(10)前立腺肥大による排尿障害，尿道狭窄，尿路手術術後の患者
(11)器質的幽門狭窄，麻痺性イレウス又は最近消化管手術を行った患者
(12)出血性大腸炎の患者

原則禁忌　細菌性下痢のある患者

モヒアト注射液：武田薬品[332円/管]

モリアミンS注　規格：(10%)200mL1袋[356円/袋]

アミノ酸製剤　エイワイ　325

【効能効果】

下記状態時のアミノ酸補給：低蛋白血症，低栄養状態，手術前後

【対応標準病名】

◎	栄養失調	低蛋白血症	
○	術後低蛋白血症		
△	I細胞病	アスパルチルグルコサミン尿症	栄養失調性白内障
	栄養障害	シアリドーシス	蛋白質欠乏性障害
	フコース症	β−マンノシドーシス	マンノシドーシス
	ムコリピドーシス	ムコリピドーシス3型	

用法用量　通常成人1回20～500mLを緩徐に静注又は点滴静注する。
投与速度は，アミノ酸の量として60分間に10g前後が体内利用に望ましく，通常成人200mLあたり80～100分を基準とし，小児，老人，重篤な患者にはさらに緩徐に注入する。
なお，年齢，症状，体重により適宜増減する。
生体のアミノ酸利用効率上，糖類輸液剤と同時投与することが望ましい。

禁忌
(1)肝性昏睡又は肝性昏睡のおそれのある患者
(2)重篤な腎障害又は高窒素血症のある患者
(3)アミノ酸代謝異常のある患者

モリプロンF輸液　規格：200mL1袋[308円/袋]

アミノ酸製剤　エイワイ　325

【効能効果】

下記状態時のアミノ酸補給：低蛋白血症，低栄養状態，手術前後

【対応標準病名】

◎	栄養失調	低蛋白血症	
○	術後低蛋白血症		
△	アスパルチルグルコサミン尿症	栄養失調性白内障	栄養障害
	蛋白質欠乏性障害	β−マンノシドーシス	マンノシドーシス

用法用量
末梢静脈投与時
　通常成人1回200～400mLを緩徐に点滴静注する。投与速度は，アミノ酸の量として60分間に10g前後が体内利用に望ましく，通常成人200mLあたり約120分を基準とし，小児，老人，重篤な患者にはさらに緩徐に注入する。
　なお，年齢，症状，体重により適宜増減する。

生体のアミノ酸利用効率上，糖類輸液剤と同時投与することが望ましい。

中心静脈投与時

通常成人1日400～800mLを高カロリー輸液法により中心静脈内に持続点滴注入する。

なお，年齢，症状，体重により適宜増減する。

禁忌

(1)肝性昏睡又は肝性昏睡のおそれのある患者

(2)重篤な腎障害又は高窒素血症のある患者

(3)アミノ酸代謝異常のある患者

モリヘパミン点滴静注

規格：200mL1袋[442円/袋]，300mL1袋[635円/袋]，500mL1袋[901円/袋]

アミノ酸製剤〔肺不全用〕　エイワイ　325

【効能効果】

慢性肝障害時における脳症の改善

【対応標準病名】

◎	肝障害	肝性脳症	
○	肝萎縮	肝壊死	肝細胞性黄疸
	肝性胸水	肝性昏睡	肝不全
	妊娠性急性脂肪肝	慢性肝不全	
△	アレルギー性肝臓症	肝機能障害	肝梗塞
	肝静脈閉塞症	肝腎症候群	肝臓紫斑病
	クリュヴリエ・バウムガルテン症候群	ショック肝	多発性肝血管腫
	特発性門脈圧亢進症	門脈圧亢進症	門脈圧亢進症性胃症
	門脈拡張症		

用法用量　通常，成人1回500mLを点滴静注する。投与速度は，通常，成人500mLあたり180分以上を基準とする。

経中心静脈輸液法を用いる場合は，本品の500mLを糖質輸液等に混和し，24時間かけて中心静脈内に持続注入する。

なお，年齢，症状，体重により適宜増減する。

禁忌

(1)重篤な腎障害のある患者

(2)肝障害以外のアミノ酸代謝異常のある患者

モルヒネ塩酸塩注射液200mg「第一三共」

規格：4%5mL1管[4973円/管]

モルヒネ塩酸塩水和物　第一三共プロ　811

【効能効果】

激しい疼痛時における鎮痛・鎮静

激しい咳嗽発作における鎮咳

激しい下痢症状の改善及び手術後等の腸管蠕動運動の抑制

麻酔前投薬，麻酔の補助

中等度から高度の疼痛を伴う各種癌における鎮痛

【対応標準病名】

◎	悪性腫瘍	癌	癌性疼痛
	下痢症	咳	疼痛
○	ALK融合遺伝子陽性非小細胞肺癌	EGFR遺伝子変異陽性非小細胞肺癌	KIT（CD117）陽性胃消化管間質腫瘍
	KIT（CD117）陽性結腸消化管間質腫瘍	KIT（CD117）陽性小腸消化管間質腫瘍	KIT（CD117）陽性食道消化管間質腫瘍
	KIT（CD117）陽性直腸消化管間質腫瘍	KRAS遺伝子野生型結腸癌	KRAS遺伝子野生型直腸癌
あ	S状結腸炎	S状結腸癌	悪性エナメル上皮腫
	悪性下垂体腫瘍	悪性褐色細胞腫	悪性顆粒細胞腫
	悪性間葉腫	悪性奇形腫	悪性胸腺腫
	悪性グロームス腫瘍	悪性血管外皮腫	悪性甲状腺腫
	悪性骨腫瘍	悪性縦隔腫瘍	悪性神経膠腫
	悪性髄膜腫	悪性脊髄髄膜腫	悪性線維性組織球腫
	悪性虫垂粘液瘤	悪性停留精巣	悪性頭蓋咽頭腫
	悪性脳腫瘍	悪性末梢神経鞘腫	悪性葉状腫瘍
	悪性リンパ腫骨髄浸潤	アトピー咳嗽	アレルギー性咳嗽
	鞍上部胚細胞腫瘍	胃悪性間葉系腫瘍	胃悪性黒色腫
	胃カルチノイド	胃癌	胃癌・HER2過剰発現
	胃管癌	胃癌骨転移	胃癌末期
	胃原発絨毛癌	胃脂肪肉腫	胃重複癌
	胃消化管間質腫瘍	胃進行癌	胃前庭部癌
	胃体部癌	胃腸炎	胃底部癌
	遺伝性大腸癌	遺伝性非ポリポーシス大腸癌	胃肉腫
	胃胚細胞腫瘍	胃平滑筋肉腫	胃幽門部癌
	陰核癌	陰茎悪性黒色腫	陰茎癌
	陰茎亀頭部癌	陰茎体部癌	陰茎肉腫
	陰茎パジェット病	陰茎包皮部癌	陰茎有棘細胞癌
	咽頭癌	咽頭肉腫	陰のう悪性黒色腫
	陰のう癌	陰のう内脂肪肉腫	陰のうパジェット病
	陰のう有棘細胞癌	ウイルムス腫瘍	エクリン汗孔癌
	炎症性腸疾患	炎症性乳癌	延髄神経膠腫
	延髄星細胞腫	横行結腸癌	横紋筋肉腫
か	外陰悪性黒色腫	外陰悪性腫瘍	外陰癌
	外陰部パジェット病	外陰部有棘細胞癌	開胸術後疼痛症候群
	外耳道癌	回腸炎	回腸カルチノイド
	回腸癌	回腸消化管間質腫瘍	海綿芽細胞腫
	回盲部癌	下咽頭癌	下咽頭後部癌
	下咽頭肉腫	下顎悪性エナメル上皮腫	下顎骨悪性腫瘍
	下顎骨骨肉腫	下顎歯肉癌	下顎歯肉頬移行部癌
	下顎部横紋筋肉腫	下眼瞼基底細胞癌	下眼瞼皮膚癌
	下眼瞼有棘細胞癌	顎下腺癌	顎下部悪性腫瘍
	角膜の悪性腫瘍	下行結腸癌	下口唇基底細胞癌
	下口唇皮膚癌	下口唇有棘細胞癌	下肢悪性腫瘍
	下唇癌	下唇赤唇部癌	仮声帯癌
	カタル性胃腸炎	カタル性咳	滑膜腫
	滑膜肉腫	下部食道癌	下部胆管癌
	下葉小細胞肺癌	下葉肺癌	下葉肺腺癌
	下葉肺大細胞癌	下葉肺扁平上皮癌	下葉非小細胞肺癌
	肝悪性腫瘍	眼窩悪性腫瘍	肝外胆管癌
	眼窩横紋筋肉腫	眼角基底細胞癌	眼角皮膚癌
	眼角有棘細胞癌	眼窩神経芽腫	肝カルチノイド
	肝癌	肝癌骨転移	眼瞼脂腺癌
	眼瞼皮膚の悪性腫瘍	眼瞼メルケル細胞癌	肝細胞癌
	肝細胞癌破裂	癌性胸水	癌性胸膜炎
	癌性持続痛	乾性咳	癌性突出痛
	汗腺癌	感染後咳嗽	感染性胃腸炎
	感染性下痢症	感染性大腸炎	感染性腸炎
	感冒性胃腸炎	感冒性大腸炎	感冒性腸炎
	顔面悪性腫瘍	顔面横紋筋肉腫	肝門部癌
	肝門部胆管癌	気管癌	気管支カルチノイド
	気管支癌	気管支リンパ節転移	基底細胞癌
	臼後部癌	嗅神経芽腫	嗅神経上皮腫
	急性胃腸炎	急性大腸炎	急性腸炎
	急性疼痛	胸腔内リンパ節の悪性腫瘍	橋神経膠腫
	胸腺カルチノイド	胸腺癌	胸腺腫
	胸椎転移	頬粘膜癌	頬部横紋筋肉腫
	胸部下部食道癌	頬部血管肉腫	胸部上部食道癌
	胸部食道癌	胸部中部食道癌	胸膜悪性腫瘍
	胸膜脂肪肉腫	胸膜播種	去勢抵抗性前立腺癌
	巨大後腹膜脂肪肉腫	空腸カルチノイド	空腸癌
	空腸消化管間質腫瘍	クルッケンベルグ腫瘍	クロム親和性芽細胞腫
	頚動脈小体悪性腫瘍	頚部悪性腫瘍	頚部悪性線維性組織球腫
	頚部悪性軟部腫瘍	頚部横紋筋肉腫	頚部滑膜肉腫
	頚部癌	頚部基底細胞癌	頚部血管肉腫
	頚部原発腫瘍	頚部脂腺癌	頚部脂肪肉腫
	頚部食道癌	頚部神経芽腫	頚部肉腫
	頚部皮膚悪性腫瘍	頚部皮膚癌	頚部メルケル細胞癌

さ

頚部有棘細胞癌	頚部隆起性皮膚線維肉腫	血管肉腫
結腸癌	結腸脂肪肉腫	結腸消化管間質腫瘍
結膜の悪性腫瘍	限局性前立腺癌	肩甲部脂肪肉腫
原始神経外胚葉腫瘍	原線維性星細胞腫	原発性悪性脳腫瘍
原発性肝癌	原発性骨腫瘍	原発性脳腫瘍
原発性肺癌	原発不明癌	肩部悪性線維性組織球腫
肩部横紋筋肉腫	肩部滑膜肉腫	肩部線維肉腫
肩部淡明細胞肉腫	肩部胞巣状軟部肉腫	口蓋癌
口蓋垂癌	膠芽腫	口腔悪性黒色腫
口腔癌	口腔前庭癌	口腔底癌
硬口蓋癌	後縦隔悪性腫瘍	甲状腺悪性腫瘍
甲状腺癌	甲状腺癌骨転移	甲状腺髄様癌
甲状腺乳頭癌	甲状腺未分化癌	甲状腺濾胞癌
甲状軟骨の悪性腫瘍	口唇癌	口唇境界部癌
口唇赤唇部癌	口唇皮膚悪性腫瘍	口唇メルケル細胞癌
口底癌	喉頭蓋癌	喉頭蓋前面癌
喉頭蓋谷癌	喉頭癌	後頭部転移性腫瘍
後頭葉悪性腫瘍	後頭葉膠芽腫	後頭葉神経膠腫
膠肉腫	項部基底細胞癌	後腹膜悪性腫瘍
後腹膜悪性線維性組織球腫	後腹膜横紋筋肉腫	後腹膜血管肉腫
後腹膜脂肪肉腫	後腹膜神経芽腫	後腹膜線維肉腫
後腹膜胚細胞腫瘍	後腹膜平滑筋肉腫	後腹膜リンパ節転移
項部皮膚癌	項部メルケル細胞癌	項部有棘細胞癌
肛門悪性黒色腫	肛門癌	肛門管癌
肛門部癌	肛門扁平上皮癌	骨悪性線維性組織球腫
骨原性肉腫	骨髄性白血病骨髄浸潤	骨髄転移
骨線維肉腫	骨転移癌	骨軟骨肉腫
骨肉腫	骨盤転移	骨盤内リンパ節転移
骨盤内リンパ節の悪性腫瘍	骨膜性骨肉腫	鰓原性癌
残胃癌	耳介癌	耳介メルケル細胞癌
耳下腺癌	耳下部肉腫	耳管癌
色素性基底細胞癌	子宮癌	子宮癌骨転移
子宮癌再発	子宮癌肉腫	子宮体癌
子宮体癌再発	子宮内膜癌	子宮内膜間質肉腫
子宮肉腫	子宮平滑筋肉腫	篩骨洞癌
視床下部星細胞腫	視床星細胞腫	視神経膠腫
脂腺癌	湿性咳	歯肉癌
脂肪肉腫	斜台部脊索腫	縦隔癌
縦隔脂肪肉腫	縦隔神経芽腫	縦隔胚細胞腫瘍
縦隔卵黄のう腫瘍	縦隔リンパ節転移	十二指腸悪性ガストリノーマ
十二指腸悪性ソマトスタチノーマ	十二指腸カルチノイド	十二指腸癌
十二指腸消化管間質腫瘍	十二指腸神経内分泌癌	十二指腸神経内分泌腫瘍
十二指腸乳頭癌	十二指腸乳頭部癌	十二指腸平滑筋肉腫
絨毛癌	手関節部滑膜肉腫	主気管支の悪性腫瘍
出血性腸炎	術後疼痛	術後乳癌
手部悪性線維性組織球腫	手部横紋筋肉腫	手部滑膜肉腫
手部淡明細胞肉腫	手部類上皮肉腫	上衣芽細胞腫
上衣腫	小陰唇癌	上咽頭癌
上咽頭脂肪肉腫	上顎悪性エナメル上皮腫	上顎癌
上顎結節部癌	上顎骨悪性腫瘍	上顎骨骨肉腫
上顎歯肉癌	上顎歯肉頬移行部癌	上顎洞癌
松果体悪性腫瘍	松果体芽腫	松果体胚細胞腫瘍
松果体部膠芽腫	松果体未分化胚細胞腫	上眼瞼基底細胞癌
上眼瞼皮膚癌	上眼瞼有棘細胞癌	上行結腸カルチノイド
上行結腸癌	上行結腸平滑筋肉腫	上口唇基底細胞癌
上口唇皮膚癌	上口唇有棘細胞癌	小細胞肺癌
上肢悪性腫瘍	上唇癌	上唇赤唇部癌
小唾液腺癌	小腸カルチノイド	小腸癌
小腸脂肪肉腫	小腸消化管間質腫瘍	小腸平滑筋肉腫

た

上皮腫	上部食道癌	上部胆管癌
上葉小細胞肺癌	上葉肺癌	上葉肺腺癌
上葉肺大細胞癌	上葉肺扁平上皮癌	上葉非小細胞肺癌
上腕悪性線維性組織球腫	上腕悪性軟部腫瘍	上腕横紋筋肉腫
上腕滑膜肉腫	上腕脂肪肉腫	上腕線維肉腫
上腕淡明細胞肉腫	上腕胞巣状軟部肉腫	上腕類上皮肉腫
食道悪性間葉系腫瘍	食道悪性黒色腫	食道横紋筋肉腫
食道カルチノイド	食道癌	食道癌骨転移
食道癌肉腫	食道基底細胞癌	食道偽肉腫
食道脂肪肉腫	食道消化管間質腫瘍	食道小細胞癌
食道腺癌	食道腺様のう胞癌	食道粘表皮癌
食道表在癌	食道平滑筋肉腫	食道未分化癌
痔瘻癌	腎悪性腫瘍	腎盂癌
腎盂腺癌	腎盂乳頭状癌	腎盂尿路上皮癌
腎盂扁平上皮癌	腎カルチノイド	腎癌
腎癌骨転移	神経芽腫	神経膠腫
神経障害性疼痛	神経線維肉腫	進行性前立腺癌
進行乳癌	唇交連癌	腎細胞癌
腎周囲脂肪肉腫	心臓悪性腫瘍	心臓横紋筋肉腫
心臓血管肉腫	心臓脂肪肉腫	心臓線維肉腫
心臓粘液肉腫	腎肉腫	膵芽腫
膵癌	膵管癌	膵管内管状腺癌
膵管内乳頭粘液性腺癌	膵脂肪肉腫	膵漿液性のう胞腺癌
膵腺房細胞癌	膵臓癌骨転移	膵体部癌
膵頭部カルチノイド	膵頭部癌	膵内胆管癌
膵粘液性のう胞腺癌	膵尾部癌	髄膜癌腫症
髄膜白血病	スキルス胃癌	星細胞腫
精索脂肪肉腫	精索肉腫	星状芽細胞腫
精上皮腫	成人Ｔ細胞白血病骨髄浸潤	精巣横紋筋肉腫
精巣癌	精巣奇形癌	精巣奇形腫
精巣絨毛癌	精巣上体癌	精巣胎児性癌
精巣肉腫	精巣胚細胞腫瘍	精巣卵黄のう腫瘍
精巣卵のう腫瘍	精母細胞腫	声門下癌
声門癌	声門上癌	脊索腫
脊髄播種	脊椎転移	舌縁癌
舌下腺癌	舌下面癌	舌癌
舌根部癌	舌脂肪肉腫	舌尖癌
舌背癌	線維脂肪肉腫	線維肉腫
遷延性咳嗽	前縦隔悪性腫瘍	全身性転移性癌
前頭洞癌	前頭部転移性腫瘍	前頭葉悪性腫瘍
前頭葉膠芽腫	前頭葉神経膠腫	前頭葉星細胞腫
前頭葉退形成性星細胞腫	前立腺横紋筋肉腫	前立腺癌
前立腺癌骨転移	前立腺癌再発	前立腺小細胞癌
前立腺神経内分泌癌	前立腺肉腫	前腕悪性線維性組織球腫
前腕悪性軟部腫瘍	前腕横紋筋肉腫	前腕滑膜肉腫
前腕線維肉腫	前腕胞巣状軟部肉腫	前腕類上皮肉腫
早期胃癌	早期食道癌	総胆管癌
側頭部転移性腫瘍	側頭葉悪性腫瘍	側頭葉膠芽腫
側頭葉神経膠腫	側頭葉星細胞腫	側頭葉退形成性星細胞腫
側頭葉毛様細胞性星細胞腫	第４脳室上衣腫	大陰唇癌
退形成性上衣腫	退形成性星細胞腫	胎児性癌
胎児性精巣腫瘍	大腿骨転移性骨腫瘍	大唾液腺癌
大腸炎	大腸カルチノイド	大腸癌
大腸癌骨転移	大腸肉腫	大腸粘液癌
大動脈周囲リンパ節転移	大脳悪性腫瘍	大脳深部神経膠腫
大脳深部転移性腫瘍	大網脂肪肉腫	大網消化管間質腫瘍
唾液腺癌	多発性癌転移	多発性骨髄腫骨髄浸潤
多発性神経膠腫	胆管癌	男性性器癌
胆のうカルチノイド	胆のう癌	胆のう管癌
胆のう肉腫	淡明細胞肉腫	腟悪性黒色腫

	膣癌	中咽頭癌	中咽頭側壁癌
	中咽頭肉腫	中耳悪性腫瘍	中縦隔悪性腫瘍
	虫垂癌	虫垂杯細胞カルチノイド	中枢神経障害性疼痛
	中脳神経膠腫	肘部滑膜肉腫	中部食道癌
	肘部線維肉腫	中部胆管癌	肘部類上皮肉腫
	中葉小細胞肺癌	中葉肺癌	中葉肺腺癌
	中葉肺大細胞癌	中葉肺扁平上皮癌	中葉非小細胞肺癌
	腸炎	腸カタル	腸間膜悪性腫瘍
	腸間膜脂肪肉腫	腸間膜消化管間質腫瘍	腸間膜肉腫
	腸間膜平滑筋肉腫	蝶形骨洞癌	腸骨リンパ節転移
	聴神経膠腫	直腸Ｓ状部結腸癌	直腸悪性黒色腫
	直腸カルチノイド	直腸癌	直腸癌骨転移
	直腸癌術後再発	直腸癌穿孔	直腸脂肪肉腫
	直腸消化管間質腫瘍	直腸平滑筋肉腫	手軟部悪性腫瘍
	転移性下顎癌	転移性肝癌	転移性肝腫瘍
	転移性胸膜腫瘍	転移性口腔癌	転移性黒色腫
	転移性骨腫瘍	転移性骨腫瘍による大腿骨骨折	転移性縦隔腫瘍
	転移性十二指腸癌	転移性腫瘍	転移性消化器腫瘍
	転移性上顎癌	転移性小腸腫瘍	転移性腎腫瘍
	転移性膵腫瘍	転移性舌癌	転移性頭蓋骨腫瘍
	転移性脳腫瘍	転移性肺癌	転移性肺腫瘍
	転移性脾腫瘍	転移性皮膚腫瘍	転移性副腎腫瘍
	転移性腹壁腫瘍	転移性扁平上皮癌	転移性卵巣癌
	テント上下転移性腫瘍	頭蓋骨悪性腫瘍	頭蓋骨骨肉腫
	頭蓋底骨肉腫	頭蓋底脊索腫	頭蓋内胚細胞腫瘍
	頭蓋部脊索腫	頭頚部癌	透析腎癌
	頭頂葉悪性腫瘍	頭頂葉膠芽腫	頭頂葉神経膠腫
	頭頂葉星細胞腫	頭部悪性線維性組織球腫	頭部横紋筋肉腫
	頭部滑膜肉腫	頭部基底細胞癌	頭部血管肉腫
	頭部脂腺癌	頭部脂肪肉腫	頭部軟部組織悪性腫瘍
	頭部皮膚癌	頭部メルケル細胞癌	頭部有棘細胞癌
な	頭部隆起性皮膚線維肉腫	突出痛	内耳癌
	内胚葉洞腫瘍	軟口蓋癌	軟骨肉腫
	難治性疼痛	難治性乳児下痢症	軟部悪性巨細胞腫
	軟部組織悪性腫瘍	肉腫	乳癌
	乳癌・HER2 過剰発現	乳癌骨転移	乳癌再発
	乳癌皮膚転移	乳児下痢	乳房外パジェット病
	乳房下外側部乳癌	乳房下内側部乳癌	乳房脂肪肉腫
	乳房上外側部乳癌	乳房上内側部乳癌	乳房中央部乳癌
	乳房肉腫	尿管癌	尿管口部膀胱癌
	尿管尿路上皮癌	尿道傍腺の悪性腫瘍	尿膜管癌
	粘液性のう胞腺癌	脳幹悪性腫瘍	脳幹膠芽腫
	脳幹神経膠腫	脳幹部星細胞腫	脳室悪性腫瘍
	脳室上衣腫	脳神経悪性腫瘍	脳胚細胞腫瘍
は	肺芽腫	肺カルチノイド	肺癌
	肺癌骨転移	肺癌肉腫	肺癌による閉塞性肺炎
	胚細胞腫	肺腺癌	肺腺扁平上皮癌
	肺腺様のう胞癌	肺大細胞癌	肺大細胞神経内分泌癌
	肺肉腫	肺粘表皮癌	肺扁平上皮癌
	肺胞上皮癌	肺未分化癌	肺門部小細胞癌
	肺門部腺癌	肺門部大細胞癌	肺門部肺癌
	肺門部非小細胞癌	肺門部扁平上皮癌	肺門リンパ節転移
	馬尾上衣腫	バレット食道癌	パンコースト症候群
	鼻咽腔癌	鼻腔癌	脾脂肪肉腫
	非小細胞肺癌	鼻前庭癌	鼻中隔癌
	脾の悪性腫瘍	皮膚悪性腫瘍	皮膚悪性線維性組織球腫
	皮膚癌	皮膚脂肪肉腫	皮膚線維肉腫
	皮膚白血病	皮膚付属器癌	びまん性星細胞腫
	脾門部リンパ節転移	披裂喉頭蓋ひだ喉頭面癌	副咽頭間隙悪性腫瘍
	腹腔内リンパ節の悪性腫瘍	腹腔リンパ節転移	副甲状腺悪性腫瘍
	副甲状腺癌	副腎悪性腫瘍	副腎癌
	副腎神経芽腫	副腎髄質の悪性腫瘍	副腎皮質癌
	副腎皮質の悪性腫瘍	副鼻腔癌	腹部悪性腫瘍
	腹部食道癌	腹部神経芽腫	腹膜悪性腫瘍
	腹膜癌	ぶどう膜悪性黒色腫	噴門癌
	平滑筋肉腫	扁桃窩癌	扁桃癌
	扁桃肉腫	膀胱円蓋部膀胱癌	膀胱癌
	膀胱頚部膀胱癌	膀胱後壁部膀胱癌	膀胱三角部膀胱癌
	膀胱前壁部膀胱癌	膀胱側壁部膀胱癌	膀胱肉腫
	膀胱尿路上皮癌	膀胱扁平上皮癌	傍骨性骨肉腫
	紡錘形細胞肉腫	胞巣状軟部肉腫	乏突起神経膠腫
ま	末期癌	末梢神経悪性腫瘍	末梢神経障害性疼痛
	慢性咳嗽	慢性疼痛	脈絡膜悪性黒色腫
	メルケル細胞癌	盲腸カルチノイド	盲腸癌
	毛包癌	網膜芽細胞腫	網膜膠腫
や	毛様細胞性星細胞腫	毛様体悪性腫瘍	夜間咳
	ユーイング肉腫	有棘細胞癌	幽門癌
ら	幽門前庭部癌	腰椎転移	卵黄のう腫瘍
	卵管癌	卵巣カルチノイド	卵巣癌
	卵巣癌全身転移	卵巣癌肉腫	卵巣絨毛癌
	卵巣胎児性癌	卵巣肉腫	卵巣胚細胞腫瘍
	卵巣未分化胚細胞腫	卵巣卵黄のう腫瘍	卵巣類皮のう胞癌
	隆起性皮膚線維肉腫	輪状後部癌	リンパ管肉腫
	リンパ性白血病骨髄浸潤	類上皮肉腫	肋骨転移
△	悪性腫瘍合併性皮膚筋炎	悪性腫瘍に伴う貧血	圧痛
	イートン・ランバート症候群	カルチノイド	癌関連網膜症
	癌性悪液質	癌性ニューロパチー	癌性ニューロミオパチー
	癌性貧血	癌性ミエロパチー	機能性下痢
	抗生物質起因性大腸炎	抗生物質起因性腸炎	持続痛
	術創部痛	腫瘍随伴症候群	身体痛
	咳失神	全身痛	鈍痛
	皮膚疼痛症	放散痛	

※ **適応外使用可**

原則として，「モルヒネ塩酸塩【内服薬】・【注射薬】・【外用薬】」を「筋萎縮性側索硬化症（ALS）」，「筋ジストロフィーの呼吸困難時の除痛」に対して処方した場合，当該使用事例を審査上認める。

用法用量

通常，成人には，モルヒネ塩酸塩水和物として，1回5～10mgを皮下に注射する。また，麻酔の補助として，静脈内に注射することもある。なお，年齢，症状により適宜増減する。

中等度から高度の疼痛を伴う各種癌における鎮痛において持続点滴静注又は持続皮下注する場合には，通常，成人には，モルヒネ塩酸塩水和物として，1回50～200mgを投与する。なお，年齢，症状により適宜増減する。

用法用量に関連する使用上の注意

(1)本剤（4％製剤）は，10mgあるいは50mg注射液（1％製剤）の4倍濃度であるので，1％製剤から4％製剤への切り替えにあたっては，持続注入器の注入速度，注入量を慎重に設定し，過量投与とならないように注意して使用すること。

(2)本剤（4％製剤）は，皮下又は静脈内注射にのみ使用すること。（硬膜外及びくも膜下投与には使用しないこと。）

禁忌

(1)重篤な呼吸抑制のある患者
(2)気管支喘息発作中の患者
(3)重篤な肝障害のある患者
(4)慢性肺疾患に続発する心不全の患者
(5)痙攣状態（てんかん重積症，破傷風，ストリキニーネ中毒）にある患者
(6)急性アルコール中毒の患者
(7)アヘンアルカロイドに対し過敏症の患者
(8)出血性大腸炎の患者

原則禁忌 細菌性下痢のある患者

アンペック注200mg：大日本住友[4973円/管]，モルヒネ塩酸塩注射液200mg「シオノギ」：塩野義[4973円/管]，モルヒネ塩酸塩注射液200mg「タケダ」：武田薬品[4973円/管]，モルヒネ塩酸塩注射液200mg「タナベ」：田辺三菱製薬工場[4973円/管]

ユナシン－Sキット静注用1.5g
規格：(1.5g)1キット(生理食塩液100mL付)[1273円/キット]

ユナシン－Sキット静注用3g
規格：(3g)1キット(生理食塩液100mL付)[1721円/キット]

ユナシン－S静注用0.75g
規格：(0.75g)1瓶[555円/瓶]

ユナシン－S静注用1.5g
規格：(1.5g)1瓶[845円/瓶]

ユナシン－S静注用3g
規格：(3g)1瓶[1213円/瓶]

アンピシリンナトリウム　スルバクタムナトリウム　ファイザー　613

【効能効果】

〈適応菌種〉本剤に感性のブドウ球菌属，肺炎球菌，モラクセラ(ブランハメラ)・カタラーリス，大腸菌，プロテウス属，インフルエンザ菌

〈適応症〉肺炎，肺膿瘍，膀胱炎，腹膜炎

【対応標準病名】

◎	肺炎	肺膿瘍	腹膜炎
	膀胱炎		
○	MRSA膀胱炎	壊死性肺炎	横隔膜下膿瘍
	横隔膜下腹膜炎	潰瘍性膀胱炎	化膿性腹膜炎
	肝下膿瘍	肝周囲炎	気管支肺炎
	急性限局性腹膜炎	急性骨盤腹膜炎	急性出血性膀胱炎
	急性単純性膀胱炎	急性肺炎	急性汎発性腹膜炎
	急性腹膜炎	急性膀胱炎	胸膜肺炎
	クラミジア肺炎	限局性腹膜炎	原発性腹膜炎
	後腹膜炎	後腹膜膿瘍	骨盤直腸窩膿瘍
	骨盤腹膜炎	細菌性腹膜炎	細菌性膀胱炎
	縦隔膿瘍	十二指腸穿孔腹膜炎	出血性膀胱炎
	術後腹膜炎	シュロッフェル腫瘤	小児肺炎
	滲出性腹膜炎	膵臓性腹膜炎	穿孔性腹腔内膿瘍
	穿孔性腹膜炎	大網膿瘍	大葉性肺炎
	多発性漿膜炎	多発性腸間膜膿瘍	胆汁性腹膜炎
	腸間膜脂肪織炎	腸間膜膿瘍	腸骨窩膿瘍
	腸穿孔腹膜炎	腸腰筋膿瘍	沈下性肺炎
	乳児肺炎	尿膜管膿瘍	肺壊疽
	肺炎合併肺膿瘍	肺炎球菌性腹膜炎	肺化膿症
	敗血症性肺炎	汎発性化膿性腹膜炎	反復性膀胱炎
	びまん性肺炎	びらん性膀胱炎	腹腔骨盤部膿瘍
	腹腔内遺残膿瘍	腹腔内膿瘍	ぶどう球菌性肺膿瘍
	閉塞性肺炎	膀胱後部膿瘍	膀胱三角部炎
	膀胱周囲炎	膀胱周囲膿瘍	慢性骨盤腹膜炎
	慢性再発性膀胱炎	慢性肺化膿症	慢性複雑性膀胱炎
	慢性腹膜炎	慢性膀胱炎	無熱性肺炎
	盲腸後部膿瘍	老人性肺炎	
△	MRSA肺化膿症	MRSA腹膜炎	アレルギー性膀胱炎
	炎症性大網癒着	間質性膀胱炎	血性腹膜炎
	腸間膜脂肪壊死	尿性腹膜炎	非定型肺炎
	フィブリン性腹膜炎	放射線出血性膀胱炎	放射線性膀胱炎

※　適応外使用可

・原則として，「スルバクタムナトリウム・アンピシリンナトリウム」を「皮膚軟部組織感染症，髄膜炎」に対し処方した場合，当該使用事例を審査上認める。

・原則として，「スルバクタムナトリウム・アンピシリンナトリウム【注射薬】」を「脳膿瘍」に対して「1回3g～4.5gを6時間毎，静脈内に投与」した場合，当該使用事例を審査上認める。

・原則として，「スルバクタムナトリウム・アンピシリンナトリウム【注射薬】」を「皮膚・軟部組織感染症」に対して「1回3gを6時間毎，静脈内に投与」した場合，当該使用事例を審査上認める。

・原則として，「スルバクタムナトリウム・アンピシリンナトリウム【注射薬】」を「扁桃周囲膿瘍」，「顎骨周囲の蜂巣炎」，「喉頭膿瘍」，「咽頭膿瘍」，「虫垂炎」に対して処方した場合，当該使用事例を審査上認める。

用法用量

〔ユナシン－Sキット静注用〕

［肺炎，肺膿瘍，腹膜炎の場合］：通常成人にはスルバクタムナトリウム・アンピシリンナトリウムとして，1日6g(力価)を2回に分け，用時添付の溶解液にて溶解し，静脈内に点滴注入する。なお，重症感染症の場合は必要に応じて適宜増量することができるが，1回3g(力価)1日4回(1日量として12g(力価))を上限とする。

［膀胱炎の場合］：通常成人にはスルバクタムナトリウム・アンピシリンナトリウムとして，1日3g(力価)を2回に分け，用時添付の溶解液にて溶解し，静脈内に点滴注入する。

通常小児にはスルバクタムナトリウム・アンピシリンナトリウムとして，1日60～150mg(力価)/kgを3～4回に分け，用時添付の溶解液にて溶解し，静脈内に点滴注入する。

〔ユナシン－S静注用〕

［肺炎，肺膿瘍，腹膜炎の場合］：通常成人にはスルバクタムナトリウム・アンピシリンナトリウムとして，1日6g(力価)を2回に分けて静脈内注射又は点滴静注する。なお，重症感染症の場合は必要に応じて適宜増量することができるが，1回3g(力価)1日4回(1日量として12g(力価))を上限とする。

［膀胱炎の場合］：通常成人にはスルバクタムナトリウム・アンピシリンナトリウムとして，1日3g(力価)を2回に分けて静脈内注射又は点滴静注する。

通常小児にはスルバクタムナトリウム・アンピシリンナトリウムとして，1日60～150mg(力価)/kgを3～4回に分けて静脈内注射又は点滴静注する。

静脈内注射に際しては，日局注射用水，日局生理食塩液又は日局ブドウ糖注射液に溶解し，緩徐に投与する。

なお，点滴による静脈内投与に際しては，補液に溶解して用いる。

用法用量に関連する使用上の注意

(1)本剤の使用にあたっては，耐性菌の発現等を防ぐため，β-ラクタマーゼ産生菌，かつアンピシリン耐性菌を確認し，疾病の治療上必要な最少限の期間の投与にとどめること。

(2)高度の腎障害のある成人患者に本剤を投与する場合は，本剤の投与量及び投与間隔を調節する等，慎重に投与すること。

禁忌

(1)本剤の成分によるショックの既往歴のある患者

(2)伝染性単核症の患者

原則禁忌　本剤の成分又はペニシリン系抗生物質に対し過敏症の既往歴のある患者

スルバクシン静注用0.75g：シオノ　(0.75g)1瓶[331円/瓶]，スルバクシン静注用1.5g：シオノ　(1.5g)1瓶[380円/瓶]，スルバクタム・アンピシリン静注用0.75g「サンド」：サンド　(0.75g)1瓶[269円/瓶]，スルバクタム・アンピシリン静注用1.5g「サンド」：サンド　(1.5g)1瓶[380円/瓶]，スルバシリン静注用0.75g：Meiji Seika　(0.75g)1瓶[331円/瓶]，スルバシリン静注用1.5g：Meiji Seika　(1.5g)1瓶[380円/瓶]，スルバシリン静注用3g：Meiji Seika　－[－]，ピシリバクタ静注用0.75g：日医工　(0.75g)1瓶[331円/瓶]，ピシリバクタ静注用1.5g：日医工　(1.5g)1瓶[380円/瓶]，ピスルシン静注用0.75g：大原薬品　(0.75g)1瓶[331円/瓶]，ピスルシン静注用1.5g：大原薬品　(1.5g)1瓶[380円/瓶]，ピスルシン静注用3g：大原薬品　－[－]，ユーシオン－S静注用0.75g：沢井　(0.75g)1瓶[331円/瓶]，ユーシオン－S静注用1.5g：沢井　(1.5g)1瓶[380円/瓶]，ユナスピン静注用0.75g：ケミックス　(0.75g)1瓶[331円/瓶]，ユナスピン静注用1.5g：ケミックス　(1.5g)1瓶[380円/瓶]

ユニカリックL輸液　規格：1L1袋［875円/袋］
ユニカリックN輸液　規格：1L1袋［965円/袋］
アミノ酸　糖　電解質　テルモ　325

【効 能 効 果】

経口，経腸管栄養補給が不能又は不十分で，経中心静脈栄養に頼らざるを得ない場合の水分，電解質，カロリー及びアミノ酸の補給。

【対応標準病名】

◎	摂食機能障害		
△	異常腸音	胃内停水	回盲部腫瘤
	下腹部腫瘤	胸脇苦満	筋性防御
	口苦	口腔内異常感症	口腔内感覚異常症
	口内痛	後腹膜腫瘤	黒色便
	骨盤内腫瘤	臍部腫瘤	しぶり腹
	小腹拘急	小腹硬満	上腹部腫瘤
	小腹不仁	食道異物感	心下急
	心下痞	心下痞堅	心下痞硬
	心窩部振水音	心窩部不快	蠕動亢進
	大量便	腸音欠如	腸音亢進
	腸間膜腫瘤	つかえ感	粘液便
	排便習慣の変化	排便障害	腹腔内腫瘤
	腹皮拘急	腹部腫脹	腹部腫瘤
	腹部板状硬	腹部不快感	便異常
	便色異常	便潜血	膀胱直腸障害
	緑色便		

用法用量

〔ユニカリック L 輸液〕

本剤は経中心静脈輸液療法の開始時で，耐糖能が不明の場合や耐糖能が低下している場合の開始液として，あるいは侵襲時等で耐糖能が低下しており，ブドウ糖を制限する必要がある場合の維持液として用いる。

通常，成人には 1 日 2000mL を 24 時間かけて中心静脈内に持続点滴注入する。なお，年齢，症状，体重により適宜増減する。

〔ユニカリック N 輸液〕

本剤は経中心静脈輸液療法の維持液として用いる。

通常，成人には 1 日 2000mL を 24 時間かけて中心静脈内に持続点滴注入する。なお，年齢，症状，体重により適宜増減する。

用法用量に関連する使用上の注意　重篤なアシドーシスが起こることがあるので，必ず必要量（1 日 3mg 以上を目安）のビタミン B_1を併用すること。

警告　ビタミン B_1を併用せずに高カロリー輸液療法を施行すると重篤なアシドーシスが発現することがあるので，必ずビタミン B_1を併用すること。

ビタミン B_1欠乏症と思われる重篤なアシドーシスが発現した場合には，直ちに 100～400mg のビタミン B_1製剤を急速静脈内投与すること。

また，高カロリー輸液療法を施行中の患者では，基礎疾患及び合併症に起因するアシドーシスが発現することがあるので，症状があらわれた場合には高カロリー輸液療法を中断し，アルカリ化剤の投与等の処置を行うこと。

禁忌

(1)乳酸血症の患者
(2)高ナトリウム血症の患者
(3)高クロール血症の患者
(4)高カリウム血症，乏尿，アジソン病，高窒素血症の患者
(5)高リン血症，副甲状腺機能低下症の患者
(6)高マグネシウム血症，甲状腺機能低下症の患者
(7)高カルシウム血症の患者
(8)肝性昏睡又は肝性昏睡のおそれのある患者
(9)重篤な腎障害のある患者
(10)アミノ酸代謝異常のある患者

ラ

ユニタルク胸膜腔内注入用懸濁剤4g　規格：4g1瓶［7105円/瓶］
タルク　ノーベルファーマ　429

【効 能 効 果】

悪性胸水の再貯留抑制

【対応標準病名】

◎	癌性胸水

効能効果に関連する使用上の注意　本剤は悪性胸水の再貯留抑制のために使用し，腹水の減少を目的として本剤を使用しないこと。

用法用量　通常，成人には，本剤（4g/バイアル）を日局生理食塩液 50mL で懸濁して，胸膜腔内に注入する。

用法用量に関連する使用上の注意

(1)両側悪性胸水に対して，両側肺の胸膜腔内に本剤を同時投与した場合の有効性及び安全性は確立していない。また，片側胸膜腔内に本剤を投与した後，本剤を対側胸膜腔内に投与した場合の有効性及び安全性は確立していない。
(2)同側肺の胸膜腔内に本剤を追加投与（ドレナージチューブ抜管前）又は再投与した場合の有効性及び安全性は確立していない。
(3)本剤と他の胸膜癒着剤との併用投与に関する有効性及び安全性は確立していない。

警告　本剤の投与により急性呼吸窮迫症候群があらわれ，死亡に至った例も報告されている。急速に進行する呼吸困難等の臨床症状に注意するとともに，胸部 X 線検査の実施等，観察を十分に行い，異常が認められた場合には適切な処置を行うこと。

禁忌　本剤又はタルクに対し過敏症の既往歴のある患者

ライゾデグ配合注フレックスタッチ　規格：－［－］
ライゾデグ配合注ペンフィル　規格：－［－］
インスリンアスパルト（遺伝子組換え）　インスリンデグルデク（遺伝子組換え）　ノボノルディスク　249

【効 能 効 果】

インスリン療法が適応となる糖尿病

【対応標準病名】

◎	糖尿病		
○	1 型糖尿病	1 型糖尿病・眼合併症あり	1 型糖尿病・関節合併症あり
	1 型糖尿病・ケトアシドーシス合併あり	1 型糖尿病・昏睡合併あり	1 型糖尿病・腎合併症あり
	1 型糖尿病・神経学的合併症あり	1 型糖尿病・多発糖尿病性合併症あり	1 型糖尿病・糖尿病性合併症あり
	1 型糖尿病・糖尿病性合併症なし	1 型糖尿病・末梢循環合併症あり	1 型糖尿病黄斑症
	1 型糖尿病合併妊娠	1 型糖尿病性アシドーシス	1 型糖尿病性アセトン血症
	1 型糖尿病性胃腸症	1 型糖尿病性壊疽	1 型糖尿病性黄斑浮腫
	1 型糖尿病性潰瘍	1 型糖尿病性眼筋麻痺	1 型糖尿病性肝障害
	1 型糖尿病性関節症	1 型糖尿病性筋萎縮症	1 型糖尿病性血管障害
	1 型糖尿病性ケトアシドーシス	1 型糖尿病性高コレステロール血症	1 型糖尿病性虹彩炎
	1 型糖尿病性骨症	1 型糖尿病性昏睡	1 型糖尿病性自律神経ニューロパチー
	1 型糖尿病性神経因性膀胱	1 型糖尿病性神経痛	1 型糖尿病性腎硬化症
	1 型糖尿病性腎症	1 型糖尿病性腎症第 1 期	1 型糖尿病性腎症第 2 期
	1 型糖尿病性腎症第 3 期	1 型糖尿病性腎症第 3 期 A	1 型糖尿病性腎症第 3 期 B
	1 型糖尿病性腎症第 4 期	1 型糖尿病性腎症第 5 期	1 型糖尿病性腎不全
	1 型糖尿病性水疱	1 型糖尿病性精神障害	1 型糖尿病性そう痒症
	1 型糖尿病性多発ニューロパチー	1 型糖尿病性単ニューロパチー	1 型糖尿病性中心性網膜症
	1 型糖尿病性低血糖性昏睡	1 型糖尿病性動脈硬化症	1 型糖尿病性動脈閉塞症
	1 型糖尿病性ニューロパチー	1 型糖尿病性白内障	1 型糖尿病性皮膚障害

	1型糖尿病性浮腫性硬化症	1型糖尿病性末梢血管症	1型糖尿病性末梢血管障害
あ	1型糖尿病性末梢神経障害	1型糖尿病性網膜症	ウイルス性糖尿病・眼合併症あり
	ウイルス性糖尿病・ケトアシドーシス合併あり	ウイルス性糖尿病・昏睡合併あり	ウイルス性糖尿病・腎合併症あり
	ウイルス性糖尿病・神経学的合併症あり	ウイルス性糖尿病・多発糖尿病性合併症あり	ウイルス性糖尿病・糖尿病性合併症あり
か	ウイルス性糖尿病・糖尿病性合併症なし	ウイルス性糖尿病・末梢循環合併症あり	緩徐進行1型糖尿病
	緩徐進行1型糖尿病・眼合併症あり	緩徐進行1型糖尿病・関節合併症あり	緩徐進行1型糖尿病・ケトアシドーシス合併あり
	緩徐進行1型糖尿病・昏睡合併あり	緩徐進行1型糖尿病・腎合併症あり	緩徐進行1型糖尿病・神経学的合併症あり
	緩徐進行1型糖尿病・多発糖尿病性合併症あり	緩徐進行1型糖尿病・糖尿病性合併症なし	緩徐進行1型糖尿病・末梢循環合併症あり
	キンメルスチール・ウイルソン症候群	劇症1型糖尿病	高血糖高浸透圧症候群
さ	高浸透圧性非ケトン性昏睡	術後低インスリン血症	膵性糖尿病
	膵性糖尿病・眼合併症あり	膵性糖尿病・ケトアシドーシス合併あり	膵性糖尿病・昏睡合併あり
	膵性糖尿病・腎合併症あり	膵性糖尿病・神経学的合併症あり	膵性糖尿病・多発糖尿病性合併症あり
	膵性糖尿病・糖尿病性合併症あり	膵性糖尿病・糖尿病性合併症なし	膵性糖尿病・末梢循環合併症あり
	膵全摘後二次性糖尿病	ステロイド糖尿病・眼合併症あり	ステロイド糖尿病・ケトアシドーシス合併あり
	ステロイド糖尿病・昏睡合併あり	ステロイド糖尿病・腎合併症あり	ステロイド糖尿病・神経学的合併症あり
	ステロイド糖尿病・多発糖尿病性合併症あり	ステロイド糖尿病・糖尿病性合併症あり	ステロイド糖尿病・糖尿病性合併症なし
	ステロイド糖尿病・末梢循環合併症あり	増殖性糖尿病性網膜症	増殖性糖尿病性網膜症・1型糖尿病
た	糖尿病・糖尿病性合併症なし	糖尿病黄斑症	糖尿病黄斑浮腫
	糖尿病性アシドーシス	糖尿病性アセトン血症	糖尿病性壊疽
	糖尿病性潰瘍	糖尿病性眼筋麻痺	糖尿病性肝障害
	糖尿病性関節症	糖尿病性筋萎縮症	糖尿病性血管障害
	糖尿病性ケトアシドーシス	糖尿病性高コレステロール血症	糖尿病性虹彩炎
	糖尿病性骨症	糖尿病性昏睡	糖尿病性自律神経ニューロパチー
	糖尿病性神経因性膀胱	糖尿病性神経痛	糖尿病性腎硬化症
	糖尿病性腎症	糖尿病性腎不全	糖尿病性水疱
	糖尿病性精神障害	糖尿病性そう痒症	糖尿病性多発ニューロパチー
	糖尿病性単ニューロパチー	糖尿病性中心性網膜症	糖尿病性低血糖性昏睡
	糖尿病性動脈閉塞症	糖尿病性ニューロパチー	糖尿病性白内障
	糖尿病性皮膚障害	糖尿病性浮腫性硬化症	糖尿病性末梢血管症
	糖尿病性末梢血管障害	糖尿病性末梢神経障害	糖尿病網膜症
な	二次性糖尿病・眼合併症あり	二次性糖尿病・ケトアシドーシス合併あり	二次性糖尿病・昏睡合併あり
	二次性糖尿病・腎合併症あり	二次性糖尿病・神経学的合併症あり	二次性糖尿病・多発糖尿病性合併症あり
	二次性糖尿病・糖尿病性合併症あり	二次性糖尿病・糖尿病性合併症なし	二次性糖尿病・末梢循環合併症あり
は	妊娠中の糖尿病	妊娠糖尿病母体児症候群	不安定型糖尿病
や	薬剤性糖尿病・眼合併症あり	薬剤性糖尿病・ケトアシドーシス合併あり	薬剤性糖尿病・昏睡合併あり
	薬剤性糖尿病・腎合併症あり	薬剤性糖尿病・神経学的合併症あり	薬剤性糖尿病・多発糖尿病性合併症あり
	薬剤性糖尿病・糖尿病性合併症あり	薬剤性糖尿病・糖尿病性合併症なし	薬剤性糖尿病・末梢循環合併症あり
△	インスリン抵抗性糖尿病	化学的糖尿病	境界型糖尿病
	新生児一過性糖尿病	新生児糖尿病	糖尿病合併症
	糖尿病性動脈硬化症	糖尿病母体児	妊娠糖尿病

効能効果に関連する使用上の注意　糖尿病の診断が確立した患者に対してのみ適用を考慮すること。
糖尿病以外にも耐糖能異常や尿糖陽性を呈する糖尿病類似の病態(腎性糖尿，甲状腺機能異常等)があることに留意すること。

用法用量
〔フレックスタッチ〕：本剤は，超速効型インスリン(インスリン　アスパルト)と持効型インスリン(インスリン　デグルデク)を3：7のモル比で含有する溶解インスリン製剤である。通常，成人では，初期は1回4～20単位を1日1～2回皮下注射する。1日1回投与のときは，主たる食事の直前に投与し，毎日一定とする。1日2回投与のときは，朝食直前と夕食直前に投与する。投与量は症状及び検査所見に応じて適宜増減するが，維持量は通常1日4～80単位である。但し，必要により上記用量を超えて使用することがある。
〔ペンフィル〕：本剤は，超速効型インスリン(インスリン　アスパルト)と持効型インスリン(インスリン　デグルデク)を3：7のモル比で含有する溶解インスリン製剤である。通常，成人では，初期は1回4～20単位を1日1～2回，専用のインスリンペン型注入器を用いて皮下注射する。1日1回投与のときは，主たる食事の直前に投与し，毎日一定とする。1日2回投与のときは，朝食直前と夕食直前に投与する。投与量は症状及び検査所見に応じて適宜増減するが，維持量は通常1日4～80単位である。但し，必要により上記用量を超えて使用することがある。

用法用量に関連する使用上の注意
(1)本剤は，作用発現が速いため，食事の直前に投与すること。
(2)適用にあたっては，本剤の作用時間や患者の病状に留意すること。他のインスリン製剤と同様に，患者の病状が本剤の製剤的特徴に適する場合に投与すること。
(3)1日1回投与の場合には，朝食，昼食又は夕食のうち主たる食事の直前に投与する。いずれの食事の直前に投与するかは毎日一定とすること。
(4)インスリン依存状態にある患者(1型糖尿病患者等)には，他のインスリン製剤と併用して本剤は1日1回投与とすること。
(5)糖尿病性昏睡，急性感染症，手術等緊急の場合は，本剤のみで処置することは適当でなく，速効型インスリン製剤を使用すること。
(6)1日1回又は1日2回投与の中間型又は持効型インスリン製剤あるいは混合製剤によるインスリン治療から本剤に変更する場合，患者の状態に応じて用量を決定するなど慎重に本剤の投与を開始すること。目安として1日投与量は前治療におけるインスリン製剤の1日投与量と同単位で投与を開始し，その後の患者の状態に応じて用量を増減するなど，本剤の作用特性を考慮の上行うこと。
(7)インスリン以外の他の糖尿病用薬から本剤に切り替える場合又はインスリン以外の他の糖尿病用薬と併用する場合は，低用量から開始するなど，本剤の作用特性を考慮の上慎重に行うこと。
(8)本剤の投与開始時及びその後の数週間は血糖コントロールのモニタリングを十分に行うこと。
併用する他の糖尿病用薬の投与量や投与スケジュールの調整が必要となることがある。

禁忌
(1)低血糖症状を呈している患者
(2)本剤の成分に対し過敏症の既往歴のある患者

ライボミンS注射液　規格：1mL1管[64円/管]
ピリドキサールリン酸エステル水和物　フラビンアデニンジヌクレオチドナトリウム　トーアエイヨー　317

【効能効果】

下記疾患のうち，本剤に含まれるビタミン類の欠乏又は代謝障害が関与すると推定される場合
湿疹・皮膚炎群，口唇炎・口角炎・口内炎
(効果がないのに月余にわたって漫然と使用すべきでない。)

【対応標準病名】

◎	口角炎	口唇炎	口内炎
	湿疹	ビタミン欠乏症	皮膚炎
○	アフタ性口内炎	口唇アフタ	口唇色素沈着症
	孤立性アフタ	再発性アフタ	大アフタ

	妊娠湿疹	妊婦性皮膚炎	複合ビタミン欠乏症
	ベドナーアフタ		
△	足湿疹	アレルギー性口内炎	陰のう湿疹
	ウイルス性口内炎	会陰部肛囲湿疹	腋窩湿疹
	壊死性潰瘍性歯周炎	壊死性潰瘍性歯肉炎	壊疽性口内炎
	壊疽性歯肉炎	外陰部皮膚炎	潰瘍性口内炎
	カタル性口内炎	カンジダ性口角びらん	カンジダ性口内炎
	感染性口内炎	乾燥性口内炎	顔面急性皮膚炎
	義歯性口内炎	偽膜性口内炎	丘疹状湿疹
	急性偽膜性カンジダ症	急性湿疹	頬粘膜白板症
	亀裂性湿疹	形質細胞性口唇炎	頚部皮膚炎
	ゲオトリクム症	ゲオトリクム性口内炎	口蓋垂結核
	口角口唇炎	口角びらん	口腔カンジダ症
	口腔感染症	口腔結核	口腔紅板症
	口腔粘膜結核	口腔白板症	硬口蓋白板症
	口唇潰瘍	口唇カンジダ症	口唇結核
	口唇粘液のう胞	口唇びらん	口唇部膿瘍
	口唇麻痺	口唇瘻	口底白板症
	紅板症	紅斑性湿疹	肛門湿疹
	歯肉カンジダ症	歯肉白板症	手指湿疹
	出血性口内炎	人工肛門部皮膚炎	新生児皮膚炎
	水疱性口唇炎	水疱性口内炎	水疱性口内炎ウイルス病
	赤色湿疹	舌カンジダ症	接触性口唇炎
	接触性口内炎	舌白板症	全身湿疹
	腺性口唇炎	多発性口内炎	地図状口内炎
	手湿疹	頭部湿疹	軟口蓋白板症
	肉芽腫性口唇炎	ニコチン性口蓋白色角化症	ニコチン性口内炎
	乳房皮膚炎	白色水腫	剥離性口唇炎
	鼻背部湿疹	鼻前庭部湿疹	フォアダイス病
	ヘルペスウイルス性歯肉口内炎	扁平湿疹	放射線性口内炎
	慢性湿疹	落屑性湿疹	淋菌性口内炎
	鱗状湿疹		

用法用量 通常成人1回1～2mLを1日1～2回，皮下，筋肉内又は静脈内注射する。
なお，年齢，症状により適宜増減する。

ラエンネック

規格：2mL1管[186円/管]

胎盤加水分解物　日本生物製剤　325

【効 能 効 果】

慢性肝疾患における肝機能の改善

【対応標準病名】

◎	肝疾患	肝障害	慢性肝炎
○	アレルギー性肝臓症	うっ血肝	うっ血性肝硬変
	活動性慢性肝炎	肝下垂症	肝限局性結節性過形成
	肝梗塞	肝出血	肝腫瘤
	肝静脈閉塞症	肝腎症候群	肝臓紫斑病
	肝中心静脈閉塞症	肝のう胞	肝肺症候群
	肝浮腫	クリュヴリエ・バウムガルテン症候群	脂肪肝
	ショック肝	遷延性肝炎	中心性出血性肝壊死
	特発性門脈圧亢進症	非アルコール性脂肪性肝炎	慢性肝炎増悪
	慢性持続性肝炎	慢性非活動性肝炎	門脈圧亢進症
	門脈圧亢進症性胃症	門脈拡張症	
△	肝機能障害	肝疾患に伴う貧血	多発性肝血管腫

用法用量 通常成人1日1回2mLを皮下又は筋肉内に注射する。症状により1日2～3回注射することができる。

禁忌 本剤に対し過敏症の既往歴のある患者

ラクトリンゲルS注「フソー」

規格：200mL1瓶[141円/瓶]，500mL1瓶[143円/瓶]，500mL1袋[143円/袋]，200mL1袋[141円/袋]

D－ソルビトール　塩化カリウム　塩化カルシウム水和物　塩化ナトリウム　乳酸ナトリウム　扶桑薬品　331

【効 能 効 果】

(1)循環血液量及び組織間液の減少時における細胞外液の補給・補正
(2)代謝性アシドーシスの補正
(3)エネルギーの補給

【対応標準病名】

◎	代謝性アシドーシス		
○	アシドーシス	ケトアシドーシス	代償性代謝性アシドーシス
	非呼吸性アシドーシス		
△	ケトン血性嘔吐症	高塩素性アシドーシス	呼吸性アシドーシス
	混合型酸塩基平衡障害	酸塩基平衡異常	代償性アシドーシス
	代償性呼吸性アシドーシス	炭酸過剰性アシドーシス	電解質異常
	電解質平衡異常	乳酸アシドーシス	乳児ケトアシドーシス
	ピルビン酸血症	薬物性アシドーシス	

用法用量 通常成人1回500～1,000mLを点滴静注する。投与速度は通常成人D-ソルビトールとして1時間あたり0.5g/kg体重以下とする。
なお，年齢，症状，体重により適宜増減する。

禁忌
(1)高乳酸血症の患者
(2)遺伝性果糖不耐症の患者

ソルラクトS輸液：テルモ　500mL1袋[143円/袋]，250mL1袋[140円/袋]，ニソリ・S注：マイラン製薬　500mL1瓶[143円/瓶]，ラクテックG輸液：大塚製薬工場　500mL1袋[143円/袋]，250mL1袋[140円/袋]，1L1袋[296円/袋]

ラクトリンゲル液"フソー"

規格：500mL1瓶[156円/瓶]，500mL1袋[156円/袋]，1L1瓶[272円/瓶]，1L1袋[272円/袋]，200mL1瓶[136円/瓶]

塩化カリウム　塩化カルシウム水和物　塩化ナトリウム　乳酸ナトリウム　扶桑薬品　331

【効 能 効 果】

(1)循環血液量及び組織間液の減少時における細胞外液の補給・補正
(2)代謝性アシドーシスの補正

【対応標準病名】

◎	代謝性アシドーシス		
○	アシドーシス	ケトアシドーシス	ケトン血性嘔吐症
	高塩素性アシドーシス	代償性アシドーシス	炭酸過剰性アシドーシス
	乳児ケトアシドーシス	非呼吸性アシドーシス	
△	呼吸性アシドーシス	混合型酸塩基平衡障害	酸塩基平衡異常
	代償性呼吸性アシドーシス	代償性代謝性アシドーシス	電解質異常
	電解質平衡異常	乳酸アシドーシス	ピルビン酸血症
	薬物性アシドーシス		

用法用量 通常成人，1回500～1,000mLを点滴静注する。投与速度は通常成人1時間あたり300～500mLとする。
なお，年齢，症状，体重により適宜増減する。

禁忌 高乳酸血症の患者

ソルラクト輸液：テルモ　500mL1袋[155円/袋]，1L1袋[275円/袋]，250mL1袋[136円/袋]，ニソリ輸液：マイラン製薬　500mL1瓶[157円/瓶]，ハルトマン液「コバヤシ」：アイロム　500mL1瓶[155円/瓶]，ハルトマン輸液「NP」：ニプロ　500mL1袋[155円/袋]，ハルトマン輸液pH8「NP」：ニプロ

500mL1袋[155円/袋]，1L1袋[275円/袋]，ラクテック注：大塚製薬工場　500mL1袋[155円/袋]，1L1袋[266円/袋]，250mL1袋[136円/袋]

ラジカット注30mg　規格：30mg20mL1管[5893円/管]
ラジカット点滴静注バッグ30mg
規格：30mg100mL1キット[5893円/キット]

エダラボン　田辺三菱　119

【効能効果】

脳梗塞急性期に伴う神経症候，日常生活動作障害，機能障害の改善

【対応標準病名】

◎	脳梗塞・急性期		
○	アテローム血栓性脳梗塞	アテローム血栓性脳梗塞・急性期	延髄梗塞
	延髄梗塞・急性期	奇異性脳塞栓症	橋梗塞
	橋梗塞・急性期	虚血性脳卒中	血栓性小脳梗塞
	血栓性脳梗塞	後大脳動脈狭窄	後大脳動脈血栓症
	後大脳動脈症候群	後大脳動脈塞栓症	後大脳動脈閉塞症
	再発性脳梗塞	矢状静脈洞血栓症	出血性脳梗塞
	小窩性卒中	小脳梗塞	小脳卒中症候群
	小脳動脈狭窄	小脳動脈血栓症	小脳動脈塞栓症
	小脳動脈閉塞	静脈血栓性脳梗塞	静脈性脳梗塞
	心原性小脳梗塞	心原性脳塞栓症	セスタン－シュネ症候群
	前大脳動脈狭窄	前大脳動脈血栓症	前大脳動脈症候群
	前大脳動脈塞栓症	前大脳動脈閉塞症	穿通枝梗塞
	塞栓性小脳梗塞	塞栓性小脳梗塞・急性期	塞栓性脳梗塞
	塞栓性脳梗塞・急性期	多発性小脳梗塞	多発性脳梗塞
	中大脳動脈狭窄症	中大脳動脈血栓症	中大脳動脈症候群
	中大脳動脈塞栓症	中大脳動脈閉塞症	椎骨動脈狭窄症
	椎骨動脈血栓症	椎骨動脈塞栓症	椎骨動脈閉塞症
	椎骨脳底動脈狭窄症	内頚動脈狭窄症	内頚動脈血栓症
	内頚動脈塞栓症	内頚動脈閉塞症	脳外主幹動脈血栓症脳梗塞
	脳外主幹動脈塞栓症脳梗塞	脳外主幹動脈閉塞脳梗塞	脳幹梗塞
	脳幹梗塞・急性期	脳血管閉塞性脳梗塞	脳血管攣縮による脳梗塞
	脳梗塞	脳静脈血栓症	脳静脈洞血栓症
	脳底動脈狭窄症	脳底動脈血栓症	脳底動脈循環不全
	脳底動脈先端症候群	脳底動脈先端塞栓症	脳底動脈塞栓症
	脳底動脈閉塞症	脳動脈解離による脳梗塞	脳動脈狭窄症
	脳動脈閉塞症	脳軟化症	皮質枝梗塞
	皮質静脈血栓症	分水界梗塞	無症候性脳梗塞
	ラクナ梗塞	ワレンベルグ症候群	
△	鎖骨下動脈閉塞症	多発性ラクナ梗塞	脳梗塞後遺症
	無症候性多発性脳梗塞	無症候性ラクナ梗塞	

用法用量

〔ラジカット注30mg〕：通常，成人に1回1管(エダラボンとして30mg)を適当量の生理食塩液等で用時希釈し，30分かけて1日朝夕2回の点滴静注を行う。発症後24時間以内に投与を開始し，投与期間は14日以内とする。

〔ラジカット点滴静注バッグ30mg〕：通常，成人に1回1袋(エダラボンとして30mg)を，30分かけて1日朝夕2回の点滴静注を行う。発症後24時間以内に投与を開始し，投与期間は14日以内とする。

用法用量に関連する使用上の注意　症状に応じてより短期間で投与を終了することも考慮すること。

禁忌

(1)重篤な腎機能障害のある患者

(2)本剤の成分に対し過敏症の既往歴のある患者

エダラボン点滴静注30mg「DSEP」：第一三共エスファ　30mg20mL1管[3349円/管]，エダラボン点滴静注30mg「HK」：光　30mg20mL1管[3349円/管]，エダラボン点滴静注30mg「KN」：小林化工　30mg20mL1管[3349円/管]，エダラボン点滴静注30mg「NP」：ニプロ　30mg20mL1管[2601円/管]，エダラボン点滴静注30mg「TCK」：辰巳化学　30mg20mL1管[3349円/管]，エダラボン点滴静注30mg「アイロム」：アイロム　30mg20mL1管[3349円/管]，エダラボン点滴静注30mg「アメル」：共和薬品　30mg20mL1管[3349円/管]，エダラボン点滴静注30mg「杏林」：キョーリンリメディオ　30mg20mL1管[3349円/管]，エダラボン点滴静注30mg「タカタ」：高田　30mg20mL1管[2601円/管]，エダラボン点滴静注30mg「トーワ」：東和　30mg20mL1瓶[3349円/瓶]，エダラボン点滴静注30mgバッグ「DSEP」：第一三共エスファ　30mg100mL1キット[3542円/キット]，エダラボン点滴静注30mgバッグ「HK」：光　30mg100mL1キット[3542円/キット]，エダラボン点滴静注30mgバッグ「アイロム」：アイロム　30mg100mL1キット[2589円/キット]，エダラボン点滴静注30mgバッグ「タカタ」：高田　30mg100mL1キット[2589円/キット]，エダラボン点滴静注30mgバッグ「トーワ」：東和　30mg100mL1キット[3542円/キット]，エダラボン点滴静注30mg「ハラサワ」：原沢　30mg20mL1管[2601円/管]，エダラボン点滴静注30mg「ファイザー」：ファイザー　30mg20mL1管[3349円/管]，エダラボン点滴静注30mg「明治」：Meiji Seika　30mg20mL1管[2601円/管]，エダラボン点滴静注液30mg「F」：富士製薬　30mg20mL1瓶[3349円/瓶]，エダラボン点滴静注液30mg「NS」：日新－山形　30mg20mL1管[2601円/管]，エダラボン点滴静注液30mg「TYK」：大正薬品　30mg20mL1管[3349円/管]，エダラボン点滴静注液30mg「YD」：陽進堂　30mg20mL1管[3349円/管]，エダラボン点滴静注液30mg「ケミファ」：日本ケミファ　30mg20mL1管[3349円/管]，エダラボン点滴静注液30mg「サワイ」：沢井　30mg20mL1管[3349円/管]，エダラボン点滴静注液30mg「日医工」：日医工　30mg20mL1管[2601円/管]，エダラボン点滴静注液30mgバッグ「F」：富士製薬　30mg100mL1キット[3542円/キット]，エダラボン点滴静注液30mgバッグ「NP」：ニプロ　30mg100mL1キット[2589円/キット]，エダラボン点滴静注液30mgバッグ「ケミファ」：日本ケミファ　30mg100mL1キット[3542円/キット]，エダラボン点滴静注液30mgバッグ「サワイ」：沢井　30mg100mL1キット[3542円/キット]，エダラボン点滴静注液30mgバッグ「サンド」：サンド　30mg100mL1キット[2589円/キット]，エダラボン点滴静注液30mgバッグ「明治」：Meiji Seika　30mg100mL1キット[2589円/キット]，エダラボン点滴静注液バッグ30mg「TYK」：大正薬品　30mg100mL1キット[2589円/キット]，エダラボン点滴静注液バッグ30mg「日医工」：日医工　30mg100mL1キット[2589円/キット]，エダラボン点滴静注バッグ30mg「AA」：あすかActavis　30mg100mL1キット[3542円/キット]，エダラボン点滴静注バッグ30mg「NS」：日新－山形　30mg100mL1キット[3542円/キット]，エダラボン点滴静注バッグ30mg「YD」：陽進堂　30mg100mL1キット[2589円/キット]，エダラボン点滴静注バッグ30mg「アメル」：共和薬品　30mg100mL1キット[3542円/キット]，エダラボン点滴静注バッグ30mg「杏林」：キョーリンリメディオ　30mg100mL1キット[2589円/キット]，エダラボン点滴静注バッグ30mg「ファイザー」：ファイザー　30mg100mL1キット[3542円/キット]

ラシックス注20mg　規格：20mg1管[61円/管]

フロセミド　サノフィ　213

【効能効果】

高血圧症(本態性，腎性等)，悪性高血圧，心性浮腫(うっ血性心不全)，腎性浮腫，肝性浮腫，脳浮腫，尿路結石排出促進

【対応標準病名】

◎	悪性高血圧症	うっ血性心不全	肝性浮腫
	高血圧症	腎性高血圧症	腎性浮腫
	心臓性浮腫	尿路結石症	脳浮腫
	本態性高血圧症		
○	右室不全	右心不全	下肢浮腫
	下腿浮腫	褐色細胞腫	褐色細胞腫性高血圧症
	下半身浮腫	下腹部浮腫	顔面浮腫
	急性心不全	境界型高血圧症	クロム親和性細胞腫
	限局性浮腫	高血圧性緊急症	高血圧性腎疾患
	高血圧性脳内出血	高血圧切迫症	高度浮腫
	高レニン性高血圧症	左室不全	左心不全
	珊瑚状結石	四肢浮腫	若年高血圧症
	若年性境界型高血圧症	収縮期高血圧症	術中異常高血圧症
	上肢浮腫	上腕浮腫	心因性高血圧症
	腎盂結石症	心筋不全	腎血管性高血圧症
	腎結石自排	腎結石症	心原性肺水腫
	腎砂状結石	腎実質性高血圧症	心臓性呼吸困難
	心臓喘息	腎尿管結石	心不全
	全身性浮腫	足部浮腫	多発性腎結石
	低レニン性高血圧症	頭蓋内圧亢進症	内分泌性高血圧症
	二次性高血圧症	尿管結石症	尿道結石症
	脳圧迫	副腎性高血圧症	本態性頭蓋内圧亢進症
	末梢性浮腫	慢性うっ血性心不全	慢性心不全
	両心不全	良性頭蓋内圧亢進症	
△	HELLP 症候群	一過性浮腫	軽症妊娠高血圧症候群
	結石性腎盂腎炎	混合型妊娠高血圧症候群	産後高血圧症
	重症妊娠高血圧症候群	純粋型妊娠高血圧症候群	新生児高血圧症
	早発型妊娠高血圧症候群	遅発型妊娠高血圧症候群	中毒性浮腫
	特発性浮腫	内分泌性浮腫	妊娠高血圧症
	妊娠高血圧症候群	妊娠高血圧腎症	妊娠中一過性高血圧症
	副腎腺腫	副腎のう腫	副腎皮質のう腫
	浮腫	麻痺側浮腫	良性副腎皮質腫瘍
※	適応外使用可 原則として，「フロセミド 20mg【注射薬】」を「急性・慢性腎不全による乏尿」に対して処方した場合，当該使用事例を審査上認める。		

用法用量 通常，成人にはフロセミドとして1日1回 20mg を静脈注射又は筋肉内注射する。なお，年齢，症状により適宜増減する。腎機能不全等の場合にはさらに大量に用いることもある。ただし，悪性高血圧に用いる場合には，通常，他の降圧剤と併用すること。

禁忌

(1)無尿の患者
(2)肝性昏睡の患者
(3)体液中のナトリウム，カリウムが明らかに減少している患者
(4)スルフォンアミド誘導体に対し過敏症の既往歴のある患者

フロセミド注20mgシリンジ「テバ」：テバ製薬 20mg2mL1筒[130円/筒]，フロセミド注20mg「テバ」：テバ製薬 20mg1管[57円/管]，フロセミド注20mg「トーワ」：東和 20mg1管[57円/管]，フロセミド注射液20mg「日医工」：日医工 20mg1管[57円/管]

ラシックス注100mg

規格：100mg1管[151円/管]
フロセミド
サノフィ 213

【効 能 効 果】

急性又は慢性腎不全による乏尿

【対応標準病名】

◎	急性腎不全	乏尿	慢性腎不全
○	1 型糖尿病性腎不全	2 型糖尿病性腎不全	急性腎後性腎不全
	急性腎性腎不全	急性腎前性腎不全	急性腎皮質壊死
	急性尿細管壊死	ショック腎	腎髄質壊死
	腎性網膜症	腎乳頭壊死	糖尿病性腎不全
	尿毒症性心膜炎	尿毒症性多発性ニューロパチー	尿毒症性ニューロパチー
	尿毒症性脳症	尿毒症肺	末期腎不全
	慢性腎臓病ステージG4	慢性腎臓病ステージG5	慢性腎臓病ステージG5D
△	仮性無尿	小便不利	真性無尿
	赤血球造血刺激因子製剤低反応性貧血	尿毒症性心筋症	反射性無尿
	慢性腎臓病ステージG3	慢性腎臓病ステージG3a	慢性腎臓病ステージG3b

用法用量 フロセミドとして 20～40mg を静脈内投与し，利尿反応のないことを確認した後，通常，本剤 1 アンプル(100mg)を静脈内投与する。
投与後 2 時間以内に 1 時間当り約 40mL 以上の尿量が得られない場合には用量を漸増し，その後症状により適宜増減する。
ただし，1 回投与量は 5 アンプル(500mg)までとし，1 日量は 10 アンプル(1000mg)までとする。
本剤の投与速度はフロセミドとして毎分 4mg 以下とする。

禁忌

(1)無尿の患者
(2)腎毒性物質又は肝毒性物質による中毒の結果起きた腎不全の患者
(3)肝性昏睡を伴う腎不全の患者
(4)体液中のナトリウム，カリウムが明らかに減少している患者
(5)著しい循環血液量の減少あるいは血圧の低下している患者
(6)スルフォンアミド誘導体に対し過敏症の既往歴のある患者

ラステット注100mg/5mL

規格：100mg5mL1瓶[5390円/瓶]
エトポシド
日本化薬 424

ベプシド注 100mg を参照(P1850)

ラスリテック点滴静注用1.5mg

規格：1.5mg1瓶(溶解液付)[12894円/瓶]

ラスリテック点滴静注用7.5mg

規格：7.5mg1瓶(溶解液付)[51365円/瓶]
ラスブリカーゼ(遺伝子組換え)
サノフィ 395

【効 能 効 果】

がん化学療法に伴う高尿酸血症

【対応標準病名】

◎	高尿酸血症
△	無症候性高尿酸血症

効能効果に関連する使用上の注意

(1)本剤の投与にあたっては，腫瘍崩壊症候群の発症リスクを考慮して適応患者を選択し，既存の支持療法では血中尿酸値の管理が不十分と考えられる場合にのみ投与すること。
(2)がん化学療法後に発症した高尿酸血症の治療における本剤の有効性及び安全性は確立していない。

用法用量 通常，ラスブリカーゼとして 0.2mg/kg を 1 日 1 回 30 分以上かけて点滴静注する。なお，投与期間は最大 7 日間とする。

用法用量に関連する使用上の注意

(1)本剤は，がん化学療法開始 4～24 時間前に投与を開始すること。
(2)投与期間が 7 日間を超えた場合の有効性及び安全性は確立していない。
(3)臨床症状及び血中尿酸濃度をモニタリングし，本剤の投与を血中尿酸濃度の管理上必要最小限の期間にとどめること。
(4)本剤の初回使用(最大 7 日間の投与)後に，本剤を再度使用した場合の有効性及び安全性は確立していない。

警告

(1)本剤投与によりアナフィラキシーショックを含む重篤な過敏症

が発現するおそれがあるので，投与終了後も十分な観察を行うこと。また，症状が発現した場合，直ちに投与を中止し適切な処置を行うこと。
(2)溶血性貧血あるいはメトヘモグロビン血症を起こすおそれがあるので，症状が発現した場合，直ちに投与を中止し適切な処置を行うこと。
(3)海外臨床試験において，グルコース-6-リン酸脱水素酵素(G6PD)欠損の患者に本剤を投与後，重篤な溶血性貧血が認められている。G6PD欠損又はその他の赤血球酵素異常の有無については，家族歴の調査等十分に問診を行うこと。

禁忌

(1)本剤の成分に対し過敏症の既往歴のある患者
(2)グルコース-6-リン酸脱水素酵素(G6PD)欠損の患者又はその他の溶血性貧血を引き起こすことが知られている赤血球酵素異常を有する患者

ラピアクタ点滴静注液バイアル150mg
規格：150mg15mL1瓶[3338円/瓶]
ラピアクタ点滴静注液バッグ300mg
規格：300mg60mL1袋[6216円/袋]

ペラミビル水和物　塩野義　625

【効能効果】

A型又はB型インフルエンザウイルス感染症

【対応標準病名】

◎	インフルエンザA型	インフルエンザB型	
○	インフルエンザ(H1N1)2009	インフルエンザ(H5N1)	インフルエンザAソ連型
	インフルエンザA香港型	鳥インフルエンザ(H5N1)	
△	インフルエンザ	鳥インフルエンザ	鳥インフルエンザ(H7N9)

効能効果に関連する使用上の注意

(1)本剤の投与にあたっては，抗ウイルス薬の投与がA型又はB型インフルエンザウイルス感染症の全ての患者に対しては必須ではないことを踏まえ，患者の状態を十分観察した上で，本剤の投与の必要性を慎重に検討すること。
(2)本剤は点滴用製剤であることを踏まえ，経口剤や吸入剤等の他の抗インフルエンザウイルス薬の使用を十分考慮した上で，本剤の投与の必要性を検討すること。
(3)流行ウイルスの薬剤耐性情報に留意し，本剤投与の適切性を検討すること。
(4)本剤はC型インフルエンザウイルス感染症には効果がない。
(5)本剤は細菌感染症には効果がない。

用法用量

成人
通常，ペラミビルとして300mgを15分以上かけて単回点滴静注する。
合併症等により重症化するおそれのある患者には，1日1回600mgを15分以上かけて単回点滴静注するが，症状に応じて連日反復投与できる。
なお，年齢，症状に応じて適宜減量する。
小児：通常，ペラミビルとして1日1回10mg/kgを15分以上かけて単回点滴静注するが，症状に応じて連日反復投与できる。投与量の上限は，1回量として600mgまでとする。

用法用量に関連する使用上の注意

(1)本剤の投与は，症状発現後，可能な限り速やかに開始することが望ましい。
(2)反復投与は，体温等の臨床症状から継続が必要と判断した場合に行うこととし，漫然と投与を継続しないこと。なお，3日間以上反復投与した経験は限られている。
(3)腎機能障害のある患者では，高い血漿中濃度が持続するおそれがあるので，腎機能の低下に応じて，下表を目安に投与量を調節すること。本剤を反復投与する場合も，下表を目安とすること。小児等の腎機能障害者での使用経験はない。

Ccr (mL/min)	1回投与量	
	通常の場合	重症化するおそれのある患者の場合
50 ≦ Ccr	300mg	600mg
30 ≦ Ccr ＜ 50	100mg	200mg
10[※1]≦ Ccr ＜ 30	50mg	100mg

Ccr：クレアチニンクリアランス
※1：クレアチニンクリアランス10mL/min未満及び透析患者の場合，慎重に投与量を調節の上投与すること。ペラミビルは血液透析により速やかに血漿中から除去される。
(4)本剤は点滴静脈内注射にのみ使用すること。

警告

(1)本剤の投与にあたっては，本剤の必要性を慎重に検討すること。
(2)本剤の予防投与における有効性及び安全性は確立していない。

禁忌　本剤の成分に対し過敏症の既往歴のある患者

ラボナール注射用0.3g
規格：300mg1管[889円/管]
ラボナール注射用0.5g
規格：500mg1管[1104円/管]

チオペンタールナトリウム　田辺三菱　111

【効能効果】

(1)全身麻酔
(2)全身麻酔の導入
(3)局所麻酔剤・吸入麻酔剤との併用
(4)精神神経科における電撃療法の際の麻酔
(5)局所麻酔剤中毒・破傷風・子癇等に伴う痙攣
(6)精神神経科における診断(麻酔インタビュー)

【対応標準病名】

◎	医薬品中毒	痙攣	子癇
	破傷風		
○	牙関緊急	間代強直性痙攣	急性痙攣
	急性薬物中毒	痙攣発作	産褥子癇
	子癇発作	四肢筋痙攣	四肢痙攣
	四肢痙攣発作	妊娠子癇	不随意痙攣性運動
	分娩子癇		
△	開口障害	開口不全	下肢痙攣
	筋痙縮	筋痙直	こむら返り
	線維束性攣縮	有痛性筋痙攣	

※　適応外使用可
原則として，「チオペンタールナトリウム【注射薬】」を「低酸素性脳症」，「外傷性脳挫傷」，「脳炎」，「脳浮腫」，「開頭手術後」，「けいれん重積発作」に対して処方した場合，当該使用事例を審査上認める。

用法用量

静脈内投与
(1)溶液濃度：2.5％水溶液(5％溶液は静脈炎を起こすことがある)
(2)投与量・投与法：調製したチオペンタール水溶液を静脈より注入する。
本剤の用量や静注速度は年齢・体重とは関係が少なく個人差があるため一定ではないが，大体の基準は次のとおり。
(1)全身麻酔の導入
最初に2～4mL(2.5％溶液で50～100mg)を注入して患者の全身状態，抑制状態等を観察し，その感受性より追加量を決定する。次に患者が応答しなくなるまで追加注入し，応答がなくなった時の注入量を就眠量とする。更に就眠量の半量ないし同量を追加注入した後，他の麻酔法に移行する。
なお，気管内に挿管する場合は筋弛緩剤を併用する。
(2)短時間麻酔
①患者とコンタクトを保ちながら最初に2～3mL(2.5％溶液で50～75mg)を10～15秒位の速度で注入後30秒間

麻酔の程度，患者の全身状態を観察する。更に必要ならば2〜3mLを同速度で注入し，患者の応答のなくなった時の注入量を就眠量とする。なお，手術に先立ち，更に2〜3mLを同速度で分割注入すれば，10〜15分程度の麻酔が得られる。

②短時間で手術が終了しない場合は，注射針を静脈中に刺したまま呼吸，脈拍，血圧，角膜反射，瞳孔対光反射等に注意しながら手術の要求する麻酔深度を保つように1〜4mL（2.5%溶液で25〜100mg）を分割注入する（1回の最大使用量は1gまでとする）。

(3)精神神経科における電撃療法の際の麻酔：通常，12mL（2.5%溶液で300mg）をおよそ25〜35秒で注入し，必要な麻酔深度に達したことを確かめた後，直ちに電撃療法を行う。

(4)併用使用
本剤は局所麻酔剤あるいは吸入麻酔剤と併用することができる。
通常，2〜4mL（2.5%溶液で50〜100mg）を間歇的に静脈内注入する。
点滴投与を行う場合は静脈内点滴麻酔法に準ずる。

(5)痙攣時における使用：患者の全身状態を観察しながら，通常，2〜8mL（2.5%溶液で50〜200mg）を痙攣が止まるまで徐々に注入する。

(6)精神神経科における診断（麻酔インタビュー）：1分間に約1mLの速度で3〜4mL注入し入眠させる。その後2〜10分で呼びかければ覚醒し，質問に答えるようになればインタビューを実施する。その後は1分間約1mLの速度で追加注入する。

場合により次のような方法を用いる。

(1)直腸内注入
①溶液濃度：10%水溶液
②投与量：体重kg当たり20〜40mg（10%溶液で0.2〜0.4mL/kg）を基準とする。
③注入法：溶液を注射器に入れ，注射器の先に導尿用カテーテルをつけ肛門より直腸に挿入し，注腸する。注入後15分で麻酔に入り，約1時間持続する。

(2)筋肉内注射
①溶液濃度：2.0〜2.5%水溶液，特に7歳以下の小児に対しては2%溶液を使用する（2.5%以上の濃度は組織の壊死を起こす危険がある）。
②筋注部位：大腿筋肉，上腕部筋肉など筋肉の多い部位を選んで注射する。
③投与量：体重kg当たり20mg（2%溶液で1mL/kg）を基準とする。
④投与法：一度に全量を注入してはならず，全量を2〜3等分して，5分ごとに必要に応じて追加投与する。注入後5〜15分で麻酔に入り，約40〜50分程度持続する。

本剤の筋肉内注射は，乳幼小児で静脈が確保できないなどの場合の使用経験が報告されている。しかし，動物実験で筋注部位の壊死並びに局所障害が認められているので，本剤の筋肉内注射は患者の受ける恩恵が，その危険性よりも重要視される場合にのみ適用すること。

禁忌
(1)ショック又は大出血による循環不全，重症心不全のある患者
(2)急性間歇性ポルフィリン症の患者
(3)アジソン病の患者
(4)重症気管支喘息の患者
(5)バルビツール酸系薬物に対する過敏症の患者

ラ

ラングシンチTc−99m注　規格：10MBq［53.1円/MBq］
テクネチウム大凝集人血清アルブミン（^{99m}Tc）
日本メジフィジックス　430

【効能効果】
各種肺疾患並びに肺循環障害を併発する心疾患の肺血流分布異常部位の診断

【対応標準病名】
該当病名なし

用法用量　本剤をよく振り混ぜた後，通常，成人には37〜185MBqを肘静脈内に注射し，注射直後から被検部をガンマカメラ又はスキャンナで撮像することにより肺シンチグラムをとる。
投与量は年齢，体重により適宜増減する。

禁忌
(1)右心側から左心側への血管シャントのあるチアノーゼを呈する患者
(2)肺血流に高度の抵抗がある患者（肺高血圧症，膠原病等）

ランタス注100単位/mL　規格：100単位1mLバイアル［447円/mLV］
ランタス注カート　規格：300単位1筒［1834円/筒］
ランタス注ソロスター　規格：300単位1キット［2525円/キット］
インスリングラルギン（遺伝子組換え）　サノフィ　249

【効能効果】
インスリン療法が適応となる糖尿病

【対応標準病名】

◎	糖尿病		
○	1型糖尿病	1型糖尿病・眼合併症あり	1型糖尿病・関節合併症あり
	1型糖尿病・ケトアシドーシス合併あり	1型糖尿病・昏睡合併あり	1型糖尿病・腎合併症あり
	1型糖尿病・神経学的合併症あり	1型糖尿病・多発糖尿病性合併症あり	1型糖尿病・糖尿病性合併症あり
	1型糖尿病・糖尿病性合併症なし	1型糖尿病・末梢循環合併症あり	1型糖尿病黄斑症
	1型糖尿病合併妊娠	1型糖尿病性アシドーシス	1型糖尿病性アセトン血症
	1型糖尿病性胃腸症	1型糖尿病性壊疽	1型糖尿病性黄斑浮腫
	1型糖尿病性潰瘍	1型糖尿病性眼筋麻痺	1型糖尿病性肝障害
	1型糖尿病性関節症	1型糖尿病性筋萎縮症	1型糖尿病性血管障害
	1型糖尿病性ケトアシドーシス	1型糖尿病性高コレステロール血症	1型糖尿病性虹彩炎
	1型糖尿病性骨症	1型糖尿病性昏睡	1型糖尿病性自律神経ニューロパチー
	1型糖尿病性神経因性膀胱	1型糖尿病性神経痛	1型糖尿病性腎硬化症
	1型糖尿病性腎症	1型糖尿病性腎症第1期	1型糖尿病性腎症第2期
	1型糖尿病性腎症第3期	1型糖尿病性腎症第3期A	1型糖尿病性腎症第3期B
	1型糖尿病性腎症第4期	1型糖尿病性腎症第5期	1型糖尿病性腎不全
	1型糖尿病性水疱	1型糖尿病性精神障害	1型糖尿病性そう痒症
	1型糖尿病性多発ニューロパチー	1型糖尿病性単ニューロパチー	1型糖尿病性中心性網膜症
	1型糖尿病性低血糖性昏睡	1型糖尿病性動脈硬化症	1型糖尿病性動脈閉塞症
	1型糖尿病性ニューロパチー	1型糖尿病性白内障	1型糖尿病性皮膚障害
	1型糖尿病性浮腫性硬化症	1型糖尿病性末梢血管症	1型糖尿病性末梢血管障害
あ	1型糖尿病性末梢神経障害	1型糖尿病性網膜症	ウイルス性糖尿病・眼合併症あり
	ウイルス性糖尿病・ケトアシドーシス合併あり	ウイルス性糖尿病・昏睡合併あり	ウイルス性糖尿病・腎合併症あり
	ウイルス性糖尿病・神経学的合併症あり	ウイルス性糖尿病・多発糖尿病性合併症あり	ウイルス性糖尿病・糖尿病性合併症あり

か	ウイルス性糖尿病・糖尿病性合併症なし	ウイルス性糖尿病・末梢循環合併症あり	緩徐進行１型糖尿病
	緩徐進行１型糖尿病・眼合併症あり	緩徐進行１型糖尿病・関節合併症あり	緩徐進行１型糖尿病・ケトアシドーシス合併あり
	緩徐進行１型糖尿病・昏睡合併あり	緩徐進行１型糖尿病・腎合併症あり	緩徐進行１型糖尿病・神経学的合併症あり
	緩徐進行１型糖尿病・多発糖尿病性合併症あり	緩徐進行１型糖尿病・糖尿病性合併症なし	緩徐進行１型糖尿病・末梢循環合併症あり
	キンメルスチール・ウイルソン症候群	劇症１型糖尿病	高血糖高浸透圧症候群
さ	高浸透圧性非ケトン性昏睡	術後低インスリン血症	膵性糖尿病・眼合併症あり
	膵性糖尿病・ケトアシドーシス合併あり	膵性糖尿病・昏睡合併あり	膵性糖尿病・腎合併症あり
	膵性糖尿病・神経学的合併症あり	膵性糖尿病・多発糖尿病性合併症あり	膵性糖尿病・糖尿病性合併症あり
	膵性糖尿病・糖尿病性合併症なし	膵性糖尿病・末梢循環合併症あり	膵全摘後二次性糖尿病
	ステロイド糖尿病・眼合併症あり	ステロイド糖尿病・ケトアシドーシス合併あり	ステロイド糖尿病・昏睡合併あり
	ステロイド糖尿病・腎合併症あり	ステロイド糖尿病・神経学的合併症あり	ステロイド糖尿病・多発糖尿病性合併症あり
	ステロイド糖尿病・糖尿病性合併症あり	ステロイド糖尿病・糖尿病性合併症なし	ステロイド糖尿病・末梢循環合併症あり
た	増殖性糖尿病性網膜症	増殖性糖尿病性網膜症・１型糖尿病	糖尿病・糖尿病性合併症なし
	糖尿病黄斑症	糖尿病黄斑浮腫	糖尿病性アシドーシス
	糖尿病性アセトン血症	糖尿病性壊疽	糖尿病性潰瘍
	糖尿病性眼筋麻痺	糖尿病性肝障害	糖尿病性関節症
	糖尿病性筋萎縮症	糖尿病性血管障害	糖尿病性ケトアシドーシス
	糖尿病性高コレステロール血症	糖尿病性虹彩炎	糖尿病性骨症
	糖尿病性昏睡	糖尿病性自律神経ニューロパチー	糖尿病性神経因性膀胱
	糖尿病性神経痛	糖尿病性腎硬化症	糖尿病性腎症
	糖尿病性腎不全	糖尿病性水疱	糖尿病性精神障害
	糖尿病性そう痒症	糖尿病性多発ニューロパチー	糖尿病性単ニューロパチー
	糖尿病性中心性網膜症	糖尿病性低血糖性昏睡	糖尿病性動脈閉塞症
	糖尿病性ニューロパチー	糖尿病性白内障	糖尿病性皮膚障害
	糖尿病性浮腫性硬化症	糖尿病性末梢血管症	糖尿病性末梢血管障害
な	糖尿病性末梢神経障害	糖尿病網膜症	二次性糖尿病・眼合併症あり
	二次性糖尿病・ケトアシドーシス合併あり	二次性糖尿病・昏睡合併あり	二次性糖尿病・腎合併症あり
	二次性糖尿病・神経学的合併症あり	二次性糖尿病・多発糖尿病性合併症あり	二次性糖尿病・糖尿病性合併症あり
	二次性糖尿病・糖尿病性合併症なし	二次性糖尿病・末梢循環合併症あり	妊娠中の糖尿病
や	妊娠糖尿病母体児症候群	不安定型糖尿病	薬剤性糖尿病・眼合併症あり
	薬剤性糖尿病・ケトアシドーシス合併あり	薬剤性糖尿病・昏睡合併あり	薬剤性糖尿病・腎合併症あり
	薬剤性糖尿病・神経学的合併症あり	薬剤性糖尿病・多発糖尿病性合併症あり	薬剤性糖尿病・糖尿病性合併症あり
	薬剤性糖尿病・糖尿病性合併症なし	薬剤性糖尿病・末梢循環合併症あり	
△	インスリン抵抗性糖尿病	化学的糖尿病	境界型糖尿病
	新生児一過性糖尿病	新生児糖尿病	膵性糖尿病
	糖尿病合併症	糖尿病性動脈硬化症	糖尿病母体児
	妊娠糖尿病		

効能効果に関連する使用上の注意　糖尿病の診断が確立した患者に対してのみ適用を考慮すること。糖尿病以外にも耐糖能異常や尿糖陽性を呈する糖尿病類似の病態(腎性糖尿，甲状腺機能異常等)があることに留意すること。

用法用量

〔ランタス注100単位/mL，注ソロスター〕：通常，成人では，初期は１日１回4～20単位を皮下注射するが，ときに他のインスリン製剤を併用することがある。注射時刻は朝食前又は就寝前のいずれでもよいが，毎日一定とする。投与量は，患者の症状及び検査所見に応じて増減する。なお，その他のインスリン製剤の投与量を含めた維持量は，通常１日4～80単位である。ただし，必要により上記用量を超えて使用することがある。

〔ランタス注カート〕：通常，成人では，初期は１日１回4～20単位をペン型注入器を用いて皮下注射するが，ときに他のインスリン製剤を併用することがある。注射時刻は朝食前又は就寝前のいずれでもよいが，毎日一定とする。投与量は，患者の症状及び検査所見に応じて増減する。なお，その他のインスリン製剤の投与量を含めた維持量は，通常１日4～80単位である。ただし，必要により上記用量を超えて使用することがある。

用法用量に関連する使用上の注意

(1)適用にあたっては本剤の作用時間，1mLあたりのインスリン含有単位と患者の病状に留意し，その製剤的特徴に適する場合に投与すること。

(2)糖尿病性昏睡，急性感染症，手術等緊急の場合は，本剤のみで処置することは適当でなく，速効型インスリン製剤を使用すること。

(3)中間型又は持続型インスリン製剤から本剤に変更する場合

①以下を参考に本剤の投与を開始し，その後の患者の状態に応じて用量を増減するなど，本剤の作用特性を考慮の上慎重に行うこと。

(a)１日１回投与の中間型又は持続型インスリン製剤から本剤に変更する場合，通常初期用量は，中間型又は持続型インスリン製剤の１日投与量と同単位を目安として投与を開始する。

(b)１日２回投与の中間型インスリン製剤から本剤への切り替えに関しては，国内では使用経験がない。

②中間型インスリン製剤から本剤への切り替え直後に低血糖があらわれたので，中間型又は持続型インスリン製剤から本剤に変更する場合，併用している速効型インスリン製剤，超速効型インスリンアナログ製剤又は経口血糖降下剤の投与量及び投与スケジュールの調整が必要となることがあるので注意すること。

(4)経口血糖降下剤から本剤に変更する場合：投与にあたっては低用量から開始するなど，本剤の作用特性を考慮の上慎重に行うこと。

(5)ヒトインスリンに対する獲得抗体を有し，高用量のインスリンを必要としている患者では，他のインスリン製剤から本剤に変更することによって，本剤の需要量が急激に変化することがあるので，経過を観察しながら慎重に投与すること。

禁忌

(1)低血糖症状を呈している患者

(2)本剤の成分に対し過敏症の既往歴のある患者

ランダ注10mg/20mL　規格：10mg20mL1瓶[2787円/瓶]
ランダ注25mg/50mL　規格：25mg50mL1瓶[6757円/瓶]
ランダ注50mg/100mL　規格：50mg100mL1瓶[11890円/瓶]

シスプラチン　日本化薬　429

ブリプラチン注10mg，ブリプラチン注25mg，ブリプラチン注50mgを参照(P1787)

ランマーク皮下注120mg　規格：120mg1.7mL1瓶[46445円/瓶]

デノスマブ(遺伝子組換え)　第一三共　399

【効　能　効　果】

(1)多発性骨髄腫による骨病変及び固形癌骨転移による骨病変

(2)骨巨細胞腫

【対応標準病名】

◎	骨巨細胞腫	骨転移癌	多発性骨髄腫
○	悪性リンパ腫骨髄浸潤	胃癌骨転移	肝癌骨転移
	胸椎転移	脛骨近位部巨細胞腫	形質細胞性骨髄腫
	甲状腺癌骨転移	骨髄転移	骨盤転移
	子宮癌骨転移	上腕骨巨細胞腫	上腕骨近位部巨細胞腫

	食道癌骨転移	腎癌骨転移	膵臓癌骨転移
	脊椎転移	前立腺癌骨転移	大腿骨遠位部巨細胞腫
	大腿骨転移性骨腫瘍	大腸癌骨転移	直腸癌骨転移
	転移性骨腫瘍	転移性骨腫瘍による大腿骨骨折	転移性頭蓋骨腫瘍
	乳癌骨転移	肺癌骨転移	非分泌型骨髄腫
	ベンスジョーンズ型多発性骨髄腫	無症候性骨髄腫	腰椎転移
	肋骨転移		
△	POEMS 症候群	骨外性形質細胞腫	孤立性骨形質細胞腫
	多発性骨髄腫骨髄浸潤	転移性脊髄腫瘍	転移性膀胱癌

効能効果に関連する使用上の注意

(1)骨巨細胞腫の場合，骨端線閉鎖を伴わない骨格が未成熟な患者に対する本剤の有効性及び安全性は確立していない。

(2)骨巨細胞腫の場合，患者の年齢，体重等について，「臨床成績」の項の内容を熟知し，本剤の有効性及び安全性を十分に理解した上で，適応患者の選択を行うこと。

用法用量

(1)多発性骨髄腫による骨病変及び固形癌骨転移による骨病変：通常，成人にはデノスマブ(遺伝子組換え)として120mgを4週間に1回，皮下投与する。

(2)骨巨細胞腫：通常，デノスマブ(遺伝子組換え)として120mgを第1日，第8日，第15日，第29日，その後は4週間に1回，皮下投与する。

用法用量に関連する使用上の注意

(1)本剤によるグレード3又は4の副作用が発現した場合，グレード1以下に回復するまで休薬を考慮すること(グレードはCTCAEに準じる)。

(2)本剤による重篤な低カルシウム血症の発現を軽減するため，血清補正カルシウム値が高値でない限り，毎日少なくともカルシウムとして500mg(骨巨細胞腫の場合は600mg)及び天然型ビタミンDとして400IUの投与を行うこと。ただし，腎機能障害患者では，ビタミンDの活性化が障害されているため，腎機能障害の程度に応じ，ビタミンDについては活性型ビタミンDを使用するとともに，カルシウムについては投与の必要性を判断し，投与量を適宜調整すること。

警告

(1)本剤の治療開始後数日から，重篤な低カルシウム血症があらわれることがあり，死亡に至った例が報告されている。本剤の投与に際しては，頻回に血液検査を行い，観察を十分に行うこと。本剤による重篤な低カルシウム血症の発現を軽減するため，血清補正カルシウム値が高値でない限り，カルシウム及びビタミンDの経口補充のもとに本剤を投与すること。

(2)重度の腎機能障害患者では低カルシウム血症を起こすおそれが高いため，慎重に投与すること。

(3)本剤投与後に低カルシウム血症が認められた場合には，カルシウム及びビタミンDの経口投与に加えて，緊急を要する場合には，カルシウムの点滴投与を併用するなど，適切な処置を速やかに行うこと。

(4)骨巨細胞腫に対する本剤の投与は，緊急時に十分対応できる医療施設において，骨巨細胞腫の診断及び治療に十分な知識・経験を持つ医師のもとで，本剤の投与が適切と判断される症例についてのみ行うこと。

禁忌

(1)本剤の成分に対し過敏症の既往歴のある患者

(2)妊婦又は妊娠している可能性のある婦人

リキスミア皮下注300μg　規格：300μg3mL1キット[7171円/キット]
リキシセナチド　サノフィ　249

【効 能 効 果】

2型糖尿病

ただし，下記のいずれかの治療で十分な効果が得られない場合に限る。

(1)食事療法，運動療法に加えてスルホニルウレア剤(ビグアナイド系薬剤との併用を含む)を使用

(2)食事療法，運動療法に加えて持効型溶解インスリンまたは中間型インスリン製剤(スルホニルウレア剤との併用を含む)を使用

【対応標準病名】

◎	2型糖尿病		
○	2型糖尿病・眼合併症あり	2型糖尿病・関節合併症あり	2型糖尿病・ケトアシドーシス合併あり
	2型糖尿病・昏睡合併あり	2型糖尿病・腎合併症あり	2型糖尿病・神経学的合併症あり
	2型糖尿病・多発糖尿病性合併症あり	2型糖尿病・糖尿病性合併症あり	2型糖尿病・糖尿病性合併症なし
	2型糖尿病・末梢循環合併症あり	2型糖尿病黄斑症	2型糖尿病性アシドーシス
	2型糖尿病性アセトン血症	2型糖尿病性壊疽	2型糖尿病性黄斑浮腫
	2型糖尿病性潰瘍	2型糖尿病性眼筋麻痺	2型糖尿病性肝障害
	2型糖尿病性関節症	2型糖尿病性筋萎縮症	2型糖尿病性血管障害
	2型糖尿病性ケトアシドーシス	2型糖尿病性高コレステロール血症	2型糖尿病性虹彩炎
	2型糖尿病性骨症	2型糖尿病性昏睡	2型糖尿病性自律神経ニューロパチー
	2型糖尿病性神経因性膀胱	2型糖尿病性神経痛	2型糖尿病性腎硬化症
	2型糖尿病性腎症	2型糖尿病性腎症第1期	2型糖尿病性腎症第2期
	2型糖尿病性腎症第3期	2型糖尿病性腎症第3期A	2型糖尿病性腎症第3期B
	2型糖尿病性腎症第4期	2型糖尿病性腎症第5期	2型糖尿病性腎不全
	2型糖尿病性水疱	2型糖尿病性精神障害	2型糖尿病性そう痒症
	2型糖尿病性多発ニューロパチー	2型糖尿病性単ニューロパチー	2型糖尿病性中心性網膜症
	2型糖尿病性低血糖性昏睡	2型糖尿病性動脈硬化症	2型糖尿病性動脈閉塞症
	2型糖尿病性ニューロパチー	2型糖尿病性白内障	2型糖尿病性皮膚障害
	2型糖尿病性浮腫性硬化症	2型糖尿病性末梢血管症	2型糖尿病性末梢血管障害
	2型糖尿病性末梢神経障害	2型糖尿病性ミオパチー	2型糖尿病性網膜症
	安定型糖尿病	インスリン抵抗性糖尿病	若年2型糖尿病
	増殖性糖尿病性網膜症・2型糖尿病		

効能効果に関連する使用上の注意

(1)2型糖尿病の診断が確立した患者に対してのみ適用を考慮すること。

(2)糖尿病以外にも耐糖能異常や尿糖陽性を呈する糖尿病類似の病態(腎性糖尿，甲状腺機能異常等)があることに留意すること。

(3)本剤は，食事療法・運動療法に加えてスルホニルウレア剤単独療法，スルホニルウレア剤とビグアナイド系薬剤の併用療法，持効型溶解インスリン又は中間型インスリン製剤単独療法，持効型溶解インスリン又は中間型インスリン製剤とスルホニルウレア剤との併用療法を行っても十分な効果が得られない場合に限り適用を考慮すること。

用法用量　通常，成人には，リキシセナチドとして，20μgを1日1回朝食前に皮下注射する。ただし，1日1回10μgから開始し，1週間以上投与した後1日1回15μgに増量し，1週間以上投与した後1日1回20μgに増量する。なお，患者の状態に応じて適宜増減するが，1日20μgを超えないこと。

用法用量に関連する使用上の注意

(1)本剤の投与は朝食前1時間以内に行い，食後の投与は行わないこと。

(2)胃腸障害の発現を軽減するため，低用量より投与を開始し，用量の漸増を行うこと。本剤20μgで良好な忍容性が得られない患者には，減量を考慮すること。さらに症状が持続する場合は，休薬を考慮すること。減量又は休薬で症状が消失すれば，患者の状態を十分観察しながら再度増量又は投与を再開する。

禁忌

(1)本剤の成分に対し過敏症の既往歴のある患者

(2)糖尿病性ケトアシドーシス，糖尿病性昏睡又は前昏睡，1型糖

尿病の患者
(3)重症感染症，手術等の緊急の場合

リコモジュリン点滴静注用12800

規格：12,800単位1瓶［39448円/瓶］

トロンボモデュリンアルファ（遺伝子組換え） 旭化成 333

【効 能 効 果】

汎発性血管内血液凝固症（DIC）

【対応標準病名】

◎	播種性血管内凝固		
○	消費性凝固障害		
△	劇症紫斑病	後天性無フィブリノゲン血症	線維素溶解性紫斑病
	線溶亢進	続発性線維素溶解性障害	

効能効果に関連する使用上の注意

(1)本剤は，患者が臨床的にDICの状態にあることを確認した場合に限り使用すること。
(2)基礎疾患に対する積極的治療が不可能で，DICを回復させたとしても予後の改善が期待できない患者には，原則として本剤は投与しないこと。
(3)「造血器悪性腫瘍あるいは感染症」以外を基礎疾患とするDIC患者については，本剤の投与経験は少なく，有効性及び安全性は確立していない。

用法用量 通常，成人には，トロンボモデュリン アルファとして1日1回380U/kgを約30分かけて点滴静注する。なお，症状に応じ適宜減量する。

用法用量に関連する使用上の注意 本剤の臨床試験及び使用成績調査において，7日間以上の投与経験は少なく，本剤を7日間以上投与した場合の有効性及び安全性は確立していない。本剤の使用にあたっては，基礎疾患の病態，凝血学的検査値及び臨床症状等から血管内血液凝固亢進状態にあるか否かを総合的に判断した上で投与期間を決定し，漫然と投与を継続することがないよう注意すること。

禁忌

(1)頭蓋内出血，肺出血，消化管出血（継続的な吐血・下血，消化管潰瘍による出血）のある患者
(2)本剤の成分に対し過敏症の既往歴のある患者
(3)妊婦又は妊娠している可能性のある婦人

リスパダールコンスタ筋注用25mg

規格：25mg1キット（懸濁用液付）［24192円/キット］

リスパダールコンスタ筋注用37.5mg

規格：37.5mg1キット（懸濁用液付）［31883円/キット］

リスパダールコンスタ筋注用50mg

規格：50mg1キット（懸濁用液付）［38780円/キット］

リスペリドン ヤンセン 117

【効 能 効 果】

統合失調症

【対応標準病名】

◎	統合失調症		
○	型分類困難な統合失調症	偽神経症性統合失調症	急性統合失調症
	急性統合失調症性エピソード	急性統合失調症様精神病性障害	境界型統合失調症
	緊張型統合失調症	残遺型統合失調症	前駆期統合失調症
	潜在性統合失調症	体感症性統合失調症	短期統合失調症様障害
	単純型統合失調症	遅発性統合失調症	統合失調症型障害
	統合失調症型パーソナリティ障害	統合失調症後抑うつ	統合失調症症状を伴う急性錯乱
	統合失調症症状を伴う急性多形性精神病性障害	統合失調症症状を伴う類循環精神病	統合失調症性パーソナリティ障害
	統合失調症性反応	統合失調症様状態	破瓜型統合失調症
	妄想型統合失調症	モレル・クレペリン病	
△	夢幻精神病		

用法用量 通常，成人にはリスペリドンとして1回25mgを2週間隔で臀部筋肉内投与する。なお，初回量は25mgとし，その後，症状により適宜増減するが，1回量は50mgを超えないこと。

用法用量に関連する使用上の注意

(1)本剤は臀部筋肉内のみに投与し，静脈内には絶対に投与しないこと。
(2)本剤は，投与3週間後より血中濃度が上昇するため，臨床効果は投与3週間後以降にあらわれると考えられることから，初回投与後3週間は経口抗精神病薬を併用するなど適切な治療を行うこと。また，増量後3週間についても必要に応じて経口抗精神病薬の併用を考慮すること。
なお，増量が必要な場合は，少なくとも同一用量で4週間以上投与した後に，原則として12.5mgずつ，患者の症状を十分観察しながら慎重に増量すること。
(3)本剤は，投与中止後も4〜6週間は血中濃度が治療域に維持され，消失するまで約8週間かかるため，投与中止後も一定期間は患者の症状を慎重に観察し，副作用等の発現に十分に注意すること。
(4)炎症部位への投与は行わないこと。また，本剤による治療中に発熱した場合には，患者の状態を十分観察すること。

禁忌

(1)昏睡状態の患者
(2)バルビツール酸誘導体等の中枢神経抑制剤の強い影響下にある患者
(3)アドレナリン，クロザピンを投与中の患者
(4)本剤の成分及びパリペリドンに対し過敏症の既往歴のある患者

併用禁忌

薬剤名等	臨床症状・措置方法	機序・危険因子
アドレナリン ボスミン	アドレナリンの作用を逆転させ，血圧降下を起こすことがある。	アドレナリンはアドレナリン作動性α，β受容体の刺激剤であり，本剤のα受容体遮断作用によりβ受容体刺激作用が優位となり，血圧降下作用が増強される。
クロザピン クロザリル	クロザピンは原則単剤で使用し，他の抗精神病薬とは併用しないこととされている。本剤は半減期が長いため，本剤が体内から消失するまでクロザピンを投与しないこと。	本剤が血中から消失するまでに時間を要する。

リスモダンP静注50mg

規格：50mg5mL1管［407円/管］

リン酸ジソピラミド サノフィ 212

【効 能 効 果】

緊急治療を要する下記不整脈
期外収縮（上室性，心室性）
発作性頻拍（上室性，心室性）
発作性心房細・粗動

【対応標準病名】

◎	一過性心房粗動	期外収縮	上室期外収縮
	上室頻拍	心室期外収縮	心室頻拍
	不整脈	発作性上室頻拍	発作性心房細動
	発作性頻拍		
○	異所性拍動	一過性心室細動	永続性心房細動
	期外収縮性不整脈	持続性心室頻拍	術後心房細動
	心室細動	心室性二段脈	心室粗動
	心房期外収縮	心房細動	心房粗動
	心房頻拍	絶対性不整脈	多源性心室期外収縮
	多発性期外収縮	トルサードドポアント	二段脈

	非持続性心室頻拍	非弁膜症性発作性心房細動	頻拍型心房細動
	頻拍症	頻脈症	頻脈性心房細動
	頻脈性不整脈	副収縮	ブブレ症候群
	発作性心房頻拍	発作性接合部頻拍	発作性頻脈性心房細動
	無脈性心室頻拍	リエントリー性心室性不整脈	
△	QT 延長症候群	QT 短縮症候群	遺伝性 QT 延長症候群
	起立性調律障害	徐脈性心房細動	心房静止
	接合部調律	洞不整脈	特発性 QT 延長症候群
	二次性 QT 延長症候群	ブルガダ症候群	房室接合部期外収縮
	慢性心房細動	薬物性 QT 延長症候群	
※	**適応外使用可** 原則として，「ジソピラミド」を「小児の頻脈性不整脈」に対し処方した場合，当該使用事例を審査上認める。		

用法用量　通常成人1回1～2アンプル（ジソピラミドとして50～100mg，1～2mg/kg）を必要に応じてブドウ糖液などに溶解し，5分以上かけ緩徐に静脈内に注射する。年齢，症状により適宜増減する。

禁忌

(1)高度の房室ブロック，高度の洞房ブロックのある患者
(2)重篤なうっ血性心不全のある患者
(3)スパルフロキサシン，モキシフロキサシン塩酸塩，トレミフェンクエン酸塩，アミオダロン塩酸塩（注射剤）又はフィンゴリモド塩酸塩を投与中の患者
(4)緑内障，尿貯留傾向のある患者
(5)本剤の成分に対し過敏症の既往歴のある患者

併用禁忌

薬剤名等	臨床症状・措置方法	機序・危険因子
スパルフロキサシン スパラ モキシフロキサシン塩酸塩 アベロックス トレミフェンクエン酸塩 フェアストン	心室性頻拍（Torsades de pointes を含む），QT 延長を起こすことがある。	併用により QT 延長作用が相加的に増強すると考えられる。
アミオダロン塩酸塩（注射剤） アンカロン注	Torsades de pointes を起こすことがある。	
フィンゴリモド塩酸塩 イムセラ ジレニア	併用により Torsades de pointes 等の重篤な不整脈を起こすおそれがある。	フィンゴリモド塩酸塩の投与により心拍数が低下するため，併用により不整脈を増強するおそれがある。

リゾビスト注　規格：44.6mg1.6mL1瓶［17418円/瓶］
フェルカルボトラン　アイロム　729

【効　能　効　果】

磁気共鳴コンピューター断層撮影における肝腫瘍の局在診断のための肝臓造影

【対応標準病名】

該当病名なし

用法用量　通常，成人には本剤 0.016mL/kg（鉄として 0.45mg/kg = 8μmol/kg）を静脈内投与する。ただし，投与量は 1.4mL までとする。過剰量の投与あるいは追加投与はしないこと。

禁忌

(1)本剤の成分又は鉄注射剤に対し過敏症の既往歴のある患者
(2)一般状態の極度に悪い患者
(3)ヘモクロマトーシス等鉄過剰症の患者
(4)出血している患者

リツキサン注10mg/mL　規格：100mg10mL1瓶［44050円/瓶］，500mg50mL1瓶［215573円/瓶］
リツキシマブ（遺伝子組換え）　全薬工業　429

【効　能　効　果】

(1)CD20 陽性の B 細胞性非ホジキンリンパ腫
(2)免疫抑制状態下の CD20 陽性の B 細胞性リンパ増殖性疾患
(3)ヴェゲナ肉芽腫症，顕微鏡的多発血管炎
(4)難治性のネフローゼ症候群（頻回再発型あるいはステロイド依存性を示す場合）
(5)インジウム（^{111}In）イブリツモマブ　チウキセタン（遺伝子組換え）注射液及びイットリウム（^{90}Y）イブリツモマブ　チウキセタン（遺伝子組換え）注射液投与の前投与
※ CD：cluster of differentiation

【対応標準病名】

◎	B 細胞リンパ腫	ウェジナー肉芽腫症	顕微鏡的多発血管炎
	ステロイド依存性ネフローゼ症候群	難治性ネフローゼ症候群	非ホジキンリンパ腫
	頻回再発型ネフローゼ症候群		
○	悪性リンパ腫	胃悪性リンパ腫	眼窩悪性リンパ腫
	頚部悪性リンパ腫	結腸悪性リンパ腫	甲状腺悪性リンパ腫
	骨悪性リンパ腫	縦隔悪性リンパ腫	十二指腸悪性リンパ腫
	小腸悪性リンパ腫	小児ネフローゼ症候群	心臓悪性リンパ腫
	ステロイド抵抗性ネフローゼ症候群	先天性ネフローゼ症候群	大腸悪性リンパ腫
	直腸悪性リンパ腫	デンスデポジット病ネフローゼ症候群	二次性ネフローゼ症候群
	ネフローゼ症候群	脳悪性リンパ腫	脾悪性リンパ腫
	微小変化型ネフローゼ症候群	びまん性管内増殖性糸球体腎炎ネフローゼ症候群	びまん性膜性糸球体腎炎ネフローゼ症候群
	扁桃悪性リンパ腫	リンパ芽球性リンパ腫	リンパ腫
	濾胞性リンパ腫		
△	ALK 陽性未分化大細胞リンパ腫	ANCA 関連血管炎	MALT リンパ腫
	アレルギー性肉芽腫性血管炎	ウェジナー肉芽腫症性呼吸器障害	川崎病
	川崎病性冠動脈瘤	川崎病による虚血性心疾患	急性熱性皮膚リンパ節症候群
	血管内大細胞型 B 細胞性リンパ腫	結節性多発動脈炎	限局型ウェジナー肉芽腫症
	若年性多発性動脈炎	全身型ウェジナー肉芽腫症	多発性血管炎重複症候群
	脾 B 細胞性リンパ腫/白血病・分類不能型	脾びまん性赤脾髄小 B 細胞性リンパ腫	皮膚結節性多発動脈炎
	不全型川崎病	ヘアリー細胞白血病亜型	末梢性 T 細胞リンパ腫

効能効果に関連する使用上の注意

(1)本剤投与の適応となる造血器腫瘍の診断は，病理診断に十分な経験をもつ医師又は施設により行うこと。
(2)CD20 陽性の B 細胞性非ホジキンリンパ腫，免疫抑制状態下の CD20 陽性の B 細胞性リンパ増殖性疾患に用いる場合は，免疫組織染色法又はフローサイトメトリー法等により CD20 抗原の検査を行い，陽性であることが確認されている患者のみに投与すること。
(3)ヴェゲナ肉芽腫症，顕微鏡的多発血管炎については，初発例を含む疾患活動性が高い患者，既存治療で十分な効果が得られない患者等に対して本剤の投与を考慮すること。
(4)難治性のネフローゼ症候群に用いる場合は，小児期に特発性ネフローゼ症候群を発症しステロイド感受性を示す患者で，既存治療（ステロイド，免疫抑制剤等）では寛解が維持できない患者に限ること。また，診療ガイドライン等の最新の情報を参考に，本剤の投与が適切と判断される患者に使用すること。なお，成人期に発症したネフローゼ症候群の患者に対する有効性及び安全性は確立していない。

用法用量

(1)

＜CD20陽性のB細胞性非ホジキンリンパ腫に用いる場合＞：通常，成人には，リツキシマブ(遺伝子組換え)として1回量375mg/m²を1週間間隔で点滴静注する。最大投与回数は8回とする。
＜免疫抑制状態下のCD20陽性のB細胞性リンパ増殖性疾患に用いる場合＞：通常，リツキシマブ(遺伝子組換え)として1回量375mg/m²を1週間間隔で点滴静注する。最大投与回数は8回とする。
＜ヴェゲナ肉芽腫症，顕微鏡的多発血管炎に用いる場合＞：通常，成人には，リツキシマブ(遺伝子組換え)として1回量375mg/m²を1週間間隔で4回点滴静注する。
＜難治性のネフローゼ症候群(頻回再発型あるいはステロイド依存性を示す場合)に用いる場合＞：通常，リツキシマブ(遺伝子組換え)として1回量375mg/m²を1週間間隔で4回点滴静注する。ただし，1回あたりの最大投与量は500mgまでとする。
＜インジウム(^{111}In)イブリツモマブ　チウキセタン(遺伝子組換え)注射液及びイットリウム(^{90}Y)イブリツモマブ　チウキセタン(遺伝子組換え)注射液投与の前投与に用いる場合＞：通常，成人には，リツキシマブ(遺伝子組換え)として250mg/m²を1回，点滴静注する。
(2)本剤は用時生理食塩液又は5%ブドウ糖注射液にて10倍に希釈調製し使用する。

用法用量に関連する使用上の注意

(1)本剤投与時に頻発してあらわれるinfusion reaction(発熱，悪寒，頭痛等)を軽減させるために，本剤投与の30分前に抗ヒスタミン剤，解熱鎮痛剤等の前投与を行うこと。また，副腎皮質ホルモン剤と併用しない場合は，本剤の投与に際して，副腎皮質ホルモン剤の前投与を考慮すること。
(2)初回投与時は，最初の30分は50mg/時の速度で点滴静注を開始し，患者の状態を十分観察しながら，その後注入速度を30分毎に50mg/時ずつ上げて，最大400mg/時まで速度を上げることができる。また，2回目以降の注入開始速度は，初回投与時に発現した副作用が軽微であった場合，100mg/時まで上げて開始し，その後30分毎に100mg/時ずつ上げて，最大400mg/時まで上げることができる。なお，患者の状態により，注入開始速度は適宜減速すること。
(3)ネフローゼ症候群において小児に用いる場合，初回投与時の注入速度は，最初の1時間は25mg/時とし，患者の状態を十分に観察しながら，次の1時間は100mg/時，その後は最大200mg/時までを目安とすること。また，2回目以降の注入開始速度は，初回投与時に発現した副作用が軽微であった場合，100mg/時まで上げて開始できるが，患者の状態により適宜減速すること。
(4)注入速度に関連して血圧下降，気管支痙攣，血管浮腫等の症状が発現するので本剤の注入速度を守り，注入速度を上げる際は特に注意すること。症状が発現した場合は注入速度を緩めるかもしくは中止する。重篤な症状の場合は直ちに投与を中止し，適切な処置を行う。また，投与を再開する場合は症状が完全に消失した後，中止時点の半分以下の注入速度で投与を開始する。
(5)本剤の再投与に関しては，実施の可否を慎重に検討すること。

警告

(1)本剤の投与は，緊急時に十分に対応できる医療施設において，造血器腫瘍，自己免疫疾患及びネフローゼ症候群の治療に対して，十分な知識・経験を持つ医師のもとで，本剤の使用が適切と判断される症例のみに行うこと。また，治療開始に先立ち，患者又はその家族に有効性及び危険性を十分に説明し，同意を得てから投与を開始すること。
(2)本剤の投与開始後30分～2時間よりあらわれるinfusion reactionのうちアナフィラキシー様症状，肺障害，心障害等の重篤な副作用(低酸素血症，肺浸潤，急性呼吸促迫症候群，心筋梗塞，心室細動，心原性ショック等)により，死亡に至った例が報告されている。これらの死亡例の多くは初回投与後24時間以内にみられている。また，本剤を再投与した時の初回投与後にも，これらの副作用があらわれるおそれがある。本剤投与中はバイタルサイン(血圧，脈拍，呼吸数等)のモニタリングや自他覚症状の観察を行うとともに，投与後も患者の状態を十分観察すること。特に以下の患者については発現頻度が高く，かつ重篤化しやすいので注意すること。
①血液中に大量の腫瘍細胞がある(25,000/μL以上)など腫瘍量の多い患者
②脾腫を伴う患者
③心機能，肺機能障害を有する患者
(3)腫瘍量の急激な減少に伴い，腎不全，高カリウム血症，低カルシウム血症，高尿酸血症，高Al-P血症等の腫瘍崩壊症候群(tumor lysis syndrome)があらわれ，本症候群に起因した急性腎不全による死亡例及び透析が必要となった患者が報告されている。血液中に大量の腫瘍細胞がある患者において，初回投与後12～24時間以内に高頻度に認められることから，急激に腫瘍量が減少した患者では，血清中電解質濃度及び腎機能検査を行うなど，患者の状態を十分観察すること。また，本剤を再投与した時の初回投与後にも，これらの副作用があらわれるおそれがある。
(4)B型肝炎ウイルスキャリアの患者で，本剤の治療期間中又は治療終了後に，劇症肝炎又は肝炎の増悪，肝不全による死亡例が報告されている。
(5)皮膚粘膜眼症候群(Stevens-Johnson症候群)，中毒性表皮壊死融解症(Toxic Epidermal Necrolysis：TEN)等の皮膚粘膜症状があらわれ，死亡に至った例が報告されている。
(6)ゼヴァリン　イットリウム(^{90}Y)静注用セット及びゼヴァリン　インジウム(^{111}In)静注用セットの前投薬として本剤を用いる場合には，ゼヴァリン　イットリウム(^{90}Y)静注用セット及びゼヴァリン　インジウム(^{111}In)静注用セットの添付文書についても熟読すること。

禁忌　本剤の成分又はマウスタンパク質由来製品に対する重篤な過敏症又はアナフィラキシー反応の既往歴のある患者

リドカイン静注用2%シリンジ「テルモ」

規格：2%5mL1筒[164円/筒]

リドカイン　テルモ　212

【効能効果】

期外収縮(心室性)，発作性頻拍(心室性)，急性心筋梗塞時及び手術に伴う心室性不整脈の予防
期外収縮(上室性)，発作性頻拍(上室性)

【対応標準病名】

◎	急性心筋梗塞	上室期外収縮	心室期外収縮
	心室頻拍	不整脈	発作性上室頻拍
	発作性頻拍		
○	QT延長症候群	ST上昇型急性心筋梗塞	異所性心室調律
	一過性心室細動	一過性心房粗動	遺伝性QT延長症候群
	永続性心房細動	冠状動脈血栓症	冠状動脈血栓塞栓症
	冠状動脈口閉鎖	期外収縮	期外収縮性不整脈
	急性右室梗塞	急性下後壁心筋梗塞	急性下側壁心筋梗塞
	急性下壁心筋梗塞	急性貫壁性心筋梗塞	急性基部側壁心筋梗塞
	急性高位側壁心筋梗塞	急性後基部心筋梗塞	急性後側部心筋梗塞
	急性広範前壁心筋梗塞	急性後壁心筋梗塞	急性後壁中隔心筋梗塞
	急性心尖部側壁心筋梗塞	急性心内膜下梗塞	急性前側壁心筋梗塞
	急性前壁心筋梗塞	急性前壁心尖部心筋梗塞	急性前壁中隔心筋梗塞
	急性側壁心筋梗塞	急性中隔心筋梗塞	腱索断裂・急性心筋梗塞に合併
	持続性心室頻拍	術後心房細動	上室頻拍
	心筋梗塞	心室細動	心室性二段脈
	心室粗動	心室中隔穿孔・急性心筋梗塞に合併	心室内血栓症・急性心筋梗塞に合併
	心尖部血栓症・急性心筋梗塞に合併	心破裂・急性心筋梗塞に合併	心房期外収縮
	心房細動	心房粗動	心房中隔穿孔・急性心筋梗塞に合併

	心房内血栓症・急性心筋梗塞に合併	心房頻拍	心膜血腫・急性心筋梗塞に合併
	絶対性不整脈	多源性心室期外収縮	多発性期外収縮
	特発性 QT 延長症候群	トルサードドポアント	二次性 QT 延長症候群
	二段脈	乳頭筋断裂・急性心筋梗塞に合併	乳頭筋不全症・急性心筋梗塞に合併
	非 Q 波心筋梗塞	非 ST 上昇型心筋梗塞	非持続性心室頻拍
	非弁膜症性発作性心房細動	頻拍型心房細動	頻拍症
	頻脈症	頻脈性心房細動	頻脈性不整脈
	ブブレ症候群	ブルガダ症候群	発作性心房細動
	発作性心房頻拍	発作性接合部頻拍	発作性頻脈性心房細動
	慢性心房細動	無脈性心室頻拍	薬物性 QT 延長症候群
	リエントリー性心室性不整脈		
△	QT 短縮症候群	異所性心房調律	異所性調律
	異所性拍動	起立性調律障害	呼吸性不整脈
	徐脈性心房細動	徐脈頻脈症候群	心房静止
	接合部調律	洞結節機能低下	洞頻脈
	洞不整脈	洞不全症候群	副収縮
	房室接合部期外収縮		

※ **適応外使用可**
- 原則として，「リドカイン【注射薬】」を「けいれん重積状態を含むてんかん重積状態」，「頻脈性不整脈及び現行の適応症について小児」に対して処方した場合，当該使用事例を審査上認める。
- 原則として，「リドカイン【注射薬】」を「難治性疼痛治療」に対して処方した場合，当該使用事例を審査上認める。
- 原則として，「リドカイン塩酸塩【注射薬】（静注・点滴用製剤）」を「静脈内区域麻酔」に対して処方した場合，当該使用事例を審査上認める。

用法用量　静脈内 1 回投与法

リドカイン塩酸塩として，通常成人 1 回 50～100mg（1～2mg/kg）を，1～2 分間で，緩徐に静脈内注射する。

効果が認められない場合には，5 分後に同量を投与する。

また，効果の持続を期待する時には 10～20 分間隔で同量を追加投与してもさしつかえないが，1 時間内の基準最高投与量は 300mg とする。

本剤の静脈内注射の効果は，通常 10～20 分で消失する。

禁忌

(1)重篤な刺激伝導障害（完全房室ブロック等）のある患者

(2)本剤の成分又はアミド型局所麻酔薬に対し過敏症の既往歴のある患者

リハビックス－K1号輸液　規格：500mL1瓶又は1袋［525円/瓶（袋）］
リハビックス－K2号輸液　規格：500mL1瓶又は1袋［548円/瓶（袋）］

高カロリー輸液用基本液　エイワイ　323

【効能効果】

経口，経腸管栄養補給が不能又は不十分で，経中心静脈栄養に頼らざるを得ない場合の水分，電解質，カロリー補給に用いる。

【対応標準病名】

該当病名なし

用法用量

〔リハビックス-K1 号輸液〕

経中心静脈輸液療法の開始時で，耐糖能が不明の場合や耐糖能が低下している場合の開始液として，あるいは侵襲時等で耐糖能が低下しており，ブドウ糖を制限する必要がある場合の維持液として用いる。500mL に 10～12% アミノ酸注射液 50～100mL を加えてよく混合し，小児の開始液又は維持液とする。通常，次に示した量の開始液又は維持液を小児に 24 時間かけて中心静脈内に持続点滴注入する。

年齢	1 歳未満	1～5 歳	6～10 歳	11～15 歳
体重 1kg あたりの 1 日の投与量（mL/kg 体重/日）	80～150	80～130	60～100	35～60

なお，症状，年齢，体重に応じて適宜増減する。

〔リハビックス-K2 号輸液〕

経中心静脈輸液療法の維持液として用いる。500mL に 10～12%アミノ酸注射液 100～200mL を加えてよく混合し，小児の維持液とする。通常，次に示した量の維持液を小児に 24 時間かけて中心静脈内に持続点滴注入する。

年齢	1 歳未満	1～5 歳	6～10 歳	11～15 歳
体重 1kg あたりの 1 日の投与量（mL/kg 体重/日）	80～150	80～130	60～100	35～60

なお，症状，年齢，体重に応じて適宜増減する。

用法用量に関連する使用上の注意

(1)高カロリー輸液療法施行中にビタミン B_1 欠乏により重篤なアシドーシスが起こることがあるので，本剤を投与する場合には，必ず必要量（1 日 3mg 以上を目安）のビタミン B_1 を投与すること。

(2)本剤はナトリウム及びクロールの配合量が低いので，必要に応じてナトリウム及びクロールを含む電解質液を用いて補正を行うこと。

警告

ビタミン B_1 を併用せずに高カロリー輸液療法を施行すると重篤なアシドーシスが発現することがあるので，必ずビタミン B_1 を併用すること。

ビタミン B_1 欠乏症と思われる重篤なアシドーシスが発現した場合には，直ちに 100～400mg のビタミン B_1 製剤を急速静脈内投与すること。

また，高カロリー輸液療法を施行中の患者では，基礎疾患及び合併症に起因するアシドーシスが発現することがあるので，症状があらわれた場合には高カロリー輸液療法を中断し，アルカリ化剤の投与等の処置を行うこと。

禁忌

(1)高カリウム血症，乏尿，アジソン病，高窒素血症の患者

(2)高リン血症，副甲状腺機能低下症の患者

(3)高マグネシウム血症，甲状腺機能低下症の患者

(4)高カルシウム血症の患者

(5)肝性昏睡又はそのおそれのある患者

(6)重篤な腎障害のある患者

(7)アミノ酸代謝異常のある患者

(8)遺伝性果糖不耐症の患者（ソルビトールを含有するアミノ酸注射液を混合した場合）

(9)乳酸血症の患者

リピオドール480注10mL　規格：10mL1管［4947円/管］

ヨード化ケシ油脂肪酸エチルエステル　ゲルベ　721

【効能効果】

リンパ系撮影，子宮卵管撮影，医薬品又は医療機器の調製

【対応標準病名】

該当病名なし

効能効果に関連する使用上の注意

調製用剤として，下記の医薬品又は医療機器に用いる。

注射用エピルビシン塩酸塩

血管内塞栓促進用補綴材　ヒストアクリル

用法用量

(1)リンパ系撮影：本剤を皮膚直下の末梢リンパ管内に注入する。用量はヨード化ケシ油脂肪酸エチルエステルとして，通常，上腕片側 5～6mL，下肢片側 10mL である。注入速度は毎分 0.3～0.5mL 程度が望ましい。

(2)子宮卵管撮影：用時医師が定める。ただしヨード化ケシ油脂肪酸エチルエステルとして，通常，5～8mL を 200mmHg 以下の

圧で注入することを原則とし，症状により適宜増減する。
(3)医薬品又は医療機器の調製：本剤を適量とり，医薬品又は医療機器の調製に用いる。

用法用量に関連する使用上の注意
調製用剤として用いる場合には，下記の医薬品又は医療機器の添付文書を必ず確認すること。
注射用エピルビシン塩酸塩
血管内塞栓促進用補綴材　ヒストアクリル

警告
(1)ショック等の重篤な副作用があらわれることがある。
(2)医薬品又は医療機器の調製：標的とする部位以外への流入により，重篤な胃穿孔，消化管出血，胃・十二指腸潰瘍，脳塞栓，肺塞栓，急性呼吸窮迫症候群，脊髄梗塞等が起こるおそれがあるため，投与に際しては標的とする部位以外への流入に注意するとともに，投与後は患者の状態を十分に観察すること。
(3)注射用エピルビシン塩酸塩の調製：本剤は，緊急時に十分対応できる医療施設において，がん化学療法及び肝細胞癌に対する局所療法(経皮的エタノール注入療法，ラジオ波熱凝固療法，マイクロ波凝固療法，肝動脈塞栓療法・肝動脈化学塞栓療法，放射線療法等)に十分な知識・経験を持つ医師のもとで，本剤が適切と判断される症例にのみ使用すること。適応患者の選択にあたっては，併用薬剤の添付文書を参照して十分注意すること。また，治療開始に先立ち，患者又はその家族に有効性及び危険性を十分説明し，同意を得てから投与すること。
(4)ヒストアクリルの調製
①胃静脈瘤の塞栓療法は，緊急時に十分対応できる医療施設において，胃静脈瘤の内視鏡治療に十分な知識・経験を持つ医師のもとで，本療法が適切と判断される症例についてのみ実施すること。
②胃静脈瘤の塞栓療法後に，壊死/潰瘍による出血，菌血症，発熱，慢性的瘢痕食道狭窄がまれに起こることがある。

禁忌
(1)本剤の成分又はヨウ素に対し過敏症の既往歴のある者
(2)重篤な甲状腺疾患のある患者
(3)妊婦又は妊娠している可能性のある婦人(子宮卵管撮影)

原則禁忌
(1)一般状態の極度に悪い患者
(2)重篤な心障害のある患者
(3)重篤な肝障害のある患者(リンパ系撮影)
(4)重篤な腎障害(無尿等)のある患者(リンパ系撮影)
(5)呼吸機能の著しく低下している患者(リンパ系撮影)
(6)リンパ管閉塞の明らかな患者，急性耳下腺炎又はリンパ系に炎症のある患者(リンパ系撮影)
(7)総ビリルビン値が3mg/dL以上の患者又は重度の肝障害(Child-Pugh分類C)のある患者(注射用エピルビシン塩酸塩の調製)

リプラス3号輸液
規格：200mL1瓶［138円/瓶］，200mL1袋［138円/袋］，500mL1瓶［138円/瓶］，500mL1袋［138円/袋］
ブドウ糖　塩化カリウム　塩化ナトリウム　乳酸ナトリウム
扶桑薬品　331

【効能効果】
(1)経口摂取不能又は不十分な場合の水分・電解質の補給・維持
(2)エネルギーの補給

【対応標準病名】
該当病名なし

用法用量　通常成人1回500～1,000mLを点滴静注する。投与速度は通常成人ブドウ糖として1時間あたり0.5g/kg体重以下とする。
なお，年齢，症状，体重により適宜増減する。

禁忌
(1)高乳酸血症の患者
(2)高カリウム血症，乏尿，アジソン病，重症熱傷，高窒素血症の患者

リプルキット注10μg
規格：10μg2mL1筒［4598円/筒］
アルプロスタジル　田辺三菱　219

パルクス注ディスポ10μgを参照(P1709)

リプル注5μg
規格：5μg1mL1管［2877円/管］
リプル注10μg
規格：10μg2mL1管［4598円/管］
アルプロスタジル　田辺三菱　219

パルクス注5μg，パルクス注10μgを参照(P1708)

リプレガル点滴静注用3.5mg
規格：3.5mg3.5mL1瓶［365889円/瓶］
アガルシダーゼアルファ(遺伝子組換え)　大日本住友　395

【効能効果】
ファブリー病

【対応標準病名】

◎	ファブリー病		
△	アレキサンダー病	異染性白質ジストロフィー	クラッベ病
	ゴーシェ病	スルファターゼ欠損症	ニーマン・ピック病
	白質ジストロフィー	びまん性体幹被角血管腫	ペリツェウス・メルツバッヘル病

効能効果に関連する使用上の注意
(1)本剤はファブリー病と確定診断された患者にのみ使用すること。
(2)心臓にのみ病変が認められる亜型のいわゆる心ファブリー病患者での安全性及び有効性は確立していない。

用法用量　通常，アガルシダーゼ　アルファ(遺伝子組換え)として，1回体重1kgあたり0.2mgを隔週，点滴静注する。

用法用量に関連する使用上の注意
(1)投与速度：投与速度が速いとinfusion related reactionが発現しやすいので，投与は40分以上かけて行うこと。
(2)希釈方法：患者の体重あたりで計算した本剤〔アガルシダーゼ アルファ(遺伝子組換え)として1mg/mLの溶液〕の必要量を用時にバイアルから採取し，100mLの日局生理食塩液に加えて希釈する。
(3)本剤は保存中に少量の微粒子を生じることがあるため，本剤投与時には0.2μmのインラインフィルターを通して投与すること。

警告　本剤投与により重篤なアナフィラキシー様症状が発現する可能性があるので，本剤は，緊急時に十分な対応のできる準備をした上で投与を開始し，投与終了後も十分な観察を行うこと。また，重篤なinfusion related reactionが発現した場合には，本剤の投与を中止し，適切な処置を行うこと。

禁忌　本剤の成分又はα-ガラクトシダーゼ製剤に対するアナフィラキシーショックの既往歴のある患者

リメタゾン静注2.5mg
規格：2.5mg1mL1管［2099円/管］
デキサメタゾンパルミチン酸エステル　田辺三菱　245

【効能効果】
関節リウマチ

【対応標準病名】

◎	関節リウマチ		
○	関節リウマチ・顎関節	関節リウマチ・肩関節	関節リウマチ・胸椎
	関節リウマチ・頚椎	関節リウマチ・股関節	関節リウマチ・指関節
	関節リウマチ・趾関節	関節リウマチ・膝関節	関節リウマチ・手関節
	関節リウマチ・脊椎	関節リウマチ・足関節	関節リウマチ・肘関節
	関節リウマチ・腰椎	血清反応陰性関節リウマチ	多発性リウマチ性関節炎

	ムチランス変形	リウマチ性滑液包炎	リウマチ性皮下結節
△	RS3PE症候群	炎症性多発性関節障害	尺側偏位
	成人スチル病	リウマチ様関節炎	

用法用量　通常成人1回1管（デキサメタゾンとして2.5mg）を2週に1回静脈内注射する。
なお，年齢，体重，症状により適宜増減する。

禁忌　本剤の成分に対し過敏症の既往歴のある患者

原則禁忌

(1)有効な抗菌剤の存在しない感染症，全身の真菌症の患者
(2)消化性潰瘍の患者
(3)精神病の患者
(4)結核性疾患の患者
(5)単純疱疹性角膜炎の患者
(6)後嚢白内障の患者
(7)緑内障の患者
(8)高血圧症の患者
(9)電解質異常のある患者
(10)血栓症の患者
(11)最近行った内臓の手術創のある患者
(12)急性心筋梗塞を起こした患者
(13)コントロール不良の糖尿病の患者

硫酸Mg補正液1mEq/mL　規格：0.5モル20mL1管［93円/管］

硫酸マグネシウム水和物　大塚製薬工場　124

【効能効果】

電解質補液の電解質補正

【対応標準病名】

該当病名なし

用法用量　電解質補液の電解質の補正用として，体内の水分，電解質の不足に応じて電解質補液に添加して用いる。

硫酸カナマイシン注射液1000mg「明治」

規格：1g1管［314円/管］

カナマイシン硫酸塩　Meiji Seika　616

【効能効果】

〈適応菌種〉カナマイシンに感性のブドウ球菌属，肺炎球菌，淋菌，結核菌，大腸菌，クレブシエラ属，プロテウス属，モルガネラ・モルガニー，インフルエンザ菌，緑膿菌，百日咳菌
〈適応症〉表在性皮膚感染症，深在性皮膚感染症，リンパ管・リンパ節炎，外傷・熱傷及び手術創等の二次感染，乳腺炎，骨髄炎，扁桃炎，急性気管支炎，肺炎，慢性呼吸器病変の二次感染，膀胱炎，腎盂腎炎，淋菌感染症，子宮付属器炎，中耳炎，百日咳，肺結核及びその他の結核症

【対応標準病名】

◎	外傷	急性気管支炎	結核
	骨髄炎	挫創	子宮付属器炎
	術後創部感染	腎盂腎炎	創傷
	創傷感染症	中耳炎	乳腺炎
	熱傷	肺炎	肺結核
	皮膚感染症	百日咳	扁桃炎
	膀胱炎	リンパ管炎	リンパ節炎
	淋病	裂傷	裂創
○あ	MRSA膀胱炎	S状結腸結核	亜急性気管支炎
	亜急性骨髄炎	亜急性リンパ管炎	足第1度熱傷
	足第2度熱傷	足第3度熱傷	足熱傷
	アルカリ腐蝕	アレルギー性膀胱炎	胃結核
	胃腸管熱傷	胃熱傷	陰茎結核
	陰茎第1度熱傷	陰茎第2度熱傷	陰茎第3度熱傷
	陰茎熱傷	咽頭結核	咽頭熱傷
	咽頭流注膿瘍	陰のう結核	陰のう第1度熱傷
	陰のう第2度熱傷	陰のう第3度熱傷	陰のう熱傷
	インフルエンザ菌気管支炎	会陰第1度熱傷	会陰第2度熱傷
	会陰第3度熱傷	会陰熱傷	会陰部化膿創
	腋窩第1度熱傷	腋窩第2度熱傷	腋窩第3度熱傷
	腋窩熱傷	壊疽性丘疹状結核疹	汚染擦過創
か	外陰結核	外陰第1度熱傷	外陰第2度熱傷
	外陰第3度熱傷	外陰熱傷	外傷性穿孔性中耳炎
	外傷性中耳炎	回腸結核	開放性大腿骨骨髄炎
	開放性脳損傷髄膜炎	回盲部結核	潰瘍性粟粒結核
	潰瘍性膀胱炎	潰瘍性狼瘡	下咽頭熱傷
	化学外傷	下顎骨骨髄炎	下顎熱傷
	下顎部第1度熱傷	下顎部第2度熱傷	下顎部第3度熱傷
	顎下部結核	角結膜腐蝕	顎骨骨髄炎
	角膜アルカリ化学熱傷	角膜酸化学熱傷	角膜酸性熱傷
	角膜熱傷	下肢第1度熱傷	下肢第2度熱傷
	下肢第3度熱傷	下肢熱傷	下腿骨骨髄炎
	下腿骨慢性骨髄炎	下腿足部熱傷	下腿熱傷
	下腿複雑骨折後骨髄炎	下腿部第1度熱傷	下腿部第2度熱傷
	下腿部第3度熱傷	肩関節結核	活動性肺結核
	化膿性骨髄炎	化膿性中耳炎	化膿性乳腺炎
	下半身第1度熱傷	下半身第2度熱傷	下半身第3度熱傷
	下半身熱傷	下腹部第1度熱傷	下腹部第2度熱傷
	下腹部第3度熱傷	眼化学熱傷	眼球熱傷
	肝結核	眼結核	眼瞼化学熱傷
	眼瞼結核	眼瞼第1度熱傷	眼瞼第2度熱傷
	眼瞼第3度熱傷	眼瞼熱傷	環指骨髄炎
	間質性膀胱炎	眼周囲化学熱傷	眼周囲第1度熱傷
	眼周囲第2度熱傷	眼周囲第3度熱傷	関節結核
	眼熱傷	顔面損傷	顔面第1度熱傷
	顔面第2度熱傷	顔面第3度熱傷	顔面熱傷
	乾酪性肺炎	気管結核	気管支結核
	気管支肺炎	気管熱傷	気道熱傷
	偽膜性気管支炎	偽膜性扁桃炎	急性アデノイド咽頭炎
	急性アデノイド扁桃炎	急性壊疽性扁桃炎	急性潰瘍性扁桃炎
	急性顎骨骨髄炎	急性化膿性脛骨骨髄炎	急性化膿性骨髄炎
	急性化膿性中耳炎	急性化膿性扁桃炎	急性気管気管支炎
	急性脛骨骨髄炎	急性血行性骨髄炎	急性喉頭気管気管支炎
	急性骨髄炎	急性出血性膀胱炎	急性腺窩性扁桃炎
	急性粟粒結核	急性単純性膀胱炎	急性中耳炎
	急性乳腺炎	急性肺炎	急性反復性気管支炎
	急性付属器炎	急性扁桃炎	急性膀胱炎
	急性卵管炎	急性卵巣炎	急性淋菌性尿道炎
	胸腔内リンパ節結核・菌確認あり	胸腔内リンパ節結核・組織学的確認あり	胸腔熱傷
	胸骨骨髄炎	胸水結核菌陽性	胸腺結核
	胸椎結核	胸椎骨髄炎	胸部外傷
	胸部上腕熱傷	胸部損傷	胸部第1度熱傷
	頬部第1度熱傷	胸部第2度熱傷	頬部第2度熱傷
	胸部第3度熱傷	頬部第3度熱傷	胸部熱傷
	胸腰椎結核	距骨骨髄炎	筋肉結核
	筋膜結核	空腸結核	躯幹薬傷
	くも膜結核	グラデニーゴ症候群	クループ性気管支炎
	脛骨骨髄炎	脛骨骨膜炎	脛骨乳児骨髄炎
	脛骨慢性化膿性骨髄炎	脛骨慢性骨髄炎	頚椎結核
	頚椎骨髄炎	珪肺結核	頚部第1度熱傷
	頚部第2度熱傷	頚部第3度熱傷	頚部熱傷
	頚部膿瘍	頚部リンパ節結核	結核腫
	結核初期感染	結核疹	結核性アジソン病
	結核性咳嗽	結核性角結膜炎	結核性角膜炎
	結核性角膜強膜炎	結核性喀血	結核性滑膜炎
	結核性気管支拡張症	結核性気胸	結核性胸膜炎
	結核性胸膜炎・菌確認あり	結核性胸膜炎・組織学的確認あり	結核性空洞
	結核性血胸	結核性下痢	結核性腱滑膜炎
	結核性瞼板炎	結核性硬化症	結核性硬結性紅斑

	結核性虹彩炎	結核性虹彩毛様体炎	結核性硬膜炎
	結核性骨髄炎	結核性女性骨盤炎症性疾患	結核性痔瘻
	結核性腎盂炎	結核性腎盂腎炎	結核性心筋症
	結核性髄膜炎	結核性精管炎	結核性脊柱後弯症
	結核性脊柱前弯症	結核性脊柱側弯症	結核性線維症
	結核性前立腺炎	結核性多発ニューロパチー	結核性低アドレナリン症
	結核性動脈炎	結核性動脈内膜炎	結核性軟膜炎
	結核性膿胸	結核性膿腎症	結核性脳脊髄炎
	結核性脳動脈炎	結核性脳膿瘍	結核性膿瘍
	結核性肺線維症	結核性肺膿瘍	結核性発熱
	結核性貧血	結核性腹水	結核性腹膜炎
	結核性ぶどう膜炎	結核性脈絡網膜炎	結核性網膜炎
	結核性卵管炎	結核性卵巣炎	結核性卵巣のう胞
	結核性リンパ節炎	血行性脛骨骨髄炎	血行性骨髄炎
	血行性大腿骨骨髄炎	結節性肺結核	結膜結核
	結膜熱傷	結膜のうアルカリ化学熱傷	結膜のう酸化学熱傷
	結膜腐蝕	嫌気性骨髄炎	肩甲間部第１度熱傷
	肩甲間部第２度熱傷	肩甲間部第３度熱傷	肩甲間部熱傷
	肩甲骨周囲炎	肩甲部第１度熱傷	肩甲部第２度熱傷
	肩甲部第３度熱傷	肩甲部熱傷	肩部第１度熱傷
	肩部第２度熱傷	肩部第３度熱傷	口蓋垂結核
	硬化性骨髄炎	硬化性肺結核	硬化性狼瘡
	広間膜結核	口腔結核	口腔第１度熱傷
	口腔第２度熱傷	口腔第３度熱傷	口腔熱傷
	口腔粘膜結核	甲状腺結核	口唇結核
	口唇第１度熱傷	口唇第２度熱傷	口唇第３度熱傷
	口唇熱傷	喉頭外傷	喉頭結核
	喉頭損傷	喉頭熱傷	肛門結核
	肛門第１度熱傷	肛門第２度熱傷	肛門第３度熱傷
	肛門熱傷	肛門淋菌感染	鼓室内水腫
	骨炎	骨顆炎	骨幹炎
	骨結核	骨周囲炎	骨髄炎後遺症
	骨髄肉芽腫	骨盤化膿性骨髄炎	骨盤結核
	骨膜炎	骨膜下膿瘍	骨膜骨髄炎
さ	骨膜のう炎	細菌性骨髄炎	細菌性膀胱炎
	臍周囲炎	再発性中耳炎	坐骨骨炎
	酸腐蝕	耳介部第１度熱傷	耳介部第２度熱傷
	耳介部第３度熱傷	趾化膿創	耳管結核
	子宮結核	子宮熱傷	耳結核
	指骨炎	趾骨炎	指骨髄炎
	趾骨髄炎	示指化膿創	四肢挫傷
	四肢第１度熱傷	四肢第２度熱傷	四肢第３度熱傷
	四肢熱傷	趾第１度熱傷	趾第２度熱傷
	趾第３度熱傷	膝蓋骨化膿性骨髄炎	膝蓋骨骨髄炎
	膝部第１度熱傷	膝部第２度熱傷	膝部第３度熱傷
	趾熱傷	尺骨遠位部骨髄炎	縦隔結核
	習慣性アンギナ	十二指腸結核	手関節部第１度熱傷
	手関節部第２度熱傷	手関節部第３度熱傷	種子骨炎
	手指第１度熱傷	手指第２度熱傷	手指第３度熱傷
	手指端熱傷	手指熱傷	手術創部膿瘍
	手術創離開	手掌第１度熱傷	手掌第２度熱傷
	手掌第３度熱傷	手掌熱傷	出血性中耳炎
	出血性膀胱炎	術後骨髄炎	術後腎盂腎炎
	術後性中耳炎	術後性慢性中耳炎	術後腹壁膿瘍
	手背第１度熱傷	手背第２度熱傷	手背第３度熱傷
	手背熱傷	上顎骨骨髄炎	上行性腎盂腎炎
	上鼓室化膿症	踵骨炎	踵骨骨髄炎
	上肢第１度熱傷	上肢第２度熱傷	上肢第３度熱傷
	上肢熱傷	焼身自殺未遂	小腸結核
	小児肺炎	小膿疱性皮膚炎	上半身第１度熱傷
	上半身第２度熱傷	上半身第３度熱傷	上半身熱傷
	踵部第１度熱傷	踵部第２度熱傷	踵部第３度熱傷
	上腕骨骨髄炎	上腕第１度熱傷	上腕第２度熱傷
	上腕第３度熱傷	上腕熱傷	初感染結核
	食道結核	食道熱傷	心筋結核
	神経系結核	腎結核	滲出性気管支炎
	尋常性狼瘡	新生児上顎骨骨髄炎	新生児中耳炎
	新生児膿漏眼	心内膜結核	塵肺結核
	深部カリエス	心膜結核	髄液結核菌陽性
	水疱性中耳炎	髄膜結核腫	性器結核
	精索結核	精巣結核	精巣上体結核
	精巣熱傷	精のう結核	脊髄結核
	脊髄結核腫	脊髄膜結核	脊椎結核
	脊椎骨髄炎	舌熱傷	線維乾酪性心膜炎
	前額部第１度熱傷	前額部第２度熱傷	前額部第３度熱傷
	腺窩性アンギナ	前胸部第１度熱傷	前胸部第２度熱傷
	前胸部第３度熱傷	前胸部熱傷	穿孔性中耳炎
	仙骨部膿瘍	潜在性結核感染症	全身挫傷
	全身第１度熱傷	全身第２度熱傷	全身第３度熱傷
	全身熱傷	先天性結核	前立腺結核
	前腕骨髄炎	前腕手部熱傷	前腕第１度熱傷
	前腕第２度熱傷	前腕第３度熱傷	前腕熱傷
	増殖性化膿性口内炎	増殖性骨膜炎	創部膿瘍
	足関節第１度熱傷	足関節第２度熱傷	足関節第３度熱傷
	足関節熱傷	側胸部第１度熱傷	側胸部第２度熱傷
	側胸部第３度熱傷	足底熱傷	足底部第１度熱傷
	足底部第２度熱傷	足底部第３度熱傷	足背部第１度熱傷
	足背部第２度熱傷	足背部第３度熱傷	側腹部第１度熱傷
	側腹部第２度熱傷	側腹部第３度熱傷	足部骨髄炎
	粟粒結核	鼡径部第１度熱傷	鼡径部第２度熱傷
た	鼡径部第３度熱傷	鼡径部熱傷	第１度熱傷
	第１度腐蝕	第２度熱傷	第２度腐蝕
	第３度熱傷	第３度腐蝕	第４度熱傷
	体幹第１度熱傷	体幹第２度熱傷	体幹第３度熱傷
	体幹熱傷	大腿骨骨髄炎	大腿骨膿瘍
	大腿骨膜炎	大腿骨慢性化膿性骨髄炎	大腿骨慢性骨髄炎
	大腿熱傷	大腿部第１度熱傷	大腿部第２度熱傷
	大腿部第３度熱傷	大腸結核	体表面積 10%未満の熱傷
	体表面積 10 － 19%の熱傷	体表面積 20 － 29%の熱傷	体表面積 30 － 39%の熱傷
	体表面積 40 － 49%の熱傷	体表面積 50 － 59%の熱傷	体表面積 60 － 69%の熱傷
	体表面積 70 － 79%の熱傷	体表面積 80 － 89%の熱傷	体表面積 90%以上の熱傷
	大葉性肺炎	唾液腺結核	ダグラス窩結核
	多剤耐性結核	多発性外傷	多発性昆虫咬創
	多発性挫傷	多発性擦過創	多発性第１度熱傷
	多発性第２度熱傷	多発性第３度熱傷	多発性熱傷
	多発性膿疱症	多発性表在損傷	単純性中耳炎
	胆のう結核	恥骨骨炎	恥骨骨膜炎
	腟熱傷	腟壁縫合不全	肘関節慢性骨髄炎
	中耳炎性顔面神経麻痺	中手骨膿瘍	肘部第１度熱傷
	肘部第２度熱傷	肘部第３度熱傷	腸間膜リンパ節炎
	腸間膜リンパ節結核	腸結核	腸骨骨髄炎
	直腸結核	直腸淋菌感染	陳旧性中耳炎
	陳旧性肺結核	手第１度熱傷	手第２度熱傷
	手第３度熱傷	手熱傷	殿部第１度熱傷
	殿部第２度熱傷	殿部第３度熱傷	殿部熱傷
	頭蓋骨骨髄炎	橈骨骨髄炎	頭部第１度熱傷
	頭部第２度熱傷	頭部第３度熱傷	頭部熱傷
な	内部尿路性器の熱傷	軟口蓋熱傷	難治結核
	乳児肺炎	乳腺膿瘍	乳腺瘻孔
	乳頭周囲炎	乳頭びらん	乳頭部第１度熱傷
	乳頭部第２度熱傷	乳頭部第３度熱傷	乳房炎症性疾患
	乳房潰瘍	乳房第１度熱傷	乳房第２度熱傷
	乳房第３度熱傷	乳房熱傷	乳房膿瘍
	乳房よう	乳輪下膿瘍	乳輪部第１度熱傷

	乳輪部第2度熱傷	乳輪部第3度熱傷	尿管結核
	尿細管間質性腎炎	尿道球腺結核	尿道結核
	尿膜管膿瘍	尿路結核	脳結核
	脳結核腫	脳脊髄膜結核	膿皮症
は	膿疱	肺炎球菌性気管支炎	肺炎結核
	肺結核・鏡検確認あり	肺結核・組織学的確認あり	肺結核・培養のみ確認あり
	肺結核後遺症	肺結核腫	敗血症性気管支炎
	敗血症性骨髄炎	敗血症性肺炎	敗血症性皮膚炎
	肺熱傷	背部第1度熱傷	背部第2度熱傷
	背部第3度熱傷	背部熱傷	肺門結核
	肺門リンパ節結核	播種性結核	半身第1度熱傷
	半身第2度熱傷	半身第3度熱傷	反復性膀胱炎
	鼻咽頭結核	腓骨骨髄炎	尾骨骨髄炎
	非特異骨髄炎	非特異性腸間膜リンパ節炎	非特異性リンパ節炎
	泌尿器結核	皮膚結核	皮膚腺病
	皮膚粟粒結核	鼻部第1度熱傷	鼻部第2度熱傷
	鼻部第3度熱傷	皮膚疣状結核	びまん性肺炎
	びらん性膀胱炎	副腎結核	副鼻腔結核
	腹部第1度熱傷	腹部第2度熱傷	腹部第3度熱傷
	腹部熱傷	腹壁創し開	腹壁縫合不全
	腹壁冷膿瘍	腐蝕	ぶどう球菌性扁桃炎
	ブロディー骨膿瘍	閉塞性肺炎	扁桃性アンギナ
	膀胱結核	膀胱後部膿瘍	膀胱三角部炎
	膀胱周囲炎	膀胱周囲膿瘍	縫合不全
	放射線性下顎骨骨髄炎	放射線性熱傷	放射線性膀胱炎
	母指球部第1度熱傷	母指球部第2度熱傷	母指球部第3度熱傷
	母指骨髄炎	母趾骨髄炎	母指第1度熱傷
	母指第2度熱傷	母指第3度熱傷	母指熱傷
ま	マイコプラズマ気管支炎	慢性顎骨骨髄炎	慢性化膿性骨髄炎
	慢性化膿性穿孔性中耳炎	慢性化膿性中耳炎	慢性血行性骨髄炎
	慢性骨髄炎	慢性再発性膀胱炎	慢性耳管鼓室化膿性中耳炎
	慢性上鼓室乳突洞化膿性中耳炎	慢性穿孔性中耳炎	慢性多発性骨髄炎
	慢性中耳炎	慢性中耳炎後遺症	慢性中耳炎術後再燃
	慢性膿皮症	慢性複雑性膀胱炎	慢性付属器炎
	慢性扁桃炎	慢性膀胱炎	慢性卵管炎
	慢性卵巣炎	慢性淋菌性尿道炎	慢性リンパ管炎
	慢性リンパ節炎	耳後部リンパ節炎	耳後部リンパ腺炎
	脈絡膜結核	脈絡網膜熱傷	無熱性肺炎
や	薬傷	腰椎結核	腰椎骨髄炎
	腰部第1度熱傷	腰部第2度熱傷	腰部第3度熱傷
ら	腰部熱傷	卵管炎	卵管周囲炎
	卵管卵巣膿瘍	卵管留膿症	卵巣炎
	卵巣周囲炎	卵巣膿瘍	卵巣卵管周囲炎
	良性慢性化膿性中耳炎	淋菌性咽頭炎	淋菌性外陰炎
	淋菌性外陰腟炎	淋菌性滑膜炎	淋菌性関節炎
	淋菌性亀頭炎	淋菌性結膜炎	淋菌性腱滑膜炎
	淋菌性虹彩毛様体炎	淋菌性口内炎	淋菌性骨髄炎
	淋菌性子宮頚管炎	淋菌性女性骨盤炎	淋菌性心筋炎
	淋菌性心内膜炎	淋菌性心膜炎	淋菌性髄膜炎
	淋菌性精巣炎	淋菌性精巣上体炎	淋菌性前立腺炎
	淋菌性腟炎	淋菌性尿道炎	淋菌性尿道狭窄
	淋菌性脳膿瘍	淋菌性肺炎	淋菌性敗血症
	淋菌性バルトリン腺膿瘍	淋菌性腹膜炎	淋菌性膀胱炎
	淋菌性卵管炎	連鎖球菌気管支炎	連鎖球菌性扁桃炎
	老人性肺炎	肋骨カリエス	肋骨骨髄炎
	肋骨周囲炎		

△	BK ウイルス腎症	MRSA 骨髄炎	MRSA 術後創部感染
あ	アキレス腱筋腱移行部断裂	アキレス腱挫傷	アキレス腱挫創
	アキレス腱切創	アキレス腱断裂	アキレス腱部分断裂
	足異物	足開放創	足挫創
	足切創	亜脱臼	圧挫傷
	圧挫創	圧迫骨折	圧迫神経炎
	医原性気胸	犬咬創	陰茎開放創
	陰茎挫創	陰茎折症	陰茎裂創
	咽頭開放創	咽頭創傷	陰のう開放創
	陰のう裂創	陰部切創	ウイルス性扁桃炎
	会陰裂傷	横隔膜損傷	横骨折
か	汚染創	外陰開放創	外陰部挫創
	外陰部切創	外陰部裂傷	外耳開放創
	外耳道創傷	外耳部外傷性異物	外耳部外傷性腫脹
	外耳部外傷性皮下異物	外耳部割創	外耳部貫通創
	外耳部咬創	外耳部挫傷	外耳部挫創
	外耳部擦過創	外耳部刺創	外耳部切創
	外耳部創傷	外耳部打撲傷	外耳部虫刺傷
	外耳部皮下血腫	外耳部皮下出血	外傷後早期合併症
	外傷性一過性麻痺	外傷性異物	外傷性横隔膜ヘルニア
	外傷性眼球ろう	外傷性空気塞栓症	外傷性咬合
	外傷性虹彩離断	外傷性硬膜動静脈瘻	外傷性耳出血
	外傷性脂肪塞栓症	外傷性縦隔気腫	外傷性食道破裂
	外傷性脊髄出血	外傷性切断	外傷性動静脈瘻
	外傷性動脈血腫	外傷性動脈瘤	外傷性乳び胸
	外傷性脳圧迫	外傷性脳圧迫・頭蓋内に達する開放創合併あり	外傷性脳圧迫・頭蓋内に達する開放創合併なし
	外傷性脳症	外傷性破裂	外傷性皮下気腫
	外傷性皮下血腫	外耳裂創	開放骨折
	開放性外傷性脳圧迫	開放性陥没骨折	開放性胸膜損傷
	開放性脱臼	開放性脱臼骨折	開放性脳挫創
	開放性脳底部挫傷	開放性びまん性脳損傷	開放性粉砕骨折
	開放創	下咽頭創傷	下顎外傷性異物
	下顎開放創	下顎割創	下顎貫通創
	下顎口唇挫創	下顎咬創	下顎挫傷
	下顎挫創	下顎擦過創	下顎刺創
	下顎切創	下顎創傷	下顎打撲傷
	下顎皮下血腫	下顎部挫傷	下顎部打撲傷
	下顎部皮膚欠損創	下顎裂創	踵裂創
	顎関節部開放創	顎関節部割創	顎関節部貫通創
	顎関節部咬創	顎関節部挫傷	顎関節部挫創
	顎関節部擦過創	顎関節部刺創	顎関節部切創
	顎関節部創傷	顎関節部打撲傷	顎関節部皮下血腫
	顎関節部裂創	顎部挫傷	顎部打撲傷
	角膜挫創	角膜切傷	角膜切創
	角膜創傷	角膜破裂	角膜裂傷
	下腿汚染創	下腿開放創	下腿挫創
	下腿切創	下腿皮膚欠損創	下腿裂創
	割創	カテーテル感染症	カテーテル敗血症
	化膿性リンパ節炎	眼黄斑部裂孔	眼窩創傷
	眼窩部挫創	眼窩裂傷	眼球結膜裂傷
	眼球損傷	眼球破裂	眼球裂傷
	眼瞼外傷性異物	眼瞼外傷性腫脹	眼瞼外傷性皮下異物
	眼瞼開放創	眼瞼割創	眼瞼貫通創
	眼瞼咬創	眼瞼挫創	眼瞼擦過創
	眼瞼刺創	眼瞼切創	眼瞼創傷
	眼瞼虫刺傷	眼瞼裂創	環指圧挫傷
	環指挫傷	環指挫創	環指切創
	環指剥皮創	環指皮膚欠損創	眼周囲部外傷性異物
	眼周囲部外傷性腫脹	眼周囲部外傷性皮下異物	眼周囲部開放創
	眼周囲部割創	眼周囲部貫通創	眼周囲部咬創
	眼周囲部挫創	眼周囲部擦過創	眼周囲部刺創
	眼周囲部切創	眼周囲部創傷	眼周囲部虫刺傷
	眼周囲部裂創	関節血腫	関節骨折
	関節挫傷	関節打撲	完全骨折
	完全脱臼	貫通刺創	貫通銃創
	貫通性挫滅創	貫通創	眼部外傷性異物

眼部外傷性腫脹	眼部外傷性皮下異物	眼部開放創
眼部割創	眼部貫通創	眼部咬創
眼部挫創	眼部擦過創	眼部刺創
眼部切創	眼部創傷	眼部虫刺傷
眼部裂創	陥没骨折	顔面汚染創
顔面外傷性異物	顔面開放創	顔面割創
顔面貫通創	顔面咬創	顔面挫傷
顔面挫創	顔面擦過創	顔面刺創
顔面切創	顔面創傷	顔面搔創
顔面多発開放創	顔面多発割創	顔面多発貫通創
顔面多発咬創	顔面多発挫傷	顔面多発挫創
顔面多発擦過創	顔面多発刺創	顔面多発切創
顔面多発創傷	顔面多発打撲傷	顔面多発虫刺傷
顔面多発皮下血腫	顔面多発皮下出血	顔面多発裂創
顔面打撲傷	顔面皮下血腫	顔面皮膚欠損創
顔面裂創	気腫性腎盂腎炎	急性汎発性発疹性膿疱症
胸管損傷	胸腺損傷	頬粘膜咬傷
頬粘膜咬創	胸部汚染創	頬部外傷性異物
頬部開放創	頬部割創	頬部貫通創
頬部咬創	頬部挫傷	胸部挫創
頬部挫創	頬部擦過創	頬部刺創
胸部食道損傷	胸部切創	頬部切創
頬部創傷	頬部打撲傷	胸部皮下気腫
頬部皮下血腫	胸部皮膚欠損創	頬部皮膚欠損創
頬部裂創	胸壁開放創	胸壁刺創
強膜切創	強膜創傷	胸膜損傷・胸腔に達する開放創合併あり
胸膜肺炎	強膜裂傷	胸膜裂創
棘刺創	魚咬創	亀裂骨折
筋損傷	筋断裂	筋肉内血腫
屈曲骨折	クラミジア肺炎	頚管破裂
脛骨顆部割創	頚部開放創	頚部挫創
頚部食道開放創	頚部切創	頚部皮膚欠損創
頚部リンパ節炎	結核後遺症	結核性髄膜炎後遺症
結核性中耳炎	結核性膀胱炎後遺症	血管切断
血管損傷	血腫	結膜創傷
結膜裂傷	腱切創	腱損傷
腱断裂	腱部分断裂	腱裂傷
高エネルギー外傷	口蓋挫傷	口蓋切創
口蓋裂創	口角部挫創	口角部裂創
口腔外傷性異物	口腔外傷性腫脹	口腔開放創
口腔割創	口腔挫傷	口腔挫創
口腔擦過創	口腔刺創	口腔切創
口腔創傷	口腔打撲傷	口腔内血腫
口腔粘膜咬傷	口腔粘膜咬創	口腔裂創
好酸球性中耳炎	後出血	紅色陰癬
口唇外傷性異物	口唇外傷性腫脹	口唇外傷性皮下異物
口唇開放創	口唇割創	口唇貫通創
口唇咬傷	口唇咬創	口唇挫傷
口唇挫創	口唇擦過創	口唇刺創
口唇切創	口唇創傷	口唇打撲傷
口唇虫刺傷	口唇皮下血腫	口唇皮下出血
口唇裂創	溝創	咬創
後頭部外傷	後頭部割創	後頭部挫傷
後頭部挫創	後頭部切創	後頭部打撲傷
後頭部裂創	広範性軸索損傷	広汎性神経損傷
後方脱臼	硬膜損傷	硬膜裂傷
肛門裂創	股関節結核後遺症	骨折
骨盤腹膜癒着	骨盤部裂創	昆虫咬創
さ 昆虫刺傷	コントル・クー損傷	採皮創
挫傷	擦過創	擦過皮下血腫
挫滅傷	挫滅創	サルモネラ骨髄炎
耳介外傷性異物	耳介外傷性腫脹	耳介外傷性皮下異物
耳介開放創	耳介割創	耳介貫通創

耳介咬創	耳介挫傷	耳介挫創
耳介擦過創	耳介刺創	耳介切創
耳介創傷	耳介打撲傷	耳介虫刺傷
耳介皮下血腫	耳介皮下出血	趾開放創
耳介裂創	耳下腺部打撲	指間切創
趾間切創	子宮頚管裂傷	子宮頚部環状剥離
刺咬症	趾挫創	示指 MP 関節挫傷
示指 PIP 開放創	示指割創	示指挫傷
示指挫創	示指刺創	四肢静脈損傷
示指切創	四肢動脈損傷	示指皮膚欠損創
耳前部挫創	刺創	膝蓋部挫創
膝下部挫創	膝窩部銃創	膝関節部異物
膝関節部挫創	膝部異物	膝部開放創
膝部割創	膝部咬創	膝部挫創
膝部切創	膝部裂創	歯肉挫傷
歯肉切創	歯肉裂創	斜骨折
射創	尺骨近位端骨折	尺骨鉤状突起骨折
手圧挫傷	縦隔血腫	習慣性扁桃炎
縦骨折	銃自殺未遂	銃創
重複骨折	手関節挫滅傷	手関節挫滅創
手関節掌側部挫創	手関節部挫創	手関節部切創
手関節部創傷	手関節部裂創	手指圧挫傷
手指汚染創	手指開放創	手指咬創
種子骨開放骨折	種子骨骨折	手指挫傷
手指挫創	手指挫滅傷	手指挫滅創
手指刺創	手指切創	手指打撲傷
手指剥皮創	手指皮下血腫	手指皮膚欠損創
手掌挫創	手掌刺創	手掌切創
手掌剥皮創	手掌皮膚欠損創	術後横隔膜下膿瘍
術後感染症	術後血腫	術後消化管出血性ショック
術後ショック	術後髄膜炎	術後膿瘍
術後敗血症	術後皮下気腫	術後腹腔内膿瘍
手背皮膚欠損創	手背部挫創	手背部切創
手部汚染創	上顎挫傷	上顎擦過創
上顎切創	上顎打撲傷	上顎皮下血腫
上顎部裂創	上口唇挫傷	踵骨部挫滅創
小指咬創	小指挫傷	小指挫創
小指切創	硝子体切断	小指皮膚欠損創
上唇小帯裂創	上腕汚染創	上腕貫通銃創
上腕挫創	上腕皮膚欠損創	上腕部開放創
食道損傷	処女膜裂傷	神経根ひきぬき損傷
神経切断	神経叢損傷	神経叢不全損傷
神経損傷	神経断裂	針刺創
腎石灰化症	靱帯ストレイン	靱帯損傷
靱帯断裂	靱帯捻挫	靱帯裂傷
心内異物	ストレイン	精巣開放創
精巣破裂	声門外傷	脊椎カリエス後遺症
舌開放創	舌下顎挫創	舌咬傷
舌咬創	舌挫創	舌刺創
舌切創	切創	舌創傷
切断	舌扁桃炎	舌裂創
前額部外傷性異物	前額部外傷性腫脹	前額部外傷性皮下異物
前額部開放創	前額部割創	前額部貫通創
前額部咬創	前額部挫創	前額部擦過創
前額部刺創	前額部切創	前額部創傷
前額部虫刺傷	前額部虫刺症	前額部皮膚欠損創
前額部裂創	前胸部挫創	前額頭頂部挫創
仙骨部挫創	仙骨部皮膚欠損創	線状骨折
全身擦過創	穿通創	前頭部割創
前頭部挫傷	前頭部挫創	前頭部切創
前頭部打撲傷	前頭部皮膚欠損創	前方脱臼
前腕汚染創	前腕開放創	前腕咬創
前腕挫創	前腕刺創	前腕切創
前腕皮膚欠損創	前腕裂創	爪下異物

	爪下挫滅傷	爪下挫滅創	掻創
	足関節内果部挫創	足関節部挫創	足底異物
	足底部咬創	足底部刺創	足底部皮膚欠損創
	側頭部割創	側頭部挫創	側頭部切創
	側頭部打撲傷	側頭部皮下血腫	足背部挫創
	足背部切創	足部汚染創	側腹部咬創
	側腹部挫創	側腹壁開放創	足部皮膚欠損創
	足部裂創	鼡径部開放創	鼡径部切創
た	損傷	第５趾皮膚欠損創	大腿汚染創
	大腿咬創	大腿挫創	大腿皮膚欠損創
	大腿部開放創	大腿部刺創	大腿部切創
	大腿裂創	大転子部挫創	脱臼
	脱臼骨折	多発性開放創	多発性咬創
	多発性切創	多発性穿刺創	多発性裂創
	打撲割創	打撲血腫	打撲挫創
	打撲擦過創	打撲傷	打撲皮下血腫
	単純脱臼	腟開放創	腟断端炎
	腟断端出血	腟裂傷	肘関節骨折
	肘関節挫創	肘関節脱臼骨折	肘関節部開放創
	中指咬創	中指挫傷	中指挫創
	中指刺創	中指切創	中指皮膚欠損創
	中手骨関節部挫創	虫垂炎術後残膿瘍	中枢神経系損傷
	肘頭骨折	肘部挫創	肘部切創
	肘部皮膚欠損創	腸間膜リンパ節陳旧性結核	沈下性肺炎
	陳旧性胸椎カリエス	陳旧性骨結核	陳旧性腎結核
	陳旧性腸結核	陳旧性腰椎カリエス	手開放創
	手咬創	手挫創	手刺創
	手切創	転位性骨折	殿部異物
	殿部開放創	殿部咬創	殿部刺創
	殿部切創	殿部皮膚欠損創	殿部裂創
	頭頂部挫傷	頭頂部挫創	頭頂部擦過創
	頭頂部切創	頭頂部打撲傷	頭頂部裂創
	頭皮外傷性腫脹	頭皮開放創	頭皮下血腫
	頭皮剥離	頭皮表在損傷	頭部異物
	頭部外傷性皮下異物	頭部外傷性皮下気腫	頭部開放創
	頭部割創	頭部頚部挫傷	頭部頚部挫創
	頭部頚部打撲傷	頭部血腫	頭部挫傷
	頭部挫創	頭部擦過創	頭部刺創
	頭部切創	頭部多発開放創	頭部多発割創
	頭部多発咬創	頭部多発挫傷	頭部多発挫創
	頭部多発擦過創	頭部多発刺創	頭部多発切創
	頭部多発創傷	頭部多発打撲傷	頭部多発皮下血腫
	頭部多発裂創	頭部打撲	頭部打撲血腫
	頭部打撲傷	頭部虫刺傷	動物咬創
	頭部皮下異物	頭部皮下血腫	頭部皮下出血
	頭部皮膚欠損創	頭部裂創	動脈損傷
	特発性関節脱臼	飛び降り自殺未遂	飛び込み自殺未遂
な	内視鏡検査中腸穿孔	軟口蓋血腫	軟口蓋挫創
	軟口蓋創傷	軟口蓋破裂	肉離れ
	乳腺内異物	乳頭潰瘍	乳房異物
	尿管切石術後感染症	猫咬創	捻挫
	脳挫傷	脳挫傷・頭蓋内に達する開放創合併あり	脳挫傷・頭蓋内に達する開放創合併なし
	脳挫創	脳挫創・頭蓋内に達する開放創合併あり	脳挫創・頭蓋内に達する開放創合併なし
	脳損傷	脳対側損傷	脳直撃損傷
	脳底部挫傷	脳底部挫傷・頭蓋内に達する開放創合併あり	脳底部挫傷・頭蓋内に達する開放創合併なし
は	脳裂傷	肺結核術後	爆死自殺未遂
	剥離骨折	破裂骨折	皮下異物
	皮下気腫	皮下血腫	鼻下擦過創
	皮下静脈損傷	皮下損傷	非結核性抗酸菌性骨髄炎
	鼻根部打撲挫創	鼻根部裂創	膝汚染創
	膝皮膚欠損創	皮神経挫傷	鼻前庭部挫創

	鼻尖部挫創	非定型肺炎	非熱傷性水疱
	鼻部外傷性異物	鼻部外傷性腫脹	鼻部外傷性皮下異物
	鼻部開放創	眉部割創	鼻部割創
	鼻部貫通創	腓腹筋挫創	眉部血腫
	皮膚欠損創	鼻部咬創	鼻部挫傷
	鼻部挫創	鼻部擦過創	鼻部刺創
	鼻部切創	鼻部創傷	皮膚損傷
	鼻部打撲傷	鼻部虫刺傷	皮膚剥脱創
	鼻部皮下血腫	鼻部皮下出血	鼻部皮膚欠損創
	鼻部皮膚剥離創	鼻部裂創	びまん性脳損傷
	びまん性脳損傷・頭蓋内に達する開放創合併あり	びまん性脳損傷・頭蓋内に達する開放創合併なし	眉毛部割創
	眉毛部裂創	表皮剥離	鼻翼部切創
	鼻翼部裂創	複雑脱臼	伏針
	副鼻腔開放創	腹部汚染創	腹部刺創
	腹部皮膚欠損創	腹壁異物	腹壁開放創
	腹壁縫合糸膿瘍	不全骨折	ブラックアイ
	粉砕骨折	分娩時会陰裂傷	分娩時軟産道損傷
	閉鎖性外傷性脳圧迫	閉鎖性骨折	閉鎖性脱臼
	閉鎖性脳挫創	閉鎖性脳底部挫傷	閉鎖性びまん性脳損傷
	扁桃チフス	縫合糸膿瘍	縫合不全出血
	縫合部膿瘍	放射線出血性膀胱炎	帽状腱膜下出血
	包皮挫創	包皮切創	包皮裂創
	母指咬創	母指挫傷	母指挫創
	母趾挫創	母指示指間切創	母指刺創
	母指切創	母指打撲挫創	母指打撲傷
	母指皮膚欠損創	母趾皮膚欠損創	母指末節部挫創
ま	末梢血管外傷	末梢神経損傷	慢性中耳炎急性増悪
	眉間部挫創	眉間部裂創	耳後部挫創
	耳後部打撲傷	盲管銃創	網膜振盪
や	網脈絡膜裂傷	モンテジア骨折	腰部切創
ら	腰部打撲挫創	らせん骨折	卵管留水症
	離開骨折	涙管損傷	涙管断裂
	涙道損傷	轢過創	裂離
	裂離骨折	若木骨折	

用法用量

［肺結核及びその他の結核症に対して使用する場合］

カナマイシンとして，通常成人１日2g(力価)を朝夕1g(力価)ずつ２回筋肉内注射し，週２日使用するか，または１日1g(力価)ずつ週３日使用する。

また必要に応じて局所に投与する。

ただし，高齢者(60歳以上)には１回0.5～0.75g(力価)とし，小児あるいは体重の著しく少ないものにあっては適宜減量する。

なお，原則として他の抗結核薬と併用する。

［その他の場合］

カナマイシンとして，通常成人１日1～2g(力価)を，小児には１日体重1kgあたり30～50mg(力価)を1～2回に分けて，筋肉内注射する。

また必要に応じて局所に投与する。

なお，年齢，症状により適宜増減する。

用法用量に関連する使用上の注意

(1)本剤の使用にあたっては，耐性菌の発現等を防ぐため，原則として感受性を確認し，疾病の治療上必要な最小限の期間の投与にとどめること。

(2)腎障害のある患者には，投与量を減ずるか，投与間隔をあけて使用すること。

禁忌　本剤の成分並びにアミノグリコシド系抗生物質又はバシトラシンに対し過敏症の既往歴のある患者

原則禁忌　本人又はその血族がアミノグリコシド系抗生物質による難聴又はその他の難聴のある患者

硫酸ストレプトマイシン注射用1g「明治」

規格：1g1瓶[389円/瓶]

ストレプトマイシン硫酸塩　Meiji Seika　616

【効能効果】

〈適応菌種〉ストレプトマイシンに感性のマイコバクテリウム属，ペスト菌，野兎病菌，ワイル病レプトスピラ

〈適応症〉感染性心内膜炎（ベンジルペニシリン又はアンピシリンと併用の場合に限る），ペスト，野兎病，肺結核及びその他の結核症，マイコバクテリウム・アビウムコンプレックス（MAC）症を含む非結核性抗酸菌症，ワイル病

【対応標準病名】

◎	黄疸出血性レプトスピラ症	感染性心内膜炎	結核
	肺結核	非結核性抗酸菌症	ペスト
	野兎病		
○あ	HIV非結核性抗酸菌症	S状結腸結核	亜急性感染性心内膜炎
	亜急性細菌性心内膜炎	胃結核	陰茎結核
	咽頭結核	咽頭流注膿瘍	陰のう結核
か	壊疽性丘疹状結核疹	オスラー結節	外陰結核
	回腸結核	回盲部結核	潰瘍性粟粒結核
	潰瘍性狼瘡	顎下部結核	肩関節結核
	活動性肺結核	肝結核	眼結核
	眼瞼結核	関節結核	眼野兎病
	乾酪性肺炎	気管結核	気管支結核
	気管支ペスト	急性感染性心内膜炎	急性細菌性心内膜炎
	急性粟粒結核	胸腔内リンパ節結核・菌確認あり	胸腔内リンパ節結核・組織学的確認あり
	胸水結核菌陽性	胸腺結核	胸椎結核
	胸腰椎結核	筋肉結核	筋膜結核
	空腸結核	くも膜結核	軽症腺ペスト
	頚椎結核	珪肺結核	頚部リンパ節結核
	結核腫	結核初期感染	結核疹
	結核性アジソン病	結核性咳嗽	結核性角結膜炎
	結核性角膜炎	結核性角膜強膜炎	結核性喀血
	結核性滑膜炎	結核性気管支拡張症	結核性気胸
	結核性胸膜炎	結核性胸膜炎・菌確認あり	結核性胸膜炎・組織学的確認あり
	結核性空洞	結核性血胸	結核性下痢
	結核性腱滑膜炎	結核性瞼板炎	結核性硬化症
	結核性硬結性紅斑	結核性虹彩炎	結核性虹彩毛様体炎
	結核性硬膜炎	結核性骨髄炎	結核性女性骨盤炎症性疾患
	結核性痔瘻	結核性腎盂炎	結核性腎盂腎炎
	結核性心筋症	結核性髄膜炎	結核性精管炎
	結核性脊柱後弯症	結核性脊柱前弯症	結核性脊柱側弯症
	結核性線維症	結核性前立腺炎	結核性多発ニューロパチー
	結核性低アドレナリン症	結核性動脈炎	結核性動脈内膜炎
	結核性軟膜炎	結核性膿胸	結核性膿腎症
	結核性脳脊髄炎	結核性脳動脈炎	結核性脳膿瘍
	結核性膿瘍	結核性肺線維症	結核性肺膿瘍
	結核性発熱	結核性貧血	結核性腹水
	結核性腹膜炎	結核性ぶどう膜炎	結核性脈絡網膜炎
	結核性網膜炎	結核性卵管炎	結核性卵巣炎
	結核性卵巣のう胞	結核性リンパ炎	結節性肺結核
	結膜結核	原発性肺ペスト	口蓋垂結核
	硬化性肺結核	硬化性狼瘡	広間膜結核
	口腔結核	口腔粘膜結核	甲状腺結核
	口唇結核	喉頭結核	肛門結核
	骨結核	骨盤結核	骨盤腹膜癒着
さ	細菌性心内膜炎	耳管結核	子宮結核
	耳結核	縦隔結核	十二指腸結核
	小腸結核	初感染結核	食道結核
	心筋結核	神経系結核	腎結核
	尋常性狼瘡	心内膜結核	塵肺結核
	深部カリエス	心膜結核	髄液結核菌陽性
	髄膜結核腫	性器結核	精索結核
	精巣結核	精巣上体結核	精のう結核
	脊髄結核	脊髄結核腫	脊髄膜結核
	脊椎結核	線維乾酪性心膜炎	遷延性心内膜炎
	仙骨部膿瘍	潜在性結核感染症	全身性野兎病
	腺ペスト	前立腺結核	続発性肺ペスト
た	粟粒結核	大腸結核	唾液腺結核
	ダグラス窩結核	多剤耐性結核	胆のう結核
	腸間膜リンパ節結核	腸結核	直腸結核
な	ツラレミアリンパ節炎	難治結核	尿管結核
	尿道球腺結核	尿道結核	尿路結核
	脳結核	脳結核腫	脳脊髄膜結核
は	肺炎結核	肺結核・鏡検確認あり	肺結核・組織学的確認あり
	肺結核・培養のみ確認あり	肺結核腫	敗血症性心内膜炎
	肺非結核性抗酸菌症	肺ペスト	肺門結核
	肺門リンパ節結核	肺野兎病	播種性結核
	鼻咽頭結核	非結核性抗酸菌性滑膜炎	非結核性抗酸菌性胸膜炎
	非結核性抗酸菌性腱鞘炎	非結核性抗酸菌性股関節炎	非結核性抗酸菌性骨髄炎
	非結核性抗酸菌性脊椎炎	非結核性抗酸菌性皮膚潰瘍	非結核性抗酸菌性リンパ節炎
	泌尿器結核	皮膚結核	皮膚結合織ペスト
	皮膚腺病	皮膚粟粒結核	皮膚非結核性抗酸菌症
	皮膚疣状結核	副腎結核	副鼻腔結核
	腹部野兎病	腹壁冷膿瘍	ペスト髄膜炎
ま	ペスト敗血症	膀胱結核	脈絡膜結核
ら	無症候性ペスト	腰椎結核	連鎖球菌性心内膜炎
	肋骨カリエス		
△	亜急性心内膜炎	カンジダ性心内膜炎	急性心内膜炎
	急性リウマチ性心内膜炎	結核後遺症	結核性髄膜炎後遺症
	結核性中耳炎	結核性膀胱炎後遺症	血栓性心内膜炎
	股関節結核後遺症	コクサッキーウイルス心内膜炎	三尖弁心内膜炎
	腎石灰化症	心内膜炎	髄膜炎菌性心内膜炎
	脊椎カリエス後遺症	僧帽弁心内膜炎	腸間膜リンパ節陳旧性結核
	腸チフス性心内膜炎	陳旧性胸椎カリエス	陳旧性骨結核
	陳旧性腎結核	陳旧性腸結核	陳旧性肺結核
	陳旧性腰椎カリエス	肺結核後遺症	肺結核術後
	梅毒性心内膜炎	リステリア性心内膜炎	淋菌性心内膜炎

用法用量

[肺結核及びその他の結核症に対して使用する場合]

通常，成人にはストレプトマイシンとして１日1g（力価）を筋肉内注射する。週２～３日，あるいははじめの1～3ヵ月は毎日，その後週２日投与する。また必要に応じて局所に投与する。

ただし，高齢者（60歳以上）には１回0.5～0.75g（力価）とし，小児あるいは体重の著しく少ないものにあっては適宜減量する。

なお，原則として他の抗結核薬と併用する。

[マイコバクテリウム・アビウムコンプレックス（MAC）症を含む非結核性抗酸菌症に対して使用する場合]

通常，成人にはストレプトマイシンとして１日0.75～1g（力価）を週２回または週３回筋肉内注射する。

年齢，体重，症状により適宜減量する。

[その他の場合]

通常，成人にはストレプトマイシンとして１日1～2g（力価）を1～2回に分けて筋肉内注射する。

なお，年齢，症状により適宜増減する。

用法用量に関連する使用上の注意

(1)本剤の使用にあたっては，耐性菌の発現等を防ぐため，原則として感受性を確認し，疾病の治療上必要な最小限の期間の投与

にとどめること。
(2)本剤をMAC症を含む非結核性抗酸菌症に使用する際には，投与開始時期，投与期間，併用薬等について国内外の各種ガイドライン等，最新の情報を参考にし，投与すること。
(3)腎障害のある患者には，投与量を減ずるか，投与間隔をあけて使用すること。

禁忌　本剤の成分並びにアミノグリコシド系抗生物質又はバシトラシンに対し過敏症の既往歴のある患者

原則禁忌　本人又はその血族がアミノグリコシド系抗生物質による難聴又はその他の難聴のある患者

硫酸セフピロム静注用0.5g「マイラン」

規格：0.5g1瓶[549円/瓶]

硫酸セフピロム静注用1g「マイラン」

規格：1g1瓶[788円/瓶]

セフピロム硫酸塩　マイラン製薬　613

【効能効果】

〈適応菌種〉セフピロムに感性のブドウ球菌属，レンサ球菌属，肺炎球菌，エンテロコッカス・フェカーリス，モラクセラ(ブランハメラ)・カタラーリス，大腸菌，シトロバクター属，クレブシエラ属，エンテロバクター属，セラチア属，プロテウス属，モルガネラ・モルガニー，プロビデンシア属，インフルエンザ菌，緑膿菌，バークホルデリア・セパシア，アシネトバクター属，ペプトストレプトコッカス属，バクテロイデス属

〈適応症〉敗血症，感染性心内膜炎，深在性皮膚感染症，リンパ管・リンパ節炎，外傷・熱傷及び手術創等の二次感染，肛門周囲膿瘍，咽頭・喉頭炎，扁桃炎(扁桃周囲炎，扁桃周囲膿瘍を含む)，急性気管支炎，肺炎，肺膿瘍，膿胸，慢性呼吸器病変の二次感染，膀胱炎，腎盂腎炎，前立腺炎(急性症，慢性症)，腹膜炎，腹腔内膿瘍，胆嚢炎，胆管炎，肝膿瘍，バルトリン腺炎，子宮内感染，子宮付属器炎，子宮旁結合織炎，化膿性髄膜炎

【対応標準病名】

◎	咽頭炎	咽頭喉頭炎	外傷
	感染性心内膜炎	肝膿瘍	急性気管支炎
	急性細菌性髄膜炎	急性細菌性前立腺炎	喉頭炎
	肛門周囲膿瘍	挫創	子宮内感染症
	子宮付属器炎	子宮傍組織炎	術後創部感染
	腎盂腎炎	前立腺炎	創傷
	創傷感染症	胆管炎	胆のう炎
	熱傷	膿胸	肺炎
	敗血症	肺膿瘍	バルトリン腺炎
	皮膚感染症	腹腔内膿瘍	腹膜炎
	扁桃炎	扁桃周囲炎	扁桃周囲膿瘍
	膀胱炎	慢性前立腺炎	リンパ管炎
	リンパ節炎	裂傷	裂創
○あ	MRSA膀胱炎	亜急性感染性心内膜炎	亜急性気管支炎
	亜急性細菌性心内膜炎	亜急性心内膜炎	亜急性リンパ管炎
	足開放創	足第1度熱傷	足第2度熱傷
	足第3度熱傷	足熱傷	アルカリ腐蝕
	アレルギー性膀胱炎	アンギナ	胃腸管熱傷
	犬咬創	胃熱傷	陰茎開放創
	陰茎第1度熱傷	陰茎第2度熱傷	陰茎第3度熱傷
	陰茎熱傷	咽頭開放創	咽頭気管炎
	咽頭創傷	咽頭チフス	咽頭熱傷
	咽頭扁桃炎	院内感染敗血症	陰のう開放創
	陰のう第1度熱傷	陰のう第2度熱傷	陰のう第3度熱傷
	陰のう熱傷	インフルエンザ菌気管支炎	インフルエンザ菌喉頭炎
	インフルエンザ菌性咽頭炎	インフルエンザ菌性喉頭気管炎	インフルエンザ菌敗血症
	会陰第1度熱傷	会陰第2度熱傷	会陰第3度熱傷
	会陰熱傷	会陰部化膿創	腋窩第1度熱傷
	腋窩第2度熱傷	腋窩第3度熱傷	腋窩熱傷
	壊死性肺炎	壊疽性咽頭炎	壊疽性胆細管炎
	壊疽性胆のう炎	壊疽性扁桃周囲炎	横隔膜下膿瘍
	横隔膜下腹膜炎	横隔膜損傷	オスラー結節
か	汚染擦過創	汚染創	外陰開放創
	外陰第1度熱傷	外陰第2度熱傷	外陰第3度熱傷
	外陰熱傷	外耳開放創	外耳道創傷
	外耳部外傷性異物	外耳部割創	外耳部貫通創
	外耳部咬創	外耳部挫創	外耳部刺創
	外耳部創傷	外傷性異物	外傷性眼球ろう
	外傷性虹彩離断	外傷性食道破裂	外傷性脳圧迫・頭蓋内に達する開放創合併あり
	外傷性破裂	外耳裂創	開放骨折
	開放性外傷性脳圧迫	開放性陥没骨折	開放性胸膜損傷
	開放性脱臼骨折	開放性脳挫創	開放性脳損傷髄膜炎
	開放性脳底部挫傷	開放性びまん性脳損傷	開放性粉砕骨折
	開放創	潰瘍性咽頭炎	潰瘍性膀胱炎
	下咽頭炎	下咽頭創傷	下咽頭熱傷
	化学外傷	下顎外傷性異物	下顎開放創
	下顎割創	下顎貫通創	下顎口唇挫創
	下顎咬創	下顎挫創	下顎刺創
	下顎創傷	下顎熱傷	下顎部第1度熱傷
	下顎部第2度熱傷	下顎部第3度熱傷	下顎裂創
	顎関節部開放創	顎関節部割創	顎関節部貫通創
	顎関節部咬創	顎関節部挫創	顎関節部刺創
	顎関節部創傷	顎関節部裂創	角結膜腐蝕
	角膜アルカリ化学熱傷	角膜挫創	角膜酸化学熱傷
	角膜酸性熱傷	角膜切傷	角膜切創
	角膜創傷	角膜熱傷	角膜破裂
	角膜裂傷	下肢第1度熱傷	下肢第2度熱傷
	下肢第3度熱傷	下肢熱傷	下腿開放創
	下腿足部熱傷	下腿熱傷	下腿部第1度熱傷
	下腿部第2度熱傷	下腿部第3度熱傷	カタル性咽頭炎
	割創	化膿性肝膿瘍	化膿性喉頭炎
	化膿性腹膜炎	化膿性扁桃周囲炎	化膿性リンパ節炎
	下半身第1度熱傷	下半身第2度熱傷	下半身第3度熱傷
	下半身熱傷	下腹部第1度熱傷	下腹部第2度熱傷
	下腹部第3度熱傷	眼化学熱傷	眼窩創傷
	肝下膿瘍	眼球結膜裂傷	眼球損傷
	眼球熱傷	眼球破裂	眼球裂傷
	眼瞼外傷性異物	眼瞼開放創	眼瞼化学熱傷
	眼瞼割創	眼瞼貫通創	眼瞼咬創
	眼瞼挫創	眼瞼刺創	眼瞼創傷
	眼瞼第1度熱傷	眼瞼第2度熱傷	眼瞼第3度熱傷
	眼瞼熱傷	眼瞼裂創	肝周囲炎
	眼周囲化学熱傷	眼周囲第1度熱傷	眼周囲第2度熱傷
	眼周囲第3度熱傷	肝周囲膿瘍	眼周囲部外傷性異物
	眼周囲部開放創	眼周囲部割創	眼周囲部貫通創
	眼周囲部咬創	眼周囲部挫創	眼周囲部刺創
	眼周囲部創傷	眼周囲部裂創	感染性咽頭炎
	感染性喉頭気管炎	貫通刺創	貫通銃創
	貫通創	肝内胆細管炎	眼熱傷
	眼部外傷性異物	眼部開放創	眼部割創
	眼部貫通創	眼部咬創	眼部挫創
	眼部刺創	眼部創傷	眼部裂創
	顔面外傷性異物	顔面開放創	顔面割創
	顔面貫通創	顔面咬創	顔面挫創
	顔面刺創	顔面創傷	顔面掻創
	顔面損傷	顔面第1度熱傷	顔面第2度熱傷
	顔面第3度熱傷	顔面多発開放創	顔面多発割創
	顔面多発貫通創	顔面多発咬創	顔面多発挫創
	顔面多発刺創	顔面多発創傷	顔面多発裂創
	顔面熱傷	顔面裂創	気管支肺炎
	気管支瘻膿胸	気管熱傷	気腫性腎盂腎炎
	気道熱傷	偽膜性咽頭炎	偽膜性気管支炎

偽膜性喉頭炎	偽膜性扁桃炎	逆行性胆管炎
急性アデノイド咽頭炎	急性アデノイド扁桃炎	急性咽頭炎
急性咽頭喉頭炎	急性咽頭扁桃炎	急性壊疽性喉頭炎
急性壊疽性扁桃炎	急性潰瘍性喉頭炎	急性潰瘍性扁桃炎
急性化膿性咽頭炎	急性化膿性胆管炎	急性化膿性胆のう炎
急性化膿性扁桃炎	急性感染性心内膜炎	急性気管気管支炎
急性気腫性胆のう炎	急性限局性腹膜炎	急性喉頭炎
急性喉頭気管炎	急性喉頭気管気管支炎	急性骨盤腹膜炎
急性細菌性心内膜炎	急性子宮傍結合織炎	急性出血性膀胱炎
急性心内膜炎	急性声帯炎	急性声門下喉頭炎
急性腺窩性扁桃炎	急性胆管炎	急性胆細管炎
急性単純性膀胱炎	急性胆のう炎	急性肺炎
急性汎発性腹膜炎	急性反復性気管支炎	急性腹膜炎
急性浮腫性喉頭炎	急性付属器炎	急性閉塞性化膿性胆管炎
急性扁桃炎	急性膀胱炎	急性卵管炎
急性卵巣炎	胸管損傷	胸腔熱傷
狭窄性胆管炎	胸腺損傷	胸部外傷
頬部外傷性異物	頬部開放創	頬部割創
頬部貫通創	頬部咬創	頬部挫創
頬部刺創	胸部上腕熱傷	胸部食道損傷
頬部創傷	胸部損傷	胸部第1度熱傷
頬部第1度熱傷	胸部第2度熱傷	頬部第2度熱傷
胸部第3度熱傷	頬部第3度熱傷	胸部熱傷
頬部裂創	胸壁開放創	胸壁刺創
強膜切創	強膜創傷	胸膜損傷・胸腔に達する開放創合併あり
強膜裂傷	胸膜裂創	胸膜瘻
棘刺創	魚咬創	躯幹薬傷
グラム陽性菌敗血症	クループ性気管支炎	クレブシエラ性髄膜炎
頚部開放創	頚部食道開放創	頚部第1度熱傷
頚部第2度熱傷	頚部第3度熱傷	頚部熱傷
頚部膿疱	頚部リンパ節炎	結膜創傷
結膜熱傷	結膜のうアルカリ化学熱傷	結膜のう酸化学熱傷
結膜腐蝕	結膜裂傷	原因菌不明髄膜炎
嫌気性菌敗血症	限局性膿胸	限局性腹膜炎
肩甲間部第1度熱傷	肩甲間部第2度熱傷	肩甲間部第3度熱傷
肩甲間部熱傷	肩甲部第1度熱傷	肩甲部第2度熱傷
肩甲部第3度熱傷	肩甲部熱傷	原発性硬化性胆管炎
原発性腹膜炎	肩部第1度熱傷	肩部第2度熱傷
肩部第3度熱傷	コアグラーゼ陰性ぶどう球菌敗血症	高位筋間膿瘍
高エネルギー外傷	口蓋切創	口蓋裂創
口角部挫創	口角部裂創	口腔開放創
口腔割創	口腔挫創	口腔刺創
口腔創傷	口腔第1度熱傷	口腔第2度熱傷
口腔第3度熱傷	口腔熱傷	口腔粘膜咬創
口腔裂創	口唇外傷性異物	口唇開放創
口唇割創	口唇貫通創	口唇咬創
口唇挫創	口唇刺創	口唇創傷
口唇第1度熱傷	口唇第2度熱傷	口唇第3度熱傷
口唇熱傷	口唇裂創	溝創
咬創	喉頭外傷	喉頭周囲炎
喉頭損傷	喉頭熱傷	後腹膜炎
後腹膜膿瘍	肛門括約筋内膿瘍	肛門第1度熱傷
肛門第2度熱傷	肛門第3度熱傷	肛門熱傷
骨盤結合織炎	骨盤死腔炎	骨盤直腸窩膿瘍
骨盤膿瘍	骨盤部感染性リンパのう胞	骨盤腹膜炎
骨盤部裂創	細菌性肝膿瘍	細菌性硬膜炎
細菌性ショック	細菌性心内膜炎	細菌性髄膜炎
細菌性腹膜炎	細菌性膀胱炎	臍周囲炎
細胆管炎	再発性胆管炎	坐骨直腸窩膿瘍
酸腐蝕	耳介外傷性異物	耳介開放創
耳介割創	耳介貫通創	耳介咬創

さ

耳介挫創	耳介刺創	耳介創傷
耳介部第1度熱傷	耳介部第2度熱傷	耳介部第3度熱傷
趾開放創	耳介裂創	趾化膿創
指間切創	子宮周囲炎	子宮周囲膿瘍
子宮熱傷	刺咬症	示指化膿創
四肢挫傷	四肢第1度熱傷	四肢第2度熱傷
四肢第3度熱傷	四肢熱傷	歯性扁桃周囲膿瘍
耳前部挫創	刺創	趾第1度熱傷
趾第2度熱傷	趾第3度熱傷	膝窩部銃創
膝部開放創	膝部咬創	膝部第1度熱傷
膝部第2度熱傷	膝部第3度熱傷	歯肉切創
歯肉裂創	趾熱傷	射創
縦隔膿瘍	習慣性アンギナ	習慣性扁桃炎
銃自殺未遂	銃創	十二指腸穿孔腹膜炎
十二指腸総胆管炎	手関節掌側部挫創	手関節部挫創
手関節部創傷	手関節部第1度熱傷	手関節部第2度熱傷
手関節部第3度熱傷	手指開放創	手指咬創
種子骨開放骨折	手指第1度熱傷	手指第2度熱傷
手指第3度熱傷	手指端熱傷	手指熱傷
手術創部膿瘍	手術創離開	手掌挫創
手掌刺創	手掌切創	手掌第1度熱傷
手掌第2度熱傷	手掌第3度熱傷	手掌熱傷
手掌剥皮創	出血性膀胱炎	術後横隔膜下膿瘍
術後腎盂腎炎	術後胆管炎	術後膿瘍
術後腹腔内膿瘍	術後腹壁膿瘍	術後腹膜炎
手背第1度熱傷	手背第2度熱傷	手背第3度熱傷
手背熱傷	手背部挫創	手背部切創
シュロッフェル腫瘤	上咽頭炎	上顎部裂創
上行性腎盂腎炎	上肢第1度熱傷	上肢第2度熱傷
上肢第3度熱傷	上肢熱傷	焼身自殺未遂
小児肺炎	小膿疱性皮膚炎	上半身第1度熱傷
上半身第2度熱傷	上半身第3度熱傷	上半身熱傷
踵部第1度熱傷	踵部第2度熱傷	踵部第3度熱傷
上腕貫通銃創	上腕第1度熱傷	上腕第2度熱傷
上腕第3度熱傷	上腕熱傷	上腕部開放創
食道損傷	食道熱傷	女性急性骨盤蜂巣炎
女性慢性骨盤蜂巣炎	針刺創	滲出性気管支炎
滲出性腹膜炎	心内膜炎	膵臓性腹膜炎
精巣開放創	精巣熱傷	声門外傷
舌開放創	舌下顎挫創	舌咬創
舌挫創	舌刺創	舌切創
舌創傷	切断	舌熱傷
舌扁桃炎	舌裂創	セレウス菌敗血症
遷延性心内膜炎	前額部外傷性異物	前額部開放創
前額部割創	前額部貫通創	前額部咬創
前額部挫創	前額部刺創	前額部創傷
前額部第1度熱傷	前額部第2度熱傷	前額部第3度熱傷
前額部裂創	腺窩性アンギナ	前胸部第1度熱傷
前胸部第2度熱傷	前胸部第3度熱傷	前胸部熱傷
前頚頭頂部挫創	穿孔性腹腔内膿瘍	穿孔性腹膜炎
仙骨部皮膚欠損創	全身挫傷	全身第1度熱傷
全身第2度熱傷	全身第3度熱傷	全身熱傷
穿通創	全膿胸	前立腺膿瘍
前腕開放創	前腕咬創	前腕手部熱傷
前腕第1度熱傷	前腕第2度熱傷	前腕第3度熱傷
前腕熱傷	創部膿瘍	足関節第1度熱傷
足関節第2度熱傷	足関節第3度熱傷	足関節熱傷
側胸部第1度熱傷	側胸部第2度熱傷	側胸部第3度熱傷
足底熱傷	足底部咬創	足底部第1度熱傷
足底部第2度熱傷	足底部第3度熱傷	足背部第1度熱傷
足背部第2度熱傷	足背部第3度熱傷	側腹部咬創
側腹部第1度熱傷	側腹部第2度熱傷	側腹部第3度熱傷
側腹壁開放創	鼡径部開放創	鼡径部第1度熱傷
鼡径部第2度熱傷	鼡径部第3度熱傷	鼡径部熱傷

た	第1度熱傷	第1度腐蝕	第2度熱傷
	第2度腐蝕	第3度熱傷	第3度腐蝕
	第4度熱傷	体幹第1度熱傷	体幹第2度熱傷
	体幹第3度熱傷	体幹熱傷	大腿咬創
	大腿挫創	大腿熱傷	大腿部開放創
	大腿部刺創	大腿部切創	大腿部第1度熱傷
	大腿部第2度熱傷	大腿部第3度熱傷	大腿裂創
	大腸菌髄膜炎	大転子部挫創	体表面積10%未満の熱傷
	体表面積10－19%の熱傷	体表面積20－29%の熱傷	体表面積30－39%の熱傷
	体表面積40－49%の熱傷	体表面積50－59%の熱傷	体表面積60－69%の熱傷
	体表面積70－79%の熱傷	体表面積80－89%の熱傷	体表面積90%以上の熱傷
	大網膿瘍	大葉性肺炎	多発性外傷
	多発性開放創	多発性肝膿瘍	多発性咬創
	多発性昆虫咬創	多発性挫傷	多発性擦過創
	多発性漿膜炎	多発性第1度熱傷	多発性第2度熱傷
	多発性第3度熱傷	多発性腸間膜膿瘍	多発性熱傷
	多発性膿疱症	多発性表在損傷	打撲割創
	打撲挫創	胆管炎性肝膿瘍	胆管胆のう炎
	胆管膿瘍	胆汁性腹膜炎	胆のう壊疽
	胆のう周囲炎	胆のう周囲膿瘍	胆のう膿瘍
	腟開放創	腟熱傷	腟壁縫合不全
	肘関節部開放創	中指咬創	中手骨関節部挫創
	虫垂炎術後残膿瘍	肘部第1度熱傷	肘部第2度熱傷
	肘部第3度熱傷	腸間膜脂肪織炎	腸間膜膿瘍
	腸間膜リンパ節炎	腸骨窩膿瘍	腸穿孔腹膜炎
	腸腰筋膿瘍	直腸肛門周囲膿瘍	直腸周囲膿瘍
	沈下性肺炎	低位筋間膿瘍	手開放創
	手咬創	手第1度熱傷	手第2度熱傷
	手第3度熱傷	手熱傷	殿部異物
	殿部開放創	殿部咬創	殿部第1度熱傷
	殿部第2度熱傷	殿部第3度熱傷	殿部熱傷
	頭皮開放創	頭部開放創	頭部第1度熱傷
	頭部第2度熱傷	頭部第3度熱傷	頭部多発開放創
	頭部多発割創	頭部多発咬創	頭部多発挫創
	頭部多発刺創	頭部多発創傷	頭部多発裂創
	動物咬創	頭部熱傷	飛び降り自殺未遂
な	内部尿路性器の熱傷	軟口蓋挫創	軟口蓋創傷
	軟口蓋熱傷	軟口蓋破裂	乳児肺炎
	乳頭部第1度熱傷	乳頭部第2度熱傷	乳頭部第3度熱傷
	乳房第1度熱傷	乳房第2度熱傷	乳房第3度熱傷
	乳房熱傷	乳輪部第1度熱傷	乳輪部第2度熱傷
	乳輪部第3度熱傷	尿細管間質性腎炎	尿膜管膿瘍
	妊娠中の子宮内感染	妊娠中の性器感染症	猫咬創
	脳挫傷・頭蓋内に達する開放創合併あり	脳挫創・頭蓋内に達する開放創合併あり	脳底部挫傷・頭蓋内に達する開放創合併あり
は	膿皮症	膿疱	肺壊疽
	肺炎合併肺膿瘍	肺炎球菌性咽頭炎	肺炎球菌性気管支炎
	肺炎球菌性腹膜炎	肺化膿症	敗血症性咽頭炎
	敗血症性ショック	敗血症性心内膜炎	敗血症性肺炎
	敗血症性皮膚炎	敗血性壊疽	肺熱傷
	背部第1度熱傷	背部第2度熱傷	背部第3度熱傷
	背部熱傷	爆死自殺未遂	抜歯後感染
	バルトリン腺膿瘍	半身第1度熱傷	半身第2度熱傷
	半身第3度熱傷	汎発性化膿性腹膜炎	反復性膀胱炎
	肥厚性硬膜炎	鼻根部打撲挫創	鼻根部裂創
	鼻前庭部挫創	鼻尖部挫創	非特異性腸間膜リンパ節炎
	非特異性リンパ節炎	鼻部外傷性異物	鼻部開放創
	眉部割創	鼻部割創	鼻部貫通創
	皮膚欠損創	鼻部咬創	鼻部挫創
	鼻部刺創	鼻部創傷	皮膚損傷
	鼻部第1度熱傷	鼻部第2度熱傷	鼻部第3度熱傷

	皮膚剥脱創	鼻部裂創	びまん性脳損傷・頭蓋内に達する開放創合併あり
	びまん性肺炎	眉毛部割創	眉毛部裂創
	表皮剥離	鼻翼部切創	鼻翼部裂創
	びらん性膀胱炎	腹腔骨盤部膿瘍	腹腔内遺残膿瘍
	伏針	副鼻腔開放創	腹部刺創
	腹部第1度熱傷	腹部第2度熱傷	腹部第3度熱傷
	腹部熱傷	腹壁開放創	腹壁創し開
	腹壁膿瘍	腹壁縫合糸膿瘍	腹壁縫合不全
	腐蝕	ぶどう球菌性咽頭炎	ぶどう球菌性胸膜炎
	ぶどう球菌性髄膜炎	ぶどう球菌性敗血症	ぶどう球菌性肺膿瘍
	ぶどう球菌性扁桃炎	フリードレンダー桿菌性髄膜炎	閉塞性肺炎
	扁桃性アンギナ	扁桃膿瘍	蜂窩織炎性アンギナ
	膀胱後部膿瘍	膀胱三角部炎	縫合糸膿瘍
	膀胱周囲炎	膀胱周囲膿瘍	縫合不全
	縫合部膿瘍	放射線性熱傷	母指球部第1度熱傷
	母指球部第2度熱傷	母指球部第3度熱傷	母指咬創
	母指示指間切創	母指第1度熱傷	母指第2度熱傷
ま	母指第3度熱傷	母指熱傷	膜性咽頭炎
	慢性咽喉頭炎	慢性骨盤腹膜炎	慢性細菌性前立腺炎
	慢性再発性膀胱炎	慢性子宮傍結合織炎	慢性前立腺炎急性増悪
	慢性胆管炎	慢性胆細管炎	慢性胆のう炎
	慢性膿胸	慢性膿皮症	慢性肺化膿症
	慢性複雑性膀胱炎	慢性腹膜炎	慢性付属器炎
	慢性扁桃炎	慢性膀胱炎	慢性卵管炎
	慢性卵巣炎	慢性リンパ管炎	慢性リンパ節炎
	眉間部挫創	眉間部裂創	耳後部挫創
	耳後部リンパ節炎	耳後部リンパ腺炎	脈絡網膜熱傷
	無熱性肺炎	盲管銃創	盲腸後部膿瘍
や	網脈絡膜裂傷	門脈炎性肝膿瘍	薬傷
	腰部切創	腰部第1度熱傷	腰部第2度熱傷
ら	腰部第3度熱傷	腰部熱傷	卵管炎
	卵管周囲炎	卵管卵巣膿瘍	卵管留膿症
	卵巣炎	卵巣周囲炎	卵巣膿瘍
	卵巣卵管周囲炎	緑膿菌髄膜炎	淋菌性バルトリン腺膿瘍
	連鎖球菌気管支炎	連鎖球菌性アンギナ	連鎖球菌性咽頭炎
	連鎖球菌性喉頭炎	連鎖球菌性喉頭気管炎	連鎖球菌性心内膜炎
	連鎖球菌性髄膜炎	連鎖球菌性扁桃炎	老人性肺炎

△	BKウイルス腎症	MRCNS敗血症	MRSA感染性心内膜炎
	MRSA髄膜炎	MRSA膿胸	MRSA肺化膿症
	MRSA敗血症	MRSA腹膜炎	RSウイルス気管支炎
あ	アキレス腱筋腱移行部断裂	アキレス腱挫傷	アキレス腱挫創
	アキレス腱切創	アキレス腱断裂	アキレス腱部分断裂
	足異物	足挫創	足切創
	亜脱臼	圧挫傷	圧挫創
	圧迫骨折	圧迫神経炎	医原性気胸
	陰茎挫創	陰茎折症	陰茎裂創
	咽頭痛	陰のう裂創	陰部切創
	インフルエンザ菌性髄膜炎	ウイルス性咽頭炎	ウイルス性気管支炎
	ウイルス性扁桃炎	会陰裂傷	エコーウイルス気管支炎
	炎症性大網癒着	横骨折	黄色ぶどう球菌敗血症
か	外陰部挫創	外陰部切創	外陰部裂傷
	外耳部外傷性腫脹	外耳部外傷性皮下異物	外耳部挫傷
	外耳部擦過創	外耳部切創	外耳部打撲傷
	外耳部虫刺傷	外耳部皮下血腫	外耳部皮下出血
	外傷後早期合併症	外傷性一過性麻痺	外傷性横隔膜ヘルニア
	外傷性空気塞栓症	外傷性咬合	外傷性硬膜動静脈瘻
	外傷性耳出血	外傷性脂肪塞栓症	外傷性縦隔気腫
	外傷性脊髄出血	外傷性切断	外傷性動静脈瘻
	外傷性動脈血腫	外傷性動脈瘤	外傷性乳び胸

外傷性脳圧迫	外傷性脳圧迫・頭蓋内に達する開放創合併なし	外傷性脳症
外傷性皮下気腫	外傷性皮下血腫	開放性脱臼
下顎挫傷	下顎擦過創	下顎切創
下顎打撲傷	下顎皮下血腫	下顎部挫傷
下顎部打撲傷	下顎部皮膚欠損創	踵裂創
顎関節部挫傷	顎関節部擦過創	顎関節部切創
顎関節部打撲傷	顎関節部皮下血腫	顎部挫傷
顎部打撲傷	下腿汚染創	下腿挫創
下腿切創	下腿皮膚欠損創	下腿裂創
カテーテル感染症	カテーテル敗血症	眼黄斑部裂孔
眼窩部挫創	眼窩裂傷	眼瞼外傷性腫脹
眼瞼外傷性皮下異物	眼瞼擦過創	眼瞼切創
眼瞼虫刺傷	環指圧挫傷	環指挫傷
環指挫創	環指切創	カンジダ性心内膜炎
間質性膀胱炎	環指剥皮創	環指皮膚欠損創
眼周囲部外傷性腫脹	眼周囲部外傷性皮下異物	眼周囲部擦過創
眼周囲部切創	眼周囲部虫刺傷	関節血腫
関節骨折	関節挫傷	関節打撲
完全骨折	完全脱臼	貫通性挫滅創
肝肉芽腫	眼部外傷性腫脹	眼部外傷性皮下異物
眼部擦過創	眼部切創	眼部虫刺傷
陥没骨折	顔面汚染創	顔面挫傷
顔面擦過創	顔面切創	顔面多発挫傷
顔面多発擦過創	顔面多発切創	顔面多発打撲傷
顔面多発虫刺傷	顔面多発皮下血腫	顔面多発皮下出血
顔面打撲傷	顔面皮下血腫	顔面皮膚欠損創
気管支食道瘻	気管食道瘻	偽性髄膜炎
急性リウマチ性心内膜炎	頬粘膜咬傷	頬粘膜咬創
胸部汚染創	頬部挫傷	胸部挫創
頬部擦過創	胸部切創	頬部切創
頬部打撲傷	胸部皮下気腫	頬部皮下血腫
胸部皮膚欠損創	頬部皮膚欠損創	胸膜肺炎
亀裂骨折	筋損傷	筋断裂
筋肉内血腫	屈曲骨折	くも膜炎
クラミジア肺炎	グラム陰性桿菌敗血症	グラム陰性菌敗血症
頚管破裂	脛骨顆部割創	頚部挫創
頚部切創	頚部皮膚欠損創	血管切断
血管損傷	血腫	血性腹膜炎
血栓性心内膜炎	腱切創	腱損傷
腱断裂	腱部分断裂	腱裂傷
口蓋挫傷	口腔外傷性異物	口腔外傷性腫脹
口腔挫傷	口腔擦過創	口腔切創
口腔打撲傷	口腔内血腫	口腔粘膜咬傷
後出血	紅色陰癬	口唇外傷性腫脹
口唇外傷性皮下異物	口唇咬傷	口唇挫傷
口唇擦過創	口唇切創	口唇打撲傷
口唇虫刺傷	口唇皮下血腫	口唇皮下出血
後頭部外傷	後頭部割創	後頭部挫傷
後頭部挫創	後頭部切創	後頭部打撲傷
後頭部裂創	広範性軸索損傷	広汎性神経損傷
後方脱臼	硬膜炎	硬膜損傷
硬膜裂傷	肛門裂創	コクサッキーウイルス気管支炎
コクサッキーウイルス心内膜炎	骨折	昆虫咬創

さ

昆虫刺傷	コントル・クー損傷	採皮創
挫傷	擦過創	擦過皮下血腫
挫滅傷	挫滅創	三尖弁心内膜炎
耳介外傷性腫脹	耳介外傷性皮下異物	耳介挫傷
耳介擦過創	耳介切創	耳介打撲傷
耳介虫刺傷	耳介皮下血腫	耳介皮下出血
耳下腺部打撲	趾間切創	子宮頚管裂傷
子宮頚部環状剥離	趾挫創	示指 MP 関節挫傷
示指 PIP 開放創	示指割創	示指挫傷
示指挫創	示指刺創	四肢静脈損傷
示指切創	四肢動脈損傷	示指皮膚欠損創
視神経髄膜炎	膝蓋部挫創	膝下部挫創
膝関節部異物	膝関節部挫創	膝部異物
膝部割創	膝部挫創	膝部切創
膝部裂創	歯肉挫傷	斜骨折
尺骨近位端骨折	尺骨鉤状突起骨折	手圧挫傷
縦隔血腫	縦骨折	重複骨折
手関節挫滅傷	手関節挫滅創	手関節部切創
手関節部裂創	手指圧挫傷	手指汚染創
種子骨骨折	手指挫傷	手指挫創
手指挫滅傷	手指挫滅創	手指刺創
手指切創	手指打撲傷	手指剥皮創
手指皮下血腫	手指皮膚欠損創	手掌皮膚欠損創
術後感染症	術後血腫	術後消化管出血性ショック
術後ショック	術後髄膜炎	術後敗血症
術後皮下気腫	手背皮膚欠損創	手部汚染創
上顎挫傷	上顎擦過創	上顎切創
上顎打撲傷	上顎皮下血腫	上口唇挫傷
踵骨部挫滅創	小指咬創	小指挫傷
小指挫創	小指切創	硝子体切断
小指皮膚欠損創	上唇小帯裂創	上腕汚染創
上腕挫創	上腕皮膚欠損創	食道気管支瘻
食道気管瘻	処女膜裂傷	真菌性髄膜炎
神経根ひきぬき損傷	神経切断	神経叢損傷
神経叢不全損傷	神経損傷	神経断裂
新生児敗血症	靱帯ストレイン	靱帯損傷
靱帯断裂	靱帯捻挫	靱帯裂傷
心内異物	心内膜結核	髄膜炎菌性心内膜炎
髄膜脳炎	ストレイン	精巣破裂
脊髄膜炎	舌咬傷	切創
前額部外傷性腫脹	前額部外傷性皮下異物	前額部擦過創
前額部切創	前額部虫刺傷	前額部虫刺症
前額部皮膚欠損創	前胸部挫創	仙骨部挫創
線状骨折	全身擦過創	前頭部割創
前頭部挫傷	前頭部挫創	前頭部切創
前頭部打撲傷	前頭部皮膚欠損創	前方脱臼
前立腺痛	前腕汚染創	前腕挫創
前腕刺創	前腕切創	前腕皮膚欠損創
前腕裂創	爪下異物	爪下挫滅傷
爪下挫滅創	増殖性化膿性口内炎	掻創
僧帽弁心内膜炎	足関節内果部挫創	足関節部挫創
足底異物	足底部刺創	足底部皮膚欠損創
側頭部割創	側頭部挫創	側頭部切創
側頭部打撲傷	側頭部皮下血腫	足背部挫創
足背部切創	足部汚染創	側腹部挫創
足部皮膚欠損創	足部裂創	鼡径部切創

た

損傷	第 5 趾皮膚欠損創	大腿汚染創
大腿皮膚欠損創	脱臼	脱臼骨折
多発性切創	多発性穿刺創	多発性裂創
打撲血腫	打撲擦過創	打撲傷
打撲皮下血腫	単純脱臼	胆道疾患
腟断端炎	腟断端出血	腟裂傷
肘関節骨折	肘関節挫創	肘関節脱臼骨折
中指挫傷	中指挫創	中指刺創
中指切創	中指皮膚欠損創	中枢神経系損傷
肘頭骨折	肘部挫創	肘部切創
肘部皮膚欠損創	腸間膜脂肪壊死	腸球菌敗血症
腸チフス性心内膜炎	手挫創	手刺創
手切創	転位性骨折	殿部刺創
殿部切創	殿部皮膚欠損創	殿部裂創
頭頂部挫傷	頭頂部挫創	頭頂部擦過創
頭頂部切創	頭頂部打撲傷	頭頂部裂創

	頭皮外傷性腫脹	頭皮下血腫	頭皮剥離
	頭皮表在損傷	頭部異物	頭部外傷性皮下異物
	頭部外傷性皮下気腫	頭部割創	頭部頚部挫傷
	頭部頚部挫創	頭部頚部打撲傷	頭部血腫
	頭部挫傷	頭部挫創	頭部擦過創
	頭部刺創	頭部切創	頭部多発挫傷
	頭部多発擦過創	頭部多発切創	頭部多発打撲傷
	頭部多発皮下血腫	頭部打撲	頭部打撲血腫
	頭部打撲傷	頭部虫刺傷	頭部皮下異物
	頭部皮下血腫	頭部皮下出血	頭部皮膚欠損創
	頭部裂創	動脈損傷	特発性関節脱臼
な	飛び込み自殺未遂	内視鏡検査中腸穿孔	軟口蓋血腫
	軟膜炎	肉離れ	乳腺内異物
	乳房異物	尿管切石術後感染症	尿性腹膜炎
	妊娠中の子宮頚管炎	捻挫	脳挫傷
	脳挫傷・頭蓋内に達する開放創合併なし	脳挫創	脳挫創・頭蓋内に達する開放創合併なし
	脳損傷	脳対側損傷	脳直撃損傷
	脳底部挫傷	脳底部挫傷・頭蓋内に達する開放創合併なし	脳裂傷
は	肺炎球菌性髄膜炎	敗血症性気管支炎	肺穿孔
	梅毒性心内膜炎	梅毒性髄膜炎	肺瘻
	剥離骨折	パラインフルエンザウイルス気管支炎	バルトリン腺のう胞
	破裂骨折	皮下異物	皮下気腫
	皮下血腫	鼻下擦過創	皮下静脈損傷
	皮下損傷	膝汚染創	膝皮膚欠損創
	皮神経挫傷	非定型肺炎	非熱傷性水疱
	鼻部外傷性腫脹	鼻部外傷性皮下異物	腓腹筋挫創
	眉部血腫	鼻部挫傷	鼻部擦過創
	鼻部切創	鼻部打撲傷	鼻部虫刺傷
	鼻部皮下血腫	鼻部皮下出血	鼻部皮膚欠損創
	鼻部皮膚剥離創	びまん性脳損傷	びまん性脳損傷・頭蓋内に達する開放創合併なし
	フィブリン性腹膜炎	複雑脱臼	腹部汚染創
	腹部皮膚欠損創	腹壁異物	不全骨折
	ブラックアイ	粉砕骨折	分娩時会陰裂傷
	分娩時軟産道損傷	閉鎖性外傷性脳圧迫	閉鎖性骨折
	閉鎖性脱臼	閉鎖性脳挫創	閉鎖性脳底部挫傷
	閉鎖性びまん性脳損傷	閉塞性髄膜炎	扁桃チフス
	縫合不全出血	放射線出血性膀胱炎	放射線性膀胱炎
	帽状腱膜下出血	包皮挫創	包皮切創
	包皮裂創	母指挫傷	母指挫創
	母趾挫創	母指刺創	母指切創
	母指打撲挫創	母指打撲傷	母指皮膚欠損創
ま	母趾皮膚欠損創	母指末節部挫創	マイコプラズマ気管支炎
	末梢血管外傷	末梢神経損傷	慢性髄膜炎
	慢性非細菌性前立腺炎	耳後部打撲傷	網膜振盪
や	モラレ髄膜炎	モンテジア骨折	癒着性くも膜炎
ら	腰部打撲挫創	ライノウイルス気管支炎	らせん骨折
	卵管留水症	離開骨折	リステリア性心内膜炎
	淋菌性咽頭炎	淋菌性心内膜炎	涙管損傷
	涙管断裂	涙道損傷	轢過創
わ	裂離	裂離骨折	若木骨折

用法用量
通常，成人にはセフピロム硫酸塩として1日1～2g(力価)を2回に分けて静脈内に注射する。
なお，難治性又は重症感染症には症状に応じて1日4g(力価)まで増量し，2～4回に分割投与する。
通常，小児にはセフピロム硫酸塩として1日60～80mg(力価)/kgを3～4回に分けて静脈内に注射するが，年齢・症状に応じ適宜増減する。
なお，難治性又は重症感染症には160mg(力価)/kgまで増量し，3～4回に分割投与するが，化膿性髄膜炎には1日200mg(力価)/kgまで増量できる。
静脈内注射に際しては，日局注射用水，日局生理食塩液又は日局ブドウ糖注射液に溶解し，緩徐に投与する。また，点滴静注に際しては，日局生理食塩液，日局ブドウ糖注射液又は補液に溶解する。

用法用量に関連する使用上の注意　本剤の使用にあたっては，耐性菌の発現等を防ぐため，原則として感受性を確認し，疾病の治療上必要な最少限の期間の投与にとどめること。

禁忌　本剤の成分によるショックの既往歴のある患者

原則禁忌　本剤の成分又はセフェム系抗生物質に対し過敏症の既往歴のある患者

セフピロム硫酸塩静注用0.5g「CMX」：ケミックス　0.5g1瓶[549円/瓶]，セフピロム硫酸塩静注用1g「CMX」：ケミックス　1g1瓶[788円/瓶]

リュープリンSR注射用キット11.25mg　規格：－[－]
リュープロレリン酢酸塩　武田薬品　249

【効能効果】
(1)前立腺癌
(2)閉経前乳癌

【対応標準病名】

◎	前立腺癌	乳癌	
○	悪性腫瘍	悪性葉状腫瘍	炎症性乳癌
	癌	去勢抵抗性前立腺癌	限局性前立腺癌
	術後乳癌	進行性前立腺癌	進行乳癌
	前立腺癌骨転移	前立腺癌再発	前立腺神経内分泌癌
	前立腺肉腫	乳癌・HER2過剰発現	乳癌骨転移
	乳癌再発	乳癌皮膚転移	乳腺腋窩尾部乳癌
	乳頭部乳癌	乳房下外側部乳癌	乳房下内側部乳癌
	乳房境界部乳癌	乳房上外側部乳癌	乳房上内側部乳癌
	乳房中央部乳癌	乳房肉腫	乳房パジェット病
	乳輪部乳癌		
△	前立腺横紋筋肉腫	前立腺小細胞癌	乳房脂肪肉腫

効能効果に関連する使用上の注意　閉経前乳癌の場合：本剤の使用開始にあたっては，原則としてホルモン受容体の発現の有無を確認し，ホルモン受容体が陰性と判断された場合には本剤を使用しないこと。

用法用量　通常，成人には12週に1回リュープロレリン酢酸塩として11.25mgを皮下に投与する。
投与に際しては，注射針を上にしてプランジャーロッドを押して，懸濁用液全量を粉末部に移動させて，泡立てないように注意しながら，十分に懸濁して用いる。

用法用量に関連する使用上の注意
全効能疾患共通
本剤は12週間持続の徐放性製剤であり，12週を超える間隔で投与すると下垂体－性腺系刺激作用により性腺ホルモン濃度が再度上昇し，臨床所見が一過性に悪化するおそれがあるので，12週に1回の用法を遵守すること。

閉経前乳癌の場合	治療に際しては妊娠していないことを確認し，また，治療期間中は非ホルモン性の避妊をさせること。 エストロゲン低下作用に基づく骨塩量の低下がみられることがあるので，長期にわたり投与する場合には，可能な限り骨塩量の検査を行い慎重に投与すること。

禁忌

前立腺癌の場合	本剤の成分又は合成LH-RH，LH-RH誘導体に対して，過敏症の既往歴のある患者
閉経前乳癌の場合	本剤の成分又は合成LH-RH，LH-RH誘導体に対して，過敏症の既往歴のある患者 妊婦又は妊娠している可能性のある患者，授乳中の患者

リュープリン注射用1.88mg　規格：－[－]
リュープリン注射用キット1.88mg　規格：－[－]
リュープロレリン酢酸塩　武田薬品　249

【効 能 効 果】

子宮内膜症
過多月経，下腹痛，腰痛及び貧血等を伴う子宮筋腫における筋腫核の縮小及び症状の改善
中枢性思春期早発症

【対応標準病名】

◎	過多月経	下腹痛	子宮筋腫
	子宮内膜症	中枢性思春期早発症	貧血
	腰痛症		
○	FSH産生下垂体腺腫	外性子宮内膜症	下垂体機能亢進症
	下垂体前葉過形成	過長月経	下背部ストレイン
	巨大子宮筋腫	筋筋膜性腰痛症	筋腫合併妊娠
	筋腫合併分娩	骨盤子宮内膜症	子宮筋腫術後
	子宮頚部筋腫	子宮腺筋症	子宮体部筋腫
	子宮腟部筋腫	子宮有茎筋腫	思春期早発症
	思春期貧血	漿膜下子宮平滑筋腫	正球性正色素性貧血
	正球性貧血	正色素性貧血	多発性子宮筋腫
	中枢性早熟	腸の子宮内膜症	チョコレートのう胞
	頻発月経	壁内子宮平滑筋腫	本態性貧血
	有茎性漿膜下子宮筋腫	有茎性漿膜下子宮筋腫茎捻転	腰殿部痛
	腰腹痛	卵管子宮内膜症	卵巣子宮内膜症
	卵巣子宮内膜症のう胞	老人性貧血	
△	異常月経	回盲部痛	急性腹症
	急性腰痛症	月経異常	月経不順
	臍下部痛	臍周囲痛	子宮粘膜下筋腫
	持続性臍仙痛	持続腹痛	周期性腹痛
	症候性貧血	小腹急結	鼡径部痛
	腸骨窩部痛	腸仙痛	低形成性貧血
	殿部痛	反復性臍仙痛	反復性腹痛
	不規則月経	腹痛症	
※	適応外使用可 原則として，「リュープロレリン酢酸塩【注射薬】（キット製剤）」を「中枢性思春期早発症」に対して「4週毎に1回，1.88mg又は3.75mgを皮下注射」した場合，当該使用事例を審査上認める。（リュープリン注射用キット1.88mg）		

効能効果に関連する使用上の注意　子宮筋腫の場合：本剤による子宮筋腫に対する治療は根治療法ではないことに留意し，手術が適応となる患者の手術までの保存療法並びに閉経前の保存療法としての適用を原則とすること。なお，下腹痛，腰痛に対する効果は，投与初期には認められないので，その間は適当な対症療法を考慮すること。

用法用量

(1)子宮内膜症の場合：通常，成人には4週に1回リュープロレリン酢酸塩として3.75mgを皮下に投与する。ただし，体重が50kg未満の患者では1.88mgを投与することができる。なお，初回投与は月経周期1～5日目に行う。

(2)子宮筋腫の場合：通常，成人には4週に1回リュープロレリン酢酸塩として1.88mgを皮下に投与する。ただし，体重の重い患者，子宮腫大が高度の患者では3.75mgを投与する。なお，初回投与は月経周期1～5日目に行う。

(3)中枢性思春期早発症の場合：通常，4週に1回リュープロレリン酢酸塩として30μg/kgを皮下に投与する。なお，症状に応じて180μg/kgまで増量できる。

バイアル品の投与に際しては，1バイアル当たり，添付の懸濁用液1mLで泡立てないように注意しながら，十分に懸濁して用いる。

キット品の投与に際しては，注射針を上にしてプランジャーロッドを押して，懸濁用液全量を粉末部に移動させ，泡立てないように注意しながら，十分に懸濁して用いる。キット品は投与量の調節が不可能なため，1回当たり全量投与が必要な患者にのみ使用すること。

用法用量に関連する使用上の注意

全効能疾患共通：本剤は4週間持続の徐放性製剤であり，4週を超える間隔で投与すると下垂体－性腺系刺激作用により性腺ホルモン濃度が再度上昇し，臨床所見が一過性に悪化するおそれがあるので，4週に1回の用法を遵守すること。

子宮内膜症，子宮筋腫の場合

(1)一般的に投与量の増加に伴って副作用の発現率が高くなる傾向がみられる。投与量の決定にあたっては，用法用量に示された体重，子宮腫大の程度に留意すること。

(2)治療に際しては妊娠していないことを確認し，必ず月経周期1～5日目より投与を開始すること。また，治療期間中は非ホルモン性の避妊をさせること。

(3)エストロゲン低下作用に基づく骨塩量の低下がみられることがあるので，6ヵ月を超える投与は原則として行わないこと（6ヵ月を超える投与の安全性は確立していない）。なお，やむを得ず長期にわたる投与や再投与が必要な場合には，可能な限り骨塩量の検査を行い慎重に投与すること。

中枢性思春期早発症の場合：キット品の適用にあたっては，患者の体重や症状等から適切と考えられた用量を超えないように注意して使用すること。

禁忌

子宮内膜症 子宮筋腫 中枢性思春期早発症 の場合	本剤の成分又は合成LH-RH，LH-RH誘導体に対して，過敏症の既往歴のある患者 妊婦又は妊娠している可能性のある患者，授乳中の患者 診断のつかない異常性器出血の患者[悪性疾患の可能性がある。]
閉経前乳癌 の場合	本剤の成分又は合成LH-RH，LH-RH誘導体に対して，過敏症の既往歴のある患者 妊婦又は妊娠している可能性のある患者，授乳中の患者
前立腺癌 の場合	本剤の成分又は合成LH-RH，LH-RH誘導体に対して，過敏症の既往歴のある患者

リュープロレリン酢酸塩注射用キット1.88mg「NP」：ニプロ　1.88mg1筒[20625円/筒]，リュープロレリン酢酸塩注射用キット1.88mg「あすか」：あすか　1.88mg1筒[20625円/筒]

リュープリン注射用3.75mg　規格：－[－]
リュープリン注射用キット3.75mg　規格：－[－]
リュープロレリン酢酸塩　武田薬品　249

【効 能 効 果】

子宮内膜症
過多月経，下腹痛，腰痛及び貧血等を伴う子宮筋腫における筋腫核の縮小及び症状の改善
閉経前乳癌
前立腺癌
中枢性思春期早発症

【対応標準病名】

◎	過多月経	下腹痛	子宮筋腫
	子宮内膜症	前立腺癌	中枢性思春期早発症
	乳癌	貧血	腰痛症
○	FSH産生下垂体腺腫	悪性腫瘍	悪性葉状腫瘍
	炎症性乳癌	外性子宮内膜症	下垂体機能亢進症
	下垂体前葉過形成	過長月経	下背部ストレイン
	癌	去勢抵抗性前立腺癌	巨大子宮筋腫
	筋筋膜性腰痛症	筋腫合併妊娠	筋腫合併分娩
	限局性前立腺癌	骨盤子宮内膜症	子宮筋腫術後
	子宮頚部筋腫	子宮腺筋症	子宮体部筋腫
	子宮腟部筋腫	子宮有茎筋腫	思春期早発症
	思春期貧血	術後乳癌	漿膜下子宮平滑筋腫
	進行性前立腺癌	進行乳癌	正球性正色素性貧血

	正球性貧血	正色素性貧血	前立腺癌骨転移
	前立腺癌再発	前立腺神経内分泌癌	前立腺肉腫
	多発性子宮筋腫	中枢性早熟	腸の子宮内膜症
	チョコレートのう胞	乳癌・HER2過剰発現	乳癌骨転移
	乳癌再発	乳癌皮膚転移	乳腺腋窩尾部乳癌
	乳頭部乳癌	乳房下外側部乳癌	乳房下内側部乳癌
	乳房境界部乳癌	乳房上外側部乳癌	乳房上内側部乳癌
	乳房中央部乳癌	乳房肉腫	乳房パジェット病
	乳輪部乳癌	頻発月経	壁内子宮平滑筋腫
	本態性貧血	有茎性漿膜下子宮筋腫	有茎性漿膜下子宮筋腫茎捻転
	腰殿部痛	腰腹痛	卵管子宮内膜症
	卵巣子宮内膜症	卵巣子宮内膜症のう胞	老人性貧血
△	異常月経	回盲部痛	急性腹症
	急性腰痛症	月経異常	月経不順
	臍下部痛	臍周囲痛	子宮粘膜下筋腫
	持続性臍仙痛	持続腹痛	周期性腹痛
	症候性貧血	小腹急結	前立腺横紋筋肉腫
	前立腺小細胞癌	鼡径部痛	腸骨窩部痛
	腸仙痛	低形成性貧血	殿部痛
	乳房脂肪肉腫	反復性臍仙痛	反復性腹痛
	不規則月経	腹痛症	

※ **適応外使用可**
原則として，「リュープロレリン酢酸塩【注射薬】（キット製剤）」を「中枢性思春期早発症」に対して「4週毎に1回，1.88mg又は3.75mgを皮下注射」した場合，当該使用事例を審査上認める。（リュープリン注射用キット3.75mg）

効能効果に関連する使用上の注意

子宮筋腫の場合：本剤による子宮筋腫に対する治療は根治療法ではないことに留意し，手術が適応となる患者の手術までの保存療法並びに閉経前の保存療法としての適用を原則とすること。なお，下腹痛，腰痛に対する効果は，投与初期には認められないので，その間は適当な対症療法を考慮すること。

閉経前乳癌の場合：本剤の使用開始にあたっては，原則としてホルモン受容体の発現の有無を確認し，ホルモン受容体が陰性と判断された場合には本剤を使用しないこと。

用法用量

(1)子宮内膜症の場合：通常，成人には4週に1回リュープロレリン酢酸塩として3.75mgを皮下に投与する。ただし，体重が50kg未満の患者では1.88mgを投与することができる。なお，初回投与は月経周期1～5日目に行う。

(2)子宮筋腫の場合：通常，成人には4週に1回リュープロレリン酢酸塩として1.88mgを皮下に投与する。ただし，体重の重い患者，子宮腫大が高度の患者では3.75mgを投与する。なお，初回投与は月経周期1～5日目に行う。

(3)前立腺癌，閉経前乳癌の場合：通常，成人には4週に1回リュープロレリン酢酸塩として3.75mgを皮下に投与する。

(4)中枢性思春期早発症の場合：通常，4週に1回リュープロレリン酢酸塩として30μg/kgを皮下に投与する。なお，症状に応じて180μg/kgまで増量できる。

バイアル品の投与に際しては，1バイアル当たり，添付の懸濁用液1mLで泡立てないように注意しながら，十分に懸濁して用いる。

キット品の投与に際しては，注射針を上にしてプランジャーロッドを押して，懸濁用液全量を粉末部に移動させ，泡立てないように注意しながら，十分に懸濁して用いる。キット品は投与量の調節が不可能なため，1回当たり全量投与が必要な患者にのみ使用すること。

用法用量に関連する使用上の注意

全効能疾患共通：本剤は4週間持続の徐放性製剤であり，4週を超える間隔で投与すると下垂体－性腺系刺激作用により性腺ホルモン濃度が再度上昇し，臨床所見が一過性に悪化するおそれがあるので，4週に1回の用法を遵守すること。

子宮内膜症，子宮筋腫の場合

(1)一般的に投与量の増加に伴って副作用の発現率が高くなる傾向がみられる。投与量の決定にあたっては，用法用量に示された体重，子宮腫大の程度に留意すること。

(2)治療に際しては妊娠していないことを確認し，必ず月経周期1～5日目より投与を開始すること。また，治療期間中は非ホルモン性の避妊をさせること。

(3)エストロゲン低下作用に基づく骨塩量の低下がみられることがあるので，6ヵ月を超える投与は原則として行わないこと(6ヵ月を超える投与の安全性は確立していない)。なお，やむを得ず長期にわたる投与や再投与が必要な場合には，可能な限り骨塩量の検査を行い慎重に投与すること。

閉経前乳癌の場合

(1)治療に際しては妊娠していないことを確認し，また，治療期間中は非ホルモン性の避妊をさせること。

(2)エストロゲン低下作用に基づく骨塩量の低下がみられることがあるので，長期にわたり投与する場合には，可能な限り骨塩量の検査を行い慎重に投与すること。

中枢性思春期早発症の場合：キット品の適用にあたっては，患者の体重や症状等から適切と考えられた用量を超えないように注意して使用すること。

禁忌

子宮内膜症 子宮筋腫 中枢性思春期早発症 の場合	本剤の成分又は合成LH-RH，LH-RH誘導体に対して，過敏症の既往歴のある患者 妊婦又は妊娠している可能性のある患者，授乳中の患者 診断のつかない異常性器出血の患者[悪性疾患の可能性がある。]
閉経前乳癌 の場合	本剤の成分又は合成LH-RH，LH-RH誘導体に対して，過敏症の既往歴のある患者 妊婦又は妊娠している可能性のある患者，授乳中の患者
前立腺癌 の場合	本剤の成分又は合成LH-RH，LH-RH誘導体に対して，過敏症の既往歴のある患者

リュープロレリン酢酸塩注射用キット3.75mg「NP」：ニプロ　3.75mg1筒[29215円/筒]，リュープロレリン酢酸塩注射用キット3.75mg「あすか」：あすか　3.75mg1筒[29215円/筒]

リンゲル液「フソー」
規格：500mL1瓶[212円/瓶]
塩化カリウム　塩化カルシウム水和物　塩化ナトリウム
扶桑薬品　331

【効能効果】

循環血液量及び組織間液の減少時における細胞外液の補給・補正

【対応標準病名】

該当病名なし

用法用量　通常成人1回500～1,000mLを点滴静注する。投与速度は，通常成人1時間あたり300～500mLとする。
なお，年齢，症状，体重により適宜増減する。

リンゲル液「オーツカ」：大塚製薬工場　500mL1袋[215円/袋]

リンコシン注射液300mg　規格：300mg1mL1瓶[258円/瓶]
リンコシン注射液600mg　規格：600mg2mL1瓶[347円/瓶]
リンコシン注射液1g　規格：1g3.33mL1瓶[373円/瓶]
リンコシン注射液1.5g　規格：1.5g5mL1瓶[502円/瓶]
リンコマイシン塩酸塩水和物　ファイザー　611

【効能効果】

〈適応菌種〉リンコマイシンに感性のブドウ球菌属，レンサ球菌属，肺炎球菌，ペプトストレプトコッカス属，バクテロイデス属
〈適応症〉敗血症，感染性心内膜炎，表在性皮膚感染症，深在性皮膚感染症，リンパ管・リンパ節炎，乳腺炎，骨髄炎，関節炎，咽頭・喉頭炎，扁桃炎，急性気管支炎，肺炎，肺膿瘍，慢性呼吸器病変の二次感染，膀胱炎，腎盂腎炎，バルトリン腺炎，子宮内感染，子宮付属器炎，子宮旁結合織炎，化膿性髄膜炎，角膜炎(角

膜潰瘍を含む)，中耳炎，副鼻腔炎，猩紅熱

【対応標準病名】

◎	咽頭炎	咽頭喉頭炎	角膜炎
	角膜潰瘍	関節炎	感染性心内膜炎
	急性気管支炎	急性細菌性髄膜炎	喉頭炎
	骨髄炎	子宮内感染症	子宮付属器炎
	子宮傍組織炎	猩紅熱	腎盂腎炎
	中耳炎	乳腺炎	肺炎
	敗血症	肺膿瘍	バルトリン腺炎
	皮膚感染症	副鼻腔炎	扁桃炎
	膀胱炎	リンパ管炎	リンパ節炎
○	DIP 関節炎	IP 関節炎	MP 関節炎
	MRCNS 敗血症	MRSA 膀胱炎	PIP 関節炎
あ	亜急性関節炎	亜急性感染性心内膜炎	亜急性気管支炎
	亜急性骨髄炎	亜急性細菌性心内膜炎	亜急性リンパ管炎
	アレルギー性角膜炎	アレルギー性膀胱炎	異型猩紅熱
	咽頭気管炎	咽頭チフス	咽頭痛
	咽頭扁桃炎	院内感染敗血症	インフルエンザ菌気管支炎
	インフルエンザ菌喉頭炎	インフルエンザ菌性咽頭炎	栄養障害性角膜炎
	壊疽性咽頭炎	黄色ブドウ球菌敗血症	オスラー結節
か	外傷性角膜炎	外傷性角膜潰瘍	外傷性穿孔性中耳炎
	外傷性中耳炎	開放性大腿骨骨髄炎	潰瘍性咽頭炎
	潰瘍性膀胱炎	下咽頭炎	下顎骨骨髄炎
	角結膜炎	角結膜びらん	顎骨骨髄炎
	角膜上皮びらん	角膜穿孔	角膜中心潰瘍
	角膜内皮炎	角膜膿瘍	角膜パンヌス
	角膜びらん	角膜腐蝕	下腿骨骨髄炎
	下腿骨慢性骨髄炎	下腿複雑骨折後骨髄炎	肩関節炎
	カタル性咽頭炎	カタル性角膜潰瘍	化膿性角膜炎
	化膿性喉頭炎	化膿性骨髄炎	化膿性中耳炎
	化膿性乳腺炎	化膿性副鼻腔炎	化膿性リンパ節炎
	貨幣状角膜炎	眼窩骨髄炎	環指骨髄炎
	乾性角結膜炎	乾性角膜炎	関節症
	感染性咽頭炎	感染性角膜炎	感染性角膜潰瘍
	気管支肺炎	気腫性腎盂腎炎	偽猩紅熱
	偽膜性気管支炎	偽膜性喉頭炎	偽膜性扁桃炎
	急性アデノイド咽頭炎	急性アデノイド扁桃炎	急性咽頭炎
	急性咽頭喉頭炎	急性咽頭扁桃炎	急性壊疽性喉頭炎
	急性壊疽性扁桃炎	急性潰瘍性喉頭炎	急性潰瘍性扁桃炎
	急性角結膜炎	急性顎骨骨髄炎	急性角膜炎
	急性化膿性咽頭炎	急性化膿性脛骨骨髄炎	急性化膿性骨髄炎
	急性化膿性中耳炎	急性化膿性扁桃炎	急性関節炎
	急性感染性心内膜炎	急性気管気管支炎	急性脛骨骨髄炎
	急性血行性骨髄炎	急性喉頭炎	急性喉頭気管気管支炎
	急性骨髄炎	急性細菌性心内膜炎	急性子宮傍結合織炎
	急性出血性膀胱炎	急性声帯炎	急性声門下喉頭炎
	急性腺窩性扁桃炎	急性単純性膀胱炎	急性中耳炎
	急性乳腺炎	急性肺炎	急性汎発性発疹性膿疱症
	急性反復性気管支炎	急性浮腫性喉頭炎	急性付属器炎
	急性扁桃炎	急性膀胱炎	急性卵管炎
	急性卵巣炎	胸骨骨髄炎	胸鎖関節炎
	胸椎骨髄炎	胸肋関節炎	距骨骨髄炎
	距踵関節炎	巨大フリクテン	グラデニーゴ症候群
	グラム陰性桿菌敗血症	グラム陰性菌敗血症	グラム陽性菌敗血症
	クループ性気管支炎	脛骨骨髄炎	脛骨乳児骨髄炎
	脛骨慢性化膿性骨髄炎	脛骨慢性骨髄炎	頚椎骨髄炎
	頚部膿疱	頚部リンパ節炎	血管性パンヌス
	血行性脛骨骨髄炎	血行性骨髄炎	血行性大腿骨骨髄炎
	結節性眼炎	結節性結膜炎	原因菌不明髄膜炎
	嫌気性骨髄炎	肩鎖関節炎	コアグラーゼ陰性ぶどう球菌敗血症
	硬化性角膜炎	硬化性骨髄炎	口腔上顎洞瘻
	光線眼症	喉頭周囲炎	コーガン症候群
	股関節炎	鼓室内水腫	骨髄炎後遺症
	骨盤化膿性骨髄炎	骨盤結合織炎	骨盤死腔炎
さ	骨膜骨髄炎	細菌性硬膜炎	細菌性骨髄炎
	細菌性ショック	細菌性心内膜炎	細菌性髄膜炎
	細菌性膀胱炎	臍周囲炎	再発性中耳炎
	坐骨骨炎	散在性表層角膜炎	蚕蝕性角膜潰瘍
	紫外線角結膜炎	紫外線角膜炎	趾関節炎
	子宮周囲炎	子宮周囲膿瘍	指骨髄炎
	趾骨髄炎	篩骨洞炎	糸状角膜炎
	歯性上顎洞炎	歯性副鼻腔炎	膝蓋骨化膿性骨髄炎
	膝蓋骨骨髄炎	膝関節炎	実質性角膜炎
	湿疹性パンヌス	尺骨遠位部骨髄炎	縦隔膿瘍
	習慣性アンギナ	習慣性扁桃炎	手関節炎
	手指関節炎	出血性角膜炎	出血性中耳炎
	出血性膀胱炎	術後骨髄炎	術後性中耳炎
	術後性慢性中耳炎	上咽頭炎	上顎骨骨髄炎
	上顎洞炎	上行性腎盂腎炎	猩紅熱性心筋炎
	猩紅熱性中耳炎	上鼓室化膿症	踵骨骨髄炎
	小児肺炎	小児副鼻腔炎	小膿疱性皮膚炎
	上腕骨骨髄炎	女性急性骨盤蜂巣炎	女性慢性骨盤蜂巣炎
	ショパール関節炎	真菌性角膜潰瘍	神経栄養性角結膜炎
	進行性角膜潰瘍	滲出性気管支炎	浸潤性表層角膜炎
	新生児上顎骨骨髄炎	新生児中耳炎	深層角膜炎
	水疱性中耳炎	星状角膜炎	ゼーミッシュ潰瘍
	石化性角膜炎	脊椎骨髄炎	雪眼炎
	舌扁桃炎	遷延性心内膜炎	腺窩性アンギナ
	穿孔性角膜潰瘍	穿孔性中耳炎	線状角膜炎
	前頭洞炎	腺病性パンヌス	前房蓄膿性角膜炎
	前腕骨髄炎	増殖性化膿性口内炎	増殖性関節炎
た	足関節炎	足部骨髄炎	大腿骨骨髄炎
	大腿骨慢性化膿性骨髄炎	大腿骨慢性骨髄炎	大葉性肺炎
	多発性関節炎	多発性膿疱症	単関節炎
	単純性角膜潰瘍	単純性中耳炎	恥骨結合炎
	肘関節炎	肘関節慢性骨髄炎	中耳炎性顔面神経麻痺
	腸間膜リンパ節炎	腸球菌敗血症	蝶形骨洞炎
	腸骨骨髄炎	沈下性肺炎	陳旧性中耳炎
	頭蓋骨骨髄炎	橈骨骨髄炎	兎眼性角膜炎
な	乳児肺炎	乳頭周囲炎	乳頭びらん
	乳房炎症性疾患	乳房潰瘍	乳房よう
	乳輪下膿瘍	尿細管間質性腎炎	尿膜管膿瘍
	妊娠中の子宮内感染	妊娠中の性器感染症	膿皮症
は	膿疱	肺炎球菌性咽頭炎	肺炎球菌性気管支炎
	肺化膿症	敗血症性咽頭炎	敗血症性骨髄炎
	敗血症性ショック	敗血症性肺炎	敗血症性皮膚炎
	敗血性壊疽	バルトリン腺膿瘍	反復性角膜潰瘍
	反復性膀胱炎	汎副鼻腔炎	肥厚性硬膜炎
	腓骨骨髄炎	尾骨骨髄炎	非定型肺炎
	非特異骨髄炎	非特異性関節炎	非特異性腸間膜リンパ節炎
	非特異性リンパ節炎	びまん性肺炎	びまん性表層角膜炎
	表在性角膜炎	表在性点状角膜炎	びらん性膀胱炎
	フィラメント状角膜炎	匐行性角膜潰瘍	ぶどう球菌性咽頭炎
	ぶどう球菌性敗血症	ぶどう球菌性肺膿瘍	ぶどう球菌性扁桃炎
	フリクテン性角結膜炎	フリクテン性角膜炎	フリクテン性角膜潰瘍
	フリクテン性結膜炎	フリクテン性パンヌス	辺縁角膜炎
	辺縁フリクテン	扁桃性アンギナ	膀胱後部膿瘍
	膀胱三角部炎	膀胱周囲炎	膀胱周囲膿瘍
ま	母指骨髄炎	母趾骨髄炎	慢性咽頭喉頭炎
	慢性角結膜炎	慢性顎骨炎	慢性顎骨骨髄炎
	慢性化膿性骨髄炎	慢性化膿性穿孔性中耳炎	慢性化膿性中耳炎
	慢性関節炎	慢性血行性骨髄炎	慢性骨髄炎
	慢性再発性膀胱炎	慢性耳管鼓室化膿性中耳炎	慢性子宮傍結合織炎

慢性上鼓室乳突洞化膿性中耳炎	慢性穿孔性中耳炎	慢性多発性骨髄炎
慢性中耳炎	慢性中耳炎急性増悪	慢性中耳炎後遺症
慢性中耳炎術後再燃	慢性膿皮症	慢性肺化膿症
慢性複雑性膀胱炎	慢性副鼻腔炎	慢性副鼻腔炎急性増悪
慢性副鼻腔膿瘍	慢性付属器炎	慢性扁桃炎
慢性膀胱炎	慢性卵管炎	慢性卵巣炎
慢性リンパ管炎	慢性リンパ節炎	耳後部リンパ節炎
耳後部リンパ腺炎	無熱性肺炎	薬物性角膜炎
腰椎骨髄炎	卵管炎	卵管周囲炎
卵管卵巣膿瘍	卵管留膿症	卵巣炎
卵巣周囲炎	卵巣膿瘍	卵巣卵管周囲炎
リスフラン関節炎	良性慢性化膿性中耳炎	淋菌性バルトリン腺膿瘍
輪紋状角膜炎	連鎖球菌気管支炎	連鎖球菌性アンギナ
連鎖球菌性咽頭炎	連鎖球菌性喉頭炎	連鎖球菌性心内膜炎
連鎖球菌性扁桃炎	老人性肺炎	肋骨骨髄炎

やら

△

BK ウイルス腎症	MRSA 感染性心内膜炎	MRSA 骨髄炎
MRSA 髄膜炎	MRSA 肺化膿症	MRSA 敗血症
RS ウイルス気管支炎	アカントアメーバ角膜炎	亜急性心内膜炎
アレルギー性関節炎	アレルギー性副鼻腔炎	アンギナ
インフルエンザ菌性喉頭気管炎	インフルエンザ菌性髄膜炎	インフルエンザ菌敗血症
ウイルス性咽頭炎	ウイルス性気管支炎	ウイルス性表層角膜炎
ウイルス性扁桃炎	エキノコックス性骨髄炎	エコーウイルス気管支炎
壊死性肺炎	円板状角膜炎	間質性膀胱炎
感染性喉頭気管炎	乾酪性副鼻腔炎	偽性髄膜炎
偽膜性咽頭炎	急性喉頭気管炎	急性心内膜炎
胸膜肺炎	くも膜炎	クラミジア肺炎
クレブシェラ性髄膜炎	脛骨骨膜炎	結核性中耳炎
嫌気性菌敗血症	肩甲骨周囲炎	好酸球性中耳炎
好酸球性副鼻腔炎	紅色陰癬	後発性関節炎
硬膜炎	コクサッキーウイルス気管支炎	骨炎
骨顆炎	骨幹炎	骨周囲炎
骨髄肉芽腫	骨盤部感染性リンパのう胞	骨膜炎
骨膜下膿瘍	骨膜のう炎	サルモネラ骨髄炎
三尖弁心内膜炎	指骨炎	趾骨炎
視神経髄膜炎	種子骨炎	樹枝状角膜炎
樹枝状角膜潰瘍	術後腎盂腎炎	踵骨炎
真菌性髄膜炎	新生児敗血症	心内膜炎
水疱性咽頭炎	髄膜炎菌性心内膜炎	髄膜脳炎
脊髄膜炎	セレウス菌敗血症	増殖性骨膜炎
僧帽弁心内膜炎	大腿骨膿瘍	大腿骨膜炎
大腸菌髄膜炎	単純性関節炎	恥骨骨炎
恥骨骨膜炎	地図状角膜炎	中手骨膿瘍
腸チフス性心内膜炎	痛風性関節炎	トキソプラスマ角膜炎
軟膜炎	乳腺膿瘍	乳腺瘻孔
乳頭潰瘍	乳房膿瘍	妊娠中の子宮頸管炎
肺壊疽	肺炎合併肺膿瘍	肺炎球菌性髄膜炎
敗血症性気管支炎	敗血症性心内膜炎	梅毒性角結膜炎
梅毒性角膜炎	梅毒性心内膜炎	梅毒性髄膜炎
パラインフルエンザウイルス気管支炎	バルトリン腺のう胞	晩期先天梅毒性間質性角膜炎
非結核性抗酸菌性骨髄炎	ビタミン A 欠乏性角膜潰瘍	副鼻腔真菌症
ぶどう球菌性髄膜炎	フリードレンダー桿菌性髄膜炎	ブロディー骨膿瘍
閉塞性髄膜炎	閉塞性肺炎	ヘルペスウイルス性角結膜炎
ヘルペス角膜炎	扁桃チフス	放射線出血性膀胱炎
放射線性下顎骨骨髄炎	放射線性膀胱炎	マイコプラズマ気管支炎
膜性咽頭炎	慢性髄膜炎	モラレ髄膜炎
薬物性角結膜炎	癒着性くも膜炎	ライノウイルス気管支炎

卵管留水症	リステリア性心内膜炎	流行性角結膜炎
緑膿菌髄膜炎	淋菌性咽頭炎	淋菌性骨髄炎
淋菌性心内膜炎	連鎖球菌性喉頭気管炎	連鎖球菌性髄膜炎
肋骨周囲炎		

用法用量

［静脈内注射］

リンコマイシン塩酸塩水和物として，通常成人は，1回600mg（力価）を1日2～3回点滴静注する。

なお，年齢，症状により適宜増減する。

［筋肉内注射］

リンコマイシン塩酸塩水和物として，通常成人は，1回300mg（力価）を1日2～3回，又は1回600mg（力価）を1日2回筋肉内注射する。

小児には，1回体重1kgあたり10～15mg（力価）を1日2～3回筋肉内注射する。

なお，年齢，症状により適宜増減する。

用法用量に関連する使用上の注意　本剤の使用にあたっては，耐性菌の発現等を防ぐため，原則として感受性を確認し，疾病の治療上必要な最小限の期間の投与にとどめること。

禁忌　本剤の成分又はクリンダマイシンに対し過敏症の既往歴のある患者

併用禁忌

薬剤名等	臨床症状・措置方法	機序・危険因子
エリスロマイシン（エリスロシン等）	併用しても本剤の効果があらわれないと考えられる。	細菌のリボゾーム 50S Subunit への親和性が本剤より高い。

リズピオン注300mg：東和　300mg1mL1管［73円/管］，リズピオン注600mg：東和　600mg2mL1管［95円/管］，リンコマイシン塩酸塩注300mg「NP」：ニプロ　300mg1mL1管［102円/管］，リンコマイシン塩酸塩注600mg「NP」：ニプロ　600mg2mL1管［95円/管］，リンコマイシン塩酸塩注射液600mg「日医工」：日医工　600mg2mL1管［95円/管］

リン酸2カリウム注20mEqキット「テルモ」

規格：0.5モル20mL1キット［189円/キット］

リン酸二カリウム　　テルモ　331

【効 能 効 果】

電解質補液の電解質補正

【対応標準病名】

該当病名なし

用法用量　本剤（1mEq/mL液）を電解質補液の電解質の補正用として，体内の水分，電解質の不足に応じて電解質液に添加して用いる。

リンデロン懸濁注

規格：2.5mg1管［214円/管］

ベタメタゾンリン酸エステルナトリウム　ベタメタゾン酢酸エステル

塩野義　245

【効 能 効 果】

効能効果＼用法	筋肉内注射	関節腔内注射	軟組織内注射	腱鞘内注射	滑液嚢内注入	局所皮内注射	鼻腔内入	鼻甲介内注射
関節リウマチ		○						
関節周囲炎（非感染性のものに限る）			○	○	○			
腱炎（非感染性のものに限る）			○	○				
腱鞘炎（非感染性のものに限る）				○				
腱周囲炎（非感染性のものに限る）			○	○	○			
滑液包炎（非感染性のものに限る）					○			

変形性関節症（炎症症状がはっきり認められる場合）		○						
外傷後関節炎		○						
△円形脱毛症（悪性型に限る）						○		
△早期ケロイド及びケロイド防止						○		
アレルギー性鼻炎	○						○	○

△印の付されている効能効果に対しては，外用剤を用いても効果が不十分な場合あるいは十分な効果を期待し得ないと推定される場合にのみ用いること。

【対応標準病名】

◎	アレルギー性鼻炎	円形脱毛症	外傷性関節症
	滑液包炎	関節周囲炎	関節リウマチ
	ケロイド	腱炎	腱鞘炎
	手指変形性関節症	全身性変形性関節症	早期ケロイド
	変形性肩関節症	変形性関節症	変形性胸鎖関節症
	変形性肩鎖関節症	変形性股関節症	変形性膝関節症
	変形性手関節症	変形性足関節症	変形性肘関節症
	変形性中手関節症	母指 CM 関節変形性関節症	
○	CM 関節変形性関節症	DIP 関節変形性関節症	PIP 関節変形性関節症
あ	アキレス腱腱鞘炎	足滑液のう炎	アレルギー性鼻咽頭炎
	アレルギー性鼻結膜炎	アレルギー性副鼻腔炎	一側性外傷後股関節症
	一側性外傷後膝関節症	一側性形成不全性股関節症	一側性原発性股関節症
	一側性原発性膝関節症	一側性続発性股関節症	一側性続発性膝関節症
か	イネ科花粉症	遠位橈尺関節変形性関節症	外傷後股関節症
	外傷後膝関節症	外傷性関節障害	外傷性股関節症
	外傷性膝関節症	外傷性母指 CM 関節症	外側上顆炎
	踵関節症	下肢腱腱鞘炎	肩関節症
	滑液のう腫	滑液包石灰沈着症	滑膜炎
	化膿性腱鞘炎	カモガヤ花粉症	環指屈筋腱腱鞘炎
	環指腱鞘炎	関節症	関節包炎
	関節リウマチ・顎関節	関節リウマチ・肩関節	関節リウマチ・胸椎
	関節リウマチ・頚椎	関節リウマチ・股関節	関節リウマチ・指関節
	関節リウマチ・趾関節	関節リウマチ・膝関節	関節リウマチ・手関節
	関節リウマチ・脊椎	関節リウマチ・足関節	関節リウマチ・肘関節
	関節リウマチ・腰椎	偽性円形脱毛症	季節性アレルギー性鼻炎
	急速破壊型股関節症	狭窄性腱鞘炎	形成不全性股関節症
	血管運動性鼻炎	血清反応陰性関節リウマチ	ケロイド拘縮
	ケロイド体質	ケロイド瘢痕	腱鞘巨細胞腫
	原発性関節症	原発性股関節症	原発性膝関節症
	原発性全身性関節症	原発性変形性関節症	原発性母指 CM 関節症
	腱付着部炎	腱付着部症	広汎性円形脱毛症
さ	股関節症	趾関節症	示指屈筋腱腱鞘炎
	示指腱鞘炎	示指ばね指	趾伸筋腱腱鞘炎
	膝関節滑膜炎	膝関節症	膝部腱膜炎
	手関節周囲炎	手関節症	手関節部腱鞘炎
	手根関節症	手指腱鞘炎	術後ケロイド瘢痕
	手部腱鞘炎	漿液性滑膜炎	踵骨滑液包炎
	踵骨棘	小指屈筋腱腱鞘炎	小指腱鞘炎
	上腕三頭筋腱鞘炎	真性ケロイド	靱帯炎
	スギ花粉症	先天性股関節脱臼治療後亜脱臼	前腕部腱鞘炎
	創部瘢痕ケロイド	足関節滑液包炎	足関節周囲炎
	足関節症	足関節部腱鞘炎	足底筋腱付着部炎
	足背腱鞘炎	続発性関節症	続発性股関節症
	続発性膝関節症	続発性多発性関節症	続発性母指 CM 関節症
た	足部屈筋腱腱鞘炎	帯状脱毛症	大転子部滑液包炎
	多発性関節症	多発性リウマチ性関節炎	弾発母趾
	肘関節滑膜炎	肘関節症	中指屈筋腱腱鞘炎
	中指腱鞘炎	中足骨痛症	肘頭骨棘
	通年性アレルギー性鼻炎	手屈筋腱腱鞘炎	手伸筋腱腱鞘炎
	テニス肘	ドゥ・ケルバン腱鞘炎	橈骨茎状突起腱鞘炎
な	橈側手根屈筋腱鞘炎	内側上顆炎	二次性変形性関節症
	熱傷後ケロイド	熱傷後瘢痕ケロイド	熱傷後瘢痕ケロイド潰瘍
は	熱傷後瘢痕ケロイド拘縮	熱傷瘢痕	肥厚性瘢痕
	肘周囲炎	非特異性慢性滑膜炎	ヒノキ花粉症
	皮膚の肥厚性障害	びらん性関節症	ブシャール結節
	ブタクサ花粉症	ヘーガース結節	ベーカーのう腫
	ヘバーデン結節	母指 CM 関節症	母指関節症
	母指狭窄性腱鞘炎	母指屈筋腱腱鞘炎	母指腱鞘炎
ら	慢性アキレス腱腱鞘炎	慢性滑膜炎症	リウマチ性滑液包炎
	リウマチ性皮下結節	リウマチ様関節炎	両側性外傷後股関節症
	両側性外傷後膝関節症	両側性外傷性母指 CM 関節症	両側性形成不全性股関節症
	両側性原発性股関節症	両側性原発性膝関節症	両側性原発性母指 CM 関節症
	両側性続発性股関節症	両側性続発性膝関節症	両側性続発性母指 CM 関節症
	老人性関節炎	老年性股関節症	
△	RS3PE 症候群	一過性関節症	炎症性多発性関節障害
	回帰性リウマチ	外傷性肩関節症	外傷性手関節症
	外傷性足関節症	外傷性肘関節症	カシン・ベック病
	花粉症	間欠性関節水腫	完全脱毛症
	色素性絨毛結節性滑膜炎	尺側偏位	神経原性関節症
	新生児期発症多臓器系炎症性疾患	成人スチル病	全身性脱毛症
	蛇行状脱毛症	汎発性脱毛症	膝色素性絨毛結節性滑膜炎
	ムチランス変形	リウマチ熱後慢性関節障害	

用法用量

筋肉内注射	通常，1 回 0.2～1.0mL を筋肉内注射する。症状により 3～4 時間ごとに同量を繰り返し投与する。
関節腔内注射	通常，1 回 0.1～1.5mL を関節腔内注射する。原則として投与間隔を 2 週間以上とすること。なお，症状あるいは注入関節の大小に応じて適宜増減する。
軟組織内注射	通常，1 回 0.1～1.5mL を軟組織内注射する。原則として投与間隔を 2 週間以上とすること。なお，症状あるいは注入部位により適宜増減する。
腱鞘内注射	通常，1 回 0.1～1.5mL を腱鞘内注射する。原則として投与間隔を 2 週間以上とすること。なお，症状あるいは注入部位により適宜増減する。
滑液嚢内注入	通常，1 回 0.1～1.5mL を滑液嚢内注入する。原則として投与間隔を 2 週間以上とすること。なお，症状あるいは注入部位により適宜増減する。
局所皮内注射	必要があれば本剤を生理食塩液で 2～6 倍に希釈し，通常，1 回 0.1～0.2mL を局所皮内注射する。
鼻腔内注入	通常，1 回 1.0～3.0mL を 1 日 1～数回鼻腔内注入する。
鼻甲介内注射	通常，1 回 0.1～1.5mL を鼻甲介内注射する。

禁忌

(1)本剤の成分に対し過敏症の既往歴のある患者
(2)感染症のある関節腔内，滑液嚢内，腱鞘内又は腱周囲
(3)動揺関節の関節腔内

原則禁忌

(1)有効な抗菌剤の存在しない感染症，全身の真菌症の患者
(2)消化性潰瘍の患者
(3)精神病の患者
(4)結核性疾患の患者
(5)単純疱疹性角膜炎の患者
(6)後嚢白内障の患者
(7)緑内障の患者

リ

⑻高血圧症の患者
⑼電解質異常のある患者
⑽血栓症の患者
⑾最近行った内臓の手術創のある患者
⑿急性心筋梗塞を起こした患者

リンデロン注2mg(0.4%)　規格：2mg1管［189円/管］
リンデロン注4mg(0.4%)　規格：4mg1管［315円/管］
ベタメタゾンリン酸エステルナトリウム　塩野義　245

【効能効果】

☆印の付されている投与法は以下のような条件でのみ使用できる。(その事由がなくなった場合は，速やかに他の投与法に切り替えること。)
⑴静脈内注射及び点滴静脈内注射：経口投与不能時，緊急時及び筋肉内注射不適時
⑵筋肉内注射：経口投与不能時
⑴内科・小児科領域
①内分泌疾患
慢性副腎皮質機能不全(原発性，続発性，下垂体性，医原性)：筋肉内注射
急性副腎皮質機能不全(副腎クリーゼ)：静脈内注射，点滴静脈内注射，筋肉内注射
副腎性器症候群，亜急性甲状腺炎，甲状腺疾患に伴う悪性眼球突出症：筋肉内注射☆
甲状腺中毒症〔甲状腺(中毒性)クリーゼ〕：静脈内注射，点滴静脈内注射，筋肉内注射☆
②リウマチ疾患
関節リウマチ，若年性関節リウマチ(スチル病を含む)：筋肉内注射，関節腔内注射
リウマチ熱(リウマチ性心炎を含む)：静脈内注射☆，点滴静脈内注射☆，筋肉内注射
リウマチ性多発筋痛：筋肉内注射
③膠原病
エリテマトーデス(全身性及び慢性円板状)，全身性血管炎(大動脈炎症候群，結節性動脈周囲炎，多発性動脈炎，ヴェゲナ肉芽腫症を含む)，多発性筋炎(皮膚筋炎)：静脈内注射☆，点滴静脈内注射☆，筋肉内注射
強皮症：筋肉内注射☆
④腎疾患
ネフローゼ及びネフローゼ症候群：静脈内注射☆，点滴静脈内注射☆，筋肉内注射☆
⑤心疾患
うっ血性心不全：静脈内注射☆，点滴静脈内注射☆，筋肉内注射☆
⑥アレルギー性疾患
気管支喘息(ただし，筋肉内注射は他の投与法では不適当な場合に限る)：静脈内注射，点滴静脈内注射，筋肉内注射，ネブライザー
喘息性気管支炎(小児喘息性気管支炎を含む)：筋肉内注射☆，ネブライザー
喘息発作重積状態，アナフィラキシーショック：静脈内注射，点滴静脈内注射
薬剤その他の化学物質によるアレルギー・中毒(薬疹，中毒疹を含む)：静脈内注射☆，点滴静脈内注射☆，筋肉内注射☆
血清病：静脈内注射，点滴静脈内注射，筋肉内注射☆
⑦重症感染症
重症感染症(化学療法と併用する)：静脈内注射，点滴静脈内注射，筋肉内注射☆
⑧血液疾患
溶血性貧血(免疫性又は免疫性機序の疑われるもの)，白血病(急性白血病，慢性骨髄性白血病の急性転化，慢性リンパ性白血病)(皮膚白血病を含む)，顆粒球減少症(本態性，続発性)，紫斑病(血小板減少性及び血小板非減少性)，再生不良性貧血，凝固因子の障害による出血性素因：静脈内注射，点滴静脈内注射，筋肉内注射☆
髄膜白血病：脊髄腔内注入
⑨消化器疾患
限局性腸炎，潰瘍性大腸炎：静脈内注射☆，点滴静脈内注射☆，筋肉内注射☆，注腸
⑩重症消耗性疾患
重症消耗性疾患の全身状態の改善(癌末期，スプルーを含む)：静脈内注射☆，点滴静脈内注射☆，筋肉内注射☆
⑪肝疾患
劇症肝炎(臨床的に重症とみなされるものを含む)：静脈内注射，点滴静脈内注射，筋肉内注射☆
胆汁うっ滞型急性肝炎：点滴静脈内注射☆，筋肉内注射☆
肝硬変(活動型，難治性腹水を伴うもの，胆汁うっ滞を伴うもの)：筋肉内注射☆
⑫肺疾患
びまん性間質性肺炎(肺線維症)(放射線肺臓炎を含む)：静脈内注射☆，点滴静脈内注射☆，ネブライザー
⑬結核性疾患(抗結核剤と併用する)
結核性髄膜炎：脊髄腔内注入
結核性胸膜炎：胸腔内注入
⑭神経疾患
脳脊髄炎(脳炎，脊髄炎を含む)(ただし，一次性脳炎の場合は頭蓋内圧亢進症状がみられ，かつ他剤で効果が不十分なときに短期間用いること)，重症筋無力症，多発性硬化症(視束脊髄炎を含む)：静脈内注射，点滴静脈内注射，筋肉内注射☆，脊髄腔内注入
末梢神経炎(ギランバレー症候群を含む)：静脈内注射☆，点滴静脈内注射☆，筋肉内注射☆，脊髄腔内注入
小舞踏病，顔面神経麻痺，脊髄蜘網膜炎：筋肉内注射☆
⑮悪性腫瘍
悪性リンパ腫(リンパ肉腫症，細網肉腫症，ホジキン病，皮膚細網症，菌状息肉症)及び類似疾患(近縁疾患)：静脈内注射，点滴静脈内注射，筋肉内注射☆，脊髄腔内注入
好酸性肉芽腫：静脈内注射，点滴静脈内注射，筋肉内注射☆
乳癌の再発転移：筋肉内注射☆
⑯その他の内科的疾患
特発性低血糖症：静脈内注射，点滴静脈内注射，筋肉内注射☆
原因不明の発熱：筋肉内注射☆
⑵外科領域
副腎摘除：静脈内注射，点滴静脈内注射，筋肉内注射
臓器・組織移植，副腎皮質機能不全患者に対する外科的侵襲，蛇毒・昆虫毒(重症の虫さされを含む)：筋肉内注射☆
侵襲後肺水腫：静脈内注射，ネブライザー
外科的ショック及び外科的ショック様状態，脳浮腫，輸血による副作用，気管支痙攣(術中)：静脈内注射
⑶整形外科領域
強直性脊椎炎(リウマチ性脊椎炎)：筋肉内注射
強直性脊椎炎(リウマチ性脊椎炎)に伴う四肢関節炎，変形性関節症(炎症症状がはっきり認められる場合)，外傷後関節炎，非感染性慢性関節炎，痛風性関節炎：関節腔内注射
関節周囲炎(非感染性のものに限る)，腱周囲炎(非感染性のものに限る)：軟組織内注射，腱鞘内注射，滑液嚢内注入
腱炎(非感染性のものに限る)：軟組織内注射，腱鞘内注射
腱鞘炎(非感染性のものに限る)：腱鞘内注射
滑液包炎(非感染性のものに限る)：滑液嚢内注入
⑷産婦人科領域
卵管閉塞症(不妊症)に対する通水療法：卵管腔内注入
卵管整形術後の癒着防止：筋肉内注射☆，卵管腔内注入
副腎皮質機能障害による排卵障害：筋肉内注射☆
早産が予期される場合における，母体投与による胎児肺成熟を介した新生児呼吸窮迫症候群の発症抑制：筋肉内注射
⑸泌尿器科領域
前立腺癌(他の療法が無効な場合)，陰茎硬結：筋肉内注射☆
⑹皮膚科領域

△印の付されている効能効果に対しては，外用剤を用いても効果が不十分な場合あるいは十分な効果を期待し得ないと推定される場合にのみ用いること

△湿疹・皮膚炎群（急性湿疹，亜急性湿疹，慢性湿疹，接触皮膚炎，貨幣状湿疹，自家感作性皮膚炎，アトピー皮膚炎，乳・幼・小児湿疹，ビダール苔癬，その他の神経皮膚炎，脂漏性皮膚炎，進行性指掌角皮症，その他の手指の皮膚炎，陰部あるいは肛門湿疹，耳介及び外耳道の湿疹・皮膚炎，鼻前庭及び鼻翼周辺の湿疹・皮膚炎等）（ただし，重症例以外は極力投与しないこと）

△痒疹群（小児ストロフルス，蕁麻疹様苔癬，固定蕁麻疹を含む）（ただし，重症例に限る。また，固定蕁麻疹は局注が望ましい）△類乾癬（重症例に限る），△掌蹠膿疱症（重症例に限る），△毛孔性紅色粃糠疹（重症例に限る），成年性浮腫性硬化症，紅斑症〔△多形滲出性紅斑（重症例に限る），結節性紅斑〕，レイノー病，先天性表皮水疱症，帯状疱疹（重症例に限る），顔面播種状粟粒性狼瘡（重症例に限る），潰瘍性慢性膿皮症，新生児スクレレーマ：筋肉内注射☆

蕁麻疹（慢性例を除く）（重症例に限る），△乾癬及び類症〔尋常性乾癬（重症例），関節症性乾癬，乾癬性紅皮症，膿疱性乾癬，稽留性肢端皮膚炎，疱疹状膿痂疹，ライター症候群〕，アナフィラクトイド紫斑（単純型，シェーンライン型，ヘノッホ型）（重症例に限る），ウェーバークリスチャン病，皮膚粘膜眼症候群〔開口部びらん性外皮症，スチブンス・ジョンソン病，皮膚口内炎，フックス症候群，ベーチェット病（眼症状のない場合），リップシュッツ急性陰門潰瘍〕，天疱瘡群（尋常性天疱瘡，落葉状天疱瘡，Senear-Usher 症候群，増殖性天疱瘡），デューリング疱疹状皮膚炎（類天疱瘡，妊娠性疱疹を含む），

△紅皮症（ヘブラ紅色粃糠疹を含む）：点滴静脈内注射☆，筋肉内注射☆

(7)眼科領域

内眼・視神経・眼窩・眼筋の炎症性疾患の対症療法（ブドウ膜炎，網脈絡膜炎，網膜血管炎，視神経炎，眼窩炎性偽腫瘍，眼窩漏斗尖端部症候群，眼筋麻痺）：静脈内注射☆，筋肉内注射☆，結膜下注射，球後注射，点眼

外眼部及び前眼部の炎症性疾患の対症療法で点眼が不適当又は不十分な場合（眼瞼炎，結膜炎，角膜炎，強膜炎，虹彩毛様体炎）：静脈内注射☆，筋肉内注射☆，結膜下注射，球後注射

眼科領域の術後炎症：静脈内注射☆，筋肉内注射☆，結膜下注射，点眼

(8)耳鼻咽喉科領域

急性・慢性中耳炎：静脈内注射☆，点滴静脈内注射☆，筋肉内注射☆，中耳腔内注入

滲出性中耳炎・耳管狭窄症：静脈内注射☆，点滴静脈内注射☆，筋肉内注射☆，中耳腔内注入，耳管内注入

メニエル病及びメニエル症候群，急性感音性難聴，口腔外科領域手術後の後療法：静脈内注射，点滴静脈内注射，筋肉内注射

血管運動（神経）性鼻炎，アレルギー性鼻炎，花粉症（枯草熱）：筋肉内注射，ネブライザー，鼻腔内注入，鼻甲介内注射

副鼻腔炎・鼻茸：筋肉内注射，ネブライザー，鼻腔内注入，副鼻腔内注入，鼻茸内注射

進行性壊疽性鼻炎：静脈内注射，点滴静脈内注射，筋肉内注射，ネブライザー，鼻腔内注入，副鼻腔内注入，喉頭・気管注入

喉頭炎・喉頭浮腫：静脈内注射，点滴静脈内注射，筋肉内注射，ネブライザー，喉頭・気管注入

喉頭ポリープ・結節：静脈内注射☆，点滴静脈内注射☆，筋肉内注射☆，ネブライザー，喉頭・気管注入

食道の炎症（腐蝕性食道炎，直達鏡使用後）及び食道拡張術後：静脈内注射，点滴静脈内注射，筋肉内注射，ネブライザー，食道注入

耳鼻咽喉科領域の手術後の後療法：静脈内注射，点滴静脈内注射，筋肉内注射，軟組織内注射，ネブライザー，鼻腔内注入，副鼻腔内注入，鼻甲介内注射，喉頭・気管注入，中耳腔内注入，食道注入

難治性口内炎及び舌炎（局所療法で治癒しないもの）：軟組織内注射

嗅覚障害：静脈内注射☆，点滴静脈内注射☆，筋肉内注射☆，ネブライザー，鼻腔内注入

急性・慢性（反復性）唾液腺炎：静脈内注射☆，点滴静脈内注射☆，筋肉内注射☆，唾液腺管内注入

【対応標準病名】

◎あ	亜急性甲状腺炎	悪性組織球症	悪性リンパ腫
	アトピー性皮膚炎	アナフィラキシーショック	アナフィラクトイド紫斑
	アレルギー性鼻炎	医原性副腎皮質機能低下症	医薬品中毒
	陰のう湿疹	ウェーバ・クリスチャン病	ウェジナー肉芽腫症
	うっ血性心不全	会陰部肛囲湿疹	壊疽性鼻炎
か	円板状エリテマトーデス	外陰潰瘍	外耳炎
	外耳湿疹	外傷性関節症	潰瘍性大腸炎
	潰瘍性慢性膿皮症	角膜炎	滑液包炎
	花粉症	貨幣状湿疹	顆粒球減少症
	感音難聴	眼窩炎性偽腫瘍	眼窩先端部症候群
	眼筋麻痺	眼瞼炎	肝硬変症
	関節炎	関節周囲炎	関節リウマチ
	乾癬	乾癬性関節炎	乾癬性紅皮症
	顔面神経麻痺	顔面播種状粟粒性狼瘡	気管支痙攣
	気管支喘息	気管支喘息重積発作	嗅覚障害
	急性肝炎	急性湿疹	急性中耳炎
	急性白血病	急性痒疹	凝固因子欠乏症
	強直性脊椎炎	強皮症	強膜炎
	拒絶反応	ギラン・バレー症候群	菌状息肉症
	クローン病	形成性陰茎硬化症	稽留性肢端皮膚炎
	劇症肝炎	結核性胸膜炎	結核性髄膜炎
	血管運動性鼻炎	血小板減少性紫斑病	血清病
	結節性紅斑	結節性多発動脈炎	結節性痒疹
	結膜炎	腱炎	腱鞘炎
	虹彩毛様体炎	好酸球性肉芽腫	甲状腺クリーゼ
	甲状腺中毒症	甲状腺中毒性眼球突出症	喉頭炎
	喉頭浮腫	紅斑症	紅斑性天疱瘡
	紅皮症	肛門湿疹	昆虫毒
さ	再生不良性貧血	細網肉腫	シェーンライン・ヘノッホ紫斑病
	耳介部皮膚炎	自家感作性皮膚炎	耳管狭窄症
	視神経炎	視神経脊髄炎	刺虫症
	湿疹	紫斑病	若年性関節リウマチ
	重症感染症	重症筋無力症	ジューリング病
	手指湿疹	手指変形性関節症	出血傾向
	掌蹠膿疱症	小児湿疹	小児喘息性気管支炎
	小舞踏病	食道炎	女性不妊症
	ショック	脂漏性皮膚炎	進行性指掌角皮症
	滲出性中耳炎	尋常性乾癬	尋常性天疱瘡
	新生児特発性呼吸窮迫症候群	新生児皮膚硬化症	じんま疹
	髄膜白血病	スチル病	スティーブンス・ジョンソン症候群
	スプルー	声帯結節症	声帯ポリープ
	脊髄炎	脊髄膜炎	脊椎炎
	舌炎	接触皮膚炎	全身性エリテマトーデス

	全身性変形性関節症	喘息性気管支炎	先天性表皮水疱症
	前立腺癌	増殖性天疱瘡	続発性副腎皮質機能低下症
た	帯状疱疹	大動脈炎症候群	唾液腺炎
	多形滲出性紅斑	多発性筋炎	多発性硬化症
	胆汁うっ滞性肝炎	胆汁性肝硬変	中毒疹
	痛風性関節炎	低血糖	転移性腫瘍
な	天疱瘡	難治性口内炎	難治性腹水
	乳癌再発	乳児皮膚炎	妊娠性疱疹
	ネフローゼ症候群	脳炎	脳脊髄炎
は	脳浮腫	膿疱性乾癬	肺水腫
	肺線維症	排卵障害	白血病
	鼻茸	鼻前庭部湿疹	ビダール苔癬
	皮膚炎	皮膚筋炎	皮膚白血病
	びまん性間質性肺炎	副腎クリーゼ	副腎性器症候群
	副腎皮質機能低下症	副鼻腔炎	腐食性食道炎
	ぶどう膜炎	不妊症	不明熱
	ベーチェット病	ヘビ毒	ヘブラ粃糠疹
	変形性肩関節症	変形性関節症	変形性胸鎖関節症
	変形性肩鎖関節症	変形性股関節症	変形性膝関節症
	変形性手関節症	変形性足関節症	変形性肘関節症
	変形性中手関節症	放射線肺炎	疱疹状膿痂疹
ま	母指CM関節変形性関節症	ホジキンリンパ腫	末期癌
	末梢神経炎	慢性関節炎	慢性骨髄性白血病急性転化
	慢性湿疹	慢性唾液腺炎	慢性中耳炎
	慢性リンパ性白血病	メニエール症候群	メニエール病
	毛孔性紅色粃糠疹	網膜血管炎	網脈絡膜炎
や	薬疹	薬物過敏症	薬物中毒症
ら	溶血性貧血	痒疹	ライター症候群
	落葉状天疱瘡	卵管性不妊症	卵管閉塞
	卵管癒着	リウマチ性心炎	リウマチ性心臓炎
	リウマチ性多発筋痛	リウマチ熱	リンパ芽球性リンパ腫
	類乾癬	類天疱瘡	レイノー病
○	21ハイドロキシラーゼ欠損症	ABO因子不適合輸血	ACTH不応症
	ALK陰性未分化大細胞リンパ腫	ALK陽性大細胞型B細胞性リンパ腫	ALK陽性未分化大細胞リンパ腫
	ANCA関連血管炎	BCR－ABL1陽性B リンパ芽球性白血病	BCR－ABL1陽性B リンパ芽球性白血病/リンパ腫
	BCR－ABL1陽性B リンパ芽球性リンパ腫	B型肝硬変	B細胞性前リンパ球性白血病
	B細胞リンパ腫	Bリンパ芽球性白血病	Bリンパ芽球性白血病/リンパ腫
	Bリンパ芽球性リンパ腫	CCR4陽性成人T細胞白血病リンパ腫	CCR4陽性皮膚T細胞リンパ腫
	CCR4陽性末梢性T細胞リンパ腫	CM関節変形性関節症	C型急性肝炎
	C型劇症肝炎	DAX－1異常症	DIP関節炎
	DIP関節変形性関節症	E2A－PBX1陽性Bリンパ芽球性白血病	E2A－PBX1陽性Bリンパ芽球性白血病/リンパ腫
	E2A－PBX1陽性Bリンパ芽球性リンパ腫	GVHD・骨髄移植後	GVHD・臍帯血移植後
	GVHD・末梢血幹細胞移植後	HHV8多中心性キャッスルマン病随伴大細胞型B細胞性リンパ腫	IgG4関連疾患
	IL3－IGH陽性Bリンパ芽球性白血病	IL3－IGH陽性Bリンパ芽球性白血病/リンパ腫	IL3－IGH陽性Bリンパ芽球性リンパ腫
	IMAge症候群	IP関節炎	LE型薬疹
	LE蝶形皮疹	LE皮疹	MALTリンパ腫
	MLL再構成型Bリンパ芽球性白血病	MLL再構成型Bリンパ芽球性白血病/リンパ腫	MLL再構成型Bリンパ芽球性リンパ腫
	MP関節炎	Ph陽性急性リンパ性白血病	PIP関節炎
	PIP関節変形性関節症	Rh因子不適合輸血	SF－1異常症
	SLE眼底	TEL－AML1陽性Bリンパ芽球性白血病	TEL－AML1陽性Bリンパ芽球性白血病/リンパ腫
	TEL－AML1陽性Bリンパ芽球性リンパ腫	TripleA症候群	T細胞性前リンパ球白血病
	T細胞性大顆粒リンパ球白血病	T細胞組織球豊富型大細胞型B細胞性リンパ腫	Tゾーンリンパ腫
	Tリンパ芽球性白血病	Tリンパ芽球性白血病/リンパ腫	Tリンパ芽球性リンパ腫
あ	アカントアメーバ角膜炎	亜急性アレルギー性中耳炎	亜急性肝炎
	亜急性関節炎	亜急性血性中耳炎	亜急性結膜炎
	亜急性虹彩炎	亜急性虹彩毛様体炎	亜急性漿液ムチン性中耳炎
	亜急性前部ぶどう膜炎	亜急性皮膚エリテマトーデス	亜急性ムコイド中耳炎
	亜急性毛様体炎	亜急性痒疹	アキレス腱腱鞘炎
	悪液質アフタ	悪性外耳炎	悪性組織球症性関節症
	悪性葉状腫瘍	悪性リンパ腫骨髄浸潤	アグレッシブNK細胞白血病
	足滑液のう炎	足湿疹	アジソン病
	アシャール・チール症候群	アスピリンじんま疹	アスピリン喘息
	アスピリン不耐症	圧迫性脊髄炎	アトピー性角結膜炎
	アトピー性紅皮症	アトピー性湿疹	アトピー性神経皮膚炎
	アトピー性喘息	アナフィラキシー	アフタ性口内炎
	アルカリ性食道炎	アルコール性多発ニューロパチー	アレルギー性外耳道炎
	アレルギー性角膜炎	アレルギー性眼瞼炎	アレルギー性眼瞼縁炎
	アレルギー性関節炎	アレルギー性気管支炎	アレルギー性血管炎
	アレルギー性結膜炎	アレルギー性口内炎	アレルギー性じんま疹
	アレルギー性接触皮膚炎	アレルギー性中耳炎	アレルギー性鼻咽頭炎
	アレルギー性鼻結膜炎	アレルギー性皮膚炎	アレルギー性副鼻腔炎
	アレルギー性ぶどう膜炎	アンチトロンビンIII欠乏症	胃悪性リンパ腫
	イエンセン病	異汗性湿疹	胃クローン病
	異型輸血後ショック	胃十二指腸クローン病	萎縮性角結膜炎
	萎縮性肝硬変	異常腹水	移植拒絶における腎尿細管間質性障害
	移植歯不全	移植片拒絶	移植片対宿主病
	異所性中毒性甲状腺腫	イソギンチャク毒	一次性ショック
	一過性関節症	一過性甲状腺機能亢進症	一過性ショック
	一側性外傷後股関節症	一側性外傷後膝関節症	一側性感音難聴
	一側性形成不全性股関節症	一側性原発性股関節症	一側性原発性膝関節症
	一側性混合性難聴	一側性続発性股関節症	一側性続発性膝関節症
	遺伝性血小板減少症	イネ科花粉症	陰唇潰瘍
	インターフェロン網膜症	陰部潰瘍	陰部間擦疹
	インフルエンザ菌喉頭炎	インフルエンザ菌性喉頭気管炎	ウイルス肝炎感染後関節障害
	ウイルス性肝炎	ウイルス性口内炎	ウイルス性ブドウ膜炎
	ウィルブランド・ジュルゲンス血小板病	ウェーバー・コケイン型単純性表皮水疱症	ウェジナー肉芽腫症性呼吸器障害
	ウォーケス篩骨洞炎	右室不全	右心不全
	うっ血性紫斑病	海ヘビ毒	運動誘発性喘息
	栄養障害型表皮水疱症	栄養障害性角膜炎	栄養性肝硬変
	腋窩湿疹	壊死後性肝硬変	壊死性外耳炎
	壊死性強膜炎	壊死性血管炎	壊死性食道炎
	壊死性唾液腺化生症	壊疽性口内炎	壊疽性帯状疱疹
	壊疽性膿皮症	エバンス症候群	エリテマトーデス
	遠位橈尺関節変形性関節症	炎症後肺線維症	炎症性角化症
	炎症性眼窩うっ血	炎症性多発性関節障害	炎症性乳癌
	遠心性環状紅斑	遠心性丘疹性紅斑	円板状乾癬

リ

横断性脊髄症	黄斑部血管走行異常	黄斑部術後浮腫
黄斑部浮腫	温式自己免疫性溶血性貧血	温熱じんま疹
温熱性紅斑	カーンズ・セイアー症候群	外因性喘息
外陰部帯状疱疹	外陰部皮膚炎	外陰部びらん
外陰ベーチェット病	外眼筋不全麻痺	外眼筋麻痺
外耳道真珠腫	外耳道痛	外耳道肉芽腫
外耳道膿瘍	外耳道閉塞性角化症	外耳道蜂巣炎
外耳部虫刺傷	外傷後股関節症	外傷後膝関節症
外傷性角膜炎	外傷性角膜潰瘍	外傷性肩関節症
外傷性関節障害	外傷性股関節症	外傷性膝関節症
外傷性手関節症	外傷性穿孔性中耳炎	外傷性足関節症
外傷性肘関節症	外傷性中耳炎	外傷性母指 CM 関節症
海水浴皮膚炎	外側上顆炎	回腸クローン病
外直筋麻痺	外転神経萎縮	外転神経根性麻痺
外転神経不全麻痺	外転神経麻痺	回転性めまい
潰瘍性眼瞼炎	潰瘍性口内炎	潰瘍性大腸炎・左側大腸炎型
潰瘍性大腸炎・全大腸炎型	潰瘍性大腸炎・直腸Ｓ状結腸炎型	潰瘍性大腸炎・直腸炎型
潰瘍性大腸炎合併妊娠	潰瘍性大腸炎再燃	潰瘍性大腸炎性若年性関節炎
化学性急性外耳炎	化学性結膜炎	化学性食道炎
化学性皮膚炎	踵関節症	蝸牛型メニエール病
蝸牛神経性難聴	芽球増加を伴う不応性貧血	芽球増加を伴う不応性貧血－１
芽球増加を伴う不応性貧血－２	顎下腺炎	顎下腺管炎
顎下腺膿瘍	顎下腺肥大	角結膜炎
角結膜びらん	角膜移植拒絶反応	角膜潰瘍
角膜虹彩炎	角膜上皮びらん	角膜穿孔
角膜帯状疱疹	角膜中心潰瘍	角膜内皮炎
角膜膿瘍	角膜パンヌス	角膜びらん
角膜腐蝕	下行性視神経炎	カサバッハ・メリット症候群
下肢腱腱鞘炎	下斜筋不全麻痺	下斜筋麻痺
下垂体性 TSH 分泌亢進症	下垂体性甲状腺機能亢進症	家族性寒冷自己炎症症候群
家族性溶血性貧血	下腿類乾癬	肩関節炎
肩関節症	肩関節痛風	カタル性角膜潰瘍
カタル性眼炎	カタル性結膜炎	カタル性口内炎
カタル性舌炎	下直筋不全麻痺	下直筋麻痺
滑液のう腫	滑液包石灰沈着症	滑車神経萎縮
滑車神経麻痺	活動期潰瘍性大腸炎	活動性肺結核
滑膜炎	化膿性角膜炎	化膿性結膜炎
化膿性腱鞘炎	化膿性虹彩炎	化膿性喉頭炎
化膿性耳下腺炎	化膿性脊髄炎	化膿性唾液腺炎
化膿性中耳炎	化膿性脳髄膜炎	化膿性皮膚疾患
化膿性副鼻腔炎	化膿性ぶどう膜炎	化膿性網膜炎
化膿性毛様体炎	過敏性血管炎	貨幣状角膜炎
カモガヤ花粉症	顆粒球肉腫	肝移植拒絶反応
肝移植不全	眼炎	肝炎後肝硬変
肝炎後再生不良性貧血	眼窩悪性リンパ腫	緩解期潰瘍性大腸炎
眼窩炎	眼窩下膿瘍	眼窩筋炎
眼角部眼瞼炎	眼角部眼瞼縁結膜炎	眼窩骨髄炎
眼窩骨膜炎	眼窩膿瘍	眼窩蜂巣炎
癌関連網膜症	眼球突出症	眼筋型重症筋無力症
眼筋不全麻痺	眼瞼縁炎	眼瞼縁結膜炎
眼瞼乾皮症	眼瞼結膜炎	眼瞼帯状疱疹
眼瞼虫刺傷	眼瞼皮膚炎	眼瞼びらん
眼瞼瘻孔	肝硬化症	間擦疹
環指屈筋腱腱鞘炎	環指腱鞘炎	肝疾患による凝固因子欠乏
間質性視神経炎	間質性肺炎	眼周囲部虫刺傷
環状紅斑	環状鉄芽球を伴う不応性貧血	癌性悪液質
乾性角結膜炎	乾性角膜炎	肝性腹水

眼性類天疱瘡	関節型若年性特発性関節炎	関節症
関節包炎	関節リウマチ・顎関節	関節リウマチ・肩関節
関節リウマチ・胸椎	関節リウマチ・頚椎	関節リウマチ・股関節
関節リウマチ・指関節	関節リウマチ・趾関節	関節リウマチ・膝関節
関節リウマチ・手関節	関節リウマチ・脊椎	関節リウマチ・足関節
関節リウマチ・肘関節	関節リウマチ・腰椎	関節リウマチ性間質性肺炎
肝線維症	感染型気管支喘息	感染後脳炎
感染後脳脊髄炎	感染性外耳炎	感染性角膜炎
感染性角膜潰瘍	乾癬性関節炎・肩関節	乾癬性関節炎・股関節
乾癬性関節炎・指関節	乾癬性関節炎・膝関節	乾癬性関節炎・手関節
乾癬性関節炎・仙腸関節	乾癬性関節炎・足関節	乾癬性関節炎・肘関節
感染性喉頭気管炎	感染性口内炎	感染性食道炎
乾癬性脊椎炎	感染性皮膚炎	乾燥性口内炎
眼底動脈蛇行症	肝内胆管狭窄	肝肉芽腫
肝脾Ｔ細胞リンパ腫	眼部帯状疱疹	眼部虫刺傷
汗疱	汗疱性湿疹	顔面急性皮膚炎
顔面昆虫螫	顔面神経不全麻痺	顔面尋常性乾癬
顔面帯状疱疹	顔面多発虫刺傷	乾酪性肺炎
乾酪性副鼻腔炎	寒冷凝集素症	寒冷じんま疹
寒冷溶血素症候群	機械性じんま疹	機械的溶血性貧血
気管結核	気管支結核	気管支喘息合併妊娠
気管支喘息発作	義歯性潰瘍	義歯性口内炎
偽性甲状腺機能亢進症	偽性髄膜炎	季節性アレルギー性結膜炎
季節性アレルギー性鼻炎	機能性不妊症	偽膜性結膜炎
偽膜性喉頭炎	偽膜性口内炎	嗅覚異常
嗅覚過敏	嗅覚減弱	嗅覚脱失
嗅覚味覚障害	球後視神経炎	丘疹紅皮症
丘疹状紅斑	丘疹状湿疹	丘疹状じんま疹
急性アレルギー性中耳炎	急性移植片対宿主病	急性ウイルス性肝炎
急性壊疽性喉頭炎	急性外耳炎	急性潰瘍性喉頭炎
急性潰瘍性大腸炎	急性角結膜炎	急性角膜炎
急性化膿性外耳炎	急性化膿性中耳炎	急性肝萎縮
急性眼窩うっ血	急性眼窩炎	急性間質性肺炎
急性関節炎	急性肝不全	急性巨核芽球性白血病
急性拒絶反応	急性激症型潰瘍性大腸炎	急性血性中耳炎
急性結膜炎	急性虹彩炎	急性虹彩毛様体炎
急性光線性外耳炎	急性喉頭炎	急性喉頭気管炎
急性骨髄性白血病	急性骨髄単球性白血病	急性散在性脳脊髄炎
急性視神経炎	急性湿疹性外耳炎	急性循環不全
急性漿液ムチン性中耳炎	急性上行性脊髄炎	急性小脳性失調症
急性ショック	急性滲出性中耳炎	急性心不全
急性声帯炎	急性声門下喉頭炎	急性脊髄炎
急性接触性外耳炎	急性前骨髄球性白血病	急性前部ぶどう膜炎
急性多発性硬化症	急性単球性白血病	急性低音障害型感音難聴
急性痘瘡状苔癬状粃糠疹	急性特発性血小板減少性紫斑病	急性乳児湿疹
急性肺水腫	急性反応性外耳炎	急性汎発性膿疱性乾癬
急性非化膿性中耳炎	急性浮腫性喉頭炎	急性ムコイド中耳炎
急性毛様体炎	急性薬物中毒	急性薬物誘発性間質性肺障害
急性リウマチ熱	急性リウマチ熱性輪状紅斑	急性リンパ性白血病
急性濾胞性結膜炎	急速破壊型股関節症	牛乳アレルギー
嗅粘膜性嗅覚障害	嗅盲	キュットネル腫瘍
胸腔内リンパ節結核・菌確認あり	胸腔内リンパ節結核・組織学的確認あり	胸鎖関節炎
狭窄性腱鞘炎	胸腺腫合併重症筋無力症	胸腺摘出後重症筋無力症
強直性脊椎炎性呼吸器障害	強直脊椎炎性虹彩毛様体炎	強皮症性ミオパチー
胸部昆虫螫	胸部帯状疱疹	強膜潰瘍
強膜拡張症	強膜疾患	強膜ぶどう腫

胸肋関節炎	局在性脈絡膜炎	局在性網膜炎
局在性網脈絡膜炎	局面状乾癬	局面性類乾癬
巨細胞性甲状腺炎	距踵関節炎	去勢抵抗性前立腺癌
巨大血小板性血小板減少症	巨大乳頭結膜炎	巨大フリクテン
亀裂性湿疹	近視性網膜症	金属アレルギー
キンドラー症候群	空腸クローン病	躯幹帯状疱疹
躯幹類乾癬	くすぶり型白血病	屈曲部乾癬
屈曲部湿疹	グッドパスチャー症候群	クモ毒
くも膜炎	くも膜結核	クラゲ毒
グラデニーゴ症候群	クラミジア結膜炎	グルーイヤー
グレーブス病	クレスト症候群	クローン病性若年性関節炎
クロロキン網膜症	頚管性不妊症	形質芽球性リンパ腫
形質細胞白血病	軽症潰瘍性大腸炎	軽症再生不良性貧血
形成不全性股関節症	頚部悪性リンパ腫	頚部虫刺症
頚部皮膚炎	稽留性肢端皮膚炎汎発型	劇症型潰瘍性大腸炎
劇症帯状疱疹	血液凝固異常	結核性喀血
結核性気管支拡張症	結核性気胸	結核性胸膜炎・菌確認あり
結核性胸膜炎・組織学的確認あり	結核性空洞	結核性血胸
結核性硬膜炎	結核性軟膜炎	結核性膿胸
結核性肺線維症	結核性肺膿瘍	血管拡張性環状紫斑症
血管性血友病	血管性パンヌス	血管内大細胞型B細胞性リンパ腫
血管ベーチェット病	血管免疫芽球性T細胞リンパ腫	血小板減少症
血清反応陰性関節リウマチ	血性腹水	血清発疹
結節硬化型古典的ホジキンリンパ腫	結節虹彩炎	結節性眼炎
結節性肝硬変	結節性結膜炎	結節性紅斑性関節障害
結節性肺結核	結節性リンパ球優位型ホジキンリンパ腫	結腸悪性リンパ腫
結膜潰瘍	結膜びらん	結膜濾胞症
限局型ウェジナー肉芽腫症	限局性円板状エリテマトーデス	限局性外耳道炎
限局性神経皮膚炎	限局性滲出性網脈絡膜炎	限局性前立腺癌
肩鎖関節炎	腱鞘巨細胞腫	原発性関節症
原発性血小板減少症	原発性甲状腺機能亢進症	原発性抗リン脂質抗体症候群
原発性股関節症	原発性膝関節症	原発性滲出性リンパ腫
原発性全身性関節症	原発性胆汁性肝硬変	原発性痛風
原発性不妊症	原発性ヘルペスウイルス性口内炎	原発性変形性関節症
原発性母指CM関節症	原発不明癌	顕微鏡的多発血管炎
腱付着部炎	腱付着部症	高2倍体性Bリンパ芽球性白血病
高2倍体性Bリンパ芽球性白血病/リンパ腫	高2倍体性Bリンパ芽球性リンパ腫	抗NMDA受容体脳炎
肛囲間擦疹	好塩基球性白血病	甲殻動物毒
硬化性角膜炎	硬化性脊髄炎	硬化性舌炎
硬化性肺結核	交感神経性眼筋麻痺	後極ぶどう膜腫
口腔感染症	口腔上顎洞瘻	口腔褥瘡性潰瘍
口腔帯状疱疹	口腔ベーチェット病	口腔ヘルペス
高血圧性眼底	高血圧性虹彩毛様体炎	高血圧性視神経網膜症
高血圧性網膜症	虹彩異色	虹彩異色性毛様体炎
虹彩炎	好酸球性食道炎	好酸球性中耳炎
好酸球性白血病	好酸球性副鼻腔炎	高脂血症性網膜症
甲状腺悪性リンパ腫	甲状腺炎	甲状腺眼症
甲状腺機能亢進症	甲状腺機能正常型グレーブス病	甲状腺中毒症性関節障害
甲状腺中毒症性筋無力症候群	甲状腺中毒症性心筋症	甲状腺中毒性昏睡
甲状腺中毒性四肢麻痺	甲状腺中毒性周期性四肢麻痺	甲状腺中毒性心不全
甲状腺中毒性ミオパチー	口唇アフタ	口唇虫刺傷

光線眼症	交代性舞踏病	光沢苔癬
高地肺水腫	好中球G6PD欠乏症	好中球減少症
好中球性白血病	後天性凝固因子欠乏症	後天性魚鱗癬
後天性第XIII因子欠乏症	後天性胆管狭窄症	後天性低プロトロンビン血症
後天性表皮水疱症	後天性溶血性貧血	喉頭狭窄症
喉頭結核	喉頭周囲炎	後頭部帯状疱疹
喉頭閉塞	口内炎	後発性関節炎
紅斑性間擦疹	紅斑性湿疹	後鼻孔ポリープ
紅皮症型薬疹	高フィブリノゲン血症	後部強膜炎
後部ぶどう腫	後部毛様体炎	硬膜炎
後迷路性難聴	肛門クローン病	抗リン脂質抗体症候群
高齢者EBV陽性びまん性大細胞型B細胞性リンパ腫	コーガン症候群	コーツ病
股関節炎	股関節症	呼吸細気管支炎関連性間質性肺疾患
呼吸性嗅覚障害	鼓室内水腫	骨悪性リンパ腫
骨移植拒絶反応	骨移植不全	骨髄異形成症候群
骨髄移植拒絶反応	骨髄性白血病	骨髄性白血病骨髄浸潤
骨髄単球性白血病	骨髄低形成	骨髄低形成血小板減少症
骨盤膿瘍	骨盤腹膜癒着	コッホ・ウィークス菌性結膜炎
固定薬疹	古典的ホジキンリンパ腫	孤立性アフタ
コリン性じんま疹	混合型肝硬変	混合型喘息
混合型白血病	混合細胞型古典的ホジキンリンパ腫	混合性嗅覚障害
混合性難聴	昆虫刺傷	細菌疹
細菌性結膜炎	最重症再生不良性貧血	再植歯不全
再燃緩解型潰瘍性大腸炎	再発性アフタ	再発性中耳炎
再発性ヘルペスウイルス性口内炎	再膨張性肺水腫	錯嗅
左室不全	左心不全	サソリ毒
散在性表層角膜炎	散在性脈絡膜炎	散在性網膜炎
散在性網脈絡膜炎	三叉神経帯状疱疹	蚕蝕性角膜潰瘍
しいたけ皮膚炎	シェーンライン・ヘノッホ紫斑病性関節炎	耳介周囲湿疹
紫外線角結膜炎	紫外線角膜炎	耳介虫刺傷
耳介蜂巣炎	耳下腺炎	耳下腺管炎
耳下腺膿瘍	耳下腺肥大	耳管鼓室炎
趾関節炎	趾関節症	耳管閉塞症
色素性痒疹	子宮性不妊症	子宮付属器癒着
軸性視神経炎	自己赤血球感作症候群	篩骨洞炎
篩骨洞ポリープ	自己免疫性肝硬変	自己免疫性好中球減少症
自己免疫性じんま疹	自己免疫性副腎炎	自己免疫性溶血性貧血
四肢乾癬	示指屈筋腱腱鞘炎	示指腱鞘炎
四肢小児湿疹	四肢尋常性乾癬	四肢虫刺症
示指ばね指	四肢毛孔性紅色粃糠疹	糸状角膜炎
趾伸筋腱腱鞘炎	視神経周囲炎	視神経症
視神経障害	視神経髄膜炎	視神経乳頭炎
視神経網膜炎	視神経網膜障害	歯性上顎洞炎
歯性副鼻腔炎	耳性めまい	持続性色素異常性紅斑
刺虫アレルギー	膝関節炎	膝関節滑膜炎
膝関節症	実質性角膜炎	湿疹性眼瞼炎
湿疹性眼瞼皮膚炎	湿疹性パンヌス	湿疹続発性紅皮症
湿疹様発疹	膝部腱膜炎	紫斑型薬疹
紫斑病腎炎	尺側偏位	若年型重症筋無力症
若年性関節炎	若年性骨髄単球性白血病	若年性再発性網膜硝子体出血
若年性多発性関節炎	若年性多発性動脈炎	若年性特発性関節炎
若年性皮膚筋炎	若年性ヘルペス状皮膚炎	シャルコー肝硬変
縦隔悪性リンパ腫	縦隔原発大細胞型B細胞性リンパ腫	周期性ACTH・ADH放出症候群
周期性血小板減少症	周期性好中球減少症	周期性再発性じんま疹
重症潰瘍性大腸炎	重症再生不良性貧血	重症多形滲出性紅斑・急性期

十二指腸悪性リンパ腫	十二指腸クローン病	周辺性ブドウ膜炎
周辺性網脈絡膜炎	周辺部ぶどう膜炎	周辺部脈絡膜炎
手関節炎	手関節周囲炎	手関節症
手関節部腱鞘炎	手根関節症	しゅさ性眼瞼炎
手指関節炎	手指腱鞘炎	手掌紅斑
出血性外耳炎	出血性角膜炎	出血性虹彩炎
出血性口内炎	出血性ショック	出血性じんま疹
出血性中耳炎	出血性鼻茸	出血性網膜炎
術後急性肝炎	術後結膜炎	術後虹彩炎
術後食道炎	術後性耳下腺炎	術後性中耳炎
術後性慢性中耳炎	術後胆管炎	術後乳癌
術後溶血性貧血	種痘様水疱症様リンパ腫	手部腱鞘炎
主婦湿疹	腫瘍随伴性天疱瘡	循環血液量減少性ショック
循環性抗凝血因子症	春季カタル	漿液性滑膜炎
漿液性虹彩炎	漿液性網膜炎	漿液性網膜色素上皮剥離
上顎洞炎	上顎洞性後鼻孔ポリープ	上顎洞性中咽頭ポリープ
上顎洞ポリープ	消化性食道炎	上眼窩裂症候群
少関節型若年性関節炎	上強膜炎	小局面状類乾癬
小結節性肝硬変	症候性原発性胆汁性肝硬変	上行性視神経炎
症候性紫斑病	上鼓室化膿症	踵骨滑液包炎
踵骨棘	小指屈筋腱腱鞘炎	小指腱鞘炎
硝子体黄斑牽引症候群	上斜筋不全麻痺	上斜筋麻痺
掌蹠角化症	掌蹠膿疱症性骨関節炎	小唾液腺炎
小腸悪性リンパ腫	小腸クローン病	小腸大腸クローン病
上直筋不全麻痺	上直筋麻痺	小児 EBV 陽性 T 細胞リンパ増殖性疾患
小児アトピー性湿疹	小児遺伝性無顆粒球症	小児乾燥型湿疹
小児丘疹性先端皮膚炎	小児急性リンパ性白血病	小児骨髄異形成症候群
小児声帯結節	小児全身性 EBV 陽性 T 細胞リンパ増殖性疾患	小児喘息
小児特発性低血糖症	小児ネフローゼ症候群	小児汎発性膿疱性乾癬
小児副鼻腔炎	睫毛性眼瞼炎	小リンパ球性リンパ腫
上腕三頭筋腱鞘炎	初回発作型潰瘍性大腸炎	職業性皮膚炎
職業喘息	食物依存性運動誘発アナフィラキシー	食物性皮膚炎
女性化副腎腫瘍	ショパール関節炎	脂漏性眼瞼炎
脂漏性乾癬	脂漏性乳児皮膚炎	腎移植急性拒絶反応
腎移植拒絶反応	腎移植不全	腎移植慢性拒絶反応
人為的甲状腺中毒症	心因性喘息	真菌性角膜潰瘍
真菌性髄膜炎	心筋不全	神経栄養性角結膜炎
神経原性関節症	神経性難聴	神経ベーチェット病
心原性肺水腫	人工肛門部皮膚炎	人工じんま疹
進行性角膜潰瘍	進行性前立腺癌	進行性難聴
進行乳癌	深在性エリテマトーデス	滲出性紅斑型中毒疹
滲出性腹水	滲出性網膜炎	滲出性網膜症
浸潤性表層角膜炎	新生児呼吸障害	新生児中耳炎
新生児皮下脂肪壊死症	新生児皮脂漏	新生児皮膚炎
腎性網膜症	心臓悪性リンパ腫	心臓移植拒絶反応
心臓移植不全	深層角膜炎	心臓性呼吸困難
心臓性浮腫	心臓喘息	靱帯炎
振動性じんま疹	心肺移植拒絶反応	心肺移植不全
心不全	膵移植拒絶反応	膵移植不全
水晶体原性虹彩毛様体炎	水痘・帯状疱疹ウイルス感染母体より出生した児	水痘脳炎
水疱性口内炎	水疱性多形紅斑	水疱性中耳炎
水疱性類天疱瘡	髄膜炎	髄膜結核腫
髄膜脊髄炎	髄膜脳炎	スギ花粉症
ステロイド依存性潰瘍性大腸炎	ステロイド依存性クローン病	ステロイド依存性喘息
ステロイド依存性ネフローゼ症候群	ステロイド抵抗性ネフローゼ症候群	ステロイド皮膚炎

ステロイド誘発性皮膚症	ステロイド離脱症候群	スモン
制癌剤皮膚炎	星状角膜炎	星状網膜症
成人 T 細胞白血病骨髄浸潤	成人 T 細胞白血病リンパ腫	成人 T 細胞白血病リンパ腫・急性型
成人 T 細胞白血病リンパ腫・くすぶり型	成人 T 細胞白血病リンパ腫・慢性型	成人 T 細胞白血病リンパ腫・リンパ腫型
成人アトピー性皮膚炎	精巣悪性リンパ腫	声門下浮腫
声門上浮腫	声門浮腫	ゼーミッシュ潰瘍
赤芽球ろう	石化性角膜炎	赤色湿疹
脊髄髄膜炎	脊髄多発性硬化症	脊髄膜結核
咳喘息	脊椎周囲炎	赤道ぶどう腫
赤白血病	セザリー症候群	節外性 NK/T 細胞リンパ腫・鼻型
舌潰瘍	舌下腺炎	舌下腺膿瘍
舌下腺肥大	雪眼炎	赤血球造血刺激因子製剤低反応性貧血
赤血球破砕症候群	接合部型先天性表皮水疱症	接触眼瞼皮膚炎
接触じんま疹	接触性眼瞼結膜炎	接触性口内炎
節足動物毒	舌乳頭炎	舌膿瘍
舌びらん	セリアック病	遷延性虹彩炎
全外眼筋麻痺	前額部虫刺傷	前額部虫刺症
穿孔性角膜潰瘍	穿孔性中耳炎	線状角膜炎
線状苔癬	線状網膜炎	全身型ウェジナー肉芽腫症
全身型若年性特発性関節炎	全身型重症筋無力症	全身湿疹
全身性エリテマトーデス性間質性肺炎	全身性エリテマトーデス性呼吸器障害	全身性エリテマトーデス性心膜炎
全身性エリテマトーデス性脳動脈炎	全身性エリテマトーデス性ミオパチー	全身性エリテマトーデス脊髄炎
全身性エリテマトーデス脳炎	全身性エリテマトーデス脳脊髄炎	全身性強皮症
全身性強皮症性呼吸器障害	全身性紫斑病	全身性転移性癌
全身の尋常性乾癬	全身毛孔性紅色粃糠疹	全身薬疹
前庭型メニエール病	前庭障害	前庭神経炎
前庭性運動失調症	先天性外転神経麻痺	先天性筋無緊張症
先天性血液凝固因子異常	先天性好中球減少症	先天性股関節脱臼治療後亜脱臼
先天性再生不良性貧血	先天性赤芽球ろう	先天性第 X 因子欠乏症
先天性第 XI 因子欠乏症	先天性第 XII 因子欠乏症	先天性第 XIII 因子欠乏症
先天性低形成貧血	先天性ネフローゼ症候群	先天性副腎過形成
先天性副腎性器症候群	先天性無フィブリノゲン血症	前頭洞炎
腺病性パンヌス	前房蓄膿	前房蓄膿性角膜炎
前房蓄膿性虹彩炎	前立腺癌再発	前立腺神経内分泌癌
前立腺肉腫	前リンパ球性白血病	前腕部腱鞘炎
造影剤ショック	増殖性化膿性口内炎	増殖性関節炎
増殖性硝子体網膜症	増殖性網膜炎	総胆管狭窄症
総胆管閉塞症	早発アドレナルキ	足関節炎
足関節滑液包炎	足関節周囲炎	足関節症
足関節部腱鞘炎	足底筋腱付着部炎	側頭動脈炎
足背腱鞘炎	続発性関節症	続発性血小板減少症
続発性血小板減少性紫斑病	続発性虹彩炎	続発性虹彩毛様体炎
続発性股関節症	続発性膝関節症	続発性紫斑病
続発性多発性関節症	続発性胆汁性肝硬変	続発性痛風
続発性脳炎	続発性舞踏病	続発性ぶどう膜炎
続発性不妊症	続発性母指 CM 関節症	足部屈筋腱腱鞘炎
た　第 V 因子欠乏症	第 VII 因子欠乏症	大アフタ
体幹虫刺症	大局面状類乾癬	大結節性肝硬変
体質性再生不良性貧血	代償性肝硬変	帯状疱疹後ケロイド形成
帯状疱疹後三叉神経痛	帯状疱疹後膝神経節炎	帯状疱疹後神経痛
帯状疱疹後多発性ニューロパチー	帯状疱疹神経炎	帯状疱疹性角結膜炎
帯状疱疹性強膜炎	帯状疱疹性結膜炎	帯状疱疹性虹彩炎

リ

帯状疱疹性虹彩毛様体炎	苔癬	苔癬状類乾癬
大腸悪性リンパ腫	大腸クローン病	大転子部滑液包炎
唾液腺管炎	唾液腺膿瘍	唾液腺肥大
多形紅斑	多形紅斑性関節障害	多形慢性痒疹
多巣性運動ニューロパチー	多発性関節炎	多発性関節症
多発性乾癬性関節炎	多発性癌転移	多発性筋炎性間質性肺炎
多発性筋炎性呼吸器障害	多発性血管炎	多発性血管炎重複症候群
多発性口内炎	多発性神経炎	多発性神経障害
多発性神経脊髄炎	多発性脊髄神経根炎	多発性リウマチ性関節炎
多発ニューロパチー	胆管狭窄症	単関節炎
胆管閉塞症	単球減少症	単球性白血病
胆細管性肝硬変	胆汁うっ滞	単純性角膜潰瘍
単純性関節炎	単純性顔面粃糠疹	単純性紫斑病
単純性中耳炎	単純性表皮水疱症	単純苔癬
男性化副腎腫瘍	蛋白病	弾発母趾
単葉性肝硬変	恥骨結合炎	致死型表皮水疱症
地図状口内炎	地図状脈絡膜炎	チビエルジュ・ワイゼンバッハ症候群
チャドクガ皮膚炎	中隔性肝硬変	肘関節炎
肘関節滑膜炎	肘関節症	中間部ぶどう膜炎
中耳炎	中耳炎後遺症	中耳炎性顔面神経麻痺
中指屈筋腱腱鞘炎	中指腱鞘炎	虫刺性皮膚炎
中心性脈絡膜炎	中心性脈絡網膜症	中心性網膜炎
中心性網膜症	中心性網脈絡膜炎	虫垂クローン病
中枢神経系原発びまん性大細胞型Ｂ細胞性リンパ腫	中枢神経ループス	中枢性顔面神経麻痺
中枢性嗅覚障害	中枢性難聴	中足骨痛症
肘頭骨棘	中等症潰瘍性大腸炎	中等症再生不良性貧血
中毒性甲状腺腫	中毒性好中球減少症	中毒性紅斑
中毒性視神経炎	中毒性多結節性甲状腺腫	中毒性単結節性甲状腺腫
中毒性ニューロパチー	中毒性表皮壊死症	中毒性溶血性貧血
腸移植拒絶反応	腸移植不全	腸管症関連Ｔ細胞リンパ腫
腸管ベーチェット病	蝶形骨洞炎	蝶形骨洞ポリープ
直腸悪性リンパ腫	直腸クローン病	陳旧性顔面神経麻痺
陳旧性虹彩炎	陳旧性虹彩毛様体炎	陳旧性中耳炎
通常型間質性肺炎	通年性アレルギー性結膜炎	通年性アレルギー性鼻炎
痛風	痛風結節	痛風腎
痛風性関節症	痛風発作	手足症候群
低２倍体性Ｂリンパ芽球性白血病	低２倍体性Ｂリンパ芽球性白血病/リンパ腫	低２倍体性Ｂリンパ芽球性リンパ腫
低アルドステロン症	低形成性白血病	低形成性貧血
定型痛風	低血糖発作	低線維素血症
低補体血症性血管炎	低レニン性低アルドステロン症	滴状乾癬
滴状類乾癬	手屈筋腱腱鞘炎	手湿疹
手伸筋腱腱鞘炎	テニス肘	テノンのう炎
デビス紫斑	転移性黒色腫	転移性扁平上皮癌
点状乾癬	デンスデポジット病ネフローゼ症候群	デンタルショック
ドゥ・ケルバン腱鞘炎	頭蓋内圧亢進症	動眼神経萎縮
動眼神経炎	動眼神経根性麻痺	動眼神経不全麻痺
動眼神経麻痺	冬期湿疹	橈骨茎状突起腱鞘炎
橈側手根屈筋腱鞘炎	頭部湿疹	頭部脂漏
頭部尋常性乾癬	頭部虫刺傷	頭部粃糠疹
島ベータ細胞過形成症	動脈硬化性眼底	動脈硬化性眼底所見
トカゲ毒	兎眼性角膜炎	特発性アジソン病
特発性眼筋麻痺	特発性肝硬変	特発性間質性肺炎
特発性器質化肺炎	特発性血小板減少性紫斑病	特発性血小板減少性紫斑病合併妊娠
特発性好中球減少症	特発性喉頭肉芽腫	特発性再生不良性貧血
特発性じんま疹	特発性肺線維症	特発性副腎性器障害

特発性傍中心窩毛細血管拡張症	特発性末梢性顔面神経麻痺	特発性溶血性貧血
毒物性眼瞼炎	トッド肝硬変	突発性嗅覚障害

な

内因性湿疹	内因性ぶどう膜炎	内側上顆炎
内直筋麻痺	内リンパ水腫	鉛痛風
難治性喘息	難治性ネフローゼ症候群	難治性ぶどう膜炎
軟膜炎	肉芽腫性甲状腺炎	二次性甲状腺機能亢進症
二次性再生不良性貧血	二次性ショック	二次性ネフローゼ症候群
二次性白血球減少症	二次性白血病	二次性変形性関節症
乳痂	乳癌	乳癌・HER2過剰発現
乳癌骨転移	乳癌皮膚転移	乳児赤芽球ろう
乳児喘息	乳腺腋窩尾部乳癌	乳頭部乳癌
乳頭網膜炎	乳房下外側部乳癌	乳房下内側部乳癌
乳房境界部乳癌	乳房脂肪肉腫	乳房上外側部乳癌
乳房上内側部乳癌	乳房中央部乳癌	乳房肉腫
乳房パジェット病	乳房皮膚炎	乳輪部乳癌
妊娠湿疹	妊娠性痒疹	妊婦性皮膚炎
熱帯性スプルー	粘液膿性結膜炎	念珠状紅色苔癬
脳悪性リンパ腫	脳幹多発性硬化症	膿胸関連リンパ腫
脳室炎	脳脊髄膜結核	のう胞様黄斑浮腫

は

ノートナーゲル症候群	バーキット白血病	バーキットリンパ腫
肺移植拒絶反応	肺移植不全	肺炎結核
肺結核	肺結核・鏡検確認あり	肺結核・組織学的確認あり
肺結核・培養のみ確認あり	肺結核腫	肺好酸球性肉芽腫症
梅毒性髄膜炎	肺門結核	肺門リンパ節結核
破壊性関節炎	白色粃糠疹	白内障術後結膜炎
白内障術後虹彩炎	剥離性間質性肺炎	剥離性食道炎
剥離性皮膚炎	バセドウ病	バセドウ病眼症
バセドウ病術後再発	白血球減少症	白血病性関節症
白血病性網膜症	発熱性好中球減少症	鼻背部湿疹
ハブ咬傷	パラ血友病	バリズム
バリノー結膜炎	バリノー結膜腺症候群	バリノー症候群
汎血球減少症	瘢痕性類天疱瘡	斑状類乾癬
斑点状網膜症	ハンド・シューラー・クリスチャン病	ハント症候群
汎発性帯状疱疹	汎発性膿疱性乾癬	反復性角膜潰瘍
反復性虹彩炎	反復性虹彩毛様体炎	反復性耳下腺炎
反復性前部ぶどう膜炎	反復性前房蓄膿	反復性多発性神経炎
反復性毛様体炎	汎副鼻腔炎	脾Ｂ細胞性リンパ腫/白血病・分類不能型
脾悪性リンパ腫	非アトピー性喘息	ピーナッツアレルギー
皮下脂肪織炎様Ｔ細胞リンパ腫	非化膿性甲状腺炎	非化膿性中耳炎
非感染性急性外耳炎	鼻腔ポリープ	粃糠疹
非自己免疫性溶血性貧血	肘周囲炎	微小血管障害性溶血性貧血
微小変化型ネフローゼ症候群	非心原性肺水腫	非水疱性多形紅斑
ヒスチオサイトーシスX	脾性好中球減少症	鼻性視神経炎
非代償性肝硬変	ビタミンＫ欠乏による凝固因子欠乏	非定型的白血病
非定型慢性骨髄性白血病	非特異性間質性肺炎	非特異性関節炎
非特異性慢性滑膜炎	ヒトデ毒	ヒノキ花粉症
脾びまん性赤脾髄小Ｂ細胞性リンパ腫	皮膚Ｔ細胞リンパ腫	皮膚移植拒絶反応
皮膚移植不全	皮膚エリテマトーデス	皮膚筋炎性呼吸器障害
皮膚結節性多発動脈炎	皮膚原発性CD30陽性Ｔ細胞リンパ増殖性疾患	皮膚原発性$\gamma\delta$Ｔ細胞リンパ腫
皮膚原発性未分化大細胞リンパ腫	皮膚原発びまん性大細胞型Ｂ細胞リンパ腫・下肢型	鼻部虫刺傷
皮膚描記性じんま疹	脾辺縁帯リンパ腫	非ホジキンリンパ腫
肥満細胞性白血病	びまん性外耳炎	びまん性乾癬

びまん性管内増殖性糸球体腎炎ネフローゼ症候群	びまん性神経皮膚炎	びまん性大細胞型・バーキット中間型分類不能B細胞性リンパ腫
びまん性大細胞型・ホジキン中間型分類不能B細胞性リンパ腫	びまん性大細胞型B細胞性リンパ腫	びまん性中毒性甲状腺腫
びまん性肺胞傷害	びまん性表層角膜炎	びまん性膜性糸球体腎炎ネフローゼ症候群
びまん性脈絡膜炎	表在性角膜炎	表在性舌炎
表在性点状角膜炎	びらん性関節症	ビリグラフィンショック
ビリン疹	頻回再発型ネフローゼ症候群	貧血網膜症
ファンコニー貧血	フィブリノゲン異常症	フィブリノゲン欠乏症
フィブリノゲン減少症	フィブリン減少症	フィラメント状角膜炎
封入体筋炎	フォークト・小柳・原田病	フォークト・小柳病
フォンウィルブランド病	匐行性角膜潰瘍	副腎萎縮
副腎石灰化症	副腎皮質機能低下に伴う貧血	腹水症
副鼻腔真菌症	副鼻腔ポリープ	腹部虫刺傷
ブシャール結節	不全型ハント症候群	不全型ベーチェット病
ブタクサ花粉症	フックス異色毛様体炎	不適合輸血反応
ぶどう球菌性眼瞼炎	舞踏病	舞踏病様運動
ぶどう膜角膜炎	ブラジル天疱瘡	ブランマー病
フリクテン性角結膜炎	フリクテン性角膜炎	フリクテン性角膜潰瘍
フリクテン性結膜炎	フリクテン性パンヌス	プレカリクレイン欠乏症
プロテインC欠乏症	プロテインS欠乏症	プロトロンビン欠乏症
分類不能型骨髄異形成症候群	ヘアリー細胞白血病	ヘアリー細胞白血病亜型
閉塞性黄疸	閉塞性肝硬変	閉塞性髄膜炎
ヘーガース結節	ベーカーのう腫	ベドナーアフタ
ベニエ痒疹	ペニシリンアレルギー	ペニシリンショック
ヘバーデン結節	ヘパリン・コファクターII欠乏症	ヘパリン起因性血小板減少症
ヘビ咬傷	ヘブラ痒疹	ヘルペス口内炎
ヘルリッツ型接合部型表皮水疱症	辺縁角膜炎	辺縁フリクテン
扁桃悪性リンパ腫	扁平湿疹	扁平苔癬
蜂刺症	放射線胸膜炎	放射線食道炎
放射線性口内炎	放射線性肺線維症	放射線性貧血
放射線網膜症	胞状異角化症	疱疹状天疱瘡
母指CM関節症	母指関節症	母指狭窄性腱鞘炎
母指屈筋腱腱鞘炎	母指腱鞘炎	ポスナーシュロスマン症候群
発作性運動誘発舞踏アテトーシス	発作性ジストニア性舞踏アテトーシス	ポリープ様声帯
ま 本態性再生不良性貧血	本態性頭蓋内圧亢進症	麻疹様紅斑
麻酔ショック	末梢循環不全	末梢神経障害
末梢神経性嗅覚障害	末梢性T細胞リンパ腫	末梢性T細胞リンパ腫・詳細不明
末梢性顔面神経麻痺	末梢前庭障害	麻痺性斜視
マムシ咬傷	慢性NK細胞リンパ増殖性疾患	慢性アキレス腱腱鞘炎
慢性アレルギー性中耳炎	慢性移植片対宿主病	慢性うっ血性心不全
慢性炎症関連びまん性大細胞型B細胞性リンパ腫	慢性炎症性脱髄性多発神経炎	慢性外耳炎
慢性顎下腺炎	慢性角結膜炎	慢性カタル性結膜炎
慢性滑膜炎症	慢性化膿性穿孔性中耳炎	慢性化膿性中耳炎
慢性拒絶反応	慢性結膜炎	慢性虹彩毛様体炎
慢性骨髄単球性白血病	慢性耳下腺炎	慢性耳管鼓室カタル
慢性耳管鼓室化膿性中耳炎	慢性持続型潰瘍性大腸炎	慢性漿液性中耳炎
慢性漿液ムチン性中耳炎	慢性上鼓室乳突洞化膿性中耳炎	慢性進行性外眼筋麻痺症候群
慢性滲出性中耳炎	慢性心不全	慢性じんま疹
慢性髄膜炎	慢性脊髄炎	慢性舌炎
慢性穿孔性中耳炎	慢性苔癬状粃糠疹	慢性単球性白血病

慢性中耳炎急性増悪	慢性中耳炎術後再燃	慢性特発性血小板減少性紫斑病
慢性乳児湿疹	慢性脳炎	慢性白血病
慢性非化膿性中耳炎	慢性表在性舌炎	慢性副鼻腔炎
慢性副鼻腔炎急性増悪	慢性副鼻腔膿瘍	慢性本態性好中球減少症症候群
慢性ムコイド中耳炎	慢性網膜症	慢性薬物誘発性間質性肺障害
慢性痒疹	慢性リウマチ性冠状動脈炎	慢性良性顆粒球減少症
慢性濾胞性結膜炎	マントル細胞リンパ腫	ミクリッツ症候群
ミクリッツ病	未分化大細胞リンパ腫	耳帯状疱疹
脈絡膜炎	ミラーフィッシャー症候群	ミリッチ症候群
ムカデ咬創	無顆粒球症	無顆粒球性アンギナ
無嗅覚症	ムコイド中耳炎	ムコーズス中耳炎
無症候性原発性胆汁性肝硬変	無症候性多発性硬化症	ムチランス変形
無排卵月経	無排卵症	無フィブリノゲン血症
ムンプス髄膜炎	迷路性難聴	迷路性めまい
メラー舌炎	毛細管脆弱症	毛細血管脆弱症
網状類乾癬	毛虫皮膚炎	毛包眼瞼炎
網膜うっ血	網膜炎	網膜血管周囲炎
網膜血管障害	網膜血管鞘形成	網膜血管新生
網膜血管攣縮症	網膜血栓性静脈炎	網膜細動脈瘤
網膜症	網膜障害	網膜静脈炎
網膜静脈周囲炎	網膜静脈蛇行症	網膜静脈怒張
網膜静脈分枝閉塞症による黄斑浮腫	網膜静脈閉塞症による黄斑浮腫	網膜滲出斑
網膜中心静脈閉塞症による黄斑浮腫	網膜浮腫	網膜毛細血管瘤
毛様体炎	モラックス・アクセンフェルド結膜炎	門脈周囲性肝硬変
や 門脈性肝硬変	夜間性喘息	夜間低血糖症
薬剤性過敏症症候群	薬剤性顆粒球減少症	薬剤性間質性肺炎
薬剤性血小板減少性紫斑病	薬剤性酵素欠乏性貧血	薬剤性再生不良性貧血
薬剤性自己免疫性溶血性貧血	薬剤性痛風	薬剤性溶血性貧血
薬剤誘発性過敏性血管炎	薬剤誘発性天疱瘡	薬剤誘発性ループス
薬物性角結膜炎	薬物性角膜炎	薬物性眼瞼炎
薬物性結膜炎	薬物性口唇炎	薬物性ショック
薬物性じんま疹	薬物性接触性皮膚炎	薬物誘発性多発ニューロパチー
薬物誘発性舞踏病	優性栄養障害型先天性表皮水疱症	輸血後GVHD
輸血後肝炎	輸血後肝障害	輸血後じんま疹
輸血によるショック	癒着性くも膜炎	腰椎炎
腰殿部帯状疱疹	腰腹帯状疱疹	腰部尋常性乾癬
腰麻ショック	ヨード過敏症	ヨードショック
ら 予防接種後脳炎	予防接種後脳脊髄炎	ライエル症候群
ライエル症候群型薬疹	落屑性湿疹	卵管機能異常
卵管狭窄症	ランゲルハンス細胞組織球症	卵巣癌全身転移
卵巣性不妊症	リウマチ性滑液包炎	リウマチ性環状紅斑
リウマチ性虹彩炎	リウマチ性心筋炎	リウマチ性心疾患
リウマチ性心臓弁膜症	リウマチ性心不全	リウマチ性心弁膜炎
リウマチ性皮下結節	リウマチ様関節炎	リウマトイド脊椎炎
リガ・フェーデ病	リスフラン関節炎	リブマン・サックス心内膜炎
流行性結膜炎	両心不全	良性移動性舌炎
良性頭蓋内圧亢進症	良性粘膜類天疱瘡	良性慢性化膿性中耳炎
両側性外傷後股関節症	両側性外傷後膝関節症	両側性外傷性母指CM関節症
両側性感音難聴	両側性形成不全性股関節症	両側性原発性股関節症
両側性原発性膝関節症	両側性原発性母指CM関節症	両側性高音障害急墜型感音難聴
両側性高音障害漸傾型感音難聴	両側性混合性難聴	両側性続発性股関節症
両側性続発性膝関節症	両側性続発性母指CM関節症	緑膿菌性外耳炎

	鱗状湿疹	輪状網膜症	リンパ球減少型古典的ホジキンリンパ腫
	リンパ球性間質性肺炎	リンパ球豊富型古典的ホジキンリンパ腫	リンパ形質細胞性リンパ腫
	リンパ性白血病	リンパ性白血病骨髄浸潤	輪紋状角膜炎
	類苔癬	ループスアンチコアグラント	ループス胸膜炎
	ループス血小板減少症	ループス腎炎	ループス腸炎
	ループス肺臓炎	ループス膀胱炎	レイノー現象
	レイノー症候群	劣性栄養障害型先天性表皮水疱症	レッテラー・ジーベ病
	レルモワイエ症候群	連鎖球菌性喉頭炎	連鎖球菌性喉頭気管炎
	連鎖球菌性膿痂疹	レンネルトリンパ腫	老人性関節炎
	老人性紫斑	老人性舞踏病	老年性股関節症
	老年性出血	ローゼンタール病	濾出性腹水
	濾胞性乾癬	濾胞性リンパ腫	
△	4型尿細管性アシドーシス	ALK融合遺伝子陽性非小細胞肺癌	B型慢性肝炎
あ	RS3PE症候群	悪性奇形腫	悪性高熱症
	悪性腫瘍	悪性腫瘍合併性皮膚筋炎	悪性腫瘍に伴う貧血
	アレルギー性肉芽腫性血管炎	鞍上部胚細胞腫瘍	アンチトロンビン欠乏症
	イートン・ランバート症候群	異汗症	異型リンパ球増加症
	医原性低血糖症	胃原発絨毛癌	萎縮型加齢黄斑変性
	異所性GHRH産生腫瘍	胃胚細胞腫瘍	陰茎疾患
	インスリン異常症	インスリン自己免疫症候群	インスリン低血糖
	インスリン分泌異常症	壊死性潰瘍性歯周炎	壊死性潰瘍性歯肉炎
	壊疽性歯肉炎	延髄星細胞腫	往来寒熱
か	悪寒発熱	外眼筋ミオパチー	回帰性リウマチ
	夏期熱	顎下腺萎縮	顎下腺腫瘤
	顎下腺唾石症	顎下腺瘻	カシン・ベック病
	がま腫	下葉小細胞肺癌	下葉肺腺癌
	下葉肺大細胞癌	下葉肺扁平上皮癌	下葉非小細胞肺癌
	カルチノイド	癌	肝炎
	眼窩うっ血	眼窩血腫	眼窩内異物
	眼窩浮腫	眼球突出性眼筋麻痺	眼球偏位
	眼筋内異物	間欠性眼球突出症	間欠性関節水腫
	肝細胞癌破裂	カンジダ性口角びらん	カンジダ性口内炎
	癌性ニューロパチー	癌性ニューロミオパチー	癌性貧血
	癌性ミエロパチー	肝内胆汁うっ滞	飢餓熱
	気管気管支虚脱	気管気管支ジスキネジア	気管支うっ血
	気管支潰瘍	気管支狭窄症	気管支軟化症
	気管支麻痺	気管支漏	気道狭窄
	気道閉塞	偽膜性アンギナ	木村病
	球後異物	丘疹症	急性化膿性顎下腺炎
	急性化膿性耳下腺炎	急性偽膜性カンジダ症	急性耳下腺炎
	急性脳症	胸椎炎	胸椎化膿性脊椎炎
	胸椎化膿性椎間板炎	頬粘膜粘液のう胞	頬粘膜白板症
	胸膜播種	胸腰椎化膿性椎間板炎	近視性脈絡膜新生血管
	頚胸椎化膿性椎間板炎	痙性めまい	頚椎炎
	頚椎化膿性脊椎炎	頚椎化膿性椎間板炎	頚部脂腺癌
	頚部隆起性皮膚線維肉腫	稽留熱	ゲオトリクム症
	ゲオトリクム性口内炎	結膜化膿性肉芽腫	ケトン性低血糖症
	原線維性星細胞腫	高インスリン血症	口蓋粘液のう胞
	硬化性腹膜炎	口腔カンジダ症	口腔乾燥症
	口腔紅板症	口腔白板症	硬口蓋白板症
	好酸球減少症	溝状舌	口唇カンジダ症
	好中球増加症	口底白板症	後頭部転移性腫瘍
	膠肉腫	高熱	紅板症
	後腹膜胚細胞腫瘍	骨髄性類白血病反応	骨盤死腔炎
さ	骨盤部感染性リンパのう胞	コルチゾール結合グロブリン異常	産褥期鉄欠乏性貧血
	耳下腺萎縮	耳下腺腫瘤	耳下腺唾石症

	耳下腺のう胞	耳下腺瘻	耳管圧迫
	色素性絨毛結節性滑膜炎	四肢出血斑	視床下部星細胞腫
	視床星細胞腫	持続熱	弛張熱
	歯肉カンジダ症	歯肉白板症	若年性強直性脊椎炎
	縦隔胚細胞腫瘍	縦隔卵黄のう腫瘍	重症熱性血小板減少症候群
	十二指腸悪性ガストリノーマ	十二指腸悪性ソマトスタチノーマ	出血性網膜色素上皮剥離
	術後発熱	術後無気肺	腫瘍随伴症候群
	松果体胚細胞腫瘍	松果体部膠芽腫	症候性貧血
	上皮腫	上葉小細胞肺癌	上葉肺腺癌
	上葉肺大細胞癌	上葉肺扁平上皮癌	上葉非小細胞肺癌
	上葉無気肺	食道カンジダ症	食道膿瘍
	神経炎	滲出型加齢黄斑変性	新生児一過性多呼吸
	新生児一過性頻呼吸	新生児期発症多臓器系炎症性疾患	膵性腹水
	膵内分泌障害	水疱症	水疱性口内炎ウイルス病
	髄膜癌腫症	睡眠薬副作用	スチール症候群
	正球性正色素性貧血	星細胞腫	成人スチル病
	精巣胚細胞腫瘍	精巣卵黄のう腫瘍	声帯炎
	脊索腫	脊髄播種	赤痢後関節障害
	舌下隙膿瘍	舌下腺萎縮	舌下腺腫瘤
	舌下腺唾石症	舌カンジダ症	舌切除後遺症
	舌粘液のう胞	舌白板症	潜在性結核感染症
	仙腸関節炎	先天性難聴	先天性プラスミノゲン欠損症
	先天性聾	前頭部転移性腫瘍	前頭葉星細胞腫
	前頭葉退形成性星細胞腫	前立腺横紋筋肉腫	前立腺小細胞癌
	側頭部転移性腫瘍	側頭葉星細胞腫	側頭葉退形成性星細胞腫
た	側頭葉毛様細胞性星細胞腫	体位性めまい	退形成性星細胞腫
	胎児性癌	代謝性脳症	大脳深部転移性腫瘍
	唾液管狭窄症	唾液管閉塞症	唾液腺萎縮
	唾液腺拡張症	唾液腺症	唾液腺粘液のう胞
	唾液分泌過多	唾液分泌欠如	唾液分泌障害
	唾液瘻	多剤耐性結核	唾石症
	多中心性細網組織球症	多発性骨髄腫骨髄浸潤	単球性類白血病反応
	単球増加症	中葉小細胞肺癌	中葉肺腺癌
	中葉肺大細胞癌	中葉肺扁平上皮癌	中葉非小細胞肺癌
	中葉無気肺	超高熱	低血糖性脳症
	低酸素性脳症	転移性腎腫瘍	転移性脊髄硬膜外腫瘍
	転移性脊髄硬膜内髄外腫瘍	転移性脊髄腫瘍	転移性脳腫瘍
	転移性皮膚腫瘍	転移性膀胱癌	テント上下転移性腫瘍
	頭位眼振	頭蓋内胚細胞腫瘍	島細胞過形成症
	透析腎癌	頭頂葉星細胞腫	頭部脂腺癌
	頭部隆起性皮膚線維肉腫	特発性アルドステロン症	特発性脈絡膜新生血管
な	突発性発熱	ドルーゼン	内胚葉洞腫瘍
	軟口蓋白板症	ニコチン性口蓋白色角化症	ニコチン性口内炎
	乳児偽白血病	脳幹部星細胞腫	脳症
は	肺癌による閉塞性肺炎	胚細胞腫	肺胞蛋白症
	肺胞微石症	肺門部小細胞癌	肺門部腺癌
	肺門部大細胞癌	肺門部非小細胞癌	肺門部扁平上皮癌
	白質脳症	白色水腫	白赤芽球症
	拍動性眼球突出症	白血球増加症	発熱
	板状無気肺	反応性関節障害	鼻炎
	膝色素性絨毛結節性滑膜炎	皮質聾	脾性貧血
	微熱	被のう性腹膜硬化症	びまん性星細胞腫
	披裂喉頭蓋ひだ喉頭面癌	貧血	副咽頭間隙悪性腫瘍
	副腎炎	副腎梗塞	副腎出血
	副腎のう胞	副腎皮質ホルモン剤副作用	浮腫性声帯炎

	プラスマ細胞増加症	ブランダン・ヌーンのう胞	平衡異常
	ヘルペスウイルス性咽頭炎	ヘルペスウイルス性歯肉口内炎	放射線口腔乾燥症
	放射線唾液分泌障害	ポリープ状脈絡膜血管症	本態性音声振戦症
ま	本態性高体温症	本態性白血球増多症	末梢性めまい症
	末梢動脈疾患	慢性感染性貧血	慢性骨髄性白血病
	慢性骨髄性白血病移行期	慢性骨髄性白血病慢性期	慢性中耳炎後遺症
	慢性微熱	慢性薬物中毒	慢性リウマチ性縦隔心膜炎
	慢性リウマチ性心筋心膜炎	慢性リウマチ性心膜炎	脈絡膜転移癌
	無リンパ球症	めまい症候群	免疫芽球性リンパ節症
や	網膜血管腫状増殖	毛様細胞性星細胞腫	輸血関連急性肺障害
	輸血後鉄過剰症	輸血反応	腰仙部化膿性椎間板炎
ら	腰椎化膿性椎間板炎	予防接種後関節障害	卵黄のう腫瘍
	卵管通過障害	卵巣胚細胞腫瘍	卵巣卵黄のう腫瘍
	リウマチ性癒着性心膜炎	リウマチ熱後慢性関節障害	良性発作性頭位めまい症
	良性発作性めまい	淋菌性口内炎	リンパ球異常
	リンパ球減少症	リンパ球性類白血病反応	リンパ球増加症
	リンパ腫	リンパ腫様丘疹症	リンパ組織球増多症
わ	類白血病反応	ワンサンアンギナ	ワンサン気管支炎
	ワンサン扁桃炎		

効能効果に関連する使用上の注意　母体投与による新生児呼吸窮迫症候群の発症抑制に用いる場合，高次医療施設での周産期管理が可能な状況において投与すること。

用法用量

(静脈内注射)：通常，成人にはベタメタゾンとして1回2〜8mgを3〜6時間ごとに静脈内注射する。

(点滴静脈内注射)：通常，成人にはベタメタゾンとして1回2〜10mgを1日1〜2回点滴静脈内注射する。

(筋肉内注射)

通常，成人にはベタメタゾンとして1回2〜8mgを3〜6時間ごとに筋肉内注射する。

母体投与による新生児呼吸窮迫症候群の発症抑制に用いる場合，早産が予期される妊娠34週までの妊婦に対し，ベタメタゾンとして1回12mgを24時間ごとに計2回，筋肉内注射する。

(関節腔内注射)：通常，成人にはベタメタゾンとして1回1〜5mgを関節腔内注射する。原則として投与間隔を2週間以上とすること。

(軟組織内注射)：通常，成人にはベタメタゾンとして1回1〜5mgを軟組織内注射する。原則として投与間隔を2週間以上とすること。

(腱鞘内注射)：通常，成人にはベタメタゾンとして1回1〜5mgを腱鞘内注射する。原則として投与間隔を2週間以上とすること。

(滑液嚢内注入)：通常，成人にはベタメタゾンとして1回1〜5mgを滑液嚢内注入する。原則として投与間隔を2週間以上とすること。

(脊髄腔内注入)：通常，成人にはベタメタゾンとして1回1〜5mgを週1〜3回脊髄腔内注入する。

(胸腔内注入)：通常，成人にはベタメタゾンとして1回1〜5mgを週1〜3回胸腔内注入する。

(卵管腔内注入)：通常，成人にはベタメタゾンとして1回0.4〜1mgを卵管腔内注入する。

(注腸)：通常，成人にはベタメタゾンとして1回0.4〜6mgを直腸内注入する。

(結膜下注射)：通常，成人にはベタメタゾンとして1回0.4〜2mgを結膜下注射する。その際の液量は0.2〜0.5mLとする。

(球後注射)：通常，成人にはベタメタゾンとして1回0.8〜4mgを球後注射する。その際の液量は0.5〜1.0mLとする。

(点眼)：通常，成人にはベタメタゾンとして1回0.25〜1mg/mL溶液1〜2滴を1日3〜8回点眼する。

(ネブライザー)：通常，成人にはベタメタゾンとして1回0.1〜2mgを1日1〜3回ネブライザーで投与する。

(鼻腔内注入)：通常，成人にはベタメタゾンとして1回0.1〜2mgを1日1〜3回鼻腔内注入する。

(副鼻腔内注入)：通常，成人にはベタメタゾンとして1回0.1〜2mgを1日1〜3回副鼻腔内注入する。

(鼻甲介内注射)：通常，成人にはベタメタゾンとして1回1〜5mgを鼻甲介内注射する。

(鼻茸内注射)：通常，成人にはベタメタゾンとして1回1〜5mgを鼻茸内注射する。

(喉頭・気管注入)：通常，成人にはベタメタゾンとして1回0.1〜2mgを1日1〜3回喉頭あるいは気管注入する。

(中耳腔内注入)：通常，成人にはベタメタゾンとして1回0.1〜2mgを1日1〜3回中耳腔内注入する。

(耳管内注入)：通常，成人にはベタメタゾンとして1回0.1〜2mgを1日1〜3回耳管内注入する。

(食道注入)：通常，成人にはベタメタゾンとして1回1〜2mgを食道注入する。

(唾液腺管内注入)：通常，成人にはベタメタゾンとして1回0.5〜1mgを唾液腺管内注入する。

なお，上記用量は年齢，症状により適宜増減する。(母体投与による新生児呼吸窮迫症候群の発症抑制を除く)

用法用量に関連する使用上の注意　母体投与による新生児呼吸窮迫症候群の発症抑制に用いる場合，本剤投与から出産までの最適期間は投与開始後24時間以上7日間以内である。また，それ以降に本剤を繰り返し投与した際の有効性と安全性は確立されていないので，児の娩出時期を考慮して投与時期を決定すること。

禁忌

(1)本剤の成分に対し過敏症の既往歴のある患者
(2)感染症のある関節腔内，滑液嚢内，腱鞘内又は腱周囲
(3)動揺関節の関節腔内

原則禁忌

(1)有効な抗菌剤の存在しない感染症，全身の真菌症の患者
(2)消化性潰瘍の患者
(3)精神病の患者
(4)結核性疾患の患者
(5)単純疱疹性角膜炎の患者
(6)後嚢白内障の患者
(7)緑内障の患者
(8)高血圧症の患者
(9)電解質異常のある患者
(10)血栓症の患者
(11)最近行った内臓の手術創のある患者
(12)急性心筋梗塞を起こした患者
(13)ウイルス性結膜・角膜疾患，結核性眼疾患，真菌性眼疾患及び急性化膿性眼疾患の患者に対する眼科的投与

ハイコート注2mg(0.4%)：富士製薬　2mg1管[56円/管]，ハイコート注4mg(0.4%)：富士製薬　4mg1管[88円/管]，リノロサール注射液2mg(0.4%)：わかもと　2mg1管[68円/管]，リノロサール注射液4mg(0.4%)：わかもと　4mg1管[100円/管]

リンデロン注20mg(0.4%)　規格：20mg1管[1389円/管]
ベタメタゾンリン酸エステルナトリウム　塩野義　245

【効能効果】

☆印の付されている投与法は以下のような条件でのみ使用できる。(その事由がなくなった場合は，速やかに他の投与法に切り替えること。)

(1)静脈内注射及び点滴静脈内注射：経口投与不能時，緊急時及び筋肉内注射不適時
(2)筋肉内注射：経口投与不能時

(1)内科・小児科領域

①内分泌疾患

慢性副腎皮質機能不全(原発性，続発性，下垂体性，医原性)：

筋肉内注射
急性副腎皮質機能不全(副腎クリーゼ)：静脈内注射，点滴静脈内注射，筋肉内注射
副腎性器症候群，亜急性甲状腺炎，甲状腺疾患に伴う悪性眼球突出症：筋肉内注射☆
甲状腺中毒症〔甲状腺(中毒性)クリーゼ〕：静脈内注射，点滴静脈内注射，筋肉内注射☆
②リウマチ疾患
関節リウマチ，若年性関節リウマチ(スチル病を含む)：筋肉内注射，関節腔内注射
リウマチ熱(リウマチ性心炎を含む)：静脈内注射☆，点滴静脈内注射☆，筋肉内注射
リウマチ性多発筋痛：筋肉内注射
③膠原病
エリテマトーデス(全身性及び慢性円板状)，全身性血管炎(大動脈炎症候群，結節性動脈周囲炎，多発性動脈炎，ヴェゲナ肉芽腫症を含む)，多発性筋炎(皮膚筋炎)：静脈内注射☆，点滴静脈内注射☆，筋肉内注射
強皮症：筋肉内注射☆
④腎疾患
ネフローゼ及びネフローゼ症候群：静脈内注射☆，点滴静脈内注射☆，筋肉内注射☆
⑤心疾患
うっ血性心不全：静脈内注射☆，点滴静脈内注射☆，筋肉内注射☆
⑥アレルギー性疾患
気管支喘息(ただし，筋肉内注射は他の投与法では不適当な場合に限る)：静脈内注射，点滴静脈内注射，筋肉内注射，ネブライザー
喘息性気管支炎(小児喘息性気管支炎を含む)：筋肉内注射☆，ネブライザー
喘息発作重積状態，アナフィラキシーショック：静脈内注射，点滴静脈内注射
薬剤その他の化学物質によるアレルギー・中毒(薬疹，中毒疹を含む)：静脈内注射☆，点滴静脈内注射☆，筋肉内注射☆
血清病：静脈内注射，点滴静脈内注射，筋肉内注射☆
⑦重症感染症
重症感染症(化学療法と併用する)：静脈内注射，点滴静脈内注射，筋肉内注射☆
⑧血液疾患
溶血性貧血(免疫性又は免疫性機序の疑われるもの)，白血病(急性白血病，慢性骨髄性白血病の急性転化，慢性リンパ性白血病)(皮膚白血病を含む)，顆粒球減少症(本態性，続発性)，紫斑病(血小板減少性及び血小板非減少性)，再生不良性貧血，凝固因子の障害による出血性素因：静脈内注射，点滴静脈内注射，筋肉内注射☆
髄膜白血病：脊髄腔内注入
⑨消化器疾患
限局性腸炎，潰瘍性大腸炎：静脈内注射☆，点滴静脈内注射☆，筋肉内注射☆，注腸
⑩重症消耗性疾患
重症消耗性疾患の全身状態の改善(癌末期，スプルーを含む)：静脈内注射☆，点滴静脈内注射☆，筋肉内注射☆
⑪肝疾患
劇症肝炎(臨床的に重症とみなされるものを含む)：静脈内注射，点滴静脈内注射，筋肉内注射☆
胆汁うっ滞型急性肝炎：点滴静脈内注射☆，筋肉内注射☆
肝硬変(活動型，難治性腹水を伴うもの，胆汁うっ滞を伴うもの)：筋肉内注射☆
⑫肺疾患
びまん性間質性肺炎(肺線維症)(放射線肺臓炎を含む)：静脈内注射☆，点滴静脈内注射☆，ネブライザー
⑬結核性疾患(抗結核剤と併用する)
結核性髄膜炎：脊髄腔内注入
結核性胸膜炎：胸腔内注入
⑭神経疾患
脳脊髄炎(脳炎，脊髄炎を含む)(ただし，一次性脳炎の場合は頭蓋内圧亢進症状がみられ，かつ他剤で効果が不十分なときに短期間用いること)，重症筋無力症，多発性硬化症(視束脊髄炎を含む)：静脈内注射，点滴静脈内注射，筋肉内注射☆，脊髄腔内注入
末梢神経炎(ギランバレー症候群を含む)：静脈内注射☆，点滴静脈内注射☆，筋肉内注射☆，脊髄腔内注入
小舞踏病，顔面神経麻痺，脊髄蜘網膜炎：筋肉内注射☆
⑮悪性腫瘍
悪性リンパ腫(リンパ肉腫症，細網肉腫症，ホジキン病，皮膚細網症，菌状息肉症)及び類似疾患(近縁疾患)：静脈内注射，点滴静脈内注射，筋肉内注射☆，脊髄腔内注入
好酸性肉芽腫：静脈内注射，点滴静脈内注射，筋肉内注射☆
乳癌の再発転移：筋肉内注射☆
⑯その他の内科的疾患
特発性低血糖症：静脈内注射，点滴静脈内注射，筋肉内注射☆
原因不明の発熱：筋肉内注射☆
(2)外科領域
副腎摘除：静脈内注射，点滴静脈内注射，筋肉内注射
臓器・組織移植，副腎皮質機能不全患者に対する外科的侵襲，蛇毒・昆虫毒(重症の虫さされを含む)：筋肉内注射☆
侵襲後肺水腫：静脈内注射，ネブライザー
外科的ショック及び外科的ショック様状態，脳浮腫，輸血による副作用，気管支痙攣(術中)：静脈内注射
(3)整形外科領域
強直性脊椎炎(リウマチ性脊椎炎)：筋肉内注射
強直性脊椎炎(リウマチ性脊椎炎)に伴う四肢関節炎，変形性関節症(炎症症状がはっきり認められる場合)，外傷後関節炎，非感染性慢性関節炎，痛風性関節炎：関節腔内注射
関節周囲炎(非感染性のものに限る)，腱周囲炎(非感染性のものに限る)：軟組織内注射，腱鞘内注射，滑液嚢内注入
腱炎(非感染性のものに限る)：軟組織内注射，腱鞘内注射
腱鞘炎(非感染性のものに限る)：腱鞘内注射
滑液包炎(非感染性のものに限る)：滑液嚢内注入
(4)産婦人科領域
卵管閉塞症(不妊症)に対する通水療法：卵管腔内注入
卵管整形術後の癒着防止：筋肉内注射☆，卵管腔内注入
副腎皮質機能障害による排卵障害：筋肉内注射☆
(5)泌尿器科領域
前立腺癌(他の療法が無効な場合)，陰茎硬結：筋肉内注射☆
(6)皮膚科領域
△印の付されている効能効果に対しては，外用剤を用いても効果が不十分な場合あるいは十分な効果を期待し得ないと推定される場合にのみ用いること
△湿疹・皮膚炎群(急性湿疹，亜急性湿疹，慢性湿疹，接触皮膚炎，貨幣状湿疹，自家感作性皮膚炎，アトピー皮膚炎，乳・幼・小児湿疹，ビダール苔癬，その他の神経皮膚炎，脂漏性皮膚炎，進行性指掌角皮症，その他の手指の皮膚炎，陰部あるいは肛門湿疹，耳介及び外耳道の湿疹・皮膚炎，鼻前庭及び鼻翼周辺の湿疹・皮膚炎等)(ただし，重症例以外は極力投与しないこと)
△痒疹群(小児ストロフルス，蕁麻疹様苔癬，固定蕁麻疹を含む)(ただし，重症例に限る。また，固定蕁麻疹は局注が望ましい)
△類乾癬(重症例に限る)，△掌蹠膿疱症(重症例に限る)，△毛孔性紅色粃糠疹(重症例に限る)，成年性浮腫性硬化症，紅斑症〔△多形滲出性紅斑(重症例に限る)，結節性紅斑〕，レイノー病，先天性表皮水疱症，帯状疱疹(重症例に限る)，顔面播種状粟粒性狼瘡(重症例に限る)，潰瘍性慢性膿皮症，新生児スクレレーマ：筋肉内注射☆
蕁麻疹(慢性例を除く)(重症例に限る)，△乾癬及び類症〔尋常性乾癬(重症例)，関節症性乾癬，乾癬性紅皮症，膿疱性乾癬，稽留性肢端皮膚炎，疱疹状膿痂疹，ライター症候群〕，アナフィラクトイド紫斑(単純型，シェーンライン型，ヘノッホ型)(重症例に限る)，ウェーバークリスチャン病，皮膚粘膜眼

症候群〔開口部びらん性外皮症，スチブンス・ジョンソン病，皮膚口内炎，フックス症候群，ベーチェット病（眼症状のない場合），リップシュッツ急性陰門潰瘍〕，天疱瘡群（尋常性天疱瘡，落葉状天疱瘡，Senear-Usher 症候群，増殖性天疱瘡），デューリング疱疹状皮膚炎（類天疱瘡，妊娠性疱疹を含む），△紅皮症（ヘブラ紅色粃糠疹を含む）：点滴静脈内注射☆，筋肉内注射☆

(7)眼科領域

内眼・視神経・眼窩・眼筋の炎症性疾患の対症療法（ブドウ膜炎，網脈絡膜炎，網膜血管炎，視神経炎，眼窩炎性偽腫瘍，眼窩漏斗尖端部症候群，眼筋麻痺）：静脈内注射☆，筋肉内注射☆，結膜下注射，球後注射，点眼

外眼部及び前眼部の炎症性疾患の対症療法で点眼が不適当又は不十分な場合（眼瞼炎，結膜炎，角膜炎，強膜炎，虹彩毛様体炎）：静脈内注射☆，筋肉内注射☆，結膜下注射，球後注射

眼科領域の術後炎症：静脈内注射☆，筋肉内注射☆，結膜下注射，点眼

(8)耳鼻咽喉科領域

急性・慢性中耳炎：静脈内注射☆，点滴静脈内注射☆，筋肉内注射☆，中耳腔内注入

滲出性中耳炎・耳管狭窄症：静脈内注射☆，点滴静脈内注射☆，筋肉内注射☆，中耳腔内注入，耳管内注入

メニエル病及びメニエル症候群，急性感音性難聴，口腔外科領域手術後の後療法：静脈内注射，点滴静脈内注射，筋肉内注射

血管運動（神経）性鼻炎，アレルギー性鼻炎，花粉症（枯草熱）：筋肉内注射，ネブライザー，鼻腔内注入，鼻甲介内注射

副鼻腔炎・鼻茸：筋肉内注射，ネブライザー，鼻腔内注入，副鼻腔内注入，鼻茸内注射

進行性壊疽性鼻炎：静脈内注射，点滴静脈内注射，筋肉内注射，ネブライザー，鼻腔内注入，副鼻腔内注入，喉頭・気管注入

喉頭炎・喉頭浮腫：静脈内注射，点滴静脈内注射，筋肉内注射，ネブライザー，喉頭・気管注入

喉頭ポリープ・結節：静脈内注射☆，点滴静脈内注射☆，筋肉内注射☆，ネブライザー，喉頭・気管注入

食道の炎症（腐蝕性食道炎，直達鏡使用後）及び食道拡張術後：静脈内注射，点滴静脈内注射，筋肉内注射，ネブライザー，食道注入

耳鼻咽喉科領域の手術後の後療法：静脈内注射，点滴静脈内注射，筋肉内注射，軟組織内注射，ネブライザー，鼻腔内注入，副鼻腔内注入，鼻甲介内注射，喉頭・気管注入，中耳腔内注入，食道注入

難治性口内炎及び舌炎（局所療法で治癒しないもの）：軟組織内注射

嗅覚障害：静脈内注射☆，点滴静脈内注射☆，筋肉内注射☆，ネブライザー，鼻腔内注入

急性・慢性（反復性）唾液腺炎：静脈内注射☆，点滴静脈内注射☆，筋肉内注射☆，唾液腺管内注入

【対応標準病名】

◎あ	亜急性甲状腺炎	悪性組織球症	悪性リンパ腫
	アトピー性皮膚炎	アナフィラキシーショック	アナフィラクトイド紫斑
	アレルギー性鼻炎	医原性副腎皮質機能低下症	医薬品中毒
	陰のう湿疹	ウェーバ・クリスチャン病	ウェジナー肉芽腫症
	うっ血性心不全	会陰部肛囲湿疹	壊疽性鼻炎
か	円板状エリテマトーデス	外陰潰瘍	外耳炎
	外耳湿疹	外傷性関節症	潰瘍性大腸炎
	潰瘍性慢性膿皮症	角膜炎	滑液包炎
	花粉症	貨幣状湿疹	顆粒球減少症
	感音難聴	眼窩炎性偽腫瘍	眼窩先端部症候群
	眼筋麻痺	眼瞼炎	肝硬変症
	関節炎	関節周囲炎	関節リウマチ
	乾癬	乾癬性関節炎	乾癬性紅皮症
	顔面神経麻痺	顔面播種状粟粒性狼瘡	気管支痙攣
	気管支喘息	気管支喘息重積発作	嗅覚障害
	急性肝炎	急性湿疹	急性中耳炎
	急性白血病	急性痒疹	凝固因子欠乏症
	強直性脊椎炎	強皮症	強膜炎
	拒絶反応	ギラン・バレー症候群	菌状息肉症
	クローン病	形成性陰茎硬化症	稽留性肢端皮膚炎
	劇症肝炎	結核性胸膜炎	結核性髄膜炎
	血管運動性鼻炎	血小板減少性紫斑病	血清病
	結節性紅斑	結節性多発動脈炎	結節性痒疹
	結膜炎	腱炎	腱鞘炎
	虹彩毛様体炎	好酸球性肉芽腫	甲状腺クリーゼ
	甲状腺中毒症	甲状腺中毒性眼球突出症	喉頭炎
	喉頭浮腫	紅斑症	紅斑性天疱瘡
	紅皮症	肛門湿疹	昆虫毒
さ	再生不良性貧血	細網肉腫	シェーンライン・ヘノッホ紫斑病
	耳介部皮膚炎	自家感作性皮膚炎	耳管狭窄症
	視神経炎	視神経脊髄炎	刺虫症
	湿疹	紫斑病	若年性関節リウマチ
	重症感染症	重症筋無力症	ジューリング病
	手指湿疹	手指変形性関節症	出血傾向
	掌蹠膿疱症	小児湿疹	小児喘息性気管支炎
	小舞踏病	食道炎	女性不妊症
	ショック	脂漏性皮膚炎	進行性指掌角皮症
	滲出性中耳炎	尋常性乾癬	尋常性天疱瘡
	新生児皮膚硬化症	じんま疹	髄膜白血病
	スチル病	スティーブンス・ジョンソン症候群	スプルー
	声帯結節症	声帯ポリープ	脊髄炎
	脊髄膜炎	脊椎炎	舌炎
	接触皮膚炎	全身性エリテマトーデス	全身性変形性関節症
	喘息性気管支炎	先天性表皮水疱症	前立腺癌
た	増殖性天疱瘡	続発性副腎皮質機能低下症	帯状疱疹
	大動脈炎症候群	唾液腺炎	多形滲出性紅斑
	多発性筋炎	多発性硬化症	胆汁うっ滞性肝炎
	胆汁性肝硬変	中毒疹	痛風性関節炎
	低血糖	転移性腫瘍	天疱瘡
な	難治性口内炎	難治性腹水	乳癌再発
	乳児皮膚炎	妊娠性疱疹	ネフローゼ症候群
	脳炎	脳脊髄炎	脳浮腫
は	膿疱性乾癬	肺水腫	肺線維症
	排卵障害	白血病	鼻茸
	鼻前庭部湿疹	ビダール苔癬	皮膚炎
	皮膚筋炎	皮膚白血病	びまん性間質性肺炎
	副腎クリーゼ	副腎性器症候群	副腎皮質機能低下症
	副鼻腔炎	腐食性食道炎	ぶどう膜炎
	不妊症	不明熱	ベーチェット病
	ヘビ毒	ヘブラ粃糠疹	変形性肩関節症
	変形性関節症	変形性胸鎖関節症	変形性肩鎖関節症
	変形性股関節症	変形性膝関節症	変形性手関節症
	変形性足関節症	変形性肘関節症	変形性中手関節症
	放射線肺炎	疱疹状膿痂疹	母指 CM 関節変形性関節症

ま	ホジキンリンパ腫	末期癌	末梢神経炎
	慢性関節炎	慢性骨髄性白血病急性転化	慢性湿疹
	慢性唾液腺炎	慢性中耳炎	慢性リンパ性白血病
	メニエール症候群	メニエール病	毛孔性紅色粃糠疹
や	網膜血管炎	網脈絡膜炎	薬疹
	薬物過敏症	薬物中毒症	溶血性貧血
ら	痒疹	ライター症候群	落葉状天疱瘡
	卵管性不妊症	卵管閉塞	卵管癒着
	リウマチ性心炎	リウマチ性心臓炎	リウマチ性多発筋痛
	リウマチ熱	リンパ芽球性リンパ腫	類乾癬
	類天疱瘡	レイノー病	
○	21ハイドロキシラーゼ欠損症	ABO因子不適合輸血	ACTH不応症
	ALK陰性未分化大細胞リンパ腫	ALK陽性大細胞型B細胞性リンパ腫	ALK陽性未分化大細胞リンパ腫
	ANCA関連血管炎	BCR－ABL1陽性Bリンパ芽球性白血病	BCR－ABL1陽性Bリンパ芽球性白血病/リンパ腫
	BCR－ABL1陽性Bリンパ芽球性リンパ腫	B型肝硬変	B細胞性前リンパ球性白血病
	B細胞リンパ腫	Bリンパ芽球性白血病	Bリンパ芽球性白血病/リンパ腫
	Bリンパ芽球性リンパ腫	CCR4陽性成人T細胞白血病リンパ腫	CCR4陽性皮膚T細胞リンパ腫
	CCR4陽性末梢性T細胞リンパ腫	CM関節変形性関節症	C型急性肝炎
	C型劇症肝炎	DAX－1異常症	DIP関節炎
	DIP関節変形性関節症	E2A－PBX1陽性Bリンパ芽球性白血病	E2A－PBX1陽性Bリンパ芽球性白血病/リンパ腫
	E2A－PBX1陽性Bリンパ芽球性リンパ腫	GVHD・骨髄移植後	GVHD・臍帯血移植後
	GVHD・末梢血幹細胞移植後	HHV8多中心性キャッスルマン病随伴大細胞型B細胞性リンパ腫	IgG4関連疾患
	IL3－IGH陽性Bリンパ芽球性白血病	IL3－IGH陽性Bリンパ芽球性白血病/リンパ腫	IL3－IGH陽性Bリンパ芽球性リンパ腫
	IMAge症候群	IP関節炎	LE型薬疹
	LE蝶形皮疹	LE皮疹	MALTリンパ腫
	MLL再構成型Bリンパ芽球性白血病	MLL再構成型Bリンパ芽球性白血病/リンパ腫	MLL再構成型Bリンパ芽球性リンパ腫
	MP関節炎	Ph陽性急性リンパ性白血病	PIP関節炎
	PIP関節変形性関節症	Rh因子不適合輸血	SF－1異常症
	SLE眼底	TEL－AML1陽性Bリンパ芽球性白血病	TEL－AML1陽性Bリンパ芽球性白血病/リンパ腫
	TEL－AML1陽性Bリンパ芽球性リンパ腫	TripleA症候群	T細胞性前リンパ球白血病
	T細胞性大顆粒リンパ球白血病	T細胞組織球豊富型大細胞型B細胞性リンパ腫	Tゾーンリンパ腫
	Tリンパ芽球性白血病	Tリンパ芽球性白血病/リンパ腫	Tリンパ芽球性リンパ腫
あ	アカントアメーバ角膜炎	亜急性アレルギー性中耳炎	亜急性肝炎
	亜急性関節炎	亜急性血性中耳炎	亜急性結膜炎
	亜急性虹彩炎	亜急性虹彩毛様体炎	亜急性漿液ムチン性中耳炎
	亜急性前部ぶどう膜炎	亜急性皮膚エリテマトーデス	亜急性ムコイド中耳炎
	亜急性毛様体炎	亜急性痒疹	アキレス腱腱鞘炎
	悪液質アフタ	悪性外耳炎	悪性組織球症性関節症
	悪性葉状腫瘍	悪性リンパ腫骨髄浸潤	アグレッシブNK細胞白血病
	足滑液のう炎	足湿疹	アジソン病
	アシャール・チール症候群	アスピリンじんま疹	アスピリン喘息

	アスピリン不耐症	圧迫性脊髄炎	アトピー性角結膜炎
	アトピー性紅皮症	アトピー性湿疹	アトピー性神経皮膚炎
	アトピー性喘息	アナフィラキシー	アフタ性口内炎
	アルカリ性食道炎	アルコール性多発ニューロパチー	アレルギー性外耳道炎
	アレルギー性角膜炎	アレルギー性眼瞼炎	アレルギー性眼瞼縁炎
	アレルギー性関節炎	アレルギー性気管支炎	アレルギー性血管炎
	アレルギー性結膜炎	アレルギー性口内炎	アレルギー性じんま疹
	アレルギー性接触皮膚炎	アレルギー性中耳炎	アレルギー性鼻咽頭炎
	アレルギー性鼻結膜炎	アレルギー性皮膚炎	アレルギー性副鼻腔炎
	アレルギー性ぶどう膜炎	アンチトロンビンIII欠乏症	胃悪性リンパ腫
	イエンセン病	異汗性湿疹	胃クローン病
	異型輸血後ショック	胃十二指腸クローン病	萎縮性角結膜炎
	萎縮性肝硬変	異常腹水	移植拒絶における腎尿細管間質性障害
	移植歯不全	移植片拒絶	移植片対宿主病
	異所性中毒性甲状腺腫	イソギンチャク毒	一次性ショック
	一過性関節症	一過性甲状腺機能亢進症	一過性ショック
	一側性外傷後股関節症	一側性外傷後膝関節症	一側性感音難聴
	一側性形成不全性股関節症	一側性原発性股関節症	一側性原発性膝関節症
	一側性混合性難聴	一側性続発性股関節症	一側性続発性膝関節症
	遺伝性血小板減少症	イネ科花粉症	陰唇潰瘍
	インターフェロン網膜症	陰部潰瘍	陰部間擦疹
	インフルエンザ菌喉頭炎	インフルエンザ菌性喉頭気管炎	ウイルス肝炎感染後関節障害
	ウイルス性肝炎	ウイルス性口内炎	ウイルス性ぶどう膜炎
	ウィルブランド・ジュルゲンス血小板病	ウェーバー・コケイン型単純性表皮水疱症	ウェジナー肉芽腫症性呼吸器障害
	ウォーケス篩骨洞炎	右室不全	右心不全
	うっ血性紫斑病	海ヘビ毒	運動誘発性喘息
	栄養障害型表皮水疱症	栄養障害性角膜炎	栄養性肝硬変
	腋窩湿疹	壊死後性肝硬変	壊死性外耳炎
	壊死性強膜炎	壊死性血管炎	壊死性食道炎
	壊死性唾液腺化生症	壊疽性口内炎	壊疽性帯状疱疹
	壊疽性膿皮症	エバンス症候群	エリテマトーデス
	遠位橈尺関節変形性関節症	炎症後肺線維症	炎症性角化症
	炎症性眼窩うっ血	炎症性多発性関節障害	炎症性乳癌
	遠心性環状紅斑	遠心性丘疹性紅斑	円板状乾癬
	横断性脊髄症	黄斑部血管走行異常	黄斑部術後浮腫
	黄斑部浮腫	温式自己免疫性溶血性貧血	温熱じんま疹
か	温熱性紅斑	カーンズ・セイアー症候群	外因性喘息
	外陰部帯状疱疹	外陰部皮膚炎	外陰部びらん
	外陰ベーチェット病	外眼筋不全麻痺	外眼筋麻痺
	外耳道真珠腫	外耳道痛	外耳道肉芽腫
	外耳道膿瘍	外耳道閉塞性角化症	外耳道蜂巣炎
	外耳部虫刺傷	外傷後股関節症	外傷後膝関節症
	外傷性角膜炎	外傷性角膜潰瘍	外傷性肩関節症
	外傷性関節障害	外傷性股関節症	外傷性膝関節症
	外傷性手関節症	外傷性穿孔性中耳炎	外傷性足関節症
	外傷性肘関節症	外傷性中耳炎	外傷性母指CM関節症
	海水浴皮膚炎	外側上顆炎	回腸クローン病
	外直筋麻痺	外転神経萎縮	外転神経根性麻痺
	外転神経不全麻痺	外転神経麻痺	回転性めまい
	潰瘍性眼瞼炎	潰瘍性口内炎	潰瘍性大腸炎・左側大腸炎型
	潰瘍性大腸炎・全大腸炎型	潰瘍性大腸炎・直腸S状結腸炎型	潰瘍性大腸炎・直腸炎型
	潰瘍性大腸炎合併妊娠	潰瘍性大腸炎再燃	潰瘍性大腸炎性若年性関節炎
	化学性急性外耳炎	化学性結膜炎	化学性食道炎
	化学性皮膚炎	踵関節症	蝸牛型メニエール病
	蝸牛神経性難聴	芽球増加を伴う不応性貧血	芽球増加を伴う不応性貧血－1

芽球増加を伴う不応性貧血－2	顎下腺炎	顎下腺管炎
顎下腺膿瘍	顎下腺肥大	角結膜炎
角結膜びらん	角膜移植拒絶反応	角膜潰瘍
角膜虹彩炎	角膜上皮びらん	角膜穿孔
角膜帯状疱疹	角膜中心潰瘍	角膜内皮炎
角膜膿瘍	角膜パンヌス	角膜びらん
角膜腐蝕	下行性視神経炎	カサバッハ・メリット症候群
下肢腱腱鞘炎	下斜筋不全麻痺	下斜筋麻痺
下垂体性 TSH 分泌亢進症	下垂体性甲状腺機能亢進症	家族性寒冷自己炎症症候群
家族性溶血性貧血	下腿類乾癬	肩関節炎
肩関節症	肩関節痛風	カタル性角膜潰瘍
カタル性眼炎	カタル性結膜炎	カタル性口内炎
カタル性舌炎	下直筋不全麻痺	下直筋麻痺
滑液のう腫	滑液包石灰沈着症	滑車神経萎縮
滑車神経麻痺	活動期潰瘍性大腸炎	活動性肺結核
滑膜炎	化膿性角膜炎	化膿性結膜炎
化膿性腱鞘炎	化膿性虹彩炎	化膿性喉頭炎
化膿性耳下腺炎	化膿性脊髄炎	化膿性唾液腺炎
化膿性中耳炎	化膿性脳髄膜炎	化膿性皮膚疾患
化膿性副鼻腔炎	化膿性ぶどう膜炎	化膿性網膜炎
化膿性毛様体炎	過敏性血管炎	貨幣状角膜炎
カモガヤ花粉症	顆粒球肉腫	肝移植拒絶反応
肝移植不全	眼炎	肝炎後肝硬変
肝炎後再生不良性貧血	眼窩悪性リンパ腫	緩解期潰瘍性大腸炎
眼窩炎	眼窩下膿瘍	眼窩筋炎
眼角部眼瞼炎	眼角部眼瞼縁結膜炎	眼窩骨髄炎
眼窩骨膜炎	眼窩膿瘍	眼窩蜂巣炎
癌関連網膜症	眼球突出症	眼筋型重症筋無力症
眼筋不全麻痺	眼瞼縁炎	眼瞼縁結膜炎
眼瞼乾皮症	眼瞼結膜炎	眼瞼帯状疱疹
眼瞼虫刺傷	眼瞼皮膚炎	眼瞼びらん
眼瞼瘻孔	肝硬化症	間擦疹
環指屈筋腱腱鞘炎	環指腱鞘炎	肝疾患による凝固因子欠乏
間質性視神経炎	間質性肺炎	眼周囲部虫刺傷
環状紅斑	環状鉄芽球を伴う不応性貧血	癌性悪液質
乾性角結膜炎	乾性角膜炎	肝性腹水
眼性類天疱瘡	関節型若年性特発性関節炎	関節症
関節包炎	関節リウマチ・顎関節	関節リウマチ・肩関節
関節リウマチ・胸椎	関節リウマチ・頚椎	関節リウマチ・股関節
関節リウマチ・指関節	関節リウマチ・趾関節	関節リウマチ・膝関節
関節リウマチ・手関節	関節リウマチ・脊椎	関節リウマチ・足関節
関節リウマチ・肘関節	関節リウマチ・腰椎	関節リウマチ性間質性肺炎
肝線維症	感染型気管支喘息	感染後脳炎
感染後脳脊髄炎	感染性外耳炎	感染性角膜炎
感染性角膜潰瘍	乾癬性関節炎・肩関節	乾癬性関節炎・股関節
乾癬性関節炎・指関節	乾癬性関節炎・膝関節	乾癬性関節炎・手関節
乾癬性関節炎・仙腸関節	乾癬性関節炎・足関節	乾癬性関節炎・肘関節
感染性喉頭気管炎	感染性口内炎	感染性食道炎
乾癬性脊椎炎	感染性皮膚炎	乾燥性口内炎
眼底動脈蛇行症	肝内胆管狭窄	肝肉芽腫
肝脾 T 細胞リンパ腫	眼部帯状疱疹	眼部虫刺傷
汗疱	汗疱性湿疹	顔面急性皮膚炎
顔面昆虫螫	顔面神経不全麻痺	顔面尋常性乾癬
顔面帯状疱疹	顔面多発虫刺傷	乾酪性肺炎
乾酪性副鼻腔炎	寒冷凝集素症	寒冷じんま疹
寒冷溶血素症候群	機械性じんま疹	機械的溶血性貧血
気管結核	気管支結核	気管支喘息合併妊娠
気管支喘息発作	義歯性潰瘍	義歯性口内炎
偽性甲状腺機能亢進症	偽性髄膜炎	季節性アレルギー性結膜炎

季節性アレルギー性鼻炎	機能性不妊症	偽膜性結膜炎
偽膜性喉頭炎	偽膜性口内炎	嗅覚異常
嗅覚過敏	嗅覚減弱	嗅覚脱失
嗅覚味覚障害	球後視神経炎	丘疹紅皮症
丘疹状紅斑	丘疹状湿疹	丘疹状じんま疹
急性アレルギー性中耳炎	急性移植片対宿主病	急性ウイルス性肝炎
急性壊疽性喉頭炎	急性外耳炎	急性潰瘍性喉頭炎
急性潰瘍性大腸炎	急性角結膜炎	急性角膜炎
急性化膿性外耳炎	急性化膿性中耳炎	急性肝萎縮
急性眼窩うっ血	急性眼窩炎	急性間質性肺炎
急性関節炎	急性肝不全	急性巨核芽球性白血病
急性拒絶反応	急性激症型潰瘍性大腸炎	急性血性中耳炎
急性結膜炎	急性虹彩炎	急性虹彩毛様体炎
急性光線性外耳炎	急性喉頭炎	急性喉頭気管炎
急性骨髄性白血病	急性骨髄単球性白血病	急性散在性脳脊髄炎
急性視神経炎	急性湿疹性外耳炎	急性循環不全
急性漿液ムチン性中耳炎	急性上行性脊髄炎	急性小脳性失調症
急性ショック	急性滲出性中耳炎	急性心不全
急性声帯炎	急性声門下喉頭炎	急性脊髄炎
急性接触性外耳炎	急性前骨髄球性白血病	急性前部ぶどう膜炎
急性多発性硬化症	急性単球性白血病	急性低音障害型感音難聴
急性痘瘡状苔癬状粃糠疹	急性特発性血小板減少性紫斑病	急性乳児湿疹
急性肺水腫	急性反応性外耳炎	急性汎発性膿疱性乾癬
急性非化膿性中耳炎	急性浮腫性喉頭炎	急性ムコイド中耳炎
急性毛様体炎	急性薬物中毒	急性薬物誘発性間質性肺障害
急性リウマチ熱	急性リウマチ熱性輪状紅斑	急性リンパ性白血病
急性濾胞性結膜炎	急速破壊型股関節症	牛乳アレルギー
嗅粘膜性嗅覚障害	嗅盲	キュットネル腫瘍
胸腔内リンパ節結核・菌確認あり	胸腔内リンパ節結核・組織学的確認あり	胸鎖関節炎
狭窄性腱鞘炎	胸腺腫合併重症筋無力症	胸腺摘出後重症筋無力症
強直性脊椎炎性呼吸器障害	強直脊椎炎性虹彩毛様体炎	強皮症性ミオパチー
胸部昆虫螫	胸部帯状疱疹	強膜潰瘍
強膜拡張症	強膜疾患	強膜ぶどう腫
胸肋関節炎	局在性脈絡膜炎	局在性網膜炎
局在性網脈絡膜炎	局面状乾癬	局面性類乾癬
巨細胞性甲状腺炎	距踵関節炎	去勢抵抗性前立腺癌
巨大血小板性血小板減少症	巨大乳頭結膜炎	巨大フリクテン
亀裂性湿疹	近視性網膜症	金属アレルギー
キンドラー症候群	空腸クローン病	躯幹帯状疱疹
躯幹類乾癬	くすぶり型白血病	屈曲部乾癬
屈曲部湿疹	グッドパスチャー症候群	クモ毒
くも膜炎	くも膜結核	クラゲ毒
グラデニーゴ症候群	クラミジア結膜炎	グルーイヤー
グレーブス病	クレスト症候群	クローン病性若年性関節炎
クロロキン網膜症	頚管性不妊症	形質芽球性リンパ腫
形質細胞白血病	軽症潰瘍性大腸炎	軽症再生不良性貧血
形成不全性股関節症	頚部悪性リンパ腫	頚部虫刺症
頚部皮膚炎	稽留性肢端皮膚炎汎発型	劇症型潰瘍性大腸炎
劇症帯状疱疹	血液凝固異常	結核性喀血
結核性気管支拡張症	結核性気胸	結核性胸膜炎・菌確認あり
結核性胸膜炎・組織学的確認あり	結核性空洞	結核性血胸
結核性硬膜炎	結核性軟膜炎	結核性膿胸
結核性肺線維症	結核性肺膿瘍	血管拡張性環状紫斑症
血管性血友病	血管性パンヌス	血管内大細胞型 B 細胞性リンパ腫

血管ベーチェット病	血管免疫芽球性T細胞リンパ腫	血小板減少症
血清反応陰性関節リウマチ	血性腹水	血清発疹
結節硬化型古典的ホジキンリンパ腫	結節虹彩炎	結節性眼炎
結節性肝硬変	結節性結膜炎	結節性紅斑性関節障害
結節性肺結核	結節性リンパ球優位型ホジキンリンパ腫	結腸悪性リンパ腫
結膜潰瘍	結膜びらん	結膜濾胞症
限局型ウェジナー肉芽腫症	限局性円板状エリテマトーデス	限局性外耳道炎
限局性神経皮膚炎	限局性滲出性網脈絡膜炎	限局性前立腺癌
肩鎖関節炎	腱鞘巨細胞腫	原発性関節症
原発性血小板減少症	原発性甲状腺機能亢進症	原発性抗リン脂質抗体症候群
原発性股関節症	原発性膝関節症	原発性滲出性リンパ腫
原発性全身性関節症	原発性胆汁性肝硬変	原発性痛風
原発性不妊症	原発性ヘルペスウイルス性口内炎	原発性変形性関節症
原発性母指CM関節症	原発不明癌	顕微鏡的多発血管炎
腱付着部炎	腱付着部症	高2倍体性Bリンパ芽球性白血病
高2倍体性Bリンパ芽球性白血病/リンパ腫	高2倍体性Bリンパ芽球性リンパ腫	抗NMDA受容体脳炎
肛囲間擦疹	好塩基球性白血病	甲殻動物毒
硬化性角膜炎	硬化性脊髄炎	硬化性舌炎
硬化性肺結核	交感神経性眼筋麻痺	後極ぶどう膜腫
口腔感染症	口腔上顎洞瘻	口腔褥瘡性潰瘍
口腔帯状疱疹	口腔ベーチェット病	口腔ヘルペス
高血圧性眼底	高血圧性虹彩毛様体炎	高血圧性視神経網膜症
高血圧性網膜症	虹彩異色	虹彩異色性毛様体炎
虹彩炎	好酸球性食道炎	好酸球性中耳炎
好酸球性白血病	好酸球性副鼻腔炎	高脂血症性網膜症
甲状腺悪性リンパ腫	甲状腺炎	甲状腺眼症
甲状腺機能亢進症	甲状腺機能正常型グレーブス病	甲状腺中毒症性関節障害
甲状腺中毒症性筋無力症候群	甲状腺中毒症性心筋症	甲状腺中毒性昏睡
甲状腺中毒性四肢麻痺	甲状腺中毒性周期性四肢麻痺	甲状腺中毒性心不全
甲状腺中毒性ミオパチー	口唇アフタ	口唇虫刺傷
光線眼症	交代性舞踏病	光沢苔癬
高地肺水腫	好中球G6PD欠乏症	好中球減少症
好中球性白血病	後天性凝固因子欠乏症	後天性魚鱗癬
後天性第XIII因子欠乏症	後天性胆管狭窄症	後天性低プロトロンビン血症
後天性表皮水疱症	後天性溶血性貧血	喉頭狭窄症
喉頭結核	喉頭周囲炎	後頭部帯状疱疹
喉頭閉塞	口内炎	後発性関節炎
紅斑性間擦疹	紅斑性湿疹	後鼻孔ポリープ
紅皮症型薬疹	高フィブリノゲン血症	後部強膜炎
後部ぶどう腫	後部毛様体炎	硬膜炎
後迷路性難聴	肛門クローン病	抗リン脂質抗体症候群
高齢者EBV陽性びまん性大細胞型B細胞性リンパ腫	コーガン症候群	コーツ病
股関節炎	股関節症	呼吸細気管支炎関連性間質性肺疾患
呼吸性嗅覚障害	鼓室内水腫	骨悪性リンパ腫
骨移植拒絶反応	骨移植不全	骨髄異形成症候群
骨髄移植拒絶反応	骨髄性白血病	骨髄性白血病骨髄浸潤
骨髄単球性白血病	骨髄低形成	骨髄低形成血小板減少症
骨盤膿瘍	骨盤腹膜癒着	コッホ・ウィークス菌性結膜炎
固定薬疹	古典的ホジキンリンパ腫	孤立性アフタ
コリン性じんま疹	混合型肝硬変	混合型喘息

混合型白血病	混合細胞型古典的ホジキンリンパ腫	混合性嗅覚障害
混合性難聴	昆虫刺傷	細菌疹
細菌性結膜炎	最重症再生不良性貧血	再植歯不全
再燃緩解型潰瘍性大腸炎	再発性アフタ	再発性中耳炎
再発性ヘルペスウイルス性口内炎	再膨張性肺水腫	錯嗅
左室不全	左心不全	サソリ毒
散在性表層角膜炎	散在性脈絡膜炎	散在性網膜炎
散在性網脈絡膜炎	三叉神経帯状疱疹	蚕蝕性角膜潰瘍
しいたけ皮膚炎	シェーンライン・ヘノッホ紫斑病性関節炎	耳介周囲湿疹
紫外線角結膜炎	紫外線角膜炎	耳介虫刺傷
耳介蜂巣炎	耳下腺炎	耳下腺管炎
耳下腺膿瘍	耳下腺肥大	耳管鼓室炎
趾関節炎	趾関節症	耳管閉塞症
色素性痒疹	子宮性不妊症	子宮付属器癒着
軸性視神経炎	自己赤血球感作症候群	篩骨洞炎
篩骨洞ポリープ	自己免疫性肝硬変	自己免疫性好中球減少症
自己免疫性じんま疹	自己免疫性副腎炎	自己免疫性溶血性貧血
四肢乾癬	示指屈筋腱腱鞘炎	示指腱鞘炎
四肢小児湿疹	四肢尋常性乾癬	四肢虫刺症
示指ばね指	四肢毛孔性紅色粃糠疹	糸状角膜炎
趾伸筋腱腱鞘炎	視神経周囲炎	視神経症
視神経障害	視神経髄膜炎	視神経乳頭炎
視神経網膜炎	視神経網膜障害	歯性上顎洞炎
歯性副鼻腔炎	耳性めまい	持続性色素異常性紅斑
刺虫アレルギー	膝関節炎	膝関節滑膜炎
膝関節症	実質性角膜炎	湿疹性眼瞼炎
湿疹性眼瞼皮膚炎	湿疹性パンヌス	湿疹続発性紅皮症
湿疹様発疹	膝部腱膜炎	紫斑型薬疹
紫斑病腎炎	尺側偏位	若年型重症筋無力症
若年性関節炎	若年性骨髄単球性白血病	若年性再発性網膜硝子体出血
若年性多発性関節炎	若年性多発性動脈炎	若年性特発性関節炎
若年性皮膚筋炎	若年性ヘルペス状皮膚炎	シャルコー肝硬変
縦隔悪性リンパ腫	縦隔原発大細胞型B細胞性リンパ腫	周期性ACTH・ADH放出症候群
周期性血小板減少症	周期性好中球減少症	周期性再発性じんま疹
重症潰瘍性大腸炎	重症再生不良性貧血	重症多形滲出性紅斑・急性期
十二指腸悪性リンパ腫	十二指腸クローン病	周辺性ブドウ膜炎
周辺性網脈絡膜炎	周辺部ぶどう膜炎	周辺部脈絡膜炎
手関節炎	手関節周囲炎	手関節症
手関節部腱鞘炎	手根関節症	しゅさ性眼瞼炎
手指関節炎	手指腱鞘炎	手掌紅斑
出血性外耳炎	出血性角膜炎	出血性虹彩炎
出血性口内炎	出血性ショック	出血性じんま疹
出血性中耳炎	出血性鼻茸	出血性網膜炎
術後急性肝炎	術後結膜炎	術後虹彩炎
術後食道炎	術後性耳下腺炎	術後性中耳炎
術後性慢性中耳炎	術後胆管炎	術後乳癌
術後溶血性貧血	種痘様水疱症様リンパ腫	手部腱鞘炎
主婦湿疹	腫瘍随伴性天疱瘡	循環血液量減少性ショック
循環性抗凝血因子症	春季カタル	漿液性滑膜炎
漿液性虹彩炎	漿液性網膜炎	漿液性網膜色素上皮剥離
上顎洞炎	上顎洞性後鼻孔ポリープ	上顎洞性中咽頭ポリープ
上顎洞ポリープ	消化性食道炎	上眼窩裂症候群
少関節型若年性関節炎	上強膜炎	小局面状類乾癬
小結節性肝硬変	症候性原発性胆汁性肝硬変	上行性視神経炎
症候性紫斑病	上鼓室化膿症	踵骨滑液包炎
踵骨棘	小指屈筋腱腱鞘炎	小指腱鞘炎

硝子体黄斑牽引症候群	上斜筋不全麻痺	上斜筋麻痺
掌蹠角化症	掌蹠膿疱症性骨関節炎	小唾液腺炎
小腸悪性リンパ腫	小腸クローン病	小腸大腸クローン病
上直筋不全麻痺	上直筋麻痺	小児 EBV 陽性 T 細胞リンパ増殖性疾患
小児アトピー性湿疹	小児遺伝性無顆粒球症	小児乾燥型湿疹
小児丘疹性先端皮膚炎	小児急性リンパ性白血病	小児骨髄異形成症候群
小児声帯結節	小児全身性 EBV 陽性 T 細胞リンパ増殖性疾患	小児喘息
小児特発性低血糖症	小児ネフローゼ症候群	小児汎発性膿疱性乾癬
小児副鼻腔炎	睫毛性眼瞼炎	小リンパ球性リンパ腫
上腕三頭筋腱鞘炎	初回発作型潰瘍性大腸炎	職業性皮膚炎
職業喘息	食物依存性運動誘発アナフィラキシー	食物性皮膚炎
女性化副腎腫瘍	ショパール関節炎	脂漏性眼瞼炎
脂漏性乾癬	脂漏性乳児皮膚炎	腎移植急性拒絶反応
腎移植拒絶反応	腎移植不全	腎移植慢性拒絶反応
人為的甲状腺中毒症	心因性喘息	真菌性角膜潰瘍
真菌性髄膜炎	心筋不全	神経栄養性角結膜炎
神経原性関節症	神経性難聴	神経ベーチェット病
心原性肺水腫	人工肛門部皮膚炎	人工じんま疹
進行性角膜潰瘍	進行性前立腺癌	進行性難聴
進行乳癌	深在性エリテマトーデス	滲出性紅斑型中毒疹
滲出性腹水	滲出性網膜炎	滲出性網膜症
浸潤性表層角膜炎	新生児中耳炎	新生児皮下脂肪壊死症
新生児皮脂漏	新生児皮膚炎	腎性網膜症
心臓悪性リンパ腫	心臓移植拒絶反応	心臓移植不全
深層角膜炎	心臓性呼吸困難	心臓性浮腫
心臓喘息	靱帯炎	振動性じんま疹
心肺移植拒絶反応	心肺移植不全	心不全
膵移植拒絶反応	膵移植不全	水晶体原性虹彩毛様体炎
水痘・帯状疱疹ウイルス感染母体より出生した児	水痘脳炎	水疱性口内炎
水疱性多形紅斑	水疱性中耳炎	水疱性類天疱瘡
髄膜炎	髄膜結核腫	髄膜脊髄炎
髄膜脳炎	スギ花粉症	ステロイド依存性潰瘍性大腸炎
ステロイド依存性クローン病	ステロイド依存性喘息	ステロイド依存性ネフローゼ症候群
ステロイド抵抗性ネフローゼ症候群	ステロイド皮膚炎	ステロイド誘発性皮膚症
ステロイド離脱症候群	スモン	制癌剤皮膚炎
星状角膜炎	星状網膜症	成人 T 細胞白血病骨髄浸潤
成人 T 細胞白血病リンパ腫	成人 T 細胞白血病リンパ腫・急性型	成人 T 細胞白血病リンパ腫・くすぶり型
成人 T 細胞白血病リンパ腫・慢性型	成人 T 細胞白血病リンパ腫・リンパ腫型	成人アトピー性皮膚炎
精巣悪性リンパ腫	声門下浮腫	声門上浮腫
声門浮腫	ゼーミッシュ潰瘍	赤芽球ろう
石化性角膜炎	赤色湿疹	脊髄髄膜炎
脊髄多発性硬化症	脊髄膜結核	咳喘息
脊椎周囲炎	赤道ぶどう腫	赤白血病
セザリー症候群	節外性 NK/T 細胞リンパ腫・鼻型	舌潰瘍
舌下腺炎	舌下腺膿瘍	舌下腺肥大
雪眼炎	赤血球造血刺激因子製剤低反応性貧血	赤血球破砕症候群
接合部型先天性表皮水疱症	接触眼瞼皮膚炎	接触じんま疹
接触性眼瞼結膜炎	接触性口内炎	節足動物毒
舌乳頭炎	舌膿瘍	舌びらん
セリアック病	遷延性虹彩炎	全外眼筋麻痺
前額部虫刺傷	前額部虫刺症	穿孔性角膜潰瘍
穿孔性中耳炎	線状角膜炎	線状苔癬
線状網膜炎	全身型ウェジナー肉芽腫症	全身型若年性特発性関節炎

た

全身型重症筋無力症	全身湿疹	全身性エリテマトーデス性間質性肺炎
全身性エリテマトーデス性呼吸器障害	全身性エリテマトーデス性心膜炎	全身性エリテマトーデス性脳動脈炎
全身性エリテマトーデス性ミオパチー	全身性エリテマトーデス脊髄炎	全身性エリテマトーデス脳炎
全身性エリテマトーデス脳脊髄炎	全身性強皮症	全身性強皮症性呼吸器障害
全身性紫斑病	全身性転移性癌	全身の尋常性乾癬
全身毛孔性紅色粃糠疹	全身薬疹	前庭型メニエール病
前庭障害	前庭神経炎	前庭性運動失調症
先天性外転神経麻痺	先天性筋無緊張症	先天性血液凝固因子異常
先天性好中球減少症	先天性股関節脱臼治療後亜脱臼	先天性再生不良性貧血
先天性赤芽球ろう	先天性第 X 因子欠乏症	先天性第 XI 因子欠乏症
先天性第 XII 因子欠乏症	先天性第 XIII 因子欠乏症	先天性低形成貧血
先天性ネフローゼ症候群	先天性副腎過形成	先天性副腎性器症候群
先天性無フィブリノゲン血症	前頭洞炎	腺病性パンヌス
前房蓄膿	前房蓄膿性角膜炎	前房蓄膿性虹彩炎
前立腺癌再発	前立腺神経内分泌癌	前立腺肉腫
前リンパ球性白血病	前腕部腱鞘炎	造影剤ショック
増殖性化膿性口内炎	増殖性関節炎	増殖性硝子体網膜症
増殖性網膜炎	総胆管狭窄症	総胆管閉塞症
早発アドレナルキ	足関節炎	足関節滑液包炎
足関節周囲炎	足関節症	足関節部腱鞘炎
足底筋腱付着部炎	側頭動脈炎	足背腱鞘炎
続発性関節症	続発性血小板減少症	続発性血小板減少性紫斑病
続発性虹彩炎	続発性虹彩毛様体炎	続発性股関節症
続発性膝関節症	続発性紫斑病	続発性多発性関節症
続発性胆汁性肝硬変	続発性痛風	続発性脳炎
続発性舞踏病	続発性ぶどう膜炎	続発性不妊症
続発性母指 CM 関節症	足部屈筋腱腱鞘炎	第 V 因子欠乏症
第 VII 因子欠乏症	大アフタ	体幹虫刺症
大局面状類乾癬	大結節性肝硬変	体質性再生不良性貧血
代償性肝硬変	帯状疱疹後ケロイド形成	帯状疱疹後三叉神経痛
帯状疱疹後膝神経節炎	帯状疱疹後神経痛	帯状疱疹後多発性ニューロパチー
帯状疱疹神経炎	帯状疱疹性角結膜炎	帯状疱疹性強膜炎
帯状疱疹性結膜炎	帯状疱疹性虹彩炎	帯状疱疹性虹彩毛様体炎
苔癬	苔癬状類乾癬	大腸悪性リンパ腫
大腸クローン病	大転子部滑液包炎	唾液腺管炎
唾液腺膿瘍	唾液腺肥大	多形紅斑
多形紅斑性関節障害	多形慢性痒疹	多巣性運動ニューロパチー
多発性関節炎	多発性関節症	多発性乾癬性関節炎
多発性癌転移	多発性筋炎性間質性肺炎	多発性筋炎性呼吸器障害
多発性血管炎	多発性血管炎重複症候群	多発性口内炎
多発性神経炎	多発性神経障害	多発性神経脊髄炎
多発性脊髄神経根炎	多発性リウマチ性関節炎	多発ニューロパチー
胆管狭窄症	単関節炎	胆管閉塞症
単球減少症	単球性白血病	胆細管性肝硬変
胆汁うっ滞	単純性角膜潰瘍	単純性関節炎
単純性顔面粃糠疹	単純性紫斑病	単純性中耳炎
単純性表皮水疱症	単純苔癬	男性化副腎腫瘍
蛋白病	弾発母趾	単葉性肝硬変
恥骨結合炎	致死型表皮水疱症	地図状口内炎
地図状脈絡膜炎	チビエルジュ・ワイゼンバッハ症候群	チャドクガ皮膚炎
中隔性肝硬変	肘関節炎	肘関節滑膜炎
肘関節症	中間部ぶどう膜炎	中耳炎
中耳炎後遺症	中耳炎性顔面神経麻痺	中指屈筋腱腱鞘炎

	中指腱鞘炎	虫刺性皮膚炎	中心性脈絡膜炎
	中心性脈絡網膜症	中心性網膜炎	中心性網膜症
	中心性網脈絡膜炎	虫垂クローン病	中枢神経系原発びまん性大細胞型B細胞性リンパ腫
	中枢神経ループス	中枢性顔面神経麻痺	中枢性嗅覚障害
	中枢性難聴	中足骨痛症	肘頭骨棘
	中等症潰瘍性大腸炎	中等症再生不良性貧血	中毒性甲状腺腫
	中毒性好中球減少症	中毒性紅斑	中毒性視神経炎
	中毒性多結節性甲状腺腫	中毒性単結節性甲状腺腫	中毒性ニューロパチー
	中毒性表皮壊死症	中毒性溶血性貧血	腸移植拒絶反応
	腸移植不全	腸管症関連T細胞リンパ腫	腸管ベーチェット病
	蝶形骨洞炎	蝶形骨洞ポリープ	直腸悪性リンパ腫
	直腸クローン病	陳旧性顔面神経麻痺	陳旧性虹彩炎
	陳旧性虹彩毛様体炎	陳旧性中耳炎	通常型間質性肺炎
	通年性アレルギー性結膜炎	通年性アレルギー性鼻炎	痛風
	痛風結節	痛風腎	痛風性関節症
	痛風発作	手足症候群	低2倍体性Bリンパ芽球性白血病
	低2倍体性Bリンパ芽球性白血病/リンパ腫	低2倍体性Bリンパ芽球性リンパ腫	低アルドステロン症
	低形成性白血病	低形成性貧血	定型痛風
	低血糖発作	低線維素血症	低補体血症性血管炎
	低レニン性低アルドステロン症	滴状乾癬	滴状類乾癬
	手屈筋腱腱鞘炎	手湿疹	手伸筋腱腱鞘炎
	テニス肘	テノンのう炎	デビス紫斑
	転移性黒色腫	転移性扁平上皮癌	点状乾癬
	デンスデポジット病ネフローゼ症候群	デンタルショック	ドゥ・ケルバン腱鞘炎
	頭蓋内圧亢進症	動眼神経萎縮	動眼神経炎
	動眼神経根性麻痺	動眼神経不全麻痺	動眼神経麻痺
	冬期湿疹	橈骨茎状突起腱鞘炎	橈側手根屈筋腱鞘炎
	頭部湿疹	頭部脂漏	頭部尋常性乾癬
	頭部虫刺傷	頭部粃糠疹	島ベータ細胞過形成症
	動脈硬化性眼底	動脈硬化性眼底所見	トカゲ毒
	兎眼性角膜炎	特発性アジソン病	特発性眼筋麻痺
	特発性肝硬変	特発性間質性肺炎	特発性器質化肺炎
	特発性血小板減少性紫斑病	特発性血小板減少性紫斑病合併妊娠	特発性好中球減少症
	特発性喉頭肉芽腫	特発性再生不良性貧血	特発性じんま疹
	特発性肺線維症	特発性副腎性器障害	特発性傍中心窩毛細血管拡張症
	特発性末梢性顔面神経麻痺	特発性溶血性貧血	毒物性眼瞼炎
な	トッド肝硬変	突発性嗅覚障害	内因性湿疹
	内因性ぶどう膜炎	内側上顆炎	内直筋麻痺
	内リンパ水腫	鉛痛風	難治性喘息
	難治性ネフローゼ症候群	難治性ぶどう膜炎	軟膜炎
	肉芽腫性甲状腺炎	二次性甲状腺機能亢進症	二次性再生不良性貧血
	二次性ショック	二次性ネフローゼ症候群	二次性白血球減少症
	二次性白血病	二次性変形性関節症	乳痂
	乳癌	乳癌・HER2過剰発現	乳癌骨転移
	乳癌皮膚転移	乳児赤芽球ろう	乳児喘息
	乳腺腋窩尾部乳癌	乳頭部乳癌	乳頭網膜炎
	乳房下外側部乳癌	乳房下内側部乳癌	乳房境界部乳癌
	乳房脂肪肉腫	乳房上外側部乳癌	乳房上内側部乳癌
	乳房中央部乳癌	乳房肉腫	乳房パジェット病
	乳房皮膚炎	乳輪部乳癌	妊娠湿疹
	妊娠性痒疹	妊婦性皮膚炎	熱帯性スプルー
	粘液膿性結膜炎	念珠状紅色苔癬	脳悪性リンパ腫
	脳幹多発性硬化症	膿胸関連リンパ腫	脳室炎
	脳脊髄膜結核	のう胞様黄斑浮腫	ノートナーゲル症候群
は	バーキット白血病	バーキットリンパ腫	肺移植拒絶反応

肺移植不全	肺炎結核	肺結核
肺結核・鏡検確認あり	肺結核・組織学的確認あり	肺結核・培養のみ確認あり
肺結核腫	肺好酸球性肉芽腫症	梅毒性髄膜炎
肺門結核	肺門リンパ節結核	破壊性関節炎
白色粃糠疹	白内障術後結膜炎	白内障術後虹彩炎
剥離性間質性肺炎	剥離性食道炎	剥離性皮膚炎
バセドウ病	バセドウ病眼症	バセドウ病術後再発
白血球減少症	白血病性関節症	白血病性網膜症
発熱性好中球減少症	鼻背部湿疹	ハブ咬傷
パラ血友病	バリズム	パリノー結膜炎
パリノー結膜腺症候群	パリノー症候群	汎血球減少症
瘢痕性類天疱瘡	斑状類乾癬	斑点状網膜症
ハンド・シューラー・クリスチャン病	ハント症候群	汎発性帯状疱疹
汎発性膿疱性乾癬	反復性角膜潰瘍	反復性虹彩炎
反復性虹彩毛様体炎	反復性耳下腺炎	反復性前部ぶどう膜炎
反復性前房蓄膿	反復性多発性神経炎	反復性毛様体炎
汎副鼻腔炎	脾B細胞性リンパ腫/白血病・分類不能型	脾悪性リンパ腫
非アトピー性喘息	ピーナッツアレルギー	皮下脂肪織炎様T細胞リンパ腫
非化膿性甲状腺炎	非化膿性中耳炎	非感染性急性外耳炎
鼻腔ポリープ	粃糠疹	非自己免疫性溶血性貧血
肘周囲炎	微小血管障害性溶血性貧血	微小変化型ネフローゼ症候群
非心原性肺水腫	非水疱性多形紅斑	ヒスチオサイトーシスX
脾性好中球減少症	鼻性視神経炎	非代償性肝硬変
ビタミンK欠乏による凝固因子欠乏	非定型的白血病	非定型慢性骨髄性白血病
非特異性間質性肺炎	非特異性関節炎	非特異性慢性滑膜炎
ヒトデ毒	ヒノキ花粉症	脾びまん性赤脾髄小B細胞性リンパ腫
皮膚T細胞リンパ腫	皮膚移植拒絶反応	皮膚移植不全
皮膚エリテマトーデス	皮膚筋炎性呼吸器障害	皮膚結節性多発動脈炎
皮膚原発性CD30陽性T細胞リンパ増殖性疾患	皮膚原発性γδT細胞リンパ腫	皮膚原発性未分化大細胞リンパ腫
皮膚原発びまん性大細胞型B細胞リンパ腫・下肢型	鼻部虫刺傷	皮膚描記性じんま疹
脾辺縁帯リンパ腫	非ホジキンリンパ腫	肥満細胞性白血病
びまん性外耳炎	びまん性乾癬	びまん性管内増殖性糸球体腎炎ネフローゼ症候群
びまん性神経皮膚炎	びまん性大細胞型・バーキット中間型分類不能B細胞性リンパ腫	びまん性大細胞型・ホジキン中間型分類不能B細胞性リンパ腫
びまん性大細胞型B細胞性リンパ腫	びまん性中毒性甲状腺腫	びまん性肺胞傷害
びまん性表層角膜炎	びまん性膜性糸球体腎炎ネフローゼ症候群	びまん性脈絡膜炎
表在性角膜炎	表在性舌炎	表在性点状角膜炎
びらん性関節症	ビリグラフィンショック	ピリン疹
頻回再発型ネフローゼ症候群	貧血網膜症	ファンコニー貧血
フィブリノゲン異常症	フィブリノゲン欠乏症	フィブリノゲン減少症
フィブリン減少症	フィラメント状角膜炎	封入体筋炎
フォークト・小柳・原田病	フォークト・小柳病	フォンウィルブランド病
匐行性角膜潰瘍	副腎萎縮	副腎石灰化症
副腎皮質機能低下に伴う貧血	腹水症	副鼻腔真菌症
副鼻腔ポリープ	腹部虫刺傷	ブシャール結節
不全型ハント症候群	不全型ベーチェット病	ブタクサ花粉症
フックス異色毛様体炎	不適合輸血反応	ぶどう球菌性眼瞼炎
舞踏病	舞踏病様運動	ぶどう膜角膜炎
ブラジル天疱瘡	プランマー病	フリクテン性角結膜炎
フリクテン性角膜炎	フリクテン性角膜潰瘍	フリクテン性結膜炎

フリクテン性パンヌス	プレカリクレイン欠乏症	プロテインC欠乏症
プロテインS欠乏症	プロトロンビン欠乏症	分類不能型骨髄異形成症候群
ヘアリー細胞白血病	ヘアリー細胞白血病亜型	閉塞性黄疸
閉塞性肝硬変	閉塞性髄膜炎	ヘーガース結節
ベーカーのう腫	ベドナーアフタ	ベニエ痒疹
ペニシリンアレルギー	ペニシリンショック	ヘバーデン結節
ヘパリン・コファクターII欠乏症	ヘパリン起因性血小板減少症	ヘビ咬傷
ヘブラ痒疹	ヘルペス口内炎	ヘルリッツ型接合部型表皮水疱症
辺縁角膜炎	辺縁フリクテン	扁桃悪性リンパ腫
扁平湿疹	扁平苔癬	蜂刺症
放射線胸膜炎	放射線食道炎	放射線性口内炎
放射線性肺線維症	放射線性貧血	放射線網膜症
胞状異角化症	疱疹状天疱瘡	母指CM関節症
母指関節症	母指狭窄性腱鞘炎	母指屈筋腱腱鞘炎
母指腱鞘炎	ポスナーシュロスマン症候群	発作性運動誘発舞踏アテトーシス
発作性ジストニア性舞踏アテトーシス	ポリープ様声帯	本態性再生不良性貧血

ま

本態性頭蓋内圧亢進症	麻疹様紅斑	麻酔ショック
末梢循環不全	末梢神経障害	末梢神経性嗅覚障害
末梢性T細胞リンパ腫	末梢性T細胞リンパ腫・詳細不明	末梢性顔面神経麻痺
末梢前庭障害	麻痺性斜視	マムシ咬傷
慢性NK細胞リンパ増殖性疾患	慢性アキレス腱腱鞘炎	慢性アレルギー性中耳炎
慢性移植片対宿主病	慢性うっ血性心不全	慢性炎症関連びまん性大細胞型B細胞性リンパ腫
慢性炎症性脱髄性多発神経炎	慢性外耳炎	慢性顎下腺炎
慢性角結膜炎	慢性カタル性結膜炎	慢性滑膜炎症
慢性化膿性穿孔性中耳炎	慢性化膿性中耳炎	慢性拒絶反応
慢性結膜炎	慢性虹彩毛様体炎	慢性骨髄単球性白血病
慢性耳下腺炎	慢性耳管鼓室カタル	慢性耳管鼓室化膿性中耳炎
慢性持続型潰瘍性大腸炎	慢性漿液性中耳炎	慢性漿液ムチン性中耳炎
慢性上鼓室乳突洞化膿性中耳炎	慢性進行性外眼筋麻痺症候群	慢性滲出性中耳炎
慢性心不全	慢性じんま疹	慢性髄膜炎
慢性脊髄炎	慢性舌炎	慢性穿孔性中耳炎
慢性苔癬状粃糠疹	慢性単球性白血病	慢性中耳炎急性増悪
慢性中耳炎術後再燃	慢性特発性血小板減少性紫斑病	慢性乳児湿疹
慢性脳炎	慢性白血病	慢性非化膿性中耳炎
慢性表在性舌炎	慢性副鼻腔炎	慢性副鼻腔炎急性増悪
慢性副鼻腔膿瘍	慢性本態性好中球減少症症候群	慢性ムコイド中耳炎
慢性網膜症	慢性薬物誘発性間質性肺障害	慢性痒疹
慢性リウマチ性冠状動脈炎	慢性良性顆粒球減少症	慢性濾胞性結膜炎
マントル細胞リンパ腫	ミクリッツ症候群	ミクリッツ病
未分化大細胞リンパ腫	耳帯状疱疹	脈絡膜炎
ミラーフィッシャー症候群	ミリッチ症候群	ムカデ咬創
無顆粒球症	無顆粒球性アンギナ	無嗅覚症
ムコイド中耳炎	ムコーズス中耳炎	無症候性原発性胆汁性肝硬変
無症候性多発性硬化症	ムチランス変形	無排卵月経
無排卵症	無フィブリノゲン血症	ムンプス髄膜炎
迷路性難聴	迷路性めまい	メラー舌炎
毛細管脆弱症	毛細血管脆弱症	網状類乾癬
毛虫皮膚炎	毛包眼瞼炎	網膜うっ血
網膜炎	網膜血管周囲炎	網膜血管障害
網膜血管鞘形成	網膜血管新生	網膜血管攣縮症
網膜血栓性静脈炎	網膜細動脈瘤	網膜症
網膜障害	網膜静脈炎	網膜静脈周囲炎
網膜静脈蛇行症	網膜静脈怒張	網膜静脈分枝閉塞症による黄斑浮腫
網膜静脈閉塞症による黄斑浮腫	網膜滲出斑	網膜中心静脈閉塞症による黄斑浮腫
網膜浮腫	網膜毛細血管瘤	毛様体炎
モラックス・アクセンフェルド結膜炎	門脈周囲性肝硬変	門脈性肝硬変

や

夜間性喘息	夜間低血糖症	薬剤性過敏症症候群
薬剤性顆粒球減少症	薬剤性間質性肺炎	薬剤性血小板減少性紫斑病
薬剤性酵素欠乏性貧血	薬剤性再生不良性貧血	薬剤性自己免疫性溶血性貧血
薬剤性痛風	薬剤性溶血性貧血	薬剤誘発性過敏性血管炎
薬剤誘発性天疱瘡	薬剤誘発性ループス	薬物性角結膜炎
薬物性角膜炎	薬物性眼瞼炎	薬物性結膜炎
薬物性口唇炎	薬物性ショック	薬物性じんま疹
薬物性接触性皮膚炎	薬物誘発性多発ニューロパチー	薬物誘発性舞踏病
優性栄養障害型先天性表皮水疱症	輸血後GVHD	輸血後肝炎
輸血後肝障害	輸血後じんま疹	輸血によるショック
癒着性くも膜炎	腰椎炎	腰殿部帯状疱疹
腰腹帯状疱疹	腰部尋常性乾癬	腰麻ショック
ヨード過敏症	ヨードショック	予防接種後脳炎

ら

予防接種後脳脊髄炎	ライエル症候群	ライエル症候群型薬疹
落屑性湿疹	卵管機能異常	卵管狭窄症
ランゲルハンス細胞組織球症	卵巣癌全身転移	卵巣性不妊症
リウマチ性滑液包炎	リウマチ性環状紅斑	リウマチ性虹彩炎
リウマチ性心筋炎	リウマチ性心疾患	リウマチ性心臓弁膜症
リウマチ性心不全	リウマチ性心弁膜炎	リウマチ性皮下結節
リウマチ様関節炎	リウマトイド脊椎炎	リガ・フェーデ病
リスフラン関節炎	リブマン・サックス心内膜炎	流行性結膜炎
両心不全	良性移動性舌炎	良性頭蓋内圧亢進症
良性粘膜類天疱瘡	良性慢性化膿性中耳炎	両側性外傷後股関節症
両側性外傷後膝関節症	両側性外傷性母指CM関節症	両側性感音難聴
両側性形成不全性股関節症	両側性原発性股関節症	両側性原発性膝関節症
両側性原発性母指CM関節症	両側性高音障害急墜型感音難聴	両側性高音障害漸傾型感音難聴
両側性混合性難聴	両側性続発性股関節症	両側性続発性膝関節症
両側性続発性母指CM関節症	緑膿菌性外耳炎	鱗状湿疹
輪状網膜症	リンパ球減少型古典的ホジキンリンパ腫	リンパ球性間質性肺炎
リンパ球豊富型古典的ホジキンリンパ腫	リンパ形質細胞性リンパ腫	リンパ性白血病
リンパ性白血病骨髄浸潤	輪紋状角膜炎	類苔癬
ループスアンチコアグラント	ループス胸膜炎	ループス血小板減少症
ループス腎炎	ループス腸炎	ループス肺臓炎
ループス膀胱炎	レイノー現象	レイノー症候群
劣性栄養障害型先天性表皮水疱症	レッテラー・ジーベ病	レルモワイエ症候群
連鎖球菌性喉頭炎	連鎖球菌性喉頭気管炎	連鎖球菌性膿痂疹
レンネルトリンパ腫	老人性関節炎	老人性紫斑
老人性舞踏病	老年性股関節症	老年性出血
ローゼンタール病	濾出性腹水	濾胞性乾癬
濾胞性リンパ腫		

△ あ

4型尿細管性アシドーシス	ALK融合遺伝子陽性非小細胞肺癌	B型慢性肝炎
RS3PE症候群	悪性奇形腫	悪性高熱症
悪性腫瘍	悪性腫瘍合併性皮膚筋炎	悪性腫瘍に伴う貧血
アレルギー性肉芽腫性血管炎	鞍上部胚細胞腫瘍	アンチトロンビン欠乏症
イートン・ランバート症候群	異汗症	異型リンパ球増加症
医原性低血糖症	胃原発絨毛癌	萎縮型加齢黄斑変性
異所性GHRH産生腫瘍	胃胚細胞腫瘍	陰茎疾患

	インスリン異常症	インスリン自己免疫症候群	インスリン低血糖
	インスリン分泌異常症	壊死性潰瘍性歯周炎	壊死性潰瘍性歯肉炎
	壊疽性歯肉炎	延髄星細胞腫	往来寒熱
か	悪寒発熱	外眼筋ミオパチー	回帰性リウマチ
	夏期熱	顎下腺萎縮	顎下腺腫瘤
	顎下腺唾石症	顎下腺瘻	カシン・ベック病
	がま腫	下葉小細胞肺癌	下葉肺腺癌
	下葉肺大細胞癌	下葉肺扁平上皮癌	下葉非小細胞肺癌
	カルチノイド	癌	肝炎
	眼窩うっ血	眼窩血腫	眼窩内異物
	眼窩浮腫	眼球突出性眼筋麻痺	眼球偏位
	眼筋内異物	間欠性眼球突出症	間欠性関節水腫
	肝細胞癌破裂	カンジダ性口角びらん	カンジダ性口内炎
	癌性ニューロパチー	癌性ニューロミオパチー	癌性貧血
	癌性ミエロパチー	肝内胆汁うっ滞	飢餓熱
	気管気管支虚脱	気管気管支ジスキネジア	気管支うっ血
	気管支潰瘍	気管支狭窄症	気管支軟化症
	気管支麻痺	気管支漏	気道狭窄
	気道閉塞	偽膜性アンギナ	木村病
	球後異物	丘疹症	急性化膿性顎下腺炎
	急性化膿性耳下腺炎	急性偽膜性カンジダ症	急性耳下腺炎
	急性脳症	胸椎炎	胸椎化膿性脊椎炎
	胸椎化膿性椎間板炎	頬粘膜粘液のう胞	頬粘膜白板症
	胸膜播種	胸腰椎化膿性椎間板炎	近視性脈絡膜新生血管
	頚胸椎化膿性椎間板炎	痙性めまい	頚椎炎
	頚椎化膿性脊椎炎	頚椎化膿性椎間板炎	頚部脂腺癌
	頚部隆起性皮膚線維肉腫	稽留熱	ゲオトリクム症
	ゲオトリクム性口内炎	結膜化膿性肉芽腫	ケトン性低血糖症
	原線維性星細胞腫	高インスリン血症	口蓋粘液のう胞
	硬化性腹膜炎	口腔カンジダ症	口腔乾燥症
	口腔紅板症	口腔白板症	硬口蓋白板症
	好酸球減少症	溝状舌	口唇カンジダ症
	好中球増加症	口底白板症	後頭部転移性腫瘍
	膠肉腫	高熱	紅板症
	後腹膜胚細胞腫瘍	骨髄性類白血病反応	骨盤死腔炎
さ	骨盤部感染性リンパのう胞	コルチゾール結合グロブリン異常	産褥期鉄欠乏性貧血
	耳下腺萎縮	耳下腺腫瘤	耳下腺唾石症
	耳下腺のう胞	耳下腺瘻	耳管圧迫
	色素性絨毛結節性滑膜炎	四肢出血斑	視床下部星細胞腫
	視床星細胞腫	持続熱	弛張熱
	歯肉カンジダ症	歯肉白板症	若年性強直性脊椎炎
	縦隔胚細胞腫瘍	縦隔卵黄のう腫瘍	重症熱性血小板減少症候群
	十二指腸悪性ガストリノーマ	十二指腸悪性ソマトスタチノーマ	出血性網膜色素上皮剥離
	術後発熱	術後無気肺	腫瘍随伴症候群
	松果体胚細胞腫瘍	松果体部膠芽腫	症候性貧血
	上皮腫	上葉小細胞肺癌	上葉肺腺癌
	上葉肺大細胞癌	上葉肺扁平上皮癌	上葉非小細胞肺癌
	上葉無気肺	食道カンジダ症	食道膿瘍
	神経炎	滲出型加齢黄斑変性	新生児期発症多臓器系炎症性疾患
	膵性腹水	膵内分泌障害	水疱症
	水疱性口内炎ウイルス病	髄膜癌腫症	睡眠薬副作用
	スチール症候群	正球性正色素性貧血	星細胞腫
	成人スチル病	精巣胚細胞腫瘍	精巣卵黄のう腫瘍
	声帯炎	脊索腫	脊髄播種
	赤痢後関節障害	舌下腺膿瘍	舌下腺萎縮
	舌下腺腫瘤	舌下腺唾石症	舌カンジダ症
	舌切除後遺症	舌粘液のう胞	舌白板症
	潜在性結核感染症	仙腸関節炎	先天性難聴

	先天性プラスミノゲン欠損症	先天性聾	前頭部転移性腫瘍
	前頭葉星細胞腫	前頭葉退形成性星細胞腫	前立腺横紋筋肉腫
	前立腺小細胞癌	側頭部転移性腫瘍	側頭葉星細胞腫
た	側頭葉退形成性星細胞腫	側頭葉毛様細胞性星細胞腫	体位性めまい
	退形成性星細胞腫	胎児性癌	代謝性脳症
	大脳深部転移性腫瘍	唾液管狭窄症	唾液管閉塞症
	唾液腺萎縮	唾液腺拡張症	唾液腺症
	唾液腺粘液のう胞	唾液分泌過多	唾液分泌欠如
	唾液分泌障害	唾液瘻	多剤耐性結核
	唾石症	多中心性細網組織球症	多発性骨髄腫骨髄浸潤
	単球性類白血病反応	単球増加症	中葉小細胞肺癌
	中葉肺腺癌	中葉肺大細胞癌	中葉肺扁平上皮癌
	中葉非小細胞肺癌	中葉無気肺	超高熱
	低血糖性脳症	低酸素性脳症	転移性腎腫瘍
	転移性脊髄硬膜外腫瘍	転移性脊髄硬膜内髄外腫瘍	転移性脊髄腫瘍
	転移性脳腫瘍	転移性皮膚腫瘍	転移性膀胱癌
	テント上下転移性腫瘍	頭位眼振	頭蓋内胚細胞腫瘍
	島細胞過形成症	透析腎癌	頭頂葉星細胞腫
	頭部脂腺癌	頭部隆起性皮膚線維肉腫	特発性アルドステロン症
	特発性脈絡膜新生血管	突発性発熱	ドルーゼン
な	内胚葉洞腫瘍	軟口蓋白板症	ニコチン性口蓋白色角化症
	ニコチン性口内炎	乳児偽白血病	脳幹部星細胞腫
は	脳症	肺癌による閉塞性肺炎	胚細胞腫
	肺胞蛋白症	肺胞微石症	肺門部小細胞癌
	肺門部腺癌	肺門部大細胞癌	肺門部非小細胞癌
	肺門部扁平上皮癌	白質脳症	白色水腫
	白赤芽球症	拍動性眼球突出症	白血球増加症
	発熱	板状無気肺	反応性関節障害
	鼻炎	膝色素性絨毛結節性滑膜炎	皮質聾
	脾性貧血	微熱	被のう性腹膜硬化症
	びまん性星細胞腫	披裂喉頭蓋ひだ喉頭面癌	貧血
	副咽頭間隙悪性腫瘍	副腎炎	副腎梗塞
	副腎出血	副腎のう胞	副腎皮質ホルモン剤副作用
	浮腫性声帯炎	プラスマ細胞増加症	プランダン・ヌーンのう胞
	平衡異常	ヘルペスウイルス性咽頭炎	ヘルペスウイルス性歯肉口内炎
	放射線口腔乾燥症	放射線唾液分泌障害	ポリープ状脈絡膜血管症
	本態性音声振戦症	本態性高体温症	本態性白血球増多症
ま	末梢性めまい症	末梢動脈疾患	慢性感染性貧血
	慢性骨髄性白血病	慢性骨髄性白血病移行期	慢性骨髄性白血病慢性期
	慢性中耳炎後遺症	慢性微熱	慢性薬物中毒
	慢性リウマチ性縦隔心膜炎	慢性リウマチ性心筋心膜炎	慢性リウマチ性心膜炎
	脈絡膜転移癌	無リンパ球症	めまい症候群
	免疫芽球性リンパ節症	網膜血管腫状増殖	毛様細胞性星細胞腫
や	輸血関連急性肺障害	輸血後鉄過剰症	輸血反応
	腰仙部化膿性椎間板炎	腰椎化膿性椎間板炎	予防接種後関節障害
ら	卵黄のう腫瘍	卵管通過障害	卵巣胚細胞腫瘍
	卵巣卵黄のう腫瘍	リウマチ性癒着性心膜炎	リウマチ熱後慢性関節障害
	良性発作性頭位めまい症	良性発作性めまい	淋菌性口内炎
	リンパ球異常	リンパ球減少症	リンパ球性類白血病反応
	リンパ球増加症	リンパ腫	リンパ腫様丘疹症
わ	リンパ組織球増多症	類白血病反応	ワンサンアンギナ
	ワンサン気管支炎	ワンサン扁桃炎	

用法用量

(静脈内注射)：通常，成人にはベタメタゾンとして1回2〜8mgを3〜6時間ごとに静脈内注射する。

(点滴静脈内注射)：通常，成人にはベタメタゾンとして1回2～10mgを1日1～2回点滴静脈内注射する。
(筋肉内注射)：通常，成人にはベタメタゾンとして1回2～8mgを3～6時間ごとに筋肉内注射する。
(関節腔内注射)：通常，成人にはベタメタゾンとして1回1～5mgを関節腔内注射する。原則として投与間隔を2週間以上とすること。
(軟組織内注射)：通常，成人にはベタメタゾンとして1回1～5mgを軟組織内注射する。原則として投与間隔を2週間以上とすること。
(腱鞘内注射)：通常，成人にはベタメタゾンとして1回1～5mgを腱鞘内注射する。原則として投与間隔を2週間以上とすること。
(滑液嚢内注入)：通常，成人にはベタメタゾンとして1回1～5mgを滑液嚢内注入する。原則として投与間隔を2週間以上とすること。
(脊髄腔内注入)：通常，成人にはベタメタゾンとして1回1～5mgを週1～3回脊髄腔内注入する。
(胸腔内注入)：通常，成人にはベタメタゾンとして1回1～5mgを週1～3回胸腔内注入する。
(卵管腔内注入)：通常，成人にはベタメタゾンとして1回0.4～1mgを卵管腔内注入する。
(注腸)：通常，成人にはベタメタゾンとして1回0.4～6mgを直腸内注入する。
(結膜下注射)：通常，成人にはベタメタゾンとして1回0.4～2mgを結膜下注射する。その際の液量は0.2～0.5mLとする。
(球後注射)：通常，成人にはベタメタゾンとして1回0.8～4mgを球後注射する。その際の液量は0.5～1.0mLとする。
(点眼)：通常，成人にはベタメタゾンとして1回0.25～1mg/mL溶液1～2滴を1日3～8回点眼する。
(ネブライザー)：通常，成人にはベタメタゾンとして1回0.1～2mgを1日1～3回ネブライザーで投与する。
(鼻腔内注入)：通常，成人にはベタメタゾンとして1回0.1～2mgを1日1～3回鼻腔内注入する。
(副鼻腔内注入)：通常，成人にはベタメタゾンとして1回0.1～2mgを1日1～3回副鼻腔内注入する。
(鼻甲介内注射)：通常，成人にはベタメタゾンとして1回1～5mgを鼻甲介内注射する。
(鼻茸内注射)：通常，成人にはベタメタゾンとして1回1～5mgを鼻茸内注射する。
(喉頭・気管注入)：通常，成人にはベタメタゾンとして1回0.1～2mgを1日1～3回喉頭あるいは気管注入する。
(中耳腔内注入)：通常，成人にはベタメタゾンとして1回0.1～2mgを1日1～3回中耳腔内注入する。
(耳管内注入)：通常，成人にはベタメタゾンとして1回0.1～2mgを1日1～3回耳管内注入する。
(食道注入)：通常，成人にはベタメタゾンとして1回1～2mgを食道注入する。
(唾液腺管内注入)：通常，成人にはベタメタゾンとして1回0.5～1mgを唾液腺管内注入する。
なお，上記用量は年齢，症状により適宜増減する。

禁忌

(1)本剤の成分に対し過敏症の既往歴のある患者
(2)感染症のある関節腔内，滑液嚢内，腱鞘内又は腱周囲
(3)動揺関節の関節腔内

原則禁忌

(1)有効な抗菌剤の存在しない感染症，全身の真菌症の患者
(2)消化性潰瘍の患者
(3)精神病の患者
(4)結核性疾患の患者
(5)単純疱疹性角膜炎の患者
(6)後嚢白内障の患者
(7)緑内障の患者
(8)高血圧症の患者
(9)電解質異常のある患者
(10)血栓症の患者
(11)最近行った内臓の手術創のある患者
(12)急性心筋梗塞を起こした患者
(13)ウイルス性結膜・角膜疾患，結核性眼疾患，真菌性眼疾患及び急性化膿性眼疾患の患者に対する眼科的投与

ハイコート注20mg(0.4%)：富士製薬[266円/管]，リノロサール注射液20mg(0.4%)：わかもと[485円/管]

リンデロン注20mg(2%)　規格：20mg1mL1管[1425円/管]
リンデロン注100mg(2%)　規格：100mg5mL1管[5661円/管]
ベタメタゾンリン酸エステルナトリウム　塩野義　245

【効能効果】

出血性ショックにおける救急，又は術中・術後のショック

【対応標準病名】

◎	出血性ショック	術後ショック	ショック
○	一次性ショック	一過性ショック	エンドトキシン性ショック
	外傷性ショック	急性循環不全	急性ショック
	術後出血性ショック	術後消化管出血性ショック	循環血液量減少性ショック
	心原性ショック	脊髄性ショック	デンタルショック
	疼痛性ショック	二次性ショック	熱傷ショック
	末梢循環不全		

用法用量　通常，ベタメタゾンとして1回体重1kgあたり0.5～4mgを静脈内注射する。
なお，症状が改善しない場合には，適宜追加投与する。

禁忌　本剤の成分に対し過敏症の既往歴のある患者

原則禁忌

(1)有効な抗菌剤の存在しない感染症，全身の真菌症の患者
(2)腎機能低下及び慢性腎不全のある重症感染症の患者
(3)急性心筋梗塞を起こした患者

リンパック透析剤1号　規格：3袋1組[1196円/組]
リンパック透析剤TA1　規格：2袋1組[1097円/組]
ブドウ糖　塩化カリウム　塩化カルシウム水和物　塩化ナトリウム　塩化マグネシウム　炭酸水素ナトリウム　無水酢酸ナトリウム　ニプロ　341

【効能効果】

慢性腎不全における透析型人工腎臓の灌流液として，活性型ビタミンD_3製剤やカルシウム製剤の投与などによる高カルシウム血症を起こす場合であって，以下の要因を持つものに用いる。
(1)無糖の透析液では，血糖値管理の困難な場合
(2)カリウム，マグネシウムの高い透析液では，高カリウム血症，高マグネシウム血症の改善が不十分な場合

【対応標準病名】

◎	慢性腎不全		
○	1型糖尿病性腎不全	2型糖尿病性腎不全	腎性網膜症
	糖尿病性腎不全	尿毒症性心膜炎	尿毒症性多発性ニューロパチー
	尿毒症性ニューロパチー	尿毒症性脳症	尿毒症肺
	末期腎不全	慢性腎臓病ステージG5	慢性腎臓病ステージG5D
△	赤血球造血刺激因子製剤低反応性貧血	尿毒症性心筋症	慢性腎臓病ステージG3
	慢性腎臓病ステージG3a	慢性腎臓病ステージG3b	慢性腎臓病ステージG4

用法用量

〔リンパック透析剤1号〕：A-1剤1包(2250g)とA-2剤1包(315g)を希釈水で溶解し，A液(9L)を製する。B剤1包(741.3g)を希釈水で溶解し，B液(10.59L)を製する。通常，A液：B液：希釈水＝1：1.18：32.82の希釈・調製比率の重炭酸型透析液供給

装置を用いて血液透析を行う場合の灌流液として使用する。用量は透析時間により異なるが，通常，灌流液として150〜300Lを用いる。
〔リンパック透析剤TA1〕：A剤1包(2565g)を希釈水で溶解し，A液(9L)を製する。B剤1包(741.3g)を希釈水で溶解し，B液(10.59L)を製する。通常，A液：B液：希釈水＝1：1.18：32.82の希釈・調製比率の重炭酸型透析液供給装置を用いて血液透析を行う場合の灌流液として使用する。用量は透析時間により異なるが，通常，灌流液として150〜300Lを用いる。

リンパック透析剤3号　規格：3袋1組［1143円/組］
リンパック透析剤TA3　規格：2袋1組［1109円/組］

ブドウ糖　塩化カリウム　塩化カルシウム水和物　塩化ナトリウム　塩化マグネシウム　炭酸水素ナトリウム　無水酢酸ナトリウム　ニプロ　341

【効能効果】

慢性腎不全における透析型人工腎臓の灌流液として，以下の要因を持つものに用いる。
(1)重炭酸濃度の高い重炭酸型透析液では，過度のアルカローシスを起こすおそれのある場合
(2)無糖の透析液では，血糖値管理の困難な場合
(3)他の重炭酸型透析液では，高カリウム血症，高マグネシウム血症の改善が不十分な場合，あるいは高カルシウム血症を起こすおそれのある場合

【対応標準病名】

◎	慢性腎不全		
○	1型糖尿病性腎不全	2型糖尿病性腎不全	腎性網膜症
	糖尿病性腎不全	尿毒症性心膜炎	尿毒症性多発性ニューロパチー
	尿毒症性ニューロパチー	尿毒症性脳症	尿毒症肺
	末期腎不全	慢性腎臓病ステージG5	慢性腎臓病ステージG5D
△	赤血球造血刺激因子製剤低反応性貧血	尿毒症性心筋症	慢性腎臓病ステージG3
	慢性腎臓病ステージG3a	慢性腎臓病ステージG3b	慢性腎臓病ステージG4

用法用量

〔リンパック透析剤3号〕：通常，A-1剤とA-2剤を水に溶かし，9Lとする(A液)。別にB剤を水に溶かし，11.34Lとする(B液)。このA液及びB液を，A液：B液：水＝1：1.26：32.74の比率で希釈・調製する重炭酸型透析液供給装置を用いて血液透析を行う灌流液とする。用量は透析時間により異なるが，通常，灌流液として150〜300Lを用いる。
〔リンパック透析剤TA3〕：通常，A剤を水に溶かし，9Lとする(A液)。別にB剤を水に溶かし，11.34Lとする(B液)。このA液及びB液を，A液：B液：水＝1：1.26：32.74の比率で希釈・調製する重炭酸型透析液供給装置を用いて血液透析を行う灌流液とする。用量は透析時間により異なるが，通常，灌流液として150〜300Lを用いる。

ルセンティス硝子体内注射液10mg/mL
規格：0.5mg0.05mL1瓶［181270円/瓶］
ルセンティス硝子体内注射用キット10mg/mL
規格：0.5mg0.05mL1筒［181270円/筒］

ラニビズマブ(遺伝子組換え)　ノバルティス　131

【効能効果】

(1)中心窩下脈絡膜新生血管を伴う加齢黄斑変性症
(2)網膜静脈閉塞症に伴う黄斑浮腫
(3)病的近視における脈絡膜新生血管
(4)糖尿病黄斑浮腫

【対応標準病名】

◎	加齢黄斑変性	近視性脈絡膜新生血管	糖尿病黄斑浮腫
	網膜静脈閉塞症による黄斑浮腫		
○	1型糖尿病黄斑症	1型糖尿病性黄斑浮腫	2型糖尿病黄斑症
	2型糖尿病性黄斑浮腫	糖尿病黄斑症	特発性脈絡膜新生血管
	網膜静脈血栓症	網膜静脈閉塞症	網膜中心静脈血栓症
	網膜中心静脈塞栓症	網膜中心静脈閉塞症	網膜中心静脈閉塞症による黄斑浮腫
△	萎縮型加齢黄斑変性	黄斑変性	血管新生黄斑症
	出血性網膜色素上皮剥離	漿液性網膜色素上皮剥離	滲出型加齢黄斑変性
	ドルーゼン	軟性ドルーゼン	ポリープ状脈絡膜血管症
	網膜血管腫状増殖	網膜浮腫	

用法用量

中心窩下脈絡膜新生血管を伴う加齢黄斑変性症：ラニビズマブ(遺伝子組換え)として0.5mg(0.05mL)を1ヵ月毎に連続3ヵ月間(導入期)硝子体内投与する。その後の維持期においては，症状により投与間隔を適宜調節するが，1ヵ月以上の間隔をあけること。
網膜静脈閉塞症に伴う黄斑浮腫，病的近視における脈絡膜新生血管，糖尿病黄斑浮腫：ラニビズマブ(遺伝子組換え)として1回あたり0.5mg(0.05mL)を硝子体内投与する。投与間隔は，1ヵ月以上あけること。

用法用量に関連する使用上の注意

中心窩下脈絡膜新生血管を伴う加齢黄斑変性症の場合：維持期においては，1ヵ月に1回視力等を測定し，その結果及び患者の状態を考慮し，本剤投与の要否を判断すること。
網膜静脈閉塞症に伴う黄斑浮腫，糖尿病黄斑浮腫の場合
(1)1ヵ月に1回視力等を測定し，その結果及び患者の状態を考慮し，本剤投与の要否を判断すること。
(2)投与開始後，視力が安定するまでは1ヵ月毎に投与することが望ましい。
病的近視における脈絡膜新生血管の場合
(1)定期的に視力等を測定し，その結果及び患者の状態を考慮し，本剤投与の要否を判断すること。
(2)疾患の活動性を示唆する所見(脈絡膜新生血管，視力低下等)が認められた場合に投与することが望ましい。
全効能共通
(1)本剤による治療を開始するに際し，疾患・病態による視力等の予後を考慮し，本剤投与の要否を判断すること。
(2)定期的に有効性を評価し，有効性が認められない場合には漫然と投与しないこと。
(3)臨床試験においては，両眼治療は行われていない。両眼に治療対象となる病変がある場合は，両眼同時治療の有益性と危険性を慎重に評価した上で本剤を投与すること。なお，初回治療における両眼同日投与は避け，片眼での安全性を十分に評価した上で対側眼の治療を行うこと。

禁忌

(1)本剤の成分に対し過敏症の既往歴のある患者
(2)眼又は眼周囲に感染のある患者，あるいは感染の疑いのある患者
(3)眼内に重度の炎症のある患者

ルテウム注10　規格：10mg1管［108円/管］
ルテウム注25　規格：25mg1管［152円/管］

プロゲステロン　あすか　247

プロゲホルモン筋注用10mg，プロゲホルモン筋注用25mgを参照(P1822)

ルテスデポー注　規格：1mL1管[331円/管]
エストラジオール安息香酸エステル　ヒドロキシプロゲステロンカプロン酸エステル　持田　248

【効能効果】

機能性子宮出血

【対応標準病名】

◎	機能性子宮出血		
○	月経中間期出血	更年期出血	子宮不正出血
	若年性子宮機能出血	若年性子宮出血	排卵期出血
△	異常月経	機能性性器出血	月経異常
	思春期月経異常	思春期出血	性器出血

用法用量　通常，1回1mLを筋肉内注射する。なお，症状により適宜増減する。

禁忌

(1)エストロゲン依存性悪性腫瘍(例えば乳癌，子宮内膜癌)及びその疑いのある患者
(2)血栓性静脈炎，肺塞栓症又はその既往歴のある患者
(3)重篤な肝障害・肝疾患のある患者
(4)妊婦又は妊娠している可能性のある婦人
(5)妊娠ヘルペスの既往歴のある患者

ルネトロン注射液0.5mg　規格：0.5mg1管[57円/管]
ブメタニド　第一三共　213

【効能効果】

心性浮腫，腎性浮腫，肝性浮腫，癌性腹水

【対応標準病名】

◎	癌性腹水	肝性浮腫	腎性浮腫
	心臓性浮腫		
○	右室不全	右心不全	うっ血性心不全
	下肢浮腫	下腿浮腫	下半身浮腫
	下腹部浮腫	顔面浮腫	急性心不全
	限局性浮腫	高度浮腫	左室不全
	左心不全	四肢浮腫	上肢浮腫
	上腕浮腫	心筋不全	心原性肺水腫
	心臓性呼吸困難	心臓喘息	心不全
	全身性浮腫	足部浮腫	転移性肝癌
	転移性肝腫瘍	転移性十二指腸癌	転移性消化器腫瘍
	転移性小腸腫瘍	転移性膵腫瘍	転移性大腸腫瘍
	転移性直腸腫瘍	転移性脾腫瘍	末梢性浮腫
	慢性うっ血性心不全	慢性心不全	両心不全
△	一過性浮腫	癌性胸水	癌性胸膜炎
	癌性腹膜炎	胸膜播種	中毒性浮腫
	転移性胸膜腫瘍	転移性後腹膜腫瘍	転移性縦隔腫瘍
	転移性肺癌	転移性肺腫瘍	特発性浮腫
	内分泌性浮腫	肺癌による閉塞性肺炎	腹膜偽粘液腫
	腹膜転移	腹膜播種	浮腫
	麻痺側浮腫		

用法用量　通常成人1日ブメタニドとして0.5～1mgを連日又は隔日に，静脈内又は筋肉内に投与する。
なお，年齢，症状により適宜増減する。

禁忌

(1)肝性昏睡の患者
(2)体液中のナトリウム・カリウムが明らかに減少している患者
(3)無尿の患者

レギチーン注射液10mg　規格：1%1mL1管[90円/管]
フェントラミンメシル酸塩　ノバルティス　219,729

【効能効果】

褐色細胞腫の手術前・手術中の血圧調整，褐色細胞腫の診断

【対応標準病名】

◎	褐色細胞腫		
○	褐色細胞腫性高血圧症	クロム親和性細胞腫	副腎腺腫
△	副腎のう腫	副腎皮質のう腫	良性副腎皮質腫瘍

用法用量

褐色細胞腫の手術前・手術中の血圧調整
　手術前に，フェントラミンメシル酸塩として，通常，成人には5mg(0.5mL)，小児には1mg(0.1mL)を，静脈内又は筋肉内に注射する。なお，年齢，症状により適宜増減する。
　手術中，フェントラミンメシル酸塩として，通常，成人には血圧の状態から判断して，1～5mg(0.1～0.5mL)を適時静注する。なお，年齢，症状により適宜増減する。
褐色細胞腫の診断(フェントラミン試験)
　フェントラミンメシル酸塩として，通常成人には5mg(0.5mL)を静脈内又は筋肉内に注射する。
　通常小児には静脈内注射の場合1mg(0.1mL)，筋肉内注射の場合3mg(0.3mL)を投与する。

用法用量に関連する使用上の注意

鎮静剤，鎮痛剤等すべての投薬を，フェントラミン試験の少なくとも24時間前，できれば48～72時間前に中止すること。降圧剤が投与されている場合には，投与前の血圧値に戻ってから試験を実施すること。本試験を正常血圧の患者で実施することは意味がない。
(手技)
　静脈内注射
　　(1)患者を仰臥，安静にし，血圧を安定させる。
　　(2)静脈内に注射針を刺入し，穿刺による血圧の動揺が消失するのを待って本剤を投与する。
　　(3)本剤静注後，直ちに血圧の測定を開始し，最初の3分間は30秒毎，次の7分間は60秒毎に血圧を測定する。
　筋肉内注射
　　静脈内注射の場合に準じて実施する。
　　投与後の血圧測定は，5分毎に45分間行う。
(判定)
　収縮期圧35mmHg以上，拡張期圧25mmHg以上の血圧降下を示し，かつ血圧降下が静注後では2分以内，筋注後では20分以内に最大となった場合は，褐色細胞腫を示唆するものとする。
　本試験はかなり確実なスクリーニング法であるが，偽陽性(特に尿毒症や，鎮静剤等の投薬を受けている患者の場合)又は偽陰性(特に発作性血圧上昇型の患者の場合)の結果を示すことがある。

禁忌

(1)本剤の成分に対し過敏症の既往歴のある患者
(2)心筋梗塞，狭心症等の冠動脈疾患のある患者
(3)低血圧のある患者
(4)亜硫酸塩に過敏症の患者

レギュニールHCa1.5腹膜透析液　規格：1L1袋(排液用バッグ付)[1308円/袋]，1.5L1袋(排液用バッグ付)[1540円/袋]，2L1袋(排液用バッグ付)[1772円/袋]，2.5L1袋[1163円/袋]，5L1袋[2326円/袋]
レギュニールHCa2.5腹膜透析液　規格：1L1袋(排液用バッグ付)[1326円/袋]，1.5L1袋(排液用バッグ付)[1551円/袋]，2L1袋(排液用バッグ付)[1770円/袋]，2.5L1袋[1156円/袋]，5L1袋[2201円/袋]
レギュニールHCa4.25腹膜透析液　規格：2L1袋[1103円/袋]
腹膜透析用剤　バクスター　342

【効能効果】

慢性腎不全患者における腹膜透析(高マグネシウム血症の改善が不十分な場合に用いる)。

【対応標準病名】

◎	高マグネシウム血症	慢性腎不全

用法用量　腹腔内に注入し，透析治療を目的とした液として使

用する。通常，成人では1回1.5～2Lを腹腔内に注入し，4～8時間滞液し，効果期待後に排液除去する。以上の操作を1回とし，体液の過剰が1kg/日以下の場合，通常1日あたりレギュニールHCa1.5腹膜透析液のみ3～4回の連続操作を継続して行う。体液の過剰が1kg/日以上認められる場合，通常レギュニールHCa2.5腹膜透析液を1～4回，またはレギュニールHCa4.25腹膜透析液を1～2回処方し，レギュニールHCa1.5腹膜透析液と組み合せて1日あたり3～5回の連続操作を継続して行う。なお，注入量，滞液時間，操作回数は症状，血液生化学値及び体液の平衡異常，年齢，体重などにより適宜増減する。注入及び排液速度は，通常300mL/分以下とする。

用法用量に関連する使用上の注意

(1)レギュニールHCa1.5腹膜透析液は患者の体液の過剰が1kg/日以下の場合，これのみを1日に3～4回交換使用すること。レギュニールHCa2.5腹膜透析液は患者の体液の過剰が1kg/日以上の場合に通常1日に1～4回処方し，レギュニールHCa1.5腹膜透析液と組み合せて交換使用すること。レギュニールHCa4.25腹膜透析液は高浸透圧液であり，これのみを使用する場合には脱水を起こすことがあるので，急速な除水や多量の除水を必要とする時で，患者の体液の過剰が1kg/日以上の場合に，通常，1日に1～2回処方し，レギュニールHCa1.5腹膜透析液と組み合せて交換使用すること。体液過剰の状況は，患者の体重と基準体重とを比較検討し決定する。基準体重は浮腫がなく，細胞外液の過剰に基づくと考えられる心不全等の症状がない状態で測定した体重値である。

(2)本剤の2.5Lは2L貯留を施行しているCAPD患者で透析不足による全身倦怠感，食欲不振，不眠等の尿毒症症状が認められる場合，又は1日5回以上の透析液交換に不都合を感じている場合に，患者の腹腔内容積や肺活量に応じて(体重60kg以上を目安とする)2Lに代え適用する。

(3)なお，本剤は使用直前に上室液と下室液の2液をよく混合し，混合後は速やかに使用すること。万一誤って下室液のみを注入した場合(特に注入量が1,000mL未満の場合に気付かないおそれがある)には，腹痛又は代謝性アルカローシスの兆候を呈するおそれがある。

＜混合操作＞

ツインバッグ，UVツインバッグ

①バッグを外袋から取り出す。
②混合隔壁及び注液隔壁に開通がないことを確認する。
③本品のクランプを両方とも閉める。
④上室側を強くつかみ混合隔壁側へ押し出すように圧力をかけ，混合隔壁を開通する。
⑤さらに圧力をかけ，注液隔壁を開通する。
⑥両手で交互に押し，十分混合する。

シングルバッグ・機器専用

①バッグを外袋から取り出す。
②混合隔壁及び注液隔壁に開通がないことを確認する。
③上室側を強くつかみ混合隔壁側へ押し出すように圧力をかけ，混合隔壁を開通する。
④さらに圧力をかけ，注液隔壁を開通する。
⑤両手で交互に押し，十分混合する。

禁忌

(1)横隔膜欠損のある患者
(2)腹部に挫滅傷又は熱傷のある患者
(3)高度の腹膜癒着のある患者
(4)尿毒症に起因する以外の出血性素因のある患者
(5)乳酸代謝障害の疑いのある患者

レギュニールLCa1.5腹膜透析液 規格：1L1袋(排液用バッグ付)[1340円/袋]，1.5L1袋(排液用バッグ付)[1581円/袋]，2L1袋(排液用バッグ付)[1822円/袋]，2.5L1袋[1207円/袋]，5L1袋[2415円/袋]

レギュニールLCa2.5腹膜透析液 規格：1L1袋(排液用バッグ付)[1358円/袋]，1.5L1袋(排液用バッグ付)[1610円/袋]，2L1袋(排液用バッグ付)[1862円/袋]，2.5L1袋[1264円/袋]，5L1袋[2528円/袋]

レギュニールLCa4.25腹膜透析液 規格：2L1袋[1201円/袋]

腹膜透析用剤 バクスター 342

【効能効果】

慢性腎不全患者における腹膜透析(高マグネシウム血症の改善が不十分な場合で，かつカルシウム製剤や活性型ビタミンD製剤の投与により高カルシウム血症をきたすおそれのある場合に用いる)。

【対応標準病名】

◎	高マグネシウム血症　慢性腎不全

用法用量　腹腔内に注入し，透析治療を目的とした液として使用する。通常，成人では1回1.5～2Lを腹腔内に注入し，4～8時間滞液し，効果期待後に排液除去する。以上の操作を1回とし，体液の過剰が1kg/日以下の場合，通常1日あたりレギュニールLCa1.5腹膜透析液のみ3～4回の連続操作を継続して行う。体液の過剰が1kg/日以上認められる場合，通常レギュニールLCa2.5腹膜透析液を1～4回，またはレギュニールLCa4.25腹膜透析液を1～2回処方し，レギュニールLCa1.5腹膜透析液と組み合せて1日あたり3～5回の連続操作を継続して行う。なお，注入量，滞液時間，操作回数は症状，血液生化学値及び体液の平衡異常，年齢，体重などにより適宜増減する。注入及び排液速度は，通常300mL/分以下とする。

用法用量に関連する使用上の注意

(1)レギュニールLCa1.5腹膜透析液は患者の体液の過剰が1kg/日以下の場合，これのみを1日に3～4回交換使用すること。レギュニールLCa2.5腹膜透析液は患者の体液の過剰が1kg/日以上の場合に通常1日に1～4回処方し，レギュニールLCa1.5腹膜透析液と組み合せて交換使用すること。レギュニールLCa4.25腹膜透析液は高浸透圧液であり，これのみを使用する場合には脱水を起こすことがあるので，急速な除水や多量の除水を必要とする時で，患者の体液の過剰が1kg/日以上の場合に，通常，1日に1～2回処方し，レギュニールLCa1.5腹膜透析液と組み合せて交換使用すること。体液過剰の状況は，患者の体重と基準体重とを比較検討し決定する。基準体重は浮腫がなく，細胞外液の過剰に基づくと考えられる心不全等の症状がない状態で測定した体重値である。

(2)本剤の2.5Lは2L貯留を施行しているCAPD患者で透析不足による全身倦怠感，食欲不振，不眠等の尿毒症症状が認められる場合，又は1日5回以上の透析液交換に不都合を感じている場合に，患者の腹腔内容積や肺活量に応じて(体重60kg以上を目安とする)2Lに代え適用する。

(3)なお，本剤は使用直前に上室液と下室液の2液をよく混合し，混合後は速やかに使用すること。万一誤って下室液のみを注入した場合(特に注入量が1,000mL未満の場合に気付かないおそれがある)には，腹痛又は代謝性アルカローシスの兆候を呈するおそれがある。

＜混合操作＞

ツインバッグ，UVツインバッグ

①バッグを外袋から取り出す。
②混合隔壁及び注液隔壁に開通がないことを確認する。
③本品のクランプを両方とも閉める。
④上室側を強くつかみ混合隔壁側へ押し出すように圧力をかけ，混合隔壁を開通する。
⑤さらに圧力をかけ，注液隔壁を開通する。
⑥両手で交互に押し，十分混合する。

シングルバッグ・機器専用

①バッグを外袋から取り出す。

②混合隔壁及び注液隔壁に開通がないことを確認する。
③上室側を強くつかみ混合隔壁側へ押し出すように圧力をかけ，混合隔壁を開通する。
④さらに圧力をかけ，注液隔壁を開通する。
⑤両手で交互に押し，十分混合する。

禁忌
(1)横隔膜欠損のある患者
(2)腹部に挫滅傷又は熱傷のある患者
(3)高度の腹膜癒着のある患者
(4)尿毒症に起因する以外の出血性素因のある患者
(5)乳酸代謝障害の疑いのある患者

レスカルミン注　規格：5mL1管[57円/管]

ジフェンヒドラミン塩酸塩　臭化カルシウム　日新－山形　441

【効能効果】

アレルギー性鼻炎

【対応標準病名】

◎	アレルギー性鼻炎		
○	アレルギー性鼻咽頭炎	アレルギー性鼻結膜炎	アレルギー性副鼻腔炎
	イネ科花粉症	カモガヤ花粉症	季節性アレルギー性鼻炎
	血管運動性鼻炎	スギ花粉症	通年性アレルギー性鼻炎
	ヒノキ花粉症	ブタクサ花粉症	
△	花粉症		

用法用量　通常成人1日1回5mLを静脈内注射する。なお，年齢，症状により適宜増減する。

禁忌
(1)緑内障の患者
(2)前立腺肥大等下部尿路に閉塞性疾患のある患者
(3)本剤又は臭素化合物に対し過敏症の患者
(4)腎機能障害のある患者，脱水症の患者，全身に衰弱がみられる患者，低塩性食事を摂取している患者
(5)器質的脳障害のある患者，うつ病の患者
(6)ジギタリス製剤を使用している患者

レスピア静注・経口液60mg　規格：60mg3mL1瓶[810円/瓶]

無水カフェイン　ノーベルファーマ　211

【効能効果】

早産・低出生体重児における原発性無呼吸(未熟児無呼吸発作)

【対応標準病名】

◎	早産児	低出生体重児	未熟児無呼吸発作
○	極低出産体重児	極低出生体重児	新生児原発性睡眠時無呼吸
	新生児呼吸不全	新生児チアノーゼ発作	新生児特発呼吸障害
	新生児鼻翼呼吸	新生児無気肺	新生児無呼吸発作
	先天性喘鳴	続発性無気肺	チアノーゼ発作
	超低出産体重児	超低出生体重児	低出産体重児
	妊娠28週以上で37週未満で出生した児	妊娠28週未満で出生した児	部分無気肺
	未熟児くる病	未熟肺	無呼吸発作

効能効果に関連する使用上の注意　本剤は，原発性無呼吸に対する治療薬であるので，本剤投与前に二次性無呼吸の除外診断を行うこと。二次性無呼吸を呈する患児には，原疾患に応じ適切な処置を行うこと。

用法用量
初回投与：通常，カフェインクエン酸塩として20mg/kg(本剤1mL/kg)を30分かけて静脈内投与する。
維持投与：初回投与から24時間後以降に，通常，カフェインクエン酸塩として5mg/kg(本剤0.25mL/kg)を1日1回，10分かけて静脈内投与，又は経口投与する。なお，症状に応じて，10mg/kg(本剤0.5mL/kg)まで増量できる。

用法用量に関連する使用上の注意　早産・低出生体重児では，カフェインのクリアランスは，体重，生後日齢により影響することが報告されているので，臨床症状に応じて投与量を調節することが望ましい。

禁忌
(1)本剤の成分又はメチルキサンチン系化合物に対し過敏症の既往歴のある患児
(2)壊死性腸炎又はその疑いのある患児

10mgレスミン注射液　規格：1%1mL1管[56円/管]
30mgレスミン注射液　規格：1.5%2mL1管[56円/管]

ジフェンヒドラミン塩酸塩　日新－山形　441

【効能効果】

じん麻疹
皮膚疾患に伴う瘙痒(湿疹・皮膚炎)，枯草熱，アレルギー性鼻炎，血管運動性鼻炎，急性鼻炎，春季カタルに伴う瘙痒

【対応標準病名】

◎	アレルギー性鼻炎	花粉症	急性鼻炎
	血管運動性鼻炎	湿疹	春季カタル
	じんま疹	そう痒	皮膚炎
○	足湿疹	アスピリンじんま疹	アトピー性角結膜炎
	アレルギー性じんま疹	アレルギー性鼻咽頭炎	アレルギー性鼻結膜炎
	アレルギー性副鼻腔炎	異汗症	異汗性湿疹
	イネ科花粉症	陰のう湿疹	陰のうそう痒症
	陰部間擦疹	会陰部肛囲湿疹	腋窩湿疹
	温熱じんま疹	外陰部そう痒症	外陰部皮膚炎
	かぜ	家族性寒冷自己炎症症候群	カタル性眼炎
	カタル性結膜炎	化膿性皮膚疾患	貨幣状湿疹
	カモガヤ花粉症	間擦疹	感染性鼻炎
	感染性皮膚炎	感冒	汗疱
	汗疱性湿疹	顔面急性皮膚炎	寒冷じんま疹
	機械性じんま疹	季節性アレルギー性結膜炎	季節性アレルギー性鼻炎
	丘疹状湿疹	急性湿疹	急性鼻咽頭炎
	亀裂性湿疹	頚部皮膚炎	限局性そう痒症
	肛囲間擦疹	紅斑性間擦疹	紅斑性湿疹
	肛門湿疹	肛門そう痒症	コリン性じんま疹
	自家感作性皮膚炎	自己免疫性じんま疹	湿疹様発疹
	周期性再発性じんま疹	手指湿疹	出血性じんま疹
	症候性そう痒症	人工肛門部皮膚炎	人工じんま疹
	新生児皮膚炎	振動性じんま疹	スギ花粉症
	赤色湿疹	接触じんま疹	全身湿疹
	通年性アレルギー性結膜炎	通年性アレルギー性鼻炎	手湿疹
	冬期湿疹	透析皮膚そう痒症	頭部湿疹
	特発性じんま疹	乳房皮膚炎	妊娠湿疹
	妊娠中感冒	妊婦性皮膚炎	粘液膿性結膜炎
	白色粃糠疹	鼻背部湿疹	汎発性皮膚そう痒症
	鼻前庭部湿疹	非特異性そう痒症	ヒノキ花粉症
	皮膚そう痒症	皮膚描記性じんま疹	ブタクサ花粉症
	扁平湿疹	慢性カタル性結膜炎	慢性湿疹
	慢性じんま疹	薬物性じんま疹	落屑性湿疹
	鱗状湿疹	老年性そう痒症	
△	アレルギー性結膜炎	鼻炎	

用法用量　ジフェンヒドラミン塩酸塩として，通常成人1回10～30mgを皮下又は筋肉内注射する。なお，年齢，症状により適宜増減する。

禁忌
(1)緑内障のある患者
(2)前立腺肥大等下部尿路に閉塞性疾患のある患者

ベナスミン注30mg：東和　3%1mL1管[56円/管]

レプチラーゼ注1単位　規格：1単位1mL1管[121円/管]
レプチラーゼ注2単位　規格：2単位2mL1管[212円/管]
ヘモコアグラーゼ　東菱薬品　332

【効 能 効 果】

肺出血，鼻出血，口腔内出血，性器出血，腎出血，創傷よりの出血など

【対応標準病名】

◎	口腔出血	出血	腎出血
	性器出血	創傷	肺出血
	鼻出血症		
○	貫通刺創	気管支出血	気管内出血
	急性大量出血	局所出血	実質性臓器出血
	習慣性鼻出血	上気道出血	小動脈出血
	静脈出血	多量出血	動脈性出血
	特発性鼻出血	内出血	肺胞出血
	鼻血	鼻中隔出血	
△あ	アレルギー性血尿	犬咬創	陰茎出血
	咽喉出血	咽頭開放創	咽頭出血
	咽頭創傷	陰のう内出血	陰門疾患
	塩類喪失性腎炎	横隔膜損傷	黄体血腫
か	汚染創	外陰腫瘤	外陰部出血
	外耳開放創	外耳道創傷	外耳部外傷性異物
	外耳部割創	外耳部貫通創	外耳部咬創
	外耳部挫創	外耳部刺創	外耳部創傷
	外傷性異物	外傷性横隔膜ヘルニア	外傷性眼球ろう
	外傷性咬合	外傷性虹彩離断	外傷性耳出血
	外傷性食道破裂	外傷性乳び胸	外傷性破裂
	外耳裂創	開放創	下咽頭創傷
	下顎外傷性異物	下顎開放創	下顎割創
	下顎貫通創	下顎口唇挫創	下顎咬創
	下顎挫創	下顎刺創	下顎創傷
	下顎部皮膚欠損創	下顎裂創	顎関節部開放創
	顎関節部割創	顎関節部貫通創	顎関節部咬創
	顎関節部挫創	顎関節部刺創	顎関節部創傷
	顎関節部裂創	角膜挫創	角膜切傷
	角膜切創	角膜創傷	角膜破裂
	角膜裂傷	喀血	割創
	眼窩創傷	眼球結膜裂傷	眼球損傷
	眼球破裂	眼球裂傷	眼瞼外傷性異物
	眼瞼開放創	眼瞼割創	眼瞼貫通創
	眼瞼咬創	眼瞼挫創	眼瞼刺創
	眼瞼創傷	眼瞼裂創	眼周囲部外傷性異物
	眼周囲部開放創	眼周囲部割創	眼周囲部貫通創
	眼周囲部咬創	眼周囲部挫創	眼周囲部刺創
	眼周囲部創傷	眼周囲部裂創	貫通銃創
	貫通創	眼部外傷性異物	眼部開放創
	眼部割創	眼部貫通創	眼部咬創
	眼部挫創	眼部刺創	眼部創傷
	眼部裂創	顔面汚染創	顔面外傷性異物
	顔面開放創	顔面割創	顔面貫通創
	顔面咬創	顔面挫創	顔面刺創
	顔面創傷	顔面搔創	顔面多発開放創
	顔面多発割創	顔面多発貫通創	顔面多発咬創
	顔面多発挫創	顔面多発刺創	顔面多発創傷
	顔面多発裂創	顔面皮膚欠損創	顔面裂創
	器質性性器出血	気道出血	機能性子宮出血
	機能性性器出血	機能低下性子宮出血	胸管損傷
	胸腺損傷	頬粘膜咬創	頬部外傷性異物
	頬部開放創	頬部割創	頬部貫通創
	頬部咬創	頬部挫創	頬部刺創
	胸部食道損傷	頬部創傷	頬部皮膚欠損創
	頬部裂創	強膜切創	強膜創傷
	強膜裂傷	棘刺創	魚咬創
	頚部食道開放創	月経中間期出血	血尿
	血尿症候群	結膜創傷	結膜裂傷
	顕微鏡的血尿	口蓋切創	口蓋裂創
	口角部挫創	口角部裂創	広間膜裂傷症候群
	口腔アレルギー症候群	口腔開放創	口腔割創
	口腔挫創	口腔刺創	口腔創傷
	口腔内腫瘤	口腔粘膜咬創	口腔裂創
	口唇外傷性異物	口唇開放創	口唇割創
	口唇貫通創	口唇咬創	口唇挫創
	口唇刺創	口唇創傷	口唇裂創
	溝創	咬創	喉頭出血
さ	更年期出血	採皮創	挫創
	擦過創	産科的創傷の血腫	耳介外傷性異物
	耳介開放創	耳介割創	耳介貫通創
	耳介咬創	耳介挫創	耳介刺創
	耳介創傷	耳介裂創	指間切創
	子宮広間膜内血腫	子宮出血	子宮不正出血
	刺咬症	思春期月経異常	思春期月経過多
	思春期出血	耳前部挫創	刺創
	歯肉切創	歯肉裂創	若年性子宮機能出血
	若年性子宮出血	射創	縦隔血腫
	銃創	手関節掌側部挫創	手関節部挫創
	手関節部創傷	手掌挫創	手掌刺創
	手掌切創	手掌剥皮創	手掌皮膚欠損創
	出血性黄体のう胞	出血性卵胞のう胞	手背皮膚欠損創
	手背部挫創	手背部切創	上顎部裂創
	上唇小帯裂創	食道損傷	腎血尿
	腎後性血尿	針刺創	腎周囲出血
	腎腫大	腎腫瘤	腎障害
	腎石灰化症	スモーカーメラニン沈着症	性交後出血
	声帯出血	精のううっ血	声門外傷
	舌開放創	舌下顎挫創	舌咬創
	舌挫創	舌刺創	舌切創
	切創	舌創傷	切断
	舌裂創	前額部外傷性異物	前額部開放創
	前額部割創	前額部貫通創	前額部咬創
	前額部挫創	前額部刺創	前額部創傷
	前額部皮膚欠損創	前額部裂創	前頭頂部挫創
た	穿通創	大腿汚染創	大腿咬創
	大腿挫創	大腿皮膚欠損創	大腿部開放創
	大腿部刺創	大腿部切創	大腿裂創
	大転子部挫創	打撲割創	打撲挫創
	中手骨関節部挫創	頭部多発開放創	頭部多発割創
	頭部多発咬創	頭部多発挫創	頭部多発刺創
	頭部多発創傷	頭部多発裂創	動物咬創
な	特発性腎出血	突発性咽頭出血	軟口蓋挫創
	軟口蓋創傷	軟口蓋破裂	軟口蓋麻痺
	肉眼的血尿	尿管炎	尿管周囲膿瘍
は	猫咬創	排卵期出血	剥離骨折
	鼻根部打撲挫創	鼻根部裂創	鼻前庭部挫創
	鼻尖部挫創	鼻部外傷性異物	鼻部開放創
	眉部割創	鼻部割創	鼻部貫通創
	皮膚欠損創	鼻部咬創	鼻部挫創
	鼻部刺創	鼻部創傷	皮膚剥脱創
	鼻部皮膚欠損創	鼻部裂創	眉毛部割創
	眉毛部裂創	病巣性口腔ムチン症	表皮剥離
	鼻翼部切創	鼻翼部裂創	副鼻腔開放創
	不正性器出血	ブラックアイ	母指示指間切創
ま	眉間部挫創	眉間部裂創	耳後部挫創
	無症候性血尿	メラニン過剰沈着	盲管銃創
ら	網脈絡膜裂傷	らせん骨折	卵管留血腫
	卵巣出血	卵胞出血	裂傷
	裂創	裂離骨折	

用法用量　通常，成人1日1～2クロブスイツキー単位，小児は1日0.3～1.0クロブスイツキー単位を静脈内又は筋肉内注射する。
なお，年齢，症状により適宜増減する。

禁忌　トロンビンを投与中の患者

併用禁忌

薬剤名等	臨床症状・措置方法	機序・危険因子
トロンビン	血栓形成傾向があらわれるおそれがある。	血栓形成を促進する作用があり，併用により血栓形成傾向が増大する。

レペタン注0.2mg　規格：0.2mg1管[145円/管]
レペタン注0.3mg　規格：0.3mg1管[213円/管]
ブプレノルフィン塩酸塩　大塚　114

【効能効果】

(1)下記疾患並びに状態における鎮痛：術後，各種癌，心筋梗塞症
(2)麻酔補助

【対応標準病名】

◎	悪性腫瘍	癌	術後疼痛
	心筋梗塞		
○	ALK融合遺伝子陽性非小細胞肺癌	EGFR遺伝子変異陽性非小細胞肺癌	KIT（CD117）陽性胃消化管間質腫瘍
	KIT（CD117）陽性結腸消化管間質腫瘍	KIT（CD117）陽性小腸消化管間質腫瘍	KIT（CD117）陽性食道消化管間質腫瘍
	KIT（CD117）陽性直腸消化管間質腫瘍	KRAS遺伝子野生型結腸癌	KRAS遺伝子野生型直腸癌
あ	ST上昇型急性心筋梗塞	S状結腸癌	悪性エナメル上皮腫
	悪性下垂体腫瘍	悪性褐色細胞腫	悪性顆粒細胞腫
	悪性間葉腫	悪性奇形腫	悪性胸腺腫
	悪性グロームス腫瘍	悪性血管外皮腫	悪性甲状腺腫
	悪性骨腫瘍	悪性縦隔腫瘍	悪性腫瘍合併性皮膚筋炎
	悪性神経膠腫	悪性髄膜腫	悪性脊髄髄膜腫
	悪性線維性組織球腫	悪性虫垂粘液瘤	悪性停留精巣
	悪性頭蓋咽頭腫	悪性脳腫瘍	悪性末梢神経鞘腫
	悪性葉状腫瘍	悪性リンパ腫骨髄浸潤	鞍上部胚細胞腫瘍
	胃悪性間葉系腫瘍	胃悪性黒色腫	胃カルチノイド
	胃癌	胃癌・HER2過剰発現	胃管癌
	胃癌骨転移	胃癌末期	胃原発絨毛癌
	胃脂肪肉腫	胃重複癌	胃消化管間質腫瘍
	胃進行癌	胃前庭部癌	胃体部癌
	胃底部癌	遺伝性大腸癌	遺伝性非ポリポーシス大腸癌
	胃肉腫	胃胚細胞腫瘍	胃平滑筋肉腫
	胃幽門部癌	陰核癌	陰茎悪性黒色腫
	陰茎癌	陰茎亀頭部癌	陰茎体部癌
	陰茎肉腫	陰茎パジェット病	陰茎包皮部癌
	陰茎有棘細胞癌	咽頭癌	咽頭肉腫
	陰のう悪性黒色腫	陰のう癌	陰のう内脂肪肉腫
	陰のうパジェット病	陰のう有棘細胞癌	ウイルムス腫瘍
	エクリン汗孔癌	炎症性乳癌	延髄神経膠腫
	延髄星細胞腫	横行結腸癌	横紋筋肉腫
か	外陰悪性黒色腫	外陰悪性腫瘍	外陰癌
	外陰部パジェット病	外陰部有棘細胞癌	外耳道癌
	回腸カルチノイド	回腸癌	回腸消化管間質腫瘍
	海綿芽細胞腫	回盲部癌	下咽頭癌
	下咽頭後部癌	下咽頭肉腫	下顎悪性エナメル上皮腫
	下顎骨悪性腫瘍	下顎骨骨肉腫	下顎歯肉癌
	下顎歯肉頬移行部癌	下顎部横紋筋肉腫	下眼瞼基底細胞癌
	下眼瞼皮膚癌	下眼瞼有棘細胞癌	顎下腺癌
	顎下部悪性腫瘍	角膜の悪性腫瘍	下行結腸癌
	下口唇基底細胞癌	下口唇皮膚癌	下口唇有棘細胞癌
	下肢悪性腫瘍	下唇癌	下唇赤唇部癌
	仮声帯癌	滑膜腫	滑膜肉腫
	下部食道癌	下部胆管癌	下葉小細胞肺癌
	下葉肺癌	下葉肺腺癌	下葉肺大細胞癌
	下葉肺扁平上皮癌	下葉非小細胞肺癌	カルチノイド
	肝悪性腫瘍	眼窩悪性腫瘍	肝外胆管癌
	眼窩横紋筋肉腫	眼角基底細胞癌	眼角皮膚癌
	眼角有棘細胞癌	眼窩神経芽腫	肝カルチノイド
	肝癌	肝癌骨転移	癌関連網膜症
	眼瞼脂腺癌	眼瞼皮膚の悪性腫瘍	眼瞼メルケル細胞癌
	肝細胞癌	肝細胞癌破裂	冠状動脈血栓症
	冠状動脈血栓塞栓症	癌性悪液質	癌性胸水
	癌性胸膜炎	癌性ニューロパチー	汗腺癌
	顔面悪性腫瘍	顔面横紋筋肉腫	肝門部癌
	肝門部胆管癌	気管癌	気管支カルチノイド
	気管支癌	気管支リンパ節転移	基底細胞癌
	臼後部癌	嗅神経芽腫	嗅神経上皮腫
	急性右室梗塞	急性下後壁心筋梗塞	急性下側壁心筋梗塞
	急性下壁心筋梗塞	急性貫壁性心筋梗塞	急性基部側壁心筋梗塞
	急性高位側壁心筋梗塞	急性後基部心筋梗塞	急性後側部心筋梗塞
	急性広範前壁心筋梗塞	急性後壁心筋梗塞	急性後壁中隔心筋梗塞
	急性心筋梗塞	急性心尖部側壁心筋梗塞	急性心内膜下梗塞
	急性前側壁心筋梗塞	急性前壁心筋梗塞	急性前壁心尖部心筋梗塞
	急性前壁中隔心筋梗塞	急性側壁心筋梗塞	急性中隔心筋梗塞
	胸腔内リンパ節の悪性腫瘍	橋神経膠腫	胸腺カルチノイド
	胸腺癌	胸腺腫	胸椎転移
	頬粘膜癌	頬部横紋筋肉腫	胸部下部食道癌
	頬部血管肉腫	胸部上部食道癌	胸部食道癌
	胸部中部食道癌	胸膜悪性腫瘍	胸膜脂肪肉腫
	胸膜播種	去勢抵抗性前立腺癌	巨大後腹膜脂肪肉腫
	空腸カルチノイド	空腸癌	空腸消化管間質腫瘍
	クルッケンベルグ腫瘍	クロム親和性芽細胞腫	頚動脈小体悪性腫瘍
	頚部悪性腫瘍	頚部悪性線維性組織球腫	頚部悪性軟部腫瘍
	頚部横紋筋肉腫	頚部滑膜肉腫	頚部癌
	頚部基底細胞癌	頚部血管肉腫	頚部原発腫瘍
	頚部脂腺癌	頚部脂肪肉腫	頚部食道癌
	頚部神経芽腫	頚部肉腫	頚部皮膚悪性腫瘍
	頚部皮膚癌	頚部メルケル細胞癌	頚部有棘細胞癌
	頚部隆起性皮膚線維肉腫	血管肉腫	結腸癌
	結腸脂肪肉腫	結腸消化管間質腫瘍	結膜の悪性腫瘍
	限局性前立腺癌	肩甲部脂肪肉腫	腱索断裂・急性心筋梗塞に合併
	原始神経外胚葉腫瘍	原線維性星細胞腫	原発性悪性脳腫瘍
	原発性肝癌	原発性骨腫瘍	原発性脳腫瘍
	原発性肺癌	原発不明癌	肩部悪性線維性組織球腫
	肩部横紋筋肉腫	肩部滑膜肉腫	肩部線維肉腫
	肩部淡明細胞肉腫	肩部胞巣状軟部肉腫	口蓋癌
	口蓋垂癌	膠芽腫	口腔悪性黒色腫
	口腔癌	口腔前庭癌	口腔底癌
	硬口蓋癌	後縦隔悪性腫瘍	甲状腺悪性腫瘍
	甲状腺癌	甲状腺癌骨転移	甲状腺髄様癌
	甲状腺乳頭癌	甲状腺未分化癌	甲状腺濾胞癌
	甲状軟骨の悪性腫瘍	口唇癌	口唇境界部癌
	口唇赤唇部癌	口唇皮膚悪性腫瘍	口唇メルケル細胞癌
	口底癌	喉頭蓋癌	喉頭蓋前面癌
	喉頭蓋谷癌	喉頭癌	後頭部転移性腫瘍
	後頭葉悪性腫瘍	後頭葉膠芽腫	後頭葉神経膠腫
	膠肉腫	項部基底細胞癌	後腹膜悪性腫瘍
	後腹膜悪性線維性組織球腫	後腹膜横紋筋肉腫	後腹膜血管肉腫
	後腹膜脂肪肉腫	後腹膜神経芽腫	後腹膜線維肉腫
	後腹膜胚細胞腫瘍	後腹膜平滑筋肉腫	後腹膜リンパ節転移
	項部皮膚癌	項部メルケル細胞癌	項部有棘細胞癌

肛門悪性黒色腫	肛門癌	肛門管癌
肛門部癌	肛門扁平上皮癌	骨悪性線維性組織球腫
骨原性肉腫	骨髄性白血病骨髄浸潤	骨髄転移
骨線維肉腫	骨転移癌	骨軟骨肉腫
骨肉腫	骨盤転移	骨盤内リンパ節転移

さ

骨盤内リンパ節の悪性腫瘍	骨膜性骨肉腫	鰓原性癌
残胃癌	耳介癌	耳介メルケル細胞癌
耳下腺癌	耳下部肉腫	耳管癌
色素性基底細胞癌	子宮癌	子宮癌骨転移
子宮癌再発	子宮癌肉腫	子宮体癌
子宮体癌再発	子宮内膜癌	子宮内膜間質肉腫
子宮肉腫	子宮平滑筋肉腫	篩骨洞癌
視床下部星細胞腫	視床星細胞腫	視神経膠腫
脂腺癌	歯肉癌	脂肪肉腫
斜台部脊索腫	縦隔癌	縦隔脂肪肉腫
縦隔神経芽腫	縦隔胚細胞腫瘍	縦隔卵黄のう腫瘍
縦隔リンパ節転移	十二指腸悪性ガストリノーマ	十二指腸悪性ソマトスタチノーマ
十二指腸カルチノイド	十二指腸癌	十二指腸消化管間質腫瘍
十二指腸神経内分泌癌	十二指腸神経内分泌腫瘍	十二指腸乳頭癌
十二指腸乳頭部癌	十二指腸平滑筋肉腫	絨毛癌
手関節部滑膜肉腫	主気管支の悪性腫瘍	術後合併症
術後乳癌	術創部痛	手部悪性線維性組織球腫
手部横紋筋肉腫	手部滑膜肉腫	手部淡明細胞肉腫
手部類上皮肉腫	上衣芽細胞腫	上衣腫
小陰唇癌	上咽頭癌	上咽頭脂肪肉腫
上顎悪性エナメル上皮腫	上顎癌	上顎結節部癌
上顎骨悪性腫瘍	上顎骨骨肉腫	上顎歯肉癌
上顎歯肉頬移行部癌	上顎洞癌	松果体悪性腫瘍
松果体芽腫	松果体胚細胞腫瘍	松果体部膠芽腫
松果体未分化胚細胞腫	上眼瞼基底細胞癌	上眼瞼皮膚癌
上眼瞼有棘細胞癌	上行結腸カルチノイド	上行結腸癌
上行結腸平滑筋肉腫	上口唇基底細胞癌	上口唇皮膚癌
上口唇有棘細胞癌	小細胞肺癌	上肢悪性腫瘍
上唇癌	上唇赤唇部癌	小唾液腺癌
小腸カルチノイド	小腸癌	小腸脂肪肉腫
小腸消化管間質腫瘍	小腸平滑筋肉腫	上部食道癌
上部胆管癌	上葉小細胞肺癌	上葉肺癌
上葉肺腺癌	上葉肺大細胞癌	上葉肺扁平上皮癌
上葉非小細胞肺癌	上腕悪性線維性組織球腫	上腕悪性軟部腫瘍
上腕横紋筋肉腫	上腕滑膜肉腫	上腕脂肪肉腫
上腕線維肉腫	上腕淡明細胞肉腫	上腕胞巣状軟部肉腫
上腕類上皮肉腫	食道悪性間葉系腫瘍	食道悪性黒色腫
食道横紋筋肉腫	食道顆粒細胞腫	食道カルチノイド
食道癌	食道癌骨転移	食道癌肉腫
食道基底細胞癌	食道偽肉腫	食道脂肪肉腫
食道消化管間質腫瘍	食道小細胞癌	食道腺癌
食道腺様のう胞癌	食道粘表皮癌	食道表在癌
食道平滑筋肉腫	食道未分化癌	痔瘻癌
腎悪性腫瘍	腎盂癌	腎盂腺癌
腎盂乳頭状癌	腎盂尿路上皮癌	腎盂扁平上皮癌
腎カルチノイド	腎癌	腎癌骨転移
神経芽腫	神経膠腫	神経線維肉腫
進行性前立腺癌	進行乳癌	唇交連癌
腎細胞癌	心室中隔穿孔・急性心筋梗塞に合併	心室内血栓症・急性心筋梗塞に合併
腎周囲脂肪肉腫	心尖部血栓症・急性心筋梗塞に合併	心臓悪性腫瘍
心臓横紋筋肉腫	心臓血管肉腫	心臓脂肪肉腫
心臓線維肉腫	心臓粘液肉腫	腎肉腫
心破裂・急性心筋梗塞に合併	心房中隔穿孔・急性心筋梗塞に合併	心房内血栓症・急性心筋梗塞に合併

心膜血腫・急性心筋梗塞に合併	膵芽腫	膵癌
膵管癌	膵管内管状腺癌	膵管内乳頭粘液性腺癌
膵脂肪肉腫	膵漿液性のう胞腺癌	膵腺房細胞癌
膵臓癌骨転移	膵体部癌	膵頭部カルチノイド
膵頭部癌	膵内胆管癌	膵粘液性のう胞腺癌
膵尾部癌	髄膜癌腫症	髄膜白血病
スキルス胃癌	星細胞腫	精索脂肪肉腫
精索肉腫	星状芽細胞腫	精上皮腫
成人T細胞白血病骨髄浸潤	精巣横紋筋肉腫	精巣癌
精巣奇形癌	精巣奇形腫	精巣絨毛癌
精巣上体癌	精巣胎児性癌	精巣肉腫
精巣胚細胞腫瘍	精巣卵黄のう腫瘍	精巣卵のう腫瘍
精母細胞腫	声門下癌	声門癌
声門上癌	脊髄播種	脊椎転移
脊椎麻酔後頭痛	舌縁癌	舌下腺癌
舌下面癌	舌癌	舌根部癌
舌脂肪肉腫	舌尖癌	舌背癌
線維脂肪肉腫	線維肉腫	前縦隔悪性腫瘍
前頭洞癌	前頭部転移性腫瘍	前頭葉悪性腫瘍
前頭葉膠芽腫	前頭葉神経膠腫	前頭葉星細胞腫
前頭葉退形成性星細胞腫	前立腺横紋筋肉腫	前立腺癌
前立腺癌骨転移	前立腺癌再発	前立腺小細胞癌
前立腺神経内分泌癌	前立腺肉腫	前腕悪性線維性組織球腫
前腕悪性軟部腫瘍	前腕横紋筋肉腫	前腕滑膜肉腫
前腕線維肉腫	前腕胞巣状軟部肉腫	前腕類上皮肉腫
早期胃癌	早期食道癌	総胆管癌
側頭部転移性腫瘍	側頭葉悪性腫瘍	側頭葉膠芽腫
側頭葉神経膠腫	側頭葉星細胞腫	側頭葉退形成性星細胞腫

た

側頭葉毛様細胞性星細胞腫	第4脳室上衣腫	大陰唇癌
退形成性上衣腫	退形成性星細胞腫	胎児性癌
胎児性精巣腫瘍	大腿骨転移性骨腫瘍	大唾液腺癌
大腸カルチノイド	大腸癌	大腸癌骨転移
大腸肉腫	大腸粘液癌	大動脈周囲リンパ節転移
大脳悪性腫瘍	大脳深部神経膠腫	大脳深部転移性腫瘍
大網脂肪肉腫	大網消化管間質腫瘍	唾液腺癌
多発性癌転移	多発性骨髄腫骨髄浸潤	多発性神経膠腫
胆管癌	男性性器癌	胆のうカルチノイド
胆のう癌	胆のう管癌	胆のう肉腫
淡明細胞肉腫	腟悪性黒色腫	腟癌
中咽頭癌	中咽頭側壁癌	中咽頭肉腫
中耳悪性腫瘍	中縦隔悪性腫瘍	虫垂カルチノイド
虫垂癌	虫垂杯細胞カルチノイド	中脳神経膠腫
肘部滑膜肉腫	中部食道癌	肘部線維肉腫
中部胆管癌	肘部類上皮肉腫	中葉小細胞肺癌
中葉肺癌	中葉肺腺癌	中葉肺大細胞癌
中葉肺扁平上皮癌	中葉非小細胞肺癌	腸間膜悪性腫瘍
腸間膜脂肪肉腫	腸間膜消化管間質腫瘍	腸間膜肉腫
腸間膜平滑筋肉腫	蝶形骨洞癌	腸骨リンパ節転移
聴神経膠腫	直腸S状部結腸癌	直腸悪性黒色腫
直腸カルチノイド	直腸癌	直腸癌骨転移
直腸癌術後再発	直腸癌穿孔	直腸脂肪肉腫
直腸消化管間質腫瘍	直腸平滑筋肉腫	陳旧性心筋梗塞
手軟部悪性腫瘍	転移性下顎癌	転移性肝癌
転移性肝腫瘍	転移性胸膜腫瘍	転移性口腔癌
転移性黒色腫	転移性骨腫瘍	転移性縦隔腫瘍
転移性十二指腸癌	転移性腫瘍	転移性消化器腫瘍
転移性上顎癌	転移性小腸腫瘍	転移性腎腫瘍
転移性膵腫瘍	転移性舌癌	転移性頭蓋骨腫瘍
転移性脳腫瘍	転移性肺癌	転移性肺腫瘍
転移性脾腫瘍	転移性皮膚腫瘍	転移性副腎腫瘍

レ

転移性腹壁腫瘍	転移性扁平上皮癌	転移性卵巣癌
テント上下転移性腫瘍	頭蓋骨悪性腫瘍	頭蓋骨骨肉腫
頭蓋底骨肉腫	頭蓋底脊索腫	頭蓋内胚細胞腫瘍
頭蓋部脊索腫	頭頸部癌	透析腎癌
頭頂葉悪性腫瘍	頭頂葉膠芽腫	頭頂葉神経膠腫
頭頂葉星細胞腫	頭部悪性線維性組織球腫	頭部横紋筋肉腫
頭部滑膜肉腫	頭部基底細胞癌	頭部血管肉腫
頭部脂腺癌	頭部脂肪肉腫	頭部軟部組織悪性腫瘍
頭部皮膚癌	頭部メルケル細胞癌	頭部有棘細胞癌
頭部隆起性皮膚線維肉腫	内耳癌	軟口蓋癌
軟骨肉腫	軟部悪性巨細胞腫	軟部組織悪性腫瘍
肉腫	乳癌	乳癌・HER2 過剰発現
乳癌骨転移	乳癌再発	乳癌皮膚転移
乳頭筋断裂・急性心筋梗塞に合併	乳頭筋不全症・急性心筋梗塞に合併	乳房外パジェット病
乳房下外側部乳癌	乳房下内側部乳癌	乳房脂肪肉腫
乳房上外側部乳癌	乳房上内側部乳癌	乳房中央部乳癌
乳房肉腫	尿管癌	尿管口部膀胱癌
尿管尿路上皮癌	尿道傍腺の悪性腫瘍	尿膜管癌
粘液性のう胞腺癌	脳幹悪性腫瘍	脳幹膠芽腫
脳幹神経膠腫	脳幹部星細胞腫	脳室悪性腫瘍
脳室上衣腫	脳神経悪性腫瘍	脳胚細胞腫瘍
肺芽腫	肺カルチノイド	肺癌
肺癌骨転移	肺癌肉腫	肺癌による閉塞性肺炎
胚細胞腫	肺腺癌	肺腺扁平上皮癌
肺腺様のう胞癌	肺大細胞癌	肺大細胞神経内分泌癌
肺肉腫	肺粘表皮癌	肺扁平上皮癌
肺胞上皮癌	肺未分化癌	肺門部小細胞癌
肺門部腺癌	肺門部大細胞癌	肺門部肺癌
肺門部非小細胞癌	肺門部扁平上皮癌	肺門リンパ節転移
抜歯後疼痛	馬尾上衣腫	バレット食道癌
パンコースト症候群	非Q波心筋梗塞	非 ST 上昇型心筋梗塞
鼻咽腔癌	鼻腔癌	脾脂肪肉腫
非小細胞肺癌	鼻前庭癌	鼻中隔癌
脾の悪性腫瘍	皮膚悪性腫瘍	皮膚悪性線維性組織球腫
皮膚癌	皮膚脂肪肉腫	皮膚線維肉腫
皮膚白血病	皮膚付属器癌	びまん性星細胞腫
脾門部リンパ節転移	披裂喉頭蓋ひだ喉頭面癌	副咽頭間隙悪性腫瘍
腹腔内リンパ節の悪性腫瘍	腹腔リンパ節転移	副甲状腺悪性腫瘍
副甲状腺癌	副腎悪性腫瘍	副腎癌
副腎神経芽腫	副腎髄質の悪性腫瘍	副腎皮質癌
副腎皮質の悪性腫瘍	副鼻腔癌	腹部悪性腫瘍
腹部食道癌	腹部神経芽腫	腹膜悪性腫瘍
腹膜癌	ぶどう膜悪性黒色腫	噴門癌
平滑筋肉腫	扁桃窩癌	扁桃癌
扁桃肉腫	膀胱円蓋部膀胱癌	膀胱癌
膀胱頸部膀胱癌	膀胱後壁部膀胱癌	膀胱三角部膀胱癌
膀胱前壁部膀胱癌	膀胱側壁部膀胱癌	膀胱肉腫
膀胱尿路上皮癌	膀胱扁平上皮癌	傍骨性骨肉腫
紡錘形細胞肉腫	胞巣状軟部肉腫	乏突起神経膠腫
末期癌	末梢神経悪性腫瘍	脈絡膜悪性黒色腫
メルケル細胞癌	盲腸カルチノイド	盲腸癌
毛包癌	網膜芽細胞腫	網膜膠腫
毛様細胞性星細胞腫	毛様体悪性腫瘍	ユーイング肉腫
有棘細胞癌	幽門癌	幽門前庭部癌
腰椎転移	卵管癌	卵巣カルチノイド
卵巣癌	卵巣癌全身転移	卵巣癌肉腫
卵巣絨毛癌	卵巣胎児性癌	卵巣肉腫
卵巣胚細胞腫瘍	卵巣未分化胚細胞腫	卵巣卵黄のう腫瘍
卵巣類皮のう胞癌	隆起性皮膚線維肉腫	輪状後部癌
リンパ管肉腫	リンパ性白血病骨髄浸潤	類上皮肉腫

	肋骨転移		
△	悪性腫瘍に伴う貧血	イートン・ランバート症候群	右室自由壁破裂
	冠状動脈口閉鎖	癌性ニューロミオパチー	癌性貧血
	癌性ミエロパチー	金属歯冠修復過高	金属歯冠修復粗造
	金属歯冠修復脱離	金属歯冠修復低位	金属歯冠修復破損
	金属歯冠修復不適合	左室自由壁破裂	腫瘍随伴症候群
	上皮腫	心臓破裂	脊索腫
	全身性転移性癌	転移性骨腫瘍による大腿骨骨折	疼痛
	内胚葉洞腫瘍	卵黄のう腫瘍	

用法用量

(1)鎮痛を目的とする場合

術後，各種癌：通常成人には，ブプレノルフィンとして1回0.2mg～0.3mg(体重当り4μg/kg～6μg/kg)を筋肉内に注射する。なお，初回量は0.2mgとすることが望ましい。その後必要に応じて約6～8時間ごとに反復注射する。症状に応じて適宜増減する。

心筋梗塞症：通常成人には，ブプレノルフィンとして1回0.2mgを徐々に静脈内に注射する。症状に応じて適宜増減する。

(2)麻酔補助を目的とする場合：通常成人には，ブプレノルフィンとして0.2mg～0.4mg(体重当り4μg/kg～8μg/kg)を麻酔導入時に徐々に静脈内に注射する。症状，手術時間，併用薬などに応じて適宜増減する。

禁忌

(1)本剤の成分に対し過敏症の既往歴のある患者
(2)重篤な呼吸抑制状態及び肺機能障害のある患者
(3)重篤な肝機能障害のある患者
(4)頭部傷害，脳に病変のある場合で，意識混濁が危惧される患者
(5)頭蓋内圧上昇の患者
(6)妊婦又は妊娠している可能性のある婦人

ザルバン注0.2mg：日新－山形　0.2mg1管[81円/管]，ザルバン注0.3mg：日新－山形　0.3mg1管[107円/管]

レベミル注イノレット　規格：300単位1キット[2401円/キット]
レベミル注フレックスペン　規格：300単位1キット[2601円/キット]
レベミル注ペンフィル　規格：300単位1筒[1859円/筒]

インスリンデテミル(遺伝子組換え)　ノボノルディスク　249

【効能効果】

インスリン療法が適応となる糖尿病

【対応標準病名】

◎	糖尿病		
○	1型糖尿病	1型糖尿病・眼合併症あり	1型糖尿病・関節合併症あり
	1型糖尿病・ケトアシドーシス合併あり	1型糖尿病・昏睡合併あり	1型糖尿病・腎合併症あり
	1型糖尿病・神経学的合併症あり	1型糖尿病・多発糖尿病性合併症あり	1型糖尿病・糖尿病性合併症あり
	1型糖尿病・糖尿病性合併症なし	1型糖尿病・末梢循環合併症あり	1型糖尿病黄斑症
	1型糖尿病合併妊娠	1型糖尿病性アシドーシス	1型糖尿病性アセトン血症
	1型糖尿病性胃腸症	1型糖尿病性壊疽	1型糖尿病性黄斑浮腫
	1型糖尿病性潰瘍	1型糖尿病性眼筋麻痺	1型糖尿病性肝障害
	1型糖尿病性関節症	1型糖尿病性筋萎縮症	1型糖尿病性血管障害
	1型糖尿病性ケトアシドーシス	1型糖尿病性高コレステロール血症	1型糖尿病性虹彩炎
	1型糖尿病性骨症	1型糖尿病性昏睡	1型糖尿病性自律神経ニューロパチー
	1型糖尿病性神経因性膀胱	1型糖尿病性神経痛	1型糖尿病性腎硬化症
	1型糖尿病性腎症	1型糖尿病性腎症第1期	1型糖尿病性腎症第2期
	1型糖尿病性腎症第3期	1型糖尿病性腎症第3期A	1型糖尿病性腎症第3期B

1型糖尿病性腎症第4期	1型糖尿病性腎症第5期	1型糖尿病性腎不全
1型糖尿病性水疱	1型糖尿病性精神障害	1型糖尿病性そう痒症
1型糖尿病性多発ニューロパチー	1型糖尿病性単ニューロパチー	1型糖尿病性中心性網膜症
1型糖尿病性低血糖性昏睡	1型糖尿病性動脈硬化症	1型糖尿病性動脈閉塞症
1型糖尿病性ニューロパチー	1型糖尿病性白内障	1型糖尿病性皮膚障害
1型糖尿病性浮腫性硬化症	1型糖尿病性末梢血管症	1型糖尿病性末梢血管障害
1型糖尿病性末梢神経障害	1型糖尿病性網膜症	ウイルス性糖尿病・眼合併症あり
ウイルス性糖尿病・ケトアシドーシス合併あり	ウイルス性糖尿病・昏睡合併あり	ウイルス性糖尿病・腎合併症あり
ウイルス性糖尿病・神経学的合併症あり	ウイルス性糖尿病・多発糖尿病性合併症あり	ウイルス性糖尿病・糖尿病性合併症あり
ウイルス性糖尿病・糖尿病性合併症なし	ウイルス性糖尿病・末梢循環合併症あり	緩徐進行1型糖尿病
緩徐進行1型糖尿病・眼合併症あり	緩徐進行1型糖尿病・関節合併症あり	緩徐進行1型糖尿病・ケトアシドーシス合併あり
緩徐進行1型糖尿病・昏睡合併あり	緩徐進行1型糖尿病・腎合併症あり	緩徐進行1型糖尿病・神経学的合併症あり
緩徐進行1型糖尿病・多発糖尿病性合併症あり	緩徐進行1型糖尿病・糖尿病性合併症なし	緩徐進行1型糖尿病・末梢循環合併症あり
キンメルスチール・ウイルソン症候群	劇症1型糖尿病	高血糖高浸透圧症候群
高浸透圧性非ケトン性昏睡	術後低インスリン血症	膵性糖尿病・眼合併症あり
膵性糖尿病・ケトアシドーシス合併あり	膵性糖尿病・昏睡合併あり	膵性糖尿病・腎合併症あり
膵性糖尿病・神経学的合併症あり	膵性糖尿病・多発糖尿病性合併症あり	膵性糖尿病・糖尿病性合併症あり
膵性糖尿病・糖尿病性合併症なし	膵性糖尿病・末梢循環合併症あり	膵全摘後二次性糖尿病
ステロイド糖尿病・眼合併症あり	ステロイド糖尿病・ケトアシドーシス合併あり	ステロイド糖尿病・昏睡合併あり
ステロイド糖尿病・腎合併症あり	ステロイド糖尿病・神経学的合併症あり	ステロイド糖尿病・多発糖尿病性合併症あり
ステロイド糖尿病・糖尿病性合併症あり	ステロイド糖尿病・糖尿病性合併症なし	ステロイド糖尿病・末梢循環合併症あり
増殖性糖尿病性網膜症	増殖性糖尿病性網膜症・1型糖尿病	糖尿病・糖尿病性合併症なし
糖尿病黄斑症	糖尿病黄斑浮腫	糖尿病性アシドーシス
糖尿病性アセトン血症	糖尿病性壊疽	糖尿病性潰瘍
糖尿病性眼筋麻痺	糖尿病性肝障害	糖尿病性関節症
糖尿病性筋萎縮症	糖尿病性血管障害	糖尿病性ケトアシドーシス
糖尿病性高コレステロール血症	糖尿病性虹彩炎	糖尿病性骨症
糖尿病性昏睡	糖尿病性自律神経ニューロパチー	糖尿病性神経因性膀胱
糖尿病性神経痛	糖尿病性腎硬化症	糖尿病性腎症
糖尿病性腎不全	糖尿病性水疱	糖尿病性精神障害
糖尿病性そう痒症	糖尿病性多発ニューロパチー	糖尿病性単ニューロパチー
糖尿病性中心性網膜症	糖尿病性低血糖性昏睡	糖尿病性動脈閉塞症
糖尿病性ニューロパチー	糖尿病性白内障	糖尿病性皮膚障害
糖尿病性浮腫性硬化症	糖尿病性末梢血管症	糖尿病性末梢血管障害
糖尿病性末梢神経障害	糖尿病網膜症	二次性糖尿病・眼合併症あり
二次性糖尿病・ケトアシドーシス合併あり	二次性糖尿病・昏睡合併あり	二次性糖尿病・腎合併症あり
二次性糖尿病・神経学的合併症あり	二次性糖尿病・多発糖尿病性合併症あり	二次性糖尿病・糖尿病性合併症あり
二次性糖尿病・糖尿病性合併症なし	二次性糖尿病・末梢循環合併症あり	妊娠中の糖尿病
不安定型糖尿病	薬剤性糖尿病・眼合併症あり	薬剤性糖尿病・ケトアシドーシス合併あり
薬剤性糖尿病・昏睡合併あり	薬剤性糖尿病・腎合併症あり	薬剤性糖尿病・神経学的合併症あり
薬剤性糖尿病・多発糖尿病性合併症あり	薬剤性糖尿病・糖尿病性合併症あり	薬剤性糖尿病・糖尿病性合併症なし
薬剤性糖尿病・末梢循環合併症あり		

△	インスリン抵抗性糖尿病	化学的糖尿病	境界型糖尿病
	新生児一過性糖尿病	新生児糖尿病	膵性糖尿病
	糖尿病合併症	糖尿病性動脈硬化症	糖尿病母体児
	妊娠糖尿病	妊娠糖尿病母体児症候群	

効能効果に関連する使用上の注意　糖尿病の診断が確立した患者に対してのみ適用を考慮すること。

糖尿病以外にも耐糖能異常や尿糖陽性を呈する糖尿病類似の病態(腎性糖尿，甲状腺機能異常等)があることに留意すること。

用法用量

〔イノレット，フレックスペン〕：通常，成人では，初期は1日1回4～20単位を皮下注射する。注射時刻は夕食前又は就寝前のいずれでもよいが，毎日一定とする。他のインスリン製剤との併用において，投与回数を1日2回にする場合は朝食前及び夕食前，又は朝食前及び就寝前に投与する。投与量は患者の症状及び検査所見に応じて適宜増減する。なお，他のインスリン製剤の投与量を含めた維持量は，通常1日4～80単位である。但し，必要により上記用量を超えて使用することがある。

〔ペンフィル〕：通常，成人では，初期は1日1回4～20単位を専用のインスリン注入器を用いて皮下注射する。注射時刻は夕食前又は就寝前のいずれでもよいが，毎日一定とする。他のインスリン製剤との併用において，投与回数を1日2回にする場合は朝食前及び夕食前，又は朝食前及び就寝前に投与する。投与量は患者の症状及び検査所見に応じて適宜増減する。なお，他のインスリン製剤の投与量を含めた維持量は，通常1日4～80単位である。但し，必要により上記用量を超えて使用することがある。

用法用量に関連する使用上の注意

(1)適用にあたっては本剤の作用時間，1mLあたりのインスリン含有単位と患者の病状に留意し，その製剤的特徴に適する場合に投与すること。

(2)糖尿病性昏睡，急性感染症，手術等緊急の場合は，本剤のみで処置することは適当でなく，速効型インスリン製剤を使用すること。

(3)中間型又は持効型インスリン製剤から本剤に変更する場合は，以下を参考に本剤の投与を開始し，その後の患者の状態に応じて用量を増減するなど，本剤の作用特性を考慮の上慎重に行うこと。小児への投与にあたっても同様とすること。

①国内の臨床試験では，中間型インスリン製剤から本剤に変更する際，前治療の70%用量より開始したが，試験終了時の用量は前治療と同様であった。

②他の持効型インスリン製剤から本剤へ切り替えた国内での使用経験はない。

③投与回数及び投与時期は，原則として前治療と同じ用法で切り替えること。

④本剤への変更により本剤及び併用している超速効型又は速効型インスリン製剤の用量の調整が必要になることがある。用量の調整には，初回の投与から数週間あるいは数ヵ月間必要になることがある。

(4)経口血糖降下剤から本剤に変更する場合及び経口血糖降下剤と併用する場合

①投与にあたっては低用量から開始するなど，本剤の作用特性を考慮の上慎重に行うこと。

②経口血糖降下剤と併用する場合は，経口血糖降下剤の投与量及び投与スケジュールの調整が必要となることがある。

禁忌

(1)低血糖症状を呈している患者

(2)本剤の成分に対し過敏症の既往歴のある患者

レボスパ静注用200mg　規格：200mg1瓶[760円/瓶]

プラステロン硫酸エステルナトリウム水和物　イセイ　245

【効能効果】

妊娠末期子宮頸管熟化不全(子宮口開大不全，頸部展退不全，頸部軟化不全)における熟化の促進

【対応標準病名】

◎	頸管熟化不全	子宮頸管拡張不全	子宮口開大不全
○	頸管難産	原発性陣痛微弱	子宮頸管無力症
	子宮収縮不全	軟産道強靱症	軟産道伸展不良
△	子宮頸管無力症のための母体管理		

効能効果に関連する使用上の注意

(1)本剤は経腟分娩を目的としているため，帝王切開を予定している妊婦には使用しないこと。
(2)頸管熟化の状態を診断して，慎重に適応を判断すること。

用法用量　通常，妊娠末期の妊婦に100mgを注射用水または5w/v%ブドウ糖注射液10mLに用時溶解し，100～200mgを1日1回，週2～3回静脈内投与する。

警告

(1)本剤の使用により，胎児徐脈又は胎児仮死が起こることがあり，胎児死亡に至った症例が報告されている。
(2)本剤の投与に際しては妊婦及び胎児の状態を分娩監視装置等により十分に観察するとともに，投与後も同様に十分観察し，異常が認められた場合には適切な処置を行うこと。
(3)本剤の使用にあたっては，添付文書を熟読すること。

禁忌　本剤の成分に対し過敏症の既往歴のある患者

レボトミン筋注25mg　規格：2.5%1mL1管[56円/管]
レボメプロマジン塩酸塩　田辺三菱　117

ヒルナミン筋注25mgを参照(P1753)

レボビスト注射用　規格：2.5g1瓶(溶解液付)[11153円/瓶]
ガラクトース　パルミチン酸　バイエル薬品　729

【効 能 効 果】

心エコー図検査における造影
ドプラ検査における造影
子宮卵管エコー図検査における造影

【対応標準病名】

該当病名なし

用法用量

効能効果，造影部位に応じ，通常，1回量として，成人に下表の濃度，容量を投与する。なお，静脈内投与では，1回の検査で異なる断面あるいは部位を造影するなど，複数回投与の必要がある場合には，3回を限度とする。
子宮卵管エコー図検査における造影では，導管より子宮腔内に注入する。

効能効果	心エコー図検査における造影	ドプラ検査における造影		子宮卵管エコー図検査における造影
造影部位	心臓血管	心臓血管	頭・頸部，躯幹部・四肢	子宮卵管
投与部位	静脈内			子宮腔内
使用濃度(mg/mL)	300	200	300	200
容量(mL)	5	4～8	5	5～18

警告　本剤は動脈内投与しないこと。

禁忌

(静脈内投与)
(1)本剤に対し過敏症の既往歴のある患者
(2)ガラクトース血症の患者
(3)発症後14日未満の急性心筋梗塞患者
(子宮腔内投与)
(1)本剤に対し過敏症の既往歴のある患者
(2)ガラクトース血症の患者
(3)妊婦又は妊娠している可能性のある患者
(4)骨盤腔内に急性炎症性疾患のある患者

原則禁忌

(静脈内投与)
(1)重篤な心疾患のある患者
(2)重篤な肺疾患のある患者

レミケード点滴静注用100　規格：100mg1瓶[89536円/瓶]
インフリキシマブ(遺伝子組換え)　田辺三菱　239

【効 能 効 果】

既存治療で効果不十分な下記疾患
関節リウマチ(関節の構造的損傷の防止を含む)
ベーチェット病による難治性網膜ぶどう膜炎
尋常性乾癬，関節症性乾癬，膿疱性乾癬，乾癬性紅皮症
強直性脊椎炎
次のいずれかの状態を示すクローン病の治療及び維持療法(既存治療で効果不十分な場合に限る)
中等度から重度の活動期にある患者
外瘻を有する患者
中等症から重症の潰瘍性大腸炎の治療(既存治療で効果不十分な場合に限る)

【対応標準病名】

◎	関節リウマチ	乾癬性関節炎	乾癬性紅皮症
	強直性脊椎炎	クローン病	重症潰瘍性大腸炎
	尋常性乾癬	中等症潰瘍性大腸炎	難治性ぶどう膜炎
	膿疱性乾癬	ベーチェット病	
○	亜急性前部ぶどう膜炎	アレルギー性ぶどう膜炎	胃クローン病
	胃十二指腸クローン病	円板状乾癬	回腸クローン病
	潰瘍性大腸炎	潰瘍性大腸炎・左側大腸炎型	潰瘍性大腸炎・全大腸炎型
	潰瘍性大腸炎・直腸S状結腸炎型	潰瘍性大腸炎・直腸炎型	潰瘍性大腸炎再燃
	潰瘍性大腸炎性若年性関節炎	角膜虹彩炎	活動期潰瘍性大腸炎
	化膿性虹彩炎	化膿性ぶどう膜炎	化膿性毛様体炎
	関節リウマチ・顎関節	関節リウマチ・肩関節	関節リウマチ・胸椎
	関節リウマチ・頚椎	関節リウマチ・股関節	関節リウマチ・指関節
	関節リウマチ・趾関節	関節リウマチ・膝関節	関節リウマチ・手関節
	関節リウマチ・脊椎	関節リウマチ・足関節	関節リウマチ・肘関節
	関節リウマチ・腰椎	乾癬	乾癬性関節炎・肩関節
	乾癬性関節炎・股関節	乾癬性関節炎・指関節	乾癬性関節炎・膝関節
	乾癬性関節炎・手関節	乾癬性関節炎・仙腸関節	乾癬性関節炎・足関節
	乾癬性関節炎・肘関節	乾癬性脊椎炎	顔面尋常性乾癬
	急性潰瘍性大腸炎	急性激症型潰瘍性大腸炎	急性虹彩炎
	急性虹彩毛様体炎	急性前部ぶどう膜炎	急性汎発性膿疱性乾癬
	急性毛様体炎	局面状乾癬	空腸クローン病
	クローン病性若年性関節炎	劇症型潰瘍性大腸炎	高血圧性虹彩毛様体炎
	虹彩異色性毛様体炎	肛門クローン病	再燃緩解型潰瘍性大腸炎
	四肢乾癬	四肢尋常性乾癬	十二指腸クローン病
	漿液性虹彩炎	小腸クローン病	小腸大腸クローン病
	小児汎発性膿疱性乾癬	初回発作型潰瘍性大腸炎	脂漏性乾癬
	水晶体原性虹彩毛様体炎	ステロイド依存性潰瘍性大腸炎	ステロイド依存性クローン病
	ステロイド抵抗性潰瘍性大腸炎	全身の尋常性乾癬	前房蓄膿
	前房蓄膿性虹彩炎	続発性虹彩炎	続発性虹彩毛様体炎
	続発性ぶどう膜炎	大腸クローン病	多発性乾癬性関節炎
	多発性リウマチ性関節炎	中間部ぶどう膜炎	虫垂クローン病
	直腸クローン病	陳旧性虹彩毛様体炎	滴状乾癬
	点状乾癬	頭部尋常性乾癬	内因性ぶどう膜炎
	破壊性関節炎	汎発性膿疱性乾癬	反復性虹彩炎
	反復性虹彩毛様体炎	反復性前部ぶどう膜炎	反復性前房蓄膿

レ

	反復性毛様体炎	びまん性乾癬	ぶどう膜炎
	ぶどう膜角膜炎	疱疹状膿痂疹	慢性虹彩毛様体炎
	慢性持続型潰瘍性大腸炎	腰部尋常性乾癬	リウマチ様関節炎
	リウマトイド脊椎炎	濾胞性乾癬	
△	RS3PE 症候群	亜急性虹彩炎	亜急性虹彩毛様体炎
	亜急性毛様体炎	炎症性多発性関節障害	オーバーラップ症候群
	外陰ベーチェット病	潰瘍性大腸炎合併妊娠	緩解期潰瘍性大腸炎
	眼ベーチェット病	強直性脊椎炎性呼吸器障害	強直脊椎炎性虹彩毛様体炎
	屈曲部乾癬	軽症潰瘍性大腸炎	血管ベーチェット病
	血清反応陰性関節リウマチ	結節虹彩炎	口腔ベーチェット病
	虹彩異色	虹彩炎	虹彩毛様体炎
	紅皮症	混合性結合組織病	尺側偏位
	出血性虹彩炎	術後虹彩炎	神経ベーチェット病
	成人スチル病	遷延性虹彩炎	腸管ベーチェット病
	陳旧性虹彩炎	白内障術後虹彩炎	フォークト・小柳病
	不全型ベーチェット病	フックス異色毛様体炎	ポスナーシュロスマン症候群
	ムチランス変形	毛様体炎	リウマチ性滑液包炎
	リウマチ性虹彩炎	リウマチ性皮下結節	

効能効果に関連する使用上の注意

＜関節リウマチ＞

(1)過去の治療において，非ステロイド性抗炎症剤及び他の抗リウマチ薬(メトトレキサート製剤を含む)等による適切な治療を行っても，疾患に起因する明らかな臨床症状が残る場合に投与を行うこと。また，メトトレキサート製剤に本剤を上乗せすることのリスク・ベネフィットを判断した上で使用すること。本剤による効果は，通常投与開始から14週以内に得られることが確認されている。14週以内に全く効果が得られない場合や，増量や投与間隔の短縮を行っても効果が得られない場合には，現在の治療計画の継続を慎重に再考すること。

(2)本剤とアバタセプト(遺伝子組換え)の併用は行わないこと。

＜ベーチェット病による難治性網膜ぶどう膜炎＞：過去の治療において，他の薬物療法(シクロスポリン等)等の適切な治療を行っても，疾患に起因する明らかな臨床症状が残る場合に本剤の投与を行うこと。

＜乾癬＞：過去の治療において，既存の全身療法(紫外線療法を含む)等の適切な治療を行っても，皮疹が体表面積の10%以上に存在する場合，もしくは難治性の皮疹，関節症状又は膿疱を有する場合に本剤の投与を行うこと。

＜強直性脊椎炎＞：過去の治療において，他の薬物療法(非ステロイド性抗炎症剤等)等の適切な治療を行っても，疾患に起因する明らかな臨床症状が残る場合に本剤の投与を行うこと。

＜クローン病＞

過去の治療において，栄養療法，他の薬物療法(5-アミノサリチル酸製剤，ステロイド，アザチオプリン等)等の適切な治療を行っても，疾患に起因する明らかな臨床症状が残る場合に本剤の投与を行うこと。

なお，寛解維持投与は漫然と行わず経過を観察しながら行うこと。

＜潰瘍性大腸炎＞：過去の治療において，他の薬物療法(5-アミノサリチル酸製剤，ステロイド，アザチオプリン等)等の適切な治療を行っても，疾患に起因する明らかな臨床症状が残る場合に本剤の投与を行うこと。寛解維持効果は確認されていないため，寛解導入後には本剤の継続投与の必要性を検討し，他の治療法への切替えを考慮すること。

用法用量

＜関節リウマチ＞

通常，体重1kg当たり3mgを1回の投与量とし点滴静注する。初回投与後，2週，6週に投与し，以後8週間の間隔で投与を行うこと。

なお，6週の投与以後，効果不十分又は効果が減弱した場合には，投与量の増量や投与間隔の短縮が可能である。これらの投与量の増量や投与間隔の短縮は段階的に行う。1回の体重1kg当たりの投与量の上限は，8週間の間隔であれば10mg，投与間隔を短縮した場合であれば6mgとする。また，最短の投与間隔は4週間とする。本剤は，メトトレキサート製剤による治療に併用して用いること。

＜ベーチェット病による難治性網膜ぶどう膜炎＞：通常，体重1kg当たり5mgを1回の投与量とし点滴静注する。初回投与後，2週，6週に投与し，以後8週間の間隔で投与を行うこと。

＜乾癬＞：通常，体重1kg当たり5mgを1回の投与量とし点滴静注する。初回投与後，2週，6週に投与し，以後8週間の間隔で投与を行うこと。

＜強直性脊椎炎＞：通常，体重1kg当たり5mgを1回の投与量とし点滴静注する。初回投与後，2週，6週に投与し，以後6～8週間の間隔で投与を行うこと。

＜クローン病＞

通常，体重1kg当たり5mgを1回の投与量とし点滴静注する。初回投与後，2週，6週に投与し，以後8週間の間隔で投与を行うこと。

なお，6週の投与以後，効果が減弱した場合には，体重1kg当たり10mgを1回の投与量とすることができる。

＜潰瘍性大腸炎＞：通常，体重1kg当たり5mgを1回の投与量とし点滴静注する。初回投与後，2週，6週に投与し，以後8週間の間隔で投与を行うこと。

なお，本剤投与時には，1.2ミクロン以下のメンブランフィルターを用いたインラインフィルターを通して投与すること。

用法用量に関連する使用上の注意

(1)溶解及び希釈方法：本剤1バイアル当たり10mLの日局注射用水で溶解する。患者の体重から換算した必要溶解液量を約250mLの日局生理食塩液に希釈し，他の注射剤，輸液等とは混合しないこと。

(2)投与方法：本剤は独立した点滴ラインにより，原則，2時間以上をかけて緩徐に点滴静注すること。

(3)メトトレキサート製剤の併用(関節リウマチ)：国内及び海外の臨床試験により，メトトレキサート製剤併用での有効性及び安全性が確認されている。国内臨床試験におけるメトトレキサート製剤の併用量は，6mg/週以上であり，メトトレキサート併用時の本剤に対する抗体の産生率は，メトトレキサート非併用時よりも低かった。なお，関節リウマチ患者におけるメトトレキサート製剤以外の抗リウマチ薬併用の有用性は確立していない。

(4)関節リウマチにおいて，初回，2週，6週投与までは10mg/kg等への増量投与は行わないこと。また，増量により感染症の発現頻度が高まる恐れがあるため，感染症の発現には十分注意すること。

(5)クローン病において，本剤を初回投与後，2週，6週と投与した後，臨床症状や内視鏡所見等により治療効果を評価すること。効果が認められない場合には，さらに継続投与を行っても効果が得られない可能性があり，他の治療法を考慮すること。また，10mg/kgへの増量は，5mg/kgによる治療により効果は認められたものの，8週間隔投与による維持療法中に効果が減弱し，症状の再燃が認められた患者に対して行うこと。増量8週後に効果が認められない場合には，他の治療法を考慮すること。

(6)潰瘍性大腸炎において，本剤を初回投与後，2週，6週と投与した後，8週時点で臨床症状や内視鏡所見等により治療効果を評価すること。効果が認められない場合には，さらに継続投与を行っても効果が得られない可能性があり，他の治療法を考慮すること。

警告

(1)本剤投与により，結核，敗血症を含む重篤な感染症及び脱髄疾患の悪化等があらわれることがあり，本剤との関連性は明らかではないが，悪性腫瘍の発現も報告されている。本剤が疾病を完治させる薬剤でないことも含め，これらの情報を患者に十分説明し，患者が理解したことを確認した上で，治療上の有益性が危険性を上まわると判断される場合にのみ投与すること。また，本剤の投与において，重篤な副作用により，致命的な経過をたどることがあるので，緊急時に十分に措置できる医療施設及び医師のもとで投与し，本剤投与後に副作用が発現した場合には，主治医に連絡するよう患者に注意を与えること。

(2)感染症

①重篤な感染症：敗血症，真菌感染症を含む日和見感染症等の致死的な感染症があらわれることがあるため，十分な観察を行うなど感染症の発症に注意すること。

②結核：播種性結核（粟粒結核）及び肺外結核（髄膜，胸膜，リンパ節等）を含む結核が発症し，死亡例も認められている。結核の既感染者では症状の顕在化及び悪化のおそれがあるため，本剤投与に先立って結核に関する十分な問診及び胸部レントゲン検査に加え，インターフェロン-γ遊離試験又はツベルクリン反応検査を行い，適宜胸部CT検査等を行うことにより，結核感染の有無を確認すること。また，結核の既感染者には，抗結核薬の投与をした上で，本剤を投与すること。ツベルクリン反応等の検査が陰性の患者において，投与後活動性結核が認められた例も報告されている。

(3)本剤投与に関連する反応

① Infusion reaction：本剤投与中あるいは投与終了後2時間以内に発現するinfusion reactionのうち，重篤なアナフィラキシー様症状（呼吸困難，気管支痙攣，血圧上昇，血圧低下，血管浮腫，チアノーゼ，低酸素症，発熱，蕁麻疹等），痙攣があらわれることがある。本剤は緊急時に十分な対応のできる準備をした上で投与を開始し，投与終了後も十分な観察を行うこと。また，重篤なinfusion reactionが発現した場合には，本剤の投与を中止し，適切な処置を行うこと。

②遅発性過敏症（再投与の場合）：本剤投与後3日以上経過後に重篤なものを含む遅発性過敏症（筋肉痛，発疹，発熱，多関節痛，そう痒，手・顔面浮腫，嚥下障害，蕁麻疹，咽頭痛，頭痛等）があらわれることがある。再投与には遅発性過敏症の発現に備え，十分な観察を行うこと。

(4)脱髄疾患の臨床症状及び/又は画像診断上の悪化が，本剤を含むTNF抑制作用を有する薬剤であらわれることがある。脱髄疾患（多発性硬化症等）及びその既往歴のある患者には投与しないこととし，脱髄疾患を疑う患者や家族歴を有する患者に投与する場合には，適宜画像診断等の検査を実施するなど，十分な観察を行うこと。

(5)関節リウマチ患者では，本剤の治療を行う前に，非ステロイド性抗炎症剤及び他の抗リウマチ薬等の使用を十分勘案すること。また，本剤についての十分な知識とリウマチ治療の経験をもつ医師が使用すること。

(6)ベーチェット病による難治性網膜ぶどう膜炎では，本剤の治療を行う前に，既存治療薬（シクロスポリン等）の使用を十分勘案すること。また，ベーチェット病による難治性網膜ぶどう膜炎の治療経験を持つ眼科医と本剤について十分な知識を有する内科等の医師が診断と治療に対して十分な連携をとり使用すること。

(7)乾癬では，本剤の治療を行う前に，既存の全身療法（紫外線療法を含む）の使用を十分勘案すること。また，乾癬の治療経験を持つ医師と本剤について十分な知識を有する医師が連携をとり使用すること。

(8)強直性脊椎炎では，本剤の治療を行う前に，既存治療薬（非ステロイド性抗炎症剤等）の使用を十分勘案すること。また，本剤についての十分な知識と強直性脊椎炎の診断及び治療の経験をもつ医師が使用すること。

(9)クローン病患者では，本剤の治療を行う前に，既存治療薬の使用を十分勘案すること。また，本剤についての十分な知識とクローン病治療の経験をもつ医師が使用すること。

(10)潰瘍性大腸炎患者では，本剤の治療を行う前に，既存治療薬の使用を十分勘案すること。また，本剤についての十分な知識と潰瘍性大腸炎治療の経験をもつ医師が使用すること。

禁忌

(1)重篤な感染症（敗血症等）の患者
(2)活動性結核の患者
(3)本剤の成分又はマウス由来の蛋白質（マウス型，キメラ型，ヒト化抗体等）に対する過敏症の既往歴のある患者
(4)脱髄疾患（多発性硬化症等）及びその既往歴のある患者
(5)うっ血性心不全の患者

インフリキシマブBS点滴静注用100mg「NK」：日本化薬［59814円/瓶］

レラキシン注用200mg
規格：200mg1瓶（溶解液付）［196円/瓶］
スキサメトニウム塩化物水和物　杏林　122

【効能効果】

麻酔時の筋弛緩
気管内挿管時・骨折脱臼の整復時・喉頭痙攣の筋弛緩
精神神経科における電撃療法の際の筋弛緩
腹部腫瘤診断時

【対応標準病名】

該当病名なし

用法用量

通常成人は下記用量を用いる。

間歇的投与法

用時溶解し，スキサメトニウム塩化物水和物の脱水物として，1回10～60mgを静脈内注射する。

この用量で筋弛緩が得られないときは，筋弛緩が得られるまで適宜増量する。

持続点滴用法：持続性効果を求める場合は，0.1～0.2%となるように生理食塩液又は5%ブドウ糖注射液に溶かし，持続注入する。通常2.5mg/分ぐらいの速さで注入する。

また，乳幼児及び小児に対する投与法として，静脈内注射の場合1mg/kgを，静脈内注射が不可能な場合は2～3mg/kgを筋肉内注射する。

警告

本剤による呼吸停止について

(1)本剤の使用に当たっては，必ずガス麻酔器又は人工呼吸器を準備する。使用時は，呼吸停止を起こすことが非常に多いので，人工呼吸や挿管に熟練した医師によってのみ使用すること。

(2)本剤によって起こる呼吸停止は，注入後極めて速やかなので，人工呼吸の時期を失しないように，事前に設備その他の準備・点検を十分に行うこと。

禁忌　本剤の成分に対し過敏症の既往歴のある患者

原則禁忌

(1)重症の熱傷，広範性挫滅性外傷，尿毒症，四肢麻痺，ジギタリス中毒の既往歴のある患者あるいは最近ジギタリスを投与されたことのある患者
(2)緑内障の患者

原則併用禁忌

薬剤名等	臨床症状・措置方法	機序・危険因子
ジギタリス強心配糖体 ジゴキシン ジゴキシン錠等 メチルジゴキシン ラニラピッド錠等	本剤との併用により重篤な不整脈を起こすおそれがある。	スキサメトニウム塩化物水和物の血中カリウム増加作用又はカテコールアミン放出が原因と考えられている。

レンチナン静注用1mg「味の素」
規格：1mg1瓶［5254円/瓶］
レンチナン　味の素　429

【効能効果】

手術不能又は再発胃癌患者におけるテガフール経口投与との併用による生存期間の延長。

【対応標準病名】

◎	胃癌
○	KIT（CD117）陽性胃消化管間質腫瘍　胃管癌　胃癌末期

	胃重複癌	胃消化管間質腫瘍	胃進行癌
	胃前庭部癌	残胃癌	スキルス胃癌
	早期胃癌	噴門癌	
△	胃悪性間葉系腫瘍	胃癌・HER2 過剰発現	胃原発絨毛癌
	胃脂肪肉腫	胃小弯部癌	胃体部癌
	胃大弯部癌	胃底部癌	胃胚細胞腫瘍
	胃平滑筋肉腫	胃幽門部癌	幽門癌
	幽門前庭部癌		

用法用量　通常，成人はテガフール 600mg/日(400mg/m^2/日)経口投与に併用して，レンチナンとして週あたり 2mg(1mg 週 2 回あるいは 2mg を週 1 回)を静注又は，点滴静注する。

禁忌　本剤の成分によるショックの既往歴のある患者

ロイコプロール点滴静注用800万単位

規格：800万単位1瓶［23293円/瓶］

ミリモスチム　JCR　339

【効能効果】

(1)骨髄移植後(同種・同系)の顆粒球数増加促進

(2)下記疾患並びに状態における顆粒球数増加促進

①卵巣癌〔抗悪性腫瘍剤(シクロホスファミド水和物，ドキソルビシン，シスプラチン)を繰り返し投与することにより，顆粒球数 1,000/mm^3(白血球数 2,000/mm^3)以下が観察された顆粒球減少症〕

②急性骨髄性白血病〔抗悪性腫瘍剤(シタラビン，エノシタビン)を投与することにより，顆粒球数 500/mm^3(白血球数 1,000/mm^3)以下が観察された重度の顆粒球減少症〕

【対応標準病名】

◎	急性骨髄性白血病	同種骨髄移植後	薬剤性顆粒球減少症
	卵巣癌		
○	顆粒球減少症	急性骨髄単球性白血病	急性前骨髄球性白血病
	クルッケンベルグ腫瘍	好中球減少症	好中球性白血病
	骨髄性白血病	骨髄単球性白血病	臍帯血移植後
	自家末梢血幹細胞移植後	単球減少症	低形成性白血病
	転移性卵巣癌	同種末梢血幹細胞移植後	二次性白血球減少症
	白血球減少症	白血病	無顆粒球症
	卵管癌		
△	ALK 陽性未分化大細胞リンパ腫	BCR－ABL1 陽性 B リンパ芽球性白血病	BCR－ABL1 陽性 B リンパ芽球性白血病/リンパ腫
	B 細胞性前リンパ球性白血病	B リンパ芽球性白血病	B リンパ芽球性白血病/リンパ腫
	CCR4 陽性成人 T 細胞白血病リンパ腫	E2A－PBX1 陽性 B リンパ芽球性白血病	E2A－PBX1 陽性 B リンパ芽球性白血病/リンパ腫
	IL3－IGH 陽性 B リンパ芽球性白血病	IL3－IGH 陽性 B リンパ芽球性白血病/リンパ腫	MLL 再構成型 B リンパ芽球性白血病
	MLL 再構成型 B リンパ芽球性白血病/リンパ腫	Ph 陽性急性リンパ性白血病	TEL－AML1 陽性 B リンパ芽球性白血病
	TEL－AML1 陽性 B リンパ芽球性白血病/リンパ腫	T 細胞性前リンパ球白血病	T 細胞性大顆粒リンパ球白血病
	T リンパ芽球性白血病	T リンパ芽球性白血病/リンパ腫	悪性腫瘍
	悪性リンパ腫骨髄浸潤	アグレッシブ NK 細胞白血病	顆粒球肉腫
	癌	肝脾 T 細胞リンパ腫	急性巨核芽球性白血病
	急性単球性白血病	急性白血病	急性リンパ性白血病
	くすぶり型白血病	形質細胞白血病	血管内大細胞型 B 細胞性リンパ腫
	高 2 倍体性 B リンパ芽球性白血病	高 2 倍体性 B リンパ芽球性白血病/リンパ腫	好中球 G6PD 欠乏症
	骨髄異形成症候群	骨髄性白血病骨髄浸潤	混合型白血病
	自己免疫性好中球減少症	周期性好中球減少症	絨毛癌
	小児 EBV 陽性 T 細胞リンパ増殖性疾患	小児遺伝性無顆粒球症	小児急性リンパ性白血病
	小児骨髄異形成症候群	小児全身性 EBV 陽性 T 細胞リンパ増殖性疾患	髄膜白血病
	成人 T 細胞白血病骨髄浸潤	成人 T 細胞白血病リンパ腫	成人 T 細胞白血病リンパ腫・急性型
	成人 T 細胞白血病リンパ腫・くすぶり型	成人 T 細胞白血病リンパ腫・慢性型	成人 T 細胞白血病リンパ腫・リンパ腫型
	赤白血病	節外性 NK/T 細胞リンパ腫・鼻型	先天性好中球減少症
	前リンパ球性白血病	単球性白血病	中毒性好中球減少症
	腸管症関連 T 細胞リンパ腫	低 2 倍体性 B リンパ芽球性白血病	低 2 倍体性 B リンパ芽球性白血病/リンパ腫
	特発性好中球減少症	二次性白血病	粘液性のう胞腺癌
	バーキット白血病	白血病性関節症	発熱性好中球減少症
	脾 B 細胞性リンパ腫/白血病・分類不能型	脾性好中球減少症	非定型的白血病
	脾びまん性赤脾髄小 B 細胞性リンパ腫	皮膚白血病	肥満細胞性白血病
	分類不能型骨髄異形成症候群	ヘアリー細胞白血病	ヘアリー細胞白血病亜型
	慢性 NK 細胞リンパ増殖性疾患	慢性単球性白血病	慢性白血病
	慢性本態性好中球減少症候群	慢性良性顆粒球減少症	慢性リンパ性白血病
	無顆粒球性アンギナ	卵巣カルチノイド	卵巣癌肉腫
	卵巣絨毛癌	卵巣胎児性癌	卵巣肉腫
	卵巣胚細胞腫瘍	卵巣未分化胚細胞腫	卵巣卵黄のう腫瘍
	卵巣類皮のう胞癌	リンパ性白血病	リンパ性白血病骨髄浸潤
※	適応外使用可 原則として，「ミリモスチム」を「骨髄不全症候群に伴う好中球減少」に対し処方した場合，当該使用事例を審査上認める。		

用法用量

本剤は日本薬局方生理食塩液の適量に溶解した後，輸液 200～500mL に希釈して，100mL 当たり 30 分以上かけて点滴静注する。

(1)骨髄移植後(同種・同系)の顆粒球数増加促進：通常，成人には骨髄移植直後よりミリモスチムとして 1 日 1 回 800 万単位を，2 週間連日投与する。

(2)卵巣癌〔抗悪性腫瘍剤(シクロホスファミド水和物，ドキソルビシン，シスプラチン)を繰り返し投与することにより，顆粒球数 1,000/mm^3(白血球数 2,000/mm^3)以下が観察された顆粒球減少症〕：通常，成人には抗悪性腫瘍剤投与後よりミリモスチムとして 1 日 1 回 800 万単位を，1 週間連日投与する。

(3)急性骨髄性白血病〔抗悪性腫瘍剤(シタラビン，エノシタビン)を投与することにより，顆粒球数 500/mm^3(白血球数 1,000/mm^3)以下が観察された重度の顆粒球減少症〕：通常，成人にはミリモスチムとして 1 日 1 回 800 万単位を，1～2 週間連日投与する。

なお，いずれの場合も年齢，症状により適宜増減する。

禁忌　本剤に対し過敏症の既往歴のある患者

ロイコボリン注3mg

規格：0.3%1mL1管［470円/管］

ホリナートカルシウム　ファイザー　392

【効能効果】

葉酸代謝拮抗剤の毒性軽減

【対応標準病名】

該当病名なし

用法用量

(1)メトトレキサート通常療法，CMF 療法，メトトレキサート関節リウマチ療法又は M-VAC 療法

メトトレキサート通常療法，CMF 療法，メトトレキサート関節リウマチ療法又は M-VAC 療法でメトトレキサートによると思われる副作用が発現した場合には，通常，ロイコボリンと

して成人1回6～12mgを6時間間隔で4回筋肉内注射する。
なお，メトトレキサートを過剰投与した場合には，投与したメトトレキサートと同量を投与する。
(2)メトトレキサート・ロイコボリン救援療法
通常，メトトレキサート投与終了3時間目よりロイコボリンとして1回15mgを3時間間隔で9回静脈内注射，以後6時間間隔で8回静脈内又は筋肉内注射する。
メトトレキサートによると思われる重篤な副作用があらわれた場合には，用量を増加し，投与期間を延長する。
なお，年齢，症状により適宜増減する。
(3)メトトレキサート・フルオロウラシル交代療法
通常，メトトレキサート投与後24時間目よりロイコボリンとして1回15mgを6時間間隔で2～6回(メトトレキサート投与後24，30，36，42，48，54時間目)静脈内又は筋肉内注射する。
メトトレキサートによると思われる重篤な副作用があらわれた場合には，用量を増加し，投与期間を延長する。
なお，年齢，症状により適宜増減する。

禁忌　本剤の成分に対し重篤な過敏症の既往歴のある患者

ロイコン注射液20mg
規格：1%2mL1管[56円/管]
アデニン　大原薬品　419

【効能効果】

放射線曝射ないし薬物による白血球減少症

【対応標準病名】

◎	二次性白血球減少症		
○	顆粒球減少症	好中球減少症	単球減少症
	白血球減少症	無顆粒球症	薬剤性顆粒球減少症
△	好中球G6PD欠乏症	自己免疫性好中球減少症	周期性好中球減少症
	小児遺伝性無顆粒球症	先天性好中球減少症	中毒性好中球減少症
	特発性好中球減少症	発熱性好中球減少症	脾性好中球減少症
	慢性本態性好中球減少症症候群	慢性良性顆粒球減少症	無顆粒球性アンギナ

用法用量　アデニンとして，通常成人1日10～120mgを筋肉内注射又は静脈内注射する。なお，年齢，症状により適宜増減する。

禁忌
(1)痛風，尿路結石のある患者
(2)本剤の成分に対し過敏症の既往歴のある患者

ロイスタチン注8mg
規格：8mg8mL1瓶[86505円/瓶]
クラドリビン　ヤンセン　429

【効能効果】

ヘアリーセル白血病
再発・再燃又は治療抵抗性の下記疾患：低悪性度又はろ胞性B細胞性非ホジキンリンパ腫，マントル細胞リンパ腫

【対応標準病名】

◎	B細胞リンパ腫	非ホジキンリンパ腫	ヘアリー細胞白血病
	マントル細胞リンパ腫	濾胞性リンパ腫	
○	B細胞リンパ腫	悪性リンパ腫	胃MALTリンパ腫
	胃悪性リンパ腫	眼窩悪性リンパ腫	頚部悪性リンパ腫
	結腸悪性リンパ腫	甲状腺MALTリンパ腫	甲状腺悪性リンパ腫
	骨悪性リンパ腫	縦隔悪性リンパ腫	十二指腸悪性リンパ腫
	小腸悪性リンパ腫	心臓悪性リンパ腫	精巣悪性リンパ腫
	大腸MALTリンパ腫	大腸悪性リンパ腫	直腸MALTリンパ腫
	直腸悪性リンパ腫	脳悪性リンパ腫	膿胸関連リンパ腫
	肺MALTリンパ腫	白血病	脾悪性リンパ腫
	ヘアリー細胞白血病亜型	扁桃悪性リンパ腫	リンパ腫
△	ALK陽性大細胞型B細胞性リンパ腫	ALK陽性未分化大細胞リンパ腫	BCR－ABL1陽性Bリンパ芽球性白血病
	BCR－ABL1陽性Bリンパ芽球性白血病/リンパ腫	BCR－ABL1陽性Bリンパ芽球性リンパ腫	B細胞性前リンパ球性白血病
	Bリンパ芽球性白血病	Bリンパ芽球性白血病/リンパ腫	Bリンパ芽球性リンパ腫
	CCR4陽性成人T細胞白血病リンパ腫	E2A－PBX1陽性Bリンパ芽球性白血病	E2A－PBX1陽性Bリンパ芽球性白血病/リンパ腫
	E2A－PBX1陽性Bリンパ芽球性リンパ腫	HHV8多中心性キャッスルマン病随伴大細胞型B細胞性リンパ腫	IL3－IGH陽性Bリンパ芽球性白血病
	IL3－IGH陽性Bリンパ芽球性白血病/リンパ腫	IL3－IGH陽性Bリンパ芽球性リンパ腫	MALTリンパ腫
	MLL再構成型Bリンパ芽球性白血病	MLL再構成型Bリンパ芽球性白血病/リンパ腫	MLL再構成型Bリンパ芽球性リンパ腫
	TEL－AML1陽性Bリンパ芽球性白血病	TEL－AML1陽性Bリンパ芽球性白血病/リンパ腫	TEL－AML1陽性Bリンパ芽球性リンパ腫
	T細胞性前リンパ球白血病	T細胞性大顆粒リンパ球白血病	T細胞組織球豊富型大細胞型B細胞性リンパ腫
	Tリンパ芽球性白血病	Tリンパ芽球性白血病/リンパ腫	Tリンパ芽球性リンパ腫
	悪性リンパ腫骨髄浸潤	アグレッシブNK細胞白血病	異型リンパ球増加症
	顆粒球肉腫	肝脾T細胞リンパ腫	急性巨核芽球性白血病
	急性骨髄性白血病	急性骨髄単球性白血病	急性前骨髄球性白血病
	急性単球性白血病	急性白血病	くすぶり型白血病
	形質芽球性リンパ腫	形質細胞白血病	血管内大細胞型B細胞性リンパ腫
	原発性滲出性リンパ腫	原発性皮膚濾胞中心リンパ腫	高2倍体性Bリンパ芽球性白血病
	高2倍体性Bリンパ芽球性白血病/リンパ腫	高2倍体性Bリンパ芽球性リンパ腫	好塩基球性白血病
	好酸球減少症	好酸球性白血病	好中球性白血病
	好中球増加症	高齢者EBV陽性びまん性大細胞型B細胞性リンパ腫	骨髄異形成症候群
	骨髄性白血病	骨髄性白血病骨髄浸潤	骨髄性類白血病反応
	骨髄単球性白血病	混合型白血病	細網肉腫
	若年性骨髄単球性白血病	縦隔原発大細胞型B細胞性リンパ腫	症候性貧血
	小児EBV陽性T細胞リンパ増殖性疾患	小児急性リンパ性白血病	小児骨髄異形成症候群
	小児節性辺縁帯リンパ腫	小児全身性EBV陽性T細胞リンパ増殖性疾患	小児濾胞性リンパ腫
	小リンパ球性リンパ腫	髄膜白血病	成人T細胞白血病骨髄浸潤
	成人T細胞白血病リンパ腫	成人T細胞白血病リンパ腫・急性型	成人T細胞白血病リンパ腫・くすぶり型
	成人T細胞白血病リンパ腫・慢性型	成人T細胞白血病リンパ腫・リンパ腫型	赤白血病
	節外性NK/T細胞リンパ腫・鼻型	節性辺縁帯リンパ腫	単球性白血病
	単球性類白血病反応	単球増加症	中枢神経系原発びまん性大細胞型B細胞性リンパ腫
	腸管症関連T細胞リンパ腫	低2倍体性Bリンパ芽球性白血病	低2倍体性Bリンパ芽球性白血病/リンパ腫
	低2倍体性Bリンパ芽球性リンパ腫	低形成性白血病	二次性白血病
	乳児偽白血病	バーキット白血病	バーキットリンパ腫
	白赤芽球症	白血球増加症	白血病性関節症
	脾B細胞性リンパ腫/白血病・分類不能型	脾性貧血	非定型的白血病
	非定型慢性骨髄性白血病	脾びまん性赤脾髄小B細胞性リンパ腫	皮膚原発びまん性大細胞型B細胞リンパ腫・下肢型
	皮膚白血病	脾辺縁帯リンパ腫	肥満細胞性白血病

びまん性大細胞型・バーキット中間型分類不能Ｂ細胞性リンパ腫	びまん性大細胞型・ホジキン中間型分類不能Ｂ細胞性リンパ腫	びまん性大細胞型Ｂ細胞性リンパ腫
プラスマ細胞増加症	分類不能型骨髄異形成症候群	本態性白血球増多症
末梢性Ｔ細胞リンパ腫	慢性NK細胞リンパ増殖性疾患	慢性炎症関連びまん性大細胞型Ｂ細胞性リンパ腫
慢性骨髄性白血病	慢性骨髄性白血病移行期	慢性骨髄性白血病急性転化
慢性骨髄性白血病慢性期	慢性骨髄単球性白血病	慢性単球性白血病
慢性白血病	未分化大細胞リンパ腫	無リンパ球症
免疫芽球性リンパ節症	腰椎転移	リンパ芽球性リンパ腫
リンパ球異常	リンパ球減少症	リンパ球性類白血病反応
リンパ球増加症	リンパ形質細胞性リンパ腫	リンパ性白血病骨髄浸潤
リンパ組織球増多症	類白血病反応	濾胞性リンパ腫・グレード1
濾胞性リンパ腫・グレード2	濾胞性リンパ腫・グレード3a	濾胞性リンパ腫・グレード3b

用法用量

ヘアリーセル白血病の場合：通常，成人にはクラドリビンとして，1日量0.09mg/kgの7日間持続点滴静注を1コースとする。

再発・再燃又は治療抵抗性の低悪性度又はろ胞性Ｂ細胞性非ホジキンリンパ腫，マントル細胞リンパ腫の場合

(1)7日間持続点滴静注：通常，成人にはクラドリビンとして，1日量0.09mg/kgを7日間持続点滴静注し，3～5週間休薬する。これを1コースとし，投与を繰り返す。

(2)2時間点滴静注・5日間連日投与：通常，成人にはクラドリビンとして，1日量0.12mg/kgを1日1回2時間かけて点滴静注する。これを5日間連日行い，少なくとも23日間休薬する。これを1コースとし，投与を繰り返す。

用法用量に関連する使用上の注意

(1)ヘアリーセル白血病

①1コース目投与で奏効が得られない場合は，2コース目投与は行わないこと。

②2コース目投与は，1コース目投与で奏効が得られた症例に再発，再燃が認められた場合に限り，少なくとも1ヵ月以上の間隔をおき行うこと。

(2)投与方法

①再発・再燃又は治療抵抗性の低悪性度又はろ胞性Ｂ細胞性非ホジキンリンパ腫，マントル細胞リンパ腫に関しては，本剤の1日量，投与時間，投与日数が異なる二通りの用法用量が設定されており，投与に際しては，過誤が生じないよう注意すること。

②7日間持続点滴静注する際には，1日量を24時間かけて持続点滴静注し，これを7日間連続して行うこと。

③本剤は配合変化試験を実施していないため，他の静注用薬剤等との配合又は同じ静注ラインでの同時注入は避けること。

(3)1日用量の調製方法

①7日間持続点滴静注：本剤の換算量(0.09mg/kg又は0.09mL/kg)を生理食塩液500～1000mL入り点滴バッグに加えて調製すること。

②2時間点滴静注・5日間連日投与：本剤の換算量(0.12mg/kg又は0.12mL/kg)を生理食塩液100～500mL入り点滴バッグに加えて調製すること。

本剤を希釈する場合，生理食塩液を用い，他の希釈液は使用しないこと。

警告

(1)本剤の投与は，緊急時に十分に措置できる医療施設及びがん化学療法に十分な経験を持つ医師のもとで，本剤の投与が適切と判断される症例についてのみ投与すること。また，治療開始に先立ち，患者又はその家族に有効性及び危険性を十分説明し，同意を得てから投与すること。

(2)骨髄抑制により感染症等の重篤な副作用が発現又は増悪することがあるので，頻回に臨床検査(血液検査，腎機能・肝機能検査等)を行うなど，患者の状態を十分に観察すること。

(3)遷延性のリンパ球減少により，重症の免疫不全が増悪又は発現することがあるので，頻回に臨床検査(血液検査等)を行うなど，免疫不全の兆候について綿密な検査を行うこと。

(4)まれに重篤な神経毒性が報告されている。

なお，本剤使用にあたっては，添付文書を熟読のこと。

禁忌

(1)本剤の成分に対し過敏症の既往歴のある患者

(2)妊婦又は妊娠している可能性のある婦人

ロイナーゼ注用5000　規格：5,000K単位1瓶[2334円/瓶]
ロイナーゼ注用10000　規格：10,000K単位1瓶[4707円/瓶]
Ｌ－アスパラギナーゼ　協和発酵キリン　429

【効能効果】

急性白血病(慢性白血病の急性転化例を含む)

悪性リンパ腫

【対応標準病名】

◎	悪性リンパ腫	急性白血病	慢性骨髄性白血病急性転化
	慢性白血病		
○	BCR－ABL1陽性Ｂリンパ芽球性白血病	BCR－ABL1陽性Ｂリンパ芽球性白血病/リンパ腫	Ｂ細胞性前リンパ球性白血病
	Ｂリンパ芽球性白血病	Ｂリンパ芽球性白血病/リンパ腫	CCR4陽性成人Ｔ細胞白血病リンパ腫
	E2A－PBX1陽性Ｂリンパ芽球性白血病	E2A－PBX1陽性Ｂリンパ芽球性白血病/リンパ腫	IL3－IGH陽性Ｂリンパ芽球性白血病
	IL3－IGH陽性Ｂリンパ芽球性白血病/リンパ腫	MLL再構成型Ｂリンパ芽球性白血病	MLL再構成型Ｂリンパ芽球性白血病/リンパ腫
	Ph陽性急性リンパ性白血病	TEL－AML1陽性Ｂリンパ芽球性白血病	TEL－AML1陽性Ｂリンパ芽球性白血病/リンパ腫
	Ｔ細胞性前リンパ球白血病	Ｔ細胞性大顆粒リンパ球白血病	Ｔリンパ芽球性白血病
	Ｔリンパ芽球性白血病/リンパ腫	アグレッシブNK細胞白血病	胃MALTリンパ腫
	胃悪性リンパ腫	顆粒球肉腫	眼窩悪性リンパ腫
	急性巨核芽球性白血病	急性骨髄性白血病	急性骨髄単球性白血病
	急性前骨髄球性白血病	急性単球性白血病	急性リンパ性白血病
	くすぶり型白血病	形質細胞白血病	頚部悪性リンパ腫
	結腸悪性リンパ腫	高2倍体性Ｂリンパ芽球性白血病	高2倍体性Ｂリンパ芽球性白血病/リンパ腫
	甲状腺MALTリンパ腫	甲状腺悪性リンパ腫	骨悪性リンパ腫
	縦隔悪性リンパ腫	十二指腸悪性リンパ腫	小腸悪性リンパ腫
	小児急性リンパ性白血病	心臓悪性リンパ腫	成人Ｔ細胞白血病リンパ腫
	成人Ｔ細胞白血病リンパ腫・急性型	成人Ｔ細胞白血病リンパ腫・くすぶり型	成人Ｔ細胞白血病リンパ腫・リンパ腫型
	精巣悪性リンパ腫	赤白血病	前リンパ球性白血病
	大腸MALTリンパ腫	大腸悪性リンパ腫	単球性白血病
	直腸MALTリンパ腫	直腸悪性リンパ腫	低2倍体性Ｂリンパ芽球性白血病
	低2倍体性Ｂリンパ芽球性白血病/リンパ腫	脳悪性リンパ腫	膿胸関連リンパ腫
	バーキット白血病	肺MALTリンパ腫	脾悪性リンパ腫
	非ホジキンリンパ腫	肥満細胞性白血病	ヘアリー細胞白血病
	ヘアリー細胞白血病亜型	扁桃悪性リンパ腫	慢性NK細胞リンパ増殖性疾患
	慢性骨髄性白血病移行期	マントル細胞リンパ腫	免疫芽球性リンパ節症
	リンパ芽球性リンパ腫	リンパ腫	リンパ性白血病
△	ALK陽性未分化大細胞リンパ腫	Ｂ細胞リンパ腫	MALTリンパ腫
	肝脾Ｔ細胞リンパ腫	血管内大細胞型Ｂ細胞性リンパ腫	血管免疫芽球性Ｔ細胞リンパ腫
	好塩基球性白血病	好酸球性白血病	好中球性白血病
	骨髄性白血病	骨髄単球性白血病	混合型白血病

若年性骨髄単球性白血病	小児EBV陽性T細胞リンパ増殖性疾患	小児全身性EBV陽性T細胞リンパ増殖性疾患
節外性NK/T細胞リンパ腫・鼻型	腸管症関連T細胞リンパ腫	白血病
白血病性関節症	脾B細胞性リンパ腫/白血病・分類不能型	脾びまん性赤脾髄小B細胞性リンパ腫
末梢性T細胞リンパ腫	慢性骨髄単球性白血病	未分化大細胞リンパ腫
濾胞性リンパ腫		

用法用量
(静脈内投与)通常，1日量体重1kgあたり50～200K.U.を連日または隔日に点滴で静脈内に注入する。
年令，全身状態により適宜増減する。
(筋肉内投与)通常，1日1回体表面積1m^{2}あたり10000K.U.を週3回，または1日1回体表面積1m^{2}あたり25000K.U.を週1回，筋肉内に注入する。なお，患者の状態により適宜減ずる。

用法用量に関連する使用上の注意
(1)静脈内投与時は，最初に2～5mLの日局注射用水により溶解し，その溶液を更に補液で200～500mLに希釈して使用すること。
(2)筋肉内投与時は，本剤5000K.U.あたり日局注射用水又は5%ブドウ糖液0.5～1.0mLに溶解すること。
(3)日局生理食塩液で直接溶解すると塩析のため白濁することがあるので，日局生理食塩液での溶解は避けること。

警告　本剤は，緊急時に十分対応できる医療施設において，造血器悪性腫瘍の治療に対して十分な知識・経験を持つ医師のもとで，本剤の投与が適切と判断される症例についてのみ投与すること。また，本剤による治療開始に先立ち，患者又はその家族に有効性及び危険性を十分に説明し，同意を得てから投与を開始すること。

禁忌　本剤の成分に対し重篤な過敏症の既往歴のある患者

ロカイン注1%　規格：1%1mL1管[92円/管]，1%2mL1管[92円/管]，1%5mL1管[92円/管]
ロカイン注2%　規格：2%1mL1管[93円/管]，2%2mL1管[93円/管]，2%5mL1管[94円/管]
プロカイン塩酸塩　扶桑薬品　121

【効能効果】
(1)〔ロカイン注1%〕：伝達麻酔
(2)〔ロカイン注2%〕：硬膜外麻酔，伝達麻酔

【対応標準病名】
該当病名なし

用法用量
硬膜外麻酔：プロカイン塩酸塩として，通常成人300～400mgを使用する(基準最高用量：1回600mg)。
伝達麻酔
プロカイン塩酸塩として，通常成人10～400mgを使用する。ただし，年齢，麻酔領域，部位，組織，症状，体質により適宜増減する。
必要に応じアドレナリン(通常濃度1：10万～20万)を添加して使用する。

禁忌
(1)次の患者には投与しないこと
①重篤な出血やショック状態の患者(硬膜外麻酔時)
②注射部位又はその周辺の炎症のある患者(硬膜外麻酔時)
③敗血症の患者(硬膜外麻酔時)
④メトヘモグロビン血症の患者
⑤本剤又は安息香酸エステル(コカインを除く)系局所麻酔剤に対し，過敏症の既往歴のある患者
(2)次の患者に投与する場合には，血管収縮剤(アドレナリン，ノルアドレナリン)を添加しないこと
①血管収縮剤に対し，過敏症の既往歴のある患者
②高血圧，動脈硬化のある患者
③心不全のある患者
④甲状腺機能亢進のある患者
⑤糖尿病の患者
⑥血管痙れんのある患者
⑦耳，指趾又は陰茎の麻酔(伝達<脊椎麻酔を除く>麻酔)

1%塩酸プロカイン注射液「ニッシン」：日新－山形　1%5mL1管[92円/管]，2%塩酸プロカイン注射液「ニッシン」：日新－山形　2%2mL1管[93円/管]，塩プロ1%注「小林」：アイロム　1%1mL1管[92円/管]，1%2mL1管[92円/管]，1%5mL1管[92円/管]，プロカニン注1%：光　1%5mL1管[92円/管]

ロカルトロール注0.5　規格：0.5μg1mL1管[1160円/管]
ロカルトロール注1　規格：1μg1mL1管[1717円/管]
カルシトリオール　協和発酵キリン　311

【効能効果】
維持透析下の二次性副甲状腺機能亢進症

【対応標準病名】

◎	続発性副甲状腺機能亢進症
○	副甲状腺機能亢進症
△	副甲状腺クリーゼ

効能効果に関連する使用上の注意
(1)本剤の投与は，投与開始前の血清カルシウム値が，医療機関の血清カルシウム値の基準値上限以下の患者とすること。
(2)本剤投与中は，他のビタミンD及びその誘導体の製剤を使用しないよう注意すること。

用法用量　通常，成人には投与初期は，カルシトリオールとして，1回1μgを週2～3回，透析終了時にできるだけ緩徐に静脈内投与する。以後は，患者の副甲状腺ホルモン及び血清カルシウムの十分な管理のもと，1回0.5μgから1.5μgの範囲内で適宜増減し，週1～3回，透析終了時にできるだけ緩徐に投与する。

用法用量に関連する使用上の注意
過量投与を防ぐため，以下に注意して投与すること。
(1)血清カルシウム値は，定期的(少なくとも2週に1回)に測定する。ただし，血清カルシウム値が医療機関の血清カルシウム値の基準値上限を0.5mg/dL超えた場合には，さらに測定頻度を高くし(週に1回以上)，減量等も考慮して慎重に投与すること。また，血清カルシウム値が医療機関の血清カルシウム値の基準値上限を1mg/dL超えた場合には，直ちに休薬すること。休薬により血清カルシウム値が，医療機関の血清カルシウム値の基準値まで低下したことを確認した上で，休薬前の投与量を参考に，減量等も考慮して投与を再開すること。
低アルブミン血症(血清アルブミン量が4.0g/dL未満)の場合には，補正値を指標に用いることが望ましい。
補正カルシウム値算出方法：補正カルシウム値(mg/dL)＝血清カルシウム値(mg/dL)－血清アルブミン値(g/dL)＋4.0
(2)過度に副甲状腺ホルモン(PTH)が低下した場合には，高カルシウム血症が発現しやすくなるおそれがあるので，PTHは少なくとも4週に1回測定し，intact-PTH値が150pg/mL以下に低下した場合には，減量又は休薬すること。
(3)投与回数は，週3回を限度とする。

禁忌
(1)本剤の成分に対し過敏症の既往歴のある患者
(2)ビタミンD中毒症状を伴う患者

カルシトリオール静注液0.5μg「F」：富士製薬　－[－]，カルシトリオール静注液1μg「F」：富士製薬　－[－]

ロキシーン注2mg

規格：0.2%1mL1管[56円/管]

プリジノールメシル酸塩　東菱薬品　122

【効能効果】

運動器疾患に伴う有痛性痙縮
（腰背痛症，頸肩腕症候群，肩関節周囲炎，変形性脊椎症など）

【対応標準病名】

◎	肩関節周囲炎	筋痙縮	頸肩腕症候群
	背部痛	変形性脊椎症	腰痛症
○	回旋腱板症候群	下肢痙縮	肩インピンジメント症候群
	肩滑液包炎	肩関節異所性骨化	肩関節腱板炎
	肩関節硬結性腱炎	肩周囲炎	肩石灰性腱炎
	下背部ストレイン	急性腰痛症	胸椎症
	胸椎不安定症	胸椎部痛	胸背部痛
	胸部神経根炎	棘上筋症候群	棘上筋石灰化症
	筋筋膜性腰痛症	筋痙直	頸肩腕障害
	頸性頭痛	頸椎症	頸椎症性神経根症
	頸椎症性脊髄症	頸椎不安定症	頸頭蓋症候群
	頸背部痛	頸部炎症	頸部神経根症
	頸部痛	頸腕神経痛	肩甲周囲炎
	後頸部交感神経症候群	項部痛	根性腰痛症
	坐骨神経根炎	坐骨神経痛	坐骨単神経根炎
	上肢痙縮	上腕二頭筋腱炎	上腕二頭筋腱鞘炎
	神経根炎	脊髄神経根症	脊椎関節症
	脊椎関節痛	脊椎症	脊椎症性ミエロパチー
	脊椎痛	仙骨痛	前脊髄動脈圧迫症候群
	仙腸関節症	仙部痛	大腿単神経根炎
	椎骨動脈圧迫症候群	殿部痛	背部圧迫感
	破壊性脊椎関節症	バレー・リュー症候群	尾骨痛
	尾骨部痛	変形性胸椎症	変形性頸椎症
	変形性脊椎炎	変形性腰椎症	野球肩
	癒着性肩関節包炎	腰仙部神経根炎	腰椎症
	腰椎不安定症	腰痛坐骨神経痛症候群	腰殿部痛
	腰部神経根炎	肋間神経根炎	
△	開口障害	開口不全	牙関緊急
	下肢痙攣	間代強直性痙攣	急性痙攣
	痙攣	肩部痛	こむら返り
	四肢筋痙攣	四肢痙攣	四肢痙攣発作
	脊髄空洞症	脊柱障害	脊椎硬直症
	脊椎不安定症	不随意痙攣性運動	有痛性筋痙攣
	腰腹痛		

用法用量　プリジノールメシル酸塩として，通常成人１回2mgを１日１回筋肉内または静脈内注射する。なお，年齢，症状により適宜増減する。

禁忌

(1)本剤の成分に対し過敏症の既往歴のある患者
(2)緑内障の患者
(3)前立腺肥大による排尿障害のある患者
(4)重篤な心疾患の患者
(5)麻痺性イレウスの患者

ロ

ロセフィン静注用0.5g

規格：500mg1瓶[515円/瓶]

ロセフィン静注用1g

規格：1g1瓶[788円/瓶]

ロセフィン点滴静注用1gバッグ

規格：1g1キット(生理食塩液100mL付)[1217円/キット]

セフトリアキソンナトリウム水和物　中外　613

【効能効果】

〈適応菌種〉セフトリアキソンに感性のブドウ球菌属，レンサ球菌属，肺炎球菌，淋菌，大腸菌，シトロバクター属，クレブシエラ属，エンテロバクター属，セラチア属，プロテウス属，モルガネラ・モルガニー，プロビデンシア属，インフルエンザ菌，ペプトストレプトコッカス属，バクテロイデス属，プレボテラ属（プレボテラ・ビビアを除く）

〈適応症〉敗血症，咽頭・喉頭炎，扁桃炎，急性気管支炎，肺炎，肺膿瘍，膿胸，慢性呼吸器病変の二次感染，膀胱炎，腎盂腎炎，精巣上体炎（副睾丸炎），尿道炎，子宮頸管炎，骨盤内炎症性疾患，直腸炎，腹膜炎，腹腔内膿瘍，胆嚢炎，胆管炎，バルトリン腺炎，子宮内感染，子宮付属器炎，子宮旁結合織炎，化膿性髄膜炎，角膜炎（角膜潰瘍を含む），中耳炎，副鼻腔炎，顎骨周辺の蜂巣炎，顎炎

【対応標準病名】

◎	咽頭炎	咽頭喉頭炎	角膜炎
	角膜潰瘍	急性気管支炎	急性細菌性髄膜炎
	喉頭炎	骨盤内炎症性疾患	子宮頸管炎
	子宮内感染症	子宮付属器炎	子宮傍組織炎
	歯性顎炎	腎盂腎炎	精巣上体炎
	胆管炎	胆のう炎	中耳炎
	直腸炎	尿道炎	膿胸
	肺炎	敗血症	肺膿瘍
	バルトリン腺炎	腹腔内膿瘍	副鼻腔炎
	腹膜炎	扁桃炎	蜂窩織炎
	膀胱炎	蜂巣炎	
○あ	MRSA 膀胱炎	亜急性気管支炎	アレルギー性角膜炎
	アレルギー性副鼻腔炎	アレルギー性膀胱炎	アンギナ
	咽頭気管炎	咽頭チフス	咽頭扁桃炎
	院内感染敗血症	インフルエンザ菌気管支炎	インフルエンザ菌喉頭炎
	インフルエンザ菌性咽頭炎	インフルエンザ菌性喉頭気管炎	インフルエンザ菌敗血症
	栄養障害性角膜炎	壊死性肺炎	壊疽性咽頭炎
	壊疽性胆細管炎	壊疽性胆のう炎	横隔膜下膿瘍
か	横隔膜下腹膜炎	黄色ブドウ球菌敗血症	外耳道蜂巣炎
	外傷性角膜炎	外傷性角膜潰瘍	外傷性穿孔性中耳炎
	外傷性中耳炎	潰瘍性咽頭炎	潰瘍性膀胱炎
	下咽頭炎	下顎骨壊死	下顎骨炎
	下顎骨骨髄炎	下顎骨骨膜炎	下顎骨骨膜下膿瘍
	下顎骨周囲炎	下顎骨周囲膿瘍	下顎膿瘍
	下顎部蜂巣炎	下眼瞼蜂巣炎	角結膜炎
	角結膜びらん	顎骨炎	顎骨骨髄炎
	顎骨骨膜炎	角膜上皮びらん	角膜穿孔
	角膜中心潰瘍	角膜内皮炎	角膜膿瘍
	角膜パンヌス	角膜びらん	角膜腐蝕
	肩蜂巣炎	カタル性咽頭炎	カタル性角膜潰瘍
	化膿性角膜炎	化膿性喉頭炎	化膿性中耳炎
	化膿性副鼻腔炎	化膿性腹膜炎	貨幣状角膜炎
	肝下膿瘍	眼瞼蜂巣炎	肝周囲炎
	乾性角結膜炎	乾性角膜炎	感染性咽頭炎
	感染性角膜炎	感染性角膜潰瘍	感染性喉頭気管炎
	肝内胆細管炎	乾酪性副鼻腔炎	気管支食道瘻
	気管支肺炎	気管食道瘻	気管支瘻膿胸
	気腫性腎盂腎炎	偽膜性気管支炎	偽膜性喉頭炎
	偽膜性扁桃炎	逆行性胆管炎	急性アデノイド咽頭炎
	急性アデノイド扁桃炎	急性咽頭炎	急性咽頭喉頭炎
	急性咽頭扁桃炎	急性壊疽性喉頭炎	急性壊疽性扁桃炎
	急性潰瘍性喉頭炎	急性潰瘍性扁桃炎	急性角結膜炎
	急性顎骨骨髄炎	急性顎骨骨膜炎	急性角膜炎
	急性化膿性咽頭炎	急性化膿性下顎骨炎	急性化膿性上顎骨炎
	急性化膿性胆管炎	急性化膿性胆のう炎	急性化膿性中耳炎
	急性化膿性扁桃炎	急性気管気管支炎	急性気腫性胆のう炎
	急性限局性腹膜炎	急性喉頭炎	急性喉頭気管炎
	急性喉頭気管気管支炎	急性骨盤腹膜炎	急性子宮傍結合織炎
	急性出血性膀胱炎	急性精巣上体炎	急性声帯炎
	急性声門下喉頭炎	急性腺窩性扁桃炎	急性胆管炎
	急性胆細管炎	急性単純性膀胱炎	急性胆のう炎
	急性中耳炎	急性尿道炎	急性肺炎

	急性汎発性腹膜炎	急性反復性気管支炎	急性腹膜炎
	急性浮腫性喉頭炎	急性付属器炎	急性閉塞性化膿性胆管炎
	急性扁桃炎	急性膀胱炎	急性卵管炎
	急性卵巣炎	急性リンパ管炎	狭窄性胆管炎
	頬部蜂巣炎	胸膜肺炎	胸膜瘻
	巨大フリクテン	グラデニーゴ症候群	クラミジア肺炎
	グラム陰性桿菌敗血症	グラム陰性菌敗血症	グラム陽性菌敗血症
	クループ性気管支炎	クレブシエラ性髄膜炎	頚部蜂巣炎
	結核性中耳炎	血管性パンヌス	結節性眼炎
	結節性結膜炎	原因菌不明髄膜炎	嫌気性菌敗血症
	限局性膿胸	限局性腹膜炎	原発性硬化性胆管炎
	原発性腹膜炎	コアグラーゼ陰性ぶどう球菌敗血症	硬化性角膜炎
	口腔上顎洞瘻	口腔底蜂巣炎	光線眼症
	口底蜂巣炎	喉頭周囲炎	喉頭蜂巣炎
	広汎性フレグモーネ	後腹膜炎	後腹膜膿瘍
	肛門陰窩炎	肛門炎	肛門括約筋不全
	肛門括約筋麻痺	肛門管炎	肛門皮垂
	肛門部周囲炎	肛門部痛	コーガン症候群
	鼓室内水腫	骨盤結合織炎	骨盤死腔炎
	骨盤直腸窩膿瘍	骨盤膿瘍	骨盤腹膜炎
さ	細菌性硬膜炎	細菌性ショック	細菌性髄膜炎
	細菌性腹膜炎	細菌性膀胱炎	細胆管炎
	再発性胆管炎	再発性中耳炎	再発性尿道炎
	散在性表層角膜炎	蚕蝕性角膜潰瘍	紫外線角結膜炎
	紫外線角膜炎	子宮頚外膜炎	子宮頚内膜炎
	子宮周囲炎	子宮周囲膿瘍	篩骨洞炎
	糸状角膜炎	歯性上顎洞炎	歯性副鼻腔炎
	実質性角膜炎	湿疹性パンヌス	縦隔膿瘍
	習慣性アンギナ	習慣性扁桃炎	十二指腸穿孔腹膜炎
	十二指腸総胆管炎	出血性角膜炎	出血性中耳炎
	出血性膀胱炎	術後腎盂腎炎	術後性中耳炎
	術後性慢性中耳炎	術後胆管炎	術後腹膜炎
	シュロッフェル腫瘤	上咽頭炎	上顎骨炎
	上顎骨骨髄炎	上顎骨骨膜炎	上顎骨骨膜下膿瘍
	上顎洞炎	上眼瞼蜂巣炎	上行性腎盂腎炎
	上鼓室化膿症	小児肺炎	小児副鼻腔炎
	食道気管支瘻	食道気管瘻	女性急性骨盤蜂巣炎
	女性慢性骨盤蜂巣炎	痔瘻術後肛門周囲炎	真菌性角膜潰瘍
	神経栄養性角結膜炎	進行性角膜潰瘍	深在性フレグモーネ
	滲出性気管支炎	滲出性腹膜炎	浸潤性表層角膜炎
	新生児上顎骨骨髄炎	新生児中耳炎	新生児敗血症
	深層角膜炎	膵臓性腹膜炎	水疱性中耳炎
	髄膜脳炎	星状角膜炎	精巣炎
	精巣上体膿瘍	精巣精巣上体炎	精巣膿瘍
	精巣蜂巣炎	ゼーミッシュ潰瘍	石化性角膜炎
	雪眼炎	舌扁桃炎	セレウス菌敗血症
	腺窩性アンギナ	穿孔性角膜潰瘍	穿孔性中耳炎
	穿孔性腹腔内膿瘍	穿孔性腹膜炎	線状角膜炎
	全膿胸	腺病性パンヌス	前房蓄膿性角膜炎
た	爪床炎	体幹蜂巣炎	大腸菌髄膜炎
	大網膿瘍	大葉性肺炎	ダグラス窩膿瘍
	多発性漿膜炎	多発性腸間膜膿瘍	胆管胆のう炎
	胆管膿瘍	胆汁性腹膜炎	単純性角膜潰瘍
	単純性中耳炎	胆のう壊疽	胆のう周囲炎
	胆のう周囲膿瘍	胆のう膿瘍	中耳炎性顔面神経麻痺
	腸間膜脂肪織炎	腸間膜膿瘍	腸骨窩膿瘍
	腸穿孔腹膜炎	腸腰筋膿瘍	直腸周囲炎
	直腸痛	沈下性肺炎	陳旧性中耳炎
な	頭皮蜂巣炎	兎眼性角膜炎	乳児肺炎
	尿細管間質性腎炎	尿道口炎	尿道周囲炎
	尿膜管膿瘍	妊娠中の子宮頚管炎	妊娠中の子宮内感染
は	妊娠中の性器感染症	肺壊疽	肺炎合併肺膿瘍
	肺炎球菌性気管支炎	肺炎球菌性腹膜炎	肺化膿症

	敗血症性咽頭炎	敗血症性ショック	敗血症性肺炎
	敗血性壊疽	肺穿孔	肺瘻
	鼻蜂巣炎	バルトリン腺膿瘍	汎発性化膿性腹膜炎
	反復性角膜潰瘍	反復性膀胱炎	汎副鼻腔炎
	鼻咽頭蜂巣炎	肥厚性硬膜炎	非性病性尿道炎
	非特異性尿道炎	びまん性肺炎	びまん性表層角膜炎
	表在性角膜炎	表在性点状角膜炎	ひょう疽
	びらん性膀胱炎	非淋菌性尿道炎	フィラメント状角膜炎
	腹腔骨盤部膿瘍	腹腔内遺残膿瘍	匐行性角膜潰瘍
	腹壁膿瘍	ぶどう球菌性胸膜炎	ぶどう球菌性髄膜炎
	ぶどう球菌性敗血症	ぶどう球菌性肺膿瘍	ぶどう球菌性扁桃炎
	フリードレンダー桿菌性髄膜炎	フリクテン性角結膜炎	フリクテン性角膜炎
	フリクテン性角膜潰瘍	フリクテン性結膜炎	フリクテン性パンヌス
	閉塞性肺炎	辺縁角膜炎	辺縁フリクテン
	扁桃性アンギナ	膀胱後部膿瘍	膀胱三角部炎
	膀胱周囲炎	膀胱周囲膿瘍	膀胱尿道炎
ま	慢性咽喉頭炎	慢性角結膜炎	慢性化膿性穿孔性中耳炎
	慢性化膿性中耳炎	慢性骨盤腹膜炎	慢性再発性膀胱炎
	慢性耳管鼓室化膿性中耳炎	慢性子宮傍結合織炎	慢性上鼓室乳突洞化膿性中耳炎
	慢性精巣上体炎	慢性穿孔性中耳炎	慢性胆管炎
	慢性胆細管炎	慢性胆のう炎	慢性中耳炎
	慢性中耳炎急性増悪	慢性中耳炎後遺症	慢性中耳炎術後再燃
	慢性尿道炎	慢性膿胸	慢性肺化膿症
	慢性複雑性膀胱炎	慢性副鼻腔炎	慢性副鼻腔炎急性増悪
	慢性副鼻腔膿瘍	慢性腹膜炎	慢性付属器炎
	慢性扁桃炎	慢性膀胱炎	慢性卵管炎
	慢性卵巣炎	無熱性肺炎	盲腸後部膿瘍
ら	薬物性角結膜炎	薬物性角膜炎	卵管炎
	卵管周囲炎	卵管卵巣膿瘍	卵管留膿症
	卵巣炎	卵巣周囲炎	卵巣膿瘍
	卵巣卵管周囲炎	良性慢性化膿性中耳炎	淋菌性咽頭炎
	淋菌性子宮頚管炎	淋菌性バルトリン腺膿瘍	輪紋状角膜炎
	連鎖球菌気管支炎	連鎖球菌性アンギナ	連鎖球菌性咽頭炎
	連鎖球菌性喉頭炎	連鎖球菌性喉頭気管炎	連鎖球菌性髄膜炎
	連鎖球菌性扁桃炎	老人性肺炎	
△	BK ウイルス腎症	MRCNS 敗血症	MRSA 髄膜炎
	MRSA 膿胸	MRSA 肺化膿症	MRSA 敗血症
あ	MRSA 腹膜炎	RS ウイルス気管支炎	アカントアメーバ角膜炎
	陰茎炎	陰茎膿瘍	咽頭痛
	咽頭膿瘍	インフルエンザ菌性髄膜炎	ウイルス性咽頭炎
	ウイルス性気管支炎	ウイルス性表層角膜炎	ウイルス性扁桃炎
	ウォーケス篩骨洞炎	エコーウイルス気管支炎	炎症性大網癒着
か	円板状角膜炎	オトガイ下膿瘍	外麦粒腫
	海綿体炎	海綿体膿瘍	顎下部膿瘍
	顎腐骨	角膜帯状疱疹	ガス壊疽
	化膿性口内炎	眼窩下膿瘍	眼窩骨髄炎
	眼窩骨膜炎	眼窩膿瘍	間質性膀胱炎
	偽性髄膜炎	偽膜性咽頭炎	急性眼窩うっ血
	急性眼窩炎	急性喉頭蓋膿瘍	くも膜炎
	血性腹膜炎	限局性直腸潰瘍	口蓋垂炎
	口蓋膿瘍	口腔底膿瘍	口腔膿瘍
	口底膿瘍	喉頭壊死	喉頭蓋軟骨膜炎
	喉頭蓋のう胞	喉頭蓋膿瘍	喉頭潰瘍
	喉頭軟骨膜炎	喉頭びらん	硬膜炎
	肛門潰瘍	肛門疾患	肛門周囲痛
	肛門部びらん	コクサッキーウイルス気管支炎	骨盤部感染性リンパのう胞
さ	耳介蜂巣炎	子宮付属器癒着	視神経髄膜炎
	樹枝状角膜炎	樹枝状角膜潰瘍	真菌性髄膜炎
	水痘性角結膜炎	水痘性角膜炎	脊髄膜炎
た	舌下隙膿瘍	前頭洞炎	帯状疱疹性角結膜炎

ロ

	胆道疾患	地図状角膜炎	腸間膜脂肪壊死
	腸球菌敗血症	蝶形骨洞炎	直腸潰瘍
	直腸腫瘤	直腸障害	直腸びらん
	テノンのう炎	点状角膜炎	トキソプラズマ角膜炎
な	内麦粒腫	軟膜炎	尿性腹膜炎
は	尿道症候群	肺炎球菌性咽頭炎	肺炎球菌性髄膜炎
	敗血症性気管支炎	梅毒性角結膜炎	梅毒性角膜炎
	梅毒性髄膜炎	麦粒腫	鼻入口部膿瘍
	鼻壊死	鼻壊疽	鼻潰瘍
	パラインフルエンザウイルス気管支炎	バルトリン腺のう胞	晩期先天梅毒性間質性角膜炎
	鼻咽頭膿瘍	鼻腔内膿瘍	鼻せつ
	鼻前庭せつ	ビタミンＡ欠乏性角膜潰瘍	ビタミンＡ欠乏性角膜乾燥症
	ビタミンＡ欠乏性角膜軟化症	鼻中隔壊死	鼻中隔潰瘍
	鼻中隔膿瘍	鼻中隔びらん	非定型肺炎
	非特異性直腸潰瘍	鼻翼膿瘍	フィブリン性腹膜炎
	副鼻腔真菌症	ぶどう球菌性咽頭炎	閉塞性髄膜炎
	ヘルペスウイルス性角結膜炎	ヘルペス角膜炎	扁桃チフス
	放射線出血性膀胱炎	放射線性下顎骨骨髄炎	放射線性顎骨壊死
	放射線性化膿性顎骨壊死	放射線性膀胱炎	放射線直腸炎
ま	蜂巣炎性咽頭炎	マイコプラズマ気管支炎	マイボーム腺炎
	膜性咽頭炎	麻疹性角結膜炎	麻疹性角膜炎
	麻疹性結膜炎	慢性顎骨炎	慢性顎骨骨髄炎
	慢性髄膜炎	慢性放射線性顎骨壊死	モラレ髄膜炎
ら	癒着性くも膜炎	ライノウイルス気管支炎	卵管癒着
	卵管留水症	流行性角結膜炎	緑膿菌髄膜炎

用法用量

⑴成人

①通常，1日1～2g(力価)を1回又は2回に分けて静脈内注射又は点滴静注する。

②難治性又は重症感染症には症状に応じて1日量を4g(力価)まで増量し，2回に分けて静脈内注射又は点滴静注する。

③淋菌感染症については，下記の通り投与する。

(a)咽頭・喉頭炎，尿道炎，子宮頸管炎，直腸炎：通常，1g(力価)を単回静脈内注射又は単回点滴静注する。

(b)精巣上体炎(副睾丸炎)，骨盤内炎症性疾患：通常，1日1回1g(力価)を静脈内注射又は点滴静注する。

⑵小児

①通常，1日20～60mg(力価)/kgを1回又は2回に分けて静脈内注射又は点滴静注する。

②難治性又は重症感染症には症状に応じて1日量を120mg(力価)/kgまで増量し，2回に分けて静脈内注射又は点滴静注する。

⑶未熟児・新生児

①通常，生後0～3日齢には1回20mg(力価)/kgを1日1回，また，生後4日齢以降には1回20mg(力価)/kgを1日2回静脈内注射又は点滴静注する。

②難治性又は重症感染症には症状に応じて1回量を40mg(力価)/kgまで増量し，1日2回静脈内注射又は点滴静注する。ただし，生後2週間以内の未熟児・新生児には1日50mg(力価)/kgまでとする。

[静脈内注射]：静脈内注射に際しては，日局注射用水，日局生理食塩液又は日局ブドウ糖注射液に溶解し，緩徐に投与する。

[点滴静注]

点滴静注に際しては補液に溶解して用いる注)。

注)点滴静注を行う場合には，注射用水を用いないこと(溶液が等張にならないため)。また，点滴静注は30分以上かけて静脈内に注射すること。

[バッグ品]：バッグ品の投与に際しては，用時，添付の溶解液にて溶解し，静脈内に点滴注射する。

なお，溶解後は速やかに使用すること。

用法用量に関連する使用上の注意　本剤の使用にあたっては，耐性菌の発現等を防ぐため，原則として感受性を確認し，疾病の治療上必要な最小限の期間の投与にとどめること。

禁忌

⑴本剤の成分によるショックの既往歴のある患者

⑵高ビリルビン血症の未熟児，新生児

原則禁忌　本剤の成分又はセフェム系抗生物質に対し過敏症の既往歴のある患者

セフキソン静注用0.5g：シオノ　500mg1瓶[343円/瓶]，セフキソン静注用1g：シオノ　1g1瓶[428円/瓶]，セフトリアキソンNa静注用0.5g「サワイ」：沢井　500mg1瓶[343円/瓶]，セフトリアキソンNa静注用0.5g「サンド」：サンド　500mg1瓶[202円/瓶]，セフトリアキソンNa静注用0.5g「テバ」：テバ製薬　500mg1瓶[343円/瓶]，セフトリアキソンNa静注用0.5g「ファイザー」：ファイザー　500mg1瓶[343円/瓶]，セフトリアキソンNa静注用1g「サワイ」：沢井　1g1瓶[428円/瓶]，セフトリアキソンNa静注用1g「サンド」：サンド　1g1瓶[303円/瓶]，セフトリアキソンNa静注用1g「テバ」：テバ製薬　1g1瓶[428円/瓶]，セフトリアキソンNa静注用1g「ファイザー」：ファイザー　1g1瓶[428円/瓶]，セフトリアキソンナトリウム静注用0.5g「NP」：ニプロ　500mg1瓶[202円/瓶]，セフトリアキソンナトリウム静注用0.5g「日医工」：日医工　500mg1瓶[202円/瓶]，セフトリアキソンナトリウム静注用1g「NP」：ニプロ　1g1瓶[303円/瓶]，セフトリアキソンナトリウム静注用1g「日医工」：日医工　1g1瓶[303円/瓶]，セフトリアキソンナトリウム点滴静注用バッグ1g「ファイザー」：ファイザー　1g1キット(生理食塩液100mL付)[793円/キット]，セフトリアキソンナトリウム点滴用1gバッグ「NP」：ニプロ　1g1キット(生理食塩液100mL付)[793円/キット]，リアソフィン静注用0.5g：ケミックス　500mg1瓶[202円/瓶]，リアソフィン静注用1g：ケミックス　1g1瓶[303円/瓶]

ロピオン静注50mg　規格：50mg5mL1管[239円/管]

フルルビプロフェンアキセチル　科研　114

【効能効果】

下記疾患並びに状態における鎮痛：術後，各種癌

【対応標準病名】

◎	悪性腫瘍	癌	術後疼痛
○	ALK融合遺伝子陽性非小細胞肺癌	EGFR遺伝子変異陽性非小細胞肺癌	KIT(CD117)陽性胃消化管間質腫瘍
	KIT(CD117)陽性結腸消化管間質腫瘍	KIT(CD117)陽性小腸消化管間質腫瘍	KIT(CD117)陽性食道消化管間質腫瘍
	KIT(CD117)陽性直腸消化管間質腫瘍	KRAS遺伝子野生型結腸癌	KRAS遺伝子野生型直腸癌
あ	S状結腸癌	悪性エナメル上皮腫	悪性下垂体腫瘍
	悪性褐色細胞腫	悪性顆粒細胞腫	悪性間葉腫
	悪性奇形腫	悪性胸腺腫	悪性グロームス腫瘍
	悪性血管外皮腫	悪性甲状腺腫	悪性骨腫瘍
	悪性縦隔腫瘍	悪性腫瘍合併性皮膚筋炎	悪性神経膠腫
	悪性髄膜腫	悪性脊髄髄膜腫	悪性線維性組織球腫
	悪性虫垂粘液瘤	悪性停留精巣	悪性頭蓋咽頭腫
	悪性脳腫瘍	悪性末梢神経鞘腫	悪性葉状腫瘍
	悪性リンパ腫骨髄浸潤	鞍上部胚細胞腫瘍	胃悪性間葉系腫瘍
	胃悪性黒色腫	胃カルチノイド	胃癌
	胃癌・HER2過剰発現	胃管癌	胃癌骨転移
	胃癌末期	胃原発絨毛癌	胃脂肪肉腫
	胃重複癌	胃消化管間質腫瘍	胃進行癌
	胃前庭部癌	胃体部癌	胃底部癌
	遺伝性大腸癌	遺伝性非ポリポーシス大腸癌	胃肉腫
	胃胚細胞腫瘍	胃平滑筋肉腫	胃幽門部癌
	陰核癌	陰茎悪性黒色腫	陰茎癌
	陰茎亀頭部癌	陰茎体部癌	陰茎肉腫

陰茎パジェット病	陰茎包皮部癌	陰茎有棘細胞癌
咽頭癌	咽頭肉腫	陰のう悪性黒色腫
陰のう癌	陰のう内脂肪肉腫	陰のうパジェット病
陰のう有棘細胞癌	ウイルムス腫瘍	エクリン汗孔癌
炎症性乳癌	延髄神経膠腫	延髄星細胞腫

か

横行結腸癌	横紋筋肉腫	外陰悪性黒色腫
外陰悪性腫瘍	外陰癌	外陰部パジェット病
外陰部有棘細胞癌	外耳道癌	回腸カルチノイド
回腸癌	回腸消化管間質腫瘍	開腹術後愁訴
海綿芽細胞腫	回盲部癌	下咽頭癌
下咽頭後部癌	下咽頭肉腫	下顎悪性エナメル上皮腫
下顎骨悪性腫瘍	下顎骨肉腫	下顎歯肉癌
下顎歯肉頬移行部癌	下顎部横紋筋肉腫	下眼瞼基底細胞癌
下眼瞼皮膚癌	下眼瞼有棘細胞癌	顎下腺癌
顎下部悪性腫瘍	角膜の悪性腫瘍	下行結腸癌
下口唇基底細胞癌	下口唇皮膚癌	下口唇有棘細胞癌
下肢悪性腫瘍	下唇癌	下唇赤唇部癌
仮声帯癌	滑膜腫	滑膜肉腫
下部食道癌	下部胆管癌	下葉小細胞肺癌
下葉肺癌	下葉肺腺癌	下葉肺大細胞癌
下葉肺扁平上皮癌	下葉非小細胞肺癌	カルチノイド
肝悪性腫瘍	眼窩悪性腫瘍	肝外胆管癌
眼窩横紋筋肉腫	眼角基底細胞癌	眼角皮膚癌
眼角有棘細胞癌	眼窩神経芽腫	肝カルチノイド
肝癌	肝癌骨転移	癌関連網膜症
眼瞼脂腺癌	眼瞼皮膚の悪性腫瘍	眼瞼メルケル細胞癌
肝細胞癌	肝細胞癌破裂	癌性胸水
癌性胸膜炎	癌性ニューロパチー	汗腺癌
顔面悪性腫瘍	顔面横紋筋肉腫	肝門部癌
肝門部胆管癌	気管癌	気管支カルチノイド
気管支癌	気管支リンパ節転移	基底細胞癌
臼後部癌	嗅神経芽腫	嗅神経上皮腫
胸腔内リンパ節の悪性腫瘍	橋神経膠腫	胸腺カルチノイド
胸腺癌	胸腺腫	胸椎転移
頬粘膜癌	頬部横紋筋肉腫	胸部下部食道癌
頬部血管肉腫	胸部上部食道癌	胸部食道癌
胸部中部食道癌	胸膜悪性腫瘍	胸膜脂肪肉腫
胸膜播種	去勢抵抗性前立腺癌	巨大後腹膜脂肪肉腫
空腸カルチノイド	空腸癌	空腸消化管間質腫瘍
クルッケンベルグ腫瘍	クロム親和性芽細胞腫	頚動脈小体悪性腫瘍
頚部悪性腫瘍	頚部悪性線維性組織球腫	頚部悪性軟部腫瘍
頚部横紋筋肉腫	頚部滑膜肉腫	頚部癌
頚部基底細胞癌	頚部血管肉腫	頚部原発腫瘍
頚部脂腺癌	頚部脂肪肉腫	頚部食道癌
頚部神経芽腫	頚部肉腫	頚部皮膚悪性腫瘍
頚部皮膚癌	頚部メルケル細胞癌	頚部有棘細胞癌
頚部隆起性皮膚線維肉腫	血管肉腫	結腸癌
結腸脂肪肉腫	結腸消化管間質腫瘍	結膜の悪性腫瘍
限局性前立腺癌	肩甲部脂肪肉腫	原始神経外胚葉腫瘍
原線維性星細胞腫	原発性悪性脳腫瘍	原発性肝癌
原発性骨腫瘍	原発性脳腫瘍	原発性肺癌
原発不明癌	肩部悪性線維性組織球腫	肩部横紋筋肉腫
肩部滑膜肉腫	肩部線維肉腫	肩部淡明細胞肉腫
肩部胞巣状軟部肉腫	口蓋癌	口蓋垂癌
膠芽腫	口腔悪性黒色腫	口腔癌
口腔前庭癌	口腔底癌	硬口蓋癌
後縦隔悪性腫瘍	甲状腺悪性腫瘍	甲状腺癌
甲状腺癌骨転移	甲状腺髄様癌	甲状腺乳頭癌
甲状腺未分化癌	甲状腺濾胞癌	甲状軟骨の悪性腫瘍
口唇癌	口唇境界部癌	口唇赤唇部癌
口唇皮膚悪性腫瘍	口唇メルケル細胞癌	口底癌
喉頭蓋癌	喉頭蓋前面癌	喉頭蓋谷癌
喉頭癌	後頭部転移性腫瘍	後頭葉悪性腫瘍
後頭葉膠芽腫	後頭葉神経膠腫	膠肉腫
項部基底細胞癌	後腹膜悪性腫瘍	後腹膜悪性線維性組織球腫
後腹膜横紋筋肉腫	後腹膜血管肉腫	後腹膜脂肪肉腫
後腹膜神経芽腫	後腹膜線維肉腫	後腹膜胚細胞腫瘍
後腹膜平滑筋肉腫	後腹膜リンパ節転移	項部皮膚癌
項部メルケル細胞癌	項部有棘細胞癌	肛門悪性黒色腫
肛門癌	肛門管癌	肛門部癌
肛門扁平上皮癌	骨悪性線維性組織球腫	骨原性肉腫
骨髄性白血病骨髄浸潤	骨髄転移	骨線維肉腫
骨転移癌	骨軟骨肉腫	骨肉腫
骨盤転移	骨盤内リンパ節転移	骨盤内リンパ節の悪性腫瘍

さ

骨膜性骨肉腫	鰓原性癌	残胃癌
耳介癌	耳介メルケル細胞癌	耳下腺癌
耳下部肉腫	耳管癌	色素性基底細胞癌
子宮癌	子宮癌骨転移	子宮癌再発
子宮癌術後後遺症	子宮癌肉腫	子宮体癌
子宮体癌再発	子宮内膜癌	子宮内膜間質肉腫
子宮肉腫	子宮平滑筋肉腫	篩骨洞癌
視床下部星細胞腫	視床星細胞腫	視神経膠腫
脂腺癌	歯肉癌	脂肪肉腫
斜台部脊索腫	縦隔癌	縦隔脂肪肉腫
縦隔神経芽腫	縦隔胚細胞腫瘍	縦隔卵黄のう腫瘍
縦隔リンパ節転移	十二指腸悪性ガストリノーマ	十二指腸悪性ソマトスタチノーマ
十二指腸カルチノイド	十二指腸癌	十二指腸消化管間質腫瘍
十二指腸神経内分泌癌	十二指腸神経内分泌腫瘍	十二指腸乳頭癌
十二指腸乳頭部癌	十二指腸平滑筋肉腫	絨毛癌
手関節部滑膜肉腫	主気管支の悪性腫瘍	術後合併症
術後乳癌	術後腰痛	術創部癌
手部悪性線維性組織球腫	手部横紋筋肉腫	手部滑膜肉腫
手部淡明細胞肉腫	手部類上皮肉腫	上衣芽細胞腫
上衣腫	小陰唇癌	上咽頭癌
上咽頭脂肪肉腫	上顎悪性エナメル上皮腫	上顎癌
上顎結節部癌	上顎骨悪性腫瘍	上顎骨骨肉腫
上顎歯肉癌	上顎歯肉頬移行部癌	上顎洞癌
松果体悪性腫瘍	松果体芽腫	松果体胚細胞腫瘍
松果体部膠芽腫	松果体未分化胚細胞腫	上眼瞼基底細胞癌
上眼瞼皮膚癌	上眼瞼有棘細胞癌	上行結腸カルチノイド
上行結腸癌	上行結腸平滑筋肉腫	上口唇基底細胞癌
上口唇皮膚癌	上口唇有棘細胞癌	小細胞肺癌
上肢悪性腫瘍	上唇癌	上唇赤唇部癌
小唾液腺癌	小腸カルチノイド	小腸癌
小腸脂肪肉腫	小腸消化管間質腫瘍	小腸平滑筋肉腫
上部食道癌	上部胆管癌	上葉小細胞肺癌
上葉肺癌	上葉肺腺癌	上葉肺大細胞癌
上葉肺扁平上皮癌	上葉非小細胞肺癌	上腕悪性線維性組織球腫
上腕悪性軟部腫瘍	上腕横紋筋肉腫	上腕滑膜肉腫
上腕脂肪肉腫	上腕線維肉腫	上腕淡明細胞肉腫
上腕胞巣状軟部肉腫	上腕類上皮肉腫	食道悪性間葉系腫瘍
食道悪性黒色腫	食道横紋筋肉腫	食道顆粒細胞腫
食道カルチノイド	食道癌	食道癌骨転移
食道癌肉腫	食道基底細胞癌	食道偽肉腫
食道脂肪肉腫	食道消化管間質腫瘍	食道小細胞癌
食道腺癌	食道腺様のう胞癌	食道粘表皮癌
食道表在癌	食道平滑筋肉腫	食道未分化癌
痔瘻癌	腎悪性腫瘍	腎盂癌
腎盂腺癌	腎盂乳頭状癌	腎盂尿路上皮癌
腎盂扁平上皮癌	腎カルチノイド	腎癌
腎癌骨転移	神経芽腫	神経膠腫

	神経線維肉腫	進行性前立腺癌	進行乳癌
	唇交連癌	腎細胞癌	腎周囲脂肪肉腫
	心臓悪性腫瘍	心臓横紋筋肉腫	心臓血管肉腫
	心臓脂肪肉腫	心臓線維肉腫	心臓粘液肉腫
	腎肉腫	膵芽腫	膵癌
	膵管癌	膵管内管状腺癌	膵管内乳頭粘液性腺癌
	膵脂肪肉腫	膵漿液性のう胞腺癌	膵腺房細胞癌
	膵臓癌骨転移	膵体部癌	膵頭部カルチノイド
	膵頭部癌	膵内胆管癌	膵粘液性のう胞腺癌
	膵尾部癌	髄膜癌腫症	髄膜白血病
	スキルス胃癌	星細胞腫	精索脂肪肉腫
	精索肉腫	星状芽細胞腫	精上皮腫
	成人T細胞白血病骨髄浸潤	精巣横紋筋肉腫	精巣癌
	精巣奇形癌	精巣奇形腫	精巣絨毛癌
	精巣上体癌	精巣胎児性癌	精巣肉腫
	精巣胚細胞腫瘍	精巣卵黄のう腫瘍	精巣卵のう腫瘍
	精母細胞腫	声門下癌	声門癌
	声門上癌	脊髄播種	脊椎転移
	脊椎麻酔後頭痛	舌縁癌	舌下腺癌
	舌下面癌	舌癌	舌根部癌
	舌脂肪肉腫	舌尖癌	舌背癌
	線維脂肪肉腫	線維肉腫	前縦隔悪性腫瘍
	全身性転移性癌	前頭洞癌	前頭部転移性腫瘍
	前頭葉悪性腫瘍	前頭葉膠芽腫	前頭葉神経膠腫
	前頭葉星細胞腫	前頭葉退形成性星細胞腫	前立腺横紋筋肉腫
	前立腺癌	前立腺癌骨転移	前立腺癌再発
	前立腺小細胞癌	前立腺神経内分泌癌	前立腺肉腫
	前腕悪性線維性組織球腫	前腕悪性軟部腫瘍	前腕横紋筋肉腫
	前腕滑膜肉腫	前腕線維肉腫	前腕胞巣状軟部肉腫
	前腕類上皮肉腫	早期胃癌	早期食道癌
	総胆管癌	側頭部転移性腫瘍	側頭葉悪性腫瘍
	側頭葉膠芽腫	側頭葉神経膠腫	側頭葉星細胞腫
た	側頭葉退形成性星細胞腫	側頭葉毛様細胞性星細胞腫	第4脳室上衣腫
	大陰唇癌	退形成性上衣腫	退形成性星細胞腫
	胎児性精巣腫瘍	大腿骨転移性骨腫瘍	大唾液腺癌
	大腸カルチノイド	大腸癌	大腸癌骨転移
	大腸肉腫	大腸粘液癌	大動脈周囲リンパ節転移
	大脳悪性腫瘍	大脳深部神経膠腫	大脳深部転移性腫瘍
	大網脂肪肉腫	大網消化管間質腫瘍	唾液腺癌
	多発性癌転移	多発性骨髄腫骨髄浸潤	多発性神経膠腫
	胆管癌	男性性器癌	胆のうカルチノイド
	胆のう癌	胆のう管癌	胆のう肉腫
	淡明細胞肉腫	腟悪性黒色腫	腟癌
	中咽頭癌	中咽頭側壁癌	中咽頭肉腫
	中耳悪性腫瘍	中縦隔悪性腫瘍	虫垂カルチノイド
	虫垂癌	虫垂杯細胞カルチノイド	中脳神経膠腫
	肘部滑膜肉腫	中部食道癌	肘部線維肉腫
	中部胆管癌	肘部類上皮肉腫	中葉小細胞肺癌
	中葉肺癌	中葉肺腺癌	中葉肺大細胞癌
	中葉肺扁平上皮癌	中葉非小細胞肺癌	腸間膜悪性腫瘍
	腸間膜脂肪肉腫	腸間膜消化管間質腫瘍	腸間膜肉腫
	腸間膜平滑筋肉腫	蝶形骨洞癌	腸骨リンパ節転移
	聴神経膠腫	直腸S状部結腸癌	直腸悪性黒色腫
	直腸カルチノイド	直腸癌	直腸癌骨転移
	直腸癌術後再発	直腸癌穿孔	直腸脂肪肉腫
	直腸消化管間質腫瘍	直腸平滑筋肉腫	手軟部悪性腫瘍
	転移性下顎癌	転移性肝癌	転移性肝腫瘍
	転移性胸膜腫瘍	転移性口腔癌	転移性黒色腫
	転移性骨腫瘍	転移性縦隔腫瘍	転移性十二指腸癌
	転移性腫瘍	転移性消化器腫瘍	転移性上顎癌
	転移性小腸腫瘍	転移性腎腫瘍	転移性膵腫瘍

	転移性舌癌	転移性頭蓋骨腫瘍	転移性脳腫瘍
	転移性肺癌	転移性肺腫瘍	転移性脾腫瘍
	転移性皮膚腫瘍	転移性副腎腫瘍	転移性腹壁腫瘍
	転移性扁平上皮癌	転移性卵巣癌	テント上下転移性腫瘍
	頭蓋骨悪性腫瘍	頭蓋骨骨肉腫	頭蓋底骨肉腫
	頭蓋底脊索腫	頭蓋内胚細胞腫瘍	頭蓋部脊索腫
	頭頚部癌	透析腎癌	頭頂葉悪性腫瘍
	頭頂葉膠芽腫	頭頂葉神経膠腫	頭頂葉星細胞腫
	頭部悪性線維性組織球腫	頭部横紋筋肉腫	頭部滑膜肉腫
	頭部基底細胞癌	頭部血管肉腫	頭部脂腺癌
	頭部脂肪肉腫	頭部軟部組織悪性腫瘍	頭部皮膚癌
	頭部メルケル細胞癌	頭部有棘細胞癌	頭部隆起性皮膚線維肉腫
な	内耳癌	軟口蓋癌	軟骨肉腫
	軟部悪性巨細胞腫	軟部組織悪性腫瘍	肉腫
	乳癌	乳癌・HER2過剰発現	乳癌骨転移
	乳癌再発	乳癌術後後遺症	乳癌皮膚転移
	乳房外パジェット病	乳房下外側部乳癌	乳房下内側部乳癌
	乳房脂肪肉腫	乳房上外側部乳癌	乳房上内側部乳癌
	乳房中央部乳癌	乳房肉腫	尿管癌
	尿管口部膀胱癌	尿管尿路上皮癌	尿道傍腺の悪性腫瘍
	尿膜管癌	粘液性のう胞腺癌	脳幹悪性腫瘍
	脳幹膠芽腫	脳幹神経膠腫	脳幹部星細胞腫
	脳室悪性腫瘍	脳室上衣腫	脳手術後遺症
	脳腫瘍摘出術後遺症	脳神経悪性腫瘍	脳胚細胞腫瘍
は	肺芽腫	肺カルチノイド	肺癌
	肺癌骨転移	肺癌肉腫	肺癌による閉塞性肺炎
	肺腺癌	肺腺扁平上皮癌	肺腺様のう胞癌
	肺大細胞癌	肺大細胞神経内分泌癌	肺肉腫
	肺粘表皮癌	肺扁平上皮癌	肺胞上皮癌
	肺未分化癌	肺門部小細胞癌	肺門部腺癌
	肺門部大細胞癌	肺門部肺癌	肺門部非小細胞癌
	肺門部扁平上皮癌	肺門リンパ節転移	抜歯後疼痛
	馬尾上衣腫	バレット食道癌	パンコースト症候群
	鼻咽腔癌	鼻腔癌	脾脂肪肉腫
	非小細胞肺癌	鼻前庭癌	鼻中隔癌
	脾の悪性腫瘍	皮膚悪性腫瘍	皮膚悪性線維性組織球腫
	皮膚癌	皮膚脂肪肉腫	皮膚線維肉腫
	皮膚白血病	皮膚付属器癌	びまん性星細胞腫
	脾門部リンパ節転移	披裂喉頭蓋ひだ喉頭面癌	副咽頭間隙悪性腫瘍
	腹腔内リンパ節の悪性腫瘍	腹腔リンパ節転移	副甲状腺悪性腫瘍
	副甲状腺癌	副腎悪性腫瘍	副腎癌
	副腎神経芽腫	副腎髄質の悪性腫瘍	副腎皮質癌
	副腎皮質の悪性腫瘍	副鼻腔炎術後症	副鼻腔癌
	腹部悪性腫瘍	腹部食道癌	腹部神経芽腫
	腹膜悪性腫瘍	腹膜癌	ぶどう膜悪性黒色腫
	噴門癌	平滑筋肉腫	扁桃窩癌
	扁桃癌	扁桃肉腫	膀胱円蓋部膀胱癌
	膀胱癌	膀胱頚部膀胱癌	膀胱後壁部膀胱癌
	膀胱三角部膀胱癌	膀胱前壁部膀胱癌	膀胱側壁部膀胱癌
	膀胱肉腫	膀胱尿路上皮癌	膀胱扁平上皮癌
	傍骨性骨肉腫	紡錘形細胞肉腫	胞巣状軟部肉腫
ま	乏突起神経膠腫	末期癌	末梢神経悪性腫瘍
	脈絡膜悪性黒色腫	メルケル細胞癌	盲腸カルチノイド
	盲腸癌	毛包癌	網膜芽細胞腫
	網膜膠腫	毛様細胞性星細胞腫	毛様体悪性腫瘍
や	ユーイング肉腫	有棘細胞癌	幽門癌
ら	幽門前庭部癌	腰椎転移	卵管癌
	卵巣カルチノイド	卵巣癌	卵巣癌全身転移
	卵巣癌肉腫	卵巣絨毛癌	卵巣胎児性癌
	卵巣肉腫	卵巣胚細胞腫瘍	卵巣未分化胚細胞腫
	卵巣卵黄のう腫瘍	卵巣類皮のう胞癌	隆起性皮膚線維肉腫

	輪状後部癌	リンパ管肉腫	リンパ性白血病骨髄浸潤
	類上皮肉腫	肋骨転移	
△	悪性腫瘍に伴う貧血	癌性悪液質	癌性ニューロミオパチー
	癌性貧血	癌性ミエロパチー	金属歯冠修復過高
	金属歯冠修復粗造	金属歯冠修復脱離	金属歯冠修復低位
	金属歯冠修復破損	金属歯冠修復不適合	腫瘍随伴症候群
	上皮腫	脊索腫	胎児性癌
	転移性骨腫瘍による大腿骨骨折	疼痛	内胚葉洞腫瘍
	胚細胞腫	卵黄のう腫瘍	

用法用量　通常，成人にはフルルビプロフェン　アキセチルとして1回50mgをできるだけゆっくり静脈内注射する。
その後，必要に応じて反復投与する。
なお，年齢，症状により適宜増減する。
ただし，本剤の使用は経口投与が不可能な場合又は効果が不十分な場合とする。

用法用量に関連する使用上の注意　患者の状態に注意し，できるだけゆっくり(1分間以上の時間をかけて)投与すること。

禁忌
(1)消化性潰瘍のある患者
(2)重篤な血液の異常のある患者
(3)重篤な肝障害のある患者
(4)重篤な腎障害のある患者
(5)重篤な心機能不全のある患者
(6)重篤な高血圧症のある患者
(7)本剤の成分に対し過敏症の既往歴のある患者
(8)アスピリン喘息(非ステロイド性消炎鎮痛剤等による喘息発作の誘発)又はその既往歴のある患者
(9)エノキサシン水和物，ロメフロキサシン，ノルフロキサシン，プルリフロキサシンを投与中の患者
(10)妊娠後期の婦人

併用禁忌

薬剤名等	臨床症状・措置方法	機序・危険因子
エノキサシン水和物 フルマーク ロメフロキサシン ロメバクト バレオン ノルフロキサシン バクシダール	併用により痙攣があらわれることがある。	ニューキノロン系抗菌剤のGABA阻害作用が併用により増強されるためと考えられる。
プルリフロキサシン スオード	併用により痙攣があらわれるおそれがある。	

ロヒプノール静注用2mg　規格：2mg1管[144円/管]
フルニトラゼパム　中外　112

サイレース静注2mgを参照(P1392)

ローヘパ透析用100単位/mLシリンジ20mL
規格：2,000低分子量ヘパリン単位20mL1筒[529円/筒]
ローヘパ透析用150単位/mLシリンジ20mL
規格：3,000低分子量ヘパリン単位20mL1筒[714円/筒]
ローヘパ透析用200単位/mLシリンジ20mL
規格：4,000低分子量ヘパリン単位20mL1筒[906円/筒]
ローヘパ透析用500単位/mLバイアル10mL
規格：5,000低分子量ヘパリン単位1瓶[964円/瓶]
パルナパリンナトリウム　エイワイ　333

【効能効果】
血液体外循環時の灌流血液の凝固防止(血液透析・血液透析ろ過・血液ろ過)

【対応標準病名】
該当病名なし

用法用量
〔透析用500単位のみ〕：本剤を直接又は生理食塩液により希釈して投与する。
(1)出血性病変又は出血傾向を有しない患者の場合
①通常，成人には体外循環開始時，パルナパリンナトリウムとして治療1時間あたり7〜13単位/kgを体外循環路内血液に単回投与する。なお，体外循環路内の血液凝固状況に応じ適宜増減する。
②通常，成人には体外循環開始時，パルナパリンナトリウムとして15〜20単位/kgを体外循環路内血液に単回投与し，体外循環開始後は毎時6〜8単位/kgを抗凝固薬注入ラインより持続注入する。なお，体外循環路内の血液凝固状況に応じ適宜増減する。
(2)出血性病変又は出血傾向を有する患者の場合：通常，成人には体外循環開始時，パルナパリンナトリウムとして10〜15単位/kgを体外循環路内血液に単回投与し，体外循環開始後は毎時6〜9単位/kgを抗凝固薬注入ラインより持続注入する。

禁忌
(1)パルナパリンナトリウムに対し過敏症状又は過敏症の既往歴のある患者
(2)妊婦又は妊娠している可能性のある婦人

原則禁忌
(1)高度な出血症状を有する患者
(2)重篤な肝障害又はその既往歴のある患者
(3)ヘパリン起因性血小板減少症(HIT：heparin-induced thrombocytopenia)の既往歴のある患者

ミニヘパ透析用100単位/mLシリンジ20mL：扶桑薬品　2,000低分子量ヘパリン単位20mL1筒[531円/筒]，ミニヘパ透析用150単位/mLシリンジ20mL：扶桑薬品　3,000低分子量ヘパリン単位20mL1筒[714円/筒]，ミニヘパ透析用200単位/mLシリンジ20mL：扶桑薬品　4,000低分子量ヘパリン単位20mL1筒[901円/筒]，ミニヘパ透析用500単位/mLバイアル10mL：ILS　5,000低分子量ヘパリン単位1瓶[963円/瓶]

ロミプレート皮下注250μg調製用　規格：250μg1瓶[69914円/瓶]
ロミプロスチム(遺伝子組換え)　協和発酵キリン　399

【効能効果】
慢性特発性血小板減少性紫斑病

【対応標準病名】

◎	慢性特発性血小板減少性紫斑病	
○	特発性血小板減少性紫斑病	特発性血小板減少性紫斑病合併妊娠
△	エバンス症候群	急性特発性血小板減少性紫斑病

効能効果に関連する使用上の注意
(1)他の治療にて十分な効果が得られない場合，又は忍容性に問題があると考えられる場合に使用すること。
(2)血小板数，臨床症状からみて出血リスクが高いと考えられる場合に使用すること。

用法用量　通常，成人には，ロミプロスチム(遺伝子組換え)として初回投与量1μg/kgを皮下投与する。投与開始後は血小板数，症状に応じて投与量を適宜増減し，週1回皮下投与する。
また，最高投与量は週1回10μg/kgとする。

用法用量に関連する使用上の注意
(1)本剤は下表を参照の上，治療上必要最小限の用量で使用すること。

血小板数	調節方法
50,000/μL未満	1μg/kg増量する。
50,000/μL〜200,000/μL	出血のリスクを低下できる治療上必要最小限の用量となるよう，適

	宜減量も考慮する。
200,000/μL～400,000/μL	1μg/kg 減量する。
400,000/μL 超	休薬する。休薬後，血小板数が200,000/μL まで減少した場合には原則として休薬前の投与量より1μg/kg 減量し，投与を再開する。

(2)本剤投与中は，血小板数が安定するまで(少なくとも4週間にわたり用量調整せずに血小板数が50,000/μL 以上)，血小板数を毎週測定すること。血小板数が安定した場合でも4週に1回を目安に血小板数を測定すること。
(3)本剤は出血のリスクが高い場合に使用し，血小板数を正常化する目的で使用しないこと。
(4)最高投与量として週1回10μg/kg を4週間連続投与しても，臨床上重大な出血リスクを回避できるレベルに血小板数が増加しなかった場合は，本剤の投与を中止するなど，適切な処置を行うこと。
(5)1バイアルあたり0.72mL の注射用水を加え溶解すると，濃度が500μg/mL となり，溶液0.5mL がロミプロスチムの投与量250μg に相当する。本剤は投与液量が少ないため，0.01mL 目盛り注射器等を用いて投与すること。

禁忌　本剤の成分に対し過敏症の既往歴のある患者

ロルファン注射液1mg　規格：0.1%1mL1管[98円/管]
レバロルファン酒石酸塩　武田薬品　221

【効能効果】

麻薬による呼吸抑制に対する拮抗

【対応標準病名】

該当病名なし

用法用量

麻薬投与前後あるいは投与と同時に皮下，筋肉内，又は静脈内注射する。
投与される麻薬の種類，用法，用量等に応じて種々の投与法を行うが，一般に次の投与法が適当である。
投与量比率
レボルファノール/レバロルファン酒石酸塩　10：1
皮下又は静脈内注射：例　レボルファノール3mg 及びレバロルファン酒石酸塩0.3mg
モルヒネ/レバロルファン酒石酸塩　50：1
皮下又は静脈内注射：例　モルヒネ15mg 及びレバロルファン酒石酸塩0.3mg
アルファプロジン塩酸塩/レバロルファン酒石酸塩　50：1
皮下又は静脈内注射：例　アルファプロジン塩酸塩60mg 及びレバロルファン酒石酸塩1.2mg
ペチジン塩酸塩/レバロルファン酒石酸塩　100：1
筋肉内又は静脈内注射：例　ペチジン塩酸塩100mg 及びレバロルファン酒石酸塩1mg
(1)産科的応用
①麻薬投与による母体及び胎児の呼吸抑制の予防：レバロルファン酒石酸塩はそれぞれ適当な比率で麻薬と同時に皮下あるいは筋肉内注射し，以後は必要に応じて30分以上の間隔で各1/2量を投与する。
②分娩時麻薬によって起こる新生児の呼吸抑制の予防(レバロルファン酒石酸塩を麻薬と併用していない場合)：分娩前5～10分にレバロルファン酒石酸塩1～2mg を静脈内注射する。
③新生児の麻薬による呼吸抑制の治療：分娩後直ちに臍帯静脈にレバロルファン酒石酸塩0.05～0.1mg を注射する。
④産婦の麻薬による呼吸抑制の治療：(4)の用法用量に準ずる。
(2)補助薬として麻薬を用いた麻酔
①麻薬による呼吸抑制の治療：レバロルファン酒石酸塩0.5～1.5mg を静脈内注射する。
②麻薬による呼吸抑制の予防
レバロルファン酒石酸塩を適当な比率で麻薬と共与，あるいは麻薬投与の4～6分前に静脈内注射する。
投与後の呼吸機能が十分であれば更にレバロルファン酒石酸塩を投与する必要はないが，長時間にわたる手術あるいは麻酔終了時患者の呼吸機能が不十分であれば，更にレバロルファン酒石酸塩0.4～0.6mg を1～数回投与する。
(3)術前・術後又は内科での麻薬投与時：術前・術後の疼痛緩解のため及び内科患者に麻薬を投与した時に起こる呼吸抑制の予防には，必要に応じ，適当な比率で麻薬と同時に皮下あるいは筋肉内注射する。
(4)成人の麻薬過量投与による呼吸抑制の治療
①過剰量が不明の場合：レバロルファン酒石酸塩1mg を静脈内注射し，効果が現れれば更に必要に応じて3分間隔で0.5mg を1～2回投与する。
②麻薬及びその過剰量がわかっている場合：適当な比率で静脈内注射し，必要があれば次いで3分間隔でその1/2量ずつ1～2回投与する。

禁忌

(1)呼吸抑制が緩徐な患者
(2)バルビツール系薬剤等の非麻薬性中枢神経抑制剤又は病的原因による呼吸抑制のある患者
(3)麻薬依存患者

ワゴスチグミン注0.5mg　規格：0.05%1mL1管[94円/管]
ワゴスチグミン注2mg　規格：0.05%4mL1管[256円/管]
ネオスチグミンメチル硫酸塩　塩野義　123

【効能効果】

(1)重症筋無力症，クラーレ剤(ツボクラリン)による遷延性呼吸抑制，消化管機能低下のみられる手術後及び分娩後の腸管麻痺，手術後及び分娩後における排尿困難
(2)非脱分極性筋弛緩剤の作用の拮抗

【対応標準病名】

◎	重症筋無力症	術後排尿障害	消化管障害
	遷延性無呼吸	腸麻痺	排尿困難
○	胃運動機能障害	イレウス	カテーテル導入後尿道狭窄
	眼筋型重症筋無力症	胸腺腫合併重症筋無力症	胸腺摘出後重症筋無力症
	筋無力症	若年型重症筋無力症	術後尿道狭窄
	消化不良症	全身型重症筋無力症	膀胱直腸障害
	麻痺性イレウス		
△	亜イレウス	胃腸疾患	炎症性大網癒着
	偽性イレウス	挙上空腸狭窄	痙性イレウス
	子宮筋腫摘出後後遺症	小腸麻痺	脊椎麻酔後頭痛
	先天性筋無緊張症	大腸麻痺	遅延性排尿
	尿線断裂	尿線微弱	尿閉
	排尿障害	糞便性イレウス	麻酔後低体温
	薬物性ショック		

用法用量

(1)重症筋無力症，クラーレ剤(ツボクラリン)による遷延性呼吸抑制，消化管機能低下のみられる手術後及び分娩後の腸管麻痺，手術後及び分娩後における排尿困難
通常，成人にはネオスチグミンメチル硫酸塩として1回0.25～1.0mg を1日1～3回皮下又は筋肉内注射する。
なお，重症筋無力症の場合は症状により，その他の適応の場合は年齢，症状により，それぞれ適宜増減する。
(2)非脱分極性筋弛緩剤の作用の拮抗：通常，成人にはネオスチグミンメチル硫酸塩として1回0.5～2.0mg を緩徐に静脈内注射する。なお，年齢，症状により適宜増減する。ただし，アトロピン硫酸塩水和物を静脈内注射により併用すること。

用法用量に関連する使用上の注意

非脱分極性筋弛緩剤(ツボクラリン塩化物塩酸塩水和物，パンクロニウム臭化物，ベクロニウム臭化物等)の作用の拮抗に本剤を静脈内注射する場合には，下記の点に注意すること。

(1)本剤の投与は，筋弛緩モニターによる回復又は自発呼吸の発現を確認した後に行うこと。
(2)本剤は特別な場合を除き5mgを超えて投与しないこと。
(3)徐脈がある場合には，本剤投与前にアトロピン硫酸塩水和物を投与して脈拍を適度に増加させておくこと。
(4)本剤を静脈内注射する場合には，過度のコリン作動性反応を防止するため，通常，成人にはアトロピン硫酸塩水和物として1回0.25～1.0mgを静脈内注射により併用すること。なお，アトロピン硫酸塩水和物は必要に応じ適宜増減すること。
(5)更に血圧低下，徐脈，房室ブロック，心停止等が起こることがあるのでアトロピン硫酸塩水和物0.5～1.0mgを入れた注射器をすぐ使えるようにしておくこと。これらの副作用があらわれた場合には，アトロピン硫酸塩水和物等を追加投与すること。

警告　非脱分極性筋弛緩剤の作用の拮抗に本剤を静脈内注射するにあたっては，緊急時に十分対応できる医療施設において，本剤の作用及び使用法について熟知した医師のみが使用すること。

禁忌
(1)消化管又は尿路の器質的閉塞のある患者
(2)本剤の成分に対し過敏症の既往歴のある患者
(3)迷走神経緊張症の患者
(4)脱分極性筋弛緩剤(スキサメトニウム)を投与中の患者

併用禁忌

薬剤名等	臨床症状・措置方法	機序・危険因子
脱分極性筋弛緩剤 スキサメトニウム スキサメトニウム「AS」，レラキシン	脱分極性筋弛緩剤の作用を増強する。	本剤はコリンエステラーゼを阻害し，脱分極性筋弛緩剤の分解を抑制する。

ワソラン静注5mg
規格：0.25%2mL1管[277円/管]
ベラパミル塩酸塩　エーザイ　212

【効能効果】

頻脈性不整脈(発作性上室性頻拍，発作性心房細動，発作性心房粗動)

【対応標準病名】

◎	一過性心房粗動	頻脈症	頻脈性不整脈
	不整脈	発作性上室頻拍	発作性心房細動
○	一過性心室細動	永続性心房細動	期外収縮
	期外収縮性不整脈	持続性心室頻拍	術後心房細動
	上室期外収縮	上室頻拍	心室期外収縮
	心室細動	心室性二段脈	心室粗動
	心房期外収縮	心房細動	心房粗動
	心房頻拍	絶対性不整脈	多源性心室期外収縮
	多発性期外収縮	洞頻脈	トルサードドポアント
	二段脈	非弁膜症性発作性心房細動	頻拍型心房細動
	頻拍症	頻脈性心房細動	ブブレ症候群
	発作性心房頻拍	発作性接合部頻拍	発作性頻拍
	発作性頻脈性心房細動	慢性心房細動	無脈性心室頻拍
	リエントリー性心室性不整脈		
△	QT延長症候群	QT短縮症候群	異所性心室調律
	異所性心房調律	異所性調律	異所性拍動
	遺伝性QT延長症候群	起立性調律障害	呼吸性不整脈
	臍傍悸	三段脈	徐脈
	徐脈性失神	徐脈性心房細動	徐脈性不整脈
	徐脈頻脈症候群	徐脈発作	心下悸
	心室頻拍	心拍異常	心房静止
	接合部調律	動悸	洞徐脈
	洞不整脈	特発性QT延長症候群	二次性QT延長症候群
	非持続性心室頻拍	副収縮	ブルガダ症候群
	房室接合部期外収縮	薬物性QT延長症候群	

用法用量
成人：通常，成人には1回1管(ベラパミル塩酸塩として5mg)を，必要に応じて生理食塩水又はブドウ糖注射液で希釈し，5分以上かけて徐々に静脈内に注射する。なお，年齢，症状により適宜増減する。
小児：通常，小児にはベラパミル塩酸塩として1回0.1～0.2mg/kg(ただし，1回5mgを超えない)を，必要に応じて生理食塩水又はブドウ糖注射液で希釈し，5分以上かけて徐々に静脈内に注射する。なお，年齢，症状により適宜増減する。

警告
(1)小児等に本剤を使用する場合，小児等の不整脈治療に熟練した医師が監督すること。基礎心疾患のある場合は，有益性がリスクを上回ると判断される場合にのみ投与すること。
(2)新生児及び乳児に使用する際には，生命に危険があり，他の治療で効果がない場合にのみ投与すること。

禁忌
(1)重篤な低血圧あるいは心原性ショックのある患者
(2)高度の徐脈，洞房ブロック，房室ブロック(第II，III度)のある患者
(3)重篤なうっ血性心不全のある患者
(4)急性心筋梗塞のある患者
(5)重篤な心筋症のある患者
(6)β-遮断剤の静注を受けている患者
(7)本剤の成分に対し過敏症の既往歴のある患者

併用禁忌

薬剤名等	臨床症状・措置方法	機序・危険因子
静注用β-遮断剤(インデラル)	心機能の低下や徐脈があらわれることがある。	β-遮断剤は本剤と同様に陰性変力作用や徐脈作用を有し，両者の心抑制作用が相互に増強される。

ベラパミル塩酸塩静注5mg「タイヨー」：テバ製薬[176円/管]

ワンタキソテール点滴静注20mg/1mL
規格：20mg1mL1瓶[17322円/瓶]
ワンタキソテール点滴静注80mg/4mL
規格：80mg4mL1瓶[59156円/瓶]
ドセタキセル水和物　サノフィ　424

【効能効果】

(1)乳癌，非小細胞肺癌，胃癌，頭頸部癌
(2)卵巣癌
(3)食道癌，子宮体癌
(4)前立腺癌

【対応標準病名】

◎	胃癌	咽頭癌	咽頭上皮内癌
	下咽頭癌	下咽頭後部癌	下顎歯肉癌
	下顎歯肉頬移行部癌	顎下腺癌	下口唇基底細胞癌
	下口唇皮膚癌	下口唇有棘細胞癌	下唇癌
	下唇赤唇部癌	頬粘膜癌	頬粘膜上皮内癌
	頚皮膚上皮内癌	頚部癌	頚部基底細胞癌
	頚部転移性腺癌	頚部皮膚癌	頚部有棘細胞癌
	口蓋癌	口蓋上皮内癌	口蓋垂癌
	口腔癌	口腔上皮内癌	口腔前庭癌
	口腔底癌	口腔底上皮内癌	硬口蓋癌
	甲状腺癌	甲状腺癌骨転移	甲状腺髄様癌
	甲状腺乳頭癌	甲状腺未分化癌	甲状腺濾胞癌
	口唇癌	口唇境界部癌	口唇上皮内癌
	口唇赤唇部癌	口唇皮膚上皮内癌	口底癌
	口底上皮内癌	喉頭蓋癌	喉頭蓋前面癌
	喉頭蓋谷癌	喉頭癌	喉頭上皮内癌
	耳下腺癌	子宮体癌	篩骨洞癌
	歯肉癌	歯肉上皮内癌	上咽頭癌

上咽頭後壁癌	上咽頭上壁癌	上咽頭前壁癌
上咽頭側壁癌	上顎歯肉癌	上顎歯肉頬移行部癌
上顎洞癌	上顎洞上皮内癌	上口唇基底細胞癌
上口唇皮膚癌	上口唇有棘細胞癌	上唇癌
上唇赤唇部癌	小唾液腺癌	食道癌
唇交連癌	正中型口腔底癌	正中型口底癌
声門下癌	声門癌	声門上癌
舌縁癌	舌下腺癌	舌下面癌
舌下面上皮内癌	舌癌	舌根部癌
舌上皮内癌	舌尖癌	舌背癌
前立腺癌	側方型口腔底癌	側方型口底癌
大唾液腺癌	唾液腺癌	中咽頭癌
中咽頭後壁癌	中咽頭側壁癌	転移性口腔癌
転移性舌癌	転移性鼻腔癌	頭頚部癌
頭皮上皮内癌	頭部基底細胞癌	頭部皮膚癌
頭部有棘細胞癌	軟口蓋癌	乳癌
鼻咽腔癌	鼻腔癌	非小細胞肺癌
副甲状腺癌	副鼻腔癌	扁桃窩癌
扁桃癌	卵巣癌	梨状陥凹癌
輪状後部癌		

○

ALK 融合遺伝子陽性非小細胞肺癌	EGFR 遺伝子変異陽性非小細胞肺癌	KIT（CD117）陽性胃消化管間質腫瘍
KIT（CD117）陽性食道消化管間質腫瘍	胃癌・HER2 過剰発現	胃管癌
胃癌骨転移	胃消化管間質腫瘍	胃進行癌
胃前庭部癌	炎症性乳癌	下顎部メルケル細胞癌
顎下部悪性腫瘍	下葉肺癌	下葉非小細胞肺癌
眼角基底細胞癌	眼角皮膚癌	眼角有棘細胞癌
眼瞼メルケル細胞癌	顔面メルケル細胞癌	気管支癌
胸部食道癌	頬部メルケル細胞癌	去勢抵抗性前立腺癌
頚部原発腫瘍	頚部食道癌	頚部メルケル細胞癌
限局性前立腺癌	原発性肺癌	口唇メルケル細胞癌
項部メルケル細胞癌	細気管支肺胞上皮癌	残胃癌
耳介メルケル細胞癌	子宮癌	子宮癌骨転移
子宮癌再発	子宮峡部癌	子宮腟部癌
子宮底癌	子宮内膜癌	術後乳癌
上顎癌	上葉肺癌	上葉非小細胞肺癌
食道胃接合部癌	食道癌骨転移	食道基底細胞癌
食道消化管間質腫瘍	食道腺癌	食道腺様のう胞癌
食道粘表皮癌	食道平滑筋肉腫	食道未分化癌
進行性前立腺癌	進行乳癌	スキルス胃癌
前額部メルケル細胞癌	前頭洞癌	前立腺癌骨転移
前立腺癌再発	中葉肺癌	中葉非小細胞肺癌
蝶形骨洞癌	転移性篩骨洞癌	転移性上顎洞癌
転移性前頭洞癌	転移性蝶形骨洞癌	転移性副鼻腔癌
頭部メルケル細胞癌	乳癌骨転移	乳癌再発
乳癌皮膚転移	乳房下外側部乳癌	乳房下内側部乳癌
乳房上外側部乳癌	乳房上内側部乳癌	乳房中央部乳癌
肺癌	肺腺癌	肺腺扁平上皮癌
肺腺様のう胞癌	肺大細胞癌	肺大細胞神経内分泌癌
肺粘表皮癌	肺扁平上皮癌	肺胞上皮癌
肺門部肺癌	肺門部非小細胞肺癌	噴門癌
卵管癌	卵巣癌肉腫	

△ あ

S 状結腸癌	悪性エナメル上皮腫	悪性下垂体腫瘍
悪性褐色細胞腫	悪性顆粒細胞腫	悪性間葉腫
悪性奇形腫	悪性胸腺腫	悪性グロームス腫瘍
悪性血管外皮腫	悪性甲状腺腫	悪性骨腫瘍
悪性縦隔腫瘍	悪性腫瘍	悪性腫瘍合併性皮膚筋炎
悪性腫瘍に伴う貧血	悪性神経膠腫	悪性髄膜腫
悪性脊髄髄膜腫	悪性線維性組織球腫	悪性虫垂粘液瘤
悪性停留精巣	悪性頭蓋咽頭腫	悪性脳腫瘍
悪性末梢神経鞘腫	悪性葉状腫瘍	悪性リンパ腫骨髄浸潤
鞍上部胚細胞腫瘍	胃悪性間葉系腫瘍	胃悪性黒色腫

イートン・ランバート症候群	胃カルチノイド	胃癌末期
胃原発絨毛癌	胃脂肪肉腫	胃重複癌
胃上皮内癌	胃小弯部癌	胃体部癌
胃大弯部癌	胃底部癌	遺伝性大腸癌
遺伝性非ポリポーシス大腸癌	胃肉腫	胃胚細胞腫瘍
胃平滑筋肉腫	胃幽門部癌	陰核癌
陰茎癌	陰茎亀頭部癌	陰茎体部癌
陰茎肉腫	陰茎パジェット病	陰茎包皮部癌
咽頭腫瘍	咽頭肉腫	陰のう癌
陰のう内脂肪肉腫	陰のうパジェット病	ウイルムス腫瘍
会陰部パジェット病	腋窩基底細胞癌	腋窩パジェット病
腋窩皮膚癌	腋窩ボーエン病	腋窩有棘細胞癌
エクリン汗孔癌	延髄神経膠腫	延髄星細胞腫

か

横行結腸癌	横紋筋肉腫	外陰悪性黒色腫
外陰悪性腫瘍	外陰癌	外陰部パジェット病
外耳道癌	外耳道ボーエン病	回腸カルチノイド
回腸癌	海綿芽細胞腫	回盲部癌
下咽頭肉腫	下咽頭披裂喉頭蓋ひだ癌	下顎悪性エナメル上皮腫
下顎骨悪性腫瘍	下顎骨骨肉腫	下顎部横紋筋肉腫
下顎部基底細胞癌	下顎部皮膚癌	下顎部ボーエン病
下顎部有棘細胞癌	下眼瞼基底細胞癌	下眼瞼皮膚癌
下眼瞼ボーエン病	下眼瞼有棘細胞癌	角膜の悪性腫瘍
下行結腸癌	下口唇ボーエン病	下肢上皮内癌
下肢皮膚癌	仮声帯癌	下腿基底細胞癌
下腿皮膚癌	下腿ボーエン病	下腿有棘細胞癌
下腿隆起性皮膚線維肉腫	肩の皮膚上皮内癌	肩隆起性皮膚線維肉腫
滑膜腫	滑膜肉腫	下部食道癌
下部胆管癌	下葉小細胞肺癌	下葉肺腺癌
下葉肺大細胞癌	下葉肺扁平上皮癌	カルチノイド
癌	肝悪性腫瘍	眼窩悪性腫瘍
肝外胆管癌	眼窩横紋筋肉腫	眼角皮膚上皮内癌
眼窩神経芽腫	肝カルチノイド	肝癌
肝癌骨転移	癌関連網膜症	眼瞼脂腺癌
眼瞼皮膚上皮内癌	眼瞼皮膚の悪性腫瘍	肝細胞癌
肝細胞癌破裂	環指基底細胞癌	環指皮膚癌
環指ボーエン病	環指有棘細胞癌	癌性悪液質
癌性胸膜炎	癌性心膜炎	癌性ニューロパチー
癌性ニューロミオパチー	癌性貧血	癌性腹水
癌性腹膜炎	癌性ミエロパチー	癌性リンパ管症
汗腺癌	顔面悪性腫瘍	顔面横紋筋肉腫
顔面基底細胞癌	顔面脂腺癌	顔面皮膚癌
顔面皮膚上皮内癌	顔面ボーエン病	顔面有棘細胞癌
顔面隆起性皮膚線維肉腫	肝門部癌	肝門部胆管癌
気管癌	気管支カルチノイド	気管支上皮内癌
気管上皮内癌	気管支リンパ節転移	基底細胞癌
臼後部癌	嗅神経芽腫	嗅神経上皮腫
胸腔内リンパ節の悪性腫瘍	橋神経膠腫	胸腺カルチノイド
胸腺癌	胸腺腫	胸椎転移
頬部横紋筋肉腫	胸部下部食道癌	胸部基底細胞癌
頬部基底細胞癌	頬部血管肉腫	胸部上部食道癌
胸部中部食道癌	胸部皮膚癌	頬部皮膚癌
胸部ボーエン病	頬部ボーエン病	胸部有棘細胞癌
頬部有棘細胞癌	胸部隆起性皮膚線維肉腫	頬部隆起性皮膚線維肉腫
胸膜悪性腫瘍	胸膜脂肪肉腫	胸膜播種
巨大後腹膜脂肪肉腫	空腸カルチノイド	空腸癌
クルッケンベルグ腫瘍	クロム親和性芽細胞腫	頚動脈小体悪性腫瘍
頚部悪性腫瘍	頚部悪性線維性組織球腫	頚部悪性軟部腫瘍
頚部横紋筋肉腫	頚部滑膜肉腫	頚部血管肉腫
頚部脂腺癌	頚部脂肪肉腫	頚部転移性腫瘍

頸部肉腫	頸部皮膚悪性腫瘍	頸部ボーエン病
頸部隆起性皮膚線維肉腫	血管肉腫	結腸癌
結腸脂肪肉腫	結膜の悪性腫瘍	肩甲部脂肪肉腫
原始神経外胚葉腫瘍	原線維性星細胞腫	原発性肝癌
原発性骨腫瘍	原発性脳腫瘍	原発不明癌
肩部悪性線維性組織球腫	肩部横紋筋肉腫	肩部滑膜肉腫
肩部基底細胞癌	肩部線維肉腫	肩部淡明細胞肉腫
肩部皮膚癌	肩部胞巣状軟部肉腫	肩部ボーエン病
肩部有棘細胞癌	口蓋弓癌	膠芽腫
口腔悪性黒色腫	後縦隔悪性腫瘍	甲状腺悪性腫瘍
甲状軟骨の悪性腫瘍	口唇皮膚悪性腫瘍	後頭部転移性腫瘍
後頭葉悪性腫瘍	後頭葉膠芽腫	後頭葉神経膠腫
膠肉腫	項部基底細胞癌	後腹膜悪性腫瘍
後腹膜悪性線維性組織球腫	後腹膜横紋筋肉腫	後腹膜血管肉腫
後腹膜脂肪肉腫	後腹膜線維肉腫	後腹膜胚細胞腫瘍
後腹膜平滑筋肉腫	後腹膜リンパ節転移	項部皮膚癌
項部ボーエン病	項部有棘細胞癌	肛門悪性黒色腫
肛門癌	肛門管癌	肛門周囲パジェット病
肛門部癌	肛門部基底細胞癌	肛門部皮膚癌
肛門部ボーエン病	肛門部有棘細胞癌	肛門扁平上皮癌
股関節部皮膚上皮内癌	骨悪性線維性組織球腫	骨原性肉腫
骨髄性白血病骨髄浸潤	骨髄転移	骨線維肉腫
骨転移癌	骨軟骨肉腫	骨肉腫
骨盤転移	骨盤内リンパ節転移	骨盤内リンパ節の悪性腫瘍

さ

骨膜性骨肉腫	鰓原性癌	臍部基底細胞癌
臍部皮膚癌	臍部ボーエン病	臍部有棘細胞癌
鎖骨部隆起性皮膚線維肉腫	耳介癌	耳介ボーエン病
耳下部肉腫	耳管癌	色素性基底細胞癌
子宮癌肉腫	子宮体癌再発	子宮内膜間質肉腫
子宮肉腫	子宮平滑筋肉腫	示指基底細胞癌
示指皮膚癌	示指ボーエン病	示指有棘細胞癌
視床下部星細胞腫	視床星細胞腫	視神経膠腫
脂腺癌	耳前部基底細胞癌	耳前部皮膚癌
耳前部ボーエン病	耳前部有棘細胞癌	膝部基底細胞癌
膝部皮膚癌	膝部ボーエン病	膝部有棘細胞癌
脂肪肉腫	斜台部脊索腫	縦隔癌
縦隔脂肪肉腫	縦隔神経芽腫	縦隔胚細胞腫瘍
縦隔卵黄のう腫瘍	縦隔リンパ節転移	十二指腸悪性ガストリノーマ
十二指腸悪性ソマトスタチノーマ	十二指腸カルチノイド	十二指腸癌
十二指腸神経内分泌癌	十二指腸乳頭癌	十二指腸乳頭部癌
十二指腸平滑筋肉腫	絨毛癌	手関節部滑膜肉腫
主気管支の悪性腫瘍	手掌基底細胞癌	手掌皮膚癌
手掌ボーエン病	手掌有棘細胞癌	手指隆起性皮膚線維肉腫
手背皮膚癌	手背部基底細胞癌	手背ボーエン病
手背有棘細胞癌	手部悪性線維性組織球腫	手部横紋筋肉腫
手部滑膜肉腫	手部基底細胞癌	手部淡明細胞肉腫
手部皮膚癌	手部ボーエン病	手部有棘細胞癌
手部隆起性皮膚線維肉腫	手部類上皮肉腫	腫瘍随伴症候群
上衣芽細胞腫	上衣腫	小陰唇癌
上咽頭脂肪肉腫	上顎悪性エナメル上皮腫	上顎結節部癌
上顎骨悪性腫瘍	上顎骨骨肉腫	松果体悪性腫瘍
松果体芽腫	松果体胚細胞腫瘍	松果体部膠芽腫
松果体未分化胚細胞腫	上眼瞼基底細胞癌	上眼瞼皮膚癌
上眼瞼ボーエン病	上眼瞼有棘細胞癌	上行結腸カルチノイド
上行結腸癌	上行結腸平滑筋肉腫	上口唇ボーエン病
小細胞肺癌	小指基底細胞癌	上肢上皮内癌
小指皮膚癌	上肢皮膚癌	小指ボーエン病
小指有棘細胞癌	小腸カルチノイド	小腸癌
小腸脂肪肉腫	小腸平滑筋肉腫	上皮腫
踵部基底細胞癌	上部食道癌	上部胆管癌
踵部皮膚癌	踵部ボーエン病	踵部有棘細胞癌
上葉小細胞肺癌	上葉肺腺癌	上葉肺大細胞癌
上葉肺扁平上皮癌	上腕悪性線維性組織球腫	上腕悪性軟部腫瘍
上腕横紋筋肉腫	上腕滑膜肉腫	上腕基底細胞癌
上腕脂肪肉腫	上腕線維肉腫	上腕淡明細胞肉腫
上腕皮膚癌	上腕胞巣状軟部肉腫	上腕ボーエン病
上腕有棘細胞癌	上腕隆起性皮膚線維肉腫	上腕類上皮肉腫
食道悪性間葉系腫瘍	食道悪性黒色腫	食道横紋筋肉腫
食道カルチノイド	食道癌肉腫	食道偽肉腫
食道脂肪肉腫	食道小細胞癌	食道上皮内癌
食道表在癌	趾隆起性皮膚線維肉腫	痔瘻癌
腎悪性腫瘍	腎盂癌	腎盂腺癌
腎盂乳頭状癌	腎盂尿路上皮癌	腎盂扁平上皮癌
腎カルチノイド	腎癌	腎癌骨転移
神経芽腫	神経膠腫	神経線維肉腫
腎細胞癌	腎周囲脂肪肉腫	心臓悪性腫瘍
心臓横紋筋肉腫	心臓血管肉腫	心臓脂肪肉腫
心臓線維肉腫	心臓粘液肉腫	腎肉腫
膵芽腫	膵癌	膵管癌
膵管内管状腺癌	膵管内乳頭粘液性腺癌	膵脂肪肉腫
膵漿液性のう胞腺癌	膵腺房細胞癌	膵臓癌骨転移
膵体部癌	膵頭部カルチノイド	膵頭部癌
膵内胆管癌	膵粘液性のう胞腺癌	膵尾部癌
髄膜癌腫症	髄膜白血病	星細胞腫
精索脂肪肉腫	精索肉腫	星状芽細胞腫
精上皮腫	成人Ｔ細胞白血病骨髄浸潤	精巣横紋筋肉腫
精巣癌	精巣奇形癌	精巣奇形腫
精巣絨毛癌	精巣上体癌	精巣胎児性癌
精巣肉腫	精巣胚細胞腫瘍	精巣卵黄のう腫瘍
精巣卵のう腫瘍	精母細胞腫	脊索腫
脊髄播種	脊椎転移	舌脂肪肉腫
線維脂肪肉腫	線維肉腫	前額部基底細胞癌
前額部皮膚癌	前額部ボーエン病	前額部有棘細胞癌
前胸部基底細胞癌	前胸部皮膚癌	前胸部ボーエン病
前胸部有棘細胞癌	仙骨部基底細胞癌	仙骨部皮膚癌
仙骨部ボーエン病	仙骨部有棘細胞癌	前縦隔悪性腫瘍
全身性転移性癌	前頭部転移性腫瘍	前頭葉悪性腫瘍
前頭葉膠芽腫	前頭葉神経膠腫	前頭葉星細胞腫
前頭葉退形成性星細胞腫	仙尾部胚細胞腫瘍	前立腺横紋筋肉腫
前立腺小細胞癌	前立腺神経内分泌癌	前立腺肉腫
前腕悪性線維性組織球腫	前腕悪性軟部腫瘍	前腕横紋筋肉腫
前腕滑膜肉腫	前腕基底細胞癌	前腕線維肉腫
前腕皮膚癌	前腕胞巣状軟部肉腫	前腕ボーエン病
前腕有棘細胞癌	前腕隆起性皮膚線維肉腫	前腕類上皮肉腫
早期胃癌	早期食道癌	総胆管癌
側胸部基底細胞癌	側胸部皮膚癌	側胸部ボーエン病
側胸部有棘細胞癌	足底基底細胞癌	足底皮膚癌
足底ボーエン病	足底有棘細胞癌	側頭部転移性腫瘍
側頭葉悪性腫瘍	側頭葉膠芽腫	側頭葉神経膠腫
側頭葉星細胞腫	側頭葉退形成性星細胞腫	側頭葉毛様細胞性星細胞腫
足背基底細胞癌	足背皮膚癌	足背ボーエン病
足背有棘細胞癌	足部基底細胞癌	足部皮膚癌
足部ボーエン病	足部有棘細胞癌	足部隆起性皮膚線維肉腫
鼡径部基底細胞癌	鼡径部パジェット病	鼡径部皮膚癌

た

鼡径部ボーエン病	鼡径部有棘細胞癌	第２趾基底細胞癌
第２趾皮膚癌	第２趾ボーエン病	第２趾有棘細胞癌
第３趾基底細胞癌	第３趾皮膚癌	第３趾ボーエン病
第３趾有棘細胞癌	第４趾基底細胞癌	第４趾皮膚癌

	第4趾ボーエン病	第4趾有棘細胞癌	第4脳室上衣腫
	第5趾基底細胞癌	第5趾皮膚癌	第5趾ボーエン病
	第5趾有棘細胞癌	大陰唇癌	体幹皮膚上皮内癌
	退形成性星細胞腫	胎児性癌	胎児性精巣腫瘍
	大腿基底細胞癌	大腿骨転移性骨腫瘍	大腿皮膚癌
	大腿ボーエン病	大腿有棘細胞癌	大腿隆起性皮膚線維肉腫
	大腸カルチノイド	大腸癌	大腸癌骨転移
	大腸肉腫	大腸粘液癌	大動脈周囲リンパ節転移
	大脳悪性腫瘍	大脳深部神経膠腫	大脳深部転移性腫瘍
	大網脂肪肉腫	多発性癌転移	多発性骨髄腫骨髄浸潤
	多発性神経膠腫	胆管癌	男性性器癌
	胆のうカルチノイド	胆のう癌	胆のう管癌
	胆のう肉腫	淡明細胞肉腫	腟悪性黒色腫
	腟癌	中咽頭肉腫	中耳悪性腫瘍
	中指基底細胞癌	中指皮膚癌	中指ボーエン病
	中縦隔悪性腫瘍	中指有棘細胞癌	虫垂癌
	虫垂杯細胞カルチノイド	中脳神経膠腫	肘部滑膜肉腫
	肘部基底細胞癌	中部食道癌	肘部線維肉腫
	中部胆管癌	肘部皮膚癌	肘部ボーエン病
	肘部有棘細胞癌	肘部隆起性皮膚線維肉腫	肘部類上皮肉腫
	中葉小細胞肺癌	中葉肺腺癌	中葉肺大細胞癌
	中葉肺扁平上皮癌	腸間膜悪性腫瘍	腸間膜脂肪肉腫
	腸間膜肉腫	腸間膜平滑筋肉腫	腸骨リンパ節転移
	聴神経膠腫	直腸S状部結腸癌	直腸悪性黒色腫
	直腸カルチノイド	直腸癌	直腸癌骨転移
	直腸癌術後再発	直腸癌穿孔	直腸脂肪肉腫
	直腸平滑筋肉腫	手軟部悪性腫瘍	転移性下顎癌
	転移性肝癌	転移性肝腫瘍	転移性気管腫瘍
	転移性胸壁腫瘍	転移性胸膜腫瘍	転移性後腹膜腫瘍
	転移性黒色腫	転移性骨腫瘍	転移性骨腫瘍による大腿骨骨折
	転移性子宮癌	転移性縦隔腫瘍	転移性十二指腸癌
	転移性腫瘍	転移性消化器腫瘍	転移性上顎癌
	転移性小腸腫瘍	転移性心腫瘍	転移性腎腫瘍
	転移性膵腫瘍	転移性脊髄硬膜外腫瘍	転移性脊髄硬膜内髄外腫瘍
	転移性脊髄腫瘍	転移性大腸腫瘍	転移性腟腫瘍
	転移性直腸腫瘍	転移性頭蓋骨腫瘍	転移性脳腫瘍
	転移性肺癌	転移性肺腫瘍	転移性脾腫瘍
	転移性皮膚腫瘍	転移性副腎腫瘍	転移性扁平上皮癌
	転移性膀胱癌	転移性卵巣癌	テント上下転移性腫瘍
	殿部基底細胞癌	殿部皮膚癌	殿部ボーエン病
	殿部有棘細胞癌	殿部隆起性皮膚線維肉腫	頭蓋骨悪性腫瘍
	頭蓋骨骨肉腫	頭蓋底骨肉腫	頭蓋底脊索腫
	頭蓋内胚細胞腫瘍	頭蓋部脊索腫	透析腎癌
	頭頂葉悪性腫瘍	頭頂葉膠芽腫	頭頂葉神経膠腫
	頭頂葉星細胞腫	頭部悪性線維性組織球腫	頭部横紋筋肉腫
	頭部滑膜肉腫	頭部血管肉腫	頭部脂腺癌
	頭部脂肪肉腫	頭部軟部組織悪性腫瘍	頭部ボーエン病
な	頭部隆起性皮膚線維肉腫	内耳癌	内胚葉洞腫瘍
	軟骨肉腫	軟部悪性巨細胞腫	軟部組織悪性腫瘍
	肉腫	乳癌・HER2過剰発現	乳腺腋窩尾部乳癌
	乳頭基底細胞癌	乳頭皮膚癌	乳頭部乳癌
	乳頭ボーエン病	乳頭有棘細胞癌	乳房外パジェット病
	乳房境界部乳癌	乳房脂肪肉腫	乳房肉腫
	乳房パジェット病	乳輪部乳癌	尿管癌
	尿管口部膀胱癌	尿管尿路上皮癌	尿道傍腺の悪性腫瘍
	尿膜管癌	粘液性のう胞腺癌	脳幹悪性腫瘍
	脳幹膠芽腫	脳幹神経膠腫	脳幹部星細胞腫
	脳室悪性腫瘍	脳室上衣腫	脳神経悪性腫瘍
は	脳胚細胞腫瘍	肺芽腫	肺カルチノイド

	肺癌骨転移	肺癌肉腫	肺癌による閉塞性肺炎
	胚細胞腫	肺上皮内癌	肺肉腫
	背部基底細胞癌	背部皮膚癌	背部ボーエン病
	背部有棘細胞癌	背部隆起性皮膚線維肉腫	肺未分化癌
	肺門部小細胞癌	肺門部腺癌	肺門部大細胞癌
	肺門部扁平上皮癌	肺門リンパ節転移	馬尾上衣腫
	バレット食道癌	パンコースト症候群	脾脂肪肉腫
	鼻尖基底細胞癌	鼻前庭癌	鼻尖皮膚癌
	鼻尖ボーエン病	鼻尖有棘細胞癌	鼻中隔癌
	脾の悪性腫瘍	鼻背基底細胞癌	鼻背皮膚癌
	鼻背ボーエン病	鼻背有棘細胞癌	皮膚悪性腫瘍
	皮膚悪性線維性組織球腫	皮膚癌	鼻部基底細胞癌
	皮膚脂肪肉腫	皮膚上皮内癌	皮膚線維肉腫
	皮膚白血病	鼻部皮膚癌	皮膚付属器癌
	鼻部ボーエン病	鼻部有棘細胞癌	びまん性星細胞腫
	脾門部リンパ節転移	鼻翼基底細胞癌	鼻翼皮膚癌
	鼻翼ボーエン病	鼻翼有棘細胞癌	披裂喉頭蓋ひだ下咽頭面癌
	披裂喉頭蓋ひだ喉頭面癌	副咽頭間隙悪性腫瘍	腹腔内リンパ節の悪性腫瘍
	腹腔リンパ節転移	副甲状腺悪性腫瘍	副腎悪性腫瘍
	副腎癌	副腎髄質の悪性腫瘍	副腎皮質癌
	副腎皮質の悪性腫瘍	腹部基底細胞癌	腹部食道癌
	腹部皮膚癌	腹部皮膚線維肉腫	腹部ボーエン病
	腹部有棘細胞癌	腹部隆起性皮膚線維肉腫	腹膜悪性腫瘍
	腹膜癌	腹膜偽粘液腫	腹膜転移
	腹膜播種	ぶどう膜悪性黒色腫	平滑筋肉腫
	辺縁系脳炎	扁桃肉腫	膀胱円蓋部膀胱癌
	膀胱癌	膀胱頚部膀胱癌	膀胱後壁部膀胱癌
	膀胱三角部膀胱癌	膀胱前壁部膀胱癌	膀胱側壁部膀胱癌
	膀胱肉腫	膀胱尿路上皮癌	膀胱扁平上皮癌
	傍骨性骨肉腫	紡錘形細胞肉腫	胞巣状軟部肉腫
	乏突起神経膠腫	ボーエン病	母指基底細胞癌
	母趾基底細胞癌	母指皮膚癌	母趾皮膚癌
	母指ボーエン病	母趾ボーエン病	母指有棘細胞癌
ま	母趾有棘細胞癌	末期癌	末梢神経悪性腫瘍
	脈絡膜悪性黒色腫	脈絡膜転移癌	メルケル細胞癌
	盲腸カルチノイド	盲腸癌	毛包癌
	網膜芽細胞腫	網膜膠腫	毛様細胞性星細胞腫
や	毛様体悪性腫瘍	ユーイング肉腫	有棘細胞癌
	幽門癌	幽門前庭部癌	腰椎転移
	腰部基底細胞癌	腰部皮膚癌	腰部ボーエン病
ら	腰部有棘細胞癌	卵黄のう腫瘍	卵巣カルチノイド
	卵巣癌全身転移	卵巣絨毛癌	卵巣胎児性癌
	卵巣肉腫	卵巣胚細胞腫瘍	卵巣未分化胚細胞腫
	卵巣卵黄のう腫瘍	卵巣類皮のう胞癌	隆起性皮膚線維肉腫
	リンパ管肉腫	リンパ性白血病骨髄浸潤	類上皮肉腫
	肋骨転移		

※ **適応外使用可**

原則として，「ドセタキセル水和物【注射薬】」を「尿路上皮癌（腎機能障害がある場合又は二次化学療法として使用される場合に限る）」に対し静脈内に投与した場合，当該使用事例を審査上認める。

効能効果に関連する使用上の注意

(1)子宮体癌での本剤の術後補助化学療法における有効性及び安全性は確立されていない。

(2)前立腺癌では本剤は外科的又は内科的去勢術を行い，進行又は再発が確認された患者を対象とすること。

用法用量

効能効果(1)の場合：通常，成人に1日1回，ドセタキセルとして60mg/m^2（体表面積）を1時間以上かけて3～4週間間隔で点滴静注する。なお，患者の状態により適宜増減すること。ただし，1回最高用量は75mg/m^{2}とする。

効能効果(2)の場合：通常，成人に1日1回，ドセタキセルとして70mg/m^2(体表面積)を1時間以上かけて3～4週間間隔で点滴静注する。なお，患者の状態により適宜増減すること。ただし，1回最高用量は75mg/m^{2}とする。
効能効果(3)の場合：通常，成人に1日1回，ドセタキセルとして70mg/m^2(体表面積)を1時間以上かけて3～4週間間隔で点滴静注する。なお，患者の状態により適宜減量すること。
効能効果(4)の場合：通常，成人に1日1回，ドセタキセルとして75mg/m^2(体表面積)を1時間以上かけて3週間間隔で点滴静注する。なお，患者の状態により適宜減量すること。

用法用量に関連する使用上の注意

(1)本剤の投与にあたっては，特に本剤の用量規制因子である好中球数の変動に十分留意し，投与当日の好中球数が2,000/mm^{3}未満であれば，投与を延期すること。
(2)本剤の投与量が増加すると，骨髄抑制がより強くあらわれるおそれがあるので注意すること。
(3)本剤の投与時には，必要量を注射筒で抜き取り，直ちに250又は500mLの生理食塩液又は5%ブドウ糖液に混和し，1時間以上かけて点滴静注すること。

警告

本剤の用量規制因子(Dose Limiting Factor，DLF)は好中球減少であり，本剤の使用により重篤な骨髄抑制(主に好中球減少)，重症感染症等の重篤な副作用及び本剤との因果関係が否定できない死亡例が認められている。したがって，本剤を含むがん化学療法は，緊急時に十分対応できる医療施設において，がん化学療法に十分な知識・経験を持つ医師のもとで，本剤の投与が適切と判断される症例についてのみ実施すること。また，下記の患者には投与しないなど適応患者の選択を慎重に行うこと。
(1)重篤な骨髄抑制のある患者
(2)感染症を合併している患者
(3)発熱を有し感染症の疑われる患者
治療の開始に先立ち，患者又はその家族に有効性及び危険性を十分説明し，同意を得てから投与すること。
本剤の使用にあたっては添付文書を熟読のこと。

禁忌

(1)重篤な骨髄抑制のある患者
(2)感染症を合併している患者
(3)発熱を有し感染症の疑われる患者
(4)本剤又はポリソルベート80含有製剤[注)]に対し重篤な過敏症の既往歴のある患者
(5)妊婦又は妊娠している可能性のある患者
注)主なポリソルベート80含有製剤についてはインタビューフォームをご参照ください。

ドセタキセル点滴静注20mg/1mL「EE」：エルメッドエーザイ　－[－]，ドセタキセル点滴静注20mg/1mL「HK」：大興　20mg1mL1瓶[10997円/瓶]，ドセタキセル点滴静注20mg/1mL「ケミファ」：ナガセ　20mg1mL1瓶[10997円/瓶]，ドセタキセル点滴静注20mg/1mL「テバ」：テバ製薬　20mg1mL1瓶[10997円/瓶]，ドセタキセル点滴静注20mg/1mL「トーワ」：東和　20mg1mL1瓶[10997円/瓶]，ドセタキセル点滴静注20mg/1mL「ニプロ」：ニプロ　－[－]，ドセタキセル点滴静注20mg/1mL「ヤクルト」：ヤクルト　－[－]，ドセタキセル点滴静注80mg/4mL「EE」：エルメッドエーザイ　－[－]，ドセタキセル点滴静注80mg/4mL「HK」：大興　80mg4mL1瓶[38480円/瓶]，ドセタキセル点滴静注80mg/4mL「ケミファ」：ナガセ　80mg4mL1瓶[38480円/瓶]，ドセタキセル点滴静注80mg/4mL「テバ」：テバ製薬　80mg4mL1瓶[38480円/瓶]，ドセタキセル点滴静注80mg/4mL「トーワ」：東和　80mg4mL1瓶[38480円/瓶]，ドセタキセル点滴静注80mg/4mL「ニプロ」：ニプロ　－[－]，ドセタキセル点滴静注80mg/4mL「ヤクルト」：ヤクルト　－[－]，ドセタキセル点滴静注液20mg/1mL「NK」：日本化薬　20mg1mL1瓶[10997円/瓶]，ドセタキセル点滴静注液20mg/1mL「サワイ」：沢井　20mg1mL1瓶[10997円/瓶]，ドセタキセル点滴静注液20mg/1mL「ファイザー」：マイラン製薬　－[－]，ドセタキセル点滴静注液20mg/2mL「サンド」：サンド　20mg2mL1瓶[10997円/瓶]，ドセタキセル点滴静注液20mg/2mL「ホスピーラ」：ホスピーラ　20mg2mL1瓶[10997円/瓶]，ドセタキセル点滴静注液80mg/4mL「NK」：日本化薬　80mg4mL1瓶[38480円/瓶]，ドセタキセル点滴静注液80mg/4mL「サワイ」：沢井　80mg4mL1瓶[38480円/瓶]，ドセタキセル点滴静注液80mg/4mL「ファイザー」：マイラン製薬　－[－]，ドセタキセル点滴静注液80mg/8mL「サンド」：サンド　80mg8mL1瓶[38480円/瓶]，ドセタキセル点滴静注液80mg/8mL「ホスピーラ」：ホスピーラ　80mg8mL1瓶[38480円/瓶]，ドセタキセル点滴静注液120mg/12mL「ホスピーラ」：ホスピーラ　120mg12mL1瓶[54877円/瓶]

外用薬
（歯科用薬含む）

5－FU軟膏5%協和
規格：5%1g[357.7円/g]
フルオロウラシル
協和発酵キリン　422

【効能効果】
皮膚悪性腫瘍(有棘細胞癌，基底細胞癌，皮膚附属器癌，皮膚転移癌，ボーエン病，パジェット病，放射線角化腫，老人性角化腫，紅色肥厚症，皮膚細網症，悪性リンパ腫の皮膚転移)

【対応標準病名】

◎	悪性組織球症	悪性リンパ腫	陰茎紅色肥厚症
	基底細胞癌	光線角化症	転移性皮膚腫瘍
	皮膚悪性腫瘍	皮膚付属器癌	放射線角化腫
	ボーエン病	有棘細胞癌	
○ あ	会陰部パジェット病	腋窩基底細胞癌	腋窩パジェット病
	腋窩皮膚癌	腋窩ボーエン病	腋窩有棘細胞癌
か	エクリン汗孔癌	外耳道癌	外耳道ボーエン病
	下顎部基底細胞癌	下顎部皮膚癌	下顎部ボーエン病
	下顎部メルケル細胞癌	下顎部有棘細胞癌	下眼瞼基底細胞癌
	下眼瞼皮膚癌	下眼瞼ボーエン病	下眼瞼有棘細胞癌
	下口唇基底細胞癌	下口唇皮膚癌	下口唇ボーエン病
	下口唇有棘細胞癌	下腿基底細胞癌	下腿皮膚癌
	下腿ボーエン病	下腿メルケル細胞癌	下腿有棘細胞癌
	下腿隆起性皮膚線維肉腫	肩隆起性皮膚線維肉腫	眼角基底細胞癌
	眼角皮膚癌	眼角有棘細胞癌	眼瞼脂腺癌
	眼瞼皮膚の悪性腫瘍	眼瞼メルケル細胞癌	環指基底細胞癌
	環指皮膚癌	環指ボーエン病	環指有棘細胞癌
	汗腺癌	顔面基底細胞癌	顔面脂腺癌
	顔面ボーエン病	顔面メルケル細胞癌	顔面有棘細胞癌
	顔面隆起性皮膚線維肉腫	胸部基底細胞癌	頬部基底細胞癌
	胸部皮膚癌	胸部ボーエン病	頬部ボーエン病
	胸部メルケル細胞癌	頬部メルケル細胞癌	胸部有棘細胞癌
	頬部有棘細胞癌	胸部隆起性皮膚線維肉腫	頬部隆起性皮膚線維肉腫
	頚部基底細胞癌	頚部脂腺癌	頚部皮膚癌
	頚部ボーエン病	頚部メルケル細胞癌	頚部有棘細胞癌
	頚部隆起性皮膚線維肉腫	肩部基底細胞癌	肩部皮膚癌
	肩部ボーエン病	肩部メルケル細胞癌	肩部有棘細胞癌
	口唇皮膚悪性腫瘍	口唇メルケル細胞癌	項部基底細胞癌
	項部皮膚癌	項部ボーエン病	項部メルケル細胞癌
	項部有棘細胞癌	肛門周囲パジェット病	肛門部基底細胞癌
さ	肛門部ボーエン病	肛門部有棘細胞癌	臍部基底細胞癌
	臍部皮膚癌	臍部ボーエン病	臍部有棘細胞癌
	鎖骨部隆起性皮膚線維肉腫	耳介癌	耳介ボーエン病
	耳介メルケル細胞癌	色素性基底細胞癌	示指基底細胞癌
	示指皮膚癌	示指ボーエン病	示指有棘細胞癌
	脂腺癌	耳前部基底細胞癌	耳前部皮膚癌
	耳前部ボーエン病	耳前部有棘細胞癌	膝部基底細胞癌
	膝部皮膚癌	膝部ボーエン病	膝部メルケル細胞癌
	膝部有棘細胞癌	趾メルケル細胞癌	手指メルケル細胞癌
	手掌基底細胞癌	手掌皮膚癌	手掌ボーエン病
	手掌有棘細胞癌	手指隆起性皮膚線維肉腫	手背皮膚癌
	手背部基底細胞癌	手背ボーエン病	手背有棘細胞癌
	手部基底細胞癌	手部皮膚癌	手部ボーエン病
	手部メルケル細胞癌	手部有棘細胞癌	手部隆起性皮膚線維肉腫
	上眼瞼基底細胞癌	上眼瞼皮膚癌	上眼瞼ボーエン病
	上眼瞼有棘細胞癌	上口唇基底細胞癌	上口唇皮膚癌
	上口唇ボーエン病	上口唇有棘細胞癌	小指基底細胞癌
	小指皮膚癌	小指ボーエン病	小指有棘細胞癌
	踵部基底細胞癌	踵部ボーエン病	踵部有棘細胞癌
	上腕基底細胞癌	上腕皮膚癌	上腕ボーエン病
	上腕メルケル細胞癌	上腕有棘細胞癌	上腕隆起性皮膚線維肉腫
	趾隆起性皮膚線維肉腫	前額部基底細胞癌	前額部ボーエン病
	前額部メルケル細胞癌	前額部有棘細胞癌	前胸部基底細胞癌
	前胸部皮膚癌	前胸部ボーエン病	前胸部有棘細胞癌
	仙骨部基底細胞癌	仙骨部皮膚癌	仙骨部ボーエン病
	仙骨部有棘細胞癌	前腕基底細胞癌	前腕皮膚癌
	前腕ボーエン病	前腕メルケル細胞癌	前腕有棘細胞癌
	前腕隆起性皮膚線維肉腫	側胸部基底細胞癌	側胸部皮膚癌
	側胸部ボーエン病	側胸部有棘細胞癌	足底基底細胞癌
	足底皮膚癌	足底ボーエン病	足底有棘細胞癌
	足背基底細胞癌	足背皮膚癌	足背ボーエン病
	足背有棘細胞癌	足部基底細胞癌	足部皮膚癌
	足部ボーエン病	足部メルケル細胞癌	足部有棘細胞癌
	足部隆起性皮膚線維肉腫	鼡径部基底細胞癌	鼡径部パジェット病
	鼡径部皮膚癌	鼡径部ボーエン病	鼡径部メルケル細胞癌
た	鼡径部有棘細胞癌	第２趾基底細胞癌	第２趾皮膚癌
	第２趾ボーエン病	第２趾有棘細胞癌	第３趾基底細胞癌
	第３趾皮膚癌	第３趾ボーエン病	第３趾有棘細胞癌
	第４趾基底細胞癌	第４趾皮膚癌	第４趾ボーエン病
	第４趾有棘細胞癌	第５趾基底細胞癌	第５趾皮膚癌
	第５趾ボーエン病	第５趾有棘細胞癌	大腿基底細胞癌
	大腿皮膚癌	大腿ボーエン病	大腿メルケル細胞癌
	大腿有棘細胞癌	大腿隆起性皮膚線維肉腫	中指基底細胞癌
	中指皮膚癌	中指ボーエン病	中指有棘細胞癌
	肘部基底細胞癌	肘部皮膚癌	肘部ボーエン病
	肘部有棘細胞癌	肘部隆起性皮膚線維肉腫	転移性扁平上皮癌
	殿部基底細胞癌	殿部皮膚癌	殿部ボーエン病
	殿部メルケル細胞癌	殿部有棘細胞癌	殿部隆起性皮膚線維肉腫
	頭部基底細胞癌	頭部脂腺癌	頭部ボーエン病
	頭部メルケル細胞癌	頭部有棘細胞癌	頭部隆起性皮膚線維肉腫
な	乳癌皮膚転移	乳頭基底細胞癌	乳頭皮膚癌
	乳頭ボーエン病	乳頭有棘細胞癌	乳房外パジェット病
は	背部基底細胞癌	背部皮膚癌	背部ボーエン病
	背部メルケル細胞癌	背部有棘細胞癌	背部隆起性皮膚線維肉腫
	鼻尖基底細胞癌	鼻尖皮膚癌	鼻尖ボーエン病
	鼻尖有棘細胞癌	鼻背基底細胞癌	鼻背皮膚癌
	鼻背ボーエン病	鼻背有棘細胞癌	皮膚癌
	鼻部基底細胞癌	鼻部皮膚癌	鼻部ボーエン病
	鼻部有棘細胞癌	鼻翼基底細胞癌	鼻翼皮膚癌
	鼻翼ボーエン病	鼻翼有棘細胞癌	腹部基底細胞癌
	腹部皮膚癌	腹部皮膚線維肉腫	腹部ボーエン病
	腹部メルケル細胞癌	腹部有棘細胞癌	腹部隆起性皮膚線維肉腫
	母指基底細胞癌	母趾基底細胞癌	母指皮膚癌
	母趾皮膚癌	母指ボーエン病	母趾ボーエン病
ま	母指有棘細胞癌	母趾有棘細胞癌	末梢性Ｔ細胞リンパ腫
や	メルケル細胞癌	毛包癌	腰部基底細胞癌
	腰部皮膚癌	腰部ボーエン病	腰部有棘細胞癌
△	B細胞リンパ腫	MALTリンパ腫	胃悪性リンパ腫
	下肢皮膚癌	眼窩悪性リンパ腫	顔面皮膚癌
	急性放射線皮膚炎	頬部皮膚癌	頚部悪性リンパ腫
	頚部皮膚悪性腫瘍	結腸悪性リンパ腫	甲状腺悪性リンパ腫
	肛門部皮膚癌	縦隔悪性リンパ腫	十二指腸悪性リンパ腫
	上肢皮膚癌	小腸悪性リンパ腫	踵部皮膚癌
	心臓悪性リンパ腫	前額部皮膚癌	大腸悪性リンパ腫
	直腸悪性リンパ腫	頭部皮膚癌	脳悪性リンパ腫
	脾悪性リンパ腫	皮膚白血病	非ホジキンリンパ腫
	扁桃悪性リンパ腫	放射線皮膚潰瘍	慢性放射線皮膚炎
	免疫芽球性リンパ節症	リンパ芽球性リンパ腫	リンパ腫
	レッテラー・ジーベ病	濾胞性リンパ腫	

用法用量　本剤適量を１日１～２回患部に塗布する。原則として閉鎖密封療法(ODT)を行うのが望ましい。

AZ点眼液0.02%　規格：0.02%5mL1瓶[87.2円/瓶]

アズレンスルホン酸ナトリウム水和物　ゼリア新薬　131

【効能効果】

急性結膜炎，慢性結膜炎，アレルギー性結膜炎，表層角膜炎，眼瞼縁炎，強膜炎

【対応標準病名】

◎	アレルギー性結膜炎	眼瞼縁炎	急性結膜炎
	強膜炎	表在性角膜炎	慢性結膜炎
○	亜急性結膜炎	アトピー性角結膜炎	アレルギー性眼瞼炎
	アレルギー性眼瞼縁炎	アレルギー性鼻結膜炎	萎縮性角結膜炎
	潰瘍性眼瞼炎	化学性結膜炎	角結膜炎
	角結膜びらん	角膜上皮びらん	角膜膿瘍
	角膜びらん	角膜腐蝕	カタル性眼炎
	カタル性結膜炎	化膿性結膜炎	貨幣状角膜炎
	眼角部眼瞼炎	眼瞼炎	眼瞼皮膚炎
	眼瞼びらん	季節性アレルギー性結膜炎	偽膜性結膜炎
	急性角結膜炎	急性角膜炎	急性濾胞性結膜炎
	強膜潰瘍	巨大乳頭結膜炎	巨大フリクテン
	結節性眼炎	結節性結膜炎	硬化性角膜炎
	光線眼症	後部強膜炎	コーガン症候群
	コッホ・ウィークス菌性結膜炎	散在性表層角膜炎	紫外線角結膜炎
	紫外線角膜炎	糸状角膜炎	湿疹性眼瞼炎
	湿疹性眼瞼皮膚炎	しゅさ性眼瞼炎	春季カタル
	上強膜炎	睫毛性眼瞼炎	脂漏性眼瞼炎
	神経栄養性角結膜炎	浸潤性表層角膜炎	星状角膜炎
	雪眼炎	接触眼瞼皮膚炎	線状角膜炎
	通年性アレルギー性結膜炎	毒物性眼瞼炎	粘液膿性結膜炎
	パリノー結膜炎	パリノー結膜腺症候群	びまん性表層角膜炎
	表在性点状角膜炎	フィラメント状角膜炎	ぶどう球菌性眼瞼炎
	フリクテン性角結膜炎	フリクテン性角膜炎	フリクテン性結膜炎
	辺縁角膜炎	辺縁フリクテン	慢性角結膜炎
	慢性カタル性結膜炎	慢性濾胞性結膜炎	毛包眼瞼炎
	モラックス・アクセンフェルド結膜炎	薬物性角結膜炎	薬物性眼瞼炎
	薬物性結膜炎	輪紋状角膜炎	
△	アレルギー性角膜炎	栄養障害性角膜炎	壊死性強膜炎
	外傷性角膜炎	外傷性角膜潰瘍	角膜炎
	角膜潰瘍	角膜穿孔	角膜中心潰瘍
	角膜パンヌス	カタル性角膜潰瘍	化膿性角膜炎
	眼炎	眼角部眼瞼縁結膜炎	眼瞼縁結膜炎
	眼瞼乾皮症	眼瞼結膜炎	眼瞼瘻孔
	乾性角結膜炎	乾性角膜炎	感染性角膜潰瘍
	強膜疾患	血管性パンヌス	結膜炎
	結膜潰瘍	結膜化膿性肉芽腫	結膜びらん
	結膜濾胞症	蚕蝕性角膜潰瘍	実質性角膜炎
	湿疹性パンヌス	出血性角膜炎	術後結膜炎
	真菌性角膜潰瘍	進行性角膜潰瘍	深層角膜炎
	ゼーミッシュ潰瘍	石化性角膜炎	接触性眼瞼結膜炎
	穿孔性角膜潰瘍	腺病性パンヌス	前房蓄膿性角膜炎
	単純性角膜潰瘍	兎眼性角膜炎	白内障術後結膜炎
	反復性角膜潰瘍	匐行性角膜潰瘍	フリクテン性角膜潰瘍
	フリクテン性パンヌス	薬物性角膜炎	

用法用量　１日３～５回，１回１～２滴を点眼する。

アズラビン点眼液0.02%：日本点眼薬[87.2円/瓶]，アズレン点眼液0.02%「ニットー」：日東メディック[87.2円/瓶]，アズレン点眼液0.02%「わかもと」：わかもと[87.2円/瓶]，アゾテシン点眼液0.02%：参天[87.2円/瓶]

DMゾロン0.05%点眼液　規格：0.05%1mL[18.4円/mL]
DMゾロン点眼液0.02%「日点」　規格：0.02%1mL[12.6円/mL]
DMゾロン点眼液0.1%「日点」　規格：0.1%1mL[20.9円/mL]

デキサメタゾンメタスルホ安息香酸エステルナトリウム

日本点眼薬　131

【効能効果】

外眼部及び前眼部の炎症性疾患の対症療法(眼瞼炎，結膜炎，角膜炎，強膜炎，上強膜炎，前眼部ブドウ膜炎，術後炎症)

【対応標準病名】

◎	角膜炎	眼瞼炎	強膜炎
	結膜炎	上強膜炎	ぶどう膜炎
○ あ	亜急性結膜炎	亜急性虹彩炎	亜急性虹彩毛様体炎
	亜急性前部ぶどう膜炎	亜急性毛様体炎	アトピー性角結膜炎
	アレルギー性角膜炎	アレルギー性結膜炎	アレルギー性鼻結膜炎
	アレルギー性ぶどう膜炎	萎縮性角結膜炎	栄養障害性角膜炎
か	外傷性角膜炎	外傷性角膜潰瘍	潰瘍性眼瞼炎
	化学性結膜炎	角結膜炎	角結膜びらん
	角膜潰瘍	角膜虹彩炎	角膜上皮びらん
	角膜中心潰瘍	角膜内皮炎	角膜膿瘍
	角膜パンヌス	角膜びらん	角膜腐蝕
	カタル性角膜潰瘍	カタル性眼炎	カタル性結膜炎
	化膿性角膜炎	化膿性結膜炎	化膿性虹彩炎
	化膿性毛様体炎	貨幣状角膜炎	眼炎
	眼角部眼瞼炎	眼角部眼瞼縁結膜炎	眼瞼縁炎
	眼瞼縁結膜炎	眼瞼結膜炎	乾性角結膜炎
	乾性角膜炎	感染性角膜潰瘍	季節性アレルギー性結膜炎
	偽膜性結膜炎	急性角結膜炎	急性角膜炎
	急性結膜炎	急性虹彩炎	急性虹彩毛様体炎
	急性前部ぶどう膜炎	急性毛様体炎	急性濾胞性結膜炎
	巨大乳頭結膜炎	巨大フリクテン	血管性パンヌス
	結節虹彩炎	結節性眼炎	結節性結膜炎
	結膜潰瘍	結膜びらん	結膜濾胞症
	硬化性角膜炎	高血圧性虹彩毛様体炎	虹彩異色性毛様体炎
	虹彩炎	虹彩毛様体炎	光線眼症
	後部強膜炎	コーガン症候群	コッホ・ウィークス菌性結膜炎
さ	散在性表層角膜炎	蚕蝕性角膜潰瘍	紫外線角結膜炎
	紫外線角膜炎	糸状角膜炎	実質性角膜炎
	湿疹性眼瞼炎	湿疹性パンヌス	しゅさ性眼瞼炎
	出血性角膜炎	出血性虹彩炎	術後結膜炎
	術後虹彩炎	春季カタル	漿液性虹彩炎
	睫毛性眼瞼炎	脂漏性眼瞼炎	真菌性角膜潰瘍
	神経栄養性角結膜炎	進行性角膜潰瘍	浸潤性表層角膜炎
	深層角膜炎	水晶体原性虹彩毛様体炎	星状角膜炎
	ゼーミッシュ潰瘍	石化性角膜炎	雪眼炎
	接触性眼瞼結膜炎	遷延性虹彩炎	穿孔性角膜潰瘍
	線状角膜炎	腺病性パンヌス	前房蓄膿
	前房蓄膿性角膜炎	前房蓄膿性虹彩炎	続発性虹彩炎
た	続発性虹彩毛様体炎	続発性ぶどう膜炎	単純性角膜潰瘍
	通年性アレルギー性結膜炎	兎眼性角膜炎	毒物性眼瞼炎
は	粘液膿性結膜炎	白内障術後結膜炎	白内障術後虹彩炎
	パリノー結膜炎	パリノー結膜腺症候群	反復性角膜潰瘍
	反復性虹彩炎	反復性虹彩毛様体炎	反復性前部ぶどう膜炎
	反復性前房蓄膿	反復性毛様体炎	びまん性表層角膜炎
	表在性角膜炎	表在性点状角膜炎	フィラメント状角膜炎
	フォークト・小柳病	匐行性角膜潰瘍	フックス異色毛様体炎
	ぶどう球菌性眼瞼炎	ぶどう膜角膜炎	フリクテン性角結膜炎
	フリクテン性角膜炎	フリクテン性角膜潰瘍	フリクテン性結膜炎
	フリクテン性パンヌス	辺縁角膜炎	辺縁フリクテン
ま	慢性角結膜炎	慢性カタル性結膜炎	慢性結膜炎

や	慢性虹彩毛様体炎	慢性濾胞性結膜炎	毛包眼瞼炎
	毛様体炎	モラックス・アクセンフェルド結膜炎	薬物性角結膜炎
	薬物性角膜炎	薬物性眼瞼炎	薬物性結膜炎
ら	リウマチ性虹彩炎	流行性結膜炎	輪紋状角膜炎
△	アカントアメーバ角膜炎	アレルギー性眼瞼炎	アレルギー性眼瞼縁炎
	ウイルス性ぶどう膜炎	壊死性強膜炎	角膜穿孔
	化膿性ぶどう膜炎	眼瞼皮膚炎	眼瞼びらん
	眼瞼瘻孔	感染性角膜炎	強膜潰瘍
	強膜疾患	クラミジア結膜炎	結膜化膿性肉芽腫
	細菌性結膜炎	湿疹性眼瞼皮膚炎	周辺性ぶどう膜炎
	接触眼瞼皮膚炎	中間部ぶどう膜炎	陳旧性虹彩炎
	陳旧性虹彩毛様体炎	内因性ぶどう膜炎	難治性ぶどう膜炎

用法用量　通常，1日3～4回，1回1～2滴宛点眼する。なお，症状により適宜増減する。

禁忌　本剤の成分に対し過敏症の既往歴のある患者

原則禁忌

(1)角膜上皮剝離又は角膜潰瘍のある患者

(2)ウイルス性結膜・角膜疾患，結核性眼疾患，真菌性眼疾患又は化膿性眼疾患のある患者

D・E・X0.02%点眼液T：日東メディック　0.02%1mL[12.6円/mL]，D・E・X0.05%点眼液T：日東メディック　0.05%1mL[25.8円/mL]，D・E・X0.1%点眼液T：日東メディック　0.1%1mL[17.6円/mL]，ビジュアリン点眼液0.02%：千寿　0.02%1mL[12.6円/mL]，ビジュアリン点眼液0.05%：千寿　0.05%1mL[25.8円/mL]

Fバニッシュ歯科用5%

規格：－[－]

フッ化ナトリウム　東洋製化　279

【効能効果】

象牙質知覚過敏の抑制(知覚鈍麻)

【対応標準病名】

◎	象牙質知覚過敏症	知覚鈍麻	
○	異常触覚	異常知覚	咽喉頭知覚麻痺
	延髄性知覚消失	オトガイ神経知覚異常	温痛覚過敏
	温度感覚異常	温度感覚過敏	下肢しびれ
	下肢知覚異常	下肢冷感	下腿知覚異常
	感覚異常症	感覚運動障害	蟻走感
	局所知覚消失	肛門部違和感	こわばり
	こわばり感	四肢しびれ	四肢端しびれ
	四肢知覚異常	四肢末梢知覚異常	趾知覚異常
	しびれ感	手指先しびれ	手指知覚異常
	手背知覚異常	上肢しびれ	上肢知覚異常
	脊髄性片側感覚消失	全身のしびれ感	先端失認症
	先端知覚脱失	先端知覚麻痺	足底部知覚異常
	体感異常	体感消失	知覚機能障害
	知覚障害	知覚神経麻痺	チクチク感
	手知覚異常	歯の破折	半身しびれ
	半身知覚障害	半側温覚消失	皮膚感覚異常
	皮膚知覚過敏	皮膚知覚障害	ピリピリ感
	ベルゲル感覚異常	片側感覚異常	片側感覚消失
	片側知覚過敏	片側痛覚過敏	片側痛覚消失
	無感覚症	無触覚症	夜間異常知覚症
	湯あたり	有痛性感覚脱失	腰足知覚障害
△	オトガイ部知覚低下	下肢知覚低下	咬合面咬耗
	咬耗症	歯冠破折	歯垢
	歯根吸収	歯根破折	歯根肥大
	歯酸蝕症	歯質くさび状欠損	歯石沈着症
	持続性嘔吐による歯酸蝕症	歯肉下歯石	歯肉上歯石
	歯磨剤性歯磨耗症	習慣性歯磨耗症	職業性歯酸蝕症
	職業性歯磨耗症	食事による歯酸蝕症	触覚鈍麻
	セメント質増殖症	全知覚鈍麻	対性知覚麻痺
	大脳性半身知覚鈍麻	着色歯	特発性歯酸蝕症
	内部性肉芽腫	歯の骨性癒着	ピンク・スポット
	変色歯	片側感覚鈍麻	片側対性知覚麻痺
	片側知覚不全	片側知覚麻痺	片側痛覚鈍麻
	磨耗症	薬物性歯酸蝕症	隣接面咬耗

用法用量

(1)通法により患歯を清掃する。

(2)簡易防湿を施し，綿花で清拭する。

(3)本剤の適量をとり，スパーテル等で患部を被覆するように塗布，整形し，綿球又はスプレーで水を撒布し，さらに洗口させる。

(4)4～6時間以上は付着させるようにする。

ダイアデント歯科用ゲル5%：昭和薬化工

HCゾロン点眼液0.5%「日点」

規格：0.5%1mL[18.7円/mL]

ヒドロコルチゾン酢酸エステル　日本点眼薬　131

【効能効果】

外眼部および前眼部の炎症性疾患の対症療法(眼瞼炎，結膜炎，角膜炎，強膜炎，上強膜炎，前眼部ブドウ膜炎，術後炎症)

【対応標準病名】

◎	角膜炎	眼瞼炎	強膜炎
	結膜炎	上強膜炎	ぶどう膜炎
○ あ	亜急性結膜炎	亜急性虹彩炎	亜急性虹彩毛様体炎
	亜急性前部ぶどう膜炎	亜急性毛様体炎	アトピー性角結膜炎
	アレルギー性角膜炎	アレルギー性結膜炎	アレルギー性鼻結膜炎
か	萎縮性角結膜炎	栄養障害性角膜炎	外傷性角膜炎
	外傷性角膜潰瘍	潰瘍性眼瞼炎	化学性結膜炎
	角結膜炎	角結膜びらん	角膜潰瘍
	角膜虹彩炎	角膜上皮びらん	角膜中心潰瘍
	角膜内皮炎	角膜膿瘍	角膜パンヌス
	角膜びらん	角膜腐蝕	カタル性角膜潰瘍
	カタル性眼炎	カタル性結膜炎	化膿性角膜炎
	化膿性結膜炎	化膿性虹彩炎	化膿性毛様体炎
	貨幣状角膜炎	眼炎	眼角部眼瞼炎
	眼角部眼瞼縁結膜炎	眼瞼縁炎	眼瞼縁結膜炎
	眼瞼結膜炎	乾性角結膜炎	乾性角膜炎
	感染性角膜潰瘍	季節性アレルギー性結膜炎	偽膜性結膜炎
	急性角結膜炎	急性角膜炎	急性結膜炎
	急性虹彩炎	急性虹彩毛様体炎	急性前部ぶどう膜炎
	急性毛様体炎	急性濾胞性結膜炎	巨大乳頭結膜炎
	巨大フリクテン	血管性パンヌス	結節虹彩炎
	結節性眼炎	結節性結膜炎	結膜潰瘍
	結膜びらん	結膜濾胞症	硬化性角膜炎
	高血圧性虹彩毛様体炎	虹彩異色性毛様体炎	虹彩炎
	虹彩毛様体炎	光線眼症	後部強膜炎
さ	コーガン症候群	コッホ・ウィークス菌性結膜炎	散在性表層角膜炎
	蚕蝕性角膜潰瘍	紫外線角結膜炎	紫外線角膜炎
	糸状角膜炎	実質性角膜炎	湿疹性眼瞼炎
	湿疹性パンヌス	しゅさ性眼瞼炎	出血性角膜炎
	出血性虹彩炎	術後結膜炎	術後虹彩炎
	春季カタル	漿液性虹彩炎	睫毛性眼瞼炎
	脂漏性眼瞼炎	真菌性角膜潰瘍	神経栄養性角結膜炎
	進行性角膜潰瘍	浸潤性表層角膜炎	深層角膜炎
	水晶体原性虹彩毛様体炎	星状角膜炎	ゼーミッシュ潰瘍
	石化性角膜炎	雪眼炎	接触性眼瞼結膜炎
	遷延性虹彩炎	穿孔性角膜潰瘍	線状角膜炎
	腺病性パンヌス	前房蓄膿	前房蓄膿性角膜炎
	前房蓄膿性虹彩炎	続発性虹彩炎	続発性虹彩毛様体炎
た	続発性ぶどう膜炎	単純性角膜潰瘍	中間部ぶどう膜炎

	通年性アレルギー性結膜炎	兎眼性角膜炎	毒物性眼瞼炎
は	粘液膿性結膜炎	白内障術後結膜炎	パリノー結膜炎
	パリノー結膜腺症候群	反復性角膜潰瘍	反復性虹彩炎
	反復性虹彩毛様体炎	反復性前部ぶどう膜炎	反復性前房蓄膿
	反復性毛様体炎	びまん性表層角膜炎	表在性角膜炎
	表在性点状角膜炎	フィラメント状角膜炎	フォークト・小柳病
	匐行性角膜潰瘍	フックス異色毛様体炎	ぶどう球菌性眼瞼炎
	ぶどう膜角膜炎	フリクテン性角結膜炎	フリクテン性角膜炎
	フリクテン性角膜潰瘍	フリクテン性結膜炎	フリクテン性パンヌス
ま	辺縁角膜炎	辺縁フリクテン	慢性角結膜炎
	慢性カタル性結膜炎	慢性結膜炎	慢性虹彩毛様体炎
	慢性濾胞性結膜炎	毛包眼瞼炎	毛様体炎
や	モラックス・アクセンフェルド結膜炎	薬物性角結膜炎	薬物性角膜炎
ら	薬物性眼瞼炎	薬物性結膜炎	リウマチ性虹彩炎
	流行性結膜炎	輪紋状角膜炎	
△	アカントアメーバ角膜炎	アレルギー性眼瞼炎	アレルギー性眼瞼縁炎
	アレルギー性ぶどう膜炎	ウイルス性ぶどう膜炎	壊死性強膜炎
	角膜穿孔	化膿性ぶどう膜炎	眼瞼皮膚炎
	眼瞼びらん	眼瞼瘻孔	感染性角膜炎
	強膜潰瘍	強膜疾患	クラミジア結膜炎
	結膜化膿性肉芽腫	細菌性結膜炎	湿疹性眼瞼皮膚炎
	周辺性ぶどう膜炎	接触眼瞼皮膚炎	陳旧性虹彩炎
	陳旧性虹彩毛様体炎	内因性ぶどう膜炎	難治性ぶどう膜炎

用法用量　通常，1日数回，1回1～2滴宛点眼する。なお，症状により適宜増減する。使用前によく振り混ぜること。

禁忌　本剤の成分に対し過敏症の既往歴のある患者

原則禁忌

(1)角膜潰瘍のある患者

(2)ウイルス性結膜・角膜疾患，結核性眼疾患，真菌性眼疾患又は化膿性眼疾患のある患者

MS温シップ「タイホウ」　規格：10g[0.97円/g]

dl-カンフル　カプサイシン　サリチル酸メチル　岡山大鵬　264

【効能効果】

下記における鎮痛・消炎

捻挫，打撲，筋肉痛，関節痛，骨折痛

【対応標準病名】

◎	関節痛	筋肉痛	打撲傷
	疼痛	捻挫	
○	DIP 関節尺側側副靱帯損傷	DIP 関節側副靱帯損傷	DIP 関節橈側側副靱帯損傷
	DIP 関節捻挫	IP 関節捻挫	MP 関節尺側側副靱帯損傷
	MP 関節側副靱帯損傷	MP 関節痛	MP 関節橈側側副靱帯損傷
	MP 関節捻挫	PIP 関節尺側側副靱帯損傷	PIP 関節側副靱帯損傷
あ	PIP 関節橈側側副靱帯損傷	PIP 関節捻挫	足ストレイン
	陰茎挫傷	陰茎打撲傷	陰のう挫傷
	烏口肩峰靱帯捻挫	烏口鎖骨捻挫	烏口上腕靱帯捻挫
か	遠位脛腓靱帯捻挫	炎症性開口障害	開口不全
	外耳部挫傷	外耳部打撲傷	外傷性顎関節炎
	外傷性頚部症候群	外傷性頚部捻挫	外傷性心破裂
	外側側副靱帯捻挫	下顎挫傷	下顎打撲傷
	下顎部挫傷	下顎部打撲傷	顎関節炎
	顎関節症	顎関節ストレイン	顎関節痛
	顎関節痛障害	顎関節疼痛機能障害症候群	顎関節捻挫
	顎関節部挫傷	顎関節部打撲傷	顎部挫傷
	顎部打撲傷	下肢関節痛	下肢筋肉痛
	下肢挫傷	下肢打撲	下腿関節痛
	下腿挫傷	下腿三頭筋痛	下腿打撲傷
	下腿部皮下血腫	肩関節腱板捻挫	肩関節挫傷
	肩関節打撲傷	肩関節痛症	肩関節捻挫
	肩頚部打撲	肩挫傷	肩打撲傷
	化膿性顎関節炎	環指 DIP 関節尺側側副靱帯損傷	環指 DIP 関節側副靱帯損傷
	環指 DIP 関節橈側側副靱帯損傷	環指 MP 関節尺側側副靱帯損傷	環指 MP 関節側副靱帯損傷
	環指 MP 関節橈側側副靱帯損傷	環指 PIP 関節尺側側副靱帯損傷	環指 PIP 関節側副靱帯損傷
	環指 PIP 関節橈側側副靱帯損傷	環軸関節捻挫	環指挫傷
	環指側副靱帯損傷	環指捻挫	環椎後頭関節捻挫
	顔面挫傷	顔面多発挫傷	顔面多発打撲傷
	顔面打撲傷	急性顎関節炎	急性疼痛
	胸骨ストレイン	胸骨捻挫	胸骨部挫傷
	胸骨部打撲	胸骨部打撲挫傷	胸鎖関節挫傷
	胸鎖関節痛	胸鎖関節部挫傷	胸鎖関節部打撲
	胸鎖関節部打撲挫傷	胸鎖乳突筋痛	胸椎ストレイン
	胸椎捻挫	胸椎部打撲	胸椎部打撲挫傷
	胸背部筋肉痛	胸背部挫傷	胸部汚染創
	胸部筋肉痛	胸腹部筋痛	胸腹部挫傷
	胸腹部打撲傷	胸部挫傷	頬部挫傷
	胸部打撲傷	頬部打撲傷	胸部皮膚欠損創
	胸壁挫傷	胸腰部挫傷	胸肋関節挫傷
	胸肋関節部挫傷	胸肋関節部打撲	胸肋関節部打撲挫傷
	距腓靱帯捻挫	頚肩部筋肉痛	頚性頭痛
	頚椎胸椎捻挫	頚椎ストレイン	頚椎捻挫
	頚椎部打撲	頚椎部打撲挫傷	脛腓関節捻挫
	頚部顔面胸部挫傷	頚部筋肉痛	頚部挫傷
	頚部前縦靱帯捻挫	頚部打撲傷	頚部痛
	頚部表在損傷	頚腰椎挫傷	頚腕捻挫
	肩甲下筋捻挫	肩甲部筋肉痛	肩甲部挫傷
	肩鎖関節挫傷	肩鎖関節痛	肩鎖関節捻挫
	腱板挫傷	肩部筋痛	後頭部挫傷
	後頭部打撲傷	項背部筋痛	項部筋肉痛
	項部挫傷	項部打撲傷	項部痛
	股関節インピンジメント症候群	股関節打撲傷	股関節捻挫
	股関節部挫傷	骨盤ストレイン	骨盤捻挫
さ	骨盤部挫傷	骨盤部打撲傷	坐骨結節部打撲傷
	鎖骨部打撲傷	坐骨部打撲傷	坐骨包靱帯ストレイン
	坐骨包靱帯捻挫	三角靱帯捻挫	耳介挫傷
	耳介打撲傷	耳下腺部打撲	趾間挫傷
	趾関節痛	趾挫傷	示指 DIP 関節尺側側副靱帯損傷
	示指 DIP 関節側副靱帯損傷	示指 DIP 関節橈側側副靱帯損傷	示指 MP 関節挫傷
	示指 MP 関節尺側側副靱帯損傷	示指 MP 関節側副靱帯損傷	示指 MP 関節橈側側副靱帯損傷
	示指 PIP 関節尺側側副靱帯損傷	示指 PIP 関節側副靱帯損傷	示指 PIP 関節橈側側副靱帯損傷
	四肢挫傷	示指挫傷	示指側副靱帯損傷
	示指捻挫	趾節間関節捻挫	持続痛
	趾打撲傷	膝蓋骨打撲傷	膝外側側副靱帯損傷
	膝外側側副靱帯捻挫	膝蓋部挫傷	膝関節挫傷
	膝関節打撲傷	膝関節痛	膝関節捻挫
	膝内側側副靱帯損傷	膝内側側副靱帯捻挫	膝部挫傷
	膝部打撲傷	趾捻挫	尺骨手根関節捻挫
	手関節痛	手関節捻挫	手関節部挫傷
	手関節部打撲傷	手指関節痛	手指挫傷
	手指打撲傷	手指捻挫	手背部打撲傷
	手部挫傷	手部打撲傷	上顎挫傷
	上顎打撲傷	小指 DIP 関節尺側側副靱帯損傷	小指 DIP 関節側副靱帯損傷
	小指 DIP 関節橈側側副靱帯損傷	小指 DIP 関節捻挫	小指 MP 関節尺側側副靱帯損傷
	小指 MP 関節側副靱帯損傷	小指 MP 関節橈側側副靱帯損傷	小指 PIP 関節尺側側副靱帯損傷
	小指 PIP 関節側副靱帯損傷	小指 PIP 関節橈側側副靱帯損傷	小指 PIP 関節捻挫

	小指関節捻挫	上肢筋肉痛	小指挫傷
	上肢挫傷	小指側副靱帯損傷	上肢打撲傷
	踵腓靱帯損傷	踵腓靱帯捻挫	上腕筋肉痛
	上腕三頭筋痛	上腕打撲傷	上腕二頭筋痛
	上腕皮下血腫	上腕部挫傷	ショパール関節捻挫
	靱帯損傷	靱帯捻挫	脊椎関節痛
	脊椎打撲傷	脊椎捻挫	前額部挫傷
	前額部打撲傷	前胸部挫傷	前胸部打撲傷
	前脛腓靱帯損傷	前頚部挫傷	仙骨部挫傷
	仙骨部打撲傷	全身挫傷	全身打撲
	仙腸関節ストレイン	仙腸関節痛	仙腸関節捻挫
	前頭部挫傷	前頭部打撲傷	前方脱臼
	前腕筋肉痛	前腕挫傷	前腕皮下血腫
	前腕部打撲傷	足関節インピンジメント症候群	足関節外側側副靱帯損傷
	足関節後方インピンジメント症候群	足関節挫傷	足関節ストレイン
	足関節前方インピンジメント症候群	足関節打撲傷	足関節痛
	足関節内側側副靱帯損傷	足関節内側側副靱帯捻挫	足関節捻挫
	足根部捻挫	足底部打撲傷	側頭部打撲傷
	足背捻挫	足背部挫傷	足背部打撲傷
	側腹壁部挫傷	足部挫傷	足部打撲傷
	足部捻挫	鼡径部挫傷	咀嚼筋痛障害
た	大腿筋痛	大腿挫傷	大腿四頭筋挫傷
	大腿四頭筋肉離れ	大腿四頭筋捻挫	大腿大転子部挫傷
	大腿打撲傷	多発性関節痛	多発性筋肉痛
	多発性挫傷	恥骨部打撲	肘関節痛
	肘関節捻挫	肘関節部挫傷	肘関節部打撲傷
	中指 DIP 関節尺側側副靱帯損傷	中指 DIP 関節側副靱帯損傷	中指 DIP 関節橈側側副靱帯損傷
	中指 MP 関節尺側側副靱帯損傷	中指 MP 関節側副靱帯損傷	中指 MP 関節橈側側副靱帯損傷
	中指 PIP 関節尺側側副靱帯損傷	中指 PIP 関節側副靱帯損傷	中指 PIP 関節橈側側副靱帯損傷
	中指 PIP 関節捻挫	中指関節痛	中指挫傷
	中指側副靱帯損傷	中指捻挫	中足趾節関節捻挫
	肘頭部挫傷	腸骨部挫傷	腸骨部打撲傷
	殿部筋肉痛	殿部挫傷	殿部打撲傷
	橈骨手根関節捻挫	頭頂部挫傷	頭頂部打撲傷
	頭頂部背部打撲	頭皮外傷性腫脹	頭部外傷 1 型
	頭部外傷 2 型	頭部肩関節胸部挫傷	頭部胸部挫傷
	頭部胸部打撲傷	頭部筋肉痛	頭部頚部挫傷
	頭部頚部打撲傷	頭部肩部打撲	頭部多発挫傷
	頭部多発打撲傷	頭部打撲	頭部打撲傷
	頭部腹部打撲	頭部両大腿下腿打撲	鈍痛
は	内側側副靱帯捻挫	難治性疼痛	背筋挫傷
	背部筋肉痛	背部挫傷	背部打撲傷
	背部捻挫	背部皮下血腫	剥離骨折
	半身打撲	尾骨ストレイン	尾骨捻挫
	尾骨部挫傷	尾骨部打撲傷	膝靱帯損傷
	非復位性顎関節円板障害	腓腹筋痛	鼻部挫傷
	鼻部打撲傷	復位性顎関節円板障害	複雑脱臼
	腹部挫傷	腹部打撲傷	腹壁筋痛
	腹壁挫傷	閉鎖性脱臼	変形性顎関節症
	母指 IP 関節尺側側副靱帯損傷	母指 IP 関節側副靱帯損傷	母趾 IP 関節側副靱帯損傷
	母指 IP 関節橈側側副靱帯損傷	母指 MP 関節尺側側副靱帯損傷	母指 MP 関節側副靱帯損傷
	母趾 MP 関節側副靱帯損傷	母指 MP 関節痛	母指 MP 関節橈側側副靱帯損傷
	母趾関節痛	母指関節捻挫	母指挫傷
	母指側副靱帯損傷	母指打撲傷	母趾打撲傷
ま	母趾捻挫	耳後部打撲傷	むちうち損傷
や	野球指	腰筋痛症	腰仙関節ストレイン
	腰仙関節捻挫	腰仙部挫傷	腰仙部打撲傷
	腰椎ストレイン	腰椎捻挫	腰椎部挫傷
	腰殿部挫傷	腰殿部打撲傷	腰背筋痛症
	腰背部挫傷	腰背部打撲傷	腰部胸部打撲
	腰部頚部挫傷	腰部骨盤部挫傷	腰部挫傷
ら	腰部打撲傷	らせん骨折	リスフラン関節捻挫
	菱形靱帯捻挫	両側側副靱帯損傷	輪状甲状関節捻挫
	輪状披裂関節捻挫	裂離骨折	肋軟骨部打撲
	肋軟骨部打撲挫傷	肋間筋肉痛	肋骨弓部挫傷
	肋骨弓部打撲	肋骨弓部打撲挫傷	肋骨ストレイン
	肋骨捻挫	肋骨部挫傷	肋骨部打撲
	肋骨部打撲挫傷	腕部打撲傷	
△	亜脱臼	圧痛	陰のう血腫
	腋窩部痛	汚染擦過創	外耳部皮下血腫
	外耳部皮下出血	外傷性肩不安定症	外傷性頚部腰部症候群
	外傷性皮下血腫	開放性脱臼	下顎皮下血腫
	顎関節強直症	顎関節雑音	顎関節部皮下血腫
	眼窩縁打撲傷	眼窩部打撲傷	眼鏡様皮下出血
	眼周囲部挫傷	眼周囲部打撲傷	関節血腫
	関節硬直	関節挫傷	関節打撲
	完全脱臼	顔面多発皮下血腫	顔面多発皮下出血
	顔面皮下血腫	偽性股関節痛	頬部皮下血腫
	胸腰椎脱臼	血腫	甲状腺部ストレイン
	甲状腺部捻挫	後方脱臼	股関節痛
	コステン症候群	採皮創	鎖骨部打撲血腫
	挫傷	擦過創	擦過皮下血腫
	耳介皮下血腫	耳介皮下出血	趾爪下血腫
	膝蓋靱帯断裂	膝蓋靱帯部分断裂	膝外側側副靱帯断裂
	膝蓋部血腫	膝窩部痛	膝関節部血腫
	膝関節血症	膝内側側副靱帯断裂	膝部血腫
	手指皮下血腫	上顎皮下血腫	神経障害性疼痛
	靱帯ストレイン	身体痛	靱帯裂傷
	ストレイン	脊椎脱臼	切創
	前額部皮下血腫	前額部皮下出血	全身擦過創
	全身痛	搔創	僧帽筋痛
	側頭部皮下血腫	大腿外側広筋不全断裂	大腿四頭筋断裂
	大腿四頭筋部分断裂	大腿部皮下血腫	脱臼
	打撲血腫	打撲擦過創	打撲皮下血腫
	単純脱臼	肘関節部血腫	中枢神経障害性疼痛
	頭皮下血腫	頭部血腫	頭部挫傷
	頭部多発皮下血腫	頭部打撲血腫	頭部皮下血腫
	頭部皮下出血	特発性股関節脱臼	皮下異物
	皮下血腫	皮下損傷	鼻中隔軟骨捻挫
	非熱傷性水疱	皮膚損傷	皮膚疼痛症
	鼻部皮下血腫	鼻部皮下出血	表皮剥離
	披裂軟骨脱臼	腹壁下血腫	放散痛
	帽状腱膜下出血	末梢神経障害性疼痛	肋軟骨部挫傷

用法用量
(1)表面のプラスチック膜をはがして，患部に貼付する。
(2)1日1～2回使用する。

禁忌　本剤に対して過敏症の既往歴のある患者

MS温シップ「タカミツ」：タカミツ[0.97円/g]，ハーネシップ：シオエ[0.97円/g]，パステル温感ハップ：大石膏盛堂[0.97円/g]，ミルサート温シップ：三友薬品[0.97円/g]，ラクール温シップ：東光薬品[0.97円/g]

MS冷シップ「タイホウ」　規格：10g[0.96円/g]
dl-カンフル　*l*-メントール　サリチル酸メチル　岡山大鵬　264

【効能効果】

下記における鎮痛・消炎
捻挫，打撲，筋肉痛，関節痛，骨折痛

【対応標準病名】

◎	関節痛	筋肉痛	打撲傷
	疼痛	捻挫	

○	DIP関節尺側側副靱帯損傷	DIP関節側副靱帯損傷	DIP関節橈側側副靱帯損傷
	DIP関節捻挫	IP関節捻挫	MP関節尺側側副靱帯損傷
	MP関節側副靱帯損傷	MP関節痛	MP関節橈側側副靱帯損傷
	MP関節捻挫	PIP関節尺側側副靱帯損傷	PIP関節側副靱帯損傷
あ	PIP関節橈側側副靱帯損傷	PIP関節捻挫	足ストレイン
	亜脱臼	烏口肩峰靱帯捻挫	烏口鎖骨捻挫
	烏口上腕靱帯捻挫	腋窩部痛	遠位脛腓靱帯捻挫
か	炎症性開口障害	開口不全	外耳部挫傷
	外耳部打撲傷	外耳部皮下出血	外傷性顎関節炎
	外傷性頚部症候群	外傷性頚部捻挫	外傷性頚部腰部症候群
	外側側副靱帯捻挫	開放性脱臼	下顎挫傷
	下顎打撲傷	下顎部挫傷	下顎部打撲傷
	顎関節雑音	顎関節症	顎関節ストレイン
	顎関節痛	顎関節痛障害	顎関節疼痛機能障害症候群
	顎関節捻挫	顎関節部挫傷	顎関節部打撲傷
	顎部挫傷	顎部打撲傷	下肢関節痛
	下肢筋肉痛	下肢挫傷	下肢打撲
	下腿関節痛	下腿挫傷	下腿三頭筋痛
	下腿打撲傷	下腿部皮下血腫	肩関節腱板捻挫
	肩関節挫傷	肩関節打撲傷	肩関節痛症
	肩関節捻挫	肩頚部打撲	肩挫傷
	肩打撲傷	化膿性顎関節炎	環指DIP関節尺側側副靱帯損傷
	環指DIP関節側副靱帯損傷	環指DIP関節橈側側副靱帯損傷	環指MP関節尺側側副靱帯損傷
	環指MP関節側副靱帯損傷	環指MP関節橈側側副靱帯損傷	環指PIP関節尺側側副靱帯損傷
	環指PIP関節側副靱帯損傷	環指PIP関節橈側側副靱帯損傷	環軸関節捻挫
	環指挫傷	環指側副靱帯損傷	環指捻挫
	関節打撲	完全脱臼	環椎後頭関節捻挫
	顔面挫傷	顔面多発挫傷	顔面多発打撲傷
	顔面打撲傷	偽性股関節痛	急性顎関節炎
	急性疼痛	胸骨ストレイン	胸骨捻挫
	胸骨部挫傷	胸骨部打撲	胸骨部打撲挫傷
	胸鎖関節挫傷	胸鎖関節痛	胸鎖関節部挫傷
	胸鎖関節部打撲	胸鎖関節部打撲挫傷	胸鎖乳突筋痛
	胸椎ストレイン	胸椎捻挫	胸椎部打撲
	胸椎部打撲挫傷	胸背部筋肉痛	胸背部挫傷
	胸部筋肉痛	胸腹部筋痛	胸腹部挫傷
	胸腹部打撲傷	胸部挫傷	頬部挫傷
	胸部打撲傷	頬部打撲傷	胸壁挫傷
	胸腰椎脱臼	胸腰部挫傷	胸肋関節挫傷
	胸肋関節部挫傷	胸肋関節部打撲	胸肋関節部打撲挫傷
	距腓靱帯捻挫	頚肩部筋肉痛	頚性頭痛
	頚椎胸椎捻挫	頚椎ストレイン	頚椎捻挫
	頚椎部打撲	頚椎部打撲挫傷	脛腓関節捻挫
	頚部顔面胸部挫傷	頚部筋肉痛	頚部挫傷
	頚部前縦靱帯捻挫	頚部打撲傷	頚部痛
	頚腰椎挫傷	頚腕捻挫	肩甲下筋捻挫
	肩甲部筋肉痛	肩甲部挫傷	肩鎖関節挫傷
	肩鎖関節痛	肩鎖関節捻挫	腱板挫傷
	肩部筋痛	甲状腺部ストレイン	甲状腺部捻挫
	後頭部挫傷	後頭部打撲傷	項背部筋痛
	項部筋肉痛	項部挫傷	項部打撲傷
	項部痛	後方脱臼	股関節インピンジメント症候群
	股関節打撲傷	股関節痛	股関節捻挫
	股関節部挫傷	骨盤ストレイン	骨盤捻挫
さ	骨盤部挫傷	骨盤部打撲傷	坐骨結節部打撲傷
	鎖骨部打撲傷	坐骨部打撲傷	坐骨包靱帯ストレイン
	坐骨包靱帯捻挫	三角靱帯捻挫	耳介挫傷
	耳介打撲傷	耳下腺部打撲	趾間挫傷
	趾関節痛	趾挫傷	示指DIP関節尺側側副靱帯損傷
	示指DIP関節側副靱帯損傷	示指DIP関節橈側側副靱帯損傷	示指MP関節挫傷
	示指MP関節尺側側副靱帯損傷	示指MP関節側副靱帯損傷	示指MP関節橈側側副靱帯損傷
	示指PIP関節尺側側副靱帯損傷	示指PIP関節側副靱帯損傷	示指PIP関節橈側側副靱帯損傷
	四肢挫傷	示指挫傷	示指側副靱帯損傷
	示指捻挫	趾節間関節捻挫	持続痛
	趾打撲傷	膝蓋骨打撲傷	膝外側側副靱帯損傷
	膝外側側副靱帯捻挫	膝蓋部挫傷	膝窩部痛
	膝関節挫傷	膝関節打撲傷	膝関節痛
	膝関節捻挫	膝内側側副靱帯損傷	膝内側側副靱帯捻挫
	膝部挫傷	膝部打撲傷	趾捻挫
	尺骨手根関節捻挫	手関節痛	手関節捻挫
	手関節部挫傷	手関節部打撲傷	手指関節痛
	手指挫傷	手指打撲傷	手指捻挫
	手背部打撲傷	手部挫傷	手部打撲傷
	上顎挫傷	上顎打撲傷	小指DIP関節尺側側副靱帯損傷
	小指DIP関節側副靱帯損傷	小指DIP関節橈側側副靱帯損傷	小指DIP関節捻挫
	小指MP関節尺側側副靱帯損傷	小指MP関節側副靱帯損傷	小指MP関節橈側側副靱帯損傷
	小指PIP関節尺側側副靱帯損傷	小指PIP関節側副靱帯損傷	小指PIP関節橈側側副靱帯損傷
	小指PIP関節捻挫	小指関節捻挫	上肢筋肉痛
	小指挫傷	上肢挫傷	小指側副靱帯損傷
	上肢打撲傷	上肢痛	踵腓靱帯損傷
	踵腓靱帯捻挫	上腕筋肉痛	上腕三頭筋痛
	上腕打撲傷	上腕二頭筋痛	上腕皮下血腫
	上腕部挫傷	ショパール関節捻挫	靱帯ストレイン
	靱帯損傷	靱帯捻挫	靱帯裂傷
	ストレイン	脊椎関節痛	脊椎脱臼
	脊椎打撲傷	脊椎捻挫	前額部挫傷
	前額部打撲傷	前胸部挫傷	前胸部打撲傷
	前脛腓靱帯損傷	前頚部挫傷	仙骨部挫傷
	仙骨部打撲傷	全身挫傷	全身打撲
	仙腸関節ストレイン	仙腸関節痛	仙腸関節捻挫
	前頭部挫傷	前頭部打撲傷	前方脱臼
	前腕筋肉痛	前腕挫傷	前腕皮下血腫
	前腕部打撲傷	僧帽筋痛	足関節インピンジメント症候群
	足関節外側側副靱帯損傷	足関節後方インピンジメント症候群	足関節挫傷
	足関節ストレイン	足関節前方インピンジメント症候群	足関節打撲傷
	足関節痛	足関節内側側副靱帯損傷	足関節内側側副靱帯捻挫
	足関節捻挫	足根部捻挫	足底部打撲傷
	側頭部打撲傷	足背捻挫	足背部挫傷
	足背部打撲傷	側腹壁部挫傷	足部挫傷
	足部打撲傷	足部捻挫	鼡径部挫傷
た	咀嚼筋痛障害	大腿筋痛	大腿挫傷
	大腿四頭筋挫傷	大腿四頭筋肉離れ	大腿四頭筋捻挫
	大腿大転子部挫傷	大腿打撲傷	脱臼
	多発性関節痛	多発性筋肉痛	多発性挫傷
	単純脱臼	恥骨部打撲	肘関節痛
	肘関節捻挫	肘関節部挫傷	肘関節部打撲傷
	中指DIP関節尺側側副靱帯損傷	中指DIP関節側副靱帯損傷	中指DIP関節橈側側副靱帯損傷
	中指MP関節尺側側副靱帯損傷	中指MP関節側副靱帯損傷	中指MP関節橈側側副靱帯損傷
	中指PIP関節尺側側副靱帯損傷	中指PIP関節側副靱帯損傷	中指PIP関節橈側側副靱帯損傷
	中指PIP関節捻挫	中指関節痛	中指挫傷
	中指側副靱帯損傷	中指捻挫	中足趾節関節捻挫
	肘頭部挫傷	腸骨部挫傷	腸骨部打撲傷
	殿部筋肉痛	殿部挫傷	殿部打撲傷
	橈骨手根関節捻挫	頭頂部挫傷	頭頂部打撲傷

	頭頂部背部打撲	頭部肩関節胸部挫傷	頭部胸部挫傷
	頭部胸部打撲傷	頭部筋肉痛	頭部頚部挫傷
	頭部頚部打撲傷	頭部肩部打撲	頭部挫傷
	頭部多発挫傷	頭部多発打撲傷	頭部打撲
	頭部打撲傷	頭部腹部打撲	頭部両大腿下腿打撲
な	特発性関節脱臼	内側側副靱帯捻挫	難治性疼痛
は	背筋挫傷	背部筋肉痛	背部挫傷
	背部打撲傷	背部捻挫	背部皮下血腫
	剥離骨折	半身打撲	尾骨ストレイン
	尾骨捻挫	尾骨部挫傷	尾骨部打撲傷
	膝靱帯損傷	鼻中隔軟骨捻挫	非復位性顎関節円板障害
	腓腹筋痛	鼻部挫傷	鼻部打撲傷
	披裂軟骨脱臼	復位性顎関節円板障害	複雑脱臼
	腹部挫傷	腹部打撲傷	腹壁筋痛
	腹壁挫傷	閉鎖性脱臼	変形性顎関節症
	母指 IP 関節尺側側副靱帯損傷	母指 IP 関節側副靱帯損傷	母趾 IP 関節側副靱帯損傷
	母指 IP 関節橈側側副靱帯損傷	母指 MP 関節尺側側副靱帯損傷	母指 MP 関節側副靱帯損傷
	母趾 MP 関節側副靱帯損傷	母指 MP 関節痛	母指 MP 関節橈側側副靱帯損傷
	母趾関節痛	母指関節捻挫	母指挫傷
	母指側副靱帯損傷	母指打撲傷	母趾打撲傷
ま	母趾捻挫	耳後部打撲傷	むちうち損傷
や	野球指	腰筋痛症	腰仙関節ストレイン
	腰仙関節捻挫	腰仙部挫傷	腰仙部打撲傷
	腰椎ストレイン	腰椎捻挫	腰椎部挫傷
	腰殿部挫傷	腰殿部打撲傷	腰背筋痛症
	腰背部挫傷	腰背部打撲傷	腰部胸部打撲
	腰部頚部挫傷	腰部骨盤部挫傷	腰部挫傷
ら	腰部打撲傷	らせん骨折	リスフラン関節捻挫
	菱形靱帯捻挫	両側側副靱帯損傷	輪状甲状関節捻挫
	輪状披裂関節捻挫	裂離骨折	肋軟骨部挫傷
	肋軟骨部打撲	肋軟骨部打撲挫傷	肋間筋肉痛
	肋骨弓部挫傷	肋骨弓部打撲	肋骨弓部打撲挫傷
	肋骨ストレイン	肋骨捻挫	肋骨部挫傷
わ	肋骨部打撲	肋骨部打撲挫傷	腕部打撲傷
△	圧痛	陰茎挫傷	陰茎打撲傷
	陰のう血腫	陰のう挫傷	汚染擦過創
	外耳部皮下血腫	外傷性肩不安定症	外傷性皮下血腫
	下顎皮下血腫	顎関節炎	顎関節強直症
	顎関節部皮下血腫	眼窩縁打撲傷	眼窩部打撲傷
	眼鏡様皮下出血	眼周囲部挫傷	眼周囲部打撲傷
	関節血腫	関節硬直	関節挫傷
	顔面多発皮下血腫	顔面多発皮下出血	顔面皮下血腫
	頬部皮下血腫	血腫	コステン症候群
	採皮創	鎖骨部打撲血腫	挫傷
	擦過創	擦過皮下血腫	耳介皮下血腫
	耳介皮下出血	趾爪下血腫	膝蓋靱帯断裂
	膝蓋靱帯部分断裂	膝外側側副靱帯断裂	膝蓋部血腫
	膝関節血腫	膝関節血症	膝内側側副靱帯断裂
	膝部血腫	手指皮下血腫	上顎皮下血腫
	神経障害性疼痛	身体痛	切創
	前額部皮下血腫	前額部皮下出血	全身擦過創
	全身痛	搔創	側頭部皮下血腫
	大腿外側広筋不全断裂	大腿四頭筋断裂	大腿四頭筋部分断裂
	大腿部皮下血腫	打撲血腫	打撲擦過創
	打撲皮下血腫	肘関節部血腫	中枢神経障害性疼痛
	頭皮外傷性腫脹	頭皮下血腫	頭部血腫
	頭部多発皮下血腫	頭部打撲血腫	頭部皮下血腫
	頭部皮下出血	鈍痛	皮下異物
	皮下血腫	皮下損傷	非熱傷性水疱
	皮膚損傷	皮膚疼痛症	鼻部皮下血腫
	鼻部皮下出血	表皮剥離	腹壁下血腫
	放散痛	帽状腱膜下出血	末梢神経障害性疼痛

用法用量
(1)表面のプラスチック膜をはがして，患部に貼付する。
(2)1日1～2回使用する。

禁忌　本剤に対して過敏症の既往歴のある患者

GSプラスターC「ユートク」：祐徳薬品　7cm×10cm1枚[8.2円/枚]，MS冷シップ「タカミツ」：タカミツ　10g[0.96円/g]，カーマスプラスター：吉田養真堂　10cm×14cm1枚[11円/枚]，パステルハップ：大石膏盛堂　10g[0.96円/g]，ミルサート冷シップ：三友薬品　10g[0.96円/g]，ラクール冷シップ：東光薬品　10g[0.96円/g]

PA・ヨード点眼・洗眼液　規格：0.2%1mL[22.1円/mL]
ポリビニルアルコール　ヨウ素　日本点眼薬　131

【効 能 効 果】

角膜ヘルペス，洗眼殺菌

【対応標準病名】

◎	ヘルペス角膜炎		
○	EB ウイルス伝染性単核症	眼部単純ヘルペス	ヘルペスウイルス性角結膜炎
	ヘルペスウイルス性虹彩炎	ヘルペスウイルス性虹彩毛様体炎	ヘルペスウイルス性網脈絡膜炎
△	アカントアメーバ角膜炎	ウイルス性表層角膜炎	円板状角膜炎
	角膜真菌症	角膜帯状疱疹	眼瞼帯状疱疹
	乾性角結膜炎	感染性角膜炎	眼部帯状疱疹
	急性網膜壊死	桐沢型ぶどう膜炎	結核性角結膜炎
	結核性角膜炎	結核性角膜強膜炎	再発性単純ヘルペス
	しゅさ性角膜炎	樹枝状角膜炎	樹枝状角膜潰瘍
	真菌性角膜潰瘍	水痘性角結膜炎	水痘性角膜炎
	帯状疱疹性角結膜炎	単純ヘルペス	地図状角膜炎
	点状角膜炎	トキソプラスマ角膜炎	梅毒性角結膜炎
	梅毒性角膜炎	晩期先天梅毒性間質性角膜炎	晩期梅毒性上強膜炎
	汎発性ヘルペス	ビタミン A 欠乏性角膜潰瘍	ビタミン A 欠乏性角膜乾燥症
	ビタミン A 欠乏性角膜軟化症	ヘルペスウイルス感染症	ヘルペスウイルス性前部ぶどう膜炎
	麻疹性角結膜炎	麻疹性角膜炎	麻疹性結膜炎
	流行性角結膜炎		

用法用量　(有効ヨウ素濃度0.2%の原液)通常，精製水又は0.9%食塩水で4～8倍に希釈して用いる。

禁忌　本剤又はヨードに対し過敏症の既往歴のある患者

PSゾロン点眼液0.11%「日点」　規格：0.1%1mL[20.4円/mL]
プレドニゾロン酢酸エステル　日本点眼薬　131

【効 能 効 果】

外眼部および前眼部の炎症性疾患の対症療法(眼瞼炎，結膜炎，角膜炎，強膜炎，上強膜炎，前眼部ブドウ膜炎，術後炎症)

【対応標準病名】

◎	角膜炎	眼瞼炎	強膜炎
	結膜炎	上強膜炎	ぶどう膜炎
○ あ	亜急性結膜炎	亜急性虹彩炎	亜急性虹彩毛様体炎
	亜急性前部ぶどう膜炎	亜急性毛様体炎	アトピー性角結膜炎
	アレルギー性角膜炎	アレルギー性結膜炎	アレルギー性鼻結膜炎
か	萎縮性角結膜炎	栄養障害性角膜炎	外傷性角膜炎
	外傷性角膜潰瘍	潰瘍性眼瞼炎	化学性結膜炎
	角結膜炎	角結膜びらん	角膜潰瘍
	角膜虹彩炎	角膜上皮びらん	角膜中心潰瘍
	角膜内皮炎	角膜膿瘍	角膜パンヌス
	角膜びらん	角膜腐蝕	カタル性角膜潰瘍
	カタル性眼炎	カタル性結膜炎	化膿性角膜炎
	化膿性結膜炎	化膿性虹彩炎	化膿性ぶどう膜炎

	化膿性毛様体炎	貨幣状角膜炎	眼炎
	眼角部眼瞼炎	眼角部眼瞼縁結膜炎	眼瞼縁炎
	眼瞼縁結膜炎	眼瞼結膜炎	乾性角結膜炎
	乾性角膜炎	感染性角膜潰瘍	季節性アレルギー性結膜炎
	偽膜性結膜炎	急性角結膜炎	急性角膜炎
	急性結膜炎	急性虹彩炎	急性虹彩毛様体炎
	急性前部ぶどう膜炎	急性毛様体炎	急性濾胞性結膜炎
	強膜潰瘍	巨大乳頭結膜炎	巨大フリクテン
	血管性パンヌス	結節虹彩炎	結節性眼炎
	結節性結膜炎	結膜潰瘍	結膜びらん
	結膜濾胞症	硬化性角膜炎	高血圧性虹彩毛様体炎
	虹彩異色性毛様体炎	虹彩炎	虹彩毛様体炎
	光線眼症	後部強膜炎	コーガン症候群
さ	コッホ・ウィークス菌性結膜炎	散在性表層角膜炎	蚕蝕性角膜潰瘍
	紫外線角結膜炎	紫外線角膜炎	糸状角膜炎
	実質性角膜炎	湿疹性眼瞼炎	湿疹性パンヌス
	しゅさ性眼瞼炎	出血性角膜炎	出血性虹彩炎
	術後結膜炎	術後虹彩炎	春季カタル
	漿液性虹彩炎	睫毛性眼瞼炎	脂漏性眼瞼炎
	真菌性角膜潰瘍	神経栄養性角結膜炎	進行性角膜潰瘍
	浸潤性表層角膜炎	深層角膜炎	水晶体原性虹彩毛様体炎
	星状角膜炎	ゼーミッシュ潰瘍	石化性角膜炎
	雪眼炎	接触性眼瞼結膜炎	遷延性虹彩炎
	穿孔性角膜潰瘍	線状角膜炎	腺病性パンヌス
	前房蓄膿	前房蓄膿性角膜炎	前房蓄膿性虹彩炎
	続発性虹彩炎	続発性虹彩毛様体炎	続発性ぶどう膜炎
た	単純性角膜潰瘍	通年性アレルギー性結膜炎	兎眼性角膜炎
は	毒物性眼瞼炎	粘液膿性結膜炎	白内障術後結膜炎
	白内障術後虹彩炎	パリノー結膜炎	パリノー結膜腺症候群
	反復性角膜潰瘍	反復性虹彩炎	反復性虹彩毛様体炎
	反復性前部ぶどう膜炎	反復性前房蓄膿	反復性毛様体炎
	びまん性表層角膜炎	表在性角膜炎	表在性点状角膜炎
	フィラメント状角膜炎	フォークト・小柳病	匐行性角膜潰瘍
	フックス異色毛様体炎	ぶどう球菌性眼瞼炎	ぶどう膜角膜炎
	フリクテン性角結膜炎	フリクテン性角膜炎	フリクテン性角膜潰瘍
	フリクテン性結膜炎	フリクテン性パンヌス	辺縁角膜炎
ま	辺縁フリクテン	慢性角結膜炎	慢性カタル性結膜炎
	慢性結膜炎	慢性虹彩毛様体炎	慢性濾胞性結膜炎
	毛包眼瞼炎	毛様体炎	モラックス・アクセンフェルド結膜炎
や	薬物性角結膜炎	薬物性角膜炎	薬物性眼瞼炎
ら	薬物性結膜炎	リウマチ性虹彩炎	流行性結膜炎
	輪紋状角膜炎		
△	アカントアメーバ角膜炎	アレルギー性眼瞼炎	アレルギー性眼瞼縁炎
	アレルギー性ぶどう膜炎	ウイルス性ぶどう膜炎	壊死性強膜炎
	角膜穿孔	眼瞼皮膚炎	眼瞼びらん
	眼瞼瘻孔	感染性角膜炎	強膜疾患
	クラミジア結膜炎	結膜化膿性肉芽腫	細菌性結膜炎
	湿疹性眼瞼皮膚炎	周辺性ぶどう膜炎	接触眼瞼皮膚炎
	中間部ぶどう膜炎	陳旧性虹彩炎	陳旧性虹彩毛様体炎
	内因性ぶどう膜炎	難治性ぶどう膜炎	

用法用量　通常，1日数回，1回1～2滴宛点眼する。なお，症状により適宜増減する。使用前によく振り混ぜること。

禁忌　本剤の成分に対し過敏症の既往歴のある患者

原則禁忌

(1)角膜上皮はく離又は角膜潰瘍の患者

(2)ウイルス性結膜・角膜疾患，結核性眼疾患，真菌性眼疾患又は化膿性眼疾患の患者

SPトローチ0.25mg「明治」

規格：0.25mg1錠[5.6円/錠]

デカリニウム塩化物　Meiji Seika　239

【効能効果】

咽頭炎，扁桃炎，口内炎，抜歯創を含む口腔創傷の感染予防

【対応標準病名】

◎	咽頭炎	口腔創傷	口内炎
	抜歯後感染	扁桃炎	
○	MRSA術後創部感染	アデノウイルス咽頭炎	アフタ性口内炎
	アレルギー性口内炎	アンギナ	咽頭痛
	インフルエンザ菌性咽頭炎	ウイルス性口内炎	ウイルス性扁桃炎
	壊疽性咽頭炎	エンテロウイルス性リンパ結節性咽頭炎	潰瘍性咽頭炎
	潰瘍性口内炎	下咽頭炎	下顎口唇挫創
	カタル性咽頭炎	カタル性口内炎	感染性咽頭炎
	感染性口内炎	乾燥性口内炎	義歯性口内炎
	偽膜性口内炎	偽膜性扁桃炎	急性アデノイド咽頭炎
	急性アデノイド扁桃炎	急性咽頭炎	急性壊疽性扁桃炎
	急性潰瘍性扁桃炎	急性化膿性咽頭炎	急性化膿性扁桃炎
	急性腺窩性扁桃炎	急性扁桃炎	原発性ヘルペスウイルス性口内炎
	口蓋切創	口蓋裂創	口角部挫創
	口角部裂創	口腔開放創	口腔割創
	口腔感染症	口腔挫創	口腔刺創
	口腔褥瘡性潰瘍	口腔粘膜咬創	口腔ヘルペス
	口腔裂創	口唇アフタ	口唇外傷性異物
	口唇開放創	口唇割創	口唇貫通創
	口唇咬創	口唇挫創	口唇刺創
	口唇創傷	口唇裂創	コクサッキーウイルス咽頭炎
	孤立性アフタ	再発性アフタ	再発性ヘルペスウイルス性口内炎
	歯肉切創	歯肉裂創	習慣性アンギナ
	習慣性扁桃炎	出血性口内炎	術後感染症
	上咽頭炎	上唇小帯裂創	水疱性咽頭炎
	水疱性口内炎	舌開放創	舌下顎挫創
	舌咬創	舌挫創	舌刺創
	舌切創	舌創傷	舌扁桃炎
	舌裂創	腺窩性アンギナ	増殖性化膿性口内炎
	大アフタ	多発性口内炎	地図状口内炎
	軟口蓋挫創	軟口蓋創傷	軟口蓋破裂
	難治性口内炎	抜歯後出血	抜歯後疼痛
	抜歯創瘻孔形成	歯の迷入	ぶどう球菌性扁桃炎
	ベドナーアフタ	ヘルペスウイルス性咽頭炎	ヘルペス口内炎
	扁桃性アンギナ	扁桃チフス	放射線性口内炎
	慢性扁桃炎	連鎖球菌性扁桃炎	
△	アデノウイルス扁桃炎	咽頭チフス	ウイルス性咽頭炎
	壊死性潰瘍性歯周炎	壊死性潰瘍性歯肉炎	壊疽性口内炎
	壊疽性歯肉炎	顎堤増大	カンジダ性口角びらん
	カンジダ性口内炎	義歯性潰瘍	偽膜性アンギナ
	偽膜性咽頭炎	急性偽膜性カンジダ症	頬粘膜咬創
	ゲオトリクム症	ゲオトリクム性口内炎	口腔カンジダ症
	口唇カンジダ症	歯痛	歯肉カンジダ症
	手術創部膿瘍	術後膿瘍	術後敗血症
	水痘後急性扁桃炎	水疱性口内炎ウイルス病	舌カンジダ症
	接触性口内炎	咀嚼障害	ニコチン性口内炎
	肺炎球菌性咽頭炎	敗血症性咽頭炎	歯の口底迷入
	歯の上顎洞迷入	不規則歯槽突起	ぶどう球菌性咽頭炎
	ヘルペスウイルス性歯肉口内炎	縫合糸膿瘍	縫合部膿瘍
	膜性咽頭炎	淋菌性咽頭炎	淋菌性口内炎
	連鎖球菌性アンギナ	連鎖球菌性咽頭炎	ワンサンアンギナ
	ワンサン扁桃炎		

用法用量　デカリニウム塩化物として，通常1回0.25mg(本剤

1錠)を1日6回投与し，口中で徐々に溶解させる。なお，症状により適宜増減する。

ノードマントローチ0.25mg：テバ製薬[5.6円/錠]

アイオピジンUD点眼液1%

規格：1%0.1mL1個[693.6円/個]
アプラクロニジン塩酸塩　日本アルコン　131

【効 能 効 果】

アルゴンレーザー線維柱帯形成術，アルゴンレーザー虹彩切開術，及びNd-ヤグレーザー後嚢切開術後に生じる眼圧上昇の防止

【対応標準病名】

該当病名なし

効能効果に関連する使用上の注意

本剤はレーザー手術後における眼圧上昇の予防を目的とする薬剤であるため，本剤の使用にあたっては，以下を参考に対象となる患者の選択を行うこと。

(1)アルゴンレーザー線維柱帯形成術，アルゴンレーザー虹彩切開術の場合：術前に観察された視神経障害が，術後の眼圧上昇により悪化することが予想される患者

(2)Nd-ヤグレーザー後嚢切開術の場合

①後発白内障の程度により，照射レーザーのスポット数，出力が通常よりも増し，術後の眼圧上昇が強く現れることが予想される患者

②合併症もしくは既往歴として，緑内障，高眼圧症，網膜疾患，硝子体疾患又はぶどう膜炎を有し，術後の眼圧上昇により重大なリスクをもたらすことが予想される患者

用法用量　通常，レーザー照射1時間前，及び照射直後に術眼に1滴ずつ点眼する。

禁忌

(1)本剤の成分又はクロニジンに対し過敏症の既往歴のある患者

(2)モノアミン酸化酵素阻害剤の投与を受けている患者

併用禁忌

薬剤名等	臨床症状・措置方法	機序・危険因子
モノアミン酸化酵素阻害剤	急激な血圧上昇を起こすおそれがある。	本剤は，直接的な血管収縮作用を有するため，ノルアドレナリンの代謝を抑制する薬剤との併用により，過度の血管収縮を起こすことが考えられる。

アイドロイチン1%点眼液

規格：1%5mL1瓶[84.8円/瓶]

アイドロイチン3%点眼液

規格：3%5mL1瓶[87.2円/瓶]
コンドロイチン硫酸エステルナトリウム　参天　131

【効 能 効 果】

角膜表層の保護

【対応標準病名】

該当病名なし

用法用量　通常，1日2～4回，1回1～2滴宛点眼する。

ムコロイド点眼液1%：日本点眼薬　1%5mL1瓶[84.8円/瓶]，
ムコロイド点眼液3%：日本点眼薬　3%5mL1瓶[87.2円/瓶]

アイノフロー吸入用800ppm

規格：－[－]
一酸化窒素　エア・ウォーター，住友精化　219

【効 能 効 果】

新生児の肺高血圧を伴う低酸素性呼吸不全の改善

【対応標準病名】

◎	新生児呼吸不全	肺高血圧症	
○	新生児遷延性肺高血圧症	二次性肺高血圧症	肺動脈性肺高血圧症
	慢性血栓塞栓性肺高血圧症		
△	新生児原発性睡眠時無呼吸	新生児特発呼吸障害	新生児鼻翼呼吸
	新生児無気肺	先天性喘鳴	続発性無気肺
	特発性肺動脈性肺高血圧症	肺静脈閉塞症	肺毛細血管腫症
	部分無気肺	未熟肺	

効能効果に関連する使用上の注意

(1)本剤は臨床的又は心エコーによって診断された，新生児の肺高血圧を伴う低酸素性呼吸不全患者にのみ使用すること。

(2)在胎期間34週未満の早産児における安全性及び有効性は確立していない。

(3)肺低形成を有する患者における安全性及び有効性は確立していない。

(4)先天性心疾患を有する患者(動脈管開存，微小な心室中隔欠損又は心房中隔欠損は除く)における安全性及び有効性は確立していない。

(5)開心術後の肺高血圧クリーゼをきたした患者における安全性及び有効性は確立していない。

(6)重度の多発奇形を有する患者における安全性及び有効性は確立していない。

用法用量

(1)出生後7日以内に吸入を開始し，通常，吸入期間は4日間までとする。なお，症状に応じて，酸素不飽和状態が回復し，本治療から離脱可能となるまで継続する。

(2)本剤は吸入濃度20ppmで開始し，開始後4時間は20ppmを維持する。

(3)酸素化の改善に従い，5ppmに減量し，安全に離脱できる状態になるまで吸入を継続する。

用法用量に関連する使用上の注意

(1)本剤を用いる場合は，専用の一酸化窒素ガス管理システム(アイノベント又はアイノベントと同等以上の性能を有する装置)を用いること。

(2)本剤吸入開始時の吸入酸素濃度(FiO_2)は1.0である。

(3)本剤の吸入濃度は20ppmを超えないこと。吸入濃度が20ppmを超えると，メトヘモグロビン血症発生及び吸入二酸化窒素(NO_2)濃度増加の危険性が増加する。

(4)吸入開始後4時間以降に動脈血酸素分圧(PaO_2)＞60mmHg又は経皮的動脈血酸素飽和度(SpO_2)＞92%になれば本剤の吸入濃度を5ppmに減量していく。

(5) FiO_2を減量し，FiO_2＝0.4～0.6でPaO_2＞70mmHgになるまで本剤の吸入濃度は5ppmで維持する。

(6)離脱の際は，臨床的に安定していることを確認し，本剤を徐々に減量しながら慎重に終了する。終了前にはFiO_2を0.1増量してもよい。

(7)投与中止の際は，本剤の吸入濃度を1ppmまで徐々に減量すること。1ppm投与中，酸素化に変化がみられない場合はFiO_2を0.1増量のうえ，本剤を中止し，患者の状態を十分に観察すること。酸素化が悪化する場合は本剤を5ppmで再開し，12～24時間後に本治療の中止を再考すること。

(8)本剤の投与を急に終了又は中止すると，肺動脈圧の上昇又は酸素化の悪化がみられることがある。肺動脈圧の上昇又は酸素化の悪化は本剤に反応しない患者においてもみられることがある。

禁忌　右－左シャントに依存している心疾患を有する患者

アイビナール点眼液0.01%

規格：0.5mg5mL1瓶[983.9円/瓶]
イブジラスト　MSD　131

【効 能 効 果】

アレルギー性結膜炎(花粉症を含む)

【対応標準病名】

◎	アレルギー性結膜炎	花粉症

○	アトピー性角結膜炎	アレルギー性鼻結膜炎	イネ科花粉症
	カモガヤ花粉症	季節性アレルギー性結膜炎	春季カタル
	スギ花粉症	通年性アレルギー性結膜炎	ヒノキ花粉症
	ブタクサ花粉症		
△	亜急性結膜炎	カタル性眼炎	カタル性結膜炎
	眼炎	眼瞼縁結膜炎	眼瞼結膜炎
	急性結膜炎	急性濾胞性結膜炎	巨大乳頭結膜炎
	血管運動性鼻炎	結膜炎	結膜化膿性肉芽腫
	術後結膜炎	接触性眼瞼結膜炎	白内障術後結膜炎
	慢性濾胞性結膜炎	薬物性結膜炎	

用法用量　通常，1回1～2滴，1日4回(朝，昼，夕方及び就寝前)点眼する。

禁忌　本剤の成分に対し過敏症の既往歴のある患者

ケタス点眼液0.01%：杏林　0.5mg5mL1瓶[977.3円/瓶]

アイファガン点眼液0.1%　規格：0.1%1mL[450.7円/mL]

ブリモニジン酒石酸塩　千寿　131

【効能効果】

次の疾患で，他の緑内障治療薬が効果不十分又は使用できない場合：緑内障，高眼圧症

【対応標準病名】

◎	高眼圧症	緑内障	
○	悪性緑内障	医原性緑内障	外傷性緑内障
	開放隅角緑内障	過分泌緑内障	急性炎症性緑内障
	急性閉塞隅角緑内障	急性緑内障発作	偽落屑症候群
	血管新生緑内障	原発開放隅角緑内障	原発性緑内障
	原発閉塞隅角緑内障	混合型緑内障	色素性緑内障
	出血性緑内障	術後高眼圧症	水晶体原性緑内障
	水晶体のう緑内障	水晶体融解緑内障	ステロイド緑内障
	正常眼圧緑内障	続発性緑内障	ポスナーシュロスマン症候群
	慢性開放角緑内障	慢性単性緑内障	慢性閉塞隅角緑内障
	無水晶体性緑内障	薬物誘発性緑内障	溶血緑内障
	緑内障性乳頭陥凹		
△	外傷性隅角解離	原発閉塞隅角症	視神経乳頭陥凹拡大

効能効果に関連する使用上の注意　プロスタグランジン関連薬やβ遮断薬等の他の緑内障治療で効果不十分又は副作用等で使用できない場合に本剤の使用を検討すること。

用法用量　通常，1回1滴，1日2回点眼する。

禁忌

(1)本剤の成分に対し過敏症の既往歴のある患者

(2)低出生体重児，新生児，乳児又は2歳未満の幼児

アイロミールエアゾール100μg

規格：0.3854%8.9g1缶[966.7円/缶]

サルブタモール硫酸塩　大日本住友　225

【効能効果】

下記疾患の気道閉塞性障害に基づく諸症状の緩解

気管支喘息，小児喘息，肺気腫，急・慢性気管支炎，肺結核

【対応標準病名】

◎	気管支喘息	気道閉塞	急性気管支炎
	小児喘息	肺気腫	肺結核
	慢性気管支炎		
○	RSウイルス気管支炎	亜急性気管支炎	アスピリン喘息
	アトピー性喘息	アレルギー性気管支炎	萎縮性肺気腫
	一側性肺気腫	インフルエンザ菌気管支炎	ウイルス性気管支炎
	運動誘発性喘息	エコーウイルス気管支炎	外因性喘息
	潰瘍性粟粒結核	活動性肺結核	感染型気管支喘息
	乾酪性肺炎	気管支喘息合併妊娠	気腫性肺のう胞
	偽膜性気管支炎	急性気管気管支炎	急性喉頭気管気管支炎
	急性粟粒結核	急性反復性気管支炎	巨大気腫性肺のう胞
	クループ性気管支炎	珪肺結核	結核
	結核後遺症	結核腫	結核初期感染
	結核性咳嗽	結核性喀血	結核性気管支拡張症
	結核性気胸	結核性空洞	結核性肺線維症
	結核性肺膿瘍	結節性肺結核	硬化性肺結核
	コクサッキーウイルス気管支炎	混合型喘息	小児喘息性気管支炎
	小葉間肺気腫	初感染結核	職業喘息
	心因性喘息	滲出性気管支炎	塵肺結核
	ステロイド依存性喘息	咳喘息	喘息性気管支炎
	先天性結核	粟粒結核	代償性肺気腫
	中心小葉性肺気腫	難治性喘息	乳児喘息
	肺炎球菌性気管支炎	肺炎結核	肺結核・鏡検確認あり
	肺結核・組織学的確認あり	肺結核・培養のみ確認あり	肺結核後遺症
	肺結核腫	肺結核術後	敗血症性気管支炎
	肺非結核性抗酸菌症	肺胞性肺気腫	肺門結核
	播種性結核	パラインフルエンザウイルス気管支炎	汎小葉性肺気腫
	非アトピー性喘息	ヒトメタニューモウイルス気管支炎	ブラ性肺気腫
	閉塞性肺気腫	マイコプラズマ気管支炎	マクロード症候群
	慢性気管炎	慢性気管気管支炎	慢性気管支漏
	慢性肺気腫	夜間性喘息	ライノウイルス気管支炎
	連鎖球菌気管支炎	老人性気管支炎	老人性肺気腫
△	気道狭窄	急性呼吸器感染症	潜在性結核感染症
	多剤耐性結核	陳旧性肺結核	肺門リンパ節結核

効能効果に関連する使用上の注意　本剤は喘息発作に対する対症療法剤であるので，本剤の使用は発作発現時に限ること。

用法用量　サルブタモールとして，通常成人1回200μg(2吸入)，小児1回100μg(1吸入)を吸入する。なお，年齢，症状により適宜増減する。

用法用量に関連する使用上の注意

患者又は保護者に対し，本剤の過度の使用により，不整脈，心停止等の重篤な副作用が発現する危険性があることを理解させ，次の事項及びその他必要と考えられる注意を与えること。

成人1回2吸入，小児1回1吸入の用法用量を守り(本剤は，通常3時間以上効果が持続するので，その間は次の吸入を行わないこと。)，1日4回(原則として成人8吸入，小児4吸入)までとすること。

禁忌　本剤の成分に対し過敏症の既往歴のある患者

亜鉛華(10%)単軟膏「ホエイ」　規格：10g[2.25円/g]

酸化亜鉛　マイラン製薬　264

【効能効果】

(1)下記皮膚疾患の収れん・消炎・保護・緩和な防腐

外傷，熱傷，凍傷，湿疹・皮膚炎，肛門そう痒症，白癬，面ぽう，癤，よう(癰)

(2)その他の皮膚疾患によるびらん・潰瘍・湿潤面

【対応標準病名】

◎	外傷	肛門そう痒症	湿疹
	せつ	凍傷	熱傷
	白癬	皮膚炎	皮膚潰瘍
	皮膚びらん	面皰	よう
○ あ	1型糖尿病性潰瘍	2型糖尿病性潰瘍	足汗疱状白癬
	足湿疹	足第1度熱傷	足爪白癬
	足凍傷	足白癬	異汗性湿疹
	異型白癬	犬咬創	陰茎第1度熱傷
	陰のう湿疹	陰のう第1度熱傷	腕の表在性凍傷

	会陰第1度熱傷	会陰部肛囲湿疹	会陰部せつ
	会陰部膿瘍	会陰部よう	腋窩湿疹
	腋窩せつ	腋窩浅在性白癬	腋窩第1度熱傷
	腋窩難治性皮膚潰瘍	腋窩皮膚潰瘍	腋窩部膿瘍
	腋窩よう	黄癬	汚染擦過創
か	汚染創	外陰第1度熱傷	外陰部そう痒症
	外陰部皮膚炎	外傷性異物	外傷性破裂
	開放創	化学外傷	下顎部第1度熱傷
	下顎部膿瘍	角質増殖型白癬	下肢第1度熱傷
	渦状癬	下腿膿瘍	下腿部第1度熱傷
	肩せつ	肩よう	割創
	化膿性皮膚疾患	下半身第1度熱傷	下腹部第1度熱傷
	下腹部膿瘍	貨幣状湿疹	環指膿瘍
	頑癬	感染性白癬症	感染性皮膚炎
	貫通刺創	貫通銃創	貫通創
	汗疱状白癬	汗疱性湿疹	顔面急性皮膚炎
	顔面尋常性ざ瘡	顔面せつ	顔面損傷
	顔面第1度熱傷	顔面凍傷	顔面膿瘍
	顔面白癬	顔面よう	丘疹状湿疹
	急性湿疹	胸部外傷	胸部せつ
	胸部損傷	胸部第1度熱傷	頬部第1度熱傷
	胸部難治性皮膚潰瘍	胸部膿瘍	頬部膿瘍
	胸部白癬	胸部皮膚潰瘍	胸部よう
	棘刺創	魚咬創	亀裂性湿疹
	頚部せつ	頚部第1度熱傷	頚部難治性皮膚潰瘍
	頚部膿瘍	頚部の表在性凍傷	頚部白癬
	頚部皮膚炎	頚部皮膚潰瘍	頚部よう
	ケルスス禿瘡	肩甲間部第1度熱傷	肩甲部第1度熱傷
	肩部第1度熱傷	肛囲白癬	高エネルギー外傷
	口唇第1度熱傷	溝創	咬創
	喉頭外傷	喉頭損傷	紅斑性湿疹
	肛門湿疹	肛門第1度熱傷	股関節部せつ
	股関節部よう	股部頑癬	股部白癬
さ	昆虫咬創	昆虫刺傷	細菌性肉芽腫症
	採皮創	臍部せつ	臍部膿瘍
	臍部よう	挫創	擦過創
	耳介部第1度熱傷	自家感作性皮膚炎	趾間汗疱状白癬
	指間白癬	趾間白癬	刺咬症
	四肢第1度熱傷	示指膿瘍	四肢白癬
	指尖難治性皮膚潰瘍	指尖皮膚潰瘍	刺創
	趾第1度熱傷	湿疹状白癬	湿疹様発疹
	膝部第1度熱傷	膝部膿瘍	趾膿瘍
	趾部白癬	射創	銃創
	手関節部第1度熱傷	手指湿疹	手指第1度熱傷
	手指爪白癬	手指難治性皮膚潰瘍	手指膿瘍
	手指皮膚潰瘍	手掌第1度熱傷	手掌膿瘍
	手掌白癬	手背第1度熱傷	手背凍傷
	手背膿瘍	手部難治性皮膚潰瘍	手部皮膚潰瘍
	上肢第1度熱傷	小指膿瘍	上半身第1度熱傷
	踵部第1度熱傷	上腕第1度熱傷	上腕膿瘍
	人工肛門部皮膚炎	深在性白癬	針刺創
	尋常性ざ瘡	新生児皮膚炎	水疱性白癬
	赤色湿疹	せつ腫症	切創
	前額部第1度熱傷	前額部膿瘍	前胸部第1度熱傷
	前胸部膿瘍	全身擦過創	全身湿疹
	全身第1度熱傷	前腕第1度熱傷	前腕難治性皮膚潰瘍
	前腕膿瘍	前腕皮膚潰瘍	創傷
	掻創	足関節第1度熱傷	側胸部第1度熱傷
	側胸部膿瘍	足蹠膿瘍	足底部第1度熱傷
	足膿瘍	足背膿瘍	足背部第1度熱傷
	側腹部第1度熱傷	鼡径部せつ	鼡径部第1度熱傷
	鼡径部膿瘍	鼡径部白癬	鼡径部よう
た	損傷	第1度凍傷	第1度熱傷
	第2度凍傷	第3度凍傷	第4度凍傷
	体幹第1度熱傷	体幹凍傷	大腿部第1度熱傷
	大腿部膿瘍	体表面積10%未満の熱傷	体部白癬
	多発性外傷	多発性せつ	多発性第1度熱傷
	多発性凍傷	多発性表在性凍傷	打撲割創
	打撲挫創	打撲擦過創	打撲傷
	中指膿瘍	肘部第1度熱傷	腸骨部膿瘍
	爪白癬	手汗疱状白癬	手湿疹
	手第1度熱傷	手凍傷	手白癬
	殿部せつ	殿部第1度熱傷	殿部難治性皮膚潰瘍
	殿部膿瘍	殿部白癬	殿部皮膚潰瘍
	殿部よう	冬期湿疹	頭頂部膿瘍
	頭頂部フルンケル	糖尿病性潰瘍	頭皮せつ
	頭皮膿瘍	頭皮よう	頭部湿疹
	頭部第1度熱傷	動物咬創	頭部の表在性凍傷
	頭部白癬	禿瘡	トリコフィチア
な	難治性皮膚潰瘍	乳頭部第1度熱傷	乳房第1度熱傷
	乳房皮膚炎	乳輪部第1度熱傷	妊娠湿疹
	妊婦性皮膚炎	猫咬創	熱帯性潰瘍
は	膿疱性ざ瘡	膿瘍	敗血症性膿瘍
	背部せつ	背部第1度熱傷	背部難治性皮膚潰瘍
	背部膿瘍	背部皮膚潰瘍	背部よう
	白癬菌性肉芽腫	白癬性毛瘡	剥離骨折
	鼻背部湿疹	半身第1度熱傷	汎発性頑癬
	汎発性白癬	汎発性皮膚そう痒症	ひげ白癬
	鼻前庭部湿疹	非熱傷性水疱	皮膚欠損創
	皮膚糸状菌症	皮膚損傷	鼻部第1度熱傷
	皮膚膿瘍	皮膚剥脱創	表在性凍傷
	表在性白癬症	表皮剥離	腹部せつ
	腹部第1度熱傷	腹部難治性皮膚潰瘍	腹部膿瘍
	腹部白癬	腹部皮膚潰瘍	腹部よう
	腹壁膿瘍	腹壁瘢痕部潰瘍	扁平湿疹
	放射線性熱傷	母指球部第1度熱傷	母指第1度熱傷
ま	母指膿瘍	慢性湿疹	耳後部膿瘍
や	盲管銃創	薬傷	腰部第1度熱傷
ら	腰部膿瘍	腰部白癬	落屑性湿疹
	らせん骨折	鱗状湿疹	裂傷
	裂創	裂離骨折	肋骨周囲膿瘍

△あ	アカツキ病	足第2度熱傷	足第3度熱傷
	足熱傷	陰茎第2度熱傷	陰茎第3度熱傷
	陰茎熱傷	陰のう第2度熱傷	陰のう第3度熱傷
	陰のう熱傷	会陰第2度熱傷	会陰第3度熱傷
	会陰熱傷	腋窩第2度熱傷	腋窩第3度熱傷
か	腋窩熱傷	外陰第2度熱傷	外陰第3度熱傷
	外陰熱傷	外傷後遺症	外傷性視神経症
	下顎熱傷	下顎部第2度熱傷	下顎部第3度熱傷
	下肢第2度熱傷	下肢第3度熱傷	下肢熱傷
	下腿足部熱傷	下腿熱傷	下腿部第2度熱傷
	下腿部第3度熱傷	下半身第2度熱傷	下半身第3度熱傷
	下半身熱傷	下腹部第2度熱傷	下腹部第3度熱傷
	関節打撲	顔面ざ瘡	顔面第2度熱傷
	顔面第3度熱傷	顔面熱傷	顔面熱傷後遺症
	胸部上腕熱傷	胸部第2度熱傷	頬部第2度熱傷
	胸部第3度熱傷	頬部第3度熱傷	胸部熱傷
	躯幹薬傷	頚部第2度熱傷	頚部第3度熱傷
	頚部熱傷	限局性そう痒症	肩甲間部第2度熱傷
	肩甲間部第3度熱傷	肩甲間部熱傷	肩甲部第2度熱傷
	肩甲部第3度熱傷	肩甲部熱傷	肩部第2度熱傷
	肩部第3度熱傷	口囲ざ瘡	口唇第2度熱傷
	口唇第3度熱傷	口唇熱傷	肛門第2度熱傷
さ	肛門第3度熱傷	肛門熱傷	ざ瘡
	ざ瘡様発疹	耳介部第2度熱傷	耳介部第3度熱傷
	四肢第2度熱傷	四肢第3度熱傷	四肢熱傷
	趾第2度熱傷	趾第3度熱傷	膝部第2度熱傷

	膝部第３度熱傷	趾熱傷	若年性女子表皮剥離性ざ瘡
	集簇性ざ瘡	手関節部第２度熱傷	手関節部第３度熱傷
	手指第２度熱傷	手指第３度熱傷	手指端熱傷
	手指熱傷	手指粘液のう腫	手掌第２度熱傷
	手掌第３度熱傷	手掌熱傷	手背第２度熱傷
	手背第３度熱傷	手背熱傷	症候性そう痒症
	上肢第２度熱傷	上肢第３度熱傷	上肢熱傷
	小児ざ瘡	上半身第２度熱傷	上半身第３度熱傷
	上半身熱傷	踵部第２度熱傷	踵部第３度熱傷
	上腕第２度熱傷	上腕第３度熱傷	上腕熱傷
	新生児ざ瘡	ステロイドざ瘡	ストーマ粘膜皮膚侵入
	精巣熱傷	前額部第２度熱傷	前額部第３度熱傷
	前胸部第２度熱傷	前胸部第３度熱傷	前胸部熱傷
	全身第２度熱傷	全身第３度熱傷	全身熱傷
	前腕手部熱傷	前腕第２度熱傷	前腕第３度熱傷
	前腕熱傷	早期ケロイド	そう痒
	足関節第２度熱傷	足関節第３度熱傷	足関節熱傷
	側胸部第２度熱傷	側胸部第３度熱傷	足底熱傷
	足底部第２度熱傷	足底部第３度熱傷	足背部第２度熱傷
	足背部第３度熱傷	側腹部第２度熱傷	側腹部第３度熱傷
	粟粒性壊死性ざ瘡	鼡径部第２度熱傷	鼡径部第３度熱傷
た	鼡径部熱傷	第２度熱傷	第３度熱傷
	第４度熱傷	体幹第２度熱傷	体幹第３度熱傷
	体幹熱傷	大腿熱傷	大腿部第２度熱傷
	大腿部第３度熱傷	体表面積10－19%の熱傷	体表面積20－29%の熱傷
	体表面積30－39%の熱傷	体表面積40－49%の熱傷	体表面積50－59%の熱傷
	体表面積60－69%の熱傷	体表面積70－79%の熱傷	体表面積80－89%の熱傷
	体表面積90%以上の熱傷	多発性第２度熱傷	多発性第３度熱傷
	多発性熱傷	多発皮下膿瘍	肘部第２度熱傷
	肘部第３度熱傷	手首熱傷後遺症	手第２度熱傷
	手第３度熱傷	手熱傷	手熱傷後遺症
	点状角質融解症	殿部第２度熱傷	殿部第３度熱傷
	殿部熱傷	透析皮膚そう痒症	痘瘡性ざ瘡
	頭熱傷後遺症	頭部第２度熱傷	頭部第３度熱傷
な	頭部熱傷	難治性瘻孔	乳頭部第２度熱傷
	乳頭部第３度熱傷	乳房第２度熱傷	乳房第３度熱傷
	乳房熱傷	乳輪部第２度熱傷	乳輪部第３度熱傷
	熱傷後ケロイド	熱傷後瘢痕ケロイド	熱傷後瘢痕ケロイド潰瘍
	熱傷後瘢痕ケロイド拘縮	熱傷瘢痕	熱帯性ざ瘡
は	膿痂疹性ざ瘡	背部第２度熱傷	背部第３度熱傷
	背部熱傷	半身第２度熱傷	半身第３度熱傷
	肥厚性瘢痕	非特異性そう痒症	皮膚そう痒症
	鼻部第２度熱傷	鼻部第３度熱傷	皮膚瘻
	腹部第２度熱傷	腹部第３度熱傷	腹部熱傷
	母指球部第２度熱傷	母指球部第３度熱傷	母指第２度熱傷
や	母指第３度熱傷	母指熱傷	腰部第２度熱傷
	腰部第３度熱傷	腰部熱傷	

用法用量　通常，症状に応じ，１日１～数回，患部に塗擦又は貼布する。

禁忌　重度または広範囲の熱傷

亜鉛華(10%)単軟膏「コザカイ・M」：小堺[2.25円/g]，亜鉛華(10%)単軟膏シオエ：シオエ[2.25円/g]，亜鉛華(10%)単軟膏「ニッコー」：日興[2.25円/g]，亜鉛華(10%)単軟膏「ヤマゼン」：山善[2.25円/g]，亜鉛華(10%)単軟膏「ヨシダ」：吉田[2.25円/g]，サトウザルベ軟膏10%：佐藤[2.25円/g]，サトウザルベ軟膏20%：佐藤[2.96円/g]

亜鉛華・サリチル酸軟膏　規格：－[－]

サリチル酸　酸化亜鉛　丸石　264

【効 能 効 果】

炎症期及び落屑期の湿疹，白癬，そう痒症，乾癬，尋常性痤瘡

【対応標準病名】

◎	乾癬	湿疹	尋常性ざ瘡
	そう痒	白癬	
○	足汗疱状白癬	足湿疹	足爪白癬
	足白癬	異汗性湿疹	異型白癬
	陰のうそう痒症	陰部間擦疹	腋窩湿疹
	腋窩浅在性白癬	円板状乾癬	黄癬
	外陰部そう痒症	渦状癬	化膿性皮膚疾患
	貨幣状湿疹	間擦疹	頑癬
	乾癬性関節炎	乾癬性脊椎炎	感染性白癬症
	感染性皮膚炎	汗疱	汗疱状白癬
	汗疱性湿疹	顔面急性皮膚炎	顔面ざ瘡
	顔面尋常性乾癬	顔面尋常性ざ瘡	顔面白癬
	丘疹状湿疹	急性湿疹	急性汎発性膿疱性乾癬
	胸部白癬	局面状乾癬	亀裂性湿疹
	屈曲部乾癬	頚部白癬	頚部皮膚炎
	稽留性肢端皮膚炎	ケルスス禿瘡	限局性そう痒症
	肛囲間擦疹	口囲ざ瘡	肛囲白癬
	紅斑性間擦疹	紅斑性湿疹	肛門そう痒症
	股部頑癬	股部白癬	細菌疹
	ざ瘡	ざ瘡様発疹	自家感作性皮膚炎
	趾間汗疱状白癬	指間白癬	趾間白癬
	四肢乾癬	四肢尋常性乾癬	四肢白癬
	湿疹状白癬	湿疹様発疹	趾部白癬
	若年性女子表皮剥離性ざ瘡	集簇性ざ瘡	手指湿疹
	手指爪白癬	手掌白癬	症候性そう痒症
	掌蹠膿疱症	小児ざ瘡	小児汎発性膿疱性乾癬
	脂漏性乾癬	深在性白癬	尋常性乾癬
	新生児ざ瘡	新生児皮膚炎	水疱性白癬
	ステロイドざ瘡	赤色湿疹	全身湿疹
	全身の尋常性乾癬	粟粒性壊死性ざ瘡	鼡径部白癬
	体部白癬	爪白癬	手汗疱状白癬
	滴状乾癬	手湿疹	手白癬
	点状乾癬	殿部白癬	冬期湿疹
	透析皮膚そう痒症	痘瘡性ざ瘡	頭部湿疹
	頭部尋常性乾癬	頭部白癬	禿瘡
	トリコフィチア	乳房皮膚炎	妊娠湿疹
	妊婦性皮膚炎	熱帯性ざ瘡	膿痂疹性ざ瘡
	膿疱性乾癬	膿疱性ざ瘡	破壊性関節炎
	白色粃糠疹	白癬菌性肉芽腫	白癬性毛瘡
	鼻背部湿疹	汎発性頑癬	汎発性膿疱性乾癬
	汎発性白癬	汎発性皮膚そう痒症	ひげ白癬
	鼻前庭部湿疹	非特異性そう痒症	皮膚炎
	皮膚糸状菌症	皮膚そう痒症	びまん性乾癬
	表在性白癬症	腹部白癬	扁平湿疹
	疱疹状膿痂疹	マジョッキ肉芽腫	慢性湿疹
	面皰	腰部尋常性乾癬	腰部白癬
	落屑性湿疹	鱗状湿疹	老年性そう痒症
	濾胞性乾癬		
△	異汗症	陰のう湿疹	会陰部肛囲湿疹
	外陰部皮膚炎	角質増殖型白癬	乾癬性紅皮症
	肛門湿疹	人工肛門部皮膚炎	

用法用量　本品の適量をそのまま，または，ガーゼ等にのばして貼用する。

亜鉛華デンプン「マルイシ」　規格：10g[2.8円/g]
亜鉛華デンプン　丸石　264

【効 能 効 果】

下記の皮膚疾患の収れん・消炎・保護・緩和な防腐
湿疹・皮膚炎，汗疹，間擦疹，日焼け

【対応標準病名】

◎	間擦疹	汗疹	湿疹
	皮膚炎	日焼け	
○	足湿疹	異汗性湿疹	陰のう湿疹
	陰部間擦疹	会陰部肛囲湿疹	腋窩湿疹
	外陰部皮膚炎	貨幣状湿疹	汗疹湿疹化
	汗疱	汗疱性湿疹	顔面急性皮膚炎
	丘疹状湿疹	急性湿疹	亀裂性湿疹
	頚部皮膚炎	肛囲間擦疹	紅色汗疹
	紅斑性間擦疹	紅斑性湿疹	肛門湿疹
	自家感作性皮膚炎	湿疹様発疹	手指湿疹
	人工肛門部皮膚炎	深在性汗疹	新生児皮膚炎
	水晶様汗疹	赤色湿疹	全身湿疹
	第1度日焼け	第2度日焼け	第3度日焼け
	手湿疹	冬期湿疹	頭部湿疹
	乳房皮膚炎	妊娠湿疹	妊婦性皮膚炎
	熱帯性汗疹	白色粃糠疹	鼻背部湿疹
	鼻前庭部湿疹	扁平湿疹	慢性湿疹
	落屑性湿疹	鱗状湿疹	
△	異汗症	化膿性皮膚疾患	感染性皮膚炎
	多発性汗腺膿瘍	日光紅斑	乳児多発性汗腺膿瘍
	発汗障害		

用法用量　通常，症状に応じ1日1～数回，綿などに含ませて軽く散布して用いる。

禁忌
(1)重度または広範囲の熱傷
(2)患部が湿潤している場所

亜鉛華デンプン：山善[2.52円/g]，亜鉛華デンプン「ケンエー」：健栄[2.52円/g]，亜鉛華デンプン「コザカイ・M」：小堺[2.8円/g]，亜鉛華デンプン「司生堂」：司生堂[2.52円/g]，亜鉛華デンプン「ニッコー」：日興[2.52円/g]

亜鉛華軟膏「ホエイ」　規格：10g[1.9円/g]
亜鉛華軟膏　マイラン製薬　264

【効 能 効 果】

(1)下記皮膚疾患の収れん・消炎・保護・緩和な防腐
外傷，熱傷，凍傷，湿疹・皮膚炎，肛門そう痒症，白癬，面ぽう，癤，よう(癰)
(2)その他の皮膚疾患によるびらん・潰瘍・湿潤面

【対応標準病名】

◎	外傷	肛門そう痒症	湿疹
	せつ	凍傷	熱傷
	白癬	皮膚炎	皮膚潰瘍
	皮膚びらん	面皰	よう
○ あ	1型糖尿病性潰瘍	2型糖尿病性潰瘍	足汗疱状白癬
	足湿疹	足第1度熱傷	足爪白癬
	足凍傷	足熱傷	足白癬
	亜脱臼	圧挫傷	圧挫創
	異汗性湿疹	異型白癬	犬咬創
	陰茎第1度熱傷	陰のう湿疹	陰のうそう痒症
	陰のう第1度熱傷	腕の表在性凍傷	会陰第1度熱傷
	会陰部肛囲湿疹	会陰部せつ	会陰部膿瘍
	会陰部よう	腋窩湿疹	腋窩せつ
	腋窩浅在性白癬	腋窩第1度熱傷	腋窩難治性皮膚潰瘍
	腋窩熱傷	腋窩皮膚潰瘍	腋窩部膿瘍
	腋窩よう	黄癬	汚染擦過創
か	汚染創	外陰第1度熱傷	外陰部そう痒症
	外陰部皮膚炎	外傷性一過性麻痺	外傷性異物
	外傷性脊髄出血	外傷性切断	外傷性破裂
	開放性脱臼	開放創	化学外傷
	下顎熱傷	下顎部第1度熱傷	下顎部第2度熱傷
	下顎部膿瘍	角質増殖型白癬	下肢第1度熱傷
	下肢熱傷	渦状癬	下腿足部熱傷
	下腿熱傷	下腿膿瘍	下腿部第1度熱傷
	肩せつ	肩よう	割創
	化膿性皮膚疾患	下半身第1度熱傷	下半身熱傷
	下腹部第1度熱傷	下腹部膿瘍	貨幣状湿疹
	間擦疹	環指膿瘍	関節挫傷
	関節打撲	頑癬	感染性白癬症
	感染性皮膚炎	完全脱臼	貫通刺創
	貫通銃創	貫通性挫滅創	貫通創
	眼熱傷後遺症	汗疱	汗疱状白癬
	汗疱性湿疹	顔面急性皮膚炎	顔面ざ瘡
	顔面尋常性ざ瘡	顔面せつ	顔面損傷
	顔面第1度熱傷	顔面第2度熱傷	顔面凍傷
	顔面熱傷	顔面熱傷後遺症	顔面膿瘍
	顔面白癬	顔面よう	丘疹状湿疹
	急性湿疹	胸部外傷	胸部上腕熱傷
	胸部せつ	胸部損傷	胸部第1度熱傷
	頬部第1度熱傷	頬部第2度熱傷	胸部難治性皮膚潰瘍
	胸部熱傷	胸部膿瘍	頬部膿瘍
	胸部白癬	胸部皮膚潰瘍	胸部よう
	棘刺創	魚咬創	亀裂性湿疹
	筋損傷	筋断裂	躯幹薬傷
	頚部せつ	頚部第1度熱傷	頚部第2度熱傷
	頚部難治性皮膚潰瘍	頚部熱傷	頚部膿瘍
	頚部の表在性凍傷	頚部白癬	頚部皮膚炎
	頚部皮膚潰瘍	頚部よう	ケルスス禿瘡
	ケロイド	ケロイド拘縮	ケロイド体質
	ケロイド瘢痕	限局性そう痒症	肩甲間部第1度熱傷
	肩甲間部熱傷	肩甲部第1度熱傷	肩甲部熱傷
	腱切創	腱損傷	腱断裂
	肩部第1度熱傷	腱部分断裂	腱裂傷
	口囲ざ瘡	肛囲白癬	高エネルギー外傷
	口唇第1度熱傷	口唇第2度熱傷	口唇熱傷
	溝創	咬創	喉頭外傷
	喉頭損傷	紅斑性間擦疹	紅斑性湿疹
	後方脱臼	肛門湿疹	肛門第1度熱傷
	肛門熱傷	股関節部せつ	股関節部よう
	股部頑癬	股部白癬	昆虫咬創
さ	昆虫刺傷	細菌性肉芽腫症	採皮創
	臍部せつ	臍部膿瘍	臍部よう
	挫傷	ざ瘡	挫創
	ざ瘡様発疹	擦過創	挫滅傷
	挫滅創	耳介部第1度熱傷	耳介部第2度熱傷
	自家感作性皮膚炎	趾間汗疱状白癬	指間白癬
	趾間白癬	刺咬症	四肢第1度熱傷
	四肢熱傷	示指膿瘍	四肢白癬
	指尖難治性皮膚潰瘍	指尖皮膚潰瘍	刺創
	趾第1度熱傷	湿疹状白癬	湿疹様発疹
	膝部第1度熱傷	膝部膿瘍	趾熱傷
	趾膿瘍	趾部白癬	若年性女子表皮剥離性ざ瘡
	射創	銃創	集簇性ざ瘡
	手関節部第1度熱傷	手指湿疹	手指第1度熱傷
	手指端熱傷	手指爪白癬	手指難治性皮膚潰瘍
	手指熱傷	手指膿瘍	手指皮膚潰瘍
	手掌第1度熱傷	手掌熱傷	手掌膿瘍
	手掌白癬	術後ケロイド瘢痕	手背第1度熱傷

	手背凍傷	手背熱傷	手背膿瘍
	手部難治性皮膚潰瘍	手部皮膚潰瘍	症候性そう痒症
	上肢第１度熱傷	上肢熱傷	小指膿瘍
	焼身自殺未遂	小児ざ瘡	上半身第１度熱傷
	踵部第１度熱傷	上腕第１度熱傷	上腕熱傷
	上腕膿瘍	人工肛門部皮膚炎	人工皮膚炎
	深在性白癬	針刺創	尋常性ざ瘡
	真性ケロイド	新生児ざ瘡	新生児皮膚炎
	靱帯ストレイン	靱帯損傷	靱帯断裂
	靱帯捻挫	靱帯裂傷	スイート症候群
	スイート病	水疱性白癬	ステロイドざ瘡
	ストレイン	赤色湿疹	せつ腫症
	切創	切断	前額部第１度熱傷
	前額部第２度熱傷	前額部膿瘍	前胸部第１度熱傷
	前胸部熱傷	前胸部膿瘍	全身擦過創
	全身湿疹	全身第１度熱傷	全身熱傷
	穿通創	前方脱臼	前腕手部熱傷
	前腕第１度熱傷	前腕難治性皮膚潰瘍	前腕熱傷
	前腕膿瘍	前腕皮膚潰瘍	早期ケロイド
	創傷	掻創	創部瘢痕ケロイド
	そう痒	足関節第１度熱傷	足関節熱傷
	側胸部第１度熱傷	側胸部膿瘍	足趾膿瘍
	足底熱傷	足底部第１度熱傷	足膿瘍
	足背膿瘍	足背部第１度熱傷	側腹部第１度熱傷
	粟粒性壊死性ざ瘡	鼡径部せつ	鼡径部第１度熱傷
	鼡径部熱傷	鼡径部膿瘍	鼡径部白癬
た	鼡径部よう	損傷	第１度凍傷
	第１度熱傷	第１度腐蝕	体幹第１度熱傷
	体幹凍傷	体幹熱傷	大腿熱傷
	大腿部第１度熱傷	大腿部膿瘍	体表面積10％未満の熱傷
	体部白癬	脱臼	多発性外傷
	多発性せつ	多発性第１度熱傷	多発性凍傷
	多発性熱傷	打撲割創	打撲挫創
	打撲擦過創	打撲傷	単純脱臼
	中指膿瘍	肘部第１度熱傷	腸骨部膿瘍
	爪白癬	手汗疱状白癬	手首熱傷後遺症
	手湿疹	手第１度熱傷	手凍傷
	手熱傷	手熱傷後遺症	手白癬
	点状角質融解症	殿部せつ	殿部第１度熱傷
	殿部難治性皮膚潰瘍	殿部熱傷	殿部膿瘍
	殿部白癬	殿部皮膚潰瘍	殿部よう
	冬期湿疹	透析皮膚そう痒症	痘瘡性ざ瘡
	頭頂部膿瘍	頭頂部フルンケル	糖尿病性潰瘍
	頭熱傷後遺症	頭皮せつ	頭皮膿瘍
	頭皮よう	頭部湿疹	頭部第１度熱傷
	頭部第２度熱傷	動物咬創	頭部熱傷
	頭部の表在性凍傷	頭部白癬	禿瘡
な	特発性関節脱臼	トリコフィチア	難治性皮膚潰瘍
	肉離れ	乳頭部第１度熱傷	乳房第１度熱傷
	乳房熱傷	乳房皮膚炎	乳輪部第１度熱傷
	妊娠湿疹	妊婦性皮膚炎	猫咬創
	熱傷後ケロイド	熱傷後瘢痕ケロイド	熱傷後瘢痕ケロイド潰瘍
	熱傷後瘢痕ケロイド拘縮	熱傷瘢痕	熱帯性潰瘍
	熱帯性ざ瘡	捻挫	膿痂疹性ざ瘡
は	膿疱性ざ瘡	膿瘍	敗血症性膿瘍
	背部せつ	背部第１度熱傷	背部難治性皮膚潰瘍
	背部熱傷	背部膿瘍	背部皮膚潰瘍
	背部よう	白色粃糠疹	白癬菌性肉芽腫
	白癬性毛瘡	鼻背部湿疹	半身第１度熱傷
	汎発性頑癬	汎発性白癬	汎発性皮膚そう痒症
	皮下損傷	ひげ白癬	鼻前庭部湿疹
	非特異性そう痒症	非熱傷性水疱	皮膚欠損創
	皮膚糸状菌症	皮膚そう痒症	皮膚損傷

	鼻部第１度熱傷	鼻部第２度熱傷	皮膚膿瘍
	皮膚剥脱創	表在性凍傷	表在性白癬症
	表皮剥離	複雑脱臼	腹部せつ
	腹部第１度熱傷	腹部難治性皮膚潰瘍	腹部熱傷
	腹部膿瘍	腹部白癬	腹部皮膚潰瘍
	腹部よう	腹壁膿瘍	腹壁瘢痕部潰瘍
	閉鎖性脱臼	扁平湿疹	放射線性熱傷
	母指球部第１度熱傷	母指第１度熱傷	母指熱傷
ま	母指膿瘍	慢性湿疹	耳後部膿瘍
や	盲管銃創	薬傷	腰部第１度熱傷
	腰部熱傷	腰部膿瘍	腰部白癬
ら	落屑性湿疹	らせん骨折	鱗状湿疹
	轢過創	裂傷	裂創
	裂離	裂離骨折	老年性そう痒症
	肋骨周囲膿瘍		

△あ	アカツキ病	足第２度熱傷	足第３度熱傷
	圧迫骨折	圧迫神経炎	アトピー皮膚
	アルカリ腐蝕	異汗症	陰茎第２度熱傷
	陰茎第３度熱傷	陰茎熱傷	陰のう第２度熱傷
	陰のう第３度熱傷	陰のう熱傷	陰部間擦疹
	会陰第２度熱傷	会陰第３度熱傷	会陰熱傷
	腋窩第２度熱傷	腋窩第３度熱傷	横骨折
か	外陰第２度熱傷	外陰第３度熱傷	外陰熱傷
	外傷後遺症	外傷性硬膜動静脈瘻	外傷性視神経症
	外傷性出血性ショック	外傷性ショック	外傷性動静脈瘻
	外傷性動脈血腫	外傷性動脈瘤	外傷性皮下血腫
	開放骨折	開放性陥没骨折	開放性脱臼骨折
	開放性粉砕骨折	下顎部第３度熱傷	下肢第２度熱傷
	下肢第３度熱傷	下腿部第２度熱傷	下腿部第３度熱傷
	下半身第２度熱傷	下半身第３度熱傷	下腹部第２度熱傷
	下腹部第３度熱傷	関節血腫	関節骨折
	完全骨折	陥没骨折	顔面第３度熱傷
	胸部第２度熱傷	胸部第３度熱傷	頬部第３度熱傷
	亀裂骨折	筋肉内血腫	屈曲骨折
	頚部第３度熱傷	血管切断	血管損傷
	血腫	肩甲間部第２度熱傷	肩甲間部第３度熱傷
	肩甲部第２度熱傷	肩甲部第３度熱傷	肩部第２度熱傷
	肩部第３度熱傷	肛囲間擦疹	好酸球性蜂巣炎
	口唇第３度熱傷	広範性軸索損傷	広汎性神経損傷
	肛門第２度熱傷	肛門第３度熱傷	骨折
さ	擦過皮下血腫	酸腐蝕	耳介部第３度熱傷
	四肢静脈損傷	四肢第２度熱傷	四肢第３度熱傷
	四肢動脈損傷	趾第２度熱傷	趾第３度熱傷
	膝部第２度熱傷	膝部第３度熱傷	斜骨折
	縦骨折	重複骨折	手関節部第２度熱傷
	手関節部第３度熱傷	種子骨開放骨折	種子骨骨折
	手指第２度熱傷	手指第３度熱傷	手指粘液のう腫
	手掌第２度熱傷	手掌第３度熱傷	手背第２度熱傷
	手背第３度熱傷	上肢第２度熱傷	上肢第３度熱傷
	上半身第２度熱傷	上半身第３度熱傷	上半身熱傷
	踵部第２度熱傷	踵部第３度熱傷	上腕第２度熱傷
	上腕第３度熱傷	神経根ひきぬき損傷	神経症性掻破
	神経切断	神経叢損傷	神経叢不全損傷
	神経損傷	神経断裂	ストーマ粘膜皮膚侵入
	精巣熱傷	前額部第３度熱傷	前胸部第２度熱傷
	前胸部第３度熱傷	線状骨折	全身第２度熱傷
	全身第３度熱傷	前腕第２度熱傷	前腕第３度熱傷
	足関節第２度熱傷	足関節第３度熱傷	側胸部第２度熱傷
	側胸部第３度熱傷	足底部第２度熱傷	足底部第３度熱傷
	足背部第２度熱傷	足背部第３度熱傷	側腹部第２度熱傷
	側腹部第３度熱傷	鼡径部第２度熱傷	鼡径部第３度熱傷
た	第２度凍傷	第２度熱傷	第２度腐蝕
	第３度凍傷	第３度熱傷	第３度腐蝕
	第４度凍傷	第４度熱傷	体幹第２度熱傷

	体幹第３度熱傷	大腿部第２度熱傷	大腿部第３度熱傷
	体表面積10－19％の熱傷	体表面積20－29％の熱傷	体表面積30－39％の熱傷
	体表面積40－49％の熱傷	体表面積50－59％の熱傷	体表面積60－69％の熱傷
	体表面積70－79％の熱傷	体表面積80－89％の熱傷	体表面積90％以上の熱傷
	脱臼骨折	多発性第２度熱傷	多発性第３度熱傷
	多発性表在性凍傷	多発皮下膿瘍	打撲血腫
	打撲皮下血腫	中枢神経系損傷	肘部第２度熱傷
	肘部第３度熱傷	手第２度熱傷	手第３度熱傷
	転位性骨折	殿部第２度熱傷	殿部第３度熱傷
な	頭部第３度熱傷	動脈損傷	難治性瘻孔
	乳頭部第２度熱傷	乳頭部第３度熱傷	乳房第２度熱傷
	乳房第３度熱傷	乳輪部第２度熱傷	乳輪部第３度熱傷
は	熱傷性筋骨化症	粘液水腫性苔癬	背部第２度熱傷
	背部第３度熱傷	剥離骨折	破裂骨折
	半身第２度熱傷	半身第３度熱傷	皮下異物
	皮下血腫	皮下静脈損傷	皮神経挫傷
	鼻部第３度熱傷	皮膚瘻	病巣性ムチン症
	病的骨折	腹部第２度熱傷	腹部第３度熱傷
	腐蝕	不全骨折	粉砕骨折
	閉鎖性骨折	母指球部第２度熱傷	母指球部第３度熱傷
ま	母指第２度熱傷	母指第３度熱傷	マジョッキ肉芽腫
	末梢血管外傷	末梢神経損傷	ムチン沈着症
や	毛細血管拡張性肉芽腫	腰部第２度熱傷	腰部第３度熱傷
	離開骨折	若木骨折	

用法用量　通常，症状に応じ，１日１～数回，患部に塗擦又は貼布する。

禁忌　重度または広範囲の熱傷

亜鉛華軟膏：シオエ[1.9円/g]，亜鉛華軟膏「JG」：日本ジェネリック[1.9円/g]，亜鉛華軟膏「コザカイ・M」：小堺[2.04円/g]，亜鉛華軟膏「東豊」：東豊薬品[1.9円/g]，亜鉛華軟膏「日医工」：日医工[1.9円/g]，亜鉛華軟膏「ニッコー」：日興[1.9円/g]，亜鉛華軟膏<ハチ>：東洋製化[1.9円/g]，亜鉛華軟膏「ヨシダ」：吉田[1.9円/g]

亜鉛華「ホエイ」　規格：10g[2.51円/g]
酸化亜鉛　マイラン製薬　262

【効 能 効 果】

軽度の皮膚病変の収れん・消炎・保護・緩和な防腐

【対応標準病名】

該当病名なし

用法用量

外用散剤（散布剤）として15～100％

軟膏剤・液剤（懸濁剤・リニメント剤・ローション剤等）として2～60％

上記濃度に調製し，いずれも症状に応じ１日１～数回患部に適用する。

禁忌

(1)重度または広範囲の熱傷

(2)患部が湿潤している場合

酸化亜鉛「ケンエー」：健栄[2.63円/g]，酸化亜鉛原末「マルイシ」：丸石[2.63円/g]，酸化亜鉛「コザカイ・M」：小堺[2.17円/g]，酸化亜鉛「三恵」：三恵薬品[2.17円/g]，酸化亜鉛[司生堂]：司生堂[2.17円/g]，酸化亜鉛「日医工」：日医工[2.51円/g]，酸化亜鉛「ニッコー」：日興[2.17円/g]，酸化亜鉛「ヤマゼン」：山善[2.51円/g]，酸化亜鉛「ヨシダ」：吉田[2.51円/g]

アクアチムクリーム1％　規格：1％1g[41.1円/g]
ナジフロキサシン　大塚　263

【効 能 効 果】

〈適応菌種〉本剤に感性のブドウ球菌属，アクネ菌

〈適応症〉表在性皮膚感染症，深在性皮膚感染症，ざ瘡（化膿性炎症を伴うもの）

【対応標準病名】

◎	ざ瘡	皮膚感染症	
○	顔面ざ瘡	顔面尋常性ざ瘡	口囲ざ瘡
	紅色陰癬	若年性女子表皮剥離性ざ瘡	集簇性ざ瘡
	小児ざ瘡	尋常性ざ瘡	新生児ざ瘡
	ステロイドざ瘡	増殖性化膿性口内炎	創部化膿
	粟粒性壊死性ざ瘡	熱帯性ざ瘡	膿痂疹性ざ瘡
	膿皮症	膿疱性ざ瘡	敗血症性皮膚炎
	慢性膿皮症		
△	圧挫後遺症	外傷後遺症	外傷性切断後遺症
	外傷性瘢痕ケロイド	関節脱臼後遺症	関節捻挫後遺症
	頚部膿疱	腱損傷後遺症	骨折後遺症
	臍周囲炎	挫傷後遺症	ざ瘡様発疹
	四肢血管損傷後遺症	刺創感染	小膿疱性皮膚炎
	神経損傷後遺症	多発性膿疱症	陳旧性圧迫骨折
	陳旧性骨折	痘瘡性ざ瘡	捻挫後遺症
	膿疱	面皰	

用法用量　本品の適量を１日２回，患部に塗布する。なお，ざ瘡に対しては洗顔後，患部に塗布する。

用法用量に関連する使用上の注意　本剤の使用にあたっては，耐性菌の発現等を防ぐため，原則として感受性を確認し，疾病の治療上必要な最小限の期間の適用にとどめること。

ナジフロクリーム1％：ポーラ[31.3円/g]，ナジフロキサシンクリーム1％「トーワ」：東和[31.3円/g]

アクアチム軟膏1％　規格：1％1g[41.1円/g]
ナジフロキサシン　大塚　263

【効 能 効 果】

〈適応菌種〉本剤に感性のブドウ球菌属，アクネ菌

〈適応症〉表在性皮膚感染症，深在性皮膚感染症

【対応標準病名】

◎	皮膚感染症		
○	紅色陰癬	増殖性化膿性口内炎	膿皮症
	敗血症性皮膚炎	慢性膿皮症	
△	頚部膿疱	臍周囲炎	小膿疱性皮膚炎
	多発性膿疱症	膿疱	

用法用量　本品の適量を１日２回，患部に塗布する。

用法用量に関連する使用上の注意　本剤の使用にあたっては，耐性菌の発現等を防ぐため，原則として感受性を確認し，疾病の治療上必要な最小限の期間の適用にとどめること。

アクアチムローション1％　規格：1％1mL[41.1円/mL]
ナジフロキサシン　大塚　263

【効 能 効 果】

〈適応菌種〉本剤に感性のブドウ球菌属，アクネ菌

〈適応症〉ざ瘡（化膿性炎症を伴うもの）

【対応標準病名】

◎	ざ瘡		
○	顔面ざ瘡	顔面尋常性ざ瘡	口囲ざ瘡
	若年性女子表皮剥離性ざ瘡	集簇性ざ瘡	小児ざ瘡
	尋常性ざ瘡	新生児ざ瘡	ステロイドざ瘡

	創部化膿	粟粒性壊死性ざ瘡	熱帯性ざ瘡
	膿痂疹性ざ瘡	膿疱性ざ瘡	
△	圧挫後遺症	外傷後遺症	外傷性切断後遺症
	外傷性瘢痕ケロイド	関節脱臼後遺症	関節捻挫後遺症
	腱損傷後遺症	骨折後遺症	挫傷後遺症
	ざ瘡様発疹	四肢血管損傷後遺症	刺創感染
	神経損傷後遺症	陳旧性圧迫骨折	陳旧性骨折
	痘瘡性ざ瘡	捻挫後遺症	面皰

用法用量　本品の適量を1日2回，洗顔後，患部に塗布する。

用法用量に関連する使用上の注意　本剤の使用にあたっては，耐性菌の発現等を防ぐため，原則として感受性を確認し，疾病の治療上必要な最小限の期間の適用にとどめること。

ナジフロローション1%：ポーラ[31.3円/mL]，ナジフロキサシンローション1%「トーワ」：東和[31.3円/mL]

アクトシン軟膏3%　規格：3%1g[50.7円/g]

ブクラデシンナトリウム　ニプロパッチ　269

【効能効果】

褥瘡，皮膚潰瘍(熱傷潰瘍，下腿潰瘍)

【対応標準病名】

◎	下腿皮膚潰瘍	褥瘡	皮膚潰瘍
○	1型糖尿病性潰瘍	2型糖尿病性潰瘍	足褥瘡
	圧迫性潰瘍	腋窩難治性皮膚潰瘍	腋窩皮膚潰瘍
	下肢難治性皮膚潰瘍	下肢皮膚潰瘍	下腿難治性皮膚潰瘍
	ギプス性潰瘍	胸部難治性皮膚潰瘍	胸部皮膚潰瘍
	頚部難治性皮膚潰瘍	頚部皮膚潰瘍	細菌性肉芽腫症
	指尖難治性皮膚潰瘍	指尖皮膚潰瘍	膝部難治性皮膚潰瘍
	膝部皮膚潰瘍	趾難治性皮膚潰瘍	趾皮膚潰瘍
	手指難治性皮膚潰瘍	手指皮膚潰瘍	手部難治性皮膚潰瘍
	手部皮膚潰瘍	踵部難治性皮膚潰瘍	踵部皮膚潰瘍
	褥瘡感染	褥瘡性潰瘍	仙骨部褥瘡
	前腕難治性皮膚潰瘍	前腕皮膚潰瘍	足関節外果難治性皮膚潰瘍
	足関節外果皮膚潰瘍	足関節難治性皮膚潰瘍	足関節皮膚潰瘍
	足底難治性皮膚潰瘍	足底皮膚潰瘍	足背難治皮膚潰瘍
	足背皮膚潰瘍	足部難治性皮膚潰瘍	足部皮膚潰瘍
	大腿難治性皮膚潰瘍	大腿皮膚潰瘍	殿部褥瘡
	殿部難治性皮膚潰瘍	殿部皮膚潰瘍	糖尿病性潰瘍
	難治性皮膚潰瘍	熱帯性潰瘍	背部褥瘡
	背部難治性皮膚潰瘍	背部皮膚潰瘍	腹部難治性皮膚潰瘍
	腹部皮膚潰瘍	腹壁瘢痕部潰瘍	母趾難治性皮膚潰瘍
	母趾皮膚潰瘍		
△	ストーマ粘膜皮膚侵入	皮膚びらん	

用法用量　症状及び病巣の大きさに応じて適量を使用する。潰瘍面を清拭後，1日1～2回ガーゼなどにのばして貼付するか，又は患部に直接塗布する。

アクリノール消毒用液0.1%「マルイシ」

規格：0.1%10mL[0.72円/mL]

アクリノール水和物原末「マルイシ」　規格：1g[66.6円/g]

アクリノール水和物　丸石　261

【効能効果】

(1)化膿局所の消毒，泌尿器・産婦人科術中術後，化膿性疾患(せつ，よう，扁桃炎，副鼻腔炎，中耳炎)

(2)口腔領域における化膿局所の消毒

【対応標準病名】

◎	せつ	中耳炎	副鼻腔炎
	扁桃炎	よう	
○	外傷性穿孔性中耳炎	外傷性中耳炎	下顎部膿瘍
	化膿性中耳炎	化膿性副鼻腔炎	顔面せつ
	顔面膿瘍	顔面よう	乾酪性副鼻腔炎
	偽膜性扁桃炎	急性アデノイド咽頭炎	急性アデノイド扁桃炎
	急性壊疽性扁桃炎	急性潰瘍性扁桃炎	急性化膿性中耳炎
	急性化膿性扁桃炎	急性腺窩性扁桃炎	急性中耳炎
	急性扁桃炎	頬部膿瘍	グラデニーゴ症候群
	頚部せつ	頚部膿瘍	頚部よう
	結核性中耳炎	口腔上顎洞瘻	鼓室内水腫
	再発性中耳炎	篩骨洞炎	歯性上顎洞炎
	歯性副鼻腔炎	習慣性アンギナ	習慣性扁桃炎
	出血性中耳炎	術後性中耳炎	術後性慢性中耳炎
	上顎洞炎	上鼓室化膿症	小児副鼻腔炎
	新生児中耳炎	水疱性中耳炎	せつ腫症
	舌扁桃炎	前額部膿瘍	腺窩性アンギナ
	穿孔性中耳炎	前頭洞炎	多発性せつ
	単純性中耳炎	中耳炎性顔面神経麻痺	蝶形骨洞炎
	陳旧性中耳炎	汎副鼻腔炎	副鼻腔真菌症
	ぶどう球菌性扁桃炎	扁桃性アンギナ	扁桃チフス
	慢性化膿性穿孔性中耳炎	慢性化膿性中耳炎	慢性耳管鼓室化膿性中耳炎
	慢性上鼓室乳突洞化膿性中耳炎	慢性穿孔性中耳炎	慢性中耳炎
	慢性中耳炎急性増悪	慢性中耳炎後遺症	慢性中耳炎術後再燃
	慢性副鼻腔炎	慢性副鼻腔炎急性増悪	慢性副鼻腔膿瘍
	慢性扁桃炎	良性慢性化膿性中耳炎	連鎖球菌性扁桃炎
△	会陰部せつ	会陰部膿瘍	会陰部よう
	腋窩せつ	腋窩部膿瘍	腋窩よう
	下腿膿瘍	肩せつ	肩よう
	下腹部膿瘍	環指膿瘍	胸部せつ
	胸部膿瘍	胸部よう	股関節部せつ
	股関節部よう	臍部せつ	臍部膿瘍
	臍部よう	示指膿瘍	膝部膿瘍
	趾膿瘍	手指膿瘍	手掌膿瘍
	手背膿瘍	小指膿瘍	上腕膿瘍
	前胸部膿瘍	前腕膿瘍	側胸部膿瘍
	足蹠膿瘍	足膿瘍	足背膿瘍
	鼡径部せつ	鼡径部膿瘍	鼡径部よう
	大腿部膿瘍	多発皮下膿瘍	中指膿瘍
	腸骨部膿瘍	殿部せつ	殿部膿瘍
	殿部よう	頭頂部膿瘍	頭頂部フルンケル
	頭皮せつ	頭皮膿瘍	頭皮よう
	膿瘍	敗血症性膿瘍	背部せつ
	背部膿瘍	背部よう	皮膚膿瘍
	腹部せつ	腹部膿瘍	腹部よう
	母指膿瘍	耳後部膿瘍	腰部膿瘍
	肋骨周囲膿瘍		

用法用量

効能効果(1)の場合：0.05～0.2%の液として使用する。

効能効果(2)の場合：0.05～0.1%の液で含嗽する。

アクリノール：山善　1g[66.7円/g]，アクリノール0.1%液「ヨシダ」：吉田　0.1%10mL[0.72円/mL]，アクリノール0.2%液「ヨシダ」：吉田　0.2%10mL[0.73円/mL]，アクリノール0.5%液「ヨシダ」：吉田　0.5%10mL[1.08円/mL]，アクリノール液0.1%「シオエ」：シオエ　0.1%10mL[0.72円/mL]，アクリノール液0.2%「ヤクハン」：ヤクハン　0.2%10mL[0.69円/mL]，0.1%アクリノール液「ヤクハン」：ヤクハン　0.1%10mL[0.69円/mL]，アクリノール外用液0.2%「ヤマゼン」：山善　0.2%10mL[0.69円/mL]，アクリノール「ケンエー」：健栄　1g[62.4円/g]，アクリノール「コザカイ・M」：小堺　1g[62.4円/g]，アクリノール消毒液0.1%「NP」：ニプロ　0.1%10mL[0.72円/mL]，アクリノール消毒液0.1%「昭和」：昭和製薬　0.1%10mL[0.69円/mL]，アクリノール消毒液0.1%「タイセイ」：大成薬品　0.1%10mL[0.69円/mL]，アクリノール消毒液0.1%「東豊」：東豊薬品　0.1%10mL[0.78円/mL]，アクリノール消毒液0.1%「ニッコー」：日興　0.1%10mL[0.69円/mL]，アクリノール消毒液0.2%「タイセイ」：大成薬品　0.2%10mL[0.69

円/mL]，アクリノール「東海」：東海　1g[62.4円/g]，アクリノール「ホエイ」：マイラン製薬　1g[74.5円/g]，ケンエーアクリノール液0.1：健栄　0.1%10mL[0.69円/mL]，ケンエーアクリノール液0.2：健栄　0.2%10mL[0.69円/mL]，東海アクリノール液：東海　0.1%10mL[0.69円/mL]，アクリノール水和物原末「ニッコー」：日興　1g[57.8円/g]，リバオール液：タツミ薬品　0.2%10mL[0.69円/mL]

アクリノール・チンク油「ヨシダ」　規格：1g[6.5円/g]
アクリノール水和物　チンク油　吉田　264

【効 能 効 果】

小範囲の第一度熱傷及び擦傷，小範囲の湿疹・皮膚炎における水疱・膿疱

【対応標準病名】

◎	擦過創	湿疹	水疱症
	第1度熱傷	膿疱	皮膚炎
○ あ	足湿疹	足第1度熱傷	足熱傷
	アルカリ腐蝕	異汗症	異汗性湿疹
	陰茎第1度熱傷	陰茎熱傷	陰のう湿疹
	陰のう第1度熱傷	陰のう熱傷	陰部間擦疹
	ウイルキンソン・スネッドン症候群	会陰第1度熱傷	会陰熱傷
	会陰部肛囲湿疹	腋窩湿疹	腋窩第1度熱傷
か	腋窩熱傷	外陰第1度熱傷	外陰熱傷
	外陰部皮膚炎	化学外傷	下顎熱傷
	下顎部第1度熱傷	下肢第1度熱傷	下肢熱傷
	下腿足部熱傷	下腿熱傷	下腿部第1度熱傷
	化膿性皮膚疾患	下半身第1度熱傷	下半身熱傷
	下腹部第1度熱傷	貨幣状湿疹	眼瞼第1度熱傷
	眼瞼熱傷	間擦疹	眼周囲第1度熱傷
	感染性皮膚炎	汗疱	汗疱性湿疹
	顔面急性皮膚炎	顔面第1度熱傷	顔面熱傷
	丘疹状湿疹	急性湿疹	胸部上腕熱傷
	胸部第1度熱傷	頬部第1度熱傷	胸部熱傷
	亀裂性湿疹	頚部第1度熱傷	頚部熱傷
	頚部膿疱	頚部皮膚炎	肩甲間部第1度熱傷
	肩甲間部熱傷	肩甲部第1度熱傷	肩甲部熱傷
	肩部第1度熱傷	肛囲間擦疹	口唇第1度熱傷
	口唇熱傷	紅斑性間擦疹	紅斑性湿疹
	肛門湿疹	肛門第1度熱傷	肛門熱傷
さ	臍周囲炎	酸腐蝕	耳介部第1度熱傷
	自家感作性皮膚炎	四肢挫傷	四肢第1度熱傷
	四肢熱傷	趾第1度熱傷	湿疹様発疹
	膝部第1度熱傷	趾熱傷	ジューリング病
	手関節部第1度熱傷	手指湿疹	手指第1度熱傷
	手指端熱傷	手指熱傷	手掌第1度熱傷
	手掌熱傷	手背第1度熱傷	手背熱傷
	上肢第1度熱傷	上肢熱傷	小膿疱性皮膚炎
	上半身第1度熱傷	上半身熱傷	踵部第1度熱傷
	上腕第1度熱傷	上腕熱傷	人工肛門部皮膚炎
	新生児皮膚炎	精巣熱傷	赤色湿疹
	前額部第1度熱傷	前胸部第1度熱傷	前胸部熱傷
	全身第1度熱傷	全身熱傷	前腕手部熱傷
	前腕第1度熱傷	前腕熱傷	足関節第1度熱傷
	足関節熱傷	側胸部第1度熱傷	足底熱傷
	足底部第1度熱傷	足背部第1度熱傷	側腹部第1度熱傷
た	鼡径部第1度熱傷	鼡径部熱傷	第1度腐蝕
	体幹第1度熱傷	体幹熱傷	大腿熱傷
	大腿部第1度熱傷	多発性挫傷	多発性擦過創
	多発性第1度熱傷	多発性熱傷	多発性膿疱症
	多発性表在損傷	肘部第1度熱傷	手湿疹
	手第1度熱傷	手熱傷	殿部第1度熱傷
	殿部熱傷	冬期湿疹	頭部湿疹
な	頭部第1度熱傷	頭部熱傷	乳頭部第1度熱傷
	乳房第1度熱傷	乳房熱傷	乳房皮膚炎
	乳輪部第1度熱傷	妊娠湿疹	妊婦性皮膚炎
は	熱傷	膿皮症	背部第1度熱傷
	背部熱傷	白色粃糠疹	剥離骨折
	鼻背部湿疹	半身第1度熱傷	鼻前庭部湿疹
	皮膚感染症	鼻部第1度熱傷	腹部第1度熱傷
	腹部熱傷	腐蝕	扁平湿疹
	放射線性熱傷	母指球部第1度熱傷	母指第1度熱傷
ま	母指熱傷	慢性湿疹	慢性膿皮症
や	薬傷	腰部第1度熱傷	腰部熱傷
ら	落屑性湿疹	らせん骨折	鱗状湿疹
	裂離骨折		
△	汚染擦過創	汚染創	外傷性刺青
	外傷性皮下血腫	開放創	関節血腫
	関節挫傷	躯幹薬傷	血腫
	採皮創	挫傷	擦過皮下血腫
	切創	全身擦過創	全身湿疹
	創傷	掻創	打撲血腫
	打撲擦過創	打撲傷	打撲皮下血腫
	皮下血腫	皮下損傷	非熱傷性水疱
	皮膚損傷	表皮剥離	

用法用量　通常，1日1～数回，適量を患部に塗布する。

禁忌　重度又は広範囲の熱傷

アクロマイシントローチ15mg　規格：15mg1錠[9.5円/錠]
テトラサイクリン塩酸塩　ポーラ　239

【効 能 効 果】

〈適応菌種〉テトラサイクリンに感性のブドウ球菌属，レンサ球菌属，大腸菌，クレブシエラ属，プロテウス属，モルガネラ・モルガニー，プロビデンシア属，インフルエンザ菌

〈適応症〉抜歯創・口腔手術創の二次感染，感染性口内炎

【対応標準病名】

◎	感染性口内炎	術後創部感染	創傷感染症
	抜歯後感染		
○	アレルギー性口内炎	ウイルス性口内炎	潰瘍性口内炎
	カタル性口内炎	化膿性口内炎	乾燥性口内炎
	義歯性口内炎	偽膜性口内炎	原発性ヘルペスウイルス性口内炎
	口蓋垂炎	口蓋切創	口蓋膿瘍
	口蓋裂創	口角部挫創	口角部裂創
	口腔開放創	口腔割創	口腔感染症
	口腔挫創	口腔刺創	口腔褥瘡性潰瘍
	口腔創傷	口腔底膿瘍	口腔底蜂巣炎
	口腔粘膜咬創	口腔膿瘍	口腔ヘルペス
	口腔裂創	口唇外傷性異物	口唇開放創
	口唇割創	口唇貫通創	口唇咬創
	口唇挫創	口唇刺創	口唇創傷
	口唇裂創	口底膿瘍	口底蜂巣炎
	口内炎	再発性ヘルペスウイルス性口内炎	歯肉切創
	歯肉裂創	手術創部膿瘍	出血性口内炎
	術後合併症	術後感染症	術後髄膜炎
	術後膿瘍	術後敗血症	水疱性口内炎
	舌開放創	舌咬創	舌挫創
	舌刺創	接触性口内炎	舌切創
	舌創傷	舌裂創	多発性口内炎
	地図状口内炎	軟口蓋挫創	軟口蓋創傷
	軟口蓋破裂	抜歯創瘻孔形成	歯の迷入
	ヘルペス口内炎	縫合糸膿瘍	縫合部膿瘍
	放射線性口内炎		
△	MRSA術後創部感染	アフタ性口内炎	壊死性潰瘍性歯周炎

ア

壊死性潰瘍性歯肉炎	壊疽性口内炎	壊疽性歯肉炎
オトガイ下膿瘍	顎下部膿瘍	顎堤増大
カテーテル感染症	カテーテル敗血症	カンジダ性口角びらん
カンジダ性口内炎	義歯性潰瘍	偽膜性アンギナ
急性偽膜性カンジダ症	急性汎発性発疹性膿疱症	ゲオトリクム症
ゲオトリクム性口内炎	口腔カンジダ症	口唇アフタ
口唇カンジダ症	孤立性アフタ	再発性アフタ
歯痛	術後横隔膜下膿瘍	術後腹腔内膿瘍
術後腹壁膿瘍	水疱性口内炎ウイルス病	舌下隙膿瘍
増殖性化膿性口内炎	創部膿瘍	咀嚼障害
大アフタ	虫垂炎術後残膿瘍	難治性口内炎
ニコチン性口内炎	尿管切石術後感染症	抜歯後出血
抜歯後疼痛	歯の口底迷入	歯の上顎洞迷入
不規則歯槽突起	腹壁縫合糸膿瘍	ベドナーアフタ
ヘルペスウイルス性歯肉口内炎	淋菌性口内炎	ワンサン扁桃炎

用法用量　通常1日4～9錠(1錠中テトラサイクリン塩酸塩として15mg(力価)を含有)を数回に分け，口中，舌下，頬腔で溶かしながら用いる。

用法用量に関連する使用上の注意　本剤の使用にあたっては，耐性菌の発現等を防ぐため，原則として感受性を確認し，疾病の治療上必要な最少限の期間の使用にとどめること。

禁忌　テトラサイクリン系薬剤に対し過敏症の既往歴のある患者

アクロマイシン軟膏3%　規格：30mg1g[22.6円/g]
テトラサイクリン塩酸塩　ポーラ　263

【効能効果】

〈適応菌種〉テトラサイクリンに感性のブドウ球菌属，レンサ球菌属，肺炎球菌，腸球菌属，大腸菌，クレブシエラ属，プロテウス属，モルガネラ・モルガニー，プロビデンシア属

〈適応症〉表在性皮膚感染症，深在性皮膚感染症，慢性膿皮症，外傷・熱傷及び手術創等の二次感染

【対応標準病名】

◎	外傷	挫創	術後創部感染
	創傷	創傷感染症	熱傷
	皮膚感染症	慢性膿皮症	裂傷
	裂創		
○ あ	アキレス腱筋腱移行部断裂	アキレス腱挫傷	アキレス腱挫創
	アキレス腱切創	アキレス腱断裂	アキレス腱部分断裂
	足異物	足開放創	足挫創
	足切創	足第1度熱傷	足第2度熱傷
	足第3度熱傷	足熱傷	亜脱臼
	圧挫傷	圧挫創	圧迫骨折
	圧迫神経炎	アルカリ腐蝕	医原性気胸
	胃腸管熱傷	犬咬創	胃熱傷
	陰茎開放創	陰茎挫創	陰茎折症
	陰茎第1度熱傷	陰茎第2度熱傷	陰茎第3度熱傷
	陰茎熱傷	陰茎裂創	咽頭開放創
	咽頭創傷	咽頭熱傷	陰のう開放創
	陰のう第1度熱傷	陰のう第2度熱傷	陰のう第3度熱傷
	陰のう熱傷	陰のう裂創	陰部切創
	会陰第1度熱傷	会陰第2度熱傷	会陰第3度熱傷
	会陰熱傷	会陰部化膿創	会陰裂傷
	腋窩第1度熱傷	腋窩第2度熱傷	腋窩第3度熱傷
	腋窩熱傷	横隔膜損傷	横骨折
か	汚染擦過創	汚染創	外陰開放創
	外陰第1度熱傷	外陰第2度熱傷	外陰第3度熱傷
	外陰熱傷	外陰部挫創	外陰部切創
	外陰部裂傷	外耳開放創	外耳道創傷
	外耳部外傷性腫脹	外耳部割創	外耳部貫通創
	外耳部咬創	外耳部挫傷	外耳部挫創
	外耳部擦過創	外耳部刺創	外耳部切創
	外耳部創傷	外耳部虫刺傷	外傷後早期合併症
	外傷性一過性麻痺	外傷性異物	外傷性横隔膜ヘルニア
	外傷性眼球ろう	外傷性咬合	外傷性虹彩離断
	外傷性硬膜動静脈瘻	外傷性耳出血	外傷性食道破裂
	外傷性脊髄出血	外傷性切断	外傷性動静脈瘻
	外傷性動脈血腫	外傷性動脈瘤	外傷性乳び胸
	外傷性脳圧迫	外傷性脳圧迫・頭蓋内に達する開放創合併あり	外傷性脳圧迫・頭蓋内に達する開放創合併なし
	外傷性脳症	外傷性破裂	外傷性皮下血腫
	外耳裂創	開放骨折	開放性外傷性脳圧迫
	開放性陥没骨折	開放性胸膜損傷	開放性脱臼
	開放性脱臼骨折	開放性脳挫創	開放性脳損傷髄膜炎
	開放性脳底部挫傷	開放性びまん性脳損傷	開放性粉砕骨折
	開放創	下咽頭創傷	下咽頭熱傷
	化学外傷	下顎開放創	下顎割創
	下顎貫通創	下顎口唇挫創	下顎咬創
	下顎挫傷	下顎挫創	下顎擦過創
	下顎刺創	下顎切創	下顎創傷
	下顎打撲傷	下顎熱傷	下顎皮下血腫
	下顎部挫傷	下顎部第1度熱傷	下顎部第2度熱傷
	下顎部第3度熱傷	下顎部皮膚欠損創	下顎裂創
	踵裂創	顎関節部開放創	顎関節部割創
	顎関節部貫通創	顎関節部咬創	顎関節部挫傷
	顎関節部挫創	顎関節部擦過創	顎関節部刺創
	顎関節部切創	顎関節部創傷	顎関節部打撲傷
	顎関節部裂創	角結膜腐蝕	顎部挫傷
	角膜アルカリ化学熱傷	角膜挫創	角膜酸化学熱傷
	角膜酸性熱傷	角膜切傷	角膜切創
	角膜創傷	角膜熱傷	角膜破裂
	角膜裂傷	下肢第1度熱傷	下肢第2度熱傷
	下肢第3度熱傷	下肢熱傷	下腿汚染創
	下腿開放創	下腿挫創	下腿切創
	下腿足部熱傷	下腿熱傷	下腿皮膚欠損創
	下腿部第1度熱傷	下腿部第2度熱傷	下腿部第3度熱傷
	下腿裂創	割創	下半身第1度熱傷
	下半身第2度熱傷	下半身第3度熱傷	下半身熱傷
	下腹部第1度熱傷	下腹部第2度熱傷	下腹部第3度熱傷
	眼黄斑部裂孔	眼化学熱傷	眼窩創傷
	眼窩部挫創	眼窩裂傷	眼球結膜裂傷
	眼球損傷	眼球熱傷	眼球破裂
	眼球裂傷	眼瞼外傷性腫脹	眼瞼開放創
	眼瞼化学熱傷	眼瞼割創	眼瞼貫通創
	眼瞼咬創	眼瞼挫創	眼瞼擦過創
	眼瞼刺創	眼瞼切創	眼瞼創傷
	眼瞼第1度熱傷	眼瞼第2度熱傷	眼瞼第3度熱傷
	眼瞼虫刺傷	眼瞼熱傷	眼瞼裂創
	環指圧挫傷	環指挫傷	環指挫創
	環指切創	環指剥皮創	環指皮膚欠損創
	眼周囲化学熱傷	眼周囲第1度熱傷	眼周囲第2度熱傷
	眼周囲第3度熱傷	眼周囲部開放創	眼周囲部割創
	眼周囲部貫通創	眼周囲部咬創	眼周囲部挫創
	眼周囲部擦過創	眼周囲部刺創	眼周囲部切創
	眼周囲部創傷	眼周囲部虫刺傷	眼周囲部裂創
	関節血腫	関節骨折	関節挫傷
	関節打撲	完全骨折	完全脱臼
	貫通刺創	貫通銃創	貫通性挫滅創
	貫通創	眼熱傷	眼部外傷性腫脹
	眼部開放創	眼部割創	眼部貫通創
	眼部咬創	眼部挫創	眼部擦過創
	眼部刺創	眼部切創	眼部創傷
	眼部虫刺傷	眼部裂創	陥没骨折

顔面アテローム切除後遺症	顔面汚染創	顔面外傷性異物
顔面開放創	顔面割創	顔面貫通創
顔面咬創	顔面挫傷	顔面挫創
顔面擦過創	顔面刺創	顔面切創
顔面創傷	顔面掻創	顔面損傷
顔面第1度熱傷	顔面第2度熱傷	顔面第3度熱傷
顔面多発開放創	顔面多発割創	顔面多発貫通創
顔面多発咬創	顔面多発挫傷	顔面多発挫創
顔面多発擦過創	顔面多発刺創	顔面多発切創
顔面多発創傷	顔面多発虫刺傷	顔面多発裂創
顔面熱傷	顔面皮下血腫	顔面皮膚欠損創
顔面裂創	気管熱傷	気道熱傷
胸管損傷	胸腔熱傷	胸腺損傷
頬粘膜咬傷	頬粘膜咬創	胸部汚染創
胸部外傷	頬部開放創	頬部割創
頬部貫通創	頬部咬創	頬部挫傷
胸部挫創	頬部挫創	頬部擦過創
頬部刺創	胸部上腕熱傷	胸部食道損傷
胸部切創	頬部切創	頬部創傷
胸部損傷	胸部第1度熱傷	頬部第1度熱傷
胸部第2度熱傷	頬部第2度熱傷	胸部第3度熱傷
頬部第3度熱傷	胸部熱傷	胸部皮膚欠損創
頬部皮膚欠損創	頬部裂創	胸壁開放創
胸壁刺創	強膜切創	強膜創傷
胸膜損傷・胸腔に達する開放創合併あり	強膜裂傷	胸膜裂創
棘刺創	魚咬創	亀裂骨折
筋損傷	筋断裂	筋肉内血腫
躯幹薬傷	屈曲骨折	頚管破裂
脛骨顆部割創	頚部開放創	頚部挫創
頚部食道開放創	頚部切創	頚部第1度熱傷
頚部第2度熱傷	頚部第3度熱傷	頚部熱傷
頚部膿疱	頚部皮膚欠損創	血管切断
血管損傷	血腫	結膜創傷
結膜熱傷	結膜のうアルカリ化学熱傷	結膜のう酸化学熱傷
結膜腐蝕	結膜裂傷	肩甲間部第1度熱傷
肩甲間部第2度熱傷	肩甲間部第3度熱傷	肩甲間部熱傷
肩甲部第1度熱傷	肩甲部第2度熱傷	肩甲部第3度熱傷
肩甲部熱傷	腱切創	腱損傷
腱断裂	肩部第1度熱傷	肩部第2度熱傷
肩部第3度熱傷	腱部分断裂	腱裂傷
高エネルギー外傷	口蓋挫傷	口蓋切創
口蓋裂創	口角部挫創	口角部裂創
口腔外傷性異物	口腔外傷性腫脹	口腔開放創
口腔割創	口腔挫傷	口腔挫創
口腔擦過創	口腔刺創	口腔切創
口腔創傷	口腔第1度熱傷	口腔第2度熱傷
口腔第3度熱傷	口腔熱傷	口腔粘膜咬傷
口腔粘膜咬創	口腔裂創	後出血
紅色陰癬	口唇外傷性異物	口唇外傷性腫脹
口唇外傷性皮下異物	口唇開放創	口唇割創
口唇貫通創	口唇咬傷	口唇咬創
口唇挫傷	口唇挫創	口唇擦過創
口唇刺創	口唇切創	口唇創傷
口唇第1度熱傷	口唇第2度熱傷	口唇第3度熱傷
口唇虫刺傷	口唇熱傷	口唇裂創
溝創	咬創	喉頭外傷
喉頭損傷	喉頭熱傷	後頭部外傷
後頭部割創	後頭部挫傷	後頭部挫創
後頭部切創	後頭部裂創	広範性軸索損傷
広汎性神経損傷	後方脱臼	硬膜損傷
硬膜裂傷	肛門第1度熱傷	肛門第2度熱傷
肛門第3度熱傷	肛門熱傷	肛門裂創
骨折	骨盤部裂創	昆虫咬創

さ

昆虫刺傷	コントル・クー損傷	臍周囲炎
採皮創	挫傷	擦過創
擦過皮下血腫	挫滅傷	挫滅創
酸腐蝕	耳介外傷性腫脹	耳介開放創
耳介割創	耳介貫通創	耳介咬創
耳介挫傷	耳介挫創	耳介擦過創
耳介刺創	耳介切創	耳介創傷
耳介虫刺傷	耳介部第1度熱傷	耳介部第2度熱傷
耳介部第3度熱傷	趾開放創	耳介裂創
趾化膿創	指間切創	趾間切創
子宮頚管裂傷	子宮頚部環状剥離	子宮熱傷
刺咬症	趾挫創	示指MP関節挫傷
示指PIP開放創	示指割創	示指化膿創
四肢挫傷	示指挫傷	示指挫創
示指刺創	四肢静脈損傷	示指切創
四肢第1度熱傷	四肢第2度熱傷	四肢第3度熱傷
四肢動脈損傷	四肢熱傷	示指皮膚欠損創
耳前部挫創	刺創	趾第1度熱傷
趾第2度熱傷	趾第3度熱傷	膝蓋部挫創
膝下部挫創	膝窩部銃創	膝関節部異物
膝関節部挫創	膝部異物	膝部開放創
膝部割創	膝部咬創	膝部挫創
膝部切創	膝部第1度熱傷	膝部第2度熱傷
膝部第3度熱傷	膝部裂創	歯肉挫傷
歯肉切創	歯肉裂創	趾熱傷
斜骨折	射創	尺骨近位端骨折
尺骨鉤状突起骨折	手圧挫傷	縦隔血腫
縦骨折	銃自殺未遂	銃創
重複骨折	手関節挫滅傷	手関節挫滅創
手関節掌側部挫創	手関節部挫創	手関節部切創
手関節部創傷	手関節部第1度熱傷	手関節部第2度熱傷
手関節部第3度熱傷	手関節部裂創	手指圧挫傷
手指汚染創	手指開放創	手指咬創
種子骨開放骨折	種子骨骨折	手指挫傷
手指挫創	手指挫滅傷	手指挫滅創
手指刺創	手指切創	手指第1度熱傷
手指第2度熱傷	手指第3度熱傷	手指打撲傷
手指端熱傷	手指熱傷	手指剥皮創
手指皮下血腫	手指皮膚欠損創	手術創部膿瘍
手術創離開	手掌挫創	手掌刺創
手掌切創	手掌第1度熱傷	手掌第2度熱傷
手掌第3度熱傷	手掌熱傷	手掌剥皮創
手掌皮膚欠損創	術後合併症	術後血腫
術後膿瘍	手背第1度熱傷	手背第2度熱傷
手背第3度熱傷	手背熱傷	手背皮膚欠損創
手背部挫創	手背部切創	手部汚染創
上顎挫傷	上顎擦過創	上顎切創
上顎部裂創	上口唇挫傷	踵骨部挫滅創
小指咬創	小指挫傷	小指挫創
小指切創	上肢第1度熱傷	上肢第2度熱傷
上肢第3度熱傷	硝子体切断	上肢熱傷
小指皮膚欠損創	焼身自殺未遂	上唇小帯裂創
小膿疱性皮膚炎	上半身第1度熱傷	上半身第2度熱傷
上半身第3度熱傷	上半身熱傷	踵部第1度熱傷
踵部第2度熱傷	踵部第3度熱傷	上腕汚染創
上腕貫通銃創	上腕挫創	上腕第1度熱傷
上腕第2度熱傷	上腕第3度熱傷	上腕熱傷
上腕皮膚欠損創	上腕部開放創	食道損傷
食道熱傷	処女膜裂傷	神経根ひきぬき損傷
神経切断	神経叢損傷	神経叢不全損傷
神経損傷	神経断裂	針刺創
靱帯ストレイン	靱帯損傷	靱帯断裂
靱帯捻挫	靱帯裂傷	ストレイン
生検後出血	精巣開放創	精巣熱傷

	精巣破裂	声門外傷	舌開放創
	舌下顎挫創	舌咬傷	舌咬創
	舌挫創	舌刺創	舌切創
	切創	舌創傷	切断
	舌熱傷	舌裂創	前額部外傷性腫脹
	前額部開放創	前額部割創	前額部貫通創
	前額部咬創	前額部挫創	前額部擦過創
	前額部刺創	前額部切創	前額部創傷
	前額部第1度熱傷	前額部第2度熱傷	前額部第3度熱傷
	前額部虫刺傷	前額部虫刺症	前額部皮膚欠損創
	前額部裂創	前胸部挫創	前胸部第1度熱傷
	前胸部第2度熱傷	前胸部第3度熱傷	前胸部熱傷
	前頚頭頂部挫創	仙骨部挫創	仙骨部皮膚欠損創
	線状骨折	全身挫傷	全身擦過創
	全身第1度熱傷	全身第2度熱傷	全身第3度熱傷
	全身熱傷	穿通創	前頭部割創
	前頭部挫傷	前頭部挫創	前頭部切創
	前頭部皮膚欠損創	前方脱臼	前腕汚染創
	前腕開放創	前腕咬創	前腕挫創
	前腕刺創	前腕手部熱傷	前腕切創
	前腕第1度熱傷	前腕第2度熱傷	前腕第3度熱傷
	前腕熱傷	前腕皮膚欠損創	前腕裂創
	爪下異物	爪下挫滅傷	爪下挫滅創
	増殖性化膿性口内炎	掻創	創部膿瘍
	足関節第1度熱傷	足関節第2度熱傷	足関節第3度熱傷
	足関節内果部挫創	足関節熱傷	足関節部挫創
	側胸部第1度熱傷	側胸部第2度熱傷	側胸部第3度熱傷
	足底異物	足底熱傷	足底部咬創
	足底部刺創	足底部第1度熱傷	足底部第2度熱傷
	足底部第3度熱傷	足底部皮膚欠損創	側頭部割創
	側頭部挫創	側頭部切創	足背部挫創
	足背部切創	足背部第1度熱傷	足背部第2度熱傷
	足背部第3度熱傷	足部汚染創	側腹部咬創
	側腹部挫創	側腹部第1度熱傷	側腹部第2度熱傷
	側腹部第3度熱傷	側腹壁開放創	足部皮膚欠損創
	足部裂創	鼡径部開放創	鼡径部切創
	鼡径部第1度熱傷	鼡径部第2度熱傷	鼡径部第3度熱傷
た	鼡径部熱傷	損傷	第1度熱傷
	第1度腐蝕	第2度熱傷	第2度腐蝕
	第3度熱傷	第3度腐蝕	第4度熱傷
	第5趾皮膚欠損創	体幹第1度熱傷	体幹第2度熱傷
	体幹第3度熱傷	体幹熱傷	大腿汚染創
	大腿咬創	大腿挫創	大腿熱傷
	大腿皮膚欠損創	大腿部開放創	大腿部刺創
	大腿部切創	大腿部第1度熱傷	大腿部第2度熱傷
	大腿部第3度熱傷	大腿裂創	大転子部挫創
	体表面積10%未満の熱傷	体表面積10－19%の熱傷	体表面積20－29%の熱傷
	体表面積30－39%の熱傷	体表面積40－49%の熱傷	体表面積50－59%の熱傷
	体表面積60－69%の熱傷	体表面積70－79%の熱傷	体表面積80－89%の熱傷
	体表面積90%以上の熱傷	脱臼	脱臼骨折
	多発性外傷	多発性開放創	多発性咬創
	多発性昆虫咬創	多発性挫傷	多発性擦過創
	多発性切創	多発性穿刺創	多発性第1度熱傷
	多発性第2度熱傷	多発性第3度熱傷	多発性熱傷
	多発性膿疱症	多発性皮下出血	多発性非熱傷性水疱
	多発性表在損傷	多発性裂創	打撲割創
	打撲血腫	打撲挫創	打撲擦過創
	打撲傷	打撲皮下血腫	単純脱臼
	腟開放創	腟断端出血	腟熱傷
	腟壁縫合不全	腟裂傷	肘関節骨折
	肘関節挫創	肘関節脱臼骨折	肘関節部開放創
	中指咬創	中指挫傷	中指挫創
	中指刺創	中指切創	中指皮膚欠損創
	中手骨関節部挫創	中枢神経系損傷	肘頭骨折
	肘部挫創	肘部切創	肘部第1度熱傷
	肘部第2度熱傷	肘部第3度熱傷	肘部皮膚欠損創
	手開放創	手咬創	手挫創
	手刺創	手切創	手第1度熱傷
	手第2度熱傷	手第3度熱傷	手熱傷
	転位性骨折	殿部異物	殿部開放創
	殿部咬創	殿部刺創	殿部切創
	殿部第1度熱傷	殿部第2度熱傷	殿部第3度熱傷
	殿部熱傷	殿部皮膚欠損創	殿部裂創
	頭頂部挫傷	頭頂部挫創	頭頂部擦過創
	頭頂部切創	頭頂部打撲傷	頭頂部裂創
	頭皮開放創	頭皮剥離	頭皮表在損傷
	頭部異物	頭部外傷性皮下気腫	頭部開放創
	頭部割創	頭部頚部挫傷	頭部頚部挫創
	頭部頚部打撲傷	頭部挫傷	頭部挫創
	頭部擦過創	頭部刺創	頭部切創
	頭部第1度熱傷	頭部第2度熱傷	頭部第3度熱傷
	頭部多発開放創	頭部多発割創	頭部多発咬創
	頭部多発挫傷	頭部多発挫創	頭部多発擦過創
	頭部多発刺創	頭部多発切創	頭部多発創傷
	頭部多発打撲傷	頭部多発裂創	頭部虫刺傷
	動物咬創	頭部熱傷	頭部皮膚欠損創
	頭部裂創	動脈損傷	特発性関節脱臼
な	飛び降り自殺未遂	飛び込み自殺未遂	内視鏡検査中腸穿孔
	内部尿路性器の熱傷	軟口蓋挫創	軟口蓋創傷
	軟口蓋熱傷	軟口蓋破裂	肉離れ
	乳頭部第1度熱傷	乳頭部第2度熱傷	乳頭部第3度熱傷
	乳房第1度熱傷	乳房第2度熱傷	乳房第3度熱傷
	乳房熱傷	乳輪部第1度熱傷	乳輪部第2度熱傷
	乳輪部第3度熱傷	猫咬創	捻挫
	脳挫傷	脳挫傷・頭蓋内に達する開放創合併あり	脳挫傷・頭蓋内に達する開放創合併なし
	脳挫創	脳挫創・頭蓋内に達する開放創合併あり	脳挫創・頭蓋内に達する開放創合併なし
	脳損傷	脳対側損傷	脳直撃損傷
	脳底部挫傷	脳底部挫傷・頭蓋内に達する開放創合併あり	脳底部挫傷・頭蓋内に達する開放創合併なし
	膿皮症	膿疱	脳裂傷
は	敗血症性皮膚炎	肺熱傷	背部第1度熱傷
	背部第2度熱傷	背部第3度熱傷	背部熱傷
	爆死自殺未遂	剥離骨折	抜歯後出血
	破裂骨折	半身第1度熱傷	半身第2度熱傷
	半身第3度熱傷	皮下異物	皮下血腫
	鼻下擦過創	皮下静脈損傷	皮下損傷
	鼻根部打撲挫創	鼻根部裂創	膝汚染創
	膝皮膚欠損創	皮神経挫傷	鼻前庭部挫創
	鼻尖部挫創	鼻部外傷性腫脹	鼻部開放創
	眉部割創	鼻部割創	鼻部貫通創
	腓腹筋挫創	皮膚欠損創	鼻部咬創
	鼻部挫傷	鼻部挫創	鼻部擦過創
	鼻部刺創	鼻部切創	鼻部創傷
	皮膚損傷	鼻部第1度熱傷	鼻部第2度熱傷
	鼻部第3度熱傷	鼻部虫刺傷	皮膚剥脱創
	鼻部皮膚欠損創	鼻部皮膚剥離創	鼻部裂創
	びまん性脳損傷	びまん性脳損傷・頭蓋内に達する開放創合併あり	びまん性脳損傷・頭蓋内に達する開放創合併なし
	眉毛部割創	眉毛部裂創	表皮剥離
	鼻翼部切創	鼻翼部裂創	複雑脱臼
	伏針	副鼻腔開放創	腹部汚染創
	腹部刺創	腹部第1度熱傷	腹部第2度熱傷
	腹部第3度熱傷	腹部熱傷	腹部皮膚欠損創
	腹壁異物	腹壁開放創	腹壁創し開
	腹壁縫合不全	腐蝕	不全骨折

	ブラックアイ	粉砕骨折	分娩時会陰裂傷
	分娩時軟産道損傷	閉鎖性外傷性脳圧迫	閉鎖性骨折
	閉鎖性脱臼	閉鎖性脳挫創	閉鎖性脳底部挫傷
	閉鎖性びまん性脳損傷	縫合不全	縫合不全出血
	放射線性熱傷	包皮挫創	包皮切創
	包皮裂創	母指球部第1度熱傷	母指球部第2度熱傷
	母指球部第3度熱傷	母指咬創	母指挫傷
	母指挫創	母趾挫創	母指示指間切創
	母指刺創	母指切創	母指第1度熱傷
	母指第2度熱傷	母指第3度熱傷	母指打撲挫創
	母指打撲傷	母指熱傷	母指皮膚欠損創
ま	母趾皮膚欠損創	母指末節部挫創	末梢血管外傷
	末梢神経損傷	眉間部挫創	眉間部裂創
	耳後部挫創	脈絡網膜熱傷	盲管銃創
	網膜振盪	網脈絡膜裂傷	モンテジア骨折
や	薬傷	腰部切創	腰部第1度熱傷
	腰部第2度熱傷	腰部第3度熱傷	腰部打撲挫創
ら	腰部熱傷	らせん骨折	離開骨折
	涙管損傷	涙管断裂	涙道損傷
	轢過創	裂離	裂離骨折
	若木骨折		
△	MRSA術後創部感染	外耳部外傷性異物	外耳部外傷性皮下異物
	外耳部打撲傷	外耳部皮下血腫	外耳部皮下出血
	下顎外傷性異物	下顎部打撲傷	顎関節部皮下血腫
	顎部打撲傷	カテーテル感染症	カテーテル敗血症
	過労性脛部痛	眼瞼外傷性異物	眼瞼外傷性皮下異物
	眼周囲部外傷性異物	眼周囲部外傷性腫脹	眼周囲部外傷性皮下異物
	眼部外傷性異物	眼部外傷性皮下異物	顔面多発打撲傷
	顔面多発皮下血腫	顔面多発皮下出血	顔面打撲傷
	頬部外傷性異物	頬部打撲傷	頬部皮下血腫
	口腔打撲傷	口腔内血腫	口唇打撲傷
	口唇皮下血腫	口唇皮下出血	後頭部打撲傷
	耳介外傷性異物	耳介外傷性皮下異物	耳介打撲傷
	耳介皮下血腫	耳介皮下出血	耳下腺部打撲
	術後横隔膜下膿瘍	術後感染症	術後髄膜炎
	術後敗血症	術後皮下気腫	術後腹腔内膿瘍
	術後腹壁膿瘍	上顎打撲傷	上顎皮下血腫
	心内異物	前額部外傷性異物	前額部外傷性皮下異物
	前頭部打撲傷	側頭部打撲傷	側頭部皮下血腫
	腟断端炎	虫垂炎術後残膿瘍	頭皮外傷性腫脹
	頭皮下血腫	頭部外傷性皮下異物	頭部血腫
	頭部多発皮下血腫	頭部打撲	頭部打撲血腫
	頭部打撲傷	頭部皮下異物	頭部皮下血腫
	頭部皮下出血	軟口蓋血腫	乳腺内異物
	乳房異物	尿管切石術後感染症	非熱傷性水疱
	鼻部外傷性異物	鼻部外傷性皮下異物	眉部血腫
	鼻部打撲傷	鼻部皮下血腫	鼻部皮下出血
	腹壁縫合糸膿瘍	縫合糸膿瘍	縫合部膿瘍
	帽状腱膜下出血	耳後部打撲傷	

用法用量　通常，症状により適量を1日1～数回，直接患部に塗布または無菌ガーゼにのばして貼付する。

用法用量に関連する使用上の注意　本剤の使用にあたっては，耐性菌の発現等を防ぐため，原則として感受性を確認し，疾病の治療上必要な最少限の期間の使用にとどめること。

禁忌　テトラサイクリン系薬剤に対し過敏症の既往歴のある患者

アクロマイシン末

規格：1g[217.7円/g]

テトラサイクリン塩酸塩　ポーラ　263

【効能効果】

経口

〈適応菌種〉テトラサイクリンに感性のブドウ球菌属，レンサ球菌属，肺炎球菌，腸球菌属，淋菌，炭疽菌，大腸菌，クレブシエラ属，プロテウス属，モルガネラ・モルガニー，プロビデンシア属，インフルエンザ菌，軟性下疳菌，百日咳菌，ブルセラ属，野兎病菌，ガス壊疽菌群，回帰熱ボレリア，ワイル病レプトスピラ，リケッチア属，クラミジア属，肺炎マイコプラズマ(マイコプラズマ・ニューモニエ)

〈適応症〉表在性皮膚感染症，深在性皮膚感染症，リンパ管・リンパ節炎，慢性膿皮症，乳腺炎，骨髄炎，咽頭・喉頭炎，扁桃炎，急性気管支炎，肺炎，肺膿瘍，慢性呼吸器病変の二次感染，膀胱炎，腎盂腎炎，尿道炎，淋菌感染症，軟性下疳，性病性(鼠径)リンパ肉芽腫，子宮内感染，脳膿瘍，涙嚢炎，外耳炎，中耳炎，副鼻腔炎，歯周組織炎，猩紅熱，炭疽，ブルセラ症，百日咳，野兎病，ガス壊疽，回帰熱，ワイル病，発疹チフス，発疹熱，つつが虫病

トローチ

〈適応菌種〉テトラサイクリンに感性のブドウ球菌属，レンサ球菌属，大腸菌，クレブシエラ属，プロテウス属，モルガネラ・モルガニー，プロビデンシア属，インフルエンザ菌

〈適応症〉抜歯創・口腔手術創の二次感染，感染性口内炎

口腔

〔挿入剤〕

〈適応菌種〉テトラサイクリン感性菌

〈適応症〉抜歯創・口腔手術創の二次感染

〔軟膏剤〕

〈適応菌種〉テトラサイクリン感性菌

〈適応症〉歯周組織炎，抜歯創・口腔手術創の二次感染，ドライソケット，感染性口内炎

外皮

〈適応菌種〉テトラサイクリンに感性のブドウ球菌属，レンサ球菌属，肺炎球菌，腸球菌属，大腸菌，クレブシエラ属，プロテウス属，モルガネラ・モルガニー，プロビデンシア属

〈適応症〉表在性皮膚感染症，深在性皮膚感染症，慢性膿皮症，外傷・熱傷及び手術創等の二次感染

眼科

〈適応菌種〉テトラサイクリンに感性のブドウ球菌属，レンサ球菌属，肺炎球菌，腸球菌属，淋菌，モラクセラ・ラクナータ(モラー・アクセンフェルト菌)，大腸菌，クレブシエラ属，プロテウス属，モルガネラ・モルガニー，プロビデンシア属，インフルエンザ菌，ヘモフィルス・エジプチウス(コッホ・ウィークス菌)，トラコーマクラミジア(クラミジア・トラコマティス)

〈適応症〉眼瞼炎，涙嚢炎，麦粒腫，結膜炎，角膜炎(角膜潰瘍を含む)，眼外傷・眼科周術期の無菌化療法

【対応標準病名】

◎	咽頭炎	咽頭喉頭炎	黄疸出血性レプトスピラ症
	回帰熱	外耳炎	外傷
	角膜炎	角膜潰瘍	ガス壊疽
	眼球損傷	眼瞼炎	感染性口内炎
	急性気管支炎	結膜炎	喉頭炎
	骨髄炎	挫創	子宮内感染症
	歯根のう胞	歯周炎	歯髄炎
	術後創部感染	猩紅熱	腎盂腎炎
	性病性リンパ肉芽腫	創傷	創傷感染症
	鼡径リンパ肉芽腫症	炭疽	中耳炎
	つつが虫病	ドライソケット	軟性下疳
	乳腺炎	尿道炎	熱傷
	脳膿瘍	肺炎	肺膿瘍
	麦粒腫	抜歯後感染	皮膚感染症
	百日咳	副鼻腔炎	ブルセラ症
	扁桃炎	膀胱炎	発疹チフス
	発疹熱	慢性膿皮症	野兎病
	リンパ管炎	リンパ節炎	淋病

	涙のう炎	裂傷	裂創
あ	アカントアメーバ角膜炎	亜急性気管支炎	亜急性結膜炎
	亜急性骨髄炎	亜急性リンパ管炎	亜急性涙のう炎
	アキレス腱筋腱移行部断裂	アキレス腱挫傷	アキレス腱挫創
	アキレス腱切創	アキレス腱断裂	アキレス腱部分断裂
	悪性外耳炎	足異物	足開放創
	足挫創	足切創	足第１度熱傷
	足第２度熱傷	足第３度熱傷	足熱傷
	亜脱臼	圧挫傷	圧挫創
	圧迫骨折	圧迫神経炎	アルカリ腐蝕
	アレルギー性外耳道炎	アレルギー性眼瞼縁炎	アレルギー性口内炎
	アレルギー性膀胱炎	アンギナ	異型猩紅熱
	医原性気胸	萎縮性角結膜炎	胃腸管熱傷
	胃腸炭疽	犬咬創	胃熱傷
	陰茎開放創	陰茎挫創	陰茎折症
	陰茎第１度熱傷	陰茎第２度熱傷	陰茎第３度熱傷
	陰茎熱傷	陰茎裂創	咽頭開放創
	咽頭気管炎	咽頭創傷	咽頭痛
	咽頭熱傷	咽頭扁桃炎	陰のう開放創
	陰のう第１度熱傷	陰のう第２度熱傷	陰のう第３度熱傷
	陰のう熱傷	陰のう裂創	陰部切創
	インフルエンザ菌気管支炎	インフルエンザ菌喉頭炎	インフルエンザ菌性喉頭気管炎
	ウイルス性口内炎	う蝕第３度急性化膿性根尖性歯周炎	う蝕第３度急性単純性根尖性歯周炎
	う蝕第３度慢性化膿性根尖性歯周炎	会陰第１度熱傷	会陰第２度熱傷
	会陰第３度熱傷	会陰熱傷	会陰部化膿創
	会陰裂傷	腋窩第１度熱傷	腋窩第２度熱傷
	腋窩第３度熱傷	腋窩熱傷	壊死性外耳炎
	壊死性潰瘍性歯周炎	壊死性潰瘍性歯肉炎	壊疽性咽頭炎
	壊疽性歯肉炎	円板状角膜炎	横隔膜損傷
	横骨折	汚染擦過創	汚染創
か	外陰開放創	外陰第１度熱傷	外陰第２度熱傷
	外陰第３度熱傷	外陰熱傷	外陰部挫創
	外陰部切創	外陰部裂傷	外耳開放創
	外耳湿疹	外耳道真珠腫	外耳道創傷
	外耳道痛	外耳道肉芽腫	外耳道膿瘍
	外耳道閉塞性角化症	外耳道蜂巣炎	外耳部外傷性腫脹
	外耳部割創	外耳部貫通創	外耳部咬創
	外耳部挫傷	外耳部挫創	外耳部擦過創
	外耳部刺創	外耳部切創	外耳部創傷
	外耳部虫刺傷	外傷後早期合併症	外傷性一過性麻痺
	外傷性異物	外傷性横隔膜ヘルニア	外傷性角膜穿孔
	外傷性眼球ろう	外傷性咬合	外傷性虹彩欠損
	外傷性虹彩離脱	外傷性虹彩離断	外傷性硬膜動静脈瘻
	外傷性耳出血	外傷性硝子体出血	外傷性食道破裂
	外傷性脊髄出血	外傷性切断	外傷性穿孔性中耳炎
	外傷性前房出血	外傷性中耳炎	外傷性動静脈瘻
	外傷性動脈血腫	外傷性動脈瘤	外傷性乳び胸
	外傷性脳圧迫	外傷性脳圧迫・頭蓋内に達する開放創合併あり	外傷性脳圧迫・頭蓋内に達する開放創合併なし
	外傷性脳症	外傷性破裂	外傷性皮下血腫
	外耳裂創	外麦粒腫	開放骨折
	開放性外傷性脳圧迫	開放性陥没骨折	開放性胸膜損傷
	開放性大腿骨骨髄炎	開放性脱臼	開放性脱臼骨折
	開放性脳挫創	開放性脳損傷髄膜炎	開放性脳底部挫傷
	開放性びまん性脳損傷	開放性粉砕骨折	開放創
	潰瘍性咽頭炎	潰瘍性眼瞼炎	潰瘍性口内炎
	潰瘍性歯肉炎	潰瘍性膀胱炎	下咽頭炎
	下咽頭創傷	下咽頭熱傷	カウパー腺膿瘍
	化学外傷	下顎開放創	下顎割創
	下顎貫通創	下顎口唇挫創	下顎咬創
	下顎骨骨髄炎	下顎挫傷	下顎挫創

下顎擦過創	下顎刺創	下顎歯槽骨炎
化学性急性外耳炎	下顎切創	下顎創傷
下顎打撲傷	下顎熱傷	下顎皮下血腫
下顎部挫傷	下顎部第１度熱傷	下顎部第２度熱傷
下顎部第３度熱傷	下顎部皮膚欠損創	下顎裂創
踵裂創	下眼瞼蜂巣炎	顎関節部開放創
顎関節部割創	顎関節部貫通創	顎関節部咬創
顎関節部挫傷	顎関節部挫創	顎関節部擦過創
顎関節部刺創	顎関節部切創	顎関節部創傷
顎関節部打撲傷	顎関節部裂創	角結膜炎
角結膜擦過傷	角結膜腐蝕	顎骨骨髄炎
顎部挫傷	角膜アルカリ化学熱傷	角膜血腫
角膜挫傷	角膜挫創	角膜擦過傷
角膜酸化学熱傷	角膜酸性熱傷	角膜上皮損傷
角膜切傷	角膜切創	角膜穿孔
角膜創傷	角膜損傷	角膜中心潰瘍
角膜内皮炎	角膜熱傷	角膜破裂
角膜パンヌス	角膜裂傷	下肢第１度熱傷
下肢第２度熱傷	下肢第３度熱傷	下肢熱傷
下腿汚染創	下腿開放創	下腿骨骨髄炎
下腿骨慢性骨髄炎	下腿挫創	下腿切創
下腿足部熱傷	下腿熱傷	下腿皮膚欠損創
下腿複雑骨折後骨髄炎	下腿部第１度熱傷	下腿部第２度熱傷
下腿部第３度熱傷	下腿裂創	カタル性咽頭炎
カタル性角膜潰瘍	カタル性口内炎	割創
化膿性角膜炎	化膿性結膜炎	化膿性喉頭炎
化膿性口内炎	化膿性骨髄炎	化膿性歯周炎
化膿性歯槽骨炎	化膿性歯肉炎	化膿性中耳炎
化膿性乳腺炎	化膿性副鼻腔炎	化膿性リンパ節炎
下半身第１度熱傷	下半身第２度熱傷	下半身第３度熱傷
下半身熱傷	下腹部第１度熱傷	下腹部第２度熱傷
下腹部第３度熱傷	貨幣状角膜炎	眼黄斑部裂孔
眼窩縁打撲傷	眼化学熱傷	眼角部眼瞼炎
眼角部眼瞼縁結膜炎	眼窩骨髄炎	眼窩刺創
眼窩創傷	眼窩部挫創	眼窩部打撲傷
眼窩裂傷	眼球結膜裂傷	眼球穿通傷
眼球穿通創	眼球打撲傷	眼球摘出
眼球内鉄片外傷	眼球熱傷	眼球破裂
眼球裂傷	眼瞼縁炎	眼瞼縁結膜炎
眼瞼外傷性腫脹	眼瞼開放創	眼瞼化学熱傷
眼瞼割創	眼瞼貫通創	眼瞼結膜炎
眼瞼咬創	眼瞼挫創	眼瞼擦過創
眼瞼刺創	眼瞼切創	眼瞼創傷
眼瞼第１度熱傷	眼瞼第２度熱傷	眼瞼第３度熱傷
眼瞼虫刺傷	眼瞼熱傷	眼瞼皮膚炎
眼瞼びらん	眼瞼蜂巣炎	眼瞼裂創
眼瞼瘻孔	環指圧挫傷	環指骨髄炎
環指挫傷	環指挫創	環指切創
間質性膀胱炎	環指剥皮創	環指皮膚欠損創
眼周囲化学熱傷	眼周囲第１度熱傷	眼周囲第２度熱傷
眼周囲第３度熱傷	眼周囲部開放創	眼周囲部割創
眼周囲部貫通創	眼周囲部咬創	眼周囲部挫創
眼周囲部擦過創	眼周囲部刺創	眼周囲部切創
眼周囲部創傷	眼周囲部虫刺傷	眼周囲部裂創
乾性角結膜炎	関節血腫	関節骨折
関節挫傷	関節打撲	完全骨折
感染性咽頭炎	感染性外耳炎	感染性角膜炎
感染性角膜潰瘍	感染性喉頭気管炎	完全脱臼
乾燥性口内炎	貫通刺創	貫通銃創
貫通性挫滅創	貫通創	眼熱傷
眼部外傷性腫脹	眼部開放創	眼部割創
眼部貫通創	眼部咬創	眼部挫創
眼部擦過創	眼部刺創	眼部切創
眼部創傷	眼部虫刺傷	眼部裂創

陥没骨折	顔面アテローム切除後遺症	顔面汚染創
顔面外傷性異物	顔面開放創	顔面割創
顔面貫通創	顔面咬創	顔面挫傷
顔面挫創	顔面擦過創	顔面刺創
顔面切創	顔面創傷	顔面掻創
顔面損傷	顔面第１度熱傷	顔面第２度熱傷
顔面第３度熱傷	顔面多発開放創	顔面多発割創
顔面多発貫通創	顔面多発咬創	顔面多発挫傷
顔面多発挫創	顔面多発擦過創	顔面多発刺創
顔面多発切創	顔面多発創傷	顔面多発虫刺傷
顔面多発裂創	顔面熱傷	顔面皮下血腫
顔面皮膚欠損創	顔面裂創	眼野兎病
眼レプトスピラ症	気管支肺炎	気管熱傷
義歯性口内炎	偽猩紅熱	気道熱傷
偽膜性アンギナ	偽膜性咽頭炎	偽膜性気管支炎
偽膜性結膜炎	偽膜性喉頭炎	偽膜性口内炎
偽膜性扁桃炎	急性アデノイド咽頭炎	急性アデノイド扁桃炎
急性咽頭炎	急性咽頭喉頭炎	急性咽頭扁桃炎
急性壊疽性喉頭炎	急性壊疽性扁桃炎	急性外耳炎
急性潰瘍性喉頭炎	急性潰瘍性扁桃炎	急性角結膜炎
急性顎骨骨髄炎	急性角膜炎	急性化膿性咽頭炎
急性化膿性外耳炎	急性化膿性脛骨骨髄炎	急性化膿性骨髄炎
急性化膿性根尖性歯周炎	急性化膿性歯根膜炎	急性化膿性中耳炎
急性化膿性辺縁性歯根膜炎	急性化膿性扁桃炎	急性気管気管支炎
急性脛骨骨髄炎	急性血行性骨髄炎	急性結膜炎
急性光線性外耳炎	急性喉頭炎	急性喉頭気管炎
急性喉頭気管気管支炎	急性骨髄炎	急性根尖性歯周炎
急性歯冠周囲炎	急性歯周炎	急性歯槽骨炎
急性湿疹性外耳炎	急性歯肉炎	急性出血性膀胱炎
急性声帯炎	急性声門下喉頭炎	急性接触性外耳炎
急性腺窩性扁桃炎	急性単純性根尖性歯周炎	急性単純性膀胱炎
急性中耳炎	急性乳腺炎	急性尿道炎
急性肺炎	急性反応性外耳炎	急性反復性気管支炎
急性浮腫性喉頭炎	急性扁桃炎	急性膀胱炎
急性淋菌性尿道炎	急性涙のう炎	急性濾胞性結膜炎
急速進行性歯周炎	胸管損傷	胸腔熱傷
胸骨骨髄炎	胸腺損傷	胸椎骨髄炎
頬粘膜咬傷	頬粘膜咬創	胸部汚染創
胸部外傷	頬部開放創	頬部割創
頬部貫通創	頬部咬創	頬部挫傷
胸部挫創	頬部挫創	頬部擦過創
頬部刺創	胸部上腕熱傷	胸部食道損傷
胸部切創	頬部切創	頬部創傷
胸部損傷	胸部第１度熱傷	頬部第１度熱傷
胸部第２度熱傷	頬部第２度熱傷	胸部第３度熱傷
頬部第３度熱傷	胸部熱傷	胸部皮膚欠損創
頬部皮膚欠損創	頬部裂創	胸壁開放創
胸壁刺創	強膜切創	強膜創傷
胸膜損傷・胸腔に達する開放創合併あり	胸膜肺炎	強膜裂傷
胸膜裂創	棘刺創	魚咬創
距骨骨髄炎	巨大乳頭結膜炎	巨大フリクテン
亀裂骨折	筋損傷	筋断裂
筋肉内血腫	躯幹薬傷	屈曲骨折
くも膜下膿瘍	クラミジア結膜炎	クラミジア性リンパ肉芽腫
クラミジア肺炎	クループ性気管支炎	頸管破裂
脛骨顆部割創	脛骨骨髄炎	脛骨骨膜炎
脛骨乳児骨髄炎	脛骨慢性化膿性骨髄炎	脛骨慢性骨髄炎
頚椎骨髄炎	頚部開放創	頚部挫創
頚部食道開放創	頚部切創	頚部第１度熱傷
頚部第２度熱傷	頚部第３度熱傷	頚部熱傷
頚部膿疱	頚部皮膚欠損創	頚部リンパ節炎

結核性中耳炎	血管切断	血管損傷
血行性脛骨骨髄炎	血行性骨髄炎	血行性大腿骨骨髄炎
血腫	結節性眼炎	結節性結膜炎
結膜潰瘍	結膜擦過傷	結膜創傷
結膜熱傷	結膜のうアルカリ化学熱傷	結膜のう酸化学熱傷
結膜表在損傷	結膜腐蝕	結膜裂傷
嫌気性骨髄炎	限局型若年性歯周炎	限局性外耳道炎
肩甲間部第１度熱傷	肩甲間部第２度熱傷	肩甲間部第３度熱傷
肩甲間部熱傷	肩甲部第１度熱傷	肩甲部第２度熱傷
肩甲部第３度熱傷	肩甲部熱傷	腱切創
腱損傷	腱断裂	原発性ヘルペスウイルス性口内炎
肩部第１度熱傷	肩部第２度熱傷	肩部第３度熱傷
腱部分断裂	腱裂傷	高エネルギー外傷
口蓋挫傷	口蓋垂炎	口蓋切創
口蓋膿瘍	口蓋裂創	口角部挫創
口角部裂創	硬化性角膜炎	硬化性骨髄炎
口腔外傷性異物	口腔外傷性腫脹	口腔開放創
口腔割創	口腔感染症	口腔挫傷
口腔挫創	口腔擦過創	口腔刺創
口腔上顎洞瘻	口腔褥瘡性潰瘍	口腔切創
口腔創傷	口腔第１度熱傷	口腔第２度熱傷
口腔第３度熱傷	口腔底膿瘍	口腔底蜂巣炎
口腔熱傷	口腔粘膜咬傷	口腔粘膜咬創
口腔膿瘍	口腔ヘルペス	口腔裂創
虹彩脱出	後出血	紅色陰癬
口唇外傷性異物	口唇外傷性腫脹	口唇外傷性皮下異物
口唇開放創	口唇割創	口唇貫通創
口唇咬傷	口唇咬創	口唇挫傷
口唇挫創	口唇擦過創	口唇刺創
口唇切創	口唇創傷	口唇第１度熱傷
口唇第２度熱傷	口唇第３度熱傷	口唇虫刺傷
口唇熱傷	口唇裂創	溝創
咬創	口底膿瘍	口底蜂巣炎
喉頭外傷	喉頭周囲炎	喉頭損傷
喉頭熱傷	後頭部外傷	後頭部割創
後頭部挫傷	後頭部挫創	後頭部切創
後頭部脳膿瘍	後頭部裂創	口内炎
広汎型若年性歯周炎	広範性軸索損傷	広汎性神経損傷
後方脱臼	硬膜外肉芽腫	硬膜外膿瘍
硬膜下肉芽腫	硬膜下膿瘍	硬膜損傷
硬膜内膿瘍	硬膜裂傷	肛門第１度熱傷
肛門第２度熱傷	肛門第３度熱傷	肛門熱傷
肛門淋菌感染	肛門裂創	鼓室内水腫
骨炎	骨顆炎	骨幹炎
骨周囲炎	骨髄炎後遺症	骨髄肉芽腫
骨折	骨盤化膿性骨髄炎	骨盤部裂創
コッホ・ウィークス菌性結膜炎	骨膜炎	骨膜下膿瘍
骨膜骨髄炎	骨膜のう炎	根尖性歯周炎
根尖肉芽腫	根側歯周膿瘍	昆虫咬創
さ 昆虫刺傷	コントル・クー損傷	細菌性骨髄炎
細菌性膀胱炎	臍周囲炎	再発性中耳炎
再発性尿道炎	再発性ヘルペスウイルス性口内炎	採皮創
坐骨骨炎	挫傷	擦過創
擦過皮下血腫	挫滅傷	挫滅創
サルモネラ骨髄炎	散在性表層角膜炎	酸腐蝕
耳介外傷性腫脹	耳介開放創	耳介割創
耳介貫通創	耳介咬創	耳介挫傷
耳介挫創	耳介擦過創	耳介刺創
耳介周囲湿疹	耳介切創	耳介創傷
耳介虫刺傷	耳介部第１度熱傷	耳介部第２度熱傷
耳介部第３度熱傷	耳介部皮膚炎	趾開放創
耳介蜂巣炎	耳介裂創	趾化膿創

歯冠周囲炎	歯冠周囲膿瘍	指間切創
趾間切創	子宮頚管裂傷	子宮頚部環状剥離
子宮熱傷	刺咬症	指骨炎
趾骨炎	指骨髄炎	趾骨髄炎
篩骨洞炎	歯根膜下膿瘍	趾挫創
示指 MP 関節挫傷	示指 PIP 開放創	示指割創
示指化膿創	四肢挫傷	示指挫傷
示指挫創	示指刺創	四肢静脈損傷
示指切創	四肢第１度熱傷	四肢第２度熱傷
四肢第３度熱傷	四肢動脈損傷	四肢熱傷
示指皮膚欠損創	歯周症	歯周膿瘍
思春期性歯肉炎	糸状角膜炎	歯性上顎洞炎
歯性副鼻腔炎	耳前部挫創	刺創
歯槽骨炎	歯槽骨膜炎	趾第１度熱傷
趾第２度熱傷	趾第３度熱傷	膝蓋骨化膿性骨髄炎
膝蓋骨骨髄炎	膝蓋部挫創	膝下部挫創
膝窩部銃創	膝関節部異物	膝関節部挫創
実質性角膜炎	湿疹性眼瞼炎	湿疹性眼瞼皮膚炎
膝部異物	膝部開放創	膝部割創
膝部咬創	膝部挫創	膝部切創
膝部第１度熱傷	膝部第２度熱傷	膝部第３度熱傷
膝部裂創	歯肉炎	歯肉挫傷
歯肉切創	歯肉膿瘍	歯肉裂創
趾熱傷	若年性歯周炎	斜骨折
射創	尺骨遠位部骨髄炎	尺骨近位端骨折
尺骨鉤状突起骨折	手圧挫傷	縦隔血腫
縦隔膿瘍	習慣性アンギナ	縦骨折
銃自殺未遂	銃創	重複骨折
手関節挫滅傷	手関節挫滅創	手関節掌側部挫創
手関節部挫創	手関節部切創	手関節部創傷
手関節部第１度熱傷	手関節部第２度熱傷	手関節部第３度熱傷
手関節部裂創	しゅさ性眼瞼炎	手指圧挫傷
手指汚染創	手指開放創	手指咬創
種子骨炎	種子骨開放骨折	種子骨骨折
手指挫傷	手指挫創	手指挫滅傷
手指挫滅創	手指刺創	樹枝状角膜炎
樹枝状角膜潰瘍	手指切創	手指第１度熱傷
手指第２度熱傷	手指第３度熱傷	手指打撲傷
手指端熱傷	手指熱傷	手指剥皮創
手指皮下血腫	手指皮膚欠損創	手術創部膿瘍
手術創離開	手掌挫創	手掌刺創
手掌切創	手掌第１度熱傷	手掌第２度熱傷
手掌第３度熱傷	手掌熱傷	手掌剥皮創
手掌皮膚欠損創	出血性外耳炎	出血性角膜炎
出血性口内炎	出血性中耳炎	出血性膀胱炎
術後合併症	術後感染症	術後血腫
術後結膜炎	術後骨髄炎	術後腎盂腎炎
術後髄膜炎	術後性中耳炎	術後性慢性中耳炎
術後膿瘍	術後敗血症	手背第１度熱傷
手背第２度熱傷	手背第３度熱傷	手背熱傷
手背皮膚欠損創	手背部挫創	手背部切創
手部汚染創	上咽頭炎	上顎骨骨髄炎
上顎挫傷	上顎擦過創	上顎歯槽骨炎
上顎切創	上顎洞炎	上顎部裂創
上眼瞼蜂巣炎	上口唇挫傷	上行性腎盂腎炎
猩紅熱性心筋炎	猩紅熱性中耳炎	上鼓室化膿症
踵骨炎	踵骨骨髄炎	踵骨部挫滅創
小指咬創	小指挫傷	小指挫創
小指切創	上肢第１度熱傷	上肢第２度熱傷
上肢第３度熱傷	硝子体切断	硝子体ヘルニア
上肢熱傷	小指皮膚欠損創	焼身自殺未遂
上唇小帯裂創	小児肺炎	小児副鼻腔炎
小脳脳膿瘍	小膿疱性皮膚炎	上半身第１度熱傷
上半身第２度熱傷	上半身第３度熱傷	上半身熱傷

踵部第１度熱傷	踵部第２度熱傷	踵部第３度熱傷
睫毛性眼瞼炎	上腕汚染創	上腕貫通銃創
上腕骨骨髄炎	上腕挫創	上腕第１度熱傷
上腕第２度熱傷	上腕第３度熱傷	上腕熱傷
上腕皮膚欠損創	上腕部開放創	食道損傷
食道熱傷	処女膜裂傷	しらみ媒介性回帰熱
脂漏性眼瞼炎	真菌性角膜潰瘍	神経栄養性角結膜炎
神経根ひきぬき損傷	神経切断	神経叢損傷
神経叢不全損傷	神経損傷	神経断裂
進行性角膜潰瘍	針刺創	滲出性気管支炎
浸潤性表層角膜炎	新生児上顎骨骨髄炎	新生児中耳炎
新生児膿漏眼	深層角膜炎	靱帯ストレイン
靱帯損傷	靱帯断裂	靱帯捻挫
靱帯裂傷	水晶体摘出	水晶体ヘルニア
水疱性口内炎	水疱性中耳炎	スキーン腺膿瘍
ストレイン	生検後出血	星状角膜炎
精巣開放創	精巣熱傷	精巣破裂
声門外傷	ゼーミッシュ潰瘍	脊椎骨髄炎
舌開放創	舌下顎挫創	舌咬傷
舌咬創	舌挫創	舌刺創
接触眼瞼皮膚炎	接触性眼瞼結膜炎	接触性口内炎
舌切創	切創	舌創傷
切断	舌熱傷	舌裂創
前額部外傷性腫脹	前額部開放創	前額部割創
前額部貫通創	前額部咬創	前額部挫創
前額部擦過創	前額部刺創	前額部切創
前額部創傷	前額部第１度熱傷	前額部第２度熱傷
前額部第３度熱傷	前額部虫刺傷	前額部虫刺症
前額部皮膚欠損創	前額部裂創	腺窩性アンギナ
前胸部挫創	前胸部第１度熱傷	前胸部第２度熱傷
前胸部第３度熱傷	前胸部熱傷	前頚頭頂部挫創
穿孔性角膜潰瘍	穿孔性中耳炎	仙骨部挫創
仙骨部皮膚欠損創	前思春期性歯周炎	線状骨折
全身挫傷	全身擦過創	全身性野兎病
全身第１度熱傷	全身第２度熱傷	全身第３度熱傷
全身熱傷	穿通創	前頭洞炎
前頭部割創	前頭部挫傷	前頭部挫創
前頭部切創	前頭部脳膿瘍	前頭部皮膚欠損創
前方脱臼	前房蓄膿性角膜炎	前腕汚染創
前腕開放創	前腕咬創	前腕骨髄炎
前腕挫創	前腕刺創	前腕手部熱傷
前腕切創	前腕第１度熱傷	前腕第２度熱傷
前腕第３度熱傷	前腕熱傷	前腕皮膚欠損創
前腕裂創	爪下異物	爪下挫滅傷
爪下挫滅創	早期発症型歯周炎	増殖性化膿性口内炎
増殖性骨膜炎	増殖性歯肉炎	掻創
創部膿瘍	足関節第１度熱傷	足関節第２度熱傷
足関節第３度熱傷	足関節内果部挫創	足関節熱傷
足関節部挫創	側胸部第１度熱傷	側胸部第２度熱傷
側胸部第３度熱傷	足底異物	足底熱傷
足底部咬創	足底部刺創	足底部第１度熱傷
足底部第２度熱傷	足底部第３度熱傷	足底部皮膚欠損創
側頭部割創	側頭部挫創	側頭部切創
側頭部脳膿瘍	足背部挫創	足背部切創
足背部第１度熱傷	足背部第２度熱傷	足背部第３度熱傷
足部汚染創	側腹部咬創	側腹部挫創
側腹部第１度熱傷	側腹部第２度熱傷	側腹部第３度熱傷
側腹壁開放創	足部骨髄炎	足部皮膚欠損創
足部裂創	鼡径部開放創	鼡径部切創
鼡径部第１度熱傷	鼡径部第２度熱傷	鼡径部第３度熱傷
鼡径部熱傷	損傷	第１度熱傷
第１度腐蝕	第２度熱傷	第２度腐蝕
第３度熱傷	第３度腐蝕	第４度熱傷
第５趾皮膚欠損創	体幹第１度熱傷	体幹第２度熱傷

た

体幹第3度熱傷	体幹熱傷	大腿汚染創
大腿咬創	大腿骨骨髄炎	大腿骨膿瘍
大腿骨膜炎	大腿骨慢性化膿性骨髄炎	大腿骨慢性骨髄炎
大腿挫創	大腿熱傷	大腿皮膚欠損創
大腿部開放創	大腿部刺創	大腿部切創
大腿部第1度熱傷	大腿部第2度熱傷	大腿部第3度熱傷
大腿裂創	大転子部挫創	体表面積10%未満の熱傷
体表面積10－19%の熱傷	体表面積20－29%の熱傷	体表面積30－39%の熱傷
体表面積40－49%の熱傷	体表面積50－59%の熱傷	体表面積60－69%の熱傷
体表面積70－79%の熱傷	体表面積80－89%の熱傷	体表面積90%以上の熱傷
大葉性肺炎	脱臼	脱臼骨折
だに媒介性回帰熱	多発性外傷	多発性開放創
多発性咬創	多発性口内炎	多発性昆虫咬創
多発性挫傷	多発性擦過創	多発性切創
多発性穿刺創	多発性第1度熱傷	多発性第2度熱傷
多発性第3度熱傷	多発性熱傷	多発性膿疱症
多発性皮下出血	多発性非熱傷性水疱	多発性表在損傷
多発性裂創	打撲割創	打撲血腫
打撲挫創	打撲擦過創	打撲傷
打撲皮下血腫	単純性角膜潰瘍	単純性歯周炎
単純性歯肉炎	単純性中耳炎	単純脱臼
炭疽髄膜炎	炭疽敗血症	恥骨骨炎
恥骨骨膜炎	智歯周囲炎	地図状角膜炎
地図状口内炎	地中海熱	腟開放創
腟断端出血	腟熱傷	腟壁縫合不全
腟裂傷	チフス	チフス性心筋炎
緻密性歯槽骨炎	中隔部肉芽形成	肘関節骨折
肘関節挫創	肘関節脱臼骨折	肘関節部開放創
肘関節慢性骨髄炎	中耳炎性顔面神経麻痺	中指咬創
中指挫傷	中指挫創	中指刺創
中指切創	中指皮膚欠損創	中手骨関節部挫創
中手骨膿瘍	中枢神経系損傷	肘頭骨折
肘部挫創	肘部切創	肘部第1度熱傷
肘部第2度熱傷	肘部第3度熱傷	肘部皮膚欠損創
腸間膜リンパ節炎	蝶形骨洞炎	腸骨骨髄炎
直腸淋菌感染	沈下性肺炎	陳旧性中耳炎
ツラレミアリンパ節炎	手開放創	手咬創
手挫創	手刺創	手切創
手第1度熱傷	手第2度熱傷	手第3度熱傷
手熱傷	デュランド・ニコラ・ファブル病	転位性骨折
殿部異物	殿部開放創	殿部咬創
殿部刺創	殿部切創	殿部第1度熱傷
殿部第2度熱傷	殿部第3度熱傷	殿部熱傷
殿部皮膚欠損創	殿部裂創	頭蓋骨骨髄炎
頭蓋内膿瘍	橈骨骨髄炎	頭頂部挫傷
頭頂部挫創	頭頂部擦過創	頭頂部切創
頭頂部打撲傷	頭頂部脳膿瘍	頭頂部裂創
頭皮開放創	頭皮剥離	頭皮表在損傷
頭部異物	頭部外傷性皮下気腫	頭部開放創
頭部割創	頭部頚部挫傷	頭部頚部挫創
頭部頚部打撲傷	頭部挫傷	頭部挫創
頭部擦過創	頭部刺創	頭部切創
頭部第1度熱傷	頭部第2度熱傷	頭部第3度熱傷
頭部多発開放創	頭部多発割創	頭部多発咬創
頭部多発挫傷	頭部多発挫創	頭部多発擦過創
頭部多発刺創	頭部多発切創	頭部多発創傷
頭部多発打撲傷	頭部多発裂創	頭部虫刺傷
動物咬創	頭部熱傷	頭部皮膚欠損創
頭部裂創	動脈損傷	兎眼性角膜炎
特殊性歯周炎	特発性関節脱臼	毒物性眼瞼炎
な 飛び降り自殺未遂	飛び込み自殺未遂	内視鏡検査中腸穿孔

内麦粒腫	内部尿路性器の熱傷	七日熱
軟口蓋挫創	軟口蓋創傷	軟口蓋熱傷
軟口蓋破裂	難治性歯周炎	肉離れ
乳児肺炎	乳腺膿瘍	乳腺瘻孔
乳頭潰瘍	乳頭周囲炎	乳頭びらん
乳頭部第1度熱傷	乳頭部第2度熱傷	乳頭部第3度熱傷
乳房炎症性疾患	乳房潰瘍	乳房第1度熱傷
乳房第2度熱傷	乳房第3度熱傷	乳房熱傷
乳房膿瘍	乳房よう	乳輪下膿瘍
乳輪部第1度熱傷	乳輪部第2度熱傷	乳輪部第3度熱傷
尿細管間質性腎炎	尿道口炎	尿道口膿瘍
尿道周囲炎	尿道周囲膿瘍	尿道膿瘍
尿膜管膿瘍	妊娠中の子宮頚管炎	妊娠中の子宮内感染
妊娠中の性器感染症	猫咬創	粘液膿性結膜炎
捻挫	脳挫傷	脳挫傷・頭蓋内に達する開放創合併あり
脳挫傷・頭蓋内に達する開放創合併なし	脳挫創	脳挫創・頭蓋内に達する開放創合併あり
脳挫創・頭蓋内に達する開放創合併なし	脳損傷	脳対側損傷
脳直撃損傷	脳底部挫傷	脳底部挫傷・頭蓋内に達する開放創合併あり
脳底部挫傷・頭蓋内に達する開放創合併なし	膿皮症	膿疱
は 脳裂傷	肺炎合併肺膿瘍	肺炎球菌性咽頭炎
肺炎球菌性気管支炎	肺化膿症	敗血症性咽頭炎
敗血症性気管支炎	敗血症性骨髄炎	敗血症性肺炎
敗血症性皮膚炎	肺炭疽	肺熱傷
背部第1度熱傷	背部第2度熱傷	背部第3度熱傷
背部熱傷	肺野兎病	爆死自殺未遂
白内障術後結膜炎	剥離骨折	剥離性歯肉炎
抜歯窩治癒不全	抜歯後歯槽骨炎	抜歯後出血
抜歯創瘻孔形成	歯の迷入	パリノー結膜炎
パリノー結膜腺症候群	破裂骨折	バング熱
半身第1度熱傷	半身第2度熱傷	半身第3度熱傷
反復性角膜潰瘍	反復性膀胱炎	汎副鼻腔炎
皮下異物	皮下血腫	鼻下擦過創
皮下静脈損傷	皮下損傷	非感染性急性外耳炎
非結核性抗酸菌性骨髄炎	腓骨骨髄炎	尾骨骨髄炎
鼻根部打撲挫創	鼻根部裂創	膝汚染創
膝皮膚欠損創	皮神経挫傷	非性病性尿道炎
非穿孔性眼球外傷	鼻前庭部挫創	鼻尖部挫創
肥大性歯肉炎	非定型肺炎	非特異骨髄炎
非特異性腸間膜リンパ節炎	非特異性尿道炎	非特異性リンパ節炎
ヒトメタニューモウイルス気管支炎	鼻部外傷性腫脹	鼻部開放創
眉部割創	鼻部割創	鼻部貫通創
腓腹筋挫創	皮膚欠損創	鼻部咬創
鼻部挫傷	鼻部挫創	鼻部擦過創
鼻部刺創	鼻部切創	鼻部創傷
皮膚損傷	鼻部第1度熱傷	鼻部第2度熱傷
鼻部第3度熱傷	皮膚炭疽	鼻部虫刺傷
皮膚剥脱創	鼻部皮膚欠損創	鼻部皮膚剥離創
鼻部裂創	びまん性外耳炎	びまん性脳損傷
びまん性脳損傷・頭蓋内に達する開放創合併あり	びまん性脳損傷・頭蓋内に達する開放創合併なし	びまん性肺炎
びまん性表層角膜炎	眉毛部割創	眉毛部裂創
表在性角膜炎	表在性点状角膜炎	表皮剥離
鼻翼部切創	鼻翼部裂創	びらん性歯肉炎
びらん性膀胱炎	非淋菌性尿道炎	フィラメント状角膜炎
フェニトイン歯肉増殖症	フォートブラッグ熱	匐行性角膜潰瘍
複雑性歯周炎	複雑性歯肉炎	複雑脱臼
伏針	副鼻腔開放創	腹部汚染創
腹部刺創	腹部第1度熱傷	腹部第2度熱傷
腹部第3度熱傷	腹部熱傷	腹部皮膚欠損創

	腹部野兎病	腹壁異物	腹壁開放創
	腹壁創し開	腹壁縫合不全	腐蝕
	不全骨折	ブタ流産菌病	ぶどう球菌性咽頭炎
	ぶどう球菌性眼瞼炎	ぶどう球菌性肺膿瘍	ぶどう球菌性扁桃炎
	ブラックアイ	フリクテン性角結膜炎	フリクテン性角膜炎
	フリクテン性角膜潰瘍	フリクテン性結膜炎	フリクテン性パンヌス
	ブリル病	ブルセラ症性脊椎炎	ブロディー骨膿瘍
	粉砕骨折	分娩時会陰裂傷	分娩時軟産道損傷
	閉鎖性外傷性脳圧迫	閉鎖性骨折	閉鎖性脱臼
	閉鎖性脳挫創	閉鎖性脳底部挫傷	閉鎖性びまん性脳損傷
	閉塞性肺炎	ヘルペス口内炎	辺縁角膜炎
	辺縁性化膿性歯根膜炎	辺縁性歯周組織炎	辺縁フリクテン
	扁桃性アンギナ	扁桃チフス	膀胱後部膿瘍
	膀胱三角部炎	縫合糸膿瘍	膀胱周囲炎
	膀胱周囲膿瘍	膀胱尿道炎	縫合不全
	縫合不全出血	縫合部膿瘍	放射線性下顎骨骨髄炎
	放射線性口内炎	放射線性熱傷	放射線性膀胱炎
	萌出性歯肉炎	包皮挫創	包皮切創
	包皮裂創	母指球部第1度熱傷	母指球部第2度熱傷
	母指球部第3度熱傷	母指咬創	母指骨髄炎
	母趾骨髄炎	母指挫傷	母指挫創
	母趾挫創	母指示指間切創	母指刺創
	母指切創	母指第1度熱傷	母指第2度熱傷
	母指第3度熱傷	母指打撲挫創	母指打撲傷
	母指熱傷	母指皮膚欠損創	母趾皮膚欠損創
ま	母指末節部挫創	ホッシウス輪	マイコプラズマ気管支炎
	マイボーム腺炎	膜性咽頭炎	末梢血管外傷
	末梢神経損傷	マルタ熱	慢性萎縮性老人歯肉炎
	慢性咽喉頭炎	慢性外耳炎	慢性角結膜炎
	慢性顎骨骨髄炎	慢性化膿性骨髄炎	慢性化膿性根尖性歯周炎
	慢性化膿性穿孔性中耳炎	慢性化膿性中耳炎	慢性血行性骨髄炎
	慢性結膜炎	慢性骨髄炎	慢性根尖性歯周炎
	慢性再発性膀胱炎	慢性耳管鼓室化膿性中耳炎	慢性歯冠周囲炎
	慢性歯周炎	慢性歯周膿瘍	慢性歯肉炎
	慢性上鼓室乳突洞化膿性中耳炎	慢性穿孔性中耳炎	慢性多発性骨髄炎
	慢性中耳炎	慢性中耳炎後遺症	慢性中耳炎術後再燃
	慢性尿道炎	慢性肺化膿症	慢性複雑性膀胱炎
	慢性副鼻腔炎	慢性副鼻腔炎急性増悪	慢性副鼻腔膿瘍
	慢性辺縁性歯周炎急性発作	慢性辺縁性歯周炎軽度	慢性辺縁性歯周炎重度
	慢性辺縁性歯周炎中等度	慢性扁桃炎	慢性膀胱炎
	慢性淋菌性尿道炎	慢性リンパ管炎	慢性リンパ節炎
	慢性涙小管炎	慢性涙のう炎	慢性濾胞性結膜炎
	眉間部挫創	眉間部裂創	耳後部挫創
	耳後部リンパ節炎	耳後部リンパ腺炎	脈絡網膜熱傷
	無熱性肺炎	盲管銃創	毛包眼瞼炎
	網膜振盪	網膜浮腫	網脈絡膜裂傷
や	モラックス・アクセンフェルド結膜炎	モンテジア骨折	薬傷
	薬物性眼瞼炎	腰椎骨髄炎	腰部切創
	腰部第1度熱傷	腰部第2度熱傷	腰部第3度熱傷
ら	腰部打撲挫創	腰部熱傷	らせん骨折
	離開骨折	リトレー腺膿瘍	流行性角結膜炎
	流行性結膜炎	流行性発疹チフス	流産熱
	良性慢性化膿性中耳炎	緑膿菌性外耳炎	淋菌性咽頭炎
	淋菌性外陰炎	淋菌性外陰腟炎	淋菌性滑膜炎
	淋菌性関節炎	淋菌性亀頭炎	淋菌性結膜炎
	淋菌性腱滑膜炎	淋菌性虹彩毛様体炎	淋菌性口内炎
	淋菌性骨髄炎	淋菌性子宮頸管炎	淋菌性女性骨盤炎
	淋菌性心筋炎	淋菌性心内膜炎	淋菌性心膜炎
	淋菌性髄膜炎	淋菌性精巣炎	淋菌性精巣上体炎
	淋菌性前立腺炎	淋菌性腟炎	淋菌性尿道炎
	淋菌性尿道狭窄	淋菌性脳膿瘍	淋菌性肺炎
	淋菌性敗血症	淋菌性バルトリン腺膿瘍	淋菌性腹膜炎
	淋菌性膀胱炎	淋菌性卵管炎	輪紋状角膜炎
	涙管損傷	涙管断裂	涙小管炎
	涙小管のう胞	涙道損傷	涙のう周囲炎
	涙のう周囲膿瘍	轢過創	裂離
	裂離骨折	レプトスピラ症	レプトスピラ性髄膜炎
	連鎖球菌気管支炎	連鎖球菌性アンギナ	連鎖球菌性咽頭炎
	連鎖球菌性喉頭炎	連鎖球菌性喉頭気管炎	連鎖球菌性扁桃炎
	老人性肺炎	肋骨骨髄炎	肋骨周囲炎
わ	若木骨折	ワンサンアンギナ	ワンサン気管支炎
	ワンサン扁桃炎		

△	BK ウイルス腎症	MRSA 骨髄炎	MRSA 術後創部感染
	MRSA 肺化膿症	MRSA 膀胱炎	RS ウイルス気管支炎
あ	足蜂巣炎	アトピー性角結膜炎	アフタ性口内炎
	アレルギー性角膜炎	アレルギー性眼瞼炎	アレルギー性結膜炎
	アレルギー性副鼻腔炎	一部性歯髄炎	陰茎炎
	陰茎膿瘍	咽頭喉頭逆流症	咽頭チフス
	咽頭膿瘍	インフルエンザ菌性咽頭炎	ウイルス性咽頭炎
	ウイルス性気管支炎	ウイルス性扁桃炎	ウォーケス篩骨洞炎
	う蝕第2度単純性歯髄炎	う蝕第3度急性化膿性歯髄炎	う蝕第3度歯髄壊死
	う蝕第3度歯髄壊疽	う蝕第3度慢性壊疽性歯髄炎	う蝕第3度慢性潰瘍性歯髄炎
	う蝕第3度慢性増殖性歯髄炎	栄養障害性角膜炎	会陰部蜂巣炎
	腋窩蜂巣炎	エコーウイルス気管支炎	壊疽性口内炎
か	壊疽性歯髄炎	オトガイ下膿瘍	外耳部外傷性異物
	外耳部外傷性皮下異物	外耳部打撲傷	外耳部皮下血腫
	外耳部皮下出血	外傷性角膜炎	外傷性角膜潰瘍
	外傷性歯根膜炎	外傷性歯髄炎	外歯瘻
	海綿体炎	海綿体膿瘍	下顎外傷性異物
	化学性結膜炎	下顎頭過形成	下顎部打撲傷
	下顎部蜂巣炎	顎下部膿瘍	顎関節部皮下血腫
	角結膜びらん	顎痛	顎堤増大
	顎部打撲傷	角膜上皮びらん	角膜膿瘍
	角膜びらん	角膜腐蝕	下肢蜂巣炎
	下肢リンパ浮腫	下腿蜂巣炎	肩蜂巣炎
	カタル性眼炎	カタル性結膜炎	カテーテル感染症
	カテーテル敗血症	化膿性爪囲炎	カリエスのない歯髄炎
	過労性脛部痛	眼炎	眼窩下膿瘍
	眼窩骨膜炎	眼窩膿瘍	眼窩蜂巣炎
	眼瞼外傷性異物	眼瞼外傷性皮下異物	カンジダ性口角びらん
	カンジダ性口内炎	眼周囲部外傷性異物	眼周囲部外傷性腫脹
	眼周囲部外傷性皮下異物	乾性角膜炎	眼部外傷性異物
	眼部外傷性皮下異物	顔面多発打撲傷	顔面多発皮下血腫
	顔面多発皮下出血	顔面打撲傷	顔面蜂巣炎
	乾酪性副鼻腔炎	義歯性潰瘍	気腫性腎盂腎炎
	季節性アレルギー性結膜炎	急性一部性化膿性歯髄炎	急性一部性単純性歯髄炎
	急性壊疽性歯髄炎	急性化膿性歯髄炎	急性眼窩うっ血
	急性眼窩炎	急性偽膜性カンジダ症	急性喉頭蓋膿瘍
	急性子宮傍結合織炎	急性歯髄炎	急性歯槽膿瘍
	急性全部性化膿性歯髄炎	急性全部性単純性歯髄炎	急性単純性歯髄炎
	急性汎発性発疹性膿疱症	急性リンパ管炎	頬部外傷性異物
	頬部打撲傷	頬部皮下血腫	頬部蜂巣炎
	胸壁蜂巣炎	グラデニーゴ症候群	頸部蜂巣炎
	ゲオトリクム症	ゲオトリクム性口内炎	血管性パンヌス
	血行性歯髄炎	結膜化膿性肉芽腫	結膜びらん
	結膜濾胞症	肩甲骨周囲炎	口腔カンジダ症
	口腔打撲傷	口腔内血腫	好酸球性蜂巣炎
	口唇アフタ	口唇カンジダ症	口唇打撲傷

	口唇皮下血腫	口唇皮下出血	光線眼症
	喉頭アレルギー	喉頭萎縮	喉頭壊死
	喉頭蓋軟骨膜炎	喉頭蓋のう胞	喉頭蓋膿瘍
	喉頭潰瘍	喉頭下垂症	喉頭機能低下
	喉頭上皮過形成	喉頭軟骨膜炎	喉頭肉芽腫
	喉頭白斑症	喉頭びらん	後頭部打撲傷
	喉頭蜂巣炎	広汎性フレグモーネ	コーガン症候群
	股関節部蜂巣炎	コクサッキーウイルス気管支炎	孤立性アフタ
	根尖周囲のう胞	根尖周囲膿瘍	根尖膿瘍
さ	細菌性結膜炎	再発性アフタ	臍部蜂巣炎
	蚕蝕性角膜潰瘍	残髄炎	残存性歯根のう胞
	耳介外傷性異物	耳介外傷性皮下異物	紫外線角結膜炎
	紫外線角膜炎	耳介打撲傷	耳介皮下血腫
	耳介皮下出血	耳下腺部打撲	歯髄壊死
	歯髄壊疽	歯髄充血	歯髄露出
	歯槽膿瘍	歯痛	湿疹性パンヌス
	膝部蜂巣炎	趾ひょう疽	習慣性扁桃炎
	手関節部蜂巣炎	手指ひょう疽	術後横隔膜下膿瘍
	術後皮下気腫	術後腹腔内膿瘍	術後腹壁膿瘍
	春季カタル	上顎打撲傷	上顎皮下血腫
	上行性歯髄炎	上肢リンパ浮腫	上腕蜂巣炎
	女性急性骨盤蜂巣炎	女性慢性骨盤蜂巣炎	深在性フレグモーネ
	心内異物	水疱性口内炎ウイルス病	精巣上体膿瘍
	精巣膿瘍	精巣蜂巣炎	石化性角膜炎
	舌下隙膿瘍	雪眼炎	舌扁桃炎
	前額部外傷性異物	前額部外傷性皮下異物	線状角膜炎
	先天性乳び胸	前頭部打撲傷	腺病性パンヌス
	全部性歯髄炎	前腕蜂巣炎	爪囲炎
	爪下膿瘍	象牙粒	爪床炎
	足関節部蜂巣炎	側頭部打撲傷	側頭部皮下血腫
	足背蜂巣炎	鼡径部蜂巣炎	咀嚼障害
た	第2象牙質	大アフタ	体幹蜂巣炎
	大腿部蜂巣炎	腟断端炎	虫垂炎術後残膿瘍
	肘部蜂巣炎	通年性アレルギー性結膜炎	テノンのう炎
	手蜂巣炎	殿部蜂巣炎	頭皮外傷性腫脹
	頭皮下血腫	頭皮蜂巣炎	頭部外傷性皮下異物
	頭部血腫	頭部多発皮下血腫	頭部打撲
	頭部打撲血腫	頭部打撲傷	頭部皮下異物
	頭部皮下血腫	頭部皮下出血	特発性喉頭肉芽腫
な	内歯瘻	軟口蓋血腫	難治性口内炎
	ニコチン性口内炎	乳腺内異物	乳房異物
は	尿管切石術後感染症	尿道症候群	背部蜂巣炎
	抜歯後疼痛	鼻入口部膿瘍	鼻壊死
	鼻壊疽	鼻潰瘍	鼻蜂巣炎
	歯の口底迷入	歯の上顎洞迷入	パラインフルエンザウイルス気管支炎
	鼻咽頭膿瘍	鼻咽頭蜂巣炎	鼻腔内膿瘍
	鼻せつ	鼻前庭せつ	鼻中隔壊死
	鼻中隔潰瘍	鼻中隔膿瘍	鼻中隔びらん
	非熱傷性水疱	鼻部外傷性異物	鼻部外傷性皮下異物
	眉部血腫	鼻部打撲傷	鼻部皮下血腫
	鼻部皮下出血	ひょう疽	鼻翼膿瘍
	不規則歯槽突起	不規則象牙質	腹壁縫合糸膿瘍
	腹壁蜂巣炎	プラーク性歯肉炎	ベドナーアフタ
	ヘルペスウイルス性歯肉口内炎	蜂窩織炎	放射線出血性膀胱炎
	帽状腱膜下出血	蜂巣炎	蜂巣炎性咽頭炎
ま	慢性壊疽性歯髄炎	慢性開放性歯髄炎	慢性潰瘍性歯髄炎
	慢性カタル性結膜炎	慢性子宮傍結合織炎	慢性歯髄炎
	慢性歯槽膿瘍	慢性増殖性歯髄炎	慢性単純性歯髄炎
	慢性中耳炎急性増悪	慢性閉鎖性歯髄炎	耳後部打撲傷
や	薬物性角結膜炎	薬物性角膜炎	薬物性結膜炎
	ライノウイルス気管支炎		

効能効果に関連する使用上の注意

（経口の場合）

(1)胎児に一過性の骨発育不全，歯牙の着色・エナメル質形成不全を起こすことがある。また，動物実験（ラット）で胎児毒性が認められているので，妊婦又は妊娠している可能性のある婦人には治療上の有益性が危険性を上回ると判断される場合にのみ投与すること。

(2)小児（特に歯牙形成期にある8歳未満の小児）に投与した場合，歯牙の着色・エナメル質形成不全，また，一過性の骨発育不全を起こすことがあるので，他の薬剤が使用できないか，無効の場合にのみ適用を考慮すること。

用法用量

経口

テトラサイクリン塩酸塩として，通常成人1日1g（力価）を4回に分割経口投与する。小児には1日体重1kgあたり30mg（力価）を4回に分割経口投与する。

なお，年齢，症状により適宜増減する。

トローチ：通常，1日4～9錠〔1錠中テトラサイクリン塩酸塩として15mg（力価）を含有〕を数回に分け，口中，舌下，頬腔で溶かしながら用いる。

口腔

〔挿入剤〕

抜歯創，口腔手術創に1～3個〔1個中テトラサイクリン塩酸塩として，5mg（力価）を含有〕挿入する。

なお，創面の状態により，必要に応じて追加挿入する。

〔軟膏剤〕：通常，適量を1日1～数回患部に塗布する。

外皮

〔軟膏剤（3%）としての使用〕：通常，症状により適量を1日1～数回，直接患部に塗布または無菌ガーゼにのばして貼付する。

眼科

〔末〕

眼軟膏として用いる場合には，通常，無刺激性の軟膏基剤を用いて0.5～1.0%眼軟膏とし，適量を1日1～数回塗布する。

なお，症状により適宜回数を増減する。

点眼液として用いる場合には，通常，滅菌精製水等の水性溶剤または植物油等の非水性溶剤を用いて0.5～1.0%点眼液とし，適量を1日1～数回点眼する。

なお，症状により適宜回数を増減する。

本剤は調製後は，冷所に保存し，1週間以内に使用すること。

用法用量に関連する使用上の注意　本剤の使用にあたっては，耐性菌の発現等を防ぐため，原則として感受性を確認し，疾病の治療上必要な最小限の期間の投与にとどめること。

禁忌　テトラサイクリン系薬剤に対し過敏症の既往歴のある患者

亜硝酸アミル「第一三共」　規格：0.25mL1管［778.7円/管］

亜硝酸アミル　第一三共　217,392

【効能効果】

狭心症
シアン及びシアン化合物による中毒

【対応標準病名】

◎	狭心症	シアン化水素中毒	シアン化物の毒作用
○	安静時狭心症	安定狭心症	異型狭心症
	冠攣縮性狭心症	狭心症3枝病変	初発労作型狭心症
	増悪労作型狭心症	不安定狭心症	夜間狭心症
	労作時兼安静時狭心症	労作性狭心症	
△	全身中毒症	中毒	毒物誤飲
	微小血管性狭心症	服毒自殺未遂	

用法用量

<狭心症>：1回1管（亜硝酸アミル0.25mL）を，被覆を除かずそのまま打ち叩いて破砕し，内容を被覆に吸収させ，鼻孔に当てて吸入させる。

＜シアン及びシアン化合物による中毒＞

(1)直接吸入

直接吸入は，自発呼吸がある場合に実施する。

1回1管(亜硝酸アミル0.25mL)を，被覆を除かずそのまま打ち叩いて破砕し，内容を被覆に吸収させ，鼻孔に当てて吸入させる。なお，症状により適宜増量する。

(2)回路内への投入：バッグマスク等の呼吸器経路内に，1回1管(亜硝酸アミル0.25mL)を，被覆を除かずそのまま打ち叩いて破砕した亜硝酸アミルのアンプルを投入し内容を吸入させる。なお，症状により適宜増量する。

用法用量に関連する使用上の注意

＜シアン及びシアン化合物による中毒＞

(1)本剤の用法用量は，患者の全身状態等に応じて決めるが，一般に下記の用法が標準的解毒方法として推奨される。

①亜硝酸アミルの吸入(亜硝酸ナトリウム溶液の準備ができるまで，2分毎)：アシドーシスが認められた場合，炭酸水素ナトリウムの静注により補正を行う。

②亜硝酸ナトリウムの静注(3%亜硝酸ナトリウム溶液10mL注1)を3分間で静注)：血圧低下を来した場合，ノルアドレナリン等の静注によりコントロールする。

③チオ硫酸ナトリウム水和物の静注(25%チオ硫酸ナトリウム溶液50mL注2)を10分以上かけて静注)

④上記により効果がなければ(2)，(3)を初回の半量投与する。

注1)注射用水20mLに亜硝酸ナトリウム0.6gを溶解して製する。

注2)注射用水100mLにチオ硫酸ナトリウム水和物12.5gを溶解して製する。市販の日局チオ硫酸ナトリウム注射液を用いる場合は125mLを投与する。

(2)ニトロプルシドナトリウム注射液の過量投与によるシアン中毒の治療には，日局チオ硫酸ナトリウム水和物の静脈内投与，本剤の吸入等が有効である。

禁忌

＜狭心症＞

(1)心筋梗塞の急性期の患者

(2)閉塞隅角緑内障の患者

(3)頭部外傷又は脳出血のある患者

(4)高度な貧血のある患者

(5)硝酸・亜硝酸エステル系薬剤に対し過敏症の既往歴のある患者

(6)ホスホジエステラーゼ5阻害作用を有する薬剤(シルデナフィルクエン酸塩，バルデナフィル塩酸塩水和物，タダラフィル)又はグアニル酸シクラーゼ刺激作用を有する薬剤(リオシグアト)を投与中の患者

原則禁忌

＜シアン及びシアン化合物による中毒＞

(1)心筋梗塞の急性期の患者

(2)閉塞隅角緑内障の患者

(3)頭部外傷又は脳出血のある患者

(4)高度な貧血のある患者

(5)硝酸・亜硝酸エステル系薬剤に対し過敏症の既往歴のある患者

(6)ホスホジエステラーゼ5阻害作用を有する薬剤(シルデナフィルクエン酸塩，バルデナフィル塩酸塩水和物，タダラフィル)又はグアニル酸シクラーゼ刺激作用を有する薬剤(リオシグアト)を投与中の患者

併用禁忌

＜狭心症＞

薬剤名等	臨床症状・措置方法	機序・危険因子
ホスホジエステラーゼ5阻害作用を有する薬剤 シルデナフィルクエン酸塩 (バイアグラ) バルデナフィル塩酸塩水和物 (レビトラ) タダラフィル (シアリス)	併用により，降圧作用を増強することがある。	本剤はcGMPの産生を促進し，一方，ホスホジエステラーゼ5阻害作用を有する薬剤はcGMPの分解を抑制することから，両剤の併用によりcGMPの増大を介する本剤の降圧作用が増強する。
グアニル酸シクラーゼ刺激作用を有する薬剤 リオシグアト (アデムパス)		本剤とグアニル酸シクラーゼ刺激作用を有する薬剤は，ともにcGMPの産生を促進することから，両剤の併用によりcGMPの増大を介する本剤の降圧作用が増強する。

原則併用禁忌

＜シアン及びシアン化合物による中毒＞

薬剤名等	臨床症状・措置方法	機序・危険因子
ホスホジエステラーゼ5阻害作用を有する薬剤 シルデナフィルクエン酸塩 (バイアグラ) バルデナフィル塩酸塩水和物 (レビトラ) タダラフィル (シアリス)	併用により，降圧作用を増強することがある。	本剤はcGMPの産生を促進し，一方，ホスホジエステラーゼ5阻害作用を有する薬剤はcGMPの分解を抑制することから，両剤の併用によりcGMPの増大を介する本剤の降圧作用が増強する。
グアニル酸シクラーゼ刺激作用を有する薬剤 リオシグアト (アデムパス)		本剤とグアニル酸シクラーゼ刺激作用を有する薬剤は，ともにcGMPの産生を促進することから，両剤の併用によりcGMPの増大を介する本剤の降圧作用が増強する。

アスタット外用液1%　規格：1%1mL[41.3円/mL]
アスタットクリーム1%　規格：1%1g[41.3円/g]
アスタット軟膏1%　規格：1%1g[41.3円/g]

ラノコナゾール　マルホ　265

【効能効果】

下記の皮膚真菌症の治療

白癬：足白癬，体部白癬，股部白癬

カンジダ症：間擦疹，指間びらん症，爪囲炎

癜風

【対応標準病名】

◎	足白癬	カンジダ症	カンジダ性間擦疹
	カンジダ性指間びらん	股部白癬	体部白癬
	爪周囲カンジダ症	癜風	白癬
	皮膚真菌症		
○	HIVカンジダ病	足汗疱状白癬	足爪白癬
	異型白癬	陰部真菌症	腋窩浅在性白癬
	黄癬	外陰真菌症	外陰部カンジダ症
	外陰部腟カンジダ症	外耳道真菌症	角質増殖型白癬
	渦状癬	カンジダ感染母体より出生した児	カンジダ性亀頭炎
	カンジダ性趾間びらん	頑癬	感染性白癬症
	汗疱状白癬	顔面真菌性湿疹	顔面白癬
	胸部白癬	頚部白癬	ケルスス禿瘡
	肛囲白癬	黒癬	股部頑癬
	指間カンジダ症	趾間カンジダ症	趾間汗疱状白癬
	指間白癬	趾間白癬	四肢白癬
	湿疹状白癬	趾部白癬	手指爪白癬
	手掌白癬	食道カンジダ症	真菌感染母体より出生した児
	真菌性外陰腟炎	真菌性腟炎	深在性白癬
	新生児カンジダ症	舌カンジダ症	鼡径部白癬
	爪カンジダ症	爪白癬	手汗疱状白癬
	手白癬	殿部白癬	頭部白癬
	禿瘡	トリコフィチア	白癬菌性肉芽腫
	白癬性毛瘡	汎発性頑癬	汎発性白癬

	汎発性皮膚真菌症	ひげ白癬	皮膚糸状菌症
	表在性白癬症	腹部白癬	腰部白癬
△	アレルギー性気管支肺カンジダ症	会陰部カンジダ症	腋窩カンジダ症
	カンジダ性口角びらん	カンジダ性口唇炎	カンジダ性口内炎
	カンジダ性湿疹	カンジダ性心内膜炎	カンジダ性髄膜炎
	カンジダ性肉芽腫	カンジダ性尿道炎	カンジダ性敗血症
	カンジダ性膀胱炎	急性偽膜性カンジダ症	肛囲カンジダ症
	口腔カンジダ症	口唇カンジダ症	肛門カンジダ症
	黒砂毛	消化管カンジダ症	水疱性白癬
	全身性カンジダ症	膣カンジダ症	腸管カンジダ症
	殿部カンジダ症	尿路カンジダ症	肺カンジダ症
	白砂毛	汎発性皮膚カンジダ症	皮膚カンジダ症
	慢性皮膚粘膜カンジダ症		

用法用量　1日1回患部に塗布する。

禁忌　本剤の成分に対し過敏症の既往歴のある患者

ラノコナゾール外用液1%「イワキ」：岩城　1%1mL[26.7円/mL]，ラノコナゾールクリーム1%「イワキ」：岩城　1%1g[26.7円/g]，ラノコナゾール軟膏1%「イワキ」：岩城　1%1g[26.7円/g]

アズノールST錠口腔用5mg　規格：5mg1錠[17.5円/錠]
アズノール・ガーグル顆粒0.4%　規格：0.4%1g[6.2円/g]

アズレンスルホン酸ナトリウム水和物　日本新薬　226

【効能効果】

咽頭炎，扁桃炎，口内炎，急性歯肉炎，舌炎，口腔創傷

【対応標準病名】

◎	咽頭炎	急性歯肉炎	口腔創傷
	口内炎	舌炎	扁桃炎
○あ	悪液質アフタ	アデノウイルス咽頭炎	アデノウイルス扁桃炎
	アフタ性口内炎	アレルギー性口内炎	アンギナ
	咽頭チフス	咽頭痛	インフルエンザ菌性咽頭炎
	ウイルス性咽頭炎	ウイルス性口内炎	ウイルス性扁桃炎
	壊死性潰瘍性歯周炎	壊死性潰瘍性歯肉炎	壊疽性咽頭炎
か	壊疽性歯肉炎	エンテロウイルス性リンパ結節性咽頭炎	潰瘍性咽頭炎
	潰瘍性口内炎	潰瘍性歯肉炎	下咽頭炎
	カタル性咽頭炎	カタル性口内炎	カタル性舌炎
	化膿性口内炎	化膿性歯肉炎	カンジダ性口角びらん
	カンジダ性口内炎	感染性咽頭炎	感染性口内炎
	乾燥性口内炎	義歯性潰瘍	義歯性口内炎
	偽膜性咽頭炎	偽膜性口内炎	偽膜性扁桃炎
	急性アデノイド咽頭炎	急性アデノイド扁桃炎	急性咽頭炎
	急性壊疽性扁桃炎	急性潰瘍性扁桃炎	急性化膿性咽頭炎
	急性化膿性扁桃炎	急性偽膜性カンジダ症	急性腺窩性扁桃炎
	急性扁桃炎	頬粘膜咬創	ゲオトリクム性口内炎
	原発性ヘルペスウイルス性口内炎	口蓋切創	口蓋裂創
	口角部挫創	口角部裂創	硬化性舌炎
	口腔開放創	口腔割創	口腔カンジダ症
	口腔挫創	口腔刺創	口腔褥瘡性潰瘍
	口腔底蜂巣炎	口腔粘膜咬創	口腔ヘルペス
	口腔裂創	口唇アフタ	口唇外傷性異物
	口唇開放創	口唇割創	口唇カンジダ症
	口唇貫通創	口唇咬創	口唇挫創
	口唇刺創	口唇創傷	口唇裂創
	口底蜂巣炎	コクサッキーウイルス咽頭炎	黒毛舌
さ	孤立性アフタ	再発性アフタ	再発性ヘルペスウイルス性口内炎
	思春期性歯肉炎	歯肉炎	歯肉カンジダ症
	歯肉切創	歯肉裂創	習慣性アンギナ
	習慣性扁桃炎	出血性口内炎	上咽頭炎
	上唇小帯裂創	水痘後急性扁桃炎	水疱性咽頭炎
	水疱性口内炎	水疱性口内炎ウイルス病	正中菱形舌炎
	舌開放創	舌潰瘍	舌カンジダ症
	舌咬創	舌挫創	舌刺創
	接触性口内炎	舌切創	舌創傷
	舌乳頭炎	舌膿瘍	舌びらん
	舌扁桃炎	舌裂創	腺窩性アンギナ
た	増殖性化膿性口内炎	増殖性歯肉炎	多発性口内炎
な	単純性歯肉炎	地図状口内炎	軟口蓋挫創
	軟口蓋創傷	軟口蓋破裂	難治性口内炎
は	ニコチン性口内炎	妊娠性歯肉炎	肺炎球菌性咽頭炎
	敗血症性咽頭炎	剥離性限局性舌炎	剥離性歯肉炎
	剥離性舌炎	肥大性歯肉炎	ビタミンC欠乏症性歯肉炎
	表在性舌炎	びらん性歯肉炎	フェニトイン歯肉増殖症
	複雑性歯肉炎	ぶどう球菌性咽頭炎	ぶどう球菌性扁桃炎
	プラーク性歯肉炎	ベドナーアフタ	ヘルペスウイルス性咽頭炎
	ヘルペスウイルス性歯肉口内炎	ヘルペス口内炎	扁桃性アンギナ
	扁桃チフス	放射線性口内炎	萌出性歯肉炎
ま	膜性咽頭炎	慢性舌炎	慢性表在性舌炎
ら	慢性扁桃炎	メラー舌炎	リガ・フェーデ病
	良性移動性舌炎	淋菌性咽頭炎	淋菌性口内炎
	連鎖球菌性アンギナ	連鎖球菌性咽頭炎	連鎖球菌性扁桃炎
△	壊疽性口内炎	オトガイ下膿瘍	顎下部膿瘍
	偽膜性アンギナ	頬粘膜白板症	鋸歯状舌
	亀裂舌	ゲオトリクム症	口蓋垂炎
	口蓋膿瘍	口腔感染症	口腔紅板症
	口腔底膿瘍	口腔膿瘍	口腔白板症
	硬口蓋白板症	溝状舌	口底膿瘍
	口底白板症	紅板症	歯肉白板症
	重症熱性血小板減少症候群	舌萎縮	舌下隙膿瘍
	舌根腫瘤	舌根部粘膜下出血	舌腫瘤
	舌切除後遺症	舌苔	舌痛症
	舌乳頭萎縮	舌乳頭肥大	舌白板症
	舌肥大	地図状舌	軟口蓋白板症
	ニコチン性口蓋白色角化症	白色水腫	ワンサンアンギナ
	ワンサン気管支炎	ワンサン扁桃炎	

用法用量

〔アズノールST錠口腔用5mg〕：通常1回1錠を1日4回左右いずれかの上顎の歯肉口唇移行部に挿入する。なお，症状により適宜増減する。

〔アズノール・ガーグル顆粒0.4%〕：1回2～3包(アズレンスルホン酸ナトリウム水和物として4～6mg)を，適量(約100mL)の水又は微温湯に溶解し，1日数回含嗽する。なお，年齢，症状により適宜増減する。

アズレン含嗽用顆粒0.4%「ツルハラ」：鶴原　0.4%1g[6.2円/g]，アズレン含嗽用顆粒0.4%「日医工」：日医工　0.4%1g[6.2円/g]，アズレン含嗽用散0.4%「トーワ」：東和　0.4%1g[6.2円/g]，アズレン散含嗽用0.4%：大正薬品　0.4%1g[6.2円/g]，アズレン散含嗽用0.4%「杏林」：キョーリンリメディオ　0.4%1g[6.2円/g]，水溶性アズレン含嗽用顆粒0.4%「YD」：陽進堂　0.4%1g[6.2円/g]，エマーゲン顆粒含嗽用0.4%：堀井薬品　0.4%1g[6.2円/g]，バウロ散含嗽用0.4%：堀井薬品　0.4%1g[6.2円/g]，マズレニンガーグル散0.4%：丸石　0.4%1g[6.2円/g]

ア

アズノールうがい液4%　規格：4%1mL[46.8円/mL]
アズレンスルホン酸ナトリウム水和物　日本点眼薬　226

【効 能 効 果】

咽頭炎，扁桃炎，口内炎，急性歯肉炎，舌炎，口腔創傷

【対応標準病名】

◎	咽頭炎	急性歯肉炎	口腔創傷
	口内炎	舌炎	扁桃炎
○あ	悪液質アフタ	アデノウイルス咽頭炎	アデノウイルス扁桃炎
	アフタ性口内炎	アレルギー性口内炎	アンギナ
	咽頭チフス	咽頭痛	インフルエンザ菌性咽頭炎
	ウイルス性咽頭炎	ウイルス性口内炎	ウイルス性扁桃炎
	壊死性潰瘍性歯周炎	壊死性潰瘍性歯肉炎	壊疽性咽頭炎
か	壊疽性歯肉炎	エンテロウイルス性リンパ結節性咽頭炎	潰瘍性咽頭炎
	潰瘍性口内炎	潰瘍性歯肉炎	下咽頭炎
	カタル性咽頭炎	カタル性口内炎	カタル性舌炎
	化膿性口内炎	化膿性歯肉炎	カンジダ性口角びらん
	カンジダ性口内炎	感染性咽頭炎	感染性口内炎
	乾燥性口内炎	義歯性潰瘍	義歯性口内炎
	偽膜性咽頭炎	偽膜性口内炎	偽膜性扁桃炎
	急性アデノイド咽頭炎	急性アデノイド扁桃炎	急性咽頭炎
	急性壊疽性扁桃炎	急性潰瘍性扁桃炎	急性化膿性咽頭炎
	急性化膿性扁桃炎	急性偽膜性カンジダ症	急性腺窩性扁桃炎
	急性扁桃炎	頬粘膜咬創	ゲオトリクム性口内炎
	原発性ヘルペスウイルス性口内炎	口蓋切創	口蓋裂創
	口角部挫創	口角部裂創	硬化性舌炎
	口腔開放創	口腔割創	口腔カンジダ症
	口腔挫創	口腔刺創	口腔褥瘡性潰瘍
	口腔底蜂巣炎	口腔粘膜咬創	口腔ヘルペス
	口腔裂創	口唇アフタ	口唇外傷性異物
	口唇開放創	口唇割創	口唇カンジダ症
	口唇貫通創	口唇咬創	口唇挫創
	口唇刺創	口唇創傷	口唇裂創
	口底蜂巣炎	コクサッキーウイルス咽頭炎	黒毛舌
さ	孤立性アフタ	再発性アフタ	再発性ヘルペスウイルス性口内炎
	思春期性歯肉炎	歯肉炎	歯肉カンジダ症
	歯肉切創	歯肉裂創	習慣性アンギナ
	習慣性扁桃炎	出血性口内炎	上咽頭炎
	上唇小帯裂創	水痘後急性扁桃炎	水疱性咽頭炎
	水疱性口内炎	水疱性口内炎ウイルス病	正中菱形舌炎
	舌開放創	舌潰瘍	舌カンジダ症
	舌咬創	舌挫創	舌刺創
	接触性口内炎	舌切創	舌創傷
	舌乳頭炎	舌膿瘍	舌びらん
	舌扁桃炎	舌裂創	腺窩性アンギナ
た	増殖性化膿性口内炎	増殖性歯肉炎	多発性口内炎
な	単純性歯肉炎	地図状口内炎	軟口蓋挫創
	軟口蓋創傷	軟口蓋破裂	難治性口内炎
は	ニコチン性口内炎	妊娠性歯肉炎	肺炎球菌性咽頭炎
	敗血症性咽頭炎	剥離性限局性舌炎	剥離性歯肉炎
	剥離性舌炎	肥大性歯肉炎	ビタミンC欠乏症性歯肉炎
	表在性舌炎	びらん性歯肉炎	フェニトイン歯肉増殖症
	複雑性歯肉炎	ぶどう球菌性咽頭炎	ぶどう球菌性扁桃炎
	プラーク性歯肉炎	ベドナーアフタ	ヘルペスウイルス性咽頭炎
	ヘルペスウイルス性歯肉口内炎	ヘルペス口内炎	扁桃性アンギナ
	扁桃チフス	放射線性口内炎	萌出性歯肉炎
ま	膜性咽頭炎	慢性舌炎	慢性表在性舌炎
ら	慢性扁桃炎	メラー舌炎	リガ・フェーデ病
	良性移動性舌炎	淋菌性咽頭炎	淋菌性口内炎
	連鎖球菌性アンギナ	連鎖球菌性咽頭炎	連鎖球菌性扁桃炎
△	壊疽性口内炎	オトガイ下膿瘍	顎下部膿瘍
	偽膜性アンギナ	頬粘膜白板症	鋸歯状舌
	亀裂舌	ゲオトリクム症	口蓋垂炎
	口蓋膿瘍	口腔感染症	口腔紅板症
	口腔底膿瘍	口腔膿瘍	口腔白板症
	硬口蓋白板症	溝状舌	口底膿瘍
	口底白板症	紅板症	歯肉白板症
	重症熱性血小板減少症候群	舌萎縮	舌下隙膿瘍
	舌根腫瘤	舌根部粘膜下出血	舌腫瘤
	舌切除後遺症	舌苔	舌痛症
	舌乳頭萎縮	舌乳頭肥大	舌白板症
	舌肥大	地図状舌	軟口蓋白板症
	ニコチン性口蓋白色角化症	白色水腫	ワンサンアンギナ
	ワンサン気管支炎	ワンサン扁桃炎	

用法用量　アズレンスルホン酸ナトリウム水和物として，1回4〜6mg(1回押し切り分，又は5〜7滴)を，適量(約100mL)の水又は微温湯に溶解し，1日数回含嗽する。なお，年齢，症状により適宜増減する。

アーズミンうがい液1%：本草　1%1mL[11.7円/mL]，アズガグルうがい液T4%：東亜薬品　4%1mL[46.8円/mL]，アズレイうがい液4%：協和新薬　4%1mL[46.8円/mL]，アズレワンうがい液1%：イセイ　1%1mL[11.7円/mL]，アズレンうがい液4%「TSU」：鶴原　4%1mL[46.8円/mL]，アズレンうがい液4%「TYK」：大正薬品　4%1mL[46.8円/mL]，アズレンうがい液4%「ケンエー」：健栄　4%1mL[46.8円/mL]，アズレンガーグル4%「マイラン」：マイラン製薬　4%1mL[46.8円/mL]，アボダースうがい液4%：テバ製薬　4%1mL[46.8円/mL]

アズノール軟膏0.033%　規格：0.033%10g[2.95円/g]
ジメチルイソプロピルアズレン　日本新薬　264

【効 能 効 果】

湿疹

熱傷・その他の疾患によるびらん及び潰瘍

【対応標準病名】

◎	湿疹	熱傷	皮膚潰瘍
	皮膚びらん		
○あ	1型糖尿病性潰瘍	2型糖尿病性潰瘍	足湿疹
	足第2度熱傷	足熱傷	アトピー皮膚
	異汗性湿疹	陰茎第2度熱傷	陰茎熱傷
	陰のう湿疹	陰のう第2度熱傷	陰のう熱傷
	会陰第2度熱傷	会陰熱傷	会陰部肛囲湿疹
	腋窩湿疹	腋窩第2度熱傷	腋窩難治性皮膚潰瘍
	腋窩熱傷	腋窩皮膚潰瘍	汚染擦過創
か	外陰第2度熱傷	外陰熱傷	外陰部皮膚炎
	化学外傷	下顎熱傷	下顎部第2度熱傷
	下肢第2度熱傷	下肢熱傷	下腿足部熱傷
	下腿熱傷	下腿部第2度熱傷	化膿性皮膚疾患
	下半身第2度熱傷	下半身熱傷	下腹部第2度熱傷
	貨幣状湿疹	眼瞼化学熱傷	間擦疹
	眼周囲化学熱傷	関節挫傷	感染性皮膚炎
	汗疱	汗疱性湿疹	顔面急性皮膚炎
	顔面第2度熱傷	顔面熱傷	丘疹状湿疹
	急性湿疹	胸部上腕熱傷	胸部第2度熱傷
	頬部第2度熱傷	胸部難治性皮膚潰瘍	胸部熱傷
	胸部皮膚潰瘍	亀裂性湿疹	躯幹薬傷
	頚部第2度熱傷	頚部難治性皮膚潰瘍	頚部熱傷
	頚部皮膚炎	頚部皮膚潰瘍	肩甲間部第2度熱傷

	肩甲間部熱傷	肩甲部第２度熱傷	肩甲部熱傷
	肩部第２度熱傷	肛囲間擦疹	好酸球性蜂巣炎
	口唇第２度熱傷	口唇熱傷	紅斑性間擦疹
	紅斑性湿疹	肛門湿疹	肛門第２度熱傷
	肛門熱傷	昆虫咬創	昆虫刺傷
さ	採皮創	挫傷	擦過創
	耳介部第２度熱傷	自家感作性皮膚炎	四肢第２度熱傷
	四肢熱傷	指尖難治性皮膚潰瘍	指尖皮膚潰瘍
	趾第２度熱傷	湿疹様発疹	膝部第２度熱傷
	趾熱傷	手関節部第２度熱傷	手指湿疹
	手指第２度熱傷	手指端熱傷	手指難治性皮膚潰瘍
	手指熱傷	手指皮膚潰瘍	手掌第２度熱傷
	手掌熱傷	手背第２度熱傷	手背熱傷
	手部難治性皮膚潰瘍	手部皮膚潰瘍	上肢第２度熱傷
	上肢熱傷	上半身第２度熱傷	上半身熱傷
	踵部第２度熱傷	上腕第２度熱傷	上腕熱傷
	神経症性掻破	人工肛門部皮膚炎	新生児天疱瘡
	新生児皮膚炎	スイート症候群	スイート病
	水疱性膿痂疹	赤色湿疹	切創
	前額部第２度熱傷	前胸部第２度熱傷	前胸部熱傷
	全身擦過創	全身湿疹	全身第２度熱傷
	前腕手部熱傷	前腕第２度熱傷	前腕難治性皮膚潰瘍
	前腕熱傷	前腕皮膚潰瘍	掻創
	足関節第２度熱傷	足関節熱傷	側胸部第２度熱傷
	足底熱傷	足底部第２度熱傷	足背部第２度熱傷
	側腹部第２度熱傷	鼡径部第２度熱傷	鼡径部熱傷
た	第１度腐蝕	第２度熱傷	第２度腐蝕
	体幹第２度熱傷	体幹熱傷	大腿熱傷
	大腿部第２度熱傷	体表面積 10%未満の熱傷	体表面積 10 － 19%の熱傷
	多発性昆虫咬創	多発性挫傷	多発性擦過創
	多発性第２度熱傷	多発性非熱傷性水疱	多発性表在損傷
	打撲擦過創	肘部第２度熱傷	手湿疹
	手第２度熱傷	手熱傷	点状角質融解症
	殿部第２度熱傷	殿部難治性皮膚潰瘍	殿部熱傷
	殿部皮膚潰瘍	冬期湿疹	糖尿病性潰瘍
	頭部湿疹	頭部第２度熱傷	頭部熱傷
な	難治性皮膚潰瘍	難治性瘻孔	乳頭部第２度熱傷
	乳房第２度熱傷	乳房熱傷	乳房皮膚炎
	乳輪部第２度熱傷	妊娠湿疹	妊婦性皮膚炎
は	熱帯性潰瘍	背部第２度熱傷	背部難治性皮膚潰瘍
	背部熱傷	背部皮膚潰瘍	白色粃糠疹
	鼻背部湿疹	半身第２度熱傷	皮下損傷
	鼻前庭部湿疹	非熱傷性水疱	皮膚炎
	皮膚損傷	鼻部第２度熱傷	皮膚瘻
	表皮剥離	腹部第２度熱傷	腹部難治性皮膚潰瘍
	腹部熱傷	腹部皮膚潰瘍	腹壁瘢痕部潰瘍
	ぶどう球菌性熱傷様皮膚症候群	扁平湿疹	放射線性熱傷
	母指球部第２度熱傷	母指第２度熱傷	母指熱傷
や	慢性湿疹	薬傷	腰部第２度熱傷
ら	腰部熱傷	落屑性湿疹	鱗状湿疹
△	アカツキ病	足第３度熱傷	アルカリ腐蝕
	異汗症	陰茎第３度熱傷	陰のう第３度熱傷
	陰部間擦疹	会陰第３度熱傷	腋窩第３度熱傷
	外陰第３度熱傷	下顎部第３度熱傷	下肢第３度熱傷
	下腿部第３度熱傷	下半身第３度熱傷	下腹部第３度熱傷
	眼化学熱傷	眼瞼第２度熱傷	眼瞼第３度熱傷
	眼瞼熱傷	眼周囲第２度熱傷	眼周囲第３度熱傷
	顔面第３度熱傷	胸部第３度熱傷	頬部第３度熱傷
	頚部第３度熱傷	肩甲間部第３度熱傷	肩甲部第３度熱傷
	肩部第３度熱傷	口唇第３度熱傷	肛門第３度熱傷
	細菌性肉芽腫症	酸腐蝕	耳介部第３度熱傷
	四肢第３度熱傷	趾第３度熱傷	膝部第３度熱傷
	手関節部第３度熱傷	手指第３度熱傷	手指粘液のう腫
	手掌第３度熱傷	手背第３度熱傷	上肢第３度熱傷
	上半身第３度熱傷	踵部第３度熱傷	上腕第３度熱傷
	ストーマ粘膜皮膚侵入	精巣熱傷	前額部第３度熱傷
	前胸部第３度熱傷	全身第３度熱傷	全身熱傷
	前腕第３度熱傷	足関節第３度熱傷	側胸部第３度熱傷
	足底部第３度熱傷	足背部第３度熱傷	側腹部第３度熱傷
	鼡径部第３度熱傷	第３度熱傷	第３度腐蝕
	第４度熱傷	体幹第３度熱傷	大腿部第３度熱傷
	体表面積 20 － 29%の熱傷	体表面積 30 － 39%の熱傷	体表面積 40 － 49%の熱傷
	体表面積 50 － 59%の熱傷	体表面積 60 － 69%の熱傷	多発性第３度熱傷
	多発性熱傷	肘部第３度熱傷	手第３度熱傷
	殿部第３度熱傷	頭部第３度熱傷	乳頭部第３度熱傷
	乳房第３度熱傷	乳輪部第３度熱傷	背部第３度熱傷
	半身第３度熱傷	鼻部第３度熱傷	腹部第３度熱傷
	腐蝕	母指球部第３度熱傷	母指第３度熱傷
	腰部第３度熱傷		

用法用量　通常，症状により適量を１日数回塗布する。

禁忌　本剤の成分に対して過敏症の既往歴のある患者

ハスレン軟膏0.033%：テバ製薬[2.4円/g]

アスプール液(0.5%)　規格：0.5%1mL[17.6円/mL]

dl-イソプレナリン塩酸塩　アルフレッサファーマ　225

【効 能 効 果】

下記疾患にもとづく気管支痙攣の緩解：気管支喘息，急性気管支炎，慢性気管支炎，気管支拡張症，肺気腫

【対応標準病名】

◎	気管支拡張症	気管支痙攣	気管支喘息
	急性気管支炎	肺気腫	慢性気管支炎
○	RSウイルス気管支炎	亜急性気管支炎	アスピリン喘息
	アトピー性喘息	アレルギー性気管支炎	萎縮性肺気腫
	一側性肺気腫	インフルエンザ菌気管支炎	ウイルス性気管支炎
	運動誘発性喘息	エコーウイルス気管支炎	円柱状気管支拡張症
	外因性喘息	下葉気管支拡張症	感染型気管支喘息
	気管支喘息合併妊娠	気腫性肺のう胞	偽膜性気管支炎
	急性気管気管支炎	急性喉頭気管気管支炎	急性反復性気管支炎
	巨大気腫性肺のう胞	クループ性気管支炎	限局性気管支拡張症
	コクサッキーウイルス気管支炎	混合型喘息	細気管支拡張症
	小児喘息	小児喘息性気管支炎	小葉間肺気腫
	職業喘息	滲出性気管支炎	ステロイド依存性喘息
	咳喘息	喘息性気管支炎	中心小葉性肺気腫
	難治性喘息	乳児喘息	のう状気管支拡張症
	肺炎球菌性気管支炎	敗血症性気管支炎	肺胞性肺気腫
	パラインフルエンザウイルス気管支炎	汎小葉性肺気腫	非アトピー性喘息
	びまん性気管支拡張症	ブラ性肺気腫	閉塞性肺気腫
	マイコプラズマ気管支炎	マクロード症候群	慢性気管炎
	慢性気管気管支炎	慢性気管支拡張症	慢性気管支漏
	慢性肺気腫	夜間性喘息	ライノウイルス気管支炎
	連鎖球菌気管支炎	老人性気管支炎	老人性肺気腫
△	気管支漏	上葉無気肺	心因性喘息
	中葉無気肺	肺穿孔	板状無気肺

用法用量　ネブライザーなどを用い，通常，成人１回0.5%液0.6mL(イソプレナリン塩酸塩として3mg)を自然呼吸下3～10分でエアゾル吸入する。なお，年齢，症状により適宜増減する。

用法用量に関連する使用上の注意

患者に対し，本剤の過度の使用により不整脈，心停止等の重篤な副作用が発現する危険性があることを理解させ，次の事項及びその他必要と考えられる注意を与えること。

(1)「ネブライザーなどを用い，通常，成人1回0.5％液0.6mL（イソプレナリン塩酸塩として3mg）を自然呼吸下3〜10分でエアゾル吸入する。」を守ること。
(2)発作が重篤で吸入投与の効果が不十分な場合には，可及的速やかに医療機関を受診し治療を求めること。

禁忌
(1)カテコールアミン製剤（アドレナリン等），エフェドリン製剤，メチルエフェドリン製剤を投与中の患者
(2)頻脈性不整脈を合併する患者
(3)本剤の成分に対し過敏症のある患者

併用禁忌

薬剤名等	臨床症状・措置方法	機序・危険因子
カテコールアミン製剤 アドレナリン等（ボスミン等） エフェドリン製剤 メチルエフェドリン製剤	不整脈，場合によっては心停止を起こすおそれがある。	併用によりアドレナリン作動性神経刺激を著しく増大させると考えられる。

アズマネックスツイストヘラー100μg60吸入
規格：6mg1キット（100μg）［2598.9円/キット］
アズマネックスツイストヘラー200μg60吸入
規格：12mg1キット（200μg）［3315円/キット］
モメタゾンフランカルボン酸エステル　MSD　229

【効能効果】
気管支喘息

【対応標準病名】

◎	気管支喘息		
○	アスピリン喘息	アトピー性喘息	アレルギー性気管支炎
	運動誘発性喘息	外因性喘息	気管支喘息合併妊娠
	混合型喘息	小児喘息	小児喘息性気管支炎
	職業喘息	ステロイド依存性喘息	咳喘息
	喘息性気管支炎	難治性喘息	乳児喘息
	非アトピー性喘息	夜間性喘息	

用法用量　通常，成人にはモメタゾンフランカルボン酸エステルとして1回100μgを1日2回吸入投与する。
なお，年齢，症状により適宜増減するが，1日の最大投与量は800μgを限度とする。
用法用量に関連する使用上の注意　症状の緩解がみられた場合は，治療上必要最小限の用量で投与すること。

禁忌
(1)有効な抗菌剤の存在しない感染症，深在性真菌症の患者
(2)本剤の成分に対して過敏症の既往歴のある患者
原則禁忌　結核性疾患の患者

アセサイド6％消毒液
規格：−［−］
過酢酸　サラヤ　732

【効能効果】
医療器具の化学的滅菌又は殺菌・消毒

【対応標準病名】
該当病名なし

効能効果に関連する使用上の注意
(1)作用時間と有効な微生物

作用時間	一般細菌	ウイルス	抗酸菌	芽胞
5分	○	○	○	△注1)
10分	○	○	○	○

注1)高度に汚染されている場合，生残することがある。
(2)適用できる器具注2)
①レンズ装着の装置類，内視鏡類，メス・カテーテルなどの外科手術用器具，産科・泌尿器科用器具。
②麻酔装置類，人工呼吸装置類，人工透析装置類，歯科用器具又はその補助的器具，注射筒，体温計，プラスチック器具等。
注2)①データのあるもの，②類推できるもの
(3)劣化のおそれがあるため使用を避ける材質：天然ゴム・生ゴム。
(4)腐食のため使用できない材質：鉄，銅，真ちゅう，亜鉛鋼鈑，炭素鋼。

用法用量
使用方法
①あらかじめ洗浄，水洗を行った医療器具を液に完全に浸漬する。細孔のある器具類や構造の複雑な器具類は，実用液を加圧注入又は吸引することにより，実用液と十分に接触させる。
②5分以上浸漬する。
芽胞の殺滅を要する場合は10分以上浸漬する。
③浸漬後，取り出した医療器具を，原則として滅菌水を用い，流水で15秒以上すすぐ。使用目的により水を使用することもできる。細孔のある器具類や構造の複雑な器具類は，内孔等に薬液が残りやすいので，水の加圧注入やすすぎ時間を延長するなどして十分にすすぐ。

用法用量に関連する使用上の注意
(1)過酢酸濃度が0.2％を下回る場合は十分な殺菌効果が得られないので，使用前に化学的インジケーター（例えば，アセサイドチェッカー）等を用い実用下限濃度（過酢酸濃度0.2％）以上であることを確認すること。
(2)器具に付着している血液，体液等の有機物が本剤の効力や安定性に影響を及ぼすおそれがあり，又，生体物質中の塩化物が原因で器具に錆の発生や劣化が起こり得るので，消毒前に十分に洗浄し，目に見える汚れを除去すること。内視鏡等の構造の複雑な器具の洗浄方法については，メーカーの推奨する方法や学会等のガイドライン等に従うこと。
(3)器具に残存した水分による実用液の希釈が効力や安定性に影響を与えるおそれがあるので，洗浄後の器具の水気を十分に切ってから，実用液へ浸漬すること。
(4)過酢酸の残留は，市販のヨウ化カリウムでんぷん紙により検査できる。器具のすすぎに十分な条件をあらかじめ確認しておくこと。薬液の残留が検出される器具は，すすぎ時間の延長などにより適切なすすぎ方法を設定し，残留がないことを確認しておくこと。
(5)浸漬時間
5分間の浸漬では，器具が大量の芽胞に汚染されている場合に生残することがあるので，芽胞の殺滅を要する場合は，10分以上浸漬すること。
器具によっては変色したりするおそれがあるので，連続1時間を越えて浸漬しないこと。
(6)浸漬処理の繰り返しにより，天然ゴム・生ゴム製品で，ひび等の劣化を生ずることがあり，殺菌効率も低下する。ゴムを使用した器具については，天然ゴムや生ゴムが使われているかどうかを確認すること。
(7)器具のひびや錆は，消毒効果を不十分にし，錆は実用液の安定性にも影響するので，ひびや錆のある器具には適用しないこと。
(8)安全対策：洗浄・消毒時は，感染性物質及び消毒液の付着や吸入を避けるために，ゴム手袋，ガウン，マスク，眼鏡等の保護具を着用すること。

アセサイドMA6％消毒液：サラヤ，エスサイド消毒液6％：富士フイルムRI

アセスA
規格：−［−］
カミツレチンキ　ミルラチンキ　ラタニアチンキ　佐藤　279

【効能効果】
歯肉炎・辺縁性歯周炎（歯槽膿漏）の治療の補助

【対応標準病名】

◎	歯肉炎	辺縁性歯周組織炎	慢性歯周炎

○	う蝕第３度急性化膿性根尖性歯周炎	う蝕第３度急性単純性根尖性歯周炎	う蝕第３度慢性化膿性根尖性歯周炎
	壊死性潰瘍性歯周炎	壊死性潰瘍性歯肉炎	壊疽性歯肉炎
	潰瘍性歯肉炎	化膿性歯周炎	化膿性歯肉炎
	偽膜性アンギナ	急性化膿性根尖性歯周炎	急性化膿性歯根膜炎
	急性化膿性辺縁性歯根膜炎	急性根尖性歯周炎	急性歯冠周囲炎
	急性歯周炎	急性歯肉炎	急性単純性根尖性歯周炎
	急速進行性歯周炎	限局型若年性歯周炎	広汎型若年性歯周炎
	根尖性歯周炎	根尖肉芽腫	根側歯周膿瘍
	歯冠周囲炎	歯冠周囲膿瘍	歯根膜下膿瘍
	歯周炎	歯周症	歯周膿瘍
	思春期性歯肉炎	歯肉膿瘍	若年性歯周炎
	前思春期性歯周炎	早期発症型歯周炎	増殖性歯肉炎
	単純性歯周炎	単純性歯肉炎	智歯周囲炎
	中隔部肉芽形成	特殊性歯周炎	難治性歯周炎
	剥離性歯肉炎	肥大性歯肉炎	ビタミンＣ欠乏症
	ビタミンＣ欠乏症性歯肉炎	びらん性歯肉炎	フェニトイン歯肉増殖症
	複雑性歯周炎	複雑性歯肉炎	プラーク性歯肉炎
	ヘルペスウイルス性歯肉口内炎	辺縁性化膿性歯根膜炎	萌出性歯肉炎
	慢性萎縮性老人性歯肉炎	慢性化膿性根尖性歯周炎	慢性根尖性歯周炎
	慢性歯冠周囲炎	慢性歯周膿瘍	慢性歯肉炎
	慢性辺縁性歯周炎急性発作	慢性辺縁性歯周炎軽度	慢性辺縁性歯周炎重度
	慢性辺縁性歯周炎中等度	メラー・バロウ病	

用法用量

適量(1.0g，約3cm)を歯ブラシにつけて，１日２回(朝・夕)歯肉をマッサージする。

(1)一般の歯みがきと同じようにブラッシングした後，水ですすいでください。

(2)乾燥するとかたまって出にくくなりますので，使用後は，キャップをしっかりしめてください。

アゾルガ配合懸濁性点眼液　規格：1mL[450.7円/mL]

チモロールマレイン酸塩　ブリンゾラミド　日本アルコン　131

【効 能 効 果】

次の疾患で，他の緑内障治療薬が効果不十分な場合：緑内障，高眼圧症

【対応標準病名】

◎	高眼圧症	緑内障	
○	悪性緑内障	医原性緑内障	外傷性隅角解離
	外傷性緑内障	開放隅角緑内障	過分泌緑内障
	急性炎症性緑内障	急性閉塞隅角緑内障	急性緑内障発作
	偽落屑症候群	偽緑内障	血管新生緑内障
	原発開放隅角緑内障	原発性緑内障	原発閉塞隅角症
	原発閉塞隅角緑内障	混合型緑内障	色素性緑内障
	視神経乳頭陥凹拡大	出血性緑内障	術後高眼圧症
	水晶体原性緑内障	水晶体のう緑内障	水晶体融解緑内障
	ステロイド緑内障	正常眼圧緑内障	続発性緑内障
	ポスナーシュロスマン症候群	慢性開放角緑内障	慢性単性緑内障
	慢性閉塞隅角緑内障	無水晶体性緑内障	薬物誘発性緑内障
	溶血緑内障	緑内障性乳頭陥凹	

効能効果に関連する使用上の注意　単剤での治療を優先すること。

用法用量　１回１滴，１日２回点眼する。

禁忌

(1)気管支喘息，又はその既往歴のある患者，気管支痙攣，重篤な慢性閉塞性肺疾患のある患者

(2)コントロール不十分な心不全，洞性徐脈，房室ブロック(II，III度)，心原性ショックのある患者

(3)本剤の成分に対し過敏症の既往歴のある患者

(4)重篤な腎障害のある患者

アデスタンクリーム1%　規格：1%1g[22.4円/g]

イソコナゾール硝酸塩　バイエル薬品　265

【効 能 効 果】

下記の皮膚真菌症の治療

白癬：体部白癬(斑状小水疱性白癬，頑癬)，股部白癬(頑癬)，足部白癬(汗疱状白癬)

カンジダ症：指間びらん症，間擦疹，乳児寄生菌性紅斑，爪囲炎，外陰部カンジダ症，皮膚カンジダ症

癜風

【対応標準病名】

◎	足汗疱状白癬	足白癬	外陰部カンジダ症
	カンジダ症	カンジダ性間擦疹	カンジダ性指間びらん
	頑癬	股部白癬	水疱性白癬
	体部白癬	爪周囲カンジダ症	癜風
	乳児寄生菌性紅斑	白癬	皮膚カンジダ症
	皮膚真菌症		
○	HIV カンジダ病	足爪白癬	異型白癬
	陰部真菌症	腋窩浅在性白癬	黄癬
	外陰真菌症	外陰部腟カンジダ症	外耳道真菌症
	角質増殖型白癬	渦状癬	カンジダ感染母体より出生した児
	カンジダ性口唇炎	カンジダ性趾間びらん	カンジダ性湿疹
	感染性白癬症	汗疱状白癬	顔面真菌性湿疹
	顔面白癬	胸部白癬	頚部白癬
	ケルスス禿瘡	肛囲白癬	黒砂毛
	黒癬	股部頑癬	指間カンジダ症
	趾間カンジダ症	趾間汗疱状白癬	指間白癬
	趾間白癬	四肢白癬	糸状菌症
	湿疹状白癬	趾部白癬	手指爪白癬
	手掌白癬	食道カンジダ症	真菌感染母体より出生した児
	真菌症	真菌性外陰腟炎	真菌性腟炎
	深在性白癬	新生児カンジダ症	舌カンジダ症
	鼡径部白癬	腟カンジダ症	爪カンジダ症
	爪白癬	手汗疱状白癬	手白癬
	殿部白癬	頭部白癬	禿瘡
	トリコフィチア	白砂毛	白癬菌性肉芽腫
	白癬性毛瘡	汎発性頑癬	汎発性白癬
	汎発性皮膚カンジダ症	汎発性皮膚真菌症	ひげ白癬
	皮膚糸状菌症	表在性白癬症	腹部白癬
	慢性皮膚粘膜カンジダ症	耳真菌症	腰部白癬
△	アレルギー性気管支肺カンジダ症	会陰部カンジダ症	腋窩カンジダ症
	カンジダ性亀頭炎	カンジダ性口角びらん	カンジダ性口内炎
	カンジダ性心内膜炎	カンジダ性髄膜炎	カンジダ性肉芽腫
	カンジダ性尿道炎	カンジダ性敗血症	カンジダ性膀胱炎
	急性偽膜性カンジダ症	クロモミコーシス	肛囲カンジダ症
	口腔カンジダ症	口唇カンジダ症	肛門カンジダ症
	耳内真菌症	消化管カンジダ症	深在性真菌症
	深在性皮膚真菌症	全身性カンジダ症	中耳真菌症
	腸管カンジダ症	殿部カンジダ症	尿路カンジダ症
	肺カンジダ症	日和見真菌症	

用法用量　１日2〜3回患部に塗布する。

禁忌　本剤の成分に対し過敏症の既往歴のある患者

アデスタン腟錠300mg　規格：300mg1個[199.7円/個]
イソコナゾール硝酸塩　バイエル薬品　252

【効　能　効　果】

カンジダに起因する腟炎及び外陰腟炎

【対応標準病名】

◎	外陰部腟カンジダ症	腟カンジダ症	
○	HIV カンジダ病	会陰部カンジダ症	外陰真菌症
	外陰部カンジダ症	真菌性外陰腟炎	真菌性腟炎

用法用量　イソコナゾール硝酸塩として，1週1回600mgを腟深部に挿入する。
なお，真菌学的効果(一次効果)が得られない場合は，600mgをさらに1回使用する。

禁忌　本剤の成分に対し過敏症の既往歴のある患者

イソコナゾール硝酸塩腟錠100mg「F」：富士製薬　100mg1個[51.7円/個]，イソコナゾール硝酸塩腟錠300mg「F」：富士製薬　300mg1個[148円/個]

アドエア50エアゾール120吸入用　規格：12.0g1瓶[6662.7円/瓶]
アドエア100ディスカス28吸入用
規格：28ブリスター1キット[2990.8円/キット]
アドエア100ディスカス60吸入用
規格：60ブリスター1キット[6313.5円/キット]
アドエア250エアゾール120吸入用　規格：12.0g1瓶[8806円/瓶]
アドエア500ディスカス28吸入用
規格：28ブリスター1キット[3894.6円/キット]
アドエア500ディスカス60吸入用
規格：60ブリスター1キット[8300.5円/キット]
サルメテロールキシナホ酸塩　フルチカゾンプロピオン酸エステル　グラクソ・スミスクライン　229

【効　能　効　果】

気管支喘息(吸入ステロイド剤及び長時間作動型吸入β_2刺激剤の併用が必要な場合)

【対応標準病名】

◎	気管支喘息		
○	アスピリン喘息	アトピー性喘息	アレルギー性気管支炎
	運動誘発性喘息	外因性喘息	感染型気管支喘息
	気管支喘息合併妊娠	混合型喘息	小児喘息
	小児喘息性気管支炎	職業喘息	心因性喘息
	ステロイド依存性喘息	咳喘息	喘息性気管支炎
	難治性喘息	乳児喘息	非アトピー性喘息
	夜間性喘息		

効能効果に関連する使用上の注意
(1)本剤は，吸入ステロイド剤と他の薬剤との併用による治療が必要であり，併用薬として長時間作動型吸入β_2刺激剤の投与が適切と判断された患者に対して使用すること。
(2)患者，保護者又はそれに代わり得る適切な者に対し，次の注意を与えること。
本剤は発現した発作を速やかに軽減する薬剤ではないので，急性の発作に対しては使用しないこと。急性の発作に対しては，短時間作動型吸入β_2刺激剤(例えば吸入用サルブタモール硫酸塩)等の他の適切な薬剤を使用すること。

用法用量
気管支喘息
成人
通常，成人には1回サルメテロールとして50μg及びフルチカゾンプロピオン酸エステルとして100μgを1日2回吸入投与する。
(1)アドエア50エアゾール：1回2吸入
(2)アドエア100ディスカス：1回1吸入
なお，症状に応じて以下の用法用量に従い投与する。
1回サルメテロールとして50μg及びフルチカゾンプロピオン酸エステルとして250μgを1日2回吸入投与
(1)アドエア125エアゾール：1回2吸入
(2)アドエア250ディスカス：1回1吸入
1回サルメテロールとして50μg及びフルチカゾンプロピオン酸エステルとして500μgを1日2回吸入投与
(1)アドエア250エアゾール：1回2吸入
(2)アドエア500ディスカス：1回1吸入
小児
小児には，症状に応じて以下の用法用量に従い投与する。
1回サルメテロールとして25μg及びフルチカゾンプロピオン酸エステルとして50μgを1日2回吸入投与
アドエア50エアゾール：1回1吸入
1回サルメテロールとして50μg及びフルチカゾンプロピオン酸エステルとして100μgを1日2回吸入投与
(1)アドエア50エアゾール：1回2吸入
(2)アドエア100ディスカス：1回1吸入

用法用量に関連する使用上の注意
(1)患者，保護者又はそれに代わり得る適切な者に対し，本剤の過度の使用により不整脈，心停止等の重篤な副作用が発現する危険性があることを理解させ，1日2回を超えて投与しないよう注意を与えること(サルメテロールキシナホ酸塩の気管支拡張作用は通常12時間持続するので，その間は次の投与を行わないこと)。
(2)喘息患者において，症状の緩解がみられた場合は，治療上必要最小限の用量で本剤を投与し，必要に応じ吸入ステロイド剤への切り替えも考慮すること。
(3)小児の用法用量が承認されている製剤は，ディスカス製剤ではアドエア100ディスカスのみ，エアゾール製剤ではアドエア50エアゾールのみである。
(4)慢性閉塞性肺疾患に対して国内で承認されている製剤は，ディスカス製剤ではアドエア250ディスカスのみ，エアゾール製剤ではアドエア125エアゾールのみである。

禁忌
(1)有効な抗菌剤の存在しない感染症，深在性真菌症の患者
(2)本剤の成分に対して過敏症の既往歴のある患者

原則禁忌　結核性疾患の患者

アドエア125エアゾール120吸入用　規格：12.0g1瓶[7757.7円/瓶]
アドエア250ディスカス28吸入用
規格：28ブリスター1キット[3447.4円/キット]
アドエア250ディスカス60吸入用
規格：60ブリスター1キット[7269.8円/キット]
サルメテロールキシナホ酸塩　フルチカゾンプロピオン酸エステル　グラクソ・スミスクライン　229

【効　能　効　果】

気管支喘息(吸入ステロイド剤及び長時間作動型吸入β_2刺激剤の併用が必要な場合)
慢性閉塞性肺疾患(慢性気管支炎・肺気腫)の諸症状の緩解(吸入ステロイド剤及び長時間作動型吸入β_2刺激剤の併用が必要な場合)

【対応標準病名】

◎	気管支喘息	肺気腫	慢性気管支炎
	慢性閉塞性肺疾患		
○	アスピリン喘息	アトピー性喘息	アレルギー性気管支炎
	萎縮性肺気腫	一側性肺気腫	運動誘発性喘息
	外因性喘息	感染型気管支喘息	気管支喘息合併妊娠
	気腫性肺のう胞	巨大気腫性肺のう胞	混合型喘息
	小児喘息	小児喘息性気管支炎	小葉間肺気腫
	職業喘息	心因性喘息	ステロイド依存性喘息

咳喘息	喘息性気管支炎	中心小葉性肺気腫
難治性喘息	乳児喘息	肺胞性肺気腫
汎小葉性肺気腫	非アトピー性喘息	びまん性汎細気管支炎
ブラ性肺気腫	閉塞性気管支炎	閉塞性細気管支炎
閉塞性肺気腫	マクロード症候群	慢性気管支炎
慢性気管気管支炎	慢性気管支漏	慢性肺気腫
夜間性喘息	老人性気管支炎	老人性肺気腫

効能効果に関連する使用上の注意

(1)気管支喘息

①本剤は，吸入ステロイド剤と他の薬剤との併用による治療が必要であり，併用薬として長時間作動型吸入 β_2刺激剤の投与が適切と判断された患者に対して使用すること。

②患者，保護者又はそれに代わり得る適切な者に対し，次の注意を与えること。

本剤は発現した発作を速やかに軽減する薬剤ではないので，急性の発作に対しては使用しないこと。急性の発作に対しては，短時間作動型吸入 β_2刺激剤(例えば吸入用サルブタモール硫酸塩)等の他の適切な薬剤を使用すること。

(2)慢性閉塞性肺疾患(慢性気管支炎・肺気腫)：本剤は増悪時の急性期治療を目的として使用する薬剤ではない。

用法用量

気管支喘息

成人

通常，成人には1回サルメテロールとして50μg及びフルチカゾンプロピオン酸エステルとして100μgを1日2回吸入投与する。

(1)アドエア50エアゾール：1回2吸入

(2)アドエア100ディスカス：1回1吸入

なお，症状に応じて以下の用法用量に従い投与する。

1回サルメテロールとして50μg及びフルチカゾンプロピオン酸エステルとして250μgを1日2回吸入投与

(1)アドエア125エアゾール：1回2吸入

(2)アドエア250ディスカス：1回1吸入

1回サルメテロールとして50μg及びフルチカゾンプロピオン酸エステルとして500μgを1日2回吸入投与

(1)アドエア250エアゾール：1回2吸入

(2)アドエア500ディスカス：1回1吸入

慢性閉塞性肺疾患(慢性気管支炎・肺気腫)の諸症状の緩解

成人には，1回サルメテロールとして50μg及びフルチカゾンプロピオン酸エステルとして250μgを1日2回吸入投与する。

(1)アドエア125エアゾール：1回2吸入

(2)アドエア250ディスカス：1回1吸入

用法用量に関連する使用上の注意

(1)患者，保護者又はそれに代わり得る適切な者に対し，本剤の過度の使用により不整脈，心停止等の重篤な副作用が発現する危険性があることを理解させ，1日2回を超えて投与しないよう注意を与えること(サルメテロールキシナホ酸塩の気管支拡張作用は通常12時間持続するので，その間は次の投与を行わないこと)。

(2)喘息患者において，症状の緩解がみられた場合は，治療上必要最小限の用量で本剤を投与し，必要に応じ吸入ステロイド剤への切り替えも考慮すること。

(3)小児の用法用量が承認されている製剤は，ディスカス製剤ではアドエア100ディスカスのみ，エアゾール製剤ではアドエア50エアゾールのみである。

(4)慢性閉塞性肺疾患に対して国内で承認されている製剤は，ディスカス製剤ではアドエア250ディスカスのみ，エアゾール製剤ではアドエア125エアゾールのみである。

禁忌

(1)有効な抗菌剤の存在しない感染症，深在性真菌症の患者

(2)本剤の成分に対して過敏症の既往歴のある患者

原則禁忌　結核性疾患の患者

アドフィードパップ40mg　規格：10cm×14cm1枚[18.3円/枚]
アドフィードパップ80mg　規格：20cm×14cm1枚[29.3円/枚]
フルルビプロフェン　リードケミカル　264

【効 能 効 果】

下記疾患並びに症状の鎮痛・消炎

変形性関節症，肩関節周囲炎，腱・腱鞘炎，腱周囲炎，上腕骨上顆炎(テニス肘等)，筋肉痛，外傷後の腫脹・疼痛

【対応標準病名】

◎	外傷	外側上顆炎	肩関節周囲炎
	筋肉痛	腱炎	腱鞘炎
	挫傷	手指変形性関節症	全身性変形性関節症
	創傷	テニス肘	疼痛
	変形性肩関節症	変形性関節症	変形性胸鎖関節症
	変形性肩鎖関節症	変形性股関節症	変形性膝関節症
	変形性手関節症	変形性足関節症	変形性肘関節症
	変形性中手関節症	母指CM関節変形性関節症	
○	CM関節変形性関節症	DIP関節変形性関節症	MRSA術後創部感染
あ	PIP関節変形性関節症	アキレス腱腱鞘炎	アキレス周囲膿瘍
	足炎	一側性外傷後股関節症	一側性外傷後膝関節症
	一側性形成不全性股関節症	一側性原発性股関節症	一側性原発性膝関節症
	一側性続発性股関節症	一側性続発性膝関節症	咽頭開放創
	咽頭創傷	会陰部化膿創	遠位橈尺関節変形性関節症
か	横隔膜損傷	外耳開放創	外耳道創傷
	外耳部外傷性異物	外耳部割創	外耳部貫通創
	外耳部咬創	外耳部挫創	外耳部刺創
	外耳部創傷	外傷後股関節症	外傷後膝関節症
	外傷性横隔膜ヘルニア	外傷性肩関節症	外傷性眼球ろう
	外傷性関節症	外傷性関節障害	外傷性咬合
	外傷性虹彩離断	外傷性股関節症	外傷性耳出血
	外傷性膝関節症	外傷性手関節症	外傷性食道破裂
	外傷性足関節症	外傷性肘関節症	外傷性乳び胸
	外傷性母指CM関節症	外耳裂創	回旋腱板症候群
	下咽頭創傷	下顎外傷性異物	下顎開放創
	下顎割創	下顎貫通創	下顎口唇挫創
	下顎咬創	下顎挫創	下顎刺創
	下顎創傷	下顎部皮膚欠損創	下顎裂創
	踵関節症	踵痛	顎関節部開放創
	顎関節部割創	顎関節部貫通創	顎関節部咬創
	顎関節部挫創	顎関節部刺創	顎関節部創傷
	顎関節部裂創	角膜挫創	角膜切傷
	角膜切創	角膜創傷	角膜破裂
	角膜裂傷	下肢筋肉痛	下肢腱腱鞘炎
	下肢痛	下腿三頭筋痛	下腿痛
	肩関節腱板炎	肩関節硬結性腱炎	肩関節症
	肩周囲炎	滑膜炎	カテーテル感染症
	カテーテル敗血症	化膿性腱鞘炎	眼窩創傷
	眼球結膜裂傷	眼球損傷	眼球破裂
	眼球裂傷	眼瞼外傷性異物	眼瞼開放創
	眼瞼割創	眼瞼貫通創	眼瞼咬創
	眼瞼挫創	眼瞼刺創	眼瞼創傷
	眼瞼裂創	環指化膿性腱鞘炎	環指屈筋腱腱鞘炎
	環指腱鞘炎	環指痛	環指ばね指
	眼周囲部外傷性異物	眼周囲部開放創	眼周囲部割創
	眼周囲部貫通創	眼周囲部咬創	眼周囲部挫創
	眼周囲部刺創	眼周囲部創傷	眼周囲部裂創
	関節挫傷	関節周囲炎	関節症
	関節打撲	関節内骨折	関節包炎
	眼部外傷性異物	眼部開放創	眼部割創

	眼部貫通創	眼部咬創	眼部挫創
	眼部刺創	眼部創傷	眼部裂創
	顔面汚染創	顔面外傷性異物	顔面開放創
	顔面割創	顔面貫通創	顔面咬創
	顔面挫創	顔面刺創	顔面創傷
	顔面掻創	顔面損傷	顔面多発開放創
	顔面多発割創	顔面多発貫通創	顔面多発咬創
	顔面多発挫創	顔面多発刺創	顔面多発創傷
	顔面多発裂創	顔面皮膚欠損創	顔面裂創
	急性疼痛	急速破壊型股関節症	胸管損傷
	胸骨周囲炎	狭窄性腱鞘炎	胸鎖乳突筋痛
	胸腺損傷	頬粘膜咬創	胸背部筋肉痛
	胸部外傷	頬部外傷性異物	頬部開放創
	頬部割創	頬部貫通創	胸部筋肉痛
	胸腹部筋痛	頬部咬創	頬部挫創
	頬部刺創	胸部食道損傷	頬部創傷
	胸部損傷	頬部皮膚欠損創	頬部裂創
	強膜切創	強膜創傷	強膜裂傷
	棘上筋症候群	頚肩部筋肉痛	頚性頭痛
	形成不全性股関節症	頚部筋肉痛	頚部食道開放創
	頚部痛	結合織炎	結膜創傷
	結膜裂傷	肩甲周囲炎	肩甲部筋肉痛
	原発性関節症	原発性股関節症	原発性膝関節症
	原発性全身性関節症	原発性変形性関節症	原発性母指CM関節症
	肩部筋痛	腱付着部炎	腱付着部症
	肩部痛	口蓋切創	口蓋裂創
	口角部挫創	口角部裂創	口腔開放創
	口腔割創	口腔挫創	口腔刺創
	口腔創傷	口腔粘膜咬創	口腔裂創
	口唇外傷性異物	口唇開放創	口唇割創
	口唇貫通創	口唇咬創	口唇挫創
	口唇刺創	口唇創傷	口唇裂創
	後足部痛	喉頭外傷	喉頭損傷
	項背部筋痛	項部筋肉痛	項部痛
さ	股関節症	股痛	産科的創傷の血腫
	耳介外傷性異物	耳介開放創	耳介割創
	耳介貫通創	耳介咬創	耳介挫創
	耳介刺創	耳介創傷	耳介裂創
	趾化膿創	趾関節症	指間切創
	示指化膿性腱鞘炎	示指化膿創	示指屈筋腱腱鞘炎
	示指腱鞘炎	四肢痛	示指痛
	示指ばね指	四肢末端痛	趾伸筋腱腱鞘炎
	耳前部挫創	持続痛	趾痛
	膝蓋下脂肪体肥大	膝関節滑膜炎	膝関節症
	膝部腱膜炎	脂肪織炎	縦隔血腫
	手関節周囲炎	手関節症	手関節掌側部挫創
	手関節部腱鞘炎	手関節部挫創	手関節部創傷
	手根関節症	手指腱鞘炎	手指痛
	手術創部膿瘍	手掌挫創	手掌刺創
	手掌切創	手掌剥皮創	手掌皮膚欠損創
	術後横隔膜下膿瘍	術後感染症	術後髄膜炎
	術後創部感染	術後膿瘍	術後敗血症
	術後腹腔内膿瘍	術後腹壁膿瘍	手背皮膚欠損創
	手背部挫創	手背部切創	手背部痛
	手部腱鞘炎	手部痛	漿液性滑膜炎
	上顎部裂創	踵骨棘	小指化膿性腱鞘炎
	上肢筋肉痛	小指屈筋腱腱鞘炎	小指腱鞘炎
	小指痛	上肢痛	小指ばね指
	上唇小帯裂創	上腕筋肉痛	上腕三頭筋腱鞘炎
	上腕三頭筋痛	上腕痛	上腕二頭筋腱炎
	上腕二頭筋腱鞘炎	上腕二頭筋痛	食道損傷
	神経障害性疼痛	靱帯炎	声門外傷
	石灰性腱炎	舌開放創	舌下顎挫創
	舌咬創	舌挫創	舌刺創
	舌切創	舌創傷	舌裂創
	線維筋痛症	前額部外傷性異物	前額部開放創
	前額部割創	前額部貫通創	前額部咬創
	前額部挫創	前額部刺創	前額部創傷
	前額部皮膚欠損創	前額部裂創	前頚頭頂部挫創
	前足部痛	先天性股関節脱臼治療後亜脱臼	前腕筋肉痛
	前腕痛	前腕部腱鞘炎	創傷感染症
	創傷はえ幼虫症	創部膿瘍	足関節周囲炎
	足関節症	足関節部腱鞘炎	足痛
	足底筋腱付着部炎	足底部痛	足背腱鞘炎
	足背痛	続発性関節症	続発性股関節症
	続発性膝関節症	続発性多発性関節症	続発性母指CM関節症
た	足部屈筋腱腱鞘炎	大腿汚染創	大腿筋痛
	大腿咬創	大腿挫創	大腿痛
	大腿内側部痛	大腿皮膚欠損創	大腿部開放創
	大腿部刺創	大腿部切創	大腿裂創
	大転子部挫創	多発性外傷	多発性関節症
	多発性筋肉痛	打撲傷	弾発母趾
	腟断端炎	肘関節滑膜炎	肘関節症
	中指化膿性腱鞘炎	中指屈筋腱腱鞘炎	中指腱鞘炎
	中指痛	中指ばね指	中手骨関節部挫創
	虫垂炎術後残膿瘍	中枢神経障害性疼痛	中足骨痛症
	中足部痛	肘頭骨棘	手化膿性腱鞘炎
	手屈筋腱腱鞘炎	手伸筋腱腱鞘炎	殿部筋肉痛
	ドゥ・ケルバン腱鞘炎	橈骨茎状突起腱鞘炎	橈側手根屈筋腱鞘炎
	頭部筋肉痛	頭部多発開放創	頭部多発割創
	頭部多発咬創	頭部多発挫創	頭部多発刺創
な	頭部多発創傷	頭部多発裂創	内側上顆炎
	軟口蓋挫創	軟口蓋創傷	軟口蓋破裂
	難治性疼痛	二次性変形性関節症	尿管切石術後感染症
は	背部筋肉痛	抜歯後感染	ばね指
	皮下損傷	鼻根部打撲挫創	鼻根部裂創
	肘周囲炎	鼻前庭部挫創	鼻尖部挫創
	非特異性慢性滑膜炎	鼻部外傷性異物	鼻部開放創
	眉部割創	鼻部割創	鼻部貫通創
	腓腹筋痛	腓腹部痛	鼻部咬創
	鼻部挫創	鼻部刺創	鼻部創傷
	皮膚損傷	鼻部皮膚欠損創	鼻部裂創
	眉毛部割創	眉毛部裂創	表皮剥離
	鼻翼部切創	鼻翼部裂創	びらん性関節症
	副鼻腔開放創	腹壁筋痛	腹壁縫合糸膿瘍
	ブシャール結節	ブラックアイ	ヘーガース結節
	ヘバーデン結節	縫合糸膿瘍	縫合部膿瘍
	母指CM関節症	母指化膿性腱鞘炎	母指関節症
	母指球部痛	母指狭窄性腱鞘炎	母指屈筋腱腱鞘炎
	母指腱鞘炎	母指示指間切創	母指痛
ま	母趾痛	母指ばね指	末梢神経障害性疼痛
	慢性アキレス腱腱鞘炎	慢性滑膜炎症	眉間部挫創
	眉間部裂創	耳後部挫創	網脈絡膜裂傷
や	野球肩	野球肘	癒着性肩関節包炎
ら	腰筋痛症	腰背筋痛症	らせん骨折
	リウマチ性筋炎	両側性外傷後股関節症	両側性外傷後膝関節症
	両側性外傷性母指CM関節症	両側性形成不全性股関節症	両側性原発性股関節症
	両側性原発性膝関節症	両側性原発性母指CM関節症	両側性続発性股関節症
	両側性続発性膝関節症	両側性続発性母指CM関節症	裂離骨折
	老人性関節炎	老年性股関節症	肋間筋肉痛
△	アキレス腱部石灰化症	亜脱臼	圧挫傷
	圧挫創	圧痛	圧迫骨折
	一過性関節症	横骨折	外傷後遺症
	外傷性皮下血腫	開放性脱臼	肩インピンジメント症候群
	肩滑液包炎	肩関節異所性骨化	肩石灰性腱炎

関節血腫	関節骨折	完全骨折
完全脱臼	陥没骨折	棘上筋石灰化症
亀裂骨折	筋損傷	筋断裂
筋肉内異物残留	筋肉内血腫	屈曲骨折
血腫	腱鞘巨細胞腫	腱損傷
腱断裂	腱部分断裂	腱裂傷
高エネルギー外傷	後方脱臼	骨折
擦過皮下血腫	挫滅傷	歯肉切創
歯肉裂創	斜骨折	縦骨折
重複骨折	種子骨骨折	神経原性関節症
靱帯ストレイン	靱帯損傷	靱帯断裂
身体痛	靱帯捻挫	靱帯裂傷
ストレイン	線状骨折	全身痛
前方脱臼	僧帽筋痛	損傷
脱臼	脱臼骨折	打撲血腫
打撲皮下血腫	単純脱臼	転位性骨折
特発性関節脱臼	鈍痛	軟部組織内異物
肉離れ	捻挫	剥離骨折
破裂骨折	皮下異物	皮下血腫
非熱傷性水疱	皮膚疼痛症	病的骨折
複雑脱臼	不全骨折	粉砕骨折
閉鎖性骨折	閉鎖性脱臼	放散痛
離開骨折	裂離	若木骨折

用法用量　1日2回，患部に貼付する。

禁忌

(1)本剤又は他のフルルビプロフェン製剤に対して過敏症の既往歴のある患者

(2)アスピリン喘息(非ステロイド性消炎鎮痛剤等による喘息発作の誘発)又はその既往歴のある患者

ステイバンパップ40mg：トクホン　10cm×14cm1枚[20.6円/枚]

フルルバンパップ40mg：大協薬品　10cm×14cm1枚[18.3円/枚]

ファルケンテープ40mg：祐徳薬品　10cm×14cm1枚[13.6円/枚]，フループテープ40：救急薬品　10cm×14cm1枚[13.6円/枚]

アトラント外用液1%　規格：1%1mL[38.7円/mL]
アトラントクリーム1%　規格：1%1g[38.7円/g]
アトラント軟膏1%　規格：1%1g[38.7円/g]

ネチコナゾール塩酸塩　久光　265

【効 能 効 果】

下記の皮膚真菌症の治療
(1)白癬：足白癬，体部白癬，股部白癬
(2)皮膚カンジダ症：指間びらん症，間擦疹
(3)癜風

【対応標準病名】

◎	足白癬	カンジダ性間擦疹	カンジダ性指間びらん
	股部白癬	体部白癬	癜風
	白癬	皮膚カンジダ症	
○	HIV カンジダ病	足汗疱状白癬	足爪白癬
	異型白癬	腋窩浅在性白癬	黄癬
	外陰真菌症	外陰部カンジダ症	外陰部腟カンジダ症
	角質増殖型白癬	渦状癬	カンジダ感染母体より出生した児
	カンジダ性亀頭炎	カンジダ性口唇炎	カンジダ性趾間びらん
	頑癬	感染性白癬症	汗疱状白癬
	顔面白癬	胸部白癬	頚部白癬
	ケルスス禿瘡	肛囲白癬	股部頑癬
	指間カンジダ症	趾間カンジダ症	趾間汗疱状白癬
	指間白癬	趾間白癬	四肢白癬
	湿疹状白癬	趾部白癬	手指爪白癬
	手掌白癬	真菌感染母体より出生した児	真菌性外陰腟炎
	深在性白癬	新生児カンジダ症	水疱性白癬
	舌カンジダ症	鼡径部白癬	爪カンジダ症
	爪周囲カンジダ症	爪白癬	手汗疱状白癬
	手白癬	殿部白癬	頭部白癬
	禿瘡	白癬菌性肉芽腫	白癬性毛瘡
	汎発性頑癬	汎発性白癬	汎発性皮膚真菌症
	ひげ白癬	皮膚糸状菌症	皮膚真菌症
	表在性白癬症	腹部白癬	腰部白癬
△	会陰部カンジダ症	腋窩カンジダ症	カンジダ性口角びらん
	カンジダ性口内炎	カンジダ性湿疹	カンジダ性肉芽腫
	急性偽膜性カンジダ症	肛囲カンジダ症	口腔カンジダ症
	口唇カンジダ症	食道カンジダ症	真菌性腟炎
	腟カンジダ症	殿部カンジダ症	トリコフィチア
	汎発性皮膚カンジダ症	慢性皮膚粘膜カンジダ症	

用法用量　1日1回患部に塗布する。

禁忌　本剤の成分に対し過敏症の既往歴のある患者

アトロベントエロゾル20μg　規格：4.20mg10mL1瓶[896.4円/瓶]

イプラトロピウム臭化物水和物　帝人　225

【効 能 効 果】

下記疾患の気道閉塞性障害に基づく呼吸困難など諸症状の緩解
気管支喘息，慢性気管支炎，肺気腫

【対応標準病名】

◎	気管支喘息	気道閉塞	呼吸困難
	肺気腫	慢性気管支炎	
○	アスピリン喘息	アトピー性喘息	アレルギー性気管支炎
	萎縮性肺気腫	一側性肺気腫	運動誘発性喘息
	外因性喘息	感染型気管支喘息	気管支喘息合併妊娠
	起坐呼吸	気腫性肺のう胞	巨大気腫性肺のう胞
	呼吸困難発作	呼吸促迫	混合型喘息
	小児喘息	小児喘息性気管支炎	小葉間肺気腫
	職業喘息	ステロイド依存性喘息	咳喘息
	喘息性気管支炎	中心小葉性肺気腫	難治性喘息
	乳児喘息	肺性呼吸困難	肺胞性肺気腫
	汎小葉性肺気腫	非アトピー性喘息	ブラ性肺気腫
	閉塞性肺気腫	発作性呼吸困難	マクロード症候群
	慢性気管炎	慢性気管気管支炎	慢性気管支漏
	慢性肺気腫	夜間呼吸困難	夜間性喘息
	労作時呼吸困難	老人性気管支炎	老人性肺気腫
△	CO2 ナルコーシス	息切れ	気道狭窄
	急性呼吸器感染症	高炭酸ガス血症	しゃっくり
	上葉無気肺	心因性喘息	ぜいぜい音
	喘鳴	中葉無気肺	板状無気肺

用法用量　専用のアダプターを用いて，通常，1回1～2噴射(イプラトロピウム臭化物として20～40μg)を1日3～4回吸入投与する。
なお，症状により適宜増減する。

禁忌

(1)本剤の成分又はアトロピン系薬剤に対して過敏症の既往歴のある患者

(2)緑内障の患者

(3)前立腺肥大症の患者

アニスーマ坐剤　規格：1個[21.6円/個]

dl-メチルエフェドリン塩酸塩　ジプロフィリン　長生堂　225

【効 能 効 果】

(1)下記疾患に伴う咳嗽及び気道閉塞症状
小児気管支喘息，喘息性気管支炎

ア

(2)経口投与が困難な場合の下記疾患に伴う咳嗽及び気道閉塞症状
急性気管支炎，感冒・上気道炎

【対応標準病名】

◎	かぜ	感冒	気道閉塞
	急性気管支炎	急性上気道炎	小児喘息
	咳	喘息性気管支炎	
○	RS ウイルス気管支炎	亜急性気管支炎	アスピリン喘息
	アトピー性喘息	アレルギー性気管支炎	咽頭気管炎
	咽頭喉頭炎	咽頭扁桃炎	インフルエンザ菌気管支炎
	ウイルス性気管支炎	運動誘発性喘息	エコーウイルス気管支炎
	外因性喘息	カタル性咳	乾性咳
	感染型気管支喘息	感染性鼻炎	気管支喘息
	気管支喘息合併妊娠	偽膜性気管支炎	急性咽頭喉頭炎
	急性咽頭扁桃炎	急性気管気管支炎	急性口蓋扁桃炎
	急性喉頭気管気管支炎	急性反復性気管支炎	急性鼻咽頭炎
	急性鼻炎	クループ性気管支炎	コクサッキーウイルス気管支炎
	混合型喘息	湿性咳	小児喘息性気管支炎
	職業喘息	心因性喘息	滲出性気管支炎
	ステロイド依存性喘息	咳失神	咳喘息
	舌扁桃炎	難治性喘息	乳児喘息
	妊娠中感冒	肺炎球菌性気管支炎	敗血症性気管支炎
	パラインフルエンザウイルス気管支炎	非アトピー性喘息	ヒトメタニューモウイルス気管支炎
	マイコプラズマ気管支炎	慢性咳嗽	夜間性喘息
	夜間咳	ライノウイルス気管支炎	連鎖球菌気管支炎
	連鎖球菌性上気道感染		
△	気道狭窄	急性呼吸器感染症	

用法用量　通常，体重 20kg 以上の小児及び成人には 1 回 1〜2 個を 1 日 1〜2 回，6〜12 時間の間隔をおいて，就寝前又は必要時に直腸内に挿入する。
20kg 以下の小児には適宜分割して投与する。

禁忌
(1)キサンチン系薬剤に対し重篤な副作用の既往歴のある患者
(2)カテコールアミン製剤(アドレナリン，イソプレナリン等)を投与中の患者

併用禁忌

薬剤名等	臨床症状・措置方法	機序・危険因子
カテコールアミン製剤 アドレナリン イソプレナリン等	不整脈，場合によっては心停止を起こすおそれがある。	dl-メチルエフェドリン塩酸塩が配合されているため，相加的に交感神経刺激作用を増強させる。

アネオール坐剤50　規格：50mg1個[37.5円/個]
アネオール坐剤75　規格：75mg1個[38.3円/個]
ケトプロフェン　岩城　114

【効 能 効 果】

下記の疾患ならびに症状の鎮痛・消炎・解熱
関節リウマチ
変形性関節症
腰痛症
頸肩腕症候群
症候性神経痛
外傷並びに手術後の鎮痛・消炎

【対応標準病名】

◎	外傷	関節リウマチ	頸肩腕症候群
	挫傷	挫創	手指変形性関節症
	術後疼痛	神経痛	全身性変形性関節症
	創傷	変形性肩関節症	変形性関節症
	変形性胸鎖関節症	変形性肩鎖関節症	変形性股関節症
	変形性膝関節症	変形性手関節症	変形性足関節症
	変形性肘関節症	変形性中手関節症	母指 CM 関節変形性関節症
	腰痛症	裂傷	裂創
○	CM 関節変形性関節症	DIP 関節変形性関節症	MRSA 術後創部感染
あ	PIP 関節変形性関節症	RS3PE 症候群	アキレス腱筋腱移行部断裂
	アキレス腱挫傷	アキレス腱挫創	アキレス腱切創
	アキレス腱断裂	アキレス腱部分断裂	足異物
	足炎	足開放創	足挫創
	足切創	亜脱臼	圧挫傷
	圧挫創	圧迫骨折	圧迫神経炎
	一過性関節症	一側性外傷後股関節症	一側性外傷後膝関節症
	一側性形成不全性股関節症	一側性原発性股関節症	一側性原発性膝関節症
	一側性続発性股関節症	一側性続発性膝関節症	犬咬創
	陰茎開放創	陰茎挫創	陰茎折症
	陰茎裂創	咽頭開放創	咽頭創傷
	陰のう開放創	陰のう裂創	陰部切創
	会陰部化膿創	会陰裂傷	遠位橈尺関節変形性関節症
	炎症性多発性関節障害	横隔膜損傷	横骨折
か	汚染擦過創	汚染創	外陰開放創
	外陰部挫創	外陰部切創	外陰部裂傷
	外耳開放創	外耳道創傷	外耳部外傷性異物
	外耳部外傷性腫脹	外耳部外傷性皮下異物	外耳部割創
	外耳部貫通創	外耳部咬創	外耳部挫傷
	外耳部挫創	外耳部擦過創	外耳部刺創
	外耳部切創	外耳部創傷	外耳部打撲傷
	外耳部虫刺傷	外耳部皮下血腫	外耳部皮下出血
	外傷後股関節症	外傷後膝関節症	外傷性一過性麻痺
	外傷性異物	外傷性横隔膜ヘルニア	外傷性肩関節症
	外傷性眼球ろう	外傷性関節症	外傷性関節障害
	外傷性咬合	外傷性虹彩離断	外傷性硬膜動静脈瘻
	外傷性股関節症	外傷性耳出血	外傷性膝関節症
	外傷性手関節症	外傷性食道破裂	外傷性脊髄出血
	外傷性切断	外傷性足関節症	外傷性肘関節症
	外傷性動静脈瘻	外傷性動脈血腫	外傷性動脈瘤
	外傷性乳び胸	外傷性脳圧迫	外傷性脳圧迫・頭蓋内に達する開放創合併あり
	外傷性脳圧迫・頭蓋内に達する開放創合併なし	外傷性脳症	外傷性破裂
	外傷性皮下血腫	外傷性母指 CM 関節症	外耳裂創
	開腹術後愁訴	開放骨折	開放性外傷性脳圧迫
	開放性陥没骨折	開放性胸膜損傷	開放性脱臼
	開放性脱臼骨折	開放性脳挫創	開放性脳底部挫傷
	開放性びまん性脳損傷	開放性粉砕骨折	開放創
	下咽頭創傷	下顎外傷性異物	下顎開放創
	下顎割創	下顎貫通創	下顎口唇挫創
	下顎咬創	下顎挫傷	下顎挫創
	下顎擦過創	下顎刺創	下顎切創
	下顎創傷	下顎打撲傷	下顎皮下血腫
	下顎部挫傷	下顎部打撲傷	下顎部皮膚欠損創
	下顎裂創	踵関節症	踵痛
	踵裂創	顎関節部開放創	顎関節部割創
	顎関節部貫通創	顎関節部咬創	顎関節部挫傷
	顎関節部挫創	顎関節部擦過創	顎関節部刺創
	顎関節部切創	顎関節部創傷	顎関節部打撲傷
	顎関節部皮下血腫	顎関節部裂創	顎部挫傷
	顎部打撲傷	角膜挫創	角膜切傷
	角膜切創	角膜創傷	角膜破裂
	角膜裂傷	下肢神経痛	下肢痛
	下腿汚染創	下腿開放創	下腿挫創

下腿神経炎	下腿切創	下腿痛
下腿皮膚欠損創	下腿裂創	肩関節症
割創	下背部ストレイン	眼黄斑部裂孔
眼窩創傷	眼窩部挫創	眼窩裂傷
眼球結膜裂傷	眼球損傷	眼球破裂
眼球裂傷	眼瞼外傷性異物	眼瞼外傷性腫脹
眼瞼外傷性皮下異物	眼瞼開放創	眼瞼割創
眼瞼貫通創	眼瞼咬創	眼瞼挫創
眼瞼擦過創	眼瞼刺創	眼瞼切創
眼瞼創傷	眼瞼虫刺傷	眼瞼裂創
環指圧挫傷	環指挫傷	環指挫創
環指切創	環指痛	環指剥皮創
環指皮膚欠損創	眼周囲部外傷性異物	眼周囲部外傷性腫脹
眼周囲部外傷性皮下異物	眼周囲部開放創	眼周囲部割創
眼周囲部貫通創	眼周囲部咬創	眼周囲部挫創
眼周囲部擦過創	眼周囲部刺創	眼周囲部切創
眼周囲部創傷	眼周囲部虫刺傷	眼周囲部裂創
関節血腫	関節骨折	関節挫傷
関節症	関節打撲	関節内骨折
関節リウマチ・顎関節	関節リウマチ・肩関節	関節リウマチ・胸椎
関節リウマチ・頚椎	関節リウマチ・股関節	関節リウマチ・指関節
関節リウマチ・趾関節	関節リウマチ・膝関節	関節リウマチ・手関節
関節リウマチ・脊椎	関節リウマチ・足関節	関節リウマチ・肘関節
関節リウマチ・腰椎	完全骨折	完全脱臼
貫通刺創	貫通銃創	貫通性挫滅創
貫通創	眼部外傷性異物	眼部外傷性腫脹
眼部外傷性皮下異物	眼部開放創	眼部割創
眼部貫通創	眼部咬創	眼部挫創
眼部擦過創	眼部刺創	眼部切創
眼部創傷	眼部虫刺傷	眼部裂創
陥没骨折	顔面汚染創	顔面外傷性異物
顔面開放創	顔面割創	顔面貫通創
顔面咬創	顔面挫傷	顔面挫創
顔面擦過創	顔面刺創	顔面切創
顔面創傷	顔面搔創	顔面損傷
顔面多発開放創	顔面多発割創	顔面多発貫通創
顔面多発咬創	顔面多発挫傷	顔面多発挫創
顔面多発擦過創	顔面多発刺創	顔面多発切創
顔面多発創傷	顔面多発打撲傷	顔面多発虫刺傷
顔面多発皮下血腫	顔面多発皮下出血	顔面多発裂創
顔面打撲傷	顔面皮下血腫	顔面皮膚欠損創
顔面裂創	急速破壊型股関節症	胸管損傷
胸腺損傷	頬粘膜咬傷	頬粘膜咬創
胸部汚染創	胸部外傷	頬部外傷性異物
頬部開放創	頬部割創	頬部貫通創
頬部咬創	頬部挫傷	胸部挫創
頬部挫創	頬部擦過創	頬部刺創
胸部食道損傷	胸部切創	頬部切創
頬部創傷	胸部損傷	頬部打撲傷
頬部皮下血腫	胸部皮膚欠損創	頬部皮膚欠損創
頬部裂創	胸壁開放創	胸壁刺創
胸壁神経痛	強膜切創	強膜創傷
胸膜損傷・胸腔に達する開放創合併あり	強膜裂傷	胸膜裂創
棘刺創	魚咬創	亀裂骨折
筋筋膜性腰痛症	筋損傷	筋断裂
筋肉内血腫	屈曲骨折	頚管破裂
頚肩腕障害	脛骨顆部割創	形成不全性股関節症
頚頭蓋症候群	頚部開放創	頚部挫創
頚部食道開放創	頚部神経痛	頚部切創
頚部皮膚欠損創	血管切断	血管損傷
血腫	血清反応陰性関節リウマチ	結膜創傷
結膜裂傷	肩甲上神経痛	腱切創
腱損傷	腱断裂	原発性関節症

原発性股関節症	原発性膝関節症	原発性全身性関節症
原発性変形性関節症	原発性母指 CM 関節症	腱部分断裂
腱裂傷	高エネルギー外傷	口蓋挫傷
口蓋切創	口蓋裂創	口角部挫創
口角部裂創	口腔外傷性異物	口腔外傷性腫脹
口腔開放創	口腔割創	口腔挫傷
口腔挫創	口腔擦過創	口腔刺創
口腔切創	口腔創傷	口腔打撲傷
口腔内血腫	口腔粘膜咬傷	口腔粘膜咬創
口腔裂創	後頚部交感神経症候群	口唇外傷性異物
口唇外傷性腫脹	口唇外傷性皮下異物	口唇開放創
口唇割創	口唇貫通創	口唇咬傷
口唇咬創	口唇挫傷	口唇挫創
口唇擦過創	口唇刺創	口唇切創
口唇創傷	口唇打撲傷	口唇虫刺傷
口唇皮下血腫	口唇皮下出血	口唇裂創
溝創	咬創	後足部痛
喉頭外傷	後頭下神経痛	後頭神経痛
喉頭損傷	後頭部外傷	後頭部割創
後頭部挫傷	後頭部挫創	後頭部神経痛
後頭部切創	後頭部打撲傷	後頭部裂創
広範性軸索損傷	広汎性神経損傷	項部神経痛
後方脱臼	硬膜損傷	硬膜裂傷
肛門裂創	股関節症	股痛
骨折	骨盤部裂創	根性腰痛症
昆虫咬創	昆虫刺傷	コントル・クー損傷

さ

採皮創	坐骨神経根炎	坐骨神経痛
坐骨単神経根炎	擦過創	擦過皮下血腫
挫滅傷	挫滅創	産科的創傷の血腫
耳介外傷性異物	耳介外傷性腫脹	耳介外傷性皮下異物
耳介開放創	耳介割創	耳介貫通創
耳介咬創	耳介挫傷	耳介挫創
耳介擦過創	耳介刺創	耳介切創
耳介創傷	耳介打撲傷	耳介虫刺傷
耳介皮下血腫	耳介皮下出血	趾開放創
耳介裂創	耳下腺部打撲	趾化膿創
趾関節症	指間切創	趾間切創
子宮癌術後後遺症	子宮頚管裂傷	子宮頚部環状剥離
刺咬症	趾挫創	示指 MP 関節挫傷
示指 PIP 開放創	示指割創	示指化膿創
示指挫傷	示指挫創	示指刺創
四肢静脈損傷	四肢神経痛	示指切創
四肢痛	示指痛	四肢動脈損傷
示指皮膚欠損創	四肢末端痛	耳前部挫創
刺創	趾痛	膝蓋部挫創
膝下部挫創	膝窩部銃創	膝関節症
膝関節部異物	膝関節部挫創	膝部異物
膝部開放創	膝部割創	膝部咬創
膝部挫創	膝部切創	膝部裂創
歯肉挫傷	歯肉切創	歯肉裂創
尺側偏位	斜骨折	射創
尺骨近位端骨折	尺骨鉤状突起骨折	手圧挫傷
縦隔血腫	縦骨折	銃創
重複骨折	手関節挫滅傷	手関節挫滅創
手関節症	手関節掌側部挫創	手関節部挫創
手関節部切創	手関節部創傷	手関節部裂創
手根関節症	手指圧挫傷	手指汚染創
手指開放創	手指咬創	種子骨開放骨折
種子骨骨折	手指挫傷	手指挫創
手指挫滅傷	手指挫滅創	手指刺創
手指神経炎	手指切創	手指打撲傷
手指痛	手指剥皮創	手指皮下血腫
手指皮膚欠損創	手術創部膿瘍	手掌挫創
手掌刺創	手掌切創	手掌剥皮創

	手掌皮膚欠損創	術後横隔膜下膿瘍	術後合併症
	術後髄膜炎	術後創部感染	術後膿瘍
	術後腹腔内膿瘍	術後腹壁膿瘍	術後腰痛
	術創部痛	手背皮膚欠損創	手背部挫創
	手背部切創	手背部痛	手部汚染創
	手部痛	上顎挫傷	上顎擦過創
	上顎切創	上顎打撲傷	上顎皮下血腫
	上顎部裂創	上口唇挫傷	踵骨部挫滅創
	小指咬創	小指挫傷	小指挫創
	上肢神経痛	小指切創	硝子体切断
	小指痛	上肢痛	小指皮膚欠損創
	上唇小帯裂創	上腕汚染創	上腕貫通銃創
	上腕挫創	上腕神経痛	上腕痛
	上腕皮膚欠損創	上腕部開放創	食道損傷
	処女膜裂傷	神経炎	神経原性関節症
	神経根炎	神経根ひきぬき損傷	神経切断
	神経叢損傷	神経叢不全損傷	神経損傷
	神経断裂	針刺創	靱帯ストレイン
	靱帯損傷	靱帯断裂	靱帯捻挫
	靱帯裂傷	ストレイン	成人スチル病
	精巣開放創	精巣破裂	声門外傷
	脊髄神経根症	脊椎痛	脊椎麻酔後頭痛
	舌開放創	舌下顎挫創	舌咬傷
	舌咬創	舌挫創	舌刺創
	舌切創	切創	舌創傷
	切断	舌裂創	前額部外傷性異物
	前額部外傷性腫脹	前額部外傷性皮下異物	前額部開放創
	前額部割創	前額部貫通創	前額部咬創
	前額部挫創	前額部擦過創	前額部刺創
	前額部切創	前額部創傷	前額部虫刺傷
	前額部虫刺症	前額部皮膚欠損創	前額部裂創
	前胸部挫創	前頚頭頂部挫創	仙骨部挫創
	仙骨部皮膚欠損創	線状骨折	全身擦過創
	前足部痛	穿通創	先天性股関節脱臼治療後亜脱臼
	前頭部割創	前頭部挫傷	前頭部挫創
	前頭部切創	前頭部打撲傷	前頭部皮膚欠損創
	前方脱臼	前腕汚染創	前腕開放創
	前腕咬創	前腕挫創	前腕刺創
	前腕神経痛	前腕切創	前腕痛
	前腕皮膚欠損創	前腕裂創	爪下異物
	爪下挫滅傷	爪下挫滅創	創傷感染症
	創傷はえ幼虫症	搔創	創部膿瘍
	足関節症	足関節内果部挫創	足関節部挫創
	足痛	足底異物	足底部咬創
	足底部刺創	足底部痛	足底部皮膚欠損創
	側頭部割創	側頭部挫創	側頭部神経痛
	側頭部切創	側頭部打撲傷	側頭部皮下血腫
	足背痛	足背部挫創	足背部切創
	続発性関節症	続発性股関節症	続発性膝関節症
	続発性多発性関節症	続発性母指CM関節症	足部汚染創
	側腹部咬創	側腹部挫創	側腹壁開放創
	足部皮膚欠損創	足部裂創	鼡径部開放創
た	鼡径部切創	第5趾皮膚欠損創	大腿汚染創
	大腿咬創	大腿挫創	大腿神経痛
	大腿痛	大腿内側部痛	大腿皮膚欠損創
	大腿部開放創	大腿部刺創	大腿部切創
	大腿裂創	大転子部挫創	脱臼
	脱臼骨折	多発性外傷	多発性開放創
	多発性関節症	多発性咬創	多発性神経痛
	多発性切創	多発性穿刺創	多発性裂創
	打撲割創	打撲血腫	打撲挫創
	打撲擦過創	打撲傷	打撲皮下血腫
	単純脱臼	腟開放創	腟断端炎

	腟裂傷	肘関節骨折	肘関節挫創
	肘関節症	肘関節脱臼骨折	肘関節内骨折
	肘関節部開放創	中指咬創	中指挫傷
	中指挫創	中指刺創	中指切創
	中指痛	中指皮膚欠損創	中手骨関節部挫創
	虫垂炎術後残膿瘍	中枢神経系損傷	中足部痛
	肘頭骨折	肘部挫創	肘部切創
	肘部皮膚欠損創	手開放創	手咬創
	手挫創	手刺創	手切創
	転位性骨折	殿部異物	殿部開放創
	殿部咬創	殿部刺創	殿部切創
	殿部皮膚欠損創	殿部裂創	頭頂部挫傷
	頭頂部挫創	頭頂部擦過創	頭頂部切創
	頭頂部打撲傷	頭頂部裂創	頭皮外傷性腫脹
	頭皮開放創	頭皮下血腫	頭皮剥離
	頭皮表在損傷	頭部異物	頭部外傷性皮下異物
	頭部外傷性皮下気腫	頭部開放創	頭部割創
	頭部頚部挫傷	頭部頚部挫創	頭部頚部打撲傷
	頭部血腫	頭部挫傷	頭部挫創
	頭部擦過創	頭部刺創	頭部神経痛
	頭部切創	頭部多発開放創	頭部多発割創
	頭部多発咬創	頭部多発挫傷	頭部多発挫創
	頭部多発擦過創	頭部多発刺創	頭部多発切創
	頭部多発創傷	頭部多発打撲傷	頭部多発皮下血腫
	頭部多発裂創	頭部打撲	頭部打撲血腫
	頭部打撲傷	頭部虫刺傷	動物咬創
	頭部皮下異物	頭部皮下血腫	頭部皮下出血
	頭部皮膚欠損創	頭部裂創	動脈損傷
な	特発性関節脱臼	特発性神経痛	軟口蓋血腫
	軟口蓋挫創	軟口蓋創傷	軟口蓋破裂
	肉離れ	二次性変形性関節症	乳癌術後後遺症
	尿管切石術後感染症	猫咬創	捻挫
	脳挫傷	脳挫傷・頭蓋内に達する開放創合併あり	脳挫傷・頭蓋内に達する開放創合併なし
	脳挫創	脳挫創・頭蓋内に達する開放創合併あり	脳挫創・頭蓋内に達する開放創合併なし
	脳手術後遺症	脳腫瘍摘出術後遺症	脳損傷
	脳対側損傷	脳直撃損傷	脳底部挫傷
	脳底部挫傷・頭蓋内に達する開放創合併あり	脳底部挫傷・頭蓋内に達する開放創合併なし	脳裂傷
は	背部神経痛	背部痛	剥離骨折
	抜歯後感染	抜歯後疼痛	バレー・リュー症候群
	破裂骨折	皮下異物	皮下血腫
	鼻下擦過創	皮下静脈損傷	皮下損傷
	鼻根部打撲挫創	鼻根部裂創	膝汚染創
	膝皮膚欠損創	皮神経挫傷	鼻前庭部挫創
	鼻尖部挫創	非熱傷性水疱	鼻部外傷性異物
	鼻部外傷性腫脹	鼻部外傷性皮下異物	鼻部開放創
	眉部割創	鼻部割創	鼻部貫通創
	腓腹筋挫創	腓腹部痛	眉部血腫
	皮膚欠損創	鼻部咬創	鼻部挫傷
	鼻部挫創	鼻部擦過創	鼻部刺創
	鼻部切創	鼻部創傷	皮膚損傷
	鼻部打撲傷	鼻部虫刺傷	皮膚剥脱創
	鼻部皮下血腫	鼻部皮下出血	鼻部皮膚欠損創
	鼻部皮膚剥離創	鼻部裂創	びまん性脳損傷
	びまん性脳損傷・頭蓋内に達する開放創合併あり	びまん性脳損傷・頭蓋内に達する開放創合併なし	眉毛部割創
	眉毛部裂創	病的骨折	表皮剥離
	鼻翼部切創	鼻翼部裂創	びらん性関節症
	複雑脱臼	副鼻腔炎術後症	副鼻腔開放創
	腹部汚染創	腹部刺創	腹部皮膚欠損創
	腹壁異物	腹壁開放創	腹壁神経痛
	腹壁縫合糸膿瘍	ブシャール結節	不全骨折
	ブラックアイ	粉砕骨折	分娩時会陰裂傷

	分娩時軟産道損傷	閉鎖性外傷性脳圧迫	閉鎖性骨折
	閉鎖性脱臼	閉鎖性脳挫創	閉鎖性脳底部挫傷
	閉鎖性びまん性脳損傷	ヘーガース結節	ヘバーデン結節
	縫合糸膿瘍	縫合部膿瘍	帽状腱膜下出血
	包皮挫創	包皮切創	包皮裂創
	母指 CM 関節症	母指関節症	母指球部痛
	母指咬創	母指挫傷	母指挫創
	母趾挫創	母指示指間切創	母指刺創
	母指切創	母指打撲挫創	母指打撲傷
	母指痛	母趾痛	母指皮膚欠損創
ま	母趾皮膚欠損創	母指末節部挫創	末梢血管外傷
	末梢神経炎	末梢神経損傷	慢性神経痛
	眉間部挫創	眉間部裂創	耳後部挫創
	耳後部打撲傷	ムチランス変形	盲管銃創
や	網脈絡膜裂傷	モンテジア骨折	腰仙部神経根炎
	腰痛坐骨神経痛症候群	腰殿部痛	腰皮神経痛
	腰腹痛	腰部神経根炎	腰部切創
ら	腰部打撲挫創	らせん骨折	リウマチ性滑液包炎
	リウマチ性皮下結節	リウマチ様関節炎	離開骨折
	両側性外傷後股関節症	両側性外傷後膝関節症	両側性外傷性母指 CM 関節症
	両側性形成不全性股関節症	両側性原発性股関節症	両側性原発性膝関節症
	両側性原発性母指 CM 関節症	両側性続発性股関節症	両側性続発性膝関節症
	両側性続発性母指 CM 関節症	涙管損傷	涙管断裂
	涙道損傷	轢過創	裂離
	裂離骨折	老年性股関節症	肋間神経痛
	若木骨折		
△	BCG 副反応	外傷後遺症	外傷性視神経症
	カテーテル感染症	カテーテル敗血症	急性腰痛症
	金属歯冠修復過高	金属歯冠修復粗造	金属歯冠修復脱離
	金属歯冠修復低位	金属歯冠修復破損	金属歯冠修復不適合
	頚椎不安定症	銃自殺未遂	術後感染症
	術後敗血症	スルーダー神経痛	損傷
	多発性リウマチ性関節炎	殿部痛	疼痛
	飛び降り自殺未遂	飛び込み自殺未遂	背部圧迫感
	爆死自殺未遂	網膜振盪	老人性関節炎

用法用量　通常成人には，1回1個(ケトプロフェンとして50mgまたは75mg)を1日1～2回直腸内に挿入する。
なお，年齢・症状により適宜増減する。

禁忌
(1)消化性潰瘍のある患者
(2)重篤な血液の異常のある患者
(3)重篤な肝障害のある患者
(4)重篤な腎障害のある患者
(5)重篤な心機能不全のある患者
(6)本剤の成分に対し過敏症の既往歴のある患者
(7)アスピリン喘息(非ステロイド性消炎鎮痛剤等による喘息発作の誘発)又はその既往歴のある患者
(8)塩酸シプロフロキサシンを投与中の患者
(9)妊娠後期の女性
(10)直腸炎，直腸出血又は痔疾のある患者

併用禁忌

薬剤名等	臨床症状・措置方法	機序・危険因子
塩酸シプロフロキサシン シプロキサン	痙攣を起こすことがある。	塩酸シプロフロキサシンのGABA受容体結合阻害作用が併用により増強され，中枢神経系の興奮性を増大すると考えられる。

ケトプロフェン坐剤50mg「JG」：長生堂　50mg1個[19.3円/個]，ケトプロフェン坐剤50mg「日新」：日新－山形　50mg1個[23.4円/個]，ケトプロフェン坐剤75mg「JG」：長生堂　75mg1個[21.5円/個]，ケトプロフェン坐剤75mg「日新」：日新－山形　75mg1個[26.9円/個]，レイナノン坐剤50：シオノ　50mg1個[23.4円/個]，レイナノン坐剤75：シオノ　75mg1個[26.9円/個]

アノーロエリプタ7吸入用　規格：7吸入1キット[1997.2円/キット]
ウメクリジニウム臭化物　ビランテロールトリフェニル酢酸塩　グラクソ・スミスクライン　225

【効能効果】

慢性閉塞性肺疾患(慢性気管支炎・肺気腫)の気道閉塞性障害に基づく諸症状の緩解(長時間作用性吸入抗コリン剤及び長時間作用性吸入β_2刺激剤の併用が必要な場合)

【対応標準病名】

◎	気道閉塞	肺気腫	慢性気管支炎
	慢性閉塞性肺疾患		
○	萎縮性肺気腫	一側性肺気腫	気腫性肺のう胞
	気道狭窄	巨大気腫性肺のう胞	縦隔気腫
	小葉間肺気腫	代償性肺気腫	中心小葉性肺気腫
	肺胞性肺気腫	汎小葉性肺気腫	びまん性汎細気管支炎
	ブラ性肺気腫	閉塞性気管支炎	閉塞性細気管支炎
	閉塞性肺気腫	マクロード症候群	慢性気腫
	慢性気管気管支炎	慢性気管支漏	慢性肺気腫
	老人性気管支炎	老人性肺気腫	

効能効果に関連する使用上の注意
(1)本剤は慢性閉塞性肺疾患の症状の長期管理に用いること。
(2)本剤は慢性閉塞性肺疾患の増悪時の急性期治療を目的として使用する薬剤ではない。

用法用量　通常，成人にはアノーロエリプタ1吸入(ウメクリジニウムとして62.5μg及びビランテロールとして25μg)を1日1回吸入投与する。

用法用量に関連する使用上の注意　患者に対し，本剤の過度の使用により不整脈，心停止等の重篤な副作用が発現する危険性があることを理解させ，本剤を1日1回なるべく同じ時間帯に吸入するよう(1日1回を超えて投与しないよう)注意を与えること。

禁忌
(1)閉塞隅角緑内障の患者
(2)前立腺肥大等による排尿障害がある患者
(3)本剤の成分に対し過敏症の既往歴のある患者

アフタゾロン口腔用軟膏0.1%　規格：0.1%1g[65円/g]
デキサメタゾン　昭和薬化工　239

【効能効果】

びらん又は潰瘍を伴う難治性口内炎及び舌炎

【対応標準病名】

◎	潰瘍性口内炎	舌炎	舌潰瘍
	舌びらん	難治性口内炎	
○	アフタ性口内炎	アレルギー性口内炎	カタル性口内炎
	偽膜性口内炎	原発性ヘルペスウイルス性口内炎	口腔褥瘡性潰瘍
	口腔ヘルペス	口唇アフタ	口内炎
	孤立性アフタ	再発性アフタ	再発性ヘルペスウイルス性口内炎
	接触性口内炎	大アフタ	ベドナーアフタ
	ヘルペス口内炎		
△	悪液質アフタ	ウイルス性口内炎	壊死性潰瘍性歯周炎
	壊死性潰瘍性歯肉炎	壊疽性口内炎	壊疽性歯肉炎
	カタル性舌炎	カンジダ性口角びらん	カンジダ性口内炎
	感染性口内炎	乾燥性口内炎	義歯性潰瘍
	義歯性口内炎	偽膜性アンギナ	急性偽膜性カンジダ症
	ゲオトリクム症	ゲオトリクム性口内炎	硬化性舌炎
	口腔カンジダ症	口腔感染症	溝状舌
	口唇カンジダ症	歯肉カンジダ症	出血性口内炎

	水疱性口内炎	水疱性口内炎ウイルス病	正中菱形舌炎
	舌カンジダ症	舌切除後遺症	舌乳頭炎
	舌膿瘍	増殖性化膿性口内炎	多発性口内炎
	地図状口内炎	地図状舌	ニコチン性口蓋白色角化症
	ニコチン性口内炎	剥離性限局性舌炎	剥離性舌炎
	表在性舌炎	ヘルペスウイルス性咽頭炎	ヘルペスウイルス性歯肉口内炎
	放射線性口内炎	慢性舌炎	慢性表在性舌炎
	メラー舌炎	リガ・フェーデ病	良性移動性舌炎
	淋菌性口内炎	ワンサンアンギナ	ワンサン扁桃炎

用法用量　通常，適量を1日1〜数回患部に塗布する。なお，症状により適宜増減する。

禁忌　本剤に対し過敏症の既往歴のある患者

原則禁忌　口腔内に感染を伴う患者

デキサメタゾン軟膏口腔用0.1%「CH」：長生堂[59.8円/g]，デキサルチン口腔用軟膏1mg/g：日本化薬[59.8円/g]，デルゾン口腔用軟膏0.1%：池田薬品[59.8円/g]

アフタッチ口腔用貼付剤25μg

規格：25μg1錠[41.5円/錠]

トリアムシノロンアセトニド　帝人　264

【効能効果】

アフタ性口内炎

【対応標準病名】

◎	アフタ性口内炎		
○	アレルギー性口内炎	ウイルス性口内炎	壊疽性口内炎
	潰瘍性口内炎	カタル性口内炎	カンジダ性口内炎
	感染性口内炎	乾燥性口内炎	義歯性口内炎
	偽膜性口内炎	ゲオトリクム性口内炎	口腔感染症
	口腔褥瘡性潰瘍	口唇アフタ	口内炎
	孤立性アフタ	再発性アフタ	出血性口内炎
	水疱性口内炎	水疱性口内炎ウイルス病	接触性口内炎
	増殖性化膿性口内炎	大アフタ	多発性口内炎
	地図状口内炎	ベドナーアフタ	ヘルペスウイルス性歯肉口内炎
	放射線性口内炎	淋菌性口内炎	
△	壊死性潰瘍性歯周炎	壊死性潰瘍性歯肉炎	壊疽性歯肉炎
	カンジダ性口角びらん	偽膜性アンギナ	急性偽膜性カンジダ症
	急性汎発性発疹性膿疱症	頬粘膜白板症	ゲオトリクム症
	口腔カンジダ症	口腔紅板症	口腔白板症
	硬口蓋白板症	口唇カンジダ症	口底白板症
	紅板症	歯肉カンジダ症	歯肉白板症
	重症熱性血小板減少症候群	舌カンジダ症	舌白板症
	軟口蓋白板症	ニコチン性口蓋白色角化症	ニコチン性口内炎
	膿皮症	敗血症性皮膚炎	白色水腫
	ヘルペスウイルス性咽頭炎	慢性膿皮症	ワンサンアンギナ
	ワンサン扁桃炎		

用法用量　通常，1患部に1回1錠ずつを，1日1〜2回，白色面を患部粘膜に付着させて用いる。
なお，症状により適宜増量する。

禁忌　本剤の成分に対して過敏症の既往歴のある患者

原則禁忌　口腔内に感染を伴う患者

アフタシール25μg：帝國　25μg1枚[41.5円/枚]，ワプロン口腔用貼付剤25μg：救急薬品　25μg1枚[41.5円/枚]

アミノ安息香酸エチル軟膏10%「マルイシ」

規格：10%10g[2.29円/g]

アミノ安息香酸エチル　丸石　264

【効能効果】

下記疾患における鎮痛・鎮痒：外傷，熱傷，日焼け，皮膚潰瘍，そう痒症，痔疾

【対応標準病名】

◎	外傷	挫傷	痔核
	創傷	そう痒	熱傷
	皮膚潰瘍	日焼け	
○ あ	1型糖尿病性潰瘍	2型糖尿病性潰瘍	足第1度熱傷
	足第2度熱傷	足第3度熱傷	足熱傷
	圧挫傷	圧挫創	犬咬創
	陰茎第1度熱傷	陰茎第2度熱傷	陰茎第3度熱傷
	陰茎熱傷	咽頭熱傷	陰のうそう痒症
	陰のう第1度熱傷	陰のう第2度熱傷	陰のう第3度熱傷
	陰のう熱傷	会陰第1度熱傷	会陰第2度熱傷
	会陰第3度熱傷	会陰熱傷	会陰部化膿創
	腋窩第1度熱傷	腋窩第2度熱傷	腋窩第3度熱傷
	腋窩難治性皮膚潰瘍	腋窩熱傷	腋窩皮膚潰瘍
か	炎症性外痔核	炎症性内痔核	外陰第1度熱傷
	外陰第2度熱傷	外陰第3度熱傷	外陰熱傷
	外陰部そう痒症	外耳開放創	外痔核
	外耳道創傷	外痔びらん	外耳部外傷性異物
	外耳部割創	外耳部貫通創	外耳部咬創
	外耳部挫創	外耳部刺創	外耳部創傷
	外痔ポリープ	外傷後遺症	外傷性咬合
	外傷性耳出血	外傷性切断	外傷性破裂
	外耳裂創	潰瘍性外痔核	潰瘍性痔核
	潰瘍性内痔核	下顎外傷性異物	下顎開放創
	下顎割創	下顎貫通創	下顎口唇挫創
	下顎咬創	下顎挫創	下顎刺創
	下顎創傷	下顎熱傷	下顎部第1度熱傷
	下顎部第2度熱傷	下顎部第3度熱傷	下顎部皮膚欠損創
	下顎裂創	顎関節部開放創	顎関節部割創
	顎関節部貫通創	顎関節部咬創	顎関節部挫創
	顎関節部刺創	顎関節部創傷	顎関節部裂創
	角膜熱傷	下肢第1度熱傷	下肢第2度熱傷
	下肢第3度熱傷	下肢熱傷	下腿足部熱傷
	下腿熱傷	下腿部第1度熱傷	下腿部第2度熱傷
	下腿部第3度熱傷	割創	下半身第1度熱傷
	下半身第2度熱傷	下半身第3度熱傷	下半身熱傷
	下腹部第1度熱傷	下腹部第2度熱傷	下腹部第3度熱傷
	眼球熱傷	眼瞼外傷性異物	眼瞼開放創
	眼瞼化学熱傷	眼瞼割創	眼瞼貫通創
	眼瞼咬創	眼瞼挫創	眼瞼刺創
	眼瞼創傷	眼瞼第1度熱傷	眼瞼第2度熱傷
	眼瞼第3度熱傷	眼瞼熱傷	眼瞼裂創
	眼周囲化学熱傷	眼周囲第1度熱傷	眼周囲第2度熱傷
	眼周囲第3度熱傷	眼周囲部開放創	眼周囲部割創
	眼周囲部貫通創	眼周囲部咬創	眼周囲部挫創
	眼周囲部刺創	眼周囲部創傷	眼周囲部裂創
	関節挫傷	関節内骨折	貫通刺創
	貫通性挫滅創	貫通創	嵌頓痔核
	眼熱傷	顔面汚染創	顔面外傷性異物
	顔面開放創	顔面割創	顔面貫通創
	顔面咬創	顔面挫創	顔面刺創
	顔面創傷	顔面搔創	顔面損傷
	顔面第1度熱傷	顔面第2度熱傷	顔面第3度熱傷
	顔面多発開放創	顔面多発割創	顔面多発貫通創
	顔面多発咬創	顔面多発挫創	顔面多発刺創
	顔面多発創傷	顔面多発裂創	顔面熱傷

	顔面皮膚欠損創	顔面裂創	頬粘膜咬創
	胸部外傷	頬部外傷性異物	頬部開放創
	頬部割創	頬部貫通創	頬部咬創
	頬部挫創	頬部刺創	胸部上腕熱傷
	頬部創傷	胸部損傷	胸部第1度熱傷
	頬部第1度熱傷	胸部第2度熱傷	頬部第2度熱傷
	胸部第3度熱傷	頬部第3度熱傷	胸部難治性皮膚潰瘍
	胸部熱傷	胸部皮膚潰瘍	頬部皮膚欠損創
	頬部裂創	棘刺創	魚咬創
	躯幹薬傷	頚部食道開放創	頚部第1度熱傷
	頚部第2度熱傷	頚部第3度熱傷	頚部難治性皮膚潰瘍
	頚部熱傷	頚部皮膚潰瘍	血栓性外痔核
	血栓性痔核	血栓性内痔核	結膜熱傷
	限局性そう痒症	肩甲間部第1度熱傷	肩甲間部第2度熱傷
	肩甲間部第3度熱傷	肩甲間部熱傷	肩甲部第1度熱傷
	肩甲部第2度熱傷	肩甲部第3度熱傷	肩甲部熱傷
	肩部第1度熱傷	肩部第2度熱傷	肩部第3度熱傷
	高エネルギー外傷	口蓋切創	口蓋裂創
	口角部挫創	口角部裂創	口腔開放創
	口腔割創	口腔挫創	口腔刺創
	口腔創傷	口腔熱傷	口腔粘膜咬創
	口腔裂創	口唇外傷性異物	口唇開放創
	口唇割創	口唇貫通創	口唇咬創
	口唇挫創	口唇刺創	口唇創傷
	口唇第1度熱傷	口唇第2度熱傷	口唇第3度熱傷
	口唇熱傷	口唇裂創	溝創
	咬創	喉頭外傷	喉頭損傷
	肛門第1度熱傷	肛門第2度熱傷	肛門第3度熱傷
	肛門熱傷	昆虫咬創	昆虫刺傷
さ	採皮創	挫創	擦過創
	擦過皮下血腫	挫滅傷	挫滅創
	残遺痔核皮膚弁	耳介外傷性異物	耳介開放創
	耳介割創	耳介貫通創	耳介咬創
	耳介挫創	耳介刺創	耳介創傷
	耳介部第1度熱傷	耳介部第2度熱傷	耳介部第3度熱傷
	耳介裂創	趾化膿創	指間切創
	刺咬症	示指化膿創	四肢第1度熱傷
	四肢第2度熱傷	四肢第3度熱傷	四肢熱傷
	指尖難治性皮膚潰瘍	指尖皮膚潰瘍	耳前部挫創
	刺創	趾第1度熱傷	趾第2度熱傷
	趾第3度熱傷	膝部第1度熱傷	膝部第2度熱傷
	膝部第3度熱傷	歯肉切創	歯肉裂創
	趾熱傷	射創	手関節掌側部挫創
	手関節部挫創	手関節部創傷	手関節部第1度熱傷
	手関節部第2度熱傷	手関節部第3度熱傷	手指第1度熱傷
	手指第2度熱傷	手指第3度熱傷	手指端熱傷
	手指難治性皮膚潰瘍	手指熱傷	手指皮膚潰瘍
	手掌挫創	手掌刺創	手掌切創
	手掌第1度熱傷	手掌第2度熱傷	手掌第3度熱傷
	手掌熱傷	手掌剥皮創	手掌皮膚欠損創
	出血性外痔核	出血性痔核	出血性内痔核
	手背第1度熱傷	手背第2度熱傷	手背第3度熱傷
	手背熱傷	手背皮膚欠損創	手背部挫創
	手背部切創	手部難治性皮膚潰瘍	手部皮膚潰瘍
	上顎部裂創	症候性そう痒症	上肢第1度熱傷
	上肢第2度熱傷	上肢第3度熱傷	上肢熱傷
	焼身自殺未遂	上唇小帯裂創	上半身第1度熱傷
	上半身第2度熱傷	上半身第3度熱傷	上半身熱傷
	踵部第1度熱傷	踵部第2度熱傷	踵部第3度熱傷
	上腕第1度熱傷	上腕第2度熱傷	上腕第3度熱傷
	上腕熱傷	針刺創	靱帯ストレイン
	スイート症候群	スイート病	ストレイン
	精巣熱傷	舌開放創	舌下顎挫創
	舌咬創	舌挫創	舌刺創

	舌切創	切創	舌創傷
	切断	舌熱傷	舌裂創
	前額部外傷性異物	前額部開放創	前額部割創
	前額部貫通創	前額部咬創	前額部挫創
	前額部刺創	前額部創傷	前額部第1度熱傷
	前額部第2度熱傷	前額部第3度熱傷	前額部皮膚欠損創
	前額部裂創	前胸部第1度熱傷	前胸部第2度熱傷
	前胸部第3度熱傷	前胸部熱傷	前頚頭頂部挫創
	全身擦過創	全身第1度熱傷	全身第2度熱傷
	全身第3度熱傷	全身熱傷	穿通創
	前腕手部熱傷	前腕第1度熱傷	前腕第2度熱傷
	前腕第3度熱傷	前腕難治性皮膚潰瘍	前腕熱傷
	前腕皮膚潰瘍	創傷感染症	掻創
	創部膿瘍	足関節第1度熱傷	足関節第2度熱傷
	足関節第3度熱傷	足関節熱傷	側胸部第1度熱傷
	側胸部第2度熱傷	側胸部第3度熱傷	足底熱傷
	足底部第1度熱傷	足底部第2度熱傷	足底部第3度熱傷
	足背部第1度熱傷	足背部第2度熱傷	足背部第3度熱傷
	側腹部第1度熱傷	側腹部第2度熱傷	側腹部第3度熱傷
	鼡径部第1度熱傷	鼡径部第2度熱傷	鼡径部第3度熱傷
た	鼡径部熱傷	第1度熱傷	第1度日焼け
	第2度日焼け	第3度日焼け	体幹第1度熱傷
	体幹第2度熱傷	体幹第3度熱傷	体幹熱傷
	大腿熱傷	大腿部第1度熱傷	大腿部第2度熱傷
	大腿部第3度熱傷	体表面積10%未満の熱傷	脱出性外痔核
	脱出性痔核	脱出性内痔核	多発性外傷
	多発性第1度熱傷	多発性第2度熱傷	多発性第3度熱傷
	多発性熱傷	打撲割創	打撲挫創
	打撲擦過創	打撲傷	腟熱傷
	中手骨関節部挫創	肘部第1度熱傷	肘部第2度熱傷
	肘部第3度熱傷	手第1度熱傷	手第2度熱傷
	手第3度熱傷	手熱傷	殿部第1度熱傷
	殿部第2度熱傷	殿部第3度熱傷	殿部難治性皮膚潰瘍
	殿部熱傷	殿部皮膚潰瘍	透析皮膚そう痒症
	糖尿病性潰瘍	頭部第1度熱傷	頭部第2度熱傷
	頭部第3度熱傷	頭部多発開放創	頭部多発割創
	頭部多発咬創	頭部多発挫創	頭部多発刺創
	頭部多発創傷	頭部多発裂創	動物咬創
な	頭部熱傷	内痔核	軟口蓋挫創
	軟口蓋創傷	軟口蓋熱傷	軟口蓋破裂
	難治性皮膚潰瘍	日光紅斑	乳頭部第1度熱傷
	乳頭部第2度熱傷	乳頭部第3度熱傷	乳房第1度熱傷
	乳房第2度熱傷	乳房第3度熱傷	乳房熱傷
	乳輪部第1度熱傷	乳輪部第2度熱傷	乳輪部第3度熱傷
は	猫咬創	熱帯性潰瘍	背部第1度熱傷
	背部第2度熱傷	背部第3度熱傷	背部難治性皮膚潰瘍
	背部熱傷	背部皮膚潰瘍	半身第1度熱傷
	半身第2度熱傷	半身第3度熱傷	汎発性皮膚そう痒症
	鼻根部打撲挫創	鼻根部裂創	鼻前庭部挫創
	鼻尖部挫創	非特異性そう痒症	非熱傷性水疱
	鼻部外傷性異物	鼻部開放創	眉部割創
	鼻部割創	鼻部貫通創	皮膚欠損創
	鼻部咬創	鼻部挫創	鼻部刺創
	鼻部創傷	皮膚そう痒症	皮膚損傷
	鼻部第1度熱傷	鼻部第2度熱傷	鼻部第3度熱傷
	皮膚剥脱創	鼻部皮膚欠損創	鼻部裂創
	眉毛部割創	眉毛部裂創	鼻翼部切創
	鼻翼部裂創	副鼻腔開放創	腹部第1度熱傷
	腹部第2度熱傷	腹部第3度熱傷	腹部難治性皮膚潰瘍
	腹部熱傷	腹部皮膚潰瘍	腹壁瘢痕部潰瘍
	放射線性熱傷	母指球部第1度熱傷	母指球部第2度熱傷
	母指球部第3度熱傷	母指示指間切創	母指第1度熱傷
	母指第2度熱傷	母指第3度熱傷	母指熱傷
ま	眉間部挫創	眉間部裂創	耳後部挫創

やら	脈絡網膜熱傷	腰部第１度熱傷	腰部第２度熱傷
	腰部第３度熱傷	腰部熱傷	轢過創
	裂傷	裂創	裂離
	老年性そう痒症		
△あ	MRSA術後創部感染	アカツキ病	亜脱臼
	圧迫骨折	アトピー皮膚	胃腸管熱傷
	胃熱傷	咽頭開放創	咽頭創傷
	横隔膜損傷	横骨折	汚染擦過創
か	汚染創	外傷性一過性麻痺	外傷性異物
	外傷性横隔膜ヘルニア	外傷性眼球ろう	外傷性虹彩離断
	外傷性硬膜動静脈瘻	外傷性食道破裂	外傷性脊髄出血
	外傷性動静脈瘻	外傷性動脈血腫	外傷性動脈瘤
	外傷性乳び胸	外傷性皮下血腫	開放骨折
	開放性陥没骨折	開放性脱臼	開放性脱臼骨折
	開放性粉砕骨折	開放創	下咽頭創傷
	下咽頭熱傷	角結膜腐蝕	角膜アルカリ化学熱傷
	角膜挫創	角膜酸化学熱傷	角膜酸性熱傷
	角膜切傷	角膜切創	角膜創傷
	角膜破裂	角膜裂傷	カテーテル感染症
	眼化学熱傷	眼窩創傷	眼球結膜裂傷
	眼球損傷	眼球破裂	眼球裂傷
	眼周囲部外傷性異物	関節血腫	関節骨折
	関節打撲	完全骨折	完全脱臼
	貫通銃創	眼熱傷後遺症	眼部外傷性異物
	眼部開放創	眼部割創	眼部貫通創
	眼部咬創	眼部挫創	眼部刺創
	眼部創傷	眼部裂創	陥没骨折
	顔面熱傷後遺症	気管熱傷	気道熱傷
	胸管損傷	胸腔熱傷	胸腺損傷
	胸部食道損傷	強膜切創	強膜創傷
	強膜裂傷	亀裂骨折	筋損傷
	筋断裂	筋肉内血腫	屈曲骨折
	血管切断	血管損傷	血腫
	結膜創傷	結膜のうアルカリ化学熱傷	結膜のう酸化学熱傷
	結膜腐蝕	結膜裂傷	腱切創
	腱損傷	腱断裂	腱部分断裂
	腱裂傷	口腔第１度熱傷	口腔第２度熱傷
	口腔第３度熱傷	好酸球性蜂巣炎	喉頭熱傷
	広範性軸索損傷	広汎性神経損傷	後方脱臼
さ	肛門そう痒症	骨折	細菌性肉芽腫症
	産科的創傷の血腫	子宮熱傷	四肢静脈損傷
	四肢動脈損傷	斜骨折	縦隔血腫
	縦骨折	銃創	重複骨折
	種子骨開放骨折	種子骨骨折	手指粘液のう腫
	手術創部膿瘍	術後横隔膜下膿瘍	術後感染症
	術後髄膜炎	術後創部感染	術後膿瘍
	術後腹腔内膿瘍	術後腹壁膿瘍	食道損傷
	食道熱傷	神経根ひきぬき損傷	神経切断
	神経叢損傷	神経叢不全損傷	神経損傷
	神経断裂	靱帯損傷	靱帯断裂
	靱帯捻挫	靱帯裂傷	ストーマ粘膜皮膚侵入
	声門外傷	線状骨折	前方脱臼
た	創傷はえ幼虫症	損傷	第２度熱傷
	第３度熱傷	第４度熱傷	大腿汚染創
	大腿咬創	大腿挫創	大腿皮膚欠損創
	大腿部開放創	大腿部刺創	大腿部切創
	大腿裂創	大転子部挫創	体表面積10－19％の熱傷
	体表面積20－29％の熱傷	体表面積30－39％の熱傷	体表面積40－49％の熱傷
	体表面積50－59％の熱傷	体表面積60－69％の熱傷	体表面積70－79％の熱傷
	体表面積80－89％の熱傷	体表面積90％以上の熱傷	脱臼
	脱臼骨折	打撲血腫	打撲皮下血腫
	単純脱臼	腟断端炎	虫垂炎術後残膿瘍
	中枢神経系損傷	直腸静脈瘤	手首熱傷後遺症
	手熱傷後遺症	転位性骨折	点状角質融解症
	頭熱傷後遺症	動脈損傷	特発性関節脱臼
なは	内部尿路性器の熱傷	難治性瘻孔	肉離れ
	尿管切石術後感染症	捻挫	肺熱傷
	剥離骨折	抜歯後感染	破裂骨折
	皮下異物	皮下血腫	皮下静脈損傷
	皮下損傷	皮神経挫傷	皮膚びらん
	皮膚瘻	病的骨折	表皮剥離
	複雑脱臼	腹壁縫合糸膿瘍	不全骨折
	ブラックアイ	粉砕骨折	閉鎖性骨折
	閉鎖性脱臼	縫合糸膿瘍	縫合部膿瘍
まら	末梢血管外傷	末梢神経損傷	盲管銃創
	網脈絡膜裂傷	らせん骨折	離開骨折
	裂離骨折	若木骨折	

用法用量　適宜患部に使用する。

禁忌　本剤に対し過敏症の既往歴のある患者

アラセナ－Aクリーム3％　規格：3％1g[325.4円/g]
アラセナ－A軟膏3％　規格：3％1g[325.4円/g]
ビダラビン　持田　625

【効 能 効 果】

帯状疱疹，単純疱疹

【対応標準病名】

◎	帯状疱疹	単純ヘルペス	
○	陰茎ヘルペス	陰のうヘルペス	陰部ヘルペス
	壊疽性帯状疱疹	外陰部帯状疱疹	外陰部ヘルペス
	角膜帯状疱疹	眼瞼帯状疱疹	眼瞼単純ヘルペス
	眼瞼ヘルペス	眼部帯状疱疹	眼部単純ヘルペス
	顔面帯状疱疹	顔面ヘルペス	胸部帯状疱疹
	胸部ヘルペス	躯幹帯状疱疹	頚部ヘルペス
	劇症帯状疱疹	原発性ヘルペスウイルス性口内炎	口角ヘルペス
	口腔帯状疱疹	口腔ヘルペス	口唇ヘルペス
	後頭部帯状疱疹	肛門ヘルペス	再発性単純ヘルペス
	再発性ヘルペスウイルス性口内炎	三叉神経帯状疱疹	水痘・帯状疱疹ウイルス感染母体より出生した児
	性器ヘルペス	帯状疱疹後三叉神経痛	帯状疱疹後膝神経節炎
	帯状疱疹後神経痛	帯状疱疹後多発性ニューロパチー	帯状疱疹神経炎
	帯状疱疹性外耳炎	帯状疱疹性角結膜炎	帯状疱疹性強膜炎
	帯状疱疹性結膜炎	帯状疱疹性虹彩炎	帯状疱疹性虹彩毛様体炎
	帯状疱疹性髄膜炎	帯状疱疹性髄膜脳炎	帯状疱疹性脊髄炎
	帯状疱疹性脳炎	帯状疱疹性脳脊髄炎	単純口唇ヘルペス
	単純ヘルペスウイルス感染母体より出生した児	直腸ヘルペス	鼻下部ヘルペス
	ハント症候群	汎発性帯状疱疹	汎発性ヘルペス
	不全型ハント症候群	ヘルペスウイルス感染症	ヘルペスウイルス性咽頭炎
	ヘルペスウイルス性外陰腟炎	ヘルペスウイルス性外耳炎	ヘルペスウイルス性角結膜炎
	ヘルペスウイルス性肝炎	ヘルペスウイルス性虹彩炎	ヘルペスウイルス性虹彩毛様体炎
	ヘルペスウイルス性湿疹	ヘルペスウイルス性歯肉口内炎	ヘルペスウイルス性前部ぶどう膜炎
	ヘルペスウイルス性腟炎	ヘルペスウイルス性敗血症	ヘルペスウイルス性ひょう疽
	ヘルペスウイルス性網脈絡膜炎	ヘルペス角膜炎	ヘルペス口内炎
	耳帯状疱疹	耳ヘルペス	腰殿部帯状疱疹
	腰腹帯状疱疹		
△	円板状角膜炎	急性網膜壊死	桐沢型ぶどう膜炎
	樹枝状角膜炎	樹枝状角膜潰瘍	小水疱性皮膚炎

	地図状角膜炎	ヘルペスウイルス髄膜炎	ヘルペスウイルス性髄膜脳炎
	ヘルペスウイルス脊髄炎	ヘルペスウイルス脳脊髄炎	ヘルペス脳炎
	辺縁系脳炎		

用法用量 患部に適量を1日1～4回，塗布又は貼布する。

用法用量に関連する使用上の注意

(1)本剤の使用は，発病初期に近い程効果が期待できるので，原則として発症から5日以内に使用開始すること。

(2)本剤を7日間使用し，改善の兆しがみられないか，あるいは悪化する場合には他の治療に切り替えること。

禁忌 本剤の成分に対し過敏症の既往歴のある患者

アラエビン軟膏3%：ポーラ[125.4円/g]，カサールクリーム3%：マルホ[125.4円/g]，シルベラン軟膏3%：前田薬品[125.4円/g]，ビダラビン軟膏3%「F」：富士製薬[125.4円/g]，ビダラビン軟膏3%「JG」：シオノ[125.4円/g]，ビダラビン軟膏3%「MEEK」：小林化工[125.4円/g]，ビダラビン軟膏3%「SW」：沢井[125.4円/g]，ビダラビン軟膏3%「イワキ」：岩城[125.4円/g]，ビダラビン軟膏3%「タイヨー」：テバ製薬[125.4円/g]，ビダラビン軟膏3%「トーワ」：東和[125.4円/g]

アラミスト点鼻液27.5μg56噴霧用

規格：3mg6g1キット[2039.9円/キット]

フルチカゾンフランカルボン酸エステル

グラクソ・スミスクライン 132

【効 能 効 果】

アレルギー性鼻炎

【対応標準病名】

◎	アレルギー性鼻炎		
○	アレルギー性鼻咽頭炎	アレルギー性鼻結膜炎	アレルギー性副鼻腔炎
	イネ科花粉症	カモガヤ花粉症	季節性アレルギー性鼻炎
	血管運動性鼻炎	スギ花粉症	通年性アレルギー性鼻炎
	ヒノキ花粉症	ブタクサ花粉症	
△	花粉症		

用法用量

成人には，通常1回各鼻腔に2噴霧(1噴霧あたりフルチカゾンフランカルボン酸エステルとして27.5μgを含有)を1日1回投与する。

小児には，通常1回各鼻腔に1噴霧(1噴霧あたりフルチカゾンフランカルボン酸エステルとして27.5μgを含有)を1日1回投与する。

用法用量に関連する使用上の注意

(1)本剤の十分な臨床効果を得るためには継続的に使用すること。

(2)新しい噴霧器を使用する際には空噴霧を行い(6回程度)，液が完全に霧状になることを確認した後に使用するよう患者に指導すること。なお，同じ噴霧器を2回目以降使用する場合には空噴霧は不要であるが，5日以上噴霧器の蓋が外れていた場合又は30日以上噴霧器を使用しなかった場合には空噴霧が必要となる場合がある。

禁忌

(1)有効な抗菌剤の存在しない感染症，深在性真菌症の患者

(2)本剤の成分に対し過敏症の既往歴のある患者

アルキサ軟膏2%

規格：2%1g[8.9円/g]

アルクロキサ

小林化工 264

【効 能 効 果】

(1)進行性指掌角皮症

(2)胼胝状皸裂性湿疹

(3)外傷・熱傷によるびらん・潰瘍

【対応標準病名】

◎	外傷	亀裂性湿疹	進行性指掌角皮症
	熱傷		
○あ	足第2度熱傷	足第3度熱傷	足熱傷
	犬咬創	陰茎第2度熱傷	陰茎第3度熱傷
	陰茎熱傷	陰のう第2度熱傷	陰のう第3度熱傷
	陰のう熱傷	会陰第2度熱傷	会陰第3度熱傷
	会陰熱傷	腋窩第2度熱傷	腋窩第3度熱傷
	腋窩熱傷	汚染擦過創	汚染創
か	外陰第2度熱傷	外陰第3度熱傷	外陰熱傷
	外傷性破裂	海水浴皮膚炎	開放創
	化学外傷	過角化症	化学性皮膚炎
	下顎熱傷	下顎部第2度熱傷	下顎部第3度熱傷
	下肢第2度熱傷	下肢第3度熱傷	下肢熱傷
	下腿足部熱傷	下腿熱傷	下腿部第2度熱傷
	下腿部第3度熱傷	割創	下半身第2度熱傷
	下半身第3度熱傷	下腹部第2度熱傷	下腹部第3度熱傷
	関節挫傷	貫通刺創	貫通銃創
	貫通創	顔面損傷	顔面第2度熱傷
	顔面第3度熱傷	顔面熱傷	顔面熱傷後遺症
	胸部外傷	胸部損傷	胸部第2度熱傷
	頬部第2度熱傷	胸部第3度熱傷	頬部第3度熱傷
	胸部熱傷	棘刺創	魚咬創
	躯幹薬傷	頚部第2度熱傷	頚部第3度熱傷
	頚部熱傷	肩甲間部第2度熱傷	肩甲間部第3度熱傷
	肩甲間部熱傷	肩甲部第2度熱傷	肩甲部第3度熱傷
	肩甲部熱傷	肩部第2度熱傷	肩部第3度熱傷
	口唇第2度熱傷	口唇第3度熱傷	口唇熱傷
	溝創	咬創	後天性魚鱗癬
	喉頭外傷	喉頭損傷	肛門第2度熱傷
さ	肛門第3度熱傷	肛門熱傷	採皮創
	挫傷	挫創	擦過創
	酸腐蝕	耳介部第2度熱傷	耳介部第3度熱傷
	刺咬症	四肢第2度熱傷	四肢第3度熱傷
	刺創	趾第2度熱傷	趾第3度熱傷
	湿疹	膝部第2度熱傷	膝部第3度熱傷
	趾熱傷	射創	銃創
	手関節部第2度熱傷	手関節部第3度熱傷	手指湿疹
	手指第2度熱傷	手指第3度熱傷	手指端熱傷
	手指熱傷	手掌第2度熱傷	手掌第3度熱傷
	手掌熱傷	手背第2度熱傷	手背第3度熱傷
	手背熱傷	上肢第2度熱傷	上肢第3度熱傷
	上肢熱傷	掌蹠角化症	上半身第2度熱傷
	上半身第3度熱傷	上半身熱傷	踵部第2度熱傷
	踵部第3度熱傷	上腕第2度熱傷	上腕第3度熱傷
	上腕熱傷	針刺創	精巣熱傷
	切創	切断	前額部第2度熱傷
	前額部第3度熱傷	前胸部第2度熱傷	前胸部第3度熱傷
	前胸部熱傷	全身擦過創	全身第2度熱傷
	全身第3度熱傷	穿通創	前腕第2度熱傷
	前腕第3度熱傷	前腕熱傷	創傷
	掻創	足関節第2度熱傷	足関節第3度熱傷
	足関節熱傷	側胸部第2度熱傷	側胸部第3度熱傷
	足底熱傷	足底部第2度熱傷	足底部第3度熱傷
	足背部第2度熱傷	足背部第3度熱傷	側腹部第2度熱傷
	側腹部第3度熱傷	鼡径部第2度熱傷	鼡径部第3度熱傷
た	鼡径部熱傷	第1度腐蝕	第2度熱傷
	第2度腐蝕	第3度熱傷	第3度腐蝕
	体幹第2度熱傷	体幹第3度熱傷	体幹熱傷
	大腿熱傷	大腿部第2度熱傷	大腿部第3度熱傷
	多発性外傷	多発性昆虫咬創	多発性擦過創
	多発性第2度熱傷	多発性第3度熱傷	多発性非熱傷性水疱
	多発性表在損傷	打撲割創	打撲挫創

	打撲擦過創	打撲傷	肘部第２度熱傷
	肘部第３度熱傷	手首熱傷後遺症	手湿疹
	手第２度熱傷	手第３度熱傷	手熱傷
	手熱傷後遺症	点状角化症	殿部第２度熱傷
	殿部第３度熱傷	殿部熱傷	頭熱傷後遺症
	頭部第２度熱傷	頭部第３度熱傷	動物咬創
な	頭部熱傷	乳頭部第２度熱傷	乳頭部第３度熱傷
	乳房第２度熱傷	乳房第３度熱傷	乳房熱傷
	乳輪部第２度熱傷	乳輪部第３度熱傷	猫咬創
は	背部第２度熱傷	背部第３度熱傷	背部熱傷
	剥離骨折	半身第２度熱傷	半身第３度熱傷
	皮下損傷	皮脂欠乏性湿疹	非熱傷性水疱
	皮膚欠損創	皮膚損傷	鼻部第２度熱傷
	鼻部第３度熱傷	皮膚剥脱創	表皮剥離
	腹部第２度熱傷	腹部第３度熱傷	腹部熱傷
	腐蝕	胞状異角化症	母指球部第２度熱傷
	母指球部第３度熱傷	母指第２度熱傷	母指第３度熱傷
ま	母指熱傷	慢性湿疹	盲管銃創
や	毛孔角化症	薬傷	薬物性接触性皮膚炎
	腰部第２度熱傷	腰部第３度熱傷	腰部熱傷
ら	落屑性湿疹	らせん骨折	鱗状湿疹
	裂傷	裂創	裂離骨折
△	足湿疹	アルカリ腐蝕	陰のう湿疹
	会陰部肛囲湿疹	腋窩湿疹	外陰部皮膚炎
	外傷後遺症	外傷性視神経症	角化棘細胞腫
	角質増殖症	下半身熱傷	乾皮症
	顔面急性皮膚炎	顔面毛包性紅斑黒皮症	丘疹状湿疹
	急性湿疹	胸部上腕熱傷	頚部皮膚炎
	紅斑性湿疹	肛門湿疹	四肢挫傷
	四肢熱傷	人工肛門部皮膚炎	新生児皮膚炎
	赤色湿疹	全身挫傷	全身湿疹
	全身熱傷	前腕手部熱傷	損傷
	第４度熱傷	多発性挫傷	多発性熱傷
	頭部湿疹	乳房皮膚炎	鼻背部湿疹
	皮角	皮脂欠乏症	鼻前庭部湿疹
	皮膚炎	扁平湿疹	放射線性熱傷
	老人性乾皮症		

用法用量　１日数回患部に適量を，塗布するか，又はガーゼにのばして貼布する。

アルキラブ　規格：－［－］
アルキルジアミノエチルグリシン塩酸塩　ヤクハン　261

【効 能 効 果】

手指の消毒

【対応標準病名】

該当病名なし

用法用量　本剤約3mLをとり，乾燥するまで摩擦する。

禁忌　損傷のある手指

アルスロマチック関節手術用灌流液　規格：3L1袋［1351.5円/袋］
塩化カリウム　塩化カルシウム水和物　塩化ナトリウム
乳酸ナトリウム　バクスター　339

【効 能 効 果】

関節鏡視下検査・手術時または関節切開による手術時の関節腔の拡張および灌流・洗浄

【対応標準病名】

該当病名なし

用法用量　通常，使用量は目的に応じて3～12Lとする。なお，必要に応じて適宜増減する。

アルト原末　規格：500mg1管［216.6円/管］，1g1管［313.3円/管］
アルギン酸ナトリウム　カイゲンファーマ　332

【効 能 効 果】

出血部位が表面に限局され，局所の処置で止血する場合，とくに結紮困難な細小血管の出血，実質臓器の出血など。

【対応標準病名】

該当病名なし

用法用量　必要に応じて所要量を創面に撒布し，乾いたガーゼ又は生理食塩水を浸したガーゼ又は脱脂綿にて短時間押さえる。

アルピニー坐剤50　規格：50mg1個［19.3円/個］
アルピニー坐剤100　規格：100mg1個［19.3円/個］
アルピニー坐剤200　規格：200mg1個［30円/個］
アセトアミノフェン　久光　114

【効 能 効 果】

小児科領域における解熱・鎮痛

【対応標準病名】

◎	発熱		
○	悪寒発熱	夏期熱	稽留熱
	高熱	持続熱	弛張熱
	突発性発熱		
△	悪性高熱症	往来寒熱	飢餓熱
	術後発熱	超高熱	微熱
	不明熱	本態性高体温症	慢性微熱

用法用量　通常，乳児，幼児及び小児にはアセトアミノフェンとして，体重1kgあたり１回10～15mgを直腸内に挿入する。投与間隔は4～6時間以上とし，１日総量として60mg/kgを限度とする。なお，年齢，症状により適宜増減する。ただし，成人の用量を超えない。

用法用量に関連する使用上の注意

(1)１回投与量の目安は下記のとおり。

体重	１回用量			
	アセトアミノフェン量	アルピニー坐剤50	アルピニー坐剤100	アルピニー坐剤200
5kg	50-75mg	1-1.5個	0.5個	－
10kg	100-150mg	2-3個	1-1.5個	0.5個
20kg	200-300mg	－	2-3個	1-1.5個
30kg	300-450mg	－	－	1.5-2個

(2)「小児科領域における解熱・鎮痛」の効能効果に対する１回あたりの最大用量はアセトアミノフェンとして500mg，１日あたりの最大用量はアセトアミノフェンとして1500mgである。

(注)本剤は小児用解熱鎮痛剤である。

警告

(1)本剤により重篤な肝障害が発現するおそれがあるので注意すること。

(2)本剤とアセトアミノフェンを含む他の薬剤(一般用医薬品を含む)との併用により，アセトアミノフェンの過量投与による重篤な肝障害が発現するおそれがあることから，これらの薬剤との併用を避けること。

禁忌

(1)重篤な血液の異常のある患者

(2)重篤な肝障害のある患者

(3)重篤な腎障害のある患者

(4)重篤な心機能不全のある患者

(5)本剤の成分に対し過敏症の既往歴のある患者

(6)アスピリン喘息(非ステロイド性消炎鎮痛剤による喘息発作の誘発)又はその既往歴のある患者

アンヒバ坐剤小児用50mg：アボット　50mg1個［19.3円/個］
アンヒバ坐剤小児用100mg：アボット　100mg1個［19.3円/個］

アンヒバ坐剤小児用200mg：アボット　200mg1個[30円/個]
カロナール坐剤100：昭和薬化工　100mg1個[19.3円/個]
カロナール坐剤200：昭和薬化工　200mg1個[30円/個]

アセトアミノフェン坐剤小児用50mg「JG」：長生堂　50mg1個[19.3円/個]，アセトアミノフェン坐剤小児用50mg「TYK」：大正薬品　50mg1個[19.3円/個]，アセトアミノフェン坐剤小児用50mg「日新」：日新－山形　50mg1個[19.3円/個]，アセトアミノフェン坐剤小児用100mg「JG」：長生堂　100mg1個[19.3円/個]，アセトアミノフェン坐剤小児用100mg「TYK」：大正薬品　100mg1個[19.3円/個]，アセトアミノフェン坐剤小児用100mg「日新」：日新－山形　100mg1個[19.3円/個]，アセトアミノフェン坐剤小児用200mg「JG」：長生堂　200mg1個[19.9円/個]，アセトアミノフェン坐剤小児用200mg「TYK」：大正薬品　200mg1個[19.9円/個]，アセトアミノフェン坐剤小児用200mg「日新」：日新－山形　200mg1個[19.9円/個]，カロナール坐剤小児用50：昭和薬化工　50mg1個[19.3円/個]，パラセタ坐剤100：シオエ　100mg1個[19.3円/個]，パラセタ坐剤200：シオエ　200mg1個[19.9円/個]，パラセタ坐剤小児用50：シオエ　50mg1個[19.3円/個]

アルメタ軟膏　規格：0.1%1g[39.3円/g]

アルクロメタゾンプロピオン酸エステル　塩野義　264

【効 能 効 果】

湿疹・皮膚炎群(進行性指掌角皮症を含む)，乾癬，痒疹群(ストロフルス，蕁麻疹様苔癬，固定蕁麻疹を含む)，虫さされ，掌蹠膿疱症，扁平苔癬，ジベル薔薇色粃糠疹，紅斑症(多形滲出性紅斑，ダリエ遠心性環状紅斑)，薬疹・中毒疹，紅皮症，特発性色素性紫斑(シャンバーグ病，マヨッキー紫斑，紫斑性色素性苔癬様皮膚炎)，慢性円板状エリテマトーデス

【対応標準病名】

◎	遠心性環状紅斑	円板状エリテマトーデス	乾癬
	急性痒疹	血管拡張性環状紫斑症	結節性痒疹
	紅斑症	紅皮症	刺虫症
	湿疹	紫斑性苔癬状皮膚炎	ジベルばら色粃糠疹
	掌蹠膿疱症	進行性色素性皮膚病	進行性指掌角皮症
	多形滲出性紅斑	中毒疹	特発性色素性紫斑
	皮膚炎	扁平苔癬	薬疹
	痒疹		
○	LE 型薬疹	LE 蝶形皮疹	LE 皮疹
あ	亜急性皮膚エリテマトーデス	亜急性痒疹	足湿疹
	アトピー性紅皮症	異汗性湿疹	ウイルソン紅色苔癬
	腋窩湿疹	遠心性丘疹性紅斑	円板状乾癬
か	温熱性紅斑	外耳部虫刺傷	海水浴皮膚炎
	過角化症	化学性皮膚炎	角質増殖症
	貨幣状湿疹	眼瞼虫刺傷	間擦疹
	眼周囲部虫刺傷	環状紅斑	乾癬性関節炎
	乾癬性紅皮症	乾癬性脊椎炎	眼部虫刺傷
	汗疱性湿疹	顔面急性皮膚炎	顔面昆虫螫
	顔面尋常性乾癬	顔面多発虫刺傷	丘疹紅皮症
	丘疹状紅斑	丘疹状湿疹	丘疹状じんま疹
	急性湿疹	急性特発性血小板減少性紫斑病	急性汎発性膿疱性乾癬
	胸部昆虫螫	局面状乾癬	亀裂性湿疹
	屈曲部乾癬	頚部虫刺症	頚部皮膚炎
	限局性円板状エリテマトーデス	口腔扁平苔癬	口唇虫刺傷
	後天性魚鱗癬	紅斑性湿疹	紅皮症型薬疹
	固定薬疹	昆虫刺傷	昆虫毒
さ	耳介虫刺傷	自家感作性皮膚炎	色素性紫斑
	色素性紫斑性皮膚症	色素性痒疹	四肢乾癬
	四肢尋常性乾癬	四肢虫刺症	持続性色素異常性紅斑
	刺虫アレルギー	湿疹続発性紅皮症	湿疹様発疹
	紫斑型薬疹	紫斑病	重症多形滲出性紅斑・急性期
	手指湿疹	手掌紅斑	主婦湿疹
	掌蹠角化症	掌蹠膿疱症性骨関節炎	小児汎発性膿疱性乾癬
	職業性皮膚炎	脂漏性乾癬	深在性エリテマトーデス
	滲出性紅斑型中毒疹	尋常性乾癬	新生児皮膚炎
	水疱性多形紅斑	水疱性扁平苔癬	スティーブンス・ジョンソン症候群
	ステロイド皮膚炎	制癌剤皮膚炎	赤色湿疹
	接触皮膚炎	節足動物毒	前額部虫刺傷
	前額部虫刺症	全身湿疹	全身性紫斑病
た	全身の尋常性乾癬	全身薬疹	体幹虫刺症
	苔癬	多形紅斑	多形紅斑性関節障害
	多形慢性痒疹	単純性紫斑病	単純苔癬
	チャドクガ皮膚炎	虫刺性皮膚炎	中毒性紅斑
	中毒性表皮壊死症	滴状乾癬	手湿疹
	デビス紫斑	点状角化症	点状乾癬
	冬期湿疹	頭部湿疹	頭部尋常性乾癬
	頭部虫刺傷	遠山連圏状粃糠疹	特発性血小板減少性紫斑病合併妊娠
な	乳房皮膚炎	妊娠湿疹	妊娠性痒疹
	妊婦性皮膚炎	熱帯扁平苔癬	膿疱性乾癬
は	破壊性関節炎	鼻背部湿疹	汎発性膿疱性乾癬
	皮角	粃糠疹	肥厚性扁平苔癬
	非水疱性多形紅斑	ビダール苔癬	皮膚エリテマトーデス
	鼻部虫刺傷	びまん性乾癬	ピリン疹
	腹部虫刺傷	ヘブラ痒疹	扁平湿疹
	扁平苔癬様角化症	蜂刺症	胞状異角化症
ま	疱疹状膿痂疹	慢性色素性紫斑	慢性湿疹
	慢性特発性血小板減少性紫斑病	慢性痒疹	ムカデ咬創
や	毛孔角化症	毛虫皮膚炎	薬剤性過敏症症候群
	薬物性口唇炎	薬物性接触性皮膚炎	腰部尋常性乾癬
ら	ライエル症候群	ライエル症候群型薬疹	落屑性湿疹
	リウマチ性環状紅斑	鱗状湿疹	類苔癬
	老人性紫斑	濾胞性乾癬	
△	アナフィラクトイド紫斑	アレルギー性皮膚炎	陰のう湿疹
	会陰部肛囲湿疹	エリテマトーデス	外陰部皮膚炎
	下肢出血斑	化膿性皮膚疾患	感染性皮膚炎
	広汎性皮下出血	肛門湿疹	細菌疹
	色素異常症	自己赤血球感作症候群	人工肛門部皮膚炎
	ステロイド誘発性皮膚症	大腿部皮下出血	蛇行状血管腫
	手足症候群	点状出血	特発性斑状出血
	斑状出血	皮下出血	鼻前庭部湿疹
	皮膚色素沈着	皮膚色異常	ブラックヒール
	麻疹様紅斑	腰部皮下出血	

用法用量　通常，1日1～数回，適量を患部に塗布する。なお，症状により適宜増減する。

禁忌

(1)細菌・真菌・スピロヘータ・ウイルス皮膚感染症及び動物性皮膚疾患(疥癬，けじらみ等)
(2)本剤の成分に対し過敏症の既往歴のある患者
(3)鼓膜に穿孔のある湿疹性外耳道炎
(4)潰瘍(ベーチェット病は除く)，第2度深在性以上の熱傷・凍傷

タルメア軟膏0.1%：富士製薬[24.1円/g]，ビトラ軟膏0.1%：岩城[18円/g]

アレギサール点眼液0.1%　規格：5mg5mL1瓶[787.4円/瓶]
ペミロラストカリウム　参天　131

【効 能 効 果】

アレルギー性結膜炎，春季カタル

【対応標準病名】

◎	アレルギー性結膜炎	春季カタル	
○	アトピー性角結膜炎	アレルギー性鼻結膜炎	季節性アレルギー性結膜炎
	通年性アレルギー性結膜炎		
△	亜急性結膜炎	萎縮性角結膜炎	化学性結膜炎
	カタル性眼炎	カタル性結膜炎	化膿性結膜炎
	眼炎	眼角部眼瞼縁結膜炎	眼瞼縁結膜炎
	眼瞼結膜炎	偽膜性結膜炎	急性結膜炎
	急性濾胞性結膜炎	巨大乳頭結膜炎	結膜炎
	結膜化膿性肉芽腫	術後結膜炎	接触性眼瞼結膜炎
	白内障術後結膜炎	慢性カタル性結膜炎	慢性結膜炎
	慢性濾胞性結膜炎	薬物性結膜炎	

用法用量　通常，1回1滴，1日2回(朝，夕)点眼する。

ペミラストン点眼液0.1%：アルフレッサファーマ　5mg5mL1瓶[598.2円/瓶]
アラジオフ点眼液0.1%：キョーリンリメディオ[478.1円/瓶]，ペミリドン点眼液0.1%：テイカ[395.5円/瓶]

アレジオン点眼液0.05%　規格：0.05%1mL[382.7円/mL]
エピナスチン塩酸塩　参天　131

【効 能 効 果】

アレルギー性結膜炎

【対応標準病名】

◎	アレルギー性結膜炎		
○	アトピー性角結膜炎	アレルギー性鼻結膜炎	カタル性結膜炎
	季節性アレルギー性結膜炎	春季カタル	通年性アレルギー性結膜炎
	慢性カタル性結膜炎		

用法用量　通常，1回1滴，1日4回(朝，昼，夕方及び就寝前)点眼する。

禁忌　本剤の成分に対し過敏症の既往歴のある患者

アレベール吸入用溶解液0.125%　規格：0.125%1mL[5.3円/mL]
チロキサポール　アルフレッサファーマ　229

【効 能 効 果】

吸入用呼吸器官用剤の溶解剤

【対応標準病名】

該当病名なし

用法用量　通常，本剤1～5mLに呼吸器官用剤を用時混合して，噴霧吸入する。

禁忌

(1)本剤の成分に対し過敏症の既往歴のある患者
(2)人工呼吸器(麻酔器に組み込まれたものも含む)の呼吸回路呼気側にフィルター(バクテリアフィルター等)を装着し，超音波式ネブライザーを使用中の患者

アンテベートクリーム0.05%　規格：0.05%1g[31.9円/g]
アンテベート軟膏0.05%　規格：0.05%1g[31.9円/g]
アンテベートローション0.05%　規格：0.05%1g[31.9円/g]
ベタメタゾン酪酸エステルプロピオン酸エステル　鳥居薬品　264

【効 能 効 果】

湿疹・皮膚炎群(手湿疹，進行性指掌角皮症，脂漏性皮膚炎を含む)，乾癬，虫さされ，薬疹・中毒疹，痒疹群(ストロフルス，じん麻疹様苔癬，結節性痒疹を含む)，紅皮症，紅斑症(多形滲出性紅斑，ダリエ遠心性環状紅斑)，ジベル薔薇色粃糠疹，掌蹠膿疱症，扁平紅色苔癬，慢性円板状エリテマトーデス，肉芽腫症(サルコイドーシス，環状肉芽腫)，特発性色素性紫斑(マヨッキー紫斑，シャンバーク病)，円形脱毛症，肥厚性瘢痕・ケロイド，悪性リンパ腫(菌状息肉症を含む)，アミロイド苔癬，水疱症(天疱瘡群，ジューリング疱疹状皮膚炎・水疱性類天疱瘡)

【対応標準病名】

◎	悪性リンパ腫	アミロイド苔癬	円形脱毛症
	遠心性環状紅斑	円板状エリテマトーデス	環状肉芽腫
	乾癬	急性痒疹	菌状息肉症
	血管拡張性環状紫斑症	結節性痒疹	ケロイド
	紅斑症	紅皮症	サルコイドーシス
	刺虫症	湿疹	ジベルばら色粃糠疹
	ジューリング病	掌蹠膿疱症	脂漏性皮膚炎
	進行性色素性皮膚病	進行性指掌角皮症	水疱症
	水疱性類天疱瘡	多形滲出性紅斑	中毒疹
	手湿疹	天疱瘡	特発性色素性紫斑
	肥厚性瘢痕	皮膚炎	扁平苔癬
	薬疹	痒疹	
○	ALK陰性未分化大細胞リンパ腫	ALK陽性未分化大細胞リンパ腫	ALアミロイドーシス
	B細胞リンパ腫	LE型薬疹	LE蝶形皮疹
	LE皮疹	MALTリンパ腫	Tゾーンリンパ腫
あ	亜急性皮膚エリテマトーデス	亜急性痒疹	足湿疹
	アトピー性紅皮症	胃悪性リンパ腫	異汗性湿疹
	ウイルソン紅色苔癬	うっ血性紫斑病	腋窩湿疹
	エリテマトーデス	遠心性丘疹性紅斑	円板状乾癬
か	温熱性紅斑	外耳部虫刺傷	海水浴皮膚炎
	過角化症	化学性皮膚炎	角質増殖症
	貨幣状湿疹	眼瞼虫刺傷	間擦疹
	眼周囲部虫刺傷	環状紅斑	眼性類天疱瘡
	乾癬性関節炎	乾癬性紅皮症	乾癬性脊椎炎
	肝脾T細胞リンパ腫	眼部虫刺傷	汗疱性湿疹
	顔面急性皮膚炎	顔面昆虫螫	顔面尋常性乾癬
	顔面多発虫刺傷	偽性円形脱毛症	木村病
	丘疹紅皮症	丘疹状紅斑	丘疹状湿疹
	丘疹状じんま疹	急性湿疹	急性特発性血小板減少性紫斑病
	急性汎発性膿疱性乾癬	胸部昆虫螫	局面状乾癬
	亀裂性湿疹	屈曲部乾癬	頚部悪性リンパ腫
	頚部虫刺症	頚部肉芽腫	頚部皮膚炎
	血管内大細胞型B細胞性リンパ腫	血管免疫芽球性T細胞リンパ腫	結腸悪性リンパ腫
	ケロイド拘縮	ケロイド体質	ケロイド瘢痕
	限局性アミロイドーシス	限局性円板状エリテマトーデス	限局性神経皮膚炎
	口腔扁平苔癬	甲状腺悪性リンパ腫	口唇虫刺傷
	後天性魚鱗癬	後天性表皮水疱症	広汎性円形脱毛症
	紅斑性湿疹	紅斑性天疱瘡	紅皮症型薬疹
	骨悪性リンパ腫	固定薬疹	昆虫刺傷
さ	昆虫毒	臍肉芽腫	サルコイドーシス性ぶどう膜炎

	耳介虫刺傷	自家感作性皮膚炎	色素性紫斑性皮膚症
	色素性痒疹	自己赤血球感作症候群	四肢乾癬
	四肢尋常性乾癬	四肢虫刺症	持続性色素異常性紅斑
	刺虫アレルギー	湿疹続発性紅皮症	湿疹様発疹
	紫斑型薬疹	紫斑性苔癬状皮膚炎	紫斑病
	若年性ヘルペス状皮膚炎	縦隔悪性リンパ腫	重症多形滲出性紅斑・急性期
	十二指腸悪性リンパ腫	手指湿疹	手掌紅斑
	術後ケロイド瘢痕	種痘様水疱症様リンパ腫	主婦湿疹
	小水疱性皮膚炎	掌蹠角化症	掌蹠膿疱症性骨関節炎
	小腸悪性リンパ腫	小児 EBV 陽性 T 細胞リンパ増殖性疾患	小児全身性 EBV 陽性 T 細胞リンパ増殖性疾患
	小児汎発性膿疱性乾癬	職業性皮膚炎	脂漏性乾癬
	脂漏性乳児皮膚炎	深在性エリテマトーデス	滲出性紅斑型中毒疹
	尋常性乾癬	尋常性天疱瘡	真性ケロイド
	新生児皮脂漏	新生児皮膚炎	心臓悪性リンパ腫
	水疱性多形紅斑	水疱性扁平苔癬	スティーブンス・ジョンソン症候群
	制癌剤皮膚炎	精巣悪性リンパ腫	赤色湿疹
	セザリー症候群	節外性 NK/T 細胞リンパ腫・鼻型	接触皮膚炎
	節足動物毒	前額部虫刺傷	前額部虫刺症
	穿孔性環状肉芽腫	全身湿疹	全身の尋常性乾癬
	全身薬疹	早期ケロイド	増殖性天疱瘡
た	創部瘢痕ケロイド	体幹虫刺症	苔癬
	多形紅斑	多形紅斑性関節障害	多形慢性痒疹
	蛇行状血管腫	単純苔癬	チャドクガ皮膚炎
	虫刺性皮膚炎	中毒性紅斑	中毒性表皮壊死症
	腸管症関連 T 細胞リンパ腫	直腸悪性リンパ腫	手足症候群
	滴状乾癬	デビス紫斑	点状角化症
	点状乾癬	頭部湿疹	頭部脂漏
	頭部尋常性乾癬	頭部虫刺傷	遠山連圏状粃糠疹
な	特発性血小板減少性紫斑病合併妊娠	乳房皮膚炎	妊娠湿疹
	妊娠性痒疹	妊婦性皮膚炎	熱傷後ケロイド
	熱傷後瘢痕ケロイド	熱傷後瘢痕ケロイド潰瘍	熱傷後瘢痕ケロイド拘縮
	熱傷瘢痕	熱帯扁平苔癬	膿胸関連リンパ腫
は	膿疱性乾癬	破壊性関節炎	鼻背部湿疹
	瘢痕性類天疱瘡	斑状アミロイドーシス	汎発性膿疱性乾癬
	脾 B 細胞性リンパ腫/白血病・分類不能型	皮角	皮下脂肪織炎様 T 細胞リンパ腫
	粃糠疹	肥厚性扁平苔癬	非水疱性多形紅斑
	ビダール苔癬	脾びまん性赤脾髄小 B 細胞性リンパ腫	皮膚アミロイドーシス
	皮膚異物肉芽腫	皮膚エリテマトーデス	皮膚原発性 CD30 陽性 T 細胞リンパ増殖性疾患
	皮膚原発性 γδ T 細胞リンパ腫	皮膚原発性未分化大細胞リンパ腫	皮膚サルコイドーシス
	鼻部虫刺傷	皮膚の肥厚性障害	非ホジキンリンパ腫
	びまん性乾癬	ビリン疹	腹部虫刺傷
	ブラジル天疱瘡	不良肉芽	ヘアリー細胞白血病亜型
	ヘブラ痒疹	扁平湿疹	扁平苔癬様角化症
	蜂刺症	胞状異角化症	疱疹状膿痂疹
ま	麻疹様紅斑	マックル・ウエルズ症候群	末梢性 T 細胞リンパ腫
	末梢性 T 細胞リンパ腫・詳細不明	慢性湿疹	慢性特発性血小板減少性紫斑病
	慢性痒疹	マントル細胞リンパ腫	未分化大細胞リンパ腫
	ムカデ咬創	免疫芽球性リンパ節症	毛孔角化症
	毛細管脆弱症	毛細血管脆弱症	毛虫皮膚炎
や	薬剤性過敏症症候群	薬剤誘発性天疱瘡	薬物性口唇炎
ら	薬物性接触性皮膚炎	腰部尋常性乾癬	ライエル症候群
	ライエル症候群型薬疹	落屑性湿疹	落葉状天疱瘡
	リウマチ性環状紅斑	良性粘膜類天疱瘡	鱗状湿疹
	リンパ芽球性リンパ腫	類上皮細胞肉芽腫	類苔癬
	類天疱瘡	レンネルトリンパ腫	濾胞性乾癬
	濾胞性リンパ腫		
△	AH アミロイドーシス	アミロイドーシス	アミロイドーシス関節炎
	アミロイド性自律神経ニューロパチー	アレルギー性皮膚炎	胃アミロイドーシス
	胃サルコイドーシス	陰のう湿疹	会陰部肛囲湿疹
	外陰部皮膚炎	下肢出血斑	眼窩悪性リンパ腫
	肝サルコイドーシス	眼サルコイドーシス	感染性皮膚炎
	完全脱毛症	筋サルコイドーシス	原発性アミロイドーシス
	原発性全身性アミロイドーシス	光沢苔癬	広汎性皮下出血
	肛門湿疹	骨サルコイドーシス	細菌疹
	サルコイドーシス性虹彩毛様体炎	サルコイド関節障害	サルコイド筋炎
	サルコイド心筋炎	サルコイドミオパチー	色素性紫斑
	腫瘤型筋サルコイドーシス	心アミロイドーシス	腎アミロイドーシス
	神経サルコイドーシス	人工肛門部皮膚炎	心サルコイドーシス
	腎サルコイドーシス	ステロイド皮膚炎	ステロイド誘発性皮膚症
	全身こむらがえり病	全身性アミロイドーシス	全身性紫斑病
	全身性脱毛症	帯状脱毛症	大腿部皮下出血
	大腸悪性リンパ腫	蛇行状脱毛症	単純性紫斑病
	点状出血	冬期湿疹	特発性斑状出血
	脳悪性リンパ腫	肺アミロイドーシス	肺サルコイドーシス
	斑状出血	汎発性脱毛症	脾悪性リンパ腫
	皮下出血	鼻腔サルコイドーシス	鼻前庭部湿疹
	ブラックヒール	扁桃悪性リンパ腫	慢性色素性紫斑
	腰部皮下出血	リンパ腫	リンパ節サルコイドーシス
	連鎖球菌性膿瘍疹	老人性 TTR アミロイドーシス	老人性アミロイドーシス
	老人性紫斑		

用法用量　通常，１日１〜数回，適量を患部に塗布する。

禁忌

(1)細菌・真菌・スピロヘータ・ウイルス皮膚感染症，及び動物性皮膚疾患(疥癬，けじらみ等)
(2)本剤の成分に対して過敏症の既往歴のある患者
(3)鼓膜に穿孔のある湿疹性外耳道炎
(4)潰瘍(ベーチェット病は除く)，第２度深在性以上の熱傷・凍傷

アンフラベート0.05%クリーム：前田薬品[15.2円/g]，アンフラベート0.05%軟膏：前田薬品[15.2円/g]，アンフラベート0.05%ローション：前田薬品[15.2円/g]，サレックスクリーム0.05%：岩城[15.2円/g]，サレックス軟膏0.05%：岩城[15.2円/g]，ベタメタゾン酪酸エステルプロピオン酸エステル軟膏0.05%「JG」：日本ジェネリック[15.2円/g]，ベタメタゾン酪酸エステルプロピオン酸エステルローション0.05%「JG」：日本ジェネリック[15.2円/g]

アンヒバ坐剤小児用50mg　規格：50mg1個[19.3円/個]
アンヒバ坐剤小児用100mg　規格：100mg1個[19.3円/個]
アンヒバ坐剤小児用200mg　規格：200mg1個[30円/個]

アセトアミノフェン　アボット　114

アルピニー坐剤50，アルピニー坐剤100，アルピニー坐剤200を参照(P2052)

アンペック坐剤10mg　規格：10mg1個[322.1円/個]
アンペック坐剤20mg　規格：20mg1個[612.3円/個]
アンペック坐剤30mg　規格：30mg1個[870.4円/個]

モルヒネ塩酸塩水和物　大日本住友　811

【効 能 効 果】

激しい疼痛を伴う各種癌における鎮痛

【対応標準病名】

◎	悪性腫瘍	癌	癌性疼痛
○	ALK融合遺伝子陽性非小細胞肺癌	EGFR遺伝子変異陽性非小細胞肺癌	KIT（CD117）陽性胃消化管間質腫瘍
	KIT（CD117）陽性結腸消化管間質腫瘍	KIT（CD117）陽性小腸消化管間質腫瘍	KIT（CD117）陽性食道消化管間質腫瘍
	KIT（CD117）陽性直腸消化管間質腫瘍	KRAS遺伝子野生型結腸癌	KRAS遺伝子野生型直腸癌
あ	S状結腸癌	悪性エナメル上皮腫	悪性下垂体腫瘍
	悪性褐色細胞腫	悪性顆粒細胞腫	悪性間葉腫
	悪性奇形腫	悪性胸腺腫	悪性グロームス腫瘍
	悪性血管外皮腫	悪性甲状腺腫	悪性骨腫瘍
	悪性縦隔腫瘍	悪性神経膠腫	悪性髄膜腫
	悪性脊髄髄膜腫	悪性線維性組織球腫	悪性虫垂粘液瘤
	悪性停留精巣	悪性頭蓋咽頭腫	悪性脳腫瘍
	悪性末梢神経鞘腫	悪性葉状腫瘍	悪性リンパ腫骨髄浸潤
	鞍上部胚細胞腫瘍	胃悪性間葉系腫瘍	胃悪性黒色腫
	胃カルチノイド	胃癌	胃癌・HER2過剰発現
	胃管癌	胃癌骨転移	胃癌末期
	胃原発絨毛癌	胃脂肪肉腫	胃重複癌
	胃消化管間質腫瘍	胃進行癌	胃前庭部癌
	胃体部癌	胃底部癌	遺伝性大腸癌
	遺伝性非ポリポーシス大腸癌	胃肉腫	胃胚細胞腫瘍
	胃平滑筋肉腫	胃幽門部癌	陰核癌
	陰茎悪性黒色腫	陰茎癌	陰茎亀頭部癌
	陰茎体部癌	陰茎肉腫	陰茎パジェット病
	陰茎包皮部癌	陰茎有棘細胞癌	咽頭癌
	咽頭肉腫	陰のう悪性黒色腫	陰のう癌
	陰のう内脂肪肉腫	陰のうパジェット病	陰のう有棘細胞癌
	ウイルムス腫瘍	エクリン汗孔癌	炎症性乳癌
	延髄神経膠腫	延髄星細胞腫	横行結腸癌
か	横紋筋肉腫	外陰悪性黒色腫	外陰悪性腫瘍
	外陰癌	外陰部パジェット病	外陰部有棘細胞癌
	外耳道癌	回腸カルチノイド	回腸癌
	回腸消化管間質腫瘍	海綿芽細胞腫	回盲部癌
	下咽頭癌	下咽頭後部癌	下咽頭肉腫
	下顎悪性エナメル上皮腫	下顎骨悪性腫瘍	下顎骨骨肉腫
	下顎歯肉癌	下顎歯肉頬移行部癌	下顎部横紋筋肉腫
	下眼瞼基底細胞癌	下眼瞼皮膚癌	下眼瞼有棘細胞癌
	顎下腺癌	顎下部悪性腫瘍	角膜の悪性腫瘍
	下行結腸癌	下口唇基底細胞癌	下口唇皮膚癌
	下口唇有棘細胞癌	下肢悪性腫瘍	下唇癌
	下唇赤唇部癌	仮声帯癌	滑膜腫
	滑膜肉腫	下部食道癌	下部胆管癌
	下葉小細胞肺癌	下葉肺癌	下葉肺腺癌
	下葉肺大細胞癌	下葉肺扁平上皮癌	下葉非小細胞肺癌
	肝悪性腫瘍	眼窩悪性腫瘍	肝外胆管癌
	眼窩横紋筋肉腫	眼角基底細胞癌	眼角皮膚癌
	眼角有棘細胞癌	眼窩神経芽腫	肝カルチノイド
	肝癌	肝癌骨転移	眼瞼脂腺癌
	眼瞼皮膚の悪性腫瘍	眼瞼メルケル細胞癌	肝細胞癌
	肝細胞癌破裂	癌性胸水	癌性胸膜炎
	癌性持続痛	癌性突出痛	汗腺癌
	顔面悪性腫瘍	顔面横紋筋肉腫	肝門部癌
	肝門部胆管癌	気管癌	気管支カルチノイド
	気管支癌	気管支リンパ節転移	基底細胞癌
	臼後部癌	嗅神経芽腫	嗅神経上皮腫
	急性疼痛	胸腔内リンパ節の悪性腫瘍	橋神経膠腫
	胸腺カルチノイド	胸腺癌	胸腺腫
	胸椎転移	頬粘膜癌	頬部横紋筋肉腫
	胸部下部食道癌	頬部血管肉腫	胸部上部食道癌
	胸部食道癌	胸部中部食道癌	胸膜悪性腫瘍
	胸膜脂肪肉腫	胸膜播種	去勢抵抗性前立腺癌
	巨大後腹膜脂肪肉腫	空腸カルチノイド	空腸癌
	空腸消化管間質腫瘍	クルッケンベルグ腫瘍	クロム親和性芽細胞腫
	頚動脈小体悪性腫瘍	頚部悪性腫瘍	頚部悪性線維性組織球腫
	頚部悪性軟部腫瘍	頚部横紋筋肉腫	頚部滑膜肉腫
	頚部癌	頚部基底細胞癌	頚部血管肉腫
	頚部原発腫瘍	頚部脂腺癌	頚部脂肪肉腫
	頚部食道癌	頚部神経芽腫	頚部肉腫
	頚部皮膚悪性腫瘍	頚部皮膚癌	頚部メルケル細胞癌
	頚部有棘細胞癌	頚部隆起性皮膚線維肉腫	血管肉腫
	結腸癌	結腸脂肪肉腫	結腸消化管間質腫瘍
	結膜の悪性腫瘍	限局性前立腺癌	肩甲部脂肪肉腫
	原始神経外胚葉腫瘍	原線維性星細胞腫	原発性悪性脳腫瘍
	原発性肝癌	原発性骨腫瘍	原発性脳腫瘍
	原発性肺癌	原発不明癌	肩部悪性線維性組織球腫
	肩部横紋筋肉腫	肩部滑膜肉腫	肩部線維肉腫
	肩部淡明細胞肉腫	肩部胞巣状軟部肉腫	口蓋癌
	口蓋垂癌	膠芽腫	口腔悪性黒色腫
	口腔癌	口腔前庭癌	口腔底癌
	硬口蓋癌	後縦隔悪性腫瘍	甲状腺悪性腫瘍
	甲状腺癌	甲状腺癌骨転移	甲状腺髄様癌
	甲状腺乳頭癌	甲状腺未分化癌	甲状腺濾胞癌
	甲状軟骨の悪性腫瘍	口唇癌	口唇境界部癌
	口唇赤唇部癌	口唇皮膚悪性腫瘍	口唇メルケル細胞癌
	口底癌	喉頭蓋癌	喉頭蓋前面癌
	喉頭蓋谷癌	喉頭癌	後頭部転移性腫瘍
	後頭葉悪性腫瘍	後頭葉膠芽腫	後頭葉神経膠腫
	膠肉腫	項部基底細胞癌	後腹膜悪性腫瘍
	後腹膜悪性線維性組織球腫	後腹膜横紋筋肉腫	後腹膜血管肉腫
	後腹膜脂肪肉腫	後腹膜神経芽腫	後腹膜線維肉腫
	後腹膜胚細胞腫瘍	後腹膜平滑筋肉腫	後腹膜リンパ節転移
	項部皮膚癌	項部メルケル細胞癌	項部有棘細胞癌
	肛門悪性黒色腫	肛門癌	肛門管癌
	肛門部癌	肛門扁平上皮癌	骨悪性線維性組織球腫
	骨原性肉腫	骨髄性白血病骨髄浸潤	骨髄転移
	骨線維肉腫	骨転移癌	骨軟骨肉腫
	骨肉腫	骨盤転移	骨盤内リンパ節転移
さ	骨盤内リンパ節の悪性腫瘍	骨膜性骨肉腫	鰓原性癌
	残胃癌	耳介癌	耳介メルケル細胞癌
	耳下腺癌	耳下部肉腫	耳管癌
	色素性基底細胞癌	子宮癌	子宮癌骨転移
	子宮癌再発	子宮癌肉腫	子宮体癌
	子宮体癌再発	子宮内膜癌	子宮内膜間質肉腫
	子宮肉腫	子宮平滑筋肉腫	篩骨洞癌
	視床下部星細胞腫	視床星細胞腫	視神経膠腫
	脂腺癌	歯肉癌	脂肪肉腫
	斜台部脊索腫	縦隔癌	縦隔脂肪肉腫
	縦隔神経芽腫	縦隔胚細胞腫瘍	縦隔卵黄のう腫瘍
	縦隔リンパ節転移	十二指腸悪性ガストリノーマ	十二指腸悪性ソマトスタチノーマ
	十二指腸カルチノイド	十二指腸癌	十二指腸消化管間質腫瘍
	十二指腸神経内分泌癌	十二指腸神経内分泌腫瘍	十二指腸乳頭癌
	十二指腸乳頭部癌	十二指腸平滑筋肉腫	絨毛癌
	手関節部滑膜肉腫	主気管支の悪性腫瘍	術後乳癌

手部悪性線維性組織球腫	手部横紋筋肉腫	手部滑膜肉腫
手部淡明細胞肉腫	手部類上皮肉腫	上衣芽細胞腫
上衣腫	小陰唇癌	上咽頭癌
上咽頭脂肪肉腫	上顎悪性エナメル上皮腫	上顎癌
上顎結節部癌	上顎骨悪性腫瘍	上顎骨骨肉腫
上顎歯肉癌	上顎歯肉頬移行部癌	上顎洞癌
松果体悪性腫瘍	松果体芽腫	松果体胚細胞腫瘍
松果体部膠芽腫	松果体未分化胚細胞腫	上眼瞼基底細胞癌
上眼瞼皮膚癌	上眼瞼有棘細胞癌	上行結腸カルチノイド
上行結腸癌	上行結腸平滑筋肉腫	上口唇基底細胞癌
上口唇皮膚癌	上口唇有棘細胞癌	小細胞肺癌
上肢悪性腫瘍	上唇癌	上唇赤唇部癌
小唾液腺癌	小腸カルチノイド	小腸癌
小腸脂肪肉腫	小腸消化管間質腫瘍	小腸平滑筋肉腫
上皮腫	上部食道癌	上部胆管癌
上葉小細胞肺癌	上葉肺癌	上葉肺腺癌
上葉肺大細胞癌	上葉肺扁平上皮癌	上葉非小細胞肺癌
上腕悪性線維性組織球腫	上腕悪性軟部腫瘍	上腕横紋筋肉腫
上腕滑膜肉腫	上腕脂肪肉腫	上腕線維肉腫
上腕淡明細胞肉腫	上腕胞巣状軟部肉腫	上腕類上皮肉腫
食道悪性間葉系腫瘍	食道悪性黒色腫	食道横紋筋肉腫
食道カルチノイド	食道癌	食道癌骨転移
食道癌肉腫	食道基底細胞癌	食道偽肉腫
食道脂肪肉腫	食道消化管間質腫瘍	食道小細胞癌
食道腺癌	食道腺様のう胞癌	食道粘表皮癌
食道表在癌	食道平滑筋肉腫	食道未分化癌
痔瘻癌	腎悪性腫瘍	腎盂癌
腎盂腺癌	腎盂乳頭状癌	腎盂尿路上皮癌
腎盂扁平上皮癌	腎カルチノイド	腎癌
腎癌骨転移	神経芽腫	神経膠腫
神経線維肉腫	進行性前立腺癌	進行乳癌
唇交連癌	腎細胞癌	腎周囲脂肪肉腫
心臓悪性腫瘍	心臓横紋筋肉腫	心臓血管肉腫
心臓脂肪肉腫	心臓線維肉腫	心臓粘液肉腫
腎肉腫	膵芽腫	膵癌
膵管癌	膵管内管状腺癌	膵管内乳頭粘液性腺癌
膵脂肪肉腫	膵漿液性のう胞腺癌	膵腺房細胞癌
膵臓癌骨転移	膵体部癌	膵頭部カルチノイド
膵頭部癌	膵内胆管癌	膵粘液性のう胞腺癌
膵尾部癌	髄膜癌腫症	髄膜白血病
スキルス胃癌	星細胞腫	精索脂肪肉腫
精索肉腫	星状芽細胞腫	精上皮腫
成人Ｔ細胞白血病骨髄浸潤	精巣横紋筋肉腫	精巣癌
精巣奇形癌	精巣奇形腫	精巣絨毛癌
精巣上体癌	精巣胎児性癌	精巣肉腫
精巣胚細胞腫瘍	精巣卵黄のう腫瘍	精巣卵のう腫瘍
精母細胞腫	声門下癌	声門癌
声門上癌	脊索腫	脊髄播種
脊椎転移	舌縁癌	舌下腺癌
舌下面癌	舌癌	舌根部癌
舌脂肪肉腫	舌尖癌	舌背癌
線維脂肪肉腫	線維肉腫	前縦隔悪性腫瘍
全身性転移性癌	前頭洞癌	前頭部転移性腫瘍
前頭葉悪性腫瘍	前頭葉膠芽腫	前頭葉神経膠腫
前頭葉星細胞腫	前頭葉退形成性星細胞腫	前立腺横紋筋肉腫
前立腺癌	前立腺癌骨転移	前立腺癌再発
前立腺小細胞癌	前立腺神経内分泌癌	前立腺肉腫
前腕悪性線維性組織球腫	前腕悪性軟部腫瘍	前腕横紋筋肉腫
前腕滑膜肉腫	前腕線維肉腫	前腕胞巣状軟部肉腫
前腕類上皮肉腫	早期胃癌	早期食道癌
総胆管癌	側頭部転移性腫瘍	側頭葉悪性腫瘍

	側頭葉膠芽腫	側頭葉神経膠腫	側頭葉星細胞腫
た	側頭葉退形成性星細胞腫	側頭葉毛様細胞性星細胞腫	第４脳室上衣腫
	大陰唇癌	退形成性上衣腫	退形成性星細胞腫
	胎児性癌	胎児性精巣腫瘍	大腿骨転移性骨腫瘍
	大唾液腺癌	大腸カルチノイド	大腸癌
	大腸癌骨転移	大腸肉腫	大腸粘液癌
	大動脈周囲リンパ節転移	大脳悪性腫瘍	大脳深部神経膠腫
	大脳深部転移性腫瘍	大網脂肪肉腫	大網消化管間質腫瘍
	唾液腺癌	多発性癌転移	多発性骨髄腫骨髄浸潤
	多発性神経膠腫	胆管癌	男性性器癌
	胆のうカルチノイド	胆のう癌	胆のう管癌
	胆のう肉腫	淡明細胞肉腫	腟悪性黒色腫
	腟癌	中咽頭癌	中咽頭側壁癌
	中咽頭肉腫	中耳悪性腫瘍	中縦隔悪性腫瘍
	虫垂癌	虫垂杯細胞カルチノイド	中脳神経膠腫
	肘部滑膜肉腫	中部食道癌	肘部線維肉腫
	中部胆管癌	肘部類上皮肉腫	中葉小細胞肺癌
	中葉肺癌	中葉肺腺癌	中葉肺大細胞癌
	中葉肺扁平上皮癌	中葉非小細胞肺癌	腸間膜悪性腫瘍
	腸間膜脂肪肉腫	腸間膜消化管間質腫瘍	腸間膜肉腫
	腸間膜平滑筋肉腫	蝶形骨洞癌	腸骨リンパ節転移
	聴神経膠腫	直腸Ｓ状部結腸癌	直腸悪性黒色腫
	直腸カルチノイド	直腸癌	直腸癌骨転移
	直腸癌術後再発	直腸癌穿孔	直腸脂肪肉腫
	直腸消化管間質腫瘍	直腸平滑筋肉腫	手軟部悪性腫瘍
	転移性下顎癌	転移性肝癌	転移性肝腫瘍
	転移性胸膜腫瘍	転移性口腔癌	転移性黒色腫
	転移性骨腫瘍	転移性骨腫瘍による大腿骨骨折	転移性縦隔腫瘍
	転移性十二指腸癌	転移性腫瘍	転移性消化器腫瘍
	転移性上顎癌	転移性小腸腫瘍	転移性腎腫瘍
	転移性膵腫瘍	転移性舌癌	転移性頭蓋骨腫瘍
	転移性脳腫瘍	転移性肺癌	転移性肺腫瘍
	転移性脾腫瘍	転移性皮膚腫瘍	転移性副腎腫瘍
	転移性腹壁腫瘍	転移性扁平上皮癌	転移性卵巣癌
	テント上下転移性腫瘍	頭蓋骨悪性腫瘍	頭蓋骨骨肉腫
	頭蓋底骨肉腫	頭蓋底脊索腫	頭蓋内胚細胞腫瘍
	頭蓋部脊索腫	頭頚部癌	透析腎癌
	頭頂葉悪性腫瘍	頭頂葉膠芽腫	頭頂葉神経膠腫
	頭頂葉星細胞腫	疼痛	頭部悪性線維性組織球腫
	頭部横紋筋肉腫	頭部滑膜肉腫	頭部基底細胞癌
	頭部血管肉腫	頭部脂腺癌	頭部脂肪肉腫
	頭部軟部組織悪性腫瘍	頭部皮膚癌	頭部メルケル細胞癌
	頭部有棘細胞癌	頭部隆起性皮膚線維肉腫	突出痛
な	内耳癌	内胚葉洞腫瘍	軟口蓋癌
	軟骨肉腫	難治性疼痛	軟部悪性巨細胞腫
	軟部組織悪性腫瘍	肉腫	乳癌
	乳癌・HER2 過剰発現	乳癌骨転移	乳癌再発
	乳癌皮膚転移	乳房外パジェット病	乳房下外側部乳癌
	乳房下内側部乳癌	乳房脂肪肉腫	乳房上外側部乳癌
	乳房上内側部乳癌	乳房中央部乳癌	乳房肉腫
	尿管癌	尿管口部膀胱癌	尿管尿路上皮癌
	尿道傍腺の悪性腫瘍	尿膜管癌	粘液性のう胞腺癌
	脳幹悪性腫瘍	脳幹膠芽腫	脳幹神経膠腫
	脳幹部星細胞腫	脳室悪性腫瘍	脳室上衣腫
は	脳神経悪性腫瘍	脳胚細胞腫瘍	肺芽腫
	肺カルチノイド	肺癌	肺癌骨転移
	肺癌肉腫	胚細胞腫	肺腺癌
	肺腺扁平上皮癌	肺腺様のう胞癌	肺大細胞癌
	肺大細胞神経内分泌癌	肺肉腫	肺粘表皮癌
	肺扁平上皮癌	肺胞上皮癌	肺未分化癌
	肺門部小細胞癌	肺門部腺癌	肺門部大細胞癌

	肺門部肺癌	肺門部非小細胞癌	肺門部扁平上皮癌
	肺門リンパ節転移	馬尾上衣腫	バレット食道癌
	パンコースト症候群	鼻咽腔癌	鼻腔癌
	脾脂肪肉腫	非小細胞肺癌	鼻前庭癌
	鼻中隔癌	脾の悪性腫瘍	皮膚悪性腫瘍
	皮膚悪性線維性組織球腫	皮膚癌	皮膚脂肪肉腫
	皮膚線維肉腫	皮膚白血病	皮膚付属器癌
	びまん性星細胞腫	脾門部リンパ節転移	披裂喉頭蓋ひだ喉頭面癌
	副咽頭間隙悪性腫瘍	腹腔内リンパ節の悪性腫瘍	腹腔リンパ節転移
	副甲状腺悪性腫瘍	副甲状腺癌	副腎悪性腫瘍
	副腎癌	副腎神経芽腫	副腎髄質の悪性腫瘍
	副腎皮質癌	副腎皮質の悪性腫瘍	副鼻腔癌
	腹部悪性腫瘍	腹部食道癌	腹部神経芽腫
	腹膜悪性腫瘍	腹膜癌	ぶどう膜悪性黒色腫
	噴門癌	平滑筋肉腫	扁桃窩癌
	扁桃癌	扁桃肉腫	膀胱円蓋部膀胱癌
	膀胱癌	膀胱頚部膀胱癌	膀胱後壁部膀胱癌
	膀胱三角部膀胱癌	膀胱前壁部膀胱癌	膀胱側壁部膀胱癌
	膀胱肉腫	膀胱尿路上皮癌	膀胱扁平上皮癌
	傍骨性骨肉腫	紡錘形細胞肉腫	胞巣状軟部肉腫
ま	乏突起神経膠腫	末期癌	末梢神経悪性腫瘍
	慢性疼痛	脈絡膜悪性黒色腫	メルケル細胞癌
	盲腸カルチノイド	盲腸癌	毛包癌
	網膜芽細胞腫	網膜膠腫	毛様細胞性星細胞腫
や	毛様体悪性腫瘍	ユーイング肉腫	有棘細胞癌
	幽門癌	幽門前庭部癌	腰椎転移
ら	卵黄のう腫瘍	卵管癌	卵巣カルチノイド
	卵巣癌	卵巣癌全身転移	卵巣癌肉腫
	卵巣絨毛癌	卵巣胎児性癌	卵巣肉腫
	卵巣胚細胞腫瘍	卵巣未分化胚細胞腫	卵巣卵黄のう腫瘍
	卵巣類皮のう胞癌	隆起性皮膚線維肉腫	輪状後部癌
	リンパ管肉腫	リンパ性白血病骨髄浸潤	類上皮肉腫
	肋骨転移		
△	悪性腫瘍合併性皮膚筋炎	悪性腫瘍に伴う貧血	圧痛
	イートン・ランバート症候群	カルチノイド	癌関連網膜症
	癌性悪液質	癌性ニューロパチー	癌性ニューロミオパチー
	癌性貧血	癌性ミエロパチー	持続痛
	術創部痛	腫瘍随伴症候群	神経障害性疼痛
	身体痛	全身痛	中枢神経障害性疼痛
	鈍痛	肺癌による閉塞性肺炎	皮膚疼痛症
	放散痛	末梢神経障害性疼痛	

※ **適応外使用可**
原則として，「モルヒネ塩酸塩【内服薬】・【注射薬】・【外用薬】」を「筋萎縮性側索硬化症(ALS)」，「筋ジストロフィーの呼吸困難時の除痛」に対して処方した場合，当該使用事例を審査上認める。

用法用量　通常，成人にはモルヒネ塩酸塩水和物として1日20～120mgを2～4回に分割し直腸内に投与する。
なお，初めてモルヒネ製剤として本剤を投与する場合は，1回10mgより開始することが望ましい。
症状により投与量，投与回数を適宜増減する。

禁忌
(1)重篤な呼吸抑制のある患者
(2)気管支喘息発作中の患者
(3)重篤な肝障害のある患者
(4)慢性肺疾患に続発する心不全の患者
(5)痙れん状態(てんかん重積症，破傷風，ストリキニーネ中毒)にある患者
(6)急性アルコール中毒の患者
(7)本剤の成分およびアヘンアルカロイドに対し過敏症の患者

アンモニア水「マルイシ」
規格：10mL[0.79円/mL]
アンモニア
丸石　223,264

【効 能 効 果】

外用：虫さされ
経口：アンモニア・ウイキョウ精の調剤原料に用いる。

【対応標準病名】

◎	刺虫症		
○	イソギンチャク毒	外耳部虫刺傷	眼瞼虫刺傷
	眼周囲部虫刺傷	眼部虫刺傷	顔面昆虫螫
	顔面多発虫刺傷	胸部昆虫螫	クモ毒
	クラゲ毒	頚部虫刺症	甲殻動物毒
	口唇虫刺傷	昆虫刺傷	昆虫毒
	サソリ毒	耳介虫刺傷	四肢虫刺症
	刺虫アレルギー	節足動物毒	前額部虫刺傷
	前額部虫刺症	体幹虫刺症	チャドクガ皮膚炎
	虫刺性皮膚炎	頭部虫刺傷	ヒトデ毒
	鼻部虫刺傷	腹部虫刺傷	蜂刺症
	ムカデ咬創	毛虫皮膚炎	

用法用量
外用
　虫さされ：2～10倍に希釈し，塗布する。
経口：アンモニア・ウイキョウ精の調剤原料に用いる。

アンモニア水：タツミ薬品[0.3円/mL]，アンモニア水恵美須：恵美須薬品[0.3円/mL]，アンモニア水「ケンエー」：健栄[0.79円/mL]，アンモニア水「コザカイ・M」：小堺[0.4円/mL]，アンモニア水「昭和」(M)：昭和製薬[0.3円/mL]，アンモニア水「タイセイ」：大成薬品[0.68円/mL]，アンモニア水「東海」：東海[0.3円/mL]，アンモニア水「ニッコー」：日興[0.75円/mL]，アンモニア水「ヤマゼン」M：山善[0.75円/mL]

イオウ・カンフルローション「東豊」
規格：10mL[2.61円/mL]
イオウ　カンフルローション
東豊薬品　266

【効 能 効 果】

痤瘡，酒皶

【対応標準病名】

◎	ざ瘡	しゅさ	
○	顔面ざ瘡	顔面しゅさ	顔面尋常性ざ瘡
	口囲ざ瘡	口囲湿疹	若年性女子表皮剥離性ざ瘡
	集簇性ざ瘡	しゅさ性ざ瘡	しゅさ鼻
	しゅさ様皮膚炎	小児ざ瘡	尋常性ざ瘡
	新生児ざ瘡	ステロイドざ瘡	ステロイドしゅさ
	粟粒性壊死性ざ瘡	痘瘡性ざ瘡	熱帯性ざ瘡
	膿痂疹性ざ瘡	膿疱性ざ瘡	面皰
△	ざ瘡様発疹	しゅさ性角膜炎	

用法用量　1日2回患部に塗布する。朝は上清液，晩は混濁液を用いる。

禁忌　本剤に対し過敏症の既往歴のある患者

イオウ「コザカイ・M」
規格：10g[1.17円/g]
イオウ
小堺　265

【効 能 効 果】

疥癬，汗疱状白癬，小水泡性斑状白癬，頑癬，頭部浅在性白癬，黄癬，乾癬，痤瘡，脂漏，慢性湿疹

【対応標準病名】

◎	黄癬	疥癬	乾癬
	頑癬	汗疱状白癬	ざ瘡
	水疱性白癬	頭部白癬	慢性湿疹

○	足汗疱状白癬	足湿疹	足爪白癬
	足白癬	異汗症	異汗性湿疹
	異型白癬	陰のう湿疹	陰部間擦疹
	会陰部肛囲湿疹	腋窩湿疹	腋窩浅在性白癬
	円板状乾癬	外陰部皮膚炎	角質増殖型白癬
	渦状癬	化膿性皮膚疾患	貨幣状湿疹
	間擦疹	乾癬性関節炎	乾癬性紅皮症
	乾癬性脊椎炎	感染性白癬症	感染性皮膚炎
	汗疱	汗疱性湿疹	顔面急性皮膚炎
	顔面ざ瘡	顔面尋常性乾癬	顔面尋常性ざ瘡
	丘疹状湿疹	急性湿疹	急性汎発性膿疱性乾癬
	胸部白癬	局面状乾癬	亀裂性湿疹
	屈曲部乾癬	頚部白癬	頚部皮膚炎
	ケルスス禿瘡	肛囲間擦疹	口囲ざ瘡
	肛囲白癬	紅斑性間擦疹	紅斑性湿疹
	肛門湿疹	股部頑癬	股部白癬
	ざ瘡様発疹	自家感作性皮膚炎	趾間汗疱状白癬
	指間白癬	趾間白癬	四肢乾癬
	四肢尋常性乾癬	四肢白癬	湿疹
	湿疹状白癬	湿疹様発疹	趾部白癬
	若年性女子表皮剥離性ざ瘡	集簇性ざ瘡	手指湿疹
	手指爪白癬	手掌白癬	小児ざ瘡
	小児汎発性膿疱性乾癬	脂漏性乾癬	人工肛門部皮膚炎
	深在性白癬	尋常性乾癬	尋常性ざ瘡
	新生児ざ瘡	新生児皮膚炎	ステロイドざ瘡
	赤色湿疹	全身湿疹	全身の尋常性乾癬
	粟粒性壊死性ざ瘡	鼡径部白癬	体部白癬
	爪白癬	手汗疱状白癬	滴状乾癬
	手湿疹	手白癬	点状乾癬
	殿部白癬	冬期湿疹	痘瘡性ざ瘡
	頭部湿疹	頭部尋常性乾癬	禿瘡
	トリコフィチア	乳房皮膚炎	妊娠湿疹
	妊婦性皮膚炎	熱帯性ざ瘡	膿痂性ざ瘡
	膿疱性乾癬	膿疱性ざ瘡	ノルウェー疥癬
	白色粃糠疹	白癬	白癬菌性肉芽腫
	白癬性毛瘡	鼻背部湿疹	汎発性頑癬
	汎発性膿疱性乾癬	汎発性白癬	ひげ白癬
	鼻前庭部湿疹	皮膚炎	皮膚糸状菌症
	びまん性乾癬	表在性白癬症	腹部白癬
	扁平湿疹	疱疹状膿痂疹	マジョッキ肉芽腫
	面皰	腰部尋常性乾癬	腰部白癬
	落屑性湿疹	鱗状湿疹	濾胞性乾癬
△	顔面白癬		

用法用量　通常，3～10%の軟膏，懸濁液又はローションとして1日1～2回適量を患部に塗布する。

禁忌　本剤に対し過敏症の既往歴のある患者

イクセロンパッチ4.5mg　規格：4.5mg1枚[346.8円/枚]
イクセロンパッチ9mg　規格：9mg1枚[390.5円/枚]
イクセロンパッチ13.5mg　規格：13.5mg1枚[418.6円/枚]
イクセロンパッチ18mg　規格：18mg1枚[439.7円/枚]
リバスチグミン　ノバルティス　119

【効 能 効 果】

軽度及び中等度のアルツハイマー型認知症における認知症症状の進行抑制

【対応標準病名】

◎	アルツハイマー型認知症		
○	アルツハイマー型初老期認知症	アルツハイマー型非定型認知症	アルツハイマー型老年認知症
	アルツハイマー病	家族性アルツハイマー病	認知症
△	急性発症の血管性認知症	パーキンソン病の認知症	ハンチントン病の認知症
	皮質下認知症	皮質認知症	レビー小体型認知症

効能効果に関連する使用上の注意

(1)アルツハイマー型認知症と診断された患者にのみ使用すること。

(2)本剤がアルツハイマー型認知症の病態そのものの進行を抑制するという成績は得られていない。

(3)アルツハイマー型認知症以外の認知症性疾患において本剤の有効性は確認されていない。

(4)本剤の使用が適切であるか，以下に示す本剤の特性を十分に理解した上で慎重に判断すること。

①国内臨床試験において，本剤の貼付により高頻度に適用部位の皮膚症状が認められている。

②本剤は維持量に到達するまで12週間以上を要する。

用法用量　通常，成人にはリバスチグミンとして1日1回4.5mgから開始し，原則として4週毎に4.5mgずつ増量し，維持量として1日1回18mgを貼付する。

本剤は背部，上腕部，胸部のいずれかの正常で健康な皮膚に貼付し，24時間毎に貼り替える。

用法用量に関連する使用上の注意

(1)1日18mg未満は有効用量ではなく，漸増又は一時的な減量を目的とした用量であるので，維持量である18mgまで増量すること。

(2)本剤は，維持量に到達するまでは，1日量として18mgを超えない範囲で症状により適宜増減が可能である。消化器系障害(悪心，嘔吐等)がみられた場合は，減量するかこれらの症状が消失するまで休薬する。休薬期間が4日程度の場合は，休薬前と同じ用量又は休薬前より1段階低い用量で投与を再開する。それ以外の場合は本剤4.5mgを用いて投与を再開する。投与再開後は，再開時の用量を2週間以上投与し，忍容性が良好であることを確認した上で，減量前の用量までは2週間以上の間隔で増量する。

(3)本剤の貼付による皮膚刺激を避けるため，貼付箇所を毎回変更すること。

(4)原則として，1日1回につき1枚のみ貼付すること。

(5)他のコリンエステラーゼ阻害作用を有する同効薬(ドネペジル等)と併用しないこと。

(6)医療従事者又は介護者等の管理のもとで投与すること。

禁忌　本剤の成分又はカルバメート系誘導体に対し過敏症の既往歴のある患者

リバスタッチパッチ4.5mg：小野薬品　4.5mg1枚[346.8円/枚]
リバスタッチパッチ9mg：小野薬品　9mg1枚[390.5円/枚]
リバスタッチパッチ13.5mg：小野薬品　13.5mg1枚[418.6円/枚]
リバスタッチパッチ18mg：小野薬品　18mg1枚[439.7円/枚]

イサロパン外用散6%　規格：6%1g[30.3円/g]
アルクロキサ　あすか　262

【効 能 効 果】

褥瘡，手術創，熱傷・外傷における皮膚のびらん・潰瘍

【対応標準病名】

◎	外傷	褥瘡	褥瘡性潰瘍
	熱傷	皮膚潰瘍	皮膚びらん
○あ	1型糖尿病性潰瘍	2型糖尿病性潰瘍	足褥瘡
	足第1度熱傷	足第2度熱傷	足熱傷
	犬咬創	陰茎第1度熱傷	陰茎第2度熱傷
	陰茎熱傷	陰のう第1度熱傷	陰のう第2度熱傷
	陰のう熱傷	会陰第1度熱傷	会陰第2度熱傷
	会陰熱傷	腋窩第1度熱傷	腋窩第2度熱傷
	腋窩難治性皮膚潰瘍	腋窩熱傷	腋窩皮膚潰瘍

か	外陰第1度熱傷	外陰第2度熱傷	外陰熱傷
	外傷性切断	外傷性破裂	開放創
	化学外傷	下顎熱傷	下顎部第1度熱傷
	下顎部第2度熱傷	下肢第1度熱傷	下肢第2度熱傷
	下肢熱傷	下腿足部熱傷	下腿熱傷
	下腿部第1度熱傷	下腿部第2度熱傷	割創
	下半身第1度熱傷	下半身第2度熱傷	下半身熱傷
	下腹部第1度熱傷	下腹部第2度熱傷	眼瞼第1度熱傷
	眼瞼第2度熱傷	眼瞼熱傷	眼周囲第1度熱傷
	眼周囲第2度熱傷	貫通刺創	貫通銃創
	貫通性挫滅創	貫通創	顔面損傷
	顔面第1度熱傷	顔面第2度熱傷	顔面熱傷
	胸部外傷	胸部上腕熱傷	胸部損傷
	胸部第1度熱傷	頬部第1度熱傷	胸部第2度熱傷
	胸部難治性皮膚潰瘍	胸部熱傷	胸部皮膚潰瘍
	棘刺創	魚咬創	躯幹薬傷
	頚部第1度熱傷	頚部第2度熱傷	頚部難治性皮膚潰瘍
	頚部熱傷	頚部皮膚潰瘍	肩甲間部第1度熱傷
	肩甲間部第2度熱傷	肩甲間部熱傷	肩甲部第1度熱傷
	肩甲部第2度熱傷	肩甲部熱傷	肩部第1度熱傷
	肩部第2度熱傷	高エネルギー外傷	口唇第1度熱傷
	口唇第2度熱傷	口唇熱傷	溝創
	咬創	喉頭外傷	喉頭損傷
	肛門第1度熱傷	肛門第2度熱傷	肛門熱傷
さ	細菌性肉芽腫症	採皮創	挫創
	擦過創	挫滅傷	挫滅創
	酸腐蝕	耳介部第1度熱傷	耳介部第2度熱傷
	刺咬症	四肢第1度熱傷	四肢第2度熱傷
	四肢熱傷	指尖難治性皮膚潰瘍	指尖皮膚潰瘍
	刺創	趾第1度熱傷	趾第2度熱傷
	膝部第1度熱傷	膝部第2度熱傷	趾熱傷
	射創	銃創	手関節部第1度熱傷
	手関節部第2度熱傷	手指第1度熱傷	手指第2度熱傷
	手指端熱傷	手指難治性皮膚潰瘍	手指熱傷
	手指皮膚潰瘍	手掌第1度熱傷	手掌第2度熱傷
	手掌熱傷	手背第1度熱傷	手背第2度熱傷
	手背熱傷	手部難治性皮膚潰瘍	手部皮膚潰瘍
	上肢第1度熱傷	上肢第2度熱傷	上肢熱傷
	上半身第1度熱傷	上半身第2度熱傷	上半身熱傷
	踵部第1度熱傷	踵部第2度熱傷	上腕第1度熱傷
	上腕第2度熱傷	上腕熱傷	褥瘡感染
	針刺創	精巣熱傷	切創
	切断	前額部第1度熱傷	前額部第2度熱傷
	前胸部第1度熱傷	前胸部第2度熱傷	前胸部熱傷
	仙骨部褥瘡	全身擦過創	全身第1度熱傷
	全身第2度熱傷	全身熱傷	穿通創
	前腕手部熱傷	前腕第1度熱傷	前腕第2度熱傷
	前腕難治性皮膚潰瘍	前腕熱傷	前腕皮膚潰瘍
	創傷	掻創	足関節第1度熱傷
	足関節第2度熱傷	足関節熱傷	側胸部第1度熱傷
	側胸部第2度熱傷	足底熱傷	足底部第1度熱傷
	足底部第2度熱傷	足背部第1度熱傷	足背部第2度熱傷
	側腹部第1度熱傷	側腹部第2度熱傷	鼡径部第1度熱傷
た	鼡径部第2度熱傷	鼡径部熱傷	第1度熱傷
	第1度腐蝕	第2度熱傷	体幹第1度熱傷
	体幹第2度熱傷	体幹熱傷	大腿熱傷
	大腿部第1度熱傷	大腿部第2度熱傷	体表面積10%未満の熱傷
	体表面積10－19%の熱傷	多発性外傷	多発性擦過創
	多発性第1度熱傷	多発性第2度熱傷	多発性熱傷
	多発性非熱傷性水疱	多発性表在損傷	打撲割創
	打撲挫創	打撲擦過創	肘部第1度熱傷
	肘部第2度熱傷	手第1度熱傷	手第2度熱傷
	手熱傷	殿部褥瘡	殿部第1度熱傷
	殿部第2度熱傷	殿部難治性皮膚潰瘍	殿部熱傷
	殿部皮膚潰瘍	糖尿病性潰瘍	頭部第1度熱傷
	頭部第2度熱傷	動物咬創	頭部熱傷
な	難治性皮膚潰瘍	乳頭部第1度熱傷	乳頭部第2度熱傷
	乳房第1度熱傷	乳房第2度熱傷	乳房熱傷
	乳輪部第1度熱傷	乳輪部第2度熱傷	猫咬創
は	背部褥瘡	背部第1度熱傷	背部第2度熱傷
	背部難治性皮膚潰瘍	背部熱傷	背部皮膚潰瘍
	剥離骨折	半身第1度熱傷	半身第2度熱傷
	非熱傷性水疱	皮膚欠損創	皮膚損傷
	鼻部第1度熱傷	鼻部第2度熱傷	皮膚剥脱創
	表皮剥離	伏針	腹部第1度熱傷
	腹部第2度熱傷	腹部難治性皮膚潰瘍	腹部熱傷
	腹部皮膚潰瘍	母指球部第1度熱傷	母指球部第2度熱傷
	母指第1度熱傷	母指第2度熱傷	母指熱傷
や	盲管銃創	腰部第1度熱傷	腰部第2度熱傷
ら	腰部熱傷	らせん骨折	轢過創
	裂傷	裂創	裂離
	裂離骨折		

△	アカツキ病	足第3度熱傷	圧挫傷
	圧挫創	圧迫性潰瘍	アルカリ腐蝕
	陰茎第3度熱傷	陰のう第3度熱傷	会陰第3度熱傷
	腋窩第3度熱傷	汚染擦過創	汚染創
	外陰第3度熱傷	外傷後遺症	外傷性異物
	外傷性視神経症	下顎部第3度熱傷	下肢第3度熱傷
	下腿部第3度熱傷	下半身第3度熱傷	下腹部第3度熱傷
	眼瞼第3度熱傷	眼周囲第3度熱傷	関節挫傷
	顔面第3度熱傷	顔面熱傷後遺症	ギプス性潰瘍
	頬部第2度熱傷	胸部第3度熱傷	頬部第3度熱傷
	頚部第3度熱傷	肩甲間部第3度熱傷	肩甲部第3度熱傷
	肩部第3度熱傷	口唇第3度熱傷	肛門第3度熱傷
	昆虫咬創	昆虫刺傷	挫傷
	耳介部第3度熱傷	四肢挫傷	四肢第3度熱傷
	趾第3度熱傷	膝部第3度熱傷	手関節部第3度熱傷
	手指第3度熱傷	手掌第3度熱傷	手背第3度熱傷
	上肢第3度熱傷	上半身第3度熱傷	踵部第3度熱傷
	上腕第3度熱傷	ストーマ粘膜皮膚侵入	前額部第3度熱傷
	前胸部第3度熱傷	全身挫傷	全身第3度熱傷
	前腕第3度熱傷	足関節第3度熱傷	側胸部第3度熱傷
	足底部第3度熱傷	足背部第3度熱傷	側腹部第3度熱傷
	鼡径部第3度熱傷	損傷	第2度腐蝕
	第3度熱傷	第3度腐蝕	第4度熱傷
	体幹第3度熱傷	大腿部第3度熱傷	体表面積20－29%の熱傷
	体表面積30－39%の熱傷	体表面積40－49%の熱傷	体表面積50－59%の熱傷
	体表面積60－69%の熱傷	体表面積70－79%の熱傷	体表面積80－89%の熱傷
	体表面積90%以上の熱傷	多発性昆虫咬創	多発性挫傷
	多発性第3度熱傷	打撲傷	肘部第3度熱傷
	手首熱傷後遺症	手第3度熱傷	手熱傷後遺症
	殿部第3度熱傷	頭熱傷後遺症	頭部第3度熱傷
	乳頭部第3度熱傷	乳房第3度熱傷	乳輪部第3度熱傷
	熱帯性潰瘍	背部第3度熱傷	半身第3度熱傷
	皮下損傷	鼻部第3度熱傷	腹部第3度熱傷
	腹壁瘢痕部潰瘍	腐蝕	放射線性熱傷
	母指球部第3度熱傷	母指第3度熱傷	腰部第3度熱傷

用法用量 1日1～3回患部に適量を散布する。

イソジン液10%　規格：10%10mL[2.78円/mL]
イソジンゲル10%　規格：10%10g[5.85円/g]
イソジンスクラブ液7.5%　規格：7.5%10mL[3.99円/mL]
イソジンパーム液0.5%　規格：－[－]
イソジンフィールド液10%　規格：10%10mL[4.05円/mL]
産婦人科用イソジンクリーム5%　規格：5%10g[6.38円/g]
ポビドンヨード　Meiji Seika　261

【効能効果】

〔イソジン液10%〕：手術部位(手術野)の皮膚の消毒，手術部位(手術野)の粘膜の消毒，皮膚・粘膜の創傷部位の消毒，熱傷皮膚面の消毒，感染皮膚面の消毒
〔イソジンゲル10%〕：皮膚・粘膜の創傷部位の消毒，熱傷皮膚面の消毒
〔イソジンスクラブ液7.5%〕：手指・皮膚の消毒，手術部位(手術野)の皮膚の消毒
〔イソジンパーム液0.5%〕：手指の消毒
〔イソジンフィールド液10%〕：手術部位(手術野)の皮膚の消毒
〔産婦人科用イソジンクリーム5%〕
分娩時，産婦の外陰部及び外陰部周囲並びに腟の消毒
腟検査における腟の消毒

【対応標準病名】

該当病名なし

用法用量

〔イソジン液10%〕
(1)手術部位(手術野)の皮膚の消毒，手術部位(手術野)の粘膜の消毒：本剤を塗布する。
(2)皮膚・粘膜の創傷部位の消毒，熱傷皮膚面の消毒，感染皮膚面の消毒：本剤を患部に塗布する。
〔イソジンゲル10%〕：本剤を患部に塗布する。
〔イソジンスクラブ液7.5%〕
(1)手指・皮膚の消毒：本剤の適量を用い，少量の水を加えて摩擦し，よく泡立たせたのち，流水で洗う。
(2)手術部位(手術野)の皮膚の消毒：本剤を塗布するか，または少量の水を加えて摩擦し，泡立たせたのち，滅菌ガーゼで拭う。
〔イソジンパーム液0.5%〕：本剤適量を手掌に取り，乾燥するまで摩擦する。また，必要に応じ，同様の消毒を繰り返す。
〔イソジンフィールド液10%〕：本剤を塗布する。
〔産婦人科用イソジンクリーム5%〕：適量を外陰部及び外陰部周囲並びに腟内に塗布又は注入する。[本剤の使用時にはよく振盪すること]

禁忌

〔イソジン液10%，イソジンゲル10%〕：本剤又はヨウ素に対し過敏症の既往歴のある患者
〔産婦人科用イソジンクリーム5%〕
(1)本剤又はヨウ素に対し過敏症の既往歴のある患者
(2)甲状腺機能に異常のある患者

アン・スワブ：アドマル産業　－[－]，イオダインスクラブ液7.5%：健栄　7.5%10mL[2.41円/mL]，イオダインM消毒液10%：健栄　10%10mL[1.26円/mL]，ネオヨジン外用液10%：岩城　10%10mL[1.26円/mL]，ネオヨジンゲル10%：岩城　10%10g[4.31円/g]，ネオヨジンスクラブ7.5%：岩城　7.5%10mL[2.41円/mL]，ネグミン液10%：マイラン製薬　10%10mL[1.47円/mL]，ネグミンゲル10%：マイラン製薬　10%10g[4.31円/g]，ハイポピロン外用液10%：三恵薬品　10%10mL[1.47円/mL]，ヒポジン消毒液10%：シオエ　10%10mL[1.47円/mL]，ポビドンヨード液10%「メタル」：中北薬品　10%10mL[1.26円/mL]，ポビドンヨード外用液10%「オオサキ」：オオサキ　10%10mL[1.26円/mL]，ポビドンヨード外用液10%「東海」：東海　10%10mL[1.47円/mL]，ポビドンヨード外用液10%「日新」：日新－山形　10%10mL[1.47円/mL]，ポビドンヨード消毒用液10%「NP」：ニプロ　10%10mL[1.47円/mL]，ポビドンヨードスクラブ液7.5%(JJKK)：ジョンソン・エンド・ジョンソン　7.5%10mL[2.41円/mL]，ポピヨード液10%：ヤクハン　10%10mL[1.26円/mL]，ポピヨドン液10%：吉田　10%10mL[1.26円/mL]，ポピヨドンゲル10%：吉田　10%10g[4.31円/g]，ポピヨドンスクラブ7.5%：吉田　7.5%10mL[2.41円/mL]，ポピヨドンフィールド10%：吉田　10%10mL[1.87円/mL]，ポピラール消毒液10%：日興　10%10mL[1.26円/mL]，ポリヨードン消毒液10%「カネイチ」：兼一薬品　10%10mL[1.26円/mL]

イソジンガーグル液7%　規格：7%1mL[3.3円/mL]
ポビドンヨード　Meiji Seika　226

【効能効果】

咽頭炎，扁桃炎，口内炎，抜歯創を含む口腔創傷の感染予防，口腔内の消毒

【対応標準病名】

◎	咽頭炎	口腔創傷	口内炎
	抜歯後感染	扁桃炎	
○	MRSA術後創部感染	アデノウイルス咽頭炎	アデノウイルス扁桃炎
	アフタ性口内炎	アレルギー性口内炎	アンギナ
	咽頭開放創	咽頭創傷	咽頭チフス
	咽頭痛	インフルエンザ菌性咽頭炎	ウイルス性咽頭炎
	ウイルス性口内炎	ウイルス性扁桃炎	壊疽性咽頭炎
	壊疽性口内炎	エンテロウイルス性リンパ結節性咽頭炎	潰瘍性咽頭炎
	潰瘍性口内炎	下咽頭炎	下咽頭創傷
	下顎口唇挫創	カタル性咽頭炎	カタル性口内炎
	化膿性口内炎	カンジダ性口内炎	感染性咽頭炎
	感染性口内炎	乾燥性口内炎	義歯性潰瘍
	義歯性口内炎	偽膜性咽頭炎	偽膜性口内炎
	偽膜性扁桃炎	急性アデノイド咽頭炎	急性アデノイド扁桃炎
	急性咽頭炎	急性壊疽性扁桃炎	急性潰瘍性扁桃炎
	急性化膿性咽頭炎	急性化膿性扁桃炎	急性腺窩性扁桃炎
	急性扁桃炎	頬粘膜咬創	頚部食道開放創
	ゲオトリクム性口内炎	原発性ヘルペスウイルス性口内炎	口蓋垂炎
	口蓋切創	口蓋裂創	口角部挫創
	口角部裂創	口腔開放創	口腔割創
	口腔挫創	口腔刺創	口腔褥瘡性潰瘍
	口腔底蜂巣炎	口腔粘膜咬創	口腔ヘルペス
	口腔裂創	口唇アフタ	口唇外傷性異物
	口唇開放創	口唇割創	口唇貫通創
	口唇咬創	口唇挫創	口唇刺創
	口唇創傷	口唇裂創	口底蜂巣炎
	コクサッキーウイルス咽頭炎	孤立性アフタ	再発性アフタ
	再発性ヘルペスウイルス性口内炎	歯肉切創	歯肉裂創
	習慣性アンギナ	習慣性扁桃炎	手術創部膿瘍
	出血性口内炎	術後感染症	術後膿瘍
	術後敗血症	上咽頭炎	上唇小帯裂創
	水痘後急性扁桃炎	水疱性咽頭炎	水疱性口内炎
	水疱性口内炎ウイルス病	声門外傷	舌開放創
	舌下顎挫創	舌咬創	舌挫創
	舌刺創	接触性口内炎	舌切創
	舌創傷	舌扁桃炎	舌裂創
	腺窩性アンギナ	増殖性化膿性口内炎	大アフタ
	多発性口内炎	地図状口内炎	軟口蓋挫創
	軟口蓋創傷	軟口蓋破裂	難治性口内炎
	肺炎球菌性咽頭炎	敗血症性咽頭炎	歯の口底迷入
	歯の上顎洞迷入	歯の迷入	ぶどう球菌性咽頭炎

	ぶどう球菌性扁桃炎	ベドナーアフタ	ヘルペスウイルス性咽頭炎
	ヘルペスウイルス性歯肉口内炎	ヘルペス口内炎	扁桃性アンギナ
	扁桃チフス	放射線性口内炎	膜性咽頭炎
	慢性扁桃炎	淋菌性咽頭炎	淋菌性口内炎
	連鎖球菌性アンギナ	連鎖球菌性咽頭炎	連鎖球菌性扁桃炎
△	壊死性潰瘍性歯周炎	壊死性潰瘍性歯肉炎	壊疽性歯肉炎
	オトガイ下膿瘍	顎下部膿瘍	カンジダ性口角びらん
	偽膜性アンギナ	急性偽膜性カンジダ症	頬粘膜白板症
	ゲオトリクム症	口蓋膿瘍	口腔カンジダ症
	口腔感染症	口腔紅板症	口腔底膿瘍
	口腔膿瘍	口腔白板症	硬口蓋白板症
	口唇カンジダ症	口底膿瘍	口底白板症
	紅板症	歯痛	歯肉カンジダ症
	歯肉白板症	重症熱性血小板減少症候群	舌下隙膿瘍
	舌カンジダ症	舌白板症	軟口蓋白板症
	ニコチン性口蓋白色角化症	ニコチン性口内炎	白色水腫
	抜歯後出血	抜歯後疼痛	抜歯創瘻孔形成
	縫合糸膿瘍	縫合部膿瘍	ワンサンアンギナ
	ワンサン気管支炎	ワンサン扁桃炎	

用法用量　用時15〜30倍(2〜4mLを約60mLの水)に希釈し，1日数回含嗽する。

禁忌　本剤又はヨウ素に対し過敏症の既往歴のある患者

JDガーグル7%：ジェイドルフ[2.4円/mL]，イオダインガーグル液7%：健栄[2.4円/mL]，ネオヨジンガーグル7%：岩城[2.4円/mL]，ネグミンガーグル7%：マイラン製薬[2.4円/mL]，ポビドンヨードガーグル7%「ショーワ」：昭和薬化工[2.4円/mL]，ポビドンヨードガーグル7%「日医工」：日医工[2.4円/mL]，ポビドンヨードガーグル7%「メタル」：中北薬品[2.4円/mL]，ポビドンヨードガーグル液7%「東海」：東海[2.4円/mL]，ポビドンヨード含嗽用液7%「YD」：陽進堂[2.4円/mL]，ポピヨドンガーグル7%：吉田[2.4円/mL]，ポピラールガーグル7%：日興[2.4円/mL]，ポピロンガーグル7%：シオエ[2.4円/mL]

イソプロパノール「東豊」　規格：10mL[0.47円/mL]

イソプロパノール　東豊薬品　261

【効能効果】

手指・皮膚の消毒，医療機器の消毒

【対応標準病名】

該当病名なし

用法用量　通常イソプロパノールとして，50〜70%液を用いる。

禁忌　損傷皮膚及び粘膜

イソプロパノール：三恵薬品，タツミ薬品，ワコー[0.47円/mL]，イソプロパノール：山善[0.48円/mL]，イソプロパノールFM：フヂミ製薬所[0.48円/mL]，イソプロパノール「アマカス」：甘糟化学[0.48円/mL]，イソプロパノール「イマヅ」：今津薬品[0.47円/mL]，イソプロパノール(カネイチ)M：兼一薬品[0.47円/mL]，イソプロパノール「ケンエー」：健栄[0.48円/mL]，イソプロパノール「コザカイ・M」：小堺[0.48円/mL]，イソプロパノール「タイセイ」：大成薬品[0.48円/mL]，イソプロパノール「東海」：東海[0.48円/mL]，イソプロパノール「ニッコー」：日興[0.48円/mL]，イソプロパノール「マルイシ」：丸石[0.48円/mL]，イソプロパノール「ヤクハン」：ヤクハン[0.47円/mL]，イソプロパノール「ヨシダ」：吉田[0.48円/mL]

イドメシンコーワクリーム1%　規格：1%1g[7.7円/g]
イドメシンコーワゲル1%　規格：1%1g[7.7円/g]
イドメシンコーワゾル1%　規格：1%1g[7.7円/g]
イドメシンコーワパップ70mg　規格：10cm×14cm1枚[18.4円/枚]

インドメタシン　興和　264

【効能効果】

下記疾患並びに症状の鎮痛・消炎

変形性関節症，肩関節周囲炎，腱・腱鞘炎，腱周囲炎，上腕骨上顆炎(テニス肘等)，筋肉痛，外傷後の腫脹・疼痛

【対応標準病名】

◎	外傷	外側上顆炎	肩関節周囲炎
	筋肉痛	腱炎	腱鞘炎
	挫傷	手指変形性関節症	全身性変形性関節症
	創傷	テニス肘	疼痛
	変形性肩関節症	変形性関節症	変形性胸鎖関節症
	変形性肩鎖関節症	変形性股関節症	変形性膝関節症
	変形性手関節症	変形性足関節症	変形性肘関節症
	変形性中手関節症	母指CM関節変形性関節症	
○	CM関節変形性関節症	DIP関節変形性関節症	MRSA術後創部感染
あ	PIP関節変形性関節症	アキレス腱腱鞘炎	アキレス腱部石灰化症
	アキレス周囲膿瘍	足炎	一側性外傷後股関節症
	一側性外傷後膝関節症	一側性形成不全性股関節症	一側性原発性股関節症
	一側性原発性膝関節症	一側性続発性股関節症	一側性続発性膝関節症
か	会陰部化膿創	遠位橈尺関節変形性関節症	外耳開放創
	外耳道創傷	外耳部外傷性異物	外耳部割創
	外耳部貫通創	外耳部咬創	外耳部挫創
	外耳部刺創	外耳部創傷	外傷後股関節症
	外傷後膝関節症	外傷性肩関節症	外傷性眼球ろう
	外傷性関節症	外傷性関節障害	外傷性咬合
	外傷性股関節症	外傷性耳出血	外傷性膝関節症
	外傷性手関節症	外傷性足関節症	外傷性肘関節症
	外傷性母指CM関節症	外耳裂創	回旋腱板症候群
	下顎外傷性異物	下顎開放創	下顎割創
	下顎貫通創	下顎口唇挫創	下顎咬創
	下顎挫創	下顎刺創	下顎創傷
	下顎部皮膚欠損創	下顎裂創	踵関節症
	踵痛	顎関節部開放創	顎関節部割創
	顎関節部貫通創	顎関節部咬創	顎関節部挫創
	顎関節部刺創	顎関節部創傷	顎関節部裂創
	下肢筋肉痛	下肢腱腱鞘炎	下肢痛
	下腿三頭筋痛	下腿痛	肩インピンジメント症候群
	肩滑液包炎	肩関節腱板炎	肩関節硬結性腱炎
	肩関節症	肩周囲炎	肩石灰性腱炎
	滑膜炎	カテーテル感染症	カテーテル敗血症
	化膿性腱鞘炎	眼窩創傷	眼球損傷
	眼瞼外傷性異物	眼瞼開放創	眼瞼割創
	眼瞼貫通創	眼瞼咬創	眼瞼挫創
	眼瞼刺創	眼瞼創傷	眼瞼裂創
	環指化膿性腱鞘炎	環指屈筋腱腱鞘炎	環指腱鞘炎
	環指痛	環指ばね指	眼周囲部外傷性異物
	眼周囲部開放創	眼周囲部割創	眼周囲部貫通創
	眼周囲部咬創	眼周囲部挫創	眼周囲部刺創
	眼周囲部創傷	眼周囲部裂創	関節挫傷
	関節周囲炎	関節症	関節打撲
	関節包炎	眼部外傷性異物	眼部開放創
	眼部割創	眼部貫通創	眼部咬創
	眼部挫創	眼部刺創	眼部創傷

	眼部裂創	顔面汚染創	顔面外傷性異物
	顔面開放創	顔面割創	顔面貫通創
	顔面咬創	顔面挫創	顔面刺創
	顔面創傷	顔面搔創	顔面多発開放創
	顔面多発割創	顔面多発貫通創	顔面多発咬創
	顔面多発挫創	顔面多発刺創	顔面多発創傷
	顔面多発裂創	顔面皮膚欠損創	顔面裂創
	急速破壊型股関節症	胸骨周囲炎	狭窄性腱鞘炎
	胸鎖乳突筋痛	頬粘膜咬創	胸背部筋肉痛
	胸部外傷	頬部外傷性異物	頬部開放創
	頬部割創	頬部貫通創	胸部筋肉痛
	胸腹部筋痛	頬部咬創	頬部挫創
	頬部刺創	頬部創傷	胸部損傷
	頬部皮膚欠損創	頬部裂創	棘上筋症候群
	棘上筋石灰化症	筋肉内血腫	頚肩部筋肉痛
	頚性頭痛	形成不全性股関節症	頚部筋肉痛
	頚部痛	結合織炎	肩甲周囲炎
	肩甲部筋肉痛	原発性関節症	原発性股関節症
	原発性膝関節症	原発性全身性関節症	原発性変形性関節症
	原発性母指 CM 関節症	肩部筋痛	腱付着部炎
	腱付着部症	肩部痛	口蓋切創
	口蓋裂創	口角部挫創	口角部裂創
	口腔開放創	口腔割創	口腔挫創
	口腔刺創	口腔創傷	口腔粘膜咬創
	口腔裂創	口唇外傷性異物	口唇開放創
	口唇割創	口唇貫通創	口唇咬創
	口唇挫創	口唇刺創	口唇創傷
	口唇裂創	後足部痛	喉頭外傷
	喉頭損傷	項背部筋痛	項部筋肉痛
	項部痛	股関節症	股痛
さ	産科的創傷の血腫	耳介外傷性異物	耳介開放創
	耳介割創	耳介貫通創	耳介咬創
	耳介挫創	耳介刺創	耳介創傷
	耳介裂創	趾化膿創	趾関節症
	指間切創	示指化膿性腱鞘炎	示指化膿創
	示指屈筋腱腱鞘炎	示指腱鞘炎	四肢痛
	示指痛	示指ばね指	四肢末端痛
	趾伸筋腱腱鞘炎	耳前部挫創	持続痛
	趾痛	膝関節滑膜炎	膝関節症
	膝部腱膜炎	歯肉切創	歯肉裂創
	手関節周囲炎	手関節症	手関節掌側部挫創
	手関節部腱鞘炎	手関節部挫創	手関節部創傷
	手根関節症	手指腱鞘炎	手指痛
	手術創部膿瘍	手掌挫創	手掌刺創
	手掌切創	手掌剝皮創	手掌皮膚欠損創
	術後横隔膜下膿瘍	術後感染症	術後髄膜炎
	術後創部感染	術後膿瘍	術後敗血症
	術後腹腔内膿瘍	術後腹壁膿瘍	手背皮膚欠損創
	手背部挫創	手背部切創	手背部痛
	手部腱鞘炎	手部痛	漿液性滑膜炎
	上顎部裂創	小指化膿性腱鞘炎	上肢筋肉痛
	小指屈筋腱腱鞘炎	小指腱鞘炎	小指痛
	上肢痛	小指ばね指	上唇小帯裂創
	上腕筋肉痛	上腕三頭筋腱鞘炎	上腕三頭筋痛
	上腕痛	上腕二頭筋腱炎	上腕二頭筋腱鞘炎
	上腕二頭筋痛	靱帯炎	石灰性腱炎
	舌開放創	舌下顎挫創	舌咬創
	舌挫創	舌刺創	舌切創
	舌創傷	舌裂創	線維筋痛症
	前額部外傷性異物	前額部開放創	前額部割創
	前額部貫通創	前額部咬創	前額部挫創
	前額部刺創	前額部創傷	前額部皮膚欠損創
	前額部裂創	前頚頭頂部挫創	前足部痛

	先天性股関節脱臼治療後亜脱臼	前腕筋肉痛	前腕痛
	前腕部腱鞘炎	創傷感染症	創傷はえ幼虫症
	創部膿瘍	僧帽筋痛	足関節周囲炎
	足関節症	足関節部腱鞘炎	足痛
	足底筋腱付着部炎	足底部痛	足背腱鞘炎
	足背痛	続発性関節症	続発性股関節症
	続発性膝関節症	続発性多発性関節症	続発性母指 CM 関節症
た	足部屈筋腱腱鞘炎	大腿汚染創	大腿筋痛
	大腿咬創	大腿挫創	大腿痛
	大腿内側部痛	大腿皮膚欠損創	大腿部開放創
	大腿部刺創	大腿部切創	大腿裂創
	大転子部挫創	多発性外傷	多発性関節症
	多発性筋肉痛	打撲傷	打撲皮下血腫
	弾発母趾	腟断端炎	肘関節滑膜炎
	肘関節症	中指化膿性腱鞘炎	中指屈筋腱腱鞘炎
	中指腱鞘炎	中指痛	中指ばね指
	中手骨関節部挫創	虫垂炎術後残膿瘍	中足骨痛症
	中足部痛	手化膿性腱鞘炎	手屈筋腱腱鞘炎
	手伸筋腱腱鞘炎	殿部筋肉痛	ドゥ・ケルバン腱鞘炎
	橈骨茎状突起腱鞘炎	橈側手根屈筋腱鞘炎	頭部筋肉痛
	頭部多発開放創	頭部多発割創	頭部多発咬創
	頭部多発挫創	頭部多発刺創	頭部多発創傷
な	頭部多発裂創	内側上顆炎	軟口蓋挫創
	軟口蓋創傷	軟口蓋破裂	二次性変形性関節症
は	尿管切石術後感染症	背部筋肉痛	抜歯後感染
	ばね指	皮下損傷	鼻根部打撲挫創
	鼻根部裂創	肘周囲炎	鼻前庭部挫創
	鼻尖部挫創	非特異性慢性滑膜炎	鼻部外傷性異物
	鼻部開放創	眉部割創	鼻部割創
	鼻部貫通創	腓腹筋痛	腓腹部痛
	鼻部咬創	鼻部挫創	鼻部刺創
	鼻部創傷	鼻部皮膚欠損創	鼻部裂創
	眉毛部割創	眉毛部裂創	鼻翼部切創
	鼻翼部裂創	びらん性関節症	副鼻腔開放創
	腹壁筋痛	腹壁縫合糸膿瘍	ブシャール結節
	ブラックアイ	ヘーガース結節	ヘバーデン結節
	縫合糸膿瘍	縫合部膿瘍	母指 CM 関節症
	母指化膿性腱鞘炎	母指関節症	母指球部痛
	母指狭窄性腱鞘炎	母指屈筋腱腱鞘炎	母指腱鞘炎
	母指示指間切創	母指痛	母趾痛
ま	母指ばね指	慢性アキレス腱腱鞘炎	慢性滑膜炎症
	眉間部挫創	眉間部裂創	耳後部挫創
や	野球肩	野球肘	癒着性肩関節包炎
ら	腰筋痛症	腰背筋痛症	らせん骨折
	リウマチ性筋炎	両側性外傷後股関節症	両側性外傷後膝関節症
	両側性外傷性母指 CM 関節症	両側性形成不全性股関節症	両側性原発性股関節症
	両側性原発性膝関節症	両側性原発性母指 CM 関節症	両側性続発性股関節症
	両側性続発性膝関節症	両側性続発性母指 CM 関節症	裂離骨折
	老人性関節炎	老年性股関節症	肋間筋肉痛
△	亜脱臼	圧挫傷	圧挫創
	圧痛	圧迫骨折	一過性関節症
	咽頭開放創	咽頭創傷	横骨折
	外傷後遺症	外傷性異物	外傷性虹彩離断
	外傷性乳び胸	外傷性破裂	外傷性皮下血腫
	開放骨折	開放性陥没骨折	開放性脱臼
	開放性脱臼骨折	開放性粉砕骨折	下咽頭創傷
	角膜挫創	角膜切傷	角膜切創
	角膜創傷	角膜破裂	角膜裂傷
	肩関節異所性骨化	眼球結膜裂傷	眼球破裂
	眼球裂傷	関節血腫	関節骨折
	完全骨折	完全脱臼	陥没骨折

顔面損傷	急性疼痛	胸管損傷
胸腺損傷	胸部食道損傷	強膜切創
強膜創傷	強膜裂傷	亀裂骨折
筋損傷	筋断裂	屈曲骨折
頚部食道開放創	血腫	結膜創傷
結膜裂傷	腱鞘巨細胞腫	腱損傷
腱断裂	腱部分断裂	腱裂傷
高エネルギー外傷	後方脱臼	骨折
擦過皮下血腫	挫滅傷	斜骨折
縦隔血腫	縦骨折	重複骨折
種子骨開放骨折	種子骨骨折	食道損傷
神経原性関節症	神経障害性疼痛	靱帯ストレイン
靱帯損傷	靱帯断裂	身体痛
靱帯捻挫	靱帯裂傷	ストレイン
線状骨折	全身痛	前方脱臼
損傷	脱臼	脱臼骨折
打撲血腫	単純脱臼	中枢神経障害性疼痛
転位性骨折	特発性関節脱臼	鈍痛
難治性疼痛	肉離れ	捻挫
剥離骨折	破裂骨折	皮下異物
皮下血腫	非熱傷性水疱	皮膚損傷
皮膚疼痛症	病的骨折	表皮剥離
複雑脱臼	不全骨折	粉砕骨折
閉鎖性骨折	閉鎖性脱臼	放散痛
末梢神経障害性疼痛	網脈絡膜裂傷	離開骨折
裂離	若木骨折	

用法用量

〔クリーム，ゲル，ゾル〕：症状により，適量を1日数回患部に塗擦する。

〔パップ〕：1日2回患部に貼付する。

禁忌

(1)本剤の成分又は他のインドメタシン製剤に対して過敏症の既往歴のある患者

(2)アスピリン喘息(非ステロイド性消炎鎮痛剤等による喘息発作の誘発)又はその既往歴のある患者

インサイドパップ70mg：久光　10cm×14cm1枚[17.5円/枚]
カトレップパップ70mg：帝國　10cm×14cm1枚[25.4円/枚]
コリフメシンパップ70mg：東和－和歌山　10cm×14cm1枚[13.8円/枚]

アコニップパップ70mg：テイカ　10cm×14cm1枚[12.1円/枚]，インテナースパップ70mg：東光薬品　10cm×14cm1枚[12.1円/枚]，インテナシンパップ70mg：原沢　10cm×14cm1枚[19.3円/枚]，インドノールクリーム1%：祐徳薬品　1%1g[2.8円/g]，インドメタシンクリーム1%「サワイ」：沢井　1%1g[4.1円/g]，インドメタシンクリーム1%「日医工」：日医工　1%1g[2.8円/g]，インドメタシンゲル1%「日医工」：日医工　1%1g[2.8円/g]，インドメタシンパップ70mg「BMD」：ビオメディクス　10cm×14cm1枚[19.3円/枚]，インドメタシンパップ70mg「YD」：陽進堂　10cm×14cm1枚[12.1円/枚]，インドメタシンパップ70mg「三友」：三友薬品　10cm×14cm1枚[12.1円/枚]，インドメタシンパップ70mg「日医工」：日医工　10cm×14cm1枚[12.1円/枚]，カトレップテープ35mg：帝國　7cm×10cm1枚[15.5円/枚]，カトレップテープ70mg：帝國　10cm×14cm1枚[25.4円/枚]，ゼムパックパップ70：救急薬品　10cm×14cm1枚[12.3円/枚]，セラスターテープ70：救急薬品　10cm×14cm1枚[19.3円/枚]，テンポラルパップ70mg：昭和薬化工　10cm×14cm1枚[19.3円/枚]，ハップスターID70mg：大石膏盛堂　10cm×14cm1枚[12.3円/枚]，プロアリシンテープ35mg：前田薬品　7cm×10cm1枚[12.9円/枚]，ミカメタンークリーム1%：三笠　1%1g[2.8円/g]，ラクティオンパップ70mg：テイカ　10cm×14cm1枚[18.2円/枚]

イナビル吸入粉末剤20mg

規格：20mg1キット[2139.9円/キット]

ラニナミビルオクタン酸エステル水和物　第一三共　625

【効能効果】

A型又はB型インフルエンザウイルス感染症の治療及びその予防

【対応標準病名】

◎	インフルエンザA型	インフルエンザB型	
○	インフルエンザ(H1N1)2009	インフルエンザ(H5N1)	インフルエンザAソ連型
	インフルエンザA香港型	鳥インフルエンザ	鳥インフルエンザ(H5N1)
	鳥インフルエンザ(H7N9)		
△	インフルエンザ		

効能効果に関連する使用上の注意

(1)治療に用いる場合は，抗ウイルス薬の投与が全てのA型又はB型インフルエンザウイルス感染症の治療に必須ではないことを踏まえ，本剤の使用の必要性を慎重に検討すること。

(2)予防に用いる場合は，原則として，インフルエンザウイルス感染症を発症している患者の同居家族又は共同生活者である下記の者を対象とする。
①高齢者(65歳以上)
②慢性呼吸器疾患又は慢性心疾患患者
③代謝性疾患患者(糖尿病等)
④腎機能障害患者

(3)本剤はC型インフルエンザウイルス感染症には効果がない。

(4)本剤は細菌感染症には効果がない。

用法用量

(1)治療に用いる場合

成人：ラニナミビルオクタン酸エステルとして40mgを単回吸入投与する。

小児

10歳未満の場合，ラニナミビルオクタン酸エステルとして20mgを単回吸入投与する。

10歳以上の場合，ラニナミビルオクタン酸エステルとして40mgを単回吸入投与する。

(2)予防に用いる場合

成人及び10歳以上の小児：ラニナミビルオクタン酸エステルとして20mgを1日1回，2日間吸入投与する。

用法用量に関連する使用上の注意

(1)治療に用いる場合は，症状発現後，可能な限り速やかに投与を開始することが望ましい。

(2)予防に用いる場合は，次の点を注意して使用すること。
①インフルエンザウイルス感染症患者に接触後2日以内に投与を開始する。
②本剤の服用開始から10日以降のインフルエンザウイルス感染症に対する予防効果は確認されていない。

(3)本剤は，1容器あたりラニナミビルオクタン酸エステルとして20mgを含有し，薬剤が2箇所に充填されている。治療に用いる場合は，成人及び10歳以上の小児には2容器(計4箇所に充填された薬剤をそれぞれ吸入)，10歳未満の小児には1容器(計2箇所に充填された薬剤をそれぞれ吸入)を投与し，予防に用いる場合は，1回の吸入で1容器(計2箇所に充填された薬剤をそれぞれ吸入)を投与すること。

警告

(1)本剤の使用にあたっては，本剤の必要性を慎重に検討すること。

(2)インフルエンザウイルス感染症の予防の基本はワクチンによる予防であり，本剤の予防使用はワクチンによる予防に置き換わるものではない。

禁忌　本剤の成分に対し過敏症の既往歴のある患者

イノリン吸入液0.5%　規格：0.5%1mL[30.2円/mL]
トリメトキノール塩酸塩水和物　田辺三菱　225

【効能効果】

下記疾患の気道閉塞性障害に基づく諸症状の緩解
気管支喘息

【対応標準病名】

◎	気管支喘息	気道閉塞	
○	アスピリン喘息	アトピー性喘息	アレルギー性気管支炎
	運動誘発性喘息	外因性喘息	感染型気管支喘息
	気管支喘息合併妊娠	混合型喘息	小児喘息
	小児喘息性気管支炎	職業喘息	心因性喘息
	ステロイド依存性喘息	咳喘息	喘息性気管支炎
	難治性喘息	乳児喘息	非アトピー性喘息
	夜間性喘息		
△	気道狭窄	急性呼吸器感染症	上葉無気肺
	中葉無気肺	板状無気肺	

用法用量　吸入器を用い，通常1回0.25～0.5mLを深呼吸しながら吸入させる。症状に応じて適宜吸入させる。

用法用量に関連する使用上の注意
患者に対し，本剤の過度の使用により不整脈，心停止等の重篤な副作用が発現する危険性があることを理解させ，次の事項及びその他必要と考えられる注意を与えること。
(1)通常1回0.25～0.5mLの用法用量を守ること。
(2)発作が重篤で吸入液の効果が不十分な場合には，可及的速やかに医療機関を受診し治療を求めること。

イミグラン点鼻液20　規格：20mg0.1mL1個[1073.4円/個]
スマトリプタン　グラクソ・スミスクライン　216

【効能効果】

片頭痛

【対応標準病名】

◎	片頭痛		
○	眼筋麻痺性片頭痛	眼性片頭痛	持続性片頭痛
	典型片頭痛	脳底動脈性片頭痛	普通型片頭痛
	片麻痺性片頭痛	網膜性片頭痛	

効能効果に関連する使用上の注意
(1)本剤は国際頭痛学会による片頭痛診断基準により「前兆のない片頭痛」あるいは「前兆のある片頭痛」と確定診断が行われた場合にのみ投与すること。特に次のような患者は，くも膜下出血等の脳血管障害や他の原因による頭痛の可能性があるので，本剤投与前に問診，診察，検査を十分に行い，頭痛の原因を確認してから投与すること。
①今までに片頭痛と診断が確定したことのない患者
②片頭痛と診断されたことはあるが，片頭痛に通常見られる症状や経過とは異なった頭痛及び随伴症状のある患者
(2)家族性片麻痺性片頭痛，孤発性片麻痺性片頭痛，脳底型片頭痛あるいは眼筋麻痺性片頭痛の患者には投与しないこと。

用法用量　通常，成人にはスマトリプタンとして1回20mgを片頭痛の頭痛発現時に鼻腔内投与する。
なお，効果が不十分な場合には，追加投与をすることができるが，前回の投与から2時間以上あけること。
ただし，1日の総投与量を40mg以内とする。

用法用量に関連する使用上の注意
(1)本剤は頭痛発現時にのみ使用し，予防的には使用しないこと。
(2)本剤投与により全く効果が認められない場合は，その発作に対して追加投与をしないこと。このような場合は，再検査の上，頭痛の原因を確認すること。
(3)スマトリプタン製剤を組み合わせて使用する場合には少なくとも以下の間隔をあけて投与すること。
①点鼻液投与後に注射液あるいは錠剤を追加投与する場合には2時間以上
②錠剤投与後に点鼻液を追加投与する場合には2時間以上
③注射液投与後に点鼻液を追加投与する場合には1時間以上

禁忌
(1)本剤の成分に対し過敏症の既往歴のある患者
(2)心筋梗塞の既往歴のある患者，虚血性心疾患又はその症状・兆候のある患者，異型狭心症(冠動脈攣縮)のある患者
(3)脳血管障害や一過性脳虚血性発作の既往のある患者
(4)末梢血管障害を有する患者
(5)コントロールされていない高血圧症の患者
(6)重篤な肝機能障害を有する患者
(7)エルゴタミン，エルゴタミン誘導体含有製剤，あるいは他の$5\text{-}HT_{1B/1D}$受容体作動薬を投与中の患者
(8)モノアミンオキシダーゼ阻害剤(MAO阻害剤)を投与中，あるいは投与中止2週間以内の患者

併用禁忌

薬剤名等	臨床症状・措置方法	機序・危険因子
エルゴタミン エルゴタミン酒石酸塩・無水カフェイン・イソプロピルアンチピリン(クリアミン) エルゴタミン誘導体含有製剤 ジヒドロエルゴタミンメシル酸塩(ジヒデルゴット) エルゴメトリンマレイン酸塩(エルゴメトリンF) メチルエルゴメトリンマレイン酸塩(メテルギン)	血圧上昇又は血管攣縮が増強されるおそれがある。 本剤投与後にエルゴタミンあるいはエルゴタミン誘導体含有製剤を投与する場合，もしくはその逆の場合は，それぞれ24時間以上の間隔をあけて投与すること。	$5\text{-}HT_{1B/1D}$受容体作動薬との薬理的相加作用により，相互に作用(血管収縮作用)を増強させる。
$5\text{-}HT_{1B/1D}$受容体作動薬 ゾルミトリプタン(ゾーミッグ) エレトリプタン臭化水素酸塩(レルパックス) リザトリプタン安息香酸塩(マクサルト) ナラトリプタン塩酸塩(アマージ)	血圧上昇又は血管攣縮が増強されるおそれがある。 本剤投与後に他の$5\text{-}HT_{1B/1D}$受容体作動型の片頭痛薬を投与する場合，もしくはその逆の場合は，それぞれ24時間以内に投与しないこと。	併用により相互に作用を増強させる。
MAO阻害剤	本剤の消失半減期($t_{1/2}$)が延長し，血中濃度-時間曲線下面積(AUC)が増加するおそれがあるので，MAO阻害剤を投与中あるいは投与中止2週間以内の患者には本剤を投与しないこと。	MAO阻害剤により本剤の代謝が阻害され，本剤の作用が増強される可能性が考えられる。

イムシスト膀注用81mg　規格：81mg1瓶(溶解液付)[18676.9円/瓶]
BCG・コンノート株　サノフィ　639

【効能効果】

表在性膀胱癌，膀胱上皮内癌

【対応標準病名】

◎	膀胱癌	膀胱上皮内癌	
○	尿管口部膀胱癌	尿道傍腺の悪性腫瘍	尿膜管癌
	膀胱円蓋部膀胱癌	膀胱頸部膀胱癌	膀胱後壁部膀胱癌
	膀胱三角部膀胱癌	膀胱前壁部膀胱癌	膀胱側壁部膀胱癌
	膀胱肉腫	膀胱尿路上皮癌	膀胱扁平上皮癌

効能効果に関連する使用上の注意
(1)本剤は癌の予防薬ではない。
(2)本剤は結核予防ワクチンとしての効能はない。
(3)浸潤性膀胱癌(組織学的深達度T2以上)は本剤の適応外であるので，投与前に浸潤性でないことを確認してから使用すること。
(4)本剤の用法用量における治療投与によって治癒した者に対する維持療法についての有効性・安全性は確立していない。

用法用量

本品1バイアル(81mg)に添付溶解液3mLを加えて均一な懸濁液とし，これを日局生理食塩液40mLで更に希釈し，均一なBCG希釈液を調製する。

表在性膀胱癌，膀胱上皮内癌：尿道カテーテルを膀胱に無菌条件下に挿入し，残尿を排出後にBCG希釈液を緩徐に注入し，可能な限り2時間膀胱内に保持するよう努める。これを通常週1回8週間繰り返す。

表在性膀胱癌：尿道カテーテルを膀胱に無菌条件下に挿入し，残尿を排出後にBCG希釈液を緩徐に注入し，可能な限り2時間膀胱内に保持するよう努める。これを経尿道的膀胱腫瘍切除術後，少なくとも14日間の間隔をあけて，週1回6週間繰り返し，さらに本剤投与開始日から3，6，12，18箇月後にそれぞれ週1回3週間繰り返す。なお，患者の状態に応じて適宜休薬する。

用法用量に関連する使用上の注意

(1)本剤を3mLの添付溶解液で懸濁し，細かく均一な懸濁液になるまで，バイアルを静かに10～20回振盪する。泡立っていると正確な用量の吸引ができなくなるため,泡立ちは避けること。菌が均一に分散するよう，本剤の懸濁は必ず添付溶解液で行うこと。バイアルから懸濁液の全量を注射筒に吸引し，日局生理食塩液40mLで更に希釈し，再度静かに振り混ぜ均一なBCG希釈液を調製する。これを1回投与量とする。

(2)本剤は膀胱内注入にのみ使用し,経皮接種又はいかなる経路(皮内，皮下，筋肉内，静脈内等)にも投与しないこと。

(3)他の疾患のため抗菌剤療法を行っている患者は，その療法が終わるまで本剤の投与を延期すること。

(4)投与時：本剤の投与に際しては，尿路粘膜を損傷しないように，また，尿路感染に十分注意すること。

(5)投与速度：本剤の注入は急速には行わず，ゆっくりと行うこと。

(6)投与直後：薬剤を膀胱全体に接触させるため，最初の15分間は患者に伏臥させること。その後は起き上がってもよい。

(7)排尿時：生菌製剤であり，尿の飛散を防ぐため，座位で行うことが望ましい。

(8)排尿処理：本剤注入後の最初の排尿は，適当な容器(蓄尿容器等)に採り，BCG感染のおそれがないよう消毒した後，廃棄すること。消毒の方法としては，排尿に半量の10%次亜塩素酸ナトリウム液(ハイポライト等)を加えて15分間置いておく方法などがある。

(9)BCGの排出を促進するため，投与後は適当な飲水等を指導することが望ましい。

警告

(1)本剤は弱毒化した牛型結核菌生菌であり,感染の可能性がある。米国で実施された本剤の膀胱内投与による臨床試験で，播種性BCG感染による死亡例が報告されている。したがって，経尿道的膀胱腫瘍切除術(TURBT)，生検，又はカテーテル挿入により外傷を生じた場合は回復状況を観察し，少なくとも14日間の間隔をあけて投与すること。また，本剤の投与は緊急時に十分措置できる医療施設及び膀胱癌の治療に十分な経験を持つ医師のもと，本剤の投与が適切と判断される患者にのみ使用すること。

(2)海外市販後報告及び類薬でアナフィラキシーショック又はアナフィラキシー様症状に起因したと考えられる死亡例が報告されている。このような症状があらわれた場合は本剤の投与を中止し，直ちに抗ヒスタミン剤又はステロイド剤の投与とともに抗結核剤による治療を行うこと。

(3)本剤は生菌製剤であり，海外において，院内感染が報告されているため，十分注意し適切に取扱うこと。

禁忌

(1)AIDS，白血病，悪性リンパ腫等併発疾患又は抗癌療法(例えば細胞傷害性の抗悪性腫瘍剤，放射線療法)により，免疫抑制状態にある患者，先天性又は後天性免疫不全の患者

(2)HIVキャリア及び免疫抑制量のステロイド剤又は他の免疫抑制剤を投与している患者

(3)活動性の結核症が明らかな患者

(4)原因が特定されていない熱性疾患，細菌性尿路感染症，肉眼的血尿のある患者

(5)BCG全身性過敏症反応の既往がある患者

(6)妊婦又は妊娠している可能性のある婦人

併用禁忌

薬剤名等	臨床症状・措置方法	機序・危険因子
免疫抑制剤 免疫抑制量のステロイド剤 抗癌療法(細胞傷害性の抗悪性腫瘍剤，放射線照射等)	播種性BCG感染を招くおそれがある。また，本剤の効果が減弱することがある。	免疫抑制的治療によりBCG生菌に対する患者の免疫機能が低下し，播種性BCG感染の危険性が高まるおそれがある。また，免疫応答の低下により効果を減弱させる可能性がある。

イムノブラダー膀注用40mg

規格：40mg1瓶(溶解液付)［9218.6円/瓶］

イムノブラダー膀注用80mg

規格：80mg1瓶(溶解液付)［17606.2円/瓶］

生きたカルメット・ゲラン菌(BCG)　日本ビーシージー　639

【効 能 効 果】

表在性膀胱癌，膀胱上皮内癌

【対応標準病名】

◎	膀胱癌	膀胱上皮内癌	
○	尿管口部膀胱癌	尿道傍腺の悪性腫瘍	尿膜管癌
	膀胱円蓋部膀胱癌	膀胱頚部膀胱癌	膀胱後壁部膀胱癌
	膀胱三角部膀胱癌	膀胱前壁部膀胱癌	膀胱側壁部膀胱癌
	膀胱尿路上皮癌	膀胱扁平上皮癌	
△	悪性腫瘍	膀胱肉腫	

効能効果に関連する使用上の注意

(1)本剤は癌の予防薬ではない。

(2)浸潤性の膀胱癌(組織学的深達度T_2以上)は本剤の適応外であるので，投与前に必ず生検等を実施し，浸潤性ではないことを確認してから投与を開始すること。

(3)本剤の治療投与によって治癒したものに対する維持療法についての有効性・安全性は確立されていない。

用法用量

(1)薬剤の調製

〔40mg製剤〕

薬剤の調製：通常，本品1本(40mg)に添付の溶剤(日本薬局方生理食塩液)1mLを加え40mg/mLの懸濁液とする。これに日本薬局方生理食塩液19.5mLを更に加え均等なBCG希釈液を調製する。

〔80mg製剤〕：通常，本品1本(80mg)に添付の溶剤(日本薬局方生理食塩液)2mLを加え40mg/mLの懸濁液とする。これに日本薬局方生理食塩液39mLを更に加え均等なBCG希釈液を調製する。

(2)投与方法：尿道カテーテルを膀胱内に無菌条件下で挿入し，残尿を排出した後，通常80mgのBCGを含有している希釈液を同カテーテルより膀胱内にできるだけゆっくりと注入し，原則として2時間膀胱内に保持するようにつとめる。これを通常週1回8週間繰り返す。なお，用量及び回数は症状に応じ適宜増減し，また，投与間隔も必要に応じ延長できることとする。

用法用量に関連する使用上の注意

他の疾患のため抗菌剤療法を行っている患者は，その療法が終わるまで本剤の投与は延期すべきである。

投与経路：本剤は膀胱内注入にのみ用いられるべきで，経皮接種又はいかなる経路(皮内，皮下，筋肉内，静脈内等)でも注射をしてはならない。

投与時：本剤の投与に先立つ尿道カテーテルの挿入は尿路系に損傷を与えないよう，十分に注意して行うこと。もし，誤って損傷が生じたら本剤の注入は，7日から14日間間隔をあけて行うこと。

投与速度：本剤の注入はできるだけゆっくりと行うこと。
排尿時：本剤注入後の最初の排尿にあたっては，十分に排尿ができるように座位で排尿させるようにし，また立ちくらみによる事故を避けるため，急激に立ち上がらないようにすることが望ましい。
排尿処理
本剤注入後の最初の排尿は，適当な容器(蓄尿容器等)に採り，BCG 感染のおそれがないよう消毒した後，廃棄すること。
消毒の方法としては，例えば，排尿に半量の10%次亜塩素酸ナトリウム液(ハイポライト等)を加えて15分間置いておく方法などがある。

警告
(1)本剤の臨床試験において，カテーテル挿入等により外傷を生じた後のBCG投与による播種性BCG感染に起因したと考えられる死亡例が認められており，米国においても同様の症例が報告されている。したがって，経尿道的膀胱腫瘍切除術(TURBT)，生検及びカテーテル挿入により外傷を生じた直後には本剤を投与すべきではなく，外傷の治癒の状態を観察しながら，7日から14日間間隔をあけて投与すること。また，本剤の投与は緊急時に十分措置できる医療施設及び膀胱癌の治療に十分な経験を持つ医師の下で，本剤の投与が適切と判断される症例についてのみ投与すること。
(2)本剤の臨床試験において，咳嗽及び皮疹等を伴ったアナフィラキシー様症状に起因したと考えられる死亡例が認められているので，このような症状があらわれた場合は本剤の投与を中止し，直ちに抗ヒスタミン剤又はステロイド剤の投与とともに抗結核剤による治療が必要である。
(3)本剤は生菌製剤であり，米国において院内感染の報告があるので，十分に注意し適切に取扱うこと。

禁忌
(1) AIDS，白血病，悪性リンパ腫等併発疾患により，又は抗癌療法(例えば細胞傷害性薬剤療法，放射線照射)により免疫抑制状態にある患者及び先天性又は後天性免疫不全の患者
(2) HIV キャリア及び免疫抑制量のステロイド剤又は他の免疫抑制剤を投与している患者
(3)活動性の結核症が明白である患者
(4)熱性疾患，尿路感染症又は肉眼的血尿が存在している患者
(5)妊婦又は妊娠している可能性のある婦人
(6) BCG全身性過敏症反応の既往がある患者

併用禁忌

薬剤名等	臨床症状・措置方法	機序・危険因子
免疫抑制剤 免疫抑制量のステロイド剤 抗癌療法 (例えば細胞傷害性薬剤療法，放射線照射)	播種性BCG感染を招くおそれがある。本剤の効果が減弱するおそれがある。	免疫抑制的治療により，患者の本剤に対する免疫応答を低下させるばかりでなく，播種性BCG感染を招くおそれがある。

インサイドパップ70mg
規格：10cm×14cm1枚[17.5円/枚]
インドメタシン　久光　264

イドメシンコーワパップ70mgを参照(P2062)

インタールエアロゾル1mg
規格：2%10mL1瓶[2736.8円/瓶]
インタール吸入液1%
規格：1%2mL1管[56.5円/管]
クロモグリク酸ナトリウム　サノフィ　449,225

【効能効果】

気管支喘息

【対応標準病名】

◎	気管支喘息		
○	アスピリン喘息	アトピー性喘息	アレルギー性気管支炎
	運動誘発性喘息	外因性喘息	感染型気管支喘息
	気管支喘息合併妊娠	混合型喘息	小児喘息
	小児喘息性気管支炎	職業喘息	心因性喘息
	ステロイド依存性喘息	咳喘息	喘息性気管支炎
	難治性喘息	乳児喘息	非アトピー性喘息
	夜間性喘息		
※	適応外使用可 原則として，「クロモグリク酸ナトリウム【外用薬】」を「現行の適応症について，3歳以下の小児」の症例でスペーサーを用いての使用に対して処方した場合，当該使用事例を審査上認める。		

用法用量
〔エアロゾル〕：1回2噴霧(クロモグリク酸ナトリウムとして2mg)，1日4回(朝，昼，夕及び就寝前)吸入する。症状の緩解が得られれば，その後の経過を観察しながら1日2〜3回に減量すること。
〔吸入液〕：朝，昼及び就寝前ないしは朝，昼，夕及び就寝前1回1アンプル(クロモグリク酸ナトリウムとして20mg)ずつ，1日3〜4アンプルを電動式ネブライザーを用いて吸入する。症状の緩解が得られれば，その後の経過を観察しながら1日2〜3アンプルに減量すること。

禁忌　本剤の成分に対し過敏症の既往歴のある患者

クリード吸入液1%：沢井　1%2mL1管[40.3円/管]，ステリ・ネブクロモリン吸入液1%：大正薬品　1%2mL1管[40.3円/管]，リノジェット吸入液：共和薬品　1%2mL1管[40.3円/管]

インタールカプセル外用20mg
規格：20mg1カプセル[39.6円/カプセル]
クロモグリク酸ナトリウム　サノフィ　449,225

【効能効果】

(1)気管支喘息
(2)アレルギー性鼻炎

【対応標準病名】

◎	アレルギー性鼻炎	気管支喘息	
○	アスピリン喘息	アトピー性喘息	アレルギー性気管支炎
	アレルギー性鼻咽頭炎	アレルギー性鼻結膜炎	アレルギー性副鼻腔炎
	イネ科花粉症	運動誘発性喘息	外因性喘息
	カモガヤ花粉症	感染型気管支喘息	気管支喘息合併妊娠
	季節性アレルギー性鼻炎	血管運動性鼻炎	混合型喘息
	小児喘息	小児喘息性気管支炎	職業喘息
	心因性喘息	スギ花粉症	ステロイド依存性喘息
	咳喘息	喘息性気管支炎	通年性アレルギー性鼻炎
	難治性喘息	乳児喘息	非アトピー性喘息
	ヒノキ花粉症	ブタクサ花粉症	夜間性喘息
△	花粉症		
※	適応外使用可 原則として，「クロモグリク酸ナトリウム【外用薬】」を「現行の適応症について，3歳以下の小児」の症例でスペーサーを用いての使用に対して処方した場合，当該使用事例を審査上認める。		

用法用量
(1)気管支喘息：朝，昼及び就寝前ないしは朝，昼，夕及び就寝前1回1カプセル(クロモグリク酸ナトリウムとして20mg)ずつ，1日3〜4カプセルを本剤専用の吸入用器具を用いて吸入する。症状の緩解が得られれば，その後の経過を観察しながら1日2〜3カプセルに減量すること。
(2)アレルギー性鼻炎：朝，昼及び就寝前ないしは朝，昼，夕及び就寝前1回1カプセル(クロモグリク酸ナトリウムとして20mg)ずつ，1日3〜4カプセルを本剤専用の鼻用噴霧器を用いて両鼻腔内に交互に噴霧吸入する。症状の緩解が得られれば，その後の経過を観察しながら減量すること。

禁忌　本剤の成分に対し過敏症の既往歴のある患者

インタール点眼液2%　規格：100mg5mL1瓶[704.5円/瓶]
インタール点眼液UD2%　規格：7mg0.35mL1個[28.2円/個]
クロモグリク酸ナトリウム　サノフィ　449,131

【効 能 効 果】

春季カタル，アレルギー性結膜炎

【対応標準病名】

◎	アレルギー性結膜炎	春季カタル	
○	アトピー性角結膜炎	アレルギー性鼻結膜炎	カタル性眼炎
	カタル性結膜炎	季節性アレルギー性結膜炎	結膜炎
	通年性アレルギー性結膜炎	慢性カタル性結膜炎	

用法用量　1回1～2滴，1日4回(朝，昼，夕方及び就寝前)点眼

禁忌　本剤の成分に対し過敏症の既往歴のある患者

アルギノン点眼液2%：東亜薬品　100mg5mL1瓶[268.9円/瓶]，オフタルギー点眼液2%：日新－山形　100mg5mL1瓶[176.1円/瓶]，クールウェイ点眼液2%：高田　100mg5mL1瓶[408.8円/瓶]，クモロールPF点眼液2%：日本点眼薬　100mg5mL1瓶[408.8円/瓶]，クモロール点眼液2%：ニッテン　100mg5mL1瓶[408.8円/瓶]，クロモフェロン点眼液2%：千寿　100mg5mL1瓶[268.9円/瓶]，クロモリーク点眼液2%：テイカ　100mg5mL1瓶[268.9円/瓶]，シズレミン点眼液2%：イセイ　100mg5mL1瓶[176.1円/瓶]，トーワタール点眼液2%：東和　100mg5mL1瓶[176.1円/瓶]，ノスラン点眼液2%：科研　100mg5mL1瓶[408.8円/瓶]，ミタヤク点眼液2%：キョーリンリメディオ　100mg5mL1瓶[176.1円/瓶]，メインター点眼液2%：マイラン製薬　100mg5mL1瓶[408.8円/瓶]，ルゲオン点眼液2%：わかもと　100mg5mL1瓶[408.8円/瓶]

インタール点鼻液2%　規格：190mg9.5mL1瓶[837.2円/瓶]
クロモグリク酸ナトリウム　サノフィ　449,132

【効 能 効 果】

アレルギー性鼻炎

【対応標準病名】

◎	アレルギー性鼻炎		
○	アレルギー性鼻咽頭炎	アレルギー性鼻結膜炎	アレルギー性副鼻腔炎
	イネ科花粉症	カモガヤ花粉症	季節性アレルギー性鼻炎
	血管運動性鼻炎	スギ花粉症	通年性アレルギー性鼻炎
	ヒノキ花粉症	ブタクサ花粉症	
△	花粉症		

用法用量　1日6回(起床時，日中約3時間ごとに4回，就寝前)，1回各鼻腔に1噴霧(クロモグリク酸ナトリウムとして2.6mg)ずつ噴霧吸入する。症状の緩解が得られれば，その後の経過を観察しながら減量すること。

禁忌　本剤の成分に対し過敏症の既往歴のある患者

トーワタール点鼻液2%：東和[330.5円/瓶]，ノスラン点鼻液2%：科研[550円/瓶]，ミタヤク点鼻液2%：キョーリンリメディオ[330.5円/瓶]，メインター点鼻液2%：マイラン製薬[330.5円/瓶]，ルゲオン点鼻液2%：協和新薬[330.5円/瓶]

インテバン外用液1%　規格：1%1mL[7.4円/mL]
インテバンクリーム1%　規格：1%1g[7.4円/g]
インテバン軟膏1%　規格：1%1g[7.4円/g]
インドメタシン　帝國　264

【効 能 効 果】

下記疾患並びに症状の鎮痛・消炎：変形性関節症，肩関節周囲炎，腱・腱鞘炎，腱周囲炎，上腕骨上顆炎(テニス肘等)，筋肉痛，外傷後の腫脹・疼痛

【対応標準病名】

◎	外傷	外側上顆炎	肩関節周囲炎
	筋肉痛	腱炎	腱鞘炎
	挫傷	手指変形性関節症	全身性変形性関節症
	創傷	テニス肘	疼痛
	変形性肩関節症	変形性関節症	変形性胸鎖関節症
	変形性肩鎖関節症	変形性股関節症	変形性膝関節症
	変形性手関節症	変形性足関節症	変形性肘関節症
	変形性中手関節症	母指CM関節変形性関節症	
○	CM関節変形性関節症	DIP関節変形性関節症	MRSA術後創部感染
あ	PIP関節変形性関節症	アキレス腱腱鞘炎	アキレス腱部石灰化症
	アキレス周囲膿瘍	足炎	一側性外傷後股関節症
	一側性外傷後膝関節症	一側性形成不全性股関節症	一側性原発性股関節症
	一側性原発性膝関節症	一側性続発性股関節症	一側性続発性膝関節症
か	会陰部化膿創	遠位橈尺関節変形性関節症	外耳開放創
	外耳道創傷	外耳部外傷性異物	外耳部割創
	外耳部貫通創	外耳部咬創	外耳部挫創
	外耳部刺創	外耳部創傷	外傷後股関節症
	外傷後膝関節症	外傷性肩関節症	外傷性眼球ろう
	外傷性関節症	外傷性関節障害	外傷性咬合
	外傷性股関節症	外傷性耳出血	外傷性膝関節症
	外傷性手関節症	外傷性足関節症	外傷性肘関節症
	外傷性母指CM関節症	外耳裂創	回旋腱板症候群
	下顎外傷性異物	下顎開放創	下顎割創
	下顎貫通創	下顎口唇挫創	下顎咬創
	下顎挫創	下顎刺創	下顎創傷
	下顎部皮膚欠損創	下顎裂創	踵関節症
	踵痛	顎関節部開放創	顎関節部割創
	顎関節部貫通創	顎関節部咬創	顎関節部挫創
	顎関節部刺創	顎関節部創傷	顎関節部裂創
	下肢筋肉痛	下肢腱腱鞘炎	下肢痛
	下腿三頭筋痛	下腿痛	肩インピンジメント症候群
	肩滑液包炎	肩関節腱板炎	肩関節硬結性腱炎
	肩関節症	肩周囲炎	肩石灰性腱炎
	滑膜炎	カテーテル感染症	カテーテル敗血症
	化膿性腱鞘炎	眼窩創傷	眼球損傷
	眼瞼外傷性異物	眼瞼開放創	眼瞼割創
	眼瞼貫通創	眼瞼咬創	眼瞼挫創
	眼瞼刺創	眼瞼創傷	眼瞼裂創
	環指化膿性腱鞘炎	環指屈筋腱腱鞘炎	環指腱鞘炎
	環指痛	環指ばね指	眼周囲部外傷性異物
	眼周囲部開放創	眼周囲部割創	眼周囲部貫通創
	眼周囲部咬創	眼周囲部挫創	眼周囲部刺創
	眼周囲部創傷	眼周囲部裂創	関節挫傷
	関節周囲炎	関節症	関節打撲
	関節包炎	眼部外傷性異物	眼部開放創
	眼部割創	眼部貫通創	眼部咬創
	眼部挫創	眼部刺創	眼部創傷
	眼部裂創	顔面汚染創	顔面外傷性異物

	顔面開放創	顔面割創	顔面貫通創
	顔面咬創	顔面挫創	顔面刺創
	顔面創傷	顔面掻創	顔面多発開放創
	顔面多発割創	顔面多発貫通創	顔面多発咬創
	顔面多発挫創	顔面多発刺創	顔面多発創傷
	顔面多発裂創	顔面皮膚欠損創	顔面裂創
	急速破壊型股関節症	胸骨周囲炎	狭窄性腱鞘炎
	胸鎖乳突筋痛	頬粘膜咬創	胸背部筋肉痛
	胸部外傷	頬部外傷性異物	頬部開放創
	頬部割創	頬部貫通創	胸部筋肉痛
	胸腹部筋痛	頬部咬創	頬部挫創
	頬部刺創	頬部創傷	胸部損傷
	頬部皮膚欠損創	頬部裂創	棘上筋症候群
	棘上筋石灰化症	筋肉内血腫	頚肩部筋肉痛
	頚性頭痛	形成不全性股関節症	頚部筋肉痛
	頚部痛	結合織炎	肩甲周囲炎
	肩甲部筋肉痛	原発性関節症	原発性股関節症
	原発性膝関節症	原発性全身性関節症	原発性変形性関節症
	原発性母指 CM 関節症	肩部筋痛	腱付着部炎
	腱付着部症	肩部痛	口蓋切創
	口蓋裂創	口角部挫創	口角部裂創
	口腔開放創	口腔割創	口腔挫創
	口腔刺創	口腔創傷	口腔粘膜咬創
	口腔裂創	口唇外傷性異物	口唇開放創
	口唇割創	口唇貫通創	口唇咬創
	口唇挫創	口唇刺創	口唇創傷
	口唇裂創	後足部痛	喉頭外傷
	喉頭損傷	項背部筋痛	項部筋肉痛
	項部痛	股関節症	股痛
さ	産科的創傷の血腫	耳介外傷性異物	耳介開放創
	耳介割創	耳介貫通創	耳介咬創
	耳介挫創	耳介刺創	耳介創傷
	耳介裂創	趾化膿創	趾関節症
	指間切創	示指化膿性腱鞘炎	示指化膿創
	示指屈筋腱腱鞘炎	示指腱鞘炎	四肢痛
	示指痛	示指ばね指	四肢末端痛
	趾伸筋腱腱鞘炎	耳前部挫創	持続痛
	趾痛	膝関節滑膜炎	膝関節症
	膝部腱膜炎	歯肉切創	歯肉裂創
	手関節周囲炎	手関節症	手関節掌側部挫創
	手関節部腱鞘炎	手関節部挫創	手関節部創傷
	手根関節症	手指腱鞘炎	手指痛
	手術創部膿瘍	手掌挫創	手掌刺創
	手掌切創	手掌剥皮創	手掌皮膚欠損創
	術後横隔膜下膿瘍	術後感染症	術後髄膜炎
	術後創部感染	術後膿瘍	術後敗血症
	術後腹腔内膿瘍	術後腹壁膿瘍	手背皮膚欠損創
	手背部挫創	手背部切創	手背部痛
	手部腱鞘炎	手部痛	漿液性滑膜炎
	上顎部裂創	小指化膿性腱鞘炎	上肢筋肉痛
	小指屈筋腱腱鞘炎	小指腱鞘炎	小指痛
	上肢痛	小指ばね指	上唇小帯裂創
	上腕筋肉痛	上腕三頭筋腱鞘炎	上腕三頭筋痛
	上腕痛	上腕二頭筋腱炎	上腕二頭筋腱鞘炎
	上腕二頭筋痛	靭帯炎	石灰性腱炎
	舌開放創	舌下顎挫創	舌咬創
	舌挫創	舌刺創	舌切創
	舌創傷	舌裂創	線維筋痛症
	前額部外傷性異物	前額部開放創	前額部割創
	前額部貫通創	前額部咬創	前額部挫創
	前額部刺創	前額部創傷	前額部皮膚欠損創
	前額部裂創	前額頭頂部挫創	前足部痛
	先天性股関節脱臼治療後亜脱臼	前腕筋肉痛	前腕痛

	前腕部腱鞘炎	創傷感染症	創傷はえ幼虫症
	創部膿瘍	僧帽筋痛	足関節周囲炎
	足関節症	足関節部腱鞘炎	足痛
	足底筋腱付着部炎	足底部痛	足背腱鞘炎
	足背痛	続発性関節症	続発性股関節症
	続発性膝関節症	続発性多発性関節症	続発性母指 CM 関節症
た	足部屈筋腱腱鞘炎	大腿汚染創	大腿筋痛
	大腿咬創	大腿挫創	大腿痛
	大腿内側部痛	大腿皮膚欠損創	大腿部開放創
	大腿部刺創	大腿部切創	大腿裂創
	大転子部挫創	多発性外傷	多発性関節症
	多発性筋肉痛	打撲傷	打撲皮下血腫
	弾発母趾	腟断端炎	肘関節滑膜炎
	肘関節症	中指化膿性腱鞘炎	中指屈筋腱腱鞘炎
	中指腱鞘炎	中指痛	中指ばね指
	中手骨関節部挫創	虫垂炎術後残膿瘍	中足骨痛症
	中足部痛	手化膿性腱鞘炎	手屈筋腱腱鞘炎
	手伸筋腱腱鞘炎	殿部筋肉痛	ドゥ・ケルバン腱鞘炎
	橈骨茎状突起腱鞘炎	橈側手根屈筋腱鞘炎	頭部筋肉痛
	頭部多発開放創	頭部多発割創	頭部多発咬創
	頭部多発挫創	頭部多発刺創	頭部多発創傷
な	頭部多発裂創	内側上顆炎	軟口蓋挫創
	軟口蓋創傷	軟口蓋破裂	二次性変形性関節症
は	尿管切石術後感染症	背部筋肉痛	抜歯後感染
	ばね指	皮下損傷	鼻根部打撲挫創
	鼻根部裂創	肘周囲炎	鼻前庭部挫創
	鼻尖部挫創	非特異性慢性滑膜炎	鼻部外傷性異物
	鼻部開放創	眉部割創	鼻部割創
	鼻部貫通創	腓腹筋痛	腓腹部痛
	鼻部咬創	鼻部挫創	鼻部刺創
	鼻部創傷	鼻部皮膚欠損創	鼻部裂創
	眉毛部割創	眉毛部裂創	鼻翼部切創
	鼻翼部裂創	びらん性関節症	副鼻腔開放創
	腹壁筋痛	腹壁縫合糸膿瘍	ブシャール結節
	ブラックアイ	ヘーガース結節	ヘバーデン結節
	縫合糸膿瘍	縫合部膿瘍	母指 CM 関節症
	母指化膿性腱鞘炎	母指関節症	母指球部痛
	母指狭窄性腱鞘炎	母指屈筋腱腱鞘炎	母指腱鞘炎
	母指示指間切創	母指痛	母趾痛
ま	母指ばね指	慢性アキレス腱腱鞘炎	慢性滑膜炎症
	眉間部挫創	眉間部裂創	耳後部挫創
や	野球肩	野球肘	癒着性肩関節包炎
ら	腰筋痛症	腰背筋痛症	らせん骨折
	リウマチ性筋炎	両側性外傷後股関節症	両側性外傷後膝関節症
	両側性外傷性母指 CM 関節症	両側性形成不全性股関節症	両側性原発性股関節症
	両側性原発性膝関節症	両側性原発性母指 CM 関節症	両側性続発性股関節症
	両側性続発性膝関節症	両側性続発性母指 CM 関節症	裂離骨折
	老人性関節炎	老年性股関節症	肋間筋肉痛

△	亜脱臼	圧挫傷	圧挫創
	圧痛	圧迫骨折	一過性関節症
	咽頭開放創	咽頭創傷	横骨折
	外傷後遺症	外傷性異物	外傷性虹彩離断
	外傷性乳び胸	外傷性破裂	外傷性皮下血腫
	開放骨折	開放性陥没骨折	開放性脱臼
	開放性脱臼骨折	開放性粉砕骨折	下咽頭創傷
	角膜挫創	角膜切傷	角膜切創
	角膜創傷	角膜破裂	角膜裂傷
	肩関節異所性骨化	眼球結膜裂傷	眼球破裂
	眼球裂傷	関節血腫	関節骨折
	完全骨折	完全脱臼	陥没骨折
	顔面損傷	急性疼痛	胸管損傷
	胸腺損傷	胸部食道損傷	強膜切創

強膜創傷	強膜裂傷	亀裂骨折
筋損傷	筋断裂	屈曲骨折
頚部食道開放創	血腫	結膜創傷
結膜裂傷	腱鞘巨細胞腫	腱損傷
腱断裂	腱部分断裂	腱裂傷
高エネルギー外傷	後方脱臼	骨折
擦過皮下血腫	挫滅傷	斜骨折
縦隔血腫	縦骨折	重複骨折
種子骨開放骨折	種子骨骨折	食道損傷
神経原性関節症	神経障害性疼痛	靱帯ストレイン
靱帯損傷	靱帯断裂	身体痛
靱帯捻挫	靱帯裂傷	ストレイン
線状骨折	全身痛	前方脱臼
損傷	脱臼	脱臼骨折
打撲血腫	単純脱臼	中枢神経障害性疼痛
転位性骨折	特発性関節脱臼	鈍痛
難治性疼痛	肉離れ	捻挫
剥離骨折	破裂骨折	皮下異物
皮下血腫	非熱傷性水疱	皮膚損傷
皮膚疼痛症	病的骨折	表皮剥離
複雑脱臼	不全骨折	粉砕骨折
閉鎖性骨折	閉鎖性脱臼	放散痛
末梢神経障害性疼痛	網脈絡膜裂傷	離開骨折
裂離	若木骨折	

用法用量
〔外用液〕：症状により，適量を１日数回患部に塗布する。
〔クリーム，軟膏〕：症状により，適量を１日数回患部に塗擦する。

禁忌
(1)本剤又は他のインドメタシン製剤に対して過敏症の既往歴のある患者
(2)アスピリン喘息(非ステロイド性消炎鎮痛剤等による喘息発作の誘発)又はその既往歴のある患者

インドノールクリーム1%：祐徳薬品　1%1g[2.8円/g]，インドメタシン外用液1%「日医工」：日医工　1%1mL[2.8円/mL]，インドメタシンクリーム1%「サワイ」：沢井　1%1g[4.1円/g]，インドメタシンクリーム1%「日医工」：日医工　1%1g[2.8円/g]，インドメタシンゲル1%「日医工」：日医工　1%1g[2.8円/g]，ミカメタンークリーム1%：三笠　1%1g[2.8円/g]

インテバン坐剤25　規格：25mg1個[19.3円/個]
インテバン坐剤50　規格：50mg1個[19.3円/個]
インドメタシン　帝國　114

【効能効果】
(1)下記の疾患の消炎，鎮痛：関節リウマチ，変形性関節症
(2)手術後の炎症及び腫脹の緩解

【対応標準病名】

◎	関節リウマチ	手指変形性関節症	全身性変形性関節症
	変形性肩関節症	変形性関節症	変形性胸鎖関節症
	変形性肩鎖関節症	変形性股関節症	変形性膝関節症
	変形性手関節症	変形性足関節症	変形性肘関節症
	変形性中手関節症	母指CM関節変形性関節症	
○	CM関節変形性関節症	DIP関節変形性関節症	PIP関節変形性関節症
	RS3PE症候群	一側性外傷後股関節症	一側性外傷後膝関節症
	一側性形成不全性股関節症	一側性原発性股関節症	一側性原発性膝関節症
	一側性続発性股関節症	一側性続発性膝関節症	遠位橈尺関節変形性関節症
	炎症性多発性関節障害	外傷後股関節症	外傷後膝関節症
	外傷性肩関節症	外傷性関節症	外傷性関節障害
	外傷性股関節症	外傷性膝関節症	外傷性手関節症
	外傷性足関節症	外傷性肘関節症	外傷性母指CM関節症
	踵関節症	肩関節症	関節症
	関節リウマチ・頚関節	関節リウマチ・肩関節	関節リウマチ・胸椎
	関節リウマチ・頚椎	関節リウマチ・股関節	関節リウマチ・指関節
	関節リウマチ・趾関節	関節リウマチ・膝関節	関節リウマチ・手関節
	関節リウマチ・脊椎	関節リウマチ・足関節	関節リウマチ・肘関節
	関節リウマチ・腰椎	急速破壊型股関節症	形成不全性股関節症
	血清反応陰性関節リウマチ	原発性関節症	原発性股関節症
	原発性膝関節症	原発性全身性関節症	原発性変形性関節症
	原発性母指CM関節症	股関節症	趾関節症
	膝関節症	手関節症	手根関節症
	成人スチル病	先天性股関節脱臼治療後亜脱臼	足関節症
	続発性関節症	続発性股関節症	続発性膝関節症
	続発性多発性関節症	続発性母指CM関節症	多発性関節症
	多発性リウマチ性関節炎	肘関節症	二次性変形性関節症
	びらん性関節症	ブシャール結節	ヘーガース結節
	ヘバーデン結節	母指CM関節症	母指関節症
	ムチランス変形	リウマチ性滑液包炎	リウマチ性皮下結節
	リウマチ様関節炎	両側性外傷後股関節症	両側性外傷後膝関節症
	両側性外傷性母指CM関節症	両側性形成不全性股関節症	両側性原発性股関節症
	両側性原発性膝関節症	両側性原発性母指CM関節症	両側性続発性股関節症
	両側性続発性膝関節症	両側性続発性母指CM関節症	老人性関節炎
	老年性股関節症		
△	一過性関節症	尺側偏位	神経原性関節症

※ **適応外使用可**
原則として，「インドメタシン【坐剤】」を「癌性疼痛」に対し処方した場合，当該使用事例を審査上認める。

用法用量　インドメタシンとして，通常成人１回25mg～50mgを１日１～２回直腸内に投与する。
なお，年齢，症状により適宜増減する。
低体温によるショックを起こすことがあるので，高齢者に投与する場合には，少量から投与を開始する。

禁忌
(1)消化性潰瘍のある患者
(2)重篤な血液の異常のある患者
(3)重篤な肝障害のある患者
(4)重篤な腎障害のある患者
(5)重篤な心機能不全のある患者
(6)重篤な高血圧症の患者
(7)重篤な膵炎の患者
(8)本剤の成分又はサリチル酸系化合物(アスピリン等)に対し過敏症の既往歴のある患者
(9)直腸炎，直腸出血又は痔疾のある患者
(10)アスピリン喘息(非ステロイド性消炎鎮痛剤等による喘息発作の誘発)又はその既往歴のある患者
(11)妊婦又は妊娠している可能性のある婦人
(12)トリアムテレンを投与中の患者

原則禁忌　小児

併用禁忌

薬剤名等	臨床症状・措置方法	機序・危険因子
トリアムテレン トリテレン等	相互に副作用が増強され，急性腎不全を起こすことがある。	トリアムテレンによる腎血流量の低下に基づく腎障害のために代償的に腎でのプロスタグランジン合成が亢進されるが，本剤によりそのプロスタグランジン合成が阻害されるためと考えられている。

インドメタシン坐剤12.5mg「JG」：長生堂　12.5mg1個[19.3円/個]，インドメタシン坐剤25mg「JG」：長生堂　25mg1個

[19.3円/個]，インドメタシン坐剤25「NP」：ニプロ　25mg1個[19.3円/個]，インドメタシン坐剤25「イセイ」：イセイ　25mg1個[19.3円/個]，インドメタシン坐剤50mg「JG」：長生堂　50mg1個[19.3円/個]，インドメタシン坐剤50「NP」：ニプロ　50mg1個[19.3円/個]，インドメタシン坐剤50「イセイ」：イセイ　50mg1個[19.3円/個]，インドメタシン坐剤シオエ25：シオエ　25mg1個[19.3円/個]，インドメタシン坐剤シオエ50：シオエ　50mg1個[19.3円/個]，インメシン坐剤25：日新－山形　25mg1個[19.3円/個]，インメシン坐剤50：日新－山形　50mg1個[19.3円/個]，ミカメタン坐剤25mg：三笠　25mg1個[19.3円/個]，ミカメタン坐剤50mg：三笠　50mg1個[19.3円/個]

インドメロール点眼液0.5%

規格：0.5%1mL[136.8円/mL]

インドメタシン　千寿　131

【効 能 効 果】

白内障手術時における下記症状の防止：術中の縮瞳，術後の炎症症状，術中・術後合併症

【対応標準病名】

◎	縮瞳	術後合併症	白内障
○	外傷性白内障	過熟白内障	急性白内障
	瘢性縮瞳	血管性白内障	後出血
	後発白内障	若年性白内障	術創部痛
	小児性白内障	初期白内障	初発白内障
	初老性白内障	ステロイド白内障	青年性白内障
	赤外線白内障	閃光白内障	壮年性白内障
	ゾンメルリング輪	中毒性白内障	鉄沈着性白内障
	電撃白内障	軟性白内障	のう胞性白内障
	皮膚原性白内障	びまん性白内障	併発白内障
	放射線白内障	未熟白内障	網膜剥離後白内障
	薬物性白内障		
△	眼痛	手術創肉芽腫	術後血腫
	術後瘢痕狭窄	術後瘻孔形成	術中異常高血圧症
	白内障術後炎症	吻合部狭窄	縫合部狭窄
	縫合部硬結	麻痺性縮瞳	

用法用量　通常，1回1滴を眼手術前4回(3時間前，2時間前，1時間前，30分前)，眼手術後1日3回点眼する。

禁忌　本剤の成分に対し過敏症の既往歴のある患者

ウイルソン軟膏「東豊」

規格：10g[3.69円/g]

酸化亜鉛　東豊薬品　264

【効 能 効 果】

下記皮膚疾患の収れん・消炎・保護・緩和な防腐
　外傷，熱傷，凍傷，湿疹・皮膚炎，肛門瘙痒症，白癬，面皰，せつ，よう

その他の皮膚疾患によるびらん・潰瘍・湿潤面

【対応標準病名】

◎	外傷	肛門そう痒症	湿疹
	せつ	凍傷	熱傷
	白癬	皮膚炎	皮膚潰瘍
	皮膚びらん	面皰	よう
○あ	1型糖尿病性潰瘍	2型糖尿病性潰瘍	足汗疱状白癬
	足湿疹	足第1度熱傷	足爪白癬
	足凍傷	足白癬	異汗性湿疹
	異型白癬	犬咬創	陰茎第1度熱傷
	陰のう湿疹	陰のう第1度熱傷	腕の表在性凍傷
	会陰第1度熱傷	会陰部肛囲湿疹	会陰部せつ
	会陰部膿瘍	会陰部よう	腋窩湿疹
	腋窩せつ	腋窩浅在性白癬	腋窩第1度熱傷
	腋窩難治性皮膚潰瘍	腋窩皮膚潰瘍	腋窩部膿瘍
	腋窩よう	黄癬	汚染擦過創
か	汚染創	外陰第1度熱傷	外陰部そう痒症
	外陰部皮膚炎	外傷性異物	外傷性破裂
	開放創	化学外傷	下顎部第1度熱傷
	下顎部膿瘍	角質増殖型白癬	下肢第1度熱傷
	渦状癬	下腿膿瘍	下腿部第1度熱傷
	肩せつ	肩よう	割創
	化膿性皮膚疾患	下半身第1度熱傷	下腹部第1度熱傷
	下腹部膿瘍	貨幣状湿疹	環指膿瘍
	頑癬	感染性白癬症	感染性皮膚炎
	貫通刺創	貫通銃創	貫通創
	汗疱状白癬	汗疱性湿疹	顔面急性皮膚炎
	顔面尋常性ざ瘡	顔面せつ	顔面損傷
	顔面第1度熱傷	顔面凍傷	顔面膿瘍
	顔面白癬	顔面よう	丘疹状湿疹
	急性湿疹	胸部外傷	胸部せつ
	胸部損傷	胸部第1度熱傷	頬部第1度熱傷
	胸部難治性皮膚潰瘍	胸部膿瘍	頬部膿瘍
	胸部白癬	胸部皮膚潰瘍	胸部よう
	棘刺創	魚咬創	亀裂性湿疹
	頚部せつ	頚部第1度熱傷	頚部難治性皮膚潰瘍
	頚部膿瘍	頚部の表在性凍傷	頚部白癬
	頚部皮膚炎	頚部皮膚潰瘍	頚部よう
	ケルスス禿瘡	肩甲間部第1度熱傷	肩甲部第1度熱傷
	肩部第1度熱傷	肛囲白癬	高エネルギー外傷
	口唇第1度熱傷	溝創	咬創
	喉頭外傷	喉頭損傷	紅斑性湿疹
	肛門湿疹	肛門第1度熱傷	股関節部せつ
	股関節部よう	股部頑癬	股部白癬
さ	昆虫咬創	昆虫刺傷	細菌性肉芽腫症
	採皮創	臍部せつ	臍部膿瘍
	臍部よう	挫創	擦過創
	耳介部第1度熱傷	自家感作性皮膚炎	趾間汗疱状白癬
	指間白癬	趾間白癬	刺咬症
	四肢第1度熱傷	示指膿瘍	四肢白癬
	指尖難治性皮膚潰瘍	指尖皮膚潰瘍	刺創
	趾第1度熱傷	湿疹状白癬	湿疹様発疹
	膝部第1度熱傷	膝部膿瘍	趾膿瘍
	趾部白癬	射創	銃創
	手関節部第1度熱傷	手指湿疹	手指第1度熱傷
	手指爪白癬	手指難治性皮膚潰瘍	手指膿瘍
	手指皮膚潰瘍	手掌第1度熱傷	手掌膿瘍
	手掌白癬	手背第1度熱傷	手背凍傷
	手背膿瘍	手部難治性皮膚潰瘍	手部皮膚潰瘍
	上肢第1度熱傷	小指膿瘍	上半身第1度熱傷
	踵部第1度熱傷	上腕第1度熱傷	上腕膿瘍
	人工肛門部皮膚炎	深在性白癬	針刺創
	尋常性ざ瘡	新生児皮膚炎	水疱性白癬
	赤色湿疹	せつ腫症	切創
	前額部第1度熱傷	前額部膿瘍	前胸部第1度熱傷
	前胸部膿瘍	全身擦過創	全身湿疹
	全身第1度熱傷	前腕第1度熱傷	前腕難治性皮膚潰瘍
	前腕膿瘍	前腕皮膚潰瘍	創傷
	掻創	足関節第1度熱傷	側胸部第1度熱傷
	側胸部膿瘍	足趾膿瘍	足底部第1度熱傷
	足膿瘍	足背膿瘍	足背部第1度熱傷
	側腹部第1度熱傷	鼡径部せつ	鼡径部第1度熱傷
	鼡径部膿瘍	鼡径部白癬	鼡径部よう
た	損傷	第1度凍傷	第1度熱傷
	第2度凍傷	第3度凍傷	第4度凍傷
	体幹第1度熱傷	体幹凍傷	大腿部第1度熱傷
	大腿部膿瘍	体表面積10%未満の熱傷	体部白癬
	多発性外傷	多発性せつ	多発性第1度熱傷
	多発性凍傷	多発性表在性凍傷	打撲割創

	打撲挫創	打撲擦過創	打撲傷
	中指膿瘍	肘部第１度熱傷	腸骨部膿瘍
	爪白癬	手汗疱状白癬	手湿疹
	手第１度熱傷	手凍傷	手白癬
	殿部せつ	殿部第１度熱傷	殿部難治性皮膚潰瘍
	殿部膿瘍	殿部白癬	殿部皮膚潰瘍
	殿部よう	冬期湿疹	頭頂部膿瘍
	頭頂部フルンケル	糖尿病性潰瘍	頭皮せつ
	頭皮膿瘍	頭皮よう	頭部湿疹
	頭部第１度熱傷	動物咬創	頭部の表在性凍傷
	頭部白癬	禿瘡	トリコフィチア
な	難治性皮膚潰瘍	乳頭部第１度熱傷	乳房第１度熱傷
	乳房皮膚炎	乳輪部第１度熱傷	妊娠湿疹
	妊婦性皮膚炎	猫咬創	熱帯性潰瘍
は	膿疱性ざ瘡	膿瘍	敗血症性膿瘍
	背部せつ	背部第１度熱傷	背部難治性皮膚潰瘍
	背部膿瘍	背部皮膚潰瘍	背部よう
	白癬菌性肉芽腫	白癬性毛瘡	剥離骨折
	鼻背部湿疹	半身第１度熱傷	汎発性頑癬
	汎発性白癬	汎発性皮膚そう痒症	ひげ白癬
	鼻前庭部湿疹	非熱傷性水疱	皮膚欠損創
	皮膚糸状菌症	皮膚損傷	鼻部第１度熱傷
	皮膚膿瘍	皮膚剥脱創	表在性凍傷
	表在性白癬症	表皮剥離	腹部せつ
	腹部第１度熱傷	腹部難治性皮膚潰瘍	腹部膿瘍
	腹部白癬	腹部皮膚潰瘍	腹部よう
	腹壁膿瘍	腹壁瘢痕部潰瘍	扁平湿疹
	放射線性熱傷	母指球部第１度熱傷	母指第１度熱傷
ま	母指膿瘍	慢性湿疹	耳後部膿瘍
や	盲管銃創	薬傷	腰部第１度熱傷
ら	腰部膿瘍	腰部白癬	落屑性湿疹
	らせん骨折	鱗状湿疹	裂傷
	裂創	裂離骨折	肋骨周囲膿瘍
△あ	アカツキ病	足第２度熱傷	足第３度熱傷
	足熱傷	陰茎第２度熱傷	陰茎第３度熱傷
	陰茎熱傷	陰のう第２度熱傷	陰のう第３度熱傷
	陰のう熱傷	会陰第２度熱傷	会陰第３度熱傷
	会陰熱傷	腋窩第２度熱傷	腋窩第３度熱傷
か	腋窩熱傷	外陰第２度熱傷	外陰第３度熱傷
	外陰熱傷	外傷後遺症	外傷性視神経症
	下顎熱傷	下顎部第２度熱傷	下顎部第３度熱傷
	下肢第２度熱傷	下肢第３度熱傷	下肢熱傷
	下腿足部熱傷	下腿熱傷	下腿部第２度熱傷
	下腿部第３度熱傷	下半身第２度熱傷	下半身第３度熱傷
	下半身熱傷	下腹部第２度熱傷	下腹部第３度熱傷
	関節打撲	顔面ざ瘡	顔面第２度熱傷
	顔面第３度熱傷	顔面熱傷	顔面熱傷後遺症
	胸部上腕熱傷	胸部第２度熱傷	頬部第２度熱傷
	胸部第３度熱傷	頬部第３度熱傷	胸部熱傷
	躯幹薬傷	頚部第２度熱傷	頚部第３度熱傷
	頚部熱傷	限局性そう痒症	肩甲間部第２度熱傷
	肩甲間部第３度熱傷	肩甲間部熱傷	肩甲部第２度熱傷
	肩甲部第３度熱傷	肩甲部熱傷	肩部第２度熱傷
	肩部第３度熱傷	口囲ざ瘡	口唇第２度熱傷
	口唇第３度熱傷	口唇熱傷	肛門第２度熱傷
さ	肛門第３度熱傷	肛門熱傷	ざ瘡
	ざ瘡様発疹	耳介部第２度熱傷	耳介部第３度熱傷
	四肢第２度熱傷	四肢第３度熱傷	四肢熱傷
	趾第２度熱傷	趾第３度熱傷	膝部第２度熱傷
	膝部第３度熱傷	趾熱傷	若年性女子表皮剥離性ざ瘡
	集簇性ざ瘡	手関節部第２度熱傷	手関節部第３度熱傷
	手指第２度熱傷	手指第３度熱傷	手指端熱傷
	手指熱傷	手指粘液のう腫	手掌第２度熱傷
	手掌第３度熱傷	手掌熱傷	手背第２度熱傷
	手背第３度熱傷	手背熱傷	症候性そう痒症
	上肢第２度熱傷	上肢第３度熱傷	上肢熱傷
	小児ざ瘡	上半身第２度熱傷	上半身第３度熱傷
	上半身熱傷	踵部第２度熱傷	踵部第３度熱傷
	上腕第２度熱傷	上腕第３度熱傷	上腕熱傷
	新生児ざ瘡	ステロイドざ瘡	ストーマ粘膜皮膚侵入
	精巣熱傷	前額部第２度熱傷	前額部第３度熱傷
	前胸部第２度熱傷	前胸部第３度熱傷	前胸部熱傷
	全身第２度熱傷	全身第３度熱傷	全身熱傷
	前腕手部熱傷	前腕第２度熱傷	前腕第３度熱傷
	前腕熱傷	早期ケロイド	そう痒
	足関節第２度熱傷	足関節第３度熱傷	足関節熱傷
	側胸部第２度熱傷	側胸部第３度熱傷	足底熱傷
	足底部第２度熱傷	足底部第３度熱傷	足背部第２度熱傷
	足背部第３度熱傷	側腹部第２度熱傷	側腹部第３度熱傷
	粟粒性壊死性ざ瘡	鼡径部第２度熱傷	鼡径部第３度熱傷
た	鼡径部熱傷	第２度熱傷	第３度熱傷
	第４度熱傷	体幹第２度熱傷	体幹第３度熱傷
	体幹熱傷	大腿熱傷	大腿部第２度熱傷
	大腿部第３度熱傷	体表面積 10 － 19%の熱傷	体表面積 20 － 29%の熱傷
	体表面積 30 － 39%の熱傷	体表面積 40 － 49%の熱傷	体表面積 50 － 59%の熱傷
	体表面積 60 － 69%の熱傷	体表面積 70 － 79%の熱傷	体表面積 80 － 89%の熱傷
	体表面積 90%以上の熱傷	多発性第２度熱傷	多発性第３度熱傷
	多発性熱傷	多発皮下膿瘍	肘部第２度熱傷
	肘部第３度熱傷	手首熱傷後遺症	手第２度熱傷
	手第３度熱傷	手熱傷	手熱傷後遺症
	点状角質融解症	殿部第２度熱傷	殿部第３度熱傷
	殿部熱傷	透析皮膚そう痒症	痘瘡性ざ瘡
	頭熱傷後遺症	頭部第２度熱傷	頭部第３度熱傷
な	頭部熱傷	難治性瘻孔	乳頭部第２度熱傷
	乳頭部第３度熱傷	乳房第２度熱傷	乳房第３度熱傷
	乳房熱傷	乳輪部第２度熱傷	乳輪部第３度熱傷
	熱傷後ケロイド	熱傷後瘢痕ケロイド	熱傷後瘢痕ケロイド潰瘍
	熱傷後瘢痕ケロイド拘縮	熱傷瘢痕	熱帯性ざ瘡
は	膿痂疹性ざ瘡	背部第２度熱傷	背部第３度熱傷
	背部熱傷	半身第２度熱傷	半身第３度熱傷
	肥厚性瘢痕	非特異性そう痒症	皮膚そう痒症
	鼻部第２度熱傷	鼻部第３度熱傷	皮膚瘻
	腹部第２度熱傷	腹部第３度熱傷	腹部熱傷
	母指球部第２度熱傷	母指球部第３度熱傷	母指第２度熱傷
や	母指第３度熱傷	母指熱傷	腰部第２度熱傷
	腰部第３度熱傷	腰部熱傷	

用法用量　通常，症状に応じ１日１～数回，患部に塗擦又は貼布する。

禁忌　重度又は広範囲の熱傷

ウブレチド点眼液0.5%　規格：0.5%1mL[159.7円/mL]
ジスチグミン臭化物　鳥居薬品　131

【効 能 効 果】

緑内障

【対応標準病名】

◎	緑内障		
○	悪性緑内障	医原性緑内障	外傷性隅角解離
	外傷性緑内障	開放隅角緑内障	過分泌緑内障
	急性炎症性緑内障	急性閉塞隅角緑内障	急性緑内障発作
	偽落屑症候群	偽緑内障	血管新生緑内障
	原発開放隅角緑内障	原発性緑内障	原発閉塞隅角症
	原発閉塞隅角緑内障	高眼圧症	混合型緑内障

	色素性緑内障	視神経乳頭陥凹拡大	出血性緑内障
	水晶体原性緑内障	水晶体のう緑内障	水晶体融解緑内障
	ステロイド緑内障	正常眼圧緑内障	続発性緑内障
	ポスナーシュロスマン症候群	慢性開放角緑内障	慢性単性緑内障
	慢性閉塞隅角緑内障	無水晶体性緑内障	薬物誘発性緑内障
	溶血緑内障	緑内障性乳頭陥凹	
※	適応外使用可 原則として，「臭化ジスチグミン【外用薬】」を「片眼弱視」に対して処方した場合，当該使用事例を審査上認める。		

用法用量　1回1滴を1日1～2回点眼する。

禁忌

(1)前駆期緑内障の患者

(2)脱分極性筋弛緩剤（スキサメトニウム）を投与中の患者

併用禁忌

薬剤名等	臨床症状・措置方法	機序・危険因子
脱分極性筋弛緩剤 スキサメトニウム塩化物水和物 スキサメトニウム注「AS」，レラキシン注	脱分極性筋弛緩剤の作用を増強するおそれがある。	脱分極性筋弛緩剤はコリンエステラーゼにより代謝されるため，本剤により代謝が阻害されることが考えられる。 本剤による直接ニコチン様作用には脱分極性筋弛緩作用がある。

ウブレチド点眼液1%　規格：1%1mL［252.8円/mL］

ジスチグミン臭化物　鳥居薬品　131

【効能効果】

緑内障，調節性内斜視，重症筋無力症（眼筋型）

【対応標準病名】

◎	眼筋型重症筋無力症	調節性内斜視	緑内障
○	A型内斜視	V型内斜視	悪性緑内障
	医原性緑内障	外傷性隅角解離	外傷性緑内障
	開放隅角緑内障	過分泌緑内障	眼内斜視
	急性炎症性緑内障	急性閉塞隅角緑内障	急性緑内障発作
	共同性内斜視	偽落屑症候群	偽緑内障
	緊張性内斜視	血管新生緑内障	原発開放隅角緑内障
	原発性緑内障	原発閉塞隅角症	原発閉塞隅角緑内障
	高眼圧症	交代性共同性内斜視	交代性内斜視
	混合型緑内障	色素性緑内障	視神経乳頭陥凹拡大
	若年型重症筋無力症	重症筋無力症	出血性緑内障
	水晶体原性緑内障	水晶体のう緑内障	水晶体融解緑内障
	ステロイド緑内障	正常眼圧緑内障	全身型重症筋無力症
	先天性筋無緊張症	先天性内斜視	続発性緑内障
	調節性斜視	内斜頸斜視	内斜視
	廃用性内斜視	部分調節性内斜視	ポスナーシュロスマン症候群
	慢性開放角緑内障	慢性単性緑内障	慢性閉塞隅角緑内障
	無水晶体性緑内障	薬物誘発性緑内障	溶血緑内障
	緑内障性乳頭陥凹		
△	間欠性外斜視	間欠性内斜視	胸腺腫合併重症筋無力症
	胸腺摘出後重症筋無力症	筋無力症	
※	適応外使用可 原則として，「臭化ジスチグミン【外用薬】」を「片眼弱視」に対して処方した場合，当該使用事例を審査上認める。		

用法用量　1回1滴を1日1～2回点眼する。

禁忌

(1)前駆期緑内障の患者

(2)脱分極性筋弛緩剤（スキサメトニウム）を投与中の患者

併用禁忌

薬剤名等	臨床症状・措置方法	機序・危険因子
脱分極性筋弛緩剤 スキサメトニウム塩化物水和物 スキサメトニウム注「AS」，レラキシン注	脱分極性筋弛緩剤の作用を増強するおそれがある。	脱分極性筋弛緩剤はコリンエステラーゼにより代謝されるため，本剤により代謝が阻害されることが考えられる。 本剤による直接ニコチン様作用には脱分極性筋弛緩作用がある。

ウルティブロ吸入用カプセル　規格：1カプセル［269.8円/カプセル］

インダカテロールマレイン酸塩　グリコピロニウム臭化物　ノバルティス　225

【効能効果】

慢性閉塞性肺疾患（慢性気管支炎，肺気腫）の気道閉塞性障害に基づく諸症状の緩解（長時間作用性吸入抗コリン剤及び長時間作用性吸入β_2刺激剤の併用が必要な場合）

【対応標準病名】

◎	気道閉塞	肺気腫	慢性気管支炎
	慢性閉塞性肺疾患		
○	萎縮性肺気腫	一側性肺気腫	気腫性肺のう胞
	気道狭窄	巨大気腫性肺のう胞	縦隔気腫
	小葉間肺気腫	代償性肺気腫	中心小葉性肺気腫
	肺胞性肺気腫	汎小葉性肺気腫	びまん性汎細気管支炎
	ブラ性肺気腫	閉塞性気管支炎	閉塞性細気管支炎
	閉塞性肺気腫	マクロード症候群	慢性気管炎
	慢性気管気管支炎	慢性気管支漏	慢性肺気腫
	老人性気管支炎	老人性肺気腫	

効能効果に関連する使用上の注意　本剤は慢性閉塞性肺疾患の症状の長期管理に用いること。本剤は慢性閉塞性肺疾患の増悪時における急性期治療を目的として使用する薬剤ではない。

用法用量　通常，成人には1回1カプセル（グリコピロニウムとして50μg及びインダカテロールとして110μg）を1日1回本剤専用の吸入用器具を用いて吸入する。

用法用量に関連する使用上の注意

(1)本剤は吸入用カプセルであり，必ず本剤専用の吸入用器具（ブリーズヘラー）を用いて吸入し，内服しないこと。

(2)本剤は1日1回，一定の時間帯に吸入すること。吸入できなかった場合は，可能な限り速やかに1回分を吸入すること。ただし1日1回を超えて吸入しないこと。

(3)患者に対し，本剤の過度の使用により不整脈，心停止等の重篤な副作用が発現する危険性があることを理解させ，1日1回を超えて投与しないよう注意を与えること（本剤の気管支拡張作用は通常24時間持続するので，その間は次の投与を行わないこと）。

禁忌

(1)閉塞隅角緑内障の患者

(2)前立腺肥大等による排尿障害がある患者

(3)本剤の成分に対し過敏症の既往歴のある患者

ウレパールクリーム10%　規格：10%1g［7.1円/g］

尿素　大塚製薬工場　266

【効能効果】

アトピー皮膚，進行性指掌角皮症（主婦湿疹の乾燥型），老人性乾皮症，掌蹠角化症，足蹠部皸裂性皮膚炎，毛孔性苔癬，魚鱗癬

【対応標準病名】

◎	アトピー皮膚	魚鱗癬	亀裂性湿疹
	掌蹠角化症	進行性指掌角皮症	皮脂欠乏性湿疹
	毛孔性苔癬	老人性乾皮症	
○	アトピー性湿疹	アトピー性皮膚炎	過角化症
	角質増殖症	乾皮症	急性乳児湿疹
	屈曲部湿疹	固定性扁豆状角化症	コロジオン児
	四肢小児湿疹	主婦湿疹	小児アトピー性湿疹
	小児乾燥型湿疹	小児湿疹	職業性皮膚炎

	尋常性魚鱗癬	水疱型先天性魚鱗癬様紅皮症	成人アトピー性皮膚炎
	線状魚鱗癬	単純性魚鱗癬	点状角化症
	道化師様胎児	内因性湿疹	乳児皮膚炎
	妊娠湿疹	妊婦性皮膚炎	ネザートン症候群
	伴性魚鱗癬	皮脂欠乏症	非水疱性先天性魚鱗癬様紅皮症
	びまん性神経皮膚炎	ベニエ痒疹	胞状異角化症
	慢性乳児湿疹	葉状魚鱗癬	
△	青色ゴムまり様母斑症候群	足湿疹	アトピー性神経皮膚炎
	遺伝性掌蹠角化症	いぼ状表皮異形成	インドゴム様皮膚
	腋窩湿疹	角皮症	家族性良性慢性天疱瘡
	汗孔角化症	偽黄色腫	偽性黄色腫
	丘疹状湿疹	急性湿疹	頚部皮膚炎
	血管腫症	紅斑性湿疹	細菌性肉芽腫症
	湿疹	手指湿疹	手掌角皮症
	手掌紋異常	新生児皮膚炎	赤色湿疹
	接触皮膚炎	全身湿疹	先天性角化異常症
	先天性色素異常症	足底角化症	ダリエー病
	弾性線維性偽黄色腫症	弾力線維性仮性黄色腫	手湿疹
	頭部湿疹	土肥氏鱗状毛のう角皮症	乳房皮膚炎
	ネーゲリ病	脳回転状皮膚	パピヨン・ルフェブル症候群
	皮膚炎	皮膚掌紋異常	副皮膚弁
	ブルーム症候群	扁平湿疹	慢性湿疹
	ミベリー氏汗孔角化症	落屑性湿疹	良性家族性天疱瘡
	鱗状湿疹	ロトムンド・トムソン症候群	

用法用量　1日2～3回，患部を清浄にしたのち塗布し，よくすり込む。なお，症状により適宜増減する。

アセチロールクリーム10%：ポーラ[5.4円/g]，ウリモックスクリーム10%：池田薬品[5.4円/g]，ベギンクリーム10%：藤永[5.4円/g]

ウレパールローション10%　規格：10%1g[7.1円/g]

尿素　大塚製薬工場　266

【効能効果】

アトピー皮膚，進行性指掌角皮症(主婦湿疹の乾燥型)，老人性乾皮症，掌蹠角化症，足蹠部皸裂性皮膚炎，毛孔性苔癬，魚鱗癬，頭部粃糠疹

【対応標準病名】

◎	アトピー皮膚	魚鱗癬	亀裂性湿疹
	掌蹠角化症	進行性指掌角皮症	頭部粃糠疹
	皮脂欠乏性湿疹	毛孔性苔癬	老人性乾皮症
○	アトピー性湿疹	アトピー性皮膚炎	過角化症
	角質増殖症	乾皮症	急性乳児湿疹
	屈曲部湿疹	固定性扁豆状角化症	コロジオン児
	四肢小児湿疹	主婦湿疹	小児アトピー性湿疹
	小児乾燥型湿疹	小児湿疹	職業性皮膚炎
	尋常性魚鱗癬	水疱型先天性魚鱗癬様紅皮症	成人アトピー性皮膚炎
	線状魚鱗癬	単純性魚鱗癬	点状角化症
	道化師様胎児	内因性湿疹	乳児皮膚炎
	妊娠湿疹	妊婦性皮膚炎	ネザートン症候群
	伴性魚鱗癬	粃糠疹	皮脂欠乏症
	非水疱性先天性魚鱗癬様紅皮症	びまん性神経皮膚炎	ベニエ痒疹
	胞状異角化症	慢性乳児湿疹	葉状魚鱗癬
△	青色ゴムまり様母斑症候群	足湿疹	アトピー性神経皮膚炎
	遺伝性掌蹠角化症	いぼ状表皮異形成	インドゴム様皮膚
	腋窩湿疹	角皮症	家族性良性慢性天疱瘡
	汗孔角化症	偽黄色腫	偽性黄色腫
	丘疹状湿疹	急性湿疹	頚部皮膚炎
	血管腫症	紅斑性湿疹	細菌性肉芽腫症
	湿疹	手指湿疹	手掌角皮症
	手掌紋異常	新生児皮膚炎	赤色湿疹
	接触皮膚炎	全身湿疹	先天性角化異常症
	先天性色素異常症	足底角化症	ダリエー病
	単純性顔面粃糠疹	弾性線維性偽黄色腫症	弾力線維性仮性黄色腫
	手湿疹	頭部湿疹	頭部脂漏
	土肥氏鱗状毛のう角皮症	乳痂	乳房皮膚炎
	ネーゲリ病	脳回転状皮膚	パピヨン・ルフェブル症候群
	皮膚炎	皮膚掌紋異常	副皮膚弁
	ブルーム症候群	扁平湿疹	慢性湿疹
	ミベリー氏汗孔角化症	落屑性湿疹	良性家族性天疱瘡
	鱗状湿疹	ロトムンド・トムソン症候群	

用法用量　1日2～3回，患部を清浄にしたのち塗布し，よくすり込む。
なお，症状により適宜増減する。

パスタロンローション10%：佐藤　10%1g[7.1円/g]

ウロマチックS泌尿器科用灌流液3%

規格：3%3L1袋[1122.5円/袋]

Dーソルビトール　バクスター　251

【効能効果】

前立腺及び膀胱疾患の経尿道的手術時，その他泌尿器科手術時並びに術後の洗浄

【対応標準病名】

該当病名なし

用法用量　使用量は目的に応じて1,000～15,000mLとする。
なお，手術など必要に応じ適宜増減する。

禁忌　無尿症の患者

エアーサロンパス　規格：10mL[2.51円/mL]

サリチル酸グリコール　サリチル酸メチル　ジフェンヒドラミン

久光　264

【効能効果】

下記における鎮痛・消炎：捻挫，打撲，筋肉痛，関節痛，骨折痛

【対応標準病名】

◎	関節痛	筋肉痛	打撲傷
	疼痛	捻挫	
○	DIP関節尺側側副靱帯損傷	DIP関節側副靱帯損傷	DIP関節橈側側副靱帯損傷
	DIP関節捻挫	IP関節捻挫	MP関節尺側側副靱帯損傷
	MP関節側副靱帯損傷	MP関節痛	MP関節橈側側副靱帯損傷
	MP関節捻挫	PIP関節尺側側副靱帯損傷	PIP関節側副靱帯損傷
あ	PIP関節橈側側副靱帯損傷	PIP関節捻挫	足ストレイン
	亜脱臼	烏口肩峰靱帯捻挫	烏口鎖骨捻挫
	烏口上腕靱帯捻挫	遠位脛腓靱帯捻挫	炎症性開口障害
か	開口不全	外耳部挫傷	外耳部打撲傷
	外耳部皮下出血	外傷性顎関節炎	外傷性頚部症候群
	外傷性頚部捻挫	外傷性頚部腰部症候群	外側側副靱帯捻挫
	開放性脱臼	下顎挫傷	下顎打撲傷
	下顎部挫傷	下顎部打撲傷	顎関節炎
	顎関節症	顎関節ストレイン	顎関節痛
	顎関節痛障害	顎関節疼痛機能障害症候群	顎関節捻挫
	顎関節部挫傷	顎関節部打撲傷	顎部挫傷
	顎部打撲傷	下肢関節痛	下肢筋肉痛

下肢挫傷	下肢打撲	下腿関節痛
下腿挫傷	下腿三頭筋痛	下腿打撲傷
肩関節腱板捻挫	肩関節挫傷	肩関節打撲傷
肩関節痛症	肩関節捻挫	肩頚部打撲
肩挫傷	肩打撲傷	化膿性顎関節炎
環指 DIP 関節尺側側副靱帯損傷	環指 DIP 関節側副靱帯損傷	環指 DIP 関節橈側側副靱帯損傷
環指 MP 関節尺側側副靱帯損傷	環指 MP 関節側副靱帯損傷	環指 MP 関節橈側側副靱帯損傷
環指 PIP 関節尺側側副靱帯損傷	環指 PIP 関節側副靱帯損傷	環指 PIP 関節橈側側副靱帯損傷
環軸関節捻挫	環指挫傷	環指側副靱帯損傷
環指捻挫	眼周囲部挫傷	眼周囲部打撲傷
完全脱臼	環椎後頭関節捻挫	顔面挫傷
顔面多発挫傷	顔面多発打撲傷	顔面打撲傷
偽性股関節痛	急性顎関節炎	急性疼痛
胸骨ストレイン	胸骨捻挫	胸骨部挫傷
胸骨部打撲	胸骨部打撲挫傷	胸鎖関節挫傷
胸鎖関節痛	胸鎖関節部挫傷	胸鎖関節部打撲
胸鎖関節部打撲挫傷	胸鎖乳突筋痛	胸椎ストレイン
胸椎捻挫	胸椎部打撲	胸椎部打撲挫傷
胸背部筋肉痛	胸背部挫傷	胸部筋肉痛
胸腹部筋痛	胸腹部挫傷	胸腹部打撲傷
胸部挫傷	頬部挫傷	胸部打撲傷
頬部打撲傷	胸壁挫傷	胸腰椎脱臼
胸腰部挫傷	胸肋関節挫傷	胸肋関節部挫傷
胸肋関節部打撲	胸肋関節部打撲挫傷	距腓靱帯捻挫
頚肩部筋肉痛	頚性頭痛	頚椎胸椎捻挫
頚椎ストレイン	頚椎捻挫	頚椎部打撲
頚椎部打撲挫傷	脛腓関節捻挫	頚部顔面胸部挫傷
頚部筋肉痛	頚部挫傷	頚部前縦靱帯捻挫
頚部打撲傷	頚部痛	頚腰椎挫傷
頚腕捻挫	肩甲下筋捻挫	肩甲部筋肉痛
肩甲部挫傷	肩鎖関節挫傷	肩鎖関節痛
肩鎖関節捻挫	腱板挫傷	肩部筋痛
甲状腺部ストレイン	甲状腺部捻挫	後頭部挫傷
後頭部打撲傷	項背部筋痛	項部筋肉痛
項部挫傷	項部打撲傷	項部痛
後方脱臼	股関節インピンジメント症候群	股関節打撲傷
股関節捻挫	股関節部挫傷	骨盤ストレイン
骨盤捻挫	骨盤部挫傷	骨盤部打撲傷

さ

坐骨結節部打撲傷	鎖骨部打撲傷	坐骨部打撲傷
坐骨包靱帯ストレイン	坐骨包靱帯捻挫	三角靱帯捻挫
耳介挫傷	耳介打撲傷	耳下腺部打撲
趾間挫傷	趾関節痛	趾挫傷
示指 DIP 関節尺側側副靱帯損傷	示指 DIP 関節側副靱帯損傷	示指 DIP 関節橈側側副靱帯損傷
示指 MP 関節挫傷	示指 MP 関節尺側側副靱帯損傷	示指 MP 関節側副靱帯損傷
示指 MP 関節橈側側副靱帯損傷	示指 PIP 関節尺側側副靱帯損傷	示指 PIP 関節側副靱帯損傷
示指 PIP 関節橈側側副靱帯損傷	四肢挫傷	示指挫傷
示指側副靱帯損傷	示指捻挫	趾節間関節捻挫
持続痛	趾打撲傷	膝蓋骨打撲傷
膝外側側副靱帯損傷	膝外側側副靱帯捻挫	膝蓋部挫傷
膝関節挫傷	膝関節打撲傷	膝関節痛
膝関節捻挫	膝内側側副靱帯損傷	膝内側側副靱帯捻挫
膝部挫傷	膝部打撲傷	趾捻挫
尺骨手根関節捻挫	手関節痛	手関節捻挫
手関節部挫傷	手関節部打撲傷	手指関節痛
手指挫傷	手指打撲傷	手指捻挫
手背部打撲傷	手部挫傷	手部打撲傷
上顎挫傷	上顎打撲傷	小指 DIP 関節尺側側副靱帯損傷
小指 DIP 関節側副靱帯損傷	小指 DIP 関節橈側側副靱帯損傷	小指 DIP 関節捻挫
小指 MP 関節尺側側副靱帯損傷	小指 MP 関節側副靱帯損傷	小指 MP 関節橈側側副靱帯損傷
小指 PIP 関節尺側側副靱帯損傷	小指 PIP 関節側副靱帯損傷	小指 PIP 関節橈側側副靱帯損傷
小指 PIP 関節捻挫	小指関節捻挫	上肢筋肉痛
小指挫傷	上肢挫傷	小指側副靱帯損傷
上肢打撲傷	踵腓靱帯損傷	踵腓靱帯捻挫
上腕筋肉痛	上腕三頭筋痛	上腕打撲傷
上腕二頭筋痛	上腕部挫傷	ショパール関節捻挫
靱帯ストレイン	靱帯損傷	靱帯捻挫
靱帯裂傷	ストレイン	脊椎関節痛
脊椎脱臼	脊椎打撲傷	脊椎捻挫
前額部挫傷	前額部打撲傷	前胸部挫傷
前胸部打撲傷	前脛腓靱帯損傷	前頚部挫傷
仙骨部挫傷	仙骨部打撲傷	全身挫傷
全身打撲	仙腸関節ストレイン	仙腸関節痛
仙腸関節捻挫	前頭部挫傷	前頭部打撲傷
前方脱臼	前腕筋肉痛	前腕挫傷
前腕部打撲傷	僧帽筋痛	足関節インピンジメント症候群
足関節外側側副靱帯損傷	足関節後方インピンジメント症候群	足関節挫傷
足関節ストレイン	足関節前方インピンジメント症候群	足関節打撲傷
足関節痛	足関節内側側副靱帯損傷	足関節内側側副靱帯捻挫
足関節捻挫	足根部捻挫	足底部打撲傷
側頭部打撲傷	足背捻挫	足背部挫傷
足背部打撲傷	側腹壁部挫傷	足部挫傷
足部打撲傷	足部捻挫	鼡径部挫傷

た

咀嚼筋痛障害	大腿筋痛	大腿挫傷
大腿四頭筋挫傷	大腿四頭筋肉離れ	大腿四頭筋捻挫
大腿大転子部挫傷	大腿打撲傷	脱臼
多発性関節痛	多発性筋肉痛	多発性挫傷
単純脱臼	恥骨部打撲	肘関節痛
肘関節捻挫	肘関節部挫傷	肘関節部打撲傷
中指 DIP 関節尺側側副靱帯損傷	中指 DIP 関節側副靱帯損傷	中指 DIP 関節橈側側副靱帯損傷
中指 MP 関節尺側側副靱帯損傷	中指 MP 関節側副靱帯損傷	中指 MP 関節橈側側副靱帯損傷
中指 PIP 関節尺側側副靱帯損傷	中指 PIP 関節側副靱帯損傷	中指 PIP 関節橈側側副靱帯損傷
中指 PIP 関節捻挫	中指関節痛	中指挫傷
中指側副靱帯損傷	中指捻挫	中足趾節関節捻挫
肘頭部挫傷	腸骨部挫傷	腸骨部打撲傷
殿部筋肉痛	殿部挫傷	殿部打撲傷
橈骨手根関節捻挫	頭頂部挫傷	頭頂部打撲傷
頭頂部背部打撲	頭皮外傷性腫脹	頭皮下血腫
頭部肩関節胸部挫傷	頭部胸部挫傷	頭部胸部打撲傷
頭部筋肉痛	頭部頚部挫傷	頭部頚部打撲傷
頭部肩部打撲	頭部挫傷	頭部多発挫傷
頭部多発打撲傷	頭部打撲	頭部打撲傷
頭部腹部打撲	頭部両大腿下腿打撲	特発性関節脱臼

は

内側側副靱帯捻挫	難治性疼痛	背筋挫傷
背部筋肉痛	背部挫傷	背部打撲傷
背部捻挫	剥離骨折	半身打撲
尾骨ストレイン	尾骨捻挫	尾骨部挫傷
尾骨部打撲傷	膝靱帯損傷	非復位性顎関節円板障害
腓腹筋痛	鼻部挫傷	鼻部打撲傷
披裂軟骨脱臼	復位性顎関節円板障害	複雑脱臼
腹部挫傷	腹部打撲傷	腹壁筋痛
腹壁挫傷	閉鎖性脱臼	変形性顎関節症
母指 IP 関節尺側側副靱帯損傷	母指 IP 関節側副靱帯損傷	母趾 IP 関節側副靱帯損傷
母指 IP 関節橈側側副靱帯損傷	母指 MP 関節尺側側副靱帯損傷	母指 MP 関節側副靱帯損傷
母趾 MP 関節側副靱帯損傷	母指 MP 関節痛	母指 MP 関節橈側側副靱帯損傷
母趾関節痛	母指関節捻挫	母指挫傷

	母指側副靱帯損傷	母指打撲傷	母趾打撲傷
ま	母趾捻挫	耳後部打撲傷	むちうち損傷
や	野球指	腰筋痛症	腰仙関節ストレイン
	腰仙関節捻挫	腰仙部挫傷	腰仙部打撲傷
	腰椎ストレイン	腰椎捻挫	腰椎部挫傷
	腰殿部挫傷	腰殿部打撲傷	腰背筋痛症
	腰背部挫傷	腰背部打撲傷	腰部胸部打撲
	腰部頚部挫傷	腰部骨盤部挫傷	腰部挫傷
ら	腰部打撲傷	らせん骨折	リスフラン関節捻挫
	菱形靱帯捻挫	両側側副靱帯損傷	輪状甲状関節捻挫
	輪状披裂関節捻挫	裂離骨折	肋軟骨部挫傷
	肋軟骨部打撲	肋軟骨部打撲挫傷	肋間筋肉痛
	肋骨弓部挫傷	肋骨弓部打撲	肋骨弓部打撲挫傷
	肋骨ストレイン	肋骨捻挫	肋骨部挫傷
わ	肋骨部打撲	肋骨部打撲挫傷	腕部打撲傷
△	圧痛	陰茎挫傷	陰茎打撲傷
	陰のう血腫	陰のう挫傷	腋窩部痛
	汚染擦過創	外耳部皮下血腫	外傷性肩不安定症
	外傷性皮下血腫	下顎皮下血腫	顎関節強直症
	顎関節雑音	顎関節部皮下血腫	眼窩縁打撲傷
	眼窩部打撲傷	眼鏡様皮下出血	関節血腫
	関節硬直	関節挫傷	関節打撲
	顔面多発皮下血腫	顔面多発皮下出血	顔面皮下血腫
	頬部皮下血腫	血腫	股関節痛
	コステン症候群	採皮創	鎖骨部打撲血腫
	挫傷	擦過創	擦過皮下血腫
	耳介皮下血腫	耳介皮下出血	趾爪下血腫
	膝蓋靱帯断裂	膝蓋靱帯部分断裂	膝外側側副靱帯断裂
	膝蓋部血腫	膝窩部痛	膝関節血腫
	膝関節血症	膝内側側副靱帯断裂	膝部血腫
	手指皮下血腫	上顎皮下血腫	神経障害性疼痛
	身体痛	切創	前額部皮下血腫
	前額部皮下出血	全身擦過創	全身痛
	掻創	側頭部皮下血腫	大腿外側広筋不全断裂
	大腿四頭筋断裂	大腿四頭筋部分断裂	大腿部皮下血腫
	打撲血腫	打撲擦過創	打撲皮下血腫
	肘関節部血腫	中枢神経障害性疼痛	頭部血腫
	頭部多発皮下血腫	頭部打撲血腫	頭部皮下血腫
	頭部皮下出血	鈍痛	皮下異物
	皮下血腫	皮下損傷	鼻中隔軟骨部捻挫
	非熱傷性水疱	皮膚損傷	皮膚疼痛症
	鼻部皮下血腫	鼻部皮下出血	表皮剥離
	腹壁下血腫	放散痛	帽状腱膜下出血
	末梢神経障害性疼痛		

用法用量　通常，１日１～数回，適量を患部に噴霧する。

禁忌　本剤の成分に対して過敏症の既往歴のある患者。

ハイシップスプレー：日本臓器[2.32円/mL]

エアゾリンD1　規格：1g[19.4円/g]

フラジオマイシン硫酸塩　プレドニゾロン　武田薬品　264

【効能効果】

〈適応菌種〉フラジオマイシン感性菌

〈適応症〉

深在性皮膚感染症，慢性膿皮症

湿潤，びらん，結痂を伴うか，又は二次感染を併発している次の疾患

(1)湿疹・皮膚炎群(進行性指掌角皮症，ビダール苔癬，放射線皮膚炎，日光皮膚炎を含む)

(2)皮膚瘙痒症(陰部・肛門部)

(3)薬疹・中毒疹

(4)虫さされ

(5)紅斑症(滲出性紅斑)

【対応標準病名】

◎	外陰部そう痒症	紅斑症	肛門そう痒症
	肛門部びらん	刺虫症	湿疹
	進行性指掌角皮症	中毒疹	日光皮膚炎
	ビダール苔癬	皮膚炎	皮膚感染症
	皮膚そう痒症	放射線皮膚炎	慢性膿皮症
	薬疹		
○ あ	LE型薬疹	足湿疹	アトピー性紅皮症
	異汗性湿疹	イソギンチャク毒	陰のうそう痒症
	腋窩湿疹	遠心性環状紅斑	遠心性丘疹性紅斑
か	温熱性紅斑	外耳部虫刺傷	海水浴皮膚炎
	過角化症	化学性皮膚炎	角化棘細胞腫
	角質増殖症	化膿性皮膚疾患	貨幣状湿疹
	眼瞼虫刺傷	間擦疹	眼周囲部虫刺傷
	環状紅斑	感染性皮膚炎	乾皮症
	眼部虫刺傷	汗疱	汗疱性湿疹
	顔面急性皮膚炎	顔面光線角化症	顔面昆虫螫
	顔面多発虫刺傷	顔面毛包性紅斑黒皮症	丘疹紅皮症
	丘疹状紅斑	丘疹状湿疹	丘疹状じんま疹
	急性湿疹	急性放射線皮膚炎	急性痒疹
	胸部昆虫螫	亀裂性湿疹	クラゲ毒
	頚部虫刺症	頚部膿疱	頚部皮膚炎
	結節性痒疹	限局性そう痒症	肛囲間擦疹
	甲殻動物毒	紅色陰癬	口唇虫刺傷
	光線角化症	光線肉芽腫	光線類細網症
	後天性魚鱗癬	紅斑性間擦疹	紅斑性湿疹
	紅皮症	紅皮症型薬疹	肛門陰窩炎
	肛門炎	肛門部周囲炎	固定薬疹
さ	昆虫刺傷	昆虫毒	臍周囲炎
	しいたけ皮膚炎	耳介虫刺傷	自家感作性皮膚炎
	色素性痒疹	四肢虫刺症	持続性色素異常性紅斑
	刺虫アレルギー	湿疹続発性紅皮症	湿疹様発疹
	紫斑型薬疹	手指湿疹	手掌紅斑
	主婦湿疹	症候性そう痒症	掌蹠角化腫
	掌蹠角化症	小膿疱性皮膚炎	職業性皮膚炎
	食物性皮膚炎	痔瘻術後肛門周囲炎	滲出性紅斑型中毒疹
	新生児皮膚炎	制癌剤皮膚炎	赤色湿疹
	接触皮膚炎	節足動物毒	前額部虫刺傷
	前額部虫刺症	全身湿疹	そう痒
た	体幹虫刺症	苔癬	多形慢性痒疹
	多発性膿疱症	単純苔癬	チャドクガ皮膚炎
	虫刺性皮膚炎	中毒性紅斑	手足症候群
	手湿疹	点状角化症	冬期湿疹
な	頭部湿疹	頭部虫刺傷	乳房皮膚炎
	妊娠湿疹	妊婦性皮膚炎	膿皮症
は	膿疱	敗血症性皮膚炎	白色粃糠疹
	鼻背部湿疹	汎発性皮膚そう痒症	皮角
	皮脂欠乏症	皮脂欠乏性湿疹	非特異性そう痒症
	ヒトデ毒	鼻部虫刺傷	ピリン疹
	腹部虫刺傷	ヘブラ痒疹	扁平湿疹
	扁平苔癬	蜂刺症	放射線角化腫
ま	胞状異角化症	麻疹様紅斑	慢性光線性皮膚炎
	慢性湿疹	慢性放射線皮膚炎	ムカデ咬創
や	毛孔角化症	毛虫皮膚炎	薬剤性過敏症症候群
	薬物性口唇炎	薬物性接触性皮膚炎	痒疹
ら	落屑性湿疹	リウマチ性環状紅斑	鱗状湿疹
	類苔癬	老人性乾皮症	老年性そう痒症
△	アレルギー性皮膚炎	異汗症	陰のう湿疹
	陰部間擦疹	会陰部肛囲湿疹	外陰部皮膚炎
	限局性神経皮膚炎	光沢苔癬	肛門狭窄
	肛門湿疹	肛門周囲痛	肛門皮垂
	肛門部痛	宿便性潰瘍	人工肛門部皮膚炎
	ステロイド皮膚炎	ステロイド誘発性皮膚症	全身薬疹

	増殖性化膿性口内炎	直腸痛	透析皮膚そう痒症
	瘢痕性肛門狭窄	鼻前庭部湿疹	放射線皮膚潰瘍

用法用量　使用前に振とうし，患部から約10～15cm離して1回1～2秒間，症状の程度により1日1～数回患部に噴霧する。また，容器は立てて使用すること。

禁忌
(1)フラジオマイシン耐性菌又は非感性菌による皮膚感染のある場合
(2)皮膚結核，単純疱疹，水痘，帯状疱疹，種痘疹
(3)真菌症(白癬，カンジダ症等)
(4)鼓膜に穿孔のある湿疹性外耳道炎
(5)本剤の成分に対し過敏症の既往歴のある患者
(6)フラジオマイシン，カナマイシン，ストレプトマイシン，ゲンタマイシン等のアミノ糖系抗生物質及びバシトラシンに対して過敏症の既往歴のある患者
(7)潰瘍(ベーチェット病は除く)，第2度深在性以上の熱傷・凍傷

エイゾプト懸濁性点眼液1%
規格：1%1mL[450.7円/mL]
ブリンゾラミド　日本アルコン　131

【効能効果】
次の疾患で，他の緑内障治療薬が効果不十分又は使用できない場合：緑内障，高眼圧症

【対応標準病名】

◎	高眼圧症	緑内障	
○	悪性緑内障	医原性緑内障	外傷性隅角解離
	外傷性緑内障	開放隅角緑内障	過分泌緑内障
	急性炎症性緑内障	急性閉塞隅角緑内障	急性緑内障発作
	偽落屑症候群	偽緑内障	血管新生緑内障
	原発開放隅角緑内障	原発性緑内障	原発閉塞隅角緑内障
	混合型緑内障	色素性緑内障	出血性緑内障
	術後高眼圧症	水晶体原性緑内障	水晶体のう緑内障
	水晶体融解緑内障	ステロイド緑内障	正常眼圧緑内障
	続発性緑内障	ポスナーシュロスマン症候群	慢性開放角緑内障
	慢性単性緑内障	慢性閉塞隅角緑内障	無水晶体性緑内障
	薬物誘発性緑内障	溶血緑内障	
△	原発閉塞隅角症	視神経乳頭陥凹拡大	

用法用量　通常，1回1滴，1日2回点眼する。なお，十分な効果が得られない場合には1回1滴，1日3回点眼することができる。

禁忌
(1)本剤の成分に対して過敏症の既往歴のある患者
(2)重篤な腎障害のある患者

液化酸素
規格：－[－]
液化酸素　ジャパン・エア・ガシズ　799

【効能効果】
気化設備を用いて気化し，日本薬局方酸素として使用する。
酸素欠乏による諸症状の改善。

【対応標準病名】

◎	低酸素血症		
○	窒息		
△	仮死	心肺停止	陳旧性胸膜炎

用法用量　気化設備を用いて気化し，日本薬局方酸素として使用する。

液化酸素：小池メディカル，昭和電工，水島酸素，福岡酸素，宇部アンモニア，大丸エナウィン，秋酸工業，イワサワ，イビデンケミカル，茨城ガスセンター，因の島ガス，アバンテ都島，伊藤忠ガス，宇野酸素，内村酸素，エア・ガシズ北九州，エバ，大島商会，エアーメディックス，オカノ，ガステックサービス，鹿児島酸素，岡谷酸素，江藤酸素，液体酸素：エア・ウォーター，立川酸素，阿波酸素，マルワ液酸：和歌山酸素

液化窒素
規格：－[－]
液体窒素　ジャパン・エア・ガシズ　799

【効能効果】
気化設備を用いて気化し，日本薬局方窒素として使用する。注射剤の製造に際し，酸化防止のための不活性ガスとして使用する。

【対応標準病名】
該当病名なし

用法用量　気化設備を用いて気化し，日本薬局方窒素として使用する。

液化窒素：エア・ウォーター，三共酸素，エア・ガシズ北九州，鹿児島酸素，岡谷酸素，医療用液体窒素：水島酸素，伊藤忠ガス，液体窒素：立川酸素，液化窒素：東邦酸素

エキザルベ
規格：1g[23.2円/g]
ヒドロコルチゾン　混合死菌浮遊液　マルホ　264

【効能効果】
湿潤，びらん，結痂を伴うか，又は二次感染を併発している下記疾患
　湿疹・皮膚炎群(進行性指掌角皮症，ビダール苔癬，放射線皮膚炎，日光皮膚炎を含む)，熱傷，術創
湿疹様変化を伴う膿皮症(感染性湿疹様皮膚炎，湿疹様膿痂疹)

【対応標準病名】

◎	感染性皮膚炎	湿疹	手術創部膿瘍
	進行性指掌角皮症	日光皮膚炎	熱傷
	膿痂疹	膿皮症	ビダール苔癬
	皮膚炎	放射線皮膚炎	
○ あ	足湿疹	足熱傷	異汗性湿疹
	陰茎熱傷	陰のう湿疹	陰のう熱傷
	陰部間擦疹	会陰熱傷	会陰部肛囲湿疹
か	腋窩湿疹	腋窩熱傷	外陰熱傷
	外陰部膿痂疹	外陰部皮膚炎	外耳膿痂疹
	海水浴皮膚炎	化学外傷	過角化症
	化学性皮膚炎	下顎熱傷	角化棘細胞腫
	角質増殖症	下肢伝染性膿痂疹	下肢熱傷
	下腿足部熱傷	下腿熱傷	化膿性皮膚疾患
	下半身熱傷	痂皮性膿痂疹	貨幣状湿疹
	間擦疹	乾皮症	汗疱
	汗疱性湿疹	顔面急性皮膚炎	顔面光線角化症
	顔面熱傷	顔面熱傷後遺症	顔面膿痂疹
	顔面膿痂疹性湿疹	顔面毛包性紅斑黒皮症	丘疹状湿疹
	丘疹状じんま疹	急性湿疹	急性汎発性発疹性膿疱症
	急性放射線皮膚炎	急性痒疹	胸部上腕熱傷
	胸部熱傷	亀裂性湿疹	躯幹伝染性膿痂疹
	躯幹膿痂疹性湿疹	躯幹薬傷	頚部熱傷
	頚部膿疱	頚部皮膚炎	結節性痒疹
	限局性神経皮膚炎	肩甲間部熱傷	肩甲部熱傷
	肛囲間擦疹	好酸球性膿疱性毛包炎	紅色陰癬
	口唇熱傷	光線角化症	光線肉芽腫
	光線類細網症	後天性魚鱗癬	紅斑性間擦疹
	紅斑性湿疹	肛門湿疹	肛門熱傷
さ	酸腐蝕	自家感作性皮膚炎	色素性痒疹
	四肢熱傷	湿疹様発疹	趾熱傷
	手指湿疹	手指端熱傷	手指熱傷
	手掌熱傷	手背熱傷	主婦湿疹
	上肢伝染性膿痂疹	上肢熱傷	上肢膿痂疹性湿疹
	焼身自殺未遂	掌蹠角化腫	掌蹠角化症

	小膿疱性皮膚炎	上半身熱傷	上腕熱傷
	職業性皮膚炎	人工肛門部皮膚炎	新生児天疱瘡
	新生児膿痂疹	新生児皮膚炎	水疱性膿痂疹
	精巣熱傷	赤色湿疹	接触皮膚炎
	前胸部熱傷	全身湿疹	全身伝染性膿痂疹
	全身熱傷	全身膿痂疹性湿疹	前腕手部熱傷
	前腕熱傷	足関節熱傷	足底熱傷
た	鼡径部熱傷	第1度腐蝕	体幹熱傷
	苔癬	大腿熱傷	体表面積10%未満の熱傷
	体表面積50－59%の熱傷	体表面積60－69%の熱傷	多形慢性痒疹
	多発性熱傷	多発性膿疱症	単純苔癬
	手首熱傷後遺症	手湿疹	手熱傷
	手熱傷後遺症	点状角化症	伝染性膿痂疹
	殿部熱傷	殿部膿痂疹性湿疹	冬期湿疹
	頭熱傷後遺症	頭部湿疹	頭部熱傷
な	頭部膿痂疹性湿疹	乳房熱傷	乳房皮膚炎
	妊娠湿疹	妊婦性皮膚炎	膿痂疹外耳炎
は	膿痂疹性湿疹	膿疱	敗血症性皮膚炎
	背部熱傷	白色粃糠疹	白色ぶどう状球菌性膿痂疹
	鼻背部湿疹	皮角	皮脂欠乏症
	皮脂欠乏性湿疹	鼻前庭部湿疹	腹部熱傷
	腐蝕	ぶどう球菌性熱傷様皮膚症候群	ヘブラ痒疹
	扁平湿疹	扁平苔癬	放射線角化腫
	放射線性熱傷	放射線皮膚潰瘍	胞状異角化症
ま	母指熱傷	ボックハルト膿痂疹	慢性光線性皮膚炎
	慢性湿疹	慢性膿皮症	慢性放射線皮膚炎
や	毛孔角化症	薬傷	薬物性接触性皮膚炎
ら	痒疹	腰部熱傷	落屑性湿疹
	鱗状湿疹	類苔癬	連鎖状球菌性膿痂疹
	老人性乾皮症		
△ あ	MRSA術後創部感染	足第2度熱傷	足第3度熱傷
	アルカリ腐蝕	異汗症	陰茎第2度熱傷
	陰茎第3度熱傷	陰のう第2度熱傷	陰のう第3度熱傷
	会陰第2度熱傷	会陰第3度熱傷	腋窩第2度熱傷
か	腋窩第3度熱傷	外陰第2度熱傷	外陰第3度熱傷
	下顎部第2度熱傷	下顎部第3度熱傷	下肢第2度熱傷
	下肢第3度熱傷	下腿部第2度熱傷	下腿部第3度熱傷
	カテーテル感染症	カテーテル敗血症	下半身第2度熱傷
	下半身第3度熱傷	下腹部第2度熱傷	下腹部第3度熱傷
	顔面第2度熱傷	顔面第3度熱傷	胸部第2度熱傷
	頬部第2度熱傷	胸部第3度熱傷	頬部第3度熱傷
	頚部第2度熱傷	頚部第3度熱傷	肩甲間部第2度熱傷
	肩甲間部第3度熱傷	肩甲部第2度熱傷	肩甲部第3度熱傷
	肩部第2度熱傷	肩部第3度熱傷	口唇第2度熱傷
	口唇第3度熱傷	光沢苔癬	肛門第2度熱傷
さ	肛門第3度熱傷	臍周囲炎	耳介部第2度熱傷
	耳介部第3度熱傷	四肢第2度熱傷	四肢第3度熱傷
	趾第2度熱傷	趾第3度熱傷	膝部第2度熱傷
	膝部第3度熱傷	手関節部第2度熱傷	手関節部第3度熱傷
	手指第2度熱傷	手指第3度熱傷	手掌第2度熱傷
	手掌第3度熱傷	術後横隔膜下膿瘍	術後感染症
	術後髄膜炎	術後創部感染	術後膿瘍
	術後敗血症	術後皮下気腫	術後腹腔内膿瘍
	術後腹壁膿瘍	手背第2度熱傷	手背第3度熱傷
	上肢第2度熱傷	上肢第3度熱傷	上半身第2度熱傷
	上半身第3度熱傷	踵部第2度熱傷	踵部第3度熱傷
	上腕第2度熱傷	上腕第3度熱傷	心内異物
	前額部第2度熱傷	前額部第3度熱傷	前胸部第2度熱傷
	前胸部第3度熱傷	全身第2度熱傷	全身第3度熱傷
	前腕第2度熱傷	前腕第3度熱傷	増殖性化膿性口内炎
	創部膿瘍	足関節第2度熱傷	足関節第3度熱傷
	側胸部第2度熱傷	側胸部第3度熱傷	足底部第2度熱傷
	足底部第3度熱傷	足背部第2度熱傷	足背部第3度熱傷
	側腹部第2度熱傷	側腹部第3度熱傷	鼡径部第2度熱傷
た	鼡径部第3度熱傷	第2度熱傷	第2度腐蝕
	第3度熱傷	第3度腐蝕	第4度熱傷
	体幹第2度熱傷	体幹第3度熱傷	大腿部第2度熱傷
	大腿部第3度熱傷	体表面積10－19%の熱傷	体表面積20－29%の熱傷
	体表面積30－39%の熱傷	体表面積40－49%の熱傷	多発性第2度熱傷
	多発性第3度熱傷	腟断端炎	虫垂炎術後残膿瘍
	肘部第2度熱傷	肘部第3度熱傷	手第2度熱傷
	手第3度熱傷	殿部第2度熱傷	殿部第3度熱傷
な	頭部第2度熱傷	頭部第3度熱傷	乳腺内異物
	乳頭部第2度熱傷	乳頭部第3度熱傷	乳房異物
	乳房第2度熱傷	乳房第3度熱傷	乳輪部第2度熱傷
は	乳輪部第3度熱傷	尿管切石術後感染症	背部第2度熱傷
	背部第3度熱傷	抜歯後感染	半身第2度熱傷
	半身第3度熱傷	皮膚感染症	鼻部第2度熱傷
	鼻部第3度熱傷	腹部第2度熱傷	腹部第3度熱傷
	腹壁縫合糸膿瘍	縫合糸膿瘍	縫合部膿瘍
	母指球部第2度熱傷	母指球部第3度熱傷	母指第2度熱傷
や	母指第3度熱傷	腰部第2度熱傷	腰部第3度熱傷

用法用量　通常，1日1～数回直接患部に塗布又は塗擦するか，あるいは無菌ガーゼ等にのばして貼付する。
なお，症状により適宜増減する。

禁忌
(1)皮膚結核，単純疱疹，水痘，帯状疱疹，種痘疹
(2)真菌症(カンジダ症，白癬等)
(3)本剤に対し，過敏症の既往歴のある患者
(4)潰瘍(ベーチェット病は除く)，第2度深在性以上の熱傷・凍傷

液状フェノール「ニッコー」　規格：10mL[1.3円/mL]
液状フェノール　日興　261

【効能効果】

(1)手指・皮膚の消毒
(2)医療機器，手術室・病室・家具・器具・物品などの消毒
(3)排泄物の消毒
(4)痒疹(小児ストロフルスを含む)，じん麻疹，虫さされの鎮痒

【対応標準病名】

◎	急性痒疹	刺虫症	じんま疹
	痒疹		
○	亜急性痒疹	アスピリンじんま疹	アレルギー性じんま疹
	温熱じんま疹	外耳部虫刺傷	家族性寒冷自己炎症症候群
	眼瞼虫刺傷	眼周囲部虫刺傷	眼部虫刺傷
	顔面昆虫螫	顔面多発虫刺傷	寒冷じんま疹
	機械性じんま疹	丘疹状じんま疹	胸部昆虫螫
	頚部虫刺症	結節性痒疹	甲殻動物毒
	口唇虫刺傷	コリン性じんま疹	昆虫刺傷
	昆虫毒	耳介虫刺傷	色素性痒疹
	自己免疫性じんま疹	四肢虫刺症	刺虫アレルギー
	周期性再発性じんま疹	人工じんま疹	振動性じんま疹
	接触じんま疹	節足動物毒	前額部虫刺傷
	前額部虫刺症	体幹虫刺症	多形慢性痒疹
	チャドクガ皮膚炎	虫刺性皮膚炎	頭部虫刺傷
	特発性じんま疹	妊娠性痒疹	鼻部虫刺傷
	皮膚描記性じんま疹	腹部虫刺傷	ヘブラ痒疹
	蜂刺症	慢性じんま疹	慢性痒疹
	ムカデ咬創	毛虫皮膚炎	薬物性じんま疹
△	イソギンチャク毒	クラゲ毒	出血性じんま疹
	ヒトデ毒		

用法用量
(1)手指・皮膚の消毒：フェノールとして1.5～2%(本剤の45～60

倍希釈)溶液を用いる。

(2)医療機器，手術室・病室・家具・器具・物品などの消毒：フェノールとして2～5%(本剤の18～45倍希釈)溶液を用いる。

(3)排泄物の消毒：フェノールとして3～5%(本剤の18～30倍希釈)溶液を用いる。

(4)痒疹(小児ストロフルスを含む)，じん麻疹，虫さされの鎮痒：フェノールとして1～2%(本剤の45～90倍希釈)溶液又は，2～5%(本剤の18～45倍)軟膏として用いる。

禁忌　損傷皮膚及び粘膜

液状フェノール「ケンエー」：健栄　10mL[1.3円/mL]，液状フェノール「司生堂」：司生堂　10mL[1.19円/mL]，液状フェノール「タイセイ」：大成薬品　10mL[1.19円/mL]，液状フェノール「東海」：東海　10mL[1.19円/mL]，液状フェノール「東豊」：東豊薬品　10mL[1.3円/mL]，液状フェノール「日医工」：日医工　10mL[1.3円/mL]，液状フェノール「ヤマゼン」：山善　10mL[1.3円/mL]，グリヘノブルーMB：本草　－[－]，液状フェノール「コザカイ・M」：小堺　10mL[1.19円/mL]，消毒用フェノール「司生堂」：司生堂　10mL[1.34円/mL]

エクセルダーム外用液1%　規格：1%1mL[24円/mL]
エクセルダームクリーム1%　規格：1%1g[24円/g]
スルコナゾール硝酸塩　田辺三菱　265

【効能効果】

下記の皮膚真菌症の治療

(1)白癬：足白癬，股部白癬，体部白癬

(2)カンジダ症：間擦疹，乳児寄生菌性紅斑，指間びらん症，爪囲炎

(3)癜風

【対応標準病名】

◎	足白癬	カンジダ症	カンジダ性間擦疹
	カンジダ性指間びらん	股部白癬	体部白癬
	爪周囲カンジダ症	癜風	乳児寄生菌性紅斑
	白癬	皮膚真菌症	
○	HIVカンジダ病	足汗疱状白癬	足爪白癬
	異型白癬	陰部真菌症	腋窩浅在性白癬
	黄癬	外陰真菌症	外陰部カンジダ症
	外陰部腟カンジダ症	外耳道真菌症	角質増殖型白癬
	渦状癬	カンジダ感染母体より出生した児	カンジダ性趾間びらん
	頑癬	感染性白癬症	汗疱状白癬
	顔面真菌性湿疹	顔面白癬	胸部白癬
	頚部白癬	ケルスス禿瘡	肛囲白癬
	黒癬	股部頑癬	指間カンジダ症
	趾間カンジダ症	趾間汗疱状白癬	指間白癬
	趾間白癬	四肢白癬	糸状菌症
	湿疹状白癬	耳内真菌症	趾部白癬
	手指爪白癬	手掌白癬	食道カンジダ症
	真菌感染母体より出生した児	真菌症	真菌性外陰腟炎
	深在性白癬	深在性皮膚真菌症	新生児カンジダ症
	舌カンジダ症	鼡径部白癬	爪カンジダ症
	爪白癬	手汗疱状白癬	手白癬
	殿部カンジダ症	殿部白癬	頭部白癬
	禿瘡	トリコフィチア	白癬菌性肉芽腫
	白癬性毛瘡	汎発性頑癬	汎発性白癬
	汎発性皮膚真菌症	ひげ白癬	表在性白癬症
	日和見真菌症	腹部白癬	耳真菌症
	腰部白癬		
△	アレルギー性気管支肺カンジダ症	会陰部カンジダ症	腋窩カンジダ症
	カンジダ性亀頭炎	カンジダ性口角びらん	カンジダ性口唇炎
	カンジダ性口内炎	カンジダ性湿疹	カンジダ性心内膜炎
	カンジダ性髄膜炎	カンジダ性肉芽腫	カンジダ性尿道炎
	カンジダ性敗血症	カンジダ性膀胱炎	急性偽膜性カンジダ症
	クロモミコーシス	肛囲カンジダ症	口腔カンジダ症
	口唇カンジダ症	肛門カンジダ症	黒砂毛
	消化管カンジダ症	真菌性腟炎	深在性真菌症
	水疱性白癬	全身性カンジダ症	腟カンジダ症
	中耳真菌症	腸管カンジダ症	尿路カンジダ症
	肺カンジダ症	白砂毛	汎発性皮膚カンジダ症
	皮膚カンジダ症	皮膚糸状菌症	慢性皮膚粘膜カンジダ症

用法用量　1日2～3回，適量を患部に塗布する。

禁忌　本剤の成分に対し過敏症の既往歴のある患者

エクラークリーム0.3%　規格：0.3%1g[24円/g]
エクラー軟膏0.3%　規格：0.3%1g[24円/g]
エクラーローション0.3%　規格：0.3%1g[24円/g]
デプロドンプロピオン酸エステル　久光　264

【効能効果】

湿疹・皮膚炎群(進行性指掌角皮症，ビダール苔癬，日光皮膚炎，皮脂欠乏性湿疹，脂漏性皮膚炎を含む)，薬疹・中毒疹，虫さされ，痒疹群[蕁麻疹様苔癬，ストロフルス，結節性痒疹(固定蕁麻疹)を含む]，乾癬，紅皮症，紅斑症(多形滲出性紅斑，ダリエ遠心性環状紅斑)，ジベル薔薇色粃糠疹，掌蹠膿疱症，特発性色素性紫斑(マヨッキー紫斑，シャンバーグ病)，円形脱毛症

【対応標準病名】

◎	円形脱毛症	遠心性環状紅斑	乾癬
	急性痒疹	血管拡張性環状紫斑症	結節性痒疹
	紅斑症	紅皮症	刺虫症
	湿疹	ジベルばら色粃糠疹	掌蹠膿疱症
	脂漏性皮膚炎	進行性色素性皮膚病	進行性指掌角皮症
	多形滲出性紅斑	中毒疹	特発性色素性紫斑
	日光皮膚炎	皮脂欠乏性湿疹	ビダール苔癬
	皮膚炎	薬疹	痒疹
○あ	LE型薬疹	亜急性痒疹	足湿疹
	アトピー性紅皮症	異汗性湿疹	うっ血性紫斑病
	腋窩湿疹	遠心性丘疹性紅斑	円板状乾癬
か	温熱性紅斑	外耳部虫刺傷	海水浴皮膚炎
	過角化症	化学性皮膚炎	角質増殖症
	貨幣状湿疹	眼瞼虫刺傷	眼周囲部虫刺傷
	環状紅斑	乾癬性関節炎	乾癬性紅皮症
	乾癬性脊椎炎	感染性皮膚炎	乾皮症
	眼部虫刺傷	汗疱性湿疹	顔面急性皮膚炎
	顔面光線角化症	顔面昆虫螫	顔面尋常性乾癬
	顔面多発虫刺傷	偽性円形脱毛症	丘疹紅皮症
	丘疹状紅斑	丘疹状湿疹	丘疹状じんま疹
	急性湿疹	急性特発性血小板減少性紫斑病	急性汎発性膿疱性乾癬
	胸部昆虫螫	局面状乾癬	亀裂性湿疹
	屈曲部乾癬	頚部虫刺症	頚部皮膚炎
	限局性神経皮膚炎	口唇虫刺傷	光線角化症
	後天性魚鱗癬	広汎性円形脱毛症	紅斑性湿疹
	紅皮症型薬疹	固定性扁豆状角化症	固定薬疹
さ	昆虫刺傷	昆虫毒	耳介虫刺傷
	自家感作性皮膚炎	色素性紫斑	色素性紫斑性皮膚症
	色素性痒疹	自己赤血球感作症候群	四肢乾癬
	四肢尋常性乾癬	四肢虫刺症	刺虫アレルギー
	湿疹続発性紅皮症	湿疹様発疹	紫斑型薬疹
	紫斑性苔癬状皮膚炎	紫斑病	重症多形滲出性紅斑・急性期
	手指湿疹	手掌紅斑	主婦湿疹

	掌蹠角化腫	掌蹠角化症	掌蹠膿疱症性骨関節炎
	小児汎発性膿疱性乾癬	職業性皮膚炎	脂漏性乾癬
	脂漏性乳児皮膚炎	滲出性紅斑型中毒疹	尋常性乾癬
	新生児皮脂漏	新生児皮膚炎	水疱性多形紅斑
	スティーブンス・ジョンソン症候群	制癌剤皮膚炎	赤色湿疹
	接触皮膚炎	節足動物毒	前額部虫刺傷
	前額部虫刺症	全身湿疹	全身性紫斑病
た	全身の尋常性乾癬	全身薬疹	体幹虫刺症
	苔癬	多形紅斑	多形紅斑性関節障害
	多形慢性痒疹	単純性紫斑病	単純苔癬
	チャドクガ皮膚炎	虫刺性皮膚炎	中毒性紅斑
	中毒性表皮壊死症	手足症候群	滴状乾癬
	手湿疹	デビス紫斑	点状角化症
	点状乾癬	冬期湿疹	頭部湿疹
	頭部脂漏	頭部尋常性乾癬	頭部虫刺傷
な	遠山連圏状粃糠疹	特発性血小板減少性紫斑病合併妊娠	乳房皮膚炎
	妊娠湿疹	妊娠性痒疹	妊婦性皮膚炎
は	膿疱性乾癬	破壊性関節炎	鼻背部湿疹
	汎発性膿疱性乾癬	皮角	粃糠疹
	皮脂欠乏症	非水疱性多形紅斑	鼻部虫刺傷
	びまん性乾癬	ピリン疹	腹部虫刺傷
	ヘブラ痒疹	扁平湿疹	扁平苔癬
	蜂刺症	胞状異角化症	疱疹状膿痂疹
ま	麻疹様紅斑	慢性光線性皮膚炎	慢性色素性紫斑
	慢性湿疹	慢性特発性血小板減少性紫斑病	慢性痒疹
	ムカデ咬創	毛孔角化症	毛細管脆弱症
や	毛細血管脆弱症	毛虫皮膚炎	薬剤性過敏症症候群
	薬物性口唇炎	薬物性接触性皮膚炎	腰部尋常性乾癬
ら	ライエル症候群	ライエル症候群型薬疹	落屑性湿疹
	リウマチ性環状紅斑	鱗状湿疹	類苔癬
	老人性乾皮症	老人性紫斑	濾胞性乾癬
△	アレルギー性皮膚炎	陰のう湿疹	会陰部肛囲湿疹
	外陰部皮膚炎	下肢出血斑	間擦疹
	完全脱毛症	広汎性皮下出血	肛門湿疹
	細菌疹	色素異常症	持続性色素異常性紅斑
	人工肛門部皮膚炎	ステロイド皮膚炎	ステロイド誘発性皮膚症
	全身こむらがえり病	全身性脱毛症	帯状脱毛症
	大腿部皮下出血	蛇行状血管腫	蛇行状脱毛症
	点状出血	特発性斑状出血	斑状出血
	汎発性脱毛症	皮下出血	鼻前庭部湿疹
	皮膚色素沈着	皮膚色異常	ブラックヒール
	腰部皮下出血		

用法用量　通常1日1～数回，適量を患部に塗布する。

禁忌

(1)細菌・真菌・スピロヘータ・ウイルス皮膚感染症及び動物性皮膚疾患(疥癬，けじらみ等)

(2)本剤の成分に対して過敏症の既往歴のある患者

(3)鼓膜に穿孔のある湿疹性外耳道炎

(4)潰瘍(ベーチェット病は除く)，第2度深在性以上の熱傷・凍傷

アロミドンクリーム0.3％：岩城[11.5円/g]，アロミドン軟膏0.3％：岩城[11.5円/g]

エクラープラスター20μg/cm²

規格：(1.5mg)7.5cm×10cm[67.2円]

デプロドンプロピオン酸エステル　久光　264

【効能効果】

湿疹・皮膚炎群(進行性指掌角皮症，ビダール苔癬を含む)，虫さされ，痒疹群[蕁麻疹様苔癬，ストロフルス，結節性痒疹(固定蕁麻疹)を含む]，乾癬，掌蹠膿疱症，肥厚性瘢痕・ケロイド，扁平紅色苔癬，慢性円板状エリテマトーデス，環状肉芽腫

【対応標準病名】

◎	円板状エリテマトーデス	環状肉芽腫	乾癬
	急性痒疹	結節性痒疹	ケロイド
	刺虫症	湿疹	掌蹠膿疱症
	進行性指掌角皮症	肥厚性瘢痕	ビダール苔癬
	皮膚炎	扁平苔癬	痒疹
○	LE皮疹	亜急性皮膚エリテマトーデス	亜急性痒疹
	足湿疹	異汗性湿疹	ウイルソン紅色苔癬
	エリテマトーデス	円板状乾癬	外耳部虫刺傷
	海水浴皮膚炎	過角化症	化学性皮膚炎
	角質増殖症	貨幣状湿疹	眼瞼虫刺傷
	眼周囲部虫刺傷	乾癬性関節炎	乾癬性紅皮症
	乾癬性脊椎炎	感染性皮膚炎	眼部虫刺傷
	汗疱性湿疹	顔面急性皮膚炎	顔面昆虫螫
	顔面尋常性乾癬	顔面多発虫刺傷	木村病
	丘疹状湿疹	丘疹状じんま疹	急性湿疹
	急性汎発性膿疱性乾癬	胸部昆虫螫	局面状乾癬
	亀裂性湿疹	屈曲部乾癬	頚部虫刺症
	頚部肉芽腫	頚部皮膚炎	ケロイド拘縮
	ケロイド体質	ケロイド瘢痕	限局性円板状エリテマトーデス
	限局性神経皮膚炎	口腔扁平苔癬	口唇虫刺傷
	後天性魚鱗癬	紅斑性湿疹	固定薬疹
	昆虫刺傷	昆虫毒	臍肉芽腫
	耳介虫刺傷	自家感作性皮膚炎	色素性痒疹
	四肢乾癬	四肢尋常性乾癬	四肢虫刺症
	刺虫アレルギー	湿疹様発疹	手指湿疹
	術後ケロイド瘢痕	主婦湿疹	掌蹠角化症
	掌蹠膿疱症性骨関節炎	小児汎発性膿疱性乾癬	職業性皮膚炎
	脂漏性乾癬	深在性エリテマトーデス	尋常性乾癬
	真性ケロイド	水疱性扁平苔癬	赤色湿疹
	接触皮膚炎	節足動物毒	前額部虫刺傷
	前額部虫刺症	穿孔性環状肉芽腫	全身湿疹
	全身の尋常性乾癬	早期ケロイド	創部瘢痕ケロイド
	体幹虫刺症	苔癬	多形慢性痒疹
	単純苔癬	チャドクガ皮膚炎	虫刺性皮膚炎
	滴状乾癬	手湿疹	点状角化症
	点状乾癬	冬期湿疹	頭部尋常性乾癬
	頭部虫刺傷	妊娠湿疹	妊娠性痒疹
	妊婦性皮膚炎	熱傷後ケロイド	熱傷後瘢痕ケロイド
	熱傷後瘢痕ケロイド潰瘍	熱傷後瘢痕ケロイド拘縮	熱傷瘢痕
	熱帯扁平苔癬	膿疱性乾癬	破壊性関節炎
	鼻背部湿疹	汎発性膿疱性乾癬	皮角
	肥厚性扁平苔癬	皮膚異物肉芽腫	皮膚エリテマトーデス
	鼻部虫刺傷	皮膚の肥厚性障害	びまん性乾癬
	腹部虫刺傷	不良肉芽	ヘブラ痒疹
	扁平湿疹	扁平苔癬様角化症	蜂刺症
	胞状異角化症	疱疹状膿痂疹	慢性湿疹
	慢性痒疹	ムカデ咬創	毛孔角化症
	毛虫皮膚炎	薬物性接触性皮膚炎	腰部尋常性乾癬
	落屑性湿疹	鱗状湿疹	類上皮細胞肉芽腫
	類苔癬	濾胞性乾癬	
△	LE蝶形皮疹	陰のう湿疹	会陰部肛囲湿疹
	腋窩湿疹	外陰部皮膚炎	肛門湿疹
	細菌疹	人工肛門部皮膚炎	新生児皮膚炎
	手足症候群	頭部湿疹	乳房皮膚炎
	鼻前庭部湿疹	薬物性口唇炎	

用法用量　患部を軽く洗浄し，よく乾燥させた後，本品を膏体面被覆ポリエステルフィルムに付着させたまま適当な大きさに切り取り，ポリエステルフィルムを取り除き，患部に膏体面を当てて貼付する。本品は，貼付後12時間又は24時間毎に貼りかえる。必要な場合，夜間のみ貼付する方法もある。なお，貼りかえると

きにも患部の洗浄及び乾燥を行う。

禁忌

(1)細菌・真菌・スピロヘータ・ウイルス皮膚感染症及び動物性皮膚疾患(疥癬，けじらみ等)
(2)本剤の成分に対して過敏症の既往歴のある患者
(3)鼓膜に穿孔のある湿疹性外耳道炎
(4)潰瘍(ベーチェット病は除く)，第２度深在性以上の熱傷・凍傷
(5)血清の浸出している病巣及び特に発汗の強い部位

エコリシン眼軟膏　規格：1g[45.8円/g]
エコリシン点眼液　規格：1mL[24.8円/mL]

エリスロマイシンラクトビオン酸塩　コリスチンメタンスルホン酸ナトリウム　参天　131

【効 能 効 果】

〈適応菌種〉エリスロマイシン/コリスチン感性菌
〈適応症〉眼瞼炎，涙嚢炎，麦粒腫，結膜炎，角膜炎(角膜潰瘍を含む)

【対応標準病名】

◎	角膜炎	角膜潰瘍	眼瞼炎
	結膜炎	麦粒腫	涙のう炎
○	亜急性結膜炎	亜急性涙のう炎	アレルギー性結膜炎
	萎縮性角結膜炎	栄養障害性角膜炎	外傷性角膜炎
	外傷性角膜潰瘍	外麦粒腫	潰瘍性眼瞼炎
	化学性結膜炎	角結膜炎	角結膜びらん
	角膜上皮びらん	角膜中心潰瘍	角膜内皮炎
	角膜びらん	下尖性霰粒腫	カタル性角膜潰瘍
	カタル性眼炎	カタル性結膜炎	化膿性角膜炎
	化膿性結膜炎	化膿性霰粒腫	貨幣状角膜炎
	眼角部眼瞼炎	眼角部眼瞼縁結膜炎	眼瞼縁炎
	眼瞼縁結膜炎	眼瞼結膜炎	眼瞼びらん
	乾性角結膜炎	乾性角膜炎	感染性角膜炎
	感染性角膜潰瘍	偽膜性結膜炎	急性角膜炎
	急性結膜炎	急性霰粒腫	急性涙のう炎
	急性濾胞性結膜炎	巨大乳頭結膜炎	結膜びらん
	硬化性角膜炎	光線眼症	コーガン症候群
	コッホ・ウィークス菌性結膜炎	散在性表層角膜炎	蚕蝕性角膜潰瘍
	霰粒腫	紫外線角膜炎	糸状角膜炎
	実質性角膜炎	湿疹性眼瞼炎	しゅさ性眼瞼炎
	樹枝状角膜炎	樹枝状角膜潰瘍	出血性角膜炎
	春季カタル	上尖性霰粒腫	睫毛性眼瞼炎
	脂漏性眼瞼炎	真菌性角膜潰瘍	進行性角膜潰瘍
	浸潤性表層角膜炎	深層角膜炎	星状角膜炎
	ゼーミッシュ潰瘍	石化性角膜炎	接触性眼瞼結膜炎
	穿孔性角膜潰瘍	線状角膜炎	前房蓄膿性角膜炎
	単純性角膜潰瘍	地図状角膜炎	点状角膜炎
	兎眼性角膜炎	毒物性眼瞼炎	内麦粒腫
	粘液膿性結膜炎	パリノー結膜炎	パリノー結膜腺症候群
	反復性角膜潰瘍	びまん性表層角膜炎	表在性角膜炎
	表在性点状角膜炎	フィラメント状角膜炎	匐行性角膜潰瘍
	ぶどう球菌性眼瞼炎	フリクテン性角膜炎	フリクテン性角膜潰瘍
	フリクテン性結膜炎	辺縁角膜炎	慢性角結膜炎
	慢性カタル性結膜炎	慢性結膜炎	慢性涙小管炎
	慢性涙のう炎	慢性濾胞性結膜炎	毛包眼瞼炎
	モラックス・アクセンフェルド結膜炎	薬物性角膜炎	薬物性眼瞼炎
	薬物性結膜炎	流行性角結膜炎	流行性結膜炎
	輪紋状角膜炎	涙のう周囲膿瘍	
△	アカントアメーバ角膜炎	アトピー性角結膜炎	アレルギー性角膜炎
	アレルギー性眼瞼炎	アレルギー性眼瞼縁炎	アレルギー性鼻結膜炎
	ウイルス性表層角膜炎	下眼瞼蜂巣炎	角膜穿孔
	角膜帯状疱疹	角膜膿瘍	角膜パンヌス
	角膜腐蝕	眼炎	眼瞼皮膚炎
	眼瞼蜂巣炎	眼瞼瘻孔	季節性アレルギー性結膜炎
	急性角結膜炎	急性涙腺炎	巨大フリクテン
	クラミジア結膜炎	結核性角結膜炎	結核性角膜炎
	結核性角膜強膜炎	血管性パンヌス	結節性眼炎
	結節性結膜炎	結膜潰瘍	結膜化膿性肉芽腫
	結膜濾胞症	紫外線角結膜炎	湿疹性眼瞼皮膚炎
	湿疹性パンヌス	術後結膜炎	上眼瞼蜂巣炎
	症候性流涙症	神経栄養性角結膜炎	水痘性角結膜炎
	水痘性角膜炎	雪眼炎	接触眼瞼皮膚炎
	腺病性パンヌス	帯状疱疹性角結膜炎	通年性アレルギー性結膜炎
	トキソプラスマ角膜炎	梅毒性角結膜炎	梅毒性角膜炎
	白内障術後結膜炎	晩期先天梅毒性間質性角膜炎	ビタミンＡ欠乏性角膜乾燥症
	ビタミンＡ欠乏性角膜軟化症	フリクテン性角結膜炎	フリクテン性パンヌス
	辺縁フリクテン	マイボーム腺炎	麻疹性角結膜炎
	麻疹性角膜炎	麻疹性結膜炎	慢性涙腺炎
	薬物性角結膜炎	涙管腫	涙小管炎
	涙小管のう胞	涙小管瘻	涙腺炎
	涙道瘻	涙のう周囲炎	涙のう瘻

用法用量

〔眼軟膏〕：１日数回点眼する。
〔点眼液〕：粉末を添付溶解液に用時溶解し，2〜3時間毎に2〜3滴ずつ点眼する。

用法用量に関連する使用上の注意　本剤の使用にあたっては，耐性菌の発現等を防ぐため，原則として感受性を確認し，疾病の治療上必要な最小限の期間の投与にとどめること。

禁忌　エリスロマイシン，コリスチンに対し過敏症の既往歴のある患者

エリコリ眼軟膏T：日東メディック　1g[45.8円/g]，点眼用エリコリT：日東メディック　1mL[13.7円/mL]

エスクレ坐剤「250」　規格：250mg1個[38.6円/個]
エスクレ坐剤「500」　規格：500mg1個[49.5円/個]
エスクレ注腸用キット「500」　規格：500mg1筒[259.8円/筒]

抱水クロラール　久光　112

【効 能 効 果】

理学検査時における鎮静・催眠
静脈注射が困難なけいれん重積状態

【対応標準病名】

◎	痙攣重積発作		
○	一過性痙攣発作	間代性痙攣	強直性痙攣
	痙攣発作	症候性痙攣発作	小児痙攣性疾患
	全身痙攣	全身痙攣発作	てんかん様発作
	乳児痙攣	ノロウイルス性胃腸炎に伴う痙攣	ひきつけ
	幼児痙攣	ロタウイルス性胃腸炎に伴う痙攣	
△	テタニー様発作	泣き入りひきつけ	熱性痙攣
	無熱性痙攣		

用法用量

〔坐剤〕：抱水クロラールとして，通常小児では30〜50mg/kgを標準とし，直腸内に挿入する。なお，年齢・症状・目的に応じ適宜増減する。総量1.5gを越えないようにする。
〔注腸用キット〕：抱水クロラールとして，通常小児では30〜50mg/kgを標準とし，直腸内に注入する。なお，年齢・症状・目的に応じ適宜増減する。総量1.5gを越えないようにする。

禁忌

〔坐剤〕
(1)本剤の成分(ゼラチン等)に対して過敏症の既往歴のある患者
(2)トリクロホスナトリウムに対して過敏症の既往歴のある患者
(3)急性間けつ性ポルフィリン症の患者

〔注腸用キット〕
本剤の成分又はトリクロホスナトリウムに対して過敏症の既往歴のある患者
急性間けつ性ポルフィリン症の患者

エストラーナテープ0.09mg　規格：－[－]
エストラーナテープ0.18mg　規格：－[－]
エストラーナテープ0.36mg　規格：－[－]
エストラーナテープ0.72mg　規格：(0.72mg)9cm²1枚[111.4円/枚]
エストラジオール　久光　247

【効 能 効 果】

(1)更年期障害及び卵巣欠落症状に伴う下記症状：血管運動神経症状(Hot flush及び発汗)，泌尿生殖器の萎縮症状
(2)閉経後骨粗鬆症
(3)性腺機能低下症，性腺摘出又は原発性卵巣不全による低エストロゲン症

【対応標準病名】

◎	血管運動神経症	原発性卵巣機能低下症	更年期症候群
	性腺機能低下症	閉経後骨粗鬆症	卵巣欠落症状
○	黄体機能不全	更年期神経症	更年期性浮腫
	更年期無月経	更年期卵巣機能低下症	産褥卵巣機能低下症
	視床下部性卵巣機能低下	早発閉経	早発卵巣不全
	血の道症	晩発閉経	閉経
	閉経期障害	閉経後骨粗鬆症・骨盤部病的骨折あり	閉経後骨粗鬆症・脊椎病的骨折あり
	閉経後骨粗鬆症・前腕病的骨折あり	閉経後骨粗鬆症・大腿部病的骨折あり	閉経後骨粗鬆症・多発病的骨折あり
	閉経後骨粗鬆症・病的骨折あり	閉経後症候群	卵巣機能異常
	卵巣機能亢進症	卵巣機能障害	卵巣機能不全
	卵巣性無月経	卵巣摘出術後骨粗鬆症	卵巣摘出術後骨粗鬆症・病的骨折あり
	卵巣発育不全		
△	アンドロゲン過剰症	萎縮性膣炎	胃神経症
	エストロジェン欠乏性膣炎	眼窩内側壁骨折	眼窩内壁骨折
	眼窩吹き抜け骨折	環椎椎弓骨折	脛骨近位骨端線損傷
	肛門神経症	骨粗鬆症	軸椎横突起骨折
	軸椎椎弓骨折	軸椎椎体骨折	篩骨板骨折
	歯突起開放骨折	歯突起骨折	術後吸収不良性骨粗鬆症
	術後吸収不良性骨粗鬆症・病的骨折あり	上腕骨滑車骨折	上腕骨近位骨端線損傷
	上腕骨近位端病的骨折	上腕骨骨幹部病的骨折	上腕骨小結節骨折
	上腕骨らせん骨折	心因性心悸亢進	心因性心血管障害
	神経性胃腸炎	神経性心悸亢進	人工股関節周囲骨折
	人工膝関節周囲骨折	人工的閉経後症候群	心臓血管神経症
	性器神経症	性機能亢進症	前頭蓋底骨折
	前頭骨線状骨折	側頭骨線状骨折	大腿骨近位骨端線損傷
	中頭蓋底骨折	頭蓋円蓋部線状骨折	橈骨近位骨端線損傷
	内臓神経症	廃用性骨粗鬆症	廃用性骨粗鬆症・病的骨折あり
	剥離骨折	腓骨近位骨端線損傷	閉経後萎縮性膣炎
	閉経後出血	らせん骨折	裂離骨折

用法用量
効能効果(1)，(2)の場合：通常，成人に対しエストラジオールとして0.72mgを下腹部，臀部のいずれかに貼付し，2日毎に貼り替える。
効能効果(3)の場合：通常，成人に対しエストラジオールとして0.72mgから開始する。下腹部，臀部のいずれかに貼付し，2日毎に貼り替え，症状に応じ増減する。小児では，エストラジオールとして0.09mgから開始する。下腹部，臀部のいずれかに貼付し，2日毎に貼り替える。その後，エストラジオールとして0.18mg，エストラジオールとして0.36mg，エストラジオールとして0.72mgへ段階的に増量する。

用法用量に関連する使用上の注意
(1)「閉経後骨粗鬆症」に本剤を使用する場合，使用後6カ月～1年後に骨密度を測定し，効果が認められない場合には使用を中止し，他の療法を考慮すること。
(2)成人の「性腺機能低下症，性腺摘出又は原発性卵巣不全による低エストロゲン症」の治療を目的に本剤を使用する場合は，定期的に中止又は漸減の判断を行い，最少量で治療を行うこと。
(3)小児の「性腺機能低下症，性腺摘出又は原発性卵巣不全による低エストロゲン症」の治療を目的に本剤を使用する場合は，使用後6カ月～1年を目処に増量を検討すること。また，定期的に症状や血中エストラジオール濃度等を確認し，増量や中止又は漸減の判断を行うこと。

禁忌
(1)エストロゲン依存性悪性腫瘍(例えば乳癌，子宮内膜癌)及びその疑いのある患者
(2)乳癌の既往歴のある患者
(3)未治療の子宮内膜増殖症のある患者
(4)血栓性静脈炎や肺塞栓症のある患者，又はその既往歴のある患者
(5)動脈性の血栓塞栓疾患(例えば，冠動脈性心疾患，脳卒中)又はその既往歴のある患者
(6)本剤の成分に対し過敏症の既往歴のある患者
(7)妊婦又は妊娠している可能性のある女性及び授乳婦
(8)重篤な肝障害のある患者
(9)診断の確定していない異常性器出血のある患者

エストリール腟錠0.5mg　規格：0.5mg1錠[20.3円/錠]
エストリオール　持田　252

【効 能 効 果】

腟炎(老人，小児及び非特異性)，子宮頸管炎並びに子宮腟部びらん

【対応標準病名】

◎	細菌性腟症	子宮頚管炎	子宮腟部びらん
	小児外陰腟炎	腟炎	閉経後萎縮性腟炎
○	萎縮性腟炎	エストロジェン欠乏性腟炎	外陰炎
	急性外陰腟炎	子宮頚外膜炎	子宮頚内膜炎
	子宮頚部潰瘍	子宮頚部びらん	子宮腟部偽びらん
	腟潰瘍	腟膿瘍	妊娠中の子宮頚管炎
	慢性腟炎		
△	細菌性腟炎	子宮頚部外反症	処女膜狭窄症
	処女膜強靭	腟狭窄症	腟口狭小
	腟白斑症	腟部びらん	腟閉鎖
	腟癒着	腟留血症	非特異性外陰炎
	慢性外陰炎	淋菌性子宮頚管炎	老人性外陰炎

用法用量　エストリオールとして，通常成人1日1回0.5～1.0mgを腟内に挿入する。
なお，年齢，症状により適宜増減する。

禁忌
(1)エストロゲン依存性悪性腫瘍(例えば，乳癌，子宮内膜癌)及びその疑いのある患者
(2)本剤の成分に対し過敏症の既往歴のある患者
(3)妊婦又は妊娠している可能性のある女性

エストリオール腟錠0.5mg「F」：富士製薬[19.8円/錠]

エタノール「東豊」　規格：10mL[1.69円/mL]
エタノール　東豊薬品　261

【効 能 効 果】

手指・皮膚の消毒，手術部位(手術野)の皮膚の消毒，医療機器の消毒

【対応標準病名】

該当病名なし

用法用量　本品830mLを精製水でうすめて，1000mLとし，これを消毒部位に塗布する。

禁忌　損傷皮膚及び粘膜

エコ消エタ消毒液：吉田　10mL[0.63円/mL]，消毒用エタIP「メタル」：中北薬品　10mL[0.63円/mL]，エタノール：シオエ，タツミ薬品，東洋製化，コニシ，ワコー　10mL[1.69円/mL]，エタノール「NP」：ニプロ　10mL[1.69円/mL]，エタノール「アトル」：アトル　10mL[1.69円/mL]，エタノール「アマカス」：甘糟化学　10mL[1.69円/mL]，エタノール「イマヅ」：今津薬品　10mL[1.69円/mL]，エタノール(カネイチ)M：兼一薬品　10mL[1.69円/mL]，エタノール「ケンエー」：健栄　10mL[1.69円/mL]，エタノール「コザカイ・M」：小堺　10mL[1.69円/mL]，エタノール「三恵」：三恵薬品　10mL[1.69円/mL]，エタノール「司生堂」：司生堂　10mL[1.69円/mL]，エタノール「昭和」(M)：昭和製薬　10mL[1.69円/mL]，エタノール「タイセイ」：大成薬品　10mL[1.69円/mL]，エタノール「タカスギ」：高杉　10mL[1.69円/mL]，エタノール「東海」：東海　10mL[1.69円/mL]，エタノール「ニッコー」：日興　10mL[1.69円/mL]，エタノール「マルイシ」：丸石　10mL[1.69円/mL]，エタノール(ミツマル)：サンケミファ　10mL[1.69円/mL]，エタノール「ヤクハン」：ヤクハン　10mL[1.69円/mL]，エタノール「ヤマゼン」：山善　10mL[1.69円/mL]，エタノール「ヨシダ」：吉田　10mL[1.69円/mL]，消毒用エタノールB液IP：健栄　10mL[0.63円/mL]，消毒用エタノールB液「ケンエー」：健栄　10mL[1.21円/mL]，消毒用エタノールIPA液「東豊」：東豊薬品　10mL[0.63円/mL]，消毒用エタノールIP「TX」：トライックス　10mL[0.63円/mL]，消毒用エタノールα「カネイチ」：兼一薬品　10mL[0.63円/mL]，消毒用エタノール液IP：健栄　10mL[0.63円/mL]，消毒用エタノール綿棒「ヨシダ」：吉田　－[－]，消毒用エタノール綿「ヨシダ」4×4：吉田　－[－]，消毒用エタノール綿「ヨシダ」4×8：吉田　－[－]，消毒用エタプロコール：日興　10mL[0.63円/mL]，消毒用エタライトB液：ヤクハン　10mL[0.63円/mL]，消毒用エタライト液：ヤクハン　10mL[0.63円/mL]，オー消エタ消毒液：日医工　10mL[0.63円/mL]，消エタサラコール：サラヤ　10mL[0.63円/mL]，消エタコア：東海　10mL[0.63円/mL]

エパテッククリーム3%　規格：3%1g[5.6円/g]
エパテックゲル3%　規格：3%1g[5.6円/g]
エパテックローション3%　規格：3%1g[5.6円/g]

ケトプロフェン　ゼリア新薬　264

【効能効果】

下記の疾患並びに症状の鎮痛・消炎：変形性関節症，肩関節周囲炎，腱・腱鞘炎，腱周囲炎，上腕骨上顆炎(テニス肘等)，筋肉痛，外傷後の腫脹・疼痛

【対応標準病名】

◎	外傷	外側上顆炎	肩関節周囲炎
	筋肉痛	腱炎	腱鞘炎
	挫傷	手指変形性関節症	全身性変形性関節症
	創傷	テニス肘	疼痛
	変形性肩関節症	変形性関節症	変形性胸鎖関節症
	変形性肩鎖関節症	変形性股関節症	変形性膝関節症
	変形性手関節症	変形性足関節症	変形性肘関節症
	変形性中手関節症	母指CM関節変形性関節症	
○	CM関節変形性関節症	DIP関節変形性関節症	PIP関節変形性関節症
あ	アキレス腱腱鞘炎	アキレス腱部石灰化症	アキレス周囲膿瘍
	足炎	一側性外傷後股関節症	一側性外傷後膝関節症
	一側性形成不全性股関節症	一側性原発性股関節症	一側性原発性膝関節症
	一側性続発性股関節症	一側性続発性膝関節症	遠位橈尺関節変形性関節症
か	外傷後股関節症	外傷後膝関節症	外傷性肩関節症
	外傷性関節症	外傷性関節障害	外傷性股関節症
	外傷性膝関節症	外傷性手関節症	外傷性足関節症
	外傷性肘関節症	外傷性母指CM関節症	回旋腱板症候群
	踵関節症	踵痛	下肢筋肉痛
	下肢腱腱鞘炎	下肢痛	下腿三頭筋痛
	下腿痛	肩インピンジメント症候群	肩滑液包炎
	肩関節腱板炎	肩関節硬結性腱炎	肩関節症
	肩周囲炎	肩石灰性腱炎	滑膜炎
	化膿性腱鞘炎	環指化膿性腱鞘炎	環指屈筋腱腱鞘炎
	環指腱鞘炎	環指痛	環指ばね指
	関節挫傷	関節周囲炎	関節症
	関節打撲	関節内骨折	関節包炎
	急速破壊型股関節症	胸骨周囲炎	狭窄性腱鞘炎
	胸鎖乳突筋痛	胸背部筋肉痛	胸部外傷
	胸部筋肉痛	胸腹部筋痛	胸部損傷
	棘上筋症候群	棘上筋石灰化症	筋肉内血腫
	頚肩部筋肉痛	頚性頭痛	形成不全性股関節症
	頚部筋肉痛	頚部痛	結合織炎
	血腫	肩甲周囲炎	肩甲部筋肉痛
	腱損傷	原発性関節症	原発性股関節症
	原発性膝関節症	原発性全身性関節症	原発性変形性関節症
	原発性母指CM関節症	肩部筋痛	腱付着部炎
	腱付着部症	肩部痛	高エネルギー外傷
	後足部痛	喉頭外傷	喉頭損傷
	項背部筋痛	項部筋肉痛	項部痛
さ	股関節症	股痛	擦過皮下血腫
	趾関節症	示指化膿性腱鞘炎	示指屈筋腱腱鞘炎
	示指腱鞘炎	四肢痛	示指痛
	示指ばね指	四肢末端痛	趾伸筋腱腱鞘炎
	持続痛	趾痛	膝関節滑膜炎
	膝関節症	膝部腱膜炎	手関節周囲炎
	手関節症	手関節部腱鞘炎	手根関節症
	手指腱鞘炎	手指痛	手背部痛
	手部腱鞘炎	手部痛	漿液性滑膜炎
	小指化膿性腱鞘炎	上肢筋肉痛	小指屈筋腱腱鞘炎
	小指腱鞘炎	小指痛	上肢痛
	小指ばね指	上腕筋肉痛	上腕三頭筋腱鞘炎
	上腕三頭筋痛	上腕痛	上腕二頭筋腱炎
	上腕二頭筋腱鞘炎	上腕二頭筋痛	靱帯炎
	石灰性腱炎	線維筋痛症	前足部痛
	先天性股関節脱臼治療後亜脱臼	前腕筋肉痛	前腕痛
	前腕部腱鞘炎	僧帽筋痛	足関節周囲炎
	足関節症	足関節部腱鞘炎	足痛
	足底筋腱付着部炎	足底部痛	足背腱鞘炎
	足背痛	続発性関節症	続発性股関節症
	続発性膝関節症	続発性多発性関節症	続発性母指CM関節症
た	足部屈筋腱腱鞘炎	大腿筋痛	大腿痛
	大腿内側部痛	多発性外傷	多発性関節症
	多発性筋肉痛	打撲血腫	打撲傷
	打撲皮下血腫	弾発母趾	肘関節滑膜炎
	肘関節症	中指化膿性腱鞘炎	中指屈筋腱腱鞘炎
	中指腱鞘炎	中指痛	中指ばね指
	中足骨痛症	中足部痛	手化膿性腱鞘炎
	手屈筋腱腱鞘炎	手伸筋腱腱鞘炎	殿部筋肉痛
	ドゥ・ケルバン腱鞘炎	橈骨茎状突起腱鞘炎	橈側手根屈筋腱鞘炎
な	頭部筋肉痛	内側上顆炎	難治性疼痛
は	肉離れ	二次性変形性関節症	背部筋肉痛

	ばね指	皮下血腫	皮下損傷
	肘周囲炎	非特異性慢性滑膜炎	腓腹筋痛
	腓腹部痛	びらん性関節症	腹壁筋痛
	ブシャール結節	ヘーガース結節	ヘバーデン結節
	母指CM関節症	母指化膿性腱鞘炎	母指関節症
	母指球部痛	母指狭窄性腱鞘炎	母指屈筋腱腱鞘炎
	母指腱鞘炎	母指痛	母趾痛
まやら	母指ばね指	慢性アキレス腱腱鞘炎	慢性滑膜炎症
	野球肩	野球肘	癒着性肩関節包炎
	腰筋痛症	腰背筋痛症	リウマチ性筋炎
	両側性外傷後股関節症	両側性外傷後膝関節症	両側性外傷性母指CM関節症
	両側性形成不全性股関節症	両側性原発性股関節症	両側性原発性膝関節症
	両側性原発性母指CM関節症	両側性続発性股関節症	両側性続発性膝関節症
	両側性続発性母指CM関節症	老人性関節炎	老年性股関節症
	肋間筋肉痛		
△あ	MRSA術後創部感染	亜脱臼	圧挫傷
	圧挫創	圧痛	一過性関節症
	咽頭開放創	咽頭創傷	会陰部化膿創
か	横隔膜損傷	外耳開放創	外耳道創傷
	外耳部外傷性異物	外耳部割創	外耳部貫通創
	外耳部咬創	外耳部挫創	外耳部刺創
	外耳部創傷	外傷後遺症	外傷性横隔膜ヘルニア
	外傷性眼球ろう	外傷性咬合	外傷性虹彩離断
	外傷性耳出血	外傷性食道破裂	外傷性切断
	外傷性乳び胸	外傷性皮下血腫	外耳裂創
	開放性脱臼	下咽頭創傷	下顎外傷性異物
	下顎開放創	下顎割創	下顎貫通創
	下顎口唇挫創	下顎咬創	下顎挫創
	下顎刺創	下顎創傷	下顎部皮膚欠損創
	下顎裂創	顎関節部開放創	顎関節部割創
	顎関節部貫通創	顎関節部咬創	顎関節部挫創
	顎関節部刺創	顎関節部創傷	顎関節部裂創
	角膜挫創	角膜切傷	角膜切創
	角膜創傷	角膜破裂	角膜裂傷
	肩関節異所性骨化	カテーテル感染症	カテーテル敗血症
	眼窩創傷	眼球結膜裂傷	眼球損傷
	眼球破裂	眼球裂傷	眼瞼外傷性異物
	眼瞼開放創	眼瞼割創	眼瞼貫通創
	眼瞼咬創	眼瞼挫創	眼瞼刺創
	眼瞼創傷	眼瞼裂創	眼周囲部外傷性異物
	眼周囲部開放創	眼周囲部割創	眼周囲部貫通創
	眼周囲部咬創	眼周囲部挫創	眼周囲部刺創
	眼周囲部創傷	眼周囲部裂創	関節血腫
	完全脱臼	眼部外傷性異物	眼部開放創
	眼部割創	眼部貫通創	眼部咬創
	眼部挫創	眼部刺創	眼部創傷
	眼部裂創	顔面汚染創	顔面外傷性異物
	顔面開放創	顔面割創	顔面貫通創
	顔面咬創	顔面挫創	顔面刺創
	顔面創傷	顔面搔創	顔面損傷
	顔面多発開放創	顔面多発割創	顔面多発貫通創
	顔面多発咬創	顔面多発挫創	顔面多発刺創
	顔面多発創傷	顔面多発裂創	顔面皮膚欠損創
	顔面裂創	急性疼痛	胸管損傷
	胸腺損傷	頬粘膜咬創	頬部外傷性異物
	頬部開放創	頬部割創	頬部貫通創
	頬部咬創	頬部挫創	頬部刺創
	胸部食道損傷	頬部創傷	頬部皮膚欠損創
	頬部裂創	強膜切創	強膜創傷
	強膜裂傷	筋損傷	筋断裂
	頚部食道開放創	結膜創傷	結膜裂傷
	腱鞘巨細胞腫	腱断裂	腱部分断裂
	腱裂傷	口蓋切創	口蓋裂創
	口角部挫創	口角部裂創	口腔開放創
	口腔割創	口腔挫創	口腔刺創
	口腔創傷	口腔粘膜咬創	口腔裂創
	口唇外傷性異物	口唇開放創	口唇割創
	口唇貫通創	口唇咬創	口唇挫創
	口唇刺創	口唇創傷	口唇裂創
さ	後方脱臼	挫滅傷	産科的創傷の血腫
	耳介外傷性異物	耳介開放創	耳介割創
	耳介貫通創	耳介咬創	耳介挫創
	耳介刺創	耳介創傷	耳介裂創
	趾化膿創	指間切創	示指化膿創
	耳前部挫創	歯肉切創	歯肉裂創
	脂肪織炎	縦隔血腫	手関節掌側部挫創
	手関節部挫創	手関節部創傷	手術創部膿瘍
	手掌挫創	手掌刺創	手掌切創
	手掌剥皮創	手掌皮膚欠損創	術後横隔膜下膿瘍
	術後感染症	術後髄膜炎	術後創部感染
	術後膿瘍	術後敗血症	術後腹腔内膿瘍
	術後腹壁膿瘍	手背皮膚欠損創	手背部挫創
	手背部切創	上顎部裂創	上唇小帯裂創
	食道損傷	神経原性関節症	神経障害性疼痛
	靱帯ストレイン	靱帯損傷	靱帯断裂
	身体痛	靱帯捻挫	靱帯裂傷
	ストレイン	声門外傷	舌開放創
	舌下顎挫創	舌咬創	舌挫創
	舌刺創	舌切創	舌創傷
	舌裂創	前額部外傷性異物	前額部開放創
	前額部割創	前額部貫通創	前額部咬創
	前額部挫創	前額部刺創	前額部創傷
	前額部皮膚欠損創	前額部裂創	前頚頭部挫創
	全身痛	前方脱臼	創傷感染症
	創傷はえ幼虫症	創部膿瘍	損傷
た	大腿汚染創	大腿咬創	大腿挫創
	大腿皮膚欠損創	大腿部開放創	大腿部刺創
	大腿部切創	大腿裂創	大転子部挫創
	脱臼	単純脱臼	腟断端炎
	中手骨関節部挫創	虫垂炎術後残膿瘍	中枢神経障害性疼痛
	頭部多発開放創	頭部多発割創	頭部多発咬創
	頭部多発挫創	頭部多発刺創	頭部多発創傷
	頭部多発裂創	特発性関節脱臼	鈍痛
なは	軟口蓋挫創	軟口蓋創傷	軟口蓋破裂
	尿管切石術後感染症	捻挫	剥離骨折
	抜歯後感染	皮下異物	鼻根部打撲挫創
	鼻根部裂創	鼻前庭部挫創	鼻尖部挫創
	非熱傷性水疱	鼻部外傷性異物	鼻部開放創
	眉部割創	鼻部割創	鼻部貫通創
	鼻部咬創	鼻部挫創	鼻部刺創
	鼻部創傷	皮膚損傷	皮膚疼痛症
	鼻部皮膚欠損創	鼻部裂創	眉毛部割創
	眉毛部裂創	表皮剥離	鼻翼部切創
	鼻翼部裂創	複雑脱臼	副鼻腔開放創
	腹壁縫合糸膿瘍	ブラックアイ	閉鎖性脱臼
	縫合糸膿瘍	縫合部膿瘍	放散痛
ま	母指示指間切創	末梢神経障害性疼痛	眉間部挫創
	眉間部裂創	耳後部挫創	網脈絡膜裂傷
ら	らせん骨折	裂離	裂離骨折

効能効果に関連する使用上の注意　本剤の使用により重篤な接触皮膚炎，光線過敏症が発現することがあり，中には重度の全身性発疹に進展する例が報告されているので，疾病の治療上の必要性を十分に検討の上，治療上の有益性が危険性を上回る場合にのみ使用すること。

用法用量
〔クリーム，ゲル〕：症状により適量を一日数回患部に塗擦する。
〔ローション〕：症状により適量を一日数回患部に塗布する。

禁忌
(1)本剤又は本剤の成分に対して過敏症の既往歴のある患者。
(2)アスピリン喘息（非ステロイド性消炎鎮痛剤等による喘息発作の誘発）又はその既往歴のある患者。
(3)チアプロフェン酸，スプロフェン，フェノフィブラート並びにオキシベンゾン及びオクトクリレンを含有する製品（サンスクリーン，香水等）に対して過敏症の既往歴のある患者。
(4)光線過敏症の既往歴のある患者。
(5)妊娠後期の女性

エポセリン坐剤125　規格：125mg1個［238.2円/個］
エポセリン坐剤250　規格：250mg1個［321.7円/個］
セフチゾキシムナトリウム　長生堂　613

【効能効果】

〈適応菌種〉セフチゾキシムに感性のレンサ球菌属，肺炎球菌，大腸菌，シトロバクター属，クレブシエラ属，エンテロバクター属，セラチア属，プロテウス属，モルガネラ・モルガニー，プロビデンシア属，インフルエンザ菌，ペプトストレプトコッカス属，バクテロイデス属，プレボテラ・メラニノジェニカ
〈適応症〉急性気管支炎，肺炎，慢性呼吸器病変の二次感染，膀胱炎，腎盂腎炎

【対応標準病名】

◎	急性気管支炎	腎盂腎炎	肺炎
	膀胱炎		
○	MRSA 膀胱炎	亜急性気管支炎	アレルギー性膀胱炎
	インフルエンザ菌気管支炎	潰瘍性膀胱炎	気管支肺炎
	気腫性腎盂腎炎	偽膜性気管支炎	急性気管気管支炎
	急性喉頭気管気管支炎	急性出血性膀胱炎	急性単純性膀胱炎
	急性肺炎	急性反復性気管支炎	急性膀胱炎
	胸膜肺炎	クラミジア肺炎	クループ性気管支炎
	細菌性膀胱炎	出血性膀胱炎	術後腎盂腎炎
	上行性腎盂腎炎	小児肺炎	滲出性気管支炎
	大葉性肺炎	沈下性肺炎	乳児肺炎
	尿膜管膿瘍	肺炎球菌性気管支炎	敗血症性肺炎
	反復性膀胱炎	びまん性肺炎	びらん性膀胱炎
	閉塞性肺炎	膀胱後部膿瘍	膀胱三角部炎
	膀胱周囲炎	膀胱周囲膿瘍	慢性再発性膀胱炎
	慢性複雑性膀胱炎	慢性膀胱炎	無熱性肺炎
	連鎖球菌気管支炎	老人性肺炎	
△	BK ウイルス腎症	RS ウイルス気管支炎	ウイルス性気管支炎
	エコーウイルス気管支炎	間質性膀胱炎	コクサッキーウイルス気管支炎
	尿細管間質性腎炎	敗血症性気管支炎	パラインフルエンザウイルス気管支炎
	非定型肺炎	放射線出血性膀胱炎	放射線性膀胱炎
	マイコプラズマ気管支炎	ライノウイルス気管支炎	

用法用量　通常，小児に体重 kg 当りセフチゾキシムとして1日20～70mg（力価）を，3～4回に分けて肛門内に挿入する。
なお，年齢，症状により適宜増減する。

用法用量に関連する使用上の注意
(1)本剤の使用にあたっては，耐性菌の発現等を防ぐため，原則として感受性を確認し，疾病の治療上必要な最小限の期間の投与にとどめること。
(2)高度の腎障害のある患者では，血中濃度が持続するので，腎障害の程度に応じて投与量を減量し，投与の間隔をあけて使用すること。

禁忌　本剤の成分によるショックの既往歴のある患者

原則禁忌　本剤の成分又はセフェム系抗生物質に対し，過敏症の既往歴のある患者

エムラクリーム　規格：1g［176.8円/g］
プロピトカイン　リドカイン　佐藤　121

【効能効果】

皮膚レーザー照射療法時の疼痛緩和

【対応標準病名】

◎	疼痛		
○	急性疼痛		
△	持続痛	神経障害性疼痛	身体痛
	中枢神経障害性疼痛	末梢神経障害性疼痛	

用法用量　通常，成人には，レーザー照射予定部位に $10cm^2$ あたり本剤 1g を，密封法（ODT）により60分間塗布する。
なお，1回あたりの塗布量は10gまでとし，塗布時間は120分を超えないこと。

用法用量に関連する使用上の注意　本剤を60分間（最大120分間）ODTにより塗布後，本剤を除去し，直ちにレーザー照射を行う。

禁忌
(1)メトヘモグロビン血症のある患者
(2)本剤の成分又はアミド型局所麻酔剤に対して過敏症の既往歴のある患者

エリザスカプセル外用400μg　規格：400μg1カプセル［128.5円/カプセル］
エリザス点鼻粉末200μg28噴霧用　規格：5.6mg1瓶［1789.5円/瓶］
デキサメタゾンシペシル酸エステル　日本新薬　132

【効能効果】

アレルギー性鼻炎

【対応標準病名】

◎	アレルギー性鼻炎		
○	アレルギー性鼻咽頭炎	アレルギー性鼻結膜炎	アレルギー性副鼻腔炎
	イネ科花粉症	カモガヤ花粉症	季節性アレルギー性鼻炎
	血管運動性鼻炎	スギ花粉症	通年性アレルギー性鼻炎
	ヒノキ花粉症	ブタクサ花粉症	
△	花粉症		

用法用量
〔カプセル外用〕：通常，成人には1回1カプセル（デキサメタゾンシペシル酸エステルとして400μg）を1日1回専用噴霧器を用いて鼻腔に噴霧する。
〔点鼻粉末〕：通常，成人には1日1回，各鼻腔に1噴霧ずつ（1噴霧あたりデキサメタゾンシペシル酸エステルとして200μg）投与する。

用法用量に関連する使用上の注意
(1)〔カプセル外用のみ〕本剤は噴霧用カプセルであり，必ず専用噴霧器を用いて噴霧し，内服しないこと。
(2)本剤の十分な臨床効果を得るためには継続的に使用すること。

禁忌
(1)有効な抗菌剤の存在しない感染症，全身の真菌症の患者
(2)本剤の成分に対して過敏症の既往歴のある患者

エリックス点眼液0.25%　規格：12.5mg5mL1瓶［841円/瓶］
アンレキサノクス　千寿　131

【効能効果】

アレルギー性結膜炎，花粉症，春季カタル

【対応標準病名】

◎	アレルギー性結膜炎	花粉症	春季カタル
○	アトピー性角結膜炎	アレルギー性鼻咽頭炎	アレルギー性鼻炎
	アレルギー性鼻結膜炎	アレルギー性副鼻腔炎	イネ科花粉症

	カモガヤ花粉症	季節性アレルギー性結膜炎	季節性アレルギー性鼻炎
	スギ花粉症	通年性アレルギー性結膜炎	通年性アレルギー性鼻炎
	ヒノキ花粉症	ブタクサ花粉症	
△	亜急性結膜炎	カタル性眼炎	カタル性結膜炎
	眼炎	眼角部眼瞼縁結膜炎	眼瞼縁結膜炎
	眼瞼結膜炎	急性結膜炎	急性濾胞性結膜炎
	巨大乳頭結膜炎	血管運動性鼻炎	結膜炎
	結膜化膿性肉芽腫	結膜びらん	結膜濾胞症
	術後結膜炎	接触性眼瞼結膜炎	粘液膿性結膜炎
	白内障術後結膜炎	パリノー結膜炎	パリノー結膜腺症候群
	慢性カタル性結膜炎	慢性結膜炎	慢性濾胞性結膜炎
	薬物性結膜炎		

用法用量　通常，1回1～2滴を1日4回(朝，昼，夕方及び就寝前)点眼する。

禁忌　本剤の成分に対し過敏症の既往歴のある患者

塩化ナトリウム「オーツカ」　規格：10g[0.65円/g]
塩化ナトリウム　大塚製薬工場　719

【効 能 効 果】

経口：食塩喪失時の補給

注射

〔0.4%注射液〕：注射剤の溶解希釈剤

〔生理食塩液〕：細胞外液欠乏時，ナトリウム欠乏時，クロール欠乏時，注射剤の溶解希釈剤

〔10%注射液〕：ナトリウム欠乏時の電解質補給

〔1M，2.5M 注射液〕：電解質補液の電解質補正

外用：皮膚・創傷面・粘膜の洗浄・湿布，含嗽・噴霧吸入剤として気管支粘膜洗浄・喀痰排出促進

その他：医療用器具の洗浄

【対応標準病名】

◎	細胞外液欠乏症	低クロール血症	低ナトリウム血症
	ナトリウム欠乏症		
○	偽性低アルドステロン症	急性希釈性低ナトリウム血症	血液量減少
	高張性脱水症	混合性脱水	食塩欠乏性脱水症
	水分欠乏症	体液量減少症	脱水型低ナトリウム血症
	脱水症	低クロール性アルカローシス	低浸透圧血症
	低張性脱水症	電解質平衡異常	ナトリウム欠乏性脱水
	浮腫型低ナトリウム血症	本態性低ナトリウム血症	慢性希釈性低ナトリウム血症
△	高塩素尿症	混合型酸塩基平衡障害	酸塩基平衡異常
	体液調節不全症	低塩基血症	電解質異常

用法用量

経口

塩化ナトリウムとして，通常，成人1回1～2gをそのまま，又は水に溶かして経口投与する。

なお，年齢，症状により適宜増減する。

注射

〔0.4%注射液〕：適量をとり，注射用医薬品の希釈，溶解に用いる。

〔生理食塩液〕

(1)通常20～1,000mLを皮下，静脈内注射又は点滴静注する。なお，年齢，症状により適宜増減する。

(2)適量をとり，注射用医薬品の希釈，溶解に用いる。

〔10%注射液〕：電解質補給の目的で，輸液剤などに添加して必要量を静脈内注射又は点滴静注する。

〔1M，2.5M 注射液〕：電解質補液の電解質の補正として体内の水分，電解質の不足に応じて電解質補液に添加して用いる。

外用

(1)通常，等張液として皮膚，創傷面，粘膜の洗浄，湿布に用いる。

(2)通常，等張液として含嗽，噴霧吸入に用いる。

その他：生理食塩液として医療用器具の洗浄に用いる。

塩化ナトリウム：小堺　－[－]，塩化ナトリウム「東海」：東海　10g[0.58円/g]，塩化ナトリウム「トミタ」：富田　10g[0.68円/g]

塩化ナトリウム「ヤマゼン」M　規格：10g[0.6円/g]
塩化ナトリウム　山善　322,269

【効 能 効 果】

＜経口＞：食塩喪失時の補給

＜外用＞：皮膚・創傷面・粘膜の洗浄・湿布，含そう・噴霧吸入剤として気管支粘膜洗浄・喀痰排出促進

＜その他＞：医療用器具の洗浄

【対応標準病名】

該当病名なし

用法用量

＜経口＞：塩化ナトリウムとして，通常成人1回1～2gをそのまま，又は水に溶かして経口投与する。なお，年齢，症状により適宜増減する。

＜外用＞

(1)通常等張液として皮膚，創傷面，粘膜の洗浄，湿布に用いる。

(2)通常等張液として含そう，噴霧吸入に用いる。

＜その他＞：生理食塩液として医療用器具の洗浄に用いる。

塩化ナトリウム：扶桑薬品[0.5円/g]，塩化ナトリウム「イヌイ」：日本家庭用塩[0.63円/g]，塩化ナトリウム恵美須：恵美須薬品[0.5円/g]，塩化ナトリウム「日医工」：日医工[0.65円/g]

塩酸プロカイン「ホエイ」　規格：1g[22.6円/g]
プロカイン塩酸塩　マイラン製薬　121

【効 能 効 果】

脊椎麻酔(腰椎麻酔)，硬膜外麻酔，伝達麻酔，浸潤麻酔，歯科領域における伝達麻酔・浸潤麻酔

【対応標準病名】

該当病名なし

用法用量

使用に際し，目的濃度の水性注射液として使用する。

(1)脊椎麻酔(腰椎麻酔)：5～10%注射液とし，通常，成人にはプロカイン塩酸塩として，低位麻酔には50～100mg，高位麻酔には150～200mgを使用する。

(2)硬膜外麻酔：(基準最高用量：1回600mg)1.5～2%注射液とし，通常，成人にはプロカイン塩酸塩として，200～400mgを使用する。

(3)伝達麻酔：1～2%注射液とし，通常，成人にはプロカイン塩酸塩として，10～400mgを使用する。

(4)浸潤麻酔：(基準最高用量：1回1,000mg)0.25～0.5%注射液とし，通常，成人にはプロカイン塩酸塩として，1回1,000mgの範囲内で使用する。

(5)歯科領域麻酔：2%注射液にアドレナリンを添加したものを用い，伝達麻酔，浸潤麻酔には，通常，成人にはプロカイン塩酸塩として，10～100mgを使用する。

ただし，年齢，麻酔領域，部位，組織，症状，体質により適宜増減する。

必要に応じアドレナリン(通常濃度1：10万～20万)を添加して使用する。

禁忌

(1)次の患者又は部位には投与しないこと

①重篤な出血やショック状態の患者(脊椎，硬膜外麻酔時)

②注射部位またはその周辺に炎症のある患者(脊椎，硬膜外麻酔時)

③敗血症の患者(脊椎，硬膜外麻酔時)
④メトヘモグロビン血症の患者(脊椎麻酔を除く)
⑤本剤または安息香酸エステル(コカインを除く)系局所麻酔薬に対し，過敏症の既往歴のある患者
(2)次の患者又は部位に投与する場合には，血管収縮薬(アドレナリン，ノルアドレナリン)を添加しないこと
①血管収縮薬に対し過敏症の既往歴のある患者
②高血圧，動脈硬化のある患者
③心不全のある患者
④甲状腺機能亢進のある患者
⑤糖尿病の患者
⑥血管痙攣のある患者
⑦耳，指趾または陰茎の麻酔[浸潤，伝達(脊椎麻酔を除く)麻酔時]
ただし，(2)−①〜⑦については脊椎麻酔を除く。

プロカイン塩酸塩原末「マルイシ」：丸石[20.1円/g]

エンペシド外用液1%　規格：1%1mL[25.4円/mL]
エンペシドクリーム1%　規格：1%1g[25.4円/g]
クロトリマゾール　バイエル薬品　265

【効能効果】

下記の皮膚真菌症の治療
(1)白癬：足部白癬(汗疱状白癬，趾間白癬)，頑癬，斑状小水疱性白癬
(2)カンジダ症：指間糜爛症，間擦疹，乳児寄生菌性紅斑，皮膚カンジダ症，爪囲炎
(3)癜風

【対応標準病名】

◎	足汗疱状白癬	足白癬	カンジダ症
	カンジダ性間擦疹	カンジダ性指間びらん	頑癬
	趾間白癬	水疱性白癬	爪周囲カンジダ症
	癜風	乳児寄生菌性紅斑	白癬
	皮膚カンジダ症	皮膚真菌症	
○	HIV カンジダ病	足爪白癬	異型白癬
	陰部真菌症	腋窩浅在性白癬	黄癬
	外陰真菌症	外陰部カンジダ症	外陰部腟カンジダ症
	外耳道真菌症	渦状癬	カンジダ感染母体より出生した児
	カンジダ性趾間びらん	カンジダ性湿疹	感染性白癬症
	汗疱状白癬	顔面真菌性湿疹	顔面白癬
	胸部白癬	頚部白癬	ケルスス禿瘡
	肛囲カンジダ症	肛囲白癬	黒砂毛
	黒癬	股部頑癬	股部白癬
	指間カンジダ症	趾間カンジダ症	趾間汗疱状白癬
	指間白癬	四肢白癬	湿疹状白癬
	趾部白癬	手指爪白癬	手掌白癬
	食道カンジダ症	真菌感染母体より出生した児	真菌症
	真菌性外陰腟炎	深在性白癬	新生児カンジダ症
	舌カンジダ症	鼡径部白癬	体部白癬
	腟カンジダ症	爪カンジダ症	爪白癬
	手汗疱状白癬	手白癬	殿部カンジダ症
	殿部白癬	頭部白癬	禿瘡
	トリコフィチア	白砂毛	白癬菌性肉芽腫
	白癬性毛瘡	汎発性頑癬	汎発性白癬
	汎発性皮膚真菌症	ひげ白癬	皮膚糸状菌症
	表在性白癬症	腹部白癬	耳真菌症
	腰部白癬		
△	アレルギー性気管支肺カンジダ症	会陰部カンジダ症	腋窩カンジダ症
	角質増殖型白癬	カンジダ性亀頭炎	カンジダ性口角びらん
	カンジダ性口唇炎	カンジダ性口内炎	カンジダ性心内膜炎
	カンジダ性髄膜炎	カンジダ性肉芽腫	カンジダ性尿道炎
	カンジダ性敗血症	カンジダ性膀胱炎	急性偽膜性カンジダ症
	クロモミコーシス	口腔カンジダ症	口唇カンジダ症
	肛門カンジダ症	糸状菌症	耳内真菌症
	消化管カンジダ症	真菌性腟炎	深在性真菌症
	深在性皮膚真菌症	全身性カンジダ症	中耳真菌症
	腸管カンジダ症	尿路カンジダ症	肺カンジダ症
	汎発性皮膚カンジダ症	日和見真菌症	慢性皮膚粘膜カンジダ症

用法用量　1日2〜3回患部に塗布する。
禁忌　本剤の成分に対し過敏症の既往歴のある患者

クロトリマゾールクリーム1%「イワキ」：岩城　1%1g[6.7円/g]，タオン外用液1%：東興薬品　1%1mL[14.8円/mL]，タオンクリーム1%：東興薬品　1%1g[14.8円/g]，タオンゲル1%：東興薬品　1%1g[14.8円/g]

エンペシド腟錠100mg　規格：100mg1錠[61.9円/錠]
クロトリマゾール　バイエル薬品　252

【効能効果】

カンジダに起因する腟炎及び外陰腟炎

【対応標準病名】

◎	外陰部腟カンジダ症	腟カンジダ症	
○	会陰部カンジダ症	外陰真菌症	外陰部カンジダ症
	カンジダ症	真菌性外陰腟炎	真菌性腟炎
△	HIV カンジダ病		

用法用量　1日1回1錠を，腟深部に挿入する。一般に6日間継続使用するが，必要に応じ使用期間を延長する。
禁忌　本剤の成分に対し過敏症の既往歴のある患者

エルシド腟錠100mg：富士製薬[31.5円/錠]

エンペシドトローチ10mg　規格：10mg1錠[363.8円/錠]
クロトリマゾール　バイエル薬品　629

【効能効果】

HIV 感染症患者における口腔カンジダ症(軽症，中等症)

【対応標準病名】

◎	HIV 感染症	口腔カンジダ症	
○	AIDS	AIDS 関連症候群	HIV－1感染症
	HIV－2感染症	HIV カンジダ病	HIV 感染
	カンジダ性口角びらん	カンジダ性口唇炎	カンジダ性口内炎
	急性偽膜性カンジダ症	口唇カンジダ症	後天性免疫不全症候群
	歯肉カンジダ症	新生児 HIV 感染症	舌カンジダ症
△	カンジダ症	食道カンジダ症	

効能効果に関連する使用上の注意　食道カンジダ症に対する本剤の有効性は認められていない。
用法用量　通常，成人には1回1錠(クロトリマゾールとして10mg)を1日5回口腔内投与する(起床から就寝までの間に，3〜4時間毎に使用する)。
本剤は口腔内で唾液により徐々に溶解しながら用いるもので，噛み砕いたり，呑み込んだり，強くしゃぶったりせずに，完全に溶解するまで口腔内に留めて使用すること。
用法用量に関連する使用上の注意　本剤の使用に際しては，投与開始後7日を目安としてさらに継続投与が必要か判定し，投与中止又はより適切な他剤に切り替えるべきか検討を行うこと。さらに，本剤の投与期間は原則として14日間とすること。
禁忌　本剤の成分に対し過敏症の既往歴のある患者

オイラゾンクリーム0.05%　規格：0.05%1g[36.7円/g]
オイラゾンクリーム0.1%　規格：0.1%1g[41.6円/g]
デキサメタゾン　ノバルティス　264

【効 能 効 果】

湿疹・皮膚炎群(進行性指掌角皮症，女子顔面黒皮症，ビダール苔癬，放射線皮膚炎，日光皮膚炎を含む)，皮膚そう痒症，虫さされ，乾癬

【対応標準病名】

◎	乾癬	刺虫症	湿疹
	進行性指掌角皮症	日光皮膚炎	ビダール苔癬
	皮膚炎	皮膚そう痒症	放射線皮膚炎
	リール黒皮症		
○	1型糖尿病性そう痒症	2型糖尿病性そう痒症	足湿疹
	異汗性湿疹	腋窩湿疹	円板状乾癬
	外耳部虫刺傷	海水浴皮膚炎	過角化症
	化学性皮膚炎	角質増殖症	貨幣状湿疹
	眼瞼虫刺傷	眼瞼メラノーシス	眼周囲部虫刺傷
	乾癬性関節炎	乾癬性紅皮症	乾癬性脊椎炎
	感染性皮膚炎	眼部虫刺傷	汗疱性湿疹
	顔面急性皮膚炎	顔面光線角化症	顔面昆虫螫
	顔面尋常性乾癬	顔面多発虫刺傷	丘疹状湿疹
	急性湿疹	急性汎発性膿疱性乾癬	急性放射線皮膚炎
	胸部昆虫螫	局面状乾癬	亀裂性湿疹
	屈曲部乾癬	黒色素皮症	頚部虫刺症
	頚部皮膚炎	限局性そう痒症	口唇虫刺傷
	光線角化症	後天性魚鱗癬	紅斑性湿疹
	昆虫刺傷	昆虫毒	耳介虫刺傷
	自家感作性皮膚炎	四肢乾癬	四肢尋常性乾癬
	四肢虫刺症	刺虫アレルギー	湿疹様発疹
	手指湿疹	主婦湿疹	症候性そう痒症
	掌蹠角化腫	掌蹠角化症	小児汎発性膿疱性乾癬
	職業性皮膚炎	脂漏性乾癬	神経皮膚黒色症
	尋常性乾癬	赤色湿疹	接触皮膚炎
	節足動物毒	前額部虫刺傷	前額部虫刺症
	全身湿疹	全身の尋常性乾癬	そう痒
	体幹虫刺症	苔癬	単純苔癬
	単純黒子	チャドクガ皮膚炎	虫刺性皮膚炎
	滴状乾癬	手湿疹	点状角化症
	点状乾癬	冬期湿疹	透析皮膚そう痒症
	糖尿病性そう痒症	頭部湿疹	頭部尋常性乾癬
	頭部虫刺傷	乳房皮膚炎	妊娠湿疹
	妊婦性皮膚炎	膿疱性乾癬	破壊性関節炎
	鼻背部湿疹	汎発性膿疱性乾癬	汎発性皮膚そう痒症
	皮角	非特異性そう痒症	鼻部虫刺傷
	びまん性乾癬	腹部虫刺傷	扁平湿疹
	扁平苔癬	蜂刺症	放射線角化腫
	放射線皮膚潰瘍	胞状異角化症	慢性光線性皮膚炎
	慢性湿疹	慢性放射線皮膚炎	ムカデ咬創
	メラニン色素沈着症	毛孔角化症	毛虫皮膚炎
	薬物性接触性皮膚炎	腰部尋常性乾癬	落屑性湿疹
	鱗状湿疹	類苔癬	老年性そう痒症
	老年性黒子	濾胞性乾癬	
△	陰のう湿疹	陰のうそう痒症	会陰部肛囲湿疹
	外陰部そう痒症	外陰部皮膚炎	限局性神経皮膚炎
	光沢苔癬	肛門湿疹	肛門そう痒症
	人工肛門部皮膚炎	新生児皮膚炎	鼻前庭部湿疹

用法用量　通常1日2～3回，適量を患部に塗布する。なお，症状により適宜増減する。

禁忌
(1)細菌・真菌・スピロヘータ・ウイルス皮膚感染症の患者
(2)本剤の成分に対して過敏症の既往歴のある患者
(3)鼓膜に穿孔のある湿疹性外耳道炎の患者
(4)潰瘍(ベーチェット病は除く)，第2度深在性以上の熱傷・凍傷の患者

デキサメサゾンクリーム0.1%「イワキ」：岩城　0.1%1g[9.1円/g]，デキサメサゾン軟膏0.1%「イワキ」：岩城　0.1%1g[9.1円/g]，デキサメサゾン軟膏0.1%「サトウ」：佐藤　0.1%1g[9.1円/g]，デキサメサゾンローション0.1%「イワキ」：岩城　0.1%1g[9.1円/g]，デキサメタゾンクリーム0.1%「マヤ」：摩耶堂　0.1%1g[9.1円/g]

オイラックスHクリーム　規格：1g[14.8円/g]
クロタミトン　ヒドロコルチゾン　ノバルティス　264

【効 能 効 果】

湿疹・皮膚炎群(進行性指掌角皮症，ビダール苔癬，放射線皮膚炎，日光皮膚炎を含む)，皮膚そう痒症，小児ストロフルス，虫さされ，乾癬

【対応標準病名】

◎	乾癬	急性痒疹	刺虫症
	湿疹	進行性指掌角皮症	日光皮膚炎
	ビダール苔癬	皮膚炎	皮膚そう痒症
	放射線皮膚炎		
○	足湿疹	異汗性湿疹	イソギンチャク毒
	陰のう湿疹	陰のうそう痒症	陰部間擦疹
	会陰部肛囲湿疹	腋窩湿疹	円板状乾癬
	外陰部そう痒症	外陰部皮膚炎	外耳部虫刺傷
	海水浴皮膚炎	過角化症	化学性皮膚炎
	角化棘細胞腫	角質増殖症	貨幣状湿疹
	眼瞼虫刺傷	間擦疹	眼周囲部虫刺傷
	乾癬性関節炎	乾癬性紅皮症	乾癬性脊椎炎
	乾皮症	眼部虫刺傷	汗疱
	汗疱性湿疹	顔面急性皮膚炎	顔面光線角化症
	顔面昆虫螫	顔面尋常性乾癬	顔面多発虫刺傷
	顔面毛包性紅斑黒皮症	丘疹状湿疹	丘疹状じんま疹
	急性湿疹	急性汎発性膿疱性乾癬	急性放射線皮膚炎
	胸部昆虫螫	局面状乾癬	亀裂性湿疹
	屈曲部乾癬	クラゲ毒	頚部虫刺症
	頚部皮膚炎	結節性痒疹	限局性神経皮膚炎
	限局性そう痒症	肛囲間擦疹	甲殻動物毒
	口唇虫刺傷	光線角化症	光線肉芽腫
	光線類細網症	後天性魚鱗癬	紅斑性間擦疹
	紅斑性湿疹	肛門湿疹	肛門そう痒症
	昆虫刺傷	昆虫毒	耳介虫刺傷
	自家感作性皮膚炎	色素性痒疹	四肢乾癬
	四肢尋常性乾癬	四肢虫刺症	刺虫アレルギー
	湿疹様発疹	手指湿疹	主婦湿疹
	症候性そう痒症	掌蹠角化腫	掌蹠角化症
	小児汎発性膿疱性乾癬	職業性皮膚炎	脂漏性乾癬
	人工肛門部皮膚炎	尋常性乾癬	新生児皮膚炎
	赤色湿疹	接触皮膚炎	節足動物毒
	前額部虫刺傷	前額部虫刺症	全身湿疹
	全身の尋常性乾癬	そう痒	体幹虫刺症
	苔癬	多形慢性痒疹	単純苔癬
	チャドクガ皮膚炎	虫刺性皮膚炎	滴状乾癬
	手湿疹	点状角化症	点状乾癬
	冬期湿疹	透析皮膚そう痒症	頭部湿疹
	頭部尋常性乾癬	頭部虫刺傷	乳房皮膚炎
	妊娠湿疹	妊婦性皮膚炎	破壊性関節炎
	白色粃糠疹	鼻背部湿疹	汎発性膿疱性乾癬
	汎発性皮膚そう痒症	皮角	皮脂欠乏症
	皮脂欠乏性湿疹	鼻前庭部湿疹	非特異性そう痒症
	ヒトデ毒	鼻部虫刺傷	びまん性乾癬
	腹部虫刺傷	ヘブラ痒疹	扁平湿疹
	扁平苔癬	蜂刺症	胞状異角化症

	慢性光線性皮膚炎	慢性湿疹	慢性放射線皮膚炎
	ムカデ咬創	毛孔角化症	毛虫皮膚炎
	薬物性接触性皮膚炎	痒疹	腰部尋常性乾癬
	落屑性湿疹	鱗状湿疹	類苔癬
	老人性乾皮症	老年性そう痒症	濾胞性乾癬
△	異汗症	化膿性皮膚疾患	感染性皮膚炎
	膿疱性乾癬	放射線角化腫	放射線皮膚潰瘍

用法用量　通常，1日1～数回直接患部に塗布又は塗擦するか，あるいは無菌ガーゼ等にのばして貼付する。なお，症状により適宜増減する。

禁忌

(1)細菌・真菌・スピロヘータ・ウイルス皮膚感染症の患者

(2)本剤の成分に対し過敏症の既往歴のある患者

(3)潰瘍(ベーチェット病は除く)，第2度深在性以上の熱傷・凍傷の患者

オイラックスクリーム10%　規格：10%10g[4.31円/g]

クロタミトン　ノバルティス　264

【効 能 効 果】

湿疹，蕁麻疹，神経皮膚炎，皮膚そう痒症，小児ストロフルス

【対応標準病名】

◎	急性痒疹	湿疹	じんま疹
	ビダール苔癬	皮膚炎	皮膚そう痒症
○	1型糖尿病性そう痒症	2型糖尿病性そう痒症	足湿疹
	アスピリンじんま疹	アレルギー性じんま疹	異汗症
	異汗性湿疹	陰のう湿疹	陰のうそう痒症
	陰部間擦疹	会陰部肛囲湿疹	腋窩湿疹
	温熱じんま疹	外陰部そう痒症	外陰部皮膚炎
	家族性寒冷自己炎症症候群	化膿性皮膚疾患	貨幣状湿疹
	間擦疹	感染性皮膚炎	汗疱
	汗疱性湿疹	顔面急性皮膚炎	寒冷じんま疹
	機械性じんま疹	丘疹状湿疹	丘疹状じんま疹
	急性湿疹	亀裂性湿疹	頚部皮膚炎
	限局性神経皮膚炎	限局性そう痒症	肛囲間擦疹
	紅斑性間擦疹	紅斑性湿疹	肛門湿疹
	肛門そう痒症	コリン性じんま疹	自家感作性皮膚炎
	色素性痒疹	自己免疫性じんま疹	湿疹様発疹
	周期性再発性じんま疹	手指湿疹	出血性じんま疹
	症候性そう痒症	人工肛門部皮膚炎	人工じんま疹
	新生児皮膚炎	振動性じんま疹	赤色湿疹
	接触じんま疹	全身湿疹	そう痒
	苔癬	多形慢性痒疹	単純苔癬
	手湿疹	冬期湿疹	透析皮膚そう痒症
	糖尿病性そう痒症	頭部湿疹	特発性じんま疹
	乳房皮膚炎	妊娠湿疹	妊婦性皮膚炎
	白色粃糠疹	鼻背部湿疹	汎発性皮膚そう痒症
	鼻前庭部湿疹	非特異性そう痒症	皮膚描記性じんま疹
	ヘブラ痒疹	扁平湿疹	扁平苔癬
	慢性湿疹	慢性じんま疹	薬物性じんま疹
	痒疹	落屑性湿疹	鱗状湿疹
	類苔癬	老年性そう痒症	
※	適応外使用可 原則として，「クロタミトン」を「疥癬」に対し処方した場合，当該使用事例を審査上認める。		

用法用量　通常症状により適量を1日数回患部に塗布又は塗擦する。

禁忌　本剤の成分に対し過敏症の既往歴のある患者

クロタミトンクリーム10%「タイヨー」：テバ製薬　10%10g[4.06円/g]

オキサロール軟膏25μg/g　規格：0.0025%1g[123.2円/g]
オキサロールローション25μg/g　規格：0.0025%1g[123.2円/g]

マキサカルシトール　中外　269

【効 能 効 果】

尋常性乾癬，魚鱗癬群，掌蹠角化症，掌蹠膿疱症

【対応標準病名】

◎	魚鱗癬	掌蹠角化症	掌蹠膿疱症
	尋常性乾癬		
○	過角化症	角質増殖症	乾癬
	乾癬性紅皮症	急性汎発性膿疱性乾癬	屈曲部乾癬
	固定性扁豆状角化症	コロジオン児	細菌疹
	四肢乾癬	四肢尋常性乾癬	掌蹠膿疱症性骨関節炎
	小児汎発性膿疱性乾癬	進行性指掌角皮症	尋常性魚鱗癬
	水疱型先天性魚鱗癬様紅皮症	線状魚鱗癬	全身の尋常性乾癬
	単純性魚鱗癬	滴状乾癬	点状角化症
	点状乾癬	道化師様胎児	頭部尋常性乾癬
	ネザートン症候群	膿疱性乾癬	伴性魚鱗癬
	汎発性膿疱性乾癬	非水疱性先天性魚鱗癬様紅皮症	胞状異角化症
	疱疹状膿痂疹	葉状魚鱗癬	腰部尋常性乾癬
△	円板状乾癬	乾癬性関節炎	乾癬性脊椎炎
	顔面尋常性乾癬	局面状乾癬	脂漏性乾癬
	破壊性関節炎	びまん性乾癬	濾胞性乾癬

用法用量　通常1日2回適量を患部に塗擦する。なお，症状により適宜回数を減じる。

用法用量に関連する使用上の注意　1日の使用量はマキサカルシトールとして250μg(マキサカルシトール外用製剤として10g)までとする。

禁忌　本剤の成分に対して過敏症の既往歴のある患者

マキサカルシトール軟膏25μg/g「PP」：ポーラ[80円/g]，マキサカルシトール軟膏25μg/g「イワキ」：岩城[80円/g]，マキサカルシトール軟膏25μg/g「タカタ」：高田[80円/g]

オーキシス9μgタービュヘイラー28吸入
規格：252μg1キット(9μg)[1707.4円/キット]
オーキシス9μgタービュヘイラー60吸入
規格：540μg1キット(9μg)[3596.5円/キット]

ホルモテロールフマル酸塩水和物　アストラゼネカ　225

【効 能 効 果】

慢性閉塞性肺疾患(慢性気管支炎，肺気腫)の気道閉塞性障害に基づく諸症状の緩解

【対応標準病名】

◎	気道閉塞	肺気腫	慢性気管支炎
	慢性閉塞性肺疾患		
○	萎縮性肺気腫	一側性肺気腫	気腫性肺のう胞
	巨大気腫性肺のう胞	小葉間肺気腫	喘息性気管支炎
	中心小葉性肺気腫	肺胞性肺気腫	汎小葉性肺気腫
	びまん性汎細気管支炎	ブラ性肺気腫	閉塞性気管支炎
	閉塞性細気管支炎	閉塞性肺気腫	マクロード症候群
	慢性気管炎	慢性気管気管支炎	慢性肺気腫
	老人性肺気腫		
△	気管支漏	上葉無気肺	代償性肺気腫
	中葉無気肺	板状無気肺	慢性気管支漏
	老人性気管支炎		

効能効果に関連する使用上の注意　本剤は慢性閉塞性肺疾患の症状の長期管理に用いること。本剤は慢性閉塞性肺疾患の急性増悪の治療を目的として使用する薬剤ではない。

用法用量　通常，成人には1回1吸入(ホルモテロールフマル酸塩水和物として9μg)を1日2回吸入投与する。

用法用量に関連する使用上の注意　患者に対し，本剤の過度の

使用により不整脈，心停止等の重篤な副作用が発現する危険性があることを理解させ，用法用量を超えて使用しないよう注意を与えること。

禁忌　本剤の成分に対して過敏症の既往歴のある患者

オキシテトラコーン歯科用挿入剤5mg

規格：5mg1個［16.9円/個］

オキシテトラサイクリン塩酸塩　昭和薬化工　276

【効能効果】

〈適応菌種〉オキシテトラサイクリン感性菌

〈適応症〉抜歯創・口腔手術創の二次感染

【対応標準病名】

◎	術後創部感染	創傷感染症	抜歯後感染
○	手術創部膿瘍	術後髄膜炎	咀嚼障害
△	MRSA 術後創部感染	顎堤増大	歯痛
	術後横隔膜下膿瘍	術後感染症	術後膿瘍
	術後敗血症	術後腹腔内膿瘍	術後腹壁膿瘍
	腟断端炎	抜歯後出血	抜歯後疼痛
	抜歯創瘻孔形成	不規則歯槽突起	縫合糸膿瘍
	縫合部膿瘍		

用法用量　抜歯窩に1～数個を挿入する。

用法用量に関連する使用上の注意　本剤の使用にあたっては，耐性菌の発現等を防ぐため，原則として感受性を確認し，疾病の治療上必要な最小限の期間の投与にとどめること。

禁忌　テトラサイクリン系抗生物質，又はテトラカインに対し過敏症の患者

オキシフル液3%

規格：10mL［0.77円/mL］

オキシドール　第一三共　261

【効能効果】

(1)創傷・潰瘍の殺菌・消毒

(2)外耳・中耳の炎症，鼻炎，咽喉頭炎，扁桃炎などの粘膜の炎症

(3)口腔粘膜の消毒，齲窩及び根管の清掃・消毒，歯の清浄，口内炎の洗口

【対応標準病名】

◎	咽頭喉頭炎	外耳炎	口内炎
	中耳炎	鼻炎	扁桃炎
○	悪性外耳炎	アデノウイルス扁桃炎	アフタ性口内炎
	萎縮性咽頭炎	咽頭扁桃炎	ウイルス性扁桃炎
	壊死性外耳炎	オトガイ下膿瘍	外耳道膿瘍
	外耳道蜂巣炎	外傷性穿孔性中耳炎	外傷性中耳炎
	化学性急性外耳炎	顎下部膿瘍	化膿性口内炎
	化膿性中耳炎	化膿性鼻炎	顆粒性咽頭炎
	感染性口内炎	乾燥性咽頭炎	乾燥性口内炎
	義歯性潰瘍	義歯性口内炎	偽膜性口内炎
	急性アデノイド咽頭炎	急性アデノイド扁桃炎	急性咽頭喉頭炎
	急性咽頭扁桃炎	急性外耳炎	急性化膿性外耳炎
	急性化膿性中耳炎	急性化膿性扁桃炎	急性口蓋扁桃炎
	急性腺窩性扁桃炎	急性中耳炎	急性扁桃炎
	限局性外耳道炎	原発性ヘルペスウイルス性口内炎	口蓋垂炎
	口蓋膿瘍	口腔褥瘡性潰瘍	口腔底膿瘍
	口腔底蜂巣炎	口腔膿瘍	口腔ヘルペス
	口唇アフタ	口底膿瘍	口底蜂巣炎
	孤立性アフタ	再発性アフタ	再発性中耳炎
	再発性ヘルペスウイルス性口内炎	耳介蜂巣炎	出血性中耳炎
	術後性中耳炎	術後性慢性中耳炎	上鼓室化膿症
	新生児中耳炎	水痘後急性扁桃炎	水疱性口内炎
	水疱性中耳炎	接触性口内炎	舌扁桃炎
	穿孔性中耳炎	増殖性化膿性口内炎	大アフタ
	多発性口内炎	単純性中耳炎	地図状口内炎
	陳旧性中耳炎	難治性口内炎	肥大性咽頭炎
	ぶどう球菌性扁桃炎	ベドナーアフタ	ヘルペス口内炎
	放射線性口内炎	慢性咽頭炎	慢性咽頭痛
	慢性外耳炎	慢性潰瘍性鼻咽頭炎	慢性化膿性穿孔性中耳炎
	慢性化膿性中耳炎	慢性化膿性鼻咽頭炎	慢性耳管鼓室化膿性中耳炎
	慢性上鼓室乳突洞化膿性中耳炎	慢性穿孔性中耳炎	慢性中耳炎
	慢性中耳炎急性増悪	慢性中耳炎後遺症	慢性中耳炎術後再燃
	慢性鼻咽頭炎	慢性鼻炎	慢性扁桃炎
	良性慢性化膿性中耳炎	緑膿菌性外耳炎	連鎖球菌性扁桃炎
	濾胞性咽頭炎		
△	アレルギー性外耳道炎	アレルギー性口内炎	萎縮性鼻炎
	咽頭気管炎	ウイルス性口内炎	うっ血性鼻炎
	壊疽性口内炎	外耳湿疹	外耳道真珠腫
	外耳道痛	外耳道肉芽腫	外耳道閉塞性角化症
	潰瘍性口内炎	潰瘍性鼻炎	カタル性口内炎
	カタル性鼻炎	カンジダ性口角びらん	カンジダ性口内炎
	感染性外耳炎	乾燥性鼻炎	偽膜性扁桃炎
	急性壊疽性扁桃炎	急性潰瘍性扁桃炎	急性偽膜性カンジダ症
	急性光線性外耳炎	急性湿疹性外耳炎	急性上気道炎
	急性接触性外耳炎	急性反応性外耳炎	急性鼻炎
	グラデニーゴ症候群	ゲオトリクム症	ゲオトリクム性口内炎
	結核性中耳炎	血管運動性鼻炎	口腔カンジダ症
	口腔感染症	好酸球性中耳炎	好酸球増多性鼻炎
	口唇カンジダ症	鼓室内水腫	耳介周囲湿疹
	耳介部皮膚炎	歯肉カンジダ症	習慣性アンギナ
	習慣性扁桃炎	臭鼻症	出血性外耳炎
	出血性口内炎	水疱性口内炎ウイルス病	舌カンジダ症
	腺窩性アンギナ	中耳炎性顔面神経麻痺	肉芽腫性鼻炎
	ニコチン性口内炎	非感染性急性外耳炎	肥厚性鼻炎
	びまん性外耳炎	閉塞性鼻炎	ヘルペスウイルス性歯肉口内炎
	扁桃性アンギナ	扁桃チフス	慢性咽喉頭炎
	慢性咽頭カタル	淋菌性口内炎	連鎖球菌性上気道感染

用法用量

(1)創傷・潰瘍：原液のままあるいは2～3倍希釈して塗布・洗浄する

(2)耳鼻咽喉：原液のまま塗布，滴下あるいは2～10倍（耳科の場合，時にグリセリン，アルコールで希釈する）希釈して洗浄，噴霧，含嗽に用いる

(3)口腔

口腔粘膜の消毒，齲窩及び根管の清掃・消毒，歯の清浄には原液又は2倍希釈して洗浄・拭掃する

口内炎の洗口には10倍希釈して洗口する

禁忌　瘻孔，挫創等本剤を使用した際に体腔にしみ込むおそれのある部位

オキシドール：タツミ薬品［0.74円/mL］，オキシドールFM：フヂミ製薬所［0.77円/mL］，オキシドール恵美須：恵美須薬品［0.77円/mL］，オキシドール「ケンエー」：健栄［0.74円/mL］，オキシドール「コザカイ・M」：小堺［0.74円/mL］，オキシドールシオエ：シオエ［0.77円/mL］，オキシドール「司生堂」：司生堂［0.74円/mL］，オキシドール消毒用液「マルイシ」：丸石［0.77円/mL］，オキシドール「昭和」(M)：昭和製薬［0.74円/mL］，オキシドール「タイセイ」：大成薬品［0.77円/mL］，オキシドール「タカスギ」：高杉［0.74円/mL］，オキシドール「東海」：東海［0.74円/mL］，オキシドール「ニッコー」：日興［0.74円/mL］，オキシドール「ホエイ」：マイラン製薬［0.77円/mL］，オキシドール「ヤクハン」：ヤクハン［0.74円/mL］，オキシドール「ヤマゼン」M：山善［0.74円/mL］，オキシドール「ヨシダ」：吉田［0.77円/mL］

オキナゾール外用液1%　規格：1%1mL[14.1円/mL]
オキナゾールクリーム1%　規格：1%1g[14.1円/g]
オキシコナゾール硝酸塩　田辺三菱　265

【効 能 効 果】

下記の皮膚真菌症の治療
白癬：足白癬，手白癬，股部白癬，体部白癬
カンジダ症：間擦疹，乳児寄生菌性紅斑，指間びらん症，爪囲炎，その他の皮膚カンジダ症
癜風

【対応標準病名】

◎	足白癬	カンジダ症	カンジダ性間擦疹
	カンジダ性指間びらん	股部白癬	体部白癬
	爪周囲カンジダ症	手白癬	癜風
	乳児寄生菌性紅斑	白癬	皮膚カンジダ症
	皮膚真菌症		
○	HIV カンジダ病	足汗疱状白癬	足爪白癬
	異型白癬	陰部真菌症	腋窩浅在性白癬
	黄癬	外陰真菌症	外陰部カンジダ症
	外陰部腟カンジダ症	外耳道真菌症	角質増殖型白癬
	渦状癬	カンジダ感染母体より出生した児	カンジダ性亀頭炎
	カンジダ性趾間びらん	頑癬	感染性白癬症
	汗疱状白癬	顔面真菌性湿疹	顔面白癬
	胸部白癬	頚部白癬	ケルスス禿瘡
	肛囲白癬	黒砂毛	黒癬
	股部頑癬	趾間カンジダ症	趾間汗疱状白癬
	指間白癬	趾間白癬	四肢白癬
	糸状菌症	湿疹状白癬	耳内真菌症
	趾部白癬	手指爪白癬	手掌白癬
	食道カンジダ症	真菌感染母体より出生した児	真菌症
	真菌性外陰腟炎	深在性白癬	深在性皮膚真菌症
	新生児カンジダ症	水疱性白癬	舌カンジダ症
	全身性カンジダ症	鼡径部白癬	中耳真菌症
	爪白癬	手汗疱状白癬	殿部カンジダ症
	殿部白癬	頭部白癬	禿瘡
	トリコフィチア	白砂毛	白癬菌性肉芽腫
	白癬性毛瘡	汎発性頑癬	汎発性白癬
	汎発性皮膚カンジダ症	汎発性皮膚真菌症	ひげ白癬
	皮膚糸状菌症	表在性白癬症	日和見真菌症
	腹部白癬	耳真菌症	腰部白癬
△	アレルギー性気管支肺カンジダ症	会陰部カンジダ症	腋窩カンジダ症
	カンジダ性口角びらん	カンジダ性口唇炎	カンジダ性口内炎
	カンジダ性湿疹	カンジダ性心内膜炎	カンジダ性髄膜炎
	カンジダ性肉芽腫	カンジダ性尿道炎	カンジダ性敗血症
	カンジダ性膀胱炎	急性偽膜性カンジダ症	クロモミコーシス
	肛囲カンジダ症	口腔カンジダ症	口唇カンジダ症
	肛門カンジダ症	指間カンジダ症	消化管カンジダ症
	真菌性腟炎	深在性真菌症	腟カンジダ症
	腸管カンジダ症	爪カンジダ症	尿路カンジダ症
	肺カンジダ症	慢性皮膚粘膜カンジダ症	

用法用量　1日2〜3回患部に塗布する。
禁忌　本剤の成分に対し過敏症の既往歴のある患者

オキナゾール腟錠100mg　規格：100mg1錠[61.1円/錠]
オキナゾール腟錠600mg　規格：600mg1錠[331.5円/錠]
オキシコナゾール硝酸塩　田辺三菱　252

【効 能 効 果】

カンジダに起因する腟炎及び外陰腟炎

【対応標準病名】

◎	外陰部腟カンジダ症	腟カンジダ症
○	会陰部カンジダ症 / カンジダ症	外陰真菌症 / 真菌性外陰腟炎	外陰部カンジダ症 / 真菌性腟炎
△	HIV カンジダ病	

用法用量
〔オキナゾール腟錠100mg〕：1日1回1錠を腟深部に挿入し，6日間継続使用する。なお，真菌学的効果(一次効果)が得られない場合は，オキナゾール腟錠100mgを更に1日1回1錠6日間継続使用する。
〔オキナゾール腟錠600mg〕：1週1回1錠を腟深部に挿入する。なお，真菌学的効果(一次効果)が得られない場合は，オキナゾール腟錠600mgを更に1回1錠使用する。
禁忌　本剤及び他のオキシコナゾール硝酸塩製剤に過敏な患者

オキシコナゾール硝酸塩腟錠100mg「F」：富士製薬　100mg1錠[48.7円/錠]，オキシコナゾール硝酸塩腟錠600mg「F」：富士製薬　600mg1錠[256円/錠]

オクソラレン軟膏0.3%　規格：0.3%1g[26.1円/g]
オクソラレンローション0.3%　規格：0.3%1mL[26.1円/mL]
オクソラレンローション1%　規格：1%1mL[45.3円/mL]
メトキサレン　大正　269

【効 能 効 果】

尋常性白斑

【対応標準病名】

◎	尋常性白斑		
○	大理石様白斑	白斑	老人性白斑
※	適応外使用可 原則として，「メトキサレン【外用薬】」を「乾癬」に対し処方した場合，当該使用事例を審査上認める。		

用法用量
白斑部位にのみ適量を塗布し，1〜2時間後に日光浴あるいは人工紫外線の照射を行う。
通常，同一白斑部位においては，週1〜3回程度の治療施行が望ましい。限局性の白斑には外用療法が望ましい。

用法用量に関連する使用上の注意
(1)紫外線を照射する場合，照射源及び個人差に応じて至適量を個々に把握する必要がある。その目安としては，照射した翌日の治療白斑部位が軽度にピンク色に発赤し，持続する程度が適当である。
(2)特に最初の照射量は，皮膚炎を防止する上からも，最少紅斑量以下から開始することが望ましく，一応の目安として，日光浴の場合は5分より始め，人工紫外線照射の場合は，光源より20〜30cmの距離から1分より始め，以後白斑部位の皮膚症状により漸増・漸減して至適量を把握し，照射すること。
(3)本剤は360nmをピークとする波長に高い活性を有するので，主として360nm付近の波長を有するBlack-lightの照射が望ましい。

警告　PUVA療法により皮膚癌が発生したとの報告がある。

禁忌
(1)皮膚癌又はその既往歴のある患者
(2)ポルフィリン症，紅斑性狼瘡，色素性乾皮症，多形性日光皮膚炎等の光線過敏症を伴う疾患のある患者

オスバン消毒液0.025%　規格：0.025%10mL[0.55円/mL]
オスバン消毒液0.05%　規格：0.05%10mL[0.55円/mL]
オスバン消毒液0.1%　規格：0.1%10mL[0.55円/mL]
オスバン消毒液10%　規格：10%10mL[0.66円/mL]
ベンザルコニウム塩化物　日本製薬　261

【効 能 効 果】

〔消毒液0.025%〕：手術部位(手術野)の粘膜の消毒，皮膚・粘膜の創傷部位の消毒，感染皮膚面の消毒，腟洗浄，結膜嚢の洗浄・消毒
〔消毒液0.05%〕：手指・皮膚の消毒，手術部位(手術野)の粘膜の消毒，皮膚・粘膜の創傷部位の消毒，感染皮膚面の消毒，手術室・病室・家具・器具・物品等の消毒，腟洗浄，結膜嚢の洗浄・消毒
〔消毒液0.1%，消毒液10%〕：手指・皮膚の消毒，手術部位(手術野)の皮膚の消毒，手術部位(手術野)の粘膜の消毒，皮膚・粘膜の創傷部位の消毒，感染皮膚面の消毒，医療機器の消毒，手術室・病室・家具・器具・物品等の消毒，腟洗浄，結膜嚢の洗浄・消毒

【対応標準病名】

該当病名なし

用法用量

〔消毒液0.025%〕
手術部位(手術野)の粘膜の消毒，皮膚・粘膜の創傷部位の消毒：ベンザルコニウム塩化物0.01～0.025%溶液を用いる。
感染皮膚面の消毒：ベンザルコニウム塩化物0.01%溶液を用いる。
腟洗浄：ベンザルコニウム塩化物0.02～0.025%溶液を用いる。
結膜嚢の洗浄・消毒：ベンザルコニウム塩化物0.01～0.025%溶液を用いる。

〔消毒液0.05%〕
手指・皮膚の消毒：通常石けんで十分に洗浄し，水で石けん分を十分に洗い落した後，ベンザルコニウム塩化物0.05%溶液に浸して洗い，滅菌ガーゼあるいは布片で清拭する。術前の手洗の場合には，5～10分間ブラッシングする。
手術部位(手術野)の粘膜の消毒，皮膚・粘膜の創傷部位の消毒：ベンザルコニウム塩化物0.01～0.025%溶液を用いる。
感染皮膚面の消毒：ベンザルコニウム塩化物0.01%溶液を用いる。
手術室・病室・家具・器具・物品等の消毒：ベンザルコニウム塩化物0.05%溶液を布片で塗布・清拭するか，又は噴霧する。
腟洗浄：ベンザルコニウム塩化物0.02～0.025%溶液を用いる。
結膜嚢の洗浄・消毒：ベンザルコニウム塩化物0.01～0.025%溶液を用いる。

〔消毒液0.1%〕
手指・皮膚の消毒：通常石けんで十分に洗浄し，水で石けん分を十分に洗い落した後，ベンザルコニウム塩化物0.05～0.1%溶液に浸して洗い，滅菌ガーゼあるいは布片で清拭する。術前の手洗の場合には，5～10分間ブラッシングする。
手術部位(手術野)の皮膚の消毒：手術前局所皮膚面をベンザルコニウム塩化物0.1%溶液で約5分間洗い，その後ベンザルコニウム塩化物0.2%溶液を塗布する。
手術部位(手術野)の粘膜の消毒，皮膚・粘膜の創傷部位の消毒：ベンザルコニウム塩化物0.01～0.025%溶液を用いる。
感染皮膚面の消毒：ベンザルコニウム塩化物0.01%溶液を用いる。
医療機器の消毒：ベンザルコニウム塩化物0.1%溶液に10分間浸漬するか，又は厳密に消毒する際は，器具を予め2%炭酸ナトリウム水溶液で洗い，その後ベンザルコニウム塩化物0.1%溶液中で15分間煮沸する。
手術室・病室・家具・器具・物品等の消毒：ベンザルコニウム塩化物0.05～0.1%溶液を布片で塗布・清拭するか，又は噴霧する。
腟洗浄：ベンザルコニウム塩化物0.02～0.05%溶液を用いる。
結膜嚢の洗浄・消毒：ベンザルコニウム塩化物0.01～0.05%溶液を用いる。

〔消毒液10%〕
手指・皮膚の消毒：通常石けんで十分に洗浄し，水で石けん分を十分に洗い落した後，本剤の100～200倍液(0.05～0.1%溶液)に浸して洗い，滅菌ガーゼあるいは布片で清拭する。術前の手洗の場合には，5～10分間ブラッシングする。
手術部位(手術野)の皮膚の消毒：手術前局所皮膚面を本剤の100倍液(0.1%溶液)で約5分間洗い，その後本剤の50倍液(0.2%溶液)を塗布する。
手術部位(手術野)の粘膜の消毒，皮膚・粘膜の創傷部位の消毒：本剤の400～1,000倍液(0.01～0.025%溶液)を用いる。
感染皮膚面の消毒：本剤の1,000倍液(0.01%溶液)を用いる。
医療機器の消毒：本剤の100倍液(0.1%溶液)に10分間浸漬するか，又は厳密に消毒する際は，器具を予め2%炭酸ナトリウム水溶液で洗い，その後本剤の100倍液(0.1%溶液)中で15分間煮沸する。
手術室・病室・家具・器具・物品等の消毒：本剤の50～200倍液(0.05～0.2%溶液)を布片で塗布・清拭するか，又は噴霧する。
腟洗浄：本剤の200～500倍液(0.02～0.05%溶液)を用いる。
結膜嚢の洗浄・消毒：本剤の200～1,000倍液(0.01～0.05%溶液)を用いる。

塩化ベンザルコニウム液：タツミ薬品　10%10mL[0.64円/mL]，塩化ベンザルコニウム液：東洋製化　10%10mL[0.66円/mL]，塩化ベンザルコニウム液(10%)「東海」：東海　10%10mL[0.64円/mL]，塩化ベンザルコニウム液10%「メタル」：中北薬品　10%10mL[0.64円/mL]，塩化ベンザルコニウム液(10%)「ヤマゼン」M：山善　10%10mL[0.66円/mL]，塩化ベンザルコニウム液(10W/V%)恵美須：恵美須薬品　10%10mL[0.66円/mL]，塩化ベンザルコニウム液(10w/v%)「カナダ」(M)：フヂミ製薬所　10%10mL[0.64円/mL]，塩化ベンザルコニウム液10w/v%「日医工」：日医工　10%10mL[0.64円/mL]，塩化ベンザルコニウム液50%「東海」：東海　50%10mL[0.98円/mL]，塩化ベンザルコニウム液「アマカス」：甘糟化学　10%10mL[0.64円/mL]，塩化ベンザルコニウム液「タカスギ」10%：高杉　10%10mL[0.64円/mL]，50%塩化ベンザルコニウム液「ヤクハン」：ヤクハン　10mL[1.44円/mL]，サラヤ塩化ベンザルコニウム10%液：サラヤ　10%10mL[0.64円/mL]，オロナイン外用液10%：大塚製薬工場　10%10mL[0.66円/mL]，逆性石ケン液0.025「ヨシダ」：吉田　0.025%10mL[0.55円/mL]，逆性石ケン液0.05「ヨシダ」：吉田　0.05%10mL[0.56円/mL]，逆性石ケン液0.1「ヨシダ」：吉田　0.1%10mL[0.56円/mL]，逆性石ケン液0.2「ヨシダ」：吉田　0.2%10mL[0.57円/mL]，逆性石ケン液10%「三恵」：三恵薬品　10%10mL[0.64円/mL]，逆性石ケン液10「ヨシダ」：吉田　10%10mL[0.64円/mL]，逆性石ケン液50「ヨシダ」：吉田　10mL[1.61円/mL]，逆性石鹸消毒液10%「シオエ」：シオエ　10%10mL[0.66円/mL]，クレミール消毒液10%：サンケミファ　10%10mL[0.64円/mL]，ザルコニン液0.025：健栄　0.025%10mL[0.55円/mL]，ザルコニン液0.05：健栄　0.05%10mL[0.56円/mL]，ザルコニン液0.1：健栄　0.1%10mL[0.57円/mL]，ザルコニン液0.2：健栄　0.2%10mL[0.57円/mL]，ザルコニン液10：健栄　10%10mL[0.64円/mL]，ヂアミトール消毒用液10W/V%：丸石　10%10mL[0.64円/mL]，ヂアミトール消毒用液50W/V%：丸石　10mL[1.61円/mL]，0.025W/V%ヂアミトール水：日興　0.025%10mL[0.56円/mL]，0.05W/V%ヂアミトール水：日興　0.05%10mL[0.56円/mL]，0.1W/V%ヂアミトール水：日興　0.1%10mL[0.55円/mL]，0.2W/V%ヂアミトール水：日興　0.2%10mL[0.57円/mL]，トリゾン消毒液10%「YI」：小堺　10%10mL[0.64円/mL]，ベンザルコニウム塩化物液10%「東豊」：東豊薬品　10%10mL[0.64円/mL]，ベンザルコニウム塩化物液10W/V%「タイセイ」：大成薬品　10%10mL[0.64円/mL]，ベンザルコニウム塩化物消毒液0.025%「ヨシダ」：吉田　－[－]，ベンザルコニウム塩化物消毒液0.025W/V%「日医工」：日医工　0.025%10mL[0.55円/mL]，ベンザルコニウム塩化物

消毒液0.05W/V%「日医工」：日医工　0.05%10mL[0.55円/mL]，ベンザルコニウム塩化物消毒液0.1W/V%「日医工」：日医工　0.1%10mL[0.55円/mL]，ベンザルコニウム塩化物消毒液10%「カネイチ」：兼一薬品　10%10mL[0.64円/mL]，ベンザルコニウム塩化物消毒液10w/v%「昭和」：昭和製薬　10%10mL[0.64円/mL]，ベンザルコニウム塩化物消毒液10W/V%「ニッコー」：日興　10%10mL[0.64円/mL]，ベンザルコニウム塩化物消毒用液10%「NP」：ニプロ　10%10mL[0.64円/mL]，ホエスミン消毒液10%：マイラン製薬　10%10mL[0.66円/mL]，ヤクゾール液10%：ヤクハン　10%10mL[0.64円/mL]

オスバンラビング　規格：−[−]

ベンザルコニウム塩化物　日本製薬　261

【効能効果】

医療施設における医師，看護師等の医療従事者の手指消毒

【対応標準病名】

該当病名なし

用法用量

(1)医療従事者の通常の手指消毒の場合：本剤約3mLを1回手掌にとり，乾燥するまで摩擦する。ただし，血清，膿汁等の有機物が付着している場合は，十分に洗い落した後，本剤による消毒を行う。

(2)術前・術後の術者の手指消毒の場合：手指及び前腕部を石けんでよく洗浄し，水で石けん分を十分洗い落した後，本剤約3mLを手掌にとり，乾燥するまで摩擦し，更にこの本剤による消毒を2回繰り返す。

禁忌　損傷皮膚及び粘膜

ALクレミール：サンケミファ，ウエッシュクリーン：ニプロ，ウエルパス手指消毒液0.2%：丸石，カネパス：兼一薬品，ザルコラブ：ヤクハン，トリゾンラブ消毒液0.2%：小堺，パームアレン：関東化学，ハンドコール：日興，ビオシラビング消毒液0.2W/V%：シオエ，フィンラビング0.2%消毒液：日医工，ベルコムローション：吉田，ベンゼットラブ消毒液0.2%：東洋製化，ホエスミンラビング：マイラン製薬，ラビネット消毒液0.2%：健栄，リナパス消毒液0.2%：中北薬品

オゼックス点眼液0.3%　規格：0.3%1mL[152.1円/mL]

トスフロキサシントシル酸塩水和物　富山化学　131

【効能効果】

〈適応菌種〉トスフロキサシンに感性のブドウ球菌属，レンサ球菌属，肺炎球菌，腸球菌属，ミクロコッカス属，モラクセラ属，コリネバクテリウム属，クレブシエラ属，エンテロバクター属，セラチア属，プロテウス属，モルガネラ・モルガニー，プロビデンシア属，インフルエンザ菌，ヘモフィルス・エジプチウス(コッホ・ウィークス菌)，シュードモナス属，緑膿菌，バークホルデリア・セパシア，ステノトロホモナス(ザントモナス)・マルトフィリア，アシネトバクター属，アクネ菌

〈適応症〉眼瞼炎，涙嚢炎，麦粒腫，結膜炎，瞼板腺炎，角膜炎(角膜潰瘍を含む)，眼科周術期の無菌化療法

【対応標準病名】

◎	角膜炎	角膜潰瘍	眼瞼炎
	結膜炎	麦粒腫	マイボーム腺炎
	涙のう炎		
○	亜急性結膜炎	亜急性涙のう炎	萎縮性角結膜炎
	栄養障害性角膜炎	円板状角膜炎	外傷性角膜炎
	外傷性角膜潰瘍	外麦粒腫	潰瘍性眼瞼炎
	化学性結膜炎	下眼瞼蜂巣炎	角結膜炎
	角結膜びらん	角膜上皮びらん	角膜穿孔
	角膜中心潰瘍	角膜内皮炎	角膜膿瘍
	角膜パンヌス	角膜びらん	角膜腐蝕
	下尖性霰粒腫	カタル性角膜潰瘍	カタル性眼炎
	カタル性結膜炎	化膿性角膜炎	化膿性結膜炎
	化膿性霰粒腫	貨幣状角膜炎	眼炎
	眼角部眼瞼炎	眼角部眼瞼縁結膜炎	眼窩膿瘍
	眼瞼縁炎	眼瞼縁結膜炎	眼瞼結膜炎
	眼瞼皮膚炎	眼瞼びらん	眼瞼蜂巣炎
	乾性角結膜炎	乾性角膜炎	感染性角膜炎
	感染性角膜潰瘍	偽膜性結膜炎	急性角結膜炎
	急性角膜炎	急性結膜炎	急性霰粒腫
	急性涙のう炎	急性濾胞性結膜炎	巨大乳頭結膜炎
	巨大フリクテン	血管性パンヌス	結節性眼炎
	結節性結膜炎	結膜潰瘍	結膜びらん
	結膜濾胞症	硬化性角膜炎	光線眼症
	コーガン症候群	コッホ・ウィークス菌性結膜炎	散在性表層角膜炎
	蚕蝕性角膜潰瘍	霰粒腫	紫外線角結膜炎
	紫外線角膜炎	糸状角膜炎	実質性角膜炎
	湿疹性眼瞼炎	湿疹性眼瞼皮膚炎	湿疹性パンヌス
	しゅさ性眼瞼炎	樹枝状角膜炎	樹枝状角膜潰瘍
	出血性角膜炎	術後結膜炎	上眼瞼蜂巣炎
	上尖性霰粒腫	睫毛性眼瞼炎	脂漏性眼瞼炎
	真菌性角膜潰瘍	神経栄養性角結膜炎	進行性角膜潰瘍
	浸潤性表層角膜炎	深層角膜炎	星状角膜炎
	ゼーミッシュ潰瘍	石化性角膜炎	雪眼炎
	接触眼瞼皮膚炎	接触性眼瞼結膜炎	穿孔性角膜潰瘍
	線状角膜炎	腺病性パンヌス	前房蓄膿性角膜炎
	単純性角膜潰瘍	地図状角膜炎	兎眼性角膜炎
	毒物性眼瞼炎	内麦粒腫	粘液膿性結膜炎
	白内障術後結膜炎	パリノー結膜炎	パリノー結膜腺症候群
	反復性角膜潰瘍	びまん性表層角膜炎	表在性角膜炎
	表在性点状角膜炎	フィラメント状角膜炎	匐行性角膜潰瘍
	ぶどう球菌性眼瞼炎	フリクテン性角結膜炎	フリクテン性角膜炎
	フリクテン性角膜潰瘍	フリクテン性結膜炎	フリクテン性パンヌス
	辺縁角膜炎	辺縁フリクテン	慢性角結膜炎
	慢性カタル性結膜炎	慢性結膜炎	慢性涙小管炎
	慢性涙のう炎	慢性濾胞性結膜炎	毛包眼瞼炎
	モラックス・アクセンフェルド結膜炎	薬物性角結膜炎	薬物性角膜炎
	薬物性眼瞼炎	薬物性結膜炎	流行性結膜炎
	輪紋状角膜炎	涙小管炎	涙のう周囲炎
	涙のう周囲膿瘍		
△	アトピー性角結膜炎	アレルギー性角膜炎	アレルギー性眼瞼炎
	アレルギー性眼瞼縁炎	アレルギー性結膜炎	アレルギー性鼻結膜炎
	眼瞼瘻孔	季節性アレルギー性結膜炎	急性涙腺炎
	クラミジア結膜炎	結膜化膿性肉芽腫	春季カタル
	症候性流涙症	通年性アレルギー性結膜炎	慢性涙腺炎
	涙管腫	涙小管のう胞	涙小管瘻
	涙腺炎	涙道瘻	涙のう瘻

用法用量　通常，成人及び小児に対して1回1滴，1日3回点眼する。

なお，疾患，症状により適宜増量する。

用法用量に関連する使用上の注意

(1)本剤の使用にあたっては，耐性菌の発現等を防ぐため，原則として感受性を確認し，疾病の治療上必要な最小限の期間の投与にとどめること。

(2)小児においては，成人に比べて短期間で治療効果が認められる場合があることから，経過を十分観察し，漫然と使用しないよう注意すること。

禁忌　本剤の成分及びキノロン系抗菌剤に対し過敏症の既往歴のある患者

トスフロ点眼液0.3%：日東メディック　0.3%1mL[152.1円/mL]

オ

オドメール点眼液0.05%　規格：0.05%1mL［21.2円/mL］
フルオロメトロン　千寿　131

【効 能 効 果】

外眼部及び前眼部の炎症性疾患の対症療法（眼瞼炎，結膜炎，角膜炎，強膜炎，上強膜炎，前眼部ブドウ膜炎，術後炎症）

【対応標準病名】

◎	角膜炎	眼瞼炎	強膜炎
	結膜炎	上強膜炎	ぶどう膜炎
○ あ	亜急性結膜炎	亜急性虹彩炎	亜急性虹彩毛様体炎
	亜急性前部ぶどう膜炎	亜急性毛様体炎	アトピー性角結膜炎
	アレルギー性角膜炎	アレルギー性結膜炎	アレルギー性鼻結膜炎
か	萎縮性角結膜炎	栄養障害性角膜炎	外傷性角膜炎
	外傷性角膜潰瘍	潰瘍性眼瞼炎	化学性結膜炎
	角結膜炎	角結膜びらん	角膜潰瘍
	角膜虹彩炎	角膜上皮びらん	角膜中心潰瘍
	角膜内皮炎	角膜膿瘍	角膜パンヌス
	角膜びらん	角膜腐蝕	カタル性角膜潰瘍
	カタル性眼炎	カタル性結膜炎	化膿性角膜炎
	化膿性結膜炎	化膿性虹彩炎	化膿性毛様体炎
	貨幣状角膜炎	眼炎	眼角部眼瞼炎
	眼角部眼瞼縁結膜炎	眼瞼縁炎	眼瞼縁結膜炎
	眼瞼結膜炎	乾性角結膜炎	乾性角膜炎
	感染性角膜潰瘍	季節性アレルギー性結膜炎	偽膜性結膜炎
	急性角結膜炎	急性角膜炎	急性結膜炎
	急性虹彩炎	急性虹彩毛様体炎	急性前部ぶどう膜炎
	急性毛様体炎	急性濾胞性結膜炎	巨大乳頭結膜炎
	巨大フリクテン	血管性パンヌス	結節虹彩炎
	結節性眼炎	結節性結膜炎	結膜潰瘍
	結膜びらん	結膜濾胞症	硬化性角膜炎
	高血圧性虹彩毛様体炎	虹彩異色性毛様体炎	虹彩炎
	虹彩毛様体炎	光線眼症	後部強膜炎
さ	コーガン症候群	コッホ・ウィークス菌性結膜炎	散在性表層角膜炎
	蚕蝕性角膜潰瘍	紫外線角結膜炎	紫外線角膜炎
	糸状角膜炎	実質性角膜炎	湿疹性眼瞼炎
	湿疹性パンヌス	しゅさ性眼瞼炎	出血性角膜炎
	出血性虹彩炎	術後結膜炎	術後虹彩炎
	春季カタル	漿液性虹彩炎	睫毛性眼瞼炎
	脂漏性眼瞼炎	真菌性角膜潰瘍	神経栄養性角結膜炎
	進行性角膜潰瘍	浸潤性表層角膜炎	深層角膜炎
	水晶体原性虹彩毛様体炎	星状角膜炎	ゼーミッシュ潰瘍
	石化性角膜炎	雪眼炎	接触性眼瞼結膜炎
	遷延性虹彩炎	穿孔性角膜潰瘍	線状角膜炎
	腺病性パンヌス	前房蓄膿	前房蓄膿性角膜炎
	前房蓄膿性虹彩炎	続発性虹彩炎	続発性虹彩毛様体炎
た	続発性ぶどう膜炎	単純性角膜潰瘍	通年性アレルギー性結膜炎
な	兎眼性角膜炎	毒物性眼瞼炎	粘液膿性結膜炎
は	白内障術後結膜炎	白内障術後虹彩炎	パリノー結膜炎
	パリノー結膜腺症候群	反復性角膜潰瘍	反復性虹彩炎
	反復性虹彩毛様体炎	反復性前部ぶどう膜炎	反復性前房蓄膿
	反復性毛様体炎	びまん性表層角膜炎	表在性角膜炎
	表在性点状角膜炎	フィラメント状角膜炎	フォークト・小柳病
	匐行性角膜潰瘍	フックス異色毛様体炎	ぶどう球菌性眼瞼炎
	ぶどう膜角膜炎	フリクテン性角結膜炎	フリクテン性角膜炎
	フリクテン性角膜潰瘍	フリクテン性結膜炎	フリクテン性パンヌス
ま	辺縁角膜炎	辺縁フリクテン	慢性角結膜炎
	慢性カタル性結膜炎	慢性結膜炎	慢性虹彩毛様体炎
	慢性濾胞性結膜炎	毛包眼瞼炎	毛様体炎
や	モラックス・アクセンフェルド結膜炎	薬物性角結膜炎	薬物性角膜炎
ら	薬物性眼瞼炎	薬物性結膜炎	リウマチ性虹彩炎
	流行性結膜炎	輪紋状角膜炎	
△	アカントアメーバ角膜炎	アレルギー性眼瞼炎	アレルギー性眼瞼縁炎
	アレルギー性ぶどう膜炎	ウイルス性ぶどう膜炎	壊死性強膜炎
	角膜穿孔	化膿性ぶどう膜炎	眼瞼皮膚炎
	眼瞼びらん	眼瞼瘻孔	感染性角膜炎
	強膜潰瘍	強膜疾患	クラミジア結膜炎
	結膜化膿性肉芽腫	細菌性結膜炎	湿疹性眼瞼皮膚炎
	周辺性ぶどう膜炎	接触眼瞼皮膚炎	中間部ぶどう膜炎
	陳旧性虹彩炎	陳旧性虹彩毛様体炎	内因性ぶどう膜炎
	難治性ぶどう膜炎		

用法用量　用時よく振り混ぜた後，通常，1回1～2滴，1日3～5回点眼する。
なお，症状により適宜増減する。

禁忌　本剤の成分に対し過敏症の既往歴のある患者

原則禁忌
(1)角膜上皮剥離又は角膜潰瘍のある患者
(2)ウイルス性結膜・角膜疾患，結核性眼疾患，真菌性眼疾患又は化膿性眼疾患のある患者

フルオメソロン0.05%点眼液：日本点眼薬［21.2円/mL］

オフサロン点眼液　規格：5mL1瓶［84.8円/瓶］
クロラムフェニコール　コリスチンメタンスルホン酸ナトリウム　わかもと　131

【効 能 効 果】

〈適応菌種〉クロラムフェニコール/コリスチンに感性の緑膿菌を主とするグラム陰性桿菌
〈適応症〉眼瞼炎，結膜炎，角膜炎（角膜潰瘍を含む），眼科周術期の無菌化療法

【対応標準病名】

◎	角膜炎	角膜潰瘍	眼瞼炎
	結膜炎		
○	亜急性結膜炎	萎縮性角結膜炎	栄養障害性角膜炎
	外傷性角膜炎	外傷性角膜潰瘍	潰瘍性眼瞼炎
	化学性結膜炎	角結膜炎	角結膜びらん
	角膜上皮びらん	角膜中心潰瘍	角膜内皮炎
	角膜膿瘍	角膜びらん	カタル性角膜潰瘍
	カタル性眼炎	カタル性結膜炎	化膿性角膜炎
	化膿性結膜炎	貨幣状角膜炎	眼炎
	眼角部眼瞼炎	眼角部眼瞼縁結膜炎	眼瞼縁炎
	眼瞼縁結膜炎	眼瞼結膜炎	眼瞼皮膚炎
	眼瞼びらん	乾性角結膜炎	乾性角膜炎
	感染性角膜炎	感染性角膜潰瘍	偽膜性結膜炎
	急性角結膜炎	急性角膜炎	急性結膜炎
	急性濾胞性結膜炎	巨大乳頭結膜炎	結節性眼炎
	結節性結膜炎	結膜びらん	硬化性角膜炎
	光線眼症	コーガン症候群	コッホ・ウィークス菌性結膜炎
	散在性表層角膜炎	蚕蝕性角膜潰瘍	紫外線角結膜炎
	紫外線角膜炎	糸状角膜炎	実質性角膜炎
	湿疹性眼瞼炎	湿疹性眼瞼皮膚炎	しゅさ性眼瞼炎
	樹枝状角膜炎	樹枝状角膜潰瘍	出血性角膜炎
	術後結膜炎	春季カタル	睫毛性眼瞼炎
	脂漏性眼瞼炎	真菌性角膜潰瘍	神経栄養性角結膜炎
	進行性角膜潰瘍	浸潤性表層角膜炎	深層角膜炎
	星状角膜炎	ゼーミッシュ潰瘍	石化性角膜炎
	雪眼炎	接触眼瞼皮膚炎	接触性眼瞼結膜炎
	穿孔性角膜潰瘍	線状角膜炎	前房蓄膿性角膜炎
	単純性角膜潰瘍	地図状角膜炎	兎眼性角膜炎
	粘液膿性結膜炎	白内障術後結膜炎	パリノー結膜炎
	パリノー結膜腺症候群	反復性角膜潰瘍	びまん性表層角膜炎
	表在性角膜炎	表在性点状角膜炎	フィラメント状角膜炎

	匐行性角膜潰瘍	ぶどう球菌性眼瞼炎	フリクテン性角結膜炎
	フリクテン性角膜炎	フリクテン性角膜潰瘍	フリクテン性結膜炎
	辺縁角膜炎	辺縁フリクテン	慢性角結膜炎
	慢性カタル性結膜炎	慢性結膜炎	慢性濾胞性結膜炎
	毛包眼瞼炎	モラックス・アクセンフェルド結膜炎	薬物性角結膜炎
	薬物性角膜炎	薬物性結膜炎	流行性結膜炎
	輪紋状角膜炎		
△	アカントアメーバ角膜炎	アトピー性角結膜炎	アレルギー性角膜炎
	アレルギー性眼瞼炎	アレルギー性眼瞼縁炎	アレルギー性結膜炎
	アレルギー性鼻結膜炎	角膜穿孔	角膜パンヌス
	角膜腐蝕	眼瞼瘻孔	季節性アレルギー性結膜炎
	巨大フリクテン	クラミジア結膜炎	血管性パンヌス
	結膜潰瘍	結膜化膿性肉芽腫	結膜濾胞症
	湿疹性パンヌス	腺病性パンヌス	通年性アレルギー性結膜炎
	毒物性眼瞼炎	フリクテン性パンヌス	薬物性眼瞼炎

用法用量　1日4～5回，1回2～3滴点眼する。

用法用量に関連する使用上の注意　本剤の使用にあたっては，耐性菌の発現等を防ぐため，原則として感受性を確認し，疾病の治療上必要な最小限の期間の投与にとどめること。

禁忌　本剤又は本剤配合成分に対し過敏症の既往歴のある患者

コリナコール点眼液：日本点眼薬[84.8円/瓶]

オフロキサシンゲル化点眼液0.3%「わかもと」

規格：0.3%1mL[65.7円/mL]

オフロキサシン　わかもと　131

【効能効果】

〈適応菌種〉本剤に感性のブドウ球菌属，レンサ球菌属，肺炎球菌，腸球菌属，ミクロコッカス属，モラクセラ属，コリネバクテリウム属，クレブシエラ属，セラチア属，プロテウス属，モルガネラ・モルガニー，プロビデンシア属，インフルエンザ菌，ヘモフィルス・エジプチウス(コッホ・ウィークス菌)，シュードモナス属，緑膿菌，バークホルデリア・セパシア，ステノトロホモナス(ザントモナス)・マルトフィリア，アシネトバクター属，アクネ菌，トラコーマクラミジア(クラミジア・トラコマティス)

〈適応症〉眼瞼炎，涙嚢炎，麦粒腫，結膜炎，瞼板腺炎，角膜炎(角膜潰瘍を含む)，眼科周術期の無菌化療法

【対応標準病名】

◎	角膜炎	角膜潰瘍	眼瞼炎
	結膜炎	麦粒腫	マイボーム腺炎
	涙のう炎		
○	亜急性結膜炎	亜急性涙のう炎	アレルギー性角膜炎
	萎縮性角結膜炎	栄養障害性角膜炎	外傷性角膜炎
	外傷性角膜潰瘍	外麦粒腫	潰瘍性眼瞼炎
	化学性結膜炎	下眼瞼蜂巣炎	角結膜炎
	角結膜びらん	角膜上皮びらん	角膜穿孔
	角膜中心潰瘍	角膜内皮炎	角膜膿瘍
	角膜パンヌス	角膜びらん	角膜腐蝕
	下尖性霰粒腫	カタル性角膜潰瘍	カタル性眼炎
	カタル性結膜炎	化膿性角膜炎	化膿性結膜炎
	化膿性霰粒腫	貨幣状角膜炎	眼炎
	眼角部眼瞼炎	眼角部眼瞼縁結膜炎	眼窩膿瘍
	眼瞼縁炎	眼瞼縁結膜炎	眼瞼結膜炎
	眼瞼皮膚炎	眼瞼びらん	眼瞼蜂巣炎
	乾性角結膜炎	乾性角膜炎	感染性角膜炎
	感染性角膜潰瘍	偽膜性結膜炎	急性角結膜炎
	急性角膜炎	急性結膜炎	急性霰粒腫
	急性涙のう炎	急性濾胞性結膜炎	巨大乳頭結膜炎
	巨大フリクテン	血管性パンヌス	結節性眼炎
	結節性結膜炎	結膜潰瘍	結膜びらん
	結膜濾胞症	硬化性角膜炎	光線眼症
	コーガン症候群	コッホ・ウィークス菌性結膜炎	散在性表層角膜炎
	蚕蝕性角膜潰瘍	霰粒腫	紫外線角結膜炎
	紫外線角膜炎	糸状角膜炎	実質性角膜炎
	湿疹性眼瞼炎	湿疹性眼瞼皮膚炎	湿疹性パンヌス
	しゅさ性眼瞼炎	出血性角膜炎	術後結膜炎
	春季カタル	上眼瞼蜂巣炎	上尖性霰粒腫
	睫毛性眼瞼炎	脂漏性眼瞼炎	真菌性角膜潰瘍
	神経栄養性角結膜炎	進行性角膜潰瘍	浸潤性表層角膜炎
	深層角膜炎	星状角膜炎	ゼーミッシュ潰瘍
	石化性角膜炎	雪眼炎	接触眼瞼皮膚炎
	接触性眼瞼結膜炎	穿孔性角膜潰瘍	線状角膜炎
	腺病性パンヌス	前房蓄膿性角膜炎	単純性角膜潰瘍
	兎眼性角膜炎	毒物性眼瞼炎	内麦粒腫
	粘液膿性結膜炎	白内障術後結膜炎	パリノー結膜炎
	パリノー結膜腺症候群	反復性角膜潰瘍	びまん性表層角膜炎
	表在性角膜炎	表在性点状角膜炎	フィラメント状角膜炎
	匐行性角膜潰瘍	ぶどう球菌性眼瞼炎	フリクテン性角結膜炎
	フリクテン性角膜炎	フリクテン性角膜潰瘍	フリクテン性結膜炎
	フリクテン性パンヌス	辺縁角膜炎	辺縁フリクテン
	慢性角結膜炎	慢性カタル性結膜炎	慢性結膜炎
	慢性涙小管炎	慢性涙のう炎	慢性濾胞性結膜炎
	毛包眼瞼炎	モラックス・アクセンフェルド結膜炎	薬物性角結膜炎
	薬物性角膜炎	薬物性眼瞼炎	薬物性結膜炎
	流行性結膜炎	輪紋状角膜炎	涙小管炎
	涙のう周囲炎	涙のう周囲膿瘍	
△	アトピー性角結膜炎	アレルギー性眼瞼炎	アレルギー性眼瞼縁炎
	アレルギー性結膜炎	アレルギー性鼻結膜炎	円板状角膜炎
	眼瞼瘻孔	季節性アレルギー性結膜炎	急性涙腺炎
	クラミジア結膜炎	結膜化膿性肉芽腫	樹枝状角膜炎
	樹枝状角膜潰瘍	症候性流涙症	地図状角膜炎
	通年性アレルギー性結膜炎	慢性涙腺炎	涙管腫
	涙小管のう胞	涙小管瘻	涙腺炎
	涙道瘻	涙のう瘻	

用法用量　通常，1回1滴，1日3回点眼する。
なお，症状により適宜増減する。

用法用量に関連する使用上の注意

(1)本剤の使用にあたっては，耐性菌の発現等を防ぐため，原則として感受性を確認し，疾病の治療上必要な最小限の期間の投与にとどめること。

(2)長期間使用しないこと。なお，トラコーマクラミジアによる結膜炎の場合には，8週間の投与を目安とし，その後の継続投与については慎重に行うこと。

(3)他の点眼剤を併用する場合には，本剤投与前に少なくとも10分間の間隔をあけて投与すること。

禁忌　本剤の成分及びキノロン系抗菌剤に対し過敏症の既往歴のある患者

オペガードMA眼灌流液

規格：20mL1管[633.2円/管]，300mL1袋[2177.3円/袋]，500mL1袋[2200.9円/袋]

ブドウ糖　無機塩類配合剤　千寿　131

【効能効果】

眼手術(白内障，硝子体，緑内障)時の眼内灌流及び洗浄

【対応標準病名】

該当病名なし

用法用量

眼内灌流及び洗浄を目的として用いる。使用量は，通常次のとおりとする。
なお，術式及び手術時間等により適宜増減する。

白内障手術：20～500mL

硝子体手術：50～4,000mL
緑内障手術：20～50mL

オペガン0.6眼粘弾剤1%　規格：1%0.6mL1筒[7259.5円/筒]
オペガン1.1眼粘弾剤1%　規格：1%1.1mL1筒[8142.5円/筒]
精製ヒアルロン酸ナトリウム　生化学工業　131

【効 能 効 果】

白内障手術・眼内レンズ挿入術・全層角膜移植術における手術補助

【対応標準病名】

該当病名なし

用法用量
白内障手術・眼内レンズ挿入術を連続して施行する場合には，通常0.4～1.0mLを前房内へ注入する。また，眼内レンズのコーティングに約0.1mL使用する。ただし，白内障手術又は眼内レンズ挿入術のみを施行する場合には，以下のとおりとする。

白内障手術：通常0.1～0.6mLを前房内へ注入する。

眼内レンズ挿入術：眼内レンズ挿入前に，通常0.1～0.5mLを前房内へ注入する。また，眼内レンズのコーティングに約0.1mL使用する。

全層角膜移植術：移植眼の角膜片を除去後に，通常0.1～0.5mLを前房内へ注入し，移植片角膜を本剤上に浮遊させて縫合を行う。また，提供眼の移植片角膜のコーティングに約0.1mL使用する。

原則禁忌　本剤の成分又は蛋白系薬剤に対し過敏症の既往歴のある患者

オペガンハイ0.6眼粘弾剤1%：生化学工業　1%0.6mL1筒[6235.2円/筒]，オペガンハイ0.7眼粘弾剤1%：生化学工業　1%0.7mL1筒[7090円/筒]，オペリードHV0.6眼粘弾剤1%：資生堂　1%0.6mL1筒[6235.2円/筒]，オペリード1.1眼粘弾剤1%：資生堂　1%1.1mL1筒[7090円/筒]，オペリードHV0.6眼粘弾剤1%：資生堂　1%0.6mL1筒[6235.2円/筒]，ヒアガード0.6眼粘弾剤1%：日本点眼薬　1%0.6mL1筒[3250.1円/筒]，ヒアルロン酸Na0.6眼粘弾剤1%「コーワ」：興和　1%0.6mL1筒[3250.1円/筒]，ピオネス0.6眼粘弾剤1%：テバ製薬　1%0.6mL1筒[3250.1円/筒]，プロビスク0.6眼粘弾剤1%：日本アルコン　1%0.6mL1筒[3250.1円/筒]，プロビスク0.7眼粘弾剤1%：日本アルコン　1%0.7mL1筒[3217.9円/筒]

オーラ注歯科用カートリッジ1.0mL　規格：1mL1管[59.6円/管]
オーラ注歯科用カートリッジ1.8mL　規格：1.8mL1管[59.6円/管]
アドレナリン酒石酸水素塩　塩酸リドカイン　昭和薬化工　271

【効 能 効 果】

歯科領域における浸潤麻酔又は伝達麻酔

【対応標準病名】

該当病名なし

用法用量　浸潤麻酔又は伝達麻酔には，通常成人0.3～1.8mLを使用する。口腔外科領域の麻酔には3～5mLを使用する。なお，年齢，麻酔領域，部位，組織，症状，体質により適宜増減するが，増量する場合には注意すること。

禁忌　本剤の成分又はアミド型局所麻酔薬に対し過敏症の既往歴のある患者

原則禁忌　高血圧，動脈硬化，心不全，甲状腺機能亢進，糖尿病のある患者及び血管攣縮の既往のある患者

オラドールSトローチ0.5mg　規格：0.5mg1錠[5.8円/錠]
オラドールトローチ0.5mg　規格：0.5mg1錠[5.8円/錠]
ドミフェン臭化物　テバ製薬　239

【効 能 効 果】

咽頭炎，扁桃炎，口内炎，抜歯創を含む口腔創傷の感染予防

【対応標準病名】

◎	咽頭炎	口腔創傷	口内炎
	抜歯後感染	扁桃炎	
○	MRSA術後創部感染	アデノウイルス咽頭炎	アフタ性口内炎
	アレルギー性口内炎	アンギナ	咽頭チフス
	咽頭痛	インフルエンザ菌性咽頭炎	ウイルス性口内炎
	壊疽性咽頭炎	エンテロウイルス性リンパ結節性咽頭炎	潰瘍性咽頭炎
	下咽頭炎	下顎口唇挫創	カタル性咽頭炎
	カタル性口内炎	感染性咽頭炎	感染性口内炎
	乾燥性口内炎	義歯性口内炎	偽膜性口内炎
	偽膜性扁桃炎	急性アデノイド咽頭炎	急性アデノイド扁桃炎
	急性咽頭炎	急性壊疽性扁桃炎	急性化膿性咽頭炎
	急性化膿性扁桃炎	急性腺窩性扁桃炎	急性扁桃炎
	頬粘膜咬創	原発性ヘルペスウイルス性口内炎	口蓋切創
	口蓋裂創	口角部挫創	口角部裂創
	口腔開放創	口腔割創	口腔感染症
	口腔挫創	口腔刺創	口腔褥瘡性潰瘍
	口腔粘膜咬創	口腔ヘルペス	口腔裂創
	口唇アフタ	口唇外傷性異物	口唇開放創
	口唇割創	口唇貫通創	口唇咬創
	口唇挫創	口唇刺創	口唇創傷
	口唇裂創	コクサッキーウイルス咽頭炎	孤立性アフタ
	再発性アフタ	再発性ヘルペスウイルス性口内炎	歯肉切創
	歯肉裂創	習慣性アンギナ	習慣性扁桃炎
	出血性口内炎	術後感染症	上咽頭炎
	上唇小帯裂創	水疱性咽頭炎	水疱性口内炎
	舌開放創	舌下顎挫創	舌咬創
	舌挫創	舌刺創	接触性口内炎
	舌切創	舌創傷	舌扁桃炎
	舌裂創	腺窩性アンギナ	増殖性化膿性口内炎
	大アフタ	多発性口内炎	地図状口内炎
	軟口蓋挫創	軟口蓋創傷	軟口蓋破裂
	難治性口内炎	歯の迷入	ベドナーアフタ
	ヘルペスウイルス性咽頭炎	ヘルペス口内炎	扁桃性アンギナ
	放射線性口内炎	慢性扁桃炎	淋菌性口内炎
△	アデノウイルス扁桃炎	ウイルス性咽頭炎	ウイルス性扁桃炎
	壊死性潰瘍性歯周炎	壊死性潰瘍性歯肉炎	壊疽性口内炎
	壊疽性歯肉炎	潰瘍性口内炎	顎堤増大
	カンジダ性口角びらん	カンジダ性口内炎	義歯性潰瘍
	偽膜性アンギナ	偽膜性咽頭炎	急性潰瘍性扁桃炎
	急性偽膜性カンジダ症	ゲオトリクム症	ゲオトリクム性口内炎
	口腔カンジダ症	口唇カンジダ症	歯痛
	歯肉カンジダ症	手術創部膿瘍	術後膿瘍
	術後敗血症	水痘後急性扁桃炎	水疱性口内炎ウイルス病
	舌カンジダ症	咀嚼障害	ニコチン性口内炎
	肺炎球菌性咽頭炎	敗血症性咽頭炎	抜歯後出血
	抜歯後疼痛	抜歯創瘻孔形成	歯の口底迷入
	歯の上顎洞迷入	ぶどう球菌性咽頭炎	ぶどう球菌性扁桃炎
	ヘルペスウイルス性歯肉口内炎	扁桃チフス	縫合糸膿瘍
	縫合部膿瘍	膜性咽頭炎	淋菌性咽頭炎
	連鎖球菌性アンギナ	連鎖球菌性咽頭炎	連鎖球菌性扁桃炎
	ワンサンアンギナ	ワンサン気管支炎	ワンサン扁桃炎

用法用量　ドミフェン臭化物として，通常1回0.5mg（本剤1

錠)を１日３〜６回投与し，口中で徐々に溶解させる。なお，症状により適宜増減する。

オルガドロン点眼・点耳・点鼻液0.1%

規格：0.1%1mL［42.5円/mL］

デキサメタゾンリン酸エステルナトリウム　MSD　131,132

【効能効果】

(眼科用)：外眼部及び前眼部の炎症性疾患の対症療法(眼瞼炎，結膜炎，角膜炎，強膜炎，上強膜炎，前眼部ブドウ膜炎，術後炎症)
(耳鼻科用)：外耳・中耳(耳管を含む)または上気道の炎症性・アレルギー性疾患(外耳炎，中耳炎，アレルギー性鼻炎など)，術後処置

【対応標準病名】

◎	アレルギー性外耳道炎	アレルギー性中耳炎	アレルギー性鼻炎
	外耳炎	角膜炎	眼瞼炎
	急性上気道炎	強膜炎	結膜炎
	耳管炎	上強膜炎	中耳炎
	ぶどう膜炎		
○あ	亜急性アレルギー性中耳炎	亜急性血性中耳炎	亜急性結膜炎
	亜急性虹彩炎	亜急性虹彩毛様体炎	亜急性漿液ムチン性中耳炎
	亜急性前部ぶどう膜炎	亜急性ムコイド中耳炎	亜急性毛様体炎
	悪性外耳炎	アトピー性角結膜炎	アレルギー性角膜炎
	アレルギー性結膜炎	アレルギー性鼻咽頭炎	アレルギー性鼻結膜炎
	アレルギー性副鼻腔炎	アレルギー性ぶどう膜炎	萎縮性角結膜炎
	イネ科花粉症	咽頭気管炎	咽頭喉頭炎
か	咽頭扁桃炎	栄養障害性角膜炎	外耳湿疹
	外耳道真珠腫	外耳道膿瘍	外耳道蜂巣炎
	外傷性角膜炎	外傷性角膜潰瘍	外傷性穿孔性中耳炎
	外傷性中耳炎	潰瘍性眼瞼炎	化学性急性外耳炎
	化学性結膜炎	角結膜炎	角結膜びらん
	角膜潰瘍	角膜虹彩炎	角膜上皮びらん
	角膜中心潰瘍	角膜内皮炎	角膜膿瘍
	角膜パンヌス	角膜びらん	角膜腐蝕
	カタル性角膜潰瘍	カタル性眼炎	カタル性結膜炎
	化膿性角膜炎	化膿性結膜炎	化膿性虹彩炎
	化膿性中耳炎	化膿性毛様体炎	貨幣状角膜炎
	カモガヤ花粉症	眼炎	眼角部眼瞼炎
	眼角部眼瞼縁結膜炎	眼瞼縁炎	眼瞼縁結膜炎
	眼瞼結膜炎	乾性角結膜炎	乾性角膜炎
	感染性外耳炎	感染性角膜潰瘍	季節性アレルギー性結膜炎
	季節性アレルギー性鼻炎	偽膜性結膜炎	急性アレルギー性中耳炎
	急性咽頭喉頭炎	急性咽頭扁桃炎	急性外耳炎
	急性角結膜炎	急性角膜炎	急性化膿性外耳炎
	急性化膿性中耳炎	急性血性中耳炎	急性結膜炎
	急性口蓋扁桃炎	急性虹彩炎	急性虹彩毛様体炎
	急性光線性外耳炎	急性湿疹性外耳炎	急性漿液ムチン性中耳炎
	急性滲出性中耳炎	急性接触性外耳炎	急性前部ぶどう膜炎
	急性中耳炎	急性反応性外耳炎	急性非化膿性中耳炎
	急性扁桃耳管炎	急性ムコイド中耳炎	急性毛様体炎
	急性濾胞性結膜炎	巨大乳頭結膜炎	巨大フリクテン
	グラデニーゴ症候群	グルーイヤー	血管運動性鼻炎
	血管性パンヌス	結節虹彩炎	結節性眼炎
	結節性結膜炎	結膜潰瘍	結膜びらん
	結膜濾胞症	限局性外耳道炎	硬化性角膜炎
	高血圧性虹彩毛様体炎	虹彩異色性毛様体炎	虹彩炎
	虹彩毛様体炎	好酸球性中耳炎	光線眼症
	後部強膜炎	コーガン症候群	コッホ・ウィークス菌性結膜炎
さ	再発性中耳炎	散在性表層角膜炎	蚕蝕性角膜潰瘍
	耳介周囲湿疹	紫外線角結膜炎	紫外線角膜炎
	耳介部皮膚炎	耳介蜂巣炎	耳管鼓室炎
	糸状角膜炎	実質性角膜炎	湿疹性眼瞼炎
	湿疹性パンヌス	しゅさ性眼瞼炎	出血性外耳炎
	出血性角膜炎	出血性虹彩炎	出血性中耳炎
	術後結膜炎	術後虹彩炎	術後性中耳炎
	術後性慢性中耳炎	春季カタル	漿液性虹彩炎
	上鼓室化膿症	睫毛性眼瞼炎	脂漏性眼瞼炎
	真菌性角膜潰瘍	神経栄養性角結膜炎	進行性角膜潰瘍
	滲出性中耳炎	浸潤性表層角膜炎	新生児中耳炎
	深層角膜炎	水晶体原性虹彩毛様体炎	水疱性中耳炎
	スギ花粉症	星状角膜炎	ゼーミッシュ潰瘍
	石化性角膜炎	雪眼炎	接触性眼瞼結膜炎
	舌扁桃炎	遷延性虹彩炎	穿孔性角膜潰瘍
	穿孔性中耳炎	線状角膜炎	腺病性パンヌス
	前房蓄膿	前房蓄膿性角膜炎	前房蓄膿性虹彩炎
た	続発性虹彩炎	続発性虹彩毛様体炎	単純性角膜潰瘍
	単純性中耳炎	中耳炎後遺症	陳旧性中耳炎
	通年性アレルギー性結膜炎	通年性アレルギー性鼻炎	兎眼性角膜炎
は	毒物性眼瞼炎	粘液膿性結膜炎	白内障術後結膜炎
	白内障術後虹彩炎	鼻耳管炎	パリノー結膜炎
	パリノー結膜腺症候群	反復性角膜潰瘍	反復性虹彩炎
	反復性虹彩毛様体炎	反復性前部ぶどう膜炎	反復性前房蓄膿
	反復性毛様体炎	非化膿性中耳炎	非感染性急性外耳炎
	ヒノキ花粉症	びまん性外耳炎	びまん性表層角膜炎
	表在性角膜炎	表在性点状角膜炎	フィラメント状角膜炎
	フォークト・小柳病	匐行性角膜潰瘍	ブタクサ花粉症
	フックス異色毛様体炎	ぶどう球菌性眼瞼炎	ぶどう膜角膜炎
	フリクテン性角結膜炎	フリクテン性角膜炎	フリクテン性角膜潰瘍
	フリクテン性結膜炎	フリクテン性パンヌス	辺縁角膜炎
ま	辺縁フリクテン	慢性アレルギー性中耳炎	慢性外耳炎
	慢性角結膜炎	慢性カタル性結膜炎	慢性化膿性穿孔性中耳炎
	慢性化膿性中耳炎	慢性結膜炎	慢性虹彩毛様体炎
	慢性耳管炎	慢性耳管鼓室カタル	慢性耳管鼓室化膿性中耳炎
	慢性漿液性中耳炎	慢性漿液ムチン性中耳炎	慢性上鼓室乳突洞化膿性中耳炎
	慢性滲出性中耳炎	慢性穿孔性中耳炎	慢性中耳炎
	慢性中耳炎急性増悪	慢性中耳炎後遺症	慢性中耳炎術後再燃
	慢性非化膿性中耳炎	慢性ムコイド中耳炎	慢性濾胞性結膜炎
	ムコイド中耳炎	ムコーズス中耳炎	毛包眼瞼炎
や	毛様体炎	モラックス・アクセンフェルド結膜炎	薬物性角結膜炎
	薬物性角膜炎	薬物性眼瞼炎	薬物性結膜炎
ら	リウマチ性虹彩炎	流行性結膜炎	良性慢性化膿性中耳炎
	輪紋状角膜炎	連鎖球菌性上気道感染	
△	アカントアメーバ角膜炎	アレルギー性眼瞼炎	アレルギー性眼瞼縁炎
	ウイルス性ブドウ膜炎	壊死性外耳炎	壊死性強膜炎
	外耳道痛	外耳道肉芽腫	外耳道閉塞性角化症
	角膜穿孔	かぜ	化膿性ぶどう膜炎
	花粉症	眼瞼皮膚炎	眼瞼びらん
	眼瞼瘻孔	感染性角膜炎	感冒
	強膜潰瘍	強膜疾患	クラミジア結膜炎
	結核性中耳炎	結膜化膿性肉芽腫	鼓室内水腫
	細菌性結膜炎	湿疹性眼瞼皮膚炎	周辺性ぶどう膜炎
	接触眼瞼皮膚炎	続発性ぶどう膜炎	中間部ぶどう膜炎
	中耳炎性顔面神経麻痺	陳旧性虹彩炎	陳旧性虹彩毛様体炎
	内因性ぶどう膜炎	難治性ぶどう膜炎	緑膿菌性外耳炎

用法用量

(眼科用)：通常，0.1%点眼液として１日３〜４回，１回１〜２滴宛点眼する。なお，症状により適宜増減する。
(耳鼻科用)：通常，0.1%点耳，点鼻液として１日１〜数回，適量を点耳，点鼻，耳浴，ネブライザー又はタンポンにて使用するか，

又は患部に注入する。なお，症状により適宜増減する。

禁忌　本剤の成分に対し過敏症の既往歴のある患者

原則禁忌

(1)眼科疾患に使用する場合
①角膜潰瘍のある患者
②ウイルス性結膜・角膜疾患，結核性眼疾患，真菌性眼疾患又は化膿性眼疾患のある患者

(2)耳鼻科疾患に使用する場合
①耳又は鼻に結核性又はウイルス性疾患のある患者
②糖尿病の患者

テイカゾン点眼・点耳・点鼻液0.1%：テイカ[19.2円/mL]

オルセノン軟膏0.25%　規格：0.25%1g[51.2円/g]
トレチノイントコフェリル　ポーラ　269

【効能効果】

褥瘡，皮膚潰瘍(熱傷潰瘍，糖尿病性潰瘍，下腿潰瘍)

【対応標準病名】

◎	下腿皮膚潰瘍	褥瘡	糖尿病性潰瘍
	皮膚潰瘍		
○	1型糖尿病・末梢循環合併症あり	1型糖尿病性壊疽	1型糖尿病性潰瘍
	2型糖尿病・末梢循環合併症あり	2型糖尿病性壊疽	2型糖尿病性潰瘍
	足褥瘡	圧迫性潰瘍	腋窩難治性皮膚潰瘍
	腋窩皮膚潰瘍	下肢難治性皮膚潰瘍	下肢皮膚潰瘍
	下腿難治性皮膚潰瘍	ギブス性潰瘍	胸部難治性皮膚潰瘍
	胸部皮膚潰瘍	頚部難治性皮膚潰瘍	頚部皮膚潰瘍
	細菌性肉芽腫症	指尖難治性皮膚潰瘍	指尖皮膚潰瘍
	膝部難治性皮膚潰瘍	膝部皮膚潰瘍	趾難治性皮膚潰瘍
	趾皮膚潰瘍	手指難治性皮膚潰瘍	手指皮膚潰瘍
	手部難治性皮膚潰瘍	手部皮膚潰瘍	踵部難治性皮膚潰瘍
	踵部皮膚潰瘍	褥瘡感染	褥瘡性潰瘍
	仙骨部褥瘡	前腕難治性皮膚潰瘍	前腕皮膚潰瘍
	足関節外果難治性皮膚潰瘍	足関節外果皮膚潰瘍	足関節難治性皮膚潰瘍
	足関節皮膚潰瘍	足底難治性皮膚潰瘍	足底皮膚潰瘍
	足背難治皮膚潰瘍	足背皮膚潰瘍	足部難治性皮膚潰瘍
	足部皮膚潰瘍	大腿難治性皮膚潰瘍	大腿皮膚潰瘍
	殿部褥瘡	殿部難治性皮膚潰瘍	殿部皮膚潰瘍
	糖尿病合併症	糖尿病性壊疽	糖尿病性血管障害
	糖尿病性末梢血管障害	難治性皮膚潰瘍	熱帯性潰瘍
	背部褥瘡	背部難治性皮膚潰瘍	背部皮膚潰瘍
	腹部難治性皮膚潰瘍	腹部皮膚潰瘍	腹壁瘢痕部潰瘍
	母趾難治性皮膚潰瘍	母趾皮膚潰瘍	
△	1型糖尿病	2型糖尿病	安定型糖尿病
	インスリン抵抗性糖尿病	緩徐進行1型糖尿病	若年2型糖尿病
	ストーマ粘膜皮膚侵入	糖尿病	糖尿病性動脈硬化症
	糖尿病性動脈閉塞症	糖尿病性末梢血管症	妊娠糖尿病
	皮膚びらん	不安定型糖尿病	

効能効果に関連する使用上の注意　熱傷潰瘍に本剤を使用する場合，本剤の対象は熱傷後の二次損傷により生じた熱傷潰瘍であるので，新鮮熱傷に対しては他の適切な療法を考慮すること。

用法用量　症状及び病巣の大きさに応じて適量を使用する。潰瘍面を清拭後，1日1～2回ガーゼなどにのばして貼布するか，又は患部に直接塗布する。

禁忌　本剤の成分に対し過敏症の既往歴のある患者

オルベスコ50μgインヘラー112吸入用
規格：5.6mg6.6g1キット[1848.7円/キット]

オルベスコ100μgインヘラー56吸入用
規格：5.6mg3.3g1キット[1888円/キット]

オルベスコ100μgインヘラー112吸入用
規格：11.2mg6.6g1キット[2378.4円/キット]

オルベスコ200μgインヘラー56吸入用
規格：11.2mg3.3g1キット[2378.4円/キット]

シクレソニド　帝人　229

【効能効果】

気管支喘息

【対応標準病名】

◎	気管支喘息		
○	アスピリン喘息	アトピー性喘息	アレルギー性気管支炎
	運動誘発性喘息	外因性喘息	感染型気管支喘息
	気管支喘息合併妊娠	混合型喘息	小児喘息
	小児喘息性気管支炎	職業喘息	心因性喘息
	ステロイド依存性喘息	咳喘息	喘息性気管支炎
	難治性喘息	乳児喘息	非アトピー性喘息
	夜間性喘息		

用法用量

成人

通常，成人にはシクレソニドとして100～400μgを1日1回吸入投与する。なお，症状により適宜増減するが，1日の最大投与量は800μgとする。

また，1日に800μgを投与する場合は，朝，夜の1日2回に分けて投与する。

小児：通常，小児にはシクレソニドとして100～200μgを1日1回吸入投与する。なお，良好に症状がコントロールされている場合は50μg1日1回まで減量できる。

用法用量に関連する使用上の注意

(1)喘息症状の緩解がみられた場合は，治療上必要最小限の用量を投与すること。

(2)1日1回投与の場合には，本剤を夜に投与することが望ましい。

禁忌

(1)有効な抗菌剤の存在しない感染症，深在性真菌症の患者

(2)本剤の成分に対して過敏症の既往歴のある患者

原則禁忌　結核性疾患の患者

オンブレス吸入用カプセル150μg
規格：150μg1カプセル[143.6円/カプセル]

インダカテロールマレイン酸塩　ノバルティス　225

【効能効果】

慢性閉塞性肺疾患(慢性気管支炎，肺気腫)の気道閉塞性障害に基づく諸症状の緩解

【対応標準病名】

◎	気道閉塞	肺気腫	慢性気管支炎
	慢性閉塞性肺疾患		
○	萎縮性肺気腫	一側性肺気腫	気腫性肺のう胞
	気道狭窄	巨大気腫性肺のう胞	小葉間肺気腫
	喘息性気管支炎	中心小葉性肺気腫	肺胞性肺気腫
	汎小葉性肺気腫	びまん性汎細気管支炎	ブラ性肺気腫
	閉塞性気管支炎	閉塞性細気管支炎	閉塞性肺気腫
	マクロード症候群	慢性気管炎	慢性気管気管支炎
	慢性肺気腫	老人性気管支炎	老人性肺気腫
△	上葉無気肺	代償性肺気腫	中葉無気肺
	板状無気肺		

効能効果に関連する使用上の注意　本剤は慢性閉塞性肺疾患の症状の長期管理に用いること。本剤は慢性閉塞性肺疾患の増悪時における急性期治療を目的として使用する薬剤ではない。

用法用量　通常，成人には1回1カプセル(インダカテロール

として150μg)を1日1回本剤専用の吸入用器具を用いて吸入する。

用法用量に関連する使用上の注意

(1)本剤は吸入用カプセルであり，必ず専用の吸入用器具(ブリーズヘラー)を用いて吸入し，内服しないこと。

(2)本剤は1日1回，一定の時間帯に吸入すること。吸入できなかった場合は，翌日，通常吸入している時間帯に1回分を吸入すること。

(3)患者に対し，本剤の過度の使用により不整脈，心停止等の重篤な副作用が発現する危険性があることを理解させ，1日1回を超えて投与しないよう注意を与えること(本剤の気管支拡張作用は通常24時間持続するので，その間は次の投与を行わないこと)。

禁忌　本剤の成分に対し過敏症の既往歴のある患者

カタリンK点眼用0.005%

規格：0.005%1mL(溶解後の液として)[12.8円/mL]

カタリン点眼用0.005%

規格：0.005%1mL(溶解後の液として)[12.8円/mL]

ピレノキシン　千寿　131

【効能効果】

初期老人性白内障

【対応標準病名】

◎	加齢性白内障		
○	核硬化症性白内障	核性白内障	過熟白内障
	褐色白内障	冠状加齢性白内障	後極白内障
	後のう下白内障	成熟白内障	前極白内障
	前のう下白内障	層状白内障	点状加齢性白内障
	点状白内障	のう下加齢性白内障	皮質性加齢性白内障
	老人性初発白内障		

用法用量

〔カタリンK点眼用0.005%〕：顆粒を溶解液に用時溶解し，1回1～2滴，1日3～5回点眼する。

〔カタリン点眼用0.005%〕：錠剤を添付溶解液に用時溶解し，1回1～2滴を1日3～5回点眼する。

カリーユニ点眼液0.005%：参天　0.005%5mL1瓶[63.7円/瓶]，ピレノキシン点眼用0.005%「ニットー」：日東メディック　0.005%1mL(溶解後の液として)[6.7円/mL]

ガチフロ点眼液0.3%

規格：0.3%1mL[129円/mL]

ガチフロキサシン水和物　千寿　131

【効能効果】

〈適応菌種〉ガチフロキサシンに感性のブドウ球菌属，レンサ球菌属，肺炎球菌，腸球菌属，モラクセラ(ブランハメラ)・カタラーリス，コリネバクテリウム属，シトロバクター属，クレブシエラ属，セラチア属，モルガネラ・モルガニー，インフルエンザ菌，シュードモナス属，緑膿菌，スフィンゴモナス・パウチモビリス，ステノトロホモナス(ザントモナス)・マルトフィリア，アシネトバクター属，アクネ菌

〈適応症〉眼瞼炎，涙嚢炎，麦粒腫，結膜炎，瞼板腺炎，角膜炎(角膜潰瘍を含む)，眼科周術期の無菌化療法

【対応標準病名】

◎	角膜炎	角膜潰瘍	眼瞼炎
	結膜炎	麦粒腫	マイボーム腺炎
	涙のう炎		
○	亜急性結膜炎	亜急性涙のう炎	萎縮性角結膜炎
	栄養障害性角膜炎	外傷性角膜炎	外傷性角膜潰瘍
	外麦粒腫	潰瘍性眼瞼炎	化学性結膜炎
	下眼瞼蜂巣炎	角結膜炎	角結膜びらん
	角膜上皮びらん	角膜穿孔	角膜中心潰瘍
	角膜内皮炎	角膜膿瘍	角膜パンヌス
	角膜びらん	角膜腐蝕	下尖性霰粒腫
	カタル性角膜潰瘍	カタル性眼炎	カタル性結膜炎
	化膿性角膜炎	化膿性結膜炎	化膿性霰粒腫
	貨幣状角膜炎	眼炎	眼角部眼瞼炎
	眼角部眼瞼縁結膜炎	眼窩膿瘍	眼瞼縁炎
	眼瞼縁結膜炎	眼瞼結膜炎	眼瞼蜂巣炎
	乾性角結膜炎	乾性角膜炎	感染性角膜炎
	感染性角膜潰瘍	偽膜性結膜炎	急性角結膜炎
	急性角膜炎	急性結膜炎	急性霰粒腫
	急性涙のう炎	急性濾胞性結膜炎	巨大乳頭結膜炎
	巨大フリクテン	血管性パンヌス	結節性眼炎
	結節性結膜炎	結膜潰瘍	結膜びらん
	結膜濾胞症	硬化性角膜炎	光線眼症
	コーガン症候群	コッホ・ウィークス菌性結膜炎	散在性表層角膜炎
	蚕蝕性角膜潰瘍	霰粒腫	紫外線角結膜炎
	紫外線角膜炎	糸状角膜炎	実質性角膜炎
	湿疹性眼瞼炎	湿疹性パンヌス	しゅさ性眼瞼炎
	出血性角膜炎	術後結膜炎	上眼瞼蜂巣炎
	上尖性霰粒腫	睫毛性眼瞼炎	脂漏性眼瞼炎
	真菌性角膜潰瘍	神経栄養性角結膜炎	進行性角膜潰瘍
	浸潤性表層角膜炎	深層角膜炎	星状角膜炎
	ゼーミッシュ潰瘍	石化性角膜炎	雪眼炎
	接触性眼瞼結膜炎	穿孔性角膜潰瘍	線状角膜炎
	腺病性パンヌス	前房蓄膿性角膜炎	単純性角膜潰瘍
	兎眼性角膜炎	毒物性眼瞼炎	内麦粒腫
	粘液膿性結膜炎	白内障術後結膜炎	パリノー結膜炎
	パリノー結膜腺症候群	反復性角膜潰瘍	びまん性表層角膜炎
	表在性角膜炎	表在性点状角膜炎	フィラメント状角膜炎
	匐行性角膜潰瘍	ぶどう球菌性眼瞼炎	フリクテン性角結膜炎
	フリクテン性角膜炎	フリクテン性角膜潰瘍	フリクテン性結膜炎
	フリクテン性パンヌス	辺縁角膜炎	辺縁フリクテン
	慢性角結膜炎	慢性カタル性結膜炎	慢性結膜炎
	慢性涙小管炎	慢性涙のう炎	慢性濾胞性結膜炎
	毛包眼瞼炎	モラックス・アクセンフェルド結膜炎	薬物性角結膜炎
	薬物性角膜炎	薬物性眼瞼炎	薬物性結膜炎
	流行性結膜炎	輪紋状角膜炎	涙小管炎
	涙のう周囲炎	涙のう周囲膿瘍	
△	アトピー性角結膜炎	アレルギー性角膜炎	アレルギー性眼瞼炎
	アレルギー性眼瞼縁炎	アレルギー性結膜炎	アレルギー性鼻結膜炎
	眼瞼乾皮症	眼瞼皮膚炎	眼瞼びらん
	季節性アレルギー性結膜炎	急性涙腺炎	クラミジア結膜炎
	結膜化膿性肉芽腫	湿疹性眼瞼皮膚炎	春季カタル
	接触眼瞼皮膚炎	通年性アレルギー性結膜炎	慢性涙腺炎
	涙腺炎		

用法用量

[眼瞼炎，涙嚢炎，麦粒腫，結膜炎，瞼板腺炎，角膜炎(角膜潰瘍を含む)]：通常，1回1滴，1日3回点眼する。なお，症状により適宜増減する。

[眼科周術期の無菌化療法]：通常，手術前は1回1滴，1日5回，手術後は1回1滴，1日3回点眼する。

用法用量に関連する使用上の注意　本剤の使用にあたっては，耐性菌の発現等を防ぐため，原則として感受性を確認し，疾病の治療上必要な最少限の期間の投与にとどめること。

禁忌　本剤の成分又はキノロン系抗菌剤に対し過敏症の既往歴のある患者

カ

カチリ「ホエイ」 規格：10g[1.58円/g]
フェノール　亜鉛華リニメント　マイラン製薬　264

【効 能 効 果】

皮膚瘙痒症，汗疹，じん麻疹，小児ストロフルス，虫さされ

【対応標準病名】

◎	汗疹	急性痒疹	刺虫症
	じんま疹	皮膚そう痒症	
○	1型糖尿病性そう痒症	2型糖尿病性そう痒症	アスピリンじんま疹
	アレルギー性じんま疹	温熱じんま疹	外耳部虫刺傷
	家族性寒冷自己炎症症候群	眼瞼虫刺傷	眼周囲部虫刺傷
	汗疹湿疹化	眼部虫刺傷	顔面昆虫螫
	顔面多発虫刺傷	寒冷じんま疹	機械性じんま疹
	丘疹状じんま疹	胸部昆虫螫	頚部虫刺症
	限局性そう痒症	紅色汗疹	口唇虫刺傷
	コリン性じんま疹	昆虫刺傷	昆虫毒
	耳介虫刺傷	色素性痒疹	自己免疫性じんま疹
	四肢虫刺症	刺虫アレルギー	周期性再発性じんま疹
	症候性そう痒症	人工じんま疹	深在性汗疹
	振動性じんま疹	水晶様汗疹	接触じんま疹
	節足動物毒	前額部虫刺傷	前額部虫刺症
	そう痒	体幹虫刺症	多形慢性痒疹
	チャドクガ皮膚炎	虫刺性皮膚炎	透析皮膚そう痒症
	糖尿病性そう痒症	頭部虫刺傷	特発性じんま疹
	熱帯性汗疹	汎発性皮膚そう痒症	非特異性そう痒症
	鼻部虫刺傷	皮膚描記性じんま疹	腹部虫刺傷
	ヘブラ痒疹	蜂刺症	慢性じんま疹
	ムカデ咬創	毛虫皮膚炎	薬物性じんま疹
	痒疹	老年性そう痒症	
△	陰のうそう痒症	エクリン汗腺の障害	外陰部そう痒症
	汗腺膿瘍	肛門そう痒症	出血性じんま疹
	多発性汗腺膿瘍	乳児多発性汗腺膿瘍	発汗障害

用法用量　通常1日1～数回適量を患部に塗布する。
なお，症状により適宜増減する。

禁忌　び爛・潰瘍・結痂・損傷皮膚および粘膜

カチリ「ヨシダ」：吉田[1.71円/g]，フェノール・亜鉛華リニメント「JG」：日本ジェネリック[1.58円/g]，フェノール・亜鉛華リニメント「東豊」：東豊薬品[1.58円/g]，フェノール・亜鉛華リニメント「ニッコー」：日興[1.58円/g]，フェノール・亜鉛華リニメント<ハチ>：東洋製化[1.71円/g]

カデックス外用散0.9% 規格：0.9%1g[73.8円/g]
カデックス軟膏0.9% 規格：0.9%1g[73.8円/g]
カデックス軟膏分包45mg 規格：0.9%1g[73.8円/g]
カデックス軟膏分包153mg 規格：0.9%1g[73.8円/g]
ヨウ素　スミス・アンド・ネフュー　269

【効 能 効 果】

褥瘡，皮膚潰瘍（熱傷潰瘍，下腿潰瘍）

【対応標準病名】

◎	下腿皮膚潰瘍	褥瘡	皮膚潰瘍
○	1型糖尿病性潰瘍	2型糖尿病性潰瘍	足褥瘡
	圧迫性潰瘍	腋窩難治性皮膚潰瘍	腋窩皮膚潰瘍
	下肢難治性皮膚潰瘍	下肢皮膚潰瘍	下腿難治性皮膚潰瘍
	ギプス性潰瘍	胸部難治性皮膚潰瘍	胸部皮膚潰瘍
	頚部難治性皮膚潰瘍	頚部皮膚潰瘍	細菌性肉芽腫症
	指尖難治性皮膚潰瘍	指尖皮膚潰瘍	膝部難治性皮膚潰瘍
	膝部皮膚潰瘍	趾難治性皮膚潰瘍	趾皮膚潰瘍
	手指難治性皮膚潰瘍	手指皮膚潰瘍	手部難治性皮膚潰瘍
	手部皮膚潰瘍	踵部難治性皮膚潰瘍	踵部皮膚潰瘍
	褥瘡感染	褥瘡性潰瘍	仙骨部褥瘡
	前腕難治性皮膚潰瘍	前腕皮膚潰瘍	足関節外果難治性皮膚潰瘍
	足関節外果皮膚潰瘍	足関節難治性皮膚潰瘍	足関節皮膚潰瘍
	足底難治性皮膚潰瘍	足底皮膚潰瘍	足背難治性皮膚潰瘍
	足背皮膚潰瘍	足部難治性皮膚潰瘍	足部皮膚潰瘍
	大腿難治性皮膚潰瘍	大腿皮膚潰瘍	殿部褥瘡
	殿部難治性皮膚潰瘍	殿部皮膚潰瘍	糖尿病性潰瘍
	難治性皮膚潰瘍	熱帯性潰瘍	背部褥瘡
	背部難治性皮膚潰瘍	背部皮膚潰瘍	腹部難治性皮膚潰瘍
	腹部皮膚潰瘍	腹壁瘢痕部潰瘍	母趾難治性皮膚潰瘍
	母趾皮膚潰瘍		
△	ストーマ粘膜皮膚侵入	皮膚びらん	

用法用量

〔外用散〕：潰瘍面を清拭後，通常1日1回，患部に約3mmの厚さに散布する。（直径4cmあたり3gを目安に散布する。）滲出液の量が多い場合は，1日2回散布する。

〔軟膏〕：潰瘍面を清拭後，通常1日1回，患部に約3mmの厚さに塗布する。（直径4cmあたり3gを目安に塗布する。）滲出液の量が多い場合は，1日2回塗布する。

〔軟膏分包〕：潰瘍面を清拭後，通常1日1回，患部に塗布する（直径4cmあたり3gを目安に塗布する）。滲出液の量が多い場合は，1日2回塗布する。

禁忌　ヨウ素過敏症の患者

ヨードコート軟膏0.9%：メドレックス[73.8円/g]

カトレップパップ70mg 規格：10cm×14cm1枚[25.4円/枚]
インドメタシン　帝國　264

イドメシンコーワパップ70mgを参照(P2062)

過マンガン酸カリウム 規格：10g[1.79円/g]
過マンガン酸カリウム　日興　261

【効 能 効 果】

下記の疾患及び状態における殺菌及び収れん
創傷，潰瘍，局所性多汗症及び臭汗症

【対応標準病名】

◎	局所性多汗症	臭汗症	創傷
	多汗症		
○	アポクリン汗疹	腋窩多汗症	腋臭症
	外耳開放創	外耳道創傷	外耳部割創
	外耳部貫通創	外耳部咬創	外耳部刺創
	外耳部創傷	外傷性咬合	外傷性耳出血
	外傷性乳び胸	外耳裂創	下顎開放創
	下顎割創	下顎貫通創	下顎咬創
	下顎刺創	下顎創傷	下顎部皮膚欠損創
	下顎裂創	貫通刺創	顔面汚染創
	顔面開放創	顔面割創	顔面貫通創
	顔面咬創	顔面刺創	顔面創傷
	顔面搔創	顔面多汗症	顔面多発開放創
	顔面多発割創	顔面多発貫通創	顔面多発咬創
	顔面多発刺創	顔面多発創傷	顔面多発裂創
	顔面皮膚欠損創	顔面裂創	頬粘膜咬創
	頬部開放創	頬部割創	頬部貫通創
	頬部咬創	頬部刺創	頬部創傷
	頬部皮膚欠損創	頬部裂創	原発性腋窩多汗症
	原発性局所性多汗症	原発性掌蹠多汗症	原発性全身性多汗症
	口腔粘膜咬創	昆虫咬創	昆虫刺傷
	擦過創	耳介開放創	耳介割創
	耳介貫通創	耳介咬創	耳介刺創
	耳介創傷	耳介裂創	指間切創
	色汗症	刺創	手関節部創傷
	手掌刺創	手掌切創	手掌多汗症

	手掌剥皮創	手掌皮膚欠損創	手背皮膚欠損創
	手背部切創	上唇小帯裂創	掌蹠多汗症
	前額部皮膚欠損創	全身性多汗症	創傷はえ幼虫症
	足底多汗症	大腿汚染創	大腿咬創
	大腿皮膚欠損創	大腿部開放創	大腿部刺創
	大腿部切創	大腿裂創	頭部多発開放創
	頭部多発割創	頭部多発咬創	頭部多発刺創
	頭部多発創傷	頭部多発裂創	鼻部割創
	鼻部貫通創	鼻部刺創	鼻部創傷
	鼻部皮膚欠損創	鼻部裂創	表皮剥離
	鼻翼部切創	鼻翼部裂創	フォックス・フォアダイス病
	副鼻腔開放創	母指示指間切創	裂創
△	MRSA 術後創部感染	アポクリン汗腺の障害	異常発汗
	犬咬創	会陰部化膿創	汚染擦過創
	汚染創	外耳部外傷性異物	外耳部挫創
	外傷	外傷性異物	外傷性破裂
	開放創	下顎外傷性異物	下顎挫創
	割創	眼周囲部外傷性異物	眼周囲部開放創
	眼周囲部割創	眼周囲部貫通創	眼周囲部咬創
	眼周囲部挫創	眼周囲部刺創	眼周囲部創傷
	眼周囲部裂創	貫通銃創	貫通創
	顔面外傷性異物	顔面挫創	顔面多発挫創
	頬部外傷性異物	頬部挫創	棘刺創
	魚咬創	高エネルギー外傷	溝創
	咬創	採皮創	挫傷
	挫創	産科的創傷の血腫	耳介外傷性異物
	耳介挫創	趾化膿創	刺咬症
	示指化膿創	耳前部挫創	射創
	銃創	手関節掌側部挫創	手関節部挫創
	手掌挫創	手背部挫創	針刺創
	切創	切断	前額部外傷性異物
	前額部開放創	前額部割創	前額部貫通創
	前額部咬創	前額部挫創	前額部刺創
	前額部創傷	前額部裂創	前額頭頂部挫創
	全身擦過創	穿通創	創傷感染症
	掻創	創部膿瘍	損傷
	大腿挫創	大転子部挫創	打撲割創
	打撲挫創	打撲擦過創	打撲傷
	中手骨関節部挫創	頭部多発挫創	動物咬創
	寝汗	猫咬創	剥離骨折
	鼻根部打撲挫創	鼻根部裂創	鼻前庭部挫創
	鼻尖部挫創	鼻部外傷性異物	鼻部開放創
	眉部割創	皮膚欠損創	鼻部咬創
	鼻部挫創	皮膚損傷	皮膚剥脱創
	眉毛部割創	眉毛部裂創	伏針
	眉間部挫創	眉間部裂創	耳後部挫創
	盲管銃創	らせん骨折	裂傷
	裂離骨折		

用法用量

0.01〜0.1%液として用いる。

過マンガン酸カリウム「ケンエー」：健栄[1.84円/g]，過マンガン酸カリウム「ヤマゼン」：山善[1.84円/g]

カラミンローション　規格：10mL[1.54円/mL]

カラミン　酸化亜鉛　丸石　264

【効能効果】

下記疾患の緩和な収れん・保護

湿疹・皮膚炎，汗疹，日焼け，第一度熱傷

【対応標準病名】

◎	汗疹	湿疹	第１度熱傷
	皮膚炎	日焼け	
○あ	足湿疹	足第１度熱傷	異汗症
	異汗性湿疹	陰茎第１度熱傷	陰茎熱傷
	陰のう第１度熱傷	陰のう熱傷	陰部間擦疹
	会陰第１度熱傷	会陰熱傷	腋窩湿疹
か	腋窩第１度熱傷	腋窩熱傷	外陰第１度熱傷
	外陰熱傷	下顎熱傷	下顎部第１度熱傷
	下肢第１度熱傷	下肢熱傷	下腿足部熱傷
	下腿熱傷	下腿部第１度熱傷	化膿性皮膚疾患
	下半身第１度熱傷	下半身熱傷	下腹部第１度熱傷
	貨幣状湿疹	眼瞼化学熱傷	眼瞼第１度熱傷
	眼瞼熱傷	間擦疹	眼周囲化学熱傷
	眼周囲第１度熱傷	汗疹湿疹化	感染性皮膚炎
	汗疱	汗疱性湿疹	顔面急性皮膚炎
	顔面第１度熱傷	顔面熱傷	丘疹状湿疹
	急性湿疹	胸部上腕熱傷	胸部第１度熱傷
	頬部第１度熱傷	胸部熱傷	亀裂性湿疹
	躯幹薬傷	頸部第１度熱傷	頸部熱傷
	頸部皮膚炎	肩甲間部第１度熱傷	肩甲間部熱傷
	肩甲部第１度熱傷	肩甲部熱傷	肩部第１度熱傷
	肛囲間擦疹	紅色汗疹	口唇第１度熱傷
	口唇熱傷	紅斑性間擦疹	紅斑性湿疹
さ	肛門第１度熱傷	肛門熱傷	耳介部第１度熱傷
	自家感作性皮膚炎	四肢第１度熱傷	四肢熱傷
	趾第１度熱傷	湿疹様発疹	膝部第１度熱傷
	手関節部第１度熱傷	手指湿疹	手指第１度熱傷
	手指端熱傷	手指熱傷	手掌第１度熱傷
	手掌熱傷	手背第１度熱傷	手背熱傷
	上肢第１度熱傷	上肢熱傷	上半身第１度熱傷
	上半身熱傷	踵部第１度熱傷	上腕第１度熱傷
	上腕熱傷	深在性汗疹	新生児皮膚炎
	水晶様汗疹	精巣熱傷	赤色湿疹
	前額部第１度熱傷	前胸部第１度熱傷	前胸部熱傷
	全身湿疹	全身第１度熱傷	全身熱傷
	前腕手部熱傷	前腕第１度熱傷	前腕熱傷
	足関節第１度熱傷	側胸部第１度熱傷	足底部第１度熱傷
	足背部第１度熱傷	側腹部第１度熱傷	鼡径部第１度熱傷
た	鼡径部熱傷	第１度日焼け	第２度日焼け
	第３度日焼け	体幹第１度熱傷	体幹熱傷
	大腿熱傷	大腿部第１度熱傷	多発性第１度熱傷
	多発性熱傷	肘部第１度熱傷	手湿疹
	手第１度熱傷	手熱傷	殿部第１度熱傷
	殿部熱傷	冬期湿疹	頭部湿疹
な	頭部第１度熱傷	頭部熱傷	日光紅斑
	乳頭部第１度熱傷	乳房第１度熱傷	乳房熱傷
	乳房皮膚炎	乳輪部第１度熱傷	妊娠湿疹
	妊婦性皮膚炎	熱傷	熱帯性汗疹
は	背部第１度熱傷	背部熱傷	白色粃糠疹
	鼻背部湿疹	半身第１度熱傷	鼻前庭部湿疹
	鼻部第１度熱傷	腹部第１度熱傷	腹部熱傷
	扁平湿疹	放射線性熱傷	母指球部第１度熱傷
ま	母指第１度熱傷	母指熱傷	慢性湿疹
ら	腰部第１度熱傷	腰部熱傷	落屑性湿疹
	鱗状湿疹		
△	陰のう湿疹	会陰部肛囲湿疹	エクリン汗腺の障害
	外陰部皮膚炎	汗腺膿瘍	肛門湿疹
	人工肛門部皮膚炎	多発性汗腺膿瘍	乳児多発性汗腺膿瘍
	発汗障害	乏汗症	無汗症

用法用量　用時よく振盪し，１日数回適量を患部に塗布する。

禁忌

(1)重度又は広範囲の熱傷

(2)患部が湿潤している場所

カ

カ

カリ石ケン「ニッコー」　規格：10g[1.55円/g]
カリ石ケン　日興　266

【効能効果】

浣腸液，洗浄液の調剤に用いる。

【対応標準病名】

該当病名なし

用法用量　浣腸液，洗浄液の調剤に用いる。

カリ石ケンFM：フヂミ製薬所[1.4円/g]

カルビタール　規格：－[－]
スルファチアゾール　パラブチルアミノ安息香酸ジエチルアミノエチル塩酸塩　ヨードホルム　水酸化カルシウム　ネオ製薬　275

【効能効果】

直接歯髄覆罩：齲蝕症第1度及び第2度又はこれに準ずる歯牙硬組織欠損歯で歯質切削中，偶発的に作られた露髄で直接歯髄覆罩を適当と診断された場合。
生活歯髄切断：急性単純性歯髄炎又は急性及び慢性化膿性歯髄炎で，根部歯髄が正常な場合又は補綴学上，罹患歯髄を除去し健康部分を保存した方がよいと診断された場合。
根管充てん：抜髄根管及び感染根管で根管治療終了後，根管充てんを適当と診断された場合。

【対応標準病名】

◎	欠損歯	歯の欠損

用法用量
〈用法〉
直接歯髄覆罩の場合：窩洞を清掃・消毒，乾燥後，本剤を歯髄露出面に軽く圧接する。
生活歯髄切断の場合：窩洞内を清掃・消毒，乾燥後，本剤を歯髄切断面に軽く圧接する。
根管充てんの場合：根管治療終了後，根管内を清掃・消毒，乾燥し適当な根管充てん器を用いて本剤を充てんする。
〈用量〉
粉末と液を約2：1の割合に練和してパスタ状とし，局所に応用する。
下顎第一臼歯に対する用量の平均値は次の通りである。

処置	末	液
歯髄切断・直接歯髄覆罩	0.1g	0.05g
根管充てん	0.17g	0.08g

禁忌　ヨウ素又は安息香酸エステル(コカインを除く)系局所麻酔剤に対し過敏症の既往歴のある患者

カロナール坐剤100　規格：100mg1個[19.3円/個]
カロナール坐剤200　規格：200mg1個[30円/個]
アセトアミノフェン　昭和薬化工　114

アルピニー坐剤100，アルピニー坐剤200を参照(P2052)

眼科用ゼルフィルム　規格：2.5cm×5cm1枚[565.8円/枚]
ゼルフィルム　規格：10cm×12.5cm1枚[7952円/枚]
ゼラチン　ファイザー　799

【効能効果】

脳神経外科，胸部外科及び眼科手術後の癒着防止

【対応標準病名】

該当病名なし

用法用量　適当量を生理食塩液に浸して柔軟化させ，適所に被覆するか又は挿入する。本品は組織に吸収されるので体内に包埋しても差し支えない。

禁忌　本剤の成分に対し過敏症の既往歴のある患者

眼・耳科用リンデロンA軟膏　規格：1g[69.6円/g]
フラジオマイシン硫酸塩　ベタメタゾンリン酸エステルナトリウム　塩野義　131,132

【効能効果】

〈適応菌種〉フラジオマイシン感性菌
〈適応症〉
[眼科]：外眼部・前眼部の細菌感染を伴う炎症性疾患
[耳鼻科]：外耳の湿疹・皮膚炎，進行性壊疽性鼻炎，耳鼻咽喉科領域における術後処置

【対応標準病名】

◎	壊疽性鼻炎	外耳炎	外耳湿疹
	角膜炎	強膜炎	結膜炎
	細菌感染症	上強膜炎	ブドウ膜炎
○	悪性外耳炎	壊死性外耳炎	外耳道膿瘍
	外耳道蜂巣炎	感染性外耳炎	急性化膿性外耳炎
	急性接触性外耳炎	限局性外耳道炎	出血性外耳炎
	びまん性外耳炎	慢性外耳炎	緑膿菌性外耳炎
△	ANCA関連血管炎	BLNAR感染症	B群溶連菌感染症
	ESBL産生菌感染症	MRCNS感染症	MRSA感染症
	アレルギー性外耳道炎	一過性菌血症	院内感染
	インフルエンザ菌感染症	ウェジナー肉芽腫症	ウェジナー肉芽腫症性呼吸器障害
	壊死性血管炎	エンテロバクター属感染	外耳道真珠腫
	外耳道痛	外耳道肉芽腫	外耳道閉塞性角化症
	化学性急性外耳炎	間欠的菌血症	急性外耳炎
	急性光線性外耳炎	急性湿疹性外耳炎	急性反応性外耳炎
	菌血症	グラム陰性桿菌感染症	グラム陰性球菌感染症
	グラム陰性菌感染症	グラム陽性桿菌感染症	グラム陽性球菌感染症
	クレブシェラ属感染	嫌気性菌感染	耳介周囲湿疹
	耳介部皮膚炎	耳介蜂巣炎	持続的菌血症
	セラチア属感染	大腸菌感染症	多剤耐性アシネトバクター感染症
	多剤耐性腸球菌感染症	多剤耐性緑膿菌感染症	腸球菌感染症
	バクテロイデス感染症	バンコマイシン耐性腸球菌感染症	非感染性急性外耳炎
	日和見感染	ぶどう球菌感染症	プロテウス菌感染症
	ペニシリン耐性肺炎球菌感染症	ペプトコッカス感染	ペプトストレプトコッカス属感染
	ヘリコバクター・ピロリ感染症	マイコプラズマ感染症	ムコーズス中耳炎
	溶連菌感染症	緑膿菌感染症	連鎖球菌感染症

用法用量
[眼科用]
通常，適量を1日1～数回患部に点眼・塗布する。
なお，症状により適宜増減する。
[耳鼻科用]
通常，適量を1日1～数回患部に塗布する。
なお，症状により適宜増減する。

禁忌
(1)本剤の成分に対し過敏症の既往歴のある患者
(2)ストレプトマイシン，カナマイシン，ゲンタマイシン，フラジオマイシン等のアミノグリコシド系抗生物質又はバシトラシンに対し過敏症の既往歴のある患者
(3)鼓膜に穿孔のある患者への耳内使用

原則禁忌
(1)角膜上皮剥離又は角膜潰瘍の患者
(2)ウイルス性結膜・角膜疾患，結核性眼疾患，真菌性眼疾患の患者
(3)耳又は鼻に結核性又はウイルス性疾患のある患者

含嗽用ハチアズレ顆粒　規格：0.1%1g[6円/g]

アズレンスルホン酸ナトリウム水和物　炭酸水素ナトリウム
東洋製化　226

【効 能 効 果】

咽頭炎，扁桃炎，口内炎，急性歯肉炎，舌炎，口腔創傷

【対応標準病名】

◎	咽頭炎	急性歯肉炎	口腔創傷
	口内炎	舌炎	扁桃炎
○あ	悪液質アフタ	アデノウイルス咽頭炎	アデノウイルス扁桃炎
	アフタ性口内炎	アレルギー性口内炎	アンギナ
	咽頭チフス	咽頭痛	インフルエンザ菌性咽頭炎
	ウイルス性咽頭炎	ウイルス性口内炎	ウイルス性扁桃炎
	壊死性潰瘍性歯周炎	壊死性潰瘍性歯肉炎	壊疽性咽頭炎
か	壊疽性歯肉炎	エンテロウイルス性リンパ結節性咽頭炎	潰瘍性咽頭炎
	潰瘍性口内炎	潰瘍性歯肉炎	下咽頭炎
	カタル性咽頭炎	カタル性口内炎	カタル性舌炎
	化膿性口内炎	化膿性歯周炎	化膿性歯肉炎
	カンジダ性口内炎	感染性咽頭炎	感染性口内炎
	乾燥性口内炎	義歯性潰瘍	義歯性口内炎
	偽膜性咽頭炎	偽膜性口内炎	偽膜性扁桃炎
	急性アデノイド咽頭炎	急性アデノイド扁桃炎	急性咽頭炎
	急性壊疽性扁桃炎	急性潰瘍性扁桃炎	急性化膿性咽頭炎
	急性化膿性根尖性歯周炎	急性化膿性歯根膜炎	急性化膿性扁桃炎
	急性歯冠周囲炎	急性歯周炎	急性腺窩性扁桃炎
	急性単純性根尖性歯周炎	急性扁桃炎	急速進行性歯周炎
	頬粘膜咬創	ゲオトリクム性口内炎	月経性歯肉炎
	限局型若年性歯周炎	原発性ヘルペスウイルス性口内炎	口蓋垂炎
	口蓋切創	口蓋裂創	口角部挫創
	口角部裂創	硬化性舌炎	口腔開放創
	口腔割創	口腔挫創	口腔刺創
	口腔褥瘡性潰瘍	口腔底膿瘍	口腔底蜂巣炎
	口腔粘膜咬創	口腔ヘルペス	口腔裂創
	口唇アフタ	口唇外傷性異物	口唇開放創
	口唇割創	口唇貫通創	口唇咬創
	口唇挫創	口唇刺創	口唇創傷
	口唇裂創	口底蜂巣炎	広汎型若年性歯周炎
	コクサッキーウイルス咽頭炎	黒毛舌	孤立性アフタ
さ	根側歯周膿瘍	再発性アフタ	再発性ヘルペスウイルス性口内炎
	歯冠周囲炎	歯冠周囲膿瘍	歯根膜下膿瘍
	歯周炎	歯周症	歯周膿瘍
	思春期性歯肉炎	歯肉炎	歯肉切創
	歯肉膿瘍	歯肉裂創	若年性歯周炎
	習慣性アンギナ	習慣性扁桃炎	出血性口内炎
	上咽頭炎	上唇小帯裂創	水痘後急性扁桃炎
	水疱性咽頭炎	水疱性口内炎	水疱性口内炎ウイルス病
	正中菱形舌炎	舌開放創	舌潰瘍
	舌咬創	舌挫創	舌刺創
	接触性口内炎	舌切創	舌創傷
	舌乳頭炎	舌膿瘍	舌びらん
	舌扁桃炎	舌裂創	腺窩性アンギナ
	前思春期性歯周炎	早期発症型歯周炎	増殖性化膿性口内炎
た	増殖性歯肉炎	大アフタ	多発性口内炎
	単純性歯周炎	単純性歯肉炎	智歯周囲炎
	地図状口内炎	地図状舌	中隔部肉芽形成
な	特殊性歯周炎	軟口蓋挫創	軟口蓋創傷
	軟口蓋破裂	難治性口内炎	難治性歯周炎
は	ニコチン性口内炎	肺炎球菌性咽頭炎	敗血症性咽頭炎
	剥離性限局性舌炎	剥離性歯肉炎	剥離性舌炎
	肥大性歯肉炎	表在性舌炎	びらん性歯肉炎
	フェニトイン歯肉増殖症	複雑性歯周炎	複雑性歯肉炎
	ぶどう球菌性咽頭炎	ぶどう球菌性扁桃炎	プラーク性歯肉炎
	ベドナーアフタ	ヘルペスウイルス性咽頭炎	ヘルペスウイルス性歯肉口内炎
	ヘルペス口内炎	辺縁性化膿性歯根膜炎	辺縁性歯周組織炎
	扁桃性アンギナ	扁桃チフス	放射線性口内炎
ま	萌出性歯肉炎	膜性咽頭炎	慢性萎縮性老人性歯肉炎
	慢性化膿性根尖性歯周炎	慢性歯冠周囲炎	慢性歯周炎
	慢性歯周膿瘍	慢性歯肉炎	慢性舌炎
	慢性表在性舌炎	慢性辺縁性歯周炎急性発作	慢性辺縁性歯周炎軽度
	慢性辺縁性歯周炎重度	慢性辺縁性歯周炎中等度	慢性扁桃炎
ら	メラー舌炎	リガ・フェーデ病	良性移動性舌炎
	淋菌性咽頭炎	淋菌性口内炎	連鎖球菌性アンギナ
	連鎖球菌性咽頭炎	連鎖球菌性扁桃炎	
△	壊疽性口内炎	オトガイ下膿瘍	顎下部膿瘍
	カンジダ性口角びらん	偽膜性アンギナ	急性偽膜性カンジダ症
	頬粘膜白板症	亀裂舌	ゲオトリクム症
	口蓋膿瘍	口腔カンジダ症	口腔感染症
	口腔紅板症	口腔膿瘍	口腔白板症
	硬口蓋白板症	溝状舌	口唇カンジダ症
	口底膿瘍	口底白板症	紅板症
	歯肉カンジダ症	歯肉白板症	重症熱性血小板減少症候群
	舌下隙膿瘍	舌カンジダ症	舌切除後遺症
	舌苔	舌痛症	舌乳頭萎縮
	舌乳頭肥大	舌白板症	軟口蓋白板症
	ニコチン性口蓋白色角化症	白色水腫	ワンサンアンギナ
	ワンサン気管支炎	ワンサン扁桃炎	

用法用量　通常1回1包(2g)を，適量(約100mL)の水又は微温湯に溶解し，1日数回含嗽する。
なお，年齢，症状により適宜増減する。

AZ含嗽用配合細粒「NP」：ニプロ[6円/g]

カンタリスチンキ　規格：1mL[8.2円/mL]

カンタリス
司生堂　264

【効 能 効 果】

発毛促進，疣贅・鶏眼の除去，その他引赤・皮膚刺激剤あるいは発疱剤として用いる。

【対応標準病名】

◎	鶏眼	疣贅

用法用量
発疱剤：通常そのままを少量患部に塗布する。
引赤・皮膚刺激剤：通常希エタノールで10〜100倍にうすめたものを患部に塗布する。

カンフル精　規格：10mL[2.21円/mL]

d-カンフル
東洋製化　264

【効 能 効 果】

下記疾患における局所刺激，血行の改善，消炎，鎮痛，鎮痒。
筋肉痛，挫傷，打撲，捻挫，凍傷(第1度)，凍瘡，皮膚瘙痒症。

【対応標準病名】

◎	筋肉痛	挫傷	第1度凍傷
	打撲傷	凍傷	凍瘡
	捻挫	皮膚そう痒症	
○	1型糖尿病性そう痒症	2型糖尿病性そう痒症	DIP関節尺側側副靱帯損傷

	DIP 関節側副靱帯損傷	DIP 関節橈側側副靱帯損傷	DIP 関節捻挫
	IP 関節捻挫	MP 関節尺側側副靱帯損傷	MP 関節側副靱帯損傷
	MP 関節橈側側副靱帯損傷	MP 関節捻挫	PIP 関節尺側側副靱帯損傷
	PIP 関節側副靱帯損傷	PIP 関節橈側側副靱帯損傷	PIP 関節捻挫
あ	足ストレイン	足凍傷	亜脱臼
	陰のうそう痒症	烏口肩峰靱帯捻挫	烏口鎖骨捻挫
	烏口上腕靱帯捻挫	腕の表在性凍傷	遠位脛腓靱帯捻挫
か	汚染擦過創	外陰部そう痒症	外耳部外傷性腫脹
	外耳部挫傷	外耳部打撲傷	外傷性頚部捻挫
	外傷性皮下血腫	外側側副靱帯捻挫	開放性脱臼
	下顎挫傷	下顎打撲傷	下顎部挫傷
	下顎部打撲傷	顎関節ストレイン	顎関節捻挫
	顎関節部挫傷	顎関節部打撲傷	顎部挫傷
	顎部打撲傷	下肢筋肉痛	下肢挫傷
	下肢打撲	下肢表在損傷	下腿挫傷
	下腿三頭筋痛	下腿打撲傷	下腿部皮下血腫
	肩関節腱板捻挫	肩関節挫傷	肩関節打撲傷
	肩関節捻挫	肩挫傷	肩打撲傷
	眼窩縁打撲傷	眼窩部打撲傷	環指 DIP 関節尺側側副靱帯損傷
	環指 DIP 関節側副靱帯損傷	環指 DIP 関節橈側側副靱帯損傷	環指 MP 関節尺側側副靱帯損傷
	環指 MP 関節側副靱帯損傷	環指 MP 関節橈側側副靱帯損傷	環指 PIP 関節尺側側副靱帯損傷
	環指 PIP 関節側副靱帯損傷	環指 PIP 関節橈側側副靱帯損傷	環軸関節捻挫
	環指挫傷	環指挫創	環指側副靱帯損傷
	環指捻挫	眼周囲部挫傷	眼周囲部打撲傷
	眼周囲部皮下出血	関節血腫	関節挫傷
	関節打撲	完全脱臼	環椎後頭関節捻挫
	肝脾打撲傷	顔面挫傷	顔面多発挫傷
	顔面多発打撲傷	顔面打撲傷	顔面凍傷
	胸骨ストレイン	胸骨捻挫	胸骨部挫傷
	胸骨部打撲	胸骨部打撲挫傷	胸鎖関節挫傷
	胸鎖関節部挫傷	胸鎖関節部打撲	胸鎖関節部打撲挫傷
	胸鎖乳突筋痛	胸椎ストレイン	胸椎捻挫
	胸椎部打撲	胸椎部打撲挫傷	胸背部筋肉痛
	胸背部挫傷	胸部筋肉痛	胸腹部筋痛
	胸腹部挫傷	胸腹部打撲傷	胸部挫傷
	頬部挫傷	胸部挫創	胸部打撲傷
	頬部打撲傷	胸壁挫傷	胸腰部挫傷
	胸肋関節挫傷	胸肋関節部挫傷	胸肋関節部打撲
	胸肋関節部打撲挫傷	距腓靱帯捻挫	頚肩部筋肉痛
	頚性頭痛	頚椎胸椎捻挫	頚椎ストレイン
	頚椎捻挫	頚椎部打撲	頚椎部打撲挫傷
	脛腓関節捻挫	頚部筋肉痛	頚部挫傷
	頚部前縦靱帯捻挫	頚部打撲傷	頚部痛
	頚部の表在性凍傷	頚腕捻挫	血腫
	限局性そう痒症	肩甲下筋捻挫	肩甲部筋肉痛
	肩甲部挫傷	肩鎖関節挫傷	肩鎖関節捻挫
	腱板挫傷	肩部筋痛	甲状腺部ストレイン
	甲状腺部捻挫	後頭部挫傷	後頭部打撲傷
	項背部筋痛	項部筋肉痛	項部挫傷
	項部打撲傷	項部痛	後方脱臼
	肛門そう痒症	股関節打撲傷	股関節捻挫
	股関節部挫傷	骨盤ストレイン	骨盤捻挫
さ	骨盤部挫傷	骨盤部打撲傷	採皮創
	坐骨結節部打撲傷	鎖骨部打撲傷	坐骨部打撲傷
	坐骨包靱帯ストレイン	坐骨包靱帯捻挫	擦過創
	三角靱帯捻挫	ざんごう足	耳介外傷性腫脹
	耳介挫傷	耳介打撲傷	耳下腺部打撲
	趾間挫傷	趾挫傷	示指 DIP 関節尺側側副靱帯損傷
	示指 DIP 関節側副靱帯損傷	示指 DIP 関節橈側側副靱帯損傷	示指 MP 関節挫傷

	示指 MP 関節尺側側副靱帯損傷	示指 MP 関節側副靱帯損傷	示指 MP 関節橈側側副靱帯損傷
	示指 PIP 関節尺側側副靱帯損傷	示指 PIP 関節側副靱帯損傷	示指 PIP 関節橈側側副靱帯損傷
	四肢挫傷	示指挫傷	示指側副靱帯損傷
	示指捻挫	趾節間関節捻挫	趾打撲傷
	膝蓋骨打撲傷	膝外側側副靱帯捻挫	膝関節挫傷
	膝関節打撲傷	膝関節捻挫	膝内側側副靱帯捻挫
	膝部挫傷	膝部打撲傷	歯肉挫傷
	趾捻挫	尺骨手根関節捻挫	手関節捻挫
	手関節部挫傷	手関節部打撲傷	手指挫傷
	手指打撲傷	手指捻挫	手背凍傷
	手背部打撲傷	手部挫傷	手部打撲傷
	上顎挫傷	上顎打撲傷	症候性そう痒症
	小指 DIP 関節尺側側副靱帯損傷	小指 DIP 関節側副靱帯損傷	小指 DIP 関節橈側側副靱帯損傷
	小指 DIP 関節捻挫	小指 MP 関節尺側側副靱帯損傷	小指 MP 関節側副靱帯損傷
	小指 MP 関節橈側側副靱帯損傷	小指 PIP 関節尺側側副靱帯損傷	小指 PIP 関節側副靱帯損傷
	小指 PIP 関節橈側側副靱帯損傷	小指 PIP 関節捻挫	小指関節捻挫
	上肢筋肉痛	小指挫傷	上肢挫傷
	上肢擦過創	小指側副靱帯損傷	上肢打撲傷
	踵腓靱帯捻挫	上腕筋肉痛	上腕三頭筋痛
	上腕打撲傷	上腕二頭筋痛	上腕皮下血腫
	上腕部挫傷	ショパール関節捻挫	靱帯ストレイン
	靱帯損傷	靱帯捻挫	靱帯裂傷
	ストレイン	脊椎打撲傷	脊椎捻挫
	切創	前額部挫傷	前額部打撲傷
	前胸部挫傷	前胸部打撲傷	前頚部挫傷
	仙骨部挫傷	仙骨部打撲傷	全身挫傷
	全身擦過創	全身打撲	仙腸関節ストレイン
	仙腸関節捻挫	前頭部挫傷	前頭部打撲傷
	前方脱臼	前腕筋肉痛	前腕挫傷
	前腕皮下血腫	前腕部打撲傷	搔創
	僧帽筋痛	そう痒	足関節挫傷
	足関節ストレイン	足関節打撲傷	足関節内側側副靱帯捻挫
	足関節捻挫	足根部捻挫	足底部打撲傷
	側頭部打撲傷	足背捻挫	足背部挫傷
	足背部打撲傷	足部挫傷	足部打撲傷
た	足部捻挫	鼡径部挫傷	体幹凍傷
	大腿筋痛	大腿挫傷	大腿四頭筋肉離れ
	大腿四頭筋捻挫	大腿大転子部挫傷	大腿打撲傷
	脱臼	多発性筋肉痛	多発性凍傷
	多発性表在性凍傷	打撲血腫	打撲擦過創
	打撲皮下血腫	単純脱臼	恥骨部打撲
	肘関節捻挫	肘関節部挫傷	肘関節部打撲傷
	中指 DIP 関節尺側側副靱帯損傷	中指 DIP 関節側副靱帯損傷	中指 DIP 関節橈側側副靱帯損傷
	中指 MP 関節尺側側副靱帯損傷	中指 MP 関節側副靱帯損傷	中指 MP 関節橈側側副靱帯損傷
	中指 PIP 関節尺側側副靱帯損傷	中指 PIP 関節側副靱帯損傷	中指 PIP 関節橈側側副靱帯損傷
	中指 PIP 関節捻挫	中指挫傷	中指側副靱帯損傷
	中指捻挫	中足趾節関節捻挫	肘頭部挫傷
	腸骨部挫傷	腸骨部打撲傷	陳旧性頚椎捻挫
	手凍傷	殿部筋肉痛	殿部挫傷
	殿部打撲傷	橈骨手根関節捻挫	透析皮膚そう痒症
	頭頂部挫傷	頭頂部打撲傷	糖尿病性そう痒症
	頭部筋肉痛	頭部頚部挫傷	頭部頚部挫創
	頭部頚部打撲傷	頭部挫傷	頭部多発挫傷
	頭部多発打撲傷	頭部打撲	頭部打撲傷
	頭部の表在性凍傷	頭部両大腿下腿打撲	特発性関節脱臼
は	内側側副靱帯捻挫	背筋挫傷	背部筋肉痛
	背部挫傷	背部擦過創	背部打撲傷
	背部捻挫	背部皮下血腫	剥離骨折
	半身打撲	汎発性皮膚そう痒症	皮下血腫

	皮下損傷	尾骨ストレイン	尾骨捻挫
	尾骨部挫傷	尾骨部打撲傷	鼻根部打撲挫創
	皮神経挫傷	鼻中隔軟骨捻挫	非特異性そう痒症
	腓腹筋痛	鼻部挫傷	皮膚損傷
	鼻部打撲傷	表皮剥離	披裂軟骨脱臼
	複雑脱臼	腹部挫傷	腹部打撲傷
	腹壁筋痛	腹壁挫傷	閉鎖性脱臼
	母指IP関節尺側側副靱帯損傷	母指IP関節側副靱帯損傷	母趾IP関節側副靱帯損傷
	母指IP関節橈側側副靱帯損傷	母指MP関節尺側側副靱帯損傷	母指MP関節側副靱帯損傷
	母趾MP関節側副靱帯損傷	母指MP関節橈側側副靱帯損傷	母指関節捻挫
	母指挫傷	母指側副靱帯損傷	母指打撲挫創
	母指打撲傷	母趾打撲傷	母趾捻挫
や	耳後部打撲傷	むちうち損傷	野球指
	腰筋痛症	腰仙関節ストレイン	腰仙関節捻挫
	腰仙部挫傷	腰仙部打撲傷	腰椎ストレイン
	腰椎捻挫	腰椎部挫傷	腰殿部挫傷
	腰殿部打撲傷	腰背筋痛症	腰背部挫傷
	腰背部打撲傷	腰部胸部打撲	腰部骨盤部挫傷
	腰部挫傷	腰部打撲挫創	腰部打撲傷
ら	らせん骨折	リスフラン関節捻挫	菱形靱帯捻挫
	輪状甲状関節捻挫	輪状披裂関節捻挫	裂離骨折
	老年性そう痒症	肋軟骨部挫傷	肋軟骨部打撲
	肋軟骨部打撲挫傷	肋間筋肉痛	肋骨弓部挫傷
	肋骨弓部打撲	肋骨弓部打撲挫傷	肋骨ストレイン
	肋骨捻挫	肋骨部挫傷	肋骨部打撲
	肋骨部打撲挫傷	腕部打撲傷	
△	足異物	陰茎挫傷	陰茎打撲傷
	陰唇挫傷	咽頭部挫傷	陰のう血腫
	陰のう挫傷	陰部挫傷	陰部打撲傷
	会陰血腫	会陰挫傷	外陰部挫傷
	外耳部外傷性皮下異物	外耳部皮下血腫	外耳部皮下出血
	外傷性外陰血腫	外傷性頚部症候群	下顎皮下血腫
	顎関節部皮下血腫	下腿筋肉内異物残留	肩甲部打撲
	肩擦過創	眼鏡様皮下出血	眼瞼挫傷
	眼瞼打撲傷	眼瞼皮下血腫	眼瞼皮下出血
	眼周囲部皮下血腫	眼部挫傷	眼部打撲傷
	眼部皮下血腫	眼部皮下出血	顔面多発皮下血腫
	顔面多発皮下出血	顔面皮下血腫	気管挫傷
	胸部筋肉内異物残留	頬部皮下血腫	躯幹擦過創
	頚部顔面胸部挫傷	頚部食道挫傷	頚腰椎挫傷
	肩部筋肉内異物残留	口蓋挫傷	口腔外傷性異物
	口腔外傷性腫脹	口腔挫傷	口腔打撲傷
	口腔内血腫	口唇外傷性腫脹	口唇外傷性皮下異物
	口唇挫傷	口唇打撲傷	口唇皮下血腫
	口唇皮下出血	喉頭部血腫	喉頭部挫傷
	喉頭部打撲傷	鎖骨部打撲血腫	擦過皮下血腫
	耳介外傷性皮下異物	耳介皮下血腫	耳介皮下出血
	趾爪下血腫	膝蓋部血腫	膝蓋部挫傷
	膝関節血腫	膝関節部異物	膝部異物
	膝部筋肉内異物残留	膝部血腫	手指皮下血腫
	手掌筋肉内異物残留	上顎皮下血腫	上口唇挫傷
	上腕筋肉内異物残留	上腕擦過創	精巣挫傷
	精巣打撲傷	前額部皮下血腫	前額部皮下出血
	前腕筋肉内異物残留	爪下異物	創傷
	足底異物	足底筋肉内異物残留	側頭部皮下血腫
	足部筋肉内異物残留	側腹壁部挫傷	体幹擦過創
	体幹表在損傷	大腿筋肉内異物残留	大腿部皮下血腫
	多発性血腫	多発性昆虫咬創	多発性挫傷
	多発性擦過創	多発性皮下出血	多発性非熱傷性水疱
	多発性表在損傷	打撲割創	打撲挫創
	腟挫傷	肘関節部血腫	殿部異物
	殿部筋肉内異物残留	頭頂部擦過創	頭頂部背部打撲
	頭皮外傷性腫脹	頭皮下血腫	頭皮表在損傷
	頭部異物	頭部外傷性皮下異物	頭部外傷性皮下気腫
	頭部肩関節胸部挫傷	頭部胸部挫傷	頭部胸部打撲傷
	頭部血腫	頭部肩部打撲	頭部多発皮下血腫
	頭部打撲血腫	頭部皮下異物	頭部皮下血腫
	頭部皮下出血	頭部腹部打撲	軟口蓋血腫
	背部筋肉内異物残留	皮下異物	非熱傷性水疱
	鼻部外傷性腫脹	鼻部皮下血腫	鼻部皮下出血
	鼻部皮膚剥離創	伏針	腹壁異物
	腹壁下血腫	帽状腱膜下出血	腰部筋肉内異物残留
	腰部頚部挫傷		

用法用量　通常，患部に適量を塗布あるいは塗擦する。

東豊カンフルチンキ：東豊薬品　10mL[2.1円/mL]

「純生」*dl*–カンフル：小堺　1g[7.2円/g]，*d*–カンフル「コザカイ・M」：小堺　1g[9.1円/g]，「エビス」カンフル精：日興　10mL[1.91円/mL]，カンフル精：小堺，フヂミ製薬所，ヤクハン，山善　10mL[1.91円/mL]，昭和カンフルセー：昭和製薬　–[–]

キサラタン点眼液0.005%　規格：0.005%1mL[739.5円/mL]

ラタノプロスト　ファイザー　131

【効能効果】

緑内障，高眼圧症

【対応標準病名】

◎	高眼圧症	緑内障	
○	悪性緑内障	医原性緑内障	外傷性緑内障
	開放隅角緑内障	過分泌緑内障	急性炎症性緑内障
	急性閉塞隅角緑内障	急性緑内障発作	偽落屑症候群
	血管新生緑内障	原発開放隅角緑内障	原発性緑内障
	原発閉塞隅角緑内障	混合型緑内障	色素性緑内障
	視神経乳頭陥凹拡大	出血性緑内障	水晶体原性緑内障
	水晶体のう緑内障	水晶体融解緑内障	ステロイド緑内障
	正常眼圧緑内障	続発性緑内障	ポスナーシュロスマン症候群
	慢性開放角緑内障	慢性単性緑内障	慢性閉塞隅角緑内障
	無水晶体性緑内障	薬物誘発性緑内障	溶血緑内障
	緑内障性乳頭陥凹		
△	外傷性隅角解離	偽緑内障	原発閉塞隅角症

用法用量　1回1滴，1日1回点眼する。

用法用量に関連する使用上の注意　頻回投与により眼圧下降作用が減弱する可能性があるので，1日1回を超えて投与しないこと。

禁忌　本剤の成分に対し過敏症の既往歴のある患者

ラタノプロスト点眼液0.005%「AA」：バイオテックベイ[482.9円/mL]，ラタノプロスト点眼液0.005%「CH」：長生堂[482.9円/mL]，ラタノプロスト点眼液0.005%「NP」：ニプロ[482.9円/mL]，ラタノプロスト点眼液0.005%「NS」：日新－山形[482.9円/mL]，ラタノプロスト点眼液0.005%「TOA」：東亜薬品[482.9円/mL]，ラタノプロスト点眼液0.005%「TS」：テイカ[312円/mL]，ラタノプロスト点眼液0.005%「TYK」：大正薬品[482.9円/mL]，ラタノプロスト点眼液0.005%「アメル」：共和薬品[482.9円/mL]，ラタノプロスト点眼液0.005%「イセイ」：イセイ[482.9円/mL]，ラタノプロスト点眼液0.005%「科研」：科研[482.9円/mL]，ラタノプロスト点眼液0.005%「キッセイ」：キッセイ[482.9円/mL]，ラタノプロスト点眼液0.005%「杏林」：キョーリンリメディオ[312円/mL]，ラタノプロスト点眼液0.005%「ケミファ」：日本ケミファ[482.9円/mL]，ラタノプロスト点眼液0.005%「サワイ」：沢井[312円/mL]，ラタノプロスト点眼液0.005%「サンド」：サンド[482.9円/mL]，ラタノプロスト点眼液0.005%「三和」：三和化学[312円/mL]，ラタノプロスト点眼液0.005%「センジュ」：千寿[482.9円/mL]，ラタノプロスト点眼液0.005%「タカタ」：高田[482.9円/mL]，ラタノプロスト点眼液0.005%「トーワ」：東和[482.9円/mL]，ラタノプロスト点眼液0.005%「日医工」：日医工[312円/mL]，ラタノプロスト点眼液0.005%「ニッテン」：ニッテン[482.9円/mL]，ラタノプロスト点眼液0.005%「ニットー」：日東メディック[482.9円/mL]，ラタノプロスト点眼液0.005%「わかもと」：わかもと[482.9円/mL]，ラタノプロストPF点眼液0.005%「日点」：日本点眼薬[482.9円/mL]

キシロカイン液「4%」 規格：4%1mL[13.8円/mL]
キシロカインゼリー2% 規格：2%1mL[7.9円/mL]
キシロカイン点眼液4% 規格：4%1mL[16.2円/mL]
キシロカインポンプスプレー8% 規格：1g[23.6円/g]

リドカイン アストラゼネカ 121

【効能効果】

〔キシロカイン液「4%」，キシロカインゼリー2%，キシロカインポンプスプレー8%〕：表面麻酔
〔キシロカイン点眼液4%〕：眼科領域における表面麻酔

【対応標準病名】

該当病名なし

用法用量

〔キシロカイン液「4%」〕

リドカイン塩酸塩として，通常成人では80～200mg(2～5mL)を使用する。なお，年齢，麻酔領域，部位，組織，体質により適宜増減する。

＜使用方法＞

耳鼻咽喉科領域：鼻腔内，咽喉に刺激性薬物を塗布する前処置，耳管カテーテル挿入，下甲介切除，鼻中隔矯正，扁桃剔出，咽喉頭鏡検査等の場合本剤の適量(一時に5mL〈リドカイン塩酸塩として200mg〉以内)を塗布又は噴霧する。

泌尿器科領域：膀胱鏡検査，尿管カテーテル挿入，逆行性腎盂撮影法，凝血除去，結石処置，経尿道式尿道乳頭腫剔除等の場合，本剤を倍量に希釈し，その約10mL(リドカイン塩酸塩として200mg)を尿道内に注入し，男子では陰茎を箝搾子ではさみ，女子には綿栓を施して5～10分間，液を尿道内に貯留させる。

気管支鏡検査，全身麻酔時の挿管には本剤を倍量に希釈し，その適量(10mL＜リドカイン塩酸塩として200mg＞以内)を噴霧する。

〔キシロカインゼリー2%〕：リドカイン塩酸塩として，尿道麻酔には通常成人では男子は200～300mg(10～15mL)，女子は60～100mg(3～5mL)を使用する。気管内挿管には適当量を使用する。なお，年齢，麻酔領域，部位，組織，体質により適宜増減する。

〔キシロカイン点眼液4%〕：通常，成人では1～5滴を点眼する。なお，年齢，体質により適宜増減する。

〔キシロカインポンプスプレー8%〕

リドカインとして，通常成人では8～40mg(1～5回の噴霧)を使用する。なお，年齢，麻酔領域，部位，組織，体質により適宜増減する。

＜使用方法＞

(1)添付のノズルを装着し，ノズル内に溶液が充満するよう，患部に噴霧する前に火気に注意して，少なくとも5回空噴霧した後に麻酔部位に噴霧する。麻酔部位に噴霧する際には溶液が霧状となるようノズルを強く押すこと。

(2)ノズルを1回押すごとに溶液0.1mL(リドカインとして8mg含有)が噴霧される。通常1～5回の噴霧(溶液0.1～0.5mL：リドカインとして8～40mg)で十分である。広範な部位を麻酔する場合及び麻酔効果をさらに長時間持続させる場合には，噴霧回数を適宜調節する。ただし一時に25回(リドカインとして200mg)以上の噴霧は避けること。

(3)小児に使用する場合や，扁桃炎等で充血している場合には十分注意して使用すること。

(4)残液量が少なくなった場合はチューブの先端が下側になるようにして使用すること。

禁忌 本剤の成分又はアミド型局所麻酔薬に対し過敏症の既往歴のある患者

アネトカインゼリー2%：小林化工 2%1mL[5.1円/mL]，リドカインポンプスプレー8%「日新」：日新－山形 1g[23.6円/g]，リドカイン塩酸塩ゼリー2%「日新」：日新－山形 2%1mL[5.1円/mL]

キセノン－133VSSガス

規格：370MBq1ガラス筒[30292.7円/ガラス筒]

キセノン(^{133}Xe) 日本メジフィジックス 430

【効能効果】

局所肺換気機能の検査

【対応標準病名】

該当病名なし

用法用量

本剤は，医療機器「キセノン-133VSS」に装着し，その用法用量に従って使用する。

1回吸入検査

(1)キセノン-133VSSガスを希釈しない方法：患者にできるだけ大きく呼出させて呼吸停止させ，キセノン-133VSSガスを放出する。直ちに1回深吸入させて呼吸停止させ，肺シンチグラムをとる。

(2)キセノン-133VSSガスを希釈する方法

患者に深吸入させて呼吸停止させ，キセノン-133VSSガスを放出すると同時にできるだけ大きく呼出させてキセノン-133VSSガスを呼気で希釈する。

引き続き1回深吸入させて呼吸停止させ，肺シンチグラムをとる。

再呼吸検査：必要により，1回吸入検査に引き続いてキセノン-133VSSガスの呼出，吸入を反復させ肺内のガス濃度が一定になった後1回深吸入させて呼吸停止させ，肺シンチグラムをとる。

洗い出し検査：1回吸入検査又は再呼吸検査に引き続いて室内の空気を導入吸気させ，肺内のキセノン-133VSSガスが肺から洗い出される過程の経時的な肺シンチグラムをとる。

キャンフェニック「ネオ」 規格：－[－]

d-カンフル フェノール ネオ製薬 273

【効能効果】

齲窩及び根管の消毒，歯髄炎の鎮痛鎮静

【対応標準病名】

◎	歯髄炎		
○	一部性歯髄炎	う蝕第2度単純性歯髄炎	う蝕第3度急性化膿性歯髄炎
	う蝕第3度歯髄壊死	う蝕第3度歯髄壊疽	う蝕第3度慢性壊疽性歯髄炎
	う蝕第3度慢性潰瘍性歯髄炎	う蝕第3度慢性増殖性歯髄炎	壊疽性歯髄炎
	外傷性歯髄炎	カリエスのない歯髄炎	急性一部性化膿性歯髄炎
	急性一部性単純性歯髄炎	急性壊疽性歯髄炎	急性化膿性歯髄炎
	急性歯髄炎	急性全部性化膿性歯髄炎	急性全部性単純性歯髄炎
	急性単純性歯髄炎	血行性歯髄炎	残髄炎
	歯髄壊死	歯髄壊疽	上行性歯髄炎
	全部性歯髄炎	慢性壊疽性歯髄炎	慢性開放性歯髄炎
	慢性潰瘍性歯髄炎	慢性歯髄炎	慢性増殖性歯髄炎
	慢性単純性歯髄炎	慢性閉鎖性歯髄炎	

用法用量 通法にしたがって齲窩及び根管の処置後，本剤の適

量を滅菌小綿球又は綿繊維に浸潤させて窩内あるいは根管内に挿入し，仮封する。

村上キャンフェニック：アグサ，歯科用フェノール・カンフル：日本歯科薬品，フェノール・カンフル歯科用消毒液「昭和」：昭和薬化工

キュバール50エアゾール　規格：7mg8.7g1瓶[2447円/瓶]
キュバール100エアゾール　規格：15mg8.7g1瓶[3235.1円/瓶]
ベクロメタゾンプロピオン酸エステル　大日本住友　229

【効 能 効 果】

気管支喘息

【対応標準病名】

◎	気管支喘息		
○	アスピリン喘息	アトピー性喘息	アレルギー性気管支炎
	運動誘発性喘息	外因性喘息	感染型気管支喘息
	気管支喘息合併妊娠	混合型喘息	小児喘息
	小児喘息性気管支炎	職業喘息	心因性喘息
	ステロイド依存性喘息	咳喘息	喘息性気管支炎
	難治性喘息	乳児喘息	非アトピー性喘息
	夜間性喘息		

用法用量

成人には，通常1回100μgを1日2回口腔内に噴霧吸入する。
小児には，通常1回50μgを1日2回口腔内に噴霧吸入する。
なお，年齢，症状により適宜増減するが，1日の最大投与量は，成人では800μg，小児では200μgを限度とする。

用法用量に関連する使用上の注意

本剤の1日投与量は他のベクロメタゾンプロピオン酸エステル吸入剤の半量である(下表)。したがって，他のベクロメタゾンプロピオン酸エステル吸入剤から本剤に切り替える場合は，用法用量に注意すること。

例えば，成人における通常の用法用量がベクロメタゾンプロピオン酸エステルとして1回100μg・1日4回吸入の製剤から本剤に切り替える場合，これに相当する本剤の用法用量は1回100μg・1日2回吸入である。また，小児における通常の用法用量がベクロメタゾンプロピオン酸エステルとして1回50μg・1日4回吸入の製剤から本剤に切り替える場合，これに相当する本剤の用法用量は1回50μg・1日2回吸入である。

〔成人〕

他のベクロメタゾンプロピオン酸エステル吸入剤(注)の1日投与量	400μg/日	600μg/日	800μg/日	1,200μg/日	1,600μg/日
上記に相当する本剤の1日投与量	200μg/日	300μg/日	400μg/日	600μg/日	800μg/日

注：この製剤の1日最大投与量は800μgである。

〔小児〕

他のベクロメタゾンプロピオン酸エステル吸入剤の1日投与量	200μg/日	400μg/日
上記に相当する本剤の1日投与量	100μg/日	200μg/日

禁忌

(1)有効な抗菌剤の存在しない感染症，全身の真菌症の患者
(2)本剤の成分に対して過敏症の既往歴のある患者

原則禁忌　結核性疾患の患者

強力ポステリザン(軟膏)　規格：1g[25.1円/g]
ヒドロコルチゾン　大腸菌死菌　マルホ　255

【効 能 効 果】

痔核・裂肛の症状(出血，疼痛，腫脹，痒感)の緩解，肛門部手術創，肛門周囲の湿疹・皮膚炎，軽度な直腸炎の症状の緩解

【対応標準病名】

◎	肛門出血	肛門そう痒症	肛門部周囲炎
	肛門部痛	痔核	湿疹
	出血性痔核	直腸炎	皮膚炎
	裂肛		
○	亜急性裂肛	炎症性外痔核	炎症性内痔核
	外痔核	外痔びらん	潰瘍性外痔核
	潰瘍性痔核	潰瘍性内痔核	嵌頓痔核
	急性裂肛	血栓性外痔核	血栓性痔核
	血栓性内痔核	肛門陰窩炎	肛門炎
	肛門周囲痛	肛門部びらん	残遺痔核皮膚弁
	出血性外痔核	出血性内痔核	痔瘻術後肛門周囲炎
	脱出性外痔核	脱出性痔核	脱出性内痔核
	直腸周囲炎	直腸出血	直腸びらん
	内痔核	排便後出血	放射線直腸炎
	慢性裂肛	慢性裂肛瘢痕	
△	異汗性湿疹	陰のう湿疹	会陰部肛囲湿疹
	外陰部皮膚炎	外痔ポリープ	外痔瘻
	貨幣状湿疹	感染性皮膚炎	汗疱性湿疹
	丘疹状湿疹	急性湿疹	亀裂性湿疹
	限局性そう痒症	高位筋間痔瘻	紅斑性湿疹
	肛門括約筋不全	肛門括約筋麻痺	肛門管炎
	肛門湿疹	肛門脱	肛門直腸瘻
	肛門皮垂	骨盤直腸窩痔瘻	坐骨直腸窩痔瘻
	自家感作性皮膚炎	湿疹様発疹	宿便性潰瘍
	症候性そう痒症	痔瘻	人工肛門部皮膚炎
	新生児皮膚炎	赤色湿疹	全身湿疹
	そう痒	単純痔瘻	直腸会陰瘻
	直腸腫瘤	直腸静脈瘤	直腸脱
	直腸痛	直腸粘膜脱	直腸皮膚瘻
	直腸瘻	低位筋間痔瘻	冬期湿疹
	内痔瘻	複雑痔瘻	扁平湿疹
	慢性湿疹	慢性痔瘻	落屑性湿疹
	鱗状湿疹		

用法用量　通常1日1～3回適量を患部に塗布又は注入する。

禁忌

(1)局所に結核性，化膿性感染症又はウイルス性疾患のある患者
(2)局所に真菌症(カンジダ症，白癬等)のある患者
(3)本剤に対し過敏症の既往歴のある患者
(4)ヒドロコルチゾンに対し過敏症の既往歴のある患者

ヘモポリゾン軟膏：ジェイドルフ[17.4円/g]

強力レスタミンコーチゾンコーワ軟膏　規格：1g[17.3円/g]
ジフェンヒドラミン塩酸塩　ヒドロコルチゾン酢酸エステル　フラジオマイシン硫酸塩　興和　264

【効 能 効 果】

〈適応菌種〉フラジオマイシン感性菌
〈適応症〉
(1)深在性皮膚感染症，慢性膿皮症
(2)湿潤，びらん，結痂を伴うか，又は二次感染を併発している次の疾患：湿疹・皮膚炎群(進行性指掌角皮症，ビダール苔癬，放射線皮膚炎，日光皮膚炎を含む)，皮膚そう痒症，痒疹群(ストロフルスを含む)，掌蹠膿疱症

【対応標準病名】

◎	急性痒疹	湿疹	掌蹠膿疱症
	進行性指掌角皮症	日光皮膚炎	ビダール苔癬
	皮膚炎	皮膚感染症	皮膚そう痒症
	放射線皮膚炎	慢性膿皮症	痒疹
○	亜急性痒疹	足湿疹	異汗性湿疹
	陰のうそう痒症	腋窩湿疹	円板状乾癬
	外陰部そう痒症	海水浴皮膚炎	過角化症
	化学性皮膚炎	角化棘細胞腫	角質増殖症

	化膿性皮膚疾患	貨幣状湿疹	間擦疹
	乾癬	乾癬性関節炎	乾癬性紅皮症
	乾癬性脊椎炎	感染性皮膚炎	乾皮症
	汗疱	汗疱性湿疹	顔面急性皮膚炎
	顔面光線角化症	顔面尋常性乾癬	顔面毛包性紅斑黒皮症
	丘疹状湿疹	丘疹状じんま疹	急性湿疹
	急性汎発性膿疱性乾癬	急性放射線皮膚炎	局面状乾癬
	屈曲部乾癬	頚部膿疱	頚部皮膚炎
	稽留性肢端皮膚炎	結節性痒疹	限局性神経皮膚炎
	限局性そう痒症	紅色陰癬	光線角化症
	光線肉芽腫	光線類細網症	後天性魚鱗癬
	紅斑性間擦疹	紅斑性湿疹	肛門そう痒症
	臍周囲炎	自家感作性皮膚炎	色素性痒疹
	四肢乾癬	四肢尋常性乾癬	湿疹様発疹
	手指湿疹	主婦湿疹	症候性そう痒症
	掌蹠角化腫	掌蹠膿疱症性骨関節炎	小膿疱性皮膚炎
	職業性皮膚炎	脂漏性乾癬	人工肛門部皮膚炎
	尋常性乾癬	新生児皮膚炎	赤色湿疹
	接触皮膚炎	全身湿疹	全身の尋常性乾癬
	そう痒	苔癬	多形慢性痒疹
	多発性膿疱症	単純苔癬	滴状乾癬
	手湿疹	点状角化症	点状乾癬
	冬期湿疹	透析皮膚そう痒症	頭部湿疹
	頭部尋常性乾癬	乳房皮膚炎	妊娠湿疹
	妊娠性痒疹	妊婦性皮膚炎	膿皮症
	膿疱	膿疱性乾癬	敗血症性皮膚炎
	破壊性関節炎	白色粃糠疹	鼻背部湿疹
	汎発性皮膚そう痒症	皮角	皮脂欠乏症
	皮脂欠乏性湿疹	鼻前庭部湿疹	非特異性そう痒症
	びまん性乾癬	ヘブラ痒疹	扁平湿疹
	扁平苔癬	放射線皮膚潰瘍	疱疹状膿痂疹
	慢性光線性皮膚炎	慢性湿疹	慢性放射線皮膚炎
	慢性痒疹	毛孔角化症	薬物性接触性皮膚炎
	腰部尋常性乾癬	落屑性湿疹	鱗状湿疹
	類苔癬	老人性乾皮症	老年性そう痒症
	濾胞性乾癬		
△	異汗症	陰のう湿疹	陰部間擦疹
	会陰部肛囲湿疹	外陰部皮膚炎	亀裂性湿疹
	肛囲間擦疹	光沢苔癬	肛門湿疹
	細菌疹	掌蹠角化症	放射線角化腫
	胞状異角化症		

用法用量　通常，1日1～数回直接患部に塗布又は塗擦するか，あるいは無菌ガーゼ等にのばして貼付する。
なお，症状により適宜増減する。

禁忌
(1)フラジオマイシン耐性菌又は非感性菌による皮膚感染のある場合
(2)皮膚結核，単純疱疹，水痘，帯状疱疹，種痘疹
(3)真菌症(白癬，カンジダ症等)
(4)鼓膜に穿孔のある湿疹性外耳道炎
(5)本剤の成分に対し過敏症の既往歴のある患者
(6)フラジオマイシン，カナマイシン，ストレプトマイシン，ゲンタマイシン等のアミノ糖系抗生物質又はバシトラシンに対し過敏症の既往歴のある患者
(7)潰瘍(ベーチェット病を除く)，第2度深在性以上の熱傷・凍傷

希ヨードチンキ「日医工」　規格：10mL[1.35円/mL]
希ヨードチンキ　日医工　261

【効 能 効 果】

皮膚表面の一般消毒
創傷・潰瘍の殺菌・消毒
歯肉及び口腔粘膜の消毒，根管の消毒

【対応標準病名】

該当病名なし

用法用量　本剤をそのまま又は2～5倍に希釈し，1日2～3回患部及び皮膚に適量塗布する。

禁忌　ヨード過敏症の患者

希ヨードチンキ：タツミ薬品[1.2円/mL]，希ヨードチンキFM：フヂミ製薬所[1.42円/mL]，希ヨードチンキ「ケンエー」：健栄[1.42円/mL]，希ヨードチンキ「コザカイ・M」：小堺[1.2円/mL]，希ヨードチンキ「三恵」：三恵薬品[1.2円/mL]，希ヨードチンキ「昭和」(M)：昭和製薬[1.2円/mL]，希ヨードチンキ「タイセイ」：大成薬品[1.2円/mL]，希ヨードチンキ「東海」：東海[1.35円/mL]，希ヨードチンキ「東豊」：東豊薬品[1.2円/mL]，希ヨードチンキ「ニッコー」：日興[1.2円/mL]，希ヨードチンキ「マルイシ」：丸石[1.42円/mL]，希ヨードチンキ「ヤマゼン」M：山善[1.35円/mL]

ギリアデル脳内留置用剤7.7mg　規格：7.7mg1枚[160912.4円/枚]
カルムスチン　エーザイ　421

【効 能 効 果】

悪性神経膠腫

【対応標準病名】

◎	悪性神経膠腫		
○	悪性小脳腫瘍	原発性悪性脳腫瘍	神経膠腫
	退形成性上衣腫	乏突起神経膠腫	
△	悪性脳腫瘍	鞍上部胚細胞腫瘍	延髄神経膠腫
	延髄星細胞腫	海綿芽細胞腫	橋神経膠腫
	原始神経外胚葉腫瘍	原線維性星細胞腫	原発性脳腫瘍
	膠芽腫	後頭葉悪性腫瘍	後頭葉膠芽腫
	後頭葉神経膠腫	膠肉腫	視床下部星細胞腫
	視床星細胞腫	上衣芽細胞腫	上衣腫
	小脳膠芽腫	小脳上衣腫	小脳神経膠腫
	小脳髄芽腫	小脳星細胞腫	小脳毛様細胞性星細胞腫
	髄芽腫	星細胞腫	星状芽細胞腫
	前頭葉悪性腫瘍	前頭葉膠芽腫	前頭葉神経膠腫
	前頭葉星細胞腫	前頭葉退形成性星細胞腫	側頭葉悪性腫瘍
	側頭葉膠芽腫	側頭葉神経膠腫	側頭葉星細胞腫
	側頭葉退形成性星細胞腫	側頭葉毛様細胞性星細胞腫	第4脳室上衣腫
	退形成性星細胞腫	大脳悪性腫瘍	大脳深部神経膠腫
	多発性神経膠腫	中脳神経膠腫	頭蓋底脊索腫
	頭蓋内胚細胞腫瘍	頭蓋部脊索腫	頭頂葉悪性腫瘍
	頭頂葉膠芽腫	頭頂葉神経膠腫	頭頂葉星細胞腫
	脳幹悪性腫瘍	脳幹膠芽腫	脳幹神経膠腫
	脳幹部星細胞腫	脳室悪性腫瘍	脳室上衣腫
	脳胚細胞腫瘍	びまん性星細胞腫	毛様細胞性星細胞腫

効能効果に関連する使用上の注意
(1)本剤は，術中迅速病理組織診断等により組織型を確認の上，留置すること。
(2)本剤からのカルムスチンの浸透範囲，臨床試験に組み入れられた患者の腫瘍切除率及び組織型等について，【薬物動態】及び【臨床成績】の項の内容を熟知し，本剤の有効性及び安全性を十分に理解した上で適応患者の選択を行うこと。

用法用量　通常，成人には，腫瘍切除腔の大きさや形状に応じて，本剤8枚(カルムスチンとして61.6mg)又は適宜減じた枚数を脳腫瘍切除術時の切除面を被覆するように留置する。

用法用量に関連する使用上の注意
(1)本剤は，切除腔の大きさ・形状により，わずかに重なりあって留置することは可能であるが，組織表面と接しない切除腔に充填しないこと。
(2)本剤を分割して使用した場合の有効性及び安全性は確立していない。

(3)本剤を2回以上留置した場合の有効性及び安全性は確立していない。

警告　本剤の投与にあたっては，緊急時に十分対応できる医療施設において，悪性脳腫瘍の外科手術及び薬物療法に十分な知識・経験を持つ医師のもとで，本剤の留置が適切と判断される症例についてのみ実施すること。

禁忌
(1)本剤の成分に対し過敏症の既往歴のある患者
(2)妊婦又は妊娠している可能性のある婦人

キンダベート軟膏0.05%　規格：0.05%1g[34.4円/g]
クロベタゾン酪酸エステル　グラクソ・スミスクライン　264

【効 能 効 果】

アトピー性皮膚炎(乳幼児湿疹を含む)
顔面，頸部，腋窩，陰部における湿疹・皮膚炎

【対応標準病名】

◎	アトピー性皮膚炎	腋窩湿疹	外陰部皮膚炎
	頸部皮膚炎	湿疹	乳児皮膚炎
	皮膚炎		
○	アトピー性角結膜炎	アトピー性紅皮症	アトピー性湿疹
	アトピー性神経皮膚炎	異汗性湿疹	会陰部肛囲湿疹
	貨幣状湿疹	汗疱性湿疹	急性乳児湿疹
	屈曲部湿疹	自家感作性皮膚炎	四肢小児湿疹
	湿疹様発疹	小児アトピー性湿疹	小児乾燥型湿疹
	小児湿疹	新生児皮膚炎	成人アトピー性皮膚炎
	赤色湿疹	全身湿疹	冬期湿疹
	頭部湿疹	内因性湿疹	妊娠湿疹
	妊婦性皮膚炎	鼻背部湿疹	びまん性神経皮膚炎
	ベニエ痒疹	慢性乳児湿疹	
△	足湿疹	陰のう湿疹	顔面急性皮膚炎
	丘疹状湿疹	急性湿疹	亀裂性湿疹
	紅斑性湿疹	肛門湿疹	手指湿疹
	人工肛門部皮膚炎	手湿疹	乳房皮膚炎
	鼻前庭部湿疹	扁平湿疹	慢性湿疹
	落屑性湿疹	鱗状湿疹	

用法用量　通常1日1～数回適量を患部に塗布する。なお，症状により適宜増減する。

禁忌
(1)本剤の成分に対して過敏症の既往歴のある患者
(2)鼓膜に穿孔のある湿疹性外耳道炎
(3)潰瘍(ベーチェット病は除く)，第2度深在性以上の熱傷・凍傷

原則禁忌　細菌，真菌，ウイルス皮膚感染症(病期あるいは症状に応じて使用すること)

キングローン軟膏0.05%：辰巳化学[10.3円/g]，キンダロン軟膏0.05%：前田薬品[11円/g]，キンダロンローション0.05%：前田薬品[11円/g]，クロベタゾン酪酸エステル軟膏0.05%「YD」：陽進堂[10.3円/g]，クロベタゾン酪酸エステル軟膏0.05%「テイコク」：帝國[11円/g]，クロベタポロン軟膏0.05%：摩耶堂[11円/g]，パルデスクリーム0.05%：岩城[11円/g]，パルデス軟膏0.05%：岩城[11円/g]，パルデスローション0.05%：岩城[11円/g]

グラッシュビスタ外用液剤0.03%5mL　規格：－[－]
ビマトプロスト　アラガン　267

【効 能 効 果】

睫毛貧毛症

【対応標準病名】

該当病名なし

効能効果に関連する使用上の注意　発毛可能な毛包が存在しない部位における本剤の有効性は期待できない。

用法用量　片眼ごとに，1滴を本剤専用のアプリケータに滴下し，1日1回就寝前に上眼瞼辺縁部の睫毛基部に塗布する。

用法用量に関連する使用上の注意
(1)本剤の塗布には同梱の専用アプリケータを使用し，片眼ごとに新しいアプリケータを使用すること。
(2)がん化学療法による睫毛貧毛症の患者では，本剤の投与はがん化学療法終了4週間後以降に開始することが望ましい

禁忌　本剤の成分に対し過敏症の既往歴のある患者

グラナテック点眼液0.4%　規格：0.4%1mL[451円/mL]
リパスジル塩酸塩水和物　興和　131

【効 能 効 果】

次の疾患で，他の緑内障治療薬が効果不十分又は使用できない場合：緑内障，高眼圧症

【対応標準病名】

◎	高眼圧症	緑内障	
○	悪性緑内障	医原性緑内障	外傷性隅角解離
	外傷性緑内障	開放隅角緑内障	過分泌緑内障
	急性炎症性緑内障	急性閉塞隅角緑内障	急性緑内障発作
	偽落屑症候群	血管新生緑内障	原発開放隅角緑内障
	原発性緑内障	原発閉塞隅角症	原発閉塞隅角緑内障
	混合型緑内障	色素性緑内障	視神経乳頭陥凹拡大
	出血性緑内障	術後高眼圧症	水晶体原性緑内障
	水晶体のう緑内障	水晶体融解緑内障	ステロイド緑内障
	正常眼圧緑内障	続発性緑内障	ポスナーシュロスマン症候群
	慢性開放角緑内障	慢性単性緑内障	慢性閉塞隅角緑内障
	無水晶体性緑内障	薬物誘発性緑内障	溶血緑内障
	緑内障性乳頭陥凹		

効能効果に関連する使用上の注意　プロスタグランジン関連薬やβ遮断薬等の他の緑内障治療薬で効果不十分又は副作用等で使用できない場合に本剤の使用を検討すること。

用法用量　1回1滴，1日2回点眼する。

禁忌　本剤の成分に対し過敏症の既往歴のある患者

クラビット点眼液0.5%　規格：0.5%1mL[114.9円/mL]
クラビット点眼液1.5%　規格：1.5%1mL[116円/mL]
レボフロキサシン水和物　参天　131

【効 能 効 果】

〈適応菌種〉本剤に感性のブドウ球菌属，レンサ球菌属，肺炎球菌，腸球菌属，ミクロコッカス属，モラクセラ属，コリネバクテリウム属，クレブシエラ属，エンテロバクター属，セラチア属，プロテウス属，モルガネラ・モルガニー，インフルエンザ菌，ヘモフィルス・エジプチウス(コッホ・ウィークス菌)，シュードモナス属，緑膿菌，ステノトロホモナス(ザントモナス)・マルトフィリア，アシネトバクター属，アクネ菌
〈適応症〉眼瞼炎，涙嚢炎，麦粒腫，結膜炎，瞼板腺炎，角膜炎(角膜潰瘍を含む)，眼科周術期の無菌化療法

【対応標準病名】

◎	角膜炎	角膜潰瘍	眼瞼炎
	結膜炎	麦粒腫	マイボーム腺炎
	涙のう炎		
○	亜急性結膜炎	亜急性涙のう炎	アレルギー性角膜炎
	萎縮性角結膜炎	栄養障害性角膜炎	外傷性角膜炎
	外傷性角膜潰瘍	外麦粒腫	潰瘍性眼瞼炎
	化学性結膜炎	下眼瞼蜂巣炎	角結膜炎
	角結膜びらん	角膜上皮びらん	角膜中心潰瘍
	角膜内皮炎	角膜膿瘍	角膜パンヌス
	角膜びらん	下尖性霰粒腫	カタル性角膜潰瘍
	カタル性眼炎	カタル性結膜炎	化膿性角膜炎
	化膿性結膜炎	化膿性霰粒腫	貨幣状角膜炎

	眼炎	眼角部眼瞼炎	眼角部眼瞼縁結膜炎
	眼窩膿瘍	眼瞼縁炎	眼瞼縁結膜炎
	眼瞼結膜炎	眼瞼びらん	眼瞼蜂巣炎
	乾性角結膜炎	乾性角膜炎	感染性角膜炎
	感染性角膜潰瘍	偽膜性結膜炎	急性角結膜炎
	急性角膜炎	急性結膜炎	急性霰粒腫
	急性涙のう炎	急性濾胞性結膜炎	巨大乳頭結膜炎
	巨大フリクテン	結節性眼炎	結節性結膜炎
	結膜潰瘍	結膜びらん	硬化性角膜炎
	光線眼症	コーガン症候群	コッホ・ウィークス菌性結膜炎
	散在性表層角膜炎	蚕蝕性角膜潰瘍	霰粒腫
	紫外線角結膜炎	紫外線角膜炎	糸状角膜炎
	実質性角膜炎	湿疹性眼瞼炎	しゅさ性眼瞼炎
	樹枝状角膜炎	樹枝状角膜潰瘍	出血性角膜炎
	術後結膜炎	春季カタル	上眼瞼蜂巣炎
	上尖性霰粒腫	睫毛性眼瞼炎	脂漏性眼瞼炎
	真菌性角膜潰瘍	神経栄養性角結膜炎	進行性角膜潰瘍
	浸潤性表層角膜炎	深層角膜炎	星状角膜炎
	ゼーミッシュ潰瘍	石化性角膜炎	雪眼炎
	接触性眼瞼結膜炎	穿孔性角膜潰瘍	線状角膜炎
	前房蓄膿性角膜炎	単純性角膜潰瘍	地図状角膜炎
	兎眼性角膜炎	毒物性眼瞼炎	内麦粒腫
	粘液膿性結膜炎	白内障術後結膜炎	パリノー結膜炎
	パリノー結膜腺症候群	反復性角膜潰瘍	びまん性表層角膜炎
	表在性角膜炎	表在性点状角膜炎	フィラメント状角膜炎
	匐行性角膜潰瘍	ぶどう球菌性眼瞼炎	フリクテン性角結膜炎
	フリクテン性角膜炎	フリクテン性角膜潰瘍	フリクテン性結膜炎
	辺縁角膜炎	慢性角結膜炎	慢性カタル性結膜炎
	慢性結膜炎	慢性涙小管炎	慢性涙のう炎
	慢性濾胞性結膜炎	毛包眼瞼炎	モラックス・アクセンフェルド結膜炎
	薬物性角結膜炎	薬物性角膜炎	薬物性眼瞼炎
	薬物性結膜炎	流行性結膜炎	輪紋状角膜炎
	涙小管炎	涙のう周囲炎	涙のう周囲膿瘍
△	アカントアメーバ角膜炎	アトピー性角結膜炎	アレルギー性眼瞼炎
	アレルギー性眼瞼縁炎	アレルギー性結膜炎	アレルギー性鼻結膜炎
	角膜穿孔	角膜腐蝕	眼瞼皮膚炎
	眼瞼瘻孔	季節性アレルギー性結膜炎	急性涙腺炎
	クラミジア結膜炎	血管性パンヌス	結膜化膿性肉芽腫
	結膜濾胞症	湿疹性眼瞼皮膚炎	湿疹性パンヌス
	接触眼瞼皮膚炎	腺病性パンヌス	通年性アレルギー性結膜炎
	フリクテン性パンヌス	辺縁フリクテン	慢性涙腺炎
	涙管腫	涙小管のう胞	涙小管瘻
	涙腺炎	涙道瘻	涙のう瘻

用法用量　通常，1回1滴，1日3回点眼する。なお，症状により適宜増減する。

用法用量に関連する使用上の注意

(1)本剤の使用にあたっては，耐性菌の発現等を防ぐため，原則として感受性を確認し，疾病の治療上必要な最小限の期間の投与にとどめること。

(2)本剤におけるメチシリン耐性黄色ブドウ球菌(MRSA)に対する有効性は証明されていないので，MRSAによる感染症が明らかであり，臨床症状の改善が認められない場合，速やかに抗MRSA作用の強い薬剤を投与すること。

禁忌　本剤の成分，オフロキサシン及びキノロン系抗菌剤に対し過敏症の既往歴のある患者

レボフロキサシン点眼液0.5%「CH」：長生堂　0.5%1mL[51円/mL]，レボフロキサシン点眼液0.5%「FFP」：富士フイルム　0.5%1mL[71.6円/mL]，レボフロキサシン点眼液0.5%「JG」：日本ジェネリック　0.5%1mL[71.6円/mL]，レボフロキサシン点眼液0.5%「KOG」：興和　0.5%1mL[51円/mL]，レボフロキサシン点眼液0.5%「TOA」：東亜薬品　0.5%1mL[71.6円/mL]，レボフロキサシン点眼液0.5%「TS」：テイカ　0.5%1mL[71.6円/mL]，レボフロキサシン点眼液0.5%「TYK」：大正薬品　0.5%1mL[71.6円/mL]，レボフロキサシン点眼液0.5%「YD」：陽進堂　0.5%1mL[71.6円/mL]，レボフロキサシン点眼液0.5%「アメル」：共和薬品　0.5%1mL[71.6円/mL]，レボフロキサシン点眼液0.5%「オーハラ」：大原薬品　0.5%1mL[71.6円/mL]，レボフロキサシン点眼液0.5%「科研」：ダイト　0.5%1mL[71.6円/mL]，レボフロキサシン点眼液0.5%「キッセイ」：キッセイ　0.5%1mL[71.6円/mL]，レボフロキサシン点眼液0.5%「杏林」：キョーリンリメディオ　0.5%1mL[71.6円/mL]，レボフロキサシン点眼液0.5%「タカタ」：高田　0.5%1mL[71.6円/mL]，レボフロキサシン点眼液0.5%「日医工」：日医工　0.5%1mL[71.6円/mL]，レボフロキサシン点眼液0.5%「日新」：日新－山形　0.5%1mL[71.6円/mL]，レボフロキサシン点眼液0.5%「日点」：日本点眼薬　0.5%1mL[71.6円/mL]，レボフロキサシン点眼液0.5%「ニプロ」：ニプロ　0.5%1mL[71.6円/mL]，レボフロキサシン点眼液0.5%「ファイザー」：ファイザー　0.5%1mL[71.6円/mL]，レボフロキサシン点眼液0.5%「わかもと」：わかもと　0.5%1mL[71.6円/mL]，レボフロキサシン点眼液1.5%「FFP」：富士フイルム　1.5%1mL[71.6円/mL]，レボフロキサシン点眼液1.5%「JG」：日本ジェネリック　1.5%1mL[29.1円/mL]，レボフロキサシン点眼液1.5%「KOG」：興和　1.5%1mL[71.6円/mL]，レボフロキサシン点眼液1.5%「TOA」：東亜薬品　1.5%1mL[29.1円/mL]，レボフロキサシン点眼液1.5%「TS」：テイカ　1.5%1mL[71.6円/mL]，レボフロキサシン点眼液1.5%「YD」：陽進堂　1.5%1mL[71.6円/mL]，レボフロキサシン点眼液1.5%「アメル」：共和薬品　1.5%1mL[71.6円/mL]，レボフロキサシン点眼液1.5%「オーハラ」：大原薬品　1.5%1mL[29.1円/mL]，レボフロキサシン点眼液1.5%「科研」：ダイト　1.5%1mL[71.6円/mL]，レボフロキサシン点眼液1.5%「キッセイ」：キッセイ　1.5%1mL[29.1円/mL]，レボフロキサシン点眼液1.5%「杏林」：キョーリンリメディオ　1.5%1mL[71.6円/mL]，レボフロキサシン点眼液1.5%「タカタ」：高田　1.5%1mL[71.6円/mL]，レボフロキサシン点眼液1.5%「テバ」：大正薬品　1.5%1mL[71.6円/mL]，レボフロキサシン点眼液1.5%「日医工」：日医工　1.5%1mL[29.1円/mL]，レボフロキサシン点眼液1.5%「日新」：日新－山形　1.5%1mL[71.6円/mL]，レボフロキサシン点眼液1.5%「日点」：日本点眼薬　1.5%1mL[29.1円/mL]，レボフロキサシン点眼液1.5%「ニプロ」：ニプロ　1.5%1mL[29.1円/mL]，レボフロキサシン点眼液1.5%「ファイザー」：ファイザー　1.5%1mL[71.6円/mL]，レボフロキサシン点眼液1.5%「わかもと」：わかもと　1.5%1mL[29.1円/mL]

グリセリンカリ液「東豊」　規格：10mL[1.26円/mL]

グリセリンカリ液　東豊薬品　266

【効 能 効 果】

手足のき裂性・落屑性皮膚炎。

【対応標準病名】

◎	亀裂性湿疹	落屑性湿疹	
○	妊娠湿疹	妊婦性皮膚炎	
△	足湿疹	腋窩湿疹	丘疹状湿疹
	急性湿疹	頚部皮膚炎	紅斑性湿疹
	肛門湿疹	湿疹	手指湿疹
	新生児皮膚炎	赤色湿疹	全身湿疹
	手湿疹	頭部湿疹	乳房皮膚炎
	鼻背部湿疹	鼻前庭部湿疹	皮膚炎
	扁平湿疹	慢性湿疹	鱗状湿疹

用法用量　通常1日1～数回適量を患部に塗布する。

グリセリンカリ液：日興[1.17円/mL]，グリセリンカリ液FM：フヂミ製薬所[1.26円/mL]，グリセリンカリ液「JG」：日本ジェネリック[1.26円/mL]，グリセリンカリ液「ケンエー」：健栄

[1.32円/mL]，グリセリンカリ液[司生堂]：司生堂[0.79円/mL]，グリセリンカリ液「マルイシ」：丸石[1.26円/mL]，グリセリンカリ液「ヤマゼン」M：山善[1.32円/mL]

グリセリン浣腸液50%「東豊」

規格：50%40mL1個[92.1円/個]，50%60mL1個[113.8円/個]，50%110mL1個[123.4円/個]，50%150mL1個[142.8円/個]，50%10mL[1.17円/mL]

グリセリン　東豊薬品　235

【効能効果】

浣腸用として用いる。

【対応標準病名】

該当病名なし

用法用量

浣腸用として通常，30～60mL を用いる。
〔50% 10mL を除く〕：なお，年齢・症状により適宜増減する。

用法用量に関連する使用上の注意

〔50% 10mL を除く〕
直腸内注入方法
本品は完全一体成型容器となっております。ご使用の際は下記に従い，お使いください。
(1)本剤を温湯(約 40℃)で体温近くまで加温する。
(2)注入管を精製水等で洗浄する。
(3)ストッパーをスライドさせ挿入深度を合わせる(小児の場合 3～7cm，成人の場合は 6～10cm)。
(4)注入管の挿入部を片手で持ち，他方の手で先端部の栓を摘んで，左右いずれかに回すように捻じ切り，少量の内容液を出して先端部を潤すかあるいはオリブ油，ワセリン等を塗布して肛門内に挿入しやすくする。
(5)注入管をストッパーの位置まで緩徐に肛門内に挿入する。
(6)ストッパーを片手で固定しながら他方の手で胴部を握り，徐々に内容液を直腸内に注入する。注入終了後力を緩めずに注入管を慎重に抜去し，肛門部を脱脂綿等で押さえる。
(7)通常 5～10 分後便意が強くなってから排便させる。

禁忌

(1)腸管内出血，腹腔内炎症のある患者，腸管に穿孔又はそのおそれのある患者
(2)全身衰弱の強い患者
(3)下部消化管術直後の患者
(4)吐気，嘔吐又は激しい腹痛等，急性腹症が疑われる患者

グリセリン浣腸「オヲタ」60

規格：50%60mL1個[109.7円/個]

グリセリン浣腸「オヲタ」120

規格：50%120mL1個[138.7円/個]

グリセリン浣腸「オヲタ」150

規格：50%150mL1個[168円/個]

グリセリン浣腸「オヲタ」小児用30

規格：50%30mL1個[71.9円/個]

グリセリン　帝國　235

【効能効果】

便秘，腸疾患時の排便

【対応標準病名】

◎	腸疾患	便秘症	
○	機能性便秘症	痙攣性便秘	弛緩性便秘症
	習慣性便秘	重症便秘症	術後便秘
	食事性便秘	単純性便秘	腸管麻痺性便秘
	直腸性便秘	妊産婦便秘	
△	結腸アトニー	消化管障害	大腸機能障害
	大腸ジスキネジア	大腸腫瘤	腸アトニー
	腸管運動障害	腸機能障害	腸ジスキネジア
	乳幼児便秘	便通異常	

用法用量

通常，1回1個を直腸内に注入する。
なお，症状により適宜増減する。

禁忌

(1)腸管内出血，腹腔内炎症のある患者，腸管に穿孔又はそのおそれのある患者
(2)全身衰弱の強い患者
(3)下部消化管術直後の患者
(4)吐気，嘔吐又は激しい腹痛等，急性腹症が疑われる患者

グリセリン浣腸液50%「ORY」：日医工　50%60mL1個[109.7円/個]，50%120mL1個[138.7円/個]，グリセリン浣腸液50%「マイラン」：明治薬品　50%40mL1個[100円/個]，50%60mL1個[109.7円/個]，50%120mL1個[138.7円/個]，50%150mL1個[168円/個]，グリセリン浣腸液50%「ヨシダ」：吉田　50%10mL[1.18円/mL]，グリセリン浣腸「ムネ」30：ムネ　50%30mL1個[71.9円/個]，グリセリン浣腸「ムネ」60：ムネ　50%60mL1個[109.7円/個]，グリセリン浣腸「ムネ」120：ムネ　50%120mL1個[138.7円/個]，グリセリン浣腸「ムネ」150：ムネ　50%150mL1個[168円/個]，ケンエーG浣腸液50%：健栄　50%10mL[1.18円/mL]，50%30mL1個[71.9円/個]，50%40mL1個[100円/個]，50%50mL1個[109.7円/個]，50%60mL1個[109.7円/個]，50%120mL1個[138.7円/個]，50%150mL1個[168円/個]，50%90mL1個[117円/個]

グリセリン浣腸「ヤマゼン」

規格：50%10mL[1.18円/mL]

グリセリン　山善　235

【効能効果】

便秘

【対応標準病名】

◎	便秘症		
○	機能性便秘症	痙攣性便秘	弛緩性便秘症
	習慣性便秘	重症便秘症	術後便秘
	食事性便秘	単純性便秘	腸管麻痺性便秘
	直腸性便秘	妊産婦便秘	
△	結腸アトニー	大腸機能障害	大腸ジスキネジア
	腸アトニー	腸管運動障害	腸機能障害
	腸ジスキネジア	乳幼児便秘	便通異常

用法用量

グリセリン浣腸「ヤマゼン」(500mL)：通常，成人1回 30～60mL，1日 1～3 回直腸内に注入する。なお，年齢・症状により適宜増減する。

禁忌

(1)腸管内出血，腹腔内炎症のある患者，腸管に穿孔又はそのおそれのある患者
(2)全身衰弱の強い患者
(3)下部消化管術直後の患者
(4)吐気，嘔吐，又は激しい腹痛等，急性腹症が疑われる患者

グリセリン浣腸「ヤマゼン」：山善　50%30mL1個[71.9円/個]，50%60mL1個[109.7円/個]，50%120mL1個[138.7円/個]

グリテール

規格：－[－]

脱脂大豆乾留タール　藤永　264

【効能効果】

湿疹・皮膚炎群，掌蹠膿疱症，尋常性乾癬，皮膚瘙痒症

【対応標準病名】

◎	湿疹	掌蹠膿疱症	尋常性乾癬
	皮膚炎	皮膚そう痒症	
○	足湿疹	異汗性湿疹	陰のうそう痒症
	陰部間擦疹	腋窩湿疹	円板状乾癬
	外陰部そう痒症	外陰部皮膚炎	化膿性皮膚疾患
	貨幣状湿疹	間擦疹	乾癬

	乾癬性関節炎	乾癬性紅皮症	乾癬性脊椎炎
	感染性皮膚炎	汗疱	汗疱性湿疹
	顔面急性皮膚炎	顔面尋常性乾癬	丘疹状湿疹
	急性湿疹	急性汎発性膿疱性乾癬	局面状乾癬
	亀裂性湿疹	屈曲部乾癬	頚部皮膚炎
	限局性そう痒症	肛囲間擦疹	紅斑性間擦疹
	紅斑性湿疹	肛門そう痒症	自家感作性皮膚炎
	四肢乾癬	四肢尋常性乾癬	湿疹様発疹
	手指湿疹	症候性そう痒症	掌蹠膿疱症性骨関節炎
	脂漏性乾癬	新生児皮膚炎	赤色湿疹
	全身湿疹	全身の尋常性乾癬	そう痒
	滴状乾癬	手湿疹	点状乾癬
	冬期湿疹	透析皮膚そう痒症	頭部湿疹
	頭部尋常性乾癬	乳房皮膚炎	妊娠湿疹
	妊婦性皮膚炎	破壊性関節炎	白色粃糠疹
	鼻背部湿疹	汎発性皮膚そう痒症	鼻前庭部湿疹
	非特異性そう痒症	びまん性乾癬	扁平湿疹
	慢性湿疹	腰部尋常性乾癬	落屑性湿疹
	鱗状湿疹	老年性そう痒症	濾胞性乾癬
△	異汗症	陰のう湿疹	会陰部肛囲湿疹
	肛門湿疹	細菌疹	人工肛門部皮膚炎
	膿疱性乾癬	疱疹状膿痂疹	

用法用量　通常，症状に応じ，各種軟膏基剤に0.2～5.0％に煉合し，患部に１日１～２回塗擦又は貼付する。なお，症状により適宜増減する。

禁忌　本剤の成分に対して過敏症の既往歴のある患者

グリメサゾン軟膏　規格：1g[41.6円/g]

デキサメタゾン　脱脂大豆乾留タール　藤永　264

【効能効果】

湿疹・皮膚炎群(進行性指掌角皮症，ビダール苔癬，放射線皮膚炎，日光皮膚炎を含む)，皮膚瘙痒症，尋常性乾癬，虫さされ

【対応標準病名】

◎	刺虫症	湿疹	進行性指掌角皮症
	尋常性乾癬	日光皮膚炎	ビダール苔癬
	皮膚炎	皮膚そう痒症	放射線皮膚炎
○	足湿疹	異汗性湿疹	陰のうそう痒症
	陰部間擦疹	腋窩湿疹	円板状乾癬
	外陰部そう痒症	外耳部虫刺傷	海水浴皮膚炎
	過角化症	化学性皮膚炎	角化棘細胞腫
	角質増殖症	化膿性皮膚疾患	貨幣状湿疹
	眼瞼虫刺傷	間擦疹	眼周囲部虫刺傷
	乾癬	乾癬性関節炎	乾癬性紅皮症
	乾癬性脊椎炎	乾皮症	眼部虫刺傷
	汗疱	汗疱性湿疹	顔面急性皮膚炎
	顔面光線角化症	顔面昆虫螫	顔面尋常性乾癬
	顔面多発虫刺傷	顔面毛包性紅斑黒皮症	丘疹状湿疹
	丘疹状じんま疹	急性湿疹	急性汎発性膿疱性乾癬
	急性放射線皮膚炎	急性痒疹	胸部昆虫螫
	局面状乾癬	亀裂性湿疹	屈曲部乾癬
	頚部虫刺症	頚部皮膚炎	結節性痒疹
	限局性そう痒症	肛囲間擦疹	甲殻動物毒
	口唇虫刺傷	光線角化症	光線肉芽腫
	光線類細網症	後天性魚鱗癬	紅斑性間擦疹
	紅斑性湿疹	肛門そう痒症	昆虫刺傷
	昆虫毒	耳介虫刺傷	自家感作性皮膚炎
	色素性痒疹	四肢乾癬	四肢尋常性乾癬
	四肢虫刺症	刺虫アレルギー	湿疹様発疹
	手指湿疹	主婦湿疹	症候性そう痒症
	掌蹠角化腫	掌蹠角化症	小児汎発性膿疱性乾癬
	職業性皮膚炎	脂漏性乾癬	新生児皮膚炎
	赤色湿疹	接触皮膚炎	節足動物毒
	前額部虫刺傷	前額部虫刺症	全身湿疹
	全身の尋常性乾癬	そう痒	体幹虫刺症
	苔癬	多形慢性痒疹	単純苔癬
	チャドクガ皮膚炎	虫刺性皮膚炎	滴状乾癬
	手湿疹	点状角化症	点状乾癬
	冬期湿疹	透析皮膚そう痒症	頭部湿疹
	頭部尋常性乾癬	頭部虫刺傷	乳房皮膚炎
	妊娠湿疹	妊婦性皮膚炎	膿疱性乾癬
	破壊性関節炎	白色粃糠疹	鼻背部湿疹
	汎発性膿疱性乾癬	汎発性皮膚そう痒症	皮角
	皮脂欠乏症	皮脂欠乏性湿疹	鼻前庭部湿疹
	非特異性そう痒症	鼻部虫刺傷	びまん性乾癬
	腹部虫刺傷	ヘブラ痒疹	扁平湿疹
	扁平苔癬	蜂刺症	放射線角化腫
	胞状異角化症	慢性光線性皮膚炎	慢性湿疹
	慢性放射線皮膚炎	ムカデ咬創	毛孔角化症
	毛虫皮膚炎	薬物性接触性皮膚炎	痒疹
	腰部尋常性乾癬	落屑性湿疹	鱗状湿疹
	類苔癬	老人性乾皮症	老年性そう痒症
	濾胞性乾癬		
△	異汗症	陰のう湿疹	会陰部肛囲湿疹
	外陰部皮膚炎	感染性皮膚炎	限局性神経皮膚炎
	肛門湿疹	人工肛門部皮膚炎	放射線皮膚潰瘍

用法用量　通常，１日１～数回直接患部に塗布又は塗擦するか，あるいは無菌ガーゼ等にのばして貼付する。なお，症状により適宜増減する。

禁忌
(1)皮膚結核，単純疱疹，水痘，帯状疱疹，種痘疹
(2)本剤又は本剤の成分に対して過敏症の既往歴のある患者
(3)鼓膜に穿孔のある湿疹性外耳道炎
(4)潰瘍(ベーチェット病は除く)，第２度深在性以上の熱傷・凍傷

0.1%グルコジンR水　規格：0.1%10mL[0.57円/mL]
0.5%グルコジンR水　規格：0.5%10mL[0.63円/mL]
0.02%グルコジンW水　規格：0.02%10mL[0.57円/mL]
0.05%グルコジンW水　規格：0.05%10mL[0.57円/mL]
0.1%グルコジンW水　規格：0.1%10mL[0.57円/mL]
0.5%グルコジンW水　規格：0.5%10mL[0.63円/mL]

クロルヘキシジングルコン酸塩　ヤクハン　261

【効能効果】

〔0.02%グルコジンＷ水〕：結膜嚢の洗浄・消毒，産婦人科・泌尿器科における外陰・外性器の皮膚消毒
〔0.05%グルコジンＷ水〕：皮膚の創傷部位の消毒，手術室・病室・家具・器具・物品などの消毒，結膜嚢の洗浄・消毒，産婦人科・泌尿器科における外陰・外性器の皮膚消毒
〔0.1%グルコジンＲ水，0.5%Ｒ水〕：手指・皮膚の消毒，手術部位(手術野)の皮膚の消毒，医療機器の消毒，皮膚の創傷部位の消毒，手術室・病室・家具・器具・物品などの消毒
〔0.1%グルコジンＷ水，0.5%Ｗ水〕：手指・皮膚の消毒，手術部位(手術野)の皮膚の消毒，医療機器の消毒，皮膚の創傷部位の消毒，手術室・病室・家具・器具・物品などの消毒，結膜嚢の洗浄・消毒，産婦人科・泌尿器科における外陰・外性器の皮膚消毒

【対応標準病名】

該当病名なし

用法用量

〔0.02%グルコジンＷ水〕

効能効果	用法用量
結膜嚢の洗浄・消毒	クロルヘキシジングルコン酸塩として0.02%以下の水溶液を用いる。
産婦人科・泌尿器科における外陰・外性器の皮膚消毒	クロルヘキシジングルコン酸塩として0.02%水溶液を用いる。

〔0.05%グルコジン W 水〕

効能効果	用法用量
皮膚の創傷部位の消毒，手術室・病室・家具・器具・物品などの消毒	クロルヘキシジングルコン酸塩として0.05%水溶液を用いる。
結膜嚢の洗浄・消毒	クロルヘキシジングルコン酸塩として0.05%以下の水溶液を用いる。
産婦人科・泌尿器科における外陰・外性器の皮膚消毒	クロルヘキシジングルコン酸塩として0.02%水溶液を用いる。

〔0.1%グルコジン R 水，0.5% R 水〕

効能効果	用法用量
手指・皮膚の消毒，手術部位(手術野)の皮膚の消毒，医療機器の消毒	クロルヘキシジングルコン酸塩として0.1～0.5%水溶液を用いる。
皮膚の創傷部位の消毒，手術室・病室・家具・器具・物品などの消毒	クロルヘキシジングルコン酸塩として0.05%水溶液を用いる。

〔0.1%グルコジン W 水，0.5% W 水〕

効能効果	用法用量
手指・皮膚の消毒，手術部位(手術野)の皮膚の消毒，医療機器の消毒	クロルヘキシジングルコン酸塩として0.1～0.5%水溶液を用いる。
皮膚の創傷部位の消毒，手術室・病室・家具・器具・物品などの消毒	クロルヘキシジングルコン酸塩として0.05%水溶液を用いる。
結膜嚢の洗浄・消毒	クロルヘキシジングルコン酸塩として0.05%以下の水溶液を用いる。
産婦人科・泌尿器科における外陰・外性器の皮膚消毒	クロルヘキシジングルコン酸塩として0.02%水溶液を用いる。

禁忌

〔0.02%グルコジン W 水，0.05%グルコジン W 水，0.1%グルコジン W 水，0.5%グルコジン W 水〕

(1)クロルヘキシジン製剤に対し過敏症の既往歴のある患者
(2)脳，脊髄，耳(内耳，中耳，外耳)
(3)膣，膀胱，口腔等の粘膜面

〔0.1%グルコジン R 水，0.5%グルコジン R 水〕

(1)クロルヘキシジン製剤に対し過敏症の既往歴のある患者
(2)脳，脊髄，耳(内耳，中耳，外耳)
(3)膣，膀胱，口腔等の粘膜面
(4)眼

ステリクロンR液0.1：健栄　0.1%10mL[0.57円/mL]，ステリクロンW液0.02：健栄　0.02%10mL[0.57円/mL]，ステリクロンW液0.05：健栄　0.05%10mL[0.57円/mL]，ステリクロンW液0.1：健栄　0.1%10mL[0.57円/mL]，ステリクロンW液0.5：健栄　0.5%10mL[0.63円/mL]，0.1%ヘキザック水R：吉田　0.1%10mL[0.57円/mL]，0.5%ヘキザック水R：吉田　0.5%10mL[0.63円/mL]，0.02%ヘキザック水W：吉田　0.02%10mL[0.57円/mL]，0.05%ヘキザック水W：吉田　0.05%10mL[0.57円/mL]，0.1%ヘキザック水W：吉田　0.1%10mL[0.57円/mL]，0.5%ヘキザック水W：吉田　0.5%10mL[0.63円/mL]，0.02W/V%マスキン水：日興　0.02%10mL[0.57円/mL]，0.05W/V%マスキン水：日興　0.05%10mL[0.57円/mL]，0.1W/V%マスキン水：日興　0.1%10mL[0.57円/mL]，0.5W/V%マスキン水：日興　0.5%10mL[0.63円/mL]

クレオソート「司生堂」

規格：10g[27.2円/g]

クレオソート

司生堂　261

【効能効果】

齲窩及び根管の消毒
歯髄炎の鎮痛・鎮静

【対応標準病名】

◎	歯髄炎		
○	一部性歯髄炎	う蝕第２度単純性歯髄炎	う蝕第３度急性化膿性歯髄炎
	う蝕第３度歯髄壊死	う蝕第３度歯髄壊疽	う蝕第３度慢性壊疽性歯髄炎
	う蝕第３度慢性潰瘍性歯髄炎	う蝕第３度慢性増殖性歯髄炎	壊疽性歯髄炎
	外傷性歯髄炎	急性一部性化膿性歯髄炎	急性一部性単純性歯髄炎
	急性壊疽性歯髄炎	急性化膿性歯髄炎	急性歯髄炎
	急性全部性化膿性歯髄炎	急性全部性単純性歯髄炎	急性単純性歯髄炎
	血行性歯髄炎	残髄炎	歯髄壊死
	歯髄壊疽	上行性歯髄炎	全部性歯髄炎
	慢性壊疽性歯髄炎	慢性開放性歯髄炎	慢性潰瘍性歯髄炎
	慢性歯髄炎	慢性増殖性歯髄炎	慢性単純性歯髄炎
	慢性閉鎖性歯髄炎		
△	カリエスのない歯髄炎		

用法用量　通法にしたがって齲窩及び根管の処置後，本剤の適量を滅菌小綿球又は綿繊維に浸潤させて窩内あるいは根管内に挿入し，仮封する。

クレオドン

規格：－[－]

グアヤコール

ネオ製薬　273

【効能効果】

齲窩及び根管の消毒，歯髄炎の鎮痛鎮静，根端(尖)性歯周組織炎の鎮痛鎮静

【対応標準病名】

◎	根尖性歯周炎	歯髄炎	
○	一部性歯髄炎	う蝕第２度単純性歯髄炎	う蝕第３度急性化膿性歯髄炎
	う蝕第３度歯髄壊死	う蝕第３度歯髄壊疽	う蝕第３度慢性壊疽性歯髄炎
	う蝕第３度慢性潰瘍性歯髄炎	う蝕第３度慢性化膿性根尖性歯周炎	う蝕第３度慢性増殖性歯髄炎
	壊疽性歯髄炎	外傷性歯髄炎	化膿性歯周炎
	カリエスのない歯髄炎	急性一部性化膿性歯髄炎	急性一部性単純性歯髄炎
	急性壊疽性歯髄炎	急性化膿性根尖性歯周炎	急性化膿性歯根膜炎
	急性化膿性歯髄炎	急性歯冠周囲炎	急性歯周炎
	急性歯髄炎	急性全部性化膿性歯髄炎	急性全部性単純性歯髄炎
	急性単純性根尖性歯周炎	急性単純性歯髄炎	急速進行性歯周炎
	血行性歯髄炎	限局型若年性歯周炎	広汎型若年性歯周炎
	根尖肉芽腫	根側歯周膿瘍	残髄炎
	歯冠周囲炎	歯冠周囲膿瘍	歯根膜下膿瘍
	歯周炎	歯周症	歯周膿瘍
	歯髄壊死	歯髄壊疽	歯肉膿瘍
	若年性歯周炎	上行性歯髄炎	前思春期性歯周炎
	全部性歯髄炎	早期発症型歯周炎	単純性歯周炎
	智歯周囲炎	中隔部肉芽形成	特殊性歯周炎
	難治性歯周炎	複雑性歯周炎	辺縁性化膿性歯根膜炎
	辺縁性歯周組織炎	慢性壊疽性歯髄炎	慢性開放性歯髄炎
	慢性潰瘍性歯髄炎	慢性化膿性根尖性歯周炎	慢性根尖性歯周炎
	慢性歯冠周囲炎	慢性歯周炎	慢性歯周膿瘍
	慢性歯髄炎	慢性増殖性歯髄炎	慢性単純性歯髄炎
	慢性閉鎖性歯髄炎	慢性辺縁性歯周炎急性発作	慢性辺縁性歯周炎軽度
	慢性辺縁性歯周炎重度	慢性辺縁性歯周炎中等度	

用法用量

適量を患部に貼付する。

歯髄処置の場合：齲窩の拡大，清掃後，適量を小綿球に浸潤させて窩内に挿入し，仮封する。

根管処置の場合：齲窩・根管(髄腔)の拡大，清掃後，適量を滅菌綿繊維又はペーパーポイントに浸潤させて根管内に挿入し，仮封する。

クレゾール石ケン液「日医工」

規格：10mL[1.29円/mL]
クレゾール石ケン液　日医工　261,732

【効能効果】

手指・皮膚の消毒，手術部位(手術野)の皮膚の消毒，医療機器の消毒，手術室・病室・家具・器具・物品などの消毒，排泄物の消毒，膣の洗浄

【対応標準病名】

該当病名なし

用法用量
クレゾールとして，下記の濃度に希釈して使用する。〔(　)本品希釈倍数〕
手指・皮膚の消毒：0.5～1%(50～100倍)
手術部位(手術野)の皮膚の消毒：0.5～1%(50～100倍)
医療機器の消毒：0.5～1%(50～100倍)
手術室・病室・家具・器具・物品などの消毒：0.5～1%(50～100倍)
排泄物の消毒：1.5%(33倍)
膣の洗浄：0.1%(500倍)

禁忌　損傷皮膚

クレゾール石ケン液FM：フヂミ製薬所[1.29円/mL]，クレゾール石ケン液「司生堂」：司生堂[1.29円/mL]，クレゾール石ケン液「タイセイ」：大成薬品[1.29円/mL]，クレゾール石ケン液「ニッコー」：日興[1.29円/mL]，クレゾール石ケン液「ヤマゼン」M：山善[1.29円/mL]

クレナフィン爪外用液10%

規格：10%1g[1657.5円/g]
エフィナコナゾール　科研　629

【効能効果】

〈適応菌種〉皮膚糸状菌(トリコフィトン属)
〈適応症〉爪白癬

【対応標準病名】

◎	爪白癬	
○	足爪白癬	手指爪白癬

効能効果に関連する使用上の注意
(1)直接鏡検又は培養等に基づき爪白癬であると確定診断された患者に使用すること。
(2)重症患者における本剤の有効性及び安全性は確認されていない。

用法用量　1日1回罹患爪全体に塗布する。

用法用量に関連する使用上の注意　本剤を長期間使用しても改善が認められない場合は使用中止を考慮するなど，漫然と長期にわたって使用しないこと(48週を超えて使用した場合の有効性・安全性は確立していない)。

禁忌　本剤の成分に対し過敏症の既往歴のある患者

クロタミトンクリーム10%「タイヨー」

規格：10%10g[4.06円/g]
クロタミトン　テバ製薬　264

オイラックスクリーム10%を参照(P2089)

クロマイ－P軟膏

規格：1g[37.8円/g]
クロラムフェニコール　フラジオマイシン硫酸塩　プレドニゾロン　第一三共　263

【効能効果】

〈適応菌種〉クロラムフェニコール/フラジオマイシン感性菌
〈適応症〉
(1)深在性皮膚感染症，慢性膿皮症
(2)湿潤，びらん，結痂を伴うか，又は二次感染を併発している次の疾患：湿疹・皮膚炎群(進行性指掌角皮症，ビダール苔癬，放射線皮膚炎，日光皮膚炎を含む)
(3)外傷・熱傷及び手術創等の二次感染

【対応標準病名】

◎	外傷	挫創	湿疹
	術後創部感染	進行性指掌角皮症	創傷
	創傷感染症	日光皮膚炎	熱傷
	ビダール苔癬	皮膚炎	皮膚感染症
	放射線皮膚炎	慢性膿皮症	裂傷
	裂創		
○あ	アキレス腱筋腱移行部断裂	アキレス腱挫傷	アキレス腱挫創
	アキレス腱切創	アキレス腱断裂	アキレス腱部分断裂
	足異物	足開放創	足挫創
	足湿疹	足切創	足第1度熱傷
	足第2度熱傷	足第3度熱傷	足熱傷
	亜脱臼	圧挫傷	圧挫創
	圧迫骨折	圧迫神経炎	アルカリ腐蝕
	異汗性湿疹	胃腸管熱傷	犬咬創
	胃熱傷	陰茎開放創	陰茎挫創
	陰茎折症	陰茎第1度熱傷	陰茎第2度熱傷
	陰茎第3度熱傷	陰茎熱傷	陰茎裂創
	咽頭熱傷	陰のう開放創	陰のう第1度熱傷
	陰のう第2度熱傷	陰のう第3度熱傷	陰のう熱傷
	陰のう裂創	陰部切創	会陰第1度熱傷
	会陰第2度熱傷	会陰第3度熱傷	会陰熱傷
	会陰部化膿創	会陰裂傷	腋窩湿疹
	腋窩第1度熱傷	腋窩第2度熱傷	腋窩第3度熱傷
	腋窩熱傷	横骨折	汚染擦過創
か	汚染創	外陰開放創	外陰第1度熱傷
	外陰第2度熱傷	外陰第3度熱傷	外陰熱傷
	外陰部挫創	外陰部切創	外陰部裂傷
	外耳開放創	外耳道創傷	外耳部外傷性腫脹
	外耳部外傷性皮下異物	外耳部割創	外耳部貫通創
	外耳部咬創	外耳部挫傷	外耳部挫創
	外耳部擦過創	外耳部刺創	外耳部切創
	外耳部創傷	外耳部打撲傷	外耳部虫刺傷
	外耳部皮下血腫	外耳部皮下出血	外傷後早期合併症
	外傷性一過性麻痺	外傷性咬合	外傷性硬膜動静脈瘻
	外傷性脊髄出血	外傷性切断	外傷性動静脈瘻
	外傷性動脈血腫	外傷性動脈瘤	外傷性乳び胸
	外傷性脳圧迫	外傷性脳圧迫・頭蓋内に達する開放創合併あり	外傷性脳圧迫・頭蓋内に達する開放創合併なし
	外傷性脳症	外傷性破裂	外傷性皮下血腫
	外耳裂創	開放骨折	開放性外傷性脳圧迫
	開放性陥没骨折	開放性胸膜損傷	開放性脱臼
	開放性脱臼骨折	開放性脳挫創	開放性脳底部挫傷
	開放性びまん性脳損傷	開放性粉砕骨折	開放創
	下咽頭熱傷	化学外傷	下顎開放創
	過角化症	下顎割創	下顎貫通創
	下顎咬創	下顎挫傷	下顎挫創
	下顎擦過創	下顎刺創	下顎切創
	下顎創傷	下顎打撲傷	下顎熱傷
	下顎皮下血腫	下顎部挫傷	下顎部第1度熱傷
	下顎部第2度熱傷	下顎部第3度熱傷	下顎部打撲傷
	下顎部皮膚欠損創	下顎裂創	踵裂創
	顎関節部開放創	顎関節部割創	顎関節部貫通創
	顎関節部咬創	顎関節部挫傷	顎関節部挫創
	顎関節部擦過創	顎関節部刺創	顎関節部切創
	顎関節部創傷	顎関節部打撲傷	顎関節部皮下血腫
	顎関節部裂創	角結膜腐蝕	角質増殖症
	顎部挫傷	顎部打撲傷	角膜アルカリ化学熱傷
	角膜酸化学熱傷	角膜酸性熱傷	角膜熱傷
	下肢第1度熱傷	下肢第2度熱傷	下肢第3度熱傷

下肢熱傷	下腿汚染創	下腿開放創
下腿挫創	下腿切創	下腿足部熱傷
下腿熱傷	下腿皮膚欠損創	下腿部第1度熱傷
下腿部第2度熱傷	下腿部第3度熱傷	下腿裂創
割創	化膿性皮膚疾患	下半身第1度熱傷
下半身第2度熱傷	下半身第3度熱傷	下半身熱傷
下腹部第1度熱傷	下腹部第2度熱傷	下腹部第3度熱傷
貨幣状湿疹	眼黄斑部裂孔	眼化学熱傷
眼窩部挫創	眼窩裂傷	眼球熱傷
眼瞼外傷性腫脹	眼瞼外傷性皮下異物	眼瞼開放創
眼瞼化学熱傷	眼瞼擦過創	眼瞼切創
眼瞼第1度熱傷	眼瞼第2度熱傷	眼瞼第3度熱傷
眼瞼虫刺傷	眼瞼熱傷	環指圧挫傷
環指挫傷	環指挫創	環指切創
環指剥皮創	環指皮膚欠損創	眼周囲化学熱傷
眼周囲第1度熱傷	眼周囲第2度熱傷	眼周囲第3度熱傷
眼周囲部外傷性腫脹	眼周囲部外傷性皮下異物	眼周囲部開放創
眼周囲部割創	眼周囲部貫通創	眼周囲部咬創
眼周囲部挫創	眼周囲部擦過創	眼周囲部刺創
眼周囲部切創	眼周囲部創傷	眼周囲部虫刺傷
眼周囲部裂創	関節血腫	関節骨折
関節挫傷	関節打撲	完全骨折
感染性皮膚炎	完全脱臼	貫通刺創
貫通銃創	貫通性挫滅創	貫通創
眼熱傷	眼部外傷性腫脹	眼部外傷性皮下異物
眼部擦過創	眼部切創	眼部虫刺傷
汗疱性湿疹	陥没骨折	顔面アテローム切除後遺症
顔面汚染創	顔面開放創	顔面割創
顔面貫通創	顔面急性皮膚炎	顔面光線角化症
顔面咬創	顔面挫傷	顔面挫創
顔面擦過創	顔面刺創	顔面切創
顔面創傷	顔面搔創	顔面損傷
顔面第1度熱傷	顔面第2度熱傷	顔面第3度熱傷
顔面多発開放創	顔面多発割創	顔面多発貫通創
顔面多発咬創	顔面多発挫傷	顔面多発挫創
顔面多発擦過創	顔面多発刺創	顔面多発切創
顔面多発創傷	顔面多発打撲傷	顔面多発虫刺傷
顔面多発皮下血腫	顔面多発皮下出血	顔面多発裂創
顔面打撲傷	顔面熱傷	顔面皮下血腫
顔面皮膚欠損創	顔面裂創	気管熱傷
気道熱傷	丘疹状湿疹	急性湿疹
急性放射線皮膚炎	胸腔熱傷	頬粘膜咬傷
胸部汚染創	胸部外傷	頬部開放創
頬部割創	頬部貫通創	頬部咬創
頬部挫傷	胸部挫創	頬部挫創
頬部擦過創	頬部刺創	胸部上腕熱傷
胸部切創	頬部切創	頬部創傷
胸部損傷	胸部第1度熱傷	頬部第1度熱傷
胸部第2度熱傷	頬部第2度熱傷	胸部第3度熱傷
頬部第3度熱傷	頬部打撲傷	胸部熱傷
頬部皮下血腫	胸部皮膚欠損創	頬部皮膚欠損創
頬部裂創	胸壁開放創	胸壁刺創
胸膜損傷・胸腔に達する開放創合併あり	胸膜裂創	棘刺創
魚咬創	亀裂骨折	亀裂性湿疹
筋損傷	筋断裂	筋肉内血腫
躯幹薬傷	屈曲骨折	頚管破裂
脛骨顆部割創	頚部開放創	頚部挫創
頚部切創	頚部第1度熱傷	頚部第2度熱傷
頚部第3度熱傷	頚部熱傷	頚部膿疱
頚部皮膚炎	頚部皮膚欠損創	血管切断
血管損傷	血腫	結膜熱傷
結膜のうアルカリ化学熱傷	結膜のう酸化学熱傷	結膜腐蝕

肩甲間部第1度熱傷	肩甲間部第2度熱傷	肩甲間部第3度熱傷
肩甲間部熱傷	肩甲部第1度熱傷	肩甲部第2度熱傷
肩甲部第3度熱傷	肩甲部熱傷	腱切創
腱損傷	腱断裂	肩部第1度熱傷
肩部第2度熱傷	肩部第3度熱傷	腱部分断裂
腱裂傷	高エネルギー外傷	口蓋挫傷
口腔外傷性異物	口腔外傷性腫脹	口腔挫傷
口腔擦過創	口腔切創	口腔第1度熱傷
口腔第2度熱傷	口腔第3度熱傷	口腔打撲傷
口腔内血腫	口腔熱傷	口腔粘膜咬傷
後出血	紅色陰癬	口唇外傷性腫脹
口唇外傷性皮下異物	口唇開放創	口唇割創
口唇貫通創	口唇咬傷	口唇咬創
口唇挫傷	口唇挫創	口唇擦過創
口唇刺創	口唇切創	口唇創傷
口唇第1度熱傷	口唇第2度熱傷	口唇第3度熱傷
口唇打撲傷	口唇虫刺傷	口唇熱傷
口唇皮下血腫	口唇皮下出血	口唇裂創
光線角化症	溝創	咬創
後天性魚鱗癬	喉頭外傷	喉頭損傷
喉頭熱傷	後頭部外傷	後頭部割創
後頭部挫傷	後頭部挫創	後頭部切創
後頭部打撲傷	後頭部裂創	広範性軸索損傷
紅斑性湿疹	広汎性神経損傷	後方脱臼
硬膜損傷	硬膜裂傷	肛門第1度熱傷
肛門第2度熱傷	肛門第3度熱傷	肛門熱傷
肛門裂創	骨折	骨盤部裂創
昆虫咬創	昆虫刺傷	コントル・クー損傷

さ

臍周囲炎	採皮創	挫傷
擦過創	擦過皮下血腫	挫滅傷
挫滅創	酸腐蝕	耳介外傷性腫脹
耳介外傷性皮下異物	耳介開放創	耳介割創
耳介貫通創	耳介咬創	耳介挫傷
耳介挫創	耳介擦過創	耳介刺創
耳介切創	耳介創傷	耳介打撲傷
耳介虫刺傷	耳介皮下血腫	耳介皮下出血
耳介部第1度熱傷	耳介部第2度熱傷	耳介部第3度熱傷
趾開放創	耳介裂創	自家感作性皮膚炎
耳下腺部打撲	趾化膿創	指間切創
趾間切創	子宮頚管裂傷	子宮頚部環状剥離
子宮熱傷	刺咬症	趾挫創
示指MP関節挫傷	示指PIP開放創	示指割創
示指化膿創	四肢挫傷	示指挫傷
示指挫創	示指刺創	四肢静脈損傷
示指切創	四肢第1度熱傷	四肢第2度熱傷
四肢第3度熱傷	四肢動脈損傷	四肢熱傷
示指皮膚欠損創	耳前部挫創	刺創
趾第1度熱傷	趾第2度熱傷	趾第3度熱傷
膝蓋部挫創	膝下部挫創	膝窩部銃創
膝関節部異物	膝関節部挫創	湿疹様発疹
膝部異物	膝部開放創	膝部割創
膝部咬創	膝部挫創	膝部切創
膝部第1度熱傷	膝部第2度熱傷	膝部第3度熱傷
膝部裂創	歯肉挫傷	趾熱傷
斜骨折	射創	尺骨近位端骨折
尺骨鉤状突起骨折	手圧挫傷	縦骨折
銃自殺未遂	銃創	重複骨折
手関節挫滅傷	手関節挫滅創	手関節掌側部挫創
手関節部挫創	手関節部切創	手関節部創傷
手関節部第1度熱傷	手関節部第2度熱傷	手関節部第3度熱傷
手関節部裂創	手指圧挫傷	手指汚染創
手指開放創	手指咬創	種子骨開放骨折
種子骨骨折	手指挫傷	手指挫創
手指挫滅傷	手指挫滅創	手指刺創

手指湿疹	手指切創	手指第1度熱傷
手指第2度熱傷	手指第3度熱傷	手指打撲傷
手指端熱傷	手指熱傷	手指剥皮創
手指皮下血腫	手指皮膚欠損創	手術創部膿瘍
手術創離開	手掌挫創	手掌刺創
手掌切創	手掌第1度熱傷	手掌第2度熱傷
手掌第3度熱傷	手掌熱傷	手掌剥皮創
手掌皮膚欠損創	手背第1度熱傷	手背第2度熱傷
手背第3度熱傷	手背熱傷	手背皮膚欠損創
手背部挫創	手背部切創	手部汚染創
上顎挫傷	上顎擦過創	上顎切創
上顎打撲傷	上顎皮下血腫	上顎部裂創
上口唇挫傷	踵骨部挫滅創	小指咬創
小指挫傷	小指挫創	小指切創
上肢第1度熱傷	上肢第2度熱傷	上肢第3度熱傷
硝子体切断	上肢熱傷	小指皮膚欠損創
焼身自殺未遂	上唇小帯裂創	掌蹠角化腫
掌蹠角化症	小膿疱性皮膚炎	上半身第1度熱傷
上半身第2度熱傷	上半身第3度熱傷	上半身熱傷
踵部第1度熱傷	踵部第2度熱傷	踵部第3度熱傷
上腕汚染創	上腕貫通銃創	上腕挫創
上腕第1度熱傷	上腕第2度熱傷	上腕第3度熱傷
上腕熱傷	上腕皮膚欠損創	上腕部開放創
食道熱傷	処女膜裂傷	神経根ひきぬき損傷
神経切断	神経叢損傷	神経叢不全損傷
神経損傷	神経断裂	針刺創
新生児皮膚炎	靱帯ストレイン	靱帯損傷
靱帯断裂	靱帯捻挫	靱帯裂傷
ストレイン	精巣開放創	精巣熱傷
精巣破裂	赤色湿疹	舌咬傷
切創	切断	舌熱傷
前額部外傷性腫脹	前額部外傷性皮下異物	前額部開放創
前額部割創	前額部貫通創	前額部咬創
前額部挫創	前額部擦過創	前額部刺創
前額部切創	前額部創傷	前額部第1度熱傷
前額部第2度熱傷	前額部第3度熱傷	前額部虫刺傷
前額部虫刺症	前額部皮膚欠損創	前額部裂創
前胸部挫創	前胸部第1度熱傷	前胸部第2度熱傷
前胸部第3度熱傷	前胸部熱傷	前頚頭頂部挫創
仙骨部挫創	仙骨部皮膚欠損創	線状骨折
全身挫傷	全身擦過創	全身湿疹
全身第1度熱傷	全身第2度熱傷	全身第3度熱傷
全身熱傷	穿通創	前頭部割創
前頭部挫傷	前頭部挫創	前頭部切創
前頭部打撲傷	前頭部皮膚欠損創	前方脱臼
前腕汚染創	前腕開放創	前腕咬創
前腕挫創	前腕刺創	前腕手部熱傷
前腕切創	前腕第1度熱傷	前腕第2度熱傷
前腕第3度熱傷	前腕熱傷	前腕皮膚欠損創
前腕裂創	爪下異物	爪下挫滅傷
爪下挫滅創	掻創	足関節第1度熱傷
足関節第2度熱傷	足関節第3度熱傷	足関節内果部挫創
足関節熱傷	足関節部挫創	側胸部第1度熱傷
側胸部第2度熱傷	側胸部第3度熱傷	足底異物
足底熱傷	足底部咬創	足底部刺創
足底部第1度熱傷	足底部第2度熱傷	足底部第3度熱傷
足底部皮膚欠損創	側頭部割創	側頭部挫創
側頭部切創	側頭部打撲傷	側頭部皮下血腫
足背部挫創	足背部切創	足背部第1度熱傷
足背部第2度熱傷	足背部第3度熱傷	足部汚染創
側腹部咬創	側腹部挫創	側腹部第1度熱傷
側腹部第2度熱傷	側腹部第3度熱傷	側腹壁開放創
足部皮膚欠損創	足部裂創	鼡径部開放創
鼡径部切創	鼡径部第1度熱傷	鼡径部第2度熱傷
鼡径部第3度熱傷	鼡径部熱傷	損傷

た

第1度熱傷	第1度腐蝕	第2度熱傷
第2度腐蝕	第3度熱傷	第3度腐蝕
第4度熱傷	第5趾皮膚欠損創	体幹第1度熱傷
体幹第2度熱傷	体幹第3度熱傷	体幹熱傷
苔癬	大腿汚染創	大腿咬創
大腿挫創	大腿熱傷	大腿皮膚欠損創
大腿部開放創	大腿部刺創	大腿部切創
大腿部第1度熱傷	大腿部第2度熱傷	大腿部第3度熱傷
大腿裂創	大転子部挫創	体表面積10%未満の熱傷
体表面積10－19%の熱傷	体表面積20－29%の熱傷	体表面積30－39%の熱傷
体表面積40－49%の熱傷	体表面積50－59%の熱傷	体表面積60－69%の熱傷
体表面積70－79%の熱傷	体表面積80－89%の熱傷	体表面積90%以上の熱傷
脱臼	脱臼骨折	多発性外傷
多発性開放創	多発性咬創	多発性昆虫咬創
多発性挫傷	多発性擦過創	多発性切創
多発性穿刺創	多発性第1度熱傷	多発性第2度熱傷
多発性第3度熱傷	多発性熱傷	多発性膿疱症
多発性皮下出血	多発性非熱傷性水疱	多発性表在損傷
多発性裂創	打撲割創	打撲血腫
打撲挫創	打撲擦過創	打撲傷
打撲皮下血腫	単純苔癬	単純脱臼
腟開放創	腟熱傷	腟裂傷
肘関節骨折	肘関節挫創	肘関節脱臼骨折
肘関節部開放創	中指咬創	中指挫傷
中指挫創	中指刺創	中指切創
中指皮膚欠損創	中手骨関節部挫創	中枢神経系損傷
肘頭骨折	肘部挫創	肘部切創
肘部第1度熱傷	肘部第2度熱傷	肘部第3度熱傷
肘部皮膚欠損創	手開放創	手咬創
手挫創	手刺創	手湿疹
手切創	手第1度熱傷	手第2度熱傷
手第3度熱傷	手熱傷	転位性骨折
点状角化症	殿部異物	殿部開放創
殿部咬創	殿部刺創	殿部切創
殿部第1度熱傷	殿部第2度熱傷	殿部第3度熱傷
殿部熱傷	殿部皮膚欠損創	殿部裂創
冬期湿疹	頭頂部挫傷	頭頂部挫創
頭頂部擦過創	頭頂部切創	頭頂部打撲傷
頭頂部裂創	頭皮外傷性腫脹	頭皮開放創
頭皮下血腫	頭皮剥離	頭皮表在損傷
頭部異物	頭部外傷性皮下異物	頭部外傷性皮下気腫
頭部開放創	頭部割創	頭部頚部挫傷
頭部頚部挫創	頭部頚部打撲傷	頭部血腫
頭部挫傷	頭部挫創	頭部擦過創
頭部刺創	頭部湿疹	頭部切創
頭部第1度熱傷	頭部第2度熱傷	頭部第3度熱傷
頭部多発開放創	頭部多発割創	頭部多発咬創
頭部多発挫傷	頭部多発挫創	頭部多発擦過創
頭部多発刺創	頭部多発切創	頭部多発創傷
頭部多発打撲傷	頭部多発皮下血腫	頭部多発裂創
頭部打撲	頭部打撲血腫	頭部打撲傷
頭部虫刺傷	動物咬創	頭部熱傷
頭部皮下異物	頭部皮下血腫	頭部皮下出血
頭部皮膚欠損創	頭部裂創	動脈損傷
特発性関節脱臼	飛び降り自殺未遂	飛び込み自殺未遂

な

内部尿路性器の熱傷	軟口蓋血腫	軟口蓋熱傷
肉離れ	乳頭部第1度熱傷	乳頭部第2度熱傷
乳頭部第3度熱傷	乳房第1度熱傷	乳房第2度熱傷
乳房第3度熱傷	乳房熱傷	乳房皮膚炎
乳輪部第1度熱傷	乳輪部第2度熱傷	乳輪部第3度熱傷
妊娠湿疹	妊婦性皮膚炎	猫咬創

	捻挫	脳挫傷	脳挫傷・頭蓋内に達する開放創合併あり
	脳挫傷・頭蓋内に達する開放創合併なし	脳挫創	脳挫創・頭蓋内に達する開放創合併あり
	脳挫創・頭蓋内に達する開放創合併なし	脳損傷	脳対側損傷
	脳直撃損傷	脳底部挫傷	脳底部挫傷・頭蓋内に達する開放創合併あり
	脳底部挫傷・頭蓋内に達する開放創合併なし	膿皮症	膿疱
は	脳裂傷	敗血症性皮膚炎	肺熱傷
	背部第１度熱傷	背部第２度熱傷	背部第３度熱傷
	背部熱傷	爆死自殺未遂	剥離骨折
	鼻背部湿疹	破裂骨折	半身第１度熱傷
	半身第２度熱傷	半身第３度熱傷	皮下異物
	皮下血腫	鼻下擦過創	皮下静脈損傷
	皮下損傷	鼻根部打撲挫創	鼻根部裂創
	膝汚染創	膝皮膚欠損創	皮神経挫傷
	鼻前庭部挫創	鼻尖部挫創	鼻部外傷性腫脹
	鼻部外傷性皮下異物	鼻部開放創	眉部割創
	鼻部割創	鼻部貫通創	腓腹筋挫創
	眉部血腫	皮膚欠損創	鼻部咬創
	鼻部挫傷	鼻部挫創	鼻部擦過創
	鼻部刺創	鼻部切創	鼻部創傷
	皮膚損傷	鼻部第１度熱傷	鼻部第２度熱傷
	鼻部第３度熱傷	鼻部打撲傷	鼻部虫刺傷
	皮膚剥脱創	鼻部皮下血腫	鼻部皮下出血
	鼻部皮膚欠損創	鼻部皮膚剥離創	鼻部裂創
	びまん性脳損傷	びまん性脳損傷・頭蓋内に達する開放創合併あり	びまん性脳損傷・頭蓋内に達する開放創合併なし
	眉毛部割創	眉毛部裂創	表皮剥離
	鼻翼部切創	鼻翼部裂創	複雑脱臼
	伏針	腹部汚染創	腹部刺創
	腹部第１度熱傷	腹部第２度熱傷	腹部第３度熱傷
	腹部熱傷	腹部皮膚欠損創	腹壁異物
	腹壁開放創	腹壁創し開	腹壁縫合不全
	腐蝕	不全骨折	粉砕骨折
	分娩時会陰裂傷	分娩時軟産道損傷	閉鎖性外傷性脳圧迫
	閉鎖性骨折	閉鎖性脱臼	閉鎖性脳挫創
	閉鎖性脳底部挫傷	閉鎖性びまん性脳損傷	扁平湿疹
	縫合不全	縫合不全出血	放射線性熱傷
	放射線皮膚潰瘍	胞状異角化症	帽状腱膜下出血
	包皮挫創	包皮切創	包皮裂創
	母指球部第１度熱傷	母指球部第２度熱傷	母指球部第３度熱傷
	母指咬創	母指挫傷	母指挫創
	母趾挫創	母指示指間切創	母指刺創
	母指切創	母指第１度熱傷	母指第２度熱傷
	母指第３度熱傷	母指打撲挫創	母指打撲傷
	母指熱傷	母指皮膚欠損創	母趾皮膚欠損創
ま	母指末節部挫創	末梢血管外傷	末梢神経損傷
	慢性光線性皮膚炎	慢性湿疹	慢性放射線皮膚炎
	眉間部挫創	眉間部裂創	耳後部挫創
	耳後部打撲傷	脈絡網膜熱傷	盲管銃創
や	網膜振盪	モンテジア骨折	薬傷
	腰部切創	腰部第１度熱傷	腰部第２度熱傷
	腰部第３度熱傷	腰部打撲挫創	腰部熱傷
ら	落屑性湿疹	らせん骨折	離開骨折
	鱗状湿疹	涙管損傷	涙管断裂
	類苔癬	涙道損傷	轢過創
わ	裂離	裂離骨折	若木骨折
△	MRSA術後創部感染	医原性気胸	咽頭開放創
	咽頭創傷	陰のう湿疹	会陰部肛囲湿疹
	横隔膜損傷	外陰部皮膚炎	外耳部外傷性異物
	外傷性横隔膜ヘルニア	外傷性眼球ろう	外傷性耳出血
	外傷性食道破裂	海水浴皮膚炎	開放性脳損傷髄膜炎
	下咽頭創傷	下顎外傷性異物	下顎口唇挫創
	化学性皮膚炎	カテーテル感染症	カテーテル敗血症
	過労性脛部痛	眼窩創傷	眼球損傷
	眼瞼外傷性異物	眼瞼割創	眼瞼貫通創
	眼瞼咬創	眼瞼挫創	眼瞼刺創
	眼瞼創傷	眼瞼裂創	眼周囲部外傷性異物
	眼部外傷性異物	眼部開放創	眼部割創
	眼部貫通創	眼部咬創	眼部挫創
	眼部刺創	眼部創傷	眼部裂創
	顔面外傷性異物	胸管損傷	胸腺損傷
	頬粘膜咬創	頬部外傷性異物	胸部食道損傷
	頚部食道開放創	限局性神経皮膚炎	口腔粘膜咬創
	口唇外傷性異物	光沢苔癬	肛門湿疹
	耳介外傷性異物	縦隔血腫	術後横隔膜下膿瘍
	術後合併症	術後感染症	術後血腫
	術後髄膜炎	術後膿瘍	術後敗血症
	術後皮下気腫	術後腹腔内膿瘍	術後腹壁膿瘍
	食道損傷	人工肛門部皮膚炎	心内異物
	生検後出血	声門外傷	舌下顎挫創
	前額部外傷性異物	増殖性化膿性口内炎	創部膿瘍
	腟断端炎	腟断端出血	腟壁縫合不全
	虫垂炎術後残膿瘍	内視鏡検査中腸穿孔	乳腺内異物
	乳房異物	尿管切石術後感染症	抜歯後出血
	鼻前庭部湿疹	非熱傷性水疱	鼻部外傷性異物
	副鼻腔開放創	腹壁縫合糸膿瘍	ブラックアイ
	扁平苔癬	縫合糸膿瘍	縫合部膿瘍
	放射線角化腫	薬物性接触性皮膚炎	

用法用量　通常，1日1～数回直接患部に塗布又は塗擦するか，あるいは無菌ガーゼ等にのばして貼付する。
なお，症状により適宜増減する。

禁忌
(1)クロラムフェニコール・フラジオマイシン耐性菌又は非感性菌による皮膚感染のある場合
(2)皮膚結核，単純疱疹，水痘，帯状疱疹，種痘疹
(3)真菌症(白癬，カンジダ症等)
(4)鼓膜に穿孔のある湿疹性外耳道炎
(5)本剤の成分に対し過敏症の既往歴のある患者
(6)フラジオマイシン，カナマイシン，ストレプトマイシン，ゲンタマイシン等のアミノ糖系抗生物質，又はバシトラシン，クロラムフェニコールに対し過敏症の既往歴のある患者
(7)潰瘍(ベーチェット病を除く)，第２度深在性以上の熱傷・凍傷

ハイセチンP軟膏：富士製薬[24.2円/g]

クロマイ腟錠100mg　規格：100mg1錠[73.7円/錠]
クロラムフェニコール　第一三共　252

【効能効果】

〈適応菌種〉クロラムフェニコール感性菌
〈適応症〉細菌性腟炎

【対応標準病名】

◎	細菌性腟炎		
○	急性外陰腟炎	小児外陰腟炎	腟炎
	腟潰瘍	腟膿瘍	腟部びらん
	慢性腟炎		
△	細菌性腟症		

用法用量　1回1錠1日1回局所に挿入する。

用法用量に関連する使用上の注意　本剤の使用にあたっては，原則として感受性を確認し，疾病の治療上必要な最小限の期間の使用にとどめること。

禁忌　本剤の成分に対し過敏症の既往歴のある患者

ハイセチン腟錠100mg：富士製薬[59.5円/錠]

クロラムフェニコール点眼液0.5%「ニットー」

規格：5mg1mL[5.2円/mL]

クロラムフェニコール　日東メディック　131

【効能効果】

〈適応菌種〉本剤に感性のブドウ球菌属，レンサ球菌属，肺炎球菌，淋菌，髄膜炎菌，モラクセラ・ラクナータ(モラー・アクセンフェルト菌)，大腸菌，クレブシエラ属，セラチア属，インフルエンザ菌，ヘモフィルス・エジプチウス(コッホ・ウィークス菌)，アルカリゲネス属，トラコーマクラミジア(クラミジア・トラコマティス)

〈適応症〉眼瞼炎，涙のう炎，麦粒腫，結膜炎，角膜炎(角膜潰瘍を含む)

【対応標準病名】

◎	角膜炎	角膜潰瘍	眼瞼炎
	結膜炎	麦粒腫	涙のう炎
○	アカントアメーバ角膜炎	亜急性結膜炎	亜急性涙のう炎
	萎縮性角結膜炎	栄養障害性角膜炎	外傷性角膜炎
	外傷性角膜潰瘍	外麦粒腫	潰瘍性眼瞼炎
	化学性結膜炎	角結膜炎	角結膜びらん
	角膜上皮びらん	角膜中心潰瘍	角膜内皮炎
	角膜膿瘍	角膜パンヌス	角膜びらん
	角膜腐蝕	下尖性霰粒腫	カタル性角膜潰瘍
	カタル性眼炎	カタル性結膜炎	化膿性角膜炎
	化膿性結膜炎	化膿性霰粒腫	貨幣状角膜炎
	眼炎	眼角部眼瞼炎	眼角部眼瞼縁結膜炎
	眼窩膿瘍	眼瞼縁炎	眼瞼縁結膜炎
	眼瞼結膜炎	乾性角結膜炎	乾性角膜炎
	感染性角膜炎	感染性角膜潰瘍	偽膜性結膜炎
	急性角結膜炎	急性角膜炎	急性結膜炎
	急性霰粒腫	急性涙腺炎	急性涙のう炎
	急性濾胞性結膜炎	巨大乳頭結膜炎	巨大フリクテン
	血管性パンヌス	結節性眼炎	結節性結膜炎
	結膜潰瘍	結膜びらん	結膜濾胞症
	硬化性角膜炎	光線眼症	コーガン症候群
	コッホ・ウィークス菌性結膜炎	散在性表層角膜炎	蚕蝕性角膜潰瘍
	霰粒腫	紫外線角結膜炎	紫外線角膜炎
	糸状角膜炎	実質性角膜炎	湿疹性眼瞼炎
	湿疹性パンヌス	しゅさ性眼瞼炎	出血性角膜炎
	術後結膜炎	春季カタル	上尖性霰粒腫
	睫毛性眼瞼炎	脂漏性眼瞼炎	真菌性角膜潰瘍
	神経栄養性角結膜炎	進行性角膜潰瘍	浸潤性表層角膜炎
	深層角膜炎	星状角膜炎	ゼーミッシュ潰瘍
	石化性角膜炎	雪眼炎	接触性眼瞼結膜炎
	穿孔性角膜潰瘍	線状角膜炎	腺病性パンヌス
	前房蓄膿性角膜炎	単純性角膜潰瘍	兎眼性角膜炎
	毒物性眼瞼炎	内麦粒腫	粘液膿性結膜炎
	白内障術後結膜炎	パリノー結膜炎	パリノー結膜腺症候群
	反復性角膜潰瘍	びまん性表層角膜炎	表在性角膜炎
	表在性点状角膜炎	フィラメント状角膜炎	匐行性角膜潰瘍
	ぶどう球菌性眼瞼炎	フリクテン性角結膜炎	フリクテン性角膜炎
	フリクテン性角膜潰瘍	フリクテン性結膜炎	フリクテン性パンヌス
	辺縁角膜炎	辺縁フリクテン	慢性角結膜炎
	慢性カタル性結膜炎	慢性結膜炎	慢性涙小管炎
	慢性涙腺炎	慢性涙のう炎	慢性濾胞性結膜炎
	毛包眼瞼炎	モラックス・アクセンフェルド結膜炎	薬物性角結膜炎
	薬物性角膜炎	薬物性眼瞼炎	薬物性結膜炎
	流行性結膜炎	輪紋状角膜炎	涙小管炎
	涙腺炎	涙のう周囲炎	涙のう周囲膿瘍
△	アトピー性角結膜炎	アレルギー性角膜炎	アレルギー性眼瞼炎
	アレルギー性眼瞼縁炎	アレルギー性結膜炎	アレルギー性鼻結膜炎
	下眼瞼蜂巣炎	角膜穿孔	眼瞼乾皮症
	眼瞼皮膚炎	眼瞼びらん	眼瞼蜂巣炎
	季節性アレルギー性結膜炎	クラミジア結膜炎	結膜化膿性肉芽腫
	湿疹性眼瞼皮膚炎	上眼瞼蜂巣炎	接触眼瞼皮膚炎
	通年性アレルギー性結膜炎	マイボーム腺炎	涙小管のう胞

用法用量　通常，適量を1日1～数回点眼する。なお，症状により適宜回数を増減する。

用法用量に関連する使用上の注意　本剤の使用にあたっては，耐性菌の発現等を防ぐため，原則として感受性を確認し，疾病の治療上必要な最小限の期間の投与にとどめること。

禁忌　クロラムフェニコールに対し過敏症の既往歴のある患者

クロロマイセチン局所用液5%

規格：50mg1mL[38.7円/mL]

クロラムフェニコール　第一三共　263

【効能効果】

〈適応菌種〉本剤に感性のブドウ球菌属，レンサ球菌属，肺炎球菌，腸球菌属，髄膜炎菌，大腸菌，クレブシエラ属，プロテウス属，モルガネラ・モルガニー，インフルエンザ菌

〈適応症〉表在性皮膚感染症，深在性皮膚感染症，慢性膿皮症，外傷・熱傷及び手術創等の二次感染，びらん・潰瘍の二次感染，外耳炎，中耳炎，副鼻腔炎，抜歯創・口腔手術創の二次感染

【対応標準病名】

◎	外耳炎	外傷	挫創
	術後創部感染	創傷	創傷感染症
	中耳炎	熱傷	抜歯後感染
	皮膚感染症	副鼻腔炎	慢性膿皮症
	裂傷	裂創	
○ あ	悪性外耳炎	足開放創	足挫創
	足切創	足第1度熱傷	足第2度熱傷
	足第3度熱傷	足熱傷	圧挫傷
	圧挫創	アルカリ腐蝕	アレルギー性外耳道炎
	アレルギー性副鼻腔炎	胃腸管熱傷	犬咬創
	胃熱傷	陰茎開放創	陰茎挫創
	陰茎折症	陰茎第1度熱傷	陰茎第2度熱傷
	陰茎第3度熱傷	陰茎熱傷	陰茎裂創
	咽頭熱傷	陰のう開放創	陰のう第1度熱傷
	陰のう第2度熱傷	陰のう第3度熱傷	陰のう熱傷
	陰のう裂創	陰部切創	会陰第1度熱傷
	会陰第2度熱傷	会陰第3度熱傷	会陰熱傷
	会陰部化膿創	会陰裂傷	腋窩第1度熱傷
	腋窩第2度熱傷	腋窩第3度熱傷	腋窩熱傷
	壊死性外耳炎	汚染擦過創	汚染創
か	外陰開放創	外陰第1度熱傷	外陰第2度熱傷
	外陰第3度熱傷	外陰熱傷	外陰部挫創
	外陰部切創	外陰部裂傷	外耳湿疹
	外耳道真珠腫	外耳道肉芽腫	外耳道膿瘍
	外耳道閉塞性角化症	外耳道蜂巣炎	外耳部挫傷
	外耳部擦過創	外耳部切創	外傷性異物
	外傷性眼球ろう	外傷性切断	外傷性穿孔性中耳炎
	外傷性中耳炎	外傷性乳び胸	外傷性脳圧迫・頭蓋内に達する開放創合併あり
	外傷性破裂	開放骨折	開放性外傷性脳圧迫
	開放性陥没骨折	開放性胸膜損傷	開放性脱臼骨折
	開放性脳挫創	開放性脳損傷髄膜炎	開放性脳底部挫傷
	開放性びまん性脳損傷	開放性粉砕骨折	開放創
	下咽頭熱傷	化学外傷	下顎開放創
	下顎割創	下顎貫通創	下顎口唇挫創
	下顎咬創	下顎挫傷	下顎挫創
	下顎擦過創	下顎刺創	化学性急性外耳炎
	下顎切創	下顎創傷	下顎打撲傷
	下顎熱傷	下顎部挫傷	下顎部第1度熱傷

下顎部第2度熱傷	下顎部第3度熱傷	下顎部皮膚欠損創
下顎裂創	踵裂創	顎関節部開放創
顎関節部割創	顎関節部貫通創	顎関節部咬創
顎関節部挫傷	顎関節部挫創	顎関節部擦過創
顎関節部刺創	顎関節部切創	顎関節部創傷
顎関節部裂創	角結膜腐蝕	顎部挫傷
角膜アルカリ化学熱傷	角膜酸化学熱傷	角膜酸性熱傷
角膜熱傷	下肢第1度熱傷	下肢第2度熱傷
下肢第3度熱傷	下肢熱傷	下腿汚染創
下腿開放創	下腿挫創	下腿切創
下腿足部熱傷	下腿熱傷	下腿皮膚欠損創
下腿部第1度熱傷	下腿部第2度熱傷	下腿部第3度熱傷
下腿裂創	割創	化膿性中耳炎
化膿性副鼻腔炎	下半身第1度熱傷	下半身第2度熱傷
下半身第3度熱傷	下半身熱傷	下腹部第1度熱傷
下腹部第2度熱傷	下腹部第3度熱傷	眼化学熱傷
眼窩創傷	眼球損傷	眼球熱傷
眼瞼化学熱傷	眼瞼擦過創	眼瞼切創
眼瞼第1度熱傷	眼瞼第2度熱傷	眼瞼第3度熱傷
眼瞼虫刺傷	眼瞼熱傷	環指圧挫傷
環指挫傷	環指挫創	環指切創
環指剥皮創	環指皮膚欠損創	眼周囲化学熱傷
眼周囲第1度熱傷	眼周囲第2度熱傷	眼周囲第3度熱傷
眼周囲部外傷性皮下異物	眼周囲部開放創	眼周囲部割創
眼周囲部貫通創	眼周囲部咬創	眼周囲部挫創
眼周囲部擦過創	眼周囲部刺創	眼周囲部切創
眼周囲部創傷	眼周囲部虫刺傷	眼周囲部裂創
関節血腫	関節挫傷	感染性外耳炎
貫通刺創	貫通銃創	貫通性挫滅創
貫通創	眼熱傷	眼部外傷性皮下異物
眼部開放創	眼部割創	眼部貫通創
眼部挫創	眼部擦過創	眼部刺創
眼部切創	眼部創傷	眼部虫刺傷
眼部裂創	顔面汚染創	顔面開放創
顔面割創	顔面貫通創	顔面咬創
顔面挫傷	顔面挫創	顔面擦過創
顔面刺創	顔面切創	顔面創傷
顔面搔創	顔面損傷	顔面第1度熱傷
顔面第2度熱傷	顔面第3度熱傷	顔面多発開放創
顔面多発割創	顔面多発貫通創	顔面多発咬創
顔面多発挫傷	顔面多発挫創	顔面多発擦過創
顔面多発刺創	顔面多発切創	顔面多発創傷
顔面多発打撲傷	顔面多発虫刺傷	顔面多発裂創
顔面熱傷	顔面皮膚欠損創	顔面裂創
乾酪性副鼻腔炎	気管熱傷	気道熱傷
急性外耳炎	急性化膿性外耳炎	急性化膿性中耳炎
急性光線性外耳炎	急性湿疹性外耳炎	急性接触性外耳炎
急性中耳炎	急性反応性外耳炎	胸腔熱傷
頬粘膜咬傷	頬粘膜咬創	胸部汚染創
胸部外傷	頬部外傷性異物	頬部開放創
頬部割創	頬部貫通創	頬部咬創
頬部挫傷	胸部挫創	頬部挫創
頬部擦過創	頬部刺創	胸部上腕熱傷
胸部切創	頬部切創	頬部創傷
胸部損傷	胸部第1度熱傷	頬部第1度熱傷
胸部第2度熱傷	頬部第2度熱傷	胸部第3度熱傷
頬部第3度熱傷	胸部熱傷	胸部皮膚欠損創
頬部皮膚欠損創	頬部裂創	胸壁開放創
胸壁刺創	胸膜損傷・胸腔に達する開放創合併あり	胸膜裂創
棘刺創	魚咬創	躯幹薬傷
グラデニーゴ症候群	頸管破裂	脛骨顆部割創
頸部開放創	頸部挫創	頸部切創
頸部第1度熱傷	頸部第2度熱傷	頸部第3度熱傷

頸部熱傷	頸部膿疱	頸部皮膚欠損創
結膜熱傷	結膜のうアルカリ化学熱傷	結膜のう酸化学熱傷
結膜腐蝕	限局性外耳道炎	肩甲間部第1度熱傷
肩甲間部第2度熱傷	肩甲間部第3度熱傷	肩甲間部熱傷
肩甲部第1度熱傷	肩甲部第2度熱傷	肩甲部第3度熱傷
肩甲部熱傷	肩部第1度熱傷	肩部第2度熱傷
肩部第3度熱傷	高エネルギー外傷	口蓋挫傷
口蓋切創	口蓋裂創	口角部挫創
口角部裂創	口腔外傷性異物	口腔開放創
口腔割創	口腔挫傷	口腔挫創
口腔擦過創	口腔刺創	口腔上顎洞瘻
口腔切創	口腔創傷	口腔第1度熱傷
口腔第2度熱傷	口腔第3度熱傷	口腔内血腫
口腔熱傷	口腔粘膜咬傷	口腔粘膜咬創
口腔裂創	後出血	紅色陰癬
口唇外傷性異物	口唇外傷性皮下異物	口唇開放創
口唇割創	口唇貫通創	口唇咬傷
口唇咬創	口唇挫傷	口唇挫創
口唇擦過創	口唇刺創	口唇切創
口唇創傷	口唇第1度熱傷	口唇第2度熱傷
口唇第3度熱傷	口唇虫刺傷	口唇熱傷
口唇裂創	溝創	咬創
喉頭外傷	喉頭損傷	喉頭熱傷
後頭部割創	後頭部挫傷	後頭部挫創
後頭部切創	後頭部裂創	肛門第1度熱傷
肛門第2度熱傷	肛門第3度熱傷	肛門熱傷
肛門裂創	鼓室内水腫	骨盤部裂創
昆虫咬創	昆虫刺傷	臍周囲炎
さ　再発性中耳炎	採皮創	挫傷
擦過創	擦過皮下血腫	挫滅傷
挫滅創	酸腐蝕	耳介開放創
耳介割創	耳介貫通創	耳介咬創
耳介挫傷	耳介挫創	耳介擦過創
耳介刺創	耳介周囲湿疹	耳介切創
耳介創傷	耳介虫刺傷	耳介部第1度熱傷
耳介部第2度熱傷	耳介部第3度熱傷	耳介部皮膚炎
趾開放創	耳介蜂巣炎	耳介裂創
趾化膿創	指間切創	趾間切創
子宮頚管裂傷	子宮頚部環状剥離	子宮熱傷
刺咬症	篩骨洞炎	趾挫創
示指MP関節挫傷	示指PIP開放創	示指割創
示指化膿創	四肢挫傷	示指挫傷
示指挫創	示指刺創	示指切創
四肢第1度熱傷	四肢第2度熱傷	四肢第3度熱傷
四肢熱傷	示指皮膚欠損創	歯性上顎洞炎
歯性副鼻腔炎	耳前部挫創	刺創
趾第1度熱傷	趾第2度熱傷	趾第3度熱傷
膝蓋部挫創	膝下部挫創	膝窩部銃創
膝関節部挫創	膝部開放創	膝部割創
膝部咬創	膝部挫創	膝部切創
膝部第1度熱傷	膝部第2度熱傷	膝部第3度熱傷
膝部裂創	歯肉挫傷	歯肉切創
歯肉裂創	趾熱傷	射創
手圧挫傷	銃自殺未遂	銃創
手関節挫滅傷	手関節挫滅創	手関節掌側部挫創
手関節部挫創	手関節部切創	手関節部創傷
手関節部第1度熱傷	手関節部第2度熱傷	手関節部第3度熱傷
手関節部裂創	手指圧挫傷	手指汚染創
手指開放創	手指咬創	種子骨開放骨折
手指挫傷	手指挫創	手指挫滅傷
手指挫滅創	手指刺創	手指切創
手指第1度熱傷	手指第2度熱傷	手指第3度熱傷
手指端熱傷	手指熱傷	手指剥皮創
手指皮膚欠損創	手術創部膿瘍	手術創離開

手掌挫創	手掌刺創	手掌切創
手掌第1度熱傷	手掌第2度熱傷	手掌第3度熱傷
手掌熱傷	手掌剥皮創	手掌皮膚欠損創
出血性外耳炎	出血性中耳炎	術後合併症
術後感染症	術後性中耳炎	術後性慢性中耳炎
術後膿瘍	術後腹壁膿瘍	手背第1度熱傷
手背第2度熱傷	手背第3度熱傷	手背熱傷
手背皮膚欠損創	手背部挫創	手背部切創
手部汚染創	上顎挫傷	上顎擦過創
上顎切創	上顎洞炎	上顎部裂創
上口唇挫傷	上鼓室化膿症	踵骨部挫滅創
小指咬創	小指挫傷	小指挫創
小指切創	上肢第1度熱傷	上肢第2度熱傷
上肢第3度熱傷	上肢熱傷	小指皮膚欠損創
焼身自殺未遂	上唇小帯裂創	小児副鼻腔炎
小膿疱性皮膚炎	上半身第1度熱傷	上半身第2度熱傷
上半身第3度熱傷	上半身熱傷	踵部第1度熱傷
踵部第2度熱傷	踵部第3度熱傷	上腕汚染創
上腕貫通銃創	上腕挫創	上腕第1度熱傷
上腕第2度熱傷	上腕第3度熱傷	上腕熱傷
上腕皮膚欠損創	上腕部開放創	食道熱傷
処女膜裂傷	針刺創	新生児中耳炎
水疱性中耳炎	生検後出血	精巣開放創
精巣熱傷	精巣破裂	舌開放創
舌下顎挫創	舌咬傷	舌咬創
舌挫創	舌刺創	舌切創
切創	舌創傷	切断
舌熱傷	舌裂創	前額部開放創
前額部割創	前額部貫通創	前額部咬創
前額部挫創	前額部擦過創	前額部刺創
前額部切創	前額部創傷	前額部第1度熱傷
前額部第2度熱傷	前額部第3度熱傷	前額部虫刺傷
前額部虫刺症	前額部皮膚欠損創	前額部裂創
前胸部挫創	前胸部第1度熱傷	前胸部第2度熱傷
前胸部第3度熱傷	前胸部熱傷	前額頭頂部挫創
穿孔性中耳炎	仙骨部挫創	仙骨部皮膚欠損創
全身挫傷	全身擦過創	全身第1度熱傷
全身第2度熱傷	全身第3度熱傷	全身熱傷
穿通創	前頭洞炎	前頭部割創
前頭部挫傷	前頭部挫創	前頭部切創
前頭部皮膚欠損創	前腕汚染創	前腕開放創
前腕咬創	前腕挫創	前腕刺創
前腕手部熱傷	前腕切創	前腕第1度熱傷
前腕第2度熱傷	前腕第3度熱傷	前腕熱傷
前腕皮膚欠損創	前腕裂創	爪下挫滅傷
爪下挫滅創	搔創	創部膿瘍
足関節第1度熱傷	足関節第2度熱傷	足関節第3度熱傷
足関節内果部挫創	足関節熱傷	足関節部挫創
側胸部第1度熱傷	側胸部第2度熱傷	側胸部第3度熱傷
足底熱傷	足底部咬創	足底部刺創
足底部第1度熱傷	足底部第2度熱傷	足底部第3度熱傷
足底部皮膚欠損創	側頭部割創	側頭部挫創
側頭部切創	足背部挫創	足背部切創
足背部第1度熱傷	足背部第2度熱傷	足背部第3度熱傷
足部汚染創	側腹部咬創	側腹部挫創
側腹部第1度熱傷	側腹部第2度熱傷	側腹部第3度熱傷
側腹壁開放創	足部皮膚欠損創	足部裂創
鼡径部開放創	鼡径部切創	鼡径部第1度熱傷
鼡径部第2度熱傷	鼡径部第3度熱傷	鼡径部熱傷

た

損傷	第1度熱傷	第1度腐蝕
第2度熱傷	第2度腐蝕	第3度熱傷
第3度腐蝕	第4度熱傷	第5趾皮膚欠損創
体幹第1度熱傷	体幹第2度熱傷	体幹第3度熱傷
体幹熱傷	大腿汚染創	大腿咬創
大腿挫創	大腿熱傷	大腿皮膚欠損創
大腿部開放創	大腿部刺創	大腿部切創
大腿部第1度熱傷	大腿部第2度熱傷	大腿部第3度熱傷
大腿裂創	大転子部挫創	体表面積10%未満の熱傷
体表面積10－19%の熱傷	体表面積20－29%の熱傷	体表面積30－39%の熱傷
体表面積40－49%の熱傷	体表面積50－59%の熱傷	体表面積60－69%の熱傷
体表面積70－79%の熱傷	体表面積80－89%の熱傷	体表面積90%以上の熱傷
多発性外傷	多発性開放創	多発性咬創
多発性昆虫咬創	多発性挫傷	多発性擦過創
多発性切創	多発性穿刺創	多発性第1度熱傷
多発性第2度熱傷	多発性第3度熱傷	多発性熱傷
多発性膿疱症	多発性皮下出血	多発性非熱傷性水疱
多発性表在損傷	多発性裂創	打撲割創
打撲挫創	打撲擦過創	単純性中耳炎
腟開放創	腟熱傷	腟壁縫合不全
腟裂傷	肘関節挫創	肘関節部開放創
中耳炎性顔面神経麻痺	中指咬創	中指挫傷
中指挫創	中指刺創	中指切創
中指皮膚欠損創	中手骨関節部挫創	肘部挫創
肘部切創	肘部第1度熱傷	肘部第2度熱傷
肘部第3度熱傷	肘部皮膚欠損創	蝶形骨洞炎
陳旧性中耳炎	手開放創	手咬創
手挫創	手刺創	手切創
手第1度熱傷	手第2度熱傷	手第3度熱傷
手熱傷	殿部開放創	殿部咬創
殿部刺創	殿部切創	殿部第1度熱傷
殿部第2度熱傷	殿部第3度熱傷	殿部熱傷
殿部皮膚欠損創	殿部裂創	頭頂部挫傷
頭頂部挫創	頭頂部擦過創	頭頂部切創
頭頂部裂創	頭皮開放創	頭皮剥離
頭皮表在損傷	頭部開放創	頭部割創
頭部頚部挫傷	頭部頚部挫創	頭部挫傷
頭部挫創	頭部擦過創	頭部刺創
頭部切創	頭部第1度熱傷	頭部第2度熱傷
頭部第3度熱傷	頭部多発開放創	頭部多発割創
頭部多発咬創	頭部多発挫傷	頭部多発挫創
頭部多発擦過創	頭部多発刺創	頭部多発切創
頭部多発創傷	頭部多発打撲傷	頭部多発裂創
頭部虫刺傷	動物咬創	頭部熱傷
頭部皮膚欠損創	頭部裂創	飛び降り自殺未遂

な

飛び込み自殺未遂	内部尿路性器の熱傷	軟口蓋血腫
軟口蓋挫創	軟口蓋創傷	軟口蓋熱傷
軟口蓋破裂	乳頭部第1度熱傷	乳頭部第2度熱傷
乳頭部第3度熱傷	乳房第1度熱傷	乳房第2度熱傷
乳房第3度熱傷	乳房熱傷	乳輪部第1度熱傷
乳輪部第2度熱傷	乳輪部第3度熱傷	尿管切石術後感染症
猫咬創	脳挫傷・頭蓋内に達する開放創合併あり	脳挫創・頭蓋内に達する開放創合併あり
脳底部挫傷・頭蓋内に達する開放創合併あり	膿皮症	膿疱

は

敗血症性皮膚炎	肺熱傷	背部第1度熱傷
背部第2度熱傷	背部第3度熱傷	背部熱傷
爆死自殺未遂	抜歯創瘻孔形成	半身第1度熱傷
半身第2度熱傷	半身第3度熱傷	汎副鼻腔炎
鼻下擦過創	非感染性急性外耳炎	鼻根部打撲挫創
鼻根部裂創	膝汚染創	膝皮膚欠損創
鼻前庭部挫創	鼻尖部挫創	鼻部開放創
眉部割創	鼻部割創	鼻部貫通創
腓腹筋挫創	皮膚欠損創	鼻部咬創
鼻部挫傷	鼻部挫創	鼻部擦過創
鼻部刺創	鼻部切創	鼻部創傷
皮膚損傷	鼻部第1度熱傷	鼻部第2度熱傷
鼻部第3度熱傷	皮膚剥脱創	鼻部皮膚欠損創

	鼻部皮膚剥離創	鼻部裂創	びまん性外耳炎
	びまん性脳損傷・頭蓋内に達する開放創合併あり	眉毛部割創	眉毛部裂創
	表皮剥離	鼻翼部切創	鼻翼部裂創
	伏針	副鼻腔開放創	腹部汚染創
	腹部刺創	腹部第１度熱傷	腹部第２度熱傷
	腹部第３度熱傷	腹部熱傷	腹部皮膚欠損創
	腹壁開放創	腹壁創し開	腹壁縫合糸膿瘍
	腹壁縫合不全	腐蝕	分娩時会陰裂傷
	分娩時軟産道損傷	縫合糸膿瘍	縫合不全
	縫合不全出血	縫合部膿瘍	放射線性熱傷
	包皮挫創	包皮切創	包皮裂創
	母指球部第１度熱傷	母指球部第２度熱傷	母指球部第３度熱傷
	母指咬創	母指挫傷	母指挫創
	母趾挫創	母指示指間切創	母指刺創
	母指切創	母指第１度熱傷	母指第２度熱傷
	母指第３度熱傷	母指打撲挫創	母指熱傷
	母指皮膚欠損創	母趾皮膚欠損創	母指末節部挫創
ま	慢性外耳炎	慢性化膿性穿孔性中耳炎	慢性化膿性中耳炎
	慢性耳管鼓室化膿性中耳炎	慢性上鼓室乳突洞化膿性中耳炎	慢性穿孔性中耳炎
	慢性中耳炎	慢性中耳炎急性増悪	慢性中耳炎後遺症
	慢性中耳炎術後再燃	慢性副鼻腔炎	慢性副鼻腔炎急性増悪
	慢性副鼻腔膿瘍	眉間部挫創	眉間部裂創
	耳後部挫創	脈絡網膜熱傷	盲管銃創
や	薬傷	腰部切創	腰部第１度熱傷
	腰部第２度熱傷	腰部第３度熱傷	腰部打撲挫創
ら	腰部熱傷	良性慢性化膿性中耳炎	緑膿菌性外耳炎
	涙管損傷	涙管断裂	涙道損傷
	轢過創	裂離	
△あ	MRSA 術後創部感染	アキレス腱筋腱移行部断裂	アキレス腱挫傷
	アキレス腱挫創	アキレス腱切創	アキレス腱断裂
	アキレス腱部分断裂	足異物	亜脱臼
	圧迫骨折	圧迫神経炎	医原性気胸
	咽頭開放創	咽頭創傷	横隔膜損傷
か	横骨折	外耳開放創	外耳道創傷
	外耳道痛	外耳部外傷性異物	外耳部外傷性腫脹
	外耳部外傷性皮下異物	外耳部割創	外耳部貫通創
	外耳部咬創	外耳部挫創	外耳部刺創
	外耳部創傷	外耳部打撲傷	外耳部虫刺傷
	外耳部皮下血腫	外耳部皮下出血	外傷後早期合併症
	外傷性一過性麻痺	外傷性横隔膜ヘルニア	外傷性空気塞栓症
	外傷性咬合	外傷性虹彩離断	外傷性硬膜動静脈瘻
	外傷性耳出血	外傷性脂肪塞栓症	外傷性縦隔気腫
	外傷性食道破裂	外傷性脊髄出血	外傷性動静脈瘻
	外傷性動脈血腫	外傷性動脈瘤	外傷性脳圧迫
	外傷性脳圧迫・頭蓋内に達する開放創合併なし	外傷性脳症	外傷性皮下気腫
	外傷性皮下血腫	外耳裂創	開放性脱臼
	下咽頭創傷	下顎外傷性異物	下顎皮下血腫
	下顎部打撲傷	顎関節部打撲傷	顎関節部皮下血腫
	顎堤増大	顎部打撲傷	角膜挫創
	角膜切傷	角膜切創	角膜創傷
	角膜破裂	角膜裂傷	カテーテル感染症
	カテーテル敗血症	過労性脛部痛	眼黄斑部裂孔
	眼窩部挫創	眼窩裂傷	眼球結膜裂傷
	眼球破裂	眼球裂傷	眼瞼外傷性異物
	眼瞼外傷性腫脹	眼瞼外傷性皮下異物	眼瞼開放創
	眼瞼割創	眼瞼貫通創	眼瞼咬創
	眼瞼挫創	眼瞼刺創	眼瞼創傷
	眼瞼裂創	眼周囲部外傷性異物	眼周囲部外傷性腫脹
	関節骨折	関節打撲	完全骨折
	完全脱臼	眼部外傷性異物	眼部外傷性腫脹

	眼部咬創	陥没骨折	顔面外傷性異物
	顔面多発皮下血腫	顔面多発皮下出血	顔面打撲傷
	顔面皮下血腫	胸管損傷	胸腺損傷
	胸部食道損傷	頬部打撲傷	胸部皮下気腫
	頬部皮下血腫	強膜切創	強膜創傷
	強膜裂傷	亀裂骨折	筋損傷
	筋断裂	筋肉内血腫	屈曲骨折
	頚部食道開放創	結核性中耳炎	血管切断
	血管損傷	血腫	結膜創傷
	結膜裂傷	腱切創	腱損傷
	腱断裂	腱部分断裂	腱裂傷
	口腔外傷性腫脹	口腔打撲傷	好酸球性中耳炎
	好酸球性副鼻腔炎	口唇外傷性腫脹	口唇打撲傷
	口唇皮下血腫	口唇皮下出血	後頭部外傷
	後頭部打撲傷	広範性軸索損傷	広汎性神経損傷
	後方脱臼	硬膜損傷	硬膜裂傷
さ	骨折	コントル・クー損傷	耳介外傷性異物
	耳介外傷性腫脹	耳介外傷性皮下異物	耳介打撲傷
	耳介皮下血腫	耳介皮下出血	耳下腺部打撲
	四肢静脈損傷	四肢動脈損傷	歯痛
	膝関節部異物	膝部異物	斜骨折
	尺骨近位端骨折	尺骨鉤状突起骨折	縦隔血腫
	縦骨折	重複骨折	種子骨骨折
	手指打撲傷	手指皮下血腫	術後横隔膜下膿瘍
	術後血腫	術後消化管出血性ショック	術後ショック
	術後髄膜炎	術後敗血症	術後皮下気腫
	術後腹腔内膿瘍	上顎打撲傷	上顎皮下血腫
	硝子体切断	食道損傷	神経根ひきぬき損傷
	神経切断	神経叢損傷	神経叢不全損傷
	神経損傷	神経断裂	靱帯ストレイン
	靱帯損傷	靱帯断裂	靱帯捻挫
	靱帯裂傷	心内異物	ストレイン
	声門外傷	前額部外傷性異物	前額部外傷性腫脹
	前額部外傷性皮下異物	線状骨折	前頭部打撲傷
	前方脱臼	爪下異物	増殖性化膿性口内炎
	足底異物	側頭部打撲傷	側頭部皮下血腫
た	咀嚼障害	脱臼	脱臼骨折
	打撲血腫	打撲傷	打撲皮下血腫
	単純脱臼	腟断端炎	腟断端出血
	肘関節骨折	肘関節脱臼骨折	虫垂炎術後残膿瘍
	中枢神経系損傷	肘頭骨折	転位性骨折
	殿部異物	頭頂部打撲傷	頭皮外傷性腫脹
	頭皮下血腫	頭部異物	頭部外傷性皮下異物
	頭部外傷性皮下気腫	頭部頚部打撲傷	頭部血腫
	頭部多発皮下血腫	頭部打撲	頭部打撲血腫
	頭部打撲傷	頭部皮下異物	頭部皮下血腫
	頭部皮下出血	動脈損傷	特発性関節脱臼
な	内視鏡検査中腸穿孔	肉離れ	乳腺内異物
	乳房異物	捻挫	脳挫傷
	脳挫傷・頭蓋内に達する開放創合併なし	脳挫創	脳挫創・頭蓋内に達する開放創合併なし
	脳損傷	脳対側損傷	脳直撃損傷
	脳底部挫傷	脳底部挫傷・頭蓋内に達する開放創合併なし	脳裂傷
は	剥離骨折	抜歯後出血	抜歯後疼痛
	破裂骨折	皮下異物	皮下気腫
	皮下血腫	皮下静脈損傷	皮下損傷
	皮神経挫傷	非熱傷性水疱	鼻部外傷性異物
	鼻部外傷性腫脹	鼻部外傷性皮下異物	眉部血腫
	鼻部打撲傷	鼻部虫刺傷	鼻部皮下血腫
	鼻部皮下出血	びまん性脳損傷	びまん性脳損傷・頭蓋内に達する開放創合併なし
	不規則歯槽突起	複雑脱臼	腹壁異物
	不全骨折	ブラックアイ	粉砕骨折

	閉鎖性外傷性脳圧迫	閉鎖性骨折	閉鎖性脱臼
	閉鎖性脳挫創	閉鎖性脳底部挫傷	閉鎖性びまん性脳損傷
ま	帽状腱膜下出血	母指打撲傷	末梢血管外傷
	末梢神経損傷	耳後部打撲傷	網膜振盪
ら	網脈絡膜裂傷	モンテジア骨折	らせん骨折
わ	離開骨折	裂離骨折	若木骨折

用法用量

（皮膚・外科）

症状に応じて適量を局所に点滴，灌注あるいはガーゼ，綿球に浸して貼付，挿入する。

なお，深在性皮膚感染症に対しては他の薬剤で効果が期待できない場合に使用すること。

（点耳・点鼻）

通常プロピレングリコールで0.5～1%の割合に溶解し，罹患部に適量を１日１～数回用いる。

なお，症状により適宜増減する。

（歯科・口腔外科）：本剤を綿線，ペーパーポイントに浸して用いたり，局所に直接注入するかあるいはドレナージガーゼに含ませて挿入する方法がとられる。

用法用量に関連する使用上の注意　本剤の使用にあたっては，原則として感受性を確認し，疾病の治療上必要な最小限の期間の使用にとどめること。

禁忌　本剤の成分に対し過敏症の既往歴のある患者

クロロマイセチン耳科用液0.5%　規格：5mg1mL［22.6円/mL］

クロラムフェニコール　第一三共　132

【効 能 効 果】

〈適応菌種〉本剤に感性のブドウ球菌属，レンサ球菌属，肺炎球菌，腸球菌属，髄膜炎菌，大腸菌，インフルエンザ菌

〈適応症〉外耳炎，中耳炎

【対応標準病名】

◎	外耳炎	中耳炎	
○	悪性外耳炎	アレルギー性外耳道炎	壊死性外耳炎
	外耳湿疹	外耳道真珠腫	外耳道肉芽腫
	外耳道膿瘍	外耳道閉塞性角化症	外耳道蜂巣炎
	外傷性穿孔性中耳炎	外傷性中耳炎	化学性急性外耳炎
	化膿性中耳炎	感染性外耳炎	急性外耳炎
	急性化膿性外耳炎	急性化膿性中耳炎	急性光線性外耳炎
	急性湿疹性外耳炎	急性接触性外耳炎	急性中耳炎
	急性反応性外耳炎	グラデニーゴ症候群	限局性外耳道炎
	鼓室内水腫	再発性中耳炎	耳介周囲湿疹
	耳介部皮膚炎	耳介蜂巣炎	出血性外耳炎
	出血性中耳炎	術後性中耳炎	術後性慢性中耳炎
	上鼓室化膿症	新生児中耳炎	水疱性中耳炎
	穿孔性中耳炎	単純性中耳炎	中耳炎性顔面神経麻痺
	陳旧性中耳炎	非感染性急性外耳炎	びまん性外耳炎
	慢性外耳炎	慢性化膿性穿孔性中耳炎	慢性化膿性中耳炎
	慢性耳管鼓室化膿性中耳炎	慢性上鼓室乳突洞化膿性中耳炎	慢性穿孔性中耳炎
	慢性中耳炎	慢性中耳炎急性増悪	慢性中耳炎後遺症
	慢性中耳炎術後再燃	良性慢性化膿性中耳炎	緑膿菌性外耳炎
△	外耳道痛	結核性中耳炎	好酸球性中耳炎

用法用量

0.5%液を，通常，耳の罹患部に適量を１日１～数回用いる。

なお，症状により適宜回数を増減する。

用法用量に関連する使用上の注意　本剤の使用にあたっては，原則として感受性を確認し，疾病の治療上必要な最小限の期間の使用にとどめること。

禁忌　本剤の成分に対し過敏症の既往歴のある患者

クロロマイセチン軟膏2%　規格：20mg1g［12.2円/g］

クロラムフェニコール　第一三共　263

【効 能 効 果】

〈適応菌種〉本剤に感性のブドウ球菌属，レンサ球菌属（肺炎球菌を除く），腸球菌属，大腸菌，クレブシエラ属，プロテウス属，モルガネラ・モルガニー

〈適応症〉表在性皮膚感染症，深在性皮膚感染症，慢性膿皮症，外傷・熱傷及び手術創等の二次感染，びらん・潰瘍の二次感染

【対応標準病名】

◎	外傷	挫創	術後創部感染
	創傷	創傷感染症	熱傷
	皮膚感染症	慢性膿皮症	裂傷
	裂創		
○ あ	足開放創	足挫創	足切創
	足第１度熱傷	足第２度熱傷	足第３度熱傷
	足熱傷	圧挫傷	圧挫創
	アルカリ腐蝕	胃腸管熱傷	犬咬創
	胃熱傷	陰茎開放創	陰茎挫創
	陰茎折症	陰茎第１度熱傷	陰茎第２度熱傷
	陰茎第３度熱傷	陰茎熱傷	陰茎裂創
	咽頭熱傷	陰のう開放創	陰のう第１度熱傷
	陰のう第２度熱傷	陰のう第３度熱傷	陰のう熱傷
	陰のう裂創	陰部切創	会陰第１度熱傷
	会陰第２度熱傷	会陰第３度熱傷	会陰熱傷
	会陰部化膿創	会陰裂傷	腋窩第１度熱傷
	腋窩第２度熱傷	腋窩第３度熱傷	腋窩熱傷
か	汚染擦過創	汚染創	外陰開放創
	外陰第１度熱傷	外陰第２度熱傷	外陰第３度熱傷
	外陰熱傷	外陰部挫創	外陰部切創
	外陰部裂傷	外耳部挫傷	外耳部擦過創
	外耳部切創	外傷性異物	外傷性眼球ろう
	外傷性切断	外傷性乳び胸	外傷性脳圧迫・頭蓋内に達する開放創合併あり
	外傷性破裂	開放骨折	開放性外傷性脳圧迫
	開放性陥没骨折	開放性胸膜損傷	開放性脱臼骨折
	開放性脳挫創	開放性脳損傷髄膜炎	開放性脳底部挫傷
	開放性びまん性脳損傷	開放性粉砕骨折	開放創
	下咽頭熱傷	化学外傷	下顎開放創
	下顎割創	下顎貫通創	下顎口唇挫創
	下顎咬創	下顎挫傷	下顎挫創
	下顎擦過創	下顎刺創	下顎切創
	下顎創傷	下顎打撲傷	下顎熱傷
	下顎部挫傷	下顎部第１度熱傷	下顎部第２度熱傷
	下顎部第３度熱傷	下顎部皮膚欠損創	下顎裂創
	踵裂創	顎関節部開放創	顎関節部割創
	顎関節部貫通創	顎関節部咬創	顎関節部挫傷
	顎関節部挫創	顎関節部擦過創	顎関節部刺創
	顎関節部切創	顎関節部創傷	顎関節部裂創
	角結膜腐蝕	顎部挫傷	角膜アルカリ化学熱傷
	角膜酸化学熱傷	角膜酸性熱傷	角膜熱傷
	下肢第１度熱傷	下肢第２度熱傷	下肢第３度熱傷
	下肢熱傷	下腿汚染創	下腿開放創
	下腿挫創	下腿切創	下腿足部熱傷
	下腿熱傷	下腿皮膚欠損創	下腿部第１度熱傷
	下腿部第２度熱傷	下腿部第３度熱傷	下腿裂創
	割創	下半身第１度熱傷	下半身第２度熱傷
	下半身第３度熱傷	下半身熱傷	下腹部第１度熱傷
	下腹部第２度熱傷	下腹部第３度熱傷	眼化学熱傷
	眼窩創傷	眼球損傷	眼球熱傷
	眼瞼化学熱傷	眼瞼擦過創	眼瞼切創
	眼瞼第１度熱傷	眼瞼第２度熱傷	眼瞼第３度熱傷
	眼瞼虫刺傷	眼瞼熱傷	環指圧挫傷

環指挫傷	環指挫創	環指切創
環指剥皮創	環指皮膚欠損創	眼周囲化学熱傷
眼周囲第1度熱傷	眼周囲第2度熱傷	眼周囲第3度熱傷
眼周囲部外傷性皮下異物	眼周囲部開放創	眼周囲部割創
眼周囲部貫通創	眼周囲部咬創	眼周囲部挫創
眼周囲部擦過創	眼周囲部刺創	眼周囲部切創
眼周囲部創傷	眼周囲部虫刺傷	眼周囲部裂創
関節血腫	関節挫傷	貫通刺創
貫通銃創	貫通性挫滅創	貫通創
眼熱傷	眼部外傷性皮下異物	眼部開放創
眼部割創	眼部貫通創	眼部挫創
眼部擦過創	眼部刺創	眼部切創
眼部創傷	眼部虫刺傷	眼部裂創
顔面汚染創	顔面開放創	顔面割創
顔面貫通創	顔面咬創	顔面挫傷
顔面挫創	顔面擦過創	顔面刺創
顔面切創	顔面創傷	顔面搔創
顔面損傷	顔面第1度熱傷	顔面第2度熱傷
顔面第3度熱傷	顔面多発開放創	顔面多発割創
顔面多発貫通創	顔面多発咬創	顔面多発挫傷
顔面多発挫創	顔面多発擦過創	顔面多発刺創
顔面多発切創	顔面多発創傷	顔面多発打撲傷
顔面多発虫刺傷	顔面多発裂創	顔面熱傷
顔面皮膚欠損創	顔面裂創	気管熱傷
気道熱傷	胸腔熱傷	頬粘膜咬傷
頬粘膜咬創	胸部汚染創	胸部外傷
頬部外傷性異物	頬部開放創	頬部割創
頬部貫通創	頬部咬創	頬部挫傷
胸部挫創	頬部挫創	頬部擦過創
頬部刺創	胸部上腕熱傷	胸部切創
頬部切創	頬部創傷	胸部損傷
胸部第1度熱傷	頬部第1度熱傷	胸部第2度熱傷
頬部第2度熱傷	胸部第3度熱傷	頬部第3度熱傷
胸部熱傷	胸部皮膚欠損創	頬部皮膚欠損創
頬部裂創	胸壁開放創	胸壁刺創
胸膜損傷・胸腔に達する開放創合併あり	胸膜裂創	棘刺創
魚咬創	躯幹薬傷	頚管破裂
脛骨顆部割創	頚部開放創	頚部挫創
頚部切創	頚部第1度熱傷	頚部第2度熱傷
頚部第3度熱傷	頚部熱傷	頚部膿疱
頚部皮膚欠損創	結膜熱傷	結膜のうアルカリ化学熱傷
結膜のう酸化学熱傷	結膜腐蝕	肩甲間部第1度熱傷
肩甲間部第2度熱傷	肩甲間部第3度熱傷	肩甲間部熱傷
肩甲部第1度熱傷	肩甲部第2度熱傷	肩甲部第3度熱傷
肩甲部熱傷	肩部第1度熱傷	肩部第2度熱傷
肩部第3度熱傷	高エネルギー外傷	口蓋挫傷
口蓋切創	口蓋裂創	口角部挫創
口角部裂創	口腔外傷性異物	口腔開放創
口腔割創	口腔挫傷	口腔挫創
口腔擦過創	口腔刺創	口腔切創
口腔創傷	口腔第1度熱傷	口腔第2度熱傷
口腔第3度熱傷	口腔内血腫	口腔熱傷
口腔粘膜咬傷	口腔粘膜咬創	口腔裂創
紅色陰癬	口唇外傷性異物	口唇外傷性皮下異物
口唇開放創	口唇割創	口唇貫通創
口唇咬傷	口唇咬創	口唇挫傷
口唇挫創	口唇擦過創	口唇刺創
口唇切創	口唇創傷	口唇第1度熱傷
口唇第2度熱傷	口唇第3度熱傷	口唇虫刺傷
口唇熱傷	口唇裂創	溝創
咬創	喉頭外傷	喉頭損傷
喉頭熱傷	後頭部割創	後頭部挫傷
後頭部挫創	後頭部切創	後頭部裂創

肛門第1度熱傷	肛門第2度熱傷	肛門第3度熱傷
肛門熱傷	肛門裂創	骨盤部裂創
さ 昆虫咬創	昆虫刺傷	臍周囲炎
採皮創	挫傷	擦過創
擦過皮下血腫	挫滅傷	挫滅創
酸腐蝕	耳介開放創	耳介割創
耳介貫通創	耳介咬創	耳介挫傷
耳介挫創	耳介擦過創	耳介刺創
耳介切創	耳介創傷	耳介虫刺傷
耳介部第1度熱傷	耳介部第2度熱傷	耳介部第3度熱傷
趾開放創	耳介裂創	趾化膿創
指間切創	趾間切創	子宮頚管裂傷
子宮頚部環状剥離	子宮熱傷	刺咬症
趾挫創	示指MP関節挫傷	示指PIP開放創
示指割創	示指化膿創	四肢挫傷
示指挫傷	示指挫創	示指刺創
示指切創	四肢第1度熱傷	四肢第2度熱傷
四肢第3度熱傷	四肢熱傷	示指皮膚欠損創
耳前部挫創	刺創	趾第1度熱傷
趾第2度熱傷	趾第3度熱傷	膝蓋部挫創
膝下部挫創	膝窩部銃創	膝関節部挫創
膝部開放創	膝部割創	膝部咬創
膝部挫創	膝部切創	膝部第1度熱傷
膝部第2度熱傷	膝部第3度熱傷	膝部裂創
歯肉挫傷	歯肉切創	歯肉裂創
趾熱傷	射創	手圧挫傷
銃自殺未遂	銃創	手関節挫滅傷
手関節挫滅創	手関節掌側部挫創	手関節部挫創
手関節部切創	手関節部創傷	手関節部第1度熱傷
手関節部第2度熱傷	手関節部第3度熱傷	手関節部裂創
手指圧挫傷	手指汚染創	手指開放創
手指咬創	種子骨開放骨折	手指挫傷
手指挫創	手指挫滅傷	手指挫滅創
手指刺創	手指切創	手指第1度熱傷
手指第2度熱傷	手指第3度熱傷	手指端熱傷
手指熱傷	手指剥皮創	手指皮膚欠損創
手術創部膿瘍	手術創離開	手掌挫創
手掌刺創	手掌切創	手掌第1度熱傷
手掌第2度熱傷	手掌第3度熱傷	手掌熱傷
手掌剥皮創	手掌皮膚欠損創	術後合併症
術後感染症	術後膿瘍	術後腹壁膿瘍
手背第1度熱傷	手背第2度熱傷	手背第3度熱傷
手背熱傷	手背皮膚欠損創	手背部挫創
手背部切創	手部汚染創	上顎挫傷
上顎擦過創	上顎切創	上顎部裂創
上口唇挫傷	踵骨部挫滅創	小指咬創
小指挫傷	小指挫創	小指切創
上肢第1度熱傷	上肢第2度熱傷	上肢第3度熱傷
上肢熱傷	小指皮膚欠損創	焼身自殺未遂
上唇小帯裂創	小膿疱性皮膚炎	上半身第1度熱傷
上半身第2度熱傷	上半身第3度熱傷	上半身熱傷
踵部第1度熱傷	踵部第2度熱傷	踵部第3度熱傷
上腕汚染創	上腕貫通銃創	上腕挫創
上腕第1度熱傷	上腕第2度熱傷	上腕第3度熱傷
上腕熱傷	上腕皮膚欠損創	上腕部開放創
食道熱傷	処女膜裂傷	針刺創
精巣開放創	精巣熱傷	精巣破裂
舌開放創	舌下顎挫創	舌咬傷
舌咬創	舌挫創	舌刺創
舌切創	切創	舌創傷
切断	舌熱傷	舌裂創
前額部開放創	前額部割創	前額部貫通創
前額部咬創	前額部挫創	前額部擦過創
前額部刺創	前額部切創	前額部創傷

	前額部第1度熱傷	前額部第2度熱傷	前額部第3度熱傷
	前額部虫刺傷	前額部虫刺症	前額部皮膚欠損創
	前額部裂創	前胸部挫創	前胸部第1度熱傷
	前胸部第2度熱傷	前胸部第3度熱傷	前胸部熱傷
	前頚頭頂部挫創	仙骨部挫創	仙骨部皮膚欠損創
	全身挫傷	全身擦過創	全身第1度熱傷
	全身第2度熱傷	全身第3度熱傷	全身熱傷
	穿通創	前頭部割創	前頭部挫傷
	前頭部挫創	前頭部切創	前頭部皮膚欠損創
	前腕汚染創	前腕開放創	前腕咬創
	前腕挫創	前腕刺創	前腕手部熱傷
	前腕切創	前腕第1度熱傷	前腕第2度熱傷
	前腕第3度熱傷	前腕熱傷	前腕皮膚欠損創
	前腕裂創	爪下挫滅傷	爪下挫滅創
	掻創	創部膿瘍	足関節第1度熱傷
	足関節第2度熱傷	足関節第3度熱傷	足関節内果部挫創
	足関節熱傷	足関節部挫創	側胸部第1度熱傷
	側胸部第2度熱傷	側胸部第3度熱傷	足底熱傷
	足底部咬創	足底部刺創	足底部第1度熱傷
	足底部第2度熱傷	足底部第3度熱傷	足底部皮膚欠損創
	側頭部割創	側頭部挫創	側頭部切創
	足背部挫創	足背部切創	足背部第1度熱傷
	足背部第2度熱傷	足背部第3度熱傷	足部汚染創
	側腹部咬創	側腹部挫創	側腹部第1度熱傷
	側腹部第2度熱傷	側腹部第3度熱傷	側腹壁開放創
	足部皮膚欠損創	足部裂創	鼡径部開放創
	鼡径部切創	鼡径部第1度熱傷	鼡径部第2度熱傷
	鼡径部第3度熱傷	鼡径部熱傷	損傷
た	第1度熱傷	第1度腐蝕	第2度熱傷
	第2度腐蝕	第3度熱傷	第3度腐蝕
	第4度熱傷	第5趾皮膚欠損創	体幹第1度熱傷
	体幹第2度熱傷	体幹第3度熱傷	体幹熱傷
	大腿汚染創	大腿咬創	大腿挫創
	大腿熱傷	大腿皮膚欠損創	大腿部開放創
	大腿部刺創	大腿部切創	大腿部第1度熱傷
	大腿部第2度熱傷	大腿部第3度熱傷	大腿裂創
	大転子部挫創	体表面積10%未満の熱傷	体表面積10－19%の熱傷
	体表面積20－29%の熱傷	体表面積30－39%の熱傷	体表面積40－49%の熱傷
	体表面積50－59%の熱傷	体表面積60－69%の熱傷	体表面積70－79%の熱傷
	体表面積80－89%の熱傷	体表面積90%以上の熱傷	多発性外傷
	多発性開放創	多発性咬創	多発性昆虫咬創
	多発性挫傷	多発性擦過創	多発性切創
	多発性穿刺創	多発性第1度熱傷	多発性第2度熱傷
	多発性第3度熱傷	多発性熱傷	多発性膿疱症
	多発性皮下出血	多発性非熱傷性水疱	多発性表在損傷
	多発性裂創	打撲割創	打撲挫創
	打撲擦過創	膣開放創	膣熱傷
	膣裂傷	肘関節挫創	肘関節部開放創
	中指咬創	中指挫傷	中指挫創
	中指刺創	中指切創	中指皮膚欠損創
	中手骨関節部挫創	肘部挫創	肘部切創
	肘部第1度熱傷	肘部第2度熱傷	肘部第3度熱傷
	肘部皮膚欠損創	手開放創	手咬創
	手挫創	手刺創	手切創
	手第1度熱傷	手第2度熱傷	手第3度熱傷
	手熱傷	殿部開放創	殿部咬創
	殿部刺創	殿部切創	殿部第1度熱傷
	殿部第2度熱傷	殿部第3度熱傷	殿部熱傷
	殿部皮膚欠損創	殿部裂創	頭頂部挫傷
	頭頂部挫創	頭頂部擦過創	頭頂部切創
	頭頂部裂創	頭皮開放創	頭皮剥離
	頭皮表在損傷	頭部開放創	頭部割創
	頭部頚部挫傷	頭部頚部挫創	頭部挫傷
	頭部挫創	頭部擦過創	頭部刺創
	頭部切創	頭部第1度熱傷	頭部第2度熱傷
	頭部第3度熱傷	頭部多発開放創	頭部多発割創
	頭部多発咬創	頭部多発挫傷	頭部多発挫創
	頭部多発擦過創	頭部多発刺創	頭部多発切創
	頭部多発創傷	頭部多発打撲傷	頭部多発裂創
	頭部虫刺傷	動物咬創	頭部熱傷
	頭部皮膚欠損創	頭部裂創	飛び降り自殺未遂
な	飛び込み自殺未遂	内部尿路性器の熱傷	軟口蓋血腫
	軟口蓋挫創	軟口蓋創傷	軟口蓋熱傷
	軟口蓋破裂	乳頭部第1度熱傷	乳頭部第2度熱傷
	乳頭部第3度熱傷	乳房第1度熱傷	乳房第2度熱傷
	乳房第3度熱傷	乳房熱傷	乳輪部第1度熱傷
	乳輪部第2度熱傷	乳輪部第3度熱傷	尿管切石術後感染症
	猫咬創	脳挫傷・頭蓋内に達する開放創合併あり	脳挫創・頭蓋内に達する開放創合併あり
	脳底部挫傷・頭蓋内に達する開放創合併あり	膿皮症	膿疱
は	敗血症性皮膚炎	肺熱傷	背部第1度熱傷
	背部第2度熱傷	背部第3度熱傷	背部熱傷
	爆死自殺未遂	半身第1度熱傷	半身第2度熱傷
	半身第3度熱傷	鼻下擦過創	鼻根部打撲挫創
	鼻根部裂創	膝汚染創	膝皮膚欠損創
	鼻前庭部挫創	鼻尖部挫創	鼻部開放創
	眉部割創	鼻部割創	鼻部貫通創
	腓腹筋挫創	皮膚欠損創	鼻部咬創
	鼻部挫傷	鼻部挫創	鼻部擦過創
	鼻部刺創	鼻部切創	鼻部創傷
	皮膚損傷	鼻部第1度熱傷	鼻部第2度熱傷
	鼻部第3度熱傷	皮膚剥脱創	鼻部皮膚欠損創
	鼻部皮膚剥離創	鼻部裂創	びまん性脳損傷・頭蓋内に達する開放創合併あり
	眉毛部割創	眉毛部裂創	表皮剥離
	鼻翼部切創	鼻翼部裂創	伏針
	副鼻腔開放創	腹部汚染創	腹部刺創
	腹部第1度熱傷	腹部第2度熱傷	腹部第3度熱傷
	腹部熱傷	腹部皮膚欠損創	腹壁開放創
	腹壁創し開	腹壁縫合糸膿瘍	腹壁縫合不全
	腐蝕	分娩時会陰裂傷	分娩時軟産道損傷
	縫合糸膿瘍	縫合不全	縫合部膿瘍
	放射線性熱傷	包皮挫創	包皮切創
	包皮裂創	母指球部第1度熱傷	母指球部第2度熱傷
	母指球部第3度熱傷	母指咬創	母指挫傷
	母指挫創	母趾挫創	母指示指間切創
	母指刺創	母指切創	母指第1度熱傷
	母指第2度熱傷	母指第3度熱傷	母指打撲挫創
	母指熱傷	母指皮膚欠損創	母趾皮膚欠損創
ま	母指末節部挫創	眉間部挫創	眉間部裂創
	耳後部挫創	脈絡網膜熱傷	盲管銃創
や	薬傷	腰部切創	腰部第1度熱傷
	腰部第2度熱傷	腰部第3度熱傷	腰部打撲挫創
ら	腰部熱傷	涙管損傷	涙管断裂
	涙道損傷	轢過創	裂離

△あ	MRSA術後創部感染	アキレス腱筋腱移行部断裂	アキレス腱挫傷
	アキレス腱挫創	アキレス腱切創	アキレス腱断裂
	アキレス腱部分断裂	足異物	亜脱臼
	圧迫骨折	圧迫神経炎	医原性気胸
	咽頭開放創	咽頭創傷	横隔膜損傷
か	横骨折	外耳開放創	外耳道創傷
	外耳部外傷性異物	外耳部外傷性腫脹	外耳部外傷性皮下異物
	外耳部割創	外耳部貫通創	外耳部咬創
	外耳部挫創	外耳部刺創	外耳部創傷
	外耳部打撲傷	外耳部虫刺傷	外耳部皮下血腫

ケ

	外耳部皮下出血	外傷後早期合併症	外傷性一過性麻痺
	外傷性横隔膜ヘルニア	外傷性空気塞栓症	外傷性咬合
	外傷性虹彩離断	外傷性硬膜動静脈瘻	外傷性耳出血
	外傷性脂肪塞栓症	外傷性縦隔気腫	外傷性食道破裂
	外傷性脊髄出血	外傷性動静脈瘻	外傷性動脈血腫
	外傷性動脈瘤	外傷性脳圧迫	外傷性脳圧迫・頭蓋内に達する開放創合併なし
	外傷性脳症	外傷性皮下気腫	外傷性皮下血腫
	外耳裂創	開放性脱臼	下咽頭創傷
	下顎外傷性異物	下顎皮下血腫	下顎部打撲傷
	顎関節部打撲傷	顎関節部皮下血腫	顎部打撲傷
	角膜挫創	角膜切傷	角膜切創
	角膜創傷	角膜破裂	角膜裂傷
	カテーテル感染症	カテーテル敗血症	眼黄斑部裂孔
	眼窩部挫創	眼窩裂傷	眼球結膜裂傷
	眼球破裂	眼球裂傷	眼瞼外傷性異物
	眼瞼外傷性腫脹	眼瞼外傷性皮下異物	眼瞼開放創
	眼瞼割創	眼瞼貫通創	眼瞼咬創
	眼瞼挫創	眼瞼刺創	眼瞼創傷
	眼瞼裂創	眼周囲部外傷性異物	眼周囲部外傷性腫脹
	関節骨折	関節打撲	完全骨折
	完全脱臼	眼部外傷性異物	眼部外傷性腫脹
	眼部咬創	陥没骨折	顔面外傷性異物
	顔面多発皮下血腫	顔面多発皮下出血	顔面打撲傷
	顔面皮下血腫	胸管損傷	胸腺損傷
	胸部食道損傷	頬部打撲傷	胸部皮下気腫
	頬部皮下血腫	強膜切創	強膜創傷
	強膜裂傷	亀裂骨折	筋損傷
	筋断裂	筋肉内血腫	屈曲骨折
	頚部食道開放創	血管切断	血管損傷
	血腫	結膜創傷	結膜裂傷
	腱切創	腱損傷	腱断裂
	腱部分断裂	腱裂傷	口腔外傷性腫脹
	口腔打撲傷	後出血	口唇外傷性腫脹
	口唇打撲傷	口唇皮下血腫	口唇皮下出血
	後頭部外傷	後頭部打撲傷	広範性軸索損傷
	広汎性神経損傷	後方脱臼	硬膜損傷
	硬膜裂傷	骨折	コントル・クー損傷
さ	耳介外傷性異物	耳介外傷性腫脹	耳介外傷性皮下異物
	耳介打撲傷	耳介皮下血腫	耳介皮下出血
	耳下腺部打撲	四肢静脈損傷	四肢動脈損傷
	膝関節部異物	膝部異物	斜骨折
	尺骨近位端骨折	尺骨鉤状突起骨折	縦隔血腫
	縦骨折	重複骨折	種子骨骨折
	手指打撲傷	手指皮下血腫	術後横隔膜下膿瘍
	術後血腫	術後消化管出血性ショック	術後ショック
	術後髄膜炎	術後敗血症	術後皮下気腫
	術後腹腔内膿瘍	上顎打撲傷	上顎皮下血腫
	硝子体切断	食道損傷	神経根ひきぬき損傷
	神経切断	神経叢損傷	神経叢不全損傷
	神経損傷	神経断裂	靱帯ストレイン
	靱帯損傷	靱帯断裂	靱帯捻挫
	靱帯裂傷	心内異物	ストレイン
	生検後出血	声門外傷	前額部外傷性異物
	前額部外傷性腫脹	前額部外傷性皮下異物	線状骨折
	前頭部打撲傷	前方脱臼	爪下異物
	増殖性化膿性口内炎	足底異物	側頭部打撲傷
た	側頭部皮下血腫	脱臼	脱臼骨折
	打撲血腫	打撲傷	打撲皮下血腫
	単純脱臼	腟断端炎	腟断端出血
	腟壁縫合不全	肘関節骨折	肘関節脱臼骨折
	虫垂炎術後残膿瘍	中枢神経系損傷	肘頭骨折
	転位性骨折	殿部異物	頭頂部打撲傷
	頭皮外傷性腫脹	頭皮下血腫	頭部異物
	頭部外傷性皮下異物	頭部外傷性皮下気腫	頭部頚部打撲傷
	頭部血腫	頭部多発皮下血腫	頭部打撲
	頭部打撲血腫	頭部打撲傷	頭部皮下異物
	頭部皮下血腫	頭部皮下出血	動脈損傷
な	特発性関節脱臼	内視鏡検査中腸穿孔	肉離れ
	乳腺内異物	乳房異物	捻挫
	脳挫傷	脳挫傷・頭蓋内に達する開放創合併なし	脳挫創
	脳挫創・頭蓋内に達する開放創合併なし	脳損傷	脳対側損傷
	脳直撃損傷	脳底部挫傷	脳底部挫傷・頭蓋内に達する開放創合併なし
は	脳裂傷	剥離骨折	抜歯後出血
	破裂骨折	皮下異物	皮下気腫
	皮下血腫	皮下静脈損傷	皮下損傷
	皮神経挫傷	非熱傷性水疱	鼻部外傷性異物
	鼻部外傷性腫脹	鼻部外傷性皮下異物	眉部血腫
	鼻部打撲傷	鼻部虫刺傷	鼻部皮下血腫
	鼻部皮下出血	びまん性脳損傷	びまん性脳損傷・頭蓋内に達する開放創合併なし
	複雑脱臼	腹壁異物	不全骨折
	ブラックアイ	粉砕骨折	閉鎖性外傷性脳圧迫
	閉鎖性骨折	閉鎖性脱臼	閉鎖性脳挫創
	閉鎖性脳底部挫傷	閉鎖性びまん性脳損傷	縫合不全出血
ま	帽状腱膜下出血	母指打撲傷	末梢血管外傷
	末梢神経損傷	耳後部打撲傷	網膜振盪
ら	網脈絡膜裂傷	モンテジア骨折	らせん骨折
わ	離開骨折	裂離骨折	若木骨折

用法用量　通常，症状により適量を1日1～数回，直接患部に塗布又は無菌ガーゼにのばして貼付する。
なお，深在性皮膚感染症に対しては他の薬剤で効果が期待できない場合に使用すること。

用法用量に関連する使用上の注意　本剤の使用にあたっては，原則として感受性を確認し，疾病の治療上必要な最小限の期間の使用にとどめること。

禁忌　本剤の成分に対し過敏症の既往歴のある患者

ケタス点眼液0.01%　規格：0.5mg5mL1瓶[977.3円/瓶]
イブジラスト　杏林　131

アイビナール点眼液0.01%を参照(P2015)

ケナログ口腔用軟膏0.1%　規格：0.1%1g[69.6円/g]
トリアムシノロンアセトニド　ブリストル　264

【効能効果】

慢性剥離性歯肉炎，びらん又は潰瘍を伴う難治性口内炎及び舌炎

【対応標準病名】

◎	潰瘍性口内炎	舌炎	舌潰瘍
	舌びらん	難治性口内炎	剥離性歯肉炎
○	悪液質アフタ	アフタ性口内炎	アレルギー性口内炎
	潰瘍性歯肉炎	カタル性口内炎	カタル性舌炎
	カンジダ性口内炎	乾燥性口内炎	義歯性潰瘍
	義歯性口内炎	偽膜性口内炎	ゲオトリクム性口内炎
	硬化性舌炎	口腔感染症	口腔褥瘡性潰瘍
	口唇アフタ	口内炎	孤立性アフタ
	再発性アフタ	思春期性歯肉炎	歯肉炎
	出血性口内炎	水疱性口内炎	舌カンジダ症
	接触性口内炎	舌乳頭炎	増殖性歯肉炎
	大アフタ	多発性口内炎	単純性歯肉炎
	地図状口内炎	ニコチン性口内炎	剥離性限局性舌炎
	剥離性舌炎	肥大性歯肉炎	表在性舌炎
	びらん性歯肉炎	フェニトイン歯肉増殖症	複雑性歯肉炎

	プラーク性歯肉炎	ベドナーアフタ	ヘルペスウイルス性歯肉口内炎
	放射線性口内炎	萌出性歯肉炎	慢性萎縮性老人性歯肉炎
	慢性歯肉炎	慢性舌炎	慢性表在性舌炎
	メラー舌炎	リガ・フェーデ病	
△	ウイルス性口内炎	壊死性潰瘍性歯周炎	壊死性潰瘍性歯肉炎
	壊疽性口内炎	壊疽性歯肉炎	化膿性歯肉炎
	カンジダ性口角びらん	感染性口内炎	偽膜性アンギナ
	急性偽膜性カンジダ症	急性汎発性発疹性膿疱症	頬粘膜白板症
	ゲオトリクム症	口腔カンジダ症	口腔紅板症
	口腔白板症	硬口蓋白板症	溝状舌
	口唇カンジダ症	口底白板症	紅板症
	歯肉カンジダ症	歯肉白板症	重症熱性血小板減少症候群
	水疱性口内炎ウイルス病	舌下隙膿瘍	舌切除後遺症
	舌膿瘍	舌白板症	軟口蓋白板症
	ニコチン性口蓋白色角化症	妊娠性歯肉炎	膿皮症
	敗血症性皮膚炎	白色水腫	ヘルペスウイルス性咽頭炎
	慢性膿皮症	淋菌性口内炎	ワンサン扁桃炎

用法用量　通常，適量を1日1～数回患部に塗布する。なお，症状により適宜増減する。

禁忌　本剤の成分に対し過敏症の既往歴のある患者

原則禁忌　口腔内に感染を伴う患者

オルテクサー口腔用軟膏0.1%：福地[67.1円/g]

ゲーベンクリーム1%　規格：1%1g[13.2円/g]

スルファジアジン銀　田辺三菱　263

【効能効果】

〈適応菌種〉本剤に感性のブドウ球菌属，レンサ球菌属，クレブシエラ属，エンテロバクター属，緑膿菌，カンジダ属

〈適応症〉外傷・熱傷及び手術創等の二次感染，びらん・潰瘍の二次感染

【対応標準病名】

◎	外傷	挫創	術後創部感染
	創傷	創傷感染症	熱傷
	裂傷	裂創	
○ あ	アキレス腱筋腱移行部断裂	アキレス腱挫傷	アキレス腱挫創
	アキレス腱切創	アキレス腱断裂	アキレス腱部分断裂
	足異物	足開放創	足挫創
	足切創	足第1度熱傷	足第2度熱傷
	足第3度熱傷	足熱傷	亜脱臼
	圧挫傷	圧挫創	圧迫骨折
	圧迫神経炎	アルカリ腐蝕	胃腸管熱傷
	犬咬創	胃熱傷	陰茎開放創
	陰茎挫創	陰茎折症	陰茎第1度熱傷
	陰茎第2度熱傷	陰茎第3度熱傷	陰茎熱傷
	陰茎裂創	咽頭熱傷	陰のう開放創
	陰のう第1度熱傷	陰のう第2度熱傷	陰のう第3度熱傷
	陰のう熱傷	陰のう裂創	陰部切創
	会陰第1度熱傷	会陰第2度熱傷	会陰第3度熱傷
	会陰熱傷	会陰部化膿創	会陰裂傷
	腋窩第1度熱傷	腋窩第2度熱傷	腋窩第3度熱傷
	腋窩熱傷	横骨折	汚染擦過創
か	汚染創	外陰開放創	外陰第1度熱傷
	外陰第2度熱傷	外陰第3度熱傷	外陰熱傷
	外陰部挫創	外陰部切創	外陰部裂傷
	外耳開放創	外耳道創傷	外耳部外傷性異物
	外耳部外傷性腫脹	外耳部外傷性皮下異物	外耳部割創
	外耳部貫通創	外耳部咬創	外耳部挫傷
	外耳部挫創	外耳部擦過創	外耳部刺創
	外耳部切創	外耳部創傷	外耳部打撲傷
	外耳部虫刺傷	外耳部皮下血腫	外耳部皮下出血
	外傷後早期合併症	外傷性一過性麻痺	外傷性異物
	外傷性咬合	外傷性硬膜動静脈瘻	外傷性耳出血
	外傷性脊髄出血	外傷性切断	外傷性動静脈瘻
	外傷性動脈血腫	外傷性動脈瘤	外傷性脳圧迫
	外傷性脳圧迫・頭蓋内に達する開放創合併あり	外傷性脳圧迫・頭蓋内に達する開放創合併なし	外傷性脳症
	外傷性破裂	外傷性皮下血腫	外耳裂創
	開放骨折	開放性外傷性脳圧迫	開放性陥没骨折
	開放性胸膜損傷	開放性脱臼	開放性脱臼骨折
	開放性脳挫創	開放性脳底部挫傷	開放性びまん性脳損傷
	開放性粉砕骨折	開放創	下咽頭熱傷
	化学外傷	下顎外傷性異物	下顎開放創
	下顎割創	下顎貫通創	下顎口唇挫創
	下顎咬創	下顎挫傷	下顎挫創
	下顎擦過創	下顎刺創	下顎切創
	下顎創傷	下顎打撲傷	下顎熱傷
	下顎皮下血腫	下顎部挫傷	下顎部第1度熱傷
	下顎部第2度熱傷	下顎部第3度熱傷	下顎部打撲傷
	下顎部皮膚欠損創	下顎裂創	踵裂創
	顎関節部開放創	顎関節部割創	顎関節部貫通創
	顎関節部咬創	顎関節部挫傷	顎関節部挫創
	顎関節部擦過創	顎関節部刺創	顎関節部切創
	顎関節部創傷	顎関節部打撲傷	顎関節部皮下血腫
	顎関節部裂創	角結膜腐蝕	顎部挫傷
	顎部打撲傷	角膜アルカリ化学熱傷	角膜酸化学熱傷
	角膜酸性熱傷	角膜熱傷	下肢第1度熱傷
	下肢第2度熱傷	下肢第3度熱傷	下肢熱傷
	下腿汚染創	下腿開放創	下腿挫創
	下腿切創	下腿足部熱傷	下腿熱傷
	下腿皮膚欠損創	下腿部第1度熱傷	下腿部第2度熱傷
	下腿部第3度熱傷	下腿裂創	割創
	下半身第1度熱傷	下半身第2度熱傷	下半身第3度熱傷
	下半身熱傷	下腹部第1度熱傷	下腹部第2度熱傷
	下腹部第3度熱傷	眼黄斑部裂孔	眼化学熱傷
	眼窩部挫創	眼窩裂傷	眼球熱傷
	眼瞼外傷性異物	眼瞼外傷性腫脹	眼瞼外傷性皮下異物
	眼瞼開放創	眼瞼化学熱傷	眼瞼割創
	眼瞼貫通創	眼瞼咬創	眼瞼挫創
	眼瞼擦過創	眼瞼刺創	眼瞼切創
	眼瞼創傷	眼瞼第1度熱傷	眼瞼第2度熱傷
	眼瞼第3度熱傷	眼瞼虫刺傷	眼瞼熱傷
	眼瞼裂創	環指圧挫傷	環指挫傷
	環指挫創	環指切創	環指剥皮創
	環指皮膚欠損創	眼周囲化学熱傷	眼周囲第1度熱傷
	眼周囲第2度熱傷	眼周囲第3度熱傷	眼周囲部外傷性異物
	眼周囲部外傷性腫脹	眼周囲部外傷性皮下異物	眼周囲部開放創
	眼周囲部割創	眼周囲部貫通創	眼周囲部咬創
	眼周囲部挫創	眼周囲部擦過創	眼周囲部刺創
	眼周囲部切創	眼周囲部創傷	眼周囲部虫刺傷
	眼周囲部裂創	関節血腫	関節骨折
	関節挫傷	関節打撲	完全骨折
	完全脱臼	貫通刺創	貫通銃創
	貫通性挫滅創	貫通創	眼熱傷
	眼部外傷性異物	眼部外傷性腫脹	眼部外傷性皮下異物
	眼部割創	眼部貫通創	眼部咬創
	眼部挫創	眼部擦過創	眼部刺創
	眼部切創	眼部創傷	眼部虫刺傷
	眼部裂創	陥没骨折	顔面汚染創
	顔面外傷性異物	顔面開放創	顔面割創
	顔面貫通創	顔面咬創	顔面挫傷

	顔面挫創	顔面擦過創	顔面刺創
	顔面切創	顔面創傷	顔面掻創
	顔面損傷	顔面第1度熱傷	顔面第2度熱傷
	顔面第3度熱傷	顔面多発開放創	顔面多発割創
	顔面多発貫通創	顔面多発咬創	顔面多発挫傷
	顔面多発挫創	顔面多発擦過創	顔面多発刺創
	顔面多発切創	顔面多発創傷	顔面多発打撲傷
	顔面多発虫刺傷	顔面多発皮下血腫	顔面多発皮下出血
	顔面多発裂創	顔面打撲傷	顔面熱傷
	顔面皮下血腫	顔面皮膚欠損創	顔面裂創
	気管熱傷	気道熱傷	胸腔熱傷
	胸部汚染創	胸部外傷	頬部外傷性異物
	頬部開放創	頬部割創	頬部貫通創
	頬部咬創	頬部挫傷	胸部挫創
	頬部挫創	頬部擦過創	頬部刺創
	胸部上腕熱傷	胸部切創	頬部切創
	頬部創傷	胸部損傷	胸部第1度熱傷
	頬部第1度熱傷	胸部第2度熱傷	頬部第2度熱傷
	胸部第3度熱傷	頬部第3度熱傷	頬部打撲傷
	胸部熱傷	頬部皮下血腫	胸部皮膚欠損創
	頬部皮膚欠損創	頬部裂創	胸壁開放創
	胸壁刺創	胸膜損傷・胸腔に達する開放創合併あり	胸膜裂創
	棘刺創	魚咬創	亀裂骨折
	筋損傷	筋断裂	筋肉内血腫
	躯幹薬傷	屈曲骨折	頚管破裂
	脛骨顆部割創	頚部開放創	頚部挫創
	頚部切創	頚部第1度熱傷	頚部第2度熱傷
	頚部第3度熱傷	頚部熱傷	頚部皮膚欠損創
	血管切断	血管損傷	血腫
	結膜熱傷	結膜のうアルカリ化学熱傷	結膜のう酸化学熱傷
	結膜腐蝕	肩甲間部第1度熱傷	肩甲間部第2度熱傷
	肩甲間部第3度熱傷	肩甲間部熱傷	肩甲部第1度熱傷
	肩甲部第2度熱傷	肩甲部第3度熱傷	肩甲部熱傷
	腱切創	腱損傷	腱断裂
	肩部第1度熱傷	肩部第2度熱傷	肩部第3度熱傷
	腱部分断裂	腱裂傷	高エネルギー外傷
	口腔第1度熱傷	口腔第2度熱傷	口腔第3度熱傷
	口腔熱傷	口腔粘膜咬創	後出血
	口唇外傷性異物	口唇開放創	口唇割創
	口唇貫通創	口唇咬創	口唇挫創
	口唇刺創	口唇創傷	口唇第1度熱傷
	口唇第2度熱傷	口唇第3度熱傷	口唇熱傷
	口唇裂創	溝創	咬創
	喉頭外傷	喉頭損傷	喉頭熱傷
	後頭部外傷	後頭部割創	後頭部挫傷
	後頭部挫創	後頭部切創	後頭部打撲傷
	後頭部裂創	広範性軸索損傷	広汎性神経損傷
	後方脱臼	硬膜損傷	硬膜裂傷
	肛門第1度熱傷	肛門第2度熱傷	肛門第3度熱傷
	肛門熱傷	肛門裂創	骨折
	骨盤部裂創	昆虫咬創	昆虫刺傷
さ	コントル・クー損傷	採皮創	挫傷
	擦過創	擦過皮下血腫	挫滅傷
	挫滅創	酸腐蝕	耳介外傷性異物
	耳介外傷性腫脹	耳介外傷性皮下異物	耳介開放創
	耳介割創	耳介貫通創	耳介咬創
	耳介挫傷	耳介挫創	耳介擦過創
	耳介刺創	耳介切創	耳介創傷
	耳介打撲傷	耳介虫刺傷	耳介皮下血腫
	耳介皮下出血	耳介部第1度熱傷	耳介部第2度熱傷
	耳介部第3度熱傷	趾開放創	耳介裂創
	耳下腺部打撲	趾化膿創	指間切創
	趾間切創	子宮頚管裂傷	子宮頚部環状剥離

子宮熱傷	刺咬症	趾挫創
示指 MP 関節挫傷	示指 PIP 開放創	示指割創
示指化膿創	四肢挫傷	示指挫傷
示指挫創	示指刺創	四肢静脈損傷
示指切創	四肢第1度熱傷	四肢第2度熱傷
四肢第3度熱傷	四肢動脈損傷	四肢熱傷
示指皮膚欠損創	耳前部挫創	刺創
趾第1度熱傷	趾第2度熱傷	趾第3度熱傷
膝蓋部挫創	膝下部挫創	膝窩部銃創
膝関節部異物	膝関節部挫創	膝部異物
膝部開放創	膝部割創	膝部咬創
膝部挫創	膝部切創	膝部第1度熱傷
膝部第2度熱傷	膝部第3度熱傷	膝部裂創
趾熱傷	斜骨折	射創
尺骨近位端骨折	尺骨鉤状突起骨折	手圧挫傷
縦骨折	銃自殺未遂	銃創
重複骨折	手関節挫滅傷	手関節挫滅創
手関節掌側部挫創	手関節部挫創	手関節部切創
手関節部創傷	手関節部第1度熱傷	手関節部第2度熱傷
手関節部第3度熱傷	手関節部裂創	手指圧挫傷
手指汚染創	手指開放創	手指咬創
種子骨開放骨折	種子骨骨折	手指挫傷
手指挫創	手指挫滅傷	手指挫滅創
手指刺創	手指切創	手指第1度熱傷
手指第2度熱傷	手指第3度熱傷	手指打撲傷
手指端熱傷	手指熱傷	手指剥皮創
手指皮下血腫	手指皮膚欠損創	手術創部膿瘍
手術創離開	手掌挫創	手掌刺創
手掌切創	手掌第1度熱傷	手掌第2度熱傷
手掌第3度熱傷	手掌熱傷	手掌剥皮創
手掌皮膚欠損創	術後血腫	手背第1度熱傷
手背第2度熱傷	手背第3度熱傷	手背熱傷
手背皮膚欠損創	手背部挫創	手背部切創
手部汚染創	上顎挫傷	上顎擦過創
上顎切創	上顎打撲傷	上顎皮下血腫
上顎部裂創	踵骨部挫滅創	小指咬創
小指挫傷	小指挫創	小指切創
上肢第1度熱傷	上肢第2度熱傷	上肢第3度熱傷
硝子体切断	上肢熱傷	小指皮膚欠損創
焼身自殺未遂	上半身第1度熱傷	上半身第2度熱傷
上半身第3度熱傷	上半身熱傷	踵部第1度熱傷
踵部第2度熱傷	踵部第3度熱傷	上腕汚染創
上腕貫通銃創	上腕挫創	上腕第1度熱傷
上腕第2度熱傷	上腕第3度熱傷	上腕熱傷
上腕皮膚欠損創	上腕部開放創	食道熱傷
処女膜裂傷	神経根ひきぬき損傷	神経切断
神経叢損傷	神経叢不全損傷	神経損傷
神経断裂	針刺創	靱帯ストレイン
靱帯損傷	靱帯断裂	靱帯捻挫
靱帯裂傷	ストレイン	精巣開放創
精巣熱傷	精巣破裂	切創
切断	舌熱傷	前額部外傷性異物
前額部外傷性腫脹	前額部外傷性皮下異物	前額部開放創
前額部割創	前額部貫通創	前額部咬創
前額部挫創	前額部擦過創	前額部刺創
前額部切創	前額部創傷	前額部第1度熱傷
前額部第2度熱傷	前額部第3度熱傷	前額部虫刺傷
前額部虫刺症	前額部皮膚欠損創	前額部裂創
前胸部挫創	前胸部第1度熱傷	前胸部第2度熱傷
前胸部第3度熱傷	前胸部熱傷	前頚頭頂部挫創
仙骨部挫創	仙骨部皮膚欠損創	線状骨折
全身挫傷	全身擦過創	全身第1度熱傷
全身第2度熱傷	全身第3度熱傷	全身熱傷
穿通創	前頭部割創	前頭部挫傷

	前頭部挫創	前頭部切創	前頭部打撲傷
	前頭部皮膚欠損創	前方脱臼	前腕汚染創
	前腕開放創	前腕咬創	前腕挫創
	前腕刺創	前腕手部熱傷	前腕切創
	前腕第1度熱傷	前腕第2度熱傷	前腕第3度熱傷
	前腕熱傷	前腕皮膚欠損創	前腕裂創
	爪下異物	爪下挫滅傷	爪下挫滅創
	掻創	足関節第1度熱傷	足関節第2度熱傷
	足関節第3度熱傷	足関節内果部挫創	足関節熱傷
	足関節部挫創	側胸部第1度熱傷	側胸部第2度熱傷
	側胸部第3度熱傷	足底異物	足底熱傷
	足底部咬創	足底部刺創	足底部第1度熱傷
	足底部第2度熱傷	足底部第3度熱傷	足底部皮膚欠損創
	側頭部割創	側頭部挫創	側頭部切創
	側頭部打撲傷	側頭部皮下血腫	足背部挫創
	足背部切創	足背部第1度熱傷	足背部第2度熱傷
	足背部第3度熱傷	足部汚染創	側腹部咬創
	側腹部挫創	側腹部第1度熱傷	側腹部第2度熱傷
	側腹部第3度熱傷	側腹壁開放創	足部皮膚欠損創
	足部裂創	鼡径部開放創	鼡径部切創
	鼡径部第1度熱傷	鼡径部第2度熱傷	鼡径部第3度熱傷
た	鼡径部熱傷	損傷	第1度熱傷
	第1度腐蝕	第2度熱傷	第2度腐蝕
	第3度熱傷	第3度腐蝕	第4度熱傷
	第5趾皮膚欠損創	体幹第1度熱傷	体幹第2度熱傷
	体幹第3度熱傷	体幹熱傷	大腿汚染創
	大腿咬創	大腿挫創	大腿熱傷
	大腿皮膚欠損創	大腿部開放創	大腿部刺創
	大腿部切創	大腿部第1度熱傷	大腿部第2度熱傷
	大腿部第3度熱傷	大腿裂創	大転子部挫創
	体表面積10%未満の熱傷	体表面積10－19%の熱傷	体表面積20－29%の熱傷
	体表面積30－39%の熱傷	体表面積40－49%の熱傷	体表面積50－59%の熱傷
	体表面積60－69%の熱傷	体表面積70－79%の熱傷	体表面積80－89%の熱傷
	体表面積90%以上の熱傷	脱臼	脱臼骨折
	多発性外傷	多発性開放創	多発性咬創
	多発性昆虫咬創	多発性挫傷	多発性擦過創
	多発性切創	多発性穿刺創	多発性第1度熱傷
	多発性第2度熱傷	多発性第3度熱傷	多発性熱傷
	多発性皮下出血	多発性非熱傷性水疱	多発性表在損傷
	多発性裂創	打撲割創	打撲血腫
	打撲挫創	打撲擦過創	打撲傷
	打撲皮下血腫	単純脱臼	腟開放創
	腟熱傷	腟裂傷	肘関節骨折
	肘関節挫創	肘関節脱臼骨折	肘関節部開放創
	中指咬創	中指挫傷	中指挫創
	中指刺創	中指切創	中指皮膚欠損創
	中手骨関節部挫創	中枢神経系損傷	肘頭骨折
	肘部挫創	肘部切創	肘部第1度熱傷
	肘部第2度熱傷	肘部第3度熱傷	肘部皮膚欠損創
	手開放創	手咬創	手挫創
	手刺創	手切創	手第1度熱傷
	手第2度熱傷	手第3度熱傷	手熱傷
	転位性骨折	殿部異物	殿部開放創
	殿部咬創	殿部刺創	殿部切創
	殿部第1度熱傷	殿部第2度熱傷	殿部第3度熱傷
	殿部熱傷	殿部皮膚欠損創	殿部裂創
	頭頂部挫傷	頭頂部挫創	頭頂部擦過創
	頭頂部切創	頭頂部打撲傷	頭頂部裂創
	頭皮外傷性腫脹	頭皮開放創	頭皮下血腫
	頭皮剥離	頭皮表在損傷	頭部異物
	頭部外傷性皮下異物	頭部外傷性皮下気腫	頭部開放創
	頭部割創	頭部頚部挫傷	頭部頚部挫創

	頭部頚部打撲傷	頭部血腫	頭部挫傷
	頭部挫創	頭部擦過創	頭部刺創
	頭部切創	頭部第1度熱傷	頭部第2度熱傷
	頭部第3度熱傷	頭部多発開放創	頭部多発割創
	頭部多発咬創	頭部多発挫傷	頭部多発挫創
	頭部多発擦過創	頭部多発刺創	頭部多発切創
	頭部多発創傷	頭部多発打撲傷	頭部多発皮下血腫
	頭部多発裂創	頭部打撲	頭部打撲血腫
	頭部打撲傷	頭部虫刺傷	動物咬創
	頭部熱傷	頭部皮下異物	頭部皮下血腫
	頭部皮下出血	頭部皮膚欠損創	頭部裂創
	動脈損傷	特発性関節脱臼	飛び降り自殺未遂
な	飛び込み自殺未遂	内部尿路性器の熱傷	軟口蓋熱傷
	肉離れ	乳頭部第1度熱傷	乳頭部第2度熱傷
	乳頭部第3度熱傷	乳房第1度熱傷	乳房第2度熱傷
	乳房第3度熱傷	乳房熱傷	乳輪部第1度熱傷
	乳輪部第2度熱傷	乳輪部第3度熱傷	猫咬創
	捻挫	脳挫傷	脳挫傷・頭蓋内に達する開放創合併あり
	脳挫傷・頭蓋内に達する開放創合併なし	脳挫創	脳挫創・頭蓋内に達する開放創合併あり
	脳挫創・頭蓋内に達する開放創合併なし	脳損傷	脳対側損傷
	脳直撃損傷	脳底部挫傷	脳底部挫傷・頭蓋内に達する開放創合併あり
は	脳底部挫傷・頭蓋内に達する開放創合併なし	脳裂傷	肺熱傷
	背部第1度熱傷	背部第2度熱傷	背部第3度熱傷
	背部熱傷	爆死自殺未遂	剥離骨折
	破裂骨折	半身第1度熱傷	半身第2度熱傷
	半身第3度熱傷	皮下異物	皮下血腫
	鼻下擦過創	皮下静脈損傷	皮下損傷
	鼻根部打撲挫創	鼻根部裂創	膝汚染創
	膝皮膚欠損創	皮神経挫傷	鼻前庭部挫創
	鼻尖部挫創	鼻部外傷性異物	鼻部外傷性腫脹
	鼻部外傷性皮下異物	鼻部開放創	眉部割創
	鼻部割創	鼻部貫通創	腓腹筋挫創
	眉部血腫	皮膚欠損創	鼻部咬創
	鼻部挫傷	鼻部挫創	鼻部擦過創
	鼻部刺創	鼻部切創	鼻部創傷
	皮膚損傷	鼻部第1度熱傷	鼻部第2度熱傷
	鼻部第3度熱傷	鼻部打撲傷	鼻部虫刺傷
	皮膚剥脱創	鼻部皮下血腫	鼻部皮下出血
	鼻部皮膚欠損創	鼻部皮膚剥離創	鼻部裂創
	びまん性脳損傷	びまん性脳損傷・頭蓋内に達する開放創合併あり	びまん性脳損傷・頭蓋内に達する開放創合併なし
	眉毛部割創	眉毛部裂創	表皮剥離
	鼻翼部切創	鼻翼部裂創	複雑脱臼
	伏針	副鼻腔開放創	腹部汚染創
	腹部刺創	腹部第1度熱傷	腹部第2度熱傷
	腹部第3度熱傷	腹部熱傷	腹部皮膚欠損創
	腹壁異物	腹壁開放創	腹壁創し開
	腹壁縫合不全	腐蝕	不全骨折
	粉砕骨折	分娩時会陰裂傷	分娩時軟産道損傷
	閉鎖性外傷性脳圧迫	閉鎖性骨折	閉鎖性脱臼
	閉鎖性脳挫創	閉鎖性脳底部挫傷	閉鎖性びまん性脳損傷
	縫合不全	縫合不全出血	放射線性熱傷
	帽状腱膜下出血	包皮挫創	包皮切創
	包皮裂創	母指球部第1度熱傷	母指球部第2度熱傷
	母指球部第3度熱傷	母指咬創	母指挫傷
	母指挫創	母趾挫創	母指示指間切創
	母指刺創	母指切創	母指第1度熱傷
	母指第2度熱傷	母指第3度熱傷	母指打撲挫創
	母指打撲傷	母指熱傷	母指皮膚欠損創
ま	母趾皮膚欠損創	母指末節部挫創	末梢血管外傷
	末梢神経損傷	眉間部挫創	眉間部裂創

	耳後部挫創	耳後部打撲傷	脈絡網膜熱傷
	盲管銃創	網膜振盪	モンテジア骨折
や	薬傷	腰部切創	腰部第１度熱傷
	腰部第２度熱傷	腰部第３度熱傷	腰部打撲挫創
ら	腰部熱傷	らせん骨折	離開骨折
	涙管損傷	涙管断裂	涙道損傷
	轢過創	裂離	裂離骨折
	若木骨折		
△	MRSA 術後創部感染	医原性気胸	咽頭開放創
	咽頭創傷	横隔膜損傷	外傷性横隔膜ヘルニア
	外傷性眼球ろう	外傷性食道破裂	開放性脳損傷髄膜炎
	下咽頭創傷	眼窩創傷	眼球損傷
	眼部開放創	胸管損傷	胸腺損傷
	頬粘膜咬傷	頬粘膜咬創	胸部食道損傷
	頚部食道開放創	口蓋挫傷	口腔外傷性異物
	口腔外傷性腫脹	口腔挫傷	口腔擦過創
	口腔切創	口腔打撲傷	口腔内血腫
	口腔粘膜咬傷	口唇外傷性腫脹	口唇外傷性皮下異物
	口唇咬傷	口唇挫傷	口唇擦過創
	口唇切創	口唇打撲傷	口唇虫刺傷
	口唇皮下血腫	口唇皮下出血	歯肉挫傷
	縦隔血腫	術後合併症	術後感染症
	術後膿瘍	術後皮下気腫	術後腹壁膿瘍
	上口唇挫傷	上唇小帯裂創	食道損傷
	心内異物	生検後出血	声門外傷
	舌咬傷	創部膿瘍	腟断端炎
	腟断端出血	腟壁縫合不全	内視鏡検査中腸穿孔
	軟口蓋血腫	乳腺内異物	乳房異物
	尿管切石術後感染症	抜歯後出血	非熱傷性水疱
	腹壁縫合糸膿瘍	ブラックアイ	縫合糸膿瘍
	縫合部膿瘍		

効能効果に関連する使用上の注意　軽症熱傷には使用しないこと。

用法用量　１日１回，滅菌手袋などを用いて，創面を覆うに必要かつ十分な厚さ(約２～3mm)に直接塗布する。
又は，ガーゼ等に同様の厚さにのばし，貼付し，包帯を行う。なお，第２日目以後の塗布に際しては，前日に塗布した本剤を清拭又は温水浴等で洗い落としたのち，新たに本剤を塗布すること。

禁忌
(1)本剤の成分又はサルファ剤に対し過敏症の既往歴のある患者
(2)新生児
(3)低出生体重児
(4)軽症熱傷

ケラチナミンコーワクリーム20%　規格：20%1g[7.3円/g]
尿素　興和　266

【効 能 効 果】

魚鱗癬，老人性乾皮症，アトピー皮膚，進行性指掌角皮症(主婦湿疹の乾燥型)，足蹠部皲裂性皮膚炎，掌蹠角化症，毛孔性苔癬

【対応標準病名】

◎	**アトピー皮膚**	**魚鱗癬**	**亀裂性湿疹**
	掌蹠角化症	**進行性指掌角皮症**	**皮脂欠乏性湿疹**
	毛孔性苔癬	**老人性乾皮症**	
○	アトピー性湿疹	アトピー性皮膚炎	過角化症
	角質増殖症	乾皮症	急性乳児湿疹
	屈曲部湿疹	固定性扁豆状角化症	コロジオン児
	四肢小児湿疹	主婦湿疹	小児アトピー性湿疹
	小児乾燥型湿疹	小児湿疹	職業性皮膚炎
	尋常性魚鱗癬	水疱型先天性魚鱗癬様紅皮症	成人アトピー性皮膚炎
	線状魚鱗癬	単純性魚鱗癬	点状角化症
	道化師様胎児	内因性湿疹	乳児皮膚炎
	妊娠湿疹	妊婦性皮膚炎	ネザートン症候群
	伴性魚鱗癬	皮脂欠乏症	非水疱性先天性魚鱗癬様紅皮症
	びまん性神経皮膚炎	ベニエ痒疹	胞状異角化症
	慢性乳児湿疹	葉状魚鱗癬	
△	青色ゴムまり様母斑症候群	足湿疹	アトピー性神経皮膚炎
	遺伝性掌蹠角化症	いぼ状表皮異形成	インドゴム様皮膚
	腋窩湿疹	角皮症	家族性良性慢性天疱瘡
	汗孔角化症	偽黄色腫	偽性黄色腫
	丘疹状湿疹	急性湿疹	頚部皮膚炎
	血管腫症	紅斑性湿疹	細菌性肉芽腫症
	湿疹	手指湿疹	手掌角皮症
	手掌紋異常	新生児皮膚炎	赤色湿疹
	接触皮膚炎	全身湿疹	先天性角化異常症
	先天性色素異常症	足底角化症	ダリエー病
	弾性線維性偽黄色腫症	弾力線維性仮性黄色腫	手湿疹
	頭部湿疹	土肥氏鱗状毛のう角皮症	乳房皮膚炎
	ネーゲリ病	脳回転状皮膚	パピヨン・ルフェブル症候群
	皮膚炎	皮膚掌紋異常	副皮膚弁
	ブルーム症候群	扁平湿疹	慢性湿疹
	ミベリー氏汗孔角化症	落屑性湿疹	良性家族性天疱瘡
	鱗状湿疹	ロトムンド・トムソン症候群	

用法用量　１日１～数回，患部に塗擦する。

禁忌　眼粘膜等の粘膜

アセチロールクリーム20%：ポーラ[5.6円/g]，ベギンクリーム20%：藤永[5.6円/g]，ワイドコールクリーム20%：池田薬品[5.6円/g]

献血トロンビン経口・外用5千「化血研」
規格：5,000単位1瓶[915円/瓶]

献血トロンビン経口・外用1万「化血研」
規格：10,000単位1瓶[1422.1円/瓶]

トロンビン　化血研　332

【効 能 効 果】

通常の結紮によって止血困難な小血管，毛細血管及び実質臓器からの出血(例えば，外傷に伴う出血，手術中の出血，骨性出血，膀胱出血，抜歯後の出血，鼻出血及び上部消化管からの出血など)。

【対応標準病名】

◎	**外傷**	**実質性臓器出血**	**出血**
	上部消化管出血	**抜歯後出血**	**鼻出血症**
	膀胱出血	**毛細血管出血**	
○	胃出血	咽喉出血	咽頭出血
	顔面損傷	気管支出血	気管内出血
	気道出血	急性大量出血	局所出血
	後出血	喉頭出血	習慣性鼻出血
	消化管出血	上気道出血	小動脈出血
	静脈出血	生検後出血	声帯出血
	多発性外傷	多量出血	腟断端出血
	動脈性出血	特発性鼻出血	吐下血
	吐血	突発性咽頭出血	鼻血
	鼻中隔出血	縫合不全出血	
△	遺伝性出血性末梢血管拡張症	喀血	下部消化管出血
	胸部外傷	胸部損傷	下血
	血痰	喉頭外傷	喉頭損傷
	損傷	腸出血	内出血
	肺出血	肺胞出血	剥離骨折
	らせん骨折	裂離骨折	

※　適応外使用可
原則として，「トロンビン」を「内視鏡生検時出血」に対し処方した場合，当該使用事例を審査上認める。

ケ

用法用量　通常，出血局所に，生理食塩液に溶かした溶液(トロンビンとして50～1,000単位/mL)を噴霧もしくは灌注するか，又は粉末のまま撒布する。上部消化管出血の場合には，適当な緩衝剤に溶かした溶液(トロンビンとして200～400単位/mL)を経口投与する。尚，出血の部位及び程度により適宜増減する。

用法用量に関連する使用上の注意　トロンビンの至適pHは7付近であり，酸により酵素活性が低下するので，本剤を上部消化管出血に用いる場合には，事前に緩衝液等により胃酸を中和させること

警告　本剤を注射しないこと。

禁忌　凝血促進剤(ヘモコアグラーゼ)，抗プラスミン剤(イプシロンアミノカプロン酸，トラネキサム酸)，アプロチニン製剤を投与中の患者

併用禁忌

薬剤名等	臨床症状・措置方法	機序・危険因子
ヘモコアグラーゼ(レプチラーゼ) イプシロンアミノカプロン酸(イプシロン) トラネキサム酸(トランサミン)	血栓形成傾向があらわれるおそれがある。	凝血促進剤，抗プラスミン剤は血栓形成を促進する薬剤であり，併用により血栓形成傾向が相加的に増大する。
アプロチニン(トラジロール)		アプロチニンは抗線溶作用を有するため，併用により血栓形成傾向が増大する。

献血トロンビン経口・外用5000単位「ベネシス」：日本血液　5,000単位1袋[947.5円/袋]，献血トロンビン経口・外用1万単位「ベネシス」：日本血液　10,000単位1袋[1406.4円/袋]

献血トロンビン経口・外用剤5000
規格：5,000単位1瓶[858.2円/瓶]
献血トロンビン経口・外用剤1万
規格：10,000単位1瓶[1378円/瓶]
トロンビン　日本製薬　332

【効能効果】

通常の結紮によって止血困難な小血管，毛細血管及び実質臓器からの出血(例えば外傷に伴う出血，手術中の出血，骨性出血，膀胱出血，抜歯後の出血，鼻出血及び上部消化管からの出血など)

【対応標準病名】

◎	外傷	実質性臓器出血	出血
	上部消化管出血	抜歯後出血	鼻出血症
	膀胱出血	毛細血管出血	
○	胃出血	咽喉出血	咽頭出血
	顔面損傷	気管支出血	気管内出血
	気道出血	急性大量出血	局所出血
	後出血	喉頭出血	習慣性鼻出血
	消化管出血	上気道出血	小動脈出血
	静脈出血	生検後出血	声帯出血
	多発性外傷	多量出血	腟断端出血
	動脈性出血	特発性鼻出血	吐下血
	吐血	突発性咽頭出血	鼻血
	鼻中隔出血	縫合不全出血	
△	遺伝性出血性末梢血管拡張症	喀血	下部消化管出血
	胸部外傷	胸部損傷	下血
	血痰	喉頭外傷	喉頭損傷
	損傷	腸出血	内出血
	肺出血	肺胞出血	剥離骨折
	らせん骨折	裂離骨折	
※	適応外使用可 原則として，「トロンビン」を「内視鏡生検時出血」に対し処方した場合，当該使用事例を審査上認める。		

用法用量　通常，出血局所に，生理食塩液に溶かした溶液(トロンビンとして50～1,000単位/mL)を噴霧もしくは灌注するか，又は粉末のままで散布する。上部消化管出血の場合には，適当な緩衝剤に溶かした溶液(トロンビンとして200～400単位/mL)を経口投与する。なお，出血の部位及び程度により適宜増減する。

用法用量に関連する使用上の注意　トロンビンの至適pHは7付近であり，酸により酵素活性が低下するので，本剤を上部消化管出血に用いる場合には，事前に適当な緩衝液等により胃酸を中和させること。

警告　本剤を注射しないこと。

禁忌　凝血促進剤(ヘモコアグラーゼ)，抗プラスミン剤(トラネキサム酸)，アプロチニン製剤を投与中の患者

併用禁忌

薬剤名等	臨床症状・措置方法	機序・危険因子
ヘモコアグラーゼ レプチラーゼ トラネキサム酸 トランサミン	血栓形成傾向があらわれるおそれがある。	凝血促進剤，抗プラスミン剤及びトロンビンは血栓形成を促進する薬剤であり，併用により血栓形成傾向が相加的に増大する。
アプロチニン トラジロール		アプロチニンは抗線溶作用を有するため，トロンビンとの併用により血栓形成傾向が増大する。

献血トロンビン経口・外用5000単位「ベネシス」：日本血液　5,000単位1袋[947.5円/袋]，献血トロンビン経口・外用1万単位「ベネシス」：日本血液　10,000単位1袋[1406.4円/袋]

ゲンタシンクリーム0.1%
規格：1mg1g[13.2円/g]
ゲンタシン軟膏0.1%
規格：1mg1g[13.2円/g]
ゲンタマイシン硫酸塩　MSD　263

【効能効果】

〈適応菌種〉ゲンタマイシンに感性のブドウ球菌属，レンサ球菌属(肺炎球菌を除く)，大腸菌，クレブシエラ属，エンテロバクター属，プロテウス属，モルガネラ・モルガニー，プロビデンシア属，緑膿菌
〈適応症〉表在性皮膚感染症，慢性膿皮症，びらん・潰瘍の二次感染

【対応標準病名】

◎	皮膚感染症	慢性膿皮症	
○	臍周囲炎	膿皮症	
△	頚部膿瘍	紅色陰癬	小膿疱性皮膚炎
	多発性膿疱症	膿疱	敗血症性皮膚炎

用法用量　1日1～数回患部に塗布するか，あるいはガーゼなどにのばしたものを患部に貼付する。

用法用量に関連する使用上の注意　本剤の使用にあたっては，耐性菌の発現等を防ぐため，原則として感受性を確認し，疾病の治療上必要な最小限の期間の投与にとどめること。

禁忌　本剤並びに他のアミノグリコシド系抗生物質及びバシトラシンに対し過敏症の既往歴のある患者

エルタシン軟膏0.1%：富士製薬[8.2円/g]，ゲンタマイシン硫酸塩軟膏0.1%「イワキ」：岩城[8.2円/g]，ゲンタマイシン硫酸塩軟膏0.1%「タイヨー」：テバ製薬[8.2円/g]

コカイン塩酸塩「タケダ」原末
規格：1g[4532.1円/g]
コカイン塩酸塩　武田薬品　812

【効能効果】

表面麻酔

【対応標準病名】

該当病名なし

用法用量　通常，粘膜には，5～10%溶液，点眼には，0.5～4%溶液，外用には，1～5%の軟膏として使用する。ただし，年齢・

麻酔領域・部位・組織・症状・体質により適宜増減する。必要に応じ，アドレナリンを添加して使用する。

禁忌

表面麻酔用剤(口腔，咽頭，咽喉，気道，尿道等粘膜用剤)として用いる場合

(1)本剤に対し過敏症の既往歴のある患者

(2)次の患者に投与する場合には，血管収縮剤(アドレナリン，ノルアドレナリン)を添加しないこと。

①血管収縮剤に対し過敏症の既往歴のある患者

②高血圧，動脈硬化，心不全，甲状腺機能亢進，糖尿病，血管痙攣等のある患者

眼科用剤として用いる場合には次の点にも注意すること：緑内障患者

コカイン塩酸塩「シオノギ」原末：塩野義[4532.1円/g]

コソプト配合点眼液　規格：1mL[632.5円/mL]
コソプトミニ配合点眼液　規格：－[－]

チモロールマレイン酸塩　ドルゾラミド塩酸塩　参天　131

【効能効果】

次の疾患で，他の緑内障治療薬が効果不十分な場合：緑内障，高眼圧症

【対応標準病名】

◎	高眼圧症	緑内障	
○	悪性緑内障	医原性緑内障	外傷性緑内障
	開放隅角緑内障	過分泌緑内障	急性炎症性緑内障
	急性閉塞隅角緑内障	急性緑内障発作	偽落屑症候群
	血管新生緑内障	原発開放隅角緑内障	原発性緑内障
	原発閉塞隅角緑内障	混合型緑内障	色素性緑内障
	出血性緑内障	術後高眼圧症	水晶体原性緑内障
	水晶体のう緑内障	水晶体融解緑内障	ステロイド緑内障
	正常眼圧緑内障	続発性緑内障	ポスナーシュロスマン症候群
	慢性開放角緑内障	慢性単性緑内障	慢性閉塞隅角緑内障
	無水晶体性緑内障	薬物誘発性緑内障	溶血緑内障
	緑内障性乳頭陥凹		
△	外傷性隅角解離	偽緑内障	原発閉塞隅角症
	視神経乳頭陥凹拡大		

効能効果に関連する使用上の注意　単剤での治療を優先すること。

用法用量　1回1滴，1日2回点眼する。

禁忌

(1)気管支喘息，又はその既往歴のある患者，気管支痙攣，重篤な慢性閉塞性肺疾患のある患者

(2)コントロール不十分な心不全，洞性徐脈，房室ブロック(II，III度)，心原性ショックのある患者

(3)本剤の成分に対し過敏症の既往歴のある患者

(4)重篤な腎障害のある患者

コーパロン歯科用表面麻酔液6%　規格：1枚[12.8円/枚]

テトラカイン塩酸塩　昭和薬化工　271

【効能効果】

歯科領域における表面麻酔

【対応標準病名】

該当病名なし

用法用量　通常成人には，薬液を浸漬したスポンジ1枚を取り出し局所に塗布する。使用後のスポンジは捨てる。

なお，年齢，部位，症状により適宜増減する。

禁忌　本剤の成分又は安息香酸エステル(コカインを除く)系局所麻酔剤に対し，過敏症の既往歴のある患者

コリフメシンパップ70mg　規格：10cm×14cm1枚[13.8円/枚]

インドメタシン　東和－和歌山　264

イドメシンコーワパップ70mgを参照(P2062)

コールタイジン点鼻液　規格：1mL[9円/mL]

プレドニゾロン　塩酸テトラヒドロゾリン　陽進堂　132

【効能効果】

諸種疾患による鼻充血・うっ血

【対応標準病名】

◎	鼻充血

用法用量　本剤は原則として6歳以上の小児及び成人に用いる。

通常成人3～5時間毎に2～3回鼻腔内に噴霧するか，又は2～4滴を鼻腔内に点鼻する。

なお，年齢，症状により適宜増減する。

禁忌

(1)本剤の成分に対し過敏症の既往歴のある患者

(2)2歳未満の乳・小児

(3)モノアミン酸化酵素(MAO)阻害剤投与中の患者

原則禁忌　鼻に結核性又はウイルス性疾患のある患者

併用禁忌

薬剤名等	臨床症状・措置方法	機序・危険因子
モノアミン酸化酵素(MAO)阻害剤	急激な血圧上昇を起こすおそれがある。	MAO阻害剤はカテコールアミンの蓄積をおこし，本剤の交感神経刺激作用を増強するおそれがある。

コンベッククリーム5%　規格：5%1g[20.5円/g]
コンベック軟膏5%　規格：5%1g[20.5円/g]

ウフェナマート　田辺三菱　264

【効能効果】

急性湿疹，慢性湿疹，脂漏性湿疹，貨幣状湿疹
接触皮膚炎，アトピー皮膚炎，おむつ皮膚炎
酒皶様皮膚炎・口囲皮膚炎
帯状疱疹

【対応標準病名】

◎	アトピー性皮膚炎	おむつ皮膚炎	貨幣状湿疹
	急性湿疹	口囲湿疹	しゅさ様皮膚炎
	脂漏性皮膚炎	接触皮膚炎	帯状疱疹
	慢性湿疹		
○	足湿疹	アトピー性角結膜炎	アトピー性紅皮症
	アトピー性湿疹	アトピー性神経皮膚炎	アトピー皮膚
	アレルギー性接触皮膚炎	異汗症	異汗性湿疹
	陰のう湿疹	陰部間擦疹	会陰部肛囲湿疹
	腋窩湿疹	壊疽性帯状疱疹	外陰部帯状疱疹
	外陰部皮膚炎	海水浴皮膚炎	化学性皮膚炎
	化膿性皮膚疾患	眼瞼帯状疱疹	間擦疹
	感染性皮膚炎	汗疱	汗疱性湿疹
	顔面急性皮膚炎	顔面しゅさ	顔面帯状疱疹
	丘疹状湿疹	急性乳児湿疹	胸部帯状疱疹
	亀裂性湿疹	躯幹帯状疱疹	頚部皮膚炎
	劇症帯状疱疹	肛囲間擦疹	後頭部帯状疱疹
	紅斑性間擦疹	紅斑性湿疹	肛門湿疹
	三叉神経帯状疱疹	自家感作性皮膚炎	四肢小児湿疹
	湿疹	湿疹様発疹	しゅさ
	しゅさ鼻	手指湿疹	主婦湿疹
	小児アトピー性湿疹	小児乾燥型湿疹	小児湿疹
	職業性皮膚炎	脂漏性乳児皮膚炎	人工肛門部皮膚炎

	新生児皮脂漏	新生児皮膚炎	ステロイドしゅさ
	成人アトピー性皮膚炎	赤色湿疹	全身湿疹
	帯状疱疹性外耳炎	単純性顔面粃糠疹	手湿疹
	冬期湿疹	頭部湿疹	頭部脂漏
	頭部粃糠疹	乳痂	乳児皮膚炎
	乳房皮膚炎	妊娠湿疹	妊婦性皮膚炎
	白色粃糠疹	鼻背部湿疹	ハント症候群
	汎発性帯状疱疹	粃糠疹	鼻前庭部湿疹
	皮膚炎	びまん性神経皮膚炎	不全型ハント症候群
	ベニエ痒疹	扁平湿疹	慢性乳児湿疹
	耳帯状疱疹	薬物性接触性皮膚炎	腰殿部帯状疱疹
	腰腹帯状疱疹	落屑性湿疹	鱗状湿疹
△	屈曲部湿疹	口腔帯状疱疹	しゅさ性角膜炎
	しゅさ性ざ瘡	帯状疱疹後ケロイド形成	点状角質融解症
	内因性湿疹	難治性瘻孔	皮膚瘻

用法用量　本品の適量を1日数回患部に塗布または貼布する。

禁忌　本剤の成分に対し過敏症の既往歴のある患者

フエナゾールクリーム5%：アボット　5%1g[20.5円/g]
フエナゾール軟膏5%：アボット　5%1g[20.5円/g]

サイプレジン1%点眼液　規格：1%1mL[87円/mL]
シクロペントラート塩酸塩　参天　131

【効能効果】

診断または治療を目的とする散瞳と調節麻痺。

【対応標準病名】

該当病名なし

用法用量　通常，1日1回1滴宛点眼，または1滴点眼後5～10分して更に1滴を点眼する。

禁忌　緑内障及び狭隅角や前房が浅いなどの眼圧上昇の素因のある患者

酢酸「東豊」　規格：10mL[0.32円/mL]
酢酸　東豊薬品　266

【効能効果】

洗浄液，収れん液の調製に用いる。
また，緩衝，矯味の目的で調剤に用いる。

【対応標準病名】

該当病名なし

用法用量　洗浄液，収れん液の調製に用いる。
また，緩衝，矯味の目的で調剤に用いる。

酢酸：司生堂，タツミ薬品[0.32円/mL]，酢酸FM：フヂミ製薬所[0.56円/mL]，酢酸「ケンエー」：健栄[0.47円/mL]，酢酸「コザカイ・M」：小堺[0.41円/mL]，酢酸シオエ：シオエ[0.62円/mL]，酢酸「昭和」（M）：昭和製薬[0.52円/mL]，酢酸「タイセイ」：大成薬品[0.34円/mL]，酢酸「東海」：東海[0.56円/mL]，酢酸「日医工」：日医工[0.47円/mL]，酢酸「ニッコー」：日興[0.41円/mL]，酢酸「ヤマゼン」：山善[0.62円/mL]，酢酸「ヨシダ」：吉田[0.52円/mL]

サージカルパック口腔用　規格：散剤（液剤を含む）1g[65.4円/g]
チョウジ油　酸化亜鉛　昭和薬化工　279

【効能効果】

歯肉切除などの歯周外科領域における患部の包填

【対応標準病名】

該当病名なし

用法用量　用時，適量の散剤と液剤を練和して適用する。

サージセル・アブソーバブル・ヘモスタット　規格：ニューニット2.5cm×8.9cm[1933.6円]，ニューニット7.6cm×10.2cm[2394.9円]，ニューニット15.2cm×22.9cm[2940円]，1.3cm×5.1cm1枚[903円/枚]，5.1cm×7.6cm1枚[1217.9円/枚]，5.1cm×35.6cm1枚[1610.8円/枚]，10.2cm×20.3cm1枚[1672.3円/枚]，綿型5.1cm×2.5cm1枚[1721.5円/枚]，ニューニット2.5cm×2.5cm[1532.9円]
酸化セルロース　ジョンソン・エンド・ジョンソン　332

【効能効果】

各種手術時の止血及び創腔充填

【対応標準病名】

該当病名なし

用法用量　通常，出血創面に適当量を直接適用するか，創腔に充填する。

用法用量に関連する使用上の注意

次の場合には，止血が達成された後，本剤を取り除くこと。
(1)骨孔の周り，骨の境界，椎弓切除術創，脊髄周辺，視神経や視束交叉の周囲での止血補助。
(2)肺葉切除，前頭骨破損の修復での止血補助。
(3)骨折面での止血補助。

禁忌

(1)骨孔の周り，骨の境界，脊髄周辺，視神経や視束交叉の周囲への留置
(2)骨折面又は椎弓切除術創への留置
(3)大動脈の出血部
(4)非出血性の多量の漿液浸出部

ザジテン点眼液0.05%　規格：3.45mg5mL1瓶[720.2円/瓶]
ザジテン点眼液UD0.05%　規格：0.276mg0.4mL1個[29.1円/個]
ケトチフェンフマル酸塩　日本アルコン　131

【効能効果】

アレルギー性結膜炎

【対応標準病名】

◎	アレルギー性結膜炎		
○	アトピー性角結膜炎	アレルギー性鼻結膜炎	季節性アレルギー性結膜炎
	春季カタル	通年性アレルギー性結膜炎	薬物性結膜炎
△	亜急性結膜炎	カタル性眼炎	カタル性結膜炎
	眼炎	眼角部眼瞼縁結膜炎	眼瞼縁結膜炎
	眼瞼結膜炎	急性結膜炎	急性濾胞性結膜炎
	巨大乳頭結膜炎	結膜炎	結膜化膿性肉芽腫
	接触性眼瞼結膜炎	慢性カタル性結膜炎	慢性結膜炎
	慢性濾胞性結膜炎		

用法用量　通常1回1～2滴を1日4回（朝，昼，夕方及び就寝前）点眼する。

禁忌　本剤の成分に対し過敏症の既往歴のある患者

ケトチフェンPF点眼液0.05%「日点」：日本点眼薬　3.45mg5mL1瓶[404.8円/瓶]，ケトチフェン点眼液0.05%「CH」：長生堂　3.45mg5mL1瓶[267円/瓶]，ケトチフェン点眼液0.05%「SW」：沢井　3.45mg5mL1瓶[267円/瓶]，ケトチフェン点眼液0.05%「TOA」：東亜薬品　3.45mg5mL1瓶[267円/瓶]，ケトチフェン点眼液0.05%「TYK」：大正薬品　3.45mg5mL1瓶[181.6円/瓶]，ケトチフェン点眼液0.05%「日医工」：日医工　3.45mg5mL1瓶[267円/瓶]，ケトチフェン点眼液0.05%「日新」：日新－山形　3.45mg5mL1瓶[181.6円/瓶]，スプデル点眼液0.05%：東和　3.45mg5mL1瓶[181.6円/瓶]，セキトン点眼液0.05%：キョーリンリメディオ　3.45mg5mL1瓶[181.6円/瓶]，フサコール点眼液0.05%：メディサ　3.45mg5mL1瓶[404.8円/瓶]，フマルトン点眼液0.05%：ニッテン　3.45mg5mL1瓶[404.8円/瓶]，ベナンザ点眼液0.05%：

イセイ　3.45mg5mL1瓶[181.6円/瓶]，マゴチフェン点眼液0.05%：鶴原　3.45mg5mL1瓶[181.6円/瓶]

ザジテン点鼻液0.05%　規格：6.048mg8mL1瓶[781.1円/瓶]
ケトチフェンフマル酸塩　ノバルティス　132

【効能効果】

アレルギー性鼻炎

【対応標準病名】

◎	アレルギー性鼻炎		
○	アレルギー性鼻咽頭炎	アレルギー性鼻結膜炎	アレルギー性副鼻腔炎
	イネ科花粉症	カモガヤ花粉症	季節性アレルギー性鼻炎
	血管運動性鼻炎	スギ花粉症	通年性アレルギー性鼻炎
	ヒノキ花粉症	ブタクサ花粉症	
△	花粉症		

用法用量　通常，1日4回(朝，昼，夕方及び就寝前)，1回各鼻腔に1噴霧(ケトチフェンとして0.05mg)ずつ，本剤専用の鼻用定量噴霧器を用いて噴霧吸入する。

エレクター点鼻液0.05%：マイラン製薬[442.6円/瓶]，ケトチフェン点鼻液0.05%「CH」：長生堂[341.1円/瓶]，ケトチフェン点鼻液0.05%「TOA」：東亜薬品[442.6円/瓶]，ケトチフェン点鼻液0.05%「サワイ」：沢井[341.1円/瓶]，ケトチフェンネーザル0.05%「TYK」：大正薬品[341.1円/瓶]，スプデル点鼻液0.05%：東和[341.1円/瓶]，セキトン点鼻液0.055%：キョーリンリメディオ[341.1円/瓶]，フサコール点鼻液0.05%：メディサ[341.1円/瓶]，マゴチフェン点鼻液0.05%：鶴原[341.1円/瓶]

ザーネ軟膏0.5%　規格：5,000単位1g[3.5円/g]
ビタミンA　サンノーバ　264

【効能効果】

角化性皮膚疾患(尋常性魚鱗癬，毛孔性苔癬，単純性粃糠疹)

【対応標準病名】

◎	過角化症	尋常性魚鱗癬	粃糠疹
	毛孔性苔癬		
○	角化棘細胞腫	角皮症	汗孔角化症
	乾皮症	顔面毛包性紅斑黒皮症	魚鱗癬
	後天性魚鱗癬	固定性扁豆状角化症	コロジオン児
	ジベルばら色粃糠疹	掌蹠角化症	進行性指掌角皮症
	水疱型先天性魚鱗癬様紅皮症	線状魚鱗癬	単純性顔面粃糠疹
	単純性魚鱗癬	点状角化症	道化師様胎児
	頭部脂漏	頭部粃糠疹	乳痂
	ネザートン症候群	パピヨン・ルフェブル症候群	伴性魚鱗癬
	皮角	皮脂欠乏症	皮脂欠乏性湿疹
	非水疱性先天性魚鱗癬様紅皮症	胞状異角化症	慢性苔癬状粃糠疹
	毛孔角化症	葉状魚鱗癬	老人性乾皮症
△	角質増殖症	ミベリー氏汗孔角化症	

用法用量　1日2～3回患部に塗擦する。

サーファクテン気管注入用120mg　規格：120mg1瓶[92048.2円/瓶]
ウシ肺抽出物　田辺三菱　221

【効能効果】

呼吸窮迫症候群

【対応標準病名】

◎	新生児特発性呼吸窮迫症候群	
○	急性呼吸窮迫症候群	新生児呼吸障害
△	新生児一過性多呼吸	新生児一過性頻呼吸

用法用量　生理食塩液(120mg/4mL)によく懸濁して，120mg/kgを気管内に注入する。全肺野に液をゆきわたらせるため，4～5回に分け，1回ごとに体位変換する。1回ごとの注入にあたって，100%酸素でバギングしながら，経皮酸素分圧をモニターし，80mmHg以上にあることを確認する。初回投与の時期は，生後8時間以内が望ましい。

追加投与は，患者の症状に応じて決定する。用量は60～120mg/kgとする。

サホライド・RC液歯科用3.8%　規格：－[－]
フッ化ジアンミン銀　東洋製化　279

【効能効果】

根管治療(根管の消毒)

【対応標準病名】

該当病名なし

用法用量

(1)根管の拡大，清掃後，綿栓又はペーパーポイントに本剤を数滴浸し，根管内に挿入し，仮封を行う。

(2)根管内細菌培養検査で陰性を得るまで，上記治療をくり返す。

サホライド液歯科用38%　規格：－[－]
フッ化ジアンミン銀　東洋製化　279

【効能効果】

初期う蝕の進行抑制，二次う蝕の抑制，象牙質知覚過敏症の抑制(象牙質鈍麻)

【対応標準病名】

◎	う蝕第1度	象牙質知覚過敏症	二次う蝕
○	う蝕	二次う蝕第1度	歯の破折
△	C管理中	C選療	根充済み
	歯冠破折	歯根破折	歯質くさび状欠損
	歯の鋭縁	要観察歯	

用法用量

(1)歯面の清掃：歯牙沈着物を完全に除去したのち，オキシドールで歯面を充分清拭する。

(2)防湿乾燥

塗布する歯を中心として巻綿花を用い歯を孤立させる。唾液の多い場合には排唾管を挿入する。

綿球で唾液をぬぐった後，圧搾空気で歯面を乾燥する。(きわめて歯肉に近い部分に塗布する場合は，ラバーダムを用いるか，歯肉部分にワセリン等を塗布して薬液との接触を防ぐ。)

(3)薬剤の塗布：小綿球に薬液数滴(0.15～0.20mL)を浸ませ3～4分間塗布する。患歯数，症状により適宜増減する。

(4)塗布後の処置

①防湿除去：巻綿花を取除く。

②洗口：水又は希食塩水で洗口する。

(5)塗布の回数：通常3～4回上記の術式を数日間隔で行なう。

ザラカム配合点眼液　規格：1mL[1211.5円/mL]
チモロールマレイン酸塩　ラタノプロスト　ファイザー　131

【効能効果】

緑内障，高眼圧症

【対応標準病名】

◎	高眼圧症	緑内障	
○	悪性緑内障	医原性緑内障	外傷性緑内障
	開放隅角緑内障	過分泌緑内障	急性炎症性緑内障
	急性閉塞隅角緑内障	急性緑内障発作	偽落屑症候群

	血管新生緑内障	原発開放隅角緑内障	原発性緑内障
	原発閉塞隅角緑内障	混合型緑内障	色素性緑内障
	出血性緑内障	術後高眼圧症	水晶体原性緑内障
	水晶体のう緑内障	水晶体融解緑内障	ステロイド緑内障
	正常眼圧緑内障	続発性緑内障	ポスナーシュロスマン症候群
	慢性開放角緑内障	慢性単性緑内障	慢性閉塞隅角緑内障
	無水晶体性緑内障	薬物誘発性緑内障	溶血緑内障
	緑内障性乳頭陥凹		
△	外傷性隅角解離	原発閉塞隅角症	

効能効果に関連する使用上の注意　原則として，単剤での治療を優先すること。

用法用量　1回1滴，1日1回点眼する。

用法用量に関連する使用上の注意　頻回投与により眼圧下降作用が減弱する可能性があるので，1日1回を超えて投与しないこと。

禁忌

(1)気管支喘息，又はその既往歴のある患者，気管支痙攣，重篤な慢性閉塞性肺疾患のある患者

(2)コントロール不十分な心不全，洞性徐脈，房室ブロック(II，III度)，心原性ショックのある患者

(3)本剤の成分に対して過敏症の既往歴のある患者

サラゾピリン坐剤500mg　規格：500mg1個[117.6円/個]

サラゾスルファピリジン　ファイザー　621

【効 能 効 果】

潰瘍性大腸炎

【対応標準病名】

◎	潰瘍性大腸炎		
○	潰瘍性大腸炎・左側大腸炎型	潰瘍性大腸炎・全大腸炎型	潰瘍性大腸炎・直腸S状結腸炎型
	潰瘍性大腸炎・直腸炎型	潰瘍性大腸炎合併妊娠	潰瘍性大腸炎再燃
	潰瘍性大腸炎性若年性関節炎	活動期潰瘍性大腸炎	緩解期潰瘍性大腸炎
	急性潰瘍性大腸炎	急性激症型潰瘍性大腸炎	軽症潰瘍性大腸炎
	劇症型潰瘍性大腸炎	再燃緩解型潰瘍性大腸炎	重症潰瘍性大腸炎
	初回発作型潰瘍性大腸炎	ステロイド依存性潰瘍性大腸炎	ステロイド抵抗性潰瘍性大腸炎
	中等症潰瘍性大腸炎	慢性持続型潰瘍性大腸炎	

用法用量　通常，成人には1回1～2個を1日2回，朝排便後と就寝前に，肛門内に挿入する。

なお，年齢，症状により適宜増減する。

禁忌

(1)サルファ剤又はサリチル酸製剤に対し過敏症の既往歴のある患者

(2)新生児，低出生体重児

サリチル酸原末「マルイシ」　規格：10g[2.82円/g]

サリチル酸　丸石　265

【効 能 効 果】

(1)絆創膏として：疣贅・鶏眼・胼胝腫の角質剥離

(2)軟膏または液剤として：乾癬，白癬(頭部浅在性白癬，小水疱性斑状白癬，汗疱状白癬，頑癬)，癜風，紅色粃糠疹，紅色陰癬，角化症(尋常性魚鱗癬，先天性魚鱗癬，毛孔性苔癬，先天性手掌足底角化症(腫)，ダリエー病，遠山連圏状粃糠疹)，湿疹(角化を伴う)，口囲皮膚炎，掌蹠膿疱症，ヘブラ粃糠疹，アトピー性皮膚炎，ざ瘡，せつ，腋臭症，多汗症，その他角化性の皮膚疾患

【対応標準病名】

◎	アトピー性皮膚炎	遺伝性掌蹠角化症	腋臭症
	過角化症	乾癬	頑癬
	汗疱状白癬	魚鱗癬	鶏眼
	口囲湿疹	紅色陰癬	ざ瘡
	湿疹	掌蹠膿疱症	尋常性魚鱗癬
	水疱性白癬	せつ	先天性角化異常症
	多汗症	ダリエー病	癜風
	頭部白癬	遠山連圏状粃糠疹	白癬
	ヘブラ粃糠疹	胼胝	毛孔性紅色粃糠疹
	毛孔性苔癬	疣贅	
○ あ	足汗疱状白癬	足湿疹	足爪白癬
	足白癬	アトピー性角結膜炎	アトピー性紅皮症
	アトピー性湿疹	アトピー性神経皮膚炎	アトピー皮膚
	異汗性湿疹	異型白癬	陰部間擦疹
	ウイルス性疣贅	会陰部せつ	会陰部膿瘍
	会陰部よう	腋窩湿疹	腋窩せつ
	腋窩浅在性白癬	腋窩多汗症	腋窩部膿瘍
	腋窩よう	円板状乾癬	黄癬
か	下顎部膿瘍	下顎部疣贅	下眼瞼疣贅
	角化棘細胞腫	角質増殖症	渦状癬
	下腿膿瘍	肩せつ	肩よう
	化膿性皮膚疾患	化膿性疣贅	下腹部膿瘍
	貨幣状湿疹	眼瞼疣贅	間擦疹
	環指膿瘍	感染性白癬症	感染性皮膚炎
	感染性疣贅	乾皮症	汗疱
	汗疱性湿疹	顔面ざ瘡	顔面尋常性乾癬
	顔面尋常性ざ瘡	顔面せつ	顔面多汗症
	顔面膿瘍	顔面毛包性紅斑黒皮症	顔面疣贅
	顔面よう	丘疹状湿疹	急性湿疹
	急性乳児湿疹	急性汎発性膿疱性乾癬	胸部せつ
	胸部膿瘍	頬部膿瘍	胸部白癬
	胸部よう	局所性多汗症	局面状乾癬
	亀裂性湿疹	屈曲部乾癬	頚部せつ
	頚部膿瘍	頚部白癬	頚部皮膚炎
	頚部よう	稽留性肢端皮膚炎	ケルスス禿瘡
	原発性腋窩多汗症	原発性局所性多汗症	原発性掌蹠多汗症
	原発性全身性多汗症	肛囲間擦疹	口囲ざ瘡
	肛囲白癬	後天性魚鱗癬	紅斑性間擦疹
	紅斑性湿疹	股関節部せつ	股関節部よう
	固定性扁豆状角化症	股部頑癬	股部白癬
さ	コロジオン児	臍部せつ	臍部膿瘍
	臍部よう	自家感作性皮膚炎	趾間汗疱状白癬
	指間白癬	趾間白癬	四肢乾癬
	四肢小児湿疹	四肢尋常性乾癬	示指膿瘍
	四肢白癬	四肢毛孔性紅色粃糠疹	糸状疣贅
	膝窩疣贅	湿疹状白癬	湿疹様発疹
	膝部膿瘍	趾膿瘍	趾部白癬
	ジベルばら色粃糠疹	若年性女子表皮剥離性ざ瘡	臭汗症
	集簇性ざ瘡	手指湿疹	手指爪白癬
	手指膿瘍	手掌多汗症	手掌膿瘍
	手掌白癬	手背膿瘍	小指膿瘍
	掌蹠角化症	掌蹠多汗症	掌蹠膿疱症性骨関節炎
	小児アトピー性湿疹	小児乾燥型湿疹	小児ざ瘡
	小児汎発性膿疱性乾癬	上腕膿瘍	脂漏性乾癬
	進行性指掌角皮症	深在性白癬	尋常性乾癬
	尋常性ざ瘡	尋常性疣贅	新生児ざ瘡
	新生児皮膚炎	水疱型先天性魚鱗癬様紅皮症	ステロイドざ瘡
	成人アトピー性皮膚炎	青年性疣贅	青年扁平疣贅
	赤色湿疹	せつ腫症	前額部膿瘍
	前胸部膿瘍	線状魚鱗癬	全身湿疹
	全身性多汗症	全身の尋常性乾癬	全身毛孔性紅色粃糠疹

	前腕膿瘍	側胸部膿瘍	足蹠膿瘍
	足底多汗症	足底疣贅	足膿瘍
	足背膿瘍	粟粒性壊死性ざ瘡	鼡径部せつ
	鼡径部膿瘍	鼡径部白癬	鼡径部よう
た	大腿部膿瘍	体部白癬	多発性せつ
	多発皮下膿瘍	単純性魚鱗癬	単純性疣贅
	中指膿瘍	腸骨部膿瘍	爪白癬
	手汗疱状白癬	滴状乾癬	手湿疹
	手白癬	点状角化症	点状乾癬
	殿部せつ	殿部膿瘍	殿部白癬
	殿部よう	冬期湿疹	道化師様胎児
	痘瘡性ざ瘡	頭頂部膿瘍	頭頂部フルンケル
	頭皮せつ	頭皮膿瘍	頭皮よう
	頭部湿疹	頭部尋常性乾癬	禿瘡
な	トリコフィチア	乳児皮膚炎	乳房皮膚炎
	妊娠湿疹	妊婦性皮膚炎	ネーゲリ病
	ネザートン症候群	熱帯性ざ瘡	膿痂疹性ざ瘡
	膿疱性乾癬	膿疱性ざ瘡	膿瘍
は	背部せつ	背部膿瘍	背部よう
	白色粃糠疹	白癬菌性肉芽腫	白癬性毛瘡
	剥離性皮膚炎	鼻背部湿疹	伴性魚鱗癬
	汎発性頑癬	汎発性膿疱性乾癬	汎発性白癬
	皮角	ひげ白癬	皮脂欠乏症
	皮脂欠乏性湿疹	非水疱性先天性魚鱗癬様紅皮症	鼻前庭部湿疹
	ヒトパピローマウイルス感染症	皮膚炎	皮膚糸状菌症
	皮膚膿瘍	びまん性乾癬	表在性白癬症
	フォックス・フォアダイス病	腹部せつ	腹部膿瘍
	腹部白癬	腹部よう	腹壁膿瘍
	ベニエ痒疹	扁平湿疹	扁平疣贅
	胞状異角化症	疱疹状膿痂疹	母指膿瘍
ま	慢性湿疹	慢性乳児湿疹	耳後部膿瘍
	ミルメシア	面皰	毛孔角化症
や	よう	葉状魚鱗癬	腰部尋常性乾癬
ら	腰部膿瘍	腰部白癬	落屑性湿疹
	鱗状湿疹	老人性乾皮症	肋骨周囲膿瘍
	濾胞性乾癬		
△	青色ゴムまり様母斑症候群	アポクリン汗疹	アポクリン汗腺の障害
	異汗症	異常発汗	いぼ状表皮異形成
	インドゴム様皮膚	陰のう湿疹	会陰部肛囲湿疹
	外陰部皮膚炎	角質増殖型白癬	角皮症
	家族性良性慢性天疱瘡	汗孔角化症	乾癬性紅皮症
	顔面急性皮膚炎	顔面白癬	偽黄色腫
	偽性黄色腫	屈曲部湿疹	血管腫症
	肛門湿疹	細菌疹	ざ瘡様発疹
	色汗症	手掌角皮症	手掌紋異常
	小児湿疹	人工肛門部皮膚炎	先天性色素異常症
	足底角化症	代償性発汗	弾性線維性偽黄色腫症
	弾力線維性仮性黄色腫	土肥氏鱗状毛のう角皮症	内因性湿疹
	寝汗	脳回転状皮膚	敗血症性膿瘍
	発汗障害	パピヨン・ルフェブル症候群	皮膚異常
	皮膚形成異常	皮膚弛緩症	皮膚掌紋異常
	びまん性神経皮膚炎	副皮膚弁	ブルーム症候群
	マジョッキ肉芽腫	ミベリー氏汗孔角化症	良性家族性天疱瘡
	ロトムンド・トムソン症候群		

用法用量

症状に応じて下記の濃度の軟膏剤，または液剤とし，1日1〜2回塗布または散布する。

小児：サリチル酸として　0.1〜3%

成人：サリチル酸として　2〜10%

なお，疣贅・鶏眼・胼胝腫には，通常サリチル酸として50%の絆創膏を用い，2〜5日目ごとに取りかえる。

禁忌　本剤に対し過敏症の既往歴のある患者

サリチル酸「ケンエー」：健栄[2.58円/g]

サリチル酸メチルFM　規格：1mL[5.8円/mL]

サリチル酸メチル　フヂミ製薬所　264

【効能効果】

下記における鎮痛・消炎

関節痛，筋肉痛，打撲，捻挫

【対応標準病名】

◎	関節痛	筋肉痛	打撲傷
	捻挫		
○	DIP 関節尺側側副靱帯損傷	DIP 関節側副靱帯損傷	DIP 関節橈側側副靱帯損傷
	DIP 関節捻挫	IP 関節捻挫	MP 関節尺側側副靱帯損傷
	MP 関節側副靱帯損傷	MP 関節痛	MP 関節橈側側副靱帯損傷
	MP 関節捻挫	PIP 関節尺側側副靱帯損傷	PIP 関節側副靱帯損傷
あ	PIP 関節橈側側副靱帯損傷	PIP 関節捻挫	足炎
	足ストレイン	陰茎挫傷	陰茎打撲傷
	陰唇挫傷	咽頭部挫傷	陰のう挫傷
	陰部挫傷	陰部打撲傷	烏口肩峰靱帯捻挫
	烏口鎖骨捻挫	烏口上腕靱帯捻挫	会陰挫傷
	腋窩部痛	遠位脛腓靱帯捻挫	炎症性開口障害
か	外陰部挫傷	開口不全	外耳部外傷性腫脹
	外耳部挫傷	外耳部打撲傷	外耳部皮下出血
	外傷性顎関節炎	外傷性頚部症候群	外傷性頚部捻挫
	外傷性頚部腰部症候群	外側側副靱帯捻挫	下顎挫傷
	下顎打撲傷	下顎部挫傷	下顎部打撲傷
	踵痛	顎関節炎	顎関節症
	顎関節ストレイン	顎関節痛	顎関節痛障害
	顎関節疼痛機能障害症候群	顎関節捻挫	顎関節部挫傷
	顎関節部打撲傷	顎部挫傷	顎部打撲傷
	下肢関節痛	下肢筋肉痛	下肢挫傷
	下肢打撲	下肢痛	下腿関節痛
	下腿挫傷	下腿三頭筋痛	下腿打撲傷
	下腿痛	肩関節腱板捻挫	肩関節挫傷
	肩関節打撲傷	肩関節痛症	肩関節痛風
	肩関節捻挫	肩頚部打撲	肩挫傷
	肩打撲傷	化膿性顎関節炎	眼窩縁打撲傷
	眼窩部打撲傷	眼球打撲傷	眼鏡様皮下出血
	眼瞼挫傷	眼瞼打撲傷	眼瞼皮下出血
	環指 DIP 関節尺側側副靱帯損傷	環指 DIP 関節側副靱帯損傷	環指 DIP 関節橈側側副靱帯損傷
	環指 MP 関節尺側側副靱帯損傷	環指 MP 関節側副靱帯損傷	環指 MP 関節橈側側副靱帯損傷
	環指 PIP 関節尺側側副靱帯損傷	環指 PIP 関節側副靱帯損傷	環指 PIP 関節橈側側副靱帯損傷
	環軸関節捻挫	環指挫傷	環指側副靱帯損傷
	環指痛	環指捻挫	眼周囲部挫傷
	眼周囲部打撲傷	眼周囲部皮下出血	関節血症
	関節水腫	関節打撲	環椎後頭関節捻挫
	眼部挫傷	眼部打撲傷	眼部皮下出血
	顔面挫傷	顔面多発挫傷	顔面多発打撲傷
	顔面多発皮下出血	顔面打撲傷	気管挫傷
	急性顎関節炎	胸骨周囲炎	胸骨ストレイン
	胸骨捻挫	胸骨部挫傷	胸骨部打撲
	胸骨部打撲挫傷	胸鎖関節挫傷	胸鎖関節痛
	胸鎖関節部挫傷	胸鎖関節部打撲	胸鎖関節部打撲挫傷
	胸鎖乳突筋痛	胸椎ストレイン	胸椎捻挫
	胸椎部打撲	胸椎部打撲挫傷	胸背部筋肉痛
	胸背部挫傷	胸部筋肉痛	胸腹部筋痛

サ

サ

	胸腹部挫傷	胸腹部打撲傷	胸部挫傷
	頬部挫傷	頬部切創	胸部打撲傷
	頬部打撲傷	胸壁挫傷	胸腰椎脱臼
	胸腰部挫傷	胸肋関節挫傷	胸肋関節部挫傷
	胸肋関節部打撲	胸肋関節部打撲挫傷	距腓靱帯捻挫
	筋性開口障害	頚肩部筋肉痛	頚性頭痛
	頚椎胸椎捻挫	頚椎ストレイン	頚椎捻挫
	頚椎部打撲	頚椎部打撲挫傷	脛腓関節捻挫
	頚部顔面胸部挫傷	頚部筋肉痛	頚部挫傷
	頚部食道挫傷	頚部前縦靱帯捻挫	頚部打撲傷
	頚部痛	頚腰椎挫傷	頚腕捻挫
	肩甲下筋捻挫	肩甲部筋肉痛	肩甲部挫傷
	肩鎖関節挫傷	肩鎖関節痛	肩鎖関節捻挫
	腱板挫傷	肩部筋痛	口蓋挫傷
	口腔外傷性腫脹	口腔挫傷	口腔打撲傷
	甲状腺部ストレイン	甲状腺部捻挫	口唇外傷性腫脹
	口唇挫傷	口唇打撲傷	口唇皮下出血
	後足部痛	後頭部挫傷	喉頭部挫傷
	後頭部打撲傷	喉頭部打撲傷	項背部筋痛
	項部筋肉痛	項部挫傷	項部打撲傷
	項部痛	股関節インピンジメント症候群	股関節打撲傷
	股関節痛	股関節捻挫	股関節部挫傷
	股痛	骨盤ストレイン	骨盤捻挫
さ	骨盤部挫傷	骨盤部打撲傷	坐骨結節部打撲傷
	鎖骨部打撲傷	坐骨部打撲傷	坐骨包靱帯ストレイン
	坐骨包靱帯捻挫	三角靱帯捻挫	耳介外傷性腫脹
	耳介挫傷	耳介打撲傷	耳介皮下出血
	耳下腺部打撲	趾間挫傷	趾関節痛
	趾挫傷	示指 DIP 関節尺側側副靱帯損傷	示指 DIP 関節側副靱帯損傷
	示指 DIP 関節橈側側副靱帯損傷	示指 MP 関節挫傷	示指 MP 関節尺側側副靱帯損傷
	示指 MP 関節側副靱帯損傷	示指 MP 関節橈側側副靱帯損傷	示指 PIP 関節尺側側副靱帯損傷
	示指 PIP 関節側副靱帯損傷	示指 PIP 関節橈側側副靱帯損傷	四肢挫傷
	示指挫傷	示指側副靱帯損傷	四肢痛
	示指痛	示指捻挫	四肢末端痛
	趾節間関節捻挫	趾打撲傷	趾痛
	膝蓋骨打撲傷	膝蓋靱帯断裂	膝蓋靱帯部分断裂
	膝外側側副靱帯損傷	膝外側側副靱帯断裂	膝外側側副靱帯捻挫
	膝蓋部血腫	膝蓋部挫傷	膝窩部痛
	膝関節血症	膝関節挫傷	膝関節水症
	膝関節打撲傷	膝関節痛	膝関節捻挫
	膝内側側副靱帯損傷	膝内側側副靱帯断裂	膝内側側副靱帯捻挫
	膝部血腫	膝部挫傷	膝部打撲傷
	歯肉挫傷	趾捻挫	尺骨手根関節捻挫
	手関節痛	手関節捻挫	手関節部挫傷
	手関節部打撲傷	手指関節痛	手指挫傷
	手指打撲傷	手指痛	手指捻挫
	手指皮下血腫	手背部打撲傷	手背部痛
	手部挫傷	手部打撲傷	手部痛
	上顎挫傷	上顎打撲傷	上口唇挫傷
	小指 DIP 関節尺側側副靱帯損傷	小指 DIP 関節側副靱帯損傷	小指 DIP 関節橈側側副靱帯損傷
	小指 DIP 関節捻挫	小指 MP 関節尺側側副靱帯損傷	小指 MP 関節側副靱帯損傷
	小指 MP 関節橈側側副靱帯損傷	小指 PIP 関節尺側側副靱帯損傷	小指 PIP 関節側副靱帯損傷
	小指 PIP 関節橈側側副靱帯損傷	小指 PIP 関節捻挫	小指関節捻挫
	上肢筋肉痛	小指挫傷	上肢挫傷
	小指側副靱帯損傷	上肢打撲傷	小指痛
	上肢痛	踵腓靱帯損傷	踵腓靱帯捻挫
	上腕筋肉痛	上腕三頭筋痛	上腕打撲傷
	上腕痛	上腕二頭筋痛	上腕部挫傷
	ショパール関節捻挫	靱帯損傷	靱帯捻挫

	精巣挫傷	精巣打撲傷	脊椎関節痛
	脊椎脱臼	脊椎打撲傷	脊椎捻挫
	前額部挫傷	前額部打撲傷	前額部皮下出血
	前胸部挫傷	前胸部打撲傷	前脛腓靱帯損傷
	前頚部挫傷	仙骨部挫傷	仙骨部打撲傷
	全身挫傷	全身打撲	前足部痛
	仙腸関節ストレイン	仙腸関節捻挫	前頭部挫傷
	前頭部打撲傷	前腕筋肉痛	前腕挫傷
	前腕痛	前腕部打撲傷	僧帽筋痛
	足関節インピンジメント症候群	足関節外側側副靱帯損傷	足関節後方インピンジメント症候群
	足関節挫傷	足関節腫脹	足関節ストレイン
	足関節前方インピンジメント症候群	足関節打撲傷	足関節痛
	足関節内側側副靱帯損傷	足関節内側側副靱帯捻挫	足関節捻挫
	足根部捻挫	足痛	足底部打撲傷
	足底部痛	側頭部打撲傷	足背痛
	足背捻挫	足背部挫傷	足背部打撲傷
	側腹壁部挫傷	足部挫傷	足部打撲傷
	足部捻挫	鼡径部挫傷	咀嚼筋痛障害
た	大腿外側広筋不全断裂	大腿筋痛	大腿挫傷
	大腿四頭筋挫傷	大腿四頭筋断裂	大腿四頭筋肉離れ
	大腿四頭筋捻挫	大腿四頭筋部分断裂	大腿大転子部挫傷
	大腿打撲傷	大腿痛	大腿内側部痛
	多発性関節痛	多発性筋肉痛	多発性挫傷
	恥骨部打撲	腟挫傷	肘関節水腫
	肘関節痛	肘関節捻挫	肘関節部挫傷
	肘関節部打撲傷	中指 DIP 関節尺側側副靱帯損傷	中指 DIP 関節側副靱帯損傷
	中指 DIP 関節橈側側副靱帯損傷	中指 MP 関節尺側側副靱帯損傷	中指 MP 関節側副靱帯損傷
	中指 MP 関節橈側側副靱帯損傷	中指 PIP 関節尺側側副靱帯損傷	中指 PIP 関節側副靱帯損傷
	中指 PIP 関節橈側側副靱帯損傷	中指 PIP 関節捻挫	中指関節痛
	中指挫傷	中指側副靱帯損傷	中指痛
	中指捻挫	中足趾節関節捻挫	中足部痛
	肘頭部挫傷	腸骨部挫傷	腸骨部打撲傷
	殿部筋肉痛	殿部挫傷	殿部打撲傷
	橈骨手根関節捻挫	頭頂部挫傷	頭頂部打撲傷
	頭頂部背部打撲	頭皮外傷性腫脹	頭部肩関節胸部挫傷
	頭部胸部挫傷	頭部胸部打撲傷	頭部筋肉痛
	頭部頚部挫傷	頭部頚部打撲傷	頭部肩部打撲
	頭部挫傷	頭部多発挫傷	頭部多発打撲傷
	頭部打撲	頭部打撲傷	頭部皮下出血
	頭部腹部打撲	頭部両大腿下腿打撲	動揺肩
	動揺関節	動揺手指関節	動揺足関節
は	内側副靱帯捻挫	脳振盪後症候群	背筋挫傷
	背部筋肉痛	背部挫傷	背部打撲傷
	背部捻挫	剥離骨折	半身打撲
	尾骨ストレイン	尾骨捻挫	尾骨部挫傷
	尾骨部打撲傷	鼻根部打撲挫創	膝靱帯損傷
	非精神病性外傷後脳症候群	鼻中隔軟骨捻挫	鼻部外傷性腫脹
	非復位性顎関節円板障害	腓腹筋痛	腓腹部痛
	鼻部挫傷	鼻部打撲傷	鼻部皮下出血
	披裂軟骨脱臼	復位性顎関節円板障害	腹部挫傷
	腹部打撲傷	腹壁筋痛	腹壁挫傷
	変形性顎関節症	帽状腱膜下出血	母指 IP 関節尺側側副靱帯損傷
	母指 IP 関節側副靱帯損傷	母趾 IP 関節側副靱帯損傷	母指 IP 関節橈側側副靱帯損傷
	母指 MP 関節尺側側副靱帯損傷	母指 MP 関節側副靱帯損傷	母趾 MP 関節側副靱帯損傷
	母指 MP 関節痛	母指 MP 関節橈側側副靱帯損傷	母趾関節痛
	母指関節捻挫	母指球部痛	母指挫傷
	母指側副靱帯損傷	母指打撲挫創	母指打撲傷

	母趾打撲傷	母指痛	母趾痛
ま	母趾捻挫	耳後部打撲傷	むちうち損傷
や	野球指	腰筋痛症	腰仙関節ストレイン
	腰仙関節捻挫	腰仙部挫傷	腰仙部打撲傷
	腰椎ストレイン	腰椎捻挫	腰椎部挫傷
	腰殿部挫傷	腰殿部打撲傷	腰背筋痛症
	腰背部挫傷	腰背部打撲傷	腰部胸部打撲
	腰部頚部挫傷	腰部骨盤部挫傷	腰部挫傷
ら	腰部打撲挫創	腰部打撲傷	らせん骨折
	リウマチ性筋炎	リスフラン関節捻挫	菱形靱帯捻挫
	両側側副靱帯損傷	輪状甲状関節捻挫	輪状披裂関節捻挫
	裂離骨折	肋軟骨部挫傷	肋軟骨部打撲
	肋軟骨部打撲挫傷	肋間筋肉痛	肋骨弓部挫傷
	肋骨弓部打撲	肋骨弓部打撲挫傷	肋骨ストレイン
	肋骨捻挫	肋骨部挫傷	肋骨部打撲
	肋骨部打撲挫傷	腕部打撲傷	
△	亜脱臼	咽頭部血腫	陰のう血腫
	会陰血腫	汚染擦過創	外耳部皮下血腫
	外傷性外陰血腫	外傷性肩不安定症	外傷性皮下血腫
	開放性脱臼	下顎皮下血腫	顎関節強直症
	顎関節部皮下血腫	眼瞼皮下血腫	眼周囲部皮下血腫
	関節血腫	関節挫傷	完全脱臼
	眼部皮下血腫	顔面多発皮下血腫	顔面皮下血腫
	偽性股関節痛	頬部皮下血腫	血腫
	口腔外傷性異物	口腔内血腫	口唇皮下血腫
	喉頭部血腫	後方脱臼	コステン症候群
	採皮創	鎖骨部打撲血腫	挫傷
	擦過創	擦過皮下血腫	耳介皮下血腫
	趾爪下血腫	膝関節血腫	上顎皮下血腫
	靱帯ストレイン	靱帯裂傷	ストレイン
	切創	前額部皮下血腫	全身擦過創
	仙腸関節痛	前方脱臼	掻創
	側頭部皮下血腫	大腿部皮下血腫	脱臼
	打撲血腫	打撲擦過創	打撲皮下血腫
	単純脱臼	肘関節部血腫	頭皮下血腫
	頭部血腫	頭部多発皮下血腫	頭部打撲血腫
	頭部皮下血腫	特発性関節脱臼	軟口蓋血腫
	皮下異物	皮下血腫	皮下損傷
	非熱傷性水疱	皮膚損傷	鼻部皮下血腫
	表皮剥離	複雑脱臼	腹壁下血腫
	閉鎖性脱臼		

用法用量　5%又はそれ以上の濃度の液剤，軟膏剤又はリニメント剤として，皮膚局所に塗布する。

禁忌　本剤に対し過敏症の既往歴のある患者

5%サリチル酸ワセリン軟膏東豊　規格：5%10g[2.58円/g]
10%サリチル酸ワセリン軟膏東豊　規格：10%10g[2.58円/g]
サリチル酸　白色ワセリン　東豊薬品 265

【効能効果】

乾癬，白癬(頭部浅在性白癬，小水疱性斑状白癬，汗疱状白癬，頑癬)，癜風，紅色粃糠疹，紅色陰癬，角化症(尋常性魚鱗癬，先天性魚鱗癬，毛孔性苔癬，先天性手掌足底角化症(腫)，ダリエー病，遠山連圏状粃糠疹)，湿疹(角化を伴う)，口囲皮膚炎，掌蹠膿疱症，ヘブラ氏粃糠疹，アトピー性皮膚炎，痤瘡，癤，腋臭症，多汗症，その他角化性の皮膚疾患。

【対応標準病名】

◎	アトピー性皮膚炎	遺伝性掌蹠角化症	腋臭症
	過角化症	乾癬	頑癬
	汗疱状白癬	魚鱗癬	口囲湿疹
	紅色陰癬	ざ瘡	湿疹
	掌蹠膿疱症	尋常性魚鱗癬	水疱性白癬
	せつ	先天性角化異常症	多汗症
	ダリエー病	癜風	頭部白癬
	遠山連圏状粃糠疹	白癬	ヘブラ粃糠疹
	毛孔性紅色粃糠疹	毛孔性苔癬	
○あ	足汗疱状白癬	足湿疹	足爪白癬
	足白癬	アトピー性角結膜炎	アトピー性紅皮症
	アトピー性湿疹	アトピー性神経皮膚炎	アトピー皮膚
	異汗性湿疹	異型白癬	陰部間擦疹
	会陰部せつ	会陰部膿瘍	会陰部よう
	腋窩湿疹	腋窩せつ	腋窩浅在性白癬
	腋窩多汗症	腋窩部膿瘍	腋窩よう
か	炎症性角化症	円板状乾癬	下顎部膿瘍
	角化棘細胞腫	角質増殖型白癬	角質増殖症
	渦状癬	下腿膿瘍	肩せつ
	肩よう	化膿性皮膚疾患	下腹部膿瘍
	貨幣状湿疹	間擦疹	環指膿瘍
	乾癬性関節炎	乾癬性紅皮症	乾癬性脊椎炎
	感染性白癬症	感染性皮膚炎	乾皮症
	汗疱	汗疱性湿疹	顔面急性皮膚炎
	顔面ざ瘡	顔面しゅさ	顔面尋常性乾癬
	顔面尋常性ざ瘡	顔面せつ	顔面多汗症
	顔面膿瘍	顔面白癬	顔面毛包性紅斑黒皮症
	顔面よう	丘疹状湿疹	急性湿疹
	急性乳児湿疹	急性汎発性膿疱性乾癬	胸部せつ
	胸部膿瘍	頬部膿瘍	胸部白癬
	胸部よう	局所性多汗症	局面状乾癬
	亀裂性湿疹	屈曲部乾癬	頚部せつ
	頚部膿瘍	頚部白癬	頚部皮膚炎
	頚部よう	稽留性肢端皮膚炎	ケルスス禿瘡
	原発性腋窩多汗症	原発性局所性多汗症	原発性掌蹠多汗症
	原発性全身性多汗症	肛囲間擦疹	口囲ざ瘡
	肛囲白癬	光沢苔癬	後天性魚鱗癬
	紅斑性間擦疹	紅斑性湿疹	股関節部せつ
	股関節部よう	黒癬	固定性扁豆状角化症
	股部頑癬	股部白癬	コロジオン児
さ	臍部せつ	臍部膿瘍	臍部よう
	自家感作性皮膚炎	趾間汗疱状白癬	指間白癬
	趾間白癬	四肢乾癬	四肢小児湿疹
	四肢尋常性乾癬	示指膿瘍	四肢白癬
	四肢毛孔性紅色粃糠疹	湿疹状白癬	湿疹様発疹
	膝部膿瘍	趾膿瘍	趾部白癬
	ジベルばら色粃糠疹	若年性女子表皮剥離性ざ瘡	臭汗症
	集簇性ざ瘡	しゅさ	しゅさ性角膜炎
	しゅさ性ざ瘡	しゅさ鼻	しゅさ様皮膚炎
	手指湿疹	手指爪白癬	手指膿瘍
	手掌多汗症	手掌膿瘍	手掌白癬
	手背膿瘍	小指膿瘍	掌蹠角化症
	掌蹠多汗症	掌蹠膿疱症性骨関節炎	小児アトピー性湿疹
	小児乾燥型湿疹	小児丘疹性先端皮膚炎	小児ざ瘡
	小児汎発性膿疱性乾癬	上腕膿瘍	脂漏性乾癬
	進行性指掌角皮症	深在性白癬	尋常性乾癬
	尋常性ざ瘡	新生児ざ瘡	新生児皮膚炎
	水疱型先天性魚鱗癬様紅皮症	ステロイドざ瘡	ステロイドしゅさ
	成人アトピー性皮膚炎	赤色湿疹	せつ腫症
	前額部膿瘍	前胸部膿瘍	線状魚鱗癬
	線状苔癬	全身湿疹	全身性多汗症
	全身の尋常性乾癬	全身毛孔性紅色粃糠疹	前腕膿瘍
	側胸部膿瘍	足蹠膿瘍	足底多汗症
	足膿瘍	足背膿瘍	粟粒性壊死性ざ瘡
	鼡径部せつ	鼡径部膿瘍	鼡径部白癬
た	鼡径部よう	大腿部膿瘍	体部白癬
	多発性せつ	多発皮下膿瘍	単純性魚鱗癬
	中指膿瘍	腸骨部膿瘍	爪白癬

	手汗疱状白癬	滴状乾癬	手湿疹
	手白癬	点状角化症	点状角質融解症
	点状乾癬	殿部せつ	殿部膿瘍
	殿部白癬	殿部よう	冬期湿疹
	道化師様胎児	痘瘡性ざ瘡	頭頂部膿瘍
	頭頂部フルンケル	頭皮せつ	頭皮膿瘍
	頭皮よう	頭部湿疹	頭部尋常性乾癬
な	禿瘡	乳児皮膚炎	乳房皮膚炎
	妊娠湿疹	妊婦性皮膚炎	ネーゲリ病
	ネザートン症候群	熱帯性ざ瘡	念珠状紅色苔癬
	膿痂疹性ざ瘡	膿皮症	膿疱性乾癬
は	膿疱性ざ瘡	膿瘍	敗血症性皮膚炎
	背部せつ	背部膿瘍	背部よう
	破壊性関節炎	白色粃糠疹	白癬菌性肉芽腫
	白癬性毛瘡	剥離性皮膚炎	鼻背部湿疹
	伴性魚鱗癬	汎発性頑癬	汎発性膿疱性乾癬
	汎発性白癬	皮角	ひげ白癬
	皮脂欠乏症	皮脂欠乏性湿疹	非水疱性先天性魚鱗癬様紅皮症
	鼻前庭部湿疹	皮膚炎	皮膚糸状菌症
	皮膚真菌症	皮膚膿瘍	びまん性乾癬
	表在性白癬症	フォックス・フォアダイス病	腹部せつ
	腹部膿瘍	腹部白癬	腹部よう
	腹壁膿瘍	ベニエ痒疹	扁平湿疹
	胞状異角化症	疱疹状膿痂疹	母指膿瘍
ま	慢性湿疹	慢性乳児湿疹	慢性膿皮症
	耳後部膿瘍	面皰	毛孔角化症
や	よう	葉状魚鱗癬	腰部尋常性乾癬
ら	腰部膿瘍	腰部白癬	落屑性湿疹
	鱗状湿疹	老人性乾皮症	肋骨周囲膿瘍
	濾胞性乾癬		
△	青色ゴムまり様母斑症候群	アジアスピロミセス症	アポクリン汗疹
	アポクリン汗腺の障害	アレルギー性気管支肺真菌症	異汗症
	異常発汗	遺伝性下腿浮腫	いぼ状表皮異形成
	インドゴム様皮膚	陰のう湿疹	陰部真菌症
	会陰部肛囲湿疹	黄癬	外陰真菌症
	外陰部カンジダ症	外陰部腟カンジダ症	外陰部皮膚炎
	外耳道真菌症	角皮症	角膜真菌症
	家族性良性慢性天疱瘡	汗孔角化症	顔面真菌性湿疹
	乾酪性副鼻腔炎	偽黄色腫	気管支真菌症
	偽性黄色腫	菌状息肉症	屈曲部湿疹
	クロモミコーシス	頚部膿疱	血管腫症
	肛門湿疹	黒砂毛	細菌疹
	臍周囲炎	ざ瘡様発疹	色汗症
	色素性乾皮症	糸状菌症	耳内真菌症
	手掌角皮症	手掌紋異常	小児湿疹
	小膿疱性皮膚炎	食道真菌症	真菌血症
	真菌症	真菌症性関節炎	真菌症性筋炎
	真菌性外陰腟炎	真菌性角膜潰瘍	真菌性眼内炎
	真菌性髄膜炎	真菌性腟炎	人工肛門部皮膚炎
	進行性レンズ核性黒色症	深在性真菌症	深在性皮膚真菌症
	先天性色素異常症	増殖性化膿性口内炎	足底角化症
	代償性発汗	多発性膿疱症	弾性線維性偽黄色腫症
	弾力線維性仮性黄色腫	腟カンジダ症	中耳真菌症
	土肥氏鱗状毛のう角皮症	トリコフィチア	内因性湿疹
	難治性瘻孔	寝汗	脳回転状皮膚
	膿疱	敗血症性膿瘍	肺真菌症
	白砂毛	発汗障害	パピヨン・ルフェブル症候群
	汎発性皮膚真菌症	皮膚感染症	皮膚弛緩症
	皮膚掌紋異常	皮膚瘻	びまん性神経皮膚炎
	日和見真菌症	副鼻腔真菌症	副皮膚弁
	ブルーム症候群	マジョッキ肉芽腫	ミベリー氏汗孔角化症
	耳真菌症	良性家族性天疱瘡	ロトムンド・トムソン症候群

用法用量 成人1日1～2回塗布する。

禁忌 本剤に対して過敏症の既往歴のある患者

サリベートエアゾール 規格：50g1個［641.2円/個］

リン酸二カリウム 塩化カリウム 塩化カルシウム水和物 塩化ナトリウム 塩化マグネシウム 帝人 239

【効能効果】

下記疾患に対する諸症状の寛解

(1)シェーグレン症候群による口腔乾燥症

(2)頭頸部の放射線照射による唾液腺障害に基づく口腔乾燥症

【対応標準病名】

◎	口腔乾燥症	シェーグレン症候群	放射線口腔乾燥症
	放射線唾液分泌障害		
○	顎下腺萎縮	口内乾燥	耳下腺萎縮
	舌下腺萎縮	唾液腺萎縮	唾液分泌欠如
	唾液分泌障害		
△	シェーグレン症候群性呼吸器障害	シェーグレン症候群ミオパチー	唾液分泌過多
	放射線咽頭炎	ミクリッツ病	

用法用量 通常1回に1～2秒間口腔内に1日4～5回噴霧する。

なお，症状により適宜増減する。

サルコートカプセル外用50μg

規格：50μg1カプセル［50.2円/カプセル］

ベクロメタゾンプロピオン酸エステル 帝人 245

【効能効果】

びらん又は潰瘍を伴う難治性口内炎

【対応標準病名】

◎	潰瘍性口内炎	難治性口内炎	
○	アフタ性口内炎	口唇アフタ	口内炎
	孤立性アフタ	再発性アフタ	大アフタ
	ベドナーアフタ		
△	アレルギー性口内炎	ウイルス性口内炎	カタル性口内炎
	カンジダ性口角びらん	カンジダ性口内炎	感染性口内炎
	乾燥性口内炎	義歯性潰瘍	義歯性口内炎
	偽膜性口内炎	急性偽膜性カンジダ症	ゲオトリクム症
	ゲオトリクム性口内炎	口蓋垂結核	口腔カンジダ症
	口腔結核	口腔紅板症	口腔褥瘡性潰瘍
	口腔粘膜結核	口腔白板症	硬口蓋白板症
	口唇カンジダ症	口唇結核	口底白板症
	紅板症	歯肉カンジダ症	出血性口内炎
	水疱性口内炎	水疱性口内炎ウイルス病	舌カンジダ症
	接触性口内炎	多発性口内炎	地図状口内炎
	ニコチン性口蓋白色角化症	ニコチン性口内炎	ヘルペスウイルス性歯肉口内炎
	放射線性口内炎	淋菌性口内炎	

用法用量 通常，1回1カプセル(ベクロメタゾンプロピオン酸エステルとして50μg)を1日2～3回，専用の小型噴霧器を用いて患部に均一に噴霧する。なお，症状により適宜増減する。

用法用量に関連する使用上の注意 約3週間使用しても効果が認められない場合は，本剤の投与を中止すること。

禁忌 本剤の成分に対して過敏症の既往歴のある患者

原則禁忌 口腔内に感染を伴う患者

ザルコニン0.025%綿球14　規格：－[－]
ザルコニン0.025%綿球20　規格：－[－]
ベンザルコニウム塩化物　健栄　261

【効能効果】

手術部位(手術野)の粘膜の消毒，皮膚・粘膜の創傷部位の消毒

【対応標準病名】

該当病名なし

用法用量　本剤をそのまま用いる。

ザルコニン0.025%綿棒12：健栄[－]，ザルコニン0.025%綿棒16：健栄[－]

サルタノールインヘラー100μg
規格：0.16%13.5mL1瓶[941.3円/瓶]
サルブタモール硫酸塩
グラクソ・スミスクライン　225

【効能効果】

下記疾患の気道閉塞性障害に基づく諸症状の緩解
気管支喘息，小児喘息，肺気腫，急・慢性気管支炎，肺結核

【対応標準病名】

◎	気管支喘息	気道閉塞	急性気管支炎
	小児喘息	肺気腫	肺結核
	慢性気管支炎		
○	RSウイルス気管支炎	亜急性気管支炎	アスピリン喘息
	アトピー性喘息	アレルギー性気管支炎	萎縮性肺気腫
	一側性肺気腫	インフルエンザ菌気管支炎	ウイルス性気管支炎
	運動誘発性喘息	エコーウイルス気管支炎	外因性喘息
	潰瘍性粟粒結核	活動性肺結核	感染型気管支喘息
	乾酪性肺炎	気管支喘息合併妊娠	気腫性肺のう胞
	偽膜性気管支炎	急性気管気管支炎	急性喉頭気管気管支炎
	急性粟粒結核	急性反復性気管支炎	巨大気腫性肺のう胞
	クループ性気管支炎	珪肺結核	結核
	結核後遺症	結核腫	結核初期感染
	結核性咳嗽	結核性喀血	結核性気管支拡張症
	結核性気胸	結核性空洞	結核性肺線維症
	結核性肺膿瘍	結節性肺結核	硬化性肺結核
	コクサッキーウイルス気管支炎	混合型喘息	小児喘息性気管支炎
	小葉間肺気腫	初感染結核	職業喘息
	心因性喘息	滲出性気管支炎	塵肺結核
	ステロイド依存性喘息	咳喘息	喘息性気管支炎
	先天性結核	粟粒結核	代償性肺気腫
	中心小葉性肺気腫	難治性喘息	乳児喘息
	肺炎球菌性気管支炎	肺炎結核	肺結核・鏡検確認あり
	肺結核・組織学的確認あり	肺結核・培養のみ確認あり	肺結核後遺症
	肺結核腫	肺結核術後	敗血症性気管支炎
	肺非結核性抗酸菌症	肺胞性肺気腫	肺門結核
	播種性結核	パラインフルエンザウイルス気管支炎	汎小葉性肺気腫
	非アトピー性喘息	ヒトメタニューモウイルス気管支炎	ブラ性肺気腫
	閉塞性肺気腫	マイコプラズマ気管支炎	マクロード症候群
	慢性気管炎	慢性気管気管支炎	慢性気管支漏
	慢性肺気腫	夜間性喘息	ライノウイルス気管支炎
	連鎖球菌気管支炎	老人性気管支炎	老人性肺気腫
△	気道狭窄	急性呼吸器感染症	潜在性結核感染症
	多剤耐性結核	陳旧性肺結核	肺門リンパ節結核

効能効果に関連する使用上の注意　本剤は喘息発作に対する対症療法剤であるので，本剤の使用は発作発現時に限ること。

用法用量　サルブタモールとして，通常成人1回200μg(2吸入)，小児1回100μg(1吸入)を吸入する。なお，年令，症状により適宜増減する。

用法用量に関連する使用上の注意　患者又は保護者に対し，本剤の過度の使用により，不整脈，心停止等の重篤な副作用が発現する危険性があることを理解させ，次の事項及びその他必要と考えられる注意を与えること。
成人1回2吸入，小児1回1吸入の用法用量を守り(本剤は，通常3時間以上効果が持続するので，その間は次の吸入を行わないこと)，1日4回(原則として，成人8吸入，小児4吸入)までとすること。

禁忌　本剤の成分に対して過敏症の既往歴のある患者

ザルックスクリーム0.12%　規格：0.12%1g[26.4円/g]
ザルックス軟膏0.12%　規格：0.12%1g[26.4円/g]
デキサメタゾン吉草酸エステル　アボット　264

【効能効果】

湿疹・皮膚炎群(進行性指掌角皮症，ビダール苔癬を含む)，乾癬，痒疹群(蕁麻疹様苔癬，固定蕁麻疹を含む)，掌蹠膿疱症，虫刺症，慢性円板状エリテマトーデス，扁平苔癬

【対応標準病名】

◎	円板状エリテマトーデス	乾癬	急性痒疹
	結節性痒疹	刺虫症	湿疹
	掌蹠膿疱症	進行性指掌角皮症	ビダール苔癬
	皮膚炎	扁平苔癬	痒疹
○	LE皮疹	亜急性皮膚エリテマトーデス	亜急性痒疹
	足湿疹	異汗性湿疹	ウイルソン紅色苔癬
	腋窩湿疹	円板状乾癬	外耳部虫刺傷
	海水浴皮膚炎	過角化症	化学性皮膚炎
	角質増殖症	貨幣状湿疹	眼瞼虫刺傷
	眼周囲部虫刺傷	乾癬性関節炎	乾癬性紅皮症
	乾癬性脊椎炎	感染性皮膚炎	眼部虫刺傷
	汗疱性湿疹	顔面急性皮膚炎	顔面昆虫螫
	顔面尋常性乾癬	顔面多発虫刺傷	丘疹状湿疹
	丘疹状じんま疹	急性湿疹	急性汎発性膿疱性乾癬
	胸部昆虫螫	局面状乾癬	亀裂性湿疹
	屈曲部乾癬	頚部虫刺症	頚部皮膚炎
	限局性円板状エリテマトーデス	限局性神経皮膚炎	口腔扁平苔癬
	口唇虫刺傷	後天性魚鱗癬	紅斑性湿疹
	固定薬疹	昆虫刺傷	昆虫毒
	耳介虫刺傷	自家感作性皮膚炎	色素性痒疹
	四肢乾癬	四肢尋常性乾癬	四肢虫刺症
	刺虫アレルギー	湿疹様発疹	手指湿疹
	主婦湿疹	掌蹠角化症	掌蹠膿疱症性骨関節炎
	小児汎発性膿疱性乾癬	職業性皮膚炎	脂漏性乾癬
	深在性エリテマトーデス	尋常性乾癬	新生児皮膚炎
	水疱性扁平苔癬	赤色湿疹	接触皮膚炎
	節足動物毒	前額部虫刺傷	前額部虫刺症
	全身湿疹	全身の尋常性乾癬	体幹虫刺症
	苔癬	多形慢性痒疹	単純苔癬
	チャドクガ皮膚炎	虫刺性皮膚炎	滴状乾癬
	手湿疹	点状角化症	点状乾癬
	冬期湿疹	頭部湿疹	頭部尋常性乾癬
	頭部虫刺傷	乳房皮膚炎	妊娠湿疹
	妊娠性痒疹	妊婦性皮膚炎	熱帯扁平苔癬
	膿疱性乾癬	破壊性関節炎	鼻背部湿疹
	汎発性膿疱性乾癬	皮角	肥厚性扁平苔癬
	皮膚エリテマトーデス	鼻部虫刺傷	びまん性乾癬
	腹部虫刺傷	ヘブラ痒疹	扁平湿疹
	扁平苔癬様角化症	蜂刺症	胞状異角化症

	疱疹状膿痂疹	慢性湿疹	慢性痒疹
	ムカデ咬創	毛孔角化症	毛虫皮膚炎
	薬物性接触性皮膚炎	腰部尋常性乾癬	落屑性湿疹
	鱗状湿疹	類苔癬	濾胞性乾癬
△	LE 蝶形皮疹	陰のう湿疹	会陰部肛囲湿疹
	エリテマトーデス	外陰部皮膚炎	肛門湿疹
	細菌疹	人工肛門部皮膚炎	手足症候群
	鼻前庭部湿疹	薬物性口唇炎	

用法用量　通常1日1～数回適量を患部に塗布する。なお，症状により適宜増減する。

禁忌

(1)細菌，真菌，ウイルス皮膚感染症
(2)本剤の成分に対し過敏症の既往歴のある患者
(3)鼓膜に穿孔のある湿疹性外耳道炎
(4)潰瘍，第2度深在性以上の熱傷・凍傷

ボアラクリーム0.12%：マルホ　0.12%1g[23.6円/g]
ボアラ軟膏0.12%：マルホ　0.12%1g[23.6円/g]

サンコバ点眼液0.02%

規格：0.02%5mL1瓶[92円/瓶]
シアノコバラミン　参天　131

【効 能 効 果】

調節性眼精疲労における微動調節の改善

【対応標準病名】

◎	調節性眼精疲労		
○	屈折性眼精疲労		
△	一過性近視	仮性近視	学校近視
	痙性近視	中毒性屈折調節障害	調節緊張症
	調節衰弱	調節不全	調節不全麻痺
	調節麻痺	内眼筋麻痺	不同視
	毛様体筋麻痺	老視	

用法用量　通常，1回1～2滴を1日3～5回点眼する。なお，症状により適宜増減する。

コバラム点眼液0.02%：日本点眼薬[84.8円/瓶]，ソフティア点眼液0.02%：千寿[84.8円/瓶]，ビタコバール点眼液0.02%：東亜薬品[84.8円/瓶]，ファルコバ点眼液0.02%：キョーリンリメディオ[84.8円/瓶]

酸素

規格：－[－]
酸素　ジャパン・エア・ガシズ　799

【効 能 効 果】

(1)酸素欠乏による諸症状の改善。
(2)日本薬局方窒素と混合し，合成空気として使用する。

【対応標準病名】

◎	低酸素血症	
○	心肺停止	窒息
△	仮死	陳旧性胸膜炎

用法用量　医師の指示による。

酸素：小池メディカル，エア・ウォーター，立川酸素，昭和電工，水島酸素，福岡酸素，宇部アンモニア，和歌山酸素，春日井ガスセンター，秋酸工業，泉，阿波酸素，イワサワ，イビデンケミカル，茨城ガスセンター，アバンテ都島，伊藤忠ガス，宇野酸素，内村酸素，エア・ガシズ北九州，エバ，大島商会，エアーメディックス，オカノ，ガステックサービス，鹿児島酸素，岡谷酸素，江藤酸素

サンチンク点眼液0.2%

規格：0.2%5mL1瓶[86.6円/瓶]
硫酸亜鉛水和物　参天　131

【効 能 効 果】

結膜炎に対する収れん作用
モラー・アクセンフェルド菌による結膜炎・眼瞼炎・角膜潰瘍

【対応標準病名】

◎	角膜潰瘍	眼瞼炎	結膜炎
	モラックス・アクセンフェルド結膜炎		
○	亜急性結膜炎	アレルギー性結膜炎	萎縮性角結膜炎
	外傷性角膜潰瘍	潰瘍性眼瞼炎	化学性結膜炎
	角膜穿孔	角膜中心潰瘍	カタル性角膜潰瘍
	カタル性眼炎	カタル性結膜炎	化膿性結膜炎
	眼炎	眼角部眼瞼炎	眼角部眼瞼縁結膜炎
	眼瞼縁炎	眼瞼縁結膜炎	眼瞼結膜炎
	感染性角膜潰瘍	偽膜性結膜炎	急性結膜炎
	急性濾胞性結膜炎	巨大乳頭結膜炎	結膜びらん
	結膜濾胞症	コッホ・ウィークス菌性結膜炎	蚕蝕性角膜潰瘍
	湿疹性眼瞼炎	しゅさ性眼瞼炎	春季カタル
	睫毛性眼瞼炎	脂漏性眼瞼炎	真菌性角膜潰瘍
	進行性角膜潰瘍	ゼーミッシュ潰瘍	接触性眼瞼結膜炎
	穿孔性角膜潰瘍	前房蓄膿性角膜炎	単純性角膜潰瘍
	毒物性眼瞼炎	粘液膿性結膜炎	パリノー結膜炎
	パリノー結膜腺症候群	反復性角膜潰瘍	匐行性角膜潰瘍
	ぶどう球菌性眼瞼炎	フリクテン性角膜潰瘍	慢性カタル性結膜炎
	慢性結膜炎	慢性濾胞性結膜炎	毛包眼瞼炎
	薬物性眼瞼炎	薬物性結膜炎	流行性結膜炎
△	アトピー性角結膜炎	アレルギー性眼瞼炎	アレルギー性鼻結膜炎
	角膜びらん	季節性アレルギー性結膜炎	クラミジア結膜炎
	結膜潰瘍	結膜化膿性肉芽腫	術後結膜炎
	通年性アレルギー性結膜炎	白内障術後結膜炎	

用法用量　通常，1日3～5回，1回1～2滴宛点眼する。なお，症状により適宜増減する。

サンテゾーン0.05%眼軟膏

規格：0.05%1g[68.6円/g]
デキサメタゾン　参天　131

【効 能 効 果】

外眼部および前眼部の炎症性疾患の対症療法(眼瞼炎，結膜炎，角膜炎，強膜炎，上強膜炎，前眼部ブドウ膜炎，術後炎症)

【対応標準病名】

◎	角膜炎	眼瞼炎	強膜炎
	結膜炎	上強膜炎	ぶどう膜炎
○ あ	亜急性結膜炎	亜急性虹彩炎	亜急性虹彩毛様体炎
	亜急性前部ぶどう膜炎	亜急性毛様体炎	アトピー性角結膜炎
	アレルギー性角膜炎	アレルギー性結膜炎	アレルギー性鼻結膜炎
	アレルギー性ぶどう膜炎	萎縮性角結膜炎	栄養障害性角膜炎
か	外傷性角膜炎	外傷性角膜潰瘍	潰瘍性眼瞼炎
	化学性結膜炎	角結膜炎	角結膜びらん
	角膜潰瘍	角膜虹彩炎	角膜上皮びらん
	角膜中心潰瘍	角膜内皮炎	角膜膿瘍
	角膜パンヌス	角膜びらん	角膜腐蝕
	カタル性角膜潰瘍	カタル性眼炎	カタル性結膜炎
	化膿性角膜炎	化膿性結膜炎	化膿性虹彩炎
	化膿性ぶどう膜炎	化膿性毛様体炎	貨幣状角膜炎
	眼炎	眼角部眼瞼炎	眼角部眼瞼縁結膜炎
	眼瞼縁炎	眼瞼縁結膜炎	眼瞼結膜炎
	乾性角結膜炎	乾性角膜炎	感染性角膜潰瘍

	季節性アレルギー性結膜炎	偽膜性結膜炎	急性角結膜炎
	急性角膜炎	急性結膜炎	急性虹彩炎
	急性虹彩毛様体炎	急性前部ぶどう膜炎	急性毛様体炎
	急性濾胞性結膜炎	巨大乳頭結膜炎	巨大フリクテン
	血管性パンヌス	結節虹彩炎	結節性眼炎
	結節性結膜炎	結膜潰瘍	結膜びらん
	硬化性角膜炎	虹彩異色性毛様体炎	虹彩炎
	虹彩毛様体炎	光線眼症	後部強膜炎
さ	コーガン症候群	コッホ・ウィークス菌性結膜炎	散在性表層角膜炎
	蚕蝕性角膜潰瘍	紫外線角結膜炎	紫外線角膜炎
	糸状角膜炎	実質性角膜炎	湿疹性眼瞼炎
	湿疹性パンヌス	しゅさ性眼瞼炎	出血性角膜炎
	術後結膜炎	術後虹彩炎	春季カタル
	漿液性虹彩炎	睫毛性眼瞼炎	脂漏性眼瞼炎
	真菌性角膜潰瘍	神経栄養性角結膜炎	進行性角膜潰瘍
	浸潤性表層角膜炎	深層角膜炎	水晶体原性虹彩毛様体炎
	星状角膜炎	ゼーミッシュ潰瘍	石化性角膜炎
	雪眼炎	接触性眼瞼結膜炎	穿孔性角膜潰瘍
	線状角膜炎	腺病性パンヌス	前房蓄膿
	前房蓄膿性角膜炎	前房蓄膿性虹彩炎	続発性虹彩炎
た	続発性虹彩毛様体炎	続発性ぶどう膜炎	単純性角膜潰瘍
	通年性アレルギー性結膜炎	兎眼性角膜炎	毒物性眼瞼炎
は	粘液膿性結膜炎	白内障術後結膜炎	白内障術後虹彩炎
	パリノー結膜炎	パリノー結膜腺症候群	反復性角膜潰瘍
	反復性虹彩炎	反復性虹彩毛様体炎	反復性前部ぶどう膜炎
	反復性前房蓄膿	反復性毛様体炎	びまん性表層角膜炎
	表在性角膜炎	表在性点状角膜炎	フィラメント状角膜炎
	フォークト・小柳病	匐行性角膜潰瘍	フックス異色毛様体炎
	ぶどう球菌性眼瞼炎	ぶどう膜角膜炎	フリクテン性角結膜炎
	フリクテン性角膜炎	フリクテン性角膜潰瘍	フリクテン性結膜炎
	フリクテン性パンヌス	辺縁角膜炎	辺縁フリクテン
ま	慢性角結膜炎	慢性カタル性結膜炎	慢性結膜炎
	慢性虹彩毛様体炎	慢性濾胞性結膜炎	毛包眼瞼炎
や	毛様体炎	モラックス・アクセンフェルド結膜炎	薬物性角結膜炎
	薬物性角膜炎	薬物性眼瞼炎	薬物性結膜炎
ら	リウマチ性虹彩炎	流行性結膜炎	輪紋状角膜炎
△	アカントアメーバ角膜炎	アレルギー性眼瞼炎	アレルギー性眼瞼縁炎
	ウイルス性ぶどう膜炎	壊死性強膜炎	角膜穿孔
	眼瞼皮膚炎	眼瞼びらん	眼瞼瘻孔
	感染性角膜炎	強膜潰瘍	強膜疾患
	強膜ぶどう腫	クラミジア結膜炎	結膜化膿性肉芽腫
	結膜濾胞症	高血圧性虹彩毛様体炎	湿疹性眼瞼皮膚炎
	周辺性ぶどう膜炎	出血性虹彩炎	接触眼瞼皮膚炎
	遷延性虹彩炎	中間部ぶどう膜炎	陳旧性虹彩炎
	陳旧性虹彩毛様体炎	内因性ぶどう膜炎	難治性ぶどう膜炎

用法用量　通常，1日1～3回，適量を塗布する。なお，症状により適宜増減する。

禁忌　本剤の成分に対し過敏症の既往歴のある患者

原則禁忌

(1)角膜上皮剥離又は角膜潰瘍のある患者

(2)ウイルス性結膜・角膜疾患，結核性眼疾患，真菌性眼疾患又は化膿性眼疾患のある患者

D・E・X0.1%眼軟膏T：日東メディック　0.1%1g[51.9円/g]

サンテゾーン点眼液(0.02%)　規格：0.02%1mL[19.2円/mL]
サンテゾーン点眼液(0.1%)　規格：0.1%1mL[46.3円/mL]

デキサメタゾンメタスルホ安息香酸エステルナトリウム　参天　131

【効 能 効 果】

外眼部および前眼部の炎症性疾患の対症療法(眼瞼炎，結膜炎，角膜炎，強膜炎，上強膜炎，前眼部ブドウ膜炎，術後炎症)

【対応標準病名】

◎	角膜炎	眼瞼炎	強膜炎
	結膜炎	上強膜炎	ぶどう膜炎
○あ	亜急性結膜炎	亜急性虹彩炎	亜急性虹彩毛様体炎
	亜急性前部ぶどう膜炎	亜急性毛様体炎	アトピー性角結膜炎
	アレルギー性角膜炎	アレルギー性結膜炎	アレルギー性鼻結膜炎
	アレルギー性ぶどう膜炎	萎縮性角結膜炎	栄養障害性角膜炎
か	外傷性角膜炎	外傷性角膜潰瘍	潰瘍性眼瞼炎
	化学性結膜炎	角結膜炎	角結膜びらん
	角膜潰瘍	角膜虹彩炎	角膜上皮びらん
	角膜中心潰瘍	角膜内皮炎	角膜膿瘍
	角膜パンヌス	角膜びらん	角膜腐蝕
	カタル性角膜潰瘍	カタル性眼炎	カタル性結膜炎
	化膿性角膜炎	化膿性結膜炎	化膿性虹彩炎
	化膿性毛様体炎	貨幣状角膜炎	眼炎
	眼角部眼瞼炎	眼角部眼瞼縁結膜炎	眼瞼縁炎
	眼瞼縁結膜炎	眼瞼結膜炎	乾性角結膜炎
	乾性角膜炎	感染性角膜潰瘍	季節性アレルギー性結膜炎
	偽膜性結膜炎	急性角結膜炎	急性角膜炎
	急性結膜炎	急性虹彩炎	急性虹彩毛様体炎
	急性前部ぶどう膜炎	急性毛様体炎	急性濾胞性結膜炎
	巨大乳頭結膜炎	巨大フリクテン	血管性パンヌス
	結節虹彩炎	結節性眼炎	結節性結膜炎
	結膜潰瘍	結膜びらん	結膜濾胞症
	硬化性角膜炎	高血圧性虹彩毛様体炎	虹彩異色性毛様体炎
	虹彩炎	虹彩毛様体炎	光線眼症
	後部強膜炎	コーガン症候群	コッホ・ウィークス菌性結膜炎
さ	散在性表層角膜炎	蚕蝕性角膜潰瘍	紫外線角結膜炎
	紫外線角膜炎	糸状角膜炎	実質性角膜炎
	湿疹性眼瞼炎	湿疹性パンヌス	しゅさ性眼瞼炎
	出血性角膜炎	出血性虹彩炎	術後結膜炎
	術後虹彩炎	春季カタル	漿液性虹彩炎
	睫毛性眼瞼炎	脂漏性眼瞼炎	真菌性角膜潰瘍
	神経栄養性角結膜炎	進行性角膜潰瘍	浸潤性表層角膜炎
	深層角膜炎	水晶体原性虹彩毛様体炎	星状角膜炎
	ゼーミッシュ潰瘍	石化性角膜炎	雪眼炎
	接触性眼瞼結膜炎	遷延性虹彩炎	穿孔性角膜潰瘍
	線状角膜炎	腺病性パンヌス	前房蓄膿
	前房蓄膿性角膜炎	前房蓄膿性虹彩炎	続発性虹彩炎
た	続発性虹彩毛様体炎	続発性ぶどう膜炎	単純性角膜潰瘍
	通年性アレルギー性結膜炎	兎眼性角膜炎	毒物性眼瞼炎
は	粘液膿性結膜炎	白内障術後結膜炎	白内障術後虹彩炎
	パリノー結膜炎	パリノー結膜腺症候群	反復性角膜潰瘍
	反復性虹彩炎	反復性虹彩毛様体炎	反復性前部ぶどう膜炎
	反復性前房蓄膿	反復性毛様体炎	びまん性表層角膜炎
	表在性角膜炎	表在性点状角膜炎	フィラメント状角膜炎
	フォークト・小柳病	匐行性角膜潰瘍	フックス異色毛様体炎
	ぶどう球菌性眼瞼炎	ぶどう膜角膜炎	フリクテン性角結膜炎
	フリクテン性角膜炎	フリクテン性角膜潰瘍	フリクテン性結膜炎
	フリクテン性パンヌス	辺縁角膜炎	辺縁フリクテン
ま	慢性角結膜炎	慢性カタル性結膜炎	慢性結膜炎
	慢性虹彩毛様体炎	慢性濾胞性結膜炎	毛包眼瞼炎

や	毛様体炎	モラックス・アクセンフェルド結膜炎	薬物性角結膜炎
	薬物性角膜炎	薬物性眼瞼炎	薬物性結膜炎
ら	リウマチ性虹彩炎	流行性結膜炎	輪紋状角膜炎
△	アカントアメーバ角膜炎	アレルギー性眼瞼炎	アレルギー性眼瞼縁炎
	ウイルス性ぶどう膜炎	壊死性強膜炎	角膜穿孔
	化膿性ぶどう膜炎	眼瞼皮膚炎	眼瞼びらん
	眼瞼瘻孔	感染性角膜炎	強膜潰瘍
	強膜疾患	クラミジア結膜炎	結膜化膿性肉芽腫
	細菌性結膜炎	湿疹性眼瞼皮膚炎	周辺性ぶどう膜炎
	接触眼瞼皮膚炎	中間部ぶどう膜炎	陳旧性虹彩炎
	陳旧性虹彩毛様体炎	内因性ぶどう膜炎	難治性ぶどう膜炎

用法用量　通常，1日3〜4回，1回1〜2滴宛点眼する。なお，症状により適宜増減する。

禁忌　本剤の成分に対し過敏症の既往歴のある患者

原則禁忌

(1)角膜上皮剥離又は角膜潰瘍のある患者

(2)ウイルス性結膜・角膜疾患，結核性眼疾患，真菌性眼疾患又は化膿性眼疾患のある患者

D・E・X0.02%点眼液T：日東メディック　0.02%1mL[12.6円/mL]，D・E・X0.1%点眼液T：日東メディック　0.1%1mL[17.6円/mL]，ビジュアリン点眼液0.02%：千寿　0.02%1mL[12.6円/mL]

サンピロ点眼液0.5%　規格：0.5%5mL1瓶[119.5円/瓶]
サンピロ点眼液1%　規格：1%5mL1瓶[132.1円/瓶]
サンピロ点眼液2%　規格：2%5mL1瓶[158円/瓶]
サンピロ点眼液3%　規格：3%5mL1瓶[163円/瓶]
サンピロ点眼液4%　規格：4%5mL1瓶[176.1円/瓶]
ピロカルピン塩酸塩　参天　131

【効 能 効 果】

緑内障，診断または治療を目的とする縮瞳

【対応標準病名】

◎	緑内障		
○	悪性緑内障	医原性緑内障	外傷性隅角解離
	外傷性緑内障	開放隅角緑内障	過分泌緑内障
	急性炎症性緑内障	急性閉塞隅角緑内障	急性緑内障発作
	偽落屑症候群	血管新生緑内障	原発開放隅角緑内障
	原発性緑内障	原発閉塞隅角症	原発閉塞隅角緑内障
	高眼圧症	混合型緑内障	色素性緑内障
	視神経乳頭陥凹拡大	出血性緑内障	水晶体原性緑内障
	水晶体のう緑内障	水晶体融解緑内障	ステロイド緑内障
	正常眼圧緑内障	続発性緑内障	ポスナーシュロスマン症候群
	慢性開放角緑内障	慢性単性緑内障	慢性閉塞隅角緑内障
	無水晶体性緑内障	薬物誘発性緑内障	溶血緑内障
	緑内障性乳頭陥凹		
△	偽緑内障		

用法用量　ピロカルピン塩酸塩として，通常0.5〜4%液を1日3〜5回，1回1〜2滴宛点眼する。

禁忌　虹彩炎の患者

アドソルボカルピン点眼液1%：日本点眼薬　1%5mL1瓶[134.7円/瓶]，アドソルボカルピン点眼液2%：日本点眼薬　2%5mL1瓶[156.7円/瓶]

次亜塩6%「ヨシダ」　規格：6%10g[0.37円/g]
次亜塩素酸ナトリウム　吉田　261

【効 能 効 果】

(1)手指・皮膚の消毒
(2)手術部位(手術野)の皮膚の消毒，手術部位(手術野)の粘膜の消毒
(3)医療機器の消毒
(4)手術室・病室・家具・器具・物品などの消毒
(5)排泄物の消毒
(6)HBウイルスの消毒
(7)患者用プール水の消毒

【対応標準病名】

該当病名なし

用法用量

〔 〕は本剤希釈倍数

効能効果(1)の場合：有効塩素濃度100〜500ppm(0.01〜0.05%)溶液に浸すか，清拭する。〔120〜600倍〕

効能効果(2)の場合：有効塩素濃度50〜100ppm(0.005〜0.01%)溶液で洗浄する。〔600〜1,200倍〕

効能効果(3)の場合：有効塩素濃度200〜500ppm(0.02〜0.05%)溶液に1分間以上浸漬するか，または温溶液を用いて清拭する。〔120〜300倍〕

効能効果(4)の場合：有効塩素濃度200〜500ppm(0.02〜0.05%)溶液を用いて清拭する。〔120〜300倍〕

効能効果(5)の場合：有効塩素濃度1,000〜10,000ppm(0.1〜1%)溶液を用いる。〔6〜60倍〕

効能効果(6)の場合

(1)血液その他の検体物質に汚染された器具の場合は，有効塩素濃度10,000ppm(1%)溶液を用いる。〔6倍〕

(2)汚染がはっきりしないものの場合は，有効塩素濃度1,000〜5,000ppm(0.1〜0.5%)溶液を用いる。〔12〜60倍〕

効能効果(7)の場合：残留塩素量が1ppmになるように用いる。

次亜塩0.05%液「ヨシダ」：吉田　－[－]，次亜塩0.1%液「ヨシダ」：吉田　－[－]，次亜塩0.5%液「ヨシダ」：吉田　－[－]，次亜塩1%液「ヨシダ」：吉田　－[－]，テキサント消毒液6%：シオエ　6%10g[0.38円/g]，ハイポライト消毒液10%：サンケミファ　10%10g[0.58円/g]，ヤクラックスD液1%：ヤクハン　1%10g[0.51円/g]，ヤクラックス消毒液0.1%：ヤクハン　－[－]，ヤクラックス消毒液6%：ヤクハン　－[－]

歯科用TDゼット液　規格：1mL[293.8円/mL]
セチルピリジニウム塩化物水和物　リドカイン　塩化アルミニウム　東洋製化　279

【効 能 効 果】

次の場合の止血に用いる。

(1)歯肉縁下の支台歯形成・窩洞形成時又は印象採得時の歯肉圧排における出血。
(2)歯肉整形。

【対応標準病名】

◎	歯肉出血		
△	エプーリス	巨細胞エプーリス	歯肉潰瘍
	歯肉増殖症	歯肉ポリープ	線維性エプーリス
	先天性エプーリス	フェニトイン歯肉増殖症	フラビーガム

用法用量　本剤の適量をとり，出血部に塗布する。

禁忌　リドカイン又はアミド型局所麻酔薬に対し，過敏症の既往歴のある患者

歯科用TDゼット・ゼリー 規格：1g[304.6円/g]
セチルピリジニウム塩化物水和物 リドカイン 塩化アルミニウム 東洋製化 279

【効 能 効 果】

歯科領域における口腔粘膜損傷の小出血の止血。

【対応標準病名】

◎	口腔出血		
△	口腔アレルギー症候群	口腔内腫瘤	咬唇癖
	スモーカーメラニン沈着症	軟口蓋麻痺	病巣性口腔ムチン症
	メラニン過剰沈着		

用法用量 本剤の適量をとり，出血部に塗布する。

禁忌 リドカイン又はアミド型局所麻酔薬に対し，過敏症の既往歴のある患者

歯科用アンチホルミン 規格：－[－]
次亜塩素酸ナトリウム 日本歯科薬品 273

【効 能 効 果】

齲窩及び根管の清掃・消毒

【対応標準病名】

該当病名なし

用法用量 適量を綿繊維に浸し挿入又は注入器で注入し，洗盪又は洗浄する。

歯科用カルボール 規格：－[－]
フェノール アグサ 273

【効 能 効 果】

齲窩および根管の消毒，歯髄炎の鎮痛鎮静

【対応標準病名】

◎	歯髄炎		
○	一部性歯髄炎	う蝕第２度単純性歯髄炎	う蝕第３度急性化膿性歯髄炎
	う蝕第３度歯髄壊死	う蝕第３度歯髄壊疽	う蝕第３度慢性壊疽性歯髄炎
	う蝕第３度慢性潰瘍性歯髄炎	う蝕第３度慢性増殖性歯髄炎	壊疽性歯髄炎
	外傷性歯髄炎	カリエスのない歯髄炎	急性一部性化膿性歯髄炎
	急性一部性単純性歯髄炎	急性壊疽性歯髄炎	急性化膿性歯髄炎
	急性歯髄炎	急性全部性化膿性歯髄炎	急性全部性単純性歯髄炎
	急性単純性歯髄炎	血行性歯髄炎	残髄炎
	歯髄壊死	歯髄壊疽	上行性歯髄炎
	全部性歯髄炎	慢性壊疽性歯髄炎	慢性開放性歯髄炎
	慢性潰瘍性歯髄炎	慢性歯髄炎	慢性増殖性歯髄炎
	慢性単純性歯髄炎	慢性閉鎖性歯髄炎	

用法用量

通法に従って，齲窩および根管の処置後，本剤の適量を滅菌小綿球または綿繊維に浸潤させて窩内あるいは根管内に挿入し，仮封する。

歯科用キシロカインカートリッジ 規格：1.8mL1管[78.2円/管]
アドレナリン リドカイン デンツプライ三金 271

【効 能 効 果】

歯科領域における浸潤麻酔又は伝達麻酔

【対応標準病名】

該当病名なし

用法用量 浸潤麻酔又は伝達麻酔には，通常成人0.3～1.8mL(リドカイン塩酸塩として6～36mg，アドレナリンとして0.00375～0.0225mg)を使用する。口腔外科領域の麻酔には，3～5mL(リドカイン塩酸塩として60～100mg，アドレナリンとして0.0375mg～0.0625mg)を使用する。

なお，年齢，麻酔領域，部位，組織，症状，体質により適宜増減するが，増量する場合には注意すること。

禁忌 本剤の成分又はアミド型局所麻酔薬に対し過敏症の既往歴のある患者

原則禁忌 高血圧，動脈硬化，心不全，甲状腺機能亢進，糖尿病のある患者及び血管攣縮の既往のある患者

エピリド配合注歯科用カートリッジ1.8mL：ニプロ[60.9円/管]，キシレステシンA注射液(カートリッジ)：スリーエムヘルスケア[60.9円/管]

歯科用シタネストーオクタプレシンカートリッジ 規格：1.8mL1管[68.8円/管]
フェリプレシン プロピトカイン塩酸塩 デンツプライ三金 271

【効 能 効 果】

歯科・口腔外科領域の手術・処置における浸潤，伝達麻酔

【対応標準病名】

該当病名なし

用法用量 一般に成人に対して１回１管(1.8mL：プロピトカイン塩酸塩として54mg，フェリプレシンとして0.054単位)を注射する。

ただし，麻酔部位，麻酔手技，手術術式，年齢等により用量を適宜増減する。

禁忌

(1)メトヘモグロビン血症のある患者

(2)本剤の成分又はアミド型局所麻酔薬に対し過敏症の既往歴のある患者

歯科用ホルマリンクレゾール 規格：1mL[－]
クレゾール ホルマリン 日本歯科薬品 273

【効 能 効 果】

根管の消毒

【対応標準病名】

該当病名なし

用法用量 適量を根管内へ挿入し，仮封する。

クリアエフシー：アグサ 1mL[－]，歯科用ホルムクレゾール「村上」：アグサ －[－]，ホルムクレゾールFC「ネオ」：ネオ製薬 －[－]，ホルモクレゾール歯科用消毒液「昭和」：昭和薬化工 －[－]

ジクアス点眼液3% 規格：3%5mL1瓶[641.2円/瓶]
ジクアホソルナトリウム 参天 131

【効 能 効 果】

ドライアイ

【対応標準病名】

◎	ドライアイ		
○	涙液分泌不全		
△	急性涙腺炎	慢性涙腺炎	涙腺炎
	涙腺肥大		

効能効果に関連する使用上の注意 涙液異常に伴う角結膜上皮障害が認められ，ドライアイと診断された患者に使用すること。

用法用量 通常，１回１滴，１日６回点眼する。

禁忌 本剤の成分に対し過敏症の既往歴のある患者

シ

ジクロード点眼液0.1%
規格：0.1%1mL[86.7円/mL]
ジクロフェナクナトリウム わかもと 131

【効 能 効 果】

白内障手術時における下記症状の防止：術後の炎症症状，術中・術後合併症

【対応標準病名】

◎	術後合併症	白内障	
○	外傷性白内障	過熟白内障	急性白内障
	血管性白内障	後出血	後発白内障
	若年性白内障	小児性白内障	初期白内障
	初発白内障	初老性白内障	ステロイド白内障
	青年性白内障	赤外線白内障	閃光白内障
	壮年性白内障	ゾンメルリング輪	中毒性白内障
	鉄沈着性白内障	電撃白内障	軟性白内障
	のう胞性白内障	皮膚原性白内障	びまん性白内障
	併発白内障	放射線白内障	未熟白内障
	網膜剥離後白内障	薬物性白内障	緑内障性斑紋
	緑内障斑		
△	手術創肉芽腫	術後瘢痕狭窄	術中異常高血圧症
	吻合部狭窄	縫合部狭窄	縫合部硬結

用法用量　通常，眼手術前4回(3時間前，2時間前，1時間前，30分前)，眼手術後1日3回，1回1滴点眼する。

禁忌　本剤の成分に対して過敏症の既往歴のある患者

ジクロスターPF点眼液0.1%：日本点眼薬[49円/mL]，ジクロスター点眼液0.1%：ニッテン[41.1円/mL]，ジクロフェナクNa点眼液0.1%「SN」：シオノ[41.1円/mL]，ジクロフェナクNa点眼液0.1%「ショーワ」：昭和薬化工[49円/mL]，ジクロフェナック点眼液0.1%：東亜薬品[49円/mL]，ボナフェック点眼液0.1%：日新－山形[41.1円/mL]

ジクロフェナクNaパップ280mg「ラクール」
規格：20cm×14cm1枚[33.4円/枚]
ジクロフェナクナトリウム 三友薬品 264

【効 能 効 果】

下記疾患並びに症状の鎮痛・消炎：変形性関節症，肩関節周囲炎，腱・腱鞘炎，腱周囲炎，上腕骨上顆炎(テニス肘等)，筋肉痛(筋・筋膜性腰痛症等)，外傷後の腫脹・疼痛

【対応標準病名】

◎	外傷	外側上顆炎	肩関節周囲炎
	筋筋膜性腰痛症	筋肉痛	腱炎
	腱鞘炎	挫傷	手指変形性関節症
	全身性変形性関節症	創傷	テニス肘
	疼痛	変形性肩関節症	変形性関節症
	変形性胸鎖関節症	変形性肩鎖関節症	変形性股関節症
	変形性膝関節症	変形性手関節症	変形性足関節症
	変形性肘関節症	変形性中手関節症	母指CM関節変形性関節症
	腰痛症		
○	CM関節変形性関節症	DIP関節変形性関節症	PIP関節変形性関節症
あ	アキレス腱鞘炎	アキレス腱部石灰化症	アキレス周囲膿瘍
	足炎	亜脱臼	圧挫傷
	圧挫創	一過性関節症	一側性外傷後股関節症
	一側性外傷後膝関節症	一側性形成不全性股関節症	一側性原発性股関節症
	一側性原発性膝関節症	一側性続発性股関節症	一側性続発性膝関節症
	犬咬創	遠位橈尺関節変形性関節症	汚染擦過創
か	外傷後股関節症	外傷後膝関節症	外傷性異物
	外傷性肩関節症	外傷性関節症	外傷性関節障害
	外傷性股関節症	外傷性膝関節症	外傷性手関節症
	外傷性足関節症	外傷性肘関節症	外傷性皮下血腫
	外傷性母指CM関節症	回旋腱板症候群	開放性脱臼
	踵関節症	踵痛	下肢筋肉痛
	下肢腱鞘炎	下肢痛	下腿三頭筋痛
	下腿痛	肩インピンジメント症候群	肩滑液包炎
	肩関節異所性骨化	肩関節腱板炎	肩関節硬結性腱炎
	肩関節症	肩周囲炎	肩石灰性腱炎
	滑膜炎	化膿性筋炎	化膿性腱鞘炎
	下背部ストレイン	下腹部筋炎	環指化膿性腱鞘炎
	環指屈筋腱腱鞘炎	環指腱鞘炎	環指痛
	間質性筋炎	環指ばね指	関節血腫
	関節挫傷	関節周囲炎	関節症
	関節打撲	関節内骨折	関節包炎
	感染性筋炎	完全脱臼	顔面損傷
	急性筋炎	急性疼痛	急性腰痛症
	急速破壊型股関節症	胸骨周囲炎	狭窄性腱鞘炎
	胸鎖乳突筋炎	胸鎖乳突筋痛	胸椎部痛
	胸背部筋肉痛	胸背部痛	胸部外傷
	胸部筋肉痛	胸腹部筋痛	胸部損傷
	棘刺創	棘上筋症候群	棘上筋石灰化症
	魚咬創	筋炎	筋損傷
	筋断裂	筋肉内血腫	筋膿瘍
	頚肩部筋肉痛	頚性頭痛	形成不全性股関節症
	頚背部痛	頚部炎症	頚部筋炎
	頚部筋肉痛	頚部痛	結合織炎
	血腫	限局性筋炎	肩甲周囲炎
	肩甲部筋肉痛	腱損傷	腱断裂
	原発性関節症	原発性股関節症	原発性膝関節症
	原発性全身性関節症	原発性変形性関節症	原発性母指CM関節症
	肩部筋痛	腱付着部炎	腱付着部症
	肩部痛	腱部分断裂	腱裂傷
	高エネルギー外傷	咬筋炎	溝創
	咬創	後足部痛	喉頭外傷
	喉頭損傷	項背部筋痛	項部筋炎
	項部筋肉痛	項部痛	後方脱臼
	股関節症	股痛	骨折
	根性腰痛症	昆虫咬創	昆虫刺傷
さ	採皮創	挫創	擦過創
	擦過皮下血腫	挫滅傷	挫滅創
	趾関節症	刺咬症	示指化膿性腱鞘炎
	示指屈筋腱腱鞘炎	示指腱鞘炎	四肢痛
	示指痛	示指ばね指	四肢末端痛
	趾伸筋腱腱鞘炎	刺創	持続痛
	趾痛	膝関節滑膜炎	膝関節症
	膝部腱膜炎	手関節周囲炎	手関節症
	手関節部腱鞘炎	手根関節症	手指腱鞘炎
	手指痛	手背部痛	手部腱鞘炎
	手部痛	漿液性滑膜炎	踵骨棘
	小指化膿性腱鞘炎	上肢筋肉痛	小指屈筋腱腱鞘炎
	小指腱鞘炎	小指痛	上肢痛
	小指ばね指	上腕過労性筋炎	上腕筋炎
	上腕筋肉痛	上腕三頭筋炎	上腕三頭筋腱鞘炎
	上腕三頭筋痛	上腕痛	上腕二頭筋炎
	上腕二頭筋腱炎	上腕二頭筋腱鞘炎	上腕二頭筋痛
	針刺創	靱帯炎	靱帯ストレイン
	靱帯損傷	靱帯断裂	靱帯捻挫
	靱帯裂傷	ストレイン	脊椎関節痛
	脊椎痛	石灰性腱炎	切創
	切断	線維筋痛症	全身擦過創
	前足部痛	穿通創	先天性股関節脱臼治療後亜脱臼
	前方脱臼	前腕筋肉痛	前腕痛
	前腕部腱鞘炎	搔創	僧帽筋痛

	足関節症	足関節部腱鞘炎	足痛
	足底部痛	足背腱鞘炎	足背痛
	続発性関節症	続発性股関節症	続発性膝関節症
	続発性多発性関節症	続発性母指CM関節症	足部屈筋腱腱鞘炎
た	大胸筋炎	大腿筋炎	大腿筋痛
	大腿直筋炎	大腿痛	大腿内側部痛
	大腿部筋炎	脱臼	多発性外傷
	多発性関節症	多発性筋肉痛	打撲割創
	打撲血腫	打撲挫創	打撲擦過創
	打撲傷	打撲皮下血腫	単純脱臼
	肘関節滑膜炎	肘関節症	中指化膿性腱鞘炎
	中指屈筋腱腱鞘炎	中指腱鞘炎	中指痛
	中指ばね指	中足部痛	肘頭骨棘
	腸腰筋炎	手化膿性腱鞘炎	手屈筋腱腱鞘炎
	手伸筋腱腱鞘炎	殿筋炎	殿部筋肉痛
	殿部痛	ドゥ・ケルバン腱鞘炎	橈骨茎状突起腱鞘炎
	橈側手根屈筋腱鞘炎	頭部筋肉痛	動物咬創
な	特発性関節脱臼	内側上顆炎	難治性疼痛
	肉離れ	二次性変形性関節症	猫咬創
は	捻挫	背筋炎	背部圧迫感
	背部筋肉痛	背部痛	ばね指
	皮下異物	皮下血腫	皮下損傷
	肘周囲炎	非特異性慢性滑膜炎	非熱傷性水疱
	腓腹筋痛	腓腹部痛	皮膚欠損創
	皮膚損傷	皮膚剥脱創	表皮剥離
	びらん性関節症	疲労性筋炎	複雑脱臼
	腹直筋炎	腹部筋炎	腹壁筋痛
	ブシャール結節	閉鎖性脱臼	ヘーガース結節
	ヘバーデン結節	母指CM関節症	母指化膿性腱鞘炎
	母指関節症	母指球部痛	母指狭窄性腱鞘炎
	母指屈筋腱腱鞘炎	母指腱鞘炎	母指痛
ま	母趾痛	母指ばね指	慢性アキレス腱腱鞘炎
や	慢性滑膜炎症	野球肩	野球肘
	癒着性肩関節包炎	腰筋痛症	腰殿部痛
ら	腰背筋痛症	腰腹痛	らせん骨折
	リウマチ性筋炎	両側性外傷後股関節症	両側性外傷後膝関節症
	両側性外傷性母指CM関節症	両側性形成不全性股関節症	両側性原発性股関節症
	両側性原発性膝関節症	両側性原発性母指CM関節症	両側性続発性股関節症
	両側性続発性膝関節症	両側性続発性母指CM関節症	轢過創
	裂傷	裂創	裂離
	裂離骨折	老人性関節炎	老年性股関節症
	肋間筋肉痛		
△あ	MRSA術後創部感染	足異物	圧痛
	圧迫骨折	異物肉芽腫	会陰部化膿創
	横隔膜損傷	横骨折	汚染創
か	外耳開放創	外耳道創傷	外耳部外傷性異物
	外耳部割創	外耳部貫通創	外耳部咬創
	外耳部挫創	外耳部刺創	外耳部創傷
	外傷後遺症	外傷性横隔膜ヘルニア	外傷性眼球ろう
	外傷性咬合	外傷性虹彩離断	外傷性耳出血
	外傷性食道破裂	外傷性切断	外傷性乳び胸
	外傷性破裂	外耳裂創	開放骨折
	開放性陥没骨折	開放性脱臼骨折	開放性粉砕骨折
	開放創	下顎外傷性異物	下顎開放創
	下顎割創	下顎貫通創	下顎口唇挫創
	下顎咬創	下顎挫創	下顎刺創
	下顎創傷	下顎部皮膚欠損創	下顎裂創
	顎関節部開放創	顎関節部割創	顎関節部貫通創
	顎関節部咬創	顎関節部挫創	顎関節部刺創
	顎関節部創傷	顎関節部裂創	角膜挫創
	角膜切傷	角膜切創	角膜創傷

	角膜破裂	角膜裂傷	下腿筋肉内異物残留
	割創	カテーテル感染症	カテーテル敗血症
	眼窩創傷	眼球結膜裂傷	眼球損傷
	眼球破裂	眼球裂傷	眼瞼外傷性異物
	眼瞼開放創	眼瞼割創	眼瞼貫通創
	眼瞼咬創	眼瞼挫創	眼瞼刺創
	眼瞼創傷	眼瞼裂創	眼周囲部外傷性異物
	眼周囲部開放創	眼周囲部割創	眼周囲部貫通創
	眼周囲部咬創	眼周囲部挫創	眼周囲部刺創
	眼周囲部創傷	眼周囲部裂創	関節骨折
	完全骨折	貫通刺創	貫通銃創
	貫通性挫滅創	貫通創	眼部外傷性異物
	眼部開放創	眼部割創	眼部貫通創
	眼部咬創	眼部挫創	眼部刺創
	眼部創傷	眼部裂創	陥没骨折
	顔面汚染創	顔面外傷性異物	顔面開放創
	顔面割創	顔面貫通創	顔面咬創
	顔面挫創	顔面刺創	顔面創傷
	顔面掻創	顔面多発開放創	顔面多発割創
	顔面多発貫通創	顔面多発咬創	顔面多発挫創
	顔面多発刺創	顔面多発創傷	顔面多発裂創
	顔面皮膚欠損創	顔面裂創	胸管損傷
	胸腺損傷	頬粘膜咬創	頬部外傷性異物
	頬部開放創	頬部割創	頬部貫通創
	胸部筋肉内異物残留	頬部咬創	頬部挫創
	頬部刺創	胸部食道損傷	頬部創傷
	頬部皮膚欠損創	頬部裂創	強膜切創
	強膜創傷	強膜裂傷	亀裂骨折
	屈曲骨折	結膜創傷	結膜裂傷
	腱鞘巨細胞腫	腱切創	肩部筋肉内異物残留
	口蓋切創	口蓋裂創	口角部挫創
	口角部裂創	口腔開放創	口腔割創
	口腔挫創	口腔刺創	口腔創傷
	口腔粘膜咬創	口腔裂創	口唇外傷性異物
	口唇開放創	口唇割創	口唇貫通創
	口唇咬創	口唇挫創	口唇刺創
さ	口唇創傷	口唇裂創	産科的創傷の血腫
	耳介外傷性異物	耳介開放創	耳介割創
	耳介貫通創	耳介咬創	耳介挫創
	耳介刺創	耳介創傷	耳介裂創
	趾化膿創	指間切創	示指化膿創
	耳前部挫創	膝関節部異物	膝部異物
	膝部筋肉内異物残留	歯肉切創	歯肉裂創
	斜骨折	射創	縦隔血腫
	縦骨折	銃創	重複骨折
	手関節掌側部挫創	手関節部挫創	手関節部創傷
	種子骨開放骨折	種子骨骨折	手術創部膿瘍
	手掌筋肉内異物残留	手掌挫創	手掌刺創
	手掌切創	手掌剥皮創	手掌皮膚欠損創
	術後横隔膜下膿瘍	術後感染症	術後髄膜炎
	術後創部感染	術後膿瘍	術後敗血症
	術後腹腔内膿瘍	術後腹壁膿瘍	手背皮膚欠損創
	手背部挫創	手背部切創	上顎部裂創
	上唇小帯裂創	上腕筋肉内異物残留	食道損傷
	神経原性関節症	身体痛	舌開放創
	舌下顎挫創	舌咬創	舌挫創
	舌刺創	舌切創	舌創傷
	舌裂創	前額部外傷性異物	前額部開放創
	前額部割創	前額部貫通創	前額部咬創
	前額部挫創	前額部刺創	前額部創傷
	前額部皮膚欠損創	前額部裂創	前頚頭頂部挫創
	線状骨折	全身痛	前腕筋肉内異物残留
	爪下異物	創傷感染症	創傷はえ幼虫症
	創部膿瘍	足底異物	足底筋肉内異物残留

た	足部筋肉内異物残留	損傷	大腿汚染創
	大腿筋肉内異物残留	大腿咬創	大腿挫創
	大腿皮膚欠損創	大腿部開放創	大腿部刺創
	大腿部切創	大腿裂創	大転子部挫創
	脱臼骨折	弾発母趾	腟断端炎
	中手骨関節部挫創	虫垂炎術後残膿瘍	転位性骨折
	殿部異物	殿部筋肉内異物残留	頭部異物
	頭部多発開放創	頭部多発割創	頭部多発咬創
	頭部多発挫創	頭部多発刺創	頭部多発創傷
な	頭部多発裂創	鈍痛	軟口蓋挫創
	軟口蓋創傷	軟口蓋破裂	尿管切石術後感染症
は	背部筋肉内異物残留	剥離骨折	抜歯後感染
	破裂骨折	鼻根部打撲挫創	鼻根部裂創
	鼻前庭部挫創	鼻尖部挫創	鼻部外傷性異物
	鼻部開放創	眉部割創	鼻部割創
	鼻部貫通創	鼻部咬創	鼻部挫創
	鼻部刺創	鼻部創傷	皮膚疼痛症
	鼻部皮膚欠損創	鼻部裂創	眉毛部割創
	眉毛部裂創	病的骨折	鼻翼部切創
	鼻翼部裂創	封入体筋炎	伏針
	副鼻腔開放創	腹壁異物	腹壁縫合糸膿瘍
	不全骨折	ブラックアイ	粉砕骨折
	閉鎖性骨折	縫合糸膿瘍	縫合部膿瘍
ま	放散痛	母指示指間切創	眉間部挫創
	眉間部裂創	耳後部挫創	盲管銃創
ら	網脈絡膜裂傷	腰部筋肉内異物残留	離開骨折
	若木骨折		

用法用量　1日1回患部に貼付する。

禁忌

(1)本剤の成分に対し過敏症の既往歴のある患者

(2)アスピリン喘息(非ステロイド性消炎鎮痛剤等により誘発される喘息発作)又はその既往歴のある患者

ジーナイガスーXe133　規格：10MBq[16.98円/MBq]

キセノン(^{133}Xe)　富士フイルムRI　430

【効能効果】

(1)局所肺換気機能の検査

(2)局所脳血流の検査

【対応標準病名】

該当病名なし

用法用量

(1)局所肺換気機能の検査

本品から分取したキセノン133ガスを，キセノン(^{133}Xe)吸入用ガス専用吸入用器具(例，医療機器「ベンチルコン」,「キセノンガスコントロールシステム」など)に注入し，その用法用量に従って使用する。

ただし，1人1回370MBq投与とする。

①1回吸入検査

(a)キセノン133ガスを希釈しない方法：患者にできるだけ大きく呼出させて呼吸停止させ，キセノン133ガスを放出する。直ちに1回深吸入させて呼吸停止させ，肺シンチグラムを撮る。

(b)キセノン133ガスを希釈する方法：患者に深吸入させて呼吸停止させ，キセノン133ガスを放出すると同時にできるだけ大きく呼出させてキセノン133ガスを呼気で希釈する。引き続き1回深吸入させて呼吸停止させ，肺シンチグラムを撮る。

②再呼吸検査：必要により，1回吸入検査に引続いてキセノン133ガスの呼出，吸入を反復させ，肺内のガス濃度が一定になった後1回深吸入させて呼吸停止させ，肺シンチグラムを撮る。

③洗い出し検査：1回吸入検査又は再呼吸検査に引続いて室内の空気を導入吸気させ，肺内のキセノン133ガスが洗い出される過程の経時的な肺シンチグラムを撮る。

(2)局所脳血流の検査

本品から分取したキセノン133ガスをRI局所脳循環血流測定装置に注入し，その用法用量に従って使用する。

呼吸マスクを通じて，キセノン133ガス111MBq/Lの混合した空気を1分間(約555〜740MBq)呼吸させる。

その後通常の空気に切り換え，10分間，脳血流よりキセノン(^{133}Xe)が洗い出されるクリアランス曲線を，頭部両側に設置した複数のシンチレーションプローブにより記録計に描記する。

このクリアランス曲線から局所における脳組織血流量を，接続したコンピュータによりプログラミングによって算出する。

ジフラールクリーム0.05%　規格：0.05%1g[24.7円/g]
ジフラール軟膏0.05%　規格：0.05%1g[24.7円/g]

ジフロラゾン酢酸エステル　アステラス　264

【効能効果】

湿疹・皮膚炎群(ビダール苔癬，進行性指掌角皮症，脂漏性皮膚炎を含む)，乾癬，痒疹群(ストロフルス，じん麻疹様苔癬，固定じん麻疹を含む)，掌蹠膿疱症，紅皮症，薬疹・中毒疹，虫さされ，紅斑症(多形滲出性紅斑，ダリエ遠心性環状紅斑，遠心性丘疹性紅斑)，慢性円板状エリテマトーデス，扁平紅色苔癬，毛孔性紅色粃糠疹，特発性色素性紫斑(マヨッキー紫斑，シャンバーク病，紫斑性色素性苔癬様皮膚炎を含む)，肥厚性瘢痕・ケロイド，肉芽腫症(サルコイドーシス，環状肉芽腫)，悪性リンパ腫(菌状息肉症を含む)，皮膚アミロイドーシス(アミロイド苔癬，斑状型アミロイド苔癬を含む)，天疱瘡群，類天疱瘡(ジューリング疱疹状皮膚炎を含む)，円形脱毛症。

【対応標準病名】

◎	悪性リンパ腫	アミロイド苔癬	円形脱毛症
	遠心性環状紅斑	遠心性丘疹性紅斑	円板状エリテマトーデス
	環状肉芽腫	乾癬	急性痒疹
	菌状息肉症	血管拡張性環状紫斑症	結節性痒疹
	ケロイド	紅斑症	紅皮症
	サルコイドーシス	刺虫症	湿疹
	紫斑性苔癬状皮膚炎	ジューリング病	掌蹠膿疱症
	脂漏性皮膚炎	進行性色素性皮膚病	進行性指掌角皮症
	多形滲出性紅斑	中毒疹	天疱瘡
	特発性色素性紫斑	斑状アミロイドーシス	肥厚性瘢痕
	ビダール苔癬	皮膚アミロイドーシス	皮膚炎
	扁平苔癬	毛孔性紅色粃糠疹	薬疹
	痒疹	類天疱瘡	
○	ALK陰性未分化大細胞リンパ腫	ALK陽性未分化大細胞リンパ腫	LE型薬疹
あ	LE皮疹	亜急性皮膚エリテマトーデス	亜急性痒疹
	足湿疹	アトピー性紅皮症	アミロイドーシス
	アレルギー性皮膚炎	胃悪性リンパ腫	異汗性湿疹
	ウイルソン紅色苔癬	うっ血性紫斑病	腋窩湿疹
か	エリテマトーデス	温熱性紅斑	外耳部虫刺傷
	海水浴皮膚炎	過角化症	化学性皮膚炎
	角質増殖症	貨幣状湿疹	眼瞼虫刺傷
	間擦疹	眼周囲部虫刺傷	環状紅斑
	眼性類天疱瘡	乾癬性紅皮症	感染性皮膚炎
	肝脾T細胞リンパ腫	眼部虫刺傷	汗疱性湿疹
	顔面急性皮膚炎	顔面昆虫螫	顔面多発虫刺傷
	木村病	丘疹紅皮症	丘疹状紅斑
	丘疹状湿疹	丘疹状じんま疹	急性湿疹

	急性汎発性膿疱性乾癬	胸部昆虫螯	亀裂性湿疹
	頚部悪性リンパ腫	頚部虫刺症	頚部肉芽腫
	頚部皮膚炎	血管内大細胞型Ｂ細胞性リンパ腫	血管免疫芽球性Ｔ細胞リンパ腫
	結膜悪性リンパ腫	ケロイド拘縮	ケロイド体質
	ケロイド瘢痕	限局性アミロイドーシス	限局性円板状エリテマトーデス
	限局性神経皮膚炎	原発性アミロイドーシス	原発性全身性アミロイドーシス
	甲状腺悪性リンパ腫	口唇虫刺傷	後天性魚鱗癬
	後天性表皮水疱症	紅斑性湿疹	紅斑性天疱瘡
	紅皮症型薬疹	固定薬疹	昆虫刺傷
さ	昆虫毒	臍肉芽腫	サルコイドーシス性ぶどう膜炎
	耳介虫刺傷	自家感作性皮膚炎	色素性紫斑
	色素性紫斑性皮膚症	色素性痒疹	自己赤血球感作症候群
	四肢乾癬	四肢虫刺症	四肢毛孔性紅色粃糠疹
	持続性色素異常性紅斑	刺虫アレルギー	湿疹続発性紅皮症
	湿疹様発疹	紫斑型薬疹	紫斑病
	若年性ヘルペス状皮膚炎	縦隔悪性リンパ腫	重症多形滲出性紅斑・急性期
	十二指腸悪性リンパ腫	手指湿疹	手掌紅斑
	術後ケロイド瘢痕	種痘様水疱症様リンパ腫	主婦湿疹
	腫瘍随伴性天疱瘡	症候性紫斑病	掌蹠角化症
	掌蹠膿疱症性骨関節炎	小腸悪性リンパ腫	小児EBV陽性Ｔ細胞リンパ増殖性疾患
	小児全身性EBV陽性Ｔ細胞リンパ増殖性疾患	小児汎発性膿疱性乾癬	職業性皮膚炎
	脂漏性乳児皮膚炎	深在性エリテマトーデス	滲出性紅斑型中毒疹
	尋常性天疱瘡	真性ケロイド	新生児皮脂漏
	新生児皮膚炎	心臓悪性リンパ腫	水疱性多形紅斑
	水疱性扁平苔癬	水疱性類天疱瘡	スティーブンス・ジョンソン症候群
	ステロイド誘発性皮膚症	制癌剤皮膚炎	精巣悪性リンパ腫
	赤色湿疹	節外性NK/T細胞リンパ腫・鼻型	接触皮膚炎
	節足動物毒	前額部虫刺傷	前額部虫刺症
	穿孔性環状肉芽腫	全身湿疹	全身性紫斑病
	全身毛孔性紅色粃糠疹	全身薬疹	早期ケロイド
た	増殖性天疱瘡	創部瘢痕ケロイド	体幹虫刺症
	苔癬	多形紅斑	多形紅斑性関節障害
	多形慢性痒疹	蛇行状血管腫	単純性紫斑病
	単純苔癬	チャドクガ皮膚炎	虫刺性皮膚炎
	中毒性紅斑	中毒性表皮壊死症	腸管症関連Ｔ細胞リンパ腫
	直腸悪性リンパ腫	手足症候群	手湿疹
	デビス紫斑	点状角化症	冬期湿疹
	頭部湿疹	頭部虫刺傷	特発性血小板減少性紫斑病合併妊娠
な	乳房皮膚炎	妊娠湿疹	妊娠性痒疹
	妊婦性皮膚炎	熱傷後ケロイド	熱傷後瘢痕ケロイド
	熱傷後瘢痕ケロイド潰瘍	熱傷後瘢痕ケロイド拘縮	熱傷瘢痕
は	熱帯扁平苔癬	鼻背部湿疹	瘢痕性類天疱瘡
	汎発性膿疱性乾癬	脾Ｂ細胞性リンパ腫／白血病・分類不能型	皮角
	皮下脂肪織炎様Ｔ細胞リンパ腫	肥厚性扁平苔癬	非水疱性多形紅斑
	脾びまん性赤脾髄小Ｂ細胞性リンパ腫	皮膚異物肉芽腫	皮膚エリテマトーデス
	皮膚原発性CD30陽性Ｔ細胞リンパ増殖性疾患	皮膚原発性γδＴ細胞リンパ腫	皮膚原発性未分化大細胞リンパ腫
	皮膚サルコイドーシス	鼻部虫刺傷	皮膚の肥厚性障害
	ピリン疹	腹部虫刺傷	ブラジル天疱瘡
	不良肉芽	ヘアリー細胞白血病亜型	ヘブラ痒疹
	扁平湿疹	扁平苔癬様角化症	蜂刺症
	胞状異角化症	疱疹状天疱瘡	疱疹状膿痂疹
ま	麻疹様紅斑	末梢性Ｔ細胞リンパ腫	末梢性Ｔ細胞リンパ腫・詳細不明
	慢性色素性紫斑	慢性湿疹	慢性痒疹
	マントル細胞リンパ腫	未分化大細胞リンパ腫	ムカデ咬創
	免疫芽球性リンパ節症	毛孔角化症	毛細管脆弱症
や	毛細血管脆弱症	毛虫皮膚炎	薬剤性過敏症症候群
	薬剤誘発性天疱瘡	薬物性口唇炎	薬物性接触性皮膚炎
ら	ライエル症候群	ライエル症候群型薬疹	落屑性湿疹
	落葉状天疱瘡	リウマチ性環状紅斑	良性粘膜類天疱瘡
	鱗状湿疹	リンパ芽球性リンパ腫	類上皮細胞肉芽腫
	類苔癬	老人性紫斑	
△	1型糖尿病性皮膚障害	1型糖尿病性浮腫性硬化症	2型糖尿病性皮膚障害
	2型糖尿病性浮腫性硬化症	AHアミロイドーシス	ALアミロイドーシス
	LE蝶形皮疹	MALTリンパ腫	アミロイドーシス関節炎
	アミロイド性自律神経ニューロパチー	胃サルコイドーシス	陰のう湿疹
	会陰部肛囲湿疹	外陰部皮膚炎	眼窩悪性リンパ腫
	肝サルコイドーシス	眼サルコイドーシス	完全脱毛症
	偽性円形脱毛症	急性特発性血小板減少性紫斑病	筋サルコイドーシス
	毛だに皮膚炎	口腔扁平苔癬	広汎性円形脱毛症
	肛門湿疹	骨サルコイドーシス	細菌疹
	サルコイドーシス性虹彩毛様体炎	サルコイド関節障害	サルコイド筋炎
	サルコイド心筋炎	サルコイドミオパチー	色素異常症
	腫瘤型筋サルコイドーシス	神経サルコイドーシス	人工肛門部皮膚炎
	心サルコイドーシス	腎サルコイドーシス	ステロイド皮膚炎
	全身こむらがえり病	全身性アミロイドーシス	全身性脱毛症
	帯状脱毛症	大腸悪性リンパ腫	蛇行状脱毛症
	だに皮膚炎	糖尿病性皮膚障害	糖尿病性浮腫性硬化症
	脳悪性リンパ腫	膿胸関連リンパ腫	肺サルコイドーシス
	梅毒性脱毛症	梅毒性白斑	晩期梅毒性白斑
	汎発性脱毛症	脾悪性リンパ腫	皮下包虫症
	鼻腔サルコイドーシス	鼻前庭部湿疹	皮膚クリプトコッカス症
	皮膚色素沈着	皮膚色異常	皮膚はえ幼虫症
	皮膚ブラストミセス症	皮膚糞線虫症	皮膚ムコール症
	非ホジキンリンパ腫	ぶどう膜耳下腺熱	ペラグラ性皮膚炎
	ヘルペスウイルス性ひょう疽	扁桃悪性リンパ腫	マックル・ウエルズ症候群
	慢性特発性血小板減少性紫斑病	リンパ腫	リンパ節サルコイドーシス
	連鎖球菌性膿痂疹	老人性TTRアミロイドーシス	老人性アミロイドーシス
	濾胞性リンパ腫		

用法用量 通常１日１～数回適量を患部に塗布する。

禁忌

(1)細菌・真菌・スピロヘータ・ウイルス皮膚感染症及び動物性皮膚疾患(疥癬，けじらみ等)の患者
(2)本剤の成分に対し過敏症の既往歴のある患者
(3)鼓膜に穿孔のある湿疹性外耳道炎の患者
(4)潰瘍(ベーチェット病は除く)，第２度深在性以上の熱傷・凍傷のある患者

ダイアコートクリーム0.05%：ファイザー　0.05%1g[20.2円/g]
ダイアコート軟膏0.05%：ファイザー　0.05%1g[20.2円/g]
アナミドールクリーム0.05%：岩城[7.3円/g]，アナミドール軟膏0.05%：岩城[7.3円/g]，カイノチームクリーム0.05%：摩耶堂[9.2円/g]，カイノチーム軟膏0.05%：摩耶堂[9.2円/g]，ジフロラゾン酢酸エステルクリーム0.05%「YD」：陽進堂[9.2円/g]，ジフロラゾン酢酸エステル軟膏0.05%「YD」：陽進堂[9.2円/g]

シーブリ吸入用カプセル50μg

規格：50μg1カプセル[204.9円/カプセル]

グリコピロニウム臭化物　ノバルティス　225

【効 能 効 果】

慢性閉塞性肺疾患(慢性気管支炎，肺気腫)の気道閉塞性障害に基づく諸症状の緩解

【対応標準病名】

◎	気道閉塞	肺気腫	慢性気管支炎
	慢性閉塞性肺疾患		
○	萎縮性肺気腫	一側性肺気腫	気腫性肺のう胞
	気道狭窄	巨大気腫性肺のう胞	小葉間肺気腫
	喘息性気管支炎	代償性肺気腫	中心小葉性肺気腫
	肺胞性肺気腫	汎小葉性肺気腫	びまん性汎細気管支炎
	ブラ性肺気腫	閉塞性気管支炎	閉塞性細気管支炎
	閉塞性肺気腫	マクロード症候群	慢性気管炎
	慢性気管気管支炎	慢性肺気腫	老人性肺気腫
△	気管支漏	急性呼吸器感染症	上葉無気肺
	中葉無気肺	板状無気肺	慢性気管支漏
	老人性気管支炎		

効能効果に関連する使用上の注意　本剤は慢性閉塞性肺疾患の症状の長期管理に用いること。本剤は慢性閉塞性肺疾患の増悪時における急性期治療を目的として使用する薬剤ではない。

用法用量　通常，成人には1回1カプセル(グリコピロニウムとして50μg)を1日1回本剤専用の吸入用器具を用いて吸入する。

用法用量に関連する使用上の注意

(1)本剤は吸入用カプセルであり，必ず本剤専用の吸入用器具(ブリーズヘラー)を用いて吸入し，内服しないこと。

(2)本剤は1日1回，一定の時間帯に吸入すること。吸入できなかった場合は，可能な限り速やかに1回分を吸入すること。ただし1日1回を超えて吸入しないこと。

禁忌

(1)閉塞隅角緑内障の患者

(2)前立腺肥大等による排尿障害がある患者

(3)本剤の成分に対し過敏症の既往歴のある患者

シムビコートタービュヘイラー30吸入

規格：30吸入1キット[2996.3円/キット]

シムビコートタービュヘイラー60吸入

規格：60吸入1キット[5892.8円/キット]

ブデソニド　ホルモテロールフマル酸塩水和物　アストラゼネカ　229

【効 能 効 果】

気管支喘息(吸入ステロイド剤及び長時間作動型吸入β_2刺激剤の併用が必要な場合)

慢性閉塞性肺疾患(慢性気管支炎・肺気腫)の諸症状の緩解(吸入ステロイド剤及び長時間作動型吸入β_2刺激剤の併用が必要な場合)

【対応標準病名】

◎	気管支喘息	肺気腫	慢性気管支炎
	慢性閉塞性肺疾患		
○	アスピリン喘息	アトピー性喘息	アレルギー性気管支炎
	萎縮性肺気腫	一側性肺気腫	運動誘発性喘息
	外因性喘息	感染型気管支喘息	気管支喘息合併妊娠
	気腫性肺のう胞	巨大気腫性肺のう胞	混合型喘息
	小児喘息	小児喘息性気管支炎	小葉間肺気腫
	職業喘息	心因性喘息	ステロイド依存性喘息
	咳喘息	喘息性気管支炎	中心小葉性肺気腫
	難治性喘息	乳児喘息	肺胞性肺気腫
	汎小葉性肺気腫	非アトピー性喘息	びまん性汎細気管支炎
	ブラ性肺気腫	閉塞性気管支炎	閉塞性細気管支炎
	閉塞性肺気腫	マクロード症候群	慢性気管炎
	慢性気管気管支炎	慢性肺気腫	夜間性喘息
	老人性気管支炎	老人性肺気腫	
△	慢性気管支漏		

効能効果に関連する使用上の注意

(1)気管支喘息：本剤は吸入ステロイド剤及び長時間作動型吸入β_2刺激剤の併用による治療が必要な場合に使用すること。

(2)慢性閉塞性肺疾患(慢性気管支炎・肺気腫)の諸症状の緩解：本剤は増悪時の急性期治療を目的として使用する薬剤ではない。

用法用量

(1)気管支喘息

通常，成人には，維持療法として1回1吸入(ブデソニドとして160μg，ホルモテロールフマル酸塩水和物として4.5μg)を1日2回吸入投与する。なお，症状に応じて増減するが，維持療法としての1日の最高量は1回4吸入1日2回(合計8吸入：ブデソニドとして1280μg，ホルモテロールフマル酸塩水和物として36μg)までとする。

維持療法として1回1吸入あるいは2吸入を1日2回投与している患者は，発作発現時に本剤の頓用吸入を追加で行うことができる。本剤を維持療法に加えて頓用吸入する場合は，発作発現時に1吸入する。数分経過しても発作が持続する場合には，さらに追加で1吸入する。必要に応じてこれを繰り返すが，1回の発作発現につき，最大6吸入までとする。

維持療法と頓用吸入を合計した本剤の1日の最高量は，通常8吸入までとするが，一時的に1日合計12吸入(ブデソニドとして1920μg，ホルモテロールフマル酸塩水和物として54μg)まで増量可能である。

(参考)

維持療法として用いる場合	維持療法に加えて頓用吸入としても使用する場合(維持療法として1回1吸入あるいは2吸入を1日2回投与している患者で可能)		
用法用量	発作発現時の頓用吸入としての用法用量	1回の発作発現における吸入可能回数	1日最高量
通常1回1吸入1日2回，症状に応じ1回4吸入1日2回まで。	1吸入行い，数分経過しても発作が持続する場合，さらに1吸入する。必要に応じてこれを繰り返す。	6吸入まで注1)。	通常合計8吸入まで，一時的に合計12吸入まで注2)。

注1)用法用量に関連する使用上の注意[本剤を維持療法に加えて頓用吸入としても使用する場合]③を参照

注2)維持療法及び頓用吸入としての使用の合計

(2)慢性閉塞性肺疾患(慢性気管支炎・肺気腫)の諸症状の緩解：通常，成人には，1回2吸入(ブデソニドとして320μg，ホルモテロールフマル酸塩水和物として9μg)を1日2回吸入投与する。

用法用量に関連する使用上の注意

(1)気管支喘息

①症状の緩解がみられた場合は，治療上必要最小限の用量を投与し，必要に応じ吸入ステロイド剤への切り替えも考慮すること。

②発作治療薬(本剤の頓用吸入を含む)の使用量が増加したり，効果が十分でなくなってきた場合には，喘息の管理が十分でないことが考えられるので，可及的速やかに医療機関を受診し治療を求めるように患者に注意を与えると共に，そのような状態がみられた場合には，生命を脅かす可能性があるので，本剤の維持用量の増量，あるいは全身性ステロイド剤等の他の適切な薬剤の追加を考慮すること。併用薬剤は症状の軽減に合わせて徐々に減量すること。

③患者に対し，本剤の過度の使用により不整脈，心停止等の重篤な副作用が発現する危険性があることを理解させ，用法用量を超えて使用しないよう注意を与えること。

④β刺激剤の薬理学的作用による症状(動悸，頻脈，不整脈，振戦，頭痛及び筋痙攣等)の発現等により本剤を治療上必要な用量まで増量できない場合は，他の治療法を考慮すること。

[本剤を維持療法として使用する場合]：発作に対しては，短時

間作動型吸入β_2刺激剤等の適切な薬剤を使用すること。
［本剤を維持療法に加えて頓用吸入としても使用する場合］
①本剤の頓用吸入は維持療法としての使用に追加して行うこと。本剤は頓用吸入のみに使用しないこと。
②発作に対しては原則として他の発作治療薬は用いず，本剤を使用すること。
③維持療法としての吸入に引き続き頓用吸入を行う場合は，維持療法と頓用吸入の合計で最大６吸入までとすること。
④１日使用量が合計８吸入を超える場合には，医療機関を受診するよう患者に注意を与えること。またこのような患者では，喘息の状態を再度評価し，患者が受けている喘息維持治療の内容についても検討を行うこと。
⑤維持療法として１回２吸入１日２回を超える用量を投与している場合は，発作発現時に本剤を頓用吸入で使用しないこと（１回２吸入１日２回を超える用量を投与している時に本剤を発作治療薬として頓用吸入した臨床経験がない）。
(2)慢性閉塞性肺疾患（慢性気管支炎・肺気腫）の諸症状の緩解：患者に対し，本剤の過度の使用により不整脈，心停止等の重篤な副作用が発現する危険性があることを理解させ，用法用量を超えて使用しないよう注意を与えること。

禁忌
(1)有効な抗菌剤の存在しない感染症，深在性真菌症の患者
(2)本剤の成分に対して過敏症（接触性皮膚炎を含む）の既往歴のある患者

原則禁忌　結核性疾患の患者

次没食子酸ビスマス原末「マルイシ」　規格：1g［14.6円/g］
次没食子酸ビスマス　丸石　231,264

【効 能 効 果】

内用：下痢症
外用：次の疾患並びに状態における乾燥・収れん・保護
きわめて小範囲の皮膚のびらん及び潰瘍，痔疾

【対応標準病名】

◎	下痢症	痔核	皮膚潰瘍
	皮膚びらん		
○	1型糖尿病性潰瘍	2型糖尿病性潰瘍	S状結腸炎
	胃腸炎	炎症性外痔核	炎症性腸疾患
	炎症性内痔核	外痔核	外痔びらん
	外痔ポリープ	回腸炎	潰瘍性外痔核
	潰瘍性痔核	潰瘍性内痔核	カタル性胃腸炎
	嵌頓痔核	感冒性胃腸炎	感冒性大腸炎
	感冒性腸炎	急性胃腸炎	急性大腸炎
	急性腸炎	血栓性外痔核	血栓性痔核
	血栓性内痔核	好酸球性蜂巣炎	残遺痔核皮膚弁
	出血性外痔核	出血性痔核	出血性内痔核
	スイート症候群	スイート病	大腸炎
	脱出性痔核	脱出性内痔核	腸炎
	腸カタル	点状角質融解症	糖尿病性潰瘍
	内痔核	難治性乳児下痢症	乳児下痢
	熱帯性潰瘍	腹壁瘢痕部潰瘍	
△	アカツキ病	アトピー皮膚	腋窩難治性皮膚潰瘍
	腋窩皮膚潰瘍	感染性胃腸炎	感染性下痢症
	感染性大腸炎	感染性腸炎	機能性下痢
	胸部難治性皮膚潰瘍	胸部皮膚潰瘍	頚部難治性皮膚潰瘍
	頚部皮膚潰瘍	抗生物質起因性大腸炎	抗生物質起因性腸炎
	細菌性肉芽腫症	指尖難治性皮膚潰瘍	指尖皮膚潰瘍
	手指難治性皮膚潰瘍	手指粘液のう腫	手指皮膚潰瘍
	出血性大腸炎	出血性腸炎	手部難治性皮膚潰瘍
	手部皮膚潰瘍	神経症性掻破	人工皮膚炎
	ストーマ粘膜皮膚侵入	前腕難治性皮膚潰瘍	前腕皮膚潰瘍
	脱出性外痔核	直腸静脈瘤	殿部難治性皮膚潰瘍
	殿部皮膚潰瘍	難治性皮膚潰瘍	難治性瘻孔
	背部難治性皮膚潰瘍	背部皮膚潰瘍	皮膚瘻
	腹部難治性皮膚潰瘍	腹部皮膚潰瘍	

用法用量
内用：通常成人１日1.5～4gを3～4回に分割経口投与する。なお，年齢，症状により適宜増減する。
外用：通常，そのまま散布剤として使用するか，5～10%の散布剤，軟膏又はパスタとして使用する。

禁忌
〔経口のみ〕
(1)出血性大腸炎の患者
(2)慢性消化管通過障害又は重篤な消化管潰瘍のある患者

原則禁忌
〔経口のみ〕
細菌性下痢患者

次没食子酸ビスマス：山善，フヂミ製薬所［13.3円/g］，次没食子酸ビスマス「ケンエー」：健栄［13.3円/g］，次没食子酸ビスマス「ニッコー」：日興［13.3円/g］

「純生」ミョウバン　規格：10g［0.99円/g］
硫酸アルミニウムカリウム水和物　小堺　264

【効 能 効 果】

口腔粘膜・皮膚の炎症または潰瘍の収れん・止血，局所多汗症，臭汗症

【対応標準病名】

◎	潰瘍性口内炎	局所性多汗症	口内炎
	臭汗症	皮膚炎	皮膚潰瘍
○	1型糖尿病性潰瘍	2型糖尿病性潰瘍	足湿疹
	アトピー皮膚	アレルギー性口内炎	異汗性湿疹
	異常発汗	陰のう湿疹	ウイルス性口内炎
	会陰部肛囲湿疹	腋窩湿疹	腋窩多汗症
	腋窩難治性皮膚潰瘍	腋窩皮膚潰瘍	外陰部皮膚炎
	カタル性口内炎	化膿性皮膚疾患	貨幣状湿疹
	間擦疹	カンジダ性口内炎	感染性口内炎
	感染性皮膚炎	乾燥性口内炎	汗疱
	汗疱性湿疹	顔面急性皮膚炎	顔面多汗症
	義歯性潰瘍	義歯性口内炎	偽膜性口内炎
	丘疹状湿疹	急性湿疹	胸部難治性皮膚潰瘍
	胸部皮膚潰瘍	亀裂性湿疹	頚部難治性皮膚潰瘍
	頚部皮膚炎	頚部皮膚潰瘍	ゲオトリクム性口内炎
	原発性腋窩多汗症	原発性局所性多汗症	原発性掌蹠多汗症
	原発性全身性多汗症	口腔感染症	好酸球性蜂巣炎
	紅斑性間擦疹	紅斑性湿疹	肛門湿疹
	細菌性肉芽腫症	自家感作性皮膚炎	指尖難治性皮膚潰瘍
	指尖皮膚潰瘍	湿疹	湿疹様発疹
	趾粘液のう腫	手指湿疹	手指難治性皮膚潰瘍
	手指皮膚潰瘍	手掌多汗症	出血性口内炎
	手部難治性皮膚潰瘍	手部皮膚潰瘍	掌蹠多汗症
	人工肛門部皮膚炎	人工皮膚炎	新生児皮膚炎
	スイート症候群	スイート病	水疱性口内炎
	水疱性口内炎ウイルス病	赤色湿疹	舌カンジダ症
	接触性口内炎	全身湿疹	全身性多汗症
	前腕難治性皮膚潰瘍	前腕皮膚潰瘍	増殖性化膿性口内炎
	足底多汗症	多汗症	多発性口内炎
	地図状口内炎	手湿疹	点状角質融解症
	殿部難治性皮膚潰瘍	殿部皮膚潰瘍	冬期湿疹
	糖尿病性潰瘍	頭部湿疹	難治性口内炎
	難治性皮膚潰瘍	ニコチン性口内炎	乳房皮膚炎
	妊娠湿疹	妊婦性皮膚炎	熱帯性潰瘍
	粘液水腫性苔癬	背部難治性皮膚潰瘍	背部皮膚潰瘍
	白色粃糠疹	鼻背部湿疹	鼻前庭部湿疹
	病巣性ムチン症	腹部難治性皮膚潰瘍	腹部皮膚潰瘍

	腹壁瘢痕部潰瘍	ヘルペスウイルス性歯肉口内炎	ヘルペス口内炎
	扁平湿疹	放射線性口内炎	慢性湿疹
	ムチン沈着症	落屑性湿疹	淋菌性口内炎
	鱗状湿疹		
△	アカツキ病	アフタ性口内炎	アポクリン汗疹
	アポクリン汗腺の障害	異汗症	陰部間擦疹
	腋臭症	壊死性潰瘍性歯周炎	壊死性潰瘍性歯肉炎
	壊疽性口内炎	壊疽性歯肉炎	オトガイ下膿瘍
	顎下部膿瘍	化膿性口内炎	カンジダ性口角びらん
	偽膜性アンギナ	急性偽膜性カンジダ症	急性汎発性発疹性膿疱症
	頬粘膜白板症	ゲオトリクム症	原発性ヘルペスウイルス性口内炎
	肛囲間擦疹	口蓋垂炎	口蓋膿瘍
	口腔カンジダ症	口腔紅板症	口腔褥瘡性潰瘍
	口腔底膿瘍	口腔底蜂巣炎	口腔膿瘍
	口腔白板症	口腔ヘルペス	硬口蓋白板症
	口唇アフタ	口唇カンジダ症	口底膿瘍
	口底白板症	口底蜂巣炎	紅板症
	孤立性アフタ	再発性アフタ	再発性ヘルペスウイルス性口内炎
	色汗症	歯肉カンジダ症	歯肉白板症
	重症熱性血小板減少症候群	神経症性掻破	ストーマ粘膜皮膚侵入
	舌下隙膿瘍	舌白板症	大アフタ
	軟口蓋白板症	難治性瘻孔	ニコチン性口蓋白色角化症
	寝汗	膿皮症	敗血症性皮膚炎
	白色水腫	皮膚びらん	皮膚瘻
	フォックス・フォアダイス病	ベドナーアフタ	ヘルペスウイルス性咽頭炎
	慢性膿皮症	毛細血管拡張性肉芽腫	ワンサン扁桃炎

用法用量

咽喉炎，口内炎等の口腔洗浄に0.3～1%液を含嗽剤として用いる。
止血には，患部に原末を散布または1～5%液を塗布し，鼻出血には飽和水溶液を綿球に浸して用いる。
止汗・防臭(臭汗症)のために2～10%液を塗布する。

笑気ガス〈ショウワ〉 規格：1g[4.3円/g]
亜酸化窒素 昭和電工 111

【効能効果】

(1)全身麻酔
(2)鎮痛

【対応標準病名】

該当病名なし

用法用量 本剤は酸素と併用し，酸素の吸気中濃度は必ず20%以上に保つこと。使用目的・患者の状態に応じ，適宜酸素濃度を増加させること。

マルワ亜酸化窒素：和歌山酸素[4.3円/g]，アネスタ：星医療[4.3円/g]，液化亜酸化窒素：ジャパン・エア・ガシズ，日産化学[4.3円/g]，小池笑気：小池メディカル[4.3円/g]，笑気ガス(住友精化)：住友精化[3.9円/g]

硝酸銀「ホエイ」 規格：1g[197.6円/g]
硝酸銀 マイラン製薬 131

【効能効果】

新生児膿漏眼の予防

【対応標準病名】

◎	新生児膿漏眼		
○	淋菌性結膜炎	淋菌性虹彩毛様体炎	
△	眼性類天疱瘡	ビタミンＡ欠乏性結膜乾燥症	淋病

用法用量

本剤はクレーデ氏法により点眼すること。
通常，新生児に対し，1～2%点眼液を点眼後，生理食塩液で洗浄する。

消毒用エタノール「東豊」 規格：10mL[1.56円/mL]
消毒用エタノール 東豊薬品 261

【効能効果】

手指・皮膚の消毒，手術部位(手術野)の皮膚の消毒，医療機器の消毒

【対応標準病名】

該当病名なし

用法用量 本品をそのまま消毒部位に塗布する。

禁忌 損傷皮膚及び粘膜

サラヤ消毒用エタノール：サラヤ[1.56円/mL]，消毒用エタノール：シオエ，タツミ薬品，東洋製化，コニシ，ワコー[1.56円/mL]，消毒用エタノール「NP」：ニプロ[1.56円/mL]，消毒用エタノール「アトル」：アトル[1.56円/mL]，消毒用エタノール「アマカス」：甘糟化学[1.56円/mL]，消毒用エタノール「イマヅ」：今津薬品[1.56円/mL]，消毒用エタノール(カネイチ)M：兼一薬品[1.56円/mL]，消毒用エタノール「ケンエー」：健栄[1.56円/mL]，消毒用エタノール「コザカイ・M」：小堺[1.56円/mL]，消毒用エタノール「三恵」：三恵薬品[1.56円/mL]，消毒用エタノール「司生堂」：司生堂[1.56円/mL]，消毒用エタノール「昭和」(M)：昭和製薬[1.56円/mL]，消毒用エタノール「タイセイ」：大成薬品[1.56円/mL]，消毒用エタノール「タカスギ」：高杉[1.56円/mL]，消毒用エタノール「東海」：東海[1.56円/mL]，消毒用エタノール「ニッコー」：日興[1.56円/mL]，消毒用エタノール「マルイシ」：丸石[1.56円/mL]，消毒用エタノール(ミツマル)：サンケミファ[1.56円/mL]，消毒用エタノール「メタル」：中北薬品[1.56円/mL]，消毒用エタノール「ヤクハン」：ヤクハン[1.56円/mL]，消毒用エタノール「ヤマゼン」M：山善[1.56円/mL]，消毒用エタノール「ヨシダ」：吉田[1.56円/mL]，消毒用エタノール「トライックス」：トライックス[1.56円/mL]

小児用フルナーゼ点鼻液25μg56噴霧用
規格：2.04mg4mL1瓶[770.5円/瓶]
フルナーゼ点鼻液50μg28噴霧用
規格：2.04mg4mL1瓶[770.5円/瓶]
フルナーゼ点鼻液50μg56噴霧用
規格：4.08mg8mL1瓶[1518.1円/瓶]
フルチカゾンプロピオン酸エステル グラクソ・スミスクライン 132

【効能効果】

アレルギー性鼻炎，血管運動性鼻炎

【対応標準病名】

◎	アレルギー性鼻炎	血管運動性鼻炎	
○	アレルギー性鼻咽頭炎	アレルギー性鼻結膜炎	イネ科花粉症
	花粉症	カモガヤ花粉症	季節性アレルギー性鼻炎
	スギ花粉症	通年性アレルギー性鼻炎	ヒノキ花粉症
	ブタクサ花粉症		
△	鼻炎		

用法用量

〔小児用フルナーゼ点鼻液〕：小児には，通常1回各鼻腔に1噴霧(フルチカゾンプロピオン酸エステルとして25μg)を1日2回投与する。なお，症状により適宜増減するが，1日の最大投与量は，8噴霧を限度とする。

〔フルナーゼ点鼻液〕：成人は，通常１回各鼻腔に１噴霧（フルチカゾンプロピオン酸エステルとして50μg）を１日２回投与する。なお，症状により適宜増減するが，１日の最大投与量は，８噴霧を限度とする。

用法用量に関連する使用上の注意　本剤の十分な臨床効果を得るためには継続的に使用すること。

禁忌

(1)有効な抗菌剤の存在しない感染症，全身の真菌症の患者
(2)本剤の成分に対して過敏症の既往歴のある患者

キリガミール点鼻液50μg28噴霧用：寿　2.04mg4mL1瓶[523.2円/瓶]，キリガミール点鼻液50μg56噴霧用：寿　4.08mg8mL1瓶[1008.7円/瓶]，スカイロン点鼻液50μg28噴霧用：東興薬品　2.04mg4mL1瓶[523.2円/瓶]，スカイロン点鼻液50μg56噴霧用：東興薬品　4.08mg8mL1瓶[1008.7円/瓶]，ファビ点鼻液50μg28噴霧用：三和化学　2.04mg4mL1瓶[523.2円/瓶]，ファビ点鼻液50μg56噴霧用：三和化学　4.08mg8mL1瓶[1008.7円/瓶]，フルチカゾン点鼻液25μg小児用「アメル」56噴霧用：共和薬品　2.04mg4mL1瓶[513円/瓶]，フルチカゾン点鼻液25μg小児用「イセイ」56噴霧用：イセイ　2.04mg4mL1瓶[513円/瓶]，フルチカゾン点鼻液25μg小児用「杏林」56噴霧用：キョーリンリメディオ　2.04mg4mL1瓶[513円/瓶]，フルチカゾン点鼻液25μg小児用「サワイ」56噴霧用：沢井　2.04mg4mL1瓶[513円/瓶]，フルチカゾン点鼻液25μg小児用「日医工」56噴霧用：日医工　2.04mg4mL1瓶[513円/瓶]，フルチカゾン点鼻液50μg「NikP」28噴霧用：日医工ファーマ　2.04mg4mL1瓶[523.2円/瓶]，フルチカゾン点鼻液50μg「NikP」56噴霧用：日医工ファーマ　4.08mg8mL1瓶[1008.7円/瓶]，フルチカゾン点鼻液50μg「アメル」28噴霧用：共和薬品　2.04mg4mL1瓶[523.2円/瓶]，フルチカゾン点鼻液50μg「アメル」56噴霧用：共和薬品　4.08mg8mL1瓶[1008.7円/瓶]，フルチカゾン点鼻液50μg「イセイ」28噴霧用：イセイ　2.04mg4mL1瓶[523.2円/瓶]，フルチカゾン点鼻液50μg「イセイ」56噴霧用：イセイ　4.08mg8mL1瓶[635.9円/瓶]，フルチカゾン点鼻液50μg「杏林」28噴霧用：キョーリンリメディオ　2.04mg4mL1瓶[523.2円/瓶]，フルチカゾン点鼻液50μg「杏林」56噴霧用：キョーリンリメディオ　4.08mg8mL1瓶[1008.7円/瓶]，フルチカゾン点鼻液50μg「サワイ」28噴霧用：沢井　2.04mg4mL1瓶[523.2円/瓶]，フルチカゾン点鼻液50μg「サワイ」56噴霧用：沢井　4.08mg8mL1瓶[1008.7円/瓶]，フルチカゾン点鼻液50μg「トーワ」28噴霧用：東和　2.04mg4mL1瓶[523.2円/瓶]，フルチカゾン点鼻液50μg「トーワ」56噴霧用：東和　4.08mg8mL1瓶[1008.7円/瓶]，フルチカゾンプロピオン酸エステル点鼻液50μg「日医工」28噴霧用：日医工　2.04mg4mL1瓶[523.2円/瓶]，フルチカゾンプロピオン酸エステル点鼻液50μg「日医工」56噴霧用：日医工　4.08mg8mL1瓶[1008.7円/瓶]，フルチカノーズ点鼻液50μg28噴霧用：大正薬品　2.04mg4mL1瓶[523.2円/瓶]，フルチカノーズ点鼻液50μg56噴霧用：大正薬品　4.08mg8mL1瓶[1008.7円/瓶]，プロピオン酸フルチカゾン点鼻液50μg「CH」28噴霧用：長生堂　2.04mg4mL1瓶[523.2円/瓶]，プロピオン酸フルチカゾン点鼻液50μg「CH」56噴霧用：長生堂　4.08mg8mL1瓶[635.9円/瓶]，プロピオン酸フルチカゾン点鼻液50μg「ファイザー」28噴霧用：マイラン製薬　2.04mg4mL1瓶[523.2円/瓶]，プロピオン酸フルチカゾン点鼻液50μg「ファイザー」56噴霧用：マイラン製薬　4.08mg8mL1瓶[1008.7円/瓶]，フロラーズ点鼻液50μg28噴霧用：日本臓器　2.04mg4mL1瓶[523.2円/瓶]，フロラーズ点鼻液50μg56噴霧用：日本臓器　4.08mg8mL1瓶[1008.7円/瓶]，フロラーズ点鼻液50μg112噴霧用：日本臓器　8.16mg16mL1瓶[1806.9円/瓶]，ミリカレット点鼻液50μg28噴霧用：セオリアファーマ　2.04mg4mL1瓶[523.2円/瓶]，ミリカレット点鼻液50μg56噴霧用：セオリアファーマ　4.08mg8mL1瓶[1008.7円/瓶]

ジルダザック軟膏3%　規格：3%1g[26.6円/g]

ベンダザック　佐藤　264

【効能効果】

(1)褥瘡，熱傷潰瘍，放射線潰瘍
(2)接触性皮膚炎，急性湿疹，アトピー性皮膚炎，慢性湿疹，尋常性乾癬，乳幼児湿疹，帯状疱疹

【対応標準病名】

◎	アトピー性皮膚炎	急性湿疹	褥瘡
	尋常性乾癬	接触皮膚炎	帯状疱疹
	乳児皮膚炎	放射線皮膚潰瘍	慢性湿疹
○	足湿疹	足褥瘡	圧迫性潰瘍
	アトピー性角結膜炎	アトピー性紅皮症	アトピー性湿疹
	アトピー性神経皮膚炎	アトピー皮膚	アレルギー性接触皮膚炎
	異汗性湿疹	陰部間擦疹	腋窩湿疹
	壊疽性帯状疱疹	円板状乾癬	温熱性紅斑
	化学性皮膚炎	化膿性皮膚疾患	貨幣状湿疹
	間擦疹	乾癬	乾癬性関節炎
	乾癬性紅皮症	乾癬性脊椎炎	汗疱
	汗疱性湿疹	顔面急性皮膚炎	顔面尋常性乾癬
	顔面帯状疱疹	ギブス性潰瘍	丘疹状湿疹
	急性乳児湿疹	急性汎発性膿疱性乾癬	急性放射線皮膚炎
	胸部帯状疱疹	局面状乾癬	亀裂性湿疹
	躯幹帯状疱疹	屈曲部乾癬	屈曲部湿疹
	頚部皮膚炎	頚部放射線皮膚潰瘍	稽留性肢端皮膚炎
	劇症帯状疱疹	肛囲間擦疹	口腔帯状疱疹
	後頭部帯状疱疹	紅斑性間擦疹	紅斑性湿疹
	三叉神経帯状疱疹	自家感作性皮膚炎	四肢乾癬
	四肢小児湿疹	四肢尋常性乾癬	湿疹
	湿疹様発疹	手指湿疹	主婦湿疹
	小児アトピー性湿疹	小児乾燥型湿疹	小児湿疹
	小児汎発性膿疱性乾癬	職業性皮膚炎	褥瘡感染
	褥瘡性潰瘍	脂漏性乾癬	新生児皮膚炎
	成人アトピー性皮膚炎	赤色湿疹	仙骨部褥瘡
	全身湿疹	全身の尋常性乾癬	帯状疱疹後ケロイド形成
	帯状疱疹性外耳炎	滴状乾癬	手湿疹
	点状乾癬	殿部褥瘡	冬期湿疹
	頭部湿疹	頭部尋常性乾癬	内因性湿疹
	乳房皮膚炎	妊娠湿疹	妊婦性皮膚炎
	背部褥瘡	破壊性関節炎	白色粃糠疹
	鼻背部湿疹	ハント症候群	汎発性帯状疱疹
	汎発性膿疱性乾癬	鼻前庭部湿疹	皮膚炎
	びまん性乾癬	びまん性神経皮膚炎	不全型ハント症候群
	ベニエ痒疹	扁平湿疹	放射線皮膚炎
	慢性乳児湿疹	慢性放射線皮膚炎	耳帯状疱疹
	薬物性接触性皮膚炎	腰殿部帯状疱疹	腰腹帯状疱疹
	腰部尋常性乾癬	落屑性湿疹	鱗状湿疹
	濾胞性乾癬		
△	異汗症	陰のう湿疹	会陰部肛囲湿疹
	外陰部帯状疱疹	外陰部皮膚炎	海水浴皮膚炎
	感染性皮膚炎	肛門湿疹	細菌疹
	若年性ヘルペス状皮膚炎	掌蹠膿疱症	人工肛門部皮膚炎
	帯状疱疹後三叉神経痛	帯状疱疹後膝神経節炎	帯状疱疹後神経痛
	帯状疱疹後多発性ニューロパチー	帯状疱疹神経炎	膿疱性乾癬
	疱疹状膿痂疹		

用法用量

皮膚潰瘍類：本品の適量を１日数回患部に塗布する。なお，必要に応じて１日1～2回の貼布療法を行う。
炎症性皮膚疾患：本品の適量を１日数回患部に塗布する。症状によりODT療法，ステロイド外用剤の併用を行う。

ベンダザック軟膏3%「イワキ」：岩城[9.4円/g]

人工涙液マイティア点眼液　規格：5mL1瓶[85.5円/瓶]
ホウ酸　リン酸水素ナトリウム水和物　塩化カリウム
塩化ナトリウム　乾燥炭酸ナトリウム　千寿　131

【効 能 効 果】

下記における涙液の補充
涙液減少症
乾性角結膜炎
コンタクトレンズ装着時

【対応標準病名】

◎	乾性角結膜炎	涙液分泌不全	
△	アカントアメーバ角膜炎	ウイルス性表層角膜炎	栄養障害性角膜炎
	円板状角膜炎	角膜真菌症	角膜帯状疱疹
	角膜内皮炎	化膿性角膜炎	乾性角膜炎
	感染性角膜炎	結核性角結膜炎	結核性角膜炎
	結核性角膜強膜炎	樹枝状角膜炎	樹枝状角膜潰瘍
	出血性角膜炎	水痘性角結膜炎	水痘性角膜炎
	石化性角膜炎	帯状疱疹性角結膜炎	帯状疱疹性強膜炎
	地図状角膜炎	点状角膜炎	トキソプラスマ角膜炎
	ドライアイ	梅毒性角結膜炎	梅毒性角膜炎
	晩期先天梅毒性間質性角膜炎	晩期梅毒性上強膜炎	ビタミンＡ欠乏性角膜潰瘍
	ビタミンＡ欠乏性角膜乾燥症	ビタミンＡ欠乏性角膜軟化症	ヘルペスウイルス性角結膜炎
	ヘルペス角膜炎	麻疹性角結膜炎	麻疹性角膜炎
	麻疹性結膜炎	薬物性角膜炎	流行性角結膜炎
	涙腺萎縮	涙腺粘液のう胞	涙腺のう腫

効能効果に関連する使用上の注意　ソフトコンタクトレンズ装着時には使用しないこと。

用法用量　通常，1回1〜2滴を1日5〜6回点眼する。
なお，症状により適宜増減する。

新レシカルボン坐剤　規格：1個[50.5円/個]
炭酸水素ナトリウム　無水リン酸二水素ナトリウム　京都薬品　235

【効 能 効 果】

便秘症

【対応標準病名】

◎	便秘症		
○	機能性便秘症	痙攣性便秘	弛緩性便秘症
	習慣性便秘	重症便秘症	術後便秘
	食事性便秘	単純性便秘	腸管麻痺性便秘
	直腸性便秘	乳幼児便秘	妊産婦便秘
△	結腸アトニー	大腸機能障害	大腸ジスキネジア
	腸アトニー	腸管運動障害	腸機能障害
	腸ジスキネジア	便通異常	

用法用量　通常1〜2個を出来るだけ肛門内深く挿入する。重症の場合には1日2〜3個を数日間続けて挿入する。

禁忌　本剤の成分に対し過敏症の既往歴のある患者

スキャンドネストカートリッジ3%　規格：3%1.8mL1管[92円/管]
メピバカイン塩酸塩　日本歯科薬品　271

【効 能 効 果】

歯科・口腔外科領域における浸潤麻酔

【対応標準病名】

該当病名なし

効能効果に関連する使用上の注意
(1)30分以内の処置に適用すること。
(2)持続性の出血を伴う処置には適用しないこと。

用法用量　通常，成人には1管1.8mL(メピバカイン塩酸塩として54mg)を使用する。
なお，年齢，麻酔領域，部位，組織，症状，体質により適宜増減するが，増量する場合には注意すること。

禁忌　本剤またはアミド型局所麻酔薬に対し過敏症の既往歴のある患者

スコピゾル眼科用液　規格：−[−]
ヒドロキシエチルセルロース　ホウ酸　リン酸水素ナトリウム水和物
塩化カリウム　塩化ナトリウム　乾燥炭酸ナトリウム　千寿　131

【効 能 効 果】

眼科診断の際及び光凝固手術時，特殊コンタクトレンズ類の角膜装着を容易かつ密にする。

【対応標準病名】

該当病名なし

用法用量　特殊コンタクトレンズ類装着時，レンズ凹面に1〜2滴滴下し，角膜に装着する。

スタデルムクリーム5%　規格：5%1g[19.5円/g]
イブプロフェンピコノール　鳥居薬品　264

【効 能 効 果】

(1)急性湿疹，接触皮膚炎，アトピー皮膚炎，慢性湿疹，酒皶様皮膚炎・口囲皮膚炎
(2)帯状疱疹
(3)尋常性痤瘡

【対応標準病名】

◎	アトピー性皮膚炎	急性湿疹	口囲湿疹
	しゅさ様皮膚炎	尋常性ざ瘡	接触皮膚炎
	帯状疱疹	慢性湿疹	
○	足湿疹	アトピー性角結膜炎	アトピー性紅皮症
	アトピー性湿疹	アトピー性神経皮膚炎	アトピー皮膚
	アレルギー性接触皮膚炎	異汗症	異汗性湿疹
	陰部間擦疹	腋窩湿疹	壊疽性帯状疱疹
	外陰部帯状疱疹	海水浴皮膚炎	化学性皮膚炎
	化膿性皮膚疾患	貨幣状湿疹	間擦疹
	感染性皮膚炎	汗疱	汗疱性湿疹
	顔面急性皮膚炎	顔面ざ瘡	顔面しゅさ
	顔面尋常性ざ瘡	顔面帯状疱疹	丘疹状湿疹
	急性乳児湿疹	胸部帯状疱疹	亀裂性湿疹
	躯幹帯状疱疹	屈曲部湿疹	頚部皮膚炎
	劇症帯状疱疹	肛囲間擦疹	口囲ざ瘡
	口腔帯状疱疹	後頭部帯状疱疹	紅斑性間擦疹
	紅斑性湿疹	ざ瘡	ざ瘡様発疹
	三叉神経帯状疱疹	自家感作性皮膚炎	四肢小児湿疹
	湿疹	湿疹様発疹	若年性女子表皮剥離性ざ瘡
	集簇性ざ瘡	しゅさ	しゅさ性ざ瘡
	しゅさ鼻	手指湿疹	主婦湿疹
	小児アトピー性湿疹	小児乾燥型湿疹	小児ざ瘡
	小児湿疹	職業性皮膚炎	新生児ざ瘡
	新生児皮膚炎	ステロイドざ瘡	ステロイドしゅさ
	成人アトピー性皮膚炎	赤色湿疹	全身湿疹
	粟粒性壊死性ざ瘡	手湿疹	冬期湿疹
	痘瘡性ざ瘡	頭部湿疹	内因性湿疹
	乳児皮膚炎	乳房皮膚炎	妊娠湿疹
	妊婦性皮膚炎	熱帯性ざ瘡	膿痂疹性ざ瘡
	膿疱性ざ瘡	白色粃糠疹	鼻背部湿疹
	ハント症候群	汎発性帯状疱疹	鼻前庭部湿疹
	皮膚炎	びまん性神経皮膚炎	不全型ハント症候群
	ベニエ痒疹	扁平湿疹	慢性乳児湿疹
	耳帯状疱疹	面皰	薬物性接触性皮膚炎
	腰殿部帯状疱疹	腰腹帯状疱疹	落屑性湿疹
	鱗状湿疹		

△	陰茎ヘルペス	陰のう湿疹	陰のうヘルペス
	陰部ヘルペス	会陰部肛囲湿疹	外陰部皮膚炎
	外陰部ヘルペス	カポジ水痘様発疹症	カポジ皮膚炎
	顔面ヘルペス	胸部ヘルペス	頚部ヘルペス
	口角ヘルペス	口唇ヘルペス	肛門湿疹
	肛門ヘルペス	再発性単純ヘルペス	しゅさ性角膜炎
	小水疱性皮膚炎	人工肛門部皮膚炎	性器ヘルペス
	帯状疱疹後ケロイド形成	帯状疱疹後三叉神経痛	帯状疱疹後膝神経節炎
	帯状疱疹後神経痛	帯状疱疹神経炎	帯状疱疹性外耳炎
	単純口唇ヘルペス	単純ヘルペス	直腸ヘルペス
	点状角質融解症	難治性瘻孔	鼻下部ヘルペス
	汎発性ヘルペス	皮膚瘻	ヘルペスウイルス感染症
	ヘルペスウイルス性外陰腟炎	ヘルペスウイルス性外耳炎	ヘルペスウイルス性湿疹
	ヘルペスウイルス性腟炎	ヘルペスウイルス性ひょう疽	耳ヘルペス

用法用量

効能効果(1)の場合：本品の適量を１日数回患部に塗布する。
効能効果(2)の場合：本品の適量を１日１～２回患部に貼布する。
効能効果(3)の場合：本品の適量を１日数回石鹸で洗顔後患部に塗布する。

禁忌　本剤の成分に対し過敏症の既往歴のある患者

ベシカムクリーム5%：久光　5%1g[19.5円/g]

スタデルム軟膏5%

規格：5%1g[19.5円/g]

イブプロフェンピコノール　鳥居薬品　264

【効 能 効 果】

(1)急性湿疹，接触皮膚炎，アトピー皮膚炎，慢性湿疹，酒皶様皮膚炎・口囲皮膚炎
(2)帯状疱疹

【対応標準病名】

◎	アトピー性皮膚炎	急性湿疹	口囲湿疹
	しゅさ様皮膚炎	接触皮膚炎	帯状疱疹
	慢性湿疹		
○	足湿疹	アトピー性角結膜炎	アトピー性紅皮症
	アトピー性湿疹	アトピー性神経皮膚炎	アトピー皮膚
	アレルギー性接触皮膚炎	異汗症	異汗性湿疹
	陰部間擦疹	腋窩湿疹	壊疽性帯状疱疹
	外陰部帯状疱疹	海水浴皮膚炎	化学性皮膚炎
	化膿性皮膚疾患	貨幣状湿疹	間擦疹
	感染性皮膚炎	汗疱	汗疱性湿疹
	顔面急性皮膚炎	顔面しゅさ	顔面帯状疱疹
	丘疹状湿疹	急性乳児湿疹	胸部帯状疱疹
	亀裂性湿疹	躯幹帯状疱疹	屈曲部湿疹
	頚部皮膚炎	劇症帯状疱疹	肛囲間擦疹
	口腔帯状疱疹	後頭部帯状疱疹	紅斑性間擦疹
	紅斑性湿疹	三叉神経帯状疱疹	自家感作性皮膚炎
	四肢小児湿疹	湿疹	湿疹様発疹
	しゅさ	しゅさ性ざ瘡	しゅさ鼻
	手指湿疹	主婦湿疹	小児アトピー性湿疹
	小児乾燥型湿疹	小児湿疹	職業性皮膚炎
	新生児皮膚炎	ステロイドしゅさ	成人アトピー性皮膚炎
	赤色湿疹	全身湿疹	手湿疹
	冬期湿疹	頭部湿疹	内因性湿疹
	乳児皮膚炎	乳房皮膚炎	妊娠湿疹
	妊婦性皮膚炎	白色粃糠疹	鼻背部湿疹
	ハント症候群	汎発性帯状疱疹	鼻前庭部湿疹
	皮膚炎	びまん性神経皮膚炎	不全型ハント症候群
	ベニエ痒疹	扁平湿疹	慢性乳児湿疹
	耳帯状疱疹	薬物性接触性皮膚炎	腰殿部帯状疱疹
	腰腹帯状疱疹	落屑性湿疹	鱗状湿疹

△	陰茎ヘルペス	陰のう湿疹	陰のうヘルペス
	陰部ヘルペス	会陰部肛囲湿疹	外陰部皮膚炎
	外陰部ヘルペス	カポジ水痘様発疹症	カポジ皮膚炎
	顔面ヘルペス	胸部ヘルペス	頚部ヘルペス
	口角ヘルペス	口唇ヘルペス	肛門湿疹
	肛門ヘルペス	再発性単純ヘルペス	しゅさ性角膜炎
	小水疱性皮膚炎	人工肛門部皮膚炎	性器ヘルペス
	帯状疱疹後ケロイド形成	帯状疱疹後三叉神経痛	帯状疱疹後膝神経節炎
	帯状疱疹後神経痛	帯状疱疹神経炎	帯状疱疹性外耳炎
	単純口唇ヘルペス	単純ヘルペス	直腸ヘルペス
	点状角質融解症	難治性瘻孔	鼻下部ヘルペス
	汎発性ヘルペス	皮膚瘻	ヘルペスウイルス感染症
	ヘルペスウイルス性外陰腟炎	ヘルペスウイルス性外耳炎	ヘルペスウイルス性湿疹
	ヘルペスウイルス性腟炎	ヘルペスウイルス性ひょう疽	耳ヘルペス

用法用量

効能効果(1)の場合：本品の適量を１日数回患部に塗布する。
効能効果(2)の場合：本品の適量を１日１～２回患部に貼布する。

禁忌　本剤の成分に対し過敏症の既往歴のある患者

ベシカム軟膏5%：久光　5%1g[19.5円/g]

スチックゼノールA

規格：10g[5.16円/g]

dl-カンフル　*l*-メントール　グリチルレチン酸　サリチル酸メチル　三笠　264

【効 能 効 果】

下記における鎮痛・消炎
打撲，捻挫，筋肉痛，関節痛，骨折痛，虫さされ

【対応標準病名】

◎	関節痛	筋肉痛	刺虫症
	打撲傷	疼痛	捻挫
○	DIP 関節尺側側副靱帯損傷	DIP 関節側副靱帯損傷	DIP 関節橈側側副靱帯損傷
	DIP 関節捻挫	IP 関節捻挫	MP 関節尺側側副靱帯損傷
	MP 関節側副靱帯損傷	MP 関節痛	MP 関節橈側側副靱帯損傷
	MP 関節捻挫	PIP 関節尺側側副靱帯損傷	PIP 関節側副靱帯損傷
あ	PIP 関節橈側側副靱帯損傷	PIP 関節捻挫	足ストレイン
	亜脱臼	圧迫骨折	烏口肩峰靱帯捻挫
	烏口鎖骨捻挫	烏口上腕靱帯捻挫	腋窩部痛
	遠位脛腓靱帯捻挫	炎症性開口障害	横骨折
か	開口不全	外耳部挫傷	外耳部打撲傷
	外耳部虫刺傷	外傷性顎関節炎	外傷性頚部症候群
	外傷性頚部捻挫	外傷性頚部腰部症候群	外側側副靱帯捻挫
	開放性脱臼	下顎挫傷	下顎打撲傷
	下顎部挫傷	下顎部打撲傷	顎関節炎
	顎関節症	顎関節ストレイン	顎関節痛
	顎関節痛障害	顎関節疼痛機能障害症候群	顎関節捻挫
	顎関節部挫傷	顎関節部打撲傷	顎部挫傷
	顎部打撲傷	下肢関節痛	下肢筋肉痛
	下肢挫傷	下肢打撲	下腿関節痛
	下腿挫傷	下腿三頭筋痛	下腿打撲傷
	肩関節腱板捻挫	肩関節挫傷	肩関節打撲傷
	肩関節痛症	肩関節捻挫	肩頚部打撲
	肩挫傷	肩打撲傷	化膿性顎関節炎
	眼瞼虫刺傷	環指 DIP 関節尺側側副靱帯損傷	環指 DIP 関節側副靱帯損傷
	環指 DIP 関節橈側側副靱帯損傷	環指 MP 関節尺側側副靱帯損傷	環指 MP 関節側副靱帯損傷
	環指 MP 関節橈側側副靱帯損傷	環指 PIP 関節尺側側副靱帯損傷	環指 PIP 関節側副靱帯損傷

	環指 PIP 関節橈側側副靱帯損傷	環軸関節捻挫	環指挫傷
	環指側副靱帯損傷	環指捻挫	眼周囲部挫傷
	眼周囲部打撲傷	眼周囲部虫刺傷	関節骨折
	完全骨折	完全脱臼	環椎後頭関節捻挫
	眼部虫刺傷	陥没骨折	顔面昆虫螫
	顔面挫傷	顔面多発挫傷	顔面多発打撲傷
	顔面多発虫刺傷	顔面打撲傷	偽性股関節痛
	急性顎関節炎	急性疼痛	胸骨ストレイン
	胸骨捻挫	胸骨部挫傷	胸骨部打撲
	胸骨部打撲挫傷	胸鎖関節挫傷	胸鎖関節痛
	胸鎖関節部挫傷	胸鎖関節部打撲	胸鎖関節部打撲挫傷
	胸鎖乳突筋痛	胸椎ストレイン	胸椎捻挫
	胸椎部打撲	胸椎部打撲挫傷	胸背部筋肉痛
	胸背部挫傷	胸部筋肉痛	胸腹部筋痛
	胸腹部挫傷	胸腹部打撲傷	胸部昆虫螫
	胸部挫傷	頬部挫傷	胸部打撲傷
	頬部打撲傷	胸壁挫傷	胸腰椎脱臼
	胸腰部挫傷	胸肋関節挫傷	胸肋関節部挫傷
	胸肋関節部打撲	胸肋関節部打撲挫傷	距腓靱帯捻挫
	亀裂骨折	屈曲骨折	頚肩部筋肉痛
	頚性頭痛	頚椎胸椎捻挫	頚椎ストレイン
	頚椎捻挫	頚椎部打撲	頚椎部打撲挫傷
	脛腓関節捻挫	頚部顔面胸部挫傷	頚部筋肉痛
	頚部挫傷	頚部前縦靱帯捻挫	頚部打撲傷
	頚部虫刺症	頚部痛	頚腰椎挫傷
	頚腕捻挫	肩甲下筋捻挫	肩甲部筋肉痛
	肩甲部挫傷	肩鎖関節挫傷	肩鎖関節痛
	肩鎖関節捻挫	腱板挫傷	肩部筋痛
	甲状腺部ストレイン	甲状腺部捻挫	口唇虫刺傷
	後頭部挫傷	後頭部打撲傷	項背部筋痛
	項部筋肉痛	項部挫傷	項部打撲傷
	項部痛	後方脱臼	股関節インピンジメント症候群
	股関節打撲傷	股関節痛	股関節捻挫
	股関節部挫傷	骨折	骨盤ストレイン
	骨盤捻挫	骨盤部挫傷	骨盤部打撲傷
さ	昆虫刺傷	昆虫毒	坐骨結節部打撲傷
	鎖骨部打撲傷	坐骨部打撲傷	坐骨包靱帯ストレイン
	坐骨包靱帯捻挫	三角靱帯捻挫	耳介挫傷
	耳介打撲傷	耳介虫刺傷	耳下腺部打撲
	趾間挫傷	趾関節痛	趾挫傷
	示指 DIP 関節尺側側副靱帯損傷	示指 DIP 関節側副靱帯損傷	示指 DIP 関節橈側側副靱帯損傷
	示指 MP 関節挫傷	示指 MP 関節尺側側副靱帯損傷	示指 MP 関節側副靱帯損傷
	示指 MP 関節橈側側副靱帯損傷	示指 PIP 関節尺側側副靱帯損傷	示指 PIP 関節側副靱帯損傷
	示指 PIP 関節橈側側副靱帯損傷	四肢挫傷	示指挫傷
	示指側副靱帯損傷	四肢虫刺症	示指捻挫
	趾節間関節捻挫	持続痛	趾打撲傷
	膝蓋骨打撲傷	膝外側側副靱帯損傷	膝外側側副靱帯捻挫
	膝蓋部挫傷	膝窩部痛	膝関節挫傷
	膝関節打撲傷	膝関節痛	膝関節捻挫
	膝内側側副靱帯損傷	膝内側側副靱帯捻挫	膝部挫傷
	膝部打撲傷	趾捻挫	斜骨折
	尺骨手根関節捻挫	縦骨折	重複骨折
	手関節痛	手関節捻挫	手関節部挫傷
	手関節部打撲傷	手指関節痛	種子骨骨折
	手指挫傷	手指打撲傷	手指捻挫
	手指皮下血腫	手背部打撲傷	手部挫傷
	手部打撲傷	上顎挫傷	上顎打撲傷
	小指 DIP 関節尺側側副靱帯損傷	小指 DIP 関節側副靱帯損傷	小指 DIP 関節橈側側副靱帯損傷
	小指 DIP 関節捻挫	小指 MP 関節尺側側副靱帯損傷	小指 MP 関節側副靱帯損傷

	小指 MP 関節橈側側副靱帯損傷	小指 PIP 関節尺側側副靱帯損傷	小指 PIP 関節側副靱帯損傷
	小指 PIP 関節橈側側副靱帯損傷	小指 PIP 関節捻挫	小指関節捻挫
	上肢筋肉痛	小指挫傷	上肢挫傷
	小指側副靱帯損傷	上肢打撲傷	踵腓靱帯損傷
	踵腓靱帯捻挫	上腕筋肉痛	上腕三頭筋痛
	上腕打撲傷	上腕二頭筋痛	上腕部挫傷
	ショパール関節捻挫	靱帯損傷	靱帯捻挫
	脊椎関節痛	脊椎脱臼	脊椎打撲傷
	脊椎捻挫	節足動物毒	前額部挫傷
	前額部打撲傷	前額部虫刺傷	前額部虫刺症
	前胸部挫傷	前胸部打撲傷	前脛腓靱帯損傷
	前頚部挫傷	仙骨部挫傷	仙骨部打撲傷
	線状骨折	全身挫傷	全身打撲
	仙腸関節ストレイン	仙腸関節捻挫	前頭部挫傷
	前頭部打撲傷	前方脱臼	前腕筋肉痛
	前腕挫傷	前腕部打撲傷	僧帽筋痛
	足関節インピンジメント症候群	足関節外側側副靱帯損傷	足関節後方インピンジメント症候群
	足関節挫傷	足関節ストレイン	足関節前方インピンジメント症候群
	足関節打撲傷	足関節痛	足関節内側側副靱帯損傷
	足関節内側側副靱帯捻挫	足関節捻挫	足根部捻挫
	足底部打撲傷	側頭部打撲傷	足背捻挫
	足背部挫傷	足背部打撲傷	側腹壁部挫傷
	足部挫傷	足部打撲傷	足部捻挫
た	鼡径部挫傷	咀嚼筋痛障害	体幹虫刺症
	大腿筋痛	大腿挫傷	大腿四頭筋挫傷
	大腿四頭筋肉離れ	大腿四頭筋捻挫	大腿大転子部挫傷
	大腿打撲傷	大腿部皮下血腫	脱臼
	脱臼骨折	多発性関節痛	多発性筋肉痛
	多発性挫傷	単純脱臼	恥骨部打撲
	肘関節痛	肘関節捻挫	肘関節部挫傷
	肘関節部打撲傷	中指 DIP 関節尺側側副靱帯損傷	中指 DIP 関節側副靱帯損傷
	中指 DIP 関節橈側側副靱帯損傷	中指 MP 関節尺側側副靱帯損傷	中指 MP 関節側副靱帯損傷
	中指 MP 関節橈側側副靱帯損傷	中指 PIP 関節尺側側副靱帯損傷	中指 PIP 関節側副靱帯損傷
	中指 PIP 関節橈側側副靱帯損傷	中指 PIP 関節捻挫	中指関節痛
	中指挫傷	中指側副靱帯損傷	中指捻挫
	中足趾節関節捻挫	肘頭部挫傷	腸骨部挫傷
	腸骨部打撲傷	転位性骨折	殿部筋肉痛
	殿部挫傷	殿部打撲傷	橈骨手根関節捻挫
	頭頂部挫傷	頭頂部打撲傷	頭頂部背部打撲
	頭部肩関節胸部挫傷	頭部胸部挫傷	頭部胸部打撲傷
	頭部筋肉痛	頭部頚部挫傷	頭部頚部打撲傷
	頭部肩部打撲	頭部挫傷	頭部多発挫傷
	頭部多発打撲傷	頭部打撲	頭部打撲傷
	頭部虫刺傷	頭部腹部打撲	頭部両大腿下腿打撲
な	特発性関節脱臼	内側側副靱帯捻挫	難治性疼痛
は	背筋挫傷	背部筋肉痛	背部挫傷
	背部打撲傷	背部捻挫	剥離骨折
	破裂骨折	半身打撲	尾骨ストレイン
	尾骨捻挫	尾骨部挫傷	尾骨部打撲傷
	膝靱帯損傷	非復位性顎関節円板障害	腓腹筋痛
	鼻部挫傷	鼻部打撲傷	鼻部虫刺傷
	病的骨折	披裂軟骨脱臼	復位性顎関節円板障害
	複雑脱臼	腹部挫傷	腹部打撲傷
	腹部虫刺傷	腹壁筋痛	腹壁挫傷
	不全骨折	粉砕骨折	閉鎖性骨折
	閉鎖性脱臼	変形性顎関節症	蜂刺症
	母指 IP 関節尺側側副靱帯損傷	母指 IP 関節側副靱帯損傷	母趾 IP 関節側副靱帯損傷

	母指 IP 関節橈側側副靱帯損傷	母指 MP 関節尺側側副靱帯損傷	母指 MP 関節側副靱帯損傷
	母趾 MP 関節側副靱帯損傷	母指 MP 関節痛	母指 MP 関節橈側側副靱帯損傷
	母趾関節痛	母指関節捻挫	母指挫傷
	母指側副靱帯損傷	母指打撲傷	母趾打撲傷
ま	母趾捻挫	耳後部打撲傷	ムカデ咬創
や	むちうち損傷	毛虫皮膚炎	野球指
	腰筋痛症	腰仙関節ストレイン	腰仙関節捻挫
	腰仙部挫傷	腰仙部打撲傷	腰椎ストレイン
	腰椎捻挫	腰椎部挫傷	腰殿部挫傷
	腰殿部打撲傷	腰背筋痛症	腰背部挫傷
	腰背部打撲傷	腰部胸部打撲	腰部頸部挫傷
	腰部骨盤部挫傷	腰部挫傷	腰部打撲傷
ら	らせん骨折	離開骨折	リスフラン関節捻挫
	菱形靱帯捻挫	両側側副靱帯損傷	輪状甲状関節捻挫
	輪状披裂関節捻挫	裂離骨折	肋軟骨部挫傷
	肋軟骨部打撲	肋軟骨部打撲挫傷	肋間筋肉痛
	肋骨弓部挫傷	肋骨弓部打撲	肋骨弓部打撲挫傷
	肋骨ストレイン	肋骨捻挫	肋骨部挫傷
わ	肋骨部打撲	肋骨部打撲挫傷	若木骨折
	腕部打撲傷		
△	圧痛	陰茎挫傷	陰茎打撲傷
	陰のう血腫	陰のう挫傷	汚染擦過創
	外耳部皮下血腫	外耳部皮下出血	外傷性肩不安定症
	外傷性皮下血腫	下顎皮下血腫	顎関節強直症
	顎関節雑音	顎関節部皮下血腫	眼窩縁打撲傷
	眼窩部打撲傷	眼鏡様皮下出血	関節血腫
	関節硬直	関節挫傷	関節打撲
	顔面多発皮下血腫	顔面多発皮下出血	顔面皮下血腫
	頬部皮下血腫	血腫	甲殻動物毒
	コステン症候群	昆虫咬創	採皮創
	鎖骨部打撲血腫	挫傷	擦過創
	擦過皮下血腫	耳介皮下血腫	耳介皮下出血
	趾爪下血腫	刺虫アレルギー	膝蓋靱帯断裂
	膝蓋靱帯部分断裂	膝外側側副靱帯断裂	膝蓋部血腫
	膝関節血腫	膝関節血症	膝内側側副靱帯断裂
	膝部血腫	上顎皮下血腫	神経障害性疼痛
	靱帯ストレイン	身体痛	靱帯裂傷
	ストレイン	切創	前額部皮下血腫
	前額部皮下出血	全身擦過創	全身痛
	仙腸関節痛	掻創	側頭部皮下血腫
	大腿外側広筋不全断裂	大腿四頭筋断裂	大腿四頭筋部分断裂
	打撲血腫	打撲擦過創	打撲皮下血腫
	チャドクガ皮膚炎	肘関節部血腫	虫刺性皮膚炎
	中枢神経障害性疼痛	頭皮外傷性腫脹	頭皮下血腫
	頭部血腫	頭部多発皮下血腫	頭部打撲血腫
	頭部皮下血腫	頭部皮下出血	鈍痛
	皮下異物	皮下血腫	皮下損傷
	鼻中隔軟骨捻挫	非熱傷性水疱	皮膚損傷
	皮膚疼痛症	鼻部皮下血腫	鼻部皮下出血
	表皮剥離	腹壁下血腫	放散痛
	帽状腱膜下出血	末梢神経障害性疼痛	

用法用量　通常，1日1〜数回適量を患部に塗擦する。

禁忌　本剤に対し過敏症の既往歴のある患者

ステイバンパップ40mg　規格：10cm×14cm1枚[20.6円/枚]

フルルビプロフェン　トクホン　264

アドフィードパップ 40mg を参照（P2041）

ステロネマ注腸1.5mg　規格：1.975mg1個[495.5円/個]
ステロネマ注腸3mg　規格：3.95mg1個[709.1円/個]

ベタメタゾンリン酸エステルナトリウム　日医工　245

【効 能 効 果】

限局性腸炎，潰瘍性大腸炎

【対応標準病名】

◎	潰瘍性大腸炎	クローン病	
○	胃クローン病	胃十二指腸クローン病	回腸クローン病
	潰瘍性大腸炎・左側大腸炎型	潰瘍性大腸炎・全大腸炎型	潰瘍性大腸炎・直腸S状結腸炎型
	潰瘍性大腸炎・直腸炎型	潰瘍性大腸炎合併妊娠	潰瘍性大腸炎再燃
	潰瘍性大腸炎性若年性関節炎	活動期潰瘍性大腸炎	緩解期潰瘍性大腸炎
	急性潰瘍性大腸炎	急性激症型潰瘍性大腸炎	空腸クローン病
	軽症潰瘍性大腸炎	劇症型潰瘍性大腸炎	肛門クローン病
	再燃緩解型潰瘍性大腸炎	重症潰瘍性大腸炎	十二指腸クローン病
	小腸クローン病	小腸大腸クローン病	初回発作型潰瘍性大腸炎
	ステロイド依存性クローン病	ステロイド抵抗性潰瘍性大腸炎	大腸クローン病
	虫垂クローン病	中等症潰瘍性大腸炎	直腸クローン病
	慢性持続型潰瘍性大腸炎		
△	クローン病性若年性関節炎		

用法用量

〔ステロネマ注腸 1.5mg〕：通常成人は，1回1〜2個（ベタメタゾンとして1.5〜3.0mg）を直腸内注入する。なお，年齢，症状により適宜増減する。

〔ステロネマ注腸 3mg〕：通常成人は，1回1〜2個（ベタメタゾンとして3〜6mg）を直腸内注入する。なお，年齢，症状により適宜増減する。

禁忌　本剤の成分に対し過敏症の既往歴のある患者

原則禁忌

(1)有効な抗菌剤の存在しない感染症，全身の真菌症の患者
(2)消化性潰瘍の患者
(3)精神病の患者
(4)結核性疾患の患者
(5)単純疱疹性角膜炎の患者
(6)後嚢白内障の患者
(7)緑内障の患者
(8)高血圧症の患者
(9)電解質異常のある患者
(10)血栓症の患者
(11)最近行った内臓の手術創のある患者
(12)急性心筋梗塞を起こした患者

ストメリンDエアロゾル　規格：5mL1瓶[582.3円/瓶]

デキサメタゾン　臭化メチルアトロピン　硫酸イソプロテレノール　アステラス　225

【効 能 効 果】

下記疾患に基づく気管支痙攣の緩解：気管支喘息，慢性気管支炎，肺気腫

上記疾患の治療に使用される副腎皮質ホルモンの減量及び離脱

【対応標準病名】

◎	気管支痙攣	気管支喘息	肺気腫
	慢性気管支炎		
○	アスピリン喘息	アトピー性喘息	アレルギー性気管支炎
	萎縮性肺気腫	一側性肺気腫	運動誘発性喘息
	外因性喘息	感染型気管支喘息	気管支喘息合併妊娠
	気腫性肺のう胞	巨大気腫性肺のう胞	混合型喘息

	小児喘息	小児喘息性気管支炎	小葉間肺気腫
	職業喘息	ステロイド依存性喘息	咳喘息
	喘息性気管支炎	中心小葉性肺気腫	難治性喘息
	乳児喘息	肺胞性肺気腫	汎小葉性肺気腫
	非アトピー性喘息	ブラ性肺気腫	閉塞性肺気腫
	マクロード症候群	慢性気管炎	慢性気管気管支炎
	慢性気管支漏	慢性肺気腫	夜間性喘息
	老人性気管支炎	老人性肺気腫	
△	気管支漏	上葉無気肺	心因性喘息
	中葉無気肺	板状無気肺	

効能効果に関連する使用上の注意　気管支痙攣の緩解の場合：本剤は喘息発作に対する対症療法剤であるので，本剤の使用は発作発現時に限ること。

用法用量

通常１回１吸入(硫酸イソプロテレノールとして0.1mg)する。2～5分間たって効果が不十分な場合でも，２吸入を限度とする。続けて用いる必要がある場合でも，少なくとも4～6時間の間隔をおくこと。

副腎皮質ホルモンの減量及び離脱にあたっては次のように用いる。

(1)副腎皮質ホルモンの経口投与を漸減すると同時に，併行して症状の緩解を維持しうるよう症状に応じて１日数回，１回1～2吸入する。副腎皮質ホルモンの経口投与中止後は本剤の吸入回数を慎重に漸減する。

(2)本剤の投与によって副腎皮質ホルモンの経口投与の中止が可能と考えられる場合には，副腎皮質ホルモンの経口投与を中止し，本剤に切り換え１日数回，１回1～2吸入する。ついで症状の緩解を維持しつつ１回1～2吸入し，その後吸入回数を漸減する。

用法用量に関連する使用上の注意

患者又は保護者に対し，本剤の過度の使用により，不整脈，心停止等の重篤な副作用が発現する危険性があることを理解させ，次の事項及びその他必要と考えられる注意を与えること。

気管支痙攣の緩解の場合

(1)成人の場合，１回１吸入の用法用量を守ること。なお，吸入後2～5分を待っても十分な効果がみられない場合には，１回１吸入を限度として追加吸入できるが，それ以上の追加投与は行わないこと。続けて用いる必要がある場合でも，少なくとも4～6時間の間隔をおき，１日４回(8吸入)までとすること。

(2)小児の場合，投与しないことが望ましいが，やむを得ず使用する場合には，１回１吸入を限度とし，次の発作に使用する場合，少なくとも4～6時間の間隔をおき，１日４回(4吸入)までとすること。

副腎皮質ホルモンの減量及び離脱の場合：副腎皮質ホルモンの減量及び離脱の場合には定められた１日数回，１回1～2吸入の用法用量を守ること。

禁忌

(1)カテコールアミン製剤(アドレナリン等)，エフェドリン塩酸塩，メチルエフェドリン塩酸塩を投与中の患者
(2)頻脈性不整脈のある患者
(3)有効な抗菌剤の存在しない感染症，全身の真菌症の患者
(4)本剤に対して過敏症の既往歴のある患者

原則禁忌

(1)結核性疾患のある患者
(2)呼吸器感染症の患者

併用禁忌

薬剤名等	臨床症状・措置方法	機序・危険因子
カテコールアミン製剤 アドレナリン (ボスミン) 等 エフェドリン塩酸塩 メチルエフェドリン塩酸塩	不整脈，場合によっては心停止を起こすおそれがある。	アドレナリン作動性神経刺激の著しい増大が起きる。
(メチエフ)		

スピリーバ2.5μgレスピマット60吸入

規格：150μg1キット［6896.1円/キット］

チオトロピウム臭化物水和物　日本ベーリンガー　225

【効能効果】

下記疾患の気道閉塞性障害に基づく諸症状の緩解

慢性閉塞性肺疾患(慢性気管支炎，肺気腫)，気管支喘息(重症持続型の患者に限る)

【対応標準病名】

◎	気管支喘息	気道閉塞	肺気腫
	慢性気管支炎	慢性閉塞性肺疾患	
○	アスピリン喘息	アトピー性喘息	アレルギー性気管支炎
	萎縮性肺気腫	一側性肺気腫	運動誘発性喘息
	外因性喘息	感染型気管支喘息	気管支喘息合併妊娠
	気腫性肺のう胞	気道狭窄	巨大気腫性肺のう胞
	混合型喘息	小児喘息	小児喘息性気管支炎
	小葉間肺気腫	職業喘息	心因性喘息
	ステロイド依存性喘息	咳喘息	喘息性気管支炎
	代償性肺気腫	中心小葉性肺気腫	難治性喘息
	乳児喘息	肺胞性肺気腫	汎小葉性肺気腫
	非アトピー性喘息	びまん性汎細気管支炎	ブラ性肺気腫
	閉塞性気管支炎	閉塞性細気管支炎	閉塞性肺気腫
	マクロード症候群	慢性気管炎	慢性気管気管支炎
	慢性気管支漏	慢性肺気腫	夜間性喘息
	老人性気管支炎	老人性肺気腫	
△	急性呼吸器感染症	上葉無気肺	中葉無気肺
	板状無気肺		

効能効果に関連する使用上の注意　本剤は慢性閉塞性肺疾患(慢性気管支炎，肺気腫)及び気管支喘息の維持療法に用いること。本剤は急性症状の軽減を目的とした薬剤ではない。

用法用量　通常，成人には１回２吸入(チオトロピウムとして5μg)を１日１回吸入投与する。

用法用量に関連する使用上の注意　気管支喘息に対しては，吸入ステロイド剤等により症状の改善が得られない場合，あるいは患者の重症度から吸入ステロイド剤等との併用による治療が適切と判断された場合にのみ，本剤と吸入ステロイド剤等を併用して使用すること。

禁忌

(1)閉塞隅角緑内障の患者
(2)前立腺肥大等による排尿障害のある患者
(3)アトロピン及びその類縁物質あるいは本剤の成分に対して過敏症の既往歴のある患者

スピリーバ吸入用カプセル18μg

規格：18μg1カプセル［204.9円/カプセル］

チオトロピウム臭化物水和物　日本ベーリンガー　225

【効能効果】

慢性閉塞性肺疾患(慢性気管支炎，肺気腫)の気道閉塞性障害に基づく諸症状の緩解

【対応標準病名】

◎	気道閉塞	肺気腫	慢性気管支炎
	慢性閉塞性肺疾患		
○	萎縮性肺気腫	一側性肺気腫	気腫性肺のう胞
	巨大気腫性肺のう胞	小葉間肺気腫	喘息性気管支炎
	代償性肺気腫	中心小葉性肺気腫	肺胞性肺気腫
	汎小葉性肺気腫	びまん性汎細気管支炎	ブラ性肺気腫
	閉塞性気管支炎	閉塞性細気管支炎	閉塞性肺気腫
	マクロード症候群	慢性気管炎	慢性気管気管支炎
	慢性気管支漏	慢性肺気腫	老人性気管支炎
	老人性肺気腫		

△	気道狭窄	急性呼吸器感染症	上葉無気肺
	中葉無気肺	板状無気肺	

効能効果に関連する使用上の注意　本剤は急性増悪の治療を目的として使用する薬剤ではない。

用法用量　通常，成人には1回1カプセル(チオトロピウムとして18μg)を1日1回本剤専用の吸入用器具(ハンディヘラー)を用いて吸入する。

用法用量に関連する使用上の注意

(1)本剤は吸入用カプセルであり，必ず専用の吸入用器具(ハンディヘラー)を用いて吸入し，内服しないこと。

(2)本剤は吸入製剤であり，消化管からの吸収率は低いため，内服しても期待する効果は得られない。したがって，内服しないよう患者に十分注意を与えること。

禁忌

(1)閉塞隅角緑内障の患者

(2)前立腺肥大等による排尿障害のある患者

(3)アトロピン及びその類縁物質あるいは本剤の成分に対して過敏症の既往歴のある患者

スピール膏M　規格：25cm²1枚[89.6円/枚]
サリチル酸　ニチバン　266

【効能効果】

疣贅，鶏眼，胼胝腫の角質剥離

【対応標準病名】

◎	鶏眼	胼胝	疣贅
○	ウイルス性疣贅	下顎部疣贅	下眼瞼疣贅
	化膿性疣贅	眼瞼疣贅	感染性疣贅
	顔面疣贅	糸状疣贅	膝窩疣贅
	尋常性疣贅	青年性疣贅	青年扁平疣贅
	足底疣贅	単純性疣贅	ヒトパピローマウイルス感染症
	扁平疣贅	ミルメシア	

用法用量　本剤を患部大(患部と同じ大きさ)に切って貼付し，移動しないように固定する。2～5日目ごとに取りかえる。

禁忌　本剤に対し過敏症の既往のある患者

スプレキュア点鼻液0.15%　規格：15.75mg10mL1瓶[9990.2円/瓶]
ブセレリン酢酸塩　サノフィ　249

【効能効果】

子宮内膜症，中枢性思春期早発症

子宮筋腫の縮小及び子宮筋腫に基づく下記諸症状の改善

過多月経，下腹痛，腰痛，貧血

【対応標準病名】

◎	過多月経	下腹痛	子宮筋腫
	子宮内膜症	中枢性思春期早発症	貧血
	腰痛症		
○	FSH産生下垂体腺腫	外性子宮内膜症	下垂体機能亢進症
	下垂体前葉過形成	過長月経	巨大子宮筋腫
	筋筋膜性腰痛症	筋腫合併妊娠	筋腫合併分娩
	骨盤子宮内膜症	子宮筋腫術後	子宮頚部筋腫
	子宮腺筋症	子宮体部筋腫	子宮腟部筋腫
	子宮粘膜下筋腫	子宮有茎筋腫	思春期早発症
	漿膜下子宮平滑筋腫	正球性正色素性貧血	正球性貧血
	正色素性貧血	多発性子宮筋腫	中枢性早熟
	腸の子宮内膜症	チョコレートのう胞	頻発月経
	壁内子宮平滑筋腫	本態性貧血	有茎性漿膜下子宮筋腫
	有茎性漿膜下子宮筋腫茎捻転	卵管子宮内膜症	卵巣子宮内膜症
	卵巣子宮内膜症のう胞	老人性貧血	
△	異常月経	回盲部痛	下背部ストレイン
	急性腰痛症	月経異常	月経不順
	臍下部痛	臍周囲痛	思春期貧血
	持続性臍仙痛	持続腹痛	周期性腹痛
	症候性貧血	赤血球造血刺激因子製剤低反応性貧血	仙痛
	側腹部痛	鼡径部痛	虫垂仙痛
	腸骨窩部痛	腸仙痛	低形成性貧血
	殿部痛	反復性臍仙痛	反復性腹痛
	不規則月経	腹痛症	腹部圧痛
	腹壁痛	腰殿部痛	腰腹痛

用法用量

〔子宮内膜症及び子宮筋腫〕：通常，成人には1回あたり左右の鼻腔内に各々1噴霧ずつ(ブセレリンとして300μg)を1日3回，月経周期1～2日目より投与する。なお，症状により適宜増減する。

〔中枢性思春期早発症〕

左右の鼻腔に各々1噴霧投与(ブセレリンとして300μg)を1回投与とし，通常1日3～6回投与する。効果不十分のときは皮下注射法に切り替える。

本剤の効果は，本剤投与前と比較した投与2週以降におけるGnRHテストの血中LH，FSHの反応性の低下及び血中性ステロイドの低下で判断する。

用法用量に関連する使用上の注意　本剤及び他のGnRH誘導体製剤の長期投与により骨塩量の低下がみられることがあるので，GnRH誘導体製剤の6ヶ月を超える継続投与は原則として行わないこと。

禁忌

(1)診断のつかない異常性器出血のある患者

(2)妊婦又は妊娠している可能性のある患者

(3)授乳期の患者

(4)本剤の成分又は他のGnRH誘導体に対し過敏症の既往歴のある患者

イトレリン点鼻液0.15%：ILS[6261.5円/瓶]，ブセレキュア点鼻液0.15%：富士製薬[6261.5円/瓶]

スープレン吸入麻酔液　規格：1mL[44.9円/mL]
デスフルラン　バクスター　111

【効能効果】

全身麻酔の維持

【対応標準病名】

該当病名なし

効能効果に関連する使用上の注意　本剤は気道刺激性が強いため，全身麻酔の維持にのみ使用し，導入には使用しないこと。

用法用量　通常，成人には，デスフルランとして3.0%の濃度で開始し，適切な麻酔深度が得られるよう患者の全身状態を観察しながら，濃度を調節する。通常，成人では，亜酸化窒素の併用の有無にかかわらず，デスフルランとして7.6%以下の濃度で外科的手術に適切な麻酔深度が得られる。

禁忌

(1)本剤又は他のハロゲン化麻酔剤に対する過敏症の既往歴のある患者

(2)悪性高熱の既往歴又は血族に悪性高熱の既往歴のある患者

スポンゼル　規格：5cm×2.5cm1枚[241.3円/枚]，10cm×7cm1枚[742.8円/枚]
ゼラチン　アステラス　332

【効能効果】

各種外科領域における止血

褥瘡潰瘍

【対応標準病名】

◎	褥瘡性潰瘍		
○	足褥瘡	圧迫性潰瘍	ギブス性潰瘍
	褥瘡	褥瘡感染	仙骨部褥瘡
	殿部褥瘡	背部褥瘡	

用法用量 適当量を乾燥状態のまま，又は生理食塩液かトロンビン溶液に浸し，皮膚或は臓器の傷創面に貼付し，滲出する血液を吸収させ固着する。本品は組織に容易に吸収されるので体内に包埋しても差し支えない。

禁忌
(1)本剤の成分に対し過敏症の既往歴のある患者
(2)血管内

スミスリンローション5%
規格：5%1g[77.3円/g]
フェノトリン　クラシエ製薬　642

【効 能 効 果】

疥癬

【対応標準病名】

◎	疥癬
○	ノルウェー疥癬

効能効果に関連する使用上の注意
(1)疥癬については，確定診断された患者又はその患者と接触の機会があり，かつ疥癬の症状を呈する者に使用すること。
(2)角化型疥癬及び爪疥癬における有効性及び安全性は確立していない。(使用経験がない)

用法用量 通常，1週間隔で，1回1本(30g)を頸部以下(頸部から足底まで)の皮膚に塗布し，塗布後12時間以上経過した後に入浴，シャワー等で洗浄，除去する。

用法用量に関連する使用上の注意
(1)ヒゼンダニを確実に駆除するため，少なくとも2回の塗布を行うこと。
(2)2回目塗布以降は1週ごとに検鏡を含めて効果を確認し，再塗布を考慮すること。
(3)疥癬は多くの場合瘙痒を伴うが，本剤による治療初期に一過性に増悪することがある。
(4)ヒゼンダニの死滅後もアレルギー反応として全身の瘙痒が遷延することがある。瘙痒が持続しても，特徴的な皮疹の発生や感染が認められない場合には，漫然と再塗布しないこと。
(5)小児では体表面積が小さいことから，1回塗布量を適宜減量すること。

禁忌 本剤の成分に対し過敏症の既往歴のある患者

スルプロチンクリーム1%
規格：1%1g[21.3円/g]
スルプロチン軟膏1%
規格：1%1g[21.3円/g]
スプロフェン　テバ製薬　264

【効 能 効 果】

急性湿疹，接触皮膚炎，アトピー性皮膚炎，慢性湿疹，皮脂欠乏性湿疹，酒皶様皮膚炎・口囲皮膚炎，帯状疱疹

【対応標準病名】

◎	アトピー性皮膚炎	急性湿疹	口囲湿疹
	しゅさ様皮膚炎	接触皮膚炎	帯状疱疹
	皮脂欠乏性湿疹	慢性湿疹	
○	足湿疹	アトピー性角結膜炎	アトピー性紅皮症
	アトピー性湿疹	アトピー性神経皮膚炎	アトピー皮膚
	アレルギー性接触皮膚炎	異汗症	異汗性湿疹
	陰のう湿疹	陰部間擦疹	会陰部肛囲湿疹
	腋窩湿疹	壊疽性帯状疱疹	外陰部帯状疱疹
	外陰部皮膚炎	海水浴皮膚炎	過角化症
	化学性皮膚炎	角化棘細胞腫	角質増殖症
	化膿性皮膚疾患	貨幣状湿疹	間擦疹
	感染性皮膚炎	汗疱	汗疱性湿疹
	顔面急性皮膚炎	顔面しゅさ	顔面帯状疱疹
	顔面毛包性紅斑黒皮症	丘疹状湿疹	急性乳児湿疹
	胸部帯状疱疹	亀裂性湿疹	躯幹帯状疱疹
	頚部皮膚炎	劇症帯状疱疹	肛囲間擦疹
	後天性魚鱗癬	後頭部帯状疱疹	紅斑性間擦疹
	紅斑性湿疹	肛門湿疹	固定性扁豆状角化症
	三叉神経帯状疱疹	自家感作性皮膚炎	四肢小児湿疹
	湿疹	湿疹様発疹	しゅさ
	しゅさ性ざ瘡	しゅさ鼻	手指湿疹
	主婦湿疹	掌蹠角化症	小児アトピー性湿疹
	小児乾燥型湿疹	小児湿疹	職業性皮膚炎
	人工肛門部皮膚炎	進行性指掌角皮症	新生児皮膚炎
	ステロイドしゅさ	成人アトピー性皮膚炎	赤色湿疹
	全身湿疹	帯状疱疹後ケロイド形成	手湿疹
	点状角化症	冬期湿疹	頭部湿疹
	内因性湿疹	乳児皮膚炎	乳房皮膚炎
	妊娠湿疹	妊婦性皮膚炎	白色粃糠疹
	鼻背部湿疹	ハント症候群	汎発性帯状疱疹
	皮角	鼻前庭部湿疹	皮膚炎
	びまん性神経皮膚炎	不全型ハント症候群	ベニエ痒疹
	扁平湿疹	胞状異角化症	慢性乳児湿疹
	耳帯状疱疹	毛孔角化症	薬物性接触性皮膚炎
	腰殿部帯状疱疹	腰腹帯状疱疹	落屑性湿疹
	鱗状湿疹		
△	陰茎ヘルペス	陰のうヘルペス	陰部ヘルペス
	外陰部ヘルペス	カポジ水痘様発疹症	カポジ皮膚炎
	乾皮症	顔面ヘルペス	胸部ヘルペス
	屈曲部湿疹	頚部ヘルペス	口角ヘルペス
	口腔帯状疱疹	口唇ヘルペス	肛門ヘルペス
	再発性単純ヘルペス	しゅさ性角膜炎	小水疱性皮膚炎
	性器ヘルペス	単純口唇ヘルペス	単純ヘルペス
	直腸ヘルペス	鼻下部ヘルペス	皮脂欠乏症
	ヘルペスウイルス感染症	ヘルペスウイルス性外陰膣炎	ヘルペスウイルス性外耳炎
	ヘルペスウイルス性湿疹	ヘルペスウイルス性膣炎	ヘルペスウイルス性ひょう疽
	耳ヘルペス	老人性乾皮症	

用法用量
(1)急性湿疹，接触皮膚炎，アトピー性皮膚炎，慢性湿疹，皮脂欠乏性湿疹，酒皶様皮膚炎・口囲皮膚炎：本品の適量を1日数回患部に塗布する。
(2)帯状疱疹：本品の適量を1日1～2回患部に塗布又は貼布する。

禁忌
(1)本剤の成分に対し過敏症の既往歴のある患者
(2)ケトプロフェン(外皮用剤)，チアプロフェン酸，フェノフィブラート及びオキシベンゾンに対して過敏症の既往歴のある患者

スレンダムクリーム1%：ポーラ　1%1g[19.2円/g]
スレンダム軟膏1%：ポーラ　1%1g[19.2円/g]
トパルジッククリーム1%：アルフレッサファーマ　1%1g[24.4円/g]
トパルジック軟膏1%：アルフレッサファーマ　1%1g[24.4円/g]

スレンダムクリーム1%
規格：1%1g[19.2円/g]
スレンダム軟膏1%
規格：1%1g[19.2円/g]
スプロフェン　ポーラ　264

スルプロチンクリーム1%，スルプロチン軟膏1%を参照(P2158)

セクタークリーム3%　規格：3%1g[7円/g]
セクターゲル3%　規格：3%1g[7円/g]
セクターローション3%　規格：3%1mL[7円/mL]

ケトプロフェン　久光　264

【効能効果】

下記疾患並びに症状の鎮痛・消炎：変形性関節症，肩関節周囲炎，腱・腱鞘炎，腱周囲炎，上腕骨上顆炎（テニス肘等），筋肉痛，外傷後の腫脹・疼痛

【対応標準病名】

◎	外傷	外側上顆炎	肩関節周囲炎
	筋肉痛	腱炎	腱鞘炎
	挫傷	手指変形性関節症	全身性変形性関節症
	創傷	テニス肘	疼痛
	変形性肩関節症	変形性関節症	変形性胸鎖関節症
	変形性肩鎖関節症	変形性股関節症	変形性膝関節症
	変形性手関節症	変形性足関節症	変形性肘関節症
	変形性中手関節症	母指CM関節変形性関節症	
○	CM関節変形性関節症	DIP関節変形性関節症	PIP関節変形性関節症
あ	アキレス腱腱鞘炎	アキレス腱部石灰化症	アキレス周囲膿瘍
	足炎	一側性外傷後股関節症	一側性外傷後膝関節症
	一側性形成不全性股関節症	一側性原発性股関節症	一側性原発性膝関節症
	一側性続発性股関節症	一側性続発性膝関節症	遠位橈尺関節変形性関節症
か	外傷後股関節症	外傷後膝関節症	外傷性肩関節症
	外傷性関節症	外傷性関節障害	外傷性股関節症
	外傷性膝関節症	外傷性手関節症	外傷性足関節症
	外傷性肘関節症	外傷性母指CM関節症	回旋腱板症候群
	踵関節症	踵痛	下肢筋肉痛
	下肢腱腱鞘炎	下肢痛	下腿三頭筋痛
	下腿痛	肩インピンジメント症候群	肩滑液包炎
	肩関節腱板炎	肩関節硬結性腱炎	肩関節症
	肩周囲炎	肩石灰性腱炎	滑膜炎
	化膿性腱鞘炎	環指化膿性腱鞘炎	環指屈筋腱腱鞘炎
	環指腱鞘炎	環指痛	環指ばね指
	関節挫傷	関節周囲炎	関節症
	関節打撲	関節内骨折	関節包炎
	急速破壊型股関節症	胸骨周囲炎	狭窄性腱鞘炎
	胸鎖乳突筋痛	胸背部筋肉痛	胸部外傷
	胸部筋肉痛	胸腹部筋痛	胸部損傷
	棘上筋症候群	棘上筋石灰化症	筋肉内血腫
	頚肩部筋肉痛	頚性頭痛	形成不全性股関節症
	頚部筋肉痛	頚部痛	結合織炎
	血腫	肩甲周囲炎	肩甲部筋肉痛
	腱損傷	原発性関節症	原発性股関節症
	原発性膝関節症	原発性全身性関節症	原発性変形性関節症
	原発性母指CM関節症	肩部筋痛	腱付着部炎
	腱付着部症	肩部痛	高エネルギー外傷
	後足部痛	喉頭外傷	喉頭損傷
	項背部筋痛	項部筋肉痛	項部痛
さ	股関節症	股痛	擦過皮下血腫
	趾関節症	示指化膿性腱鞘炎	示指屈筋腱腱鞘炎
	示指腱鞘炎	四肢痛	示指痛
	示指ばね指	四肢末端痛	趾伸筋腱腱鞘炎
	持続痛	趾痛	膝関節滑膜炎
	膝関節症	膝部腱膜炎	手関節周囲炎
	手関節症	手関節部腱鞘炎	手根関節症
	手指腱鞘炎	手指痛	手背部痛
	手部腱鞘炎	手部痛	漿液性滑膜炎
	小指化膿性腱鞘炎	上肢筋肉痛	小指屈筋腱腱鞘炎
	小指腱鞘炎	小指痛	上肢痛
	小指ばね指	上腕筋肉痛	上腕三頭筋腱鞘炎
	上腕三頭筋痛	上腕痛	上腕二頭筋腱炎
	上腕二頭筋腱鞘炎	上腕二頭筋痛	靱帯炎
	石灰性腱炎	線維筋痛症	前足部痛
	先天性股関節脱臼治療後亜脱臼	前腕筋肉痛	前腕痛
	前腕部腱鞘炎	僧帽筋痛	足関節周囲炎
	足関節症	足関節部腱鞘炎	足痛
	足底筋腱付着部炎	足底部痛	足背腱鞘炎
	足背痛	続発性関節症	続発性股関節症
	続発性膝関節症	続発性多発性関節症	続発性母指CM関節症
た	足部屈筋腱腱鞘炎	大腿筋痛	大腿痛
	大腿内側部痛	多発性外傷	多発性関節症
	多発性筋肉痛	打撲血腫	打撲傷
	打撲皮下血腫	弾発母趾	肘関節滑膜炎
	肘関節症	中指化膿性腱鞘炎	中指屈筋腱腱鞘炎
	中指腱鞘炎	中指痛	中指ばね指
	中足骨痛症	中足部痛	手化膿性腱鞘炎
	手屈筋腱腱鞘炎	手伸筋腱腱鞘炎	殿部筋肉痛
	ドゥ・ケルバン腱鞘炎	橈骨茎状突起腱鞘炎	橈側手根屈筋腱鞘炎
な	頭部筋肉痛	内側上顆炎	難治性疼痛
は	肉離れ	二次性変形性関節症	背部筋肉痛
	ばね指	皮下血腫	皮下損傷
	肘周囲炎	非特異性慢性滑膜炎	腓腹筋痛
	腓腹部痛	びらん性関節症	腹壁筋痛
	ブシャール結節	ヘーガース結節	ヘバーデン結節
	母指CM関節症	母指化膿性腱鞘炎	母指関節症
	母指球部痛	母指狭窄性腱鞘炎	母指屈筋腱腱鞘炎
	母指腱鞘炎	母指痛	母趾痛
ま	母指ばね指	慢性アキレス腱腱鞘炎	慢性滑膜炎症
や	野球肩	野球肘	癒着性肩関節包炎
ら	腰筋痛症	腰背筋痛症	リウマチ性筋炎
	両側性外傷後股関節症	両側性外傷後膝関節症	両側性外傷性母指CM関節症
	両側性形成不全性股関節症	両側性原発性股関節症	両側性原発性膝関節症
	両側性原発性母指CM関節症	両側性続発性股関節症	両側性続発性膝関節症
	両側性続発性母指CM関節症	老人性関節炎	老年性股関節症
	肋間筋肉痛		
△あ	MRSA術後創部感染	亜脱臼	圧挫傷
	圧挫創	圧痛	一過性関節症
	咽頭開放創	咽頭創傷	会陰部化膿創
か	横隔膜損傷	外耳開放創	外耳道創傷
	外耳部外傷性異物	外耳部割創	外耳部貫通創
	外耳部咬創	外耳部挫創	外耳部刺創
	外耳部創傷	外傷後遺症	外傷性横隔膜ヘルニア
	外傷性眼球ろう	外傷性咬合	外傷性虹彩離断
	外傷性耳出血	外傷性食道破裂	外傷性切断
	外傷性乳び胸	外傷性皮下血腫	外耳裂創
	開放性脱臼	下咽頭創傷	下顎外傷性異物
	下顎開放創	下顎割創	下顎貫通創
	下顎口唇挫創	下顎咬創	下顎挫創
	下顎刺創	下顎創傷	下顎部皮膚欠損創
	下顎裂創	顎関節部開放創	顎関節部割創
	顎関節部貫通創	顎関節部咬創	顎関節部挫創
	顎関節部刺創	顎関節部創傷	顎関節部裂創
	角膜挫創	角膜切傷	角膜切創
	角膜創傷	角膜破裂	角膜裂傷
	肩関節異所性骨化	カテーテル感染症	カテーテル敗血症
	眼窩創傷	眼球結膜裂傷	眼球損傷
	眼球破裂	眼球裂傷	眼瞼外傷性異物

	眼瞼開放創	眼瞼割創	眼瞼貫通創
	眼瞼咬創	眼瞼挫創	眼瞼刺創
	眼瞼創傷	眼瞼裂創	眼周囲部外傷性異物
	眼周囲部開放創	眼周囲部割創	眼周囲部貫通創
	眼周囲部咬創	眼周囲部挫創	眼周囲部刺創
	眼周囲部創傷	眼周囲部裂創	関節血腫
	完全脱臼	眼部外傷性異物	眼部開放創
	眼部割創	眼部貫通創	眼部咬創
	眼部挫創	眼部刺創	眼部創傷
	眼部裂創	顔面汚染創	顔面外傷性異物
	顔面開放創	顔面割創	顔面貫通創
	顔面咬創	顔面挫創	顔面刺創
	顔面創傷	顔面搔創	顔面損傷
	顔面多発開放創	顔面多発割創	顔面多発貫通創
	顔面多発咬創	顔面多発挫創	顔面多発刺創
	顔面多発創傷	顔面多発裂創	顔面皮膚欠損創
	顔面裂創	急性疼痛	胸管損傷
	胸腺損傷	頬粘膜咬創	頬部外傷性異物
	頬部開放創	頬部割創	頬部貫通創
	頬部咬創	頬部挫創	頬部刺創
	胸部食道損傷	頬部創傷	頬部皮膚欠損創
	頬部裂創	強膜切創	強膜創傷
	強膜裂傷	筋損傷	筋断裂
	頚部食道開放創	結膜創傷	結膜裂傷
	腱鞘巨細胞腫	腱断裂	腱部分断裂
	腱裂傷	口蓋切創	口蓋裂創
	口角部挫創	口角部裂創	口腔開放創
	口腔割創	口腔挫創	口腔刺創
	口腔創傷	口腔粘膜咬創	口腔裂創
	口唇外傷性異物	口唇開放創	口唇割創
	口唇貫通創	口唇咬創	口唇挫創
	口唇刺創	口唇創傷	口唇裂創
さ	後方脱臼	挫滅傷	産科的創傷の血腫
	耳介外傷性異物	耳介開放創	耳介割創
	耳介貫通創	耳介咬創	耳介挫創
	耳介刺創	耳介創傷	耳介裂創
	趾化膿創	指間切創	示指化膿創
	耳前部挫創	歯肉切創	歯肉裂創
	脂肪織炎	縦隔血腫	手関節掌側部挫創
	手関節部挫創	手関節部創傷	手術創部膿瘍
	手掌挫創	手掌刺創	手掌切創
	手掌剥皮創	手掌皮膚欠損創	術後横隔膜下膿瘍
	術後感染症	術後髄膜炎	術後創部感染
	術後膿瘍	術後敗血症	術後腹腔内膿瘍
	術後腹壁膿瘍	手背皮膚欠損創	手背部挫創
	手背部切創	上顎部裂創	上唇小帯裂創
	食道損傷	神経原性関節症	神経障害性疼痛
	靱帯ストレイン	靱帯損傷	靱帯断裂
	身体痛	靱帯捻挫	靱帯裂傷
	ストレイン	声門外傷	舌開放創
	舌下顎挫創	舌咬創	舌挫創
	舌刺創	舌切創	舌創傷
	舌裂創	前額部外傷性異物	前額部開放創
	前額部割創	前額部貫通創	前額部咬創
	前額部挫創	前額部刺創	前額部創傷
	前額部皮膚欠損創	前額部裂創	前額頭頂部挫創
	全身痛	前方脱臼	創傷感染症
	創傷はえ幼虫症	創部膿瘍	損傷
た	大腿汚染創	大腿咬創	大腿挫創
	大腿皮膚欠損創	大腿部開放創	大腿部刺創
	大腿部切創	大腿裂創	大転子部挫創
	脱臼	単純脱臼	腟断端炎
	中手骨関節部挫創	虫垂炎術後残膿瘍	中枢神経障害性疼痛
	頭部多発開放創	頭部多発割創	頭部多発咬創
	頭部多発挫創	頭部多発刺創	頭部多発創傷
	頭部多発裂創	特発性関節脱臼	鈍痛
な	軟口蓋挫創	軟口蓋創傷	軟口蓋破裂
は	尿管切石術後感染症	捻挫	剥離骨折
	抜歯後感染	皮下異物	鼻根部打撲挫創
	鼻根部裂創	鼻前庭部挫創	鼻尖部挫創
	非熱傷性水疱	鼻部外傷性異物	鼻部開放創
	眉部割創	鼻部割創	鼻部貫通創
	鼻部咬創	鼻部挫創	鼻部刺創
	鼻部創傷	皮膚損傷	皮膚疼痛症
	鼻部皮膚欠損創	鼻部裂創	眉毛部割創
	眉毛部裂創	表皮剥離	鼻翼部切創
	鼻翼部裂創	複雑脱臼	副鼻腔開放創
	腹壁縫合糸膿瘍	ブラックアイ	閉鎖性脱臼
	縫合糸膿瘍	縫合部膿瘍	放散痛
ま	母指示指間切創	末梢神経障害性疼痛	眉間部挫創
	眉間部裂創	耳後部挫創	網脈絡膜裂傷
ら	らせん骨折	裂離	裂離骨折

効能効果に関連する使用上の注意　本剤の使用により重篤な接触皮膚炎，光線過敏症が発現することがあり，中には重度の全身性発疹に進展する例が報告されているので，疾病の治療上の必要性を十分に検討の上，治療上の有益性が危険性を上回る場合にのみ使用すること。

用法用量

〔クリーム，ゲル〕：症状により，適量を１日数回患部に塗擦する。

〔ローション〕：症状により，適量を１日数回患部に塗布する。

禁忌

(1)本剤又は本剤の成分に対して過敏症の既往歴のある患者

(2)アスピリン喘息(非ステロイド性消炎鎮痛剤等による喘息発作の誘発)又はその既往歴のある患者

(3)チアプロフェン酸，スプロフェン，フェノフィブラート並びにオキシベンゾン及びオクトクリレンを含有する製品(サンスクリーン，香水等)に対して過敏症の既往歴のある患者

(4)光線過敏症の既往歴のある患者

(5)妊娠後期の女性

ゼスタッククリーム　規格：1g[7.9円/g]
ゼスタックローション　規格：1mL[7.9円/mL]

サリチル酸　ヘパリン類似物質　副腎エキス　三笠　264

【効能効果】

変形性関節症(深部関節を除く)，関節リウマチによる小関節の腫脹・疼痛の緩解，筋・筋膜性腰痛，肩関節周囲炎，腱・腱鞘・腱周囲炎，外傷後の疼痛・腫脹・血腫

【対応標準病名】

◎	外傷	肩関節周囲炎	関節リウマチ
	筋筋膜性腰痛症	血腫	腱炎
	腱鞘炎	手指変形性関節症	全身性変形性関節症
	疼痛	変形性肩関節症	変形性関節症
	変形性胸鎖関節症	変形性肩鎖関節症	変形性股関節症
	変形性膝関節症	変形性手関節症	変形性足関節症
	変形性肘関節症	変形性中手関節症	母指CM関節変形性関節症
	腰痛症		
○	CM関節変形性関節症	DIP関節炎	DIP関節変形性関節症
あ	PIP関節変形性関節症	RS3PE症候群	亜急性関節炎
	アキレス腱腱鞘炎	アキレス腱部石灰化症	アキレス周囲膿瘍
	亜脱臼	圧挫傷	圧挫創
	圧迫骨折	一側性外傷後股関節症	一側性外傷後膝関節症
	一側性形成不全性股関節症	一側性原発性股関節症	一側性原発性膝関節症
	一側性続発性股関節症	一側性続発性膝関節症	犬咬創

	遠位橈尺関節変形性関節症	炎症性多発性関節障害	横骨折
か	汚染創	外傷後股関節症	外傷後膝関節症
	外傷性異物	外傷性肩関節症	外傷性関節症
	外傷性関節障害	外傷性股関節症	外傷性膝関節症
	外傷性手関節症	外傷性切断	外傷性足関節症
	外傷性肘関節症	外傷性破裂	外傷性皮下血腫
	外傷性母指 CM 関節症	回旋腱板症候群	外側上顆炎
	開放骨折	開放性陥没骨折	開放性脱臼
	開放性脱臼骨折	開放性粉砕骨折	開放創
	踵関節症	下肢腱腱鞘炎	肩滑液包炎
	肩関節異所性骨化	肩関節炎	肩関節腱板炎
	肩関節硬結性腱炎	肩関節症	肩周囲炎
	肩石灰性腱炎	割創	滑膜炎
	環指化膿性腱鞘炎	環指屈筋腱腱鞘炎	環指腱鞘炎
	環指ばね指	関節炎	関節血腫
	関節骨折	関節周囲炎	関節症
	関節内骨折	関節包炎	関節リウマチ・顎関節
	関節リウマチ・肩関節	関節リウマチ・胸椎	関節リウマチ・頚椎
	関節リウマチ・股関節	関節リウマチ・指関節	関節リウマチ・趾関節
	関節リウマチ・膝関節	関節リウマチ・手関節	関節リウマチ・脊椎
	関節リウマチ・足関節	関節リウマチ・肘関節	関節リウマチ・腰椎
	完全骨折	完全脱臼	貫通刺創
	貫通銃創	貫通性挫滅創	貫通創
	陥没骨折	顔面損傷	急性関節炎
	急性疼痛	急性腰痛症	急速破壊型股関節症
	胸鎖関節炎	狭窄性腱鞘炎	胸背部痛
	胸部外傷	胸部損傷	胸肋関節炎
	棘刺創	棘上筋症候群	棘上筋石灰化症
	魚咬創	距踵関節炎	亀裂骨折
	筋損傷	筋断裂	筋肉内血腫
	屈曲骨折	頚肩部筋肉痛	形成不全性股関節症
	頚部筋肉痛	血清反応陰性関節リウマチ	肩甲周囲炎
	肩鎖関節炎	腱切創	腱損傷
	腱断裂	原発性関節症	原発性股関節症
	原発性膝関節症	原発性全身性関節症	原発性変形性関節症
	原発性母指 CM 関節症	腱付着部炎	腱付着部症
	肩部痛	腱部分断裂	腱裂傷
	高エネルギー外傷	溝創	咬創
	喉頭外傷	喉頭損傷	項背部筋痛
	項部筋肉痛	後方脱臼	股関節炎
	股関節症	骨折	根性腰痛症
さ	坐骨神経根炎	坐骨神経痛	坐骨単神経根炎
	挫創	挫滅傷	挫滅創
	趾関節炎	趾関節症	刺咬症
	示指化膿性腱鞘炎	示指屈筋腱腱鞘炎	示指腱鞘炎
	示指ばね指	趾伸筋腱腱鞘炎	刺創
	持続痛	膝関節炎	膝関節滑膜炎
	膝関節症	膝部腱膜炎	斜骨折
	射創	縦骨折	銃創
	重複骨折	手関節炎	手関節周囲炎
	手関節症	手関節部腱鞘炎	手根関節症
	種子骨開放骨折	種子骨骨折	手部腱鞘炎
	漿液性滑膜炎	小指化膿性腱鞘炎	小指屈筋腱腱鞘炎
	小指腱鞘炎	小指ばね指	上腕三頭筋腱鞘炎
	上腕神経痛	上腕二頭筋腱炎	上腕二頭筋腱鞘炎
	神経根炎	針刺創	靱帯炎
	靱帯ストレイン	靱帯損傷	靱帯断裂
	靱帯捻挫	靱帯裂傷	ストレイン
	成人スチル病	脊髄神経根症	脊椎関節痛
	脊椎痛	石灰性腱炎	切断
	線状骨折	穿通創	先天性股関節脱臼治療後亜脱臼

	前方脱臼	前腕部腱鞘炎	創傷
	増殖性関節炎	足関節炎	足関節周囲炎
	足関節症	足関節部腱鞘炎	足底筋腱付着部炎
	足背腱鞘炎	続発性関節症	続発性股関節症
	続発性膝関節症	続発性多発性関節症	続発性母指CM関節症
た	足部屈筋腱腱鞘炎	脱臼	脱臼骨折
	多発性外傷	多発性関節炎	多発性関節症
	多発性リウマチ性関節炎	打撲割創	打撲血腫
	打撲挫創	打撲皮下血腫	単関節炎
	単純性関節炎	単純脱臼	弾発母趾
	恥骨結合炎	肘関節炎	肘関節滑膜炎
	肘関節症	中指化膿性腱鞘炎	中指屈筋腱腱鞘炎
	中指腱鞘炎	中指ばね指	中足骨痛症
	手化膿性腱鞘炎	手屈筋腱腱鞘炎	手伸筋腱腱鞘炎
	テニス肘	転位性骨折	ドゥ・ケルバン腱鞘炎
	橈骨茎状突起腱鞘炎	橈側手根屈筋腱鞘炎	動物咬創
な	特発性関節脱臼	内側上顆炎	難治性疼痛
	肉離れ	二次性変形性関節症	猫咬創
は	捻挫	背部圧迫感	背部痛
	剥離骨折	ばね指	破裂骨折
	皮下血腫	肘周囲炎	非特異性関節炎
	非特異性慢性滑膜炎	皮膚欠損創	皮膚剥脱創
	病的骨折	びらん性関節症	複雑脱臼
	ブシャール結節	不全骨折	粉砕骨折
	閉鎖性骨折	閉鎖性脱臼	ヘーガース結節
	ヘバーデン結節	母指 CM 関節症	母指化膿性腱鞘炎
	母指関節症	母指狭窄性腱鞘炎	母指屈筋腱腱鞘炎
ま	母指腱鞘炎	母指ばね指	慢性アキレス腱腱鞘炎
	慢性滑膜炎症	慢性関節炎	ムチランス変形
や	盲管銃創	野球肩	野球肘
	癒着性肩関節包炎	腰仙部神経根炎	腰痛坐骨神経痛症候群
ら	腰部神経根炎	らせん骨折	リウマチ性滑液包炎
	リウマチ性皮下結節	リウマチ様関節炎	離開骨折
	両側性外傷後股関節症	両側性外傷後膝関節症	両側性外傷性母指 CM 関節症
	両側性形成不全性股関節症	両側性原発性股関節症	両側性原発性膝関節症
	両側性原発性母指 CM 関節症	両側性続発性股関節症	両側性続発性膝関節症
	両側性続発性母指 CM 関節症	轢過創	裂傷
	裂創	裂離	裂離骨折
わ	老人性関節炎	老年性股関節症	若木骨折
△	IP 関節炎	MP 関節炎	PIP 関節炎
	圧痛	アレルギー性関節炎	一過性関節症
	汚染擦過創	外傷後遺症	外傷性視神経症
	外傷性刺青	肩インピンジメント症候群	化膿性腱鞘炎
	下背部ストレイン	関節挫傷	関節打撲
	腱鞘巨細胞腫	後発性関節炎	昆虫咬創
	昆虫刺傷	採皮創	挫傷
	擦過創	擦過皮下血腫	尺側偏位
	手指関節炎	手指腱鞘炎	ショパール関節炎
	神経原性関節症	神経障害性疼痛	身体痛
	切創	全身擦過創	全身痛
	搔創	損傷	打撲擦過創
	打撲傷	中枢神経障害性疼痛	痛風性関節炎
	殿部痛	鈍痛	皮下異物
	皮下損傷	非熱傷性水疱	皮膚損傷
	皮膚疼痛症	表皮剥離	放散痛
	末梢神経障害性疼痛	腰殿部痛	腰腹痛
	リスフラン関節炎		

用法用量

〔クリーム〕: 通常，1日1～数回適量を塗擦又はガーゼ等にのばして貼付する。症状により密封法を行う。

〔ローション〕: 通常，1日1～数回適量を患部に塗布する。

禁忌

(1)出血性血液疾患(血友病，血小板減少症，紫斑病等)
(2)僅少な出血でも重大な結果を来すことが予想される場合
(3)サリチル酸に対し過敏症の既往歴のある患者

セチルピリジニウム塩化物トローチ2mg「イワキ」

規格：2mg1錠[5.6円/錠]
セチルピリジニウム塩化物水和物　岩城　239

【効能効果】

咽頭炎，扁桃炎，口内炎

【対応標準病名】

◎	咽頭炎	口内炎	扁桃炎
○	アフタ性口内炎	アレルギー性口内炎	アンギナ
	咽頭チフス	咽頭痛	インフルエンザ菌性咽頭炎
	ウイルス性咽頭炎	ウイルス性口内炎	ウイルス性扁桃炎
	壊疽性咽頭炎	壊疽性口内炎	潰瘍性咽頭炎
	潰瘍性口内炎	下咽頭炎	カタル性咽頭炎
	カタル性口内炎	カンジダ性口内炎	感染性咽頭炎
	感染性口内炎	乾燥性口内炎	義歯性潰瘍
	義歯性口内炎	偽膜性咽頭炎	偽膜性口内炎
	偽膜性扁桃炎	急性アデノイド咽頭炎	急性アデノイド扁桃炎
	急性咽頭炎	急性壊疽性扁桃炎	急性潰瘍性扁桃炎
	急性化膿性咽頭炎	急性化膿性扁桃炎	急性偽膜性カンジダ症
	急性腺窩性扁桃炎	急性扁桃炎	ゲオトリクム性口内炎
	原発性ヘルペスウイルス性口内炎	口腔感染症	口腔褥瘡性潰瘍
	口腔ヘルペス	口唇アフタ	孤立性アフタ
	再発性アフタ	再発性ヘルペスウイルス性口内炎	習慣性アンギナ
	習慣性扁桃炎	出血性口内炎	上咽頭炎
	水疱性咽頭炎	水疱性口内炎	水疱性口内炎ウイルス病
	接触性口内炎	舌扁桃炎	腺窩性アンギナ
	増殖性化膿性口内炎	大アフタ	多発性口内炎
	地図状口内炎	難治性口内炎	ぶどう球菌性咽頭炎
	ぶどう球菌性扁桃炎	ベドナーアフタ	ヘルペスウイルス性歯肉口内炎
	ヘルペス口内炎	扁桃性アンギナ	扁桃チフス
	放射線性口内炎	慢性扁桃炎	淋菌性口内炎
	連鎖球菌性扁桃炎		
△	壊死性潰瘍性歯周炎	壊死性潰瘍性歯肉炎	壊疽性歯肉炎
	カンジダ性口角びらん	偽膜性アンギナ	頬粘膜白板症
	ゲオトリクム症	口腔カンジダ症	口腔紅板症
	口腔白板症	硬口蓋白板症	口唇カンジダ症
	口底白板症	紅板症	歯肉カンジダ症
	歯肉白板症	重症熱性血小板減少症候群	舌下隙膿瘍
	舌カンジダ症	舌白板症	軟口蓋白板症
	ニコチン性口蓋白色角化症	ニコチン性口内炎	肺炎球菌性咽頭炎
	敗血症性咽頭炎	白色水腫	ヘルペスウイルス性咽頭炎
	膜性咽頭炎	淋菌性咽頭炎	連鎖球菌性アンギナ
	連鎖球菌性咽頭炎	ワンサンアンギナ	ワンサン扁桃炎

用法用量　セチルピリジニウム塩化物水和物(塩化セチルピリジニウム)として，通常1回2mg(本剤1錠)を1日3～4回投与し，口中で徐々に溶解させる。
なお，症状により適宜増減する。

セニラン坐剤3mg

規格：3mg1個[104円/個]
ブロマゼパム　サンド　112

【効能効果】

麻酔前投薬

【対応標準病名】

該当病名なし

用法用量　通常，成人にはブロマゼパムとして1回3mgを術前夜又は麻酔前に直腸内投与する。

禁忌

(1)本剤の成分に対し過敏症の既往歴のある患者
(2)急性狭隅角緑内障の患者
(3)重症筋無力症の患者

ゼノンコールド

規格：8L1容器[27719.3円/容器]
キセノン　安西メディカル　729

【効能効果】

X線CTを用いた局所脳血流量及び局所脳血流分布の測定。

【対応標準病名】

該当病名なし

用法用量

本剤をコールドキセノンガス吸入装置ジートロン(AZ－720シリーズ)に装着し使用する。
通常，成人に対して以下の方法により使用する。
本剤と空気及び酸素を混合し，キセノン濃度約30～35vol%としたものを呼吸マスク等を通じて約4～8分間〔キセノン(非放射性)として約7L〕吸入させる。
この際，酸素濃度は，最低21vol%を確保すること。
なお，吸入時間及び量は年齢，体重により適宜増減する。
その後空気に切り換えて約10分間吸入させる。
本剤の吸入開始から空気の吸入終了までX線CT装置により脳組織内のキセノン量を継続測定し，コンピュータープログラムにより演算して，局所脳血流量及び局所脳血流分布を求める。

ゼフナート外用液2%
ゼフナートクリーム2%

規格：2%1mL[50.6円/mL]
規格：2%1g[50.6円/g]
リラナフタート　全薬工業　265

【効能効果】

白癬：足白癬，体部白癬，股部白癬

【対応標準病名】

◎	足白癬	股部白癬	体部白癬
	白癬		
○	足汗疱状白癬	足爪白癬	腋窩浅在性白癬
	渦状癬	汗疱状白癬	胸部白癬
	頚部白癬	肛囲白癬	股部頑癬
	趾間汗疱状白癬	指間白癬	趾間白癬
	趾部白癬	手指爪白癬	手掌白癬
	鼡径部白癬	爪白癬	手汗疱状白癬
	手白癬	殿部白癬	腹部白癬
	腰部白癬		

用法用量　1日1回患部に塗布する。

禁忌

(1)本剤の成分に対して過敏症の既往歴のある患者
(2)他の外用抗真菌剤に対して過敏症の既往歴のある患者
(3)臨床所見上皮膚カンジダ症あるいは汗疱，掌蹠膿疱症，膿皮症，他の皮膚炎等との鑑別が困難な患者

ゼペリン点眼液0.1%

規格：5mg5mL1瓶[920.7円/瓶]
アシタザノラスト水和物　わかもと　131

【効能効果】

アレルギー性結膜炎

【対応標準病名】

◎	アレルギー性結膜炎		
○	アトピー性角結膜炎	アレルギー性鼻結膜炎	季節性アレルギー性結膜炎
	春季カタル	通年性アレルギー性結膜炎	
△	亜急性結膜炎	萎縮性角結膜炎	化学性結膜炎
	カタル性眼炎	カタル性結膜炎	化膿性結膜炎
	眼炎	偽膜性結膜炎	急性結膜炎
	急性濾胞性結膜炎	巨大乳頭結膜炎	結膜炎
	結膜化膿性肉芽腫	結膜びらん	結膜濾胞症
	接触性眼瞼結膜炎	薬物性結膜炎	

用法用量　1回1～2滴，1日4回(朝，昼，夕方及び就寝前)点眼する。

セボフレン吸入麻酔液　規格：1mL[58.3円/mL]
セボフルラン　丸石　111

【効 能 効 果】

全身麻酔

【対応標準病名】

該当病名なし

用法用量

導入	セボフレン吸入麻酔液(セボフルラン)と酸素もしくは酸素・亜酸化窒素混合ガスとで導入する。また，睡眠量の静脈麻酔剤を投与し，セボフレン吸入麻酔液と酸素もしくは酸素・亜酸化窒素混合ガスでも導入できる。本剤による導入は，通常，0.5～5.0%で行うことができる。
維持	患者の臨床徴候を観察しながら，通常，酸素・亜酸化窒素と併用し，最小有効濃度で外科的麻酔状態を維持する。通常，4.0%以下の濃度で維持できる。

禁忌

(1)以前にハロゲン化麻酔剤を使用して，黄疸又は原因不明の発熱がみられた患者

(2)本剤の成分に対し過敏症の既往歴のある患者

セボフルラン吸入麻酔液「マイラン」：マイラン製薬[46.8円/mL]

ゼポラステープ20mg　規格：7cm×10cm1枚[11.6円/枚]
ゼポラステープ40mg　規格：10cm×14cm1枚[17.5円/枚]
ゼポラスパップ40mg　規格：10cm×14cm1枚[17.5円/枚]
ゼポラスパップ80mg　規格：20cm×14cm1枚[29.2円/枚]
フルルビプロフェン　三笠　264

【効 能 効 果】

下記疾患並びに症状の鎮痛・消炎：変形性関節症，肩関節周囲炎，腱・腱鞘炎，腱周囲炎，上腕骨上顆炎(テニス肘等)，筋肉痛，外傷後の腫脹・疼痛

【対応標準病名】

◎	外傷	外側上顆炎	肩関節周囲炎
	筋肉痛	腱炎	腱鞘炎
	挫傷	手指変形性関節症	全身性変形性関節症
	創傷	テニス肘	疼痛
	変形性肩関節症	変形性関節症	変形性胸鎖関節症
	変形性肩鎖関節症	変形性股関節症	変形性膝関節症
	変形性手関節症	変形性足関節症	変形性肘関節症
	変形性中手関節症	母指CM関節変形性関節症	
○	CM関節変形性関節症	DIP関節変形性関節症	MRSA術後創部感染
あ	PIP関節変形性関節症	アキレス腱腱鞘炎	アキレス周囲膿瘍
	足炎	一側性外傷後股関節症	一側性外傷後膝関節症
	一側性形成不全性股関節症	一側性原発性股関節症	一側性原発性膝関節症
	一側性続発性股関節症	一側性続発性膝関節症	咽頭開放創
	咽頭創傷	会陰部化膿創	遠位橈尺関節変形性関節症
か	横隔膜損傷	外耳開放創	外耳道創傷
	外耳部外傷性異物	外耳部割創	外耳部貫通創
	外耳部咬創	外耳部挫創	外耳部刺創
	外耳部創傷	外傷後股関節症	外傷後膝関節症
	外傷性横隔膜ヘルニア	外傷性肩関節症	外傷性眼球ろう
	外傷性関節症	外傷性関節障害	外傷性咬合
	外傷性虹彩離断	外傷性股関節症	外傷性耳出血
	外傷性膝関節症	外傷性手関節症	外傷性食道破裂
	外傷性足関節症	外傷性肘関節症	外傷性乳び胸
	外傷性母指CM関節症	外耳裂創	回旋腱板症候群
	下咽頭創傷	下顎外傷性異物	下顎開放創
	下顎割創	下顎貫通創	下顎口唇挫創
	下顎咬創	下顎挫創	下顎刺創
	下顎創傷	下顎部皮膚欠損創	下顎裂創
	踵関節症	踵痛	顎関節部開放創
	顎関節部割創	顎関節部貫通創	顎関節部咬創
	顎関節部挫創	顎関節部刺創	顎関節部創傷
	顎関節部裂創	角膜挫創	角膜切傷
	角膜切創	角膜創傷	角膜破裂
	角膜裂傷	下肢筋肉痛	下肢腱腱鞘炎
	下肢痛	下腿三頭筋痛	下腿痛
	肩関節腱板炎	肩関節硬結性腱炎	肩関節症
	肩周囲炎	滑膜炎	カテーテル感染症
	カテーテル敗血症	化膿性腱鞘炎	眼窩創傷
	眼球結膜裂傷	眼球損傷	眼球破裂
	眼球裂傷	眼瞼外傷性異物	眼瞼開放創
	眼瞼割創	眼瞼貫通創	眼瞼咬創
	眼瞼挫創	眼瞼刺創	眼瞼創傷
	眼瞼裂創	環指化膿性腱鞘炎	環指屈筋腱腱鞘炎
	環指腱鞘炎	環指痛	環指ばね指
	眼周囲部外傷性異物	眼周囲部開放創	眼周囲部割創
	眼周囲部貫通創	眼周囲部咬創	眼周囲部挫創
	眼周囲部刺創	眼周囲部創傷	眼周囲部裂創
	関節挫傷	関節周囲炎	関節症
	関節打撲	関節内骨折	関節包炎
	眼部外傷性異物	眼部開放創	眼部割創
	眼部貫通創	眼部咬創	眼部挫創
	眼部刺創	眼部創傷	眼部裂創
	顔面汚染創	顔面外傷性異物	顔面開放創
	顔面割創	顔面貫通創	顔面咬創
	顔面挫創	顔面刺創	顔面創傷
	顔面掻創	顔面損傷	顔面多発開放創
	顔面多発割創	顔面多発貫通創	顔面多発咬創
	顔面多発挫創	顔面多発刺創	顔面多発創傷
	顔面多発裂創	顔面皮膚欠損創	顔面裂創
	急性疼痛	急速破壊型股関節症	胸管損傷
	胸骨周囲炎	狭窄性腱鞘炎	胸鎖乳突筋痛
	胸腺損傷	頬粘膜咬創	胸背部筋肉痛
	胸部外傷	頬部外傷性異物	頬部開放創
	頬部割創	頬部貫通創	胸部筋肉痛
	胸腹部筋痛	頬部咬創	頬部挫創
	頬部刺創	胸部食道損傷	頬部創傷
	胸部損傷	頬部皮膚欠損創	頬部裂創
	強膜切創	強膜創傷	強膜裂傷
	棘上筋症候群	頚肩部筋肉痛	頚性頭痛
	形成不全性股関節症	頚部筋肉痛	頚部食道開放創
	頚部痛	結合織炎	結膜創傷
	結膜裂傷	肩甲周囲炎	肩甲部筋肉痛
	原発性関節症	原発性股関節症	原発性膝関節症

セ

	原発性全身性関節症	原発性変形性関節症	原発性母指 CM 関節症
	肩部筋痛	腱付着部炎	腱付着部症
	肩部痛	口蓋切創	口蓋裂創
	口角部挫創	口角部裂創	口腔開放創
	口腔割創	口腔挫創	口腔刺創
	口腔創傷	口腔粘膜咬創	口腔裂創
	口唇外傷性異物	口唇開放創	口唇割創
	口唇貫通創	口唇咬創	口唇挫創
	口唇刺創	口唇創傷	口唇裂創
	後足部痛	喉頭外傷	喉頭損傷
	項背部筋痛	項部筋肉痛	項部痛
さ	股関節症	股痛	産科的創傷の血腫
	耳介外傷性異物	耳介開放創	耳介割創
	耳介貫通創	耳介咬創	耳介挫創
	耳介刺創	耳介創傷	耳介裂創
	趾化膿創	趾関節症	指間切創
	示指化膿性腱鞘炎	示指化膿創	示指屈筋腱腱鞘炎
	示指腱鞘炎	四肢痛	示指痛
	示指ばね指	四肢末端痛	趾伸筋腱腱鞘炎
	耳前部挫創	持続痛	趾痛
	膝蓋下脂肪体肥大	膝関節滑膜炎	膝関節症
	膝部腱膜炎	脂肪織炎	縦隔血腫
	手関節周囲炎	手関節症	手関節掌側部挫創
	手関節部腱鞘炎	手関節部挫創	手関節部創傷
	手根関節症	手指腱鞘炎	手指痛
	手術創部膿瘍	手掌挫創	手掌刺創
	手掌切創	手掌剥皮創	手掌皮膚欠損創
	術後横隔膜下膿瘍	術後感染症	術後髄膜炎
	術後創部感染	術後膿瘍	術後敗血症
	術後腹腔内膿瘍	術後腹壁膿瘍	手背皮膚欠損創
	手背部挫創	手背部切創	手背部痛
	手部腱鞘炎	手部痛	漿液性滑膜炎
	上顎部裂創	踵骨棘	小指化膿性腱鞘炎
	上肢筋肉痛	小指屈筋腱腱鞘炎	小指腱鞘炎
	小指痛	上肢痛	小指ばね指
	上唇小帯裂創	上腕筋肉痛	上腕三頭筋腱鞘炎
	上腕三頭筋痛	上腕痛	上腕二頭筋腱炎
	上腕二頭筋腱鞘炎	上腕二頭筋痛	食道損傷
	神経障害性疼痛	靱帯炎	声門外傷
	石灰性腱炎	舌開放創	舌下顎挫創
	舌咬創	舌挫創	舌刺創
	舌切創	舌創傷	舌裂創
	線維筋痛症	前額部外傷性異物	前額部開放創
	前額部割創	前額部貫通創	前額部咬創
	前額部挫創	前額部刺創	前額部創傷
	前額部皮膚欠損創	前額部裂創	前額頭頂部挫創
	前足部痛	先天性股関節脱臼治療後亜脱臼	前腕筋肉痛
	前腕痛	前腕部腱鞘炎	創傷感染症
	創傷はえ幼虫症	創部膿瘍	足関節周囲炎
	足関節症	足関節部腱鞘炎	足痛
	足底筋腱付着部炎	足底部痛	足背腱鞘炎
	足背痛	続発性関節症	続発性股関節症
	続発性膝関節症	続発性多発性関節症	続発性母指 CM 関節症
た	足部屈筋腱腱鞘炎	大腿汚染創	大腿筋痛
	大腿咬創	大腿挫創	大腿痛
	大腿内側部痛	大腿皮膚欠損創	大腿部開放創
	大腿部刺創	大腿部切創	大腿裂創
	大転子部挫創	多発性外傷	多発性関節症
	多発性筋肉痛	打撲傷	弾発母趾
	腟断端炎	肘関節滑膜炎	肘関節症
	中指化膿性腱鞘炎	中指屈筋腱腱鞘炎	中指腱鞘炎
	中指痛	中指ばね指	中手骨関節部挫創
	虫垂炎術後残膿瘍	中枢神経障害性疼痛	中足骨痛症

	中足部痛	肘頭骨棘	手化膿性腱鞘炎
	手屈筋腱腱鞘炎	手伸筋腱腱鞘炎	殿部筋肉痛
	ドゥ・ケルバン腱鞘炎	橈骨茎状突起腱鞘炎	橈側手根屈筋腱鞘炎
	頭部筋肉痛	頭部多発開放創	頭部多発割創
	頭部多発咬創	頭部多発挫創	頭部多発刺創
な	頭部多発創傷	頭部多発裂創	内側上顆炎
	軟口蓋挫創	軟口蓋創傷	軟口蓋破裂
	難治性疼痛	二次性変形性関節症	尿管切石術後感染症
は	背部筋肉痛	抜歯後感染	ばね指
	皮下損傷	鼻根部打撲挫創	鼻根部裂創
	肘周囲炎	鼻前庭部挫創	鼻尖部挫創
	非特異性慢性滑膜炎	鼻部外傷性異物	鼻部開放創
	眉部割創	鼻部割創	鼻部貫通創
	腓腹筋痛	腓腹部痛	鼻部咬創
	鼻部挫創	鼻部刺創	鼻部創傷
	皮膚損傷	鼻部皮膚欠損創	鼻部裂創
	眉毛部割創	眉毛部裂創	表皮剥離
	鼻翼部切創	鼻翼部裂創	びらん性関節症
	副鼻腔開放創	腹壁筋痛	腹壁縫合糸膿瘍
	ブシャール結節	ブラックアイ	ヘーガース結節
	ヘバーデン結節	縫合糸膿瘍	縫合部膿瘍
	母指 CM 関節症	母指化膿性腱鞘炎	母指関節症
	母指球部痛	母指狭窄性腱鞘炎	母指屈筋腱腱鞘炎
	母指腱鞘炎	母指示指間切創	母指痛
ま	母趾痛	母指ばね指	末梢神経障害性疼痛
	慢性アキレス腱腱鞘炎	慢性滑膜炎症	眉間部挫創
	眉間部裂創	耳後部挫創	網脈絡膜裂傷
や	野球肩	野球肘	癒着性肩関節包炎
ら	腰筋痛症	腰背筋痛症	らせん骨折
	リウマチ性筋炎	両側性外傷後股関節症	両側性外傷後膝関節症
	両側性外傷性母指 CM 関節症	両側性形成不全性股関節症	両側性原発性股関節症
	両側性原発性膝関節症	両側性原発性母指 CM 関節症	両側性続発性股関節症
	両側性続発性膝関節症	両側性続発性母指 CM 関節症	裂離骨折
	老人性関節炎	老年性股関節症	肋間筋肉痛
△	アキレス腱部石灰化症	亜脱臼	圧挫傷
	圧挫創	圧痛	圧迫骨折
	一過性関節症	横骨折	外傷後遺症
	外傷性皮下血腫	開放性脱臼	肩インピンジメント症候群
	肩滑液包炎	肩関節異所性骨化	肩石灰性腱炎
	関節血腫	関節骨折	完全骨折
	完全脱臼	陥没骨折	棘上筋石灰化症
	亀裂骨折	筋損傷	筋断裂
	筋肉内異物残留	筋肉内血腫	屈曲骨折
	血腫	腱鞘巨細胞腫	腱損傷
	腱断裂	腱部分断裂	腱裂傷
	高エネルギー外傷	後方脱臼	骨折
	擦過皮下血腫	挫滅傷	歯肉切創
	歯肉裂創	斜骨折	縦骨折
	重複骨折	種子骨骨折	神経原性関節症
	靱帯ストレイン	靱帯損傷	靱帯断裂
	身体痛	靱帯捻挫	靱帯裂傷
	ストレイン	線状骨折	全身痛
	前方脱臼	僧帽筋痛	損傷
	脱臼	脱臼骨折	打撲血腫
	打撲皮下血腫	単純脱臼	転位性骨折
	特発性関節脱臼	鈍痛	軟部組織内異物
	肉離れ	捻挫	剥離骨折
	破裂骨折	皮下異物	皮下血腫
	非熱傷性水疱	皮膚疼痛症	病的骨折
	複雑脱臼	不全骨折	粉砕骨折
	閉鎖性骨折	閉鎖性脱臼	放散痛
	離開骨折	裂離	若木骨折

用法用量　1日2回，患部に貼付する。

禁忌

(1)本剤又は他のフルルビプロフェン製剤に対して過敏症の既往歴のある患者
(2)アスピリン喘息(非ステロイド性消炎鎮痛剤等による喘息発作の誘発)又はその既往歴のある患者

ファルケンテープ20mg：祐徳薬品　7cm×10cm1枚[8.5円/枚]，ファルケンテープ40mg：祐徳薬品　10cm×14cm1枚[13.6円/枚]，フループテープ20：救急薬品　7cm×10cm1枚[8.5円/枚]，フループテープ40：救急薬品　10cm×14cm1枚[13.6円/枚]

セルタッチパップ70　規格：10cm×14cm1枚[22.6円/枚]
セルタッチパップ140　規格：20cm×14cm1枚[36.5円/枚]

フェルビナク　帝國　264

【効能効果】

下記疾患並びに症状の鎮痛・消炎
- 変形性関節症
- 肩関節周囲炎
- 腱・腱鞘炎
- 腱周囲炎
- 上腕骨上顆炎(テニス肘等)
- 筋肉痛
- 外傷後の腫脹・疼痛

【対応標準病名】

◎	外傷	外側上顆炎	肩関節周囲炎
	筋肉痛	腱炎	腱鞘炎
	挫傷	手指変形性関節症	全身性変形性関節症
	創傷	テニス肘	疼痛
	変形性肩関節症	変形性関節症	変形性胸鎖関節症
	変形性肩鎖関節症	変形性股関節症	変形性膝関節症
	変形性手関節症	変形性足関節症	変形性肘関節症
	変形性中手関節症	母指CM関節変形性関節症	

○	CM関節変形性関節症	DIP関節変形性関節症	PIP関節変形性関節症
あ	アキレス腱腱鞘炎	アキレス周囲膿瘍	足炎
	圧挫傷	圧挫創	一側性外傷後股関節症
	一側性外傷後膝関節症	一側性形成不全性股関節症	一側性原発性股関節症
	一側性原発性膝関節症	一側性続発性股関節症	一側性続発性膝関節症
か	遠位橈尺関節変形性関節症	外傷後股関節症	外傷後膝関節症
	外傷性肩関節症	外傷性関節症	外傷性関節障害
	外傷性股関節症	外傷性膝関節症	外傷性手関節症
	外傷性足関節症	外傷性肘関節症	外傷性母指CM関節症
	回旋腱板症候群	踵関節症	踵痛
	下肢筋肉痛	下肢腱腱鞘炎	下肢痛
	下腿三頭筋痛	下腿痛	肩関節腱板炎
	肩関節硬結性腱炎	肩関節症	肩周囲炎
	肩石灰性腱炎	滑膜炎	化膿性腱鞘炎
	環指化膿性腱鞘炎	環指屈筋腱腱鞘炎	環指腱鞘炎
	環指痛	関節挫傷	関節周囲炎
	関節症	関節打撲	関節内骨折
	関節包炎	顔面損傷	急性疼痛
	急速破壊型股関節症	胸骨周囲炎	狭窄性腱鞘炎
	胸鎖乳突筋痛	胸背部筋肉痛	胸部筋肉痛
	胸腹部筋痛	棘上筋症候群	筋損傷
	頚肩部筋肉痛	頚性頭痛	形成不全性股関節症
	頚部筋肉痛	頚部痛	結合織炎
	肩甲周囲炎	肩甲部筋肉痛	腱損傷
	原発性関節症	原発性股関節症	原発性膝関節症
	原発性全身性関節症	原発性変形性関節症	原発性母指CM関節症
	肩部筋痛	腱付着部炎	腱付着部症
	肩部痛	後足部痛	項背部筋痛
	項部筋肉痛	項部痛	股関節症
さ	股痛	擦過創	挫滅傷
	趾関節症	示指化膿性腱鞘炎	示指屈筋腱腱鞘炎
	示指腱鞘炎	四肢痛	示指痛
	示指ばね指	四肢末端痛	趾伸筋腱腱鞘炎
	持続痛	趾痛	膝関節滑膜炎
	膝関節症	膝部腱膜炎	手関節周囲炎
	手関節症	手関節部腱鞘炎	手根関節症
	手指腱鞘炎	手指痛	手背部痛
	手部腱鞘炎	手部痛	漿液性滑膜炎
	踵骨棘	小指化膿性腱鞘炎	上肢筋肉痛
	小指屈筋腱腱鞘炎	小指腱鞘炎	小指痛
	上肢痛	上腕筋肉痛	上腕三頭筋腱鞘炎
	上腕三頭筋痛	上腕痛	上腕二頭筋腱炎
	上腕二頭筋腱鞘炎	上腕二頭筋痛	靱帯炎
	線維筋痛症	前足部痛	先天性股関節脱臼治療後亜脱臼
	前腕筋肉痛	前腕痛	前腕部腱鞘炎
	僧帽筋痛	足関節周囲炎	足関節症
	足関節部腱鞘炎	足痛	足底筋腱付着部炎
	足底部痛	足背腱鞘炎	足背痛
	続発性関節症	続発性股関節症	続発性膝関節症
	続発性多発性関節症	続発性母指CM関節症	足部屈筋腱腱鞘炎
た	大腿筋痛	大腿痛	大腿内側部痛
	多発性外傷	多発性関節症	多発性筋肉痛
	打撲傷	弾発母趾	肘関節滑膜炎
	肘関節症	中指化膿性腱鞘炎	中指屈筋腱腱鞘炎
	中指腱鞘炎	中指痛	中足骨痛症
	中足部痛	肘頭骨棘	手化膿性腱鞘炎
	手屈筋腱腱鞘炎	手伸筋腱腱鞘炎	殿部筋肉痛
	ドゥ・ケルバン腱鞘炎	橈骨茎状突起腱鞘炎	橈側手根屈筋腱鞘炎
な	頭部筋肉痛	内側上顆炎	難治性疼痛
は	肉離れ	二次性変形性関節症	背部筋肉痛
	皮下損傷	肘周囲炎	非特異性慢性滑膜炎
	非熱傷性水疱	腓腹筋痛	腓腹部痛
	皮膚損傷	びらん性関節症	腹壁筋痛
	ブシャール結節	ヘーガース結節	ヘバーデン結節
	母指CM関節症	母指化膿性腱鞘炎	母指関節症
	母指球部痛	母指狭窄性腱鞘炎	母指屈筋腱腱鞘炎
	母指腱鞘炎	母指痛	母趾痛
や	慢性アキレス腱腱鞘炎	慢性滑膜炎症	野球肩
	野球肘	癒着性肩関節包炎	腰筋痛症
ら	腰背筋痛症	らせん骨折	リウマチ性筋炎
	両側性外傷後股関節症	両側性外傷後膝関節症	両側性外傷母指CM関節症
	両側性形成不全性股関節症	両側性原発性股関節症	両側性原発性膝関節症
	両側性原発性母指CM関節症	両側性続発性股関節症	両側性続発性膝関節症
	両側性続発性母指CM関節症	裂離骨折	老人性関節炎
	老年性股関節症	肋間筋肉痛	

△あ	MRSA術後創部感染	アキレス腱部石灰化症	亜脱臼
	圧痛	圧迫骨折	一過性関節症
	咽頭開放創	咽頭創傷	会陰部化膿創
か	横隔膜損傷	横骨折	外耳開放創
	外耳道創傷	外耳部外傷性異物	外耳部割創
	外耳部貫通創	外耳部咬創	外耳部挫創
	外耳部刺創	外耳部創傷	外傷後遺症
	外傷性異物	外傷性横隔膜ヘルニア	外傷性眼球ろう
	外傷性咬合	外傷性虹彩離断	外傷性硬膜動静脈瘻
	外傷性耳出血	外傷性食道破裂	外傷性切断

	外傷性動静脈瘻	外傷性動脈血腫	外傷性動脈瘤
	外傷性乳び胸	外傷性皮下血腫	外耳裂創
	開放骨折	開放性陥没骨折	開放性脱臼
	開放性脱臼骨折	開放性粉砕骨折	下咽頭創傷
	下顎外傷性異物	下顎開放創	下顎割創
	下顎貫通創	下顎口唇挫創	下顎咬創
	下顎挫創	下顎刺創	下顎創傷
	下顎部皮膚欠損創	下顎裂創	顎関節部開放創
	顎関節部割創	顎関節部貫通創	顎関節部咬創
	顎関節部挫創	顎関節部刺創	顎関節部創傷
	顎関節部裂創	角膜挫創	角膜切傷
	角膜切創	角膜創傷	角膜破裂
	角膜裂傷	肩インピンジメント症候群	肩滑液包炎
	肩関節異所性骨化	カテーテル感染症	カテーテル敗血症
	眼窩創傷	眼球結膜裂傷	眼球損傷
	眼球破裂	眼球裂傷	眼瞼外傷性異物
	眼瞼開放創	眼瞼割創	眼瞼貫通創
	眼瞼咬創	眼瞼挫創	眼瞼刺創
	眼瞼創傷	眼瞼裂創	環指ばね指
	眼周囲部外傷性異物	眼周囲部開放創	眼周囲部割創
	眼周囲部貫通創	眼周囲部咬創	眼周囲部挫創
	眼周囲部刺創	眼周囲部創傷	眼周囲部裂創
	関節血腫	関節骨折	完全骨折
	完全脱臼	眼部外傷性異物	眼部開放創
	眼部割創	眼部貫通創	眼部咬創
	眼部挫創	眼部刺創	眼部創傷
	眼部裂創	陥没骨折	顔面汚染創
	顔面外傷性異物	顔面開放創	顔面割創
	顔面貫通創	顔面咬創	顔面挫創
	顔面刺創	顔面創傷	顔面搔創
	顔面多発開放創	顔面多発割創	顔面多発貫通創
	顔面多発咬創	顔面多発挫創	顔面多発刺創
	顔面多発創傷	顔面多発裂創	顔面皮膚欠損創
	顔面裂創	胸管損傷	胸腺損傷
	頬粘膜咬創	胸部外傷	頬部外傷性異物
	頬部開放創	頬部割創	頬部貫通創
	頬部咬創	頬部挫創	頬部刺創
	胸部食道損傷	頬部創傷	胸部損傷
	頬部皮膚欠損創	頬部裂創	強膜切創
	強膜創傷	強膜裂傷	棘上筋石灰化症
	亀裂骨折	筋断裂	筋肉内異物残留
	筋肉内血腫	屈曲骨折	頚部食道開放創
	血管切断	血管損傷	血腫
	結膜創傷	結膜裂傷	腱鞘巨細胞腫
	腱断裂	腱部分断裂	腱裂傷
	高エネルギー外傷	口蓋切創	口蓋裂創
	口角部挫創	口角部裂創	口腔開放創
	口腔割創	口腔挫創	口腔刺創
	口腔創傷	口腔粘膜咬創	口腔裂創
	口唇外傷性異物	口唇開放創	口唇割創
	口唇貫通創	口唇咬創	口唇挫創
	口唇刺創	口唇創傷	口唇裂創
	喉頭外傷	喉頭損傷	後方脱臼
さ	骨折	擦過皮下血腫	産科的創傷の血腫
	耳介外傷性異物	耳介開放創	耳介割創
	耳介貫通創	耳介咬創	耳介挫創
	耳介刺創	耳介創傷	耳介裂創
	趾化膿創	指間切創	示指化膿創
	四肢静脈損傷	四肢動脈損傷	耳前部挫創
	膝蓋下脂肪体肥大	歯肉切創	歯肉裂創
	脂肪織炎	斜骨折	縦隔血腫
	縦骨折	重複骨折	手関節掌側部挫創
	手関節部挫創	手関節部創傷	種子骨開放骨折
	種子骨骨折	手術創部膿瘍	手掌挫創

	手掌刺創	手掌切創	手掌剥皮創
	手掌皮膚欠損創	術後横隔膜下膿瘍	術後感染症
	術後髄膜炎	術後創部感染	術後膿瘍
	術後敗血症	術後腹腔内膿瘍	術後腹壁膿瘍
	手背皮膚欠損創	手背部挫創	手背部切創
	上顎部裂創	小指ばね指	上唇小帯裂創
	食道損傷	神経原性関節症	神経障害性疼痛
	神経叢不全損傷	神経損傷	神経断裂
	靱帯ストレイン	靱帯損傷	靱帯断裂
	身体痛	靱帯捻挫	靱帯裂傷
	ストレイン	声門外傷	石灰性腱炎
	舌開放創	舌下顎挫創	舌咬創
	舌挫創	舌刺創	舌切創
	舌創傷	舌裂創	前額部外傷性異物
	前額部開放創	前額部割創	前額部貫通創
	前額部咬創	前額部挫創	前額部刺創
	前額部創傷	前額部皮膚欠損創	前額部裂創
	前頚頭頂部挫創	線状骨折	全身痛
	前方脱臼	創傷感染症	創傷はえ幼虫症
た	創部膿瘍	損傷	大腿汚染創
	大腿咬創	大腿挫創	大腿皮膚欠損創
	大腿部開放創	大腿部刺創	大腿部切創
	大腿裂創	大転子部挫創	脱臼
	脱臼骨折	打撲血腫	打撲皮下血腫
	単純脱臼	腟断端炎	中指ばね指
	中手骨関節部挫創	虫垂炎術後残膿瘍	中枢神経系損傷
	中枢神経障害性疼痛	転位性骨折	頭部多発開放創
	頭部多発割創	頭部多発咬創	頭部多発挫創
	頭部多発刺創	頭部多発創傷	頭部多発裂創
	動脈損傷	特発性関節脱臼	鈍痛
な	軟口蓋挫創	軟口蓋創傷	軟口蓋破裂
	軟部組織内異物	尿管切石術後感染症	捻挫
は	剥離骨折	抜歯後感染	ばね指
	破裂骨折	皮下異物	皮下血腫
	皮下静脈損傷	鼻根部打撲挫創	鼻根部裂創
	皮神経挫傷	鼻前庭部挫創	鼻尖部挫創
	鼻部外傷性異物	鼻部開放創	眉部割創
	鼻部割創	鼻部貫通創	鼻部咬創
	鼻部挫創	鼻部刺創	鼻部創傷
	皮膚疼痛症	鼻部皮膚欠損創	鼻部裂創
	眉毛部割創	眉毛部裂創	病的骨折
	表皮剥離	鼻翼部切創	鼻翼部裂創
	複雑脱臼	副鼻腔開放創	腹壁縫合糸膿瘍
	不全骨折	ブラックアイ	粉砕骨折
	閉鎖性骨折	閉鎖性脱臼	縫合糸膿瘍
	縫合部膿瘍	放散痛	母指示指間切創
ま	母指ばね指	末梢血管外傷	末梢神経障害性疼痛
	末梢神経損傷	眉間部挫創	眉間部裂創
ら	耳後部挫創	網脈絡膜裂傷	離開骨折
	裂離	若木骨折	

用法用量 1日2回患部に貼付する。

禁忌

(1)本剤又は他のフェルビナク製剤に対して過敏症の既往歴のある患者

(2)アスピリン喘息(非ステロイド性消炎鎮痛剤等による喘息発作の誘発)又はその既往歴のある患者

スミルテープ35mg：三笠　7cm×10cm1枚[10.3円/枚]，スミルテープ70mg：三笠　10cm×14cm1枚[14.8円/枚]，セブテットパップ70mg：沢井　10cm×14cm1枚[14.8円/枚]，セルスポットパップ70mg：大原薬品　10cm×14cm1枚[14.8円/枚]，セルタッチテープ70：帝國　10cm×14cm1枚[22.6円/枚]，ファルジーテープ35mg：ニプロパッチ　7cm×10cm1枚[10.3円/枚]，ファルジーテープ70mg：ニプロパッチ　10cm×14cm1枚[14.8円/枚]，フェルナビオンテープ35：岡山大鵬　7cm×

10cm1枚[10.3円/枚]，フェルナビオンテープ70：岡山大鵬　10cm×14cm1枚[14.8円/枚]，フェルナビオンパップ70：岡山大鵬　10cm×14cm1枚[14.8円/枚]，フェルビナクテープ70mg「EMEC」：救急薬品　10cm×14cm1枚[14.8円/枚]，フェルビナクパップ70mg「NP」：ニプロパッチ　10cm×14cm1枚[14.8円/枚]，フェルビナクパップ70mg「東光」：東光薬品　10cm×14cm1枚[14.8円/枚]，フェルビナクパップ70mg「ラクール」：三友薬品　10cm×14cm1枚[14.8円/枚]，フェルビナクパップ140mg「東光」：東光薬品　20cm×14cm1枚[24.3円/枚]，フェルビナクパップ140mg「ラクール」：三友薬品　20cm×14cm1枚[24.3円/枚]，フレックステープ70mg：久光　10cm×14cm1枚[14.8円/枚]，マルチネスパップ70mg：大石膏盛堂　10cm×14cm1枚[14.8円/枚]

ゼルフォーム
規格：2cm×6cm×0.7cm1枚[204.6円/枚]，8cm×12.5cm×1cm1枚[1221.5円/枚]

ゼラチン　　ファイザー　332

【効能効果】

各種外科領域における止血
褥瘡潰瘍

【対応標準病名】

◎	褥瘡性潰瘍		
○	足褥瘡	圧迫性潰瘍	ギブス性潰瘍
	褥瘡	褥瘡感染	仙骨部褥瘡
	殿部褥瘡	背部褥瘡	

用法用量　適当量を乾燥状態のまま，又は生理食塩液かトロンビン溶液に浸し，皮膚或は臓器の傷創面に貼付し，滲出する血液を吸収させ固着する。本品は組織に容易に吸収されるので体内に包埋しても差し支えない。

禁忌
(1)本剤の成分に対し過敏症の既往歴のある患者
(2)血管内

セレベント25ロタディスク
規格：25μg1ブリスター[45.9円/ブリスター]
セレベント50ディスカス
規格：50μg60ブリスター1キット[4056.6円/キット]
セレベント50ロタディスク
規格：50μg1ブリスター[62.4円/ブリスター]

サルメテロールキシナホ酸塩　　グラクソ・スミスクライン　225

【効能効果】

下記疾患の気道閉塞性障害に基づく諸症状の緩解：気管支喘息，慢性閉塞性肺疾患(慢性気管支炎，肺気腫)

【対応標準病名】

◎	気管支喘息	気道閉塞	肺気腫
	慢性気管支炎	慢性閉塞性肺疾患	
○	アスピリン喘息	アトピー性喘息	アレルギー性気管支炎
	萎縮性肺気腫	一側性肺気腫	運動誘発性喘息
	外因性喘息	感染型気管支喘息	気管支喘息合併妊娠
	気腫性肺のう胞	巨大気腫性肺のう胞	混合型喘息
	小児喘息	小児喘息性気管支炎	小葉間肺気腫
	職業喘息	ステロイド依存性喘息	咳喘息
	喘息性気管支炎	代償性肺気腫	中心小葉性肺気腫
	難治性喘息	乳児喘息	肺胞性肺気腫
	汎小葉性肺気腫	非アトピー性喘息	びまん性汎細気管支炎
	ブラ性肺気腫	閉塞性気管支炎	閉塞性細気管支炎
	閉塞性肺気腫	マクロード症候群	慢性気管炎
	慢性気管気管支炎	慢性気管支漏	慢性肺気腫
	夜間性喘息	老人性気管支炎	老人性肺気腫
△	気道狭窄	急性呼吸器感染症	上葉無気肺
	心因性喘息	中葉無気肺	板状無気肺

効能効果に関連する使用上の注意　本剤は気管支喘息の急性症状を軽減させる薬剤ではない。急性症状を緩和するためには，短時間作動型吸入β_2刺激薬(例えば吸入用サルブタモール硫酸塩)等の他の適切な薬剤を使用するよう患者，保護者又はそれに代わり得る適切な者に指導すること。

用法用量
成人にはサルメテロールとして1回50μgを1日2回朝および就寝前に吸入投与する。
小児にはサルメテロールとして1回25μgを1日2回朝および就寝前に吸入投与する。なお，症状に応じて1回50μg1日2回まで増量できる。

用法用量に関連する使用上の注意
(1)患者，保護者又はそれに代わり得る適切な者に対し，本剤の過度の使用により不整脈，心停止等の重篤な副作用が発現する危険性があることを理解させ，1日2回を超えて投与しないよう注意を与えること。
(2)ディスカスは50μg製剤のみであるため，小児に対しては症状に応じ必要な場合にのみ投与すること。

禁忌　本剤の成分に対して過敏症の既往歴のある患者

ソアナース軟膏
規格：1g[39.3円/g]
ソアナース軟膏分包8g
規格：1g[39.3円/g]

ポビドンヨード　白糖　　テイカ　269

【効能効果】

褥瘡，皮膚潰瘍(熱傷潰瘍，下腿潰瘍)

【対応標準病名】

◎	下腿皮膚潰瘍	褥瘡	皮膚潰瘍
○	1型糖尿病性潰瘍	2型糖尿病性潰瘍	足褥瘡
	圧迫性潰瘍	腋窩難治性皮膚潰瘍	腋窩皮膚潰瘍
	下肢難治性皮膚潰瘍	下肢皮膚潰瘍	下腿難治性皮膚潰瘍
	ギブス性潰瘍	胸部難治性皮膚潰瘍	胸部皮膚潰瘍
	頚部難治性皮膚潰瘍	頚部皮膚潰瘍	細菌性肉芽腫症
	指尖難治性皮膚潰瘍	指尖皮膚潰瘍	膝部難治性皮膚潰瘍
	膝部皮膚潰瘍	趾難治性皮膚潰瘍	趾皮膚潰瘍
	手指難治性皮膚潰瘍	手指皮膚潰瘍	手部難治性皮膚潰瘍
	手部皮膚潰瘍	踵部難治性皮膚潰瘍	踵部皮膚潰瘍
	褥瘡感染	褥瘡性潰瘍	仙骨部褥瘡
	前腕難治性皮膚潰瘍	前腕皮膚潰瘍	足関節外果難治性皮膚潰瘍
	足関節外果皮膚潰瘍	足関節難治性皮膚潰瘍	足関節皮膚潰瘍
	足底難治性皮膚潰瘍	足底皮膚潰瘍	足背難治皮膚潰瘍
	足背皮膚潰瘍	足部難治性皮膚潰瘍	足部皮膚潰瘍
	大腿難治性皮膚潰瘍	大腿皮膚潰瘍	殿部褥瘡
	殿部難治性皮膚潰瘍	殿部皮膚潰瘍	糖尿病性潰瘍
	難治性皮膚潰瘍	熱帯性潰瘍	背部褥瘡
	背部難治性皮膚潰瘍	背部皮膚潰瘍	腹部難治性皮膚潰瘍
	腹部皮膚潰瘍	腹壁瘢痕部潰瘍	母趾難治性皮膚潰瘍
	母趾皮膚潰瘍		
△	ストーマ粘膜皮膚侵入	皮膚びらん	

用法用量　症状及び病巣の広さに応じて適量を使用する。潰瘍面を清拭後，1日1〜2回ガーゼにのばして貼付するか，又は患部に直接塗布しその上をガーゼで保護する。

禁忌　本剤又はヨウ素に対し過敏症の既往歴のある患者

イソジンシュガーパスタ軟膏：日東メディック[11.9円/g]，スクロードパスタ：共和薬品[15.1円/g]，ドルミジンパスタ：岩城[15.1円/g]，ネグミンシュガー軟膏：マイラン製薬[15.1円/g]，ポビドリンパスタ軟膏：東亜薬品[15.1円/g]，ユーパスタコーワ軟膏：興和[39.3円/g]，ユーパスタコーワ軟膏分包8g：興和[39.3円/g]

ゾビラックス眼軟膏3% 規格：3%1g[586.1円/g]

アシクロビル グラクソ・スミスクライン 131

【効能効果】

単純ヘルペスウイルスに起因する角膜炎

【対応標準病名】

◎	ヘルペス角膜炎		
○	円板状角膜炎	眼部単純ヘルペス	樹枝状角膜炎
	樹枝状角膜潰瘍	地図状角膜炎	ヘルペスウイルス性角結膜炎
△	ウイルス性表層角膜炎	ウイルス性ぶどう膜炎	角膜帯状疱疹
	眼瞼単純ヘルペス	眼瞼ヘルペス	感染性角膜炎
	眼部帯状疱疹	急性網膜壊死	桐沢型ぶどう膜炎
	水痘性角結膜炎	水痘性角膜炎	帯状疱疹性角結膜炎
	ヘルペスウイルス性前部ぶどう膜炎		

用法用量 通常，適量を１日５回塗布する。なお，症状により適宜回数を減じる。

禁忌 本剤の成分あるいはバラシクロビル塩酸塩に対し過敏症の既往歴のある患者

アシクロビル眼軟膏3%「ニットー」：東亜薬品 －[－]，ビルレクス眼軟膏3%：日本点眼薬 3%1g[503.6円/g]

ゾビラックスクリーム5% 規格：5%1g[331.8円/g]
ゾビラックス軟膏5% 規格：5%1g[331.8円/g]

アシクロビル グラクソ・スミスクライン 625

【効能効果】

単純疱疹

【対応標準病名】

◎	単純ヘルペス		
○	陰茎ヘルペス	陰のうヘルペス	陰部ヘルペス
	外陰部ヘルペス	眼瞼単純ヘルペス	眼瞼ヘルペス
	眼部単純ヘルペス	顔面ヘルペス	胸部ヘルペス
	頚部ヘルペス	原発性ヘルペスウイルス性口内炎	口角ヘルペス
	口腔ヘルペス	口唇ヘルペス	肛門ヘルペス
	再発性単純ヘルペス	再発性ヘルペスウイルス性口内炎	小水疱性皮膚炎
	性器ヘルペス	単純口唇ヘルペス	直腸ヘルペス
	鼻下部ヘルペス	汎発性ヘルペス	ヘルペスウイルス感染症
	ヘルペスウイルス髄膜炎	ヘルペスウイルス性咽頭炎	ヘルペスウイルス性外陰腟炎
	ヘルペスウイルス性外耳炎	ヘルペスウイルス性角結膜炎	ヘルペスウイルス性肝炎
	ヘルペスウイルス性虹彩炎	ヘルペスウイルス性虹彩毛様体炎	ヘルペスウイルス性湿疹
	ヘルペスウイルス性歯肉口内炎	ヘルペスウイルス性髄膜脳炎	ヘルペスウイルス性前部ぶどう膜炎
	ヘルペスウイルス性腟炎	ヘルペスウイルス性敗血症	ヘルペスウイルス性ひょう疽
	ヘルペスウイルス性網脈絡膜炎	ヘルペスウイルス脊髄炎	ヘルペスウイルス脳脊髄炎
	ヘルペス角膜炎	ヘルペス口内炎	ヘルペス脳炎
	耳ヘルペス		
△	円板状角膜炎	急性網膜壊死	桐沢型ぶどう膜炎
	樹枝状角膜炎	樹枝状角膜潰瘍	単純ヘルペスウイルス感染母体より出生した児
	地図状角膜炎	辺縁系脳炎	

用法用量 通常，適量を１日数回塗布する。

禁忌 本剤の成分あるいはバラシクロビル塩酸塩に対し過敏症の既往歴のある患者

アシクロビル軟膏5%「テバ」：大正薬品[142.4円/g]，アシクロビル軟膏5%「トーワ」：東和[142.4円/g]，エアーナースクリーム5%：東光薬品[142.4円/g]，エアーナース軟膏5%：東光薬品[142.4円/g]，ビルヘキサルクリーム5%：サンド[142.4円/g]

ソフラチュール貼付剤10cm 規格：(10.8mg)10cm×10cm1枚[58.6円/枚]
ソフラチュール貼付剤30cm 規格：(32.4mg)10cm×30cm1枚[153円/枚]

フラジオマイシン硫酸塩 サノフィ 263

【効能効果】

〈適応菌種〉フラジオマイシンに感性のブドウ球菌属，レンサ球菌属(肺炎球菌を除く)

〈適応症〉外傷・熱傷及び手術創等の二次感染，びらん・潰瘍の二次感染

【対応標準病名】

◎	外傷	挫創	術後創部感染
	創傷	創傷感染症	熱傷
	裂傷	裂創	
○ あ	アキレス腱筋腱移行部断裂	アキレス腱挫傷	アキレス腱挫創
	アキレス腱切創	アキレス腱断裂	アキレス腱部分断裂
	足異物	足開放創	足挫創
	足切創	足第１度熱傷	足第２度熱傷
	足第３度熱傷	足熱傷	亜脱臼
	圧挫傷	圧挫創	圧迫骨折
	圧迫神経炎	アルカリ腐蝕	胃腸管熱傷
	犬咬創	胃熱傷	陰茎開放創
	陰茎挫創	陰茎折症	陰茎第１度熱傷
	陰茎第２度熱傷	陰茎第３度熱傷	陰茎熱傷
	陰茎裂創	咽頭熱傷	陰のう開放創
	陰のう第１度熱傷	陰のう第２度熱傷	陰のう第３度熱傷
	陰のう熱傷	陰のう裂創	陰部切創
	会陰第１度熱傷	会陰第２度熱傷	会陰第３度熱傷
	会陰熱傷	会陰部化膿創	会陰裂傷
	腋窩第１度熱傷	腋窩第２度熱傷	腋窩第３度熱傷
	腋窩熱傷	横骨折	汚染擦過創
か	汚染創	外陰開放創	外陰第１度熱傷
	外陰第２度熱傷	外陰第３度熱傷	外陰熱傷
	外陰部挫創	外陰部切創	外陰部裂傷
	外耳開放創	外耳道創傷	外耳部外傷性腫脹
	外耳部外傷性皮下異物	外耳部割創	外耳部貫通創
	外耳部咬創	外耳部挫傷	外耳部挫創
	外耳部擦過創	外耳部刺創	外耳部切創
	外耳部創傷	外耳部打撲傷	外耳部虫刺傷
	外耳部皮下血腫	外耳部皮下出血	外傷後早期合併症
	外傷性一過性麻痺	外傷性咬合	外傷性硬膜動静脈瘻
	外傷性耳出血	外傷性脊髄出血	外傷性切断
	外傷性動静脈瘻	外傷性動脈血腫	外傷性動脈瘤
	外傷性乳び胸	外傷性脳圧迫	外傷性脳圧迫・頭蓋内に達する開放創合併あり
	外傷性脳圧迫・頭蓋内に達する開放創合併なし	外傷性脳症	外傷性破裂
	外傷性皮下血腫	外耳裂創	開放骨折
	開放性外傷性脳圧迫	開放性陥没骨折	開放性胸膜損傷
	開放性脱臼	開放性脱臼骨折	開放性脳挫創
	開放性脳損傷髄膜炎	開放性脳底部挫傷	開放性びまん性脳損傷
	開放性粉砕骨折	開放創	下咽頭熱傷
	化学外傷	下顎開放創	下顎割創
	下顎貫通創	下顎口唇挫創	下顎咬創
	下顎挫傷	下顎挫創	下顎擦過創
	下顎刺創	下顎切創	下顎創傷
	下顎打撲傷	下顎熱傷	下顎皮下血腫
	下顎部挫傷	下顎部第１度熱傷	下顎部第２度熱傷
	下顎部第３度熱傷	下顎部打撲傷	下顎部皮膚欠損創

下顎裂創	踵裂創	顎関節部開放創
顎関節部割創	顎関節部貫通創	顎関節部咬創
顎関節部挫傷	顎関節部挫創	顎関節部擦過創
顎関節部刺創	顎関節部切創	顎関節部創傷
顎関節部打撲傷	顎関節部皮下血腫	顎関節部裂創
角結膜腐蝕	顎部挫傷	顎部打撲傷
角膜アルカリ化学熱傷	角膜酸化学熱傷	角膜酸性熱傷
角膜熱傷	下肢第1度熱傷	下肢第2度熱傷
下肢第3度熱傷	下肢熱傷	下腿汚染創
下腿開放創	下腿挫創	下腿切創
下腿足部熱傷	下腿熱傷	下腿皮膚欠損創
下腿部第1度熱傷	下腿部第2度熱傷	下腿部第3度熱傷
下腿裂創	割創	下半身第1度熱傷
下半身第2度熱傷	下半身第3度熱傷	下半身熱傷
下腹部第1度熱傷	下腹部第2度熱傷	下腹部第3度熱傷
眼黄斑部裂孔	眼化学熱傷	眼窩部挫創
眼窩裂傷	眼球熱傷	眼瞼外傷性腫脹
眼瞼外傷性皮下異物	眼瞼化学熱傷	眼瞼擦過創
眼瞼切創	眼瞼第1度熱傷	眼瞼第2度熱傷
眼瞼第3度熱傷	眼瞼虫刺傷	眼瞼熱傷
環指圧挫傷	環指挫傷	環指挫創
環指切創	環指剥皮創	環指皮膚欠損創
眼周囲化学熱傷	眼周囲第1度熱傷	眼周囲第2度熱傷
眼周囲第3度熱傷	眼周囲部外傷性異物	眼周囲部外傷性腫脹
眼周囲部外傷性皮下異物	眼周囲部開放創	眼周囲部割創
眼周囲部貫通創	眼周囲部咬創	眼周囲部挫創
眼周囲部擦過創	眼周囲部刺創	眼周囲部切創
眼周囲部創傷	眼周囲部虫刺傷	眼周囲部裂創
関節血腫	関節骨折	関節挫傷
関節打撲	完全骨折	完全脱臼
貫通刺創	貫通銃創	貫通性挫滅創
貫通創	眼熱傷	眼部外傷性腫脹
眼部外傷性皮下異物	眼部擦過創	眼部切創
眼部虫刺傷	陥没骨折	顔面汚染創
顔面外傷性異物	顔面開放創	顔面割創
顔面貫通創	顔面咬創	顔面挫傷
顔面挫創	顔面擦過創	顔面刺創
顔面切創	顔面創傷	顔面掻創
顔面損傷	顔面第1度熱傷	顔面第2度熱傷
顔面第3度熱傷	顔面多発開放創	顔面多発割創
顔面多発貫通創	顔面多発咬創	顔面多発挫傷
顔面多発挫創	顔面多発擦過創	顔面多発刺創
顔面多発切創	顔面多発創傷	顔面多発打撲傷
顔面多発虫刺傷	顔面多発皮下血腫	顔面多発皮下出血
顔面多発裂創	顔面打撲傷	顔面熱傷
顔面皮下血腫	顔面皮膚欠損創	顔面裂創
気管熱傷	気道熱傷	胸腔熱傷
胸部汚染創	胸部外傷	頬部開放創
頬部割創	頬部貫通創	頬部咬創
頬部挫傷	胸部挫創	頬部挫創
頬部擦過創	頬部刺創	胸部上腕熱傷
胸部切創	頬部切創	頬部創傷
胸部損傷	胸部第1度熱傷	頬部第1度熱傷
胸部第2度熱傷	頬部第2度熱傷	胸部第3度熱傷
頬部第3度熱傷	頬部打撲傷	胸部熱傷
頬部皮下血腫	胸部皮膚欠損創	頬部皮膚欠損創
頬部裂創	胸壁開放創	胸壁刺創
胸膜損傷・胸腔に達する開放創合併あり	胸膜裂創	棘刺創
魚咬創	亀裂骨折	筋損傷
筋断裂	筋肉内血腫	躯幹薬傷
屈曲骨折	頚管破裂	脛骨顆部割創
頚部開放創	頚部挫創	頚部切創
頚部第1度熱傷	頚部第2度熱傷	頚部第3度熱傷

さ

頚部熱傷	頚部皮膚欠損創	血管切断
血管損傷	血腫	結膜熱傷
結膜のうアルカリ化学熱傷	結膜のう酸化学熱傷	結膜腐蝕
肩甲間部第1度熱傷	肩甲間部第2度熱傷	肩甲間部第3度熱傷
肩甲間部熱傷	肩甲部第1度熱傷	肩甲部第2度熱傷
肩甲部第3度熱傷	肩甲部熱傷	腱切創
腱損傷	腱断裂	肩部第1度熱傷
肩部第2度熱傷	肩部第3度熱傷	腱部分断裂
腱裂傷	高エネルギー外傷	口腔第1度熱傷
口腔第2度熱傷	口腔第3度熱傷	口腔熱傷
後出血	口唇外傷性腫脹	口唇外傷性皮下異物
口唇開放創	口唇割創	口唇貫通創
口唇咬傷	口唇咬創	口唇挫傷
口唇挫創	口唇擦過創	口唇刺創
口唇切創	口唇創傷	口唇第1度熱傷
口唇第2度熱傷	口唇第3度熱傷	口唇打撲傷
口唇虫刺傷	口唇熱傷	口唇皮下血腫
口唇皮下出血	口唇裂創	溝創
咬創	喉頭外傷	喉頭損傷
喉頭熱傷	後頭部外傷	後頭部割創
後頭部挫傷	後頭部挫創	後頭部切創
後頭部打撲傷	後頭部裂創	広範性軸索損傷
広汎性神経損傷	後方脱臼	硬膜損傷
硬膜裂傷	肛門第1度熱傷	肛門第2度熱傷
肛門第3度熱傷	肛門熱傷	肛門裂創
骨折	骨盤部裂創	昆虫咬創
昆虫刺傷	コントル・クー損傷	採皮創
挫傷	擦過創	擦過皮下血腫
挫滅傷	挫滅創	酸腐蝕
耳介外傷性腫脹	耳介外傷性皮下異物	耳介開放創
耳介割創	耳介貫通創	耳介咬創
耳介挫傷	耳介挫創	耳介擦過創
耳介刺創	耳介切創	耳介創傷
耳介打撲傷	耳介虫刺傷	耳介皮下血腫
耳介皮下出血	耳介部第1度熱傷	耳介部第2度熱傷
耳介部第3度熱傷	趾開放創	耳介裂創
耳下腺部打撲	趾化膿創	指間切創
趾間切創	子宮頚管裂傷	子宮頚部環状剥離
子宮熱傷	刺咬症	趾挫創
示指 MP 関節挫傷	示指 PIP 開放創	示指割創
示指化膿創	四肢挫傷	示指挫傷
示指挫創	示指刺創	四肢静脈損傷
示指切創	四肢第1度熱傷	四肢第2度熱傷
四肢第3度熱傷	四肢動脈損傷	四肢熱傷
示指皮膚欠損創	耳前部挫創	刺創
趾第1度熱傷	趾第2度熱傷	趾第3度熱傷
膝蓋部挫創	膝下部挫創	膝窩部銃創
膝関節部異物	膝関節部挫創	膝部異物
膝部開放創	膝部割創	膝部咬創
膝部挫創	膝部切創	膝部第1度熱傷
膝部第2度熱傷	膝部第3度熱傷	膝部裂創
趾熱傷	斜骨折	射創
尺骨近位端骨折	尺骨鉤状突起骨折	手圧挫傷
縦骨折	銃自殺未遂	銃創
重複骨折	手関節挫滅傷	手関節挫滅創
手関節掌側部挫創	手関節部挫創	手関節部切創
手関節部創傷	手関節部第1度熱傷	手関節部第2度熱傷
手関節部第3度熱傷	手関節部裂創	手指圧挫傷
手指汚染創	手指開放創	手指咬創
種子骨開放骨折	種子骨骨折	手指挫傷
手指挫創	手指挫滅傷	手指挫滅創
手指刺創	手指切創	手指第1度熱傷
手指第2度熱傷	手指第3度熱傷	手指打撲傷
手指端熱傷	手指熱傷	手指剥皮創

手指皮下血腫	手指皮膚欠損創	手術創部膿瘍
手術創離開	手掌挫創	手掌刺創
手掌切創	手掌第1度熱傷	手掌第2度熱傷
手掌第3度熱傷	手掌熱傷	手掌剥皮創
手掌皮膚欠損創	手背第1度熱傷	手背第2度熱傷
手背第3度熱傷	手背熱傷	手背皮膚欠損創
手背部挫創	手背部切創	手部汚染創
上顎挫傷	上顎擦過創	上顎切創
上顎打撲傷	上顎皮下血腫	上顎部裂創
上口唇挫傷	踵骨部挫滅創	小指咬創
小指挫傷	小指挫創	小指切創
上肢第1度熱傷	上肢第2度熱傷	上肢第3度熱傷
硝子体切断	上肢熱傷	小指皮膚欠損創
焼身自殺未遂	上唇小帯裂創	上半身第1度熱傷
上半身第2度熱傷	上半身第3度熱傷	上半身熱傷
踵部第1度熱傷	踵部第2度熱傷	踵部第3度熱傷
上腕汚染創	上腕貫通銃創	上腕挫創
上腕第1度熱傷	上腕第2度熱傷	上腕第3度熱傷
上腕熱傷	上腕皮膚欠損創	上腕部開放創
食道熱傷	処女膜裂傷	神経根ひきぬき損傷
神経切断	神経叢損傷	神経叢不全損傷
神経損傷	神経断裂	針刺創
靭帯ストレイン	靭帯損傷	靭帯断裂
靭帯捻挫	靭帯裂傷	ストレイン
精巣開放創	精巣熱傷	精巣破裂
切創	切断	舌熱傷
前額部外傷性異物	前額部外傷性腫脹	前額部外傷性皮下異物
前額部開放創	前額部割創	前額部貫通創
前額部咬創	前額部挫創	前額部擦過創
前額部刺創	前額部切創	前額部創傷
前額部第1度熱傷	前額部第2度熱傷	前額部第3度熱傷
前額部虫刺傷	前額部虫刺症	前額部皮膚欠損創
前額部裂創	前胸部挫創	前胸部第1度熱傷
前胸部第2度熱傷	前胸部第3度熱傷	前胸部熱傷
前額頭頂部挫創	仙骨部挫創	仙骨部皮膚欠損創
線状骨折	全身挫傷	全身擦過創
全身第1度熱傷	全身第2度熱傷	全身第3度熱傷
全身熱傷	穿通創	前頭部割創
前頭部挫傷	前頭部挫創	前頭部切創
前頭部打撲傷	前頭部皮膚欠損創	前方脱臼
前腕汚染創	前腕開放創	前腕咬創
前腕挫創	前腕刺創	前腕手部熱傷
前腕切創	前腕第1度熱傷	前腕第2度熱傷
前腕第3度熱傷	前腕熱傷	前腕皮膚欠損創
前腕裂創	爪下異物	爪下挫滅傷
爪下挫滅創	掻創	足関節第1度熱傷
足関節第2度熱傷	足関節第3度熱傷	足関節内果部挫創
足関節熱傷	足関節部挫創	側胸部第1度熱傷
側胸部第2度熱傷	側胸部第3度熱傷	足底異物
足底熱傷	足底部咬創	足底部刺創
足底部第1度熱傷	足底部第2度熱傷	足底部第3度熱傷
足底部皮膚欠損創	側頭部割創	側頭部挫創
側頭部切創	側頭部打撲傷	側頭部皮下血腫
足背部挫創	足背部切創	足背部第1度熱傷
足背部第2度熱傷	足背部第3度熱傷	足部汚染創
側腹部咬創	側腹部挫創	側腹部第1度熱傷
側腹部第2度熱傷	側腹部第3度熱傷	側腹壁開放創
足部皮膚欠損創	足部裂創	鼡径部開放創
鼡径部切創	鼡径部第1度熱傷	鼡径部第2度熱傷
鼡径部第3度熱傷	鼡径部熱傷	損傷
た 第1度熱傷	第1度腐蝕	第2度熱傷
第2度腐蝕	第3度熱傷	第3度腐蝕
第4度熱傷	第5趾皮膚欠損創	体幹第1度熱傷
体幹第2度熱傷	体幹第3度熱傷	体幹熱傷

大腿汚染創	大腿咬創	大腿挫創
大腿熱傷	大腿皮膚欠損創	大腿部開放創
大腿部刺創	大腿部切創	大腿部第1度熱傷
大腿部第2度熱傷	大腿部第3度熱傷	大腿裂創
体表面積10%未満の熱傷	体表面積10－19%の熱傷	体表面積20－29%の熱傷
体表面積30－39%の熱傷	体表面積40－49%の熱傷	体表面積50－59%の熱傷
体表面積60－69%の熱傷	体表面積70－79%の熱傷	体表面積80－89%の熱傷
体表面積90%以上の熱傷	脱臼	脱臼骨折
多発性外傷	多発性開放創	多発性咬創
多発性昆虫咬創	多発性挫傷	多発性擦過創
多発性切創	多発性穿刺創	多発性第1度熱傷
多発性第2度熱傷	多発性第3度熱傷	多発性熱傷
多発性皮下出血	多発性非熱傷性水疱	多発性表在損傷
多発性裂創	打撲割創	打撲血腫
打撲挫創	打撲擦過創	打撲傷
打撲皮下血腫	単純脱臼	腟開放創
腟熱傷	腟裂傷	肘関節骨折
肘関節挫創	肘関節脱臼骨折	肘関節部開放創
中指咬創	中指挫傷	中指挫創
中指刺創	中指切創	中指皮膚欠損創
中手骨関節部挫創	中枢神経系損傷	肘頭骨折
肘部挫創	肘部切創	肘部第1度熱傷
肘部第2度熱傷	肘部第3度熱傷	肘部皮膚欠損創
手開放創	手咬創	手挫創
手刺創	手切創	手第1度熱傷
手第2度熱傷	手第3度熱傷	手熱傷
転位性骨折	殿部異物	殿部開放創
殿部咬創	殿部刺創	殿部切創
殿部第1度熱傷	殿部第2度熱傷	殿部第3度熱傷
殿部熱傷	殿部皮膚欠損創	殿部裂創
頭頂部挫傷	頭頂部挫創	頭頂部擦過創
頭頂部切創	頭頂部打撲傷	頭頂部裂創
頭皮外傷性腫脹	頭皮開放創	頭皮下血腫
頭皮剥離	頭皮表在損傷	頭部異物
頭部外傷性皮下異物	頭部外傷性皮下気腫	頭部開放創
頭部割創	頭部頚部挫傷	頭部頚部挫創
頭部頚部打撲傷	頭部血腫	頭部挫傷
頭部挫創	頭部擦過創	頭部刺創
頭部切創	頭部第1度熱傷	頭部第2度熱傷
頭部第3度熱傷	頭部多発開放創	頭部多発割創
頭部多発咬創	頭部多発挫傷	頭部多発挫創
頭部多発擦過創	頭部多発刺創	頭部多発切創
頭部多発創傷	頭部多発打撲傷	頭部多発皮下血腫
頭部多発裂創	頭部打撲	頭部打撲血腫
頭部打撲傷	頭部虫刺傷	動物咬創
頭部熱傷	頭部皮下異物	頭部皮下血腫
頭部皮下出血	頭部皮膚欠損創	頭部裂創
動脈損傷	特発性関節脱臼	飛び降り自殺未遂
な 飛び込み自殺未遂	内部尿路性器の熱傷	軟口蓋熱傷
肉離れ	乳頭部第1度熱傷	乳頭部第2度熱傷
乳頭部第3度熱傷	乳房第1度熱傷	乳房第2度熱傷
乳房第3度熱傷	乳房熱傷	乳輪部第1度熱傷
乳輪部第2度熱傷	乳輪部第3度熱傷	猫咬創
捻挫	脳挫傷	脳挫傷・頭蓋内に達する開放創合併あり
脳挫傷・頭蓋内に達する開放創合併なし	脳挫創	脳挫創・頭蓋内に達する開放創合併あり
脳挫創・頭蓋内に達する開放創合併なし	脳損傷	脳対側損傷
脳直撃損傷	脳底部挫傷	脳底部挫傷・頭蓋内に達する開放創合併あり
は 脳底部挫傷・頭蓋内に達する開放創合併なし	脳裂傷	肺熱傷
背部第1度熱傷	背部第2度熱傷	背部第3度熱傷

	背部熱傷	爆死自殺未遂	剥離骨折
	破裂骨折	半身第１度熱傷	半身第２度熱傷
	半身第３度熱傷	皮下異物	皮下血腫
	鼻下擦過創	皮下静脈損傷	皮下損傷
	鼻根部打撲挫創	鼻根部裂創	膝汚染創
	膝皮膚欠損創	皮神経挫傷	鼻前庭部挫創
	鼻尖部挫創	鼻部外傷性腫脹	鼻部外傷性皮下異物
	鼻部開放創	眉部割創	鼻部割創
	鼻部貫通創	腓腹筋挫創	眉部血腫
	皮膚欠損創	鼻部咬創	鼻部挫傷
	鼻部挫創	鼻部擦過創	鼻部刺創
	鼻部切創	鼻部創傷	皮膚損傷
	鼻部第１度熱傷	鼻部第２度熱傷	鼻部第３度熱傷
	鼻部打撲傷	鼻部虫刺傷	皮膚剥脱創
	鼻部皮下血腫	鼻部皮下出血	鼻部皮膚欠損創
	鼻部皮膚剥離創	鼻部裂創	びまん性脳損傷
	びまん性脳損傷・頭蓋内に達する開放創合併あり	びまん性脳損傷・頭蓋内に達する開放創合併なし	眉毛部割創
	眉毛部裂創	表皮剥離	鼻翼部切創
	鼻翼部裂創	複雑脱臼	伏針
	副鼻腔開放創	腹部汚染創	腹部刺創
	腹部第１度熱傷	腹部第２度熱傷	腹部第３度熱傷
	腹部熱傷	腹部皮膚欠損創	腹壁異物
	腹壁開放創	腹壁創し開	腹壁縫合不全
	腐蝕	不全骨折	粉砕骨折
	分娩時会陰裂傷	分娩時軟産道損傷	閉鎖性外傷性脳圧迫
	閉鎖性骨折	閉鎖性脱臼	閉鎖性脳挫創
	閉鎖性脳底部挫傷	閉鎖性びまん性脳損傷	縫合不全
	放射線性熱傷	帽状腱膜下出血	包皮挫創
	包皮切創	包皮裂創	母指球部第１度熱傷
	母指球部第２度熱傷	母指球部第３度熱傷	母指咬創
	母指挫傷	母指挫創	母趾挫創
	母指示指間切創	母指刺創	母指切創
	母指第１度熱傷	母指第２度熱傷	母指第３度熱傷
	母指打撲挫創	母指打撲傷	母指熱傷
	母指皮膚欠損創	母趾皮膚欠損創	母指末節部挫創
ま	末梢血管外傷	末梢神経損傷	眉間部挫創
	眉間部裂創	耳後部挫創	耳後部打撲傷
	脈絡網膜熱傷	盲管銃創	網膜振盪
や	モンテジア骨折	薬傷	腰部切創
	腰部第１度熱傷	腰部第２度熱傷	腰部第３度熱傷
ら	腰部打撲挫創	腰部熱傷	らせん骨折
	離開骨折	涙管損傷	涙管断裂
	涙道損傷	轢過創	裂離
	裂離骨折	若木骨折	
△	MRSA 術後創部感染	医原性気胸	咽頭開放創
	咽頭創傷	横隔膜損傷	外耳部外傷性異物
	外傷性異物	外傷性横隔膜ヘルニア	外傷性眼球ろう
	外傷性食道破裂	下咽頭創傷	下顎外傷性異物
	カテーテル感染症	過労性脛部痛	眼窩創傷
	眼球損傷	眼瞼外傷性異物	眼瞼開放創
	眼瞼割創	眼瞼貫通創	眼瞼咬創
	眼瞼挫創	眼瞼刺創	眼瞼創傷
	眼瞼裂創	眼部外傷性異物	眼部開放創
	眼部割創	眼部貫通創	眼部咬創
	眼部挫創	眼部刺創	眼部創傷
	眼部裂創	胸管損傷	胸腺損傷
	頬粘膜咬傷	頬粘膜咬創	頬部外傷性異物
	胸部食道損傷	頸部食道開放創	口蓋挫傷
	口腔外傷性異物	口腔外傷性腫脹	口腔挫傷
	口腔擦過創	口腔切創	口腔打撲傷
	口腔内血腫	口腔粘膜咬傷	口腔粘膜咬創
	口唇外傷性異物	耳介外傷性異物	歯肉挫傷
	縦隔血腫	術後横隔膜下膿瘍	術後合併症
	術後感染症	術後血腫	術後膿瘍
	術後皮下気腫	術後腹壁膿瘍	食道損傷
	心内異物	生検後出血	声門外傷
	舌咬傷	創部膿瘍	大転子部挫創
	腟断端炎	腟断端出血	腟壁縫合不全
	内視鏡検査中腸穿孔	軟口蓋血腫	乳腺内異物
	乳房異物	尿管切石術後感染症	抜歯後出血
	非熱傷性水疱	鼻部外傷性異物	腹壁縫合糸膿瘍
	ブラックアイ	縫合糸膿瘍	縫合不全出血
	縫合部膿瘍		

用法用量　本品の１枚～数枚を直接患部に当て，その上を無菌ガーゼで覆う。

用法用量に関連する使用上の注意

(1)本剤の使用にあたっては，耐性菌の発現等を防ぐため，原則として感受性を確認し，疾病の治療上必要な最小限の期間の使用にとどめること。

(2)広範囲な熱傷，潰瘍のある皮膚には長期間連用しないこと。

禁忌　ストレプトマイシン，カナマイシン，ゲンタマイシン，フラジオマイシン等のアミノグリコシド系抗生物質及びバシトラシンに対し過敏症の既往歴のある患者

ソルコセリル腟坐薬

規格：1個[47.3円/個]

ソルコセリル　東菱薬品　252

【効 能 効 果】

帯下，出血などを伴う子宮腟部びらん

【対応標準病名】

◎	子宮出血	子宮腟部びらん	帯下
○	子宮頚部外反症	子宮頚部潰瘍	子宮頚部びらん
	帯下過多	病的帯下	
△	器質性性器出血	子宮腟部偽びらん	性器出血
	不正性器出血		

用法用量　１回１個を１日又は隔日１回腟内に挿入する。

禁忌　本剤又は牛血液を原料とする製剤(フィブリノリジン，ウシトロンビン)に対し，過敏症の既往歴のある患者

ソルコセリル軟膏5%

規格：5%1g[11.9円/g]

ソルコセリル　東菱薬品　269

【効 能 効 果】

(1)熱傷・凍瘡の肉芽形成促進

(2)放射線潰瘍・褥瘡・下腿潰瘍・外傷・一般手術創の肉芽形成促進

【対応標準病名】

◎	外傷	下腿皮膚潰瘍	褥瘡
	凍瘡	熱傷	放射線皮膚潰瘍
○ あ	足褥瘡	足第１度熱傷	足第２度熱傷
	足熱傷	圧迫性潰瘍	犬咬創
	陰茎第１度熱傷	陰茎第２度熱傷	陰茎熱傷
	陰のう第１度熱傷	陰のう第２度熱傷	陰のう熱傷
	会陰第１度熱傷	会陰第２度熱傷	会陰熱傷
	腋窩第１度熱傷	腋窩第２度熱傷	腋窩熱傷
か	汚染擦過創	汚染創	外陰第１度熱傷
	外陰第２度熱傷	外陰熱傷	外傷性異物
	外傷性破裂	外傷性皮下血腫	開放創
	下顎熱傷	下顎部第１度熱傷	下顎部第２度熱傷
	下肢第１度熱傷	下肢第２度熱傷	下肢難治性皮膚潰瘍
	下肢熱傷	下肢皮膚潰瘍	下腿足部熱傷
	下腿難治性皮膚潰瘍	下腿熱傷	下腿部第１度熱傷
	下腿部第２度熱傷	割創	下半身第１度熱傷
	下半身第２度熱傷	下半身熱傷	下腹部第１度熱傷
	下腹部第２度熱傷	眼瞼第１度熱傷	眼瞼第２度熱傷

	眼瞼熱傷	眼周囲第１度熱傷	眼周囲第２度熱傷
	関節血腫	関節挫傷	関節打撲
	顔面損傷	顔面第１度熱傷	顔面第２度熱傷
	顔面熱傷	ギプス性潰瘍	急性放射線皮膚炎
	胸部外傷	胸部上腕熱傷	胸部損傷
	胸部第１度熱傷	頬部第１度熱傷	胸部第２度熱傷
	頬部第２度熱傷	胸部熱傷	棘刺創
	魚咬創	躯幹薬傷	頚部第１度熱傷
	頚部第２度熱傷	頚部熱傷	頚部放射線皮膚潰瘍
	血腫	肩甲間部第１度熱傷	肩甲間部第２度熱傷
	肩甲間部熱傷	肩甲部第１度熱傷	肩甲部第２度熱傷
	肩甲部熱傷	肩部第１度熱傷	肩部第２度熱傷
	口唇第１度熱傷	口唇第２度熱傷	口唇熱傷
	溝創	咬創	喉頭外傷
	喉頭損傷	肛門第１度熱傷	肛門第２度熱傷
	肛門熱傷	昆虫咬創	昆虫刺傷
さ	採皮創	挫傷	挫創
	擦過創	擦過皮下血腫	ざんごう足
	酸腐蝕	耳介部第１度熱傷	耳介部第２度熱傷
	刺咬症	四肢第１度熱傷	四肢第２度熱傷
	四肢熱傷	刺創	趾第１度熱傷
	趾第２度熱傷	膝部第１度熱傷	膝部第２度熱傷
	膝部難治性皮膚潰瘍	膝部皮膚潰瘍	趾難治性皮膚潰瘍
	趾熱傷	趾皮膚潰瘍	手関節部第１度熱傷
	手関節部第２度熱傷	手指第１度熱傷	手指第２度熱傷
	手指端熱傷	手指熱傷	手掌第１度熱傷
	手掌第２度熱傷	手掌熱傷	手背第１度熱傷
	手背第２度熱傷	手背熱傷	上肢第１度熱傷
	上肢第２度熱傷	上肢熱傷	焼身自殺未遂
	上半身第１度熱傷	上半身第２度熱傷	踵部第１度熱傷
	踵部第２度熱傷	踵部難治性皮膚潰瘍	踵部皮膚潰瘍
	上腕第１度熱傷	上腕第２度熱傷	上腕熱傷
	褥瘡感染	褥瘡性潰瘍	針刺創
	切創	前額部第１度熱傷	前額部第２度熱傷
	前胸部第１度熱傷	前胸部第２度熱傷	前胸部熱傷
	仙骨部褥瘡	全身擦過創	全身第１度熱傷
	全身第２度熱傷	全身熱傷	前腕手部熱傷
	前腕第１度熱傷	前腕第２度熱傷	前腕熱傷
	創傷	搔創	足関節外果難治性皮膚潰瘍
	足関節外果皮膚潰瘍	足関節第１度熱傷	足関節第２度熱傷
	足関節難治性皮膚潰瘍	足関節熱傷	足関節皮膚潰瘍
	側胸部第１度熱傷	側胸部第２度熱傷	足底難治性皮膚潰瘍
	足底熱傷	足底皮膚潰瘍	足底部第１度熱傷
	足底部第２度熱傷	足背難治性皮膚潰瘍	足背皮膚潰瘍
	足背部第１度熱傷	足背部第２度熱傷	側腹部第１度熱傷
	側腹部第２度熱傷	足部難治性皮膚潰瘍	足部皮膚潰瘍
	鼡径部第１度熱傷	鼡径部第２度熱傷	鼡径部熱傷
た	第１度熱傷	第１度腐蝕	第２度熱傷
	第２度腐蝕	体幹第１度熱傷	体幹第２度熱傷
	体幹熱傷	大腿難治性皮膚潰瘍	大腿熱傷
	大腿皮膚潰瘍	大腿部第１度熱傷	大腿部第２度熱傷
	体表面積10％未満の熱傷	多発性外傷	多発性第１度熱傷
	多発性第２度熱傷	多発性熱傷	打撲割創
	打撲血腫	打撲挫創	打撲擦過創
	打撲傷	打撲皮下血腫	肘部第１度熱傷
	肘部第２度熱傷	手第１度熱傷	手第２度熱傷
	手熱傷	殿部褥瘡	殿部第１度熱傷
	殿部第２度熱傷	殿部熱傷	頭部第１度熱傷
	頭部第２度熱傷	動物咬創	頭部熱傷
な	乳頭部第１度熱傷	乳頭部第２度熱傷	乳房第１度熱傷
	乳房第２度熱傷	乳房熱傷	乳輪部第１度熱傷
は	乳輪部第２度熱傷	猫咬創	背部褥瘡
	背部第１度熱傷	背部第２度熱傷	背部熱傷
	剥離骨折	半身第１度熱傷	半身第２度熱傷
	皮下異物	皮下血腫	皮下損傷
	非熱傷性水疱	皮膚損傷	鼻部第１度熱傷
	鼻部第２度熱傷	表皮剥離	腹部第１度熱傷
	腹部第２度熱傷	腹部熱傷	腐蝕
	放射線角化腫	放射線性熱傷	放射線皮膚炎
	母指球部第１度熱傷	母指球部第２度熱傷	母指第１度熱傷
	母指第２度熱傷	母趾難治性皮膚潰瘍	母指熱傷
まやら	母趾皮膚潰瘍	慢性放射線皮膚炎	盲管銃創
	腰部第１度熱傷	腰部第２度熱傷	腰部熱傷
	らせん骨折	裂傷	裂創
	裂離骨折		
△	足第３度熱傷	アルカリ腐蝕	陰茎第３度熱傷
	陰のう第３度熱傷	会陰第３度熱傷	腋窩第３度熱傷
	温熱性紅斑	外陰第３度熱傷	外傷後遺症
	化学外傷	下顎部第３度熱傷	下肢第３度熱傷
	下腿部第３度熱傷	下半身第３度熱傷	下腹部第３度熱傷
	眼瞼第３度熱傷	眼周囲第３度熱傷	貫通刺創
	貫通銃創	貫通創	顔面第３度熱傷
	胸部第３度熱傷	頬部第３度熱傷	頚部第３度熱傷
	肩甲間部第３度熱傷	肩甲部第３度熱傷	肩部第３度熱傷
	口唇第３度熱傷	肛門第３度熱傷	耳介部第３度熱傷
	四肢第３度熱傷	趾第３度熱傷	膝部第３度熱傷
	射創	銃創	手関節部第３度熱傷
	手指第３度熱傷	手掌第３度熱傷	手背第３度熱傷
	上肢第３度熱傷	上半身第３度熱傷	上半身熱傷
	踵部第３度熱傷	上腕第３度熱傷	精巣熱傷
	切断	前額部第３度熱傷	前胸部第３度熱傷
	全身第３度熱傷	穿通創	前腕第３度熱傷
	足関節第３度熱傷	側胸部第３度熱傷	足底部第３度熱傷
	足背部第３度熱傷	側腹部第３度熱傷	鼡径部第３度熱傷
	損傷	第３度熱傷	第３度腐蝕
	第４度熱傷	体幹第３度熱傷	大腿部第３度熱傷
	体表面積10－19％の熱傷	体表面積20－29％の熱傷	体表面積30－39％の熱傷
	体表面積40－49％の熱傷	体表面積50－59％の熱傷	体表面積60－69％の熱傷
	体表面積70－79％の熱傷	体表面積80－89％の熱傷	体表面積90％以上の熱傷
	多発性第３度熱傷	肘部第３度熱傷	手第３度熱傷
	殿部第３度熱傷	頭部第３度熱傷	乳頭部第３度熱傷
	乳房第３度熱傷	乳輪部第３度熱傷	背部第３度熱傷
	半身第３度熱傷	皮膚欠損創	鼻部第３度熱傷
	皮膚剥脱創	腹部第３度熱傷	母指球部第３度熱傷
	母指第３度熱傷	薬傷	腰部第３度熱傷

用法用量　通常，１日１〜２回患部に塗布する。

禁忌　本剤又は牛血液を原料とする製剤（フィブリノリジン，ウシトロンビン）に対し，過敏症の既往歴のある患者

ソルファ点鼻液0.25%　規格：0.25%8mL1瓶［858.3円/瓶］
アンレキサノクス　武田薬品　132

【効能効果】

アレルギー性鼻炎

【対応標準病名】

◎	アレルギー性鼻炎		
○	アレルギー性鼻咽頭炎	アレルギー性鼻結膜炎	アレルギー性副鼻腔炎
	イネ科花粉症	カモガヤ花粉症	季節性アレルギー性鼻炎
	血管運動性鼻炎	スギ花粉症	通年性アレルギー性鼻炎
	ヒノキ花粉症	ブタクサ花粉症	
△	花粉症		

用法用量　通常，成人には１日３〜６回（起床時，日中約３時間毎に４回，就寝前），１回各鼻腔に１噴霧（アンレキサノクスとし

て 0.225mg)ずつ噴霧吸入する。

ダイアコートクリーム0.05%　規格：0.05%1g[20.2円/g]
ダイアコート軟膏0.05%　規格：0.05%1g[20.2円/g]
ジフロラゾン酢酸エステル　ファイザー　264

ジフラールクリーム 0.05%，ジフラール軟膏 0.05%を参照(P2146)

ダイアップ坐剤4　規格：4mg1個[61.9円/個]
ダイアップ坐剤6　規格：6mg1個[70.4円/個]
ダイアップ坐剤10　規格：10mg1個[82.5円/個]
ジアゼパム　高田　113

【効 能 効 果】

小児に対して次の目的に用いる
熱性けいれん及びてんかんのけいれん発作の改善

【対応標準病名】

◎	痙攣	痙攣発作	てんかん
	熱性痙攣		
○	牙関緊急	家族性痙攣	間代強直性痙攣
	間代性痙攣	急性痙攣	強直性痙攣
	後天性てんかん	四肢筋痙攣	四肢痙攣
	四肢痙攣発作	ジャクソンてんかん	若年性ミオクローヌスてんかん
	術後てんかん	症候性早期ミオクローヌス性脳症	症候性てんかん
	小児痙攣性疾患	進行性ミオクローヌスてんかん	全身痙攣
	全身痙攣発作	定型欠神発作	てんかん大発作
	てんかん単純部分発作	てんかん複雑部分発作	てんかん様発作
	点頭てんかん	乳児重症ミオクロニーてんかん	乳児点頭痙攣
	脳炎後てんかん	拝礼発作	ヒプサルスミア
	不随意痙攣性運動	ミオクローヌスてんかん	良性乳児ミオクローヌスてんかん
	レノックス・ガストー症候群		
△	アテトーシス	アトニー性非特異性てんかん発作	アブサンス
	アルコールてんかん	異常頭部運動	異常不随意運動
	一過性痙攣発作	一側上肢振戦	一側性アテトーシス
	ウンベルリヒトてんかん	オプソクローヌス	開口障害
	開口不全	下肢痙攣	間欠性振戦
	強直間代発作	局所性痙攣	局所性てんかん
	筋痙縮	筋痙直	痙攣重積発作
	光原性てんかん	こむら返り	細動性振戦
	四肢振戦	持続性振戦	持続性部分てんかん
	若年性アブサンスてんかん	手指振戦	症候性痙攣発作
	焦点性知覚性発作	焦点性てんかん	小児期アブサンスてんかん
	自律神経てんかん	振戦	振戦発作
	睡眠喪失てんかん	ストレスてんかん	静止時振戦
	精神運動発作	線維束性攣縮	前頭葉てんかん
	側頭葉てんかん	体知覚性発作	遅発性てんかん
	聴覚性発作	聴覚反射てんかん	テタニー様発作
	てんかん小発作	てんかん性自動症	頭部振戦
	泣き入りひきつけ	難治性てんかん	乳児痙攣
	ノロウイルス性胃腸炎に伴う痙攣	反射性痙攣	半側振戦
	反応性てんかん	ひきつけ	腹部てんかん
	不随意運動症	部分てんかん	ふるえ
	片側痙攣片麻痺てんかん症候群	無熱性痙攣	薬物てんかん
	有痛性筋痙攣	幼児痙攣	ラフォラ疾患
	良性新生児痙攣	ロタウイルス性胃腸炎に伴う痙攣	

用法用量　通常，小児にジアゼパムとして1回 0.4～0.5mg/kg を1日1～2回，直腸内に挿入する。
なお，症状に応じて適宜増減するが，1日 1mg/kg を超えないようにする。

禁忌
(1)急性狭隅角緑内障のある患者
(2)重症筋無力症のある患者
(3)低出生体重児・新生児
(4)リトナビル(HIV プロテアーゼ阻害剤)を投与中の患者

併用禁忌

薬剤名等	臨床症状・措置方法	機序・危険因子
リトナビル ノービア	過度の鎮静や呼吸抑制を起こすおそれがある。	リトナビルの CYP に対する競合的阻害作用により，併用した場合，本剤の血中濃度が大幅に上昇することによる。

タコシール組織接着用シート　規格：3.0cm×2.5cm1枚[11510.2円/枚]，4.8cm×4.8cm1枚[32713.8円/枚]，9.5cm×4.8cm1枚[60810.2円/枚]
トロンビン画分　ヒトフィブリノゲン　CSL ベーリング　799

【効 能 効 果】

肝臓外科，肺外科，心臓血管外科，産婦人科及び泌尿器外科領域における手術時の組織の接着・閉鎖(ただし，縫合あるいは接合した組織から血液，体液又は体内ガスの漏出をきたし，他に適切な処置法のない場合に限る。)

【対応標準病名】

該当病名なし

用法用量　接着・閉鎖部位の血液，体液をできるだけ取り除き，本剤を適切な大きさにし，乾燥状態のままあるいは生理食塩液でわずかに濡らし，その活性成分固着面を接着・閉鎖部位に貼付し，通常 3～5 分間圧迫する。

用法用量に関連する使用上の注意
局所適用に限る。
本剤が誤って血管内に入ると生命を脅かす血栓塞栓性合併症が発現するおそれがあるため，本剤が血管内に入らないよう注意すること。

禁忌
(1)本剤の成分又はウマ血液を原料とする製剤(乾燥まむしウマ抗毒素等)に対し過敏症の既往歴のある患者
(2)下記の製剤による治療を受けている患者：凝固促進剤(臓器抽出製剤，蛇毒製剤)，抗線溶剤

併用禁忌

薬剤名等	臨床症状・措置方法	機序・危険因子
凝固促進剤 (臓器抽出製剤，蛇毒製剤) トロンビン フィブリノゲン フィブリノゲン HT 静注用 1g「ベネシス」 ヘモコアグラーゼ レプチラーゼ注 1 単位，2 単位 等	血栓形成傾向があらわれるおそれがあるので，併用は避けること。	フィブリノゲンからフィブリンを生成することにより血栓形成傾向があらわれることが考えられる。
抗線溶剤 トラネキサム酸 トランサミン注 5%，10%　等 アプロチニン製剤		フィブリノゲンから生成したフィブリンの溶解を妨げることにより血栓形成傾向があらわれることが考えられる。

タチオン点眼用2%　規格：2%1mL[23円/mL]
グルタチオン　長生堂　131

【効 能 効 果】

初期老人性白内障，角膜潰瘍，角膜上皮剥離，角膜炎

【対応標準病名】

◎	角膜炎	角膜潰瘍	角膜上皮剥離
	加齢性白内障		
○	核硬化症性白内障	核性白内障	角膜上皮欠損
	角膜内皮炎	過熟白内障	褐色白内障
	冠状加齢性白内障	後極白内障	後のう下白内障
	成熟白内障	前極白内障	前のう下白内障
	層状白内障	点状加齢性白内障	点状白内障
	のう下加齢性白内障	皮質性加齢性白内障	ビタミンＡ欠乏性角膜潰瘍
	老人性初発白内障		
△	アカントアメーバ角膜炎	アレルギー性角膜炎	遺伝性角膜ジストロフィー
	栄養障害性角膜炎	円板状角膜炎	カイザー・フライシャー輪
	外傷性角膜炎	外傷性角膜潰瘍	角結膜炎
	角結膜乾燥症	角結膜びらん	角膜萎縮
	角膜乾燥症	角膜ジストロフィー	角膜疾患
	角膜症	角膜上皮びらん	角膜穿孔
	角膜知覚過敏	角膜知覚消失	角膜知覚鈍麻
	角膜中心潰瘍	角膜膿瘍	角膜剥離
	角膜パンヌス	角膜びらん	角膜腐蝕
	家族性角膜ジストロフィー	カタル性角膜潰瘍	化膿性角膜炎
	貨幣状角膜炎	顆粒状角膜ジストロフィー	乾性角結膜炎
	乾性角膜炎	感染性角膜潰瘍	急性角結膜炎
	急性角膜炎	巨大フリクテン	血管性パンヌス
	結節状角膜ジストロフィー	結節性眼炎	結節性結膜炎
	硬化性角膜炎	光線眼症	膠様滴状角膜ジストロフィー
	コーガン症候群	再発性角膜びらん	散在性表層角膜炎
	蚕蝕性角膜潰瘍	紫外線角結膜炎	紫外線角膜炎
	糸状角膜炎	実質性角膜炎	湿疹性パンヌス
	樹枝状角膜炎	樹枝状角膜潰瘍	出血性角膜炎
	真菌性角膜潰瘍	神経栄養性角結膜炎	進行性角膜潰瘍
	浸潤性表層角膜炎	深層角膜炎	星状角膜炎
	ゼーミッシュ潰瘍	石化性角膜炎	雪眼炎
	穿孔性角膜潰瘍	線状角膜炎	腺病性パンヌス
	前房蓄膿性角膜炎	多発性角膜びらん	単純性角膜潰瘍
	地図状角膜炎	テリエン周辺角膜変性	点状角膜炎
	兎眼性角膜炎	ハッサル・ヘンレ疣	ハドソン・ステーリ線
	反復性角膜潰瘍	びまん性表層角膜炎	表在性角膜炎
	表在性点状角膜炎	フィラメント状角膜炎	匐行性角膜潰瘍
	フックスジストロフィー	フリクテン性角結膜炎	フリクテン性角膜炎
	フリクテン性角膜潰瘍	フリクテン性結膜炎	フリクテン性パンヌス
	ヘルペス角膜炎	辺縁角膜炎	辺縁フリクテン
	慢性角結膜炎	薬物性角結膜炎	薬物性角膜炎
	輪状角膜ジストロフィー	輪紋状角膜炎	

用法用量　溶解液5mL当たり還元型グルタチオンとして100mgを用時溶解し，1回1～2滴を1日3～5回点眼する。

タプコム配合点眼液　規格：1mL[1060円/mL]
タフルプロスト　チモロールマレイン酸塩　参天　131

【効 能 効 果】

緑内障，高眼圧症

【対応標準病名】

◎	高眼圧症	緑内障	
○	悪性緑内障	医原性緑内障	外傷性隅角解離
	外傷性緑内障	開放隅角緑内障	過分泌緑内障
	急性炎症性緑内障	急性閉塞隅角緑内障	急性緑内障発作
	偽落屑症候群	偽緑内障	血管新生緑内障
	原発開放隅角緑内障	原発性緑内障	原発閉塞隅角症
	原発閉塞隅角緑内障	混合型緑内障	色素性緑内障
	視神経乳頭陥凹拡大	出血性緑内障	術後高眼圧症
	水晶体原性緑内障	水晶体のう緑内障	水晶体融解緑内障
	ステロイド緑内障	正常眼圧緑内障	続発性緑内障
	ポスナーシュロスマン症候群	慢性開放角緑内障	慢性単性緑内障
	慢性閉塞隅角緑内障	無水晶体性緑内障	薬物誘発性緑内障
	溶血緑内障	緑内障性乳頭陥凹	

効能効果に関連する使用上の注意　原則として，単剤での治療を優先すること。

用法用量　1回1滴，1日1回点眼する。

用法用量に関連する使用上の注意　頻回投与により眼圧下降作用が減弱する可能性があるので，1日1回を超えて投与しないこと。

禁忌

(1)気管支喘息，又はその既往歴のある患者，気管支痙攣，重篤な慢性閉塞性肺疾患のある患者

(2)コントロール不十分な心不全，洞性徐脈，房室ブロック(II，III度)，心原性ショックのある患者

(3)本剤の成分に対し過敏症の既往歴のある患者

タプロス点眼液0.0015%　規格：0.0015%1mL[985.2円/mL]
タプロスミニ点眼液0.0015%　規格：0.0015%0.3mL1個[99.7円/個]
タフルプロスト　参天　131

【効 能 効 果】

緑内障，高眼圧症

【対応標準病名】

◎	高眼圧症	緑内障	
○	悪性緑内障	医原性緑内障	外傷性緑内障
	開放隅角緑内障	過分泌緑内障	急性炎症性緑内障
	急性閉塞隅角緑内障	急性緑内障発作	偽落屑症候群
	血管新生緑内障	原発開放隅角緑内障	原発性緑内障
	原発閉塞隅角緑内障	混合型緑内障	色素性緑内障
	出血性緑内障	術後高眼圧症	水晶体原性緑内障
	水晶体のう緑内障	水晶体融解緑内障	ステロイド緑内障
	正常眼圧緑内障	続発性緑内障	ポスナーシュロスマン症候群
	慢性開放角緑内障	慢性単性緑内障	慢性閉塞隅角緑内障
	無水晶体性緑内障	薬物誘発性緑内障	溶血緑内障
△	外傷性隅角解離	偽緑内障	原発閉塞隅角症
	視神経乳頭陥凹拡大		

用法用量　1回1滴，1日1回点眼する。

用法用量に関連する使用上の注意　頻回投与により眼圧下降作用が減弱する可能性があるので，1日1回を超えて投与しないこと。

禁忌　本剤の成分に対し過敏症の既往歴のある患者

タマガワヨードホルムガーゼ　規格：－[－]
ヨードホルム　玉川衛材　261

【効 能 効 果】

創傷，潰瘍の殺菌・消毒

【対応標準病名】

該当病名なし

用法用量　消毒性包帯材料として用いる。

禁忌

(1)ヨード過敏症の患者
(2)腎障害のある患者
(3)心障害のある患者

ハクゾウヨードホルムガーゼ：ハクゾウメディカル

ダラシンTゲル1%　規格：1%1g[42.3円/g]
ダラシンTローション1%　規格：1%1mL[42.3円/mL]

クリンダマイシンリン酸エステル　佐藤　263

【効能効果】

〈適応菌種〉クリンダマイシンに感性のブドウ球菌属，アクネ菌
〈適応症〉ざ瘡(化膿性炎症を伴うもの)

【対応標準病名】

◎	ざ瘡		
○	顔面ざ瘡	顔面尋常性ざ瘡	口囲ざ瘡
	若年性女子表皮剥離性ざ瘡	集簇性ざ瘡	小児ざ瘡
	尋常性ざ瘡	ステロイドざ瘡	粟粒性壊死性ざ瘡
	痘瘡性ざ瘡	膿痂疹性ざ瘡	膿疱性ざ瘡
△	ざ瘡様発疹	新生児ざ瘡	熱帯性ざ瘡
	面皰		

用法用量　本品の適量を1日2回，洗顔後，患部に塗布する。

用法用量に関連する使用上の注意

(1)本剤を塗布する面積は治療上必要最小限にとどめること。
(2)本剤の使用にあたっては，4週間で効果が認められない場合には使用を中止すること。また，炎症性皮疹が消失した場合には継続使用しないこと。
(3)本剤の使用にあたっては，耐性菌の発現等を防ぐため，疾病の治療上必要な最小限の期間の使用にとどめること。

禁忌　本剤の成分又はリンコマイシン系抗生物質に対し過敏症の既往歴のある患者

クリンダマイシンゲル1%「DK」：大興　1%1g[27.8円/g]，クリンダマイシンゲル1%「クラシエ」：シオノ　1%1g[27.8円/g]，クリンダマイシンゲル1%「タイヨー」：テバ製薬　1%1g[27.8円/g]，クリンダマイシンリン酸エステルゲル1%「イワキ」：岩城　1%1g[27.8円/g]，クリンダマイシンリン酸エステルゲル1%「サワイ」：沢井　1%1g[27.8円/g]

タリビッド眼軟膏0.3%　規格：0.3%1g[119.7円/g]

オフロキサシン　参天　131

【効能効果】

〈適応菌種〉本剤に感性のブドウ球菌属，レンサ球菌属，肺炎球菌，腸球菌属，ミクロコッカス属，モラクセラ属，コリネバクテリウム属，クレブシエラ属，セラチア属，プロテウス属，モルガネラ・モルガニー，プロビデンシア属，インフルエンザ菌，ヘモフィルス・エジプチウス(コッホ・ウィークス菌)，シュードモナス属，緑膿菌，バークホルデリア・セパシア，ステノトロホモナス(ザントモナス)・マルトフィリア，アシネトバクター属，アクネ菌，トラコーマクラミジア(クラミジア・トラコマティス)
〈適応症〉眼瞼炎，涙嚢炎，麦粒腫，結膜炎，瞼板腺炎，角膜炎(角膜潰瘍を含む)，眼科周術期の無菌化療法

【対応標準病名】

◎	角膜炎	角膜潰瘍	眼瞼炎
	結膜炎	麦粒腫	マイボーム腺炎
	涙のう炎		
○	亜急性結膜炎	亜急性涙のう炎	アレルギー性角膜炎
	萎縮性角結膜炎	栄養障害性角膜炎	外傷性角膜炎
	外傷性角膜潰瘍	外麦粒腫	潰瘍性眼瞼炎
	化学性結膜炎	下眼瞼蜂巣炎	角結膜炎
	角結膜びらん	角膜上皮びらん	角膜穿孔
	角膜中心潰瘍	角膜内皮炎	角膜膿瘍
	角膜パンヌス	角膜びらん	角膜腐蝕
	下尖性霰粒腫	カタル性角膜潰瘍	カタル性眼炎
	カタル性結膜炎	化膿性角膜炎	化膿性結膜炎
	化膿性霰粒腫	貨幣状角膜炎	眼炎
	眼角部眼瞼炎	眼角部眼瞼縁結膜炎	眼窩膿瘍
	眼瞼縁炎	眼瞼縁結膜炎	眼瞼結膜炎
	眼瞼皮膚炎	眼瞼びらん	眼瞼蜂巣炎
	乾性角結膜炎	乾性角膜炎	感染性角膜炎
	感染性角膜潰瘍	偽膜性結膜炎	急性角結膜炎
	急性角膜炎	急性結膜炎	急性霰粒腫
	急性涙のう炎	急性濾胞性結膜炎	巨大乳頭結膜炎
	巨大フリクテン	血管性パンヌス	結節性眼炎
	結節性結膜炎	結膜潰瘍	結膜びらん
	結膜濾胞症	硬化性角膜炎	光線眼症
	コーガン症候群	コッホ・ウィークス菌性結膜炎	散在性表層角膜炎
	蚕蝕性角膜潰瘍	霰粒腫	紫外線角結膜炎
	紫外線角膜炎	糸状角膜炎	実質性角膜炎
	湿疹性眼瞼炎	湿疹性眼瞼皮膚炎	湿疹性パンヌス
	しゅさ性眼瞼炎	出血性角膜炎	術後結膜炎
	春季カタル	上眼瞼蜂巣炎	上尖性霰粒腫
	睫毛性眼瞼炎	脂漏性眼瞼炎	真菌性角膜潰瘍
	神経栄養性角結膜炎	進行性角膜潰瘍	浸潤性表層角膜炎
	深層角膜炎	星状角膜炎	ゼーミッシュ潰瘍
	石化性角膜炎	雪眼炎	接触眼瞼皮膚炎
	接触性眼瞼結膜炎	穿孔性角膜潰瘍	線状角膜炎
	腺病性パンヌス	前房蓄膿性角膜炎	単純性角膜潰瘍
	兎眼性角膜炎	毒物性眼瞼炎	内麦粒腫
	粘液膿性結膜炎	白内障術後結膜炎	パリノー結膜炎
	パリノー結膜腺症候群	反復性角膜潰瘍	びまん性表層角膜炎
	表在性角膜炎	表在性点状角膜炎	フィラメント状角膜炎
	匐行性角膜潰瘍	ぶどう球菌性眼瞼炎	フリクテン性角結膜炎
	フリクテン性角膜炎	フリクテン性角膜潰瘍	フリクテン性結膜炎
	フリクテン性パンヌス	辺縁角膜炎	辺縁フリクテン
	慢性角結膜炎	慢性カタル性結膜炎	慢性結膜炎
	慢性涙小管炎	慢性涙のう炎	慢性濾胞性結膜炎
	毛包眼瞼炎	モラックス・アクセンフェルド結膜炎	薬物性角結膜炎
	薬物性角膜炎	薬物性眼瞼炎	薬物性結膜炎
	流行性結膜炎	輪紋状角膜炎	涙小管炎
	涙のう周囲炎	涙のう周囲膿瘍	
△	アトピー性角結膜炎	アレルギー性眼瞼炎	アレルギー性眼瞼縁炎
	アレルギー性結膜炎	アレルギー性鼻結膜炎	円板状角膜炎
	眼瞼瘻孔	季節性アレルギー性結膜炎	急性涙腺炎
	クラミジア結膜炎	結膜化膿性肉芽腫	樹枝状角膜炎
	樹枝状角膜潰瘍	症候性流涙症	地図状角膜炎
	通年性アレルギー性結膜炎	慢性涙腺炎	涙管腫
	涙小管のう胞	涙小管瘻	涙腺炎
	涙道瘻	涙のう瘻	

用法用量　通常，適量を1日3回塗布する。なお，症状により適宜増減する。

用法用量に関連する使用上の注意

(1)本剤の使用にあたっては，耐性菌の発現等を防ぐため，原則として感受性を確認し，疾病の治療上必要な最小限の期間の投与にとどめること。
(2)長期間使用しないこと。なお，トラコーマクラミジアによる結膜炎の場合には，8週間の投与を目安とし，その後の継続投与については慎重に行うこと。

禁忌　本剤の成分及びキノロン系抗菌剤に対し過敏症の既往歴

のある患者

オフロキシン眼軟膏0.3%：東亜薬品[78円/g]

タリビッド耳科用液0.3%　規格：3mg1mL[117.3円/mL]
オフロキサシン　第一三共　132

【効 能 効 果】

〈適応菌種〉本剤に感性のブドウ球菌属，レンサ球菌属，肺炎球菌，プロテウス属，モルガネラ・モルガニー，プロビデンシア属，インフルエンザ菌，緑膿菌

〈適応症〉外耳炎，中耳炎

【対応標準病名】

◎	外耳炎	中耳炎	
○	悪性外耳炎	アレルギー性外耳道炎	壊死性外耳炎
	外耳湿疹	外耳道真珠腫	外耳道痛
	外耳道肉芽腫	外耳道膿瘍	外耳道閉塞性角化症
	外耳道蜂巣炎	外傷性穿孔性中耳炎	外傷性中耳炎
	化学性急性外耳炎	化膿性中耳炎	感染性外耳炎
	急性外耳炎	急性化膿性外耳炎	急性化膿性中耳炎
	急性光線性外耳炎	急性湿疹性外耳炎	急性接触性外耳炎
	急性中耳炎	急性反応性外耳炎	グラデニーゴ症候群
	限局性外耳道炎	鼓室内水腫	再発性中耳炎
	耳介周囲湿疹	耳介部皮膚炎	耳介蜂巣炎
	出血性外耳炎	出血性中耳炎	術後性中耳炎
	術後性慢性中耳炎	上鼓室化膿症	新生児中耳炎
	水疱性中耳炎	穿孔性中耳炎	単純性中耳炎
	中耳炎性顔面神経麻痺	陳旧性中耳炎	非感染性急性外耳炎
	びまん性外耳炎	慢性外耳炎	慢性化膿性穿孔性中耳炎
	慢性化膿性中耳炎	慢性耳管鼓室化膿性中耳炎	慢性上鼓室乳突洞化膿性中耳炎
	慢性穿孔性中耳炎	慢性中耳炎	慢性中耳炎急性増悪
	慢性中耳炎後遺症	慢性中耳炎術後再燃	良性慢性化膿性中耳炎
	緑膿菌性外耳炎		
△	好酸球性中耳炎		

用法用量　通常，成人に対して，1回6～10滴を1日2回点耳する。点耳後は約10分間の耳浴を行う。
なお，症状により適宜回数を増減する。小児に対しては，適宜滴数を減ずる。

用法用量に関連する使用上の注意　本剤の使用にあたっては，耐性菌の発現等を防ぐため，原則として感受性を確認し，疾病の治療上必要な最小限の期間の投与にとどめること。

禁忌　本剤の成分又はレボフロキサシン水和物に対し過敏症の既往歴のある患者

タリザート耳科用液0.3%：セオリアファーマ[82.7円/mL]

タリビッド点眼液0.3%　規格：0.3%1mL[111.5円/mL]
オフロキサシン　参天　131

【効 能 効 果】

〈適応菌種〉本剤に感性のブドウ球菌属，レンサ球菌属，肺炎球菌，腸球菌属，ミクロコッカス属，モラクセラ属，コリネバクテリウム属，クレブシエラ属，セラチア属，プロテウス属，モルガネラ・モルガニー，プロビデンシア属，インフルエンザ菌，ヘモフィルス・エジプチウス(コッホ・ウィークス菌)，シュードモナス属，緑膿菌，バークホルデリア・セパシア，ステノトロホモナス(ザントモナス)・マルトフィリア，アシネトバクター属，アクネ菌

〈適応症〉眼瞼炎，涙嚢炎，麦粒腫，結膜炎，瞼板腺炎，角膜炎(角膜潰瘍を含む)，眼科周術期の無菌化療法

【対応標準病名】

◎	角膜炎	角膜潰瘍	眼瞼炎
	結膜炎	麦粒腫	マイボーム腺炎
	涙のう炎		
○	亜急性結膜炎	亜急性涙のう炎	アレルギー性角膜炎
	萎縮性角結膜炎	栄養障害性角膜炎	外傷性角膜炎
	外傷性角膜潰瘍	外麦粒腫	潰瘍性眼瞼炎
	化学性結膜炎	下眼瞼蜂巣炎	角結膜炎
	角結膜びらん	角膜上皮びらん	角膜穿孔
	角膜中心潰瘍	角膜内皮炎	角膜膿瘍
	角膜パンヌス	角膜びらん	角膜腐蝕
	下尖性霰粒腫	カタル性角膜潰瘍	カタル性眼炎
	カタル性結膜炎	化膿性角膜炎	化膿性結膜炎
	化膿性霰粒腫	貨幣状角膜炎	眼炎
	眼角部眼瞼炎	眼角部眼瞼縁結膜炎	眼窩膿瘍
	眼瞼縁炎	眼瞼縁結膜炎	眼瞼結膜炎
	眼瞼皮膚炎	眼瞼びらん	眼瞼蜂巣炎
	乾性角結膜炎	乾性角膜炎	感染性角膜炎
	感染性角膜潰瘍	偽膜性結膜炎	急性角結膜炎
	急性角膜炎	急性結膜炎	急性霰粒腫
	急性涙のう炎	急性濾胞性結膜炎	巨大乳頭結膜炎
	巨大フリクテン	血管性パンヌス	結節性眼炎
	結節性結膜炎	結膜潰瘍	結膜びらん
	結膜濾胞症	硬化性角膜炎	光線眼症
	コーガン症候群	コッホ・ウィークス菌性結膜炎	散在性表層角膜炎
	蚕蝕性角膜潰瘍	霰粒腫	紫外線角結膜炎
	紫外線角膜炎	糸状角膜炎	実質性角膜炎
	湿疹性眼瞼炎	湿疹性眼瞼皮膚炎	湿疹性パンヌス
	しゅさ性眼瞼炎	出血性角膜炎	術後結膜炎
	春季カタル	上眼瞼蜂巣炎	上尖性霰粒腫
	睫毛性眼瞼炎	脂漏性眼瞼炎	真菌性角膜潰瘍
	神経栄養性角結膜炎	進行性角膜潰瘍	浸潤性表層角膜炎
	深層角膜炎	星状角膜炎	ゼーミッシュ潰瘍
	石化性角膜炎	雪眼炎	接触眼瞼皮膚炎
	接触性眼瞼結膜炎	穿孔性角膜潰瘍	線状角膜炎
	腺病性パンヌス	前房蓄膿性角膜炎	単純性角膜潰瘍
	兎眼性角膜炎	毒物性眼瞼炎	内麦粒腫
	粘液膿性結膜炎	白内障術後結膜炎	パリノー結膜炎
	パリノー結膜腺症候群	反復性角膜潰瘍	びまん性表層角膜炎
	表在性角膜炎	表在性点状角膜炎	フィラメント状角膜炎
	匐行性角膜潰瘍	ぶどう球菌性眼瞼炎	フリクテン性角結膜炎
	フリクテン性角膜炎	フリクテン性角膜潰瘍	フリクテン性結膜炎
	フリクテン性パンヌス	辺縁角膜炎	辺縁フリクテン
	慢性角結膜炎	慢性カタル性結膜炎	慢性結膜炎
	慢性涙小管炎	慢性涙のう炎	慢性濾胞性結膜炎
	毛包眼瞼炎	モラックス・アクセンフェルド結膜炎	薬物性角結膜炎
	薬物性角膜炎	薬物性眼瞼炎	薬物性結膜炎
	流行性結膜炎	輪紋状角膜炎	涙小管炎
	涙のう周囲炎	涙のう周囲膿瘍	
△	アトピー性角結膜炎	アレルギー性眼瞼炎	アレルギー性眼瞼縁炎
	アレルギー性結膜炎	アレルギー性鼻結膜炎	円板状角膜炎
	眼瞼瘻孔	季節性アレルギー性結膜炎	急性涙腺炎
	クラミジア結膜炎	結膜化膿性肉芽腫	樹枝状角膜炎
	樹枝状角膜潰瘍	症候性流涙症	地図状角膜炎
	通年性アレルギー性結膜炎	慢性涙腺炎	涙管腫
	涙小管のう胞	涙小管瘻	涙腺炎
	涙道瘻	涙のう瘻	

用法用量　通常，1回1滴，1日3回点眼する。なお，症状により適宜増減する。

用法用量に関連する使用上の注意

(1)本剤の使用にあたっては，耐性菌の発現等を防ぐため，原則として感受性を確認し，疾病の治療上必要な最小限の期間の投与

にとどめること。
(2)長期間使用しないこと。
禁忌　本剤の成分及びキノロン系抗菌剤に対し過敏症の既往歴のある患者

オーハラキシン点眼液0.3%：大原薬品[48.9円/mL]，オフテクター点眼液0.3%：富士薬品[65.7円/mL]，オフロキサシン点眼液0.3%「CHOS」：シー・エイチ・オー[48.9円/mL]，オフロキサシン点眼液0.3%「JG」：長生堂[48.9円/mL]，オフロキサシン点眼液0.3%「サワイ」：沢井[48.9円/mL]，オフロキサシン点眼液0.3%「テバ」：大正薬品[48.9円/mL]，オフロキサシン点眼液0.3%「日医工」：日医工[48.9円/mL]，オフロキサシン点眼液0.3%「日新」：日新－山形[48.9円/mL]，オフロキシン点眼液0.3%：東亜薬品[65.7円/mL]，オルカビット点眼液0.3%：シオノ[48.9円/mL]，キサトロン点眼液0.3%：昭和薬化工[48.9円/mL]，タリフロン点眼液0.3%：東和[48.9円/mL]，ファルキサシン点眼液0.3%：キョーリンリメディオ[33.5円/mL]，マロメール点眼液0.3%：大興[48.9円/mL]

タリムス点眼液0.1%
規格：0.1%5mL1瓶[9651.3円/瓶]
タクロリムス水和物　千寿　131

【効能効果】
春季カタル(抗アレルギー剤が効果不十分な場合)

【対応標準病名】

◎	春季カタル		
○	アトピー性角結膜炎	アレルギー性鼻結膜炎	季節性アレルギー性結膜炎
	通年性アレルギー性結膜炎		
△	アレルギー性結膜炎	カタル性眼炎	カタル性結膜炎

効能効果に関連する使用上の注意　眼瞼結膜巨大乳頭の増殖が認められ，抗アレルギー剤により十分な効果が得られないと判断した場合に使用すること。
用法用量　用時よく振り混ぜたのち，通常，1回1滴を1日2回点眼する。
禁忌
(1)本剤の成分に対し過敏症の既往歴のある患者
(2)眼感染症のある患者
(3)妊婦又は妊娠している可能性のある婦人

窒素
規格：－[－]
窒素　ジャパン・エア・ガシズ　799

【効能効果】
(1)日本薬局方酸素と混合し，合成空気として使用する。
(2)注射剤等の製造に際し，酸化防止のための不活性なガスとして使用する。

【対応標準病名】
該当病名なし
用法用量
(1)合成空気の使用等は，医師の指示による。
(2)注射剤等の製造方法による。

窒素：エア・ウォーター，東邦酸素，立川酸素，伊藤忠ガス，エア・ガシズ北九州，鹿児島酸素

チニダゾール腟錠200mg「F」
規格：200mg1個[51.7円/個]
チニダゾール　富士製薬　252

【効能効果】
トリコモナス腟炎

【対応標準病名】

◎	トリコモナス腟炎		
○	子宮頸部トリコモナス症	トリコモナス外陰炎	トリコモナス症
	トリコモナス性外陰腟炎	トリコモナス性帯下	トリコモナス膀胱炎
	尿路性器トリコモナス症		
△	トリコモナス尿道炎		

用法用量　チニダゾールとして，通常成人1クールとして1日1回200mgを7日間腟内に挿入する。
投薬終了後，腟トリコモナスを検出した場合は，投薬終了時より少なくとも1週間ぐらいの間隔を置いて再投与する。
禁忌　チニダゾールに対し過敏症の既往歴のある患者

チモプトールXE点眼液0.25%
規格：0.25%1mL[503.2円/mL]
チモプトールXE点眼液0.5%
規格：0.5%1mL[719.2円/mL]
チモプトール点眼液0.25%
規格：0.25%1mL[241.1円/mL]
チモプトール点眼液0.5%
規格：0.5%1mL[337.2円/mL]
チモロールマレイン酸塩　参天　131

【効能効果】
緑内障，高眼圧症

【対応標準病名】

◎	高眼圧症	緑内障	
○	悪性緑内障	医原性緑内障	外傷性隅角解離
	外傷性緑内障	開放隅角緑内障	過分泌緑内障
	急性炎症性緑内障	急性閉塞隅角緑内障	急性緑内障発作
	偽落屑症候群	血管新生緑内障	原発開放隅角緑内障
	原発閉塞隅角緑内障	混合型緑内障	色素性緑内障
	視神経乳頭陥凹拡大	出血性緑内障	水晶体原性緑内障
	水晶体のう緑内障	水晶体融解緑内障	ステロイド緑内障
	正常眼圧緑内障	続発性緑内障	ポスナーシュロスマン症候群
	慢性開放角緑内障	慢性単性緑内障	慢性閉塞隅角緑内障
	無水晶体性緑内障	薬物誘発性緑内障	溶血緑内障
	緑内障性乳頭陥凹		
△	偽緑内障	原発性緑内障	原発閉塞隅角症

用法用量
〔チモプトールXE点眼液〕：通常，0.25%製剤を1回1滴，1日1回点眼する。なお，十分な効果が得られない場合は0.5%製剤を用いて1回1滴，1日1回点眼する。
〔チモプトール点眼液〕：通常，0.25%製剤を1回1滴，1日2回点眼する。なお，十分な効果が得られない場合は0.5%製剤を用いて1回1滴，1日2回点眼する。
用法用量に関連する使用上の注意　〔チモプトールXE点眼液〕：他の点眼剤を併用する場合には，本剤投与前に少なくとも10分間の間隔をあけて投与すること。
禁忌
(1)気管支喘息，又はその既往歴のある患者，気管支痙攣，重篤な慢性閉塞性肺疾患のある患者
(2)コントロール不十分な心不全，洞性徐脈，房室ブロック(II，III度)，心原性ショックのある患者
(3)本剤の成分に対し過敏症の既往歴のある患者

チアブート点眼液0.25%：日新－山形　0.25%1mL[63.6円/mL]，チアブート点眼液0.5%：日新－山形　0.5%1mL[91.6円/mL]，チモレートPF点眼液0.25%：日本点眼薬　0.25%1mL[76円/mL]，チモレートPF点眼液0.5%：日本点眼薬　0.5%1mL[112.1円/mL]，チモレート点眼液0.25%：ニッテン　0.25%1mL[76円/mL]，チモレート点眼液0.5%：ニッテン　0.5%1mL[112.1円/mL]，チモロールXE点眼液0.25%「TS」：テイカ　0.25%1mL[336.1円/mL]，チモロールXE点眼液0.25%「杏林」：キョーリンリメディオ　0.25%1mL[336.1円/mL]，チモロールXE点眼液0.25%「ニットー」：東亜薬品

0.25%1mL[336.1円/mL]，チモロールXE点眼液0.5%「TS」：テイカ　0.5%1mL[484.5円/mL]，チモロールXE点眼液0.5%「杏林」：キョーリンリメディオ　0.5%1mL[484.5円/mL]，チモロールXE点眼液0.5%「ニットー」：東亜薬品　0.5%1mL[484.5円/mL]，チモロール点眼液0.25%「テイカ」：テイカ　0.25%1mL[63.6円/mL]，チモロール点眼液0.5%「テイカ」：テイカ　0.5%1mL[91.6円/mL]，チモロール点眼液T0.25%：東亜薬品　0.25%1mL[63.6円/mL]，チモロール点眼液T0.5%：東亜薬品　0.5%1mL[91.6円/mL]，ファルチモ点眼液0.25：キョーリンリメディオ　0.25%1mL[63.6円/mL]，ファルチモ点眼液0.5：キョーリンリメディオ　0.5%1mL[91.6円/mL]，リズモン点眼液0.25%：わかもと　0.25%1mL[63.6円/mL]，リズモン点眼液0.5%：わかもと　0.5%1mL[112.1円/mL]

チンク油「ホエイ」　規格：10g[1.66円/g]

チンク油　マイラン製薬　262

【効 能 効 果】

下記皮膚疾患の収れん・消炎・保護・緩和な防腐：小範囲の擦傷，小範囲の第一度熱傷，小範囲の湿疹・皮膚炎

【対応標準病名】

◎	擦過創 皮膚炎	湿疹	第1度熱傷
○	足湿疹	足第1度熱傷	異汗性湿疹
	陰茎第1度熱傷	陰のう第1度熱傷	会陰第1度熱傷
	腋窩湿疹	腋窩第1度熱傷	汚染擦過創
	外陰第1度熱傷	下顎部第1度熱傷	下肢第1度熱傷
	下腿部第1度熱傷	化膿性皮膚疾患	下半身第1度熱傷
	下腹部第1度熱傷	貨幣状湿疹	感染性皮膚炎
	汗疱性湿疹	顔面急性皮膚炎	顔面第1度熱傷
	丘疹状湿疹	急性湿疹	胸部第1度熱傷
	頬部第1度熱傷	亀裂性湿疹	頚部第1度熱傷
	頚部皮膚炎	肩甲間部第1度熱傷	肩甲部第1度熱傷
	肩部第1度熱傷	口唇第1度熱傷	紅斑性湿疹
	肛門第1度熱傷	擦過皮下血腫	耳介部第1度熱傷
	自家感作性皮膚炎	四肢第1度熱傷	趾第1度熱傷
	湿疹様発疹	膝部第1度熱傷	手関節部第1度熱傷
	手指湿疹	手指第1度熱傷	手掌第1度熱傷
	手背第1度熱傷	上肢第1度熱傷	上半身第1度熱傷
	踵部第1度熱傷	上腕第1度熱傷	新生児天疱瘡
	新生児皮膚炎	水疱性膿痂疹	赤色湿疹
	前額部第1度熱傷	前胸部第1度熱傷	全身擦過創
	全身湿疹	全身第1度熱傷	前腕第1度熱傷
	足関節第1度熱傷	側胸部第1度熱傷	足底部第1度熱傷
	足背部第1度熱傷	側腹部第1度熱傷	鼡径部第1度熱傷
	体幹第1度熱傷	大腿部第1度熱傷	体表面積10%未満の熱傷
	多発性第1度熱傷	多発性熱傷	打撲擦過創
	肘部第1度熱傷	手湿疹	手第1度熱傷
	殿部第1度熱傷	冬期湿疹	頭部湿疹
	頭部第1度熱傷	乳頭部第1度熱傷	乳房第1度熱傷
	乳房皮膚炎	乳輪部第1度熱傷	妊娠湿疹
	妊婦性皮膚炎	熱傷	背部第1度熱傷
	鼻背部湿疹	半身第1度熱傷	鼻部第1度熱傷
	腹部第1度熱傷	ぶどう球菌性熱傷様皮膚症候群	扁平湿疹
	母指球部第1度熱傷	母指第1度熱傷	慢性湿疹
	腰部第1度熱傷	落屑性湿疹	鱗状湿疹
△	足熱傷	陰茎熱傷	陰のう湿疹
	陰のう熱傷	会陰熱傷	会陰部肛囲湿疹
	腋窩熱傷	外陰熱傷	外陰部皮膚炎
	外傷	外傷性刺青	外傷性皮下血腫
	下顎熱傷	下肢熱傷	下腿足部熱傷
	下腿熱傷	下半身熱傷	関節血腫
	関節挫傷	関節打撲	顔面熱傷
	胸部上腕熱傷	胸部熱傷	躯幹薬傷
	頚部熱傷	血腫	肩甲間部熱傷
	肩甲部熱傷	口唇熱傷	肛門湿疹
	肛門熱傷	採皮創	挫傷
	四肢熱傷	趾熱傷	手指端熱傷
	手指熱傷	手掌熱傷	手背熱傷
	上肢熱傷	上半身熱傷	上腕熱傷
	人工肛門部皮膚炎	精巣熱傷	前胸部熱傷
	全身熱傷	前腕手部熱傷	前腕熱傷
	掻創	足関節熱傷	足底熱傷
	鼡径部熱傷	体幹熱傷	大腿熱傷
	打撲血腫	打撲傷	打撲皮下血腫
	手熱傷	殿部熱傷	頭部熱傷
	乳房熱傷	背部熱傷	剥離骨折
	皮下血腫	皮下損傷	鼻前庭部湿疹
	皮膚損傷	表皮剥離	腹部熱傷
	母指熱傷	腰部熱傷	らせん骨折
	裂離骨折		

用法用量　通常，症状に応じ，1日1～数回，直接患部に塗布する。

禁忌　重度または広範囲の熱傷

チンク油：タツミ薬品[1.01円/g]，チンク油「JG」：日本ジェネリック[1.74円/g]，チンク油「昭和」(M)：昭和製薬[1.4円/g]，チンク油「東海」：東海[1.55円/g]，チンク油「東豊」：東豊薬品[1.74円/g]，チンク油「日医工」：日医工[1.74円/g]，チンク油「ニッコー」：日興[1.66円/g]，チンク油「ヨシダ」：吉田[1.88円/g]

ディスオーパ消毒液0.55%　規格：－[－]

フタラール　ジョンソン・エンド・ジョンソン　732

【効 能 効 果】

医療器具の化学的殺菌・消毒

【対応標準病名】

該当病名なし

効能効果に関連する使用上の注意

(1)本剤にて消毒を行った超音波白内障手術器具類を使用した患者に，水疱性角膜症等があらわれたとの報告があるので，超音波白内障手術器具類には本剤を使用しないこと。

(2)本剤にて消毒を行った膀胱鏡を繰り返し使用した膀胱癌既往歴を有する患者に，ショック・アナフィラキシー様症状があらわれたとの報告があるので，経尿道的検査又は処置のために使用する医療器具類には本剤を使用しないこと。

(3)用途：本剤は微生物又は有機物により汚染された器具の化学的殺菌・消毒に使用すること。

(4)対象器具：内視鏡類，レンズ装着の装置類，麻酔装置類，人工呼吸装置類，外科手術用器具，産科用器具，歯科用器具又はその補助的器具，注射筒，体温計並びにゴム・プラスチック製器具類等で加熱による殺菌・消毒ができないもの。ただし，生体の無菌域に使用される医療器具類は適切な滅菌処理を行うこと。

(5)本剤との適合性

①人工透析用ダイアライザー等，再使用が推奨されていない医療器具には使用しないこと。

②材質適合性に注意すること。ニッケルでメッキされた金属やステンレス鋼では，1ヶ月にわたる長期の浸漬でわずかに変色が観察されたことがある。

用法用量

使用方法

(1)医療器具等は本剤に浸漬させる前に水又は酵素洗浄剤を用いてじゅうぶんに洗浄する。

(2)通常，器具等の消毒には，本剤に5分以上浸漬させる。
(3)浸漬後，取り出した器具等は，水又は滅菌水でじゅうぶんにすすぎ，本剤を除去する。
(4)細孔を有する等構造の複雑な器具類は，内孔部への注入等の操作により，本剤とじゅうぶんに接触させること。またすすぎの際，内孔部への水の注入等の操作により，本剤をじゅうぶんに除去すること。

用法用量に関連する使用上の注意
(1)医療器具等は使用後，速やかにじゅうぶん洗浄し水切りをしたのち，本剤で消毒すること。
(2)本剤で消毒した後の医療器具のすすぎについては，じゅうぶんに行い，水切りすること。
(3)器具等の洗浄方法については，メーカーの推奨する方法や学会等のガイドライン等を参照すること。
(4)この用法用量(5分浸漬)では，じゅうぶんな殺芽胞効果は期待できないので，注意すること。
(5)洗浄水混入による濃度低下に注意すること。[14日間を超えて使用しないこと。]

フタラール消毒液0.55%<ハチ>：東洋製化，フタラール消毒液0.55%「ケンエー」：健栄，フタラール消毒液0.55%「メタル」：中北薬品

ディスコビスク1.0眼粘弾剤　規格：1mL1筒[10399.4円/筒]
コンドロイチン硫酸エステルナトリウム　精製ヒアルロン酸ナトリウム　日本アルコン　131

【効能効果】
水晶体再建術の手術補助

【対応標準病名】
該当病名なし

用法用量　通常，白内障摘出時には0.1〜0.4mL，眼内レンズ挿入時には0.1〜0.4mLを前房内に注入する。また，必要に応じて眼内レンズコーティングに約0.1mL使用する。

原則禁忌　本剤の成分又は蛋白系薬剤に対し過敏症の既往歴のある患者

ディビゲル1mg　規格：1mg1包[65.5円/包]
エストラジオール　ポーラ　247

【効能効果】
更年期障害及び卵巣欠落症状に伴う血管運動神経症状(Hot flush及び発汗)

【対応標準病名】

◎	血管運動神経症	更年期症候群	卵巣欠落症状
○	黄体機能不全	原発性卵巣機能低下症	更年期神経症
	更年期性浮腫	更年期無月経	更年期卵巣機能低下症
	産褥卵巣機能低下症	視床下部性卵巣機能低下	性腺機能低下症
	早発閉経	早発卵巣不全	血の道症
	晩発閉経	閉経	閉経期障害
	閉経後症候群	卵巣機能異常	卵巣機能亢進症
	卵巣機能障害	卵巣機能不全	卵巣性無月経
	卵巣発育不全		
△	萎縮性膣炎	胃神経症	エストロジェン欠乏性膣炎
	肛門神経症	心因性心悸亢進	心因性心血管障害
	神経性胃腸炎	神経性心悸亢進	人工的閉経後症候群
	心臓血管神経症	性器神経症	性機能亢進症
	内臓神経症	閉経後萎縮性膣炎	閉経後出血

用法用量　通常，成人に対しディビゲル1mg(エストラジオールとして1mg含有)1包(1.0g)を1日1回左右いずれかの大腿部もしくは下腹部に，約400cm^2の範囲に塗布する。

用法用量に関連する使用上の注意　副作用等の発現により本剤の減量が必要と判断された場合，本剤には低用量製剤がないので，使用を中止するなど適切な処置を行うこと。

禁忌
(1)エストロゲン依存性悪性腫瘍(例えば乳癌，子宮内膜癌)及びその疑いのある患者
(2)乳癌の既往歴のある患者
(3)未治療の子宮内膜増殖症のある患者
(4)血栓性静脈炎や肺塞栓症のある患者，又はその既往歴のある患者
(5)動脈性の血栓塞栓疾患(例えば，冠動脈性心疾患，脳卒中)又はその既往歴のある患者
(6)本剤の成分に対し過敏症の既往歴のある患者
(7)妊婦又は妊娠している可能性のある女性及び授乳婦
(8)重篤な肝障害のある患者
(9)診断の確定していない異常性器出血のある患者
(10)ポルフィリン症で急性発作の既往歴のある患者

ディフェリンゲル0.1%　規格：0.1%1g[120.9円/g]
アダパレン　ガルデルマ　269

【効能効果】
尋常性ざ瘡

【対応標準病名】

◎	尋常性ざ瘡		
○	顔面ざ瘡	顔面尋常性ざ瘡	口囲ざ瘡
	ざ瘡	ざ瘡様発疹	若年性女子表皮剥離性ざ瘡
	集簇性ざ瘡	小児ざ瘡	新生児ざ瘡
	熱帯性ざ瘡	膿痂疹性ざ瘡	膿疱性ざ瘡
	面皰		
△	ステロイドざ瘡	粟粒性壊死性ざ瘡	痘瘡性ざ瘡

効能効果に関連する使用上の注意
(1)本剤は顔面の尋常性ざ瘡にのみ使用すること。
(2)顔面以外の部位(胸部，背部等)における有効性・安全性は確立していない。
(3)結節及び嚢腫には，他の適切な処置を行うこと。

用法用量　1日1回，洗顔後，患部に適量を塗布する。

用法用量に関連する使用上の注意
(1)就寝前に使用すること。
(2)治療開始3ヵ月以内に症状の改善が認められない場合には使用を中止すること。
(3)症状改善により本剤塗布の必要がなくなった場合は，塗布を中止し，漫然と長期にわたって使用しないこと。

禁忌
(1)本剤の成分に対し過敏症の既往歴のある患者
(2)妊婦又は妊娠している可能性のある婦人

テーカイン原末　規格：1g[265.8円/g]
パラブチルアミノ安息香酸ジエチルアミノエチル塩酸塩　ナガセ　121

【効能効果】
伝達麻酔，浸潤麻酔，表面麻酔，歯科領域における伝達麻酔・浸潤麻酔

【対応標準病名】
該当病名なし

用法用量
使用に際し，目的濃度の水性注射液または水性液として使用する。

伝達麻酔	(基準最高用量；1回30mg) 0.1%注射液にアドレナリンを添加したものを用い，パラブチルアミノ安息香酸ジエチルアミノエチル塩酸塩として，通常成人2〜20mgを使用する。
浸潤麻酔	(基準最高用量；1回50mg) 0.05〜0.25%注射液にアドレナリンを添加したものを用い，パラブチルアミノ安息香酸ジエチルアミノエチル塩酸塩として，通常成人5〜50mgを使用する。

表面麻酔	0.3～0.5%液にアドレナリンを添加したものを用い，パラブチルアミノ安息香酸ジエチルアミノエチル塩酸塩として，通常成人30mgの範囲内で使用する。眼科領域の麻酔には0.3～0.5%液とし，1～3滴を点眼する。
歯科領域麻酔	0.25%注射液にアドレナリンを添加したものを用い，パラブチルアミノ安息香酸ジエチルアミノエチル塩酸塩として，通常成人伝達麻酔には2.5～6.25mg，浸潤麻酔には1.25～5mgを使用する。

ただし，年齢，麻酔領域，部位，組織，症状，体質により適宜増減する。

禁忌

(1)次の患者には投与しないこと
本剤又は安息香酸エステル（コカインを除く）系局所麻酔剤に対し過敏症の既往歴のある患者
(2)次の患者に投与する場合には，血管収縮剤（アドレナリン，ノルアドレナリン）を添加しないこと
①血管収縮剤に対し過敏症の既往歴のある患者
②高血圧，動脈硬化，心不全，甲状腺機能亢進，糖尿病，血管痙攣等のある患者
③耳，指趾又は陰茎の麻酔〔浸潤，伝達麻酔用のみ〕

テ

テクスメテン軟膏0.1%　規格：0.1%1g[16.7円/g]
テクスメテンユニバーサルクリーム0.1%　規格：0.1%1g[16.7円/g]
ジフルコルトロン吉草酸エステル　佐藤　264

【効能効果】

湿疹・皮膚炎群（進行性指掌角皮症，ビダール苔癬，日光皮膚炎を含む），乾癬，掌蹠膿疱症，痒疹群（じん麻疹様苔癬，ストロフルス，固定じん麻疹を含む），紅皮症，慢性円板状エリテマトーデス，アミロイド苔癬，扁平紅色苔癬

【対応標準病名】

◎	アミロイド苔癬	円板状エリテマトーデス	乾癬
	急性痒疹	結節性痒疹	紅皮症
	湿疹	掌蹠膿疱症	進行性指掌角皮症
	日光皮膚炎	ビダール苔癬	皮膚炎
	扁平苔癬	痒疹	
○	AHアミロイドーシス	ALアミロイドーシス	LE皮疹
	亜急性皮膚エリテマトーデス	亜急性痒疹	足湿疹
	アトピー性紅皮症	異汗性湿疹	陰のう湿疹
	ウイルソン紅色苔癬	会陰部肛囲湿疹	腋窩湿疹
	エリテマトーデス	遠心性環状紅斑	遠心性丘疹性紅斑
	円板状乾癬	外陰部皮膚炎	海水浴皮膚炎
	過角化症	化学性皮膚炎	角質増殖症
	貨幣状湿疹	環状紅斑	乾癬性関節炎
	乾癬性紅皮症	乾癬性脊椎炎	汗疱性湿疹
	顔面急性皮膚炎	顔面光線角化症	顔面尋常性乾癬
	丘疹紅皮症	丘疹状紅斑	丘疹状湿疹
	丘疹状じんま疹	急性湿疹	急性汎発性膿疱性乾癬
	局面状乾癬	亀裂性湿疹	屈曲部乾癬
	頚部皮膚炎	限局性アミロイドーシス	限局性円板状エリテマトーデス
	限局性神経皮膚炎	光線角化症	後天性魚鱗癬
	紅斑症	紅斑性湿疹	肛門湿疹
	固定薬疹	自家感作性皮膚炎	色素性痒疹
	四肢乾癬	四肢尋常性乾癬	持続性色素異常性紅斑
	湿疹続発性紅皮症	湿疹様発疹	手指湿疹
	手掌紅斑	主婦湿疹	掌蹠角化腫
	掌蹠角化症	掌蹠膿疱症性骨関節炎	小児汎発性膿疱性乾癬
	職業性皮膚炎	脂漏性乾癬	人工肛門部皮膚炎
	深在性エリテマトーデス	滲出性紅斑型中毒疹	尋常性乾癬
	新生児皮膚炎	水疱性扁平苔癬	赤色湿疹
	接触皮膚炎	全身湿疹	全身の尋常性乾癬
	苔癬	多形慢性痒疹	単純苔癬
	中毒性紅斑	滴状乾癬	手湿疹
	点状角化症	点状乾癬	冬期湿疹
	頭部湿疹	頭部尋常性乾癬	乳房皮膚炎
	妊娠湿疹	妊娠性痒疹	妊婦性皮膚炎
	熱帯扁平苔癬	膿疱性乾癬	破壊性関節炎
	鼻背部湿疹	斑状アミロイドーシス	汎発性膿疱性乾癬
	肥厚性扁平苔癬	鼻前庭部湿疹	皮膚アミロイドーシス
	皮膚エリテマトーデス	びまん性乾癬	ヘブラ痒疹
	扁平湿疹	扁平苔癬様角化症	胞状異角化症
	疱疹状膿痂疹	麻疹様紅斑	マックル・ウエルズ症候群
	慢性光線性皮膚炎	慢性湿疹	慢性痒疹
	薬物性接触性皮膚炎	腰部尋常性乾癬	落屑性湿疹
	リウマチ性環状紅斑	鱗状湿疹	類苔癬
	老人性TTRアミロイドーシス	濾胞性乾癬	
△	LE蝶形皮疹	アミロイドーシス	原発性アミロイドーシス
	原発性全身性アミロイドーシス	口腔扁平苔癬	光沢苔癬
	細菌疹	全身性アミロイドーシス	手足症候群
	皮角	毛孔角化症	薬物性口唇炎

用法用量　通常1日1～3回，適量を患部に塗布する。

禁忌

(1)本剤の成分に対し過敏症の既往歴のある患者
(2)皮膚結核，梅毒性皮膚疾患，単純疱疹，水痘，帯状疱疹，種痘疹の患者
(3)鼓膜に穿孔のある湿疹性外耳道炎の患者
(4)潰瘍（ベーチェット病は除く），第2度深在性以上の熱傷・凍傷の患者

アルゾナ軟膏0.1%：東光薬品[11.3円/g]，アルゾナユニバーサルクリーム0.1%：東光薬品[11.3円/g]

テゴー51消毒液10%　規格：10%10mL[0.8円/mL]
テゴー51消毒液30%　規格：－[－]
アルキルジアミノエチルグリシン塩酸塩　アルフレッサファーマ　261

【効能効果】

(1)医療用具の消毒
(2)手術室・病室・家具・器具・物品などの消毒
(3)手指・皮膚の消毒
(4)手術部位（手術野）の皮膚の消毒
(5)手術部位（手術野）の粘膜の消毒，皮膚・粘膜の創傷部位の消毒

【対応標準病名】

該当病名なし

用法用量

アルキルジアミノエチルグリシンとして下記の濃度になるよう水で希釈して，次のように使用する。
効能効果(1)の場合：0.05～0.2%溶液に10～15分間浸漬する。
効能効果(2)の場合：0.05～0.2%溶液を布片で塗布・清拭するか，又は噴霧する。
効能効果(3)の場合：0.05～0.2%溶液で約5分間洗った後，滅菌ガーゼあるいは布片で清拭する。
効能効果(4)の場合：0.1%溶液で約5分間洗った後，0.2%溶液を塗布する。
効能効果(5)の場合：0.01～0.05%溶液を用いる。
なお，結核領域において，効能効果(1)，(2)に用いる場合は0.2～0.5%溶液を用いる。

アルキニン液10：ヤクハン　10%10mL[0.7円/mL]，アルキルジアミノエチルグリシン塩酸塩消毒液10%「メタル」：中北薬品　10%10mL[0.7円/mL]，アルキルジアミノエチルグリシン塩酸

塩消毒用液10%「NP」：ニプロ　10%10mL[0.7円/mL]，ウスノン消毒液10%：小堺　10%10mL[0.7円/mL]，エルエイジー0.05液：吉田　0.05%10mL[0.51円/mL]，エルエイジー0.1液：吉田　0.1%10mL[0.51円/mL]，エルエイジー0.2液：吉田　0.2%10mL[0.51円/mL]，エルエイジー0.5液：吉田　0.5%10mL[0.54円/mL]，エルエイジー10液：吉田　10%10mL[0.7円/mL]，キンサールG－10液：日興　10%10mL[0.7円/mL]，コンクノール液10%：マイラン製薬　10%10mL[0.7円/mL]，サテニジン液0.05：健栄　0.05%10mL[0.51円/mL]，サテニジン液0.1：健栄　0.1%10mL[0.51円/mL]，サテニジン液0.2：健栄　0.2%10mL[0.51円/mL]，サテニジン液0.5：健栄　0.5%10mL[0.54円/mL]，サテニジン液10：健栄　10%10mL[0.7円/mL]，ハイジール消毒用液10%：丸石　10%10mL[0.7円/mL]，0.05W/V%ハイジール水：日興　0.05%10mL[0.51円/mL]，0.1W/V%ハイジール水：日興　0.1%10mL[0.51円/mL]，0.2W/V%ハイジール水：日興　0.2%10mL[0.51円/mL]，0.5W/V%ハイジール水：日興　0.5%10mL[0.54円/mL]，両性石ケン液10%「日医工」：日医工　10%10mL[0.7円/mL]

デスパコーワ口腔用クリーム　規格：1g[33.7円/g]

ジフェンヒドラミンサリチル酸塩　ヒドロコルチゾン酢酸エステル　ベンザルコニウム塩化物　塩酸クロルヘキシジン　興和　239

【効 能 効 果】

アフタ性口内炎，孤立性アフタ，褥瘡性潰瘍，辺縁性歯周炎

【対応標準病名】

◎	アフタ性口内炎	孤立性アフタ	褥瘡性潰瘍
	辺縁性歯周組織炎		
○	足褥瘡	圧迫性潰瘍	アレルギー性口内炎
	ウイルス性口内炎	壊疽性口内炎	潰瘍性口内炎
	潰瘍性歯肉炎	カタル性口内炎	化膿性歯肉炎
	カンジダ性口内炎	感染性口内炎	乾燥性口内炎
	義歯性口内炎	ギプス性潰瘍	偽膜性口内炎
	急性歯冠周囲炎	急性歯周炎	急性歯肉炎
	急性単純性根尖性歯周炎	急速進行性歯周炎	限局型若年性歯周炎
	口腔感染症	口腔褥瘡性潰瘍	口唇アフタ
	口内炎	広汎型若年性歯周炎	再発性アフタ
	歯冠周囲炎	歯周炎	歯周症
	思春期性歯肉炎	歯肉炎	若年性歯周炎
	出血性口内炎	褥瘡	褥瘡感染
	水疱性口内炎	水疱性口内炎ウイルス病	接触性口内炎
	仙骨部褥瘡	前思春期性歯周炎	早期発症型歯周炎
	増殖性歯肉炎	大アフタ	多発性口内炎
	単純性歯周炎	単純性歯肉炎	智歯周囲炎
	地図状口内炎	中隔部肉芽形成	殿部褥瘡
	特殊性歯周炎	難治性歯周炎	背部褥瘡
	剥離性歯肉炎	肥大性歯肉炎	びらん性歯肉炎
	フェニトイン歯肉増殖症	複雑性歯周炎	複雑性歯肉炎
	ベドナーアフタ	ヘルペスウイルス性歯肉口内炎	辺縁性化膿性歯根膜炎
	放射線性口内炎	萌出性歯肉炎	慢性萎縮性老人性歯肉炎
	慢性歯冠周囲炎	慢性歯周炎	慢性歯周膿瘍
	慢性歯肉炎	慢性辺縁性歯周炎急性発作	慢性辺縁性歯周炎軽度
	慢性辺縁性歯周炎重度	慢性辺縁性歯周炎中等度	淋菌性口内炎
△	壊死性潰瘍性歯周炎	壊死性潰瘍性歯肉炎	壊疽性歯肉炎
	化膿性歯周炎	カンジダ性口角びらん	偽膜性アンギナ
	急性化膿性根尖性歯周炎	急性化膿性歯根膜炎	急性偽膜性カンジダ症
	頬粘膜白板症	ゲオトリクム症	ゲオトリクム性口内炎
	口蓋垂結核	口腔カンジダ症	口腔結核
	口腔紅板症	口腔粘膜結核	口腔白板症
	硬口蓋白板症	口唇カンジダ症	口唇結核
	口底白板症	紅板症	根側歯周膿瘍
	歯冠周囲膿瘍	歯根膜下膿瘍	歯周膿瘍
	歯肉カンジダ症	歯肉膿瘍	歯肉白板症
	重症熱性血小板減少症候群	舌下隙膿瘍	舌カンジダ症
	舌白板症	増殖性化膿性口内炎	軟口蓋白板症
	ニコチン性口蓋白色角化症	ニコチン性口内炎	白色水腫
	ヘルペスウイルス性咽頭炎	慢性化膿性根尖性歯周炎	ワンサンアンギナ
	ワンサン気管支炎	ワンサン扁桃炎	

用法用量　本剤の適量を1日3～4回炎症部位に塗布する。

禁忌

(1)口腔に結核性，ウイルス性，その他化膿性の感染症がある場合

(2)本剤の成分又はクロルヘキシジンに対し過敏症の既往歴のある患者

デスモプレシン・スプレー2.5協和

規格：125μg1瓶[4965.2円/瓶]

デスモプレシン点鼻液0.01%協和

規格：250μg1瓶[7365.2円/瓶]

デスモプレシン酢酸塩水和物　協和発酵キリン　241

【効 能 効 果】

中枢性尿崩症

【対応標準病名】

◎	中枢性尿崩症		
○	下垂体性尿崩症	家族性中枢性尿崩症	続発性中枢性尿崩症
	特発性中枢性尿崩症	二次性尿崩症	尿崩症
△	下垂体機能低下症	下垂体障害	視床下部機能障害
	続発性下垂体機能低下症	特発性下垂体機能低下症	肉芽腫性下垂体炎
	汎下垂体機能低下症	複合下垂体ホルモン欠損症	薬物誘発性下垂体機能低下症

用法用量

小児：通常デスモプレシン酢酸塩水和物として1回2.5μg～5μgを1日1～2回鼻腔内に投与する。

成人：通常デスモプレシン酢酸塩水和物として1回5μg～10μgを1日1～2回鼻腔内に投与する。

投与量は患者の飲水量，尿量，尿比重，尿浸透圧により適宜増減する。

デスモプレシン・スプレー10協和　規格：500μg1瓶[7025.1円/瓶]

デスモプレシン酢酸塩水和物　協和発酵キリン　241

【効 能 効 果】

尿浸透圧あるいは尿比重の低下に伴う下記疾患

夜尿症

【対応標準病名】

◎	夜尿症	
○	全遺尿	昼間遺尿症
△	非器質性遺尿症	

用法用量　通常，1日1回就寝前にデスモプレシン酢酸塩水和物として10μg(1噴霧)から鼻腔内に投与を開始し，効果不十分な場合は，1日1回就寝前にデスモプレシン酢酸塩水和物として20μg(2噴霧)に増量する。

なお，1日最高用量はデスモプレシン酢酸塩水和物として20μg(2噴霧)とする。

警告　デスモプレシン酢酸塩水和物経鼻製剤を夜尿症に対し使用した患者で重篤な低ナトリウム血症による痙攣が報告されていることから，患者及びその家族に対して，水中毒(低ナトリウム血症)が発現する場合があること，水分摂取管理の重要性について十分説明・指導すること。

テ

禁忌　低ナトリウム血症の患者

デタントール0.01%点眼液　規格：0.01%1mL［315.3円/mL］
ブナゾシン塩酸塩　参天　131

【効　能　効　果】

次の疾患において，他の緑内障治療薬で効果不十分な場合：緑内障，高眼圧症

【対応標準病名】

◎	高眼圧症	緑内障	
○	悪性緑内障	医原性緑内障	外傷性隅角解離
	外傷性緑内障	開放隅角緑内障	過分泌緑内障
	急性炎症性緑内障	急性閉塞隅角緑内障	急性緑内障発作
	偽落屑症候群	偽緑内障	血管新生緑内障
	原発開放隅角緑内障	原発性緑内障	原発閉塞隅角緑内障
	混合型緑内障	色素性緑内障	出血性緑内障
	術後高眼圧症	水晶体原性緑内障	水晶体のう緑内障
	水晶体融解緑内障	ステロイド緑内障	正常眼圧緑内障
	続発性緑内障	ポスナーシュロスマン症候群	慢性開放角緑内障
	慢性単性緑内障	慢性閉塞隅角緑内障	無水晶体性緑内障
	薬物誘発性緑内障	溶血緑内障	
△	原発閉塞隅角症	視神経乳頭陥凹拡大	

効能効果に関連する使用上の注意　他の緑内障治療薬で十分な眼圧下降効果が得られない場合，または副作用等により他の緑内障治療薬の使用が継続不可能な場合に本剤の使用を検討すること。

用法用量　通常，1回1滴，1日2回点眼する。

禁忌　本剤の成分に対し過敏症の既往歴のある患者

テトラサイクリン塩酸塩パスタ3%「昭和」
規格：30mg1g［228.7円/g］
テトラサイクリン塩酸塩　昭和薬化工　276

【効　能　効　果】

〈適応菌種〉テトラサイクリン感性菌
〈適応症〉歯周組織炎，抜歯創・口腔手術創の二次感染，ドライソケット，感染性口内炎

【対応標準病名】

◎	感染性口内炎	歯根のう胞	歯周炎
	歯髄炎	術後創部感染	創傷感染症
	ドライソケット	抜歯後感染	
○	アレルギー性口内炎	ウイルス性口内炎	う蝕第３度急性化膿性根尖性歯周炎
	う蝕第３度急性単純性根尖性歯周炎	う蝕第３度慢性化膿性根尖性歯周炎	壊死性潰瘍性歯周炎
	壊死性潰瘍性歯肉炎	壊疽性歯肉炎	潰瘍性口内炎
	潰瘍性歯肉炎	下顎歯槽骨炎	カタル性口内炎
	化膿性口内炎	化膿性歯周炎	化膿性歯槽骨炎
	化膿性歯肉炎	乾燥性口内炎	義歯性口内炎
	偽膜性アンギナ	偽膜性口内炎	急性化膿性根尖性歯周炎
	急性化膿性歯根膜炎	急性化膿性辺縁性歯根膜炎	急性根尖性歯周炎
	急性歯冠周囲炎	急性歯周炎	急性歯槽骨炎
	急性歯肉炎	急性単純性根尖性歯周炎	急速進行性歯周炎
	限局型若年性歯周炎	原発性ヘルペスウイルス性口内炎	口蓋垂炎
	口蓋切創	口蓋膿瘍	口蓋裂創
	口角部挫創	口角部裂創	口腔開放創
	口腔割創	口腔感染症	口腔挫創
	口腔刺創	口腔褥瘡性潰瘍	口腔創傷
	口腔底膿瘍	口腔底蜂巣炎	口腔粘膜咬創
	口腔膿瘍	口腔ヘルペス	口腔裂創
	口唇外傷性異物	口唇開放創	口唇割創
	口唇貫通創	口唇咬創	口唇挫創
	口唇刺創	口唇創傷	口唇裂創
	口底膿瘍	口底蜂巣炎	口内炎
	広汎型若年性歯周炎	根尖性歯周炎	根尖肉芽腫
	根側歯周膿瘍	再発性ヘルペスウイルス性口内炎	歯冠周囲炎
	歯冠周囲膿瘍	歯根膜下膿瘍	歯周症
	歯周膿瘍	思春期性歯肉炎	歯槽骨炎
	歯槽骨膜炎	歯肉炎	歯肉切創
	歯肉膿瘍	歯肉裂創	若年性歯周炎
	手術創部膿瘍	出血性口内炎	術後合併症
	術後感染症	術後髄膜炎	術後膿瘍
	術後敗血症	上顎歯槽骨炎	水疱性口内炎
	舌開放創	舌咬創	舌挫創
	舌刺創	接触性口内炎	舌切創
	舌創傷	舌裂創	前思春期性歯周炎
	早期発症型歯周炎	増殖性歯肉炎	多発性口内炎
	単純性歯周炎	単純性歯肉炎	智歯周囲炎
	地図状口内炎	緻密性歯槽骨炎	中隔部肉芽形成
	特殊性歯周炎	軟口蓋挫創	軟口蓋創傷
	軟口蓋破裂	難治性歯周炎	剥離性歯肉炎
	抜歯窩治癒不全	抜歯後歯槽骨炎	抜歯創瘻孔形成
	歯の迷入	肥大性歯肉炎	びらん性歯肉炎
	フェニトイン歯肉増殖症	複雑性歯周炎	複雑性歯肉炎
	ヘルペス口内炎	辺縁性化膿性歯根膜炎	辺縁性歯周組織炎
	縫合糸膿瘍	縫合部膿瘍	放射線性口内炎
	萌出性歯肉炎	慢性萎縮性老人性歯肉炎	慢性化膿性根尖性歯周炎
	慢性根尖性歯周炎	慢性歯冠周囲炎	慢性歯周炎
	慢性歯周膿瘍	慢性歯肉炎	慢性辺縁性歯周炎急性発作
	慢性辺縁性歯周炎軽度	慢性辺縁性歯周炎重度	慢性辺縁性歯周炎中等度
	ワンサンアンギナ	ワンサン気管支炎	ワンサン扁桃炎
△	MRSA術後創部感染	アフタ性口内炎	一部性歯髄炎
	う蝕第２度単純性歯髄炎	う蝕第３度急性化膿性歯髄炎	う蝕第３度歯髄壊死
	う蝕第３度歯髄壊疽	う蝕第３度慢性壊疽性歯髄炎	う蝕第３度慢性潰瘍性歯髄炎
	う蝕第３度慢性増殖性歯髄炎	壊疽性口内炎	壊疽性歯髄炎
	オトガイ下膿瘍	外傷性歯根膜炎	外傷性歯髄炎
	外歯瘻	下顎頭過形成	顎下部膿瘍
	顎痛	顎堤増大	カテーテル感染症
	カテーテル敗血症	カリエスのない歯髄炎	カンジダ性口角びらん
	カンジダ性口内炎	義歯性潰瘍	急性一部性化膿性歯髄炎
	急性一部性単純性歯髄炎	急性壊疽性歯髄炎	急性化膿性歯髄炎
	急性偽膜性カンジダ症	急性歯髄炎	急性歯槽膿瘍
	急性全部性化膿性歯髄炎	急性全部性単純性歯髄炎	急性単純性歯髄炎
	急性汎発性発疹性膿疱症	ゲオトリクム症	ゲオトリクム性口内炎
	血行性歯髄炎	口腔カンジダ症	口唇アフタ
	口唇カンジダ症	孤立性アフタ	根尖周囲のう胞
	根尖周囲膿瘍	根尖膿瘍	再発性アフタ
	残髄炎	残存性歯根のう胞	歯髄壊死
	歯髄壊疽	歯髄充血	歯髄露出
	歯槽膿瘍	歯痛	術後横隔膜下膿瘍
	術後腹腔内膿瘍	術後腹壁膿瘍	上行性歯髄炎
	水疱性口内炎ウイルス病	舌下隙膿瘍	全部性歯髄炎
	象牙粒	増殖性化膿性口内炎	創部膿瘍
	咀嚼障害	第２象牙質	大アフタ
	虫垂炎術後残膿瘍	内歯瘻	難治性口内炎
	ニコチン性口内炎	尿管切石術後感染症	抜歯後出血
	抜歯後疼痛	歯の口底迷入	歯の上顎洞迷入
	不規則歯槽突起	不規則象牙質	腹壁縫合糸膿瘍

プラーク性歯肉炎	ベドナーアフタ	ヘルペスウイルス性歯肉口内炎
慢性壊疽性歯髄炎	慢性開放性歯髄炎	慢性潰瘍性歯髄炎
慢性歯髄炎	慢性歯槽膿瘍	慢性増殖性歯髄炎
慢性単純性歯髄炎	慢性閉鎖性歯髄炎	淋菌性口内炎

用法用量　通常，適量を１日１〜数回患部に塗布する。

用法用量に関連する使用上の注意　本剤の使用にあたっては，耐性菌の発現等を防ぐため，原則として感受性を確認し，疾病の治療上必要な最小限の期間の投与にとどめること。

禁忌　テトラサイクリン系抗生物質に対し過敏症の既往歴のある患者

テトラサイクリン・プレステロン歯科用軟膏

規格：1g[233.3円/g]

エピジヒドロコレステリン　テトラサイクリン塩酸塩

日本歯科薬品　276

【効 能 効 果】

〈適応菌種〉テトラサイクリン感性菌

〈適応症〉歯周組織炎，抜歯創・口腔手術創の二次感染，感染性口内炎

【対応標準病名】

◎	感染性口内炎	歯根のう胞	歯周炎
	歯髄炎	術後創部感染	創傷感染症
	抜歯後感染		
○	アフタ性口内炎	ウイルス性口内炎	う蝕第３度急性化膿性根尖性歯周炎
	う蝕第３度急性単純性根尖性歯周炎	う蝕第３度慢性化膿性根尖性歯周炎	壊死性潰瘍性歯周炎
	壊死性潰瘍性歯肉炎	壊疽性歯肉炎	潰瘍性歯肉炎
	カタル性口内炎	化膿性歯周炎	化膿性歯肉炎
	偽膜性アンギナ	急性化膿性根尖性歯周炎	急性化膿性歯根膜炎
	急性化膿性辺縁性歯根膜炎	急性根尖性歯周炎	急性歯冠周囲炎
	急性歯周炎	急性歯肉炎	急性単純性根尖性歯周炎
	急速進行性歯周炎	限局型若年性歯周炎	口腔感染症
	口腔褥瘡性潰瘍	口唇アフタ	口内炎
	広汎型若年性歯周炎	孤立性アフタ	根尖性歯周炎
	根尖肉芽腫	根側歯周膿瘍	再発性アフタ
	歯冠周囲炎	歯冠周囲膿瘍	歯根膜下膿瘍
	歯周症	歯周膿瘍	思春期性歯肉炎
	歯肉炎	歯肉膿瘍	若年性歯周炎
	手術創部膿瘍	水疱性口内炎ウイルス病	前思春期性歯周炎
	早期発症型歯周炎	増殖性歯肉炎	大アフタ
	単純性歯周炎	単純性歯肉炎	智歯周囲炎
	中隔部肉芽形成	特殊性歯周炎	難治性歯周炎
	剥離性歯肉炎	抜歯創瘻孔形成	肥大性歯肉炎
	びらん性歯肉炎	フェニトイン歯肉増殖症	複雑性歯周炎
	複雑性歯肉炎	ベドナーアフタ	辺縁性化膿性歯根膜炎
	辺縁性歯周組織炎	萌出性歯肉炎	慢性萎縮性老人性歯肉炎
	慢性化膿性根尖性歯周炎	慢性根尖性歯周炎	慢性歯冠周囲炎
	慢性歯周炎	慢性歯周膿瘍	慢性歯肉炎
	慢性辺縁性歯周炎急性発作	慢性辺縁性歯周炎軽度	慢性辺縁性歯周炎重度
	慢性辺縁性歯周炎中等度	淋菌性口内炎	
△	アレルギー性口内炎	一部性歯髄炎	う蝕第２度単純性歯髄炎
	う蝕第３度急性化膿性歯髄炎	う蝕第３度歯髄壊死	う蝕第３度歯髄壊疽
	う蝕第３度慢性壊疽性歯髄炎	う蝕第３度慢性潰瘍性歯髄炎	う蝕第３度慢性増殖性歯髄炎
	壊疽性口内炎	壊疽性歯髄炎	外傷性歯根膜炎
	外傷性歯髄炎	外歯瘻	潰瘍性口内炎
	顎堤増大	カリエスのない歯髄炎	乾燥性口内炎
	義歯性口内炎	偽膜性口内炎	急性一部性化膿性歯髄炎
	急性一部性単純性歯髄炎	急性壊疽性歯髄炎	急性化膿性歯髄炎
	急性歯髄炎	急性歯槽膿瘍	急性全部性化膿性歯髄炎
	急性全部性単純性歯髄炎	急性単純性歯髄炎	ゲオトリクム性口内炎
	血行性歯髄炎	根尖周囲のう胞	根尖周囲膿瘍
	根尖膿瘍	残髄炎	残存性歯根のう胞
	歯周のう胞	歯髄壊死	歯髄壊疽
	歯髄充血	歯髄露出	歯槽膿瘍
	歯痛	出血性口内炎	術後感染症
	術後髄膜炎	術後膿瘍	術後敗血症
	上行性歯髄炎	水疱性口内炎	接触性口内炎
	全部性歯髄炎	増殖性化膿性口内炎	咀嚼障害
	多発性口内炎	地図状口内炎	内歯瘻
	ニコチン性口内炎	抜歯後出血	抜歯後疼痛
	不規則歯槽突起	ヘルペスウイルス性歯肉口内炎	縫合糸膿瘍
	縫合部膿瘍	放射線性口内炎	慢性壊疽性歯髄炎
	慢性開放性歯髄炎	慢性潰瘍性歯髄炎	慢性歯髄炎
	慢性歯槽膿瘍	慢性増殖性歯髄炎	慢性単純性歯髄炎
	慢性閉鎖性歯髄炎		

用法用量　１日数回，患部に適量を塗布又は塗擦する。

用法用量に関連する使用上の注意　本剤の使用にあたっては，耐性菌の発現等を防ぐため，原則として感受性を確認し，疾病の治療上必要な最少限の期間の使用にとどめること。

禁忌　テトラサイクリン系抗生物質に対し過敏症の既往歴のある患者

テトラヒドロゾリン鼻用スプレー0.1%「ミナト」

規格：0.1%1mL[3.5円/mL]

塩酸テトラヒドロゾリン　原沢　132

【効 能 効 果】

上気道の諸疾患の充血・うっ血

【対応標準病名】

◎	喉頭うっ血		
○	うっ血性鼻炎	好酸球増多性鼻炎	声門うっ血
△	萎縮性咽頭炎	萎縮性喉頭炎	萎縮性喉頭気管炎
	萎縮性鼻炎	潰瘍性鼻炎	カタル性喉頭炎
	カタル性鼻炎	化膿性鼻炎	顆粒性咽頭炎
	乾燥性咽頭炎	乾燥性喉頭炎	乾燥性喉頭気管炎
	乾燥性鼻炎	急性鼻炎	血管運動性鼻炎
	臭鼻症	肉芽腫性鼻炎	鼻炎
	肥厚性鼻炎	肥大性咽頭炎	肥大性喉頭炎
	肥大性喉頭気管炎	閉塞性鼻炎	慢性咽喉頭炎
	慢性咽頭炎	慢性咽頭カタル	慢性咽頭痛
	慢性潰瘍性鼻咽頭炎	慢性化膿性鼻咽頭炎	慢性喉頭炎
	慢性喉頭蓋炎	慢性喉頭気管炎	慢性鼻咽頭炎
	慢性鼻炎	濾胞性咽頭炎	

用法用量　本剤は原則として６歳以上の小児及び成人に用いる。

通常，成人3〜5時間毎に2〜3回鼻腔内に噴霧するか，又は2〜4滴を鼻腔内に点鼻する。

なお，年齢，症状により適宜増減する。

禁忌

(1)本剤に対し過敏症の既往歴のある患者

(2)２歳未満の幼児・乳児

(3)モノアミン酸化酵素阻害剤を投与中の患者

併用禁忌

薬剤名等	臨床症状・措置方法	機序・危険因子
モノアミン酸化酵素阻害剤	急激な血圧上昇を起こすおそれがある	MAO 阻害剤はカテコールアミンの蓄積を

		おこし，本剤の交感神経刺激作用を増強するおそれがある。

デュオトラバ配合点眼液　規格：1mL［1275.2円/mL］

チモロールマレイン酸塩　トラボプロスト　日本アルコン　131

【効 能 効 果】

緑内障，高眼圧症

【対応標準病名】

◎	高眼圧症	緑内障	
○	悪性緑内障	医原性緑内障	外傷性緑内障
	開放隅角緑内障	過分泌緑内障	急性炎症性緑内障
	急性閉塞隅角緑内障	急性緑内障発作	偽落屑症候群
	血管新生緑内障	原発開放隅角緑内障	原発性緑内障
	原発閉塞隅角緑内障	混合型緑内障	色素性緑内障
	出血性緑内障	術後高眼圧症	水晶体原性緑内障
	水晶体のう緑内障	水晶体融解緑内障	ステロイド緑内障
	正常眼圧緑内障	続発性緑内障	ポスナーシュロスマン症候群
	慢性開放角緑内障	慢性単性緑内障	慢性閉塞隅角緑内障
	無水晶体性緑内障	薬物誘発性緑内障	溶血緑内障
	緑内障性乳頭陥凹		
△	外傷性隅角解離	偽緑内障	原発閉塞隅角症

効能効果に関連する使用上の注意　原則として，単剤での治療を優先すること。

用法用量　1回1滴，1日1回点眼する。

用法用量に関連する使用上の注意　頻回投与により眼圧下降作用が減弱する可能性があるので，1日1回を超えて投与しないこと。

禁忌

(1)気管支喘息，又はその既往歴のある患者，気管支痙攣，重篤な慢性閉塞性肺疾患のある患者

(2)コントロール不十分な心不全，洞性徐脈，房室ブロック(II，III度)，心原性ショックのある患者

(3)本剤の成分に対し過敏症の既往歴のある患者

デュロテップMTパッチ2.1mg　規格：2.1mg1枚［1879円/枚］
デュロテップMTパッチ4.2mg　規格：4.2mg1枚［3381.3円/枚］
デュロテップMTパッチ8.4mg　規格：8.4mg1枚［6362.7円/枚］
デュロテップMTパッチ12.6mg　規格：12.6mg1枚［9114.7円/枚］
デュロテップMTパッチ16.8mg　規格：16.8mg1枚［11526円/枚］

フェンタニル　ヤンセン　821

【効 能 効 果】

非オピオイド鎮痛剤及び弱オピオイド鎮痛剤で治療困難な下記疾患における鎮痛(ただし，他のオピオイド鎮痛剤から切り替えて使用する場合に限る。)

中等度から高度の疼痛を伴う各種癌における鎮痛

中等度から高度の慢性疼痛における鎮痛

【対応標準病名】

◎	悪性腫瘍	癌	癌性疼痛
	慢性疼痛		
○	ALK 融合遺伝子陽性非小細胞肺癌	EGFR 遺伝子変異陽性非小細胞肺癌	KIT (CD117) 陽性胃消化管間質腫瘍
	KIT (CD117) 陽性結腸消化管間質腫瘍	KIT (CD117) 陽性小腸消化管間質腫瘍	KIT (CD117) 陽性食道消化管間質腫瘍
	KIT (CD117) 陽性直腸消化管間質腫瘍	KRAS 遺伝子野生型結腸癌	KRAS 遺伝子野生型直腸癌
あ	S 状結腸癌	悪性エナメル上皮腫	悪性下垂体腫瘍
	悪性褐色細胞腫	悪性顆粒細胞腫	悪性間葉腫
	悪性奇形腫	悪性胸腺腫	悪性グロームス腫瘍
	悪性血管外皮腫	悪性甲状腺腫	悪性骨腫瘍
	悪性縦隔腫瘍	悪性神経膠腫	悪性髄膜腫
	悪性脊髄髄膜腫	悪性線維性組織球腫	悪性虫垂粘液瘤
	悪性停留精巣	悪性頭蓋咽頭腫	悪性脳腫瘍
	悪性末梢神経鞘腫	悪性葉状腫瘍	悪性リンパ腫骨髄浸潤
	鞍上部胚細胞腫瘍	胃悪性間葉系腫瘍	胃悪性黒色腫
	胃癌	胃癌・HER2 過剰発現	胃管癌
	胃癌骨転移	胃癌末期	胃原発絨毛癌
	胃脂肪肉腫	胃重複癌	胃消化管間質腫瘍
	胃進行癌	胃前庭部癌	胃体部癌
	胃底部癌	遺伝性大腸癌	遺伝性非ポリポーシス大腸癌
	胃肉腫	胃胚細胞腫瘍	胃平滑筋肉腫
	胃幽門部癌	陰核癌	陰茎悪性黒色腫
	陰茎癌	陰茎亀頭部癌	陰茎体部癌
	陰茎肉腫	陰茎パジェット病	陰茎包皮部癌
	陰茎有棘細胞癌	咽頭癌	咽頭肉腫
	陰のう悪性黒色腫	陰のう癌	陰のう内脂肪肉腫
	陰のうパジェット病	陰のう有棘細胞癌	ウイルムス腫瘍
	エクリン汗孔癌	炎症性乳癌	延髄神経膠腫
	延髄星細胞腫	横行結腸癌	横紋筋肉腫
か	外陰悪性黒色腫	外陰悪性腫瘍	外陰癌
	外陰部パジェット病	外陰部有棘細胞癌	開胸術後疼痛症候群
	外耳道癌	回腸カルチノイド	回腸癌
	回腸消化管間質腫瘍	海綿芽細胞腫	回盲部癌
	下咽頭癌	下咽頭後部癌	下咽頭肉腫
	下顎悪性エナメル上皮腫	下顎骨悪性腫瘍	下顎骨骨肉腫
	下顎歯肉癌	下顎歯肉頬移行部癌	下顎部横紋筋肉腫
	下眼瞼基底細胞癌	下眼瞼皮膚癌	下眼瞼有棘細胞癌
	顎下腺癌	顎下部悪性腫瘍	角膜の悪性腫瘍
	下行結腸癌	下口唇基底細胞癌	下口唇皮膚癌
	下口唇有棘細胞癌	下肢悪性腫瘍	下唇癌
	下唇赤唇部癌	仮声帯癌	滑膜腫
	滑膜肉腫	下部食道癌	下部胆管癌
	下葉小細胞肺癌	下葉肺癌	下葉肺腺癌
	下葉肺大細胞癌	下葉肺扁平上皮癌	下葉非小細胞肺癌
	肝悪性腫瘍	眼窩悪性腫瘍	肝外胆管癌
	眼窩横紋筋肉腫	眼角基底細胞癌	眼角皮膚癌
	眼角有棘細胞癌	眼窩神経芽腫	肝カルチノイド
	肝癌	肝癌骨転移	眼瞼脂腺癌
	眼瞼皮膚の悪性腫瘍	眼瞼メルケル細胞癌	肝細胞癌
	肝細胞癌破裂	癌性胸水	癌性胸膜炎
	癌性持続痛	癌性突出痛	汗腺癌
	顔面悪性腫瘍	顔面横紋筋肉腫	肝門部癌
	肝門部胆管癌	気管癌	気管支カルチノイド
	気管支癌	気管支リンパ節転移	基底細胞癌
	臼後部癌	嗅神経芽腫	嗅神経上皮腫
	胸腔内リンパ節の悪性腫瘍	橋神経膠腫	胸腺カルチノイド
	胸腺癌	胸腺腫	胸椎転移
	頬粘膜癌	頬部横紋筋肉腫	胸部下部食道癌
	頬部血管肉腫	胸部上部食道癌	胸部食道癌
	胸部中部食道癌	胸膜悪性腫瘍	胸膜脂肪肉腫
	胸膜播種	去勢抵抗性前立腺癌	巨大後腹膜脂肪肉腫
	空腸カルチノイド	空腸癌	空腸消化管間質腫瘍
	クルッケンベルグ腫瘍	クロム親和性芽細胞腫	頚動脈小体悪性腫瘍
	頚部悪性腫瘍	頚部悪性線維性組織球腫	頚部悪性軟部腫瘍
	頚部横紋筋肉腫	頚部滑膜肉腫	頚部癌
	頚部基底細胞癌	頚部血管肉腫	頚部原発腫瘍
	頚部脂腺癌	頚部脂肪肉腫	頚部食道癌
	頚部神経芽腫	頚部肉腫	頚部皮膚悪性腫瘍
	頚部皮膚癌	頚部メルケル細胞癌	頚部有棘細胞癌
	頚部隆起性皮膚線維肉腫	血管肉腫	結腸癌
	結腸脂肪肉腫	結腸消化管間質腫瘍	結膜の悪性腫瘍
	限局性前立腺癌	肩甲部脂肪肉腫	原始神経外胚葉腫瘍

テ

原線維性星細胞腫	原発性悪性脳腫瘍	原発性肝癌
原発性骨腫瘍	原発性脳腫瘍	原発性肺癌
原発不明癌	肩部悪性線維性組織球腫	肩部横紋筋肉腫
肩部滑膜肉腫	肩部線維肉腫	肩部淡明細胞肉腫
肩部胞巣状軟部肉腫	口蓋癌	口蓋垂癌
膠芽腫	口腔悪性黒色腫	口腔癌
口腔前庭癌	口腔底癌	硬口蓋癌
後縦隔悪性腫瘍	甲状腺悪性腫瘍	甲状腺癌
甲状腺癌骨転移	甲状腺髄様癌	甲状腺乳頭癌
甲状腺未分化癌	甲状腺濾胞癌	甲状軟骨の悪性腫瘍
口唇癌	口唇境界部癌	口唇赤唇部癌
口唇皮膚悪性腫瘍	口唇メルケル細胞癌	口底癌
喉頭蓋癌	喉頭蓋前面癌	喉頭蓋谷癌
喉頭癌	後頭部転移性腫瘍	後頭葉悪性腫瘍
後頭葉膠芽腫	後頭葉神経膠腫	膠肉腫
項部基底細胞癌	後腹膜悪性腫瘍	後腹膜悪性線維性組織球腫
後腹膜横紋筋肉腫	後腹膜血管肉腫	後腹膜脂肪肉腫
後腹膜神経芽腫	後腹膜線維肉腫	後腹膜胚細胞腫瘍
後腹膜平滑筋肉腫	後腹膜リンパ節転移	項部皮膚癌
項部メルケル細胞癌	項部有棘細胞癌	肛門悪性黒色腫
肛門癌	肛門管癌	肛門部癌
肛門扁平上皮癌	骨悪性線維性組織球腫	骨原性肉腫
骨髄性白血病骨髄浸潤	骨髄転移	骨線維肉腫
骨転移癌	骨軟骨肉腫	骨肉腫
骨盤転移	骨盤内リンパ節転移	骨盤内リンパ節の悪性腫瘍

さ

骨膜性骨肉腫	鰓原性癌	残胃癌
耳介癌	耳介メルケル細胞癌	耳下腺癌
耳下部肉腫	耳管癌	色素性基底細胞癌
子宮癌	子宮癌骨転移	子宮癌再発
子宮癌肉腫	子宮体癌	子宮体癌再発
子宮内膜癌	子宮内膜間質肉腫	子宮肉腫
子宮平滑筋肉腫	篩骨洞癌	視床下部星細胞腫
視床星細胞腫	視神経膠腫	脂腺癌
持続痛	歯肉癌	脂肪肉腫
斜台部脊索腫	縦隔癌	縦隔脂肪肉腫
縦隔神経芽腫	縦隔胚細胞腫瘍	縦隔卵黄のう腫瘍
縦隔リンパ節転移	十二指腸悪性ガストリノーマ	十二指腸悪性ソマトスタチノーマ
十二指腸カルチノイド	十二指腸癌	十二指腸消化管間質腫瘍
十二指腸神経内分泌癌	十二指腸神経内分泌腫瘍	十二指腸乳頭癌
十二指腸乳頭部癌	十二指腸平滑筋肉腫	絨毛癌
手関節部滑膜肉腫	主気管支の悪性腫瘍	術後乳癌
手部悪性線維性組織球腫	手部横紋筋肉腫	手部滑膜肉腫
手部淡明細胞肉腫	手部類上皮肉腫	上衣芽細胞腫
上衣腫	小陰唇癌	上咽頭癌
上咽頭脂肪肉腫	上顎悪性エナメル上皮腫	上顎癌
上顎結節部癌	上顎骨悪性腫瘍	上顎骨骨肉腫
上顎歯肉癌	上顎歯肉頬移行部癌	上顎洞癌
松果体悪性腫瘍	松果体芽腫	松果体胚細胞腫瘍
松果体部膠芽腫	松果体未分化胚細胞腫	上眼瞼基底細胞癌
上眼瞼皮膚癌	上眼瞼有棘細胞癌	上行結腸カルチノイド
上行結腸癌	上行結腸平滑筋肉腫	上口唇基底細胞癌
上口唇皮膚癌	上口唇有棘細胞癌	小細胞肺癌
上肢悪性腫瘍	上唇癌	上唇赤唇部癌
小唾液腺癌	小腸カルチノイド	小腸癌
小腸脂肪肉腫	小腸消化管間質腫瘍	小腸平滑筋肉腫
上皮腫	上部食道癌	上部胆管癌
上葉小細胞肺癌	上葉肺癌	上葉肺腺癌
上葉肺大細胞癌	上葉肺扁平上皮癌	上葉非小細胞肺癌
上腕悪性線維性組織球腫	上腕悪性軟部腫瘍	上腕横紋筋肉腫

上腕滑膜肉腫	上腕脂肪肉腫	上腕線維肉腫
上腕淡明細胞肉腫	上腕胞巣状軟部肉腫	上腕類上皮肉腫
食道悪性間葉系腫瘍	食道悪性黒色腫	食道横紋筋肉腫
食道カルチノイド	食道癌	食道癌骨転移
食道癌肉腫	食道基底細胞癌	食道偽肉腫
食道脂肪肉腫	食道消化管間質腫瘍	食道小細胞癌
食道腺癌	食道腺様のう胞癌	食道粘表皮癌
食道表在癌	食道平滑筋肉腫	食道未分化癌
痔瘻癌	腎悪性腫瘍	腎盂癌
腎盂腺癌	腎盂乳頭状癌	腎盂尿路上皮癌
腎盂扁平上皮癌	腎カルチノイド	腎癌
腎癌骨転移	神経芽腫	神経膠腫
神経障害性疼痛	神経線維肉腫	進行性前立腺癌
進行乳癌	唇交連癌	腎細胞癌
腎周囲脂肪肉腫	心臓悪性腫瘍	心臓横紋筋肉腫
心臓血管肉腫	心臓脂肪肉腫	心臓線維肉腫
心臓粘液肉腫	腎肉腫	膵芽腫
膵癌	膵管癌	膵管内管状腺癌
膵管内乳頭粘液性腺癌	膵脂肪肉腫	膵漿液性のう胞腺癌
膵腺房細胞癌	膵臓癌骨転移	膵体部癌
膵頭部カルチノイド	膵頭部癌	膵内胆管癌
膵粘液性のう胞腺癌	膵尾部癌	髄膜癌腫症
髄膜白血病	スキルス胃癌	星細胞腫
精索脂肪肉腫	精索肉腫	星状芽細胞腫
精上皮腫	成人T細胞白血病骨髄浸潤	精巣横紋筋肉腫
精巣癌	精巣奇形癌	精巣奇形腫
精巣絨毛癌	精巣上体癌	精巣胎児性癌
精巣肉腫	精巣胚細胞腫瘍	精巣卵黄のう腫瘍
精巣卵のう腫瘍	精母細胞腫	声門下癌
声門癌	声門上癌	脊索腫
脊髄播種	脊椎転移	舌縁癌
舌下腺癌	舌下面癌	舌癌
舌根部癌	舌脂肪肉腫	舌尖癌
舌背癌	線維脂肪肉腫	線維肉腫
前縦隔悪性腫瘍	全身性転移性癌	前頭洞癌
前頭部転移性腫瘍	前頭葉悪性腫瘍	前頭葉膠芽腫
前頭葉神経膠腫	前頭葉星細胞腫	前頭葉退形成性星細胞腫
前立腺横紋筋肉腫	前立腺癌	前立腺癌骨転移
前立腺癌再発	前立腺小細胞癌	前立腺神経内分泌癌
前立腺肉腫	前腕悪性線維性組織球腫	前腕悪性軟部腫瘍
前腕横紋筋肉腫	前腕滑膜肉腫	前腕線維肉腫
前腕胞巣状軟部肉腫	前腕類上皮肉腫	早期胃癌
早期食道癌	総胆管癌	側頭部転移性腫瘍
側頭葉悪性腫瘍	側頭葉膠芽腫	側頭葉神経膠腫
側頭葉星細胞腫	側頭葉退形成性星細胞腫	側頭葉毛様細胞性星細胞腫

た

第4脳室上衣腫	大陰唇癌	退形成性上衣腫
退形成性星細胞腫	胎児性癌	胎児性精巣腫瘍
大腿骨転移性骨腫瘍	大唾液腺癌	大腸カルチノイド
大腸癌	大腸癌骨転移	大腸肉腫
大腸粘液癌	大動脈周囲リンパ節転移	大脳悪性腫瘍
大脳深部神経膠腫	大脳深部転移性腫瘍	大網脂肪肉腫
大網消化管間質腫瘍	唾液腺癌	多発性癌転移
多発性骨髄腫骨髄浸潤	多発性神経膠腫	胆管癌
男性性器癌	胆のうカルチノイド	胆のう癌
胆のう管癌	胆のう肉腫	淡明細胞肉腫
腟悪性黒色腫	腟癌	中咽頭癌
中咽頭側壁癌	中咽頭肉腫	中耳悪性腫瘍
中縦隔悪性腫瘍	虫垂癌	虫垂杯細胞カルチノイド
中脳神経膠腫	肘部滑膜肉腫	中部食道癌
肘部線維肉腫	中部胆管癌	肘部類上皮肉腫
中葉小細胞肺癌	中葉肺癌	中葉肺腺癌

	中葉肺大細胞癌	中葉肺扁平上皮癌	中葉非小細胞肺癌
	腸間膜悪性腫瘍	腸間膜脂肪肉腫	腸間膜消化管間質腫瘍
	腸間膜肉腫	腸間膜平滑筋肉腫	蝶形骨洞癌
	腸骨リンパ節転移	聴神経膠腫	直腸Ｓ状部結腸癌
	直腸悪性黒色腫	直腸カルチノイド	直腸癌
	直腸癌骨転移	直腸癌術後再発	直腸癌穿孔
	直腸脂肪肉腫	直腸消化管間質腫瘍	直腸平滑筋肉腫
	手軟部悪性腫瘍	転移性下顎癌	転移性肝癌
	転移性肝腫瘍	転移性胸膜腫瘍	転移性口腔癌
	転移性黒色腫	転移性骨腫瘍	転移性骨腫瘍による大腿骨骨折
	転移性縦隔腫瘍	転移性十二指腸癌	転移性腫瘍
	転移性消化器腫瘍	転移性上顎癌	転移性小腸腫瘍
	転移性腎腫瘍	転移性膵腫瘍	転移性舌癌
	転移性頭蓋骨腫瘍	転移性脳腫瘍	転移性肺癌
	転移性肺腫瘍	転移性脾腫瘍	転移性皮膚腫瘍
	転移性副腎腫瘍	転移性腹壁腫瘍	転移性扁平上皮癌
	転移性卵巣癌	テント上下転移性腫瘍	頭蓋骨悪性腫瘍
	頭蓋骨骨肉腫	頭蓋底骨肉腫	頭蓋底脊索腫
	頭蓋内胚細胞腫瘍	頭蓋部脊索腫	頭頸部癌
	透析腎癌	頭頂葉悪性腫瘍	頭頂葉膠芽腫
	頭頂葉神経膠腫	頭頂葉星細胞腫	疼痛
	頭部悪性線維性組織球腫	頭部横紋筋肉腫	頭部滑膜肉腫
	頭部基底細胞癌	頭部血管肉腫	頭部脂腺癌
	頭部脂肪肉腫	頭部軟部組織悪性腫瘍	頭部皮膚癌
	頭部メルケル細胞癌	頭部有棘細胞癌	頭部隆起性皮膚線維肉腫
な	突出痛	内耳癌	内胚葉洞腫瘍
	軟口蓋癌	軟骨肉腫	難治性疼痛
	軟部悪性巨細胞腫	軟部組織悪性腫瘍	肉腫
	乳癌	乳癌・HER2過剰発現	乳癌骨転移
	乳癌再発	乳癌皮膚転移	乳房外パジェット病
	乳房下外側部乳癌	乳房下内側部乳癌	乳房脂肪肉腫
	乳房上外側部乳癌	乳房上内側部乳癌	乳房中央部乳癌
	乳房肉腫	尿管癌	尿管口部膀胱癌
	尿管尿路上皮癌	尿道傍腺の悪性腫瘍	尿膜管癌
	粘液性のう胞腺癌	脳幹悪性腫瘍	脳幹膠芽腫
	脳幹神経膠腫	脳幹部星細胞腫	脳室悪性腫瘍
	脳室上衣腫	脳神経悪性腫瘍	脳胚細胞腫瘍
は	肺芽腫	肺カルチノイド	肺癌
	肺癌骨転移	肺癌肉腫	肺癌による閉塞性肺炎
	胚細胞腫	肺腺癌	肺腺扁平上皮癌
	肺腺様のう胞癌	肺大細胞癌	肺大細胞神経内分泌癌
	肺肉腫	肺粘表皮癌	肺扁平上皮癌
	肺胞上皮癌	肺未分化癌	肺門部小細胞癌
	肺門部腺癌	肺門部大細胞癌	肺門部肺癌
	肺門部非小細胞癌	肺門部扁平上皮癌	肺門リンパ節転移
	馬尾上衣腫	バレット食道癌	パンコースト症候群
	鼻咽腔癌	鼻腔癌	脾脂肪肉腫
	非小細胞肺癌	鼻前庭癌	鼻中隔癌
	脾の悪性腫瘍	皮膚悪性腫瘍	皮膚悪性線維性組織球腫
	皮膚癌	皮膚脂肪肉腫	皮膚線維肉腫
	皮膚白血病	皮膚付属器癌	びまん性星細胞腫
	脾門部リンパ節転移	披裂喉頭蓋ひだ喉頭面癌	副咽頭間隙悪性腫瘍
	腹腔内リンパ節の悪性腫瘍	腹腔リンパ節転移	副甲状腺悪性腫瘍
	副甲状腺癌	副腎悪性腫瘍	副腎癌
	副腎神経芽腫	副腎髄質の悪性腫瘍	副腎皮質癌
	副腎皮質の悪性腫瘍	副鼻腔癌	腹部悪性腫瘍
	腹部食道癌	腹部神経芽腫	腹膜悪性腫瘍
	腹膜癌	ぶどう膜悪性黒色腫	噴門癌
	平滑筋肉腫	扁桃窩癌	扁桃癌
	扁桃肉腫	膀胱円蓋部膀胱癌	膀胱癌
	膀胱頚部膀胱癌	膀胱後壁部膀胱癌	膀胱三角部膀胱癌
	膀胱前壁部膀胱癌	膀胱側壁部膀胱癌	膀胱肉腫
	膀胱尿路上皮癌	膀胱扁平上皮癌	傍骨性骨肉腫
	紡錘形細胞肉腫	胞巣状軟部肉腫	乏突起神経膠腫
ま	末期癌	末梢神経悪性腫瘍	末梢神経障害性疼痛
	脈絡膜悪性黒色腫	メルケル細胞癌	盲腸カルチノイド
	盲腸癌	毛包癌	網膜芽細胞腫
	網膜膠腫	毛様細胞性星細胞腫	毛様体悪性腫瘍
やら	ユーイング肉腫	有棘細胞癌	幽門癌
	幽門前庭部癌	腰椎転移	卵黄のう腫瘍
	卵管癌	卵巣カルチノイド	卵巣癌
	卵巣癌全身転移	卵巣癌肉腫	卵巣絨毛癌
	卵巣胎児性癌	卵巣肉腫	卵巣胚細胞腫瘍
	卵巣未分化胚細胞腫	卵巣卵黄のう腫瘍	卵巣類皮のう胞癌
	隆起性皮膚線維肉腫	輪状後部癌	リンパ管肉腫
	リンパ性白血病骨髄浸潤	類上皮肉腫	肋骨転移
△	悪性腫瘍合併性皮膚筋炎	悪性腫瘍に伴う貧血	圧痛
	イートン・ランバート症候群	胃カルチノイド	カルチノイド
	癌関連網膜症	癌性悪液質	癌性ニューロパチー
	癌性ニューロミオパチー	癌性貧血	癌性ミエロパチー
	急性疼痛	腫瘍随伴症候群	身体痛
	全身痛	中枢神経障害性疼痛	鈍痛
	皮膚疼痛症	放散痛	

効能効果に関連する使用上の注意

(1)本剤は，他のオピオイド鎮痛剤が一定期間投与され，忍容性が確認された患者で，かつオピオイド鎮痛剤の継続的な投与を必要とする癌性疼痛及び慢性疼痛の管理にのみ使用すること。

(2)慢性疼痛の原因となる器質的病変，心理的・社会的要因，依存リスクを含めた包括的な診断を行い，本剤の投与の適否を慎重に判断すること。

用法用量　本剤は，オピオイド鎮痛剤から切り替えて使用する。通常，成人に対し胸部，腹部，上腕部，大腿部等に貼付し，3日毎(約72時間)に貼り替えて使用する。

初回貼付用量は本剤投与前に使用していたオピオイド鎮痛剤の用法用量を勘案して，2.1mg(12.5μg/hr)，4.2mg(25μg/hr)，8.4mg(50μg/hr)，12.6mg(75μg/hr)のいずれかの用量を選択する。

その後の貼付用量は患者の症状や状態により適宜増減する。

用法用量に関連する使用上の注意

(1)初回貼付用量

初回貼付用量として，デュロテップMTパッチ16.8mg(100μg/hr)は推奨されない(本邦において，初回貼付用量として12.6mg(75μg/hr)を超える使用経験はない)。

初回貼付用量を選択する下記換算表は，経口モルヒネ量90mg/日(坐剤の場合45mg/日，注射の場合30mg/日)，経口オキシコドン量60mg/日，経口コデイン量270mg/日以上，フェンタニル経皮吸収型製剤(1日貼付型製剤)1.7mg(フェンタニル0.6mg/日)に対して本剤4.2mg(25μg/hr；フェンタニル0.6mg/日)へ切り替えるものとして設定している。

なお，初回貼付用量は換算表に基づく適切な用量を選択し，過量投与にならないよう注意すること。

換算表(オピオイド鎮痛剤1日使用量に基づく推奨貼付用量)

[癌性疼痛における切り替え]

デュロテップMTパッチ3日貼付用量	2.1mg	4.2mg	8.4mg	12.6mg
定常状態における推定平均吸収速度*(μg/hr)	12.5	25	50	75
定常状態における推定平均吸収量*(mg/日)	0.3	0.6	1.2	1.8

モルヒネ経口剤(mg/日)	＜45	45〜134	135〜224	225〜314
モルヒネ坐剤(mg/日)	＜30	30〜69	70〜112	113〜157
モルヒネ注射剤(mg/日)	＜15	15〜44	45〜74	75〜104
オキシコドン経口剤(mg/日)	＜30	30〜89	90〜149	150〜209
フェンタニル注射剤(mg/日)	＜0.3	0.3〜0.8	0.9〜1.4	1.5〜2.0
フェンタニル経皮吸収型製剤注)(1日貼付型製剤；貼付用量mg)[定常状態における推定平均吸収量(mg/日)]	0.84 [0.3]	1.7 [0.6]	3.4 [1.2]	5 [1.8]

注)フェンタニルクエン酸塩経皮吸収型製剤を含まない。

＊デュロテップMTパッチ16.8mg(100μg/hr)は，初回貼付用量としては推奨されないが，定常状態における推定平均吸収量は2.4mg/日に相当する。

［慢性疼痛における切り替え］

デュロテップMTパッチ3日貼付用量	2.1mg	4.2mg	8.4mg	12.6mg
定常状態における推定平均吸収速度＊(μg/hr)	12.5	25	50	75
定常状態における推定平均吸収量＊(mg/日)	0.3	0.6	1.2	1.8
モルヒネ経口剤(mg/日)	＜45	45〜134	135〜224	225〜314
コデイン経口剤(mg/日)	＜270	270〜	−	−

＊デュロテップMTパッチ16.8mg(100μg/hr)は，初回貼付用量としては推奨されないが，定常状態における推定平均吸収量は2.4mg/日に相当する。

⑵初回貼付時

他のオピオイド鎮痛剤から本剤に初めて切り替えた場合，初回貼付24時間後までフェンタニルの血中濃度が徐々に上昇するため，鎮痛効果が得られるまで時間を要する。そのため，下記の「使用方法例」を参考に，切り替え前に使用していたオピオイド鎮痛剤の投与を行うことが望ましい。

［使用方法例］

使用していたオピオイド鎮痛剤＊の投与回数	オピオイド鎮痛剤の使用方法例
1日1回投与	投与12時間後に本剤の貼付を開始する。
1日2〜3回投与	本剤の貼付開始と同時に1回量を投与する。
1日4〜6回投与	本剤の貼付開始と同時及び4〜6時間後に1回量を投与する。
持続投与	本剤の貼付開始後6時間まで継続して持続投与する。

＊経皮吸収型製剤を除く。

患者により上記表の「使用方法例」では，十分な鎮痛効果が得られない場合がある。患者の状態を観察し，本剤の鎮痛効果が得られるまで，適時オピオイド鎮痛剤の追加投与(レスキュー)により鎮痛をはかること。1回の追加投与量として，本剤の切り替え前に使用していたオピオイド鎮痛剤が経口剤又は坐剤の場合は1日投与量の1/6量を，注射剤の場合は1/12量を目安として投与すること。この場合，速効性のオピオイド鎮痛剤を使用することが望ましい。

⑶用量調整と維持

①疼痛増強時における処置：本剤貼付中に痛みが増強した場合や疼痛が管理されている患者で突出痛(一時的にあらわれる強い痛み)が発現した場合には，直ちにオピオイド鎮痛剤の追加投与(レスキュー)により鎮痛をはかること。1回の追加投与量として，本剤の切り替え前に使用していたオピオイド鎮痛剤が経口剤又は坐剤の場合は1日投与量の1/6量を，注射剤の場合は1/12量を目安として投与すること。この場合，速効性のオピオイド鎮痛剤を使用することが望ましい。

②増量：鎮痛効果が得られるまで各患者毎に用量調整を行うこと。鎮痛効果が十分得られない場合は，追加投与(レスキュー)されたオピオイド鎮痛剤の1日投与量及び疼痛程度を考慮し，2.1mg(12.5μg/hr)から4.2mg(25μg/hr)への増量の場合を除き，貼付用量の25〜50%を目安として貼り替え時に増量する。なお，本剤の1回の貼付用量が50.4mg(300μg/hr)を超える場合は，他の方法を考慮すること。

③減量：連用中における急激な減量は，退薬症候があらわれることがあるので行わないこと。副作用等により減量する場合は，十分に観察を行いながら慎重に減量すること。

④投与の継続：慢性疼痛患者において，本剤投与開始後4週間を経過してもなお期待する効果が得られない場合は，他の適切な治療への変更を検討すること。また，定期的に症状及び効果を確認し，投与の継続の必要性について検討すること。

⑷投与の中止

①本剤の投与を必要としなくなった場合には，退薬症候の発現を防ぐために徐々に減量すること。

②本剤の投与を中止し，他のオピオイド鎮痛剤に変更する場合は，本剤剥離後の血中フェンタニル濃度が50%に減少するのに17時間以上かかることから，他のオピオイド鎮痛剤の投与は低用量から開始し，患者の状態を観察しながら適切な鎮痛効果が得られるまで漸増すること。

警告　本剤貼付部位の温度が上昇するとフェンタニルの吸収量が増加し，過量投与になり，死に至るおそれがある。本剤貼付中は，外部熱源への接触，熱い温度での入浴等を避けること。発熱時には患者の状態を十分に観察し，副作用の発現に注意すること。

禁忌　本剤の成分に対し過敏症のある患者

フェンタニル3日用テープ2.1mg「HMT」：久光　2.1mg1枚[1275.6円/枚]，フェンタニル3日用テープ2.1mg「テルモ」：帝國　2.1mg1枚[1275.6円/枚]，フェンタニル3日用テープ2.1mg「明治」：祐徳薬品　2.1mg1枚[1275.6円/枚]，フェンタニル3日用テープ4.2mg「HMT」：久光　4.2mg1枚[2364.3円/枚]，フェンタニル3日用テープ4.2mg「テルモ」：帝國　4.2mg1枚[2364.3円/枚]，フェンタニル3日用テープ4.2mg「明治」：祐徳薬品　4.2mg1枚[2364.3円/枚]，フェンタニル3日用テープ8.4mg「HMT」：久光　8.4mg1枚[4366.5円/枚]，フェンタニル3日用テープ8.4mg「テルモ」：帝國　8.4mg1枚[4366.5円/枚]，フェンタニル3日用テープ8.4mg「明治」：祐徳薬品　8.4mg1枚[4366.5円/枚]，フェンタニル3日用テープ12.6mg「HMT」：久光　12.6mg1枚[6255.5円/枚]，フェンタニル3日用テープ12.6mg「テルモ」：帝國　12.6mg1枚[6255.5円/枚]，フェンタニル3日用テープ12.6mg「明治」：祐徳薬品　12.6mg1枚[6255.5円/枚]，フェンタニル3日用テープ16.8mg「HMT」：久光　16.8mg1枚[8181.7円/枚]，フェンタニル3日用テープ16.8mg「テルモ」：帝國　16.8mg1枚[8181.7円/枚]，フェンタニル3日用テープ16.8mg「明治」：祐徳薬品　16.8mg1枚[8181.7円/枚]

テラ・コートリル軟膏

規格：1g[33.2円/g]

オキシテトラサイクリン塩酸塩　ヒドロコルチゾン　陽進堂　264

【効能効果】

〈適応菌種〉オキシテトラサイクリン感性菌

〈適応症〉

(1)深在性皮膚感染症，慢性膿皮症

(2)湿潤，びらん，結痂を伴うか，又は二次感染を併発している次の疾患

湿疹・皮膚炎群(進行性指掌角皮症，ビダール苔癬，放射線皮膚炎，日光皮膚炎を含む)

(3)外傷・熱傷及び手術創等の二次感染

(4)歯周組織炎，感染性口内炎，舌炎

【対応標準病名】

◎	外傷	感染性口内炎	挫創
	歯根のう胞	歯周炎	歯髄炎
	湿疹	術後創部感染	進行性指掌角皮症
	舌炎	創傷	創傷感染症
	日光皮膚炎	熱傷	ビダール苔癬
	皮膚炎	皮膚感染症	放射線皮膚炎
	慢性膿皮症	裂傷	裂創
○ あ	アキレス腱筋腱移行部断裂	アキレス腱挫傷	アキレス腱挫創
	アキレス腱切創	アキレス腱断裂	アキレス腱部分断裂
	悪液質アフタ	足異物	足開放創
	足挫創	足湿疹	足切創
	足第1度熱傷	足第2度熱傷	足第3度熱傷
	足熱傷	亜脱臼	圧挫傷
	圧挫創	圧迫骨折	圧迫神経炎
	アフタ性口内炎	アルカリ腐蝕	アレルギー性口内炎
	異汗症	異汗性湿疹	一部性歯髄炎
	胃腸管熱傷	犬咬創	胃熱傷
	陰茎開放創	陰茎挫創	陰茎折症
	陰茎第1度熱傷	陰茎第2度熱傷	陰茎第3度熱傷
	陰茎熱傷	陰茎裂創	咽頭熱傷
	陰のう開放創	陰のう第1度熱傷	陰のう第2度熱傷
	陰のう第3度熱傷	陰のう熱傷	陰のう裂創
	陰部切創	ウイルス性口内炎	う蝕第2度単純性歯髄炎
	う蝕第3度急性化膿性根尖性歯周炎	う蝕第3度急性化膿性歯髄炎	う蝕第3度急性単純性根尖性歯周炎
	う蝕第3度歯髄壊死	う蝕第3度歯髄壊疽	う蝕第3度慢性壊疽性歯髄炎
	う蝕第3度慢性潰瘍性歯髄炎	う蝕第3度慢性化膿性根尖性歯周炎	う蝕第3度慢性増殖性歯髄炎
	会陰第1度熱傷	会陰第2度熱傷	会陰第3度熱傷
	会陰熱傷	会陰部化膿創	会陰裂傷
	腋窩湿疹	腋窩第1度熱傷	腋窩第2度熱傷
	腋窩第3度熱傷	腋窩熱傷	壊死性潰瘍性歯周炎
	壊死性潰瘍性歯肉炎	壊疽性歯髄炎	壊疽性歯肉炎
	横骨折	汚染擦過創	汚染創
か	オトガイ下膿瘍	外陰開放創	外陰第1度熱傷
	外陰第2度熱傷	外陰第3度熱傷	外陰熱傷
	外陰部挫創	外陰部切創	外陰部裂傷
	外耳部外傷性腫脹	外耳部外傷性皮下異物	外耳部挫傷
	外耳部擦過創	外耳部切創	外耳部打撲傷
	外耳部虫刺傷	外耳部皮下血腫	外耳部皮下出血
	外傷性一過性麻痺	外傷性咬合	外傷性硬膜動静脈瘻
	外傷性歯根膜炎	外傷性歯髄炎	外傷性脊髄出血
	外傷性切断	外傷性動静脈瘻	外傷性動脈血腫
	外傷性動脈瘤	外傷性乳び胸	外傷性脳圧迫
	外傷性脳圧迫・頭蓋内に達する開放創合併あり	外傷性脳圧迫・頭蓋内に達する開放創合併なし	外傷性脳症
	外傷性破裂	外傷性皮下血腫	外歯瘻
	海水浴皮膚炎	開放骨折	開放性外傷性脳圧迫
	開放性陥没骨折	開放性胸膜損傷	開放性脱臼
	開放性脱臼骨折	開放性脳挫創	開放性脳底部挫傷
	開放性びまん性脳損傷	開放性粉砕骨折	開放創
	潰瘍性口内炎	潰瘍性歯肉炎	下咽頭熱傷
	化学外傷	下顎開放創	過角化症
	下顎割創	下顎貫通創	下顎口唇挫創
	下顎咬創	下顎挫傷	下顎挫創
	下顎擦過創	下顎刺創	化学性皮膚炎
	下顎切創	下顎創傷	下顎打撲傷
	下顎熱傷	下顎皮下血腫	下顎部挫傷
	下顎部第1度熱傷	下顎部第2度熱傷	下顎部第3度熱傷
	下顎部打撲傷	下顎部皮膚欠損創	下顎裂創
	踵裂創	角化棘細胞腫	顎下部膿瘍
	顎関節部開放創	顎関節部割創	顎関節部貫通創
	顎関節部咬創	顎関節部挫傷	顎関節部挫創
	顎関節部擦過創	顎関節部刺創	顎関節部切創
	顎関節部創傷	顎関節部打撲傷	顎関節部皮下血腫
	顎関節部裂創	角結膜腐蝕	角質増殖症
	顎部挫傷	顎部打撲傷	角膜アルカリ化学熱傷
	角膜酸化学熱傷	角膜酸性熱傷	角膜熱傷
	下肢第1度熱傷	下肢第2度熱傷	下肢第3度熱傷
	下肢熱傷	下腿汚染創	下腿開放創
	下腿挫創	下腿切創	下腿足部熱傷
	下腿熱傷	下腿皮膚欠損創	下腿部第1度熱傷
	下腿部第2度熱傷	下腿部第3度熱傷	下腿裂創
	カタル性口内炎	カタル性舌炎	割創
	化膿性口内炎	化膿性歯周炎	化膿性歯肉炎
	化膿性皮膚疾患	下半身第1度熱傷	下半身第2度熱傷
	下半身第3度熱傷	下半身熱傷	下腹部第1度熱傷
	下腹部第2度熱傷	下腹部第3度熱傷	貨幣状湿疹
	カリエスのない歯髄炎	眼黄斑部裂孔	眼化学熱傷
	眼窩部挫創	眼窩裂傷	眼球熱傷
	眼瞼外傷性腫脹	眼瞼外傷性皮下異物	眼瞼化学熱傷
	眼瞼擦過創	眼瞼切創	眼瞼第1度熱傷
	眼瞼第2度熱傷	眼瞼第3度熱傷	眼瞼虫刺傷
	眼瞼熱傷	間擦疹	環指圧挫傷
	環指挫傷	環指挫創	環指切創
	カンジダ性口内炎	環指剥皮創	環指皮膚欠損創
	眼周囲化学熱傷	眼周囲第1度熱傷	眼周囲第2度熱傷
	眼周囲第3度熱傷	眼周囲部外傷性腫脹	眼周囲部外傷性皮下異物
	眼周囲部擦過創	眼周囲部切創	眼周囲部虫刺傷
	関節血腫	関節骨折	関節挫傷
	関節打撲	完全骨折	感染性皮膚炎
	完全脱臼	乾燥性口内炎	貫通刺創
	貫通銃創	貫通性挫滅創	貫通創
	眼熱傷	乾皮症	眼部外傷性腫脹
	眼部外傷性皮下異物	眼部擦過創	眼部切創
	眼部虫刺傷	汗疱	汗疱性湿疹
	陥没骨折	顔面汚染創	顔面開放創
	顔面割創	顔面貫通創	顔面急性皮膚炎
	顔面光線角化症	顔面咬創	顔面挫傷
	顔面挫創	顔面擦過創	顔面刺創
	顔面切創	顔面創傷	顔面搔創
	顔面損傷	顔面第1度熱傷	顔面第2度熱傷
	顔面第3度熱傷	顔面多発開放創	顔面多発割創
	顔面多発貫通創	顔面多発咬創	顔面多発挫傷
	顔面多発挫創	顔面多発擦過創	顔面多発刺創
	顔面多発切創	顔面多発創傷	顔面多発打撲傷
	顔面多発虫刺傷	顔面多発皮下血腫	顔面多発皮下出血
	顔面多発裂創	顔面打撲傷	顔面熱傷
	顔面皮下血腫	顔面皮膚欠損創	顔面毛包性紅斑黒皮症
	顔面裂創	気管熱傷	義歯性潰瘍
	義歯性口内炎	気道熱傷	偽膜性アンギナ
	偽膜性口内炎	丘疹状湿疹	丘疹状じんま疹

急性一部性化膿性歯髄炎	急性一部性単純性歯髄炎	急性壊疽性歯髄炎
急性化膿性根尖性歯周炎	急性化膿性歯根膜炎	急性化膿性歯髄炎
急性化膿性辺縁性歯根膜炎	急性根尖性歯周炎	急性歯冠周囲炎
急性歯周炎	急性歯髄炎	急性歯槽膿瘍
急性湿疹	急性歯肉炎	急性全部性化膿性歯髄炎
急性全部性単純性歯髄炎	急性単純性根尖性歯周炎	急性単純性歯髄炎
急性放射線皮膚炎	急性痒疹	急速進行性歯周炎
胸腔熱傷	頬粘膜咬傷	頬粘膜咬創
胸部汚染創	胸部外傷	頬部外傷性異物
頬部開放創	頬部割創	頬部貫通創
頬部咬創	頬部挫傷	胸部挫創
頬部挫創	頬部擦過創	頬部刺創
胸部上腕熱傷	胸部切創	頬部切創
頬部創傷	胸部損傷	胸部第1度熱傷
頬部第1度熱傷	胸部第2度熱傷	頬部第2度熱傷
胸部第3度熱傷	頬部第3度熱傷	頬部打撲傷
胸部熱傷	頬部皮下血腫	胸部皮膚欠損創
頬部皮膚欠損創	頬部裂創	胸壁開放創
胸壁刺創	胸膜損傷・胸腔に達する開放創合併あり	胸膜裂創
棘刺創	魚咬創	亀裂骨折
亀裂性湿疹	筋損傷	筋断裂
筋肉内血腫	躯幹薬傷	屈曲骨折
頚管破裂	脛骨顆部割創	頚部開放創
頚部挫創	頚部切創	頚部第1度熱傷
頚部第2度熱傷	頚部第3度熱傷	頚部熱傷
頚部膿疱	頚部皮膚炎	頚部皮膚欠損創
ゲオトリクム性口内炎	血管切断	血管損傷
血行性歯髄炎	血腫	結節性痒疹
結膜熱傷	結膜のうアルカリ化学熱傷	結膜のう酸化学熱傷
結膜腐蝕	限局型若年性歯周炎	肩甲間部第1度熱傷
肩甲間部第2度熱傷	肩甲間部第3度熱傷	肩甲間部熱傷
肩甲部第1度熱傷	肩甲部第2度熱傷	肩甲部第3度熱傷
肩甲部熱傷	腱切創	腱損傷
腱断裂	肩部第1度熱傷	肩部第2度熱傷
肩部第3度熱傷	腱部分断裂	腱裂傷
高エネルギー外傷	口蓋挫傷	口蓋垂炎
口蓋切創	口蓋膿瘍	口蓋裂創
口角部挫創	口角部裂創	硬化性舌炎
口腔外傷性異物	口腔外傷性腫脹	口腔開放創
口腔割創	口腔感染症	口腔挫傷
口腔挫創	口腔擦過創	口腔刺創
口腔褥瘡性潰瘍	口腔切創	口腔創傷
口腔第1度熱傷	口腔第2度熱傷	口腔第3度熱傷
口腔打撲傷	口腔底膿瘍	口腔底蜂巣炎
口腔内血腫	口腔熱傷	口腔粘膜咬傷
口腔粘膜咬創	口腔膿瘍	口腔裂創
紅色陰癬	口唇アフタ	口唇外傷性異物
口唇外傷性腫脹	口唇外傷性皮下異物	口唇開放創
口唇割創	口唇貫通創	口唇咬傷
口唇咬創	口唇挫傷	口唇挫創
口唇擦過創	口唇刺創	口唇切創
口唇創傷	口唇第1度熱傷	口唇第2度熱傷
口唇第3度熱傷	口唇打撲傷	口唇虫刺傷
口唇熱傷	口唇皮下血腫	口唇皮下出血
口唇裂創	光線角化症	光線肉芽腫
光線類細網症	溝創	咬創
口底膿瘍	口底蜂巣炎	後天性魚鱗癬
喉頭外傷	喉頭損傷	喉頭熱傷
後頭部外傷	後頭部割創	後頭部挫傷
後頭部挫創	後頭部切創	後頭部打撲傷

後頭部裂創	口内炎	広汎型若年性歯周炎
紅斑性間擦疹	広範性軸索損傷	紅斑性湿疹
広汎性神経損傷	後方脱臼	硬膜損傷
硬膜裂傷	肛門第1度熱傷	肛門第2度熱傷
肛門第3度熱傷	肛門熱傷	肛門裂創
黒毛舌	骨折	骨盤部裂創
孤立性アフタ	根尖周囲のう胞	根尖周囲膿瘍
根尖性歯周炎	根尖膿瘍	根側歯周膿瘍
昆虫咬創	昆虫刺傷	コントル・クー損傷

さ

臍周囲炎	再発性アフタ	採皮創
挫傷	擦過創	擦過皮下血腫
挫滅傷	挫滅創	残髄炎
残存性歯根のう胞	酸腐蝕	耳介外傷性異物
耳介外傷性腫脹	耳介外傷性皮下異物	耳介開放創
耳介割創	耳介貫通創	耳介咬創
耳介挫傷	耳介挫創	耳介擦過創
耳介刺創	耳介切創	耳介創傷
耳介打撲傷	耳介虫刺傷	耳介皮下血腫
耳介皮下出血	耳介部第1度熱傷	耳介部第2度熱傷
耳介部第3度熱傷	趾開放創	耳介裂創
自家感作性皮膚炎	耳下腺部打撲	趾化膿創
歯冠周囲炎	歯冠周囲膿瘍	指間切創
趾間切創	色素性痒疹	子宮頚管裂傷
子宮頚部環状剥離	子宮熱傷	刺咬症
歯根膜下膿瘍	趾挫創	示指 MP 関節挫傷
示指 PIP 開放創	示指割創	示指化膿創
四肢挫傷	示指挫傷	示指挫創
示指刺創	四肢静脈損傷	示指切創
四肢第1度熱傷	四肢第2度熱傷	四肢第3度熱傷
四肢動脈損傷	四肢熱傷	示指皮膚欠損創
歯周症	歯周のう胞	歯周膿瘍
思春期性歯肉炎	歯髄壊死	歯髄壊疽
歯髄充血	歯髄露出	耳前部挫創
刺創	歯槽膿瘍	趾第1度熱傷
趾第2度熱傷	趾第3度熱傷	膝蓋部挫創
膝下部挫創	膝窩部銃創	膝関節部異物
膝関節部挫創	湿疹様発疹	膝部異物
膝部開放創	膝部割創	膝部咬創
膝部挫創	膝部切創	膝部第1度熱傷
膝部第2度熱傷	膝部第3度熱傷	膝部裂創
歯肉炎	歯肉挫傷	歯肉切創
歯肉膿瘍	歯肉裂創	趾熱傷
若年性歯周炎	斜骨折	射創
尺骨近位端骨折	尺骨鉤状突起骨折	手圧挫傷
縦骨折	銃自殺未遂	銃創
重複骨折	手関節挫滅傷	手関節挫滅創
手関節掌側部挫創	手関節部挫創	手関節部切創
手関節部創傷	手関節部第1度熱傷	手関節部第2度熱傷
手関節部第3度熱傷	手関節部裂創	手指圧挫傷
手指汚染創	手指開放創	手指咬創
種子骨開放骨折	種子骨骨折	手指挫傷
手指挫創	手指挫滅傷	手指挫滅創
手指刺創	手指湿疹	手指切創
手指第1度熱傷	手指第2度熱傷	手指第3度熱傷
手指打撲傷	手指端熱傷	手指熱傷
手指剥皮創	手指皮下血腫	手指皮膚欠損創
手術創部膿瘍	手掌挫創	手掌刺創
手掌切創	手掌第1度熱傷	手掌第2度熱傷
手掌第3度熱傷	手掌熱傷	手掌剥皮創
手掌皮膚欠損創	出血性口内炎	手背第1度熱傷
手背第2度熱傷	手背第3度熱傷	手背熱傷
手背皮膚欠損創	手背部挫創	手背部切創
手部汚染創	主婦湿疹	上顎挫傷
上顎擦過創	上顎切創	上顎打撲傷

上顎皮下血腫	上顎部裂創	上口唇挫傷
上行性歯髄炎	踵骨部挫滅創	小指咬創
小指挫傷	小指挫創	小指切創
上肢第１度熱傷	上肢第２度熱傷	上肢第３度熱傷
硝子体切断	上肢熱傷	小指皮膚欠損創
焼身自殺未遂	上唇小帯裂創	掌蹠角化腫
掌蹠角化症	小膿疱性皮膚炎	上半身第１度熱傷
上半身第２度熱傷	上半身第３度熱傷	上半身熱傷
踵部第１度熱傷	踵部第２度熱傷	踵部第３度熱傷
上腕汚染創	上腕貫通銃創	上腕挫創
上腕第１度熱傷	上腕第２度熱傷	上腕第３度熱傷
上腕熱傷	上腕皮膚欠損創	上腕部開放創
職業性皮膚炎	食道熱傷	処女膜裂傷
神経根ひきぬき損傷	神経切断	神経叢損傷
神経叢不全損傷	神経損傷	神経断裂
針刺創	新生児皮膚炎	靱帯ストレイン
靱帯損傷	靱帯断裂	靱帯捻挫
靱帯裂傷	水疱性口内炎	水疱性口内炎ウイルス病
ストレイン	精巣開放創	精巣熱傷
精巣破裂	赤色湿疹	舌開放創
舌潰瘍	舌カンジダ症	舌咬傷
舌挫創	舌刺創	接触性口内炎
接触皮膚炎	舌切創	切創
舌苔	切断	舌乳頭炎
舌熱傷	舌膿瘍	舌びらん
前額部外傷性異物	前額部外傷性腫脹	前額部外傷性皮下異物
前額部開放創	前額部割創	前額部貫通創
前額部咬創	前額部挫創	前額部擦過創
前額部刺創	前額部切創	前額部創傷
前額部第１度熱傷	前額部第２度熱傷	前額部第３度熱傷
前額部虫刺傷	前額部虫刺症	前額部皮膚欠損創
前額部裂創	前胸部挫創	前胸部第１度熱傷
前胸部第２度熱傷	前胸部第３度熱傷	前胸部熱傷
前頚頭頂部挫創	仙骨部挫創	仙骨部皮膚欠損創
前思春期性歯周炎	線状骨折	全身挫傷
全身擦過創	全身湿疹	全身第１度熱傷
全身第２度熱傷	全身第３度熱傷	全身熱傷
穿通創	前頭部割創	前頭部挫傷
前頭部挫創	前頭部切創	前頭部打撲傷
前頭部皮膚欠損創	全部性歯髄炎	前方脱臼
前腕汚染創	前腕開放創	前腕咬創
前腕挫創	前腕刺創	前腕手部熱傷
前腕切創	前腕第１度熱傷	前腕第２度熱傷
前腕第３度熱傷	前腕熱傷	前腕皮膚欠損創
前腕裂創	爪下異物	爪下挫滅傷
爪下挫滅創	早期発症型歯周炎	増殖性化膿性口内炎
増殖性歯肉炎	搔創	創部膿瘍
足関節第１度熱傷	足関節第２度熱傷	足関節第３度熱傷
足関節内果部挫創	足関節熱傷	足関節部挫創
側胸部第１度熱傷	側胸部第２度熱傷	側胸部第３度熱傷
足底異物	足底熱傷	足底部咬創
足底部刺創	足底部第１度熱傷	足底部第２度熱傷
足底部第３度熱傷	足底部皮膚欠損創	側頭部割創
側頭部挫創	側頭部切創	側頭部打撲傷
側頭部皮下血腫	足背部挫創	足背部切創
足背部第１度熱傷	足背部第２度熱傷	足背部第３度熱傷
足部汚染創	側腹部咬創	側腹部挫創
側腹部第１度熱傷	側腹部第２度熱傷	側腹部第３度熱傷
側腹壁開放創	足部皮膚欠損創	足部裂創
鼡径部開放創	鼡径部切創	鼡径部第１度熱傷
鼡径部第２度熱傷	鼡径部第３度熱傷	鼡径部熱傷

た

損傷	第１度熱傷	第１度腐蝕
第２度熱傷	第２度腐蝕	第３度熱傷
第３度腐蝕	第４度熱傷	第５趾皮膚欠損創
大アフタ	体幹第１度熱傷	体幹第２度熱傷
体幹第３度熱傷	体幹熱傷	苔癬
大腿汚染創	大腿咬創	大腿挫創
大腿熱傷	大腿皮膚欠損創	大腿部開放創
大腿部刺創	大腿部切創	大腿部第１度熱傷
大腿部第２度熱傷	大腿部第３度熱傷	大腿裂創
大転子部挫創	体表面積 10%未満の熱傷	体表面積 10－19%の熱傷
体表面積 20－29%の熱傷	体表面積 30－39%の熱傷	体表面積 40－49%の熱傷
体表面積 50－59%の熱傷	体表面積 60－69%の熱傷	体表面積 70－79%の熱傷
体表面積 80－89%の熱傷	体表面積 90%以上の熱傷	多形慢性痒疹
脱臼	脱臼骨折	多発性外傷
多発性開放創	多発性咬創	多発性口内炎
多発性昆虫咬創	多発性挫傷	多発性擦過創
多発性切創	多発性穿刺創	多発性第１度熱傷
多発性第２度熱傷	多発性第３度熱傷	多発性熱傷
多発性膿疱症	多発性皮下出血	多発性非熱傷性水疱
多発性表在損傷	多発性裂創	打撲割創
打撲血腫	打撲挫創	打撲擦過創
打撲傷	打撲皮下血腫	単純性歯周炎
単純性歯肉炎	単純苔癬	単純脱臼
智歯周囲炎	地図状口内炎	地図状舌
腟開放創	腟熱傷	腟裂傷
中隔部肉芽形成	肘関節骨折	肘関節挫創
肘関節脱臼骨折	肘関節部開放創	中指咬創
中指挫傷	中指挫創	中指刺創
中指切創	中指皮膚欠損創	中手骨関節部挫創
中枢神経系損傷	肘頭骨折	肘部挫創
肘部切創	肘部第１度熱傷	肘部第２度熱傷
肘部第３度熱傷	肘部皮膚欠損創	手開放創
手咬創	手挫創	手刺創
手湿疹	手切創	手第１度熱傷
手第２度熱傷	手第３度熱傷	手熱傷
転位性骨折	点状角化症	殿部異物
殿部開放創	殿部咬創	殿部刺創
殿部切創	殿部第１度熱傷	殿部第２度熱傷
殿部第３度熱傷	殿部熱傷	殿部皮膚欠損創
殿部裂創	冬期湿疹	頭頂部挫傷
頭頂部挫創	頭頂部擦過創	頭頂部切創
頭頂部打撲傷	頭頂部裂創	頭皮外傷性腫脹
頭皮開放創	頭皮下血腫	頭皮剥離
頭皮表在損傷	頭部異物	頭部外傷性皮下異物
頭部外傷性皮下気腫	頭部開放創	頭部割創
頭部頚部挫傷	頭部頚部挫創	頭部頚部打撲傷
頭部血腫	頭部挫傷	頭部挫創
頭部擦過創	頭部刺創	頭部湿疹
頭部切創	頭部第１度熱傷	頭部第２度熱傷
頭部第３度熱傷	頭部多発開放創	頭部多発割創
頭部多発咬創	頭部多発挫傷	頭部多発挫創
頭部多発擦過創	頭部多発刺創	頭部多発切創
頭部多発創傷	頭部多発打撲傷	頭部多発皮下血腫
頭部多発裂創	頭部打撲	頭部打撲血腫
頭部打撲傷	頭部虫刺傷	動物咬創
頭部熱傷	頭部皮下異物	頭部皮下血腫
頭部皮下出血	頭部皮膚欠損創	頭部裂創
動脈損傷	特殊性歯周炎	特発性関節脱臼

な

飛び降り自殺未遂	飛び込み自殺未遂	内歯瘻
内部尿路性器の熱傷	軟口蓋血腫	軟口蓋熱傷
難治性口内炎	難治性歯周炎	肉離れ
ニコチン性口内炎	乳頭部第１度熱傷	乳頭部第２度熱傷
乳頭部第３度熱傷	乳房第１度熱傷	乳房第２度熱傷
乳房第３度熱傷	乳房熱傷	乳房皮膚炎
乳輪部第１度熱傷	乳輪部第２度熱傷	乳輪部第３度熱傷

	妊娠湿疹	妊婦性皮膚炎	猫咬創
	捻挫	脳挫傷	脳挫傷・頭蓋内に達する開放創合併あり
	脳挫傷・頭蓋内に達する開放創合併なし	脳挫創	脳挫創・頭蓋内に達する開放創合併あり
	脳挫創・頭蓋内に達する開放創合併なし	脳損傷	脳対側損傷
	脳直撃損傷	脳底部挫傷	脳底部挫傷・頭蓋内に達する開放創合併あり
	脳底部挫傷・頭蓋内に達する開放創合併なし	膿皮症	膿疱
は	脳裂傷	敗血症性皮膚炎	肺熱傷
	背部第１度熱傷	背部第２度熱傷	背部第３度熱傷
	背部熱傷	爆死自殺未遂	白色粃糠疹
	剥離骨折	剥離性限局性舌炎	剥離性歯肉炎
	剥離性舌炎	鼻背部湿疹	破裂骨折
	半身第１度熱傷	半身第２度熱傷	半身第３度熱傷
	皮下異物	皮角	皮下血腫
	鼻下擦過創	皮下静脈損傷	皮下損傷
	鼻根部打撲挫創	鼻根部裂創	膝汚染創
	膝皮膚欠損創	皮脂欠乏症	皮脂欠乏性湿疹
	皮神経挫傷	鼻前庭部挫創	鼻尖部挫創
	肥大性歯肉炎	鼻部外傷性異物	鼻部外傷性腫脹
	鼻部外傷性皮下異物	鼻部開放創	眉部割創
	鼻部割創	鼻部貫通創	腓腹筋挫創
	眉部血腫	皮膚欠損創	鼻部咬創
	鼻部挫傷	鼻部挫創	鼻部擦過創
	鼻部刺創	鼻部切創	鼻部創傷
	皮膚損傷	鼻部第１度熱傷	鼻部第２度熱傷
	鼻部第３度熱傷	鼻部打撲傷	鼻部虫刺傷
	皮膚剥脱創	鼻部皮下血腫	鼻部皮下出血
	鼻部皮膚欠損創	鼻部皮膚剥離創	鼻部裂創
	びまん性脳損傷	びまん性脳損傷・頭蓋内に達する開放創合併あり	びまん性脳損傷・頭蓋内に達する開放創合併なし
	眉毛部割創	眉毛部裂創	表在性舌炎
	表皮剥離	鼻翼部切創	鼻翼部裂創
	びらん性歯肉炎	複雑性歯周炎	複雑性歯肉炎
	複雑脱臼	伏針	副鼻腔開放創
	腹部汚染創	腹部刺創	腹部第１度熱傷
	腹部第２度熱傷	腹部第３度熱傷	腹部熱傷
	腹部皮膚欠損創	腹壁異物	腹壁開放創
	腐蝕	不全骨折	粉砕骨折
	分娩時会陰裂傷	分娩時軟産道損傷	閉鎖性外傷性脳圧迫
	閉鎖性骨折	閉鎖性脱臼	閉鎖性脳挫創
	閉鎖性脳底部挫傷	閉鎖性びまん性脳損傷	ベドナーアフタ
	ヘブラ痒疹	ヘルペスウイルス性歯肉口内炎	辺縁性化膿性歯根膜炎
	辺縁性歯周組織炎	扁平湿疹	扁平苔癬
	放射線角化腫	放射線性口内炎	放射線性熱傷
	放射線皮膚潰瘍	萌出性歯肉炎	胞状異角化症
	帽状腱膜下出血	包皮挫創	包皮切創
	包皮裂創	母指球部第１度熱傷	母指球部第２度熱傷
	母指球部第３度熱傷	母指咬創	母指挫傷
	母指挫創	母趾挫創	母指示指間切創
	母指刺創	母指切創	母指第１度熱傷
	母指第２度熱傷	母指第３度熱傷	母指打撲挫創
	母指打撲傷	母指熱傷	母指皮膚欠損創
ま	母趾皮膚欠損創	母指末節部挫創	末梢血管外傷
	末梢神経損傷	慢性壊疽性歯髄炎	慢性開放性歯髄炎
	慢性潰瘍性歯髄炎	慢性化膿性根尖性歯周炎	慢性光線性皮膚炎
	慢性根尖性歯周炎	慢性歯冠周囲炎	慢性歯周炎
	慢性歯周膿瘍	慢性歯髄炎	慢性歯槽膿瘍
	慢性湿疹	慢性歯肉炎	慢性舌炎
	慢性増殖性歯髄炎	慢性単純性歯髄炎	慢性表在性舌炎
	慢性閉鎖性歯髄炎	慢性辺縁性歯周炎急性発作	慢性辺縁性歯周炎軽度
	慢性辺縁性歯周炎重度	慢性辺縁性歯周炎中等度	慢性放射線皮膚炎
	眉間部挫創	眉間部裂創	耳後部挫創
	耳後部打撲傷	脈絡網膜熱傷	メラー舌炎
	盲管銃創	毛孔角化症	網膜振盪
や	モンテジア骨折	薬傷	薬物性接触性皮膚炎
	痒疹	腰部切創	腰部第１度熱傷
	腰部第２度熱傷	腰部第３度熱傷	腰部打撲挫創
ら	腰部熱傷	落屑性湿疹	らせん骨折
	リガ・フェーデ病	離開骨折	良性移動性舌炎
	淋菌性口内炎	鱗状湿疹	涙管損傷
	涙管断裂	類苔癬	涙道損傷
	轢過創	裂離	裂離骨折
わ	老人性乾皮症	若木骨折	ワンサンアンギナ
	ワンサン気管支炎	ワンサン扁桃炎	

△	MRSA術後創部感染	陰のう湿疹	陰部間擦疹
	会陰部肛囲湿疹	壊疽性口内炎	外陰部皮膚炎
	外傷性異物	下顎外傷性異物	カテーテル感染症
	カテーテル敗血症	過労性脛部痛	カンジダ性口角びらん
	顔面外傷性異物	急性偽膜性カンジダ症	急性汎発性発疹性膿疱症
	頬粘膜白板症	ゲオトリクム症	限局性神経皮膚炎
	肛囲間擦疹	口腔カンジダ症	口腔紅板症
	口腔白板症	硬口蓋白板症	溝状舌
	口唇カンジダ症	光沢苔癬	口底白板症
	紅板症	肛門湿疹	根管異常
	根管狭窄	根管穿孔	根管側壁穿孔
	根管内異物	産科的創傷の血腫	歯根膜ポリープ
	歯髄出血	失活歯	歯肉カンジダ症
	歯肉白板症	重症熱性血小板減少症候群	術後横隔膜下膿瘍
	術後感染症	術後髄膜炎	術後膿瘍
	術後敗血症	術後皮下気腫	術後腹腔内膿瘍
	術後腹壁膿瘍	神経痛性歯痛	人工肛門部皮膚炎
	心内異物	髄室側壁穿孔	髄床底穿孔
	舌下顎挫創	舌下隙膿瘍	舌咬創
	舌切除後遺症	舌創傷	舌白板症
	舌裂創	象牙粒	第２象牙質
	腟断端炎	虫垂炎術後残膿瘍	軟口蓋挫創
	軟口蓋創傷	軟口蓋白板症	軟口蓋破裂
	ニコチン性口蓋白色角化症	乳腺内異物	乳房異物
	尿管切石術後感染症	白色水腫	鼻前庭部湿疹
	非熱傷性水疱	不規則象牙質	腹壁縫合糸膿瘍
	ヘルペスウイルス性咽頭炎	縫合糸膿瘍	縫合部膿瘍
	放散性歯痛	無髄歯	

用法用量　通常，１日１～数回直接患部に塗布又は塗擦するか，あるいは無菌ガーゼ等にのばして貼付する。
口腔内疾患には，毎日又は隔日に少量宛患部に注入又は塗擦する。
なお，症状により適宜増減する

用法用量に関連する使用上の注意　本剤の投与にあたっては，耐性菌の発現等を防ぐため，原則として感受性を確認し，疾病の治療上必要な最小限の期間の投与にとどめること。

禁忌

(1)オキシテトラサイクリン耐性菌又は非感性菌による皮膚感染のある患者
(2)真菌症(白癬，カンジダ症等)，皮膚結核，単純疱疹，水痘，種痘疹のある患者
(3)本剤の成分又はテトラサイクリン系抗生物質に対し過敏症の既往歴のある患者
(4)潰瘍(ベーチェット病を除く)，第２度深在性以上の熱傷・凍傷のある患者

テ

テラジアパスタ5%　規格：5%1g[3.6円/g]
スルファジアジン　ニプロパッチ　263

【効　能　効　果】

〈適応菌種〉本剤に感性のブドウ球菌属，大腸菌
〈適応症〉表在性皮膚感染症，深在性皮膚感染症，外傷・熱傷および手術創等の二次感染，びらん・潰瘍の二次感染

【対応標準病名】

◎	外傷	挫創	術後創部感染
	創傷	創傷感染症	熱傷
	皮膚感染症	裂傷	裂創
○あ	アキレス腱筋腱移行部断裂	アキレス腱挫傷	アキレス腱挫創
	アキレス腱切創	アキレス腱断裂	アキレス腱部分断裂
	足異物	足開放創	足挫創
	足切創	足第1度熱傷	足第2度熱傷
	足第3度熱傷	足熱傷	亜脱臼
	圧挫傷	圧挫創	圧迫骨折
	圧迫神経炎	アルカリ腐蝕	胃腸管熱傷
	犬咬創	胃熱傷	陰茎開放創
	陰茎挫創	陰茎折症	陰茎第1度熱傷
	陰茎第2度熱傷	陰茎第3度熱傷	陰茎熱傷
	陰茎裂創	咽頭熱傷	陰のう開放創
	陰のう第1度熱傷	陰のう第2度熱傷	陰のう第3度熱傷
	陰のう熱傷	陰のう裂創	陰部切創
	会陰第1度熱傷	会陰第2度熱傷	会陰第3度熱傷
	会陰熱傷	会陰部化膿創	会陰裂傷
	腋窩第1度熱傷	腋窩第2度熱傷	腋窩第3度熱傷
	腋窩熱傷	横骨折	汚染擦過創
か	汚染創	外陰開放創	外陰第1度熱傷
	外陰第2度熱傷	外陰第3度熱傷	外陰熱傷
	外陰部挫創	外陰部切創	外陰部裂傷
	外耳開放創	外耳道創傷	外耳部外傷性異物
	外耳部外傷性腫脹	外耳部外傷性皮下異物	外耳部割創
	外耳部貫通創	外耳部咬創	外耳部挫傷
	外耳部挫創	外耳部擦過創	外耳部刺創
	外耳部切創	外耳部創傷	外耳部打撲傷
	外耳部虫刺傷	外耳部皮下血腫	外耳部皮下出血
	外傷後早期合併症	外傷性一過性麻痺	外傷性異物
	外傷性咬合	外傷性硬膜動静脈瘻	外傷性耳出血
	外傷性脊髄出血	外傷性切断	外傷性動静脈瘻
	外傷性動脈血腫	外傷性動脈瘤	外傷性乳び胸
	外傷性脳圧迫	外傷性脳圧迫・頭蓋内に達する開放創合併あり	外傷性脳圧迫・頭蓋内に達する開放創合併なし
	外傷性脳症	外傷性破裂	外傷性皮下血腫
	外耳裂創	開放骨折	開放性外傷性脳圧迫
	開放性陥没骨折	開放性胸膜損傷	開放性脱臼
	開放性脱臼骨折	開放性脳挫創	開放性脳底部挫傷
	開放性びまん性脳損傷	開放性粉砕骨折	開放創
	下咽頭熱傷	化学外傷	下顎外傷性異物
	下顎開放創	下顎割創	下顎貫通創
	下顎咬創	下顎挫傷	下顎挫創
	下顎擦過創	下顎刺創	下顎切創
	下顎創傷	下顎打撲傷	下顎熱傷
	下顎皮下血腫	下顎部挫傷	下顎部第1度熱傷
	下顎部第2度熱傷	下顎部第3度熱傷	下顎部打撲傷
	下顎部皮膚欠損創	下顎裂創	踵裂創
	顎関節部開放創	顎関節部割創	顎関節部貫通創
	顎関節部咬創	顎関節部挫傷	顎関節部挫創
	顎関節部擦過創	顎関節部刺創	顎関節部切創
	顎関節部創傷	顎関節部打撲傷	顎関節部皮下血腫
	顎関節部裂創	角結膜腐蝕	顎部挫傷
	顎部打撲傷	角膜アルカリ化学熱傷	角膜酸化学熱傷
	角膜酸性熱傷	角膜熱傷	下肢第1度熱傷
	下肢第2度熱傷	下肢第3度熱傷	下肢熱傷
	下腿汚染創	下腿開放創	下腿挫創
	下腿切創	下腿足部熱傷	下腿熱傷
	下腿皮膚欠損創	下腿部第1度熱傷	下腿部第2度熱傷
	下腿部第3度熱傷	下腿裂創	割創
	下半身第1度熱傷	下半身第2度熱傷	下半身第3度熱傷
	下半身熱傷	下腹部第1度熱傷	下腹部第2度熱傷
	下腹部第3度熱傷	眼黄斑部裂孔	眼化学熱傷
	眼窩部挫創	眼窩裂傷	眼球熱傷
	眼瞼外傷性異物	眼瞼外傷性腫脹	眼瞼外傷性皮下異物
	眼瞼開放創	眼瞼化学熱傷	眼瞼割創
	眼瞼貫通創	眼瞼咬創	眼瞼挫創
	眼瞼擦過創	眼瞼刺創	眼瞼切創
	眼瞼創傷	眼瞼第1度熱傷	眼瞼第2度熱傷
	眼瞼第3度熱傷	眼瞼虫刺傷	眼瞼熱傷
	眼瞼裂創	環指圧挫傷	環指挫傷
	環指挫創	環指切創	環指剥皮創
	環指皮膚欠損創	眼周囲化学熱傷	眼周囲第1度熱傷
	眼周囲第2度熱傷	眼周囲第3度熱傷	眼周囲部外傷性異物
	眼周囲部外傷性腫脹	眼周囲部外傷性皮下異物	眼周囲部開放創
	眼周囲部割創	眼周囲部貫通創	眼周囲部咬創
	眼周囲部挫創	眼周囲部擦過創	眼周囲部刺創
	眼周囲部切創	眼周囲部創傷	眼周囲部虫刺傷
	眼周囲部裂創	関節血腫	関節骨折
	関節挫傷	関節打撲	完全骨折
	完全脱臼	貫通刺創	貫通銃創
	貫通性挫滅創	貫通創	眼熱傷
	眼部外傷性異物	眼部外傷性腫脹	眼部外傷性皮下異物
	眼部割創	眼部貫通創	眼部咬創
	眼部挫創	眼部擦過創	眼部刺創
	眼部切創	眼部創傷	眼部虫刺傷
	眼部裂創	陥没骨折	顔面汚染創
	顔面外傷性異物	顔面開放創	顔面割創
	顔面貫通創	顔面咬創	顔面挫傷
	顔面挫創	顔面擦過創	顔面刺創
	顔面切創	顔面創傷	顔面搔創
	顔面損傷	顔面第1度熱傷	顔面第2度熱傷
	顔面第3度熱傷	顔面多発開放創	顔面多発割創
	顔面多発貫通創	顔面多発咬創	顔面多発挫傷
	顔面多発挫創	顔面多発擦過創	顔面多発刺創
	顔面多発切創	顔面多発創傷	顔面多発打撲傷
	顔面多発虫刺傷	顔面多発皮下血腫	顔面多発皮下出血
	顔面多発裂創	顔面打撲傷	顔面熱傷
	顔面皮下血腫	顔面皮膚欠損創	顔面裂創
	気管熱傷	気道熱傷	胸腔熱傷
	頬粘膜咬傷	頬粘膜咬創	胸部汚染創
	胸部外傷	頬部外傷性異物	頬部開放創
	頬部割創	頬部貫通創	頬部咬創
	頬部挫傷	胸部挫創	頬部挫創
	頬部擦過創	頬部刺創	胸部上腕熱傷
	胸部切創	頬部切創	頬部創傷
	胸部損傷	胸部第1度熱傷	頬部第1度熱傷
	胸部第2度熱傷	頬部第2度熱傷	胸部第3度熱傷
	頬部第3度熱傷	頬部打撲傷	胸部熱傷
	頬部皮下血腫	胸部皮膚欠損創	頬部皮膚欠損創
	頬部裂創	胸壁開放創	胸壁刺創
	胸膜損傷・胸腔に達する開放創合併あり	胸膜裂創	棘刺創
	魚咬創	亀裂骨折	筋損傷
	筋断裂	筋肉内血腫	躯幹薬傷
	屈曲骨折	頸管破裂	脛骨顆部割創
	頸部開放創	頸部挫創	頸部切創
	頸部第1度熱傷	頸部第2度熱傷	頸部第3度熱傷
	頸部熱傷	頸部皮膚欠損創	血管切断

血管損傷	血腫	結膜熱傷
結膜のうアルカリ化学熱傷	結膜のう酸化学熱傷	結膜腐蝕
肩甲間部第 1 度熱傷	肩甲間部第 2 度熱傷	肩甲間部第 3 度熱傷
肩甲間部熱傷	肩甲部第 1 度熱傷	肩甲部第 2 度熱傷
肩甲部第 3 度熱傷	肩甲部熱傷	腱切創
腱損傷	腱断裂	肩部第 1 度熱傷
肩部第 2 度熱傷	肩部第 3 度熱傷	腱部分断裂
腱裂傷	高エネルギー外傷	口蓋挫傷
口腔外傷性異物	口腔外傷性腫脹	口腔挫傷
口腔擦過創	口腔切創	口腔第 1 度熱傷
口腔第 2 度熱傷	口腔第 3 度熱傷	口腔打撲傷
口腔内血腫	口腔熱傷	口腔粘膜咬傷
口腔粘膜咬創	後出血	紅色陰癬
口唇外傷性異物	口唇外傷性腫脹	口唇外傷性皮下異物
口唇開放創	口唇割創	口唇貫通創
口唇咬傷	口唇咬創	口唇挫傷
口唇挫創	口唇擦過創	口唇刺創
口唇切創	口唇創傷	口唇第 1 度熱傷
口唇第 2 度熱傷	口唇第 3 度熱傷	口唇打撲傷
口唇虫刺傷	口唇熱傷	口唇皮下血腫
口唇皮下出血	口唇裂創	溝創
咬創	喉頭外傷	喉頭損傷
喉頭熱傷	後頭部外傷	後頭部割創
後頭部挫傷	後頭部挫創	後頭部切創
後頭部打撲傷	後頭部裂創	広範性軸索損傷
広汎性神経損傷	後方脱臼	硬膜損傷
硬膜裂傷	肛門第 1 度熱傷	肛門第 2 度熱傷
肛門第 3 度熱傷	肛門熱傷	肛門裂創
骨折	骨盤部裂創	昆虫咬創
さ 昆虫刺傷	コントル・クー損傷	採皮創
挫傷	擦過創	擦過皮下血腫
挫滅傷	挫滅創	酸腐蝕
耳介外傷性異物	耳介外傷性腫脹	耳介外傷性皮下異物
耳介開放創	耳介割創	耳介貫通創
耳介咬創	耳介挫傷	耳介挫創
耳介擦過創	耳介刺創	耳介切創
耳介創傷	耳介打撲傷	耳介虫刺傷
耳介皮下血腫	耳介皮下出血	耳介部第 1 度熱傷
耳介部第 2 度熱傷	耳介部第 3 度熱傷	趾開放創
耳介裂創	耳下腺部打撲	趾化膿創
指間切創	趾間切創	子宮頚管裂傷
子宮頚部環状剥離	子宮熱傷	刺咬症
趾挫創	示指 MP 関節挫傷	示指 PIP 開放創
示指割創	示指化膿創	四肢挫傷
示指挫傷	示指挫創	示指刺創
四肢静脈損傷	示指切創	四肢第 1 度熱傷
四肢第 2 度熱傷	四肢第 3 度熱傷	四肢動脈損傷
四肢熱傷	示指皮膚欠損創	耳前部挫創
刺創	趾第 1 度熱傷	趾第 2 度熱傷
趾第 3 度熱傷	膝蓋部挫創	膝下部挫創
膝窩部銃創	膝関節部異物	膝関節部挫創
膝部異物	膝部開放創	膝部割創
膝部咬創	膝部挫創	膝部切創
膝部第 1 度熱傷	膝部第 2 度熱傷	膝部第 3 度熱傷
膝部裂創	歯肉挫傷	趾熱傷
斜骨折	射創	尺骨近位端骨折
尺骨鉤状突起骨折	手圧挫傷	縦骨折
銃自殺未遂	銃創	重複骨折
手関節挫滅傷	手関節挫滅創	手関節掌側部挫創
手関節部挫創	手関節部切創	手関節部創傷
手関節部第 1 度熱傷	手関節部第 2 度熱傷	手関節部第 3 度熱傷
手関節部裂創	手指圧挫傷	手指汚染創
手指開放創	手指咬創	種子骨開放骨折
種子骨骨折	手指挫傷	手指挫創

手指挫滅傷	手指挫滅創	手指刺創
手指切創	手指第 1 度熱傷	手指第 2 度熱傷
手指第 3 度熱傷	手指打撲傷	手指端熱傷
手指熱傷	手指剥皮創	手指皮下血腫
手指皮膚欠損創	手術創部膿瘍	手掌挫創
手掌刺創	手掌切創	手掌第 1 度熱傷
手掌第 2 度熱傷	手掌第 3 度熱傷	手掌熱傷
手掌剥皮創	手掌皮膚欠損創	術後感染症
術後血腫	手背第 1 度熱傷	手背第 2 度熱傷
手背第 3 度熱傷	手背熱傷	手背皮膚欠損創
手背部挫創	手背部切創	手部汚染創
上顎挫傷	上顎擦過創	上顎切創
上顎打撲傷	上顎皮下血腫	上顎部裂創
上口唇挫傷	踵骨部挫滅創	小指咬創
小指挫傷	小指挫創	小指切創
上肢第 1 度熱傷	上肢第 2 度熱傷	上肢第 3 度熱傷
硝子体切断	上肢熱傷	小指皮膚欠損創
焼身自殺未遂	上唇小帯裂創	上半身第 1 度熱傷
上半身第 2 度熱傷	上半身第 3 度熱傷	上半身熱傷
踵部第 1 度熱傷	踵部第 2 度熱傷	踵部第 3 度熱傷
上腕汚染創	上腕貫通銃創	上腕挫創
上腕第 1 度熱傷	上腕第 2 度熱傷	上腕第 3 度熱傷
上腕熱傷	上腕皮膚欠損創	上腕部開放創
食道熱傷	処女膜裂傷	神経根ひきぬき損傷
神経切断	神経叢損傷	神経叢不全損傷
神経損傷	神経断裂	針刺創
靱帯ストレイン	靱帯損傷	靱帯断裂
靱帯捻挫	靱帯裂傷	ストレイン
精巣開放創	精巣熱傷	精巣破裂
舌咬傷	切創	切断
舌熱傷	前額部外傷性異物	前額部外傷性腫脹
前額部外傷性皮下異物	前額部開放創	前額部割創
前額部貫通創	前額部咬創	前額部挫創
前額部擦過創	前額部刺創	前額部切創
前額部創傷	前額部第 1 度熱傷	前額部第 2 度熱傷
前額部第 3 度熱傷	前額部虫刺傷	前額部虫刺症
前額部皮膚欠損創	前額部裂創	前胸部挫創
前胸部第 1 度熱傷	前胸部第 2 度熱傷	前胸部第 3 度熱傷
前胸部熱傷	前頚頭頂部挫創	仙骨部挫創
仙骨部皮膚欠損創	線状骨折	全身挫傷
全身擦過創	全身第 1 度熱傷	全身第 2 度熱傷
全身第 3 度熱傷	全身熱傷	穿通創
前頭部割創	前頭部挫傷	前頭部挫創
前頭部切創	前頭部打撲傷	前頭部皮膚欠損創
前方脱臼	前腕汚染創	前腕開放創
前腕咬創	前腕挫創	前腕刺創
前腕手部熱傷	前腕切創	前腕第 1 度熱傷
前腕第 2 度熱傷	前腕第 3 度熱傷	前腕熱傷
前腕皮膚欠損創	前腕裂創	爪下異物
爪下挫滅傷	爪下挫滅創	掻創
創部膿瘍	足関節第 1 度熱傷	足関節第 2 度熱傷
足関節第 3 度熱傷	足関節内果部挫創	足関節熱傷
足関節部挫創	側胸部第 1 度熱傷	側胸部第 2 度熱傷
側胸部第 3 度熱傷	足底異物	足底熱傷
足底部咬創	足底部刺創	足底部第 1 度熱傷
足底部第 2 度熱傷	足底部第 3 度熱傷	足底部皮膚欠損創
側頭部割創	側頭部挫創	側頭部切創
側頭部打撲傷	側頭部皮下血腫	足背部挫創
足背部切創	足背部第 1 度熱傷	足背部第 2 度熱傷
足背部第 3 度熱傷	足部汚染創	側腹部咬創
側腹部挫創	側腹部第 1 度熱傷	側腹部第 2 度熱傷
側腹部第 3 度熱傷	側腹壁開放創	足部皮膚欠損創
足部裂創	鼡径部開放創	鼡径部切創
鼡径部第 1 度熱傷	鼡径部第 2 度熱傷	鼡径部第 3 度熱傷

た	鼡径部熱傷	損傷	第1度熱傷
	第1度腐蝕	第2度熱傷	第2度腐蝕
	第3度熱傷	第3度腐蝕	第4度熱傷
	第5趾皮膚欠損創	体幹第1度熱傷	体幹第2度熱傷
	体幹第3度熱傷	体幹熱傷	大腿汚染創
	大腿咬創	大腿挫創	大腿熱傷
	大腿皮膚欠損創	大腿部開放創	大腿部刺創
	大腿部切創	大腿部第1度熱傷	大腿部第2度熱傷
	大腿部第3度熱傷	大腿裂創	大転子部挫創
	体表面積10%未満の熱傷	体表面積10－19%の熱傷	体表面積20－29%の熱傷
	体表面積30－39%の熱傷	体表面積40－49%の熱傷	体表面積50－59%の熱傷
	体表面積60－69%の熱傷	体表面積70－79%の熱傷	体表面積80－89%の熱傷
	体表面積90%以上の熱傷	脱臼	脱臼骨折
	多発性外傷	多発性開放創	多発性咬創
	多発性昆虫咬創	多発性挫傷	多発性擦過創
	多発性切創	多発性穿刺創	多発性第1度熱傷
	多発性第2度熱傷	多発性第3度熱傷	多発性熱傷
	多発性皮下出血	多発性非熱傷性水疱	多発性表在損傷
	多発性裂創	打撲割創	打撲血腫
	打撲挫創	打撲擦過創	打撲傷
	打撲皮下血腫	単純脱臼	腟開放創
	腟熱傷	腟裂傷	肘関節骨折
	肘関節挫創	肘関節脱臼骨折	肘関節部開放創
	中指咬創	中指挫傷	中指挫創
	中指刺創	中指切創	中指皮膚欠損創
	中手骨関節部挫創	中枢神経系損傷	肘頭骨折
	肘部挫創	肘部切創	肘部第1度熱傷
	肘部第2度熱傷	肘部第3度熱傷	肘部皮膚欠損創
	手開放創	手咬創	手挫創
	手刺創	手切創	手第1度熱傷
	手第2度熱傷	手第3度熱傷	手熱傷
	転位性骨折	殿部異物	殿部開放創
	殿部咬創	殿部刺創	殿部切創
	殿部第1度熱傷	殿部第2度熱傷	殿部第3度熱傷
	殿部熱傷	殿部皮膚欠損創	殿部裂創
	頭頂部挫傷	頭頂部挫創	頭頂部擦過創
	頭頂部切創	頭頂部打撲傷	頭頂部裂創
	頭皮外傷性腫脹	頭皮開放創	頭皮下血腫
	頭皮剥離	頭皮表在損傷	頭部異物
	頭部外傷性皮下異物	頭部外傷性皮下気腫	頭部開放創
	頭部割創	頭部頚部挫傷	頭部頚部挫創
	頭部頚部打撲傷	頭部血腫	頭部挫傷
	頭部挫創	頭部擦過創	頭部刺創
	頭部切創	頭部第1度熱傷	頭部第2度熱傷
	頭部第3度熱傷	頭部多発開放創	頭部多発割創
	頭部多発咬創	頭部多発挫傷	頭部多発挫創
	頭部多発擦過創	頭部多発刺創	頭部多発切創
	頭部多発創傷	頭部多発打撲傷	頭部多発皮下血腫
	頭部多発裂創	頭部打撲	頭部打撲血腫
	頭部打撲傷	頭部虫刺傷	動物咬創
	頭部熱傷	頭部皮下異物	頭部皮下血腫
	頭部皮下出血	頭部皮膚欠損創	頭部裂創
	動脈損傷	特発性関節脱臼	飛び降り自殺未遂
な	飛び込み自殺未遂	内部尿路性器の熱傷	軟口蓋血腫
	軟口蓋熱傷	肉離れ	乳頭部第1度熱傷
	乳頭部第2度熱傷	乳頭部第3度熱傷	乳房第1度熱傷
	乳房第2度熱傷	乳房第3度熱傷	乳房熱傷
	乳輪部第1度熱傷	乳輪部第2度熱傷	乳輪部第3度熱傷
	猫咬創	捻挫	脳挫傷
	脳挫傷・頭蓋内に達する開放創合併あり	脳挫傷・頭蓋内に達する開放創合併なし	脳挫創
	脳挫創・頭蓋内に達する開放創合併あり	脳挫創・頭蓋内に達する開放創合併なし	脳損傷
	脳対側損傷	脳直撃損傷	脳底部挫傷
	脳底部挫傷・頭蓋内に達する開放創合併あり	脳底部挫傷・頭蓋内に達する開放創合併なし	膿皮症
は	脳裂傷	敗血症性皮膚炎	肺熱傷
	背部第1度熱傷	背部第2度熱傷	背部第3度熱傷
	背部熱傷	爆死自殺未遂	剥離骨折
	破裂骨折	半身第1度熱傷	半身第2度熱傷
	半身第3度熱傷	皮下異物	皮下血腫
	鼻下擦過創	皮下静脈損傷	皮下損傷
	鼻根部打撲挫創	鼻根部裂創	膝汚染創
	膝皮膚欠損創	皮神経挫傷	鼻前庭部挫創
	鼻尖部挫創	鼻部外傷性異物	鼻部外傷性腫脹
	鼻部外傷性皮下異物	鼻部開放創	眉部割創
	鼻部割創	鼻部貫通創	腓腹筋挫創
	眉部血腫	皮膚欠損創	鼻部咬創
	鼻部挫傷	鼻部挫創	鼻部擦過創
	鼻部刺創	鼻部切創	鼻部創傷
	皮膚損傷	鼻部第1度熱傷	鼻部第2度熱傷
	鼻部第3度熱傷	鼻部打撲傷	鼻部虫刺傷
	皮膚剥脱創	鼻部皮下血腫	鼻部皮下出血
	鼻部皮膚欠損創	鼻部皮膚剥離創	鼻部裂創
	びまん性脳損傷	びまん性脳損傷・頭蓋内に達する開放創合併あり	びまん性脳損傷・頭蓋内に達する開放創合併なし
	眉毛部割創	眉毛部裂創	表皮剥離
	鼻翼部切創	鼻翼部裂創	複雑脱臼
	伏針	副鼻腔開放創	腹部汚染創
	腹部刺創	腹部第1度熱傷	腹部第2度熱傷
	腹部第3度熱傷	腹部熱傷	腹部皮膚欠損創
	腹壁異物	腹壁開放創	腹壁縫合不全
	腐蝕	不全骨折	粉砕骨折
	分娩時会陰裂傷	分娩時軟産道損傷	閉鎖性外傷性脳圧迫
	閉鎖性骨折	閉鎖性脱臼	閉鎖性脳挫創
	閉鎖性脳底部挫傷	閉鎖性びまん性脳損傷	縫合不全
	縫合不全出血	放射線性熱傷	帽状腱膜下出血
	包皮挫創	包皮切創	包皮裂創
	母指球部第1度熱傷	母指球部第2度熱傷	母指球部第3度熱傷
	母指咬創	母指挫傷	母指挫創
	母趾挫創	母指示指間切創	母指刺創
	母指切創	母指第1度熱傷	母指第2度熱傷
	母指第3度熱傷	母指打撲挫創	母指打撲傷
	母指熱傷	母指皮膚欠損創	母趾皮膚欠損創
ま	母指末節部挫創	末梢血管外傷	末梢神経損傷
	慢性膿皮症	眉間部挫創	眉間部裂創
	耳後部挫創	耳後部打撲傷	脈絡網膜熱傷
	盲管銃創	網膜振盪	モンテジア骨折
や	薬傷	腰部切創	腰部第1度熱傷
	腰部第2度熱傷	腰部第3度熱傷	腰部打撲挫創
ら	腰部熱傷	らせん骨折	離開骨折
	涙管損傷	涙管断裂	涙道損傷
	轢過創	裂離	裂離骨折
	若木骨折		

△	MRSA術後創部感染	医原性気胸	咽頭開放創
	咽頭創傷	横隔膜損傷	外傷性横隔膜ヘルニア
	外傷性眼球ろう	外傷性食道破裂	下咽頭創傷
	過労性脛部痛	眼窩創傷	眼球損傷
	眼部開放創	胸管損傷	胸腺損傷
	胸部食道損傷	頚部食道開放創	頚部膿瘍
	臍周囲炎	縦隔血腫	手術創離開
	術後合併症	術後膿瘍	術後皮下気腫
	術後腹壁膿瘍	小膿疱性皮膚炎	食道損傷
	心内異物	生検後出血	声門外傷
	増殖性化膿性口内炎	多発性膿疱症	腟断端炎
	腟断端出血	腟壁縫合不全	内視鏡検査中腸穿孔
	乳腺内異物	乳房異物	尿管切石術後感染症

膿疱	抜歯後出血	非熱傷性水疱
腹壁創し開	腹壁縫合糸膿瘍	ブラックアイ
縫合糸膿瘍	縫合部膿瘍	

用法用量　通常，症状により適量を１日１〜数回直接患部に塗布または無菌ガーゼにのばして貼付する。

用法用量に関連する使用上の注意　本剤の使用にあたっては，耐性菌の発現等を防ぐため，原則として感受性を確認し，疾病の治療上必要な最小限の期間の投与にとどめること。

禁忌　サルファ剤に対し過敏症の既往歴のある患者

スルファジアジンパスタ5%「三恵」：三恵薬品[3.4円/g]

テラマイシン軟膏(ポリミキシンB含有)　規格：1g[11.3円/g]

オキシテトラサイクリン塩酸塩　ポリミキシンＢ硫酸塩

陽進堂　263

【効 能 効 果】

〈適応菌種〉オキシテトラサイクリン/ポリミキシンＢ感性菌

〈適応症〉表在性皮膚感染症，深在性皮膚感染症，慢性膿皮症，外傷・熱傷及び手術創等の二次感染，びらん・潰瘍の二次感染

【対応標準病名】

◎	外傷	挫創	術後創部感染
	創傷	創傷感染症	熱傷
	皮膚感染症	慢性膿皮症	裂傷
	裂創		
○あ	アキレス腱筋腱移行部断裂	アキレス腱挫傷	アキレス腱挫創
	アキレス腱切創	アキレス腱断裂	アキレス腱部分断裂
	足異物	足開放創	足挫創
	足切創	足第１度熱傷	足第２度熱傷
	足第３度熱傷	足熱傷	亜脱臼
	圧挫傷	圧挫創	圧迫骨折
	圧迫神経炎	アルカリ腐蝕	胃腸管熱傷
	犬咬創	胃熱傷	陰茎開放創
	陰茎挫創	陰茎折症	陰茎第１度熱傷
	陰茎第２度熱傷	陰茎第３度熱傷	陰茎熱傷
	陰茎裂創	咽頭熱傷	陰のう開放創
	陰のう第１度熱傷	陰のう第２度熱傷	陰のう第３度熱傷
	陰のう熱傷	陰のう裂創	陰部切創
	会陰第１度熱傷	会陰第２度熱傷	会陰第３度熱傷
	会陰熱傷	会陰部化膿創	会陰裂傷
	腋窩第１度熱傷	腋窩第２度熱傷	腋窩第３度熱傷
	腋窩熱傷	横骨折	汚染擦過創
か	汚染創	外陰開放創	外陰第１度熱傷
	外陰第２度熱傷	外陰第３度熱傷	外陰熱傷
	外陰部挫創	外陰部切創	外陰部裂傷
	外耳開放創	外耳道創傷	外耳部外傷性腫脹
	外耳部外傷性皮下異物	外耳部割創	外耳部貫通創
	外耳部咬創	外耳部挫傷	外耳部挫創
	外耳部擦過創	外耳部刺創	外耳部切創
	外耳部創傷	外耳部打撲傷	外耳部虫刺傷
	外耳部皮下血腫	外耳部皮下出血	外傷性一過性麻痺
	外傷性異物	外傷性咬合	外傷性硬膜動静脈瘻
	外傷性耳出血	外傷性脊髄出血	外傷性切断
	外傷性動静脈瘻	外傷性動脈血腫	外傷性動脈瘤
	外傷性脳圧迫	外傷性脳圧迫・頭蓋内に達する開放創合併あり	外傷性脳圧迫・頭蓋内に達する開放創合併なし
	外傷性脳症	外傷性破裂	外傷性皮下血腫
	外耳裂創	開放骨折	開放性外傷性脳圧迫
	開放性陥没骨折	開放性胸膜損傷	開放性脱臼
	開放性脱臼骨折	開放性脳挫創	開放性脳底部挫傷
	開放性びまん性脳損傷	開放性粉砕骨折	開放創
	下咽頭熱傷	化学外傷	下顎開放創
	下顎割創	下顎貫通創	下顎口唇挫創
	下顎咬創	下顎挫傷	下顎挫創
	下顎擦過創	下顎刺創	下顎切創
	下顎創傷	下顎打撲傷	下顎熱傷
	下顎皮下血腫	下顎部挫傷	下顎部第１度熱傷
	下顎部第２度熱傷	下顎部第３度熱傷	下顎部打撲傷
	下顎部皮膚欠損創	下顎裂創	踵裂創
	顎関節部開放創	顎関節部割創	顎関節部貫通創
	顎関節部咬創	顎関節部挫傷	顎関節部挫創
	顎関節部擦過創	顎関節部刺創	顎関節部切創
	顎関節部創傷	顎関節部打撲傷	顎関節部皮下血腫
	顎関節部裂創	角結膜腐蝕	顎部挫傷
	顎部打撲傷	角膜アルカリ化学熱傷	角膜酸化学熱傷
	角膜酸性熱傷	角膜熱傷	下肢第１度熱傷
	下肢第２度熱傷	下肢第３度熱傷	下肢熱傷
	下腿汚染創	下腿開放創	下腿挫創
	下腿切創	下腿足部熱傷	下腿熱傷
	下腿皮膚欠損創	下腿部第１度熱傷	下腿部第２度熱傷
	下腿部第３度熱傷	下腿裂創	割創
	下半身第１度熱傷	下半身第２度熱傷	下半身第３度熱傷
	下半身熱傷	下腹部第１度熱傷	下腹部第２度熱傷
	下腹部第３度熱傷	眼黄斑部裂孔	眼化学熱傷
	眼窩部挫創	眼窩裂傷	眼球熱傷
	眼瞼外傷性異物	眼瞼外傷性腫脹	眼瞼外傷性皮下異物
	眼瞼化学熱傷	眼瞼擦過創	眼瞼切創
	眼瞼第１度熱傷	眼瞼第２度熱傷	眼瞼第３度熱傷
	眼瞼虫刺傷	眼瞼熱傷	環指圧挫傷
	環指挫傷	環指挫創	環指切創
	環指剥皮創	環指皮膚欠損創	眼周囲化学熱傷
	眼周囲第１度熱傷	眼周囲第２度熱傷	眼周囲第３度熱傷
	眼周囲部外傷性異物	眼周囲部外傷性腫脹	眼周囲部外傷性皮下異物
	眼周囲部開放創	眼周囲部割創	眼周囲部貫通創
	眼周囲部咬創	眼周囲部挫創	眼周囲部擦過創
	眼周囲部刺創	眼周囲部切創	眼周囲部創傷
	眼周囲部虫刺傷	眼周囲部裂創	関節血腫
	関節骨折	関節挫傷	関節打撲
	完全骨折	完全脱臼	貫通刺創
	貫通銃創	貫通性挫滅創	貫通創
	眼熱傷	眼部外傷性腫脹	眼部外傷性皮下異物
	眼部擦過創	眼部切創	眼部虫刺傷
	陥没骨折	顔面汚染創	顔面外傷性異物
	顔面開放創	顔面割創	顔面貫通創
	顔面咬創	顔面挫傷	顔面挫創
	顔面擦過創	顔面刺創	顔面切創
	顔面創傷	顔面掻創	顔面損傷
	顔面第１度熱傷	顔面第２度熱傷	顔面第３度熱傷
	顔面多発開放創	顔面多発割創	顔面多発貫通創
	顔面多発咬創	顔面多発挫傷	顔面多発挫創
	顔面多発擦過創	顔面多発刺創	顔面多発切創
	顔面多発創傷	顔面多発打撲傷	顔面多発虫刺傷
	顔面多発皮下血腫	顔面多発皮下出血	顔面多発裂創
	顔面打撲傷	顔面熱傷	顔面皮下血腫
	顔面皮膚欠損創	顔面裂創	気管熱傷
	気道熱傷	胸腔熱傷	頬粘膜咬傷
	頬粘膜咬創	胸部汚染創	胸部外傷
	頬部開放創	頬部割創	頬部貫通創
	頬部咬創	頬部挫傷	胸部挫創
	頬部挫創	頬部擦過創	頬部刺創
	胸部上腕熱傷	胸部切創	頬部切創
	頬部創傷	胸部損傷	胸部第１度熱傷
	頬部第１度熱傷	胸部第２度熱傷	頬部第２度熱傷
	胸部第３度熱傷	頬部第３度熱傷	頬部打撲傷
	胸部熱傷	頬部皮下血腫	胸部皮膚欠損創
	頬部皮膚欠損創	頬部裂創	胸壁開放創

胸壁刺創	胸膜損傷・胸腔に達する開放創合併あり	胸膜裂創
棘刺創	魚咬創	亀裂骨折
筋損傷	筋断裂	筋肉内血腫
躯幹薬傷	屈曲骨折	頚管破裂
脛骨顆部割創	頚部開放創	頚部挫創
頚部切創	頚部第1度熱傷	頚部第2度熱傷
頚部第3度熱傷	頚部熱傷	頚部膿疱
頚部皮膚欠損創	血管切断	血管損傷
血腫	結膜熱傷	結膜のうアルカリ化学熱傷
結膜のう酸化学熱傷	結膜腐蝕	肩甲間部第1度熱傷
肩甲間部第2度熱傷	肩甲間部第3度熱傷	肩甲間部熱傷
肩甲部第1度熱傷	肩甲部第2度熱傷	肩甲部第3度熱傷
肩甲部熱傷	腱切創	腱損傷
腱断裂	肩部第1度熱傷	肩部第2度熱傷
肩部第3度熱傷	腱部分断裂	腱裂傷
高エネルギー外傷	口蓋挫傷	口腔外傷性異物
口腔外傷性腫脹	口腔挫傷	口腔擦過創
口腔切創	口腔第1度熱傷	口腔第2度熱傷
口腔第3度熱傷	口腔打撲傷	口腔内血腫
口腔熱傷	口腔粘膜咬傷	口腔粘膜咬創
紅色陰癬	口唇外傷性腫脹	口唇外傷性皮下異物
口唇開放創	口唇割創	口唇貫通創
口唇咬傷	口唇咬創	口唇挫傷
口唇挫創	口唇擦過創	口唇刺創
口唇切創	口唇創傷	口唇第1度熱傷
口唇第2度熱傷	口唇第3度熱傷	口唇打撲傷
口唇虫刺傷	口唇熱傷	口唇皮下血腫
口唇皮下出血	口唇裂創	溝創
咬創	喉頭外傷	喉頭損傷
喉頭熱傷	後頭部外傷	後頭部割創
後頭部挫傷	後頭部挫創	後頭部切創
後頭部打撲傷	後頭部裂創	広範性軸索損傷
広汎性神経損傷	後方脱臼	硬膜損傷
硬膜裂傷	肛門第1度熱傷	肛門第2度熱傷
肛門第3度熱傷	肛門熱傷	肛門裂創
骨折	骨盤部裂創	昆虫咬創
さ 昆虫刺傷	コントル・クー損傷	臍周囲炎
採皮創	挫傷	擦過創
擦過皮下血腫	挫滅傷	挫滅創
酸腐蝕	耳介外傷性腫脹	耳介外傷性皮下異物
耳介開放創	耳介割創	耳介貫通創
耳介咬創	耳介挫傷	耳介挫創
耳介擦過創	耳介刺創	耳介切創
耳介創傷	耳介打撲傷	耳介虫刺傷
耳介皮下血腫	耳介皮下出血	耳介部第1度熱傷
耳介部第2度熱傷	耳介部第3度熱傷	趾開放創
耳介裂創	耳下腺部打撲	指間切創
趾間切創	子宮頚管裂傷	子宮頚部環状剥離
子宮熱傷	刺咬症	趾挫創
示指MP関節挫傷	示指PIP開放創	示指割創
示指化膿創	四肢挫傷	示指挫傷
示指挫創	示指刺創	四肢静脈損傷
示指切創	四肢第1度熱傷	四肢第2度熱傷
四肢第3度熱傷	四肢動脈損傷	四肢熱傷
示指皮膚欠損創	耳前部挫創	刺創
趾第1度熱傷	趾第2度熱傷	趾第3度熱傷
膝蓋部挫創	膝下部挫創	膝窩部銃創
膝関節部異物	膝関節部挫創	膝部異物
膝部開放創	膝部割創	膝部咬創
膝部挫創	膝部切創	膝部第1度熱傷
膝部第2度熱傷	膝部第3度熱傷	膝部裂創
歯肉挫傷	趾熱傷	斜骨折
射創	尺骨近位端骨折	尺骨鉤状突起骨折

手圧挫傷	縦骨折	銃自殺未遂
銃創	重複骨折	手関節挫滅傷
手関節挫滅創	手関節掌側部挫創	手関節部挫創
手関節部切創	手関節部創傷	手関節部第1度熱傷
手関節部第2度熱傷	手関節部第3度熱傷	手関節部裂創
手指圧挫傷	手指汚染創	手指開放創
手指咬創	種子骨開放骨折	種子骨骨折
手指挫傷	手指挫創	手指挫滅傷
手指挫滅創	手指刺創	手指切創
手指第1度熱傷	手指第2度熱傷	手指第3度熱傷
手指打撲傷	手指端熱傷	手指熱傷
手指剥皮創	手指皮下血腫	手指皮膚欠損創
手術創部膿瘍	手術創離開	手掌挫創
手掌刺創	手掌切創	手掌第1度熱傷
手掌第2度熱傷	手掌第3度熱傷	手掌熱傷
手掌剥皮創	手掌皮膚欠損創	手背第1度熱傷
手背第2度熱傷	手背第3度熱傷	手背熱傷
手背皮膚欠損創	手背部挫創	手背部切創
手部汚染創	上顎挫傷	上顎擦過創
上顎切創	上顎打撲傷	上顎皮下血腫
上顎部裂創	上口唇挫傷	踵骨部挫滅創
小指咬創	小指挫傷	小指挫創
小指切創	上肢第1度熱傷	上肢第2度熱傷
上肢第3度熱傷	硝子体切断	上肢熱傷
小指皮膚欠損創	焼身自殺未遂	上唇小帯裂創
小膿疱性皮膚炎	上半身第1度熱傷	上半身第2度熱傷
上半身第3度熱傷	上半身熱傷	踵部第1度熱傷
踵部第2度熱傷	踵部第3度熱傷	上腕汚染創
上腕貫通銃創	上腕挫創	上腕第1度熱傷
上腕第2度熱傷	上腕第3度熱傷	上腕熱傷
上腕皮膚欠損創	上腕部開放創	食道熱傷
処女膜裂傷	神経根ひきぬき損傷	神経切断
神経叢損傷	神経叢不全損傷	神経損傷
神経断裂	針刺創	靱帯ストレイン
靱帯損傷	靱帯断裂	靱帯捻挫
靱帯裂傷	ストレイン	精巣開放創
精巣熱傷	精巣破裂	舌咬傷
切創	切断	舌熱傷
前額部外傷性腫脹	前額部外傷性皮下異物	前額部割創
前額部貫通創	前額部咬創	前額部挫創
前額部擦過創	前額部刺創	前額部切創
前額部創傷	前額部第1度熱傷	前額部第2度熱傷
前額部第3度熱傷	前額部虫刺傷	前額部虫刺症
前額部皮膚欠損創	前額部裂創	前胸部挫創
前胸部第1度熱傷	前胸部第2度熱傷	前胸部第3度熱傷
前胸部熱傷	前頚頭頂部挫創	仙骨部挫創
仙骨部皮膚欠損創	線状骨折	全身挫傷
全身擦過創	全身第1度熱傷	全身第2度熱傷
全身第3度熱傷	全身熱傷	穿通創
前頭部割創	前頭部挫傷	前頭部挫創
前頭部切創	前頭部打撲傷	前頭部皮膚欠損創
前方脱臼	前腕汚染創	前腕開放創
前腕咬創	前腕挫創	前腕刺創
前腕手部熱傷	前腕切創	前腕第1度熱傷
前腕第2度熱傷	前腕第3度熱傷	前腕熱傷
前腕皮膚欠損創	前腕裂創	爪下異物
爪下挫滅傷	爪下挫滅創	掻創
足関節第1度熱傷	足関節第2度熱傷	足関節第3度熱傷
足関節内果部挫創	足関節熱傷	足関節部挫創
側胸部第1度熱傷	側胸部第2度熱傷	側胸部第3度熱傷
足底異物	足底熱傷	足底部咬創
足底部刺創	足底部第1度熱傷	足底部第2度熱傷
足底部第3度熱傷	足底部皮膚欠損創	側頭部割創
側頭部挫創	側頭部切創	側頭部打撲傷

テ

	側頭部皮下血腫	足背部挫創	足背部切創
	足背部第1度熱傷	足背部第2度熱傷	足背部第3度熱傷
	足部汚染創	側腹部咬創	側腹部挫創
	側腹部第1度熱傷	側腹部第2度熱傷	側腹部第3度熱傷
	側腹壁開放創	足部皮膚欠損創	足部裂創
	鼡径部開放創	鼡径部切創	鼡径部第1度熱傷
	鼡径部第2度熱傷	鼡径部第3度熱傷	鼡径部熱傷
た	損傷	第1度熱傷	第1度腐蝕
	第2度熱傷	第2度腐蝕	第3度熱傷
	第3度腐蝕	第4度熱傷	第5趾皮膚欠損創
	体幹第1度熱傷	体幹第2度熱傷	体幹第3度熱傷
	体幹熱傷	大腿汚染創	大腿咬創
	大腿挫創	大腿熱傷	大腿皮膚欠損創
	大腿部開放創	大腿部刺創	大腿部切創
	大腿部第1度熱傷	大腿部第2度熱傷	大腿部第3度熱傷
	大腿裂創	大転子部挫創	体表面積10%未満の熱傷
	体表面積10－19%の熱傷	体表面積20－29%の熱傷	体表面積30－39%の熱傷
	体表面積40－49%の熱傷	体表面積50－59%の熱傷	体表面積60－69%の熱傷
	体表面積70－79%の熱傷	体表面積80－89%の熱傷	体表面積90%以上の熱傷
	脱臼	脱臼骨折	多発性外傷
	多発性開放創	多発性咬創	多発性昆虫咬創
	多発性挫傷	多発性擦過創	多発性切創
	多発性穿刺創	多発性第1度熱傷	多発性第2度熱傷
	多発性第3度熱傷	多発性熱傷	多発性膿疱症
	多発性皮下出血	多発性非熱傷性水疱	多発性表在損傷
	多発性裂創	打撲割創	打撲血腫
	打撲挫創	打撲擦過創	打撲傷
	打撲皮下血腫	単純脱臼	腟開放創
	腟熱傷	腟裂傷	肘関節骨折
	肘関節挫創	肘関節脱臼骨折	肘関節部開放創
	中指咬創	中指挫傷	中指挫創
	中指刺創	中指切創	中指皮膚欠損創
	中手骨関節部挫創	中枢神経系損傷	肘頭骨折
	肘部挫創	肘部切創	肘部第1度熱傷
	肘部第2度熱傷	肘部第3度熱傷	肘部皮膚欠損創
	手開放創	手咬創	手挫創
	手刺創	手切創	手第1度熱傷
	手第2度熱傷	手第3度熱傷	手熱傷
	転位性骨折	殿部異物	殿部開放創
	殿部咬創	殿部刺創	殿部切創
	殿部第1度熱傷	殿部第2度熱傷	殿部第3度熱傷
	殿部熱傷	殿部皮膚欠損創	殿部裂創
	頭頂部挫傷	頭頂部挫創	頭頂部擦過創
	頭頂部切創	頭頂部打撲傷	頭頂部裂創
	頭皮外傷性腫脹	頭皮開放創	頭皮下血腫
	頭皮剥離	頭皮表在損傷	頭部異物
	頭部外傷性皮下異物	頭部外傷性皮下気腫	頭部開放創
	頭部割創	頭部頚部挫傷	頭部頚部挫創
	頭部頚部打撲傷	頭部血腫	頭部挫傷
	頭部挫創	頭部擦過創	頭部刺創
	頭部切創	頭部第1度熱傷	頭部第2度熱傷
	頭部第3度熱傷	頭部多発開放創	頭部多発割創
	頭部多発咬創	頭部多発挫傷	頭部多発挫創
	頭部多発擦過創	頭部多発刺創	頭部多発切創
	頭部多発創傷	頭部多発打撲傷	頭部多発皮下血腫
	頭部多発裂創	頭部打撲	頭部打撲血腫
	頭部打撲傷	頭部虫刺傷	動物咬創
	頭部熱傷	頭部皮下異物	頭部皮下血腫
	頭部皮下出血	頭部皮膚欠損創	頭部裂創
	動脈損傷	特発性関節脱臼	飛び降り自殺未遂
な	飛び込み自殺未遂	内部尿路性器の熱傷	軟口蓋血腫
	軟口蓋熱傷	肉離れ	乳頭部第1度熱傷

	乳頭部第2度熱傷	乳頭部第3度熱傷	乳房第1度熱傷
	乳房第2度熱傷	乳房第3度熱傷	乳房熱傷
	乳輪部第1度熱傷	乳輪部第2度熱傷	乳輪部第3度熱傷
	尿管切石術後感染症	猫咬創	捻挫
	脳挫傷	脳挫傷・頭蓋内に達する開放創合併あり	脳挫傷・頭蓋内に達する開放創合併なし
	脳挫創	脳挫創・頭蓋内に達する開放創合併あり	脳挫創・頭蓋内に達する開放創合併なし
	脳損傷	脳対側損傷	脳直撃損傷
	脳底部挫傷	脳底部挫傷・頭蓋内に達する開放創合併あり	脳底部挫傷・頭蓋内に達する開放創合併なし
	膿皮症	膿疱	脳裂傷
は	敗血症性皮膚炎	肺熱傷	背部第1度熱傷
	背部第2度熱傷	背部第3度熱傷	背部熱傷
	爆死自殺未遂	剥離骨折	破裂骨折
	半身第1度熱傷	半身第2度熱傷	半身第3度熱傷
	皮下異物	皮下血腫	鼻下擦過創
	皮下静脈損傷	皮下損傷	鼻根部打撲挫創
	鼻根部裂創	膝汚染創	膝皮膚欠損創
	皮神経挫傷	鼻前庭部挫創	鼻尖部挫創
	鼻部外傷性腫脹	鼻部外傷性皮下異物	鼻部開放創
	眉部割創	鼻部割創	鼻部貫通創
	腓腹筋挫創	眉部血腫	皮膚欠損創
	鼻部咬創	鼻部挫傷	鼻部挫創
	鼻部擦過創	鼻部刺創	鼻部切創
	鼻部創傷	皮膚損傷	鼻部第1度熱傷
	鼻部第2度熱傷	鼻部第3度熱傷	鼻部打撲傷
	鼻部虫刺傷	皮膚剥脱創	鼻部皮下血腫
	鼻部皮下出血	鼻部皮膚欠損創	鼻部皮膚剥離創
	鼻部裂創	びまん性脳損傷	びまん性脳損傷・頭蓋内に達する開放創合併あり
	びまん性脳損傷・頭蓋内に達する開放創合併なし	眉毛部割創	眉毛部裂創
	表皮剥離	鼻翼部切創	鼻翼部裂創
	複雑脱臼	伏針	副鼻腔開放創
	腹部汚染創	腹部刺創	腹部第1度熱傷
	腹部第2度熱傷	腹部第3度熱傷	腹部熱傷
	腹部皮膚欠損創	腹壁異物	腹壁開放創
	腹壁創し開	腹壁縫合不全	腐蝕
	不全骨折	粉砕骨折	分娩時会陰裂傷
	分娩時軟産道損傷	閉鎖性外傷性脳圧迫	閉鎖性骨折
	閉鎖性脱臼	閉鎖性脳挫創	閉鎖性脳底部挫傷
	閉鎖性びまん性脳損傷	縫合不全	放射線性熱傷
	帽状腱膜下出血	包皮挫創	包皮切創
	包皮裂創	母指球部第1度熱傷	母指球部第2度熱傷
	母指球部第3度熱傷	母指咬創	母指挫傷
	母指挫創	母趾挫創	母指示指間切創
	母指刺創	母指切創	母指第1度熱傷
	母指第2度熱傷	母指第3度熱傷	母指打撲挫創
	母指打撲傷	母指熱傷	母指皮膚欠損創
ま	母趾皮膚欠損創	母指末節部挫創	末梢血管外傷
	末梢神経損傷	眉間部挫創	眉間部裂創
	耳後部挫創	耳後部打撲傷	脈絡網膜熱傷
	盲管銃創	網膜振盪	モンテジア骨折
や	薬傷	腰部切創	腰部第1度熱傷
	腰部第2度熱傷	腰部第3度熱傷	腰部打撲挫創
ら	腰部熱傷	らせん骨折	離開骨折
	涙管損傷	涙管断裂	涙道損傷
	轢過創	裂離	裂離骨折
	若木骨折		
△	MRSA術後創部感染	医原性気胸	咽頭開放創
	咽頭創傷	横隔膜損傷	外耳部外傷性異物
	外傷後早期合併症	外傷性横隔膜ヘルニア	外傷性眼球ろう
	外傷性食道破裂	開放性脳損傷髄膜炎	下咽頭創傷
	下顎外傷性異物	カテーテル感染症	カテーテル敗血症

テ

過労性脛部痛	眼窩創傷	眼球損傷
眼瞼開放創	眼瞼割創	眼瞼貫通創
眼瞼咬創	眼瞼挫創	眼瞼刺創
眼瞼創傷	眼瞼裂創	眼部外傷性異物
眼部開放創	眼部割創	眼部貫通創
眼部咬創	眼部挫創	眼部刺創
眼部創傷	眼部裂創	胸管損傷
胸腺損傷	頬部外傷性異物	胸部食道損傷
頚部食道開放創	後出血	口唇外傷性異物
耳介外傷性異物	縦隔血腫	術後横隔膜下膿瘍
術後合併症	術後感染症	術後血腫
術後髄膜炎	術後膿瘍	術後敗血症
術後皮下気腫	術後腹腔内膿瘍	術後腹壁膿瘍
食道損傷	心内異物	生検後出血
声門外傷	前額部外傷性異物	前額部開放創
増殖性化膿性口内炎	創部膿瘍	腟断端炎
腟断端出血	腟壁縫合不全	虫垂炎術後残膿瘍
内視鏡検査中腸穿孔	乳腺内異物	乳房異物
抜歯後出血	非熱傷性水疱	鼻部外傷性異物
腹壁縫合糸膿瘍	ブラックアイ	縫合糸膿瘍
縫合不全出血	縫合部膿瘍	

用法用量　通常，1日1～数回直接患部に塗布又は塗擦するか，あるいは無菌ガーゼ等にのばして貼付する。なお，症状により適宜増減する。

用法用量に関連する使用上の注意　本剤の投与にあたっては，耐性菌の発現等を防ぐため，原則として感受性を確認し，疾病の治療上必要な最小限の期間の投与にとどめること。

禁忌　テトラサイクリン系抗生物質，ポリミキシンB又はコリスチンに対し過敏症の既往歴のある患者

テルシガンエロゾル100μg　規格：0.178%9.5g1瓶[959.8円/瓶]
オキシトロピウム臭化物　日本ベーリンガー　225

【効能効果】

下記疾患の気道閉塞性障害に基づく呼吸困難など諸症状の緩解：気管支喘息，慢性気管支炎，肺気腫

【対応標準病名】

◎	気管支喘息	気道閉塞	呼吸困難
	肺気腫	慢性気管支炎	
○	アスピリン喘息	アトピー性喘息	アレルギー性気管支炎
	萎縮性肺気腫	一側性肺気腫	運動誘発性喘息
	外因性喘息	感染型気管支喘息	気管支喘息合併妊娠
	起坐呼吸	気腫性肺のう胞	巨大気腫性肺のう胞
	呼吸困難発作	呼吸促迫	混合型喘息
	小児喘息	小児喘息性気管支炎	小葉間肺気腫
	職業喘息	ステロイド依存性喘息	咳喘息
	喘息性気管支炎	代償性肺気腫	中心小葉性肺気腫
	難治性喘息	乳児喘息	肺性呼吸困難
	肺胞性肺気腫	汎小葉性肺気腫	非アトピー性喘息
	ブラ性肺気腫	閉塞性肺気腫	発作性呼吸困難
	マクロード症候群	慢性気管炎	慢性気管気管支炎
	慢性気管支漏	慢性肺気腫	夜間呼吸困難
	夜間性喘息	労作時呼吸困難	老人性気管支炎
	老人性肺気腫		
△	CO_2 ナルコーシス	息切れ	気道狭窄
	急性呼吸器感染症	高炭酸ガス血症	上葉無気肺
	心因性喘息	ぜいぜい音	喘鳴
	中葉無気肺	板状無気肺	

用法用量　通常，1回1～2吸入(オキシトロピウム臭化物として0.1～0.2mg)を1日3回吸入投与する。
なお，症状により適宜増減する。

禁忌
(1)緑内障の患者
(2)前立腺肥大症の患者
(3)スコポラミン系薬剤に対する過敏症の既往歴のある患者

デルマクリンA軟膏1%　規格：1%1g[14.6円/g]
デルマクリンクリーム1%　規格：1%1g[14.6円/g]
ハイデルマートクリーム2%　規格：2%1g[16.3円/g]
グリチルレチン酸　摩耶堂　264

【効能効果】

湿疹，皮膚瘙痒症，神経皮膚炎

【対応標準病名】

◎	湿疹	ビダール苔癬	皮膚炎
	皮膚そう痒症		
○	1型糖尿病性そう痒症	2型糖尿病性そう痒症	足湿疹
	異汗症	異汗性湿疹	陰のう湿疹
	陰のうそう痒症	陰部間擦疹	会陰部肛囲湿疹
	腋窩湿疹	外陰部そう痒症	外陰部皮膚炎
	化膿性皮膚疾患	貨幣状湿疹	間擦疹
	感染性皮膚炎	汗疱	汗疱性湿疹
	顔面急性皮膚炎	丘疹状湿疹	急性湿疹
	亀裂性湿疹	頚部皮膚炎	限局性神経皮膚炎
	限局性そう痒症	肛囲間擦疹	紅斑性間擦疹
	紅斑性湿疹	肛門湿疹	肛門そう痒症
	自家感作性皮膚炎	湿疹様発疹	手指湿疹
	症候性そう痒症	人工肛門部皮膚炎	新生児皮膚炎
	赤色湿疹	全身湿疹	そう痒
	苔癬	単純苔癬	手湿疹
	冬期湿疹	透析皮膚そう痒症	糖尿病性そう痒症
	頭部湿疹	乳房皮膚炎	妊娠湿疹
	妊婦性皮膚炎	白色粃糠疹	鼻背部湿疹
	汎発性皮膚そう痒症	鼻前庭部湿疹	非特異性そう痒症
	扁平湿疹	扁平苔癬	慢性湿疹
	落屑性湿疹	鱗状湿疹	類苔癬
	老年性そう痒症		

用法用量　通常，症状により適量を1日数回患部に塗布または塗擦する。

デルモベートクリーム0.05%　規格：0.05%1g[31.1円/g]
デルモベート軟膏0.05%　規格：0.05%1g[31.1円/g]
クロベタゾールプロピオン酸エステル
グラクソ・スミスクライン　264

【効能効果】

湿疹・皮膚炎群(進行性指掌角皮症，ビダール苔癬，日光皮膚炎を含む)，痒疹群(蕁麻疹様苔癬，ストロフルス，固定蕁麻疹を含む)，掌蹠膿疱症，乾癬，虫さされ，薬疹・中毒疹，ジベルばら色粃糠疹，慢性円板状エリテマトーデス，扁平紅色苔癬，紅皮症，肥厚性瘢痕・ケロイド，肉芽腫症(サルコイドーシス，環状肉芽腫)，アミロイド苔癬，天疱瘡群，類天疱瘡(ジューリング疱疹状皮膚炎を含む)，悪性リンパ腫(菌状息肉症を含む)，円形脱毛症(悪性を含む)

【対応標準病名】

◎	悪性リンパ腫	アミロイド苔癬	円形脱毛症
	円板状エリテマトーデス	環状肉芽腫	乾癬
	急性痒疹	菌状息肉症	結節性痒疹
	ケロイド	紅皮症	サルコイドーシス
	刺虫症	湿疹	ジベルばら色粃糠疹
	ジューリング病	掌蹠膿疱症	進行性指掌角皮症
	中毒疹	天疱瘡	日光皮膚炎
	肥厚性瘢痕	ビダール苔癬	皮膚炎

	扁平苔癬	薬疹	痒疹
	類天疱瘡		
○	ALK 陰性未分化大細胞リンパ腫	ALK 陽性未分化大細胞リンパ腫	LE 型薬疹
	LE 皮疹	MALT リンパ腫	T ゾーンリンパ腫
あ	亜急性皮膚エリテマトーデス	亜急性痒疹	足湿疹
	アトピー性紅皮症	胃悪性リンパ腫	異汗性湿疹
	ウイルキンソン・スネッドン症候群	ウイルソン紅色苔癬	腋窩湿疹
	遠心性環状紅斑	遠心性丘疹性紅斑	円板状乾癬
か	外耳部虫刺傷	海水浴皮膚炎	過角化症
	化学性皮膚炎	角質増殖症	貨幣状湿疹
	眼瞼虫刺傷	眼周囲部虫刺傷	環状紅斑
	眼性類天疱瘡	乾癬性関節炎	乾癬性紅皮症
	乾癬性脊椎炎	感染性皮膚炎	肝脾 T 細胞リンパ腫
	眼部虫刺傷	汗疱性湿疹	顔面急性皮膚炎
	顔面光線角化症	顔面昆虫螫	顔面尋常性乾癬
	顔面多発虫刺傷	偽性円形脱毛症	木村病
	丘疹紅皮症	丘疹状紅斑	丘疹状湿疹
	丘疹状じんま疹	急性湿疹	急性汎発性膿疱性乾癬
	胸部昆虫螫	局面状乾癬	亀裂性湿疹
	屈曲部乾癬	頚部悪性リンパ腫	頚部虫刺症
	頚部肉芽腫	頚部皮膚炎	血管内大細胞型 B 細胞性リンパ腫
	血管免疫芽球性 T 細胞リンパ腫	結腸悪性リンパ腫	ケロイド拘縮
	ケロイド体質	ケロイド瘢痕	限局性円板状エリテマトーデス
	口腔扁平苔癬	甲状腺悪性リンパ腫	口唇虫刺傷
	光線角化症	後天性魚鱗癬	後天性表皮水疱症
	紅斑症	広汎性円形脱毛症	紅斑性湿疹
	紅斑性天疱瘡	紅皮症型薬疹	固定薬疹
さ	昆虫刺傷	昆虫毒	臍肉芽腫
	サルコイドーシス性ぶどう膜炎	サルコイド関節障害	耳介虫刺傷
	自家感作性皮膚炎	色素性痒疹	四肢乾癬
	四肢尋常性乾癬	四肢虫刺症	持続性色素異常性紅斑
	刺虫アレルギー	湿疹続発性紅皮症	湿疹様発疹
	紫斑型薬疹	縦隔悪性リンパ腫	十二指腸悪性リンパ腫
	手指湿疹	手掌紅斑	術後ケロイド瘢痕
	種痘様水疱症様リンパ腫	主婦湿疹	腫瘍随伴性天疱瘡
	掌蹠角化腫	掌蹠角化症	掌蹠膿疱症性骨関節炎
	小腸悪性リンパ腫	小児 EBV 陽性 T 細胞リンパ増殖性疾患	小児全身性 EBV 陽性 T 細胞リンパ増殖性疾患
	小児汎発性膿疱性乾癬	職業性皮膚炎	脂漏性乾癬
	深在性エリテマトーデス	滲出性紅斑型中毒疹	尋常性乾癬
	尋常性天疱瘡	真性ケロイド	新生児皮膚炎
	心臓悪性リンパ腫	水疱性扁平苔癬	水疱性類天疱瘡
	ステロイド皮膚炎	制癌剤皮膚炎	赤色湿疹
	セザリー症候群	節外性 NK/T 細胞リンパ腫・鼻型	接触皮膚炎
	節足動物毒	前額部虫刺傷	前額部虫刺症
	穿孔性環状肉芽腫	全身湿疹	全身の尋常性乾癬
	全身薬疹	早期ケロイド	増殖性天疱瘡
た	創部瘢痕ケロイド	体幹虫刺症	苔癬
	多形慢性痒疹	単純苔癬	チャドクガ皮膚炎
	虫刺性皮膚炎	中毒性紅斑	腸管症関連 T 細胞リンパ腫
	直腸悪性リンパ腫	手足症候群	滴状乾癬
	手湿疹	点状角化症	点状乾癬
	冬期湿疹	頭部湿疹	頭部尋常性乾癬
な	頭部虫刺傷	遠山連圏状粃糠疹	乳房皮膚炎
	妊娠湿疹	妊娠性痒疹	妊婦性皮膚炎
	熱傷後ケロイド	熱傷後瘢痕ケロイド	熱傷後瘢痕ケロイド潰瘍
	熱傷後瘢痕ケロイド拘縮	熱傷瘢痕	熱帯扁平苔癬
は	膿疱性乾癬	鼻背部湿疹	瘢痕性類天疱瘡
	汎発性膿疱性乾癬	脾 B 細胞性リンパ腫/白血病・分類不能型	皮角
	皮下脂肪織炎様 T 細胞リンパ腫	粃糠疹	肥厚性扁平苔癬
	脾びまん性赤脾髄小 B 細胞性リンパ腫	皮膚アミロイドーシス	皮膚異物肉芽腫
	皮膚エリテマトーデス	皮膚原発性 CD30 陽性 T 細胞リンパ増殖性疾患	皮膚原発性 γδ T 細胞リンパ腫
	皮膚原発性未分化大細胞リンパ腫	皮膚サルコイドーシス	鼻部虫刺傷
	皮膚の肥厚性障害	びまん性乾癬	ピリン疹
	腹部虫刺傷	ブラジル天疱瘡	不良肉芽
	ヘアリー細胞白血病亜型	ヘブラ痒疹	扁平湿疹
	扁平苔癬様角化症	蜂刺症	胞状異角化症
ま	疱疹状天疱瘡	疱疹状膿痂疹	麻疹様紅斑
	末梢性 T 細胞リンパ腫	末梢性 T 細胞リンパ腫・詳細不明	慢性光線性皮膚炎
	慢性湿疹	慢性痒疹	マントル細胞リンパ腫
	未分化大細胞リンパ腫	ムカデ咬創	免疫芽球性リンパ節症
や	毛孔角化症	毛虫皮膚炎	薬剤性過敏症症候群
	薬剤誘発性天疱瘡	薬物性口唇炎	薬物性接触性皮膚炎
ら	腰部尋常性乾癬	落屑性湿疹	落葉状天疱瘡
	リウマチ性環状紅斑	良性粘膜類天疱瘡	鱗状湿疹
	リンパ芽球性リンパ腫	類上皮細胞肉芽腫	類苔癬
	レンネルトリンパ腫	濾胞性乾癬	濾胞性リンパ腫
△	AH アミロイドーシス	AL アミロイドーシス	B 細胞リンパ腫
	LE 蝶形皮疹	アミロイドーシス	アミロイドーシス関節炎
	アミロイド性自律神経ニューロパチー	アレルギー性皮膚炎	胃サルコイドーシス
	陰のう湿疹	会陰部肛囲湿疹	エリテマトーデス
	外陰部皮膚炎	眼窩悪性リンパ腫	肝サルコイドーシス
	眼サルコイドーシス	完全脱毛症	筋サルコイドーシス
	限局性アミロイドーシス	限局性神経皮膚炎	光沢苔癬
	肛門湿疹	骨悪性リンパ腫	骨サルコイドーシス
	細菌疹	サルコイドーシス性虹彩毛様体炎	サルコイド筋炎
	サルコイド心筋炎	サルコイドミオパチー	若年性ヘルペス状皮膚炎
	腫瘤型筋サルコイドーシス	神経サルコイドーシス	人工肛門部皮膚炎
	心サルコイドーシス	腎サルコイドーシス	水疱症
	ステロイド誘発性皮膚症	精巣悪性リンパ腫	全身性アミロイドーシス
	全身性脱毛症	帯状脱毛症	大腸悪性リンパ腫
	蛇行状脱毛症	脳悪性リンパ腫	膿胸関連リンパ腫
	肺サルコイドーシス	斑状アミロイドーシス	汎発性脱毛症
	脾悪性リンパ腫	鼻腔サルコイドーシス	鼻前庭部湿疹
	非ホジキンリンパ腫	ぶどう膜耳下腺熱	扁桃悪性リンパ腫
	マックル・ウエルズ症候群	リンパ腫	リンパ節サルコイドーシス
	連鎖球菌性膿瘍疹	老人性 TTR アミロイドーシス	老人性アミロイドーシス

用法用量　通常1日1～数回適量を塗布する。なお，症状により適宜増減する。

禁忌

(1)細菌・真菌・スピロヘータ・ウイルス皮膚感染症及び動物性皮膚疾患(疥癬・けじらみ等)
(2)本剤の成分に対して過敏症の既往歴のある患者
(3)鼓膜に穿孔のある湿疹性外耳道炎
(4)潰瘍(ベーチェット病は除く)，第2度深在性以上の熱傷・凍傷

グリジールクリーム0.05%：佐藤[9.2円/g]，グリジール軟膏0.05%：佐藤[9.2円/g]，クロベタゾールプロピオン酸エステル軟膏0.05%「タイヨー」：テバ製薬[9.2円/g]，ソルベガクリーム0.05%：久光[23.9円/g]，ソルベガ軟膏0.05%：久光[23.9円/g]，デルスパートクリーム0.05%：池田薬品[9.2円/g]，デルスパート軟膏0.05%：池田薬品[9.2円/g]，デルトピカ軟膏

0.05%：岩城[9.2円/g]，マイアロンクリーム0.05%：前田薬品[12円/g]，マイアロン軟膏0.05%：前田薬品[12円/g]，マハディクリーム0.05%：東光薬品[12円/g]，マハディ軟膏0.05%：東光薬品[12円/g]

デルモベートスカルプローション0.05%

規格：0.05%1g[35.6円/g]

クロベタゾールプロピオン酸エステル

グラクソ・スミスクライン　264

【効能効果】

主として頭部の皮膚疾患：湿疹・皮膚炎群，乾癬

【対応標準病名】

◎	乾癬	湿疹	皮膚炎
○	異汗性湿疹	円板状乾癬	貨幣状湿疹
	乾癬性関節炎	乾癬性関節炎・肩関節	乾癬性関節炎・股関節
	乾癬性関節炎・指関節	乾癬性関節炎・膝関節	乾癬性関節炎・手関節
	乾癬性関節炎・仙腸関節	乾癬性関節炎・足関節	乾癬性関節炎・肘関節
	乾癬性脊椎炎	汗疱性湿疹	顔面尋常性乾癬
	急性汎発性膿疱性乾癬	局面状乾癬	屈曲部乾癬
	自家感作性皮膚炎	四肢尋常性乾癬	湿疹様発疹
	掌蹠膿疱症性骨関節炎	小児汎発性膿疱性乾癬	脂漏性乾癬
	尋常性乾癬	全身の尋常性乾癬	多発性乾癬性関節炎
	滴状乾癬	点状乾癬	冬期湿疹
	頭部尋常性乾癬	妊娠湿疹	妊婦性皮膚炎
	膿疱性乾癬	破壊性関節炎	汎発性膿疱性乾癬
	びまん性乾癬	腰部尋常性乾癬	滲胞性乾癬
△	足湿疹	腋窩湿疹	乾癬性紅皮症
	顔面急性皮膚炎	丘疹状湿疹	急性湿疹
	亀裂性湿疹	頚部皮膚炎	稽留性肢端皮膚炎汎発型
	紅斑性湿疹	手指湿疹	新生児皮膚炎
	赤色湿疹	全身湿疹	手湿疹
	頭部湿疹	乳房皮膚炎	鼻背部湿疹
	鼻前庭部湿疹	扁平湿疹	慢性湿疹
	落屑性湿疹	鱗状湿疹	

用法用量　通常1日1～数回適量を塗布する。なお，症状により適宜増減する。

禁忌

(1)細菌・真菌・スピロヘータ・ウイルス皮膚感染症及び動物性皮膚疾患(疥癬・けじらみ等)
(2)本剤の成分に対して過敏症の既往歴のある患者
(3)鼓膜に穿孔のある湿疹性外耳道炎
(4)潰瘍(ベーチェット病は除く)，第2度深在性以上の熱傷・凍傷

グリジールスカルプローション0.05%：佐藤[12円/g]，デルトピカローション0.05%：岩城[9.2円/g]，マイアロンローション0.05%：前田薬品[12円/g]，マハディ外用液0.05%：東光薬品[12円/g]

テレミンソフト坐薬2mg
テレミンソフト坐薬10mg

規格：2mg1個[19.3円/個]
規格：10mg1個[21.1円/個]

ビサコジル

味の素　235

【効能効果】

便秘症
消化管検査時又は手術前後における腸管内容物の排除

【対応標準病名】

◎	便秘症		
○	機能性便秘症	弛緩性便秘症	習慣性便秘
	重症便秘症	術後便秘	食事性便秘
	単純性便秘	腸管麻痺性便秘	直腸性便秘
	乳幼児便秘	妊産婦便秘	
△	痙攣性便秘	結腸アトニー	大腸機能障害
	大腸ジスキネジア	腸アトニー	腸管運動障害
	腸機能障害	腸ジスキネジア	便通異常

用法用量

〔2mg〕：ビサコジルとして，通常1回，乳幼児は2mgを，1日1～2回肛門内に挿入する。なお，年齢，症状により適宜増減する。
〔10mg〕：ビサコジルとして，通常1回，成人は10mgを，1日1～2回肛門内に挿入する。なお，年齢，症状により適宜増減する。

禁忌

(1)急性腹症が疑われる患者
(2)痙攣性便秘の患者
(3)重症の硬結便のある患者
(4)肛門裂創，潰瘍性痔核のある患者

ビサコジル坐剤2mg「日新」：日新－山形　2mg1個[19.3円/個]，ビサコジル坐剤10mg「JG」：長生堂　10mg1個[19.3円/個]，ビサコジル坐剤10mg「日新」：日新－山形　10mg1個[19.3円/個]，ビサコジル坐剤乳幼児用2mg「JG」：長生堂　2mg1個[19.3円/個]

点眼・点鼻用リンデロンA液

規格：1mL[80.9円/mL]

フラジオマイシン硫酸塩　ベタメタゾンリン酸エステルナトリウム

塩野義　131，132

【効能効果】

〈適応菌種〉フラジオマイシン感性菌
〈適応症〉
［点眼］：外眼部・前眼部の細菌感染を伴う炎症性疾患
［点鼻等］：アレルギー性鼻炎，進行性壊疽性鼻炎，鼻及び咽喉頭部における術後処置

【対応標準病名】

◎	アレルギー性鼻炎	壊疽性鼻炎	角膜炎
	強膜炎	結膜炎	細菌感染症
	上強膜炎	ブドウ膜炎	
○	アレルギー性鼻咽頭炎	アレルギー性鼻結膜炎	イネ科花粉症
	カモガヤ花粉症	季節性アレルギー性鼻炎	血管運動性鼻炎
	スギ花粉症	通年性アレルギー性鼻炎	ヒノキ花粉症
	ブタクサ花粉症		
△	ANCA関連血管炎	BLNAR感染症	B群溶連菌感染症
	ESBL産生菌感染症	MRCNS感染症	MRSA感染症
	一過性菌血症	院内感染	インフルエンザ菌感染症
	ウェジナー肉芽腫症	ウェジナー肉芽腫症性呼吸器障害	壊死性血管炎
	エンテロバクター属感染	花粉症	間欠的菌血症
	菌血症	グラム陰性桿菌感染症	グラム陰性球菌感染症
	グラム陰性菌感染症	グラム陽性桿菌感染症	グラム陽性球菌感染症
	クレブシエラ属感染	嫌気性菌感染	持続的菌血症
	セラチア属感染	大腸菌感染症	多剤耐性アシネトバクター感染症
	多剤耐性腸球菌感染症	多剤耐性緑膿菌感染症	腸球菌感染症
	バクテロイデス感染症	バンコマイシン耐性腸球菌感染症	日和見感染
	ぶどう球菌感染症	プロテウス菌感染症	ペニシリン耐性肺炎球菌感染症
	ペプトコッカス感染	ペプトストレプトコッカス属感染	ヘリコバクター・ピロリ感染症
	マイコプラズマ感染症	ムコーズス中耳炎	溶連菌感染症
	緑膿菌感染症	連鎖球菌感染症	

用法用量

［点眼］

通常，1回1～2滴を1日1～数回点眼する。
なお，症状により適宜増減する。

［点鼻等］

通常，適量を１日１～数回点鼻，ネブライザー又はタンポンにて使用する。

なお，症状により適宜増減する。

用法用量に関連する使用上の注意　中耳炎，鼓膜穿孔のある患者において，本剤の点耳，耳浴により，非可逆性の難聴が発現するおそれがあるので，耳内へは投与しないこと。

禁忌

(1)本剤の成分に対し過敏症の既往歴のある患者

(2)ストレプトマイシン，カナマイシン，ゲンタマイシン，フラジオマイシン等のアミノグリコシド系抗生物質又はバシトラシンに対し過敏症の既往歴のある患者

原則禁忌

(1)角膜上皮剥離又は角膜潰瘍の患者

(2)ウイルス性結膜・角膜疾患，結核性眼疾患，真菌性眼疾患の患者

(3)鼻に結核性又はウイルス性疾患のある患者

ベルベゾロンF点眼・点鼻液：日本点眼薬［38.7円/mL］

デンターグル含嗽用散20mg/包　規格：FRM20mg1包［21.2円/包］
フラジオマイシン硫酸塩　昭和薬化工　276

【効 能 効 果】

〈適応菌種〉フラジオマイシン感性菌

〈適応症〉抜歯創・口腔手術創の二次感染

【対応標準病名】

◎	術後創部感染	創傷感染症	抜歯後感染
○	手術創部膿瘍	抜歯創瘻孔形成	
△	顎堤増大	歯痛	術後感染症
	術後髄膜炎	術後膿瘍	術後敗血症
	咀嚼障害	抜歯後出血	抜歯後疼痛
	不規則歯槽突起	縫合糸膿瘍	縫合部膿瘍

用法用量　フラジオマイシン硫酸塩として，通常60mg(力価)を用時約500mLの水又は微温湯に溶解し，１日数回に分けて洗口する。

なお，症状により適宜増量する。

禁忌　ストレプトマイシン，カナマイシン，ゲンタマイシン，フラジオマイシン等のアミノグリコシド系抗生物質，バシトラシン又はベンゼトニウム塩化物に対し過敏症の既往歴のある患者

トウガラシチンキFM　規格：10mL［2.98円/mL］
トウガラシチンキ　フヂミ製薬所　264

【効 能 効 果】

(1)筋肉痛，凍瘡，凍傷(第１度)

(2)育毛

【対応標準病名】

◎	筋肉痛	第１度凍傷	凍瘡
○	足炎	足凍傷	腕の表在性凍傷
	踵痛	下肢筋肉痛	下肢痛
	下腿三頭筋痛	下腿痛	環指痛
	顔面凍傷	胸骨周囲炎	胸鎖乳突筋痛
	胸背部筋肉痛	胸部筋肉痛	胸腹部筋痛
	頚肩部筋肉痛	頚性頭痛	頚部筋肉痛
	頚部痛	頚部の表在性凍傷	結合織炎
	肩甲部筋肉痛	肩部筋痛	後足部痛
	項背部筋痛	項部筋肉痛	項部痛
	股痛	ざんごう足	四肢痛
	示指痛	四肢末端痛	趾痛
	手指痛	手背凍傷	手背部痛
	手部痛	上肢筋肉痛	小指痛
	上肢痛	上腕筋肉痛	上腕三頭筋痛
	上腕痛	上腕二頭筋痛	線維筋痛症
	前足部痛	前腕筋肉痛	前腕痛
	僧帽筋痛	足痛	足底部痛
	足背痛	体幹凍傷	大腿筋痛
	大腿痛	大腿内側部痛	多発性筋肉痛
	多発性凍傷	多発性表在性凍傷	中指痛
	中足部痛	手凍傷	殿部筋肉痛
	凍傷	頭部筋肉痛	頭部の表在性凍傷
	背部筋肉痛	腓腹筋痛	腓腹部痛
	表在性凍傷	腹壁筋痛	母指球部痛
	母指痛	母趾痛	腰筋痛症
	腰背筋痛症	リウマチ性筋炎	肋間筋肉痛
△	足異物	下腿筋肉内異物残留	胸部筋肉内異物残留
	肩部筋肉内異物残留	膝関節部異物	膝部異物
	膝部筋肉内異物残留	手掌筋肉内異物残留	上腕筋肉内異物残留
	前腕筋肉内異物残留	爪下異物	足底異物
	足底筋肉内異物残留	足部筋肉内異物残留	大腿筋肉内異物残留
	殿部異物	殿部筋肉内異物残留	頭部異物
	背部筋肉内異物残留	伏針	腹壁異物
	腰部筋肉内異物残留		

用法用量

皮膚刺激剤として下記に用いる。

効能効果(1)の場合：本剤を通常，10～40％を添加した液剤，軟膏剤，硬膏剤又はパップ剤を１日１～数回局所に塗布する。

効能効果(2)の場合：本剤を通常，1～4％を添加した液剤を１日１～数回局所に塗擦する。

禁忌　びらん，創傷皮膚及び粘膜

トウガラシチンキ「コザカイ・M」：小堺［2.74円/mL］，トウガラシチンキ「司生堂」：司生堂［2.74円/mL］，トウガラシチンキ「ニッコー」：日興［2.74円/mL］，トウガラシチンキ＜ハチ＞：東洋製化［2.98円/mL］

凍傷膏　規格：－［－］
d-カンフル　ハッカ油　丸石　264

【効 能 効 果】

下記疾患における局所刺激，血行の改善，消炎，鎮痛，鎮痒

筋肉痛，挫傷，打撲，捻挫，凍傷(第１度)，凍瘡，皮膚そう痒症

【対応標準病名】

◎	筋肉痛	挫傷	第１度凍傷
	打撲傷	凍傷	凍瘡
	捻挫	皮膚そう痒症	
○	DIP関節尺側側副靱帯損傷	DIP関節側副靱帯損傷	DIP関節橈側側副靱帯損傷
	DIP関節捻挫	IP関節捻挫	MP関節尺側側副靱帯損傷
	MP関節側副靱帯損傷	MP関節橈側側副靱帯損傷	MP関節捻挫
	PIP関節尺側側副靱帯損傷	PIP関節側副靱帯損傷	PIP関節橈側側副靱帯損傷
あ	PIP関節捻挫	足凍傷	亜脱臼
	圧挫傷	圧挫創	烏口肩峰靱帯捻挫
	烏口鎖骨捻挫	烏口上腕靱帯捻挫	腕の表在性凍傷
か	遠位脛腓靱帯捻挫	汚染擦過創	外耳部挫傷
	外耳部打撲傷	外傷性頚部捻挫	外傷性皮下血腫
	外側側副靱帯捻挫	開放性脱臼	下顎挫傷
	下顎打撲傷	下顎部挫傷	下顎部打撲傷
	顎関節ストレイン	顎関節捻挫	顎関節部挫傷
	顎関節部打撲傷	顎部挫傷	顎部打撲傷
	下肢筋肉痛	下肢挫傷	下肢打撲
	下腿挫傷	下腿三頭筋痛	下腿打撲傷
	下腿陳旧性打撲	肩関節腱板捻挫	肩関節挫傷
	肩関節打撲傷	肩関節捻挫	肩頚部打撲

肩挫傷	肩打撲傷	眼瞼打撲傷
環指 DIP 関節尺側側副靱帯損傷	環指 DIP 関節側副靱帯損傷	環指 DIP 関節橈側側副靱帯損傷
環指 MP 関節尺側側副靱帯損傷	環指 MP 関節側副靱帯損傷	環指 MP 関節橈側側副靱帯損傷
環指 PIP 関節尺側側副靱帯損傷	環指 PIP 関節側副靱帯損傷	環指 PIP 関節橈側側副靱帯損傷
環軸関節捻挫	環指挫傷	環指側副靱帯損傷
環指打撲後遺症	環指捻挫	関節血腫
関節挫傷	関節打撲	関節捻挫後遺症
完全脱臼	環椎後頭関節捻挫	顔面挫傷
顔面多発挫傷	顔面多発打撲傷	顔面打撲傷
顔面凍傷	胸骨ストレイン	胸骨捻挫
胸骨部挫傷	胸骨部打撲	胸骨部打撲挫傷
胸鎖関節挫傷	胸鎖関節部挫傷	胸鎖関節部打撲
胸鎖関節部打撲挫傷	胸鎖乳突筋痛	胸椎ストレイン
胸椎捻挫	胸椎部打撲	胸椎部打撲挫傷
胸背部筋肉痛	胸背部挫傷	胸部筋肉痛
胸腹部筋痛	胸腹部挫傷	胸腹部打撲傷
胸部挫傷	頬部挫傷	胸部打撲後遺症
胸部打撲傷	頬部打撲傷	胸壁挫傷
胸腰部挫傷	胸肋関節挫傷	胸肋関節部挫傷
胸肋関節部打撲	胸肋関節部打撲挫傷	距腓靱帯捻挫
頚肩部筋肉痛	頚性頭痛	頚椎胸椎捻挫
頚椎ストレイン	頚椎捻挫	頚椎捻挫後遺症
頚椎部打撲	頚椎部打撲挫傷	脛腓関節捻挫
頚部顔面胸部挫傷	頚部筋肉痛	頚部挫傷
頚部前縦靱帯捻挫	頚部打撲傷	頚部の表在性凍傷
頚腰椎挫傷	頚腕捻挫	血腫
限局性そう痒症	肩甲下筋捻挫	肩甲部筋肉痛
肩甲部挫傷	肩鎖関節挫傷	肩鎖関節捻挫
腱板挫傷	肩部筋痛	甲状腺部ストレイン
甲状腺部捻挫	後頭部挫傷	後頭部打撲傷
項背部筋痛	項部筋肉痛	項部挫傷
項部打撲傷	後方脱臼	股関節打撲傷
股関節捻挫	股関節部挫傷	骨盤ストレイン
骨盤捻挫	骨盤部挫傷	骨盤部打撲傷

さ

採皮創	坐骨結節部打撲傷	鎖骨部打撲傷
坐骨部打撲傷	坐骨包靱帯ストレイン	坐骨包靱帯捻挫
擦過創	三角靱帯捻挫	ざんごう足
耳介挫傷	耳介打撲傷	耳下腺部打撲
趾間挫傷	趾挫傷	示指 DIP 関節尺側側副靱帯損傷
示指 DIP 関節側副靱帯損傷	示指 DIP 関節橈側側副靱帯損傷	示指 MP 関節挫傷
示指 MP 関節尺側側副靱帯損傷	示指 MP 関節側副靱帯損傷	示指 MP 関節橈側側副靱帯損傷
示指 PIP 関節尺側側副靱帯損傷	示指 PIP 関節側副靱帯損傷	示指 PIP 関節橈側側副靱帯損傷
四肢挫傷	示指挫傷	示指側副靱帯損傷
示指捻挫	趾節間関節捻挫	趾打撲傷
膝蓋骨打撲傷	膝外側側副靱帯捻挫	膝蓋部血腫
膝蓋部挫傷	膝関節挫傷	膝関節打撲傷
膝関節捻挫	膝内側側副靱帯捻挫	膝部挫傷
膝部打撲傷	趾捻挫	尺骨手根関節捻挫
手関節捻挫	手関節部挫傷	手関節部打撲傷
手指挫傷	手指打撲傷	手指捻挫
手背凍傷	手背部打撲傷	手部挫傷
手部打撲傷	上顎挫傷	上顎打撲傷
症候性そう痒症	小指 DIP 関節尺側側副靱帯損傷	小指 DIP 関節側副靱帯損傷
小指 DIP 関節橈側側副靱帯損傷	小指 DIP 関節捻挫	小指 MP 関節尺側側副靱帯損傷
小指 MP 関節側副靱帯損傷	小指 MP 関節橈側側副靱帯損傷	小指 PIP 関節尺側側副靱帯損傷
小指 PIP 関節側副靱帯損傷	小指 PIP 関節橈側側副靱帯損傷	小指 PIP 関節捻挫
小指関節捻挫	上肢筋肉痛	小指挫傷
上肢挫傷	小指側副靱帯損傷	上肢打撲傷
踵腓靱帯捻挫	上腕筋肉痛	上腕三頭筋痛
上腕打撲傷	上腕二頭筋痛	上腕部挫傷
ショパール関節捻挫	靱帯ストレイン	靱帯損傷
靱帯捻挫	靱帯裂傷	ストレイン
脊椎打撲傷	脊椎捻挫	切創
線維筋痛症	前額部挫傷	前額部打撲傷
前胸部挫傷	前胸部打撲傷	前頚部挫傷
仙骨部挫傷	仙骨部打撲傷	全身挫傷
全身擦過創	全身打撲	仙腸関節ストレイン
仙腸関節捻挫	前頭部挫傷	前頭部打撲傷
前方脱臼	前腕筋肉痛	前腕挫傷
前腕部打撲傷	掻創	僧帽筋痛
そう痒	足関節挫傷	足関節ストレイン
足関節打撲傷	足関節内側側副靱帯捻挫	足関節捻挫
足関節捻挫後遺症	足根部捻挫	足底部打撲傷
側頭部打撲傷	足背捻挫	足背部挫傷
足背部打撲傷	側腹壁部挫傷	足部挫傷
足部打撲傷	足部捻挫	鼡径部挫傷

た

体幹凍傷	大腿筋痛	大腿挫傷
大腿四頭筋肉離れ	大腿大転子部挫傷	大腿打撲傷
脱臼	多発性筋肉痛	多発性挫傷
多発性凍傷	多発性表在性凍傷	打撲血腫
打撲挫創	打撲擦過創	打撲皮下血腫
単純脱臼	恥骨部打撲	肘関節打撲後遺症
肘関節捻挫	肘関節部挫傷	肘関節部打撲傷
中指 DIP 関節尺側側副靱帯損傷	中指 DIP 関節側副靱帯損傷	中指 DIP 関節橈側側副靱帯損傷
中指 MP 関節尺側側副靱帯損傷	中指 MP 関節側副靱帯損傷	中指 MP 関節橈側側副靱帯損傷
中指 PIP 関節尺側側副靱帯損傷	中指 PIP 関節側副靱帯損傷	中指 PIP 関節橈側側副靱帯損傷
中指 PIP 関節捻挫	中指挫傷	中指側副靱帯損傷
中指捻挫	中足趾節関節捻挫	肘頭部挫傷
腸骨部挫傷	腸骨部打撲傷	陳旧性頚椎捻挫
手凍傷	殿部筋肉痛	殿部挫傷
殿部打撲傷	橈骨手根関節捻挫	透析皮膚そう痒症
頭頂部挫傷	頭頂部打撲傷	頭頂部背部打撲
頭皮外傷性腫脹	頭部肩関節胸部挫傷	頭部胸部挫傷
頭部胸部打撲傷	頭部筋肉痛	頭部頚部挫傷
頭部頚部打撲傷	頭部肩部打撲	頭部挫傷
頭部多発挫傷	頭部多発打撲傷	頭部打撲
頭部打撲後遺症	頭部打撲傷	頭部の表在性凍傷
頭部腹部打撲	頭部両大腿下腿打撲	特発性関節脱臼

は

内側側副靱帯捻挫	捻挫後遺症	背筋挫傷
背部筋肉痛	背部挫傷	背部打撲傷
背部捻挫	剥離骨折	半身打撲
汎発性皮膚そう痒症	皮下損傷	尾骨ストレイン
尾骨捻挫	尾骨部挫傷	尾骨部打撲傷
鼻中隔軟骨捻挫	非特異性そう痒症	腓腹筋痛
鼻部挫傷	皮膚損傷	鼻部打撲傷
表皮剥離	複雑脱臼	腹部挫傷
腹部打撲傷	腹壁筋痛	腹壁挫傷
閉鎖性脱臼	母指 IP 関節尺側側副靱帯損傷	母指 IP 関節側副靱帯損傷
母趾 IP 関節側副靱帯損傷	母指 IP 関節橈側側副靱帯損傷	母指 MP 関節尺側側副靱帯損傷
母指 MP 関節側副靱帯損傷	母趾 MP 関節側副靱帯損傷	母指 MP 関節橈側側副靱帯損傷
母指関節捻挫	母指挫傷	母指側副靱帯損傷
母指打撲挫創	母指打撲傷	母趾打撲傷

や

母趾捻挫	耳後部打撲傷	腰筋痛症
腰仙関節ストレイン	腰仙関節捻挫	腰仙部挫傷
腰仙部打撲傷	腰椎ストレイン	腰椎捻挫
腰椎部挫傷	腰殿部挫傷	腰殿部打撲傷
腰背筋痛症	腰背部挫傷	腰背部打撲傷
腰部胸部打撲	腰部頚部挫傷	腰部骨盤部挫傷

	腰部挫傷	腰部打撲挫創	腰部打撲傷
ら	腰部捻挫後遺症	らせん骨折	リスフラン関節捻挫
	菱形靱帯捻挫	輪状甲状関節捻挫	輪状披裂関節捻挫
	裂離骨折	老年性そう痒症	肋軟骨部挫傷
	肋軟骨部打撲	肋軟骨部打撲挫傷	肋間筋肉痛
	肋骨弓部挫傷	肋骨弓部打撲	肋骨弓部打撲挫傷
	肋骨ストレイン	肋骨捻挫	肋骨部挫傷
わ	肋骨部打撲	肋骨部打撲挫傷	腕部打撲傷
△	足異物	陰茎挫傷	陰茎打撲傷
	陰唇挫傷	陰のう血腫	陰のう挫傷
	陰のうそう痒症	陰部挫傷	陰部打撲傷
	会陰血腫	会陰挫傷	外陰部挫傷
	外陰部そう痒症	外耳部皮下血腫	外耳部皮下出血
	外傷性外陰血腫	下顎皮下血腫	顎関節部皮下血腫
	下腿筋肉内異物残留	眼窩縁打撲傷	眼窩部打撲傷
	眼鏡様皮下出血	眼瞼挫傷	眼瞼皮下血腫
	眼瞼皮下出血	眼周囲部挫傷	眼周囲部打撲傷
	眼周囲部皮下血腫	眼周囲部皮下出血	眼部挫傷
	眼部打撲傷	眼部皮下血腫	眼部皮下出血
	顔面多発皮下血腫	顔面多発皮下出血	顔面皮下血腫
	胸部筋肉内異物残留	頬部皮下血腫	肩部筋肉内異物残留
	口蓋挫傷	口腔挫傷	口腔打撲傷
	口腔内血腫	口唇挫傷	口唇打撲傷
	口唇皮下血腫	口唇皮下出血	肛門そう痒症
	鎖骨部打撲血腫	擦過皮下血腫	耳介皮下血腫
	耳介皮下出血	趾爪下血腫	膝関節血腫
	膝関節部異物	膝部異物	膝部筋肉内異物残留
	膝部血腫	歯肉挫傷	手指皮下血腫
	手掌筋肉内異物残留	上顎皮下血腫	上口唇挫傷
	上腕筋肉内異物残留	精巣挫傷	精巣打撲傷
	前額部皮下血腫	前額部皮下出血	前腕筋肉内異物残留
	爪下異物	足底異物	足底筋肉内異物残留
	側頭部皮下血腫	足部筋肉内異物残留	大腿筋肉内異物残留
	大腿部皮下血腫	多発性血腫	多発性皮下出血
	多発性非熱傷性水疱	打撲割創	腟挫傷
	肘関節部血腫	殿部異物	殿部筋肉内異物残留
	頭皮下血腫	頭部異物	頭部外傷性皮下気腫
	頭部血腫	頭部多発皮下血腫	頭部打撲血腫
	頭部皮下血腫	頭部皮下出血	軟口蓋血腫
	背部筋肉内異物残留	皮下異物	皮下血腫
	非熱傷性水疱	鼻部皮下血腫	鼻部皮下出血
	伏針	腹壁異物	腹壁下血腫
	帽状腱膜下出血	腰部筋肉内異物残留	

用法用量　通常，患部に適量を塗布あるいは塗擦する。

東豊カンフルチンキ　規格：10mL[2.1円/mL]

dl-カンフル　メタノール変性アルコール　東豊薬品　264

カンフル精を参照(P2103)

50V/V%東豊消毒アルコール　規格：50%10mL[0.38円/mL]
70V/V%東豊消毒アルコール　規格：70%10mL[0.44円/mL]

イソプロパノール　東豊薬品　261

【効能効果】

手指・皮膚の消毒，医療機器の消毒。

【対応標準病名】

該当病名なし

用法用量

〔50V/V%東豊消毒アルコール〕：通常，そのまま用いる。
〔70V/V%東豊消毒アルコール〕：通常，イソプロパノールとして，50～70%液を用いる。

禁忌　損傷皮膚及び粘膜

アル・パッド：アドマル産業　－[－]，イソプロ－50%消毒液「シオエ」：シオエ　50%10mL[0.37円/mL]，イソプロ－70%消毒液「シオエ」：シオエ　70%10mL[0.44円/mL]，イソプロ70「アマカス」：甘糟化学　70%10mL[0.44円/mL]，70%イソプロ液「ヤクハン」：ヤクハン　70%10mL[0.44円/mL]，イソプロ消毒液50%「NP」：ニプロ　50%10mL[0.37円/mL]，イソプロ消毒液70%「NP」：ニプロ　70%10mL[0.44円/mL]，50vol%消毒用イソプロ「コザカイ」：小堺　50%10mL[0.37円/mL]，消毒用イソプロB液70：健栄　70%10mL[0.44円/mL]，50%イソプロ消アル「ヤマゼン」：山善　50%10mL[0.37円/mL]，70%イソプロ消アル「ヤマゼン」：山善　70%10mL[0.44円/mL]，50%イソプロパノール「アトル」：アトル　50%10mL[0.37円/mL]，70%イソプロパノール「アトル」：アトル　70%10mL[0.44円/mL]，イソプロパノール消毒液50%「イマヅ」：今津薬品　50%10mL[0.37円/mL]，イソプロパノール消毒液50%「カネイチ」：兼一薬品　50%10mL[0.37円/mL]，イソプロパノール消毒液50%「昭和」：昭和製薬　50%10mL[0.37円/mL]，イソプロパノール消毒液50%「タイセイ」：大成薬品　50%10mL[0.37円/mL]，イソプロパノール消毒液50%「メタル」：中北薬品　50%10mL[0.37円/mL]，イソプロパノール消毒液50%「ヨシダ」：吉田　50%10mL[0.37円/mL]，イソプロパノール消毒液70%「カネイチ」：兼一薬品　70%10mL[0.44円/mL]，イソプロパノール消毒液70%「純生」：小堺　70%10mL[0.44円/mL]，イソプロパノール消毒液70%「昭和」：昭和製薬　－[－]，イソプロパノール消毒液70%「タイセイ」：大成薬品　70%10mL[0.44円/mL]，イソプロパノール消毒液70%「メタル」：中北薬品　70%10mL[0.44円/mL]，イソプロパノール消毒液70%「ヨシダ」：吉田　70%10mL[0.44円/mL]，70%イソプロパノール「東海」：東海　70%10mL[0.44円/mL]，50%イソプロパノールワコー：ワコー　50%10mL[0.37円/mL]，70%イソプロパノールワコー：ワコー　70%10mL[0.44円/mL]，50V/V%消毒用イソプロパノール「アマカス」：甘糟化学　50%10mL[0.37円/mL]，消毒用イソプロパノール液50%「ヤクハン」：ヤクハン　50%10mL[0.37円/mL]，50%消毒用イソプロパノール「三恵」：三恵薬品　50%10mL[0.37円/mL]，50%消毒用イソプロパノール「タツミ」：タツミ薬品　50%10mL[0.37円/mL]，50%消毒用イソプロパノール「東海」：東海　50%10mL[0.37円/mL]，50%消毒用イソプロパノール「ニッコー」：日興　50%10mL[0.37円/mL]，70%消毒用イソプロパノール「ニッコー」：日興　70%10mL[0.44円/mL]，50%イソプロピルアルコール：丸石　50%10mL[0.38円/mL]，70%イソプロピルアルコール：丸石　70%10mL[0.44円/mL]，ケンエー消毒用イソプロピルアルコール・50：健栄　50%10mL[0.37円/mL]，ケンエー消毒用イソプロピルアルコール・70：健栄　70%10mL[0.44円/mL]，消プロ(ハチ)消毒液50%：東洋製化　50%10mL[0.37円/mL]，消プロ(ハチ)消毒液70%：東洋製化　70%10mL[0.44円/mL]

トスフロ点眼液0.3%　規格：0.3%1mL[152.1円/mL]

トスフロキサシントシル酸塩水和物　日東メディック　131

オゼックス点眼液0.3%を参照(P2093)

トパルジッククリーム1%　規格：1%1g[24.4円/g]
トパルジック軟膏1%　規格：1%1g[24.4円/g]

スプロフェン　アルフレッサファーマ　264

スルプロチンクリーム1%，スルプロチン軟膏1%を参照(P2158)

トービイ吸入液300mg　規格：300mg5mL1管[8880.5円/管]
トブラマイシン　ノバルティス　612

【効 能 効 果】

嚢胞性線維症における緑膿菌による呼吸器感染に伴う症状の改善

【対応標準病名】

◎	のう胞性線維症	緑膿菌感染症	
○	BLNAR感染症	ESBL産生菌感染症	グラム陰性桿菌感染症
	グラム陰性菌感染症	多剤耐性緑膿菌感染症	
△	一過性菌血症	院内感染	インフルエンザ菌感染症
	エンテロバクター属感染	間欠的菌血症	菌血症
	グラム陰性球菌感染症	グラム陽性桿菌感染症	グラム陽性球菌感染症
	クレブシエラ属感染	細菌感染症	持続的菌血症
	膵のう胞性線維症	セラチア属感染	大腸菌感染症
	胎便イレウス	多剤耐性アシネトバクター感染症	多剤耐性腸球菌感染症
	腸球菌感染症	バクテロイデス感染症	バンコマイシン耐性腸球菌感染症
	日和見感染	プロテウス菌感染症	ペニシリン耐性肺炎球菌感染症
	ペプトコッカス感染	ムコーズス中耳炎	

効能効果に関連する使用上の注意

(1)6歳未満の小児における有効性及び安全性は確立していない。

(2)1秒量(FEV_1)が予測正常値に対し＜25%又は＞75%の患者，バークホルデリア・セパシア感染を合併している患者における有効性及び安全性は確立していない。

用法用量　1回300mgを1日2回28日間噴霧吸入する。その後28日間休薬する。これを1サイクルとして投与を繰り返す。

用法用量に関連する使用上の注意

(1)本剤を吸入以外の経路で投与しないこと。

(2)可能な限り12時間間隔で投与し，少なくとも投与間隔を6時間以上あけること。

(3)本剤の投与には，原則としてパリ・LCプラスネブライザー及びプロモエイドコンプレッサーを使用する。なお，コンプレッサーは，パリ・LCプラスネブライザーに装着した際に，流量4～6L/分又は圧力110～217kPaが得られるコンプレッサーを使用することも可能である。

(4)患者が気管支拡張薬等の吸入及び肺理学療法を必要とする場合は，本剤の呼吸器における作用を確実にするために，これらの治療を行った後に本剤を投与することが望ましい。

禁忌　本剤の成分並びに他のアミノグリコシド系抗生物質又はバシトラシンに対し過敏症の既往歴のある患者

トプシムEクリーム0.05%　規格：0.05%1g[25.4円/g]
トプシムクリーム0.05%　規格：0.05%1g[25.4円/g]
トプシムスプレー0.0143%　規格：0.0143%1g[14.7円/g]
トプシム軟膏0.05%　規格：0.05%1g[25.4円/g]
トプシムローション0.05%　規格：0.05%1g[25.4円/g]
フルオシノニド　田辺三菱　264

【効 能 効 果】

湿疹・皮膚炎群(進行性指掌角皮症，女子顔面黒皮症，ビダール苔癬，放射線皮膚炎，日光皮膚炎を含む)，痒疹群(じん麻疹様苔癬，ストロフルス，固定じん麻疹を含む)，乾癬，掌蹠膿疱症，円形脱毛症(悪性を含む)，尋常性白斑

【対応標準病名】

◎	円形脱毛症	乾癬	急性痒疹
	結節性痒疹	湿疹	掌蹠膿疱症
	進行性指掌角皮症	尋常性白斑	日光皮膚炎
	ビダール苔癬	皮膚炎	放射線皮膚炎
	痒疹	リール黒皮症	
○	亜急性痒疹	足湿疹	異汗性湿疹
	腋窩湿疹	円板状乾癬	海水浴皮膚炎
	過角化症	化学性皮膚炎	角質増殖症
	貨幣状湿疹	乾癬性紅皮症	汗疱性湿疹
	顔面急性皮膚炎	顔面光線角化症	顔面尋常性乾癬
	顔面毛包性紅斑黒皮症	偽性円形脱毛症	丘疹状湿疹
	丘疹状じんま疹	急性湿疹	急性汎発性膿疱性乾癬
	急性放射線皮膚炎	局面状乾癬	亀裂性湿疹
	屈曲部乾癬	頚部皮膚炎	限局性神経皮膚炎
	光線角化症	後天性魚鱗癬	広汎性円形脱毛症
	紅斑性湿疹	固定薬疹	自家感作性皮膚炎
	色素性痒疹	四肢乾癬	四肢尋常性乾癬
	湿疹様発疹	手指湿疹	主婦湿疹
	掌蹠角化腫	掌蹠角化症	掌蹠膿疱症性骨関節炎
	小児汎発性膿疱性乾癬	職業性皮膚炎	脂漏性乾癬
	神経皮膚黒色症	尋常性乾癬	新生児皮膚炎
	赤色湿疹	接触皮膚炎	全身湿疹
	全身の尋常性乾癬	苔癬	大理石様白斑
	多形慢性痒疹	単純苔癬	滴状乾癬
	手湿疹	点状角化症	点状乾癬
	冬期湿疹	頭部湿疹	頭部尋常性乾癬
	乳房皮膚炎	妊娠湿疹	妊娠性痒疹
	妊婦性皮膚炎	膿疱性乾癬	白斑
	鼻背部湿疹	汎発性膿疱性乾癬	皮角
	びまん性乾癬	ヘブラ痒疹	扁平湿疹
	扁平苔癬	放射線角化腫	放射線皮膚潰瘍
	胞状異角化症	疱疹状膿痂疹	慢性光線性皮膚炎
	慢性湿疹	慢性放射線皮膚炎	慢性痒疹
	メラニン色素沈着症	毛孔角化症	薬物性接触性皮膚炎
	腰部尋常性乾癬	落屑性湿疹	鱗状湿疹
	類苔癬	老人性白斑	濾胞性乾癬
△	陰のう湿疹	会陰部肛囲湿疹	外陰部皮膚炎
	眼瞼メラノーシス	乾癬性関節炎	乾癬性脊椎炎
	完全脱毛症	黒色素皮症	光沢苔癬
	肛門湿疹	細菌疹	色素異常症
	人工肛門部皮膚炎	全身性脱毛症	帯状脱毛症
	蛇行状脱毛症	単純黒子	手足症候群
	破壊性関節炎	汎発性脱毛症	鼻前庭部湿疹
	皮膚色素沈着	皮膚色異常	薬物性口唇炎
	老年性黒子		

用法用量

〔Eクリーム，クリーム，軟膏，ローション〕：1日1～3回，適量を患部に塗布する。

〔スプレー〕：1日1～3回，適量を患部に噴霧する。

禁忌

(1)細菌・真菌・スピロヘータ・ウイルス皮膚感染症及び動物性皮膚疾患(疥癬，けじらみ等)

(2)本剤の成分に対し過敏症の既往歴のある患者

(3)鼓膜に穿孔のある湿疹性外耳道炎

(4)潰瘍(ベーチェット病は除く)，第2度深在性以上の熱傷・凍傷

グリコベース軟膏0.05%：摩耶堂　0.05%1g[9円/g]，シマロンクリーム0.05%：東興薬品　0.05%1g[17.6円/g]，シマロンゲル0.05%：東興薬品　0.05%1g[17.6円/g]，シマロン軟膏0.05%：東興薬品　0.05%1g[17.6円/g]，ソルニムクリーム0.05%：東和　0.05%1g[9円/g]，フルオシノニドクリーム0.05%「テイコク」：帝國　0.05%1g[9円/g]，フルオシノニド軟膏0.05%「YD」：陽進堂　0.05%1g[9円/g]，フルオシノニド軟膏0.05%「テイコク」：帝國　0.05%1g[9円/g]，ベスタゾンクリーム0.05%：池田薬品　0.05%1g[9円/g]，ベスタゾン軟膏0.05%：池田薬品　0.05%1g[9円/g]

トブラシン点眼液0.3%　規格：3mg1mL[42.6円/mL]

トブラマイシン　日東メディック　131

【効 能 効 果】

〈適応菌種〉本剤に感性のブドウ球菌属，レンサ球菌属，肺炎球菌，モラクセラ・ラクナータ(モラー・アクセンフェルト菌)，インフルエンザ菌，ヘモフィルス・エジプチウス(コッホ・ウィークス菌)，緑膿菌

〈適応症〉眼瞼炎，涙のう炎，麦粒腫，結膜炎，角膜炎(角膜潰瘍を含む)

【対応標準病名】

◎	角膜炎	角膜潰瘍	眼瞼炎
	結膜炎	麦粒腫	涙のう炎
○	亜急性結膜炎	亜急性涙のう炎	萎縮性角結膜炎
	栄養障害性角膜炎	外傷性角膜炎	外傷性角膜潰瘍
	外麦粒腫	潰瘍性眼瞼炎	化学性結膜炎
	角結膜びらん	角膜上皮びらん	角膜中心潰瘍
	角膜内皮炎	下尖性霰粒腫	カタル性角膜潰瘍
	カタル性眼炎	カタル性結膜炎	化膿性角膜炎
	化膿性結膜炎	化膿性霰粒腫	貨幣状角膜炎
	眼角部眼瞼炎	眼角部眼瞼縁結膜炎	眼瞼縁炎
	眼瞼縁結膜炎	眼瞼結膜炎	眼瞼びらん
	乾性角結膜炎	乾性角膜炎	感染性角膜炎
	感染性角膜潰瘍	偽膜性結膜炎	急性角結膜炎
	急性角膜炎	急性結膜炎	急性霰粒腫
	急性涙のう炎	急性濾胞性結膜炎	巨大乳頭結膜炎
	結膜潰瘍	結膜びらん	結膜濾胞症
	硬化性角膜炎	コーガン症候群	コッホ・ウィークス菌性結膜炎
	散在性表層角膜炎	蚕蝕性角膜潰瘍	霰粒腫
	紫外線角膜炎	糸状角膜炎	実質性角膜炎
	湿疹性眼瞼炎	しゅさ性眼瞼炎	樹枝状角膜炎
	樹枝状角膜潰瘍	出血性角膜炎	術後結膜炎
	上尖性霰粒腫	睫毛性眼瞼炎	脂漏性眼瞼炎
	真菌性角膜潰瘍	進行性角膜潰瘍	浸潤性表層角膜炎
	深層角膜炎	星状角膜炎	ゼーミッシュ潰瘍
	石化性角膜炎	接触性眼瞼結膜炎	穿孔性角膜潰瘍
	線状角膜炎	前房蓄膿性角膜炎	単純性角膜潰瘍
	地図状角膜炎	兎眼性角膜炎	毒物性眼瞼炎
	内麦粒腫	粘液膿性結膜炎	白内障術後結膜炎
	パリノー結膜炎	パリノー結膜腺症候群	反復性角膜潰瘍
	びまん性表層角膜炎	表在性角膜炎	表在性点状角膜炎
	フィラメント状角膜炎	匐行性角膜潰瘍	ぶどう球菌性眼瞼炎
	フリクテン性角結膜炎	フリクテン性角膜炎	フリクテン性角膜潰瘍
	辺縁角膜炎	慢性カタル性結膜炎	慢性結膜炎
	慢性涙小管炎	慢性涙のう炎	慢性濾胞性結膜炎
	毛包眼瞼炎	モラックス・アクセンフェルド結膜炎	薬物性角結膜炎
	薬物性角膜炎	薬物性眼瞼炎	薬物性結膜炎
	流行性結膜炎	輪紋状角膜炎	涙小管炎
	涙のう周囲膿瘍		
△	アカントアメーバ角膜炎	アトピー性角結膜炎	アレルギー性角膜炎
	アレルギー性眼瞼炎	アレルギー性眼瞼縁炎	アレルギー性結膜炎
	下眼瞼蜂巣炎	角結膜炎	角膜穿孔
	角膜膿瘍	角膜パンヌス	角膜びらん
	角膜腐蝕	眼炎	眼瞼皮膚炎
	眼瞼蜂巣炎	眼瞼瘻孔	季節性アレルギー性結膜炎
	急性涙腺炎	巨大フリクテン	クラミジア結膜炎
	血管性パンヌス	結節性眼炎	結節性結膜炎
	結膜化膿性肉芽腫	光線眼症	紫外線角結膜炎
	湿疹性眼瞼皮膚炎	湿疹性パンヌス	春季カタル
	上眼瞼蜂巣炎	症候性流涙症	神経栄養性角結膜炎
	雪眼炎	接触眼瞼皮膚炎	腺病性パンヌス
	通年性アレルギー性結膜炎	フリクテン性結膜炎	フリクテン性パンヌス
	辺縁フリクテン	マイボーム腺炎	慢性角結膜炎
	慢性涙腺炎	涙管腫	涙小管のう胞
	涙小管瘻	涙腺炎	涙道瘻
	涙のう周囲炎	涙のう瘻	

用法用量　通常，1回1～2滴，1日4～5回点眼する。なお，症状により適宜回数を増減する。

用法用量に関連する使用上の注意　本剤の使用にあたっては，耐性菌の発現等を防ぐため，原則として感受性を確認し，疾病の治療上必要な最小限の期間の使用にとどめること。

禁忌　本剤の成分，アミノグリコシド系抗生物質又はバシトラシンに対し過敏症の既往歴のある患者

ドボネックス軟膏50μg/g　規格：0.005%1g[138.2円/g]

カルシポトリオール　レオファーマ　269

【効 能 効 果】

尋常性乾癬

【対応標準病名】

◎	尋常性乾癬		
○	乾癬	乾癬性関節炎	乾癬性紅皮症
	乾癬性脊椎炎	顔面尋常性乾癬	急性汎発性膿疱性乾癬
	屈曲部乾癬	稽留性肢端皮膚炎	四肢乾癬
	四肢尋常性乾癬	掌蹠膿疱症	全身の尋常性乾癬
	滴状乾癬	点状乾癬	頭部尋常性乾癬
	膿疱性乾癬	破壊性関節炎	疱疹状膿痂疹
	腰部尋常性乾癬		
△	円板状乾癬	局面状乾癬	細菌疹
	脂漏性乾癬	びまん性乾癬	濾胞性乾癬

用法用量　通常1日2回適量を患部に塗布する。

用法用量に関連する使用上の注意　1週間に90gを超える使用は行わないこと。

禁忌　本剤の成分に対して過敏症の既往歴のある患者

ドボベット軟膏　規格：1g[276.4円/g]

カルシポトリオール　ベタメタゾンジプロピオン酸エステル　レオファーマ　269

【効 能 効 果】

尋常性乾癬

【対応標準病名】

◎	尋常性乾癬		
○	乾癬	乾癬性関節炎	乾癬性紅皮症
	乾癬性脊椎炎	顔面尋常性乾癬	急性汎発性膿疱性乾癬
	屈曲部乾癬	稽留性肢端皮膚炎	細菌疹
	四肢乾癬	四肢尋常性乾癬	掌蹠膿疱症
	全身の尋常性乾癬	滴状乾癬	点状乾癬
	頭部尋常性乾癬	膿疱性乾癬	破壊性関節炎
	疱疹状膿痂疹	腰部尋常性乾癬	
△	円板状乾癬	局面状乾癬	脂漏性乾癬
	びまん性乾癬	濾胞性乾癬	

用法用量　通常，1日1回，患部に適量塗布する。

用法用量に関連する使用上の注意　1週間に90gを超える使用は行わないこと。

禁忌

(1)本剤の成分に対して過敏症のある患者

(2)細菌・真菌・スピロヘータ・ウイルス皮膚感染症及び動物性皮膚疾患(疥癬，けじらみ等)

(3)潰瘍(ベーチェット病は除く)，第2度深在性以上の熱傷・凍傷

トラバタンズ点眼液0.004%　規格：0.004%1mL[1007.6円/mL]
トラボプロスト　日本アルコン　131

【効 能 効 果】

緑内障，高眼圧症

【対応標準病名】

◎	高眼圧症	緑内障	
○	悪性緑内障	医原性緑内障	外傷性隅角解離
	外傷性緑内障	開放隅角緑内障	過分泌緑内障
	急性炎症性緑内障	急性閉塞隅角緑内障	急性緑内障発作
	偽落屑症候群	血管新生緑内障	原発開放隅角緑内障
	原発性緑内障	原発閉塞隅角緑内障	混合型緑内障
	色素性緑内障	出血性緑内障	術後高眼圧症
	水晶体原性緑内障	水晶体のう緑内障	水晶体融解緑内障
	ステロイド緑内障	正常眼圧緑内障	続発性緑内障
	慢性開放角緑内障	慢性単性緑内障	慢性閉塞隅角緑内障
	無水晶体性緑内障	薬物誘発性緑内障	溶血緑内障
△	偽緑内障	原発閉塞隅角症	視神経乳頭陥凹拡大
	ポスナーシュロスマン症候群		

用法用量　1回1滴，1日1回点眼する。

用法用量に関連する使用上の注意　頻回投与により眼圧下降作用が減弱する可能性があるので，1日1回を超えて投与しないこと。

禁忌　本剤の成分に対し過敏症の既往歴のある患者

トラマゾリン点鼻液0.118%「AFP」　規格：0.118%1mL[7.2円/mL]
トラマゾリン塩酸塩　アルフレッサファーマ　132

【効 能 効 果】

諸種疾患による鼻充血・うっ血

【対応標準病名】

◎	鼻充血

用法用量　通常成人には1回2〜3滴を1日数回点鼻するか，又は1日数回噴霧する。なお，年齢，症状により適宜増減する。

禁忌

(1)本剤に対し過敏症の既往歴のある患者

(2)2歳未満の乳・幼児

(3)モノアミン酸化酵素阻害剤投与中の患者

併用禁忌

薬剤名等	臨床症状・措置方法	機序・危険因子
モノアミン酸化酵素阻害剤	急激な血圧上昇を起こすおそれがある。	本剤の血圧上昇作用を増強するおそれがある。

トラメラスPF点眼液0.5%　規格：25mg5mL1瓶[645.4円/瓶]
トラニラスト　日本点眼薬　131

【効 能 効 果】

アレルギー性結膜炎

【対応標準病名】

◎	アレルギー性結膜炎		
○	アトピー性角結膜炎	アレルギー性鼻結膜炎	季節性アレルギー性結膜炎
	春季カタル	通年性アレルギー性結膜炎	
△	カタル性結膜炎	慢性カタル性結膜炎	

用法用量　通常，1回1〜2滴を1日4回(朝，昼，夕方及び就寝前)点眼する。

禁忌　本剤の成分に対し過敏症の既往歴のある患者

トラメラス点眼液0.5%：ニッテン　25mg5mL1瓶[575.6円/瓶]

リザベン点眼液0.5%：キッセイ　25mg5mL1瓶[687.3円/瓶]

アレニスト点眼液0.5%：東亜薬品[539.7円/瓶]，トラニラスト点眼液0.5%「FFP」：富士フイルム[539.7円/瓶]，トラニラスト点眼液0.5%「JG」：日本ジェネリック[539.7円/瓶]，トラニラスト点眼液0.5%「SN」：シオノ[539.7円/瓶]，トラニラスト点眼液0.5%「TS」：テイカ[539.7円/瓶]，トラニラスト点眼液0.5%「サワイ」：沢井[539.7円/瓶]

トラメラス点眼液0.5%　規格：25mg5mL1瓶[575.6円/瓶]
トラニラスト　ニッテン　131

トラメラスPF点眼液0.5%を参照(P2206)

トルソプト点眼液0.5%　規格：0.5%1mL[205.2円/mL]
トルソプト点眼液1%　規格：1%1mL[297.1円/mL]
ドルゾラミド塩酸塩　参天　131

【効 能 効 果】

次の疾患で，他の緑内障治療薬で効果不十分な場合の併用療法：緑内障，高眼圧症

【対応標準病名】

◎	高眼圧症	緑内障	
○	悪性緑内障	医原性緑内障	外傷性隅角解離
	外傷性緑内障	開放隅角緑内障	過分泌緑内障
	急性炎症性緑内障	急性閉塞隅角緑内障	急性緑内障発作
	偽落屑症候群	血管新生緑内障	原発開放隅角緑内障
	原発性緑内障	原発閉塞隅角緑内障	混合型緑内障
	色素性緑内障	出血性緑内障	水晶体原性緑内障
	水晶体のう緑内障	水晶体融解緑内障	ステロイド緑内障
	正常眼圧緑内障	続発性緑内障	ポスナーシュロスマン症候群
	慢性開放角緑内障	慢性単性緑内障	慢性閉塞隅角緑内障
	無水晶体性緑内障	薬物誘発性緑内障	溶血緑内障
	緑内障性乳頭陥凹		
△	偽緑内障	原発閉塞隅角症	視神経乳頭陥凹拡大

効能効果に関連する使用上の注意

(1)本剤投与前には他剤での治療を実施すること。

(2)他剤による治療において効果不十分の場合，あるいは，副作用等で他剤の使用が継続不可能な場合に本剤の使用を検討すること。

用法用量　通常，0.5%製剤を1回1滴，1日3回点眼する。なお，十分な効果が得られない場合は，1%製剤を用いて1回1滴，1日3回点眼する。

禁忌

(1)本剤の成分に対し過敏症の既往歴のある患者

(2)重篤な腎障害のある患者

ドレニゾンテープ4μg/cm²　規格：(0.3mg)7.5cm×10cm[83.9円]
フルドロキシコルチド　大日本住友　264

【効 能 効 果】

湿疹・皮膚炎群(進行性指掌角皮症，ビダール苔癬を含む)，結節性痒疹(固定蕁麻疹を含む)，乾癬，掌蹠膿疱症，扁平紅色苔癬，アミロイド苔癬，環状肉芽腫，光沢苔癬，慢性円板状エリテマトーデス，フォックス・フォアダイス病，肥厚性瘢痕・ケロイド，尋常性白斑，シャンバーグ病，悪性リンパ腫(菌状息肉症の紅斑・扁平浸潤期等)

【対応標準病名】

◎	悪性リンパ腫	アミロイド苔癬	円板状エリテマトーデス
	環状肉芽腫	乾癬	菌状息肉症
	結節性痒疹	ケロイド	光沢苔癬

	湿疹	掌蹠膿疱症	進行性色素性皮膚病
	進行性指掌角皮症	尋常性白斑	肥厚性瘢痕
	ビダール苔癬	皮膚炎	フォックス・フォアダイス病
	扁平苔癬		
○	B細胞リンパ腫	LE蝶形皮疹	LE皮疹
	MALTリンパ腫	Tゾーンリンパ腫	亜急性皮膚エリテマトーデス
	足湿疹	アポクリン汗疹	アポクリン汗腺の障害
	胃悪性リンパ腫	異汗性湿疹	ウイルソン紅色苔癬
	エリテマトーデス	円板状乾癬	海水浴皮膚炎
	過角化症	化学性皮膚炎	角質増殖症
	貨幣状湿疹	乾癬性関節炎	乾癬性関節炎・肩関節
	乾癬性関節炎・股関節	乾癬性関節炎・指関節	乾癬性関節炎・膝関節
	乾癬性関節炎・手関節	乾癬性関節炎・仙腸関節	乾癬性関節炎・足関節
	乾癬性関節炎・肘関節	乾癬性紅皮症	乾癬性脊椎炎
	感染性皮膚炎	汗疱性湿疹	顔面急性皮膚炎
	顔面尋常性乾癬	木村病	丘疹状湿疹
	丘疹状じんま疹	急性湿疹	急性汎発性膿疱性乾癬
	急性痒疹	局面状乾癬	亀裂性湿疹
	屈曲部乾癬	頚部悪性リンパ腫	頚部肉芽腫
	頚部皮膚炎	稽留性肢端皮膚炎汎発型	結腸悪性リンパ腫
	ケロイド拘縮	ケロイド体質	ケロイド瘢痕
	限局性アミロイドーシス	限局性円板状エリテマトーデス	限局性神経皮膚炎
	甲状腺悪性リンパ腫	後天性魚鱗癬	紅斑性湿疹
	骨悪性リンパ腫	固定薬疹	臍肉芽腫
	自家感作性皮膚炎	色素性痒疹	四肢乾癬
	四肢尋常性乾癬	湿疹様発疹	紫斑性苔癬状皮膚炎
	縦隔悪性リンパ腫	十二指腸悪性リンパ腫	手指湿疹
	術後ケロイド瘢痕	主婦湿疹	掌蹠角化症
	掌蹠膿疱症性骨関節炎	小腸悪性リンパ腫	小児汎発性膿疱性乾癬
	職業性皮膚炎	脂漏性乾癬	深在性エリテマトーデス
	尋常性乾癬	真性ケロイド	心臓悪性リンパ腫
	水疱性扁平苔癬	赤色湿疹	セザリー症候群
	接触皮膚炎	穿孔性環状肉芽腫	線状苔癬
	全身湿疹	全身の尋常性乾癬	早期ケロイド
	創部瘢痕ケロイド	苔癬	大理石様白斑
	多形慢性痒疹	多発性乾癬性関節炎	単純苔癬
	直腸悪性リンパ腫	滴状乾癬	手湿疹
	点状角化症	点状乾癬	冬期湿疹
	頭部尋常性乾癬	妊娠湿疹	妊婦性皮膚炎
	熱傷後ケロイド	熱傷後瘢痕ケロイド	熱傷後瘢痕ケロイド潰瘍
	熱傷後瘢痕ケロイド拘縮	熱傷瘢痕	熱帯扁平苔癬
	念珠状紅色苔癬	膿疱性乾癬	破壊性関節炎
	白斑	鼻背部湿疹	斑状アミロイドーシス
	汎発性膿疱性乾癬	皮角	肥厚性扁平苔癬
	皮膚アミロイドーシス	皮膚異物肉芽腫	皮膚エリテマトーデス
	皮膚の肥厚性障害	びまん性乾癬	不良肉芽
	ヘブラ痒疹	扁平湿疹	扁平苔癬様角化症
	胞状異角化症	疱疹状膿痂疹	末梢性T細胞リンパ腫
	慢性湿疹	免疫芽球性リンパ節症	毛孔角化症
	薬物性接触性皮膚炎	痒疹	腰部尋常性乾癬
	落屑性湿疹	鱗状湿疹	リンパ芽球性リンパ腫
	類上皮細胞肉芽腫	類苔癬	レンネルトリンパ腫
	老人性白斑	濾胞性乾癬	濾胞性リンパ腫
△	AHアミロイドーシス	ALK陰性未分化大細胞リンパ腫	ALK陽性未分化大細胞リンパ腫
	ALアミロイドーシス	アミロイドーシス	アミロイドーシス関節炎
	アミロイド性自律神経ニューロパチー	胃MALTリンパ腫	胃アミロイドーシス
	陰のう湿疹	会陰部肛囲湿疹	腋窩湿疹
	外陰部皮膚炎	眼窩悪性リンパ腫	肝脾T細胞リンパ腫
	血管内大細胞型B細胞性リンパ腫	血管免疫芽球性T細胞リンパ腫	原発性アミロイドーシス
	原発性全身性アミロイドーシス	口腔扁平苔癬	甲状腺MALTリンパ腫
	肛門湿疹	細菌疹	色素性紫斑
	色素性紫斑性皮膚症	種痘様水疱症様リンパ腫	小児EBV陽性T細胞リンパ増殖性疾患
	小児全身性EBV陽性T細胞リンパ増殖性疾患	心アミロイドーシス	腎アミロイドーシス
	人工肛門部皮膚炎	新生児皮膚炎	精巣悪性リンパ腫
	節外性NK/T細胞リンパ腫・鼻型	全身性アミロイドーシス	大腸MALTリンパ腫
	大腸悪性リンパ腫	蛇行状血管腫	腸管症関連T細胞リンパ腫
	直腸MALTリンパ腫	手足症候群	頭部湿疹
	特発性色素性紫斑	乳房皮膚炎	脳悪性リンパ腫
	膿胸関連リンパ腫	肺MALTリンパ腫	肺アミロイドーシス
	脾B細胞性リンパ腫/白血病・分類不能型	脾悪性リンパ腫	皮下脂肪織炎様T細胞リンパ腫
	鼻前庭部湿疹	脾びまん性赤脾髄小B細胞性リンパ腫	皮膚原発性CD30陽性T細胞リンパ増殖性疾患
	皮膚原発性γδT細胞リンパ腫	皮膚原発性未分化大細胞リンパ腫	非ホジキンリンパ腫
	ヘアリー細胞白血病亜型	扁桃悪性リンパ腫	マックル・ウエルズ症候群
	末梢性T細胞リンパ腫・詳細不明	慢性色素性紫斑	マントル細胞リンパ腫
	未分化大細胞リンパ腫	薬物性口唇炎	リンパ腫
	老人性TTRアミロイドーシス	老人性アミロイドーシス	

用法用量　患部を軽く洗浄し，よく乾燥させた後，本剤を台紙に付着したまま適当な大きさに切り取り，台紙を取り除き患部に粘着面をあてて貼付する。
本剤は，貼付後12時間または24時間ごとに貼りかえる。
必要な場合，夜間のみ貼付する。
なお，貼りかえ時にも患部の洗浄および乾燥を行うこと。

禁忌
(1)細菌・真菌・スピロヘータ・ウイルス皮膚感染症および動物性皮膚疾患(疥癬，けじらみ等)
(2)本剤の成分に対し過敏症の既往歴のある患者
(3)鼓膜に穿孔のある湿疹性外耳道炎
(4)潰瘍(ベーチェット病は除く)，第2度深在性以上の熱傷・凍傷

トロンビン経口・外用剤5千「F」
規格：5,000単位1瓶[804.6円/瓶]
トロンビン経口・外用剤1万「F」
規格：10,000単位1瓶[1245.9円/瓶]
トロンビン経口・局所用液5千「F」
規格：5,000単位5mL1瓶[779.5円/瓶]

トロンビン　富士製薬　332

【効 能 効 果】

通常の結紮によって止血困難な小血管，毛細血管および実質臓器からの出血(例えば，外傷に伴う出血，手術中の出血，骨性出血，膀胱出血，抜歯後の出血，鼻出血および上部消化管からの出血など)

【対応標準病名】

◎	外傷	実質性臓器出血	出血
	上部消化管出血	抜歯後出血	鼻出血症
	膀胱出血	毛細血管出血	
○	胃出血	咽喉出血	咽頭出血
	顔面損傷	気管支出血	気管内出血
	気道出血	急性大量出血	局所出血
	後出血	喉頭出血	習慣性鼻出血
	消化管出血	上気道出血	小動脈出血

	静脈出血	生検後出血	声帯出血
	多発性外傷	多量出血	腟断端出血
	動脈性出血	特発性鼻出血	吐下血
	吐血	突発性咽頭出血	鼻血
	鼻中隔出血	縫合不全出血	
△	遺伝性出血性末梢血管拡張症	喀血	下部消化管出血
	胸部外傷	胸部損傷	下血
	血痰	喉頭外傷	喉頭損傷
	損傷	腸出血	内出血
	肺出血	肺胞出血	剥離骨折
	らせん骨折	裂離骨折	
※	**適応外使用可** 原則として，「トロンビン」を「内視鏡生検時出血」に対し処方した場合，当該使用事例を審査上認める。		

用法用量

〔トロンビン経口・外用剤「F」〕：通常，出血局所に生理食塩液で溶かした溶液(トロンビンとして50～1,000単位/mL)を噴霧もしくは灌注するか，または粉末のままで散布する。上部消化管出血の場合には，適当な緩衝剤に溶かした溶液(トロンビンとして200～400単位/mL)を経口投与する。なお，出血の部位および程度により適宜増減する。

〔トロンビン経口・局所用液「F」〕：通常，出血局所に，生理食塩液で希釈した液(トロンビンとして50～1,000単位/mL)を噴霧もしくは灌注するか，または本剤をそのまま撒布する。上部消化管出血の場合には，適当な緩衝剤で希釈した液(トロンビンとして200～400単位/mL)を経口投与する。なお，出血の部位および程度により適宜増減する。

用法用量に関連する使用上の注意　トロンビンの至適pHは7付近であり，酸により酵素活性が低下するので，本剤を上部消化管出血に用いる場合には，事前に緩衝液等により胃酸を中和させること。

警告　本剤を注射しないこと。

禁忌

(1)本剤または牛血液を原料とする製剤(フィブリノリジン，幼牛血液抽出物等)に対し過敏症の既往歴のある患者
(2)凝血促進剤(ヘモコアグラーゼ)，抗プラスミン剤(イプシロンアミノカプロン酸，トラネキサム酸)，アプロチニン製剤を投与中の患者

併用禁忌

薬剤名等	臨床症状・措置方法	機序・危険因子
ヘモコアグラーゼ レプチラーゼ イプシロンアミノカプロン酸 イプシロン トラネキサム酸 トランサミン	血栓形成傾向があらわれるおそれがある。	凝血促進剤，抗プラスミン剤およびトロンビンは血栓形成を促進する薬剤であり，併用により血栓形成傾向が相加的に増大する。
アプロチニン トラジロール		アプロチニンは抗線溶作用を有するため，トロンビンとの併用により血栓形成傾向が増大する。

献血トロンビン経口・外用5000単位「ベネシス」：日本血液　5,000単位1袋[947.5円/袋]，献血トロンビン経口・外用1万単位「ベネシス」：日本血液　10,000単位1袋[1406.4円/袋]，トロンビン液モチダソフトボトル5千：持田　5,000単位5mL1キット[1036円/キット]，トロンビン液モチダソフトボトル1万：持田　10,000単位10mL1キット[1441.3円/キット]

ナウゼリン坐剤10　規格：10mg1個[61.9円/個]
ナウゼリン坐剤30　規格：30mg1個[102.3円/個]
ドンペリドン　協和発酵キリン　239

【効能効果】

小児

下記疾患および薬剤投与時の消化器症状(悪心，嘔吐，食欲不振，腹部膨満，腹痛)
(1)周期性嘔吐症，乳幼児下痢症，上気道感染症
(2)抗悪性腫瘍剤投与時

【対応標準病名】

◎	アセトン血性嘔吐症	嘔吐症	悪心
	化学療法に伴う嘔吐症	急性上気道炎	食欲不振
	乳児冬期下痢症	腹痛症	腹部膨満
○	アデノウイルス腸炎	胃内ガス貯留	ウイルス性胃腸炎
	ウイルス性下痢	ウイルス性腸炎	エンテロウイルス腸炎
	嘔気	おくび	回盲部痛
	下腹痛	鼓腸	臍下部痛
	臍周囲痛	持続性臍仙痛	持続腹痛
	習慣性嘔吐	周期性腹痛	小児仙痛
	仙痛	側腹部痛	鼡径部痛
	胆汁性嘔吐	腸仙痛	伝染性下痢症
	乳幼児仙痛	ノロウイルス性胃腸炎	ノロウイルス性腸炎
	反復性嘔吐	反復性臍仙痛	反復性腹痛
	腹部圧痛	流行性嘔吐症	
△	胃痛	咽頭気管炎	咽頭喉頭炎
	咽頭扁桃炎	ウイルス性胃腸炎に伴う痙攣	ガス痛
	かぜ	感冒	急性咽頭喉頭炎
	急性咽頭扁桃炎	急性口蓋扁桃炎	急性腹症
	術後悪心	小腹急結	上腹部痛
	食後悪心	心窩部痛	舌扁桃炎
	虫垂仙痛	中枢性嘔吐症	腸骨窩部痛
	特発性嘔吐症	脳性嘔吐	ノロウイルス性胃腸炎に伴う痙攣
	白色便性下痢症	反芻	腹壁痛
	糞便性嘔吐	放屁	連鎖球菌性上気道感染
	ロタウイルス感染症	ロタウイルス性胃腸炎	ロタウイルス性胃腸炎に伴う痙攣
	ロタウイルス性腸炎		

用法用量　小児：3才未満の場合，通常ドンペリドンとして1回10mgを1日2～3回直腸内に投与する。3才以上の場合，通常ドンペリドンとして1回30mgを1日2～3回直腸内に投与する。なお，年令，体重，症状により適宜増減する。

禁忌

(1)本剤の成分に対し過敏症の既往歴のある患者
(2)妊婦又は妊娠している可能性のある婦人
(3)消化管出血，機械的イレウス，消化管穿孔の患者
(4)プロラクチン分泌性の下垂体腫瘍(プロラクチノーマ)の患者

アースレナン坐剤10：ローマン工業　10mg1個[34.3円/個]，アースレナン坐剤30：ローマン工業　30mg1個[58.9円/個]，ドンペリドン坐剤10mg「JG」：長生堂　10mg1個[34.3円/個]，ドンペリドン坐剤10mg「日新」：日新－山形　10mg1個[34.3円/個]，ドンペリドン坐剤30mg「JG」：長生堂　30mg1個[47.5円/個]，ドンペリドン坐剤30mg「日新」：日新－山形　30mg1個[58.9円/個]

ナウゼリン坐剤60
規格：60mg1個[136.1円/個]
ドンペリドン　協和発酵キリン　239

【効 能 効 果】

成人
下記疾患および薬剤投与時の消化器症状(悪心,嘔吐,食欲不振,腹部膨満,上腹部不快感,胸やけ)
(1)胃・十二指腸手術後
(2)抗悪性腫瘍剤投与時

【対応標準病名】

◎	胃潰瘍	胃十二指腸潰瘍	嘔吐症
	悪心	化学療法に伴う嘔吐症	十二指腸潰瘍
	食欲不振	腹部不快感	腹部膨満
	胸やけ		
○	胃十二指腸潰瘍瘢痕	胃内ガス貯留	噯気
	おくび	急性胃粘膜病変	クッシング潰瘍
	鼓腸	再発性十二指腸潰瘍	習慣性嘔吐
	術後胃潰瘍	術後胃十二指腸潰瘍	術後悪心
	術後十二指腸潰瘍	ストレス潰瘍	ストレス性胃潰瘍
	ストレス性十二指腸潰瘍	穿通性胃潰瘍	穿通性十二指腸潰瘍
	多発胃潰瘍	多発性十二指腸潰瘍	多発性出血性胃潰瘍
	胆汁性嘔吐	デュラフォイ潰瘍	難治性十二指腸潰瘍
	慢性胃潰瘍活動期	慢性十二指腸潰瘍活動期	薬剤性胃潰瘍
△	NSAID 胃潰瘍	NSAID 十二指腸潰瘍	アセトン血性嘔吐症
	胃潰瘍瘢痕	異常腸音	胃穿孔
	胃内停水	胃びらん	ガス痛
	急性胃潰瘍	急性胃潰瘍穿孔	急性十二指腸潰瘍
	急性十二指腸潰瘍穿孔	急性出血性胃潰瘍	急性出血性胃潰瘍穿孔
	急性出血性十二指腸潰瘍	急性出血性十二指腸潰瘍穿孔	胸脇苦満
	口苦	口腔内異常感症	口腔内感覚異常症
	黒色便	再発性胃潰瘍	残胃潰瘍
	しぶり腹	十二指腸潰瘍瘢痕	十二指腸球後部潰瘍
	十二指腸穿孔	十二指腸びらん	出血性胃潰瘍
	出血性胃潰瘍穿孔	出血性十二指腸潰瘍	出血性十二指腸潰瘍穿孔
	小腹拘急	小腹硬満	小腹不仁
	食後悪心	食道異物感	心因性胃潰瘍
	心下急	心下痞	心下痞堅
	心下痞硬	心窩部振水音	心窩部不快
	ステロイド潰瘍	ステロイド潰瘍穿孔	摂食機能障害
	穿孔性胃潰瘍	穿孔性十二指腸潰瘍	蠕動亢進
	大量便	中枢性嘔吐症	腸音欠如
	腸音亢進	つかえ感	特発性嘔吐症
	難治性胃潰瘍	粘液便	脳性嘔吐
	排便習慣の変化	排便障害	反芻
	反復性嘔吐	腹皮拘急	腹部腫脹
	糞便性嘔吐	便異常	便色異常
	便潜血	放屁	慢性胃潰瘍
	慢性十二指腸潰瘍	緑色便	

用法用量　成人：通常，ドンペリドンとして1回60mgを1日2回直腸内に投与する。なお，年令，症状により適宜増減する。

禁忌
(1)本剤の成分に対し過敏症の既往歴のある患者
(2)妊婦又は妊娠している可能性のある婦人
(3)消化管出血，機械的イレウス，消化管穿孔の患者
(4)プロラクチン分泌性の下垂体腫瘍(プロラクチノーマ)の患者

ナサニール点鼻液0.2%
規格：10mg5mL1瓶[9674.6円/瓶]
酢酸ナファレリン　ファイザー　249

【効 能 効 果】

子宮内膜症
子宮筋腫の縮小及び子宮筋腫に基づく下記諸症状の改善：過多月経，下腹痛，腰痛，貧血

【対応標準病名】

◎	過多月経	下腹痛	子宮筋腫
	子宮内膜症	貧血	腰痛症
○	外性子宮内膜症	回盲部痛	過長月経
	下背部ストレイン	巨大子宮筋腫	筋筋膜性腰痛症
	筋腫合併妊娠	筋腫合併分娩	骨盤子宮内膜症
	臍下部痛	臍周囲痛	子宮筋腫術後
	子宮頚部筋腫	子宮腺筋症	子宮体部筋腫
	子宮腟部筋腫	子宮有茎筋腫	思春期貧血
	持続性臍仙痛	漿膜下子宮平滑筋腫	正球性正色素性貧血
	正球性貧血	正色素性貧血	鼡径部痛
	多発性子宮筋腫	虫垂仙痛	腸骨窩部痛
	腸仙痛	腸の子宮内膜症	チョコレートのう胞
	殿部痛	反復性臍仙痛	頻発月経
	壁内子宮平滑筋腫	本態性貧血	有茎性漿膜下子宮筋腫
	有茎性漿膜下子宮筋腫茎捻転	腰殿部痛	腰腹痛
	卵管子宮内膜症	卵巣子宮内膜症	卵巣子宮内膜症のう胞
	老人性貧血		
△	異常月経	急性腹症	急性腰痛症
	月経異常	月経不順	産褥期鉄欠乏性貧血
	子宮粘膜下筋腫	持続腹痛	周期性腹痛
	症候性貧血	赤血球造血刺激因子製剤低反応性貧血	低形成性貧血
	反復性腹痛	不規則月経	腹痛症
	慢性貧血		

用法用量　通常，成人には1回あたり片側の鼻腔内に1噴霧(ナファレリンとして200μg)を1日2回，月経周期1～2日目より投与する。

禁忌
(1)診断のつかない異常性器出血のある患者
(2)妊婦又は妊娠している可能性のある患者
(3)授乳期の患者
(4)本剤の成分又は他のGn-RH誘導体に対して過敏症の既往歴のある患者

ナファレリール点鼻液0.2%：富士製薬[6916.8円/瓶]

ナシビン点鼻・点眼液0.05%
規格：0.05%1mL[4.4円/mL]
オキシメタゾリン塩酸塩　佐藤　139

【効 能 効 果】

(1)耳鼻科用：上気道の諸疾患の充血・うっ血
(2)眼科用：表在性充血(原因療法と併用)

【対応標準病名】

◎	結膜充血	喉頭うっ血	
○	うっ血性鼻炎	声門うっ血	
△	萎縮性喉頭炎	萎縮性鼻炎	潰瘍性鼻炎
	カタル性喉頭炎	カタル性鼻炎	化膿性鼻炎
	乾燥性喉頭炎	乾燥性鼻炎	急性鼻炎
	血管運動性鼻炎	結膜動脈瘤	結膜のう胞
	結膜浮腫	好酸球増多性鼻炎	再発翼状片
	臭鼻症	肉芽腫性鼻炎	鼻炎
	肥厚性鼻炎	肥大性喉頭炎	閉塞性鼻炎
	慢性咽喉頭炎	慢性喉頭炎	慢性喉頭蓋炎
	慢性鼻炎		

用法用量

耳鼻科用

通常，成人1回2～3滴を1日1～4回点鼻する。

なお，年齢，症状により適宜増減する。

眼科用

通常，成人1回1～2滴を1日1～4回点眼する。

なお，年齢，症状により適宜増減する。

禁忌

－耳鼻科用剤－

(1)本剤に対し過敏症の既往歴のある患者

(2)2歳未満の幼児・乳児

(3)モノアミン酸化酵素阻害剤を投与中の患者

－眼科用剤－

(1)閉塞隅角緑内障の患者

(2)モノアミン酸化酵素阻害剤を投与中の患者

併用禁忌

薬剤名等	臨床症状・措置方法	機序・危険因子
モノアミン酸化酵素阻害剤	急激な血圧上昇を起こすおそれがある。	両剤共に血圧上昇作用があるため，相加的に作用が増強すると考えられている。

ナゾネックス点鼻液50μg56噴霧用

規格：5mg10g1瓶［1928.2円/瓶］

ナゾネックス点鼻液50μg112噴霧用

規格：9mg18g1瓶［3856.4円/瓶］

モメタゾンフランカルボン酸エステル水和物　MSD　132

【効 能 効 果】

アレルギー性鼻炎

【対応標準病名】

◎	アレルギー性鼻炎		
○	アレルギー性鼻結膜炎	イネ科花粉症	カモガヤ花粉症
	季節性アレルギー性鼻炎	スギ花粉症	通年性アレルギー性鼻炎
	ヒノキ花粉症	ブタクサ花粉症	
△	アレルギー性鼻咽頭炎	花粉症	血管運動性鼻炎

用法用量

＜成人＞：通常，成人には，各鼻腔に2噴霧ずつ1日1回投与する(モメタゾンフランカルボン酸エステルとして1日200μg)。

＜小児＞

通常，12歳未満の小児には，各鼻腔に1噴霧ずつ1日1回投与する(モメタゾンフランカルボン酸エステルとして1日100μg)。

通常，12歳以上の小児には，各鼻腔に2噴霧ずつ1日1回投与する(モメタゾンフランカルボン酸エステルとして1日200μg)。

禁忌

(1)有効な抗菌剤の存在しない感染症，全身性の真菌症の患者

(2)本剤の成分に対して過敏症の既往歴のある患者

ナパゲルンクリーム3%　規格：3%1g［8.6円/g］

ナパゲルン軟膏3%　規格：3%1g［8.6円/g］

ナパゲルンローション3%　規格：3%1mL［8.6円/mL］

フェルビナク　ファイザー　264

【効 能 効 果】

下記疾患並びに症状の鎮痛・消炎

変形性関節症

筋・筋膜性腰痛症

肩関節周囲炎

腱・腱鞘炎

腱周囲炎

上腕骨上顆炎(テニス肘等)

筋肉痛

外傷後の腫脹・疼痛

【対応標準病名】

◎	外傷	外側上顆炎	肩関節周囲炎
	筋筋膜性腰痛症	筋肉痛	腱炎
	腱鞘炎	挫傷	手指変形性関節症
	全身性変形性関節症	創傷	テニス肘
	疼痛	変形性肩関節症	変形性関節症
	変形性胸鎖関節症	変形性肩鎖関節症	変形性股関節症
	変形性膝関節症	変形性手関節症	変形性足関節症
	変形性肘関節症	変形性中手関節症	母指CM関節変形性関節症
○	CM関節変形性関節症	DIP関節変形性関節症	PIP関節変形性関節症
あ	アキレス腱腱鞘炎	アキレス周囲膿瘍	足炎
	圧挫傷	圧挫創	一側性外傷後股関節症
	一側性外傷後膝関節症	一側性形成不全性股関節症	一側性原発性股関節症
	一側性原発性膝関節症	一側性続発性股関節症	一側性続発性膝関節症
か	遠位橈尺関節変形性関節症	外傷後股関節症	外傷後膝関節症
	外傷性肩関節症	外傷性関節症	外傷性関節障害
	外傷性股関節症	外傷性膝関節症	外傷性手関節症
	外傷性足関節症	外傷性肘関節症	外傷性母指CM関節症
	回旋腱板症候群	踵関節症	踵痛
	下肢筋肉痛	下肢腱腱鞘炎	下肢痛
	下腿三頭筋痛	下腿痛	肩関節腱板炎
	肩関節硬結性腱炎	肩関節症	肩周囲炎
	肩石灰性腱炎	滑膜炎	化膿性腱鞘炎
	下背部ストレイン	環指化膿性腱鞘炎	環指屈筋腱腱鞘炎
	環指腱鞘炎	環指痛	関節挫傷
	関節周囲炎	関節症	関節打撲
	関節内骨折	関節包炎	顔面損傷
	急性疼痛	急性腰痛症	急速破壊型股関節症
	胸骨周囲炎	狭窄性腱鞘炎	胸鎖乳突筋痛
	胸背部筋肉痛	胸背部痛	胸部筋肉痛
	胸腹部筋痛	棘上筋症候群	筋損傷
	頚肩部筋肉痛	頚性頭痛	形成不全性股関節症
	頚背部痛	頚部筋肉痛	頚部痛
	結合織炎	肩甲周囲炎	肩甲部筋肉痛
	腱損傷	原発性関節症	原発性股関節症
	原発性膝関節症	原発性全身性関節症	原発性変形性関節症
	原発性母指CM関節症	肩部筋痛	腱付着部炎
	腱付着部症	肩部痛	後足部痛
	項背部筋痛	項部筋肉痛	項部痛
	股関節症	股痛	根性腰痛症
さ	坐骨神経根炎	坐骨神経痛	坐骨単神経根炎
	擦過創	挫滅傷	趾関節症
	示指化膿性腱鞘炎	示指屈筋腱腱鞘炎	示指腱鞘炎
	四肢痛	示指痛	示指ばね指
	四肢末端痛	趾伸筋腱腱鞘炎	持続痛
	趾痛	膝関節滑膜炎	膝関節症
	膝部腱膜炎	手関節周囲炎	手関節症
	手関節部腱鞘炎	手根関節症	手指腱鞘炎
	手指痛	手背部痛	手部腱鞘炎
	手部痛	漿液性滑膜炎	踵骨棘
	小指化膿性腱鞘炎	上肢筋肉痛	小指屈筋腱腱鞘炎
	小指腱鞘炎	小指痛	上肢痛
	上腕筋肉痛	上腕三頭筋腱鞘炎	上腕三頭筋痛
	上腕神経痛	上腕痛	上腕二頭筋腱炎
	上腕二頭筋腱鞘炎	上腕二頭筋痛	神経根炎
	靱帯炎	脊髄神経根症	脊椎関節痛
	脊椎痛	線維筋痛症	前足部痛

	先天性股関節脱臼治療後亜脱臼	前腕筋肉痛	前腕痛
	前腕部腱鞘炎	僧帽筋痛	足関節周囲炎
	足関節症	足関節部腱鞘炎	足痛
	足底筋腱付着部炎	足底部痛	足背腱鞘炎
	足背痛	続発性関節症	続発性股関節症
	続発性膝関節症	続発性多発性関節症	続発性母指CM関節症
た	足部屈筋腱腱鞘炎	大腿筋痛	大腿痛
	大腿内側部痛	多発性外傷	多発性関節症
	多発性筋肉痛	打撲傷	弾発母趾
	肘関節滑膜炎	肘関節症	中指化膿性腱鞘炎
	中指屈筋腱腱鞘炎	中指腱鞘炎	中指痛
	中足骨痛症	中足部痛	肘頭骨棘
	手化膿性腱鞘炎	手屈筋腱腱鞘炎	手伸筋腱腱鞘炎
	殿部筋肉痛	殿部痛	ドゥ・ケルバン腱鞘炎
	橈骨茎状突起腱鞘炎	橈側手根屈筋腱鞘炎	頭部筋肉痛
な	内側上顆炎	難治性疼痛	肉離れ
は	二次性変形性関節症	背部圧迫感	背部筋肉痛
	背部痛	皮下損傷	肘周囲炎
	非特異性慢性滑膜炎	非熱傷性水疱	腓腹筋痛
	腓腹部痛	皮膚損傷	びらん性関節症
	腹壁筋痛	ブシャール結節	ヘーガース結節
	ヘバーデン結節	母指CM関節症	母指化膿性腱鞘炎
	母指関節症	母指球部痛	母指狭窄性腱鞘炎
	母指屈筋腱腱鞘炎	母指腱鞘炎	母指痛
ま	母趾痛	慢性アキレス腱腱鞘炎	慢性滑膜炎症
や	野球肩	野球肘	癒着性肩関節包炎
	腰筋痛症	腰仙部神経根炎	腰痛坐骨神経痛症候群
	腰痛症	腰殿部痛	腰背筋痛症
ら	腰腹痛	腰部神経根炎	らせん骨折
	リウマチ性筋炎	両側性外傷後股関節症	両側性外傷後膝関節症
	両側性外傷性母指CM関節症	両側性形成不全性股関節症	両側性原発性股関節症
	両側性原発性膝関節症	両側性原発性母指CM関節症	両側性続発性股関節症
	両側性続発性膝関節症	両側性続発性母指CM関節症	裂離骨折
	老人性関節炎	老年性股関節症	肋間筋肉痛
△あ	MRSA術後創部感染	アキレス腱部石灰化症	亜脱臼
	圧痛	圧迫骨折	一過性関節症
	咽頭開放創	咽頭創傷	会陰部化膿創
か	横隔膜損傷	横骨折	外耳開放創
	外耳道創傷	外耳部外傷性異物	外耳部割創
	外耳部貫通創	外耳部咬創	外耳部挫創
	外耳部刺創	外耳部創傷	外傷後遺症
	外傷性異物	外傷性横隔膜ヘルニア	外傷性眼球ろう
	外傷性咬合	外傷性虹彩離断	外傷性硬膜動静脈瘻
	外傷性耳出血	外傷性食道破裂	外傷性切断
	外傷性動静脈瘻	外傷性動脈血腫	外傷性動脈瘤
	外傷性乳び胸	外傷性皮下血腫	外耳裂創
	開放骨折	開放性陥没骨折	開放性脱臼
	開放性脱臼骨折	開放性粉砕骨折	下咽頭創傷
	下顎外傷性異物	下顎開放創	下顎割創
	下顎貫通創	下顎口唇挫創	下顎咬創
	下顎挫創	下顎刺創	下顎創傷
	下顎部皮膚欠損創	下顎裂創	顎関節部開放創
	顎関節部割創	顎関節部貫通創	顎関節部咬創
	顎関節部挫創	顎関節部刺創	顎関節部創傷
	顎関節部裂創	角膜挫創	角膜切傷
	角膜切創	角膜創傷	角膜破裂
	角膜裂傷	肩インピンジメント症候群	肩滑液包炎
	肩関節異所性骨化	カテーテル感染症	カテーテル敗血症
	眼窩創傷	眼球結膜裂傷	眼球損傷
	眼球破裂	眼球裂傷	眼瞼外傷性異物

	眼瞼開放創	眼瞼割創	眼瞼貫通創
	眼瞼咬創	眼瞼挫創	眼瞼刺創
	眼瞼創傷	眼瞼裂創	環指ばね指
	眼周囲部外傷性異物	眼周囲部開放創	眼周囲部割創
	眼周囲部貫通創	眼周囲部咬創	眼周囲部挫創
	眼周囲部刺創	眼周囲部創傷	眼周囲部裂創
	関節血腫	関節骨折	完全骨折
	完全脱臼	眼部外傷性異物	眼部開放創
	眼部割創	眼部貫通創	眼部咬創
	眼部挫創	眼部刺創	眼部創傷
	眼部裂創	陥没骨折	顔面汚染創
	顔面外傷性異物	顔面開放創	顔面割創
	顔面貫通創	顔面咬創	顔面挫創
	顔面刺創	顔面創傷	顔面掻創
	顔面多発開放創	顔面多発割創	顔面多発貫通創
	顔面多発咬創	顔面多発挫創	顔面多発刺創
	顔面多発創傷	顔面多発裂創	顔面皮膚欠損創
	顔面裂創	胸管損傷	胸腺損傷
	頬粘膜咬創	胸部外傷	頬部外傷性異物
	頬部開放創	頬部割創	頬部貫通創
	頬部咬創	頬部挫創	頬部刺創
	胸部食道損傷	頬部創傷	胸部損傷
	頬部皮膚欠損創	頬部裂創	強膜切創
	強膜創傷	強膜裂傷	棘上筋石灰化症
	亀裂骨折	筋断裂	筋肉内異物残留
	筋肉内血腫	屈曲骨折	頚部食道開放創
	血管切断	血管損傷	血腫
	結膜創傷	結膜裂傷	腱鞘巨細胞腫
	腱断裂	腱部分断裂	腱裂傷
	高エネルギー外傷	口蓋切創	口蓋裂創
	口角部挫創	口角部裂創	口腔開放創
	口腔割創	口腔挫創	口腔刺創
	口腔創傷	口腔粘膜咬創	口腔裂創
	口唇外傷性異物	口唇開放創	口唇割創
	口唇貫通創	口唇咬創	口唇挫創
	口唇刺創	口唇創傷	口唇裂創
	喉頭外傷	喉頭損傷	後方脱臼
さ	骨折	擦過皮下血腫	産科的創傷の血腫
	耳介外傷性異物	耳介開放創	耳介割創
	耳介貫通創	耳介咬創	耳介挫創
	耳介刺創	耳介創傷	耳介裂創
	趾化膿創	指間切創	示指化膿創
	四肢静脈損傷	四肢動脈損傷	耳前部挫創
	膝蓋下脂肪体肥大	歯肉切創	歯肉裂創
	脂肪織炎	斜骨折	縦隔血腫
	縦骨折	重複骨折	手関節掌側部挫創
	手関節部挫創	手関節部創傷	種子骨開放骨折
	種子骨骨折	手術創部膿瘍	手掌挫創
	手掌刺創	手掌切創	手掌剥皮創
	手掌皮膚欠損創	術後横隔膜下膿瘍	術後感染症
	術後髄膜炎	術後創部感染	術後膿瘍
	術後敗血症	術後腹腔内膿瘍	術後腹壁膿瘍
	手背皮膚欠損創	手背部挫創	手背部切創
	上顎部裂創	小指ばね指	上唇小帯裂創
	食道損傷	神経原性関節症	神経障害性疼痛
	神経叢不全損傷	神経損傷	神経断裂
	靭帯ストレイン	靭帯損傷	靭帯断裂
	身体痛	靭帯捻挫	靭帯裂傷
	ストレイン	声門外傷	石灰性腱炎
	舌開放創	舌下顎挫創	舌咬創
	舌挫創	舌刺創	舌切創
	舌創傷	舌裂創	前額部外傷性異物
	前額部開放創	前額部割創	前額部貫通創
	前額部咬創	前額部挫創	前額部刺創

	前額部創傷	前額部皮膚欠損創	前額部裂創
	前頚頭頂部挫創	線状骨折	全身痛
	前方脱臼	創傷感染症	創傷はえ幼虫症
た	創部膿瘍	損傷	大腿汚染創
	大腿咬創	大腿挫創	大腿皮膚欠損創
	大腿部開放創	大腿部刺創	大腿部切創
	大腿裂創	大転子部挫創	脱臼
	脱臼骨折	打撲血腫	打撲皮下血腫
	単純脱臼	腟断端炎	中指ばね指
	中手骨関節部挫創	虫垂炎術後残膿瘍	中枢神経系損傷
	中枢神経障害性疼痛	転位性骨折	頭部多発開放創
	頭部多発割創	頭部多発咬創	頭部多発挫創
	頭部多発刺創	頭部多発創傷	頭部多発裂創
	動脈損傷	特発性関節脱臼	鈍痛
な	軟口蓋挫創	軟口蓋創傷	軟口蓋破裂
	軟部組織内異物	尿管切石術後感染症	捻挫
は	剥離骨折	抜歯後感染	ばね指
	破裂骨折	皮下異物	皮下血腫
	皮下静脈損傷	鼻根部打撲挫創	鼻根部裂創
	皮神経挫傷	鼻前庭部挫創	鼻尖部挫創
	鼻部外傷性異物	鼻部開放創	眉部割創
	鼻部割創	鼻部貫通創	鼻部咬創
	鼻部挫創	鼻部刺創	鼻部創傷
	皮膚疼痛症	鼻部皮膚欠損創	鼻部裂創
	眉毛部割創	眉毛部裂創	病的骨折
	表皮剥離	鼻翼部切創	鼻翼部裂創
	複雑脱臼	副鼻腔開放創	腹壁縫合糸膿瘍
	不全骨折	ブラックアイ	粉砕骨折
	閉鎖性骨折	閉鎖性脱臼	縫合糸膿瘍
	縫合部膿瘍	放散痛	母指示指間切創
ま	母指ばね指	末梢血管外傷	末梢神経障害性疼痛
	末梢神経損傷	眉間部挫創	眉間部裂創
ら	耳後部挫創	網脈絡膜裂傷	離開骨折
	裂離	若木骨折	

用法用量

〔クリーム，軟膏〕：症状により，適量を１日数回患部に塗擦する。
〔ローション〕：症状により，適量を１日数回患部に塗布する。

禁忌

(1)本剤の成分に対し過敏症の既往歴のある患者
(2)アスピリン喘息（非ステロイド性消炎鎮痛剤等による喘息発作の誘発）又はその既往歴のある患者

スミルスチック3%：三笠　3%1g[7.8円/g]，スミルローション3%：三笠　3%1mL[3.9円/mL]，フェルビナクローション3%「ラクール」：東光薬品　3%1mL[3.9円/mL]

ナボールゲル1%　規格：1%1g[8.1円/g]
ナボールテープ15mg　規格：7cm×10cm1枚[18.5円/枚]
ナボールテープL30mg　規格：10cm×14cm1枚[29.8円/枚]
ナボールパップ70mg　規格：7cm×10cm1枚[18.5円/枚]
ナボールパップ140mg　規格：10cm×14cm1枚[29.8円/枚]
ジクロフェナクナトリウム　久光　264

【効 能 効 果】

下記疾患並びに症状の鎮痛・消炎：変形性関節症，肩関節周囲炎，腱・腱鞘炎，腱周囲炎，上腕骨上顆炎（テニス肘等），筋肉痛（筋・筋膜性腰痛症等），外傷後の腫脹・疼痛

【対応標準病名】

◎	外傷	外側上顆炎	肩関節周囲炎
	筋筋膜性腰痛症	筋肉痛	腱炎
	腱鞘炎	挫傷	手指変形性関節症
	全身性変形性関節症	創傷	テニス肘
	疼痛	変形性肩関節症	変形性関節症
	変形性胸鎖関節症	変形性肩鎖関節症	変形性股関節症
	変形性膝関節症	変形性手関節症	変形性足関節症
	変形性肘関節症	変形性中手関節症	母指CM関節変形性関節症
	腰痛症		
○	CM関節変形性関節症	DIP関節変形性関節症	PIP関節変形性関節症
あ	アキレス腱腱鞘炎	アキレス腱部石灰化症	アキレス周囲膿瘍
	足炎	亜脱臼	圧挫傷
	圧挫創	一過性関節症	一側性外傷後股関節症
	一側性外傷後膝関節症	一側性形成不全性股関節症	一側性原発性股関節症
	一側性原発性膝関節症	一側性続発性股関節症	一側性続発性膝関節症
	犬咬創	遠位橈尺関節変形性関節症	汚染擦過創
か	外傷後股関節症	外傷後膝関節症	外傷性異物
	外傷性肩関節症	外傷性関節症	外傷性関節障害
	外傷性股関節症	外傷性膝関節症	外傷性手関節症
	外傷性足関節症	外傷性肘関節症	外傷性皮下血腫
	外傷性母指CM関節症	回旋腱板症候群	開放性脱臼
	踵関節症	踵痛	下肢筋肉痛
	下肢腱腱鞘炎	下肢痛	下腿三頭筋痛
	下腿痛	肩インピンジメント症候群	肩滑液包炎
	肩関節異所性骨化	肩関節腱板炎	肩関節硬結性腱炎
	肩関節症	肩周囲炎	肩石灰性腱炎
	滑膜炎	化膿性筋炎	化膿性腱鞘炎
	下背部ストレイン	下腹部筋炎	環指化膿性腱鞘炎
	環指屈筋腱腱鞘炎	環指腱鞘炎	環指痛
	間質性筋炎	環指ばね指	関節血腫
	関節挫傷	関節周囲炎	関節症
	関節打撲	関節内骨折	関節包炎
	感染性筋炎	完全脱臼	顔面損傷
	急性筋炎	急性疼痛	急性腰痛症
	急速破壊型股関節症	胸骨周囲炎	狭窄性腱鞘炎
	胸鎖乳突筋炎	胸鎖乳突筋痛	胸椎部痛
	胸背部筋肉痛	胸背部痛	胸部外傷
	胸部筋肉痛	胸腹部筋痛	胸部損傷
	棘刺創	棘上筋症候群	棘上筋石灰化症
	魚咬創	筋炎	筋損傷
	筋断裂	筋肉内血腫	筋膿瘍
	頚肩部筋肉痛	頚性頭痛	形成不全性股関節症
	頚背部痛	頚部炎症	頚部筋炎
	頚部筋肉痛	頚部痛	結合織炎
	血腫	限局性筋炎	肩甲周囲炎
	肩甲部筋肉痛	腱損傷	腱断裂
	原発性関節症	原発性股関節症	原発性膝関節症
	原発性全身性関節症	原発性変形性関節症	原発性母指CM関節症
	肩部筋痛	腱付着部炎	腱付着部症
	肩部痛	腱部分断裂	腱裂傷
	高エネルギー外傷	咬筋炎	溝創
	咬創	後足部痛	喉頭外傷
	喉頭損傷	項背部筋痛	項部筋炎
	項部筋肉痛	項部痛	後方脱臼
	股関節症	股痛	骨折
	根性腰痛症	昆虫咬創	昆虫刺傷
さ	採皮創	挫創	擦過創
	擦過皮下血腫	挫滅傷	挫滅創
	趾関節症	刺咬症	示指化膿性腱鞘炎
	示指屈筋腱腱鞘炎	示指腱鞘炎	四肢痛
	示指痛	示指ばね指	四肢末端痛
	趾伸筋腱腱鞘炎	刺創	持続痛
	趾痛	膝関節滑膜炎	膝関節症
	膝部腱膜炎	手関節周囲炎	手関節症

	手関節部腱鞘炎	手根関節症	手指腱鞘炎
	手指痛	手背部痛	手部腱鞘炎
	手部痛	漿液性滑膜炎	踵骨棘
	小指化膿性腱鞘炎	上肢筋肉痛	小指屈筋腱腱鞘炎
	小指腱鞘炎	小指痛	上肢痛
	小指ばね指	上腕過労性筋炎	上腕筋炎
	上腕筋肉痛	上腕三頭筋筋炎	上腕三頭筋腱鞘炎
	上腕三頭筋痛	上腕痛	上腕二頭筋筋炎
	上腕二頭筋腱炎	上腕二頭筋腱鞘炎	上腕二頭筋痛
	針刺創	靱帯炎	靱帯ストレイン
	靱帯損傷	靱帯断裂	靱帯捻挫
	靱帯裂傷	ストレイン	脊椎関節痛
	脊椎痛	石灰性腱炎	切創
	切断	線維筋痛症	全身擦過創
	前足部痛	穿通創	先天性股関節脱臼治療後亜脱臼
	前方脱臼	前腕筋肉痛	前腕痛
	前腕部腱鞘炎	掻創	僧帽筋痛
	足関節症	足関節部腱鞘炎	足痛
	足底部痛	足背腱鞘炎	足背痛
	続発性関節症	続発性股関節症	続発性膝関節症
	続発性多発性関節症	続発性母指CM関節症	足部屈筋腱腱鞘炎
た	大胸筋炎	大腿筋炎	大腿筋痛
	大腿直筋炎	大腿痛	大腿内側部痛
	大腿部筋炎	脱臼	多発性外傷
	多発性関節症	多発性筋肉痛	打撲割創
	打撲血腫	打撲挫創	打撲擦過創
	打撲傷	打撲皮下血腫	単純脱臼
	肘関節滑膜炎	肘関節症	中指化膿性腱鞘炎
	中指屈筋腱腱鞘炎	中指腱鞘炎	中指痛
	中指ばね指	中足部痛	肘頭骨棘
	腸腰筋炎	手化膿性腱鞘炎	手屈筋腱腱鞘炎
	手伸筋腱腱鞘炎	殿筋炎	殿部筋肉痛
	殿部痛	ドゥ・ケルバン腱鞘炎	橈骨茎状突起腱鞘炎
	橈側手根屈筋腱鞘炎	頭部筋肉痛	動物咬創
な	特発性関節脱臼	内側上顆炎	難治性疼痛
	肉離れ	二次性変形性関節症	猫咬創
は	捻挫	背筋炎	背部圧迫感
	背部筋肉痛	背部痛	ばね指
	皮下異物	皮下血腫	皮下損傷
	肘周囲炎	非特異性慢性滑膜炎	非熱傷性水疱
	腓腹筋痛	腓腹部痛	皮膚欠損創
	皮膚損傷	皮膚剥脱創	表皮剥離
	びらん性関節症	疲労性筋炎	複雑脱臼
	腹直筋炎	腹部筋炎	腹壁筋痛
	ブシャール結節	閉鎖性脱臼	ヘーガース結節
	ヘバーデン結節	母指CM関節症	母指化膿性腱鞘炎
	母指関節症	母指球部痛	母指狭窄性腱鞘炎
	母指屈筋腱腱鞘炎	母指腱鞘炎	母指痛
ま	母趾痛	母指ばね指	慢性アキレス腱腱鞘炎
や	慢性滑膜炎症	野球肩	野球肘
	癒着性肩関節包炎	腰筋痛症	腰殿部痛
ら	腰背筋痛症	腰腹痛	らせん骨折
	リウマチ性筋炎	両側性外傷後股関節症	両側性外傷後膝関節症
	両側性外傷性母指CM関節症	両側性形成不全性股関節症	両側性原発性股関節症
	両側性原発性膝関節症	両側性原発性母指CM関節症	両側性続発性股関節症
	両側性続発性膝関節症	両側性続発性母指CM関節症	轢過創
	裂傷	裂創	裂離
	裂離骨折	老人性関節炎	老年性股関節症
	肋間筋肉痛		
△あ	MRSA術後創部感染	足異物	圧痛
	圧迫骨折	異物肉芽腫	会陰部化膿創

	横隔膜損傷	横骨折	汚染創
か	外耳開放創	外耳道創傷	外耳部外傷性異物
	外耳部割創	外耳部貫通創	外耳部咬創
	外耳部挫創	外耳部刺創	外耳部創傷
	外傷後遺症	外傷性横隔膜ヘルニア	外傷性眼球ろう
	外傷性咬合	外傷性虹彩離断	外傷性耳出血
	外傷性食道破裂	外傷性切断	外傷性乳び胸
	外傷性破裂	外耳裂創	開放骨折
	開放性陥没骨折	開放性脱臼骨折	開放性粉砕骨折
	開放創	下顎外傷性異物	下顎開放創
	下顎割創	下顎貫通創	下顎口唇挫創
	下顎咬創	下顎挫創	下顎刺創
	下顎創傷	下顎部皮膚欠損創	下顎裂創
	顎関節部開放創	顎関節部割創	顎関節部貫通創
	顎関節部咬創	顎関節部挫創	顎関節部刺創
	顎関節部創傷	顎関節部裂創	角膜挫創
	角膜切傷	角膜切創	角膜創傷
	角膜破裂	角膜裂傷	下腿筋肉内異物残留
	割創	カテーテル感染症	カテーテル敗血症
	眼窩創傷	眼球結膜裂傷	眼球損傷
	眼球破裂	眼球裂傷	眼瞼外傷性異物
	眼瞼開放創	眼瞼割創	眼瞼貫通創
	眼瞼咬創	眼瞼挫創	眼瞼刺創
	眼瞼創傷	眼瞼裂創	眼周囲部外傷性異物
	眼周囲部開放創	眼周囲部割創	眼周囲部貫通創
	眼周囲部咬創	眼周囲部挫創	眼周囲部刺創
	眼周囲部創傷	眼周囲部裂創	関節骨折
	完全骨折	貫通刺創	貫通銃創
	貫通性挫滅創	貫通創	眼部外傷性異物
	眼部開放創	眼部割創	眼部貫通創
	眼部咬創	眼部挫創	眼部刺創
	眼部創傷	眼部裂創	陥没骨折
	顔面汚染創	顔面外傷性異物	顔面開放創
	顔面割創	顔面貫通創	顔面咬創
	顔面挫創	顔面刺創	顔面創傷
	顔面掻創	顔面多発開放創	顔面多発割創
	顔面多発貫通創	顔面多発咬創	顔面多発挫創
	顔面多発刺創	顔面多発創傷	顔面多発裂創
	顔面皮膚欠損創	顔面裂創	胸管損傷
	胸腺損傷	頬粘膜咬創	頬部外傷性異物
	頬部開放創	頬部割創	頬部貫通創
	胸部筋肉内異物残留	頬部咬創	頬部挫創
	頬部刺創	胸部食道損傷	頬部創傷
	頬部皮膚欠損創	頬部裂創	強膜切創
	強膜創傷	強膜裂傷	亀裂骨折
	屈曲骨折	結膜創傷	結膜裂傷
	腱鞘巨細胞腫	腱切創	肩部筋肉内異物残留
	口蓋切創	口蓋裂創	口角部挫創
	口角部裂創	口腔開放創	口腔割創
	口腔挫創	口腔刺創	口腔創傷
	口腔粘膜咬創	口腔裂創	口唇外傷性異物
	口唇開放創	口唇割創	口唇貫通創
	口唇咬創	口唇挫創	口唇刺創
さ	口唇創傷	口唇裂創	産科的創傷の血腫
	耳介外傷性異物	耳介開放創	耳介割創
	耳介貫通創	耳介咬創	耳介挫創
	耳介刺創	耳介創傷	耳介裂創
	趾化膿創	指間切創	示指化膿創
	耳前部挫創	膝関節部異物	膝部異物
	膝部筋肉内異物残留	歯肉切創	歯肉裂創
	斜骨折	射創	縦隔血腫
	縦骨折	銃創	重複骨折
	手関節掌側部挫創	手関節部挫創	手関節部創傷
	種子骨開放骨折	種子骨骨折	手術創部膿瘍

	手掌筋肉内異物残留	手掌挫創	手掌刺創
	手掌切創	手掌剥皮創	手掌皮膚欠損創
	術後横隔膜下膿瘍	術後感染症	術後髄膜炎
	術後創部感染	術後膿瘍	術後敗血症
	術後腹腔内膿瘍	術後腹壁膿瘍	手背皮膚欠損創
	手背部挫創	手背部切創	上顎部裂創
	上唇小帯裂創	上腕筋肉内異物残留	食道損傷
	神経原性関節症	身体痛	舌開放創
	舌下顎挫創	舌咬創	舌挫創
	舌刺創	舌切創	舌創傷
	舌裂創	前額部外傷性異物	前額部開放創
	前額部割創	前額部貫通創	前額部咬創
	前額部挫創	前額部刺創	前額部創傷
	前額部皮膚欠損創	前額部裂創	前額頭頂部挫創
	線状骨折	全身痛	前腕筋肉内異物残留
	爪下異物	創傷感染症	創傷はえ幼虫症
	創部膿瘍	足底異物	足底筋肉内異物残留
た	足部筋肉内異物残留	損傷	大腿汚染創
	大腿筋肉内異物残留	大腿咬創	大腿挫創
	大腿皮膚欠損創	大腿部開放創	大腿部刺創
	大腿部切創	大腿裂創	大転子部挫創
	脱臼骨折	弾発母趾	腟断端炎
	中手骨関節部挫創	虫垂炎術後残膿瘍	転位性骨折
	殿部異物	殿部筋肉内異物残留	頭部異物
	頭部多発開放創	頭部多発割創	頭部多発咬創
	頭部多発挫創	頭部多発刺創	頭部多発創傷
な	頭部多発裂創	鈍痛	軟口蓋挫創
	軟口蓋創傷	軟口蓋破裂	尿管切石術後感染症
は	背部筋肉内異物残留	剥離骨折	抜歯後感染
	破裂骨折	鼻根部打撲挫創	鼻根部裂創
	鼻前庭部挫創	鼻尖部挫創	鼻部外傷性異物
	鼻部開放創	眉部割創	鼻部割創
	鼻部貫通創	鼻部咬創	鼻部挫創
	鼻部刺創	鼻部創傷	皮膚疼痛症
	鼻部皮膚欠損創	鼻部裂創	眉毛部割創
	眉毛部裂創	病的骨折	鼻翼部切創
	鼻翼部裂創	封入体筋炎	伏針
	副鼻腔開放創	腹壁異物	腹壁縫合糸膿瘍
	不全骨折	ブラックアイ	粉砕骨折
	閉鎖性骨折	縫合糸膿瘍	縫合部膿瘍
ま	放散痛	母指示指間切創	眉間部挫創
	眉間部裂創	耳後部挫創	盲管銃創
ら	網脈絡膜裂傷	腰部筋肉内異物残留	離開骨折
	若木骨折		

用法用量

〔ゲル〕：症状により，適量を1日数回患部に塗擦する。

〔テープ，テープL，パップ〕：1日1回患部に貼付する。

禁忌

(1)本剤の成分に対し過敏症の既往歴のある患者

(2)アスピリン喘息(非ステロイド性消炎鎮痛剤等により誘発される喘息発作)又はその既往歴のある患者

アデフロニックゲル1%：テバ製薬　1%1g[5.4円/g]，ジクロフェナクNaクリーム1%「日本臓器」：日本臓器　1%1g[5.4円/g]，ジクロフェナクNaゲル1%「日本臓器」：東光薬品　1%1g[5.4円/g]，ジクロフェナクNaゲル1%「ラクール」：三友薬品　1%1g[5.4円/g]，ジクロフェナクNaテープ15mg「東光」：東光薬品　7cm×10cm1枚[12.2円/枚]，ジクロフェナクNaテープ15mg「トーワ」：東和　7cm×10cm1枚[12.2円/枚]，ジクロフェナクNaテープ15mg「日医工」：日医工　7cm×10cm1枚[12.2円/枚]，ジクロフェナクNaテープ15mg「日本臓器」：日本臓器　7cm×10cm1枚[12.2円/枚]，ジクロフェナクNaテープ15mg「ラクール」：三友薬品　7cm×10cm1枚[12.2円/枚]，ジクロフェナクNaテープ30mg「東光」：東光薬品　10cm×14cm1枚[20.2円/枚]，ジクロフェナクNaテープ30mg「トーワ」：東和　10cm×14cm1枚[20.2円/枚]，ジクロフェナクNaテープ30mg「日医工」：日医工　10cm×14cm1枚[20.2円/枚]，ジクロフェナクNaテープ30mg「日本臓器」：日本臓器　10cm×14cm1枚[20.2円/枚]，ジクロフェナクNaテープ30mg「ラクール」：三友薬品　10cm×14cm1枚[20.2円/枚]，ジクロフェナクNaパップ70mg「東光」：東光薬品　7cm×10cm1枚[12.2円/枚]，ジクロフェナクNaパップ70mg「日本臓器」：日本臓器　7cm×10cm1枚[12.2円/枚]，ジクロフェナクNaパップ70mg「ラクール」：三友薬品　7cm×10cm1枚[12.2円/枚]，ジクロフェナクNaパップ140mg「東光」：東光薬品　10cm×14cm1枚[20.2円/枚]，ジクロフェナクNaパップ140mg「日本臓器」：日本臓器　10cm×14cm1枚[20.2円/枚]，ジクロフェナクNaパップ140mg「ラクール」：三友薬品　10cm×14cm1枚[20.2円/枚]，ジクロフェナクナトリウムクリーム1%「テイコク」：帝國　1%1g[5.4円/g]，ジクロフェナクナトリウムクリーム1%「ユートク」：祐徳薬品　1%1g[5.4円/g]，ジクロフェナクナトリウムテープ15mg「JG」：日本ジェネリック　7cm×10cm1枚[12.2円/枚]，ジクロフェナクナトリウムテープ15mg「NP」：ニプロパッチ　7cm×10cm1枚[12.2円/枚]，ジクロフェナクナトリウムテープ15mg「三和」：三和化学　7cm×10cm1枚[12.2円/枚]，ジクロフェナクナトリウムテープ15mg「テイコク」：帝國　7cm×10cm1枚[12.2円/枚]，ジクロフェナクナトリウムテープ15mg「ユートク」：祐徳薬品　7cm×10cm1枚[12.2円/枚]，ジクロフェナクナトリウムテープ30mg「JG」：日本ジェネリック　10cm×14cm1枚[14.9円/枚]，ジクロフェナクナトリウムテープ30mg「NP」：ニプロパッチ　10cm×14cm1枚[20.2円/枚]，ジクロフェナクナトリウムテープ30mg「三和」：三和化学　10cm×14cm1枚[20.2円/枚]，ジクロフェナクナトリウムテープ30mg「テイコク」：帝國　10cm×14cm1枚[20.2円/枚]，ジクロフェナクナトリウムテープ30mg「ユートク」：祐徳薬品　10cm×14cm1枚[20.2円/枚]，ジクロフェナクナトリウムパップ70mg「オオイシ」：大石膏盛堂　7cm×10cm1枚[12.2円/枚]，ジクロフェナクナトリウムパップ140mg「オオイシ」：大石膏盛堂　10cm×14cm1枚[20.2円/枚]，ベギータゲル1%：シオノ　1%1g[5.4円/g]

ニコチネルTTS10　規格：(17.5mg)10cm²1枚[353.4円/枚]
ニコチネルTTS20　規格：(35mg)20cm²1枚[372円/枚]
ニコチネルTTS30　規格：(52.5mg)30cm²1枚[398.8円/枚]

ニコチン　ノバルティス　799

【効 能 効 果】

循環器疾患，呼吸器疾患，消化器疾患，代謝性疾患等の基礎疾患を持ち，医師により禁煙が必要と診断された禁煙意志の強い喫煙者が，医師の指導の下に行う禁煙の補助

【対応標準病名】

該当病名なし

効能効果に関連する使用上の注意

(1)心疾患患者に本剤を使用する場合，問診，心電図，血圧測定，運動負荷試験等により症状が安定であることを確認すること。

(2)本剤の使用は禁煙意志の強い喫煙者の禁煙補助を目的としている。このことを患者に十分説明し，禁煙宣誓書等により禁煙意志の強いことを確認してから使用すること。

用法用量　ニコチネルTTS10(ニコチンとして17.5mg含有)，ニコチネルTTS20(ニコチンとして35mg含有)又はニコチネルTTS30(ニコチンとして52.5mg含有)を1日1回1枚，24時間貼付する。通常，最初の4週間はニコチネルTTS30から貼付し，次の2週間はニコチネルTTS20を貼付し，最後の2週間はニコチネルTTS10を貼付する。なお，最初の4週間に減量の必要が生じた場合は，ニコチネルTTS20を貼付する。

本剤は10週間を超えて継続投与しないこと。

用法用量に関連する使用上の注意

(1)減量する場合は，予定の貼付期間を変更せず，一段階ニコチン含量の少ない同一製剤を使用すること。

(2)本剤は24時間貼付するため，就寝中に不眠等の睡眠障害があらわれることがあるので，このような場合には本剤を中止すること。

禁忌

(1)非喫煙者

(2)妊婦又は妊娠している可能性のある婦人，授乳婦

(3)不安定狭心症，急性期の心筋梗塞(発症後3ヵ月以内)，重篤な不整脈のある患者又は経皮的冠動脈形成術直後，冠動脈バイパス術直後の患者

(4)脳血管障害回復初期の患者

(5)本剤の成分に対し過敏症の既往歴のある患者

二酸化炭素

規格：－[－]

二酸化炭素　ジャパン・エア・ガシズ　799

【効 能 効 果】

(1)酸素吸入時の呼吸中枢の刺激

(2)高山病における呼吸困難，麻酔時における覚せいと手術後の肺拡張不全の予防

(3)一酸化炭素，モルヒネ，シアン化合物などの中毒時における呼吸中枢の興奮性低下

(4)炭酸水の水浴による脈拍及び拡張期血圧の減少，静脈血の心臓還流の改善と拍出量の増加，皮膚の充血，呼吸量の増加

(5)ドライアイスでの狼瘡，色素斑などの皮膚疾患の腐食剤としての使用

(6)腹腔鏡下外科手術に必要な視野及び術野の確保

(7)X線コンピュータ断層撮影に必要な腸管の拡張

【対応標準病名】

◎	一酸化炭素中毒	高山病	呼吸困難
	シアン化物の毒作用	色素斑	全身性エリテマトーデス
	モルヒネ中毒		
○	LSD中毒	アルプス病	いれずみ
	炎症後色素沈着	外耳部外傷性色素沈着	外傷性顔面刺青
	外傷性色素沈着	外傷性刺青	カフェオレ斑
	眼瞼外傷性色素沈着	眼周囲部外傷性色素沈着	眼部外傷性色素沈着
	顔面播種状粟粒性狼瘡	光線性花弁状色素斑	コカイン中毒
	黒皮症	コデイン中毒	サイロシビン中毒
	サイロシン中毒	耳介外傷性色素沈着	前額部外傷性色素沈着
	大麻中毒	単純黒子	鉄色素沈着
	鼻部外傷性色素沈着	ペチジン中毒	ヘロイン中毒
	メスカリン中毒	網状肢端色素沈着症	老人性色素斑
	老年性黒子		
△	一酸化炭素中毒による遅発性脳症	過換気症	過換気テタニー
	ステロイド抵抗性全身性エリテマトーデス	努力性呼吸	皮膚色素沈着
	皮膚色異常	薬剤誘発性ループス	

用法用量　酸素吸入に併用する場合は，通常純酸素に対して数%本品を混ぜる。

二酸化炭素：小池メディカル，エア・ウォーター，立川酸素，伊藤忠ガス，宇野酸素，エア・ガシズ北九州，オカノ，岡谷酸素，江藤酸素

二酸化炭素

規格：－[－]

二酸化炭素　福岡酸素　799

【効 能 効 果】

日本薬局方二酸化炭素として使用する。

(1)日本薬局方酸素と混合し，吸入剤として使用する。この場合，通常，日本薬局方酸素に5～10vol%本品に混ぜる。

(2)腹腔鏡外科手術等の医療用ガス加圧(圧入)源として使用する。

(3)炭酸水の水浴は，脈拍及び拡張期血圧の減少，静脈血の心臓還流の改善と拍出量の増加，皮膚の充血，呼吸量の増加をきたす。

【対応標準病名】

該当病名なし

用法用量　医師の指示による。

二酸化炭素：和歌山酸素，日本液炭

ニゾラールクリーム2%

規格：2%1g[40.6円/g]

ニゾラールローション2%

規格：2%1g[40.6円/g]

ケトコナゾール　ヤンセン　265

【効 能 効 果】

下記の皮膚真菌症の治療

(1)白癬：足白癬，体部白癬，股部白癬

(2)皮膚カンジダ症：指間糜爛症，間擦疹(乳児寄生菌性紅斑を含む)

(3)癜風

(4)脂漏性皮膚炎

【対応標準病名】

◎	足白癬	カンジダ性間擦疹	カンジダ性指間びらん
	股部白癬	脂漏性皮膚炎	体部白癬
	癜風	乳児寄生菌性紅斑	白癬
	皮膚カンジダ症		
○	HIVカンジダ病	足汗疱状白癬	足爪白癬
	異型白癬	陰部真菌症	腋窩カンジダ症
	腋窩浅在性白癬	黄癬	外陰真菌症
	外陰部カンジダ症	外陰部腟カンジダ症	外耳道真菌症
	角質増殖型白癬	渦状癬	カンジダ感染母体より出生した児
	カンジダ症	カンジダ性趾間びらん	頑癬
	感染性白癬症	汗疱状白癬	顔面真菌性湿疹
	顔面白癬	胸部白癬	菌状息肉症
	クロモミコーシス	頚部白癬	ケルスス禿瘡
	肛囲カンジダ症	肛囲白癬	股部頑癬
	指間カンジダ症	趾間カンジダ症	趾間汗疱状白癬
	指間白癬	趾間白癬	四肢白癬
	湿疹状白癬	趾部白癬	手指爪白癬
	手掌白癬	食道真菌症	脂漏性乳児皮膚炎
	真菌性外陰腟炎	真菌性腟炎	深在性真菌症
	深在性白癬	深在性皮膚真菌症	新生児カンジダ症
	新生児皮脂漏	水疱性白癬	舌カンジダ症
	鼡径部白癬	腟カンジダ症	爪カンジダ症
	爪周囲カンジダ症	爪白癬	手汗疱状白癬
	手白癬	殿部カンジダ症	殿部白癬
	頭部脂漏	頭部白癬	禿瘡
	白癬菌性肉芽腫	白癬性毛瘡	汎発性頑癬
	汎発性白癬	汎発性皮膚カンジダ症	汎発性皮膚真菌症
	ひげ白癬	表在性白癬症	日和見真菌症
	腹部白癬	慢性皮膚粘膜カンジダ症	耳真菌症
	腰部白癬		
△	アジアスピロミセス症	アスペルギルス症性外耳炎	会陰部カンジダ症
	角膜真菌症	カンジダ性口角びらん	カンジダ性口唇炎
	カンジダ性口内炎	カンジダ性湿疹	カンジダ性肉芽腫
	乾酪性副鼻腔炎	急性偽膜性カンジダ症	口腔カンジダ症
	口唇カンジダ症	黒砂毛	糸状菌症
	耳内真菌症	食道カンジダ症	真菌感染母体より出生した児

真菌血症	真菌症	真菌症性関節炎
真菌症性筋炎	真菌性角膜潰瘍	真菌性眼内炎
スポロトリクム症関節炎	中耳真菌症	トリコフィチア
白砂毛	皮膚糸状菌症	副鼻腔真菌症

用法用量　白癬，皮膚カンジダ症，癜風に対しては，1日1回患部に塗布する。脂漏性皮膚炎に対しては，1日2回患部に塗布する。

禁忌　本剤の成分に対し過敏症の既往歴のある患者

ケトコナゾールクリーム2%「JG」：日本ジェネリック[22.8円/g]，ケトコナゾールローション2%「JG」：日本ジェネリック[22.8円/g]，ケトパミン外用液2%：東光薬品[22.8円/g]，ケトパミン外用スプレー2%：東光薬品[46.3円/g]，ケトパミンクリーム2%：東光薬品[22.8円/g]，ニトラゼンクリーム2%：岩城[22.8円/g]，ニトラゼンローション2%：岩城[22.8円/g]，プルナクリーム2%：前田薬品[22.8円/g]，プルナローション2%：前田薬品[22.8円/g]

日点アトロピン点眼液1%　規格：1%5mL1瓶[145.5円/瓶]
アトロピン硫酸塩水和物　日本点眼薬　131

【効 能 効 果】

診断または治療を目的とする散瞳と調節麻痺

【対応標準病名】

該当病名なし

用法用量　通常，1日1〜3回，1回1〜2滴宛点眼する。

禁忌　緑内障及び狭隅角や前房が浅いなどの眼圧上昇の素因のある患者

ニトロダームTTS25mg　規格：(25mg) $10cm^2$1枚[86.2円/枚]
ニトログリセリン　ノバルティス　217

【効 能 効 果】

狭心症

【対応標準病名】

◎	狭心症		
○	安静時狭心症	安定狭心症	異型狭心症
	冠攣縮性狭心症	狭心症3枝病変	初発労作型狭心症
	増悪労作型狭心症	不安定狭心症	夜間狭心症
	労作時兼安静時狭心症	労作性狭心症	
△	微小血管性狭心症		

効能効果に関連する使用上の注意　本剤は狭心症の発作緩解を目的とした治療には不適であるので，この目的のためには速効性の硝酸・亜硝酸エステル系薬剤を使用すること。

用法用量　通常，成人に対し1日1回1枚(ニトログリセリンとして25mg含有)を胸部，腰部，上腕部のいずれかに貼付する。なお，効果不十分の場合は2枚に増量する。

禁忌

(1)重篤な低血圧又は心原性ショックのある患者
(2)閉塞隅角緑内障のある患者
(3)頭部外傷又は脳出血のある患者
(4)高度な貧血のある患者
(5)硝酸・亜硝酸エステル系薬剤に対し，過敏症の既往歴のある患者
(6)ホスホジエステラーゼ5阻害作用を有する薬剤(シルデナフィルクエン酸塩，バルデナフィル塩酸塩水和物，タダラフィル)又はグアニル酸シクラーゼ刺激作用を有する薬剤(リオシグアト)を投与中の患者

併用禁忌

薬剤名等	臨床症状・措置方法	機序・危険因子
ホスホジエステラーゼ5阻害作用を有する薬剤 シルデナフィルクエン酸塩(バイアグラ，レバチオ) バルデナフィル塩酸塩水和物(レビトラ) タダラフィル(シアリス，アドシルカ，ザルティア)	併用により，降圧作用を増強することがある。	本剤はcGMPの産生を促進し，一方，ホスホジエステラーゼ5阻害作用を有する薬剤はcGMPの分解を抑制することから，両剤の併用によりcGMPの増大を介する本剤の降圧作用が増強する。
グアニル酸シクラーゼ刺激作用を有する薬剤 リオシグアト(アデムパス)		本剤とグアニル酸シクラーゼ刺激作用を有する薬剤は，ともにcGMPの産生を促進することから，両剤の併用によりcGMPの増大を介する本剤の降圧作用が増強する。

ニトロールスプレー1.25mg　規格：163.5mg10g1瓶[1318.9円/瓶]
硝酸イソソルビド　エーザイ　217

【効 能 効 果】

狭心症発作の寛解

【対応標準病名】

◎	狭心症		
○	安静時狭心症	異型狭心症	冠攣縮性狭心症
	狭心症3枝病変	初発労作型狭心症	増悪労作型狭心症
	不安定狭心症	夜間狭心症	労作時兼安静時狭心症
	労作性狭心症		
△	微小血管性狭心症		

用法用量　通常，成人には，1回1噴霧(硝酸イソソルビドとして1.25mg)を口腔内に投与する。
なお，効果不十分の場合には，1回1噴霧にかぎり追加する。

禁忌

(1)重篤な低血圧又は心原性ショックのある患者
(2)閉塞隅角緑内障の患者
(3)頭部外傷又は脳出血のある患者
(4)高度な貧血のある患者
(5)硝酸・亜硝酸エステル系薬剤に対し過敏症の既往歴のある患者
(6)ホスホジエステラーゼ5阻害作用を有する薬剤(シルデナフィルクエン酸塩，バルデナフィル塩酸塩水和物，タダラフィル)又はグアニル酸シクラーゼ刺激作用を有する薬剤(リオシグアト)を投与中の患者

併用禁忌

薬剤名等	臨床症状・措置方法	機序・危険因子
ホスホジエステラーゼ5阻害作用を有する薬剤 シルデナフィルクエン酸塩 (バイアグラ，レバチオ) バルデナフィル塩酸塩水和物 (レビトラ) タダラフィル (シアリス，アドシルカ，ザルティア)	併用により，降圧作用を増強することがある。	本剤はcGMPの産生を促進し，一方，ホスホジエステラーゼ5阻害作用を有する薬剤はcGMPの分解を抑制することから，両剤の併用によりcGMPの増大を介する本剤の降圧作用が増強する。
グアニル酸シクラーゼ刺激作用を有する薬剤 リオシグアト (アデムパス)		本剤とグアニル酸シクラーゼ刺激作用を有する薬剤は，ともにcGMPの産生を促進することから，両剤の併用によりcGMPの増大を介する本剤の降圧作用が増強する。

ニプラノール点眼液0.25%　規格：0.25%1mL[318.4円/mL]
ニプラジロール　テイカ　131

【効　能　効　果】

緑内障，高眼圧症

【対応標準病名】

◎	高眼圧症	緑内障	
○	悪性緑内障	医原性緑内障	外傷性隅角解離
	外傷性緑内障	開放隅角緑内障	過分泌緑内障
	急性炎症性緑内障	急性閉塞隅角緑内障	急性緑内障発作
	偽落屑症候群	血管新生緑内障	原発開放隅角緑内障
	原発性緑内障	原発閉塞隅角緑内障	混合型緑内障
	色素性緑内障	視神経乳頭陥凹拡大	出血性緑内障
	水晶体原性緑内障	水晶体のう緑内障	水晶体融解緑内障
	ステロイド緑内障	正常眼圧緑内障	続発性緑内障
	ポスナーシュロスマン症候群	慢性開放角緑内障	慢性単性緑内障
	慢性閉塞隅角緑内障	無水晶体性緑内障	薬物誘発性緑内障
	溶血緑内障	緑内障性乳頭陥凹	
△	偽緑内障	原発閉塞隅角症	

用法用量　通常，1回1滴，1日2回点眼する。

禁忌

(1)気管支喘息，気管支痙攣，又はそれらの既往歴のある患者，重篤な慢性閉塞性肺疾患のある患者
(2)コントロール不十分な心不全，洞性徐脈，房室ブロック(II，III度)，心原性ショックのある患者
(3)本剤の成分に対し過敏症の既往歴のある患者

ハイパジールコーワ点眼液0.25%：興和　0.25%1mL[376.5円/mL]

ニプラジロールPF点眼液0.25%「日点」：日本点眼薬[271.6円/mL]，ニプラジロール点眼液0.25%「TOA」：東亜薬品[271.6円/mL]，ニプラジロール点眼液0.25%「サワイ」：沢井[271.6円/mL]，ニプラジロール点眼液0.25%「ニッテン」：ニッテン[271.6円/mL]，ニプラジロール点眼液0.25%「わかもと」：わかもと[271.6円/mL]

ニフラン点眼液0.1%　規格：0.1%1mL[47.1円/mL]
プラノプロフェン　千寿　131

【効　能　効　果】

外眼部及び前眼部の炎症性疾患の対症療法(眼瞼炎，結膜炎，角膜炎，強膜炎，上強膜炎，前眼部ブドウ膜炎，術後炎症)

【対応標準病名】

◎	角膜炎	眼瞼炎	強膜炎
	結膜炎	上強膜炎	ぶどう膜炎
○	亜急性結膜炎	亜急性虹彩炎	亜急性虹彩毛様体炎
	亜急性前部ぶどう膜炎	亜急性毛様体炎	アレルギー性角膜炎
	アレルギー性結膜炎	萎縮性角結膜炎	栄養障害性角膜炎
	外傷性角膜炎	潰瘍性眼瞼炎	化学性結膜炎
	角結膜炎	角結膜びらん	角膜虹彩炎
	角膜上皮びらん	角膜内皮炎	角膜びらん
	カタル性眼炎	カタル性結膜炎	化膿性角膜炎
	化膿性結膜炎	化膿性虹彩炎	化膿性毛様体炎
	貨幣状角膜炎	眼炎	眼角部眼瞼炎
	眼角部眼瞼縁結膜炎	眼瞼縁炎	眼瞼縁結膜炎
	眼瞼結膜炎	乾性角結膜炎	乾性角膜炎
	偽膜性結膜炎	急性角結膜炎	急性角膜炎
	急性結膜炎	急性虹彩炎	急性虹彩毛様体炎
	急性前部ぶどう膜炎	急性毛様体炎	急性濾胞性結膜炎
	強膜潰瘍	巨大乳頭結膜炎	結節虹彩炎
	結節性眼炎	結節性結膜炎	結膜潰瘍
	結膜びらん	結膜濾胞症	硬化性角膜炎
	高血圧性虹彩毛様体炎	虹彩異色性毛様体炎	虹彩炎
	虹彩毛様体炎	光線眼症	後部強膜炎
	コーガン症候群	コッホ・ウィークス菌性結膜炎	散在性表層角膜炎
	紫外線角結膜炎	紫外線角膜炎	糸状角膜炎
	実質性角膜炎	湿疹性眼瞼炎	しゅさ性眼瞼炎
	出血性角膜炎	出血性虹彩炎	術後結膜炎
	術後虹彩炎	春季カタル	漿液性虹彩炎
	睫毛性眼瞼炎	脂漏性眼瞼炎	真菌性角膜潰瘍
	神経栄養性角結膜炎	浸潤性表層角膜炎	深層角膜炎
	水晶体原性虹彩毛様体炎	星状角膜炎	石化性角膜炎
	雪眼炎	接触性眼瞼結膜炎	遷延性虹彩炎
	線状角膜炎	前房蓄膿	前房蓄膿性角膜炎
	前房蓄膿性虹彩炎	続発性虹彩炎	続発性虹彩毛様体炎
	陳旧性虹彩炎	陳旧性虹彩毛様体炎	兎眼性角膜炎
	毒物性眼瞼炎	粘液膿性結膜炎	白内障術後結膜炎
	白内障術後虹彩炎	パリノー結膜炎	パリノー結膜腺症候群
	反復性虹彩炎	反復性虹彩毛様体炎	反復性前部ぶどう膜炎
	反復性前房蓄膿	反復性毛様体炎	びまん性表層角膜炎
	表在性角膜炎	表在性点状角膜炎	フィラメント状角膜炎
	フォークト・小柳病	フックス異色毛様体炎	ぶどう球菌性眼瞼炎
	ぶどう膜角膜炎	フリクテン性角結膜炎	フリクテン性角膜炎
	フリクテン性結膜炎	辺縁角膜炎	慢性角結膜炎
	慢性カタル性結膜炎	慢性結膜炎	慢性虹彩毛様体炎
	慢性濾胞性結膜炎	毛包眼瞼炎	毛様体炎
	モラックス・アクセンフェルド結膜炎	薬物性角結膜炎	薬物性角膜炎
	薬物性眼瞼炎	薬物性結膜炎	リウマチ性虹彩炎
	流行性結膜炎	輪紋状角膜炎	
△	アカントアメーバ角膜炎	アトピー性角結膜炎	アレルギー性眼瞼炎
	アレルギー性眼瞼縁炎	アレルギー性鼻結膜炎	アレルギー性ぶどう膜炎
	ウイルス性ぶどう膜炎	壊死性強膜炎	外傷性角膜潰瘍
	角膜潰瘍	角膜穿孔	角膜中心潰瘍
	角膜膿瘍	角膜パンヌス	角膜腐蝕
	カタル性角膜潰瘍	化膿性ぶどう膜炎	感染性角膜炎
	感染性角膜潰瘍	季節性アレルギー性結膜炎	巨大フリクテン
	クラミジア結膜炎	血管性パンヌス	結膜化膿性肉芽腫
	虹彩異色	蚕蝕性角膜潰瘍	湿疹性パンヌス
	周辺性ぶどう膜炎	進行性角膜潰瘍	ゼーミッシュ潰瘍
	穿孔性角膜潰瘍	腺病性パンヌス	続発性ぶどう膜炎
	単純性角膜潰瘍	中間部ぶどう膜炎	通年性アレルギー性結膜炎
	内因性ぶどう膜炎	難治性ぶどう膜炎	反復性角膜潰瘍
	匐行性角膜潰瘍	フリクテン性角膜潰瘍	フリクテン性パンヌス
	辺縁フリクテン		

用法用量　通常，1回1～2滴を1日4回点眼する。
なお，症状により適宜回数を増減する。

禁忌　本剤の成分に対し過敏症の既往歴のある患者

ハオプラ点眼液0.1%：日本点眼薬[29.3円/mL]，プラノプロフェン点眼液0.1%「日新」：日新－山形[22.6円/mL]，プラノプロフェン点眼液0.1%「わかもと」：わかもと[22.6円/mL]，プロラノン点眼液0.1%：参天[29.3円/mL]，ムルキナ点眼液0.1%：日東メディック[29.3円/mL]

ニュープロパッチ2.25mg　規格：2.25mg1枚[278円/枚]
ニュープロパッチ4.5mg　規格：4.5mg1枚[428.4円/枚]
ロチゴチン　大塚　116,119

【効　能　効　果】

(1)パーキンソン病
(2)中等度から高度の特発性レストレスレッグス症候群(下肢静止不能症候群)

【対応標準病名】

◎	下肢静止不能症候群	パーキンソン病	
○	一側性パーキンソン症候群	家族性パーキンソン病	家族性パーキンソン病Yahr1
	家族性パーキンソン病Yahr2	家族性パーキンソン病Yahr3	家族性パーキンソン病Yahr4
	家族性パーキンソン病Yahr5	若年性パーキンソン症候群	若年性パーキンソン病
	若年性パーキンソン病Yahr3	若年性パーキンソン病Yahr4	若年性パーキンソン病Yahr5
	続発性パーキンソン症候群	動脈硬化性パーキンソン症候群	脳炎後パーキンソン症候群
	脳血管障害性パーキンソン症候群	パーキンソン症候群	パーキンソン病Yahr1
	パーキンソン病Yahr2	パーキンソン病Yahr3	パーキンソン病Yahr4
	パーキンソン病Yahr5	パーキンソン病の認知症	薬剤性パーキンソン症候群
△	運動性振戦	交代性舞踏病	姿勢振戦
	小舞踏病	錐体外路系疾患	錐体外路症候群
	スティフ・マン症候群	線条体障害	続発性舞踏病
	バリズム	舞踏病	舞踏病様運動
	発作性運動誘発舞踏アテトーシス	発作性ジストニア性舞踏アテトーシス	本態性音声振戦症
	本態性振戦	薬物誘発性振戦	薬物誘発性舞踏病
	老人性舞踏病		

効能効果に関連する使用上の注意　レストレスレッグス症候群(下肢静止不能症候群)の診断は，国際レストレスレッグス症候群研究グループの診断基準及び重症度スケールに基づき慎重に実施し，基準を満たす場合にのみ投与すること。

用法用量

効能効果(1)の場合

通常，成人にはロチゴチンとして1日1回4.5mg/日からはじめ，以後経過を観察しながら1週間毎に1日量として4.5mgずつ増量し維持量(標準1日量9mg～36mg)を定める。なお，年齢，症状により適宜増減できるが，1日量は36mgを超えないこと。

本剤は肩，上腕部，腹部，側腹部，臀部，大腿部のいずれかの正常な皮膚に貼付し，24時間毎に貼り替える。

効能効果(2)の場合

通常，成人にはロチゴチンとして1日1回2.25mg/日からはじめ，以後経過を観察しながら1週間以上の間隔をあけて1日量として2.25mgずつ増量し維持量(標準1日量4.5mg～6.75mg)を定める。なお，年齢，症状により適宜増減できるが，1日量は6.75mgを超えないこと。

本剤は肩，上腕部，腹部，側腹部，臀部，大腿部のいずれかの正常な皮膚に貼付し，24時間毎に貼り替える。

用法用量に関連する使用上の注意

(1)全効能共通

①本剤の貼付による皮膚刺激を避けるため，貼付箇所は毎回変更すること。

②貼付後，20～30秒間手のひらでしっかり押し付けて，本剤が皮膚面に完全に接着するようにすること。

(2)効能効果(1)の場合

①本剤の投与は，「用法用量」に従い少量から開始し，幻覚，妄想等の精神症状，消化器症状，血圧等の観察を十分に行い，慎重に維持量(標準1日量9mg～36mg)まで増量すること。

②本剤の投与を中止する場合は，患者の状態を十分に観察しながら，徐々に減量すること。漸減の目安は，原則として1日おきに1日量として4.5mgずつ減量すること。

(3)効能効果(2)の場合：本剤の投与を中止する場合は，患者の状態を十分に観察しながら，徐々に減量すること。漸減の目安は，原則として1日おきに1日量として2.25mgずつ減量すること。

警告　前兆のない突発的睡眠及び傾眠等がみられることがあり，また突発的睡眠等により自動車事故を起こした例が報告されているので，患者に本剤の突発的睡眠及び傾眠等についてよく説明し，本剤貼付中には，自動車の運転，機械の操作，高所作業等危険を伴う作業に従事させないよう注意すること。

禁忌

(1)妊婦又は妊娠している可能性のある婦人

(2)本剤の成分に対し過敏症の既往歴のある患者

ニュープロパッチ9mg　規格：9mg1枚[660.1円/枚]
ニュープロパッチ13.5mg　規格：13.5mg1枚[850.1円/枚]

ロチゴチン　大塚　116

【効　能　効　果】

パーキンソン病

【対応標準病名】

◎	パーキンソン病		
○	一側性パーキンソン症候群	家族性パーキンソン病	家族性パーキンソン病Yahr1
	家族性パーキンソン病Yahr2	家族性パーキンソン病Yahr3	家族性パーキンソン病Yahr4
	家族性パーキンソン病Yahr5	若年性パーキンソン症候群	若年性パーキンソン病
	若年性パーキンソン病Yahr3	若年性パーキンソン病Yahr4	若年性パーキンソン病Yahr5
	続発性パーキンソン症候群	動脈硬化性パーキンソン症候群	脳炎後パーキンソン症候群
	脳血管障害性パーキンソン症候群	パーキンソン症候群	パーキンソン病Yahr1
	パーキンソン病Yahr2	パーキンソン病Yahr3	パーキンソン病Yahr4
	パーキンソン病Yahr5	パーキンソン病の認知症	薬剤性パーキンソン症候群

用法用量

通常，成人にはロチゴチンとして1日1回4.5mg/日からはじめ，以後経過を観察しながら1週間毎に1日量として4.5mgずつ増量し維持量(標準1日量9mg～36mg)を定める。なお，年齢，症状により適宜増減できるが，1日量は36mgを超えないこと。

本剤は肩，上腕部，腹部，側腹部，臀部，大腿部のいずれかの正常な皮膚に貼付し，24時間毎に貼り替える。

用法用量に関連する使用上の注意

(1)本剤の貼付による皮膚刺激を避けるため，貼付箇所は毎回変更すること。

(2)貼付後，20～30秒間手のひらでしっかり押し付けて，本剤が皮膚面に完全に接着するようにすること。

(3)本剤の投与は，「用法用量」に従い少量から開始し，幻覚，妄想等の精神症状，消化器症状，血圧等の観察を十分に行い，慎重に維持量(標準1日量9mg～36mg)まで増量すること。

(4)本剤の投与を中止する場合は，患者の状態を十分に観察しながら，徐々に減量すること。漸減の目安は，原則として1日おきに1日量として4.5mgずつ減量すること。

警告　前兆のない突発的睡眠及び傾眠等がみられることがあり，また突発的睡眠等により自動車事故を起こした例が報告されているので，患者に本剤の突発的睡眠及び傾眠等についてよく説明し，本剤貼付中には，自動車の運転，機械の操作，高所作業等危険を伴う作業に従事させないよう注意すること。

禁忌

(1)妊婦又は妊娠している可能性のある婦人

(2)本剤の成分に対し過敏症の既往歴のある患者

尿素「コザカイ・M」　規格：10g[0.76円/g]

尿素　小堺　266

【効　能　効　果】

尿素製剤の調剤に用いる。

【対応標準病名】

該当病名なし

用法用量　尿素製剤の調剤に用いる。

ネオキシテープ73.5mg
規格：73.5mg1枚[194.8円/枚]
オキシブチニン塩酸塩　久光　259

【効能効果】
過活動膀胱における尿意切迫感，頻尿及び切迫性尿失禁

【対応標準病名】

◎	過活動膀胱	切迫性尿失禁	頻尿症
△	尿失禁症	反射性尿失禁	非神経因性過活動膀胱
	腹圧性尿失禁	膀胱機能障害	夜間頻尿症

効能効果に関連する使用上の注意
(1)本剤を適用する際，十分な問診により臨床症状を確認するとともに，類似の症状を呈する疾患(尿路感染症，尿路結石，膀胱癌や前立腺癌等の下部尿路における新生物等)があることに留意し，尿検査等により除外診断を実施すること。なお，必要に応じて専門的な検査も考慮すること。
(2)下部尿路閉塞疾患(前立腺肥大症等)を合併している患者では，それに対する治療を優先させること。

用法用量　通常，成人に対し本剤1日1回，1枚(オキシブチニン塩酸塩として73.5mg)を下腹部，腰部又は大腿部のいずれかに貼付し，24時間毎に貼り替える。

用法用量に関連する使用上の注意　本剤の貼付による皮膚刺激を避けるため，貼付箇所を毎回変更すること。[臨床試験において，本剤の貼付により高頻度に適用部位の皮膚症状が認められている。]

禁忌
(1)尿閉を有する患者
(2)閉塞隅角緑内障の患者
(3)重篤な心疾患のある患者
(4)幽門，十二指腸又は腸管が閉塞している患者及び麻痺性イレウスのある患者
(5)胃アトニー又は腸アトニーのある患者
(6)重症筋無力症の患者
(7)本剤の成分に対し過敏症の既往歴のある患者
(8)授乳婦

ネオグリセロール
規格：－[－]
グリセリン　ヨウ化ナトリウム　ヨウ素　硫酸亜鉛水和物　ネオ製薬　279

【効能効果】
口腔粘膜(歯肉)及び根管の消毒

【対応標準病名】
該当病名なし

用法用量　適量を綿球又は綿繊維につけ，局所に貼付する。

禁忌　本剤又はヨウ素に対し過敏症の既往歴のある患者

併用禁忌

薬剤名等	機序・危険因子
水銀剤	毒性のあるヨウ化水銀が発生するおそれがある。

ネオクリーナー「セキネ」
規格：－[－]
次亜塩素酸ナトリウム　ネオ製薬　273

【効能効果】
齲窩及び根管の清掃・消毒及び内容物の溶解

【対応標準病名】
該当病名なし

用法用量
次亜塩素酸ナトリウムとして，通常0.05～0.2mLを用いる。(ネオクリーナーとして0.5～2mL)
貼付の場合：根管拡大後本剤を小綿球に十分浸し根管内に貼付する。
洗湿の場合：根管口を拡大後，本剤を注入しながらリーマー及びファイルで根端(尖)孔部まで拡大し，ついで本剤を根管内に満たし，探針で洗盪する。

用法用量に関連する使用上の注意
(1)注入器を用いて洗浄する場合には，急激な圧力がかかると気腫を起こすことがあるので注意すること。
(2)本剤使用後は根管内を脱脂綿で清拭すること。
(3)中和剤としてオキシドールを用いる場合には，必ずオキシドールを後から使用すること。

キャナルクリーナー歯科用液10%：福地

ネオザロカインパスタ
規格：1g[115.7円/g]
アミノ安息香酸エチル　パラブチルアミノ安息香酸ジエチルアミノエチル塩酸塩　ネオ製薬　271

【効能効果】
歯科領域における表面麻酔

【対応標準病名】
該当病名なし

用法用量
0.1～0.3gを局所に塗布する。

用法用量に関連する使用上の注意
(1)本剤は滅菌綿繊維につけて局所に塗布し，麻酔発現後(通常3～5分)，滅菌綿繊維で清拭すること。
(2)目的達成後は十分洗口させ，本剤を洗去するよう患者を指導すること。

禁忌
(1)本剤又は安息香酸エステル(コカインを除く)系局所麻酔剤に対し過敏症の既往歴のある患者
(2)メトヘモグロビン血症のある患者

ネオシネジンコーワ5%点眼液
規格：5%1mL[46.2円/mL]
フェニレフリン塩酸塩　興和　131

【効能効果】
診断または治療を目的とする散瞳

【対応標準病名】
該当病名なし

用法用量　通常1回，1～2滴宛点眼する。

禁忌
(1)狭隅角や前房が浅いなどの眼圧上昇の素因のある患者
(2)本剤の成分に対し過敏症の既往歴のある患者

ネオステリングリーンうがい液0.2%
規格：1mL[5.4円/mL]
ベンゼトニウム塩化物　日本歯科薬品　279

【効能効果】
口腔内の消毒，抜歯創の感染予防

【対応標準病名】

◎	抜歯後感染		
○	手術創部膿瘍	術後髄膜炎	抜歯創瘻孔形成
△	MRSA術後創部感染	顎堤増大	口腔粘膜下気腫
	歯痛	術後感染症	術後創部感染
	術後膿瘍	術後敗血症	上顎洞穿孔
	咀嚼障害	抜歯後出血	抜歯後疼痛
	不規則歯槽突起	縫合糸膿瘍	縫合部膿瘍

用法用量
口腔内の消毒にはベンゼトニウム塩化物として0.004%(50倍希釈)溶液として洗口する。
抜歯創の感染予防にはベンゼトニウム塩化物として

0.01～0.02％(10～20倍希釈)溶液として洗浄する。

ベンゼトニウム塩化物うがい液0.2％「KYS」：協和新薬[4.8円/mL]

ネオダイン
規格：－[－]
ユージノール　酸化亜鉛　ネオ製薬　275

【効能効果】

歯髄の鎮痛，鎮静及び象牙質の消毒を兼ねた仮封，歯髄覆罩

【対応標準病名】

該当病名なし

用法用量　セメント練板上にて粉末と液剤を練和し，パスタ状として用いる。

ネオメドロールEE軟膏
規格：1g[52.7円/g]
フラジオマイシン硫酸塩　メチルプレドニゾロン　ファイザー　131

【効能効果】

〈適応菌種〉フラジオマイシン感性菌
〈適応症〉外眼部・前眼部の細菌感染を伴う炎症性疾患，外耳の湿疹・皮膚炎，耳鼻咽喉科領域における術後処置

【対応標準病名】

◎	外耳炎	外耳湿疹	角膜炎
	強膜炎	結膜炎	細菌感染症
	上強膜炎	ブドウ膜炎	
○	悪性外耳炎	壊死性外耳炎	外耳道肉芽腫
	外耳道膿瘍	外耳道蜂巣炎	感染性外耳炎
	急性化膿性外耳炎	急性湿疹性外耳炎	限局性外耳道炎
	出血性外耳炎	びまん性外耳炎	慢性外耳炎
	緑膿菌性外耳炎		
△	BLNAR感染症	B群溶連菌感染症	ESBL産生菌感染症
	MRCNS感染症	MRSA感染症	アレルギー性外耳道炎
	一過性菌血症	院内感染	外耳道真珠腫
	外耳道痛	外耳道閉塞性角化症	化学性急性外耳炎
	間欠的菌血症	急性外耳炎	急性光線性外耳炎
	急性接触性外耳炎	急性反応性外耳炎	菌血症
	グラム陰性桿菌感染症	グラム陰性球菌感染症	グラム陰性菌感染症
	グラム陽性桿菌感染症	グラム陽性球菌感染症	耳介周囲湿疹
	耳介部皮膚炎	耳介蜂巣炎	持続的菌血症
	侵襲性インフルエンザ菌感染症	侵襲性肺炎球菌感染症	多剤耐性アシネトバクター感染症
	多剤耐性腸球菌感染症	多剤耐性緑膿菌感染症	腸球菌感染症
	肺炎球菌感染症	バンコマイシン耐性腸球菌感染症	非感染性急性外耳炎
	日和見感染	ぶどう球菌感染症	ペニシリン耐性肺炎球菌感染症
	ムコーズス中耳炎	溶連菌感染症	連鎖球菌感染症

用法用量
[眼科用]
通常，適量を1日1～数回患部に点眼・塗布する。
なお，症状により適宜増減する。
[耳鼻科用]
通常，適量を1日1～数回患部に塗布する。
なお，症状により適宜増減する。

禁忌
(1)本剤の成分に対し過敏症の既往歴のある患者
(2)他のアミノ糖系抗生物質(ストレプトマイシン，カナマイシン，ゲンタマイシン等)又はバシトラシンに対し過敏症の既往歴のある患者
(3)鼓膜に穿孔のある患者への耳内使用

原則禁忌
(1)眼科用剤として用いる場合
①角膜上皮剝離又は角膜潰瘍のある患者
②眼に真菌，スピロヘータ，ウイルス，結核菌，原虫，寄生虫による疾患のある患者
(2)耳鼻科用剤として用いる場合：耳又は鼻に真菌，スピロヘータ，ウイルス，結核菌，原虫，寄生虫による疾患のある患者

ネストップ
規格：－[－]
ミツロウ　アルフレッサファーマ　332

【効能効果】

手術時の骨髄止血

【対応標準病名】

該当病名なし

用法用量　1回(1手術時)通常約1～1.5gを軟化しながら骨の手術部位に塗布する。

用法用量に関連する使用上の注意
(1)使用直前に開封して，止血部位に細菌の混入が起こらないよう十分注意し，無菌的に手で操作するなどにより，使用に適した軟度にして塗布すること。
(2)止血が必要な部位に，必要最小限な量を塗布する。破片が適用部位以外のところに落ちた場合は取り除くこと。

ボーンワックス：東京エム・アイ

ネバナック懸濁性点眼液0.1％
規格：0.1％1mL[191.3円/mL]
ネパフェナク　日本アルコン　131

【効能効果】

内眼部手術における術後炎症

【対応標準病名】

該当病名なし

用法用量　通常，手術前日より，用時よく振り混ぜた後，1回1滴，1日3回点眼する。但し，手術日は術前3回，術後1回点眼する。

禁忌　本剤の成分に対し過敏症の既往歴のある患者

ネリゾナクリーム0.1％
規格：0.1％1g[29.9円/g]
ネリゾナソリューション0.1％
規格：0.1％1mL[29.9円/mL]
ネリゾナ軟膏0.1％
規格：0.1％1g[29.9円/g]
ネリゾナユニバーサルクリーム0.1％
規格：0.1％1g[29.9円/g]
ジフルコルトロン吉草酸エステル　バイエル薬品　264

【効能効果】

湿疹・皮膚炎群(進行性指掌角皮症，ビダール苔癬，日光皮膚炎を含む)，乾癬，掌蹠膿疱症，痒疹群(じん麻疹様苔癬，ストロフルス，固定じん麻疹を含む)，紅皮症，慢性円板状エリテマトーデス，アミロイド苔癬，扁平紅色苔癬

【対応標準病名】

◎	アミロイド苔癬	円板状エリテマトーデス	乾癬
	急性痒疹	結節性痒疹	紅皮症
	湿疹	掌蹠膿疱症	進行性指掌角皮症
	日光皮膚炎	ビダール苔癬	皮膚炎
	扁平苔癬	痒疹	
○	AHアミロイドーシス	ALアミロイドーシス	LE皮疹
	亜急性皮膚エリテマトーデス	亜急性痒疹	足湿疹
	アトピー性紅皮症	異汗性湿疹	陰のう湿疹
	ウイルソン紅色苔癬	会陰部肛囲湿疹	腋窩湿疹
	エリテマトーデス	遠心性環状紅斑	遠心性丘疹性紅斑
	円板状乾癬	外陰部皮膚炎	海水浴皮膚炎
	過角化症	化学性皮膚炎	角質増殖症
	貨幣状湿疹	環状紅斑	乾癬性関節炎

	乾癬性紅皮症	乾癬性脊椎炎	汗疱性湿疹
	顔面急性皮膚炎	顔面光線角化症	顔面尋常性乾癬
	丘疹紅皮症	丘疹状紅斑	丘疹状湿疹
	丘疹状じんま疹	急性湿疹	急性汎発性膿疱性乾癬
	局面状乾癬	亀裂性湿疹	屈曲部乾癬
	頚部皮膚炎	限局性アミロイドーシス	限局性円板状エリテマトーデス
	限局性神経皮膚炎	光線角化症	後天性魚鱗癬
	紅斑症	紅斑性湿疹	肛門湿疹
	固定薬疹	自家感作性皮膚炎	色素性痒疹
	四肢乾癬	四肢尋常性乾癬	持続性色素異常性紅斑
	湿疹続発性紅皮症	湿疹様発疹	手指湿疹
	手掌紅斑	主婦湿疹	掌蹠角化腫
	掌蹠角化症	掌蹠膿疱症性骨関節炎	小児汎発性膿疱性乾癬
	職業性皮膚炎	脂漏性乾癬	人工肛門部皮膚炎
	深在性エリテマトーデス	滲出性紅斑型中毒疹	尋常性乾癬
	新生児皮膚炎	水疱性扁平苔癬	赤色湿疹
	接触皮膚炎	全身湿疹	全身の尋常性乾癬
	苔癬	多形慢性痒疹	単純苔癬
	中毒性紅斑	滴状乾癬	手湿疹
	点状角化症	点状乾癬	冬期湿疹
	頭部湿疹	頭部尋常性乾癬	乳房皮膚炎
	妊娠湿疹	妊娠性痒疹	妊娠性皮膚炎
	熱帯扁平苔癬	膿疱性乾癬	破壊性関節炎
	鼻背部湿疹	斑状アミロイドーシス	汎発性膿疱性乾癬
	肥厚性扁平苔癬	鼻前庭部湿疹	皮膚アミロイドーシス
	皮膚エリテマトーデス	びまん性乾癬	ヘブラ痒疹
	扁平湿疹	扁平苔癬様角化症	胞状異角化症
	疱疹状膿痂疹	麻疹様紅斑	マックル・ウエルズ症候群
	慢性光線性皮膚炎	慢性湿疹	慢性痒疹
	薬物性接触性皮膚炎	腰部尋常性乾癬	落屑性湿疹
	リウマチ性環状紅斑	鱗状湿疹	類苔癬
	老人性 TTR アミロイドーシス	濾胞性乾癬	
△	LE 蝶形皮疹	アミロイドーシス	原発性アミロイドーシス
	原発性全身性アミロイドーシス	口腔扁平苔癬	光沢苔癬
	細菌疹	全身性アミロイドーシス	手足症候群
	皮角	毛孔角化症	薬物性口唇炎

用法用量　通常1日1～3回，適量を患部に塗布する。

禁忌

(1)皮膚結核，梅毒性皮膚疾患，単純疱疹，水痘，帯状疱疹，種痘疹の患者
(2)本剤の成分に対し過敏症の既往歴のある患者
(3)鼓膜に穿孔のある湿疹性外耳道炎の患者
(4)潰瘍(ベーチェット病は除く)，第2度深在性以上の熱傷・凍傷の患者

アルゾナ軟膏0.1%：東光薬品　0.1%1g[11.3円/g]，アルゾナユニバーサルクリーム0.1%：東光薬品　0.1%1g[11.3円/g]

ネリプロクト坐剤　規格：1個[39.5円/個]
ネリプロクト軟膏　規格：1g[35.6円/g]

ジフルコルトロン吉草酸エステル　リドカイン　バイエル薬品　255

【効能効果】

痔核に伴う症状(出血，疼痛，腫脹)の緩解

【対応標準病名】

◎	痔核	出血性痔核	疼痛
○	炎症性外痔核	炎症性内痔核	外痔核
	外痔びらん	潰瘍性外痔核	潰瘍性痔核
	潰瘍性内痔核	嵌頓痔核	血栓性外痔核
	血栓性痔核	血栓性内痔核	残遺痔核皮膚弁
	出血性外痔核	出血性内痔核	脱出性外痔核
	脱出性痔核	脱出性内痔核	内痔核
△	圧痛	外痔ポリープ	急性疼痛
	神経障害性疼痛	中枢神経障害性疼痛	直腸静脈瘤
	鈍痛	放散痛	末梢神経障害性疼痛

用法用量

〔坐剤〕：通常，成人には1回1個を1日2回肛門内に挿入する。
〔軟膏〕：通常，成人には1日2回適量を肛門内に注入する。

禁忌

(1)局所に結核性，化膿性又は梅毒性感染症，ウイルス性疾患のある患者
(2)局所に真菌症(カンジダ症，白癬等)のある患者
(3)本剤の成分に対し過敏症の既往歴のある患者
(4)ジフルコルトロン吉草酸エステル，リドカインに対し過敏症の既往歴のある患者

ネイサート坐剤：日新－山形　1個[22.5円/個]，ネリコルト坐剤：大正薬品　1個[22.5円/個]，ネリコルト軟膏：大正薬品　1g[22円/g]，ネリザ坐剤：ジェイドルフ　1個[22.5円/個]，ネリザ軟膏：ジェイドルフ　1g[22円/g]

ノイボルミチン点眼液1%　規格：1%5mL1瓶[89.3円/瓶]

グリチルリチン酸二カリウム　参天　131

【効能効果】

アレルギー性結膜炎

【対応標準病名】

◎	アレルギー性結膜炎		
○	アトピー性角結膜炎	アレルギー性鼻結膜炎	季節性アレルギー性結膜炎
	春季カタル	接触性眼瞼結膜炎	通年性アレルギー性結膜炎
△	亜急性結膜炎	化学性結膜炎	カタル性眼炎
	カタル性結膜炎	眼炎	眼角部眼瞼縁結膜炎
	眼瞼縁結膜炎	眼瞼結膜炎	急性結膜炎
	急性濾胞性結膜炎	巨大乳頭結膜炎	結膜炎
	結膜化膿性肉芽腫	術後結膜炎	白内障術後結膜炎
	慢性結膜炎	慢性濾胞性結膜炎	薬物性結膜炎

用法用量　通常，1回2～3滴を1日5～6回点眼する。なお，症状により適宜増減する。

ノフロ点眼液0.3%　規格：0.3%1mL[114円/mL]

ノルフロキサシン　日医工　131

【効能効果】

〈適応菌種〉本剤に感性のブドウ球菌属，レンサ球菌属，肺炎球菌，腸球菌属，ミクロコッカス属，モラクセラ属，コリネバクテリウム属，バシラス属，クレブシエラ属，エンテロバクター属，セラチア属，プロテウス属，インフルエンザ菌，ヘモフィルス・エジプチウス(コッホ・ウィークス菌)，シュードモナス属，緑膿菌，バークホルデリア・セパシア，ステノトロホモナス(ザントモナス)・マルトフィリア，アシネトバクター属，フラボバクテリウム属，アルカリゲネス属
〈適応症〉眼瞼炎，涙嚢炎，麦粒腫，結膜炎，瞼板腺炎，角膜炎(角膜潰瘍を含む)，眼科周術期の無菌化療法

【対応標準病名】

◎	角膜炎	角膜潰瘍	眼瞼炎
	結膜炎	麦粒腫	マイボーム腺炎
	涙のう炎		
○	亜急性結膜炎	亜急性涙のう炎	アレルギー性結膜炎
	萎縮性角結膜炎	栄養障害性角膜炎	外傷性角膜炎
	外傷性角膜潰瘍	外麦粒腫	潰瘍性眼瞼炎

	化学性結膜炎	下眼瞼蜂巣炎	角結膜炎
	角結膜びらん	角膜上皮びらん	角膜穿孔
	角膜中心潰瘍	角膜内皮炎	角膜膿瘍
	角膜パンヌス	角膜びらん	角膜腐蝕
	下尖性霰粒腫	カタル性角膜潰瘍	カタル性眼炎
	カタル性結膜炎	化膿性角膜炎	化膿性結膜炎
	化膿性霰粒腫	貨幣状角膜炎	眼炎
	眼角部眼瞼炎	眼角部眼瞼結膜炎	眼窩膿瘍
	眼瞼縁炎	眼瞼縁結膜炎	眼瞼結膜炎
	眼瞼皮膚炎	眼瞼びらん	眼瞼蜂巣炎
	乾性角結膜炎	乾性角膜炎	感染性角膜炎
	感染性角膜潰瘍	偽膜性結膜炎	急性角結膜炎
	急性角膜炎	急性結膜炎	急性霰粒腫
	急性涙のう炎	急性濾胞性結膜炎	巨大乳頭結膜炎
	巨大フリクテン	血管性パンヌス	結節性眼炎
	結節性結膜炎	結膜潰瘍	結膜びらん
	結膜濾胞症	硬化性角膜炎	光線眼症
	コーガン症候群	コッホ・ウィークス菌性結膜炎	散在性表層角膜炎
	蚕蝕性角膜潰瘍	霰粒腫	紫外線角結膜炎
	紫外線角膜炎	糸状角膜炎	実質性角膜炎
	湿疹性眼瞼炎	湿疹性眼瞼皮膚炎	湿疹性パンヌス
	しゅさ性眼瞼炎	出血性角膜炎	術後結膜炎
	春季カタル	上眼瞼蜂巣炎	上尖性霰粒腫
	睫毛性眼瞼炎	脂漏性眼瞼炎	真菌性角膜潰瘍
	神経栄養性角結膜炎	進行性角膜潰瘍	浸潤性表層角膜炎
	深層角膜炎	星状角膜炎	ゼーミッシュ潰瘍
	石化性角膜炎	雪眼炎	接触眼瞼皮膚炎
	接触性眼瞼結膜炎	穿孔性角膜潰瘍	線状角膜炎
	腺病性パンヌス	前房蓄膿性角膜炎	単純性角膜潰瘍
	兎眼性角膜炎	毒物性眼瞼炎	内麦粒腫
	粘液膿性結膜炎	白内障術後結膜炎	パリノー結膜炎
	パリノー結膜腺症候群	反復性角膜潰瘍	びまん性表層角膜炎
	表在性角膜炎	表在性点状角膜炎	フィラメント状角膜炎
	匐行性角膜潰瘍	ぶどう球菌性眼瞼炎	フリクテン性角結膜炎
	フリクテン性角膜炎	フリクテン性角膜潰瘍	フリクテン性結膜炎
	フリクテン性パンヌス	辺縁角膜炎	辺縁フリクテン
	慢性角結膜炎	慢性カタル性結膜炎	慢性結膜炎
	慢性涙小管炎	慢性涙のう炎	慢性濾胞性結膜炎
	毛包眼瞼炎	モラックス・アクセンフェルド結膜炎	薬物性角結膜炎
	薬物性角膜炎	薬物性眼瞼炎	薬物性結膜炎
	流行性結膜炎	輪紋状角膜炎	涙小管炎
	涙のう周囲炎	涙のう周囲膿瘍	
△	アトピー性角結膜炎	アレルギー性角膜炎	アレルギー性眼瞼炎
	アレルギー性眼瞼縁炎	アレルギー性鼻結膜炎	眼瞼乾皮症
	季節性アレルギー性結膜炎	急性涙腺炎	クラミジア結膜炎
	結膜化膿性肉芽腫	通年性アレルギー性結膜炎	慢性涙腺炎
	涙腺炎		

用法用量　通常，1回1滴，1日3回点眼する。
なお，症状により適宜増減する。

用法用量に関連する使用上の注意

(1)本剤の使用にあたっては，耐性菌の発現等を防ぐため，原則として感受性を確認し，疾病の治療上必要な最少限の期間の投与にとどめること。

(2)点眼用にのみ使用すること。

禁忌　ノルフロキサシン又はキノロン系合成抗菌剤に対し過敏症の既往歴のある患者

バクシダール点眼液0.3%：杏林　0.3%1mL[114円/mL]

ノキサシン点眼液0.3%：わかもと[68.4円/mL]，ノルフロキサシン点眼液0.3%「NikP」：日医工ファーマ[42.3円/mL]，バクファミル点眼液0.3%：日新－山形[42.3円/mL]，ビスコレット点眼液0.3%：富士薬品[42.3円/mL]，フロバール点眼液0.3%：マイラン製薬[68.4円/mL]，マリオットン点眼液0.3%：鶴原[42.3円/mL]，ミタトニン点眼液0.3%：キョーリンリメディオ[68.4円/mL]

ノルスパンテープ5mg　規格：5mg1枚[1572.8円/枚]
ノルスパンテープ10mg　規格：10mg1枚[2423.7円/枚]
ノルスパンテープ20mg　規格：20mg1枚[3735.1円/枚]

ブプレノルフィン　ムンディ　114

【効 能 効 果】

非オピオイド鎮痛剤で治療困難な下記疾患に伴う慢性疼痛における鎮痛
(1)変形性関節症
(2)腰痛症

【対応標準病名】

◎	手指変形性関節症	全身性変形性関節症	変形性肩関節症
	変形性関節症	変形性胸鎖関節症	変形性肩鎖関節症
	変形性股関節症	変形性膝関節症	変形性手関節症
	変形性足関節症	変形性肘関節症	変形性中手関節症
	母指CM関節変形性関節症	慢性疼痛	腰痛症
○	CM関節変形性関節症	DIP関節変形性関節症	PIP関節変形性関節症
	一過性関節症	一側性外傷後股関節症	一側性外傷後膝関節症
	一側性形成不全性股関節症	一側性原発性股関節症	一側性原発性膝関節症
	一側性続発性股関節症	一側性続発性膝関節症	外傷後股関節症
	外傷後膝関節症	外傷性肩関節症	外傷性関節症
	外傷性関節障害	外傷性股関節症	外傷性膝関節症
	外傷性手関節症	外傷性足関節症	外傷性肘関節症
	外傷性母指CM関節症	踵関節症	肩関節症
	下背部ストレイン	癌性持続痛	癌性突出痛
	関節症	急性腰痛症	急速破壊型股関節症
	筋筋膜性腰痛症	形成不全性股関節症	原発性関節症
	原発性股関節症	原発性膝関節症	原発性全身性関節症
	原発性変形性関節症	原発性母指CM関節症	股関節症
	根性腰痛症	趾関節症	持続痛
	膝関節症	手関節症	手根関節症
	神経原性関節症	神経障害性疼痛	先天性股関節脱臼治療後亜脱臼
	足関節症	続発性関節症	続発性股関節症
	続発性膝関節症	続発性多発性関節症	続発性母指CM関節症
	多発性関節症	肘関節症	中枢神経障害性疼痛
	殿部痛	突出痛	二次性変形性関節症
	びらん性関節症	ブシャール結節	ヘーガース結節
	ヘバーデン結節	母指CM関節症	母指関節症
	末梢神経障害性疼痛	腰痛坐骨神経痛症候群	腰殿部痛
	腰腹痛	両側性外傷後股関節症	両側性外傷後膝関節症
	両側性外傷性母指CM関節症	両側性形成不全性股関節症	両側性原発性股関節症
	両側性原発性膝関節症	両側性原発性母指CM関節症	両側性続発性股関節症
	両側性続発性膝関節症	両側性続発性母指CM関節症	老年性股関節症
△	遠位橈尺関節変形性関節症	急性疼痛	上腕神経痛
	老人性関節炎		

効能効果に関連する使用上の注意

(1)本剤は，非オピオイド鎮痛剤の投与を含む保存的治療では十分な鎮痛効果が得られない患者で，かつオピオイド鎮痛剤の継続的な投与を必要とする日常生活動作障害を有する変形性関節症及び腰痛症に伴う慢性疼痛の管理にのみ使用すること。

(2)慢性疼痛の原因となる器質的病変，心理的・社会的要因，依存リスクを含めた包括的な診断を行い，本剤の投与の適否を慎重に判断すること。

用法用量　通常，成人に対し，前胸部，上背部，上腕外部又は側胸部に貼付し，7日毎に貼り替えて使用する。
初回貼付用量はブプレノルフィンとして5mgとし，その後の貼付用量は患者の症状に応じて適宜増減するが，20mgを超えないこと。

用法用量に関連する使用上の注意
(1)初回貼付時
①初回貼付72時間後までブプレノルフィンの血中濃度が徐々に上昇するため，鎮痛効果が得られるまで時間を要する。そのため，必要に応じて他の適切な治療の併用を考慮すること。
②他のオピオイド鎮痛剤から本剤へ切り替える場合には，切り替え前に使用していたオピオイド鎮痛剤の鎮痛効果の持続時間を考慮して，本剤の貼付を開始すること。なお，高用量(経口モルヒネ換算量80mg/日超)のオピオイド鎮痛剤から切り替えた場合には，十分な鎮痛効果が得られないおそれがあるので，注意すること。
(2)貼付方法：血中濃度が上昇するおそれがあるので，毎回貼付部位を変え，同じ部位に貼付する場合は，3週間以上の間隔をあけること。
(3)増量：本剤貼付開始後は患者の状態を観察し，適切な鎮痛効果が得られ副作用が最小となるよう用量調節を行うこと。鎮痛効果が十分得られない場合は，ブプレノルフィンとして5～10mgずつ貼り替え時に増量する。
(4)減量：連用中における急激な減量は，退薬症候があらわれることがあるので行わないこと。副作用等により減量する場合は，患者の状態を観察しながら慎重に行うこと。
(5)投与の継続：本剤貼付開始後4週間を経過してもなお期待する効果が得られない場合は，他の適切な治療への変更を検討すること。また，定期的に症状及び効果を確認し，投与の継続の必要性について検討すること。
(6)投与の中止
①本剤の投与を必要としなくなった場合には，退薬症候の発現を防ぐために徐々に減量すること。
②本剤の投与を中止し他のオピオイド鎮痛剤に変更する場合は，本剤剥離後24時間以上の間隔をあけること。また，ブプレノルフィンのμオピオイド受容体への親和性は他のオピオイド鎮痛剤より強いため，切り替え直後には他のオピオイド鎮痛剤の鎮痛効果が十分に得られないことがあるので，注意すること。

禁忌
(1)本剤の成分に対し過敏症の既往歴のある患者
(2)重篤な呼吸抑制状態及び呼吸機能障害のある患者

ハイアミン液10%　規格：10%10mL［1.25円/mL］
ベンゼトニウム塩化物　第一三共エスファ　261

【効 能 効 果】

手指・皮膚の消毒，手術部位(手術野)の皮膚の消毒，手術部位(手術野)の粘膜の消毒，皮膚・粘膜の創傷部位の消毒，感染皮膚面の消毒，腟洗浄，結膜嚢の洗浄・消毒
医療機器の消毒，手術室・病室・家具・器具・物品などの消毒

【対応標準病名】

該当病名なし

用法用量
(1)手指・皮膚の消毒
通常石けんで十分に洗浄し，水で石けん分を十分に洗い落した後，ベンゼトニウム塩化物0.05～0.1%溶液(本剤の100～200倍希釈液)に浸して洗い，滅菌ガーゼあるいは布片で清拭する
術前の手洗の場合には，5～10分間ブラッシングする
(2)手術部位(手術野)の皮膚の消毒：手術前局所皮膚面を，ベンゼトニウム塩化物0.1%溶液(本剤の100倍希釈液)で約5分間洗い，その後ベンゼトニウム塩化物0.2%溶液(本剤の50倍希釈液)を塗布する
(3)手術部位(手術野)の粘膜の消毒，皮膚・粘膜の創傷部位の消毒：ベンゼトニウム塩化物0.01～0.025%溶液(本剤の400～1,000倍希釈液)を用いる
(4)感染皮膚面の消毒：ベンゼトニウム塩化物0.01%溶液(本剤の1,000倍希釈液)を用いる
(5)腟洗浄：ベンゼトニウム塩化物0.025%溶液(本剤の400倍希釈液)を用いる
(6)結膜嚢の洗浄・消毒：ベンゼトニウム塩化物0.02%溶液(本剤の500倍希釈液)を用いる
(7)医療機器の消毒：ベンゼトニウム塩化物0.1%溶液(本剤の100倍希釈液)に10分間浸漬するか，または厳密に消毒する際には，器具を予め2%炭酸ナトリウム水溶液で洗い，その後ベンゼトニウム塩化物0.1%溶液(本剤の100倍希釈液)中で15分間煮沸する
(8)手術室・病室・家具・器具・物品などの消毒：ベンゼトニウム塩化物0.05～0.2%溶液(本剤の50～200倍希釈液)を布片で塗布・清拭するか，または噴霧する

エンゼトニン液0.01：吉田　0.01%10mL［0.47円/mL］，エンゼトニン液0.02：吉田　0.02%10mL［0.47円/mL］，エンゼトニン液0.025：吉田　0.025%10mL［0.47円/mL］，エンゼトニン液0.05：吉田　0.05%10mL［0.47円/mL］，エンゼトニン液0.1：吉田　0.1%10mL［0.55円/mL］，ベゼトン液0.02：健栄　0.02%10mL［0.47円/mL］，ベゼトン液0.025：健栄　0.025%10mL［0.47円/mL］，ベゼトン液0.05：健栄　0.05%10mL［0.47円/mL］，ベゼトン液0.1：健栄　0.1%10mL［0.56円/mL］，ベゼトン液0.2：健栄　0.2%10mL［0.55円/mL］

ハイアラージン外用液2%　規格：2%1mL［7.7円/mL］
ハイアラージン軟膏2%　規格：2%1g［8.5円/g］
トルナフタート　長生堂　265

【効 能 効 果】

汗疱状白癬，頑癬，小水疱性斑状白癬，癜風

【対応標準病名】

◎	頑癬	汗疱状白癬	水疱性白癬
	癜風		
○	足汗疱状白癬	足爪白癬	足白癬
	異型白癬	腋窩浅在性白癬	黄癬
	角質増殖型白癬	渦状癬	感染性白癬症
	胸部白癬	頚部白癬	肛囲白癬
	股部頑癬	股部白癬	趾間汗疱状白癬
	指間白癬	趾間白癬	四肢白癬
	湿疹状白癬	趾部白癬	手指爪白癬
	手掌白癬	深在性白癬	鼡径部白癬
	体部白癬	爪白癬	手汗疱状白癬
	手白癬	殿部白癬	トリコフィチア
	白癬	白癬菌性肉芽腫	汎発性頑癬
	汎発性白癬	皮膚糸状菌症	表在性白癬症
	腹部白癬	マジョッキ肉芽腫	腰部白癬

用法用量　通常，1日2～3回，適量を患部に塗布又は塗擦する。
禁忌　本剤の成分に対し過敏症の既往歴のある患者

ハイパジールコーワ点眼液0.25%　規格：0.25%1mL［376.5円/mL］
ニプラジロール　興和　131

ニプラノール点眼液0.25%を参照(P2217)

ハイポ2%AL綿球14　規格：－[－]
ハイポ2%AL綿球20　規格：－[－]
ハイポ2%AL綿球30　規格：－[－]
ハイポ2%AL綿棒16　規格：－[－]
チオ硫酸ナトリウム水和物　健栄　261

【効能効果】

皮膚面及び手術用器具類・布類に付着したヨードチンキ類のヨウ素の脱色，消毒

【対応標準病名】

該当病名なし

用法用量　ヨードチンキ塗布による皮膚面(手術部位及び手術者の皮膚)及び手術用器具類・布類に付着したヨウ素の脱色並びに消毒剤として塗布または洗浄等にそのまま使用

禁忌　損傷皮膚及び粘膜

ハイポエタノール液2%「ニッコー」　規格：10mL[0.72円/mL]
チオ硫酸ナトリウム水和物　日興　261

【効能効果】

皮膚面及び手術用器具類・布類に付着したヨードチンキ類のヨウ素の脱色，消毒。

【対応標準病名】

該当病名なし

用法用量　ヨードチンキ塗布による皮膚面(手術部位及び手術者の皮膚)及び手術用器具類・布類に付着したヨウ素の脱色並びに消毒剤として塗布または洗浄等にそのまま使用。

禁忌　損傷皮膚及び粘膜

ハイポアルコール液2%「ヤクハン」：ヤクハン[0.72円/mL]，ハイポエタノール液2%「ケンエー」：健栄[0.72円/mL]，ハイポエタノール液2%「ヨシダ」：吉田[0.72円/mL]，ハイポエタノール外用液2%「アトル」：アトル[0.72円/mL]

バキソ坐剤20mg　規格：20mg1個[141.1円/個]
ピロキシカム　富山化学　114

【効能効果】

下記疾患並びに症状の消炎，鎮痛
- 関節リウマチ
- 変形性関節症
- 腰痛症
- 肩関節周囲炎
- 頚肩腕症候群

【対応標準病名】

◎	肩関節周囲炎	関節リウマチ	頚肩腕症候群
	手指変形性関節症	全身性変形性関節症	変形性肩関節症
	変形性関節症	変形性胸鎖関節症	変形性肩鎖関節症
	変形性股関節症	変形性膝関節症	変形性手関節症
	変形性足関節症	変形性肘関節症	変形性中手関節症
	母指CM関節変形性関節症	腰痛症	
○	CM関節変形性関節症	DIP関節変形性関節症	PIP関節変形性関節症
	RS3PE症候群	一側性外傷後股関節症	一側性外傷後膝関節症
	一側性形成不全性股関節症	一側性原発性股関節症	一側性原発性膝関節症
	一側性続発性股関節症	一側性続発性膝関節症	遠位橈尺関節変形性関節症
	炎症性多発性関節障害	外傷後股関節症	外傷後膝関節症
	外傷性肩関節症	外傷性関節症	外傷性関節障害
	外傷性股関節症	外傷性膝関節症	外傷性手関節症
	外傷性足関節症	外傷性肘関節症	外傷性母指CM関節症
	回旋腱板症候群	踵関節症	肩インピンジメント症候群
	肩滑液包炎	肩関節異所性骨化	肩関節腱板炎
	肩関節硬結性腱炎	肩関節症	肩周囲炎
	肩石灰性腱炎	下背部ストレイン	関節症
	関節リウマチ・顎関節	関節リウマチ・肩関節	関節リウマチ・胸椎
	関節リウマチ・頚椎	関節リウマチ・股関節	関節リウマチ・指関節
	関節リウマチ・趾関節	関節リウマチ・膝関節	関節リウマチ・手関節
	関節リウマチ・脊椎	関節リウマチ・足関節	関節リウマチ・肘関節
	関節リウマチ・腰椎	急性腰痛症	急速破壊型股関節症
	棘上筋症候群	棘上筋石灰化症	筋筋膜性腰痛症
	頚肩腕障害	形成不全性股関節症	頚頭蓋症候群
	血清反応陰性関節リウマチ	肩甲周囲炎	原発性関節症
	原発性股関節症	原発性膝関節症	原発性全身性関節症
	原発性変形性関節症	原発性母指CM関節症	肩部痛
	後頚部交感神経症候群	股関節症	根性腰痛症
	坐骨神経根炎	坐骨神経痛	坐骨単神経根炎
	趾関節症	膝関節症	尺側偏位
	手関節症	手根関節症	上腕二頭筋腱炎
	上腕二頭筋腱鞘炎	神経根炎	成人スチル病
	脊髄神経根症	脊椎痛	先天性股関節脱臼治療後亜脱臼
	足関節症	続発性関節症	続発性股関節症
	続発性膝関節症	続発性多発性関節症	続発性母指CM関節症
	多発性関節症	多発性リウマチ性関節炎	肘関節症
	殿部痛	二次性変形性関節症	背部痛
	バレー・リュー症候群	びらん性関節症	ブシャール結節
	ヘーガース結節	ヘバーデン結節	母指CM関節症
	母指関節症	ムチランス変形	野球肩
	癒着性肩関節包炎	腰仙部神経根炎	腰痛坐骨神経痛症候群
	腰殿部痛	腰部神経根炎	リウマチ性滑液包炎
	リウマチ性皮下結節	リウマチ様関節炎	両側性外傷後股関節症
	両側性外傷後膝関節症	両側性外傷性母指CM関節症	両側性形成不全性股関節症
	両側性原発性股関節症	両側性原発性膝関節症	両側性原発性母指CM関節症
	両側性続発性股関節症	両側性続発性膝関節症	両側性続発性母指CM関節症
	老人性関節炎	老年性股関節症	
△	一過性関節症	頚椎不安定症	上腕神経痛
	神経原性関節症	背部圧迫感	腰腹痛

効能効果に関連する使用上の注意

(1)腰痛症，肩関節周囲炎，頚肩腕症候群に対し本剤を用いる場合には，慢性期のみに投与すること。

(2)本剤は，他の非ステロイド性消炎鎮痛剤の治療効果が不十分と考えられる患者のみに投与すること。

用法用量　通常，成人にはピロキシカムとして20mgを1日1回直腸内に挿入する。

用法用量に関連する使用上の注意

(1)本剤は1日最大20mgまでの投与とすること。

(2)本剤の投与に際しては，その必要性を明確に把握し，少なくとも投与後2週間を目処に治療継続の再評価を行い，漫然と投与し続けることのないよう注意すること。〔外国において，本剤が，他の非ステロイド性消炎鎮痛剤に比較して，胃腸障害及び重篤な皮膚障害の発現率が高いとの報告がされている〕

禁忌

(1)リトナビルを投与中の患者

(2)消化性潰瘍のある患者

(3)重篤な血液の異常のある患者

(4)重篤な肝障害のある患者

(5)重篤な腎障害のある患者

(6)重篤な心機能不全のある患者

(7)重篤な高血圧症のある患者

(8)妊娠末期の患者
(9)本剤の成分に対し過敏症の既往歴のある患者
(10)アスピリン喘息(非ステロイド性消炎鎮痛剤等による喘息発作の誘発)又はその既往歴のある患者
(11)直腸炎，直腸出血又は痔疾のある患者

併用禁忌

薬剤名等	臨床症状・措置方法	機序・危険因子
リトナビル［ノービア］	本剤の血中濃度が大幅に上昇し，重篤な副作用を起こすおそれがある。	リトナビルのチトクローム P450 に対する阻害作用によると考えられる。

フェルデン坐剤20mg：ファイザー　20mg1個［141.1円/個］
ピロキシカム坐剤20mg「JG」：長生堂［22.6円/個］

バキソ軟膏0.5%
規格：0.5%1g［8円/g］
ピロキシカム
富山化学　264

【効 能 効 果】

下記疾患並びに症状の消炎・鎮痛
変形性関節症
肩関節周囲炎
腱・腱鞘炎，腱周囲炎
上腕骨上顆炎(テニス肘等)
筋肉痛(筋・筋膜炎等)
外傷後の腫脹・疼痛

【対応標準病名】

◎	外傷	外側上顆炎	肩関節周囲炎
	筋炎	筋肉痛	筋膜炎
	腱炎	腱鞘炎	挫傷
	手指変形性関節症	全身性変形性関節症	創傷
	テニス肘	疼痛	変形性肩関節症
	変形性関節症	変形性胸鎖関節症	変形性肩鎖関節症
	変形性股関節症	変形性膝関節症	変形性手関節症
	変形性足関節症	変形性肘関節症	変形性中手関節症
	母指 CM 関節変形性関節症		
○	CM 関節変形性関節症	DIP 関節変形性関節症	MRSA 術後創部感染
あ	PIP 関節変形性関節症	アキレス腱腱鞘炎	アキレス周囲膿瘍
	足異物	足炎	圧挫傷
	圧挫創	一側性外傷後股関節症	一側性外傷後膝関節症
	一側性形成不全性股関節症	一側性原発性股関節症	一側性原発性膝関節症
	一側性続発性股関節症	一側性続発性膝関節症	犬咬創
	咽頭開放創	咽頭創傷	会陰部化膿創
	遠位橈尺関節変形性関節症	横隔膜損傷	汚染擦過創
か	外耳開放創	外耳道創傷	外耳部外傷性異物
	外耳部割創	外耳部貫通創	外耳部咬創
	外耳部挫創	外耳部刺創	外耳部創傷
	外傷後股関節症	外傷後膝関節症	外傷性横隔膜ヘルニア
	外傷性肩関節症	外傷性眼球ろう	外傷性関節症
	外傷性関節障害	外傷性咬合	外傷性虹彩離断
	外傷性股関節症	外傷性耳出血	外傷性膝関節症
	外傷性手関節症	外傷性食道破裂	外傷性足関節症
	外傷性肘関節症	外傷性乳び胸	外傷性母指 CM 関節症
	外耳裂創	回旋腱板症候群	下咽頭創傷
	下顎外傷性異物	下顎開放創	下顎割創
	下顎貫通創	下顎口唇挫創	下顎咬創
	下顎挫創	下顎刺創	下顎創傷
	下顎部皮膚欠損創	下顎裂創	踵関節症
	踵痛	顎関節部開放創	顎関節部割創
	顎関節部貫通創	顎関節部咬創	顎関節部挫創
	顎関節部刺創	顎関節部創傷	顎関節部裂創
	角膜挫創	角膜切傷	角膜切創
	角膜創傷	角膜破裂	角膜裂傷
	下肢壊死性筋膜炎	下肢筋肉痛	下肢腱腱鞘炎
	下肢痛	下腿壊死性筋膜炎	下腿筋肉内異物残留
	下腿三頭筋痛	下腿痛	肩インピンジメント症候群
	肩滑液包炎	肩関節異所性骨化	肩関節腱板炎
	肩関節硬結性腱炎	肩関節症	肩周囲炎
	肩石灰性腱炎	滑膜炎	カテーテル感染症
	カテーテル敗血症	化膿性筋炎	化膿性腱鞘炎
	下腹部筋炎	眼窩創傷	眼球結膜裂傷
	眼球損傷	眼球破裂	眼球裂傷
	眼瞼外傷性異物	眼瞼開放創	眼瞼割創
	眼瞼貫通創	眼瞼咬創	眼瞼挫創
	眼瞼刺創	眼瞼創傷	眼瞼裂創
	環指化膿性腱鞘炎	環指屈筋腱腱鞘炎	環指腱鞘炎
	環指痛	間質性筋炎	眼周囲部外傷性異物
	眼周囲部開放創	眼周囲部割創	眼周囲部貫通創
	眼周囲部咬創	眼周囲部挫創	眼周囲部刺創
	眼周囲部創傷	眼周囲部裂創	関節挫傷
	関節周囲炎	関節症	関節打撲
	関節内骨折	関節包炎	感染性筋炎
	眼部外傷性異物	眼部開放創	眼部割創
	眼部貫通創	眼部咬創	眼部挫創
	眼部刺創	眼部創傷	眼部裂創
	顔面汚染創	顔面外傷性異物	顔面開放創
	顔面割創	顔面貫通創	顔面咬創
	顔面挫創	顔面刺創	顔面創傷
	顔面掻創	顔面損傷	顔面多発開放創
	顔面多発割創	顔面多発貫通創	顔面多発咬創
	顔面多発挫創	顔面多発刺創	顔面多発創傷
	顔面多発裂創	顔面皮膚欠損創	顔面裂創
	偽肉腫性線維腫症	急性筋炎	急性疼痛
	急速破壊型股関節症	胸管損傷	胸骨周囲炎
	狭窄性腱鞘炎	胸鎖乳突筋炎	胸鎖乳突筋痛
	胸腺損傷	頬粘膜咬創	胸背部筋肉痛
	胸部外傷	頬部外傷性異物	頬部開放創
	頬部割創	頬部貫通創	胸部筋肉痛
	胸部筋肉内異物残留	胸腹部筋痛	頬部咬創
	頬部挫創	頬部刺創	胸部食道損傷
	頬部創傷	胸部損傷	頬部皮膚欠損創
	頬部裂創	強膜切創	強膜創傷
	強膜裂傷	棘刺創	棘上筋症候群
	棘上筋石灰化症	魚咬創	筋筋膜炎
	筋膿瘍	頚肩部筋肉痛	頚性頭痛
	形成不全性股関節症	頚部筋炎	頚部筋肉痛
	頚部食道開放創	頚部痛	結合織炎
	結膜創傷	結膜裂傷	限局性筋炎
	肩甲周囲炎	肩甲部筋肉痛	原発性関節症
	原発性股関節症	原発性膝関節症	原発性全身性関節症
	原発性変形性関節症	原発性母指 CM 関節症	肩部筋痛
	肩部筋肉内異物残留	腱付着部炎	腱付着部症
	肩部痛	口蓋切創	口蓋裂創
	口角部挫創	口角部裂創	咬筋炎
	口腔開放創	口腔割創	口腔挫創
	口腔刺創	口腔創傷	口腔粘膜咬創
	口腔裂創	口唇外傷性異物	口唇開放創
	口唇割創	口唇貫通創	口唇咬創
	口唇挫創	口唇刺創	口唇創傷
	口唇裂創	溝創	咬創
	後足部痛	喉頭外傷	喉頭損傷
	項背部筋痛	項部筋炎	項部筋肉痛
	項部痛	股関節症	股痛

さ	採皮創	挫創	産科的創傷の血腫
	耳介外傷性異物	耳介開放創	耳介割創
	耳介貫通創	耳介咬創	耳介挫創
	耳介刺創	耳介創傷	耳介裂創
	趾化膿創	趾関節症	指間切創
	刺咬症	示指化膿性腱鞘炎	示指化膿創
	示指屈筋腱腱鞘炎	示指腱鞘炎	四肢痛
	示指痛	示指ばね指	四肢末端痛
	趾伸筋腱腱鞘炎	耳前部挫創	刺創
	持続痛	趾痛	膝関節滑膜炎
	膝関節症	膝関節部異物	膝部異物
	膝部筋肉内異物残留	膝部腱膜炎	歯肉切創
	歯肉裂創	縦隔血腫	手関節症
	手関節掌側部挫創	手関節部腱鞘炎	手関節部挫創
	手関節部創傷	手根関節症	手指腱鞘炎
	手指痛	手術創部膿瘍	手掌筋肉内異物残留
	手掌挫創	手掌刺創	手掌切創
	手掌剥皮創	手掌皮膚欠損創	術後横隔膜下膿瘍
	術後感染症	術後髄膜炎	術後創部感染
	術後膿瘍	術後敗血症	術後腹腔内膿瘍
	術後腹壁膿瘍	術創部痛	手背皮膚欠損創
	手背部挫創	手背部切創	手背部痛
	手部腱鞘炎	手部痛	漿液性滑膜炎
	上顎部裂創	上肢壊死性筋膜炎	小指化膿性腱鞘炎
	上肢筋肉痛	小指屈筋腱腱鞘炎	小指腱鞘炎
	小指痛	上肢痛	上唇小帯裂創
	上腕過労性筋炎	上腕筋炎	上腕筋肉痛
	上腕筋肉内異物残留	上腕三頭筋炎	上腕三頭筋腱鞘炎
	上腕三頭筋痛	上腕痛	上腕二頭筋筋炎
	上腕二頭筋腱炎	上腕二頭筋腱鞘炎	上腕二頭筋痛
	食道損傷	針刺創	靱帯炎
	声門外傷	舌開放創	舌下顎挫創
	舌咬創	舌挫創	舌刺創
	舌切創	切創	舌創傷
	舌裂創	線維芽細胞性障害	線維筋痛症
	前額部外傷性異物	前額部開放創	前額部割創
	前額部貫通創	前額部咬創	前額部挫創
	前額部刺創	前額部創傷	前額部皮膚欠損創
	前額部裂創	前頚頭頂部挫創	全身擦過創
	前足部痛	穿通創	先天性股関節脱臼治療後亜脱臼
	前腕壊死性筋膜炎	前腕筋肉痛	前腕筋肉内異物残留
	前腕痛	前腕部腱鞘炎	爪下異物
	創傷感染症	創傷はえ幼虫症	掻創
	創部膿瘍	僧帽筋痛	足関節症
	足関節部腱鞘炎	足痛	足底異物
	足底筋腱付着部炎	足底筋肉内異物残留	足底筋膜炎
	足底腱膜線維腫症	足底部痛	足背腱鞘炎
	足背痛	続発性関節症	続発性股関節症
	続発性膝関節症	続発性多発性関節症	続発性母指 CM 関節症
た	足部筋肉内異物残留	足部屈筋腱腱鞘炎	大胸筋炎
	大腿壊死性筋膜炎	大腿汚染創	大腿筋炎
	大腿筋痛	大腿筋肉内異物残留	大腿咬創
	大腿挫創	大腿直筋炎	大腿痛
	大腿内側部痛	大腿皮膚欠損創	大腿部開放創
	大腿部筋炎	大腿部刺創	大腿部切創
	大腿裂創	大転子部挫創	多発性外傷
	多発性関節症	多発性筋肉痛	打撲割創
	打撲挫創	打撲擦過創	打撲傷
	弾発母趾	腟断端炎	肘関節滑膜炎
	肘関節症	中指化膿性腱鞘炎	中指屈筋腱腱鞘炎
	中指腱鞘炎	中指痛	中手骨関節部挫創
	虫垂炎術後残膿瘍	中足部痛	肘頭骨棘
	腸腰筋炎	手化膿性腱鞘炎	手屈筋腱腱鞘炎

	手伸筋腱腱鞘炎	殿筋炎	殿部異物
	殿部筋肉痛	殿部筋肉内異物残留	ドゥ・ケルバン腱鞘炎
	橈骨茎状突起腱鞘炎	橈側手根屈筋腱鞘炎	頭部異物
	頭部筋肉痛	頭部多発開放創	頭部多発割創
	頭部多発咬創	頭部多発挫創	頭部多発刺創
	頭部多発創傷	頭部多発裂創	動物咬創
な	内側上顆炎	軟口蓋挫創	軟口蓋創傷
	軟口蓋破裂	難治性疼痛	二次性変形性関節症
は	尿管切石術後感染症	猫咬創	背筋炎
	背部筋肉痛	背部筋肉内異物残留	抜歯後感染
	皮下損傷	鼻根部打撲挫創	鼻根部裂創
	肘周囲炎	鼻前庭部挫創	鼻尖部挫創
	非特異性慢性滑膜炎	鼻部外傷性異物	鼻部開放創
	眉部割創	鼻部割創	鼻部貫通創
	腓腹筋痛	腓腹部痛	鼻部咬創
	鼻部挫創	鼻部刺創	鼻部創傷
	皮膚損傷	皮膚剥脱創	鼻部皮膚欠損創
	鼻部裂創	眉毛部割創	眉毛部裂創
	表皮剥離	鼻翼部切創	鼻翼部裂創
	びらん性関節症	疲労性筋炎	伏針
	腹直筋炎	副鼻腔開放創	腹部筋炎
	腹壁異物	腹壁筋痛	腹壁縫合糸膿瘍
	ブシャール結節	ブラックアイ	ヘーガース結節
	ヘバーデン結節	縫合糸膿瘍	縫合部膿瘍
	母指 CM 関節症	母指化膿性腱鞘炎	母指関節症
	母指球部痛	母指狭窄性腱鞘炎	母指屈筋腱腱鞘炎
	母指腱鞘炎	母指示指間切創	母指痛
ま	母趾痛	慢性アキレス腱腱鞘炎	慢性滑膜炎症
	眉間部挫創	眉間部裂創	耳後部挫創
や	盲管銃創	網脈絡膜裂傷	野球肩
	野球肘	癒着性肩関節包炎	腰筋痛症
ら	腰背筋痛症	腰部筋肉内異物残留	らせん骨折
	リウマチ性筋炎	両側性外傷後股関節症	両側性外傷後膝関節症
	両側性外傷性母指 CM 関節症	両側性形成不全性股関節症	両側性原発性股関節症
	両側性原発性膝関節症	両側性原発性母指 CM 関節症	両側性続発性股関節症
	両側性続発性膝関節症	両側性続発性母指 CM 関節症	裂傷
	裂創	裂離骨折	老人性関節炎
	老年性股関節症	肋間筋肉痛	

△ あ	アキレス腱部石灰化症	亜脱臼	圧痛
	圧迫骨折	圧迫神経炎	一過性関節症
	異物肉芽腫	壊死性筋膜炎	横骨折
か	汚染創	外陰部壊死性筋膜炎	外傷後遺症
	外傷性一過性麻痺	外傷性異物	外傷性硬膜動静脈瘻
	外傷性脊髄出血	外傷性切断	外傷性動静脈瘻
	外傷性動脈血腫	外傷性動脈瘤	外傷性破裂
	外傷性皮下血腫	開放骨折	開放性陥没骨折
	開放性脱臼	開放性脱臼骨折	開放性粉砕骨折
	開放創	割創	環指ばね指
	関節血腫	関節骨折	完全骨折
	完全脱臼	貫通刺創	貫通銃創
	貫通性挫滅創	貫通創	陥没骨折
	亀裂骨折	筋損傷	筋断裂
	筋肉内血腫	筋膜膿瘍	屈曲骨折
	頚背部筋膜痛	頚部筋筋膜炎	頚部筋筋膜症
	血管切断	血管損傷	血腫
	結節性筋膜炎	肩筋膜炎	肩甲部筋膜炎
	腱鞘巨細胞腫	腱切創	腱損傷
	腱断裂	腱部分断裂	腱裂傷
	高エネルギー外傷	広範性軸索損傷	広汎性神経損傷
	項部筋膜炎	後方脱臼	骨折
さ	昆虫咬創	昆虫刺傷	擦過創
	擦過皮下血腫	挫滅傷	挫滅創

	四肢静脈損傷	四肢動脈損傷	斜骨折
	射創	縦骨折	銃創
	重複骨折	種子骨開放骨折	種子骨骨折
	手掌筋膜拘縮	小指ばね指	上腕筋筋膜炎
	神経原性関節症	神経根ひきぬき損傷	神経障害性疼痛
	神経切断	神経叢損傷	神経叢不全損傷
	神経損傷	神経断裂	靱帯ストレイン
	靱帯損傷	靱帯断裂	身体痛
	靱帯捻挫	靱帯裂傷	ストレイン
	石灰性腱炎	切断	前胸部筋膜炎
	線状骨折	全身痛	前方脱臼
	前腕筋筋膜炎	増殖性筋膜炎	僧帽筋筋膜症
た	僧帽筋疲労性筋膜炎	損傷	大腿筋筋膜症
	脱臼	脱臼骨折	打撲血腫
	打撲皮下血腫	単純脱臼	中指ばね指
	中枢神経系損傷	中枢神経障害性疼痛	デュピュイトラン拘縮
	転位性骨折	動脈損傷	特発性関節脱臼
な	鈍痛	ナックルパッド	肉離れ
は	捻挫	背筋筋膜炎	剥離骨折
	ばね指	破裂骨折	皮下異物
	皮下血腫	皮下静脈損傷	皮神経挫傷
	非熱傷性水疱	皮膚欠損創	皮膚疼痛症
	病的骨折	疲労性筋膜炎	封入体筋炎
	複雑脱臼	腹部筋筋膜症	不全骨折
	粉砕骨折	閉鎖性骨折	閉鎖性脱臼
ま	放散痛	母指ばね指	末梢血管外傷
や	末梢神経障害性疼痛	末梢神経損傷	腰部筋筋膜炎
ら	離開骨折	轢過創	裂離
	若木骨折		

用法用量　本品の適量を1日数回患部に塗擦する。

禁忌

(1)本剤の成分に対し過敏症の既往歴のある患者

(2)アスピリン喘息(非ステロイド性消炎鎮痛剤等による喘息発作の誘発)又はその既往歴のある患者

フェルデン軟膏0.5%：ファイザー　0.5%1g[8円/g]

バクシダール点眼液0.3%

規格：0.3%1mL[114円/mL]

ノルフロキサシン　杏林　131

ノフロ点眼液0.3%を参照(P2221)

バクトロバン鼻腔用軟膏2%

規格：2%1g[574.9円/g]

ムピロシンカルシウム水和物　グラクソ・スミスクライン　611

【効 能 効 果】

〈適応菌種〉ムピロシンに感性のメチシリン耐性黄色ブドウ球菌(MRSA)

〈適応症〉

次の患者及び個人の保菌する鼻腔内のメチシリン耐性黄色ブドウ球菌(MRSA)の除菌

(1)MRSA感染症発症の危険性の高い免疫機能の低下状態にある患者(易感染患者)

(2)易感染患者から隔離することが困難な入院患者

(3)易感染患者に接する医療従事者

【対応標準病名】

◎	MRSA感染症		
○	MRSA肘関節炎	ぶどう球菌感染症	
△	BLNAR感染症	ESBL産生菌感染症	MRCNS感染症
	MRCNS肺炎	MRCNS敗血症	MRSA関節炎
	MRSA感染性心内膜炎	MRSA股関節炎	MRSA骨髄炎
	MRSA膝関節炎	MRSA術後創部感染	MRSA髄膜炎
	MRSA腸炎	MRSA膿胸	MRSA肺炎
	MRSA肺化膿症	MRSA敗血症	MRSA腹膜炎
	MRSA膀胱炎	MRSA保菌者	バンコマイシン耐性腸球菌感染症
	ぶどう球菌性股関節炎	ぶどう球菌性膝関節炎	

用法用量　通常，適量を1日3回鼻腔内に塗布する。

用法用量に関連する使用上の注意　使用にあたっては，耐性菌の発現等を防ぐため，原則として感受性を確認し，必要な最小限の期間(3日間程度)の投与にとどめ，漫然と長期にわたり投与しないこと。

禁忌　本剤の成分に対して過敏症の既往歴のある者

パスタロンクリーム10%

規格：10%1g[7.1円/g]

パスタロンクリーム20%

規格：20%1g[7.3円/g]

パスタロンソフト軟膏10%

規格：10%1g[7.1円/g]

パスタロンソフト軟膏20%

規格：20%1g[7.3円/g]

尿素　佐藤　266

【効 能 効 果】

老人性乾皮症，アトピー皮膚，進行性指掌角皮症(主婦湿疹の乾燥型)，足蹠部皸裂性皮膚炎，掌蹠角化症，毛孔性苔癬，魚鱗癬

【対応標準病名】

◎	アトピー皮膚	魚鱗癬	亀裂性湿疹
	掌蹠角化症	進行性指掌角皮症	皮脂欠乏性湿疹
	毛孔性苔癬	老人性乾皮症	
○	アトピー性湿疹	アトピー性皮膚炎	過角化症
	角質増殖症	乾皮症	急性乳児湿疹
	屈曲部湿疹	固定性扁豆状角化症	コロジオン児
	四肢小児湿疹	主婦湿疹	小児アトピー性湿疹
	小児乾燥型湿疹	小児湿疹	職業性皮膚炎
	尋常性魚鱗癬	水疱型先天性魚鱗癬様紅皮症	成人アトピー性皮膚炎
	線状魚鱗癬	単純性魚鱗癬	点状角化症
	道化師様胎児	内因性湿疹	乳児皮膚炎
	妊娠湿疹	妊婦性皮膚炎	ネザートン症候群
	伴性魚鱗癬	皮脂欠乏症	非水疱性先天性魚鱗癬様紅皮症
	びまん性神経皮膚炎	ベニエ痒疹	胞状異角化症
	慢性乳児湿疹	葉状魚鱗癬	
△	青色ゴムまり様母斑症候群	足湿疹	アトピー性神経皮膚炎
	遺伝性掌蹠角化症	いぼ状表皮異形成	インドゴム様皮膚
	腋窩湿疹	角皮症	家族性良性慢性天疱瘡
	汗孔角化症	偽黄色腫	偽性黄色腫
	丘疹状湿疹	急性湿疹	頚部皮膚炎
	血管腫症	紅斑性湿疹	細菌性肉芽腫症
	湿疹	手指湿疹	手掌角皮症
	手掌紋異常	新生児皮膚炎	赤色湿疹
	接触皮膚炎	全身湿疹	先天性角化異常症
	先天性色素異常症	足底角化症	ダリエー病
	弾性線維性偽黄色腫症	弾力線維性仮性黄色腫	手湿疹
	頭部湿疹	土肥氏鱗状毛のう角皮症	乳房皮膚炎
	ネーゲリ病	脳回転状皮膚	パピヨン・ルフェブル症候群
	皮膚炎	皮膚掌紋異常	副皮膚弁
	ブルーム症候群	扁平湿疹	慢性湿疹
	ミベリー氏汗孔角化症	落屑性湿疹	良性家族性天疱瘡
	鱗状湿疹	ロトムンド・トムソン症候群	

用法用量

〔クリーム10%，ソフト軟膏10%〕：1日2～3回，患部を清浄にしたのち塗布し，よくすり込む。なお，症状により適宜増減する。

〔クリーム20%，ソフト軟膏20%〕：1日1～数回，患部に塗擦する。

アセチロールクリーム10%：ポーラ　10%1g[5.4円/g]，アセ

チロールクリーム20%：ポーラ　20%1g[5.6円/g]，ウリモックスクリーム10%：池田薬品　10%1g[5.4円/g]，ケラベンス軟膏20%：シオノ　20%1g[5.6円/g]，ベギンクリーム10%：藤永　10%1g[5.4円/g]，ベギンクリーム20%：藤永　20%1g[5.6円/g]，ワイドコールクリーム20%：池田薬品　20%1g[5.6円/g]

パスタロンローション10%　規格：10%1g[7.1円/g]
尿素　佐藤　266

ウレパールローション10%を参照(P2074)

バソレーターテープ27mg　規格：(27mg)14cm²1枚[68.1円/枚]
ニトログリセリン　三和化学　217

【効能効果】

狭心症

【対応標準病名】

◎	狭心症		
○	安静時狭心症	安定狭心症	異型狭心症
	冠攣縮性狭心症	狭心症3枝病変	初発労作型狭心症
	増悪労作型狭心症	不安定狭心症	夜間狭心症
	労作時兼安静時狭心症	労作性狭心症	
△	微小血管性狭心症		

効能効果に関連する使用上の注意　本剤は狭心症の発作緩解を目的とした治療には不適であるので，この目的のためには速効性の硝酸・亜硝酸エステル系薬剤を使用すること。

用法用量　通常，成人に対し1日1回1枚(ニトログリセリンとして27mg含有)を胸部，腰部，上腕部のいずれかに貼付する。なお，効果不十分の場合は2枚に増量する。

禁忌

(1)重篤な低血圧又は心原性ショックのある患者
(2)閉塞隅角緑内障の患者
(3)頭部外傷又は脳出血のある患者
(4)高度な貧血のある患者
(5)硝酸・亜硝酸エステル系薬剤に対し過敏症の既往歴のある患者
(6)ホスホジエステラーゼ5阻害作用を有する薬剤(シルデナフィルクエン酸塩，バルデナフィル塩酸塩水和物，タダラフィル)又はグアニル酸シクラーゼ刺激作用を有する薬剤(リオシグアト)を投与中の患者

併用禁忌

薬剤名等	臨床症状・措置方法	機序・危険因子
ホスホジエステラーゼ5阻害作用を有する薬剤 シルデナフィルクエン酸塩 バイアグラ，レバチオ バルデナフィル塩酸塩水和物 レビトラ タダラフィル シアリス，アドシルカ，ザルティア	併用により，降圧作用を増強することがある。	本剤はcGMPの産生を促進し，一方，ホスホジエステラーゼ5阻害作用を有する薬剤はcGMPの分解を抑制することから，両剤の併用によりcGMPの増大を介する本剤の降圧作用が増強する。
グアニル酸シクラーゼ刺激作用を有する薬剤 リオシグアト アデムパス		本剤とグアニル酸シクラーゼ刺激作用を有する薬剤は，ともにcGMPの産生を促進することから，両剤の併用によりcGMPの増大を介する本剤の降圧作用が増強する。

ミニトロテープ27mg：キョーリンリメディオ　(27mg)14cm²1枚[68.8円/枚]
メディトランステープ27mg：積水メディカル　(27mg)14cm²1枚[75円/枚]
ジドレンテープ27mg：東和　(27mg)9.6cm²1枚[70.9円/枚]

パタノール点眼液0.1%　規格：0.1%1mL[197.5円/mL]
オロパタジン塩酸塩　日本アルコン　131

【効能効果】

アレルギー性結膜炎

【対応標準病名】

◎	アレルギー性結膜炎		
○	アトピー性角結膜炎	アレルギー性鼻結膜炎	季節性アレルギー性結膜炎
	春季カタル	接触性眼瞼結膜炎	通年性アレルギー性結膜炎
△	亜急性結膜炎	化学性結膜炎	カタル性眼炎
	カタル性結膜炎	眼炎	眼角部眼瞼縁結膜炎
	眼瞼縁結膜炎	眼瞼結膜炎	急性結膜炎
	急性濾胞性結膜炎	巨大乳頭結膜炎	結膜炎
	結膜化膿性肉芽腫	慢性カタル性結膜炎	慢性濾胞性結膜炎
	薬物性結膜炎		

用法用量　通常，1回1～2滴，1日4回(朝，昼，夕方及び就寝前)点眼する。

禁忌　本剤の成分に対して過敏症の既往歴のある患者

バトラーフローデンフォームN　規格：－[－]
フッ化ナトリウム　サンスター　279

【効能効果】

齲蝕の予防

【対応標準病名】

◎	う蝕

用法用量　通常，歯面に対し2週間に3～4回塗布を1クールとし，これを年間1～2回次の方法により実施する。

用法用量に関連する使用上の注意　塗布薬液量は2mL以下とし，幼小児においては必要最小限度にとどめること。

パニマイシン点眼液0.3%　規格：3mg1mL[41円/mL]
ジベカシン硫酸塩　Meiji Seika　131

【効能効果】

〈適応菌種〉ジベカシンに感性のブドウ球菌属，レンサ球菌属，肺炎球菌，モラクセラ・ラクナータ(モラー・アクセンフェルト菌)，ヘモフィルス・エジプチウス(コッホ・ウィークス菌)，緑膿菌，アシネトバクター属
〈適応症〉眼瞼炎，涙嚢炎，麦粒腫，結膜炎，瞼板腺炎，角膜炎

【対応標準病名】

◎	角膜炎	眼瞼炎	結膜炎
	麦粒腫	マイボーム腺炎	涙のう炎
○	亜急性結膜炎	亜急性涙のう炎	萎縮性角結膜炎
	栄養障害性角膜炎	外傷性角膜炎	外麦粒腫
	潰瘍性眼瞼炎	化学性結膜炎	下眼瞼蜂巣炎
	角結膜炎	角結膜びらん	角膜潰瘍
	角膜上皮びらん	角膜内皮炎	角膜びらん
	下尖性霰粒腫	カタル性眼炎	カタル性結膜炎
	化膿性角膜炎	化膿性結膜炎	化膿性霰粒腫
	貨幣状角膜炎	眼炎	眼角部眼瞼炎
	眼角部眼瞼縁結膜炎	眼瞼縁炎	眼瞼縁結膜炎
	眼瞼結膜炎	眼瞼蜂巣炎	乾性角結膜炎
	乾性角膜炎	感染性角膜炎	偽膜性結膜炎
	急性角結膜炎	急性角膜炎	急性結膜炎
	急性霰粒腫	急性涙のう炎	急性濾胞性結膜炎
	巨大乳頭結膜炎	結節性眼炎	結節性結膜炎

	結膜潰瘍	結膜びらん	結膜濾胞症
	硬化性角膜炎	光線眼症	コーガン症候群
	コッホ・ウィークス菌性結膜炎	散在性表層角膜炎	霰粒腫
	紫外線角結膜炎	紫外線角膜炎	実質性角膜炎
	湿疹性眼瞼炎	しゅさ性眼瞼炎	術後結膜炎
	上眼瞼蜂巣炎	上尖性霰粒腫	睫毛性眼瞼炎
	脂漏性眼瞼炎	浸潤性表層角膜炎	深層角膜炎
	星状角膜炎	石化性角膜炎	雪眼炎
	接触性眼瞼結膜炎	線状角膜炎	前房蓄膿性角膜炎
	兎眼性角膜炎	毒物性眼瞼炎	内麦粒腫
	粘液膿性結膜炎	パリノー結膜炎	パリノー結膜腺症候群
	びまん性表層角膜炎	表在性角膜炎	表在性点状角膜炎
	フィラメント状角膜炎	ぶどう球菌性眼瞼炎	フリクテン性角結膜炎
	フリクテン性角膜炎	フリクテン性結膜炎	辺縁角膜炎
	慢性角結膜炎	慢性カタル性結膜炎	慢性結膜炎
	慢性涙小管炎	慢性涙のう炎	慢性濾胞性結膜炎
	毛包眼瞼炎	モラックス・アクセンフェルド結膜炎	薬物性角結膜炎
	薬物性角膜炎	薬物性眼瞼炎	薬物性結膜炎
	流行性結膜炎	輪紋状角膜炎	涙小管炎
	涙のう周囲膿瘍		
△	アカントアメーバ角膜炎	アトピー性角結膜炎	アレルギー性角膜炎
	アレルギー性眼瞼炎	アレルギー性眼瞼縁炎	アレルギー性結膜炎
	外傷性角膜潰瘍	角膜穿孔	角膜中心潰瘍
	角膜膿瘍	角膜パンヌス	角膜腐蝕
	カタル性角膜潰瘍	眼瞼皮膚炎	眼瞼びらん
	眼瞼瘻孔	感染性角膜潰瘍	季節性アレルギー性結膜炎
	急性涙腺炎	巨大フリクテン	クラミジア結膜炎
	血管性パンヌス	結膜化膿性肉芽腫	蚕蝕性角膜潰瘍
	糸状角膜炎	湿疹性眼瞼皮膚炎	湿疹性パンヌス
	出血性角膜炎	春季カタル	症候性流涙症
	真菌性角膜潰瘍	神経栄養性角結膜炎	進行性角膜潰瘍
	ゼーミッシュ潰瘍	接触眼瞼皮膚炎	穿孔性角膜潰瘍
	腺病性パンヌス	単純性角膜潰瘍	通年性アレルギー性結膜炎
	白内障術後結膜炎	反復性角膜潰瘍	匐行性角膜潰瘍
	フリクテン性角膜潰瘍	フリクテン性パンヌス	辺縁フリクテン
	慢性涙腺炎	流涙	涙管腫
	涙小管のう胞	涙小管瘻	涙腺炎
	涙道瘻	涙のう周囲炎	涙のう瘻

用法用量 通常，1回2滴，1日4回点眼する。なお，症状により適宜増減する。

用法用量に関連する使用上の注意 本剤の使用にあたっては，耐性菌の発現等を防ぐため，原則として感受性を確認し，疾病の治療上必要な最小限の期間の投与にとどめること。

禁忌 本剤の成分並びにアミノグリコシド系抗生物質又はバシトラシンに対し過敏症の既往歴のある患者

パピロックミニ点眼液0.1%
規格：0.1%0.4mL1個[208.9円/個]

シクロスポリン 参天 131

【効 能 効 果】

春季カタル(抗アレルギー剤が効果不十分な場合)

【対応標準病名】

◎	春季カタル		
○	アトピー性角結膜炎	アレルギー性結膜炎	アレルギー性鼻結膜炎
	季節性アレルギー性結膜炎	通年性アレルギー性結膜炎	
△	カタル性眼炎	カタル性結膜炎	眼炎
	結膜炎		

効能効果に関連する使用上の注意 眼瞼結膜巨大乳頭の増殖が認められ抗アレルギー剤により十分な効果が得られないと判断した場合に使用すること。

用法用量 通常，1回1滴，1日3回点眼する。

禁忌

(1)本剤の成分に対し過敏症の既往歴のある患者
(2)眼感染症のある患者

パラナイン軟膏
規格：－[－]

ベクロメタゾンプロピオン酸エステル 原沢 264

【効 能 効 果】

急性及び慢性湿疹，貨幣状湿疹，脂漏性湿疹，アトピー性皮膚炎，接触皮膚炎，神経皮膚炎，尋常性乾癬

【対応標準病名】

◎	アトピー性皮膚炎	貨幣状湿疹	急性湿疹
	脂漏性皮膚炎	尋常性乾癬	接触皮膚炎
	ビダール苔癬	皮膚炎	慢性湿疹
○	足湿疹	アトピー性紅皮症	アトピー性湿疹
	アトピー性神経皮膚炎	アレルギー性接触皮膚炎	異汗症
	異汗性湿疹	陰のう湿疹	陰部間擦疹
	会陰部肛囲湿疹	腋窩湿疹	円板状乾癬
	外陰部皮膚炎	化学性皮膚炎	化膿性皮膚疾患
	間擦疹	感染性皮膚炎	汗疱
	汗疱性湿疹	顔面急性皮膚炎	顔面尋常性乾癬
	丘疹状湿疹	急性乳児湿疹	急性汎発性膿疱性乾癬
	局面状乾癬	亀裂性湿疹	屈曲部湿疹
	頚部皮膚炎	限局性神経皮膚炎	肛囲間擦疹
	紅斑性間擦疹	紅斑性湿疹	肛門湿疹
	自家感作性皮膚炎	四肢小児湿疹	四肢尋常性乾癬
	湿疹	湿疹様発疹	手指湿疹
	主婦湿疹	小児アトピー性湿疹	小児乾燥型湿疹
	小児湿疹	小児汎発性膿疱性乾癬	職業性皮膚炎
	脂漏性乾癬	脂漏性乳児皮膚炎	人工肛門部皮膚炎
	新生児皮脂漏	新生児皮膚炎	成人アトピー性皮膚炎
	赤色湿疹	全身湿疹	全身の尋常性乾癬
	苔癬	単純苔癬	手湿疹
	冬期湿疹	頭部湿疹	頭部脂漏
	頭部尋常性乾癬	内因性湿疹	乳児皮膚炎
	乳房皮膚炎	妊娠湿疹	妊婦性皮膚炎
	白色粃糠疹	鼻背部湿疹	汎発性膿疱性乾癬
	鼻前庭部湿疹	びまん性乾癬	びまん性神経皮膚炎
	ベニエ痒疹	扁平湿疹	慢性乳児湿疹
	薬物性接触性皮膚炎	腰部尋常性乾癬	落屑性湿疹
	鱗状湿疹	類苔癬	濾胞性乾癬

用法用量 本剤適量を1日数回患部に塗布する。

禁忌

(1)細菌，真菌，ウイルス皮膚感染症
(2)本剤の成分に対して過敏症の既往歴のある患者
(3)鼓膜に穿孔のある湿疹性外耳道炎
(4)潰瘍(ベーチェット病は除く)，第2度深在性以上の熱傷・凍傷

パラベールクリーム1%
規格：1%1g[12.9円/g]

エコナゾール硝酸塩 大塚製薬工場 265

【効 能 効 果】

下記の皮膚真菌症の治療

(1)白癬：足部白癬(汗疱状白癬)，手部白癬(汗疱状白癬)，体部白癬(斑状小水疱性白癬，頑癬)，股部白癬(頑癬)
(2)カンジダ症：指間びらん症，間擦疹，乳児寄生菌性紅斑，爪囲炎，外陰炎(ただし，外陰炎はクリームのみ適用)
(3)癜風

【対応標準病名】

◎	足汗疱状白癬	足白癬	外陰部カンジダ症

	カンジダ症	カンジダ性間擦疹	カンジダ性指間びらん
	頑癬	股部白癬	水疱性白癬
	体部白癬	爪周囲カンジダ症	手汗疱状白癬
	手白癬	癜風	乳児寄生菌性紅斑
	白癬	皮膚真菌症	
○	HIV カンジダ病	足爪白癬	異型白癬
	陰部真菌症	会陰部カンジダ症	腋窩カンジダ症
	腋窩浅在性白癬	黄癬	外陰真菌症
	外陰部腟カンジダ症	外耳道真菌症	角質増殖型白癬
	渦状癬	カンジダ感染母体より出生した児	カンジダ性亀頭炎
	カンジダ性趾間びらん	カンジダ性湿疹	カンジダ性肉芽腫
	感染性白癬症	汗疱状白癬	顔面真菌性湿疹
	顔面白癬	急性偽膜性カンジダ症	胸部白癬
	頚部白癬	ケルスス禿瘡	肛囲カンジダ症
	肛囲白癬	黒癬	股部頑癬
	指間カンジダ症	趾間カンジダ症	趾間汗疱状白癬
	指間白癬	趾間白癬	四肢白癬
	糸状菌症	湿疹状白癬	耳内真菌症
	趾部白癬	手指爪白癬	手掌白癬
	真菌感染母体より出生した児	真菌症	真菌性外陰腟炎
	真菌性腟炎	深在性白癬	深在性皮膚真菌症
	新生児カンジダ症	舌カンジダ症	鼡径部白癬
	腟カンジダ症	爪カンジダ症	爪白癬
	殿部カンジダ症	殿部白癬	頭部白癬
	禿瘡	トリコフィチア	白癬菌性肉芽腫
	白癬性毛瘡	汎発性頑癬	汎発性白癬
	汎発性皮膚カンジダ症	汎発性皮膚真菌症	ひげ白癬
	皮膚カンジダ症	表在性白癬症	日和見真菌症
	腹部白癬	慢性皮膚粘膜カンジダ症	耳真菌症
	腰部白癬		
△	アレルギー性気管支肺カンジダ症	カンジダ性口角びらん	カンジダ性口内炎
	カンジダ性尿道炎	クロモミコーシス	口腔カンジダ症
	口唇カンジダ症	黒砂毛	深在性真菌症
	中耳真菌症	肺カンジダ症	白砂毛
	皮膚糸状菌症		

用法用量　通常1日2～3回患部に塗布する。

禁忌　本剤に過敏な患者

パラベールローション1%

規格：1%1mL[12.9円/mL]

エコナゾール硝酸塩　大塚製薬工場　265

【効 能 効 果】

下記の皮膚真菌症の治療

(1)白癬：足部白癬(汗疱状白癬)，手部白癬(汗疱状白癬)，体部白癬(斑状小水疱性白癬，頑癬)，股部白癬(頑癬)

(2)カンジダ症：指間びらん症，間擦疹，乳児寄生菌性紅斑，爪囲炎

(3)癜風

【対応標準病名】

◎	足汗疱状白癬	足白癬	カンジダ症
	カンジダ性間擦疹	カンジダ性指間びらん	頑癬
	股部白癬	水疱性白癬	体部白癬
	爪周囲カンジダ症	手汗疱状白癬	手白癬
	癜風	乳児寄生菌性紅斑	白癬
	皮膚真菌症		
○	HIV カンジダ病	足爪白癬	異型白癬
	陰部真菌症	会陰部カンジダ症	腋窩カンジダ症
	腋窩浅在性白癬	黄癬	外陰真菌症
	外陰部カンジダ症	外陰部腟カンジダ症	外耳道真菌症
	角質増殖型白癬	渦状癬	カンジダ感染母体より出生した児
	カンジダ性亀頭炎	カンジダ性趾間びらん	カンジダ性湿疹
	カンジダ性肉芽腫	感染性白癬症	汗疱状白癬
	顔面真菌性湿疹	顔面白癬	急性偽膜性カンジダ症
	胸部白癬	頚部白癬	ケルスス禿瘡
	肛囲カンジダ症	肛囲白癬	黒癬
	股部頑癬	指間カンジダ症	趾間カンジダ症
	趾間汗疱状白癬	指間白癬	趾間白癬
	四肢白癬	糸状菌症	湿疹状白癬
	耳内真菌症	趾部白癬	手指爪白癬
	手掌白癬	食道カンジダ症	真菌感染母体より出生した児
	真菌症	真菌性外陰腟炎	真菌性腟炎
	深在性白癬	深在性皮膚真菌症	新生児カンジダ症
	舌カンジダ症	全身性カンジダ症	鼡径部白癬
	腟カンジダ症	爪カンジダ症	爪白癬
	殿部カンジダ症	殿部白癬	頭部白癬
	禿瘡	トリコフィチア	白癬菌性肉芽腫
	白癬性毛瘡	汎発性頑癬	汎発性白癬
	汎発性皮膚カンジダ症	汎発性皮膚真菌症	ひげ白癬
	皮膚カンジダ症	表在性白癬症	日和見真菌症
	腹部白癬	慢性皮膚粘膜カンジダ症	耳真菌症
	腰部白癬		
△	アレルギー性気管支肺カンジダ症	カンジダ性口角びらん	カンジダ性口唇炎
	カンジダ性口内炎	カンジダ性心内膜炎	カンジダ性髄膜炎
	カンジダ性尿道炎	カンジダ性敗血症	カンジダ性膀胱炎
	クロモミコーシス	口腔カンジダ症	口唇カンジダ症
	肛門カンジダ症	黒砂毛	消化管カンジダ症
	深在性真菌症	中耳真菌症	腸管カンジダ症
	尿路カンジダ症	肺カンジダ症	白砂毛
	皮膚糸状菌症		

用法用量　通常1日2～3回患部に塗布する。

禁忌　本剤に過敏な患者

バラマイシン軟膏

規格：(BTRC250単位FRM2mg)1g[7.3円/g]

バシトラシン　フラジオマイシン硫酸塩　東洋製化　263

【効 能 効 果】

〈適応菌種〉バシトラシン/フラジオマイシン感性菌

〈適応症〉表在性皮膚感染症，深在性皮膚感染症，慢性膿皮症，外傷・熱傷及び手術創等の二次感染，びらん・潰瘍の二次感染，腋臭症

【対応標準病名】

◎	腋臭症	外傷	挫創
	術後創部感染	創傷	創傷感染症
	熱傷	皮膚感染症	慢性膿皮症
	裂傷	裂創	
○ あ	アキレス腱筋腱移行部断裂	アキレス腱挫傷	アキレス腱挫創
	アキレス腱切創	アキレス腱断裂	アキレス腱部分断裂
	足異物	足開放創	足挫創
	足切創	足第1度熱傷	足第2度熱傷
	足第3度熱傷	足熱傷	亜脱臼
	圧挫傷	圧挫創	圧迫骨折
	圧迫神経炎	アポクリン汗疹	アルカリ腐蝕
	胃腸管熱傷	犬咬創	胃熱傷
	陰茎開放創	陰茎挫創	陰茎折症
	陰茎第1度熱傷	陰茎第2度熱傷	陰茎第3度熱傷
	陰茎熱傷	陰茎裂創	咽頭熱傷
	陰のう開放創	陰のう第1度熱傷	陰のう第2度熱傷
	陰のう第3度熱傷	陰のう熱傷	陰のう裂創
	陰部切創	会陰第1度熱傷	会陰第2度熱傷

ハ

会陰第3度熱傷	会陰熱傷	会陰部化膿創
会陰裂傷	腋窩第1度熱傷	腋窩第2度熱傷
腋窩第3度熱傷	腋窩熱傷	横骨折
か 汚染擦過創	汚染創	外陰開放創
外陰第1度熱傷	外陰第2度熱傷	外陰第3度熱傷
外陰熱傷	外陰部挫創	外陰部切創
外陰部裂傷	外耳開放創	外耳道創傷
外耳部外傷性腫脹	外耳部外傷性皮下異物	外耳部割創
外耳部貫通創	外耳部咬創	外耳部挫傷
外耳部挫創	外耳部擦過創	外耳部刺創
外耳部切創	外耳部創傷	外耳部打撲傷
外耳部虫刺傷	外耳部皮下血腫	外耳部皮下出血
外傷後早期合併症	外傷性一過性麻痺	外傷性咬合
外傷性硬膜動静脈瘻	外傷性耳出血	外傷性脊髄出血
外傷性切断	外傷性動静脈瘻	外傷性動脈血腫
外傷性動脈瘤	外傷性脳圧迫	外傷性脳圧迫・頭蓋内に達する開放創合併あり
外傷性脳圧迫・頭蓋内に達する開放創合併なし	外傷性脳症	外傷性破裂
外傷性皮下血腫	外耳裂創	開放骨折
開放性外傷性脳圧迫	開放性陥没骨折	開放性胸膜損傷
開放性脱臼	開放性脱臼骨折	開放性脳挫創
開放性脳底部挫傷	開放性びまん性脳損傷	開放性粉砕骨折
開放創	下咽頭熱傷	化学外傷
下顎開放創	下顎割創	下顎貫通創
下顎口唇挫創	下顎咬創	下顎挫傷
下顎挫創	下顎擦過創	下顎刺創
下顎切創	下顎創傷	下顎打撲傷
下顎熱傷	下顎皮下血腫	下顎部挫傷
下顎部第1度熱傷	下顎部第2度熱傷	下顎部第3度熱傷
下顎部打撲傷	下顎部皮膚欠損創	下顎裂創
踵裂創	顎関節部開放創	顎関節部割創
顎関節部貫通創	顎関節部咬創	顎関節部挫傷
顎関節部挫創	顎関節部擦過創	顎関節部刺創
顎関節部切創	顎関節部創傷	顎関節部打撲傷
顎関節部皮下血腫	顎関節部裂創	角結膜腐蝕
顎部挫傷	顎部打撲傷	角膜アルカリ化学熱傷
角膜酸化学熱傷	角膜酸性熱傷	角膜熱傷
下肢第1度熱傷	下肢第2度熱傷	下肢第3度熱傷
下肢熱傷	下腿汚染創	下腿開放創
下腿挫創	下腿切創	下腿足部熱傷
下腿熱傷	下腿皮膚欠損創	下腿部第1度熱傷
下腿部第2度熱傷	下腿部第3度熱傷	下腿裂創
割創	下半身第1度熱傷	下半身第2度熱傷
下半身第3度熱傷	下半身熱傷	下腹部第1度熱傷
下腹部第2度熱傷	下腹部第3度熱傷	眼黄斑部裂孔
眼化学熱傷	眼窩部挫創	眼窩裂傷
眼球熱傷	眼瞼外傷性腫脹	眼瞼外傷性皮下異物
眼瞼化学熱傷	眼瞼擦過創	眼瞼切創
眼瞼第1度熱傷	眼瞼第2度熱傷	眼瞼第3度熱傷
眼瞼虫刺傷	眼瞼熱傷	環指圧挫傷
環指挫傷	環指挫創	環指切創
環指剥皮創	環指皮膚欠損創	眼周囲化学熱傷
眼周囲第1度熱傷	眼周囲第2度熱傷	眼周囲第3度熱傷
眼周囲部外傷性腫脹	眼周囲部外傷性皮下異物	眼周囲部開放創
眼周囲部割創	眼周囲部貫通創	眼周囲部咬創
眼周囲部挫創	眼周囲部擦過創	眼周囲部刺創
眼周囲部切創	眼周囲部創傷	眼周囲部虫刺傷
眼周囲部裂創	関節血腫	関節骨折
関節挫傷	関節打撲	完全骨折
完全脱臼	貫通刺創	貫通銃創
貫通性挫滅創	貫通創	眼熱傷
眼部外傷性腫脹	眼部外傷性皮下異物	眼部擦過創

眼部切創	眼部虫刺傷	陥没骨折
顔面汚染創	顔面外傷性異物	顔面開放創
顔面割創	顔面貫通創	顔面咬創
顔面挫傷	顔面挫創	顔面擦過創
顔面刺創	顔面切創	顔面創傷
顔面搔創	顔面損傷	顔面第1度熱傷
顔面第2度熱傷	顔面第3度熱傷	顔面多発開放創
顔面多発割創	顔面多発貫通創	顔面多発咬創
顔面多発挫傷	顔面多発挫創	顔面多発擦過創
顔面多発刺創	顔面多発切創	顔面多発創傷
顔面多発打撲傷	顔面多発虫刺傷	顔面多発皮下血腫
顔面多発皮下出血	顔面多発裂創	顔面打撲傷
顔面熱傷	顔面皮下血腫	顔面皮膚欠損創
顔面裂創	気管熱傷	気道熱傷
胸腔熱傷	頬粘膜咬傷	頬粘膜咬創
胸部汚染創	胸部外傷	頬部外傷性異物
頬部開放創	頬部割創	頬部貫通創
頬部咬創	頬部挫傷	胸部挫創
頬部挫創	頬部擦過創	頬部刺創
胸部上腕熱傷	胸部切創	頬部切創
頬部創傷	胸部損傷	胸部第1度熱傷
頬部第1度熱傷	胸部第2度熱傷	頬部第2度熱傷
胸部第3度熱傷	頬部第3度熱傷	頬部打撲傷
胸部熱傷	頬部皮下血腫	胸部皮膚欠損創
頬部皮膚欠損創	頬部裂創	胸壁開放創
胸壁刺創	胸膜損傷・胸腔に達する開放創合併あり	胸膜裂創
棘刺創	魚咬創	亀裂骨折
筋損傷	筋断裂	筋肉内血腫
躯幹薬傷	屈曲骨折	頚管破裂
脛骨顆部割創	頚部開放創	頚部挫創
頚部切創	頚部第1度熱傷	頚部第2度熱傷
頚部第3度熱傷	頚部熱傷	頚部皮膚欠損創
血管切断	血管損傷	血腫
結膜熱傷	結膜のうアルカリ化学熱傷	結膜のう酸化学熱傷
結膜腐蝕	肩甲間部第1度熱傷	肩甲間部第2度熱傷
肩甲間部第3度熱傷	肩甲間部熱傷	肩甲部第1度熱傷
肩甲部第2度熱傷	肩甲部第3度熱傷	肩甲部熱傷
腱切創	腱損傷	腱断裂
肩部第1度熱傷	肩部第2度熱傷	肩部第3度熱傷
腱部分断裂	腱裂傷	高エネルギー外傷
口蓋挫傷	口腔外傷性異物	口腔外傷性腫脹
口腔挫傷	口腔擦過創	口腔切創
口腔第1度熱傷	口腔第2度熱傷	口腔第3度熱傷
口腔打撲傷	口腔内血腫	口腔熱傷
口腔粘膜咬傷	口腔粘膜咬創	後出血
紅色陰癬	口唇外傷性腫脹	口唇外傷性皮下異物
口唇開放創	口唇割創	口唇貫通創
口唇咬傷	口唇咬創	口唇挫傷
口唇挫創	口唇擦過創	口唇刺創
口唇切創	口唇創傷	口唇第1度熱傷
口唇第2度熱傷	口唇第3度熱傷	口唇打撲傷
口唇虫刺傷	口唇熱傷	口唇皮下血腫
口唇皮下出血	口唇裂創	溝創
咬創	喉頭外傷	喉頭損傷
喉頭熱傷	後頭部外傷	後頭部割創
後頭部挫傷	後頭部挫創	後頭部切創
後頭部打撲傷	後頭部裂創	広範性軸索損傷
広汎性神経損傷	後方脱臼	硬膜損傷
硬膜裂傷	肛門第1度熱傷	肛門第2度熱傷
肛門第3度熱傷	肛門熱傷	肛門裂創
骨折	骨盤部裂創	昆虫咬創
さ 昆虫刺傷	コントル・クー損傷	採皮創
挫傷	擦過創	擦過皮下血腫

挫滅傷	挫滅創	酸腐蝕
耳介外傷性腫脹	耳介外傷性皮下異物	耳介開放創
耳介割創	耳介貫通創	耳介咬創
耳介挫傷	耳介挫創	耳介擦過創
耳介刺創	耳介切創	耳介創傷
耳介打撲傷	耳介虫刺傷	耳介皮下血腫
耳介皮下出血	耳介部第1度熱傷	耳介部第2度熱傷
耳介部第3度熱傷	趾開放創	耳介裂創
耳下腺部打撲	趾化膿創	指間切創
趾間切創	子宮頚管裂傷	子宮頚部環状剥離
子宮熱傷	刺咬症	趾挫創
示指MP関節挫傷	示指PIP開放創	示指割創
示指化膿創	四肢挫傷	示指挫傷
示指挫創	示指刺創	四肢静脈損傷
示指切創	四肢第1度熱傷	四肢第2度熱傷
四肢第3度熱傷	四肢動脈損傷	四肢熱傷
示指皮膚欠損創	耳前部挫創	刺創
趾第1度熱傷	趾第2度熱傷	趾第3度熱傷
膝蓋部挫創	膝下部挫創	膝窩部銃創
膝関節部異物	膝関節部挫創	膝部異物
膝部開放創	膝部割創	膝部咬創
膝部挫創	膝部切創	膝部第1度熱傷
膝部第2度熱傷	膝部第3度熱傷	膝部裂創
歯肉挫傷	趾熱傷	斜骨折
射創	尺骨近位端骨折	尺骨鉤状突起骨折
手圧挫傷	縦骨折	銃自殺未遂
銃創	重複骨折	手関節挫滅傷
手関節挫滅創	手関節掌側部挫創	手関節部挫創
手関節部切創	手関節部創傷	手関節部第1度熱傷
手関節部第2度熱傷	手関節部第3度熱傷	手関節部裂創
手指圧挫傷	手指汚染創	手指開放創
手指咬創	種子骨開放骨折	種子骨骨折
手指挫傷	手指挫創	手指挫滅傷
手指挫滅創	手指刺創	手指切創
手指第1度熱傷	手指第2度熱傷	手指第3度熱傷
手指打撲傷	手指端熱傷	手指熱傷
手指剥皮創	手指皮下血腫	手指皮膚欠損創
手術創部膿瘍	手術創離開	手掌挫創
手掌刺創	手掌切創	手掌第1度熱傷
手掌第2度熱傷	手掌第3度熱傷	手掌熱傷
手掌剥皮創	手掌皮膚欠損創	手背第1度熱傷
手背第2度熱傷	手背第3度熱傷	手背熱傷
手背皮膚欠損創	手背部挫創	手背部切創
手部汚染創	上顎挫傷	上顎擦過創
上顎切創	上顎打撲傷	上顎皮下血腫
上顎部裂創	上口唇挫傷	踵骨部挫滅創
小指咬創	小指挫傷	小指挫創
小指切創	上肢第1度熱傷	上肢第2度熱傷
上肢第3度熱傷	硝子体切断	上肢熱傷
小指皮膚欠損創	焼身自殺未遂	上唇小帯裂創
上半身第1度熱傷	上半身第2度熱傷	上半身第3度熱傷
上半身熱傷	踵部第1度熱傷	踵部第2度熱傷
踵部第3度熱傷	上腕汚染創	上腕貫通銃創
上腕挫創	上腕第1度熱傷	上腕第2度熱傷
上腕第3度熱傷	上腕熱傷	上腕皮膚欠損創
上腕部開放創	食道熱傷	処女膜裂傷
神経根ひきぬき損傷	神経切断	神経叢損傷
神経叢不全損傷	神経損傷	神経断裂
針刺創	靭帯ストレイン	靭帯損傷
靭帯断裂	靭帯捻挫	靭帯裂傷
ストレイン	精巣開放創	精巣熱傷
精巣破裂	舌咬傷	切創
切断	舌熱傷	前額部外傷性腫脹
前額部外傷性皮下異物	前額部割創	前額部貫通創

前額部咬創	前額部挫創	前額部擦過創
前額部刺創	前額部切創	前額部創傷
前額部第1度熱傷	前額部第2度熱傷	前額部第3度熱傷
前額部虫刺傷	前額部虫刺症	前額部皮膚欠損創
前額部裂創	前胸部挫創	前胸部第1度熱傷
前胸部第2度熱傷	前胸部第3度熱傷	前胸部熱傷
前頚頭頂部挫創	仙骨部挫創	仙骨部皮膚欠損創
線状骨折	全身挫傷	全身擦過創
全身第1度熱傷	全身第2度熱傷	全身第3度熱傷
全身熱傷	穿通創	前頭部割創
前頭部挫傷	前頭部挫創	前頭部切創
前頭部打撲傷	前頭部皮膚欠損創	前方脱臼
前腕汚染創	前腕開放創	前腕咬創
前腕挫創	前腕刺創	前腕手部熱傷
前腕切創	前腕第1度熱傷	前腕第2度熱傷
前腕第3度熱傷	前腕熱傷	前腕皮膚欠損創
前腕裂創	爪下異物	爪下挫滅傷
爪下挫滅創	搔創	足関節第1度熱傷
足関節第2度熱傷	足関節第3度熱傷	足関節内果部挫創
足関節熱傷	足関節部挫創	側胸部第1度熱傷
側胸部第2度熱傷	側胸部第3度熱傷	足底異物
足底熱傷	足底部咬創	足底部刺創
足底部第1度熱傷	足底部第2度熱傷	足底部第3度熱傷
足底部皮膚欠損創	側頭部割創	側頭部挫創
側頭部切創	側頭部打撲傷	側頭部皮下血腫
足背部挫創	足背部切創	足背部第1度熱傷
足背部第2度熱傷	足背部第3度熱傷	足部汚染創
側腹部咬創	側腹部挫創	側腹部第1度熱傷
側腹部第2度熱傷	側腹部第3度熱傷	側腹壁開放創
足部皮膚欠損創	足部裂創	鼡径部開放創
鼡径部切創	鼡径部第1度熱傷	鼡径部第2度熱傷
鼡径部第3度熱傷	鼡径部熱傷	損傷

た

第1度熱傷	第1度腐蝕	第2度熱傷
第2度腐蝕	第3度熱傷	第3度腐蝕
第4度熱傷	第5趾皮膚欠損創	体幹第1度熱傷
体幹第2度熱傷	体幹第3度熱傷	体幹熱傷
大腿汚染創	大腿咬創	大腿挫創
大腿熱傷	大腿皮膚欠損創	大腿部開放創
大腿部刺創	大腿部切創	大腿部第1度熱傷
大腿部第2度熱傷	大腿部第3度熱傷	大腿裂創
大転子部挫創	体表面積10%未満の熱傷	体表面積10－19%の熱傷
体表面積20－29%の熱傷	体表面積30－39%の熱傷	体表面積40－49%の熱傷
体表面積50－59%の熱傷	体表面積60－69%の熱傷	体表面積70－79%の熱傷
体表面積80－89%の熱傷	体表面積90%以上の熱傷	脱臼
脱臼骨折	多発性外傷	多発性開放創
多発性咬創	多発性昆虫咬創	多発性挫傷
多発性擦過創	多発性切創	多発性穿刺創
多発性第1度熱傷	多発性第2度熱傷	多発性第3度熱傷
多発性熱傷	多発性皮下出血	多発性非熱傷性水疱
多発性表在損傷	多発性裂創	打撲割創
打撲血腫	打撲挫創	打撲擦過創
打撲傷	打撲皮下血腫	単純脱臼
腟開放創	腟熱傷	腟裂傷
肘関節骨折	肘関節挫創	肘関節脱臼骨折
肘関節部開放創	中指咬創	中指挫傷
中指挫創	中指刺創	中指切創
中指皮膚欠損創	中手骨関節部挫創	中枢神経系損傷
肘頭骨折	肘部挫創	肘部切創
肘部第1度熱傷	肘部第2度熱傷	肘部第3度熱傷
肘部皮膚欠損創	手開放創	手咬創
手挫創	手刺創	手切創
手第1度熱傷	手第2度熱傷	手第3度熱傷

	手熱傷	転位性骨折	殿部異物
	殿部開放創	殿部咬創	殿部刺創
	殿部切創	殿部第１度熱傷	殿部第２度熱傷
	殿部第３度熱傷	殿部熱傷	殿部皮膚欠損創
	殿部裂創	頭頂部挫傷	頭頂部挫創
	頭頂部擦過創	頭頂部切創	頭頂部打撲傷
	頭頂部裂創	頭皮外傷性腫脹	頭皮開放創
	頭皮下血腫	頭皮剥離	頭皮表在損傷
	頭部異物	頭部外傷性皮下異物	頭部外傷性皮下気腫
	頭部開放創	頭部割創	頭部頚部挫傷
	頭部頚部挫創	頭部頚部打撲傷	頭部血腫
	頭部挫傷	頭部挫創	頭部擦過創
	頭部刺創	頭部切創	頭部第１度熱傷
	頭部第２度熱傷	頭部第３度熱傷	頭部多発開放創
	頭部多発割創	頭部多発咬創	頭部多発挫傷
	頭部多発挫創	頭部多発擦過創	頭部多発刺創
	頭部多発切創	頭部多発創傷	頭部多発打撲傷
	頭部多発皮下血腫	頭部多発裂創	頭部打撲
	頭部打撲血腫	頭部打撲傷	頭部虫刺傷
	動物咬創	頭部熱傷	頭部皮下異物
	頭部皮下血腫	頭部皮下出血	頭部皮膚欠損創
	頭部裂創	動脈損傷	特発性関節脱臼
な	飛び降り自殺未遂	飛び込み自殺未遂	内部尿路性器の熱傷
	軟口蓋血腫	軟口蓋熱傷	肉離れ
	乳頭部第１度熱傷	乳頭部第２度熱傷	乳頭部第３度熱傷
	乳房第１度熱傷	乳房第２度熱傷	乳房第３度熱傷
	乳房熱傷	乳輪部第１度熱傷	乳輪部第２度熱傷
	乳輪部第３度熱傷	猫咬創	捻挫
	脳挫傷	脳挫傷・頭蓋内に達する開放創合併あり	脳挫傷・頭蓋内に達する開放創合併なし
	脳挫創	脳挫創・頭蓋内に達する開放創合併あり	脳挫創・頭蓋内に達する開放創合併なし
	脳損傷	脳対側損傷	脳直撃損傷
	脳底部挫傷	脳底部挫傷・頭蓋内に達する開放創合併あり	脳底部挫傷・頭蓋内に達する開放創合併なし
は	膿皮症	脳裂傷	敗血症性皮膚炎
	肺熱傷	背部第１度熱傷	背部第２度熱傷
	背部第３度熱傷	背部熱傷	爆死自殺未遂
	剥離骨折	破裂骨折	半身第１度熱傷
	半身第２度熱傷	半身第３度熱傷	皮下異物
	皮下血腫	鼻下擦過創	皮下静脈損傷
	皮下損傷	鼻根部打撲挫創	鼻根部裂創
	膝汚染創	膝皮膚欠損創	皮神経挫傷
	鼻前庭部挫創	鼻尖部挫創	鼻部外傷性腫脹
	鼻部外傷性皮下異物	鼻部開放創	眉部割創
	鼻部割創	鼻部貫通創	腓腹筋挫創
	眉部血腫	皮膚欠損創	鼻部咬創
	鼻部挫傷	鼻部挫創	鼻部擦過創
	鼻部刺創	鼻部切創	鼻部創傷
	皮膚損傷	鼻部第１度熱傷	鼻部第２度熱傷
	鼻部第３度熱傷	鼻部打撲傷	鼻部虫刺傷
	皮膚剥脱創	鼻部皮下血腫	鼻部皮下出血
	鼻部皮膚欠損創	鼻部皮膚剥離創	鼻部裂創
	びまん性脳損傷	びまん性脳損傷・頭蓋内に達する開放創合併あり	びまん性脳損傷・頭蓋内に達する開放創合併なし
	眉毛部割創	眉毛部裂創	表皮剥離
	鼻翼部切創	鼻翼部裂創	フォックス・フォアダイス病
	複雑脱臼	伏針	副鼻腔開放創
	腹部汚染創	腹部刺創	腹部第１度熱傷
	腹部第２度熱傷	腹部第３度熱傷	腹部熱傷
	腹部皮膚欠損創	腹壁異物	腹壁開放創
	腹壁創し開	腹壁縫合不全	腐蝕
	不全骨折	粉砕骨折	分娩時会陰裂傷
	分娩時軟産道損傷	閉鎖性外傷性脳圧迫	閉鎖性骨折
	閉鎖性脱臼	閉鎖性脳挫創	閉鎖性脳底部挫傷
	閉鎖性びまん性脳損傷	縫合不全	縫合不全出血
	放射線性熱傷	帽状腱膜下出血	包皮挫創
	包皮切創	包皮裂創	母指球部第１度熱傷
	母指球部第２度熱傷	母指球部第３度熱傷	母指咬創
	母指挫傷	母指挫創	母趾挫創
	母指示指間切創	母指刺創	母指切創
	母指第１度熱傷	母指第２度熱傷	母指第３度熱傷
	母指打撲挫創	母指打撲傷	母指熱傷
	母指皮膚欠損創	母趾皮膚欠損創	母指末節部挫創
ま	末梢血管外傷	末梢神経損傷	眉間部挫創
	眉間部裂創	耳後部挫創	耳後部打撲傷
	脈絡網膜熱傷	盲管銃創	網膜振盪
や	モンテジア骨折	薬傷	腰部切創
	腰部第１度熱傷	腰部第２度熱傷	腰部第３度熱傷
ら	腰部打撲挫創	腰部熱傷	らせん骨折
	離開骨折	涙管損傷	涙管断裂
	涙道損傷	轢過創	裂離
	裂離骨折	若木骨折	
△	MRSA術後創部感染	アポクリン汗腺の障害	医原性気胸
	咽頭開放創	咽頭創傷	横隔膜損傷
	外耳部外傷性異物	外傷性異物	外傷性横隔膜ヘルニア
	外傷性眼球ろう	外傷性食道破裂	開放性脳損傷髄膜炎
	下咽頭創傷	下顎外傷性異物	カテーテル感染症
	過労性脛部痛	眼窩創傷	眼球損傷
	眼瞼外傷性異物	眼瞼開放創	眼瞼割創
	眼瞼貫通創	眼瞼咬創	眼瞼挫創
	眼瞼刺創	眼瞼創傷	眼瞼裂創
	眼周囲部外傷性異物	眼部外傷性異物	眼部開放創
	眼部割創	眼部貫通創	眼部咬創
	眼部挫創	眼部刺創	眼部創傷
	眼部裂創	顔面アテローム切除後遺症	胸管損傷
	胸腺損傷	胸部食道損傷	頚部食道開放創
	頚部膿瘍	口唇外傷性異物	臍周囲炎
	耳介外傷性異物	色汗症	縦隔血腫
	臭汗症	術後横隔膜下膿瘍	術後合併症
	術後感染症	術後血腫	術後膿瘍
	術後皮下気腫	術後腹壁膿瘍	小膿疱性皮膚炎
	食道損傷	心内異物	生検後出血
	声門外傷	前額部外傷性異物	前額部開放創
	増殖性化膿性口内炎	創部膿瘍	多発性膿疱症
	腟断端炎	腟断端出血	腟壁縫合不全
	内視鏡検査中腸穿孔	乳腺内異物	乳房異物
	尿管切石術後感染症	膿疱	抜歯後出血
	非熱傷性水疱	鼻部外傷性異物	腹壁縫合糸膿瘍
	ブラックアイ	縫合糸膿瘍	縫合部膿瘍

用法用量　通常，１日１～数回直接患部に塗布又は塗擦するか，あるいは無菌ガーゼ等にのばして貼付する。
なお，症状により適宜増減する。

用法用量に関連する使用上の注意　本剤の使用にあたっては，耐性菌の発現等を防ぐため，原則として感受性を確認し，疾病の治療上必要な最小限の期間の投与にとどめること。

禁忌

(1)ストレプトマイシン，カナマイシン，ゲンタマイシン，フラジオマイシン等のアミノ糖系抗生物質及びバシトラシンに対し過敏症の既往歴のある患者

(2)本剤の成分に対し過敏症の既往歴のある患者

パルパックV

規格：－[－]

クレゾール　チョウジ油　ホルマリン　酸化亜鉛　日本歯科薬品　275

【効 能 効 果】

小児歯科における仮封，鎮痛，鎮静，歯髄覆罩

【対応標準病名】

該当病名なし

効能効果に関連する使用上の注意　本剤の硬化時間は2～3時間であるので，仮封に用いる際には注意すること。

用法用量　用時A液0.1g(添付のスポイドで1滴)に対し，B液0.2g(添付のスポイドで2滴)，C末0.3～0.6g(添付のサジで1～2杯)を加えよく練り合わせ患部に充填する。

パルミコート100μgタービュヘイラー112吸入
規格：11.2mg1瓶(100μg)[1689.6円/瓶]
パルミコート200μgタービュヘイラー56吸入
規格：11.2mg1瓶(200μg)[1689.6円/瓶]
パルミコート200μgタービュヘイラー112吸入
規格：22.4mg1瓶(200μg)[2198.4円/瓶]
パルミコート吸入液0.25mg　規格：0.25mg2mL1管[257.3円/管]
パルミコート吸入液0.5mg　規格：0.5mg2mL1管[341.7円/管]
ブデソニド　アストラゼネカ　229

【効能効果】

気管支喘息

【対応標準病名】

◎	気管支喘息		
○	アスピリン喘息	アトピー性喘息	アレルギー性気管支炎
	運動誘発性喘息	外因性喘息	感染型気管支喘息
	気管支喘息合併妊娠	混合型喘息	小児喘息
	小児喘息性気管支炎	職業喘息	ステロイド依存性喘息
	咳喘息	喘息性気管支炎	難治性喘息
	乳児喘息	非アトピー性喘息	夜間性喘息
△	心因性喘息		

用法用量

〔タービュヘイラー〕

通常，成人には，ブデソニドとして1回100～400μgを1日2回吸入投与する。なお，症状に応じて増減するが，1日の最高量は1600μgまでとする。

通常，小児には，ブデソニドとして1回100～200μgを1日2回吸入投与する。なお，症状に応じて増減するが，1日の最高量は800μgまでとする。また，良好に症状がコントロールされている場合は100μg1日1回まで減量できる。

〔吸入液〕

通常，成人にはブデソニドとして0.5mgを1日2回または1mgを1日1回，ネブライザーを用いて吸入投与する。なお，症状により適宜増減するが，1日の最高量は2mgまでとする。

通常，小児にはブデソニドとして0.25mgを1日2回または0.5mgを1日1回，ネブライザーを用いて吸入投与する。なお，症状により適宜増減するが，1日の最高量は1mgまでとする。

用法用量に関連する使用上の注意

(1)症状の緩解がみられた場合は，治療上必要最小限の用量を投与すること。

(2)〔吸入液のみ〕：本剤を吸入する際には，ジェット式ネブライザーを使用すること。なお，ネブライザーは機種により使用法・性能が異なるため，患者に対してその使用法をよく指導し，習熟させること。なお，必要に応じて，患者の保護者またはそれに代わり得る適切な者にもその使用法をよく指導し，習熟させること。

禁忌

(1)有効な抗菌剤の存在しない感染症，深在性真菌症の患者

(2)本剤の成分に対して過敏症(接触性皮膚炎を含む)の既往歴のある患者

原則禁忌　結核性疾患の患者

バロジェクトゾル100　規格：100%10mL[1.56円/mL]
硫酸バリウム　堀井薬品　721

【効能効果】

消化管(大腸)撮影

【対応標準病名】

該当病名なし

用法用量

検査部位及び検査方法に応じ，本剤をそのまま又は本剤の適量に適量の水を加えて適当な濃度とし，その適量を注腸する。(但し，本剤は経口投与してはならない。)

通常，成人は下記量を標準とする。

検査部位	検査方法	硫酸バリウム濃度(W/V%)	用量(mL)
大腸	(注腸)	20～100	200～2000

禁忌

(1)消化管の穿孔又はその疑いのある患者

(2)消化管に急性出血のある患者

(3)消化管の閉塞又はその疑いのある患者

(4)全身衰弱の強い患者

(5)硫酸バリウム製剤に対し，過敏症の既往歴のある患者

(6)ジスルフィラム，シアナミド，プロカルバジン塩酸塩を投与中の患者

併用禁忌

薬剤名等	臨床症状・措置方法	機序・危険因子
ジスルフィラム(ノックビン)，シアナミド(シアナマイド)，プロカルバジン塩酸塩	これらの薬剤とのアルコール反応(顔面潮紅，血圧降下，悪心，頻脈，めまい，呼吸困難，視力低下等)を起こすおそれがある。	本剤はエタノールを含有しているため。

エネマスター注腸散：伏見　98.1%10g[1.5円/g]，バリエネマ：日医工　60%200mL1個[1021.6円/個]，バリエネマ300：日医工　60%300mL1個[1520.4円/個]，バリエネマHD75%：日医工　75%300mL1個[1849.1円/個]，バリエネマLC：日医工　30%400mL1個[1070.4円/個]

バンコマイシン眼軟膏1%　規格：1%1g[5134.5円/g]
バンコマイシン塩酸塩　東亜薬品　611

【効能効果】

〈適応菌種〉バンコマイシンに感性のメチシリン耐性黄色ブドウ球菌(MRSA)，メチシリン耐性表皮ブドウ球菌(MRSE)

〈適応症〉

既存治療で効果不十分な下記疾患：結膜炎，眼瞼炎，瞼板腺炎，涙嚢炎

【対応標準病名】

◎	MRSA感染症	眼瞼炎	結膜炎
	マイボーム腺炎	涙のう炎	
○	MRCNS感染症	MRCNS肺炎	MRCNS敗血症
	MRSA関節炎	MRSA感染性心内膜炎	MRSA股関節炎
	MRSA骨髄炎	MRSA膝関節炎	MRSA術後創部感染
	MRSA髄膜炎	MRSA肘関節炎	MRSA腸炎
	MRSA膿胸	MRSA肺炎	MRSA肺化膿症
	MRSA敗血症	MRSA腹膜炎	MRSA膀胱炎
	MRSA保菌者	亜急性結膜炎	亜急性涙のう炎
	潰瘍性眼瞼炎	下尖性霰粒腫	化膿性霰粒腫
	眼炎	眼角部眼瞼炎	眼角部眼瞼縁結膜炎
	眼瞼縁炎	眼瞼縁結膜炎	眼瞼結膜炎
	眼瞼びらん	眼瞼瘻孔	急性結膜炎
	急性霰粒腫	急性涙のう炎	結膜化膿性肉芽腫

	コッホ・ウィークス菌性結膜炎	細菌性結膜炎	霰粒腫
	湿疹性眼瞼炎	しゅさ性眼瞼炎	術後結膜炎
	上尖性霰粒腫	睫毛性眼瞼炎	脂漏性眼瞼炎
	接触性眼瞼結膜炎	毒物性眼瞼炎	粘液膿性結膜炎
	白内障術後結膜炎	パリノー結膜炎	パリノー結膜腺症候群
	ぶどう球菌性眼瞼炎	慢性結膜炎	慢性涙小管炎
	慢性涙のう炎	慢性濾胞性結膜炎	毛包眼瞼炎
	薬物性眼瞼炎	流行性結膜炎	涙小管炎
	涙小管のう胞	涙のう周囲炎	涙のう周囲膿瘍
△	B群溶連菌感染症	アトピー性角結膜炎	アレルギー性眼瞼炎
	アレルギー性眼瞼縁炎	眼瞼乾皮症	眼瞼皮膚炎
	季節性アレルギー性結膜炎	急性涙腺炎	結膜潰瘍
	結膜びらん	結膜濾胞症	湿疹性眼瞼皮膚炎
	接触眼瞼皮膚炎	多剤耐性腸球菌感染症	腸球菌感染症
	通年性アレルギー性結膜炎	ぶどう球菌性股関節炎	ぶどう球菌性膝関節炎
	ペニシリン耐性肺炎球菌感染症	慢性涙腺炎	ムコーズス中耳炎
	溶連菌感染症	涙腺炎	連鎖球菌感染症

効能効果に関連する使用上の注意
本剤の投与にあたっては，耐性菌の発現を防ぐため，次のことに注意すること
(1)原則として他の抗菌薬及び本剤に対する感受性を確認し，他の薬剤による効果が期待できず，かつ，本剤に感性のMRSAあるいはMRSEが起炎菌と診断された感染症である場合に投与すること。
(2)感染症の治療に十分な知識と経験を持つ医師又はその指導の下で投与すること。

用法用量　通常，適量を1日4回塗布する。

用法用量に関連する使用上の注意
本剤の投与にあたっては，耐性菌の発現を防ぐため，次のことに注意すること
(1)本剤の投与期間は，14日間以内を目安とすること。なお，感染部位，重症度，患者の症状等を考慮し，適切な時期に，本剤の継続投与が必要か否か判定し，疾病の治療上必要な最低限の期間の投与にとどめること。
(2) 14日間を超えた投与期間における安全性は確認されていない。

警告　本剤の耐性菌の発現を防ぐため，「効能効果に関連する使用上の注意」，「用法用量に関連する使用上の注意」の項を熟読の上，適正使用に努めること。

禁忌　本剤の成分によるショックの既往歴のある患者

パンデルクリーム0.1%　規格：0.1%1g[30.5円/g]
パンデル軟膏0.1%　規格：0.1%1g[30.5円/g]
パンデルローション0.1%　規格：0.1%1mL[30.5円/mL]
酪酸プロピオン酸ヒドロコルチゾン　大正　264

【効能効果】

湿疹・皮膚炎群(進行性指掌角皮症，女子顔面黒皮症，ビダール苔癬，放射線皮膚炎，日光皮膚炎を含む)，乾癬，掌蹠膿疱症，痒疹群(じん麻疹様苔癬，ストロフルス，固定じん麻疹を含む)，虫さされ，扁平紅色苔癬，慢性円板状エリテマトーデス

【対応標準病名】

◎	円板状エリテマトーデス	乾癬	急性痒疹
	結節性痒疹	刺虫症	湿疹
	掌蹠膿疱症	進行性指掌角皮症	日光皮膚炎
	ビダール苔癬	皮膚炎	扁平苔癬
	放射線皮膚炎	痒疹	リール黒皮症
○	LE皮疹	亜急性皮膚エリテマトーデス	亜急性痒疹
	足湿疹	異汗性湿疹	ウイルソン紅色苔癬
	腋窩湿疹	円板状乾癬	外耳部虫刺傷
	海水浴皮膚炎	過角化症	化学性皮膚炎
	角化棘細胞腫	角質増殖症	貨幣状湿疹
	眼瞼虫刺傷	眼周囲部虫刺傷	乾癬性関節炎
	乾癬性紅皮症	乾癬性脊椎炎	眼部虫刺傷
	汗疱性湿疹	顔面急性皮膚炎	顔面光線角化症
	顔面昆虫螫	顔面尋常性乾癬	顔面多発虫刺傷
	顔面毛包性紅斑黒皮症	丘疹状湿疹	丘疹状じんま疹
	急性湿疹	急性汎発性膿疱性乾癬	急性放射線皮膚炎
	胸部昆虫螫	局面状乾癬	亀裂性湿疹
	屈曲部乾癬	黒色素皮症	頚部虫刺症
	頚部皮膚炎	限局性円板状エリテマトーデス	限局性神経皮膚炎
	口腔扁平苔癬	口唇虫刺傷	光線角化症
	紅斑性湿疹	黒皮症	固定薬疹
	昆虫刺傷	昆虫毒	耳介虫刺傷
	自家感作性皮膚炎	色素性痒疹	四肢乾癬
	四肢尋常性乾癬	四肢虫刺症	刺虫アレルギー
	湿疹様発疹	手指湿疹	主婦湿疹
	掌蹠角化症	掌蹠膿疱症性骨関節炎	小児汎発性膿疱性乾癬
	職業性皮膚炎	脂漏性乾癬	神経皮膚黒色症
	深在性エリテマトーデス	尋常性乾癬	新生児皮膚炎
	水疱性扁平苔癬	赤色湿疹	接触皮膚炎
	節足動物毒	前額部虫刺傷	前額部虫刺症
	全身湿疹	全身の尋常性乾癬	体幹虫刺症
	苔癬	多形慢性痒疹	単純苔癬
	チャドクガ皮膚炎	虫刺性皮膚炎	滴状乾癬
	手湿疹	点状角化症	点状乾癬
	冬期湿疹	頭部湿疹	頭部尋常性乾癬
	頭部虫刺傷	乳房皮膚炎	妊娠湿疹
	妊娠性痒疹	妊婦性皮膚炎	熱帯扁平苔癬
	膿疱性乾癬	破壊性関節炎	鼻背部湿疹
	汎発性膿疱性乾癬	皮角	肥厚性扁平苔癬
	皮膚エリテマトーデス	鼻部虫刺傷	びまん性乾癬
	腹部虫刺傷	ヘブラ痒疹	扁平湿疹
	扁平苔癬様角化症	蜂刺症	放射線角化腫
	胞状異角化症	慢性光線性皮膚炎	慢性湿疹
	慢性放射線皮膚炎	慢性痒疹	ムカデ咬創
	メラニン色素沈着症	毛孔角化症	毛虫皮膚炎
	薬物性接触性皮膚炎	腰部尋常性乾癬	落屑性湿疹
	鱗状湿疹	類苔癬	濾胞性乾癬
△	LE蝶形皮疹	陰のう湿疹	会陰部肛囲湿疹
	エリテマトーデス	外陰部皮膚炎	眼瞼メラノーシス
	感染性皮膚炎	光沢苔癬	肛門湿疹
	細菌疹	人工肛門部皮膚炎	単純黒子
	手足症候群	鼻前庭部湿疹	放射線皮膚潰瘍
	疱疹状膿痂疹	薬物性口唇炎	老年性黒子

用法用量　通常1日1～数回，適量を患部に塗布する。

禁忌
(1)本剤の成分に対して過敏症の既往歴のある患者
(2)鼓膜に穿孔のある湿疹性外耳道炎の患者
(3)潰瘍(ベーチェット病は除く)，第2度深在性以上の熱傷・凍傷のある患者

原則禁忌　細菌・真菌・スピロヘータ・ウイルス皮膚感染症及び動物性皮膚疾患(疥癬，けじらみ等)のある患者

イトロンクリーム0.1%：岩城　0.1%1g[10.7円/g]，イトロン軟膏0.1%：岩城　0.1%1g[10.7円/g]，イトロンローション0.1%：岩城　0.1%1mL[10.7円/mL]，ハーユロン軟膏0.1%：辰巳化学　0.1%1g[10.7円/g]，酪酸プロピオン酸ヒドロコルチゾン軟膏0.1%「YD」：陽進堂　0.1%1g[10.7円/g]

ヒアレイン点眼液0.1%　規格：0.1%5mL1瓶[431.8円/瓶]
ヒアレイン点眼液0.3%　規格：0.3%5mL1瓶[617.9円/瓶]
精製ヒアルロン酸ナトリウム　参天　131

【効能効果】

下記疾患に伴う角結膜上皮障害
(1)シェーグレン症候群，スティーブンス・ジョンソン症候群，眼球乾燥症候群(ドライアイ)等の内因性疾患
(2)術後，薬剤性，外傷，コンタクトレンズ装用等による外因性疾患

【対応標準病名】

◎	シェーグレン症候群	スティーブンス・ジョンソン症候群	ドライアイ
○	乾性角結膜炎	水疱性多形紅斑	涙液分泌不全
	涙腺萎縮		
△	オーバーラップ症候群	急性涙腺炎	膠原病
	混合性結合組織病	シェーグレン症候群性呼吸器障害	シェーグレン症候群ミオパチー
	全身性自己免疫疾患	中毒性表皮壊死症	非水疱性多形紅斑
	慢性涙腺炎	ライエル症候群	ライエル症候群型薬疹
	涙腺炎	涙腺粘液のう胞	涙腺のう腫
	涙腺肥大		

用法用量　1回1滴，1日5〜6回点眼し，症状により適宜増減する。なお，通常は0.1%製剤を投与し，重症疾患等で効果不十分の場合には，0.3%製剤を投与する。

アイケア点眼液0.1%：科研　0.1%5mL1瓶[307円/瓶]，アイケア点眼液0.3%：科研　0.3%5mL1瓶[419.8円/瓶]，ティアバランス点眼液0.1%：千寿　0.1%5mL1瓶[307円/瓶]，ティアバランス点眼液0.3%：千寿　0.3%5mL1瓶[419.8円/瓶]，ヒアール点眼液0.1：キョーリンリメディオ　0.1%5mL1瓶[184.7円/瓶]，ヒアルロン酸Na点眼液0.1%「日新」：日新－山形　0.1%5mL1瓶[184.7円/瓶]，ヒアルロン酸Na点眼液0.1%「ファイザー」：ファイザー　0.1%5mL1瓶[184.7円/瓶]，ヒアルロン酸Na点眼液0.1%「わかもと」：わかもと　0.1%5mL1瓶[184.7円/瓶]，ヒアルロン酸Na点眼液0.3%「ファイザー」：ファイザー　0.3%5mL1瓶[259.8円/瓶]，ヒアルロン酸ナトリウムPF点眼液0.1%「日点」：日本点眼薬　0.1%5mL1瓶[184.7円/瓶]，ヒアルロン酸ナトリウム点眼液0.1%「TS」：テイカ　0.1%5mL1瓶[184.7円/瓶]，ヒアルロン酸ナトリウム点眼液0.1%「トーワ」：東和　0.1%5mL1瓶[184.7円/瓶]，ヒアルロン酸ナトリウム点眼液0.1%「ニッテン」：ニッテン　0.1%5mL1瓶[184.7円/瓶]，ヒアルロン酸ナトリウム点眼液0.3%「TS」：テイカ　0.3%5mL1瓶[259.8円/瓶]，ヒアルロン酸ナトリウム点眼液0.3%「トーワ」：東和　0.3%5mL1瓶[259.8円/瓶]，ヒアロンサン点眼液0.1%：東亜薬品　0.1%5mL1瓶[307円/瓶]，ヒアロンサン点眼液0.3%：東亜薬品　0.3%5mL1瓶[419.8円/瓶]

ヒアレインミニ点眼液0.1%　規格：0.1%0.4mL1個[15.7円/個]
ヒアレインミニ点眼液0.3%　規格：0.3%0.4mL1個[22.5円/個]
精製ヒアルロン酸ナトリウム　参天　131

【効能効果】

下記疾患に伴う角結膜上皮障害
(1)シェーグレン症候群，スティーブンス・ジョンソン症候群，眼球乾燥症候群(ドライアイ)等の内因性疾患
(2)術後，薬剤性，外傷，コンタクトレンズ装用等による外因性疾患
(ヒアレインミニ点眼液0.1%，ヒアレインミニ点眼液0.3%の保険請求については，シェーグレン症候群又はスティーブンス・ジョンソン症候群に伴う角結膜上皮障害に限る)

【対応標準病名】

◎	シェーグレン症候群	スティーブンス・ジョンソン症候群	ドライアイ
○	乾性角結膜炎	水疱性多形紅斑	涙液分泌不全
	涙腺萎縮		
△	オーバーラップ症候群	急性涙腺炎	膠原病
	混合性結合組織病	シェーグレン症候群性呼吸器障害	シェーグレン症候群ミオパチー
	全身性自己免疫疾患	中毒性表皮壊死症	非水疱性多形紅斑
	慢性涙腺炎	ライエル症候群	ライエル症候群型薬疹
	涙腺炎	涙腺粘液のう胞	涙腺のう腫
	涙腺肥大		

用法用量　1回1滴，1日5〜6回点眼し，症状により適宜増減する。なお，通常は0.1%製剤を投与し，重症疾患等で効果不十分の場合には，0.3%製剤を投与する。

アイケアミニ点眼液0.3%：科研　0.3%0.4mL1個[16.5円/個]，ティアバランスミニムス点眼液0.3%：千寿　0.3%0.4mL1個[16.5円/個]，ヒアールミニ点眼液0.3%：キョーリンリメディオ　0.3%0.4mL1個[10.3円/個]，ヒアルロン酸Naミニ点眼液0.3%「日新」：日新－山形　0.3%0.4mL1個[10.3円/個]，ヒアルロン酸Naミニ点眼液0.3%「わかもと」：わかもと　0.3%0.4mL1個[10.3円/個]，ヒアルロン酸ナトリウムミニ点眼液0.3%「ニッテン」：ニッテン　0.3%0.4mL1個[10.3円/個]，ヒアルロン酸ナトリウムミニ点眼液0.3%「日点」：日本点眼薬　0.3%0.4mL1個[10.3円/個]，ヒアロンサンミニ点眼液0.3%：東亜薬品　0.3%0.4mL1個[16.5円/個]

ビーエスエスプラス250眼灌流液0.0184%
規格：0.46%10mL1瓶(希釈液付)[4049.6円/瓶]
ビーエスエスプラス500眼灌流液0.0184%
規格：0.46%20mL1瓶(希釈液付)[4049.6円/瓶]
オキシグルタチオン　日本アルコン　131

【効能効果】

眼科手術(白内障，硝子体，緑内障)時の眼灌流及び洗浄

【対応標準病名】

該当病名なし

用法用量
用時，オキシグルタチオン溶液を希釈液で希釈し，眼科手術時に眼内及び眼外の灌流及び洗浄を目的とし，通常，下記の量を目安として適量を使用する。なお，術式及び手術時間等により適宜増減する。
白内障手術：60〜240mL
硝子体手術：90〜400mL
緑内障手術：30〜260mL

オペガードネオキット眼灌流液0.0184%：千寿　500mL1キット[4294.9円/キット]

ビジュアリン眼科耳鼻科用液0.1%　規格：0.1%1mL[40.4円/mL]
デキサメタゾンメタスルホ安息香酸エステルナトリウム　千寿　131,132

【効能効果】

(眼科用)：外眼部及び前眼部の炎症性疾患の対症療法(眼瞼炎，結膜炎，角膜炎，強膜炎，上強膜炎，前眼部ブドウ膜炎，術後炎症)
(耳鼻科用)：外耳・中耳(耳管を含む)又は上気道の炎症性・アレルギー性疾患(外耳炎，中耳炎，アレルギー性鼻炎等)，術後処置

【対応標準病名】

◎	アレルギー性外耳道炎	アレルギー性中耳炎	アレルギー性鼻炎
	外耳炎	角膜炎	眼瞼炎
	急性上気道炎	強膜炎	結膜炎

	耳管炎	上強膜炎	中耳炎
	ぶどう膜炎		
○あ	亜急性アレルギー性中耳炎	亜急性血性中耳炎	亜急性結膜炎
	亜急性虹彩炎	亜急性虹彩毛様体炎	亜急性漿液ムチン性中耳炎
	亜急性前部ぶどう膜炎	亜急性ムコイド中耳炎	亜急性毛様体炎
	悪性外耳炎	アトピー性角結膜炎	アレルギー性角膜炎
	アレルギー性結膜炎	アレルギー性鼻咽頭炎	アレルギー性鼻結膜炎
	アレルギー性副鼻腔炎	アレルギー性ぶどう膜炎	萎縮性角結膜炎
	イネ科花粉症	咽頭気管炎	咽頭喉頭炎
か	咽頭扁桃炎	栄養障害性角膜炎	外耳湿疹
	外耳道真珠腫	外耳道膿瘍	外耳道蜂巣炎
	外傷性角膜炎	外傷性角膜潰瘍	外傷性穿孔性中耳炎
	外傷性中耳炎	潰瘍性眼瞼炎	化学性急性外耳炎
	化学性結膜炎	角結膜炎	角結膜びらん
	角膜潰瘍	角膜虹彩炎	角膜上皮びらん
	角膜中心潰瘍	角膜内皮炎	角膜膿瘍
	角膜パンヌス	角膜びらん	角膜腐蝕
	カタル性角膜潰瘍	カタル性眼炎	カタル性結膜炎
	化膿性角膜炎	化膿性結膜炎	化膿性虹彩炎
	化膿性中耳炎	化膿性毛様体炎	貨幣状角膜炎
	カモガヤ花粉症	眼炎	眼角部眼瞼炎
	眼角部眼瞼縁結膜炎	眼瞼縁炎	眼瞼縁結膜炎
	眼瞼結膜炎	乾性角結膜炎	乾性角膜炎
	感染性外耳炎	感染性角膜潰瘍	季節性アレルギー性結膜炎
	季節性アレルギー性鼻炎	偽膜性結膜炎	急性アレルギー性中耳炎
	急性咽頭喉頭炎	急性咽頭扁桃炎	急性外耳炎
	急性角結膜炎	急性角膜炎	急性化膿性外耳炎
	急性化膿性中耳炎	急性血性中耳炎	急性結膜炎
	急性口蓋扁桃炎	急性虹彩炎	急性虹彩毛様体炎
	急性光線性外耳炎	急性湿疹性外耳炎	急性漿液ムチン性中耳炎
	急性滲出性中耳炎	急性接触性外耳炎	急性前部ぶどう膜炎
	急性中耳炎	急性反応性外耳炎	急性非化膿性中耳炎
	急性扁桃耳管炎	急性ムコイド中耳炎	急性毛様体炎
	急性濾胞性結膜炎	巨大乳頭結膜炎	巨大フリクテン
	グラデニーゴ症候群	グルーイヤー	血管運動性鼻炎
	血管性パンヌス	結節虹彩炎	結節性眼炎
	結節性結膜炎	結膜潰瘍	結膜びらん
	結膜濾胞症	限局性外耳道炎	硬化性角膜炎
	高血圧性虹彩毛様体炎	虹彩異色性毛様体炎	虹彩炎
	虹彩毛様体炎	好酸球性中耳炎	光線眼症
	後部強膜炎	コーガン症候群	コッホ・ウィークス菌性結膜炎
さ	再発性中耳炎	散在性表層角膜炎	蚕蝕性角膜潰瘍
	耳介周囲湿疹	紫外線角結膜炎	紫外線角膜炎
	耳介部皮膚炎	耳介蜂巣炎	耳管鼓室炎
	糸状角膜炎	実質性角膜炎	湿疹性眼瞼炎
	湿疹性パンヌス	しゅさ性眼瞼炎	出血性外耳炎
	出血性角膜炎	出血性虹彩炎	出血性中耳炎
	術後結膜炎	術後虹彩炎	術後性中耳炎
	術後性慢性中耳炎	春季カタル	漿液性虹彩炎
	上鼓室化膿症	睫毛性眼瞼炎	脂漏性眼瞼炎
	真菌性角膜潰瘍	神経栄養性角結膜炎	進行性角膜潰瘍
	滲出性中耳炎	浸潤性表層角膜炎	新生児中耳炎
	深層角膜炎	水晶体原性虹彩毛様体炎	水疱性中耳炎
	スギ花粉症	星状角膜炎	ゼーミッシュ潰瘍
	石化性角膜炎	雪眼炎	接触性眼瞼結膜炎
	舌扁桃炎	遷延性虹彩炎	穿孔性角膜潰瘍
	穿孔性中耳炎	線状角膜炎	腺病性パンヌス
	前房蓄膿	前房蓄膿性角膜炎	前房蓄膿性虹彩炎
	続発性虹彩炎	続発性虹彩毛様体炎	続発性ぶどう膜炎
た	単純性角膜潰瘍	単純性中耳炎	中耳炎後遺症
	陳旧性中耳炎	通年性アレルギー性結膜炎	通年性アレルギー性鼻炎
なは	兎眼性角膜炎	毒物性眼瞼炎	粘液膿性結膜炎
	白内障術後結膜炎	白内障術後虹彩炎	鼻耳管炎
	パリノー結膜炎	パリノー結膜腺症候群	反復性角膜潰瘍
	反復性虹彩炎	反復性虹彩毛様体炎	反復性前部ぶどう膜炎
	反復性前房蓄膿	反復性毛様体炎	非化膿性中耳炎
	非感染性急性外耳炎	ヒノキ花粉症	びまん性外耳炎
	びまん性表層角膜炎	表在性角膜炎	表在性点状角膜炎
	フィラメント状角膜炎	フォークト・小柳病	匐行性角膜潰瘍
	ブタクサ花粉症	フックス異色毛様体炎	ぶどう球菌性眼瞼炎
	ぶどう膜角膜炎	フリクテン性角結膜炎	フリクテン性角膜炎
	フリクテン性角膜潰瘍	フリクテン性結膜炎	フリクテン性パンヌス
ま	辺縁角膜炎	辺縁フリクテン	慢性アレルギー性中耳炎
	慢性外耳炎	慢性角結膜炎	慢性カタル性結膜炎
	慢性化膿性穿孔性中耳炎	慢性化膿性中耳炎	慢性結膜炎
	慢性虹彩毛様体炎	慢性耳管炎	慢性耳管鼓室カタル
	慢性耳管鼓室化膿性中耳炎	慢性漿液性中耳炎	慢性漿液ムチン性中耳炎
	慢性上鼓室乳突洞化膿性中耳炎	慢性滲出性中耳炎	慢性穿孔性中耳炎
	慢性中耳炎	慢性中耳炎急性増悪	慢性中耳炎後遺症
	慢性中耳炎術後再燃	慢性非化膿性中耳炎	慢性ムコイド中耳炎
	慢性濾胞性結膜炎	ムコイド中耳炎	ムコーズス中耳炎
	毛包眼瞼炎	毛様体炎	モラックス・アクセンフェルド結膜炎
やら	薬物性角結膜炎	薬物性角膜炎	薬物性眼瞼炎
	薬物性結膜炎	リウマチ性虹彩炎	流行性結膜炎
	良性慢性化膿性中耳炎	輪紋状角膜炎	連鎖球菌性上気道感染
△	アカントアメーバ角膜炎	アレルギー性眼瞼炎	アレルギー性眼瞼縁炎
	ウイルス性ぶどう膜炎	壊死性外耳炎	壊死性強膜炎
	外耳道痛	外耳道肉芽腫	外耳道閉塞性角化症
	角膜穿孔	かぜ	化膿性ぶどう膜炎
	花粉症	眼瞼皮膚炎	眼瞼びらん
	眼瞼瘻孔	感染性角膜炎	感冒
	強膜潰瘍	強膜疾患	クラミジア結膜炎
	結核性中耳炎	結膜化膿性肉芽腫	鼓室内水腫
	細菌性結膜炎	湿疹性眼瞼皮膚炎	周辺性ぶどう膜炎
	接触眼瞼皮膚炎	中間部ぶどう膜炎	中耳炎性顔面神経麻痺
	陳旧性虹彩炎	陳旧性虹彩毛様体炎	内因性ぶどう膜炎
	難治性ぶどう膜炎	緑膿菌性外耳炎	

用法用量

(眼科用)

通常，1回1～2滴ずつ，1日3～4回点眼する。

なお，症状により適宜増減する。

(耳鼻科用)

通常，適量を1日1～数回点耳，点鼻，耳浴，ネブライザー又はタンポンにて使用するか又は患部に注入する。

なお，症状により適宜増減する。

禁忌　本剤の成分に対し過敏症の既往歴のある患者

原則禁忌

(1)眼科用

①角膜上皮剥離又は角膜潰瘍のある患者

②ウイルス性結膜・角膜疾患，結核性眼疾患，真菌性眼疾患又は化膿性眼疾患のある患者

(2)耳鼻科用

①耳又は鼻に結核性又はウイルス性疾患のある患者

②糖尿病の患者

ビスコート0.5眼粘弾剤　規格：0.5mL1筒[6078.3円/筒]

コンドロイチン硫酸エステルナトリウム　精製ヒアルロン酸ナトリウム　日本アルコン　131

【効能効果】

次の一連の眼科手術における手術補助：超音波乳化吸引法による白内障摘出術及び眼内レンズ挿入術

【対応標準病名】

該当病名なし

用法用量　通常，超音波乳化吸引法による白内障摘出時には0.1～0.4mL，眼内レンズ挿入時には0.1～0.3mLを前房内へ注入する。
又，必要に応じて眼内レンズのコーティングに0.1mL使用する。

原則禁忌　本剤の成分又は蛋白系薬剤に対し過敏症の既往歴のある患者

ビスダームクリーム0.1%　規格：0.1%1g[30.1円/g]
ビスダーム軟膏0.1%　規格：0.1%1g[30.1円/g]

アムシノニド　帝國　264

【効能効果】

(1)湿疹・皮膚炎群(手湿疹，進行性指掌角皮症，ビダール苔癬，日光皮膚炎を含む)
(2)痒疹群，虫さされ
(3)乾癬
(4)掌蹠膿疱症
(5)へん平苔癬
(6)紅皮症
(7)慢性円板状エリテマトーデス
(8)円形脱毛症

【対応標準病名】

◎	円形脱毛症	円板状エリテマトーデス	乾癬
	紅皮症	刺虫症	湿疹
	掌蹠膿疱症	進行性指掌角皮症	手湿疹
	日光皮膚炎	ビダール苔癬	皮膚炎
	扁平苔癬	痒疹	
○	LE蝶形皮疹	LE皮疹	亜急性皮膚エリテマトーデス
	亜急性痒疹	足湿疹	アトピー性紅皮症
	異汗性湿疹	ウイルソン紅色苔癬	腋窩湿疹
	遠心性環状紅斑	遠心性丘疹性紅斑	円板状乾癬
	外耳部虫刺傷	海水浴皮膚炎	過角化症
	化学性皮膚炎	角質増殖症	化膿性皮膚疾患
	貨幣状湿疹	眼瞼虫刺傷	眼周囲部虫刺傷
	環状紅斑	乾癬性紅皮症	感染性皮膚炎
	眼部虫刺傷	汗疱性湿疹	顔面急性皮膚炎
	顔面光線角化症	顔面昆虫螫	顔面尋常性乾癬
	顔面多発虫刺傷	顔面毛包性紅斑黒皮症	偽性円形脱毛症
	丘疹紅皮症	丘疹状紅斑	丘疹状湿疹
	丘疹状じんま疹	急性湿疹	急性汎発性膿疱性乾癬
	急性痒疹	胸部昆虫螫	局面状乾癬
	亀裂性湿疹	屈曲部乾癬	頚部虫刺症
	頚部皮膚炎	稽留性肢端皮膚炎汎発型	結節性痒疹
	限局性円板状エリテマトーデス	口腔扁平苔癬	口唇虫刺傷
	光線角化症	後天性魚鱗癬	紅斑症
	広汎性円形脱毛症	紅斑性湿疹	昆虫刺傷
	昆虫毒	耳介虫刺傷	自家感作性皮膚炎
	色素性痒疹	四肢乾癬	四肢尋常性乾癬
	四肢虫刺症	持続性色素異常性紅斑	刺虫アレルギー
	湿疹続発性紅皮症	湿疹様発疹	手指湿疹
	手掌紅斑	主婦湿疹	掌蹠角化腫
	掌蹠角化症	掌蹠膿疱症性骨関節炎	小児汎発性膿疱性乾癬
	職業性皮膚炎	脂漏性乾癬	深在性エリテマトーデス
	滲出性紅斑型中毒疹	尋常性乾癬	新生児皮膚炎
	水疱性扁平苔癬	赤色湿疹	接触皮膚炎
	節足動物毒	前額部虫刺傷	前額部虫刺症
	全身湿疹	全身の尋常性乾癬	体幹虫刺症
	苔癬	多形慢性痒疹	単純苔癬
	チャドクガ皮膚炎	虫刺性皮膚炎	中毒性紅斑
	滴状乾癬	点状角化症	点状乾癬
	冬期湿疹	頭部湿疹	頭部尋常性乾癬
	頭部虫刺傷	乳房皮膚炎	妊娠湿疹
	妊娠性痒疹	妊婦性皮膚炎	熱帯扁平苔癬
	膿疱性乾癬	鼻背部湿疹	汎発性脱毛症
	汎発性膿疱性乾癬	皮角	肥厚性扁平苔癬
	皮脂欠乏性湿疹	皮膚エリテマトーデス	鼻部虫刺傷
	びまん性乾癬	腹部虫刺傷	ヘブラ痒疹
	扁平湿疹	扁平苔癬様角化症	蜂刺症
	胞状異角化症	疱疹状膿痂疹	慢性光線性皮膚炎
	慢性湿疹	慢性痒疹	ムカデ咬創
	毛孔角化症	毛虫皮膚炎	薬物性接触性皮膚炎
	腰部尋常性乾癬	落屑性湿疹	リウマチ性環状紅斑
	鱗状湿疹	類苔癬	濾胞性乾癬
△	陰のう湿疹	会陰部肛囲湿疹	エリテマトーデス
	外陰部皮膚炎	乾癬性関節炎	乾癬性脊椎炎
	完全脱毛症	限局性神経皮膚炎	肛門湿疹
	細菌疹	人工肛門部皮膚炎	全身こむらがえり病
	全身性脱毛症	帯状脱毛症	蛇行状脱毛症
	鼻前庭部湿疹	麻疹様紅斑	

用法用量　通常1日1～数回，適量を患部に塗布する。
なお，症状により適宜増減する。

禁忌
(1)皮膚結核，単純疱疹，水痘，帯状疱疹，種痘疹
(2)本剤の成分に対し過敏症の既往歴のある患者
(3)鼓膜に穿孔のある湿疹性外耳道炎
(4)潰瘍，第2度深在性以上の熱傷・凍傷

ビーゾカイン歯科用ゼリー20%　規格：1g[66.7円/g]

アミノ安息香酸エチル　福地　271

【効能効果】

歯科領域における表面麻酔。

【対応標準病名】

該当病名なし

用法用量　本剤を適量取り，局所に塗布する。

禁忌
(1)安息香酸エステル系局所麻酔剤に対して，過敏症の既往歴のある患者。
(2)メトヘモグロビン血症のある患者。

ジンジカインゲル20%：白水貿易[66.7円/g]，ハリケインゲル歯科用20%：アグサ[66.7円/g]，ハリケインリキッド歯科用20%：アグサ[66.7円/g]

ビソノテープ4mg　規格：4mg1枚[91.9円/枚]
ビソノテープ8mg　規格：8mg1枚[126.5円/枚]

ビソプロロール　トーアエイヨー　214

【効能効果】

本態性高血圧症(軽症～中等症)

【対応標準病名】

◎	高血圧症	本態性高血圧症	
○	悪性高血圧症	境界型高血圧症	高血圧性緊急症

	高血圧性腎疾患	高血圧性脳内出血	高血圧切迫症
	高レニン性高血圧症	若年高血圧症	若年性境界型高血圧症
	収縮期高血圧症	低レニン性高血圧症	
△	妊娠・分娩・産褥の既存の本態性高血圧症		

用法用量　通常，成人にはビソプロロールとして8mgを1日1回，胸部，上腕部又は背部のいずれかに貼付し，貼付後24時間ごとに貼りかえる。
なお，年齢，症状により1日1回4mgから投与を開始し，1日最大投与量は8mgとする。

用法用量に関連する使用上の注意
(1)褐色細胞腫の患者では，本剤の単独投与により急激に血圧が上昇することがあるので，α遮断剤で初期治療を行った後に本剤を投与し，常にα遮断剤を併用すること。
(2)腎機能障害のある患者では，本剤の血中濃度が上昇するおそれがあるため1日1回4mgより投与を開始することを考慮すること。

禁忌
(1)高度の徐脈(著しい洞性徐脈)，房室ブロック(II，III度)，洞房ブロック，洞不全症候群のある患者
(2)糖尿病性ケトアシドーシス，代謝性アシドーシスのある患者
(3)心原性ショックのある患者
(4)肺高血圧による右心不全のある患者
(5)強心薬又は血管拡張薬を静脈内投与する必要のある心不全患者
(6)非代償性の心不全患者
(7)重度の末梢循環障害のある患者(壊疽等)
(8)未治療の褐色細胞腫の患者
(9)妊婦又は妊娠している可能性のある婦人
(10)本剤の成分に対し過敏症の既往歴のある患者

ビーソフテンゲル0.3%　規格：1g[7.3円/g]
ヘパリン類似物質　帝國　264

【効能効果】

外傷(打撲，捻挫，挫傷)後の腫脹・血腫・腱鞘炎・筋肉痛・関節炎，血栓性静脈炎(痔核を含む)，血行障害に基づく疼痛と炎症性疾患(注射後の硬結並びに疼痛)，凍瘡，肥厚性瘢痕・ケロイドの治療と予防，進行性指掌角皮症，筋性斜頸(乳児期)

【対応標準病名】

◎	外傷	関節炎	筋肉痛
	血腫	血栓性静脈炎	ケロイド
	腱鞘炎	硬結	挫傷
	痔核	進行性指掌角皮症	新生児筋性斜頸
	打撲血腫	打撲傷	凍瘡
	疼痛	捻挫	肥厚性瘢痕
○	DIP関節炎	DIP関節尺側側副靱帯損傷	DIP関節側副靱帯損傷
	DIP関節橈側側副靱帯損傷	DIP関節捻挫	IP関節炎
	IP関節捻挫	MP関節炎	MP関節尺側側副靱帯損傷
	MP関節側副靱帯損傷	MP関節橈側側副靱帯損傷	MP関節捻挫
	PIP関節炎	PIP関節尺側側副靱帯損傷	PIP関節側副靱帯損傷
あ	PIP関節橈側側副靱帯損傷	PIP関節捻挫	亜急性関節炎
	アキレス腱腱鞘炎	アキレス周囲膿瘍	足炎
	足血栓性静脈炎	足ストレイン	亜脱臼
	圧挫後遺症	圧挫傷	圧挫創
	圧痛	アレルギー性関節炎	犬咬創
	陰茎挫傷	陰茎打撲傷	陰唇挫傷
	陰のう血腫	陰のう挫傷	陰部挫傷
	陰部打撲傷	烏口肩峰靱帯捻挫	烏口鎖骨捻挫
	烏口上腕靱帯捻挫	会陰血腫	会陰挫傷
	遠位脛腓靱帯捻挫	炎症性外痔核	炎症性内痔核

か	汚染擦過創	外陰部挫傷	外痔核
	外痔びらん	外耳部外傷性腫脹	外耳部挫傷
	外耳部擦過創	外耳部切創	外耳部打撲傷
	外耳部虫刺傷	外耳部皮下血腫	外耳部皮下出血
	外痔ポリープ	外傷後遺症	外傷性外陰血腫
	外傷性頚部症候群	外傷性頚部捻挫	外傷性頚部腰部症候群
	外傷性視神経症	外傷性刺青	外傷性切断
	外傷性切断後遺症	外傷性皮下血腫	外側側副靱帯捻挫
	開放性脱臼	開放創	下顎外傷性異物
	下顎開放創	過角化症	下顎割創
	下顎貫通創	下顎咬創	下顎挫傷
	下顎挫創	下顎擦過創	下顎刺創
	下顎切創	下顎創傷	下顎打撲傷
	下顎皮下血腫	下顎部挫傷	下顎部打撲傷
	下顎裂創	踵痛	角化棘細胞腫
	顎関節ストレイン	顎関節捻挫	顎関節部開放創
	顎関節部割創	顎関節部貫通創	顎関節部咬創
	顎関節部挫傷	顎関節部挫創	顎関節部擦過創
	顎関節部刺創	顎関節部切創	顎関節部創傷
	顎関節部打撲傷	顎関節部皮下血腫	顎関節部裂創
	角質増殖症	顎部挫傷	顎部打撲傷
	下肢筋肉痛	下肢血栓性静脈炎	下肢腱腱鞘炎
	下肢硬結	下肢挫傷	下肢静脈炎
	下肢静脈血栓症	下肢打撲	下肢痛
	下肢表在損傷	下腿血栓性静脈炎	下腿挫傷
	下腿三頭筋痛	下腿静脈炎	下腿静脈血栓症
	下腿打撲傷	下腿陳旧性打撲	下腿痛
	下腿部皮下血腫	肩関節炎	肩関節腱板捻挫
	肩関節挫傷	肩関節打撲傷	肩関節捻挫
	肩頚部打撲	肩挫傷	肩擦過創
	肩打撲傷	滑膜炎	化膿性腱鞘炎
	環指DIP関節尺側側副靱帯損傷	環指DIP関節側副靱帯損傷	環指DIP関節橈側側副靱帯損傷
	環指MP関節尺側側副靱帯損傷	環指MP関節側副靱帯損傷	環指MP関節橈側側副靱帯損傷
	環指PIP関節尺側側副靱帯損傷	環指PIP関節側副靱帯損傷	環指PIP関節橈側側副靱帯損傷
	環指化膿性腱鞘炎	環軸関節捻挫	環指屈筋腱腱鞘炎
	環指腱鞘炎	環指挫傷	環指挫創
	環指切創	環指側副靱帯損傷	環指打撲後遺症
	環指痛	環指捻挫	環指剥皮創
	関節血腫	関節挫傷	関節症
	関節脱臼後遺症	関節打撲	関節捻挫後遺症
	完全脱臼	環椎後頭関節捻挫	貫通性挫滅創
	嵌頓痔核	顔面開放創	顔面割創
	顔面貫通創	顔面咬創	顔面挫傷
	顔面挫創	顔面擦過創	顔面刺創
	顔面切創	顔面創傷	顔面掻創
	顔面損傷	顔面多発挫傷	顔面多発擦過創
	顔面多発切創	顔面多発打撲傷	顔面多発虫刺傷
	顔面多発皮下血腫	顔面多発皮下出血	顔面打撲傷
	顔面皮下血腫	顔面毛包性紅斑黒皮症	顔面裂創
	急性関節炎	急性疼痛	胸骨周囲炎
	胸骨ストレイン	胸骨捻挫	胸骨部挫傷
	胸骨部打撲	胸鎖関節炎	胸鎖関節挫傷
	狭窄性腱鞘炎	胸鎖乳突筋痛	胸椎ストレイン
	胸椎捻挫	胸背部筋肉痛	胸背部挫傷
	胸部外傷	頬部開放創	頬部割創
	頬部貫通創	胸部筋肉痛	胸腹部筋痛
	胸腹部挫傷	胸腹部打撲傷	胸部血管損傷後遺症
	胸部硬結	頬部咬創	胸部挫傷
	頬部挫傷	胸部挫創	頬部挫創
	頬部擦過創	頬部刺創	胸部切創
	頬部切創	頬部創傷	胸部損傷
	胸部打撲後遺症	胸部打撲傷	頬部打撲傷
	頬部皮下血腫	頬部裂創	胸壁開放創

胸壁挫傷	胸壁刺創	胸腰椎脱臼
胸腰部挫傷	胸肋関節炎	棘刺創
魚咬創	距踵関節炎	距腓靱帯捻挫
筋損傷	筋断裂	筋肉内血腫
躯幹擦過創	頚開放創後遺症	頚肩部筋肉痛
頚性頭痛	頚椎胸椎捻挫	頚椎ストレイン
頚椎脱臼後遺症	頚椎捻挫	頚椎捻挫後遺症
頚椎部打撲	脛腓関節捻挫	頚部外傷
頚部顔面胸部挫傷	頚部筋肉痛	頚部血管損傷後遺症
頚部挫傷	頚部挫傷後遺症	頚部前縦靱帯捻挫
頚部損傷	頚部打撲傷	頚部痛
頚部表在損傷	頚腰椎挫傷	頚腕捻挫
結合織炎	血栓性外痔核	血栓性痔核
血栓性内痔核	ケロイド拘縮	ケロイド体質
ケロイド瘢痕	肩甲下筋捻挫	肩甲部筋肉痛
肩甲部挫傷	肩鎖関節炎	肩鎖関節挫傷
肩鎖関節捻挫	腱切創	腱損傷
腱損傷後遺症	腱断裂	腱板挫傷
肩部筋痛	腱部分断裂	腱裂傷
肛囲硬結	高エネルギー外傷	甲状腺部ストレイン
甲状腺部捻挫	溝創	咬創
後足部痛	後天性魚鱗癬	喉頭外傷
喉頭損傷	後頭部割創	後頭部挫傷
後頭部挫創	後頭部切創	後頭部打撲傷
後頭部裂創	項背部筋痛	後発性関節炎
項部筋肉痛	項部挫傷	項部打撲傷
項部痛	後方脱臼	股関節亜脱臼二次性変股症
股関節炎	股関節脱臼後遺症	股関節打撲傷
股関節捻挫	股関節部挫傷	股痛
骨折後遺症	骨盤血管損傷後遺症	骨盤ストレイン
骨盤帯末梢神経損傷後遺症	骨盤捻挫	骨盤部挫傷

さ

骨盤部打撲傷	昆虫咬創	採皮創
錯角化症	坐骨結節部打撲傷	鎖骨部打撲血腫
鎖骨部打撲傷	坐骨部打撲傷	坐骨包靱帯ストレイン
坐骨包靱帯捻挫	挫傷後遺症	擦過創
擦過皮下血腫	挫滅傷	挫滅創
三角靱帯捻挫	ざんごう足	耳介外傷性腫脹
耳介挫傷	耳介擦過創	耳介切創
耳介打撲傷	耳介虫刺傷	耳介皮下血腫
耳介皮下出血	耳下腺部打撲	趾間挫傷
趾関節炎	刺咬症	趾挫傷
示指 DIP 関節尺側側副靱帯損傷	示指 DIP 関節側副靱帯損傷	示指 DIP 関節橈側側副靱帯損傷
示指 MP 関節挫傷	示指 MP 関節尺側側副靱帯損傷	示指 MP 関節側副靱帯損傷
示指 MP 関節橈側側副靱帯損傷	示指 PIP 開放創	示指 PIP 関節尺側側副靱帯損傷
示指 PIP 関節側副靱帯損傷	示指 PIP 関節橈側側副靱帯損傷	示指割創
示指化膿性腱鞘炎	示指化膿創	示指屈筋腱腱鞘炎
四肢血管損傷後遺症	示指腱鞘炎	四肢挫傷
示指挫傷	示指挫創	示指刺創
示指切創	示指側副靱帯損傷	四肢痛
示指痛	示指捻挫	四肢末端痛
趾伸筋腱腱鞘炎	趾節間関節捻挫	刺創
趾爪下血腫	持続痛	趾打撲傷
趾痛	膝蓋骨打撲傷	膝蓋靱帯断裂
膝蓋靱帯部分断裂	膝外側側副靱帯損傷	膝外側側副靱帯断裂
膝外側側副靱帯捻挫	膝蓋部血腫	膝蓋部挫傷
膝関節炎	膝関節滑膜炎	膝関節血腫
膝関節血症	膝関節挫傷	膝関節打撲傷
膝関節捻挫	膝内側側副靱帯損傷	膝内側側副靱帯断裂
膝内側側副靱帯捻挫	膝部血腫	膝部腱膜炎
膝部挫傷	膝部打撲傷	趾捻挫
射創	尺骨手根関節捻挫	銃創
手関節炎	手関節捻挫	手関節部腱鞘炎
手関節部挫傷	手関節部打撲傷	手指開放創
手指関節炎	手指腱鞘炎	手指咬創
手指挫傷	手指挫創	手指刺創
樹枝状皮斑	手指切創	手指打撲傷
手指痛	手指捻挫	手指剥皮創
手指皮下血腫	術後ケロイド瘢痕	手背静脈炎
手背部打撲傷	手背部痛	手部腱鞘炎
手部挫傷	手部打撲傷	手部痛
漿液性滑膜炎	上顎挫傷	上顎擦過創
上顎切創	上顎打撲傷	上顎皮下血腫
上顎部裂創	小指 DIP 関節尺側側副靱帯損傷	小指 DIP 関節側副靱帯損傷
小指 DIP 関節橈側側副靱帯損傷	小指 DIP 関節捻挫	小指 MP 関節尺側側副靱帯損傷
小指 MP 関節側副靱帯損傷	小指 MP 関節橈側側副靱帯損傷	小指 PIP 関節尺側側副靱帯損傷
小指 PIP 関節側副靱帯損傷	小指 PIP 関節橈側側副靱帯損傷	小指 PIP 関節捻挫
小指化膿性腱鞘炎	小指関節捻挫	上肢筋肉痛
小指屈筋腱腱鞘炎	上肢血栓性静脈炎	小指腱鞘炎
小指咬創	小指挫傷	上肢挫傷
小指挫創	上肢擦過創	上肢静脈炎
小指切創	小指側副靱帯損傷	上肢打撲傷
小指痛	上肢痛	掌蹠角化症
踵腓靱帯損傷	踵腓靱帯捻挫	静脈炎
静脈周囲炎	静脈内膜炎	上腕筋肉痛
上腕血栓性静脈炎	上腕擦過創	上腕三頭筋腱鞘炎
上腕三頭筋痛	上腕静脈炎	上腕打撲傷
上腕痛	上腕二頭筋痛	上腕皮下血腫
上腕部挫傷	食道静脈炎	ショパール関節炎
ショパール関節捻挫	神経根損傷後遺症	神経損傷後遺症
針刺創	真性ケロイド	靱帯ストレイン
靱帯損傷	靱帯断裂	靱帯捻挫
靱帯裂傷	深部静脈血栓症	ストレイン
精巣挫傷	精巣打撲傷	脊椎脱臼
脊椎打撲傷	脊椎捻挫	切創
切断	線維筋痛症	前額部開放創
前額部割創	前額部貫通創	前額部咬創
前額部挫傷	前額部挫創	前額部刺創
前額部創傷	前額部打撲傷	前額部皮下血腫
前額部皮下出血	前額部裂創	前胸部挫傷
前胸部打撲傷	前脛腓靱帯損傷	前頚部挫傷
前頚部擦過創	仙骨部挫傷	仙骨部打撲傷
全身挫傷	全身擦過創	全身打撲
前足部痛	仙腸関節ストレイン	仙腸関節捻挫
穿通創	前頭部割創	前頭部挫傷
前頭部挫創	前頭部切創	前頭部打撲傷
前方脱臼	前腕筋肉痛	前腕血栓性静脈炎
前腕挫傷	前腕静脈炎	前腕痛
前腕皮下血腫	前腕部腱鞘炎	前腕部打撲傷
早期ケロイド	創傷	増殖性関節炎
掻創	創部瘢痕ケロイド	僧帽筋痛
足関節炎	足関節外側側副靱帯損傷	足関節挫傷
足関節ストレイン	足関節打撲傷	足関節内側側副靱帯損傷
足関節内側側副靱帯捻挫	足関節捻挫	足関節捻挫後遺症
足関節部腱鞘炎	足根洞症候群	足根部捻挫
足痛	足底部打撲傷	足底部痛
側頭部割創	側頭部挫創	側頭部切創
側頭部打撲傷	側頭部皮下血腫	足背腱鞘炎
足背痛	足背捻挫	足背部挫傷
足背部打撲傷	足部屈筋腱腱鞘炎	側腹壁部挫傷
足部挫傷	足部打撲傷	足部捻挫

た

鼡径部硬結	鼡径部挫傷	体幹開放創後遺症

ヒ

体幹骨折後遺症	体幹擦過創	体幹神経損傷後遺症
体幹表在損傷	大腿外側広筋不全断裂	大腿筋痛
大腿血栓性静脈炎	大腿挫傷	大腿四頭筋挫傷
大腿四頭筋断裂	大腿四頭筋捻挫	大腿四頭筋部分断裂
大腿静脈炎	大腿静脈血栓症	大腿大転子部挫傷
大腿打撲傷	大腿痛	大腿内側部痛
大腿部皮下血腫	脱臼	脱出性痔核
脱出性内痔核	多発性外傷	多発性関節炎
多発性筋肉痛	多発性血腫	多発性昆虫咬創
多発性挫傷	多発性擦過創	多発性皮下出血
多発性表在損傷	打撲割創	打撲挫創
打撲擦過創	打撲皮下血腫	単関節炎
単純性関節炎	単純脱臼	恥骨結合炎
恥骨部打撲	腟挫傷	肘関節炎
肘関節滑膜炎	肘関節打撲後遺症	肘関節捻挫
肘関節部血腫	肘関節部挫傷	肘関節部打撲傷
中指 DIP 関節尺側側副靱帯損傷	中指 DIP 関節側副靱帯損傷	中指 DIP 関節橈側側副靱帯損傷
中指 MP 関節尺側側副靱帯損傷	中指 MP 関節側副靱帯損傷	中指 MP 関節橈側側副靱帯損傷
中指 PIP 関節尺側側副靱帯損傷	中指 PIP 関節側副靱帯損傷	中指 PIP 関節橈側側副靱帯損傷
中指 PIP 関節捻挫	中指化膿性腱鞘炎	中指屈筋腱腱鞘炎
中指腱鞘炎	中指咬創	中指挫傷
中指挫創	中指刺創	中指切創
中指側副靱帯損傷	中指痛	中指捻挫
中足趾節関節捻挫	中足部痛	肘頭部挫傷
腸骨部挫傷	腸骨部打撲傷	陳旧性圧迫骨折
陳旧性頚椎捻挫	陳旧性骨折	痛風性関節炎
手化膿性腱鞘炎	手屈筋腱腱鞘炎	手伸筋腱腱鞘炎
殿部筋肉痛	殿部挫傷	殿部打撲傷
橈骨茎状突起腱鞘炎	橈骨手根関節捻挫	橈側手根屈筋腱鞘炎
頭頂部挫傷	頭頂部挫創	頭頂部擦過創
頭頂部切創	頭頂部打撲傷	頭頂部背部打撲
頭頂部裂創	頭皮外傷性腫脹	頭皮開放創
頭皮下血腫	頭皮表在損傷	頭部外傷性皮下異物
頭部外傷性皮下気腫	頭部開放創	頭部肩関節胸部挫傷
頭部割創	頭部胸部挫傷	頭部胸部打撲傷
頭部筋肉痛	頭部頚部挫傷	頭部頚部挫創
頭部頚部打撲傷	頭部血腫	頭部肩部打撲
頭部挫傷	頭部挫傷後遺症	頭部挫創
頭部擦過創	頭部刺創	頭部切創
頭部多発挫傷	頭部多発擦過創	頭部多発切創
頭部多発打撲傷	頭部多発皮下血腫	頭部打撲
頭部打撲血腫	頭部打撲後遺症	頭部打撲傷
頭部皮下血腫	頭部皮下出血	頭部腹部打撲
頭部両大腿下腿打撲	頭部裂創	特発性関節脱臼

な

鈍痛	内痔核	内側側副靱帯捻挫
難治性疼痛	軟皮症	肉離れ
熱傷後ケロイド	熱傷後瘢痕ケロイド	熱傷後瘢痕ケロイド潰瘍
熱傷後瘢痕ケロイド拘縮	熱傷瘢痕	捻挫後遺症

は

背筋挫傷	背部筋肉痛	背部挫傷
背部擦過創	背部打撲傷	背部捻挫
背部皮下血腫	板状硬結	半身打撲
皮角	皮下血腫	皮下硬結
鼻下擦過創	皮下損傷	尾骨ストレイン
尾骨捻挫	尾骨部挫傷	尾骨部打撲傷
鼻根部打撲挫創	鼻根部裂創	膝靱帯損傷
鼻前庭部挫創	鼻尖部挫創	鼻中隔軟骨捻挫
非特異性関節炎	非特異性慢性滑膜炎	鼻部外傷性異物
鼻部外傷性腫脹	鼻部外傷性皮下異物	鼻部開放創
眉部割創	鼻部割創	鼻部貫通創
腓腹筋痛	腓腹部痛	皮膚欠損創
皮膚硬結	鼻部咬創	鼻部挫傷
鼻部挫創	鼻部擦過創	鼻部刺創
鼻部切創	鼻部創傷	皮膚損傷
鼻部打撲傷	鼻部虫刺傷	皮膚の肥厚性障害
皮膚剥脱創	鼻部皮下血腫	鼻部皮下出血
鼻部皮膚剥離創	皮膚落屑	鼻部裂創
眉毛部割創	眉毛部裂創	表在性静脈炎
表皮剥離	鼻翼部切創	鼻翼部裂創
披裂軟骨脱臼	複雑脱臼	副鼻腔開放創
腹部血管損傷後遺症	腹部挫傷	腹部擦過創
腹部打撲傷	腹壁下血腫	腹壁筋痛
腹壁挫傷	閉鎖性脱臼	胞状異角化症
帽状腱膜下出血	母指 IP 関節尺側側副靱帯損傷	母指 IP 関節側副靱帯損傷
母趾 IP 関節側副靱帯損傷	母指 IP 関節橈側側副靱帯損傷	母指 MP 関節尺側側副靱帯損傷
母指 MP 関節側副靱帯損傷	母趾 MP 関節側副靱帯損傷	母指 MP 関節橈側側副靱帯損傷
母指化膿性腱鞘炎	母指関節捻挫	母指球部痛
母指狭窄性腱鞘炎	母指屈筋腱腱鞘炎	母指腱鞘炎
母指咬創	母指挫傷	母指挫創
母指刺創	母指切創	母指側副靱帯損傷
母指打撲挫創	母指打撲傷	母趾打撲傷
母指陳旧性挫傷	母指痛	母趾痛

ま

母趾捻挫	母指末節部挫創	慢性アキレス腱腱鞘炎
慢性滑膜炎症	慢性関節炎	眉間部挫創
眉間部裂創	耳後部打撲傷	むちうち後遺症
むちうち損傷	盲管銃創	毛孔角化症

や

モンドール病	野球指	腰筋痛症
腰仙関節ストレイン	腰仙関節捻挫	腰仙部挫傷
腰仙部打撲傷	腰椎ストレイン	腰椎捻挫
腰椎部挫傷	腰殿部挫傷	腰殿部打撲傷
腰背筋痛症	腰背部挫傷	腰背部打撲傷
腰部胸部打撲	腰部頚部挫傷	腰部骨盤部挫傷
腰部挫傷	腰部挫傷後遺症	腰部打撲挫創

ら

腰部打撲傷	腰部捻挫後遺症	リスフラン関節炎
リスフラン関節捻挫	菱形靱帯捻挫	両側側副靱帯損傷
輪状甲状関節捻挫	輪状披裂関節捻挫	轢過創
裂傷	裂創	裂離
肋軟骨部挫傷	肋間筋肉痛	肋骨弓部挫傷
肋骨ストレイン	肋骨捻挫	肋骨部挫傷
腕部打撲傷		

△

アキレス腱部石灰化症	汚染創	外耳部外傷性皮下異物
外傷性異物	外傷性破裂	海水浴皮膚炎
潰瘍性外痔核	潰瘍性痔核	潰瘍性内痔核
化学性皮膚炎	下肢静脈血栓症後遺症	割創
化膿性静脈炎	環指ばね指	貫通刺創
貫通銃創	貫通創	乾皮症
顔面外傷性異物	胸骨部打撲挫傷	胸鎖関節部挫傷
胸鎖関節部打撲	胸鎖関節部打撲挫傷	胸椎部打撲
胸椎部打撲挫傷	頬部外傷性異物	胸肋関節部挫傷
胸肋関節部挫傷	胸肋関節部打撲	胸肋関節部打撲挫傷
筋肉内異物残留	頚椎部打撲挫傷	挫創
残遺痔核皮膚弁	耳介外傷性皮下異物	色素性紫斑
示指ばね指	膝蓋下脂肪体肥大	紫斑性苔癬状皮膚炎
脂肪織炎	出血性外痔核	出血性痔核
出血性内痔核	小指ばね指	神経障害性疼痛
身体痛	石灰性腱炎	前額部外傷性異物
全身痛	損傷	大腿四頭筋肉離れ
脱出性外痔核	多発性非熱傷性水疱	弾発母趾
中指ばね指	中枢神経障害性疼痛	直腸静脈瘤
点状角化症	ドゥ・ケルバン腱鞘炎	凍死自殺未遂
頭部異物	頭部虫刺傷	動物咬創
頭部皮下異物	特発性色素性紫斑	軟部組織内異物
猫咬創	剥離骨折	ばね指
皮下異物	皮脂欠乏症	皮脂欠乏性湿疹
非熱傷性水疱	皮膚疼痛症	放散痛

	母指ばね指	末梢神経障害性疼痛	慢性色素性紫斑
	薬物性接触性皮膚炎	らせん骨折	鱗屑
	裂離骨折	老人性乾皮症	肋軟骨部打撲
	肋軟骨部打撲挫傷	肋骨弓部打撲	肋骨弓部打撲挫傷
	肋骨部打撲	肋骨部打撲挫傷	
※	適応外使用可 原則として，「ヘパリン類似物質【外用薬】」を「アトピー性皮膚炎に伴う乾皮症」に対し処方した場合，当該使用事例を審査上認める。		

用法用量　通常，症状により適量を，1日1～数回塗擦又はガーゼ等にのばして貼付する。

禁忌

(1)出血性血液疾患（血友病，血小板減少症，紫斑病等）のある患者
(2)僅少な出血でも重大な結果を来すことが予想される患者

ホソイドンゲル0.3%：東和[6.5円/g]

ビソルボン吸入液0.2%　規格：0.2%1mL[16.8円/mL]
ブロムヘキシン塩酸塩　日本ベーリンガー　223

【効 能 効 果】

下記疾患の去痰
急性気管支炎，慢性気管支炎，肺結核，塵肺症，手術後

【対応標準病名】

◎	急性気管支炎	塵肺症	肺結核
	慢性気管支炎		
○	RS ウイルス気管支炎	亜急性気管支炎	インフルエンザ菌気管支炎
	ウイルス性気管支炎	エコーウイルス気管支炎	潰瘍性粟粒結核
	活動性肺結核	乾酪性肺炎	気管結核
	気管支結核	偽膜性気管支炎	急性気管気管支炎
	急性喉頭気管気管支炎	急性粟粒結核	急性反復性気管支炎
	クループ性気管支炎	珪肺結核	結核後遺症
	結核性喀血	結核性気管支拡張症	結核性気胸
	結核性空洞	結核性肺線維症	結核性肺膿瘍
	結節性肺結核	硬化性肺結核	喉頭結核
	コクサッキーウイルス気管支炎	滲出性気管支炎	塵肺結核
	先天性結核	粟粒結核	多剤耐性結核
	肺炎球菌性気管支炎	肺炎結核	肺結核・鏡検確認あり
	肺結核・組織学的確認あり	肺結核・培養のみ確認あり	肺結核後遺症
	肺結核腫	肺結核術後	敗血症性気管支炎
	肺門結核	肺門リンパ節結核	播種性結核
	パラインフルエンザウイルス気管支炎	ヒトメタニューモウイルス気管支炎	マイコプラズマ気管支炎
	慢性気管炎	慢性気管気管支炎	慢性気管支漏
	ライノウイルス気管支炎	連鎖球菌気管支炎	老人性気管支炎
△	潜在性結核感染症	陳旧性肺結核	

用法用量　通常，成人には1回2mL（ブロムヘキシン塩酸塩として4mg）を生理食塩液等で約2.5倍に希釈し，1日3回ネブライザーを用いて吸入させる。
なお，年齢，症状により適宜増減する。

禁忌　本剤の成分に対し過敏症の既往歴のある患者

ブロムヘキシン塩酸塩吸入液0.2%「タイヨー」：テバ製薬[9.6円/mL]

ヒノポロン口腔用軟膏　規格：1g[172.7円/g]
アミノ安息香酸エチル　ヒドロコルチゾン酢酸エステル
ヒノキチオール　昭和薬化工　279

【効 能 効 果】

急性歯肉炎，辺縁性歯周炎

【対応標準病名】

◎	急性歯肉炎	辺縁性歯周組織炎	
○	壊死性潰瘍性歯周炎	壊死性潰瘍性歯肉炎	壊疽性歯肉炎
	潰瘍性歯肉炎	化膿性歯周炎	化膿性歯肉炎
	偽膜性アンギナ	急性化膿性歯根膜炎	急性歯冠周囲炎
	急性歯周炎	急性単純性根尖性歯周炎	急速進行性歯周炎
	限局型若年性歯周炎	広汎型若年性歯周炎	根側歯周膿瘍
	歯冠周囲炎	歯冠周囲膿瘍	歯根膜下膿瘍
	歯周炎	歯周症	歯周膿瘍
	思春期性歯肉炎	歯肉炎	歯肉膿瘍
	若年性歯周炎	前思春期性歯周炎	早期発症型歯周炎
	増殖性歯肉炎	単純性歯周炎	単純性歯肉炎
	智歯周囲炎	中隔部肉芽形成	特殊性歯周炎
	難治性歯周炎	剥離性歯肉炎	肥大性歯肉炎
	ビタミンＣ欠乏症	ビタミンＣ欠乏症性歯肉炎	びらん性歯肉炎
	フェニトイン歯肉増殖症	複雑性歯周炎	複雑性歯肉炎
	ヘルペスウイルス性歯肉口内炎	辺縁性化膿性歯根膜炎	萌出性歯肉炎
	慢性萎縮性老人性歯肉炎	慢性歯冠周囲炎	慢性歯周炎
	慢性歯周膿瘍	慢性歯肉炎	慢性辺縁性歯周炎急性発作
	慢性辺縁性歯周炎軽度	慢性辺縁性歯周炎重度	慢性辺縁性歯周炎中等度
	メラー・バロウ病		
△	急性化膿性根尖性歯周炎	プラーク性歯肉炎	慢性化膿性根尖性歯周炎

用法用量　十分清拭乾燥した患部に1日1回適量を注入する。又は，塗布する場合，患部を清拭したのち，通常1日1～3回適量を使用する。

禁忌

(1)本剤に対し過敏症の既往歴のある患者
(2)メトヘモグロビン血症のある患者

ピバレフリン点眼液0.04%　規格：0.04%1mL[172.1円/mL]
ピバレフリン点眼液0.1%　規格：0.1%1mL[255.7円/mL]
ジピベフリン塩酸塩　参天　131

【効 能 効 果】

開放隅角緑内障，高眼圧症

【対応標準病名】

◎	開放隅角緑内障	高眼圧症	
○	原発開放隅角緑内障	原発性緑内障	正常眼圧緑内障
	慢性開放角緑内障	緑内障	
△	偽落屑症候群	偽緑内障	原発閉塞隅角症
	色素性緑内障	視神経乳頭陥凹拡大	水晶体のう緑内障
	慢性単性緑内障	緑内障性乳頭陥凹	

用法用量　用時，添付溶剤に溶解し，通常1回1滴，1日1～2回点眼する。
なお，通常は低濃度（0.04%）製剤を投与し，効果が不十分な場合は，高濃度（0.1%）製剤を投与する。

禁忌

(1)狭隅角や前房が浅いなどの眼圧上昇の素因のある患者
(2)本剤の成分に対し過敏症の既往歴のある患者

ヒビスクラブ消毒液4%　規格：－[－]
クロルヘキシジングルコン酸塩　大日本住友　261

【効 能 効 果】

医療施設における医師，看護師等の医療従事者の手指消毒

【対応標準病名】

該当病名なし

用法用量
(1)術前，術後の術者の手指消毒の場合：手指及び前腕部を水でぬらし，本剤約5mLを手掌にとり，1分間洗浄後，流水で洗い流し，更に本剤約5mLで2分間洗浄をくりかえし，同様に洗い流す。
(2)(1)以外の医療従事者の手指消毒の場合：手指を水でぬらし，本剤約2.5mLを手掌にとり，1分間洗浄後，流水で洗い流す。

禁忌　クロルヘキシジン製剤に対し過敏症の既往歴のある者

クロルヘキシジングルコン酸塩スクラブ4%「日医工」：日医工，スクラビイン4%液：サラヤ，スクラビインS4%液：サラヤ，ステリクロンスクラブ液4%：健栄，ステリクロンスクラブフォーム4%：健栄，フェルマスクラブ4%：シオエ，ヘキザックスクラブ：吉田，マイクロシールド4：ジョンソン・エンド・ジョンソン，マイクロシールドスクラブ液4%：ジョンソン・エンド・ジョンソン，マスキンスクラブ4%：丸石

ヒビソフト消毒液0.2%
規格：－[－]
クロルヘキシジングルコン酸塩
エア・ウォーター・ゾル　261

【効能効果】

手指の消毒

【対応標準病名】

該当病名なし

用法用量　本剤をそのまま用いる

禁忌
(1)クロルヘキシジン製剤に対し過敏症の既往歴のある者
(2)膣，膀胱，口腔等の粘膜面
(3)損傷皮膚及び粘膜

アセスクリン：日医工，アセスクリン手指消毒液0.2%：日医工，イワコールラブ消毒液0.2%：小堺，ウエルアップ手指消毒液0.2%：丸石，ウエルアップハンドローション0.5%：丸石，ウェルマッチエタノール液0.2%：ポーラ，消毒用グルコジンハンドリキッド0.2%：ヤクハン，ステリクロンハンドローション0.5%：健栄，ヒビスコール液A：サラヤ，ヒビスコール液A0.5%：サラヤ，ヘキザックハンドゲル0.2%：吉田，ヘキザックローション：吉田，ラポテックラビング：日興

ヒビディール消毒液0.05%
規格：0.05%25mL1袋[35.3円/袋]
クロルヘキシジングルコン酸塩
大日本住友　261

【効能効果】

皮膚の創傷部位の消毒

【対応標準病名】

該当病名なし

用法用量　本剤を希釈せず，そのまま適量を患部に使用する。

禁忌
(1)クロルヘキシジン製剤に対し過敏症の既往歴のある患者
(2)脳，脊髄，耳(内耳，中耳，外耳)
(3)膣，膀胱，口腔等の粘膜面
(4)眼

5%ヒビテン液
規格：5%10mL[1.91円/mL]
ヒビテン・グルコネート液20%
規格：20%10mL[4.96円/mL]
クロルヘキシジングルコン酸塩
大日本住友　261

【効能効果】

〔5%ヒビテン液〕
(1)手指・皮膚の消毒
(2)手術部位(手術野)の皮膚の消毒
(3)皮膚の創傷部位の消毒
(4)医療機器の消毒
(5)手術室・病室・家具・器具・物品等の消毒

〔ヒビテン・グルコネート液20%〕
(1)手指・皮膚の消毒
(2)手術部位(手術野)の皮膚の消毒
(3)皮膚の創傷部位の消毒
(4)結膜嚢の洗浄・消毒
(5)産婦人科・泌尿器科における外陰・外性器の皮膚消毒
(6)医療機器の消毒
(7)手術室・病室・家具・器具・物品等の消毒

【対応標準病名】

該当病名なし

用法用量
本品は下記の濃度(クロルヘキシジングルコン酸塩として)に希釈し，水溶液又はエタノール溶液として使用する。

〔5%ヒビテン液〕

効能効果	用法用量	使用例	
手指・皮膚の消毒	0.1～0.5%水溶液(本剤の50倍～10倍希釈)	通常時	0.1%水溶液(30秒以上)
		汚染時	0.5%水溶液(30秒以上)
手術部位(手術野)の皮膚の消毒	0.1～0.5%水溶液(本剤の50倍～10倍希釈)又は0.5%エタノール溶液(本剤の10倍希釈)	0.5%エタノール溶液	
皮膚の創傷部位の消毒	0.05%水溶液(本剤の100倍希釈)	0.05%水溶液	
医療機器の消毒	0.1～0.5%水溶液(本剤の50倍～10倍希釈)又は0.5%エタノール溶液(本剤の10倍希釈)	通常時	0.1%水溶液(10～30分)
		汚染時	0.5%水溶液(30分以上)
		緊急時	0.5%エタノール溶液(2分以上)
手術室・病室・家具・器具・物品等の消毒	0.05%水溶液(本剤の100倍希釈)	0.05%水溶液	

〔ヒビテン・グルコネート液20%〕

効能効果	用法用量	使用例	
手指・皮膚の消毒	0.1～0.5%水溶液(本剤の200倍～40倍希釈)	通常時	0.1%水溶液(30秒以上)
		汚染時	0.5%水溶液(30秒以上)
手術部位(手術野)の皮膚の消毒	0.1～0.5%水溶液(本剤の200倍～40倍希釈)又は0.5%エタノール溶液(本剤の40倍希釈)	0.5%エタノール溶液	
皮膚の創傷部位の消毒	0.05%水溶液(本剤の400倍希釈)	0.05%水溶液	
結膜嚢の洗浄・消毒	0.05%以下の水溶液(本剤の400倍以上希釈)	0.02%水溶液	
産婦人科・泌尿器科における外陰・外性器の皮膚消毒	0.02%水溶液(本剤の1000倍希釈)	0.02%水溶液	
医療機器の消毒	0.1～0.5%水溶液(本剤の200倍～40倍希釈)	通常時	0.1%水溶液(10～30分)
		汚染時	0.5%水溶液(30

	又は 0.5%エタノール溶液 (本剤の40倍希釈)		分以上)
		緊急時	0.5%エタノール溶液 (2分以上)
手術室・病室・家具・器具・物品等の消毒	0.05%水溶液 (本剤の400倍希釈)	0.05%水溶液	

禁忌
(1)クロルヘキシジン製剤に対し過敏症の既往歴のある者
(2)脳, 脊髄, 耳(内耳, 中耳, 外耳)
(3)膣, 膀胱, 口腔等の粘膜面
(4)〔5%ヒビテン液のみ〕：眼

「エビス」クリゲン液：兼一薬品　5%10mL[1.08円/mL], 5%グルクロ液：三恵薬品　5%10mL[1.08円/mL], グルコン酸クロルヘキシジン5%液「メタル」：中北薬品　5%10mL[1.08円/mL], グルコン酸クロルヘキシジン液20%「ヤクハン」：ヤクハン　20%10mL[4.16円/mL], グルコン酸クロルヘキシジン液(20W/V%)：東洋製化　20%10mL[4.74円/mL], 5%グルコン酸クロルヘキシジン液「東海」：東海　5%10mL[1.08円/mL], 5%グルコン酸クロルヘキシジン液「日医工」：日医工　5%10mL[0.94円/mL], クロヘキシン液5%：東洋製化　5%10mL[1.08円/mL], クロヘキシン液20%：東洋製化　20%10mL[4.96円/mL], 5%クロルヘキシジン液「ヤマゼン」：山善　5%10mL[0.94円/mL], クロルヘキシジングルコン酸塩消毒用液5%「NP」：ニプロ　5%10mL[1.08円/mL], ステリクロン液5：健栄　5%10mL[1.08円/mL], ステリクロン液20：健栄　20%10mL[4.16円/mL], ネオクレミール消毒液5%：サンケミファ　5%10mL[1.08円/mL], 5%フェルマジン液：シオエ　5%10mL[1.08円/mL], フェルマジン液20%：シオエ　20%10mL[4.64円/mL], 5%ヘキザック液：吉田　5%10mL[1.08円/mL], ヘキザック消毒液20%：吉田　20%10mL[4.64円/mL], ベンクロジド5%液：マイラン製薬　5%10mL[1.08円/mL], マスキン液(5W/V%)：丸石　5%10mL[1.08円/mL], 20W/V%マスキン液：丸石　20%10mL[4.74円/mL], ラポテック消毒液5%：日興　5%10mL[1.08円/mL]

ピマリシン眼軟膏1%「センジュ」　規格：10mg1g[610.6円/g]
ピマリシン点眼液5%「センジュ」　規格：50mg1mL[634円/mL]
ピマリシン　千寿　131

【効 能 効 果】

角膜真菌症

【対応標準病名】

◎	角膜真菌症		
△	アレルギー性気管支肺真菌症	感染性角膜炎	糸状菌症
	耳内真菌症	樹枝状角膜炎	樹枝状角膜潰瘍
	真菌血症	真菌症	真菌症性関節炎
	真菌症性筋炎	真菌性角膜潰瘍	真菌性眼内炎
	真菌性髄膜炎	地図状角膜炎	肺真菌症
	副鼻腔真菌症	ヘルペスウイルス性角結膜炎	ヘルペス角膜炎

用法用量
〔眼軟膏〕：通常, 1回適量を1日4～5回塗布する。なお, 症状により適宜回数を増減する。
〔点眼液〕：用時よく振り混ぜた後, 通常1回1～2滴, 1日6～8回点眼する。なお, 症状により適宜回数を増減する。
禁忌　本剤の成分に対し過敏症の既往歴のある患者

氷酢酸「東豊」　規格：10g[0.85円/g]
氷酢酸　東豊薬品　266

【効 能 効 果】

洗浄液, 収れん液の調剤に用いる。
又, 緩衝, 矯味の目的で調剤に用いる。

【対応標準病名】

該当病名なし

用法用量　洗浄液, 収れん液の調剤に用いる。
又, 緩衝, 矯味の目的で調剤に用いる。

氷酢酸：司生堂, タツミ薬品[0.72円/g], 氷酢酸FM：フヂミ製薬所[0.78円/g], 氷酢酸「NikP」：日医工[0.85円/g], 氷酢酸恵美須：恵美須薬品[0.72円/g], 氷酢酸「ケンエー」：健栄[0.85円/g], 氷酢酸「コザカイ・M」：小堺[0.72円/g], 氷酢酸「昭和」(M)：昭和製薬[0.72円/g], 氷酢酸「タイセイ」：大成薬品[0.85円/g], 氷酢酸「東海」：東海[0.78円/g], 氷酢酸「ニッコー」：日興[0.85円/g], 氷酢酸「ヤマゼン」：山善[0.78円/g]

ヒルドイドクリーム0.3%　規格：1g[25.3円/g]
ヒルドイドソフト軟膏0.3%　規格：1g[25.3円/g]
ヒルドイドローション0.3%　規格：1g[25.3円/g]
ヘパリン類似物質　マルホ　333

【効 能 効 果】

皮脂欠乏症, 進行性指掌角皮症, 凍瘡, 肥厚性瘢痕・ケロイドの治療と予防, 血行障害に基づく疼痛と炎症性疾患(注射後の硬結並びに疼痛), 血栓性静脈炎(痔核を含む), 外傷(打撲, 捻挫, 挫傷)後の腫脹・血腫・腱鞘炎・筋肉痛・関節炎, 筋性斜頸(乳児期)

【対応標準病名】

◎	外傷	関節炎	筋肉痛
	血腫	血栓性静脈炎	ケロイド
	腱鞘炎	硬結	挫傷
	痔核	進行性指掌角皮症	新生児筋性斜頸
	打撲血腫	打撲傷	凍瘡
	疼痛	捻挫	肥厚性瘢痕
	皮脂欠乏症		
○	DIP関節炎	DIP関節尺側側副靱帯損傷	DIP関節側副靱帯損傷
	DIP関節橈側側副靱帯損傷	DIP関節捻挫	IP関節炎
	IP関節捻挫	MP関節炎	MP関節尺側側副靱帯損傷
	MP関節側副靱帯損傷	MP関節橈側側副靱帯損傷	MP関節捻挫
	PIP関節炎	PIP関節尺側側副靱帯損傷	PIP関節側副靱帯損傷
あ	PIP関節橈側側副靱帯損傷	PIP関節捻挫	亜急性関節炎
	アキレス腱腱鞘炎	アキレス周囲膿瘍	足炎
	足血栓性静脈炎	足ストレイン	亜脱臼
	圧挫後遺症	圧挫傷	圧挫創
	圧痛	アレルギー性関節炎	犬咬創
	陰茎挫傷	陰茎打撲傷	陰唇挫傷
	陰のう血腫	陰のう挫傷	陰部挫傷
	陰部打撲傷	烏口肩峰靱帯捻挫	烏口鎖骨捻挫
	烏口上腕靱帯捻挫	会陰血腫	会陰挫傷
	遠位脛腓靱帯捻挫	炎症性外痔核	炎症性内痔核
か	汚染擦過創	外陰部挫傷	外痔核
	外痔びらん	外耳部外傷性腫脹	外耳部挫傷
	外耳部擦過創	外耳部切創	外耳部打撲傷
	外耳部虫刺傷	外耳部皮下血腫	外耳部皮下出血
	外痔ポリープ	外傷後遺症	外傷性外陰血腫
	外傷性頚部症候群	外傷性頚部捻挫	外傷性頚部腰部症候群
	外傷性視神経症	外傷性刺青	外傷性切断

ヒ

外傷性切断後遺症	外傷性皮下血腫	外側側副靱帯捻挫
開放性脱臼	開放創	下顎外傷性異物
下顎開放創	過角化症	下顎割創
下顎貫通創	下顎咬創	下顎挫傷
下顎挫創	下顎擦過創	下顎刺創
下顎切創	下顎創傷	下顎打撲傷
下顎皮下血腫	下顎部挫傷	下顎部打撲傷
下顎裂創	踵痛	角化棘細胞腫
顎関節ストレイン	顎関節捻挫	顎関節部開放創
顎関節部割創	顎関節部貫通創	顎関節部咬創
顎関節部挫傷	顎関節部挫創	顎関節部擦過創
顎関節部刺創	顎関節部切創	顎関節部創傷
顎関節部打撲傷	顎関節部皮下血腫	顎関節部裂創
角質増殖症	顎部挫傷	顎部打撲傷
下肢筋肉痛	下肢血栓性静脈炎	下肢腱鞘炎
下肢硬結	下肢挫傷	下肢静脈炎
下肢静脈血栓症	下肢打撲	下肢痛
下肢表在損傷	下腿血栓性静脈炎	下腿挫傷
下腿三頭筋痛	下腿静脈炎	下腿静脈血栓症
下腿打撲傷	下腿陳旧性打撲	下腿痛
下腿部皮下血腫	肩関節炎	肩関節腱板捻挫
肩関節挫傷	肩関節打撲傷	肩関節捻挫
肩頚部打撲	肩挫傷	肩擦過創
肩打撲傷	滑膜炎	化膿性腱鞘炎
環指 DIP 関節尺側側副靱帯損傷	環指 DIP 関節側副靱帯損傷	環指 DIP 関節橈側側副靱帯損傷
環指 MP 関節尺側側副靱帯損傷	環指 MP 関節側副靱帯損傷	環指 MP 関節橈側側副靱帯損傷
環指 PIP 関節尺側側副靱帯損傷	環指 PIP 関節側副靱帯損傷	環指 PIP 関節橈側側副靱帯損傷
環指化膿性腱鞘炎	環軸関節捻挫	環指屈筋腱腱鞘炎
環指腱鞘炎	環指挫傷	環指挫創
環指切創	環指側副靱帯損傷	環指打撲後遺症
環指痛	環指捻挫	環指剥皮創
関節血腫	関節挫傷	関節症
関節脱臼後遺症	関節打撲	関節捻挫後遺症
完全脱臼	環椎後頭関節捻挫	貫通性挫滅創
嵌頓痔核	乾皮症	顔面開放創
顔面割創	顔面貫通創	顔面咬創
顔面挫傷	顔面挫創	顔面擦過創
顔面刺創	顔面切創	顔面創傷
顔面搔創	顔面損傷	顔面多発挫傷
顔面多発擦過創	顔面多発切創	顔面多発打撲傷
顔面多発虫刺傷	顔面多発皮下血腫	顔面多発皮下出血
顔面打撲傷	顔面皮下血腫	顔面毛包性紅斑黒皮症
顔面裂創	急性関節炎	急性疼痛
胸骨周囲炎	胸骨ストレイン	胸骨捻挫
胸骨部挫傷	胸骨部打撲	胸鎖関節炎
胸鎖関節挫傷	狭窄性腱鞘炎	胸鎖乳突筋痛
胸椎ストレイン	胸椎捻挫	胸背部筋肉痛
胸背部挫傷	胸部外傷	頬部開放創
頬部割創	頬部貫通創	胸部筋肉痛
胸腹部筋痛	胸腹部挫傷	胸腹部打撲傷
胸部血管損傷後遺症	胸部硬結	頬部咬創
胸部挫傷	頬部挫傷	胸部挫創
頬部挫創	頬部擦過創	頬部刺創
胸部切創	頬部切創	頬部創傷
胸部損傷	胸部打撲後遺症	胸部打撲傷
頬部打撲傷	頬部皮下血腫	頬部裂創
胸壁開放創	胸壁挫傷	胸壁刺創
胸腰椎脱臼	胸腰部挫傷	胸肋関節炎
棘刺創	魚咬創	距踵関節炎
距腓靱帯捻挫	筋損傷	筋断裂
筋肉内血腫	躯幹擦過創	頚開放創後遺症
頚肩部筋肉痛	頚性頭痛	頚椎胸椎捻挫
頚椎ストレイン	頚椎脱臼後遺症	頚椎捻挫

頚椎捻挫後遺症	頚椎部打撲	脛腓関節捻挫
頚部外傷	頚部顔面胸部挫傷	頚部筋肉痛
頚部血管損傷後遺症	頚部挫傷	頚部挫傷後遺症
頚部前縦靱帯捻挫	頚部損傷	頚部打撲傷
頚部痛	頚部表在損傷	頚腰椎挫傷
頚腕捻挫	結合織炎	血栓性外痔核
血栓性痔核	血栓性内痔核	ケロイド拘縮
ケロイド体質	ケロイド瘢痕	肩甲下筋捻挫
肩甲部筋肉痛	肩甲部挫傷	肩鎖関節炎
肩鎖関節挫傷	肩鎖関節捻挫	腱切創
腱損傷	腱損傷後遺症	腱断裂
腱板挫傷	肩部筋痛	腱部分断裂
腱裂傷	肛囲硬結	高エネルギー外傷
甲状腺部ストレイン	甲状腺部捻挫	溝創
咬創	後足部痛	後天性魚鱗癬
喉頭外傷	喉頭損傷	後頭部割創
後頭部挫傷	後頭部挫創	後頭部切創
後頭部打撲傷	後頭部裂創	項背部筋痛
後発性関節炎	項部筋肉痛	項部挫傷
項部打撲傷	項部痛	後方脱臼
股関節亜脱臼二次性変股症	股関節炎	股関節脱臼後遺症
股関節打撲傷	股関節捻挫	股関節部挫傷
股痛	骨折後遺症	骨盤血管損傷後遺症
骨盤ストレイン	骨盤帯末梢神経損傷後遺症	骨盤捻挫
骨盤部挫傷	骨盤部打撲傷	昆虫咬創
さ 採皮創	錯角化症	坐骨結節部打撲傷
鎖骨部打撲血腫	鎖骨部打撲傷	坐骨部打撲傷
坐骨包靱帯ストレイン	坐骨包靱帯捻挫	挫傷後遺症
擦過創	擦過皮下血腫	挫滅傷
挫滅創	三角靱帯捻挫	さんごう足
耳介外傷性腫脹	耳介挫傷	耳介擦過創
耳介切創	耳介打撲傷	耳介虫刺傷
耳介皮下血腫	耳介皮下出血	耳下腺部打撲
趾間挫傷	趾関節炎	刺咬症
趾挫傷	示指 DIP 関節尺側側副靱帯損傷	示指 DIP 関節側副靱帯損傷
示指 DIP 関節橈側側副靱帯損傷	示指 MP 関節挫傷	示指 MP 関節尺側側副靱帯損傷
示指 MP 関節側副靱帯損傷	示指 MP 関節橈側側副靱帯損傷	示指 PIP 開放創
示指 PIP 関節尺側側副靱帯損傷	示指 PIP 関節側副靱帯損傷	示指 PIP 関節橈側側副靱帯損傷
示指割創	示指化膿性腱鞘炎	示指化膿創
示指屈筋腱腱鞘炎	四肢血管損傷後遺症	示指腱鞘炎
四肢挫傷	示指挫傷	示指挫創
示指刺創	示指切創	示指側副靱帯損傷
四肢痛	示指痛	示指捻挫
四肢末端痛	趾伸筋腱腱鞘炎	趾節間関節捻挫
刺創	趾爪下血腫	持続痛
趾打撲傷	趾痛	膝蓋骨打撲傷
膝蓋靱帯断裂	膝蓋靱帯部分断裂	膝外側側副靱帯損傷
膝外側側副靱帯断裂	膝外側側副靱帯捻挫	膝蓋部血腫
膝蓋部挫傷	膝関節炎	膝関節滑膜炎
膝関節血腫	膝関節血症	膝関節挫傷
膝関節打撲傷	膝関節捻挫	膝内側側副靱帯損傷
膝内側側副靱帯断裂	膝内側側副靱帯捻挫	膝部血腫
膝部腱膜炎	膝部挫傷	膝部打撲傷
趾捻挫	射創	尺骨手根関節捻挫
銃創	手関節炎	手関節捻挫
手関節部腱鞘炎	手関節部挫傷	手関節部打撲傷
手指開放創	手指関節炎	手指腱鞘炎
手指咬創	手指挫傷	手指挫創
手指刺創	樹枝状皮斑	手指切創
手指打撲傷	手指痛	手指捻挫
手指剥皮創	手指皮下血腫	術後ケロイド瘢痕

	手背静脈炎	手背部打撲傷	手背部痛
	手部腱鞘炎	手部挫傷	手部打撲傷
	手部痛	漿液性滑膜炎	上顎挫傷
	上顎擦過創	上顎切創	上顎打撲傷
	上顎皮下血腫	上顎部裂創	小指 DIP 関節尺側側副靱帯損傷
	小指 DIP 関節側副靱帯損傷	小指 DIP 関節橈側側副靱帯損傷	小指 DIP 関節捻挫
	小指 MP 関節尺側側副靱帯損傷	小指 MP 関節側副靱帯損傷	小指 MP 関節橈側側副靱帯損傷
	小指 PIP 関節尺側側副靱帯損傷	小指 PIP 関節側副靱帯損傷	小指 PIP 関節橈側側副靱帯損傷
	小指 PIP 関節捻挫	小指化膿性腱鞘炎	小指関節捻挫
	上肢筋肉痛	小指屈筋腱腱鞘炎	上肢血栓性静脈炎
	小指腱鞘炎	小指咬創	小指挫傷
	上肢挫傷	小指挫創	上肢擦過創
	上肢静脈炎	小指切創	小指側副靱帯損傷
	上肢打撲傷	小指痛	上肢痛
	掌蹠角化症	踵腓靱帯損傷	踵腓靱帯捻挫
	静脈炎	静脈周囲炎	静脈内膜炎
	上腕筋肉痛	上腕血栓性静脈炎	上腕擦過創
	上腕三頭筋腱鞘炎	上腕三頭筋痛	上腕静脈炎
	上腕打撲傷	上腕痛	上腕二頭筋痛
	上腕皮下血腫	上腕部挫傷	食道静脈炎
	ショパール関節炎	ショパール関節捻挫	神経根損傷後遺症
	神経損傷後遺症	針刺創	真性ケロイド
	靱帯ストレイン	靱帯損傷	靱帯断裂
	靱帯捻挫	靱帯裂傷	深部静脈血栓症
	ストレイン	精巣挫傷	精巣打撲傷
	脊椎脱臼	脊椎打撲傷	脊椎捻挫
	切創	切断	線維筋痛症
	前額部開放創	前額部割創	前額部貫通創
	前額部咬創	前額部挫傷	前額部挫創
	前額部刺創	前額部創傷	前額部打撲傷
	前額部皮下血腫	前額部皮下出血	前額部裂創
	前胸部挫傷	前胸部打撲傷	前脛腓靱帯損傷
	前頚部挫傷	前頚部擦過創	仙骨部挫傷
	仙骨部打撲傷	全身挫傷	全身擦過創
	全身打撲	前足部痛	仙腸関節ストレイン
	仙腸関節捻挫	穿通創	前頭部割創
	前頭部挫傷	前頭部挫創	前頭部切創
	前頭部打撲傷	前方脱臼	前腕筋肉痛
	前腕血栓性静脈炎	前腕挫傷	前腕静脈炎
	前腕痛	前腕皮下血腫	前腕部腱鞘炎
	前腕部打撲傷	早期ケロイド	創傷
	増殖性関節炎	掻創	創部瘢痕ケロイド
	僧帽筋痛	足関節炎	足関節外側側副靱帯損傷
	足関節挫傷	足関節ストレイン	足関節打撲傷
	足関節内側側副靱帯損傷	足関節内側側副靱帯捻挫	足関節捻挫
	足関節捻挫後遺症	足関節部腱鞘炎	足根洞症候群
	足根部捻挫	足痛	足底部打撲傷
	足底部痛	側頭部割創	側頭部挫創
	側頭部切創	側頭部打撲傷	側頭部皮下血腫
	足背腱鞘炎	足背痛	足背捻挫
	足背部挫傷	足背部打撲傷	足部屈筋腱腱鞘炎
	側腹壁部挫傷	足部挫傷	足部打撲傷
	足部捻挫	鼡径部硬結	鼡径部挫傷
た	体幹開放創後遺症	体幹骨折後遺症	体幹擦過創
	体幹神経損傷後遺症	体幹表在損傷	大腿外側広筋不全断裂
	大腿筋痛	大腿血栓性静脈炎	大腿挫傷
	大腿四頭筋挫傷	大腿四頭筋断裂	大腿四頭筋捻挫
	大腿四頭筋部分断裂	大腿静脈炎	大腿静脈血栓症
	大腿大転子部挫傷	大腿打撲傷	大腿痛
	大腿内側部痛	大腿部皮下血腫	脱臼
	脱出性痔核	脱出性内痔核	多発性外傷

	多発性関節炎	多発性筋肉痛	多発性血腫
	多発性昆虫咬創	多発性挫傷	多発性擦過創
	多発性皮下出血	多発性表在損傷	打撲割創
	打撲挫創	打撲擦過創	打撲皮下血腫
	単関節炎	単純性関節炎	単純脱臼
	恥骨結合炎	恥骨部打撲	腟挫傷
	肘関節炎	肘関節滑膜炎	肘関節打撲後遺症
	肘関節捻挫	肘関節部血腫	肘関節部挫傷
	肘関節部打撲傷	中指 DIP 関節尺側側副靱帯損傷	中指 DIP 関節側副靱帯損傷
	中指 DIP 関節橈側側副靱帯損傷	中指 MP 関節尺側側副靱帯損傷	中指 MP 関節側副靱帯損傷
	中指 MP 関節橈側側副靱帯損傷	中指 PIP 関節尺側側副靱帯損傷	中指 PIP 関節側副靱帯損傷
	中指 PIP 関節橈側側副靱帯損傷	中指 PIP 関節捻挫	中指化膿性腱鞘炎
	中指屈筋腱腱鞘炎	中指腱鞘炎	中指咬創
	中指挫傷	中指挫創	中指刺創
	中指切創	中指側副靱帯損傷	中指痛
	中指捻挫	中足趾節関節捻挫	中足部痛
	肘頭部挫傷	腸骨部挫傷	腸骨部打撲傷
	陳旧性圧迫骨折	陳旧性頚椎捻挫	陳旧性骨折
	痛風性関節炎	手化膿性腱鞘炎	手屈筋腱腱鞘炎
	手伸筋腱腱鞘炎	殿部筋肉痛	殿部挫傷
	殿部打撲傷	橈骨茎状突起腱鞘炎	橈骨手根関節捻挫
	橈側手根屈筋腱鞘炎	頭頂部挫傷	頭頂部挫創
	頭頂部擦過創	頭頂部切創	頭頂部打撲傷
	頭頂部背部打撲	頭頂部裂創	頭皮外傷性腫脹
	頭皮開放創	頭皮下血腫	頭皮表在損傷
	頭部外傷性皮下異物	頭部外傷性皮下気腫	頭部開放創
	頭部肩関節胸部挫傷	頭部割創	頭部胸部挫傷
	頭部胸部打撲傷	頭部筋肉痛	頭部頚部挫傷
	頭部頚部挫創	頭部頚部打撲傷	頭部血腫
	頭部肩部打撲	頭部挫傷	頭部挫傷後遺症
	頭部挫創	頭部擦過創	頭部刺創
	頭部切創	頭部多発挫傷	頭部多発擦過創
	頭部多発切創	頭部多発打撲傷	頭部多発皮下血腫
	頭部打撲	頭部打撲血腫	頭部打撲後遺症
	頭部打撲傷	頭部皮下血腫	頭部皮下出血
	頭部腹部打撲	頭部両大腿下腿打撲	頭部裂創
な	特発性関節脱臼	鈍痛	内痔核
	内側側副靱帯捻挫	難治性疼痛	軟皮症
	肉離れ	熱傷後ケロイド	熱傷後瘢痕ケロイド
	熱傷後瘢痕ケロイド潰瘍	熱傷後瘢痕ケロイド拘縮	熱傷瘢痕
は	捻挫後遺症	背筋挫傷	背部筋肉痛
	背部挫傷	背部擦過創	背部打撲傷
	背部捻挫	背部皮下血腫	板状硬結
	半身打撲	皮角	皮下血腫
	皮下硬結	鼻下擦過創	皮下損傷
	尾骨ストレイン	尾骨捻挫	尾骨部挫傷
	尾骨部打撲傷	鼻根部打撲挫創	鼻根部裂創
	膝靱帯損傷	皮脂欠乏性湿疹	鼻前庭部挫創
	鼻尖部挫創	鼻中隔軟骨捻挫	非特異性関節炎
	非特異性慢性滑膜炎	鼻部外傷性異物	鼻部外傷性腫脹
	鼻部外傷性皮下異物	鼻部開放創	眉部割創
	鼻部割創	鼻部貫通創	腓腹筋痛
	腓腹部痛	皮膚欠損創	皮膚硬結
	鼻部咬創	鼻部挫傷	鼻部挫創
	鼻部擦過創	鼻部刺創	鼻部切創
	鼻部創傷	皮膚損傷	鼻部打撲傷
	鼻部虫刺傷	皮膚の肥厚性障害	皮膚剥脱創
	鼻部皮下血腫	鼻部皮下出血	鼻部皮膚剥離創
	皮膚落屑	鼻部裂創	眉毛部割創
	眉毛部裂創	表在性静脈炎	表皮剥離
	鼻翼部切創	鼻翼部裂創	披裂軟骨脱臼

	複雑脱臼	副鼻腔開放創	腹部血管損傷後遺症
	腹部挫傷	腹部擦過創	腹部打撲傷
	腹壁下血腫	腹壁筋痛	腹壁挫傷
	閉鎖性脱臼	胞状異角化症	帽状腱膜下出血
	母指 IP 関節尺側側副靱帯損傷	母指 IP 関節側副靱帯損傷	母趾 IP 関節側副靱帯損傷
	母指 IP 関節橈側側副靱帯損傷	母指 MP 関節尺側側副靱帯損傷	母指 MP 関節側副靱帯損傷
	母趾 MP 関節側副靱帯損傷	母指 MP 関節橈側側副靱帯損傷	母指化膿性腱鞘炎
	母指関節捻挫	母指球部痛	母指狭窄性腱鞘炎
	母指屈筋腱腱鞘炎	母指腱鞘炎	母指咬創
	母指挫傷	母指挫創	母指刺創
	母指切創	母指側副靱帯損傷	母指打撲挫創
	母指打撲傷	母趾打撲傷	母指陳旧性挫傷
	母指痛	母趾痛	母趾捻挫
ま	母指末節部挫創	慢性アキレス腱腱鞘炎	慢性滑膜炎症
	慢性関節炎	眉間部挫創	眉間部裂創
	耳後部打撲傷	むちうち後遺症	むちうち損傷
	盲管銃創	毛孔角化症	モンドール病
や	野球指	腰筋痛症	腰仙関節ストレイン
	腰仙関節捻挫	腰仙部挫傷	腰仙部打撲傷
	腰椎ストレイン	腰椎捻挫	腰椎部挫傷
	腰殿部挫傷	腰殿部打撲傷	腰背筋痛症
	腰背部挫傷	腰背部打撲傷	腰部胸部打撲
	腰部頚部挫傷	腰部骨盤部挫傷	腰部挫傷
	腰部挫傷後遺症	腰部打撲挫創	腰部打撲傷
ら	腰部捻挫後遺症	リスフラン関節炎	リスフラン関節捻挫
	菱形靱帯捻挫	両側側副靱帯損傷	輪状甲状関節捻挫
	輪状披裂関節捻挫	轢過創	裂傷
	裂創	裂離	老人性乾皮症
	肋軟骨部挫傷	肋間筋肉痛	肋骨弓部挫傷
	肋骨ストレイン	肋骨捻挫	肋骨部挫傷
	腕部打撲傷		
△	アキレス腱部石灰化症	汚染創	外耳部外傷性皮下異物
	外傷性異物	外傷性破裂	海水浴皮膚炎
	潰瘍性外痔核	潰瘍性痔核	潰瘍性内痔核
	化学性皮膚炎	下肢静脈血栓症後遺症	割創
	化膿性静脈炎	環指ばね指	貫通刺創
	貫通銃創	貫通創	顔面外傷性異物
	胸骨部打撲挫傷	胸鎖関節部挫傷	胸鎖関節部打撲
	胸鎖関節部打撲挫傷	胸椎部打撲	胸椎部打撲挫傷
	頬部外傷性異物	胸肋関節挫傷	胸肋関節部挫傷
	胸肋関節部打撲	胸肋関節部打撲挫傷	筋肉内異物残留
	頚椎部打撲挫傷	固定性扁豆状角化症	挫創
	残遺痔核皮膚弁	耳介外傷性皮下異物	色素性紫斑
	示指ばね指	膝蓋下脂肪体肥大	紫斑性苔癬状皮膚炎
	脂肪織炎	出血性外痔核	出血性痔核
	出血性内痔核	小指ばね指	神経障害性疼痛
	身体痛	石灰性腱炎	前額部外傷性異物
	全身痛	損傷	大腿四頭筋肉離れ
	脱出性外痔核	多発性非熱傷性水疱	弾発母趾
	中指ばね指	中枢神経障害性疼痛	直腸静脈瘤
	点状角化症	ドゥ・ケルバン腱鞘炎	凍死自殺未遂
	頭部異物	頭部虫刺傷	動物咬創
	頭部皮下異物	特発性色素性紫斑	軟部組織内異物
	猫咬創	剥離骨折	ばね指
	皮下異物	非熱傷性水疱	皮膚疼痛症
	放散痛	母指ばね指	末梢神経障害性疼痛
	慢性色素性紫斑	薬物性接触性皮膚炎	らせん骨折
	鱗屑	裂離骨折	肋軟骨部打撲
	肋軟骨部打撲挫傷	肋骨弓部打撲	肋骨弓部打撲挫傷
	肋骨部打撲	肋骨部打撲挫傷	

※ **適応外使用可**
原則として，「ヘパリン類似物質【外用薬】」を「アトピー性皮膚炎に伴う乾皮症」に対し処方した場合，当該使用事例を審査上認める。

用法用量

〔クリーム，ソフト軟膏〕：通常，1日1～数回適量を患部に塗擦又はガーゼ等にのばして貼付する。
〔ローション〕：通常，1日1～数回適量を患部に塗布する。

禁忌

(1)出血性血液疾患(血友病，血小板減少症，紫斑病等)のある患者
(2)僅少な出血でも重大な結果を来すことが予想される患者

ビーソフテン外用スプレー0.3%：日医工[18.7円/g]，ビーソフテンクリーム0.3%：帝國[10.1円/g]，ビーソフテン油性クリーム0.3%：日医工[10.1円/g]，ビーソフテンローション0.3%：帝國[10.1円/g]，ヘパリン類似物質クリーム0.3%「SN」：シオノ[7.2円/g]，ヘパリン類似物質外用スプレー0.3%「PP」：イセイ[18.7円/g]，ヘパリン類似物質外用スプレー0.3%「TCK」：辰巳化学[18.7円/g]，ヘパリン類似物質外用スプレー0.3%「YD」：陽進堂[18.7円/g]，ヘパリン類似物質外用スプレー0.3%「サトウ」：佐藤[18.7円/g]，ヘパリン類似物質外用スプレー0.3%「日新」：日新－山形[18.7円/g]，ヘパリン類似物質外用スプレー0.3%「ニットー」：日東メディック[18.7円/g]，ヘパリン類似物質外用スプレー0.3%「ニプロ」：ニプロ[18.7円/g]，ヘパリン類似物質外用スプレー0.3%「ファイザー」：ファイザー[18.7円/g]，ヘパリン類似物質クリーム0.3%「YD」：陽進堂[10.1円/g]，ヘパリン類似物質クリーム0.3%「アメル」：共和薬品[10.1円/g]，ヘパリン類似物質クリーム0.3%「ラクール」：東光薬品[7.2円/g]，ヘパリン類似物質油性クリーム0.3%「アメル」：共和薬品[10.1円/g]，ヘパリン類似物質油性クリーム0.3%「ニットー」：日東メディック[7.2円/g]，ヘパリン類似物質油性クリーム0.3%「ニプロ」：ニプロ[7.2円/g]，ヘパリン類似物質ローション0.3%「YD」：陽進堂[10.1円/g]，ヘパリン類似物質ローション0.3%「ニットー」：日東メディック[7.2円/g]，ヘパリン類似物質ローション0.3%「ニプロ」：ニプロ[7.2円/g]，ヘパリン類似物質ローション0.3%「ラクール」：東光薬品[7.2円/g]

ヒルドイドゲル0.3%　規格：1g[14.3円/g]
ヘパリン類似物質　マルホ　264

【効能効果】

外傷(打撲，捻挫，挫傷)後の腫脹・血腫・腱鞘炎・筋肉痛・関節炎，血栓性静脈炎，血行障害に基づく疼痛と炎症性疾患(注射後の硬結並びに疼痛)，凍瘡，肥厚性瘢痕・ケロイドの治療と予防，進行性指掌角皮症，筋性斜頸(乳児期)

【対応標準病名】

◎	外傷	関節炎	筋肉痛
	血腫	血栓性静脈炎	ケロイド
	腱鞘炎	硬結	挫傷
	進行性指掌角皮症	新生児筋性斜頸	打撲血腫
	打撲傷	凍瘡	疼痛
	捻挫	肥厚性瘢痕	
○	DIP 関節炎	DIP 関節尺側側副靱帯損傷	DIP 関節側副靱帯損傷
	DIP 関節橈側側副靱帯損傷	DIP 関節捻挫	IP 関節炎
	IP 関節捻挫	MP 関節炎	MP 関節尺側側副靱帯損傷
	MP 関節側副靱帯損傷	MP 関節橈側側副靱帯損傷	MP 関節捻挫
	PIP 関節炎	PIP 関節尺側側副靱帯損傷	PIP 関節側副靱帯損傷
あ	PIP 関節橈側側副靱帯損傷	PIP 関節捻挫	亜急性関節炎
	アキレス腱腱鞘炎	アキレス周囲膿瘍	足炎
	足ストレイン	亜脱臼	圧挫後遺症

圧挫傷	圧挫創	圧痛
アレルギー性関節炎	犬咬創	陰茎挫傷
陰茎打撲傷	陰唇挫傷	陰のう血腫
陰のう挫傷	陰部挫傷	陰部打撲傷
烏口肩峰靱帯捻挫	烏口鎖骨捻挫	烏口上腕靱帯捻挫
会陰血腫	会陰挫傷	遠位脛腓靱帯捻挫
か 汚染擦過創	外陰部挫傷	外耳部外傷性腫脹
外耳部挫傷	外耳部擦過創	外耳部切創
外耳部打撲傷	外耳部虫刺傷	外耳部皮下血腫
外耳部皮下出血	外傷後遺症	外傷性外陰血腫
外傷性頚部症候群	外傷性頚部捻挫	外傷性頚部腰部症候群
外傷性視神経症	外傷性刺青	外傷性切断
外傷性切断後遺症	外傷性皮下血腫	外側側副靱帯捻挫
開放性脱臼	開放創	下顎外傷性異物
下顎開放創	過角化症	下顎割創
下顎貫通創	下顎咬創	下顎挫傷
下顎挫創	下顎擦過創	下顎刺創
下顎切創	下顎創傷	下顎打撲傷
下顎皮下血腫	下顎部挫傷	下顎部打撲傷
下顎裂創	踵痛	角化棘細胞腫
顎関節ストレイン	顎関節捻挫	顎関節部開放創
顎関節部割創	顎関節部貫通創	顎関節部咬創
顎関節部挫傷	顎関節部挫創	顎関節部擦過創
顎関節部刺創	顎関節部切創	顎関節部創傷
顎関節部打撲傷	顎関節部皮下血腫	顎関節部裂創
角質増殖症	顎部挫傷	顎部打撲傷
下肢筋肉痛	下肢腱腱鞘炎	下肢硬結
下肢挫傷	下肢静脈血栓症後遺症	下肢打撲
下肢痛	下肢表在損傷	下腿血栓性静脈炎
下腿挫傷	下腿三頭筋痛	下腿打撲傷
下腿陳旧性打撲	下腿痛	下腿部皮下血腫
肩関節炎	肩関節腱板捻挫	肩関節挫傷
肩関節打撲傷	肩関節捻挫	肩頚部打撲
肩挫傷	肩擦過創	肩打撲傷
滑膜炎	化膿性腱鞘炎	環指 DIP 関節尺側側副靱帯損傷
環指 DIP 関節側副靱帯損傷	環指 DIP 関節橈側側副靱帯損傷	環指 MP 関節尺側側副靱帯損傷
環指 MP 関節側副靱帯損傷	環指 MP 関節橈側側副靱帯損傷	環指 PIP 関節尺側側副靱帯損傷
環指 PIP 関節側副靱帯損傷	環指 PIP 関節橈側側副靱帯損傷	環指化膿性腱鞘炎
環軸関節捻挫	環指屈筋腱腱鞘炎	環指腱鞘炎
環指挫傷	環指挫創	環指切創
環指側副靱帯損傷	環指打撲後遺症	環指痛
環指捻挫	環指剥皮創	関節血腫
関節挫傷	関節症	関節脱臼後遺症
関節打撲	関節捻挫後遺症	完全脱臼
環椎後頭関節捻挫	貫通性挫滅創	顔面開放創
顔面割創	顔面貫通創	顔面咬創
顔面挫傷	顔面挫創	顔面擦過創
顔面刺創	顔面切創	顔面創傷
顔面搔創	顔面損傷	顔面多発挫傷
顔面多発擦過創	顔面多発切創	顔面多発打撲傷
顔面多発虫刺傷	顔面多発皮下血腫	顔面多発皮下出血
顔面打撲傷	顔面皮下血腫	顔面毛包性紅斑黒皮症
顔面裂創	急性関節炎	急性疼痛
胸骨周囲炎	胸骨ストレイン	胸骨捻挫
胸骨部挫傷	胸骨部打撲	胸鎖関節炎
胸鎖関節挫傷	狭窄性腱鞘炎	胸鎖乳突筋痛
胸椎ストレイン	胸椎捻挫	胸背部筋肉痛
胸背部挫傷	胸部外傷	頬部開放創
頬部割創	頬部貫通創	胸部筋肉痛
胸腹部筋痛	胸腹部挫傷	胸腹部打撲傷
胸部血管損傷後遺症	胸部硬結	頬部咬創
胸部挫傷	頬部挫傷	胸部挫創

頬部挫創	頬部擦過創	頬部刺創
胸部切創	頬部切創	頬部創傷
胸部損傷	胸部打撲後遺症	胸部打撲傷
頬部打撲傷	頬部皮下血腫	頬部裂創
胸壁開放創	胸壁挫傷	胸壁刺創
胸腰椎脱臼	胸腰部挫傷	胸肋関節炎
棘刺創	魚咬創	距踵関節炎
距腓靱帯捻挫	筋損傷	筋断裂
筋肉内血腫	躯幹擦過創	頚開放創後遺症
頚肩部筋肉痛	頚性頭痛	頚椎胸椎捻挫
頚椎ストレイン	頚椎脱臼後遺症	頚椎捻挫
頚椎捻挫後遺症	頚椎部打撲	脛腓関節捻挫
頚部外傷	頚部顔面胸部挫傷	頚部筋肉痛
頚部血管損傷後遺症	頚部挫傷	頚部挫傷後遺症
頚部前縦靱帯捻挫	頚部損傷	頚部打撲傷
頚部痛	頚部表在損傷	頚腰椎挫傷
頚腕捻挫	結合織炎	ケロイド拘縮
ケロイド体質	ケロイド瘢痕	肩甲下筋捻挫
肩甲部筋肉痛	肩甲部挫傷	肩鎖関節炎
肩鎖関節挫傷	肩鎖関節捻挫	腱切創
腱損傷	腱損傷後遺症	腱断裂
腱板挫傷	肩部筋痛	腱部分断裂
腱裂傷	肛囲硬結	高エネルギー外傷
甲状腺部ストレイン	甲状腺部捻挫	溝創
咬創	後足部痛	後天性魚鱗癬
喉頭外傷	喉頭損傷	後頭部割創
後頭部挫傷	後頭部挫創	後頭部切創
後頭部打撲傷	後頭部裂創	項背部筋痛
後発性関節炎	項部筋肉痛	項部挫傷
項部打撲傷	項部痛	後方脱臼
股関節亜脱臼二次性変股症	股関節炎	股関節脱臼後遺症
股関節打撲傷	股関節捻挫	股関節部挫傷
股痛	骨折後遺症	骨盤血管損傷後遺症
骨盤ストレイン	骨盤帯末梢神経損傷後遺症	骨盤捻挫
骨盤部挫傷	骨盤部打撲傷	昆虫咬創
さ 採皮創	錯角化症	坐骨結節部打撲傷
鎖骨部打撲血腫	鎖骨部打撲傷	坐骨部打撲傷
坐骨包靱帯ストレイン	坐骨包靱帯捻挫	挫傷後遺症
擦過創	擦過皮下血腫	挫滅傷
挫滅創	三角靱帯捻挫	ざんごう足
耳介外傷性腫脹	耳介挫傷	耳介擦過創
耳介切創	耳介打撲傷	耳介虫刺傷
耳介皮下血腫	耳介皮下出血	耳下腺部打撲
趾間挫傷	趾関節炎	刺咬症
趾挫傷	示指 DIP 関節尺側側副靱帯損傷	示指 DIP 関節側副靱帯損傷
示指 DIP 関節橈側側副靱帯損傷	示指 MP 関節挫傷	示指 MP 関節尺側側副靱帯損傷
示指 MP 関節側副靱帯損傷	示指 MP 関節橈側側副靱帯損傷	示指 PIP 開放創
示指 PIP 関節尺側側副靱帯損傷	示指 PIP 関節側副靱帯損傷	示指 PIP 関節橈側側副靱帯損傷
示指割創	示指化膿性腱鞘炎	示指化膿創
示指屈筋腱腱鞘炎	四肢血管損傷後遺症	示指腱鞘炎
四肢挫傷	示指挫傷	示指挫創
示指刺創	示指切創	示指側副靱帯損傷
四肢痛	示指痛	示指捻挫
四肢末端痛	趾伸筋腱腱鞘炎	趾節間関節捻挫
刺創	趾爪下血腫	持続痛
趾打撲傷	趾痛	膝蓋骨打撲傷
膝蓋靱帯断裂	膝蓋靱帯部分断裂	膝外側側副靱帯損傷
膝外側側副靱帯断裂	膝外側側副靱帯捻挫	膝蓋部血腫
膝蓋部挫傷	膝関節炎	膝関節滑膜炎
膝関節血腫	膝関節血症	膝関節挫傷
膝関節打撲傷	膝関節捻挫	膝内側側副靱帯損傷

膝内側側副靱帯断裂	膝内側側副靱帯捻挫	膝部血腫
膝部腱膜炎	膝部挫傷	膝部打撲傷
趾捻挫	射創	尺骨手根関節捻挫
銃創	手関節炎	手関節捻挫
手関節部腱鞘炎	手関節部挫傷	手関節部打撲傷
手指開放創	手指関節炎	手指腱鞘炎
手指咬創	手指挫傷	手指挫創
手指刺創	樹枝状皮斑	手指切創
手指打撲傷	手指痛	手指捻挫
手指剥皮創	手指皮下血腫	術後ケロイド瘢痕
手背静脈炎	手背部打撲傷	手背部痛
手部腱鞘炎	手部挫傷	手部打撲傷
手部痛	漿液性滑膜炎	上顎挫傷
上顎擦過創	上顎切創	上顎打撲傷
上顎皮下血腫	上顎部裂創	小指 DIP 関節尺側側副靱帯損傷
小指 DIP 関節側副靱帯損傷	小指 DIP 関節橈側側副靱帯損傷	小指 DIP 関節捻挫
小指 MP 関節尺側側副靱帯損傷	小指 MP 関節側副靱帯損傷	小指 MP 関節橈側側副靱帯損傷
小指 PIP 関節尺側側副靱帯損傷	小指 PIP 関節側副靱帯損傷	小指 PIP 関節橈側側副靱帯損傷
小指 PIP 関節捻挫	小指化膿性腱鞘炎	小指関節捻挫
上肢筋肉痛	小指屈筋腱腱鞘炎	上肢血栓性静脈炎
小指腱鞘炎	小指咬創	小指挫傷
上肢挫傷	小指挫創	上肢擦過創
上肢静脈炎	小指切創	小指側副靱帯損傷
上肢打撲傷	小指痛	上肢痛
掌蹠角化症	踵腓靱帯損傷	踵腓靱帯捻挫
静脈炎	静脈周囲炎	静脈内膜炎
上腕筋肉痛	上腕血栓性静脈炎	上腕擦過創
上腕三頭筋腱鞘炎	上腕三頭筋痛	上腕静脈炎
上腕打撲傷	上腕痛	上腕二頭筋痛
上腕皮下血腫	上腕部挫傷	ショパール関節炎
ショパール関節捻挫	神経根損傷後遺症	神経損傷後遺症
針刺創	真性ケロイド	靱帯ストレイン
靱帯損傷	靱帯断裂	靱帯捻挫
靱帯裂傷	ストレイン	精巣挫傷
精巣打撲傷	脊椎脱臼	脊椎打撲傷
脊椎捻挫	切創	切断
線維筋痛症	前額部開放創	前額部割創
前額部貫通創	前額部咬創	前額部挫傷
前額部挫創	前額部刺創	前額部創傷
前額部打撲傷	前額部皮下血腫	前額部皮下出血
前額部裂創	前胸部挫傷	前胸部打撲傷
前脛腓靱帯損傷	前頚部挫傷	前頚部擦過創
仙骨部挫傷	仙骨部打撲傷	全身挫傷
全身擦過創	全身打撲	前足部痛
仙腸関節ストレイン	仙腸関節捻挫	穿通創
前頭部割創	前頭部挫傷	前頭部挫創
前頭部切創	前頭部打撲傷	前方脱臼
前腕筋肉痛	前腕血栓性静脈炎	前腕挫傷
前腕静脈炎	前腕痛	前腕皮下血腫
前腕部腱鞘炎	前腕部打撲傷	早期ケロイド
創傷	増殖性関節炎	掻創
創部瘢痕ケロイド	僧帽筋痛	足関節炎
足関節外側側副靱帯損傷	足関節挫傷	足関節ストレイン
足関節打撲傷	足関節内側側副靱帯損傷	足関節内側側副靱帯捻挫
足関節捻挫	足関節捻挫後遺症	足関節部腱鞘炎
足根洞症候群	足根部捻挫	足痛
足底部打撲傷	足底部痛	側頭部割創
側頭部挫創	側頭部切創	側頭部打撲傷
側頭部皮下血腫	足背腱鞘炎	足背痛
足背捻挫	足背部挫傷	足背部打撲傷
足部屈筋腱腱鞘炎	側腹壁部挫傷	足部挫傷

	足部打撲傷	足部捻挫	鼡径部硬結
た	鼡径部挫傷	体幹開放創後遺症	体幹骨折後遺症
	体幹擦過創	体幹神経損傷後遺症	体幹表在損傷
	大腿外側広筋不全断裂	大腿筋痛	大腿血栓性静脈炎
	大腿挫傷	大腿四頭筋挫傷	大腿四頭筋断裂
	大腿四頭筋捻挫	大腿四頭筋部分断裂	大腿静脈炎
	大腿大転子部挫傷	大腿打撲傷	大腿痛
	大腿内側部痛	大腿部皮下血腫	脱臼
	多発性外傷	多発性関節炎	多発性筋肉痛
	多発性血腫	多発性昆虫咬創	多発性挫傷
	多発性擦過創	多発性皮下出血	多発性表在損傷
	打撲割創	打撲挫創	打撲擦過創
	打撲皮下血腫	単関節炎	単純性関節炎
	単純脱臼	恥骨結合炎	恥骨部打撲
	腟挫傷	肘関節炎	肘関節滑膜炎
	肘関節打撲後遺症	肘関節捻挫	肘関節部血腫
	肘関節部挫傷	肘関節部打撲傷	中指 DIP 関節尺側側副靱帯損傷
	中指 DIP 関節側副靱帯損傷	中指 DIP 関節橈側側副靱帯損傷	中指 MP 関節尺側側副靱帯損傷
	中指 MP 関節側副靱帯損傷	中指 MP 関節橈側側副靱帯損傷	中指 PIP 関節尺側側副靱帯損傷
	中指 PIP 関節側副靱帯損傷	中指 PIP 関節橈側側副靱帯損傷	中指 PIP 関節捻挫
	中指化膿性腱鞘炎	中指屈筋腱腱鞘炎	中指腱鞘炎
	中指咬創	中指挫傷	中指挫創
	中指刺創	中指切創	中指側副靱帯損傷
	中指痛	中指捻挫	中足趾節関節捻挫
	中足部痛	肘頭部挫傷	腸骨部挫傷
	腸骨部打撲傷	陳旧性圧迫骨折	陳旧性頚椎捻挫
	陳旧性骨折	痛風性関節炎	手化膿性腱鞘炎
	手屈筋腱腱鞘炎	手伸筋腱腱鞘炎	殿部筋肉痛
	殿部挫傷	殿部打撲傷	橈骨茎状突起腱鞘炎
	橈骨手根関節捻挫	橈側手根屈筋腱鞘炎	頭頂部挫傷
	頭頂部挫創	頭頂部擦過創	頭頂部切創
	頭頂部打撲傷	頭頂部背部打撲	頭頂部裂創
	頭皮外傷性腫脹	頭皮開放創	頭皮下血腫
	頭皮表在損傷	頭部外傷性皮下異物	頭部外傷性皮下気腫
	頭部開放創	頭部肩関節胸部挫傷	頭部割創
	頭部胸部挫傷	頭部胸部打撲傷	頭部筋肉痛
	頭部頚部挫傷	頭部頚部挫創	頭部頚部打撲傷
	頭部血腫	頭部肩部打撲	頭部挫傷
	頭部挫傷後遺症	頭部挫創	頭部擦過創
	頭部刺創	頭部切創	頭部多発挫傷
	頭部多発擦過創	頭部多発切創	頭部多発打撲傷
	頭部多発皮下血腫	頭部打撲	頭部打撲血腫
	頭部打撲後遺症	頭部打撲傷	頭部皮下血腫
	頭部皮下出血	頭部腹部打撲	頭部両大腿下腿打撲
	頭部裂創	特発性関節脱臼	鈍痛
な	内側側副靱帯捻挫	難治性疼痛	軟皮症
	肉離れ	熱傷後ケロイド	熱傷後瘢痕ケロイド
	熱傷後瘢痕ケロイド潰瘍	熱傷後瘢痕ケロイド拘縮	熱傷瘢痕
は	捻挫後遺症	背筋挫傷	背部筋肉痛
	背部挫傷	背部擦過創	背部打撲傷
	背部捻挫	背部皮下血腫	板状硬結
	半身打撲	皮角	皮下血腫
	皮下硬結	鼻下擦過創	皮下損傷
	尾骨ストレイン	尾骨捻挫	尾骨部挫傷
	尾骨部打撲傷	鼻根部打撲挫創	鼻根部裂創
	膝靱帯損傷	鼻前庭部挫創	鼻尖部挫創
	鼻中隔軟骨捻挫	非特異性関節炎	非特異性慢性滑膜炎
	鼻部外傷性異物	鼻部外傷性腫脹	鼻部外傷性皮下異物
	鼻部開放創	眉部割創	鼻部割創
	鼻部貫通創	腓腹筋痛	腓腹部痛
	皮膚欠損創	皮膚硬結	鼻部咬創

	鼻部挫傷	鼻部挫創	鼻部擦過創
	鼻部刺創	鼻部切創	鼻部創傷
	皮膚損傷	鼻部打撲傷	鼻部虫刺傷
	皮膚の肥厚性障害	皮膚剥脱創	鼻部皮下血腫
	鼻部皮下出血	鼻部皮膚剥離創	皮膚落屑
	鼻部裂創	眉毛部割創	眉毛部裂創
	表在性静脈炎	表皮剥離	鼻翼部切創
	鼻翼部裂創	披裂軟骨脱臼	複雑脱臼
	副鼻腔開放創	腹部血管損傷後遺症	腹部挫傷
	腹部擦過創	腹部打撲傷	腹壁下血腫
	腹壁筋痛	腹壁挫傷	閉鎖性脱臼
	胞状異角化症	帽状腱膜下出血	母指 IP 関節尺側側副靱帯損傷
	母指 IP 関節側副靱帯損傷	母趾 IP 関節側副靱帯損傷	母指 IP 関節橈側側副靱帯損傷
	母指 MP 関節尺側側副靱帯損傷	母指 MP 関節側副靱帯損傷	母趾 MP 関節側副靱帯損傷
	母指 MP 関節橈側側副靱帯損傷	母指化膿性腱鞘炎	母指関節捻挫
	母指球部痛	母指狭窄性腱鞘炎	母指屈筋腱腱鞘炎
	母指腱鞘炎	母指咬創	母指挫傷
	母指挫創	母指刺創	母指切創
	母指側副靱帯損傷	母指打撲挫創	母指打撲傷
	母趾打撲傷	母指陳旧性挫傷	母指痛
	母趾痛	母趾捻挫	母指末節部挫創
ま	慢性アキレス腱腱鞘炎	慢性滑膜炎症	慢性関節炎
	眉間部挫創	眉間部裂創	耳後部打撲傷
	むちうち後遺症	むちうち損傷	盲管銃創
や	毛孔角化症	野球指	腰筋痛症
	腰仙関節ストレイン	腰仙関節捻挫	腰仙部挫傷
	腰仙部打撲傷	腰椎ストレイン	腰椎捻挫
	腰椎部挫傷	腰殿部挫傷	腰殿部打撲傷
	腰背筋痛症	腰背部挫傷	腰背部打撲傷
	腰部胸部打撲	腰部頚部挫傷	腰部骨盤部挫傷
	腰部挫傷	腰部挫傷後遺症	腰部打撲挫創
ら	腰部打撲傷	腰部捻挫後遺症	リスフラン関節炎
	リスフラン関節捻挫	菱形靱帯捻挫	両側側副靱帯損傷
	輪状甲状関節捻挫	輪状披裂関節捻挫	轢過創
	裂傷	裂創	裂離
	肋軟骨部挫傷	肋間筋肉痛	肋骨弓部挫傷
	肋骨ストレイン	肋骨捻挫	肋骨部挫傷
	腕部打撲傷		
△	アキレス腱部石灰化症	足血栓性静脈炎	汚染創
	外耳部外傷性皮下異物	外傷性異物	外傷性破裂
	海水浴皮膚炎	化学性皮膚炎	下肢血栓性静脈炎
	下肢静脈炎	下肢静脈血栓症	下腿静脈炎
	下腿静脈血栓症	割創	化膿性静脈炎
	環指ばね指	貫通刺創	貫通銃創
	貫通創	乾皮症	顔面外傷性異物
	胸骨部打撲挫傷	胸鎖関節部挫傷	胸鎖関節部打撲
	胸鎖関節部打撲挫傷	胸椎部打撲	胸椎部打撲挫傷
	頬部外傷性異物	胸肋関節挫傷	胸肋関節部挫傷
	胸肋関節部打撲	胸肋関節部打撲挫傷	筋肉内異物残留
	頚椎部打撲挫傷	挫創	耳介外傷性皮下異物
	色素性紫斑	示指ばね指	膝蓋下脂肪体肥大
	紫斑性苔癬状皮膚炎	脂肪織炎	小指ばね指
	食道静脈炎	神経障害性疼痛	身体痛
	深部静脈血栓症	石灰性腱炎	前額部外傷性異物
	全身痛	損傷	大腿四頭筋肉離れ
	大腿静脈血栓症	多発性非熱傷性水疱	弾発母趾
	中指ばね指	中枢神経障害性疼痛	点状角化症
	ドゥ・ケルバン腱鞘炎	凍死自殺未遂	頭部異物
	頭部虫刺傷	動物咬創	頭部皮下異物
	特発性色素性紫斑	軟部組織内異物	猫咬創
	剥離骨折	ばね指	皮下異物
	皮脂欠乏症	皮脂欠乏性湿疹	非熱傷性水疱
	皮膚疼痛症	放散痛	母指ばね指
	末梢神経障害性疼痛	慢性色素性紫斑	モンドール病
	薬物性接触性皮膚炎	らせん骨折	鱗屑
	裂離骨折	老人性乾皮症	肋軟骨部打撲
	肋軟骨部打撲挫傷	肋骨弓部打撲	肋骨弓部打撲挫傷
	肋骨部打撲	肋骨部打撲挫傷	

※ **適応外使用可**
原則として，「ヘパリン類似物質【外用薬】」を「アトピー性皮膚炎に伴う乾皮症」に対し処方した場合，当該使用事例を審査上認める。

用法用量　通常，症状により適量を，1日1～数回塗擦又はガーゼ等にのばして貼付する。

禁忌
(1)出血性血液疾患（血友病，血小板減少症，紫斑病等）のある患者
(2)僅少な出血でも重大な結果を来すことが予想される患者

ヘパリン類似物質ゲル0.3％「アメル」：共和薬品[6.5円/g]，ヘパリン類似物質ゲル0.3％「テバ」：大正薬品[6.5円/g]

ヒーロン0.4眼粘弾剤1%　規格：1%0.4mL1筒[5996.1円/筒]
ヒーロン0.6眼粘弾剤1%　規格：1%0.6mL1筒[5996.1円/筒]
ヒーロン0.85眼粘弾剤1%　規格：1%0.85mL1筒[6534.1円/筒]
ヒーロンV0.6眼粘弾剤2.3%　規格：2.3%0.6mL1筒[10001.9円/筒]
精製ヒアルロン酸ナトリウム　エイエムオー　131

【効 能 効 果】

〔ヒーロン 0.4 眼粘弾剤 1%，0.6 眼粘弾剤 1%，0.85 眼粘弾剤 1%〕：白内障手術・眼内レンズ挿入術・全層角膜移植術における手術補助
〔ヒーロン V0.6 眼粘弾剤 2.3%〕：白内障手術・眼内レンズ挿入術における手術補助

【対応標準病名】

該当病名なし

用法用量
〔ヒーロン 0.4 眼粘弾剤 1%，0.6 眼粘弾剤 1%，0.85 眼粘弾剤 1%〕
(1)白内障手術･眼内レンズ挿入術を連続して施行する場合には，通常 0.2～0.75mL を前房内へ注入する。また，眼内レンズのコーティングに約 0.1mL 使用する。ただし，白内障手術又は眼内レンズ挿入術のみを施行する場合には，以下のとおりとする。
白内障手術：通常 0.1～0.4mL を前房内へ注入する。
眼内レンズ挿入術：眼内レンズ挿入前に，通常 0.1～0.5mL を前房内へ注入する。また，眼内レンズのコーティングに約 0.1mL 使用する。
(2)全層角膜移植術：移植眼の角膜片を除去後に，通常 0.1～0.6mL を前房内へ注入し，移植片角膜を本剤上に浮遊させて縫合を行う。また，提供眼の移植片角膜のコーティングに約 0.1mL 使用する。
〔ヒーロン V0.6 眼粘弾剤 2.3%〕
白内障手術・眼内レンズ挿入術を連続して施行する場合には，通常 0.3～0.6mL を前房内へ注入する。また，必要に応じて，眼内レンズのコーティングに約 0.1mL 使用する。ただし，白内障手術又は眼内レンズ挿入術のみを施行する場合には，以下のとおりとする。
白内障手術：通常 0.1～0.3mL を前房内へ注入する。
眼内レンズ挿入術：眼内レンズ挿入前に，通常 0.1～0.4mL を前房内へ注入する。また，必要に応じて，眼内レンズのコーティングに約 0.1mL 使用する。

用法用量に関連する使用上の注意　〔ヒーロン V0.6 眼粘弾剤 2.3%〕：本剤は粘弾性が高く術後に本剤の除去が不十分な場合には，著しい眼圧上昇を起こすおそれがあるので，本剤の使用にあたっては，除去方法について十分に理解し，術後本剤の除去を徹

底するとともに，眼圧上昇に注意すること。

原則禁忌

(1)本剤の成分又は蛋白系薬剤に対し過敏症の既往歴のある患者
(2)〔ヒーロン V0.6 眼粘弾剤 2.3%〕：緑内障，高眼圧症の患者

オペガンハイ0.4眼粘弾剤1%：生化学工業　1%0.4mL1筒[4740.5円/筒]，オペガンハイ0.6眼粘弾剤1%：生化学工業　1%0.6mL1筒[6235.2円/筒]，オペガンハイ0.7眼粘弾剤1%：生化学工業　1%0.7mL1筒[7090円/筒]，オペガンハイ0.85眼粘弾剤1%：生化学工業　1%0.85mL1筒[7090円/筒]，オペリード0.5眼粘弾剤1%：資生堂　1%0.5mL1筒[5962.3円/筒]，オペリード0.6眼粘弾剤1%：資生堂　1%0.6mL1筒[6235.2円/筒]，オペリードHV0.4眼粘弾剤1%：資生堂　1%0.4mL1筒[4740.5円/筒]，オペリードHV0.6眼粘弾剤1%：資生堂　1%0.6mL1筒[6235.2円/筒]，オペリードHV0.85眼粘弾剤1%：資生堂　1%0.85mL1筒[7090円/筒]，ヒアガード0.4眼粘弾剤1%：日本点眼薬　1%0.4mL1筒[3287.4円/筒]，ヒアガード0.6眼粘弾剤1%：日本点眼薬　1%0.6mL1筒[3250.1円/筒]，ヒアガード0.85眼粘弾剤1%：日本点眼薬　1%0.85mL1筒[3307円/筒]，ヒアルロン酸Na0.4眼粘弾剤1%「コーワ」：興和　1%0.4mL1筒[3287.4円/筒]，ヒアルロン酸Na0.6眼粘弾剤1%「コーワ」：興和　1%0.6mL1筒[3250.1円/筒]，ヒアルロン酸Na0.85眼粘弾剤1%「コーワ」：興和　1%0.85mL1筒[3307円/筒]，ピオネス0.4眼粘弾剤1%：テバ製薬　1%0.4mL1筒[4740.5円/筒]，ピオネス0.6眼粘弾剤1%：テバ製薬　1%0.6mL1筒[3250.1円/筒]，ピオネス0.85眼粘弾剤1%：テバ製薬　1%0.85mL1筒[3307円/筒]，プロビスク0.4眼粘弾剤1%：日本アルコン　1%0.4mL1筒[4740.5円/筒]，プロビスク0.6眼粘弾剤1%：日本アルコン　1%0.6mL1筒[3250.1円/筒]，プロビスク0.7眼粘弾剤1%：日本アルコン　1%0.7mL1筒[3217.9円/筒]，プロビスク0.85眼粘弾剤1%：日本アルコン　1%0.85mL1筒[3307円/筒]

ファルネゾンゲル1.4%　規格：1.4%1g[21円/g]

プレドニゾロンファルネシル酸エステル　大鵬薬品　264

【効能効果】

関節リウマチによる指，手，肘関節の腫脹・疼痛の緩解

【対応標準病名】

◎	関節リウマチ	手指腫脹	疼痛
○	RS3PE 症候群	圧痛	炎症性多発性関節障害
	関節リウマチ・頸関節	関節リウマチ・肩関節	関節リウマチ・胸椎
	関節リウマチ・頸椎	関節リウマチ・股関節	関節リウマチ・指関節
	関節リウマチ・趾関節	関節リウマチ・膝関節	関節リウマチ・手関節
	関節リウマチ・脊椎	関節リウマチ・足関節	関節リウマチ・肘関節
	関節リウマチ・腰椎	急性疼痛	血清反応陰性関節リウマチ
	持続痛	尺側偏位	手掌腫脹
	手背腫脹	上肢腫脹	上腕部腫脹
	成人スチル病	前腕腫脹	鈍痛
	難治性疼痛	放散痛	ムチランス変形
	リウマチ性滑液包炎	リウマチ性皮下結節	
△	手指腫瘤	手掌腫瘤	手掌部皮下腫瘤
	手背腫瘤	上肢痛	上腕腫瘤
	神経障害性疼痛	身体痛	全身痛
	前腕部腫瘤	足関節部軟部腫瘤	多発性リウマチ性関節炎
	中枢神経障害性疼痛	殿部腫脹	皮膚疼痛症
	母指腫瘤	末梢神経障害性疼痛	リウマチ様関節炎

用法用量　通常，1日数回適量を患部に塗布する。

用法用量に関連する使用上の注意

(1)指，手，肘以外の広範囲にわたる使用，1日塗布量として20gを超える大量使用を避けること。また，漫然とした長期使用は避け，使用が長期にわたる場合は皮膚症状に十分注意すること。
(2)腫脹・疼痛が再発し，本剤を再使用する場合には皮膚萎縮等，副作用の発現に注意すること。

禁忌

(1)本剤の成分に対して過敏症の既往歴のある患者
(2)感染症のある関節
(3)潰瘍，熱傷，凍傷等の皮膚損傷のある部位

フィブラストスプレー250　規格：250µg1瓶(溶解液付)[8410.3円/瓶]
フィブラストスプレー500　規格：500µg1瓶(溶解液付)[11108円/瓶]

トラフェルミン(遺伝子組換え)　科研　269

【効能効果】

褥瘡，皮膚潰瘍(熱傷潰瘍，下腿潰瘍)

【対応標準病名】

◎	下腿皮膚潰瘍	褥瘡	皮膚潰瘍
○	1型糖尿病性潰瘍	2型糖尿病性潰瘍	足褥瘡
	圧迫性潰瘍	腋窩難治性皮膚潰瘍	腋窩皮膚潰瘍
	下肢難治性皮膚潰瘍	下肢皮膚潰瘍	下腿難治性皮膚潰瘍
	ギプス性潰瘍	胸部難治性皮膚潰瘍	胸部皮膚潰瘍
	頚部難治性皮膚潰瘍	頚部皮膚潰瘍	指尖難治性皮膚潰瘍
	指尖皮膚潰瘍	膝部難治性皮膚潰瘍	膝部皮膚潰瘍
	趾難治性皮膚潰瘍	趾皮膚潰瘍	手指難治性皮膚潰瘍
	手指皮膚潰瘍	手部難治性皮膚潰瘍	手部皮膚潰瘍
	踵部難治性皮膚潰瘍	踵部皮膚潰瘍	褥瘡感染
	褥瘡性潰瘍	仙骨部褥瘡	前腕難治性皮膚潰瘍
	前腕皮膚潰瘍	足関節外果難治性皮膚潰瘍	足関節外果皮膚潰瘍
	足関節難治性皮膚潰瘍	足関節皮膚潰瘍	足底難治性皮膚潰瘍
	足底皮膚潰瘍	足背難治皮膚潰瘍	足背皮膚潰瘍
	足部難治性皮膚潰瘍	足部皮膚潰瘍	大腿難治性皮膚潰瘍
	大腿皮膚潰瘍	殿部褥瘡	殿部難治性皮膚潰瘍
	殿部皮膚潰瘍	糖尿病性潰瘍	難治性皮膚潰瘍
	熱帯性潰瘍	背部褥瘡	背部難治性皮膚潰瘍
	背部皮膚潰瘍	腹部難治性皮膚潰瘍	腹部皮膚潰瘍
	腹壁瘢痕部潰瘍	母趾難治性皮膚潰瘍	母趾皮膚潰瘍
△	ストーマ粘膜皮膚侵入	皮膚びらん	

用法用量　添付溶解液1mL当たりトラフェルミン(遺伝子組換え)として100µgを用時溶解し，潰瘍面を清拭後，本剤専用の噴霧器を用い，1日1回，潰瘍の最大径が6cm以内の場合は，潰瘍面から約5cm離して5噴霧(トラフェルミン(遺伝子組換え)として30µg)する。潰瘍の最大径が6cmを超える場合は，薬剤が同一潰瘍面に5噴霧されるよう，潰瘍面から約5cm離して同様の操作を繰り返す。

禁忌

(1)投与部位に悪性腫瘍のある患者又はその既往歴のある患者
(2)本剤の成分に対し過敏症の既往歴のある患者

フエナゾールクリーム5%　規格：5%1g[20.5円/g]
フエナゾール軟膏5%　規格：5%1g[20.5円/g]

ウフェナマート　アボット　264

コンベッククリーム5%，コンベック軟膏5%を参照(P2131)

フェノール水「ニッコー」　規格：10mL[1.04円/mL]

フェノール水　日興　261

【効能効果】

(1)手指・皮膚の消毒
(2)医療機器，手術室・病室・家具・器具・物品などの消毒
(3)痒疹(小児ストロフルスを含む)，じん麻疹，虫さされの鎮痒

【対応標準病名】

◎	急性痒疹	刺虫症	じんま疹
	痒疹		
○	亜急性痒疹	アレルギー性じんま疹	温熱じんま疹

	外耳部虫刺傷	家族性寒冷自己炎症症候群	眼瞼虫刺傷
	眼周囲部虫刺傷	眼部虫刺傷	顔面昆虫螫
	顔面多発虫刺傷	寒冷じんま疹	機械性じんま疹
	丘疹状じんま疹	胸部昆虫螫	頚部虫刺症
	結節性痒疹	口唇虫刺傷	コリン性じんま疹
	昆虫刺傷	昆虫毒	耳介虫刺傷
	色素性痒疹	自己免疫性じんま疹	四肢虫刺症
	刺虫アレルギー	周期性再発性じんま疹	人工じんま疹
	振動性じんま疹	接触じんま疹	節足動物毒
	前額部虫刺傷	前額部虫刺症	体幹虫刺症
	多形慢性痒疹	チャドクガ皮膚炎	虫刺性皮膚炎
	頭部虫刺傷	特発性じんま疹	妊娠性痒疹
	鼻部虫刺傷	皮膚描記性じんま疹	腹部虫刺傷
	ヘブラ痒疹	蜂刺症	慢性じんま疹
	慢性痒疹	ムカデ咬創	毛虫皮膚炎
	薬物性じんま疹		
△	甲殻動物毒	出血性じんま疹	

用法用量

(1)手指・皮膚の消毒：フェノールとして1.5～2%溶液を用いる。(本品をそのまま用いる)

(2)医療機器，手術室・病室・家具・器具・物品などの消毒：フェノールとして2%溶液を用いる。(本品をそのまま用いる)

(3)痒疹(小児ストロフルスを含む)，じん麻疹，虫さされの鎮痒：フェノールとして1～2%溶液を用いる。(本品を1～2倍に希釈して用いる)

禁忌　損傷皮膚及び粘膜

消毒用フェノール水「司生堂」：司生堂[0.82円/mL]，フェノール水「ケンエー」：健栄[0.97円/mL]，フェノール水「司生堂」：司生堂[0.97円/mL]

フェノール「ニッコー」　規格：10mL[1.39円/mL]
フェノール　日興　261

【効能効果】

(1)手指・皮膚の消毒
(2)医療機器，手術室・病室・家具・器具・物品などの消毒
(3)排泄物の消毒
(4)痒疹(小児ストロフルスを含む)，じん麻疹，虫さされ

【対応標準病名】

◎	急性痒疹	刺虫症	じんま疹
	痒疹		
○	亜急性痒疹	アスピリンじんま疹	アレルギー性じんま疹
	温熱じんま疹	外耳部虫刺傷	家族性寒冷自己炎症症候群
	眼瞼虫刺傷	眼周囲部虫刺傷	眼部虫刺傷
	顔面昆虫螫	顔面多発虫刺傷	寒冷じんま疹
	機械性じんま疹	丘疹状じんま疹	胸部昆虫螫
	頚部虫刺症	結節性痒疹	限局性神経皮膚炎
	口唇虫刺傷	コリン性じんま疹	昆虫刺傷
	昆虫毒	耳介虫刺傷	色素性痒疹
	自己免疫性じんま疹	四肢虫刺症	刺虫アレルギー
	周期性再発性じんま疹	人工じんま疹	振動性じんま疹
	接触じんま疹	節足動物毒	前額部虫刺傷
	前額部虫刺症	体幹虫刺症	苔癬
	多形慢性痒疹	単純苔癬	チャドクガ皮膚炎
	虫刺性皮膚炎	頭部虫刺傷	特発性じんま疹
	妊娠性痒疹	ビダール苔癬	鼻部虫刺傷
	皮膚描記性じんま疹	腹部虫刺傷	ヘブラ痒疹
	蜂刺症	慢性じんま疹	慢性痒疹
	ムカデ咬創	毛虫皮膚炎	薬物性じんま疹
	類苔癬		
△	甲殻動物毒	出血性じんま疹	

用法用量

(1)手指・皮膚の消毒：フェノールとして1.5～2%(本剤の50～67倍希釈)溶液を用いる。

(2)医療機器，手術室・病室・家具・器具・物品などの消毒：フェノールとして2～5%(本剤の20～50倍希釈)溶液を用いる。

(3)排泄物の消毒：フェノールとして3～5%(本剤の20～33倍希釈)溶液を用いる。

(4)痒疹(小児ストロフルスを含む)，じん麻疹，虫さされ：フェノールとして1～2%(本剤の50～100倍希釈)溶液又は，2～5%(本剤の20～50倍)軟膏として用いる。

禁忌　損傷皮膚及び粘膜

フェノール「コザカイ・M」：小堺[1.24円/mL]，フェノール「司生堂」：司生堂[1.17円/mL]，フェノール「タイセイ」：大成薬品[1.17円/mL]，フェノール「東海」：東海[1.17円/mL]，フェノール「東豊」：東豊薬品[1.39円/mL]

フェルデン坐剤20mg　規格：20mg1個[141.1円/個]
ピロキシカム　ファイザー　114

バキソ坐剤20mgを参照(P2224)

フェルデン軟膏0.5%　規格：0.5%1g[8円/g]
ピロキシカム　ファイザー　264

バキソ軟膏0.5%を参照(P2225)

フェントステープ1mg　規格：1mg1枚[586.9円/枚]
フェントステープ2mg　規格：2mg1枚[1094円/枚]
フェントステープ4mg　規格：4mg1枚[2039円/枚]
フェントステープ6mg　規格：6mg1枚[2935.1円/枚]
フェントステープ8mg　規格：8mg1枚[3800.7円/枚]
フェンタニルクエン酸塩　久光　821

【効能効果】

非オピオイド鎮痛剤及び弱オピオイド鎮痛剤で治療困難な下記における鎮痛(ただし，他のオピオイド鎮痛剤から切り替えて使用する場合に限る。)

中等度から高度の疼痛を伴う各種癌
中等度から高度の慢性疼痛

【対応標準病名】

◎	悪性腫瘍	癌	癌性疼痛
	慢性疼痛		
○	ALK融合遺伝子陽性非小細胞肺癌	EGFR遺伝子変異陽性非小細胞肺癌	KIT(CD117)陽性胃消化管間質腫瘍
	KIT(CD117)陽性結腸消化管間質腫瘍	KIT(CD117)陽性小腸消化管間質腫瘍	KIT(CD117)陽性食道消化管間質腫瘍
	KIT(CD117)陽性直腸消化管間質腫瘍	KRAS遺伝子野生型結腸癌	KRAS遺伝子野生型直腸癌
あ	S状結腸癌	悪性エナメル上皮腫	悪性下垂体腫瘍
	悪性褐色細胞腫	悪性顆粒細胞腫	悪性間葉腫
	悪性胸腺腫	悪性グロームス腫瘍	悪性血管外皮腫
	悪性甲状腺腫	悪性骨腫瘍	悪性縦隔腫瘍
	悪性神経膠腫	悪性髄膜腫	悪性脊髄髄膜腫
	悪性線維性組織球腫	悪性虫垂粘液瘤	悪性停留精巣
	悪性頭蓋咽頭腫	悪性脳腫瘍	悪性末梢神経鞘腫
	悪性葉状腫瘍	悪性リンパ腫骨髄浸潤	圧痛
	鞍上部胚細胞腫瘍	胃悪性間葉系腫瘍	胃悪性黒色腫
	胃カルチノイド	胃癌	胃癌・HER2過剰発現
	胃管癌	胃癌骨転移	胃癌末期
	胃原発絨毛癌	胃脂肪肉腫	胃重複癌
	胃消化管間質腫瘍	胃進行癌	胃前庭部癌
	胃体部癌	胃底部癌	遺伝性大腸癌
	遺伝性非ポリポーシス大腸癌	胃肉腫	胃胚細胞腫瘍

胃平滑筋肉腫	胃幽門部癌	陰核癌
陰茎悪性黒色腫	陰茎癌	陰茎亀頭部癌
陰茎体部癌	陰茎肉腫	陰茎パジェット病
陰茎包皮部癌	陰茎有棘細胞癌	咽頭癌
咽頭肉腫	陰のう悪性黒色腫	陰のう癌
陰のう内脂肪肉腫	陰のうパジェット病	陰のう有棘細胞癌
ウイルムス腫瘍	エクリン汗孔癌	炎症性乳癌
延髄神経膠腫	延髄星細胞腫	横行結腸癌

か

横紋筋肉腫	外陰悪性黒色腫	外陰悪性腫瘍
外陰癌	外陰部パジェット病	外陰部有棘細胞癌
開胸術後疼痛症候群	外耳道癌	回腸カルチノイド
回腸癌	回腸消化管間質腫瘍	海綿芽細胞腫
回盲部癌	下咽頭癌	下咽頭後部癌
下咽頭肉腫	下顎悪性エナメル上皮腫	下顎骨悪性腫瘍
下顎骨骨肉腫	下顎歯肉癌	下顎歯肉頬移行部癌
下顎部横紋筋肉腫	下眼瞼基底細胞癌	下眼瞼皮膚癌
下眼瞼有棘細胞癌	顎下腺癌	顎下部悪性腫瘍
角膜の悪性腫瘍	下行結腸癌	下口唇基底細胞癌
下口唇皮膚癌	下口唇有棘細胞癌	下肢悪性腫瘍
下唇癌	下唇赤唇部癌	仮声帯癌
滑膜腫	滑膜肉腫	下部食道癌
下部胆管癌	下葉小細胞肺癌	下葉肺癌
下葉肺腺癌	下葉肺大細胞癌	下葉肺扁平上皮癌
下葉非小細胞肺癌	肝悪性腫瘍	眼窩悪性腫瘍
肝外胆管癌	眼窩横紋筋肉腫	眼角基底細胞癌
眼角皮膚癌	眼角有棘細胞癌	眼窩神経芽腫
肝カルチノイド	肝癌	肝癌骨転移
眼瞼脂腺癌	眼瞼皮膚の悪性腫瘍	眼瞼メルケル細胞癌
肝細胞癌	肝細胞癌破裂	癌性胸水
癌性胸膜炎	癌性持続痛	癌性突出痛
汗腺癌	顔面悪性腫瘍	顔面横紋筋肉腫
肝門部癌	肝門部胆管癌	気管癌
気管支カルチノイド	気管支癌	気管支リンパ節転移
基底細胞癌	臼後部癌	嗅神経芽腫
嗅神経上皮腫	急性疼痛	胸腔内リンパ節の悪性腫瘍
橋神経膠腫	胸腺カルチノイド	胸腺癌
胸腺腫	胸椎転移	頬粘膜癌
頬部横紋筋肉腫	胸部下部食道癌	頬部血管肉腫
胸部上部食道癌	胸部食道癌	胸部中部食道癌
胸膜悪性腫瘍	胸膜脂肪肉腫	胸膜播種
去勢抵抗性前立腺癌	巨大後腹膜脂肪肉腫	空腸カルチノイド
空腸癌	空腸消化管間質腫瘍	クルッケンベルグ腫瘍
クロム親和性芽細胞腫	頚動脈小体悪性腫瘍	頚部悪性腫瘍
頚部悪性線維性組織球腫	頚部悪性軟部腫瘍	頚部横紋筋肉腫
頚部滑膜肉腫	頚部癌	頚部基底細胞癌
頚部血管肉腫	頚部原発腫瘍	頚部脂腺癌
頚部脂肪肉腫	頚部食道癌	頚部神経芽腫
頚部肉腫	頚部皮膚悪性腫瘍	頚部皮膚癌
頚部メルケル細胞癌	頚部有棘細胞癌	頚部隆起性皮膚線維肉腫
血管肉腫	結腸癌	結腸脂肪肉腫
結腸消化管間質腫瘍	結膜の悪性腫瘍	限局性前立腺癌
肩甲部脂肪肉腫	原始神経外胚葉腫瘍	原線維性星細胞腫
原発性悪性脳腫瘍	原発性肝癌	原発性骨腫瘍
原発性脳腫瘍	原発性肺癌	肩部悪性線維性組織球腫
肩部横紋筋肉腫	肩部滑膜肉腫	肩部線維肉腫
肩部淡明細胞肉腫	肩部胞巣状軟部肉腫	口蓋癌
口蓋垂癌	膠芽腫	口腔悪性黒色腫
口腔癌	口腔前庭癌	口腔底癌
硬口蓋癌	後縦隔悪性腫瘍	甲状腺悪性腫瘍
甲状腺癌	甲状腺癌骨転移	甲状腺髄様癌
甲状腺乳頭癌	甲状腺未分化癌	甲状腺濾胞癌
甲状軟骨の悪性腫瘍	口唇癌	口唇境界部癌
口唇赤唇部癌	口唇皮膚悪性腫瘍	口唇メルケル細胞癌
口底癌	喉頭蓋癌	喉頭蓋前面癌
喉頭蓋谷癌	喉頭癌	後頭部転移性腫瘍
後頭葉悪性腫瘍	後頭葉膠芽腫	後頭葉神経膠腫
膠肉腫	項部基底細胞癌	後腹膜悪性腫瘍
後腹膜悪性線維性組織球腫	後腹膜横紋筋肉腫	後腹膜血管肉腫
後腹膜脂肪肉腫	後腹膜神経芽腫	後腹膜線維肉腫
後腹膜胚細胞腫瘍	後腹膜平滑筋肉腫	後腹膜リンパ節転移
項部皮膚癌	項部メルケル細胞癌	項部有棘細胞癌
肛門悪性黒色腫	肛門癌	肛門管癌
肛門部癌	肛門扁平上皮癌	骨悪性線維性組織球腫
骨原性肉腫	骨髄性白血病骨髄浸潤	骨髄転移
骨線維肉腫	骨転移癌	骨軟骨肉腫
骨肉腫	骨盤転移	骨盤内リンパ節転移

さ

骨盤内リンパ節の悪性腫瘍	骨膜性骨肉腫	鰓原性癌
残胃癌	耳介癌	耳介メルケル細胞癌
耳下腺癌	耳下部肉腫	耳管癌
色素性基底細胞癌	子宮癌	子宮癌骨転移
子宮癌再発	子宮癌肉腫	子宮体癌
子宮体癌再発	子宮内膜癌	子宮内膜間質肉腫
子宮肉腫	子宮平滑筋肉腫	篩骨洞癌
視床下部星細胞腫	視床星細胞腫	視神経膠腫
脂腺癌	持続痛	歯肉癌
脂肪肉腫	斜台部脊索腫	縦隔癌
縦隔脂肪肉腫	縦隔神経芽腫	縦隔胚細胞腫瘍
縦隔卵黄のう腫瘍	縦隔リンパ節転移	十二指腸悪性ガストリノーマ
十二指腸悪性ソマトスタチノーマ	十二指腸カルチノイド	十二指腸癌
十二指腸消化管間質腫瘍	十二指腸神経内分泌癌	十二指腸神経内分泌腫瘍
十二指腸乳頭癌	十二指腸乳頭部癌	十二指腸平滑筋肉腫
絨毛癌	手関節部滑膜肉腫	主気管支の悪性腫瘍
術後乳癌	手部悪性線維性組織球腫	手部横紋筋肉腫
手部滑膜肉腫	手部淡明細胞肉腫	手部類上皮肉腫
上衣芽細胞腫	上衣腫	小陰唇癌
上咽頭癌	上咽頭脂肪肉腫	上顎悪性エナメル上皮腫
上顎癌	上顎結節部癌	上顎骨悪性腫瘍
上顎骨骨肉腫	上顎歯肉癌	上顎歯肉頬移行部癌
上顎洞癌	松果体悪性腫瘍	松果体芽腫
松果体胚細胞腫瘍	松果体部膠芽腫	松果体未分化胚細胞腫
上眼瞼基底細胞癌	上眼瞼皮膚癌	上眼瞼有棘細胞癌
上行結腸カルチノイド	上行結腸癌	上行結腸平滑筋肉腫
上口唇基底細胞癌	上口唇皮膚癌	上口唇有棘細胞癌
小細胞肺癌	上肢悪性腫瘍	上唇癌
上唇赤唇部癌	小唾液腺癌	小腸カルチノイド
小腸癌	小腸脂肪肉腫	小腸消化管間質腫瘍
小腸平滑筋肉腫	上皮腫	上部食道癌
上部胆管癌	上葉小細胞肺癌	上葉肺癌
上葉肺腺癌	上葉肺大細胞癌	上葉肺扁平上皮癌
上葉非小細胞肺癌	上腕悪性線維性組織球腫	上腕悪性軟部腫瘍
上腕横紋筋肉腫	上腕滑膜肉腫	上腕脂肪肉腫
上腕線維肉腫	上腕淡明細胞肉腫	上腕胞巣状軟部肉腫
上腕類上皮肉腫	食道悪性間葉系腫瘍	食道悪性黒色腫
食道横紋筋肉腫	食道カルチノイド	食道癌
食道癌骨転移	食道癌肉腫	食道基底細胞癌
食道偽肉腫	食道脂肪肉腫	食道消化管間質腫瘍
食道小細胞癌	食道腺癌	食道腺様のう胞癌
食道粘表皮癌	食道表在癌	食道平滑筋肉腫
食道未分化癌	痔瘻癌	腎悪性腫瘍
腎盂癌	腎盂腺癌	腎盂乳頭状癌
腎盂尿路上皮癌	腎盂扁平上皮癌	腎カルチノイド

	腎癌	腎癌骨転移	神経芽腫
	神経膠腫	神経障害性疼痛	神経線維肉腫
	進行性前立腺癌	進行乳癌	唇交連癌
	腎細胞癌	腎周囲脂肪肉腫	心臓悪性腫瘍
	心臓横紋筋肉腫	心臓血管肉腫	心臓脂肪肉腫
	心臓線維肉腫	心臓粘液肉腫	身体痛
	腎肉腫	膵芽腫	膵癌
	膵管癌	膵管内管状腺癌	膵管内乳頭粘液性腺癌
	膵脂肪肉腫	膵漿液性のう胞腺癌	膵腺房細胞癌
	膵臓癌骨転移	膵体部癌	膵頭部カルチノイド
	膵頭部癌	膵内胆管癌	膵粘液性のう胞腺癌
	膵尾部癌	髄膜癌腫症	髄膜白血病
	スキルス胃癌	星細胞腫	精索脂肪肉腫
	精索肉腫	星状芽細胞腫	精上皮腫
	成人T細胞白血病骨髄浸潤	精巣横紋筋肉腫	精巣癌
	精巣奇形癌	精巣奇形腫	精巣絨毛癌
	精巣上体癌	精巣胎児性癌	精巣肉腫
	精巣胚細胞腫瘍	精巣卵黄のう腫瘍	精巣卵のう腫瘍
	精母細胞腫	声門下癌	声門癌
	声門上癌	脊索腫	脊髄播種
	脊椎転移	舌縁癌	舌下腺癌
	舌下面癌	舌癌	舌根部癌
	舌脂肪肉腫	舌尖癌	舌背癌
	線維脂肪肉腫	線維肉腫	前縦隔悪性腫瘍
	全身性転移性癌	全身痛	前頭洞癌
	前頭部転移性腫瘍	前頭葉悪性腫瘍	前頭葉膠芽腫
	前頭葉神経膠腫	前頭葉星細胞腫	前頭葉退形成性星細胞腫
	前立腺横紋筋肉腫	前立腺癌	前立腺癌骨転移
	前立腺癌再発	前立腺小細胞癌	前立腺神経内分泌癌
	前立腺肉腫	前腕悪性線維性組織球腫	前腕悪性軟部腫瘍
	前腕横紋筋肉腫	前腕滑膜肉腫	前腕線維肉腫
	前腕胞巣状軟部肉腫	前腕類上皮肉腫	早期胃癌
	早期食道癌	総胆管癌	側頭部転移性腫瘍
	側頭葉悪性腫瘍	側頭葉膠芽腫	側頭葉神経膠腫
	側頭葉星細胞腫	側頭葉退形成性星細胞腫	側頭葉毛様細胞性星細胞腫
た	第4脳室上衣腫	大陰唇癌	退形成性上衣腫
	退形成性星細胞腫	胎児性癌	胎児性精巣腫瘍
	大腿骨転移性骨腫瘍	大唾液腺癌	大腸カルチノイド
	大腸癌	大腸癌骨転移	大腸肉腫
	大腸粘液癌	大動脈周囲リンパ節転移	大脳悪性腫瘍
	大脳深部神経膠腫	大脳深部転移性腫瘍	大網脂肪肉腫
	大網消化管間質腫瘍	唾液腺癌	多発性癌転移
	多発性骨髄腫骨髄浸潤	多発性神経膠腫	胆管癌
	男性性器癌	胆のうカルチノイド	胆のう癌
	胆のう管癌	胆のう肉腫	淡明細胞肉腫
	腟悪性黒色腫	腟癌	中咽頭癌
	中咽頭側壁癌	中咽頭肉腫	中耳悪性腫瘍
	中縦隔悪性腫瘍	虫垂癌	虫垂杯細胞カルチノイド
	中枢神経障害性疼痛	中脳神経膠腫	肘部滑膜肉腫
	中部食道癌	肘部線維肉腫	中部胆管癌
	肘部類上皮肉腫	中葉小細胞肺癌	中葉肺癌
	中葉肺腺癌	中葉肺大細胞癌	中葉肺扁平上皮癌
	中葉非小細胞肺癌	腸間膜悪性腫瘍	腸間膜脂肪肉腫
	腸間膜消化管間質腫瘍	腸間膜肉腫	腸間膜平滑筋肉腫
	蝶形骨洞癌	腸骨リンパ節転移	聴神経膠腫
	直腸S状部結腸癌	直腸悪性黒色腫	直腸カルチノイド
	直腸癌	直腸癌骨転移	直腸癌術後再発
	直腸癌穿孔	直腸脂肪肉腫	直腸消化管間質腫瘍
	直腸平滑筋肉腫	手軟部悪性腫瘍	転移性下顎癌
	転移性肝癌	転移性肝腫瘍	転移性胸膜腫瘍
	転移性口腔癌	転移性黒色腫	転移性骨腫瘍

	転移性骨腫瘍による大腿骨骨折	転移性縦隔腫瘍	転移性十二指腸癌
	転移性腫瘍	転移性消化器腫瘍	転移性上顎癌
	転移性小腸腫瘍	転移性腎腫瘍	転移性膵腫瘍
	転移性舌癌	転移性頭蓋骨腫瘍	転移性脳腫瘍
	転移性肺癌	転移性肺腫瘍	転移性脾腫瘍
	転移性皮膚腫瘍	転移性副腎腫瘍	転移性腹壁腫瘍
	転移性扁平上皮癌	転移性卵巣癌	テント上下転移性腫瘍
	頭蓋骨悪性腫瘍	頭蓋骨骨肉腫	頭蓋底骨肉腫
	頭蓋底脊索腫	頭蓋内胚細胞腫瘍	頭蓋部脊索腫
	頭頚部癌	透析腎癌	頭頂葉悪性腫瘍
	頭頂葉膠芽腫	頭頂葉神経膠腫	頭頂葉星細胞腫
	疼痛	頭部悪性線維性組織球腫	頭部横紋筋肉腫
	頭部滑膜肉腫	頭部基底細胞癌	頭部血管肉腫
	頭部脂腺癌	頭部脂肪肉腫	頭部軟部組織悪性腫瘍
	頭部皮膚癌	頭部メルケル細胞癌	頭部有棘細胞癌
	頭部隆起性皮膚線維肉腫	突出痛	鈍痛
な	内耳癌	内胚葉洞腫瘍	軟口蓋癌
	軟骨肉腫	難治性疼痛	軟部悪性巨細胞腫
	軟部組織悪性腫瘍	肉腫	乳癌
	乳癌・HER2過剰発現	乳癌骨転移	乳癌再発
	乳癌皮膚転移	乳房外パジェット病	乳房下外側部乳癌
	乳房下内側部乳癌	乳房脂肪肉腫	乳房上外側部乳癌
	乳房上内側部乳癌	乳房中央部乳癌	乳房肉腫
	尿管癌	尿管口部膀胱癌	尿管尿路上皮癌
	尿道傍腺の悪性腫瘍	尿膜管癌	粘液性のう胞腺癌
	脳幹悪性腫瘍	脳幹膠芽腫	脳幹神経膠腫
	脳幹部星細胞腫	脳室悪性腫瘍	脳室上衣腫
は	脳神経悪性腫瘍	脳胚細胞腫瘍	肺芽腫
	肺カルチノイド	肺癌	肺癌骨転移
	肺癌肉腫	肺癌による閉塞性肺炎	胚細胞腫
	肺腺癌	肺腺扁平上皮癌	肺腺様のう胞癌
	肺大細胞癌	肺大細胞神経内分泌癌	肺肉腫
	肺粘表皮癌	肺扁平上皮癌	肺胞上皮癌
	肺未分化癌	肺門部小細胞癌	肺門部腺癌
	肺門部大細胞癌	肺門部肺癌	肺門部非小細胞癌
	肺門部扁平上皮癌	肺門リンパ節転移	馬尾上衣腫
	バレット食道癌	パンコースト症候群	鼻咽腔癌
	鼻腔癌	脾脂肪肉腫	非小細胞肺癌
	鼻前庭癌	鼻中隔癌	脾の悪性腫瘍
	皮膚悪性腫瘍	皮膚悪性線維性組織球腫	皮膚癌
	皮膚脂肪肉腫	皮膚線維肉腫	皮膚疼痛症
	皮膚白血病	皮膚付属器癌	びまん性星細胞腫
	脾門部リンパ節転移	披裂喉頭蓋ひだ喉頭面癌	副咽頭間隙悪性腫瘍
	腹腔内リンパ節の悪性腫瘍	腹腔リンパ節転移	副甲状腺悪性腫瘍
	副甲状腺癌	副腎悪性腫瘍	副腎癌
	副腎神経芽腫	副腎髄質の悪性腫瘍	副腎皮質癌
	副腎皮質の悪性腫瘍	副鼻腔癌	腹部悪性腫瘍
	腹部食道癌	腹部神経芽腫	腹膜悪性腫瘍
	腹膜癌	ぶどう膜悪性黒色腫	噴門癌
	平滑筋肉腫	扁桃窩癌	扁桃癌
	扁桃肉腫	膀胱円蓋部膀胱癌	膀胱癌
	膀胱頚部膀胱癌	膀胱後壁部膀胱癌	膀胱三角部膀胱癌
	膀胱前壁部膀胱癌	膀胱側壁部膀胱癌	膀胱肉腫
	膀胱尿路上皮癌	膀胱扁平上皮癌	傍骨性骨肉腫
	放散痛	紡錘形細胞肉腫	胞巣状軟部肉腫
ま	乏突起神経膠腫	末期癌	末梢神経悪性腫瘍
	末梢神経障害性疼痛	脈絡膜悪性黒色腫	メルケル細胞癌
	盲腸カルチノイド	盲腸癌	毛包癌
	網膜芽細胞腫	網膜膠腫	毛様細胞性星細胞腫
や	毛様体悪性腫瘍	ユーイング肉腫	有棘細胞癌
	幽門癌	幽門前庭部癌	腰椎転移

フ

ら	卵黄のう腫瘍	卵管癌	卵巣カルチノイド
	卵巣癌	卵巣癌全身転移	卵巣癌肉腫
	卵巣絨毛癌	卵巣胎児性癌	卵巣肉腫
	卵巣胚細胞腫瘍	卵巣未分化胚細胞腫	卵巣卵黄のう腫瘍
	卵巣類皮のう胞癌	隆起性皮膚線維肉腫	輪状後部癌
	リンパ管肉腫	リンパ性白血病骨髄浸潤	類上皮肉腫
	肋骨転移		
△	辺縁系脳炎		

効能効果に関連する使用上の注意

(1)本剤は，他のオピオイド鎮痛剤が一定期間投与され，忍容性が確認された患者で，かつオピオイド鎮痛剤の継続的な投与を必要とする癌性疼痛及び慢性疼痛の管理にのみ使用すること。

(2)慢性疼痛の原因となる器質的病変，心理的・社会的要因，依存リスクを含めた包括的な診断を行い，本剤の使用の適否を慎重に判断すること。

用法用量　本剤は，オピオイド鎮痛剤から切り替えて使用する。通常，成人に対し胸部，腹部，上腕部，大腿部等に貼付し，1日(約24時間)毎に貼り替えて使用する。

初回貼付用量は本剤貼付前に使用していたオピオイド鎮痛剤の用法用量を勘案して，1mg，2mg，4mg，6mgのいずれかの用量を選択する。

その後の貼付用量は患者の症状や状態により適宜増減する。

用法用量に関連する使用上の注意

(1)初回貼付用量

初回貼付用量として，フェントステープ8mgは推奨されない(初回貼付用量として6mgを超える使用経験は少ない)。初回貼付用量を選択する換算表は，経口モルヒネ量60mg/日(坐剤の場合30mg/日，注射の場合20mg/日)，経口オキシコドン量40mg/日，フェンタニル経皮吸収型製剤(3日貼付型製剤)4.2mg(25μg/hr；フェンタニル0.6mg/日)，経口コデイン量180mg/日以上に対して本剤2mgへ切り替えるものとして設定している。

なお，初回貼付用量は換算表に基づく適切な用量を選択し，過量投与にならないよう注意すること。

換算表(オピオイド鎮痛剤から本剤へ切り替える際の推奨貼付用量)

［癌性疼痛における切り替え］

フェントステープ1日貼付用量			1mg	2mg	4mg	6mg
定常状態における推定平均吸収量(フェンタニルとして)注)			0.3mg/日	0.6mg/日	1.2mg/日	1.8mg/日
本剤使用前の鎮痛剤	モルヒネ	経口剤(mg/日)	≦29	30～89	90～149	150～209
		坐剤(mg/日)	≦10	20～40	50～70	80～100
		注射剤/静脈内投与(mg/日)	≦9	10～29	30～49	50～69
	オキシコドン経口剤(mg/日)		≦19	20～59	60～99	100～139
	フェンタニル経皮吸収型製剤(3日貼付型製剤；貼付用量mg)		2.1	4.2	8.4	12.6

注)フェントステープ8mgは，初回貼付用量としては推奨されないが，定常状態における推定平均吸収量は，フェンタニルとして2.4mg/日に相当する。

換算表(オピオイド鎮痛剤から本剤へ切り替える際の推奨貼付用量)

［慢性疼痛における切り替え］

フェントステープ1日貼付用量		1mg	2mg	4mg	6mg
定常状態における推定平均吸収量(フェンタニルとして)注)		0.3mg/日	0.6mg/日	1.2mg/日	1.8mg/日
本剤使用前の鎮痛剤	モルヒネ経口剤(mg/日)	≦29	30～89	90～149	150～209
	フェンタニル経皮吸収型製剤(3日貼付型製剤；貼付用量mg)	2.1	4.2	8.4	12.6
	コデイン経口剤(mg/日)	≦179	180～	―	―

注)フェントステープ8mgは，初回貼付用量としては推奨されないが，定常状態における推定平均吸収量は，フェンタニルとして2.4mg/日に相当する。

(2)初回貼付時

本剤初回貼付後少なくとも2日間は増量を行わないこと。他のオピオイド鎮痛剤から本剤に初めて切り替えた場合，フェンタニルの血中濃度が徐々に上昇するため，鎮痛効果が得られるまで時間を要する。そのため，下記の［使用方法例］を参考に，切り替え前に使用していたオピオイド鎮痛剤の投与を行うことが望ましい。

［使用方法例］

使用していたオピオイド鎮痛剤*の投与回数	オピオイド鎮痛剤の使用方法例
1日1回	投与12時間後に本剤の貼付を開始する。
1日2～3回	本剤の貼付開始と同時に1回量を投与する。
1日4～6回	本剤の貼付開始と同時及び4～6時間後に1回量を投与する。
持続投与	本剤の貼付開始後6時間まで継続して持続投与する。

＊経皮吸収型製剤を除く

患者により上記表の［使用方法例］では，十分な鎮痛効果が得られない場合がある。患者の状態を観察し，本剤の鎮痛効果が得られるまで，適時オピオイド鎮痛剤の追加投与(レスキュー)により鎮痛をはかること。1回の追加投与量として，本剤の切り替え前に使用していたオピオイド鎮痛剤が経口剤又は坐剤の場合は1日投与量の1/6量を，注射剤の場合は1/12量を目安として投与すること。この場合，速効性のオピオイド鎮痛剤を使用することが望ましい。

(3)用量調整と維持

①疼痛増強時における処置：本剤貼付中に痛みが増強した場合や疼痛が管理されている患者で突出痛(一時的にあらわれる強い痛み)が発現した場合には，直ちにオピオイド鎮痛剤の追加投与(レスキュー)により鎮痛をはかること。1回の追加投与量として，本剤の切り替え前に使用していたオピオイド鎮痛剤が経口剤又は坐剤の場合は1日投与量の1/6量を，注射剤の場合は1/12量を目安として投与すること。この場合，速効性のオピオイド鎮痛剤を使用することが望ましい。

②増量

本剤初回貼付後及び増量後少なくとも2日間は増量を行わないこと。［連日の増量を行うことによって呼吸抑制が発現することがある。］

鎮痛効果が得られるまで患者毎に用量調整を行うこと。鎮痛効果が十分得られない場合は，追加投与(レスキュー)された鎮痛剤の1日投与量及び疼痛程度を考慮し，本剤を1mg(0.3mg/日)又は2mg(0.6mg/日)ずつ増量する。ただし，1mgから増量する場合は2mgに増量する。なお，本剤の1回の貼付用量が24mg(7.2mg/日)を超える場合は，他の方法を考慮すること。

③減量：連用中における急激な減量は，退薬症候があらわれることがあるので行わないこと。副作用等により減量する場合は，十分に観察を行いながら慎重に減量すること。

④使用の継続：慢性疼痛患者において，本剤貼付開始後4週間を経過してもなお期待する効果が得られない場合は，他の適切な治療への変更を検討すること。また，定期的に症状及び

効果を確認し，使用の継続の必要性について検討すること。

(4)使用の中止

①本剤の使用を必要としなくなった場合には，退薬症候の発現を防ぐために徐々に減量すること。

②本剤の使用を中止し，他のオピオイド鎮痛剤に変更する場合は，本剤剥離後の血中フェンタニル濃度が50%に減少するのに17時間以上(16.75～45.07時間)かかることから，他のオピオイド鎮痛剤の投与は低用量から開始し，患者の状態を観察しながら適切な鎮痛効果が得られるまで漸増すること。

警告 本剤貼付部位の温度が上昇するとフェンタニルの吸収量が増加し，過量投与になり，死に至るおそれがある。本剤貼付中は，外部熱源への接触，熱い温度での入浴等を避けること。発熱時には患者の状態を十分に観察し，副作用の発現に注意すること。

禁忌 本剤の成分に対し過敏症のある患者

フォーレン吸入麻酔液 規格：1mL[68.9円/mL]

イソフルラン アッヴィ 111

【効能効果】

全身麻酔

【対応標準病名】

該当病名なし

用法用量

導入

睡眠量の静脈麻酔薬を投与し，イソフルランと酸素もしくは酸素・亜酸化窒素混合ガスとで導入する。また，イソフルランと酸素もしくは酸素・亜酸化窒素混合ガスでも導入できる。本薬による導入では，最初0.5%から始めて徐々に濃度を上げ，手術に必要な濃度にすることが望ましい。

通常，4.0%以下の濃度で導入できる。

維持

患者の臨床徴候を観察しながら，酸素・亜酸化窒素と併用し，最小有効濃度で外科的麻酔状態を維持する。

通常，2.5%以下の濃度で維持できる。

禁忌

(1)本薬又は他のハロゲン化麻酔薬に対して過敏性のある患者

(2)血族に悪性高熱がみられた患者

エスカイン吸入麻酔液：マイラン製薬[27円/mL]

複方ヨード・グリセリン「マルイシ」 規格：10mL[1.68円/mL]

複方ヨード グリセリン 丸石 279

【効能効果】

咽頭炎，喉頭炎，扁桃炎

【対応標準病名】

◎	咽頭炎	喉頭炎	扁桃炎
○	アデノウイルス咽頭炎	アデノウイルス扁桃炎	アンギナ
	咽頭チフス	咽頭痛	インフルエンザ菌喉頭炎
	インフルエンザ菌性咽頭炎	インフルエンザ菌性喉頭気管炎	ウイルス性咽頭炎
	ウイルス性気管炎	ウイルス性扁桃炎	壊疽性咽頭炎
	エンテロウイルス性リンパ結節性咽頭炎	潰瘍性咽頭炎	下咽頭炎
	カタル性咽頭炎	化膿性喉頭炎	感染性咽頭炎
	感染性喉頭気管炎	偽膜性咽頭炎	偽膜性喉頭炎
	偽膜性扁桃炎	急性アデノイド咽頭炎	急性アデノイド扁桃炎
	急性咽頭炎	急性壊疽性喉頭炎	急性壊疽性扁桃炎
	急性潰瘍性喉頭炎	急性潰瘍性扁桃炎	急性カタル性気管炎
	急性化膿性咽頭炎	急性化膿性扁桃炎	急性気管炎
	急性喉頭炎	急性喉頭気管炎	急性声帯炎
	急性声門下喉頭炎	急性腺窩性扁桃炎	急性浮腫性喉頭炎
	急性扁桃炎	喉頭周囲炎	コクサッキーウイルス咽頭炎
	習慣性アンギナ	習慣性扁桃炎	出血性気管炎
	上咽頭炎	水痘後急性扁桃炎	水疱性咽頭炎
	舌扁桃炎	腺窩性アンギナ	肺炎球菌性咽頭炎
	敗血症性咽頭炎	ぶどう球菌性咽頭炎	ぶどう球菌性扁桃炎
	ヘルペスウイルス性咽頭炎	扁桃性アンギナ	扁桃チフス
	膜性咽頭炎	慢性扁桃炎	淋菌性咽頭炎
	連鎖球菌気管炎	連鎖球菌性アンギナ	連鎖球菌性咽頭炎
	連鎖球菌性喉頭炎	連鎖球菌性喉頭気管炎	連鎖球菌性扁桃炎

用法用量 症状に応じ，適宜適量を患部に塗布する。

禁忌 本剤又はヨウ素に対し過敏症の既往歴のある患者

併用禁忌

薬剤名等	臨床症状・措置方法	機序・危険因子
水銀剤	ヨウ化水銀の毒性(腹痛，嘔吐，下痢，皮膚の炎症等)があらわれるおそれがある。	ヨウ化水銀を発生させるおそれがある。

複方ヨード・グリセリンFM：フヂミ製薬所[1.68円/mL]，複方ヨード・グリセリン「ケンエー」：健栄[1.68円/mL]，複方ヨード・グリセリン「コザカイ・M」：小堺[1.35円/mL]，複方ヨード・グリセリン「昭和」(M)：昭和製薬[1.35円/mL]，複方ヨード・グリセリン「東豊」：東豊薬品[1.68円/mL]，複方ヨード・グリセリン「ニッコー」：日興[1.59円/mL]，複方ヨード・グリセリン「ヤクハン」：ヤクハン[1.68円/mL]，複方ヨード・グリセリン「ヤマゼン」M：山善[1.46円/mL]，複方ヨードグリセリン「ヨシダ」：吉田[1.68円/mL]

フシジンレオ軟膏2% 規格：20mg1g[18.4円/g]

フシジン酸ナトリウム 第一三共 263

【効能効果】

〈適応菌種〉本剤に感性のブドウ球菌属

〈適応症〉表在性皮膚感染症，深在性皮膚感染症，慢性膿皮症，外傷・熱傷及び手術創等の二次感染

【対応標準病名】

◎	外傷	挫創	術後創部感染
	創傷	創傷感染症	熱傷
	皮膚感染症	慢性膿皮症	裂傷
	裂創		
○ あ	アキレス腱筋腱移行部断裂	アキレス腱挫傷	アキレス腱挫創
	アキレス腱切創	アキレス腱断裂	アキレス腱部分断裂
	足異物	足開放創	足挫創
	足切創	足第1度熱傷	足第2度熱傷
	足第3度熱傷	足熱傷	亜脱臼
	圧挫傷	圧挫創	圧迫骨折
	圧迫神経炎	アルカリ腐蝕	胃腸管熱傷
	犬咬創	胃熱傷	陰茎開放創
	陰茎挫創	陰茎折症	陰茎第1度熱傷
	陰茎第2度熱傷	陰茎第3度熱傷	陰茎熱傷
	陰茎裂創	咽頭熱傷	陰のう開放創
	陰のう第1度熱傷	陰のう第2度熱傷	陰のう第3度熱傷
	陰のう熱傷	陰のう裂創	陰部切創
	会陰第1度熱傷	会陰第2度熱傷	会陰第3度熱傷
	会陰熱傷	会陰部化膿創	会陰裂傷
	腋窩第1度熱傷	腋窩第2度熱傷	腋窩第3度熱傷
	腋窩熱傷	横骨折	汚染擦過創
か	汚染創	外陰開放創	外陰第1度熱傷
	外陰第2度熱傷	外陰第3度熱傷	外陰熱傷
	外陰部挫創	外陰部切創	外陰部裂傷
	外耳開放創	外耳道創傷	外耳部外傷性腫脹
	外耳部外傷性皮下異物	外耳部割創	外耳部貫通創
	外耳部咬創	外耳部挫傷	外耳部挫創
	外耳部擦過創	外耳部刺創	外耳部切創

外耳部創傷	外耳部打撲傷	外耳部虫刺傷
外耳部皮下血腫	外耳部皮下出血	外傷後早期合併症
外傷性一過性麻痺	外傷性咬合	外傷性硬膜動静脈瘻
外傷性脊髄出血	外傷性切断	外傷性動静脈瘻
外傷性動脈血腫	外傷性動脈瘤	外傷性脳圧迫
外傷性脳圧迫・頭蓋内に達する開放創合併あり	外傷性脳圧迫・頭蓋内に達する開放創合併なし	外傷性脳症
外傷性破裂	外傷性皮下血腫	開放骨折
開放性外傷性脳圧迫	開放性陥没骨折	開放性胸膜損傷
開放性脱臼	開放性脱臼骨折	開放性脳挫創
開放性脳底部挫傷	開放性びまん性脳損傷	開放性粉砕骨折
開放創	下咽頭熱傷	化学外傷
下顎開放創	下顎割創	下顎貫通創
下顎口唇挫創	下顎咬創	下顎挫傷
下顎挫創	下顎擦過創	下顎刺創
下顎切創	下顎創傷	下顎打撲傷
下顎熱傷	下顎皮下血腫	下顎部挫傷
下顎部第１度熱傷	下顎部第２度熱傷	下顎部第３度熱傷
下顎部打撲傷	下顎部皮膚欠損創	下顎裂創
踵裂創	顎関節部開放創	顎関節部割創
顎関節部貫通創	顎関節部咬創	顎関節部挫傷
顎関節部挫創	顎関節部擦過創	顎関節部刺創
顎関節部切創	顎関節部創傷	顎関節部打撲傷
顎関節部皮下血腫	顎関節部裂創	角結膜腐蝕
顎部挫傷	顎部打撲傷	角膜アルカリ化学熱傷
角膜酸化学熱傷	角膜酸性熱傷	角膜熱傷
下肢第１度熱傷	下肢第２度熱傷	下肢第３度熱傷
下肢熱傷	下腿汚染創	下腿開放創
下腿挫創	下腿切創	下腿足部熱傷
下腿熱傷	下腿皮膚欠損創	下腿部第１度熱傷
下腿部第２度熱傷	下腿部第３度熱傷	下腿裂創
割創	下半身第１度熱傷	下半身第２度熱傷
下半身第３度熱傷	下半身熱傷	下腹部第１度熱傷
下腹部第２度熱傷	下腹部第３度熱傷	眼黄斑部裂孔
眼化学熱傷	眼窩部挫創	眼窩裂傷
眼球熱傷	眼瞼外傷性腫脹	眼瞼外傷性皮下異物
眼瞼開放創	眼瞼化学熱傷	眼瞼割創
眼瞼貫通創	眼瞼咬創	眼瞼挫創
眼瞼擦過創	眼瞼刺創	眼瞼切創
眼瞼創傷	眼瞼第１度熱傷	眼瞼第２度熱傷
眼瞼第３度熱傷	眼瞼虫刺傷	眼瞼熱傷
眼瞼裂創	環指圧挫傷	環指挫傷
環指挫創	環指切創	環指剥皮創
環指皮膚欠損創	眼周囲化学熱傷	眼周囲第１度熱傷
眼周囲第２度熱傷	眼周囲第３度熱傷	眼周囲部外傷性腫脹
眼周囲部外傷性皮下異物	眼周囲部開放創	眼周囲部割創
眼周囲部貫通創	眼周囲部咬創	眼周囲部挫創
眼周囲部擦過創	眼周囲部刺創	眼周囲部切創
眼周囲部創傷	眼周囲部虫刺傷	眼周囲部裂創
関節血腫	関節骨折	関節挫傷
関節打撲	完全骨折	完全脱臼
貫通刺創	貫通銃創	貫通性挫滅創
貫通創	眼熱傷	眼部外傷性腫脹
眼部外傷性皮下異物	眼部割創	眼部貫通創
眼部咬創	眼部挫創	眼部擦過創
眼部刺創	眼部切創	眼部創傷
眼部虫刺傷	眼部裂創	陥没骨折
顔面汚染創	顔面開放創	顔面割創
顔面貫通創	顔面咬創	顔面挫傷
顔面挫創	顔面擦過創	顔面刺創
顔面切創	顔面創傷	顔面搔創
顔面損傷	顔面第１度熱傷	顔面第２度熱傷
顔面第３度熱傷	顔面多発開放創	顔面多発割創

顔面多発貫通創	顔面多発咬創	顔面多発挫傷
顔面多発挫創	顔面多発擦過創	顔面多発刺創
顔面多発切創	顔面多発創傷	顔面多発打撲傷
顔面多発虫刺傷	顔面多発皮下血腫	顔面多発皮下出血
顔面多発裂創	顔面打撲傷	顔面熱傷
顔面皮下血腫	顔面皮膚欠損創	顔面裂創
気管熱傷	気道熱傷	胸腔熱傷
頬粘膜咬傷	頬粘膜咬創	胸部汚染創
胸部外傷	頬部開放創	頬部割創
頬部貫通創	頬部咬創	頬部挫傷
胸部挫創	頬部挫創	頬部擦過創
頬部刺創	胸部上腕熱傷	胸部切創
頬部切創	頬部創傷	胸部損傷
胸部第１度熱傷	頬部第１度熱傷	胸部第２度熱傷
頬部第２度熱傷	胸部第３度熱傷	頬部第３度熱傷
頬部打撲傷	胸部熱傷	頬部皮下血腫
胸部皮膚欠損創	頬部皮膚欠損創	頬部裂創
胸壁開放創	胸壁刺創	胸膜損傷・胸腔に達する開放創合併あり
胸膜裂創	棘刺創	魚咬創
亀裂骨折	筋損傷	筋断裂
筋肉内血腫	躯幹薬傷	屈曲骨折
頚管破裂	脛骨顆部割創	頚部開放創
頚部挫創	頚部切創	頚部第１度熱傷
頚部第２度熱傷	頚部第３度熱傷	頚部熱傷
頚部膿疱	頚部皮膚欠損創	血管切断
血管損傷	血腫	結膜熱傷
結膜のうアルカリ化学熱傷	結膜のう酸化学熱傷	結膜腐蝕
肩甲間部第１度熱傷	肩甲間部第２度熱傷	肩甲間部第３度熱傷
肩甲間部熱傷	肩甲部第１度熱傷	肩甲部第２度熱傷
肩甲部第３度熱傷	肩甲部熱傷	腱切創
腱損傷	腱断裂	肩部第１度熱傷
肩部第２度熱傷	肩部第３度熱傷	腱部分断裂
腱裂傷	高エネルギー外傷	口蓋挫傷
口腔外傷性異物	口腔外傷性腫脹	口腔挫傷
口腔擦過創	口腔切創	口腔第１度熱傷
口腔第２度熱傷	口腔第３度熱傷	口腔打撲傷
口腔内血腫	口腔熱傷	口腔粘膜咬傷
口腔粘膜咬創	後出血	紅色陰癬
口唇外傷性異物	口唇外傷性腫脹	口唇外傷性皮下異物
口唇開放創	口唇割創	口唇貫通創
口唇咬傷	口唇咬創	口唇挫傷
口唇挫創	口唇擦過創	口唇刺創
口唇切創	口唇創傷	口唇第１度熱傷
口唇第２度熱傷	口唇第３度熱傷	口唇打撲傷
口唇虫刺傷	口唇熱傷	口唇皮下血腫
口唇皮下出血	口唇裂創	溝創
咬創	喉頭外傷	喉頭損傷
喉頭熱傷	後頭部外傷	後頭部割創
後頭部挫傷	後頭部挫創	後頭部切創
後頭部打撲傷	後頭部裂創	広範性軸索損傷
広汎性神経損傷	後方脱臼	硬膜損傷
硬膜裂傷	肛門第１度熱傷	肛門第２度熱傷
肛門第３度熱傷	肛門熱傷	肛門裂創
骨折	骨盤部裂創	昆虫咬創
さ 昆虫刺傷	コントル・クー損傷	臍周囲炎
採皮創	挫傷	擦過創
擦過皮下血腫	挫滅傷	挫滅創
酸腐蝕	耳介外傷性異物	耳介外傷性腫脹
耳介外傷性皮下異物	耳介開放創	耳介割創
耳介貫通創	耳介咬創	耳介挫傷
耳介挫創	耳介擦過創	耳介刺創
耳介切創	耳介創傷	耳介打撲傷
耳介虫刺傷	耳介皮下血腫	耳介皮下出血

フ

耳介部第1度熱傷	耳介部第2度熱傷	耳介部第3度熱傷
趾開放創	耳介裂創	耳下腺部打撲
趾化膿創	指間切創	趾間切創
子宮頚管裂傷	子宮頚部環状剥離	子宮熱傷
刺咬症	趾挫創	示指MP関節挫傷
示指PIP開放創	示指割創	示指化膿創
四肢挫傷	示指挫傷	示指挫創
示指刺創	四肢静脈損傷	示指切創
四肢第1度熱傷	四肢第2度熱傷	四肢第3度熱傷
四肢動脈損傷	四肢熱傷	示指皮膚欠損創
耳前部挫創	刺創	趾第1度熱傷
趾第2度熱傷	趾第3度熱傷	膝蓋部挫創
膝下部挫創	膝窩部銃創	膝関節部異物
膝関節部挫創	膝部異物	膝部開放創
膝部割創	膝部咬創	膝部挫創
膝部切創	膝部第1度熱傷	膝部第2度熱傷
膝部第3度熱傷	膝部裂創	歯肉挫傷
趾熱傷	斜骨折	射創
尺骨近位端骨折	尺骨鉤状突起骨折	手圧挫傷
縦骨折	銃自殺未遂	銃創
重複骨折	手関節挫滅傷	手関節挫滅創
手関節掌側部挫創	手関節部挫創	手関節部切創
手関節部創傷	手関節部第1度熱傷	手関節部第2度熱傷
手関節部第3度熱傷	手関節部裂創	手指圧挫傷
手指汚染創	手指開放創	手指咬創
種子骨開放骨折	種子骨骨折	手指挫傷
手指挫創	手指挫滅傷	手指挫滅創
手指刺創	手指切創	手指第1度熱傷
手指第2度熱傷	手指第3度熱傷	手指打撲傷
手指端熱傷	手指熱傷	手指剥皮創
手指皮下血腫	手指皮膚欠損創	手術創部膿瘍
手術創離開	手掌挫創	手掌刺創
手掌切創	手掌第1度熱傷	手掌第2度熱傷
手掌第3度熱傷	手掌熱傷	手掌剥皮創
手掌皮膚欠損創	手背第1度熱傷	手背第2度熱傷
手背第3度熱傷	手背熱傷	手背皮膚欠損創
手背部挫創	手背部切創	手部汚染創
上顎挫傷	上顎擦過創	上顎切創
上顎打撲傷	上顎皮下血腫	上顎部裂創
上口唇挫傷	踵骨部挫滅創	小指咬創
小指挫傷	小指挫創	小指切創
上肢第1度熱傷	上肢第2度熱傷	上肢第3度熱傷
硝子体切断	上肢熱傷	小指皮膚欠損創
焼身自殺未遂	上唇小帯裂創	小膿疱性皮膚炎
上半身第1度熱傷	上半身第2度熱傷	上半身第3度熱傷
上半身熱傷	踵部第1度熱傷	踵部第2度熱傷
踵部第3度熱傷	上腕汚染創	上腕貫通銃創
上腕挫創	上腕第1度熱傷	上腕第2度熱傷
上腕第3度熱傷	上腕熱傷	上腕皮膚欠損創
上腕部開放創	食道熱傷	処女膜裂傷
神経根ひきぬき損傷	神経切断	神経叢損傷
神経叢不全損傷	神経損傷	神経断裂
針刺創	靱帯ストレイン	靱帯損傷
靱帯断裂	靱帯捻挫	靱帯裂傷
ストレイン	精巣開放創	精巣熱傷
精巣破裂	舌咬傷	切創
切断	舌熱傷	前額部外傷性腫脹
前額部外傷性皮下異物	前額部開放創	前額部割創
前額部貫通創	前額部咬創	前額部挫創
前額部擦過創	前額部刺創	前額部切創
前額部創傷	前額部第1度熱傷	前額部第2度熱傷
前額部第3度熱傷	前額部虫刺傷	前額部虫刺症
前額部皮膚欠損創	前額部裂創	前胸部挫創
前胸部第1度熱傷	前胸部第2度熱傷	前胸部第3度熱傷

前胸部熱傷	前頚頭頂部挫創	仙骨部挫創
仙骨部皮膚欠損創	線状骨折	全身挫傷
全身擦過創	全身第1度熱傷	全身第2度熱傷
全身第3度熱傷	全身熱傷	穿通創
前頭部割創	前頭部挫傷	前頭部挫創
前頭部切創	前頭部打撲傷	前頭部皮膚欠損創
前方脱臼	前腕汚染創	前腕開放創
前腕咬創	前腕挫創	前腕刺創
前腕手部熱傷	前腕切創	前腕第1度熱傷
前腕第2度熱傷	前腕第3度熱傷	前腕熱傷
前腕皮膚欠損創	前腕裂創	爪下異物
爪下挫滅傷	爪下挫滅創	掻創
足関節第1度熱傷	足関節第2度熱傷	足関節第3度熱傷
足関節内果部挫創	足関節熱傷	足関節部挫創
側胸部第1度熱傷	側胸部第2度熱傷	側胸部第3度熱傷
足底異物	足底熱傷	足底部咬創
足底部刺創	足底部第1度熱傷	足底部第2度熱傷
足底部第3度熱傷	足底部皮膚欠損創	側頭部割創
側頭部挫創	側頭部切創	側頭部打撲傷
側頭部皮下血腫	足背部挫創	足背部切創
足背部第1度熱傷	足背部第2度熱傷	足背部第3度熱傷
足部汚染創	側腹部咬創	側腹部挫創
側腹部第1度熱傷	側腹部第2度熱傷	側腹部第3度熱傷
側腹壁開放創	足部皮膚欠損創	足部裂創
鼡径部開放創	鼡径部切創	鼡径部第1度熱傷
鼡径部第2度熱傷	鼡径部第3度熱傷	鼡径部熱傷

た

損傷	第1度熱傷	第1度腐蝕
第2度熱傷	第2度腐蝕	第3度熱傷
第3度腐蝕	第4度熱傷	第5趾皮膚欠損創
体幹第1度熱傷	体幹第2度熱傷	体幹第3度熱傷
体幹熱傷	大腿汚染創	大腿咬創
大腿挫創	大腿熱傷	大腿皮膚欠損創
大腿部開放創	大腿部刺創	大腿部切創
大腿部第1度熱傷	大腿部第2度熱傷	大腿部第3度熱傷
大腿裂創	大転子部挫創	体表面積10%未満の熱傷
体表面積10－19%の熱傷	体表面積20－29%の熱傷	体表面積30－39%の熱傷
体表面積40－49%の熱傷	体表面積50－59%の熱傷	体表面積60－69%の熱傷
体表面積70－79%の熱傷	体表面積80－89%の熱傷	体表面積90%以上の熱傷
脱臼	脱臼骨折	多発性外傷
多発性開放創	多発性咬創	多発性昆虫咬創
多発性挫傷	多発性擦過創	多発性切創
多発性穿刺創	多発性第1度熱傷	多発性第2度熱傷
多発性第3度熱傷	多発性熱傷	多発性膿疱症
多発性皮下出血	多発性非熱傷性水疱	多発性表在損傷
多発性裂創	打撲割創	打撲血腫
打撲挫創	打撲擦過創	打撲傷
打撲皮下血腫	単純脱臼	腟開放創
腟熱傷	腟裂傷	肘関節骨折
肘関節挫創	肘関節脱臼骨折	肘関節部開放創
中指咬創	中指挫傷	中指挫創
中指刺創	中指切創	中指皮膚欠損創
中手骨関節部挫創	中枢神経系損傷	肘頭骨折
肘部挫創	肘部切創	肘部第1度熱傷
肘部第2度熱傷	肘部第3度熱傷	肘部皮膚欠損創
手開放創	手咬創	手挫創
手刺創	手切創	手第1度熱傷
手第2度熱傷	手第3度熱傷	手熱傷
転位性骨折	殿部異物	殿部開放創
殿部咬創	殿部刺創	殿部切創
殿部第1度熱傷	殿部第2度熱傷	殿部第3度熱傷
殿部熱傷	殿部皮膚欠損創	殿部裂創
頭頂部挫傷	頭頂部挫創	頭頂部擦過創

	頭頂部切創	頭頂部打撲傷	頭頂部裂創
	頭皮外傷性腫脹	頭皮開放創	頭皮下血腫
	頭皮剥離	頭皮表在損傷	頭部異物
	頭部外傷性皮下異物	頭部外傷性皮下気腫	頭部開放創
	頭部割創	頭部頚部挫傷	頭部頚部挫創
	頭部頚部打撲傷	頭部血腫	頭部挫傷
	頭部挫創	頭部擦過創	頭部刺創
	頭部切創	頭部第１度熱傷	頭部第２度熱傷
	頭部第３度熱傷	頭部多発開放創	頭部多発割創
	頭部多発咬創	頭部多発挫傷	頭部多発挫創
	頭部多発擦過創	頭部多発刺創	頭部多発切創
	頭部多発創傷	頭部多発打撲傷	頭部多発皮下血腫
	頭部多発裂創	頭部打撲	頭部打撲血腫
	頭部打撲傷	頭部虫刺傷	動物咬創
	頭部熱傷	頭部皮下異物	頭部皮下血腫
	頭部皮下出血	頭部皮膚欠損創	頭部裂創
	動脈損傷	特発性関節脱臼	飛び降り自殺未遂
な	飛び込み自殺未遂	内部尿路性器の熱傷	軟口蓋血腫
	軟口蓋熱傷	肉離れ	乳頭部第１度熱傷
	乳頭部第２度熱傷	乳頭部第３度熱傷	乳房第１度熱傷
	乳房第２度熱傷	乳房第３度熱傷	乳房熱傷
	乳輪部第１度熱傷	乳輪部第２度熱傷	乳輪部第３度熱傷
	猫咬創	捻挫	脳挫傷
	脳挫傷・頭蓋内に達する開放創合併あり	脳挫傷・頭蓋内に達する開放創合併なし	脳挫創
	脳挫創・頭蓋内に達する開放創合併あり	脳挫創・頭蓋内に達する開放創合併なし	脳損傷
	脳対側損傷	脳直撃損傷	脳底部挫傷
	脳底部挫傷・頭蓋内に達する開放創合併あり	脳底部挫傷・頭蓋内に達する開放創合併なし	膿皮症
は	膿疱	脳裂傷	敗血症性皮膚炎
	肺熱傷	背部第１度熱傷	背部第２度熱傷
	背部第３度熱傷	背部熱傷	爆死自殺未遂
	剥離骨折	破裂骨折	半身第１度熱傷
	半身第２度熱傷	半身第３度熱傷	皮下異物
	皮下血腫	鼻下擦過創	皮下静脈損傷
	皮下損傷	鼻根部打撲挫創	鼻根部裂創
	膝汚染創	膝皮膚欠損創	皮神経挫傷
	鼻前庭部挫創	鼻尖部挫創	鼻部外傷性腫脹
	鼻部外傷性皮下異物	鼻部開放創	眉部割創
	鼻部割創	鼻部貫通創	腓腹筋挫創
	眉部血腫	皮膚欠損創	鼻部咬創
	鼻部挫傷	鼻部挫創	鼻部擦過創
	鼻部刺創	鼻部切創	鼻部創傷
	皮膚損傷	鼻部第１度熱傷	鼻部第２度熱傷
	鼻部第３度熱傷	鼻部打撲傷	鼻部虫刺傷
	皮膚剥脱創	鼻部皮下血腫	鼻部皮下出血
	鼻部皮膚欠損創	鼻部皮膚剥離創	鼻部裂創
	びまん性脳損傷	びまん性脳損傷・頭蓋内に達する開放創合併あり	びまん性脳損傷・頭蓋内に達する開放創合併なし
	眉毛部割創	眉毛部裂創	表皮剥離
	鼻翼部切創	鼻翼部裂創	複雑脱臼
	伏針	副鼻腔開放創	腹部汚染創
	腹部刺創	腹部第１度熱傷	腹部第２度熱傷
	腹部第３度熱傷	腹部熱傷	腹部皮膚欠損創
	腹壁異物	腹壁開放創	腹壁創し開
	腹壁縫合不全	腐蝕	不全骨折
	ブラックアイ	粉砕骨折	分娩時会陰裂傷
	分娩時軟産道損傷	閉鎖性外傷性脳圧迫	閉鎖性骨折
	閉鎖性脱臼	閉鎖性脳挫創	閉鎖性脳底部挫傷
	閉鎖性びまん性脳損傷	縫合不全	放射線性熱傷
	帽状腱膜下出血	包皮挫創	包皮切創
	包皮裂創	母指球部第１度熱傷	母指球部第２度熱傷
	母指球部第３度熱傷	母指咬創	母指挫傷
	母指挫創	母趾挫創	母指示指間切創
	母指刺創	母指切創	母指第１度熱傷
	母指第２度熱傷	母指第３度熱傷	母指打撲挫創
	母指打撲傷	母指熱傷	母指皮膚欠損創
ま	母趾皮膚欠損創	母指末節部挫創	末梢血管外傷
	末梢神経損傷	眉間部挫創	眉間部裂創
	耳後部挫創	耳後部打撲傷	脈絡網膜熱傷
	盲管銃創	網膜振盪	モンテジア骨折
や	薬傷	腰部切創	腰部第１度熱傷
	腰部第２度熱傷	腰部第３度熱傷	腰部打撲挫創
ら	腰部熱傷	らせん骨折	離開骨折
	涙管損傷	涙管断裂	涙道損傷
	轢過創	裂離	裂離骨折
	若木骨折		
△	MRSA術後創部感染	医原性気胸	咽頭開放創
	咽頭創傷	横隔膜損傷	外耳部外傷性異物
	外傷性異物	外傷性横隔膜ヘルニア	外傷性眼球ろう
	外傷性耳出血	外傷性食道破裂	外耳裂創
	開放性脳損傷髄膜炎	下咽頭創傷	下顎外傷性異物
	カテーテル感染症	過労性脛部痛	眼窩創傷
	眼球損傷	眼瞼外傷性異物	眼周囲部外傷性異物
	眼部外傷性異物	眼部開放創	顔面外傷性異物
	胸管損傷	胸腺損傷	頬部外傷性異物
	胸部食道損傷	頚部食道開放創	縦隔血腫
	術後横隔膜下膿瘍	術後合併症	術後感染症
	術後血腫	術後膿瘍	術後皮下気腫
	術後腹壁膿瘍	食道損傷	心内異物
	生検後出血	声門外傷	前額部外傷性異物
	増殖性化膿性口内炎	創部膿瘍	腟断端炎
	腟断端出血	腟壁縫合不全	内視鏡検査中腸穿孔
	乳腺内異物	乳房異物	尿管切石術後感染症
	抜歯後出血	非熱傷性水疱	鼻部外傷性異物
	腹壁縫合糸膿瘍	縫合糸膿瘍	縫合不全出血
	縫合部膿瘍		

用法用量　患部を清潔にした後１日数回適量を直接患部に塗布するか又は無菌ガーゼに延ばして貼付する。

用法用量に関連する使用上の注意　本剤の使用にあたっては，原則として感受性を確認し，疾病の治療上必要な最小限の期間の使用にとどめること。

禁忌　本剤の成分に対し過敏症の既往歴のある患者

フトラフール坐剤750mg

規格：750mg1個[701.8円/個]

テガフール　　大鵬薬品　422

【効能効果】

頭頸部癌，消化器癌(胃癌，結腸・直腸癌)，乳癌，膀胱癌の自覚的・他覚的症状の寛解

【対応標準病名】

◎	胃癌	咽頭癌	咽頭上皮内癌
	下咽頭癌	下咽頭後部癌	下顎歯肉癌
	下顎歯肉頬移行部癌	顎下腺癌	下口唇基底細胞癌
	下口唇皮膚癌	下口唇有棘細胞癌	下唇癌
	下唇赤唇部癌	頬粘膜癌	頬粘膜上皮内癌
	頚皮膚上皮内癌	頚部癌	頚部基底細胞癌
	頚部転移性腺癌	頚部皮膚癌	頚部有棘細胞癌
	結腸癌	口蓋癌	口蓋上皮内癌
	口蓋垂癌	口腔癌	口腔上皮内癌
	口腔前庭癌	口腔底癌	口腔底上皮内癌
	硬口蓋癌	甲状腺癌	甲状腺癌骨転移
	甲状腺髄様癌	甲状腺乳頭癌	甲状腺未分化癌
	甲状腺濾胞癌	口唇癌	口唇境界部癌
	口唇上皮内癌	口唇赤唇部癌	口唇皮膚上皮内癌
	口底癌	口底上皮内癌	喉頭蓋癌

	喉頭蓋前面癌	喉頭蓋谷癌	喉頭癌
	喉頭上皮内癌	耳下腺癌	篩骨洞癌
	歯肉癌	歯肉上皮内癌	上咽頭癌
	上咽頭後壁癌	上咽頭上壁癌	上咽頭前壁癌
	上咽頭側壁癌	上顎歯肉癌	上顎歯肉頬移行部癌
	上顎洞癌	上顎洞上皮内癌	上口唇基底細胞癌
	上口唇皮膚癌	上口唇有棘細胞癌	上唇癌
	上唇赤唇部癌	小唾液腺癌	唇交連癌
	正中型口腔底癌	正中型口底癌	声門下癌
	声門癌	声門上癌	舌縁癌
	舌下腺癌	舌下面癌	舌下面上皮内癌
	舌癌	舌根部癌	舌上皮内癌
	舌尖癌	舌背癌	側方型口腔底癌
	側方型口底癌	大唾液腺癌	唾液腺癌
	中咽頭癌	中咽頭後壁癌	中咽頭側壁癌
	直腸癌	転移性口腔癌	転移性舌癌
	転移性鼻腔癌	頭頚部癌	頭皮上皮内癌
	頭部基底細胞癌	頭部皮膚癌	頭部有棘細胞癌
	軟口蓋癌	乳癌	鼻咽腔癌
	鼻腔癌	副甲状腺癌	副鼻腔癌
	扁桃窩癌	扁桃癌	膀胱癌
	梨状陥凹癌	輪状後部癌	
○	KIT（CD117）陽性胃消化管間質腫瘍	KIT（CD117）陽性結腸消化管間質腫瘍	KIT（CD117）陽性小腸消化管間質腫瘍
	KIT（CD117）陽性食道消化管間質腫瘍	KIT（CD117）陽性直腸消化管間質腫瘍	KRAS 遺伝子野生型結腸癌
	KRAS 遺伝子野生型直腸癌	S 状結腸癌	胃癌・HER2 過剰発現
	胃管癌	胃消化管間質腫瘍	胃小弯部癌
	胃進行癌	胃前庭部癌	胃体部癌
	胃大弯部癌	胃底部癌	胃幽門部癌
	炎症性乳癌	横行結腸癌	回腸消化管間質腫瘍
	回盲部癌	下顎部メルケル細胞癌	顎下部悪性腫瘍
	下行結腸癌	眼角基底細胞癌	眼角皮膚癌
	眼角有棘細胞癌	眼瞼メルケル細胞癌	顔面メルケル細胞癌
	頬部メルケル細胞癌	空腸消化管間質腫瘍	頚部原発腫瘍
	頚部メルケル細胞癌	結腸消化管間質腫瘍	口唇メルケル細胞癌
	項部メルケル細胞癌	残胃癌	耳介メルケル細胞癌
	十二指腸消化管間質腫瘍	十二指腸神経内分泌腫瘍	術後乳癌
	上行結腸癌	小腸消化管間質腫瘍	食道消化管間質腫瘍
	進行乳癌	前額部メルケル細胞癌	前頭洞癌
	早期胃癌	大腸癌	大腸粘液癌
	大網消化管間質腫瘍	虫垂癌	腸間膜消化管間質腫瘍
	蝶形骨洞癌	直腸 S 状部結腸癌	直腸癌術後再発
	直腸消化管間質腫瘍	転移性篩骨洞癌	転移性上顎洞癌
	転移性前頭洞癌	転移性蝶形骨洞癌	転移性副鼻腔癌
	頭部メルケル細胞癌	乳癌骨転移	乳癌再発
	乳癌皮膚転移	噴門癌	盲腸癌
	幽門癌	幽門前庭部癌	
△	悪性甲状腺腫	悪性虫垂粘液瘤	悪性頭蓋咽頭腫
	胃悪性間葉系腫瘍	胃癌骨転移	胃脂肪肉腫
	遺伝性非ポリポーシス大腸癌	胃平滑筋肉腫	咽頭腫瘍
	咽頭肉腫	外耳道癌	回腸カルチノイド
	下咽頭肉腫	下咽頭披裂喉頭蓋ひだ癌	下顎部基底細胞癌
	下顎部皮膚癌	下顎部有棘細胞癌	下眼瞼基底細胞癌
	下眼瞼皮膚癌	下眼瞼有棘細胞癌	仮声帯癌
	眼瞼脂腺癌	眼瞼皮膚の悪性腫瘍	顔面悪性腫瘍
	顔面基底細胞癌	顔面脂腺癌	顔面皮膚癌
	顔面有棘細胞癌	顔面隆起性皮膚線維肉腫	肝弯曲部癌
	臼後部癌	嗅神経芽腫	嗅神経上皮腫
	頬部基底細胞癌	胸部食道癌	頬部皮膚癌
	頬部有棘細胞癌	頬部隆起性皮膚線維肉腫	空腸カルチノイド
	頚部悪性腫瘍	頚部脂腺癌	頚部食道癌
	頚部皮膚悪性腫瘍	頚部隆起性皮膚線維肉腫	結腸脂肪肉腫
	口蓋弓癌	甲状腺悪性腫瘍	甲状軟骨の悪性腫瘍
	口唇皮膚悪性腫瘍	項部基底細胞癌	項部皮膚癌
	項部有棘細胞癌	鰓原性癌	耳介癌
	耳管癌	耳前部基底細胞癌	耳前部皮膚癌
	耳前部有棘細胞癌	十二指腸神経内分泌癌	上咽頭脂肪肉腫
	上顎癌	上顎結節部癌	上眼瞼基底細胞癌
	上眼瞼皮膚癌	上眼瞼有棘細胞癌	上行結腸カルチノイド
	上行結腸平滑筋肉腫	小腸カルチノイド	小腸平滑筋肉腫
	食道癌	舌脂肪肉腫	前額部基底細胞癌
	前額部皮膚癌	前額部有棘細胞癌	大腸癌骨転移
	中咽頭肉腫	中耳悪性腫瘍	虫垂杯細胞カルチノイド
	直腸癌骨転移	直腸脂肪肉腫	直腸平滑筋肉腫
	転移性下顎癌	転移性消化器腫瘍	転移性上顎癌
	転移性膵腫瘍	転移性脾腫瘍	頭部脂腺癌
	内耳癌	乳癌・HER2 過剰発現	乳腺腋窩尾部乳癌
	乳頭部乳癌	乳房下外側部乳癌	乳房下内側部乳癌
	乳房境界部乳癌	乳房脂肪肉腫	乳房上外側部乳癌
	乳房上内側部乳癌	乳房中央部乳癌	乳房パジェット病
	乳輪部乳癌	尿管癌	尿管口部膀胱癌
	尿膜管癌	鼻尖基底細胞癌	鼻前庭癌
	鼻尖皮膚癌	鼻尖有棘細胞癌	鼻中隔癌
	鼻背基底細胞癌	鼻背皮膚癌	鼻背有棘細胞癌
	鼻部基底細胞癌	鼻部皮膚癌	鼻部有棘細胞癌
	鼻翼基底細胞癌	鼻翼皮膚癌	鼻翼有棘細胞癌
	披裂喉頭蓋ひだ下咽頭面癌	披裂喉頭蓋ひだ喉頭面癌	脾弯曲部癌
	副咽頭間隙悪性腫瘍	副甲状腺悪性腫瘍	扁桃肉腫
	膀胱円蓋部膀胱癌	膀胱頚部膀胱癌	膀胱後壁部膀胱癌
	膀胱三角部膀胱癌	膀胱上皮内癌	膀胱前壁部膀胱癌
	膀胱側壁部膀胱癌	膀胱尿路上皮癌	膀胱扁平上皮癌
	盲腸カルチノイド		

用法用量　通常，テガフールとして1日量750〜2000mgを1〜2回に分割して肛門内にそう入する。
ただし，1回量は500〜1000mgとする。

警告

(1)劇症肝炎等の重篤な肝障害が起こることがあるので，定期的(特に投与開始から2ヵ月間は1ヵ月に1回以上)に肝機能検査を行うなど観察を十分に行い，肝障害の早期発見に努めること。肝障害の前兆又は自覚症状と考えられる食欲不振を伴う倦怠感等の発現に十分に注意し，黄疸(眼球黄染)があらわれた場合には直ちに投与を中止し，適切な処置を行うこと。

(2)テガフール・ギメラシル・オテラシルカリウム配合剤との併用により，重篤な血液障害等の副作用が発現するおそれがあるので，併用を行わないこと。

禁忌

(1)本剤の成分に対し重篤な過敏症の既往歴のある患者

(2)テガフール・ギメラシル・オテラシルカリウム配合剤投与中の患者及び投与中止後7日以内の患者

(3)妊婦又は妊娠している可能性のある婦人

併用禁忌

薬剤名等	臨床症状・措置方法	機序・危険因子
テガフール・ギメラシル・オテラシルカリウム配合剤 (ティーエスワン)	早期に重篤な血液障害や下痢，口内炎等の消化管障害等が発現するおそれがあるので，テガフール・ギメラシル・オテラシルカリウム配合剤投与中及び投与中止後少なくとも7日以内は本剤を投与しないこと。	ギメラシルがフルオロウラシルの異化代謝を阻害し，血中フルオロウラシル濃度が著しく上昇する。

フラジール膣錠250mg
規格：250mg1錠[38.3円/錠]
メトロニダゾール　富士製薬　252

【効 能 効 果】

(1)トリコモナス膣炎
(2)細菌性膣症
〈適応菌種〉本剤に感性のペプトストレプトコッカス属，バクテロイデス・フラジリス，プレボテラ・ビビア，モビルンカス属，ガードネラ・バジナリス
〈適応症〉細菌性膣症

【対応標準病名】

◎	細菌性膣症	トリコモナス膣炎	
○	子宮頸部トリコモナス症	トリコモナス外陰炎	トリコモナス症
	トリコモナス性外陰膣炎		
△	帯下	帯下過多	膣狭窄症
	膣血腫	膣のう胞	膣白斑症
	膣閉鎖	膣癒着	膣留血症
	陳旧性膣裂傷	トリコモナス性帯下	トリコモナス尿道炎
	トリコモナス膀胱炎	尿路性器トリコモナス症	病的帯下
	ペッサリー潰瘍		

用法用量
(1)トリコモナス膣炎：通常，成人にはメトロニダゾールとして，1クールとして，1日1回250mgを10～14日間膣内に挿入する。
(2)細菌性膣症：通常，成人にはメトロニダゾールとして，1日1回250mgを7～10日間膣内に挿入する。

用法用量に関連する使用上の注意　本剤の使用にあたっては，耐性菌の発現等を防ぐため，原則として感受性を確認し，疾病の治療上必要な最小限の期間の投与にとどめること。

禁忌　既往に本剤の成分に対する過敏症を起こした患者

フラビタン眼軟膏0.1%
規格：0.1%1g[30.3円/g]
フラビタン点眼液0.05%
規格：0.05%5mL1瓶[95.4円/瓶]
フラビンアデニンジヌクレオチドナトリウム　トーアエイヨー　131

【効 能 効 果】

下記疾患のうちビタミンB_2の欠乏又は代謝障害が関与すると推定される場合
角膜炎，眼瞼炎

【対応標準病名】

◎	角膜炎	眼瞼炎	ビタミンB2欠乏症
	リボフラビン欠乏症		
○	角膜内皮炎		
△	アカントアメーバ角膜炎	アレルギー性角膜炎	アレルギー性眼瞼炎
	アレルギー性眼瞼縁炎	栄養障害性角膜炎	外傷性角膜炎
	外傷性角膜潰瘍	潰瘍性眼瞼炎	角結膜炎
	角結膜びらん	角膜潰瘍	角膜上皮びらん
	角膜穿孔	角膜中心潰瘍	角膜膿瘍
	角膜パンヌス	角膜びらん	角膜腐蝕
	カタル性角膜潰瘍	化膿性角膜炎	貨幣状角膜炎
	眼角部眼瞼炎	眼瞼縁炎	眼瞼皮膚炎
	眼瞼びらん	乾性角結膜炎	乾性角膜炎
	感染性角膜炎	感染性角膜潰瘍	急性角結膜炎
	急性角膜炎	巨大フリクテン	血管性パンヌス
	結節性眼炎	結節性結膜炎	硬化性角膜炎
	光線眼症	コーガン症候群	ゴバラン症候群
	散在性表層角膜炎	蚕蝕性角膜潰瘍	紫外線角結膜炎
	紫外線角膜炎	糸状角膜炎	実質性角膜炎
	湿疹性眼瞼炎	湿疹性眼瞼皮膚炎	湿疹性パンヌス
	しゅさ性眼瞼炎	出血性角膜炎	睫毛性眼瞼炎
	脂漏性眼瞼炎	真菌性角膜潰瘍	神経栄養性角結膜炎
	進行性角膜潰瘍	浸潤性表層角膜炎	深層角膜炎
	星状角膜炎	ゼーミッシュ潰瘍	石化性角膜炎
	雪眼炎	接触眼瞼皮膚炎	穿孔性角膜潰瘍
	線状角膜炎	腺病性パンヌス	前房蓄膿性角膜炎
	単純性角膜潰瘍	兎眼性角膜炎	毒物性眼瞼炎
	反復性角膜潰瘍	ビタミンB群欠乏症	びまん性表層角膜炎
	表在性角膜炎	表在性点状角膜炎	フィラメント状角膜炎
	匐行性角膜潰瘍	ぶどう球菌性眼瞼炎	フリクテン性角結膜炎
	フリクテン性角膜炎	フリクテン性角膜潰瘍	フリクテン性結膜炎
	フリクテン性パンヌス	辺縁角膜炎	辺縁フリクテン
	慢性角結膜炎	毛包眼瞼炎	薬物性角結膜炎
	薬物性角膜炎	薬物性眼瞼炎	輪紋状角膜炎

用法用量
〔眼軟膏〕：通常，フラビンアデニンジヌクレオチドの0.05～0.3%眼軟膏として，1日1～4回眼瞼内に少量ずつ点入する。なお，症状により適宜増減する。
〔点眼液〕：通常，1回1～2滴を1日3～6回点眼する。なお，症状により適宜増減する。

FAD点眼液0.05%「サンテン」：参天　0.05%5mL1瓶[84.8円/瓶]，FAD点眼液0.05%「ニットー」：日東メディック　0.05%5mL1瓶[84.8円/瓶]

フランセチン・T・パウダー
規格：1g[23.9円/g]
フラジオマイシン硫酸塩　結晶トリプシン　持田　263

【効 能 効 果】

〈適応菌種〉フラジオマイシン感性菌
〈適応症〉びらん・潰瘍の二次感染，子宮腟部びらん

【対応標準病名】

◎	子宮腟部びらん		
○	子宮頸部びらん		
△	子宮頸部外反症	子宮頸部潰瘍	子宮腟部偽びらん

用法用量
適量を患部に散布する。
［参考］：容器を強く2～3回圧迫すると約1g散布できる。また，添付のアダプターを用いれば，腟内にも散布できる。

禁忌
(1)本剤の成分に対し過敏症の既往歴のある患者
(2)フラジオマイシン，ストレプトマイシン，カナマイシン，ゲンタマイシン等のアミノ糖系抗生物質，バシトラシン，トリプシン又はキモトリプシンに対し過敏症の既往歴のある患者
(3)創面から出血している患者
(4)重篤な肝障害・腎障害のある患者

フランドルテープ40mg
規格：40mg1枚[79.6円/枚]
硝酸イソソルビド　トーアエイヨー　217

【効 能 効 果】

狭心症，心筋梗塞(急性期を除く)，その他の虚血性心疾患

【対応標準病名】

◎	狭心症	虚血性心疾患	心筋梗塞
○	安静時狭心症	安定狭心症	異型狭心症
	冠状動脈アテローム性硬化症	冠状動脈炎	冠状動脈狭窄症
	冠状動脈血栓症	冠状動脈血栓塞栓症	冠状動脈硬化症
	冠状動脈口閉鎖	冠状動脈性心疾患	冠状動脈閉塞症
	冠状動脈瘤	冠動静脈瘻	冠動脈硬化性心疾患
	冠動脈疾患	冠攣縮性狭心症	狭心症3枝病変
	虚血性心筋症	初発労作型狭心症	心筋虚血

	心室中隔瘤	心室瘤	心房瘤
	増悪労作型狭心症	陳旧性下壁心筋梗塞	陳旧性後壁心筋梗塞
	陳旧性心筋梗塞	陳旧性前壁心筋梗塞	陳旧性前壁中隔心筋梗塞
	陳旧性側壁心筋梗塞	動脈硬化性冠不全	微小血管性狭心症
	不安定狭心症	慢性冠状動脈不全	無症候性心筋虚血
	夜間狭心症	労作時兼安静時狭心症	労作性狭心症
△	ST 上昇型急性心筋梗塞	冠動脈拡張	冠動脈石灰化
	急性右室梗塞	急性下後壁心筋梗塞	急性下側壁心筋梗塞
	急性下壁心筋梗塞	急性貫壁性心筋梗塞	急性基部側壁心筋梗塞
	急性高位側壁心筋梗塞	急性後基部心筋梗塞	急性後側部心筋梗塞
	急性広範前壁心筋梗塞	急性後壁心筋梗塞	急性後壁中隔心筋梗塞
	急性心筋梗塞	急性心尖部側壁心筋梗塞	急性心内膜下梗塞
	急性前側壁心筋梗塞	急性前壁心筋梗塞	急性前壁心尖部心筋梗塞
	急性前壁中隔心筋梗塞	急性側壁心筋梗塞	急性中隔心筋梗塞
	腱索断裂・急性心筋梗塞に合併	心室中隔穿孔・急性心筋梗塞に合併	心室内血栓症・急性心筋梗塞に合併
	心尖部血栓症・急性心筋梗塞に合併	心破裂・急性心筋梗塞に合併	心房中隔穿孔・急性心筋梗塞に合併
	心房内血栓症・急性心筋梗塞に合併	心膜血腫・急性心筋梗塞に合併	乳頭筋断裂・急性心筋梗塞に合併
	乳頭筋不全症・急性心筋梗塞に合併	非 Q 波心筋梗塞	非 ST 上昇型心筋梗塞
※	適応外使用可 原則として，外用の「イソソルビド硝酸エステル」を「心不全」に対し処方した場合，当該使用事例を審査上認める。		

効能効果に関連する使用上の注意　本剤は狭心症の発作寛解を目的とした治療には不適であるので，この目的のためには速効性の硝酸・亜硝酸エステル系薬剤を使用すること。

用法用量　通常，成人に対し，1 回 1 枚(硝酸イソソルビドとして 40mg)を胸部，上腹部又は背部のいずれかに貼付する。貼付後 24 時間又は 48 時間ごとに貼りかえる。
なお，症状により適宜増減する。

禁忌
(1)重篤な低血圧又は心原性ショックのある患者
(2)閉塞隅角緑内障の患者
(3)頭部外傷又は脳出血のある患者
(4)高度な貧血のある患者
(5)硝酸・亜硝酸エステル系薬剤に対し過敏症の既往歴のある患者
(6)ホスホジエステラーゼ 5 阻害作用を有する薬剤(シルデナフィルクエン酸塩，バルデナフィル塩酸塩水和物，タダラフィル)又はグアニル酸シクラーゼ刺激作用を有する薬剤(リオシグアト)を投与中の患者

併用禁忌

薬剤名等	臨床症状・措置方法	機序・危険因子
ホスホジエステラーゼ 5 阻害作用を有する薬剤 シルデナフィルクエン酸塩 (バイアグラ，レバチオ) バルデナフィル塩酸塩水和物 (レビトラ) タダラフィル (シアリス，アドシルカ，ザルティア)	併用により，降圧作用を増強することがある。	本剤は cGMP の産生を促進し，一方，ホスホジエステラーゼ 5 阻害作用を有する薬剤は cGMP の分解を抑制することから，両剤の併用により cGMP の増大を介する本剤の降圧作用が増強する。
グアニル酸シクラーゼ刺激作用を有する薬剤 リオシグアト (アデムパス)		本剤とグアニル酸シクラーゼ刺激作用を有する薬剤は，ともに cGMP の産生を促進することから，両剤の併用により cGMP の増大を介する本剤の降圧作用が増強する。

アンタップテープ40mg：帝人[58.5円/枚]，イソピットテープ40mg：東光薬品[58.5円/枚]，硝酸イソソルビドテープ40mg「EMEC」：救急薬品[39.4円/枚]，硝酸イソソルビドテープ40mg「サワイ」：沢井[58.5円/枚]，硝酸イソソルビドテープ40mg「テイコク」：帝國[58.5円/枚]，ニトラステープ40mg：大協薬品[58.5円/枚]，リファタックテープ40mg：メディサ[39.4円/枚]

プリビーシー液0.02%　規格：0.02%10mL[0.56円/mL]
プリビーシー液0.05%　規格：0.05%10mL[0.56円/mL]
プリビーシー液0.1%　規格：0.1%10mL[0.56円/mL]
ベンザルコニウム塩化物　大塚製薬工場　261

【効能効果】
〔液 0.02%〕：手術部位(手術野)の粘膜の消毒，皮膚・粘膜の創傷部位の消毒，腟洗浄，結膜嚢の洗浄・消毒
〔液 0.05%〕：手指・皮膚の消毒，腟洗浄，結膜嚢の洗浄・消毒，手術室・病室・家具・器具・物品などの消毒
〔液 0.1%〕：手指・皮膚の消毒，手術部位(手術野)の皮膚の消毒，医療機器の消毒，手術室・病室・家具・器具・物品などの消毒

【対応標準病名】
該当病名なし

用法用量
〔液 0.02%〕
手術部位(手術野)の粘膜の消毒，皮膚・粘膜の創傷部位の消毒：ベンザルコニウム塩化物 0.01～0.025%溶液を用いる。
腟洗浄：ベンザルコニウム塩化物 0.02～0.05%溶液を用いる。
結膜嚢の洗浄・消毒：ベンザルコニウム塩化物 0.01～0.05%溶液を用いる。
〔液 0.05%〕
手指・皮膚の消毒：通常石けんで十分に洗浄し，水で石けん分を十分に洗い落した後，ベンザルコニウム塩化物 0.05～0.1%溶液に浸して洗い，滅菌ガーゼあるいは布片で清拭する。術前の手洗の場合には，5～10 分間ブラッシングする。
腟洗浄：ベンザルコニウム塩化物 0.02～0.05%溶液を用いる。
結膜嚢の洗浄・消毒：ベンザルコニウム塩化物 0.01～0.05%溶液を用いる。
手術室・病室・家具・器具・物品などの消毒：ベンザルコニウム塩化物 0.05～0.2%溶液を布片で塗布・清拭するか，又は噴霧する。
〔液 0.1%〕
手指・皮膚の消毒：通常石けんで十分に洗浄し，水で石けん分を十分に洗い落した後，ベンザルコニウム塩化物 0.05～0.1%溶液に浸して洗い，滅菌ガーゼあるいは布片で清拭する。術前の手洗の場合には，5～10 分間ブラッシングする。
手術部位(手術野)の皮膚の消毒：手術前局所皮膚面をベンザルコニウム塩化物 0.1%溶液で約 5 分間洗い，その後ベンザルコニウム塩化物 0.2%溶液を塗布する。
医療機器の消毒：ベンザルコニウム塩化物 0.1%溶液に 10 分間浸漬するか，又は厳密に消毒する際は，器具を予め 2%炭酸ナトリウム水溶液で洗い，その後ベンザルコニウム塩化物 0.1%溶液中で 15 分間煮沸する。
手術室・病室・家具・器具・物品などの消毒：ベンザルコニウム塩化物 0.05～0.2%溶液を布片で塗布・清拭するか，又は噴霧する。

用法用量に関連する使用上の注意
(1)炎症又は易刺激性の部位に使用する場合には，正常の部位に使用するよりも低濃度とすることが望ましい。
(2)粘膜，創傷面，炎症部位に長期間又は広範囲に使用しないこと(全身吸収による筋脱力を起こすおそれがある)。

逆性石ケンA液0.1「ヨシダ」：吉田　－[－]，逆性石ケン液0.01「ヨシダ」：吉田　0.01%10mL[0.55円/mL]，逆性石ケン液0.02「ヨシダ」：吉田　0.02%10mL[0.55円/mL]，ザルコニンA液0.1：健栄　－[－]，ザルコニンG消毒液10：健栄　10%10mL[0.63円/mL]，ザルコニン液0.01：健栄　0.01%10mL

[0.56円/mL]，ザルコニン液0.02：健栄　0.02%10mL[0.56円/mL]，0.1W/V%ヂアミトール水E：日興　−[−]，ネオザルコニンG消毒液0.1：健栄　−[−]，ヤクゾールE液0.1：ヤクハン　0.1%10mL[0.56円/mL]

プリビナ液0.05%

規格：0.05%1mL[4.5円/mL]
ナファゾリン硝酸塩　ノバルティス　132

【効能効果】

上気道の諸疾患の充血・うっ血，上気道粘膜の表面麻酔時における局所麻酔剤の効力持続時間の延長

【対応標準病名】

◎	喉頭うっ血		
○	うっ血性鼻炎	好酸球増多性鼻炎	声門うっ血
△	萎縮性喉頭炎	萎縮性鼻炎	潰瘍性鼻炎
	カタル性喉頭炎	カタル性鼻炎	化膿性鼻炎
	乾燥性喉頭炎	乾燥性鼻炎	急性鼻炎
	血管運動性鼻炎	臭鼻症	肉芽腫性鼻炎
	鼻炎	肥厚性鼻炎	肥大性喉頭炎
	閉塞性鼻炎	慢性咽喉頭炎	慢性喉頭炎
	慢性喉頭蓋炎	慢性鼻炎	

用法用量
通常，成人鼻腔内には，1回2〜4滴を1日数回，咽頭・喉頭には1回1〜2mLを1日数回塗布又は噴霧する。なお，年齢，症状により適宜増減する。
局所麻酔剤への添加には，局所麻酔剤1mLあたり0.05%液2〜4滴の割合で添加する。

禁忌
(1)本剤の成分に対し過敏症の既往歴のある患者
(2)2歳未満の乳・幼児
(3)MAO阻害剤の投与を受けている患者

併用禁忌

薬剤名等	臨床症状・措置方法	機序・危険因子
MAO阻害剤	急激な血圧上昇が起こるおそれがある。	本剤はアドレナリン作動薬であり，MAO阻害剤の投与を受けている患者では，ノルアドレナリンの蓄積が増大しているため，併用した場合急激な血圧上昇が起こるおそれがある。

プリビナ点眼液0.5mg/mL

規格：0.05%1mL[5.2円/mL]
ナファゾリン硝酸塩　ノバルティス　131

【効能効果】

表在性充血（原因療法と併用）

【対応標準病名】

◎	結膜充血		
△	結膜疾患	結膜のう胞	結膜浮腫
	再発翼状片		

用法用量　通常，成人1回1〜2滴を1日2〜3回点眼する。なお，年齢，症状により適宜増減する。

禁忌
(1)閉塞隅角緑内障の患者
(2)MAO阻害剤の投与を受けている患者

併用禁忌

薬剤名等	臨床症状・措置方法	機序・危険因子
MAO阻害剤	急激な血圧上昇が起こるおそれがある。	本剤はアドレナリン作動薬であり，MAO阻害剤の投与を受けている患者では，ノルアドレナリンの蓄積が増大しているため，併用した場合急激な血圧上昇が起こるおそれがある。

フルオール液歯科用2%

規格：−[−]
フッ化ナトリウム　東洋製化　279

【効能効果】

齲蝕の予防

【対応標準病名】

◎	う蝕

用法用量　通常，歯面に対し年間1〜2回次の方法により実施する。

バトラーF洗口液0.1%：サンスター　−[−]，バトラーフローデンフォームA酸性2%：サンスター　−[−]，フッ化ナトリウム洗口液0.1%【ライオン】：昭和薬化工　−[−]，フッ化ナトリウム洗口液0.1%「ジーシー」：ジーシー　−[−]，フッ化ナトリウム洗口液0.1%「ビーブランド」：ビーブランド　−[−]，弗化ナトリウム液「ネオ」：ネオ製薬　−[−]，フルオール・ゼリー歯科用2%：東洋製化　2%1g[−]

フルコートF軟膏

規格：1g[27.6円/g]
フラジオマイシン硫酸塩　フルオシノロンアセトニド　田辺三菱　264

【効能効果】

〈適応菌種〉フラジオマイシン感性菌
〈適応症〉
(1)深在性皮膚感染症，慢性膿皮症
(2)湿潤，びらん，結痂を伴うか，又は二次感染を併発している次の疾患：湿疹・皮膚炎群（進行性指掌角皮症，ビダール苔癬，放射線皮膚炎，日光皮膚炎を含む），乾癬，皮膚そう痒症（陰部・肛門部），掌蹠膿疱症
(3)外傷・熱傷及び手術創等の二次感染

【対応標準病名】

◎	外陰部そう痒症	外傷	乾癬
	肛門そう痒症	肛門部びらん	挫創
	湿疹	術後創部感染	掌蹠膿疱症
	進行性指掌角皮症	創傷	創傷感染症
	日光皮膚炎	熱傷	ビダール苔癬
	皮膚炎	皮膚感染症	皮膚そう痒症
	放射線皮膚炎	慢性膿皮症	裂傷
	裂創		
○ あ	アキレス腱筋腱移行部断裂	アキレス腱挫傷	アキレス腱挫創
	アキレス腱切創	アキレス腱断裂	アキレス腱部分断裂
	足異物	足開放創	足挫創
	足湿疹	足切創	足第1度熱傷
	足第2度熱傷	足第3度熱傷	足熱傷
	亜脱臼	圧挫傷	圧挫創
	圧迫骨折	圧迫神経炎	アルカリ腐蝕
	異汗性湿疹	胃腸管熱傷	犬咬創
	胃熱傷	陰茎開放創	陰茎挫創
	陰茎折症	陰茎第1度熱傷	陰茎第2度熱傷
	陰茎第3度熱傷	陰茎熱傷	陰茎裂創
	咽頭熱傷	陰のう開放創	陰のうそう痒症
	陰のう第1度熱傷	陰のう第2度熱傷	陰のう第3度熱傷
	陰のう熱傷	陰のう裂創	陰部切創
	会陰第1度熱傷	会陰第2度熱傷	会陰第3度熱傷
	会陰熱傷	会陰部化膿創	会陰裂傷
	腋窩湿疹	腋窩第1度熱傷	腋窩第2度熱傷
	腋窩第3度熱傷	腋窩熱傷	円板状乾癬
	横骨折	汚染擦過創	汚染創
か	外陰開放創	外陰第1度熱傷	外陰第2度熱傷
	外陰第3度熱傷	外陰熱傷	外陰部挫創

外陰部切創	外陰部裂傷	外耳部外傷性腫脹
外耳部外傷性皮下異物	外耳部挫傷	外耳部擦過創
外耳部切創	外耳部打撲傷	外耳部虫刺傷
外耳部皮下血腫	外耳部皮下出血	外傷性一過性麻痺
外傷性咬合	外傷性硬膜動静脈瘻	外傷性脊髄出血
外傷性切断	外傷性動静脈瘻	外傷性動脈血腫
外傷性動脈瘤	外傷性乳び胸	外傷性脳圧迫
外傷性脳圧迫・頭蓋内に達する開放創合併あり	外傷性脳圧迫・頭蓋内に達する開放創合併なし	外傷性脳症
外傷性破裂	外傷性皮下血腫	海水浴皮膚炎
開放骨折	開放性外傷性脳圧迫	開放性陥没骨折
開放性胸膜損傷	開放性脱臼	開放性脱臼骨折
開放性脳挫創	開放性脳底部挫傷	開放性びまん性脳損傷
開放性粉砕骨折	開放創	下咽頭熱傷
化学外傷	下顎開放創	過角化症
下顎割創	下顎貫通創	下顎口唇挫創
下顎咬創	下顎挫傷	下顎挫創
下顎擦過創	下顎刺創	化学性皮膚炎
下顎切創	下顎創傷	下顎打撲傷
下顎熱傷	下顎皮下血腫	下顎部挫傷
下顎部第１度熱傷	下顎部第２度熱傷	下顎部第３度熱傷
下顎部打撲傷	下顎部皮膚欠損創	下顎裂創
踵裂創	角化棘細胞腫	顎関節部開放創
顎関節部割創	顎関節部貫通創	顎関節部咬創
顎関節部挫傷	顎関節部挫創	顎関節部擦過創
顎関節部刺創	顎関節部切創	顎関節部創傷
顎関節部打撲傷	顎関節部皮下血腫	顎関節部裂創
角結膜腐蝕	角質増殖症	顎部挫傷
顎部打撲傷	角膜アルカリ化学熱傷	角膜酸化学熱傷
角膜酸性熱傷	角膜熱傷	下肢第１度熱傷
下肢第２度熱傷	下肢第３度熱傷	下肢熱傷
下腿汚染創	下腿開放創	下腿挫創
下腿切創	下腿足部熱傷	下腿熱傷
下腿皮膚欠損創	下腿部第１度熱傷	下腿部第２度熱傷
下腿部第３度熱傷	下腿裂創	割創
化膿性皮膚疾患	下半身第１度熱傷	下半身第２度熱傷
下半身第３度熱傷	下半身熱傷	下腹部第１度熱傷
下腹部第２度熱傷	下腹部第３度熱傷	貨幣状湿疹
眼黄斑部裂孔	眼化学熱傷	眼窩部挫創
眼窩裂傷	眼球熱傷	眼瞼外傷性腫脹
眼瞼外傷性皮下異物	眼瞼化学熱傷	眼瞼擦過創
眼瞼切創	眼瞼第１度熱傷	眼瞼第２度熱傷
眼瞼第３度熱傷	眼瞼虫刺傷	眼瞼熱傷
環指圧挫傷	環指挫傷	環指挫創
環指切創	環指剥皮創	環指皮膚欠損創
眼周囲化学熱傷	眼周囲第１度熱傷	眼周囲第２度熱傷
眼周囲第３度熱傷	眼周囲部外傷性腫脹	眼周囲部外傷性皮下異物
眼周囲部擦過創	眼周囲部切創	眼周囲部虫刺傷
関節血腫	関節骨折	関節挫傷
関節打撲	完全骨折	乾癬性関節炎
乾癬性脊椎炎	感染性皮膚炎	完全脱臼
貫通刺創	貫通銃創	貫通性挫滅創
貫通創	眼熱傷	乾皮症
眼部外傷性腫脹	眼部外傷性皮下異物	眼部擦過創
眼部切創	眼部虫刺傷	汗疱
汗疱性湿疹	陥没骨折	顔面汚染創
顔面外傷性異物	顔面開放創	顔面割創
顔面貫通創	顔面急性皮膚炎	顔面光線角化症
顔面咬創	顔面挫傷	顔面挫創
顔面擦過創	顔面刺創	顔面尋常性乾癬
顔面切創	顔面創傷	顔面搔創
顔面損傷	顔面第１度熱傷	顔面第２度熱傷
顔面第３度熱傷	顔面多発開放創	顔面多発割創
顔面多発貫通創	顔面多発咬創	顔面多発挫傷
顔面多発挫創	顔面多発擦過創	顔面多発刺創
顔面多発切創	顔面多発創傷	顔面多発打撲傷
顔面多発虫刺傷	顔面多発皮下血腫	顔面多発皮下出血
顔面多発裂創	顔面打撲傷	顔面熱傷
顔面皮下血腫	顔面皮膚欠損創	顔面毛包性紅斑黒皮症
顔面裂創	気管熱傷	気道熱傷
丘疹状湿疹	丘疹状じんま疹	急性湿疹
急性汎発性膿疱性乾癬	急性放射線皮膚炎	急性痒疹
胸腔熱傷	頬粘膜咬傷	頬粘膜咬創
胸部汚染創	胸部外傷	頬部外傷性異物
頬部開放創	頬部割創	頬部貫通創
頬部咬創	頬部挫傷	胸部挫創
頬部挫創	頬部擦過創	頬部刺創
胸部上腕熱傷	胸部切創	頬部切創
頬部創傷	胸部損傷	胸部第１度熱傷
頬部第１度熱傷	胸部第２度熱傷	頬部第２度熱傷
胸部第３度熱傷	頬部第３度熱傷	頬部打撲傷
胸部熱傷	頬部皮下血腫	胸部皮膚欠損創
頬部皮膚欠損創	頬部裂創	胸壁開放創
胸壁刺創	胸膜損傷・胸腔に達する開放創合併あり	胸膜裂創
棘刺創	局面状乾癬	魚咬創
亀裂骨折	亀裂性湿疹	筋損傷
筋断裂	筋肉内血腫	躯幹薬傷
屈曲骨折	屈曲部乾癬	頚管破裂
脛骨顆部割創	頚部開放創	頚部挫創
頚部切創	頚部第１度熱傷	頚部第２度熱傷
頚部第３度熱傷	頚部熱傷	頚部膿疱
頚部皮膚炎	頚部皮膚欠損創	稽留性肢端皮膚炎
血管切断	血管損傷	血腫
結節性痒疹	結膜熱傷	結膜のうアルカリ化学熱傷
結膜のう酸化学熱傷	結膜腐蝕	限局性そう痒症
肩甲間部第１度熱傷	肩甲間部第２度熱傷	肩甲間部第３度熱傷
肩甲間部熱傷	肩甲部第１度熱傷	肩甲部第２度熱傷
肩甲部第３度熱傷	肩甲部熱傷	腱切創
腱損傷	腱断裂	肩部第１度熱傷
肩部第２度熱傷	肩部第３度熱傷	腱部分断裂
腱裂傷	高エネルギー外傷	口蓋挫傷
口蓋切創	口蓋裂創	口角部挫創
口角部裂創	口腔外傷性異物	口腔外傷性腫脹
口腔開放創	口腔割創	口腔挫傷
口腔挫創	口腔擦過創	口腔刺創
口腔切創	口腔創傷	口腔第１度熱傷
口腔第２度熱傷	口腔第３度熱傷	口腔打撲傷
口腔内血腫	口腔熱傷	口腔粘膜咬傷
口腔粘膜咬創	口腔裂創	紅色陰癬
口唇外傷性異物	口唇外傷性腫脹	口唇外傷性皮下異物
口唇開放創	口唇割創	口唇貫通創
口唇咬傷	口唇咬創	口唇挫傷
口唇挫創	口唇擦過創	口唇刺創
口唇切創	口唇創傷	口唇第１度熱傷
口唇第２度熱傷	口唇第３度熱傷	口唇打撲傷
口唇虫刺傷	口唇熱傷	口唇皮下血腫
口唇皮下出血	口唇裂創	光線角化症
光線肉芽腫	光線類細網症	溝創
咬創	後天性魚鱗癬	喉頭外傷
喉頭損傷	喉頭熱傷	後頭部外傷
後頭部割創	後頭部挫傷	後頭部挫創
後頭部切創	後頭部打撲傷	後頭部裂創
広範性軸索損傷	紅斑性湿疹	広汎性神経損傷
後方脱臼	硬膜損傷	硬膜裂傷
肛門陰窩炎	肛門炎	肛門狭窄
肛門第１度熱傷	肛門第２度熱傷	肛門第３度熱傷

肛門熱傷	肛門部周囲炎	肛門裂創
骨折	骨盤部裂創	昆虫咬創
さ 昆虫刺傷	コントル・クー損傷	細菌疹
採皮創	挫傷	擦過創
擦過皮下血腫	挫滅傷	挫滅創
酸腐蝕	耳介外傷性異物	耳介外傷性腫脹
耳介外傷性皮下異物	耳介開放創	耳介割創
耳介貫通創	耳介咬創	耳介挫傷
耳介挫創	耳介擦過創	耳介刺創
耳介切創	耳介創傷	耳介打撲傷
耳介虫刺傷	耳介皮下血腫	耳介皮下出血
耳介部第1度熱傷	耳介部第2度熱傷	耳介部第3度熱傷
趾開放創	耳介裂創	自家感作性皮膚炎
耳下腺部打撲	趾化膿創	指間切創
趾間切創	色素性痒疹	子宮頚管裂傷
子宮頚部環状剥離	子宮熱傷	刺咬症
趾挫創	示指MP関節挫傷	示指PIP開放創
示指割創	示指化膿創	四肢乾癬
四肢挫傷	示指挫傷	示指挫創
示指刺創	四肢静脈損傷	四肢尋常性乾癬
示指切創	四肢第1度熱傷	四肢第2度熱傷
四肢第3度熱傷	四肢動脈損傷	四肢熱傷
示指皮膚欠損創	耳前部挫創	刺創
趾第1度熱傷	趾第2度熱傷	趾第3度熱傷
膝蓋部挫創	膝下部挫創	膝窩部銃創
膝関節部異物	膝関節部挫創	湿疹様発疹
膝部異物	膝部開放創	膝部割創
膝部咬創	膝部挫創	膝部切創
膝部第1度熱傷	膝部第2度熱傷	膝部第3度熱傷
膝部裂創	歯肉挫傷	歯肉切創
歯肉裂創	趾熱傷	斜骨折
射創	尺骨近位端骨折	尺骨鈎状突起骨折
手圧挫傷	縦骨折	銃自殺未遂
銃創	重複骨折	手関節挫滅傷
手関節挫滅創	手関節掌側部挫創	手関節部挫創
手関節部切創	手関節部創傷	手関節部第1度熱傷
手関節部第2度熱傷	手関節部第3度熱傷	手関節部裂創
宿便性潰瘍	手指圧挫傷	手指汚染創
手指開放創	手指咬創	種子骨開放骨折
種子骨骨折	手指挫傷	手指挫創
手指挫滅傷	手指挫滅創	手指刺創
手指湿疹	手指切創	手指第1度熱傷
手指第2度熱傷	手指第3度熱傷	手指打撲傷
手指端熱傷	手指熱傷	手指剥皮創
手指皮下血腫	手指皮膚欠損創	手術創部膿瘍
手掌挫創	手掌刺創	手掌切創
手掌第1度熱傷	手掌第2度熱傷	手掌第3度熱傷
手掌熱傷	手掌剥皮創	手掌皮膚欠損創
手背第1度熱傷	手背第2度熱傷	手背第3度熱傷
手背熱傷	手背皮膚欠損創	手背部挫創
手背部切創	手部汚染創	主婦湿疹
上顎挫傷	上顎擦過創	上顎切創
上顎打撲傷	上顎皮下血腫	上顎部裂創
上口唇挫傷	症候性そう痒症	踵骨部挫滅創
小指咬創	小指挫傷	小指挫創
小指切創	上肢第1度熱傷	上肢第2度熱傷
上肢第3度熱傷	硝子体切断	上肢熱傷
小指皮膚欠損創	焼身自殺未遂	上唇小帯裂創
掌蹠角化腫	掌蹠角化症	掌蹠膿疱症性骨関節炎
小児汎発性膿疱性乾癬	小膿疱性皮膚炎	上半身第1度熱傷
上半身第2度熱傷	上半身第3度熱傷	上半身熱傷
踵部第1度熱傷	踵部第2度熱傷	踵部第3度熱傷
上腕汚染創	上腕貫通銃創	上腕挫創
上腕第1度熱傷	上腕第2度熱傷	上腕第3度熱傷

上腕熱傷	上腕皮膚欠損創	上腕部開放創
職業性皮膚炎	食道熱傷	処女膜裂傷
痔瘻術後肛門周囲炎	脂漏性乾癬	神経根ひきぬき損傷
神経切断	神経叢損傷	神経叢不全損傷
神経損傷	神経断裂	針刺創
尋常性乾癬	新生児皮膚炎	靱帯ストレイン
靱帯損傷	靱帯断裂	靱帯捻挫
靱帯裂傷	ストレイン	精巣開放創
精巣熱傷	精巣破裂	赤色湿疹
舌開放創	舌下顎挫創	舌咬傷
舌咬創	舌挫創	舌刺創
接触皮膚炎	舌切創	切創
舌創傷	切断	舌熱傷
舌裂創	前額部外傷性異物	前額部外傷性腫脹
前額部外傷性皮下異物	前額部開放創	前額部割創
前額部貫通創	前額部咬創	前額部挫創
前額部擦過創	前額部刺創	前額部切創
前額部創傷	前額部第1度熱傷	前額部第2度熱傷
前額部第3度熱傷	前額部虫刺傷	前額部虫刺症
前額部皮膚欠損創	前額部裂創	前胸部挫創
前胸部第1度熱傷	前胸部第2度熱傷	前胸部第3度熱傷
前胸部熱傷	前頚頭頂部挫創	仙骨部挫創
仙骨部皮膚欠損創	線状骨折	全身挫傷
全身擦過創	全身湿疹	全身第1度熱傷
全身第2度熱傷	全身第3度熱傷	全身熱傷
全身の尋常性乾癬	穿通創	前頭部割創
前頭部挫傷	前頭部挫創	前頭部切創
前頭部打撲傷	前頭部皮膚欠損創	前方脱臼
前腕汚染創	前腕開放創	前腕咬創
前腕挫創	前腕刺創	前腕手部熱傷
前腕切創	前腕第1度熱傷	前腕第2度熱傷
前腕第3度熱傷	前腕熱傷	前腕皮膚欠損創
前腕裂創	爪下異物	爪下挫滅傷
爪下挫滅創	掻創	創部膿瘍
そう痒	足関節第1度熱傷	足関節第2度熱傷
足関節第3度熱傷	足関節内果部挫創	足関節熱傷
足関節部挫創	側胸部第1度熱傷	側胸部第2度熱傷
側胸部第3度熱傷	足底異物	足底熱傷
足底部咬創	足底部刺創	足底部第1度熱傷
足底部第2度熱傷	足底部第3度熱傷	足底部皮膚欠損創
側頭部割創	側頭部挫創	側頭部切創
側頭部打撲傷	側頭部皮下血腫	足背部挫創
足背部切創	足背部第1度熱傷	足背部第2度熱傷
足背部第3度熱傷	足部汚染創	側腹部咬創
側腹部挫創	側腹部第1度熱傷	側腹部第2度熱傷
側腹部第3度熱傷	側腹壁開放創	足部皮膚欠損創
足部裂創	鼡径部開放創	鼡径部切創
鼡径部第1度熱傷	鼡径部第2度熱傷	鼡径部第3度熱傷
た 鼡径部熱傷	損傷	第1度熱傷
第1度腐蝕	第2度熱傷	第2度腐蝕
第3度熱傷	第3度腐蝕	第4度熱傷
第5趾皮膚欠損創	体幹第1度熱傷	体幹第2度熱傷
体幹第3度熱傷	体幹熱傷	苔癬
大腿汚染創	大腿咬創	大腿挫創
大腿熱傷	大腿皮膚欠損創	大腿部開放創
大腿部刺創	大腿部切創	大腿部第1度熱傷
大腿部第2度熱傷	大腿部第3度熱傷	大腿裂創
大転子部挫創	体表面積10%未満の熱傷	体表面積10－19%の熱傷
体表面積20－29%の熱傷	体表面積30－39%の熱傷	体表面積40－49%の熱傷
体表面積50－59%の熱傷	体表面積60－69%の熱傷	体表面積70－79%の熱傷
体表面積80－89%の熱傷	体表面積90%以上の熱傷	多形慢性痒疹
脱臼	脱臼骨折	多発性外傷

フ

	多発性開放創	多発性咬創	多発性昆虫咬創
	多発性挫傷	多発性擦過創	多発性切創
	多発性穿刺創	多発性第 1 度熱傷	多発性第 2 度熱傷
	多発性第 3 度熱傷	多発性熱傷	多発性膿疱症
	多発性皮下出血	多発性非熱傷性水疱	多発性表在損傷
	多発性裂創	打撲割創	打撲血腫
	打撲挫創	打撲擦過創	打撲傷
	打撲皮下血腫	単純苔癬	単純脱臼
	腟開放創	腟断端炎	腟熱傷
	腟裂傷	肘関節骨折	肘関節挫創
	肘関節脱臼骨折	肘関節部開放創	中指咬創
	中指挫傷	中指挫創	中指刺創
	中指切創	中指皮膚欠損創	中手骨関節部挫創
	中枢神経系損傷	肘頭骨折	肘部挫創
	肘部切創	肘部第 1 度熱傷	肘部第 2 度熱傷
	肘部第 3 度熱傷	肘部皮膚欠損創	直腸痛
	手開放創	滴状乾癬	手咬創
	手挫創	手刺創	手湿疹
	手切創	手第 1 度熱傷	手第 2 度熱傷
	手第 3 度熱傷	手熱傷	転位性骨折
	点状角化症	点状乾癬	殿部異物
	殿部開放創	殿部咬創	殿部刺創
	殿部切創	殿部第 1 度熱傷	殿部第 2 度熱傷
	殿部第 3 度熱傷	殿部熱傷	殿部皮膚欠損創
	殿部裂創	冬期湿疹	透析皮膚そう痒症
	頭頂部挫傷	頭頂部挫創	頭頂部擦過創
	頭頂部切創	頭頂部打撲傷	頭頂部裂創
	頭皮外傷性腫脹	頭皮開放創	頭皮下血腫
	頭皮剥離	頭皮表在損傷	頭部異物
	頭部外傷性皮下異物	頭部外傷性皮下気腫	頭部開放創
	頭部割創	頭部頚部挫傷	頭部頚部挫創
	頭部頚部打撲傷	頭部血腫	頭部挫傷
	頭部挫創	頭部擦過創	頭部刺創
	頭部湿疹	頭部尋常性乾癬	頭部切創
	頭部第 1 度熱傷	頭部第 2 度熱傷	頭部第 3 度熱傷
	頭部多発開放創	頭部多発割創	頭部多発咬創
	頭部多発挫傷	頭部多発挫創	頭部多発擦過創
	頭部多発刺創	頭部多発切創	頭部多発創傷
	頭部多発打撲傷	頭部多発皮下血腫	頭部多発裂創
	頭部打撲	頭部打撲血腫	頭部打撲傷
	頭部虫刺傷	動物咬創	頭部熱傷
	頭部皮下異物	頭部皮下血腫	頭部皮下出血
	頭部皮膚欠損創	頭部裂創	動脈損傷
	特発性関節脱臼	飛び降り自殺未遂	飛び込み自殺未遂
な	内部尿路性器の熱傷	軟口蓋血腫	軟口蓋挫創
	軟口蓋創傷	軟口蓋熱傷	軟口蓋破裂
	肉離れ	乳頭部第 1 度熱傷	乳頭部第 2 度熱傷
	乳頭部第 3 度熱傷	乳房第 1 度熱傷	乳房第 2 度熱傷
	乳房第 3 度熱傷	乳房熱傷	乳房皮膚炎
	乳輪部第 1 度熱傷	乳輪部第 2 度熱傷	乳輪部第 3 度熱傷
	妊娠湿疹	妊婦性皮膚炎	猫咬創
	捻挫	脳挫傷	脳挫傷・頭蓋内に達する開放創合併あり
	脳挫傷・頭蓋内に達する開放創合併なし	脳挫創	脳挫創・頭蓋内に達する開放創合併あり
	脳挫創・頭蓋内に達する開放創合併なし	脳損傷	脳対側損傷
	脳直撃損傷	脳底部挫傷	脳底部挫傷・頭蓋内に達する開放創合併あり
	脳底部挫傷・頭蓋内に達する開放創合併なし	膿皮症	膿疱
は	膿疱性乾癬	脳裂傷	敗血症性皮膚炎
	肺熱傷	背部第 1 度熱傷	背部第 2 度熱傷
	背部第 3 度熱傷	背部熱傷	爆死自殺未遂
	剥離骨折	鼻背部湿疹	破裂骨折
	瘢痕性肛門狭窄	半身第 1 度熱傷	半身第 2 度熱傷
	半身第 3 度熱傷	汎発性膿疱性乾癬	汎発性皮膚そう痒症
	皮下異物	皮角	皮下血腫
	鼻下擦過創	皮下静脈損傷	皮下損傷
	鼻根部打撲挫創	鼻根部裂創	膝汚染創
	膝皮膚欠損創	皮脂欠乏症	皮脂欠乏性湿疹
	皮神経挫傷	鼻前庭部挫創	鼻尖部挫創
	非特異性そう痒症	鼻部外傷性異物	鼻部外傷性腫脹
	鼻部外傷性皮下異物	鼻部開放創	眉部割創
	鼻部割創	鼻部貫通創	腓腹筋挫創
	眉部血腫	皮膚欠損創	鼻部咬創
	鼻部挫傷	鼻部挫創	鼻部擦過創
	鼻部刺創	鼻部切創	鼻部創傷
	皮膚損傷	鼻部第 1 度熱傷	鼻部第 2 度熱傷
	鼻部第 3 度熱傷	鼻部打撲傷	鼻部虫刺傷
	皮膚剥脱創	鼻部皮下血腫	鼻部皮下出血
	鼻部皮膚欠損創	鼻部皮膚剥離創	鼻部裂創
	びまん性乾癬	びまん性脳損傷	びまん性脳損傷・頭蓋内に達する開放創合併あり
	びまん性脳損傷・頭蓋内に達する開放創合併なし	眉毛部割創	眉毛部裂創
	表皮剥離	鼻翼部切創	鼻翼部裂創
	複雑脱臼	伏針	副鼻腔開放創
	腹部汚染創	腹部刺創	腹部第 1 度熱傷
	腹部第 2 度熱傷	腹部第 3 度熱傷	腹部熱傷
	腹部皮膚欠損創	腹壁異物	腹壁開放創
	腐蝕	不全骨折	粉砕骨折
	分娩時会陰裂傷	分娩時軟産道損傷	閉鎖性外傷性脳圧迫
	閉鎖性骨折	閉鎖性脱臼	閉鎖性脳挫創
	閉鎖性脳底部挫傷	閉鎖性びまん性脳損傷	ヘブラ痒疹
	扁平湿疹	扁平苔癬	放射線性熱傷
	胞状異角化症	帽状腱膜下出血	疱疹状膿痂疹
	包皮挫創	包皮切創	包皮裂創
	母指球部第 1 度熱傷	母指球部第 2 度熱傷	母指球部第 3 度熱傷
	母指咬創	母指挫傷	母指挫創
	母趾挫創	母指示指間切創	母指刺創
	母指切創	母指第 1 度熱傷	母指第 2 度熱傷
	母指第 3 度熱傷	母指打撲挫創	母指打撲傷
	母指熱傷	母指皮膚欠損創	母趾皮膚欠損創
ま	母指末節部挫創	末梢血管外傷	末梢神経損傷
	慢性光線性皮膚炎	慢性湿疹	慢性放射線皮膚炎
	眉間部挫創	眉間部裂創	耳後部挫創
	耳後部打撲傷	脈絡網膜熱傷	盲管銃創
	毛孔角化症	網膜振盪	モンテジア骨折
や	薬傷	薬物性接触性皮膚炎	痒疹
	腰部尋常性乾癬	腰部切創	腰部第 1 度熱傷
	腰部第 2 度熱傷	腰部第 3 度熱傷	腰部打撲挫創
ら	腰部熱傷	落屑性湿疹	らせん骨折
	離開骨折	鱗状湿疹	涙管損傷
	涙管断裂	類苔癬	涙道損傷
	轢過創	裂離	裂離骨折
	老人性乾皮症	老年性そう痒症	濾胞性乾癬
	若木骨折		
△	MRSA 術後創部感染	異汗症	陰のう湿疹
	陰部間擦疹	会陰部肛囲湿疹	外陰部皮膚炎
	外傷性異物	下顎外傷性異物	カテーテル感染症
	間擦疹	限局性神経皮膚炎	肛囲間擦疹
	光沢苔癬	紅斑性間擦疹	肛門湿疹
	肛門周囲痛	肛門皮垂	肛門部痛
	臍周囲炎	産科的創傷の血腫	術後横隔膜下膿瘍
	術後感染症	術後膿瘍	術後皮下気腫
	術後腹壁膿瘍	人工肛門部皮膚炎	心内異物
	増殖性化膿性口内炎	虫垂炎術後残膿瘍	乳腺内異物
	乳房異物	尿管切石術後感染症	白色粃糠疹
	鼻前庭部湿疹	非熱傷性水疱	腹壁縫合糸膿瘍

	縫合糸膿瘍	縫合部膿瘍	放射線角化腫
	放射線皮膚潰瘍		

用法用量　通常，1日1～数回直接患部に塗布又は塗擦するか，あるいは無菌ガーゼ等にのばして貼付する。
なお，症状により適宜増減する。

禁忌
(1)フラジオマイシン耐性菌又は非感性菌による皮膚感染
(2)細菌・真菌・スピロヘータ・ウイルス皮膚感染症及び動物性皮膚疾患(疥癬，けじらみ等)
(3)本剤の成分に対し過敏症の既往歴のある患者
(4)鼓膜に穿孔のある湿疹性外耳道炎
(5)フラジオマイシン，カナマイシン，ストレプトマイシン，ゲンタマイシン等のアミノ糖系抗生物質及びバシトラシンに対し過敏症の既往歴のある患者
(6)潰瘍(ベーチェット病は除く)，第2度深在性以上の熱傷・凍傷

デルモランF軟膏：佐藤[17.8円/g]

フルコート外用液0.01%　規格：0.01%1mL[22.4円/mL]
フルコートクリーム0.025%　規格：0.025%1g[22.4円/g]
フルコートスプレー0.007%　規格：0.007%1g[11.5円/g]
フルコート軟膏0.025%　規格：0.025%1g[22.4円/g]
フルオシノロンアセトニド　田辺三菱　264

【効能効果】
湿疹・皮膚炎群(進行性指掌角皮症，女子顔面黒皮症，ビダール苔癬，放射線皮膚炎，日光皮膚炎を含む)，皮膚瘙痒症，痒疹群(じん麻疹様苔癬，ストロフルス，固定じん麻疹を含む)，虫さされ，乾癬，掌蹠膿疱症，薬疹・中毒疹

【対応標準病名】

◎	乾癬	急性痒疹	結節性痒疹
	刺虫症	湿疹	掌蹠膿疱症
	進行性指掌角皮症	中毒疹	日光皮膚炎
	ビダール苔癬	皮膚炎	皮膚そう痒症
	放射線皮膚炎	薬疹	痒疹
	リール黒皮症		
○	LE型薬疹	亜急性痒疹	足湿疹
	アレルギー性皮膚炎	異汗性湿疹	イソギンチャク毒
	陰のうそう痒症	腋窩湿疹	円板状乾癬
	外陰部そう痒症	外耳部虫刺傷	海水浴皮膚炎
	過角化症	化学性皮膚炎	角質増殖症
	貨幣状湿疹	眼瞼虫刺傷	眼瞼メラノーシス
	眼周囲部虫刺傷	乾癬性関節炎	乾癬性紅皮症
	乾癬性脊椎炎	感染性皮膚炎	眼部虫刺傷
	汗疱性湿疹	顔面急性皮膚炎	顔面光線角化症
	顔面昆虫螫	顔面尋常性乾癬	顔面多発虫刺傷
	顔面毛包性紅斑黒皮症	丘疹状湿疹	丘疹状じんま疹
	急性湿疹	急性汎発性膿疱性乾癬	急性放射線皮膚炎
	胸部昆虫螫	局面状乾癬	亀裂性湿疹
	屈曲部乾癬	クラゲ毒	黒色素皮症
	頚部虫刺症	頚部皮膚炎	限局性そう痒症
	甲殻動物毒	口唇虫刺傷	光線角化症
	後天性魚鱗癬	紅斑性湿疹	紅皮症型薬疹
	肛門そう痒症	黒皮症	固定薬疹
	昆虫刺傷	昆虫毒	耳介虫刺傷
	自家感作性皮膚炎	色素性痒疹	四肢乾癬
	四肢尋常性乾癬	四肢虫刺症	刺虫アレルギー
	湿疹様発疹	紫斑型薬疹	手指湿疹
	主婦湿疹	症候性そう痒症	掌蹠角化腫
	掌蹠角化症	掌蹠膿疱症性骨関節炎	小児汎発性膿疱性乾癬
	職業性皮膚炎	脂漏性乾癬	神経皮膚黒色症
	尋常性乾癬	新生児皮膚炎	制癌剤皮膚炎
	赤色湿疹	接触皮膚炎	節足動物毒
	前額部虫刺傷	前額部虫刺症	全身湿疹
	全身の尋常性乾癬	そう痒	体幹虫刺症
	苔癬	多形慢性痒疹	単純苔癬
	チャドクガ皮膚炎	虫刺性皮膚炎	手足症候群
	滴状乾癬	手湿疹	点状角化症
	点状乾癬	冬期湿疹	透析皮膚そう痒症
	頭部湿疹	頭部尋常性乾癬	頭部虫刺傷
	乳房皮膚炎	妊娠湿疹	妊娠性痒疹
	妊婦性皮膚炎	膿疱性乾癬	破壊性関節炎
	鼻背部湿疹	汎発性膿疱性乾癬	汎発性皮膚そう痒症
	皮角	鼻前庭部湿疹	非特異性そう痒症
	ヒトデ毒	鼻部虫刺傷	びまん性乾癬
	ビリン疹	腹部虫刺傷	ヘブラ痒疹
	扁平湿疹	扁平苔癬	蜂刺症
	放射線角化腫	胞状異角化症	疱疹状膿痂疹
	慢性光線性皮膚炎	慢性湿疹	慢性放射線皮膚炎
	慢性痒疹	ムカデ咬創	メラニン色素沈着症
	毛孔角化症	毛虫皮膚炎	薬剤性過敏症症候群
	薬物性口唇炎	薬物性接触性皮膚炎	腰部尋常性乾癬
	落屑性湿疹	鱗状湿疹	類苔癬
	老年性そう痒症	濾胞性乾癬	
△	陰のう湿疹	会陰部肛囲湿疹	外陰部皮膚炎
	限局性神経皮膚炎	光沢苔癬	肛門湿疹
	細菌疹	色素異常症	人工肛門部皮膚炎
	ステロイド皮膚炎	ステロイド誘発性皮膚症	全身薬疹
	単純黒子	皮膚色素沈着	皮膚色異常
	放射線皮膚潰瘍	老年性黒子	

用法用量
〔外用液，クリーム，軟膏〕：通常，1日1～数回適量を患部に塗布する。なお，症状により適宜増減する。
〔スプレー〕：通常，1日1～数回適量を患部に噴霧する。なお，症状により適宜増減する。

禁忌
(1)細菌・真菌・スピロヘータ・ウイルス皮膚感染症及び動物性皮膚疾患(疥癬，けじらみ等)
(2)本剤の成分に対し過敏症の既往歴のある患者
(3)鼓膜に穿孔のある湿疹性外耳道炎
(4)潰瘍(ベーチェット病は除く)，第2度深在性以上の熱傷・凍傷

フルオシノロンアセトニド軟膏0.025%「YD」：陽進堂　0.025%1g[7.9円/g]，フルポロン軟膏0.025%：摩耶堂　0.025%1g[7.9円/g]，ポリシラール軟膏0.025%：東和　0.025%1g[7.9円/g]

フルタイド50μgエアゾール120吸入用
規格：9.72mg10.6g1瓶[1989.9円/瓶]
フルタイド50ディスカス　規格：50μg60ブリスター1個[1484.8円/個]
フルタイド50ロタディスク
規格：50μg1ブリスター[24.9円/ブリスター]
フルタイド100μgエアゾール60吸入用
規格：12.25mg7.0g1瓶[2034円/瓶]
フルタイド100ディスカス
規格：100μg60ブリスター1個[2002.2円/個]
フルタイド100ロタディスク
規格：100μg1ブリスター[33.4円/ブリスター]
フルタイド200ディスカス
規格：200μg60ブリスター1個[2619.2円/個]
フルタイド200ロタディスク
規格：200μg1ブリスター[43.2円/ブリスター]
フルチカゾンプロピオン酸エステル　グラクソ・スミスクライン　229

【効能効果】
気管支喘息

【対応標準病名】

◎	気管支喘息		
○	アスピリン喘息	アトピー性喘息	アレルギー性気管支炎
	運動誘発性喘息	外因性喘息	感染型気管支喘息
	気管支喘息合併妊娠	混合型喘息	小児喘息
	小児喘息性気管支炎	職業喘息	ステロイド依存性喘息
	咳喘息	喘息性気管支炎	難治性喘息
	乳児喘息	非アトピー性喘息	夜間性喘息
△	心因性喘息		

用法用量

〔50μg エアゾール，50 ディスカス，50 ロタディスク，100μg エアゾール，100 ディスカス，100 ロタディスク〕

成人には，フルチカゾンプロピオン酸エステルとして通常 1 回 100μg を 1 日 2 回吸入投与する。なお，症状により適宜増減するが，1 日の最大投与量は 800μg を限度とする。

小児には，フルチカゾンプロピオン酸エステルとして通常 1 回 50μg を 1 日 2 回吸入投与する。なお，症状により適宜増減するが，1 日の最大投与量は 200μg を限度とする。

〔200 ディスカス，200 ロタディスク〕：成人には，フルチカゾンプロピオン酸エステルとして通常 1 回 100μg を 1 日 2 回吸入投与する。なお，症状により適宜増減するが，1 日の最大投与量は 800μg を限度とする。

用法用量に関連する使用上の注意　症状の緩解がみられた場合は，治療上必要最小限の用量で投与すること。

禁忌

(1)有効な抗菌剤の存在しない感染症，深在性真菌症の患者

(2)本剤の成分に対して過敏症の既往歴のある患者

原則禁忌　結核性疾患の患者

フルティフォーム125エアゾール56吸入用

規格：56吸入1瓶[3213.9円/瓶]

フルティフォーム125エアゾール120吸入用

規格：120吸入1瓶[6759.1円/瓶]

フルティフォーム50エアゾール56吸入用

規格：56吸入1瓶[2753円/瓶]

フルティフォーム50エアゾール120吸入用

規格：120吸入1瓶[5780.7円/瓶]

フルチカゾンプロピオン酸エステル　ホルモテロールフマル酸塩水和物　杏林　229

【効 能 効 果】

気管支喘息（吸入ステロイド剤及び長時間作動型吸入 β_2 刺激剤の併用が必要な場合）

【対応標準病名】

◎	気管支喘息		
○	アスピリン喘息	アトピー性喘息	アレルギー性気管支炎
	運動誘発性喘息	外因性喘息	感染型気管支喘息
	気管支喘息合併妊娠	混合型喘息	小児喘息
	小児喘息性気管支炎	職業喘息	心因性喘息
	ステロイド依存性喘息	咳喘息	喘息性気管支炎
	難治性喘息	乳児喘息	非アトピー性喘息
	夜間性喘息		

効能効果に関連する使用上の注意

(1)本剤は吸入ステロイド剤及び長時間作動型吸入 β_2 刺激剤の併用による治療が必要な場合に使用すること。

(2)患者に対し次の注意を与えること。

本剤は発現した発作を速やかに軽減する薬剤ではないので，急性の発作に対しては使用しないこと。急性の発作に対しては，短時間作動型吸入 β_2 刺激剤等の他の適切な薬剤を使用すること。

用法用量　通常，成人には，フルティフォーム 50 エアゾール（フルチカゾンプロピオン酸エステルとして 50μg 及びホルモテロールフマル酸塩水和物として 5μg）を 1 回 2 吸入，1 日 2 回投与する。

なお，症状に応じてフルティフォーム 125 エアゾール（フルチカゾンプロピオン酸エステルとして 125μg 及びホルモテロールフマル酸塩水和物として 5μg）を 1 回 2〜4 吸入，1 日 2 回投与する。

用法用量に関連する使用上の注意

(1)患者に対し，本剤の過度の使用により不整脈，心停止等の重篤な副作用が発現する危険性があることを理解させ，用法用量を超えて使用しないよう注意を与えること。

(2)症状の寛解がみられた場合は，治療上必要最小限の用量を投与し，必要に応じ吸入ステロイド剤への切り替えも考慮すること。

禁忌

(1)有効な抗菌剤の存在しない感染症，深在性真菌症の患者

(2)本剤の成分に対して過敏症の既往歴のある患者

原則禁忌　結核性疾患の患者

フルメタクリーム　規格：0.1%1g[39.5円/g]

フルメタ軟膏　規格：0.1%1g[39.5円/g]

フルメタローション　規格：0.1%1g[39.5円/g]

モメタゾンフランカルボン酸エステル　塩野義　264

【効 能 効 果】

湿疹・皮膚炎群（進行性指掌角皮症を含む），乾癬，掌蹠膿疱症，紅皮症，薬疹・中毒疹，虫さされ，痒疹群（蕁麻疹様苔癬，ストロフルス，固定蕁麻疹を含む），多形滲出性紅斑，慢性円板状エリテマトーデス，扁平紅色苔癬，ジベル薔薇色粃糠疹，シャンバーグ病，肥厚性瘢痕・ケロイド，天疱瘡群，類天疱瘡，円形脱毛症

【対応標準病名】

◎	円形脱毛症	円板状エリテマトーデス	乾癬
	急性痒疹	結節性痒疹	ケロイド
	紅皮症	刺虫症	湿疹
	ジベルばら色粃糠疹	掌蹠膿疱症	進行性色素性皮膚病
	進行性指掌角皮症	多形滲出性紅斑	中毒疹
	天疱瘡	肥厚性瘢痕	皮膚炎
	扁平苔癬	薬疹	痒疹
	類天疱瘡		
○	LE 型薬疹	LE 蝶形皮疹	LE 皮疹
あ	亜急性皮膚エリテマトーデス	亜急性痒疹	足湿疹
	アトピー性紅皮症	異汗性湿疹	ウイルソン紅色苔癬
	腋窩湿疹	エリテマトーデス	遠心性環状紅斑
か	遠心性丘疹性紅斑	円板状乾癬	外耳部虫刺傷
	海水浴皮膚炎	過角化症	化学性皮膚炎
	角質増殖症	貨幣状湿疹	眼瞼虫刺傷
	眼周囲部虫刺傷	環状紅斑	眼性類天疱瘡
	乾癬性関節炎	乾癬性脊椎炎	感染性皮膚炎
	眼部虫刺傷	汗疱性湿疹	顔面急性皮膚炎
	顔面昆虫螫	顔面尋常性乾癬	顔面多発虫刺傷
	偽性円形脱毛症	丘疹紅皮症	丘疹状紅斑
	丘疹状湿疹	丘疹状じんま疹	急性湿疹
	急性汎発性膿疱性乾癬	胸部昆虫螫	局面状乾癬
	亀裂性湿疹	屈曲部乾癬	頚部虫刺症
	頚部皮膚炎	稽留性肢端皮膚炎	ケロイド拘縮
	ケロイド体質	ケロイド瘢痕	限局性円板状エリテマトーデス
	限局性神経皮膚炎	口唇虫刺傷	後天性魚鱗癬
	後天性表皮水疱症	紅斑症	広汎性円形脱毛症
	紅斑性湿疹	紅斑性天疱瘡	紅皮症型薬疹
	固定薬疹	昆虫刺傷	昆虫毒
さ	耳介虫刺傷	自家感作性皮膚炎	色素性紫斑
	色素性紫斑性皮膚症	色素性痒疹	四肢乾癬
	四肢尋常性乾癬	四肢虫刺症	持続性色素異常性紅斑
	刺虫アレルギー	湿疹続発性紅皮症	湿疹様発疹

	紫斑型薬疹	紫斑性苔癬状皮膚炎	若年性ヘルペス状皮膚炎
	重症多形滲出性紅斑・急性期	手指湿疹	手掌紅斑
	術後ケロイド瘢痕	主婦湿疹	腫瘍随伴性天疱瘡
	掌蹠角化症	掌蹠膿疱症性骨関節炎	小児汎発性膿疱性乾癬
	職業性皮膚炎	脂漏性乾癬	深在性エリテマトーデス
	滲出性紅斑型中毒疹	尋常性乾癬	尋常性天疱瘡
	真性ケロイド	新生児皮膚炎	水疱性多形紅斑
	水疱性扁平苔癬	水疱性類天疱瘡	スティーブンス・ジョンソン症候群
	ステロイド誘発性皮膚症	制癌剤皮膚炎	赤色湿疹
	接触皮膚炎	節足動物毒	前額部虫刺傷
	前額部虫刺症	全身湿疹	全身の尋常性乾癬
	全身薬疹	早期ケロイド	増殖性天疱瘡
た	創部瘢痕ケロイド	体幹虫刺症	苔癬
	多形紅斑	多形紅斑性関節障害	多形慢性痒疹
	蛇行状血管腫	単純苔癬	チャドクガ皮膚炎
	虫刺性皮膚炎	中毒性紅斑	中毒性表皮壊死症
	手足症候群	滴状乾癬	手湿疹
	点状角化症	点状乾癬	冬期湿疹
	頭部湿疹	頭部尋常性乾癬	頭部虫刺傷
な	遠山連圏状粃糠疹	特発性色素性紫斑	乳房皮膚炎
	妊娠湿疹	妊娠性痒疹	妊婦性皮膚炎
	熱傷後ケロイド	熱傷後瘢痕ケロイド	熱傷後瘢痕ケロイド潰瘍
	熱傷後瘢痕ケロイド拘縮	熱傷瘢痕	熱帯扁平苔癬
は	膿疱性乾癬	破壊性関節炎	鼻背部湿疹
	瘢痕性類天疱瘡	汎発性膿疱性乾癬	皮角
	粃糠疹	肥厚性扁平苔癬	非水疱性多形紅斑
	ビダール苔癬	皮膚エリテマトーデス	鼻部虫刺傷
	皮膚の肥厚性障害	びまん性乾癬	ピリン疹
	腹部虫刺傷	ブラジル天疱瘡	ヘブラ痒疹
	扁平湿疹	扁平苔癬様角化症	蜂刺症
	胞状異角化症	疱疹状天疱瘡	疱疹状膿痂疹
ま	麻疹様紅斑	慢性色素性紫斑	慢性湿疹
	慢性痒疹	ムカデ咬創	毛孔角化症
や	毛虫皮膚炎	薬剤性過敏症症候群	薬剤誘発性天疱瘡
	薬物性口唇炎	薬物性接触性皮膚炎	腰部尋常性乾癬
ら	ライエル症候群	ライエル症候群型薬疹	落屑性湿疹
	落葉状天疱瘡	リウマチ性環状紅斑	良性粘膜類天疱瘡
	鱗状湿疹	類苔癬	濾胞性乾癬
△	アレルギー性皮膚炎	陰のう湿疹	会陰部肛囲湿疹
	外陰部皮膚炎	乾癬性紅皮症	完全脱毛症
	口腔扁平苔癬	肛門湿疹	細菌疹
	人工肛門部皮膚炎	ステロイド皮膚炎	全身性脱毛症
	帯状脱毛症	蛇行状脱毛症	汎発性脱毛症
	鼻前庭部湿疹	連鎖球菌性膿痂疹	

用法用量　通常，1日1～数回，適量を患部に塗布する。なお，症状により適宜増減する。

禁忌

(1)細菌・真菌・スピロヘータ・ウイルス皮膚感染症及び動物性皮膚疾患(疥癬，けじらみ等)
(2)本剤の成分に対し過敏症の既往歴のある患者
(3)鼓膜に穿孔のある湿疹性外耳道炎
(4)潰瘍(ベーチェット病は除く)，第2度深在性以上の熱傷・凍傷

フランカルボン酸モメタゾンクリーム0.1%「イワキ」：岩城[19円/g]，フランカルボン酸モメタゾン軟膏0.1%「イワキ」：岩城[19円/g]，フランカルボン酸モメタゾンローション0.1%「イワキ」：岩城[19円/g]，マイセラクリーム0.1%：前田薬品[19円/g]，マイセラ軟膏0.1%：前田薬品[19円/g]，マイセラローション0.1%：前田薬品[19円/g]

フルメトロン点眼液0.02%　規格：0.02%1mL[42.2円/mL]

フルオロメトロン　参天　131

【効能効果】

外眼部の炎症性疾患(眼瞼炎，結膜炎，角膜炎，強膜炎，上強膜炎等)。

【対応標準病名】

◎	角膜炎	眼瞼炎	強膜炎
	結膜炎	上強膜炎	
○	亜急性結膜炎	アトピー性角結膜炎	アレルギー性角膜炎
	アレルギー性結膜炎	アレルギー性鼻結膜炎	萎縮性角結膜炎
	栄養障害性角膜炎	外傷性角膜炎	外傷性角膜潰瘍
	潰瘍性眼瞼炎	化学性結膜炎	角結膜炎
	角結膜びらん	角膜潰瘍	角膜上皮びらん
	角膜中心潰瘍	角膜内皮炎	角膜膿瘍
	角膜パンヌス	角膜びらん	角膜腐蝕
	カタル性角膜潰瘍	カタル性眼炎	カタル性結膜炎
	化膿性角膜炎	化膿性結膜炎	貨幣状角膜炎
	眼炎	眼角部眼瞼炎	眼角部眼瞼縁結膜炎
	眼瞼縁炎	眼瞼縁結膜炎	眼瞼結膜炎
	乾性角結膜炎	乾性角膜炎	感染性角膜潰瘍
	季節性アレルギー性結膜炎	偽膜性結膜炎	急性角結膜炎
	急性角膜炎	急性結膜炎	急性濾胞性結膜炎
	巨大乳頭結膜炎	巨大フリクテン	血管性パンヌス
	結節性眼炎	結節性結膜炎	結膜潰瘍
	結膜びらん	結膜濾胞症	硬化性角膜炎
	光線眼症	後部強膜炎	コーガン症候群
	コッホ・ウィークス菌性結膜炎	散在性表層角膜炎	蚕蝕性角膜潰瘍
	紫外線角結膜炎	紫外線角膜炎	糸状角膜炎
	実質性角膜炎	湿疹性眼瞼炎	湿疹性パンヌス
	しゅさ性眼瞼炎	出血性角膜炎	術後結膜炎
	春季カタル	睫毛性眼瞼炎	脂漏性眼瞼炎
	真菌性角膜潰瘍	神経栄養性角結膜炎	進行性角膜潰瘍
	浸潤性表層角膜炎	深層角膜炎	星状角膜炎
	ゼーミッシュ潰瘍	石化性角膜炎	雪眼炎
	接触性眼瞼結膜炎	穿孔性角膜潰瘍	線状角膜炎
	腺病性パンヌス	前房蓄膿性角膜炎	単純性角膜潰瘍
	通年性アレルギー性結膜炎	兎眼性角膜炎	毒物性眼瞼炎
	粘液膿性結膜炎	白内障術後結膜炎	パリノー結膜炎
	パリノー結膜腺症候群	反復性角膜潰瘍	びまん性表層角膜炎
	表在性角膜炎	表在性点状角膜炎	フィラメント状角膜炎
	匐行性角膜潰瘍	ぶどう球菌性眼瞼炎	フリクテン性角結膜炎
	フリクテン性角膜炎	フリクテン性角膜潰瘍	フリクテン性結膜炎
	フリクテン性パンヌス	辺縁角膜炎	辺縁フリクテン
	慢性角結膜炎	慢性カタル性結膜炎	慢性結膜炎
	慢性濾胞性結膜炎	毛包眼瞼炎	モラックス・アクセンフェルド結膜炎
	薬物性角結膜炎	薬物性角膜炎	薬物性眼瞼炎
	薬物性結膜炎	流行性結膜炎	輪紋状角膜炎
△	アカントアメーバ角膜炎	アレルギー性眼瞼炎	アレルギー性眼瞼縁炎
	壊死性強膜炎	角膜穿孔	眼瞼皮膚炎
	眼瞼びらん	眼瞼瘻孔	感染性角膜炎
	強膜潰瘍	強膜疾患	クラミジア結膜炎
	結膜化膿性肉芽腫	細菌性結膜炎	湿疹性眼瞼皮膚炎
	接触眼瞼皮膚炎		

用法用量　用時よく振りまぜたのち，通常1回1～2滴，1日2～4回点眼する。
年令，症状に応じ適宜増減する。

禁忌　本剤の成分に対し過敏症の既往歴のある患者

原則禁忌

(1)角膜上皮剥離又は角膜潰瘍のある患者
(2)ウイルス性結膜・角膜疾患，結核性眼疾患，真菌性眼疾患又は

化膿性眼疾患のある患者

オドメール点眼液0.02%：千寿[17.6円/mL]，ピトス点眼液0.02%：わかもと[17.6円/mL]，フルオメソロン0.02%点眼液：日本点眼薬[17.6円/mL]，フルオロメトロン0.02%点眼液T：日東メディック[17.6円/mL]

フルメトロン点眼液0.1%　規格：0.1%1mL[67.4円/mL]
フルオロメトロン　参天　131

【効 能 効 果】

外眼部および前眼部の炎症性疾患(眼瞼炎，結膜炎，角膜炎，強膜炎，上強膜炎，虹彩炎，虹彩毛様体炎，ブドウ膜炎，術後炎症等)。

【対応標準病名】

◎	角膜炎	眼瞼炎	強膜炎
	結膜炎	虹彩炎	虹彩毛様体炎
	上強膜炎	ぶどう膜炎	
○ あ	亜急性結膜炎	亜急性虹彩炎	亜急性虹彩毛様体炎
	亜急性前部ぶどう膜炎	亜急性毛様体炎	アトピー性角結膜炎
	アレルギー性角膜炎	アレルギー性結膜炎	アレルギー性鼻結膜炎
か	萎縮性角結膜炎	栄養障害性角膜炎	外傷性角膜炎
	外傷性角膜潰瘍	潰瘍性眼瞼炎	化学性結膜炎
	角結膜炎	角結膜びらん	角膜潰瘍
	角膜虹彩炎	角膜上皮びらん	角膜中心潰瘍
	角膜内皮炎	角膜膿瘍	角膜パンヌス
	角膜びらん	角膜腐蝕	カタル性角膜潰瘍
	カタル性眼炎	カタル性結膜炎	化膿性角膜炎
	化膿性結膜炎	化膿性虹彩炎	化膿性ぶどう膜炎
	化膿性毛様体炎	貨幣状角膜炎	眼炎
	眼角部眼瞼炎	眼角部眼瞼縁結膜炎	眼瞼縁炎
	眼瞼縁結膜炎	眼瞼結膜炎	乾性角結膜炎
	乾性角膜炎	感染性角膜潰瘍	季節性アレルギー性結膜炎
	偽膜性結膜炎	急性角結膜炎	急性角膜炎
	急性結膜炎	急性虹彩炎	急性虹彩毛様体炎
	急性前部ぶどう膜炎	急性毛様体炎	急性濾胞性結膜炎
	巨大乳頭結膜炎	巨大フリクテン	血管性パンヌス
	結節虹彩炎	結節性眼炎	結節性結膜炎
	結膜潰瘍	結膜びらん	結膜濾胞症
	硬化性角膜炎	高血圧性虹彩毛様体炎	虹彩異色
	虹彩異色性毛様体炎	光線眼症	後部強膜炎
さ	コーガン症候群	コッホ・ウィークス菌性結膜炎	散在性表層角膜炎
	蚕蝕性角膜潰瘍	紫外線角結膜炎	紫外線角膜炎
	糸状角膜炎	実質性角膜炎	湿疹性眼瞼炎
	湿疹性パンヌス	しゅさ性眼瞼炎	出血性角膜炎
	出血性虹彩炎	術後結膜炎	術後虹彩炎
	春季カタル	漿液性虹彩炎	睫毛性眼瞼炎
	脂漏性眼瞼炎	真菌性角膜潰瘍	神経栄養性角結膜炎
	進行性角膜潰瘍	浸潤性表層角膜炎	深層角膜炎
	水晶体原性虹彩毛様体炎	星状角膜炎	ゼーミッシュ潰瘍
	石化性角膜炎	雪眼炎	接触性眼瞼結膜炎
	遷延性虹彩炎	穿孔性角膜潰瘍	線状角膜炎
	腺病性パンヌス	前房蓄膿性角膜炎	前房蓄膿性虹彩炎
た	続発性虹彩炎	続発性虹彩毛様体炎	単純性角膜潰瘍
	中間部ぶどう膜炎	陳旧性虹彩炎	陳旧性虹彩毛様体炎
	通年性アレルギー性結膜炎	兎眼性角膜炎	毒物性眼瞼炎
は	難治性ぶどう膜炎	粘液膿性結膜炎	白内障術後結膜炎
	白内障術後虹彩炎	パリノー結膜炎	パリノー結膜腺症候群
	反復性角膜潰瘍	反復性虹彩炎	反復性虹彩毛様体炎
	反復性前部ぶどう膜炎	反復性毛様体炎	びまん性表層角膜炎
	表在性角膜炎	表在性点状角膜炎	フィラメント状角膜炎
	フォークト・小柳病	匐行性角膜潰瘍	フックス異色毛様体炎
	ぶどう球菌性眼瞼炎	ぶどう膜角膜炎	フリクテン性角結膜炎
	フリクテン性角膜炎	フリクテン性角膜潰瘍	フリクテン性結膜炎
	フリクテン性パンヌス	辺縁角膜炎	辺縁フリクテン
ま	慢性角結膜炎	慢性カタル性結膜炎	慢性結膜炎
	慢性虹彩毛様体炎	慢性濾胞性結膜炎	毛包眼瞼炎
や	モラックス・アクセンフェルド結膜炎	薬物性角結膜炎	薬物性角膜炎
ら	薬物性眼瞼炎	薬物性結膜炎	リウマチ性虹彩炎
	流行性結膜炎	輪紋状角膜炎	
△	アカントアメーバ角膜炎	アレルギー性眼瞼炎	アレルギー性眼瞼縁炎
	アレルギー性ぶどう膜炎	ウイルス性ぶどう膜炎	壊死性強膜炎
	角膜穿孔	眼瞼皮膚炎	眼瞼びらん
	眼瞼瘻孔	感染性角膜炎	強膜潰瘍
	強膜疾患	クラミジア結膜炎	結膜化膿性肉芽腫
	細菌性結膜炎	湿疹性眼瞼皮膚炎	周辺性ブドウ膜炎
	接触眼瞼皮膚炎	前房蓄膿	続発性ぶどう膜炎
	内因性ぶどう膜炎	反復性前房蓄膿	毛様体炎

用法用量　用時よく振りまぜたのち，通常1回1～2滴，1日2～4回点眼する。
年令，症状に応じ適宜増減する。

禁忌　本剤の成分に対し過敏症の既往歴のある患者

原則禁忌

(1)角膜上皮剥離又は角膜潰瘍のある患者
(2)ウイルス性結膜・角膜疾患，結核性眼疾患，真菌性眼疾患又は化膿性眼疾患のある患者

オドメール点眼液0.1%：千寿[24.1円/mL]，ピトス点眼液0.1%：わかもと[20.5円/mL]，フルオメソロン0.1%点眼液：日本点眼薬[24.1円/mL]，フルオロメトロン0.1%点眼液T：日東メディック[20.5円/mL]

プルモザイム吸入液2.5mg　規格：2.5mg2.5mL1管[6855.2円/管]
ドルナーゼアルファ(遺伝子組換え)　中外　229

【効 能 効 果】

嚢胞性線維症における肺機能の改善

【対応標準病名】

◎	のう胞性線維症
△	胎便イレウス

用法用量　通常，ドルナーゼ アルファ(遺伝子組換え)として2.5mgを1日1回ネブライザーを用いて吸入投与する。なお，患者の状態に応じて1回2.5mgを1日2回まで吸入投与することができる。

用法用量に関連する使用上の注意

(1)本剤はジェット式ネブライザーを用いた吸入にのみ使用すること。
(2)海外臨床試験において21歳以上では本剤1日1回投与に比べ本剤1日2回投与の方が気道感染発現の抑制効果が高いことが示唆されていること，また，加齢と肺病変の進行との関連が知られていることから，患者の年齢，肺病変の重症度等を考慮し，1日2回投与の必要性を検討すること。
(3)本剤の効果を持続するためには継続的な投与が必要である。

禁忌　本剤の成分に対し過敏症の既往歴のある患者

フルルバンパップ40mg　規格：10cm×14cm1枚[18.3円/枚]
フルルビプロフェン　大協薬品　264

アドフィードパップ40mgを参照(P2041)

ブレオS軟膏5mg/g
規格：5mg1g［1567.7円/g］
ブレオマイシン硫酸塩　日本化薬　423

【効能効果】

皮膚悪性腫瘍

【対応標準病名】

◎	皮膚悪性腫瘍		
○	エクリン汗孔癌	下顎部メルケル細胞癌	下眼瞼基底細胞癌
	下眼瞼皮膚癌	下口唇基底細胞癌	下口唇皮膚癌
	下口唇有棘細胞癌	下腿メルケル細胞癌	眼角基底細胞癌
	眼角皮膚癌	眼角有棘細胞癌	眼瞼メルケル細胞癌
	汗腺癌	顔面メルケル細胞癌	基底細胞癌
	胸部メルケル細胞癌	頬部メルケル細胞癌	頚部基底細胞癌
	頚部皮膚癌	頚部メルケル細胞癌	頚部有棘細胞癌
	肩部メルケル細胞癌	口唇メルケル細胞癌	項部基底細胞癌
	項部皮膚癌	項部メルケル細胞癌	項部有棘細胞癌
	肛門周囲パジェット病	肛門部基底細胞癌	耳介メルケル細胞癌
	色素性基底細胞癌	脂腺癌	膝部メルケル細胞癌
	趾メルケル細胞癌	手指メルケル細胞癌	手部メルケル細胞癌
	上眼瞼基底細胞癌	上眼瞼皮膚癌	上眼瞼有棘細胞癌
	上口唇基底細胞癌	上口唇皮膚癌	上口唇有棘細胞癌
	上腕メルケル細胞癌	前額部メルケル細胞癌	前腕メルケル細胞癌
	足部メルケル細胞癌	鼡径部メルケル細胞癌	大腿メルケル細胞癌
	殿部メルケル細胞癌	頭部基底細胞癌	頭部メルケル細胞癌
	頭部有棘細胞癌	乳房外パジェット病	背部メルケル細胞癌
	皮膚癌	皮膚付属器癌	腹部メルケル細胞癌
	メルケル細胞癌	毛包癌	有棘細胞癌
△あか	会陰部パジェット病	腋窩基底細胞癌	腋窩パジェット病
	腋窩皮膚癌	腋窩有棘細胞癌	下顎部基底細胞癌
	下顎部皮膚癌	下顎部有棘細胞癌	下眼瞼有棘細胞癌
	下肢皮膚癌	下腿基底細胞癌	下腿皮膚癌
	下腿有棘細胞癌	下腿隆起性皮膚線維肉腫	肩隆起性皮膚線維肉腫
	眼瞼脂腺癌	眼瞼皮膚の悪性腫瘍	環指基底細胞癌
	環指皮膚癌	環指有棘細胞癌	顔面基底細胞癌
	顔面脂腺癌	顔面皮膚癌	顔面有棘細胞癌
	顔面隆起性皮膚線維肉腫	胸部基底細胞癌	頬部基底細胞癌
	胸部皮膚癌	頬部皮膚癌	胸部有棘細胞癌
	頬部有棘細胞癌	胸部隆起性皮膚線維肉腫	頬部隆起性皮膚線維肉腫
	頚部脂腺癌	頚部皮膚悪性腫瘍	頚部隆起性皮膚線維肉腫
	肩部基底細胞癌	肩部皮膚癌	肩部有棘細胞癌
	口唇皮膚悪性腫瘍	肛門部皮膚癌	肛門部有棘細胞癌
さ	臍部基底細胞癌	臍部皮膚癌	臍部有棘細胞癌
	鎖骨部隆起性皮膚線維肉腫	示指基底細胞癌	示指皮膚癌
	示指有棘細胞癌	耳前部基底細胞癌	耳前部皮膚癌
	耳前部有棘細胞癌	膝部基底細胞癌	膝部皮膚癌
	膝部有棘細胞癌	手掌基底細胞癌	手掌皮膚癌
	手掌有棘細胞癌	手指隆起性皮膚線維肉腫	手背皮膚癌
	手背部基底細胞癌	手背有棘細胞癌	手部基底細胞癌
	手部皮膚癌	手部有棘細胞癌	手部隆起性皮膚線維肉腫
	小指基底細胞癌	小指皮膚癌	上肢皮膚癌
	小指有棘細胞癌	踵部基底細胞癌	踵部皮膚癌
	踵部有棘細胞癌	上腕基底細胞癌	上腕皮膚癌
	上腕有棘細胞癌	上腕隆起性皮膚線維肉腫	趾隆起性皮膚線維肉腫
	前額部基底細胞癌	前額部皮膚癌	前額部有棘細胞癌
	前胸部基底細胞癌	前胸部皮膚癌	前胸部有棘細胞癌
	仙骨部基底細胞癌	仙骨部皮膚癌	仙骨部有棘細胞癌
	前腕基底細胞癌	前腕皮膚癌	前腕有棘細胞癌
	前腕隆起性皮膚線維肉腫	側胸部基底細胞癌	側胸部皮膚癌
	側胸部有棘細胞癌	足底基底細胞癌	足底皮膚癌
	足底有棘細胞癌	足背基底細胞癌	足背皮膚癌
	足背有棘細胞癌	足部基底細胞癌	足部皮膚癌
	足部有棘細胞癌	足部隆起性皮膚線維肉腫	鼡径部基底細胞癌
	鼡径部パジェット病	鼡径部皮膚癌	鼡径部有棘細胞癌
た	第2趾基底細胞癌	第2趾皮膚癌	第2趾有棘細胞癌
	第3趾基底細胞癌	第3趾皮膚癌	第3趾有棘細胞癌
	第4趾基底細胞癌	第4趾皮膚癌	第4趾有棘細胞癌
	第5趾基底細胞癌	第5趾皮膚癌	第5趾有棘細胞癌
	大腿基底細胞癌	大腿皮膚癌	大腿有棘細胞癌
	大腿隆起性皮膚線維肉腫	中指基底細胞癌	中指皮膚癌
	中指有棘細胞癌	肘部基底細胞癌	肘部皮膚癌
	肘部有棘細胞癌	肘部隆起性皮膚線維肉腫	転移性皮膚腫瘍
	殿部基底細胞癌	殿部皮膚癌	殿部有棘細胞癌
	殿部隆起性皮膚線維肉腫	頭部脂腺癌	頭部皮膚癌
な	頭部隆起性皮膚線維肉腫	乳癌皮膚転移	乳頭基底細胞癌
は	乳頭皮膚癌	乳頭有棘細胞癌	背部基底細胞癌
	背部皮膚癌	背部有棘細胞癌	背部隆起性皮膚線維肉腫
	鼻尖基底細胞癌	鼻尖皮膚癌	鼻尖有棘細胞癌
	鼻背基底細胞癌	鼻背皮膚癌	鼻背有棘細胞癌
	鼻部基底細胞癌	皮膚白血病	鼻部皮膚癌
	鼻部有棘細胞癌	鼻翼基底細胞癌	鼻翼皮膚癌
	鼻翼有棘細胞癌	腹部基底細胞癌	腹部皮膚癌
	腹部皮膚線維肉腫	腹部有棘細胞癌	腹部隆起性皮膚線維肉腫
	母指基底細胞癌	母趾基底細胞癌	母指皮膚癌
	母趾皮膚癌	母指有棘細胞癌	母趾有棘細胞癌
や	腰部基底細胞癌	腰部皮膚癌	腰部有棘細胞癌

用法用量　患部に1日1回 Occlusive Dressing Therapy（以下 ODT と略す）（閉鎖密封療法）する。ODT が困難な場合は1日2〜3回単純塗布する。
標準的な用量は病巣の大きさ，状態にもよるが，患部 $100cm^2$（10cm × 10cm）につき 1〜2.5g（ブレオマイシン硫酸塩として 5〜12.5mg（力価））とする。

用法用量に関連する使用上の注意
(1)本剤は副作用発現の個人差が著しく，比較的少量の投与でも副作用があらわれることがあるので，使用上の注意に十分留意すること。
なお，投与にあたっては，患者の状態・症状に応じて低用量から開始すること。
(2)本剤は軟膏剤であるが，他のブレオマイシン注射剤の用法用量に関連する使用上の注意として下記の記載がなされているので過量にならぬよう十分注意すること。
ペプロマイシンを投与された患者に対するブレオマイシンの投与量は，原則として投与されたペプロマイシン量とブレオマイシン量の和でもって総投与量とすること。

警告　本剤の投与により間質性肺炎・肺線維症等の重篤な肺症状を呈することがあり，ときに致命的な経過をたどることがあるので，本剤の投与が適切と判断される症例についてのみ投与し，投与中及び投与終了後の一定期間（およそ2ヵ月位）は患者を医師の監督下におくこと。
高齢者及び肺に基礎疾患を有する患者への投与に際しては，使用上の注意に十分留意すること。
労作性呼吸困難，発熱，咳，捻髪音（ラ音），胸部レントゲン異常陰影，$A\text{-}aDo_2$・Pao_2・DLco の異常などの初期症状があらわれた場合には直ちに投与を中止し，適切な処置を行うこと。

禁忌
(1)重篤な肺機能障害，胸部レントゲン写真上びまん性の線維化病変及び著明な病変を呈する患者
(2)本剤の成分及び類似化合物（ペプロマイシン）に対する過敏症の既往歴のある患者

(3)重篤な腎機能障害のある患者
(4)重篤な心疾患のある患者
(5)胸部及びその周辺部への放射線照射を受けている患者

併用禁忌

薬剤名等	臨床症状・措置方法	機序・危険因子
胸部及びその周辺部への放射線照射	臨床症状：間質性肺炎・肺線維症等の重篤な肺症状を起こすことがある。	ともに間質性肺炎・肺線維症等の重篤な肺症状を誘発する作用を有する。

プレグランディン腟坐剤1mg

規格：1mg1個[4139.9円/個]
ゲメプロスト　小野薬品　249

【効能効果】

妊娠中期における治療的流産

【対応標準病名】

◎	治療的流産
○	人工妊娠中絶
△	塞栓症合併不完全人工流産

用法用量

(1)通常1回ゲメプロストとして1mg(1個)を3時間毎に後腟円蓋部へ挿入する。
なお，1日最大投与量は5mg(5個)までとする。
(2)1日総量ゲメプロストとして5mg(5個)を投与し，効果の認められない場合は本剤の投与を中止し，翌日あるいは以降に投与を再開するか，あるいは他の方法に切り替える。
(3)本剤の投与開始後，有効陣痛が発来し，子宮内容物の排出が認められたとき，本剤の投与を中止する。
(4)症状及び経過に応じて適宜増減。

警告　子宮破裂，子宮頸管裂傷が発現することがあるので，用法用量，使用上の注意に特に留意すること。

禁忌

(1)前置胎盤，子宮外妊娠等で操作により出血の危険性のある患者
(2)骨盤内感染による発熱のある患者
(3)本剤の成分に対し過敏症の既往歴のある患者

プレドニゾロンクリーム0.5%「テイコク」

規格：0.5%1g[8.2円/g]
プレドニゾロン　帝國　264

【効能効果】

湿疹・皮膚炎群(進行性指掌角皮症，女子顔面黒皮症，ビダール苔癬，放射線皮膚炎，日光皮膚炎を含む)，皮膚掻痒症，薬疹・中毒疹

【対応標準病名】

◎	湿疹	進行性指掌角皮症	中毒疹
	日光皮膚炎	ビダール苔癬	皮膚炎
	皮膚そう痒症	放射線皮膚炎	薬疹
	リール黒皮症		
○	LE 型薬疹	足湿疹	アレルギー性皮膚炎
	異汗性湿疹	陰のうそう痒症	腋窩湿疹
	外陰部そう痒症	海水浴皮膚炎	過角化症
	化学性皮膚炎	角質増殖症	貨幣状湿疹
	眼瞼メラノーシス	感染性皮膚炎	汗疱性湿疹
	顔面急性皮膚炎	顔面光線角化症	顔面毛包性紅斑黒皮症
	丘疹状湿疹	急性湿疹	急性放射線皮膚炎
	亀裂性湿疹	黒色素皮症	頚部皮膚炎
	結節性痒疹	限局性神経皮膚炎	限局性そう痒症
	光線角化症	後天性魚鱗癬	紅斑性湿疹
	紅皮症型薬疹	肛門そう痒症	黒皮症
	固定薬疹	自家感作性皮膚炎	湿疹様発疹
	紫斑型薬疹	手指湿疹	主婦湿疹
	症候性そう痒症	掌蹠角化腫	掌蹠角化症
	職業性皮膚炎	神経皮膚黒色症	新生児皮膚炎
	制癌剤皮膚炎	赤色湿疹	接触皮膚炎
	全身湿疹	全身薬疹	そう痒
	苔癬	単純苔癬	単純黒子
	手足症候群	手湿疹	点状角化症
	冬期湿疹	透析皮膚そう痒症	頭部湿疹
	乳房皮膚炎	妊娠湿疹	妊婦性皮膚炎
	鼻背部湿疹	汎発性皮膚そう痒症	皮角
	非特異性そう痒症	ピリン疹	扁平湿疹
	扁平苔癬	放射線角化腫	放射線皮膚潰瘍
	胞状異角化症	慢性光線性皮膚炎	慢性湿疹
	慢性放射線皮膚炎	メラニン色素沈着症	毛孔角化症
	薬剤性過敏症症候群	薬物性口唇炎	薬物性接触性皮膚炎
	落屑性湿疹	鱗状湿疹	類苔癬
	老年性そう痒症	老年性黒子	
△	陰のう湿疹	会陰部肛囲湿疹	外陰部皮膚炎
	肛門湿疹	色素異常症	人工肛門部皮膚炎
	鼻前庭部湿疹	皮膚色素沈着	皮膚色異常

用法用量　通常1日1～数回適量を患部に塗布する。なお，症状により適宜増減する。

禁忌

(1)皮膚結核，単純疱疹，水痘，帯状疱疹，種痘疹
(2)本剤の成分に対して過敏症の既往歴のある患者
(3)鼓膜に穿孔のある湿疹性外耳道炎
(4)潰瘍(ベーチェット病は除く)，第2度深在性以上の熱傷・凍傷

プレドニゾロンクリーム0.5%「YD」：陽進堂[4.6円/g]，プレドニゾロンクリーム0.5%「タツミ」：辰巳化学[4.6円/g]，プレドニゾロンクリーム0.5%「マヤ」：摩耶堂[7.4円/g]，プレドニゾロン軟膏0.5%「マイラン」：マイラン製薬[7.4円/g]

プレドニン眼軟膏

規格：0.25%1g[51.8円/g]
プレドニゾロン酢酸エステル　塩野義　131

【効能効果】

外眼部及び前眼部の炎症性疾患の対症療法(眼瞼炎，結膜炎，角膜炎，強膜炎，上強膜炎，前眼部ブドウ膜炎，術後炎症)

【対応標準病名】

◎	角膜炎	眼瞼炎	強膜炎
	結膜炎	上強膜炎	ぶどう膜炎
○ あ	亜急性結膜炎	亜急性虹彩炎	亜急性虹彩毛様体炎
	亜急性前部ぶどう膜炎	亜急性毛様体炎	アトピー性角結膜炎
	アレルギー性角膜炎	アレルギー性結膜炎	アレルギー性鼻結膜炎
か	萎縮性角結膜炎	栄養障害性角膜炎	外傷性角膜炎
	外傷性角膜潰瘍	潰瘍性眼瞼炎	化学性結膜炎
	角結膜炎	角結膜びらん	角膜潰瘍
	角膜虹彩炎	角膜上皮びらん	角膜中心潰瘍
	角膜内皮炎	角膜膿瘍	角膜パンヌス
	角膜びらん	角膜腐蝕	カタル性角膜潰瘍
	カタル性眼炎	カタル性結膜炎	化膿性角膜炎
	化膿性結膜炎	化膿性虹彩炎	化膿性ぶどう膜炎
	化膿性毛様体炎	貨幣状角膜炎	眼炎
	眼角部眼瞼炎	眼角部眼瞼縁結膜炎	眼瞼縁炎
	眼瞼縁結膜炎	眼瞼結膜炎	乾性角結膜炎
	乾性角膜炎	感染性角膜潰瘍	季節性アレルギー性結膜炎
	偽膜性結膜炎	急性角結膜炎	急性角膜炎
	急性結膜炎	急性虹彩炎	急性虹彩毛様体炎
	急性前部ぶどう膜炎	急性毛様体炎	急性濾胞性結膜炎
	強膜潰瘍	巨大乳頭結膜炎	巨大フリクテン
	血管性パンヌス	結節虹彩炎	結節性眼炎
	結節性結膜炎	結膜潰瘍	結膜びらん

	結膜濾胞症	硬化性角膜炎	高血圧性虹彩毛様体炎
	虹彩異色性毛様体炎	虹彩炎	虹彩毛様体炎
	光線眼症	後部強膜炎	コーガン症候群
さ	コッホ・ウィークス菌性結膜炎	散在性表層角膜炎	蚕蝕性角膜潰瘍
	紫外線角結膜炎	紫外線角膜炎	糸状角膜炎
	実質性角膜炎	湿疹性眼瞼炎	湿疹性パンヌス
	しゅさ性眼瞼炎	出血性角膜炎	出血性虹彩炎
	術後結膜炎	術後虹彩炎	春季カタル
	漿液性虹彩炎	睫毛性眼瞼炎	脂漏性眼瞼炎
	真菌性角膜潰瘍	神経栄養性角結膜炎	進行性角膜潰瘍
	浸潤性表層角膜炎	深層角膜炎	水晶体原性虹彩毛様体炎
	星状角膜炎	ゼーミッシュ潰瘍	石化性角膜炎
	雪眼炎	接触性眼瞼結膜炎	遷延性虹彩炎
	穿孔性角膜潰瘍	線状角膜炎	腺病性パンヌス
	前房蓄膿	前房蓄膿性角膜炎	前房蓄膿性虹彩炎
	続発性虹彩炎	続発性虹彩毛様体炎	続発性ぶどう膜炎
た	単純性角膜潰瘍	通年性アレルギー性結膜炎	兎眼性角膜炎
は	毒物性眼瞼炎	粘液膿性結膜炎	白内障術後結膜炎
	白内障術後虹彩炎	バリノー結膜炎	バリノー結膜腺症候群
	反復性角膜潰瘍	反復性虹彩炎	反復性虹彩毛様体炎
	反復性前部ぶどう膜炎	反復性前房蓄膿	反復性毛様体炎
	びまん性表層角膜炎	表在性角膜炎	表在性点状角膜炎
	フィラメント状角膜炎	フォークト・小柳病	匐行性角膜潰瘍
	フックス異色毛様体炎	ぶどう球菌性眼瞼炎	ぶどう膜角膜炎
	フリクテン性角結膜炎	フリクテン性角膜炎	フリクテン性角膜潰瘍
	フリクテン性結膜炎	フリクテン性パンヌス	辺縁角膜炎
ま	辺縁フリクテン	慢性角結膜炎	慢性カタル性結膜炎
	慢性結膜炎	慢性虹彩毛様体炎	慢性濾胞性結膜炎
	毛包眼瞼炎	毛様体炎	モラックス・アクセンフェルド結膜炎
や	薬物性角結膜炎	薬物性角膜炎	薬物性眼瞼炎
ら	薬物性結膜炎	リウマチ性虹彩炎	流行性結膜炎
	輪紋状角膜炎		
△	アカントアメーバ角膜炎	アレルギー性眼瞼炎	アレルギー性眼瞼縁炎
	アレルギー性ぶどう膜炎	ウイルス性ぶどう膜炎	壊死性強膜炎
	角膜穿孔	眼瞼皮膚炎	眼瞼びらん
	眼瞼瘻孔	感染性角膜炎	強膜疾患
	クラミジア結膜炎	結膜化膿性肉芽腫	細菌性結膜炎
	湿疹性眼瞼皮膚炎	周辺性ぶどう膜炎	接触眼瞼皮膚炎
	中間部ぶどう膜炎	陳旧性虹彩炎	陳旧性虹彩毛様体炎
	内因性ぶどう膜炎	難治性ぶどう膜炎	

用法用量　通常，1日数回，適量を塗布する。
なお，症状により適宜増減する。

禁忌　本剤の成分に対し過敏症の既往歴のある患者

原則禁忌
(1)角膜上皮剥離又は角膜潰瘍の患者
(2)ウイルス性結膜・角膜疾患，結核性眼疾患，真菌性眼疾患又は化膿性眼疾患の患者

酢酸プレドニゾロン0.25%眼軟膏T：日東メディック[41.4円/g]

プレドネマ注腸20mg　規格：20mg1個[737.3円/個]
プレドニゾロンリン酸エステルナトリウム　杏林　245

【効 能 効 果】

潰瘍性大腸炎，限局性腸炎

【対応標準病名】

◎	潰瘍性大腸炎	クローン病	
○	胃クローン病	胃十二指腸クローン病	回腸クローン病
	潰瘍性大腸炎・左側大腸炎型	潰瘍性大腸炎・全大腸炎型	潰瘍性大腸炎・直腸S状結腸炎型
	潰瘍性大腸炎・直腸炎型	潰瘍性大腸炎合併妊娠	潰瘍性大腸炎再燃
	潰瘍性大腸炎性若年性関節炎	活動期潰瘍性大腸炎	緩解期潰瘍性大腸炎
	急性潰瘍性大腸炎	急性激症型潰瘍性大腸炎	空腸クローン病
	クローン病性若年性関節炎	軽症潰瘍性大腸炎	劇症型潰瘍性大腸炎
	肛門クローン病	再燃緩解型潰瘍性大腸炎	重症潰瘍性大腸炎
	十二指腸クローン病	小腸クローン病	小腸大腸クローン病
	初回発作型潰瘍性大腸炎	ステロイド依存性潰瘍性大腸炎	ステロイド依存性クローン病
	ステロイド抵抗性潰瘍性大腸炎	大腸クローン病	虫垂クローン病
	中等症潰瘍性大腸炎	直腸クローン病	慢性持続型潰瘍性大腸炎

用法用量　通常，成人は，1回量プレドニゾロンリン酸エステルナトリウムとして22mg(プレドニゾロンリン酸エステルとして20mg)を注腸投与(直腸内注入)する。なお，年齢，症状により適宜増減する。

禁忌　本剤の成分に対し過敏症の既往歴のある患者

原則禁忌
(1)有効な抗菌剤の存在しない感染症，全身の真菌症の患者
(2)消化性潰瘍の患者
(3)精神病の患者
(4)結核性疾患の患者
(5)単純疱疹性角膜炎の患者
(6)後嚢白内障の患者
(7)緑内障の患者
(8)高血圧症の患者
(9)電解質異常のある患者
(10)血栓症の患者
(11)最近行った内臓の手術創のある患者
(12)急性心筋梗塞を起こした患者

プレポダインスクラブ0.75%　規格：10mL[2.52円/mL]
プレポダインソリューション1%　規格：10mL[2.31円/mL]
プレポダインフィールド1%　規格：10mL[3.11円/mL]
ヨウ素　丸石　261

【効 能 効 果】

〔スクラブ0.75%〕
(1)手指・皮膚の消毒
(2)手術部位(手術野)の皮膚の消毒
〔ソリューション1%〕
(1)手術部位(手術野)の皮膚の消毒，手術部位(手術野)の粘膜の消毒
(2)皮膚・粘膜の創傷部位の消毒，熱傷皮膚面の消毒
〔フィールド1%〕：手術部位(手術野)の皮膚の消毒

【対応標準病名】

該当病名なし

用法用量
〔スクラブ0.75%〕
効能効果(1)の場合
本剤の適量を用い，少量の水を加えて摩擦し，よく泡立たせたのち，流水で洗う。通常次の手順で洗う。
(1)手掌指を水でしめらす。
(2)掌に本剤5mLをとり少量の水(2～4mL)を加え，手掌指にぬり広げる。
(3)5分間十分摩擦する。必要に応じてブラシを用いる。
(4)少量の水を加えさらに泡立てる。
(5)流水で洗い流す。
(6)以上の操作を再度くり返す。
効能効果(2)の場合：本剤を塗布するか，または少量の水を加えて摩擦し，泡立たせたのち，滅菌ガーゼで拭う。

〔ソリューション1%〕
効能効果(1)の場合：本剤を塗布する。
効能効果(2)の場合：本剤を患部に塗布する。
〔フィールド1%〕：本剤を塗布する。

警告

〔ソリューション1%〕：本剤又はヨウ素に対し過敏症の既往歴のある患者
〔フィールド1%〕：損傷皮膚及び粘膜

プロクトセディル坐薬　規格：1個[27.4円/個]

エスクロシド　ジブカイン塩酸塩　ヒドロコルチゾン
フラジオマイシン硫酸塩　味の素　255

【効能効果】

痔核・裂肛の症状(出血，疼痛，腫脹，痒感)の緩解

【対応標準病名】

◎	肛門出血	肛門そう痒症	肛門部痛
	痔核	出血性痔核	裂肛
○	亜急性裂肛	炎症性外痔核	炎症性内痔核
	外痔核	外痔びらん	潰瘍性外痔核
	潰瘍性痔核	潰瘍性内痔核	嵌頓痔核
	急性裂肛	血栓性外痔核	血栓性痔核
	血栓性内痔核	肛門周囲痛	肛門部びらん
	残遺痔核皮膚弁	出血性外痔核	出血性内痔核
	脱出性外痔核	脱出性痔核	脱出性内痔核
	直腸出血	内痔核	排便後出血
	慢性裂肛	慢性裂肛瘢痕	
△	外痔ポリープ	外痔瘻	限局性そう痒症
	高位筋間痔瘻	肛門陰窩炎	肛門炎
	肛門括約筋不全	肛門括約筋麻痺	肛門管炎
	肛門疾患	肛門皮垂	肛門部周囲炎
	骨盤直腸窩痔瘻	坐骨直腸窩痔瘻	宿便性潰瘍
	症候性そう痒症	痔瘻	痔瘻術後肛門周囲炎
	そう痒	単純痔瘻	直腸炎
	直腸周囲炎	直腸腫瘤	直腸障害
	直腸静脈瘤	直腸痛	低位筋間痔瘻
	内痔瘻	複雑痔瘻	慢性痔瘻

用法用量　通常成人1回1個を1日1～3回肛門内に挿入する。

禁忌

(1)局所に結核性感染症又はウイルス性感染症のある患者
(2)局所に真菌症(カンジダ症，白癬等)のある患者
(3)本剤に対し過敏症の既往歴のある患者
(4)ストレプトマイシン，カナマイシン，ゲンタマイシン，フラジオマイシン等のアミノグリコシド系抗生物質及びバシトラシン並びにヒドロコルチゾン，ジブカイン塩酸塩及びエスクロシドに対し過敏症の既往歴のある患者

プロクトセディル軟膏　規格：1g[22.1円/g]

エスクロシド　ジブカイン塩酸塩　ヒドロコルチゾン
フラジオマイシン硫酸塩　味の素　255

【効能効果】

痔核・裂肛の症状(出血，疼痛，腫脹，痒感)の緩解，肛門周囲の湿疹・皮膚炎

【対応標準病名】

◎	肛門出血	肛門そう痒症	肛門部周囲炎
	肛門部痛	痔核	湿疹
	出血性痔核	皮膚炎	裂肛
○	亜急性裂肛	異汗性湿疹	炎症性外痔核
	炎症性内痔核	外痔核	外痔びらん
	潰瘍性外痔核	潰瘍性痔核	潰瘍性内痔核
	化膿性皮膚疾患	貨幣状湿疹	嵌頓痔核
	汗疱性湿疹	急性裂肛	血栓性外痔核
	血栓性痔核	血栓性内痔核	肛門陰窩炎
	肛門炎	肛門管炎	肛門湿疹
	肛門周囲痛	肛門部びらん	残遺痔核皮膚弁
	自家感作性皮膚炎	湿疹様発疹	出血性外痔核
	出血性内痔核	痔瘻術後肛門周囲炎	人工肛門部皮膚炎
	脱出性外痔核	脱出性痔核	脱出性内痔核
	直腸出血	冬期湿疹	内痔核
	排便後出血	慢性裂肛	慢性裂肛瘢痕
△	陰のう湿疹	会陰部肛囲湿疹	外陰部皮膚炎
	外痔ポリープ	外痔瘻	感染性皮膚炎
	丘疹状湿疹	急性湿疹	亀裂性湿疹
	限局性そう痒症	高位筋間痔瘻	紅斑性湿疹
	肛門括約筋不全	肛門括約筋麻痺	肛門疾患
	肛門皮垂	骨盤直腸窩痔瘻	坐骨直腸窩痔瘻
	宿便性潰瘍	症候性そう痒症	痔瘻
	新生児皮膚炎	赤色湿疹	全身湿疹
	そう痒	単純痔瘻	直腸炎
	直腸周囲炎	直腸腫瘤	直腸障害
	直腸静脈瘤	直腸痛	低位筋間痔瘻
	内痔瘻	複雑痔瘻	扁平湿疹
	慢性湿疹	慢性痔瘻	落屑性湿疹
	鱗状湿疹		

用法用量　通常1日1～3回適量を患部に塗布又は注入する。

禁忌

(1)局所に結核性感染症又はウイルス性感染症のある患者
(2)局所に真菌症(カンジダ症，白癬等)のある患者
(3)本剤に対し過敏症の既往歴のある患者
(4)ストレプトマイシン，カナマイシン，ゲンタマイシン，フラジオマイシン等のアミノグリコシド系抗生物質及びバシトラシン並びにヒドロコルチゾン，ジブカイン塩酸塩及びエスクロシドに対し過敏症の既往歴のある患者

ヘモレックス軟膏：ジェイドルフ[17.4円/g]

フロジン外用液5%　規格：5%1mL[32.3円/mL]

カルプロニウム塩化物水和物　ニプロパッチ　267

【効能効果】

(1)下記のごとき疾患における脱毛防止ならびに発毛促進
円形脱毛症(多発性円形脱毛症を含む)
悪性脱毛症，び漫性脱毛症，粃糠性脱毛症，壮年性脱毛症，症候性脱毛症など
(2)乾性脂漏
(3)尋常性白斑

【対応標準病名】

◎	円形脱毛症	広汎性円形脱毛症	症候性脱毛症
	尋常性白斑	脱毛症	男性型脱毛症
	頭部粃糠疹	粃糠性脱毛症	びまん性脱毛症
○	医原性脱毛症	偽性円形脱毛症	休止期性脱毛
	若年性脱毛症	女子慢性びまん性脱毛症	脂漏性乳児皮膚炎
	脂漏性皮膚炎	新生児皮脂漏	成長期性脱毛
	大理石様白斑	単純性顔面粃糠疹	頭部脂漏
	乳痂	白斑	瘢痕性脱毛症
	粃糠疹	非瘢痕性脱毛症	無毛症
	毛包性ムチン沈着症	老人性脱毛症	老人性白斑
△	完全脱毛症	全身性脱毛症	帯状脱毛症
	蛇行状脱毛症	汎発性脱毛症	

用法用量

脱毛症・乾性脂漏の場合：1日2～3回適量を患部に塗布，あるいは被髪部全体にふりかけ，軽くマッサージする。
尋常性白斑の場合：1日3～4回適量を患部に塗布する。

アロビックス外用液5%：長生堂[12.9円/mL]，カルプラニン外

用液5%：テバ製薬[12.9円/mL]

プロスタンディン軟膏0.003%　規格：0.003%1g[54.3円/g]
アルプロスタジルアルファデクス　小野薬品　269

【効能効果】

褥瘡，皮膚潰瘍(熱傷潰瘍，糖尿病性潰瘍，下腿潰瘍，術後潰瘍)

【対応標準病名】

◎	下腿皮膚潰瘍	褥瘡	糖尿病性潰瘍
	皮膚潰瘍		
○	1型糖尿病・末梢循環合併症あり	1型糖尿病性壊疽	1型糖尿病性潰瘍
	1型糖尿病性血管障害	1型糖尿病性皮膚障害	2型糖尿病・末梢循環合併症あり
	2型糖尿病性壊疽	2型糖尿病性潰瘍	2型糖尿病性血管障害
	2型糖尿病性皮膚障害	足褥瘡	圧迫性潰瘍
	ウイルス性糖尿病・末梢循環合併症あり	腋窩難治性皮膚潰瘍	腋窩皮膚潰瘍
	下肢難治性皮膚潰瘍	下肢皮膚潰瘍	下腿難治性皮膚潰瘍
	ギプス性潰瘍	胸部難治性皮膚潰瘍	胸部皮膚潰瘍
	頚部難治性皮膚潰瘍	頚部皮膚潰瘍	指尖難治性皮膚潰瘍
	指尖皮膚潰瘍	膝部難治性皮膚潰瘍	膝部皮膚潰瘍
	趾難治性皮膚潰瘍	趾皮膚潰瘍	手指難治性皮膚潰瘍
	手指皮膚潰瘍	手部難治性皮膚潰瘍	手部皮膚潰瘍
	踵部難治性皮膚潰瘍	踵部皮膚潰瘍	褥瘡感染
	褥瘡性潰瘍	膵性糖尿病・末梢循環合併症あり	ステロイド糖尿病・末梢循環合併症あり
	仙骨部褥瘡	前腕難治性皮膚潰瘍	前腕皮膚潰瘍
	足関節外果難治性皮膚潰瘍	足関節外果皮膚潰瘍	足関節難治性皮膚潰瘍
	足関節皮膚潰瘍	足底難治性皮膚潰瘍	足底皮膚潰瘍
	足背難治皮膚潰瘍	足背皮膚潰瘍	足部難治性皮膚潰瘍
	足部皮膚潰瘍	大腿難治性皮膚潰瘍	大腿皮膚潰瘍
	殿部褥瘡	殿部難治性皮膚潰瘍	殿部皮膚潰瘍
	糖尿病性壊疽	糖尿病性血管障害	糖尿病性皮膚障害
	糖尿病性末梢血管障害	難治性皮膚潰瘍	二次性糖尿病・末梢循環合併症あり
	熱帯性潰瘍	背部褥瘡	背部難治性皮膚潰瘍
	背部皮膚潰瘍	腹部難治性皮膚潰瘍	腹部皮膚潰瘍
	腹壁瘢痕部潰瘍	母趾難治性皮膚潰瘍	母趾皮膚潰瘍
	薬剤性糖尿病・末梢循環合併症あり		
△	細菌性肉芽腫症	ストーマ粘膜皮膚侵入	糖尿病性動脈閉塞症
	妊娠糖尿病	皮膚びらん	

効能効果に関連する使用上の注意　熱傷潰瘍に本剤を使用する場合，本剤の対象は熱傷後の二次損傷により生じた熱傷潰瘍であるので，新鮮熱傷に対しては他の適切な療法を考慮すること。

用法用量　症状および病巣の大きさに応じて適量を使用する。潰瘍周囲から潰瘍部にかけて消毒・清拭した後，1日2回，適量をガーゼなどにのばしてこれを潰瘍部に貼付するか，潰瘍部に直接塗布し，ガーゼなどで保護する。

禁忌

(1)重篤な心不全のある患者
(2)出血(頭蓋内出血，出血性眼疾患，消化管出血，喀血等)している患者
(3)妊婦又は妊娠している可能性のある婦人
(4)本剤の成分に対し過敏症の既往歴のある患者

フローセン　規格：1mL[54.4円/mL]
ハロタン　武田薬品　111

【効能効果】

全身麻酔

【対応標準病名】

該当病名なし

用法用量

導入：通常，ハロタン1.5～2.0%を含む酸素又は酸素・亜酸化窒素混合ガスを吸入させる。
維持：通常，ハロタン0.5～1.5%の濃度で血圧の変動に注意しながら維持する。

禁忌

(1)以前にハロゲン化麻酔剤を使用して，黄疸又は発熱がみられた患者
(2)本剤の成分に対する過敏症の既往歴のある患者

プロトピック軟膏0.03%小児用　規格：0.03%1g[140.3円/g]
プロトピック軟膏0.1%　規格：0.1%1g[125.4円/g]
タクロリムス水和物　アステラス　269

【効能効果】

アトピー性皮膚炎

【対応標準病名】

◎	アトピー性皮膚炎		
○	アトピー性紅皮症	アトピー性湿疹	アトピー性神経皮膚炎
	アトピー皮膚	急性乳児湿疹	屈曲部湿疹
	四肢小児湿疹	小児アトピー性湿疹	小児乾燥型湿疹
	小児湿疹	成人アトピー性皮膚炎	内因性湿疹
	乳児皮膚炎	びまん性神経皮膚炎	ベニエ痒疹
	慢性乳児湿疹		
△	アトピー性角結膜炎		

効能効果に関連する使用上の注意　ステロイド外用剤等の既存療法では効果が不十分又は副作用によりこれらの投与ができないなど，本剤による治療がより適切と考えられる場合に使用する。

用法用量

〔軟膏0.03%小児用〕：通常，小児には1日1～2回，適量を患部に塗布する。なお，1回あたりの塗布量は5gまでとするが，年齢により適宜減量する。
〔軟膏0.1%〕：通常，成人には1日1～2回，適量を患部に塗布する。なお，1回あたりの塗布量は5gまでとする。

用法用量に関連する使用上の注意

〔軟膏0.03%小児用〕

(1)1回あたりの最大塗布量については，以下の表を目安にする。

年齢(体重)区分	1回塗布量の上限
2歳～5歳(20kg未満)	1g
6歳～12歳(20kg以上50kg未満)	2g～4g
13歳以上(50kg以上)	5g

参考：臨床試験時の用量

(2)皮疹の増悪期には角質層のバリア機能が低下し，血中濃度が高くなる可能性があるので，本剤の使用にもかかわらず2週間以内に皮疹の改善が認められない場合には使用を中止すること。また，皮疹の悪化をみる場合にも使用を中止すること。
(3)症状改善により本剤塗布の必要がなくなった場合は，速やかに塗布を中止し，漫然と長期にわたって使用しないこと。
(4)密封法及び重層法での臨床使用経験はないので，密封法及び重層法は行わないこと。
(5)1日2回塗布する場合はおよそ12時間間隔で塗布すること。

〔軟膏0.1%〕

(1)皮疹の増悪期には角質層のバリア機能が低下し，血中濃度が高くなる可能性があるので，本剤の使用にもかかわらず2週間以内に皮疹の改善が認められない場合には使用を中止すること。また，皮疹の悪化をみる場合にも使用を中止すること。
(2)症状改善により本剤塗布の必要がなくなった場合は，速やかに塗布を中止し，漫然と長期にわたって使用しないこと。
(3)密封法及び重層法での臨床使用経験はないので，密封法及び重層法は行わないこと。

(4)1日2回塗布する場合はおよそ12時間間隔で塗布すること。

警告

〔軟膏0.03%小児用〕

(1)本剤の使用は，小児のアトピー性皮膚炎の治療法に精通している医師のもとで行うこと。

(2)マウス塗布がん原性試験において，高い血中濃度の持続に基づくリンパ腫の増加が認められている。また，本剤使用例において関連性は明らかではないが，リンパ腫，皮膚がんの発現が報告されている。本剤の使用にあたっては，これらの情報を患者又は代諾者に対して説明し，理解したことを確認した上で使用すること。

(3)潰瘍，明らかに局面を形成している糜爛に使用する場合には，血中濃度が高くなり，腎障害等の副作用が発現する可能性があるので，あらかじめ処置を行い，潰瘍，明らかに局面を形成している糜爛の改善を確認した後，本剤の使用を開始すること。

〔軟膏0.1%〕

(1)本剤の使用は，アトピー性皮膚炎の治療法に精通している医師のもとで行うこと。

(2)マウス塗布がん原性試験において，高い血中濃度の持続に基づくリンパ腫の増加が認められている。また，本剤使用例において関連性は明らかではないが，リンパ腫，皮膚がんの発現が報告されている。本剤の使用にあたっては，これらの情報を患者に対して説明し，理解したことを確認した上で使用すること。

(3)潰瘍，明らかに局面を形成している糜爛に使用する場合には，血中濃度が高くなり，腎障害等の副作用が発現する可能性があるので，あらかじめ処置を行い，潰瘍，明らかに局面を形成している糜爛の改善を確認した後，本剤の使用を開始すること。

禁忌

(1)潰瘍，明らかに局面を形成している糜爛への使用
(2)高度の腎障害，高度の高カリウム血症のある患者
(3)魚鱗癬様紅皮症を呈する疾患(Netherton 症候群等)の患者
(4)妊婦又は妊娠している可能性のある婦人
(5)〔軟膏0.03%小児用〕：低出生体重児，新生児，乳児又は2歳未満の幼児
〔軟膏0.1%〕：小児等
(6)本剤の成分に対し過敏症の既往歴のある患者
(7)PUVA療法等の紫外線療法を実施中の患者

原則禁忌　皮膚感染症を伴う患者

併用禁忌　本剤使用中にPUVA療法等の紫外線療法を行わないこと。

タクロリムス軟膏0.1%「NP」：ニプロ　0.1%1g[79.1円/g]，
タクロリムス軟膏0.1%「PP」：ポーラ　0.1%1g[79.1円/g]，
タクロリムス軟膏0.1%「イワキ」：岩城　0.1%1g[79.1円/g]，
タクロリムス軟膏0.1%「タカタ」：高田　0.1%1g[79.1円/g]

ブロナック点眼液0.1%

規格：0.1%1mL[110.9円/mL]

ブロムフェナクナトリウム水和物　千寿　131

【効能効果】

外眼部及び前眼部の炎症性疾患の対症療法〔眼瞼炎，結膜炎，強膜炎(上強膜炎を含む)，術後炎症〕

【対応標準病名】

◎	眼瞼炎	強膜炎	結膜炎
	上強膜炎		
○	亜急性結膜炎	アレルギー性結膜炎	萎縮性角結膜炎
	潰瘍性眼瞼炎	化学性結膜炎	カタル性眼炎
	カタル性結膜炎	化膿性結膜炎	眼炎
	眼角部眼瞼炎	眼角部眼瞼縁結膜炎	眼瞼縁炎
	眼瞼縁結膜炎	眼瞼結膜炎	眼瞼皮膚炎
	偽膜性結膜炎	急性結膜炎	急性濾胞性結膜炎
	巨大乳頭結膜炎	結膜潰瘍	後部強膜炎
	コッホ・ウィークス菌性結膜炎	湿疹性眼瞼炎	しゅさ性眼瞼炎
	術後結膜炎	春季カタル	睫毛性眼瞼炎
	脂漏性眼瞼炎	接触性眼瞼結膜炎	毒物性眼瞼炎
	粘液膿性結膜炎	白内障術後結膜炎	パリノー結膜炎
	パリノー結膜腺症候群	ぶどう球菌性眼瞼炎	慢性カタル性結膜炎
	慢性結膜炎	慢性濾胞性結膜炎	毛包眼瞼炎
	モラックス・アクセンフェルド結膜炎	薬物性眼瞼炎	薬物性結膜炎
	流行性結膜炎		
△	アトピー性角結膜炎	アレルギー性眼瞼炎	アレルギー性眼瞼縁炎
	アレルギー性鼻結膜炎	壊死性強膜炎	眼瞼乾皮症
	眼瞼びらん	眼瞼瘻孔	季節性アレルギー性結膜炎
	強膜潰瘍	強膜疾患	クラミジア結膜炎
	結膜化膿性肉芽腫	結膜びらん	結膜濾胞症
	湿疹性眼瞼皮膚炎	接触眼瞼皮膚炎	通年性アレルギー性結膜炎

用法用量　通常，1回1〜2滴，1日2回点眼する。

禁忌　本剤の成分に対し過敏症の既往歴のある患者

ブロムフェナクNa点眼液0.1%「日新」：日新－山形[69.6円/mL]

プロネスパスタアロマ

規格：1g[88.3円/g]

アミノ安息香酸エチル　ジブカイン塩酸塩　テトラカイン塩酸塩　ホモスルファミン　日本歯科薬品　271

【効能効果】

歯科領域における表面麻酔

【対応標準病名】

該当病名なし

用法用量　適量を局所に塗布する。

禁忌

(1)本剤の成分又は安息香酸エステル系局所麻酔剤に対し，過敏症の既往歴のある患者
(2)メトヘモグロビン血症のある患者

プロパデルムクリーム0.025%

規格：0.025%1g[16.7円/g]

プロパデルム軟膏0.025%

規格：0.025%1g[16.7円/g]

ベクロメタゾンプロピオン酸エステル
グラクソ・スミスクライン　264

【効能効果】

湿疹・皮膚炎群(進行性指掌角皮症，女子顔面黒皮症，ビダール苔癬，放射線皮膚炎，日光皮膚炎を含む)，痒疹群(じん麻疹様苔癬，ストロフルス，固定じん麻疹を含む)，虫さされ，乾癬，掌蹠膿疱症，扁平苔癬，慢性円板状エリテマトーデス

【対応標準病名】

◎	円板状エリテマトーデス	乾癬	急性痒疹
	結節性痒疹	刺虫症	湿疹
	掌蹠膿疱症	進行性指掌角皮症	日光皮膚炎
	ビダール苔癬	皮膚炎	扁平苔癬
	放射線皮膚炎	痒疹	リール黒皮症
○	LE蝶形皮疹	LE皮疹	亜急性皮膚エリテマトーデス
	亜急性痒疹	足湿疹	異汗性湿疹
	ウイルソン紅色苔癬	腋窩湿疹	エリテマトーデス
	円板状乾癬	外耳部虫刺傷	海水浴皮膚炎
	過角化症	化学性皮膚炎	角質増殖症
	貨幣状湿疹	眼瞼虫刺傷	眼瞼メラノーシス
	眼周囲部虫刺傷	乾癬性関節炎	乾癬性紅皮症
	乾癬性脊椎炎	感染性皮膚炎	眼部虫刺傷

	汗疱性湿疹	顔面急性皮膚炎	顔面光線角化症
	顔面昆虫螫	顔面尋常性乾癬	顔面多発虫刺傷
	顔面毛包性紅斑黒皮症	丘疹状湿疹	丘疹状じんま疹
	急性湿疹	急性汎発性膿疱性乾癬	急性放射線皮膚炎
	胸部昆虫螫	局面状乾癬	亀裂性湿疹
	屈曲部乾癬	黒色素皮症	頚部虫刺症
	頚部皮膚炎	限局性円板状エリテマトーデス	限局性神経皮膚炎
	口腔扁平苔癬	口唇虫刺傷	光線角化症
	後天性魚鱗癬	紅斑性湿疹	黒皮症
	固定薬疹	昆虫刺傷	昆虫毒
	耳介虫刺傷	自家感作性皮膚炎	色素性痒疹
	四肢乾癬	四肢尋常性乾癬	四肢虫刺症
	刺虫アレルギー	湿疹様発疹	手指湿疹
	主婦湿疹	掌蹠角化腫	掌蹠角化症
	掌蹠膿疱症性骨関節炎	小児汎発性膿疱性乾癬	職業性皮膚炎
	脂漏性乾癬	神経皮膚黒色症	深在性エリテマトーデス
	尋常性乾癬	新生児皮膚炎	水疱性扁平苔癬
	赤色湿疹	接触皮膚炎	節足動物毒
	前額部虫刺傷	前額部虫刺症	全身湿疹
	全身の尋常性乾癬	体幹虫刺症	苔癬
	多形慢性痒疹	単純苔癬	チャドクガ皮膚炎
	虫刺性皮膚炎	滴状乾癬	手湿疹
	点状角化症	点状乾癬	冬期湿疹
	頭部湿疹	頭部尋常性乾癬	頭部虫刺傷
	乳房皮膚炎	妊娠湿疹	妊娠性痒疹
	妊婦性皮膚炎	熱帯扁平苔癬	膿疱性乾癬
	破壊性関節炎	鼻背部湿疹	汎発性膿疱性乾癬
	皮角	肥厚性扁平苔癬	皮膚エリテマトーデス
	鼻部虫刺傷	びまん性乾癬	腹部虫刺傷
	ヘブラ痒疹	扁平湿疹	扁平苔癬様角化症
	蜂刺症	放射線角化腫	放射線皮膚潰瘍
	胞状異角化症	疱疹状膿痂疹	慢性光線性皮膚炎
	慢性湿疹	慢性放射線皮膚炎	慢性痒疹
	ムカデ咬創	メラニン色素沈着症	毛孔角化症
	毛虫皮膚炎	薬物性接触性皮膚炎	腰部尋常性乾癬
	落屑性湿疹	鱗状湿疹	類苔癬
	濾胞性乾癬		
△	陰のう湿疹	会陰部肛囲湿疹	外陰部皮膚炎
	光沢苔癬	肛門湿疹	細菌疹
	色素異常症	人工肛門部皮膚炎	単純黒子
	手足症候群	鼻前庭部湿疹	皮膚色素沈着
	皮膚色異常	薬物性口唇炎	老年性黒子

用法用量　本剤適量を1日数回患部に塗布する。

禁忌

(1)細菌，真菌，ウイルス皮膚感染症
(2)本剤の成分に対して過敏症の既往歴のある患者
(3)鼓膜に穿孔のある湿疹性外耳道炎
(4)潰瘍(ベーチェット病は除く)，第2度深在性以上の熱傷・凍傷

ベクラシンクリーム0.025%：摩耶堂[7.4円/g]，ベクラシン軟膏0.025%：摩耶堂[7.4円/g]

ブロメライン軟膏5万単位/g

規格：50,000単位1g[23.9円/g]

ブロメライン　　ジェイドルフ　395

【効 能 効 果】

熱傷・褥瘡・表在性各種潰瘍・挫傷・切開傷・切断傷・化膿創などの創傷面の壊死組織の分解，除去，清浄化およびそれに伴う治癒促進

【対応標準病名】

◎	挫傷	褥瘡	切断
	創傷	創部化膿	熱傷
○あ	足褥瘡	足第2度熱傷	足第3度熱傷
	足熱傷	圧挫後遺症	圧挫傷
	圧挫創	圧迫性潰瘍	アルカリ腐蝕
	犬咬創	陰茎第2度熱傷	陰茎第3度熱傷
	陰茎熱傷	陰のう第2度熱傷	陰のう第3度熱傷
	陰のう熱傷	会陰第2度熱傷	会陰第3度熱傷
	会陰熱傷	会陰部化膿創	腋窩第2度熱傷
	腋窩第3度熱傷	腋窩熱傷	汚染擦過創
か	汚染創	外陰第2度熱傷	外陰第3度熱傷
	外陰熱傷	外耳開放創	外耳道創傷
	外耳部外傷性異物	外耳部割創	外耳部貫通創
	外耳部咬創	外耳部挫創	外耳部刺創
	外耳部創傷	外傷	外傷後遺症
	外傷性異物	外傷性刺青	外傷性切断
	外傷性切断後遺症	外傷性破裂	外傷性瘢痕ケロイド
	外傷性皮下血腫	外耳裂創	開放創
	化学外傷	下顎外傷性異物	下顎開放創
	下顎割創	下顎貫通創	下顎口唇挫創
	下顎咬創	下顎挫創	下顎刺創
	下顎創傷	下顎熱傷	下顎部第2度熱傷
	下顎部第3度熱傷	下顎部皮膚欠損創	下顎裂創
	顎関節部開放創	顎関節部割創	顎関節部貫通創
	顎関節部咬創	顎関節部挫創	顎関節部刺創
	顎関節部創傷	顎関節部裂創	下肢第2度熱傷
	下肢第3度熱傷	下肢熱傷	下腿足部熱傷
	下腿熱傷	下腿部第2度熱傷	下腿部第3度熱傷
	割創	下半身第2度熱傷	下半身第3度熱傷
	下半身熱傷	下腹部第2度熱傷	下腹部第3度熱傷
	眼瞼外傷性異物	眼瞼開放創	眼瞼割創
	眼瞼貫通創	眼瞼咬創	眼瞼挫創
	眼瞼刺創	眼瞼創傷	眼瞼第2度熱傷
	眼瞼第3度熱傷	眼瞼熱傷	眼瞼裂創
	眼周囲第2度熱傷	眼周囲第3度熱傷	眼周囲部外傷性異物
	眼周囲部開放創	眼周囲部割創	眼周囲部貫通創
	眼周囲部咬創	眼周囲部挫創	眼周囲部刺創
	眼周囲部創傷	眼周囲部裂創	関節血腫
	関節挫傷	関節打撲	貫通刺創
	貫通銃創	貫通性挫滅創	貫通創
	眼部外傷性異物	眼部割創	眼部貫通創
	眼部咬創	眼部挫創	眼部刺創
	眼部創傷	眼部裂創	顔面汚染創
	顔面外傷性異物	顔面開放創	顔面割創
	顔面貫通創	顔面咬創	顔面挫創
	顔面刺創	顔面創傷	顔面掻創
	顔面第2度熱傷	顔面第3度熱傷	顔面多発開放創
	顔面多発割創	顔面多発貫通創	顔面多発咬創
	顔面多発挫創	顔面多発刺創	顔面多発創傷
	顔面多発裂創	顔面熱傷	顔面皮膚欠損創
	顔面裂創	ギブス性潰瘍	頬粘膜咬創
	頬部外傷性異物	頬部開放創	頬部割創
	頬部貫通創	頬部咬創	頬部挫創
	頬部刺創	胸部上腕熱傷	頬部創傷
	胸部第2度熱傷	頬部第2度熱傷	胸部第3度熱傷
	頬部第3度熱傷	胸部熱傷	頬部皮膚欠損創
	頬部裂創	棘刺創	魚咬創
	躯幹薬傷	頚部第2度熱傷	頚部第3度熱傷
	頚部熱傷	血腫	肩甲間部第2度熱傷
	肩甲間部第3度熱傷	肩甲間部熱傷	肩甲部第2度熱傷
	肩甲部第3度熱傷	肩甲部熱傷	肩部第2度熱傷
	肩部第3度熱傷	口蓋切創	口蓋裂創
	口角部挫創	口角部裂創	口腔開放創
	口腔割創	口腔挫創	口腔刺創
	口腔創傷	口腔粘膜咬創	口腔裂創

	口唇外傷性異物	口唇開放創	口唇割創
	口唇貫通創	口唇咬創	口唇挫創
	口唇刺創	口唇創傷	口唇第2度熱傷
	口唇第3度熱傷	口唇熱傷	口唇裂創
	溝創	咬創	肛門第2度熱傷
さ	肛門第3度熱傷	肛門熱傷	採皮創
	挫傷後遺症	挫創	擦過創
	擦過皮下血腫	挫滅傷	挫滅創
	酸腐蝕	耳介外傷性異物	耳介開放創
	耳介割創	耳介貫通創	耳介咬創
	耳介挫創	耳介刺創	耳介創傷
	耳介部第2度熱傷	耳介部第3度熱傷	耳介裂創
	趾化膿創	指間切創	刺咬症
	示指化膿創	四肢挫傷	四肢第2度熱傷
	四肢第3度熱傷	四肢熱傷	耳前部挫創
	刺創	刺創感染	趾第2度熱傷
	趾第3度熱傷	膝部第2度熱傷	膝部第3度熱傷
	歯肉切創	歯肉裂創	趾熱傷
	射創	銃創	手関節掌側部挫創
	手関節部挫創	手関節部創傷	手関節部第2度熱傷
	手関節部第3度熱傷	手指第2度熱傷	手指第3度熱傷
	手指端熱傷	手指熱傷	手掌挫創
	手掌刺創	手掌切創	手掌第2度熱傷
	手掌第3度熱傷	手掌熱傷	手掌剥皮創
	手掌皮膚欠損創	手背第2度熱傷	手背第3度熱傷
	手背熱傷	手背皮膚欠損創	手背部挫創
	手背部切創	上顎部裂創	上肢第2度熱傷
	上肢第3度熱傷	上肢熱傷	焼身自殺未遂
	上唇小帯裂創	上半身第2度熱傷	上半身第3度熱傷
	上半身熱傷	踵部第2度熱傷	踵部第3度熱傷
	上腕第2度熱傷	上腕第3度熱傷	上腕熱傷
	褥瘡感染	褥瘡性潰瘍	針刺創
	精巣熱傷	舌開放創	舌下顎挫創
	舌咬創	舌挫創	舌刺創
	舌切創	切創	舌創傷
	舌裂創	前額部外傷性異物	前額部開放創
	前額部割創	前額部貫通創	前額部咬創
	前額部挫創	前額部刺創	前額部創傷
	前額部第2度熱傷	前額部第3度熱傷	前額部皮膚欠損創
	前額部裂創	前胸部第2度熱傷	前胸部第3度熱傷
	前胸部熱傷	前頚頭頂部挫創	仙骨部褥瘡
	全身挫傷	全身擦過創	全身第2度熱傷
	全身第3度熱傷	全身熱傷	穿通創
	前腕手部熱傷	前腕第2度熱傷	前腕第3度熱傷
	前腕熱傷	創傷感染症	掻創
	創部膿瘍	足関節第2度熱傷	足関節第3度熱傷
	足関節熱傷	側胸部第2度熱傷	側胸部第3度熱傷
	足底熱傷	足底部第2度熱傷	足底部第3度熱傷
	足背部第2度熱傷	足背部第3度熱傷	側腹部第2度熱傷
	側腹部第3度熱傷	鼡径部第2度熱傷	鼡径部第3度熱傷
た	鼡径部熱傷	損傷	第1度腐蝕
	第2度熱傷	第2度腐蝕	第3度熱傷
	第3度腐蝕	第4度熱傷	体幹第2度熱傷
	体幹第3度熱傷	体幹熱傷	大腿汚染創
	大腿咬創	大腿挫創	大腿熱傷
	大腿皮膚欠損創	大腿部開放創	大腿部刺創
	大腿部切創	大腿部第2度熱傷	大腿部第3度熱傷
	大腿裂創	大転子部挫創	体表面積10％未満の熱傷
	体表面積10－19％の熱傷	体表面積20－29％の熱傷	体表面積30－39％の熱傷
	体表面積40－49％の熱傷	体表面積50－59％の熱傷	体表面積60－69％の熱傷
	体表面積70－79％の熱傷	体表面積80－89％の熱傷	体表面積90％以上の熱傷
	多発性昆虫咬創	多発性挫傷	多発性擦過創

	多発性第2度熱傷	多発性第3度熱傷	多発性熱傷
	多発性表在損傷	打撲割創	打撲血腫
	打撲挫創	打撲擦過創	打撲傷
	打撲皮下血腫	中手骨関節部挫創	肘部第2度熱傷
	肘部第3度熱傷	手第2度熱傷	手第3度熱傷
	手熱傷	殿部褥瘡	殿部第2度熱傷
	殿部第3度熱傷	殿部熱傷	頭部第2度熱傷
	頭部第3度熱傷	頭部多発開放創	頭部多発割創
	頭部多発咬創	頭部多発挫創	頭部多発刺創
	頭部多発創傷	頭部多発裂創	動物咬創
な	頭部熱傷	軟口蓋挫創	軟口蓋創傷
	軟口蓋破裂	乳頭部第2度熱傷	乳頭部第3度熱傷
	乳房第2度熱傷	乳房第3度熱傷	乳房熱傷
	乳輪部第2度熱傷	乳輪部第3度熱傷	猫咬創
は	背部褥瘡	背部第2度熱傷	背部第3度熱傷
	背部熱傷	半身第2度熱傷	半身第3度熱傷
	皮下異物	皮下血腫	皮下損傷
	鼻根部打撲挫創	鼻根部裂創	鼻前庭部挫創
	鼻尖部挫創	非熱傷性水疱	鼻部外傷性異物
	鼻部開放創	眉部割創	鼻部割創
	鼻部貫通創	皮膚欠損創	鼻部咬創
	鼻部挫創	鼻部刺創	鼻部創傷
	皮膚損傷	鼻部第2度熱傷	鼻部第3度熱傷
	皮膚剥脱創	鼻部皮膚欠損創	鼻部裂創
	眉毛部割創	眉毛部裂創	表皮剥離
	鼻翼部切創	鼻翼部裂創	副鼻腔開放創
	腹部第2度熱傷	腹部第3度熱傷	腹部熱傷
	腐蝕	放射線性熱傷	母指球部第2度熱傷
	母指球部第3度熱傷	母指示指間切創	母指第2度熱傷
ま	母指第3度熱傷	母指熱傷	眉間部挫創
	眉間部裂創	耳後部挫創	盲管銃創
や	薬傷	腰部第2度熱傷	腰部第3度熱傷
ら	腰部熱傷	轢過創	裂傷
	裂創	裂離	
△	足第1度熱傷	陰茎第1度熱傷	陰のう第1度熱傷
	会陰第1度熱傷	腋窩第1度熱傷	外陰第1度熱傷
	外傷性耳出血	外傷性乳び胸	下顎部第1度熱傷
	下肢第1度熱傷	下腿部第1度熱傷	下半身第1度熱傷
	下腹部第1度熱傷	眼瞼第1度熱傷	眼周囲第1度熱傷
	顔面第1度熱傷	胸部第1度熱傷	頬部第1度熱傷
	頚部第1度熱傷	肩甲間部第1度熱傷	肩甲部第1度熱傷
	肩部第1度熱傷	口唇第1度熱傷	肛門第1度熱傷
	産科的創傷の血腫	耳介部第1度熱傷	四肢第1度熱傷
	趾第1度熱傷	膝部第1度熱傷	銃自殺未遂
	手関節部第1度熱傷	手指第1度熱傷	手掌第1度熱傷
	手背第1度熱傷	上肢第1度熱傷	上半身第1度熱傷
	踵部第1度熱傷	上腕第1度熱傷	前額部第1度熱傷
	前胸部第1度熱傷	全身第1度熱傷	全身打撲
	前腕第1度熱傷	足関節第1度熱傷	側胸部第1度熱傷
	足底部第1度熱傷	足背部第1度熱傷	側腹部第1度熱傷
	鼡径部第1度熱傷	第1度熱傷	体幹第1度熱傷
	大腿部第1度熱傷	多発性血腫	多発性第1度熱傷
	多発性皮下出血	多発性非熱傷性水疱	肘部第1度熱傷
	手第1度熱傷	殿部第1度熱傷	頭部第1度熱傷
	飛び降り自殺未遂	飛び込み自殺未遂	乳頭部第1度熱傷
	乳房第1度熱傷	乳輪部第1度熱傷	背部第1度熱傷
	爆死自殺未遂	剥離骨折	半身第1度熱傷
	半身打撲	鼻部第1度熱傷	腹部第1度熱傷
	母指球部第1度熱傷	母指第1度熱傷	腰部第1度熱傷
	らせん骨折	裂離骨折	

用法用量　ガーゼ，リントなどに適量の軟膏をのばし，潰瘍辺縁になるべく触れないようにして塗布。1日1回交換する。
創傷面が清浄化し，新生肉芽組織の再生が認められた場合は使用を中止する。

禁忌 本剤又は本剤の成分に対し過敏症の既往歴のある患者

フロリードDクリーム1%　規格：1%1g[15.8円/g]
ミコナゾール硝酸塩　持田 265

【効 能 効 果】

下記の皮膚真菌症の治療
(1)白癬：体部白癬(斑状小水疱性白癬，頑癬)，股部白癬(頑癬)，足部白癬(汗疱状白癬)
(2)カンジダ症：指間びらん症，間擦疹，乳児寄生菌性紅斑，爪囲炎，外陰カンジダ症，皮膚カンジダ症
(3)癜風

【対応標準病名】

◎	足汗疱状白癬	足白癬	外陰部カンジダ症
	カンジダ症	カンジダ性間擦疹	カンジダ性指間びらん
	頑癬	股部白癬	水疱性白癬
	体部白癬	爪周囲カンジダ症	癜風
	乳児寄生菌性紅斑	白癬	皮膚カンジダ症
	皮膚真菌症		
○	HIV カンジダ病	足爪白癬	異型白癬
	陰部真菌症	腋窩カンジダ症	腋窩浅在性白癬
	黄癬	外陰真菌症	外陰部腟カンジダ症
	外耳道真菌症	角質増殖型白癬	渦状癬
	カンジダ感染母体より出生した児	カンジダ性亀頭炎	カンジダ性湿疹
	感染性白癬症	汗疱状白癬	顔面真菌性湿疹
	顔面白癬	胸部白癬	クロモミコーシス
	頚部白癬	ケルスス禿瘡	肛囲白癬
	黒砂毛	黒癬	股部頑癬
	指間カンジダ症	趾間汗疱状白癬	指間白癬
	趾間白癬	四肢白癬	糸状菌症
	湿疹状白癬	耳内真菌症	趾部白癬
	手指爪白癬	手掌白癬	食道カンジダ症
	真菌感染母体より出生した児	真菌症	真菌性外陰腟炎
	深在性真菌症	深在性白癬	深在性皮膚真菌症
	新生児カンジダ症	舌カンジダ症	全身性カンジダ症
	鼡径部白癬	爪カンジダ症	爪白癬
	手汗疱状白癬	手白癬	殿部白癬
	頭部白癬	禿瘡	トリコフィチア
	白砂毛	白癬菌性肉芽腫	白癬性毛瘡
	汎発性頑癬	汎発性白癬	汎発性皮膚真菌症
	ひげ白癬	皮膚糸状菌症	表在性白癬症
	日和見真菌症	腹部白癬	耳真菌症
	腰部白癬		
△	アレルギー性気管支肺カンジダ症	会陰部カンジダ症	カンジダ性口角びらん
	カンジダ性口唇炎	カンジダ性口内炎	カンジダ性趾間びらん
	カンジダ性心内膜炎	カンジダ性髄膜炎	カンジダ性肉芽腫
	カンジダ性尿道炎	カンジダ性敗血症	カンジダ性膀胱炎
	急性偽膜性カンジダ症	肛囲カンジダ症	口腔カンジダ症
	口唇カンジダ症	肛門カンジダ症	趾間カンジダ症
	消化管カンジダ症	真菌性腟炎	腟カンジダ症
	中耳真菌症	腸管カンジダ症	殿部カンジダ症
	尿路カンジダ症	肺カンジダ症	汎発性皮膚カンジダ症
	慢性皮膚粘膜カンジダ症		

用法用量 1日2～3回，患部に塗布する。
禁忌 本剤の成分に対し過敏症の既往歴のある患者

アムリードクリーム1%：摩耶堂[9.1円/g]，ミコナゾール硝酸塩クリーム1%「YD」：陽進堂[7.3円/g]

フロリード腟坐剤100mg　規格：100mg1個[43.9円/個]
ミコナゾール硝酸塩　持田 252

【効 能 効 果】

カンジダに起因する腟炎及び外陰腟炎

【対応標準病名】

◎	外陰部腟カンジダ症	腟カンジダ症	
○	HIV カンジダ病	会陰部カンジダ症	外陰真菌症
	外陰部カンジダ症	カンジダ症	真菌性外陰腟炎
	真菌性腟炎		

用法用量 1日1回1個を腟深部に挿入する。一般に6日間投与で真菌学的効果(一次効果)及び自・他覚症状の改善が得られるが，菌の再出現防止のためには14日間投与することが望ましい。
禁忌 本剤の成分に対し過敏症の既往歴のある患者

サラシルト腟坐剤100mg：日新－山形[32.1円/個]

フローレス眼検査用試験紙0.7mg　規格：1枚[15円/枚]
フルオレセインナトリウム　昭和薬化工 729

【効 能 効 果】

外眼部・前眼部及び涙器疾患の検査・眼圧測定・ハードコンタクトレンズ装着検査等

【対応標準病名】

該当病名なし

用法用量 1眼に1枚の試験紙を用いる。通常，滅菌食塩水1滴を試験紙の薬剤含有部に滴下し，これを結膜嚢に接触し，薬物を移行させる。

ベガモックス点眼液0.5%　規格：0.5%1mL[130.5円/mL]
モキシフロキサシン塩酸塩　日本アルコン 131

【効 能 効 果】

〈適応菌種〉本剤に感性のブドウ球菌属，レンサ球菌属，肺炎球菌，腸球菌属，ミクロコッカス属，モラクセラ属，コリネバクテリウム属，シトロバクター属，クレブシエラ属，エンテロバクター属，セラチア属，プロテウス属，モルガネラ・モルガニー，インフルエンザ菌，シュードモナス属，バークホルデリア・セパシア，ステノトロホモナス(ザントモナス)・マルトフィリア，アシネトバクター属，アクネ菌
〈適応症〉眼瞼炎，涙嚢炎，麦粒腫，結膜炎，瞼板腺炎，角膜炎(角膜潰瘍を含む)，眼科周術期の無菌化療法

【対応標準病名】

◎	角膜炎	角膜潰瘍	眼瞼炎
	結膜炎	麦粒腫	マイボーム腺炎
	涙のう炎		
○	亜急性結膜炎	亜急性涙のう炎	アレルギー性結膜炎
	萎縮性角結膜炎	栄養障害性角膜炎	外傷性角膜炎
	外傷性角膜潰瘍	外麦粒腫	潰瘍性眼瞼炎
	化学性結膜炎	下眼瞼蜂巣炎	角結膜炎
	角結膜びらん	角膜上皮びらん	角膜穿孔
	角膜中心潰瘍	角膜内皮炎	角膜膿瘍
	角膜パンヌス	角膜びらん	角膜腐蝕
	下尖性霰粒腫	カタル性角膜潰瘍	カタル性眼炎
	カタル性結膜炎	化膿性角膜炎	化膿性結膜炎
	化膿性霰粒腫	貨幣状角膜炎	眼炎
	眼角部眼瞼炎	眼角部眼瞼縁結膜炎	眼瞼縁炎
	眼瞼縁結膜炎	眼瞼結膜炎	眼瞼皮膚炎
	眼瞼びらん	眼瞼蜂巣炎	乾性角結膜炎
	乾性角膜炎	感染性角膜炎	感染性角膜潰瘍
	偽膜性結膜炎	急性角結膜炎	急性角膜炎

	急性結膜炎	急性霰粒腫	急性涙のう炎
	急性濾胞性結膜炎	巨大乳頭結膜炎	巨大フリクテン
	血管性パンヌス	結節性眼炎	結節性結膜炎
	結膜潰瘍	結膜びらん	結膜濾胞症
	硬化性角膜炎	光線眼症	コーガン症候群
	コッホ・ウィークス菌性結膜炎	散在性表層角膜炎	蚕蝕性角膜潰瘍
	霰粒腫	紫外線角結膜炎	紫外線角膜炎
	糸状角膜炎	実質性角膜炎	湿疹性眼瞼炎
	湿疹性眼瞼皮膚炎	湿疹性パンヌス	しゅさ性眼瞼炎
	樹枝状角膜炎	樹枝状角膜潰瘍	出血性角膜炎
	術後結膜炎	上眼瞼蜂巣炎	上尖性霰粒腫
	睫毛性眼瞼炎	脂漏性眼瞼炎	真菌性角膜潰瘍
	神経栄養性角結膜炎	進行性角膜潰瘍	浸潤性表層角膜炎
	深層角膜炎	星状角膜炎	ゼーミッシュ潰瘍
	石化性角膜炎	雪眼炎	接触眼瞼皮膚炎
	接触性眼瞼結膜炎	穿孔性角膜潰瘍	線状角膜炎
	腺病性パンヌス	前房蓄膿性角膜炎	単純性角膜潰瘍
	地図状角膜炎	兎眼性角膜炎	毒物性眼瞼炎
	内麦粒腫	粘液膿性結膜炎	白内障術後結膜炎
	パリノー結膜炎	パリノー結膜腺症候群	反復性角膜潰瘍
	びまん性表層角膜炎	表在性角膜炎	表在性点状角膜炎
	フィラメント状角膜炎	匐行性角膜潰瘍	ぶどう球菌性眼瞼炎
	フリクテン性角結膜炎	フリクテン性角膜炎	フリクテン性角膜潰瘍
	フリクテン性結膜炎	フリクテン性パンヌス	辺縁角膜炎
	辺縁フリクテン	慢性角結膜炎	慢性カタル性結膜炎
	慢性結膜炎	慢性涙小管炎	慢性涙のう炎
	慢性濾胞性結膜炎	毛包眼瞼炎	モラックス・アクセンフェルド結膜炎
	薬物性角結膜炎	薬物性角膜炎	薬物性眼瞼炎
	薬物性結膜炎	流行性結膜炎	輪紋状角膜炎
	涙小管炎	涙のう周囲炎	涙のう周囲膿瘍
△	アトピー性角結膜炎	アレルギー性角膜炎	アレルギー性眼瞼炎
	アレルギー性眼瞼縁炎	アレルギー性鼻結膜炎	眼瞼瘻孔
	季節性アレルギー性結膜炎	クラミジア結膜炎	結膜化膿性肉芽腫
	春季カタル	通年性アレルギー性結膜炎	涙管腫
	涙小管のう胞	涙小管瘻	涙道瘻
	涙のう瘻		

効能効果に関連する使用上の注意　本剤が適応を有さない菌種による感染が疑われる場合には，原則として起炎菌の確認等を行うことにより，本剤使用の是非を検討することが望ましい。

用法用量

［眼瞼炎，涙嚢炎，麦粒腫，結膜炎，瞼板腺炎，角膜炎(角膜潰瘍を含む)］：通常，1回1滴，1日3回点眼する。なお，症状により適宜増減する。

［眼科周術期の無菌化療法］：通常，手術前は1回1滴，1日5回，手術後は1回1滴，1日3回点眼する。

用法用量に関連する使用上の注意　本剤の使用にあたっては，耐性菌の発現等を防ぐため，原則として感受性を確認し，疾病の治療上必要な最小限の期間の投与にとどめること。

禁忌　本剤の成分又はキノロン系抗菌剤に対し過敏症の既往歴のある患者

ヘキザックAL1%綿棒12
規格：－[－]

クロルヘキシジングルコン酸塩　吉田　261

【効 能 効 果】

手指・皮膚の消毒

【対応標準病名】

該当病名なし

用法用量　手指・皮膚の消毒には，洗浄後，1日数回適量を塗布する。

禁忌

(1)クロルヘキシジン製剤に対し過敏症の既往歴のある患者
(2)脳，脊髄，耳(内耳，中耳，外耳)
(3)膣，膀胱，口腔等の粘膜面
(4)損傷皮膚及び粘膜
(5)眼

ウエルアップハンドローション1%：丸石，グルコジン消毒用ハンドローション1%：ヤクハン，クロルヘキシジングルコン酸塩エタノール消毒液1%「サラヤ」：サラヤ，クロルヘキシジングルコン酸塩エタノール液1%綿棒8「LT」：リバテープ，クロルヘキシジングルコン酸塩エタノール液1%綿棒12「LT」：リバテープ，クロルヘキシジングルコン酸塩エタノール消毒液1%「東豊」：東豊薬品，ヒビスコール液A1%：サラヤ，ヘキザックAL1%OR液16mm綿棒セット：吉田，ヘキザックAL1%OR綿棒16：吉田，ヘキザックAL液1%：吉田，ヘキザックAL液1%青：吉田

ヘキシジンE液0.1
規格：0.1%10mL[0.57円/mL]

クロルヘキシジングルコン酸塩　ヤクハン　261

【効 能 効 果】

(1)医療機器の消毒
手指・皮膚の消毒
手術部位(手術野)の皮膚の消毒
(2)手術室・病室・家具・器具・物品などの消毒

【対応標準病名】

該当病名なし

用法用量

効能効果(1)の場合：クロルヘキシジングルコン酸塩として0.1%水溶液を用いる。

効能効果(2)の場合：クロルヘキシジングルコン酸塩として0.05%水溶液を用いる。

禁忌

(1)クロルヘキシジン製剤に対し過敏症の既往歴のある患者
(2)脳，脊髄，耳(内耳，中耳，外耳)
(3)膣，膀胱，口腔等の粘膜面
(4)眼

ペキロンクリーム0.5%
規格：0.5%1g[38.3円/g]

アモロルフィン塩酸塩　ガルデルマ　265

【効 能 効 果】

下記の皮膚真菌症の治療
(1)白癬：足白癬，手白癬，体部白癬，股部白癬
(2)皮膚カンジダ症：指間びらん症，間擦疹(乳児寄生菌性紅斑を含む)，爪囲炎
(3)癜風

【対応標準病名】

◎	足白癬	カンジダ性間擦疹	カンジダ性指間びらん
	股部白癬	体部白癬	爪周囲カンジダ症
	手白癬	癜風	乳児寄生菌性紅斑
	白癬	皮膚カンジダ症	皮膚真菌症
○	HIV カンジダ病	アジアスピロミセス症	足汗疱状白癬
	足爪白癬	アスペルギルス症性外耳炎	異型白癬
	陰部真菌症	腋窩浅在性白癬	黄癬
	外陰真菌症	外陰部カンジダ症	外陰部腟カンジダ症
	外耳道真菌症	角質増殖型白癬	渦状癬
	カンジダ感染母体より出生した児	カンジダ性亀頭炎	カンジダ性趾間びらん
	頑癬	感染性白癬症	汗疱状白癬
	顔面真菌性湿疹	顔面白癬	胸部白癬
	菌状息肉症	クロモミコーシス	頸部白癬

	ケルスス禿瘡	肛囲白癬	口唇カンジダ症
	黒癬	股部頑癬	指間カンジダ症
	趾間カンジダ症	趾間汗疱状白癬	指間白癬
	趾間白癬	四肢白癬	糸状菌症
	湿疹状白癬	趾部白癬	手指爪白癬
	手掌白癬	食道真菌症	真菌感染母体より出生した児
	真菌症	真菌症性関節炎	真菌症性筋炎
	真菌性外陰腟炎	深在性真菌症	深在性白癬
	深在性皮膚真菌症	新生児カンジダ症	水疱性白癬
	スポロトリクム症関節炎	舌カンジダ症	鼡径部白癬
	中耳真菌症	爪カンジダ症	爪白癬
	手汗疱状白癬	殿部白癬	頭部白癬
	禿瘡	トリコフィチア	白癬菌性肉芽腫
	白癬性毛瘡	汎発性頑癬	汎発性白癬
	汎発性皮膚真菌症	ひげ白癬	皮膚糸状菌症
	表在性白癬症	日和見真菌症	腹部白癬
	耳真菌症	腰部白癬	
△	会陰部カンジダ症	腋窩カンジダ症	角膜真菌症
	カンジダ性口角びらん	カンジダ性口内炎	カンジダ性股関節炎
	カンジダ性膝関節炎	カンジダ性湿疹	カンジダ性肉芽腫
	乾酪性副鼻腔炎	急性偽膜性カンジダ症	肛門カンジダ症
	口腔カンジダ症	黒砂毛	耳内真菌症
	歯肉カンジダ症	食道カンジダ症	真菌血症
	真菌性角膜潰瘍	真菌性眼内炎	真菌性腟炎
	腟カンジダ症	殿部カンジダ症	白砂毛
	汎発性皮膚カンジダ症	副鼻腔真菌症	慢性皮膚粘膜カンジダ症

用法用量　1日1回患部に塗布する。

禁忌　本剤の成分に対し過敏症の既往歴のある患者

ベシカムクリーム5%
規格：5%1g[19.5円/g]
イブプロフェンピコノール　久光　264

スタデルムクリーム5%を参照(P2152)

ベシカム軟膏5%
規格：5%1g[19.5円/g]
イブプロフェンピコノール　久光　264

スタデルム軟膏5%を参照(P2153)

ベストロン耳鼻科用1%
規格：10mg1mL(溶解後の液として)[92.9円/mL]
セフメノキシム塩酸塩　千寿　132

【効能効果】

〈適応菌種〉セフメノキシムに感性のブドウ球菌属，レンサ球菌属，肺炎球菌，モラクセラ(ブランハメラ)・カタラーリス，プロテウス属，モルガネラ・モルガニー，プロビデンシア属，インフルエンザ菌，緑膿菌，ペプトストレプトコッカス属
〈適応症〉外耳炎，中耳炎，副鼻腔炎(ただし，ネブライザーを用いた噴霧吸入においては中鼻道閉塞が高度の症例を除く)

【対応標準病名】

◎	外耳炎	中耳炎	副鼻腔炎
○	悪性外耳炎	アレルギー性外耳道炎	壊死性外耳炎
	外耳湿疹	外耳道真珠腫	外耳道痛
	外耳道肉芽腫	外耳道膿瘍	外耳道閉塞性角化症
	外耳道蜂巣炎	外傷性穿孔性中耳炎	外傷性中耳炎
	化学性急性外耳炎	化膿性中耳炎	化膿性副鼻腔炎
	感染性外耳炎	乾酪性副鼻腔炎	急性外耳炎
	急性化膿性外耳炎	急性化膿性中耳炎	急性光線性外耳炎
	急性湿疹性外耳炎	急性接触性外耳炎	急性中耳炎
	急性反応性外耳炎	グラデニーゴ症候群	限局性外耳道炎
	好酸球性副鼻腔炎	鼓室内水腫	再発性中耳炎
	耳介周囲湿疹	耳介部皮膚炎	耳介蜂巣炎
	篩骨洞炎	歯性上顎洞炎	歯性副鼻腔炎
	出血性外耳炎	出血性中耳炎	術後性中耳炎
	術後性慢性中耳炎	上顎洞炎	上鼓室化膿症
	小児副鼻腔炎	新生児中耳炎	水疱性中耳炎
	穿孔性中耳炎	前頭洞炎	単純性中耳炎
	中耳炎性顔面神経麻痺	蝶形骨洞炎	陳旧性中耳炎
	汎副鼻腔炎	非感染性急性外耳炎	びまん性外耳炎
	慢性外耳炎	慢性化膿性中耳炎	慢性耳管鼓室化膿性中耳炎
	慢性上鼓室乳突洞化膿性中耳炎	慢性穿孔性中耳炎	慢性中耳炎
	慢性中耳炎急性増悪	慢性中耳炎後遺症	慢性副鼻腔炎
	慢性副鼻腔炎急性増悪	慢性副鼻腔膿瘍	良性慢性化膿性中耳炎
	緑膿菌性外耳炎		
△	アレルギー性副鼻腔炎	結核性中耳炎	口腔上顎洞瘻
	好酸球性中耳炎	慢性化膿性穿孔性中耳炎	慢性中耳炎術後再燃

用法用量

本剤を添付の溶解液で1mL当たりセフメノキシム塩酸塩として10mg(力価)の濃度に溶解し，次のとおり用いる。
外耳炎及び中耳炎に対しては，通常1回6〜10滴点耳し，約10分間の耳浴を1日2回行う。
副鼻腔炎に対しては，通常1回2〜4mLを隔日に1週間に3回ネブライザーを用いて噴霧吸入するか，又は1回1mLを1週間に1回上顎洞内に注入する。
なお，症状により適宜回数を増減する。
ただし，症状に改善がみられない場合は漫然と長期間の連続投与を行わないこと。

用法用量に関連する使用上の注意　本剤の使用にあたっては，耐性菌の発現等を防ぐため，原則として感受性を確認し，疾病の治療上必要な最少限の期間の投与にとどめること。

禁忌　本剤の成分によるショックの既往歴のある患者

原則禁忌　本剤の成分又はセフェム系抗生物質に対し過敏症の既往歴のある患者

ベストロン点眼用0.5%
規格：5mg1mL(溶解後の液として)[56円/mL]
セフメノキシム塩酸塩　千寿　131

【効能効果】

〈適応菌種〉セフメノキシムに感性のブドウ球菌属，レンサ球菌属，肺炎球菌，モラクセラ・ラクナータ(モラー・アクセンフェルト菌)，セラチア・マルセスセンス，プロテウス属，モルガネラ・モルガニー，プロビデンシア属，インフルエンザ菌，ヘモフィルス・エジプチウス(コッホ・ウィークス菌)，緑膿菌，アクネ菌
〈適応症〉眼瞼炎，涙嚢炎，麦粒腫，結膜炎，瞼板腺炎，角膜炎(角膜潰瘍を含む)，眼科周術期の無菌化療法

【対応標準病名】

◎	角膜炎	角膜潰瘍	眼瞼炎
	結膜炎	麦粒腫	マイボーム腺炎
	涙のう炎		
○	アカントアメーバ角膜炎	亜急性結膜炎	亜急性涙のう炎
	萎縮性角結膜炎	栄養障害性角膜炎	円板状角膜炎
	外傷性角膜炎	外傷性角膜潰瘍	外麦粒腫
	潰瘍性眼瞼炎	化学性結膜炎	下眼瞼蜂巣炎
	角結膜炎	角結膜びらん	角膜上皮びらん
	角膜穿孔	角膜中心潰瘍	角膜内皮炎
	角膜膿瘍	角膜パンヌス	角膜びらん
	角膜腐蝕	下尖性霰粒腫	カタル性角膜潰瘍
	カタル性眼炎	カタル性結膜炎	化膿性角膜炎
	化膿性結膜炎	化膿性霰粒腫	貨幣状角膜炎
	眼炎	眼角部眼瞼炎	眼角部眼瞼縁結膜炎
	眼瞼縁炎	眼瞼縁結膜炎	眼瞼結膜炎

	眼瞼びらん	眼瞼蜂巣炎	乾性角結膜炎
	乾性角膜炎	感染性角膜炎	感染性角膜潰瘍
	偽膜性結膜炎	急性角結膜炎	急性角膜炎
	急性結膜炎	急性霰粒腫	急性涙のう炎
	急性濾胞性結膜炎	巨大乳頭結膜炎	巨大フリクテン
	クラミジア結膜炎	血管性パンヌス	結節性眼炎
	結節性結膜炎	結膜潰瘍	結膜化膿性肉芽腫
	結膜びらん	結膜濾胞症	硬化性角膜炎
	光線眼症	コーガン症候群	コッホ・ウィークス菌性結膜炎
	細菌性結膜炎	散在性表層角膜炎	蚕蝕性角膜潰瘍
	霰粒腫	紫外線角結膜炎	紫外線角膜炎
	糸状角膜炎	実質性角膜炎	湿疹性眼瞼炎
	湿疹性パンヌス	しゅさ性眼瞼炎	樹枝状角膜炎
	樹枝状角膜潰瘍	出血性角膜炎	術後結膜炎
	上眼瞼蜂巣炎	上尖性霰粒腫	睫毛性眼瞼炎
	脂漏性眼瞼炎	真菌性角膜潰瘍	神経栄養性角結膜炎
	進行性角膜潰瘍	浸潤性表層角膜炎	深層角膜炎
	星状角膜炎	ゼーミッシュ潰瘍	石化性角膜炎
	雪眼炎	接触性眼瞼結膜炎	穿孔性角膜潰瘍
	線状角膜炎	腺病性パンヌス	前房蓄膿性角膜炎
	単純性角膜潰瘍	地図状角膜炎	兎眼性角膜炎
	毒物性眼瞼炎	内麦粒腫	粘液膿性結膜炎
	白内障術後結膜炎	パリノー結膜炎	パリノー結膜腺症候群
	反復性角膜潰瘍	びまん性表層角膜炎	表在性角膜炎
	表在性点状角膜炎	フィラメント状角膜炎	匐行性角膜潰瘍
	ぶどう球菌性眼瞼炎	フリクテン性角結膜炎	フリクテン性角膜炎
	フリクテン性角膜潰瘍	フリクテン性結膜炎	フリクテン性パンヌス
	辺縁角膜炎	辺縁フリクテン	慢性角結膜炎
	慢性カタル性結膜炎	慢性結膜炎	慢性涙小管炎
	慢性涙のう炎	慢性濾胞性結膜炎	毛包眼瞼炎
	モラックス・アクセンフェルド結膜炎	薬物性角結膜炎	薬物性角膜炎
	薬物性眼瞼炎	薬物性結膜炎	流行性結膜炎
	輪紋状角膜炎	涙小管炎	涙のう周囲炎
	涙のう周囲膿瘍		
△	アトピー性角結膜炎	アレルギー性角膜炎	アレルギー性眼瞼炎
	アレルギー性眼瞼縁炎	アレルギー性結膜炎	アレルギー性鼻結膜炎
	眼瞼皮膚炎	眼瞼瘻孔	季節性アレルギー性結膜炎
	急性涙腺炎	湿疹性眼瞼皮膚炎	春季カタル
	症候性流涙症	接触眼瞼皮膚炎	通年性アレルギー性結膜炎
	慢性涙腺炎	涙管腫	涙小管のう胞
	涙小管瘻	涙腺炎	涙道瘻
	涙のう瘻		

用法用量　本剤を添付の溶解液で1mL当たりセフメノキシム塩酸塩として5mg(力価)の濃度に溶解し，通常1回1～2滴を1日4回点眼する。
なお，症状により適宜回数を増減する。
ただし，症状に改善がみられない場合は漫然と長期間の連続投与を行わないこと。

用法用量に関連する使用上の注意　本剤の使用にあたっては，耐性菌の発現等を防ぐため，原則として感受性を確認し，疾病の治療上必要な最少限の期間の投与にとどめること。

禁忌　本剤の成分によるショックの既往歴のある患者

原則禁忌　本剤の成分又はセフェム系抗生物質に対し過敏症の既往歴のある患者

ベセルナクリーム5%　規格：5%250mg1包[1168.5円/包]
イミキモド　持田　629

【効 能 効 果】

(1)尖圭コンジローマ(外性器又は肛門周囲に限る)
(2)日光角化症(顔面又は禿頭部に限る)

【対応標準病名】

◎	外陰部尖圭コンジローマ	顔面光線角化症	光線角化症
	肛門尖圭コンジローマ		
○	陰茎コンジローマ	陰茎尖圭コンジローマ	尖圭コンジローマ
	膣壁尖圭コンジローマ		
△	光線肉芽腫	光線類細網症	項部菱形皮膚
	老人性弛緩性皮膚	老人性弾力線維症	

効能効果に関連する使用上の注意

日光角化症
(1)顔面又は禿頭部以外の日光角化症に対する有効性及び安全性は確立していない。
(2)日光角化症への本剤の使用にあたっては，真皮内浸潤性の有棘細胞癌でないことを確認すること。視診，触診による鑑別が困難な場合には，組織学的検査を実施すること。

用法用量

(1)尖圭コンジローマ(外性器又は肛門周囲に限る)：疣贅部位に適量を1日1回，週3回，就寝前に塗布する。塗布後はそのままの状態を保ち，起床後に塗布した薬剤を石鹸を用い，水又は温水で洗い流す。
(2)日光角化症(顔面又は禿頭部に限る)：治療部位に適量を1日1回，週3回，就寝前に塗布する。塗布後はそのままの状態を保ち，起床後に塗布した薬剤を石鹸を用い，水又は温水で洗い流す。4週間塗布後，4週間休薬し，病変が消失した場合は終了とし，効果不十分の場合はさらに4週間塗布する。

用法用量に関連する使用上の注意

本剤の使用にあたっては，重度の炎症反応が局所にあらわれることがあるので次の点に十分注意すること。
(1)尖圭コンジローマ
①本剤は外性器又は肛門周囲の疣贅にのみ使用し，それ以外の部位の疣贅には使用しないこと。
②本剤塗布後6～10時間を目安に必ず洗い流すこと。(塗布時間の延長により，重度の皮膚障害があらわれやすくなる。)
③本剤の連日塗布を避け，例えば月・水・金，あるいは火・木・土の週3回塗布とすること。
④本剤を疣贅に薄く塗り，クリームが見えなくなるまですり込むこと。
⑤本剤の使用期間は原則として16週間までとすること。
(2)日光角化症
①本剤塗布後約8時間を目安に必ず洗い流すこと。
②本剤の連日塗布を避け，例えば月・水・金，あるいは火・木・土の週3回塗布とすること。
③本剤は，治療部位($25cm^2$までを目安)に最大1包塗り，クリームが見えなくなるまですり込むこと。
④4週間休薬後に効果不十分のため4週間の追加塗布及び経過観察を行った後にも効果が認められない場合は，さらなる本剤の塗布は行わずに他の適切な治療に切り替えること。

禁忌

(1)本剤の成分に対し過敏症の既往歴のある患者
(2)尿道，膣内，子宮頸部，直腸及び肛門内

ベトネベートNクリーム　規格：1g[25.9円/g]
ベトネベートN軟膏　規格：1g[25.9円/g]
フラジオマイシン硫酸塩　ベタメタゾン吉草酸エステル
グラクソ・スミスクライン　264

【効 能 効 果】

〈適応菌種〉フラジオマイシン感性菌
〈適応症〉
(1)深在性皮膚感染症，慢性膿皮症
(2)湿潤，びらん，結痂を伴うか，又は二次感染を併発している

次の疾患
湿疹・皮膚炎群(進行性指掌角皮症，ビダール苔癬，放射線皮膚炎，日光皮膚炎を含む)，乾癬，虫さされ，痒疹群(固定蕁麻疹を含む)
(3)外傷・熱傷及び手術創等の二次感染
(4)耳鼻咽喉科領域における術後処置

【対応標準病名】

◎	外傷	乾癬	結節性痒疹
	挫創	刺虫症	湿疹
	術後創部感染	進行性指掌角皮症	創傷
	創傷感染症	日光皮膚炎	熱傷
	ビダール苔癬	皮膚炎	皮膚感染症
	放射線皮膚炎	慢性膿皮症	痒疹
	裂傷	裂創	
○あ	LE 型薬疹	亜急性痒疹	アキレス腱筋腱移行部断裂
	アキレス腱挫傷	アキレス腱挫創	アキレス腱切創
	アキレス腱断裂	アキレス腱部分断裂	足異物
	足開放創	足挫創	足湿疹
	足切創	足第 1 度熱傷	足第 2 度熱傷
	足第 3 度熱傷	足熱傷	亜脱臼
	圧挫傷	圧挫創	圧迫骨折
	圧迫神経炎	アルカリ腐蝕	アレルギー性皮膚炎
	異汗性湿疹	イソギンチャク毒	胃腸管熱傷
	犬咬創	胃熱傷	陰茎開放創
	陰茎挫創	陰茎折症	陰茎第 1 度熱傷
	陰茎第 2 度熱傷	陰茎第 3 度熱傷	陰茎熱傷
	陰茎裂創	咽頭熱傷	陰のう開放創
	陰のう第 1 度熱傷	陰のう第 2 度熱傷	陰のう第 3 度熱傷
	陰のう熱傷	陰のう裂創	陰部間擦疹
	陰部切創	会陰第 1 度熱傷	会陰第 2 度熱傷
	会陰第 3 度熱傷	会陰熱傷	会陰部化膿創
	会陰裂傷	腋窩湿疹	腋窩第 1 度熱傷
	腋窩第 2 度熱傷	腋窩第 3 度熱傷	腋窩熱傷
	円板状乾癬	横骨折	汚染擦過創
か	汚染創	外陰開放創	外陰第 1 度熱傷
	外陰第 2 度熱傷	外陰第 3 度熱傷	外陰熱傷
	外陰部挫創	外陰部切創	外陰部裂傷
	外耳部外傷性腫脹	外耳部外傷性皮下異物	外耳部挫傷
	外耳部擦過創	外耳部切創	外耳部打撲傷
	外耳部虫刺傷	外耳部皮下血腫	外耳部皮下出血
	外傷性一過性麻痺	外傷性咬合	外傷性硬膜動静脈瘻
	外傷性脊髄出血	外傷性切断	外傷性動静脈瘻
	外傷性動脈血腫	外傷性動脈瘤	外傷性乳び胸
	外傷性脳圧迫	外傷性脳圧迫・頭蓋内に達する開放創合併あり	外傷性脳圧迫・頭蓋内に達する開放創合併なし
	外傷性脳症	外傷性破裂	外傷性皮下血腫
	海水浴皮膚炎	開放骨折	開放性外傷性脳圧迫
	開放性陥没骨折	開放性胸膜損傷	開放性脱臼
	開放性脱臼骨折	開放性脳挫創	開放性脳底部挫傷
	開放性びまん性脳損傷	開放性粉砕骨折	開放創
	下咽頭熱傷	化学外傷	下顎開放創
	過角化症	下顎割創	下顎貫通創
	下顎口唇挫創	下顎咬創	下顎挫傷
	下顎挫創	下顎擦過創	下顎刺創
	化学性皮膚炎	下顎切創	下顎創傷
	下顎打撲傷	下顎熱傷	下顎皮下血腫
	下顎部挫傷	下顎部第 1 度熱傷	下顎部第 2 度熱傷
	下顎部第 3 度熱傷	下顎部打撲傷	下顎部皮膚欠損創
	下顎裂創	踵裂創	角化棘細胞腫
	顎関節部開放創	顎関節部割創	顎関節部貫通創
	顎関節部咬創	顎関節部挫傷	顎関節部挫創
	顎関節部擦過創	顎関節部刺創	顎関節部切創
	顎関節部創傷	顎関節部打撲傷	顎関節部皮下血腫
	顎関節部裂創	角結膜腐蝕	角質増殖症
	顎部挫傷	顎部打撲傷	角膜アルカリ化学熱傷
	角膜酸化学熱傷	角膜酸性熱傷	角膜熱傷
	下肢第 1 度熱傷	下肢第 2 度熱傷	下肢第 3 度熱傷
	下肢熱傷	下腿汚染創	下腿開放創
	下腿挫創	下腿切創	下腿足部熱傷
	下腿熱傷	下腿皮膚欠損創	下腿部第 1 度熱傷
	下腿部第 2 度熱傷	下腿部第 3 度熱傷	下腿裂創
	割創	化膿性皮膚疾患	下半身第 1 度熱傷
	下半身第 2 度熱傷	下半身第 3 度熱傷	下半身熱傷
	下腹部第 1 度熱傷	下腹部第 2 度熱傷	下腹部第 3 度熱傷
	貨幣状湿疹	眼黄斑部裂孔	眼化学熱傷
	眼窩部挫創	眼窩裂傷	眼球熱傷
	眼瞼外傷性腫脹	眼瞼外傷性皮下異物	眼瞼化学熱傷
	眼瞼擦過創	眼瞼切創	眼瞼第 1 度熱傷
	眼瞼第 2 度熱傷	眼瞼第 3 度熱傷	眼瞼虫刺傷
	眼瞼熱傷	間擦疹	環指圧挫傷
	環指挫傷	環指挫創	環指切創
	環指剥皮創	環指皮膚欠損創	眼周囲化学熱傷
	眼周囲第 1 度熱傷	眼周囲第 2 度熱傷	眼周囲第 3 度熱傷
	眼周囲部外傷性腫脹	眼周囲部外傷性皮下異物	眼周囲部擦過創
	眼周囲部切創	眼周囲部虫刺傷	関節血腫
	関節骨折	関節挫傷	関節打撲
	完全骨折	乾癬性関節炎	乾癬性脊椎炎
	感染性皮膚炎	完全脱臼	貫通刺創
	貫通銃創	貫通性挫滅創	貫通創
	眼熱傷	乾皮症	眼部外傷性腫脹
	眼部外傷性皮下異物	眼部擦過創	眼部切創
	眼部虫刺傷	汗疱	汗疱性湿疹
	陥没骨折	顔面汚染創	顔面開放創
	顔面割創	顔面貫通創	顔面急性皮膚炎
	顔面光線角化症	顔面咬創	顔面昆虫螫
	顔面挫傷	顔面挫創	顔面擦過創
	顔面刺創	顔面尋常性乾癬	顔面切創
	顔面創傷	顔面搔創	顔面損傷
	顔面第 1 度熱傷	顔面第 2 度熱傷	顔面第 3 度熱傷
	顔面多発開放創	顔面多発割創	顔面多発貫通創
	顔面多発咬創	顔面多発挫傷	顔面多発挫創
	顔面多発擦過創	顔面多発刺創	顔面多発切創
	顔面多発創傷	顔面多発打撲傷	顔面多発虫刺傷
	顔面多発皮下血腫	顔面多発皮下出血	顔面多発裂創
	顔面打撲傷	顔面熱傷	顔面皮下血腫
	顔面皮膚欠損創	顔面毛包性紅斑黒皮症	顔面裂創
	気管熱傷	気道熱傷	丘疹状湿疹
	丘疹状じんま疹	急性湿疹	急性汎発性膿疱性乾癬
	急性放射線皮膚炎	急性痒疹	胸腔熱傷
	頬粘膜咬創	胸部汚染創	胸部外傷
	頬部外傷性異物	頬部開放創	頬部割創
	頬部貫通創	頬部咬創	胸部昆虫螫
	頬部挫傷	胸部挫創	頬部挫創
	頬部擦過創	頬部刺創	胸部上腕熱傷
	胸部切創	頬部切創	頬部創傷
	胸部損傷	胸部第 1 度熱傷	頬部第 1 度熱傷
	胸部第 2 度熱傷	頬部第 2 度熱傷	胸部第 3 度熱傷
	頬部第 3 度熱傷	頬部打撲傷	胸部熱傷
	頬部皮下血腫	胸部皮膚欠損創	頬部皮膚欠損創
	頬部裂創	胸壁開放創	胸壁刺創
	胸膜損傷・胸腔に達する開放創合併あり	胸膜裂創	棘刺創
	局面状乾癬	魚咬創	亀裂骨折
	亀裂性湿疹	筋損傷	筋断裂
	筋肉内血腫	躯幹薬傷	屈曲骨折
	屈曲部乾癬	クラゲ毒	頚管破裂
	脛骨顆部割創	頚部開放創	頚部挫創

頚部切創	頚部第1度熱傷	頚部第2度熱傷
頚部第3度熱傷	頚部虫刺症	頚部熱傷
頚部膿疱	頚部皮膚炎	頚部皮膚欠損創
稽留性肢端皮膚炎	血管切断	血管損傷
血腫	結膜熱傷	結膜のうアルカリ化学熱傷
結膜のう酸化学熱傷	結膜腐蝕	限局性神経皮膚炎
肩甲間部第1度熱傷	肩甲間部第2度熱傷	肩甲間部第3度熱傷
肩甲間部熱傷	肩甲部第1度熱傷	肩甲部第2度熱傷
肩甲部第3度熱傷	肩甲部熱傷	腱切創
腱損傷	腱断裂	肩部第1度熱傷
肩部第2度熱傷	肩部第3度熱傷	腱部分断裂
腱裂傷	肛囲間擦疹	高エネルギー外傷
口蓋挫傷	口蓋切創	口蓋裂創
甲殻動物毒	口角部挫創	口角部裂創
口腔外傷性異物	口腔外傷性腫脹	口腔開放創
口腔割創	口腔挫傷	口腔挫創
口腔擦過創	口腔刺創	口腔切創
口腔創傷	口腔第1度熱傷	口腔第2度熱傷
口腔第3度熱傷	口腔打撲傷	口腔内血腫
口腔熱傷	口腔粘膜咬傷	口腔粘膜咬創
口腔裂創	紅色陰癬	口唇外傷性異物
口唇外傷性腫脹	口唇外傷性皮下異物	口唇開放創
口唇割創	口唇貫通創	口唇咬傷
口唇咬創	口唇挫傷	口唇挫創
口唇擦過創	口唇刺創	口唇切創
口唇創傷	口唇第1度熱傷	口唇第2度熱傷
口唇第3度熱傷	口唇打撲傷	口唇虫刺傷
口唇熱傷	口唇皮下血腫	口唇皮下出血
口唇裂創	光線角化症	光線肉芽腫
光線類細網症	溝創	咬創
後天性魚鱗癬	喉頭外傷	喉頭損傷
喉頭熱傷	後頭部外傷	後頭部割創
後頭部挫傷	後頭部挫創	後頭部切創
後頭部打撲傷	後頭部裂創	紅斑性間擦疹
広範性軸索損傷	紅斑性湿疹	広汎性神経損傷
後方脱臼	硬膜損傷	硬膜裂傷
肛門第1度熱傷	肛門第2度熱傷	肛門第3度熱傷
肛門熱傷	肛門裂創	骨折
骨盤部裂創	固定薬疹	昆虫咬創
昆虫刺傷	昆虫毒	コントル・クー損傷
さ　細菌疹	採皮創	挫傷
擦過創	擦過皮下血腫	挫滅傷
挫滅創	酸腐蝕	しいたけ皮膚炎
耳介外傷性異物	耳介外傷性腫脹	耳介外傷性皮下異物
耳介開放創	耳介割創	耳介貫通創
耳介咬創	耳介挫傷	耳介挫創
耳介擦過創	耳介刺創	耳介切創
耳介創傷	耳介打撲傷	耳介虫刺傷
耳介皮下血腫	耳介皮下出血	耳介部第1度熱傷
耳介部第2度熱傷	耳介部第3度熱傷	趾開放創
耳介裂創	自家感作性皮膚炎	耳下腺部打撲
趾化膿創	指間切創	趾間切創
色素性痒疹	子宮頚管裂傷	子宮頚部環状剥離
子宮熱傷	刺咬症	趾挫創
示指MP関節挫傷	示指PIP開放創	示指割創
示指化膿創	四肢乾癬	四肢挫傷
示指挫傷	示指挫創	示指刺創
四肢静脈損傷	四肢尋常性乾癬	示指切創
四肢第1度熱傷	四肢第2度熱傷	四肢第3度熱傷
四肢虫刺症	四肢動脈損傷	四肢熱傷
示指皮膚欠損創	耳前部挫創	刺創
趾第1度熱傷	趾第2度熱傷	趾第3度熱傷
膝蓋部挫創	膝下部挫創	膝窩部銃創
膝関節部異物	膝関節部挫創	湿疹様発疹

膝部異物	膝部開放創	膝部割創
膝部咬創	膝部挫創	膝部切創
膝部第1度熱傷	膝部第2度熱傷	膝部第3度熱傷
膝部裂創	歯肉切創	歯肉裂創
趾熱傷	紫斑型薬疹	斜骨折
射創	尺骨近位端骨折	尺骨鉤状突起骨折
手圧挫傷	縦骨折	銃自殺未遂
銃創	重複骨折	手関節挫滅傷
手関節挫滅創	手関節掌側部挫創	手関節部挫創
手関節部切創	手関節部創傷	手関節部第1度熱傷
手関節部第2度熱傷	手関節部第3度熱傷	手関節部裂創
手指圧挫傷	手指汚染創	手指開放創
手指咬創	種子骨開放骨折	種子骨骨折
手指挫傷	手指挫創	手指挫滅傷
手指挫滅創	手指刺創	手指湿疹
手指切創	手指第1度熱傷	手指第2度熱傷
手指第3度熱傷	手指打撲傷	手指端熱傷
手指熱傷	手指剥皮創	手指皮下血腫
手指皮膚欠損創	手術創部膿瘍	手掌挫創
手掌刺創	手掌切創	手掌第1度熱傷
手掌第2度熱傷	手掌第3度熱傷	手掌熱傷
手掌剥皮創	手掌皮膚欠損創	手背第1度熱傷
手背第2度熱傷	手背第3度熱傷	手背熱傷
手背皮膚欠損創	手背部挫創	手背部切創
手部汚染創	主婦湿疹	上顎挫傷
上顎擦過創	上顎切創	上顎打撲傷
上顎皮下血腫	上顎部裂創	上口唇挫傷
踵骨部挫滅創	小指咬創	小指挫傷
小指挫創	小指切創	上肢第1度熱傷
上肢第2度熱傷	上肢第3度熱傷	硝子体切断
上肢熱傷	小指皮膚欠損創	焼身自殺未遂
上唇小帯裂創	掌蹠角化腫	掌蹠角化症
掌蹠膿疱症	小児汎発性膿疱性乾癬	小膿疱性皮膚炎
上半身第1度熱傷	上半身第2度熱傷	上半身第3度熱傷
上半身熱傷	踵部第1度熱傷	踵部第2度熱傷
踵部第3度熱傷	上腕汚染創	上腕貫通銃創
上腕挫創	上腕第1度熱傷	上腕第2度熱傷
上腕第3度熱傷	上腕熱傷	上腕皮膚欠損創
上腕部開放創	職業性皮膚炎	食道熱傷
食物性皮膚炎	処女膜裂傷	脂漏性乾癬
神経根ひきぬき損傷	神経切断	神経叢損傷
神経叢不全損傷	神経損傷	神経断裂
針刺創	尋常性乾癬	新生児皮膚炎
靱帯ストレイン	靱帯損傷	靱帯断裂
靱帯捻挫	靱帯裂傷	ステロイド皮膚炎
ステロイド誘発性皮膚症	ストレイン	制癌剤皮膚炎
精巣開放創	精巣熱傷	精巣破裂
赤色湿疹	舌開放創	舌下顎挫創
舌咬創	舌挫創	舌刺創
接触皮膚炎	舌切創	切創
舌創傷	節足動物毒	切断
舌熱傷	舌裂創	前額部外傷性異物
前額部外傷性腫脹	前額部外傷性皮下異物	前額部開放創
前額部割創	前額部貫通創	前額部咬創
前額部挫創	前額部擦過創	前額部刺創
前額部切創	前額部創傷	前額部第1度熱傷
前額部第2度熱傷	前額部第3度熱傷	前額部虫刺傷
前額部虫刺症	前額部皮膚欠損創	前額部裂創
前胸部挫創	前胸部第1度熱傷	前胸部第2度熱傷
前胸部第3度熱傷	前胸部熱傷	前頚頭頂部挫創
仙骨部挫創	仙骨部皮膚欠損創	線状骨折
全身挫傷	全身擦過創	全身湿疹
全身第1度熱傷	全身第2度熱傷	全身第3度熱傷
全身熱傷	全身の尋常性乾癬	全身薬疹

	穿通創	前頭部割創	前頭部挫傷
	前頭部挫創	前頭部切創	前頭部打撲傷
	前頭部皮膚欠損創	前方脱臼	前腕汚染創
	前腕開放創	前腕咬創	前腕挫創
	前腕刺創	前腕手部熱傷	前腕切創
	前腕第１度熱傷	前腕第２度熱傷	前腕第３度熱傷
	前腕熱傷	前腕皮膚欠損創	前腕裂創
	爪下異物	爪下挫滅傷	爪下挫滅創
	掻創	創部膿瘍	足関節第１度熱傷
	足関節第２度熱傷	足関節第３度熱傷	足関節内果部挫創
	足関節熱傷	足関節部挫創	側胸部第１度熱傷
	側胸部第２度熱傷	側胸部第３度熱傷	足底異物
	足底熱傷	足底部咬創	足底部刺創
	足底部第１度熱傷	足底部第２度熱傷	足底部第３度熱傷
	足底部皮膚欠損創	側頭部割創	側頭部挫創
	側頭部切創	側頭部打撲傷	側頭部皮下血腫
	足背部挫創	足背部切創	足背部第１度熱傷
	足背部第２度熱傷	足背部第３度熱傷	足部汚染創
	側腹部咬創	側腹部挫創	側腹部第１度熱傷
	側腹部第２度熱傷	側腹部第３度熱傷	側腹壁開放創
	足部皮膚欠損創	足部裂創	鼡径部開放創
	鼡径部切創	鼡径部第１度熱傷	鼡径部第２度熱傷
	鼡径部第３度熱傷	鼡径部熱傷	損傷
た	第１度熱傷	第１度腐蝕	第２度熱傷
	第２度腐蝕	第３度熱傷	第３度腐蝕
	第４度熱傷	第５趾皮膚欠損創	体幹第１度熱傷
	体幹第２度熱傷	体幹第３度熱傷	体幹虫刺症
	体幹熱傷	苔癬	大腿汚染創
	大腿咬創	大腿挫創	大腿熱傷
	大腿皮膚欠損創	大腿部開放創	大腿部刺創
	大腿部切創	大腿部第１度熱傷	大腿部第２度熱傷
	大腿部第３度熱傷	大腿裂創	大転子部挫創
	体表面積10%未満の熱傷	体表面積10－19%の熱傷	体表面積20－29%の熱傷
	体表面積30－39%の熱傷	体表面積40－49%の熱傷	体表面積50－59%の熱傷
	体表面積60－69%の熱傷	体表面積70－79%の熱傷	体表面積80－89%の熱傷
	体表面積90%以上の熱傷	多形慢性痒疹	脱臼
	脱臼骨折	多発性外傷	多発性開放創
	多発性咬創	多発性昆虫咬創	多発性挫傷
	多発性擦過創	多発性切創	多発性穿刺創
	多発性第１度熱傷	多発性第２度熱傷	多発性第３度熱傷
	多発性熱傷	多発性膿疱症	多発性皮下出血
	多発性非熱傷性水疱	多発性表在損傷	多発性裂創
	打撲割創	打撲血腫	打撲挫創
	打撲擦過創	打撲傷	打撲皮下血腫
	単純苔癬	単純脱臼	腟開放創
	腟熱傷	腟裂傷	肘関節骨折
	肘関節挫創	肘関節脱臼骨折	肘関節部開放創
	中指咬創	中指挫傷	中指挫創
	中指刺創	虫刺性皮膚炎	中指切創
	中指皮膚欠損創	中手骨関節部挫創	中枢神経系損傷
	肘頭骨折	中毒疹	肘部挫創
	肘部切創	肘部第１度熱傷	肘部第２度熱傷
	肘部第３度熱傷	肘部皮膚欠損創	手開放創
	滴状乾癬	手咬創	手挫創
	手刺創	手湿疹	手切創
	手第１度熱傷	手第２度熱傷	手第３度熱傷
	手熱傷	転位性骨折	点状角化症
	点状乾癬	殿部異物	殿部開放創
	殿部咬創	殿部刺創	殿部切創
	殿部第１度熱傷	殿部第２度熱傷	殿部第３度熱傷
	殿部熱傷	殿部皮膚欠損創	殿部裂創
	冬期湿疹	頭頂部挫傷	頭頂部挫創

	頭頂部擦過創	頭頂部切創	頭頂部打撲傷
	頭頂部裂創	頭皮外傷性腫脹	頭皮開放創
	頭皮下血腫	頭皮剥離	頭皮表在損傷
	頭部異物	頭部外傷性皮下異物	頭部外傷性皮下気腫
	頭部開放創	頭部割創	頭部頚部挫傷
	頭部頚部挫創	頭部頚部打撲傷	頭部血腫
	頭部挫傷	頭部挫創	頭部擦過創
	頭部刺創	頭部湿疹	頭部尋常性乾癬
	頭部切創	頭部第１度熱傷	頭部第２度熱傷
	頭部第３度熱傷	頭部多発開放創	頭部多発割創
	頭部多発咬創	頭部多発挫傷	頭部多発挫創
	頭部多発擦過創	頭部多発刺創	頭部多発切創
	頭部多発創傷	頭部多発打撲傷	頭部多発皮下血腫
	頭部多発裂創	頭部打撲	頭部打撲血腫
	頭部打撲傷	頭部虫刺傷	動物咬創
	頭部熱傷	頭部皮下異物	頭部皮下血腫
	頭部皮下出血	頭部皮膚欠損創	頭部裂創
	動脈損傷	特発性関節脱臼	飛び降り自殺未遂
な	飛び込み自殺未遂	内部尿路性器の熱傷	軟口蓋挫創
	軟口蓋創傷	軟口蓋熱傷	軟口蓋破裂
	肉離れ	乳頭部第１度熱傷	乳頭部第２度熱傷
	乳頭部第３度熱傷	乳房第１度熱傷	乳房第２度熱傷
	乳房第３度熱傷	乳房熱傷	乳房皮膚炎
	乳輪部第１度熱傷	乳輪部第２度熱傷	乳輪部第３度熱傷
	妊娠湿疹	妊娠性痒疹	妊婦性皮膚炎
	猫咬創	捻挫	脳挫傷
	脳挫傷・頭蓋内に達する開放創合併あり	脳挫傷・頭蓋内に達する開放創合併なし	脳挫創
	脳挫創・頭蓋内に達する開放創合併あり	脳挫創・頭蓋内に達する開放創合併なし	脳損傷
	脳対側損傷	脳直撃損傷	脳底部挫傷
	脳底部挫傷・頭蓋内に達する開放創合併あり	脳底部挫傷・頭蓋内に達する開放創合併なし	膿皮症
	膿疱	膿疱性乾癬	脳裂傷
は	敗血症性皮膚炎	肺熱傷	背部第１度熱傷
	背部第２度熱傷	背部第３度熱傷	背部熱傷
	爆死自殺未遂	白色粃糠疹	剥離骨折
	鼻背部湿疹	破裂骨折	半身第１度熱傷
	半身第２度熱傷	半身第３度熱傷	汎発性膿疱性乾癬
	皮下異物	皮角	皮下血腫
	鼻下擦過創	皮下静脈損傷	皮下損傷
	鼻根部打撲挫創	鼻根部裂創	膝汚染創
	膝皮膚欠損創	皮脂欠乏症	皮脂欠乏性湿疹
	皮神経挫傷	鼻前庭部挫創	鼻尖部挫創
	ヒトデ毒	非熱傷性水疱	鼻部外傷性異物
	鼻部外傷性腫脹	鼻部外傷性皮下異物	鼻部開放創
	眉部割創	鼻部割創	鼻部貫通創
	腓腹筋挫創	眉部血腫	皮膚欠損創
	鼻部咬創	鼻部挫傷	鼻部挫創
	鼻部擦過創	鼻部刺創	鼻部切創
	鼻部創傷	皮膚損傷	鼻部第１度熱傷
	鼻部第２度熱傷	鼻部第３度熱傷	鼻部打撲傷
	鼻部虫刺傷	皮膚剥脱創	鼻部皮下血腫
	鼻部皮下出血	鼻部皮膚欠損創	鼻部皮膚剥離創
	鼻部裂創	びまん性乾癬	びまん性脳損傷
	びまん性脳損傷・頭蓋内に達する開放創合併あり	びまん性脳損傷・頭蓋内に達する開放創合併なし	眉毛部割創
	眉毛部裂創	表皮剥離	鼻翼部切創
	鼻翼部裂創	ピリン疹	複雑脱臼
	伏針	副鼻腔開放創	腹部汚染創
	腹部刺創	腹部第１度熱傷	腹部第２度熱傷
	腹部第３度熱傷	腹部虫刺傷	腹部熱傷
	腹部皮膚欠損創	腹壁異物	腹壁開放創
	腐蝕	不全骨折	粉砕骨折
	分娩時会陰裂傷	分娩時軟産道損傷	閉鎖性外傷性脳圧迫

	閉鎖性骨折	閉鎖性脱臼	閉鎖性脳挫創
	閉鎖性脳底部挫傷	閉鎖性びまん性脳損傷	ヘブラ痒疹
	扁平湿疹	扁平苔癬	蜂刺症
	放射線性熱傷	放射線皮膚潰瘍	胞状異角化症
	帽状腱膜下出血	疱疹状膿痂疹	包皮挫創
	包皮切創	包皮裂創	母指球部第１度熱傷
	母指球部第２度熱傷	母指球部第３度熱傷	母指咬創
	母指挫傷	母指挫創	母趾挫創
	母指示指間切創	母指刺創	母指切創
	母指第１度熱傷	母指第２度熱傷	母指第３度熱傷
	母指打撲挫創	母指打撲傷	母指熱傷
	母指皮膚欠損創	母趾皮膚欠損創	母指末節部挫創
ま	末梢血管外傷	末梢神経損傷	慢性光線性皮膚炎
	慢性湿疹	慢性放射線皮膚炎	慢性痒疹
	眉間部挫創	眉間部裂創	耳後部挫創
	耳後部打撲傷	脈絡網膜熱傷	ムカデ咬創
	盲管銃創	毛孔角化症	毛虫皮膚炎
や	網膜振盪	モンテジア骨折	薬傷
	薬疹	薬物性接触性皮膚炎	腰部尋常性乾癬
	腰部切創	腰部第１度熱傷	腰部第２度熱傷
	腰部第３度熱傷	腰部打撲挫創	腰部熱傷
ら	落屑性湿疹	らせん骨折	離開骨折
	鱗状湿疹	涙管損傷	涙管断裂
	類苔癬	涙道損傷	轢過創
	裂離	裂離骨折	老人性乾皮症
	濾胞性乾癬	若木骨折	
△	MRSA 術後創部感染	異汗症	陰のう湿疹
	会陰部肛囲湿疹	外陰部皮膚炎	外傷性異物
	下顎外傷性異物	カテーテル感染症	過労性脛部痛
	乾癬性紅皮症	顔面外傷性異物	頬粘膜咬傷
	光沢苔癬	肛門湿疹	臍周囲炎
	産科的創傷の血腫	刺虫アレルギー	歯肉挫傷
	術後横隔膜下膿瘍	術後感染症	術後膿瘍
	術後皮下気腫	術後腹壁膿瘍	人工肛門部皮膚炎
	心内異物	舌咬傷	増殖性化膿性口内炎
	膣断端炎	チャドクガ皮膚炎	手足症候群
	軟口蓋血腫	乳腺内異物	乳房異物
	尿管切石術後感染症	鼻前庭部湿疹	腹壁縫合糸膿瘍
	縫合糸膿瘍	縫合部膿瘍	放射線角化腫
	薬物性口唇炎		

用法用量　通常１日１～数回直接患部に塗布または塗擦するか，あるいは無菌ガーゼ等にのばして貼付する。
なお，症状により適宜増減する。

禁忌
(1)下記に示す感染症
①フラジオマイシン耐性菌または非感性菌による皮膚感染のある場合
②細菌・真菌・スピロヘータ・ウイルス皮膚感染症，および動物性皮膚疾患(疥癬，けじらみ等)
(2)鼓膜に穿孔のある患者への耳内使用
(3)本剤の成分に対して過敏症の既往歴のある患者
(4)フラジオマイシン，カナマイシン，ストレプトマイシン，ゲンタマイシン等のアミノグリコシド系抗生物質またはバシトラシンに対し過敏症の既往歴のある患者
(5)潰瘍(ベーチェット病は除く)，第２度深在性以上の熱傷・凍傷

ベトネベートクリーム0.12%　規格：0.12%1g[29.9円/g]
ベトネベート軟膏0.12%　規格：0.12%1g[29.9円/g]
ベタメタゾン吉草酸エステル　グラクソ・スミスクライン　264

【効能効果】
湿疹・皮膚炎群(進行性指掌角皮症，女子顔面黒皮症，ビダール苔癬，放射線皮膚炎，日光皮膚炎を含む)
皮膚瘙痒症
痒疹群(じん麻疹様苔癬，ストロフルス，固定じん麻疹を含む)
虫さされ，乾癬，掌蹠膿疱症，扁平苔癬，光沢苔癬，毛孔性紅色粃糠疹，ジベルバラ色粃糠疹
紅斑症(多形滲出性紅斑，結節性紅斑，ダリエ遠心性環状紅斑)
紅皮症(悪性リンパ腫による紅皮症を含む)
慢性円板状エリテマトーデス
薬疹・中毒疹
円形脱毛症(悪性を含む)
熱傷(瘢痕，ケロイドを含む)
凍瘡，天疱瘡群
ジューリング疱疹状皮膚炎(類天疱瘡を含む)
痔核，鼓室形成手術・内耳開窓術・中耳根治手術の術創

【対応標準病名】

◎	悪性リンパ腫	円形脱毛症	遠心性環状紅斑
	円板状エリテマトーデス	乾癬	急性痒疹
	結節性紅斑	結節性痒疹	光沢苔癬
	紅斑症	紅皮症	痔核
	刺虫症	湿疹	ジベルばら色粃糠疹
	ジューリング病	掌蹠膿疱症	進行性指掌角皮症
	多形滲出性紅斑	中毒疹	天疱瘡
	凍瘡	日光皮膚炎	熱傷
	熱傷後ケロイド	熱傷瘢痕	ビダール苔癬
	皮膚炎	皮膚そう痒症	扁平苔癬
	放射線皮膚炎	毛孔性紅色粃糠疹	薬疹
	痒疹	リール黒皮症	類天疱瘡
○	ALK 陽性未分化大細胞リンパ腫	B 細胞リンパ腫	LE 型薬疹
	LE 蝶形皮疹	LE 皮疹	MALT リンパ腫
あ	亜急性皮膚エリテマトーデス	亜急性痒疹	足湿疹
	足第１度熱傷	足第２度熱傷	足熱傷
	アトピー性紅皮症	胃悪性リンパ腫	異汗性湿疹
	陰茎第１度熱傷	陰茎熱傷	陰のうそう痒症
	陰のう第１度熱傷	陰のう熱傷	ウイルソン紅色苔癬
	会陰第１度熱傷	会陰熱傷	腋窩湿疹
	腋窩第１度熱傷	腋窩第２度熱傷	腋窩熱傷
	エリテマトーデス	炎症性外痔核	炎症性内痔核
	遠心性丘疹性紅斑	円板状乾癬	温熱性紅斑
か	外陰第１度熱傷	外陰熱傷	外陰部そう痒症
	外痔核	外痔びらん	外耳部虫刺傷
	外痔ポリープ	海水浴皮膚炎	潰瘍性外痔核
	潰瘍性痔核	潰瘍性内痔核	化学外傷
	過角化症	化学性皮膚炎	下顎熱傷
	下顎部第１度熱傷	下顎部第２度熱傷	下顎部第３度熱傷
	角質増殖症	下肢第１度熱傷	下肢第２度熱傷
	下肢熱傷	下腿足部熱傷	下腿熱傷
	下腿部第１度熱傷	下腿部第２度熱傷	下半身第１度熱傷
	下半身第２度熱傷	下半身熱傷	下腹部第１度熱傷
	下腹部第２度熱傷	貨幣状湿疹	眼窩悪性リンパ腫
	眼瞼虫刺傷	眼瞼メラノーシス	間擦疹
	眼周囲第１度熱傷	眼周囲第２度熱傷	眼周囲部虫刺傷
	環状紅斑	乾癬性関節炎	乾癬性紅皮症
	乾癬性脊椎炎	感染性皮膚炎	嵌頓痔核
	肝脾 T 細胞リンパ腫	眼部虫刺傷	汗疱性湿疹
	顔面急性皮膚炎	顔面光線角化症	顔面昆虫螫
	顔面尋常性乾癬	顔面第１度熱傷	顔面第２度熱傷
	顔面多発虫刺傷	顔面熱傷	顔面熱傷後遺症
	顔面毛包性紅斑黒皮症	偽性円形脱毛症	丘疹紅皮症
	丘疹状紅斑	丘疹状湿疹	丘疹状じんま疹
	急性湿疹	急性汎発性膿疱性乾癬	急性放射線皮膚炎
	胸部昆虫螫	胸部上腕熱傷	胸部第１度熱傷
	頬部第１度熱傷	胸部第２度熱傷	頬部第２度熱傷
	胸部熱傷	局面状乾癬	亀裂性湿疹

	躯幹薬傷	屈曲部乾癬	黒色素皮症
	頚部悪性リンパ腫	頚部第1度熱傷	頚部第2度熱傷
	頚部虫刺症	頚部熱傷	頚部皮膚炎
	血管内大細胞型B細胞性リンパ腫	血管免疫芽球性T細胞リンパ腫	結節性紅斑性関節障害
	血栓性外痔核	血栓性痔核	血栓性内痔核
	結腸悪性リンパ腫	ケロイド	ケロイド拘縮
	ケロイド体質	ケロイド瘢痕	限局性円板状エリテマトーデス
	限局性神経皮膚炎	限局性そう痒症	肩甲間部第1度熱傷
	肩甲間部第2度熱傷	肩甲間部熱傷	肩甲部第1度熱傷
	肩甲部第2度熱傷	肩甲部熱傷	肩部第1度熱傷
	肩部第2度熱傷	口腔扁平苔癬	甲状腺悪性リンパ腫
	口唇第1度熱傷	口唇第2度熱傷	口唇虫刺傷
	口唇熱傷	光線角化症	後天性魚鱗癬
	後天性表皮水疱症	広汎性円形脱毛症	紅斑性湿疹
	紅斑性天疱瘡	紅皮症型薬疹	肛門そう痒症
	肛門第1度熱傷	肛門熱傷	黒皮症
	骨悪性リンパ腫	固定薬疹	昆虫刺傷
さ	昆虫毒	細菌疹	残遺痔核皮膚弁
	ざんごう足	耳介虫刺傷	耳介部第1度熱傷
	耳介部第2度熱傷	自家感作性皮膚炎	色素性痒疹
	四肢乾癬	四肢尋常性乾癬	四肢第1度熱傷
	四肢第2度熱傷	四肢虫刺症	四肢熱傷
	四肢毛孔性紅色粃糠疹	持続性色素異常性紅斑	趾第1度熱傷
	趾第2度熱傷	刺虫アレルギー	湿疹続発性紅皮症
	湿疹様発疹	膝部第1度熱傷	膝部第2度熱傷
	趾熱傷	紫斑型薬疹	縦隔悪性リンパ腫
	重症多形滲出性紅斑・急性期	十二指腸悪性リンパ腫	手関節部第1度熱傷
	手関節部第2度熱傷	手指湿疹	手指第1度熱傷
	手指第2度熱傷	手指端熱傷	手指熱傷
	手掌紅斑	手掌第1度熱傷	手掌第2度熱傷
	手掌熱傷	出血性外痔核	出血性痔核
	出血性内痔核	術後ケロイド瘢痕	手背第1度熱傷
	手背第2度熱傷	手背熱傷	主婦湿疹
	腫瘍随伴性天疱瘡	症候性そう痒症	上肢第1度熱傷
	上肢第2度熱傷	上肢熱傷	小水疱性皮膚炎
	掌蹠角化腫	掌蹠角化症	掌蹠膿疱症性骨関節炎
	小腸悪性リンパ腫	小児EBV陽性T細胞リンパ増殖性疾患	小児全身性EBV陽性T細胞リンパ増殖性疾患
	小児汎発性膿疱性乾癬	上半身第1度熱傷	上半身第2度熱傷
	上半身熱傷	踵部第1度熱傷	踵部第2度熱傷
	上腕第1度熱傷	上腕第2度熱傷	上腕熱傷
	職業性皮膚炎	脂漏性乾癬	神経皮膚黒色症
	深在性エリテマトーデス	滲出性紅斑型中毒疹	尋常性乾癬
	尋常性天疱瘡	真性ケロイド	新生児皮膚炎
	心臓悪性リンパ腫	水疱性多形紅斑	水疱性扁平苔癬
	水疱性類天疱瘡	スティーブンス・ジョンソン症候群	制癌剤皮膚炎
	精巣悪性リンパ腫	精巣熱傷	赤色湿疹
	節外性NK/T細胞リンパ腫・鼻型	接触皮膚炎	節足動物毒
	前額部第1度熱傷	前額部第2度熱傷	前額部虫刺傷
	前額部虫刺症	前胸部第1度熱傷	前胸部第2度熱傷
	前胸部熱傷	線状苔癬	全身湿疹
	全身第1度熱傷	全身第2度熱傷	全身の尋常性乾癬
	全身毛孔性紅色粃糠疹	全身薬疹	前腕手部熱傷
	前腕第1度熱傷	前腕第2度熱傷	前腕熱傷
	早期ケロイド	増殖性天疱瘡	創部瘢痕ケロイド
	そう痒	足関節第1度熱傷	足関節第2度熱傷
	足関節熱傷	側胸部第1度熱傷	側胸部第2度熱傷
	足底熱傷	足底部第1度熱傷	足底部第2度熱傷
	足背部第1度熱傷	足背部第2度熱傷	側腹部第1度熱傷
	側腹部第2度熱傷	鼡径部第1度熱傷	鼡径部第2度熱傷
た	鼡径部熱傷	第1度熱傷	第2度熱傷

	体幹第1度熱傷	体幹第2度熱傷	体幹虫刺症
	体幹熱傷	苔癬	大腿熱傷
	大腿部第1度熱傷	大腿部第2度熱傷	大腸悪性リンパ腫
	体表面積10%未満の熱傷	体表面積10－19%の熱傷	多形紅斑
	多形紅斑性関節障害	多形慢性痒疹	脱出性外痔核
	脱出性痔核	脱出性内痔核	多発性第1度熱傷
	多発性第2度熱傷	単純苔癬	単純黒子
	チャドクガ皮膚炎	虫刺性皮膚炎	中毒性紅斑
	中毒性表皮壊死症	肘部第1度熱傷	肘部第2度熱傷
	腸管症関連T細胞リンパ腫	直腸悪性リンパ腫	直腸静脈瘤
	手足症候群	滴状乾癬	手首熱傷後遺症
	手湿疹	手第1度熱傷	手第2度熱傷
	手熱傷	手熱傷後遺症	点状角化症
	点状乾癬	殿部第1度熱傷	殿部第2度熱傷
	殿部熱傷	冬期湿疹	透析皮膚そう痒症
	頭熱傷後遺症	頭部湿疹	頭部尋常性乾癬
	頭部第1度熱傷	頭部第2度熱傷	頭部虫刺傷
な	頭部熱傷	遠山連圏状粃糠疹	内痔核
	乳頭部第1度熱傷	乳頭部第2度熱傷	乳房第1度熱傷
	乳房第2度熱傷	乳房熱傷	乳房皮膚炎
	乳輪部第1度熱傷	乳輪部第2度熱傷	妊娠湿疹
	妊娠性痒疹	妊婦性皮膚炎	熱傷後瘢痕ケロイド
	熱傷後瘢痕ケロイド潰瘍	熱傷後瘢痕ケロイド拘縮	熱帯扁平苔癬
	念珠状紅色苔癬	脳悪性リンパ腫	膿胸関連リンパ腫
は	膿疱性乾癬	背部第1度熱傷	背部第2度熱傷
	背部熱傷	破壊性関節炎	鼻背部湿疹
	瘢痕性類天疱瘡	半身第1度熱傷	半身第2度熱傷
	汎発性膿疱性乾癬	汎発性皮膚そう痒症	脾B細胞性リンパ腫/白血病・分類不能型
	脾悪性リンパ腫	皮角	粃糠疹
	肥厚性瘢痕	肥厚性扁平苔癬	非水疱性多形紅斑
	非特異性そう痒症	脾びまん性赤脾髄小B細胞性リンパ腫	皮膚エリテマトーデス
	鼻部第1度熱傷	鼻部第2度熱傷	鼻部虫刺傷
	非ホジキンリンパ腫	びまん性乾癬	ピリン疹
	腹部第1度熱傷	腹部第2度熱傷	腹部虫刺傷
	腹部熱傷	ブラジル天疱瘡	ヘアリー細胞白血病亜型
	ヘブラ痒疹	扁桃悪性リンパ腫	扁平湿疹
	扁平苔癬様角化症	蜂刺症	放射線角化腫
	放射線性熱傷	放射線皮膚潰瘍	胞状異角化症
	疱疹状天疱瘡	疱疹状膿痂疹	母指球部第1度熱傷
	母指球部第2度熱傷	母指第1度熱傷	母指第2度熱傷
ま	母指熱傷	麻疹様紅斑	末梢性T細胞リンパ腫
	慢性光線性皮膚炎	慢性湿疹	慢性放射線皮膚炎
	慢性痒疹	マントル細胞リンパ腫	未分化大細胞リンパ腫
	ムカデ咬創	メラニン色素沈着症	免疫芽球性リンパ節症
や	毛孔角化症	毛虫皮膚炎	薬剤性過敏症症候群
	薬剤誘発性天疱瘡	薬傷	薬物性口唇炎
	薬物性接触性皮膚炎	腰部尋常性乾癬	腰部第1度熱傷
ら	腰部第2度熱傷	腰部熱傷	ライエル症候群
	ライエル症候群型薬疹	落屑性湿疹	落葉状天疱瘡
	リウマチ性環状紅斑	良性粘膜類天疱瘡	鱗状湿疹
	リンパ芽球性リンパ腫	リンパ腫	類苔癬
	連鎖球菌性膿痂疹	老年性そう痒症	老年性黒子
	濾胞性乾癬	濾胞性リンパ腫	

△	足第3度熱傷	アレルギー性皮膚炎	陰茎第2度熱傷
	陰茎第3度熱傷	陰のう湿疹	陰のう第2度熱傷
	陰のう第3度熱傷	会陰第2度熱傷	会陰第3度熱傷
	会陰部肛囲湿疹	腋窩第3度熱傷	外陰第2度熱傷
	外陰第3度熱傷	外陰部皮膚炎	下肢第3度熱傷
	下腿部第3度熱傷	下半身第3度熱傷	下腹部第3度熱傷
	眼周囲第3度熱傷	眼性類天疱瘡	完全脱毛症

顔面第3度熱傷	胸部第3度熱傷	頬部第3度熱傷
頚部第3度熱傷	肩甲間部第3度熱傷	肩甲部第3度熱傷
肩部第3度熱傷	口唇第3度熱傷	肛門湿疹
肛門第2度熱傷	肛門第3度熱傷	耳介部第3度熱傷
色素異常症	四肢第3度熱傷	趾第3度熱傷
膝部第3度熱傷	若年性ヘルペス状皮膚炎	手関節部第3度熱傷
手指第3度熱傷	手掌第3度熱傷	手背第3度熱傷
上肢第3度熱傷	焼身自殺未遂	上半身第3度熱傷
踵部第3度熱傷	上腕第3度熱傷	人工肛門部皮膚炎
水疱症	ステロイド皮膚炎	ステロイド誘発性皮膚症
前額部第3度熱傷	前胸部第3度熱傷	全身性脱毛症
全身第3度熱傷	全身熱傷	前腕第3度熱傷
足関節第3度熱傷	側胸部第3度熱傷	足底部第3度熱傷
足背部第3度熱傷	側腹部第3度熱傷	鼡径部第3度熱傷
第3度熱傷	第4度熱傷	体幹第3度熱傷
帯状脱毛症	大腿部第3度熱傷	体表面積20－29％の熱傷
体表面積30－39％の熱傷	体表面積40－49％の熱傷	体表面積50－59％の熱傷
体表面積60－69％の熱傷	体表面積70－79％の熱傷	体表面積80－89％の熱傷
体表面積90％以上の熱傷	蛇行状脱毛症	多発性第3度熱傷
多発性熱傷	肘部第3度熱傷	手第3度熱傷
殿部第3度熱傷	頭部第3度熱傷	乳頭部第3度熱傷
乳房第3度熱傷	乳輪部第3度熱傷	背部第3度熱傷
半身第3度熱傷	汎発性脱毛症	鼻前庭部湿疹
皮膚色素沈着	皮膚色異常	鼻部第3度熱傷
腹部第3度熱傷	母指球部第3度熱傷	母指第3度熱傷
腰部第3度熱傷		

用法用量　通常1日1～数回適量を患部に塗布する。なお，症状により適宜増減する。

禁忌

(1)細菌・真菌・スピロヘータ・ウイルス皮膚感染症，および動物性皮膚疾患(疥癬，けじらみ等)
(2)本剤の成分に対して過敏症の既往歴のある患者
(3)鼓膜に穿孔のある湿疹性外耳道炎
(4)潰瘍(ベーチェット病は除く)，第2度深在性以上の熱傷・凍傷

リンデロン－Vクリーム0.12％：塩野義　0.12％1g[29.1円/g]
リンデロン－V軟膏0.12％：塩野義　0.12％1g[29.1円/g]

ケリグロールクリーム0.12％：摩耶堂[7.3円/g]，ケリグロール軟膏0.12％：摩耶堂[7.3円/g]，デルモゾール軟膏0.12％：岩城[7.3円/g]，ノルコットクリーム0.12％：辰巳化学[7.3円/g]，ベクトミラン軟膏0.12％：東和[9.8円/g]，ベタメタゾン吉草酸エステルクリーム0.12％「YD」：陽進堂[7.3円/g]

ベトプティックエス懸濁性点眼液0.5%
規格：0.5%1mL[376.3円/mL]

ベトプティック点眼液0.5%
規格：0.5%1mL[376.3円/mL]

ベタキソロール塩酸塩　日本アルコン　131

【効能効果】

緑内障，高眼圧症

【対応標準病名】

◎	高眼圧症	緑内障	
○	悪性緑内障	医原性緑内障	外傷性隅角解離
	外傷性緑内障	開放隅角緑内障	過分泌緑内障
	急性炎症性緑内障	急性閉塞隅角緑内障	急性緑内障発作
	偽落屑症候群	偽緑内障	血管新生緑内障
	原発開放隅角緑内障	原発性緑内障	原発閉塞隅角緑内障
	混合型緑内障	色素性緑内障	視神経乳頭陥凹拡大
	出血性緑内障	水晶体原性緑内障	水晶体のう緑内障
	水晶体融解緑内障	ステロイド緑内障	正常眼圧緑内障
	続発性緑内障	ポスナーシュロスマン症候群	慢性開放角緑内障
	慢性単性緑内障	慢性閉塞隅角緑内障	無水晶体性緑内障
	薬物誘発性緑内障	溶血緑内障	緑内障性乳頭陥凹
△	原発閉塞隅角症		

用法用量　通常，1回1滴，1日2回点眼する。なお，症状により適宜増減する。

禁忌

(1)本剤の成分に対し過敏症の既往歴のある患者
(2)コントロール不十分な心不全のある患者
(3)妊婦又は妊娠している可能性のある婦人

ベタキソロール点眼液0.5％「SW」：沢井[236.2円/mL]，ベタキソン点眼液0.5％：日本点眼薬[236.2円/mL]

ベナパスタ軟膏4%
規格：4%10g[3.19円/g]

ジフェンヒドラミンラウリル硫酸塩　田辺三菱　264

【効能効果】

じん麻疹，湿疹，小児ストロフルス，皮膚瘙痒症，虫さされ

【対応標準病名】

◎	急性痒疹	刺虫症	湿疹
	じんま疹	皮膚そう痒症	
○	足湿疹	アスピリンじんま疹	アレルギー性じんま疹
	異汗性湿疹	腋窩湿疹	温熱じんま疹
	外耳部虫刺傷	家族性寒冷自己炎症症候群	貨幣状湿疹
	眼瞼虫刺傷	眼周囲部虫刺傷	眼部虫刺傷
	汗疱性湿疹	顔面急性皮膚炎	顔面昆虫螫
	顔面多発虫刺傷	寒冷じんま疹	丘疹状湿疹
	丘疹状じんま疹	急性湿疹	胸部昆虫螫
	亀裂性湿疹	頚部虫刺症	頚部皮膚炎
	限局性そう痒症	口唇虫刺傷	紅斑性湿疹
	コリン性じんま疹	昆虫刺傷	昆虫毒
	耳介虫刺傷	色素性痒疹	自己免疫性じんま疹
	四肢虫刺症	刺虫アレルギー	湿疹様発疹
	周期性再発性じんま疹	手指湿疹	出血性じんま疹
	症候性そう痒症	人工じんま疹	新生児皮膚炎
	赤色湿疹	接触じんま疹	節足動物毒
	前額部虫刺傷	前額部虫刺症	全身湿疹
	そう痒	体幹虫刺症	多形慢性痒疹
	チャドクガ皮膚炎	虫刺性皮膚炎	手湿疹
	冬期湿疹	透析皮膚そう痒症	頭部湿疹
	頭部虫刺傷	特発性じんま疹	乳房皮膚炎
	妊娠湿疹	妊婦性皮膚炎	鼻背部湿疹
	汎発性皮膚そう痒症	非特異性そう痒症	皮膚炎
	鼻部虫刺傷	皮膚描記性じんま疹	腹部虫刺傷
	ヘブラ痒疹	扁平湿疹	蜂刺症
	慢性湿疹	慢性じんま疹	ムカデ咬創
	毛虫皮膚炎	薬物性じんま疹	痒疹
	落屑性湿疹	鱗状湿疹	老年性そう痒症
△	陰のう湿疹	陰のうそう痒症	会陰部肛囲湿疹
	外陰部そう痒症	外陰部皮膚炎	機械性じんま疹
	甲殻動物毒	肛門湿疹	肛門そう痒症
	人工肛門部皮膚炎	振動性じんま疹	鼻前庭部湿疹

用法用量　通常症状により適量を1日数回患部に塗布又は塗擦する。

ベネトリン吸入液0.5%
規格：0.5%1mL[24.6円/mL]
サルブタモール硫酸塩
グラクソ・スミスクライン 225

【効 能 効 果】

下記疾患の気道閉塞性障害にもとづく諸症状の緩解
気管支喘息，小児喘息，肺気腫，急・慢性気管支炎，肺結核

【対応標準病名】

◎	気管支喘息	気道閉塞	急性気管支炎
	小児喘息	肺気腫	肺結核
	慢性気管支炎		
○	RS ウイルス気管支炎	亜急性気管支炎	アスピリン喘息
	アトピー性喘息	アレルギー性気管支炎	萎縮性肺気腫
	一側性肺気腫	インフルエンザ菌気管支炎	ウイルス性気管支炎
	運動誘発性喘息	エコーウイルス気管支炎	外因性喘息
	潰瘍性粟粒結核	活動性肺結核	感染型気管支喘息
	乾酪性肺炎	気管支喘息合併妊娠	気腫性肺のう胞
	偽膜性気管支炎	急性気管気管支炎	急性喉頭気管気管支炎
	急性粟粒結核	急性反復性気管支炎	巨大気腫性肺のう胞
	クループ性気管支炎	珪肺結核	結核
	結核後遺症	結核腫	結核初期感染
	結核性咳嗽	結核性喀血	結核性気管支拡張症
	結核性気胸	結核性空洞	結核性肺線維症
	結核性肺膿瘍	結節性肺結核	硬化性肺結核
	コクサッキーウイルス気管支炎	混合型喘息	小児喘息性気管支炎
	小葉間肺気腫	初感染結核	職業喘息
	心因性喘息	滲出性気管支炎	塵肺結核
	ステロイド依存性喘息	咳喘息	喘息性気管支炎
	先天性結核	粟粒結核	代償性肺気腫
	中心小葉性肺気腫	難治性喘息	乳児喘息
	肺炎球菌性気管支炎	肺炎結核	肺結核・鏡検確認あり
	肺結核・組織学的確認あり	肺結核・培養のみ確認あり	肺結核後遺症
	肺結核腫	肺結核術後	敗血症性気管支炎
	肺非結核性抗酸菌症	肺胞性肺気腫	肺門結核
	播種性結核	パラインフルエンザウイルス気管支炎	汎小葉性肺気腫
	非アトピー性喘息	ヒトメタニューモウイルス気管支炎	ブラ性肺気腫
	閉塞性肺気腫	マイコプラズマ気管支炎	マクロード症候群
	慢性気管炎	慢性気管気管支炎	慢性気管支漏
	慢性肺気腫	夜間性喘息	ライノウイルス気管支炎
	連鎖球菌気管支炎	老人性気管支炎	老人性肺気腫
△	気道狭窄	急性呼吸器感染症	潜在性結核感染症
	多剤耐性結核	陳旧性肺結核	肺門リンパ節結核

用法用量　通常成人1回0.3～0.5mL(サルブタモールとして1.5～2.5mg)，小児は1回0.1～0.3mL(サルブタモールとして0.5～1.5mg)を深呼吸しながら吸入器を用いて吸入する。
なお，年齢，症状により適宜増減する。

禁忌　本剤の成分に対して過敏症の既往歴のある患者

ベノキシール点眼液0.4%
規格：0.4%1mL[13.4円/mL]
オキシブプロカイン塩酸塩
参天 131

【効 能 効 果】

眼科領域における表面麻酔

【対応標準病名】

該当病名なし

用法用量　通常成人では1～4滴を点眼する。
なお，年令，体質により適宜増減する。

禁忌　本剤の成分又は安息香酸エステル(コカインを除く)系局所麻酔剤に対し過敏症の既往歴のある患者

オキシブプロカイン塩酸塩点眼液0.4%「ニットー」：日東メディック　0.4%1mL[13.4円/mL]，オキシブプロカイン塩酸塩ミニムス点眼液0.4%「センジュ」：千寿　－[－]，ネオベノール点眼液0.4%：日本点眼薬　0.4%1mL[13.4円/mL]

ヘパリンZ軟膏500単位/g
規格：500単位1g[13.4円/g]
ヘパリンナトリウム
ゼリア新薬 333

【効 能 効 果】

血行障害に基づく疼痛と炎症性疾患(注射後の硬結並びに疼痛)
外傷(打撲，捻挫，挫傷)後の腫脹・血腫・腱鞘炎・筋肉痛・関節炎
肥厚性瘢痕・ケロイドの治療と予防
血栓性静脈炎(痔核を含む)

【対応標準病名】

◎	外傷	関節炎	筋肉痛
	血腫	血栓性静脈炎	ケロイド
	腱鞘炎	硬結	挫傷
	痔核	打撲血腫	打撲傷
	疼痛	捻挫	肥厚性瘢痕
○	DIP 関節炎	DIP 関節尺側側副靱帯損傷	DIP 関節側副靱帯損傷
	DIP 関節橈側側副靱帯損傷	DIP 関節捻挫	IP 関節炎
	IP 関節捻挫	MP 関節炎	MP 関節尺側側副靱帯損傷
	MP 関節側副靱帯損傷	MP 関節橈側側副靱帯損傷	MP 関節捻挫
	PIP 関節炎	PIP 関節尺側側副靱帯損傷	PIP 関節側副靱帯損傷
あ	PIP 関節橈側側副靱帯損傷	PIP 関節捻挫	亜急性関節炎
	アキレス腱腱鞘炎	足血栓性静脈炎	足ストレイン
	亜脱臼	圧挫後遺症	圧痛
	アレルギー性関節炎	陰茎挫傷	陰茎打撲傷
	陰唇挫傷	陰のう血腫	陰のう挫傷
	陰部挫傷	陰部打撲傷	烏口肩峰靱帯捻挫
	烏口鎖骨捻挫	烏口上腕靱帯捻挫	会陰血腫
	会陰挫傷	遠位脛腓靱帯捻挫	炎症性外痔核
か	炎症性内痔核	汚染擦過創	外陰部挫傷
	外痔核	外痔びらん	外耳部挫傷
	外耳部打撲傷	外耳部皮下血腫	外耳部皮下出血
	外痔ポリープ	外傷後遺症	外傷性外陰血腫
	外傷性頚部症候群	外傷性頚部捻挫	外傷性頚部腰部症候群
	外傷性刺青	外傷性切断後遺症	外傷性瘢痕ケロイド
	外側側副靱帯捻挫	開放性脱臼	潰瘍性外痔核
	潰瘍性痔核	潰瘍性内痔核	下顎挫傷
	下顎打撲傷	下顎皮下血腫	下顎部挫傷
	下顎部打撲傷	顎関節ストレイン	顎関節捻挫
	顎関節部挫傷	顎関節部打撲傷	顎関節部皮下血腫
	顎部挫傷	顎部打撲傷	下肢筋肉痛
	下肢血栓性静脈炎	下肢腱腱鞘炎	下肢硬結
	下肢挫傷	下肢静脈炎	下肢静脈血栓症
	下肢打撲	下腿挫傷	下腿三頭筋痛
	下腿静脈炎	下腿静脈血栓症	下腿打撲傷
	下腿部皮下血腫	肩関節炎	肩関節腱板捻挫
	肩関節挫傷	肩関節打撲傷	肩関節捻挫
	肩頚部打撲	肩挫傷	肩打撲傷
	滑膜炎	眼鏡様皮下出血	眼瞼挫傷
	眼瞼打撲傷	眼瞼皮下血腫	眼瞼皮下出血
	環指 DIP 関節尺側側副靱帯損傷	環指 DIP 関節側副靱帯損傷	環指 DIP 関節橈側側副靱帯損傷
	環指 MP 関節尺側側副靱帯損傷	環指 MP 関節側副靱帯損傷	環指 MP 関節橈側側副靱帯損傷
	環指 PIP 関節尺側側副靱帯損傷	環指 PIP 関節側副靱帯損傷	環指 PIP 関節橈側側副靱帯損傷

環軸関節捻挫	環指屈筋腱腱鞘炎	環指腱鞘炎
環指挫傷	環指側副靱帯損傷	環指捻挫
眼周囲部挫傷	眼周囲部打撲傷	眼周囲部皮下血腫
眼周囲部皮下出血	関節症	関節脱臼後遺症
関節打撲	関節捻挫後遺症	完全脱臼
環椎後頭関節捻挫	嵌頓痔核	眼部挫傷
眼部打撲傷	眼部皮下血腫	眼部皮下出血
顔面挫傷	顔面多発挫傷	顔面多発打撲傷
顔面多発皮下血腫	顔面多発皮下出血	顔面打撲傷
顔面皮下血腫	急性関節炎	胸骨ストレイン
胸骨捻挫	胸骨部挫傷	胸骨部打撲
胸骨部打撲挫傷	胸鎖関節炎	胸鎖関節挫傷
胸鎖関節部挫傷	胸鎖関節部打撲	胸鎖関節部打撲挫傷
胸鎖乳突筋痛	胸椎ストレイン	胸椎捻挫
胸椎部打撲	胸椎部打撲挫傷	胸背部筋肉痛
胸背部挫傷	胸部筋肉痛	胸腹部筋痛
胸腹部挫傷	胸腹部打撲傷	胸部硬結
胸部挫傷	頬部挫傷	胸部打撲傷
頬部打撲傷	頬部皮下血腫	胸壁挫傷
胸腰椎脱臼	胸腰部挫傷	胸肋関節炎
胸肋関節挫傷	胸肋関節部挫傷	胸肋関節部打撲
胸肋関節部打撲挫傷	距踵関節炎	距腓靱帯捻挫
筋損傷	筋断裂	筋肉内血腫
頚肩部筋肉痛	頚性頭痛	頚椎胸椎捻挫
頚椎ストレイン	頚椎捻挫	頚椎部打撲
頚椎部打撲挫傷	脛腓関節捻挫	頚部顔面胸部挫傷
頚部筋肉痛	頚部挫傷	頚部前縦靱帯捻挫
頚部打撲傷	頚部痛	頚腰椎挫傷
頚腕捻挫	血栓性外痔核	血栓性痔核
血栓性内痔核	ケロイド拘縮	ケロイド瘢痕
肩甲下筋捻挫	肩甲部筋肉痛	肩甲部挫傷
肩鎖関節炎	肩鎖関節挫傷	肩鎖関節捻挫
腱切創	腱損傷	腱損傷後遺症
腱断裂	腱板挫傷	肩部筋痛
腱部分断裂	腱裂傷	肛囲硬結
甲状腺部ストレイン	甲状腺部捻挫	口唇挫傷
口唇打撲傷	口唇皮下血腫	口唇皮下出血
後頭部挫傷	後頭部打撲傷	項背部筋痛
後発性関節炎	項部筋肉痛	項部挫傷
項部打撲傷	項部痛	後方脱臼
股関節炎	股関節打撲傷	股関節捻挫
股関節部挫傷	骨折後遺症	骨盤ストレイン
骨盤捻挫	骨盤部挫傷	骨盤部打撲傷
錯角化症	坐骨結節部打撲傷	鎖骨部打撲血腫
鎖骨部打撲傷	坐骨部打撲傷	坐骨包靱帯ストレイン
坐骨包靱帯捻挫	挫傷後遺症	擦過創
三角靱帯捻挫	耳介挫傷	耳介打撲傷
耳介皮下血腫	耳介皮下出血	耳下腺部打撲
趾間挫傷	趾関節炎	趾挫傷
示指 DIP 関節尺側側副靱帯損傷	示指 DIP 関節側副靱帯損傷	示指 DIP 関節橈側側副靱帯損傷
示指 MP 関節挫傷	示指 MP 関節尺側側副靱帯損傷	示指 MP 関節側副靱帯損傷
示指 MP 関節橈側側副靱帯損傷	示指 PIP 関節尺側側副靱帯損傷	示指 PIP 関節側副靱帯損傷
示指 PIP 関節橈側側副靱帯損傷	示指屈筋腱腱鞘炎	示指腱鞘炎
四肢挫傷	示指挫傷	示指側副靱帯損傷
示指捻挫	趾伸筋腱腱鞘炎	趾節間関節捻挫
趾爪下血腫	趾打撲傷	膝蓋骨打撲傷
膝蓋靱帯断裂	膝蓋靱帯部分断裂	膝外側側副靱帯捻挫
膝蓋部血腫	膝蓋部挫傷	膝関節炎
膝関節滑膜炎	膝関節血腫	膝関節血症
膝関節挫傷	膝関節打撲傷	膝関節捻挫
膝内側側副靱帯捻挫	膝部血腫	膝部腱膜炎
膝部挫傷	膝部打撲傷	趾捻挫

尺骨手根関節捻挫	手関節炎	手関節捻挫
手関節部腱鞘炎	手関節部挫傷	手関節部打撲傷
手指関節炎	手指挫傷	樹枝状皮斑
手指打撲傷	手指捻挫	手指皮下血腫
術後ケロイド瘢痕	手背部打撲傷	手部腱鞘炎
手部挫傷	手部打撲傷	漿液性滑膜炎
上顎挫傷	上顎打撲傷	上顎皮下血腫
上口唇挫傷	小指 DIP 関節尺側側副靱帯損傷	小指 DIP 関節側副靱帯損傷
小指 DIP 関節橈側側副靱帯損傷	小指 DIP 関節捻挫	小指 MP 関節尺側側副靱帯損傷
小指 MP 関節側副靱帯損傷	小指 MP 関節橈側側副靱帯損傷	小指 PIP 関節尺側側副靱帯損傷
小指 PIP 関節側副靱帯損傷	小指 PIP 関節橈側側副靱帯損傷	小指 PIP 関節捻挫
小指関節捻挫	上肢筋肉痛	小指屈筋腱腱鞘炎
小指腱鞘炎	小指挫傷	上肢挫傷
小指側副靱帯損傷	踵腓靱帯損傷	踵腓靱帯捻挫
静脈炎	静脈周囲炎	静脈内膜炎
上腕筋肉痛	上腕三頭筋腱鞘炎	上腕三頭筋痛
上腕打撲傷	上腕二頭筋痛	上腕皮下血腫
上腕部挫傷	ショパール関節炎	ショパール関節捻挫
真性ケロイド	靱帯ストレイン	靱帯損傷
靱帯断裂	靱帯捻挫	深部静脈血栓症
ストレイン	精巣挫傷	精巣打撲傷
脊椎打撲傷	前額部挫傷	前額部打撲傷
前額部皮下血腫	前額部皮下出血	前胸部挫傷
前胸部打撲傷	前脛腓靱帯損傷	前頚部挫傷
仙骨部挫傷	仙骨部打撲傷	全身挫傷
全身打撲	仙腸関節ストレイン	仙腸関節捻挫
前頭部挫傷	前頭部打撲傷	前方脱臼
前腕筋肉痛	前腕挫傷	前腕皮下血腫
前腕部腱鞘炎	前腕部打撲傷	早期ケロイド
増殖性関節炎	創部化膿	創部瘢痕ケロイド
僧帽筋痛	足関節炎	足関節外側側副靱帯損傷
足関節挫傷	足関節ストレイン	足関節打撲傷
足関節内側側副靱帯損傷	足関節内側側副靱帯捻挫	足関節捻挫
足関節部腱鞘炎	足根部捻挫	足底部打撲傷
側頭部打撲傷	側頭部皮下血腫	足背腱鞘炎
足背捻挫	足背部挫傷	足背部打撲傷
足部屈筋腱腱鞘炎	側腹壁部挫傷	足部挫傷
足部打撲傷	足部捻挫	鼡径部硬結
鼡径部挫傷	大腿外側広筋不全断裂	大腿筋痛
大腿挫傷	大腿四頭筋挫傷	大腿四頭筋断裂
大腿四頭筋捻挫	大腿四頭筋部分断裂	大腿静脈血栓症
大腿大転子部挫傷	大腿打撲傷	大腿部皮下血腫
脱臼	脱出性外痔核	脱出性痔核
脱出性内痔核	多発性関節炎	多発性筋肉痛
多発性血腫	多発性挫傷	多発性皮下出血
単関節炎	単純性関節炎	単純脱臼
恥骨結合炎	恥骨部打撲	腟挫傷
肘関節炎	肘関節滑膜炎	肘関節捻挫
肘関節部血腫	肘関節部挫傷	肘関節部打撲傷
中指 DIP 関節尺側側副靱帯損傷	中指 DIP 関節側副靱帯損傷	中指 DIP 関節橈側側副靱帯損傷
中指 MP 関節尺側側副靱帯損傷	中指 MP 関節側副靱帯損傷	中指 MP 関節橈側側副靱帯損傷
中指 PIP 関節尺側側副靱帯損傷	中指 PIP 関節側副靱帯損傷	中指 PIP 関節橈側側副靱帯損傷
中指 PIP 関節捻挫	中指屈筋腱腱鞘炎	中指腱鞘炎
中指挫傷	中指側副靱帯損傷	中指捻挫
中足趾節関節捻挫	肘頭部挫傷	腸骨部挫傷
腸骨部打撲傷	陳旧性圧迫骨折	陳旧性骨折
手屈筋腱腱鞘炎	手伸筋腱腱鞘炎	殿部筋肉痛
殿部挫傷	殿部打撲傷	橈骨手根関節捻挫
橈側手根屈筋腱鞘炎	頭頂部挫傷	頭頂部打撲傷

さ
た
ヘ

	頭頂部背部打撲	頭皮下血腫	頭部肩関節胸部挫傷
	頭部胸部挫傷	頭部胸部打撲傷	頭部筋肉痛
	頭部頚部挫傷	頭部頚部挫創	頭部頚部打撲傷
	頭部血腫	頭部肩部打撲	頭部挫傷
	頭部多発挫傷	頭部多発打撲傷	頭部多発皮下血腫
	頭部打撲	頭部打撲血腫	頭部打撲傷
	頭部皮下血腫	頭部皮下出血	頭部腹部打撲
	頭部両大腿下腿打撲	特発性関節脱臼	鈍痛
な	内痔核	内側側副靱帯捻挫	軟皮症
	肉離れ	熱傷後ケロイド	熱傷後瘢痕ケロイド
	熱傷後瘢痕ケロイド潰瘍	熱傷後瘢痕ケロイド拘縮	熱傷瘢痕
は	捻挫後遺症	背筋挫傷	背部筋肉痛
	背部挫傷	背部打撲傷	背部捻挫
	背部皮下血腫	板状硬結	半身打撲
	皮下硬結	尾骨ストレイン	尾骨捻挫
	尾骨部挫傷	尾骨部打撲傷	膝靱帯損傷
	鼻中隔軟骨捻挫	非特異性関節炎	腓腹筋痛
	皮膚硬結	鼻部挫傷	鼻部打撲傷
	皮膚の肥厚性障害	鼻部皮下血腫	鼻部皮下出血
	皮膚落屑	表在性静脈炎	披裂軟骨脱臼
	複雑脱臼	腹部挫傷	腹部擦過創
	腹部打撲傷	腹壁下血腫	腹壁筋痛
	腹壁挫傷	閉鎖性脱臼	帽状腱膜下出血
	母指 IP 関節尺側側副靱帯損傷	母指 IP 関節側副靱帯損傷	母趾 IP 関節側副靱帯損傷
	母指 IP 関節橈側側副靱帯損傷	母指 MP 関節尺側側副靱帯損傷	母指 MP 関節側副靱帯損傷
	母趾 MP 関節側副靱帯損傷	母指 MP 関節橈側側副靱帯損傷	母指関節捻挫
	母指屈筋腱腱鞘炎	母指腱鞘炎	母指挫傷
	母指側副靱帯損傷	母指打撲挫創	母指打撲傷
ま	母趾打撲傷	母趾捻挫	慢性関節炎
	耳後部打撲傷	むちうち損傷	モンドール病
や	野球指	腰筋痛症	腰仙関節ストレイン
	腰仙関節捻挫	腰仙部挫傷	腰仙部打撲傷
	腰椎ストレイン	腰椎捻挫	腰椎部挫傷
	腰殿部挫傷	腰殿部打撲傷	腰背筋痛症
	腰背部挫傷	腰背部打撲傷	腰部胸部打撲
	腰部頚部挫傷	腰部骨盤部挫傷	腰部挫傷
ら	腰部打撲傷	リスフラン関節炎	リスフラン関節捻挫
	菱形靱帯捻挫	両側側副靱帯損傷	輪状甲状関節捻挫
	輪状披裂関節捻挫	肋軟骨部挫傷	肋軟骨部打撲
	肋軟骨部打撲挫傷	肋間筋肉痛	肋骨弓部挫傷
	肋骨弓部打撲	肋骨弓部打撲挫傷	肋骨ストレイン
	肋骨捻挫	肋骨部挫傷	肋骨部打撲
	肋骨部打撲挫傷	腕部打撲傷	
△	足炎	咽頭部血腫	咽頭部挫傷
	外傷性皮下血腫	踵痛	下肢静脈血栓症後遺症
	下肢痛	下腿血栓性静脈炎	下腿痛
	化膿性腱鞘炎	化膿性静脈炎	環指痛
	関節血腫	関節挫傷	気管挫傷
	頚部食道挫傷	ケロイド体質	腱鞘巨細胞腫
	口蓋挫傷	口腔挫傷	口腔打撲傷
	口腔内血腫	後足部痛	喉頭部血腫
	喉頭部挫傷	喉頭部打撲傷	股痛
	昆虫咬創	採皮創	擦過皮下血腫
	残遺痔核皮膚弁	色素性紫斑	四肢血管損傷後遺症
	四肢痛	示指痛	示指ばね指
	四肢末端痛	刺創感染	趾痛
	歯肉挫傷	紫斑性苔癬状皮膚炎	手指腱鞘炎
	手指痛	出血性外痔核	出血性痔核
	出血性内痔核	手背静脈炎	手背部痛
	手部痛	上肢血栓性静脈炎	上肢静脈炎
	小指痛	上肢痛	上腕血栓性静脈炎
	上腕静脈炎	上腕痛	食道静脈炎
	神経障害性疼痛	神経損傷後遺症	靱帯裂傷
	切創	全身擦過創	全身痛
	前足部痛	前腕血栓性静脈炎	前腕静脈炎
	前腕痛	搔創	足痛
	足底部痛	足背痛	大腿血栓性静脈炎
	大腿四頭筋肉離れ	大腿静脈炎	大腿痛
	大腿内側部痛	打撲擦過創	打撲皮下血腫
	弾発母趾	中指痛	中枢神経障害性疼痛
	中足部痛	直腸静脈瘤	痛風性関節炎
	特発性色素性紫斑	軟口蓋血腫	剥離骨折
	皮下異物	皮下血腫	皮下損傷
	非熱傷性水疱	腓腹部痛	皮膚損傷
	皮膚疼痛症	表皮剥離	放散痛
	母指球部痛	母指痛	母趾痛
	末梢神経障害性疼痛	慢性色素性紫斑	らせん骨折
	鱗屑	裂離骨折	

用法用量　通常，症状により適量を１日１～数回塗擦またはガーゼ等にのばして貼布する。

禁忌
(1)出血性血液疾患(血友病，血小板減少症，紫斑病等)のある患者
(2)僅少な出血でも重大な結果を来すことが予想される患者
(3)潰瘍，びらん面
(4)眼

ベピオゲル2.5%

規格：2.5%1g[120.9円/g]
過酸化ベンゾイル　マルホ　269

【効 能 効 果】

尋常性ざ瘡

【対応標準病名】

◎	尋常性ざ瘡		
○	顔面ざ瘡	顔面尋常性ざ瘡	口囲ざ瘡
	ざ瘡	ざ瘡様発疹	若年性女子表皮剥離性ざ瘡
	集簇性ざ瘡	小児ざ瘡	新生児ざ瘡
	ステロイドざ瘡	粟粒性壊死性ざ瘡	痘瘡性ざ瘡
	熱帯性ざ瘡	膿痂疹性ざ瘡	膿疱性ざ瘡
	面皰		

効能効果に関連する使用上の注意　結節及び嚢腫には，他の適切な処置を行うこと。

用法用量　１日１回，洗顔後，患部に適量を塗布する。

禁忌　本剤の成分に対し過敏症の既往歴のある患者

ペミラストン点眼液0.1%

規格：5mg5mL1瓶[598.2円/瓶]
ペミロラストカリウム　アルフレッサファーマ　131

アレギサール点眼液0.1%を参照(P2054)

ペリオクリン歯科用軟膏

規格：10mg0.5g1シリンジ[614円/シリンジ]
ミノサイクリン塩酸塩　サンスター　276

【効 能 効 果】

〈適応菌種〉ミノサイクリンに感性のアクチノバチラス・アクチノミセテムコミタンス，エイケネラ・コローデンス，カプノサイトファーガ属，プレボテラ属，ポルフィロモナス・ジンジバリス，フソバクテリウム・ヌクレアタム
〈適応症〉歯周組織炎

【対応標準病名】

◎	歯根のう胞	歯周炎	歯髄炎
○	一部性歯髄炎	う蝕第２度単純性歯髄炎	う蝕第３度急性化膿性根尖性歯周炎

	う蝕第３度急性化膿性歯髄炎	う蝕第３度急性単純性根尖性歯周炎	う蝕第３度慢性壊疽性歯髄炎
	う蝕第３度慢性潰瘍性歯髄炎	う蝕第３度慢性化膿性根尖性歯周炎	う蝕第３度慢性増殖性歯髄炎
	壊死性潰瘍性歯周炎	壊死性潰瘍性歯肉炎	壊疽性歯髄炎
	壊疽性歯肉炎	外傷性歯根膜炎	外傷性歯髄炎
	潰瘍性歯肉炎	化膿性歯周炎	化膿性歯肉炎
	カリエスのない歯髄炎	偽膜性アンギナ	急性一部性化膿性歯髄炎
	急性一部性単純性歯髄炎	急性壊疽性歯髄炎	急性化膿性根尖性歯周炎
	急性化膿性歯根膜炎	急性化膿性歯髄炎	急性化膿性辺縁性歯根膜炎
	急性根尖性歯周炎	急性歯冠周囲炎	急性歯周炎
	急性歯髄炎	急性歯肉炎	急性全部性化膿性歯髄炎
	急性全部性単純性歯髄炎	急性単純性根尖性歯周炎	急性単純性歯髄炎
	急速進行性歯周炎	血行性歯髄炎	限局型若年性歯周炎
	広汎型若年性歯周炎	根尖性歯周炎	根側歯周膿瘍
	残髄炎	歯冠周囲炎	歯冠周囲膿瘍
	歯根膜下膿瘍	歯周症	歯周膿瘍
	思春期性歯肉炎	歯肉炎	歯肉膿瘍
	若年性歯周炎	上行性歯髄炎	前思春期性歯周炎
	全部性歯髄炎	早期発症型歯周炎	増殖性歯肉炎
	単純性歯周炎	単純性歯肉炎	智歯周囲炎
	中隔部肉芽形成	特殊性歯周炎	難治性歯周炎
	剥離性歯肉炎	肥大性歯肉炎	びらん性歯肉炎
	フェニトイン歯肉増殖症	複雑性歯周炎	複雑性歯肉炎
	辺縁性化膿性歯根膜炎	辺縁性歯周組織炎	萌出性歯肉炎
	慢性萎縮性老人性歯肉炎	慢性壊疽性歯髄炎	慢性開放性歯髄炎
	慢性潰瘍性歯髄炎	慢性化膿性根尖性歯周炎	慢性根尖性歯周炎
	慢性歯冠周囲炎	慢性歯周炎	慢性歯周膿瘍
	慢性歯髄炎	慢性歯肉炎	慢性増殖性歯髄炎
	慢性単純性歯髄炎	慢性閉鎖性歯髄炎	慢性辺縁性歯周炎急性発作
	慢性辺縁性歯周炎軽度	慢性辺縁性歯周炎重度	慢性辺縁性歯周炎中等度
	ワンサンアンギナ	ワンサン気管支炎	ワンサン扁桃炎
△	う蝕第３度歯髄壊死	う蝕第３度歯髄壊疽	外歯瘻
	急性歯槽膿瘍	根管異常	根管狭窄
	根管穿孔	根管側壁穿孔	根管内異物
	根尖周囲のう胞	根尖周囲膿瘍	根尖肉芽腫
	根尖膿瘍	残存性歯根のう胞	歯周のう胞
	歯髄壊死	歯髄壊疽	歯髄充血
	歯髄出血	歯髄露出	歯槽膿瘍
	神経痛性歯痛	髄室側壁穿孔	髄床底穿孔
	象牙粒	第２象牙質	内歯瘻
	不規則象牙質	慢性歯槽膿瘍	

用法用量　通常１週に１回，患部歯周ポケット内に充満する量を注入する。

用法用量に関連する使用上の注意　本剤の使用にあたっては，耐性菌の発現等を防ぐため，原則として感受性を確認し，疾病の治療上必要な最小限の期間の投与にとどめること。

禁忌　テトラサイクリン系抗生物質に対し過敏症の既往歴がある患者

ペリオフィール歯科用軟膏2%：昭和薬化工[399.5円/シリンジ]

ペリオドン　規格：−[−]

ジブカイン塩酸塩　パラホルムアルデヒド　ネオ製薬　273

【効 能 効 果】

根管消毒及び残存歯髄の失活

【対応標準病名】

該当病名なし

用法用量　適量を付着させた滅菌綿繊維又はペーパーポイントを根管内に挿入し仮封する。

用法用量に関連する使用上の注意

本剤は腐食性を有するので，次のことに注意すること。

(1)応用期間は７日間を限度とし，多量に貼付しないこと。

(2)残存歯髄の失活では，範囲に応じ貼付量，期間を減じること。

(3)急性炎症状を示す場合には，鎮痛，鎮静，消炎等の処置を行ってから使用すること。

(4)貼付時の仮封は薬剤の口腔内への漏出を防ぐため，封鎖効果の良好な仮封剤(材)を用いること。

禁忌　ホルムアルデヒド又はジブカイン塩酸塩に対し過敏症の既往歴のある患者

ベリプラストPコンビセット組織接着用　規格：0.5mL2キット1組[9750.3円/組]，1mL2キット1組[14089.2円/組]，3mL2キット1組[39690円/組]，5mL2キット1組[64560.7円/組]

アプロチニン　トロンビン　ヒト血液凝固第XIII因子　塩化カルシウム水和物　乾燥人フィブリノゲン　CSLベーリング　799

【効 能 効 果】

組織の接着・閉鎖(ただし，縫合あるいは接合した組織から血液，体液または体内ガスの漏出をきたし，他に適切な処置法のない場合に限る。)

【対応標準病名】

該当病名なし

効能効果に関連する使用上の注意　大腸領域において，著しい浮腫，過度の張力，極端な口径の差など吻合部局所の状況が極度に悪いときには，効果が得られないことがあるので使用しないこと。

用法用量

(1)用法：フィブリノゲン末(バイアル1)をアプロチニン液(バイアル2)全量で溶解し，A液とする。トロンビン末(バイアル3)を，アプロチニン液量と同量の塩化カルシウム液(バイアル4)で溶解し，B液とする。接着・閉鎖部位にA液，B液を重層または混合して適用する。

(2)用量：通常，10cm²あたりA液B液各々1mLを適用する。なお，接着・閉鎖部位の状態，大きさに応じ適宜増減する。

用法用量に関連する使用上の注意　本剤を血管内に投与しないこと。[血管内への流入により，血栓を形成するおそれがある。]

禁忌

(1)本剤の成分又は牛肺を原料とする製剤(アプロチニン等)に対し過敏症の既往歴のある患者

(2)下記の薬剤による治療を受けている患者

凝固促進剤(蛇毒製剤)，抗線溶剤，アプロチニン製剤

併用禁忌

薬剤名等	臨床症状・措置方法	機序・危険因子
凝固促進剤 蛇毒製剤 抗線溶剤 抗プラスミン剤 アプロチニン製剤	併用により血栓形成傾向があらわれることがあるので併用は避けること。	本剤は生理的な血液凝固作用を模倣して作られており，これらの製剤と併用することにより，血液凝固作用が増強されるおそれがある。

ヘルミチンS坐剤　規格：1個[19.8円/個]

アミノ安息香酸エチル　リドカイン　次没食子酸ビスマス　長生堂　255

【効 能 効 果】

(1)痔核・裂肛の症状(出血，疼痛，腫脹，痒感)の緩解

(2)肛門部手術創

【対応標準病名】

◎	肛門出血	肛門そう痒症	肛門部痛
	痔核	出血性痔核	裂肛
○	亜急性裂肛	炎症性外痔核	炎症性内痔核
	外痔核	潰瘍性外痔核	潰瘍性痔核
	潰瘍性内痔核	嵌頓痔核	急性裂肛
	血栓性外痔核	血栓性痔核	血栓性内痔核
	高位筋間痔瘻	肛門周囲痛	肛門直腸瘻
	肛門部びらん	骨盤直腸窩痔瘻	坐骨直腸窩痔瘻
	残遺痔核皮膚弁	出血性外痔核	出血性内痔核
	痔瘻	脱出性外痔核	脱出性痔核
	脱出性内痔核	単純痔瘻	直腸会陰瘻
	直腸出血	直腸静脈瘤	直腸皮膚瘻
	直腸瘻	低位筋間痔瘻	内痔核
	内痔瘻	排便後出血	複雑痔瘻
	慢性痔瘻	慢性裂肛	慢性裂肛瘢痕
△	外痔びらん	外痔ポリープ	外痔瘻
	限局性そう痒症	肛門陰窩炎	肛門炎
	肛門括約筋不全	肛門括約筋麻痺	肛門管炎
	肛門疾患	肛門皮垂	肛門部周囲炎
	症候性そう痒症	痔瘻術後肛門周囲炎	そう痒
	直腸炎	直腸周囲炎	直腸腫瘤
	直腸障害	直腸痛	

用法用量　通常，成人1回1個を，1日1～3回肛門内に挿入する。

禁忌

(1)リドカイン又はアニリド系局所麻酔剤及びアミノ安息香酸エチルに対し，過敏症の既往歴のある患者

(2)乳幼児

ベロテックエロゾル100　規格：20mg10mL1瓶[679.1円/瓶]

フェノテロール臭化水素酸塩　日本ベーリンガー　225

【効能効果】

下記疾患の気道閉塞性障害に基づく呼吸困難など諸症状の緩解：気管支喘息，慢性気管支炎，肺気腫，塵肺症

【対応標準病名】

◎	気管支喘息	気道閉塞	呼吸困難
	塵肺症	肺気腫	慢性気管支炎
○	アスピリン喘息	アトピー性喘息	アレルギー性気管支炎
	萎縮性肺気腫	一側性肺気腫	運動誘発性喘息
	外因性喘息	感染型気管支喘息	気管支喘息合併妊娠
	起坐呼吸	気腫性肺のう胞	巨大気腫性肺のう胞
	呼吸困難発作	呼吸促迫	混合型喘息
	小児喘息	小児喘息性気管支炎	小葉間肺気腫
	職業喘息	ステロイド依存性喘息	咳喘息
	喘息性気管支炎	中心小葉性肺気腫	難治性喘息
	乳児喘息	肺性呼吸困難	肺胞性肺気腫
	汎小葉性肺気腫	非アトピー性喘息	ブラ性肺気腫
	閉塞性肺気腫	発作性呼吸困難	マクロード症候群
	慢性気管炎	慢性気管気管支炎	慢性気管支漏
	慢性肺気腫	夜間呼吸困難	夜間性喘息
	労作時呼吸困難	老人性気管支炎	老人性肺気腫
△	CO2ナルコーシス	息切れ	気道狭窄
	急性呼吸器感染症	高炭酸ガス血症	上葉無気肺
	心因性喘息	ぜいぜい音	喘鳴
	中葉無気肺	板状無気肺	

効能効果に関連する使用上の注意　本剤は喘息発作に対する対症療法剤であるので，本剤の使用は発作発現時に限ること。

用法用量　通常1回2吸入(フェノテロール臭化水素酸塩として0.2mg)する。成人には2～5分間たって効果が不十分な場合はさらに1～2吸入する。

用法用量に関連する使用上の注意

患者に対し，本剤の過度の使用により，不整脈，心停止等の重篤な副作用が発現する危険性があることを理解させ，次の事項及びその他必要と考えられる注意を与えること。

1回2吸入を原則とするが，1回1吸入からはじめ，効果を確認しながら使用すること。なお，吸入後2～5分を待っても十分な効果がみられない場合には，2吸入を限度として追加吸入できるが，それ以上の追加吸入を行うときは，少なくとも6時間の間隔をおき，1日4回までとすること。

警告

(1)本剤の使用は，患者が適正な使用方法について十分に理解しており，過量投与になるおそれのないことが確認されている場合に限ること。

(2)本剤の投与は，他のβ_2刺激薬吸入剤が無効な場合に限ること。

(3)小児に対しては，他のβ_2刺激薬吸入剤が無効な場合で，入院中など，医師の厳重な管理・監督下で本剤を投与する場合を除き，投与しないこと。

禁忌

(1)カテコールアミン(エピネフリン，イソプロテレノール等)を投与中の患者

(2)本剤に対して過敏症の既往歴のある患者

併用禁忌

薬剤名等	臨床症状・措置方法	機序・危険因子
エピネフリン製剤 エピネフリン ボスミン注 ノルエピネフリン イソプロテレノール製剤 アスプール液 メジヘラー・イソ	不整脈，場合によっては心停止を起こすおそれがある。	エピネフリン，イソプロテレノール等のカテコールアミン併用により，アドレナリン作動性神経刺激の増大が起きる。 そのため不整脈を起こすことが考えられる。

ペンタサ坐剤1g　規格：1g1個[345.1円/個]

ペンタサ注腸1g　規格：1g1個[778.9円/個]

メサラジン　杏林　239

【効能効果】

潰瘍性大腸炎(重症を除く)

【対応標準病名】

◎	軽症潰瘍性大腸炎	中等症潰瘍性大腸炎	
○	潰瘍性大腸炎	潰瘍性大腸炎・左側大腸炎型	潰瘍性大腸炎・全大腸炎型
	潰瘍性大腸炎・直腸S状結腸炎型	潰瘍性大腸炎・直腸炎型	潰瘍性大腸炎合併妊娠
	潰瘍性大腸炎再燃	潰瘍性大腸炎性若年性関節炎	活動期潰瘍性大腸炎
	緩解期潰瘍性大腸炎	急性潰瘍性大腸炎	再燃緩解型潰瘍性大腸炎
	初回発作型潰瘍性大腸炎	ステロイド依存性潰瘍性大腸炎	ステロイド抵抗性潰瘍性大腸炎
	慢性持続型潰瘍性大腸炎		

効能効果に関連する使用上の注意

〔坐剤〕：直腸部の炎症性病変に対して使用すること。なお，本剤が腸内で到達する範囲は直腸部に限局されるため，S状結腸より口側の炎症には効果が期待できない。

〔注腸〕：脾彎曲部より口側の炎症には効果が期待できない。

用法用量

〔坐剤〕：通常，成人には1日1個(メサラジンとして1g)を，直腸内に挿入する。

〔注腸〕：通常，成人には1日1個(メサラジンとして1g)を，直腸内注入する。なお，年齢，症状により適宜減量する。

禁忌

(1)重篤な腎障害のある患者

(2)重篤な肝障害のある患者

(3)本剤の成分に対し過敏症の既往歴のある患者

(4)サリチル酸エステル類又はサリチル酸塩類に対する過敏症の既

往歴のある患者

メサラジン注腸1g「JG」：日本ジェネリック[549.8円/個]

ペンレステープ18mg
規格：(18mg)30.5mm×50.0mm1枚[48.1円/枚]
リドカイン　日東電工　121

【効 能 効 果】

(1)静脈留置針穿刺時の疼痛緩和
(2)伝染性軟属腫摘除時の疼痛緩和
(3)皮膚レーザー照射療法時の疼痛緩和

【対応標準病名】

◎	伝染性軟属腫	疼痛	
○	圧痛	急性疼痛	伝染性軟疣腫
	鈍痛	皮膚疼痛症	放散痛
△	持続痛	術創部痛	神経障害性疼痛
	身体痛	全身痛	中枢神経障害性疼痛
	難治性疼痛	末梢神経障害性疼痛	

用法用量

(1)静脈留置針穿刺時の疼痛緩和：本剤を1回1枚，静脈留置針穿刺予定部位に約30分間貼付する。
(2)伝染性軟属腫摘除時の疼痛緩和：通常，小児には本剤1回2枚までを，伝染性軟属腫摘除予定部位に約1時間貼付する。
(3)皮膚レーザー照射療法時の疼痛緩和
通常，成人には本剤1回6枚まで，小児には下記枚数までを，レーザー照射予定部位に約1時間貼付する。

年齢	1回あたりの最大貼付枚数
3歳以下	2枚
4歳～5歳	3枚
6歳～7歳	4枚
8歳～9歳	5枚
10歳以上	6枚

用法用量に関連する使用上の注意

(1)本剤除去後直ちに処置等を行うこと。
(2)伝染性軟属腫摘除時の疼痛緩和に使用する場合，本剤を患部に応じた適切な大きさに切って貼付すること。
(3)皮膚レーザー照射療法時の疼痛緩和に使用する場合，小児における本剤の貼付枚数は，体重，患部の大きさを考慮して，必要最小限にとどめること。

禁忌　本剤の成分又はアミド型局所麻酔薬に対し過敏症の既往歴のある患者

ユーパッチテープ18mg：祐徳薬品[35円/枚]，リドカインテープ18mg「NP」：ニプロ[35円/枚]，リドカインテープ18mg「ニプロ」：ニプロパッチ[35円/枚]

ボアラクリーム0.12%　ボアラ軟膏0.12%
ボアラクリーム0.12%　規格：0.12%1g[23.6円/g]
ボアラ軟膏0.12%　規格：0.12%1g[23.6円/g]
デキサメタゾン吉草酸エステル　マルホ　264

ザルックスクリーム0.12%，ザルックス軟膏0.12%を参照 (P2139)

ホウ酸
規格：10g[2.22円/g]
ホウ酸　山善　131

【効 能 効 果】

結膜嚢の洗浄・消毒

【対応標準病名】

該当病名なし

用法用量　2%以下の濃度で用いる。

ホウ酸：タツミ薬品[1.01円/g]，ホウ酸「NikP」：日医工[2.27円/g]，ホウ酸「ケンエー」：健栄[2.27円/g]，ホウ酸原末「マルイシ」：丸石[2.27円/g]，ホウ酸[司生堂]：司生堂[1.01円/g]，ホウ酸「昭和」(M)：昭和製薬[1.01円/g]，ホウ酸「東海」：東海[1.01円/g]，ホウ酸「ニッコー」：日興[1.01円/g]，ホウ酸(末)恵美須：恵美須薬品[1.01円/g]，ホウ酸「メタル」：中北薬品[2.22円/g]，ホウ酸「ヨシダ」：吉田[2.22円/g]

ホウ砂「ホエイ」
規格：10g[0.99円/g]
ホウ砂　マイラン製薬　131

【効 能 効 果】

結膜嚢の洗浄・消毒

【対応標準病名】

該当病名なし

用法用量　1%以下の濃度で用いる。

ホウ砂：タツミ薬品[0.99円/g]，ホウ砂「ケンエー」：健栄[0.99円/g]，ホウ砂「コザカイ・M」：小堺[0.99円/g]，ホウ砂[司生堂]：司生堂[0.99円/g]，ホウ砂「ニッコー」：日興[0.99円/g]

ホクナリンテープ0.5mg　ホクナリンテープ1mg　ホクナリンテープ2mg
ホクナリンテープ0.5mg　規格：0.5mg1枚[43.3円/枚]
ホクナリンテープ1mg　規格：1mg1枚[59円/枚]
ホクナリンテープ2mg　規格：2mg1枚[81.6円/枚]
ツロブテロール　アボット　225

【効 能 効 果】

下記疾患の気道閉塞性障害に基づく呼吸困難など諸症状の緩解
　気管支喘息，急性気管支炎，慢性気管支炎，肺気腫

【対応標準病名】

◎	気管支喘息	気道閉塞	急性気管支炎
	呼吸困難	肺気腫	慢性気管支炎
○	RSウイルス気管支炎	亜急性気管支炎	アスピリン喘息
	アトピー性喘息	アレルギー性気管支炎	息切れ
	萎縮性肺気腫	一側性肺気腫	インフルエンザ菌気管支炎
	ウイルス性気管支炎	運動誘発性喘息	エコーウイルス気管支炎
	外因性喘息	感染型気管支喘息	気管支喘息合併妊娠
	起坐呼吸	気腫性肺のう胞	偽膜性気管支炎
	急性気管気管支炎	急性喉頭気管気管支炎	急性反復性気管支炎
	巨大気腫性肺のう胞	クループ性気管支炎	呼吸困難発作
	呼吸促迫	コクサッキーウイルス気管支炎	混合型喘息
	小児喘息	小児喘息性気管支炎	小葉間肺気腫
	職業喘息	滲出性気管支炎	ステロイド依存性喘息
	咳喘息	喘息性気管支炎	代償性肺気腫
	中心小葉性肺気腫	難治性喘息	乳児喘息
	肺炎球菌性気管支炎	敗血症性気管支炎	肺性呼吸困難
	肺胞性肺気腫	パラインフルエンザウイルス気管支炎	汎小葉性肺気腫
	非アトピー性喘息	ヒトメタニューモウイルス気管支炎	ブラ性肺気腫
	閉塞性肺気腫	発作性呼吸困難	マイコプラズマ気管支炎
	マクロード症候群	慢性気管炎	慢性気管気管支炎
	慢性気管支漏	慢性肺気腫	夜間呼吸困難
	夜間性喘息	ライノウイルス気管支炎	連鎖球菌気管支炎
	労作時呼吸困難	老人性気管支炎	老人性肺気腫
△	気道狭窄	急性呼吸器感染症	上葉無気肺
	心因性喘息	ぜいぜい音	喘鳴
	中葉無気肺	板状無気肺	

用法用量　通常，成人にはツロブテロールとして2mg，小児にはツロブテロールとして0.5～3歳未満には0.5mg，3～9歳未満

には1mg，9歳以上には2mgを1日1回，胸部，背部又は上腕部のいずれかに貼付する。

禁忌　本剤の成分に対し過敏症の既往歴のある患者

セキナリンテープ0.5mg：東和　0.5mg1枚[28円/枚]，セキナリンテープ1mg：東和　1mg1枚[39.2円/枚]，セキナリンテープ2mg：東和　2mg1枚[51.2円/枚]，ツロブテロールテープ0.5「EMEC」：ニプロパッチ　0.5mg1枚[28円/枚]，ツロブテロールテープ0.5mg「HMT」：久光　0.5mg1枚[28円/枚]，ツロブテロールテープ0.5mg「MED」：メディサ　0.5mg1枚[28円/枚]，ツロブテロールテープ0.5mg「NP」：ニプロ　0.5mg1枚[19.5円/枚]，ツロブテロールテープ0.5mg「QQ」：救急薬品　0.5mg1枚[28円/枚]，ツロブテロールテープ0.5mg「SN」：シオノ　0.5mg1枚[28円/枚]，ツロブテロールテープ0.5mg「YP」：祐徳薬品　0.5mg1枚[28円/枚]，ツロブテロールテープ0.5mg「アメル」：共和薬品　0.5mg1枚[19.5円/枚]，ツロブテロールテープ0.5mg「サワイ」：沢井　0.5mg1枚[28円/枚]，ツロブテロールテープ0.5mg「タカタ」：高田　0.5mg1枚[28円/枚]，ツロブテロールテープ0.5mg「テイコク」：帝國　0.5mg1枚[28円/枚]，ツロブテロールテープ0.5mg「日医工」：日医工　0.5mg1枚[28円/枚]，ツロブテロールテープ0.5mg「ファイザー」：ファイザー　0.5mg1枚[19.5円/枚]，ツロブテロールテープ0.5「オーハラ」：大原薬品　0.5mg1枚[19.5円/枚]，ツロブテロールテープ1「EMEC」：ニプロパッチ　1mg1枚[39.2円/枚]，ツロブテロールテープ1mg「HMT」：久光　1mg1枚[39.2円/枚]，ツロブテロールテープ1mg「MED」：メディサ　1mg1枚[39.2円/枚]，ツロブテロールテープ1mg「NP」：ニプロ　1mg1枚[28.7円/枚]，ツロブテロールテープ1mg「QQ」：救急薬品　1mg1枚[39.2円/枚]，ツロブテロールテープ1mg「SN」：シオノ　1mg1枚[39.2円/枚]，ツロブテロールテープ1mg「YP」：祐徳薬品　1mg1枚[39.2円/枚]，ツロブテロールテープ1mg「アメル」：共和薬品　1mg1枚[28.7円/枚]，ツロブテロールテープ1mg「サワイ」：沢井　1mg1枚[28.7円/枚]，ツロブテロールテープ1mg「タカタ」：高田　1mg1枚[39.2円/枚]，ツロブテロールテープ1mg「テイコク」：帝國　1mg1枚[39.2円/枚]，ツロブテロールテープ1mg「日医工」：日医工　1mg1枚[39.2円/枚]，ツロブテロールテープ1mg「ファイザー」：ファイザー　1mg1枚[28.7円/枚]，ツロブテロールテープ1「オーハラ」：大原薬品　1mg1枚[28.7円/枚]，ツロブテロールテープ2「EMEC」：ニプロパッチ　2mg1枚[51.2円/枚]，ツロブテロールテープ2mg「HMT」：久光　2mg1枚[51.2円/枚]，ツロブテロールテープ2mg「MED」：メディサ　2mg1枚[51.2円/枚]，ツロブテロールテープ2mg「NP」：ニプロ　2mg1枚[40.4円/枚]，ツロブテロールテープ2mg「QQ」：救急薬品　2mg1枚[51.2円/枚]，ツロブテロールテープ2mg「SN」：シオノ　2mg1枚[51.2円/枚]，ツロブテロールテープ2mg「YP」：祐徳薬品　2mg1枚[51.2円/枚]，ツロブテロールテープ2mg「アメル」：共和薬品　2mg1枚[51.2円/枚]，ツロブテロールテープ2mg「サワイ」：沢井　2mg1枚[51.2円/枚]，ツロブテロールテープ2mg「タカタ」：高田　2mg1枚[51.2円/枚]，ツロブテロールテープ2mg「テイコク」：帝國　2mg1枚[51.2円/枚]，ツロブテロールテープ2mg「日医工」：日医工　2mg1枚[40.4円/枚]，ツロブテロールテープ2mg「ファイザー」：ファイザー　2mg1枚[40.4円/枚]，ツロブテロールテープ2「オーハラ」：大原薬品　2mg1枚[40.4円/枚]

ポステリザンF坐薬　規格：1個[31円/個]

ヒドロコルチゾン　大腸菌死菌　マルホ　255

【効能効果】

痔核・裂肛の症状(出血，疼痛，腫脹，痒感)の緩解，肛門部手術創

【対応標準病名】

◎	**肛門出血**	**肛門そう痒症**	**肛門部痛**
	痔核	**出血性痔核**	**裂肛**
○	亜急性裂肛	炎症性外痔核	炎症性内痔核
	外痔核	外痔びらん	潰瘍性外痔核
	潰瘍性痔核	潰瘍性内痔核	嵌頓痔核
	急性裂肛	血栓性外痔核	血栓性痔核
	血栓性内痔核	肛門周囲痛	肛門部びらん
	残遺痔核皮膚弁	出血性外痔核	出血性内痔核
	脱出性外痔核	脱出性痔核	脱出性内痔核
	直腸出血	内痔核	排便後出血
	慢性裂肛	慢性裂肛瘢痕	
△	外痔ポリープ	外痔瘻	限局性そう痒症
	高位筋間痔瘻	肛門陰窩炎	肛門炎
	肛門括約筋不全	肛門括約筋麻痺	肛門管炎
	肛門直腸瘻	肛門皮垂	肛門部周囲炎
	骨盤直腸窩痔瘻	坐骨直腸窩痔瘻	宿便性潰瘍
	症候性そう痒症	痔瘻	痔瘻術後肛門周囲炎
	そう痒	単純痔瘻	直腸会陰瘻
	直腸炎	直腸周囲炎	直腸腫瘤
	直腸静脈瘤	直腸痛	直腸皮膚瘻
	直腸瘻	低位筋間痔瘻	内痔瘻
	複雑痔瘻	慢性痔瘻	

用法用量　通常成人1回1個を1日1～3回肛門内に挿入する。

禁忌

(1)局所に結核性，化膿性感染症又はウイルス性疾患のある患者
(2)局所に真菌症(カンジダ症，白癬等)のある患者
(3)本剤に対し過敏症の既往歴のある患者
(4)ヒドロコルチゾンに対し過敏症の既往歴のある患者

ポステリザン(軟膏)　規格：1g[14.6円/g]

大腸菌死菌　マルホ　255

【効能効果】

痔核・裂肛の症状(出血，疼痛，腫脹，痒感)の緩解，肛門部手術創

【対応標準病名】

◎	**肛門出血**	**肛門そう痒症**	**肛門部痛**
	痔核	**出血性痔核**	**裂肛**
○	亜急性裂肛	炎症性外痔核	炎症性内痔核
	外痔核	外痔びらん	潰瘍性外痔核
	潰瘍性痔核	潰瘍性内痔核	嵌頓痔核
	急性裂肛	血栓性外痔核	血栓性痔核
	血栓性内痔核	肛門周囲痛	肛門部びらん
	残遺痔核皮膚弁	出血性外痔核	出血性内痔核
	脱出性外痔核	脱出性痔核	脱出性内痔核
	直腸出血	内痔核	慢性裂肛
	慢性裂肛瘢痕		
△	外痔ポリープ	外痔瘻	高位筋間痔瘻
	肛門陰窩炎	肛門炎	肛門括約筋不全
	肛門括約筋麻痺	肛門管炎	肛門疾患
	肛門直腸瘻	肛門皮垂	肛門部周囲炎
	骨盤直腸窩痔瘻	坐骨直腸窩痔瘻	宿便性潰瘍
	痔瘻	痔瘻術後肛門周囲炎	単純痔瘻
	直腸会陰瘻	直腸炎	直腸周囲炎
	直腸腫瘤	直腸障害	直腸静脈瘤
	直腸痛	直腸皮膚瘻	直腸瘻
	低位筋間痔瘻	内痔瘻	排便後出血
	複雑痔瘻	慢性痔瘻	

用法用量　通常1日1～3回適量を患部に塗布又は注入する。

ホスミシンS耳科用3%
規格：30mg1mL（溶解後の液として）[96.2円/mL]
ホスホマイシンナトリウム　Meiji Seika　132

【効能効果】

〈適応菌種〉ホスホマイシンに感性のブドウ球菌属，プロテウス属，緑膿菌
〈適応症〉外耳炎，中耳炎

【対応標準病名】

◎	外耳炎	中耳炎	
○	悪性外耳炎	アレルギー性外耳道炎	壊死性外耳炎
	外耳湿疹	外耳道真珠腫	外耳道肉芽腫
	外耳道膿瘍	外耳道閉塞性角化症	外耳道蜂巣炎
	外傷性中耳炎	化学性急性外耳炎	化膿性中耳炎
	感染性外耳炎	急性外耳炎	急性化膿性外耳炎
	急性化膿性中耳炎	急性光線性外耳炎	急性湿疹性外耳炎
	急性接触性外耳炎	急性中耳炎	急性反応性外耳炎
	グラデニーゴ症候群	限局性外耳道炎	鼓室内水腫
	再発性中耳炎	耳介周囲湿疹	耳介部皮膚炎
	耳介蜂巣炎	出血性外耳炎	出血性中耳炎
	術後性中耳炎	術後性慢性中耳炎	上鼓室化膿症
	新生児中耳炎	水疱性中耳炎	穿孔性中耳炎
	単純性中耳炎	中耳炎性顔面神経麻痺	陳旧性中耳炎
	非感染性急性外耳炎	びまん性外耳炎	慢性外耳炎
	慢性化膿性穿孔性中耳炎	慢性化膿性中耳炎	慢性耳管鼓室化膿性中耳炎
	慢性上鼓室乳突洞化膿性中耳炎	慢性穿孔性中耳炎	慢性中耳炎
	慢性中耳炎急性増悪	慢性中耳炎後遺症	慢性中耳炎術後再燃
	良性慢性化膿性中耳炎	緑膿菌性外耳炎	
△	外耳道痛	外傷性穿孔性中耳炎	結核性中耳炎
	好酸球性中耳炎		

用法用量　添付の溶解液で溶解し，1mL当りホスホマイシンナトリウムとして30mg（力価）の溶液とし，通常，10滴（約0.5mL）を1日2回点耳する。なお，症状により適宜回数を増減するが，難治性あるいは遷延性の重症例では，1日4回まで点耳回数を増加する。
（点耳後約10分間の耳浴を行う。）
用法用量に関連する使用上の注意　本剤の使用にあたっては，耐性菌の発現等を防ぐため，原則として感受性を確認し，疾病の治療上必要な最小限の期間の投与にとどめること。
禁忌　本剤の成分に対して過敏症の既往歴のある患者

ボスミン外用液0.1%
規格：0.1%1mL[8円/mL]
アドレナリン　第一三共　245

【効能効果】

(1)下記疾患に基づく気管支痙攣の緩解
　気管支喘息，百日咳
(2)局所麻酔薬の作用延長（粘膜面の表面麻酔に限る）
(3)手術時の局所出血の予防と治療
(4)耳鼻咽喉科領域における局所出血
(5)耳鼻咽喉科領域における粘膜の充血・腫脹
(6)外創における局所出血

【対応標準病名】

◎	気管支痙攣	気管支喘息	局所出血
	百日咳		
○	アスピリン喘息	アトピー性喘息	アレルギー性気管支炎
	運動誘発性喘息	外因性喘息	感染型気管支喘息
	気管支喘息合併妊娠	急性大量出血	混合型喘息
	実質性臓器出血	出血	小動脈出血
	小児喘息	小児喘息性気管支炎	静脈出血
	職業喘息	心因性喘息	ステロイド依存性喘息
	咳喘息	喘息性気管支炎	多量出血
	動脈性出血	内出血	難治性喘息
	乳児喘息	非アトピー性喘息	夜間性喘息
△	気管支漏		
※	適応外使用可 原則として，「アドレナリン【外用薬】」を「クループ症候群」に対し処方した場合，当該使用事例を審査上認める。		

用法用量
〔気管支喘息及び百日咳に基づく気管支痙攣の緩解〕：通常5～10倍に希釈して吸入する。この場合，1回の投与量はアドレナリンとして0.3mg以内とすること。2～5分間たって効果が不十分な場合でも，前記の投与をもう一度行うのを限度とする。続けて用いる必要がある場合でも，少なくとも4～6時間の間隔をおくこと。
〔局所麻酔薬の作用延長〕：血管収縮薬未添加の局所麻酔薬10mLに1～2滴（アドレナリン濃度1：10～20万）の割合に添加して用いる。
〔手術時の局所出血の予防と治療，耳鼻咽喉科領域における局所出血，耳鼻咽喉科領域における粘膜の充血・腫脹，外創における局所出血〕：通常本剤（アドレナリン0.1%溶液）をそのままか，あるいは5～10倍希釈液を，直接塗布，点鼻もしくは噴霧するか，又はタンポンとして用いる。

禁忌
(1)次の薬剤を投与中の患者
　①ブチロフェノン系・フェノチアジン系等の抗精神病薬，α遮断薬
　②イソプロテレノール等のカテコールアミン製剤，アドレナリン作動薬（ただし，緊急時はこの限りでない。）
(2)狭隅角や前房が浅いなど眼圧上昇の素因のある患者（眼周囲部等に用いる場合）

併用禁忌

薬剤名等	臨床症状・措置方法	機序・危険因子
抗精神病薬 ブチロフェノン系薬剤 （セレネース，トロペロン等） フェノチアジン系薬剤 （ウインタミン等） イミノジベンジル系薬剤 （デフェクトン等） ゾテピン （ロドピン） リスペリドン （リスパダール） α遮断薬	本剤の昇圧作用の反転により，低血圧があらわれることがある。	これらの薬剤のα遮断作用により，本剤のβ刺激作用が優位になると考えられている。
イソプロテレノール等のカテコールアミン製剤，アドレナリン作動薬 プロタノール等	不整脈，場合により心停止があらわれることがある。 蘇生等の緊急時以外には併用しない。	これらの薬剤のβ刺激作用により，交感神経興奮作用が増強すると考えられている。

ボチシート20%
規格：5g[2.7円/g]
酸化亜鉛　帝國　264

【効能効果】

(1)下記皮膚疾患の収れん・消炎・保護・緩和な防腐：外傷，熱傷，凍傷，湿疹・皮膚炎，肛門瘙痒症，白癬，面皰，癤，よう
(2)その他の皮膚疾患によるびらん・潰瘍・湿潤面

【対応標準病名】

◎	外傷	肛門そう痒症	湿疹
	せつ	凍傷	熱傷
	白癬	皮膚炎	皮膚潰瘍
	皮膚びらん	面皰	よう
○あ	1型糖尿病性潰瘍	2型糖尿病性潰瘍	足汗疱状白癬
	足湿疹	足第1度熱傷	足爪白癬
	足凍傷	足白癬	異汗性湿疹

	異型白癬	犬咬創	陰茎第1度熱傷
	陰のう湿疹	陰のう第1度熱傷	腕の表在性凍傷
	会陰第1度熱傷	会陰部肛囲湿疹	会陰部せつ
	会陰部膿瘍	会陰部よう	腋窩湿疹
	腋窩せつ	腋窩浅在性白癬	腋窩第1度熱傷
	腋窩難治性皮膚潰瘍	腋窩皮膚潰瘍	腋窩部膿瘍
	腋窩よう	黄癬	汚染擦過創
か	汚染創	外陰第1度熱傷	外陰部そう痒症
	外陰部皮膚炎	外傷性異物	外傷性破裂
	開放創	化学外傷	下顎部第1度熱傷
	下顎部膿瘍	角質増殖型白癬	下肢第1度熱傷
	渦状癬	下腿膿瘍	下腿部第1度熱傷
	肩せつ	肩よう	割創
	化膿性皮膚疾患	下半身第1度熱傷	下腹部第1度熱傷
	下腹部膿瘍	貨幣状湿疹	環指膿瘍
	頑癬	感染性白癬症	感染性皮膚炎
	貫通刺創	貫通銃創	貫通創
	汗疱状白癬	汗疱性湿疹	顔面急性皮膚炎
	顔面尋常性ざ瘡	顔面せつ	顔面損傷
	顔面第1度熱傷	顔面凍傷	顔面膿瘍
	顔面白癬	顔面よう	丘疹状湿疹
	急性湿疹	胸部外傷	胸部せつ
	胸部損傷	胸部第1度熱傷	頬部第1度熱傷
	胸部難治性皮膚潰瘍	胸部膿瘍	頬部膿瘍
	胸部白癬	胸部皮膚潰瘍	胸部よう
	棘刺創	魚咬創	亀裂性湿疹
	頚部せつ	頚部第1度熱傷	頚部難治性皮膚潰瘍
	頚部膿瘍	頚部の表在性凍傷	頚部白癬
	頚部皮膚炎	頚部皮膚潰瘍	頚部よう
	ケルスス禿瘡	肩甲間部第1度熱傷	肩甲部第1度熱傷
	肩部第1度熱傷	肛囲白癬	高エネルギー外傷
	口唇第1度熱傷	溝創	咬創
	喉頭外傷	喉頭損傷	紅斑性湿疹
	肛門湿疹	肛門第1度熱傷	股関節部せつ
	股関節部よう	股部頑癬	股部白癬
さ	昆虫咬創	昆虫刺傷	細菌性肉芽腫症
	採皮創	臍部せつ	臍部膿瘍
	臍部よう	挫創	擦過創
	耳介部第1度熱傷	自家感作性皮膚炎	趾間汗疱状白癬
	指間白癬	趾間白癬	刺咬症
	四肢第1度熱傷	示指膿瘍	四肢白癬
	指尖難治性皮膚潰瘍	指尖皮膚潰瘍	刺創
	趾第1度熱傷	湿疹状白癬	湿疹様発疹
	膝部第1度熱傷	膝部膿瘍	趾膿瘍
	趾部白癬	射創	銃創
	手関節部第1度熱傷	手指湿疹	手指第1度熱傷
	手指爪白癬	手指難治性皮膚潰瘍	手指膿瘍
	手指皮膚潰瘍	手掌第1度熱傷	手掌膿瘍
	手掌白癬	手背第1度熱傷	手背凍傷
	手背膿瘍	手部難治性皮膚潰瘍	手部皮膚潰瘍
	上肢第1度熱傷	小指膿瘍	上半身第1度熱傷
	踵部第1度熱傷	上腕第1度熱傷	上腕膿瘍
	人工肛門部皮膚炎	深在性白癬	針刺創
	尋常性ざ瘡	新生児皮膚炎	水疱性白癬
	赤色湿疹	せつ腫症	切創
	前額部第1度熱傷	前額部膿瘍	前胸部第1度熱傷
	前胸部膿瘍	全身擦過創	全身湿疹
	全身第1度熱傷	前腕第1度熱傷	前腕難治性皮膚潰瘍
	前腕膿瘍	前腕皮膚潰瘍	創傷
	掻創	足関節第1度熱傷	側胸部第1度熱傷
	側胸部膿瘍	足趾膿瘍	足底部第1度熱傷
	足膿瘍	足背膿瘍	足背部第1度熱傷
	側腹部第1度熱傷	鼡径部せつ	鼡径部第1度熱傷
	鼡径部膿瘍	鼡径部白癬	鼡径部よう

た	損傷	第1度凍傷	第1度熱傷
	第2度凍傷	第3度凍傷	第4度凍傷
	体幹第1度熱傷	体幹凍傷	大腿部第1度熱傷
	大腿部膿瘍	体表面積10%未満の熱傷	体部白癬
	多発性外傷	多発性せつ	多発性第1度熱傷
	多発性凍傷	多発性表在性凍傷	打撲割創
	打撲挫創	打撲擦過創	打撲傷
	中指膿瘍	肘部第1度熱傷	腸骨部膿瘍
	爪白癬	手汗疱状白癬	手湿疹
	手第1度熱傷	手凍傷	手白癬
	殿部せつ	殿部第1度熱傷	殿部難治性皮膚潰瘍
	殿部膿瘍	殿部白癬	殿部皮膚潰瘍
	殿部よう	冬期湿疹	頭頂部膿瘍
	頭頂部フルンケル	糖尿病性潰瘍	頭皮せつ
	頭皮膿瘍	頭皮よう	頭部湿疹
	頭部第1度熱傷	動物咬創	頭部の表在性凍傷
	頭部白癬	禿瘡	トリコフィチア
な	難治性皮膚潰瘍	乳頭部第1度熱傷	乳房第1度熱傷
	乳房皮膚炎	乳輪部第1度熱傷	妊娠湿疹
	妊婦性皮膚炎	猫咬創	熱帯性潰瘍
は	膿疱性ざ瘡	膿瘍	敗血症性膿瘍
	背部せつ	背部第1度熱傷	背部難治性皮膚潰瘍
	背部膿瘍	背部皮膚潰瘍	背部よう
	白癬菌性肉芽腫	白癬性毛瘡	剥離骨折
	鼻背部湿疹	半身第1度熱傷	汎発性頑癬
	汎発性白癬	汎発性皮膚そう痒症	ひげ白癬
	鼻前庭部湿疹	非熱傷性水疱	皮膚欠損創
	皮膚糸状菌症	皮膚損傷	鼻部第1度熱傷
	皮膚膿瘍	皮膚剥脱創	表在性凍傷
	表在性白癬症	表皮剥離	腹部せつ
	腹部第1度熱傷	腹部難治性皮膚潰瘍	腹部膿瘍
	腹部白癬	腹部皮膚潰瘍	腹部よう
	腹壁膿瘍	腹壁瘢痕部潰瘍	扁平湿疹
	放射線性熱傷	母指球部第1度熱傷	母指第1度熱傷
ま	母指膿瘍	慢性湿疹	耳後部膿瘍
や	盲管銃創	薬傷	腰部第1度熱傷
ら	腰部膿瘍	腰部白癬	落屑性湿疹
	らせん骨折	鱗状湿疹	裂傷
	裂創	裂離骨折	肋骨周囲膿瘍
△あ	アカツキ病	足第2度熱傷	足第3度熱傷
	足熱傷	陰茎第2度熱傷	陰茎第3度熱傷
	陰茎熱傷	陰のう第2度熱傷	陰のう第3度熱傷
	陰のう熱傷	会陰第2度熱傷	会陰第3度熱傷
	会陰熱傷	腋窩第2度熱傷	腋窩第3度熱傷
か	腋窩熱傷	外陰第2度熱傷	外陰第3度熱傷
	外陰熱傷	外傷後遺症	外傷性視神経症
	下顎熱傷	下顎部第2度熱傷	下顎部第3度熱傷
	下肢第2度熱傷	下肢第3度熱傷	下肢熱傷
	下腿足部熱傷	下腿熱傷	下腿部第2度熱傷
	下腿部第3度熱傷	下半身第2度熱傷	下半身第3度熱傷
	下半身熱傷	下腹部第2度熱傷	下腹部第3度熱傷
	関節打撲	顔面ざ瘡	顔面第2度熱傷
	顔面第3度熱傷	顔面熱傷	顔面熱傷後遺症
	胸部上腕熱傷	胸部第2度熱傷	頬部第2度熱傷
	胸部第3度熱傷	頬部第3度熱傷	胸部熱傷
	躯幹薬傷	頚部第2度熱傷	頚部第3度熱傷
	頚部熱傷	限局性そう痒症	肩甲間部第2度熱傷
	肩甲間部第3度熱傷	肩甲間部熱傷	肩甲部第2度熱傷
	肩甲部第3度熱傷	肩甲部熱傷	肩部第2度熱傷
	肩部第3度熱傷	口囲ざ瘡	口唇第2度熱傷
	口唇第3度熱傷	口唇熱傷	肛門第2度熱傷
さ	肛門第3度熱傷	肛門熱傷	ざ瘡
	ざ瘡様発疹	耳介部第2度熱傷	耳介部第3度熱傷

	四肢第２度熱傷	四肢第３度熱傷	四肢熱傷
	趾第２度熱傷	趾第３度熱傷	膝部第２度熱傷
	膝部第３度熱傷	趾熱傷	若年性女子表皮剥離性ざ瘡
	集簇性ざ瘡	手関節部第２度熱傷	手関節部第３度熱傷
	手指第２度熱傷	手指第３度熱傷	手指端熱傷
	手指熱傷	手指粘液のう腫	手掌第２度熱傷
	手掌第３度熱傷	手掌熱傷	手背第２度熱傷
	手背第３度熱傷	手背熱傷	症候性そう痒症
	上肢第２度熱傷	上肢第３度熱傷	上肢熱傷
	小児ざ瘡	上半身第２度熱傷	上半身第３度熱傷
	上半身熱傷	踵部第２度熱傷	踵部第３度熱傷
	上腕第２度熱傷	上腕第３度熱傷	上腕熱傷
	新生児ざ瘡	ステロイドざ瘡	ストーマ粘膜皮膚侵入
	精巣熱傷	前額部第２度熱傷	前額部第３度熱傷
	前胸部第２度熱傷	前胸部第３度熱傷	前胸部熱傷
	全身第２度熱傷	全身第３度熱傷	全身熱傷
	前腕手部熱傷	前腕第２度熱傷	前腕第３度熱傷
	前腕熱傷	早期ケロイド	そう痒
	足関節第２度熱傷	足関節第３度熱傷	足関節熱傷
	側胸部第２度熱傷	側胸部第３度熱傷	足底熱傷
	足底部第２度熱傷	足底部第３度熱傷	足背部第２度熱傷
	足背部第３度熱傷	側腹部第２度熱傷	側腹部第３度熱傷
	粟粒性壊死性ざ瘡	鼡径部第２度熱傷	鼡径部第３度熱傷
た	鼡径部熱傷	第２度熱傷	第３度熱傷
	第４度熱傷	体幹第２度熱傷	体幹第３度熱傷
	体幹熱傷	大腿熱傷	大腿部第２度熱傷
	大腿部第３度熱傷	体表面積 10 − 19％の熱傷	体表面積 20 − 29％の熱傷
	体表面積 30 − 39％の熱傷	体表面積 40 − 49％の熱傷	体表面積 50 − 59％の熱傷
	体表面積 60 − 69％の熱傷	体表面積 70 − 79％の熱傷	体表面積 80 − 89％の熱傷
	体表面積 90％以上の熱傷	多発性第２度熱傷	多発性第３度熱傷
	多発性熱傷	多発皮下膿瘍	肘部第２度熱傷
	肘部第３度熱傷	手首熱傷後遺症	手第２度熱傷
	手第３度熱傷	手熱傷	手熱傷後遺症
	点状角質融解症	殿部第２度熱傷	殿部第３度熱傷
	殿部熱傷	透析皮膚そう痒症	痘瘡性ざ瘡
	頭熱傷後遺症	頭部第２度熱傷	頭部第３度熱傷
な	頭部熱傷	難治性瘻孔	乳頭部第２度熱傷
	乳頭部第３度熱傷	乳房第２度熱傷	乳房第３度熱傷
	乳房熱傷	乳輪部第２度熱傷	乳輪部第３度熱傷
	熱傷後ケロイド	熱傷後瘢痕ケロイド	熱傷後瘢痕ケロイド潰瘍
	熱傷後瘢痕ケロイド拘縮	熱傷瘢痕	熱帯性ざ瘡
は	膿痂疹性ざ瘡	背部第２度熱傷	背部第３度熱傷
	背部熱傷	半身第２度熱傷	半身第３度熱傷
	肥厚性瘢痕	非特異性そう痒症	皮膚そう痒症
	鼻部第２度熱傷	鼻部第３度熱傷	皮膚瘻
	腹部第２度熱傷	腹部第３度熱傷	腹部熱傷
	母指球部第２度熱傷	母指球部第３度熱傷	母指第２度熱傷
や	母指第３度熱傷	母指熱傷	腰部第２度熱傷
	腰部第３度熱傷	腰部熱傷	

用法用量　通常，患部の大きさに合わせ適当な大きさに切り，症状に応じ１日１～数回患部に貼付する。

禁忌　重度又は広範囲の熱傷

ホ

ポビドンヨード液10％消毒用アプリケータ「オーツカ」10mL　規格：10％10mL1管［12.6円/管］
ポビドンヨード液10％消毒用アプリケータ「オーツカ」25mL　規格：10％25mL1管［16.5円/管］
ポビドンヨード　大塚製薬工場　261

【効 能 効 果】

(1)手術部位（手術野）の皮膚の消毒，手術部位（手術野）の粘膜の消毒
(2)皮膚・粘膜の創傷部位の消毒，熱傷皮膚面の消毒，感染皮膚面の消毒

【対応標準病名】

該当病名なし

用法用量
効能効果(1)の場合：本剤を塗布する。
効能効果(2)の場合：本剤を患部に塗布する。

禁忌　本剤又はヨウ素に対し過敏症の既往歴のある患者

ポピヨドン10％綿棒12　規格：－［－］
ポピヨドンフィールド10％綿棒　規格：－［－］
ポビドンヨード　吉田　261

【効 能 効 果】

〔ポピヨドン10％綿棒12〕：手術部位（手術野）の皮膚の消毒，手術部位（手術野）の粘膜の消毒，皮膚・粘膜の創傷部位の消毒，熱傷皮膚面の消毒，感染皮膚面の消毒。
〔ポピヨドンフィールド10％綿棒〕：手術部位（手術野）の皮膚の消毒

【対応標準病名】

該当病名なし

用法用量
〔ポピヨドン10％綿棒12〕
(1)手術部位（手術野）の皮膚の消毒，手術部位（手術野）の粘膜の消毒：本剤を塗布する。
(2)皮膚・粘膜の創傷部位の消毒，熱傷皮膚面の消毒，感染皮膚面の消毒：本剤を患部に塗布する。
〔ポピヨドンフィールド10％綿棒〕：本剤を塗布する

禁忌　〔ポピヨドン10％綿棒12〕：本剤又はヨウ素に対し過敏症の既往歴のある患者

イオダイン10％綿球14：健栄［－］，イオダイン10％綿球20：健栄［－］，イオダイン10％綿球30：健栄［－］，イオダイン10％綿球40：健栄［－］，イオダイン10％綿棒12：健栄［－］，イオダイン10％綿棒16：健栄［－］，イオダイン10％綿棒27：健栄［－］，ポビドンヨード10％消毒用綿球20「ハクゾウ」：ハクゾウメディカル［－］，ポビドンヨード液10％綿棒8「LT」：リバテープ［－］，ポビドンヨード液10％綿棒12「LT」：リバテープ［－］，ポビドンヨード液10％綿棒20「LT」：リバテープ［－］，ポビドンヨードエタノール液10％綿棒8「LT」：リバテープ［－］，ポピヨドン10％綿球14：吉田［－］，ポピヨドン10％綿球20：吉田［－］，ポピヨドン10％綿球30：吉田［－］，ポピヨドン10％綿球40：吉田［－］，ポピヨドン10％綿棒16：吉田［－］，ポピヨドン10％綿棒20：吉田［－］

ボラザG坐剤　規格：1個［35.5円/個］
トリベノシド　リドカイン　天藤　255

【効 能 効 果】

内痔核に伴う症状の緩解

【対応標準病名】

◎	内痔核		
○	炎症性外痔核	炎症性内痔核	外痔核

	外痔びらん	潰瘍性外痔核	潰瘍性痔核
	潰瘍性内痔核	嵌頓痔核	血栓性外痔核
	血栓性痔核	血栓性内痔核	残遺痔核皮膚弁
	痔核	出血性外痔核	出血性痔核
	出血性内痔核	脱出性痔核	脱出性内痔核
△	外痔ポリープ	直腸静脈瘤	

用法用量　通常1回1個ずつ(トリベノシドとして200mg，リドカインとして40mg)，1日2回朝夕肛門内に挿入する。
症状に応じて適宜増減する。

禁忌
(1)本剤の成分に対し過敏症の既往歴のある患者
(2)トリベノシド又はアニリド系局所麻酔剤(リドカイン等)に対し過敏症の既往歴のある患者

ボラザG軟膏
規格：1g[32.9円/g]
トリベノシド　リドカイン　天藤　255

【効能効果】
(1)痔核に伴う症状(出血，疼痛，腫脹)の緩解
(2)裂肛に伴う症状(出血，疼痛)の緩解，裂創上皮化の促進

【対応標準病名】

◎	痔核	出血	出血性痔核
	疼痛	裂肛	裂創
○	亜急性裂肛	炎症性外痔核	炎症性内痔核
	外痔核	外痔びらん	外痔ポリープ
	外傷性咬合	外痔瘻	潰瘍性外痔核
	潰瘍性痔核	潰瘍性内痔核	嵌頓痔核
	急性裂肛	血栓性外痔核	血栓性痔核
	血栓性内痔核	高位筋間痔瘻	肛門直腸瘻
	肛門裂創	骨盤直腸窩痔瘻	坐骨直腸窩痔瘻
	残遺痔核皮膚弁	出血性外痔核	出血性内痔核
	痔瘻	脱出性外痔核	脱出性痔核
	脱出性内痔核	単純痔瘻	直腸会陰瘻
	直腸皮膚瘻	直腸瘻	低位筋間痔瘻
	内痔核	内痔瘻	複雑痔瘻
	慢性痔瘻	慢性裂肛	慢性裂肛瘢痕
	裂傷		
△	圧痛	犬咬創	汚染創
	外傷性異物	外傷性破裂	開放創
	下顎部皮膚欠損創	下腿汚染創	下腿皮膚欠損創
	割創	貫通刺創	貫通銃創
	貫通創	顔面汚染創	顔面皮膚欠損創
	急性大量出血	急性疼痛	頬粘膜咬創
	頬部皮膚欠損創	棘刺創	局所出血
	魚咬創	口腔粘膜咬創	後出血
	溝創	咬創	採皮創
	挫創	刺咬症	刺創
	実質性臓器出血	射創	銃創
	手部汚染創	上唇小帯裂創	小動脈出血
	静脈出血	神経障害性疼痛	針刺創
	切創	切断	前額部皮膚欠損創
	仙骨部皮膚欠損創	穿通創	前頭部皮膚欠損創
	前腕汚染創	前腕皮膚欠損創	創傷
	足底部皮膚欠損創	足部汚染創	足部皮膚欠損創
	大腿汚染創	大腿皮膚欠損創	打撲割創
	打撲挫創	多量出血	中枢神経障害性疼痛
	直腸静脈瘤	殿部皮膚欠損創	動物咬創
	頭部皮膚欠損創	動脈性出血	鈍痛
	内出血	猫咬創	膝汚染創
	膝皮膚欠損創	鼻部外傷性腫脹	皮膚欠損創
	皮膚剥脱創	鼻部皮膚欠損創	腹部汚染創
	腹部皮膚欠損創	放散痛	末梢神経障害性疼痛
	盲管銃創		

用法用量　内痔核には，通常1回1容器分(注入量でトリベノシドとして200mg，リドカインとして40mg)を，1日2回朝夕肛門内に注入する。症状に応じて適宜回数を増減する。
裂肛，外痔核には，通常適量を1日2回朝夕患部に塗布又は注入する。症状に応じて適宜回数を増減する。

禁忌
(1)本剤の成分に対し過敏症の既往歴のある患者
(2)トリベノシド又はアニリド系局所麻酔剤(リドカイン等)に対し過敏症の既往歴のある患者

ホーリンV腟用錠1mg
規格：1mg1錠[30.7円/錠]
エストリオール　あすか　252

【効能効果】
腟炎(老人，小児及び非特異性)，子宮頸管炎並びに子宮腟部びらん

【対応標準病名】

◎	細菌性腟症	子宮頸管炎	子宮腟部びらん
	小児外陰腟炎	腟炎	閉経後萎縮性腟炎
○	萎縮性腟炎	エストロジェン欠乏性腟炎	外陰炎
	急性外陰腟炎	子宮頸外膜炎	子宮頸内膜炎
	子宮頸部潰瘍	子宮頸部びらん	子宮腟部偽びらん
	腟潰瘍	腟膿瘍	妊娠中の子宮頸管炎
	慢性腟炎		
△	細菌性腟炎	子宮頸部外反症	処女膜狭窄症
	処女膜強靭	腟狭窄症	腟口狭小
	腟白斑症	腟部びらん	腟閉鎖
	腟癒着	腟留血症	非特異性外陰炎
	慢性外陰炎	淋菌性子宮頸管炎	老人性外陰炎

用法用量　エストリオールとして，通常成人1日1回0.5～1.0mg(1/2～1錠)を腟内に挿入する。
なお，年齢，症状により適宜増減する。

禁忌
(1)エストロゲン依存性悪性腫瘍(例えば，乳癌，子宮内膜癌)及びその疑いのある患者
(2)本剤の成分に対し過敏症の既往歴のある患者
(3)妊婦又は妊娠している可能性のある女性

ボルタレンゲル1%
規格：1%1g[8.1円/g]
ボルタレンテープ15mg
規格：7cm×10cm1枚[18.5円/枚]
ボルタレンテープ30mg
規格：10cm×14cm1枚[29.8円/枚]
ボルタレンローション1%
規格：1%1g[8.1円/g]
ジクロフェナクナトリウム　同仁医薬　264

【効能効果】
下記疾患並びに症状の鎮痛・消炎
変形性関節症，肩関節周囲炎，腱・腱鞘炎，腱周囲炎，上腕骨上顆炎(テニス肘等)，筋肉痛(筋・筋膜性腰痛症等)，外傷後の腫脹・疼痛

【対応標準病名】

◎	外傷	外側上顆炎	肩関節周囲炎
	筋筋膜性腰痛症	筋肉痛	腱炎
	腱鞘炎	挫傷	手指変形性関節症
	全身性変形性関節症	創傷	テニス肘
	疼痛	変形性肩関節症	変形性関節症
	変形性胸鎖関節症	変形性肩鎖関節症	変形性股関節症
	変形性膝関節症	変形性手関節症	変形性足関節症
	変形性肘関節症	変形性中手関節症	母指CM関節変形性関節症
	腰痛症		

○	CM関節変形性関節症	DIP関節変形性関節症	PIP関節変形性関節症
あ	アキレス腱腱鞘炎	アキレス腱部石灰化症	アキレス周囲膿瘍
	足炎	亜脱臼	圧挫傷
	圧挫創	一過性関節症	一側性外傷後股関節症
	一側性外傷後膝関節症	一側性形成不全性股関節症	一側性原発性股関節症
	一側性原発性膝関節症	一側性続発性股関節症	一側性続発性膝関節症
	犬咬創	遠位橈尺関節変形性関節症	汚染擦過創
か	外傷後股関節症	外傷後膝関節症	外傷性異物
	外傷性肩関節症	外傷性関節症	外傷性関節障害
	外傷性股関節症	外傷性膝関節症	外傷性手関節症
	外傷性足関節症	外傷性肘関節症	外傷性皮下血腫
	外傷性母指CM関節症	回旋腱板症候群	開放性脱臼
	踵関節症	踵痛	下肢筋肉痛
	下肢腱腱鞘炎	下肢痛	下腿三頭筋痛
	下腿痛	肩インピンジメント症候群	肩滑液包炎
	肩関節異所性骨化	肩関節腱板炎	肩関節硬結性腱炎
	肩関節症	肩周囲炎	肩石灰性腱炎
	滑膜炎	化膿性筋炎	化膿性腱鞘炎
	下背部ストレイン	下腹部筋炎	環指化膿性腱鞘炎
	環指屈筋腱腱鞘炎	環指腱鞘炎	環指痛
	間質性筋炎	環指ばね指	関節血腫
	関節挫傷	関節周囲炎	関節症
	関節打撲	関節内骨折	関節包炎
	感染性筋炎	完全脱臼	顔面損傷
	急性筋炎	急性疼痛	急性腰痛症
	急速破壊型股関節症	胸骨周囲炎	狭窄性腱鞘炎
	胸鎖乳突筋炎	胸鎖乳突筋痛	胸椎部痛
	胸背部筋肉痛	胸背部痛	胸部外傷
	胸部筋肉痛	胸腹部筋痛	胸部損傷
	棘刺創	棘上筋症候群	棘上筋石灰化症
	魚咬創	筋炎	筋損傷
	筋断裂	筋肉内血腫	筋膿瘍
	頚肩部筋肉痛	頚性頭痛	形成不全性股関節症
	頚背部痛	頚部炎症	頚部筋炎
	頚部筋肉痛	頚部痛	結合織炎
	血腫	限局性筋炎	肩甲周囲炎
	肩甲部筋肉痛	腱損傷	腱断裂
	原発性関節症	原発性股関節症	原発性膝関節症
	原発性全身性関節症	原発性変形性関節症	原発性母指CM関節症
	肩部筋痛	腱付着部炎	腱付着部症
	肩部痛	腱部分断裂	腱裂傷
	高エネルギー外傷	咬筋炎	溝創
	咬創	後足部痛	喉頭外傷
	喉頭損傷	項背部筋痛	項部筋炎
	項部筋肉痛	項部痛	後方脱臼
	股関節症	股痛	骨折
	根性腰痛症	昆虫咬創	昆虫刺傷
さ	採皮創	挫創	擦過創
	擦過皮下血腫	挫滅傷	挫滅創
	趾関節症	刺咬症	示指化膿性腱鞘炎
	示指屈筋腱腱鞘炎	示指腱鞘炎	四肢痛
	示指痛	示指ばね指	四肢末端痛
	趾伸筋腱腱鞘炎	刺創	持続痛
	趾痛	膝関節滑膜炎	膝関節症
	膝部腱膜炎	手関節周囲炎	手関節症
	手関節部腱鞘炎	手根関節症	手指腱鞘炎
	手指痛	手背部痛	手部腱鞘炎
	手部痛	漿液性滑膜炎	踵骨棘
	小指化膿性腱鞘炎	上肢筋肉痛	小指屈筋腱腱鞘炎
	小指腱鞘炎	小指痛	上肢痛
	小指ばね指	上腕過労性筋炎	上腕筋炎
	上腕筋肉痛	上腕三頭筋筋炎	上腕三頭筋腱鞘炎
	上腕三頭筋痛	上腕痛	上腕二頭筋筋炎
	上腕二頭筋腱炎	上腕二頭筋腱鞘炎	上腕二頭筋痛
	針刺創	靭帯炎	靭帯ストレイン
	靭帯損傷	靭帯断裂	靭帯捻挫
	靭帯裂傷	ストレイン	脊椎関節痛
	脊椎痛	石灰性腱炎	切創
	切断	線維筋痛症	全身擦過創
	前足部痛	穿通創	先天性股関節脱臼治療後亜脱臼
	前方脱臼	前腕筋肉痛	前腕痛
	前腕部腱鞘炎	掻創	僧帽筋痛
	足関節症	足関節部腱鞘炎	足痛
	足底部痛	足背腱鞘炎	足背痛
	続発性関節症	続発性股関節症	続発性膝関節症
	続発性多発性関節症	続発性母指CM関節症	足部屈筋腱腱鞘炎
た	大胸筋炎	大腿筋炎	大腿筋痛
	大腿直筋炎	大腿痛	大腿内側部痛
	大腿部筋炎	脱臼	多発性外傷
	多発性関節症	多発性筋肉痛	打撲割創
	打撲血腫	打撲挫創	打撲擦過創
	打撲傷	打撲皮下血腫	単純脱臼
	肘関節滑膜炎	肘関節症	中指化膿性腱鞘炎
	中指屈筋腱腱鞘炎	中指腱鞘炎	中指痛
	中指ばね指	中足部痛	肘頭骨棘
	腸腰筋炎	手化膿性腱鞘炎	手屈筋腱腱鞘炎
	手伸筋腱腱鞘炎	殿筋炎	殿部筋肉痛
	殿部痛	ドゥ・ケルバン腱鞘炎	橈骨茎状突起腱鞘炎
	橈側手根屈筋腱鞘炎	頭部筋肉痛	動物咬創
な	特発性関節脱臼	内側上顆炎	難治性疼痛
	肉離れ	二次性変形性関節症	猫咬創
は	捻挫	背筋炎	背部圧迫感
	背部筋肉痛	背部痛	ばね指
	皮下異物	皮下血腫	皮下損傷
	肘周囲炎	非特異性慢性滑膜炎	非熱傷性水疱
	腓腹筋痛	腓腹部痛	皮膚欠損創
	皮膚損傷	皮膚剥脱創	表皮剥離
	びらん性関節症	疲労性筋炎	複雑脱臼
	腹直筋炎	腹部筋炎	腹壁筋痛
	ブシャール結節	閉鎖性脱臼	ヘーガース結節
	ヘバーデン結節	母指CM関節症	母指化膿性腱鞘炎
	母指関節症	母指球部痛	母指狭窄性腱鞘炎
	母指屈筋腱腱鞘炎	母指腱鞘炎	母指痛
ま	母趾痛	母指ばね指	慢性アキレス腱腱鞘炎
や	慢性滑膜炎症	野球肩	野球肘
	癒着性肩関節包炎	腰筋痛症	腰殿部痛
ら	腰背筋痛症	腰腹痛	らせん骨折
	リウマチ性筋炎	両側性外傷後股関節症	両側性外傷後膝関節症
	両側性外傷母指CM関節症	両側性形成不全性股関節症	両側性原発性股関節症
	両側性原発性膝関節症	両側性原発性母指CM関節症	両側性続発性股関節症
	両側性続発性膝関節症	両側性続発性母指CM関節症	轢過創
	裂傷	裂創	裂離
	裂離骨折	老人性関節炎	老年性股関節症
	肋間筋肉痛		

△ あ	MRSA術後創部感染	足異物	圧痛
	圧迫骨折	異物肉芽腫	会陰部化膿創
	横隔膜損傷	横骨折	汚染創
か	外耳開放創	外耳道創傷	外耳部外傷性異物
	外耳部割創	外耳部貫通創	外耳部咬創
	外耳部挫創	外耳部刺創	外耳部創傷
	外傷後遺症	外傷性横隔膜ヘルニア	外傷性眼球ろう
	外傷性咬合	外傷性虹彩離断	外傷性耳出血

	外傷性食道破裂	外傷性切断	外傷性乳び胸
	外傷性破裂	外耳裂創	開放骨折
	開放性陥没骨折	開放性脱臼骨折	開放性粉砕骨折
	開放創	下顎外傷性異物	下顎開放創
	下顎割創	下顎貫通創	下顎口唇挫創
	下顎咬創	下顎挫創	下顎刺創
	下顎創傷	下顎部皮膚欠損創	下顎裂創
	顎関節部開放創	顎関節部割創	顎関節部貫通創
	顎関節部咬創	顎関節部挫創	顎関節部刺創
	顎関節部創傷	顎関節部裂創	角膜挫創
	角膜切傷	角膜切創	角膜創傷
	角膜破裂	角膜裂傷	下腿筋肉内異物残留
	割創	カテーテル感染症	カテーテル敗血症
	眼窩創傷	眼球結膜裂傷	眼球損傷
	眼球破裂	眼球裂傷	眼瞼外傷性異物
	眼瞼開放創	眼瞼割創	眼瞼貫通創
	眼瞼咬創	眼瞼挫創	眼瞼刺創
	眼瞼創傷	眼瞼裂創	眼周囲部外傷性異物
	眼周囲部開放創	眼周囲部割創	眼周囲部貫通創
	眼周囲部咬創	眼周囲部挫創	眼周囲部刺創
	眼周囲部創傷	眼周囲部裂創	関節骨折
	完全骨折	貫通刺創	貫通銃創
	貫通性挫滅創	貫通創	眼部外傷性異物
	眼部開放創	眼部割創	眼部貫通創
	眼部咬創	眼部挫創	眼部刺創
	眼部創傷	眼部裂創	陥没骨折
	顔面汚染創	顔面外傷性異物	顔面開放創
	顔面割創	顔面貫通創	顔面咬創
	顔面挫創	顔面刺創	顔面創傷
	顔面搔創	顔面多発開放創	顔面多発割創
	顔面多発貫通創	顔面多発咬創	顔面多発挫創
	顔面多発刺創	顔面多発創傷	顔面多発裂創
	顔面皮膚欠損創	顔面裂創	胸管損傷
	胸腺損傷	頬粘膜咬創	頬部外傷性異物
	頬部開放創	頬部割創	頬部貫通創
	胸部筋肉内異物残留	頬部咬創	頬部挫創
	頬部刺創	胸部食道損傷	頬部創傷
	頬部皮膚欠損創	頬部裂創	強膜切創
	強膜創傷	強膜裂傷	亀裂骨折
	屈曲骨折	結膜創傷	結膜裂傷
	腱鞘巨細胞腫	腱切創	肩部筋肉内異物残留
	口蓋切創	口蓋裂創	口角部挫創
	口角部裂創	口腔開放創	口腔割創
	口腔挫創	口腔刺創	口腔創傷
	口腔粘膜咬創	口腔裂創	口唇外傷性異物
	口唇開放創	口唇割創	口唇貫通創
	口唇咬創	口唇挫創	口唇刺創
さ	口唇創傷	口唇裂創	産科的創傷の血腫
	耳介外傷性異物	耳介開放創	耳介割創
	耳介貫通創	耳介咬創	耳介挫創
	耳介刺創	耳介創傷	耳介裂創
	趾化膿創	指間切創	示指化膿創
	耳前部挫創	膝関節部異物	膝部異物
	膝部筋肉内異物残留	歯肉切創	歯肉裂創
	斜骨折	射創	縦隔血腫
	縦骨折	銃創	重複骨折
	手関節掌側部挫創	手関節部挫創	手関節部創傷
	種子骨開放骨折	種子骨骨折	手術創部膿瘍
	手掌筋肉内異物残留	手掌挫創	手掌刺創
	手掌切創	手掌剥皮創	手掌皮膚欠損創
	術後横隔膜下膿瘍	術後感染症	術後髄膜炎
	術後創部感染	術後膿瘍	術後敗血症
	術後腹腔内膿瘍	術後腹壁膿瘍	手背皮膚欠損創
	手背部挫創	手背部切創	上顎部裂創
	上唇小帯裂創	上腕筋肉内異物残留	食道損傷
	神経原性関節症	身体痛	舌開放創
	舌下顎挫創	舌咬創	舌挫創
	舌刺創	舌切創	舌創傷
	舌裂創	前額部外傷性異物	前額部開放創
	前額部割創	前額部貫通創	前額部咬創
	前額部挫創	前額部刺創	前額部創傷
	前額部皮膚欠損創	前額部裂創	前頚頭頂部挫創
	線状骨折	全身痛	前腕筋肉内異物残留
	爪下異物	創傷感染症	創傷はえ幼虫症
	創部膿瘍	足底異物	足底筋肉内異物残留
た	足部筋肉内異物残留	損傷	大腿汚染創
	大腿筋肉内異物残留	大腿咬創	大腿挫創
	大腿皮膚欠損創	大腿部開放創	大腿部刺創
	大腿部切創	大腿裂創	大転子部挫創
	脱臼骨折	弾発母趾	腟断端炎
	中手骨関節部挫創	虫垂炎術後残膿瘍	転位性骨折
	殿部異物	殿部筋肉内異物残留	頭部異物
	頭部多発開放創	頭部多発割創	頭部多発咬創
	頭部多発挫創	頭部多発刺創	頭部多発創傷
な	頭部多発裂創	鈍痛	軟口蓋挫創
	軟口蓋創傷	軟口蓋破裂	尿管切石術後感染症
は	背部筋肉内異物残留	剥離骨折	抜歯後感染
	破裂骨折	鼻根部打撲挫創	鼻根部裂創
	鼻前庭部挫創	鼻尖部挫創	鼻部外傷性異物
	鼻部開放創	眉部割創	鼻部割創
	鼻部貫通創	鼻部咬創	鼻部挫創
	鼻部刺創	鼻部創傷	皮膚疼痛症
	鼻部皮膚欠損創	鼻部裂創	眉毛部割創
	眉毛部裂創	病的骨折	鼻翼部切創
	鼻翼部裂創	封入体筋炎	伏針
	副鼻腔開放創	腹壁異物	腹壁縫合糸膿瘍
	不全骨折	ブラックアイ	粉砕骨折
	閉鎖性骨折	縫合糸膿瘍	縫合部膿瘍
ま	放散痛	母指示指間切創	眉間部挫創
	眉間部裂創	耳後部挫創	盲管銃創
ら	網脈絡膜裂傷	腰部筋肉内異物残留	離開骨折
	若木骨折		

用法用量

〔ゲル〕：症状により，適量を１日数回患部に塗擦する。
〔テープ〕：１日１回患部に貼付する。
〔ローション〕：症状により，適量を１日数回患部に塗布する。

禁忌

(1)本剤の成分に対し過敏症の既往歴のある患者
(2)アスピリン喘息(非ステロイド性消炎鎮痛剤等により誘発される喘息発作)又はその既往歴のある患者

アデフロニックゲル1%：テバ製薬　1%1g[5.4円/g]，ジクロフェナクNaクリーム1%「日本臓器」：日本臓器　1%1g[5.4円/g]，ジクロフェナクNaゲル1%「日本臓器」：東光薬品　1%1g[5.4円/g]，ジクロフェナクNaゲル1%「ラクール」：三友薬品　1%1g[5.4円/g]，ジクロフェナクNaテープ15mg「東光」：東光薬品　7cm×10cm1枚[12.2円/枚]，ジクロフェナクNaテープ15mg「トーワ」：東和　7cm×10cm1枚[12.2円/枚]，ジクロフェナクNaテープ15mg「日医工」：日医工　7cm×10cm1枚[12.2円/枚]，ジクロフェナクNaテープ15mg「日本臓器」：日本臓器　7cm×10cm1枚[12.2円/枚]，ジクロフェナクNaテープ15mg「ラクール」：三友薬品　7cm×10cm1枚[12.2円/枚]，ジクロフェナクNaテープ30mg「東光」：東光薬品　10cm×14cm1枚[20.2円/枚]，ジクロフェナクNaテープ30mg「トーワ」：東和　10cm×14cm1枚[20.2円/枚]，ジクロフェナクNaテープ30mg「日医工」：日医工　10cm×14cm1枚[20.2円/枚]，ジクロフェナクNaテープ30mg「日本臓器」：日本臓器　10cm×14cm1枚[20.2円/枚]，ジクロフェナクNaテープ30mg「ラクール」：三友薬品　10cm×14cm1枚[20.2円/枚]，ジクロフェナクNaローション

1%「日本臓器」：東光薬品　1%1g[5.4円/g]，ジクロフェナクNaローション1%「ラクール」：三友薬品　1%1g[5.4円/g]，ジクロフェナクナトリウムクリーム1%「テイコク」：帝國　1%1g[5.4円/g]，ジクロフェナクナトリウムクリーム1%「ユートク」：祐徳薬品　1%1g[5.4円/g]，ジクロフェナクナトリウムテープ15mg「JG」：日本ジェネリック　7cm×10cm1枚[12.2円/枚]，ジクロフェナクナトリウムテープ15mg「NP」：ニプロパッチ　7cm×10cm1枚[12.2円/枚]，ジクロフェナクナトリウムテープ15mg「三和」：三和化学　7cm×10cm1枚[12.2円/枚]，ジクロフェナクナトリウムテープ15mg「テイコク」：帝國　7cm×10cm1枚[12.2円/枚]，ジクロフェナクナトリウムテープ15mg「ユートク」：祐徳薬品　7cm×10cm1枚[12.2円/枚]，ジクロフェナクナトリウムテープ30mg「JG」：日本ジェネリック　10cm×14cm1枚[14.9円/枚]，ジクロフェナクナトリウムテープ30mg「NP」：ニプロパッチ　10cm×14cm1枚[20.2円/枚]，ジクロフェナクナトリウムテープ30mg「三和」：三和化学　10cm×14cm1枚[20.2円/枚]，ジクロフェナクナトリウムテープ30mg「テイコク」：帝國　10cm×14cm1枚[20.2円/枚]，ジクロフェナクナトリウムテープ30mg「ユートク」：祐徳薬品　10cm×14cm1枚[20.2円/枚]，ベギータゲル1%：シオノ　1%1g[5.4円/g]

ボルタレンサポ12.5mg　規格：12.5mg1個[44.3円/個]
ボルタレンサポ25mg　規格：25mg1個[51.4円/個]
ボルタレンサポ50mg　規格：50mg1個[63.1円/個]
ジクロフェナクナトリウム　ノバルティス　114

【効 能 効 果】

(1)下記疾患並びに症状の鎮痛・消炎：関節リウマチ，変形性関節症，腰痛症，後陣痛
(2)手術後の鎮痛・消炎
(3)他の解熱剤では効果が期待できないか，あるいは，他の解熱剤の投与が不可能な場合の急性上気道炎（急性気管支炎を伴う急性上気道炎を含む）の緊急解熱

【対応標準病名】

◎	関節リウマチ	急性気管支炎	急性上気道炎
	後陣痛	手指変形性関節症	術後疼痛
	全身性変形性関節症	変形性肩関節症	変形性関節症
	変形性胸鎖関節症	変形性肩鎖関節症	変形性股関節症
	変形性膝関節症	変形性手関節症	変形性足関節症
	変形性肘関節症	変形性中手関節症	母指CM関節変形性関節症
	腰痛症		
○	CM関節変形性関節症	DIP関節変形性関節症	PIP関節変形性関節症
あ	RS3PE症候群	RSウイルス気管支炎	亜急性気管支炎
	一過性関節症	一側性外傷後股関節症	一側性外傷後膝関節症
	一側性形成不全性股関節症	一側性原発性股関節症	一側性原発性膝関節症
	一側性続発性股関節症	一側性続発性膝関節症	咽頭気管炎
	咽頭喉頭炎	咽頭扁桃炎	インフルエンザ菌気管支炎
	ウイルス性気管支炎	会陰切開創離開	エコーウイルス気管支炎
か	遠位橈尺関節変形性関節症	炎症性多発性関節障害	外傷後股関節症
	外傷後膝関節症	外傷性肩関節症	外傷性関節症
	外傷性関節障害	外傷性股関節症	外傷性膝関節症
	外傷性手関節症	外傷性足関節症	外傷性肘関節症
	外傷性母指CM関節症	開腹術後愁訴	踵関節症
	肩関節症	下背部ストレイン	関節症
	関節リウマチ・顎関節	関節リウマチ・肩関節	関節リウマチ・胸椎
	関節リウマチ・頚椎	関節リウマチ・股関節	関節リウマチ・指関節
	関節リウマチ・趾関節	関節リウマチ・膝関節	関節リウマチ・手関節
	関節リウマチ・脊椎	関節リウマチ・足関節	関節リウマチ・肘関節
	関節リウマチ・腰椎	偽膜性気管支炎	急性咽頭喉頭炎
	急性咽頭扁桃炎	急性気管気管支炎	急性口蓋扁桃炎
	急性喉頭気管気管支炎	急性反復性気管支炎	急性腰痛症
	急速破壊型股関節症	筋筋膜性腰痛症	クループ性気管支炎
	形成不全性股関節症	血清反応陰性関節リウマチ	原発性関節症
	原発性股関節症	原発性膝関節症	原発性全身性関節症
	原発性変形性関節症	原発性母指CM関節症	股関節症
さ	コクサッキーウイルス気管支炎	根性腰痛症	坐骨神経根炎
	坐骨神経痛	坐骨単神経根炎	産科的創傷の血腫
	産後回復不全	産褥性心筋症	趾関節症
	子宮癌術後後遺症	膝関節症	尺側偏位
	手関節症	手根関節症	術後合併症
	術後腰痛	術創部痛	神経根炎
	滲出性気管支炎	成人スチル病	脊髄神経根症
	脊椎関節痛	脊椎痛	舌扁桃炎
	先天性股関節脱臼治療後亜脱臼	足関節症	続発性関節症
	続発性股関節症	続発性膝関節症	続発性多発性関節症
た	続発性母指CM関節症	大腿単神経根炎	多発性関節症
	多発性リウマチ性関節炎	腟壁血腫縫合創離開	肘関節症
な	帝王切開創離開	殿部痛	二次性会陰裂傷
	二次性変形性関節症	乳癌術後後遺症	脳手術後遺症
は	脳腫瘍摘出術後遺症	肺炎球菌性気管支炎	敗血症性気管支炎
	背部痛	抜歯後疼痛	パラインフルエンザウイルス気管支炎
	ヒトメタニューモウイルス気管支炎	びらん性関節症	副鼻腔炎術後症
	ブシャール結節	分娩後急性腎不全	分娩後甲状腺炎
	ヘーガース結節	ヘバーデン結節	母指CM関節症
ま	母指関節症	マイコプラズマ気管支炎	ムチランス変形
や	腰仙部神経根炎	腰痛坐骨神経痛症候群	腰殿部痛
ら	腰部神経根炎	ライノウイルス気管支炎	リウマチ性滑液包炎
	リウマチ性皮下結節	リウマチ様関節炎	両側性外傷後股関節症
	両側性外傷後膝関節症	両側性外傷性母指CM関節症	両側性形成不全性股関節症
	両側性原発性股関節症	両側性原発性膝関節症	両側性原発性母指CM関節症
	両側性続発性股関節症	両側性続発性膝関節症	両側性続発性母指CM関節症
	連鎖球菌気管支炎	連鎖球菌性上気道感染	老人性関節炎
	老年性股関節症		
△	BCG副反応	かぜ	感冒
	金属歯冠修復過高	金属歯冠修復粗造	金属歯冠修復脱離
	金属歯冠修復低位	金属歯冠修復破損	金属歯冠修復不適合
	上腕神経痛	神経原性関節症	背部圧迫感
	腰腹痛		
※	適応外使用可 原則として，「ジクロフェナクナトリウム【外用薬】」を「尿管結石」に対し処方した場合，当該使用事例を審査上認める。		

用法用量

成人

ジクロフェナクナトリウムとして通常1回25〜50mgを1日1〜2回，直腸内に挿入するが，年齢，症状に応じ低用量投与が望ましい。

低体温によるショックを起こすことがあるので，高齢者に投与する場合には少量から投与を開始すること。

小児

ジクロフェナクナトリウムとして1回の投与に体重1kgあたり0.5〜1.0mgを1日1〜2回，直腸内に挿入する。

なお，年齢，症状に応じ低用量投与が望ましい。

低体温によるショックを起こすことがあるので，少量から投与を開始すること。
年齢別投与量の目安は１回量として下記のとおりである。
　１才以上３才未満：6.25mg
　３才以上６才未満：6.25～12.5mg
　６才以上９才未満：12.5mg
　９才以上12才未満：12.5～25mg

警告　幼小児・高齢者又は消耗性疾患の患者は，過度の体温下降・血圧低下によるショック症状があらわれやすいので，これらの患者には特に慎重に投与すること。

禁忌
⑴消化性潰瘍のある患者
⑵重篤な血液の異常のある患者
⑶重篤な肝障害のある患者
⑷重篤な腎障害のある患者
⑸重篤な高血圧症のある患者
⑹重篤な心機能不全のある患者
⑺本剤の成分に対し過敏症の既往歴のある患者
⑻直腸炎，直腸出血又は痔疾のある患者
⑼アスピリン喘息(非ステロイド性消炎鎮痛剤等により誘発される喘息発作)又はその既往歴のある患者
⑽インフルエンザの臨床経過中の脳炎・脳症の患者
⑾妊婦又は妊娠している可能性のある婦人
⑿トリアムテレンを投与中の患者

併用禁忌

薬剤名等	臨床症状・措置方法	機序・危険因子
トリアムテレン（トリテレン）	急性腎不全があらわれたとの報告がある。	本剤の腎プロスタグランジン合成阻害作用により，トリアムテレンの腎障害を増大すると考えられる。

アデフロニックズポ12.5：テバ製薬　12.5mg1個[19.3円/個]，アデフロニックズポ25：テバ製薬　25mg1個[19.9円/個]，アデフロニックズポ50：テバ製薬　50mg1個[19.3円/個]，ジクロフェナクナトリウム坐剤12.5mg「CH」：長生堂　12.5mg1個[19.3円/個]，ジクロフェナクナトリウム坐剤12.5mg「JG」：日本ジェネリック　12.5mg1個[19.3円/個]，ジクロフェナクナトリウム坐剤12.5mg「日医工」：日医工　12.5mg1個[19.3円/個]，ジクロフェナクナトリウム坐剤25mg「CH」：長生堂　25mg1個[19.9円/個]，ジクロフェナクナトリウム坐剤25mg「JG」：日本ジェネリック　25mg1個[19.9円/個]，ジクロフェナクナトリウム坐剤25mg「日医工」：日医工　25mg1個[19.9円/個]，ジクロフェナクナトリウム坐剤50mg「CH」：長生堂　50mg1個[19.3円/個]，ジクロフェナクナトリウム坐剤50mg「JG」：日本ジェネリック　50mg1個[19.3円/個]，ジクロフェナクナトリウム坐剤50mg「日医工」：日医工　50mg1個[27.5円/個]，ベギータ坐剤12.5：シオノ　12.5mg1個[19.3円/個]，ベギータ坐剤25：シオノ　25mg1個[19.9円/個]，ベギータ坐剤50：シオノ　50mg1個[19.3円/個]，ボナフェック坐剤12.5：日新－山形　12.5mg1個[19.3円/個]，ボナフェック坐剤25：日新－山形　25mg1個[19.9円/個]，ボナフェック坐剤50：日新－山形　50mg1個[19.3円/個]，ボラボミン坐剤12.5mg：鶴原　12.5mg1個[19.3円/個]，ボラボミン坐剤25mg：鶴原　25mg1個[19.9円/個]，ボラボミン坐剤50mg：鶴原　50mg1個[27.5円/個]，ボンフェナック坐剤12.5：京都薬品　12.5mg1個[19.3円/個]，ボンフェナック坐剤25：京都薬品　25mg1個[19.9円/個]，ボンフェナック坐剤50：京都薬品　50mg1個[27.5円/個]

ボルヒール組織接着用

規格：0.5mL4瓶1組[7843.2円/組]，1mL4瓶1組[13815.7円/組]，2mL4瓶1組[25699円/組]，3mL4瓶1組[38068.6円/組]，5mL4瓶1組[63854.3円/組]
アプロチニン　トロンビン　塩化カルシウム水和物　乾燥人フィブリノゲン　人血液凝固第 XIII 因子　化血研　799,634

【効能効果】

組織の接着・閉鎖(ただし，縫合あるいは接合した組織から血液，体液または体内ガスの漏出をきたし，他に適切な処置法のない場合に限る。)

【対応標準病名】

該当病名なし

用法用量　フィブリノゲン凍結乾燥粉末(バイアル1)をフィブリノゲン溶解液(バイアル2)全量で溶解し，A液とする。
トロンビン凍結乾燥粉末(バイアル3)をトロンビン溶解液(バイアル4)全量で溶解し，B液とする。溶解した両液の等容量を接着・閉鎖部位に重層又は混合して適用する。
通常，10cm^{2}あたりA液B液各々1mLを適用する。
なお，接着・閉鎖部位の状態，大きさなどに応じて適宜増減する。

禁忌
⑴本剤の成分又は牛肺を原料とする製剤(アプロチニン等)に対し過敏症の既往歴のある患者
⑵下記の薬剤による治療を受けている患者
　凝固促進剤(蛇毒製剤)，抗線溶剤，アプロチニン製剤

併用禁忌

薬剤名等	臨床症状・措置方法	機序・危険因子
凝固促進剤 ヘモコアグラーゼ（レプチラーゼ） 抗線溶剤 イプシロンアミノカプロン酸（イプシロン） トラネキサム酸等（トランサミン）	血栓形成傾向があらわれるおそれがある。	凝固促進剤，抗線溶剤は血栓形成を促進する薬剤であり，併用により血栓形成傾向が相加的に増大する。
アプロチニン製剤（トラジロール）		アプロチニンは抗線溶作用を有するため，併用により血栓形成傾向が増大する。

ホルマリン・グアヤコールFG「ネオ」

規格：－[－]
グアヤコール　ホルマリン　ネオ製薬　273

【効能効果】

齲窩，抜髄根管及び感染根管の殺菌・消毒

【対応標準病名】

該当病名なし

用法用量　通法に従って齲窩及び根管を拡大，清掃後，滅菌小綿球又は綿栓などを用いて，適量を齲窩及び根管内に挿入し，仮封し，数日間作用させる。

ホルマリン「ケンエー」

規格：10mL[0.92円/mL]
ホルマリン　健栄　261,273

【効能効果】

⑴医療機器の消毒，手術室・病室・家具・器具・物品などの消毒
⑵歯科領域における感染根管の消毒

【対応標準病名】

該当病名なし

用法用量
効能効果⑴の場合
　使用対象により，通常，次のいずれかの方法を用いる。
　　(1)ホルムアルデヒド1～5%溶液による浸漬，又は清拭を行い，2時間以上放置する。

ホ

(2)ガス消毒法：気密容器中あるいは密閉環境内において，容積1m^{3}に対しホルマリン15mL以上(ホルムアルデヒドとして6g以上)を水40mL以上とともに噴霧又は蒸発させ，7～24時間又はそれ以上放置する。蒸発を速めるためには，ホルマリン15mL以上を希釈(5～10%)し加熱沸騰させる方法，ホルマリン15mL以上に対し水40mL以上及び過マンガン酸カリウム18～20gを加える方法などを用いる。

効能効果(2)の場合：原液にクレゾール等を加えて用いる。

ホルマリン：タツミ薬品，東海[0.88円/mL]，ホルマリン恵美須：恵美須薬品[0.88円/mL]，ホルマリン「コザカイ・M」：小堺[0.88円/mL]，ホルマリン「タイセイ」：大成薬品[0.9円/mL]，ホルマリン「ニッコー」：日興[0.88円/mL]，ホルマリン「ヤマゼン」：山善[0.91円/mL]

ホルマリン水　規格：－[－]

ホルマリン　小堺　732

【効能効果】

医療用具の消毒，手術室・病室・家具・器具・物品などの消毒

【対応標準病名】

該当病名なし

用法用量　本剤(ホルムアルデヒド1%溶液)による浸漬，散布又は清拭を行い2時間以上放置する。

ボレー外用液1%　規格：1%1mL[38.8円/mL]
ボレークリーム1%　規格：1%1g[38.8円/g]
ボレースプレー1%　規格：1%1mL[60.8円/mL]

ブテナフィン塩酸塩　久光　265

【効能効果】

下記の皮膚真菌症の治療
(1)白癬：足部白癬，股部白癬，体部白癬
(2)癜風

【対応標準病名】

◎	足白癬	股部白癬	体部白癬
	癜風	白癬	皮膚真菌症
○	足汗疱状白癬	足爪白癬	腋窩浅在性白癬
	外陰真菌症	外陰部カンジダ症	外陰部腟カンジダ症
	外耳道真菌症	渦状癬	汗疱状白癬
	顔面真菌性湿疹	顔面白癬	胸部白癬
	頚部白癬	ケルスス禿瘡	肛囲白癬
	黒砂毛	黒癬	股部頑癬
	趾間汗疱状白癬	指間白癬	趾間白癬
	趾部白癬	手指爪白癬	手掌白癬
	真菌性外陰腟炎	鼡径部白癬	中耳真菌症
	爪白癬	手汗疱状白癬	手白癬
	殿部白癬	頭部白癬	禿瘡
	白砂毛	白癬性毛瘡	汎発性皮膚真菌症
	ひげ白癬	腹部白癬	耳真菌症
	腰部白癬		
△	陰部真菌症	真菌性腟炎	腟カンジダ症

用法用量
〔外用液，クリーム〕：1日1回患部に塗布する。
〔スプレー〕：1日1回患部に噴霧する。

禁忌　本剤の成分に対し過敏症の既往歴のある患者。

メンタックス外用液1%：科研　1%1mL[38.8円/mL]
メンタックスクリーム1%：科研　1%1g[38.8円/g]
メンタックススプレー1%：科研　1%1mL[66.7円/mL]
ブテナフィン塩酸塩液1%「トーワ」：東和　1%1mL[27円/mL]，ブテナフィン塩酸塩クリーム1%「トーワ」：東和　1%1g[27円/g]，ブテナフィン塩酸塩クリーム1%「ファイザー」：マイラン製薬　1%1g[27円/g]，ブテナフィン塩酸塩スプレー1%「ファイザー」：マイラン製薬　1%1mL[48.3円/mL]

ボンアルファクリーム2μg/g　規格：0.0002%1g[107.7円/g]
ボンアルファ軟膏2μg/g　規格：0.0002%1g[107.7円/g]
ボンアルファローション2μg/g　規格：0.0002%1g[107.7円/g]

タカルシトール水和物　帝人　269

【効能効果】

乾癬，魚鱗癬，掌蹠膿疱症，掌蹠角化症，毛孔性紅色粃糠疹

【対応標準病名】

◎	乾癬	魚鱗癬	掌蹠角化症
	掌蹠膿疱症	毛孔性紅色粃糠疹	
○	円板状乾癬	過角化症	角質増殖症
	乾癬性関節炎	乾癬性紅皮症	乾癬性脊椎炎
	顔面尋常性乾癬	急性汎発性膿疱性乾癬	局面状乾癬
	屈曲部乾癬	固定性扁豆状角化症	コロジオン児
	四肢乾癬	四肢尋常性乾癬	四肢毛孔性紅色粃糠疹
	掌蹠膿疱症性骨関節炎	小児汎発性膿疱性乾癬	脂漏性乾癬
	進行性指掌角皮症	尋常性乾癬	尋常性魚鱗癬
	水疱型先天性魚鱗癬様紅皮症	線状魚鱗癬	全身の尋常性乾癬
	全身毛孔性紅色粃糠疹	単純性魚鱗癬	滴状乾癬
	点状角化症	点状乾癬	道化師様胎児
	頭部尋常性乾癬	ネザートン症候群	膿疱性乾癬
	破壊性関節炎	伴性魚鱗癬	汎発性膿疱性乾癬
	非水疱性先天性魚鱗癬様紅皮症	びまん性乾癬	胞状異角化症
	疱疹状膿痂疹	葉状魚鱗癬	腰部尋常性乾癬
	濾胞性乾癬		
△	細菌疹		

用法用量　通常1日2回適量を患部に塗布する。

禁忌　本剤の成分に対して過敏症の既往歴のある患者

アルファタカシルクリーム2μg/g：大正薬品[54.3円/g]，アルファタカシル軟膏2μg/g：大正薬品[54.3円/g]

ボンアルファハイ軟膏20μg/g　規格：0.002%1g[280.1円/g]
ボンアルファハイローション20μg/g　規格：0.002%1g[280.1円/g]

タカルシトール水和物　帝人　269

【効能効果】

尋常性乾癬

【対応標準病名】

◎	尋常性乾癬		
○	円板状乾癬	顔面尋常性乾癬	急性汎発性膿疱性乾癬
	局面状乾癬	四肢尋常性乾癬	小児汎発性膿疱性乾癬
	脂漏性乾癬	全身の尋常性乾癬	頭部尋常性乾癬
	汎発性膿疱性乾癬	びまん性乾癬	腰部尋常性乾癬
	濾胞性乾癬		

用法用量　通常1日1回適量を患部に塗布する。

用法用量に関連する使用上の注意　1日の使用量は本剤として10gまでとする。ただし，他のタカルシトール水和物外用剤と併用する場合には，1日の投与量はタカルシトールとして200μgまでとする。

禁忌　本剤の成分に対して過敏症の既往歴のある患者

マイコスポール外用液1%　規格：1%1mL[44.4円/mL]
マイコスポールクリーム1%　規格：1%1g[44.4円/g]
ビホナゾール　バイエル薬品　265

【効能効果】

下記の皮膚真菌症の治療
(1)白癬：足部白癬，体部白癬，股部白癬
(2)カンジダ症：指間糜爛症，間擦疹，皮膚カンジダ症
(3)癜風

【対応標準病名】

◎	足白癬	カンジダ症	カンジダ性間擦疹
	カンジダ性指間びらん	股部白癬	体部白癬
	癜風	白癬	皮膚カンジダ症
	皮膚真菌症		
○	HIV カンジダ病	足汗疱状白癬	足爪白癬
	異型白癬	陰部真菌症	腋窩カンジダ症
	腋窩浅在性白癬	黄癬	外陰真菌症
	外陰部カンジダ症	外陰部腟カンジダ症	外耳道真菌症
	角質増殖型白癬	渦状癬	カンジダ感染母体より出生した児
	カンジダ性亀頭炎	カンジダ性趾間びらん	カンジダ性湿疹
	頑癬	感染性白癬症	汗疱状白癬
	顔面真菌性湿疹	顔面白癬	胸部白癬
	頚部白癬	ケルスス禿瘡	肛囲カンジダ症
	肛囲白癬	黒癬	股部頑癬
	指間カンジダ症	趾間カンジダ症	趾間汗疱状白癬
	指間白癬	趾間白癬	四肢白癬
	糸状菌症	湿疹状白癬	趾部白癬
	手指爪白癬	手掌白癬	食道カンジダ症
	真菌症	真菌性外陰腟炎	深在性白癬
	深在性皮膚真菌症	新生児カンジダ症	舌カンジダ症
	鼡径部白癬	爪カンジダ症	爪周囲カンジダ症
	爪白癬	手汗疱状白癬	手白癬
	殿部白癬	頭部白癬	禿瘡
	トリコフィチア	白癬菌性肉芽腫	白癬性毛瘡
	汎発性頑癬	汎発性白癬	汎発性皮膚カンジダ症
	汎発性皮膚真菌症	ひげ白癬	皮膚糸状菌症
	表在性白癬症	日和見真菌症	腹部白癬
	慢性皮膚粘膜カンジダ症	耳真菌症	腰部白癬
△	アレルギー性気管支肺カンジダ症	会陰部カンジダ症	カンジダ性口角びらん
	カンジダ性口唇炎	カンジダ性口内炎	カンジダ性心内膜炎
	カンジダ性髄膜炎	カンジダ性肉芽腫	カンジダ性尿道炎
	カンジダ性敗血症	カンジダ性膀胱炎	急性偽膜性カンジダ症
	クロモミコーシス	口腔カンジダ症	口唇カンジダ症
	肛門カンジダ症	黒砂毛	消化管カンジダ症
	真菌感染母体より出生した児	真菌性腟炎	深在性真菌症
	水疱性白癬	全身性カンジダ症	腟カンジダ症
	中耳真菌症	腸管カンジダ症	殿部カンジダ症
	尿路カンジダ症	肺カンジダ症	白砂毛

用法用量　1日1回患部に塗布する。

禁忌　本剤の成分に対し過敏症の既往歴のある患者

ゼルス液1%：前田薬品　1%1mL[18.7円/mL]，ゼルスクリーム1%：前田薬品　1%1g[18.7円/g]，ビクロノール外用液1%：岩城　1%1mL[11.1円/mL]，ビクロノールクリーム1%：岩城　1%1g[11.1円/g]，ビスコポール外用液1%：龍角散　1%1mL[11.1円/mL]，ビスコポールクリーム1%：龍角散　1%1g[11.1円/g]，ビフォノール外用液1%：摩耶堂　1%1mL[11.1円/mL]，ビフォノールクリーム1%：摩耶堂　1%1g[11.1円/g]，ビホナゾールクリーム1%「F」：富士製薬　1%1g[11.1円/g]，ビホナゾールクリーム1%「YD」：陽進堂　1%1g[11.1円/g]，ビホナゾールクリーム1%「サワイ」：沢井　1%1g[11.1円/g]，ビルミチンクリーム1%：大正薬品　1%1g[11.1円/g]，マイコゾールクリーム1%：共和薬品　1%1g[11.1円/g]，マリンゾールクリーム1%：佐藤　1%1g[11.1円/g]

マイザークリーム0.05%　規格：0.05%1g[22.5円/g]
マイザー軟膏0.05%　規格：0.05%1g[22.5円/g]
ジフルプレドナート　田辺三菱　264

【効能効果】

湿疹・皮膚炎群(進行性指掌角皮症，ビダール苔癬，脂漏性皮膚炎，放射線皮膚炎，日光皮膚炎を含む)，痒疹群(蕁麻疹様苔癬，ストロフルス，固定蕁麻疹，結節性痒疹を含む)，虫さされ，乾癬，掌蹠膿疱症，扁平紅色苔癬，ジベルばら色粃糠疹，薬疹・中毒疹，慢性円板状エリテマトーデス，紅斑症(多形滲出性紅斑，ダリエ遠心性環状紅斑，遠心性丘疹性紅斑)，特発性色素性紫斑(マヨッキー紫斑，シャンバーク病，紫斑性色素性苔癬様皮膚炎)，紅皮症，肉芽腫症(サルコイドーシス，環状肉芽腫)，円形脱毛症，アミロイド苔癬(斑状アミロイドーシスを含む)，肥厚性瘢痕・ケロイド

【対応標準病名】

◎	アミロイド苔癬	円形脱毛症	遠心性環状紅斑
	遠心性丘疹性紅斑	円板状エリテマトーデス	環状肉芽腫
	乾癬	急性痒疹	血管拡張性環状紫斑症
	結節性痒疹	ケロイド	紅斑症
	紅皮症	サルコイドーシス	刺虫症
	湿疹	紫斑性苔癬状皮膚炎	ジベルばら色粃糠疹
	掌蹠膿疱症	脂漏性皮膚炎	進行性色素性皮膚病
	進行性指掌角皮症	多形滲出性紅斑	中毒疹
	特発性色素性紫斑	日光皮膚炎	斑状アミロイドーシス
	肥厚性瘢痕	ビダール苔癬	皮膚炎
	扁平苔癬	放射線皮膚炎	薬疹
	痒疹		
○	AH アミロイドーシス	AL アミロイドーシス	LE 型薬疹
あ	LE 皮疹	亜急性皮膚エリテマトーデス	亜急性痒疹
	足湿疹	アトピー性紅皮症	アレルギー性皮膚炎
	異汗性湿疹	ウイルソン紅色苔癬	うっ血性紫斑病
	腋窩湿疹	エリテマトーデス	円板状乾癬
か	温熱性紅斑	外耳部虫刺傷	海水浴皮膚炎
	過角化症	化学性皮膚炎	角質増殖症
	貨幣状湿疹	眼瞼虫刺傷	間擦疹
	眼周囲部虫刺傷	環状紅斑	乾癬性関節炎
	乾癬性紅皮症	乾癬性脊椎炎	眼部虫刺傷
	汗疱性湿疹	顔面急性皮膚炎	顔面光線角化症
	顔面昆虫螫	顔面尋常性乾癬	顔面多発虫刺傷
	偽性円形脱毛症	木村病	丘疹紅皮症
	丘疹状紅斑	丘疹状湿疹	丘疹状じんま疹
	急性湿疹	急性特発性血小板減少性紫斑病	急性汎発性膿疱性乾癬
	急性放射線皮膚炎	胸部昆虫螫	局面状乾癬
	亀裂性湿疹	屈曲部乾癬	頚部虫刺症
	頚部肉芽腫	頚部皮膚炎	ケロイド拘縮
	ケロイド体質	ケロイド瘢痕	限局性アミロイドーシス
	限局性円板状エリテマトーデス	限局性神経皮膚炎	口腔扁平苔癬
	口唇虫刺傷	光線角化症	光沢苔癬
	後天性魚鱗癬	広汎性円形脱毛症	紅斑性湿疹
	紅皮症型薬疹	固定薬疹	昆虫刺傷
さ	昆虫毒	臍肉芽腫	サルコイドーシス性ぶどう膜炎
	耳介虫刺傷	自家感作性皮膚炎	色素性紫斑

	色素性紫斑性皮膚症	色素性痒疹	自己赤血球感作症候群
	四肢乾癬	四肢尋常性乾癬	四肢虫刺症
	持続性色素異常性紅斑	刺虫アレルギー	湿疹続発性紅皮症
	湿疹様発疹	紫斑型薬疹	紫斑病
	重症多形滲出性紅斑・急性期	手指湿疹	手掌紅斑
	術後ケロイド瘢痕	主婦湿疹	掌蹠角化腫
	掌蹠角化症	掌蹠膿疱症性骨関節炎	小児汎発性膿疱性乾癬
	職業性皮膚炎	脂漏性乾癬	脂漏性乳児皮膚炎
	深在性エリテマトーデス	滲出性紅斑型中毒疹	尋常性乾癬
	真性ケロイド	新生児皮脂漏	新生児皮膚炎
	水疱性多形紅斑	水疱性扁平苔癬	スティーブンス・ジョンソン症候群
	制癌剤皮膚炎	赤色湿疹	接触皮膚炎
	節足動物毒	前額部虫刺傷	前額部虫刺症
	穿孔性環状肉芽腫	全身湿疹	全身性紫斑病
	全身の尋常性乾癬	全身薬疹	早期ケロイド
た	創部瘢痕ケロイド	体幹虫刺症	苔癬
	多形紅斑	多形紅斑性関節障害	多形慢性痒疹
	蛇行状血管腫	単純性紫斑病	単純苔癬
	チャドクガ皮膚炎	虫刺性皮膚炎	中毒性紅斑
	中毒性表皮壊死症	手足症候群	滴状乾癬
	手湿疹	デビス紫斑	点状角化症
	点状乾癬	冬期湿疹	頭部湿疹
	頭部尋常性乾癬	頭部虫刺傷	遠山連圏状粃糠疹
な	特発性血小板減少性紫斑病合併妊娠	乳房皮膚炎	妊娠湿疹
	妊娠性痒疹	妊婦性皮膚炎	熱傷後ケロイド
	熱傷後瘢痕ケロイド	熱傷後瘢痕ケロイド潰瘍	熱傷後瘢痕ケロイド拘縮
	熱傷瘢痕	熱帯扁平苔癬	膿疱性乾癬
は	破壊性関節炎	鼻背部湿疹	汎発性膿疱性乾癬
	皮角	粃糠疹	肥厚性扁平苔癬
	非水疱性多形紅斑	皮膚アミロイドーシス	皮膚異物肉芽腫
	皮膚エリテマトーデス	皮膚サルコイドーシス	鼻部虫刺傷
	皮膚の肥厚性障害	びまん性乾癬	ピリン疹
	腹部虫刺傷	不良肉芽	ヘブラ痒疹
	扁平湿疹	扁平苔癬様角化症	蜂刺症
	放射線角化腫	放射線皮膚潰瘍	胞状異角化症
ま	疱疹状膿痂疹	麻疹様紅斑	マックル・ウエルズ症候群
	慢性光線性皮膚炎	慢性色素性紫斑	慢性湿疹
	慢性特発性血小板減少性紫斑病	慢性放射線皮膚炎	慢性痒疹
	ムカデ咬創	毛孔角化症	毛細管脆弱症
や	毛細血管脆弱症	毛虫皮膚炎	薬剤性過敏症症候群
	薬物性口唇炎	薬物性接触性皮膚炎	腰部尋常性乾癬
ら	ライエル症候群	ライエル症候群型薬疹	落屑性湿疹
	リウマチ性環状紅斑	鱗状湿疹	類上皮細胞肉芽腫
	類苔癬	老人性 TTR アミロイドーシス	老人性紫斑
	濾胞性乾癬		
△	1型糖尿病性皮膚障害	1型糖尿病性浮腫性硬化症	2型糖尿病性皮膚障害
	2型糖尿病性浮腫性硬化症	LE 蝶形皮疹	アミロイドーシス
	アミロイドーシス関節炎	アミロイドーシス緑内障	アミロイド性自律神経ニューロパチー
	胃アミロイドーシス	胃サルコイドーシス	陰のう湿疹
	会陰部肛囲湿疹	外陰部皮膚炎	下肢出血斑
	肝サルコイドーシス	眼サルコイドーシス	完全脱毛症
	筋サルコイドーシス	毛だに皮膚炎	原発性アミロイドーシス
	原発性全身性アミロイドーシス	広汎性皮下出血	肛門湿疹
	骨サルコイドーシス	細菌疹	サルコイドーシス性虹彩毛様体炎
	サルコイド関節障害	サルコイド筋炎	サルコイド心筋炎
	サルコイドミオパチー	色素異常症	腫瘤型筋サルコイドーシス
	心アミロイドーシス	腎アミロイドーシス	神経サルコイドーシス
	人工肛門部皮膚炎	心サルコイドーシス	腎サルコイドーシス
	ステロイド皮膚炎	ステロイド誘発性皮膚症	全身性アミロイドーシス
	全身性脱毛症	帯状脱毛症	大腿部皮下出血
	蛇行状脱毛症	だに皮膚炎	点状出血
	糖尿病性皮膚障害	糖尿病性浮腫性硬化症	特発性斑状出血
	肺アミロイドーシス	肺サルコイドーシス	梅毒性脱毛症
	梅毒性白斑	斑状出血	汎発性脱毛症
	皮下出血	鼻腔サルコイドーシス	鼻前庭部湿疹
	皮膚色素沈着	皮膚色異常	ぶどう膜耳下腺熱
	ペラグラ性皮膚炎	ヘルペスウイルス性ひょう疽	腰部皮下出血
	リンパ節サルコイドーシス		

用法用量　通常1日1～数回適量を患部に塗布する。
なお，症状により適宜増減する。

禁忌
(1)細菌，真菌，ウイルス皮膚感染症
(2)本剤の成分に対して過敏症の既往歴のある患者
(3)鼓膜に穿孔のある湿疹性外耳道炎
(4)潰瘍(ベーチェット病は除く)，第2度深在性以上の熱傷・凍傷

サイベース軟膏0.05%：前田薬品[12.3円/g]，サイベースローション0.05%：前田薬品[12.3円/g]，ジフルプレドナート軟膏0.05%「KN」：小林化工[12.3円/g]，スチブロンクリーム0.05%：岩城[8円/g]，スチブロン軟膏0.05%：岩城[8円/g]，スチブロンローション0.05%：岩城[8円/g]

マーキュロクロム液「コザカイ・M」　規格：2%10mL[1円/mL]
マーキュロクロム　小堺　261

【効能効果】
皮膚表面の一般消毒，創傷・潰瘍の殺菌・消毒

【対応標準病名】
該当病名なし

用法用量　(液剤)
皮膚表面の一般消毒には2%液(本剤をそのまま)を，創傷・潰瘍の殺菌・消毒には0.2～2%液(本剤をそのまま～10倍)を用いる。
いずれも症状に応じ1日1～数回患部に適用する。

禁忌
(1)本剤又は他の水銀製剤に対し過敏症の既往歴のある患者
(2)臍帯ヘルニアの小児
(3)粘膜面
(4)口に触れる可能性のある部位(乳頭等)の消毒

マーキュロクロム液FM：フヂミ製薬所[1.22円/mL]，マーキュロクロム液「タイセイ」：大成薬品[1円/mL]

マスキンR・エタノール液(0.5W/V%)
規格：0.5%10mL[0.63円/mL]
マスキンW・エタノール液(0.5W/V%)
規格：0.5%10mL[0.63円/mL]
クロルヘキシジングルコン酸塩　丸石　261

【効能効果】
(1)手術部位(手術野)の皮膚の消毒
(2)医療機器の消毒

【対応標準病名】
該当病名なし

用法用量
(1)手術部位(手術野)の皮膚の消毒
〔マスキンR・エタノール液〕：本剤をそのまま消毒部位(着色ま

たは脱脂等を必要とする部位)に用いる。
〔マスキン W・エタノール液〕：本剤をそのまま消毒部位に用いる。
(2)医療機器の消毒：本剤をそのまま用いる。

禁忌
(1)クロルヘキシジン製剤に対し過敏症の既往歴のある者
(2)脳，脊髄，耳(内耳，中耳，外耳)
(3)膣，膀胱，口腔等の粘膜面
(4)損傷皮膚及び粘膜
(5)眼

イワコールエタノール消毒液0.5%：小堺　0.5%10mL[0.63円/mL]，クリゲンエタノール液0.5%(R)「エビス」：兼一薬品　0.5%10mL[0.63円/mL]，グルコジンB・エタノール液0.5%：ヤクハン　0.5%10mL[0.63円/mL]，グルコジンR・エタノール液0.5%：ヤクハン　0.5%10mL[0.63円/mL]，0.05%グルコジンR水：ヤクハン　0.05%10mL[0.57円/mL]，グルコジンW・エタノール液0.5%：ヤクハン　0.5%10mL[0.63円/mL]，0.5%グルコン酸クロルヘキシジン・エタノール液「東海」：東海　0.5%10mL[0.63円/mL]，クロバインA：山善　0.5%10mL[0.63円/mL]，クロルヘキシジングルコン酸塩消毒用液EW0.5%「NP」：ニプロ　0.5%10mL[0.63円/mL]，クロルヘキシジングルコン酸塩エタノール液0.5%綿棒12「LT」：リバテープ　－[－]，ステリクロン0.5%AL綿球14：健栄　－[－]，ステリクロン0.5%AL綿球20：健栄　－[－]，ステリクロンBエタノール液0.5：健栄　0.5%10mL[0.63円/mL]，ステリクロンR液0.05：健栄　0.05%10mL[0.57円/mL]，ステリクロンR液0.5：健栄　0.5%10mL[0.63円/mL]，ステリクロンRエタノール液0.5：健栄　0.5%10mL[0.63円/mL]，ステリクロンWエタノール液0.5：健栄　0.5%10mL[0.63円/mL]，フェルマジン・アルコールW消毒液(0.5W/V%)：シオエ　0.5%10mL[0.63円/mL]，ヘヴィック消毒液0.5%：中北薬品　0.5%10mL[0.63円/mL]，ヘキザックAL0.5%綿棒12：吉田　－[－]，0.5%ヘキザックアルコール液：吉田　0.5%10mL[0.63円/mL]，0.5%ヘキザックアルコール液N：吉田　0.5%10mL[0.63円/mL]，0.05%ヘキザック水R：吉田　0.05%10mL[0.57円/mL]，ベンクロジドVエタノール液(0.5%)：フヂミ製薬所　0.5%10mL[0.63円/mL]，ベンクロジド・エタノール液(0.5%)：フヂミ製薬所　0.5%10mL[0.63円/mL]，0.5%ラポテックアルコール(W)液：日興　0.5%10mL[0.63円/mL]，0.5%ラポテックアルコール液：日興　0.5%10mL[0.63円/mL]

マルプロ消毒用液　規格：10mL[0.43円/mL]
イソプロパノール　メタノール変性アルコール　丸石　261

【効 能 効 果】

手指・皮膚の消毒，医療機器の消毒

【対応標準病名】

該当病名なし

用法用量　そのまま塗擦，清浄用として用いる。

禁忌　損傷皮膚及び粘膜

消毒用アルコール配合液「NP」：ニプロ[0.44円/mL]，消毒用昭和アルコール：昭和製薬[0.43円/mL]，消毒用タツミアルコール：タツミ薬品[0.43円/mL]，消毒用ミツマルアルコール：サンケミファ[0.43円/mL]，エチコール(ニワトリ印消毒アルコール)：小堺[0.44円/mL]，東豊消アル：東豊薬品[0.44円/mL]，メタル消アル：中北薬品[0.43円/mL]，ネオ兼一消アルA：兼一薬品[0.43円/mL]，ネオ消アル：山善[0.44円/mL]，ネオ消アル「ニッコー」：日興[0.44円/mL]，ネオ消アル「ヨシダ」：吉田[0.43円/mL]，消毒用マルオアルコール：日医工[0.43円/mL]

ミオコールスプレー0.3mg　規格：0.65%7.2g1缶[1865.5円/缶]
ニトログリセリン　トーアエイヨー　217

【効 能 効 果】

狭心症発作の寛解

【対応標準病名】

◎	狭心症		
○	安静時狭心症	安定狭心症	異型狭心症
	冠攣縮性狭心症	狭心症3枝病変	初発労作型狭心症
	増悪労作型狭心症	不安定狭心症	夜間狭心症
	労作時兼安静時狭心症	労作性狭心症	
△	微小血管性狭心症		

用法用量　通常，成人には，1回1噴霧(ニトログリセリンとして0.3mg)を舌下に投与する。
なお，効果不十分の場合は1噴霧を追加投与する。

禁忌
(1)重篤な低血圧又は心原性ショックのある患者
(2)閉塞隅角緑内障の患者
(3)頭部外傷又は脳出血のある患者
(4)高度な貧血のある患者
(5)硝酸・亜硝酸エステル系薬剤に対し過敏症の既往歴のある患者
(6)ホスホジエステラーゼ5阻害作用を有する薬剤(シルデナフィルクエン酸塩，バルデナフィル塩酸塩水和物，タダラフィル)又はグアニル酸シクラーゼ刺激作用を有する薬剤(リオシグアト)を投与中の患者

併用禁忌

薬剤名等	臨床症状・措置方法	機序・危険因子
ホスホジエステラーゼ5阻害作用を有する薬剤 シルデナフィルクエン酸塩 (バイアグラ，レバチオ) バルデナフィル塩酸塩水和物 (レビトラ) タダラフィル (シアリス，アドシルカ，ザルティア)	併用により，降圧作用を増強することがある。	本剤はcGMPの産生を促進し，一方，ホスホジエステラーゼ5阻害作用を有する薬剤はcGMPの分解を抑制することから，両剤の併用によりcGMPの増大を介する本剤の降圧作用が増強する。
グアニル酸シクラーゼ刺激作用を有する薬剤 リオシグアト (アデムパス)		本剤とグアニル酸シクラーゼ刺激作用を有する薬剤は，ともにcGMPの産生を促進することから，両剤の併用によりcGMPの増大を介する本剤の降圧作用が増強する。

ミオピン点眼液　規格：5mL1瓶[84.8円/瓶]
L－アスパラギン酸カリウム　ネオスチグミンメチル硫酸塩　塩化カルシウム水和物　塩化ナトリウム　炭酸水素ナトリウム　参天　131

【効 能 効 果】

調節機能の改善

【対応標準病名】

該当病名なし

用法用量　通常，1回2～3滴を1日4回点眼する。
なお，症状により適宜増減する。

マイピリン点眼液：日本点眼薬[84.8円/瓶]

ミ

ミケランLA点眼液1%　規格：1%1mL[398.1円/mL]
ミケランLA点眼液2%　規格：2%1mL[558.2円/mL]
ミケラン点眼液1%　規格：1%1mL[201.8円/mL]
ミケラン点眼液2%　規格：2%1mL[277.7円/mL]
カルテオロール塩酸塩　大塚　131

【効 能 効 果】

緑内障，高眼圧症

【対応標準病名】

◎	高眼圧症	緑内障	
○	悪性緑内障	医原性緑内障	外傷性隅角解離
	外傷性緑内障	開放隅角緑内障	過分泌緑内障
	急性炎症性緑内障	急性閉塞隅角緑内障	急性緑内障発作
	偽落屑症候群	血管新生緑内障	原発開放隅角緑内障
	原発性緑内障	原発閉塞隅角緑内障	混合型緑内障
	色素性緑内障	視神経乳頭陥凹拡大	出血性緑内障
	水晶体原性緑内障	水晶体のう緑内障	水晶体融解緑内障
	ステロイド緑内障	正常眼圧緑内障	続発性緑内障
	ポスナーシュロスマン症候群	慢性開放角緑内障	慢性単性緑内障
	慢性閉塞隅角緑内障	無水晶体性緑内障	薬物誘発性緑内障
	溶血緑内障	緑内障性乳頭陥凹	
△	偽緑内障	原発閉塞隅角症	

用法用量
〔LA 点眼液〕：通常，1%製剤を1回1滴，1日1回点眼する。なお，十分な効果が得られない場合は，2%製剤を用いて1回1滴，1日1回点眼する。
〔点眼液〕：通常，1%製剤を1回1滴，1日2回点眼する。なお，十分な効果が得られない場合は，2%製剤を用いて1回1滴，1日2回点眼する。

用法用量に関連する使用上の注意　〔LA 点眼液〕：他の点眼剤を併用する場合には，本剤投与前に少なくとも10分間の間隔をあけて，本剤を最後に点眼すること。

禁忌
(1)コントロール不十分な心不全，洞性徐脈，房室ブロック(II・III度)，心原性ショックのある患者
(2)気管支喘息，気管支痙攣又はそれらの既往歴のある患者，重篤な慢性閉塞性肺疾患のある患者
(3)本剤の成分に対し過敏症の既往歴のある患者

カルテオロール点眼液T1%：東亜薬品　1%1mL[121円/mL]，カルテオロール点眼液T2%：東亜薬品　2%1mL[169.2円/mL]，カルテオロール塩酸塩LA点眼液1%「わかもと」：わかもと　1%1mL[289.9円/mL]，カルテオロール塩酸塩LA点眼液2%「わかもと」：わかもと　2%1mL[409.7円/mL]，カルテオロール塩酸塩点眼液1%「わかもと」：わかもと　1%1mL[99.7円/mL]，カルテオロール塩酸塩点眼液2%「わかもと」：わかもと　2%1mL[169.2円/mL]，ブロキレートPF点眼液1%：日本点眼薬　1%1mL[121円/mL]，ブロキレートPF点眼液2%：日本点眼薬　2%1mL[169.2円/mL]，ブロキレート点眼液1%：ニッテン　1%1mL[121円/mL]，ブロキレート点眼液2%：ニッテン　2%1mL[169.2円/mL]，リエントン点眼液1%：キョーリンリメディオ　1%1mL[99.7円/mL]，リエントン点眼液2%：キョーリンリメディオ　2%1mL[138.4円/mL]

ミドリンM点眼液0.4%　規格：0.4%1mL[22.7円/mL]
トロピカミド　参天　131

【効 能 効 果】

診断または治療を目的とする散瞳と調節麻痺

【対応標準病名】

該当病名なし

用法用量　診断または治療を目的とする散瞳には1日1回，1回1～2滴宛，調節麻痺には3～5分おきに2～3回，1回1滴宛点眼する。

禁忌　緑内障及び狭隅角や前房が浅いなどの眼圧上昇の素因のある患者

サンドールMY点眼液0.4%：日本点眼薬[17.4円/mL]

ミドリンP点眼液　規格：1mL[29.9円/mL]
トロピカミド　フェニレフリン塩酸塩　参天　131

【効 能 効 果】

診断及び治療を目的とする散瞳と調節麻痺

【対応標準病名】

該当病名なし

用法用量　散瞳には，通常，1回1～2滴を点眼するか，又は1回1滴を3～5分おきに2回点眼する。調節麻痺には，通常，1回1滴を3～5分おきに2～3回点眼する。
なお，症状により適宜増減する。

禁忌
(1)緑内障及び狭隅角や前房が浅いなどの眼圧上昇の素因のある患者
(2)本剤の成分に対し過敏症の既往歴のある患者

オフミック点眼液：わかもと[24.6円/mL]，サンドールP点眼液：日本点眼薬[24.6円/mL]，ミドレフリンP点眼液：日東メディック[24.6円/mL]

ミニトロテープ27mg　規格：(27mg)14cm²1枚[68.8円/枚]
ニトログリセリン　キョーリンリメディオ　217

バソレーターテープ27mgを参照(P2228)

ミラノール顆粒11%　規格：－[－]
フッ化ナトリウム　東洋製化　279

【効 能 効 果】

齲蝕の予防

【対応標準病名】

◎	う蝕

用法用量
(1)毎日法：通常フッ化ナトリウムとして0.05～0.1%溶液5～10mLを用い，1日1回食後又は就寝前に洗口する。
(2)週1回法：通常フッ化ナトリウムとして0.2%溶液5～10mLを用い，週1回食後又は就寝前に洗口する。

用法用量に関連する使用上の注意
(1)使用に際しては間違いなく洗口が出来ることを確認してから使用させること。洗口ができない場合には，水で洗口を練習させること。飲み込むおそれのある幼・小児には使用しないこと。
(2)飲み込まないようよく指導すること。
(3)顆粒のままでは劇薬であるので，必ず洗口液をつくり使用するよう指導すること。また，指定した使用量を守るよう指導すること。
(4)使用方法(洗口液の作り方，洗口方法)については十分に保護者に対して説明し，家庭での幼・小児の洗口は保護者の監督下で行わせること。
(5)洗口液の調製法
ミラノール顆粒11%は易溶性顆粒であり，水を加えて軽くふりまぜることにより容易に溶解して無色･芳香性の洗口液となる。

ミラノール顆粒11%の量	用法	水の量	洗口液		
			フッ化ナトリウム濃度	フッ化物イオン濃度	1mL中のフッ化ナトリウムの量
1包1g(黄色分包)	毎日法	200mL	0.055%	約250ppm	0.55mg

1包1.8g(ピンク色分包)	毎日法	200mL	0.099%	約450ppm	0.99mg
1包1.8g(ピンク色分包)	週1回法	100mL	0.198%	約900ppm	1.98mg

(6)洗口の方法
①調製した洗口液から1回量を量り取る。
②口に含み，約30秒間洗口液が十分に歯面にゆきわたるように，口を閉じ頬を動かす「ブクブクうがい」を行う。
③洗口は，嚥下を避ける目的で，下を向いて行う。
(7)洗口時の注意
①洗口の前には，歯をみがくか，水で口をすすぐこと。
②洗口液1回の量は一度で口に含むこととし，口に含めなかった洗口液は捨てること。
③洗口後の洗口液は十分に吐き出すこと。
④洗口後30分間はうがいや飲食物をとらないようにすること。

オラブリス洗口用顆粒11%：昭和薬化工

ミリステープ5mg
規格：(5mg)4.05cm×4.50cm1枚[49.9円/枚]
ニトログリセリン　日本化薬　217

【効能効果】
狭心症，急性心不全(慢性心不全の急性増悪期を含む)

【対応標準病名】

◎	急性心不全	狭心症	慢性心不全
○	安静時狭心症	安定狭心症	異型狭心症
	右室不全	右心不全	うっ血性心不全
	冠攣縮性狭心症	狭心症3枝病変	左室不全
	左心不全	初発労作型狭心症	心原性肺水腫
	心臓性呼吸困難	心臓性浮腫	心臓喘息
	心不全	増悪労作型狭心症	不安定狭心症
	慢性うっ血性心不全	夜間狭心症	両心不全
	労作時兼安静時狭心症	労作性狭心症	
△	心筋不全	微小血管性狭心症	

効能効果に関連する使用上の注意　本剤は狭心症の発作緩解を目的とした治療には不適であるので，このような目的のためには速効性の硝酸・亜硝酸エステル系薬剤を使用すること。

用法用量　通常，成人は1回1枚(ニトログリセリンとして5mg)を1日2回，12時間ごとに胸部，上腹部，背部，上腕部又は大腿部のいずれかに貼付する。なお，症状により適宜増減する。

禁忌
(1)重篤な低血圧又は心原性ショックの患者
(2)閉塞隅角緑内障の患者
(3)頭部外傷又は脳出血の患者
(4)高度な貧血の患者
(5)硝酸・亜硝酸エステル系薬剤に対し過敏症の既往歴のある患者
(6)ホスホジエステラーゼ5阻害作用を有する薬剤(シルデナフィルクエン酸塩，バルデナフィル塩酸塩水和物，タダラフィル)又はグアニル酸シクラーゼ刺激作用を有する薬剤(リオシグアト)を投与中の患者

併用禁忌

薬剤名等	臨床症状・措置方法	機序・危険因子
ホスホジエステラーゼ5阻害作用を有する薬剤 シルデナフィルクエン酸塩(バイアグラ，レバチオ) バルデナフィル塩酸塩水和物(レビトラ) タダラフィル(シアリス，アドシルカ，ザルティア)	併用により，降圧作用を増強することがある。	本剤はcGMPの産生を促進し，一方，ホスホジエステラーゼ5阻害作用を有する薬剤はcGMPの分解を抑制することから，両剤の併用によりcGMPの増大を介する本剤の降圧作用が増強する。
グアニル酸シクラーゼ刺激作用を有する薬剤 リオシグアト(アデムパス)		本剤とグアニル酸シクラーゼ刺激作用を有する薬剤は，ともにcGMPの産生を促進することから，両剤の併用によりcGMPの増大を介する本剤の降圧作用が増強する。

ミルタックスパップ30mg
規格：10cm×14cm1枚[20.5円/枚]
ケトプロフェン　ニプロパッチ　264

【効能効果】
下記疾患ならびに症状の鎮痛・消炎
変形性関節症，肩関節周囲炎，腱・腱鞘炎，腱周囲炎，上腕骨上顆炎(テニス肘等)，筋肉痛，外傷後の腫脹・疼痛

【対応標準病名】

◎	外傷	外側上顆炎	肩関節周囲炎
	筋肉痛	腱炎	腱鞘炎
	挫傷	手指変形性関節症	全身性変形性関節症
	創傷	テニス肘	疼痛
	変形性肩関節症	変形性関節症	変形性胸鎖関節症
	変形性肩鎖関節症	変形性股関節症	変形性膝関節症
	変形性手関節症	変形性足関節症	変形性肘関節症
	変形性中手関節症	母指CM関節変形性関節症	
○	CM関節変形性関節症	DIP関節変形性関節症	PIP関節変形性関節症
あ	アキレス腱腱鞘炎	アキレス腱部石灰化症	アキレス周囲膿瘍
	足炎	一側性外傷後股関節症	一側性外傷後膝関節症
	一側性形成不全性股関節症	一側性原発性股関節症	一側性原発性膝関節症
	一側性続発性股関節症	一側性続発性膝関節症	遠位橈尺関節変形性関節症
か	外傷後股関節症	外傷後膝関節症	外傷性肩関節症
	外傷性関節症	外傷性関節障害	外傷性股関節症
	外傷性膝関節症	外傷性手関節症	外傷性足関節症
	外傷性肘関節症	外傷性母指CM関節症	回旋腱板症候群
	踵関節症	踵痛	下肢筋肉痛
	下肢腱腱鞘炎	下肢痛	下腿三頭筋痛
	下腿痛	肩インピンジメント症候群	肩滑液包炎
	肩関節腱板炎	肩関節硬結性腱炎	肩関節症
	肩周囲炎	肩石灰性腱炎	滑膜炎
	化膿性腱鞘炎	環指化膿性腱鞘炎	環指屈筋腱腱鞘炎
	環指腱鞘炎	環指痛	環指ばね指
	関節挫傷	関節周囲炎	関節症
	関節打撲	関節内骨折	関節包炎
	急速破壊型股関節症	胸骨周囲炎	狭窄性腱鞘炎
	胸鎖乳突筋痛	胸背部筋肉痛	胸部外傷
	胸部筋肉痛	胸腹部筋痛	胸部損傷
	棘上筋症候群	棘上筋石灰化症	筋肉内血腫
	頚肩部筋肉痛	頚性頭痛	形成不全性股関節症
	頚部筋肉痛	頚部痛	結合織炎
	血腫	肩甲周囲炎	肩甲部筋肉痛
	腱損傷	原発性関節症	原発性股関節症
	原発性膝関節症	原発性全身性関節症	原発性変形性関節症
	原発性母指CM関節症	肩部筋痛	腱付着部炎
	腱付着部症	肩部痛	高エネルギー外傷
	後足部痛	喉頭外傷	喉頭損傷
	項背部筋痛	項部筋肉痛	項部痛
さ	股関節症	股痛	擦過皮下血腫
	趾関節症	示指化膿性腱鞘炎	示指屈筋腱腱鞘炎
	示指腱鞘炎	四肢痛	示指痛
	示指ばね指	四肢末端痛	趾伸筋腱腱鞘炎
	持続痛	趾痛	膝関節滑膜炎
	膝関節症	膝部腱膜炎	手関節周囲炎

ミ

	手関節症	手関節部腱鞘炎	手根関節症
	手指腱鞘炎	手指痛	手背部痛
	手部腱鞘炎	手部痛	漿液性滑膜炎
	小指化膿性腱鞘炎	上肢筋肉痛	小指屈筋腱腱鞘炎
	小指腱鞘炎	小指痛	上肢痛
	小指ばね指	上腕筋肉痛	上腕三頭筋腱鞘炎
	上腕三頭筋痛	上腕痛	上腕二頭筋腱炎
	上腕二頭筋腱鞘炎	上腕二頭筋痛	靱帯炎
	石灰性腱炎	線維筋痛症	前足部痛
	先天性股関節脱臼治療後亜脱臼	前腕筋肉痛	前腕痛
	前腕部腱鞘炎	僧帽筋痛	足関節周囲炎
	足関節症	足関節部腱鞘炎	足痛
	足底筋腱付着部炎	足底部痛	足背腱鞘炎
	足背痛	続発性関節症	続発性股関節症
	続発性膝関節症	続発性多発性関節症	続発性母指 CM 関節症
た	足部屈筋腱腱鞘炎	大腿筋痛	大腿痛
	大腿内側部痛	多発性外傷	多発性関節症
	多発性筋肉痛	打撲血腫	打撲傷
	打撲皮下血腫	弾発母趾	肘関節滑膜炎
	肘関節症	中指化膿性腱鞘炎	中指屈筋腱腱鞘炎
	中指腱鞘炎	中指痛	中指ばね指
	中足骨痛症	中足部痛	手化膿性腱鞘炎
	手屈筋腱腱鞘炎	手伸筋腱腱鞘炎	殿部筋肉痛
	ドゥ・ケルバン腱鞘炎	橈骨茎状突起腱鞘炎	橈側手根屈筋腱鞘炎
な	頭部筋肉痛	内側上顆炎	難治性疼痛
は	肉離れ	二次性変形性関節症	背部筋肉痛
	ばね指	皮下血腫	皮下損傷
	肘周囲炎	非特異性慢性滑膜炎	腓腹筋痛
	腓腹部痛	びらん性関節症	腹壁筋痛
	ブシャール結節	ヘーガース結節	ヘバーデン結節
	母指 CM 関節症	母指化膿性腱鞘炎	母指関節症
	母指球部痛	母指狭窄性腱鞘炎	母指屈筋腱腱鞘炎
	母指腱鞘炎	母指痛	母趾痛
ま	母指ばね指	慢性アキレス腱腱鞘炎	慢性滑膜炎症
や	野球肩	野球肘	癒着性肩関節包炎
ら	腰筋痛症	腰背筋痛症	リウマチ性筋炎
	両側性外傷後股関節症	両側性外傷後膝関節症	両側性外傷性母指 CM 関節症
	両側性形成不全性股関節症	両側性原発性股関節症	両側性原発性膝関節症
	両側性原発性母指 CM 関節症	両側性続発性股関節症	両側性続発性膝関節症
	両側性続発性母指 CM 関節症	老人性関節炎	老年性股関節症
	肋間筋肉痛		
△あ	MRSA 術後創部感染	亜脱臼	圧挫傷
	圧挫創	圧痛	一過性関節症
	咽頭開放創	咽頭創傷	会陰部化膿創
か	横隔膜損傷	外耳開放創	外耳道創傷
	外耳部外傷性異物	外耳部割創	外耳部貫通創
	外耳部咬創	外耳部挫創	外耳部刺創
	外耳部創傷	外傷後遺症	外傷性横隔膜ヘルニア
	外傷性眼球ろう	外傷性咬合	外傷性虹彩離断
	外傷性耳出血	外傷性食道破裂	外傷性切断
	外傷性乳び胸	外傷性皮下血腫	外耳裂創
	開放性脱臼	下咽頭創傷	下顎外傷性異物
	下顎開放創	下顎割創	下顎貫通創
	下顎口唇挫創	下顎咬創	下顎挫創
	下顎刺創	下顎創傷	下顎部皮膚欠損創
	下顎裂創	顎関節部開放創	顎関節部割創
	顎関節部貫通創	顎関節部咬創	顎関節部挫創
	顎関節部刺創	顎関節部創傷	顎関節部裂創
	角膜挫創	角膜切傷	角膜切創
	角膜創傷	角膜破裂	角膜裂傷

	肩関節異所性骨化	カテーテル感染症	カテーテル敗血症
	眼窩創傷	眼球結膜裂傷	眼球損傷
	眼球破裂	眼球裂傷	眼瞼外傷性異物
	眼瞼開放創	眼瞼割創	眼瞼貫通創
	眼瞼咬創	眼瞼挫創	眼瞼刺創
	眼瞼創傷	眼瞼裂創	眼周囲部外傷性異物
	眼周囲部開放創	眼周囲部割創	眼周囲部貫通創
	眼周囲部咬創	眼周囲部挫創	眼周囲部刺創
	眼周囲部創傷	眼周囲部裂創	関節血腫
	完全脱臼	眼部外傷性異物	眼部開放創
	眼部割創	眼部貫通創	眼部咬創
	眼部挫創	眼部刺創	眼部創傷
	眼部裂創	顔面汚染創	顔面外傷性異物
	顔面開放創	顔面割創	顔面貫通創
	顔面咬創	顔面挫創	顔面刺創
	顔面創傷	顔面掻創	顔面損傷
	顔面多発開放創	顔面多発割創	顔面多発貫通創
	顔面多発咬創	顔面多発挫創	顔面多発刺創
	顔面多発創傷	顔面多発裂創	顔面皮膚欠損創
	顔面裂創	急性疼痛	胸管損傷
	胸腺損傷	頬粘膜咬創	頬部外傷性異物
	頬部開放創	頬部割創	頬部貫通創
	頬部咬創	頬部挫創	頬部刺創
	胸部食道損傷	頬部創傷	頬部皮膚欠損創
	頬部裂創	強膜切創	強膜創傷
	強膜裂傷	筋損傷	筋断裂
	頚部食道開放創	結膜創傷	結膜裂傷
	腱鞘巨細胞腫	腱断裂	腱部分断裂
	腱裂傷	口蓋切創	口蓋裂創
	口角部挫創	口角部裂創	口腔開放創
	口腔割創	口腔挫創	口腔刺創
	口腔創傷	口腔粘膜咬創	口腔裂創
	口唇外傷性異物	口唇開放創	口唇割創
	口唇貫通創	口唇咬創	口唇挫創
	口唇刺創	口唇創傷	口唇裂創
さ	後方脱臼	挫滅傷	産科的創傷の血腫
	耳介外傷性異物	耳介開放創	耳介割創
	耳介貫通創	耳介咬創	耳介挫創
	耳介刺創	耳介創傷	耳介裂創
	趾化膿創	指間切創	示指化膿創
	耳前部挫創	歯肉切創	歯肉裂創
	脂肪織炎	縦隔血腫	手関節掌側部挫創
	手関節部挫創	手関節部創傷	手術創部膿瘍
	手掌挫創	手掌刺創	手掌切創
	手掌剥皮創	手掌皮膚欠損創	術後横隔膜下膿瘍
	術後感染症	術後髄膜炎	術後創部感染
	術後膿瘍	術後敗血症	術後腹腔内膿瘍
	術後腹壁膿瘍	手背皮膚欠損創	手背部挫創
	手背部切創	上顎部裂創	上唇小帯裂創
	食道損傷	神経原性関節症	神経障害性疼痛
	靱帯ストレイン	靱帯損傷	靱帯断裂
	身体痛	靱帯捻挫	靱帯裂傷
	ストレイン	声門外傷	舌開放創
	舌下顎挫創	舌咬創	舌挫創
	舌刺創	舌切創	舌創傷
	舌裂創	前額部外傷性異物	前額部開放創
	前額部割創	前額部貫通創	前額部咬創
	前額部挫創	前額部刺創	前額部創傷
	前額部皮膚欠損創	前額部裂創	前額頭頂部挫創
	全身痛	前方脱臼	創傷感染症
	創傷はえ幼虫症	創部膿瘍	損傷
た	大腿汚染創	大腿咬創	大腿挫創
	大腿皮膚欠損創	大腿部開放創	大腿部刺創
	大腿部切創	大腿裂創	大転子部挫創

	脱臼	単純脱臼	腟断端炎
	中手骨関節部挫創	虫垂炎術後残膿瘍	中枢神経障害性疼痛
	頭部多発開放創	頭部多発割創	頭部多発咬創
	頭部多発挫創	頭部多発刺創	頭部多発創傷
	頭部多発裂創	特発性関節脱臼	鈍痛
な	軟口蓋挫創	軟口蓋創傷	軟口蓋破裂
は	尿管切石術後感染症	捻挫	剥離骨折
	抜歯後感染	皮下異物	鼻根部打撲挫創
	鼻根部裂創	鼻前庭部挫創	鼻尖部挫創
	非熱傷性水疱	鼻部外傷性異物	鼻部開放創
	眉部割創	鼻部割創	鼻部貫通創
	鼻部咬創	鼻部挫創	鼻部刺創
	鼻部創傷	皮膚損傷	皮膚疼痛症
	鼻部皮膚欠損創	鼻部裂創	眉毛部割創
	眉毛部裂創	表皮剥離	鼻翼部切創
	鼻翼部裂創	複雑脱臼	副鼻腔開放創
	腹壁縫合糸膿瘍	ブラックアイ	閉鎖性脱臼
	縫合糸膿瘍	縫合部膿瘍	放散痛
ま	母指示指間切創	末梢神経障害性疼痛	眉間部挫創
	眉間部裂創	耳後部挫創	網脈絡膜裂傷
ら	らせん骨折	裂離	裂離骨折

効能効果に関連する使用上の注意
(1)本剤の使用により重篤な接触皮膚炎，光線過敏症が発現することがあり，中には重度の全身性発疹に進展する例が報告されているので，疾病の治療上の必要性を十分に検討の上，治療上の有益性が危険性を上回る場合にのみ使用すること。
(2)損傷皮膚には本剤を使用しないこと。

用法用量　1日2回，患部に貼付する。

禁忌
(1)本剤又は本剤の成分に対して過敏症の既往歴のある患者
(2)アスピリン喘息(非ステロイド性消炎鎮痛薬等による喘息発作の誘発)又はその既往歴のある患者
(3)チアプロフェン酸，スプロフェン，フェノフィブラートならびにオキシベンゾン及びオクトクリレンを含有する製品(サンスクリーン，香水等)に対して過敏症の既往歴のある患者
(4)光線過敏症の既往歴のある患者
(5)妊娠後期の女性

ケトプロフェンテープ30mg「サワイ」：沢井[12.7円/枚]，ケトプロフェンパップ30mg「日医工」：日医工[12.7円/枚]，ケトプロフェンパップ30mg「ラクール」：三友薬品[12.7円/枚]，タッチロンパップ30：救急薬品[12.7円/枚]，パッペンKパップ30mg：佐藤[9.9円/枚]，リフェロンテープ30mg：沢井[12.7円/枚]

ミレーナ52mg
規格：1個[26984.3円/個]
レボノルゲストレル　バイエル薬品　254,252

【効能効果】

避妊
過多月経
月経困難症

【対応標準病名】

◎	過多月経	月経困難症	
○	異常月経	過長月経	器質性月経困難症
	機能性月経困難症	月経異常	月経痛
	月経不順	月経モリミナ	原発性月経困難症
	思春期月経異常	思春期月経過多	続発性月経困難症
	排卵痛	頻発月経	不規則月経
	膜様月経困難症		

効能効果に関連する使用上の注意　＜過多月経の場合＞：器質性過多月経の患者では，原疾患の治療を優先すること。

用法用量　本剤1個を子宮腔内に装着する。

禁忌
(1)本剤の成分に対し過敏症の既往歴のある女性
(2)性器癌及びその疑いのある患者
(3)黄体ホルモン依存性腫瘍及びその疑いのある患者
(4)診断の確定していない異常性器出血のある患者
(5)先天性，後天性の子宮の形態異常(子宮腔の変形を来しているような子宮筋腫を含む)又は著しい位置異常のある女性
(6)性器感染症(カンジダ症を除く)のある患者
(7)過去3ヵ月以内に性感染症(細菌性腟炎，カンジダ症，再発性ヘルペスウイルス感染，B型肝炎，サイトメガロウイルス感染を除く)の既往歴のある女性
(8)頸管炎又は腟炎の患者
(9)再発性又は現在PIDの患者
(10)過去3ヵ月以内に分娩後子宮内膜炎又は感染性流産の既往歴のある女性
(11)子宮外妊娠の既往歴のある女性
(12)本剤又は子宮内避妊用具(IUD)装着時又は頸管拡張時に失神，徐脈等の迷走神経反射を起こしたことのある女性
(13)重篤な肝障害又は肝腫瘍の患者
(14)妊婦又は妊娠している可能性のある女性

ミロル点眼液0.5%
規格：0.5%1mL[416.1円/mL]
レボブノロール塩酸塩　杏林　131

【効能効果】

緑内障，高眼圧症

【対応標準病名】

◎	高眼圧症	緑内障	
○	悪性緑内障	医原性緑内障	外傷性隅角解離
	外傷性緑内障	開放隅角緑内障	過分泌緑内障
	急性炎症性緑内障	急性閉塞隅角緑内障	急性緑内障発作
	偽落屑症候群	血管新生緑内障	原発開放隅角緑内障
	原発性緑内障	原発閉塞隅角緑内障	混合型緑内障
	色素性緑内障	視神経乳頭陥凹拡大	出血性緑内障
	水晶体原性緑内障	水晶体のう緑内障	水晶体融解緑内障
	ステロイド緑内障	正常眼圧緑内障	続発性緑内障
	ポスナーシュロスマン症候群	慢性開放角緑内障	慢性単性緑内障
	慢性閉塞隅角緑内障	無水晶体性緑内障	薬物誘発性緑内障
	溶血緑内障	緑内障性乳頭陥凹	
△	偽緑内障	原発閉塞隅角症	

用法用量　通常，1回1滴を1日1回点眼する。十分な眼圧下降効果が持続しない場合は，1回1滴，1日2回まで点眼可能である。

用法用量に関連する使用上の注意　1日1回又は2回点眼において，1回2滴以上を点眼しても効果は変わらないため，過量点眼にならないように注意すること。

禁忌
(1)気管支喘息，又はその既往歴のある患者，気管支痙攣，重篤な慢性閉塞性肺疾患のある患者
(2)洞性徐脈，房室ブロック(第II，III度)，コントロール不十分な心不全，心原性ショックのある患者
(3)本剤の成分に対し過敏症の既往歴のある患者

レボブノロール塩酸塩PF点眼液0.5%「日点」：日本点眼薬[306.1円/mL]，レボブノロール塩酸塩点眼液0.5%「ニッテン」：ニッテン[306.1円/mL]

ムコスタ点眼液UD2%
規格：2%0.35mL1本[27.1円/本]
レバミピド　大塚　131

【効能効果】

ドライアイ

【対応標準病名】

◎	ドライアイ		
△	急性涙腺炎	慢性涙腺炎	涙液分泌不全
	涙腺炎	涙腺肥大	

効能効果に関連する使用上の注意　涙液異常に伴う角結膜上皮障害が認められ，ドライアイと診断された患者に使用すること。

用法用量　通常，1回1滴，1日4回点眼する。

禁忌　本剤の成分に対し過敏症の既往歴のある患者

ムコファジン点眼液

規格：5mL1瓶[84.8円/瓶]

コンドロイチン硫酸エステルナトリウム　フラビンアデニンジヌクレオチドナトリウム

わかもと　131

【効 能 効 果】

角膜疾患のうち，ビタミン B_2の欠乏又は代謝障害が関係し，かつ角膜保護を必要とする場合

【対応標準病名】

◎	角膜疾患	ビタミンB2欠乏症	リボフラビン欠乏症
○	角膜症	角膜内皮障害	角膜浮腫
△	角結膜乾燥症	角膜萎縮	角膜乾燥症
	角膜脂肪変性	角膜周囲充血	角膜上皮欠損
	角膜上皮剥離	角膜浸潤	角膜知覚過敏
	角膜知覚消失	角膜知覚鈍麻	角膜軟化
	角膜剥離	角膜変性症	再発性角膜びらん
	ザルツマン結節性ジストロフィー	若年環	穿孔性角膜軟化
	帯状角膜症	多発性角膜びらん	テリエン周辺角膜変性
	点状角膜炎	尿酸角膜変性	ハッサル・ヘンレ疣
	ビタミンB群欠乏症		

用法用量　通常，1回1～2滴を1日3～6回点眼する。なお，症状により適宜増減する。

ムコティア点眼液：日本点眼薬[84.8円/瓶]

ムコフィリン吸入液20%

規格：17.62%2mL1包[62.9円/包]

アセチルシステイン

サンノーバ　223

【効 能 効 果】

下記疾患の去痰：慢性気管支炎，肺気腫，肺化膿症，肺炎，気管支拡張症，肺結核，嚢胞性線維症，気管支喘息，上気道炎(咽頭炎，喉頭炎)，術後肺合併症

下記における前後処置：気管支造影，気管支鏡検査，肺癌細胞診，気管切開術

【対応標準病名】

◎	咽頭炎	気管支拡張症	気管支喘息
	急性上気道炎	喉頭炎	術後肺合併症
	のう胞性線維症	肺炎	肺化膿症
	肺気腫	肺結核	慢性気管支炎
○	MRSA肺化膿症	アスピリン喘息	アデノウイルス咽頭炎
	アトピー性喘息	アレルギー性気管支炎	萎縮性肺気腫
	一側性肺気腫	咽頭気管炎	咽頭喉頭炎
	咽頭チフス	咽頭扁桃炎	インフルエンザ菌喉頭炎
	インフルエンザ菌性咽頭炎	インフルエンザ菌性喉頭気管炎	ウイルス性咽頭炎
	ウイルス性気管炎	運動誘発性喘息	壊死性肺炎
	壊疽性咽頭炎	円柱状気管支拡張症	エンテロウイルス性リンパ結節性咽頭炎
	外因性喘息	潰瘍性咽頭炎	潰瘍性粟粒結核
	下咽頭炎	カタル性咽頭炎	活動性肺結核
	化膿性喉頭炎	下葉気管支拡張症	感染性咽頭炎
	感染性喉頭気管炎	乾酪性肺炎	気管結核
	気管支結核	気管支喘息合併妊娠	気管支肺炎
	気腫性肺のう胞	偽膜性咽頭炎	偽膜性喉頭炎
	急性咽頭炎	急性咽頭喉頭炎	急性咽頭扁桃炎
	急性壊疽性喉頭炎	急性潰瘍性喉頭炎	急性カタル性気管炎
	急性化膿性咽頭炎	急性気管炎	急性口蓋扁桃炎
	急性喉頭炎	急性喉頭気管炎	急性声帯炎
	急性声門下喉頭炎	急性粟粒結核	急性肺炎
	急性浮腫性喉頭炎	巨大気腫性肺のう胞	クラミジア肺炎
	結核	結核後遺症	結核腫
	結核性喀血	結核性気管支拡張症	結核性気胸
	結核性空洞	結核性肺線維症	結核性肺膿瘍
	結節性肺結核	限局性気管支拡張症	硬化性肺結核
	喉頭結核	喉頭周囲炎	コクサッキーウイルス咽頭炎
	混合型喘息	細気管支拡張症	出血性気管炎
	術後呼吸不全	術後肺炎	術後無気肺
	上咽頭炎	小児喘息	小児喘息性気管支炎
	小児肺炎	小葉間肺気腫	職業喘息
	人工呼吸器関連肺炎	膵のう胞性線維症	水疱性咽頭炎
	ステロイド依存性喘息	咳喘息	舌扁桃炎
	喘息性気管支炎	先天性結核	粟粒結核
	大葉性肺炎	多剤耐性結核	中心小葉性肺気腫
	沈下性肺炎	難治性喘息	乳児喘息
	乳児肺炎	のう状気管支拡張症	肺壊疽
	肺炎合併肺膿瘍	肺炎球菌性咽頭炎	肺炎結核
	肺結核・鏡検確認あり	肺結核・組織学的確認あり	肺結核・培養のみ確認あり
	肺結核後遺症	肺結核腫	肺結核術後
	敗血症性咽頭炎	敗血症性肺炎	肺切除後遺症
	肺膿瘍	肺胞性肺気腫	肺門結核
	播種性結核	汎小葉性肺気腫	非アトピー性喘息
	非定型肺炎	びまん性気管支拡張症	びまん性肺炎
	ぶどう球菌性咽頭炎	ぶどう球菌性肺膿瘍	ブラ性肺気腫
	閉塞性肺炎	閉塞性肺気腫	ヘルペスウイルス性咽頭炎
	膜性咽頭炎	マクロード症候群	慢性気管炎
	慢性気管気管支炎	慢性気管支拡張症	慢性気管支漏
	慢性肺化膿症	慢性肺気腫	無熱性肺炎
	夜間性喘息	淋菌性咽頭炎	連鎖球菌気管炎
	連鎖球菌性アンギナ	連鎖球菌性咽頭炎	連鎖球菌性喉頭炎
	連鎖球菌性喉頭気管炎	連鎖球菌性上気道感染	老人性気管支炎
	老人性肺炎	老人性肺気腫	
△	アンギナ	咽頭痛	かぜ
	感染型気管支喘息	感冒	胸膜肺炎
	珪肺結核	縦隔膿瘍	塵肺結核
	潜在性結核感染症	陳旧性肺結核	肺門リンパ節結核

用法用量　通常，1回1/2包～2包(アセチルシステインナトリウム塩20w/v%液として1～4mL)を単独又は他の薬剤を混じて気管内に直接注入するか，噴霧吸入する。

なお，年齢，症状により投与量，投与回数を適宜増減する。

アセチルシステインNa塩注入・吸入用液20W/V%「ショーワ」：昭和薬化工　17.62%2mL1管[50.1円/管]

無水エタノール「東豊」

規格：10mL[1.78円/mL]

無水エタノール

東豊薬品　261

【効 能 効 果】

手指・皮膚の消毒，手術部位(手術野)の皮膚の消毒，医療機器の消毒

【対応標準病名】

該当病名なし

用法用量　本品を精製水でうすめて，エタノールとして76.9～81.4%とし，これを消毒部位に塗布する。

禁忌　損傷皮膚及び粘膜

無水エタノール：タツミ薬品，東洋製化，コニシ[1.78円/mL]，無水エタノール「NP」：ニプロ[1.78円/mL]，無水エタノール

「アマカス」：甘糟化学[1.78円/mL]，無水エタノール「イマヅ」：今津薬品[1.78円/mL]，無水エタノール「ケンエー」：健栄[1.78円/mL]，無水エタノール「コザカイ・M」：小堺[1.78円/mL]，無水エタノール「三恵」：三恵薬品[1.78円/mL]，無水エタノールシオエ：シオエ[1.78円/mL]，無水エタノール「司生堂」：司生堂[1.78円/mL]，無水エタノール「タイセイ」：大成薬品[1.78円/mL]，無水エタノール「東海」：東海[1.78円/mL]，無水エタノール「ニッコー」：日興[1.78円/mL]，無水エタノール「マルイシ」：丸石[1.78円/mL]，無水エタノール(ミツマル)：サンケミファ[1.78円/mL]，無水エタノール「ヤクハン」：ヤクハン[1.78円/mL]，無水エタノール「ヤマゼン」：山善[1.78円/mL]，無水エタノール「ヨシダ」：吉田[1.78円/mL]

メサデルムクリーム0.1%　規格：0.1%1g[20.8円/g]
メサデルム軟膏0.1%　規格：0.1%1g[20.8円/g]
メサデルムローション0.1%　規格：0.1%1g[20.8円/g]

デキサメタゾンプロピオン酸エステル　岡山大鵬　264

【効能効果】

湿疹・皮膚炎群(進行性指掌角皮症，ビダール苔癬，日光皮膚炎を含む)，痒疹群(蕁麻疹様苔癬，ストロフルス，固定蕁麻疹を含む)，虫さされ，薬疹・中毒疹，乾癬，掌蹠膿疱症，扁平紅色苔癬，紅皮症，慢性円板状エリテマトーデス，紅斑症(多形滲出性紅斑，ダリエ遠心性環状紅斑，遠心性丘疹性紅斑)，毛孔性紅色粃糠疹，特発性色素性紫斑(マヨッキー紫斑，シャンバーク病，紫斑性色素性苔癬様皮膚炎)，肥厚性瘢痕・ケロイド，肉芽腫症(サルコイドーシス，環状肉芽腫)，悪性リンパ腫(菌状息肉症を含む)，アミロイド苔癬，斑状アミロイドージス，天疱瘡群，家族性良性慢性天疱瘡，類天疱瘡，円形脱毛症

【対応標準病名】

◎	悪性リンパ腫	アミロイド苔癬	円形脱毛症
	遠心性環状紅斑	遠心性丘疹性紅斑	円板状エリテマトーデス
	家族性良性慢性天疱瘡	環状肉芽腫	乾癬
	急性痒疹	菌状息肉症	血管拡張性環状紫斑症
	結節性痒疹	ケロイド	紅斑症
	紅皮症	サルコイドーシス	刺虫症
	湿疹	紫斑性苔癬状皮膚炎	掌蹠膿疱症
	進行性色素性皮膚病	進行性指掌角皮症	多形滲出性紅斑
	中毒疹	天疱瘡	特発性色素性紫斑
	日光皮膚炎	斑状アミロイドーシス	肥厚性瘢痕
	ビダール苔癬	皮膚炎	扁平苔癬
	毛孔性紅色粃糠疹	薬疹	痒疹
	類天疱瘡		
○	ALK陰性未分化大細胞リンパ腫	ALK陽性未分化大細胞リンパ腫	ALアミロイドーシス
	LE型薬疹	LE皮疹	MALTリンパ腫
あ	Tゾーンリンパ腫	亜急性皮膚エリテマトーデス	亜急性痒疹
	足湿疹	アトピー性紅皮症	胃悪性リンパ腫
	異汗性湿疹	ウイルソン紅色苔癬	うっ血性紫斑病
	腋窩湿疹	エリテマトーデス	円板状乾癬
か	温熱性紅斑	外耳部虫刺傷	海水浴皮膚炎
	過角化症	化学性皮膚炎	角質増殖症
	貨幣状湿疹	眼瞼虫刺傷	間擦疹
	眼周囲部虫刺傷	環状紅斑	眼性類天疱瘡
	乾癬性関節炎	乾癬性脊椎炎	感染性皮膚炎
	肝脾T細胞リンパ腫	眼部虫刺傷	汗疱性湿疹
	顔面急性皮膚炎	顔面光線角化症	顔面昆虫螫
	顔面尋常性乾癬	顔面多発虫刺傷	偽性円形脱毛症
	木村病	丘疹紅皮症	丘疹状紅斑
	丘疹状湿疹	丘疹状じんま疹	急性湿疹
	急性特発性血小板減少性紫斑病	急性汎発性膿疱性乾癬	胸部昆虫螫
	局面状乾癬	亀裂性湿疹	屈曲部乾癬
	頚部悪性リンパ腫	頚部虫刺症	頚部肉芽腫
	頚部皮膚炎	血管内大細胞型B細胞性リンパ腫	血管免疫芽球性T細胞リンパ腫
	結腸悪性リンパ腫	ケロイド拘縮	ケロイド体質
	ケロイド瘢痕	限局性アミロイドーシス	限局性円板状エリテマトーデス
	限局性神経皮膚炎	口腔扁平苔癬	甲状腺悪性リンパ腫
	口唇虫刺傷	光線角化症	後天性魚鱗癬
	後天性表皮水疱症	広汎性円形脱毛症	紅斑性湿疹
	紅斑性天疱瘡	紅皮症型薬疹	固定薬疹
さ	昆虫刺傷	昆虫毒	臍肉芽腫
	サルコイドーシス性ぶどう膜炎	サルコイド関節障害	耳介虫刺傷
	自家感作性皮膚炎	色素性紫斑	色素性紫斑性皮膚症
	色素性痒疹	自己赤血球感作症候群	四肢乾癬
	四肢尋常性乾癬	四肢虫刺症	四肢毛孔性紅色粃糠疹
	持続性色素異常性紅斑	刺虫アレルギー	湿疹続発性紅皮症
	湿疹様発疹	紫斑型薬疹	紫斑病
	縦隔悪性リンパ腫	重症多形滲出性紅斑・急性期	十二指腸悪性リンパ腫
	手指湿疹	手掌紅斑	術後ケロイド瘢痕
	種痘様水疱症様リンパ腫	主婦湿疹	腫瘍随伴性天疱瘡
	掌蹠角化腫	掌蹠角化症	掌蹠膿疱症性骨関節炎
	小腸悪性リンパ腫	小児EBV陽性T細胞リンパ増殖性疾患	小児全身性EBV陽性T細胞リンパ増殖性疾患
	小児汎発性膿疱性乾癬	職業性皮膚炎	脂漏性乾癬
	神経サルコイドーシス	深在性エリテマトーデス	滲出性紅斑型中毒疹
	尋常性乾癬	尋常性天疱瘡	真性ケロイド
	新生児皮膚炎	心臓悪性リンパ腫	水疱性多形紅斑
	水疱性扁平苔癬	水疱性類天疱瘡	スティーブンス・ジョンソン症候群
	制癌剤皮膚炎	精巣悪性リンパ腫	赤色湿疹
	セザリー症候群	節外性NK/T細胞リンパ腫・鼻型	接触皮膚炎
	節足動物毒	前額部虫刺傷	前額部虫刺症
	穿孔性環状肉芽腫	全身湿疹	全身性紫斑病
	全身の尋常性乾癬	全身毛孔性紅色粃糠疹	全身薬疹
	早期ケロイド	増殖性天疱瘡	創部瘢痕ケロイド
た	体幹虫刺症	苔癬	多形紅斑性関節障害
	多形慢性痒疹	蛇行状血管腫	ダリエー病
	単純性紫斑病	単純苔癬	チャドクガ皮膚炎
	虫刺性皮膚炎	中毒性紅斑	中毒性表皮壊死症
	腸管症関連T細胞リンパ腫	直腸悪性リンパ腫	滴状乾癬
	手湿疹	デビス紫斑	点状角化症
	点状乾癬	冬期湿疹	頭部湿疹
	頭部尋常性乾癬	頭部虫刺傷	特発性血小板減少性紫斑病合併妊娠
な	乳房皮膚炎	妊娠湿疹	妊娠性痒疹
	妊婦性皮膚炎	ネーゲリ病	熱傷後ケロイド
	熱傷後瘢痕ケロイド	熱傷後瘢痕ケロイド潰瘍	熱傷後瘢痕ケロイド拘縮
	熱傷瘢痕	熱帯扁平苔癬	膿胸関連リンパ腫
は	膿疱性乾癬	鼻背部湿疹	瘢痕性類天疱瘡
	汎発性膿疱性乾癬	脾B細胞性リンパ腫/白血病・分類不能型	皮角
	皮下脂肪織炎様T細胞リンパ腫	肥厚性扁平苔癬	非水疱性多形紅斑
	脾びまん性赤脾髄小B細胞性リンパ腫	皮膚アミロイドーシス	皮膚異物肉芽腫
	皮膚エリテマトーデス	皮膚原発性CD30陽性T細胞リンパ増殖性疾患	皮膚原発性γδT細胞リンパ腫

	皮膚原発性未分化大細胞リンパ腫	皮膚サルコイドーシス	鼻部虫刺傷
	皮膚の肥厚性障害	びまん性乾癬	ピリン疹
	腹部虫刺傷	ブラジル天疱瘡	不良肉芽
	ブルーム症候群	ヘアリー細胞白血病亜型	ヘブラ痒疹
	扁平湿疹	扁平苔癬様角化症	蜂刺症
	胞状異角化症	疱疹状天疱瘡	疱疹状膿痂疹
ま	麻疹様紅斑	末梢性T細胞リンパ腫	末梢性T細胞リンパ腫・詳細不明
	慢性光線性皮膚炎	慢性色素性紫斑	慢性湿疹
	慢性特発性血小板減少性紫斑病	慢性痒疹	マントル細胞リンパ腫
	未分化大細胞リンパ腫	ミベリー氏汗孔角化症	ムカデ咬創
	免疫芽球性リンパ節症	毛孔角化症	毛細管脆弱症
や	毛細血管脆弱症	毛虫皮膚炎	薬剤性過敏症症候群
	薬剤誘発性天疱瘡	薬物性口唇炎	薬物性接触性皮膚炎
ら	腰部尋常性乾癬	ライエル症候群	ライエル症候群型薬疹
	落屑性湿疹	落葉状天疱瘡	リウマチ性環状紅斑
	良性粘膜類天疱瘡	鱗状湿疹	リンパ芽球性リンパ腫
	類上皮細胞肉芽腫	類苔癬	レンネルトリンパ腫
	老人性紫斑	ロトムンド・トムソン症候群	濾胞性乾癬
	濾胞性リンパ腫		
△	1型糖尿病性皮膚障害	1型糖尿病性浮腫性硬化症	2型糖尿病性皮膚障害
	2型糖尿病性浮腫性硬化症	AHアミロイドーシス	B細胞リンパ腫
	LE蝶形皮疹	青色ゴムまり様母斑症候群	アナフィラクトイド紫斑
	アミロイドーシス	アミロイドーシス関節炎	アミロイド性自律神経ニューロパチー
	アレルギー性皮膚炎	胃アミロイドーシス	胃サルコイドーシス
	遺伝性掌蹠角化症	いぼ状表皮異形成	インドゴム様皮膚
	陰のう湿疹	会陰部肛囲湿疹	外陰部皮膚炎
	角皮症	眼窩悪性リンパ腫	汗孔角化症
	肝サルコイドーシス	眼サルコイドーシス	乾癬性紅皮症
	完全脱毛症	偽黄色腫	偽性黄色腫
	筋サルコイドーシス	毛だに皮膚炎	原発性アミロイドーシス
	原発性全身性アミロイドーシス	光沢苔癬	肛門湿疹
	骨悪性リンパ腫	骨サルコイドーシス	細菌疹
	サルコイドーシス性虹彩毛様体炎	サルコイド筋炎	サルコイド心筋炎
	サルコイドミオパチー	色素異常症	若年性ヘルペス状皮膚炎
	手掌角皮症	手掌紋異常	腫瘤型筋サルコイドーシス
	心アミロイドーシス	腎アミロイドーシス	人工肛門部皮膚炎
	心サルコイドーシス	腎サルコイドーシス	ステロイド皮膚炎
	ステロイド誘発性皮膚症	全身性アミロイドーシス	全身性脱毛症
	先天性角化異常症	先天性色素異常症	足底角化症
	帯状脱毛症	大腸悪性リンパ腫	多形紅斑
	蛇行状脱毛症	だに皮膚炎	弾性線維性偽黄色腫症
	弾力線維性仮性黄色腫	手足症候群	糖尿病性皮膚障害
	糖尿病性浮腫性硬化症	土肥氏鱗状毛のう角皮症	脳悪性リンパ腫
	脳回転状皮膚	肺アミロイドーシス	肺サルコイドーシス
	梅毒性脱毛症	梅毒性白斑	晩期梅毒性白斑
	汎発性脱毛症	脾悪性リンパ腫	皮下包虫症
	鼻腔サルコイドーシス	鼻前庭部湿疹	皮膚クリプトコッカス症
	皮膚弛緩症	皮膚色素沈着	皮膚掌紋異常
	皮膚色異常	皮膚はえ幼虫症	皮膚ブラストミセス症
	皮膚糞線虫症	皮膚ムコール症	非ホジキンリンパ腫
	副皮膚弁	ぶどう膜耳下腺熱	ペラグラ性皮膚炎
	ヘルペスウイルス性ひょう疽	扁桃悪性リンパ腫	マックル・ウエルズ症候群
	毛孔性苔癬	良性家族性天疱瘡	リンパ腫
	リンパ節サルコイドーシス	連鎖球菌性膿痂疹	老人性TTRアミロイドーシス

用法用量　通常，1日1～数回，適量を患部に塗布する。

禁忌

(1)細菌・真菌・スピロヘータ・ウイルス皮膚感染症
(2)本剤の成分に対し過敏症の既往歴のある患者
(3)鼓膜に穿孔のある湿疹性外耳道炎
(4)潰瘍(ベーチェット病は除く。)，第2度深在性以上の熱傷・凍傷

デルムサットクリーム0.1%：東光薬品[13.4円/g]，デルムサット軟膏0.1%：東光薬品[13.4円/g]，プロメタゾンクリーム0.1%：池田薬品[13.4円/g]，プロメタゾン軟膏0.1%：池田薬品[13.4円/g]，メインベートクリーム0.1%：前田薬品[13.4円/g]，メインベート軟膏0.1%：前田薬品[13.4円/g]，メインベートローション0.1%：前田薬品[13.4円/g]

メディトランステープ27mg　規格：(27mg)14cm²1枚[75円/枚]

ニトログリセリン　積水メディカル　217

バソレーターテープ27mgを参照(P2228)

メトコール　規格：－[－]

グアヤコール　パラクロルフェノール　ネオ製薬　273

【効 能 効 果】

齲窩及び根管の消毒，歯髄炎の鎮痛鎮静，根端(尖)性歯周組織炎の鎮痛鎮静

【対応標準病名】

◎	根尖性歯周炎	歯髄炎	
○	一部性歯髄炎	う蝕第2度単純性歯髄炎	う蝕第3度急性化膿性歯髄炎
	う蝕第3度歯髄壊死	う蝕第3度歯髄壊疽	う蝕第3度慢性壊疽性歯髄炎
	う蝕第3度慢性潰瘍性歯髄炎	う蝕第3度慢性化膿性根尖性歯周炎	う蝕第3度慢性増殖性歯髄炎
	壊疽性歯髄炎	外傷性歯髄炎	化膿性歯周炎
	カリエスのない歯髄炎	急性一部性化膿性歯髄炎	急性一部性単純性歯髄炎
	急性壊疽性歯髄炎	急性化膿性根尖性歯周炎	急性化膿性歯根膜炎
	急性化膿性歯髄炎	急性歯冠周囲炎	急性歯周炎
	急性歯髄炎	急性全部性化膿性歯髄炎	急性全部性単純性歯髄炎
	急性単純性根尖性歯周炎	急性単純性歯髄炎	急速進行性歯周炎
	血行性歯髄炎	限局型若年性歯周炎	広汎型若年性歯周炎
	根尖肉芽腫	根側歯周膿瘍	残髄炎
	歯冠周囲炎	歯冠周囲膿瘍	歯根膜下膿瘍
	歯周炎	歯周症	歯周膿瘍
	歯髄壊死	歯髄壊疽	歯肉膿瘍
	若年性歯周炎	上行性歯髄炎	前思春期性歯周炎
	全部性歯髄炎	早期発症型歯周炎	単純性歯周炎
	智歯周囲炎	中隔部肉芽形成	特殊性歯周炎
	難治性歯周炎	複雑性歯周炎	辺縁性化膿性歯根膜炎
	辺縁性歯周組織炎	慢性壊疽性歯髄炎	慢性開放性歯髄炎
	慢性潰瘍性歯髄炎	慢性化膿性根尖性歯周炎	慢性根尖性歯周炎
	慢性歯冠周囲炎	慢性歯周炎	慢性歯周膿瘍
	慢性歯髄炎	慢性増殖性歯髄炎	慢性単純性歯髄炎
	慢性閉鎖性歯髄炎	慢性辺縁性歯周炎急性発作	慢性辺縁性歯周炎軽度
	慢性辺縁性歯周炎重度	慢性辺縁性歯周炎中等度	

用法用量　齲窩・根管の拡大・清掃を十分に行い，本剤の適量を患部に貼付し，仮封する。

メノエイドコンビパッチ　規格：1枚[382.9円/枚]

エストラジオール　酢酸ノルエチステロン　あすか　248

【効 能 効 果】

更年期障害及び卵巣欠落症状に伴う血管運動神経系症状（Hot flush 及び発汗）

【対応標準病名】

◎	血管運動神経症	更年期症候群	卵巣欠落症状
○	黄体機能不全	原発性卵巣機能低下症	更年期神経症
	更年期性浮腫	更年期卵巣機能低下症	産褥卵巣機能低下症
	視床下部性卵巣機能低下	心因性頻脈	性腺機能低下症
	早発閉経	早発卵巣不全	晩発閉経
	閉経後症候群	卵巣機能異常	卵巣機能亢進症
	卵巣機能不全	卵巣性無月経	卵巣発育不全
△	萎縮性腟炎	異常絞扼反射	胃神経症
	胃腸神経症	咽喉頭食道神経症	咽喉頭神経症
	陰部神経症	エストロジェン欠乏性腟炎	過換気症候群
	空気嚥下症	空気飢餓感	更年期無月経
	肛門神経症	常習性吃逆	食道神経症
	心因性あくび	心因性胃アトニー	心因性胃液分泌過多症
	心因性胃痙攣	心因性過換気	心因性下痢
	心因性高血圧症	心因性呼吸困難発作	心因性鼓腸
	心因性しゃっくり	心因性消化不良症	心因性心悸亢進
	心因性心血管障害	心因性咳	心因性多飲症
	心因性脳血栓反応	心因性排尿障害	心因性発熱
	心因性頻尿	心因性不整脈	心因性幽門痙攣
	神経因性排尿障害	神経循環疲労症	神経性胃腸炎
	神経性食道通過障害	神経性心悸亢進	人工的閉経後症候群
	心身症型自律神経失調症	心臓血管神経症	心臓神経症
	心臓神経痛	心臓性神経衰弱症	身体表現性自律神経機能低下
	性器神経症	血の道症	内臓神経症
	尿膀胱神経症	脳血管運動神経症	鼻咽腔異常感症
	鼻内異常感	腹部神経症	閉経
	閉経期障害	閉経後萎縮性腟炎	閉経後出血
	膀胱過敏症	卵巣機能障害	

用法用量　通常，成人に対し，メノエイドコンビパッチ1枚を3～4日ごとに1回（週2回）下腹部に貼付する。

禁忌

(1)エストロゲン依存性悪性腫瘍（例えば，乳癌，子宮内膜癌）及びその疑いのある患者
(2)未治療の子宮内膜増殖症のある患者
(3)乳癌の既往歴のある患者
(4)血栓性静脈炎や肺塞栓症のある患者又はその既往歴のある患者
(5)動脈性の血栓塞栓疾患（例えば，冠動脈性心疾患，脳卒中）又はその既往歴のある患者
(6)本剤の成分に対し過敏症の既往歴のある患者
(7)妊婦又は妊娠している可能性のある女性及び授乳婦
(8)重篤な肝障害のある患者
(9)診断の確定していない異常性器出血のある患者
(10)ポルフィリン症の患者

メプチンエアー10μg吸入100回

規格：0.0143%5mL1キット[934.2円/キット]

メプチンキッドエアー5μg吸入100回

規格：0.0143%2.5mL1キット[743.5円/キット]

メプチン吸入液0.01%　規格：0.01%1mL[32.2円/mL]

メプチン吸入液ユニット0.3mL

規格：0.01%0.3mL1個[17.8円/個]

メプチン吸入液ユニット0.5mL

規格：0.01%0.5mL1個[23.2円/個]

メプチンクリックヘラー10μg

規格：2mg1キット[1262.3円/キット]

メプチンスイングヘラー10μg吸入100回

規格：1mg1キット[1006.8円/キット]

プロカテロール塩酸塩水和物　大塚　225

【効 能 効 果】

下記疾患の気道閉塞性障害に基づく諸症状の緩解：気管支喘息，慢性気管支炎，肺気腫

【対応標準病名】

◎	気管支喘息	気道閉塞	肺気腫
	慢性気管支炎		
○	アスピリン喘息	アトピー性喘息	アレルギー性気管支炎
	萎縮性肺気腫	一側性肺気腫	運動誘発性喘息
	外因性喘息	感染型気管支喘息	気管支喘息合併妊娠
	気腫性肺のう胞	巨大気腫性肺のう胞	混合型喘息
	小児喘息	小児喘息性気管支炎	小葉間肺気腫
	職業喘息	心因性喘息	ステロイド依存性喘息
	咳喘息	喘息性気管支炎	代償性肺気腫
	中心小葉性肺気腫	難治性喘息	乳児喘息
	肺胞性肺気腫	汎小葉性肺気腫	非アトピー性喘息
	ブラ性肺気腫	閉塞性肺気腫	マクロード症候群
	慢性気管炎	慢性気管気管支炎	慢性気管支漏
	慢性肺気腫	夜間性喘息	老人性気管支炎
	老人性肺気腫		
△	気道狭窄	急性呼吸器感染症	上葉無気肺
	中葉無気肺	板状無気肺	
※	適応外使用可 原則として，「プロカテロール塩酸塩水和物【外用薬】」を「乳児の喘鳴症状」に対し処方した場合，当該使用事例を審査上認める。		

効能効果に関連する使用上の注意　〔エアー，キッドエアー，クリックヘラー，スイングヘラー〕：本剤は喘息発作に対する対症療法剤であるので，本剤の使用は発作発現時に限ること。

用法用量

〔エアー，キッドエアー，クリックヘラー，スイングヘラー〕：プロカテロール塩酸塩水和物として，通常成人1回20μg，小児1回10μgを吸入する。なお，年齢，症状により適宜増減する。

〔吸入液，吸入液ユニット〕：プロカテロール塩酸塩水和物として，通常成人1回30～50μg（0.3～0.5mL），小児1回10～30μg（0.1～0.3mL）を深呼吸しながらネブライザーを用いて吸入する。なお，年齢，症状により適宜増減する。

用法用量に関連する使用上の注意

〔エアー10μg吸入100回，クリックヘラー10μg，スイングヘラー10μg吸入100回〕：患者又は保護者に対し，本剤の過度の使用により不整脈，心停止等の重篤な副作用が発現する危険性があることを理解させ，次の事項及びその他必要と考えられる注意を与えること。

成人1回2吸入，小児1回1吸入の用法用量を守り，1日4回（原則として成人8吸入，小児4吸入）までとすること。

〔キッドエアー5μg吸入100回〕：患者又は保護者に対し，本剤の過度の使用により不整脈，心停止等の重篤な副作用が発現する危険性があることを理解させ，次の事項及びその他必要と考えられる注意を与えること。

成人１回４吸入，小児１回２吸入の用法用量を守り，１日４回（原則として成人16吸入，小児８吸入）までとすること。

〔吸入液 0.01%，吸入液ユニット 0.3mL，吸入液ユニット 0.5mL〕：患者に対し，本剤の過度の使用により不整脈，心停止等の重篤な副作用が発現する危険性があることを理解させ，次の事項及びその他必要と考えられる注意を与えること。

成人１回 0.3～0.5mL，小児１回 0.1～0.3mL を吸入する用法用量を守ること。

禁忌　本剤の成分に対し過敏症の既往歴のある患者

メンタックス外用液1%　規格：1%1mL[38.8円/mL]
メンタックスクリーム1%　規格：1%1g[38.8円/g]
メンタックススプレー1%　規格：1%1mL[66.7円/mL]
ブテナフィン塩酸塩　科研　265

ボレー外用液1%，ボレークリーム1%，ボレースプレー1%を参照(P2304)

モーラステープ20mg　規格：7cm×10cm1枚[28.4円/枚]
モーラステープL40mg　規格：10cm×14cm1枚[43.7円/枚]
ケトプロフェン　久光　264

【効能効果】

(1)下記疾患並びに症状の鎮痛・消炎
腰痛症(筋・筋膜性腰痛症，変形性脊椎症，椎間板症，腰椎捻挫)，変形性関節症，肩関節周囲炎，腱・腱鞘炎，腱周囲炎，上腕骨上顆炎(テニス肘等)，筋肉痛，外傷後の腫脹・疼痛
(2)関節リウマチにおける関節局所の鎮痛

【対応標準病名】

◎	外傷	外側上顆炎	肩関節周囲炎
	関節リウマチ	筋筋膜性腰痛症	筋肉痛
	腱炎	腱鞘炎	挫傷
	手指変形性関節症	全身性変形性関節症	創傷
	椎間板症	テニス肘	疼痛
	変形性肩関節症	変形性関節症	変形性胸鎖関節症
	変形性肩鎖関節症	変形性股関節症	変形性膝関節症
	変形性手関節症	変形性脊椎症	変形性足関節症
	変形性肘関節症	変形性中手関節症	母指CM関節変形性関節症
	腰椎捻挫	腰痛症	
○	CM関節変形性関節症	DIP関節変形性関節症	PIP関節変形性関節症
あ	RS3PE症候群	アキレス腱腱鞘炎	アキレス腱部石灰化症
	アキレス周囲膿瘍	足炎	圧挫後遺症
	一側性外傷後股関節症	一側性外傷後膝関節症	一側性形成不全性股関節症
	一側性原発性股関節症	一側性原発性膝関節症	一側性続発性股関節症
	一側性続発性膝関節症	遠位橈尺関節変形性関節症	炎症性多発性関節障害
か	外傷後遺症	外傷後股関節症	外傷後膝関節症
	外傷性肩関節症	外傷性関節症	外傷性関節障害
	外傷性頚部腰部症候群	外傷性股関節症	外傷性膝関節症
	外傷性手関節症	外傷性切断後遺症	外傷性足関節症
	外傷性恥骨結合離開	外傷性肘関節症	外傷性母指CM関節症
	回旋腱板症候群	踵関節症	踵痛
	下肢筋肉痛	下肢腱腱鞘炎	下肢痛
	下腿三頭筋痛	下腿痛	肩インピンジメント症候群
	肩滑液包炎	肩関節腱板炎	肩関節硬結性腱炎
	肩関節症	肩周囲炎	肩石灰性腱炎
	滑膜炎	化膿性腱鞘炎	化膿性椎間板炎
	下背部ストレイン	環指化膿性腱鞘炎	環指屈筋腱腱鞘炎
	環指腱鞘炎	環指痛	環指ばね指
	関節挫傷	関節周囲炎	関節症
	関節打撲	関節内骨折	関節包炎
	関節リウマチ・肩関節	関節リウマチ・胸椎	関節リウマチ・頚椎
	関節リウマチ・股関節	関節リウマチ・指関節	関節リウマチ・趾関節
	関節リウマチ・膝関節	関節リウマチ・手関節	関節リウマチ・脊椎
	関節リウマチ・足関節	関節リウマチ・肘関節	関節リウマチ・腰椎
	急性腰痛症	急速破壊型股関節症	胸骨周囲炎
	狭窄性腱鞘炎	胸鎖乳突筋痛	胸椎症
	胸椎椎間板症	胸椎椎間板ヘルニア	胸椎椎間板変性
	胸椎部痛	胸背部筋肉痛	胸背部痛
	胸部外傷	胸部筋肉痛	胸腹部筋痛
	胸部損傷	胸腰椎脱臼	棘上筋症候群
	棘上筋石灰化症	筋肉内血腫	頚肩部筋肉痛
	頚性頭痛	形成不全性股関節症	頚椎胸椎捻挫
	頚椎症性神経根症	頚椎症性脊髄症	頚背部痛
	頚部筋肉痛	頚部痛	結合織炎
	血腫	血清反応陰性関節リウマチ	肩甲周囲炎
	肩甲部筋肉痛	腱損傷	原発性関節症
	原発性股関節症	原発性膝関節症	原発性全身性関節症
	原発性変形性関節症	原発性母指CM関節症	肩部筋痛
	腱付着部炎	腱付着部症	肩部痛
	高エネルギー外傷	後足部痛	喉頭外傷
	喉頭損傷	項背部筋痛	項部筋肉痛
	項部痛	股関節症	股関節捻挫
	股痛	骨盤血管損傷後遺症	骨盤帯末梢神経損傷後遺症
さ	根性腰痛症	坐骨神経根炎	坐骨神経痛
	坐骨単神経根炎	坐骨包靱帯ストレイン	坐骨包靱帯捻挫
	擦過皮下血腫	趾関節症	示指化膿性腱鞘炎
	示指屈筋腱腱鞘炎	示指腱鞘炎	四肢痛
	示指痛	示指ばね指	四肢末端痛
	趾伸筋腱腱鞘炎	持続痛	趾痛
	膝関節滑膜炎	膝関節症	膝部腱膜炎
	尺側偏位	手関節周囲炎	手関節症
	手関節部腱鞘炎	手根関節症	手指腱鞘炎
	手指痛	手背部痛	手部腱鞘炎
	手部痛	シュモール結節	漿液性滑膜炎
	小指化膿性腱鞘炎	上肢筋肉痛	小指屈筋腱腱鞘炎
	小指腱鞘炎	小指痛	上肢痛
	小指ばね指	上腕筋肉痛	上腕三頭筋腱鞘炎
	上腕三頭筋痛	上腕痛	上腕二頭筋腱炎
	上腕二頭筋腱鞘炎	上腕二頭筋痛	神経根炎
	神経根損傷後遺症	靱帯炎	成人スチル病
	脊髄神経根症	脊椎関節症	脊椎関節痛
	脊椎症	脊椎症性ミエロパチー	脊椎脱臼
	脊椎捻挫	石灰性腱炎	線維筋痛症
	前脊髄動脈圧迫症候群	前足部痛	仙腸関節亜脱臼
	仙腸関節症	仙腸関節ストレイン	仙腸関節脱臼
	仙腸関節捻挫	先天性股関節脱臼治療後亜脱臼	仙尾関節脱臼
	前腕筋肉痛	前腕痛	前腕部腱鞘炎
	僧帽筋痛	足関節周囲炎	足関節症
	足関節部腱鞘炎	足痛	足底筋腱付着部炎
	足底部痛	足背腱鞘炎	足背痛
	続発性関節症	続発性股関節症	続発性膝関節症
	続発性多発性関節症	続発性母指CM関節症	足部屈筋腱腱鞘炎
た	第4・5腰椎椎間板ヘルニア	第4・5腰椎椎間板変性	第4腰椎椎間板変性
	第5腰椎第1仙椎間椎間板変性	体幹骨折後遺症	体幹神経損傷後遺症
	大腿筋痛	大腿四頭筋肉離れ	大腿痛
	大腿内側部痛	多発性外傷	多発性関節症
	多発性筋肉痛	多発性リウマチ性関節炎	打撲血腫
	打撲傷	打撲皮下血腫	弾発母趾

	肘関節滑膜炎	肘関節症	中指化膿性腱鞘炎
	中指屈筋腱腱鞘炎	中指腱鞘炎	中指痛
	中指ばね指	中足骨痛症	中足部痛
	椎間板炎	椎間板ヘルニア	椎間板ヘルニア性腰痛症
	椎間板変形	椎間変性症	椎骨動脈圧迫症候群
	手化膿性腱鞘炎	手屈筋腱腱鞘炎	手伸筋腱腱鞘炎
	殿部筋肉痛	殿部痛	ドゥ・ケルバン腱鞘炎
	橈骨茎状突起腱鞘炎	橈側手根屈筋腱鞘炎	頭部筋肉痛
な	内側上顆炎	難治性疼痛	肉離れ
は	二次性変形性関節症	背部圧迫感	背部筋肉痛
	背部痛	背部捻挫	破壊性脊椎関節症
	ばね指	皮下血腫	皮下損傷
	肘周囲炎	非特異性慢性滑膜炎	腓腹筋痛
	腓腹部痛	びらん性関節症	腹部血管損傷後遺症
	腹壁筋痛	ブシャール結節	ヘーガース結節
	ヘバーデン結節	変形性脊髄症	変形性脊椎炎
	変形性腰椎症	母指 CM 関節症	母指化膿性腱鞘炎
	母指関節症	母指球部痛	母指狭窄性腱鞘炎
	母指屈筋腱腱鞘炎	母指腱鞘炎	母指痛
ま	母趾痛	母指ばね指	慢性アキレス腱腱鞘炎
や	慢性滑膜炎症	ムチランス変形	野球肩
	野球肘	癒着性肩関節包炎	腰筋痛症
	腰仙関節ストレイン	腰仙関節捻挫	腰仙椎間板障害
	腰仙部神経根炎	腰椎坐骨神経痛	腰椎シュモール結節
	腰椎症	腰椎ストレイン	腰椎脱臼
	腰椎椎間板症	腰椎椎間板ヘルニア	腰椎椎間板変性症
	腰痛坐骨神経痛症候群	腰殿部痛	腰背筋痛症
	腰腹痛	腰部神経根炎	腰部捻挫後遺症
ら	リウマチ性滑液包炎	リウマチ性筋炎	リウマチ性皮下結節
	リウマチ様関節炎	両側性外傷後股関節症	両側性外傷後膝関節症
	両側性外傷性母指 CM 関節症	両側性形成不全性股関節症	両側性原発性股関節症
	両側性原発性膝関節症	両側性原発性母指 CM 関節症	両側性続発性股関節症
	両側性続発性膝関節症	両側性続発性母指 CM 関節症	老人性関節炎
	老年性股関節症	肋間筋肉痛	

△あ	MRSA 術後創部感染	亜脱臼	圧挫傷
	圧挫創	圧痛	一過性関節症
	咽頭開放創	咽頭創傷	会陰部化膿創
か	横隔膜損傷	外耳開放創	外耳道創傷
	外耳部外傷性異物	外耳部割創	外耳部貫通創
	外耳部咬創	外耳部挫創	外耳部刺創
	外耳部創傷	外傷性横隔膜ヘルニア	外傷性眼球ろう
	外傷性咬合	外傷性虹彩離断	外傷性耳出血
	外傷性食道破裂	外傷性切断	外傷性乳び胸
	外傷性皮下血腫	外耳裂創	開放性脱臼
	下咽頭創傷	下顎外傷性異物	下顎開放創
	下顎割創	下顎貫通創	下顎口唇挫創
	下顎咬創	下顎挫創	下顎刺創
	下顎創傷	下顎部皮膚欠損創	下顎裂創
	顎関節部開放創	顎関節部割創	顎関節部貫通創
	顎関節部咬創	顎関節部挫創	顎関節部刺創
	顎関節部創傷	顎関節部裂創	角膜挫創
	角膜切傷	角膜切創	角膜創傷
	角膜破裂	角膜裂傷	肩関節異所性骨化
	カテーテル感染症	カテーテル敗血症	眼窩創傷
	眼球結膜裂傷	眼球損傷	眼球破裂
	眼球裂傷	眼瞼外傷性異物	眼瞼開放創
	眼瞼割創	眼瞼貫通創	眼瞼咬創
	眼瞼挫創	眼瞼刺創	眼瞼創傷
	眼瞼裂創	眼周囲部外傷性異物	眼周囲部開放創
	眼周囲部割創	眼周囲部貫通創	眼周囲部咬創
	眼周囲部挫創	眼周囲部刺創	眼周囲部創傷
	眼周囲部裂創	関節血腫	関節リウマチ・顎関節
	完全脱臼	眼部外傷性異物	眼部開放創
	眼部割創	眼部貫通創	眼部咬創
	眼部挫創	眼部刺創	眼部創傷
	眼部裂創	顔面汚染創	顔面外傷性異物
	顔面開放創	顔面割創	顔面貫通創
	顔面咬創	顔面挫創	顔面刺創
	顔面創傷	顔面掻創	顔面損傷
	顔面多発開放創	顔面多発割創	顔面多発貫通創
	顔面多発咬創	顔面多発挫創	顔面多発刺創
	顔面多発創傷	顔面多発裂創	顔面皮膚欠損創
	顔面裂創	急性疼痛	胸管損傷
	胸腺損傷	頬粘膜咬創	頬部外傷性異物
	頬部開放創	頬部割創	頬部貫通創
	頬部咬創	頬部挫創	頬部刺創
	胸部食道損傷	頬部創傷	頬部皮膚欠損創
	頬部裂創	強膜切創	強膜創傷
	強膜裂傷	筋損傷	筋断裂
	頚部食道開放創	結膜創傷	結膜裂傷
	腱鞘巨細胞腫	腱断裂	腱部分断裂
	腱裂傷	口蓋切創	口蓋裂創
	口角部挫創	口角部裂創	口腔開放創
	口腔割創	口腔挫創	口腔刺創
	口腔創傷	口腔粘膜咬創	口腔裂創
	口唇外傷性異物	口唇開放創	口唇割創
	口唇貫通創	口唇咬創	口唇挫創
	口唇刺創	口唇創傷	口唇裂創
	後方脱臼	骨盤ストレイン	骨盤捻挫
さ	挫滅傷	産科的創傷の血腫	耳介外傷性異物
	耳介開放創	耳介割創	耳介貫通創
	耳介咬創	耳介挫創	耳介刺創
	耳介創傷	耳介裂創	趾化膿創
	指間切創	示指化膿創	耳前部挫創
	歯肉切創	歯肉裂創	脂肪織炎
	縦隔血腫	手関節掌側部挫創	手関節部挫創
	手関節部創傷	手術創部膿瘍	手掌挫創
	手掌刺創	手掌切創	手掌剥皮創
	手掌皮膚欠損創	術後横隔膜下膿瘍	術後感染症
	術後髄膜炎	術後創部感染	術後膿瘍
	術後敗血症	術後腹腔内膿瘍	術後腹壁膿瘍
	手背皮膚欠損創	手背部挫創	手背部切創
	上顎部裂創	上唇小帯裂創	上腕神経痛
	食道損傷	神経原性関節症	神経障害性疼痛
	靱帯ストレイン	靱帯損傷	靱帯断裂
	身体痛	靱帯捻挫	靱帯裂傷
	ストレイン	声門外傷	脊髄空洞症
	脊椎痛	舌開放創	舌下顎挫創
	舌咬創	舌挫創	舌刺創
	舌切創	舌創傷	舌裂創
	前額部外傷性異物	前額部開放創	前額部割創
	前額部貫通創	前額部咬創	前額部挫創
	前額部刺創	前額部創傷	前額部皮膚欠損創
	前額部裂創	前額頭頂部挫創	全身痛
	前方脱臼	創傷感染症	創傷はえ幼虫症
た	創部膿瘍	損傷	大腿汚染創
	大腿咬創	大腿挫創	大腿皮膚欠損創
	大腿部開放創	大腿部刺創	大腿部切創
	大腿裂創	大転子部挫創	脱臼
	単純脱臼	腟断端炎	中手骨関節部挫創
	虫垂炎術後残膿瘍	中枢神経障害性疼痛	頭部多発開放創
	頭部多発割創	頭部多発咬創	頭部多発挫創
	頭部多発刺創	頭部多発創傷	頭部多発裂創
な	特発性関節脱臼	鈍痛	軟口蓋挫創
	軟口蓋創傷	軟口蓋破裂	尿管切石術後感染症

は	捻挫	剥離骨折	抜歯後感染
	皮下異物	尾骨ストレイン	尾骨捻挫
	鼻根部打撲挫創	鼻根部裂創	鼻前庭部挫創
	鼻尖部挫創	非熱傷性水疱	鼻部外傷性異物
	鼻部開放創	眉部割創	鼻部割創
	鼻部貫通創	鼻部咬創	鼻部挫創
	鼻部刺創	鼻部創傷	皮膚損傷
	皮膚疼痛症	鼻部皮膚欠損創	鼻部裂創
	眉毛部割創	眉毛部裂創	表皮剥離
	鼻翼部切創	鼻翼部裂創	複雑脱臼
	副鼻腔開放創	腹壁縫合糸膿瘍	ブラックアイ
	閉鎖性脱臼	変形性胸椎症	縫合糸膿瘍
	縫合部膿瘍	放散痛	母指示指間切創
ま	末梢神経障害性疼痛	眉間部挫創	眉間部裂創
や	耳後部挫創	網脈絡膜裂傷	腰椎椎間板断裂
ら	らせん骨折	裂離	裂離骨折

効能効果に関連する使用上の注意

(1)本剤の使用により重篤な接触皮膚炎，光線過敏症が発現することがあり，中には重度の全身性発疹に進展する例が報告されているので，疾病の治療上の必要性を十分に検討の上，治療上の有益性が危険性を上回る場合にのみ使用すること。

(2)損傷皮膚には本剤を使用しないこと。

用法用量　1日1回患部に貼付する。

禁忌

(1)本剤又は本剤の成分に対して過敏症の既往歴のある患者

(2)アスピリン喘息(非ステロイド性消炎鎮痛剤等による喘息発作の誘発)又はその既往歴のある患者

(3)チアプロフェン酸，スプロフェン，フェノフィブラート並びにオキシベンゾン及びオクトクリレンを含有する製品(サンスクリーン，香水等)に対して過敏症の既往歴のある患者

(4)光線過敏症の既往歴のある患者

(5)妊娠後期の女性

ケトプロフェンテープ20mg「BMD」：ビオメディクス　7cm×10cm1枚[12.8円/枚]，ケトプロフェンテープ20mg「SN」：シオノ　－[－]，ケトプロフェンテープ20mg「テイコク」：帝國　7cm×10cm1枚[12.8円/枚]，ケトプロフェンテープ20mg「東光」：東光薬品　7cm×10cm1枚[12.8円/枚]，ケトプロフェンテープ20mg「日医工」：日医工　7cm×10cm1枚[12.8円/枚]，ケトプロフェンテープ20mg「ラクール」：三友薬品　7cm×10cm1枚[12.8円/枚]，ケトプロフェンテープ40mg「BMD」：ビオメディクス　10cm×14cm1枚[18.1円/枚]，ケトプロフェンテープ40mg「SN」：シオノ　－[－]，ケトプロフェンテープ40mg「テイコク」：帝國　10cm×14cm1枚[18.1円/枚]，ケトプロフェンテープ40mg「東光」：東光薬品　10cm×14cm1枚[18.1円/枚]，ケトプロフェンテープ40mg「日医工」：日医工　10cm×14cm1枚[18.1円/枚]，ケトプロフェンテープ40mg「ラクール」：三友薬品　10cm×14cm1枚[18.1円/枚]，タッチロンテープ20：救急薬品　7cm×10cm1枚[12.8円/枚]，タッチロンテープ40：救急薬品　10cm×14cm1枚[18.1円/枚]，パテルテープ20：大石膏盛堂　7cm×10cm1枚[12.8円/枚]，パテルテープ40：大石膏盛堂　10cm×14cm1枚[18.1円/枚]，フレストルテープ20mg：東和　7cm×10cm1枚[12.8円/枚]，フレストルテープ40mg：東和　10cm×14cm1枚[18.1円/枚]，レイナノンテープ20mg：シオノ　7cm×10cm1枚[12.8円/枚]，レイナノンテープ40mg：シオノ　10cm×14cm1枚[18.1円/枚]

モーラスパップ30mg　規格：10cm×14cm1枚[22.8円/枚]
モーラスパップ60mg　規格：20cm×14cm1枚[36.6円/枚]

ケトプロフェン　久光　264

【効能効果】

下記疾患並びに症状の鎮痛・消炎：変形性関節症，肩関節周囲炎，腱・腱鞘炎，腱周囲炎，上腕骨上顆炎(テニス肘等)，筋肉痛，外傷後の腫脹・疼痛

【対応標準病名】

◎	外傷	外側上顆炎	肩関節周囲炎
	筋肉痛	腱炎	腱鞘炎
	挫傷	手指変形性関節症	全身性変形性関節症
	創傷	テニス肘	疼痛
	変形性肩関節症	変形性関節症	変形性胸鎖関節症
	変形性肩鎖関節症	変形性股関節症	変形性膝関節症
	変形性手関節症	変形性足関節症	変形性肘関節症
	変形性中手関節症	母指CM関節変形性関節症	
○	CM関節変形性関節症	DIP関節変形性関節症	PIP関節変形性関節症
あ	アキレス腱腱鞘炎	アキレス腱部石灰化症	アキレス周囲膿瘍
	足炎	一側性外傷後股関節症	一側性外傷後膝関節症
	一側性形成不全性股関節症	一側性原発性股関節症	一側性原発性膝関節症
	一側性続発性股関節症	一側性続発性膝関節症	遠位橈尺関節変形性関節症
か	外傷後股関節症	外傷後膝関節症	外傷性肩関節症
	外傷性関節症	外傷性関節障害	外傷性股関節症
	外傷性膝関節症	外傷性手関節症	外傷性足関節症
	外傷性肘関節症	外傷性母指CM関節症	回旋腱板症候群
	踵関節症	踵痛	下肢筋肉痛
	下肢腱腱鞘炎	下肢痛	下腿三頭筋痛
	下腿痛	肩インピンジメント症候群	肩滑液包炎
	肩関節腱板炎	肩関節硬結性腱炎	肩関節症
	肩周囲炎	肩石灰性腱炎	滑膜炎
	化膿性腱鞘炎	環指化膿性腱鞘炎	環指屈筋腱腱鞘炎
	環指腱鞘炎	環指痛	環指ばね指
	関節挫傷	関節周囲炎	関節症
	関節打撲	関節内骨折	関節包炎
	急速破壊型股関節症	胸骨周囲炎	狭窄性腱鞘炎
	胸鎖乳突筋痛	胸背部筋肉痛	胸部外傷
	胸部筋肉痛	胸腹部筋痛	胸部損傷
	棘上筋症候群	棘上筋石灰化症	筋肉内血腫
	頚肩部筋肉痛	頚性頭痛	形成不全性股関節症
	頚部筋肉痛	頚部痛	結合織炎
	血腫	肩甲周囲炎	肩甲部筋肉痛
	腱損傷	原発性関節症	原発性股関節症
	原発性膝関節症	原発性全身性関節症	原発性変形性関節症
	原発性母指CM関節症	肩部筋痛	腱付着部炎
	腱付着部症	肩部痛	高エネルギー外傷
	後足部痛	喉頭外傷	喉頭損傷
	項背部筋痛	項部筋肉痛	項部痛
さ	股関節症	股痛	擦過皮下血腫
	趾関節症	示指化膿性腱鞘炎	示指屈筋腱腱鞘炎
	示指腱鞘炎	四肢痛	示指痛
	示指ばね指	四肢末端痛	趾伸筋腱腱鞘炎
	持続痛	趾痛	膝関節滑膜炎
	膝関節症	膝部腱膜炎	手関節周囲炎
	手関節症	手関節部腱鞘炎	手根関節症
	手指腱鞘炎	手指痛	手背部痛
	手部腱鞘炎	手部痛	漿液性滑膜炎
	小指化膿性腱鞘炎	上肢筋肉痛	小指屈筋腱腱鞘炎
	小指腱鞘炎	小指痛	上肢痛
	小指ばね指	上腕筋肉痛	上腕三頭筋腱鞘炎
	上腕三頭筋痛	上腕痛	上腕二頭筋腱炎
	上腕二頭筋腱鞘炎	上腕二頭筋痛	靱帯炎
	石灰性腱炎	線維筋痛症	前足部痛
	先天性股関節脱臼治療後亜脱臼	前腕筋肉痛	前腕痛
	前腕部腱鞘炎	僧帽筋痛	足関節周囲炎

	足関節症	足関節部腱鞘炎	足痛
	足底筋腱付着部炎	足底部痛	足背腱鞘炎
	足背痛	続発性関節症	続発性股関節症
	続発性膝関節症	続発性多発性関節症	続発性母指CM関節症
た	足部屈筋腱腱鞘炎	大腿筋痛	大腿痛
	大腿内側部痛	多発性外傷	多発性関節痛
	多発性筋肉痛	打撲血腫	打撲傷
	打撲皮下血腫	弾発母趾	肘関節滑膜炎
	肘関節症	中指化膿性腱鞘炎	中指屈筋腱腱鞘炎
	中指腱鞘炎	中指痛	中指ばね指
	中足骨痛症	中足部痛	手化膿性腱鞘炎
	手屈筋腱腱鞘炎	手伸筋腱腱鞘炎	殿部筋肉痛
	ドゥ・ケルバン腱鞘炎	橈骨茎状突起腱鞘炎	橈側手根屈筋腱鞘炎
な	頭部筋肉痛	内側上顆炎	難治性疼痛
は	肉離れ	二次性変形性関節症	背部筋肉痛
	ばね指	皮下血腫	皮下損傷
	肘周囲炎	非特異性慢性滑膜炎	腓腹筋痛
	腓腹部痛	びらん性関節症	腹壁筋痛
	ブシャール結節	ヘーガース結節	ヘバーデン結節
	母指CM関節症	母指化膿性腱鞘炎	母指関節症
	母指球部痛	母指狭窄性腱鞘炎	母指屈筋腱腱鞘炎
	母指腱鞘炎	母指痛	母趾痛
ま	母指ばね指	慢性アキレス腱腱鞘炎	慢性滑膜炎症
や	野球肩	野球肘	癒着性肩関節包炎
ら	腰筋痛症	腰背筋痛症	リウマチ性筋炎
	両側性外傷後股関節症	両側性外傷後膝関節症	両側性外傷性母指CM関節症
	両側性形成不全性股関節症	両側性原発性股関節症	両側性原発性膝関節症
	両側性原発性母指CM関節症	両側性続発性股関節症	両側性続発性膝関節症
	両側性続発性母指CM関節症	老人性関節炎	老年性股関節症
	肋間筋肉痛		

△あ	MRSA術後創部感染	亜脱臼	圧挫傷
	圧挫創	圧痛	一過性関節症
	咽頭開放創	咽頭創傷	会陰部化膿創
か	横隔膜損傷	外耳開放創	外耳道創傷
	外耳部外傷性異物	外耳部割創	外耳部貫通創
	外耳部咬創	外耳部挫創	外耳部刺創
	外耳部創傷	外傷後遺症	外傷性横隔膜ヘルニア
	外傷性眼球ろう	外傷性咬合	外傷性虹彩離断
	外傷性耳出血	外傷性食道破裂	外傷性切断
	外傷性乳び胸	外傷性皮下血腫	外耳裂創
	開放性脱臼	下咽頭創傷	下顎外傷性異物
	下顎開放創	下顎割創	下顎貫通創
	下顎口唇挫創	下顎咬創	下顎挫創
	下顎刺創	下顎創傷	下顎部皮膚欠損創
	下顎裂創	顎関節部開放創	顎関節部割創
	顎関節部貫通創	顎関節部咬創	顎関節部挫創
	顎関節部刺創	顎関節部創傷	顎関節部裂創
	角膜挫創	角膜切傷	角膜切創
	角膜創傷	角膜破裂	角膜裂傷
	肩関節異所性骨化	カテーテル感染症	カテーテル敗血症
	眼窩創傷	眼球結膜裂傷	眼球損傷
	眼球破裂	眼球裂傷	眼瞼外傷性異物
	眼瞼開放創	眼瞼割創	眼瞼貫通創
	眼瞼咬創	眼瞼挫創	眼瞼刺創
	眼瞼創傷	眼瞼裂創	眼周囲部外傷性異物
	眼周囲部開放創	眼周囲部割創	眼周囲部貫通創
	眼周囲部咬創	眼周囲部挫創	眼周囲部刺創
	眼周囲部創傷	眼周囲部裂創	関節血腫
	完全脱臼	眼部外傷性異物	眼部開放創
	眼部割創	眼部貫通創	眼部咬創
	眼部挫創	眼部刺創	眼部創傷
	眼部裂創	顔面汚染創	顔面外傷性異物
	顔面開放創	顔面割創	顔面貫通創
	顔面咬創	顔面挫創	顔面刺創
	顔面創傷	顔面掻創	顔面損傷
	顔面多発開放創	顔面多発割創	顔面多発貫通創
	顔面多発咬創	顔面多発挫創	顔面多発刺創
	顔面多発創傷	顔面多発裂創	顔面皮膚欠損創
	顔面裂創	急性疼痛	胸管損傷
	胸腺損傷	頬粘膜咬創	頬部外傷性異物
	頬部開放創	頬部割創	頬部貫通創
	頬部咬創	頬部挫創	頬部刺創
	胸部食道損傷	頬部創傷	頬部皮膚欠損創
	頬部裂創	強膜切創	強膜創傷
	強膜裂傷	筋損傷	筋断裂
	頚部食道開放創	結膜創傷	結膜裂傷
	腱鞘巨細胞腫	腱断裂	腱部分断裂
	腱裂傷	口蓋切創	口蓋裂創
	口角部挫創	口角部裂創	口腔開放創
	口腔割創	口腔挫創	口腔刺創
	口腔創傷	口腔粘膜咬創	口腔裂創
	口唇外傷性異物	口唇開放創	口唇割創
	口唇貫通創	口唇咬創	口唇挫創
	口唇刺創	口唇創傷	口唇裂創
さ	後方脱臼	挫滅傷	産科的創傷の血腫
	耳介外傷性異物	耳介開放創	耳介割創
	耳介貫通創	耳介咬創	耳介挫創
	耳介刺創	耳介創傷	耳介裂創
	趾化膿創	指間切創	示指化膿創
	耳前部挫創	歯肉切創	歯肉裂創
	脂肪織炎	縦隔血腫	手関節掌側部挫創
	手関節部挫創	手関節部創傷	手術創部膿瘍
	手掌挫創	手掌刺創	手掌切創
	手掌剥皮創	手掌皮膚欠損創	術後横隔膜下膿瘍
	術後感染症	術後髄膜炎	術後創部感染
	術後膿瘍	術後敗血症	術後腹腔内膿瘍
	術後腹壁膿瘍	手背皮膚欠損創	手背部挫創
	手背部切創	上顎部裂創	上唇小帯裂創
	食道損傷	神経原性関節症	神経障害性疼痛
	靱帯ストレイン	靱帯損傷	靱帯断裂
	身体痛	靱帯捻挫	靱帯裂傷
	ストレイン	声門外傷	舌開放創
	舌下顎挫創	舌咬創	舌挫創
	舌刺創	舌切創	舌創傷
	舌裂創	前額部外傷性異物	前額部開放創
	前額部割創	前額部貫通創	前額部咬創
	前額部挫創	前額部刺創	前額部創傷
	前額部皮膚欠損創	前額部裂創	前額頭頂部挫創
	全身痛	前方脱臼	創傷感染症
	創傷はえ幼虫症	創部膿瘍	損傷
た	大腿汚染創	大腿咬創	大腿挫創
	大腿皮膚欠損創	大腿部開放創	大腿部刺創
	大腿部切創	大腿裂創	大転子部挫創
	脱臼	単純脱臼	腟断端炎
	中手骨関節部挫創	虫垂炎術後残膿瘍	中枢神経障害性疼痛
	頭部多発開放創	頭部多発割創	頭部多発咬創
	頭部多発挫創	頭部多発刺創	頭部多発創傷
	頭部多発裂創	特発性関節脱臼	鈍痛
な	軟口蓋挫創	軟口蓋創傷	軟口蓋破裂
は	尿管切石術後感染症	捻挫	剥離骨折
	抜歯後感染	皮下異物	鼻根部打撲挫創
	鼻根部裂創	鼻前庭部挫創	鼻尖部挫創
	非熱傷性水疱	鼻部外傷性異物	鼻部開放創
	眉部割創	鼻部割創	鼻部貫通創
	鼻部咬創	鼻部挫創	鼻部刺創

	鼻部創傷	皮膚損傷	皮膚疼痛症
	鼻部皮膚欠損創	鼻部裂創	眉毛部割創
	眉毛部裂創	表皮剥離	鼻翼部切創
	鼻翼部裂創	複雑脱臼	副鼻腔開放創
	腹壁縫合糸膿瘍	ブラックアイ	閉鎖性脱臼
	縫合糸膿瘍	縫合部膿瘍	放散痛
ま	母指示指間切創	末梢神経障害性疼痛	眉間部挫創
	眉間部裂創	耳後部挫創	網脈絡膜裂傷
ら	らせん骨折	裂離	裂離骨折

効能効果に関連する使用上の注意

(1)本剤の使用により重篤な接触皮膚炎，光線過敏症が発現することがあり，中には重度の全身性発疹に進展する例が報告されているので，疾病の治療上の必要性を十分に検討の上，治療上の有益性が危険性を上回る場合にのみ使用すること。

(2)損傷皮膚には本剤を使用しないこと。

用法用量　1日2回，患部に貼付する。

禁忌

(1)本剤又は本剤の成分に対して過敏症の既往歴のある患者

(2)アスピリン喘息(非ステロイド性消炎鎮痛剤等による喘息発作の誘発)又はその既往歴のある患者

(3)チアプロフェン酸，スプロフェン，フェノフィブラート並びにオキシベンゾン及びオクトクリレンを含有する製品(サンスクリーン，香水等)に対して過敏症の既往歴のある患者

(4)光線過敏症の既往歴のある患者

(5)妊娠後期の女性

ケトプロフェンテープ30mg「サワイ」：沢井　10cm×14cm1枚[12.7円/枚]，ケトプロフェンパップ30mg「日医工」：日医工　10cm×14cm1枚[12.7円/枚]，ケトプロフェンパップ30mg「ラクール」：三友薬品　10cm×14cm1枚[12.7円/枚]，ケトプロフェンパップ60mg「ラクール」：三友薬品　20cm×14cm1枚[20.9円/枚]，タッチロンパップ30：救急薬品　10cm×14cm1枚[12.7円/枚]，タッチロンパップ60：救急薬品　20cm×14cm1枚[20.9円/枚]，パッペンKパップ30mg：佐藤　10cm×14cm1枚[9.9円/枚]，パッペンKパップ60mg：佐藤　20cm×14cm1枚[18.2円/枚]，リフェロンテープ30mg：沢井　10cm×14cm1枚[12.7円/枚]

モルホニン歯科用液　規格：－[－]

エデト酸ナトリウム水和物　セトリミド　昭和薬化工　279

【効能効果】

根管象牙質の脱灰(抜髄後あるいは感染根管治療時の根管拡大の際の補助)

【対応標準病名】

該当病名なし

用法用量　適量を髄室内に滴下するか，あるいは小綿球に浸したものを挿入し，数分間放置後根管を機械的に拡大する。必要あればこれを繰返し，拡大操作を行う。

ヤクバンテープ20mg　規格：7cm×10cm1枚[12.8円/枚]
ヤクバンテープ40mg　規格：10cm×14cm1枚[20.6円/枚]
ヤクバンテープ60mg　規格：15cm×14cm1枚[26.4円/枚]

フルルビプロフェン　トクホン　264

【効能効果】

下記疾患並びに症状の鎮痛・消炎：変形性関節症，肩関節周囲炎，腱・腱鞘炎，腱周囲炎，上腕骨上顆炎(テニス肘等)，筋肉痛，外傷後の腫脹・疼痛

【対応標準病名】

◎	外傷	外側上顆炎	肩関節周囲炎
	筋肉痛	腱炎	腱鞘炎
	挫傷	手指変形性関節症	全身性変形性関節症
	創傷	テニス肘	疼痛
	変形性肩関節症	変形性関節症	変形性胸鎖関節症
	変形性肩鎖関節症	変形性股関節症	変形性膝関節症
	変形性手関節症	変形性足関節症	変形性肘関節症
	変形性中手関節症	母指CM関節変形性関節症	

○	CM関節変形性関節症	DIP関節変形性関節症	MRSA術後創部感染
あ	PIP関節変形性関節症	アキレス腱腱鞘炎	アキレス周囲膿瘍
	足炎	一側性外傷後股関節症	一側性外傷後膝関節症
	一側性形成不全性股関節症	一側性原発性股関節症	一側性原発性膝関節症
	一側性続発性股関節症	一側性続発性膝関節症	咽頭開放創
	咽頭創傷	会陰部化膿創	遠位橈尺関節変形性関節症
か	横隔膜損傷	外耳開放創	外耳道創傷
	外耳部外傷性異物	外耳部割創	外耳部貫通創
	外耳部咬創	外耳部挫創	外耳部刺創
	外耳部創傷	外傷後股関節症	外傷後膝関節症
	外傷性横隔膜ヘルニア	外傷性肩関節症	外傷性眼球ろう
	外傷性関節症	外傷性関節障害	外傷性咬合
	外傷性虹彩離断	外傷性股関節症	外傷性耳出血
	外傷性膝関節症	外傷性手関節症	外傷性食道破裂
	外傷性足関節症	外傷性肘関節症	外傷性乳び胸
	外傷性母指CM関節症	外耳裂創	回旋腱板症候群
	下咽頭創傷	下顎外傷性異物	下顎開放創
	下顎割創	下顎貫通創	下顎口唇挫創
	下顎咬創	下顎挫創	下顎刺創
	下顎創傷	下顎部皮膚欠損創	下顎裂創
	踵関節症	踵痛	顎関節部開放創
	顎関節部割創	顎関節部貫通創	顎関節部咬創
	顎関節部挫創	顎関節部刺創	顎関節部創傷
	顎関節部裂創	角膜挫創	角膜切傷
	角膜切創	角膜創傷	角膜破裂
	角膜裂傷	下肢筋肉痛	下肢腱腱鞘炎
	下肢痛	下腿三頭筋痛	下腿痛
	肩関節腱板炎	肩関節硬結性腱炎	肩関節症
	肩周囲炎	滑膜炎	カテーテル感染症
	カテーテル敗血症	化膿性腱鞘炎	眼窩創傷
	眼球結膜裂傷	眼球損傷	眼球破裂
	眼球裂傷	眼瞼外傷性異物	眼瞼開放創
	眼瞼割創	眼瞼貫通創	眼瞼咬創
	眼瞼挫創	眼瞼刺創	眼瞼創傷
	眼瞼裂創	環指化膿性腱鞘炎	環指屈筋腱腱鞘炎
	環指腱鞘炎	環指痛	環指ばね指
	眼周囲部外傷性異物	眼周囲部開放創	眼周囲部割創
	眼周囲部貫通創	眼周囲部咬創	眼周囲部挫創
	眼周囲部刺創	眼周囲部創傷	眼周囲部裂創
	関節挫傷	関節周囲炎	関節症
	関節打撲	関節内骨折	関節包炎
	眼部外傷性異物	眼部開放創	眼部割創
	眼部貫通創	眼部咬創	眼部挫創
	眼部刺創	眼部創傷	眼部裂創
	顔面汚染創	顔面外傷性異物	顔面開放創
	顔面割創	顔面貫通創	顔面咬創
	顔面挫創	顔面刺創	顔面創傷
	顔面掻創	顔面損傷	顔面多発開放創
	顔面多発割創	顔面多発貫通創	顔面多発咬創
	顔面多発挫創	顔面多発刺創	顔面多発創傷
	顔面多発裂創	顔面皮膚欠損創	顔面裂創
	急性疼痛	急速破壊型股関節症	胸管損傷
	胸骨周囲炎	狭窄性腱鞘炎	胸鎖乳突筋痛
	胸腺損傷	頬粘膜咬創	胸背部筋肉痛

	胸部外傷	頬部外傷性異物	頬部開放創
	頬部割創	頬部貫通創	胸部筋肉痛
	胸腹部筋痛	頬部咬創	頬部挫創
	頬部刺創	胸部食道損傷	頬部創傷
	胸部損傷	頬部皮膚欠損創	頬部裂創
	強膜切創	強膜創傷	強膜裂傷
	棘上筋症候群	頚肩部筋肉痛	頚性頭痛
	形成不全性股関節症	頚部筋肉痛	頚部食道開放創
	頚部痛	結合織炎	結膜創傷
	結膜裂傷	肩甲周囲炎	肩甲部筋肉痛
	原発性関節症	原発性股関節症	原発性膝関節症
	原発性全身性関節症	原発性変形性関節症	原発性母指 CM 関節症
	肩部筋痛	腱付着部炎	腱付着部症
	肩部痛	口蓋切創	口蓋裂創
	口角部挫創	口角部裂創	口腔開放創
	口腔割創	口腔挫創	口腔刺創
	口腔創傷	口腔粘膜咬創	口腔裂創
	口唇外傷性異物	口唇開放創	口唇割創
	口唇貫通創	口唇咬創	口唇挫創
	口唇刺創	口唇創傷	口唇裂創
	後足部痛	喉頭外傷	喉頭損傷
	項背部筋痛	項部筋肉痛	項部痛
さ	股関節症	股痛	産科的創傷の血腫
	耳介外傷性異物	耳介開放創	耳介割創
	耳介貫通創	耳介咬創	耳介挫創
	耳介刺創	耳介創傷	耳介裂創
	趾化膿創	趾関節症	指間切創
	示指化膿性腱鞘炎	示指化膿創	示指屈筋腱腱鞘炎
	示指腱鞘炎	四肢痛	示指痛
	示指ばね指	四肢末端痛	趾伸筋腱腱鞘炎
	耳前部挫創	持続痛	趾痛
	膝蓋下脂肪体肥大	膝関節滑膜炎	膝関節症
	膝部腱膜炎	脂肪織炎	縦隔血腫
	手関節周囲炎	手関節症	手関節掌側部挫創
	手関節部腱鞘炎	手関節部挫創	手関節部創傷
	手根関節症	手指腱鞘炎	手指痛
	手術創部膿瘍	手掌挫創	手掌刺創
	手掌切創	手掌剥皮創	手掌皮膚欠損創
	術後横隔膜下膿瘍	術後感染症	術後髄膜炎
	術後創部感染	術後膿瘍	術後敗血症
	術後腹腔内膿瘍	術後腹壁膿瘍	手背皮膚欠損創
	手背部挫創	手背部切創	手背部痛
	手部腱鞘炎	手部痛	漿液性滑膜炎
	上顎部裂創	踵骨棘	小指化膿性腱鞘炎
	上肢筋肉痛	小指屈筋腱腱鞘炎	小指腱鞘炎
	小指痛	上肢痛	小指ばね指
	上唇小帯裂創	上腕筋肉痛	上腕三頭筋腱鞘炎
	上腕三頭筋痛	上腕痛	上腕二頭筋腱炎
	上腕二頭筋腱鞘炎	上腕二頭筋痛	食道損傷
	神経障害性疼痛	靭帯炎	声門外傷
	石灰性腱炎	舌開放創	舌下顎挫創
	舌咬創	舌挫創	舌刺創
	舌切創	舌創傷	舌裂創
	線維筋痛症	前額部外傷性異物	前額部開放創
	前額部割創	前額部貫通創	前額部咬創
	前額部挫創	前額部刺創	前額部創傷
	前額部皮膚欠損創	前額部裂創	前額頭頂部挫創
	前足部痛	先天性股関節脱臼治療後亜脱臼	前腕筋肉痛
	前腕痛	前腕部腱鞘炎	創傷感染症
	創傷はえ幼虫症	創部膿瘍	足関節周囲炎
	足関節症	足関節部腱鞘炎	足痛
	足底筋腱付着部炎	足底部痛	足背腱鞘炎
	足背痛	続発性関節症	続発性股関節症
	続発性膝関節症	続発性多発性関節症	続発性母指 CM 関節症
た	足部屈筋腱腱鞘炎	大腿汚染創	大腿筋痛
	大腿咬創	大腿挫創	大腿痛
	大腿内側部痛	大腿皮膚欠損創	大腿部開放創
	大腿部刺創	大腿部切創	大腿裂創
	大転子部挫創	多発性外傷	多発性関節症
	多発性筋肉痛	打撲傷	弾発母趾
	腟断端炎	肘関節滑膜炎	肘関節症
	中指化膿性腱鞘炎	中指屈筋腱腱鞘炎	中指腱鞘炎
	中指痛	中指ばね指	中手骨関節部挫創
	虫垂炎術後残膿瘍	中枢神経障害性疼痛	中足骨痛症
	中足部痛	肘頭骨棘	手化膿性腱鞘炎
	手屈筋腱腱鞘炎	手伸筋腱腱鞘炎	殿部筋肉痛
	ドゥ・ケルバン腱鞘炎	橈骨茎状突起腱鞘炎	橈側手根屈筋腱鞘炎
	頭部筋肉痛	頭部多発開放創	頭部多発割創
	頭部多発咬創	頭部多発挫創	頭部多発刺創
な	頭部多発創傷	頭部多発裂創	内側上顆炎
	軟口蓋挫創	軟口蓋創傷	軟口蓋破裂
	難治性疼痛	二次性変形性関節症	尿管切石術後感染症
は	背部筋肉痛	抜歯後感染	ばね指
	皮下損傷	鼻根部打撲挫創	鼻根部裂創
	肘周囲炎	鼻前庭部挫創	鼻尖部挫創
	非特異性慢性滑膜炎	鼻部外傷性異物	鼻部開放創
	眉部割創	鼻部割創	鼻部貫通創
	腓腹筋痛	腓腹部痛	鼻部咬創
	鼻部挫創	鼻部刺創	鼻部創傷
	皮膚損傷	鼻部皮膚欠損創	鼻部裂創
	眉毛部割創	眉毛部裂創	表皮剥離
	鼻翼部切創	鼻翼部裂創	びらん性関節症
	副鼻腔開放創	腹壁筋痛	腹壁縫合糸膿瘍
	ブシャール結節	ブラックアイ	ヘーガース結節
	ヘバーデン結節	縫合糸膿瘍	縫合部膿瘍
	母指 CM 関節症	母指化膿性腱鞘炎	母指関節症
	母指球部痛	母指狭窄性腱鞘炎	母指屈筋腱腱鞘炎
	母指腱鞘炎	母指示指間切創	母指痛
ま	母趾痛	母指ばね指	末梢神経障害性疼痛
	慢性アキレス腱腱鞘炎	慢性滑膜炎症	眉間部挫創
	眉間部裂創	耳後部挫創	網脈絡膜裂傷
や	野球肩	野球肘	癒着性肩関節包炎
ら	腰筋痛症	腰背筋痛症	らせん骨折
	リウマチ性筋炎	両側性外傷後股関節症	両側性外傷後膝関節症
	両側性外傷性母指 CM 関節症	両側性形成不全性股関節症	両側性原発性股関節症
	両側性原発性膝関節症	両側性原発性母指 CM 関節症	両側性続発性股関節症
	両側性続発性膝関節症	両側性続発性母指 CM 関節症	裂離骨折
	老人性関節炎	老年性股関節症	肋間筋肉痛

△	アキレス腱部石灰化症	亜脱臼	圧挫傷
	圧挫創	圧痛	圧迫骨折
	一過性関節症	横骨折	外傷後遺症
	外傷性皮下血腫	開放性脱臼	肩インピンジメント症候群
	肩滑液包炎	肩関節異所性骨化	肩石灰性腱炎
	関節血腫	関節骨折	完全骨折
	完全脱臼	陥没骨折	棘上筋石灰化症
	亀裂骨折	筋損傷	筋断裂
	筋肉内異物残留	筋肉内血腫	屈曲骨折
	血腫	腱鞘巨細胞腫	腱損傷
	腱断裂	腱部分断裂	腱裂傷
	高エネルギー外傷	後方脱臼	骨折
	擦過皮下血腫	挫滅傷	歯肉切創
	歯肉裂創	斜骨折	縦骨折
	重複骨折	種子骨骨折	神経原性関節症
	靭帯ストレイン	靭帯損傷	靭帯断裂

ヤ

身体痛	靱帯捻挫	靱帯裂傷
ストレイン	線状骨折	全身痛
前方脱臼	僧帽筋痛	損傷
脱臼	脱臼骨折	打撲血腫
打撲皮下血腫	単純脱臼	転位性骨折
特発性関節脱臼	鈍痛	軟部組織内異物
肉離れ	捻挫	剥離骨折
破裂骨折	皮下異物	皮下血腫
非熱傷性水疱	皮膚疼痛症	病的骨折
複雑脱臼	不全骨折	粉砕骨折
閉鎖性骨折	閉鎖性脱臼	放散痛
離開骨折	裂離	若木骨折

用法用量　1日2回，患部に貼付する。

禁忌

(1)本剤又は他のフルルビプロフェン製剤に対して過敏症の既往歴のある患者

(2)アスピリン喘息(非ステロイド性消炎鎮痛剤等による喘息発作の誘発)又はその既往歴のある患者

ファルケンテープ20mg：祐徳薬品　7cm×10cm1枚[8.5円/枚]，ファルケンテープ40mg：祐徳薬品　10cm×14cm1枚[13.6円/枚]，フループテープ20：救急薬品　7cm×10cm1枚[8.5円/枚]，フループテープ40：救急薬品　10cm×14cm1枚[13.6円/枚]

山善稀ヨーチン

規格：10mL[0.75円/mL]

メタノール変性アルコール　ヨウ化カリウム　ヨウ素　　山善　261

【効 能 効 果】

(1)皮膚表面の一般消毒

(2)創傷・潰瘍の殺菌・消毒

【対応標準病名】

該当病名なし

用法用量　本品をそのまま又は2～5倍に希釈し，1日2～3回患部又は皮膚に適量塗布する。

禁忌　ヨード過敏症の患者

三丸希ヨーチン：サンケミファ　－[－]，タツミ稀ヨーチン：タツミ薬品　10mL[0.75円/mL]，三丸ヨーチン：サンケミファ　10mL[0.63円/mL]，タツミヨーチン：タツミ薬品　10mL[0.63円/mL]

山善酢酸鉛

規格：10g[2.65円/g]

酢酸鉛　　山善　264

【効 能 効 果】

表皮に欠損のない打撲

【対応標準病名】

◎	打撲傷		
○	外耳部打撲傷	下顎打撲傷	下顎部打撲傷
	顎関節部打撲傷	顎部打撲傷	下肢打撲
	下腿打撲傷	肩頚部打撲	眼瞼打撲傷
	眼周囲部打撲傷	眼部打撲傷	顔面多発打撲傷
	顔面打撲傷	胸骨部打撲	胸骨部打撲挫傷
	胸鎖関節部挫傷	胸鎖関節部打撲	胸鎖関節部打撲挫傷
	胸椎部打撲	胸椎部打撲挫傷	胸腹部打撲傷
	胸部打撲傷	頬部打撲傷	胸肋関節挫傷
	胸肋関節部挫傷	胸肋関節部打撲	胸肋関節部打撲挫傷
	頚椎部打撲	頚椎部打撲挫傷	頚部打撲傷
	後頭部打撲傷	項部打撲傷	股関節打撲傷
	骨盤部打撲傷	坐骨結節部打撲傷	坐骨部打撲傷
	耳介打撲傷	耳下腺部打撲	趾打撲傷
	膝蓋骨打撲傷	膝関節打撲傷	膝部打撲傷
	手関節部打撲傷	手指打撲傷	手背部打撲傷
	手部打撲傷	上顎打撲傷	上肢打撲傷
	脊椎打撲傷	前額部打撲傷	前胸部打撲傷
	仙骨部打撲傷	全身打撲	前頭部打撲傷
	前腕部打撲傷	足関節打撲傷	足底部打撲傷
	側頭部打撲傷	足背部打撲傷	足部打撲傷
	大腿打撲傷	打撲血腫	恥骨部打撲
	肘関節部打撲傷	腸骨部打撲傷	殿部打撲傷
	頭頂部打撲傷	頭頂部背部打撲	頭部胸部打撲傷
	頭部頚部打撲傷	頭部肩部打撲	頭部多発打撲傷
	頭部打撲	頭部打撲傷	頭部腹部打撲
	頭部両大腿下腿打撲	背部打撲傷	剥離骨折
	半身打撲	尾骨部打撲傷	鼻部打撲傷
	腹部打撲傷	母指打撲傷	母趾打撲傷
	耳後部打撲傷	腰仙部打撲傷	腰殿部打撲傷
	腰背部打撲傷	腰部胸部打撲	腰部打撲傷
	らせん骨折	裂離骨折	肋軟骨部打撲
	肋軟骨部打撲挫傷	肋骨弓部打撲	肋骨弓部打撲挫傷
	肋骨部打撲	肋骨部打撲挫傷	腕部打撲傷
△あ	陰茎挫傷	陰茎打撲傷	陰唇挫傷
	咽頭部血腫	咽頭部挫傷	陰のう血腫
	陰のう挫傷	陰部挫傷	陰部打撲傷
か	会陰血腫	会陰挫傷	外陰部挫傷
	外耳部挫傷	外耳部皮下血腫	外耳部皮下出血
	外傷性外陰血腫	下顎挫傷	下顎皮下血腫
	下顎部挫傷	顎関節部挫傷	顎関節部皮下血腫
	顎部挫傷	下肢挫傷	下腿挫傷
	眼窩縁打撲傷	眼窩部打撲傷	眼球打撲傷
	眼鏡様皮下出血	眼瞼挫傷	眼瞼皮下血腫
	眼瞼皮下出血	環指挫傷	眼周囲部挫傷
	眼周囲部皮下血腫	眼周囲部皮下出血	関節血腫
	関節挫傷	関節打撲	眼部挫傷
	眼部皮下血腫	眼部皮下出血	顔面挫傷
	顔面多発挫傷	顔面多発皮下血腫	顔面多発皮下出血
	顔面皮下血腫	気管挫傷	胸骨部挫傷
	胸鎖関節挫傷	胸背部挫傷	胸腹部挫傷
	胸部挫傷	頬部挫傷	頬部皮下血腫
	胸壁挫傷	胸腰部挫傷	頚部顔面胸部挫傷
	頚部挫傷	頚部食道挫傷	頚腰椎挫傷
	血腫	口蓋挫傷	口腔挫傷
	口腔打撲傷	口腔内血腫	口唇挫傷
	口唇打撲傷	口唇皮下血腫	口唇皮下出血
	喉頭部血腫	後頭部挫傷	喉頭部挫傷
	喉頭部打撲傷	項部挫傷	股関節部挫傷
さ	骨盤部挫傷	挫傷	耳介挫傷
	耳介皮下血腫	耳介皮下出血	趾間挫傷
	趾挫傷	示指 MP 関節挫傷	四肢挫傷
	示指挫傷	趾爪下血腫	膝蓋部血腫
	膝蓋部挫傷	膝関節血腫	膝関節挫傷
	膝部血腫	膝部挫傷	歯肉挫傷
	手関節部挫傷	手指挫傷	手指皮下血腫
	手部挫傷	上顎挫傷	上顎皮下血腫
	上口唇挫傷	小指挫傷	上肢挫傷
	精巣挫傷	精巣打撲傷	前額部挫傷
	前額部皮下血腫	前額部皮下出血	前胸部挫傷
	前頚部挫傷	仙骨部挫傷	全身挫傷
	前頭部挫傷	前腕挫傷	足関節挫傷
	側頭部皮下血腫	足背部挫傷	側腹壁部挫傷
た	足部挫傷	鼡径部挫傷	大腿挫傷
	大腿大転子部挫傷	大腿部皮下血腫	多発性挫傷
	打撲皮下血腫	腟挫傷	肘関節部血腫
	肘関節部挫傷	中指挫傷	肘頭部挫傷
	腸骨部挫傷	殿部挫傷	頭頂部挫傷
	頭皮外傷性腫脹	頭皮下血腫	頭部肩関節胸部挫傷

	頭部胸部挫傷	頭部頚部挫傷	頭部血腫
	頭部挫傷	頭部多発挫傷	頭部多発皮下血腫
	頭部打撲血腫	頭部皮下血腫	頭部皮下出血
は	軟口蓋血腫	背筋挫傷	背部挫傷
	皮下異物	皮下血腫	尾骨部挫傷
	鼻部挫傷	鼻部皮下血腫	鼻部皮下出血
	腹部挫傷	腹壁下血腫	腹壁挫傷
	帽状腱膜下出血	母指挫傷	母指打撲挫創
や	腰仙部挫傷	腰椎部挫傷	腰殿部挫傷
	腰背部挫傷	腰部頚部挫傷	腰部骨盤部挫傷
ら	腰部挫傷	肋軟骨部挫傷	肋骨弓部挫傷
	肋骨部挫傷		

用法用量　通常，1～2%の水溶液を湿布剤として使用する。

山善消アル　規格：10mL［0.44円/mL］
イソプロパノール　エタノール　山善　261

【効能効果】

手指・皮膚の消毒，医療機器の消毒

【対応標準病名】

該当病名なし

用法用量　そのまま塗擦，清浄用として用いる。

禁忌　損傷皮膚及び粘膜

消毒用ネオアルコール「ケンエー」：健栄［0.43円/mL］

ユベラ軟膏　規格：1g［3.8円/g］
トコフェロール　ビタミンA油　サンノーバ　264

【効能効果】

凍瘡，進行性指掌角皮症，尋常性魚鱗癬，毛孔性苔癬，単純性粃糠疹，掌蹠角化症

【対応標準病名】

◎	掌蹠角化症	進行性指掌角皮症	尋常性魚鱗癬
	凍瘡	粃糠疹	毛孔性苔癬
○	海水浴皮膚炎	過角化症	化学性皮膚炎
	角質増殖症	乾皮症	後天性魚鱗癬
	固定性扁豆状角化症	コロジオン児	ざんごう足
	水疱型先天性魚鱗癬様紅皮症	単純性顔面粃糠疹	単純性魚鱗癬
	点状角化症	頭部脂漏	頭部粃糠疹
	ネーゲリ病	ネザートン症候群	パピヨン・ルフェブル症候群
	伴性魚鱗癬	皮脂欠乏症	皮脂欠乏性湿疹
	ブルーム症候群	胞状異角化症	慢性苔癬状粃糠疹
	薬物性接触性皮膚炎	葉状魚鱗癬	老人性乾皮症
	ロトムンド・トムソン症候群		
△	青色ゴムまり様母斑症候群	遺伝性掌蹠角化症	いぼ状表皮異形成
	インドゴム様皮膚	角化棘細胞腫	角皮症
	下肢単純性血管腫	家族性良性慢性天疱瘡	下腿部単純性血管腫
	汗孔角化症	顔面いちご状血管腫	顔面単純性血管腫
	顔面表皮母斑	顔面毛包性紅斑黒皮症	偽黄色腫
	偽性黄色腫	胸部いちご状血管腫	胸部単純性血管腫
	頬部単純性血管腫	魚鱗癬	頚部表皮母斑
	ジベルばら色粃糠疹	手掌角皮症	手掌紋異常
	手部単純性血管腫	上肢単純性血管腫	上腕部単純性血管腫
	正中部母斑	線状魚鱗癬	先天性角化異常症
	先天性色素異常症	前腕部単純性血管腫	足底角化症
	体幹表皮母斑	大腿部単純性血管腫	ダリエー病
	単純性血管腫	弾性線維性偽黄色腫症	弾力線維性仮性黄色腫
	道化師様胎児	土肥氏鱗状毛のう角皮症	乳痂
	脳回転状皮膚	背部単純性血管腫	皮角
	非水疱性先天性魚鱗癬様紅皮症	皮膚弛緩症	皮膚掌紋異常
	表皮母斑	副皮膚弁	腹部単純性血管腫
	ミベリー氏汗孔角化症	無汗性外胚葉形成不全	毛孔角化症
	良性家族性天疱瘡		

用法用量　通常1日1～数回適量を患部に塗布する。

ヨードグリコールパスタ「ネオ」　規格：－［－］
ヨウ素　ネオ製薬　279

【効能効果】

歯肉(齦)及び髄腔の消毒

【対応標準病名】

該当病名なし

用法用量　適量を患部に塗布又は貼付する。

禁忌　本剤又はヨウ素に対し過敏症の既往歴のある患者

併用禁忌

薬剤名等	機序・危険因子
水銀剤	毒性のあるヨウ化水銀が発生するおそれがある。

ヨード・グリセリン歯科用消毒液「昭和」　規格：－［－］
歯科用ヨード　グリセリン　昭和薬化工　273

【効能効果】

口腔粘膜(歯肉)及び根管の消毒

【対応標準病名】

該当病名なし

用法用量　適量を綿球又は綿繊維につけ，局所に貼付する。

禁忌　本剤又はヨウ素に対し過敏症の既往歴のある患者

併用禁忌

薬剤名等	臨床症状・措置方法
水銀剤	ヨウ化水銀が発生するおそれがある。

ヨーグリ：アグサ，歯科用ヨード・グリセリン：日本歯科薬品

ヨードチンキ「日医工」　規格：10mL［1.63円/mL］
ヨードチンキ　日医工　261

【効能効果】

皮膚表面の一般消毒
創傷・潰瘍の殺菌・消毒
歯肉及び口腔粘膜の消毒，根管の消毒

【対応標準病名】

該当病名なし

用法用量　5～10倍に希釈し，1日2～3回患部及び皮膚に適量塗布する。

禁忌　ヨード過敏症の患者

ヤクハンヨウチン：ヤクハン　－［－］，ヨードチンキ：日興　10mL［1.27円/mL］，ヨードチンキFM：フヂミ製薬所　10mL［1.72円/mL］，ヨードチンキ「ケンエー」：健栄　10mL［1.63円/mL］，ヨードチンキ「コザカイ・M」：小堺　10mL［1.27円/mL］，ヨードチンキ「三恵」：三恵薬品　10mL［1.63円/mL］，ヨードチンキ「昭和」(M)：昭和製薬　10mL［1.27円/mL］，ヨードチンキ「タイセイ」：大成薬品　10mL［1.4円/mL］，ヨードチンキ「東海」：東海　10mL［1.72円/mL］，ヨードチンキ「東豊」：東豊薬品　10mL［1.77円/mL］，ヨードチンキ「マルイシ」：丸石　10mL［1.77円/mL］，ヨードチンキ「ヤマゼン」：山善　10mL［1.63円/mL］

ヨードホルム
規格：1g[18.9円/g]
ヨードホルム　アグサ　261,279

【効能効果】

(1)歯牙根管の防腐
(2)創傷・潰瘍の殺菌・消毒

【対応標準病名】

該当病名なし

用法用量
(1)歯牙の根管充填剤に配合する。特にオイゲノールセメント等に適宜配合して乳歯に充填する。
(2)少量の原末を1日1回散布する。また，消毒性包帯材料として10%のヨードホルムガーゼを用いる。

禁忌
(1)ヨード過敏症の患者
(2)腎障害のある患者
(3)心障害のある患者

併用禁忌

＼	硝酸銀，水銀塩，過酸化水素，酸化剤
理由	分解するため

ヨードホルム「ホエイ」
規格：1g[18.9円/g]
ヨードホルム　マイラン製薬　261

【効能効果】

創傷・潰瘍の殺菌・消毒

【対応標準病名】

該当病名なし

用法用量　少量の原末を1日1回散布する。
また，消毒性包帯材料として10%のヨードホルムガーゼを用いる。

禁忌
(1)ヨード過敏症の患者
(2)腎障害のある患者
(3)心障害のある患者

ヨードヨード亜鉛カントップ用消毒液「昭和」
規格：−[−]
ヨウ化亜鉛　ヨウ素　昭和薬化工　273

【効能効果】

根管の消毒

【対応標準病名】

該当病名なし

用法用量　歯科領域における薬物電気導入器用の薬液として，髄腔内に適量を挿入し使用する。

ラクリミン点眼液0.05%
規格：0.05%5mL1瓶[105.7円/瓶]
オキシブプロカイン塩酸塩　参天　131

【効能効果】

分泌性流涙症

【対応標準病名】

◎	涙液分泌過多		
○	症候性流涙症		
△	急性涙腺炎	慢性涙腺炎	流涙
	涙腺炎	涙腺肥大	

用法用量　1日2〜5回，1回1〜2滴を点眼する。

用法用量に関連する使用上の注意　角膜障害等の副作用を起こすことがあるので，「用法用量」を厳守するよう患者に対して注意を与えること。

禁忌　本剤の成分又は安息香酸エステル(コカインを除く)系局所麻酔剤に対し過敏症の既往歴のある患者

ラミシール外用液1%
規格：1%1g[39.3円/g]
ラミシール外用スプレー1%
規格：1%1g[61.3円/g]
ラミシールクリーム1%
規格：1%1g[39.3円/g]
テルビナフィン塩酸塩　ノバルティス　265

【効能効果】

下記の皮膚真菌症の治療
(1)白癬：足白癬，体部白癬，股部白癬
(2)皮膚カンジダ症：指間びらん症，間擦疹(乳児寄生菌性紅斑を含む)
(3)癜風

【対応標準病名】

◎	足白癬	カンジダ性間擦疹	カンジダ性指間びらん
	股部白癬	体部白癬	癜風
	乳児寄生菌性紅斑	白癬	皮膚カンジダ症
○	HIV カンジダ病	アジアスピロミセス症	足汗疱状白癬
	足爪白癬	陰部真菌症	腋窩浅在性白癬
	外陰真菌症	外陰部カンジダ症	外陰部腟カンジダ症
	外耳道真菌症	渦状癬	カンジダ感染母体より出生した児
	カンジダ症	カンジダ性口角びらん	カンジダ性口内炎
	カンジダ性趾間びらん	汗疱状白癬	顔面真菌性湿疹
	顔面白癬	急性偽膜性カンジダ症	胸部白癬
	菌状息肉症	クロモミコーシス	頚部白癬
	ケルスス禿瘡	肛囲白癬	口腔カンジダ症
	口唇カンジダ症	黒砂毛	黒癬
	股部頑癬	指間カンジダ症	趾間カンジダ症
	趾間汗疱状白癬	指間白癬	趾間白癬
	趾部白癬	手指爪白癬	手掌白癬
	真菌症性関節炎	真菌症性筋炎	真菌性外陰腟炎
	深在性真菌症	新生児カンジダ症	舌カンジダ症
	鼡径部白癬	中耳真菌症	爪カンジダ症
	爪周囲カンジダ症	爪白癬	手汗疱状白癬
	手白癬	殿部白癬	頭部白癬
	禿瘡	白砂毛	白癬性毛瘡
	汎発性皮膚真菌症	ひげ白癬	日和見真菌症
	腹部白癬	耳真菌症	腰部白癬
△	アスペルギルス症性外耳炎	会陰部カンジダ症	腋窩カンジダ症
	角膜真菌症	カンジダ性亀頭炎	カンジダ性湿疹
	カンジダ性肉芽腫	乾酪性副鼻腔炎	肛囲カンジダ症
	糸状菌症	耳内真菌症	食道カンジダ症
	食道真菌症	真菌血症	真菌症
	真菌性角膜潰瘍	真菌性眼内炎	真菌性腟炎
	深在性皮膚真菌症	スポロトリクム症関節炎	腟カンジダ症
	殿部カンジダ症	汎発性皮膚カンジダ症	副鼻腔真菌症
	慢性皮膚粘膜カンジダ症		

用法用量
〔外用液，クリーム〕：1日1回患部に塗布する。
〔外用スプレー〕：1日1回患部に噴霧する。

禁忌　本剤の成分に対し過敏症の既往歴のある患者

塩酸テルビナフィンクリーム1%「MEEK」：小林化工[17円/g]，塩酸テルビナフィンクリーム1%「マイラン」：マイラン製薬[24円/g]，塩酸テルビナフィンスプレー1%「マイラン」：マイラン製薬[42.5円/g]，ケルガー液1%：前田薬品[17円/g]，ケルガークリーム1%：前田薬品[17円/g]，テビーナ液1%：岩城[17円/g]，テビーナクリーム1%：岩城[17円/g]，テビナシールクリーム1%：東亜薬品[17円/g]，テルビナフィン塩酸塩外用液1%「F」：富士製薬[24円/g]，テルビナフィン塩酸塩外用液1%「サワイ」：沢井[17円/g]，テルビナフィン塩酸塩クリーム1%「F」：富士製薬[24円/g]，テルビナフィン塩酸塩クリーム1%「JG」：日本ジェネリック[17円/g]，テルビナフィン塩酸塩クリーム1%「サワイ」：沢井[17円/g]，テルビナフィン塩酸塩クリーム1%「タイヨー」：テバ製薬[17円/g]，テルビナフィン塩酸塩クリーム1%「日医工」：日医工[17円/g]，テルミシールクリーム1%：大正薬品[17円/g]，ビラス液1%：東和[24円/g]，ビラスクリーム1%：東和[24円/g]

リザベン点眼液0.5%　規格：25mg5mL1瓶[687.3円/瓶]

トラニラスト　キッセイ　131

トラメラスPF点眼液0.5%を参照(P2206)

リズモンTG点眼液0.25%　規格：0.25%1mL[491.1円/mL]
リズモンTG点眼液0.5%　規格：0.5%1mL[701.2円/mL]

チモロールマレイン酸塩　わかもと　131

【効 能 効 果】

緑内障，高眼圧症

【対応標準病名】

◎	高眼圧症	緑内障	
○	悪性緑内障	医原性緑内障	外傷性隅角解離
	外傷性緑内障	開放隅角緑内障	過分泌緑内障
	急性炎症性緑内障	急性閉塞隅角緑内障	急性緑内障発作
	偽落屑症候群	血管新生緑内障	原発開放隅角緑内障
	原発閉塞隅角緑内障	混合型緑内障	色素性緑内障
	視神経乳頭陥凹拡大	出血性緑内障	水晶体原性緑内障
	水晶体のう緑内障	水晶体融解緑内障	ステロイド緑内障
	正常眼圧緑内障	続発性緑内障	ポスナーシュロスマン症候群
	慢性開放角緑内障	慢性単性緑内障	慢性閉塞隅角緑内障
	無水晶体性緑内障	薬物誘発性緑内障	溶血緑内障
	緑内障性乳頭陥凹		
△	偽緑内障	原発性緑内障	原発閉塞隅角症

用法用量　通常，0.25%製剤を1回1滴，1日1回点眼する。なお，十分な効果が得られない場合は0.5%製剤を用いて1回1滴，1日1回点眼する。

用法用量に関連する使用上の注意　他の点眼剤を併用する場合には，本剤投与前に少なくとも10分間の間隔をあけて投与すること。

禁忌

(1)気管支喘息，又はその既往歴のある患者，気管支痙攣，重篤な慢性閉塞性肺疾患のある患者

(2)コントロール不十分な心不全，洞性徐脈，房室ブロック(II，III度)，心原性ショックのある患者

(3)本剤の成分に対し過敏症の既往歴のある患者

リゾティア点眼液0.5%　規格：0.5%1mL[21円/mL]

リゾチーム塩酸塩　千寿　131

【効 能 効 果】

慢性結膜炎

【対応標準病名】

◎	慢性結膜炎		
○	萎縮性角結膜炎	眼角部眼瞼縁結膜炎	眼瞼縁結膜炎
	眼瞼結膜炎	巨大乳頭結膜炎	結膜化膿性肉芽腫
	結膜びらん	コッホ・ウィークス菌性結膜炎	接触性眼瞼結膜炎
	粘液膿性結膜炎	パリノー結膜炎	パリノー結膜腺症候群
	慢性カタル性結膜炎	慢性濾胞性結膜炎	モラックス・アクセンフェルド結膜炎
△	アトピー性角結膜炎	アレルギー性結膜炎	アレルギー性鼻結膜炎
	化学性結膜炎	カタル性眼炎	カタル性結膜炎
	化膿性結膜炎	眼炎	季節性アレルギー性結膜炎
	偽膜性結膜炎	急性濾胞性結膜炎	結膜炎
	結膜潰瘍	結膜濾胞症	術後結膜炎
	春季カタル	通年性アレルギー性結膜炎	白内障術後結膜炎
	薬物性結膜炎		

用法用量　通常，1回1～2滴を1日数回点眼する。

禁忌

(1)本剤の成分に対し過敏症の既往歴のある患者

(2)卵白アレルギーのある患者

ムコゾーム点眼液0.5%：参天[21円/mL]

リドメックスコーワクリーム0.3%　規格：0.3%1g[23円/g]
リドメックスコーワ軟膏0.3%　規格：0.3%1g[23円/g]
リドメックスコーワローション0.3%　規格：0.3%1g[23円/g]

プレドニゾロン吉草酸エステル酢酸エステル　興和　264

【効 能 効 果】

湿疹・皮膚炎群(進行性指掌角皮症，ビダール苔癬を含む)，痒疹群(固定じん麻疹，ストロフルスを含む)，虫さされ，乾癬，掌蹠膿疱症

【対応標準病名】

◎	乾癬	急性痒疹	結節性痒疹
	刺虫症	湿疹	掌蹠膿疱症
	進行性指掌角皮症	ビダール苔癬	皮膚炎
	痒疹		
○	亜急性痒疹	足湿疹	異汗性湿疹
	腋窩湿疹	円板状乾癬	外耳部虫刺傷
	海水浴皮膚炎	過角化症	化学性皮膚炎
	角質増殖症	貨幣状湿疹	眼瞼虫刺傷
	眼周囲部虫刺傷	乾癬性関節炎	乾癬性紅皮症
	乾癬性脊椎炎	眼部虫刺傷	汗疱性湿疹
	顔面急性皮膚炎	顔面昆虫螫	顔面尋常性乾癬
	顔面多発虫刺傷	丘疹状湿疹	丘疹状じんま疹
	急性湿疹	急性汎発性膿疱性乾癬	胸部昆虫螫
	局面状乾癬	亀裂性湿疹	屈曲部乾癬
	頚部虫刺症	頚部皮膚炎	口唇虫刺傷
	後天性魚鱗癬	紅斑性湿疹	固定薬疹
	昆虫刺傷	昆虫毒	耳介虫刺傷
	自家感作性皮膚炎	色素性痒疹	四肢乾癬
	四肢尋常性乾癬	四肢虫刺症	刺虫アレルギー
	湿疹様発疹	手指湿疹	主婦湿疹
	掌蹠角化症	掌蹠膿疱症性骨関節炎	小児汎発性膿疱性乾癬
	職業性皮膚炎	脂漏性乾癬	尋常性乾癬
	新生児皮膚炎	赤色湿疹	接触皮膚炎
	節足動物毒	前額部虫刺傷	前額部虫刺症
	全身湿疹	全身の尋常性乾癬	体幹虫刺症
	苔癬	多形慢性痒疹	単純苔癬
	チャドクガ皮膚炎	虫刺性皮膚炎	滴状乾癬
	手湿疹	点状角化症	点状乾癬
	冬期湿疹	頭部湿疹	頭部尋常性乾癬
	頭部虫刺傷	乳房皮膚炎	妊娠湿疹
	妊娠性痒疹	妊婦性皮膚炎	膿疱性乾癬
	破壊性関節炎	鼻背部湿疹	汎発性膿疱性乾癬
	皮角	鼻前庭部湿疹	鼻部虫刺傷
	びまん性乾癬	腹部虫刺傷	ヘブラ痒疹
	扁平湿疹	扁平苔癬	蜂刺症
	胞状異角化症	疱疹状膿痂疹	慢性湿疹
	慢性痒疹	ムカデ咬創	毛孔角化症
	毛虫皮膚炎	薬物性接触性皮膚炎	腰部尋常性乾癬
	落屑性湿疹	鱗状湿疹	類苔癬

	濾胞性乾癬		
△	陰のう湿疹	会陰部肛囲湿疹	外陰部皮膚炎
	限局性神経皮膚炎	肛門湿疹	細菌疹
	人工肛門部皮膚炎	手足症候群	薬物性口唇炎

用法用量　通常1日1～数回，適量を患部に塗布する。なお，症状により適宜増減する。また，症状により密封法を行う。

禁忌

(1)細菌・真菌・スピロヘータ・ウイルス皮膚感染症及び動物性皮膚疾患(疥癬，けじらみ等)
(2)本剤の成分に対し過敏症の既往歴のある患者
(3)鼓膜に穿孔のある湿疹性外耳道炎
(4)潰瘍(ベーチェット病は除く)，第2度深在性以上の熱傷・凍傷

スピラゾンクリーム0.3%：岩城[8円/g]，スピラゾン軟膏0.3%：岩城[8円/g]，スピラゾンローション0.3%：岩城[8円/g]，プレドニゾロン吉草酸エステル酢酸エステルクリーム0.3%「YD」：陽進堂[8円/g]，プレドニゾロン吉草酸エステル酢酸エステル軟膏0.3%「YD」：陽進堂[8円/g]，ユーメトンクリーム0.3%：辰巳化学[8円/g]，ユーメトン軟膏0.3%：辰巳化学[8円/g]

リノコートカプセル鼻用50μg

規格：50μg1カプセル[38.5円/カプセル]

リノコートパウダースプレー鼻用25μg

規格：1.50mg0.9087g1瓶[1127.1円/瓶]

ベクロメタゾンプロピオン酸エステル　帝人　132

【効能効果】

アレルギー性鼻炎，血管運動性鼻炎

【対応標準病名】

◎	アレルギー性鼻炎	血管運動性鼻炎	
○	アレルギー性鼻咽頭炎	アレルギー性鼻結膜炎	イネ科花粉症
	花粉症	カモガヤ花粉症	季節性アレルギー性鼻炎
	スギ花粉症	通年性アレルギー性鼻炎	ヒノキ花粉症
	ブタクサ花粉症		
△	鼻炎		

用法用量

〔カプセル鼻用50μg〕：通常，1回1カプセル(ベクロメタゾンプロピオン酸エステルとして50μg)を1日2回朝，夜(起床時，就寝時)小型噴霧器を用いて鼻腔内に噴霧吸入する。なお，症状により適宜増減する。

〔パウダースプレー鼻用25μg〕：通常，各鼻腔内に1日2回(1回噴霧あたりベクロメタゾンプロピオン酸エステルとして25μg)，朝，夜(起床時，就寝時)に噴霧吸入する。なお，症状により適宜増減する。

禁忌

(1)有効な抗菌剤の存在しない感染症・全身の真菌症の患者
(2)本剤の成分に対して過敏症の既往歴のある患者

原則禁忌　結核性疾患の患者

アルロイヤー点鼻液50μg：セオリアファーマ　8.5mg8.5g1瓶[551.5円/瓶]，タウナスアクアスプレー点鼻50μg：共和薬品　8.5mg8.5g1瓶[551.5円/瓶]，ナイスピー点鼻液50μg：東興薬品　8.5mg8.5g1瓶[551.5円/瓶]，ナナドラAQネーザル50μg：日本化薬　8.5mg8.5g1瓶[551.5円/瓶]，ベクロメタゾン点鼻液50μg「サワイ」：沢井　8.5mg8.5g1瓶[551.5円/瓶]，ベクロメタゾン鼻用パウダー25μg「トーワ」：東和　1.50mg0.9087g1瓶[767.2円/瓶]，マイリー点鼻液0.125%：マイラン製薬　9.375mg7.5g1瓶[468円/瓶]

リバスタッチパッチ4.5mg

規格：4.5mg1枚[346.8円/枚]

リバスタッチパッチ9mg

規格：9mg1枚[390.5円/枚]

リバスタッチパッチ13.5mg

規格：13.5mg1枚[418.6円/枚]

リバスタッチパッチ18mg

規格：18mg1枚[439.7円/枚]

リバスチグミン　小野薬品　119

イクセロンパッチ4.5mg，イクセロンパッチ9mg，イクセロンパッチ13.5mg，イクセロンパッチ18mgを参照(P2059)

リフタマイシン点眼液0.3%

規格：3mg1mL[17.9円/mL]

ゲンタマイシン硫酸塩　わかもと　131

【効能効果】

〈適応菌種〉ゲンタマイシンに感性のブドウ球菌属，レンサ球菌属，肺炎球菌，インフルエンザ菌，ヘモフィルス・エジプチウス(コッホ・ウィークス菌)，緑膿菌

〈適応症〉眼瞼炎，涙嚢炎，麦粒腫，結膜炎，角膜炎

【対応標準病名】

◎	角膜炎	眼瞼炎	結膜炎
	麦粒腫	涙のう炎	
○	亜急性結膜炎	亜急性涙のう炎	萎縮性角結膜炎
	栄養障害性角膜炎	外傷性角膜炎	外麦粒腫
	潰瘍性眼瞼炎	化学性結膜炎	角結膜炎
	角結膜びらん	角膜上皮びらん	角膜内皮炎
	角膜びらん	下尖性霰粒腫	カタル性眼炎
	カタル性結膜炎	化膿性角膜炎	化膿性結膜炎
	化膿性霰粒腫	貨幣状角膜炎	眼炎
	眼角部眼瞼炎	眼角部眼瞼縁結膜炎	眼瞼縁炎
	眼瞼縁結膜炎	眼瞼結膜炎	乾性角結膜炎
	乾性角膜炎	感染性角膜炎	偽膜性結膜炎
	急性角結膜炎	急性角膜炎	急性結膜炎
	急性霰粒腫	急性涙のう炎	急性濾胞性結膜炎
	巨大乳頭結膜炎	結節性眼炎	結節性結膜炎
	結膜潰瘍	結膜化膿性肉芽腫	結膜びらん
	結膜濾胞症	硬化性角膜炎	光線眼症
	コーガン症候群	コッホ・ウィークス菌性結膜炎	散在性表層角膜炎
	霰粒腫	紫外線角結膜炎	紫外線角膜炎
	糸状角膜炎	実質性角膜炎	湿疹性眼瞼炎
	しゅさ性眼瞼炎	術後結膜炎	上尖性霰粒腫
	睫毛性眼瞼炎	脂漏性眼瞼炎	浸潤性表層角膜炎
	深層角膜炎	星状角膜炎	石化性角膜炎
	雪眼炎	接触性眼瞼結膜炎	前房蓄膿性角膜炎
	兎眼性角膜炎	毒物性眼瞼炎	内麦粒腫
	粘液膿性結膜炎	白内障術後結膜炎	パリノー結膜炎
	パリノー結膜腺症候群	びまん性表層角膜炎	表在性角膜炎
	表在性点状角膜炎	フィラメント状角膜炎	ぶどう球菌性眼瞼炎
	フリクテン性角結膜炎	フリクテン性角膜炎	フリクテン性結膜炎
	辺縁角膜炎	慢性角結膜炎	慢性カタル性結膜炎
	慢性結膜炎	慢性涙小管炎	慢性涙のう炎
	慢性濾胞性結膜炎	毛包眼瞼炎	モラックス・アクセンフェルド結膜炎
	薬物性角結膜炎	薬物性角膜炎	薬物性眼瞼炎
	薬物性結膜炎	流行性結膜炎	輪紋状角膜炎
	涙小管炎	涙小管のう胞	涙小管瘻
	涙のう周囲膿瘍	涙のう瘻	
△	アカントアメーバ角膜炎	アトピー性角結膜炎	アレルギー性角膜炎
	アレルギー性眼瞼炎	アレルギー性眼瞼縁炎	アレルギー性結膜炎
	アレルギー性鼻結膜炎	外傷性角膜潰瘍	下眼瞼蜂巣炎
	角膜潰瘍	角膜穿孔	角膜中心潰瘍
	角膜膿瘍	角膜パンヌス	角膜腐蝕
	カタル性角膜潰瘍	眼瞼皮膚炎	眼瞼びらん
	眼瞼蜂巣炎	眼瞼瘻孔	感染性角膜潰瘍

季節性アレルギー性結膜炎	急性涙腺炎	巨大フリクテン
クラミジア結膜炎	血管性パンヌス	蚕蝕性角膜潰瘍
湿疹性眼瞼皮膚炎	湿疹性パンヌス	出血性角膜炎
春季カタル	上眼瞼蜂巣炎	症候性流涙症
真菌性角膜潰瘍	神経栄養性角結膜炎	進行性角膜潰瘍
ゼーミッシュ潰瘍	接触眼瞼皮膚炎	穿孔性角膜潰瘍
線状角膜炎	腺病性パンヌス	単純性角膜潰瘍
通年性アレルギー性結膜炎	反復性角膜潰瘍	匐行性角膜潰瘍
フリクテン性角膜潰瘍	フリクテン性パンヌス	辺縁フリクテン
マイボーム腺炎	慢性涙腺炎	涙管腫
涙腺炎	涙道瘻	涙のう周囲炎

用法用量　通常，1回1～2滴，1日3～4回点眼する。

用法用量に関連する使用上の注意　本剤の使用にあたっては，耐性菌の発現等を防ぐため，原則として感受性を確認し，疾病の治療上必要な最小限の期間の投与にとどめること。

禁忌　本剤の成分，アミノグリコシド系抗生物質及びバシトラシンに対し過敏症の既往歴のある患者

ゲンタロール点眼液0.3%：日本点眼薬[17.9円/mL]，硫酸ゲンタマイシン点眼液0.3%「ニットー」：日東メディック[17.9円/mL]

リフラップシート5%　規格：5cm×5cm[178.1円]
リフラップ軟膏5%　規格：5%1g[38.9円/g]
リゾチーム塩酸塩　帝國　395

【効能効果】

皮膚潰瘍〔褥瘡，熱傷潰瘍，外傷性潰瘍，下腿潰瘍(静脈瘤症候群を含む)，その他皮膚潰瘍(帯状疱疹後潰瘍，放射線潰瘍，薬物潰瘍，糖尿病性潰瘍，術後潰瘍)〕

【対応標準病名】

◎	下肢静脈瘤性潰瘍	下腿皮膚潰瘍	褥瘡
	糖尿病性潰瘍	皮膚潰瘍	放射線皮膚潰瘍
○	1型糖尿病性潰瘍	2型糖尿病性潰瘍	足褥瘡
	圧迫性潰瘍	腋窩難治性皮膚潰瘍	腋窩皮膚潰瘍
	下肢難治性皮膚潰瘍	下肢皮膚潰瘍	下腿難治性皮膚潰瘍
	ギブス性潰瘍	胸部難治性皮膚潰瘍	胸部皮膚潰瘍
	頚部難治性皮膚潰瘍	頚部皮膚潰瘍	頚部放射線皮膚潰瘍
	指尖難治性皮膚潰瘍	指尖皮膚潰瘍	膝部難治性皮膚潰瘍
	膝部皮膚潰瘍	趾難治性皮膚潰瘍	趾皮膚潰瘍
	手指難治性皮膚潰瘍	手指皮膚潰瘍	手部難治性皮膚潰瘍
	手部皮膚潰瘍	踵部難治性皮膚潰瘍	踵部皮膚潰瘍
	褥瘡感染	褥瘡性潰瘍	仙骨部褥瘡
	前腕難治性皮膚潰瘍	前腕皮膚潰瘍	足関節外果難治性皮膚潰瘍
	足関節外果皮膚潰瘍	足関節難治性皮膚潰瘍	足関節皮膚潰瘍
	足底難治性皮膚潰瘍	足底皮膚潰瘍	足背難治皮膚潰瘍
	足背皮膚潰瘍	足部難治性皮膚潰瘍	足部皮膚潰瘍
	大腿難治性皮膚潰瘍	大腿皮膚潰瘍	殿部褥瘡
	殿部難治性皮膚潰瘍	殿部皮膚潰瘍	難治性皮膚潰瘍
	熱帯性潰瘍	背部褥瘡	背部難治性皮膚潰瘍
	背部皮膚潰瘍	皮膚びらん	腹部難治性皮膚潰瘍
	腹部皮膚潰瘍	腹壁瘢痕部潰瘍	母趾難治性皮膚潰瘍
	母趾皮膚潰瘍		
△	1型糖尿病性胃腸症	細菌性肉芽腫症	糖尿病性壊疽
	慢性放射線皮膚炎		

用法用量

〔シート〕：症状及び病巣の広さに応じて適量を使用する。原則として1日1～数回潰瘍面を清拭消毒後，患部に貼付する。必要に応じてテープ等で固定する。

〔軟膏〕：症状及び病巣の広さに応じて適量を使用する。原則として1日1～数回潰瘍面を清拭消毒後，リント布又はガーゼなどにのばして患部に貼布するか，又は必要に応じて患部に直接塗布する。

禁忌

(1)本剤の成分に対し過敏症の既往歴のある患者
(2)卵白アレルギーのある患者

リボスチン点眼液0.025%　規格：0.025%1mL[141.7円/mL]
レボカバスチン塩酸塩　ヤンセン　131

【効能効果】

アレルギー性結膜炎

【対応標準病名】

◎	アレルギー性結膜炎		
○	アトピー性角結膜炎	アレルギー性鼻結膜炎	季節性アレルギー性結膜炎
	春季カタル	通年性アレルギー性結膜炎	薬物性結膜炎
△	亜急性結膜炎	萎縮性角結膜炎	化学性結膜炎
	カタル性眼炎	カタル性結膜炎	眼炎
	眼角部眼瞼縁結膜炎	眼瞼縁結膜炎	眼瞼結膜炎
	偽膜性結膜炎	急性結膜炎	急性濾胞性結膜炎
	巨大乳頭結膜炎	結膜炎	結膜化膿性肉芽腫
	接触性眼瞼結膜炎	慢性カタル性結膜炎	慢性結膜炎
	慢性濾胞性結膜炎		

用法用量　1回1～2滴を1日4回(朝，昼，夕方及び就寝前)点眼する。

禁忌　本剤の成分に対し過敏症の既往歴のある患者

レボカバスチン点眼液0.025%「FFP」：富士フイルム[101.9円/mL]，レボカバスチン点眼液0.025%「KOG」：興和[101.9円/mL]，レボカバスチン点眼液0.025%「TS」：テイカ[101.9円/mL]，レボカバスチン点眼液0.025%「イセイ」：イセイ[101.9円/mL]，レボカバスチン点眼液0.025%「サワイ」：沢井[101.9円/mL]，レボカバスチン点眼液0.025%「ファイザー」：ファイザー[101.9円/mL]，レボカバスチン塩酸塩点眼液0.025%「TOA」：東亜薬品[101.9円/mL]，レボカバスチン塩酸塩点眼液0.025%「三和」：三和化学[101.9円/mL]，レボカバスチン塩酸塩点眼液0.025%「わかもと」：わかもと[101.9円/mL]

リボスチン点鼻液0.025mg112噴霧用　規格：0.025%15mL1瓶[920.9円/瓶]
レボカバスチン塩酸塩　ヤンセン　132

【効能効果】

アレルギー性鼻炎

【対応標準病名】

◎	アレルギー性鼻炎		
○	アレルギー性鼻咽頭炎	アレルギー性鼻結膜炎	イネ科花粉症
	カモガヤ花粉症	季節性アレルギー性鼻炎	スギ花粉症
	通年性アレルギー性鼻炎	ヒノキ花粉症	ブタクサ花粉症
△	花粉症	血管運動性鼻炎	

用法用量　1日4回(朝，昼，夕方及び就寝前)，1回各鼻腔に2噴霧(レボカバスチンとして0.05mg)ずつ噴霧吸入する。

禁忌　本剤の成分に対し過敏症の既往歴のある患者

リュウアト1%眼軟膏　規格：1%1g[33.6円/g]
アトロピン硫酸塩水和物　参天　131

【効能効果】

診断または治療を目的とする散瞳と調節麻痺

【対応標準病名】

該当病名なし

用法用量　アトロピン硫酸塩水和物として，通常1%眼軟膏を1日1～3回，適量を結膜嚢に塗布する。

禁忌　緑内障及び狭隅角や前房が浅いなどの眼圧上昇の素因のある患者

硫酸ポリミキシンB散50万単位「ファイザー」
規格：50万単位1瓶[234.1円/瓶]

硫酸ポリミキシンB散300万単位「ファイザー」
規格：300万単位1瓶[1580.5円/瓶]

ポリミキシンB硫酸塩　ファイザー　263

【効能効果】

(局所投与)

〈適応菌種〉ポリミキシンBに感性の大腸菌，肺炎桿菌，エンテロバクター属，緑膿菌

〈適応症〉外傷・熱傷及び手術創等の二次感染，骨髄炎，関節炎，膀胱炎，結膜炎，角膜炎(角膜潰瘍を含む)，中耳炎，副鼻腔炎

(経口投与)

〈適応症〉白血病治療時の腸管内殺菌

【対応標準病名】

◎	外傷	角膜炎	角膜潰瘍
	関節炎	結膜炎	骨髄炎
	挫創	術後創部感染	創傷
	創傷感染症	中耳炎	熱傷
	白血病	副鼻腔炎	膀胱炎
	裂傷	裂創	
○	DIP関節炎	IP関節炎	MP関節炎
あ	MRSA膀胱炎	PIP関節炎	亜急性関節炎
	亜急性結膜炎	亜急性骨髄炎	足第1度熱傷
	足第2度熱傷	足第3度熱傷	足熱傷
	アルカリ腐蝕	アレルギー性角膜炎	アレルギー性関節炎
	アレルギー性結膜炎	アレルギー性副鼻腔炎	アレルギー性膀胱炎
	萎縮性角結膜炎	胃腸管熱傷	犬咬創
	胃熱傷	陰茎第1度熱傷	陰茎第2度熱傷
	陰茎第3度熱傷	陰茎熱傷	咽頭熱傷
	陰のう第1度熱傷	陰のう第2度熱傷	陰のう第3度熱傷
	陰のう熱傷	栄養障害性角膜炎	会陰第1度熱傷
	会陰第2度熱傷	会陰第3度熱傷	会陰熱傷
	会陰部化膿創	腋窩第1度熱傷	腋窩第2度熱傷
	腋窩第3度熱傷	腋窩熱傷	円板状角膜炎
か	汚染擦過創	汚染創	外陰第1度熱傷
	外陰第2度熱傷	外陰第3度熱傷	外陰熱傷
	外耳開放創	外耳道創傷	外耳部外傷性異物
	外耳部割創	外耳部貫通創	外耳部咬創
	外耳部挫創	外耳部刺創	外耳部創傷
	外傷後早期合併症	外傷性異物	外傷性角膜炎
	外傷性角膜潰瘍	外傷性眼球ろう	外傷性耳出血
	外傷性穿孔性中耳炎	外傷性中耳炎	外傷性破裂
	外耳裂創	開放骨折	開放性大腿骨骨髄炎
	開放創	潰瘍性膀胱炎	下咽頭熱傷
	化学外傷	下顎開放創	下顎割創
	下顎貫通創	下顎口唇挫創	下顎咬創
	下顎骨骨髄炎	下顎挫創	下顎刺創
	化学性結膜炎	下顎創傷	下顎熱傷
	下顎部第1度熱傷	下顎部第2度熱傷	下顎部第3度熱傷
	下顎部皮膚欠損創	下顎裂創	顎関節部開放創
	顎関節部割創	顎関節部貫通創	顎関節部咬創
	顎関節部挫創	顎関節部刺創	顎関節部創傷
	顎関節部裂創	角結膜炎	角結膜びらん
	角結膜腐蝕	顎骨骨髄炎	角膜アルカリ化学熱傷
	角膜酸化学熱傷	角膜酸性熱傷	角膜上皮びらん
	角膜真菌症	角膜穿孔	角膜中心潰瘍
	角膜内皮炎	角膜熱傷	角膜膿瘍
	角膜パンヌス	角膜びらん	角膜腐蝕
	下肢第1度熱傷	下肢第2度熱傷	下肢第3度熱傷
	下肢熱傷	下腿骨骨髄炎	下腿骨慢性骨髄炎
	下腿足部熱傷	下腿熱傷	下腿複雑骨折後骨髄炎
	下腿部第1度熱傷	下腿部第2度熱傷	下腿部第3度熱傷
	肩関節炎	カタル性角膜潰瘍	カタル性眼炎
	カタル性結膜炎	割創	化膿性角膜炎
	化膿性結膜炎	化膿性骨髄炎	化膿性中耳炎
	化膿性副鼻腔炎	下半身第1度熱傷	下半身第2度熱傷
	下半身第3度熱傷	下半身熱傷	下腹部第1度熱傷
	下腹部第2度熱傷	下腹部第3度熱傷	貨幣状角膜炎
	眼炎	眼化学熱傷	眼角部眼瞼縁結膜炎
	眼窩骨髄炎	眼窩創傷	眼球損傷
	眼球熱傷	眼瞼縁結膜炎	眼瞼開放創
	眼瞼化学熱傷	眼瞼割創	眼瞼貫通創
	眼瞼結膜炎	眼瞼咬創	眼瞼挫創
	眼瞼刺創	眼瞼創傷	眼瞼第1度熱傷
	眼瞼第2度熱傷	眼瞼第3度熱傷	眼瞼熱傷
	眼瞼裂創	環指骨髄炎	間質性膀胱炎
	眼周囲化学熱傷	眼周囲第1度熱傷	眼周囲第2度熱傷
	眼周囲第3度熱傷	眼周囲部外傷性異物	眼周囲部開放創
	眼周囲部割創	眼周囲部貫通創	眼周囲部咬創
	眼周囲部挫創	眼周囲部刺創	眼周囲部創傷
	眼周囲部裂創	乾性角結膜炎	乾性角膜炎
	関節症	感染性角膜炎	感染性角膜潰瘍
	貫通刺創	貫通銃創	貫通創
	眼熱傷	眼部開放創	眼部割創
	眼部貫通創	眼部咬創	眼部挫創
	眼部刺創	眼部創傷	眼部裂創
	顔面汚染創	顔面外傷性異物	顔面開放創
	顔面割創	顔面貫通創	顔面咬創
	顔面挫創	顔面刺創	顔面創傷
	顔面掻創	顔面損傷	顔面第1度熱傷
	顔面第2度熱傷	顔面第3度熱傷	顔面多発開放創
	顔面多発割創	顔面多発貫通創	顔面多発咬創
	顔面多発挫創	顔面多発刺創	顔面多発創傷
	顔面多発裂創	顔面熱傷	顔面皮膚欠損創
	顔面裂創	乾酪性副鼻腔炎	気管熱傷
	気道熱傷	偽膜性結膜炎	急性角結膜炎
	急性顎骨骨髄炎	急性角膜炎	急性化膿性脛骨骨髄炎
	急性化膿性骨髄炎	急性化膿性中耳炎	急性関節炎
	急性脛骨骨髄炎	急性血行性骨髄炎	急性結膜炎
	急性骨髄炎	急性出血性膀胱炎	急性単純性膀胱炎
	急性中耳炎	急性白血病	急性膀胱炎
	急性濾胞性結膜炎	胸腔熱傷	胸骨骨髄炎
	胸鎖関節炎	胸椎骨髄炎	胸部外傷
	頬部開放創	頬部割創	頬部貫通創
	頬部咬創	頬部挫創	頬部刺創
	胸部上腕熱傷	頬部創傷	胸部損傷
	胸部第1度熱傷	頬部第1度熱傷	胸部第2度熱傷
	頬部第2度熱傷	胸部第3度熱傷	頬部第3度熱傷
	胸部熱傷	頬部皮膚欠損創	頬部裂創
	胸肋関節炎	棘刺創	魚咬創
	距骨骨髄炎	距踵関節炎	巨大乳頭結膜炎
	躯幹薬傷	グラデニーゴ症候群	脛骨骨髄炎
	脛骨乳児骨髄炎	脛骨慢性化膿性骨髄炎	脛骨慢性骨髄炎
	頚椎骨髄炎	頚部第1度熱傷	頚部第2度熱傷
	頚部第3度熱傷	頚部熱傷	血管性パンヌス
	血行性脛骨骨髄炎	血行性骨髄炎	血行性大腿骨骨髄炎
	結節性眼炎	結節性結膜炎	結膜潰瘍
	結膜熱傷	結膜のうアルカリ化学熱傷	結膜のう酸化学熱傷

	結膜びらん	結膜腐蝕	結膜濾胞症
	嫌気性骨髄炎	肩甲間部第1度熱傷	肩甲間部第2度熱傷
	肩甲間部第3度熱傷	肩甲間部熱傷	肩甲部第1度熱傷
	肩甲部第2度熱傷	肩甲部第3度熱傷	肩甲部熱傷
	肩鎖関節炎	肩部第1度熱傷	肩部第2度熱傷
	肩部第3度熱傷	硬化性角膜炎	硬化性骨髄炎
	口腔上顎洞瘻	口腔第1度熱傷	口腔第2度熱傷
	口腔第3度熱傷	口腔熱傷	口唇開放創
	口唇割創	口唇貫通創	口唇咬創
	口唇挫創	口唇刺創	口唇創傷
	口唇第1度熱傷	口唇第2度熱傷	口唇第3度熱傷
	口唇熱傷	口唇裂創	光線眼症
	溝創	咬創	喉頭外傷
	喉頭損傷	喉頭熱傷	後発性関節炎
	肛門第1度熱傷	肛門第2度熱傷	肛門第3度熱傷
	肛門熱傷	コーガン症候群	股関節炎
	鼓室内水腫	骨幹炎	骨髄炎後遺症
	骨盤化膿性骨髄炎	コッホ・ウィークス菌性結膜炎	骨膜下膿瘍
さ	骨膜骨髄炎	混合型白血病	細菌性骨髄炎
	細菌性膀胱炎	再発性中耳炎	サルモネラ骨髄炎
	サルモネラ髄膜炎	散在性表層角膜炎	蚕蝕性角膜潰瘍
	酸腐蝕	耳介外傷性異物	耳介開放創
	耳介割創	耳介貫通創	耳介咬創
	耳介挫創	耳介刺創	紫外線角結膜炎
	紫外線角膜炎	耳介創傷	耳介部第1度熱傷
	耳介部第2度熱傷	耳介部第3度熱傷	耳介裂創
	趾化膿創	趾関節炎	指間切創
	子宮熱傷	刺咬症	指骨髄炎
	趾骨髄炎	篩骨洞炎	示指化膿創
	四肢挫傷	四肢第1度熱傷	四肢第2度熱傷
	四肢第3度熱傷	四肢熱傷	糸状角膜炎
	歯性上顎洞炎	歯性副鼻腔炎	耳前部挫創
	刺創	趾第1度熱傷	趾第2度熱傷
	趾第3度熱傷	膝蓋骨化膿性骨髄炎	膝蓋骨骨髄炎
	膝関節炎	実質性角膜炎	湿疹性パンヌス
	膝部第1度熱傷	膝部第2度熱傷	膝部第3度熱傷
	趾熱傷	射創	尺骨遠位部骨髄炎
	銃創	手関節炎	手関節掌側部挫創
	手関節部挫創	手関節部創傷	手関節部第1度熱傷
	手関節部第2度熱傷	手関節部第3度熱傷	手指関節炎
	樹枝状角膜炎	樹枝状角膜潰瘍	手指第1度熱傷
	手指第2度熱傷	手指第3度熱傷	手指端熱傷
	手指熱傷	手術創部膿瘍	手術創離開
	手掌挫創	手掌刺創	手掌切創
	手掌第1度熱傷	手掌第2度熱傷	手掌第3度熱傷
	手掌熱傷	手掌剥皮創	手掌皮膚欠損創
	出血性角膜炎	出血性中耳炎	出血性膀胱炎
	術後骨髄炎	術後性中耳炎	術後性慢性中耳炎
	手背第1度熱傷	手背第2度熱傷	手背第3度熱傷
	手背熱傷	手背皮膚欠損創	手背部挫創
	手背部切創	春季カタル	上顎骨骨髄炎
	上顎洞炎	上顎部裂創	上鼓室化膿症
	踵骨骨髄炎	上肢第1度熱傷	上肢第2度熱傷
	上肢第3度熱傷	上肢熱傷	焼身自殺未遂
	上唇小帯裂創	小児副鼻腔炎	上半身第1度熱傷
	上半身第2度熱傷	上半身第3度熱傷	上半身熱傷
	踵部第1度熱傷	踵部第2度熱傷	踵部第3度熱傷
	上腕骨骨髄炎	上腕第1度熱傷	上腕第2度熱傷
	上腕第3度熱傷	上腕熱傷	食道熱傷
	ショパール関節炎	真菌性角膜潰瘍	神経栄養性角結膜炎
	進行性角膜潰瘍	針刺創	浸潤性表層角膜炎
	新生児上顎骨骨髄炎	新生児中耳炎	深層角膜炎
	水疱性中耳炎	水疱性膿痂疹	星状角膜炎
	精巣熱傷	ゼーミッシュ潰瘍	石化性角膜炎

	脊椎骨髄炎	雪眼炎	接触性眼瞼結膜炎
	切断	舌熱傷	前額部開放創
	前額部割創	前額部貫通創	前額部咬創
	前額部挫創	前額部刺創	前額部創傷
	前額部第1度熱傷	前額部第2度熱傷	前額部第3度熱傷
	前額部皮膚欠損創	前額部裂創	前胸部第1度熱傷
	前胸部第2度熱傷	前胸部第3度熱傷	前胸部熱傷
	前頚頭頂部挫創	穿孔性角膜潰瘍	穿孔性中耳炎
	線状角膜炎	全身挫傷	全身第1度熱傷
	全身第2度熱傷	全身第3度熱傷	全身熱傷
	穿通創	前頭洞炎	腺病性パンヌス
	前房蓄膿性角膜炎	前腕骨髄炎	前腕手部熱傷
	前腕第1度熱傷	前腕第2度熱傷	前腕第3度熱傷
	前腕熱傷	増殖性関節炎	足関節炎
	足関節第1度熱傷	足関節第2度熱傷	足関節第3度熱傷
	足関節熱傷	側胸部第1度熱傷	側胸部第2度熱傷
	側胸部第3度熱傷	足底熱傷	足底部第1度熱傷
	足底部第2度熱傷	足底部第3度熱傷	足背部第1度熱傷
	足背部第2度熱傷	足背部第3度熱傷	側腹部第1度熱傷
	側腹部第2度熱傷	側腹部第3度熱傷	足部骨髄炎
	鼡径部第1度熱傷	鼡径部第2度熱傷	鼡径部第3度熱傷
た	鼡径部熱傷	第1度熱傷	第1度腐蝕
	第2度熱傷	第2度腐蝕	第3度熱傷
	第3度腐蝕	第4度熱傷	体幹第1度熱傷
	体幹第2度熱傷	体幹第3度熱傷	体幹熱傷
	大腿汚染創	大腿咬創	大腿骨骨髄炎
	大腿骨膿瘍	大腿骨膜炎	大腿骨慢性化膿性骨髄炎
	大腿骨慢性骨髄炎	大腿挫創	大腿熱傷
	大腿皮膚欠損創	大腿部開放創	大腿部刺創
	大腿部切創	大腿部第1度熱傷	大腿部第2度熱傷
	大腿部第3度熱傷	大腿裂創	大転子部挫創
	体表面積10%未満の熱傷	体表面積10－19%の熱傷	体表面積20－29%の熱傷
	体表面積30－39%の熱傷	体表面積40－49%の熱傷	体表面積50－59%の熱傷
	体表面積60－69%の熱傷	体表面積70－79%の熱傷	体表面積80－89%の熱傷
	体表面積90%以上の熱傷	多発性外傷	多発性関節炎
	多発性昆虫咬創	多発性挫傷	多発性擦過創
	多発性第1度熱傷	多発性第2度熱傷	多発性第3度熱傷
	多発性熱傷	多発性皮下出血	多発性非熱傷性水疱
	多発性表在損傷	打撲割創	打撲挫創
	単関節炎	単純性角膜潰瘍	単純性関節炎
	単純性中耳炎	恥骨結合炎	恥骨骨髄炎
	地図状角膜炎	腟熱傷	肘関節炎
	肘関節慢性骨髄炎	中手骨関節部挫創	中手骨膿瘍
	肘部第1度熱傷	肘部第2度熱傷	肘部第3度熱傷
	蝶形骨洞炎	腸骨骨髄炎	陳旧性中耳炎
	低形成性白血病	手第1度熱傷	手第2度熱傷
	手第3度熱傷	手熱傷	殿部第1度熱傷
	殿部第2度熱傷	殿部第3度熱傷	殿部熱傷
	頭蓋骨骨髄炎	橈骨骨髄炎	頭部第1度熱傷
	頭部第2度熱傷	頭部第3度熱傷	頭部多発開放創
	頭部多発割創	頭部多発咬創	頭部多発挫創
	頭部多発刺創	頭部多発創傷	頭部多発裂創
	動物咬創	頭部熱傷	兎眼性角膜炎
な	内視鏡検査中腸穿孔	内部尿路性器の熱傷	軟口蓋熱傷
	二次性白血病	乳頭部第1度熱傷	乳頭部第2度熱傷
	乳頭部第3度熱傷	乳房第1度熱傷	乳房第2度熱傷
	乳房第3度熱傷	乳房熱傷	乳輪部第1度熱傷
	乳輪部第2度熱傷	乳輪部第3度熱傷	尿膜管膿瘍
は	猫咬創	粘液膿性結膜炎	敗血症性骨髄炎
	肺熱傷	背部第1度熱傷	背部第2度熱傷
	背部第3度熱傷	背部熱傷	白血病性関節症

バリノー結膜炎	バリノー結膜腺症候群	半身第1度熱傷
半身第2度熱傷	半身第3度熱傷	反復性角膜潰瘍
反復性膀胱炎	汎副鼻腔炎	腓骨骨髄炎
尾骨骨髄炎	鼻根部打撲挫創	鼻根部裂創
鼻前庭部挫創	鼻尖部挫創	ビタミンA欠乏性角膜潰瘍
非定型的白血病	非特異骨髄炎	非特異性関節炎
鼻部開放創	眉部割創	鼻部割創
鼻部貫通創	皮膚欠損創	鼻部咬創
鼻部挫創	鼻部刺創	鼻部創傷
鼻部第1度熱傷	鼻部第2度熱傷	鼻部第3度熱傷
皮膚剥脱創	鼻部皮膚欠損創	鼻部裂創
びまん性表層角膜炎	眉毛部割創	眉毛部裂創
表在性角膜炎	表在性点状角膜炎	鼻翼部切創
鼻翼部裂創	びらん性膀胱炎	フィラメント状角膜炎
匐行性角膜潰瘍	伏針	副鼻腔開放創
腹部第1度熱傷	腹部第2度熱傷	腹部第3度熱傷
腹部熱傷	腹壁創し開	腹壁縫合不全
腐蝕	ぶどう球菌性熱傷様皮膚症候群	ブラックアイ
フリクテン性角結膜炎	フリクテン性パンヌス	ブロディー骨膿瘍
ヘルペスウイルス性角結膜炎	ヘルペス角膜炎	辺縁角膜炎
辺縁フリクテン	膀胱後部膿瘍	膀胱三角部炎
膀胱周囲炎	膀胱周囲膿瘍	縫合不全
放射線性下顎骨骨髄炎	放射線性熱傷	放射線性膀胱炎
母指球部第1度熱傷	母指球部第2度熱傷	母指球部第3度熱傷
母指骨髄炎	母趾骨髄炎	母指示指間切創
母指第1度熱傷	母指第2度熱傷	母指第3度熱傷

ま

母指熱傷	慢性角結膜炎	慢性顎骨骨髄炎
慢性カタル性結膜炎	慢性化膿性骨髄炎	慢性化膿性穿孔性中耳炎
慢性化膿性中耳炎	慢性関節炎	慢性血行性骨髄炎
慢性結膜炎	慢性骨髄炎	慢性再発性膀胱炎
慢性耳管鼓室化膿性中耳炎	慢性上鼓室乳突洞化膿性中耳炎	慢性多発性骨髄炎
慢性中耳炎	慢性中耳炎後遺症	慢性中耳炎術後再燃
慢性白血病	慢性複雑性膀胱炎	慢性副鼻腔炎
慢性副鼻腔炎急性増悪	慢性副鼻腔膿瘍	慢性膀胱炎
慢性濾胞性結膜炎	眉間部挫創	眉間部裂創
耳後部挫創	脈絡網膜熱傷	盲管銃創

や

モラックス・アクセンフェルド結膜炎	薬傷	薬物性角結膜炎
薬物性角膜炎	薬物性結膜炎	腰椎骨髄炎
腰部第1度熱傷	腰部第2度熱傷	腰部第3度熱傷

ら

腰部熱傷	リスフラン関節炎	流行性結膜炎
良性慢性化膿性中耳炎	輪紋状角膜炎	肋骨骨髄炎

△

ALK陽性未分化大細胞リンパ腫	BCR－ABL1陽性Bリンパ芽球性白血病	BCR－ABL1陽性Bリンパ芽球性白血病/リンパ腫
B細胞性前リンパ球性白血病	Bリンパ芽球性白血病	Bリンパ芽球性白血病/リンパ腫
CCR4陽性成人T細胞白血病リンパ腫	E2A－PBX1陽性Bリンパ芽球性白血病	E2A－PBX1陽性Bリンパ芽球性白血病/リンパ腫
IL3－IGH陽性Bリンパ芽球性白血病	IL3－IGH陽性Bリンパ芽球性白血病/リンパ腫	MLL再構成型Bリンパ芽球性白血病
MLL再構成型Bリンパ芽球性白血病/リンパ腫	MRSA骨髄炎	MRSA術後創部感染
Ph陽性急性リンパ性白血病	TEL－AML1陽性Bリンパ芽球性白血病	TEL－AML1陽性Bリンパ芽球性白血病/リンパ腫
T細胞性前リンパ球白血病	T細胞性大顆粒リンパ球白血病	Tリンパ芽球性白血病

あ

Tリンパ芽球性白血病/リンパ腫	アカントアメーバ角膜炎	アキレス腱筋腱移行部断裂
アキレス腱挫傷	アキレス腱挫創	アキレス腱切創
アキレス腱断裂	アキレス腱部分断裂	悪性リンパ腫骨髄浸潤
アグレッシブNK細胞白血病	足異物	足開放創
足挫創	足切創	亜脱臼
圧挫傷	圧挫創	圧迫骨折
圧迫神経炎	アトピー性角結膜炎	異型リンパ球増加症
医原性気胸	陰茎開放創	陰茎挫創
陰茎折症	陰茎裂創	咽頭開放創
咽頭創傷	陰のう開放創	陰のう裂創
陰部切創	会陰裂傷	横隔膜損傷

か

横骨折	外陰開放創	外陰部挫創
外陰部切創	外陰部裂傷	外耳部外傷性腫脹
外耳部外傷性皮下異物	外耳部挫傷	外耳部擦過創
外耳部切創	外耳部打撲傷	外耳部虫刺傷
外耳部皮下血腫	外耳部皮下出血	外傷性一過性麻痺
外傷性横隔膜ヘルニア	外傷性咬合	外傷性硬膜動静脈瘻
外傷性食道破裂	外傷性脊髄出血	外傷性切断
外傷性動静脈瘻	外傷性動脈血腫	外傷性動脈瘤
外傷性乳び胸	外傷性脳圧迫	外傷性脳圧迫・頭蓋内に達する開放創合併あり
外傷性脳圧迫・頭蓋内に達する開放創合併なし	外傷性脳症	外傷性皮下血腫
開放性外傷性脳圧迫	開放性陥没骨折	開放性胸膜損傷
開放性脱臼	開放性脱臼骨折	開放性脳挫創
開放性脳損傷髄膜炎	開放性脳底部挫傷	開放性びまん性脳損傷
開放性粉砕骨折	下咽頭創傷	下顎外傷性異物
下顎挫傷	下顎擦過創	下顎切創
下顎打撲傷	下顎皮下血腫	下顎部挫傷
下顎部打撲傷	踵裂創	顎関節部挫傷
顎関節部擦過創	顎関節部切創	顎関節部打撲傷
顎関節部皮下血腫	顎部挫傷	顎部打撲傷
下腿汚染創	下腿開放創	下腿挫創
下腿切創	下腿皮膚欠損創	下腿裂創
カテーテル感染症	顆粒球肉腫	過労性脛部痛
眼黄斑部裂孔	眼窩部挫創	眼窩裂傷
眼瞼外傷性異物	眼瞼外傷性腫脹	眼瞼外傷性皮下異物
眼瞼擦過創	眼瞼切創	眼瞼虫刺傷
環指圧挫傷	環指挫傷	環指挫創
環指切創	環指剥皮創	環指皮膚欠損創
眼周囲部外傷性腫脹	眼周囲部外傷性皮下異物	眼周囲部擦過創
眼周囲部切創	眼周囲部虫刺傷	関節血腫
関節骨折	関節挫傷	関節打撲
完全骨折	完全脱臼	貫通性挫滅創
肝脾T細胞リンパ腫	眼部外傷性異物	眼部外傷性腫脹
眼部外傷性皮下異物	眼部擦過創	眼部切創
眼部虫刺傷	陥没骨折	顔面挫傷
顔面擦過創	顔面切創	顔面多発挫傷
顔面多発擦過創	顔面多発切創	顔面多発打撲傷
顔面多発虫刺傷	顔面多発皮下血腫	顔面多発皮下出血
顔面打撲傷	顔面皮下血腫	季節性アレルギー性結膜炎
急性巨核芽球性白血病	急性骨髄性白血病	急性骨髄単球性白血病
急性前骨髄球性白血病	急性単球性白血病	急性リンパ性白血病
胸管損傷	胸腺損傷	胸椎転移
頬粘膜咬傷	頬粘膜咬創	胸部汚染創
頬部外傷性異物	頬部挫傷	胸部挫創
頬部擦過創	胸部食道損傷	胸部切創
頬部切創	頬部打撲傷	頬部皮下血腫
胸部皮膚欠損創	胸壁開放創	胸壁刺創
胸膜損傷・胸腔に達する開放創合併あり	胸膜裂創	巨大フリクテン
亀裂骨折	筋損傷	筋断裂
筋肉内血腫	くすぶり型白血病	屈曲骨折
クラミジア結膜炎	頸管破裂	脛骨顆部割創
脛骨骨膜炎	形質細胞白血病	頸部開放創
頸部挫創	頸部食道開放創	頸部切創
頸部皮膚欠損創	結核性骨髄炎	結核性中耳炎

	血管切断	血管損傷	血管内大細胞型B細胞性リンパ腫
	血腫	結膜化膿性肉芽腫	肩甲骨周囲炎
	腱切創	腱損傷	腱断裂
	腱部分断裂	腱裂傷	高2倍体性Bリンパ芽球性白血病
	高2倍体性Bリンパ芽球性白血病/リンパ腫	高エネルギー外傷	好塩基球性白血病
	口蓋挫傷	口腔外傷性異物	口腔外傷性腫脹
	口腔挫傷	口腔擦過創	口腔切創
	口腔打撲傷	口腔内血腫	口腔粘膜咬傷
	口腔粘膜咬創	好酸球減少症	好酸球性白血病
	後出血	口唇外傷性異物	口唇外傷性腫脹
	口唇外傷性皮下異物	口唇咬傷	口唇挫傷
	口唇擦過創	口唇切創	口唇打撲傷
	口唇虫刺傷	口唇皮下血腫	口唇皮下出血
	好中球性白血病	好中球増加症	後頭部外傷
	後頭部割創	後頭部挫傷	後頭部挫創
	後頭部切創	後頭部打撲傷	後頭部裂創
	広範性軸索損傷	広汎性神経損傷	後方脱臼
	硬膜損傷	硬膜裂傷	肛門裂創
	骨炎	骨顆炎	骨周囲炎
	骨髄異形成症候群	骨髄性白血病	骨髄性白血病骨髄浸潤
	骨髄性類白血病反応	骨髄単球性白血病	骨髄転移
	骨髄肉芽腫	骨折	骨盤部裂創
	骨膜炎	骨膜のう炎	昆虫咬創
さ	昆虫刺傷	コントル・クー損傷	細菌性結膜炎
	採皮創	坐骨骨炎	挫傷
	擦過創	擦過皮下血腫	挫滅傷
	挫滅創	耳介外傷性腫脹	耳介外傷性皮下異物
	耳介挫傷	耳介擦過創	耳介切創
	耳介打撲傷	耳介虫刺傷	耳介皮下血腫
	耳介皮下出血	趾開放創	耳下腺部打撲
	趾間切創	子宮頚管裂傷	子宮頚部環状剥離
	指骨炎	趾骨炎	趾挫創
	示指MP関節挫傷	示指PIP開放創	示指割創
	示指挫傷	示指挫創	示指刺創
	四肢静脈損傷	示指切創	四肢動脈損傷
	示指皮膚欠損創	膝蓋部挫創	膝下部挫創
	膝窩部銃創	膝関節部異物	膝関節部挫創
	膝部異物	膝部開放創	膝部割創
	膝部咬創	膝部挫創	膝部切創
	膝部裂創	歯肉挫傷	若年性骨髄単球性白血病
	斜骨折	尺骨近位端骨折	尺骨鉤状突起骨折
	手圧挫傷	縦隔血腫	縦骨折
	銃自殺未遂	重複骨折	手関節挫滅傷
	手関節挫滅創	手関節部切創	手関節部裂創
	手指圧挫傷	手指汚染創	手指開放創
	手指咬創	種子骨炎	種子骨開放骨折
	種子骨骨折	手指挫傷	手指挫創
	手指挫滅傷	手指挫滅創	手指刺創
	手指切創	手指打撲傷	手指剥皮創
	手指皮下血腫	手指皮膚欠損創	術後横隔膜下膿瘍
	術後合併症	術後感染症	術後血腫
	術後結膜炎	術後膿瘍	術後皮下気腫
	術後腹壁膿瘍	手部汚染創	上顎挫傷
	上顎擦過創	上顎切創	上顎打撲傷
	上顎皮下血腫	上口唇挫傷	症候性貧血
	踵骨炎	踵骨部挫滅創	小指咬創
	小指挫傷	小指挫創	小指切創
	硝子体切断	小指皮膚欠損創	小児EBV陽性T細胞リンパ増殖性疾患
	小児急性リンパ性白血病	小児骨髄異形成症候群	小児全身性EBV陽性T細胞リンパ増殖性疾患

	上腕汚染創	上腕貫通銃創	上腕挫創
	上腕皮膚欠損創	上腕部開放創	食道損傷
	処女膜裂傷	神経根ひきぬき損傷	神経切断
	神経叢損傷	神経叢不全損傷	神経損傷
	神経断裂	靱帯ストレイン	靱帯損傷
	靱帯断裂	靱帯捻挫	靱帯裂傷
	心内異物	髄膜白血病	ストレイン
	生検後出血	成人T細胞白血病骨髄浸潤	成人T細胞白血病リンパ腫
	成人T細胞白血病リンパ腫・急性型	成人T細胞白血病リンパ腫・くすぶり型	成人T細胞白血病リンパ腫・慢性型
	成人T細胞白血病リンパ腫・リンパ腫型	精巣開放創	精巣破裂
	声門外傷	脊髄播種	脊椎転移
	赤白血病	節外性NK/T細胞リンパ腫・鼻型	舌咬傷
	切創	前額部外傷性異物	前額部外傷性腫脹
	前額部外傷性皮下異物	前額部擦過創	前額部切創
	前額部虫刺傷	前額部虫刺症	前胸部挫創
	仙骨部挫創	仙骨部皮膚欠損創	線状骨折
	全身擦過創	前頭部割創	前頭部挫傷
	前頭部挫創	前頭部切創	前頭部打撲傷
	前頭部皮膚欠損創	前方脱臼	前リンパ球性白血病
	前腕汚染創	前腕開放創	前腕咬創
	前腕挫創	前腕刺創	前腕切創
	前腕皮膚欠損創	前腕裂創	爪下異物
	爪下挫滅傷	爪下挫滅創	増殖性骨膜炎
	搔創	創部膿瘍	足関節内果部挫創
	足関節部挫創	足底異物	足底部咬創
	足底部刺創	足底部皮膚欠損創	側頭部割創
	側頭部挫創	側頭部切創	側頭部打撲傷
	側頭部皮下血腫	足背部挫創	足背部切創
	足部汚染創	側腹部咬創	側腹部挫創
	側腹壁開放創	足部皮膚欠損創	足部裂創
	鼡径部開放創	鼡径部切創	損傷
た	第5趾皮膚欠損創	脱臼	脱臼骨折
	多発性開放創	多発性咬創	多発性骨髄腫骨髄浸潤
	多発性切創	多発性穿刺創	多発性裂創
	打撲血腫	打撲擦過創	打撲傷
	打撲皮下血腫	単球性白血病	単球性類白血病反応
	単球増加症	単純脱臼	恥骨骨炎
	腟開放創	腟断端炎	腟断端出血
	腟壁縫合不全	腟裂傷	肘関節骨折
	肘関節挫創	肘関節脱臼骨折	肘関節部開放創
	中耳炎性顔面神経麻痺	中指咬創	中指挫傷
	中指挫創	中指刺創	中指切創
	中指皮膚欠損創	虫垂炎術後残膿瘍	中枢神経系損傷
	肘頭骨折	肘部挫創	肘部切創
	肘部皮膚欠損創	腸管症関連T細胞リンパ腫	通年性アレルギー性結膜炎
	痛風性関節炎	低2倍体性Bリンパ芽球性白血病	低2倍体性Bリンパ芽球性白血病/リンパ腫
	手開放創	手咬創	手挫創
	手刺創	手切創	転位性骨折
	殿部異物	殿部開放創	殿部咬創
	殿部刺創	殿部切創	殿部皮膚欠損創
	殿部裂創	頭頂部挫傷	頭頂部挫創
	頭頂部擦過創	頭頂部切創	頭頂部打撲傷
	頭頂部裂創	頭皮外傷性腫脹	頭皮開放創
	頭皮下血腫	頭皮剥離	頭皮表在損傷
	頭部異物	頭部外傷性皮下異物	頭部外傷性皮下気腫
	頭部開放創	頭部割創	頭部頚部挫傷
	頭部頚部挫創	頭部頚部打撲傷	頭部血腫
	頭部挫傷	頭部挫創	頭部擦過創
	頭部刺創	頭部切創	頭部多発挫傷
	頭部多発擦過創	頭部多発切創	頭部多発打撲傷

	頭部多発皮下血腫	頭部打撲	頭部打撲血腫
	頭部打撲傷	頭部虫刺傷	頭部皮下異物
	頭部皮下血腫	頭部皮下出血	頭部皮膚欠損創
	頭部裂創	動脈損傷	特発性関節脱臼
な	飛び降り自殺未遂	飛び込み自殺未遂	軟口蓋血腫
	肉離れ	乳児偽白血病	乳腺内異物
	乳房異物	尿管切石術後感染症	捻挫
	脳挫傷	脳挫傷・頭蓋内に達する開放創合併あり	脳挫傷・頭蓋内に達する開放創合併なし
	脳挫創	脳挫創・頭蓋内に達する開放創合併あり	脳挫創・頭蓋内に達する開放創合併なし
	脳損傷	脳対側損傷	脳直撃損傷
	脳底部挫傷	脳底部挫傷・頭蓋内に達する開放創合併あり	脳底部挫傷・頭蓋内に達する開放創合併なし
は	脳裂傷	バーキット白血病	爆死自殺未遂
	白赤芽球症	白内障術後結膜炎	剥離骨折
	白血球増加症	抜歯後出血	破裂骨折
	脾B細胞性リンパ腫/白血病・分類不能型	皮下異物	皮下血腫
	鼻下擦過創	皮下静脈損傷	皮下損傷
	非結核性抗酸菌性骨髄炎	膝汚染創	膝皮膚欠損創
	皮神経挫傷	脾性貧血	非定型慢性骨髄性白血病
	非熱傷性水疱	脾びまん性赤脾髄小B細胞性リンパ腫	鼻部外傷性異物
	鼻部外傷性腫脹	鼻部外傷性皮下異物	腓腹筋挫創
	眉部血腫	鼻部挫傷	鼻部擦過創
	鼻部切創	皮膚損傷	鼻部打撲傷
	鼻部虫刺傷	鼻部皮下血腫	鼻部皮下出血
	鼻部皮膚剥離創	肥満細胞性白血病	びまん性脳損傷
	びまん性脳損傷・頭蓋内に達する開放創合併あり	びまん性脳損傷・頭蓋内に達する開放創合併なし	表皮剥離
	複雑脱臼	腹部汚染創	腹部刺創
	腹部皮膚欠損創	腹壁異物	腹壁開放創
	腹壁縫合糸膿瘍	不全骨折	プラスマ細胞増加症
	フリクテン性角膜炎	フリクテン性角膜潰瘍	フリクテン性結膜炎
	粉砕骨折	分娩時会陰裂傷	分娩時軟産道損傷
	分類不能型骨髄異形成症候群	ヘアリー細胞白血病	ヘアリー細胞白血病亜型
	閉鎖性外傷性脳圧迫	閉鎖性骨折	閉鎖性脱臼
	閉鎖性脳挫創	閉鎖性脳底部挫傷	閉鎖性びまん性脳損傷
	縫合糸膿瘍	縫合不全出血	縫合部膿瘍
	放射線出血性膀胱炎	帽状腱膜下出血	包皮挫創
	包皮切創	包皮裂創	母指咬創
	母指挫傷	母指挫創	母趾挫創
	母指刺創	母指切創	母指打撲挫創
	母指打撲傷	母指皮膚欠損創	母趾皮膚欠損創
ま	母指末節部挫創	本態性白血球増多症	末梢血管外傷
	末梢神経損傷	慢性NK細胞リンパ増殖性疾患	慢性骨髄性白血病
	慢性骨髄性白血病移行期	慢性骨髄性白血病急性転化	慢性骨髄性白血病慢性期
	慢性骨髄単球性白血病	慢性穿孔性中耳炎	慢性単球性白血病
	慢性中耳炎急性増悪	慢性リンパ性白血病	耳後部打撲傷
	無リンパ球症	網膜振盪	モンテジア骨折
ら	腰部切創	腰部打撲挫創	らせん骨折
	離開骨折	淋菌性骨髄炎	リンパ球異常
	リンパ球減少症	リンパ球性類白血病反応	リンパ球増加症
	リンパ性白血病	リンパ性白血病骨髄浸潤	リンパ組織球増多症
	涙管損傷	涙管断裂	涙道損傷
	類白血病反応	轢過創	裂離
	裂離骨折	肋骨周囲炎	肋骨転移
	若木骨折		

用法用量

(局所投与)

外傷・熱傷及び手術創等の二次感染に使用する場合には，ポリミキシンB硫酸塩として，通常，成人50万単位を注射用蒸留水または，生理食塩液5～50mLに溶解し，その適量を患部に散布する。1回の最高投与量は50万単位を超えてはならない。

骨髄炎，関節炎，中耳炎，副鼻腔炎に使用する場合には，ポリミキシンB硫酸塩として，通常，成人50万単位を，注射用蒸留水または生理食塩液10～50mLに溶解し，その適量を患部に注入，噴霧，もしくは散布する。1回の最高投与量は50万単位を超えてはならない。

膀胱炎に使用する場合には，ポリミキシンB硫酸塩として，通常，成人50万単位を滅菌精製水または生理食塩液10～500mLに溶解し，その適量を1日1～2回に分けて，膀胱内に注入または洗浄する。1回の最高投与量は50万単位を超えてはならない。

結膜炎，角膜炎(角膜潰瘍を含む)に使用する場合には，ポリミキシンB硫酸塩として，通常，成人50万単位を注射用蒸留水または生理食塩液20～50mLに溶解し，その適量を点眼する。

(経口投与)：ポリミキシンB硫酸塩として，通常，成人1日300万単位を3回に分けて経口投与する。

用法用量に関連する使用上の注意

(1)本剤の使用にあたっては，耐性菌の発現等を防ぐため，原則として感受性を確認し，疾病の治療上必要な最少限の期間の投与にとどめること。

(2)呼吸麻痺を起こすことがあるので，用法用量以外の使用(特に静注，腹腔内投与，胸腔内投与)をしてはならない。

禁忌　ポリミキシンB又はコリスチンに対し過敏症の既往歴のある患者

リレンザ　規格：5mg1ブリスター［173.5円/ブリスター］
ザナミビル水和物　グラクソ・スミスクライン　625

【効能効果】

A型又はB型インフルエンザウイルス感染症の治療及びその予防

【対応標準病名】

◎	インフルエンザA型	インフルエンザB型	
○	インフルエンザ(H5N1)	インフルエンザAソ連型	インフルエンザA香港型
	鳥インフルエンザ(H5N1)		
△	インフルエンザ	インフルエンザ(H1N1)2009	鳥インフルエンザ
	鳥インフルエンザ(H7N9)		

効能効果に関連する使用上の注意

(1)本剤を治療に用いる場合には，抗ウイルス薬の投与が全てのA型又はB型インフルエンザウイルス感染症の治療には必須ではないことを踏まえ，本剤の使用の必要性を慎重に検討すること。

(2)本剤を治療に用いる場合，インフルエンザ様症状の発現から2日以内に投与を開始すること。

(3)本剤を予防に用いる場合には，原則として，インフルエンザウイルス感染症を発症している患者の同居家族又は共同生活者である下記の者を対象とする。

①高齢者(65歳以上)

②慢性心疾患患者

③代謝性疾患患者(糖尿病等)

④腎機能障害患者

(4)本剤はC型インフルエンザウイルス感染症には効果がない。

(5)本剤は細菌感染症には効果がない。

用法用量

(1)治療に用いる場合：通常，成人及び小児には，ザナミビルとして1回10mg(5mgブリスターを2ブリスター)を，1日2回，5日間，専用の吸入器を用いて吸入する。

(2)予防に用いる場合：通常，成人及び小児には，ザナミビルとして1回10mg(5mgブリスターを2ブリスター)を，1日1回，10日間，専用の吸入器を用いて吸入する。

用法用量に関連する使用上の注意

(1)本剤を治療に用いる場合，発症後，可能な限り速やかに投与を開始することが望ましい(症状発現から48時間経過後に投与を開始した患者における有効性を裏付けるデータは得られていない)。

(2)本剤を予防に用いる場合には，次の点に注意して使用すること。

①インフルエンザウイルス感染症患者に接触後1.5日以内に投与を開始すること(接触後　36時間経過後に投与を開始した患者における有効性を裏付けるデータは得られていない)。

②インフルエンザウイルス感染症に対する予防効果は，本剤を連続して服用している期間のみ持続する。

(3)気管支喘息及び慢性閉塞性肺疾患等の慢性呼吸器疾患のある患者に対し，慢性呼吸器疾患の治療に用いる吸入薬(短時間作用発現型気管支拡張剤等)を併用する場合には，本剤を投与する前に使用するよう指導すること。

警告

(1)本剤を治療に用いる場合は，本剤の必要性を慎重に検討すること。

(2)インフルエンザウイルス感染症の予防の基本はワクチン療法であり，本剤の予防使用はワクチン療法に置き換わるものではない。

禁忌　本剤の成分に対して過敏症の既往歴のある患者

リンデロン－DPクリーム　規格：0.064%1g[29.5円/g]
リンデロン－DPゾル　規格：0.064%1g[29.5円/g]
リンデロン－DP軟膏　規格：0.064%1g[29.5円/g]

ベタメタゾンジプロピオン酸エステル　塩野義　264

【効能効果】

湿疹・皮膚炎群(進行性指掌角皮症，ビダール苔癬を含む)，乾癬，掌蹠膿疱症，紅皮症，薬疹・中毒疹，虫さされ，痒疹群(蕁麻疹様苔癬，ストロフルス，固定蕁麻疹を含む)，紅斑症(多形滲出性紅斑，ダリエ遠心性環状紅斑，遠心性丘疹性紅斑)，慢性円板状エリテマトーデス，扁平紅色苔癬，毛孔性紅色粃糠疹，特発性色素性紫斑(マヨッキー紫斑，シャンバーグ病，紫斑性色素性苔癬様皮膚炎)，肥厚性瘢痕・ケロイド，肉芽腫症(サルコイドーシス，環状肉芽腫)，悪性リンパ腫(菌状息肉症を含む)，皮膚アミロイドージス，天疱瘡群(ヘイリーヘイリー病を含む)，類天疱瘡(ジューリング疱疹状皮膚炎を含む)，円形脱毛症

【対応標準病名】

◎	悪性リンパ腫	円形脱毛症	遠心性環状紅斑
	遠心性丘疹性紅斑	円板状エリテマトーデス	家族性良性慢性天疱瘡
	環状肉芽腫	乾癬	急性痒疹
	菌状息肉症	血管拡張性環状紫斑症	結節性痒疹
	ケロイド	紅斑症	紅皮症
	サルコイドーシス	刺虫症	湿疹
	紫斑性苔癬状皮膚炎	ジューリング病	掌蹠膿疱症
	進行性色素性皮膚病	進行性指掌角皮症	多形滲出性紅斑
	中毒疹	天疱瘡	特発性色素性紫斑
	肥厚性瘢痕	ビダール苔癬	皮膚アミロイドーシス
	皮膚炎	扁平苔癬	毛孔性紅色粃糠疹
	薬疹	痒疹	類天疱瘡
○	ALK陰性未分化大細胞リンパ腫	ALK陽性未分化大細胞リンパ腫	B細胞リンパ腫
	LE型薬疹	LE蝶形皮疹	LE皮疹
あ	MALTリンパ腫	Tゾーンリンパ腫	亜急性皮膚エリテマトーデス
	亜急性痒疹	足湿疹	アトピー性紅皮症

	アミロイドーシス関節炎	アミロイド性自律神経ニューロパチー	アミロイド苔癬
	胃悪性リンパ腫	異汗性湿疹	いぼ状表皮異形成
	ウイルソン紅色苔癬	うっ血性紫斑病	腋窩湿疹
	エリテマトーデス	円板状乾癬	温熱性紅斑
か	外耳部虫刺傷	海水浴皮膚炎	過角化症
	化学性皮膚炎	角質増殖症	貨幣状湿疹
	眼窩悪性リンパ腫	眼瞼虫刺傷	間擦疹
	眼周囲部虫刺傷	環状紅斑	眼性類天疱瘡
	乾癬性関節炎	乾癬性紅皮症	乾癬性脊椎炎
	感染性皮膚炎	肝脾T細胞リンパ腫	眼部虫刺傷
	汗疱性湿疹	顔面急性皮膚炎	顔面昆虫螫
	顔面尋常性乾癬	顔面多発虫刺傷	偽性円形脱毛症
	木村病	丘疹紅皮症	丘疹状紅斑
	丘疹状湿疹	丘疹状じんま疹	急性湿疹
	急性特発性血小板減少性紫斑病	急性汎発性膿疱性乾癬	胸部昆虫螫
	局面状乾癬	亀裂性湿疹	屈曲部乾癬
	頚部悪性リンパ腫	頚部虫刺症	頚部肉芽腫
	頚部皮膚炎	血管内大細胞型B細胞性リンパ腫	血管免疫芽球性T細胞リンパ腫
	結腸悪性リンパ腫	ケロイド拘縮	ケロイド体質
	ケロイド瘢痕	限局性アミロイドーシス	限局性円板状エリテマトーデス
	限局性神経皮膚炎	口腔扁平苔癬	甲状腺悪性リンパ腫
	口唇虫刺傷	後天性魚鱗癬	後天性表皮水疱症
	広汎性円形脱毛症	紅斑性湿疹	紅斑性天疱瘡
	紅皮症型薬疹	骨悪性リンパ腫	固定薬疹
さ	昆虫刺傷	昆虫毒	臍肉芽腫
	サルコイドーシス性虹彩毛様体炎	サルコイドーシス性ぶどう膜炎	サルコイド関節障害
	サルコイド筋炎	耳介虫刺傷	自家感作性皮膚炎
	色素性紫斑	色素性紫斑性皮膚症	色素性痒疹
	自己赤血球感作症候群	四肢乾癬	四肢尋常性乾癬
	四肢虫刺症	四肢毛孔性紅色粃糠疹	持続性色素異常性紅斑
	刺虫アレルギー	湿疹続発性紅皮症	湿疹様発疹
	紫斑型薬疹	紫斑病	若年性ヘルペス状皮膚炎
	縦隔悪性リンパ腫	重症多形滲出性紅斑・急性期	十二指腸悪性リンパ腫
	手指湿疹	手掌紅斑	術後ケロイド瘢痕
	種痘様水疱症様リンパ腫	主婦湿疹	腫瘍随伴性天疱瘡
	小水疱性皮膚炎	掌蹠角化症	掌蹠膿疱症性骨関節炎
	小腸悪性リンパ腫	小児EBV陽性T細胞リンパ増殖性疾患	小児全身性EBV陽性T細胞リンパ増殖性疾患
	小児汎発性膿疱性乾癬	職業性皮膚炎	脂漏性乾癬
	神経サルコイドーシス	深在性エリテマトーデス	滲出性紅斑型中毒疹
	尋常性乾癬	尋常性天疱瘡	真性ケロイド
	新生児皮膚炎	心臓悪性リンパ腫	水疱性多形紅斑
	水疱性扁平苔癬	水疱性類天疱瘡	スティーブンス・ジョンソン症候群
	ステロイド皮膚炎	ステロイド誘発性皮膚症	制癌剤皮膚炎
	精巣悪性リンパ腫	赤色湿疹	セザリー症候群
	節外性NK/T細胞リンパ腫・鼻型	接触皮膚炎	節足動物毒
	前額部虫刺傷	前額部虫刺症	穿孔性環状肉芽腫
	全身湿疹	全身性紫斑病	全身毛孔性紅色粃糠疹
	全身薬疹	早期ケロイド	増殖性天疱瘡
た	創部瘢痕ケロイド	体幹虫刺症	帯状脱毛症
	苔癬	大腸悪性リンパ腫	多形紅斑
	多形紅斑性関節障害	多形慢性痒疹	蛇行状血管腫
	単純性紫斑病	単純苔癬	チャドクガ皮膚炎
	虫刺性皮膚炎	中毒性紅斑	中毒性表皮壊死症
	腸管症関連T細胞リンパ腫	直腸悪性リンパ腫	手足症候群
	滴状乾癬	手湿疹	デビス紫斑
	点状角化症	点状乾癬	冬期湿疹

	頭部湿疹	頭部尋常性乾癬	頭部虫刺傷
な	特発性血小板減少性紫斑病合併妊娠	乳房皮膚炎	妊娠湿疹
	妊娠性痒疹	妊婦性皮膚炎	熱傷後ケロイド
	熱傷後瘢痕ケロイド	熱傷後瘢痕ケロイド潰瘍	熱傷後瘢痕ケロイド拘縮
	熱傷瘢痕	熱帯扁平苔癬	脳悪性リンパ腫
は	膿胸関連リンパ腫	膿疱性乾癬	破壊性関節炎
	鼻背部湿疹	瘢痕性類天疱瘡	斑状アミロイドーシス
	汎発性膿疱性乾癬	脾Ｂ細胞性リンパ腫/白血病・分類不能型	脾悪性リンパ腫
	皮角	皮下脂肪織炎様Ｔ細胞リンパ腫	肥厚性扁平苔癬
	非水疱性多形紅斑	脾びまん性赤脾髄小Ｂ細胞性リンパ腫	皮膚異物肉芽腫
	皮膚エリテマトーデス	皮膚原発性CD30陽性Ｔ細胞リンパ増殖性疾患	皮膚原発性γδＴ細胞リンパ腫
	皮膚原発性未分化大細胞リンパ腫	皮膚サルコイドーシス	鼻部虫刺傷
	皮膚の肥厚性障害	非ホジキンリンパ腫	びまん性乾癬
	ピリン疹	腹部虫刺傷	ブラジル天疱瘡
	不良肉芽	ヘアリー細胞白血病亜型	ヘブラ痒疹
	扁桃悪性リンパ腫	扁平湿疹	扁平苔癬様角化症
	蜂刺症	胞状異角化症	疱疹状天疱瘡
ま	疱疹状膿痂疹	麻疹様紅斑	末梢性Ｔ細胞リンパ腫
	末梢性Ｔ細胞リンパ腫・詳細不明	慢性色素性紫斑	慢性湿疹
	慢性特発性血小板減少性紫斑病	慢性痒疹	マントル細胞リンパ腫
	未分化大細胞リンパ腫	ムカデ咬創	免疫芽球性リンパ節症
	毛孔角化症	毛細管脆弱症	毛細血管脆弱症
や	毛虫皮膚炎	薬剤性過敏症症候群	薬剤誘発性天疱瘡
	薬物性口唇炎	薬物性接触性皮膚炎	腰部尋常性乾癬
ら	ライエル症候群	ライエル症候群型薬疹	落屑性湿疹
	落葉状天疱瘡	リウマチ性環状紅斑	良性粘膜類天疱瘡
	鱗状湿疹	リンパ芽球性リンパ腫	リンパ腫
	リンパ節サルコイドーシス	類上皮細胞肉芽腫	類苔癬
	連鎖球菌性膿痂疹	レンネルトリンパ腫	老人性紫斑
	濾胞性乾癬	濾胞性リンパ腫	
△	１型糖尿病性皮膚障害	１型糖尿病性浮腫性硬化症	AHアミロイドーシス
	ALアミロイドーシス	青色ゴムまり様母斑症候群	アナフィラクトイド紫斑
	アミロイドーシス	アミロイドーシス緑内障	アレルギー性皮膚炎
	胃アミロイドーシス	胃サルコイドーシス	遺伝性掌蹠角化症
	インドゴム様皮膚	陰のう湿疹	会陰部肛囲湿疹
	外陰部皮膚炎	角皮症	下肢硬結
	下肢出血斑	下肢単純性血管腫	下腿部単純性血管腫
	汗孔角化症	肝サルコイドーシス	眼サルコイドーシス
	完全脱毛症	顔面いちご状血管腫	顔面単純性血管腫
	顔面表皮母斑	偽黄色腫	偽性黄色腫
	胸部いちご状血管腫	胸部硬結	胸部単純性血管腫
	筋サルコイドーシス	毛だに皮膚炎	血管腫症
	原発性アミロイドーシス	原発性全身性アミロイドーシス	硬結
	光沢苔癬	広汎性皮下出血	肛門湿疹
	骨サルコイドーシス	細菌疹	錯角化症
	サルコイド心筋炎	サルコイドミオパチー	樹枝状皮斑
	手掌角皮症	手掌紋異常	腫瘤型筋サルコイドーシス
	心アミロイドーシス	腎アミロイドーシス	人工肛門部皮膚炎
	心サルコイドーシス	腎サルコイドーシス	水疱症
	全身こむらがえり病	全身性アミロイドーシス	全身性脱毛症
	全身の尋常性乾癬	先天性角化異常症	先天性色素異常症
	足底角化症	大腿部皮下出血	蛇行状脱毛症
	だに皮膚炎	ダリエー病	弾性線維性偽黄色腫症
	弾力線維性仮性黄色腫	点状出血	糖尿病性皮膚障害
	糖尿病性浮腫性硬化症	特発性斑状出血	土肥氏鱗状毛のう角皮症
	軟皮症	ネーゲリ病	脳回転状皮膚
	肺アミロイドーシス	肺サルコイドーシス	梅毒性脱毛症
	梅毒性白斑	パピヨン・ルフェブル症候群	晩期梅毒性白斑
	斑状出血	汎発性脱毛症	皮下出血
	鼻腔サルコイドーシス	鼻前庭部湿疹	皮膚掌紋異常
	副皮膚弁	ぶどう膜耳下腺熱	ブルーム症候群
	ペラグラ性皮膚炎	ヘルペスウイルス性ひょう疽	マックル・ウエルズ症候群
	ミベリー氏汗孔角化症	無汗性外胚葉形成不全	毛孔性苔癬
	腰部皮下出血	良性家族性天疱瘡	老人性TTRアミロイドーシス
	老人性アミロイドーシス	ロトムンド・トムソン症候群	

用法用量　通常，１日１～数回，適量を塗布する。なお，症状により適宜増減する。

禁忌

(1)細菌・真菌・スピロヘータ・ウイルス皮膚感染症及び動物性皮膚疾患(疥癬，けじらみ等)
(2)本剤の成分に対し過敏症の既往歴のある患者
(3)鼓膜に穿孔のある湿疹性外耳道炎
(4)潰瘍(ベーチェット病は除く)，第２度深在性以上の熱傷・凍傷

ダイプロセルクリーム0.064%：佐藤　0.064%1g[12.2円/g]，ダイプロセル軟膏0.064%：佐藤　0.064%1g[12.2円/g]，ディーピーポロンクリーム0.064%：摩耶堂　0.064%1g[12.2円/g]，ディーピーポロン軟膏0.064%：摩耶堂　0.064%1g[12.2円/g]，デルモゾールDPクリーム0.064%：岩城　0.064%1g[6.8円/g]，デルモゾールDP軟膏0.064%：岩城　0.064%1g[6.8円/g]，デルモゾールDPローション0.064%：岩城　0.064%1mL[6.8円/mL]，ヒズボットクリーム0.064%：辰巳化学　0.064%1g[6.8円/g]，ヒズボット軟膏0.064%：辰巳化学　0.064%1g[6.8円/g]，ベタメタゾンジプロピオン酸エステルクリーム0.064%「テイコク」：帝國　0.064%1g[12.2円/g]，ベタメタゾンジプロピオン酸エステル軟膏0.064%「YD」：陽進堂　0.064%1g[6.8円/g]，ベタメタゾンジプロピオン酸エステル軟膏0.064%「テイコク」：帝國　0.064%1g[12.2円/g]

リンデロン－VGクリーム0.12%　規格：1g[29.2円/g]
リンデロン－VG軟膏0.12%　規格：1g[29.2円/g]

ゲンタマイシン硫酸塩　ベタメタゾン吉草酸エステル　塩野義　264

【効能効果】

〈適応菌種〉ゲンタマイシン感性菌

〈適応症〉

(1)湿潤，びらん，結痂を伴うか，又は二次感染を併発している次の疾患：湿疹・皮膚炎群(進行性指掌角皮症，脂漏性皮膚炎を含む)，乾癬，掌蹠膿疱症

(2)外傷・熱傷及び手術創等の二次感染

【対応標準病名】

◎	外傷	乾癬	挫創
	湿疹	術後創部感染	掌蹠膿疱症
	脂漏性皮膚炎	進行性指掌角皮症	創傷
	創傷感染症	熱傷	皮膚炎
	裂傷	裂創	
○ あ	アキレス腱筋腱移行部断裂	アキレス腱挫傷	アキレス腱挫創
	アキレス腱切創	アキレス腱断裂	アキレス腱部分断裂
	足異物	足開放創	足挫創
	足湿疹	足切創	足第１度熱傷
	足第２度熱傷	足第３度熱傷	足熱傷
	亜脱臼	圧挫傷	圧挫創
	圧迫骨折	圧迫神経炎	アルカリ腐蝕

異汗性湿疹	胃腸管熱傷	犬咬創
胃熱傷	陰茎開放創	陰茎挫創
陰茎折症	陰茎第１度熱傷	陰茎第２度熱傷
陰茎第３度熱傷	陰茎熱傷	陰茎裂創
咽頭熱傷	陰のう開放創	陰のう湿疹
陰のう第１度熱傷	陰のう第２度熱傷	陰のう第３度熱傷
陰のう熱傷	陰のう裂創	陰部間擦疹
陰部切創	会陰第１度熱傷	会陰第２度熱傷
会陰第３度熱傷	会陰熱傷	会陰部化膿創
会陰部肛囲湿疹	会陰裂傷	腋窩湿疹
腋窩第１度熱傷	腋窩第２度熱傷	腋窩第３度熱傷
腋窩熱傷	円板状乾癬	横骨折
汚染擦過創	汚染創	外陰開放創
外陰第１度熱傷	外陰第２度熱傷	外陰第３度熱傷
外陰熱傷	外陰部挫創	外陰部切創
外陰部皮膚炎	外陰部裂傷	外耳部外傷性腫脹
外耳部外傷性皮下異物	外耳部挫傷	外耳部擦過創
外耳部切創	外耳部打撲傷	外耳部虫刺傷
外耳部皮下血腫	外耳部皮下出血	外傷性一過性麻痺
外傷性咬合	外傷性硬膜動静脈瘻	外傷性脊髄出血
外傷性切断	外傷性動静脈瘻	外傷性動脈血腫
外傷性動脈瘤	外傷性乳び胸	外傷性脳圧迫
外傷性脳圧迫・頭蓋内に達する開放創合併あり	外傷性脳圧迫・頭蓋内に達する開放創合併なし	外傷性脳症
外傷性破裂	外傷性皮下血腫	海水浴皮膚炎
開放骨折	開放性外傷性脳圧迫	開放性陥没骨折
開放性胸膜損傷	開放性脱臼	開放性脱臼骨折
開放性脳挫創	開放性脳底部挫傷	開放性びまん性脳損傷
開放性粉砕骨折	開放創	下咽頭熱傷
化学外傷	下顎開放創	過角化症
下顎割創	下顎貫通創	下顎口唇挫創
下顎咬創	下顎挫傷	下顎挫創
下顎擦過創	下顎刺創	化学性皮膚炎
下顎切創	下顎創傷	下顎打撲傷
下顎熱傷	下顎皮下血腫	下顎部挫傷
下顎部第１度熱傷	下顎部第２度熱傷	下顎部第３度熱傷
下顎部打撲傷	下顎部皮膚欠損創	下顎裂創
踵裂創	角化棘細胞腫	顎関節部開放創
顎関節部割創	顎関節部貫通創	顎関節部咬創
顎関節部挫傷	顎関節部挫創	顎関節部擦過創
顎関節部刺創	顎関節部切創	顎関節部創傷
顎関節部打撲傷	顎関節部皮下血腫	顎関節部裂創
角結膜腐蝕	角質増殖症	顎部挫傷
顎部打撲傷	角膜アルカリ化学熱傷	角膜酸化学熱傷
角膜酸性熱傷	角膜熱傷	下肢第１度熱傷
下肢第２度熱傷	下肢第３度熱傷	下肢熱傷
下腿汚染創	下腿開放創	下腿挫創
下腿切創	下腿足部熱傷	下腿熱傷
下腿皮膚欠損創	下腿部第１度熱傷	下腿部第２度熱傷
下腿部第３度熱傷	下腿裂創	割創
化膿性皮膚疾患	下半身第１度熱傷	下半身第２度熱傷
下半身第３度熱傷	下半身熱傷	下腹部第１度熱傷
下腹部第２度熱傷	下腹部第３度熱傷	貨幣状湿疹
眼黄斑部裂孔	眼化学熱傷	眼窩部挫創
眼窩裂傷	眼球熱傷	眼瞼外傷性腫脹
眼瞼外傷性皮下異物	眼瞼化学熱傷	眼瞼擦過創
眼瞼切創	眼瞼第１度熱傷	眼瞼第２度熱傷
眼瞼第３度熱傷	眼瞼虫刺傷	眼瞼熱傷
間擦疹	環指圧挫傷	環指挫傷
環指挫創	環指切創	環指剥皮創
環指皮膚欠損創	眼周囲化学熱傷	眼周囲第１度熱傷
眼周囲第２度熱傷	眼周囲第３度熱傷	眼周囲部外傷性腫脹
眼周囲部外傷性皮下異物	眼周囲部擦過創	眼周囲部切創

眼周囲部虫刺傷	関節血腫	関節骨折
関節挫傷	関節打撲	完全骨折
乾癬性関節炎	乾癬性脊椎炎	感染性皮膚炎
完全脱臼	貫通刺創	貫通銃創
貫通性挫滅創	貫通創	眼熱傷
乾皮症	眼部外傷性腫脹	眼部外傷性皮下異物
眼部擦過創	眼部切創	眼部虫刺傷
汗疱	汗疱性湿疹	陥没骨折
顔面汚染創	顔面開放創	顔面割創
顔面貫通創	顔面急性皮膚炎	顔面咬創
顔面挫傷	顔面挫創	顔面擦過創
顔面刺創	顔面尋常性乾癬	顔面切創
顔面創傷	顔面掻創	顔面損傷
顔面第１度熱傷	顔面第２度熱傷	顔面第３度熱傷
顔面多発開放創	顔面多発割創	顔面多発貫通創
顔面多発咬創	顔面多発挫傷	顔面多発挫創
顔面多発擦過創	顔面多発刺創	顔面多発切創
顔面多発創傷	顔面多発打撲傷	顔面多発虫刺傷
顔面多発皮下血腫	顔面多発皮下出血	顔面多発裂創
顔面打撲傷	顔面熱傷	顔面皮下血腫
顔面皮膚欠損創	顔面毛包性紅斑黒皮症	顔面裂創
気管熱傷	気道熱傷	丘疹状湿疹
急性湿疹	急性汎発性膿疱性乾癬	胸腔熱傷
頬粘膜咬傷	頬粘膜咬創	胸部汚染創
胸部外傷	頬部外傷性異物	頬部開放創
頬部割創	頬部貫通創	頬部咬創
頬部挫傷	胸部挫創	頬部挫創
頬部擦過創	頬部刺創	胸部上腕熱傷
胸部切創	頬部切創	頬部創傷
胸部損傷	胸部第１度熱傷	頬部第１度熱傷
胸部第２度熱傷	頬部第２度熱傷	胸部第３度熱傷
頬部第３度熱傷	頬部打撲傷	胸部熱傷
頬部皮下血腫	胸部皮膚欠損創	頬部皮膚欠損創
頬部裂創	胸壁開放創	胸壁刺創
胸膜損傷・胸腔に達する開放創合併あり	胸膜裂創	棘刺創
局面状乾癬	魚咬創	亀裂骨折
亀裂性湿疹	筋損傷	筋断裂
筋肉内血腫	躯幹薬傷	屈曲骨折
屈曲部乾癬	頸管破裂	脛骨顆部割創
頸部開放創	頸部挫創	頸部切創
頸部第１度熱傷	頸部第２度熱傷	頸部第３度熱傷
頸部熱傷	頸部皮膚炎	頸部皮膚欠損創
稽留性肢端皮膚炎	血管切断	血管損傷
血腫	結膜熱傷	結膜のうアルカリ化学熱傷
結膜のう酸化学熱傷	結膜腐蝕	肩甲間部第１度熱傷
肩甲間部第２度熱傷	肩甲間部第３度熱傷	肩甲間部熱傷
肩甲部第１度熱傷	肩甲部第２度熱傷	肩甲部第３度熱傷
肩甲部熱傷	腱切創	腱損傷
腱断裂	肩部第１度熱傷	肩部第２度熱傷
肩部第３度熱傷	腱部分断裂	腱裂傷
肛囲間擦疹	高エネルギー外傷	口蓋挫傷
口蓋切創	口蓋裂創	口角部挫創
口角部裂創	口腔外傷性異物	口腔外傷性腫脹
口腔開放創	口腔割創	口腔挫傷
口腔挫創	口腔擦過創	口腔刺創
口腔切創	口腔創傷	口腔第１度熱傷
口腔第２度熱傷	口腔第３度熱傷	口腔打撲傷
口腔内血腫	口腔熱傷	口腔粘膜咬傷
口腔粘膜咬創	口腔裂創	口唇外傷性異物
口唇外傷性腫脹	口唇外傷性皮下異物	口唇開放創
口唇割創	口唇貫通創	口唇咬傷
口唇咬創	口唇挫傷	口唇挫創
口唇擦過創	口唇刺創	口唇切創

	口唇創傷	口唇第1度熱傷	口唇第2度熱傷
	口唇第3度熱傷	口唇打撲傷	口唇虫刺傷
	口唇熱傷	口唇皮下血腫	口唇皮下出血
	口唇裂創	溝創	咬創
	後天性魚鱗癬	喉頭外傷	喉頭損傷
	喉頭熱傷	後頭部外傷	後頭部割創
	後頭部挫傷	後頭部挫創	後頭部切創
	後頭部打撲傷	後頭部裂創	紅斑性間擦疹
	広範性軸索損傷	紅斑性湿疹	広汎性神経損傷
	後方脱臼	硬膜損傷	硬膜裂傷
	肛門湿疹	肛門第1度熱傷	肛門第2度熱傷
	肛門第3度熱傷	肛門熱傷	肛門裂創
	骨折	骨盤部裂創	昆虫咬創
さ	昆虫刺傷	コントル・クー損傷	細菌疹
	採皮創	挫傷	擦過創
	擦過皮下血腫	挫滅傷	挫滅創
	酸腐蝕	耳介外傷性異物	耳介外傷性腫脹
	耳介外傷性皮下異物	耳介開放創	耳介割創
	耳介貫通創	耳介咬創	耳介挫傷
	耳介挫創	耳介擦過創	耳介刺創
	耳介切創	耳介創傷	耳介打撲傷
	耳介虫刺傷	耳介皮下血腫	耳介皮下出血
	耳介部第1度熱傷	耳介部第2度熱傷	耳介部第3度熱傷
	趾開放創	耳介裂創	自家感作性皮膚炎
	耳下腺部打撲	趾化膿創	指間切創
	趾間切創	子宮頚管裂傷	子宮頚部環状剥離
	子宮熱傷	刺咬症	趾挫創
	示指MP関節挫傷	示指PIP開放創	示指割創
	示指化膿創	四肢乾癬	四肢挫傷
	示指挫傷	示指挫創	示指刺創
	四肢静脈損傷	四肢尋常性乾癬	示指切創
	四肢第1度熱傷	四肢第2度熱傷	四肢第3度熱傷
	四肢動脈損傷	四肢熱傷	示指皮膚欠損創
	耳前部挫創	刺創	趾第1度熱傷
	趾第2度熱傷	趾第3度熱傷	膝蓋部挫創
	膝下部挫創	膝窩部銃創	膝関節部異物
	膝関節部挫創	湿疹様発疹	膝部異物
	膝部開放創	膝部割創	膝部咬創
	膝部挫創	膝部切創	膝部第1度熱傷
	膝部第2度熱傷	膝部第3度熱傷	膝部裂創
	歯肉挫傷	歯肉切創	歯肉裂創
	趾熱傷	斜骨折	射創
	尺骨近位端骨折	尺骨鉤状突起骨折	手圧挫傷
	縦骨折	銃自殺未遂	銃創
	重複骨折	手関節挫滅傷	手関節挫滅創
	手関節掌側部挫創	手関節部挫創	手関節部切創
	手関節部創傷	手関節部第1度熱傷	手関節部第2度熱傷
	手関節部第3度熱傷	手関節部裂創	手指圧挫傷
	手指汚染創	手指開放創	手指咬創
	種子骨開放骨折	種子骨骨折	手指挫傷
	手指挫創	手指挫滅傷	手指挫滅創
	手指刺創	手指湿疹	手指切創
	手指第1度熱傷	手指第2度熱傷	手指第3度熱傷
	手指打撲傷	手指端熱傷	手指熱傷
	手指剥皮創	手指皮下血腫	手指皮膚欠損創
	手術創部膿瘍	手掌挫創	手掌刺創
	手掌切創	手掌第1度熱傷	手掌第2度熱傷
	手掌第3度熱傷	手掌熱傷	手掌剥皮創
	手掌皮膚欠損創	手背第1度熱傷	手背第2度熱傷
	手背第3度熱傷	手背熱傷	手背皮膚欠損創
	手背部挫創	手背部切創	手部汚染創
	主婦湿疹	上顎挫傷	上顎擦過創
	上顎切創	上顎打撲傷	上顎皮下血腫
	上顎部裂創	上口唇挫傷	踵骨部挫滅創

	小指咬創	小指挫傷	小指挫創
	小指切創	上肢第1度熱傷	上肢第2度熱傷
	上肢第3度熱傷	硝子体切断	上肢熱傷
	小指皮膚欠損創	焼身自殺未遂	上唇小帯裂創
	掌蹠角化症	掌蹠膿疱症性骨関節炎	小児汎発性膿疱性乾癬
	上半身第1度熱傷	上半身第2度熱傷	上半身第3度熱傷
	上半身熱傷	踵部第1度熱傷	踵部第2度熱傷
	踵部第3度熱傷	上腕汚染創	上腕貫通銃創
	上腕挫創	上腕第1度熱傷	上腕第2度熱傷
	上腕第3度熱傷	上腕熱傷	上腕皮膚欠損創
	上腕部開放創	職業性皮膚炎	食道熱傷
	処女膜裂傷	脂漏性乾癬	脂漏性乳児皮膚炎
	神経根ひきぬき損傷	神経切断	神経叢損傷
	神経叢不全損傷	神経損傷	神経断裂
	人工肛門部皮膚炎	針刺創	尋常性乾癬
	新生児皮脂漏	新生児皮膚炎	靱帯ストレイン
	靱帯損傷	靱帯断裂	靱帯捻挫
	靱帯裂傷	ストレイン	精巣開放創
	精巣熱傷	精巣破裂	赤色湿疹
	舌開放創	舌下顎挫創	舌咬傷
	舌咬創	舌挫創	舌刺創
	接触皮膚炎	舌切創	切創
	舌創傷	切断	舌熱傷
	舌裂創	前額部外傷性異物	前額部外傷性腫脹
	前額部外傷性皮下異物	前額部開放創	前額部割創
	前額部貫通創	前額部咬創	前額部挫創
	前額部擦過創	前額部刺創	前額部切創
	前額部創傷	前額部第1度熱傷	前額部第2度熱傷
	前額部第3度熱傷	前額部虫刺傷	前額部虫刺症
	前額部皮膚欠損創	前額部裂創	前胸部挫創
	前胸部第1度熱傷	前胸部第2度熱傷	前胸部第3度熱傷
	前胸部熱傷	前頚頭頂部挫創	仙骨部挫創
	仙骨部皮膚欠損創	線状骨折	全身挫傷
	全身擦過創	全身湿疹	全身第1度熱傷
	全身第2度熱傷	全身第3度熱傷	全身熱傷
	全身の尋常性乾癬	穿通創	前頭部割創
	前頭部挫傷	前頭部挫創	前頭部切創
	前頭部打撲傷	前頭部皮膚欠損創	前方脱臼
	前腕汚染創	前腕開放創	前腕咬創
	前腕挫創	前腕刺創	前腕手部熱傷
	前腕切創	前腕第1度熱傷	前腕第2度熱傷
	前腕第3度熱傷	前腕熱傷	前腕皮膚欠損創
	前腕裂創	爪下異物	爪下挫滅傷
	爪下挫滅創	搔創	足関節第1度熱傷
	足関節第2度熱傷	足関節第3度熱傷	足関節内果部挫創
	足関節部熱傷	足関節部挫創	側胸部第1度熱傷
	側胸部第2度熱傷	側胸部第3度熱傷	足底異物
	足底熱傷	足底部咬創	足底部刺創
	足底部第1度熱傷	足底部第2度熱傷	足底部第3度熱傷
	足底部皮膚欠損創	側頭部割創	側頭部挫創
	側頭部切創	側頭部打撲傷	側頭部皮下血腫
	足背部挫創	足背部切創	足背部第1度熱傷
	足背部第2度熱傷	足背部第3度熱傷	足部汚染創
	側腹部咬創	側腹部挫創	側腹部第1度熱傷
	側腹部第2度熱傷	側腹部第3度熱傷	側腹壁開放創
	足部皮膚欠損創	足部裂創	鼡径部開放創
	鼡径部切創	鼡径部第1度熱傷	鼡径部第2度熱傷
	鼡径部第3度熱傷	鼡径部熱傷	損傷
た	第1度熱傷	第1度腐蝕	第2度熱傷
	第2度腐蝕	第3度熱傷	第3度腐蝕
	第4度熱傷	第5趾皮膚欠損創	体幹第1度熱傷
	体幹第2度熱傷	体幹第3度熱傷	体幹熱傷
	大腿汚染創	大腿咬創	大腿挫創
	大腿熱傷	大腿皮膚欠損創	大腿部開放創

	大腿部刺創	大腿部切創	大腿部第1度熱傷
	大腿部第2度熱傷	大腿部第3度熱傷	大腿裂創
	大転子部挫創	体表面積10%未満の熱傷	体表面積10－19%の熱傷
	体表面積20－29%の熱傷	体表面積30－39%の熱傷	体表面積40－49%の熱傷
	体表面積50－59%の熱傷	体表面積60－69%の熱傷	体表面積70－79%の熱傷
	体表面積80－89%の熱傷	体表面積90%以上の熱傷	脱臼
	脱臼骨折	多発性外傷	多発性開放創
	多発性咬創	多発性昆虫咬創	多発性挫傷
	多発性擦過創	多発性切創	多発性穿刺創
	多発性第1度熱傷	多発性第2度熱傷	多発性第3度熱傷
	多発性熱傷	多発性皮下出血	多発性非熱傷性水疱
	多発性表在損傷	多発性裂創	打撲割創
	打撲血腫	打撲挫創	打撲擦過創
	打撲傷	打撲皮下血腫	単純性顔面粃糠疹
	単純脱臼	腟開放創	腟熱傷
	腟裂傷	肘関節骨折	肘関節挫創
	肘関節脱臼骨折	肘関節部開放創	中指咬創
	中指挫傷	中指挫創	中指刺創
	中指切創	中指皮膚欠損創	中手骨関節部挫創
	中枢神経系損傷	肘頭骨折	肘部挫創
	肘部切創	肘部第1度熱傷	肘部第2度熱傷
	肘部第3度熱傷	肘部皮膚欠損創	手開放創
	滴状乾癬	手咬創	手挫創
	手刺創	手湿疹	手切創
	手第1度熱傷	手第2度熱傷	手第3度熱傷
	手熱傷	転位性骨折	点状角化症
	点状乾癬	殿部異物	殿部開放創
	殿部咬創	殿部刺創	殿部切創
	殿部第1度熱傷	殿部第2度熱傷	殿部第3度熱傷
	殿部熱傷	殿部皮膚欠損創	殿部裂創
	冬期湿疹	頭頂部挫傷	頭頂部挫創
	頭頂部擦過創	頭頂部切創	頭頂部打撲傷
	頭頂部裂創	頭皮外傷性腫脹	頭皮開放創
	頭皮下血腫	頭皮剥離	頭皮表在損傷
	頭部異物	頭部外傷性皮下異物	頭部外傷性皮下気腫
	頭部開放創	頭部割創	頭部頚部挫傷
	頭部頚部挫創	頭部頚部打撲傷	頭部血腫
	頭部挫傷	頭部挫創	頭部擦過創
	頭部刺創	頭部湿疹	頭部脂漏
	頭部尋常性乾癬	頭部切創	頭部第1度熱傷
	頭部第2度熱傷	頭部第3度熱傷	頭部多発開放創
	頭部多発割創	頭部多発咬創	頭部多発挫傷
	頭部多発挫創	頭部多発擦過創	頭部多発刺創
	頭部多発切創	頭部多発創傷	頭部多発打撲傷
	頭部多発皮下血腫	頭部多発裂創	頭部打撲
	頭部打撲血腫	頭部打撲傷	頭部虫刺傷
	動物咬創	頭部熱傷	頭部皮下異物
	頭部皮下血腫	頭部皮下出血	頭部粃糠疹
	頭部皮膚欠損創	頭部裂創	動脈損傷
	特発性関節脱臼	飛び降り自殺未遂	飛び込み自殺未遂
な	内部尿路性器の熱傷	軟口蓋血腫	軟口蓋挫創
	軟口蓋創傷	軟口蓋熱傷	軟口蓋破裂
	肉離れ	乳痂	乳頭部第1度熱傷
	乳頭部第2度熱傷	乳頭部第3度熱傷	乳房第1度熱傷
	乳房第2度熱傷	乳房第3度熱傷	乳房熱傷
	乳房皮膚炎	乳輪部第1度熱傷	乳輪部第2度熱傷
	乳輪部第3度熱傷	妊娠湿疹	妊婦性皮膚炎
	猫咬創	捻挫	脳挫傷
	脳挫傷・頭蓋内に達する開放創合併あり	脳挫傷・頭蓋内に達する開放創合併なし	脳挫創
	脳挫創・頭蓋内に達する開放創合併あり	脳挫創・頭蓋内に達する開放創合併なし	脳損傷
	脳対側損傷	脳直撃損傷	脳底部挫傷

	脳底部挫傷・頭蓋内に達する開放創合併あり	脳底部挫傷・頭蓋内に達する開放創合併なし	膿疱性乾癬
は	脳裂傷	肺熱傷	背部第1度熱傷
	背部第2度熱傷	背部第3度熱傷	背部熱傷
	破壊性関節炎	爆死自殺未遂	白色粃糠疹
	剥離骨折	鼻背部湿疹	破裂骨折
	半身第1度熱傷	半身第2度熱傷	半身第3度熱傷
	汎発性膿疱性乾癬	皮下異物	皮角
	皮下血腫	鼻下擦過創	皮下静脈損傷
	皮下損傷	粃糠疹	鼻根部打撲挫創
	鼻根部裂創	膝汚染創	膝皮膚欠損創
	皮脂欠乏症	皮脂欠乏性湿疹	皮神経挫傷
	鼻前庭部挫創	鼻前庭部湿疹	鼻尖部挫創
	非熱傷性水疱	鼻部外傷性異物	鼻部外傷性腫脹
	鼻部外傷性皮下異物	鼻部開放創	眉部割創
	鼻部割創	鼻部貫通創	腓腹筋挫創
	眉部血腫	皮膚欠損創	鼻部咬創
	鼻部挫傷	鼻部挫創	鼻部擦過創
	鼻部刺創	鼻部切創	鼻部創傷
	皮膚損傷	鼻部第1度熱傷	鼻部第2度熱傷
	鼻部第3度熱傷	鼻部打撲傷	鼻部虫刺傷
	皮膚剥脱創	鼻部皮下血腫	鼻部皮下出血
	鼻部皮膚欠損創	鼻部皮膚剥離創	鼻部裂創
	びまん性乾癬	びまん性脳損傷	びまん性脳損傷・頭蓋内に達する開放創合併あり
	びまん性脳損傷・頭蓋内に達する開放創合併なし	眉毛部割創	眉毛部裂創
	表皮剥離	鼻翼部切創	鼻翼部裂創
	複雑脱臼	伏針	副鼻腔開放創
	腹部汚染創	腹部刺創	腹部第1度熱傷
	腹部第2度熱傷	腹部第3度熱傷	腹部熱傷
	腹部皮膚欠損創	腹壁異物	腹壁開放創
	腐蝕	不全骨折	粉砕骨折
	分娩時会陰裂傷	分娩時軟産道損傷	閉鎖性外傷性脳圧迫
	閉鎖性骨折	閉鎖性脱臼	閉鎖性脳挫創
	閉鎖性脳底部挫傷	閉鎖性びまん性脳損傷	扁平湿疹
	放射線性熱傷	胞状異角化症	帽状腱膜下出血
	疱疹状膿痂疹	包皮挫創	包皮切創
	包皮裂創	母指球部第1度熱傷	母指球部第2度熱傷
	母指球部第3度熱傷	母指咬創	母指挫傷
	母指挫創	母趾挫創	母指示指間切創
	母指刺創	母指切創	母指第1度熱傷
	母指第2度熱傷	母指第3度熱傷	母指打撲挫創
	母指打撲傷	母指熱傷	母指皮膚欠損創
ま	母趾皮膚欠損創	母指末節部挫創	末梢血管外傷
	末梢神経損傷	慢性湿疹	眉間部挫創
	眉間部裂創	耳後部挫創	耳後部打撲傷
	脈絡網膜熱傷	盲管銃創	毛孔角化症
や	網膜振盪	モンテジア骨折	薬傷
	薬物性接触性皮膚炎	腰部尋常性乾癬	腰部切創
	腰部第1度熱傷	腰部第2度熱傷	腰部第3度熱傷
ら	腰部打撲挫創	腰部熱傷	落屑性湿疹
	らせん骨折	離開骨折	鱗状湿疹
	涙管損傷	涙管断裂	涙道損傷
	轢過創	裂離	裂離骨折
わ	老人性乾皮症	濾胞性乾癬	若木骨折
△	MRSA術後創部感染	異汗症	外傷性異物
	下顎外傷性異物	カテーテル感染症	過労性脛部痛
	乾癬性紅皮症	顔面外傷性異物	産科的創傷の血腫
	術後横隔膜下膿瘍	術後感染症	術後膿瘍
	術後皮下気腫	術後腹壁膿瘍	心内異物
	創部膿瘍	腟断端炎	虫垂炎術後残膿瘍
	乳腺内異物	乳房異物	尿管切石術後感染症
	腹壁縫合糸膿瘍	縫合糸膿瘍	縫合部膿瘍

用法用量　通常，1日1～数回，適量を塗布する。
なお，症状により適宜増減する。

禁忌
(1)ゲンタマイシン耐性菌又は非感性菌による皮膚感染のある場合
(2)真菌・スピロヘータ・ウイルス皮膚感染症及び動物性皮膚疾患（疥癬，けじらみ等）
(3)本剤の成分に対し過敏症の既往歴のある患者
(4)鼓膜に穿孔のある湿疹性外耳道炎
(5)潰瘍（ベーチェット病は除く），第2度深在性以上の熱傷・凍傷
(6)ストレプトマイシン，カナマイシン，ゲンタマイシン，フラジオマイシン等のアミノグリコシド系抗生物質又はバシトラシンに対し過敏症の既往歴のある患者

デキサンVG軟膏0.12%：富士製薬　1g[10.2円/g]，デビオンーVG軟膏：福地　－[－]，デルモゾールGクリーム：岩城　1g[8.3円/g]，デルモゾールG軟膏：岩城　1g[8.3円/g]，ピロットクリーム：全薬工業　－[－]，ピロット軟膏：全薬工業　－[－]，ベトノバールGクリーム0.12%：佐藤　1g[18.6円/g]，ベトノバールG軟膏0.12%：佐藤　1g[18.6円/g]，ルリクールVG軟膏0.12%：東和　1g[10.2円/g]

リンデロン－VGローション　規格：1mL[29.2円/mL]

ゲンタマイシン硫酸塩　ベタメタゾン吉草酸エステル　塩野義　264

【効能効果】

〈適応菌種〉ゲンタマイシン感性菌
〈適応症〉
湿潤，びらん，結痂を伴うか，又は二次感染を併発している次の疾患：湿疹・皮膚炎群（進行性指掌角皮症，脂漏性皮膚炎を含む），乾癬，掌蹠膿疱症

【対応標準病名】

◎	乾癬	湿疹	掌蹠膿疱症
	脂漏性皮膚炎	進行性指掌角皮症	皮膚炎
○	足湿疹	異汗性湿疹	陰のう湿疹
	陰部間擦疹	会陰部肛囲湿疹	腋窩湿疹
	円板状乾癬	外陰部皮膚炎	海水浴皮膚炎
	過角化症	化学性皮膚炎	角化棘細胞腫
	角質増殖症	化膿性皮膚疾患	貨幣状湿疹
	間擦疹	乾癬性関節炎	乾癬性脊椎炎
	感染性皮膚炎	乾皮症	汗疱
	汗疱性湿疹	顔面急性皮膚炎	顔面尋常性乾癬
	顔面毛包性紅斑黒皮症	丘疹状湿疹	急性湿疹
	急性汎発性膿疱性乾癬	局面状乾癬	亀裂性湿疹
	屈曲部乾癬	頚部皮膚炎	稽留性肢端皮膚炎
	肛囲間擦疹	後天性魚鱗癬	紅斑性間擦疹
	紅斑性湿疹	肛門湿疹	細菌疹
	自家感作性皮膚炎	四肢乾癬	四肢尋常性乾癬
	湿疹様発疹	手指湿疹	主婦湿疹
	掌蹠角化症	掌蹠膿疱症性骨関節炎	小児汎発性膿疱性乾癬
	職業性皮膚炎	脂漏性乾癬	脂漏性乳児皮膚炎
	人工肛門部皮膚炎	尋常性乾癬	新生児皮脂漏
	新生児皮膚炎	赤色湿疹	接触皮膚炎
	全身湿疹	全身の尋常性乾癬	単純性顔面粃糠疹
	滴状乾癬	手湿疹	点状角化症
	点状乾癬	冬期湿疹	頭部湿疹
	頭部脂漏	頭部尋常性乾癬	頭部粃糠疹
	乳痂	乳房皮膚炎	妊娠湿疹
	妊婦性皮膚炎	膿疱性乾癬	破壊性関節炎
	白色粃糠疹	鼻背部湿疹	汎発性膿疱性乾癬
	皮角	粃糠疹	皮脂欠乏症
	皮脂欠乏性湿疹	鼻前庭部湿疹	びまん性乾癬
	扁平湿疹	胞状異角化症	疱疹状膿痂疹
	慢性湿疹	毛孔角化症	薬物性接触性皮膚炎
	腰部尋常性乾癬	落屑性湿疹	鱗状湿疹
	老人性乾皮症	濾胞性乾癬	
△	異汗症	乾癬性紅皮症	

用法用量　通常，1日1～数回，適量を塗布する。
なお，症状により適宜増減する。

禁忌
(1)ゲンタマイシン耐性菌又は非感性菌による皮膚感染のある場合
(2)真菌・スピロヘータ・ウイルス皮膚感染症及び動物性皮膚疾患（疥癬，けじらみ等）
(3)本剤の成分に対し過敏症の既往歴のある患者
(4)鼓膜に穿孔のある湿疹性外耳道炎
(5)潰瘍（ベーチェット病は除く），第2度深在性以上の熱傷・凍傷
(6)ストレプトマイシン，カナマイシン，ゲンタマイシン，フラジオマイシン等のアミノグリコシド系抗生物質又はバシトラシンに対し過敏症の既往歴のある患者

デルモゾールGローション：岩城[8.3円/mL]

リンデロン－Vクリーム0.12%　規格：0.12%1g[29.1円/g]
リンデロン－V軟膏0.12%　規格：0.12%1g[29.1円/g]

ベタメタゾン吉草酸エステル　塩野義　264

ベトネベートクリーム0.12%，ベトネベート軟膏0.12%を参照（P2286）

リンデロン－Vローション　規格：0.12%1mL[29.1円/mL]

ベタメタゾン吉草酸エステル　塩野義　264

【効能効果】

湿疹・皮膚炎群（進行性指掌角皮症，女子顔面黒皮症，ビダール苔癬，放射線皮膚炎，日光皮膚炎を含む），乾癬，皮膚そう痒症，鼓室形成手術・内耳開窓術・中耳根治手術の術創，進行性壊疽性鼻炎

【対応標準病名】

◎	壊疽性鼻炎	乾癬	湿疹
	進行性指掌角皮症	日光皮膚炎	ビダール苔癬
	皮膚炎	皮膚そう痒症	放射線皮膚炎
	リール黒皮症		
○	足湿疹	異汗性湿疹	陰のうそう痒症
	腋窩湿疹	壊死性血管炎	円板状乾癬
	外陰部そう痒症	海水浴皮膚炎	過角化症
	化学性皮膚炎	角質増殖症	貨幣状湿疹
	眼瞼メラノーシス	乾癬性関節炎	乾癬性紅皮症
	乾癬性脊椎炎	感染性皮膚炎	汗疱性湿疹
	顔面急性皮膚炎	顔面光線角化症	顔面尋常性乾癬
	顔面毛包性紅斑黒皮症	丘疹状湿疹	急性湿疹
	急性汎発性膿疱性乾癬	急性放射線皮膚炎	局面状乾癬
	亀裂性湿疹	屈曲部乾癬	黒色素皮症
	頚部皮膚炎	限局性そう痒症	光線角化症
	後天性魚鱗癬	紅斑性湿疹	肛門そう痒症
	黒皮症	自家感作性皮膚炎	四肢乾癬
	四肢尋常性乾癬	湿疹様発疹	手指湿疹
	主婦湿疹	症候性そう痒症	掌蹠角化腫
	掌蹠角化症	小児汎発性膿疱性乾癬	職業性皮膚炎
	脂漏性乾癬	神経皮膚黒色症	尋常性乾癬
	新生児皮膚炎	赤色湿疹	接触皮膚炎
	全身湿疹	全身の尋常性乾癬	そう痒
	苔癬	多発性血管炎	単純苔癬
	単純黒子	滴状乾癬	手湿疹
	点状角化症	点状乾癬	冬期湿疹
	透析皮膚そう痒症	頭部湿疹	頭部尋常性乾癬
	乳房皮膚炎	妊娠湿疹	妊婦性皮膚炎
	膿疱性乾癬	破壊性関節炎	鼻背部湿疹
	汎発性膿疱性乾癬	汎発性皮膚そう痒症	皮角

	非特異性そう痒症	びまん性乾癬	扁平湿疹
	扁平苔癬	放射線角化腫	放射線皮膚潰瘍
	胞状異角化症	慢性光線性皮膚炎	慢性湿疹
	慢性放射線皮膚炎	メラニン色素沈着症	毛孔角化症
	薬物性接触性皮膚炎	腰部尋常性乾癬	落屑性湿疹
	鱗状湿疹	類苔癬	老年性そう痒症
	老年性黒子	濾胞性乾癬	
△	ANCA 関連血管炎	陰のう湿疹	会陰部肛囲湿疹
	外陰部皮膚炎	限局性神経皮膚炎	光沢苔癬
	肛門湿疹	色素異常症	人工肛門部皮膚炎
	鼻前庭部湿疹	皮膚色素沈着	皮膚色異常

用法用量　通常，1日1～数回，適量を患部に塗布する。
なお，症状により適宜増減する。

禁忌

(1)細菌・真菌・スピロヘータ・ウイルス皮膚感染症及び動物性皮膚疾患(疥癬，けじらみ等)
(2)本剤の成分に対し過敏症の既往歴のある患者
(3)鼓膜に穿孔のある湿疹性外耳道炎
(4)潰瘍(ベーチェット病は除く)，第2度深在性以上の熱傷・凍傷

デルモゾールローション0.12%：岩城[7.3円/mL]

リンデロン坐剤0.5mg　規格：0.5mg1個[77.8円/個]
リンデロン坐剤1.0mg　規格：1mg1個[109.4円/個]
ベタメタゾン　塩野義　245

【効 能 効 果】

潰瘍性大腸炎(直腸炎型)

【対応標準病名】

◎	潰瘍性大腸炎・直腸炎型		
○	潰瘍性大腸炎	潰瘍性大腸炎・全大腸炎型	潰瘍性大腸炎・直腸S状結腸炎型
	潰瘍性大腸炎合併妊娠	潰瘍性大腸炎再燃	潰瘍性大腸炎性若年性関節炎
	活動期潰瘍性大腸炎	緩解期潰瘍性大腸炎	急性潰瘍性大腸炎
	急性激症型潰瘍性大腸炎	軽症潰瘍性大腸炎	劇症型潰瘍性大腸炎
	再燃緩解型潰瘍性大腸炎	重症潰瘍性大腸炎	初回発作型潰瘍性大腸炎
	ステロイド依存性潰瘍性大腸炎	ステロイド抵抗性潰瘍性大腸炎	中等症潰瘍性大腸炎
	慢性持続型潰瘍性大腸炎		

用法用量　通常，1日初期投与量0.5～2.0mgを1～2回に分けて直腸内に挿入する。
以後，症状をみながら漸減するが，症状により適宜増減することもある。

禁忌　本剤の成分に対し過敏症の既往歴のある患者

原則禁忌

(1)有効な抗菌剤の存在しない感染症，全身の真菌症の患者
(2)消化性潰瘍の患者
(3)精神病の患者
(4)結核性疾患の患者
(5)単純疱疹性角膜炎の患者
(6)後嚢白内障の患者
(7)緑内障の患者
(8)高血圧症の患者
(9)電解質異常のある患者
(10)血栓症の患者
(11)最近行った内臓の手術創のある患者
(12)急性心筋梗塞を起こした患者

リンデロン点眼液0.01%　規格：0.01%1mL[45.8円/mL]
ベタメタゾンリン酸エステルナトリウム　塩野義　131

【効 能 効 果】

外眼部及び前眼部の炎症性疾患の対症療法(眼瞼炎，結膜炎，角膜炎，強膜炎，上強膜炎，前眼部ブドウ膜炎，術後炎症)

【対応標準病名】

◎		角膜炎	眼瞼炎	強膜炎
		結膜炎	上強膜炎	ぶどう膜炎
○	あ	亜急性結膜炎	亜急性虹彩炎	亜急性虹彩毛様体炎
		亜急性前部ぶどう膜炎	亜急性毛様体炎	アトピー性角結膜炎
		アレルギー性角膜炎	アレルギー性結膜炎	アレルギー性鼻結膜炎
	か	萎縮性角結膜炎	栄養障害性角膜炎	外傷性角膜炎
		外傷性角膜潰瘍	潰瘍性眼瞼炎	化学性結膜炎
		角結膜炎	角結膜びらん	角膜潰瘍
		角膜虹彩炎	角膜上皮びらん	角膜中心潰瘍
		角膜内皮炎	角膜膿瘍	角膜パンヌス
		角膜びらん	角膜腐蝕	カタル性角膜潰瘍
		カタル性眼炎	カタル性結膜炎	化膿性角膜炎
		化膿性結膜炎	化膿性虹彩炎	化膿性毛様体炎
		貨幣状角膜炎	眼炎	眼角部眼瞼炎
		眼角部眼瞼縁結膜炎	眼瞼縁炎	眼瞼縁結膜炎
		眼瞼結膜炎	乾性角結膜炎	乾性角膜炎
		感染性角膜潰瘍	季節性アレルギー性結膜炎	偽膜性結膜炎
		急性角結膜炎	急性角膜炎	急性結膜炎
		急性虹彩炎	急性虹彩毛様体炎	急性前部ぶどう膜炎
		急性毛様体炎	急性濾胞性結膜炎	強膜潰瘍
		巨大乳頭結膜炎	巨大フリクテン	血管性パンヌス
		結節虹彩炎	結節性眼炎	結節性結膜炎
		結膜潰瘍	結膜びらん	結膜濾胞症
		硬化性角膜炎	高血圧性虹彩毛様体炎	虹彩異色性毛様体炎
		虹彩炎	虹彩毛様体炎	光線眼症
		後部強膜炎	コーガン症候群	コッホ・ウィークス菌性結膜炎
	さ	散在性表層角膜炎	蚕蝕性角膜潰瘍	紫外線角結膜炎
		紫外線角膜炎	糸状角膜炎	実質性角膜炎
		湿疹性眼瞼炎	湿疹性パンヌス	しゅさ性眼瞼炎
		出血性角膜炎	出血性虹彩炎	術後結膜炎
		術後虹彩炎	春季カタル	漿液性虹彩炎
		睫毛性眼瞼炎	脂漏性眼瞼炎	真菌性角膜潰瘍
		神経栄養性角結膜炎	進行性角膜潰瘍	浸潤性表層角膜炎
		深層角膜炎	水晶体原性虹彩毛様体炎	星状角膜炎
		ゼーミッシュ潰瘍	石化性角膜炎	雪眼炎
		接触性眼瞼結膜炎	遷延性虹彩炎	穿孔性角膜潰瘍
		線状角膜炎	腺病性パンヌス	前房蓄膿
		前房蓄膿性角膜炎	前房蓄膿性虹彩炎	続発性虹彩炎
	た	続発性虹彩毛様体炎	単純性角膜潰瘍	通年性アレルギー性結膜炎
	な	兎眼性角膜炎	毒物性眼瞼炎	粘液膿性結膜炎
	は	白内障術後結膜炎	白内障術後虹彩炎	パリノー結膜炎
		パリノー結膜腺症候群	反復性角膜潰瘍	反復性虹彩炎
		反復性虹彩毛様体炎	反復性前部ぶどう膜炎	反復性前房蓄膿
		反復性毛様体炎	びまん性表層角膜炎	表在性角膜炎
		表在性点状角膜炎	フィラメント状角膜炎	フォークト・小柳病
		匐行性角膜潰瘍	フックス異色毛様体炎	ぶどう球菌性眼瞼炎
		ぶどう膜角膜炎	フリクテン性角結膜炎	フリクテン性角膜炎
		フリクテン性角膜潰瘍	フリクテン性結膜炎	フリクテン性パンヌス
	ま	辺縁角膜炎	辺縁フリクテン	慢性角結膜炎
		慢性カタル性結膜炎	慢性結膜炎	慢性虹彩毛様体炎
		慢性濾胞性結膜炎	毛包眼瞼炎	毛様体炎
	や	モラックス・アクセンフェルド結膜炎	薬物性角結膜炎	薬物性角膜炎
	ら	薬物性眼瞼炎	薬物性結膜炎	リウマチ性虹彩炎

	流行性結膜炎	輪紋状角膜炎	
△	アカントアメーバ角膜炎	アレルギー性眼瞼炎	アレルギー性眼瞼縁炎
	アレルギー性ぶどう膜炎	ウイルス性ぶどう膜炎	壊死性強膜炎
	角膜穿孔	化膿性ぶどう膜炎	眼瞼皮膚炎
	眼瞼びらん	眼瞼瘻孔	感染性角膜炎
	強膜疾患	クラミジア結膜炎	結膜化膿性肉芽腫
	細菌性結膜炎	湿疹性眼瞼皮膚炎	周辺性ぶどう膜炎
	接触眼瞼皮膚炎	続発性ぶどう膜炎	中間部ぶどう膜炎
	陳旧性虹彩炎	陳旧性虹彩毛様体炎	内因性ぶどう膜炎
	難治性ぶどう膜炎		

用法用量　通常，1日3～4回，1回1～2滴ずつ点眼する。なお，症状により適宜増減する。

禁忌　本剤の成分に対し過敏症の既往歴のある患者

原則禁忌

(1)角膜上皮剥離又は角膜潰瘍の患者

(2)ウイルス性結膜・角膜疾患，結核性眼疾患，真菌性眼疾患又は化膿性眼疾患の患者

リンデロン点眼・点耳・点鼻液0.1%

規格：0.1%1mL［72.6円/mL］

ベタメタゾンリン酸エステルナトリウム　塩野義　131，132

【効能効果】

(1)眼科：外眼部及び前眼部の炎症性疾患の対症療法（眼瞼炎，結膜炎，角膜炎，強膜炎，上強膜炎，前眼部ブドウ膜炎，術後炎症）

(2)耳鼻科：外耳・中耳（耳管を含む）又は上気道の炎症性・アレルギー性疾患（外耳炎，中耳炎，アレルギー性鼻炎等），術後処置

【対応標準病名】

◎	アレルギー性外耳道炎	アレルギー性中耳炎	アレルギー性鼻炎
	外耳炎	角膜炎	眼瞼炎
	急性上気道炎	強膜炎	結膜炎
	耳管炎	上強膜炎	中耳炎
	ぶどう膜炎		
○ あ	亜急性アレルギー性中耳炎	亜急性血性中耳炎	亜急性結膜炎
	亜急性虹彩炎	亜急性虹彩毛様体炎	亜急性漿液ムチン性中耳炎
	亜急性前部ぶどう膜炎	亜急性ムコイド中耳炎	亜急性毛様体炎
	悪性外耳炎	アトピー性角結膜炎	アレルギー性角膜炎
	アレルギー性結膜炎	アレルギー性鼻咽頭炎	アレルギー性鼻結膜炎
	アレルギー性副鼻腔炎	萎縮性角結膜炎	イネ科花粉症
	咽頭気管炎	咽頭喉頭炎	咽頭扁桃炎
か	栄養障害性角膜炎	外耳湿疹	外耳道真珠腫
	外耳道膿瘍	外耳道蜂巣炎	外傷性角膜炎
	外傷性角膜潰瘍	外傷性穿孔性中耳炎	外傷性中耳炎
	潰瘍性眼瞼炎	化学性急性外耳炎	化学性結膜炎
	角結膜炎	角結膜びらん	角膜潰瘍
	角膜虹彩炎	角膜上皮びらん	角膜中心潰瘍
	角膜内皮炎	角膜膿瘍	角膜パンヌス
	角膜びらん	角膜腐蝕	カタル性角膜潰瘍
	カタル性眼炎	カタル性結膜炎	化膿性角膜炎
	化膿性結膜炎	化膿性虹彩炎	化膿性中耳炎
	化膿性毛様体炎	貨幣状角膜炎	カモガヤ花粉症
	眼炎	眼角部眼瞼炎	眼角部眼瞼縁結膜炎
	眼瞼縁炎	眼瞼縁結膜炎	眼瞼結膜炎
	乾性角結膜炎	乾性角膜炎	感染性外耳炎
	感染性角膜潰瘍	季節性アレルギー性結膜炎	季節性アレルギー性鼻炎
	偽膜性結膜炎	急性アレルギー性中耳炎	急性咽頭喉頭炎
	急性咽頭扁桃炎	急性外耳炎	急性角結膜炎
	急性角膜炎	急性化膿性外耳炎	急性化膿性中耳炎
	急性血性中耳炎	急性結膜炎	急性口蓋扁桃炎
	急性虹彩炎	急性虹彩毛様体炎	急性光線性外耳炎
	急性湿疹性外耳炎	急性漿液ムチン性中耳炎	急性滲出性中耳炎
	急性接触性外耳炎	急性前部ぶどう膜炎	急性中耳炎
	急性反応性外耳炎	急性非化膿性中耳炎	急性扁桃耳管炎
	急性ムコイド中耳炎	急性毛様体炎	急性濾胞性結膜炎
	強膜潰瘍	巨大乳頭結膜炎	巨大フリクテン
	グラデニーゴ症候群	グルーイヤー	血管運動性鼻炎
	血管性パンヌス	結節虹彩炎	結節性眼炎
	結節性結膜炎	結膜潰瘍	結膜びらん
	結膜濾胞症	限局性外耳道炎	硬化性角膜炎
	高血圧性虹彩毛様体炎	虹彩異色性毛様体炎	虹彩炎
	虹彩毛様体炎	好酸球性中耳炎	光線眼症
	後部強膜炎	コーガン症候群	コッホ・ウィークス菌性結膜炎
さ	再発性中耳炎	散在性表層角膜炎	蚕蝕性角膜潰瘍
	耳介周囲湿疹	紫外線角結膜炎	紫外線角膜炎
	耳介部皮膚炎	耳介蜂巣炎	耳管鼓室炎
	糸状角膜炎	実質性角膜炎	湿疹性眼瞼炎
	湿疹性パンヌス	しゅさ性眼瞼炎	出血性外耳炎
	出血性角膜炎	出血性虹彩炎	出血性中耳炎
	術後結膜炎	術後虹彩炎	術後性中耳炎
	術後性慢性中耳炎	春季カタル	漿液性虹彩炎
	上鼓室化膿症	睫毛性眼瞼炎	脂漏性眼瞼炎
	真菌性角膜潰瘍	神経栄養性角結膜炎	進行性角膜潰瘍
	滲出性中耳炎	浸潤性表層角膜炎	新生児中耳炎
	深層角膜炎	水晶体原性虹彩毛様体炎	水疱性中耳炎
	スギ花粉症	星状角膜炎	ゼーミッシュ潰瘍
	石化性角膜炎	雪眼炎	接触性眼瞼結膜炎
	舌扁桃炎	遷延性虹彩炎	穿孔性角膜潰瘍
	穿孔性中耳炎	線状角膜炎	腺病性パンヌス
	前房蓄膿	前房蓄膿性角膜炎	前房蓄膿性虹彩炎
た	続発性虹彩炎	続発性虹彩毛様体炎	単純性角膜潰瘍
	中耳炎後遺症	中耳炎性顔面神経麻痺	陳旧性中耳炎
	通年性アレルギー性結膜炎	通年性アレルギー性鼻炎	兎眼性角膜炎
は	毒物性眼瞼炎	粘液膿性結膜炎	白内障術後結膜炎
	白内障術後虹彩炎	鼻耳管炎	パリノー結膜炎
	パリノー結膜腺症候群	反復性角膜潰瘍	反復性虹彩炎
	反復性虹彩毛様体炎	反復性前部ぶどう膜炎	反復性前房蓄膿
	反復性毛様体炎	非化膿性中耳炎	非感染性急性外耳炎
	ヒノキ花粉症	びまん性外耳炎	びまん性表層角膜炎
	表在性角膜炎	表在性点状角膜炎	フィラメント状角膜炎
	フォークト・小柳病	匐行性角膜潰瘍	ブタクサ花粉症
	フックス異色毛様体炎	ぶどう球菌性眼瞼炎	ぶどう膜角膜炎
	フリクテン性角結膜炎	フリクテン性角膜炎	フリクテン性角膜潰瘍
	フリクテン性結膜炎	フリクテン性パンヌス	辺縁角膜炎
ま	辺縁フリクテン	慢性アレルギー性中耳炎	慢性外耳炎
	慢性角結膜炎	慢性カタル性結膜炎	慢性化膿性穿孔性中耳炎
	慢性化膿性中耳炎	慢性結膜炎	慢性虹彩毛様体炎
	慢性耳管炎	慢性耳管鼓室カタル	慢性耳管鼓室化膿性中耳炎
	慢性漿液性中耳炎	慢性漿液ムチン性中耳炎	慢性上鼓室乳突洞化膿性中耳炎
	慢性滲出性中耳炎	慢性穿孔性中耳炎	慢性中耳炎
	慢性中耳炎急性増悪	慢性中耳炎後遺症	慢性中耳炎術後再燃
	慢性非化膿性中耳炎	慢性ムコイド中耳炎	慢性濾胞性結膜炎
	ムコイド中耳炎	ムコーズス中耳炎	毛包眼瞼炎
や	毛様体炎	モラックス・アクセンフェルド結膜炎	薬物性角結膜炎
	薬物性角膜炎	薬物性眼瞼炎	薬物性結膜炎
ら	リウマチ性虹彩炎	流行性結膜炎	良性慢性化膿性中耳炎
	輪紋状角膜炎	連鎖球菌性上気道感染	
△	アカントアメーバ角膜炎	アレルギー性眼瞼炎	アレルギー性眼瞼縁炎

アレルギー性ぶどう膜炎	ウイルス性ぶどう膜炎	壊死性外耳炎
壊死性強膜炎	外耳道痛	外耳道肉芽腫
外耳道閉塞性角化症	角膜穿孔	かぜ
化膿性ぶどう膜炎	花粉症	眼瞼皮膚炎
眼瞼びらん	眼瞼瘻孔	感染性角膜炎
感冒	強膜疾患	クラミジア結膜炎
結核性中耳炎	結膜化膿性肉芽腫	鼓室内水腫
細菌性結膜炎	湿疹性眼瞼皮膚炎	周辺性ぶどう膜炎
接触眼瞼皮膚炎	続発性ぶどう膜炎	単純性中耳炎
中間部ぶどう膜炎	陳旧性虹彩炎	陳旧性虹彩毛様体炎
内因性ぶどう膜炎	難治性ぶどう膜炎	緑膿菌性外耳炎

用法用量
(1)眼科
通常，1日3〜4回，1回1〜2滴ずつ点眼する。
なお，症状により適宜増減する。
(2)耳鼻科
通常，1日1〜数回，適量を点耳，点鼻，耳浴，ネブライザー又はタンポンにて使用するか，又は患部に注入する。
なお，症状により適宜増減する。

禁忌　本剤の成分に対し過敏症の既往歴のある患者

原則禁忌
(1)角膜上皮剥離又は角膜潰瘍の患者
(2)ウイルス性結膜・角膜疾患，結核性眼疾患，真菌性眼疾患又は化膿性眼疾患の患者
(3)耳又は鼻に結核性又はウイルス性疾患のある患者

サンベタゾン眼耳鼻科用液0.1%：参天[24.7円/mL]，ベルベゾロン眼耳鼻科用液0.1%：ニッテン[24.7円/mL]，リノロサール眼科耳鼻科用液0.1%：わかもと[24.7円/mL]，リンベタPF眼耳鼻科用液0.1%：日本点眼薬[24.7円/mL]

ル・エストロジェル0.06%　規格：0.06%1g[27.5円/g]
エストラジオール　資生堂　247

【効能効果】
更年期障害及び卵巣欠落症状に伴う血管運動神経症状(Hot flush及び発汗)

【対応標準病名】

◎	血管運動神経症	更年期症候群	卵巣欠落症状
○	黄体機能不全	原発性卵巣機能低下症	更年期神経症
	更年期性浮腫	更年期無月経	更年期卵巣機能低下症
	産褥卵巣機能低下症	視床下部性卵巣機能低下	性腺機能低下症
	早発閉経	早発卵巣不全	血の道症
	晩発閉経	閉経	閉経期障害
	閉経後症候群	卵巣機能異常	卵巣機能亢進症
	卵巣機能障害	卵巣機能不全	卵巣性無月経
	卵巣発育不全		
△	萎縮性腟炎	胃神経症	エストロジェン欠乏性腟炎
	肛門神経症	心因性心悸亢進	心因性心血管障害
	神経性胃腸炎	神経性心悸亢進	人工的閉経後症候群
	心臓血管神経症	性器神経症	性機能亢進症
	内臓神経症	閉経後萎縮性腟炎	閉経後出血

用法用量　通常，成人に対しル・エストロジェル2プッシュ(1.8g，エストラジオールとして1.08mg含有)を1日1回，両腕の手首から肩までの広い範囲に塗擦する。なお，症状に応じて，適宜減量する。減量する場合は，ル・エストロジェル1プッシュ(0.9g，エストラジオールとして0.54mg含有)を1日1回，両腕の手首から肩までの広い範囲に塗擦する。

禁忌
(1)エストロゲン依存性悪性腫瘍(例えば，乳癌，子宮内膜癌)及びその疑いのある患者
(2)乳癌の既往歴のある患者
(3)未治療の子宮内膜増殖症のある患者
(4)血栓性静脈炎や肺塞栓症のある患者，又はその既往歴のある患者
(5)動脈性の血栓塞栓疾患(例えば，冠動脈性心疾患，脳卒中)又はその既往歴のある患者
(6)本剤の成分に対し過敏症の既往歴のある患者
(7)妊婦又は妊娠している可能性のある女性及び授乳婦
(8)重篤な肝障害のある患者
(9)診断の確定していない異常性器出血のある患者
(10)ポルフィリン症で急性発作の既往歴のある患者

ルティナス腟錠100mg　規格：－[－]
プロゲステロン　フェリング　247

【効能効果】
生殖補助医療における黄体補充

【対応標準病名】
該当病名なし

用法用量　プロゲステロンとして1回100mgを1日2回又は3回，採卵日(又はホルモン補充周期下での凍結胚移植ではエストロゲン投与により子宮内膜が十分な厚さになった時点)から最長10週間(又は妊娠12週まで)腟内に投与する。

禁忌
(1)本剤の成分に対し過敏症の既往歴のある患者
(2)診断未確定の性器出血のある患者
(3)稽留流産又は子宮外妊娠の患者
(4)重度の肝機能障害のある患者
(5)乳癌又は生殖器癌の既往歴又は疑いがある患者
(6)動脈又は静脈の血栓塞栓症あるいは重度の血栓性静脈炎の患者又は既往歴のある患者
(7)ポルフィリン症の患者

ルピアール坐剤25　規格：25mg1個[40円/個]
ルピアール坐剤50　規格：50mg1個[55.1円/個]
ルピアール坐剤100　規格：100mg1個[69.4円/個]
フェノバルビタールナトリウム　久光　112

【効能効果】
小児に対して経口投与が困難な場合の次の目的に用いる。
(1)催眠
(2)不安・緊張状態の鎮静
(3)熱性けいれんおよびてんかんのけいれん発作の改善

【対応標準病名】

◎	痙攣発作	てんかん	熱性痙攣
	不安緊張状態	不安神経症	不眠症
○	一過性痙攣発作	間代性痙攣	強直間代発作
	強直性痙攣	痙攣	痙攣重積発作
	混合性不安抑うつ障害	ジャクソンてんかん	症候性痙攣発作
	小児痙攣性疾患	睡眠障害	睡眠相後退症候群
	睡眠リズム障害	全身痙攣	全身痙攣発作
	全般性不安障害	てんかん大発作	てんかん単純部分発作
	てんかん複雑部分発作	てんかん様発作	乳児痙攣
	乳児重症ミオクロニーてんかん	脳炎後てんかん	ノロウイルス性胃腸炎に伴う痙攣
	パニック障害	パニック発作	不安うつ病
	不安障害	不安ヒステリー	不規則睡眠
	無熱性痙攣	幼児痙攣	ロタウイルス性胃腸炎に伴う痙攣
△	アトニー性非特異性てんかん発作	アブサンス	アルコールてんかん
	ウンベルリヒトてんかん	家族性痙攣	局所性痙攣
	局所性てんかん	光原性てんかん	後天性てんかん

ル

	持続性部分てんかん	若年性アブサンスてんかん	若年性ミオクローヌスてんかん
	術後てんかん	症候性早期ミオクローヌス性脳症	症候性てんかん
	焦点性知覚性発作	焦点性てんかん	小児期アブサンスてんかん
	自律神経てんかん	進行性ミオクローヌスてんかん	睡眠喪失てんかん
	ストレスてんかん	精神運動発作	前頭葉てんかん
	挿間性発作性不安	側頭葉てんかん	体知覚性発作
	遅発性てんかん	聴覚性発作	聴覚反射てんかん
	定型欠神発作	テタニー様発作	てんかん小発作
	てんかん性自動症	点頭てんかん	泣き入りひきつけ
	難治性てんかん	乳児点頭痙攣	拝礼発作
	破局発作状態	反応性てんかん	ひきつけ
	ヒプサルスミア	腹部てんかん	部分てんかん
	片側痙攣片麻痺てんかん症候群	ミオクローヌスてんかん	薬物てんかん
	ラフォラ疾患	良性新生児痙攣	良性乳児ミオクローヌスてんかん
	レノックス・ガストー症候群	レム睡眠行動障害	

用法用量　フェノバルビタールナトリウムとして通常小児では1日4〜7mg/kgを標準として直腸内に挿入する。
なお，症状・目的に応じ適宜増減する。

禁忌
(1)本剤の成分又はバルビツール酸系化合物に対して過敏症の患者
(2)急性間欠性ポルフィリン症の患者
(3)ボリコナゾール，タダラフィル(アドシルカ)，リルピビリンを投与中の患者
(4)妊婦

併用禁忌

薬剤名等	臨床症状・措置方法	機序・危険因子
ボリコナゾール(ブイフェンド) タダラフィル(アドシルカ) リルピビリン(エジュラント)	これらの薬剤の代謝が促進され，血中濃度が低下するおそれがある。	本剤の肝薬物代謝酵素(CYP3A4)誘導作用による。

ルミガン点眼液0.03%　規格：0.03%1mL[959.7円/mL]
ビマトプロスト　千寿　131

【効 能 効 果】

緑内障，高眼圧症

【対応標準病名】

◎	高眼圧症	緑内障	
○	悪性緑内障	医原性緑内障	外傷性緑内障
	開放隅角緑内障	過分泌緑内障	急性炎症性緑内障
	急性閉塞隅角緑内障	急性緑内障発作	偽落屑症候群
	偽緑内障	血管新生緑内障	原発開放隅角緑内障
	原発性緑内障	原発閉塞隅角緑内障	混合型緑内障
	色素性緑内障	視神経乳頭陥凹拡大	出血性緑内障
	術後高眼圧症	水晶体原性緑内障	水晶体のう緑内障
	水晶体融解緑内障	ステロイド緑内障	正常眼圧緑内障
	続発性緑内障	ポスナーシュロスマン症候群	慢性開放角緑内障
	慢性単性緑内障	慢性閉塞隅角緑内障	無水晶体性緑内障
	薬物誘発性緑内障	溶血緑内障	
△	外傷性隅角解離	原発閉塞隅角症	

用法用量　1回1滴，1日1回点眼する。

用法用量に関連する使用上の注意　頻回投与により眼圧下降作用が減弱する可能性があるので，1日1回を超えて投与しないこと。

禁忌　本剤の成分に対し過敏症の既往歴のある患者

ルリコン液1%　規格：1%1mL[54.9円/mL]
ルリコンクリーム1%　規格：1%1g[54.9円/g]
ルリコン軟膏1%　規格：1%1g[54.9円/g]
ルリコナゾール　ポーラ　265

【効 能 効 果】

下記の皮膚真菌症の治療
　白癬：足白癬，体部白癬，股部白癬
　カンジダ症：指間びらん症，間擦疹
　癜風

【対応標準病名】

◎	足白癬	カンジダ性間擦疹	カンジダ性指間びらん
	股部白癬	体部白癬	癜風
	白癬	皮膚カンジダ症	
○	HIVカンジダ病	足汗疱状白癬	足爪白癬
	異型白癬	腋窩浅在性白癬	黄癬
	外陰真菌症	外陰部カンジダ症	外陰部腟カンジダ症
	角質増殖型白癬	渦状癬	カンジダ感染母体より出生した児
	カンジダ性亀頭炎	カンジダ性趾間びらん	頑癬
	感染性白癬症	汗疱状白癬	顔面白癬
	胸部白癬	頚部白癬	ケルスス禿瘡
	肛囲白癬	股部頑癬	指間カンジダ症
	趾間カンジダ症	趾間汗疱状白癬	指間白癬
	趾間白癬	四肢白癬	湿疹状白癬
	趾部白癬	手指爪白癬	手掌白癬
	食道カンジダ症	真菌感染母体より出生した児	真菌性外陰腟炎
	深在性白癬	新生児カンジダ症	舌カンジダ症
	鼡径部白癬	爪白癬	手汗疱状白癬
	手白癬	殿部白癬	頭部白癬
	禿瘡	トリコフィチア	白癬菌性肉芽腫
	白癬性毛瘡	汎発性頑癬	汎発性白癬
	汎発性皮膚真菌症	ひげ白癬	皮膚糸状菌症
	皮膚真菌症	表在性白癬症	腹部白癬
	腰部白癬		
△	アレルギー性気管支肺カンジダ症	会陰部カンジダ症	腋窩カンジダ症
	カンジダ性口角びらん	カンジダ性口唇炎	カンジダ性口内炎
	カンジダ性湿疹	カンジダ性心内膜炎	カンジダ性髄膜炎
	カンジダ性肉芽腫	カンジダ性尿道炎	カンジダ性敗血症
	カンジダ性膀胱炎	急性偽膜性カンジダ症	肛囲カンジダ症
	口腔カンジダ症	口唇カンジダ症	肛門カンジダ症
	消化管カンジダ症	真菌性腟炎	水疱性白癬
	全身性カンジダ症	腟カンジダ症	腸管カンジダ症
	爪カンジダ症	爪周囲カンジダ症	殿部カンジダ症
	尿路カンジダ症	肺カンジダ症	汎発性皮膚カンジダ症
	慢性皮膚粘膜カンジダ症		

用法用量　1日1回患部に塗布する。

禁忌　本剤の成分に対し過敏症の既往歴のある患者

レクトス注腸軟膏25mg　規格：25mg1筒[100.9円/筒]
レクトス注腸軟膏50mg　規格：50mg1筒[105.6円/筒]
ジクロフェナクナトリウム　日医工　114

【効 能 効 果】

(1)下記の疾患並びに症状の鎮痛・消炎：関節リウマチ，変形性関節症，腰痛症，後陣痛
(2)手術後の鎮痛・消炎
(3)他の解熱剤では効果が期待できないか，あるいは，他の解熱剤の投与が不可能な場合の急性上気道炎(急性気管支炎を伴う急性上気道炎を含む)の緊急解熱

【対応標準病名】

◎	関節リウマチ	急性気管支炎	急性上気道炎
	後陣痛	手指変形性関節症	術後疼痛
	全身性変形性関節症	変形性肩関節症	変形性関節症
	変形性胸鎖関節症	変形性肩鎖関節症	変形性股関節症
	変形性膝関節症	変形性手関節症	変形性足関節症
	変形性肘関節症	変形性中手関節症	母指CM関節変形性関節症
	腰痛症		
○	CM関節変形性関節症	DIP関節変形性関節症	PIP関節変形性関節症
あ	RS3PE症候群	RSウイルス気管支炎	亜急性気管支炎
	一過性関節症	一側性外傷後股関節症	一側性外傷後膝関節症
	一側性形成不全性股関節症	一側性原発性股関節症	一側性原発性膝関節症
	一側性続発性股関節症	一側性続発性膝関節症	咽頭気管炎
	咽頭喉頭炎	咽頭扁桃炎	インフルエンザ菌気管支炎
	ウイルス性気管支炎	会陰切開創離開	エコーウイルス気管支炎
か	遠位橈尺関節変形性関節症	炎症性多発性関節障害	外傷後股関節症
	外傷後膝関節症	外傷性肩関節症	外傷性関節症
	外傷性関節障害	外傷性股関節症	外傷性膝関節症
	外傷性手関節症	外傷性足関節症	外傷性肘関節症
	外傷性母指CM関節症	開腹術後愁訴	踵関節症
	肩関節症	下背部ストレイン	関節症
	関節リウマチ・顎関節	関節リウマチ・肩関節	関節リウマチ・胸椎
	関節リウマチ・頚椎	関節リウマチ・股関節	関節リウマチ・指関節
	関節リウマチ・趾関節	関節リウマチ・膝関節	関節リウマチ・手関節
	関節リウマチ・脊椎	関節リウマチ・足関節	関節リウマチ・肘関節
	関節リウマチ・腰椎	偽膜性気管支炎	急性咽頭喉頭炎
	急性咽頭扁桃炎	急性気管気管支炎	急性口蓋扁桃炎
	急性喉頭気管気管支炎	急性反復性気管支炎	急性腰痛症
	急速破壊型股関節症	筋筋膜性腰痛症	クループ性気管支炎
	形成不全性股関節症	血清反応陰性関節リウマチ	原発性関節症
	原発性股関節症	原発性膝関節症	原発性全身性関節症
	原発性変形性関節症	原発性母指CM関節症	股関節症
さ	コクサッキーウイルス気管支炎	根性腰痛症	坐骨神経根炎
	坐骨神経痛	坐骨単神経根炎	産科的創傷の血腫
	産後回復不全	産褥性心筋症	趾関節症
	子宮癌術後後遺症	膝関節症	尺側偏位
	手関節症	手根関節症	術後合併症
	術後腰痛	術創部痛	神経根炎
	滲出性気管支炎	成人スチル病	脊髄神経根症
	脊椎関節痛	脊椎痛	舌扁桃炎
	先天性股関節脱臼治療後亜脱臼	足関節症	続発性関節症
	続発性股関節症	続発性膝関節症	続発性多発性関節症
た	続発性母指CM関節症	大腿単神経根炎	多発性関節症
	多発性リウマチ性関節炎	腟壁血腫縫合創離開	肘関節症
な	帝王切開創離開	殿部痛	二次性会陰裂傷
	二次性変形性関節症	乳癌術後後遺症	脳手術後遺症
は	脳腫瘍摘出術後遺症	肺炎球菌性気管支炎	敗血症性気管支炎
	背部痛	抜歯後疼痛	パラインフルエンザウイルス気管支炎
	ヒトメタニューモウイルス気管支炎	びらん性関節症	副鼻腔炎術後症
	ブシャール結節	分娩後急性腎不全	分娩後甲状腺炎
	ヘーガース結節	ヘバーデン結節	母指CM関節症
ま	母指関節症	マイコプラズマ気管支炎	ムチランス変形
や	腰仙部神経根炎	腰痛坐骨神経痛症候群	腰殿部痛
ら	腰部神経根炎	ライノウイルス気管支炎	リウマチ性滑液包炎
	リウマチ性皮下結節	リウマチ様関節炎	両側性外傷後股関節症
	両側性外傷後膝関節症	両側性外傷性母指CM関節症	両側性形成不全性股関節症
	両側性原発性股関節症	両側性原発性膝関節症	両側性原発性母指CM関節症
	両側性続発性股関節症	両側性続発性膝関節症	両側性続発性母指CM関節症
	連鎖球菌気管支炎	連鎖球菌性上気道感染	老人性関節炎
	老年性股関節症		
△	BCG副反応	かぜ	感冒
	金属歯冠修復過高	金属歯冠修復粗造	金属歯冠修復脱離
	金属歯冠修復低位	金属歯冠修復破損	金属歯冠修復不適合
	上腕神経痛	神経原性関節症	背部圧迫感
	腰腹痛		

用法用量 成人には，ジクロフェナクナトリウムとして通常1回25～50mgを1日1～2回，直腸内に注入するが，年齢，症状に応じ低用量投与が望ましい。低体温によるショックを起こすことがあるので，高齢者に投与する場合には少量から投与を開始すること。

用法用量に関連する使用上の注意 小児等には，剤形上用量調節が困難なため，投与しないこと。

警告 高齢者又は消耗性疾患の患者は，過度の体温下降・血圧低下によるショック症状があらわれやすいので，これらの患者には特に慎重に投与すること。
また，幼小児においては，過度の体温下降・血圧低下によるショック症状があらわれやすいうえに，本剤形上用量調節が困難なため，投与しないこと。

禁忌

(1)消化性潰瘍のある患者
(2)重篤な血液の異常のある患者
(3)重篤な肝障害のある患者
(4)重篤な腎障害のある患者
(5)重篤な高血圧症のある患者
(6)重篤な心機能不全のある患者
(7)本剤の成分に対し過敏症の既往歴のある患者
(8)直腸炎，直腸出血又は痔疾のある患者
(9)アスピリン喘息(非ステロイド性消炎鎮痛剤等により誘発される喘息発作)又はその既往歴のある患者
(10)インフルエンザの臨床経過中の脳炎・脳症の患者
(11)妊婦又は妊娠している可能性のある婦人
(12)トリアムテレンを投与中の患者

併用禁忌

薬剤名等	臨床症状・措置方法	機序・危険因子
トリアムテレン(トリテレン)	急性腎不全があらわれたとの報告がある。	本剤の腎プロスタグランジン合成阻害作用により，トリアムテレンの腎障害を増大すると考えられる。

レスキュラ点眼液0.12%

規格：0.12%1mL[369.9円/mL]

イソプロピルウノプロストン　アールテック・ウエノ　131

【効能効果】

緑内障，高眼圧症

【対応標準病名】

◎	高眼圧症	緑内障	
○	悪性緑内障	医原性緑内障	外傷性隅角解離
	外傷性緑内障	開放隅角緑内障	過分泌緑内障
	急性炎症性緑内障	急性閉塞隅角緑内障	急性緑内障発作
	偽落屑症候群	血管新生緑内障	原発開放隅角緑内障
	原発性緑内障	原発閉塞隅角緑内障	混合型緑内障
	色素性緑内障	視神経乳頭陥凹拡大	出血性緑内障
	水晶体原性緑内障	水晶体のう緑内障	水晶体融解緑内障
	ステロイド緑内障	正常眼圧緑内障	続発性緑内障

	ポスナーシュロスマン症候群	慢性開放角緑内障	慢性単性緑内障
	慢性閉塞隅角緑内障	無水晶体性緑内障	薬物誘発性緑内障
	溶血緑内障	緑内障性乳頭陥凹	
△	偽緑内障	原発閉塞隅角症	

用法用量　通常，1回1滴，1日2回点眼する。

イソプロピルウノプロストンPF点眼液0.12%「日点」：日本点眼薬[237.9円/mL]，イソプロピルウノプロストン点眼液0.12%「TS」：テイカ[237.9円/mL]，イソプロピルウノプロストン点眼液0.12%「サワイ」：沢井[237.9円/mL]，イソプロピルウノプロストン点眼液0.12%「タイヨー」：テバ製薬[237.9円/mL]，イソプロピルウノプロストン点眼液0.12%「ニッテン」：ニッテン[237.9円/mL]

レスタミンコーワクリーム1%　規格：1%10g[3.15円/g]

ジフェンヒドラミン　興和　264

【効 能 効 果】

じん麻疹，湿疹，小児ストロフルス，皮膚瘙痒症，虫さされ

【対応標準病名】

◎	急性痒疹	刺虫症	湿疹
	じんま疹	皮膚そう痒症	
○	1型糖尿病性そう痒症	2型糖尿病性そう痒症	足湿疹
	アスピリンじんま疹	アレルギー性じんま疹	異汗性湿疹
	腋窩湿疹	温熱じんま疹	外耳部虫刺傷
	家族性寒冷自己炎症症候群	貨幣状湿疹	眼瞼虫刺傷
	眼周囲部虫刺傷	眼部虫刺傷	汗疱性湿疹
	顔面急性皮膚炎	顔面昆虫螫	顔面多発虫刺傷
	寒冷じんま疹	丘疹状湿疹	丘疹状じんま疹
	急性湿疹	胸部昆虫螫	亀裂性湿疹
	頚部虫刺症	頚部皮膚炎	限局性そう痒症
	口唇虫刺傷	紅斑性湿疹	コリン性じんま疹
	昆虫刺傷	昆虫毒	耳介虫刺傷
	色素性痒疹	自己免疫性じんま疹	四肢虫刺症
	刺虫アレルギー	湿疹様発疹	周期性再発性じんま疹
	手指湿疹	出血性じんま疹	症候性そう痒症
	人工じんま疹	新生児皮膚炎	赤色湿疹
	接触じんま疹	節足動物毒	前額部虫刺傷
	前額部虫刺症	全身湿疹	そう痒
	体幹虫刺症	多形慢性痒疹	チャドクガ皮膚炎
	虫刺性皮膚炎	手湿疹	冬期湿疹
	透析皮膚そう痒症	糖尿病性そう痒症	頭部湿疹
	頭部虫刺傷	特発性じんま疹	乳房皮膚炎
	妊娠湿疹	妊婦性皮膚炎	鼻背部湿疹
	汎発性皮膚そう痒症	非特異性そう痒症	皮膚炎
	鼻部虫刺傷	皮膚描記性じんま疹	腹部虫刺傷
	ヘブラ痒疹	扁平湿疹	蜂刺症
	慢性湿疹	慢性じんま疹	ムカデ咬創
	毛虫皮膚炎	薬物性じんま疹	痒疹
	落屑性湿疹	鱗状湿疹	老年性そう痒症
△	イソギンチャク毒	陰のう湿疹	陰のうそう痒症
	会陰部肛囲湿疹	外陰部そう痒症	外陰部皮膚炎
	機械性じんま疹	クラゲ毒	甲殻動物毒
	肛門湿疹	肛門そう痒症	人工肛門部皮膚炎
	振動性じんま疹	鼻前庭部湿疹	ヒトデ毒

用法用量　通常症状により適量を，1日数回患部に塗布または塗擦する。

ジフェンヒドラミンクリーム1%「タイヨー」：テバ製薬[2.86円/g]

レゾルシン「純生」　規格：10g[17.76円/g]

レゾルシン　小堺　261

【効 能 効 果】

殺菌，鎮痒，表皮剥離，角質溶解剤として次の疾患に用いる。
脂漏，脂漏性湿疹，被髪部乾癬，尋常性ざ瘡，粃糠性脱毛症

【対応標準病名】

◎	乾癬	脂漏性皮膚炎	尋常性ざ瘡
	苔癬状類乾癬	粃糠性脱毛症	
○	下腿類乾癬	顔面ざ瘡	顔面尋常性ざ瘡
	局面性類乾癬	口囲ざ瘡	ざ瘡
	ざ瘡様発疹	若年性女子表皮剥離性ざ瘡	若年性脱毛症
	集簇性ざ瘡	小局面状類乾癬	症候性脱毛症
	小児ざ瘡	女子慢性びまん性脱毛症	脂漏性乳児皮膚炎
	新生児ざ瘡	新生児皮脂漏	ステロイドざ瘡
	粟粒性壊死性ざ瘡	大局面状類乾癬	脱毛症
	単純性顔面粃糠疹	頭部脂漏	頭部尋常性乾癬
	頭部粃糠疹	乳痂	膿痂疹性ざ瘡
	膿疱性ざ瘡	斑状類乾癬	粃糠疹
	非瘢痕性脱毛症	びまん性脱毛症	面皰
	網状類乾癬	リンパ腫様丘疹症	
△	医原性脱毛症	円板状乾癬	乾癬性関節炎
	乾癬性関節炎・肩関節	乾癬性関節炎・股関節	乾癬性関節炎・指関節
	乾癬性関節炎・膝関節	乾癬性関節炎・手関節	乾癬性関節炎・仙腸関節
	乾癬性関節炎・足関節	乾癬性関節炎・肘関節	乾癬性紅皮症
	乾癬性脊椎炎	顔面尋常性乾癬	丘疹症
	急性汎発性膿疱性乾癬	局面状乾癬	躯幹類乾癬
	屈曲部乾癬	稽留性肢端皮膚炎	稽留性肢端皮膚炎汎発型
	細菌疹	四肢乾癬	四肢尋常性乾癬
	掌蹠膿疱症	掌蹠膿疱症性骨関節炎	小児汎発性膿疱性乾癬
	脂漏性乾癬	尋常性乾癬	全身の尋常性乾癬
	多発性乾癬性関節炎	滴状乾癬	滴状類乾癬
	点状乾癬	痘瘡性ざ瘡	熱帯性ざ瘡
	膿疱性乾癬	破壊性関節炎	汎発性膿疱性乾癬
	びまん性乾癬	疱疹状膿痂疹	慢性苔癬状粃糠疹
	腰部尋常性乾癬	類乾癬	滤胞性乾癬

用法用量　2～5%の軟膏，水溶液又はローションとして，適量を1日1～2回塗布する。

禁忌

(1)本剤に対し過敏症の既往歴のある患者
(2)皮膚結核，真菌性皮膚疾患，単純疱疹，種痘疹，水痘の患者
(3)乳幼児

レダコートクリーム0.1%　規格：0.1%1g[25.7円/g]
レダコート軟膏0.1%　規格：0.1%1g[25.7円/g]

トリアムシノロンアセトニド　アルフレッサファーマ　264

【効 能 効 果】

(1)湿疹・皮膚炎群(進行性指掌角皮症，女子顔面黒皮症，ビダール苔癬，放射線皮膚炎，日光皮膚炎を含む)
(2)皮膚瘙痒症
(3)痒疹群(蕁麻疹様苔癬，ストロフルス，固定蕁麻疹を含む)
(4)虫さされ
(5)乾癬
(6)掌蹠膿疱症
(7)紅斑症(多形滲出性紅斑，結節性紅斑，ダリエ遠心性環状紅斑)
(8)紅皮症(悪性リンパ腫による紅皮症を含む)
(9)皮膚粘膜症候群(ベーチェット病を含む)
(10)薬疹・中毒疹
(11)円形脱毛症(悪性を含む)
(12)熱傷(瘢痕，ケロイドを含む)

レ

(13)凍瘡
(14)天疱瘡群
(15)ジューリング疱疹状皮膚炎（類天疱瘡を含む）
(16)扁平苔癬
(17)毛孔性紅色粃糠疹

【対応標準病名】

◎	悪性リンパ腫	円形脱毛症	遠心性環状紅斑
	乾癬	急性痒疹	結節性紅斑
	結節性痒疹	紅斑症	紅皮症
	刺虫症	湿疹	ジューリング病
	掌蹠膿疱症	進行性指掌角皮症	スティーブンス・ジョンソン症候群
	多形滲出性紅斑	中毒疹	天疱瘡
	凍瘡	日光皮膚炎	熱傷
	熱傷後ケロイド	熱傷瘢痕	ビダール苔癬
	皮膚炎	皮膚そう痒症	ベーチェット病
	扁平苔癬	放射線皮膚炎	毛孔性紅色粃糠疹
	薬疹	痒疹	リール黒皮症
	類天疱瘡		
○	ALK陽性未分化大細胞リンパ腫	B細胞リンパ腫	LE型薬疹
あ	MALTリンパ腫	亜急性痒疹	足湿疹
	足第1度熱傷	足第2度熱傷	足熱傷
	アトピー性紅皮症	アレルギー性皮膚炎	胃悪性リンパ腫
	異汗性湿疹	陰のうそう痒症	ウイルキンソン・スネッドン症候群
	ウイルソン紅色苔癬	腋窩湿疹	腋窩第1度熱傷
	腋窩第2度熱傷	腋窩熱傷	遠心性丘疹性紅斑
	円板状乾癬	オーバーラップ症候群	温熱性紅斑
か	外陰部そう痒症	外陰ベーチェット病	外耳部虫刺傷
	海水浴皮膚炎	化学外傷	過角化症
	化学性皮膚炎	下顎熱傷	下顎部第1度熱傷
	下顎部第2度熱傷	角質増殖症	下肢第1度熱傷
	下肢第2度熱傷	下肢熱傷	下腿足部熱傷
	下腿熱傷	下腿部第1度熱傷	下腿部第2度熱傷
	下半身第1度熱傷	下半身第2度熱傷	下半身熱傷
	貨幣状湿疹	眼窩悪性リンパ腫	眼瞼虫刺傷
	眼瞼メラノーシス	間擦疹	眼周囲化学熱傷
	眼周囲部虫刺傷	環状紅斑	眼性類天疱瘡
	乾癬性関節炎	乾癬性紅皮症	乾癬性脊椎炎
	肝脾T細胞リンパ腫	眼部虫刺傷	汗疱性湿疹
	顔面急性皮膚炎	顔面光線角化症	顔面昆虫螫
	顔面尋常性乾癬	顔面第1度熱傷	顔面第2度熱傷
	顔面多発虫刺傷	顔面熱傷	顔面熱傷後遺症
	偽性円形脱毛症	丘疹紅皮症	丘疹状紅斑
	丘疹状湿疹	丘疹状じんま疹	急性湿疹
	急性汎発性膿疱性乾癬	急性放射線皮膚炎	胸部昆虫螫
	胸部上腕熱傷	胸部第1度熱傷	頬部第1度熱傷
	胸部第2度熱傷	頬部第2度熱傷	胸部熱傷
	局面状乾癬	亀裂性湿疹	躯幹薬傷
	屈曲部乾癬	黒色素皮症	頚部悪性リンパ腫
	頚部第1度熱傷	頚部第2度熱傷	頚部虫刺症
	頚部熱傷	頚部皮膚炎	血管内大細胞型B細胞性リンパ腫
	血管ベーチェット病	血管免疫芽球性T細胞リンパ腫	結節性紅斑性関節障害
	結腸悪性リンパ腫	ケロイド	ケロイド拘縮
	ケロイド体質	ケロイド瘢痕	限局性神経皮膚炎
	限局性そう痒症	肩甲間部第1度熱傷	肩甲間部第2度熱傷
	肩甲間部熱傷	肩甲部第1度熱傷	肩甲部第2度熱傷
	肩甲部熱傷	肩部第1度熱傷	肩部第2度熱傷
	口腔ベーチェット病	口腔扁平苔癬	甲状腺悪性リンパ腫
	口唇第1度熱傷	口唇第2度熱傷	口唇虫刺傷
	口唇熱傷	光線角化症	後天性魚鱗癬
	後天性表皮水疱症	広汎性円形脱毛症	紅斑性湿疹
	紅斑性天疱瘡	紅皮症型薬疹	肛門そう痒症
	肛門第1度熱傷	肛門第2度熱傷	肛門熱傷
	骨悪性リンパ腫	固定薬疹	混合性結合組織病
さ	昆虫刺傷	昆虫毒	ざんごう足
	シェーグレン症候群	シェーグレン症候群性呼吸器障害	シェーグレン症候群ミオパチー
	耳介虫刺傷	耳介部第1度熱傷	耳介部第2度熱傷
	自家感作性皮膚炎	色素性痒疹	四肢乾癬
	四肢尋常性乾癬	四肢第1度熱傷	四肢第2度熱傷
	四肢虫刺症	四肢熱傷	四肢毛孔性紅色粃糠疹
	持続性色素異常性紅斑	趾第1度熱傷	趾第2度熱傷
	刺虫アレルギー	湿疹続発性紅皮症	湿疹様発疹
	膝部第1度熱傷	膝部第2度熱傷	趾熱傷
	紫斑型薬疹	若年性ヘルペス状皮膚炎	縦隔悪性リンパ腫
	重症多形滲出性紅斑・急性期	十二指腸悪性リンパ腫	手関節部第1度熱傷
	手関節部第2度熱傷	手指湿疹	手指第1度熱傷
	手指第2度熱傷	手指端熱傷	手指熱傷
	手掌紅斑	手掌第1度熱傷	手掌第2度熱傷
	手掌熱傷	術後ケロイド瘢痕	手背第1度熱傷
	手背第2度熱傷	手背熱傷	主婦湿疹
	腫瘍随伴性天疱瘡	症候性そう痒症	上肢第1度熱傷
	上肢第2度熱傷	上肢熱傷	掌蹠角化腫
	掌蹠角化症	掌蹠膿疱症性骨関節炎	小腸悪性リンパ腫
	小児EBV陽性T細胞リンパ増殖性疾患	小児全身性EBV陽性T細胞リンパ増殖性疾患	小児汎発性膿疱性乾癬
	上半身第1度熱傷	上半身第2度熱傷	上半身熱傷
	踵部第1度熱傷	踵部第2度熱傷	上腕第1度熱傷
	上腕第2度熱傷	上腕熱傷	職業性皮膚炎
	脂漏性乾癬	神経皮膚黒色症	神経ベーチェット病
	滲出性紅斑型中毒疹	尋常性乾癬	尋常性天疱瘡
	真性ケロイド	新生児皮膚炎	心臓悪性リンパ腫
	水疱性多形紅斑	水疱性扁平苔癬	水疱性類天疱瘡
	ステロイド皮膚炎	制癌剤皮膚炎	精巣悪性リンパ腫
	精巣熱傷	赤色湿疹	節外性NK/T細胞リンパ腫・鼻型
	接触皮膚炎	節足動物毒	前額部第1度熱傷
	前額部第2度熱傷	前額部虫刺傷	前額部虫刺症
	前胸部第1度熱傷	前胸部第2度熱傷	前胸部熱傷
	全身湿疹	全身性自己免疫疾患	全身第1度熱傷
	全身第2度熱傷	全身熱傷	全身の尋常性乾癬
	全身毛孔性紅色粃糠疹	全身薬疹	前腕手部熱傷
	前腕第1度熱傷	前腕第2度熱傷	前腕熱傷
	早期ケロイド	増殖性天疱瘡	創部瘢痕ケロイド
	そう痒	足関節第1度熱傷	足関節第2度熱傷
	足関節熱傷	側胸部第1度熱傷	側胸部第2度熱傷
	足底熱傷	足底部第1度熱傷	足底部第2度熱傷
	足背部第1度熱傷	足背部第2度熱傷	側腹部第1度熱傷
	側腹部第2度熱傷	鼡径部第1度熱傷	鼡径部第2度熱傷
た	鼡径部熱傷	第1度熱傷	第2度熱傷
	体幹第1度熱傷	体幹第2度熱傷	体幹虫刺症
	体幹熱傷	帯状脱毛症	苔癬
	大腿熱傷	大腿部第1度熱傷	大腿部第2度熱傷
	大腸悪性リンパ腫	体表面積10%未満の熱傷	体表面積10－19%の熱傷
	多形紅斑	多形紅斑性関節障害	多形慢性痒疹
	多発性第1度熱傷	多発性第2度熱傷	多発性熱傷
	単純苔癬	チャドクガ皮膚炎	虫刺性皮膚炎
	中毒性紅斑	中毒性表皮壊死症	肘部第1度熱傷
	肘部第2度熱傷	腸管症関連T細胞リンパ腫	腸管ベーチェット病
	直腸悪性リンパ腫	手足症候群	滴状乾癬
	手首熱傷後遺症	手湿疹	手第1度熱傷
	手第2度熱傷	手熱傷	手熱傷後遺症
	点状角化症	点状乾癬	殿部第1度熱傷
	殿部第2度熱傷	殿部熱傷	冬期湿疹
	透析皮膚そう痒症	頭熱傷後遺症	頭部湿疹

	頭部尋常性乾癬	頭部第1度熱傷	頭部第2度熱傷
な	頭部虫刺傷	頭部熱傷	乳頭部第1度熱傷
	乳頭部第2度熱傷	乳房第1度熱傷	乳房第2度熱傷
	乳房熱傷	乳房皮膚炎	乳輪部第1度熱傷
	乳輪部第2度熱傷	妊娠湿疹	妊娠性痒疹
	妊婦性皮膚炎	熱傷後瘢痕ケロイド	熱傷後瘢痕ケロイド拘縮
	熱帯扁平苔癬	脳悪性リンパ腫	膿胸関連リンパ腫
は	膿疱性乾癬	背部第1度熱傷	背部第2度熱傷
	背部熱傷	破壊性関節炎	鼻背部湿疹
	瘢痕性類天疱瘡	半身第1度熱傷	半身第2度熱傷
	汎発性脱毛症	汎発性膿疱性乾癬	汎発性皮膚そう痒症
	脾B細胞性リンパ腫/白血病・分類不能型	脾悪性リンパ腫	皮角
	肥厚性瘢痕	肥厚性扁平苔癬	非水疱性多形紅斑
	非特異性そう痒症	脾びまん性赤脾髄小B細胞性リンパ腫	鼻部第1度熱傷
	鼻部第2度熱傷	鼻部虫刺傷	非ホジキンリンパ腫
	びまん性乾癬	ピリン疹	腹部第1度熱傷
	腹部第2度熱傷	腹部虫刺傷	腹部熱傷
	不全型ベーチェット病	ブラジル天疱瘡	ヘアリー細胞白血病亜型
	ヘブラ痒疹	扁桃悪性リンパ腫	扁平湿疹
	扁平苔癬様角化症	蜂刺症	放射線角化腫
	放射線性熱傷	放射線皮膚潰瘍	胞状異角化症
	疱疹状天疱瘡	疱疹状膿痂疹	母指球部第1度熱傷
	母指球部第2度熱傷	母指第1度熱傷	母指第2度熱傷
ま	母指熱傷	麻疹様紅斑	末梢性T細胞リンパ腫
	慢性光線性皮膚炎	慢性湿疹	慢性放射線皮膚炎
	慢性痒疹	マントル細胞リンパ腫	未分化大細胞リンパ腫
	ムカデ咬創	メラニン色素沈着症	免疫芽球性リンパ節症
や	毛孔角化症	毛虫皮膚炎	薬剤性過敏症症候群
	薬剤誘発性天疱瘡	薬傷	薬物性口唇炎
	薬物性接触性皮膚炎	腰部尋常性乾癬	腰部第1度熱傷
ら	腰部第2度熱傷	腰部熱傷	ライエル症候群
	ライエル症候群型薬疹	落屑性湿疹	落葉状天疱瘡
	リウマチ性環状紅斑	良性粘膜類天疱瘡	鱗状湿疹
	リンパ芽球性リンパ腫	リンパ腫	類苔癬
	老年性そう痒症	濾胞性乾癬	濾胞性リンパ腫
△	足第3度熱傷	陰茎第1度熱傷	陰茎第2度熱傷
	陰茎第3度熱傷	陰茎熱傷	陰のう湿疹
	陰のう第1度熱傷	陰のう第2度熱傷	陰のう第3度熱傷
	陰のう熱傷	会陰第1度熱傷	会陰第2度熱傷
	会陰第3度熱傷	会陰熱傷	会陰部肛囲湿疹
	腋窩第3度熱傷	外陰第1度熱傷	外陰第2度熱傷
	外陰第3度熱傷	外陰熱傷	外陰部皮膚炎
	下顎部第3度熱傷	下肢第3度熱傷	下腿部第3度熱傷
	下半身第3度熱傷	下腹部第1度熱傷	下腹部第2度熱傷
	下腹部第3度熱傷	眼瞼第1度熱傷	眼瞼第2度熱傷
	眼瞼第3度熱傷	眼周囲第1度熱傷	眼周囲第2度熱傷
	眼周囲第3度熱傷	感染性皮膚炎	完全脱毛症
	顔面第3度熱傷	胸部第3度熱傷	頬部第3度熱傷
	頚部第3度熱傷	肩甲間部第3度熱傷	肩甲部第3度熱傷
	肩部第3度熱傷	膠原病	口唇第3度熱傷
	光沢苔癬	肛門湿疹	肛門第3度熱傷
	細菌疹	耳介部第3度熱傷	四肢第3度熱傷
	趾第3度熱傷	膝部第3度熱傷	手関節部第3度熱傷
	手指第3度熱傷	手掌第3度熱傷	手背第3度熱傷
	上肢第3度熱傷	上半身第3度熱傷	踵部第3度熱傷
	上腕第3度熱傷	人工肛門部皮膚炎	水疱症
	ステロイド誘発性皮膚症	前額部第3度熱傷	前胸部第3度熱傷
	全身性脱毛症	全身第3度熱傷	前腕第3度熱傷
	足関節第3度熱傷	側胸部第3度熱傷	足底部第3度熱傷
	足背部第3度熱傷	側腹部第3度熱傷	鼡径部第3度熱傷
	第3度熱傷	第4度熱傷	体幹第3度熱傷
	大腿部第3度熱傷	体表面積20－29%の熱傷	体表面積30－39%の熱傷
	体表面積40－49%の熱傷	体表面積50－59%の熱傷	体表面積60－69%の熱傷
	体表面積70－79%の熱傷	体表面積80－89%の熱傷	体表面積90%以上の熱傷
	蛇行状脱毛症	多発性第3度熱傷	単純黒子
	肘部第3度熱傷	手第3度熱傷	殿部第3度熱傷
	頭部第3度熱傷	乳頭部第3度熱傷	乳房第3度熱傷
	乳輪部第3度熱傷	熱傷後瘢痕ケロイド潰瘍	背部第3度熱傷
	半身第3度熱傷	鼻前庭部湿疹	鼻部第3度熱傷
	腹部第3度熱傷	母指球部第3度熱傷	母指第3度熱傷
	腰部第3度熱傷	連鎖球菌性膿瘍疹	老年性黒子

用法用量　通常1日2～3回適量を患部に塗布する。なお，症状により適宜増減する。

禁忌

(1)皮膚結核，単純疱疹，水痘，帯状疱疹，種痘疹
(2)本剤の成分に対し重篤な過敏症の既往歴のある患者
(3)鼓膜に穿孔のある湿疹性外耳道炎
(4)潰瘍(ベーチェット病は除く)，第2度深在性以上の熱傷・凍傷

トリシノロンクリーム0.1%：東興薬品[27.5円/g]，トリシノロンゲル0.1%：東興薬品[27.5円/g]，ノギロン軟膏0.1%：陽進堂[5.1円/g]

レダマイシン軟膏　規格：－[－]

デメチルクロルテトラサイクリン塩酸塩　武田薬品　263

【効能効果】

〈適応菌種〉デメチルクロルテトラサイクリンに感性のブドウ球菌属，レンサ球菌属，大腸菌，クレブシエラ属，プロテウス属
〈適応症〉表在性皮膚感染症，深在性皮膚感染症，慢性膿皮症，外傷・熱傷及び手術創等の二次感染，びらん・潰瘍の二次感染

【対応標準病名】

◎	外傷	挫創	術後創部感染
	創傷	創傷感染症	熱傷
	皮膚感染症	慢性膿皮症	裂傷
	裂創		
○ あ	アキレス腱筋腱移行部断裂	アキレス腱挫傷	アキレス腱挫創
	アキレス腱切創	アキレス腱断裂	アキレス腱部分断裂
	足異物	足開放創	足挫創
	足切創	足第1度熱傷	足第2度熱傷
	足第3度熱傷	足熱傷	亜脱臼
	圧挫傷	圧挫創	圧迫骨折
	圧迫神経炎	アルカリ腐蝕	胃腸管熱傷
	犬咬創	胃熱傷	陰茎開放創
	陰茎挫創	陰茎折症	陰茎第1度熱傷
	陰茎第2度熱傷	陰茎第3度熱傷	陰茎熱傷
	陰茎裂創	咽頭熱傷	陰のう開放創
	陰のう第1度熱傷	陰のう第2度熱傷	陰のう第3度熱傷
	陰のう熱傷	陰のう裂創	陰部切創
	会陰第1度熱傷	会陰第2度熱傷	会陰第3度熱傷
	会陰熱傷	会陰部化膿創	会陰裂傷
	腋窩第1度熱傷	腋窩第2度熱傷	腋窩第3度熱傷
	腋窩熱傷	横骨折	汚染擦過創
か	汚染創	外陰開放創	外陰第1度熱傷
	外陰第2度熱傷	外陰第3度熱傷	外陰熱傷
	外陰部挫創	外陰部切創	外陰部裂傷
	外耳開放創	外耳道創傷	外耳部外傷性腫脹
	外耳部外傷性皮下異物	外耳部割創	外耳部貫通創
	外耳部咬創	外耳部挫傷	外耳部挫創
	外耳部擦過創	外耳部刺創	外耳部切創
	外耳部創傷	外耳部打撲傷	外耳部虫刺傷
	外耳部皮下血腫	外耳部皮下出血	外傷後早期合併症

外傷性一過性麻痺	外傷性咬合	外傷性硬膜動静脈瘻
外傷性耳出血	外傷性脊髄出血	外傷性切断
外傷性動静脈瘻	外傷性動脈血腫	外傷性動脈瘤
外傷性脳圧迫	外傷性脳圧迫・頭蓋内に達する開放創合併あり	外傷性脳圧迫・頭蓋内に達する開放創合併なし
外傷性脳症	外傷性破裂	外傷性皮下血腫
外耳裂創	開放骨折	開放性外傷性脳圧迫
開放性陥没骨折	開放性胸膜損傷	開放性脱臼
開放性脱臼骨折	開放性脳挫創	開放性脳底部挫傷
開放性びまん性脳損傷	開放性粉砕骨折	開放創
下咽頭熱傷	化学外傷	下顎開放創
下顎割創	下顎貫通創	下顎口唇挫創
下顎咬創	下顎挫傷	下顎挫創
下顎擦過創	下顎刺創	下顎切創
下顎創傷	下顎打撲傷	下顎熱傷
下顎皮下血腫	下顎部挫傷	下顎部第１度熱傷
下顎部第２度熱傷	下顎部第３度熱傷	下顎部打撲傷
下顎部皮膚欠損創	下顎裂創	踵裂創
顎関節部開放創	顎関節部割創	顎関節部貫通創
顎関節部咬創	顎関節部挫傷	顎関節部挫創
顎関節部擦過創	顎関節部刺創	顎関節部切創
顎関節部創傷	顎関節部打撲傷	顎関節部皮下血腫
顎関節部裂創	角結膜腐蝕	顎部挫傷
顎部打撲傷	角膜アルカリ化学熱傷	角膜酸化学熱傷
角膜酸性熱傷	角膜熱傷	下肢第１度熱傷
下肢第２度熱傷	下肢第３度熱傷	下肢熱傷
下腿汚染創	下腿開放創	下腿挫創
下腿切創	下腿足部熱傷	下腿熱傷
下腿皮膚欠損創	下腿部第１度熱傷	下腿部第２度熱傷
下腿部第３度熱傷	下腿裂創	割創
下半身第１度熱傷	下半身第２度熱傷	下半身第３度熱傷
下半身熱傷	下腹部第１度熱傷	下腹部第２度熱傷
下腹部第３度熱傷	眼黄斑部裂孔	眼化学熱傷
眼窩部挫創	眼窩裂傷	眼球熱傷
眼瞼外傷性腫脹	眼瞼外傷性皮下異物	眼瞼開放創
眼瞼化学熱傷	眼瞼割創	眼瞼貫通創
眼瞼咬創	眼瞼挫創	眼瞼擦過創
眼瞼刺創	眼瞼切創	眼瞼創傷
眼瞼第１度熱傷	眼瞼第２度熱傷	眼瞼第３度熱傷
眼瞼虫刺傷	眼瞼熱傷	眼瞼裂創
環指圧挫傷	環指挫傷	環指挫創
環指切創	環指剥皮創	環指皮膚欠損創
眼周囲化学熱傷	眼周囲第１度熱傷	眼周囲第２度熱傷
眼周囲第３度熱傷	眼周囲部外傷性腫脹	眼周囲部外傷性皮下異物
眼周囲部開放創	眼周囲部割創	眼周囲部貫通創
眼周囲部咬創	眼周囲部挫創	眼周囲部擦過創
眼周囲部刺創	眼周囲部切創	眼周囲部創傷
眼周囲部虫刺傷	眼周囲部裂創	関節血腫
関節骨折	関節挫傷	関節打撲
完全骨折	完全脱臼	貫通刺創
貫通銃創	貫通性挫滅創	貫通創
眼熱傷	眼部外傷性腫脹	眼部外傷性皮下異物
眼部割創	眼部貫通創	眼部咬創
眼部挫創	眼部擦過創	眼部刺創
眼部切創	眼部創傷	眼部虫刺傷
眼部裂創	陥没骨折	顔面汚染創
顔面開放創	顔面割創	顔面貫通創
顔面咬創	顔面挫傷	顔面挫創
顔面擦過創	顔面刺創	顔面切創
顔面創傷	顔面掻創	顔面損傷
顔面第１度熱傷	顔面第２度熱傷	顔面第３度熱傷
顔面多発開放創	顔面多発割創	顔面多発貫通創
顔面多発咬創	顔面多発挫傷	顔面多発挫創

顔面多発擦過創	顔面多発刺創	顔面多発切創
顔面多発創傷	顔面多発打撲傷	顔面多発虫刺傷
顔面多発皮下血腫	顔面多発皮下出血	顔面多発裂創
顔面打撲傷	顔面熱傷	顔面皮下血腫
顔面皮膚欠損創	顔面裂創	気管熱傷
気道熱傷	胸腔熱傷	頬粘膜咬傷
頬粘膜咬創	胸部汚染創	胸部外傷
頬部開放創	頬部割創	頬部貫通創
頬部咬創	頬部挫傷	胸部挫創
頬部挫創	頬部擦過創	頬部刺創
胸部上腕熱傷	胸部切創	頬部切創
頬部創傷	胸部損傷	胸部第１度熱傷
頬部第１度熱傷	胸部第２度熱傷	頬部第２度熱傷
胸部第３度熱傷	頬部第３度熱傷	頬部打撲傷
胸部熱傷	頬部皮下血腫	胸部皮膚欠損創
頬部皮膚欠損創	頬部裂創	胸壁開放創
胸壁刺創	胸膜損傷・胸腔に達する開放創合併あり	胸膜裂創
棘刺創	魚咬創	亀裂骨折
筋損傷	筋断裂	筋肉内血腫
躯幹薬傷	屈曲骨折	頚管破裂
脛骨顆部割創	頚部開放創	頚部挫創
頚部切創	頚部第１度熱傷	頚部第２度熱傷
頚部第３度熱傷	頚部熱傷	頚部膿疱
頚部皮膚欠損創	血管切断	血管損傷
血腫	結膜熱傷	結膜のうアルカリ化学熱傷
結膜のう酸化学熱傷	結膜腐蝕	肩甲間部第１度熱傷
肩甲間部第２度熱傷	肩甲間部第３度熱傷	肩甲間部熱傷
肩甲部第１度熱傷	肩甲部第２度熱傷	肩甲部第３度熱傷
肩甲部熱傷	腱切創	腱損傷
腱断裂	肩部第１度熱傷	肩部第２度熱傷
肩部第３度熱傷	腱部分断裂	腱裂傷
高エネルギー外傷	口蓋挫傷	口腔外傷性異物
口腔外傷性腫脹	口腔挫傷	口腔擦過創
口腔切創	口腔第１度熱傷	口腔第２度熱傷
口腔第３度熱傷	口腔打撲傷	口腔内血腫
口腔熱傷	口腔粘膜咬傷	口腔粘膜咬創
後出血	紅色陰癬	口唇外傷性腫脹
口唇外傷性皮下異物	口唇開放創	口唇割創
口唇貫通創	口唇咬傷	口唇咬創
口唇挫傷	口唇挫創	口唇擦過創
口唇刺創	口唇切創	口唇創傷
口唇第１度熱傷	口唇第２度熱傷	口唇第３度熱傷
口唇打撲傷	口唇虫刺傷	口唇熱傷
口唇皮下血腫	口唇皮下出血	口唇裂創
溝創	咬創	喉頭外傷
喉頭損傷	喉頭熱傷	後頭部外傷
後頭部割創	後頭部挫傷	後頭部挫創
後頭部切創	後頭部打撲傷	後頭部裂創
広範性軸索損傷	広汎性神経損傷	後方脱臼
硬膜損傷	硬膜裂傷	肛門第１度熱傷
肛門第２度熱傷	肛門第３度熱傷	肛門熱傷
肛門裂創	骨折	骨盤部裂創
昆虫咬創	昆虫刺傷	コントル・クー損傷
さ　臍周囲炎	採皮創	挫傷
擦過創	擦過皮下血腫	挫滅傷
挫滅創	酸腐蝕	耳介外傷性異物
耳介外傷性腫脹	耳介外傷性皮下異物	耳介開放創
耳介割創	耳介貫通創	耳介咬創
耳介挫傷	耳介挫創	耳介擦過創
耳介刺創	耳介切創	耳介創傷
耳介打撲傷	耳介虫刺傷	耳介皮下血腫
耳介皮下出血	耳介部第１度熱傷	耳介部第２度熱傷
耳介部第３度熱傷	趾開放創	耳介裂創

耳下腺部打撲	趾化膿創	指間切創
趾間切創	子宮頚管裂傷	子宮頚部環状剥離
子宮熱傷	刺咬症	趾挫創
示指MP関節挫傷	示指PIP開放創	示指割創
示指化膿創	四肢挫傷	示指挫傷
示指挫創	示指刺創	四肢静脈損傷
示指切創	四肢第1度熱傷	四肢第2度熱傷
四肢第3度熱傷	四肢動脈損傷	四肢熱傷
示指皮膚欠損創	耳前部挫創	刺創
趾第1度熱傷	趾第2度熱傷	趾第3度熱傷
膝蓋部挫創	膝下部挫創	膝窩部銃創
膝関節部異物	膝関節部挫創	膝部異物
膝部開放創	膝部割創	膝部咬創
膝部挫創	膝部切創	膝部第1度熱傷
膝部第2度熱傷	膝部第3度熱傷	膝部裂創
歯肉挫傷	趾熱傷	斜骨折
射創	尺骨近位端骨折	尺骨鉤状突起骨折
手圧挫傷	縦骨折	銃自殺未遂
銃創	重複骨折	手関節挫滅傷
手関節挫滅創	手関節掌側部挫創	手関節部挫創
手関節部切創	手関節部創傷	手関節部第1度熱傷
手関節部第2度熱傷	手関節部第3度熱傷	手関節部裂創
手指圧挫傷	手指汚染創	手指開放創
手指咬創	種子骨開放骨折	種子骨骨折
手指挫傷	手指挫創	手指挫滅傷
手指挫滅創	手指刺創	手指切創
手指第1度熱傷	手指第2度熱傷	手指第3度熱傷
手指打撲傷	手指端熱傷	手指熱傷
手指剥皮創	手指皮下血腫	手指皮膚欠損創
手術創部膿瘍	手術創離開	手掌挫創
手掌刺創	手掌切創	手掌第1度熱傷
手掌第2度熱傷	手掌第3度熱傷	手掌熱傷
手掌剥皮創	手掌皮膚欠損創	手背第1度熱傷
手背第2度熱傷	手背第3度熱傷	手背熱傷
手背皮膚欠損創	手背部挫創	手背部切創
手部汚染創	上顎挫傷	上顎擦過創
上顎切創	上顎打撲傷	上顎皮下血腫
上顎部裂創	上口唇挫傷	踵骨部挫滅創
小指咬創	小指挫傷	小指挫創
小指切創	上肢第1度熱傷	上肢第2度熱傷
上肢第3度熱傷	硝子体切断	上肢熱傷
小指皮膚欠損創	焼身自殺未遂	上唇小帯裂創
小膿疱性皮膚炎	上半身第1度熱傷	上半身第2度熱傷
上半身第3度熱傷	上半身熱傷	踵部第1度熱傷
踵部第2度熱傷	踵部第3度熱傷	上腕汚染創
上腕貫通銃創	上腕挫創	上腕第1度熱傷
上腕第2度熱傷	上腕第3度熱傷	上腕熱傷
上腕皮膚欠損創	上腕部開放創	食道熱傷
処女膜裂傷	神経根ひきぬき損傷	神経切断
神経叢損傷	神経叢不全損傷	神経損傷
神経断裂	針刺創	靱帯ストレイン
靱帯損傷	靱帯断裂	靱帯捻挫
靱帯裂傷	ストレイン	精巣開放創
精巣熱傷	精巣破裂	舌咬傷
切創	切断	舌熱傷
前額部外傷性腫脹	前額部外傷性皮下異物	前額部開放創
前額部割創	前額部貫通創	前額部咬創
前額部挫創	前額部擦過創	前額部刺創
前額部切創	前額部創傷	前額部第1度熱傷
前額部第2度熱傷	前額部第3度熱傷	前額部虫刺傷
前額部虫刺症	前額部皮膚欠損創	前額部裂創
前胸部挫創	前胸部第1度熱傷	前胸部第2度熱傷
前胸部第3度熱傷	前胸部熱傷	前頚頭頂部挫創
仙骨部挫創	仙骨部皮膚欠損創	線状骨折

全身挫傷	全身擦過創	全身第1度熱傷
全身第2度熱傷	全身第3度熱傷	全身熱傷
穿通創	前頭部割創	前頭部挫傷
前頭部挫創	前頭部切創	前頭部打撲傷
前頭部皮膚欠損創	前方脱臼	前腕汚染創
前腕開放創	前腕咬創	前腕挫創
前腕刺創	前腕手部熱傷	前腕切創
前腕第1度熱傷	前腕第2度熱傷	前腕第3度熱傷
前腕熱傷	前腕皮膚欠損創	前腕裂創
爪下異物	爪下挫滅傷	爪下挫滅創
増殖性化膿性口内炎	掻創	足関節第1度熱傷
足関節第2度熱傷	足関節第3度熱傷	足関節内果部挫創
足関節熱傷	足関節部挫創	側胸部第1度熱傷
側胸部第2度熱傷	側胸部第3度熱傷	足底異物
足底熱傷	足底部咬創	足底部刺創
足底部第1度熱傷	足底部第2度熱傷	足底部第3度熱傷
足底部皮膚欠損創	側頭部割創	側頭部挫創
側頭部切創	側頭部打撲傷	側頭部皮下血腫
足背部挫創	足背部切創	足背部第1度熱傷
足背部第2度熱傷	足背部第3度熱傷	足部汚染創
側腹部咬創	側腹部挫創	側腹部第1度熱傷
側腹部第2度熱傷	側腹部第3度熱傷	側腹壁開放創
足部皮膚欠損創	足部裂創	鼡径部開放創
鼡径部切創	鼡径部第1度熱傷	鼡径部第2度熱傷
鼡径部第3度熱傷	鼡径部熱傷	損傷

た

第1度熱傷	第1度腐蝕	第2度熱傷
第2度腐蝕	第3度熱傷	第3度腐蝕
第4度熱傷	第5趾皮膚欠損創	体幹第1度熱傷
体幹第2度熱傷	体幹第3度熱傷	体幹熱傷
大腿汚染創	大腿咬創	大腿挫創
大腿熱傷	大腿皮膚欠損創	大腿部開放創
大腿部刺創	大腿部切創	大腿部第1度熱傷
大腿部第2度熱傷	大腿部第3度熱傷	大腿裂創
大転子部挫創	体表面積10%未満の熱傷	体表面積10－19%の熱傷
体表面積20－29%の熱傷	体表面積30－39%の熱傷	体表面積40－49%の熱傷
体表面積50－59%の熱傷	体表面積60－69%の熱傷	体表面積70－79%の熱傷
体表面積80－89%の熱傷	体表面積90%以上の熱傷	脱臼
脱臼骨折	多発性外傷	多発性開放創
多発性咬創	多発性昆虫咬創	多発性挫傷
多発性擦過創	多発性切創	多発性穿刺創
多発性第1度熱傷	多発性第2度熱傷	多発性第3度熱傷
多発性熱傷	多発性膿疱症	多発性皮下出血
多発性非熱傷性水疱	多発性表在損傷	多発性裂創
打撲割創	打撲血腫	打撲挫創
打撲擦過創	打撲傷	打撲皮下血腫
単純脱臼	腟開放創	腟熱傷
腟裂傷	肘関節骨折	肘関節挫創
肘関節脱臼骨折	肘関節部開放創	中指咬創
中指挫傷	中指挫創	中指刺創
中指切創	中指皮膚欠損創	中手骨関節部挫創
中枢神経系損傷	肘頭骨折	肘部挫創
肘部切創	肘部第1度熱傷	肘部第2度熱傷
肘部第3度熱傷	肘部皮膚欠損創	手開放創
手咬創	手挫創	手刺創
手切創	手第1度熱傷	手第2度熱傷
手第3度熱傷	手熱傷	転位性骨折
殿部異物	殿部開放創	殿部咬創
殿部刺創	殿部切創	殿部第1度熱傷
殿部第2度熱傷	殿部第3度熱傷	殿部熱傷
殿部皮膚欠損創	殿部裂創	頭頂部挫傷
頭頂部挫創	頭頂部擦過創	頭頂部切創
頭頂部打撲傷	頭頂部裂創	頭皮外傷性腫脹

	頭皮開放創	頭皮下血腫	頭皮剥離
	頭皮表在損傷	頭部異物	頭部外傷性皮下異物
	頭部外傷性皮下気腫	頭部開放創	頭部割創
	頭部頚部挫傷	頭部頚部挫創	頭部頚部打撲傷
	頭部血腫	頭部挫傷	頭部挫創
	頭部擦過創	頭部刺創	頭部切創
	頭部第1度熱傷	頭部第2度熱傷	頭部第3度熱傷
	頭部多発開放創	頭部多発割創	頭部多発咬創
	頭部多発挫傷	頭部多発挫創	頭部多発擦過創
	頭部多発刺創	頭部多発切創	頭部多発創傷
	頭部多発打撲傷	頭部多発皮下血腫	頭部多発裂創
	頭部打撲	頭部打撲血腫	頭部打撲傷
	頭部虫刺傷	動物咬創	頭部熱傷
	頭部皮下異物	頭部皮下血腫	頭部皮下出血
	頭部皮膚欠損創	頭部裂創	動脈損傷
	特発性関節脱臼	飛び降り自殺未遂	飛び込み自殺未遂
な	内部尿路性器の熱傷	軟口蓋血腫	軟口蓋熱傷
	肉離れ	乳頭部第1度熱傷	乳頭部第2度熱傷
	乳頭部第3度熱傷	乳房第1度熱傷	乳房第2度熱傷
	乳房第3度熱傷	乳房熱傷	乳輪部第1度熱傷
	乳輪部第2度熱傷	乳輪部第3度熱傷	猫咬創
	捻挫	脳挫傷	脳挫傷・頭蓋内に達する開放創合併あり
	脳挫傷・頭蓋内に達する開放創合併なし	脳挫創	脳挫創・頭蓋内に達する開放創合併あり
	脳挫創・頭蓋内に達する開放創合併なし	脳損傷	脳対側損傷
	脳直撃損傷	脳底部挫傷	脳底部挫傷・頭蓋内に達する開放創合併あり
	脳底部挫傷・頭蓋内に達する開放創合併なし	膿皮症	膿疱
は	脳裂傷	敗血症性皮膚炎	肺熱傷
	背部第1度熱傷	背部第2度熱傷	背部第3度熱傷
	背部熱傷	爆死自殺未遂	剥離骨折
	破裂骨折	半身第1度熱傷	半身第2度熱傷
	半身第3度熱傷	皮下異物	皮下血腫
	鼻下擦過創	皮下静脈損傷	皮下損傷
	鼻根部打撲挫創	鼻根部裂創	膝汚染創
	膝皮膚欠損創	皮神経挫傷	鼻前庭部挫創
	鼻尖部挫創	鼻部外傷性腫脹	鼻部外傷性皮下異物
	鼻部開放創	眉部割創	鼻部割創
	鼻部貫通創	腓腹筋挫創	眉部血腫
	皮膚欠損創	鼻部咬創	鼻部挫傷
	鼻部挫創	鼻部擦過創	鼻部刺創
	鼻部切創	鼻部創傷	皮膚損傷
	鼻部第1度熱傷	鼻部第2度熱傷	鼻部第3度熱傷
	鼻部打撲傷	鼻部虫刺傷	皮膚剥脱創
	鼻部皮下血腫	鼻部皮下出血	鼻部皮膚欠損創
	鼻部皮膚剥離創	鼻部裂創	びまん性脳損傷
	びまん性脳損傷・頭蓋内に達する開放創合併あり	びまん性脳損傷・頭蓋内に達する開放創合併なし	眉毛部割創
	眉毛部裂創	表皮剥離	鼻翼部切創
	鼻翼部裂創	複雑脱臼	伏針
	副鼻腔開放創	腹部汚染創	腹部刺創
	腹部第1度熱傷	腹部第2度熱傷	腹部第3度熱傷
	腹部熱傷	腹部皮膚欠損創	腹壁異物
	腹壁開放創	腹壁創し開	腹壁縫合不全
	腐蝕	不全骨折	粉砕骨折
	分娩時会陰裂傷	分娩時軟産道損傷	閉鎖性外傷性脳圧迫
	閉鎖性骨折	閉鎖性脱臼	閉鎖性脳挫創
	閉鎖性脳底部挫傷	閉鎖性びまん性脳損傷	縫合不全
	放射線性熱傷	帽状腱膜下出血	包皮挫創
	包皮切創	包皮裂創	母指球部第1度熱傷
	母指球部第2度熱傷	母指球部第3度熱傷	母指咬創
	母指挫傷	母指挫創	母趾挫創
	母指示指間切創	母指刺創	母指切創
	母指第1度熱傷	母指第2度熱傷	母指第3度熱傷
	母指打撲挫創	母指打撲傷	母指熱傷
	母指皮膚欠損創	母趾皮膚欠損創	母指末節部挫創
ま	末梢血管外傷	末梢神経損傷	眉間部挫創
	眉間部裂創	耳後部挫創	耳後部打撲傷
	脈絡網膜熱傷	盲管銃創	網膜振盪
や	モンテジア骨折	薬傷	腰部切創
	腰部第1度熱傷	腰部第2度熱傷	腰部第3度熱傷
ら	腰部打撲挫創	腰部熱傷	らせん骨折
	離開骨折	涙管損傷	涙管断裂
	涙道損傷	轢過創	裂離
	裂離骨折	若木骨折	
△	MRSA術後創部感染	医原性気胸	咽頭開放創
	咽頭創傷	横隔膜損傷	外耳部外傷性異物
	外傷性異物	外傷性横隔膜ヘルニア	外傷性眼球ろう
	外傷性食道破裂	開放性脳損傷髄膜炎	下咽頭創傷
	下顎外傷性異物	カテーテル感染症	眼窩創傷
	眼球損傷	眼瞼外傷性異物	眼周囲部外傷性異物
	眼部外傷性異物	眼部開放創	顔面外傷性異物
	急性汎発性発疹性膿疱症	胸管損傷	胸腺損傷
	頬部外傷性異物	胸部食道損傷	頚部食道開放創
	口唇外傷性異物	縦隔血腫	術後横隔膜下膿瘍
	術後合併症	術後感染症	術後血腫
	術後膿瘍	術後皮下気腫	術後腹壁膿瘍
	食道損傷	心内異物	生検後出血
	声門外傷	前額部外傷性異物	創部膿瘍
	腟断端炎	腟断端出血	腟壁縫合不全
	内視鏡検査中腸穿孔	乳腺内異物	乳房異物
	尿管切石術後感染症	抜歯後感染	抜歯後出血
	非熱傷性水疱	鼻部外傷性異物	腹壁縫合糸膿瘍
	ブラックアイ	縫合糸膿瘍	縫合不全出血
	縫合部膿瘍		

用法用量　通常，症状により適量を1日1～数回，直接患部に塗布または無菌ガーゼにのばして貼付する。

用法用量に関連する使用上の注意　本剤の使用にあたっては，耐性菌の発現等を防ぐため，原則として感受性を確認し，疾病の治療上必要な最少限の期間の使用にとどめること。

禁忌　テトラサイクリン系抗生物質に対し過敏症の既往歴のある患者

レペタン坐剤0.2mg　規格：0.2mg1個[171.4円/個]
レペタン坐剤0.4mg　規格：0.4mg1個[225.9円/個]
ブプレノルフィン塩酸塩　大塚　114

【効能効果】

下記疾患並びに状態における鎮痛
術後，各種癌

【対応標準病名】

◎	悪性腫瘍	癌	術後疼痛
○	ALK融合遺伝子陽性非小細胞肺癌	EGFR遺伝子変異陽性非小細胞肺癌	KIT（CD117）陽性胃消化管間質腫瘍
	KIT（CD117）陽性結腸消化管間質腫瘍	KIT（CD117）陽性小腸消化管間質腫瘍	KIT（CD117）陽性食道消化管間質腫瘍
	KIT（CD117）陽性直腸消化管間質腫瘍	KRAS遺伝子野生型結腸癌	KRAS遺伝子野生型直腸癌
あ	S状結腸癌	悪性エナメル上皮腫	悪性下垂体腫瘍
	悪性褐色細胞腫	悪性顆粒細胞腫	悪性間葉腫
	悪性奇形腫	悪性胸腺腫	悪性グロームス腫瘍
	悪性血管外皮腫	悪性甲状腺腫	悪性骨腫瘍
	悪性縦隔腫瘍	悪性腫瘍合併性皮膚筋炎	悪性神経膠腫
	悪性髄膜腫	悪性脊髄髄膜腫	悪性線維性組織球腫
	悪性虫垂粘液瘤	悪性停留精巣	悪性頭蓋咽頭腫
	悪性脳腫瘍	悪性末梢神経鞘腫	悪性葉状腫瘍

レ

悪性リンパ腫骨髄浸潤	鞍上部胚細胞腫瘍	胃悪性間葉系腫瘍
胃悪性黒色腫	胃カルチノイド	胃癌
胃癌・HER2過剰発現	胃管癌	胃癌骨転移
胃癌末期	胃原発絨毛癌	胃脂肪肉腫
胃重複癌	胃消化管間質腫瘍	胃進行癌
胃前庭部癌	胃体部癌	胃底部癌
遺伝性大腸癌	遺伝性非ポリポーシス大腸癌	胃肉腫
胃胚細胞腫瘍	胃平滑筋肉腫	胃幽門部癌
陰核癌	陰茎悪性黒色腫	陰茎癌
陰茎亀頭部癌	陰茎体部癌	陰茎肉腫
陰茎パジェット病	陰茎包皮部癌	陰茎有棘細胞癌
咽頭癌	咽頭肉腫	陰のう悪性黒色腫
陰のう癌	陰のう内脂肪肉腫	陰のうパジェット病
陰のう有棘細胞癌	ウイルムス腫瘍	エクリン汗孔癌
炎症性乳癌	延髄神経膠腫	延髄星細胞腫
横行結腸癌	横紋筋肉腫	外陰悪性黒色腫
外陰悪性腫瘍	外陰癌	外陰部パジェット病
外陰部有棘細胞癌	外耳道癌	回腸カルチノイド
回腸癌	回腸消化管間質腫瘍	海綿芽細胞腫
回盲部癌	下咽頭癌	下咽頭後部癌
下咽頭肉腫	下顎悪性エナメル上皮腫	下顎骨悪性腫瘍
下顎骨骨肉腫	下顎歯肉癌	下顎歯肉頬移行部癌
下顎部横紋筋肉腫	下眼瞼基底細胞癌	下眼瞼皮膚癌
下眼瞼有棘細胞癌	顎下腺癌	顎下部悪性腫瘍
角膜の悪性腫瘍	下行結腸癌	下口唇基底細胞癌
下口唇皮膚癌	下口唇有棘細胞癌	下肢悪性腫瘍
下唇癌	下唇赤唇部癌	仮声帯癌
滑膜腫	滑膜肉腫	下部食道癌
下部胆管癌	下葉小細胞肺癌	下葉肺癌
下葉肺腺癌	下葉肺大細胞癌	下葉肺扁平上皮癌
下葉非小細胞肺癌	カルチノイド	肝悪性腫瘍
眼窩悪性腫瘍	肝外胆管癌	眼窩横紋筋肉腫
眼角基底細胞癌	眼角皮膚癌	眼角有棘細胞癌
眼窩神経芽腫	肝カルチノイド	肝癌
肝癌骨転移	癌関連網膜症	眼瞼脂腺癌
眼瞼皮膚の悪性腫瘍	眼瞼メルケル細胞癌	肝細胞癌
肝細胞癌破裂	癌性悪液質	癌性胸水
癌性胸膜炎	癌性ニューロパチー	汗腺癌
顔面悪性腫瘍	顔面横紋筋肉腫	肝門部癌
肝門部胆管癌	気管癌	気管支カルチノイド
気管支癌	気管支リンパ節転移	基底細胞癌
臼後部癌	嗅神経芽腫	嗅神経上皮腫
胸腔内リンパ節の悪性腫瘍	橋神経膠腫	胸腺カルチノイド
胸腺癌	胸腺腫	胸椎転移
頬粘膜癌	頬部横紋筋肉腫	胸部下部食道癌
頬部血管肉腫	胸部上部食道癌	胸部食道癌
胸部中部食道癌	胸膜悪性腫瘍	胸膜脂肪肉腫
胸膜播種	去勢抵抗性前立腺癌	巨大後腹膜脂肪肉腫
空腸カルチノイド	空腸癌	空腸消化管間質腫瘍
クルッケンベルグ腫瘍	クロム親和性芽細胞腫	頚動脈小体悪性腫瘍
頚部悪性腫瘍	頚部悪性線維性組織球腫	頚部悪性軟部腫瘍
頚部横紋筋肉腫	頚部滑膜肉腫	頚部癌
頚部基底細胞癌	頚部血管肉腫	頚部原発腫瘍
頚部脂腺癌	頚部脂肪肉腫	頚部食道癌
頚部神経芽腫	頚部肉腫	頚部皮膚悪性腫瘍
頚部皮膚癌	頚部メルケル細胞癌	頚部有棘細胞癌
頚部隆起性皮膚線維肉腫	血管肉腫	結腸癌
結腸脂肪肉腫	結腸消化管間質腫瘍	結膜の悪性腫瘍
限局性前立腺癌	肩甲部脂肪肉腫	原始神経外胚葉腫瘍
原線維性星細胞腫	原発性悪性脳腫瘍	原発性肝癌
原発性骨腫瘍	原発性脳腫瘍	原発性肺癌

原発不明癌	肩部悪性線維性組織球腫	肩部横紋筋肉腫
肩部滑膜肉腫	肩部線維肉腫	肩部淡明細胞肉腫
肩部胞巣状軟部肉腫	口蓋癌	口蓋垂癌
膠芽腫	口腔悪性黒色腫	口腔癌
口腔前庭癌	口腔底癌	硬口蓋癌
後縦隔悪性腫瘍	甲状腺悪性腫瘍	甲状腺癌
甲状腺癌骨転移	甲状腺髄様癌	甲状腺乳頭癌
甲状腺未分化癌	甲状腺濾胞癌	甲状軟骨の悪性腫瘍
口唇癌	口唇境界部癌	口唇赤唇部癌
口唇皮膚悪性腫瘍	口唇メルケル細胞癌	口底癌
喉頭蓋癌	喉頭蓋前面癌	喉頭蓋谷癌
喉頭癌	後頭部転移性腫瘍	後頭葉悪性腫瘍
後頭葉膠芽腫	後頭葉神経膠腫	膠肉腫
項部基底細胞癌	後腹膜悪性腫瘍	後腹膜悪性線維性組織球腫
後腹膜横紋筋肉腫	後腹膜血管肉腫	後腹膜脂肪肉腫
後腹膜神経芽腫	後腹膜線維肉腫	後腹膜胚細胞腫瘍
後腹膜平滑筋肉腫	後腹膜リンパ節転移	項部皮膚癌
項部メルケル細胞癌	項部有棘細胞癌	肛門悪性黒色腫
肛門癌	肛門管癌	肛門部癌
肛門扁平上皮癌	骨悪性線維性組織球腫	骨原性肉腫
骨髄性白血病骨髄浸潤	骨髄転移	骨線維肉腫
骨転移癌	骨軟骨肉腫	骨肉腫
骨盤転移	骨盤内リンパ節転移	骨盤内リンパ節の悪性腫瘍
骨膜性骨肉腫	鰓原性癌	残胃癌
耳介癌	耳介メルケル細胞癌	耳下腺癌
耳下部肉腫	耳管癌	色素性基底細胞癌
子宮癌	子宮癌骨転移	子宮癌再発
子宮癌肉腫	子宮体癌	子宮体癌再発
子宮内膜癌	子宮内膜間質肉腫	子宮肉腫
子宮平滑筋肉腫	篩骨洞癌	視床下部星細胞腫
視床星細胞腫	視神経膠腫	脂腺癌
歯肉癌	脂肪肉腫	斜台部脊索腫
縦隔癌	縦隔脂肪肉腫	縦隔神経芽腫
縦隔胚細胞腫瘍	縦隔卵黄のう腫瘍	縦隔リンパ節転移
十二指腸悪性ガストリノーマ	十二指腸悪性ソマトスタチノーマ	十二指腸カルチノイド
十二指腸癌	十二指腸消化管間質腫瘍	十二指腸神経内分泌癌
十二指腸神経内分泌腫瘍	十二指腸乳頭癌	十二指腸乳頭部癌
十二指腸平滑筋肉腫	絨毛癌	手関節部滑膜肉腫
主気管支の悪性腫瘍	術後合併症	術後乳癌
術創部癌	手部悪性線維性組織球腫	手部横紋筋肉腫
手部滑膜肉腫	手部淡明細胞肉腫	手部類上皮肉腫
上衣芽細胞腫	上衣腫	小陰唇癌
上咽頭癌	上咽頭脂肪肉腫	上顎悪性エナメル上皮腫
上顎癌	上顎結節部癌	上顎骨悪性腫瘍
上顎骨骨肉腫	上顎歯肉癌	上顎歯肉頬移行部癌
上顎洞癌	松果体悪性腫瘍	松果体芽腫
松果体胚細胞腫瘍	松果体部膠芽腫	松果体未分化胚細胞腫
上眼瞼基底細胞癌	上眼瞼皮膚癌	上眼瞼有棘細胞癌
上行結腸カルチノイド	上行結腸癌	上行結腸平滑筋肉腫
上口唇基底細胞癌	上口唇皮膚癌	上口唇有棘細胞癌
小細胞肺癌	上肢悪性腫瘍	上唇癌
上唇赤唇部癌	小唾液腺癌	小腸カルチノイド
小腸癌	小腸脂肪肉腫	小腸消化管間質腫瘍
小腸平滑筋肉腫	上部食道癌	上部胆管癌
上葉小細胞肺癌	上葉肺癌	上葉肺腺癌
上葉肺大細胞癌	上葉肺扁平上皮癌	上葉非小細胞肺癌
上腕悪性線維性組織球腫	上腕悪性軟部腫瘍	上腕横紋筋肉腫
上腕滑膜肉腫	上腕脂肪肉腫	上腕線維肉腫
上腕淡明細胞肉腫	上腕胞巣状軟部肉腫	上腕類上皮肉腫

	食道悪性間葉系腫瘍	食道悪性黒色腫	食道横紋筋肉腫
	食道顆粒細胞腫	食道カルチノイド	食道癌
	食道癌骨転移	食道癌肉腫	食道基底細胞癌
	食道偽肉腫	食道脂肪肉腫	食道消化管間質腫瘍
	食道小細胞癌	食道腺癌	食道腺様のう胞癌
	食道粘表皮癌	食道表在癌	食道平滑筋肉腫
	食道未分化癌	痔瘻癌	腎悪性腫瘍
	腎盂癌	腎盂腺癌	腎盂乳頭状癌
	腎盂尿路上皮癌	腎盂扁平上皮癌	腎カルチノイド
	腎癌	腎癌骨転移	神経芽腫
	神経膠腫	神経線維肉腫	進行性前立腺癌
	進行乳癌	唇交連癌	腎細胞癌
	腎周囲脂肪肉腫	心臓悪性腫瘍	心臓横紋筋肉腫
	心臓血管肉腫	心臓脂肪肉腫	心臓線維肉腫
	心臓粘液肉腫	腎肉腫	膵芽腫
	膵癌	膵管癌	膵管内管状腺癌
	膵管内乳頭粘液性腺癌	膵脂肪肉腫	膵漿液性のう胞腺癌
	膵腺房細胞癌	膵臓癌骨転移	膵体部癌
	膵頭部カルチノイド	膵頭部癌	膵内胆管癌
	膵粘液性のう胞腺癌	膵尾部癌	髄膜癌腫症
	髄膜白血病	スキルス胃癌	星細胞腫
	精索脂肪肉腫	精索肉腫	星状芽細胞腫
	精上皮腫	成人Ｔ細胞白血病骨髄浸潤	精巣横紋筋肉腫
	精巣癌	精巣奇形癌	精巣奇形腫
	精巣絨毛癌	精巣上体癌	精巣胎児性癌
	精巣肉腫	精巣胚細胞腫瘍	精巣卵黄のう腫瘍
	精巣卵のう腫瘍	精母細胞腫	声門下癌
	声門癌	声門上癌	脊髄播種
	脊椎転移	脊椎麻酔後頭痛	舌縁癌
	舌下腺癌	舌下面癌	舌癌
	舌根部癌	舌脂肪肉腫	舌尖癌
	舌背癌	線維脂肪肉腫	線維肉腫
	前縦隔悪性腫瘍	前頭洞癌	前頭部転移性腫瘍
	前頭葉悪性腫瘍	前頭葉膠芽腫	前頭葉神経膠腫
	前頭葉星細胞腫	前頭葉退形成性星細胞腫	前立腺横紋筋肉腫
	前立腺癌	前立腺癌骨転移	前立腺癌再発
	前立腺小細胞癌	前立腺神経内分泌癌	前立腺肉腫
	前腕悪性線維性組織球腫	前腕悪性軟部腫瘍	前腕横紋筋肉腫
	前腕滑膜肉腫	前腕線維肉腫	前腕胞巣状軟部肉腫
	前腕類上皮肉腫	早期胃癌	早期食道癌
	総胆管癌	側頭部転移性腫瘍	側頭葉悪性腫瘍
	側頭葉膠芽腫	側頭葉神経膠腫	側頭葉星細胞腫
た	側頭葉退形成性星細胞腫	側頭葉毛様細胞性星細胞腫	第４脳室上衣腫
	大陰唇癌	退形成性上衣腫	退形成性星細胞腫
	胎児性癌	胎児性精巣腫瘍	大腿骨転移性骨腫瘍
	大唾液腺癌	大腸カルチノイド	大腸癌
	大腸癌骨転移	大腸肉腫	大腸粘液癌
	大動脈周囲リンパ節転移	大脳悪性腫瘍	大脳深部神経膠腫
	大脳深部転移性腫瘍	大網脂肪肉腫	大網消化管間質腫瘍
	唾液腺癌	多発性癌転移	多発性骨髄腫骨髄浸潤
	多発性神経膠腫	胆管癌	男性性器癌
	胆のうカルチノイド	胆のう癌	胆のう管癌
	胆のう肉腫	淡明細胞肉腫	腟悪性黒色腫
	腟癌	中咽頭癌	中咽頭側壁癌
	中咽頭肉腫	中耳悪性腫瘍	中縦隔悪性腫瘍
	虫垂カルチノイド	虫垂癌	虫垂杯細胞カルチノイド
	中脳神経膠腫	肘部滑膜肉腫	中部食道癌
	肘部線維肉腫	中部胆管癌	肘部類上皮肉腫
	中葉小細胞肺癌	中葉肺癌	中葉肺腺癌
	中葉肺大細胞癌	中葉肺扁平上皮癌	中葉非小細胞肺癌
	腸間膜悪性腫瘍	腸間膜脂肪肉腫	腸間膜消化管間質腫瘍

	腸間膜肉腫	腸間膜平滑筋肉腫	蝶形骨洞癌
	腸骨リンパ節転移	聴神経膠腫	直腸Ｓ状部結腸癌
	直腸悪性黒色腫	直腸カルチノイド	直腸癌
	直腸癌骨転移	直腸癌術後再発	直腸癌穿孔
	直腸脂肪肉腫	直腸消化管間質腫瘍	直腸平滑筋肉腫
	手軟部悪性腫瘍	転移性下顎癌	転移性肝癌
	転移性肝腫瘍	転移性胸膜腫瘍	転移性口腔癌
	転移性黒色腫	転移性骨腫瘍	転移性縦隔腫瘍
	転移性十二指腸癌	転移性腫瘍	転移性消化器腫瘍
	転移性上顎癌	転移性小腸腫瘍	転移性腎腫瘍
	転移性膵腫瘍	転移性舌癌	転移性頭蓋骨腫瘍
	転移性脳腫瘍	転移性肺癌	転移性肺腫瘍
	転移性脾腫瘍	転移性皮膚腫瘍	転移性副腎腫瘍
	転移性腹壁腫瘍	転移性扁平上皮癌	転移性卵巣癌
	テント上下転移性腫瘍	頭蓋骨悪性腫瘍	頭蓋骨骨肉腫
	頭蓋底骨肉腫	頭蓋底脊索腫	頭蓋内胚細胞腫瘍
	頭蓋部脊索腫	頭頚部癌	透析腎癌
	頭頂葉悪性腫瘍	頭頂葉膠芽腫	頭頂葉神経膠腫
	頭頂葉星細胞腫	頭部悪性線維性組織球腫	頭部横紋筋肉腫
	頭部滑膜肉腫	頭部基底細胞癌	頭部血管肉腫
	頭部脂腺癌	頭部脂肪肉腫	頭部軟部組織悪性腫瘍
	頭部皮膚癌	頭部メルケル細胞癌	頭部有棘細胞癌
な	頭部隆起性皮膚線維肉腫	内耳癌	軟口蓋癌
	軟骨肉腫	軟部悪性巨細胞腫	軟部組織悪性腫瘍
	肉腫	乳癌	乳癌・HER2 過剰発現
	乳癌骨転移	乳癌再発	乳癌皮膚転移
	乳房外パジェット病	乳房下外側部乳癌	乳房下内側部乳癌
	乳房脂肪肉腫	乳房上外側部乳癌	乳房上内側部乳癌
	乳房中央部乳癌	乳房肉腫	尿管癌
	尿管口部膀胱癌	尿管尿路上皮癌	尿道傍腺の悪性腫瘍
	尿膜管癌	粘液性のう胞腺癌	脳幹悪性腫瘍
	脳幹膠芽腫	脳幹神経膠腫	脳幹部星細胞腫
	脳室悪性腫瘍	脳室上衣腫	脳神経悪性腫瘍
は	脳胚細胞腫瘍	肺芽腫	肺カルチノイド
	肺癌	肺癌骨転移	肺癌肉腫
	肺癌による閉塞性肺炎	胚細胞腫	肺腺癌
	肺腺扁平上皮癌	肺腺様のう胞癌	肺大細胞癌
	肺大細胞神経内分泌癌	肺肉腫	肺粘表皮癌
	肺扁平上皮癌	肺胞上皮癌	肺未分化癌
	肺門部小細胞癌	肺門部腺癌	肺門部大細胞癌
	肺門部肺癌	肺門部非小細胞癌	肺門部扁平上皮癌
	肺門リンパ節転移	抜歯後疼痛	馬尾上衣腫
	バレット食道癌	パンコースト症候群	鼻咽腔癌
	鼻腔癌	脾脂肪肉腫	非小細胞肺癌
	鼻前庭癌	鼻中隔癌	脾の悪性腫瘍
	皮膚悪性腫瘍	皮膚悪性線維性組織球腫	皮膚癌
	皮膚脂肪肉腫	皮膚線維肉腫	皮膚白血病
	皮膚付属器癌	びまん性星細胞腫	脾門部リンパ節転移
	披裂喉頭蓋ひだ喉頭面癌	副咽頭間隙悪性腫瘍	腹腔内リンパ節の悪性腫瘍
	腹腔リンパ節転移	副甲状腺悪性腫瘍	副甲状腺癌
	副腎悪性腫瘍	副腎癌	副腎神経芽腫
	副腎髄質の悪性腫瘍	副腎皮質癌	副腎皮質の悪性腫瘍
	副鼻腔癌	腹部悪性腫瘍	腹部食道癌
	腹部神経芽腫	腹膜悪性腫瘍	腹膜癌
	ぶどう膜悪性黒色腫	噴門癌	平滑筋肉腫
	扁桃窩癌	扁桃癌	扁桃肉腫
	膀胱円蓋部膀胱癌	膀胱癌	膀胱頚部膀胱癌
	膀胱後壁部膀胱癌	膀胱三角部膀胱癌	膀胱前壁部膀胱癌
	膀胱側壁部膀胱癌	膀胱肉腫	膀胱尿路上皮癌
	膀胱扁平上皮癌	傍骨性骨肉腫	紡錘形細胞肉腫
ま	胞巣状軟部肉腫	乏突起神経膠腫	末期癌
	末梢神経悪性腫瘍	脈絡膜悪性黒色腫	メルケル細胞癌

	盲腸カルチノイド	盲腸癌	毛包癌
	網膜芽細胞腫	網膜膠腫	毛様細胞性星細胞腫
や	毛様体悪性腫瘍	ユーイング肉腫	有棘細胞癌
	幽門癌	幽門前庭部癌	腰椎転移
ら	卵管癌	卵巣カルチノイド	卵巣癌
	卵巣癌全身転移	卵巣癌肉腫	卵巣絨毛癌
	卵巣胎児性癌	卵巣肉腫	卵巣胚細胞腫瘍
	卵巣未分化胚細胞腫	卵巣卵黄のう腫瘍	卵巣類皮のう胞癌
	隆起性皮膚線維肉腫	輪状後部癌	リンパ管肉腫
	リンパ性白血病骨髄浸潤	類上皮肉腫	肋骨転移
△	悪性腫瘍に伴う貧血	イートン・ランバート症候群	癌性ニューロミオパチー
	癌性貧血	癌性ミエロパチー	金属歯冠修復過高
	金属歯冠修復粗造	金属歯冠修復脱離	金属歯冠修復低位
	金属歯冠修復破損	金属歯冠修復不適合	腫瘍随伴症候群
	上皮腫	脊索腫	全身性転移性癌
	転移性骨腫瘍による大腿骨骨折	疼痛	内胚葉洞腫瘍
	卵黄のう腫瘍		

用法用量

術後

通常，成人にはブプレノルフィンとして1回0.4mgを直腸内に投与する。その後，必要に応じて約8～12時間ごとに反復投与する。

ただし，術直後の激しい疼痛にはブプレノルフィンの注射剤を投与し，その後，必要に応じて坐剤を投与する。

各種癌：通常，成人にはブプレノルフィンとして1回0.2mg又は0.4mgを直腸内に投与する。その後，必要に応じて約8～12時間ごとに反復投与する。なお，低用量より投与を開始することが望ましい。

禁忌

(1)本剤の成分に対し過敏症の既往歴のある患者
(2)重篤な呼吸抑制状態及び肺機能障害のある患者
(3)重篤な肝機能障害のある患者
(4)頭部傷害，脳に病変のある場合で，意識混濁が危惧される患者
(5)頭蓋内圧上昇の患者
(6)妊婦又は妊娠している可能性のある婦人
(7)直腸炎，直腸出血又は著明な痔疾のある患者

レルベア100エリプタ14吸入用

規格：14吸入1キット[2835.1円/キット]

レルベア100エリプタ30吸入用

規格：30吸入1キット[5987.2円/キット]

レルベア200エリプタ14吸入用

規格：14吸入1キット[3164.3円/キット]

レルベア200エリプタ30吸入用

規格：30吸入1キット[6692.6円/キット]

ビランテロールトリフェニル酢酸塩　フルチカゾンフランカルボン酸エステル

グラクソ・スミスクライン　229

【効 能 効 果】

気管支喘息（吸入ステロイド剤及び長時間作動型吸入β_2刺激剤の併用が必要な場合）

【対応標準病名】

◎	気管支喘息		
○	アスピリン喘息	アトピー性喘息	アレルギー性気管支炎
	運動誘発性喘息	外因性喘息	感染型気管支喘息
	気管支喘息合併妊娠	混合型喘息	小児喘息
	小児喘息性気管支炎	職業喘息	心因性喘息
	ステロイド依存性喘息	咳喘息	喘息性気管支炎
	難治性喘息	乳児喘息	非アトピー性喘息
	夜間性喘息		

効能効果に関連する使用上の注意

(1)本剤は，吸入ステロイド剤と他の薬剤との併用による治療が必要であり，併用薬として長時間作動型吸入β_2刺激剤の投与が適切と判断された患者に対して使用すること。

(2)患者に対し，次の注意を与えること。

本剤は発現した発作を速やかに軽減する薬剤ではないので，急性の発作に対しては使用しないこと。急性の発作に対しては，短時間作動型吸入β_2刺激剤（例えば吸入用サルブタモール硫酸塩）等の他の適切な薬剤を使用すること。

用法用量　通常，成人にはレルベア100エリプタ1吸入（ビランテロールとして25μg及びフルチカゾンフランカルボン酸エステルとして100μg）を1日1回吸入投与する。

なお，症状に応じてレルベア200エリプタ1吸入（ビランテロールとして25μg及びフルチカゾンフランカルボン酸エステルとして200μg）を1日1回吸入投与する。

用法用量に関連する使用上の注意　患者に対し，本剤の過度の使用により不整脈，心停止等の重篤な副作用が発現する危険性があることを理解させ，本剤を1日1回なるべく同じ時間帯に吸入するよう（1日1回を超えて投与しないよう）注意を与えること。

禁忌

(1)本剤の成分に対し過敏症の既往歴のある患者
(2)有効な抗菌剤の存在しない感染症，深在性真菌症の患者

ロキソニンゲル1%

規格：1%1g[6.1円/g]

ロキソプロフェンナトリウム水和物　第一三共　264

【効 能 効 果】

下記疾患並びに症状の消炎・鎮痛

変形性関節症，筋肉痛，外傷後の腫脹・疼痛

【対応標準病名】

◎	外傷	筋肉痛	挫傷
	手指変形性関節症	全身性変形性関節症	創傷
	疼痛	変形性肩関節症	変形性関節症
	変形性胸鎖関節症	変形性肩鎖関節症	変形性股関節症
	変形性膝関節症	変形性手関節症	変形性足関節症
	変形性肘関節症	変形性中手関節症	母指CM関節変形性関節症
○	CM関節変形性関節症	DIP関節変形性関節症	MRSA術後創部感染
あ	PIP関節変形性関節症	足炎	圧挫傷
	圧挫創	一過性関節症	一側性外傷後股関節症
	一側性外傷後膝関節症	一側性形成不全性股関節症	一側性原発性股関節症
	一側性原発性膝関節症	一側性続発性股関節症	一側性続発性膝関節症
	咽頭開放創	咽頭創傷	会陰部化膿創
か	遠位橈尺関節変形性関節症	横隔膜損傷	外耳開放創
	外耳道創傷	外耳部外傷性異物	外耳部割創
	外耳部貫通創	外耳部咬創	外耳部挫創
	外耳部刺創	外耳部創傷	外傷後股関節症
	外傷後膝関節症	外傷性横隔膜ヘルニア	外傷性肩関節症
	外傷性眼球ろう	外傷性関節症	外傷性関節障害
	外傷性咬合	外傷性虹彩離断	外傷性股関節症
	外傷性耳出血	外傷性膝関節症	外傷性手関節症
	外傷性食道破裂	外傷性足関節症	外傷性肘関節症
	外傷性乳び胸	外傷性母指CM関節症	外耳裂創
	下咽頭創傷	下顎外傷性異物	下顎開放創
	下顎割創	下顎貫通創	下顎口唇挫創
	下顎咬創	下顎挫創	下顎刺創
	下顎創傷	下顎部皮膚欠損創	下顎裂創
	踵関節症	踵痛	顎関節部開放創
	顎関節部割創	顎関節部貫通創	顎関節部咬創
	顎関節部挫創	顎関節部刺創	顎関節部創傷

	顎関節部裂創	角膜挫創	角膜切傷
	角膜切創	角膜創傷	角膜破裂
	角膜裂傷	下肢筋肉痛	下肢痛
	下腿三頭筋痛	下腿痛	肩関節症
	カテーテル感染症	カテーテル敗血症	眼窩創傷
	眼球結膜裂傷	眼球損傷	眼球破裂
	眼球裂傷	眼瞼外傷性異物	眼瞼開放創
	眼瞼割創	眼瞼貫通創	眼瞼咬創
	眼瞼挫創	眼瞼刺創	眼瞼創傷
	眼瞼裂創	環指痛	眼周囲部外傷性異物
	眼周囲部開放創	眼周囲部割創	眼周囲部貫通創
	眼周囲部咬創	眼周囲部挫創	眼周囲部刺創
	眼周囲部創傷	眼周囲部裂創	関節挫傷
	関節症	関節打撲	関節内骨折
	眼部外傷性異物	眼部開放創	眼部割創
	眼部貫通創	眼部咬創	眼部挫創
	眼部刺創	眼部創傷	眼部裂創
	顔面汚染創	顔面外傷性異物	顔面開放創
	顔面割創	顔面貫通創	顔面咬創
	顔面挫創	顔面刺創	顔面創傷
	顔面搔創	顔面損傷	顔面多発開放創
	顔面多発割創	顔面多発貫通創	顔面多発咬創
	顔面多発挫創	顔面多発刺創	顔面多発創傷
	顔面多発裂創	顔面皮膚欠損創	顔面裂創
	急性疼痛	急速破壊型股関節症	胸管損傷
	胸骨周囲炎	胸鎖乳突筋痛	胸腺損傷
	頬粘膜咬創	胸背部筋肉痛	胸部外傷
	頬部外傷性異物	頬部開放創	頬部割創
	頬部貫通創	胸部筋肉痛	胸腹部筋痛
	頬部咬創	頬部挫創	頬部刺創
	胸部食道損傷	頬部創傷	胸部損傷
	頬部皮膚欠損創	頬部裂創	強膜切創
	強膜創傷	強膜裂傷	筋損傷
	筋断裂	頚肩部筋肉痛	頚性頭痛
	形成不全性股関節症	頚部筋肉痛	頚部食道開放創
	頚部痛	結合織炎	結膜創傷
	結膜裂傷	肩甲部筋肉痛	腱損傷
	原発性関節症	原発性股関節症	原発性膝関節症
	原発性全身性関節症	原発性変形性関節症	原発性母指CM関節症
	肩部筋痛	腱裂傷	高エネルギー外傷
	口蓋切創	口蓋裂創	口角部挫創
	口角部裂創	口腔開放創	口腔割創
	口腔挫創	口腔刺創	口腔創傷
	口腔粘膜咬創	口腔裂創	口唇外傷性異物
	口唇開放創	口唇割創	口唇貫通創
	口唇咬創	口唇挫創	口唇刺創
	口唇創傷	口唇裂創	後足部痛
	喉頭外傷	喉頭損傷	項背部筋痛
	項部筋肉痛	項部痛	股関節症
さ	股痛	挫滅傷	産科的創傷の血腫
	耳介外傷性異物	耳介開放創	耳介割創
	耳介貫通創	耳介咬創	耳介挫創
	耳介刺創	耳介創傷	耳介裂創
	趾化膿創	趾関節症	指間切創
	示指化膿創	四肢痛	示指痛
	四肢末端痛	耳前部挫創	持続痛
	趾痛	膝関節症	歯肉切創
	歯肉裂創	縦隔血腫	手関節症
	手関節掌側部挫創	手関節部挫創	手関節部創傷
	手根関節症	手指痛	手術創部膿瘍
	手掌挫創	手掌刺創	手掌切創
	手掌剥皮創	手掌皮膚欠損創	術後横隔膜下膿瘍
	術後感染症	術後髄膜炎	術後創部感染
	術後膿瘍	術後敗血症	術後腹腔内膿瘍
	術後腹壁膿瘍	手背皮膚欠損創	手背部挫創
	手背部切創	手背部痛	手部痛
	上顎部裂創	上肢筋肉痛	小指痛
	上肢痛	上唇小帯裂創	上腕筋肉痛
	上腕三頭筋痛	上腕痛	上腕二頭筋痛
	食道損傷	靱帯損傷	靱帯捻挫
	靱帯裂傷	声門外傷	舌開放創
	舌下顎挫創	舌咬創	舌挫創
	舌刺創	舌切創	舌創傷
	舌裂創	線維筋痛症	前額部外傷性異物
	前額部開放創	前額部割創	前額部貫通創
	前額部咬創	前額部挫創	前額部刺創
	前額部創傷	前額部皮膚欠損創	前額部裂創
	前頚頭頂部挫創	前足部痛	先天性股関節脱臼治療後亜脱臼
	前腕筋肉痛	前腕痛	創傷感染症
	創傷はえ幼虫症	創部膿瘍	僧帽筋痛
	足関節症	足痛	足底部痛
	足背痛	続発性関節症	続発性股関節症
	続発性膝関節症	続発性多発性関節症	続発性母指CM関節症
た	大腿汚染創	大腿筋痛	大腿咬創
	大腿挫創	大腿痛	大腿内側部痛
	大腿皮膚欠損創	大腿部開放創	大腿部刺創
	大腿部切創	大腿裂創	大転子部挫創
	多発性外傷	多発性関節症	多発性筋肉痛
	打撲傷	腟断端炎	肘関節症
	中指痛	中手骨関節部挫創	虫垂炎術後残膿瘍
	中足部痛	殿部筋肉痛	頭部筋肉痛
	頭部多発開放創	頭部多発割創	頭部多発咬創
	頭部多発挫創	頭部多発刺創	頭部多発創傷
な	頭部多発裂創	軟口蓋挫創	軟口蓋創傷
	軟口蓋破裂	難治性疼痛	肉離れ
	二次性変形性関節症	尿管切石術後感染症	捻挫
は	背部筋肉痛	抜歯後感染	皮下損傷
	鼻根部打撲挫創	鼻根部裂創	鼻前庭部挫創
	鼻尖部挫創	鼻部外傷性異物	鼻部開放創
	眉部割創	鼻部割創	鼻部貫通創
	腓腹筋痛	腓腹部痛	鼻部咬創
	鼻部挫創	鼻部刺創	鼻部創傷
	皮膚損傷	鼻部皮膚欠損創	鼻部裂創
	眉毛部割創	眉毛部裂創	鼻翼部切創
	鼻翼部裂創	びらん性関節症	副鼻腔開放創
	腹壁筋痛	腹壁縫合糸膿瘍	ブシャール結節
	ブラックアイ	ヘーガース結節	ヘバーデン結節
	縫合糸膿瘍	縫合部膿瘍	母指CM関節症
	母指関節症	母指球部痛	母指示指間切創
ま	母指痛	母趾痛	眉間部挫創
	眉間部裂創	耳後部挫創	網脈絡膜裂傷
ら	腰筋痛症	腰背筋痛症	らせん骨折
	リウマチ性筋炎	両側性外傷後股関節症	両側性外傷後膝関節症
	両側性外傷性母指CM関節症	両側性形成不全性股関節症	両側性原発性股関節症
	両側性原発性膝関節症	両側性原発性母指CM関節症	両側性続発性股関節症
	両側性続発性膝関節症	両側性続発性母指CM関節症	裂離
	裂離骨折	老人性関節炎	老年性股関節症
	肋間筋肉痛		
△	亜脱臼	圧痛	圧迫骨折
	横骨折	外傷後遺症	外傷性皮下血腫
	開放性脱臼	関節血腫	関節骨折
	完全骨折	完全脱臼	陥没骨折
	亀裂骨折	筋肉内血腫	屈曲骨折
	血腫	腱断裂	腱部分断裂
	後方脱臼	骨折	擦過皮下血腫

斜骨折	縦骨折	重複骨折
種子骨骨折	神経原性関節症	神経障害性疼痛
靱帯ストレイン	靱帯断裂	身体痛
ストレイン	線状骨折	全身痛
前方脱臼	損傷	脱臼
脱臼骨折	打撲血腫	打撲皮下血腫
単純脱臼	中枢神経障害性疼痛	転位性骨折
特発性関節脱臼	鈍痛	剥離骨折
破裂骨折	皮下異物	皮下血腫
非熱傷性水疱	皮膚疼痛症	病的骨折
表皮剥離	複雑脱臼	不全骨折
粉砕骨折	閉鎖性骨折	閉鎖性脱臼
放散痛	末梢神経障害性疼痛	離開骨折
若木骨折		

用法用量　症状により，適量を１日数回患部に塗擦する。

禁忌

(1)本剤の成分に過敏症の既往歴のある患者

(2)アスピリン喘息(非ステロイド性消炎鎮痛剤等による喘息発作の誘発)又はその既往歴のある患者

ロキソプロフェンNaゲル1%「JG」：日本ジェネリック[4.2円/g]，ロキソプロフェンNaゲル1%「NP」：ニプロパッチ[4.2円/g]，ロキソプロフェンNaゲル1%「ラクール」：三友薬品[4.2円/g]

ロキソニンテープ50mg　規格：7cm×10cm1枚[27円/枚]
ロキソニンテープ100mg　規格：10cm×14cm1枚[41.5円/枚]
ロキソニンパップ100mg　規格：10cm×14cm1枚[41.5円/枚]

ロキソプロフェンナトリウム水和物　リードケミカル　264

【効能効果】

下記疾患並びに症状の消炎・鎮痛：変形性関節症，筋肉痛，外傷後の腫脹・疼痛

【対応標準病名】

◎	外傷	筋肉痛	挫傷
	手指変形性関節症	全身性変形性関節症	創傷
	疼痛	変形性肩関節症	変形性関節症
	変形性胸鎖関節症	変形性肩鎖関節症	変形性股関節症
	変形性膝関節症	変形性手関節症	変形性足関節症
	変形性肘関節症	変形性中手関節症	母指CM関節変形性関節症
○	CM関節変形性関節症	DIP関節変形性関節症	MRSA術後創部感染
あ	PIP関節変形性関節症	足炎	圧挫傷
	圧挫創	一過性関節症	一側性外傷後股関節症
	一側性外傷後膝関節症	一側性形成不全性股関節症	一側性原発性股関節症
	一側性原発性膝関節症	一側性続発性股関節症	一側性続発性膝関節症
	咽頭開放創	咽頭創傷	会陰部化膿創
か	遠位橈尺関節変形性関節症	横隔膜損傷	外耳開放創
	外耳道創傷	外耳部外傷性異物	外耳部割創
	外耳部貫通創	外耳部咬創	外耳部挫創
	外耳部刺創	外耳部創傷	外傷後股関節症
	外傷後膝関節症	外傷性横隔膜ヘルニア	外傷性肩関節症
	外傷性眼球ろう	外傷性関節症	外傷性関節障害
	外傷性咬合	外傷性虹彩離断	外傷性股関節症
	外傷性耳出血	外傷性膝関節症	外傷性手関節症
	外傷性食道破裂	外傷性足関節症	外傷性肘関節症
	外傷性乳び胸	外傷性母指CM関節症	外耳裂創
	下咽頭創傷	下顎外傷性異物	下顎開放創
	下顎割創	下顎貫通創	下顎口唇挫創
	下顎咬創	下顎挫創	下顎刺創
	下顎創傷	下顎部皮膚欠損創	下顎裂創
	踵関節症	踵痛	顎関節部開放創
	顎関節部割創	顎関節部貫通創	顎関節部咬創
	顎関節部挫創	顎関節部刺創	顎関節部創傷
	顎関節部裂創	角膜挫創	角膜切傷
	角膜切創	角膜創傷	角膜破裂
	角膜裂傷	下肢筋肉痛	下肢痛
	下腿三頭筋痛	下腿痛	肩関節症
	カテーテル感染症	カテーテル敗血症	眼窩創傷
	眼球結膜裂傷	眼球損傷	眼球破裂
	眼球裂傷	眼瞼外傷性異物	眼瞼開放創
	眼瞼割創	眼瞼貫通創	眼瞼咬創
	眼瞼挫創	眼瞼刺創	眼瞼創傷
	眼瞼裂創	環指痛	眼周囲部外傷性異物
	眼周囲部開放創	眼周囲部割創	眼周囲部貫通創
	眼周囲部咬創	眼周囲部挫創	眼周囲部刺創
	眼周囲部創傷	眼周囲部裂創	関節挫傷
	関節症	関節打撲	関節内骨折
	眼部外傷性異物	眼部開放創	眼部割創
	眼部貫通創	眼部咬創	眼部挫創
	眼部刺創	眼部創傷	眼部裂創
	顔面汚染創	顔面外傷性異物	顔面開放創
	顔面割創	顔面貫通創	顔面咬創
	顔面挫創	顔面刺創	顔面創傷
	顔面掻創	顔面損傷	顔面多発開放創
	顔面多発割創	顔面多発貫通創	顔面多発咬創
	顔面多発挫創	顔面多発刺創	顔面多発創傷
	顔面多発裂創	顔面皮膚欠損創	顔面裂創
	急性疼痛	急速破壊型股関節症	胸管損傷
	胸骨周囲炎	胸鎖乳突筋痛	胸腺損傷
	頬粘膜咬創	胸背部筋肉痛	胸部外傷
	頬部外傷性異物	頬部開放創	頬部割創
	頬部貫通創	胸部筋肉痛	胸腹部筋痛
	頬部咬創	頬部挫創	頬部刺創
	胸部食道損傷	頬部創傷	胸部損傷
	頬部皮膚欠損創	頬部裂創	強膜切創
	強膜創傷	強膜裂傷	筋損傷
	筋断裂	頚肩部筋肉痛	頚性頭痛
	形成不全性股関節症	頚部筋肉痛	頚部食道開放創
	頚部痛	結合織炎	結膜創傷
	結膜裂傷	肩甲部筋肉痛	腱損傷
	原発性関節症	原発性股関節症	原発性膝関節症
	原発性全身性関節症	原発性変形性関節症	原発性母指CM関節症
	肩部筋痛	腱裂傷	高エネルギー外傷
	口蓋切創	口蓋裂創	口角部挫創
	口角部裂創	口腔開放創	口腔割創
	口腔挫創	口腔刺創	口腔創傷
	口腔粘膜咬創	口腔裂創	口唇外傷性異物
	口唇開放創	口唇割創	口唇貫通創
	口唇咬創	口唇挫創	口唇刺創
	口唇創傷	口唇裂創	後足部痛
	喉頭外傷	喉頭損傷	項背部筋痛
	項部筋肉痛	項部痛	股関節症
さ	股痛	挫滅傷	産科的創傷の血腫
	耳介外傷性異物	耳介開放創	耳介割創
	耳介貫通創	耳介咬創	耳介挫創
	耳介刺創	耳介創傷	耳介裂創
	趾化膿創	趾関節症	指間切創
	示指化膿創	四肢痛	示指痛
	四肢末端痛	耳前部挫創	持続痛
	趾痛	膝関節症	歯肉切創
	歯肉裂創	縦隔血腫	手関節症
	手関節掌側部挫創	手関節部挫創	手関節部創傷
	手根関節症	手指痛	手術創部膿瘍

	手掌挫創	手掌刺創	手掌切創
	手掌剥皮創	手掌皮膚欠損創	術後横隔膜下膿瘍
	術後感染症	術後髄膜炎	術後創部感染
	術後膿瘍	術後敗血症	術後腹腔内膿瘍
	術後腹壁膿瘍	手背皮膚欠損創	手背部挫創
	手背部切創	手背部痛	手部痛
	上顎部裂創	上肢筋肉痛	小指痛
	上肢痛	上唇小帯裂創	上腕筋肉痛
	上腕三頭筋痛	上腕痛	上腕二頭筋痛
	食道損傷	靱帯損傷	靱帯捻挫
	靱帯裂傷	声門外傷	舌開放創
	舌下顎挫創	舌咬創	舌挫創
	舌刺創	舌切創	舌創傷
	舌裂創	線維筋痛症	前額部外傷性異物
	前額部開放創	前額部割創	前額部貫通創
	前額部咬創	前額部挫創	前額部刺創
	前額部創傷	前額部皮膚欠損創	前額部裂創
	前頚頂部挫創	前足部痛	先天性股関節脱臼治療後亜脱臼
	前腕筋肉痛	前腕痛	創傷感染症
	創傷はえ幼虫症	創部膿瘍	僧帽筋痛
	足関節症	足痛	足底部痛
	足背痛	続発性関節症	続発性股関節症
	続発性膝関節症	続発性多発性関節症	続発性母指CM関節症
た	大腿汚染創	大腿筋痛	大腿咬創
	大腿挫創	大腿痛	大腿内側部痛
	大腿皮膚欠損創	大腿部開放創	大腿部刺創
	大腿部切創	大腿裂創	大転子部挫創
	多発性外傷	多発性関節症	多発性筋肉痛
	打撲傷	腟断端炎	肘関節症
	中指痛	中手骨関節部挫創	虫垂炎術後残膿瘍
	中足部痛	殿部筋肉痛	頭部筋肉痛
	頭部多発開放創	頭部多発割創	頭部多発咬創
	頭部多発挫創	頭部多発刺創	頭部多発創傷
な	頭部多発裂創	軟口蓋挫創	軟口蓋創傷
	軟口蓋破裂	難治性疼痛	肉離れ
	二次性変形性関節症	尿管切石術後感染症	捻挫
は	背部筋肉痛	抜歯後感染	皮下損傷
	鼻根部打撲挫創	鼻根部裂創	鼻前庭部挫創
	鼻尖部挫創	鼻部外傷性異物	鼻部開放創
	眉部割創	鼻部割創	鼻部貫通創
	腓腹筋痛	腓腹部痛	鼻部咬創
	鼻部挫創	鼻部刺創	鼻部創傷
	皮膚損傷	鼻部皮膚欠損創	鼻部裂創
	眉毛部割創	眉毛部裂創	鼻翼部切創
	鼻翼部裂創	びらん性関節症	副鼻腔開放創
	腹壁筋痛	腹壁縫合糸膿瘍	ブシャール結節
	ブラックアイ	ヘーガース結節	ヘバーデン結節
	縫合糸膿瘍	縫合部膿瘍	母指CM関節症
	母指関節症	母指球部痛	母指示指間切創
ま	母指痛	母趾痛	眉間部挫創
	眉間部裂創	耳後部挫創	網脈絡膜裂傷
ら	腰筋痛症	腰背筋痛症	らせん骨折
	リウマチ性筋炎	両側性外傷後股関節症	両側性外傷後膝関節症
	両側性外傷性母指CM関節症	両側性形成不全性股関節症	両側性原発性股関節症
	両側性原発性膝関節症	両側性原発性母指CM関節症	両側性続発性股関節症
	両側性続発性膝関節症	両側性続発性母指CM関節症	裂離
	裂離骨折	老人性関節炎	老年性股関節症
	肋間筋肉痛		
△	亜脱臼	圧痛	圧迫骨折
	横骨折	外傷後遺症	外傷性皮下血腫
	開放性脱臼	関節血腫	関節骨折
	完全骨折	完全脱臼	陥没骨折
	亀裂骨折	筋肉内血腫	屈曲骨折
	血腫	腱断裂	腱部分断裂
	後方脱臼	骨折	擦過皮下血腫
	斜骨折	縦骨折	重複骨折
	種子骨骨折	神経原性関節症	神経障害性疼痛
	靱帯ストレイン	靱帯断裂	身体痛
	ストレイン	線状骨折	全身痛
	前方脱臼	損傷	脱臼
	脱臼骨折	打撲血腫	打撲皮下血腫
	単純脱臼	中枢神経障害性疼痛	転位性骨折
	特発性関節脱臼	鈍痛	剥離骨折
	破裂骨折	皮下異物	皮下血腫
	非熱傷性水疱	皮膚疼痛症	病的骨折
	表皮剥離	複雑脱臼	不全骨折
	粉砕骨折	閉鎖性骨折	閉鎖性脱臼
	放散痛	末梢神経障害性疼痛	離開骨折
	若木骨折		

用法用量　1日1回，患部に貼付する。

禁忌

(1)本剤の成分に過敏症の既往歴のある患者
(2)アスピリン喘息(非ステロイド性消炎鎮痛剤等による喘息発作の誘発)又はその既往歴のある患者

ロキソプロフェンNaテープ50mg「DK」：大興　7cm×10cm1枚[17.2円/枚]，ロキソプロフェンNaテープ50mg「EE」：エルメッドエーザイ　7cm×10cm1枚[17.2円/枚]，ロキソプロフェンNaテープ50mg「FFP」：富士フイルム　7cm×10cm1枚[17.2円/枚]，ロキソプロフェンNaテープ50mg「JG」：日本ジェネリック　7cm×10cm1枚[17.2円/枚]，ロキソプロフェンNaテープ50mg「KOG」：救急薬品　7cm×10cm1枚[17.2円/枚]，ロキソプロフェンNaテープ50mg「NP」：ニプロパッチ　7cm×10cm1枚[17.2円/枚]，ロキソプロフェンNaテープ50mg「SN」：シオノ　7cm×10cm1枚[17.2円/枚]，ロキソプロフェンNaテープ50mg「TS」：テイカ　7cm×10cm1枚[17.2円/枚]，ロキソプロフェンNaテープ50mg「YD」：陽進堂　7cm×10cm1枚[17.2円/枚]，ロキソプロフェンNaテープ50mg「アメル」：共和薬品　7cm×10cm1枚[17.2円/枚]，ロキソプロフェンNaテープ50mg「科研」：帝國　7cm×10cm1枚[17.2円/枚]，ロキソプロフェンNaテープ50mg「杏林」：キョーリンリメディオ　7cm×10cm1枚[17.2円/枚]，ロキソプロフェンNaテープ50mg「三友」：三友薬品　7cm×10cm1枚[15.5円/枚]，ロキソプロフェンNaテープ50mg「三和」：三和化学　7cm×10cm1枚[17.2円/枚]，ロキソプロフェンNaテープ50mg「タカタ」：高田　7cm×10cm1枚[17.2円/枚]，ロキソプロフェンNaテープ50mg「トーワ」：東和　7cm×10cm1枚[17.2円/枚]，ロキソプロフェンNaテープ50mg「日本臓器」：日本臓器　7cm×10cm1枚[17.2円/枚]，ロキソプロフェンNaテープ50mg「三笠」：三笠　7cm×10cm1枚[17.2円/枚]，ロキソプロフェンNaテープ50mg「ユートク」：祐徳薬品　7cm×10cm1枚[17.2円/枚]，ロキソプロフェンNaテープ50mg「ラクール」：東光薬品　7cm×10cm1枚[17.2円/枚]，ロキソプロフェンNaテープ100mg「DK」：大興　10cm×14cm1枚[26.6円/枚]，ロキソプロフェンNaテープ100mg「EE」：エルメッドエーザイ　10cm×14cm1枚[26.6円/枚]，ロキソプロフェンNaテープ100mg「FFP」：富士フイルム　10cm×14cm1枚[26.6円/枚]，ロキソプロフェンNaテープ100mg「JG」：日本ジェネリック　10cm×14cm1枚[26.6円/枚]，ロキソプロフェンNaテープ100mg「KOG」：救急薬品　10cm×14cm1枚[26.6円/枚]，ロキソプロフェンNaテープ100mg「NP」：ニプロパッチ　10cm×14cm1枚[26.6円/枚]，ロキソプロフェンNaテープ100mg「SN」：シオノ　10cm×14cm1枚[26.6円/枚]，ロキソプロフェンNaテープ100mg「TS」：テイカ　10cm×14cm1枚[26.6円/枚]，ロキソプロフェンNaテープ100mg「YD」：陽進堂　10cm×14cm1枚[26.6円/枚]，ロキソプロフェンNaテープ100mg「アメル」：共和薬品　10cm×14cm1

枚[26.6円/枚]，ロキソプロフェンNaテープ100mg「科研」：帝國　10cm×14cm1枚[26.6円/枚]，ロキソプロフェンNaテープ100mg「杏林」：キョーリンリメディオ　10cm×14cm1枚[26.6円/枚]，ロキソプロフェンNaテープ100mg「三友」：三友薬品　10cm×14cm1枚[23.9円/枚]，ロキソプロフェンNaテープ100mg「三和」：三和化学　10cm×14cm1枚[26.6円/枚]，ロキソプロフェンNaテープ100mg「タカタ」：高田　10cm×14cm1枚[26.6円/枚]，ロキソプロフェンNaテープ100mg「トーワ」：東和　10cm×14cm1枚[26.6円/枚]，ロキソプロフェンNaテープ100mg「日本臓器」：日本臓器　10cm×14cm1枚[26.6円/枚]，ロキソプロフェンNaテープ100mg「三笠」：三笠　10cm×14cm1枚[26.6円/枚]，ロキソプロフェンNaテープ100mg「ユートク」：祐徳薬品　10cm×14cm1枚[26.6円/枚]，ロキソプロフェンNaテープ100mg「ラクール」：東光薬品　10cm×14cm1枚[26.6円/枚]，ロキソプロフェンNaパップ100mg「JG」：日本ジェネリック　10cm×14cm1枚[26.6円/枚]，ロキソプロフェンNaパップ100mg「KOG」：救急薬品　10cm×14cm1枚[26.6円/枚]，ロキソプロフェンNaパップ100mg「NP」：ニプロパッチ　10cm×14cm1枚[26.6円/枚]，ロキソプロフェンNaパップ100mg「YD」：陽進堂　10cm×14cm1枚[26.6円/枚]，ロキソプロフェンNaパップ100mg「杏林」：キョーリンリメディオ　10cm×14cm1枚[26.6円/枚]，ロキソプロフェンNaパップ100mg「三和」：三和化学　10cm×14cm1枚[26.6円/枚]，ロキソプロフェンNaパップ100mg「タカタ」：高田　10cm×14cm1枚[26.6円/枚]，ロキソプロフェンNaパップ100mg「トーワ」：東和　10cm×14cm1枚[26.6円/枚]，ロキソプロフェンNaパップ100mg「三笠」：三笠　10cm×14cm1枚[26.6円/枚]，ロキソプロフェンNaパップ200mg「三笠」：三笠　20cm×14cm1枚[45.9円/枚]，ロキソプロフェンナトリウムテープ50mg「ケミファ」：日本ケミファ　7cm×10cm1枚[17.2円/枚]，ロキソプロフェンナトリウムテープ50mg「タイホウ」：岡山大鵬　7cm×10cm1枚[17.2円/枚]，ロキソプロフェンナトリウムテープ50mg「日医工」：日医工　7cm×10cm1枚[17.2円/枚]，ロキソプロフェンナトリウムテープ50mg「ファイザー」：大石膏盛堂　7cm×10cm1枚[17.2円/枚]，ロキソプロフェンナトリウムテープ100mg「ケミファ」：日本ケミファ　10cm×14cm1枚[26.6円/枚]，ロキソプロフェンナトリウムテープ100mg「タイホウ」：岡山大鵬　10cm×14cm1枚[26.6円/枚]，ロキソプロフェンナトリウムテープ100mg「日医工」：日医工　10cm×14cm1枚[26.6円/枚]，ロキソプロフェンナトリウムテープ100mg「ファイザー」：大石膏盛堂　10cm×14cm1枚[26.6円/枚]，ロキソプロフェンナトリウムパップ100mg「ケミファ」：日本ケミファ　10cm×14cm1枚[26.6円/枚]，ロキソプロフェンナトリウムパップ100mg「日医工」：日医工　10cm×14cm1枚[26.6円/枚]，ロキソプロフェンナトリウムパップ100mg「ファイザー」：大石膏盛堂　10cm×14cm1枚[26.6円/枚]

ロコイドクリーム0.1%　規格：0.1%1g[16.5円/g]
ロコイド軟膏0.1%　規格：0.1%1g[16.5円/g]
ヒドロコルチゾン酪酸エステル　鳥居薬品　264

【効 能 効 果】

湿疹・皮膚炎群(進行性指掌角皮症，ビダール苔癬，脂漏性皮膚炎を含む)，痒疹群(蕁麻疹様苔癬，ストロフルス，固定蕁麻疹を含む)，乾癬，掌蹠膿疱症

【対応標準病名】

◎	乾癬	急性痒疹	結節性痒疹
	湿疹	掌蹠膿疱症	脂漏性皮膚炎
	進行性指掌角皮症	ビダール苔癬	皮膚炎
	痒疹		
○	亜急性痒疹	足湿疹	異汗性湿疹
	陰のう湿疹	会陰部肛囲湿疹	腋窩湿疹
	円板状乾癬	外陰部皮膚炎	海水浴皮膚炎
	過角化症	化学性皮膚炎	角質増殖症
	貨幣状湿疹	乾癬性関節炎	乾癬性紅皮症
	乾癬性脊椎炎	感染性皮膚炎	汗疱性湿疹
	顔面急性皮膚炎	顔面尋常性乾癬	丘疹状湿疹
	丘疹状じんま疹	急性湿疹	急性汎発性膿疱性乾癬
	局面状乾癬	亀裂性湿疹	屈曲部乾癬
	頚部皮膚炎	限局性神経皮膚炎	後天性魚鱗癬
	紅斑性湿疹	肛門湿疹	固定薬疹
	自家感作性皮膚炎	色素性痒疹	四肢乾癬
	四肢尋常性乾癬	湿疹様発疹	手指湿疹
	主婦湿疹	掌蹠角化症	掌蹠膿疱症性骨関節炎
	小児汎発性膿疱性乾癬	職業性皮膚炎	脂漏性乾癬
	脂漏性乳児皮膚炎	人工肛門部皮膚炎	尋常性乾癬
	新生児皮脂漏	新生児皮膚炎	赤色湿疹
	接触皮膚炎	全身湿疹	全身の尋常性乾癬
	苔癬	多形慢性痒疹	単純苔癬
	滴状乾癬	手湿疹	点状角化症
	点状乾癬	冬期湿疹	頭部湿疹
	頭部尋常性乾癬	乳房皮膚炎	妊娠湿疹
	妊娠性痒疹	妊婦性皮膚炎	膿疱性乾癬
	破壊性関節炎	鼻背部湿疹	汎発性膿疱性乾癬
	皮角	鼻前庭部湿疹	びまん性乾癬
	ヘブラ痒疹	扁平湿疹	扁平苔癬
	胞状異角化症	疱疹状膿痂疹	慢性湿疹
	慢性痒疹	毛孔角化症	薬物性接触性皮膚炎
	腰部尋常性乾癬	落屑性湿疹	鱗状湿疹
	類苔癬	濾胞性乾癬	
△	細菌疹	手足症候群	薬物性口唇炎

用法用量　通常1日1～数回適量を塗布する。
なお，症状により適宜増減する。

禁忌
(1)細菌・真菌・スピロヘータ・ウイルス皮膚感染症，及び動物性皮膚疾患(疥癬，けじらみ等)
(2)本剤に対して過敏症の既往歴のある患者
(3)鼓膜に穿孔のある湿疹性外耳道炎
(4)潰瘍(ベーチェット病は除く)，第2度深在性以上の熱傷・凍傷

アボコート軟膏0.1%：佐藤[9.5円/g]

ロゼックスゲル0.75%　規格：0.75%1g[101.4円/g]
メトロニダゾール　ガルデルマ　269

【効 能 効 果】

がん性皮膚潰瘍部位の殺菌・臭気の軽減

【対応標準病名】

◎	がん性皮膚潰瘍		
○	1型糖尿病性潰瘍	2型糖尿病性潰瘍	腋窩難治性皮膚潰瘍
	腋窩皮膚潰瘍	胸部難治性皮膚潰瘍	胸部皮膚潰瘍
	頚部難治性皮膚潰瘍	頚部皮膚潰瘍	指尖難治性皮膚潰瘍
	指尖皮膚潰瘍	手指難治性皮膚潰瘍	手指皮膚潰瘍
	手部難治性皮膚潰瘍	手部皮膚潰瘍	前腕難治性皮膚潰瘍
	前腕皮膚潰瘍	殿部難治性皮膚潰瘍	殿部皮膚潰瘍
	糖尿病性潰瘍	難治性皮膚潰瘍	熱帯性潰瘍
	背部難治性皮膚潰瘍	背部皮膚潰瘍	皮膚潰瘍
	皮膚びらん	腹部難治性皮膚潰瘍	腹部皮膚潰瘍
	腹壁瘢痕部潰瘍		

用法用量　症状及び病巣の広さに応じて適量を使用する。潰瘍面を清拭後，1日1～2回ガーゼ等にのばして貼付するか，患部に直接塗布しその上をガーゼ等で保護する。

禁忌
(1)本剤の成分に対し過敏症の既往歴のある患者
(2)脳，脊髄に器質的疾患のある患者(脳・脊髄腫瘍の患者を除く)
(3)妊娠3ヵ月以内の婦人

ロメフロン耳科用液0.3%　規格：0.3%1mL［123.1円/mL］
塩酸ロメフロキサシン　千寿　132

【効 能 効 果】

〈適応菌種〉ロメフロキサシンに感性のブドウ球菌属，レンサ球菌属，肺炎球菌，腸球菌属，クレブシエラ属，エンテロバクター属，プロテウス属，プロビデンシア属，シュードモナス属，緑膿菌，アシネトバクター属，アルカリゲネス属
〈適応症〉外耳炎，中耳炎

【対応標準病名】

◎	外耳炎	中耳炎	
○	悪性外耳炎	アレルギー性外耳道炎	壊死性外耳炎
	外耳湿疹	外耳道真珠腫	外耳道痛
	外耳道肉芽腫	外耳道膿瘍	外耳道閉塞性角化症
	外耳道蜂巣炎	外傷性穿孔性中耳炎	外傷性中耳炎
	化学性急性外耳炎	化膿性中耳炎	感染性外耳炎
	急性外耳炎	急性化膿性外耳炎	急性化膿性中耳炎
	急性光線性外耳炎	急性湿疹性外耳炎	急性接触性外耳炎
	急性中耳炎	急性反応性外耳炎	グラデニーゴ症候群
	限局性外耳道炎	鼓室内水腫	再発性中耳炎
	耳介周囲湿疹	耳介部皮膚炎	耳介蜂巣炎
	出血性外耳炎	出血性中耳炎	術後性中耳炎
	術後性慢性中耳炎	上鼓室化膿症	新生児中耳炎
	水疱性中耳炎	穿孔性中耳炎	単純性中耳炎
	中耳炎性顔面神経麻痺	陳旧性中耳炎	非感染性急性外耳炎
	びまん性外耳炎	慢性外耳炎	慢性化膿性穿孔性中耳炎
	慢性化膿性中耳炎	慢性耳管鼓室化膿性中耳炎	慢性上鼓室乳突洞化膿性中耳炎
	慢性穿孔性中耳炎	慢性中耳炎	慢性中耳炎急性増悪
	慢性中耳炎後遺症	慢性中耳炎術後再燃	良性慢性化膿性中耳炎
	緑膿菌性外耳炎		
△	好酸球性中耳炎		

用法用量　通常，1回6～10滴点耳し，約10分間の耳浴を1日2回行う。なお，症状により適宜回数を増減する。
用法用量に関連する使用上の注意　本剤の使用にあたっては，耐性菌の発現等を防ぐため，原則として感受性を確認し，疾病の治療上必要な最少限の期間の投与にとどめること。
禁忌　本剤の成分に対し過敏症の既往歴のある患者

ロメフロン点眼液0.3%　規格：0.3%1mL［123.7円/mL］
塩酸ロメフロキサシン　千寿　131

【効 能 効 果】

〈適応菌種〉ロメフロキサシンに感性のブドウ球菌属，レンサ球菌属，肺炎球菌，腸球菌属，ミクロコッカス属，モラクセラ属，コリネバクテリウム属，バシラス属，クレブシエラ属，エンテロバクター属，セラチア属，プロテウス属，モルガネラ・モルガニー，プロビデンシア属，インフルエンザ菌，ヘモフィルス・エジプチウス(コッホ・ウィークス菌)，シュードモナス属，緑膿菌，バークホルデリア・セパシア，ステノトロホモナス(ザントモナス)・マルトフィリア，アシネトバクター属，フラボバクテリウム属，アクネ菌
〈適応症〉眼瞼炎，涙嚢炎，麦粒腫，結膜炎，瞼板腺炎，角膜炎(角膜潰瘍を含む)，眼科周術期の無菌化療法

【対応標準病名】

◎	角膜炎	角膜潰瘍	眼瞼炎
	結膜炎	麦粒腫	マイボーム腺炎
	涙のう炎		
○	亜急性結膜炎	亜急性涙のう炎	アレルギー性角膜炎
	萎縮性角結膜炎	栄養障害性角膜炎	円板状角膜炎
	外傷性角膜炎	外傷性角膜潰瘍	外麦粒腫
	潰瘍性眼瞼炎	化学性結膜炎	下眼瞼蜂巣炎
	角結膜炎	角結膜びらん	角膜上皮びらん
	角膜穿孔	角膜中心潰瘍	角膜内皮炎
	角膜膿瘍	角膜パンヌス	角膜びらん
	角膜腐蝕	下尖性霰粒腫	カタル性角膜潰瘍
	カタル性眼炎	カタル性結膜炎	化膿性角膜炎
	化膿性結膜炎	化膿性霰粒腫	貨幣状角膜炎
	眼炎	眼角部眼瞼炎	眼角部眼瞼縁結膜炎
	眼窩膿瘍	眼瞼縁炎	眼瞼縁結膜炎
	眼瞼結膜炎	眼瞼皮膚炎	眼瞼びらん
	眼瞼蜂巣炎	乾性角結膜炎	乾性角膜炎
	感染性角膜炎	感染性角膜潰瘍	偽膜性結膜炎
	急性角結膜炎	急性角膜炎	急性結膜炎
	急性霰粒腫	急性涙のう炎	急性濾胞性結膜炎
	巨大乳頭結膜炎	巨大フリクテン	血管性パンヌス
	結節性眼炎	結節性結膜炎	結膜潰瘍
	結膜びらん	結膜濾胞症	硬化性角膜炎
	光線眼症	コーガン症候群	コッホ・ウィークス菌性結膜炎
	散在性表層角膜炎	蚕蝕性角膜潰瘍	霰粒腫
	紫外線角結膜炎	紫外線角膜炎	糸状角膜炎
	実質性角膜炎	湿疹性眼瞼炎	湿疹性眼瞼皮膚炎
	湿疹性パンヌス	しゅさ性眼瞼炎	樹枝状角膜炎
	樹枝状角膜潰瘍	出血性角膜炎	術後結膜炎
	上眼瞼蜂巣炎	上尖性霰粒腫	睫毛性眼瞼炎
	脂漏性眼瞼炎	真菌性角膜潰瘍	神経栄養性角結膜炎
	進行性角膜潰瘍	浸潤性表層角膜炎	深層角膜炎
	星状角膜炎	ゼーミッシュ潰瘍	石化性角膜炎
	雪眼炎	接触眼瞼皮膚炎	接触性眼瞼結膜炎
	穿孔性角膜潰瘍	線状角膜炎	腺病性パンヌス
	前房蓄膿性角膜炎	単純性角膜潰瘍	地図状角膜炎
	兎眼性角膜炎	毒物性眼瞼炎	内麦粒腫
	粘液膿性結膜炎	白内障術後結膜炎	パリノー結膜炎
	パリノー結膜腺症候群	反復性角膜潰瘍	びまん性表層角膜炎
	表在性角膜炎	表在性点状角膜炎	フィラメント状角膜炎
	匐行性角膜潰瘍	ぶどう球菌性眼瞼炎	フリクテン性角結膜炎
	フリクテン性角膜炎	フリクテン性角膜潰瘍	フリクテン性結膜炎
	フリクテン性パンヌス	辺縁角膜炎	辺縁フリクテン
	慢性角結膜炎	慢性カタル性結膜炎	慢性結膜炎
	慢性涙小管炎	慢性涙のう炎	慢性濾胞性結膜炎
	毛包眼瞼炎	モラックス・アクセンフェルド結膜炎	薬物性角結膜炎
	薬物性角膜炎	薬物性眼瞼炎	薬物性結膜炎
	流行性結膜炎	輪紋状角膜炎	涙小管炎
	涙のう周囲炎	涙のう周囲膿瘍	
△	アカントアメーバ角膜炎	アトピー性角結膜炎	アレルギー性眼瞼炎
	アレルギー性眼瞼縁炎	アレルギー性結膜炎	アレルギー性鼻結膜炎
	眼瞼瘻孔	季節性アレルギー性結膜炎	急性涙腺炎
	クラミジア結膜炎	結膜化膿性肉芽腫	春季カタル
	通年性アレルギー性結膜炎	慢性涙腺炎	涙管腫
	涙小管のう胞	涙小管瘻	涙腺炎
	涙道瘻	涙のう瘻	

用法用量　通常，1回1滴，1日3回点眼する。なお，症状により適宜増減する。
用法用量に関連する使用上の注意　本剤の使用にあたっては，耐性菌の発現等を防ぐため，原則として感受性を確認し，疾病の治療上必要な最少限の期間の投与にとどめること。
禁忌　本剤の成分に対し過敏症の既往歴のある患者

ロメフロンミニムス眼科耳科用液0.3%

規格：0.3%0.5mL1個[38.9円/個]
塩酸ロメフロキサシン　千寿　131,132

【効 能 効 果】

眼科

〈適応菌種〉ロメフロキサシンに感性のブドウ球菌属，レンサ球菌属，肺炎球菌，腸球菌属，ミクロコッカス属，モラクセラ属，コリネバクテリウム属，バシラス属，クレブシエラ属，エンテロバクター属，セラチア属，プロテウス属，モルガネラ・モルガニー，プロビデンシア属，インフルエンザ菌，ヘモフィルス・エジプチウス(コッホ・ウィークス菌)，シュードモナス属，緑膿菌，バークホルデリア・セパシア，ステノトロホモナス(ザントモナス)・マルトフィリア，アシネトバクター属，フラボバクテリウム属，アクネ菌

〈適応症〉眼瞼炎，涙嚢炎，麦粒腫，結膜炎，瞼板腺炎，角膜炎(角膜潰瘍を含む)，眼科周術期の無菌化療法

耳科

〈適応菌種〉ロメフロキサシンに感性のブドウ球菌属，レンサ球菌属，肺炎球菌，腸球菌属，クレブシエラ属，エンテロバクター属，プロテウス属，プロビデンシア属，シュードモナス属，緑膿菌，アシネトバクター属，アルカリゲネス属

〈適応症〉外耳炎，中耳炎

【対応標準病名】

◎	外耳炎	角膜炎	角膜潰瘍
	眼瞼炎	結膜炎	中耳炎
	麦粒腫	マイボーム腺炎	涙のう炎
○あ	亜急性結膜炎	亜急性涙のう炎	悪性外耳炎
	アレルギー性外耳道炎	アレルギー性角膜炎	萎縮性角結膜炎
	栄養障害性角膜炎	壊死性外耳炎	円板状角膜炎
か	外耳湿疹	外耳道真珠腫	外耳道痛
	外耳道肉芽腫	外耳道膿瘍	外耳道閉塞性角化症
	外耳道蜂巣炎	外傷性角膜炎	外傷性角膜潰瘍
	外傷性穿孔性中耳炎	外傷性中耳炎	外麦粒腫
	潰瘍性眼瞼炎	化学性急性外耳炎	化学性結膜炎
	下眼瞼蜂巣炎	角結膜炎	角結膜びらん
	角膜上皮びらん	角膜穿孔	角膜中心潰瘍
	角膜内皮炎	角膜膿瘍	角膜パンヌス
	角膜びらん	角膜腐蝕	下尖性霰粒腫
	カタル性角膜潰瘍	カタル性眼炎	カタル性結膜炎
	化膿性角膜炎	化膿性結膜炎	化膿性霰粒腫
	化膿性中耳炎	貨幣状角膜炎	眼炎
	眼角部眼瞼炎	眼角部眼瞼縁結膜炎	眼窩膿瘍
	眼瞼縁炎	眼瞼縁結膜炎	眼瞼結膜炎
	眼瞼皮膚炎	眼瞼びらん	眼瞼蜂巣炎
	乾性角結膜炎	乾性角膜炎	感染性外耳炎
	感染性角膜炎	感染性角膜潰瘍	偽膜性結膜炎
	急性外耳炎	急性角結膜炎	急性角膜炎
	急性化膿性外耳炎	急性化膿性中耳炎	急性結膜炎
	急性光線性外耳炎	急性霰粒腫	急性湿疹性外耳炎
	急性接触性外耳炎	急性中耳炎	急性反応性外耳炎
	急性涙のう炎	急性濾胞性結膜炎	巨大乳頭結膜炎
	巨大フリクテン	グラデニーゴ症候群	血管性パンヌス
	結節性眼炎	結節性結膜炎	結膜潰瘍
	結膜びらん	結膜濾胞症	限局性外耳道炎
	硬化性角膜炎	光線眼症	コーガン症候群
さ	鼓室内水腫	コッホ・ウィークス菌性結膜炎	再発性中耳炎
	散在性表層角膜炎	蚕蝕性角膜潰瘍	霰粒腫
	耳介周囲湿疹	紫外線角結膜炎	紫外線角膜炎
	耳介部皮膚炎	耳介蜂巣炎	糸状角膜炎
	実質性角膜炎	湿疹性眼瞼炎	湿疹性眼瞼皮膚炎
	湿疹性パンヌス	しゅさ性眼瞼炎	樹枝状角膜炎
	樹枝状角膜潰瘍	出血性外耳炎	出血性角膜炎
	出血性中耳炎	術後結膜炎	術後性中耳炎
	術後性慢性中耳炎	上眼瞼蜂巣炎	上鼓室化膿症
	上尖性霰粒腫	睫毛性眼瞼炎	脂漏性眼瞼炎
	真菌性角膜潰瘍	神経栄養性角結膜炎	進行性角膜潰瘍
	浸潤性表層角膜炎	新生児中耳炎	深層角膜炎
	水疱性中耳炎	星状角膜炎	ゼーミッシュ潰瘍
	石化性角膜炎	雪眼炎	接触眼瞼皮膚炎
	接触性眼瞼結膜炎	穿孔性角膜潰瘍	穿孔性中耳炎
	線状角膜炎	腺病性パンヌス	前房蓄膿性角膜炎
た	単純性角膜潰瘍	単純性中耳炎	地図状角膜炎
	中耳炎性顔面神経麻痺	陳旧性中耳炎	兎眼性角膜炎
な	毒物性眼瞼炎	内麦粒腫	粘液膿性結膜炎
は	白内障術後結膜炎	パリノー結膜炎	パリノー結膜腺症候群
	反復性角膜潰瘍	非感染性急性外耳炎	びまん性外耳炎
	びまん性表層角膜炎	表在性角膜炎	表在性点状角膜炎
	フィラメント状角膜炎	匐行性角膜潰瘍	ぶどう球菌性眼瞼炎
	フリクテン性角結膜炎	フリクテン性角膜炎	フリクテン性角膜潰瘍
	フリクテン性結膜炎	フリクテン性パンヌス	辺縁角膜炎
ま	辺縁フリクテン	慢性外耳炎	慢性角結膜炎
	慢性カタル性結膜炎	慢性化膿性穿孔性中耳炎	慢性化膿性中耳炎
	慢性結膜炎	慢性耳管鼓室化膿性中耳炎	慢性上鼓室乳突洞化膿性中耳炎
	慢性穿孔性中耳炎	慢性中耳炎	慢性中耳炎急性増悪
	慢性中耳炎後遺症	慢性中耳炎術後再燃	慢性涙小管炎
	慢性涙のう炎	慢性濾胞性結膜炎	毛包眼瞼炎
や	モラックス・アクセンフェルド結膜炎	薬物性角結膜炎	薬物性角膜炎
ら	薬物性眼瞼炎	薬物性結膜炎	流行性結膜炎
	良性慢性化膿性中耳炎	緑膿菌性外耳炎	輪紋状角膜炎
	涙小管炎	涙のう周囲炎	涙のう周囲膿瘍
△	アカントアメーバ角膜炎	アトピー性角結膜炎	アレルギー性眼瞼炎
	アレルギー性眼瞼縁炎	アレルギー性結膜炎	アレルギー性鼻結膜炎
	眼瞼瘻孔	季節性アレルギー性結膜炎	急性涙腺炎
	クラミジア結膜炎	結膜化膿性肉芽腫	好酸球性中耳炎
	春季カタル	通年性アレルギー性結膜炎	慢性涙腺炎
	涙管腫	涙小管のう胞	涙小管瘻
	涙腺炎	涙道瘻	涙のう瘻

用法用量

眼科：通常，1回1滴，1日3回点眼する。なお，症状により適宜増減する。

耳科：通常，1回6〜10滴点耳し，約10分間の耳浴を1日2回行う。なお，症状により適宜回数を増減する。

用法用量に関連する使用上の注意　本剤の使用にあたっては，耐性菌の発現等を防ぐため，原則として感受性を確認し，疾病の治療上必要な最少限の期間の投与にとどめること。

禁忌　本剤の成分に対し過敏症の既往歴のある患者

ワコビタール坐剤15　規格：15mg1個[34円/個]
ワコビタール坐剤30　規格：30mg1個[47.2円/個]
ワコビタール坐剤50　規格：50mg1個[59.1円/個]
ワコビタール坐剤100　規格：100mg1個[73.6円/個]

フェノバルビタールナトリウム　高田　112

【効 能 効 果】

小児に対して経口投与が困難な場合の次の目的に用いる

(1)催眠

(2)不安・緊張状態の鎮静

(3)熱性けいれん及びてんかんのけいれん発作の改善

【対応標準病名】

◎	痙攣発作	てんかん	熱性痙攣
	不安緊張状態	不安神経症	不眠症
○	一過性痙攣発作	間代性痙攣	強直間代発作
	強直性痙攣	痙攣	痙攣重積発作
	混合性不安抑うつ障害	ジャクソンてんかん	症候性痙攣発作
	小児痙攣性疾患	睡眠障害	睡眠相後退症候群
	睡眠リズム障害	全身痙攣	全身痙攣発作
	全般性不安障害	てんかん大発作	てんかん単純部分発作
	てんかん複雑部分発作	てんかん様発作	乳児痙攣
	乳児重症ミオクロニーてんかん	脳炎後てんかん	ノロウイルス性胃腸炎に伴う痙攣
	パニック障害	パニック発作	不安うつ病
	不安障害	不安ヒステリー	不規則睡眠
	無熱性痙攣	幼児痙攣	ロタウイルス性胃腸炎に伴う痙攣
△	アトニー性非特異性てんかん発作	アブサンス	アルコールてんかん
	ウンベルリヒトてんかん	家族性痙攣	局所性痙攣
	局所性てんかん	光原性てんかん	後天性てんかん
	持続性部分てんかん	若年性アブサンスてんかん	若年性ミオクローヌスてんかん
	術後てんかん	症候性早期ミオクローヌス性脳症	症候性てんかん
	焦点性知覚性発作	焦点性てんかん	小児期アブサンスてんかん
	自律神経てんかん	進行性ミオクローヌスてんかん	睡眠喪失てんかん
	ストレスてんかん	精神運動発作	前頭葉てんかん
	挿間性発作性不安	側頭葉てんかん	体知覚性発作
	遅発性てんかん	聴覚性発作	聴覚反射てんかん
	定型欠神発作	テタニー様発作	てんかん小発作
	てんかん性自動症	点頭てんかん	泣き入りひきつけ
	難治性てんかん	乳児点頭痙攣	拝礼発作
	破局発作状態	反応性てんかん	ひきつけ
	ヒプサルスミア	腹部てんかん	部分てんかん
	片側痙攣片麻痺てんかん症候群	ミオクローヌスてんかん	薬物てんかん
	ラフォラ疾患	良性新生児痙攣	良性乳児ミオクローヌスてんかん
	レノックス・ガストー症候群	レム睡眠行動障害	

用法用量　フェノバルビタールナトリウムとして，通常小児では1日4～7mg/kgを標準として直腸内に挿入する。
なお，症状，目的に応じ適宜増減する。

禁忌

(1)本剤の成分又はバルビツール酸系化合物に対して過敏症の患者
(2)急性間欠性ポルフィリン症の患者
(3)ボリコナゾール，タダラフィル（アドシルカ），リルピビリンを投与中の患者
(4)妊婦

併用禁忌

薬剤名等	臨床症状・措置方法	機序・危険因子
ボリコナゾール ブイフェンド タダラフィル アドシルカ リルピビリン エジュラント	これらの薬剤の代謝が促進され，血中濃度が低下するおそれがある。	本剤の肝薬物代謝酵素（CYP3A4）誘導作用による。

ワンデュロパッチ0.84mg　規格：0.84mg1枚[580.7円/枚]
ワンデュロパッチ1.7mg　規格：1.7mg1枚[1094円/枚]
ワンデュロパッチ3.4mg　規格：3.4mg1枚[2039.1円/枚]
ワンデュロパッチ5mg　規格：5mg1枚[2883.4円/枚]
ワンデュロパッチ6.7mg　規格：6.7mg1枚[3750.5円/枚]

フェンタニル　ヤンセン　821

【効　能　効　果】

非オピオイド鎮痛剤及び弱オピオイド鎮痛剤で治療困難な下記における鎮痛（ただし，他のオピオイド鎮痛剤から切り替えて使用する場合に限る。）

中等度から高度の疼痛を伴う各種癌
中等度から高度の慢性疼痛

【対応標準病名】

◎	悪性腫瘍	癌	癌性疼痛
	慢性疼痛		
○	ALK融合遺伝子陽性非小細胞肺癌	EGFR遺伝子変異陽性非小細胞肺癌	KIT（CD117）陽性胃消化管間質腫瘍
	KIT（CD117）陽性結腸消化管間質腫瘍	KIT（CD117）陽性小腸消化管間質腫瘍	KIT（CD117）陽性食道消化管間質腫瘍
	KIT（CD117）陽性直腸消化管間質腫瘍	KRAS遺伝子野生型結腸癌	KRAS遺伝子野生型直腸癌
あ	S状結腸癌	悪性エナメル上皮腫	悪性下垂体腫瘍
	悪性褐色細胞腫	悪性顆粒細胞腫	悪性間葉腫
	悪性奇形腫	悪性胸腺腫	悪性グロームス腫瘍
	悪性血管外皮腫	悪性甲状腺腫	悪性骨腫瘍
	悪性縦隔腫瘍	悪性神経膠腫	悪性髄膜腫
	悪性脊髄髄膜腫	悪性線維性組織球腫	悪性虫垂粘液瘤
	悪性停留精巣	悪性頭蓋咽頭腫	悪性脳腫瘍
	悪性末梢神経鞘腫	悪性葉状腫瘍	悪性リンパ腫骨髄浸潤
	鞍上部胚細胞腫瘍	胃悪性間葉系腫瘍	胃悪性黒色腫
	胃癌	胃癌・HER2過剰発現	胃管癌
	胃癌骨転移	胃癌末期	胃原発絨毛癌
	胃脂肪肉腫	胃重複癌	胃消化管間質腫瘍
	胃進行癌	胃前庭部癌	胃体部癌
	胃底部癌	遺伝性大腸癌	遺伝性非ポリポーシス大腸癌
	胃肉腫	胃胚細胞腫瘍	胃平滑筋肉腫
	胃幽門部癌	陰核癌	陰茎悪性黒色腫
	陰茎癌	陰茎亀頭部癌	陰茎体部癌
	陰茎肉腫	陰茎パジェット病	陰茎包皮部癌
	陰茎有棘細胞癌	咽頭癌	咽頭肉腫
	陰のう悪性黒色腫	陰のう癌	陰のう内脂肪肉腫
	陰のうパジェット病	陰のう有棘細胞癌	ウイルムス腫瘍
	エクリン汗孔癌	炎症性乳癌	延髄神経膠腫
	延髄星細胞腫	横行結腸癌	横紋筋肉腫
か	外陰悪性黒色腫	外陰悪性腫瘍	外陰癌
	外陰部パジェット病	外陰部有棘細胞癌	開胸術後疼痛症候群
	外耳道癌	回腸カルチノイド	回腸癌
	回腸消化管間質腫瘍	海綿芽細胞腫	回盲部癌
	下咽頭癌	下咽頭後部癌	下咽頭肉腫
	下顎悪性エナメル上皮腫	下顎骨悪性腫瘍	下顎骨骨肉腫
	下顎歯肉癌	下顎歯肉頬移行部癌	下顎部横紋筋肉腫
	下眼瞼基底細胞癌	下眼瞼皮膚癌	下眼瞼有棘細胞癌
	顎下腺癌	顎下部悪性腫瘍	角膜の悪性腫瘍
	下行結腸癌	下口唇基底細胞癌	下口唇皮膚癌
	下口唇有棘細胞癌	下肢悪性腫瘍	下唇癌
	下唇赤唇部癌	仮声帯癌	滑膜腫
	滑膜肉腫	下部食道癌	下部胆管癌
	下葉小細胞肺癌	下葉肺癌	下葉肺腺癌
	下葉肺大細胞癌	下葉肺扁平上皮癌	下葉非小細胞肺癌
	肝悪性腫瘍	眼窩悪性腫瘍	肝外胆管癌
	眼窩横紋筋肉腫	眼角基底細胞癌	眼角皮膚癌
	眼角有棘細胞癌	眼窩神経芽腫	肝カルチノイド

肝癌	肝癌骨転移	眼瞼脂腺癌
眼瞼皮膚の悪性腫瘍	眼瞼メルケル細胞癌	肝細胞癌
肝細胞癌破裂	癌性胸水	癌性胸膜炎
癌性持続痛	癌性突出痛	汗腺癌
顔面悪性腫瘍	顔面横紋筋肉腫	肝門部癌
肝門部胆管癌	気管癌	気管支カルチノイド
気管支癌	気管支リンパ節転移	基底細胞癌
臼後部癌	嗅神経芽腫	嗅神経上皮腫
胸腔内リンパ節の悪性腫瘍	橋神経膠腫	胸腺カルチノイド
胸腺癌	胸腺腫	胸椎転移
頬粘膜癌	頬部横紋筋肉腫	胸部下部食道癌
頬部血管肉腫	胸部上部食道癌	胸部食道癌
胸部中部食道癌	胸膜悪性腫瘍	胸膜脂肪肉腫
胸膜播種	去勢抵抗性前立腺癌	巨大後腹膜脂肪肉腫
空腸カルチノイド	空腸癌	空腸消化管間質腫瘍
クルッケンベルグ腫瘍	クロム親和性芽細胞腫	頚動脈小体悪性腫瘍
頚部悪性腫瘍	頚部悪性線維性組織球腫	頚部悪性軟部腫瘍
頚部横紋筋肉腫	頚部滑膜肉腫	頚部癌
頚部基底細胞癌	頚部血管肉腫	頚部原発腫瘍
頚部脂腺癌	頚部脂肪肉腫	頚部食道癌
頚部神経芽腫	頚部肉腫	頚部皮膚悪性腫瘍
頚部皮膚癌	頚部メルケル細胞癌	頚部有棘細胞癌
頚部隆起性皮膚線維肉腫	血管肉腫	結腸癌
結腸脂肪肉腫	結腸消化管間質腫瘍	結膜の悪性腫瘍
限局性前立腺癌	肩甲部脂肪肉腫	原始神経外胚葉腫瘍
原線維性星細胞腫	原発性悪性脳腫瘍	原発性肝癌
原発性骨腫瘍	原発性脳腫瘍	原発性肺癌
原発不明癌	肩部悪性線維性組織球腫	肩部横紋筋肉腫
肩部滑膜肉腫	肩部線維肉腫	肩部淡明細胞肉腫
肩部胞巣状軟部肉腫	口蓋癌	口蓋垂癌
膠芽腫	口腔悪性黒色腫	口腔癌
口腔前庭癌	口腔底癌	硬口蓋癌
後縦隔悪性腫瘍	甲状腺悪性腫瘍	甲状腺癌
甲状腺癌骨転移	甲状腺髄様癌	甲状腺乳頭癌
甲状腺未分化癌	甲状腺濾胞癌	甲状軟骨の悪性腫瘍
口唇癌	口唇境界部癌	口唇赤唇部癌
口唇皮膚悪性腫瘍	口唇メルケル細胞癌	口底癌
喉頭蓋癌	喉頭蓋前面癌	喉頭蓋谷癌
喉頭癌	後頭部転移性腫瘍	後頭葉悪性腫瘍
後頭葉膠芽腫	後頭葉神経膠腫	膠肉腫
項部基底細胞癌	後腹膜悪性腫瘍	後腹膜悪性線維性組織球腫
後腹膜横紋筋肉腫	後腹膜血管肉腫	後腹膜脂肪肉腫
後腹膜神経芽腫	後腹膜線維肉腫	後腹膜胚細胞腫瘍
後腹膜平滑筋肉腫	後腹膜リンパ節転移	項部皮膚癌
項部メルケル細胞癌	項部有棘細胞癌	肛門悪性黒色腫
肛門癌	肛門管癌	肛門部癌
肛門扁平上皮癌	骨悪性線維性組織球腫	骨原性肉腫
骨髄性白血病骨髄浸潤	骨髄転移	骨線維肉腫
骨転移癌	骨軟骨肉腫	骨肉腫
骨盤転移	骨盤内リンパ節転移	骨盤内リンパ節の悪性腫瘍
骨膜性骨肉腫	鰓原性癌	残胃癌
耳介癌	耳介メルケル細胞癌	耳下腺癌
耳下部肉腫	耳管癌	色素性基底細胞癌
子宮癌	子宮癌骨転移	子宮癌再発
子宮癌肉腫	子宮体癌	子宮体癌再発
子宮内膜癌	子宮内膜間質肉腫	子宮肉腫
子宮平滑筋肉腫	篩骨洞癌	視床下部星細胞腫
視床星細胞腫	視神経膠腫	脂腺癌
持続痛	歯肉癌	脂肪肉腫
斜台部脊索腫	縦隔癌	縦隔脂肪肉腫
縦隔神経芽腫	縦隔胚細胞腫瘍	縦隔卵黄のう腫瘍
縦隔リンパ節転移	十二指腸悪性ガストリノーマ	十二指腸悪性ソマトスタチノーマ
十二指腸カルチノイド	十二指腸癌	十二指腸消化管間質腫瘍
十二指腸神経内分泌癌	十二指腸神経内分泌腫瘍	十二指腸乳頭癌
十二指腸乳頭部癌	十二指腸平滑筋肉腫	絨毛癌
手関節部滑膜肉腫	主気管支の悪性腫瘍	術後乳癌
手部悪性線維性組織球腫	手部横紋筋肉腫	手部滑膜肉腫
手部淡明細胞肉腫	手部類上皮肉腫	上衣芽細胞腫
上衣腫	小陰唇癌	上咽頭癌
上咽頭脂肪肉腫	上顎悪性エナメル上皮腫	上顎癌
上顎結節部癌	上顎骨悪性腫瘍	上顎骨骨肉腫
上顎歯肉癌	上顎歯肉頬移行部癌	上顎洞癌
松果体悪性腫瘍	松果体芽腫	松果体胚細胞腫瘍
松果体部膠芽腫	松果体未分化胚細胞腫	上眼瞼基底細胞癌
上眼瞼皮膚癌	上眼瞼有棘細胞癌	上行結腸カルチノイド
上行結腸癌	上行結腸平滑筋肉腫	上口唇基底細胞癌
上口唇皮膚癌	上口唇有棘細胞癌	小細胞肺癌
上肢悪性腫瘍	上唇癌	上唇赤唇部癌
小唾液腺癌	小腸カルチノイド	小腸癌
小腸脂肪肉腫	小腸消化管間質腫瘍	小腸平滑筋肉腫
上皮腫	上部食道癌	上部胆管癌
上葉小細胞肺癌	上葉肺癌	上葉肺腺癌
上葉肺大細胞癌	上葉肺扁平上皮癌	上葉非小細胞肺癌
上腕悪性線維性組織球腫	上腕悪性軟部腫瘍	上腕横紋筋肉腫
上腕滑膜肉腫	上腕脂肪肉腫	上腕線維肉腫
上腕淡明細胞肉腫	上腕胞巣状軟部肉腫	上腕類上皮肉腫
食道悪性間葉系腫瘍	食道悪性黒色腫	食道横紋筋肉腫
食道カルチノイド	食道癌	食道癌骨転移
食道癌肉腫	食道基底細胞癌	食道偽肉腫
食道脂肪肉腫	食道消化管間質腫瘍	食道小細胞癌
食道腺癌	食道腺様のう胞癌	食道粘表皮癌
食道表在癌	食道平滑筋肉腫	食道未分化癌
痔瘻癌	腎悪性腫瘍	腎盂癌
腎盂腺癌	腎盂乳頭状癌	腎盂尿路上皮癌
腎盂扁平上皮癌	腎カルチノイド	腎癌
腎癌骨転移	神経芽腫	神経膠腫
神経障害性疼痛	神経線維肉腫	進行性前立腺癌
進行乳癌	唇交連癌	腎細胞癌
腎周囲脂肪肉腫	心臓悪性腫瘍	心臓横紋筋肉腫
心臓血管肉腫	心臓脂肪肉腫	心臓線維肉腫
心臓粘液肉腫	腎肉腫	膵芽腫
膵癌	膵管癌	膵管内管状腺癌
膵管内乳頭粘液性腺癌	膵脂肪肉腫	膵漿液性のう胞腺癌
膵腺房細胞癌	膵臓癌骨転移	膵体部癌
膵頭部カルチノイド	膵頭部癌	膵内胆管癌
膵粘液性のう胞腺癌	膵尾部癌	髄膜癌腫症
髄膜白血病	スキルス胃癌	星細胞腫
精索脂肪肉腫	精索肉腫	星状芽細胞腫
精上皮腫	成人T細胞白血病骨髄浸潤	精巣横紋筋肉腫
精巣癌	精巣奇形癌	精巣奇形腫
精巣絨毛癌	精巣上体癌	精巣胎児性癌
精巣肉腫	精巣胚細胞腫瘍	精巣卵黄のう腫瘍
精巣卵のう腫瘍	精母細胞腫	声門下癌
声門癌	声門上癌	脊索腫
脊髄播種	脊椎転移	舌縁癌
舌下腺癌	舌下面癌	舌癌
舌根部癌	舌脂肪肉腫	舌尖癌
舌背癌	線維脂肪肉腫	線維肉腫
前縦隔悪性腫瘍	全身性転移性癌	前頭洞癌
前頭部転移性腫瘍	前頭葉悪性腫瘍	前頭葉膠芽腫
前頭葉神経膠腫	前頭葉星細胞腫	前頭葉退形成性星細胞腫

	前立腺横紋筋肉腫	前立腺癌	前立腺癌骨転移
	前立腺癌再発	前立腺小細胞癌	前立腺神経内分泌癌
	前立腺肉腫	前腕悪性線維性組織球腫	前腕悪性軟部腫瘍
	前腕横紋筋肉腫	前腕滑膜肉腫	前腕線維肉腫
	前腕胞巣状軟部肉腫	前腕類上皮肉腫	早期胃癌
	早期食道癌	総胆管癌	側頭部転移性腫瘍
	側頭葉悪性腫瘍	側頭葉膠芽腫	側頭葉神経膠腫
	側頭葉星細胞腫	側頭葉退形成性星細胞腫	側頭葉毛様細胞性星細胞腫
た	第4脳室上衣腫	大陰唇癌	退形成性上衣腫
	退形成性星細胞腫	胎児性癌	胎児性精巣腫瘍
	大腿骨転移性骨腫瘍	大唾液腺癌	大腸カルチノイド
	大腸癌	大腸癌骨転移	大腸肉腫
	大腸粘液癌	大動脈周囲リンパ節転移	大脳悪性腫瘍
	大脳深部神経膠腫	大脳深部転移性腫瘍	大網脂肪肉腫
	大網消化管間質腫瘍	唾液腺癌	多発性癌転移
	多発性骨髄腫骨髄浸潤	多発性神経膠腫	胆管癌
	男性性器癌	胆のうカルチノイド	胆のう癌
	胆のう管癌	胆のう肉腫	淡明細胞肉腫
	腟悪性黒色腫	腟癌	中咽頭癌
	中咽頭側壁癌	中咽頭肉腫	中耳悪性腫瘍
	中縦隔悪性腫瘍	虫垂癌	虫垂杯細胞カルチノイド
	中脳神経膠腫	肘部滑膜肉腫	中部食道癌
	肘部線維肉腫	中部胆管癌	肘部類上皮肉腫
	中葉小細胞肺癌	中葉肺癌	中葉肺腺癌
	中葉肺大細胞癌	中葉肺扁平上皮癌	中葉非小細胞肺癌
	腸間膜悪性腫瘍	腸間膜脂肪肉腫	腸間膜消化管間質腫瘍
	腸間膜肉腫	腸間膜平滑筋肉腫	蝶形骨洞癌
	腸骨リンパ節転移	聴神経膠腫	直腸S状部結腸癌
	直腸悪性黒色腫	直腸カルチノイド	直腸癌
	直腸癌骨転移	直腸癌術後再発	直腸癌穿孔
	直腸脂肪肉腫	直腸消化管間質腫瘍	直腸平滑筋肉腫
	手軟部悪性腫瘍	転移性下顎癌	転移性肝癌
	転移性肝腫瘍	転移性胸膜腫瘍	転移性口腔癌
	転移性黒色腫	転移性骨腫瘍	転移性骨腫瘍による大腿骨骨折
	転移性縦隔腫瘍	転移性十二指腸癌	転移性腫瘍
	転移性消化器腫瘍	転移性上顎癌	転移性小腸腫瘍
	転移性腎腫瘍	転移性膵腫瘍	転移性舌癌
	転移性頭蓋骨腫瘍	転移性脳腫瘍	転移性肺癌
	転移性肺腫瘍	転移性脾腫瘍	転移性皮膚腫瘍
	転移性副腎腫瘍	転移性腹壁腫瘍	転移性扁平上皮癌
	転移性卵巣癌	テント上下転移性腫瘍	頭蓋骨悪性腫瘍
	頭蓋骨骨肉腫	頭蓋底骨肉腫	頭蓋底脊索腫
	頭蓋内胚細胞腫瘍	頭蓋部脊索腫	頭頚部癌
	透析腎癌	頭頂葉悪性腫瘍	頭頂葉膠芽腫
	頭頂葉神経膠腫	頭頂葉星細胞腫	疼痛
	頭部悪性線維性組織球腫	頭部横紋筋肉腫	頭部滑膜肉腫
	頭部基底細胞癌	頭部血管肉腫	頭部脂腺癌
	頭部脂肪肉腫	頭部軟部組織悪性腫瘍	頭部皮膚癌
	頭部メルケル細胞癌	頭部有棘細胞癌	頭部隆起性皮膚線維肉腫
な	突出痛	内耳癌	内胚葉洞腫瘍
	軟口蓋癌	軟骨肉腫	難治性疼痛
	軟部悪性巨細胞腫	軟部組織悪性腫瘍	肉腫
	乳癌	乳癌・HER2過剰発現	乳癌骨転移
	乳癌再発	乳癌皮膚転移	乳房外パジェット病
	乳房下外側部乳癌	乳房下内側部乳癌	乳房脂肪肉腫
	乳房上外側部乳癌	乳房上内側部乳癌	乳房中央部乳癌
	乳房肉腫	尿管癌	尿管口部膀胱癌
	尿管尿路上皮癌	尿道傍腺の悪性腫瘍	尿膜管癌
	粘液性のう胞腺癌	脳幹悪性腫瘍	脳幹膠芽腫
	脳幹神経膠腫	脳幹部星細胞腫	脳室悪性腫瘍
	脳室上衣腫	脳神経悪性腫瘍	脳胚細胞腫瘍
は	肺芽腫	肺カルチノイド	肺癌
	肺癌骨転移	肺癌肉腫	肺癌による閉塞性肺炎
	胚細胞腫	肺腺癌	肺腺扁平上皮癌
	肺腺様のう胞癌	肺大細胞癌	肺大細胞神経内分泌癌
	肺肉腫	肺粘表皮癌	肺扁平上皮癌
	肺胞上皮癌	肺未分化癌	肺門部小細胞癌
	肺門部腺癌	肺門部大細胞癌	肺門部肺癌
	肺門部非小細胞癌	肺門部扁平上皮癌	肺門リンパ節転移
	馬尾上衣腫	バレット食道癌	パンコースト症候群
	鼻咽腔癌	鼻腔癌	脾脂肪肉腫
	非小細胞肺癌	鼻前庭癌	鼻中隔癌
	脾の悪性腫瘍	皮膚悪性腫瘍	皮膚悪性線維性組織球腫
	皮膚癌	皮膚脂肪肉腫	皮膚線維肉腫
	皮膚白血病	皮膚付属器癌	びまん性星細胞腫
	脾門部リンパ節転移	披裂喉頭蓋ひだ喉頭面癌	副咽頭間隙悪性腫瘍
	腹腔内リンパ節の悪性腫瘍	腹腔リンパ節転移	副甲状腺悪性腫瘍
	副甲状腺癌	副腎悪性腫瘍	副腎癌
	副腎神経芽腫	副腎髄質の悪性腫瘍	副腎皮質癌
	副腎皮質の悪性腫瘍	副鼻腔癌	腹部悪性腫瘍
	腹部食道癌	腹部神経芽腫	腹膜悪性腫瘍
	腹膜癌	ぶどう膜悪性黒色腫	噴門癌
	平滑筋肉腫	扁桃窩癌	扁桃癌
	扁桃肉腫	膀胱円蓋部膀胱癌	膀胱癌
	膀胱頚部膀胱癌	膀胱後壁部膀胱癌	膀胱三角部膀胱癌
	膀胱前壁部膀胱癌	膀胱側壁部膀胱癌	膀胱肉腫
	膀胱尿路上皮癌	膀胱扁平上皮癌	傍骨性骨肉腫
	紡錘形細胞肉腫	胞巣状軟部肉腫	乏突起神経膠腫
ま	末期癌	末梢神経悪性腫瘍	末梢神経障害性疼痛
	脈絡膜悪性黒色腫	メルケル細胞癌	盲腸カルチノイド
	盲腸癌	毛包癌	網膜芽細胞腫
	網膜膠腫	毛様細胞性星細胞腫	毛様体悪性腫瘍
や	ユーイング肉腫	有棘細胞癌	幽門癌
ら	幽門前庭部癌	腰椎転移	卵黄のう腫瘍
	卵管癌	卵巣カルチノイド	卵巣癌
	卵巣癌全身転移	卵巣癌肉腫	卵巣絨毛癌
	卵巣胎児性癌	卵巣肉腫	卵巣胚細胞腫瘍
	卵巣未分化胚細胞腫	卵巣卵黄のう腫瘍	卵巣類皮のう胞癌
	隆起性皮膚線維肉腫	輪状後部癌	リンパ管肉腫
	リンパ性白血病骨髄浸潤	類上皮肉腫	肋骨転移
△	悪性腫瘍合併性皮膚筋炎	悪性腫瘍に伴う貧血	圧痛
	イートン・ランバート症候群	胃カルチノイド	カルチノイド
	癌関連網膜症	癌性悪液質	癌性ニューロパチー
	癌性ニューロミオパチー	癌性貧血	癌性ミエロパチー
	急性疼痛	腫瘍随伴症候群	身体痛
	全身痛	中枢神経障害性疼痛	鈍痛
	皮膚疼痛症	放散痛	

効能効果に関連する使用上の注意

(1)本剤は，他のオピオイド鎮痛剤が一定期間投与され，忍容性が確認された患者で，かつオピオイド鎮痛剤の継続的な投与を必要とする癌性疼痛及び慢性疼痛の管理にのみ使用すること。

(2)慢性疼痛の原因となる器質的病変，心理的・社会的要因，依存リスクを含めた包括的な診断を行い，本剤の投与の適否を慎重に判断すること。

用法用量　本剤は，オピオイド鎮痛剤から切り替えて使用する。通常，成人に対し胸部，腹部，上腕部，大腿部等に貼付し，1日(約24時間)毎に貼り替えて使用する。

初回貼付用量は本剤投与前に使用していたオピオイド鎮痛剤の用法用量を勘案して，0.84mg，1.7mg，3.4mg，5mgのいずれかの用量を選択する。

その後の貼付用量は患者の症状や状態により適宜増減する。

用法用量に関連する使用上の注意

(1)初回貼付用量

初回貼付用量として，ワンデュロパッチ 6.7mg は推奨されない(初回貼付用量として 5mg を超える使用経験はない)。

初回貼付用量を選択する下記換算表は，経口モルヒネ量 90mg/日(坐剤の場合 45mg/日)，経口オキシコドン量 60mg/日，経口コデイン量 270mg/日以上，トラマドール塩酸塩/アセトアミノフェン配合錠(6～8 錠)，フェンタニル経皮吸収型製剤(3 日貼付型製剤)4.2mg(25μg/hr；フェンタニル 0.6mg/日)に対して本剤 1.7mg へ切り替えるものとして設定している。

なお，初回貼付用量は換算表に基づく適切な用量を選択し，過量投与にならないよう注意すること。

換算表(オピオイド鎮痛剤 1 日使用量に基づく推奨貼付用量)

［癌性疼痛における切り替え］

ワンデュロパッチ貼付用量	0.84mg	1.7mg	3.4mg	5mg
定常状態における推定平均吸収量*(mg/日)	0.3	0.6	1.2	1.8
モルヒネ経口剤(mg/日)	＜45	45～134	135～224	225～314
モルヒネ坐剤(mg/日)	＜30	30～69	70～112	113～157
オキシコドン経口剤(mg/日)	＜30	30～89	90～149	150～209
フェンタニル経皮吸収型製剤(3 日貼付型製剤；貼付用量mg)［定常状態における推定平均吸収量(mg/日)］	2.1 [0.3]	4.2 [0.6]	8.4 [1.2]	12.6 [1.8]

＊ワンデュロパッチ 6.7mg は，初回貼付用量としては推奨されないが，定常状態における推定平均吸収量は 2.4mg/日に相当する。

換算表(オピオイド鎮痛剤 1 日使用量に基づく推奨貼付用量)

［慢性疼痛における切り替え］

ワンデュロパッチ貼付用量	0.84mg	1.7mg	3.4mg	5mg
定常状態における推定平均吸収量*(mg/日)	0.3	0.6	1.2	1.8
モルヒネ経口剤(mg/日)	＜45	45～134	135～224	225～314
コデイン経口剤(mg/日)	＜270	270～	—	—
トラマドール/アセトアミノフェン配合錠**(錠/日)［トラマドール塩酸塩の用量(mg)］	4～5 [150～187.5]	6～8 [225～300]	—	—
フェンタニル経皮吸収型製剤(3 日貼付型製剤；貼付用量mg)［定常状態における推定平均吸収量(mg/日)］	2.1 [0.3]	4.2 [0.6]	8.4 [1.2]	12.6 [1.8]

＊ワンデュロパッチ 6.7mg は，初回貼付用量としては推奨されないが，定常状態における推定平均吸収量は 2.4mg/日に相当する。

＊＊1 錠中トラマドール塩酸塩 37.5mg 及びアセトアミノフェン 325mg を含有する。

(2)初回貼付時

本剤初回貼付後少なくとも 2 日間は増量を行わないこと。

他のオピオイド鎮痛剤から本剤に初めて切り替えた場合，フェンタニルの血中濃度が徐々に上昇するため，鎮痛効果が得られるまで時間を要する。そのため，下記の「使用方法例」を参考に，切り替え前に使用していたオピオイド鎮痛剤の投与を行うことが望ましい。

［使用方法例］

使用していたオピオイド鎮痛剤*の投与回数	オピオイド鎮痛剤の使用方法例
1 日 1 回投与	投与 12 時間後に本剤の貼付を開始する。
1 日 2～3 回投与	本剤の貼付開始と同時に 1 回量を投与する。
1 日 4～6 回投与	本剤の貼付開始と同時及び 4～6 時間後に 1 回量を投与する。

＊経皮吸収型製剤を除く。

患者により上記表の「使用方法例」では，十分な鎮痛効果が得られない場合がある。患者の状態を観察し，本剤の鎮痛効果が得られるまで，適時オピオイド鎮痛剤の追加投与(レスキュー)により鎮痛をはかること。1 回の追加投与量として，本剤の切り替え前に使用していたオピオイド鎮痛剤が経口剤又は坐剤の場合は 1 日投与量の 1/6 量を目安として投与すること。この場合，速効性のオピオイド鎮痛剤を使用することが望ましい。

(3)用量調整と維持

①疼痛増強時における処置：本剤貼付中に痛みが増強した場合や疼痛が管理されている患者で突出痛(一時的にあらわれる強い痛み)が発現した場合には，直ちにオピオイド鎮痛剤の追加投与(レスキュー)により鎮痛をはかること。1 回の追加投与量として，本剤の切り替え前に使用していたオピオイド鎮痛剤が経口剤又は坐剤の場合は 1 日投与量の 1/6 量を，注射剤の場合は 1/12 量を目安として投与すること。この場合，速効性のオピオイド鎮痛剤を使用することが望ましい。

②増量

本剤初回貼付後及び増量後少なくとも 2 日間は増量を行わないこと。［連日の増量を行うことによって呼吸抑制が発現することがある。］

鎮痛効果が得られるまで各患者毎に用量調整を行うこと。鎮痛効果が十分得られない場合は，追加投与(レスキュー)されたオピオイド鎮痛剤の 1 日投与量及び疼痛程度を考慮し，0.84mg から 1.7mg への増量の場合を除き，貼付用量の 25～50％を目安として貼り替え時に増量する。

なお，本剤の 1 回の貼付用量が 20.1mg を超える場合は，他の方法を考慮すること。

③減量：連用中における急激な減量は，退薬症候があらわれることがあるので行わないこと。副作用等により減量する場合は，十分に観察を行いながら慎重に減量すること。

④投与の継続：慢性疼痛患者において，本剤投与開始後 4 週間を経過してもなお期待する効果が得られない場合は，他の適切な治療への変更を検討すること。また，定期的に症状及び効果を確認し，投与の継続の必要性について検討すること。

(4)投与の中止

①本剤の投与を必要としなくなった場合には，退薬症候の発現を防ぐために徐々に減量すること。

②本剤の投与を中止し，他のオピオイド鎮痛剤に変更する場合は，本剤剥離後の血中フェンタニル濃度が 50％に減少するのに 17 時間以上かかることから，他のオピオイド鎮痛剤の投与は低用量から開始し，患者の状態を観察しながら適切な鎮痛効果が得られるまで漸増すること。

警告　本剤貼付部位の温度が上昇するとフェンタニルの吸収量

が増加し，過量投与になり，死に至るおそれがある。本剤貼付中は，外部熱源への接触，熱い温度での入浴等を避けること。発熱時には患者の状態を十分に観察し，副作用の発現に注意すること。

禁忌　本剤の成分に対し過敏症のある患者

付録

・新薬

※2015年4月までにJAPICで入手した
添付文書等に基づいて作成いたしました。

アシテアダニ舌下錠100単位(IR)　規格：－[－]
アシテアダニ舌下錠300単位(IR)　規格：－[－]
アレルゲンエキス　塩野義　449

【効能効果】

ダニ抗原によるアレルギー性鼻炎に対する減感作療法

【対応標準病名】

◎ アレルギー性鼻炎

効能効果に関連する使用上の注意
(1)本剤の投与開始に際し，特異的IgE抗体検査又は皮膚反応テストを行い，ダニ抗原によるアレルギー性鼻炎の確定診断を行うこと。
(2)本剤の使用開始にあたっては，患者の症状等を踏まえ，他の治療法も勘案した上で，本剤の適用の可否を判断すること。また，本剤を1年以上投与しても効果がみられなかった患者に対しては，それ以降の本剤投与の継続について慎重に判断すること。
(3)ダニ抗原以外のアレルゲンに対しても反応性が高い(特異的IgE抗体値が高い)ダニ抗原によるアレルギー性鼻炎患者に対する本剤の有効性及び安全性は確立していない。

用法用量　通常，成人及び12歳以上の小児には，1回100単位(IR)を1日1回舌下投与から開始し，1回投与量は100単位(IR)ずつ，300単位(IR)まで増量する。なお，漸増期間は，原則として3日間とするが，患者の状態に応じて適宜延長する。舌下投与後は完全に溶解するまで保持した後，飲み込む。その後5分間は，うがいや飲食を控える。

用法用量に関連する使用上の注意
(1)初回投与は医療機関で実施し，医師の監督のもと，投与後少なくとも30分間は患者を安静な状態に保たせ，十分な観察を行うこと。また，ショック，アナフィラキシー等の発現時に救急処置のとれる準備をしておくこと。
(2)漸増期において医療機関外での投与時にアレルギー反応等が認められた場合には，増量の可否について医師に相談するよう患者を指導すること。

警告　本剤は，緊急時に十分に対応できる医療機関に所属し，本剤に関する十分な知識と減感作療法に関する十分な知識・経験を持ち，本剤のリスク等について十分に管理・説明できる医師のもとで処方・使用すること。薬剤師においては，調剤前に当該医師を確認した上で調剤を行うこと。

禁忌
(1)本剤の投与によりショックの既往歴のある患者
(2)重症の気管支喘息患者
(3)悪性腫瘍，又は免疫系に影響を及ぼす全身性疾患(自己免疫疾患，免疫複合体疾患，又は免疫不全症等)

エクリラ400μgジェヌエア30吸入用　規格：－[－]
アクリジニウム臭化物　杏林　225

【効能効果】

慢性閉塞性肺疾患(慢性気管支炎，肺気腫)の気道閉塞性障害に基づく諸症状の緩解

【対応標準病名】

◎ 気道閉塞　肺気腫　慢性気管支炎
慢性閉塞性肺疾患

効能効果に関連する使用上の注意
本剤は慢性閉塞性肺疾患の症状の長期管理に用いること。本剤は慢性閉塞性肺疾患の増悪時における急性期治療を目的として使用する薬剤ではない。

用法用量　通常，成人には1回1吸入(アクリジニウム臭化物として400μg)を1日2回吸入投与する。

禁忌
(1)閉塞隅角緑内障の患者
(2)前立腺肥大等による排尿障害がある患者
(3)本剤の成分に対して過敏症の既往歴のある患者

エンクラッセ62.5μgエリプタ7吸入用　規格：－[－]
エンクラッセ62.5μgエリプタ30吸入用　規格：－[－]
ウメクリジニウム臭化物　グラクソ・スミスクライン　225

【効能効果】

慢性閉塞性肺疾患(慢性気管支炎・肺気腫)の気道閉塞性障害に基づく諸症状の緩解

【対応標準病名】

◎ 気道閉塞　肺気腫　慢性気管支炎
慢性閉塞性肺疾患

効能効果に関連する使用上の注意
(1)本剤は慢性閉塞性肺疾患の症状の長期管理に用いること。
(2)本剤は慢性閉塞性肺疾患の増悪時の急性期治療を目的として使用する薬剤ではない。

用法用量　通常，成人にはエンクラッセ62.5μgエリプタ1吸入(ウメクリジニウムとして62.5μg)を1日1回吸入投与する。

用法用量に関連する使用上の注意　本剤はなるべく同じ時間帯に1日1回吸入するよう患者を指導すること。

禁忌
(1)閉塞隅角緑内障の患者
(2)前立腺肥大等による排尿障害がある患者
(3)本剤の成分に対し過敏症の既往歴のある患者

オプスミット錠10mg　規格：－[－]
マシテンタン　アクテリオン　219

【効能効果】

肺動脈性肺高血圧症

【対応標準病名】

◎ 肺動脈性肺高血圧症

効能効果に関連する使用上の注意
(1) WHO機能分類クラスⅠにおける有効性及び安全性は確立していない。
(2)本剤の使用にあたっては，最新の治療ガイドラインを参考に投与の要否を検討すること。

用法用量　通常，成人には，マシテンタンとして10mgを1日1回経口投与する。

禁忌
(1)妊婦又は妊娠している可能性のある婦人
(2)重度の肝障害のある患者
(3)強いCYP3A4誘導剤(リファンピシン，セイヨウオトギリソウ含有食品，カルバマゼピン，フェニトイン，フェノバルビタール，リファブチン)を投与中の患者
(4)本剤及び本剤の成分に過敏症の既往歴のある患者

併用禁忌

薬剤名等	臨床症状・措置方法	機序・危険因子
強いCYP3A4誘導剤 リファンピシン(リファジン)，セイヨウオトギリソウ(セント・ジョーンズ・ワート)含有食品，カルバマゼピン(テグレトール)，フェニトイン(アレビアチン)，フェノ	本剤の血中濃度が低下し，本剤の効果が減弱するおそれがある。「薬物動態」の項参照。	強いCYP3A4誘導作用により，本剤の曝露量を減少させる。

付録

バルビタール(フェノバール)，リファブチン(ミコブティン)		

ガドビスト静注1.0mol/Lシリンジ5mL　規格：－[－]
ガドビスト静注1.0mol/Lシリンジ7.5mL　規格：－[－]
ガドビスト静注1.0mol/Lシリンジ10mL　規格：－[－]
ガドブトロール　バイエル薬品　729

【効能効果】

磁気共鳴コンピューター断層撮影における下記造影
脳・脊髄造影
躯幹部・四肢造影

【対応標準病名】

該当病名なし

用法用量　通常，本剤0.1mL/kgを静脈内投与する。

警告
(1)本剤を髄腔内に投与すると重篤な副作用を発現するおそれがあるので，髄腔内には投与しないこと。
(2)重篤な腎障害のある患者では，ガドリニウム造影剤による腎性全身性線維症の発現のリスクが上昇することが報告されているので，腎障害のある患者又は腎機能が低下しているおそれのある患者では，十分留意すること。

禁忌　本剤の成分又はガドリニウム造影剤に対し過敏症の既往歴のある患者

原則禁忌
(1)一般状態の極度に悪い患者
(2)気管支喘息の患者
(3)重篤な腎障害のある患者

サイラムザ点滴静注液100mg　規格：－[－]
サイラムザ点滴静注液500mg　規格：－[－]
ラムシルマブ(遺伝子組換え)　日本イーライリリー　429

【効能効果】

治癒切除不能な進行・再発の胃癌

【対応標準病名】

◎　胃癌　胃進行癌

効能効果に関連する使用上の注意
(1)本剤の術後補助化学療法における有効性及び安全性は確立していない。
(2)本剤の一次化学療法における有効性及び安全性は確立していない。
(3)原発部位等について，「臨床成績」の項の内容を熟知し，本剤の有効性及び安全性を十分に理解した上で，適応患者の選択を行うこと。

用法用量　通常，成人には2週間に1回，ラムシルマブ(遺伝子組換え)として1回8mg/kg(体重)をおよそ60分かけて点滴静注する。なお，患者の状態により適宜減量する。

用法用量に関連する使用上の注意
(1)本剤とパクリタキセル以外の抗悪性腫瘍剤との併用における有効性及び安全性は確立していない。
(2)本剤投与時にあらわれるinfusion reactionを軽減させるため，本剤の投与前に抗ヒスタミン剤(ジフェンヒドラミン等)の前投与を考慮すること。グレード注1)1又は2のinfusion reactionがあらわれた場合には，次回投与から必ず抗ヒスタミン剤を前投与し，その後もグレード注1)1又は2のinfusion reactionがあらわれる場合には，抗ヒスタミン剤に加え解熱鎮痛剤(アセトアミノフェン等)及び副腎皮質ホルモン剤(デキサメタゾン等)を前投与すること。
(3)グレード注1)3又は4のinfusion reactionがあらわれた場合には，本剤の投与を直ちに中止し，再投与しないこと。グレード注1)1又は2のinfusion reactionがあらわれた場合には，投与速度を50%減速し，その後の全ての投与においても減速した投与速度で投与すること。
(4)高血圧又は蛋白尿があらわれた場合には，以下の基準を参考に本剤を休薬，減量又は投与中止すること。

副作用		処置
高血圧	症候性のグレード注1)2，又はグレード注1)3以上	降圧剤による治療を行い，血圧がコントロールできるようになるまで休薬する。 降圧剤による治療を行ってもコントロールできない場合には，投与を中止する。
蛋白尿	1日尿蛋白量2g以上注2)	初回発現時：1日尿蛋白量2g未満注2)に低下するまで休薬し，再開する場合には6mg/kgに減量する。
		2回目以降の発現時：1日尿蛋白量2g未満注2)に低下するまで休薬し，再開する場合には5mg/kgに減量する。
	1日尿蛋白量3g以上注2)，又はネフローゼ症候群を発現	投与を中止する。

注1)有害事象共通用語規準(ver.4.0)
注2)24時間蓄尿を用いた全尿検査が望ましいが，実施困難な場合には尿中の蛋白/クレアチニン比を測定する。

警告
(1)本剤は，緊急時に十分対応できる医療施設において，がん化学療法に十分な知識・経験を持つ医師のもとで，本剤の投与が適切と判断される症例についてのみ投与すること。また，治療開始に先立ち，患者又はその家族に有効性及び危険性を十分説明し，同意を得てから投与すること。
(2)心筋梗塞，脳血管障害等の重篤な動脈血栓塞栓症があらわれ，死亡に至る例が報告されている。観察を十分に行い，異常が認められた場合には，投与を中止し，適切な処置を行うこと。重度の動脈血栓塞栓症があらわれた患者には，本剤を再投与しないこと。
(3)重度の消化管出血があらわれ，死亡に至る例が報告されている。観察を十分に行い，異常が認められた場合には，投与を中止し，適切な処置を行うこと。重度の出血があらわれた患者には，本剤を再投与しないこと。
(4)消化管穿孔があらわれ，死亡に至る例が報告されている。観察を十分に行い，異常が認められた場合には，投与を中止し，適切な処置を行うこと。消化管穿孔があらわれた患者には，本剤を再投与しないこと。

禁忌
(1)本剤の成分に対し重篤な過敏症の既往歴のある患者
(2)妊婦又は妊娠している可能性のある婦人

ザファテック錠50mg　規格：－[－]
ザファテック錠100mg　規格：－[－]
トレラグリプチンコハク酸塩　武田薬品　396

【効能効果】

2型糖尿病

【対応標準病名】

◎　2型糖尿病

用法用量　通常，成人にはトレラグリプチンとして100mgを1週間に1回経口投与する。

用法用量に関連する使用上の注意
(1)中等度腎機能障害患者では，排泄の遅延により本剤の血中濃度が上昇するため，下表を参考に投与量を減量すること。
中等度腎機能障害患者における投与量

	血清クレアチニン(mg/dL)※	クレアチニンクリアランス(Ccr, mL/min)	投与量
中等度腎機能障害患者	男性：1.4＜～≦2.4	30≦～＜50	50mg, 週1回
	女性：1.2＜～≦2.0		

※：Ccrに相当する換算値(年齢60歳，体重65kg)

(2)次の点を患者に指導すること。

①本剤は週1回服用する薬剤であり，同一曜日に服用すること。

②本剤の服用を忘れた場合は，気づいた時点で決められた用量のみを服用し，その後はあらかじめ定められた曜日に服用すること。

禁忌

(1)重症ケトーシス，糖尿病性昏睡又は前昏睡，1型糖尿病の患者

(2)重症感染症，手術前後，重篤な外傷のある患者

(3)高度の腎機能障害患者又は透析中の末期腎不全患者

(4)本剤の成分に対し過敏症の既往歴のある患者

ジオクチルソジウムスルホサクシネート耳科用液5%「CEO」

規格：－[－]

ジオクチルソジウムスルホサクシネート　セオリアファーマ　132

【効 能 効 果】

耳垢の除去

【対応標準病名】

◎ 耳垢栓塞

用法用量　通常綿棒等で外耳へ塗布して使用する。除去困難な場合は数滴点耳後5分～20分後に微温湯(37℃)にて洗浄を行う。高度の耳垢栓塞の場合は1日3回，1～2日連続点耳後，微温湯(37℃)洗浄を行う。

禁忌　鼓膜穿孔のある患者

シンフロリックス水性懸濁筋注

規格：－[－]

沈降10価肺炎球菌結合型ワクチン(無莢膜型インフルエンザ菌プロテインD，破傷風トキソイド，ジフテリアトキソイド結合体)　ジャパンワクチン　631

【効 能 効 果】

肺炎球菌(血清型1, 4, 5, 6B, 7F, 9V, 14, 18C, 19F及び23F)による侵襲性感染症及び肺炎の予防

【対応標準病名】

◎ 侵襲性肺炎球菌感染症　肺炎球菌肺炎

効能効果に関連する使用上の注意

(1)本剤に含まれている肺炎球菌血清型以外による感染症あるいは他の起炎菌による感染症の予防効果は確立されていない。

(2)本剤を予防接種法に基づく破傷風，ジフテリア及びインフルエンザ菌b型の予防接種に転用することはできない。

(3)免疫抑制状態(免疫抑制療法，HIV感染症，鎌状赤血球症，脾臓機能不全，悪性腫瘍，ネフローゼ症候群等)にある者における本剤の安全性及び有効性は確立していない。

用法用量

初回免疫：小児に通常，1回0.5mLずつを3回，いずれも27日間以上の間隔で筋肉内に注射する。

追加免疫：小児に通常，1回0.5mLを1回，筋肉内に注射する。ただし，3回目接種から4か月間以上の間隔をおく。

用法用量に関連する使用上の注意

(1)接種対象者・接種時期：本剤の接種は6週齢以上5歳未満(5歳の誕生日は含まない)までに開始する。標準として7か月齢未満までに接種を開始すること。

接種回数・接種間隔

6週齢以上7か月齢未満の乳児(標準接種の場合)

本剤の標準接種回数は，初回免疫3回，追加免疫1回である。また，初回免疫では，いずれも27日間以上の間隔をあけて接種すること。追加免疫では，3回目接種から4か月間以上の間隔をあけて接種すること。

在胎27週以上の早期産児では，標準として2か月齢以上7か月齢未満までに本剤の接種を開始すること。初回接種及び追加接種ともに，接種回数及び接種間隔は6週齢以上7か月齢未満の乳児(標準接種)と同様に接種すること。

接種もれ者(標準接種の7か月齢未満までに1回目の接種を開始できなかった場合)

接種もれ者に対しては以下の接種間隔及び回数による接種とすることができる。なお，月齢(年齢)により接種回数・接種間隔が異なるため，接種スケジュールを確認すること。

①7か月齢以上12か月齢未満の乳児(接種もれ者)

初回免疫：1回0.5mLずつを2回，27日間以上の間隔で筋肉内に注射する。

追加免疫：1回0.5mLを1回，初回免疫の2回目接種から60日間以上の間隔で，筋肉内に注射する。なお，12か月齢以上24か月齢未満までに接種することが望ましい。

② 12か月齢以上5歳未満の幼児(接種もれ者)：1回0.5mLずつを2回，60日間以上の間隔で筋肉内に注射する。

(2)他のワクチン製剤との接種間隔：生ワクチンの接種を受けた者は，通常，27日以上，また他の不活化ワクチンの接種を受けた者は，通常，6日以上の間隔を置いて本剤を接種すること。ただし，医師が必要と認めた場合には，同時に接種することができる(本剤を他のワクチンと混合して接種してはならない)。

接種不適当者

被接種者が次のいずれかに該当すると認められる場合には，接種を行ってはならない。

(1)明らかな発熱を呈している者

(2)重篤な急性疾患にかかっていることが明らかな者

(3)本剤の成分(破傷風トキソイド，ジフテリアトキソイド又はプロテインD(無莢膜型インフルエンザ菌由来)を含む)によってアナフィラキシーを呈したことがあることが明らかな者

(4)上記に掲げる者のほか，予防接種を行うことが不適当な状態にある者

ソバルディ錠400mg

規格：－[－]

ソホスブビル　ギリアド　625

【効 能 効 果】

セログループ2(ジェノタイプ2)のC型慢性肝炎又はC型代償性肝硬変におけるウイルス血症の改善

【対応標準病名】

◎ C型代償性肝硬変　C型慢性肝炎　ウイルス血症

効能効果に関連する使用上の注意　本剤の使用に際しては，HCV RNAが陽性であることを確認すること。また，肝予備能，臨床症状等により非代償性肝硬変でないことを確認すること。

用法用量　リバビリンとの併用において，通常，成人にはソホスブビルとして400mgを1日1回，12週間経口投与する。

用法用量に関連する使用上の注意　本剤と併用するリバビリンの投与量は，リバビリンの添付文書に定められた用法用量に従うこと。併用にあたっては，投与開始前にリバビリンの添付文書に定められた臨床検査値基準を満たしていることを確認すること。また，投与中にリバビリンの用量調節や投与中止を必要とする副作用が発現した場合には，リバビリンの添付文書を参照すること。なお，リバビリンの投与を中止する場合は，本剤の投与も中止すること。

警告　本剤は，ウイルス性肝疾患の治療に十分な知識・経験を持つ医師のもとで，本剤の投与が適切と判断される患者に対して

付録

のみ投与すること。

禁忌

(1)本剤の成分に対し過敏症の既往歴のある患者
(2)重度の腎機能障害(eGFR < 30mL/分/1.73m^2)又は透析を必要とする腎不全の患者
(3)次の薬剤を投与中の患者：カルバマゼピン，フェニトイン，リファンピシン，セイヨウオトギリソウ(セント・ジョーンズ・ワート)含有食品

併用禁忌

薬剤名等	臨床症状・措置方法	機序・危険因子
リファンピシン	本剤の血漿中濃度が低下し，本剤の効果が減弱するおそれがある。	これらの薬剤の強力なP-gpの誘導作用により，本剤の血漿中濃度が低下するおそれがある。
カルバマゼピン フェニトイン		
セイヨウオトギリソウ(セント・ジョーンズ・ワート)含有食品		

デュアック配合ゲル　規格：－[－]

クリンダマイシンリン酸エステル　過酸化ベンゾイル

グラクソ・スミスクライン　269

【効能効果】

〈適応菌種〉本剤に感性のブドウ球菌属，アクネ菌
〈適応症〉尋常性ざ瘡

【対応標準病名】

◎　尋常性ざ瘡

効能効果に関連する使用上の注意　結節及び嚢腫には，他の適切な処置を行うこと。

用法用量　1日1回，洗顔後，患部に適量を塗布する。

用法用量に関連する使用上の注意

(1)本剤の使用にあたっては，12週間で効果が認められない場合には使用を中止すること。また，炎症性皮疹が消失した場合には，他の適切な維持治療を検討すること。なお，本剤を12週間を超えて塗布した際の有効性及び安全性は検討されていないため，12週間を超えて塗布する際はその必要性を慎重に判断すること。
(2)本剤の使用にあたっては，耐性菌の発現等を防ぐため，疾病の治療上必要な最小限の期間の使用にとどめること。

禁忌　本剤の成分又はリンコマイシン系抗生物質に対し過敏症の既往歴のある患者

トリーメク配合錠　規格：1錠[7000.3円/錠]

アバカビル硫酸塩　ドルテグラビルナトリウム　ラミブジン

ヴィーブ　625

【効能効果】

HIV感染症

【対応標準病名】

◎　HIV感染症

効能効果に関連する使用上の注意

(1)以下のいずれかのHIV感染症患者に使用すること。
①抗HIV薬による治療経験のない患者
②インテグラーゼ阻害剤以外の抗HIV薬による治療でウイルス学的抑制が得られていない患者
③ドルテグラビル・アバカビル・ラミブジンの組み合わせによりウイルス学的抑制が得られている患者
(2)抗HIV薬による治療で既にウイルス学的抑制が得られている患者において，本剤に切り替えた使用経験はないため，ドルテグラビル・アバカビル・ラミブジンによる治療でウイルス学的抑制が得られている患者以外において，本剤への切り替えは推奨されない。
(3)インテグラーゼ阻害剤に耐性を有する患者に対して，本剤の使用は推奨されない(ドルテグラビル・アバカビル・ラミブジンの3成分で治療された経験はない)。
(4)本剤による治療にあたっては，患者の治療歴及び可能な場合には薬剤耐性検査(遺伝子型解析あるいは表現型解析)を参考にすること(ヌクレオシド系逆転写酵素阻害剤による治療経験がある場合には，ヌクレオシド系逆転写酵素阻害剤に対する耐性変異を有している可能性がある)。

用法用量　通常，成人には1回1錠(ドルテグラビルとして50mg，アバカビルとして600mg及びラミブジンとして300mgを含有)を食事の有無にかかわらず1日1回経口投与する。

用法用量に関連する使用上の注意

(1)本剤による治療は，抗HIV療法に十分な経験を持つ医師のもとで開始すること。
(2)本剤はドルテグラビル，アバカビル及びラミブジンの固定用量を含有する配合剤であるので，本剤に加えてドルテグラビル製剤，アバカビル製剤，ラミブジン製剤，又はアバカビル・ラミブジン製剤を併用投与しないこと。ただし，本剤とエトラビリン(リトナビルでブーストしたプロテアーゼ阻害剤と併用投与しない場合)，エファビレンツ，ネビラピン，カルバマゼピン又はリファンピシンを併用する場合には，ドルテグラビルとして50mgを1日2回投与する必要があるので，ドルテグラビル製剤を本剤投与の約12時間後に投与すること。

警告

(1)過敏症
①海外の臨床試験において，アバカビル投与患者の約5%に過敏症の発現を認めており，まれに致死的となることが示されている。アバカビルによる過敏症は，通常，アバカビル製剤による治療開始6週以内(中央値11日)に発現するが，その後も継続して観察を十分に行うこと。
②アバカビルによる過敏症では以下の症状が多臓器及び全身に発現する。
(a)皮疹
(b)発熱
(c)胃腸症状(嘔気，嘔吐，下痢，腹痛等)
(d)疲労感，倦怠感
(e)呼吸器症状(呼吸困難，咽頭痛，咳等)等
このような症状が発現した場合は，直ちに担当医に報告させ，アバカビルによる過敏症が疑われたときは本剤の投与を直ちに中止すること。
③アバカビルによる過敏症が発現した場合には，決してアバカビル含有製剤(本剤，ザイアジェン錠又はエプジコム配合錠)を再投与しないこと。本製剤の再投与により数時間以内にさらに重篤な症状が発現し，重篤な血圧低下が発現する可能性及び死に至る可能性がある。
④呼吸器疾患(肺炎，気管支炎，咽頭炎)，インフルエンザ様症候群，胃腸炎，又は併用薬剤による副作用と考えられる症状が発現した場合あるいは胸部X線像異常(主に浸潤影を呈し，限局する場合もある)が認められた場合でも，アバカビルによる過敏症の可能性を考慮し，過敏症が否定できない場合は本剤の投与を直ちに中止し，決して再投与しないこと。
⑤患者に過敏症について必ず説明し，過敏症を注意するカードを常に携帯するよう指示すること。また，過敏症を発現した患者には，アバカビル含有製剤(本剤，ザイアジェン錠又はエプジコム配合錠)を二度と服用しないよう十分指導すること。
(2)B型慢性肝炎を合併している患者では，ラミブジンの投与中止により，B型慢性肝炎が再燃するおそれがあるので，本剤の投与を中断する場合には十分注意すること。特に非代償性の場合，重症化するおそれがあるので注意すること。

禁忌

(1)本剤の成分に対し過敏症の既往歴のある患者
(2)重度の肝障害患者

付録

ノボサーティーン静注用2500　規格：－[－]
カトリデカコグ(遺伝子組換え)　ノボノルディスク　634

【効能効果】

先天性血液凝固第 XIII 因子 A サブユニット欠乏患者における出血傾向の抑制

【対応標準病名】

◎	凝固因子欠乏症	出血傾向	先天性第 XIII 因子欠乏症

効能効果に関連する使用上の注意　血液凝固第 XIII 因子の活性測定，免疫学的測定，遺伝子検査などの適切な検査方法で先天性血液凝固第 XIII 因子 A サブユニット欠乏患者と診断すること。

用法用量　本剤を添付の溶解液全量で溶解し，2mL/分を超えない速度で緩徐に静脈内に注射する。
体重 1kg 当たり 35 国際単位を 4 週ごとに定期的に投与する。
なお，出血時に投与する場合，体重 1kg 当たり 35 国際単位を投与することができる。

用法用量に関連する使用上の注意
(1)出血時には，本剤の投与を行う前に，他の治療法を十分勘案すること。やむを得ない場合には，緊急時に十分対応できる医療施設において，十分な知識・経験を持つ医師のもとで使用すること。
(2)出血時に投与する場合，本剤の投与は 1 回とし，十分な効果が得られない場合には，他の治療法に切り替えること。

ビミジム点滴静注液5mg　規格：5mg5mL1瓶[129908円/瓶]
エロスルファーゼアルファ(遺伝子組換え)　BioMarin　395

【効能効果】

ムコ多糖症 IVA 型

【対応標準病名】

◎	ムコ多糖症 IV 型

用法用量　通常，エロスルファーゼ　アルファ(遺伝子組換え)として，1 回体重 1kg あたり 2mg を週 1 回，点滴静注する。

用法用量に関連する使用上の注意
(1)希釈方法：患者の体重あたりで計算した必要量をとり，日局生理食塩液で希釈する。体重 25kg 未満の患者には薬液総量が 100mL となるようにし，体重 25kg 以上の患者の場合には薬液総量が 250mL になるようにすること。
(2)投与速度
下表を参考に患者の状態を観察しながら，注入ポンプを用いて本剤 2mg/kg を約 4 時間以上(25kg 未満：3.6 時間以上，25kg 以上：4.3 時間以上)かけて静注すること。

体重範囲	25kg 未満	25kg 以上
薬液総量	100mL	250mL
投与開始～15 分	3mL/時	6mL/時
15～30 分	6mL/時	12mL/時
30～45 分	12mL/時	24mL/時
45～60 分	18mL/時	36mL/時
60～75 分	24mL/時	48mL/時
75～90 分	30mL/時	60mL/時
90 分以降	36mL/時	72mL/時

(3)本剤の投与により infusion associated reaction(頭痛，悪心，嘔吐，発熱，悪寒，腹痛等)が発現することがある。これらの症状を軽減させるため，抗ヒスタミン剤を単独又は解熱鎮痛剤との併用で本剤投与開始 30～60 分前に前投与すること。

警告
Infusion associated reaction のうち重篤なアナフィラキシー反応が発現する可能性があるので，緊急時に十分な対応のできる準備をした上で投与を開始し，投与中及び投与終了後は十分な観察を行うこと。また，重篤な infusion associated reaction が発現した場合には，本剤の投与を直ちに中止し，適切な処置を行うこと。
急性熱性又は呼吸器疾患のある患者に投与した場合，過敏症反応により症状の急性増悪が起こる可能性があるので，患者の状態を十分に観察し，必要に応じて適切な処置を行うこと。

禁忌　本剤の成分に対してアナフィラキシーショックの既往歴のある患者

レンビマカプセル4mg　規格：－[－]
レンビマカプセル10mg　規格：－[－]
レンバチニブメシル酸塩　エーザイ　429

【効能効果】

根治切除不能な甲状腺癌

【対応標準病名】

◎	甲状腺癌

効能効果に関連する使用上の注意
(1)放射性ヨウ素による治療歴のない分化型甲状腺癌患者に対する本剤の有効性及び安全性は確立していない。
(2)臨床試験に組み入れられた患者の病理組織型等について，「臨床成績」の項の内容を熟知し，本剤の有効性及び安全性を十分理解した上で，適応患者の選択を行うこと。

用法用量　通常，成人にはレンバチニブとして 1 日 1 回 24mg を経口投与する。なお，患者の状態により適宜減量する。

用法用量に関連する使用上の注意
(1)副作用があらわれた場合は，症状，重症度等に応じて以下の基準を考慮して，本剤を減量，休薬又は中止すること。減量して投与を継続する場合には，1 日 1 回 20mg，14mg，10mg，8mg 又は 4mg に減量すること。
休薬，減量及び中止基準

副作用	程度	処置
高血圧	収縮期血圧 140mmHg 以上又は拡張期血圧 90mmHg 以上のとき	本剤の投与を継続し，降圧剤の投与を行う。
	降圧治療にも係らず，収縮期血圧 160mmHg 以上又は拡張期血圧 100mmHg 以上のとき	収縮期血圧 150mmHg 以下及び拡張期血圧 95mmHg 以下になるまで本剤を休薬し，降圧剤による治療を行う。本剤の投与を再開する場合，投与量を 1 段階減量する。
	Grade4 の副作用が発現した場合	本剤の投与を中止する。
その他の副作用	忍容性がない Grade2 又は Grade3 の副作用が発現した場合	本剤の投与開始前の状態又は Grade1 以下に回復するまで休薬する(悪心・嘔吐・下痢に対しては休薬の前に適切な処置を行い，コントロールできない場合に本剤を休薬すること)。本剤の投与を再開する場合，1 段階減量する。
	Grade4 の副作用が発現した場合(生命を脅かさない臨床検査値異常の場合は，Grade3 の副作用と同じ処置とする)	本剤の投与を中止する。

Grade は CTCAE (Common Terminology Criteria for Adverse Events) version4.0 に準じる。
(2)本剤と他の抗悪性腫瘍剤との併用について，有効性及び安全性は確立していない。
(3)重度の肝機能障害患者では，本剤の血中濃度が上昇するとの報告があるため，減量を考慮するとともに，患者の状態をより慎重に観察し，有害事象の発現に十分注意すること。

警告　本剤は，緊急時に十分対応できる医療施設において，がん化学療法に十分な知識・経験を持つ医師のもとで，本剤の使用が適切と判断される症例についてのみ投与すること。また，治療

付録

開始に先立ち，患者又はその家族に本剤の有効性及び危険性を十分説明し，同意を得てから投与すること。

禁忌

(1)本剤の成分に対し過敏症の既往歴のある患者
(2)妊婦又は妊娠している可能性のある婦人

ワントラム錠100mg　規格：－[－]
トラマドール塩酸塩　日本新薬　114

【効能効果】

非オピオイド鎮痛剤で治療困難な下記における鎮痛
疼痛を伴う各種癌
慢性疼痛

【対応標準病名】

◎	悪性腫瘍	癌	癌性疼痛
	慢性疼痛		

効能効果に関連する使用上の注意　慢性疼痛患者においては，その原因となる器質的病変，心理的・社会的要因，依存リスクを含めた包括的な診断を行い，本剤の投与の適否を慎重に判断すること。

用法用量　通常，成人にはトラマドール塩酸塩として100～300mgを1日1回経口投与する。なお，症状に応じて適宜増減する。ただし，1日400mgを超えないこととする。

用法用量に関連する使用上の注意

(1)初回投与量：本剤を初回投与する場合は，1日100mgから開始することが望ましい。なお，トラマドール塩酸塩即放性製剤から切り替える場合は，即放性製剤の1日投与量，鎮痛効果及び副作用を考慮して，本剤の初回投与量を設定すること。
(2)投与間隔：本剤の定時投与(1日1回)はできるだけ同じ時間帯に服用すること。
(3)増量及び減量：本剤投与開始後は患者の状態を観察し，適切な鎮痛効果が得られ副作用が最小となるよう用量調整を行うこと。増量・減量の目安は，1日100mgずつ行うことが望ましい。
(4)がん疼痛患者における疼痛増強時の臨時追加投与(レスキュー・ドーズ)：本剤服用中に疼痛が増強した場合や鎮痛効果が得られている患者で突出痛が発現した場合は，直ちにトラマドール塩酸塩即放性製剤の臨時追加投与を行って鎮痛を図ること。臨時追加投与の1回投与量は，定時投与中の本剤の1日量の1/8～1/4を経口投与すること。ただし，トラマドール塩酸塩としての1日総投与量は400mgを超えないこと。
(5)投与の継続：慢性疼痛患者において，本剤投与開始後4週間を経過してもなお期待する効果が得られない場合は，他の適切な治療への変更を検討すること。また，定期的に症状及び効果を確認し，投与の継続の必要性について検討すること。
(6)投与の中止
①本剤の投与を必要としなくなった場合は，退薬症候の発現を防ぐために徐々に減量すること。
②がん疼痛患者において，本剤の1日の定時投与量が300mgで鎮痛効果が不十分となった場合，本剤の投与を中止し，モルヒネ等の強オピオイド鎮痛剤への変更を考慮すること。その場合には，定時投与量の1/5の用量の経口モルヒネを初回投与量の目安とすることが望ましい。また，経口モルヒネ以外の強オピオイド鎮痛剤に変更する場合は，経口モルヒネとの換算で投与量を求めることが望ましい。
(7)高齢者への投与：75歳以上の高齢者では，本剤の血中濃度が高い状態で持続し，作用及び副作用が増強するおそれがあるので，1日300mgを超えないことが望ましい。

禁忌

(1)本剤の成分に対し過敏症の既往歴のある患者
(2)アルコール，睡眠剤，鎮痛剤，オピオイド鎮痛剤又は向精神薬による急性中毒患者
(3)モノアミン酸化酵素阻害剤を投与中の患者，又は投与中止後14日以内の患者
(4)治療により十分な管理がされていないてんかん患者
(5)高度な腎障害又は高度な肝障害のある患者

併用禁忌

薬剤名等	臨床症状・措置方法	機序・危険因子
モノアミン酸化酵素阻害剤 セレギリン塩酸塩 エフピー	外国において，セロトニン症候群(錯乱，激越，発熱，発汗，運動失調，反射異常亢進，ミオクローヌス，下痢等)を含む中枢神経系(攻撃的行動，固縮，痙攣，昏睡，頭痛)，呼吸器系(呼吸抑制)及び心血管系(低血圧，高血圧)の重篤な副作用が報告されている。モノアミン酸化酵素阻害剤を投与中の患者及び投与中止後14日以内の患者には投与しないこと。また，本剤投与中止後にモノアミン酸化酵素阻害剤の投与を開始する場合には，2～3日間の間隔をあけることが望ましい。	相加的に作用が増強され，また，中枢神経のセロトニンが蓄積すると考えられる。

薬効分類番号表

「日本標準商品分類」に準拠,「医薬品及び関連製品」を示す 87 以降の 3 桁を記載

1-- 神経系及び感覚器官用医薬品
11- 中枢神経系用薬
111 全身麻酔剤
112 睡眠鎮静剤，抗不安剤
113 抗てんかん剤
114 解熱鎮痛消炎剤
115 興奮剤，覚醒剤
116 抗パーキンソン剤
117 精神神経用剤
118 総合感冒剤
119 その他の中枢神経系用薬

12- 末梢神経用薬
121 局所麻酔剤
122 骨格筋弛緩剤
123 自律神経剤
124 鎮けい剤
125 発汗剤，止汗剤
129 その他の末梢神経系用薬

13- 感覚器官用薬
131 眼科用剤
132 耳鼻科用剤
133 鎮暈剤
139 その他の感覚器官用薬

19- その他の神経系及び感覚器官用医薬品

2-- 個々の器官系用医薬品
21- 循環器官用薬
211 強心剤
212 不整脈用剤
213 利尿剤
214 血圧降下剤
215 血管補強剤
216 血管収縮剤
217 血管拡張剤
218 高脂血症用剤
219 その他の循環器官用薬

22- 呼吸器官用薬
221 呼吸促進剤
222 鎮咳剤
223 去痰剤
224 鎮咳去痰剤
225 気管支拡張剤
226 含嗽剤
229 その他の呼吸器官用薬

23- 消化器官用薬
231 止しゃ剤，整腸剤
232 消化性潰瘍用剤
233 健胃消化剤
234 制酸剤
235 下剤，浣腸剤
236 利胆剤
237 複合胃腸剤
239 その他の消化器官用薬

24- ホルモン剤(抗ホルモン剤を含む)
241 脳下垂体ホルモン剤
242 唾液腺ホルモン剤
243 甲状腺，副甲状腺ホルモン剤
244 タンパク同化ステロイド剤
245 副腎ホルモン剤
246 男性ホルモン剤
247 卵胞ホルモン及び黄体ホルモン剤
248 混合ホルモン剤
249 その他のホルモン剤(抗ホルモン剤を含む)

25- 泌尿生殖器官及び肛門用薬
251 泌尿器官用剤
252 生殖器官用剤(性病予防剤を含む)
253 子宮収縮剤
254 避妊剤
255 痔疾用剤
259 その他の泌尿生殖器官及び肛門用薬

26- 外皮用薬
261 外皮用殺菌消毒剤
262 創傷保護剤
263 化膿性疾患用剤
264 鎮痛，鎮痒，収れん，消炎剤
265 寄生性皮膚疾患用剤
266 皮膚軟化剤(腐しょく剤を含む)
267 毛髪用剤(発毛剤，脱毛剤，染毛剤，養毛剤)
268 浴剤
269 その他の外皮用薬

27- 歯科口腔用薬
271 歯科用局所麻酔剤
272 歯髄失活剤
273 歯科用鎮痛鎮静剤(根管及び齲窩消毒剤を含む)
274 歯髄乾屍剤(根管充塡剤を含む)
275 歯髄覆罩剤
276 歯科用抗生物質製剤
279 その他の歯科口腔用薬

29- その他の個々の器官系用医薬品

3-- 代謝性医薬品
31- ビタミン剤
311 ビタミンA及びD剤
312 ビタミンB_1剤
313 ビタミンB剤(ビタミンB_1剤を除く)
314 ビタミンC剤
315 ビタミンE剤
316 ビタミンK剤
317 混合ビタミン剤(ビタミンA・D混合製剤を除く)
319 その他のビタミン剤

32- 滋養強壮薬
321 カルシウム剤
322 無機質製剤
323 糖類剤
324 有機酸製剤
325 タンパクアミノ酸製剤
326 臓器製剤
327 乳幼児用剤
329 その他の滋養強壮薬

33- 血液・体液用薬
331 血液代用剤
332 止血剤
333 血液凝固阻止剤
339 その他の血液・体液用薬

34- 人工透析用薬
341 人工腎臓透析用剤
342 腹膜透析用剤
349 その他の人工透析用薬

39- その他の代謝性医薬品
391 肝臓疾患用剤
392 解毒剤
393 習慣性中毒用剤
394 痛風治療剤
395 酵素製剤
396 糖尿病用剤
397 総合代謝性製剤
399 他に分類されない代謝性医薬品

4-- 組織細胞機能用医薬品
41- 細胞賦活用薬
411 クロロフィル製剤
412 色素製剤
419 その他の細胞賦活用薬

42- 腫瘍用薬
421 アルキル化剤
422 代謝拮抗剤
423 抗腫瘍性抗生物質製剤
424 抗腫瘍性植物成分製剤
429 その他の腫瘍用薬

43- 放射性医薬品

44- アレルギー用薬
441 抗ヒスタミン剤
442 刺激療法剤
443 非特異性免疫原製剤
449 その他のアレルギー用薬

49- その他の組織細胞機能用医薬品

5-- 生薬及び漢方処方に基づく医薬品
51- 生薬

52- 漢方製剤

59- その他の生薬及び漢方処方に基づく医薬品

6-- 病原生物に対する医薬品
61- 抗生物質製剤
611 主としてグラム陽性菌に作用するもの
612 主としてグラム陰性菌に作用するもの
613 主としてグラム陽性・陰性菌に作用するもの
614 主としてグラム陽性菌・マイコプラズマに作用するもの
615 主としてグラム陽性・陰性菌・リケッチア・クラミジアに作用するもの
616 主として抗酸菌に作用するもの
617 主としてカビに作用するもの
619 その他の抗生物質製剤(複合抗生物質製剤を含む)

62- 化学療法剤
621 サルファ剤
622 抗結核剤
623 抗ハンセン病剤
624 合成抗菌剤
625 抗ウイルス剤
629 その他の化学療法剤

63- 生物学的製剤
631 ワクチン類
632 毒素及びトキソイド類
633 抗毒素類及び抗レプトスピラ血清類
634 血液製剤類
635 生物学的試験用製剤類
636 混合生物学的製剤
639 その他の生物学的製剤

64- 寄生動物に対する薬
641 抗原虫剤
642 駆虫剤
649 その他の寄生動物に対する薬

69- その他の病原生物に対する医薬品

7-- 治療を主目的としない医薬品
71- 調剤用薬
711 賦形剤
712 軟膏基剤
713 溶解剤
714 矯味，矯臭，着色剤
715 乳化剤
719 その他の調剤用薬

72- 診断用薬(体外診断用医薬品を除く)
721 X線造影剤
722 機能検査用試薬
729 その他の診断用薬

73- 公衆衛生用薬
731 防腐剤
732 防疫用殺菌消毒剤
733 防虫剤
734 殺虫剤
735 殺そ剤
739 その他の公衆衛生用薬

74- 体外診断用医薬品
741 一般検査用試薬
742 血液検査用試薬
743 生化学的検査用試薬
744 免疫血清学的検査用試薬
745 細菌学的検査用薬
746 病理組織検査用薬
747 体外診断用放射性医薬品
749 その他の体外診断用医薬品

79- その他の治療を主目的としない医薬品
791 絆創膏
799 他に分類されない治療を主目的としない医薬品

8-- 麻薬
81- アルカロイド系麻薬(天然麻薬)
811 アヘンアルカロイド系製剤
812 コカアルカロイド系製剤
819 その他のアルカロイド系麻薬(天然麻薬)

82- 非アルカロイド系麻薬
821 合成麻薬

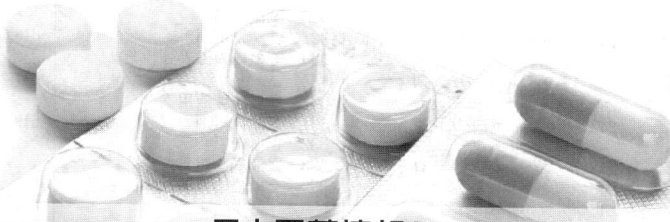

添付文書記載病名集 Ver.3.2（2015年6月版）

平成27年6月15日発行

著　者　村上貴久（代表）
編集・発行　一般財団法人日本医薬情報センター（JAPIC）

〒150-0002　東京都渋谷区渋谷2-12-15
長井記念館3F
電話（03）5466-1811㈹
http://www.japic.or.jp/

発売所　丸善出版株式会社

〒101-0051　東京都千代田区神田神保町2-17
神田神保町ビル6F
電話（03）3512-3256
http://pub.maruzen.co.jp/

印刷・製本　（株）アイワード

ISBN978-4-86515-070-4

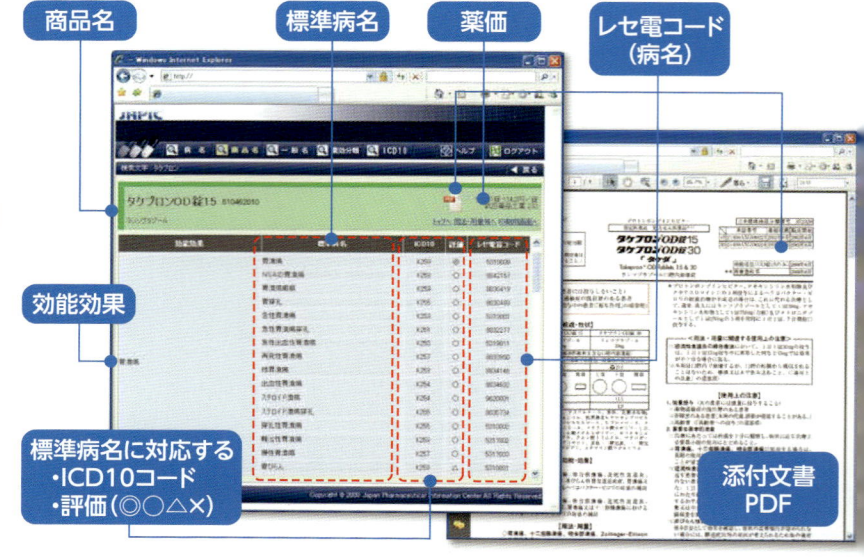

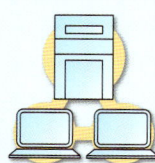

医薬品と対応病名データ

●電子カルテの導入に!!
●レセプト電算システムにも組み入れを!!
●添付文書情報DBの同時利用を!!

特長

- ◆非営利型の一般財団法人として、公正・中立に制作
- ◆外部の臨床医師、臨床薬剤師による評価
- ◆評価結果に基づき、妥当性のランク付け→より診断と密接な標準病名の選択
- ◆同義・慣用病名も収載
- ◆後発品の効能効果にも対応
- ◆より多くの方に利用してもらうために安価な価格設定

内容

商品名	規格単位	一般名	YJコード	HOT番号	レセ電コード	日本標準商品分類	製造 輸入会社名	商品・一般名
ガスター錠10mg	10mg1錠	ファモチジン	2325003F1024	104311201	612320417	872325	アステラス製薬	
ユーエフティ配合カプセルT100	100mg1カプセル(テガフール相当量)	ウラシル テガフール	4229100M2035	109150201	620915001	874229	大鵬薬品工業	薬価 他

商品名　規格単位　一般名　YJコード　HOTコード　レセ電コード　日本標準商品分類コード　製造輸入会社名

効能効果　対応する標準病名

※この表は、データベースの内容をご理解していただくために作成したもので実際のものとは異なります。

商品名	効能効果	標準病名	ICD10	Jコード	レセ電算コード	評価	同義語
ガスター錠10mg	ZOLLINGER-ELLISON症候群	ゾリンジャー・エリソン症候群	E164		2515003	◎	ZOLLINGER ELLISON症候群、ZOLLINGER-ELLISON症候群、
		高ガストリン血症	E164		8833380	○	ガストリン分泌異常、
	胃潰瘍	胃潰瘍	K259		5319009	◎	多発性消化性潰瘍、多発胃潰瘍、幽門潰瘍、幽門付近潰瘍、消化性潰瘍、術後胃潰瘍、巨大胃潰瘍、胃潰瘍穿孔、胃体部後壁潰瘍、胃十二指腸潰瘍、胃消化性潰瘍、ストレス胃潰瘍、
		急性胃潰瘍	K253		5313001	○	急性ストレス潰瘍、ストレス潰瘍、
		胃穿孔	K255		8830483	○	
		急性胃潰瘍穿孔	K251		8832277	○	急性胃十二指腸潰瘍穿孔、
		残胃潰瘍	K259		8834146	○	
		難治性胃潰瘍	K259		5317002	○	
		NSAID胃潰瘍	K259		8842157	○	
		ステロイド潰瘍	K254		9620001	○	ステロイド性胃潰瘍、
		ステロイド潰瘍穿孔	K255		8835734	○	
		胃潰瘍瘢痕	K259		8830419	○	
		急性出血性胃潰瘍	K250		5319011	○	
		再発性胃潰瘍	K257		8833960	○	
		出血性胃潰瘍	K254		8834632	○	潰瘍性出血、
		穿孔性胃潰瘍	K255		5310002	○	胃潰瘍穿通、胃十二指 [illegible] 消化性潰瘍、穿通性潰
		慢性胃潰瘍	K257		5317003	○	
		胃びらん	K259		5310001	[illegible]	[illegible]
	逆流性食道炎	逆流性食道炎	K210	[illegible]	[illegible]	[illegible]	
		[illegible]	[illegible]	[illegible]	[illegible]	○	
ユーエフティ配合カプセルT100	胃癌の自覚的並びに他覚的症状[テガフール・ウラシル通常療法]	胃癌	C169	J	1519006	◎	胃がん、胃の境界部悪性腫瘍、胃CA、胃悪性腫瘍、胃悪性新生物、
		スキルス胃癌	C169	J	8842111	○	胃硬癌、胃硬性癌、スキルス胃がん、
		胃管癌	C169	J	8842666	○	胃管がん、
		残胃癌	C169	J	1519020	○	残胃がん、
		噴門癌	C160	J	1510005	○	胃噴門がん、胃噴門癌、胃噴門部がん、胃噴門部癌、噴門がん、噴門の悪性腫瘍、
		胃進行癌	C169	J	1519012	○	難治性胃がん、難治性胃癌、胃進行がん、進行性胃がん、進行性胃癌、進行胃がん、進行胃癌、
		胃癌末期	C169	J	1519010	○	胃癌悪液質、胃がん悪液質、胃がん末期、
		早期胃癌	C169	J	1519022	○	胃早期がん、胃早期癌、早期胃がん、
		胃重複癌	C169	J	1519011	○	重複胃がん、重複胃癌、胃重複がん、
		胃カルチノイド	C169	J	8830421	×	
		胃悪性黒色腫	C169	J	8830411	×	
		胃肉腫	C169	J	1519015	×	胃の非上皮性悪性腫瘍、胃平滑筋肉腫、
	肝臓癌の自覚的並びに他覚的症状[テガフール・ウラシル通常療法]	肝癌	C220	J	1550004	◎	肝がん、肝臓悪性腫瘍、肝臓癌、肝臓がん、充実性肝悪性腫瘍、
		肝細胞癌	C220	J	1550005	○	原発性肝細胞がん、原発性肝細胞癌、ヘパトーマ、ヘパトーム、肝細胞がん、
		原発性肝癌	C220	J	1550012	○	原発性肝がん、
		肝内胆管癌	C221	J	1551002	△	肝内胆管がん、
	結腸・直腸癌[ホリナート・テガフール・ウラシル]	直腸癌	C20	J	1541005	◎	直腸悪性腫瘍、直腸がん、直腸CA、
		結腸癌	C189	J	1539002	◎	結腸がん、結腸悪性腫瘍、結腸悪性新生物、
		横行結腸癌	C184	J	1531002	○	横行結腸がん、横行結腸の悪性腫瘍、

病名のICD10コード

重篤度等使用にあたり条件があるもの

標準病名のレセプト電算コード

妥当性の評価

◎:妥当性が最も高いもの
○:妥当とするもの
△:妥当性に判断を要するもの
×:関連はあるが妥当性を欠くもの

標準病名と同一のレセ電コードに分類される同義・慣用病名(標準病名ではない)

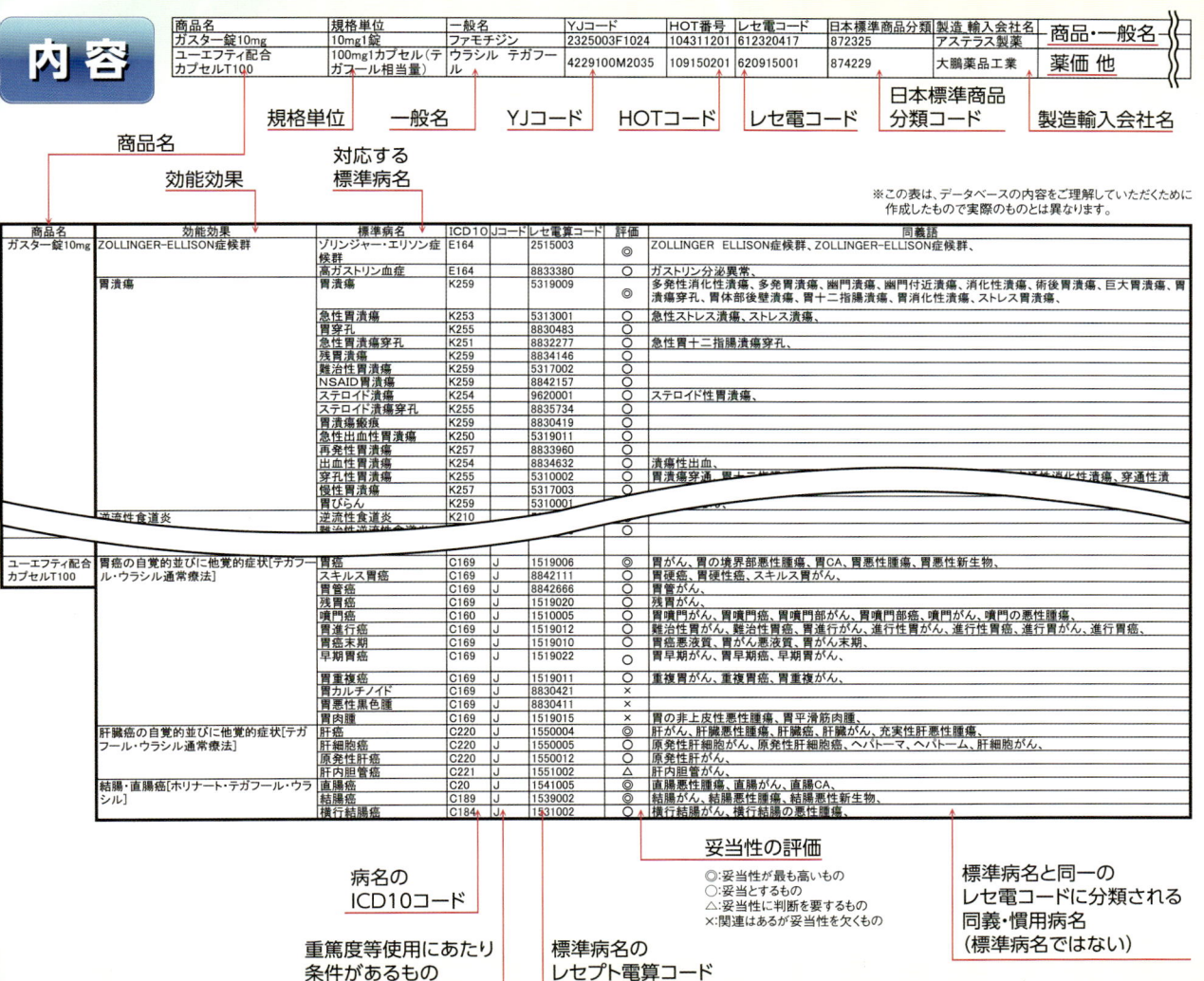

料金はご利用機関の種類、規模、施設数により異なりますので、詳細についてはお問い合わせ下さい。

いております。その他、各地のベンダーからも提供しております。

JAPICでは様々な添付文書関連データベース各種商品をご用意しております。

データベース

JAPIC添付文書関連データベース

サンプルCD-ROMをご用意しております

「病名ナビ」
（詳しくは裏面参照）
データと検索システムをセットで提供

医薬品と対応病名データ
（詳しくは裏面参照）
データのみの提供

添付文書情報データ
・添付文書データ　・禁忌データ
・相互作用データ　・用法用量データ
・医薬品写真データ（㈱薬事日報社）

添付文書に記載のあらゆるデータを網羅しております。添付文書全データのほか、禁忌処方チェック、医薬品の相互作用チェック、投与量チェックが可能です

書　籍

添付文書記載病名集
医薬品の効能効果と対応標準病名
Ver.3.2（2015年6月版）

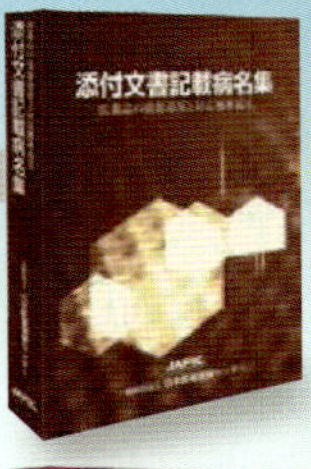

すべての医療用医薬品について添付文書に記載されている効能効果を忠実に分析し、ICD10コードに従った標準病名を記載。専門の医師・薬剤師に評価を受けてJAPICが独自に制作しました。

価格 **8,500円（+税）** B5判 約2,500頁

病名適応医薬品集 2012
ー標準病名から承認薬がわかる本ー
2012年6月発行

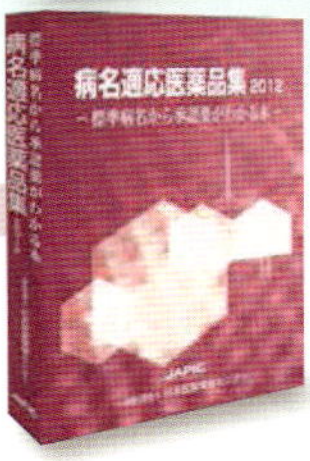

標準病名とそれらの病名の適応を持つ医薬品を関連付けました（同義語及び慣用語病名は標準病名に索引）

価格 **7,400円（+税）** B5判 約1,200頁

ポケット版 病名適応医薬品一覧
ー標準病名と承認薬ー
2012年7月発行

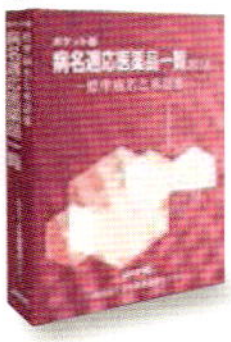

病名適応医薬品集のポケット版。「標準病名」、「JAPIC・ATC分類」、「一般名」、「商品名」に絞りました。

価格 **3,800円（+税）** A6判 約800頁

JAPIC 漢方医薬品集 2014
効能効果対応標準病名一覧付
2014年1月発行

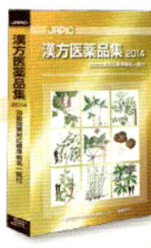

医療用漢方製剤、一般用漢方製剤を網羅。医療用漢方製剤に対応する標準病名の一覧（効能効果対応標準病名一覧）の収録に加え、医療用漢方製剤の製品番号索引を新たに収録しました。

価格 **2,800円（+税）** B5判 約800頁

購入申込書

お求め・お問合せ
●（一財）日本医薬情報センター　FAX 0120-181-461　TEL 0120-181-276

データベース	医薬品と対応病名検索システム“病名ナビ”：LAN版 Web版はインターネットからお申し込み下さい。	□ 購入希望 □ 詳しい説明を聞きたい
	医薬品と対応病名データ 価格についてはお問合わせ下さい。	□ 購入希望 □ 詳しい説明を聞きたい
	添付文書情報データ 価格についてはお問い合わせ下さい。	□ 購入希望 □ 詳しい説明を聞きたい
書　籍	添付文書記載病名集Ver.3.2（2015年6月版） B5判　8,500円（+税） ISBN 978-4-86515-070-4	部
	病名適応医薬品集2012（2012年6月発刊） B5判　7,400円（+税） ISBN 978-4-905071-67-9	部
	ポケット版 病名適応医薬品一覧 2012（2012年7月発刊） A6判　3,800円（+税） ISBN 978-4-905071-71-6	部
	JAPIC 漢方医薬品集2014（2014年1月発刊） B5判　2,800円（+税） ISBN 978-4-86515-019-3	部

お届け先	ご住所 〒		
	会社名／機関名:	所属・氏名:	
	TEL:	FAX:	E-mail:

※お客様の個人情報は当財団のご案内以外の目的には使用いたしません。

JAPIC Japan Pharmaceutical Information Center
一般財団法人 日本医薬情報センター
〒150-0002　東京都渋谷区渋谷2-12-15　TEL:0120-181-276　FAX 0120-181-461　（URL）http://www.japic.or.jp/